# Hunnius

## Pharmazeutisches Wörterbuch

# Hunnius
## Pharmazeutisches Wörterbuch

10. neu bearbeitete
und erweiterte Auflage

herausgegeben von

Prof. Dr. Hermann P. T. Ammon

bearbeitet von

Dr. Andrea Bihlmayer
Dr. med. P. Klaus Connert
Dipl. Chem. Markus Ehni
Dr. Beate Firla
O. Univ.-Prof. Dr. phil. Ernst Haslinger
Prof. Dr. Ulrich Jaehde
Prof. Dr. Stefan Laufer
Dr. Nicolas Lembert
Dr. Hans-Peter Lipp
Prof. Dr. Hans-Jürgen Machulla
Mag. pharm. Dr. Elisabeth Nogler-Semenitz
Dr. rer. nat. Elfriede Nusser-Rothermundt
Dr. rer. nat. habil. Klaus Raith
Prof. Dr. Jürgen Reichling
Prof. Dr. Peter Ruth
Dr. sc. nat. Herbert Schatzmann
Prof. Mag. pharm. Dr. rer. nat. Wolfgang Schlocker
Ao. Univ.-Prof. Mag. Dr. rer. nat. Martin Schmid
Dr. med. Ernst Schrott
Dr. rer. nat. habil. Andreas Seeling
Prof. Dr. Dieter Steinhilber
Mag. pharm. Dr. Kurt Stübegger
O. Univ.-Prof. Mag. pharm. Dr. Helmut Viernstein
Prof. Dr. Oliver Werz
Mag. pharm. Dr. Mario Wurglics
Dr. Ilse Zündorf

DE GRUYTER

**Wichtiger Hinweis:**
Der Verlag hat für die Wiedergabe aller in diesem Buch enthaltenen Informationen (Programme, Verfahren, Mengen, Dosierungen, Applikationen usw.) mit Autoren und Herausgebern große Mühe darauf verwandt, diese Angaben genau entsprechend dem Wissensstand bei Fertigstellung des Werkes abzudrucken. Trotz sorgfältiger Manuskriptherstellung und Korrektur des Satzes können Fehler nicht ganz ausgeschlossen werden. Autoren bzw. Herausgeber und Verlag übernehmen infolgedessen keine Verantwortung und keine daraus folgende oder sonstige Haftung, die auf irgendeine Art aus der Benutzung der in dem Werk enthaltenen Informationen oder Teilen davon entsteht.

Die Wiedergabe von Gebrauchsnamen, Handelsnamen, Warenbezeichnungen und dergleichen in diesem Buch berechtigt nicht zu der Annahme, dass solche Namen ohne weiteres von jedermann benutzt werden dürfen. Vielmehr handelt es sich häufig um gesetzlich geschützte, eingetragene Warenzeichen, auch wenn sie nicht eigens als solche gekennzeichnet sind.

ISBN 978-3-11-020631-9 gebunden
ISBN 978-3-11-020632-6 Broschur

*Library of Congress Cataloging-in-Publication Data*

Hunnius pharmazeutisches Wörterbuch / edited by Hermann P. T. Ammon. – 10th ed.
p. cm.
ISBN 978-3-11-020631-9
1. Pharmacy – Dictionaries – German.
I. Ammon, Hermann P. T. II. Hunnius, Curt. Pharmazeutisches Wörterbuch. III. Title: Pharmazeutisches Wörterbuch.
RS51b.H845 2010
615'.103–dc22
2010022792

*Bibliografische Information der Deutschen Nationalbibliothek*
Die Deutsche Nationalbibliothek verzeichnet diese Publikation in der Deutschen Nationalbibliografie; detaillierte bibliografische Daten sind im Internet über http://dnb.d-nb.de abrufbar.


Einbandabbildung: Michael Hitoshi/Photodisc/ Getty Images
Druck: Parzeller Druck und Mediendienstleister

∞ Gedruckt auf säurefreiem Papier
MY STAR silk von Myllykoski, hergestellt aus PEFC-zertifiziertem Rohstoff aus nachhaltig bewirtschafteten und kontrollierten Wäldern.
Printed in Germany
www.degruyter.de

# Vorwort

Mit der 10. Auflage trägt der Hunnius sowohl dem Fortschritt auf dem Gebiet der pharmazeutischen Wissenschaft als auch dem Eindringen neuer Felder in die Pharmazie Rechnung. Dabei gilt es der bisherigen Philosophie des Hunnius treu zu bleiben, neben neuen Entwicklungen ältere Erkenntnisse zu bewahren nach dem Motto „im Hunnius findet man (fast) alles". Neben den 1000 neu hinzugekommenen wurden die bestehenden Stichwörter überprüft und auf den neuesten Stand gebracht. Besonders im Bereich der Pharmakologie und der klinischen Pharmazie bestand hier Nachholbedarf. Stark überarbeitet wurden die Bereiche Pharmakognosie, Biopharmazie, Technologie/Galenik und instrumentelle Analytik. Neu hinzugekommen sind Termini aus dem Ayurveda, weil der Apotheker in zunehmendem Maße sich auch mit diesen Arzneimitteln auseinandersetzen muss. Neu zugelassene Arzneistoffe wurden berücksichtigt. Das Werk gibt Auskunft zu homöopathischen Arzneimitteln und Anwendungsgebieten.
Durch die zusätzliche Einführung von 6000 neuen Querverweisen soll der Hunnius noch besser handhabbar werden. Berücksichtigt wurden rechtliche Regelungen in Deutschland, Österreich und in der Schweiz.

Die Frage, auf was man verzichten kann, um Platz für Neues zu schaffen, gestaltete sich zunächst schwierig. Auf der einen Seite soll das Werk in seinem Umfang noch handlich bleiben, auf der anderen Seite sollte die von vielen Benutzern so geschätzte Fundgrube erhalten bleiben. Als Ausweg, älteres und seltener abgerufenes Wissen nicht verloren gehen zu lassen, wurden ca. 500 Stichwörter, die jetzt im Druckmedium nicht mehr erscheinen, in die Online-Version übernommen.

Mein Dank gilt wiederum den Autoren der einzelnen Themen und ihren Mitarbeitern für ihre z. T. sehr intensiven Kernarbeiten.

Mit dem Einsatz modernster elektronischer Mittel hat es der Verlag in hervorragender Weise verstanden, das ungeheure Pensum logistisch mit den Autoren zu bewältigen. Auch der Redaktion gilt daher der Dank des Herausgebers.

Tübingen im Juni 2010 — Hermann P. T. Ammon

# Redaktion

Dr. rer. nat. Julia Vettin
Apothekerin Katrin Nagel

Dr. med. Ulrike Arnold
Dipl. Biol. Kai Bentlage
Dr. rer. nat. Thilo Hasse
Dipl. Biol. Simone Pfitzner

unter der Leitung von
Dr. Martina Bach

# Mitarbeiter dieser Auflage

## Autoren

Prof. Dr. Hermann P. T. Ammon
Eberhard Karls Universität Tübingen
Fakultät für Chemie und Pharmazie
Pharmazeutisches Institut
Auf der Morgenstelle 8
D-72076 Tübingen

Dr. Andrea Bihlmayer
Regierungspräsidium Tübingen
Konrad-Adenauer-Straße 20
D-72072 Tübingen

Dr. med. P. Klaus Connert
Institut für Integrative Medizin
Hochwiesenstraße 13
A-5203 Köstendorf

Dipl. Chem. Markus Ehni
Eberhard Karls Universität Tübingen
Institut für Physikalische und
Theoretische Chemie
Auf der Morgenstelle 18
D-72076 Tübingen

Dr. Beate Firla
Centre Coordination
GRADE – Goethe Graduate Academy
Campus Riedberg
Riedbergplatz 1
D-60438 Frankfurt am Main

O. Univ.-Prof. Dr. phil. Ernst Haslinger
Karl-Franzens-Universität Graz
Institut für Pharmazeutische Wissenschaften
Pharmazeutische Chemie
Universitätsplatz 1
A-8010 Graz

Prof. Dr. Ulrich Jaehde
Rheinische Friedrich-Wilhelms-Universität Bonn
Pharmazeutisches Institut
Klinische Pharmazie
An der Immenburg 4
D-53121 Bonn

Prof. Dr. Stefan Laufer
Eberhard Karls Universität Tübingen
Pharmazeutisches Institut
Auf der Morgenstelle 8
D-72076 Tübingen

Dr. Nicolas Lembert
Eberhard Karls Universität Tübingen
Pharmazeutisches Institut
Auf der Morgenstelle 8
D-72076 Tübingen

Dr. Hans-Peter Lipp
Eberhard Karls Universität Tübingen
Universitätsapotheke
Röntgenweg 9
D-72076 Tübingen

Prof. Dr. Hans-Jürgen Machulla
Eberhard Karls Universität Tübingen
Universitätsklinikum
Sektion für Radiopharmazie
Röntgenweg 15
D-72076 Tübingen

Mag. pharm. Dr. Elisabeth Nogler-Semenitz
TILAK – Tiroler Landeskrankenanstalten GmbH
Landeskrankenhaus Innsbruck
Anstaltsapotheke
Anichstraße 35
A-6020 Innsbruck

Dr. rer. nat. Elfriede Nusser-Rothermundt
Geislingerstraße 19
D-73312 Geislingen an der Steige

Dr. rer. nat. habil. Klaus Raith
Landesamt für Verbraucherschutz
Sachsen-Anhalt
Dezernat 24 – Arzneimittelprüfstelle
Wallonenberg 2–3
D-39104 Magdeburg

Prof. Dr. Jürgen Reichling
Universität Heidelberg
Institut für Pharmazie und Molekulare
Biotechnologie
Abteilung Biologie
Im Neuenheimer Feld 364
D-69120 Heidelberg

Prof. Dr. Peter Ruth
Eberhard Karls Universität Tübingen
Pharmazeutisches Institut
Auf der Morgenstelle 8
D-72076 Tübingen

Dr. sc. nat. Herbert Schatzmann
Aarehalde 16
CH-3047 Bremgarten

Prof. Mag. pharm. Dr. rer. nat.
Wolfgang Schlocker
Universität Innsbruck
Institut für Pharmazie
Pharmazeutische Technologie
Innrain 52
A-6020 Innsbruck

## Mitarbeiter dieser Auflage

Ao. Univ.-Prof. Mag. Dr. rer. nat.
Martin Schmid
Karl-Franzens-Universität Graz
Institut für Pharmazeutische Wissenschaften
Pharmazeutische Chemie
Universitätsplatz 1
A-8010 Graz

Dr. med. Ernst Schrott
Vorstand der Deutschen Gesellschaft
für Ayurveda
Steyrerweg 11
D-93049 Regensburg

Dr. rer. nat. habil. Andreas Seeling
Friedrich-Schiller-Universität Jena
Institut für Pharmazie
Klinische Pharmazie
Philosophenweg 14
D-07743 Jena

Prof. Dr. Dieter Steinhilber
Johann Wolfgang Goethe-Universität Frankfurt
Pharmazeutische/Medizinische Chemie
Max-von-Laue-Straße 9
D-60438 Frankfurt am Main

Mag. pharm. Dr. Kurt Stübegger
AGES Österreichische Agentur für Gesundheit
und Ernährungssicherheit GmbH
Institut für Lebensmitteluntersuchung
Technikerstraße 70
A-6020 Innsbruck

O. Univ.-Prof. Mag. pharm. Dr. Helmut Viernstein
Universität Wien
Department für Pharmazeutische Technologie
und Biopharmazie
Althanstraße 14
A-1090 Wien

Prof. Dr. Oliver Werz
Eberhard Karls Universität Tübingen
Pharmazeutisches Institut
Auf der Morgenstelle 8
D-72076 Tübingen

Mag. pharm. Dr. Mario Wurglics
Johann Wolfgang Goethe-Universität Frankfurt
Institut für Pharmazeutische Chemie
Pharmazeutische Analytik
Max-von-Laue-Straße 9
D-60438 Frankfurt am Main

Dr. Ilse Zündorf
Johann Wolfgang Goethe-Universität Frankfurt
Institut für Pharmazeutische Biologie
Max-von-Laue-Straße 9
D-60438 Frankfurt am Main

## unter Mitarbeit von

Apotheker Felix Behnke
Eberhard Karls Universität Tübingen
Pharmazeutisches Institut
Auf der Morgenstelle 8
D-72076 Tübingen
Dr. Ulrike Bühring
Eberhard Karls Universität Tübingen
Pharmazeutisches Institut
Auf der Morgenstelle 8
D-72076 Tübingen

Dipl. Pharm. Nele Döhler
Rheinische Friedrich-Wilhelms-Universität Bonn
Pharmazeutisches Institut
Klinische Pharmazie
An der Immenburg 4
D-53121 Bonn

Dipl. Pharm., Apotheker Stefan Fischer
Eberhard Karls Universität Tübingen
Pharmazeutisches Institut
Auf der Morgenstelle 8
D-72076 Tübingen

Dipl. Pharm., Apothekerin Anne Freitag
Eberhard Karls Universität Tübingen
Pharmazeutisches Institut
Auf der Morgenstelle 8
D-72076 Tübingen

Dr. phil. II. (Inspektor) Tobias Gosdschan
Swissmedic – Schweizerisches Heilmittelinstitut
Hallerstrasse 7
CH-3000 Bern 9

Peter Guerra
Leiter der Fachstelle Gesundheitsfachpersonen
und Heilmittelkontrolle
Amt für Gesundheit im Kanton Appenzell
Ausserrhoden
Kasernenstrasse 17
CH-9100 Herisau AR

Dipl. Biol. Arne Henkel
Eberhard Karls Universität Tübingen
Pharmazeutisches Institut
Auf der Morgenstelle 8
D-72076 Tübingen

Apothekerin Friederike Kanefendt
Rheinische Friedrich-Wilhelms-Universität Bonn
Pharmazeutisches Institut
Klinische Pharmazie
An der Immenburg 4
D-53121 Bonn

Dr. Andreas Koeberle
Eberhard Karls Universität Tübingen
Pharmazeutisches Institut
Auf der Morgenstelle 8
D-72076 Tübingen

Dipl. Pharm. Linda Krolop
Rheinische Friedrich-Wilhelms-Universität Bonn
Pharmazeutisches Institut
Klinische Pharmazie
An der Immenburg 4
D-53121 Bonn

Apotheker Andreas Lindauer
Rheinische Friedrich-Wilhelms-Universität Bonn
Pharmazeutisches Institut
Klinische Pharmazie
An der Immenburg 4
D-53121 Bonn

Apothekerin Susann Luderer
Eberhard Karls Universität Tübingen
Pharmazeutisches Institut
Auf der Morgenstelle 8
D-72076 Tübingen

Apothekerin Claudia Mayer
Eberhard Karls Universität Tübingen
Pharmazeutisches Institut
Auf der Morgenstelle 8
D-72076 Tübingen

Dipl. Pharm. Carina Mohn
Rheinische Friedrich-Wilhelms-Universität Bonn
Pharmazeutisches Institut
Klinische Pharmazie
An der Immenburg 4
D-53121 Bonn

Apothekerin Daniela Mohn-Reber
Apotheke zur Waage
Inselstrasse 51
CH-4057 Basel

Dr. Alexander Paulke
Johann Wolfgang Goethe-Universität Frankfurt
Institut für Pharmazeutische Chemie
Pharmazeutische Analytik
Max-von-Laue-Straße 9
D-60438 Frankfurt am Main

Apotheker Hauke Rühs
Rheinische Friedrich-Wilhelms-Universität Bonn
Pharmazeutisches Institut
Klinische Pharmazie
An der Immenburg 4
D-53121 Bonn

Apothekerin Verena Schneider
Rheinische Friedrich-Wilhelms-Universität Bonn
Pharmazeutisches Institut
Klinische Pharmazie
An der Immenburg 4
D-53121 Bonn

Dr. rer. nat. Oliver Schwalbe
Rheinische Friedrich-Wilhelms-Universität Bonn
Pharmazeutisches Institut
Klinische Pharmazie
An der Immenburg 4
D-53121 Bonn

Apotheker Christian Ude
Johann Wolfgang Goethe-Universität Frankfurt
Institut für Pharmazeutische Chemie
Pharmazeutische Analytik
Max-von-Laue-Straße 9
D-60438 Frankfurt am Main

Apothekerin Julika Vogelreuter
Rheinische Friedrich-Wilhelms-Universität Bonn
Pharmazeutisches Institut
Klinische Pharmazie
An der Immenburg 4
D-53121 Bonn

Apotheker Frank Zwanziger
Eberhard Karls Universität Tübingen
Pharmazeutisches Institut
Auf der Morgenstelle 8
D-72076 Tübingen

# Hinweise zur Benutzung

## 1. Alphabetische Ordnung

Die Reihenfolge der Stichwörter erfolgt alphabetisch. Die Umlaute ä, ö und ü werden eingeordnet wie ae, oe und ue sowie ß wie ss.

Zahlen, Leerzeichen, Kommata, Bindestriche und andere Sonderzeichen innerhalb des Stichwortes bleiben dabei unberücksichtigt, ebenso Indizes und Exponenten.

17-Ketosteroide unter K

Griechische Buchstaben werden in der Regel ausgeschrieben, wenn sie fester Bestandteil des Stichwortes sind.

Alphastrahlen unter A

Eine Ausnahme bilden Begriffe, für die eine festgelegte (z. B. chemische) Nomenklatur gilt.

α-Liponsäure unter L

Stichwörter, die aus einem Adjektiv und Substantiv bestehen, sind unter dem Substantiv zu finden.

Therapeutische Systeme unter S
intermolekulare Bindungskräfte unter B

Nur wenige feststehende Begriffe finden sich unter dem Adjektiv.

Schweflige Säure

## 2. Schreibweise

### Chemische Bezeichnungen

Chemische Substanzen werden in Anlehnung an die internationale Schreibweise (c/c-Schreibweise und Vermeidung von Umlauten), andere Fachbegriffe jedoch grundsätzlich eingedeutscht (z/k-Schreibweise) geschrieben.

*Beispiele:*
Acetat, Bismut (statt Wismut), Citronensäure (aber: Zitrone), Cyclohexan (aber: Zyklus), Estrogen, Ethanol, Ether, etherisch (wenn von einem Ether, wie dem Diethylether, abgeleitet, sonst: ätherisch, z. B. ätherisches Öl), Fructose, Glycerol, Glucose bzw. Glucosid (aber: Glykosid), Iod (statt Jod), Silicium. «Oxid» und andere Begriffe, die auf Sauerstoff als negativem Bestandteil Bezug nehmen, z. B. «oxidieren», werden mit «i» statt mit «y» geschrieben, nicht aber «Hydroxygruppe» und andere Begriffe, die unmittelbar auf Oxygen zurückzuführen sind.

### Arzneibuchschreibweisen

Aufgrund der unterschiedlichen Schreibweisen der aktuellen deutschsprachigen Arzneibücher und der älteren, in diesem Buch berücksichtigten Pharmakopöen sowie der Ergänzungsbücher (z. B. DAC) ergibt sich bei einigen Begriffen (wie Glyzerin/Glycerol), Drogen und Arzneistoffen, je nach Zusammenhang, auch eine wechselnde Schreibweise. Neben den sich unterscheidenden lateinischen Schreibweisen der deutschsprachigen Arzneibücher ist auch die unterschiedliche Groß-/Kleinschreibung, wechselnder Gebrauch von «j» und «i» (z. B. Fructus Juniperi bzw. Fructus iuniperi), der Gebrauch von „ß“ statt „ss“ und bei Drogenbezeichnungen die unterschiedliche Verwendung von Plural und Singular (z. B. Flos/Flores) möglich. Die lateinische Bezeichnung der Pflanzen folgt (mit wenigen Ausnahmen) dem «Internationalen Code der Botanischen Nomenklatur» (ICBN).

## 3. Fundorte

### Arzneistoffe

Die erläuternden Texte zu Arzneistoffen finden sich grundsätzlich unter dem eingedeutschten internationalen Freinamen (INN) oder, wenn keiner bekannt ist, unter einer deutschen Bezeichnung. Die erläuternden Texte zu chemischen Substanzen stehen ebenfalls unter einem deutschen Namen. Diese deutschen Namen entsprechen (mit wenigen Ausnahmen) den Nomenklaturrichtlinien der IUPAC. Bei den Zubereitungen wurde die alte Nomenklatur weitgehend beibehalten.

### Pflanzen und Galenika

Pflanzen und galenische Zubereitungen sind unter ihren lateinischen Bezeichnungen beschrieben.

Arnica montana
Tinctura Arnicae

Drogen sind im Allgemeinen unter den Bezeichnungen ihrer Stammpflanze verzeichnet.

Arnicae flos unter Arnica montana

Erläuternde Texte zu homöopathischen Zubereitungen sind bei den entsprechenden Arzneigrundstoffen (Pflanze, Tier, chemischer Stoff) unter dem Unterpunkt **Hom.** verzeichnet.

# Abkürzungen und Symbole

Stichwörter sind im erläuternden Text im Allgemeinen mit dem Anfangsbuchstaben abgekürzt. Adjektive auf -isch und -lich werden in der Regel abgekürzt (chem. für chemisch, lösl. für löslich).
Abkürzungen auf Rezepten s. S. 1854 ff.

## Abkürzungsverzeichnis

### A

Abb. Abbildung
Abk. Abkürzung
allg. allgemein
Allg. Allgemeines
AMG Arzneimittelgesetz
anorg. anorganisch
Anw. Anwendung
ausschl. ausschließlich
AZ Alkoholzahl

### B

bakt. bakteriell
Bakt. Bakterium
bakteriol. bakteriologisch
Bakteriol. Bakteriologie, Bakteriologe
BAnZ Bundesanzeiger
bes. besonders, besondere
Best. Bestandteil(e)
betr. betreffend
Bez. Bezeichnung
BfArM Bundesinstitut für Arzneimittel und Medizinprodukte
BGBl. Bundesgesetzblatt
biol. biologisch
BMG Bundesministerium für Gesundheit
bot. botanisch
bzgl. bezüglich
bzw. beziehungsweise

### C

ca. circa
CAS-Nr. Chemical Abstracts Service (CAS) Registry Number
Cort. Cortex
cP Centipoise

### D

DAB Deutsches Arzneibuch
DAC Deutscher Arzneimittel-Codex
Darst. Darstellung
DC Dünnschichtchromatographie
Decoct. Decoctum
d. h. das heißt
dil. dilutus, -a, -um (verdünnt)
Dos. Dosierung
DRF Deutsche Rezeptformeln

### E

EB Ergänzungsband zum DAB
ED Einzeldosis
EL Esslöffel
EMD Einzelmaximaldosis
entspr. entsprechend
Entw. Entwicklung
Ep. Erstarrungspunkt
eV Elektronvolt
evtl. eventuell
ext. extern
Extr. Extractum
EZ Esterzahl

### F

Fam. Familie
FH Formularium Helveticum
Flor. Flores
Flüss. Flüssigkeit
Fol. Folium, Folia
Fp. Flammpunkt
franz. französisch
Fruct. Fructus

### G

geb. geboren
GED gebräuchliche Einzeldosis
Gesch. Geschichte, Geschichtliches
Gew. Gewinnung
ggf. gegebenenfalls
Ggs. Gegensatz
gr. griechisch
GTD gebräuchliche Tagesdosis

### H

HAB Homöopathisches Arzneibuch
Hba. Herba
Herst. Herstellung
hom. homöopathisch
Hom. Homöopathie
HWZ Halbwertzeit

### I

i. a. intraarteriell
i. d. R. in der Regel
IE Internationale Einheit(en)
i. e. S. im engeren Sinne
i. m. intramuskulär
immun. immunologisch
Ind. Indikation(en) (Heilanzeige)
inf. infolge
Inhaltsst. Inhaltsstoffe
iniect. iniectabilia
Inkomp. Inkompatibilität(en), Unverträglichkeit(en)
INN International Nonproprietary Name (Internationaler Freiname)
INNv vorgeschlagener INN
insbes. insbesondere

i. R. im Rahmen
i. S. im Sinne
IUPAC International Union of Pure and Applied Chemistry
i. v. intravenös
i. w. S. im weiteren Sinne
IZ Iodzahl

**K**

KG Körpergewicht
KOF Körperoberfläche
Komb. Kombination
Kontraind. Kontraindikation(en)
konz. konzentriert
Konz. Konzentration
krist. kristallin
Kurzbez. Kurzbezeichnung

**L**

lat. lateinisch
LD letale (tödliche) Dosis
Lign. Lignum
Liq. Liquor
Lsg. Lösung

**M**

m- meta-
MAK Maximale Arbeitsplatzkonzentration
max. maximal
med. medizinisch
MED Maximal-Einzel-Dosis
mikrobiol. mikrobiologisch
mind. mindestens
Mio. Million
Mixt. Mixtura (Mischung)
Mon. Monat(e)
Mrd. Milliarde
MTD Maximal-Tages-Dosis

**N**

Nachw. Nachweis
n. B. nach Bedarf
n. Chr. nach Christus
NFA Neues Formularium Austriacum
NRF Neues Rezeptur-Formularium

**O**

o- ortho-
od. oder
ÖAB Österreichisches Arzneibuch
Off., off. offizinell
OHZ Hydroxylzahl
Ol. Oleum
org. organisch
OZ Ordnungszahl (Protonenzahl)

**P**

p- para-
pathol. pathologisch
pharmak. pharmakologisch
pharmaz. pharmazeutisch
Ph.Eur. Pharmacopoea Europaea, Europäisches Arzneibuch
Ph.Helv. Pharmacopoea Helvetica, Schweizerisches Arzneibuch
physik. physikalisch
physiol. physiologisch
$pK_S$ Säurekonstante
pl Plural
PM Praescriptiones Magistrales
p. o. peroral
POZ Peroxidzahl
pp pro parte
Proph. Prophylaxe
pur. purus, -a, -um

**Q**

QZ Quellungszahl

**R**

Rad. Radix
radiol. radiologisch
RT Raumtemperatur

**S**

s. siehe
S. Seite
s. a. siehe auch
Sammelbez. Sammelbezeichnung
s. c. subkutan
Schmp. Schmelzpunkt
Sdp. Siedepunkt
sek. sekundär
Sek. Sekunde
Sem. Semen
serol. serologisch
sicc. siccus, siccatus (getrocknet)
Sing. Singular
Sir. Sirupus
s. o. siehe oben
sog. so genannt
Sol. Solutio (Lösung)
spag. spagyrisch
Spec., spec. Species (Teegemisch, Art)
Spir. Spiritus
ssp. Subspecies (Unterart)
SSW Schwangerschaftswoche
Std. Stunde(n)
Stip. Stipites
s. u. siehe unten
Sympt. Symptom(e)
syn. synonym
SZ Säurezahl

**T**

T. Teil(e)
Tab. Tabelle
Tct. Tinctura (Tinktur)
TD Tagesdosis
Temp. Temperatur
tert. tertiär
Ther. Therapie
therap. therapeutisch
TL Teelöffel
TMD Tagesmaximaldosis
toxikol. toxikologisch
Toxikol. Toxikologie
Tp. Tropfpunkt
Tr. Tropfen

**U**

u. und
u. a. 1. unter anderem; 2. und anderes
UA unverseifbare Anteile
UAW unerwünschte Arzneimittelwirkung
Ungt. Unguentum (Salbe)
UpM Umdrehungen pro Minute
Urs. Ursache
USP United States Pharmacopeia, Arzneibuch der USA
usw. und so weiter
u. U. unter Umständen

**V**

v. a. vor allem
var. Varietas (Varietät)
v. Chr. vor Christus
Verb. Verbindung(en)
verd. verdünnt
Verd. Verdünnung
versch. verschieden
Verw. Verwendung
veterin. veterinärmedizinisch
vgl. vergleiche
VO (behördliche) Verordnung
Vork. Vorkommen
VZ Verseifungszahl

**W**

Wirk. Wirkung
WW Wechselwirkung(en)

**Z**

z. B. zum Beispiel
Zers. Zersetzung
ZNS Zentralnervensystem
z. T. zum Teil
Zuber. (pharmazeutische) Zubereitungen
zus. zusammen
zw. zwischen

## Physikalisch-chemische Einheiten

$\alpha_D^{20\,°C}$ optische Drehung im 1-dm-Rohr bei 20 °C im Natriumlicht
$[\alpha]_D^{20\,°C}$ spezifische Drehung bei 20 °C im Natriumlicht
Å Ångström(-Einheit), 1 Å = $10^{-10}$ m
$A_{1\,\%}^{1\,cm}$ spezifische Absorption
$A_r$ relative Atommasse
atm Atmosphäre

Bé Baumé
Bq Becquerel

c zenti (als Vorsatz von SI-Einheiten, $10^{-2}$)
c Konzentration in % (m/V)
C Celsius
Ci Curie (1 Ci = 37 GBq)
cL Zentiliter
cm Zentimeter
cSt Centistokes

d 1. dezi (Vorsatz von SI-Einheiten, $10^{-1}$); 2. dies (Tag)
$d_4^{20}$ relative Dichte bei 20 °C (bezogen auf die Dichte von Wasser bei 4 °C)
D. Dichte (in g/mL bei 20 °C, wenn nicht anders angegeben)
∅ Durchmesser

ε molare Absorption (früher molare Extinktion)

g Gramm
G Giga (Vorsatz von SI-Einheiten, $10^9$)

h Stunde

J Joule

k Kilo (Vorsatz von SI-Einheiten, $10^3$)
K Kelvin
kPa Kilopascal ($10^3$ Pascal)

λ Wellenlänge
L Liter

μ my, mikro (Vorsatz von SI-Einheiten, $10^{-6}$)
m milli (Vorsatz von SI-Einheiten, $10^{-3}$)
M Mega (Vorsatz von SI-Einheiten, $10^6$)
min Minute
mL Milliliter
m/m Masse in Masse (in Zusammenhang mit Prozent-Angaben)
mol Mol
$M_r$ relative molare Masse
m/V Masse in Volumen (in Zusammenhang mit Prozent-Angaben)

n nano (Vorsatz von SI-Einheiten, $10^{-9}$)
$n_D^{20°\,C}$ Brechungsindex bei 20 °C im Natriumlicht
N Newton

p pico (Vorsatz von SI-Einheiten, $10^{-12}$)
P Poise (entspricht 0.1 Pa · s)
Pa Pascal
ppm parts per million ($1/10^6$)

s Sekunde
St Stokes

V/V Volumen in Volumen (in Zusammenhang mit Prozent-Angaben)

# A

**a:** **1.** Vorsatzzeichen für Atto-*; **2.** Abk. für annus; Jahr.

**α** (gr. Kleinbuchstabe alpha): **1.** s. a. Alpha-; **2.** (physik.) Symbol für optische Drehung; s. Drehung, spezifische.

**α, β, γ . . . ω** (gr. Buchstaben): in der Chemie fortlaufende Bez. der C-Atome, die funktionellen Gruppen* benachbart sind; das unmittelbar benachbarte C-Atom erhält die Bez. α, das nächste β usw.; das am weitesten entfernte C-Atom wird auch mit ω (omega), dem letzten Buchstaben des gr. Alphabets, bezeichnet.

**[α]:** (physik.) Symbol für spezifische Drehung*.

**A:** **1.** (chem.) Abk. für **A**denin*; **2.** (chem.) Abk. für **A**denosin*; **3.** (chem.) Abk. für **A**lanin*; **4.** (physik.) Symbol für Absorptionsvermögen; s. Absorption; **5.** (physik.) Einheitenzeichen für Ampere*.

**Å:** Einheitenzeichen für Ångström*.

**$A_s$:** Abk. für **s**pezifische **A**ktivität*.

**aa:** Abk. für (lat.) **a**na* partes **a**equales.

**AAppO:** Abk. für **App**robations**o**rdnung für **A**potheker; s. Apotheker.

**AAR:** Abk. für **A**ntigen*-**A**ntikörper-**R**eaktion.

**AAS:** Abk. für **A**tom**a**bsorptions**s**pektroskopie*.

**Abacavir** (INN): (1*S*,4*R*)-4-[2-Amino-6-(cyclopropylamino)-9*H*-purin-9-yl]-2-cyclopenten-1-methanol; CAS-Nr. 136470-78-5; $C_{14}H_{18}N_6O$, Strukturformel: s. Abb.; $M_r$ 286.3; logP ca. 0.7; $pK_S$ 5.1 (berechnet); schwer lösl. in Wasser; nucleosidischer Reverse*-Transkriptase-Inhibitor; **Ind.:** HIV-Infektion; **UAW:** Übelkeit, Erbrechen, Fieber, lebensbedrohl. Überempfindlichkeitsreaktionen mögl.; relativ langsame Resistenzentwicklung; HWZ 1.5 h.

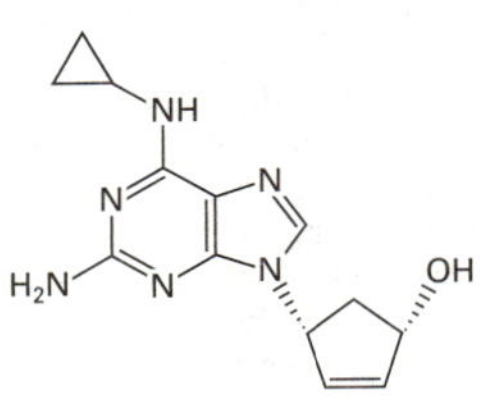


**Abacavir**

**Abakafaser:** s. Musa textilis.

**Abano-Fango:** s. Fango.

**Abarelix:** CAS-Nr. 183552-38-7; synthet. Decapeptid aus 10 Aminosäuren ($M_r$ ca. 1416 Da); **Wirk.:** kompetitiver GnRH*-Antagonist; senkt den Testosteronspiegel ohne vorübergehende Konzentrationserhöhung; Wirk. ist nach Absetzen reversibel; **Ind.:** hormonale Kastration bei fortgeschrittenem od. metastasierendem Prostatakarzinom; **WW:** mit Antiarrhythmika* aufgrund der QT-Zeit-Verlängerung; **UAW:** Hitzewallungen, Impotenz, Kraftlosigkeit, Gewichtszunahme, QT-Zeit-Verlängerung, allerg. Reaktion mögl.; **Dos.:** i. m. 1 × 100 mg/Monat.

**Abasie:** Unfähigkeit zu gehen.

**Abatacept** (INN): CAS-Nr. 332348-12-6; $C_{3750}H_{5872}N_{982}O_{1154}S_{38}$; $M_r$ 84.4 kDa; rekombinantes Fusionsprotein; **Wirk.:** Immunsuppressivum*; selektive Hemmung der Costimulation von T-Lymphozyten; **Ind.:** rheumatoide Arthritis; in Kombination mit Methotrexat* bei mäßiger bis schwerer aktiver polyartikulärer juveniler idiopath. Arthritis bei pädiatr. Patienten ab 6 Jahren, wenn das Ansprechen auf andere Basistherapeutika* einschließl. mind. eines TNF-*α*-Antagonisten nicht ausreichend ist; **UAW:** Kopfschmerz, Atemwegsinfektionen, Nasopharyngitis, Nausea; **Dos.:** 750 mg i. v. (bei 60–100 kg KG) alle 4 Wochen (Erhaltungstherapie).

**Abbauernährung:** s. Heterotrophie.

**Abbaugranulate:** s. Granulieren.

**Abbé-Refraktometer:** s. Refraktometer.

**Abbrechverschluss:** s. Aufbrechverschluss.

**ABC:** Abk. für (engl.) ***a**rea **b**etween the **c**urves*; Fläche zwischen den Kurven; Fläche zw. der Freisetzungs- od. Ausscheidungskurve (z. B. Harnausscheidungskurve*, Abb. dort), deren Asymptote* (entspricht der max. freigesetzten bzw. ausgeschiedenen Wirkstoffmenge) u. der Ordinate*.

**Abciximab** (INN): CAS-Nr. 143653-53-6; $M_r$ 47 456.0; Schmp. 208–210 °C; farblose Kristalle; Fab-Fragment (s. Immunglobuline) des monoklonalen Antikörpers 7E3 mit humanen u. murinen Anteilen; **Wirk.:** GP*-IIb/IIIa-Inhibitor; Thrombozytenaggregations*-Hemmer; bindet selektiv an den Glykoprotein-IIb/IIIa-Rezeptor menschl. Thrombozyten u. verhindert deren Aggregation; **Kontraind.:** innere Blutungen, allg. größere Operationen in den letzten 2 Monaten, schwere Leber- u. Nierenfunktionseinschränkungen; **WW:** mit Heparin*; **UAW:** Blutungen innerhalb von 36 h, Hypotonie, Erbrechen, Thrombozytopenie, Hämatom, anaphylakt. Reaktionen; **Dos.:** parenteral i. v. 0.25 mg/kg KG; HWZ 10 min (Initialphase) u. 30 min (sekundäre Phase).

**ABC-Transporter:** große Familie von Membranproteinen; Carrier* mit dem gemeinsamen Motiv einer **ATP-B**indungs-**C**assette, die zu den membranständigen ATPasen gehören u. in fast allen Orga-

A

nismen vorkommen; **Prinzip:** Diese Membranproteine katalysieren i. d. R. den aktiven Transport* versch. Substrate über Zellmembranen* unter ATP-Verbrauch (s. Adenosinphosphate). **Beispiel:** Humane ABC-Transporter sind z. B. die MDR*-Proteine.

**ABC-Trieb:** s. Backpulver.

**ABDA:** Abk. für **A**rbeitsgemeinschaft der **B**erufsvertretungen **D**eutscher **A**potheker; mit Wirkung vom 1.1.1983 umbenannt in Bundesvereinigung Deutscher Apothekerverbände – ABDA; oberste Spitze der Standesorganisation der deutschen Apotheker*; besteht im Wesentlichen aus der Bundesapothekerkammer* (Abk. BAK) u. dem Deutschen Apotheker-Verband (Abk. DAV; s. Apothekervereine); die ABDA ist ein nicht eingetragener, nicht rechtsfähiger Verein mit Präsidium, Vorstand, erweitertem Vorstand, Mitgliederversammlung u. Hauptversammlung der deutschen Apotheker mit Sitz in Berlin. Sie vertritt die Interessen des Apothekerstandes auf Bundesebene, bes. bei Verhandlungen mit dem Bundesministerium für Gesundheit u. den gesetzgebenden Körperschaften des Bundes, sowie bei Tagungen im Ausland. Sie ist Trägerin mehrerer Einrichtungen, u. a. des Deutschen Arzneiprüfungsinstituts, des ABDATA* Pharma-Daten-Service u. der Arzneimittelkommission* der Deutschen Apotheker. Außerdem unterhält sie Stiftungen, gibt den Deutschen* Arzneimittel-Codex sowie die Pharmazeutische* Stoffliste heraus u. veranstaltet die Deutschen* Apothekertage. Offizielles Organ: Pharmazeutische Zeitung (s. Fachzeitschriften, pharmazeutische). Eine weitere Abteilung der ABDA (in Zusammenarbeit mit BAK u. DAV) ist das **ZAPP** (Abk. für Zentrum für Arzneimittelinformationen und Pharmazeutische Praxis); **Hauptaufgaben:** **1.** Information u. Beratung zu pharmak., toxikol. u. therapeutischen Arzneimittelfragen, Verfassen wissenschaftl. Veröffentlichungen u. Stellungnahmen; **2.** Entwicklung, Umsetzung, Förderung u. Evaluation pharmaz. Dienstleistungen wie Untersuchungen zur Implementierung pharmaz. Modelle in der Apothekenpraxis, Erstellung von Arbeitshilfen wie Standardarbeitsanweisungen für den Apothekenalltag; **3.** Kommunikation mit anderen Beteiligten im Gesundheitswesen, Aus-, Fort- u. Weiterbildung.

**Abdampfen:** Trennungsverfahren für schwerlösl. Substanzen, bei dem durch Erhitzen einer Lsg. das Lösungsmittel (z. B. konz. Schwefelsäure) abgedampft u. damit von der gelösten Substanz getrennt wird; Teilschritt des Aufschlusses*. Vgl. Abdunsten; Eindampfen.

**Abdampfschale:** flache Porzellanschale zum Abdampfen* von Lösungen.

**ABDATA Pharma-Daten-Service:** früher Arzneibüro; Einrichtung der ABDA*, die sich mit der Entwicklung u. Produktion von Arzneimitteldatenbanken befasst; liefert Daten zu in- u. ausländischen Arzneimitteln u. richtet sich v. a. an Apotheken u. Arztpraxen (ABDA-Datenbank, ABDAMED, CAVE).

**AB-DDR:** Abk. für **A**rznei**b**uch der **D**eutschen **D**emokratischen **R**epublik; s. Arzneibuch (Geschichte).

**Abdichten von Glasschliffen:** Anbringen von Dichtungen an Glasschliffe (s. Schliffe); verwendete Substanzen: **1.** wasserfreies Vaselin (s. Vaselinum); **2.** bei fettlösl. Substanzen: Zucker gelöst in Glycerol; **3.** bei bes. hohen Temp.: Graphit*; **4.** Folien aus Polytetrafluorethylen*.

**Abdomen:** Bauch, Unterleib; Rumpfabschnitt zw. Thorax u. Pelvis, der die Bauchhöhle (Cavitas abdominis) enthält; **abdominalis:** zum Bauch gehörig.

**Abdrehverschluss:** s. Aufbrechverschluss.

**Abdunsten:** Verdunsten eines Lösungsmittels, um die darin gelöste Substanz zur Kristallisation* zu bringen; vgl. Abdampfen.

**Abele:** s. Populus-Arten.

**Abelmoschus moschatus** Medik.: (molekulargenet.) Hibiscus abelmoschus L.; Fam. Malvaceae; heim. in Ostindien, kultiviert in allen Tropengebieten; Stpfl. von **Semen Abelmoschi:** Semen Alceae moschata; Ambrettekörner, Bisamkörner, Moschuskörner; **Inhaltsst.:** 0.2–0.6 % äther. Öl, 7–15 % fettes Öl, Schleim, Harz; **Anw.:** **1.** (volkstüml.) z. B. bei Schlangenbissen, Krämpfen, Appetitlosigkeit; **2.** (techn.) in der Parfümerie; **Oleum Abelmoschi seminis:** Moschuskörneröl; äther. Öl aus den Samen; gelbl. Öl od. feste Masse von moschusartigem Geruch, lösl. in Ethanol; **Best.:** Ambrettolid* (Träger des Moschusgeruchs), Farnesol, Ambretolsäure, Palmitinsäure; **Anw.:** in der Parfümerie. **Hom.:** Abelmoschus: getrocknete Samen.

**Aberration:** Abirrung; ungenaue Wiedervereinigung der von einem Punkt ausgehenden Lichtstrahlen nach Brechung durch Linsen. **Sphärische A.:** Bildfeldkrümmung, Öffnungsfehler; beruht auf der Verschiedenheit der Vereinigungsweite der Achsenstrahlen (weiter Brennpunkt*) u. Randstrahlen (naher Brennpunkt). **Chromatische A.:** farbige Ränder; beruht auf der unterschiedl. Brechbarkeit der versch. Farbenstrahlen; s. Dispersion.

**Abflammen:** Abtöten von Mikroorganismen auf hitzestabilen Gegenständen durch Bestreichen mit offener Flamme; Arbeitsmethode in der Bakteriologie* od. beim asept. Arbeiten.

**Abführmittel:** s. Laxanzien.

**Abgabebeleg:** nach der deutschen Betäubungsmittel-Binnenhandelsverordnung (s. Betäubungsmittelgesetz) zusammenfassende Bez. für Abgabemeldung, Empfangsbestätigung, Lieferschein u. Lieferscheindoppel; der Abgebende (z. B. Großhändler) muss alle Teile ausfüllen. Der Erwerber (z. B. Apotheke) muss die ihm zugegangenen Teile (Empfangsbestätigung u. Lieferschein) prüfen u. die Empfangsbestätigung spätestens am folgenden Werktag dem Abgebenden unterschrieben zurücksenden. Die Belege müssen nach Erwerbsdaten geordnet 3 Jahre gesondert aufbewahrt werden. Der Verkehr mit Betäubungsmitteln* zw. Hauptapotheken u. Filialapotheken* ist ebenfalls über dieses Abgabebelegverfahren möglich.

**Abhängigkeit:** s. Arzneimittelabhängigkeit.

**Abies alba** Mill.: A. pectinata (Lam.) DC., Pinus picea L.; Edeltanne, Weißtanne; Fam. Pinaceae; Mitteleuropa; Stpfl. von **Oleum Abietis albae:** Oleum Pini piceae; Edeltannenöl, Weißtannenöl, Silbertannenöl; D. 0.867–0.886; durch Destillation mit Wasserdampf aus den Nadeln u. Zweigspitzen gewonnenes äther. Öl; farblos u. angenehm balsamisch riechend; **Best.:** L-$\alpha$-Pinen, L-Limonen, 5–10 % L-Bornylacetat, Laurinaldehyd, Santen; **Anw.:** **1.** (med.) innerl. u. äußerlich bei katarrhal. Erkrankungen der Atemwege; äußerl. bei Erkrankungen des rheumat. Formenkreises, neuralg. Schmerzen, Verspannungen; **2.** (volkstüml.) bei Verstauchungen, Zerrungen; in Franzbranntwein bei Quetschungen, Blutergüssen; **3.** (techn.) u. a. Tannenduftessenzen, Badeessenzen; **Oleum Templini:** Templinöl, Edeltannenzapfenöl (fälschl. auch Oleum Pini silvestris); D. 0.851–0.870; aus den Fruchtzapfen gewonnenes äther. Öl; **Best.:** L-Limonen als Hauptbestandteil (L-$\alpha$-Limonen), ca. 5 % Borneol u. a.; **Anw.:** (techn.) Seifen- u. Parfümproduktion, Duftessenzen; von Abies alba stammt ferner Straßburger Terpentin (Terebinthina argentoratensis; s. Terebinthina). **Hom.:** Abies alba spag. Zimpel (HAB): frische, junge, noch unverholzte Zweigspitzen mit Blättern u. unreifen Zapfen.

**Abies balsamea:** s. Balsamum canadense.

**Abies canadensis:** s. Tsuga canadensis.

**Abies fraseri** (Pursh) Poir.: Tannenart, die neben Abies balsamea (u. Tsuga canadensis) Balsamum* canadense liefert.

**Abies nigra:** s. Picea mariana.

**Abies pectinata:** s. Abies alba.

**Abies sibirica** Ledeb.: Sibirische Tanne; Fam. Pinaceae; Nordostrussland, Zentralasien, Mongolei, Amurgebiet, Kamtschatka; Stpfl. von **Piceae aetheroleum:** Oleum Abietis sibiricae, (fälschl.) Oleum Pini sibiricae EB; Sibirisches Edeltannenöl, Fichtennadelöl, Sibirisches Fichtennadelöl; äther. Öl aus den Nadeln u. jungen Zweigspitzen; farblose bis schwach gelbl. grüne Flüss.; $\alpha_D^{20\,°C}$ –37 bis –45°; D. 0.894–0.924; vgl. Picea abies; **Off.:** DAB; **Best.:** nach DAB 5–35 % Bornylacetat*, 1–5 % Borneol*, 4–30 % Limonen*, 1–15 % $\Delta^3$Caren*, 5–28 % Camphen*, 10–25 % $\alpha$-Pinen*, 1–30 % $\beta$-Pinen; **Anw.:** **1.** s. Abies alba; **2.** (techn.) in der Parfümerie; für Lacke, Desinfektionsmittel.

**Abietin:** s. Coniferin.

**Abietinsäure:** $C_{20}H_{30}O_2$, Strukturformel: s. Abb.; $M_r$ 302.46; Schmp. 173–175 °C; eine Diterpensäure, isomer mit Neoabietinsäure; gelbe Massen od. Blättchen; leicht lösl. in Ethanol, Aceton, Methanol, wenig lösl. in Petrolether, unlösl. in Wasser; Hauptbestandteil des Colophoniums* u. anderer Terpenharze (s. Harze); auch im Bernstein sind A.-Derivate enthalten; **Anw.:** (techn.) Lack-, Seifen- u. Kunststoffindustrie; Herst. von Estern; Milch- u. Buttersäure-Gärung, da A. das Wachstum dieser Bakterien fördert.

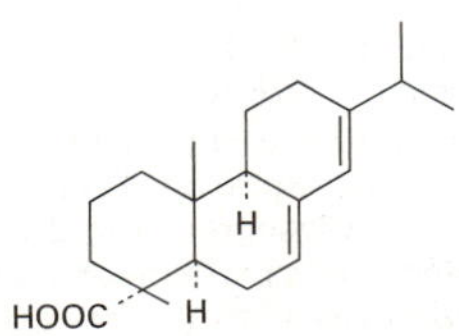


**Abietinsäure**

**Abklären:** s. Dekantieren.

**Abklatschverfahren:** **1.** Methode zum Nachw. von Bakt. an Oberflächen aller Art (z. B. Fußböden, Wände, Instrumente, Apparate, Klinikkleidung, Hände des Personals) durch ein sog. Abklatschpräparat, bes. i. R. der Krankenhaushygiene zur Verhütung von Nosokomialinfektionen; mit nähragarbeschichteten Folien, Petrischalen od. anderen Trägermaterialien werden Abdrücke der gewünschten Oberflächen genommen u. diese in Brutschränken* inkubiert, um evtl. vorhandene Keime anzuzüchten. **2.** Aufdrücken eines Deckglases auf Oberflächenkolonien von Bakt. (sog. Abklatschpräparat), um die Lagerung der Keime im Kolonieverband mikroskop. zu untersuchen.

**Abklingquote:** **1.** (pharmak.) pro Tag errechneter Wirkungsverlust eines Arzneimittels in Prozent (z. B. eines herzwirksamen Glykosids*); nicht gleichzusetzen mit Elimination*; **2.** (nuklearmed.) prozentualer Anteil eines radioaktiven Stoffes, der sich aufgrund des radioaktiven Zerfalls in einer bestimmten Zeit in ein anderes, i. d. R. stabiles Nuklid umwandelt; vgl. Halbwertzeit.

**Abkochungen:** Decocta; wässrige Drogenauszüge*, bei denen die Extraktion der Droge (meist Wurzel-, Rinden- u. Holzdrogen) mit vorgeschriebenem Zerkleinerungsgrad in Wasser von über 90 °C während 30 min erfolgt; anschließend wird heiß koliert, der Drogenrückstand schwach ausgepresst u. nötigenfalls mit derjenigen Menge an siedendem Wasser nachgespült, die für das vorgeschriebene Gewicht der A. erforderlich ist.

**Ablaugen:** s. Laugen.

**ABLC:** Abk. für **A**mphotericin-**B**-**L**ipid-**C**omplex; s. Lipid-Carrier des Amphotericin B.

**Abmagerungsmittel:** s. Appetitzügler.

**Abnahmebesichtigung:** Eröffnungsrevision; Überprüfung bei bereits erteilter Betriebserlaubnis durch die zuständige Behörde vor der Eröffnung einer Apotheke*; es wird geprüft, ob die Apotheke den gesetzl. Vorschriften entspricht. Bei erfolgreicher Abnahme kann die Apotheke sofort eröffnet werden. Eine Abnahmebescheinigung wird ausgestellt. Wird die Abnahme versagt, ist dies durch die Behörde schriftl. zu begründen. Bei Arzneimittelherstellern, die einer Herstellungserlaubnis bedürfen, ist eine Abnahmebesichtigung vor der Erlaubniserteilung geübte Verwaltungspraxis.

**ABNull-Blutgruppen:** s. Blutgruppen.

**ABO:** Abk. für **A**potheken**b**etriebs**o**rdnung*.

**Abomasus:** Labmagen; vierter Kälbermagen, aus dem das Lab* gewonnen wird.

**Abort** (lat. abortus Fehlgeburt, Frühgeburt): vorzeitige Beendigung der Schwangerschaft durch spontanen od. künstl. herbeigeführten Verlust des Fetus mit einem Gewicht >500 g vor Eintritt seiner extrauterinen Lebensfähigkeit (i. d. R. vor 24 + 0 SSW).

**Abortiva:** Abtreibemittel; Arzneimittel, die zum Schwangerschaftsabbruch führen; **Wirkstoffe:** Sulproston*, Mifepriston*. Vgl. Nidations-Hemmer; Interzeption.

**ABP:** Abk. für **A**rzneimittel**b**ezogene* **P**robleme.

**abpacken:** im arzneimittelrechtl. Sinn das Verschließen eines Behältnisses u. das Einbringen in

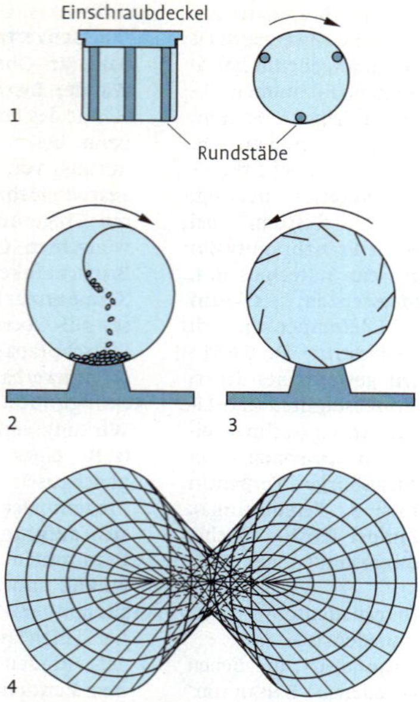


**Abrieb:** versch. Geräte zur Bestimmung der Friabilität von nicht überzogenen Tabletten; 1: Weis-Fogh-Trommel; 2: Roche-Friabilator, Ph.Eur., USP; 3: Erweka-Abriebprüfgerät; 4: Bewegungsablauf der Turbula-Schüttelmaschine

eine äußere Umhüllung; auch das Einlegen einer Gebrauchsinformation wird darunter verstanden.

**Abrasivum:** Schleifmittel, Poliermittel; **Anw.:** in Zahnpasten; **Beispiel:** Calciumhydrogenphosphat* (wasserfrei u. als Dihydrat), gefälltes Calciumcarbonat*, hochdisperses Siliciumdioxid*, gefälltes Siliciumdioxid*, anorgan. Silicate (z. B. Natriumaluminiumsilicate mit Zeolith-Struktur, s. Zeolithe).

**Abraumsalze:** über Steinsalzlagern (Staßfurt) lagernde Calcium-, Kalium- u. Magnesiumsalze, die erst abgeräumt werden müssen, um an das Steinsalz (s. Natriumchlorid, Natrium chloratum crudum) zu gelangen; **Verw.:** Hauptausgangsprodukte zur Gew. von Kaliumsalzen (Kalidünger), ferner zu Badesalzen (Staßfurter Salz).

**Abreißverschluss:** s. Aufbrechverschluss.

**Abricolin:** Kokosaldehyd; 4-Hydroxynonansäurelacton; $C_9H_{16}O_2$; $M_r$ 156.1; D. 0.9703 (15 °C); gelbl. Flüss.; **Anw.:** in Parfüms u. Essenzen (Aprikosen- u. Kokosnoten).

**Abrieb:** **1.** Abriebfestigkeit, Friabilität von nicht überzogenen Tabletten Ph.Eur.6, Roll- u. Schüttelverschleiß; die Bestimmung des Abriebs ergänzt die Messung der Bruchfestigkeit* von Tabletten (s. Compressi); **Bestimmung:** Eine Anzahl entstaubter Tabletten wird gewogen u. eine bestimmte Zeit einer definierten Fall-, Roll-, Rutsch- u. Schüttelbelastung ausgesetzt. Nach dem Entstauben werden die Tabletten wieder gewogen u. der Masseverlust in Prozent berechnet; ausreichend stabile Tabletten weisen einen A. unter 1 % auf. Die Bestimmung erfolgt entweder in einer Weis-Fogh-Trommel, einem Roche-Friabilator, einem Erweka-Abriebprüfgerät, die alle nach demselben Prinzip arbeiten, od. mit der Turbula-Schüttelmaschine, die mit mehreren Tablettenröhrchen bestückt werden kann (s. Abb.). Bei den aufgezählten Abriebprüfgeräten treten verschiedene Rollbewegungen u. Fallhöhen auf. Die Friabilitäten sind deshalb untereinander nicht vergleichbar. In der Ph.Eur. wird die Bestimmung der Friabilität von nicht überzogenen Tabletten mit einer dem Roche-Friabilator entsprechenden Apparatur durchgeführt (max. Masseverlust meist 1 %). Falls die Tablettengröße oder -form keine freien Fallbedingungen ermöglicht, kann die Achse der Trommel um 10° gegen die Standfläche geneigt werden. Neben dem A. beschreiben die Druckfestigkeit (s. Bruchfestigkeit), die Biegefestigkeit (s. Biegung; Bruchfestigkeit) u. die Härte die physik. Stabilität von Tabletten. **2.** Abriebfestigkeit, Friabilität von Granulaten und Pellets Ph.Eur.6; Prüfung auf Verlust an Masse od. Bildung von Bruchstücken unter mechan. Belastung bei der Verarbeitung von Granulaten u. Pellets; **Bestimmung:** Feinanteile werden vor den Prüfungen durch Absieben (z. B. 355 bzw. 710 μm) entfernt. Methode A (Wirbelschichtapparatur) oder Methode B (Schwingapparatur); anschließend Ermittlung der Masse des erneut angefallenen Feinanteils; die Friabilität F (%) wird durch den angefallenen Feinanteil $m_f$ bezogen auf die eingesetzte Masse an Granulaten od. Pellets $m_1$ errechnet:

$$F = m_f \cdot 100/m_1$$

**Abriebfestigkeit:** s. Abrieb.

**Abrin:** $M_r$ 63 000–67 000; eines der bekanntesten u. giftigsten Lektine*; Stpfl. ist Abrus* precatorius; Mischung aus 5 Glykoproteinen, die jeweils aus 2 über Disulfidbrücken verbundenen Peptidketten bestehen; vgl. Ricin.

**Abrotanum:** s. Artemisia abrotanum.

**Abrotin:** Alkaloid* aus Artemisia* abrotanum.

**Abrus precatorius L.:** Paternostererbse; Fam. Fabaceae; Tropen; Stpfl. von **Semen Jequiritii:** die dekorativen schwarzen u. roten Samen werden zu nicht ungefährl., exotischen Halsketten verarbeitet; Verschlucken intakter Samen ist harmlos; **Inhaltsst.:** Abrin*.

**ABS:** **1.** Abk. für **A**lkyl**b**enzol**s**ulfonate; synthet. Waschrohstoffe, prakt. in allen Vollwaschmitteln enthalten; biol. abbaubar sind jene ABS, deren Alkylgruppe unverzweigt ist (z. B. Dodecylbenzolsulfonat); **2.** Abk. für **Abs**cisinsäure*; **3.** Abk. für **A**crylnitril, **B**utadien, **S**tyrol; s. Polyacrylnitril.

**Abschälmethode:** (engl.) *peeling-off, feathering*; Residuen-Methode; graphisches Abschälen zusammengesetzter Exponentialfunktionen; Methode zur Bestimmung der Resorptionsgeschwindigkeitskonstanten aus der Plasmakonzentrationskurve* nach extravaskulärer Applikation*; **Durchführung:** In der halblogarithm. Plasmakonzentrationskurve wird die absteigende Gerade, die die Elimination* darstellt, im letzten Abschnitt bis zur Ordinate* verlängert. Das Abschälen besteht darin, dass man für eine Anzahl von Zeitpunkten die Differenz zw. der extrapolierten Eliminationsgeraden u. den gemessenen Werten der Plasmakonzentrationskurve bildet (s. Abb.). Trägt man die Differenzwerte auf, entsteht die Resorptionsgerade, aus deren Anstieg die Geschwindigkeitskonstante der Resorption ($k_a$) ermittelt wird; z. B. gilt Anstieg = $-k_a/2.303$ bei Verw. des dekad. Logarithmus für die Plasmakonzentration.

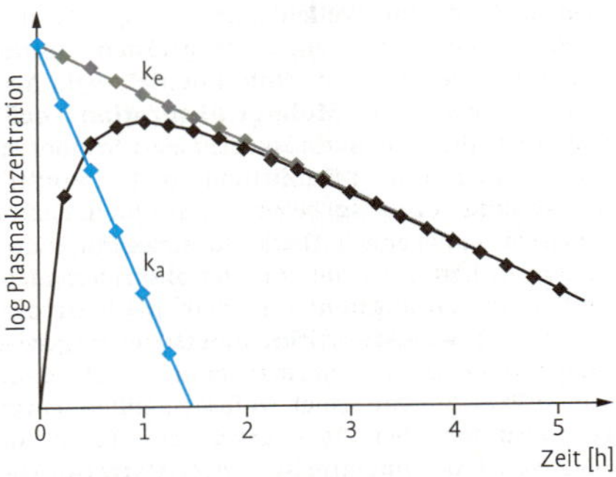


**Abschälmethode:** k: Geschwindigkeitskonstanten der Elimination ($k_e$) u. der Resorption ($k_a$), die sich aus dem Anstieg der jeweiligen Gerade berechnen lassen; schwarze Kurve: Plasmakonzentrationskurve

**Abschleudern:** s. Zentrifuge.

**Abschlussgewebe:** pflanzlicher Gewebetyp, der neben Grundgewebe* u. Leitgewebe bereits embryonal angelegt wird; **1.** primäres A. ist die Epidermis* der oberird. Pflanzenteile u. die Rhizodermis* der Wurzel; zum Stoffaustausch (Gase, Wasser) dienen Spaltöffnungen (Stomata) bzw. Wurzelhaare; **2.** sekundäres A. besteht aus verkorkten Zellen od. Kork (Exodermis*, Metaderm* od. Periderm*); **3.** tertiäres A. der Bäume löst das sekundäre ab u. tritt als Borke* auf.

**Abschneideverschluss:** s. Aufbrechverschluss.

**Abscisin:** s. Abscisinsäure.

**Abscisinsäure:** Abk. ABS; Abscisin, Dormin; (*S*)-(+)-5-(1′-Hydroxy-4′-oxo-2,6,6′-trimethyl-2-cyclohexen-1-yl)-3-methyl-*cis,trans*-2,4-pentadiensäure; Strukturformel: s. Abb.; $M_r$ 264.3; Schmp. 160–162 °C; polymorph; A. kommt als Phytohormon* in Pflanzen wahrscheinl. ubiquitär vor u. wirkt als Antagonist der Auxine*, Gibberelline* u. Zytokinine*; inhibiert Wachstum u. Samenkeimung, induziert die Samenruhe u. fördert den Blatt- u. Fruchtabfall; dementsprechend finden sich relativ große Mengen in Früchten, ruhenden Samen, Knospen u. welkenden Blättern. **Gesch.:** 1963 von Addicot u. Lyon aus Baumwollkapseln u. von Wareing aus Ahornblättern isoliert; die Strukturaufklärung gelang 1965.

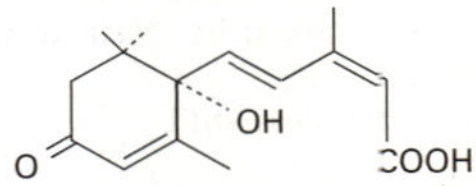


**Abscisinsäure:** (*S*)-(+)-Abscisinsäure

**Absinkdauer:** Maßzahl der Saugfähigkeit von Watte (s. Verbandwatte); Prüfkriterium nach DAB für die Schnelligkeit des Aufsaugvermögens; wird ermittelt durch Einbringen einer bestimmten Wattemenge in einem Drahtkörbchen in ein Wasserglas unter vorgeschriebenen Bedingungen; muss bei 5.0 g Baumwoll- u. Viskosewatte <10 s betragen. Durch Auswiegen der aufgenommenen Wassermenge nach dem Abtropfen des aus dem Wasser genommenen Korbes kann ein weiteres Prüfkriterium, das **Wasserhaltevermögen,** ermittelt werden.

**Absinth:** s. Artemisia absinthium.

**Absinthii extractum:** s. Extractum Absinthii.

**Absinthii herba:** s. Artemisia absinthium.

**Absinthii tinctura:** s. Tinctura Absinthii.

**Absinthii tinctura composita:** s. Tinctura Absinthii composita.

**Absinthin:** $C_{30}H_{40}O_6$, Strukturformel: s. Artabsin (Abb. dort); $M_r$ 496.62; Schmp. 179–180 °C (absolutes Ethanol) od. Schmp. 165 °C (Benzolsolvat, unter Zers.); dimeres Sesquiterpenlacton, ein Proazulen, aus Artemisia* absinthium; orange Nadeln von sehr bitterem Geschmack (s. Bitterwert), lösl. in Ethanol, Ether u. Benzol; **Anw.:** **1.** Tonika u. Amara; **2.** (lebensmitteltechn.) Aromatisierung alkohol. Getränke.

**Absolues:** s. Aetherolea (Gew.).

**absorbable dusting powder:** Abk. ADP; sterilisable maize starch USP, BP; nicht quellende, wasserdampfsterilisierbare u. resorbierbare Pudergrundlage (vgl. ANM-Pudergrundlage); **Herst.:** Veretherung u. Vernetzung von Maisstärke (s. Zea mays, Maydis amylum) mit z. B. Epichlorhydrin*; zur Verbesserung der Gleitfähigkeit Zusatz von max. 2 % Magnesiumoxid zugelassen; Anw. auch gegen Verkleben u. für leichteres Überstreifen von med. und chirurg. Handschuhen.

**Absorbens:** Absorbentium; aufsaugendes Mittel; in seine Masse aufnehmender Stoff.

**Absorption** (lat. absorbere verschlingen): **1.** A. von Materie: Art der Sorption*; Aufnahme, d. h. Eindringen, eines Sorptivs* (Gas) in die gesamte Masse der absorbierenden Substanz (Flüssigkeit od.

A

fester Stoff); vgl. Henry-Gesetz; A. ist keine reine Oberflächenerscheinung wie bei der Adsorption*; vgl. Hydratation. **2.** (pharmakokinet.) s. Resorption; **3.** (physik.) A. von Strahlung: Schwächung elektromagnetischer Strahlung*, z. B. eines Lichtstrahls beim Durchgang durch einen absorbierenden Körper, nicht durch Streuung; nimmt mit der Schichtdicke u. bei Lösungen auch mit der Konz. an Gelöstem zu. Die Lichtabsorption ist eine Stoffeigenschaft, die in enger Beziehung zum Molekülbau steht u. zu Identitäts- u. Reinheitsprüfungen dient. Die A. ist eine wichtige Größe in der UV*-VIS-Spektroskopie. Mit Hilfe des **Lambert-Beer-Gesetzes** ist es mögl., gelöste Stoffe zu quantifizieren, da die A. eines gelösten Stoffes (auch Absorptionsvermögen A, früher Extinktion) proportional zu seiner Konz. c ist. Nach dem Lambert-Beer-Gesetz gilt:

$A = \log(I_0/I) = \log(1/T) = -\log T$

bzw.

$A = \varepsilon \cdot c \cdot d$

$I_0$: Intensität des eingestrahlten Lichts; I: Intensität dieses Lichts nach dem von ihm in einem bestimmten Medium zurückgelegten Weg l; Quotient $I/I_0$: Transmission* T; ε: molarer Absorptionskoeffizient*; c: Konz.; d: durchlaufene Schichtdicke. Vgl. Absorption, spezifische.

**Absorptionsbasen:** s. Absorptionsgrundlagen.

**Absorptionsgrundlagen:** (engl.) *absorption bases*; Absorptionsbasen, Absorptionssalben; wasseraufnehmende Salben (s. Zubereitungen zur kutanen Anwendung, halbfeste), die in Abhängigkeit von der Art des in eine hydrophobe Salbe eingearbeiteten Emulgators zur Darst. von haltbaren W/O-oder O/W-Emulsionen auf Basis von Gelsystemen (Kohlenwasserstoffgele, Lipogele od. Silicongele; s. Gele) dienen; **Einteilung:** nach enthaltenen Emulgatoren*: **1. A. mit nichtionogenen Emulgatoren** (Typ W/O) mit niedrigem HLB*-Wert; diese Emulgatoren liegen entweder natürl. vor (z. B. Wollwachsalkohole im Wollwachs*) od. werden bei der Darst. der A. eingearbeitet (isolierte od. angereicherte Wollwachsalkohole bzw. Sorbitanfettsäureester*, Monoglyceride, Fettalkohole, niedrig ethoxylierte Fettalkohole; s. Polyoxyethylenfettalkoholether). Diese A. besitzen zwar ein hohes, aber begrenztes Wasseraufnahmevermögen; s. Wasserzahl. Therap. stehen die A. zw. den hydrophoben Kohlenwasserstoff- u. Triglyceridsalben u. den hydrophilen Zubereitungen (O/W-Cremes, Polyethylenglykol- u. Hydrogelsalben). A. besitzen einen Fettungs- u. einen gewissen Hautabdeckeffekt. Die Hautatmung wird geringer beeinflusst als durch hydrophobe Grundlagen. Beispiel: A. aus Fettalkoholen u. Paraffinkohlenwasserstoffen; schemat. Aufbau: s. Abb.; **2. A. mit Mischemulgatoren** vom O/W-Typ mit hohem HLB-Wert (z. B. sulfatierte Fettalkohole, Polysorbate, Macrogolcetostearylether od. Ester von Fettsäuren mit Macrogolen) werden auch als hydrophile Absorptionsbasen bzw. -grundlagen bezeichnet. Ihr Wasseraufnahmevermögen ist nicht begrenzt. Ab einem bestimmten Wassergehalt entstehen O/W-Systeme; vgl. Unguentum emulsificans. A. sind in Abhängigkeit von der Zusammensetzung gut spreitbar u. optisch ansprechend.

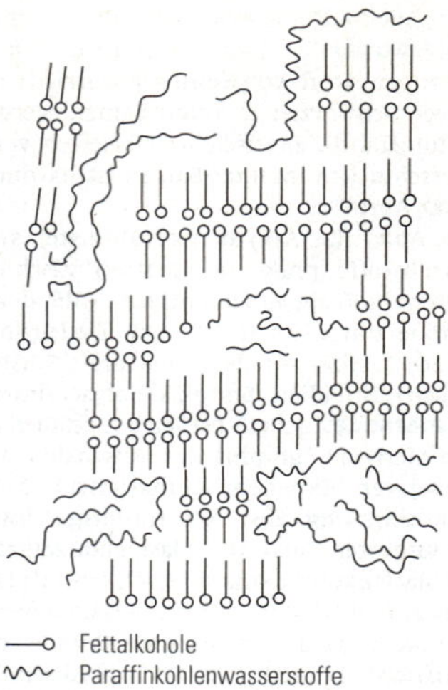

**Absorptionsgrundlagen:** schemat. Darst. einer aus Fettalkoholen u. Paraffinkohlenwasserstoffen aufgebauten Absorptionsgrundlage

**Absorptionskoeffizient:** Absorptionskonstante; Symbol k; Stoff- od. Molekülkonstante mit der Einheit $cm^{-1}$, deren Größe von der Eigenschaft eines Stoffes abhängt, einfallendes Licht in Abhängigkeit von der Frequenz zu absorbieren (s. Absorption). **Spezifischer Absorptionskoeffizient:** Symbol $k_{sp}$; Einheit 1/% · cm; A. eines Stoffes bei einer bestimmten Wellenlänge; ermöglicht die quantitative Bestimmung eines gelösten Stoffes durch Photometrie* od. Kolorimetrie*; vgl. Absorption, spezifische. **Molarer Absorptionskoeffizient:** früher Extinktionskoeffizient; Symbol ε; Einheit: $mol^{-1} \cdot cm^{-1}$; Ermittlung durch Absorptionsmessungen von Lsg. bekannter Stoffkonzentrationen meist bei einem Absorptionsmaximum; der molare A. hängt von der Art der absorbierenden Verb., dem Lösungsmittel u. dem pH-Wert der Lsg. ab. **Bunsen-Absorptionskoeffizient:** Gasvolumen in Liter (im Normzustand: 273.15 K u. 101.3 kPa), das von einer Volumeneinheit eines Lösungsmittels bei einer definierten Temp. u. 101.3 kPa (760 mmHg) gelöst wird. **Ostwald-Absorptionskoeffizient:** syn. Löslichkeitskoeffizient; Verhältnis der Konz. eines Gases in der Flüss. zu dessen Konz. in der Gasphase.

**Absorptionskonstante:** s. Absorptionskoeffizient.

**Absorption, spezifische:** Symbol $A^{1\,cm}_{1\,\%}$; opt. Absorption einer Lsg. eines Stoffes (10 g/L) bei einer bestimmten Wellenlänge u. einer Schichtdicke von 1 cm (Ph.Eur.6); der Zusammenhang zum molaren Absorptionskoeffizienten* ε ergibt sich aus

$A^{1\,cm}_{1\,\%} = 10\,\varepsilon / M_r$

Die Bez. spezif. Extinktion $E^{1\,cm}_{1\,\%}$ anstelle der spezif. A. ist nicht mehr zulässig.

**Absorptionssalben:** s. Resorptionssalben; Absorptionsgrundlagen.

**Absorptionsspektroskopie:** s. Atomabsorptionsspektroskopie; UV-VIS-Spektroskopie; Infrarotspektroskopie.

**Absorptionsspektrum:** s. UV-VIS-Spektroskopie.

**Absorptionsvermögen:** s. Absorption.

**Abstandsgesetz, quadratisches:** s. Strahlenschutz.

**Abstillmittel:** Laktations-Hemmer; Substanzen, die durch Inhibition der Wirk. von Prolactin* die Milchproduktion u. -sekretion unterdrücken; **Wirkstoffe:** Prolactin*-Hemmer, z. B. die Dopamin*-Rezeptor-Agonisten Bromocriptin*, Cabergolin*, Lisurid*, Quinagolid*; **Ind.:** Galaktorrhö; **Hinweis:** Die Anw. eines A. sollte wegen der Vorteile der Muttermilchernährung erst ab dem 6. Lebensmonat des Säuglings erfolgen; Ausnahme: Stillhindernisse (z. B. Flach- u. Hohlwarzen, Infektionen, Medikation der Mutter mit bestimmten Arzneimitteln). Vgl. Gynäkologika; Muttermilch.

**Abstoßung, elektrostatische:** Abstoßung gleichgeladener Teilchen; e. A. beeinflusst die Stabilität von Kolloiden u. gröber dispersen Systemen (Emulsionen, Suspensionen). Gleichsinnige elektr. Ladungen in ausreichender Zahl an der Grenzfläche der dispersen Phase bewirken, dass die Abstoßung überwiegt, u. verhindern, dass es zu Agglomeration u. Koaleszenz* kommen kann (Peptisation). Gleichsinnige Ladungen an Grenzflächen (z. B. negative Ladung an Öltröpfchen in der Wasserphase) können sich durch Adsorption von Ionen u. durch Anw. von ionogenen Emulgatoren ausbilden od. sie werden durch mechan. Beanspruchung bei der Herstellung (starkes Schütteln, Reibungselektrizität) erzeugt. Sie ziehen umgekehrt geladene Ionen an u. dies führt zu einer elektr. Doppelschicht an den dispersen Teilchen. Weitere Elektrolytzusätze verändern den Ladungszustand u. nehmen Einfluss auf die Stabilität.

**Abszisse:** (mathemat.) Bez. für die unabhängige Variable x u. die horizontale Koordinatenachse; vgl. Ordinate.

**Abszission:** (bot.) das Abwerfen von Blättern, Blüten, Früchten od. anderen Pflanzenteilen nach Ausbildung eines Trennungsgewebes*.

**Abtreibemittel:** s. Abortiva.

**Abusus:** Missbrauch.

**Abwehrmechanismen:** s. Immunsystem.

**Abwehrstoffe:** Stoffe, die der Abwehr von Krankheitserregern od. Fremdsubstanzen dienen u. von Zellen der spezifischen u. unspezif. Immunabwehr gebildet u. ausgeschüttet werden. Vgl. Antikörper.

**Abwehrstoffe, pflanzliche:** s. Phytoalexine.

**Abzug:** jede Apotheke muss nach der Apothekenbetriebsordnung mit einem Abzug (DIN 12924) od. mit einer Absaugeeinrichtung (DIN 12927) ausgestattet sein; betriebsbereit ist der immer freizuhaltende Abzug, wenn alle Anschlüsse für Wasser u. Energie sofort benutzt werden können.

**ac:** **1.** Präfix in der org.-chem. Nomenklatur für **an**ticlinal; in der anticlinalen Konformation* stehen die beiden Substituenten benachbarter C-Atome in der Newman*-Projektion ekliptisch, d. h. im Winkel von 120° zueinander. **2.** früher Abk. für **alic**yclisch.

**Ac:** (chem.) Symbol für Actinium*.

**AC:** Abk. für (engl.) *alternating current voltammetry*; s. Voltammetrie.

**Acacia catechu Willd.:** Fam. Fabaceae (Leguminosae); Vorder- u. Hinterindien, Sri Lanka; Stpfl. von **Catechu:** Katechu, Pegu-Katechu; getrockneter Extrakt aus dem Kernholz der Bäume; dunkelbraune, bisweilen löcherige Stücke von muscheligem Bruch; geruchlos, von zusammenziehendem, bitterem, zuletzt süßl. Geschmack, lösl. in siedendem Wasser u. Ethanol; **Inhaltsst.:** Catechine (2–12 %) u. Catechingerbstoffe (25–60 %), ferner Quercetin, Quercitrin, Schleim; Pegu-Catechu enthält kein Fluorescin im Unterschied zu Gambir-Catechu (s. Uncaria gambir; grüne Färbung beim Schütteln mit Benzin od. Ether); **Zuber.:** (früher) Tinctura Catechu; **Anw.:** **1.** (volkstüml.) z. B. als Adstringens bei Diarrhö, Blutungen; äußerl. in Mund- u. Gurgelwässern; **2.** (techn.) zum Gerben u. Färben von Leder.

**Acaciae gummi:** s. Gummi arabicum.

**Acaciae gummi dispersione desiccatum:** s. Gummi arabicum.

**Acacia farnesiana (L.) Willd.:** Fam. Fabaceae (Leguminosae); Westindien; Stpfl. von **Flores Acaciae farnesianae:** Echte Akazienblüten, fälschl. Cassiablüten; **Inhaltsst.:** äther. Öl; **Anw.:** (volkstüml.) z. B. Spasmolytikum, Aphrodisiakum; **Oleum Acaciae farnesianae:** Akazienblütenöl, fälschl. Cassiablütenöl; Extraktöl; **Best.:** ca. 11 % Salicylsäuremethylester, *p*-Cresol, Benzaldehyd, Benzylalkohol u. a; **Anw.:** in der Parfümindustrie.

**Acacia nilotica (L.) Del. u. A. karroo Hayne:** s. Gummi* arabicum; vgl. Acacia senegal.

**Acacia senegal (L.) Willd.:** A. verek Guill. et Perrott; Gummiarabikumbaum; Fam. Fabaceae; neben A. nilotica (L.) Del. u. A. karroo Hayne **Stpfl. von Gummi* arabicum.**

**Acacia suma Kurz:** Fam. Fabaceae; Bengalen, östl. trop. Afrika; Stpfl. von **Catechu:** s. Acacia catechu.

**Acacia verek Guill. et Perrott:** s. Acacia senegal.

**Acajoubaum:** s. Anacardium occidentale.

**Acalypha indica L.:** Indisches Brennkraut; Fam. Euphorbiaceae; Ostindien, Sri Lanka, China, Abessinien; Stpfl. von **Herba Acalyphae indicae:** Indisches Brennkraut; **Inhaltsst.:** Acalyphin (Alkaloid), äther. Öl, Gerbsäure, Harz; **Anw.:** (volkstüml.) z. B. bei Obstipation, Wurmbefall, Bronchitis, äußerl. bei Hautausschlägen. **Hom.:** Acalypha indica (HAB): frisches, blühendes Kraut; verordnet z. B. bei trockenem Krampfhusten, Hämoptysis (Bluthusten).

**Acamprosat (INN):** 3-Acetamido-1-propansulfonsäure; CAS-Nr. 77337-76-9; $C_5H_{11}NO_4S$, Strukturformel: s. Abb.; $M_r$ 181.21; **Wirk.:** Alkoholentwöhnungsmittel; Antagonist am NMDA*-Rezeptor u. an GABAergen Neuronen; Ethanol* wirkt ebenfalls antagonist. an NMDA-Rezeptoren; durch ständigen Ethanolkonsum vermehren sich die Rezeptoren kompensator. u. werden empfindl.; dadurch führt ein Alkoholentzug zur Übererregbarkeit versch. Hirnregionen. A. senkt das Verlangen

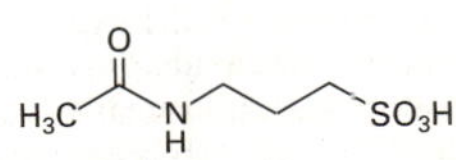


**Acamprosat**

A

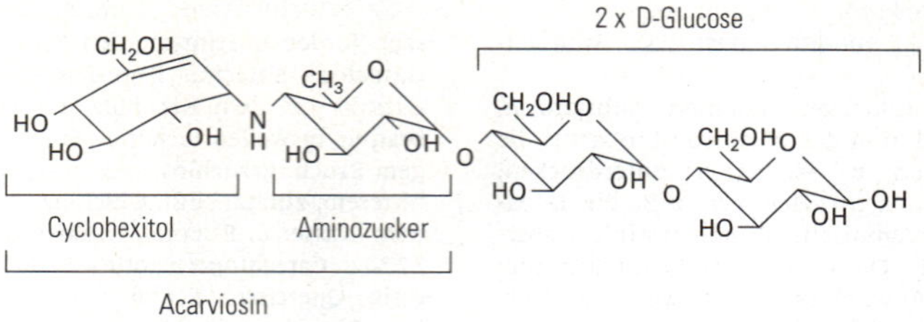


**Acarbose**

nach Ethanol u. somit die Rückfallrate bei Entzug. **Kontraind.:** Nieren- u. Leberinsuffizienz, Schwangerschaft u. Stillzeit, Anw. bei Kindern u. Erwachsenen über 65 Jahren; **WW:** gleichzeitige Einnahme von Nahrungsmitteln vermindert die Bioverfügbarkeit von A.; **UAW:** Diarrhö, Erbrechen, gelegentl. veränderte Libido. **Acamprosat-Calcium:** Acamprosatum calcicum Ph.Eur.; CAS-Nr. 77337-73-6; $C_{10}H_{20}CaN_2O_8S_2$; $M_r$ 400.5; leicht lösl. in Wasser, fast unlösl. in Dichlormethan u. Ethanol; **Dos.:** p. o.; >60 kg KG: 3×0.666 g A.-Calcium/d; <60 kg KG: 0.666 g morgens, 0.333 g mittags u. abends; jeweils zu einer Mahlzeit (Therapiedauer: ein Jahr).

**Acamprosat-Calcium:** s. Acamprosat.

**Acanthopanax senticosus:** s. Eleutherococcus senticosus.

**Acanthusblätter:** s. Acanthus mollis (Herba Acanthi).

**Acanthus mollis** L.: Acanthus; Fam. Acanthaceae; Südeuropa; Stpfl. von **Herba Acanthi:** Herba Brancae ursinae; Acanthusblätter, Bärenklau (vgl. Heracleum sphondylium); **Inhaltsst.:** Schleim; **Anw.:** (med.) Mucilaginosum.

**Acarbose** (INN): Pseudotetrasaccharid aus Actinomycetes-Bakterienkulturen; CAS-Nr. 56180-94-0; $C_{25}H_{43}NO_{18}$, Strukturformel: s. Abb.; $M_r$ 645.6; **Wirk.:** Antidiabetikum*; verhindert als intestinaler Alphaglucosidase*-Inhibitor die Spaltung von Disacchariden* (Saccharose), Stärke u. Dextrin* im Darm u. führt somit zu einer verzögerten Resorption von Glucose* aus der Nahrung; **UAW:** Verdauungsstörungen, Meteorismus*, Diarrhö, Bauchschmerzen.

**Acari:** s. Milben.

**ACC:** Abk. für **A**cetyl**c**ystein*.

**Accela-cota®:** Dragieranlage; s. Dragieren.

**acceptable daily intake:** s. ADI-Wert.

**Accofil-Verfahren:** Verfahren zum Füllen von Hartkapseln* auf kontinuierlich arbeitenden Hochleistungsmaschinen, die an ein Vakuum-Druckluftsystem angeschlossen sind; das pulverförmige Füllgut wird durch ein angelegtes Vakuum in ein Dosierröhrchen angesaugt, verdichtet u. mittels eines leichten Druckluftstoßes aus dem Dosierröhrchen in das Kapselunterteil ausgestoßen.

**Accogel-Verfahren:** Verfahren für die kontinuierl. Herst. u. Abfüllung von Weichkapseln*; ein Gelatineband wird auf rotierende Formwalzen gelegt u. durch Vakuum in Hohlformen mit perforierten Böden eingesogen; vgl. Upjohn-Verfahren. Die entstandenen Mulden werden mit flüssigem bis

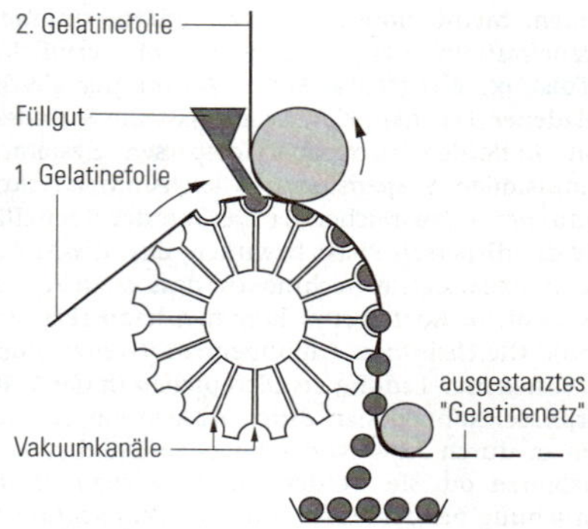


**Accogel-Verfahren**

pulverförmigem Gut (vgl. Scherer-Verfahren) ausgefüllt u. darauf ein zweites Gelatineband zum Verschließen gelegt (s. Abb.). Eine weitere Formwalze verschweißt beide Folien um das Füllgut u. stanzt die gefüllten Kapseln aus, die im Vergleich zu den Scherer-Kapseln keine äquatorial verlaufende Schweißnaht besitzen. Anschließend wird auf eine Restfeuchte der Hülle von 7–8 % getrocknet.

**According-to-protocol-Analyse:** s. Per-protocol-Analyse.

**ACD-Stabilisatorlösung:** Stabilisator* für Blutprodukte mit **C**itronensäure* (**A**cidum citricum), Natrium**c**itrat u. **D**extrose als wässrig gelösten Bestandteilen; **Zusammensetzung:** s. Tab.; pH 4.7–5.3; Mischungsverhältnis mit Blut ca. 1 : 4; **Anw.:** bei der Hämotherapie*, heute weitgehend ersetzt durch Stabilisatoren mit Purinbasenzusatz (z. B. SAGM*-Additivlösung, PAGGS*-M-Additivlösung). Vgl. CPD-Stabilisatorlösung.

**ACE:** **1.** Abk. für **A**ngiotensin-**c**onverting-**E**nzym; s. Angiotensine; **2.** nicht mehr verwendetes **A**lkohol-**C**hloroform-**E**ther-Gemisch (im Verhältnis 1 : 2 : 3) zur Narkose*.

**Acebutolol** (INN): 3′-Acetyl-4′-(2-hydroxy-3-isopropylaminopropoxy)butyranilid; CAS-Nr. 37517-30-9; $C_{18}H_{28}N_2O_4$, Strukturformel: s. Beta-Rezeptoren-Blocker (Abb. 1 dort); $M_r$ 336.43; Schmp. 119–123 °C; **Wirk.:** Beta*-Rezeptoren-Blocker; besitzt eine hohe Kardioselektivität bei gleichzeitig vorhandener intrinsischer, sympathomimet. Aktivität; **Ind.:** Hypertonie; chronisch stabile Angina pectoris; Kombipräparat mit Nifedipin* od. Mefrusid*; HWZ 3–4 h bzw. 8–13 h (Metaboliten). **Acebutololhydrochlorid:** Acebutololi hydrochlo-

| ACD-Stabilisatorlösung | | |
|---|---|---|
| Zusammensetzung (Ph.Eur.6) | Stabilisatorlösung A | Stabilisatorlösung B |
| Natriumcitrat (Dihydrat) | 22.0 g | 13.2 g |
| Citronensäure-Monohydrat | 8.0 g | 4.8 g |
| oder wasserfreie Citronensäure | 7.3 g | 4.4 g |
| Glucose-Monohydrat | 24.5 g | 14.7 g |
| oder wasserfreie Glucose | 22.3 g | 13.4 g |
| Wasser für Injektionszwecke | zu 1000 mL | zu 1000 mL |
| verwendete Menge für voraussichtlich 100 mL Blut | 15.0 mL | 25.0 mL |

ridum Ph.Eur.; $C_{18}H_{29}ClN_2O_4$; $M_r$ 372.9; Schmp. 143 °C; farblose, nicht hygroskop. Kristalle; leicht lösl. in Wasser u. Ethanol.

**Acebutololhydrochlorid:** s. Acebutolol.

**Aceclidin** (INN): 3-Chinuclidinylacetat; CAS-Nr. 827-61-2; $C_9H_{15}NO_2$, Strukturformel: s. Abb.; $M_r$ 169.22; Parasympathomimetikum* zur lokalen Anw. am Auge; **Ind.:** Glaukom*; **UAW:** Reizung der Bindehaut, Augenbrennen, Kopfschmerz.

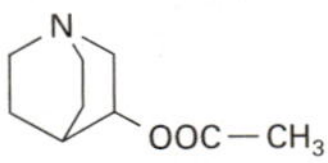

**Aceclidin**

**Aceclofenac** (INN): Aceclofenacum Ph.Eur.; 2-[(2,6-Dichlorphenyl)amino]-phenylacetoxyessigsäure; CAS-Nr. 89796-99-6; $C_{16}H_{13}Cl_2NO_4$, Strukturformel: s. Abb.; $M_r$ 354.2; Schmp. 149 °C; logP 3.5; $pK_S$ 2.6 (berechnet); schwer lösl. in Wasser, leicht lösl. in Aceton u. Dimethylformamid, lösl. in Ethanol u. Methanol; nichtsteroidales Antirheumatikum (s. Analgetika); **Wirk.:** antiphlogist., analget., ähnl. dem strukturverwandten Diclofenac*; **UAW:** ähnl. Diclofenac, jedoch bessere gastrointestinale Verträglichkeit; **Dos.:** 2×100 mg/d p. o.; zu fast 100 % bioverfügbar; HWZ ca. 4 h.

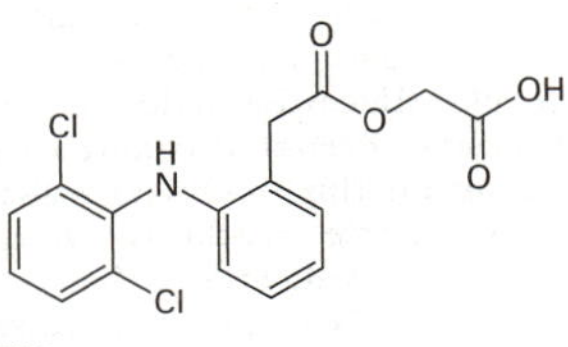

**Aceclofenac**

**Acediasulfon** (INN): 4-Sulfanilylanilinoessigsäure; 4-(4-Aminophenylsulfonyl)-phenylaminoessigsäure; CAS-Nr. 80-03-5; $C_{14}H_{14}N_2O_4S$; $M_r$ 306.4; Schmp. 194 °C; lösl. in Methanol, Aceton u. Natronlauge; nicht mehr im Handel befindl. Chemotherapeutikum*; früher insbes. im Ohrenbereich angewendet. **Acediasulfon-Natrium:** CAS-Nr. 127-60-6; $C_{14}H_{13}N_2NaO_4S$; $M_r$ 328.3.

**Acedoben** (INN): 4-Acetamidobenzoesäure; CAS-Nr. 553-08-1; $C_9H_9NO_3$; s. Inosin Pranobex.

**Acefyllin:** 7-Theophyllinessigsäure; 1,2,3,6-Tetrahydro-1,3-dimethyl-2,6-dioxopurin-7-essigsäure;

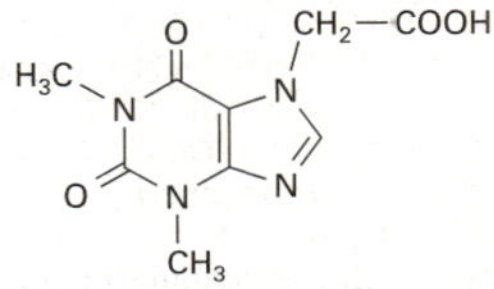

**Acefyllin**

CAS-Nr. 652-37-9; $C_9H_{10}N_4O_4$, Strukturformel: s. Abb.; $M_r$ 238.20; Schmp. 271 °C (kristallisiert aus Wasser); **Wirk.:** Kardiakum, Broncholytikum*; Phosphodiesterase*-Hemmer; vgl. Methylxanthine. Gebräuchl. sind auch Acefyllin-piperazin, Acefyllin-7-(2-dimethylaminoethoxy)-2-phenyl-4-chromenon, Acefyllin-(–)-3,4-dimethyl-5-phenyl-2-thiazolidinimin u. Acefyllin-3-pyridylmethanol; hingewiesen sei auch auf Acefyllin-clofibrol.

**ACE-Hemmer:** Kurzbez. für kompetitive Hemmstoffe des **Angiotensin-converting-Enzyms** (Abk. ACE; s. Angiotensine); **Wirk.:** Strukturanalogie zur C-terminalen Endkette des Angiotensins* I; Hemmung der Umwandlung von Angiotensin I durch ACE in Angiotensin II, wodurch die nachfolgende Freisetzung von Aldosteron* (Natrium- u. Wasserretention) verhindert wird; in der Folge Abnahme des system. Gefäßwiderstands u. Blutdruckabfall (s. $AT_1$-Rezeptor-Antagonisten, Abb. dort); Wirkungsintensität proportional der vorbestehenden Aktivierung des Renin*-Angiotensin-Aldosteron-Systems; vgl. Mineralocorticoide; **Wirkstoffe:** z. B. Captopril* u. Lisinopril* (die einzigen ACE-Hemmer, die keine Prodrugs sind), Enalapril*, Ramipril*; **Ind.:** Herzinsuffizienz*, essentielle Hypertonie*; Sekundärprophylaxe nach Herzinfarkt; bei Diabetes mellitus Typ 2 mit beginnender Nephropathie (Lisinopril); **Kontraind.:** Schwangerschaft, Stillzeit, schwere Nierenfunktionsstörungen (Kreatinin-Clearance <30 mL/min), linksventrikuläre Ausflussbehinderung (inklusive Aortenstenose), Angioödeme; **WW:** NSAR (z. B. Indometacin*; s. Analgetika) schwächen die Wirk. ab. Blutdruckabfall, v. a. bei gleichzeitiger Ther. mit anderen Antihypertensiva*, daher einschleichend dosieren, insbes. bei Herzinsuffizienz; **UAW:** Reizhusten, Geschmacksstörungen, Exantheme*, (reversible) Angioödeme; selten Neutropenie/Agranulozytose, cholestat. Ikterus; reversible Einschränkung der Nierenfunktion (v. a. bei vor-

A

geschädigter Niere u. Nierenarterienstenose Gefahr von akutem Nierenversagen).

**Acemetacin** (INN): *O*-[1-(4-Chlorbenzoyl)-5-methoxy-2-methyl-3-indolylacetyl]glykolsäure; CAS-Nr. 53164-05-9; $C_{21}H_{18}ClNO_6$, Strukturformel: s. Abb.; $M_r$ 415.83; Schmp. 150–153 °C (polymorph); Carboxymethylester von Indometacin*; Antiphlogistikum*, Antirheumatikum*; **UAW:** s. Indometacin; **Dos.:** p. o. 30–180 mg/d; HWZ 5 h.

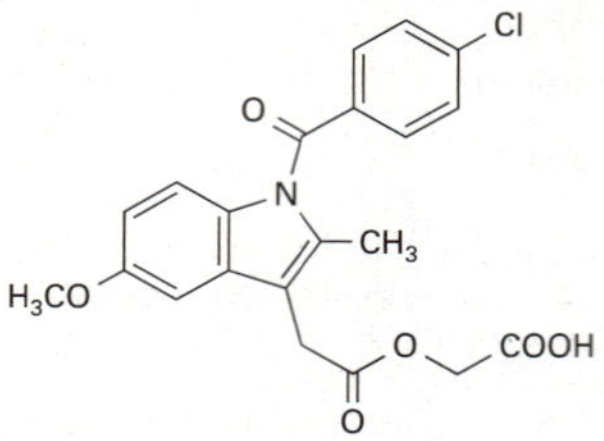


Acemetacin

**Acenaphthen:** 1,8-Ethylennaphthalin; $C_{12}H_{10}$, Strukturformel: s. Abb.; $M_r$ 154.2; farblose Kristalle, unlösl. in Wasser, lösl. in heißem Ethanol, Chloroform od. Benzol; **Anw.:** (techn.) Synthese von Insektiziden, Farb- u. Kunststoffen; **Toxikol.:** Mitosehemmstoff*.

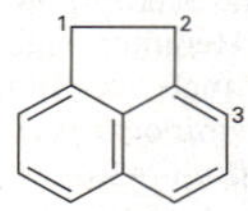


Acenaphthen

**Acenocoumarol** (INN): Nicumalon; 3-[$\alpha$-(4-Nitrophenyl)-$\beta$-acetylethyl]-4-hydroxycumarin; CAS-Nr. 152-72-7; $C_{19}H_{15}NO_6$; $M_r$ 353.32; Schmp. 196–199 °C; fast unlösl. in Wasser u. org. Lösungsmitteln, lösl. in Basen, 1:400 in Ethanol, 1:200 in Chloroform, in Ethylacetat; $pK_S$ 4.7; in Deutschland nicht mehr im Handel befindl. Antikoagulans*; Vitamin-K-Antagonist; früher zur Prophylaxe u. Behandlung thromboembol. Erkrankungen angewendet; **UAW:** Hautnekrosen, Übelkeit, Erbrechen, Haarausfall, Blutungen. Vgl. Warfarin; Cumarine.

**Acepromazin** (INN): 1-[10-[3-(Dimethylamino)propyl]-10*H*-phenothiazin-2-yl]ethanon; CAS-Nr. 61-00-7; $C_{19}H_{22}N_2OS$, Strukturformel: s. Abb.; $M_r$ 326.5; in Deutschland als Humanarzneimittel nicht mehr zugelassenes Neuroleptikum*; **Acepromazinmaleat:** CAS-Nr. 3598-37-6; $C_{23}H_{26}N_2O_5S$; Schmp. 136 °C; gelbes Pulver, lösl. in Wasser u. Ethanol, schwer lösl. in Ether; eine 1 %ige wässrige Lsg. hat einen pH-Wert von ca. 4–5; 13.5 mg entsprechen 10 mg Acepromazin. **Anw.:** (veterin.) zus. mit Etorphinhydrochlorid (s. Etorphin) zur Ruhigstellung großer Tiere.

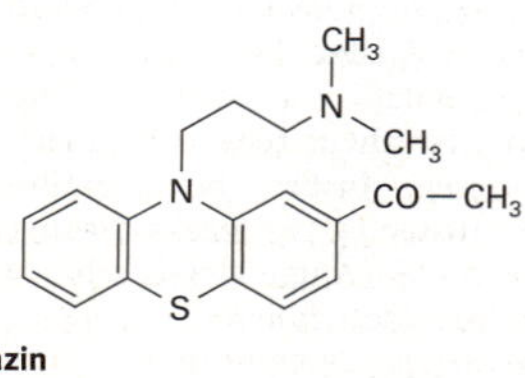


Acepromazin

**acer:** scharf.

**Acer aceroides:** s. Acer negundo.

**Acer fraxinifolium:** s. Acer negundo.

**Acer negundo** L.: Acer fraxinifolium, Acer aceroides; Eschenblättriger Ahorn; Fam. Sapindaceae; atlant. Nordamerika; dort auch kultiviert zur Gew. von Ahornsaft u. Ahornzucker (s. Acer saccharum). **Hom.:** Acer negundo: frische Stamm- u. Zweigrinde.

**Acerolakirsche:** s. Malpighia punicifolia.

**Acer saccharum** Marsh.: Zuckerahorn; Fam. Sapindaceae; Nordamerika; neben anderen Ahorn-Arten (z. B. Acer* negundo) Hauptlieferant von Ahornzucker; vgl. Saccharose.

**Acesulfam-K** (INN): Acesulfamum kalicum Ph.Eur.6; 6-Methyl-1,2,3-oxa-thiazin-4(3*H*)-on-2,2-dioxid-Kaliumsalz; $C_4H_4KNO_4S$, Strukturformel: s. Abb.; $M_r$ 201.2; D. 1.83; Schmp. 250 °C; farblose Kristalle, lösl. in Wasser; Süßstoff*; 200-fache Süßkraft im Vergleich zu Saccharose*.

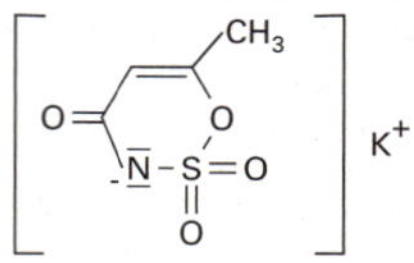


Acesulfam-K

**Acetaldehyd:** Ethylaldehyd; Ethanal; $CH_3$—CHO; $M_r$ 44.1; D. 0.81; Schmp. −120 °C; Sdp. 22 °C; farblose, brennbare Flüss. von stechendem, in kleinen Mengen angenehmem Geruch, leicht lösl. in Wasser, Ethanol, Benzol, Ether; entsteht als Zwischenprodukt bei der alkohol. Gärung*; polymerisiert leicht zu Paraldehyd* u. Metaldehyd*; **Darst.:** **1.** Oxidation von Ethanol mit Mangan(IV)-oxid od. Natriumdichromat u. Schwefelsäure; **2.** Dehydrierung von Ethanol über Silber od. Kupfer bei ca. 450 °C; **3.** Anlagerung von $H_2O$ an Acetylen in Gegenwart von Quecksilbersulfat; **4.** nach dem Wacker-Verfahren aus Ethylen u. Luftsauerstoff mit Hilfe von Wasser, $PdCl_2$ u. $CuCl_2$. **Nachw.:** durch die übl. Aldehyd-Reaktionen (Reduktion von ammoniakal. Silbernitrat-Lösung u. Fehling*-Reagenz); **Anw.:** (techn.) wichtiges Zwischenprodukt bei der Synthese org.-chem. Verbindungen, z. B. Essigsäure, 1-Butanol, Dioctylphthalat; **Gesch.:** entdeckt 1774 vom deutsch-schwed. Apotheker Carl Wilhelm Scheele (1742–1786).

**Acetaldol:** s. Aldol.

**Acetale:** Bez. für geminale Diether (Dialkoxyalkane) der allg. Formel RR′C(OR″)(OR‴); Strukturformel: s. Abb.; durch Anlagerung von Alkoholen* an die Carbonylgruppe von Aldehyden* od. Ketonen* entstehen Halbacetale bzw. Halbketale:

RCHO + HOR′ → RCHOH(OR′)

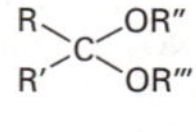


Acetale

A

Wird ein weiterer Alkohol angelagert, bilden sich Vollacetale bzw. Vollketale:
$RCHOH(OR') + HOR' \rightarrow RCH(OR')_2 + H_2O$
Acetale u. Ketale sind gegen Laugen beständig u. werden daher in der präparativen Chemie als Schutzgruppen von Alkoholen u. Carbonylgruppen eingesetzt. Eine Rückspaltung kann mit Säuren erfolgen.

**Acetalharze:** s. Polyacetalharze.

**Acetamid:** Essigsäureamid; $CH_3—CONH_2$; $M_r$ 59.1; D. 1.16; Schmp. 81 °C; weiße Kristalle, leicht lösl. in Ethanol u. Wasser (Mäusegeruch); **Anw.:** (techn.) Lösungsmittelzusatz, Vulkanisationsbeschleuniger u. Stabilisierungsmittel.

**Acetamido-:** s. Acetylamino-.

**4-Acetamidobenzoesäure:** s. Acedoben.

**Acetamino-:** s. Acetylamino-.

**Acetaminophen:** s. Paracetamol.

**Acetanhydrid:** s. Essigsäureanhydrid.

**Acetanilid:** Antifebrin; Azetanilid; *N*-Phenylacetamid; CAS-Nr. 103-84-4; $C_6H_5—NH—CO—CH_3$; $M_r$ 135.17; Schmp. 113–115 °C; geruchlose, farblose, glänzende Kristalle od. weißes, krist. Pulver; lösl. in 230 T. Wasser, in 22 T. siedendem Wasser; leicht lösl. in Ethanol, Chloroform, Ether; **Darst.:** Kochen von Anilin* mit Essigsäure*; **Anw.:** **1.** (techn.) Schmelzpunktkalibrierung in der Thermoanalyse*; **2.** (med.) obsolet aufgrund von Erythrozytenschädigung (Methämoglobinbildung); früher als Antipyretikum, Antineuralgikum.

**Acetannin:** s. Tannigen.

**Acetate:** Salze der Essigsäure*.

**Acetatfolie:** Folie aus Celluloseacetat* (durchschnittl. Substitutionsgrad 2.8–3.0 Acetylgruppen pro Glucoseeinheit; entspricht 60–61.5 % Essigsäure) mit Zusatz von 10–30 % Weichmacher*; glasklares, amorphes Material von bes. Glanz, das unter Feuchtigkeitseinfluss leichte Quellung zeigt. A. ist beständig gegen wässrige u. verd. alkohol. Lösungen durch den geringen Gehalt an freien Hydroxylgruppen sowie gegen Wärme u. Licht.

**Acetat-Mevalonat-Weg:** s. Terpene (Biosynthese).

**Acetatseide:** acetylierte Cellulose*; durchschnittl. Substitutionsgrad von 2–2.5 Acetylgruppen pro Glucose-Einheit; **Herst.:** in Aceton* gelöstes Celluloseacetat* wird durch Spinndüsen gepresst, wobei das Aceton verdampft u. die entstandenen Strahlen zu seidenartig glänzenden Fäden erstarren; anschließend unterschiedl. Verarbeitung, u. a. zu Textilien; vgl. Kunstseiden.

**Acetazolamid** (INN): Acetazolamidum Ph.Eur.; *N*-(5-Sulfamoyl-1,3,4-thiadiazol-2-yl)acetamid; CAS-Nr. 59-66-5; $C_4H_6N_4O_3S_2$, Strukturformel: s. Abb.; $M_r$ 222.25; Schmp. 258–259 °C (unter Zers., polymorph; kristallisiert aus Wasser); weißes, krist. Pulver; 1 T. lösl. in 1400 T. Wasser, in 400 T. Ethanol, in 100 T. Aceton, in Alkalihydroxid-Lsg., unlösl. in Tetrachlorkohlenstoff, Chloroform u. Ether; $pK_S$ 7.2 (25 °C); **Wirk.:** Antiglaukomatosum*, Carboanhydrase*-Hemmer; **Ind.:** Glaukom*, akute Pankreatitis; als Diuretikum* wegen begrenzter Wirksamkeit kaum noch verwendet; **Kontraind.:** Hypokaliämie (therapieresistent), Niereninsuffizienz mit Anurie; **WW:** Glucocorticoide* (steigern Kaliumausscheidung), herzwirksame Glykoside* (Wirk. steigt), blutglucosesenkende Wirk. von Antidiabetika* vermindert (Gefahr von Hyperglykämie); **UAW:** Hypokaliämie, Hyperurikämie, Verschlechterung bei Diabetes mellitus; **Dos.:** Glaukom: p. o. 500 mg initial, dann alle 6 h 250 mg; parenteral (Injektion i. v., i. m.) 500 mg; HWZ 2–6 h. Gebräuchl. ist auch Acetazolamid-Natrium.

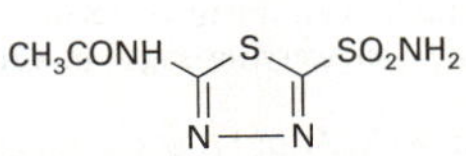


**Acetazolamid**

**Acetessigsäureethylester:** Aethylium aceticoaceticum, Aether acetico-aceticus; Acetessigester, *β*-Ketobuttersäure-ethylester; $CH_3—CO—CH_2—COOC_2H_5$; $M_r$ 130.14; D. 1.027; Schmp. −44 °C; Sdp. 180–184 °C; ein Gemisch der Keto- u. Enolform (s. Tautomerie); farblose, obstartig riechende Flüss., leicht lösl. in Wasser, mischbar mit Ether, Ethanol, Chloroform u. Benzol; **Anw.:** (techn.) Synthesen org. Verb.; in der Chromatographie als Laufmittel.

**Acetessigsäureethylester-Kondensation:** Claisen*-Kondensation zweier Moleküle Essigsäureethylester* zu Acetessigsäureethylester.

**Acetiamin** (INN): *O,S*-Diacetylthiamin; 3-Acetylthio-4-[*N*-(4-amino-2-methylpyrimidin-5-ylmethyl)formylamino]-4-methyl-3-butenylacetat; CAS-Nr. 299-89-8; $C_{16}H_{22}N_4O_4S$, Strukturformel: s. Abb.; $M_r$ 366.45; Schmp. 123–124 °C (kristallisiert aus Wasser); lösl. in Wasser, Methanol; kaum mehr verwendetes, neurotropes Analgetikum*; **Hinweis:** als Acetiaminhydrochlorid angewendet; vgl. Vitamin $B_1$.

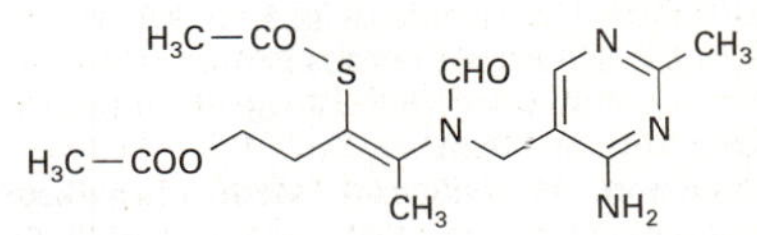


**Acetiamin**

**Acetmethylanilid:** s. Methylacetanilid.

**Acetobacter:** gramnegative, aerobe Stäbchenbakterien (s. Bakterien), die org. Substanzen zu org. Säuren oxidieren; z. B. Acetobacter aceti (Essigbakterien: vorwiegend gramnegative Kurzstäbchen, die in langen Ketten zusammenhängen); vgl. Essig.

**Acetofenid:** chem. Kurzbez. für Methylphenylmethylen.

**Acetogenine:** s. Polyketide.

**Acetohexamid** (INN): 1-(*p*-Acetylphenyl)sulfonyl-3-cyclohexyl-urea; CAS-Nr. 968-81-0; $C_{15}H_{20}N_2O_4S$; $M_r$ 324.42; Schmp. 175–191 °C (polymorph); fast unlösl. in Wasser; nicht mehr im Handel befindl. Antidiabetikum*.

**Acetoin:** 3-Hydroxy-2-butanon; $C_4H_8O_2$; $M_r$ 88.1; D. 0.997; Schmp. 15 °C; Sdp. 148 °C; angenehm riechende, farblose Flüss.; mischbar mit Wasser u. Ethanol, wenig lösl. in Ether; reduziert Fehling*-Reagenz; **Vork.:** wichtiger Aromastoff von Butter, auch in untergärigen Bieren.

A

**Aceton:** Acetonum Ph.Eur., Dimethylketon; Essiggeist; Propan-2-on; CAS-Nr. 67-64-1; $C_3H_6O$, $CH_3—CO—CH_3$; $M_r$ 58.08; D. 0.790–0.793; Schmp. −94.8 °C; Sdp. 55.5–56.5 °C; $n_D^{20\,°C}$ 1.358–1.360; klare farblose, aromat. riechende u. scharf schmeckende, leicht entflammbare u. flüchtige Flüss., mischbar mit Wasser, Ethanol, Ether, Chloroform; **Vork.:** in Holzessig u. im Harn bei Diabetes* mellitus; **Darst.:** **1.** Dehydrierung von Isopropanol*; **2.** Überleiten von Acetylen* u. Wasserdampf über ZnO bei 400 °C; **3.** fraktionierte Destillation aus Holzessig*; **4.** bakt. Zers. von Kohlenhydraten; **5.** früher durch trockene Destillation von Calciumacetat* (Graukalk); **Anw.:** (techn.) Lösungsmittel für Fette, Harze, Celluloid, Schießbaumwolle, Campher, Asphalt, Schellack, Acetatcellulose; zur Herst. von Chloroform, Iodoform, zur Synthese von Sulfonal, zur Entwässerung mikroskop. Präparate, zur Gelatinierung von Cellulosenitrat* (rauchloses Pulver), zur Herst. von Klebemitteln; **Toxikol.:** A. besitzt etwa die gleiche narkotisierende Wirk. wie Ethanol; Einatmen u. Aufnahme durch die Haut können zu Übelkeit, Erbrechen, Kopfschmerz bzw. Reizung der Atemwege führen; tägl. Einatmen von ca. 15–20 g über mehrere Tage führt zu Schläfrigkeit ohne sonstige Symptome; MAK 1000 ppm.

**Acetonchloroform:** s. Chlorobutanol.

**Acetonid:** chem. Kurzbez. für Dimethylmethylen.

**Acetonitril:** Methylcyanid; $C_2H_3N$, $H_3C—C{\equiv}N$; $M_r$ 41.05; Schmp. −45 °C; Sdp. 81.6 °C (76 °C als azeotropes Gemisch mit 16 % Wasser); $d_{20}^{20}$ ca. 0.78; $n_D^{20\,°C}$ 1.344; Dielektrizitätskonstante* bei 20 °C 37.5 (höher als bei Methanol); etherartig riechende, giftige Flüss., mischbar mit fast allen Lösungsmitteln* außer gesättigten u. einigen ungesättigten Kohlenwasserstoffen; **Anw.:** (techn.) in der org. Synthese; als Lösungs- u. Extraktionsmittel, z. B. von freien Fettsäuren aus Fetten; als Laufmittel in der Chromatographie; Reagenz Ph.Eur.; **Toxikol.:** MAK 40 mL/m$^3$.

**Acetophenon:** Acetylbenzol, Methylphenylketon; $C_8H_8O$; $M_r$ 120.2; D. 1.03; Schmp. 20 °C; Sdp. 202 °C; farblose od. schwach gelbe, leicht hypnot. wirkende Flüss., unlösl. in Wasser, lösl. in Ethanol, Ether, Benzol; **Vork.:** in Steinkohlenteer (s. Pix Lithanthracis); **Darst.:** aus Benzol u. Acetylchlorid in Gegenwart von Aluminiumchlorid (Friedel*-Crafts-Acylierung); **Anw.:** (techn.) als Lösungsmittel (Farben, Celluloseether, Harze), für Arzneimittelsynthesen u. Kunstharze.

**Acetophenon-4-diazoniumchlorid-Lösung:** s. 4-Aminoacetophenon.

**Acetorphan:** s. Racecadotril.

**Acetostearine:** acetylierte Stearine*; **Herst.:** Acetylierung von Stearinen mit Essigsäureanhydrid*; **Anw.:** (techn.) Überziehen von Lebensmitteln, z. B. Fleisch, Wurst, Käse u. Früchte, da sie einen essbaren, nicht fettenden, Geruch, Feuchtigkeit u. Schimmel fernhaltenden Überzug bilden.

**Acetoxy-:** Bez. für die funktionelle Gruppe* —O—CO—$CH_3$ in org. Verbindungen.

**2-Acetoxy-benzoesäure:** s. Acetylsalicylsäure.

**Acetpersäure:** s. Peressigsäure.

**Acetrizoesäure:** Acidum acetrizoicum; 2,4,6-Triiod-3-acetylaminobenzoesäure; CAS-Nr. 85-36-9; $C_9H_6I_3NO_3$; $M_r$ 556.75; **Anw.:** Röntgenkontrastmittel*. Gebräuchl. sind das Natriumsalz (Natrii acetrizoas), Methylglucaminsalz u. deren Mischung.

**Acetum:** s. Essig.

**Acetum plumbicum:** s. Blei(II)-acetat.

**Acetum pyrolignosum:** s. Holzessig.

**Aceturat:** Aceturas; chem. Kurzbez. für *N*-Acetylglycinat.

**Acetyl-:** Bez. für die funktionelle Gruppe* $CH_3$—CO— in org. Verbindungen.

**Acetylaceton:** 2,4-Pentandion, $CH_3—CO—CH_2—CO—CH_3$; $M_r$ 100.1; D. 0.972–0.974; Schmp. −23 °C; Sdp. 138–139 °C; tautomere Keto- u. Enol-Form; farblose, brennbare Flüssigkeit; **Anw.:** (techn.) in der Lack- u. Farbenindustrie, als Laufmittel in der Chromatographie u. als Lösungsmittel für Celluloseacetat.

**Acetylamino-:** Acetamido-, Acetamino-; Bez. für die funktionelle Gruppe* —NH—CO—$CH_3$ in org. Verbindungen.

**4-Acetylaminophenol:** s. Paracetamol.

**Acetylandromedol:** Andromedotoxin, Asebotoxin, Grayanotoxin I, Rhodotoxin; CAS-Nr. 4720-09-6; $C_{22}H_{36}O_7$; Strukturformel: s. Abb.; $M_r$ 412.53; Schmp. 258–270 °C (abhängig von der Aufheizgeschwindigkeit); $[\alpha]_D^{25\,°C}$ −8.8° (c = 2.3 in Ethanol); A. ist wie andere Grayanotoxine* eine giftige diterpenoide Polyhydroxyverbindung; **Vork.:** in Arten der Ericaceen-Gattungen Kalmia, Rhododendron, Andromeda (nicht aber Andromeda polyfolia L.), Oxydendrum; bisweilen im Bienenhonig (Gifthonig; s. Rhododendron ponticum); **Wirk.:** Aconitin*-ähnl. (rauschartige Zustände, Krämpfe u. Herzlähmung); ferner positiv inotrop u. (anhaltend) blutdrucksenkend in niedriger Dos.; **cave:** Eine therap. Anw. als Antihypertensivum* ist wegen der damit verbundenen Risiken nicht vertretbar.

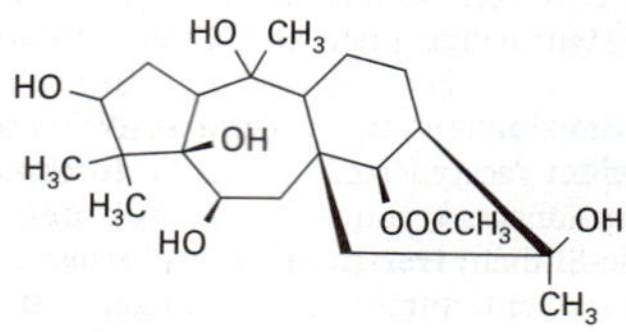


**Acetylandromedol**

**Acetylbenzol:** s. Acetophenon.

**Acetylcellulose:** s. Celluloseacetat.

**Acetylchlorid:** Acetylum chloratum, Essigsäurechlorid, Ethanylchlorid; $CH_3—COCl$; $M_r$ 78.50; D. 1.13; Sdp. 51–52 °C; farblose Flüss. von stechendem Geruch, an feuchter Luft rauchend, mischbar mit Aceton, Chloroform, Ether, Eisessig, Petrolether, Schwefelkohlenstoff, Benzol, Toluol; zersetzt sich mit Wasser u. Alkoholen; feuergefährlich; reizt die Augen; **Anw.:** **1.** (analyt.) zur Bestimmung von Hydroxylgruppen in org. Verb. u. zur Unterscheidung tertiärer Amine* von primären u. sekundären Aminen; **2.** (techn.) in der synthet. Chemie als Acetylierungs- u. Chlorierungsmittel.

**Acetylcholin:** Abk. ACh; $M_r$ 163.2; biogenes Amin* mit hoher biol. Aktivität, Neurotransmitter* an allen Nervenendigungen des parasympath. (cholinergen) u. an den präganglionären Synapsen des sympath. Nervensystems, an den neuromuskulären Synapsen (Verknüpfungsstellen zw. motor. Nervenfasern u. Skelettmuskelzellen) u. im ZNS; **Biosynthese:** erfolgt in der Nervenfaser aus Cholin* u. Acetat (von Acetyl*-Coenzym A) unter Katalyse der Cholin-Acetyl-Transferase (Abk. CAT). **Abbau:** innerhalb von 0.1 ms nach Abgabe aus dem Speichervesikel in den synapt. Spalt u. der Reaktion mit den Rezeptoren durch die Acetylcholinesterase (s. Cholinesterasen) wieder zu Cholin u. Acetat, die mit dem Blut abtransportiert od. wiederum in das präsynapt. Neuron aufgenommen werden. **Wirk.:** **1.** Muscarin-Rezeptoren: erregend an postganglionären parasympath. Rezeptoren an Auge, Herz, Bronchial- u. Darmmuskulatur; **a)** Auge: Pupillenverengung, Akkommodation auf die Nähe; **b)** Herz: negativ ino- u. chronotrop, Gefäßdilatation (nur bei Injektion, da die Gefäße selbst nicht parasympath. innerviert sind, aber Rezeptoren besitzen); **c)** Kontraktion der glatten Muskulatur von Bronchien u. Gastrointestinaltrakt, Erhöhung der Sekretion von Speichel, Schweiß, Magensaft u. Bronchialsekret; Antagonist: Atropin*. **2.** Nicotin-Rezeptoren: **a)** $N_1$-Rezeptoren: präganglionäre sympath. u. parasympath. Rezeptoren; Antagonisten: Ganglien-Blocker*; **b)** $N_2$-Rezeptoren: an der quergestreiften Muskulatur, Kontraktion der Muskeln; Antagonisten: stabilisierende Muskelrelaxanzien*; **3.** zentral: Muscarin- u. Nicotin-Rezeptoren; Steuerung der Acetylcholinfreisetzung über Stimulierung präsynapt. Muscarin-Rezeptoren durch negatives Feed-back. **Anw.:** zugunsten länger u. spezifischer wirkender Pharmaka selten (vgl. Acetylcholinchlorid; Parasympathomimetika).

**Acetylcholinchlorid** (INN): Acetylcholini chloridum Ph.Eur.6; $\beta$-Acetoxy-ethyl-trimethylammoniumchlorid; CAS-Nr. 60-31-1; $C_7H_{16}ClNO_2$, Strukturformel: s. Abb.; $M_r$ 181.67; farblose Kristalle od. weißes, krist. Pulver von schwach säuerl. Geruch u. scharf salzigem Geschmack; stark hygroskop.; sehr leicht lösl. in Wasser, leicht lösl. in Ethanol, lösl. in Chloroform, wenig lösl. in Ether, schwer lösl. in Dichlormethan; **Wirk.:** direkt wirkendes Parasympathomimetikum*; erregt cholinerge Rezeptoren; gefäßerweiternd; aufgrund des raschen Abbaus nur kurze Wirkungsdauer; **Ind.:** notwendige Miosis bei Operationen am vorderen Augenabschnitt; **WW:** Wirk. von anderen Parasympathomimetika kann verstärkt od. im Falle von Cholinesterase-Inhibitoren die Wirk. von Acetylcholin* zusätzl. verlängert werden. **UAW:** temporäre Cornea- u. Linsentrübung; selten Hornhautödeme u. -dekompensation; in seltenen Fällen cholinerge Allgemeinsymptome; **Dos.:** 0.5–1 mL 1 %ige Lsg. in die geöffnete Vorderkammer. Vgl. Cholin.

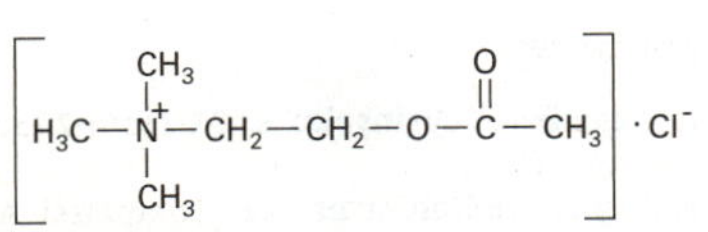


**Acetylcholinchlorid**

**Acetylcholinesterase:** s. Cholinesterasen.

**Acetylcholin-Rezeptoren:** Cholinozeptoren, cholinerge Rezeptoren; mit Acetylcholin* interagierende transmembranäre Rezeptoren*; **Formen:** (Bez. nach selektivem Agonist) **1.** Nicotin*-Rezeptoren; **2.** Muscarin*-Rezeptoren. Vgl. Parasympatholytika; Parasympathomimetika.

**Acetyl-CoA:** Kurzbez. für **Acetyl*-Coenzym A.**

**Acetyl-CoA-Carboxylase:** zu den Carboxylasen* gehörendes alloster. Enzym*, das unter ATP-Verbrauch die Carboxylierung von Acetyl*-Coenzym A zu Malonyl*-Coenzym A katalysiert; enthält als prosthet. Gruppe Biotin (s. Vitamin B), das kovalent durch Amidbindung an die $\varepsilon$-Aminogruppe eines spezif. Lysinrests im Enzym gebunden ist. Biotin dient zur Übertragung von $CO_2$ innerhalb eines 2-stufigen Reaktionszyklus. A.-C.-C. katalysiert den geschwindigkeitsbestimmenden Schritt bei der Fettsäurebiosynthese*.

**Acetyl-Coenzym A:** Abk. Acetyl-CoA; aktiviertes Acetat, aktivierte Essigsäure; $CH_3$—CO~S—CoA; $M_r$ 809.6; Derivat der Essigsäure, bei dem der Essigsäurerest energiereich an die freie SH-Gruppe des Coenzyms* A gebunden ist; sehr reaktiver Thioester, der als universelles Zwischenprodukt bei zahlreichen Biosynthesen das $C_2$-Bruchstück (Acetylrest) liefert; die frei werdende Energie (34.3 kJ/mol) hat als Energiespeicher keine Bedeutung. Bei den durch Acetyl-CoA vermittelten Übertragungsreaktionen kann sowohl die Carboxylgruppe (elektrophile Reaktion) als auch die Methylgruppe reagieren (nucleophile Reaktion). **Synthese:** Die bedeutendsten Synthesewege sind **1.** oxidative Decarboxylierung* von Pyruvat*; **2.** Abbau von Fettsäuren; **3.** Abbau bestimmter Aminosäuren. Die Bildung von Acetyl-CoA erfolgt durch Übertragung eines Acetylrestes auf freies Coenzym A. Der Acetylrest kann von einem geeigneten Donator (z. B. Pyruvat) unter gleichzeitiger Reduktion von $NAD^+$ übertragen od. durch Aktivierung des freien Acetats in einem ein- od. zweistufigen Prozess mit Hilfe von ATP gewonnen werden. **Bedeutung:** Knotenpunkt des Kohlenhydratstoffwechsels*; nimmt eine zentrale Stellung im gesamten Stoffwechsel ein; Produkte des Kohlenhydrat-, Fett- u. Proteinmetabolismus werden via Acetyl-CoA für den oxidativen Abbau in den Tricarbonsäurezyklus* eingeschleust. Der Acetylrest wird zur Synthese von Ester- u. Amidderivaten verwendet. Überdies ist Acetyl-CoA Ausgangspunkt für die Terpenbiosynthese via Mevalonsäure (s. Terpene, Abb. dort) u. für die Fettsäurebiosynthese*.

**Acetylcystein** (INN): Abk. ACC; Acetylcysteinum Ph.Eur., *N*-Acetyl-L-cystein; (*L*)-2-Acetamido-3-mercaptopropionsäure; CAS-Nr. 616-91-1; $C_5H_9NO_3S$, Strukturformel: s. Abb.; $M_r$ 163.20; Schmp. ca. 105 °C; 1 T. lösl. in 5 T. Wasser od. 4 T. Ethanol, fast unlösl. in Chloroform u. Ether; **Wirk.:** **1.** Expektorans*, Mukolytikum*; Verminderung der Viskosität des Bronchialsekrets durch

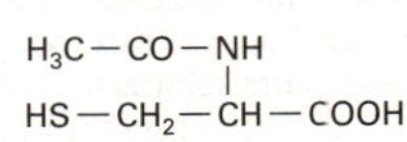


**Acetylcystein**

A

Spaltung von Disulfidbindungen in Mukoproteinen; **2.** als Antidot* bei Intoxikationen mit Paracetamol* (fördert die Bildung des für die Entgiftung wichtigen Glutathions*), Acrylnitril*, Methacrylnitril (jeweils Bindung an SH-Gruppe von A.), Methylbromid* (Bindung des Methylrestes an SH-Gruppe von A.); **WW:** Inaktivierung bestimmter Antibiotika (Einnahme mind. 2 h zeitverschoben); **UAW:** gelegentl. Reizung des GIT od. allerg. Reaktionen; **Dos.:** **1.** 2–3 × 200 mg/d p. o.; Inhalation 10 % 4–6 × 4–10 mL; 20 %: 4–6 × 2–5 mL; Instillation 10–20 % 1–2 mL alle 1–4 h (bei Instillation u. Inhalation pH der Lsg. auf 7–9 einstellen); **2.** als Antidot: i. v. 100–300 mg/kg KG; HWZ 1–2 h; **Hinweis:** oft in Aminosäurelösungen für die parenterale Ernährung enthalten.

**Acetylcysteinderivate:** s. Glutathion.

**α-Acetyldigoxin:** 3‴-Acetyldigoxin; CAS-Nr. 5511-98-8; $C_{43}H_{66}O_{15}$; $M_r$ 822.4; Schmp. 225 °C (unter Zers., kristallisiert aus Methanol u. Chloroform); $[\alpha]_D^{20\,°C}$ +18.9° (Pyridin); sehr wenig lösl. in Ethylacetat; nicht mehr im Handel befindl. herzwirksames Glykosid*; früher angewendet bei Herzinsuffizienz; im Ggs. zu β-Acetyldigoxin* ist bei α-A. die in Digitoxin* endständige Digitoxose in 3-Stellung acetyliert.

**β-Acetyldigoxin:** syn. 4‴-Acetyldigoxin; 3β-[4-O-(4-O-Acetyl-β-D-digitoxopyranosyl)-4-O-β-D-digitoxopyranosyl-β-D-digitoxopyranosyloxy]-12β,14-dihydroxy-5β,14β-card-20(22)-enolid; CAS-Nr. 5355-48-6; $C_{43}H_{66}O_{15}$; $M_r$ 822.4; Schmp. 240 °C (unter Zers., kristallisiert aus Ethanol/Chloroform); $[\alpha]_D^{20\,°C}$ +30.4° (c = 1.2 in Ethanol), $[\alpha]_D^{20\,°C}$ +30.5 bis +32.5° (c = 10 in Pyridin, wasserfrei); etwas besser in Essigester lösl. als α-Acetyldigoxin*; fast unlösl. in Wasser, wenig lösl. in Chloroform, lösl. in ca. 150 T. Ethanol, Methanol; herzwirksames Glykosid*; die Verb. entsteht durch Acetylierung von Digoxin* am C-4 der endständigen Digitoxose. **Off.:** Ph.Eur.6; **Ind.:** Herzinsuffizienz; **Dos.:** individuell; Initialdosis 0.6 mg, ED 0.2–0.3 mg; HWZ ca. 40 h (Metaboliten).

**Acetylen:** Äthin; Ethin; HC≡CH; $M_r$ 26.04; relative Gasdichte 0.906 (Luft = 1); brennbar; ungiftig, in hoher Konz. narkotisierend; **Darst.:** **1.** Zers. von Calciumcarbid* mit Wasser; **2.** therm. Zers. von Kohlenwasserstoffen, bes. Methan*; **Anw.:** **1.** chem. Synthese, z. B. zur Herst. von Vinylethern u. -estern; früher zur synthet. Darst. von Ethanol* u. Benzol*.

**Acetylene:** s. Alkine.

**Acetylhydroperoxid:** s. Peressigsäure.

**Acetylhydroxyprolin:** s. Oxaceprol.

**Acetylide:** s. Carbide.

**Acetylierung:** Einführung der Acetylgruppe —CO—$CH_3$ in org. Verbindungen mit OH-, SH- od. $NH_2$-Gruppen, meist mittels Essigsäureanhydrid* od. Acetylchlorid*; auch zur Bestimmung der Hydroxylzahl* mit Hilfe eines Acetylierungsgemisches*; nach der A. wird überschüssiges Essigsäureanhydrid mit Natronlauge zurücktitriert.

**Acetylierungsgemisch:** Reagenz Ph.Eur.6: 25 mL Essigsäureanhydrid* ad 100 mL wasserfreies Pyridin*; vor Licht u. Luft schützen; **Anw.:** Acetylierung*.

**Acetylmethionin:** N-Acetyl-DL-methionin, Methionamin; DL-α-Acetamino-γ-methylmercaptobutansäure; CAS-Nr. 1115-47-5; $C_7H_{13}NO_3S$; $M_r$ 191.3; weißes, lockeres, krist. Pulver von eigenartigem Geruch; lösl. in 6 T. Wasser, 2 T. Ethanol; **Off.:** ÖAB; **Ind.:** Lebererkrankungen; **Verw.:** (techn.) Zwischenprodukt bei der enantioselektiven Herst. von L-Methionin*.

**Acetylmethylcholinchlorid:** s. Methacholin (Methacholiniumchlorid).

**Acetylneuraminidasen:** s. Neuraminidasen.

**N-Acetylneuraminsäure:** 5-Acetamido-3,5-didesoxy-α-D-glycero-D-galacto-2-nonulopyranosonsäure; $C_{11}H_{19}NO_9$; $M_r$ 309.3; Schmp. ca. 186 °C (unter Zers.); weiße, nadelförmige Kristalle, lösl. in Wasser u. Methanol, schwer lösl. in wasserfreiem Ethanol, prakt. unlösl. in Aceton, Chloroform u. Ether; **Anw.:** (chem.) Reagenz Ph.Eur.. Vgl. Acylneuraminsäuren.

**Acetylneuraminylhydrolasen:** s. Neuraminidasen.

**Acetylphthalylcellulosum:** s. Celluloseacetatphthalat.

**N-Acetylsalicylamid:** s. Salacetamid.

**Acetylsalicylsäure:** Abk. ASS; Acidum acetylosalicylicum Ph.Eur.; 2-Acetoxy-benzoesäure; CAS-Nr. 50-78-2; $C_9H_8O_4$, Strukturformel: s. Abb.; $M_r$ 180.2; Schmp. 141–144 °C (Sofortschmelzpunkt der reinen Substanz); farblose Kristalle od. weißes, krist. Pulver von saurem Geschmack, geruchlos od. fast geruchlos; leicht lösl. in Ethanol (90 %ig), lösl. in Ether u. Chloroform, wenig lösl. in Wasser; **Darst.:** Einwirkung von Essigsäureanhydrid* auf Salicylsäure*; **Wirk.:** Analgetikum* u. Antirheumatikum*, hemmt die Cyclooxygenase* (COX-1 stärker als COX-2) u. damit die Synthese von Prostaglandinen*; Thrombozytenaggregations*-Hemmer, hemmt die Synthese von Thromboxan* $A_2$; **Ind.:** z. B. leichte Schmerzzustände (z. B. Kopfschmerz, Zahnschmerz), Prophylaxe von Herzinfarkt, Schlaganfällen u. Thrombosen; **UAW:** häufig Magen-Darm-Beschwerden, selten Magen-Darm-Blutungen; bei hohen Dosen Blutungsneigung, Ohrensausen, Hörstörungen, Schwindel u. Übelkeit, Auslösung von Bronchospasmen bei Asthmatikern; **Dos.:** 0.5–1.0 g mehrmals tägl., bis zu 3 g/d; als Antirheumatikum 3–5 g/d, jeweils in mehreren ED; als Thrombozytenaggregations-Hemmer zur Prophylaxe von Herzinfarkt, Schlaganfällen u. Thrombosen 100–300 mg/d, HWZ 0.25 h bzw. 3–22 h (Metaboliten, dosisabhängig). Gebräuchl. sind auch Calciumacetylsalicylat* u. dessen Molekülkomplex mit Harnstoff (s. Carbasalat-Calcium). **Toxikol.:** $LD_{50}$ 20–30 g; **Gesch.:** erste industrielle Synthese 1897 durch Felix Hoffmann.

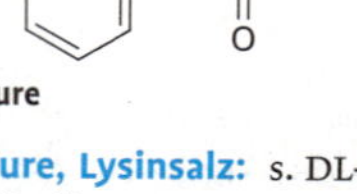


**Acetylsalicylsäure**

**Acetylsalicylsäure, Lysinsalz:** s. DL-Lysin-2-(acetyloxy)benzoat (1 : 1).

**Acetylsalicylsäure-Tabletten:** s. Compressi Acidi acetylosalicylici.

**Acetyltributylcitrat:** Acetyl Tributyl Citrate (INCI); CAS-Nr. 77-90-7; $C_{20}H_{34}O_8$; $M_r$ 402.5; Sdp. 172–174 °C; farblose, leicht ölige Flüss., fast geruchlos, lösl. in Ethanol, unlösl. in Wasser; **Anw.:** physiol. unbedenkl. Weichmacher, empfohlen insbes. für Körper- u. Haarpflegemittel.

**Acetyltriethylcitrat:** Acetyl Trietyl Citrat (INCI); CAS-Nr. 77-89-4; $C_{14}H_{22}O_8$; $M_r$ 318.3; $n_D^{25\,°C}$ 1.438; D. 1.135–1.139; Sdp. 132 °C; Schmp. –42.8 °C; Viskosität (25 °C) 53.7 cP; Fp. 188 °C; freie Säuren (berechnet als Citronensäure) max. 0.10 %; Löslichkeit in Wasser (25 °C) 0.72 g/100 ml, in Fetten gut lösl.; prakt. farb- u. geruchlose, ölige Flüssigkeit; **Anw.:** s. Acetyltributylcitrat.

**DL-Acetyltryptophan:** *N*-Acetyltryptophanum Ph.Eur.6; (*RS*)-2-Acetylamino-3-(1*H*-indol-3-yl)propansäure; $C_{13}H_{14}N_2O_3$; $M_r$ 246.3; Schmp. ca. 205 °C; schwer lösl. in Wasser, lösl. in verd. Alkalihydroxid-Lösungen; ohne therap. Bedeutung; vgl. Tryptophan.

***N*-Acetyltyrosin:** *N*-Acetyltyrosinum Ph.Eur.; (2*S*)-2-Acetylamino-3-(4-hydroxyphenyl)propansäure; $C_{11}H_{13}NO_4$; $M_r$ 223.2; Schmp. 149 °C; weißes, krist. Pulver; leicht lösl. in Wasser, unlösl. in Cyclohexan; **Anw.:** Best. von Infusionslösungen.

**Acetylum chloratum:** s. Acetylchlorid.

**Acevaltrat:** s. Valepotriate.

**Achäne:** (bot.) Frucht der Fam. Apiaceae u. der Ordnung Asterales (Kompositen); s. Fruchtformen.

**AChE:** Abk. für **A**cetyl**ch**olin**e**sterase; s. Cholinesterasen.

**Achelkraut:** s. Arctostaphylos uva-ursi.

**Achillea erba-rotta ssp. moschata** (Wulf.) I. B. K. Rich.: A. moschata Wulf.; Moschusschafgarbe, Bisamgarbe, Ivakraut; Fam. Asteraceae (Compositae); Europa, Alpen; Stpfl. von **Herba Ivae moschatae:** Herba Genippi veri, Herba Achilleae moschatae; Moschusschafgarbenkraut, Ivakraut, Genippkraut, Bisamkraut; **Inhaltsst.:** 0.3–0.6 % äther. Öl (mit Cineol, Valeraldehyd, L-Campher), Achillin (Bitterstoff), Moschatin; **Anw.:** (volkstüml.) z. B. bei Appetitlosigkeit, Blähungen; äußerl. zur Wundbehandlung; **Flores Achilleae moschatae:** Ivablüten, Moschusblüten; Blüten der Pflanze; **Oleum Ivae moschatae:** Ivaöl; äther. Öl aus dem Kraut; **Anw.:** Likörindustrie, z. B. Ivalikör.

**Achillea millefolium** L.: Schafgarbe, Feldgarbe, Achillesgarbe, Grundheil; Fam. Asteraceae (Compositae); fast ganz Europa; von A. m. gibt es zahlreiche Kleinarten u. chem. Rassen, die möglicherweise mit dem Ploidiegrad* (di- bis octoploid) korrelieren; taxonom. Gliederung schwierig bis unsicher; Stpfl. von **Millefolii herba:** Folia Millefolii, Herba Millefolii; Schafgarbenkraut; ganze od. geschnittene, getrocknete, blühende Triebspitzen der Pflanze; **Off.:** Ph.Eur.6, ÖAB; Monographie: Kommission E; **Inhaltsst.:** 0.1 bis über 1 % äther. Öl (Ph.Eur.6: mind. 0.2 % u. mind. 0.02 % Proazulene; ÖAB: mind. 0.2 % u. mind. 0.005 % Azulen), Sesquiterpenlactone als Bitterstoffe, Phenolcarbonsäuren (z. B. Kaffee- u. Salicylsäure), ca. 3 % Gerbstoffe, ca. 0.35 % Cumarine, Flavonoide wie Apigenin u. Luteolin u. deren 7-*O*-Glucoside, Betaine u. andere N-haltige Verb., Triterpene; das äther. Öl ist (je nach Abstammung der Pflanze) sehr versch. zusammengesetzt. Nach Wasserdampfdestillation tetraploider Pflanzen ist bis zu 40 % Chamazulen enthalten. Im Ggs. zu früheren Angaben sollen als Proazulene kein Matricin u. keine Matricinderivate, sondern andere azulogene Guaianolide wie 8-Acetoxyartabsin (Achillicin) enthalten sein. Weiter sind Sesquiterpenlactone wie z. B. Achillicin, Achillin, Leucodin (Guaianolide), Achimillsäuremethylester A, B, C, Germacranolide (Millefin, Achillefolin) u. in geringer Menge Polyine vorhanden. Chamazulenhaltiges Öl enthält als Hauptkomponenten ca. 24 % Azulene, $\alpha$- u. $\beta$-Pinen sowie Caryophyllen. Chamazulenfreies Öl zeichnet sich v. a. durch Campher, Sabinen u. Cineol aus. **Wirk.:** antioxidativ, antiödematös, antisept., antiphlogist., choleret., spasmolyt.; **Anw.:** **1.** (med.) ähnl. wie Kamille (s. Matricaria recutita); innerl. bei Appetitlosigkeit u. dyspept. Beschwerden, bei leichten krampfartigen Magen-Darm-Galle-Störungen, Magenkatarrh; Sitzbäder bei schmerzhaften Krampfzuständen psychovegetativen Ursprungs im kleinen Becken der Frau; **2.** (volkstüml.) äußerl. z. B. bei Wunden, entzündl. Hauterkrankungen, Hämorrhoiden, Blutungen; **UAW:** Allergien vom verzögerten Typ (auch gegenüber anderen Asteraceen) möglich; hauptverantwortl. Allergen: das Sesquiterpenlacton $\alpha$-Peroxyachifolid u. ä. Verb.; nicht vorhanden in Proazulen führenden Drogen; **Millefolii flos:** Flores Millefolii; Schafgarbenblüten, Schafgarbe; **Off.:** EB; Ph.Helv.; Monographie: Kommission E; **Inhaltsst.:** ähnl. Millefolii herba; äther. Öl (mind. 0.2 %), Gerbstoffe; **Anw.:** wie Millefolii herba. **Hom.:** **1.** Achillea millefolium ferm 33d (HAB), Achillea ex herba ferm 33d; **2.** Achillea millefolium (HAB), Millefolium: frisches, blühendes Kraut; verordnet z. B. bei diffusen Blutungen, Krampfadern; **3.** Achillea millefolium spag. Zimpel (HAB), Millefolium spag. Zimpel: frische, blühende, ganze Pflanze.

**Achillea moschata:** s. Achillea erba-rotta ssp. moschata.

**Achillea ptarmica** L.: Wiesenbertram; Fam. Asteraceae (Compositae); Europa; Stpfl. von **Herba Ptarmicae:** **Inhaltsst.:** äther. Öl u. Gerbstoffe; **Anw.:** (volkstüml.) Tonikum u. Adstringens; **Rhizoma Ptarmicae:** Inhaltsst. und Anw. wie Herba Ptarmicae.

**Achillesgarbe:** s. Achillea millefolium.

**Achira:** s. Canna edulis.

**Acholie:** fehlende Sekretion von Galle* in den Darm bei gestörtem Abfluss der Galle (Cholestase).

**Achotesaat:** s. Bixa orellana.

**Achras zapota:** s. Manilkara zapota.

**Achromatin:** s. Chromatin.

**achromatisch:** ohne chromat. Aberration*; ein Linsensystem, das als a. bezeichnet wird, ist nur für 2 Farben korrigiert, d. h. ohne Farbfehler bei diesen beiden Wellenlängen.

**Achroodextrine:** s. Dextrine.

**Achylia gastrica:** Achylie; Fehlen der gesamten Sekretbildung im Magen (Säure u. Enzyme); **Vork.:** bei perniziöser Anämie, chron. atroph. Gastritis, Magenkarzinom.

**Achyrocline saturoides** (Lamarck) DC.: Fam. Asteraceae; Brasilien; **Inhaltsst.:** äther. Öl, Isognaphalin (Flavon); **Anw.:** (volkstüml.) z. B. als Tonikum,

A

Amarum, Umstimmungsmittel, zur Grippeprophylaxe; aus dem Kraut können Polysaccharidfraktionen gewonnen werden, die immunstimulierend wirken sollen.

**Aciclovir** (INN): Aciclovirum Ph.Eur., 9-(2-Hydroxyethoxy)methyl-guanin; 2-Amino-1,9-dihydro-9-(2-hydroxy-ethoxy)methyl-6*H*-purin-6-on; CAS-Nr. 59277-89-3; $C_8H_{11}N_5O_3$, Strukturformel: s. Abb.; $M_r$ 225.21; schwer lösl. in Wasser; **Wirk.**: Virostatikum* (Nucleosid*-Analogon), das erst in Zellen wirksam wird, die mit Herpes-simplex- od. Varicella-zoster-Viren infiziert sind; die Aktivierung erfolgt mit Hilfe der entspr. viralen Thymidinkinase. Wirksam ist das sich bildende Triphosphat, welches die DNA-Synthese der Viren hemmt. **Ind.**: durch Herpes*-Viren verursachte Erkrankungen der Haut, Schleimhaut, des Auges; **Dos.**: in Augensalben 3 %ig; p. o. 5 × 200–800 mg/d; HWZ 2–3 h. Gebräuchl. ist auch Aciclovir-Natrium.

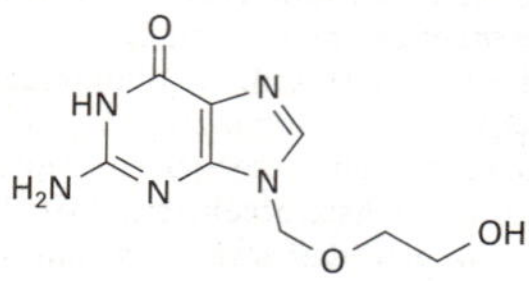


Aciclovir

**Acida:** Azida; allgemeine Bez. für Säuren*; **Anw.**: (therap.) **1.** bei Subacidität* u. Anacidität* des Magens (Citronensäure* u. verd. Salzsäure); zur Steigerung der Magensäuresekretion können auch Coffein* u. Amara* angewendet werden. **2.** allg. Säuerung des Organismus (s. Alkalosetherapeutika); **3.** Ansäuerung des Harns, z. B. mit Ammoniumchlorid* od. Methionin*; durch die Senkung des pH-Werts wird eine Verbesserung der Steinlöslichkeit u. der Rezidivprophylaxe bei Harnwegsinfektionen u. Phosphatsteinen erreicht.

**Acidi ascorbici capsulae 200 mg:** s. Capsulae Acidi ascorbici 200 mg.

**Acidi ascorbici palmitas:** s. Palmitoylascorbinsäure.

**Acidi ascorbici solutio iniectabilis 100 mg/mL:** s. Ascorbinsäure-Injektionslösung 100 mg/mL.

**Acidi borici unguentum:** s. Unguentum Acidi borici.

**Acidi glutamici hydrochloridum:** s. Glutaminsäurehydrochlorid.

**Acidimetrie:** s. Säure-Base-Titration.

**Acidität:** **1.** Azidität; Fähigkeit einer Verb., Protonen an Wassermoleküle abzugeben; **2.** Säurestärke einer Lsg.; ihre Angabe kann durch die Protonenkonzentration od. durch den pH*-Wert der Lsg. erfolgen.

**Aciditätskonstante:** s. Säurekonstante.

**Acidose:** Azidose; Störung im Säure-Basen-Haushalt mit Abfall des arteriellen pH-Werts unter 7.36; **1. nicht respiratorische** (metabol.) A.: negative Basenabweichung mit Abfall von Pufferbasen (Summe der negativ geladenen, puffernden Anionen im Vollblut) u. Standardhydrogencarbonat (Hydrogencarbonatkonzentration des arteriellen Blutes unter Normalbedingungen); Urs.: u. a. Additionsacidose: vermehrte Zufuhr od. Produktion von Säuren im Stoffwechsel; Subtraktionsacidose: vermehrter Basenverlust (Hydrogencarbonat durch Galle- od. Pankreasfisteln, Diarrhö, Ileus u. a.); pharmak. (u. a. Salicylate*, Diuretika*), Drogen (Ethanol*, Methanol*, Ethylenglykol*); **2. respiratorische** A.: Erhöhung des arteriellen $CO_2$-Partialdrucks über 45 mmHg durch alveoläre Minderbelüftung in Relation zur erforderl. Kohlenstoffdioxidabgabe (Hypoventilation); Urs.: u. a. zentrale Atemdepression, Behinderung der Ventilation (z. B. bei Rippenserienfrakturen, neuromuskulären Erkrankungen), Lungenerkrankung mit Störungen der pulmonalen Diffusion; **3. kombinierte** A.: Zusammenwirken respirator. u. nicht respirator. Faktoren (z. B. Hypoventilation u. Nierenversagen); arterieller $CO_2$-Partialdruck erhöht, Basenüberschuss negativ. Vgl. Acidosetherapeutika; Alkalose.

**Acidosetherapeutika:** Arzneimittel zur Behandlung der Acidose*; auch zur Alkalisierung bei Intoxikationen mit Salicylaten (vgl. Salicylsäure); **Wirkstoffe:** Infusionslösungen z. B. von Natriumhydrogencarbonat*, Natriumlactat*, Trometamol*.

**acid rebound:** s. Antacida.

**Acidum aceticum:** s. Essigsäure.

**Acidum aceticum anhydricum:** s. Essigsäureanhydrid.

**Acidum aceticum concentratum:** s. Essigsäure.

**Acidum aceticum dilutum:** s. Essigsäure.

**Acidum aceticum glaciale:** s. Essigsäure.

**Acidum acetrizoicum:** s. Acetrizoesäure.

**Acidum acetylosalicylicum:** s. Acetylsalicylsäure.

**Acidum aconiticum:** s. Aconitsäure.

**Acidum adipicum:** s. Adipinsäure.

**Acidum aethylmethylbutylbarbituricum:** s. Pentobarbital.

**Acidum agaricinicum:** s. Agaricinsäure.

**Acidum alginicum:** s. Alginsäure.

**Acidum amidotrizoicum:** s. Amidotrizoesäure.

**Acidum aminoaceticum:** s. Glycin.

**Acidum aminocaproicum:** s. Aminocapronsäure.

**Acidum aminomethylbenzoicum:** s. *p*-Aminomethylbenzoesäure.

**Acidum para-aminosalicylicum:** s. 4-Aminosalicylsäure.

**Acidum amygdalicum:** s. Mandelsäure.

**Acidum anthranilicum:** s. *o*-Aminobenzoesäure.

**Acidum arsanilicum:** s. Arsanilsäure.

**Acidum arsenicicum:** s. Arsensäure.

**Acidum arsenicosum:** s. Arsen(III)-oxid.

**Acidum ascorbicum:** s. Vitamin C.

**Acidum asparticum:** s. Asparaginsäure.

**Acidum atropicum:** s. Atropasäure.

**Acidum azoticum:** s. Salpetersäure.

**Acidum barbituricum:** s. Barbitursäure.

**Acidum benzoicum:** s. Benzoesäure.

**Acidum benzoicum e resina:** **Hom.**: chem. nicht reine Benzoesäure* (HAB), sublimiert aus Siam-Benzoe (s. Benzoe); verordnet z. B. bei gichtig-rheumat. Erkrankungen, Entzündungen des Harntraktes.

**Acidum boricum:** s. Borsäure.

**Acidum bromicum:** s. Bromsäure.

**Acidum butyricum:** s. Buttersäure.

**Acidum camphoricum:** s. Camphersäure.

**Acidum caprylicum:** s. Caprylsäure.

**Acidum carbolicum:** s. Phenol.

**Acidum carbolicum crudum:** s. Cresol.
**Acidum carbolicum liquefactum:** s. Phenol, verflüssigtes.
**Acidum chenodeoxycholicum:** s. Chenodesoxycholsäure.
**Acidum chinicum:** s. Chinasäure.
**Acidum chloricum:** s. Chlorsäure.
**Acidum chloronitrosum:** s. Königswasser.
**Acidum chlorosum:** s. Chlorige Säure.
**Acidum cholicum:** s. Cholsäure.
**Acidum chromicum:** s. Chrom(VI)-oxid.
**Acidum cinnamylicum:** s. Zimtsäure.
**Acidum citricum:** s. Citronensäure.
**Acidum cromoglicicum:** s. Cromoglicinsäure.
**Acidum cyclohexenylethylbarbituricum:** s. Cyclobarbital.
**Acidum dehydrocholicum:** s. Dehydrocholsäure.
**Acidum diallylbarbituricum:** s. Allobarbital.
**Acidum diethylbarbituricum:** s. Barbital.
**Acidum diiodparaphenolsulfonicum:** s. Sozoiodolsäure.
**Acidum edeticum:** s. Edetinsäure.
**Acidum etacrynicum:** s. Etacrynsäure.
**Acidum etidronicum:** s. Etidronsäure.
**Acidum ferrohydrocyanicum:** s. Hexacyanoeisen(II)-säure.
**Acidum flufenamicum:** s. Flufenaminsäure.
**Acidum folicum:** s. Vitamin B (Folsäure).
**Acidum formicicum:** s. Ameisensäure.
**Acidum fumaricum:** s. Fumarsäure.
**Acidum fusidicum:** s. Fusidinsäure.
**Acidum fyticum:** s. Fytinsäure.
**Acidum gadopenteticum:** s. Gadopentetsäure.
**Acidum gallicum:** s. Gallussäure.
**Acidum gallotannicum:** s. Tannin.
**Acidum gluconicum:** s. Gluconsäure.
**Acidum glutamicum:** s. Glutaminsäure.
**Acidum glutaminicum:** s. Glutaminsäure.
**Acidum glycerinophosphoricum:** s. Glycerolphosphorsäure.
**Acidum glycerophosphoricum:** s. Glycerolphosphorsäure.
**Acidum glycyrrhetinicum:** s. Enoxolon.
**Acidum hexachlorplatinicum:** s. Platin(IV)-chlorid.
**Acidum hippuricum:** s. Hippursäure.
**Acidum hydrobromicum:** s. Bromwasserstoffsäure.
**Acidum hydrochloricum:** s. Salzsäure.
**Acidum hydrocyanicum:** s. Blausäure.
**Acidum hydrofluoricum:** s. Flusssäure.
**Acidum hydroiodicum:** s. Iodwasserstoffsäure.
**Acidum hydrosilicioflouricum:** s. Hexafluorokieselsäure.
**Acidum hypophosphorosum:** s. Phosphinsäure.
**Acidum iobenzamicum:** s. Iobenzaminsäure.
**Acidum iocarmicum:** s. Iocarminsäure.
**Acidum iocetamicum:** s. Iocetaminsäure.
**Acidum iodicum:** s. Iodsäure.
**Acidum iodoxamicum:** s. Iodoxaminsäure.
**Acidum iodoxychinolinsulfonicum:** s. Iod-hydroxychinolin-sulfonsäure.
**Acidum ioglicicum:** s. Ioglicinsäure.
**Acidum ioglycamicum:** s. Ioglycaminsäure.
**Acidum iopanoicum:** s. Iopansäure.
**Acidum iotalamicum:** s. Iotalaminsäure.
**Acidum iotroxicum:** s. Iotroxinsäure.
**Acidum ioxaglicum:** s. Ioxaglinsäure.
**Acidum ioxitalamicum:** s. Ioxitalaminsäure.
**Acidum isoamylaethylbarbituricum:** s. Amobarbital.
**Acidum 5-isonitrosobarbituricum:** s. Violursäure.
**Acidum isopropylaceticum:** s. Isovaleriansäure.
**Acidum isovalerianicum:** s. Isovaleriansäure.
**Acidum kakodylicum:** s. Kakodylsäure.
**Acidum lacticum:** s. Milchsäure.
**Acidum maleicum:** s. Maleinsäure.
**Acidum maleinicum:** s. Maleinsäure.
**Acidum malicum:** s. Äpfelsäure.
**Acidum malonicum:** s. Malonsäure.
**Acidum mandelicum:** s. Mandelsäure.
**Acidum meconicum:** s. Meconsäure.
**Acidum mefenamicum:** s. Mefenaminsäure.
**Acidum metaphosphoricum:** s. Phosphorsäuren.
**Acidum methylcyclohexenylmethylbarbituricum:** s. Hexobarbital.
**Acidum methylphenylaethylbarbituricum:** s. Methylphenobarbital.
**Acidum monochloraceticum:** s. Monochloressigsäure.
**Acidum muriaticum:** s. Salzsäure.
**Acidum nalidixicum:** s. Nalidixinsäure.
**Acidum naphthalinsulfonicum:** s. Naphthalinsulfonsäuren.
**Acidum nicotinicum:** s. Nicotinsäure.
**Acidum niflumicum:** s. Nifluminsäure.
**Acidum nitricum:** s. Salpetersäure.
**Acidum nitro-hydrochloricum:** s. Königswasser.
**Acidum oleicum:** s. Ölsäure.
**Acidum oroticum anhydricum:** s. Orotsäure.
**Acidum osmicum:** s. Osmium(VIII)-oxid.
**Acidum oxalicum:** s. Oxalsäure.
**Acidum oxolinicum:** s. Oxolinsäure.
**Acidum palmitinicum:** s. Palmitinsäure.
**Acidum pamidronicum:** s. Pamidronsäure.
**Acidum para-aminobenzoicum:** s. *p*-Aminobenzoesäure.
**Acidum perchloricum:** s. Perchlorsäure.
**Acidum phenolicum:** s. Phenol.
**Acidum phenolsulfonicum:** s. Sozolsäure.
**Acidum phenylaethylbarbituricum:** s. Phenobarbital.
**Acidum phosphoricum:** s. Phosphorsäuren.
**Acidum phosphorosum:** s. Phosphonsäure.
**Acidum phosphowolframicum:** s. Wolframatophosphorsäure.
**Acidum phthalicum:** s. Phthalsäure.
**Acidum picrinicum:** s. Pikrinsäure.
**Acidum picronitricum:** s. Pikrinsäure.
**Acidum pipemidicum:** s. Pipemidsäure.
**Acidum piromidicum:** s. Piromidsäure.
**Acidum polyacrylicum:** s. Carbomere.
**Acidum propionicum:** s. Propionsäure.
**Acidum pteroylglutaminicum:** s. Vitamin B (Folsäure).
**Acidum pyrogallicum:** s. Pyrogallol.
**Acidum pyrophosphoricum:** s. Phosphorsäuren.
**Acidum pyrouvicum:** s. Brenztraubensäure.
**Acidum rosolicum:** s. Rosolsäure.
**Acidum salicylicum:** s. Salicylsäure.
**Acidum salicylicum cum Vaselino albo 50 %:** s. Salicylsäure-Stammverreibung 50 %.
**Acidum salicylosum:** s. Salicylaldehyd.

**Acidum sarcolacticum:** Fleischmilchsäure; s. Milchsäure.
**Acidum sebacinicum:** s. Sebacinsäure.
**Acidum silicicum:** s. Metakieselsäure.
**Acidum silicicum praecipitatum:** s. Siliciumdioxid, gefälltes.
**Acidum sorbicum:** s. Sorbinsäure.
**Acidum sozoiodolicum:** s. Sozoiodolsäure.
**Acidum stearinicum:** s. Stearinsäure.
**Acidum succinicum:** s. Bernsteinsäure.
**Acidum sulfaloxicum:** s. Sulfaloxinsäure.
**Acidum sulfanilicum:** s. Sulfanilsäure.
**Acidum sulfosalicylicum:** s. 5-Sulfosalicylsäure.
**Acidum sulfuricum:** s. Schwefelsäure.
**Acidum sulfurosum:** s. Schweflige Säure.
**Acidum tannicum:** s. Tannin.
**Acidum tartaricum:** s. Weinsäure.
**Acidum thioglycolicum:** s. Thioglykolsäure.
**Acidum thymicum:** s. Thymol.
**Acidum tiaprofenicum:** s. Tiaprofensäure.
**Acidum tolfenamicum:** s. Tolfenaminsäure.
**Acidum tranexamicum:** s. Tranexamsäure.
**Acidum trichloraceticum:** s. Trichloressigsäure.
**Acidum undecylenicum:** s. Undecylensäure.
**Acidum uricum:** s. Harnsäure.
**Acidum ursodeoxycholicum:** s. Ursodesoxycholsäure.
**Acidum uvicum:** s. Weinsäure (DL-Weinsäure).
**Acidum valerianicum:** s. Valeriansäure.
**Acidum valproicum:** s. Valproinsäure.
**Acidum violuricum:** s. Violursäure.
**Acidum wolframicum:** s. Wolframsäure.
**Acidum yohimbicum:** s. Yohimbinsäure.
**Acidum zooticum:** s. Blausäure.
**Acipenser huso** L.: Hausen, Beluga; Art der Echten Störe, Fam. Acipenseridae; Schwarzes u. Kaspisches Meer; Lieferant von **Ichthyocolla:** Colla piscium EB; Hausenblase, Fischblase, Fischleim; hornartige, weißl. durchscheinende, geruch- u. geschmacklose, blätterartige, stark irisierende Häute, die aus der inneren Schwimmblasenhaut gewonnen werden; neben dem Hausen auch aus Stör (A. sturio) u. Sterlet (A. ruthenus); Ichthyocolla quillt in kaltem Wasser u. löst sich fast völlig in heißem Wasser u. Ethanol; **Best.:** 70–80 % Kollagen; **Anw.:** (techn.) Klebemittel (Englisch Pflaster); früher zum Klären von Flüssigkeiten.
**Acipenser ruthenus:** s. Acipenser huso (Ichthyocolla).
**Acipenser sturio:** s. Acipenser huso (Ichthyocolla).
**Acipimox** (INN): 4-Methylpyrazincarbonsäure-4-oxid; CAS-Nr. 51037-30-0; $C_6H_6N_2O_3$, Strukturformel: s. Abb.; $M_r$ 154.12; **Wirk.:** Lipidsenker*; hemmt die Lipolyse* im Fettgewebe u. die VLDL-Synthese; **Ind.:** erhöhter Serumlipidspiegel; **Kontraind.:** Magen-Darm-Ulzera, frische Blutungen, Herzinsuffizienz; **WW:** mit HMG*-CoA-Reduktase-Hemmern (aufgrund der Ähnlichkeit zu Nicotinsäure) erhöhtes Risiko für Muskelschädigungen; **UAW:** allerg. Reaktionen, Magen-Darm-Beschwerden; **Pharmakokinetik:** wird nicht metabolisiert, vollständige Ausscheidung durch die Nieren.

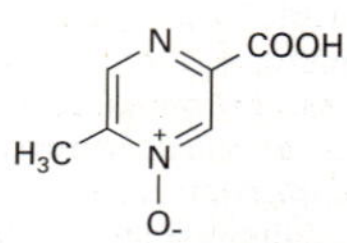

**Acipimox**

**Acistrat:** chem. Kurzbez. für 2'-Acetat (Ester) u. Stearat (Salz).
**Acitretin** (INN): Acitretinum Ph.Eur., Etretin; (2*E*,4*E*,6*E*,8*E*)-9-(4-Methoxy-2,3,6-trimethylphenyl)-3,7-dimethylnona-2,4,6,8-tetraensäure; CAS-Nr. 55079-83-9; $C_{21}H_{26}O_3$, Strukturformel: s. Abb.; $M_r$ 326.4; Schmp. 228–230 °C; aromat. Retinoid*; **Wirk.:** Hauptmetabolit von Etretinat* mit günstigeren pharmakokinet. Eigenschaften; **Ind.:** Psoriasis* bzw. Hyperkeratosen; **UAW:** teratogen, embryotox., Schleimhautaustrocknung, Hautschuppung; 1 Monat nach Therapieende im Plasma nicht mehr nachweisbar, deshalb verkürzter Kontrazeptionsschutz von 2 Monaten.

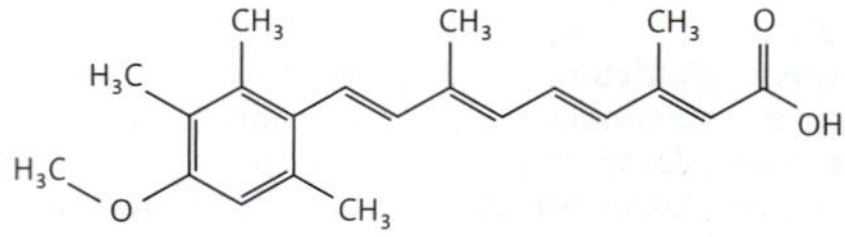

**Acitretin**

**Acitretinum:** s. Acitretin.
**Ackergauchheil:** s. Anagallis arvensis.
**Ackerkraut:** s. Agrimonia eupatoria (Agrimoniae herba).
**Ackerleinkraut:** s. Linaria vulgaris (Herba Linariae).
**Ackerminze:** s. Mentha arvensis var. arvensis.
**Ackerschachtelhalm:** s. Equisetum arvense.
**Ackerskabiose:** s. Knautia arvensis.
**Ackerwinde:** s. Convolvulus arvensis.
**Ackerwindenkraut:** s. Convolvulus arvensis (Herba Convolvuli).
**Ackerwitwenblume:** s. Knautia arvensis.
**Aclacinomycin A:** s. Aclarubicin.
**Aclarubicin** (INN): Aclacinomycin A; CAS-Nr. 57576-44-0; $C_{42}H_{53}NO_{15}$; $M_r$ 811.9; nicht mehr im Handel befindl. Anthracyclin*-Antibiotikum aus Streptomyces galilaeus; früher angewendet als Zytostatikum* bei akuter myeloischer Leukämie; **UAW:** Magen-Darm-Beschwerden, Haarausfall, Kardiomyopathie.
**Acmella oleracea:** s. Spilanthes oleracea.
**Acne:** s. Akne.
**Acne vulgaris:** in der Pubertät (selten später) auftretende, gelegentlich bis zum 30. Lebensjahr anhaltende Hautkrankheit, bei der es an den talgdrüsenreichen Hautbezirken (Gesicht, Nacken, Brust, Rücken) durch Talgdrüsenhyperplasie u. eine Verhornungsstörung der Follikel zu deren Verstopfung mit Bildung von Komedonen (für A. v. typische Effloreszenzen) kommt; **Formen: 1.** Acne comedonica: Auftreten von offenen u. geschlossenen Komedonen; **2.** Acne papulopustulosa: Übergang zu entzündl. Pusteln u. Papeln (Ruptur des Haarkanals od. der Talgdrüse); **3.** Acne conglobata (syn. Acne nodulocystica): schwerste Form der A. v. mit großen entzündl. Knoten, Abszessen, Fisteln, tiefen Narben u. Keloiden, auch an Extremitäten u. Gesäß; Männer sind häufiger betroffen als Frau-

en. **Urs.**: Zusammenwirken von genet. Disposition (vermutl. polygener Erbgang), Seborrhö, bestimmten Bakt. (Propionibacterium acnes, P. granulosum u. P. avidum), hormonalen Einflüssen u. Immunreaktion auf Entzündungsreize; **Ther.**: lokal: keratolyt. mit Benzoylperoxid* od. (Iso-)Tretinoin*, antimikrobiell mit Erythromycin*, Clindamycin* od. Azelainsäure*; system.: antimikrobiell mit Tetracyclinen*, bei Frauen antiseborrhoisch mit Antiandrogenen* (Cyproteron*) od. Estrogenen* (Mestranol*); völlige Abheilung nur mit Isotretinoin* p. o. möglich (cave: teratogene Wirk.).

**Acokantheraholz:** Holz versch. Acokanthera-Arten, Fam. Apocynaceae; enthält bis zu 0.3 % g-Strophanthin* u. wird zu dessen Gewinnung genutzt.

**Acokanthera oppositifolia** (Lam.) Codd: Fam. Apocynaceae; südl. u. östl. Afrika; Stpfl. von **Semen Acokantherae:** Acokantherasamen; **Inhaltsst.**: herzwirksame Glykoside vom Cardenolidtyp: Oppovenosid, Acovenoside, Acofriosid, Ouabain; s. g-Strophanthin.

**Acokanthera ouabaio:** s. g-Strophanthin.

**Acokantherasamen:** s. Acokanthera oppositifolia (Semen Acokantherae).

**Aconin:** Grundstruktur der Alkaloide aus den Knollen von Aconitum* napellus.

**Aconitase:** syn. Aconitat-Hydratase; Akonitase; Eisen-Schwefel-Protein, in dem die 4 enthaltenen Fe-Atome mit 4 anorg. Sulfidgruppen u. 3 Cystein-Schwefel-Atomen komplexiert sind; Hydrolase des Tricarbonsäurezyklus*, welche die reversible Umwandlung von Citrat zu Isocitrat katalysiert; die Reaktion verläuft über das enzymgebundene Zwischenprodukt *cis*-Aconitat, das durch Dehydratisierung aus Citrat gebildet wird. Obwohl Citrat im Gleichgewicht vermehrt vorkommt (91 % Citrat, 3 % *cis*-Aconitat, 6 % Isocitrat), verläuft die Reaktion vom Citrat zum Isocitrat, da dieses durch Isocitratdehydrogenase* oxidiert u. so aus dem Gleichgewicht genommen wird. A. wird durch Fluorocitrat gehemmt.

**Aconitin:** Aconitinum ÖAB; Akonitin; Acetylbenzoylaconin; $C_{34}H_{47}NO_{11}$, Strukturformel: s. Abb.; $M_r$ 645.72; Schmp. 198 °C; $[\alpha]_D^{20\,°C}$ +14° bis +19° (c = 2, in Chloroform); Diterpenesteralkaloid, z. B. in Aconitum* napellus; farblose Kristalle od. weißes, krist. Pulver; lösl. in ca. 40 T. Ethanol, in ca. 70 T. Ether, in ca. 5 T. Chloroform, sehr schwer lösl. in Wasser; in verd. Säuren unter Salzbildung; **Wirk.**: A. erhöht bei entspr. Membranen die Permeabilität für Natrium-Ionen, verlängert deren Einstrom während des Aktionspotentials u. verzögert die Repolarisation (Antagonist: Tetrodotoxin*). Somit erregt A. zuerst sensible Nervenendigungen u. lähmt sie dann. Die Wirk. auf der Haut äußert sich durch Kribbeln (Parästhesien) u. Wärmegefühl, auch lokalanästhet. u. analget. (örtl. begrenzt); antipyret. u. verstärkt die Sekretion von Schweißdrüsen (0.05 mg lösen Schweißausbruch aus); höhere Dosen lähmen nach vorausgehender Erregung auch die motor. Nervenendigungen u. das ZNS; die frühere innerl. u. äußerl. Anw. als Antineuralgikum u. Diaphoretikum ist obsolet. **Toxikol.**: eines der stärksten pflanzl. Gifte; LD 1–5 mg; bei p. o. Aufnahme treten die Vergiftungserscheinungen wie Hautkribbeln (auch im Mund), Schweißausbrüche, Gefühl des Pelzigseins u. der Eiseskälte (Eis im Blut) nach ca. 5–15 min auf; es folgt wühlende Peristaltik, das Herz wird zu unregelmäßiger Tätigkeit angeregt; Ähnlichkeit mit Intoxikation durch herzwirksame Glykoside (auch Gelb-Grün-Sehen), aber durch A. kommt es zu diastol. Herzstillstand nach ca. 6 h; Antidot: Magenspülung, Analgetika.

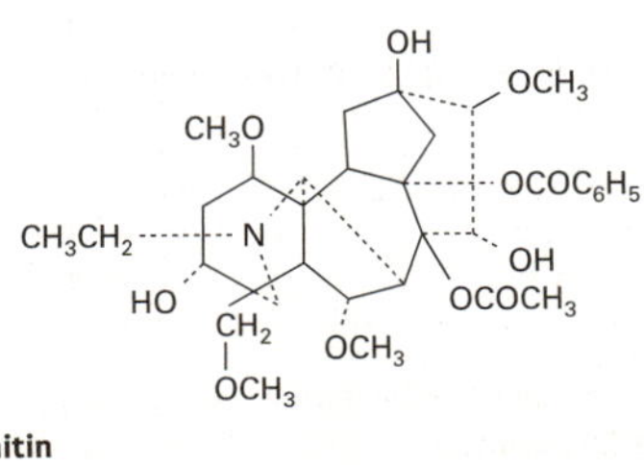


**Aconitin**

**Aconiti tuber:** s. Aconitum napellus ssp. napellus.

**Aconitsäure:** Acidum aconiticum; 1-Propen-(1,2,3)-tricarbonsäure; $C_6H_6O_6$; $M_r$ 174.11; gelbl. krist. Pulver; leicht lösl. in Wasser, wenig lösl. in Ether; kommt hauptsächl. in der *cis*-Form vor (Schmp. 130 °C); die *trans*-Form (Schmp. 194–195 °C) tritt selten auf; die *cis*-A. spielt beim Tricarbonsäurezyklus* (Isomerisierung von Citronensäure in *iso*-Citronensäure) eine Rolle. **Vork.**: natürl. in versch. Pflanzen (Aconitum-, Equisetum-, Achillea-Arten, Delphinium consolida, Beta vulgaris u. a.); entsteht beim Erhitzen von Citronensäure auf 175 °C.

**Aconitum:** s. Tinctura Aconiti (Hom.).

**Aconitum ferox:** s. Aconitum napellus ssp. napellus (Herba Aconiti; andere Eisenhutarten).

**Aconitum fischeri:** s. Aconitum napellus ssp. napellus (Herba Aconiti; andere Eisenhutarten).

**Aconitum napellus e radice:** s. Aconitum napellus ssp. napellus (Hom.).

**Aconitum napellus** L. **ssp. napellus:** Blauer Eisenhut, Sturmhut, Mönchskappe; Fam. Ranunculaceae; gemäßigtes Europa, Amerika u. Asien in Gebirgen; Stpfl. von **Aconiti tuber:** Tubera Aconiti, Radix Aconiti, Akonitknollen, Eisenhutknollen, Teufelswurzel; **Off.**: Ph.Helv.; **Inhaltsst.**: 0.2–3 % leicht hydrolysierbare Esteralkaloide ($C_{19}$-Diterpenalkaloide, die sich vom Kauran, s. Diterpene, ableiten lassen), v. a. Aconitin* (Acetylbenzoylaconin) u. a. Aconitine (Mesaconitin, Hypaconitin) u. Neopellin, Aporphinalkaloide (z. B. Magnoflorin) als Nebenalkaloide, ferner Aconitsäure* u. a. Säuren sowie Kohlenhydrate (Mannitol, Stärke); Aconitine sind Pseudoalkaloide, die Ester von Aconin (diterpenoider Aminoalkohol) mit Essig-, Benzoe- od. Veratrumsäure sind; die Aminogruppe trägt meistens eine Ethylgruppe (Alkamine); **Zuber.**: Tinctura* Aconiti; **Anw.**: obsolet; früher bei Neuralgien, Gicht, Rheuma, Angina, Laryngitis; äußerl. Einreibungen u. Umschläge; **Herba Aconiti:** Folia Aconiti, Herba Napelli, Eisenhutkraut, Eisenhutblätter, Apollonienkraut; Inhaltsst. u. Anw. wie Aconiti tuber. **Andere Eisenhutarten** enthalten auch entspr. verwandte Aconitine. Die Knollen (Tubera Aconiti japonici, Bishiknollen, Kusauzuknollen) von A. ferox (Wilder Sturmhut; Himalaja) u. A. fischeri (A. japonicum; Japan) haben einen höheren Alkaloidgehalt u. werden bes. zur Gew. der Alkaloide verwendet, desgleichen die Knollen von A. vulparia Rchb. (A. lycoctonum L.; Gelber Eisenhut, Wolfseisenhut; Mitteleuropa, Nordrussland, Sibirien, China, Himalaja). Inhaltsst.: aconitinähnl. Alkaloide Lycaconitin u. Lycoctonin. **Hom.:** **1.** Aconitum napellus (HAB), Aconitum: ganze, frische, wild wachsende Pflanze; **2.** Aconitum napellus Rh (HAB), Aconitum Rh: ganze, frische Pflanze; **3.** Aconitum napellus e radice: frische Wurzelknollen mit anhängenden Wurzeln; Konstitutionsmittel; verordnet z. B. bei Neuralgien, Fieber, Angstzuständen.

**Aconitum vulparia:** s. Aconitum napellus ssp. napellus (Herba Aconiti; andere Eisenhutarten).

**Acoron:** Bitterstoff aus Acorus* calamus; ein Sesquiterpen mit Spiranstruktur.

**Acorus calamus** L.: Calamus aromaticus; Kalmus, Deutscher Ingwer; Fam. Acoraceae; tritt in versch. Chromosomenrassen auf; ostasiat. Pflanzen sind tetraploid (var. angustatus Bess. u. var. versus L.), die europäische u. vorderasiat. triploid u. steril (var. vulgaris L.) u. die nordamerikan. diploid (var. americanus Wulff); Stpfl. von **Calami rhizoma:** Rhizoma Calami, Rhizoma Acori, Radix Calami (aromatici), Kalmus, Kalmuswurzelstock; getrockneter Wurzelstock (bestimmte Cytotypen nach Ph.Helv.); **Off.:** DAC, ÖAB, Ph.Helv.; **Inhaltsst.:** (von der Rasse abhängig) ca. 2–6 % (9 %) äther. Öl (ÖAB: mind. 2.0 %; Ph.Helv.: mind. 2.0 %, für tierarzneil. Zwecke mind. 1.5 %, max. 0.5 % $\beta$-Asaron) in Ölzellen; Acorin (ein bitteres Glykosid), Cholin, Methylamine, Gerbstoff (entsteht erst beim Trocknen), ca. 25–40 % Stärke, Zucker, Schleimstoffe; **Zuber.:** Species* amaricantes, Species* carminativae, Tinctura* Calami, Extr. Calami, Tinctura* Absinthii composita; in vielen Arzneispezialitäten (Magen-Darm-Mittel); **Anw.:** **1.** (volkstüml.) z. B. bei Appetitlosigkeit, Verdauungsbeschwerden, Flatulenz; zu Bädern u. Umschlägen (hyperämisierend); zur Mundhygiene; **2.** (veterin.) Pulver, Tinktur, Infusion bei Fressunlust u. Verdauungsschwäche; **Calami aetheroleum:** Oleum Calami; Kalmusöl; äther. Öl aus dem Rhizom; dickflüssig, gelb bis gelbbräunl., von würzig-bitterem, brennendem Geschmack; **Off.:** DAB; **Best.:** $\beta$-Asaron*, bei diploiden Pflanzen nicht vorhanden, bei triploiden bis zu 0.3 %, bei tetraploiden bis zu 8 %, bezogen auf die Droge (entspr. bis über 90 %, bezogen auf das äther. Öl), Isoeugenolmethylether, in triploiden Pflanzen hoher Gehalt an Sesquiterpenketonen (z. B. Shyobunon); ferner Acoron* u. Isomere sowie zahlreiche andere Sesquiterpene wie Calamenol (Sesquiterpenalkohol) u. daraus gebildetes Calamen (als Calamenon wird der kristallisierende Kalmuscampher bezeichnet), ferner Pinen, Camphen u. a.; D. 0.96–0.97, mit 90 %igem Ethanol in jedem Verhältnis mischbar; **Wirk.:** antimikrobiell, Verlängerung der Hexobarbital- u. Pentobarbitalschlafzeit der Maus, spasmolytisch, insektizid; **Anw.:** wie Calami Rhizoma sowie zu Likören; **UAW:** In vitro wurde mutagene, im Tierexperiment (schwach) kanzerogene Wirk. beschrieben. **Hom.:** Acorus calamus (HAB), Calamus aromaticus: geschälter, getrockneter Wurzelstock; verordnet z. B. bei Verdauungsstörungen.

**Acoxil:** chem. Kurzbez. für Acetoxymethyl.

**ACP:** Abk. für (engl.) *acyl* carrier protein*.

**Acria:** s. Scharfstoffdrogen.

**Acridin:** $C_{13}H_9N$, Strukturformel: s. Abb.; $M_r$ 179.22; Schmp. 111 °C; Sdp. 346 °C; farblose Kristallnadeln mit charakterist. Geruch; Lsg. fluoresziert blau; das Anthracen*-Derivat ist eine schwache Base; mit starken Mineralsäuren bildet es gelbe, gut kristallisierende Salze; **Darst.:** Erhitzen von Diphenylamin* mit Ameisensäure* u. Zinkchlorid*; **Vork.:** in geringer Menge im Steinkohlenteer (s. Pix Lithanthracis); **Anw.:** (techn.) Grundstoff zahlreicher Farbstoffe, die z. T. auch in der Medizin als Chemotherapeutika verwendet wurden.

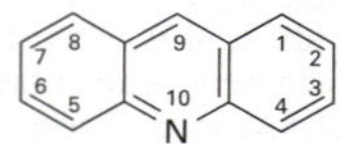


**Acridin**

**3,6-Acridindiamin:** Proflavin; gelber, interkalierender Farbstoff; vgl. Acriflaviniumchlorid; Interkalation.

**Acridonalkaloide:** gelb gefärbte Alkaloide* (ca. 100 bekannt) mit Acridin* als Grundgerüst; Acridon ist 9,10-Dihydro-9-oxo-acridin; die Biogenese erfolgt über *o*-Aminobenzoesäure* u. ein Polyketid*. **Vork.:** auf ca. 20 Gattungen der Rutaceen beschränkt; am bekanntesten ist das cytotox. wirkende Acronycin aus Acronychia baueri, ein lipophiles Alkaloid, das die Zellteilung hemmt u. die Fluidität der Membranen von Zellorganellen* (z. B. der Mitochondrien u. des Golgi-Apparates) stört.

**Acriflaviniumchlorid** (INN): Acriflavinii monochloridum Ph.Eur., Acriflavin-Monochlorid; Gemisch aus etwa 2/3 3,6-Diamino-10-methyl-acridiniumchlorid ($C_{14}H_{14}ClN_3$) u. etwa 1/3 3,6-Diaminoacridin-hydrochlorid ($C_{13}H_{12}ClN_3$), Strukturformeln: s. Abb.; CAS-Nr. 8048-52-0; rötlich braunes, krist. Pulver; leicht lösl. in Wasser von 20 °C, sehr leicht lösl. in Wasser von 100 °C, lösl. in ca. 500 T. blutisoton. NaCl-Lsg., schwer lösl. in Ethanol, Glycerol u. Isopropanol, fast unlösl. in Ether, Chloroform, Paraffinölen u. Petrolether; pH 5–7.5 (Wasser 2 %), pH 3.5 (Wasser 1 %); Desinfiziens; **Ind.:** Infektionen der Mund- u. Rachenhöhle; **Kontraind.:** Ikterus; **UAW:** Gelbfärbung von Haut u. Schleimhaut. **Acriflaviniumdichlorid:** Acriflavinii dichlori-

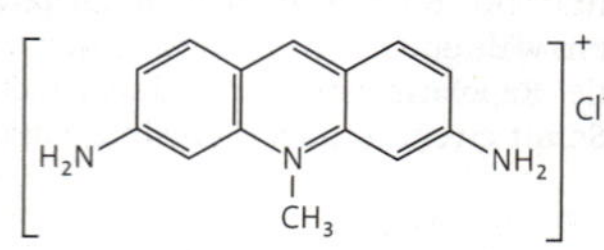


3,6-Diamino-10-methyl-acridiniumchlorid

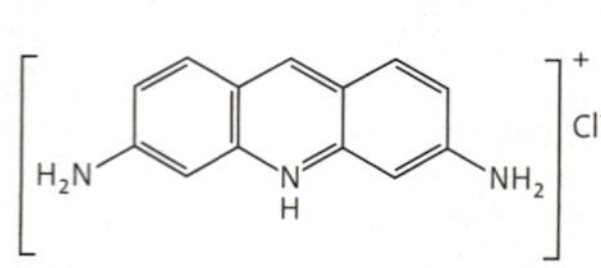


3,6-Diaminoacridin-hydrochlorid

**Acriflaviniumchlorid**

dum; Ph.Helv.; Gemisch aus 3,6-Diamino-10-methyl-acridiniumchlorid-hydrochlorid ($C_{14}H_{15}Cl_2N_3$) u. 3,6-Diaminoacridin-dihydrochlorid ($C_{13}H_{13}Cl_2N_3$).

**Acriflaviniumdichlorid:** s. Acriflaviniumchlorid.

**Acrolein:** s. Akrolein.

**Acronycin:** s. Acridonalkaloide.

**Acrosoxacin:** s. Rosoxacin.

**Acrylaldehyd:** s. Akrolein.

**Acrylamid:** Acrylsäureamid, Propenamid; $C_3H_5NO$, $H_2C{=}CH{-}CONH_2$; $M_r$ 71.08; D. 1.122; Schmp. 84 °C; farblose Kristalle, leicht lösl. in Wasser, Ethanol u. Aceton; wenig lösl. in Chloroform; **Anw.:** (techn.) Herst. von Polyacrylamid (A. kann im festen Zustand durch ionisierende Strahlen polymerisiert werden; vgl. Polyacrylharze); für die Polyacrylamid-Gelelektrophorese (s. Gelelektrophorese); Reagenz Ph.Eur.; **Toxikol.:** A. zeigt lähmende Wirk. auf das ZNS; im Tierversuch krebserregend und erbgutverändernd.

**Acrylate:** inkorrekte Bez. für Salze der Polyacrylsäure (s. Carbomere).

**Acrylglas:** s. Polyacrylharze.

**Acrylharze:** s. Polyacrylharze.

**Acrylnitril:** Acrylsäurenitril, Vinylcyanid; $C_3H_3N$; $M_r$ 53.06; D. 0.806; Schmp. –82 °C; Sdp. 77 °C; stechend riechende Flüss., wenig lösl. in Wasser, mischbar mit fast allen anderen Lösungsmitteln; **Anw.:** (techn.) Herst. von Polyacrylnitril*; **Toxikol.:** A. wirkt als Atemgift u. karzinogen*; es kann auch durch die Haut absorbiert werden; Antidot*: N-Acetylcystein*.

**Acrylsäure:** Ethylencarbonsäure, Propensäure; $CH_2{=}CH{-}COOH$; D. 1.062; Schmp. 13 °C; Sdp. 141 °C; stechend riechende, farblose Flüss., mit Wasser mischbar; Carbonsäure*; **Herst.:** aus Ethylenchlorhydrin. A. polymerisiert sehr leicht u. wird zur Herst. von Kunststoffen verwendet (s. Polyacrylharze).

**Acrylsäurenitril:** s. Acrylnitril.

**Actaea racemosa** L.: Cimicifuga racemosa (L.) Nutt.; Silberkerze, Traubensilberkerze, Wanzenkraut; Fam. Ranunculaceae; Nordamerika, England; Stpfl. von **Cimicifugae rhizoma:** Radix Actaeae racemosae, Radix Cimicifugae, Rhizoma Cimicifugae; Amerikanische Schlangenwurzel, Traubensilberkerzen-Wurzelstock; Monographie: HMPC, WHO, ESCOP, Kommission E; **Inhaltsst.:** Glykoside* (Xyloside), Actaein (hypoton. Prinzip) u. Cimifugosid; deren Aglyka (Acetylacteol u. Cimigenol) sind Triterpene* vom Cycloartan-Typ; ferner Formomonetin (7-Hydroxy-4′-methoxyisoflavon), Isoferulasäure u. Alkaloide* (z. B. Cytisin*) sowie Salicylsäure*, Gallussäure*, Gerbstoffe, Harz, äther. Öl; **Wirk.:** blutdrucksenkend; estrogenartige Wirkung i. S. einer selektiven Estrogen-Rezeptor-Modulation (sog. Phyto-SERM; vgl. SERM); **Anw.:** bei Dysmenorrhö u. klimakter. Beschwerden, psych. u. neurovegetativen Störungen während des Klimakteriums; zur Anw. kommen Fertigarzneimittel. **Hom.:** Cimicifuga racemosa (HAB): frischer Wurzelstock mit Wurzeln; verordnet z. B. bei klimakter. Beschwerden, Menstruationsstörungen, Muskel- u. Gelenkschmerzen.

**Actaea spicata** L.: Christophskraut; Fam. Ranunculaceae; Mitteleuropa; Stpfl. von **Radix Actaeae:** Christophskrautwurzel; **Inhaltsst.:** *trans*-Aconitsäure*. **Hom.:** Actaea spicata (HAB), Actaea: frische, nach dem Austrieb der Sprosse, aber vor der Blüte gesammelte unterird. Teile (Wurzelstock mit anhängenden Wurzeln); verordnet z. B. bei Erkrankungen des rheumat. Formenkreises, Gicht der kleinen Gelenke.

**Actaein:** s. Actaea racemosa.

**ACTH:** s. Corticotropin.

**Actinide:** s. Actinoide.

**Actinidia chinensis** Planch.: Chinesischer Strahlengriffel; Fam. Actinidiaceae; Südchina, kultiviert v. a. in Neuseeland; Stpfl. von **Kiwifrucht: Inhaltsst.:** ca. 0.1 % Vitamin C sowie andere Vitamine u. eine Protease; vgl. Bromelaine, Ficin; **Anw.:** Obst; Bereitung eines Weines (Tarawein).

**Actinidin:** s. Valeriana officinalis.

**Actinium:** Symbol Ac; OZ 89; radioaktives, chem. dem Lanthan* ähnl. Metall*; namensgebend für die Reihe der Actinoide*, ohne selbst dazugezählt zu werden; **Vork.:** in Uranerzen; 2 natürl. Isotope; das längstlebige Isotop $^{227}$Ac ist ein Glied der Uran-Actinium-Zerfallsreihe mit dem Endglied $^{207}$Pb. **Gew.:** (techn.) durch Neutronenbeschuss von $^{227}$Ra.

**Actinoide:** Actiniumreihe; veraltet Actinide, Aktiniden; chemische Elemente* 90 bis 103: Thorium*, Protactinium*, Uran*, Neptunium*, Plutonium*, Americium*, Curium*, Berkelium*, Californium*, Einsteinium*, Fermium*, Mendelevium*, Nobelium*, Lawrencium*; vgl. Periodensystem der Elemente.

**Actinomyces:** Gattung grampositiver, unbewegl. Bakt. der Fam. Actinomycetaceae*; obligat anaerob wachsend; **Species:** A. bovis (Erreger der Rinderaktinomykose), A. israelii (Erreger der Aktinomykose*); A. naeslundii, A. viscosus u. A. odontolyticus werden häufig als Erreger milder Infektionen der Tränenkanälchen isoliert u. sind an der Entstehung von Karies* u. Parodontitis* beteiligt. **Hinweis:** wegen der Bildung verzweigter Fäden lange als Pilze angesehen.

**Actinomycetaceae:** Fam. grampositiver, unbewegl., fakultativ anaerober, fadenbildender Bakt. der Ordnung Actinomycetales*; med. relevante Gattung: Actinomyces; fakultativ pathogene Schleimhautkommensalen der Mundhöhle (selten Verdauungs- u. Genitaltrakt) des gesunden Erwachsenen u. a. gleichwarmer Wirtsorganismen.

**Actinomycetales** (gr. aktis Strahl; mykos Pilz): Aktinomyzeten, veraltet Strahlenpilze; taxonom. Ordnung grampositiver, unbewegl., fadenförmiger Bakterien* mit echten Verzweigungen; umfasst 8 Familien; **Verbreitung:** Boden- u. (seltener) Wasserkeime; einige Arten sind Schleimhautparasiten von gleichwarmen Tieren u. dem Menschen; humanpathogene Species finden sich v. a. in den Fam. Actinomycetaceae*, Mycobacteriaceae*, Nocardiaceae, Streptomycetaceae, Dermatophilaceae u. Micromonosporaceae.

**Actinomycin D:** s. Dactinomycin

**Actinoquinol** (INN): 8-Ethoxy-5-chinolinsulfonsäure; CAS-Nr. 15301-40-3; $C_{11}H_{11}NO_4S$, Strukturformel: s. Abb.; $M_r$ 253.29; Schmp. 286–288 °C (unter Zers., kristallisiert aus Wasser); lösl. in verd. Natriumhydrogencarbonat-Lsg.; in Augentropfen

A

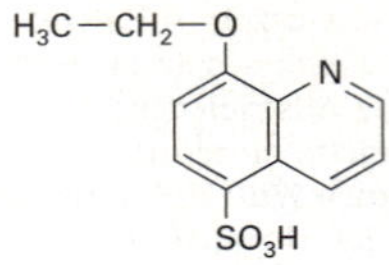


**Actinoquinol**

angewendet; **Ind.:** UV-Schäden, Blendempfindlichkeit. Gebräuchl. ist auch das Natriumsalz von Actinoquinol.

**Actinospectacin:** s. Spectinomycin.

**Acyl-:** Bez. für den nach (formaler) Abspaltung der OH-Gruppe einer Carbonsäure* verbleibenden Säurerest* R—CO—; vgl. Acyloxy-.

**Acylaminopropyldimethyl-ammonioacetat:** s. Cocamidopropylbetain-Lösungen.

**acyl carrier protein:** Abk. ACP; niedermolekulares, hitzestabiles, globuläres Protein*; Träger der Fettsäureketten während der Fettsäurebiosynthese*; enthält wie Coenzym* A eine Phosphopantetheingruppe (s. Phosphopantethein), die mit Acylgruppen Thioester ausbildet; **Vork.:** zentrale Komponente der Fettsäuresynthetase*.

**Acyl-CoA-Synthase:** Fettsäure-Thiokinase, welche die Aktivierung von Fettsäuren* beim oxidativen Fettsäureabbau* übernimmt; katalysiert unter Verbrauch von ATP (s. Adenosinphosphate) die Bildung einer Thioesterbindung zwischen der Carboxylgruppe der Fettsäure u. der Sulfhydrylgruppe des Coenzyms* A; **Formen:** zytoplasmat. u. mitochondriale Acyl-CoA-Synthase.

**Acylneuraminsäuren:** Sialinsäuren; mono- od. diacylierte Derivate der Neuraminsäure*; Best. der Ganglioside (s. Glykolipide), Blutgruppensubstanzen u. zahlreicher Glykoproteine*. Vgl. *N*-Acetylneuraminsäure.

**Acyloine:** Gruppenbez. für $\alpha$-Hydroxycarbonyl-Verb.; **Vertreter:** z. B. Acetoin* u. Benzoin*. Vgl. Hansley-Prelog-Stoll-Acyloinkondensation.

**Acyloxy-:** Bez. für das Anion einer Carbonsäure* ($R—COO^-$); vgl. Acyl-.

**Acylureido-Penicillin:** s. Azlocillin.

**ADA:** Abk. für **A**rbeitgeberverband* **D**eutscher **A**potheker.

**Adalimumab:** CAS-Nr. 331731-18-1; rekombinanter humaner monoklonaler Antikörper* vom Typ $IgG_1$ zur s. c. Anw.; **Wirk.:** Immunmodulator*; TNF*-Blocker (spezif. Bindung an TNF*-$\alpha$); **Ind.:** **1.** rheumatoide Arthritis* (als Monotherapie od. in Kombination mit Methotrexat*), Psoriasis-Arthritis u. Spondylitis* ankylosans; jeweils bei unzureichendem Therapieerfolg von klass. Antirheumatika* u. a. Basistherapeutika*; **2.** schwere aktive Enteritis* regionalis Crohn bei unzureichendem Therapieerfolg durch (bzw. Kontraind. für) Glucocorticoide od. Immunsuppressiva; **3.** moderate bis schwere Plaque-Psoriasis; **Kontraind.:** schwere Infektionen, mäßige bis schwere Herzinsuffizienz; **UAW:** häufig Schmerzen u. lokale Reaktionen an der Injektionsstelle, ferner u. a. erhöhte Anfälligkeit für Infektion der oberen Atemwege; Sinusitis; mögl. Risiko für die Entwicklung maligner Erkrankungen; **Dos.:** 40 mg s. c. alle 14 d (rheumatoide Arthritis).

**Adamantan:** Tricyclo[3.3.1.1^{3.7}]decan; $C_{10}H_{16}$, Strukturformel: s. Abb.; $M_r$ 136.23; D. 1.07; farblose, campherähnl. riechende Kristalle, die bei Raumtemperatur sublimieren; die Anordnung der C-Atome in A. ist mit der Anordnung im Diamanten vergleichbar.

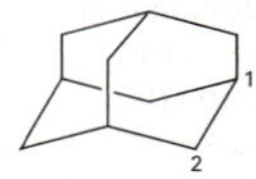


**Adamantan**

**1-Adamantanamin:** s. Amantadin.

**1-Adamantylamin:** s. Amantadin.

**Adamsit:** 10-Chlor-5,10-dihydrophenarsazin; $C_{12}H_9AsClN$; $M_r$ 277.57; D. 1.65; Schmp. 195 °C; gelbe Kristalle, unlösl. in Wasser; **Toxikol.:** giftig, reizt Haut u. Atemwege, im 1. Weltkrieg als Kampfstoff verwendet.

**Adamwurzel:** s. Allium victorialis (Bulbus Victorialis longus).

**Adapalen** (INN): 6-[3-(1-Adamantyl)-4-methoxyphenyl]-2-naphthoesäure; CAS-Nr. 106685-40-9; $C_{28}H_{28}O_3$, Strukturformel: s. Abb.; $M_r$ 412.53; **Wirk.:** A. lagert sich wie Tretinoin* an Zellkernrezeptoren an; vgl. Retinoide; **Anw.:** lokal bei Acne vulgaris mit Komedonen, Papeln u. Pusteln; **UAW:** Hautreizungen, Juckreiz; **Dos.:** topisch einmal tägl. dünn auftragen (vor dem Schlafengehen).

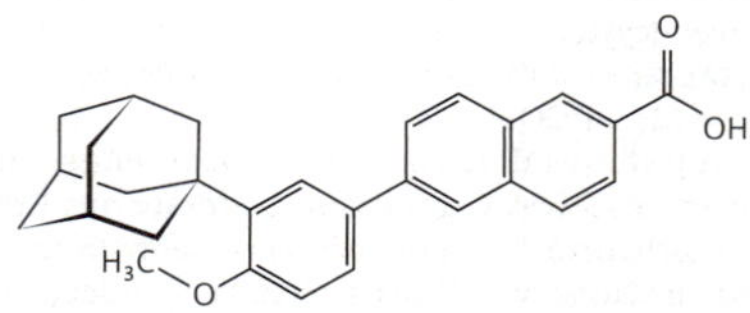


**Adapalen**

**Adaptation:** **1.** Adaption; (physiol.) Anpassung, z. B. von Organen od. des Organismus an veränderte Bedingungen; z. B. **A. des Auges:** Anpassungsvermögen des Auges an die Reize der Lichteinwirkung durch Veränderung der Pupillen u. entspr. Reaktion des Sehpurpurs; **2.** (chirurg.) Annäherung von getrenntem Gewebe zur primären Wundheilung.

**Adaption:** s. Adaptation.

**Adaptogen:** unspezif. wirkendes Arzneimittel, das die Resistenz des Organismus gegenüber versch. Noxen aus der Umwelt (Hitze, Kälte, Lärm, Stress, Schadstoffe) erhöht, z. B. Panax* ginseng.

**ADCC:** Abk. für (engl.) ***a****ntibody-****d****ependent* ***c****ell-mediated* ***c****ytotoxicity;* antikörperabhängige zellvermittelte Zytotoxizität; Fähigkeit natürl. Killerzellen, antikörperbeladene Zellen zu zerstören, nachdem sie mit Hilfe ihres Fc-Rezeptors den Fc-Teil eines spezif. Antikörpers* auf der Zielzelle erkannt haben.

**adde:** (auf Rezepten) füge hinzu.

**Addison-Krankheit:** sog. Bronzehautkrankheit; primäre (chron.) Insuffizienz der Nebennierenrinde*; **Ätiologie:** meist (75 %) Autoimmunreaktion gegen NNR-Zellen (organspezif. Autoimmunkrankheit*), auch NNR-Infektion (Tuberkulose*,

AIDS*), Arteriitis, Karzinommetastase od. primär maligne NNR-Tumoren, NNR-Blutung (hämorrhag. Diathese) od. andere Urs.; **Pathophysiologie:** verminderte od. fehlende Produktion aller NNR-Hormone (Mineralo-* u. Glucocorticoide*, Androgene*) durch Zerstörung der NNR (zu mind. 9/10); vermehrte Ausschüttung von Corticotropin* inf. verminderter negativer Rückkopplung auf die Sekretion von CRH; **Sympt.:** Müdigkeit u. Schwäche (Adynamie), Übelkeit, Erbrechen, Gewichtsverlust, Hyperpigmentierung von Haut u. Schleimhäuten, Vitiligo, orthostat. Hypotonie mit Kollapsneigung, Tachykardie, Muskelkrämpfe od. Lähmungen, Hyperventilation, Apathie, Verwirrtheit, Muskelschwund; bei der Frau verminderte Sekundärbehaarung u. Libidoverlust durch Androgenmangel, Amenorrhö; gelegentlich abdominale Schmerzen, Salzhunger, Diarrhö, Obstipation; **Ther.:** Substitution der fehlenden Corticosteroide* u. Elektrolyte.

**Addition, elektrophile:** Anlagerung von elektrophilen Reagenzien (s. Elektrophil) an einen Elektronen liefernden Partner, z. B. die C=C-Doppelbindung eines Alkens*; als elektrophile Reagenzien fungieren Gruppen od. Verb., die einen Elektronenmangel aufweisen (z. B. Protonen, Bortrifluorid). Vgl. Addition, nucleophile; Substitution, elektrophile.

**Addition, nucleophile:** Additionsreaktion elektronenreicher Reagenzien (s. Nucleophil) an eine elektronenarme funktionelle Gruppe, z. B. eine Carbonylgruppe (s. Cram-Regel); vgl. Michael-Addition; Addition, elektrophile; Substitution, nucleophile.

**Additionsverbindungen:** s. Molekülverbindungen.

**Addukte:** s. Molekülverbindungen.

**Adefovirdipivoxil (INN):** 9-[2-[bis[(pivaloyloxy)methoxy]phosphinyl]methoxy]-ethyl]adenin; CAS-Nr. 142340-99-6; $C_{20}H_{32}N_5O_8P$, Strukturformel: s. Abb.; $M_r$ 501.47; weißes, kristallines Pulver; **Wirk.:** Nucleotid*-Analogon; Dipivaloyloxymethylester-Prodrug von Adefovir (INN), einem AMP-Derivat (s. Adenosinphosphate); **Ind.:** chron. Hepatitis B; **Kontraind.:** Stillzeit (strenge Indikationsstellung in der Schwangerschaft); **WW:** Die gleichzeitige Anw. von Arzneimitteln, die renal ausgeschieden werden od. die tubuläre Funktion verändern, kann die Serumkonzentration von A. od. dem gleichzeitig angewendeten Arzneimittel erhöhen. **UAW:** Übelkeit, Flatulenz, Diarrhö, Dyspepsie, Asthenie, Bauch- u. Kopfschmerzen, Erhöhung des Kreatinin-Wertes, Niereninsuffizienz u. Nierenversagen.

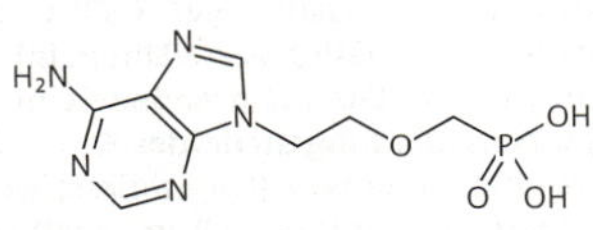


**Adefovirdipivoxil**

**Ademetionin:** s. Adenosylmethionin.

**Adenin:** Abk. A; 6-Aminopurin, Adeninum Ph.Eur.; CAS-Nr. 73-24-5; $C_5H_5N_5$, Strukturformel: s. Abb.; $M_r$ 135.13; Schmp. 365 °C; sehr schwer lösl. in Wasser; Purinderivat, das als Baustein der Nucleinsäuren* in der Natur weit verbreitet ist; bildet

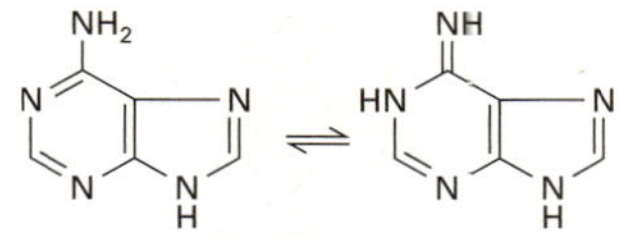


**Adenin:** Aminoform (links) u. Iminoform (rechts)

Trihydrat u. ist Best. der Adenosinphosphate* u. weiterer physiol. aktiver Substanzen. In freier Form wurde A. in versch. pflanzl. Organismen sowie bes. in Hefen gefunden. Die frühere med. Anw. als Hepatikum* ist obsolet. **Gesch.:** 1885 von Albrecht Kossel entdeckt.

**Adeninarabinosid:** s. Vidarabin.

**Adenitis:** Drüsenentzündung.

**Adenosin:** Abk. A; Adenosinum Ph.Eur.6, Adenin-[D-ribofuranosid]-9; 1-(6-Amino-9*H*-purin-9-yl)-1-desoxy-*β*-D-ribofuranose; CAS-Nr. 58-61-7; $C_{10}H_{13}N_5O_4$; $M_r$ 267.25; Schmp. ca. 234 °C; polymorphes weißes Pulver, leicht lösl. in heißem Wasser, unlösl. in Ethanol; als Nucleosid* Baustein der Nucleinsäuren*; **Wirk. u. Anw.:** Vasodilatator*, Thrombozytenaggregations*-Hemmer, Reagenz Ph.Eur.6.

**Adenosin-5′-diphosphat:** Abk. ADP; s. Adenosinphosphate.

**Adenosindiphosphatglucose:** Abk. ADPG; s. Nucleosiddiphosphatzucker (Tab. dort).

**Adenosindiphosphat-Rezeptor-Antagonisten:** $P2Y_{12}$-Rezeptor-Antagonisten; Thrombozytenaggregations*-Hemmer, welche die Bindung von Adenosindiphosphat an seine Rezeptoren auf Thrombozyten* hemmen; **Wirkstoffe:** (therap.) Clopidogrel*, Ticlopidin*, Prasugrel*; **Wirk.:** Durch die Hemmung der Bindung von Adenosindiphosphat an seine Rezeptoren wird die Aktivierung des (Glykoprotein-)GP-IIb/IIIa-Rezeptorkomplexes verhindert u. es kommt zu einer Thrombozytenaggregations-Hemmung; vgl. GP-IIb/IIIa-Inhibitoren.

**Adenosin-5′-monophosphat:** Abk. AMP; s. Adenosinphosphate.

**Adenosinmonophosphat-Dinatrium:** Adenosini dinatrii monophosphas; Adenosin-5′-dihydrogenphosphat-Dinatriumsalz; $C_{10}H_{12}N_5Na_2O_7P \cdot n\,H_2O$; $M_r$ 391.2 (wasserfrei); leicht lösl. in Wasser, fast unlösl. in org. Lösungsmitteln; **Off.:** DAB; **Wirk.:** Vasodilatator*. Gebräuchl. ist auch Adenosinmonophosphat-Dinatrium-Hydrat (Adenosini dinatrii monophosphas hydricus). Vgl. Adenosinphosphate.

**Adenosinphosphate:** Phosphorsäureester von Adenosin*, die zu den Nucleotiden* gehören; biol. wichtig sind die am C-5 des Zuckerrests veresterten Verb., die im Metabolismus u. a. als Energieüberträger u. -speicher, als Bausteine der Nucleinsäuren* u. als Regulatoren (s. Glykolyse; Tricarbonsäurezyklus) Bedeutung haben. **Formen:** **1. Adenosin-5′-monophosphat** (Abk. AMP; 5′-Adenylsäure, Muskeladenylsäure): entsteht im Körper aus Adenosintriphosphat (Abk. ATP) durch Abspaltung von Diphosphat (Abk. PP): ATP → AMP + PP; Anw.: (med.) wegen seiner stark gefäßerweiternden Wirk. als Kreislaufmittel*; **2. Adenosin-5′-diphosphat** (Abk. ADP; Adeno-

A

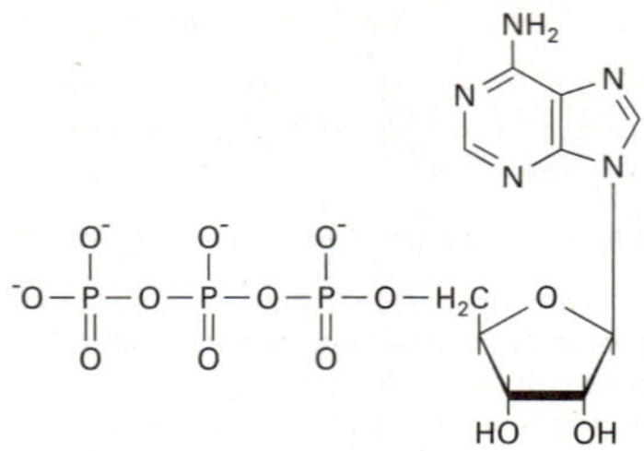
**Adenosinphosphate:** Adenosin-5′-triphosphat

sinpyrophosphorsäure): z. B. Phosphatgruppenakzeptor bei Phosphorylierungsreaktionen, wird dabei in ATP überführt; **3. Adenosin-5′-triphosphat** (Abk. ATP; Adenylpyrophosphorsäure; Strukturformel: s. Abb.): in allen lebenden Zellen als Energiespeicher u. -überträger von überragender Bedeutung; entsteht aus ADP u. Phosphat (Abk. P) unter Energieaufnahme: ADP + P → ATP. Bei der Spaltung wird Energie freigesetzt. Orthophosphatspaltung (mit Hilfe einer Adenosintriphosphatase*):
ATP → ADP + P, $\Delta G^\circ = 30.5$ kJ/mol;
Diphosphatspaltung:
ATP → AMP + PP, $\Delta G^\circ = 32.2$ kJ/mol
u.
PP → 2 P, $\Delta G^\circ = 33.5$ kJ/mol.
Unter Standardbedingungen werden pro Bindung ca. 30–35 kJ/mol frei. Die Energiemenge hängt von pH, Temp., Ionenstärke*, der Konz. an $Mg^{2+}$ sowie den Reaktanden ab u. beträgt unter physiol. Bedingungen ca. $\Delta G = 50$ kJ/mol. ATP wird für zahlreiche Stoffwechselprozesse (u. a. Fettsäurebiosynthese* u. Fettsäureabbau*, Harnstoff-, Nucleotid- u. Phospholipidsynthese) benötigt. **4. Cyclisches Adenosin-3′,5′-monophosphat** (Abk. cAMP): entsteht aus ATP mit Hilfe der Adenylylcyclase* u. wird durch eine spezif. Phosphodiesterase* abgebaut; hat bei Tieren, Mikroorganismen u. vermutl. auch bei höheren Pflanzen eine wichtige Funktion als second* messenger bei der Übertragung von Hormonwirkungen (z. B. von Catecholaminen*, Acetylcholin*, Prostaglandinen* u. vielen Proteohormonen wie u. a. Opioiden* u. Glucagon*) auf Zellfunktionen.

**Adenosinpyrophosphorsäure:** s. Adenosinphosphate.

**Adenosin-5′-triphosphat:** Abk. ATP; s. Adenosinphosphate.

**Adenosintriphosphatase:** Abk. ATPase; Enzym, das die Hydrolyse von ATP in ADP u. P (Phosphat; s. Adenosinphosphate) katalysiert, wobei chem. Energie freigesetzt wird; diese ATP-Spaltung ist im Allg. mit einem anderen Prozess verbunden, der endergonisch abläuft, z. B. mit der Kontraktion von Muskelfasern (elektromechan. Kopplung) od. mit dem Transport von Natrium- od. Kalium-Ionen durch Membranen gegen den Konzentrationsgradienten (s. Ionenpumpe; vgl. Transport, aktiver), der durch herzwirksame Glykoside* gehemmt werden kann.

**Adenosintriphosphat-Dinatrium:** Adenosini dinatrii triphosphas; Adenosin-5′-tetrahydrogentriphosphat-Dinatriumsalz; CAS-Nr. 51963-61-2; $C_{10}H_{14}N_5Na_2O_{13}P_3$; $M_r$ 551.1; leicht lösl. in Wasser, fast unlösl. in org. Lösungsmitteln; im Gegensatz zu Adenosin* nicht mehr im Handel befindl. Vasodilatator*; vgl. Adenosinphosphate.

**S-Adenosylmethionin:** Abk. *S*-Ado-Met, SAM; *S*-Adenosyl-L-methionin, Ademetionin, aktives Methionin; (*S*)-5′-(3-Amino-3-carboxylatopropyl)methylsulfonio-5′-desoxyadenosin; *S*-(5′-Desoxyadenosin-5′)-methionin; CAS-Nr. 29908-03-0; $C_{15}H_{22}N_6O_5S$, Strukturformel: s. Abb.; $M_r$ 398.4; bei Raumtemperatur instabil; wegen der Asymmetrie der Sulfoniumgruppe sind 4 stereoisomere Formen möglich. A. entsteht aus ATP u. Methionin* (*S*-Methylcystein; Strukturformel: s. Aminosäuren). **Wirk.:** Als reaktive Sulfoniumverbindung ist A. einer der wichtigsten Methylgruppendonatoren (Methylierungsmittel) im Zellstoffwechsel: Es überträgt $-CH_3$ auf nucleophile Partner (elektrophile Substitution), z. B. bei der Synthese von methylierten Zuckern u. bei der Bildung von Methylestern (s. Pektine). Antirheumatikum*; **Ind.:** Gelenkerkrankungen; **UAW:** Übelkeit, Magenübersäuerung; HWZ 1.2–1.7 h; Verw. findet aus Stabilitätsgründen Ademetionintosilatdisulfat.

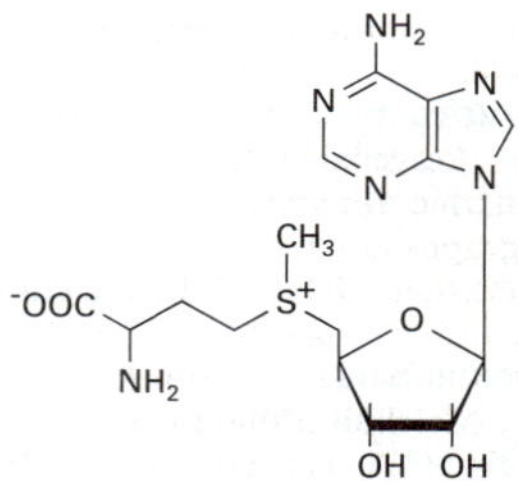
**S-Adenosylmethionin**

**Adenoviridae:** Fam. kub. DNA-Viren mit den Genera Mastadenovirus u. Aviadenovirus; **Bedeutung:** verursachen weltweit endem., epidem. u. sporad. akute Infektionen des Respirationstraktes.

**Adenylatcyclase:** s. Adenylylcyclase.

**Adenylpyrophosphorsäure:** s. Adenosinphosphate.

**Adenylsäure:** s. Adenosinphosphate.

**Adenylylcyclase:** Adenylatcyclase; zu den Lyasen gehörendes membranständiges Enzym*, das ATP in cAMP überführt (s. Adenosinphosphate); **Regulation:** Nach Einwirkung versch. Hormone u. Neurotransmitter* auf G-Protein-gekoppelte Rezeptoren* der Zellmembran kommt es in der G$\alpha$-Untereinheit des G-Protein-Rezeptorkomplexes zum Austausch von GDP gegen GTP u. zur anschließenden Dissoziation der $\alpha$-Untereinheit vom Rezeptorkomplex. Die $\alpha$-Untereinheit bindet an eine regulator. Bindungsstelle der A. u. aktiviert (G$\alpha_q$, G$\alpha_s$) bzw. inhibiert (G$\alpha_{i/o}$) diese, welche in Folge mehr bzw. weniger ATP in cAMP umwandelt, wodurch der intrazelluläre cAMP-Spiegel ansteigt (s. Abb.) bzw. sinkt. **Funktion:** Eine erhöhte intrazelluläre Konz. an cAMP führt zur Aktivierung der Proteinkinase* A (Abk. PKA) u. zur Phosphorylierung entspr. Substratproteine wie dem Transkriptionsfaktor* CREB (Abk. für engl. cAMP responsive element binding protein). cAMP-stimu-

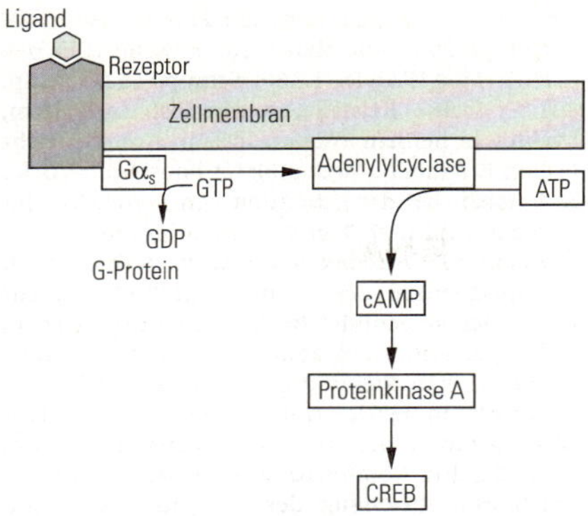


**Adenylylcyclase:** Signaltransduktion bei $G\alpha_s$-gekoppelten Rezeptoren

lierte Reaktionen sind z. B. Lipolyse*, Glykolyse* u. Relaxation der glatten Muskulatur.

**Adeps:** Fett.

**Adeps lanae:** s. Wollwachs.

**Adeps Marmotae:** s. Marmota marmota (Murmeltierfett).

**Adeps neutralis:** s. Hartfett.

**Adeps solidus:** s. Hartfett.

**Adeps suillus:** s. Schweineschmalz.

**Adermin:** s. Vitamin B (Vitamin $B_6$).

**ADEXA:** früher Bundesverband der Angestellten in Apotheken (Abk. BVA); Gewerkschaft der Apothekenangestellten; führt als Tarifpartner der Arbeitnehmer mit dem Tarifpartner der Arbeitgeber, dem Arbeitgeberverband* Deutscher Apotheker, die Verhandlungen zum Bundesrahmentarifvertrag; erteilt ihren Mitgliedern arbeitsrechtl. Auskünfte u. gewährt ggf. Rechtsvertretung bei arbeitsrechtl. Streitfällen; berufspolit. Vertretung der Apothekenangestellten, bietet Fortbildungen an.

**ADH:** **1.** Abk. für Alkohol**d**e**h**ydrogenase*. **2.** Abk. für **a**nti**d**iuretisches **H**ormon; s. Vasopressin.

**Adhärenz:** s. Compliance.

**Adhäsine:** Glykoproteine, die z. B. Oligosaccharid-Sequenzen auf der Oberfläche der Wirtszelle erkennen u. spezif. daran binden. Allg. werden Moleküle, die Zellen aufgrund von zuckervermittelten WW binden od. agglutinieren können, als Lektine* bezeichnet. A. repräsentieren exogene Lektine.

**Adhäsion:** Aneinanderhaften von 2 Körpern (Phasen) mit unterschiedl. chem. Zusammensetzung (ungleichartige Moleküle) aufgrund von Anziehungskräften (Adhäsionskräften); handelt es sich um 2 Körper (Phasen) mit gleicher chem. Zusammensetzung (Kontakt gleichartiger Moleküle), spricht man von **Kohäsion**. Die Adhäsions- bzw. Kohäsionskräfte halten sich bei Annäherung der Körper (Moleküle) auf 0.3–0.4 nm mit abstoßenden Kräften die Waage (s. Abb.). Abstoßung von Molekülen tritt dann auf, wenn sich ihre Elektronenwolken gegenseitig durchdringen. A. u. Kohäsion kommen durch intermolekulare Bindungskräfte* (u. a. Van-der-Waals-Kräfte) zustande. Die Kenntnis dieser Kräfte ist auch von bes. Bedeu-

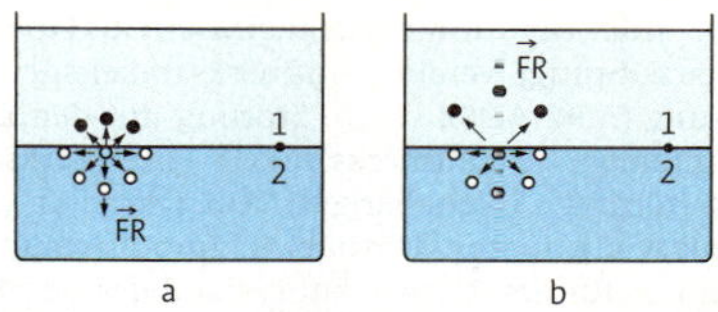


**Adhäsion:** a: Kohäsion überwiegt Adhäsion; b: Adhäsion überwiegt Kohäsion; $F_R$: resultierende Kraft auf die Moleküle der Phasen 1 u. 2

tung bei Grenzflächenerscheinungen (Oberflächenspannung*, Grenzflächenspannung* u. Adsorption*) an flüssigen u. festen Grenzflächen (s. Agglomeration; Adsorptionsmethode nach Brunauer, Emmet und Teller), bei der Benetzung von Flüss. an der Oberfläche von Festkörpern, der Ausflockung in Suspensionen, der Stabilisierung von Emulsionen, beim Kompaktieren von Pulvern in Kapseln sowie bei der Kompression von Granulaten zu Tabletten. A. von mikroskop. kleinen Partikeln in gasförmigem Medium an die Oberfläche eines Festkörpers hängt nicht nur von Van-der-Waals-Kräften im engeren Sinne zw. den Feststoffen ab; auch Kapillarkräfte von kondensierten Flüssigkeitsfilmen, die elektr. Doppelschicht u. Coulomb-Haftkräfte in der Kontaktzone können eine Rolle spielen. Adhäsions- u. Kohäsionskräfte wirken sich auf den Dampfdruck von Lösungen aus (reale Lösungen). Vgl. Kapillarität.

**ADH-Analoga:** Arzneimittel, die durch die Aktivierung von Vasopressin-Rezeptoren den Einbau von Wasserkanälen in Tubulus u. Sammelrohr der Niere bewirken u. die Wasserrückresorption aus dem Primärharn* fördern; **Wirkstoffe:** (therap.) z. B. Desmopressin*, Terlipressin*, Felypressin*; **Wirk.:** antidiuret., vasokonstriktor.; **Ind.:** **1.** als Antidiuretika* bei Diabetes* insipidus; **2.** als Vasokonstriktor bei Ösophagusvarizenblutungen; **3.** Felypressin* in fixer Kombination mit Prilocain* in der Dentalchirurgie. Vgl. Vasopressin.

**Adhatoda vasica Nees:** (molekulargenet.) Justicia adhatoda L.; Fam. Acanthaceae; Ostindien, Pakistan; Stpfl. von **Folia Adhatodae:** (engl.) *Malabar nut leaves*; Vasicablätter; **Inhaltsst.:** ca. 0.2 % äther. Öl, ca. 2 % Chinazolinalkaloide, z. B. Vasicin*, ca. 10 % Mineralstoffe; **Anw.:** (volkstüml.) bei Katarrhen der oberen Atemwege, als Auswurf förderndes Mittel; in der ayurvedischen Medizin z. B. bei Gonorrhö, Diarrhö, Schlangenbissen. **Hom.:** Adhatoda vasica (HAB), Justicia adhatoda: frische Blätter; verordnet z. B. bei Bronchitis.

**ADH-Methode:** Kurzbez. für Alkohol**d**e**h**ydrogenase-Methode; zur Bestimmung von Ethanol* (z. B. in Lebensmitteln od. im Blut) u. anderer primärer Alkohole mittels spezif. Enzymreaktionen; **1.** Ethanol + $NAD^+$ $\rightarrow$ Acetaldehyd + NADH + $H^+$ (Alkoholdehydrogenase*); **2.** Acetaldehyd + $NAD^+$ + $H_2O$ $\rightarrow$ Essigsäure + NADH + $H^+$ (Aldehyddehydrogenase*; Abk. Al-DH). Durch alkal. Milieu u. Abfangen von Acetaldehyd wird das Gleichgewicht der Reaktion 1 nach rechts verschoben. Bei Anwesenheit von Al-DH wird Acetaldehyd vollständig zu Essigsäure oxidiert; das dabei entstehende NADH (s. NAD) wird photometr. bestimmt.

**ADHS:** Abk. für **A**ufmerksamkeits**d**efizit-**H**yperaktivitäts**s**törung; veraltet Aufmerksamkeitsdefizitstörung (Abk. ADS); psych. Störung mit den Leitsymptomen Unaufmerksamkeit (Aufmerksamkeitsstörung, Ablenkbarkeit), Überaktivität (Hyperaktivität, motor. Unruhe) u. Impulsivität, die in einem für den Entwicklungsstand des Betroffenen abnormen Ausmaß situationsübergreifend auftritt, vor dem 6. Lebensjahr beginnt u. in mind. 2 Lebensbereichen od. Situationen (z. B. in der Schule, in der Familie, in der Untersuchungssituation) konstant auftritt; häufig auch kombiniert mit Störungen des Sozialverhaltens; 3–5 % der Schulkinder (v. a. Jungen) sind betroffen. Biol. u. konstitutionelle Faktoren sind für die Entstehung, psychosoziale Faktoren für die Aufrechterhaltung verantwortlich. **Ther.:** Aufklärung u. Beratung zu schulischer, berufl. u. familiärer Situation; Psychotherapie; Pharmakotherapie: altersunabhängig Psychostimulanzien*, z. B. Methylphenidat*, Amphetaminsalze (cave: bei komorbider Suchterkrankung eher Substanzen mit ausgeprägter noradrenerger Wirk.); alternativ bei Nonresponse ggf. Antidepressiva* mit dualem Wirkprinzip (z. B. Venlafaxin*, Bupropion*) od. Noradrenalin*-Wiederaufnahme-Hemmer (z. B. Atomoxetin*).

**Adhyperforin:** s. Hyperforin.

**Adiabate:** s. Isenthalpe.

**Adiantum aureum:** s. Polytrichum commune (Hom.).

**Adiantum capillus-veneris** L.: Venushaar, Frauenhaar, Frauenfarn; Fam. Pteridaceae; Südeuropa, Mittelmeergebiet; 10–40 cm hoher Farn mit zarten Blattwedeln; Stpfl. von **Herba Capilli veneris:** Folia Capilli, Folia Adianti; Venushaar; **Inhaltsst.:** Gerbstoffe, Bitterstoffe, Flavonoide, Triterpene, Hydroxyzimtsäureester, äther. Öl (Spuren); **Anw.:** (volkstüml.) z. B. bei Husten, Bronchitis. **Hom.:** Adiantum capillus veneris: frische Pflanze.

**Adicol:** Abk. für (engl.) ***ad****vanced* ***i****nsulin infusion with a* ***co****ntrol* ***l****oop;* Forschungsprojekt mit dem Ziel, eine Art künstl. Bauchspeicheldrüse zur Prototypreife zu bringen; Diabetikern sollen damit die tägl. Insulinrationen automatisch u. entspr. ihren Bedürfnissen verabreicht werden.

**Adiphenin** (INN): 2-Diethylaminoethyl-diphenylacetat; Diphenylessigsäure-$\beta$-diethylaminoethylester; CAS-Nr. 64-95-9; $C_{20}H_{25}NO_2$, Strukturformel: s. Abb.; $M_r$ 311.4; **Wirk.:** A. besitzt neben einer parasympatholyt. auch direkte myogene Wirk. auf die glatte Muskulatur sowie lokalanästhet. Wirk.; Spasmolytikum*, Sedativum*; **UAW:** gering atropinähnl.; vgl. Atropin (Toxikol.). **Adipheninhydrochlorid:** Adiphenini hydrochloridum DAC; CAS-Nr. 50-42-0; $C_{20}H_{26}ClNO_2$; $M_r$ 347.9; weißes, hygroskop. Pulver; sehr leicht lösl. in Wasser, leicht lösl. in Ethanol.

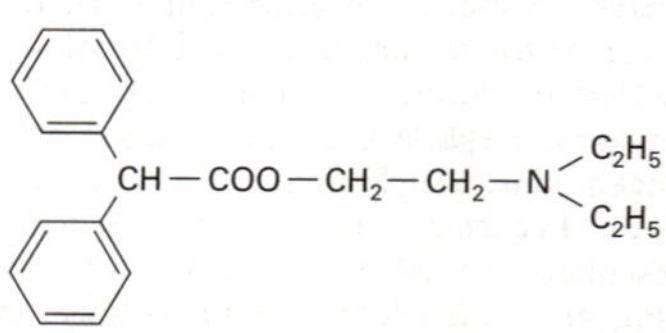


**Adiphenin**

**Adipinsäure:** Acidum adipicum Ph.Eur., Hexandisäure; Butan-1,4-dicarbonsäure, HOOC—$(CH_2)_4$—COOH; $M_r$ 146.1; D. 1.360; Schmp. 152 °C; Sdp. 331 °C; weiße Kristalle, wenig lösl. in kaltem, leichter in heißem Wasser, lösl. in Aceton, leicht lösl. in Ethanol u. Methanol; Carbonsäure*; **Vork.:** A. entsteht bei der Oxidation von Fetten (Adeps, Namensursprung); **Herst.:** Oxidation von Cyclohexanol* od. Cyclohexanon*; **Anw.: 1.** (med.) z. B. zur Ansäuerung des Harns; **2.** (techn.) v. a. zur Herst. der Polyamide* (z. B. Polyamid-6/6-Faden, Nylon*; s. Filum polyamidicum-6/6 sterile); auch als Ersatz von Weinsäure* in der Backpulver- u. Limonadenindustrie; A.-Ester dienen als Gelatinierungsmittel u. a. in der Gerberei; **Dos.:** p. o. 3×0.25 g/d in Kombination mit je 0.2 g Ammoniumchlorid; Erhöhung der Dos. auf 3×0.75 g/d möglich (DAB Komm.).

**Adipinsäuredinitril:** $C_6H_8N_2$; $M_r$ 108.14; D. 0.95; Schmp. 2 °C; Sdp. 295 °C; farbloses Öl, wenig lösl. in Wasser, lösl. in Ethanol; **Anw.:** Herst. von Hexamethylendiamin*.

**Adipiodon** (INN): Bilignostum, Iodipamid, Adipinsäure-bis[2,4,6-triiod-3-carboxyanilid]; *N,N'*-Adipoyl-bis(3-amino-2,4,6-triiodbenzoesäure); CAS-Nr. 606-17-7; $C_{20}H_{14}I_6N_2O_6$, Strukturformel: s. Abb.; $M_r$ 1139.81; Schmp. 306–308 °C (unter Zers.); $n_D^{21.5\,°C}$ 1.3294 (c = 0.445 in Methanol); Löslichkeit bei 20 °C: 0.8 % in Methanol, 0.3 % in Ethanol, 0.2 % in Aceton, 0.1 % in Ether; fast unlösl. in Wasser, Benzol; früher angewendet als Röntgenkontrastmittel* in Form von Salzen wie Adipiodonmeglumin [Di-(*N*-methylglucamin)-Salz], Adipiodonmeglumin [Di-(*N*-ethylglucamin)-Salz].

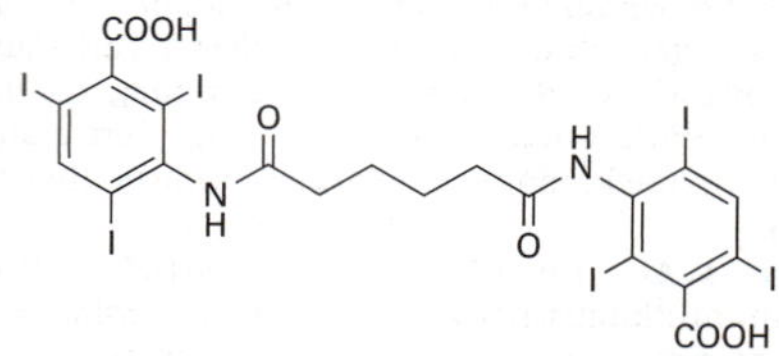


**Adipiodon**

**Adipokine:** ausschließl. im Fettgewebe synthetisierte Hormone* mit zentraler od. peripherer, parakriner od. endokriner Wirk. auf den Stoffwechsel; sowohl vermehrte als auch verminderte Expression bei Vermehrung des Fettgewebes mögl. (s. Leptin; Adiponektin); anscheinend auch unterschiedl. Expression im viszeralen u. subkutanen Fett (s. Visfatin).

**Adiponektin:** zu den Adipokinen* gehörendes Peptidhormon, das ausschließl. von Fettzellen gebildet wird; A.-Konz. im Blut erniedrigt bei Übergewicht u. Insulinresistenz; **Wirk.:** antidiabetisch, antiatherogenisch u. antiinflammatorisch; führt zu erhöhter Oxidation der Fettsäuren* u. zu erhöhter Insulinsensitivität.

**Adipositas:** Obesitas; Fettsucht; über das Normalmaß hinausgehende Vermehrung des Körperfetts mit Body*-mass-Index ≥30 kg/m² (nach WHO bei Erwachsenen) bzw. >97. alters- u. geschlechtsspezif. Perzentil (bei Kindern u. Jugendlichen); Risikofaktor u. a. für metabol. (z. B. Diabetes* mellitus, Hyperlipoproteinämie*) u. kardiovaskuläre Komplikationen (z. B. Arteriosklerose*, Hypertonie*, koronare Herzkrankheit*, Schlaganfall*), insbes. bei abdominaler A. (Taillenumfang ≥88 cm bei Frauen bzw. ≥102 cm bei Männern); **Ther.:** Ernährungstherapie (Reduktion der Kalorienzufuhr), Erhöhung körperl. Aktivität, Verhaltenstherapie, Teilnahme an integrativen Gewichtsreduktionsprogrammen; ggf. sekundäre Maßnahmen: Antiadiposita*, Adipositaschirurgie. Vgl. Essstörungen.

**Adiuretin:** s. Vasopressin.

**ADI-Wert:** Kurzbez. für **A**cceptable **D**aily **I**ntake-Wert; tägl. zulässige Dosis eines Stoffes in mg/kg KG (duldbare tägl. Aufnahmemenge, Abk. DTA); definiert eine tägl. Aufnahmemenge während der gesamten Lebenszeit, die nach dem verfügbaren Wissensstand kein erkennbares Gesundheitsrisiko darstellt; wichtig für die Bewertung der Toxizität von Pflanzenschutzmitteln; s. Schädlingsbekämpfungsmittel. Verantwortlich für die Festsetzung eines ADI-Wertes sind internationale Expertengremien. Vgl. ARfD-Wert.

**Adjuvans** (lat. adiuvare unterstützen, helfen): **1.** Immunadjuvans; Substanz, die bei gemeinsamer Applikation mit einem Antigen (z. B. Injektion mit einer Vakzine*) die Antwort des Immunsystems unspezif. verstärkt (z. B. erhöhte Bildung von Antikörpern) bzw. die Art der Immunantwort verändert (z. B. Aufhebung einer Immuntoleranz); angewendet werden v. a. Aluminiumverbindungen, Mineralöle, inaktivierte Mykobakterien (z. B. Freund-A.), ISCOMs (Abk. für engl. immune stimulatory complexes) u. Liposomen; vgl. Immunstimulanzien. **2.** unterstützender Bestandteil einer Arznei; vgl. Hilfsstoffe.

**ADKA:** Abk. für **A**rbeitsgemeinschaft* **D**eutscher **K**rankenhaus**a**potheker.

**ad l.:** Abk. für (lat.) **ad*** **l**ibitum.

**ad libitum** (lat.): Abk. ad l.; nach Belieben.

**Adlumia cirrhosa:** s. Adlumia fungosa.

**Adlumia fungosa** (Ait.) Greene ex B.S.P.: Fumaria fungosa Ait., A. cirrhosa Raf. ex DC.; Erdrauch; Fam. Papaveraceae; atlant. Nordamerika; **Inhaltsst.:** Alkaloide (D-Adlumin). **Hom.:** Adlumia fungosa (HAB), Adlumia: frisches, blühendes Kraut; verordnet z. B. bei Leberleiden, erhöhtem Harnsäurespiegel.

**ad manus medici** (lat.): Abk. ad m. m.; zu Händen des Arztes.

**ADME:** Abk. für **A**bsorption, **D**istribution, **M**etabolismus u. **E**limination; s. LADME.

**ad m. m.:** Abk. für (lat.) **ad*** **m**anus **m**edici.

**adnatus** (lat. angewachsen): (bot.) aus ungleichen Teilen zusammengewachsen, z. B. Staubblätter mit Blütenblättern (s. Blüte); vgl. connatus.

**Adonidis herba:** s. Adonis vernalis.

**Adonidis pulvis normatus:** s. Adonis vernalis.

**Adonis aestivalis** L.: Feuerröschen, Blutauge; Fam. Ranunculaceae; Süd- u. Mitteleuropa; Stpfl. von **Herba Adonidis aestivalis:** Feuerröschenkraut; **Inhaltsst.:** ähnl., aber viel weniger wirksame Glykoside als in A. vernalis; **Anw.:** (volkstüml.) Herzmittel u. Diuretikum.

**Adoniskraut:** s. Adonis vernalis (Adonidis herba).

**Adonisröschen:** s. Adonis vernalis.

**Adonis vernalis** L.: Frühlingsadoniskraut, Frühlingsteufelsauge, Frühlingsadonisröschen, Adonisröschen, Teufelsauge; Fam. Ranunculaceae; Südost- u. Mitteleuropa; Stpfl. von **Adonidis herba:** Herba Adonidis vernalis; Adoniskraut; **Off.:** DAB, ÖAB; Monographie: Kommission E; **Inhaltsst.:** die Cardenolide Adonidosid, Adonivernosid, Cymarin u. das Hauptglykosid Adonitoxin* (digitalisähnl. wirkende Glykoside, zus. ca. 0.2–0.8 %, vgl. Glykoside, herzwirksame); Flavone (z. B. Adonivernith), Ribitol* (Adonitol); **Wirk.:** wie Digitalis folium; A. v. wirkt schneller, aber weniger nachhaltig, Kumulation tritt nicht ein; **Anw.:** (med.) bei leicht eingeschränkter Herzleistung, bes. bei nervöser Begleitsymptomatik; die Reindroge wird heute nicht mehr verwendet, Best. von Kombinationspräparaten; **Dos.:** GED 0.2–0.5 g; EMD 1.0 g, TMD 3.0 g; **Adonidis pulvis normatus:** Pulvis Adonidis normatus; eingestelltes Adonispulver; DAB, Wirkwert entspricht einem Gehalt von 0.2 % Cymarin. **Hom.:** Adonis vernalis (HAB), Adonis vernalis ferm. 33d (HAB): frische, blühende, ganze Pflanze; verordnet z. B. bei psychosomat. Herz- u. Kreislaufstörungen.

**Adonitol:** s. Ribitol.

**Adonitoxin:** $C_{29}H_{42}O_{10}$; $M_r$ 550.63; Schmp. ab ca. 250 °C unter Zers.; herzwirksames Glykosid aus Adonis* vernalis; das Aglykon Adonitoxigenin ist dem k-Strophanthin ähnl.; Strukturformel: s. Glykoside, herzwirksame (Tab. 2 dort).

**ADP:** Abk. für **A**denosin**d**i**p**hosphat; s. Adenosinphosphate.

**Adraxon:** s. Adrenochrom.

**Adrenalin:** **1.** (physiol.) Catecholamin*; Hormon* des Nebennierenmarks*; **Vork.:** **a)** im Nebennierenmark mit Noradrenalin* im Verhältnis 4:1; Ausschüttung z. B. bei emotionaler Erregung (Stress), Muskeltätigkeit, Sauerstoffmangel od. im Prämenstrum; **b)** im ZNS als Neurotransmitter adrenerger Neuronen; **Biosynthese u. Abbau:** s. Catecholamine; **Wirk.:** Vermittlung über adrenerge Rezeptoren mit Affinität insbes. zu Beta-Rezeptoren (v. a. Beta-2-Rezeptoren); **a)** (kardiovaskulär) Erhöhung von Herzfrequenz, Herzminutenvolumen u. systol. Blutdruck; diastol. Blutdruck initial erniedrigt (beta-2-adrenerge Vasodilatation), in höherer (unphysiol.) Konz. diastol. u. mittlerer Blutdruck erhöht (alphaadrenerge Vasokonstriktion); vgl. Adrenalinumkehr; **b)** (metabol.) rasche Bereitstellung von Energie: Grundumsatzsteigerung durch Förderung des $O_2$-Verbrauchs; Hyperglykämie durch Mobilisierung von Glykogen (hepat. Glykogenolyse*); Steigerung der Lipolyse*; **c)** Erschlaffung der Bronchialmuskulatur u. Erweiterung der Bronchien, Verminderung der Darmperistaltik, Pupillenerweiterung, Erektion der Haarmuskeln u. a.; **d)** (psych.) Auslösung von zentraler Unruhe u. Angstgefühl; **2.** Epinephrin (INN), Levorenin, Suprarenin; (pharmak.) L-1-(3′,4′-Dihydroxy-phenyl)-2-methylaminoethan-1-ol; CAS-Nr. 51-43-4; $C_9H_{13}NO_3$, Strukturformel: s. Abb.; $M_r$ 183.2; Schmp. ca. 212 °C; $[\alpha]_D^{20\,°C}$ −50 bis −53° (c = 5 in Salzsäure 0.1 mol/L); weißes bis schwach bräunl. weißes, krist. Pulver von bitterem Geschmack, ohne Geruch; sehr schwer lösl. in Wasser, fast unlösl. in Ethanol, Ether, Chloroform

A

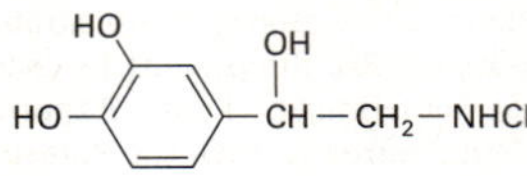


**Adrenalin**

u. Aceton, lösl. in verd. Säuren u. Alkalilaugen; wird leicht zu rotem Adrenochrom* oxidiert (Stabilisierung z. B. mit Ascorbinsäure); Sympathomimetikum*; **Off.**: DAC; **Ind.**: **a**) akute Anfälle von Asthma* bronchiale (s. c. od. Inhalation); **b**) anaphylaktischer Schock* u. akuter Herz-Kreislauf-Stillstand (wenn nötig intrakardial); **c**) Zusatz zu Lokalanästhetika*, um deren Resorption u. damit Toxizität herabzusetzen u. deren Wirk. zu verlängern; **d**) Blutstillung an Haut u. Schleimhaut; **Kontraind.**: Hyperthyreose, Arteriosklerose, Koronarinsuffizienz, Herzmuskelschäden, schwere Hypertonie, Narkosen mit Inhalationsnarkotika wie Cyclopropan*, Lokalanästhesie der Akren (Finger, Hände, Füße, Nase, Kinn, Zunge); **WW**: Inhalationsnarkotika wie Cyclopropan, MAO-Hemmer, Sympathomimetika, Sympatholytika, tricycl. Antidepressiva, Schilddrüsenhormone, orale Antidiabetika, Theophyllin, Coffein, Levodopa; **UAW**: Angstgefühl, Schlaflosigkeit, Herzklopfen, Herzarrhythmien, Gefahr der Hirnblutung durch abrupten Blutdruckanstieg; HWZ 1–3 min; **Gesch.**: 1901 von Jokichi Takamine (1854–1922) isoliert, 1904 Adrenalinhydrogentartrat* synthet. dargestellt von Friedrich Stolz (1860–1936). Gebräuchl. ist auch Adrenalinhydrochlorid (Suprareninum hydrochloricum).

**Adrenalinbitartratlösung:** s. Adrenalinhydrogentartratlösung.

**Adrenalinhydrogentartrat:** Adrenalini tartras Ph.Eur., Adrenalinum bitartaricum, Suprareninum bitartaricum, Adrenalintartrat, Epinephrinhydrogentartrat; CAS-Nr. 51-42-3; $C_{13}H_{19}NO_9$; $M_r$ 333.3; Schmp. ca. 150 °C (unter Zers.); weißes od. schwach grauweißes, geruchloses, krist. Pulver; lösl. in 3 T. Wasser, schwer lösl. in Ethanol, fast unlösl. in Ether u. Chloroform; **Ind.**: s. Adrenalin; **Dos.**: bei Asthma bronchiale s. c. od. als Inhalation; i. v. bei anaphylakt. Schock, p. o. wegen der schnellen Metabolisierung in der Leber nicht sinnvoll.

**Adrenalinhydrogentartratlösung:** Solutio Adrenalini bitartarici; Adrenalinbitartratlösung; Zusammensetzung: ÖAB, 0.18 g Adrenalinhydrogentartrat, 0.1 g Natriumdisulfit, 0.8 g Natriumchlorid, Wasser zur Injektion ad 100 mL; Gehalt an Adrenalin* 0.09–0.11 % (m/V); **Dos.**: s. c. 0.2–0.5 mL; EMD 1 mL, TMD 3 mL; bei Zusatz zu lokalanästhesierenden Injektionslösungen 0.1–0.5 %.

**Adrenalin-Injektionslösung 1 mg/mL:** Adrenalini solutio iniectabilis 1 mg/mL, Epinephrin-Injektionslösung 1 mg/mL; Zusammensetzung: Ph.Helv., 0.182 g Adrenalinhydrogentartrat, 0.1 g Natriumdisulfit, 0.8 g Natriumchlorid, Aqua* ad iniectabilia ad 100.0 mL; durch Licht u. Luft kommt es zu einer Rotfärbung der Lsg., später entsteht ein schwarzer Niederschlag. Vgl. Adrenalin.

**Adrenalini solutio iniectabilis 1 mg/mL:** s. Adrenalin-Injektionslösung 1 mg/mL.

**Adrenalini tartras:** s. Adrenalinhydrogentartrat.

**Adrenalin-Lösung:** Solutio Adrenalini; 1 : 1000 Adrenalin-Lösung nach DAB; klare, farblose bis nahezu farblose Lsg., die sich am Licht u. an der Luft allmählich verfärbt; **Darst.**: 0.1000 g Adrenalin* wird in 5.50 mL Salzsäure 0.1 mol/L gelöst. Die Lsg. wird auf 100.0 mL verdünnt. Der Zusatz von Stabilisatoren sowie von Stoffen zur Herst. blutisoton. Lösungen ist gestattet. Gehalt: 0.090–0.110 g; **Dos.**: EMD 1.0 g; i. v. und i. m. 0.15 mL.

**Adrenalintartrat:** s. Adrenalinhydrogentartrat.

**Adrenalinumkehr:** Bez. für die nach Blockade der Alpha*-Rezeptoren durch nichtselektive Alpha*-Rezeptoren-Blocker blutdrucksenkende („umgekehrte“) Wirkung von Adrenalin* inf. der erhalten gebliebenen betasympathomimetischen vasodilatatorischen Wirkung.

**Adrenalon** (INN): 3′,4′-Dihydroxy-2-methylaminoacetophenon, 4-Methylaminoacetyl-brenzkatechin; (3,4-Dihydroxyphenyl)-methylaminoethylketon; CAS-Nr. 99-45-6; $C_9H_{11}NO_3$, Strukturformel: s. Abb.; $M_r$ 181.19; Schmp. 235–236 °C (unter Zers.); wenig lösl. in Wasser, Ethanol, Ether; Adrenalinderivat mit sympathomimet. Wirkung; **Anw.**: topisch als Hämostatikum* bei Blutung im Nasenraum. Gebräuchl. ist auch Adrenalonhydrochlorid.

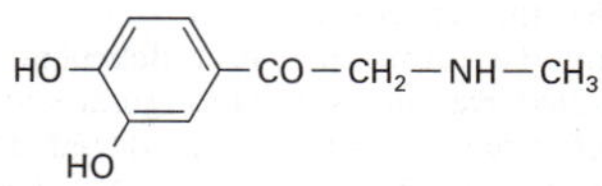


**Adrenalon**

**adrenerg:** die Wirkung des Adrenalins* u. des Noradrenalins* betreffend; vgl. Sympathomimetika; Rezeptoren, adrenerge; cholinerg.

**Adrenergika:** s. Sympathomimetika.

**Adrenochrom:** Adraxon; 3-Hydroxy-1-methylindolin-5,6-dion; CAS-Nr. 54-06-8; $C_9H_9NO_3$; $M_r$ 179.17; rotes, instabiles Oxidationsprodukt von Adrenalin* (s. Abb.), das Halluzinationen u. schizophrenieähnl. Zustände auslösen kann; an der Bildung von Melaninen* beteiligt; Teilstruktur

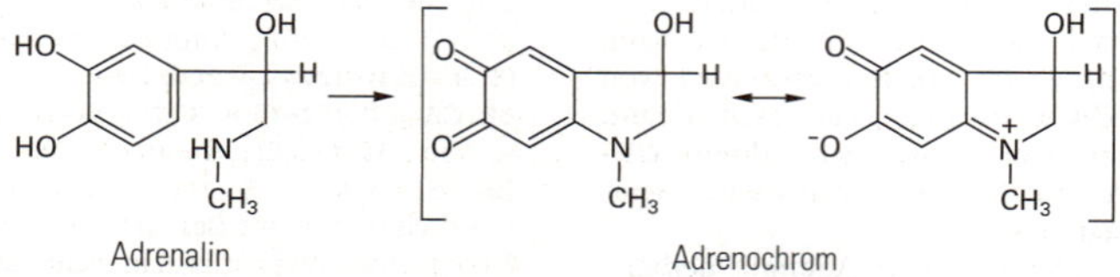


**Adrenochrom:** Bildung aus Adrenalin

von Rubreserin (s. Rubreserin-Reaktion, Abb. dort); sein Semicarbazon ist Carbazochrom*.

**Adrenochrom-monosemicarbazon:** s. Carbazochrom.

**Adrenocorticotropin:** s. Corticotropin.

**Adrenolytika:** s. Sympatholytika.

**Adrenozeptor-Agonisten:** s. Sympathomimetika (direkt wirkende).

**Adrenozeptor-Antagonisten:** s. Sympatholytika.

**Adriamycin:** s. Doxorubicin.

**ADS:** Abk. für Aufmerksamkeits**d**efizit**s**törung; s. ADHS.

**Adsorbat:** besteht aus Adsorbens* u. Adsorbendum*; z. B. Adsorbatimpfstoff, bei dem die Erreger od. Toxoide an ein geeignetes Adsorbens (z. B. Aluminiumsalze) gebunden sind.

**Adsorbendum:** Adsorptiv; Stoff, der bei der Adsorption* gebunden wird u. sich dabei an der Grenzfläche* zweier Phasen anlagert.

**Adsorbens:** Adsorptionsmittel, Sorptionsmittel, Substrat; Substanz, an deren Oberfläche sich Festkörper, Flüss., Gase, Atome od. Moleküle bei der Adsorption anlagern; **Beispiel:** Aktivkohle, Kieselgur, Kieselgel, Aluminiumverbindungen, Talk.

**Adsorption:** von selbst ablaufende, reversible Konzentrationsänderung zw. 2 benachbarten Phasen; Art der Sorption*; Ort der Anlagerung kann sowohl die Grenzfläche zw. einem festen Stoff u. einer Flüssigkeit od. einem Gas, die Trennfläche zw. 2 Flüssigkeiten od. die Grenzfläche zw. einer Flüssigkeit u. einem Gas sein. A. ist von der Konzentration des Adsorbendums*, der Oberfläche des Adsorbens* sowie von der Temp. abhängig. Vgl. Physisorption; Chemisorption. **Positive Adsorption:** Anreicherung an der Grenzfläche. **Negative Adsorption:** Verdrängung; Substanzen haben versch. Affinität zu einem Adsorbens, deshalb kann ein Stoff einen anderen mit geringerer Affinität verdrängen (Adsorptionsverdrängung). **Biochemische Adsorption:** Aktivierung von Enzymen durch oberflächenaktive Stoffe, welche Enzym u. Substrat binden u. dadurch näher aneinanderbringen (vgl. Absorption).

**Adsorptionschromatographie:** Form der Chromatographie*, die auf dem Prinzip der unterschiedl. starken Adsorption der zu analysierenden Substanzen an der stationären Phase beruht; die in der Säule zurückgehaltenen Substanzen werden mit einem geeigneten Lösungsmittel eluiert (s. Reihe, eluotrope) u. untersucht. **Formen: 1. Normalphasenchromatographie:** polare stationäre Phase (Füllmaterial v. a. Silicagel*, aber auch Aluminiumoxid*, Magnesiumoxid*, Natriumcarbonat*, Glykoside*, Talk*, Fullererde*), unpolare mobile Phase; **2. Umkehrphasenchromatographie** (engl. reversed-phase chromatography, Abk. RP): unpolare stationäre Phase, Füllmaterial v. a. ein mit einer C18-Kette hydrophob gemachtes Silicagel (engl. reversed phase 18, Abk. RP 18; syn. octadecyl silica, Abk. ODS); polare wässrige mobile Phase, meist als Gemisch mit Methanol* od. Acetonitril*; **3. HILIC** (Abk. für engl. hydrophilic interaction liquid chromatography): neutrale od. geladene polare stationäre Phase, Acetonitril-reiche wässrige mobile Phase; Anw. für spezielle Trennprobleme (z. B. Trennung von RNA-Best.).

**Adsorptionsisotherme:** Darstellung der adsorbierten Menge eines Gases, Dampfes od. gelösten Stoffes an ein festes Material in Abhängigkeit von Druck od. Konz. bei konstanter Temp.; vgl. Sorptionsisotherme; BET-Gleichung.

**Adsorptionskohle:** s. Carbo activatus.

**Adsorptionskraft von Pudern:** wird durch Schütteln der Pudergrundlage mit einer Methylenblaulösung ermittelt; innerhalb einer bestimmten Zeit muss die Methylenblaulösung entfärbt sein.

**Adsorptionsmethode nach Brunauer, Emmet und Teller:** Brunauer-Emmet-Teller-Methode, BET-Methode; experimentelle Bestimmung der spezifischen Oberfläche* von Pulvern; **Durchführung:** Eine Probe wird im Gefäß evakuiert u. ausgeheizt (Entfernen der adsorbierten Gasmoleküle). Nach Einleiten von Stickstoff od. eines Edelgases bei tiefer Temp. adsorbiert das Pulver bei entspr. Druck mit einer monomolekularen Gasschicht u. wird dadurch schwerer (gravimetr. BET-Bestimmung) od. der Druck im Gefäß ist geringer als in einem Vergleichsgefäß mit einem gleichvolumigen Testkörper mit kleiner Oberfläche (volumetr. BET-Bestimmung, Ph.Eur.). Die spezif. Oberfläche ergibt sich aus der BET*-Gleichung. Bei einer wesentl. einfacheren Methode zur Bestimmung der spezif. Oberfläche werden Probe- u. Vergleichsgefäß mit Stickstoff gespült, bei Atmosphärendruck verschlossen u. auf die Temp. von flüssigem Stickstoff abgekühlt. Der sich dabei einstellende Differenzdruck ist proportional der adsorbierten Stickstoffmenge. Die **Methode 1 der Ph.Eur.** arbeitet nach dem Trägergasverfahren im dynam. Gasstromgemisch. Stickstoff od. Krypton, mit Helium in bekannter Zusammensetzung verdünnt, durchströmt vor u. nach der Passage der Probe eine Wärmeleitfähigkeitszelle. Durch Adsorption von Stickstoff od. Krypton an die Probe ergibt sich eine unterschiedl. Wärmeleitfähigkeit. Helium im Gemisch lagert unter den gewählten Bedingungen nicht an. Druck- u. Adsorbatmengenmessung sind indirekt. Bei der **Methode 2 der Ph.Eur.** (volumetr. Bestimmung) wird Stickstoff zum Adsorbieren verwendet. Im Vergleich zu einem Referenzgefäß wird das adsorbierte Stickstoffvolumen im Probengefäß in Abhängigkeit vom relativen Gasdruck gemessen u. daraus die spezif. Oberfläche berechnet. Auch hier sind Ein- u. Mehrpunktmessungen möglich.

**Adsorptionsmittel:** s. Adsorbens.

**Adsorptionsvermögen:** Gleichgewichtsmenge des Adsorbendums* pro Gramm des Adsorbens*; mit steigender Temp. sinkt das A. aufgrund der stärkeren therm. Bewegung der Moleküle ab.

**Adsorptionswärme:** die bei der Adsorption* frei werdende Energie; nicht proportional zur Menge des adsorbierten Stoffes.

**Adsorptiv:** s. Adsorbendum.

**Adstringens Ratanhia-Myrrhe:** Ratanhia-Myrrhe-Adstringens NRF; Zusammensetzung: Ratanhiatinktur (s. Tinctura Ratanhiae), Myrrhentinktur (s. Tinctura Myrrhae) aa; **Anw.:** s. Adstringens Tormentill-Myrrhe.

**Adstringens Tormentill-Myrrhe:** Tormentill-Myrrhe-Adstringens NRF; Zusammensetzung: Tormentilltinktur (s. Tinctura Tormentillae), Myr-

A

rhentinktur (s. Tinctura Myrrhae) aa; **Anw.:** leichte Entzündungen der Mund- u. Rachenschleimhaut; unverdünnt zum Einpinseln od. verd. zum Gurgeln.

**Adstringenzien:** zusammenziehende Substanzen; **Wirk.:** beruht auf Koagulation* der Eiweißstoffe der Zellen u. oberflächl. Gerbung z. B. der Darmschleimhaut; **Wirkstoffe:** z. B. **1.** zur Blutstillung: Alaun (s. Kaliumalaun); **2.** gegen Diarrhö*: Tannine*, Heidelbeeren (Vaccinium* myrtillus); **3.** zur Entzündungshemmung: essigsaure Tonerde (s. Aluminiumacetat), Phenol* (Best. von Badezusätzen u. Cremes); **4.** bei Hämorrhoiden*: Zinkoxid*, Aluminiumsalze, Bismutsalze, Gerbstoffdrogenextrakte aus Hamamelis* virginiana u. Quercus-Arten.

**ad usum proprium** (lat.): zu eigenem Gebrauch (des Arztes).

**Adventivknospen:** (bot.) Knospen, die nicht in den Blattachseln, sondern an ungewöhnl. Stellen, z. B. an Blättern, Wurzeln, Sprossteilen entstehen, auch an abgeschnittenen Stammteilen, Blättern od. Wurzelstücken.

**Adventivpflanzen:** (bot.) nicht heim. Pflanzen, die sich durch Verschleppung (zuerst v. a. in Hafenorten, an Eisenbahndämmen usw.) ansiedeln.

**Adventivwurzeln:** s. Wurzelsystem, homorrhizes.

**adverse drug event:** s. Arzneimittelereignis, unerwünschtes.

**adverse drug reaction:** s. UAW.

**Adynamie:** Schwäche, Kraftlosigkeit; vgl. Addison-Krankheit.

**A.E.:** Abk. für **A**ntitoxin**e**inheit*.

**Aecidiospore:** paarkernige, rostfarbene Spore des Rostpilzes.

**Aecidium:** becherförmiges Lager von Aecidiosporenketten an der Unterseite eines mit Rostpilz infizierten Blattes; vgl. Aecidiospore.

**Aedes:** Stechmückengattung; Überträger versch. Tropenkrankheiten, z. B. Gelbfieber* u. Dengue*-Fieber.

**Aedes aegypti:** Tigermücke; aus Afrika stammende Stechmücke mit gestreiften Beinen; alle trop. u. subtropischen Regionen; überträgt das Dengue*-Virus sowie Gelbfieber*-Virus auf den Menschen.

**A.E.E.:** Abk. für **A**po**e**rythein-**E**inheit; s. Intrinsic-Faktor.

**Aegle marmelos (L.) Correa:** Modjobaum; Fam. Rutaceae; heim. im Himalaja, kultiviert in Ostindien, Sundainseln; Stpfl. von **Fructus Belae indicae:** Belafrüchte, Marmelosfrüchte; **Inhaltsst.:** Imperatorin* (Marmelosin), Dictamnin (s. Dictamnus albus), Zucker, ca. 20 % Gerbstoff in der Schale, 9 % im Fruchtfleisch; **Anw.:** (volkstüml.) z. B. als Adstringens bei Diarrhö; frisch: wohlschmeckendes Obst.

**Aegopodium podagraria L.:** Geißfuß, Giersch; Fam. Apiaceae (Umbelliferae); fast ganz Europa, Kleinasien, Kaukasus, Sibirien; Stpfl. von **Herba Aegopodii podagrariae:** Herba Podagrariae; Geißfußkraut; **Inhaltsst.:** äther. Öl, Flavonoide, Phenolcarbonsäuren; **Anw.:** (volkstüml.) bei Gicht, Rheuma. **Hom.:** Aegopodium podagraria: frische, blühende Pflanze.

**Ähre:** s. Blütenstand.

**Äpfelsäure:** Acidum malicum, Apfelsäure; veraltet Oxybernsteinsäure; (*S*)-2-Hydroxybernsteinsäure; $C_4H_6O_5$, HOOC—$CH_2$—CH(OH)—COOH; $M_r$ 134.1; **L-(–)-Äpfelsäure:** CAS-Nr. 97-67-6; Schmp. 101–103 °C; weiße, zerfließl. Kristallnadeln von saurem, angenehmem Geschmack; leicht lösl. in Wasser u. Ethanol, lösl. in Ether; ***rac*-Äpfelsäure:** DL-2-Hydroxybernsteinsäure; CAS-Nr. 6915-15-7; Schmp. 131–133 °C; polymorph; die Salze der Ä. heißen Malate; **Vork.:** L-(–)-Ä. in Äpfeln, Berberitzen, Quitten, Stachelbeeren, als Zwischenprodukt im Tricarbonsäurezyklus* u. bei der Gluconeogenese*; **Off.:** DAB; **Anw.:** (med.) **1.** zus. mit Aminosäuren in Infusionslösungen; **2.** früher in Form ihrer Eisensalze (Extr. Ferri pomati u. Tct. Ferri pomati, nicht mehr gebräuchl.).

**äquatorial:** s. Konformation.

**Äquatorialteilung:** s. Mitose.

**äquifazial:** gleichseitig; vgl. Blatt.

**äquimolar:** s. äquimolekular.

**äquimolekular:** äquimolar; in gleichen Mengen; z. B. enthalten äquimolekulare Lsg. die gleiche Anzahl Moleküle eines gelösten Stoffes in gleichen Volumina.

**Äquivalent:** Äquivalentteilchen; gedachter Bruchteil 1/z eines Teilchens X, wobei X ein Atom*, Molekül*, Ion* od. eine Atomgruppe sein kann u. z eine ganze Zahl ist, die sich aus der Ionenladung od. aufgrund einer definierten Reaktion ergibt; **Beispiel:** $1/2\,Ca^{2+}$, $1/2\,H_2SO_4$, $1/6\,K_2Cr_2O_7$.

**Äquivalentdosis:** s. Dosimetrie.

**Äquivalentdurchmesser:** Partikeldurchmesser, der sich auf Durchmesser von Kreisen od. Kugeln mit gleicher messbarer physik. Eigenschaft wie das real geformte Teilchen bezieht; dabei handelt es sich z. B. um die Äquivalenz des Verhaltens der Primärpartikel bzgl. ihrer Sieb- od. ihrer Sedimentationseigenschaften, in Abhängigkeit vom jeweiligen method. Vorgehen. So wird z. B. aus der gemessenen Teilchenprojektionsfläche der Ä. des projektionsflächengleichen Kreises bestimmt. Bei der Bestimmung der Teilchenmasse od. des Teilchenvolumens wird dagegen der Ä. der volumengleichen Kugel berechnet. Weitere Möglichkeiten: Ä. der Kugel gleicher Oberfläche, Ä. der Kugel mit gleicher Sinkgeschwindigkeit.

**Äquivalentgewicht:** veraltete Bez. für das Verbindungsgewicht chemischer Elemente*, Radikale* u. Moleküle*, bezogen auf (einwertigen) Wasserstoff; das Grammäquivalent war die dem Äquivalentgewicht nummerisch entsprechende Grammmenge (1 Val*). 1 Val in 1 L gelöst ergab eine 1 n Lösung (Normallösung). Der Begriff Äquivalentgewicht wird sinngemäß ersetzt durch die molare Masse* von Äquivalenten* $M$(eq), SI-Einheit kg/mol, gebräuchl. Einheit g/mol. Beispiele: $M(1/2\,H_2SO_4)$; Redox-Ä.: $M(1/5\,KMnO_4)$.

**Äquivalentkonzentration:** Stoffmengenkonzentration von Äquivalenten*; $c$(eq), Einheit: mol/L; **Beispiel:** $c(1/2\,H_2SO_4)$, $c(1/5\,MnO_4^-)$, $c(1/3\,PO_4^{3-})$; **Hinweis:** Die Ä. wird anstelle der früher übl. Angabe Normalität* verwendet.

**Äquivalentleitfähigkeit:** Symbol $\lambda$, $\lambda$(aq); bei mehrwertigen Elektrolyten wird die Leitfähigkeit zur besseren Vergleichbarkeit häufig nicht auf die Konz. in Molen bezogen, sondern auf elektrochem. Äquivalente; die molare Leitfähigkeit einer Elektrolytlösung ist durch die Zahl der Ladungen z eines Ions zu dividieren: $\lambda = \lambda(m)/z$. Vgl. Leitfähigkeit, elektrische.

**Äquivalentteilchen:** s. Äquivalent.

**Äquivalenz, pharmazeutische:** Eigenschaft von Arzneimitteln, die den gleichen Wirkstoff in gleicher chem. Form u. gleicher Menge enthalten sowie in Arzneiform* u. Applikationsform (s. Applikation) identisch sind; äquivalente Arzneimittel unterliegen den gleichen Qualitätsanforderungen. Die verwendeten Hilfsstoffe* können sich unterscheiden. **Bedeutung:** Pharmaz. Äquivalenz ist eine Voraussetzung für Bioäquivalenz*; vgl. Generika. **Hinweis:** Solchen Präparaten i. d. R. gleichgestellt sind pharmaz. alternative Arzneimittel, die sich in ihrer chem. Form (z. B. Salz*, Ester*, Komplex*) sowie der Arzneiform* (z. B. Kapsel* u. Tablette; s. Compressi) unterscheiden können.

**Äquivalenz, therapeutische:** Gleichwertigkeit zweier Präparate mit gleichem Wirkstoff* u. -prinzip in der klin. Anwendung bzgl. Wirksamkeit u. Unbedenklichkeit; **Bestimmung:** In der Praxis schwer zu verifizieren, daher geht man von der Annahme aus, dass bei Bioäquivalenz* auch therap. Ä. gegeben ist. Vgl. Prüfung, klinische.

**Aerenchym:** (bot.) Durchlüftungsgewebe; pflanzl. Gewebe mit bes. vielen, großen Interzellularen*; typ. für die Blätter u. Sprosse von Wasser- u. Sumpfpflanzen.

**aerob:** Sauerstoff* zum Leben brauchend; vgl. Aerobier.

**Aerobacter:** Gattung gramnegativer, kurzer Stäbchenbakterien, teils kapselbildend; spalten Glucose u. Lactose unter Säure- u. Gasbildung; **Vork.:** ubiquitär, fakultative Krankheitserreger.

**Aerobier:** Bakterienarten, die ihren Energiebedarf nur in Gegenwart von Sauerstoff* (dient als Elektronenakzeptor in der Atmungskette) decken u. demnach nur aerob wachsen können; vgl. Anaerobier.

**Aerodispersionen:** s. Aerosole.

**Aeromonas:** Gattung gramnegativer, fakultativ anaerober, gasbildender, monotrich begeißelter Stäbchenbakterien der Fam. Aeromonaceae; **Vork.:** in Oberflächenwasser; Krankheitserreger bei Fischen, Amphibien u. Reptilien. **Aeromonas hydrophila:** gefährl. Hospitalismuskeim u. opportunist. Erreger von Wundinfektionen, Aspirationspneumonien u. Durchfallerkrankungen; Ther.: Tetracycline, Aminoglykosid-Antibiotika, Co*-trimoxazol.

**Aerophilie:** bevorzugte Anlagerung von Luft an die Oberfläche hochdisperser, hydrophober Stoffe; die Benetzbarkeit* mit hydrophilen Flüssigkeiten wird verschlechtert u. durch eine scheinbar geringere Dichte kommt es in Suspensionen* zur Flotation* der Feststoffteilchen.

**Aerosil®:** s. Siliciumdioxid, hochdisperses.

**Aerosole:** **1.** Bez. für bestimmte synthet., oberflächenaktive Netzmittel, z. B. Naphthalinsulfonat- u. Sulfobernsteinderivate wie Docusat*-Natrium; **2.** Aerodispersionen; ursprüngl. Bez. für den physik. Zustand kolloidal dispergierter, kleinster, in einem gasförmigen Medium schwebender u. nur scheinbar gelöster Teilchen (vgl. Kolloide); je nach

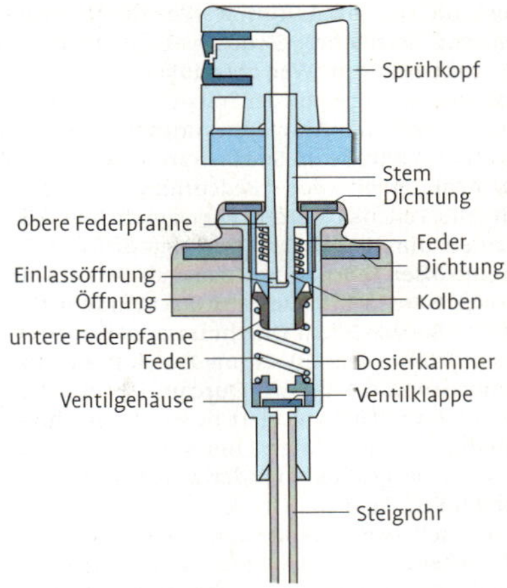


**Aerosole** Abb. 1: Pumpzerstäuber [16]

Art der Dispersion unterscheidet man **Staub-** od. **Puderaerosole** (fest/gasförmig) u. **Nebelaerosole** (flüssig/gasförmig). Die dispergierten Teilchen sind so klein, dass sie durch die Brown*-Molekularbewegung od. durch Konvektionsströmungen bewegt werden können, solange sie nicht koagulieren od. agglomerieren u. in der Folge sedimentieren. A. werden durch Versprühen von Flüssigkeiten od. Zerstäuben von feinsten Pulverteilchen od. durch Kondensation beim Abkühlen einer Gasphase erzeugt (vgl. Nebulisator; Inhalate). Heute verwendet man den Begriff A. für das gesamte Gebiet der Zerstäubung u. Verschäumung mit Treibgasen* aus Druckdosen (s. Druckgaspackungen). Bei Betätigung eines Ventils wird der Inhalt mit Hilfe eines Treibmittelgemisches aus dem Behälter gepresst, wobei die Wirkstoffsuspension od. die Wirkstofflösung in der Gasphase (Luft u. verdampftes Treibmittelgemisch) feinst verteilt wird. Als **Spray** (Nebulogenum) wird eine Darreichungsform bezeichnet, bei welcher der flüssige Inhalt einer Packung mit Hilfe von Treibmitteln od. komprimierter Luft versprüht wird. Speziell konstruierte Spraydosen (Dosiersprays) erzeugen auch ohne Treibmittel durch manuelles Pumpen (Pumpzerstäuber, Pumpspray; s. Abb. 1) einen groben Sprühnebel. Die meisten Aerosolpackungen u. Spraydosen erzeugen deshalb bei ihrer Anw. keine echten Aerosole. A. u. Sprays sind in ihrer Bedeutung nicht scharf voneinander zu trennen u. werden mitunter syn. verwendet. Neben der Verw. von Treibgasen werden auch Düsen- (BINEB® Hochdruck-Nebulisator) u. Ultraschallvernebler (OMRON U1®) eingesetzt. Über die mechanische Energie einer gespannten Feder baut der Respimat Soft Inhaler® den Druck von ca. 250 bar für ein Tröpfchen-Aerosol auf. **Zuber.:** Ph.Eur.6; Zubereitungen* zur Inhalation, flüssige Zubereitungen* zur kutanen Anwendung (Shampoos*, Schäume*), Pulver zur kutanen Anwendung (Pulveres* ad usum dermicum, Puderaerosole; vgl. Pulveres), Zubereitungen* zur nasalen Anwendung, Zubereitungen* zur Anwendung am Ohr.

A

**Aerosole zur Inhalation:** werden durch Inhalatoren mit Zerstäuber, Druckgas-Dosierinhalatoren od. auf trockenem Weg zerstäubende Pulverinhalatoren (engl. dry powder inhaler, Abk. DPI*) verabreicht. Für die Anw. (Wirkungsort) der A. sind die Teilchengröße im Sprühstrahl u. die Teilchengeschwindigkeit von Bedeutung. Größere u. schnelle Teilchen werden eher durch Impaktion*, kleinere durch Sedimentation abgeschieden. **Teilchengröße:** Teilchen mit mehr als 30 µm Durchmesser werden im Mund- u. Rachenraum festgehalten. Bei 20–30 µm Durchmesser gelangen sie in die Luftröhre, bei 10–20 µm Durchmesser in die Bronchien u. bei 1–5 µm Durchmesser werden sie in den Alveolen abgelagert u. sind somit lungengängig. Teilchen unter 1 µm sind weniger wirksam, da sie großteils wieder ausgeatmet werden. Die Ph.Eur. lässt die Größe der zu inhalierenden Aerosolteilchen (aerodynam. Beurteilung), die Gleichförmigkeit der Dosis u. die Anzahl der Sprühstöße je Behältnis prüfen. Neben dem Twin-Impinger (Gerät A der Ph.Eur.) finden in der Industrie Kaskadenimpaktoren (z. B. Mehrstufiger Flüssigkeitsimpaktor, Gerät C der Ph.Eur., Multistage Liquid Impinger USP; Andersen-Kaskadenimpaktor, Gerät D der Ph.Eur.; s. Impaktor) Anw., da hier in gewissem Rahmen die Physiologie der Lungenatmungswege simuliert wird. **Zubereitungen in Druckbehältnissen** (Praeparationes pharmaceuticae in vasis cum pressu Ph.Eur.) bestehen aus einer Lösung, Emulsion od. Suspension u. dienen der lokalen Anw. auf Haut u. Schleimhäuten der versch. Körperöffnungen od. der Inhalation. Als Hilfsstoffe werden u. a. Lösungsmittel, Lösungsvermittler*, Emulgatoren*, aber auch Schmiermittel zur Freihaltung des Ventils verwendet. **Echte Aerosole** dienen als Raumluftverbesserer, Raumdesinfektionsmittel. Bei Anw. in den unteren Atemwegen werden sie **Inhalationsaerosole** genannt. Sie wirken lokal od. systemisch u. sind z. B. zur Behandlung von Asthma bronchiale (Broncholytika, Degranulationshemmer, Corticosteroide), Angina pectoris (Isosorbiddinitrat) od. Migräne (Ergotamintartrat) geeignet. Ein langsamer Wirkungseintritt od. eine mögliche Inaktivierung der Wirkstoffe (Broncholytika, Glyceroltrinitrat) nach peroraler Gabe wird durch Applikation als A. vermieden. Es handelt sich vorwiegend um **Suspensionsaerosole**, bei denen der Wirkstoff in mikronisierter Form (kleiner als 10 µm) im flüssigen Treibmittel suspendiert ist u. sich durch Schütteln im Treibgas leicht homogen verteilen lässt. Ein Dosierventil (s. Aerosolventil) mit einem Volumen von 25, 50 od. 63 µL (engl. metered dose inhaler, Abk. MDI; s. Dosierinhalator, treibgashaltiger) u. ein Applikator sorgen für die richtige Dosierung u. Applikation. Manchmal werden auch **Lösungsaerosole** in feinster Verteilung eingesetzt. Die Wirkstoffe sind im Treibgas gelöst, evtl. unter Zusatz von Lösungsmitteln u. Lösungsvermittlern. Im Moment der Applikation verdampft das Treibgas u. in Abhängigkeit vom Gasdruck u. der Konstruktion der Düse entsteht ein inhalierfähiges Aerosol. **Aerosole in Form von groben Nebeln:** Teilchengröße unter 50 µm; kommen für die oberen Atemwege, Nase, Mund, Rachen u. Auge

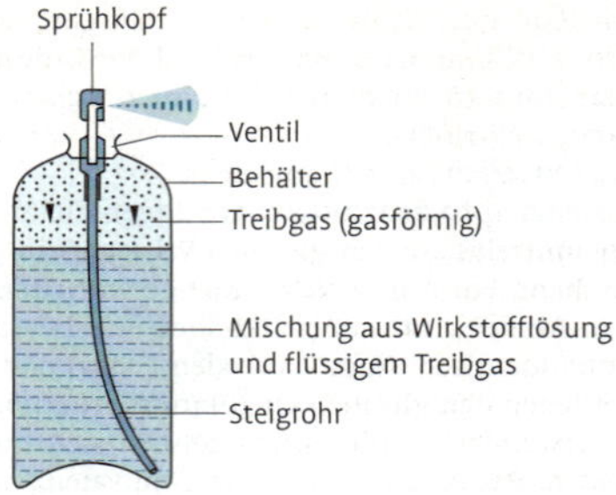


**Aerosole** Abb. 2: Aufbau einer Zweiphasen-Aerosol-Packung

zur Anwendung. Es handelt sich um Lösungsaerosole, jedoch mit gröberen Teilchen; z. B. Mundhöhlensprays entfalten entweder eine system. Wirk. inf. Resorption des Wirkstoffs durch die Mundschleimhaut od. dienen zur lokalen Behandlung von Mund- u. Rachenerkrankungen. Wässrige, alkohol. od. ölige Lsg. werden mittels Treibgasgemisch od. komprimierter Luft versprüht. Die Tröpfchengröße liegt zwischen 20 u. 50 µm. **Aerosole mit Teilchen größer als 50 µm:** grober Sprühstrahl; werden auch als sog. feuchte Sprays bezeichnet u. werden auf der Haut, in der Scheide u. auf Gegenstände appliziert. Beispiele sind Anästhesie-, Adhäsivsprays (Aerosolverbände; s. Polyacrylharze), Desinfektions- u. Pudersprays. In einem breiten Sprühkegel werden Lösungen, Lotionen, Tinkturen, Emulsionen u. auch Öle versprüht. Die versprühten Teilchen können teilweise zusammenhängen (Schaumspray). Schaumerzeugende Druckgaspackungen enthalten im Allg. eine mit einem geeigneten Emulgator hergestellte O/W-Emulsion, die sich bei der Entnahme durch die Expansion des in der Ölphase gelösten Treibgases aufbläht. Durch die Schaumbildung (starke Volumenzunahme) kommt es zu einer raschen, gleichmäßigen u. schonenden Verteilung der Wirkstoffe, geeignet für verletzte od. entzündete Haut; vorteilhaft besonders in Körperhöhlen. Besteht der Inhalt der Druckgaspackung aus einer Mischung aus Wirkstoff/Wirkstofflösung, verflüssigtem Treibmittel u. gasförmigem Treibmittel, liegt ein **Zweiphasen-Aerosol** vor (s. Abb. 2). Ist die Wirkstofflösung mit dem verflüssigten Treibmittel nicht mischbar (Dreiphasen-Aerosol), ist kein echtes A. zu erreichen. Bei einer **Zweikammer-Druckgaspackung** liegen zu versprühendes Produkt u. Treibmittel getrennt vor. Beide Kammern sind absolut voneinander getrennt. Zur Abfüllung eignen sich Produkte, die in Form von Cremes od. als Flüssigkeit appliziert werden sollen. Vorteil ist, dass das Treibmittel in der Dose verbleibt. Je nach Ventil, Sprühkopfkonstruktion u. Inhalt entsteht entweder ein grober Sprühnebel (durch den Sprühkopf u. nicht durch das Treibgas hervorgerufen), ein zusammenhängender Flüssigkeitsstrahl od. ein Salbenstrang. Mit Zweikammer-Druckgaspackungen werden keine feinen Sprühteilchen erhalten. Sie eignen sich nicht für Puderaerosole u. Schäume.

**Aerosoltherapie:** Inhalation kleinster Arzneimittelteilchen (Größe ca. 0.5–5 μm) in Nebelform, s. Aerosole.

**Aerosolventil:** dient zur Abdichtung des Behältnisses u. regelt die Freisetzung des Inhalts; die Eigenschaften der Zerstäubung hängen von der Sprüheinrichtung ab (Dimension, Zahl u. Lage der Öffnung); besteht aus **1. Ventilkörper:** engl. body; dient als Gehäuse zur Aufnahme der Einzelbestandteile; **2. Dichtung:** engl. cup gasket; in Ring- od. Scheibenform; wird zw. Behältnis u. Ventilträger eingesetzt; **3. Ventilstamm:** engl. stem; von außen sichtbares dünnes Rohr mit axialer Öffnung, im Inneren mit einer radialen Öffnung versehen; während das Ventil betätigt wird, wird der Ventilstamm so weit in das Behälterinnere eingedrückt, bis die radiale Öffnung freiliegt u. die Verbindung nach außen hergestellt ist; **4. Ventilfeder:** engl. spring; aus rostfreiem Stahl; bewegt den Ventilstamm nach Betätigung in seine Ausgangsstellung zurück; **5. Ventilinnendichtung:** Durchlassdichtung, Diaphragma; schließt im nicht betätigten Zustand den Inhalt nach außen ab. Es ist mit seinem Körper in zusammengesetztem Zustand in einem **Ventilträger** (engl. cup, ferrule) aus Weißblech od. Aluminium fest eingeklemmt (s. Abb.). Eine spezielle Konstruktion des A. stellt das **Dosierventil** (engl. metering valve; s. Abb.) für Dosieraerosole dar, das zusätzl. eine bewegl. Abdichtung u. eine Dosierkammer aufweist. Die zusätzl. Abdichtung verschließt bei der Betätigung die Verbindung von Behälterinhalt u. Ventilinnenseite. Der in der Dosierkammer befindl., unter Druck stehende Inhalt wird nach außen freigegeben. Zu den funktionellen Bestandteilen der Druckgaspackungen* gehören neben dem A. das Steigrohr, der Sprühkopf u. die Schutzkappe.

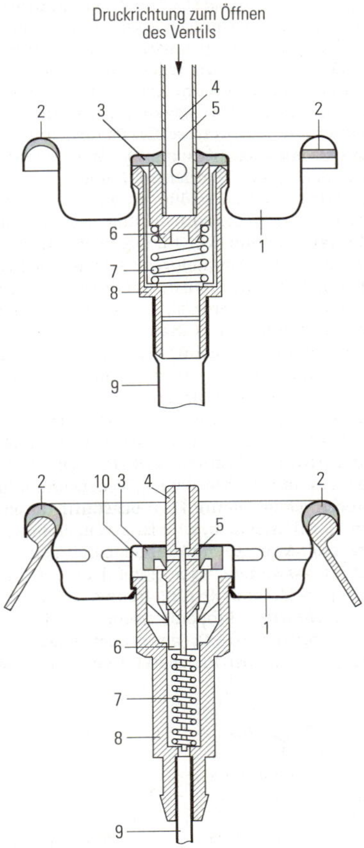


**Aerosolventil:** oben: einfaches Ventil (Lindal-Ventil GmbH); unten: Dosierventil (Deutsche Aerosol-Ventil GmbH); 1: Ventilteller mit Bördelrand zum Verbördeln mit dem Aerosolbehältnis; 2: Außendichtung mit Bördelrand zur Abdichtung zw. Ventilteller u. Aerosolbehältnis; 3: Innendichtung (eigentliche Ventildichtung); 4: Stem (Ventilschaft), Ventilsitz u. Federpfanne; 5: Einlassöffnung; 6: Federpfanne; 7: Feder; 8: Ventilgehäuse bzw. Ventilkörper; 9: Steigrohr; 10: Dosierkammer

**Ärztemuster:** von pharmaz. Unternehmern an Ärzte kostenlos abgegebene Arzneimittel, die den Aufdruck „Unverkäufliches Muster" tragen müssen; **1. Deutschland:** Abgabe ist in § 47 AMG geregelt; Ä. sollen nicht der therap. Erprobung dienen, die der Phase IV der klinischen Prüfung* (nach erteilter Zulassung) vorbehalten ist, sondern der Information des Arztes über u. a. Beschaffenheit, Verpackung sowie Arzneiform des Arzneimittels u. sind daher zusammen mit der entspr. Fachinformation* abzugeben. Die Anzahl der Ä., die an Ärzte abgegeben werden darf, ist in vielen Ländern gesetzl. beschränkt. In Deutschland ist nach § 47 Absatz 3 AMG nach schriftl. Anforderung eine Abgabe von max. 2 Mustern der kleinsten Packungsgröße eines Arzneimittels pro Jahr erlaubt. **2. Österreich:** AMG § 58; ähnl. Regelungen wie in Deutschland; im 1. Jahr nach Einführung eines Arzneimittels dürfen max. 30, in den darauffolgenden Jahren max. 5 Muster pro Arzt abgegeben werden (AMG 1983, in der Fassung 2008). **3. Schweiz:** vergleichbare Regelung i. R. der VO über die Arzneimittelwerbung (Arzneimittel-Werbeverordnung, AWV, SR 812.212.5); sie enthält Bestimmungen zur Fachwerbung u. insbes. zur kostenlosen Abgabe von speziell gekennzeichneten Mustern als Promotionsmaterial durch Fachpersonen, die zur Verschreibung, Abgabe od. zur eigenverantwortlichen berufl. Anw. von Arzneimitteln berechtigt sind.

**Aeschrion excelsa:** s. Picrasma excelsa.

**Aescin:** Escin; CAS-Nr. 6805-41-0; $C_{54}H_{84}O_{23}$; $M_r$ 1101; aus ca. 30 Reinsubstanzen zusammengesetztes Gemisch von veresterten Triterpensaponinen aus dem Samen der Roßkastanie (Aesculus* hippocastanum, Abb. dort); s. Tab.; **Struktur:** Hauptaglykon ist Protoaescigenin ($HOCH_2$-Gruppe am C-24), ferner Barringtogenol C ($CH_3$-Gruppe am C-24) u. a. Triterpensapogenine (s. Saponine); Zuckerkomponenten: D-Glucuronsäure, 2-mal D-Glucose; die Glucosidbindung erfolgt über die 3-OH-Gruppe. Die 21- u. 22-OH-Gruppen sind mit $C_5$-Säuren bzw. Essigsäure verestert. A. verändert sich beim Erwärmen in wässriger Lösung. Ein Teil, hämolyt. wirksames $\beta$-Aescin, fällt quantita-

| Aescin | | |
|---|---|---|
| Kennzahlen | α-Aescin | β-Aescin |
| Schmelzpunkt in °C | 225–227 | 222–223 |
| $[\alpha]_D^{25\,°C}$ (c = 5 in Methanol) | −13.5° | −23.7° |
| Löslichkeit in Wasser | sehr gut löslich | fast unlöslich |
| hämolytischer Index | 20 000 | 40 000 |

tiv aus. Der andere, in Lsg. verbleibende Teil wird als α-Aescin bezeichnet. Es besteht aus β-Aescin u. hämolyt. unwirksamem Kryptoaescin, einem Artefakt, das durch Wanderung des Acetylrestes von der C-22-O- an die C-28-O-Gruppe gebildet wird. **Off.:** DAC (β-Aescin); **Wirk.:** gering spasmolyt., antiphlogist., ödemhemmend; erhöht die Kapillarpermeabilität u. wirkt diuret.; **Anw.:** **1.** (med.) Ödembehandlung, Schwellungszustände aller Art; **2.** (techn.) analyt. zur DC-Prüfung von Saponindrogen; **Dos.:** Initialdosis p. o. 3×40 mg, dann 2–3×20 mg/d; parenteral i. v. 5 mg; topisch 1 %iges Gelee. Gebräuchl. sind auch Aescin-Natriumsalz, Natriumaescinat (zur Injektion) u. wasserlösl. Aescin, Escinum solubile: A. (bzw. β-Aescinsäure) in amorpher Form.

**Aescin-Gel:** s. Mucilago Escini.

**Aesculetin:** Esculetin; 6,7-Dihydroxycumarin; $C_9H_6O_4$, Strukturformel: s. Cumarine; $M_r$ 178.14; Schmp. 268–270 °C; Aglykon von Aesculin*.

**Aesculin:** Aesculinum; Esculin; Aesculetin-6-glucosid; $C_{15}H_{16}O_9$; $M_r$ 340.28; Schmp. 205 °C; bildet ein Sesquihydrat; $UV_{max}$ (Methanol) 334 nm; $A_{1\,\%}^{1\,cm}$ 350 (c = 2 mg/100 mL); weiße, bitter schmeckende Kristallnadeln, lösl. in heißem Wasser u. heißem Ethanol; wässrige Lsg. fluoresziert blau; **Off.:** DAB; **Gew.:** aus der Rinde u. den Samen von Aesculus* hippocastanum; **Anw.:** **1.** Venenmittel* (umstritten); **2.** Lichtschutz gegen UV-Strahlen; **3.** ferner als Nährbodenzusatz in der Bakteriologie zur Differenzierung von Kokken. **Hom.:** Aesculinum (HAB): Gehalt mind. 97 %.

**Aesculinum:** s. Aesculin.

**Aesculus hippocastanum** L.: Roßkastanie; Fam. Hippocastanaceae; heim. in Persien, Nordindien, Gebirge Nordgriechenlands, kultiviert in Europa als Zierbaum; Stpfl. von **Hippocastani semen:** Semen Hippocastani, Semen Castaneae equinae; Roßkastaniensamen; **Off.:** DAB; Monographie: HMPC, ESCOP, WHO, Kommission E; **Inhaltsst.:** 3–6 % Triterpensaponine (nach DAB mind. 3 %, berechnet als getrocknetes Aescin), Strukturformel: s. Abb.; ferner Stärke (30–60 %), Bitterstoff, fettes Öl (2.5–7 %), Eiweißstoffe (8–10 %) u. (v. a. in der Samenschale) ca. 2 % Catechingerbstoff, Flavonylglykoside, Farbstoffe; **Wirk.:** s. Aescin; **Zuber.:** Extractum* Castaneae fluidum; Hippocastani* extractum siccum normatum; in vielen Arzneispezialitäten; **Anw.:** **1.** (med.) Extrakte (Gesamtauszüge) u. a. bei Durchblutungsstörungen, Veneninsuffizienz, Ödemen in den Beinen, Juckreiz, Schmerzen u. Schwere in den Beinen; **2.** (techn.) zur Gew. von Stärke u. Saponin; vielfältige Verwertungsmöglichkeiten; das Samenpulver ist Best. des Schneeberger Schnupftabaks; **Cortex Hippocastani:** Cortex Castaneae equinae; Roßkastanienrinde; **Inhaltsst.:** die Hydroxycumaringlykoside Aesculin* (3 %), Fraxin*, Scopolin u. deren Aglykone Aesculetin, Fraxetin, Scopoletin; ferner Quercitrin (Flavonolglykosid) u. sein Aglykon Quercetin; Aescin, Allantoin, Catechingerbstoffe, Phytosterole, etwas fettes Öl; **Anw.:** **1.** (volkstüml.) z. B. bei Fieber, als Adstringens, bei Hautleiden (Lupus); **2.** (techn.) zur Darst. von Aesculin u. zu Gerbzwecken; **Flores Hippocastani:** Roßkastanienblüten; **Inhaltsst.:** Kämpferol, Isoquercitrin, Rutin, Aescin sowie die Aminopurine Adenin, Adenosin, Guanin, Harnsäure; **Anw.:** (volkstüml.) z. B. bei rheumat. Beschwerden; **Folia Hippocastani:** Roßkastanienblätter; **Inhaltsst.:** die Hydroxycumaringlykoside Aesculin, Fraxin, Scopolin (ohne Aglykone; s. o. Cortex Hippocastani), ferner Quercitrin, Kämpferol, Violaxanthin (Carotinoid), Aescin, Gerbstoff, Vitamin $K_1$, Phytosterole u. die Aminopurine Adenin, Adenosin, Guanin u. Harnsäure; **Anw.:** (volkstüml.) z. B. bei Schmerzen u. Schweregefühl in den Beinen, Venenentzündung, Hämorrhoiden; **Oleum Hippocastani:** Roßkastanienöl; **Inhaltsst.:** u. a. Triakontan, Spinasterol, Taraxerol; **Anw.:** (techn.) zur Seifenfabrikation; zu Fütterungszwecken, als Speiseöl; **Hom.:** **1.** Aesculus hippocastanum (HAB): frische, geschälte Samen; **2.** Aesculus hippocastanum e cortice, ethanol. Decoctum (HAB): getrocknete Zweigrinde; verordnet z. B. bei Venenerkrankungen, Hämor-

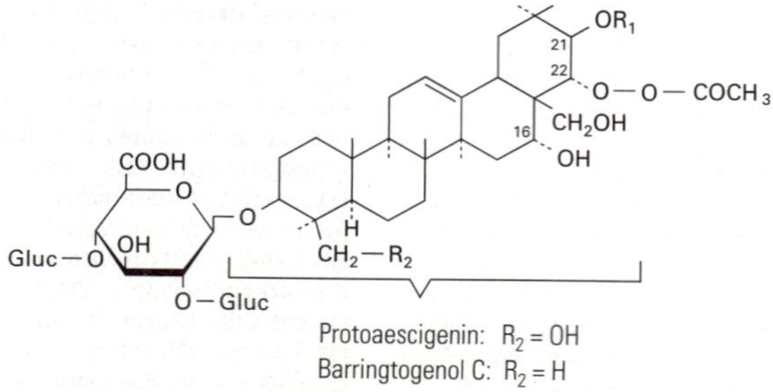


**Aesculus hippocastanum:** Aescin: $R_1$ = Tiglinsäure-, Angelicasäure-, Isobuttersäure-, α-Methylbuttersäure-Reste; $R_2$ = H bzw. OH; Gluc: Glucose

rhoiden, Schleimhautschwellungen; **3.** Aesculus hippocastanum e floribus: frische Blüten.

**Äth-:** s. a. Eth-

**Aethanolum dilutum:** s. Spiritus dilutus.

**Aethanolum ketonatum:** s. Ethanol (Sonderform).

**Äthansäure:** s. Essigsäure.

**Äthenol:** s. Ethenol.

**Äther:** s. Ether.

**Aether acetico-aceticus:** s. Acetessigsäureethylester.

**Aether aceticus:** s. Essigsäureethylester.

**Aether aethylicus:** s. Ether.

**Aether anaestheticus:** s. Ether (zur Narkose).

**Aether benzoicus:** s. Benzoesäureethylester.

**Aether bromatus:** s. Ethylbromid.

**Aether butyricus:** s. Buttersäureethylester.

**Aether chloratus:** s. Ethylchlorid.

**Aether formicicus:** s. Ameisensäureethylester.

**Aether iodatus:** s. Ethyliodid.

**Ätherischöl-Drogen:** Drogen (s. Aetherolea), die primär wegen ihrer äther. Öle verwendet werden bzw. zu deren Gewinnung dienen.

**Aether isoamylicus:** s. Salpetrige Säure (Isoamylnitrit).

**Aether isopropylicus:** s. Isopropylether.

**Äthernarkose:** s. Narkose.

**Aether nitrosus:** s. Salpetrige Säure (Ethylnitrit).

**Aetherolea:** (engl.) *essential oils*; Olea aetherea, etherische Öle, ätherische Öle, Ätherischöle, Elaeoptene; sehr heterogene Stoffgemische flüssiger, leicht flüchtiger, lipophiler Pflanzeninhaltsstoffe mit charakterist. Geruch u. aromat., bitterem od. scharfem Geschmack; **Vork.:** von Pflanzen in Blättern, Blüten, Früchten, Wurzeln, Rhizomen u. Hölzern, weniger häufig in Stängeln u. Rinden gebildet; sie werden in bes. Drüsenhaaren od. Drüsenschuppen der Epidermis, in endogenen Ölzellen od. endogenen, auf schizogenem, lysigenem od. schizolysigenem Wege entstandenen großen Exkretbehältern abgelagert (vgl. Exkretionsgewebe); bes. reich an A. sind Pflanzenfamilien wie Pinaceae*, Lauraceae*, Rutaceae*, Lamiaceae*, Apiaceae*, Myrtaceae*, Zingiberaceae*, Piperaceae, Brassicaceae*. **Gehalt:** Bei vielen **Ätherischöl-Drogen** liegt der Gehalt im Bereich von 1–2 %, kann aber auch Werte bis über 20 % (z. B. Gewürznelken) erreichen. Der Mindestgehalt wird im Allg. von den Arzneibüchern vorgeschrieben. Nach Ph.Eur. erfolgt die Gehaltsbestimmung durch Wasserdampfdestillation u. direkte volumetr. Ablesung der überdestillierten Ölmenge mit Hilfe der Neo*-Clevenger-Apparatur. **Gew.:** **1. Auspressverfahren** od. andere mechan. Verfahren; hauptsächl. bei Agrumenfrüchten; spezielle Verfahren sind das Spunga- u. Ecuelle-Verfahren zur Gew. von Citrusölen in den Mittelmeerländern u. in Westindien. Nach der ersten Methode werden die Agrumenschalen von Hand gepresst, um die Ölbehälter aufzubrechen. Das austretende Öl wird von Schwämmen aufgenommen (reines äther. Öl. mit allen Inhaltsst., ohne Begleitstoffe). Nach der zweiten Methode werden die Ölbehälter aller Schalen in einem tassenförmigen, mit scharfen Metallnadeln versehenen Behälter maschinell angeritzt u. das Öl mit Wasser ausgespült (Fehlen der wasserlösl. Komponenten). **2. Destillation** mit Wasser od. Wasserdampf; Trennungsmöglichkeit aufgrund der unterschiedl. Dichte mittels der Florentiner* Flasche. Nachteile: bestimmte Inhaltsst. können durch die hohe Temp. hydrolysiert bzw. zerstört werden (z. B. Ester) u. weniger lipophile Komponenten im Wasser zurückbleiben (z. B. Phenylethylalkohole des Rosenöls); weiterhin enthalten wasserdampfdestillierte Öle häufig Verb., welche die Geruchs- u. Geschmacksqualität beeinträchtigen (z. B. Terpenkohlenwasserstoffe). Sie werden daher für med. u. kosmet. Zwecke durch fraktionierte Destillation (Rektifizierung) gereinigt. **3. Ölextraktionsverfahren** (Enfleurage*): man unterscheidet Kaltextraktion (Enfleurage à froid), v. a. bei Pflanzen mit sehr geringem Ölanteil (z. B. Rosenöl), u. die Extraktion mit heißem Fett bei 50–80 °C (Enfleurage à chaud). Der A.-Anteil wird durch Alkoholextraktion abgetrennt. **4. Lösungsmittelextraktion:** meist mit Petrolether od. Benzol; solche A. bilden häufig wegen ihrer wachs- bzw. harzartigen Begleitstoffe nach dem Abdestillieren des Lösungsmittels eine salbenartige Masse (Essences concretes, Concretes), die in der Parfümindustrie direkt für Salben u. Pomaden verwendet wird. Nach Reinigung mit Ethanol erhält man die absoluten Öle (Essences absolues, Absolues). **Eigenschaften:** **1.** (physik.) bei Raumtemperatur vorwiegend flüssig (Ausnahmen: Anis- u. Rosenöl erstarren teilweise), seltener von salbenartiger Konsistenz (Irisöl); im Ggs. zu den fetten Ölen verdunsten sie vollständig, ohne auf Papier einen Rückstand zu hinterlassen. Dichte meist unter 1 (Ausnahmen: A. mit hohem Gehalt an aromat. bzw. S-haltigen Verb., z. B. Zimt-, Nelken- od. Senföl); hohes Lichtbrechungsvermögen u. hohe opt. Aktivität; gut lösl. in Petrolether, Chloroform, Benzol, Ether, absolutem Ethanol u. fetten Ölen, wenig lösl. in Wasser; bei längerer Lagerung od. Licht- u. Sauerstoffeinfluss kommt es durch Oxidation zu Verharzungserscheinungen (Farb-, Konsistenz- u. Geruchsveränderung). Die Aufbewahrung soll daher in kleinen, möglichst vollständig gefüllten, vor Licht geschützten braunen, gut verschließbaren Flaschen erfolgen. **2.** (chem.) A. sind Stoffgemische. Die Hauptmenge (ca. 90 %) setzt sich aus Terpenen*, v. a. Mono- u. Sesquiterpenen, zusammen. Weitere Verb. sind Phenylpropanderivate* u. Heteroverbindungen wie Lauchöle* (mit Stickstoff) u. Senföle (Isothiocyanate* mit Stickstoff u. Schwefel). Die Heteroverbindungen liegen in der Pflanze in einer wasserlösl., glykosid. Form vor u. werden erst durch Einwirkung von Enzymen (z. B. beim Zerkleinern der Droge) freigesetzt. Begleitstoffe u. zusätzl. Geruchsträger wie z. B. Alkane (mit Sauerstofffunktion), Anthranilsäuremethylester, Salicylsäuremethylester, Benzoesäuremethylester, Vanillin u. Cumarine werden ebenfalls häufig zu den Best. der A. gerechnet. **Prüfungen nach Ph.Eur.6:** A. sind meist sehr teuer u. werden daher nicht selten verfälscht u. mit Substanzen gestreckt, die ähnliche physik. u. chem. Eigenschaften haben. **1.** Identität u. Reinheit werden durch die Bestimmung der Kennzahlen (relative Dichte, opt. Drehung, Brechungsindex) u. mit Hilfe der Gas- od. Dünnschichtchromatographie geprüft.

**Aetherolea** Tab. 1
Anwendung von ätherischen Ölen und Ätherischöl-Drogen

| Verwendung | Droge |
|---|---|
| Irritantium, Rubefaziens, Vesikans, Antirheumatikum | Allylsenföl |
| | Arnicae flos und Radix Arnicae |
| | Camphora |
| | Lavandulae aetheroleum |
| | Oleum Gaultheriae |
| | Oleum Lauri |
| | Oleum Sabinae |
| | Oleum Terebinthinae |
| | Rosmarini aetheroleum |
| | Thymi aetheroleum |
| Emmenagogum[1] | Crocus sativus |
| | Juniperi aetheroleum |
| | Oleum Lauri |
| | Oleum Petroselini |
| | Oleum Rutae |
| | Oleum Sabinae |
| | Rosmarini aetheroleum |
| | Semen Myristicae |
| Diuretikum | Asari radix |
| | Carlinae radix |
| | Folia Bucco |
| | Fructus Petroselini |
| | Herba Levistici und Levistici radix |
| | Juniperi aetheroleum und Juniperi pseudo-fructus |
| | Lignum Sassafras und Cortex Sassafras radicis |
| | Ononidis radix |
| | Orthosiphonis folium |
| Antiseptikum, Desinfektionsmittel | Allii sativi bulbus |
| | Caryophylli floris aetheroleum |
| | Eucalypti aetheroleum |
| | Hyssopi herba |
| | Menthae piperitae aetheroleum |
| | Myrrha |
| | Pimpinellae radix |
| | Salviae folium |
| | Senföle |
| | Thymi aetheroleum |
| Expektorans, Antitussivum | Anisi aetheroleum und fructus |
| | Eucalypti aetheroleum und fructus |
| | Foeniculi amari fructus aetheroleum und amari fructus |
| | Oleum Serpylli und Serpylli herba |
| | Pini pumilionis aetheroleum |
| | Terebinthinae aetheroleum rectificatum |
| | Thymi aetheroleum, herba und Folia Thymi |
| Spasmolytikum, Karminativum, Stomachikum, Choleretikum, Cholekinetikum | Anisi aetheroleum und fructus |
| | Carvi aetheroleum und fructus |
| | Caryophylli floris aetheroleum |
| | Coriandri aetheroleum und fructus |
| | Curcumae xanthorrhizae/longae rhizoma |
| | Foeniculi amari fructus aetheroleum und amari fructus |
| | Matricariae flos |
| | Menthae piperitae folium |
| | Origani herba |
| Cholekinetikum | Rosmarini folium |
| | Senföle |
| | Zingiberis rhizoma |
| Antiphlogistikum | Matricariae aetheroleum und flos |
| | Oleum Millefolii und Millefolii herba |
| Nervinum | Lavandulae flos |
| | Lupuli flos |
| | Melissae folium |
| | Oleum Valerianae und Valerianae radix |

[1] Hohe Dosen wirken abortiv.

Ferner wird auf Farbe, Geruch, Geschmack, Löslichkeit, Mischbarkeit, Verharzungsprodukte, Verunreinigungen (fremde Ester, Schwermetalle), nicht flüchtige Best. u. fette Öle geprüft. **2.** Chemische Methoden wie Bestimmung der Acetylzahl, der Phenole, der Ketone u. Aldehyde u. der Verseifungszahl werden nur in bestimmten Fällen durchgeführt. Die Gaschromatographie ermöglicht die Gehalts-, Reinheits- u. Identitätsbestimmung äther. Öle in einem Arbeitsgang. Die Genuinität kann mittels IRMS (s. Massenspektrometrie) geprüft werden. **Anw.:** entspr. der Zusammensetzung sehr verschieden (s. Tab. 1); innerl. wirken sie z. T. appetitanregend u. verdauungsfördernd,

**Aetherolea** Tab. 2
Gewürzdrogen (Auswahl)

| Gewürz | Stammpflanze |
|---|---|
| Anis | Pimpinella* anisum |
| Basilikum | Ocimum* basilicum |
| Bohnenkraut | Satureja* hortensis |
| Cardamomen | Elettaria* cardamomum |
| Chili | Capsicum* frutescens |
| Dill | Anethum* graveolens |
| Estragon | Artemisia* dracunculus |
| Fenchel | Foeniculum* vulgare |
| Ingwer | Zingiber* officinale |
| Knoblauch | Allium* sativum |
| Koriander | Coriandrum* sativum |
| Kümmel | Carum* carvi |
| Liebstöckl | Levisticum* officinale |
| Lorbeer | Laurus* nobilis |
| Majoran | Origanum* vulgare |
| Muskatnuß | Myristica* fragrans |
| Nelken | Syzygium* aromaticum |
| Paprika | Capsicum* annuum |
| Petersilie | Petroselinum* crispum |
| Pfeffer | Piper* nigrum |
| Pfefferminze | Mentha* piperita |
| Rosmarin | Rosmarinus* officinalis |
| Safran | Crocus* sativus |
| Senf | Sinapis* alba |
| Thymian | Thymus* vulgaris |
| Wacholder | Juniperus* communis |
| Zimt | Cinnamomum* verum |
| Zwiebel | Allium* cepa var. cepa |

spasmolyt. u. karminativ, expektorierend, diuret. u. antiseptisch. Es werden meist kleinste Dosen verwendet, bei großen Dosen kann es u. U. zu Vergiftungen kommen (Lähmungen, Krämpfe, Atemlähmung, Tod). Äußerl. dienen A. vielfach der Hautreizung. Hauptanwendungsgebiet ist die Parfümerie. Es werden nur Gemische von A. verwendet. Ferner finden sie Anw. als Gewürze (s. Tab. 2) u. teilweise in der Technik.

**Aetheroleum Citri:** s. Citrus limon (Limonis aetheroleum).

**Aetheroleum Sinapis syntheticum:** s. Allylsenföl.

**Aether petrolei:** s. Petrolether.

**Aether pro narcosi:** s. Ether (zur Narkose).

**Aether salicylicus:** s. Salicylsäureethylester.

**Aether spirituosus:** s. Spiritus aethereus.

**Aether sulfuricus:** s. Ether.

**Ätherweingeist:** s. Spiritus aethereus.

**Äthin:** s. Acetylen.

**Aethinylestradiol:** s. Ethinylestradiol.

**Aethiops antimonialis:** Spießglanzmohr; Gemenge von schwarzem Quecksilber(II)*-sulfid (HgS), Antimon(III)*-sulfid ($Sb_2S_3$), metall. Quecksilber* u. Schwefel*. **Hom.:** Hydrargyrum stibiato-sulfuratum (HAB): Verreibung aus Hydrargyrum sulfuratum nigrum (s. Quecksilber(II)-sulfid, schwarzes) u. Stibium sulfuratum nigrum (s. Antimon(III)-sulfid); verordnet z. B. bei Ekzem, Darmentzündung.

**Aethiops martialis:** s. Eisenmohr.

**Aethiops mercurialis:** s. Quecksilber(II)-sulfid, schwarzes.

**Aethiops mineralis:** s. Quecksilber(II)-sulfid, schwarzes.

**Aethiops per se:** s. Quecksilber.

**Aethiops vegetabilis:** s. Fucus vesiculosus (Fucus vesiculosus tostus).

**Aethoform:** s. Benzocain.

**Aethusa cicuta:** s. Aethusa cynapium.

**Aethusa cynapium L.:** Aethusa cicuta Necker; Hundspetersilie, Gartenschierling; Fam. Apiaceae (Umbelliferae); Europa; Stpfl. von **Herba Aethusae:** Hundspetersilienkraut; **Inhaltsst.:** Polyine wie Aethusin ($C_{13}H_{14}$), Aethusanol A u. B (giftig); **Anw.:** z. B. bei gastrointestinalen Beschwerden, Sommerdiarrhö, Konvulsionen. **Hom.:** Aethusa cynapium (HAB), Aethusa: frische, blühende Pflanze mit unreifen Früchten; verordnet z. B. bei Brechdurchfall (Kinder), Milchunverträglichkeit.

**Aethylenum bromatum:** s. Ethylenbromid.

**Aethylenum chloratum:** s. Ethylenchlorid.

**Aethylenum trichloratum:** s. Trichlorethylen.

**Aethylidenum chloratum:** s. Ethylidenchlorid.

**Aethylis aminobenzoas:** s. Benzocain.

**Aethylium acetico-aceticum:** s. Acetessigsäureethylester.

**Aethylium aceticum:** s. Essigsäureethylester.

**Aethylium bromatum:** s. Ethylbromid.

**Aethylium chloratum:** s. Ethylchlorid.

**Aethylium formicicum:** s. Ameisensäureethylester.

**Aethylium iodatum:** s. Ethyliodid.

**Aethylium nitrosum:** s. Salpetrige Säure (Ethylnitrit).

**Aethylium oleinicum:** s. Ethyloleat.

**Aethylium para-aminobenzoicum:** s. Benzocain.

**Aethylium *p*-oxybenzoicum:** s. Ethylis parahydroxybenzoas.

**Aethylium salicylicum:** s. Salicylsäureethylester.

**Aethylmorphini hydrochloridi oculoguttae:** s. Ethylmorphinhydrochlorid-Augentropfen.

**Aethylmorphinum hydrochloricum:** s. Ethylmorphinhydrochlorid.

**Aethylum undecylenicum:** s. Undecylensäure.

**Ätiologie:** Lehre von den Krankheitsursachen.

**Ätioporphyrin:** s. Porphyrine.

**ätiotrop:** auf die Urs. einer Krankheit gerichtet; kausal (s. Behandlung, spezifische), im Ggs. zur symptomatischen Behandlung*.

A

**Aeto:** mikrobizides Gasgemisch aus 12–15 % Ethylenoxid* u. 85–88 % $CO_2$; **Anw.:** Gassterilisation bei 4–7 bar; s. Sterilisationsverfahren (Sterilisation mit mikrobiziden Gasen).

**Ätzalkalien:** Hydroxide der Alkalimetalle*, bes. von Kalium* (KOH) u. Natrium* (NaOH).

**Ätzbaryt:** s. Bariumhydroxid; Bariumoxid.

**Ätzkali:** s. Kaliumhydroxid.

**Ätzkalk:** s. Calciumoxid.

**Ätznatron:** s. Natriumhydroxid.

**Ätzprobe:** s. Fluor.

**Ätzstifte:** Styli caustici ÖAB; zylindr., starre, meist an einem Ende verjüngte Stäbchen zur äußerl. Anw. auf Haut, Schleimhaut od. zum Abätzen von Wundrändern; gehören gemeinsam mit den Bacilli* zu den Arzneistäbchen; **Herst.:** durch Ausgießen von Kristallschmelzen (z. B. Silbernitrat, meist in Kombination mit Kaliumnitrat) od. durch Schleifen von großen Kristallen (z. B. Kaliumalaun*).

**afebril:** fieberfrei.

**Affennuß:** s. Lecythis ollaria; Selen.

**afferent** (lat. afferens zuführend): hinführend; z. B. afferente Nerven, die Erregungen von peripheren Sensoren* u. Rezeptoren* zum ZNS leiten; vgl. efferent.

**Affinität:** **1.** (chem.) Triebkraft, mit der sich Elemente od. Verb. zu neuen Stoffen umsetzen; **2.** (thermodynam.) max. Nutzarbeit einer Reaktion; **3.** (biochem.) Fähigkeit zur Erkennung u. selektiven Bindung eines Partners, z. B. Enzym*/Substrat*, Antigen*/Antikörper* od. Hormon*/Rezeptor*; **4.** (pharmak.) Fähigkeit eines Pharmakons*, sich durch Komplexbildung an einen Rezeptor zu binden; je größer die A., desto stärker die Bindung; **5.** (histolog.) Neigung zur Anfärbbarkeit von Geweben mit bestimmten Farbstoffen.

**Affinitätschromatographie:** Form der Chromatographie*, bei der nur die Substanzen an der stationären Phase gebunden u. zurückgehalten werden, die mit dem Trägermaterial eine kovalente Bindung (s. Affinität) eingehen; die restl. Substanzen werden mit einem geeigneten Lösungsmittel eluiert. Um den Selektor mit der stationären Phase zu verbinden, werden sog. Linker* eingesetzt. **Anw.:** Isolierung von Enzymen*, Antigenen* u. Antikörpern*; z. B. $Ni^{2+}$-Chelat-Affinitätschromatographie zur Abtrennung von histidinhaltigen Proteinen aus einem Proteingemisch. Vgl. Antigensäule. **Immunoaffinitätschromatographie:** A. zur Reinigung von Antigenen; der entspr. Antikörper wird an eine Matrix gebunden; das Antigen bindet selektiv u. kann gesammelt werden; Reinigungsfaktor: ca. 1000–5000.

**Affodill:** s. Asphodelus albus.

**Aflatoxine:** Gruppe strukturverwandter Mykotoxine*, die von Aspergillus-Arten (hauptsächl. von Aspergillus* flavus u. Aspergillus parasiticus) produziert werden u. als Furanocumarine* aufgefasst werden können; natürl. kommen mindestens 13 verschiedene Aflatoxine (z. B. Aflatoxin $B_1$, $B_2$, $G_1$, $G_2$, $M_1$, $M_2$; s. Abb.) vor, von denen die meisten hochgradig toxisch u. kanzerogen sind. Aflatoxin $B_1$ als stärkstes Gift dieser Gruppe wird bevorzugt auf Nüssen, Mandeln u. Getreide gebildet. Weitere betroffene Lebensmittel sind Kokosraspel,

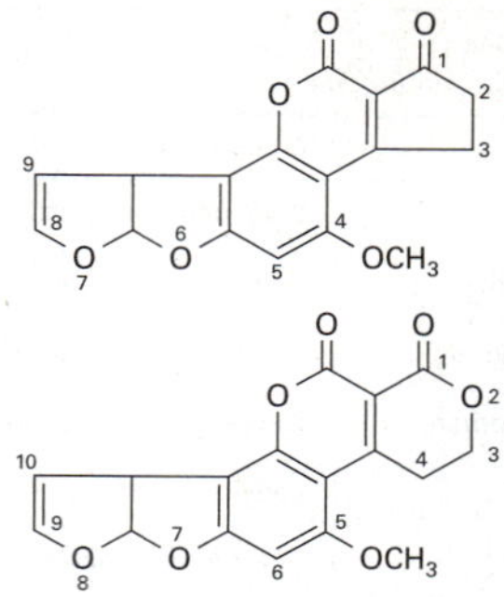


**Aflatoxine:** Aflatoxin $B_1$ (oben) und Aflatoxin $G_1$ (unten) als Beispiele

Kastanien, geräucherte Schinken u. daraus hergestellte Erzeugnisse (A. $B_1$, $B_2$, $G_1$, $G_2$ u. a). Durch Befall von Futtermitteln können A. z. B. in Milch u. Milchprodukte gelangen. **Aflatoxin $B_1$:** $M_r$ 312; blau fluoreszierende Substanz; Schmp. 268–269 °C; UV-Absorption λ (Ethanol): 223, 265, 362 nm; unlösl. in Wasser u. Petrolether, lösl. in Chloroform, Benzol, Ethanol; Extraktion aus org. Material mit Methanol od. Aceton-Hexan-Wasser (50 : 48 : 1.5). **Toxikol.:** A. sind hitzestabil bis 250 °C. Aus Nahrungsmitteln lassen sie sich daher durch Kochen, Autoklavieren, Bestrahlen od. Behandeln mit versch. Chemikalien nicht vollständig entfernen. Aflatoxin $B_1$ ist akut tox. u. zählt zudem zu den am stärksten kanzerogenen Stoffen. Die LD* für den Menschen wird auf 1–10 mg/kg KG geschätzt. Kinder sind bes. empfindlich. Bei der akuten Intoxikation wird in erster Linie die Leber geschädigt. **Hinweis:** Nach Ph.Eur.6 dürfen pflanzl. Drogen, sofern in Einzelmonographien nichts Anderes vorgeschrieben ist, höchstens 2 µg Aflatoxin $B_1$ enthalten; pflanzl. Drogen, die durch Aflatoxine kontaminiert sind, müssen mit einer validierten Methode geprüft werden.

**Aflatoxin-Verbotsverordnung:** VO über das Verbot der Verw. von mit Aflatoxinen* kontaminierten Stoffen bei der Herst. von Arzneimitteln vom 19.7.2000 (BGBl. I S. 1081, 1505); die Verw. von Stoffen, Zuber. aus Stoffen od. Erzeugnissen, die zur Herst. von Arzneimitteln bestimmt sind, wird untersagt, wenn in dieser VO festgelegte Höchstmengen an Aflatoxinen $M_1$, $B_1$, $B_2$, $G_1$ od. $G_2$ überschritten werden. Auch die Inverkehrgabe eines Arzneimittels bei Höchstmengenüberschreitung ist verboten. Die Höchstmengen entsprechen denen im Lebensmittelrecht.

**Aframomum melegueta** K. Schum.: Fam. Zingiberaceae; trop. Westafrika, Sri Lanka; Stpfl. von **Semen Paradisi:** Grana paradisi, Paradieskörner, Meleguetapfeffer; **Inhaltsst.:** 0.3–0.75 % äther. Öl, Paradol (Träger des scharfen Geschmacks); **Anw.:** Stimulans, Gewürz, zur Herst. scharfer Liköre, in der Parfümindustrie.

**afterload:** s. Nachlast.

**Afterload-Reduktion:** Nachlast-Senkung; Abnahme des peripheren Widerstands u. der systol. Wandspannung durch Calcium*-Antagonisten (indirekte Entlastung des Herzens) u. durch Ester der

Salpetersäure (s. Nitrate, organische; z. B. Glyceroltrinitrat*) mit kurzfristiger antianginöser Wirkung.

**Ag:** **1.** Abk. für Antigen*; **2.** (chem.) Symbol für Silber*.

**Agalsidasen** (INN): rekombinante Formen der $\alpha$-Galactosidase (A. alfa, A. beta); **Gew.:** A. alfa wird aus transgenen menschl. Zelllinien gewonnen, A. beta in gentechn. veränderten Hamsterzellen produziert; **Anw.:** Enzymersatztherapie bei Fabry-Syndrom (rezessiv vererbter $\alpha$-Galactosidase-A-Mangel); **UAW:** Fieber, Schüttelfrost, allerg. Reaktionen; **Dos.:** 0.2 mg A. alfa/kg KG bzw. 1 mg A. beta/kg KG als i. v. Infusion alle 2 Wochen; HWZ 28 h bis 2 d.

**Agar:** Agar-Agar Ph.Eur.6, Agartang, Japanischer Fischleim, Vegetabilischer Fischleim, Chinesische Gelatine, Japanische Gelatine, Japanische Hausenblase; mit siedendem Wasser extrahierte u. getrocknete Schleimsubstanz von Rotalgen* (sog. Agarophyten) versch. Herkunft (Japan, Sri Lanka, Makassar, Südafrika, Neuseeland, auch nordische Kulturen), z. B. Gelidium-, Pterocladia-, Gracilaria-, Ahnfeltia- u. a. Arten; Verw. findet v. a. das gelbl. Pulver; es ist geruch- u. geschmacklos, in siedendem Wasser lösl., in kaltem aufquellend; QZ des Pulvers mind. 10 (Ph.Eur.6); A. bildet ähnl. wie Gelatine* ein thermoreversibles Nebenvalenzgel (s. Hydrogele); ausgezeichnetes Geliervermögen, schon 1 %ige Aufkochungen ergeben feste, schneidbare Gallerten; chem. Zusammensetzung auch von Stpfl. abhängig; **Best.:** u. a. saure Polygalactane; die Hauptbestandteile sind ca. 70 % Agarose* u. ca. 30 % Agaropektin. Agarose ist ein gelierfähiges, lineares Galactan mit dem Baustein Agarobiose, einem Disaccharid, bestehend aus 1,3-$\beta$-verbundener D-Galactopyranose (die in geringem Ausmaß auch als 6-*O*-Sulfat vorliegen kann) u. 1,4-$\alpha$-verbundener 3,6-Anhydro-L-galactopyranose (s. Abb.). Agaropektin ist der nicht mit Ethylenglykol fällbare Anteil von Agar; nicht gelierend, sauer; als Kationen fungieren Ca-, Mg-, K- od. Na-Ionen; besteht aus Polygalactanen, die aus 1,3-verknüpfter D-Galactose, Galacturonsäure od. 3,6-Anhydro-L-galactose zusammengesetzt sind; die Galactose-Einheit liegt auch teilweise als 6-*O*-Sulfat, 6-Methylether od. als 4,6-Brenztraubensäureketal vor. **Anw.:** **1.** (med.) Laxans (Kotplastikum); **2.** (pharmaz.) Tablettenzerfallsförderer, Arzneistoffträger für Suppositorien, Globuli u. a., fettfreie Salbengrundlage; **3.** (techn.) Bakteriennährböden (auch als Agar-Fertignährböden im Handel), Dickungsmittel, Ersatz für Gelatine in der Süßwarenindustrie u. Marmeladenfabrikation; Stoffdruckerei.

1

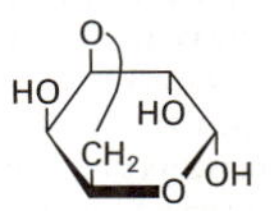

2

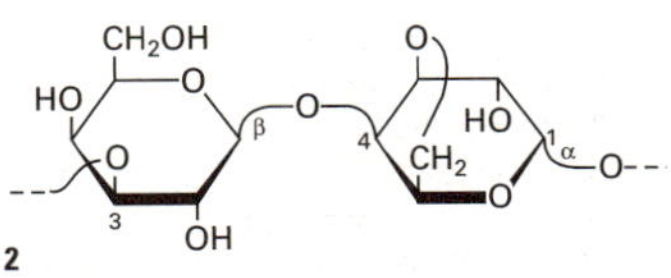

**Agar:** 1: 3,6-Anhydro-$\alpha$-L-galactopyranose (im Agaropektin); 2: Agarose

**Agar-Agar:** s. Agar.

**Agaricin:** s. Agaricinsäure.

**Agaricinsäure:** Acidum agaricinicum, Acidum agaricinicum sesquihydricum; Agaricin; $\alpha$-Cetylcitronensäure; $C_{22}H_{40}O_7 \cdot 1.5\,H_2O$; $M_r$ 443.5; Schmp. ca. 140 °C; weißes, krist. Pulver od. Blättchen; lösl. in 180 T. Ethanol bzw. 10 T. siedendem Ethanol, quillt in heißem Wasser, leicht lösl. in Essigsäure u. heißem Terpentin; **Gew.:** aus Fomes* officinalis; **Off.:** DAC, ÖAB; **Anw.:** (med.) gegen den Schweiß der Phthisiker; **Dos.:** GED 0.005–0.01 g; EMD 0.03 g, TMD 0.1 g (Dos. über 0.2 g wirken bereits lähmend, Tod durch Atemstillstand).

**Agaricus:** s. Amanita muscaria (Hom.).

**Agaricus albus:** s. Fomes officinalis (Fungus Laricis).

**Agaricus bulbosus:** s. Amanita phalloides (Hom.).

**Agaricus campestris:** Psalliota campestris; essbarer Feld-Champignon; Unterscheidung vom giftigen Knollenblätterpilz Amanita* phalloides: der Champignon hat blassrosa bis schokoladenbraune Lamellen u. an der Stielbasis keine Knolle; der Knollenblätterpilz hat weiße Lamellen u. an der Stielbasis eine Knolle.

**Agaricus emeticus:** s. Russula emetica (Hom.).

**Agaricus muscarius:** s. Amanita muscaria.

**Agaricus phalloides:** s. Amanita phalloides.

**Agarizinsäure:** s. Agaricinsäure.

**Agaropektin:** s. Agar.

**Agarose:** gelierfähiges Polysaccharid*; $M_r$ ca. 120 000; **Gew.:** aus Agar* durch fraktionierte Fällung mit Ethylenglykol; **Anw.:** (techn.) Elektrophorese, Chromatographie, v. a. Gelfiltration*.

**Agartang:** s. Agar.

**Agathis australis:** s. Copal.

**Agathis dammara:** s. Copal.

**Agathosma betulina** (Thunb.) Bartl. et Wedl.: Barosma betulina; Fam. Rutaceae; heim. in Südafrika, bes. Kapland; A. betulina u. A. crenulata sind Stpfl. von **Folia Bucco (rotunda):** Folia Buchu, Folia Barosmae, (breite) Buccoblätter, Buchublätter; Folia Bucco kann mit den Blättern von Empleurum* unicapsulare u. Empleurum* serrulatum vermischt (verfälscht) sein; **Inhaltsst.:** 1.3–2.5 % äther. Öl mit ca. 12 % Diosphenol* (das sich wahrscheinl. aus dem genuin vorliegenden Piperitonepoxid bildet), 35 % (–)-Isomenthon, 9 % (+)-Menthon* u. 10 % Limonen*, Pulegon*, Terpinen-4-ol*; ferner die Flavonylglykoside Diosmin* (Barosmin) u. Hesperidin*; Gummi, Schleim (in der oberen Hypodermis), Harz*; Diosphenol (Schmp. 83 °C) kristallisiert aus äther. Öl aus (früher Barosma- od. Buccokampfer); es ist Wirkungsträger, wird renal eliminiert; sein Gehalt ist in A. betulina am höchsten; **Wirk.:** stark antisept.; **Anw.:** (volkstüml.) z. B. als entzündungswidriges Mittel bei Harnwegserkrankungen, Reizblase, zur Entwässerung. **Hom.:** Bucco: getrocknete Blätter.

**Agathosma crenulata:** s. Agathosma betulina.

**Agathosma serratifolia** (Cur.) Spreeth: Barosma serratifolia; Fam. Rutaceae; Südafrika, bes. Kapland; Stpfl. von **Folia Bucco longa:** lange Bucco-

A

blätter; Inhaltsst., Wirk. und Anw.: s. Agathosma betulina (Folia Bucco rotunda).

**Agave americana** L.: A. virginia; Agave, Hundertjährige Aloe; Fam. Agavaceae; trop. Mittel- u. Südamerika, im Mittelmeergebiet eingebürgert, in Mitteleuropa als Topfpflanze; Stpfl. von **Folia Agavae:** **Anw.:** In Mexiko wird der giftige, vergorene Saft (ca. 9 % Zucker) als berauschendes Nationalgetränk Pulque, Agavenwein u. Mescal sowie Tequila (Agavenschnaps) benutzt. Die frischen Blätter dienen als Nahrungsmittel u. liefern außerdem die Pitahanffasern. Die Wurzeln, die Saponine (z. B. Hecogenin; s. Agave sisalana) enthalten, dien(t)en dort als Ersatz für Sarsaparille (bei Syphilis; s. Smilax regelii). **Hom.:** Agave americana: frische Blätter; verordnet z. B. bei Mundfäule.

**Agavenblätter:** s. Agave sisalana (Folia Agavae).

**Agave sisalana** Perrine: Sisalagave; Fam. Agavaceae; Mexiko; Stpfl. von **Folia Agavae:** Agavenblätter, Sisalblätter; **Inhaltsst.:** Steroidsapogenine wie Tigogenin, Hecogenin, Gitogenin; ca. 15 % Pektin, 5–6 % Wachs; **Anw.:** Fasergewinnung (Sisal); Herst. von Sisalwachs (ähnl. wie Carnaubawachs verwendet; s. Wachse), Pulque, Mescal u. Tequila (s. Agave americana); Gewinnung von Hecogenin* (Zwischenprodukt der Cortisondarstellung).

**Agave virginia:** s. Agave americana.

**Agent Blue:** s. Kakodylsäure.

**Agent Orange:** s. TCDD.

**Agent Yellow:** s. 4,6-Dinitro-*o*-cresol.

**AGES:** Abk. für Österreichische* **A**gentur für **G**esundheit und **E**rnährungs**s**icherheit.

**Ageusie:** Aufhebung der Schmeckempfindung; vgl. Hypogeusie.

**Agglomerate:** feste Partikelverbände, die durch Oberflächenkräfte (Adhäsions-, Kapillar-, elektrostat. Kräfte) zusammengehalten werden; vgl. Adhäsion; Aggregate.

**Agglomeration:** Zusammenlagerung mehrerer Pulverpartikel zu Agglomeraten* aufgrund starker Oberflächenhaftkräfte (s. Adhäsion).

**Agglutination:** durch spezif. od. unspezif. Agglutinine* hervorgerufene Verklumpung von Zellen (z. B. Erythro-, Leuko-, Thrombozyten, Bakt.) od. antigentragenden Partikeln (z. B. Latex-, Polystyrolpartikel); **Konglutination:** A. von Erythrozyten unter Beteiligung von Konglutininen; z. B. als komplementverbrauchende Konglutinationsreaktion.

**Agglutinine:** Bez. für Substanzen mit der Fähigkeit, korpuskuläre Antigene zu verklumpen (s. Agglutination); **1.** spezif. A.: v. a. agglutinierende Antikörper*; **2.** unspezif. A.: u. a. Lektine*, Immunglobuline*.

**Agglutinogene:** zellspezif. antigene Oberflächenstrukturen (u. a. Rezeptoren), z. B. auf Blutzellen od. Bakt., an die sich agglutinierende Antikörper* od. Lektine* binden u. dadurch eine Agglutination* auslösen können; vgl. Agglutinine.

**Aggregate:** feste Partikelverbände, die durch Zusammenschluss einzelner Pulverteilchen über Feststoffbrücken entstehen, z. B. durch Sintervorgänge, Kristallwachstum u. Kaltfließen; vgl. Agglomerate.

**Aggregatzustände der Stoffe:** Einteilung der Erscheinungsform der Stoffe nach dem Ordnungsgrad der Atome od. Moleküle in fest, flüssig, gasförmig; diese sind im p-T-Zustandsdiagramm (s. Phasendiagramm) normalerweise durch scharfe Linien abgegrenzt (Übergänge sind durch Phasenumwandlung* möglich). Daneben gibt es Zwischenformen, die sich durch Nah- u. Fernordnung der Moleküle unterscheiden, z. B. Gläser* u. Flüssigkristalle*. Der Plasmazustand (hochionisiertes Gas aus Ionen u. Elektronen) wird häufig als 4. A. betrachtet (s. Plasma).

**Aggressine:** Virulenzfaktoren von Mikroorganismen; **1.** Exoenzyme*, welche die Interzellularsubstanz des Bindegewebes abbauen u. so das Eindringen von Mikroorganismen begünstigen (z. B. Hyaluronidase*, Kollagenase*, Neuraminidasen*); **2.** Exotoxine (s. Toxine); **3.** immunreaktionshemmende Oberflächenkomponenten (z. B. Kapselpolysaccharide).

**AGI:** Abk. für (engl.) *alkaloidal **g**lycosidase **i**nhibitors*; s. Castanospermum australe.

**Agkistrodon rhodostoma** Boie: Malayische Grubenotter; Fam. Crotalidae; malayische Gebiete; Giftschlange, deren Gift (s. Ancrod) thrombolyt. wirkt.

**Aglyka:** s. Aglykone.

**Aglykone:** Aglyka; Bez. für die Nichtzuckeranteile der Glykoside*.

**Agni** (Sanskrit Feuer, Lebensflamme): im Ayurveda* Bez. für das energet. Prinzip der Umwandlung (sog. biol. Feuer der Transformation), das einen körperl. od. geistigen Zustand in einen anderen überführt; lokalisiert sich im Körper am stärksten als sog. Verdauungsfeuer, als energet. Grundlage für alle Stoffwechselvorgänge im Verdauungstrakt u. in den Zellen; wichtiges ayurved. Prinzip, da nach der ayurved. Lehre Gesundheit, Energie u. Wohlbefinden entscheidend von seiner Funktionsweise abhängen; daher beziehen sich zahlreiche ayurved. Empfehlungen darauf u. stärken Stoffwechsel u. Verdauung.

**Agnus castus:** s. Vitex agnus-castus (Hom.).

**Agomelatin:** N-[2-(7-methoxynaphthalen-1-yl)ethyl]acetamid; CAS-Nr. 138112-76-2; $C_{15}H_{17}NO_2$, Strukturformel: s. Abb.; $M_r$ 243.31; Schmp. 108 °C (kristallisiert aus Ethanol); logP 2.6 ± 0.5 (berechnet); weißer Feststoff; stereoisomer mit Melatonin* (Indolring durch metabol. stabileres Naphthalin-Gerüst ersetzt); **Wirk.:** Antidepressivum*; selektiver Agonist an Melatonin-Rezeptoren $MT_1$ u. $MT_2$ im Hypothalamus; Serotonin*-Antagonist, kompetitiver Antagonist an Serotonin-5-$HT_{2C}$-Rezeptoren; Erhöhung der Noradrenalin- u. Dopamin-Freisetzung; **Ind.:** depressive Episoden bei Erwachsenen, v. a. bei zusätzl. bestehenden Schlafproblemen; **Kontraind.:** eingeschränkte Leberfunktion; **WW:** mit starken CYP1A2-Inhibitoren wie Fluvoxamin* od. Cipro-

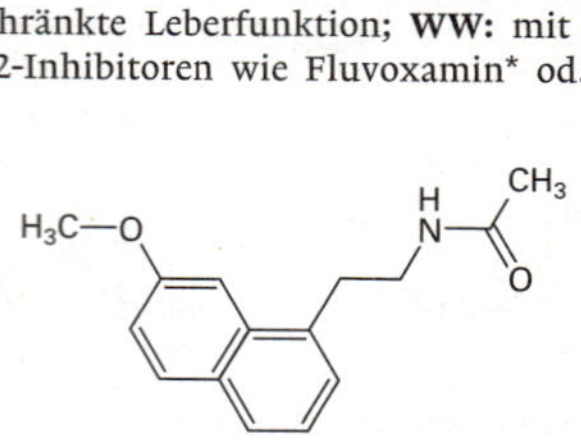


**Agomelatin**

floxacin*; **UAW:** Kopfschmerz, Migräne, Schwindel; Übelkeit, Diarrhö, Obstipation; Rückenschmerzen; Schläfrigkeit od. Schlaflosigkeit, Angst; Anstieg der Transaminasen; **Dos.:** p.o. 1×25 mg abends, nach 2 Wochen ggf. Erhöhung auf 50 mg/d; HWZ bis 2 h.

**Agones:** s. Coenzyme.

**Agonie:** Sterbephase; Vorstadium des Exitus letalis mit reduzierten Lebensvorgängen.

**Agonist:** pharmak. Mimetikum*; körpereigene od. -fremde Substanz, die mit einem Rezeptor* in Wechselwirkung tritt u. dadurch eine bestimmte pharmak. Wirk. hervorruft; ein A. besitzt sowohl Affinität* als auch intrinsic* activity am Rezeptor. **Formen: 1. Reine Agonisten** entfalten nach Angriff am Rezeptor die max. mögliche Wirk.; intrins. Aktivität $\alpha$ liegt bei 1. **2. Partielle Agonisten** besitzen sowohl agonist. als auch antagonist. Eigenschaften, können aber keinen max. Effekt nach Bindung an den Rezeptor erzielen; intrins. Aktivität $\alpha$ liegt zw. 0 u. 1. Vgl. Antagonist.

**Agranulozytose** (lat. granulum Körnchen; gr. kytos Zelle): Krankheitsbild, das durch eine hochgradige Verminderung der Granulozytenzahl u. das Auftreten meist bakterieller Infektionen gekennzeichnet ist; **Formen: 1.** auf einem Immunmechanismus beruhende dosisunabhängige Schädigung der neutrophilen Granulozyten od. der Knochenmarkvorläuferzellen durch bestimmte Arzneimittel (z. B. Analgetika*, Sedativa*, Antidiabetika*, Diuretika*, Goldpräparate, Antibiotika*) mit plötzl. Beginn im Anschluss an die Arzneimitteleinnahme u. selektiver Schädigung der Granulozytopoese; Rediziv bei erneuter Exposition; **2.** dosisabhängige tox. Schädigung der Knochenmarkvorläuferzellen (z. B. durch Phenothiazinderivate*, Thiamazol*); schleichender Beginn nach meist mehrwöchiger Therapiedauer, kontinuierl. Abfall der Leukozyten-, meist auch der Erythrozyten- u. Thrombozytenzahl; **Sympt.:** schwere bakterielle Infektion mit Fieber, Schüttelfrost, Tachykardie, Krankheitsgefühl, Schleimhautnekrosen (Rachen, Tonsillen, Anal- u. Genitalbereich) mit lokalen Lymphknotenschwellungen, evtl. Nekrosen im Bereich des Respirations- u. Magen-Darm-Trakts; **Ther.:** Absetzen der auslösenden Arzneimittel, bei Infektion antimikrobielle Ther., evtl. G-CSF (s. CSF).

**Agrimoniae herba:** s. Agrimonia eupatoria.

**Agrimonia eupatoria** L.: (Kleiner) Odermennig; Fam. Rosaceae; Europa, Nordafrika, Asien; A. eupatoria u. (seltener) Agrimonia procera Wallr. (A. repens L., A. odorata auct. non Mill.; Großer Odermennig) sind Stpfl. von **Agrimoniae herba:** Herba Agrimoniae, Herba Eupatoriae, Herba Lappulae hepaticae, Folia Agrimoniae; Odermennigkraut, Ackerkraut, Fünffingerkraut, Griechisches Leberkraut; während der Blüte gesammelte u. getrocknete Sprossspitzen (oberird. Teile); **Off.:** ÖAB, Ph.Eur.6; Monographie: ESCOP, Kommission E; **Inhaltsst.:** 4–10 % Catechingerbstoffe (Ph.Eur.: mind. 2.0 % Gerbstoffe bezogen auf die getrocknete Droge, berechnet als Pyrogallol), Flavonoide, Phenolcarbonsäuren u. Triterpene; **Wirk.:** adstringierend, antimikrobiell; **Anw.: 1.** (med.) bei leichten unspezif., akuten Durchfallerkrankungen, Entzündungen der Mund- u. Rachenschleimhaut; äußerl. bei leichten oberflächl. Entzündungen der Haut; **2.** (volkstüml.) z. B. bei Diarrhö, Nieren- u. Harnblasenentzündungen.

**Agrimonia odorata:** s. Agrimonia eupatoria.

**Agrimonia procera:** s. Agrimonia eupatoria.

**Agrimonia repens:** s. Agrimonia eupatoria.

**Agropyron repens** (L.) P. Beauv.: (molekulargenet.) Elymus repens (L.) Gould, Triticum repens L.; Quecke; Fam. Poaceae (Gramineae); ganz Europa, Nordasien, Nordamerika; Stpfl. von **Graminis rhizoma:** Rhizoma Graminis; Queckenwurzelstock, Graswurzel; ganzer od. geschnittener, von den Nebenwurzeln befreiter, gewaschener od. getrockneter Wurzelstock; **Off.:** Ph.Eur.6; Monographie: Kommission E; **Inhaltsst.:** Triticin (dem Inulin ähnl. Kohlenhydrat), Fructose, Saponin, äther. Öl (darin Agropyren), Kieselsäure, Vanillinglykosid; **Wirk.:** Agropyren besitzt antibiot. Wirk., bes. eine starke Hemmwirkung auf Hautpilze (Trichophyton u. Epidermophyton); **Anw.: 1.** (med.) Durchspülung bei entzündl. Erkrankungen der ableitenden Harnwege u. Nierengrieß; **2.** (volkstüml.) bei Gicht, rheumat. Beschwerden, chron. Hauterkrankungen. **Hom.:** Agropyron repens (HAB), Triticum repens: frische unterird. Teile; verordnet z. B. bei Nieren- u. Harnwegsentzündungen.

**Agrostemma githago** L.: Kornrade; Fam. Caryophyllaceae; Mittelmeergebiet; früher auf Getreidekulturland; Stpfl. von **Semen Agrostemmae:** Kornradesamen; **Inhaltsst.:** Triterpensaponine (im Samen bis zu 6 %), Githaginglucosid, Gypsogenin* als Aglykon (Githagenin); **Anw.:** (volkstüml.) z. B. bei Hautunreinheiten, Gastritis, Husten, Entwässerung; **Toxikol.:** Samen sind stark giftig. **Hom.:** Agrostemma githago: reife Samen.

**Agrumen:** s. Citrus.

**Agrypnie:** s. Schlaflosigkeit.

**Agtstein:** s. Bernstein.

**AGW:** Abk. für **A**rbeitsplatz**g**renz**w**ert; seit 1.1.2005 durch die Gefahrstoffverordnung* (GefStoffV) eingeführter Grenzwert für die zeitl. gewichtete durchschnittl. Konz. eines Stoffes in der Luft am Arbeitsplatz in Bezug auf einen gegebenen Referenzzeitraum, bei der akute od. chron. schädl. Auswirkungen auf die Gesundheit im Allg. nicht zu erwarten sind; der AGW berücksichtigt eine übl. 8-stündige Exposition an 5 Tagen in der Woche während der Lebensarbeitszeit u. ersetzt die bisherige max. Arbeitsplatzkonzentration (MAK*) u. techn. Richtkonzentration (TRK*). Die AGW werden in Deutschland in der Techn. Regel für Gefahrstoffe 900 (TRGS 900) veröffentlicht u. über das Bundesarbeitsblatt (Abk. BArbBl) bekannt gegeben. Vgl. BGW.

**AHG:** Abk. für **a**nti**h**ämophiles **G**lobulin A; s. Blutgerinnungsfaktor VIII.

**Ahlbeeren:** s. Ribes nigrum (Fructus Ribis nigri).

**Ahlkirsche:** s. Prunus padus.

**Ahnfeltia:** s. Agar.

**Ahorn, Eschenblättriger:** s. Acer negundo.

**Ahornsaft:** s. Acer negundo; Acer saccharum.

**AHP:** Abk. für **A**cetyl**h**ydroxy**p**rolin; s. Oxaceprol.

**aHPh:** Abk. für (engl.) *approved Hospital Pharmacist*; s. Weiterbildung.

**AIDS:** Abk. für (engl.) *acquired immune deficiency syndrome;* erworbenes Immunmangelsyndrom; erstmals 1981 beschriebenes Krankheitsbild, das durch eine ausgeprägte zelluläre Immunschwäche mit rezidivierenden Infektionskrankheiten (Infektion mit opportunist. Erregern u. Parasiten) sowie spezif. Malignomen wie Kaposi*-Sarkom u. Lymphomen gekennzeichnet ist; ausgelöst wird die zelluläre Immunschwäche durch die neuro- u. lymphotropen Viren HIV-1 u. HIV-2 (s. HIV). AIDS entspricht dem klin. Stadium C der HIV*-Erkrankung.

**AIDS-Hilfe:** Institution für Aufklärung u. Bereitstellung von Informationsmaterial über die HIV*-Erkrankung u. AIDS*; **1. Deutschland:** Deutsche AIDS-Hilfe e. V., Wilhelmstr. 138, 10963 Berlin, Tel. +49 (030) 6 900 870, http://www.aidshilfe.de; Bundeszentrale für gesundheitliche Aufklärung, Ostmerheimer Str. 220, 51109 Köln, Tel. +49 (0221) 8992-0, http://www.bzga.de sowie AIDS-Hilfen in jeder größeren Stadt; **2. Österreich:** AIDS Hilfe Haus, Mariahilfer Gürtel 4, 1060 Wien, Tel.+43 (1) 59937 sowie AIDS-Hilfestellen in den Bundesländern (http://www.aidshilfen.at); **3. Schweiz:** AIDS-Hilfe Schweiz (Abk. AHS), Konradstr. 20, 8005 Zürich, Dachverband der 21 kantonalen u. regionalen Aids-Hilfen sowie weiterer 36 Organisationen (http://www.aids.ch).

**Ailanthus altissima (Mill.) Swingle:** A. glandulosa Desf.; Chinesischer Sumach, Götterbaum; Fam. Simaroubaceae; China, Japan, Indien; Stpfl. von **Cortex Ailanthi:** Götterbaumrinde; **Inhaltsst.:** Quassinoide u. Simaroubolide, Bitterstoffe vom Quassintyp (Decanotriterpene), Indolalkaloide, Flavonoide u. Gerbstoff; **Anw.:** (volkstüml.) in der TCM* bei Diarrhö u. Ruhr, in der afrikanischen Volksmedizin u. a. bei Krämpfen, Diarrhö, Bandwürmern, Asthma. **Hom.:** Ailanthus altissima (HAB), A. glandulosa: ca. 1 T. frische Stamm- u. Astrinde, ca. 2 T. frische blühende Triebe; verordnet z. B. bei Tonsillitis, Infektionskrankheiten mit schwerem Verlauf.

**Ailanthus glandulosa:** s. Ailanthus altissima.

**AIO:** Abk. für (engl.) *all in one*; s. TPN.

**airborne particles:** feine Partikel in der Luft, die zur exogenen Kontamination bei der Herst. von Injektionslösungen (s. Iniectabilia) u. Infusionslösungen (s. Infundibilia) führen.

**Airless-System:** Spraysystem, bei dem Flüssigkeiten unter hohem Druck (mit Druckluft; s. Abb.) durch eine Einstoffdüse getrieben u. dabei in feine Tröpfchen zerrissen werden; im Ggs. zur drucklosen Zweistoffverdüsung wird in den Sprühstrahl keine Luft eingebracht.

**Airmix-Verfahren:** Mischverfahren für pulverförmige Bestandteile; **Prinzip:** Das Mischgut wird in einem Zylinder durch Druckluft nach oben gerissen. Ein am Boden angebrachter Mischkopf bewirkt durch Unterdruck eine Abwärtsbewegung des Pulvergemisches, so dass das Mischgut ständig umläuft. Nach dem A.-V. arbeiten versch. **Wirbelschichtmischer:** Die Best. werden durch schnell rotierende Einbauten u./od. durch raschen Luft-/Gas-Eintrag fluidisiert u. vermischt; meist erfolgen Mischen, Granulieren* durch Einsprühen der Granulierflüssigkeit u. anschließendes Trocknen im selben Gerät.

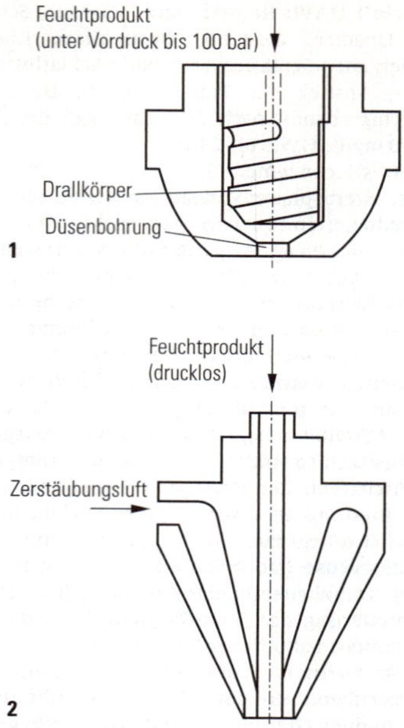

**Airless-System:** 1: Airless-System; 2: Zweistoffdüse

**Ajmalicin:** s. Raubasin.

**Ajmalin:** Ajmalinum; Rauwolfin; CAS-Nr. 4360-12-7; $C_{20}H_{26}N_2O_2$, Strukturformel: s. Rauvolfia serpentina (Abb. dort); $M_r$ 326.44; Schmp. 160 °C; Alkaloid* aus Rauvolfia-Arten; weißes bis gelbl., feinkrist. Pulver ohne Geruch, von bitterem Geschmack; fast unlösl. in Wasser, wenig lösl. in Ether, leicht lösl. in Chloroform, Aceton, verd. Säuren, Methanol u. Ethanol; **Wirk.:** Antiarrhythmikum* (Klasse IA, Chinidin* ähnl. Herzwirkung); **Off.:** Ph.Eur., ÖAB; **Ind.:** ventrikuläre Extrasystolen; **Kontraind.:** dekompensierte Herzinsuffizienz, Digitalisintoxikation, AV-Block; **WW:** Curare*-artig wirkende Substanzen werden in ihrer Wirk. verstärkt. **UAW:** Kammerflimmern, AV-Überleitungsstörungen, Kopfschmerz, Sehstörungen; HWZ 0.2–0.4 h. Gebräuchl. sind auch Ajmalin-Monoethanol (Ajmalinum monoaethanolum Ph.Eur., ÖAB) u. Ajmalin-Monohydrat (Ajmalinum monohydricum Ph.Eur., ÖAB).

**Ajoen:** Wirkstoff in Knoblauch(präparaten); s. Allium sativum.

**Ajowanfrüchte:** s. Trachyspermum ammi (Fructus Ajowan).

**Ajowanöl:** s. Trachyspermum ammi (Oleum Ajowan).

**Ajuga reptans L.:** (Kriechender) Günsel; Fam. Lamiaceae (Labiatae); Europa; Stpfl. von **Herba Ajugae:** Herba Bugulae; Günselkraut; **Inhaltsst.:** Gerbstoffe, Iridoidglucoside (z. B. Ajugol*), Anthocyane; **Anw.:** (volkstüml.) z. B. als Adstringens bei Mund- u. Kehlkopfentzündungen sowie bei Gallenbeschwerden; äußerl. zur Wundbehandlung.

**Ajugol:** Dihydrohydroxyderivat von Aucubin*; Iridoid in Ajuga-Arten u. in Leonurus* cardiaca, Rehmannia* glutinosa; Harpagid* ist ein Hydroxyajugol.

**Ak:** Abk. für **Antikörper***.

**Akajunüsse:** s. Anacardium occidentale (Fructus Anacardii occidentalis).

**Akalbir:** s. Datisca cannabina.

**Akanthose-Test:** Testung von Salbengrundlagen (Roh- u. Hilfsstoffe) auf kanzerogene Wirk.; die Salben werden auf die Haut (z. B. von Meerschweinchen) unter einem Okklusivverband* aufgetragen u. eine Vermehrung der Stachelzellenschicht der Haut geprüft.

**Akarizide:** Schädlingsbekämpfungsmittel*, die v. a. gegen Milben* (v. a. Spinnmilben) u. Zecken* wirken; der Befall von Spinnmilben an Kulturpflanzen hat in den letzten Jahrzehnten stark zugenommen aufgrund intensiv bewirtschafteter Monokulturen u. der Anwendung nicht spezif. Insektizide* ohne ausreichende akarizide Wirkung, wodurch die natürl. Feinde der Milben zurückgedrängt wurden. Neben Netzschwefel u. Mineralöl haben chlorierte Kohlenwasserstoffe, org. Phosphorverbindungen (z. B. Malathion*) u. Carbamate gute akarizide Wirkung. Spinnmilben haben gegen ursprüngl. gut akarizid wirksame Präparate, v. a. aus der Reihe der Phosphorsäureester, schnell Resistenz entwickelt. Resistente Spinnmilben widerstehen i. d. R. nicht nur einzelnen Wirkstoffen, sondern auch anderen Präparaten mit gleichem Wirkungsmechanismus (Gruppenresistenz).

**Akazie, Falsche:** s. Robinia pseudoacacia.

**Akazienblüten:** Flores Acaciae; als A. werden fälschl. die Blüten von Prunus* spinosa bezeichnet.

**Akazienblüten, Echte:** s. Acacia farnesiana (Flores Acaciae farnesianae).

**Akazienblütenöl:** s. Acacia farnesiana (Oleum Acaciae farnesianae).

**Akaziengummi:** s. Gummi arabicum.

**Akeepflaume:** s. Blighia sapida.

**Akelei:** s. Aquilegia vulgaris.

**Akinese:** Bewegungslosigkeit, Bewegungsstarre; herabgesetzte od. fehlende Bewegung des Rumpfs, der Extremitäten sowie der Gesichtsmuskulatur (z. B. als fehlende unbewusste Mitbewegung der Arme beim Gehen, seltener Lidschlag u. Maskengesicht), i. e. S. vollständiges Fehlen von Bewegungen, auch von Schluck- u. Sprechbewegungen bei erhaltenen Blickbewegungen; **Vork.:** u. a. bei Parkinson*-Syndrom, Wilson-Krankheit, Multisystematrophie.

**Akkommodation:** **1.** Anpassung; (ophthalmolog.) Fähigkeit des Auges, den Brechwert der Linse der Entfernung des fixierten Gegenstands so anzupassen, dass er in der Netzhautebene (in der Fovea centralis) scharf abgebildet wird; dem passiven Streben der elast. Linse zur Kugelform (hoher Brechwert, Naheinstellung) steht die Zugwirkung des radiären Aufhängeapparats (Zonulafasern) entgegen, die eine Abflachung der Linse bewirkt (Ellipsenform; geringer Brechwert, Ferneinstellung); durch aktive Kontraktion des Ziliarmuskels kommt es zur Erschlaffung der Zonulafasern (u. damit zur Scharfeinstellung im Nahbereich); die Akkommodationsbreite (Akkommodationsvermögen) beträgt z. B. mit 10 Jahren 12 dpt, mit 30 Jahren 7.5 dpt, mit 60 Jahren 0 dpt (Presbyopie), evtl. inf. zunehmender Sklerosierung der Linse; **2.** (nephrolog.) Fähigkeit der Niere, die Osmolalität des Endharns abweichend von der des Primärfiltrats einzustellen (Harnkonzentrierungsfähigkeit); **3.** (elektrophysiolog.) Summe der der Zellmembrandepolarisation entgegengerichteten Prozesse; abhängig von der Spannungsänderung pro Zeiteinheit dU/dt; ist der Quotient klein (sog. Einschleichen der Reizspannung), kann die Membran akkommodieren, d. h. sich dem Reiz anpassen.

**Akkumulation:** s. Kumulation.

**Akkumulator:** syn. Sekundärelement; sog. Kraftsammler; wiederaufladbares galvan. Element; **Beispiel:** Blei-A., Nickel-Cadmium-A., Nickel-Metallhydrid-A., Lithium-Ion-Akkumulator. Beim Entladen laufen an den Elektroden chem. Reaktionen ab, wobei die frei werdende Energie als elektr. Energie abgegeben wird. Beim Laden werden die Prozesse umgekehrt, so dass der A. in den Ausgangszustand zurückversetzt wird. Beim **Blei-Akkumulator** aus Kraftfahrzeugen bestehen die Elektroden im geladenen Zustand aus Blei (Anode) u. Bleidioxid (Kathode) u. hängen in verd. Schwefelsäure; sie liefern eine Spannung von ca. 2 Volt. Beim Entladen laufen folgende Halbreaktionen* ab:

Kathode:

$PbO_2 + 2\,H^+ + 2\,e^- + H_2SO_4 \rightarrow Pb^{2+} + SO_4^{2-} + 2\,H_2O$

Anode:

$Pb + H_2SO_4 \rightarrow Pb^{2+} + SO_4^{2-} + 2\,H^+ + 2\,e^-$

Legt man im entladenen Zustand eine Ladespannung von mehr als 2 Volt an, dann kehren sich die Reaktionen um u. die Elektroden werden regeneriert. Beim heute häufig verwendeten **Lithium-Ion-Akkumulator** werden Lithium-Ionen verschoben. Die Anode besteht aus Graphit od. anderen Verbindungen, die eine Interkalation von Lithium-Ionen erlauben. Die Kathode besteht aus Lithium-Metall-Oxiden (z. B. Cobalt od. Nickel od. Metalloxide aus versch. Metallen). Beim Entladen laufen folgende Reaktionen ab:

Kathode:

$x\,Li^+ + CoO_2 + x\,e^- \rightarrow Li_xCoO_2$

Anode:

$Li_xC_y \rightarrow y\,C + x\,Li^+ + x\,e^-$

Der Lithium-Ion-A. zeigt keinen Memory-Effekt. Die Zellspannung beträgt ca. 3.6 Volt.

**Akne:** Acne; i. e. S. Acne vulgaris; i. w. S. versch. Erkrankungen der Talgdrüsenfollikel mit Sekretions- u. Verhornungsstörungen, nachfolgender Entzündung u. evtl. Vernarbung; vgl. Aknemittel.

**Aknemittel:** Arzneimittel zur Behandlung von Akne*; **Wirkstoffe:** v. a. Benzoylperoxid*, Azelainsäure*, Antiandrogene* u. Estrogene*, Antibiotika* (z. B. Minocyclin*, Clindamycin*, Erythromycin*), Glucocorticoide*, Retinoide*, Antiseptika*, Antiseborrhoika*, Keratolytika*, Adapalen* u. Hefe (Faex medicinalis, s. Faex).

**Akne-Spiritus:** s. Spiritus contra acnem.

**A-Kohle:** Kurzbez. für Adsorptionskohle; s. Carbo activatus.

**Akonitase:** s. Aconitase.

A

**Akonitknollen:** s. Aconitum napellus ssp. napellus (Aconiti tuber).

**Akr-:** auch Acro-, Acral-, Akral-; Wortteil mit der Bedeutung Spitze, Extremität.

**Akren:** distale Teile des Körpers, z. B. Finger, Zehen, Hände, Füße, Nase, Kinn, Augenbrauen u. Jochbögen; vgl. Akromegalie.

**Akrolein:** Acrolein, Acrylaldehyd, Allylaldehyd; Propenal; $CH_2{=}CH{-}CHO$; D. 0.839; $M_r$ 56.1; Schmp. –88.0 °C; Sdp. 52.0 °C; wasserklare, brennbare Flüss. von unerträgl. Geruch; **Darst.:** **1.** Erhitzen von Glycerol mit wasserentziehenden Mitteln, z. B. Kaliumhydrogensulfat; **2.** Verbrennen von Fetten (A. ist für den scharfen Geruch beim Anbrennen verantwortlich); **Anw.:** (techn.) Herst. von Kunststoffen (A. polymerisiert leicht, ähnl. Acrylsäure*); als Synthesebaustein, u. a. zur Herst. von Methionin* u. Pyrimidin*; als Tränengas* u. Warngas sowie als Schädlingsbekämpfungsmittel.

**Akromegalie:** ausgeprägte selektive Vergrößerung der Akren* nach dem Wachstumsalter; u. a. mit charakterist. Vergröberung der Gesichtszüge inf. vermehrten Wachstums insbes. von Gesichtsweichteilen u. -skelett (Nase, Ohren, Jochbeine, Supraorbitalränder, Ober- u. insbes. Unterkiefer, Lippen u. Zunge), Fehlbiss, Vergrößerung der Extremitätenakren u. des Kehlkopfs (tiefe kloßige Stimme), Gelenkknorpelwucherungen (Arthrosen); **Urs.:** übermäßige Bildung von Somatropin* im Hypophysenvorderlappen meist durch Adenome, gelegentl. reine Zellhyperplasie; **Ther.:** **1.** operativ; **2.** Strahlentherapie*; **3.** pharmak. mit Somatostatinanaloga (z. B. Octreotid*), ggf. kombiniert mit Dopamin-Rezeptor-Agonisten (z. B. Bromocriptin*), od. Pegvisomant*.

**Aktin:** Strukturprotein, das in Myofibrillen (dort in den Mikrofilamenten*) des Zytoskeletts* vorkommt; neben Myosin* wichtigstes Muskelprotein; globulär; $M_r$ 41 720; besteht aus 374 Aminosäuren, darunter das ungewöhnl. *N*-Methylhistidin; kann unter Bindung von ATP u. dessen Hydrolyse zu ADP polymerisieren u. so dynam. Mikrofilamente bilden.

**Aktinfilament:** s. Mikrofilament.

**Aktiniden:** s. Actinoide.

**Aktinometrie** (gr. aktis, aktinos Strahl): Messung der Strahlungsintensität; die verwendeten Messgeräte od. Systeme werden Aktinometer genannt. Die Messung erfolgt möglichst breitbandig, um die Gesamtzahl der emitierten Photonen zu ermitteln, od. monochromat., um die spektrale Intensitätsverteilung zu messen. Zur Anw. kommen physik. Messgeräte wie Widerstandsbolometer, Photothermoelemente, Photozellen, Photodioden u. Photomultiplier u. chem. Systeme (Photoreaktionen) wie die *Z/E*-Isomerisierung von Azobenzol od. die Photozersetzung des Eisen(II)-oxalat-Komplexes. Physik. Messgeräte haben den Vorteil, dass sie preiswert sind u. sofort einen Messwert liefern, während chem. Aktinometer Absolutmethoden darstellen, die nicht jedes Mal aufwendig kalibriert werden müssen, um genaue Ergebnisse zu liefern.

**aktinomorph:** (bot.) radiär, strahlenförmig, regelmäßig; s. Blüte (Blütenformen).

**Aktinomykose:** Strahlenpilzkrankheit; chron. fortschreitende Infektionskrankheit; **Erreger:** Actinomyces israelii u. verwandte Arten, meist aerob-anaerobe Mischinfektion mit Staphylokokken u. Actinobacillus; **Formen:** zervikofaziale A., Lungenaktinomykose, Darmaktinomykose, selten A. anderer Organe (z. B. Haut, Knochen, Leber, Nieren, Hoden, Herzklappen u. Nervensystem); **Ther.:** chirurg. Eingriff, Benzylpenicillin*.

**Aktinomyzeten:** s. Actinomycetales.

**Aktionspotential:** schnelle, vorübergehende, sich selbst fortpflanzende elektr. Erregung in der Plasmamembran einer Zelle, z. B. einer Nerven-* od. Muskelzelle; ermöglicht eine Erregungsweiterleitung im Nervensystem; entsteht am Axonhügel u. wird zu den kleinen Endverzweigungen des Axons weitergeleitet; **Verlauf:** (zeitl.) **1.** schnelle Depolarisation der Membran durch erhöhte Permeabilität für $Na^+$; **2.** schnelle Hyperpolarisation durch erhöhte Permeabilität für $K^+$; **3.** langsame Einstellung des Ruhepotentials.

**Aktivatoren:** Promotoren; Substanzen, die in geringster Menge katalyt. Reaktionen beschleunigen, ohne selbst Katalysatoren zu sein; verstärken die Wirksamkeit von Katalysatoren u. Enzymen* (z. B. Thromboplastin*) u. sind bei großtechn. Prozessen wichtig (z. B. Ammoniaksynthese).

**Aktiviertes Protein C:** s. Protein C; Drotrecogin alfa.

**Aktivierung, optische:** Anreicherung od. Reindarstellung eines Enantiomers*; vgl. Racematspaltung.

**Aktivierungsanalyse:** durch Beschuss mit Teilchen, v. a. mit Neutronen* (Neutronen-A.), seltener mit Protonen*, werden Atomkerne je nach deren Wirkungsquerschnitt über Kernreaktionen* in charakterist. Radionuklide* überführt, die aufgrund ihrer Gammastrahlung mittels der Gammaspektroskopie* qualitativ u. quantitativ bestimmbar sind; **Formen:** instrumentelle (zerstörungsfreie) A. u. radiochem. A., bei der das bestrahlte Material vor der Messung chem. aufgetrennt wird; **Anw.:** u. a. Spurenanalyse: mit der A. lassen sich z. B. Metalle in Haaren noch im Spurenbereich bestimmen.

**Aktivierungsenergie:** Symbol $E_A$; Differenz zw. der mittleren Energie von Atomen od. Molekülen u. der (höheren) Mindestenergie $E_{min}$, die sie aufweisen müssen, um eine chem. Reaktion auszulösen; bei einer Temp. T beträgt der Anteil X der Moleküle mit einer größeren Energie als $E_{min}$:

$$X = e^{\frac{-E_A}{R \cdot T}}$$

R: allg. Gaskonstante; vgl. Arrhenius-Gleichung.

**Aktivierung von Festkörpern:** s. Molekulargalenik.

**Aktivität:** **1.** s. Radioaktivität; **2.** s. Enzymaktivität; **3. thermodynamische** Aktivität: Hilfsfunktion, die in thermodynam. Gleichungen die Konz. ersetzt u. daher als effektive Konz. betrachtet werden kann; erfasst z. B. die Abweichungen der für Elektrolytlösungen geltenden realen Gesetze (s. Massenwirkungsgesetz) von den idealen. Ideale Gesetze gelten nur, wenn Ionen nicht durch ihre Anziehungskräfte gegenseitig beeinflusst werden (unendl. verd. Lösungen). Die A. a ist gleich der Konz. c multipliziert mit dem Aktivitätskoeffizienten* f: $a = f \cdot c$. **4. Aktivitätsstufen:** Einteilung des Aluminiumoxids* in der Chromatographie (z. B. Trocknung von Lösungsmitteln, Filtern von polaren Stoffen) nach Brockmann in versch. Stufen mit unterschiedl. Gehalt an Wasser; A I: 0 %; A II: 3 %; A III: 6 %; A IV: 10 %; A V: 15 %; ggf. auch A Super I (weiterer Wasserentzug aus Stufe A I).

**Aktivität, intrinsische:** s. intrinsic activity.

**Aktivität, optische:** optisches Drehvermögen; Eigenschaft vieler Substanzen, die Schwingungsebene linear polarisierten Lichtes (s. Polarisation des Lichtes) um einen bestimmten Winkel zu drehen; verantwortl. dafür ist entweder allein der kristalline Aufbau der Substanz (z. B. bei Quarz) od. die Asymmetrie des Moleküls (s. Chiralität). Die **optische Drehung** (Drehwinkel $\alpha$) wird mit einem Polarimeter* gemessen u. meist als spezifische Drehung* angegeben. Opt. aktive Stoffe kommen in 2 spiegelbildl. Isomeren vor (Enantiomere*, opt. Antipoden), opt. links- od. rechtsdrehend, gekennzeichnet durch den Vorsatz (–)- od. (+)-, veraltet auch durch L- od. D-. Vgl. Dispersion.

**Aktivitätskoeffizient:** Symbol A; dimensionsloser Faktor, der den Zusammenhang zw. Konz. u. Aktivität* herstellt; für stark verd. Lsg. ($c < 10^{-3}$ mol/L) wird er annähernd 1. Für verd. Lsg. ist der negative Logarithmus des A. *f* in erster Näherung (Debye-Hückel-Grenzgesetz für A.) proportional der Quadratwurzel der Ionenstärke* I (A ist bei 25 °C 0.51): $\log f = -A \cdot I^{0.5}$.

**Aktivitätskoeffizient, praktischer:** Symbol $\gamma_b$, $\gamma_c$; unterscheiden sich Aktivität* u. Konzentration* einer Substanz bei höher konzentrierten Lsg., dann gibt der p. A. das Verhältnis beider an, je nachdem, ob die Konz. in Molalität* (b) od. Molarität* (c) angegeben ist: $\gamma_b = a/b$, $\gamma_c = a/c$.

**Aktivitätskoeffizient, rationaler:** Symbol $\gamma_x$; unterscheiden sich Aktivität* u. Stoffmengenanteil* einer Substanz bei höher konzentrierten Lsg., dann gibt der r. A. das Verhältnis beider an: $\gamma_x = a/x$.

**Aktivität, spezifische:** Abk. $A_s$; Aktivität* eines Isotopes* A bezogen auf die Summe der Massen m od. molaren Konz. an radioaktiven u. inaktiven Isotopen des Elementes;

$$A_s = \frac{A}{m}\left[\frac{Bq}{g}\right], \quad A_s = \frac{A}{M}\left[\frac{Bq}{mol}\right]$$

Für radioaktive Substrate ist entspr. die s. A. die Aktivität der Substanz pro Summe der Massen der markierten u. unmarkierten Substanz. Die nicht markierte Substanz wird auch als Träger* bezeichnet. Der Trägergehalt u. damit die s. A. sind dann von bes. Bedeutung, wenn tox. od. zentral wirksame Substanzen markiert u. angewandt werden u. die s. A. möglichst groß sein muss, um pharmak. Wirk. auszuschließen.

**Aktivitätsstufen:** s. Aktivität.

**Aktivität, thermodynamische:** s. Aktivität.

**Aktivkohle:** s. Carbo activatus.

**Akupunktur** (lat. pungere stechen): aus der chines. Medizin (s. TCM) stammende Therapiemethode, die auf einer mind. 3000-jährigen Tradition basiert; Methode der Erfahrungsheilkunde, bisher wissenschaftl. nur in der Schmerztherapie anerkannt; nach chines. Lehre gibt es neben Blutgefäßen, Lymphgefäßen u. Nervenbahnen im menschl. und tier. Organismus 14 Meridiane (sog. Energiebahnen für die Lebensenergie Qi) mit ca. 700 Steuerungspunkten (Akupunkturpunkte). Krankheiten entstehen durch ein Übermaß (Fülle) od. einen Mangel (Leere) an Energie in einem Meridiansystem. Durch Setzen von Nadeln in die Steuerungspunkte wird der Energiefluss ausgeglichen u. damit die Autoregulation des Organismus gezielt angeregt; Moxibustion: s. Artemisia moxa. **Ind.:** alle Krankheiten, bei denen eine Autoregulation des Organismus mögl. ist, bes. Schmerzsyndrome, Allergien, funktionelle Störungen aller Art; **Sonderform:** Laser-, Ohr-, Mund-, Schädelakupunktur.

**akut:** schnell, frisch, heftig auftretend, im Ggs. zu chronisch*.

**Akute-Phase-Proteine:** umgangssprachl. Anti-Entzündungsproteine; etwa 30 vorwiegend in der Leber gebildete Plasmaproteine*, deren Serumkonzentrationen i. R. der Akute*-Phase-Reaktion (vorübergehend) erhöht sind; umfassen Proteine, die an Bakterienmembranen binden (C*-reaktives Protein, Serumamyloid A), Protease*-Inhibitoren ($\alpha_1$-Antitrypsin*, $\alpha_1$-Antichymotrypsin), Gerinnungsfaktoren (Fibrinogen*), Komplementfaktoren (C3 u. C4; s. Komplement) u. Transportproteine (Haptoglobin, Caeruloplasmin). **Funktion:** bei Entzündung, Infektion od. Gewebeverletzung mit dem Ziel, Mikroben zu zerstören bzw. deren Wachstum zu hemmen, den Entzündungsherd einzugrenzen, Gerinnungsfaktoren zu hemmen u. die Immunantwort des Wirtes zu modulieren.

**Akute-Phase-Reaktion:** komplexe Allgemeinreaktion, die durch Gewebeschädigungen verschiedenster Art (Trauma od. Operation; Infektion, akute Entzündung od. akute Phase einer chron. progredient verlaufenden entzündl. Erkrankung) u. Überlagerung mit dagegen gerichteten frühen u. unspezif. Reaktionen des Organismus verursacht u. durch Zytokine* (z. B. Interleukin*-1, TNF*) ausgelöst wird; häufig mit allg. (Fieber, Krankheitsgefühl, Inappetenz) od. lokalen Sympt. (Entzündung*, Nekrose*); zelluläre Reaktionen: z. B. Leukozytose* mit Linksverschiebung, Thrombozytenaggregation u. reaktive Thrombozytose, Permeabilitätserhöhung von Leukozytenmembranen u. Mastzelldegranulation mit Freisetzung von Mediatorsubstanzen*; humorale Reaktionen: u. a. Anstieg der Serumkonzentration von Akute*-Phase-Proteinen, die insgesamt zu einer Restitutio ad integrum beitragen.

**Akutes Koronarsyndrom:** Sammelbez. für akute, unmittelbar lebensbedrohl. Phasen der koronaren Herzkrankheit* (instabile Angina* pectoris u. alle Formen des Herzinfarkts*).

**akzessorisch:** unterstützend, hinzutretend; z. B. akzessor. Nährstoffe.

**akzidentell:** zufällig auftretend, d. h. nicht zur Krankheit gehörig; akzidentelle Intoxikationen (unwissentl. Intoxikationen), z. B. bei Kindern.

**Al:** (chem.) Symbol für Aluminium*.

**-al:** s. Aldehyde.

**Ala:** Abk. für **Alanin***.

A

**Alabaster:** Calciumsulfat-Dihydrat; monokline, farblose bzw. gelbe, braune od. graue Substanz; Härte 1.5–2 der Härteskala*; vgl. Calciumsulfat.

**Alachlor:** 2-Chlor-2′,6′-diethyl-N-(methoxymethyl)acetanilid; CAS-Nr. 15972-60-8; $C_{14}H_{20}ClNO_2$; $M_r$ 269.8; **Anw.:** (techn.) Herbizid*; s. Schädlingsbekämpfungsmittel (Tab. dort).

**Alanin:** **1.** Abk. Ala, A; Alaninum Ph.Eur.; ***α*-Alanin:** *α*-Aminopropionsäure, (*S*)-2-Aminopropionsäure; CAS-Nr. 56-41-7; $C_3H_7NO_2$, Strukturformel: s. Aminosäuren (Abb. dort); $M_r$ 89.1; Schmp. 297 °C; farblose Kristalle; leicht lösl. in Wasser; opt. aktiv; proteinogene, glucoplast. Aminosäure, die eng mit dem Stoffwechsel von Zuckern u. org. Säuren verbunden ist; **Anw.:** Diätetikum, Lebertherapeutikum; **2. *β*-Alanin:** nicht proteinogene Aminosäure; Best. der Pantothensäure (s. Vitamin B) u. somit des Coenzyms* A.

**Alant:** s. Inula helenium.

**Alantkampfer:** s. Helenin.

**Alantöl:** s. Inula helenium (Oleum Helenii).

**Alantolacton:** s. Helenin.

**Alantstärke:** s. Inulin.

**Alantwurzelstock:** s. Inula helenium (Helenii rhizoma).

**Alaun:** s. Kaliumalaun.

**Alaune:** Doppelsalze* mit der allg. Formel $M^IM^{III}(SO_4)_2 \cdot 12\,H_2O$; $M^I$ kann Natrium*, Kalium*, Rubidium*, Caesium*, Thallium* od. Ammonium* u. $M^{III}$ kann Aluminium*, Chrom*, Eisen*, Vanadium*, Gallium*, Titan* od. Indium* sein. Alle A. kristallisieren in Oktaedern od. Würfeln. Hauptvertreter der A. u. damit namensgebend ist Kaliumaluminiumsulfat (Alumen Ph.Eur.6; s. Kaliumalaun).

**Alaun, gebrannter:** s. Kaliumalaun (Alumen ustum).

**Alaunwurzel:** s. Geranium maculatum (Radix Geranii maculati).

**Albaspidin:** s. Dryopteris filix-mas (Rhizoma Filicis).

**Albedo:** **1.** Neutronendosimeter (s. Dosimeter; Strahlenmessgeräte) zur Messung der Ganzkörperpersonendosis in gemischten Neutronen- u. Photonenfeldern; vom Körper moderierte u. zurückgestreute Neutronen* (Albedo-Neutronen) werden mit einem für Neutronen empfindl. Thermolumineszenz-Dosimeter (Abk. TLD) gemessen. Die Gammastrahlendosis wird parallel über einen 2. Detektor bestimmt u. subtrahiert. Je nach verwendetem TLD lassen sich Neutronen versch. Energiebereiche erfassen. **2.** s. Citrus.

**Albedo Aurantii:** s. Citrus aurantium ssp. aurantium.

**Albendazol** (INN)**:** Albendazolum Ph.Eur.; Methyl[5-(propylsulfanyl)-1*H*-benzimidazol-2-yl-]carbamat; CAS-Nr. 54965-21-8; $C_{12}H_{15}N_3O_2S$, Strukturformel: s. Abb.; $M_r$ 265.33; **Wirk.:** Breitband-Anthelminthikum*, Benzimidazol-Klasse (vgl. Mebendazol); hemmt den Glucosestoffwechsel u. die ATP-Synthese von Parasiten; **Ind.:** Infektionen mit Nematoden* (z. B. Trichinose*) od. Cestoden* (z. B. Echinokokkose*); **Kontraind.:** Schwangerschaft u. Stillperiode; **UAW:** teratogen; gastrointestinale Beschwerden, Kopfschmerz, Schwindel, Hautreaktionen, Leberfunktionsstörungen; **Dos.:** 800 mg/d p. o. über 4 Wochen, dann 14-tägige Pause, max. 3 Therapiezyklen; HWZ 8.5 h (Metaboliten).

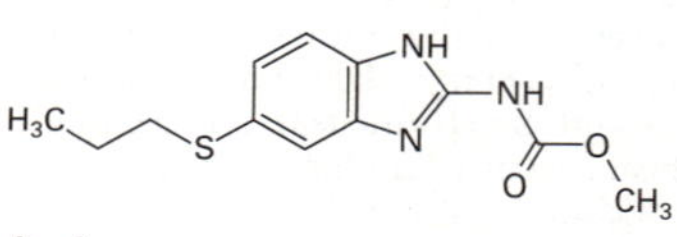


Albendazol

**Alber:** Abele; Silber- od. Weißpappel; s. Populus-Arten.

**Albomycin:** nicht mehr im Handel befindl., zu den Sideromycinen zählendes Antibiotikum* aus Streptomyces subtropicus; mit Grisein verwandt; Peptid aus 7 Aminosäuren mit 4.16 % Eisen, das gegen Staphylokokken in 10-mal geringerer Konz. wirksam ist als Penicillin.

**Albumen:** s. Albumine; Ei.

**Albumen Ovi siccum:** s. Ei.

**Albumen sanguinis:** s. Albumine.

**Albuminate:** Salze der Albumine*.

**Albumine:** Gruppe einfacher Proteine; im Ggs. zu den Globulinen* niedermolekular, wasserlösl., gut kristallisierbar; enthalten einen Überschuss an sauren Aminosäuren*; **Vork.:** in Körperflüssigkeiten od. -bestandteilen u. bestimmten Pflanzensamen; **Vertreter: 1. Serumalbumin** (Plasmaalbumin; Albumen sanguinis): kohlenhydratfrei; stellt mit 55–62 % das Hauptprotein der Plasmaproteine* dar. Menschl. Serumalbumin wird in der Leber gebildet u. besteht aus einer Polypeptidkette (584 Aminosäuren), die durch 17 Disulfidbrücken stabilisiert wird; $M_r$ 67 500; isoelektr. Punkt 4.9; Hauptfunktionen: Regulation des kolloidosmot. (onkot.) Druckes im Blut u. Eiweißbindung (s. Plasmaproteinbindung) von Arzneistoffen; Gew.: mit Hilfe der Plasmafraktionierung* nach Cohn; s. Albuminlösung vom Menschen; **2. *α*-Lactalbumin*** (Milchprotein; $M_r$ 13 500) u. **Ovalbumin** (Eialbumin; $M_r$ 44 000): enthalten im Ggs. zu Serumalbumin je ein Oligosaccharid, das über einen Asparaginsäurerest mit der Polypeptidkette verknüpft ist; **3.** weitere Vertreter sind das giftige Ricin* (ein Lektin*) aus Rizinussamen, Leucosin aus Weizen-, Roggen- u. Gerstenkörnern u. Legumelin aus Leguminosen.

**Albumini humani solutio:** s. Albuminlösung vom Menschen.

**Albumini tannas:** s. Tanninalbuminat.

**Albuminlösung vom Menschen:** Albumini humani solutio Ph.Eur.6; wässrige Proteinlösung, Gew. aus Plasma; **Inhaltsst.:** Mind. 95 % des Gesamtproteins müssen aus Albumin* bestehen u. den Ph.Eur.-Vorschriften über Plasma* vom Menschen zur Fraktionierung entsprechen (z. B. pH-Wert 6.7–7.3); geeigneter Stabilisatorzusatz (z. B. Natriumoctanoat, *N*-Acetyltryptophan) gegen Wärmeeinfluss mögl., kein Konservierungsmittel; **Herst.:** entweder als konz. Lsg. (15–25 % Gesamtprotein) od. als isoton. Lsg. (3.5–5 % Gesamtprotein); die Lsg. wird keimfiltriert, asept. in geeignete Behältnisse abgefüllt u. pasteurisiert (60 °C, 10 h); Haltbarkeit: 5 Jahre bei 1–9 °C, 3 Jahre bei Raumtemperatur; **Anw.: 1.** Plasmaersatzstoff (4–5 %ige Lsg.); s. Hämotherapie; **2.** Substitution von Albumin bei Hypoalbuminämie* (HWZ ca. 2 Wochen) u. zur Behandlung von Ödemen (15–25 %ige Lsg.).

**Albumin-[$^{99m}$Tc]Technetium-Injektionslösung:** s. [$^{99m}$Tc]Technetium-Albumin-Injektionslösung.

**Albuminurie:** Ausscheidung von Albumin* im Harn; **Formen: 1. Mikroalbuminurie** kann Anzeichen einer diabet. Nephropathie od. hypertensiver Endorganschäden sein; **2. Makroalbuminurie** bei fortschreitender diabet. Nephropathie mit manifester Proteinurie u. ggf. akutem Nierenversagen; Mikro- u. bes. Makroalbuminurie bei Diabetikern sind kardiovaskuläre Risikofaktoren. Vgl. Proteinurie.

**Albumosen:** neben den Peptonen* Zerfallsprodukte der Proteine*.

**Albumosesilber:** s. Silberproteinat.

**Alcea rosea** L.: Althaea rosea (L.) Cav.; Pappelrose, Stockrose, Baumrose; Fam. Malvaceae; fast weltweit eingebürgert; Stpfl. von **Malvae arboreae flos:** Flores Malvae arboreae, Flores Alceae, Malvae hortensis flos, Flores Malvae hortensis; Stockrosenblüten, Schwarze Malven; **Inhaltsst.:** Schleim, Gerbstoff, Anthocyane (Althaein); **Anw.: 1.** (volkstüml.) z. B. bei Katarrhen der Atemwege, des Magen-Darm-Traktes u. der Harnwege; **2.** (techn.) früher zum Färben von Weinen.

**Alchemillae herba:** s. Alchemilla vulgaris.

**Alchemilla vulgaris** L. s. l.: A. xanthochlora Rothm., A. vulgaris auct. non L.; Frauenmantel, Marienmantel, Sinau; Fam. Rosaceae; Europa; Stpfl. von **Alchemillae herba:** Herba Alchemillae, Herba Leontopodii; Alchemistenkraut, Frauenmantelkraut, Marienmantelkraut; zur Blütezeit gesammeltes u. getrocknetes Kraut; **Off.:** Ph.Eur.6; Monographie: Kommission E; **Inhaltsst.:** 5–8 % Gerbstoffe, hauptsächl. Ellagitannine wie Agrimonin, Laevigatin, Pedunculagin (nach Ph.Eur. enthält die Droge mindestens 6.0 % Gerbstoffe, berechnet als Pyrogallol, bezogen auf Trockengewicht), 2–3 % Flavonoidglykoside, Procyanidine; **Anw.: 1.** (med.) bei akuten, unspezif. Durchfallerkrankungen u. Magen-Darm-Störungen; äußerlich zur Wundbehandlung; **2.** (volkstüml.) z. B. im Klimakterium u. bei Dysmenorrhö; als Adstringens u. Blutreinigungsmittel sowie zu Bädern. **Hom.:** Alchemilla vulgaris ex herba siccata (HAB): getrocknetes, blühendes Kraut.

**Alchemilla xanthochlora:** s. Alchemilla vulgaris.

**Alchemistenkraut:** s. Alchemilla vulgaris (Alchemillae herba).

**Alclometason** (INN): CAS-Nr. 67452-97-5; $C_{22}H_{29}ClO_5$; Schmp. 176 °C; halogeniertes Glucocorticoid* zur top. Anw.; entzündungshemmend.

**Alcohol absolutus:** s. Ethanol.

**Alcohol aethylicus:** s. Ethanol (96 %).

**Alcohol amylicus:** s. Pentanol.

**Alcoholaturae:** s. Alkoholaturen.

**Alcohol benzylicus:** s. Benzylalkohol.

**Alcohol butylicus:** s. Butanol.

**Alcohol cetylicus:** s. Cetylalkohol.

**Alcohol cetylicus et stearylicus:** s. Cetylstearylalkohol.

**Alcohol cetylicus et stearylicus emulsificans:** s. Cetylstearylalkohol, emulgierender.

**Alcohol cinnamylicus:** s. Zimtalkohol.

**Alcoholes adipis lanae:** s. Wollwachs (Wollwachsalkohole).

**Alcoholes emulsificantes nonionici:** s. Alkohole, nichtionische emulgierende.

**Alcohol isopropylicus:** s. Isopropanol.

**Alcohol methylicus:** s. Methanol.

**Alcohol oleicus:** s. Oleylalkohol.

**Alcohol propylicus:** s. Propanol.

**Alcohol stearylicus:** s. Stearylalkohol.

**Alcohol sulfuris:** s. Schwefelkohlenstoff.

**Alcohol tetrahydrofurfurylicus:** s. Tetrahydrofurfurylalkohol.

**Alcohol trichlorbutylicus:** s. Chlorobutanol.

**Alcuroniumchlorid** (INN): Alcuronii chloridum Ph.Eur.; CAS-Nr. 15180-03-7; $C_{44}H_{50}Cl_2N_4O_2$; $M_r$ 737.81; **Wirk.:** peripheres, stabilisierendes Muskelrelaxans*; 5-mal so wirksam wie Tubocurarinchlorid; Wirkungseintritt 3–4 min nach i. v. Applikation, Wirkungsdauer 15–20 min; **UAW:** wie Tubocurarinchlorid*, allerdings viel geringere Histaminfreisetzung; HWZ 2–4.5 h.

**Aldarsäuren:** Arsäuren; zu den Zuckersäuren gehörende, aus Aldosen (s. Monosaccharide) durch Oxidation der Aldehyd- u. der endständigen primären Alkoholgruppe entstandene Dicarbonsäuren, die durch Anfügen der Endung -ar an den Stamm des betr. Monosaccharids bezeichnet werden; Strukturformel: s. Monosaccharide (Abb. 5 dort); **Vertreter:** u. a. D-Glucarsäure, Threarsäure (Weinsäure*), D-Galactarsäure (Schleimsäure*).

**Aldehyddehydrogenase:** Molybdän(VI)-, Eisen/Schwefel- u. FAD-haltige Oxidoreduktase (s. Enzyme) der Leber, die Aldehyde* zu Carbonsäuren* oxidiert; wichtig u. a. zum Abbau des aus Ethanol durch Alkoholdehydrogenase* gebildeten tox. Acetaldehyds*; Hemmung durch Disulfiram*. Vgl. ADH-Methode.

**Aldehyde:** org. Verb. mit der Formel R—CHO; charakterist. funktionelle Gruppe*: Carbonylgruppe —C(=O)—; **IUPAC: 1.** Suffix -al im Namen des Stammsystems; das Aldehyd-C-Atom erhält die Ziffer 1 bei der Nummerierung; **2.** Suffix -carbaldehyd im Namen des Stammsystems (Kohlenwasserstoff, Heterocyclus), z. B. Cyclopropancarbaldehyd; Trivialnamen für A. werden häufig von den entspr. Carbonsäuren* abgeleitet: Endung -aldehyd ersetzt -säure, z. B. Propionaldehyd (s. Abb.). **Herst.:** durch Dehydrierung od. Oxidation primärer Alkohole* (**Alcohol dehydrogenatus**) od. durch Reduktion von Carbonsäurechloriden durch Was-

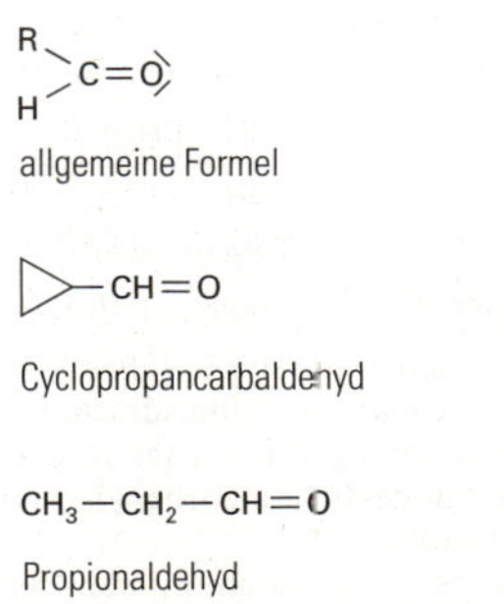


**Aldehyde:** Beispiele für die Aldehyd-Nomenklatur

serstoff; **Bedeutung:** A. u. Ketone* spielen wegen ihrer versch. Strukturen u. ihrer hohen Reaktivität eine wichtige Rolle bei org.-chem. Synthesen. Die meisten Reaktionen lassen sich in Carbonyl-Additionsreaktionen, Reaktionen von Enolen* od. Enolaten od. Redoxreaktionen einteilen. A. sind starke Reduktionsmittel.

**Aldehydo-:** s. Formyl-.

**Aldicarb:** 2-Methyl-2-(methylthio)propionaldehyd-*O*-(methylcarbamoyl)-oxim; $C_7H_{14}N_2O_2S$; CAS-Nr. 116-06-3; $M_r$ 190.27; Löslichkeit in Wasser: 6 g/L, lösl. in den meisten org. Lösungsmitteln; **Wirk.:** Cholinesterase-Inhibitor; **Anw.:** system. Insektizid*, Nematizid* u. Akarizid*; s. Schädlingsbekämpfungsmittel.

**Aldimin:** s. Imine.

**Aldioxa** (INN): Aldioxum; Dihydroxy-(2-hydroxy-5-oxo-2-imidazolin-4-yl)ureido-aluminium; CAS-Nr. 5579-81-7; $C_4H_7AlN_4O_5$; $M_r$ 218.10; nicht mehr im Handel befindl. Adstringens* u. Keratolytikum*.

**Aldohexosen:** Monosaccharide mit 6 C-Atomen u. einer endständigen CHO-Gruppe; $CH_2OH—(CHOH)_4—CHO$; inf. ihrer 4 asymmetr. C-Atome treten sie in mind. 16 versch. Formen auf; wegen Tautomerie ist die Mannigfaltigkeit noch größer. Vgl. Hexosen.

**Aldol:** Acetaldol; 3-Hydroxybutyraldehyd; $C_4H_8O_2$; $M_r$ 88.1; D. 1.103; farblose Flüss. mit stechendem Geruch; mischbar mit Wasser u. Ethanol, zerfällt beim Erhitzen; Bildung durch Zusammenlagerung von 2 Acetaldehydmolekülen (Aldoladdition*); **Anw.:** (techn.) Zwischenprodukt bei der Herst. von 1,3-Butandiol*, von Crotonsäure* u. Weichmachern.

**Aldoladdition:** Addition von Carbanionen an Carbonylgruppen eines Ketons* od. Aldehyds* zur Herst. von *β*-Hydroxyaldehyden od. *β*-Hydroxyketonen (s. Abb.); die Carbanionen werden durch Basenkatalyse aus aktivierten Methylengruppen erzeugt. Unter Säurekatalyse wird die protonierte Carbonylgruppe an das Enol* der Methylengruppe elektrophil addiert (s. Addition, elektrophile).

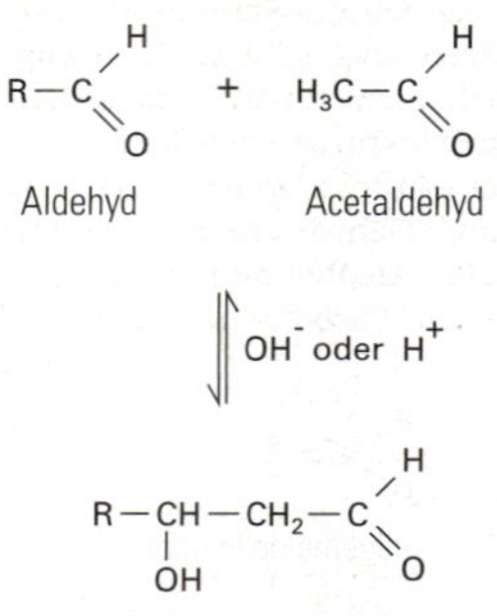


**Aldoladdition:** Synthese eines *β*-Hydroxyaldehyds

**Aldolase:** s. Fructosediphosphataldolase.

**Aldolkondensation:** Aldoladdition*, an die sich eine Eliminierung von Wasser anschließt; es entstehen *α*,*β*-ungesättigte Carbonylverbindungen. Vgl. Perkin-Reaktion.

**Aldonsäuren:** Onsäuren; zu den Zuckersäuren gehörende, aus Aldosen (s. Monosaccharide) durch Oxidation der Aldehydgruppe entstandene Monocarbonsäuren, die durch Anfügen der Endung -on an den Stamm des betr. Monosaccharids bezeichnet werden; Strukturformel: s. Monosaccharide (Abb. 5 dort); **Vertreter:** u. a. L-Arabonsäure, Xylonsäure, D-Glukonsäure, D-Mannonsäure u. Galaktonsäure.

**Aldosen:** s. Monosaccharide.

**Aldosteron** (INN): **1.** Electrocortin; (physiol.) wichtigstes Mineralocorticoid* der Nebennierenrinde*; **Wirk.:** i. R. des Renin*-Angiotensin-Aldosteron-Systems Regulation des Wasser- u. Elektrolythaushalts (Natriumretention u. Kaliumausscheidung) u. dadurch Beeinflussung von Blutvolumen u. Blutdruck; nicht entzündungshemmend; **2.** (pharmak.) 11*β*,21-Dihydroxy-3,20-dioxo-4-pregnen-18-al; CAS-Nr. 52-39-1; $C_{21}H_{28}O_5$, liegt normalerweise in der 11,18-Halbacetal-Form vor: s. Abb.; $M_r$ 360.4; **Ind.:** Differentialdiagnose des primären Hyperaldosteronismus*; wurde früher bei der Addison*-Krankheit zusätzl. zu Glucocorticoiden* gegeben (obsolet); **WW:** kann durch Spironolacton* kompetitiv gehemmt werden; HWZ 0.5 h.

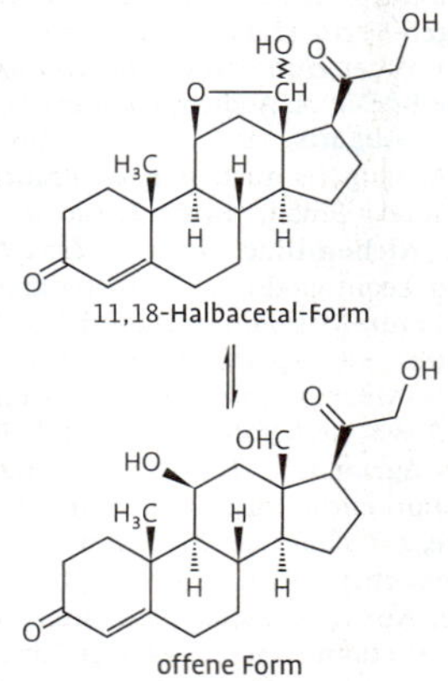


**Aldosteron:** 11,18-Halbacetal-Form und offene Form

**Aldosteron-Antagonisten:** s. Diuretika.

**Aldoxime:** Oxime*, die durch Einwirkung von Hydroxylamin* auf Aldehyde* entstehen; sind teils kristallisiert u. teils flüssig; Ketoxime: s. Ketone.

**Aldrin:** 1,2,3,4,10,10-Hexachlor-1,4,4a,5,8,8a-hexahydro-1,4-*endo*-5,8-*exo*-dimethanonaphthalin; $C_{12}H_8Cl_6$, Strukturformel: s. Abb.; CAS-Nr. 309-00-2; $M_r$ 364.93; Schmp. 104 °C; Produkt aus Hexachlorcyclopentadien mit bicycl. Dienophilen aus der Gruppe der chlorierten Kohlenwasserstoffe; unlösl. in Wasser, lösl. in den meisten org. Lösungsmitteln; das Epoxid von A. ist Dieldrin*; das Epoxid des Aldrin-Isomeren Isodrin heißt End-

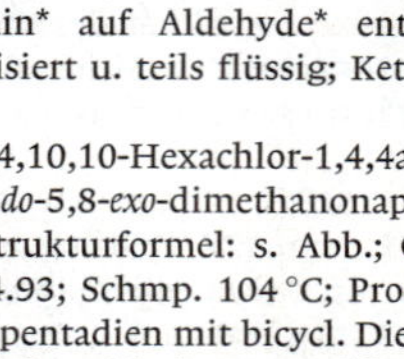

**Aldrin**

rin*; in der EU als Wirkstoff von Pflanzenschutzmitteln nicht mehr zugelassenes Schädlingsbekämpfungsmittel*; früher angewendet als Insektizid*; A., Dieldrin u. Endrin sind gut wirksame Insektizide mit langer Wirkungsdauer. A. wird durch enzymat. Oxidation in gleichwarmen Tieren, Insekten u. Pflanzen zum Dieldrin aktiviert. Dieldrin ist weniger flüchtig u. stabiler als Aldrin. Endrin ist auch ein gut wirksames Rodentizid* gegen Feld- u. Wühlmäuse. **Hinweis:** Es werden trotz untersagter Anw. immer wieder Rückstände dieser chlorierten Kohlenwasserstoffe in Lebensmitteln u. Arzneidrogen nachgewiesen.

**Alemtuzumab** (INN): humanisierter monoklonaler Antikörper* (Typ IgG); **Wirk.:** führt durch Bindung an das Glykoprotein CD52 (auf der Oberfläche von Lympho-, Mono- u. Thymozyten) zu einer antikörperabhängigen Zytotoxizität u. somit zur Lyse der krankhaft vermehrten unreifen Lymphozyten; **Ind.:** fortgeschrittene chron. lymphat. Leukämie; **UAW:** insbes. Schüttelfrost, Fieber, Hautrötungen, Übelkeit u. Erbrechen; erhöhte Gefahr für opportunist. Infektionen (antikörpervermittelte Entstehung einer Lymphopenie); **Dos.:** Beginn mit langsamer Dosissteigerung (Tag 1: 3 mg i. v., Tag 2: 10 mg i. v., Tag 3: 30 mg i. v.); Erhaltungstherapie: 3-mal wöchentl. 30 mg i. v. für 4–12 Wochen; HWZ 23–30 h; **Hinweis:** Die prophylakt. Anw. entspr. wirksamer Antiinfektiva wird während einer Ther. empfohlen.

**Alendronsäure** (INN): (4-Amino-1-hydroxybutyliden)diphosphonsäure; CAS-Nr. 66376-36-1; $C_4H_{13}NO_7P_2$, Strukturformel: s. Bisphosphonate (Abb. dort); $M_r$ 249.1; Schmp. 233–235 °C; **Wirk.:** Calciumstoffwechselregulator; wie alle Bisphosphonate* sehr geringe Bioverfügbarkeit (max. ca. 0.7 %); **Ind.:** postmenopausale Osteoporose; Osteoporose bei Männern mit erhöhtem Frakturrisiko; **Kontraind.:** Anomalien, die Ösophagusentleerung verzögern; Hypokalzämie; **WW:** Absorption von A. vermindert durch Calcium (z. B. Milchprodukte) u. Antacida; **UAW:** gastrointestinale Beschwerden; **Dos.:** 1 × 10 mg/d (od. 1-mal wöchentl. 70 mg) nach dem Aufstehen mit mind. 200 mL Wasser mind. 30 min vor dem ersten Essen od. Trinken u. vor der Einnahme anderer Arzneimittel; nach der Einnahme von A. innerhalb 30 min nicht wieder hinlegen.

**Aleppogallen:** s. Gallen.

**Aleprestinsäure:** s. Cyclopenten-Fettsäuren.

**Aleprinsäure:** s. Cyclopenten-Fettsäuren.

**Aleprolsäure:** s. Cyclopenten-Fettsäuren.

**Aleprylsäure:** s. Cyclopenten-Fettsäuren.

**Aletris alba:** s. Aletris farinosa.

**Aletris farinosa** L.: A. alba Mich.; Bittergras; Fam. Nartheciaceae (früher Melanthiaceae); heim. in Nordamerika; Stpfl. von **Rhizoma Aletris farinosae:** Radix Aletris farinosae; Sternwurzel, Runzelwurzel, Leuchtsternwurzel; **Inhaltsst.:** äther. Öl, Bitterstoffe, Saponin (mit dem Aglykon Diosgenin*); **Anw.:** (volkstüml.) z. B. bei Appetitlosigkeit, dyspeptischen Beschwerden. **Hom.:** Aletris farinosa (HAB): frische Wurzelknolle (knollig-zylindr. Wurzelstock mit zahlreichen Faserwurzeln); verordnet z. B. bei Menstruationsbeschwerden, Schwangerschaftsbeschwerden.

**Aleuritinsäure:** s. Schellack.

**Aleuronkörner:** Proteinkörner; Vork. nur in Pflanzensamen (hauptsächl. Getreide), meist zus. mit Stärkekörnern, eiförmig od. polygonal, vielfach mit Einschlüssen von Globoiden* u. Calciumoxalat; zum Nachw. der A. in Drogen dient Iodglycerol. A. färben sich dunkelgelb, mit Ausnahme der Globoide.

**Alexandriner-Sennesfrüchte:** s. Cassia senna (Sennae fructus acutifoliae).

**Alfacalcidol** (INN): Alfacalcidolum Ph.Eur.6, 1$\alpha$-Hydroxycolecalciferol; (5*Z*,7*E*)-9,10-Secocholesta-5,7,10(19)-trien-1$\alpha$,3$\beta$-diol; CAS-Nr. 41294-56-8; $C_{27}H_{44}O_2$; $M_r$ 400.65; Schmp. 138–139.5 °C; $[\alpha]_D^{25\,°C}$ +28° (Ether); **Wirk.:** synthet. Calciferolmetabolit, der nach erster Leberpassage zu 1,25-Dihydroxycholecalciferol (Calcitriol*) aktiviert wird; **Ind.:** Substitutionstherapie bei Störungen des Vitamin-D-Metabolismus (s. Vitamin D); **Kontraind.:** Calciumspiegel im Plasma >2.6 mmol/L, Calcium-Phosphat-Produkt >3.7 (mmol/L)$^2$ u. Alkalose mit venösen Blut-pH-Werten >7.44 (Milch-Alkali-Syndrom, Burnett-Syndrom), Hypermagnesiämie, Vitamin-D-Überempfindlichkeit, manifeste Vitamin-D-Intoxikation; **UAW:** erhöhte Blutcalciumspiegel (als Anzeichen gelten Müdigkeit, gastrointestinale Beschwerden, Durstgefühl od. Juckreiz); leichte u. passagere Phosphaterhöhung, heterotope Calcifizierung (Cornea u. Gefäße); **Dos.:** p. o.; initiale TD 1 µg/d, Kinder <20 kg KG: 0.05 µg/kg KG/d. Vgl. Osteoporose.

**Alfadex:** Alfadexum Ph.Eur.6, Alphacyclodextrin, Cyclomaltohexaose; CAS-Nr. 10016-20-3; $(C_6H_{10}O_5)_6$; $M_r$ 973; $[\alpha]_D^{20\,°C}$ +147 bis +152°; Trocknungsverlust max. 11.0 %; weißes, amorphes od. kristallines Pulver; A. wird in Iod-Lösung *R4* (Ph.Eur.) unter Erhitzen gelöst; bei Erhalten auf Raumtemperatur bildet sich ein gelbl. brauner Niederschlag; lösl. in Wasser u. Propylenglykol, prakt. unlösl. in Dichlormethan u. wasserfreiem Ethanol; vgl. Cyclodextrine.

**Alfalfa:** s. Medicago sativa.

**Alfenide:** Argentan, Neusilber; Kupferlegierung mit 47–65 % Kupfer*, 12–25 % Nickel* u. 10–40 % Zink*, die bei geringerem Nickelanteil galvanisch versilbert ist (sog. Alpaka).

**Alfentanil** (INN): *N*-{1-[2-(4-Ethyl-5-oxo-2-tetrazolin-1yl)ethyl]-4-methoxymethyl-4-piperidyl}propionanilid; CAS-Nr. 71195-58-9; $C_{21}H_{32}N_6O_3$, Strukturformel: s. Abb.; $M_r$ 416.5; starkes Analgetikum*; unterliegt dem Betäubungsmittelgesetz* (Anlage III); **Ind.:** bei Einleitung u. Aufrechterhaltung einer Allgemeinanästhesie; HWZ 1.1 h. Vgl.

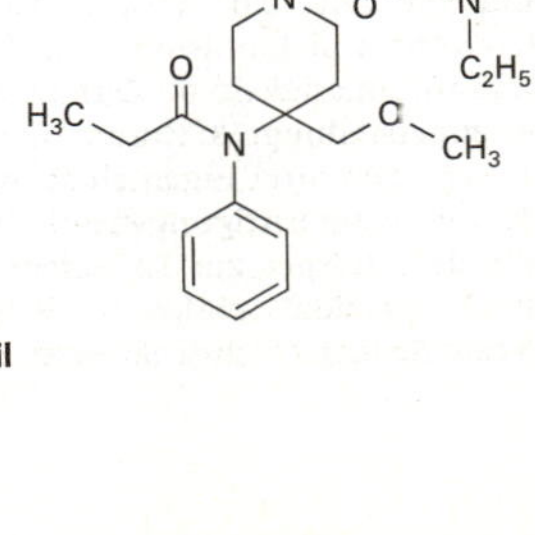


**Alfentanil**

A

Fentanyl. **Alfentanilhydrochlorid:** Alfentanili hydrochloridum Ph.Eur.; CAS-Nr. 70879-28-6; $C_{21}H_{33}ClN_6O_3$; $M_r$ 453.0; Schmp. 140 °C (unter Zers.); weißes bis fast weißes Pulver, leicht lösl. in Wasser, Ethanol u. Methanol.

**Alfuzosin** (INN): (*RS*)-*N*-3-[(4-Amino-6,7-dimethoxychinazolin-2-yl(methyl)amino]propyl-tetrahydrofuran-2-carboxamid; CAS-Nr. 81403-80-7; $C_{19}H_{27}N_5O_4$, Strukturformel: s. Abb.; $M_r$ 389.46; Schmp. 225 °C (kristallisiert aus Ethanol u. Diethylether); p$K_S$ 8.13; **Wirk.:** Alpha*-1-Rezeptoren-Blocker vom Chinazolintyp; vgl. Terazosinhydrochlorid; durch selektiven Angriff auf die Alpha*-Rezeptoren der Harnwege u. Prostata fast keine Wirk. auf Herzfrequenz u. Blutdruck; **Ind.:** benigne Prostatahyperplasie*; **Kontraind.:** orthostat. Hypotonie u. gleichzeitige Gabe anderer Alpha-Rezeptoren-Blocker bzw. Antihypertensiva*; **WW:** gleichzeitige Gabe von Calcium*-Antagonisten u. Alpha-Rezeptoren-Blockern kann die Blutglucose senken; **UAW:** gelegentl. gastrointestinale Störungen, Schwindel, orthostat. Hypotonie, selten Synkopen u. pektanginöse Beschwerden; HWZ 4–6 h. Vgl. Urologika. **Alfuzosinhydrochlorid:** Alfuzosini hydrochloridum Ph.Eur.; CAS-Nr. 81403-68-1; $C_{19}H_{28}ClN_5O_4$; $M_r$ 425.92; weißes, krist. Pulver; leicht lösl. in Wasser, wenig lösl. in Ethanol, fast unlösl. in Dichlormethan; **Wirk. u. Ind.:** wie Alfuzosin.

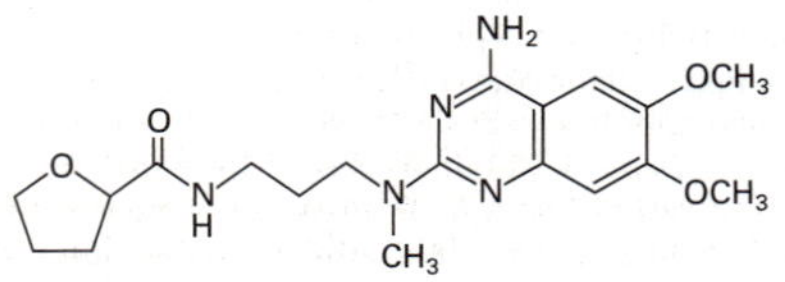


**Alfuzosin**

**Algae:** s. Algen.

**Algarroba:** s. Caesalpinia brevifolia.

**Alga vesiculosa:** s. Fucus vesiculosus.

**Alge, Irländische:** s. Carrageen.

**Algeldrat:** s. Aluminiumoxid.

**Algen:** Algae, Phycophyta; Sammelgruppe niederer, meist wasserbewohnender Pflanzen; ein- od. mehrzellig; mit Zellkern; bilden Kolonien od. Zellverbände, fädige od. flächige Formen; Chlorophyll- u. farbstoffhaltig; Klassen: u. a. **1.** Chlorophyceae (Grünalgen, meist Süßwasser bewohnende Einzeller bis Thalluspflanzen); **2.** Phaeophyceae (Braunalgen*); **3.** Rhodophyceae (Rotalgen*); **4.** Diatomeen (Kieselalgen*, einzellig). Die Klassen 2–4 werden z. T. pharmaz. verwendet.

**Alginate:** Salze der Alginsäure*; z. T. auch Bez. für Alginsäureester*; die Alginate sind in Wasser unbegrenzt quellbar bzw. kolloidlösl. mit Ausnahme von Calciumalginat u. Alginsäure selbst; **Anw.:** **1.** Quasi-Emulgatoren zur Viskositätserhöhung bei der Bereitung von Emulsionen u. Suspensionen; **2.** Granulierflüssigkeit u. Zerfallsmittel bei der Tablettenherstellung; **3.** Zusatz in Schlankheitsdiätetika wegen ihrer Eigenschaft, im Magen aufzuquellen u. so ein Sättigungsgefühl hervorzurufen, ohne dem Körper zur Energiegewinnung zu dienen; **4.** Antacida* (bilden im Magen eine säurebindende Schutzschicht); **5.** Herst. von Verband- u. Nahtmaterial; **6.** Herst. von zahnmed. Abformungen; **7.** Herst. von Appreturmitteln, Leimen, Geliermitteln, auch als Kesselsteinmittel; **Inkomp.:** Alkohole, Balsame, Teere, Salicylsäure u. saure Zusätze (Ausfällung der Alginsäure); Phosphate, Carbonate bewirken eine Viskositätserniedrigung, Calcium-Ionen hingegen eine Gelierung. Durch Zugabe von Calciumsalzen ist eine Einsparung an A. für die gleiche Viskosität möglich. **Anw.:** (pharmaz.) vorwiegend Natriumalginat*, das in 3–6 %iger Konz. zu salbenartigen Gelen führt; längeres Erhitzen bewirkt Kettenabbau u. daher Viskositätsverlust. Konserviert werden die Zuber. meist mit Nipaestern bzw. Thiomersal. Inkomp.: kation. Konservierungsstoffe.

**Alginsäure:** Acidum alginicum Ph.Eur.6; $M_r$ 48 000–186 000; besteht ähnl. wie die Pektine aus einer Kette von 1,4-$\beta$-glykosid. verknüpfter Mannuronsäure u. Guluronsäure (s. Abb.); unlösl. in Wasser, lösl. in wässrigen bas. Lsg.; A. kann bis zum 300-fachen ihres Gewichts Wasser aufnehmen. **Vork.:** in Algen, v. a. in Fucus-, Ascophyllum-, Laminaria-Arten, Macrocystis pyrifera bis zu ca. 40 %; **Anw.:** in Form der Salze (s. Alginate).

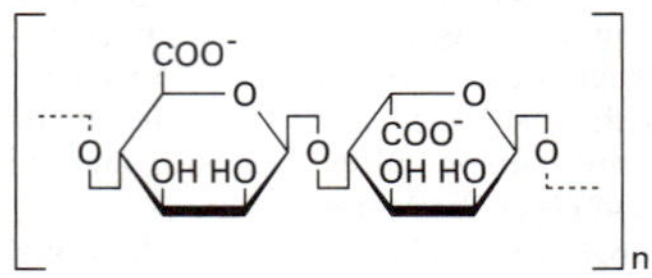


**Alginsäure:** Verknüpfung zw. D-Mannuronsäure (links) u. D-Guluronsäure (rechts); Ausschnitt

**Alginsäureester:** Ester, welche die OH-Gruppen der Alginsäure* mit Säure od. die COOH-Gruppe mit Alkoholen verestert haben; **Anw.:** Gelbildner u. echte Emulgatoren; sind gegenüber Elektrolyten u. Alkoholen weniger empfindl. als Alginate*.

**Alglucerase** (INN): CAS-Nr. 143003-46-7; $M_r$ 55 597.6; nicht mehr im Handel befindl. deglykosylierte Form des menschl. Enzyms Glucocerebrosidase; früher angewendet zur Dauerbehandlung der Gaucher-Krankheit (rezessiv vererbter Mangel an Glucocerebrosidase); durch gentechn. hergestellte Imiglucerase* abgelöst; **Wirk.:** spaltet Glucocerebroside in den Lysosomen der Makrophagen in Glucose u. Ceramid; **UAW:** Flush, Atembeschwerden, gastrointestinale Beschwerden.

**Alglucosidase alpha** (INN): CAS-Nr. 420794-05-0; rekombinante Form der humanen sauren $\alpha$-1,4-Glucosidase; **Gew.:** aus Ovarialzellen des chines. Hamsters; **Ind.:** langfristige Enzymersatztherapie bei Glykogenose Typ II a (Pompe-Krankheit); Orphan* Drug; **Kontraind.:** allerg. Reaktion; **WW:** keine bekannt; **UAW:** verminderte Sauerstoffsättigung, erhöhter Blutdruck, Tachykardie, Zyanose, Tachypnoe, Tremor, Erbrechen, Würgereflex, Übelkeit, Husten, Urticaria, Erröten, Erhöhung der Körpertemperatur; **Dos.:** i. v. 20 mg/kg KG alle 2 Wochen; HWZ 2.5 h.

**Alhagi maurorum:** s. Manna.

**Alhagi pseudalhagi:** s. Manna.

**Alimemazin** (INN): Methylpromazin, Trimeprazine; 10-(3-Dimethylamino-2-methylpropyl)phenothiazin; CAS-Nr. 84-96-8; $C_{18}H_{22}N_2S$; $M_r$ 298.44;

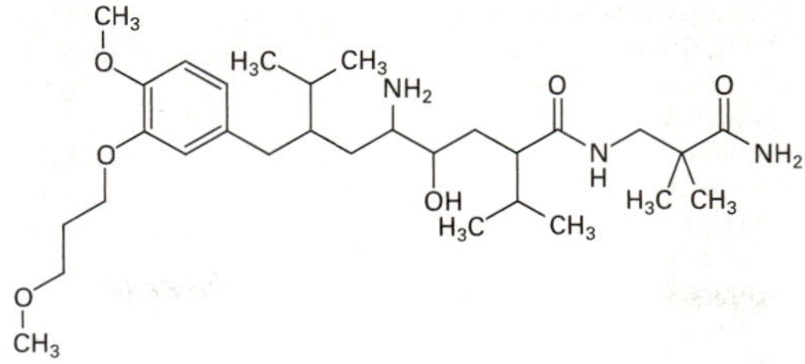

**Aliskiren**

Schmp. 68 °C; Sdp. 150–175 °C (40 Pa); nicht mehr im Handel befindl. Histamin*-$H_1$-Rezeptoren-Blocker; früher angewendet als Neuroleptikum*, zur Narkosevorbereitung bei Kindern, bei Juckreiz u. als Best. von Hustensäften.

**alimentär:** zur Ernährung gehörig, durch Nahrung hervorgerufen, z. B. alimentäres Fieber.

**Aliskiren** (INN): 5-Amino-*N*-(2-carbamoyl-2-methylpropyl)-4-hydroxy-2-isopropyl-7-[4-methoxy-3-(3-methoxypropoxy)benzyl]-8-methylnonanamid; CAS-Nr. 173334-57-1; $C_{30}H_{53}N_3O_6$, Stukturformel: s. Abb.; $M_r$ 551.77; logP 2.7 ± 0.6 (berechnet); weißer bis gelbl. weißer krist. Feststoff, lösl. in Phosphatpuffer, *n*-Octanol u. Wasser; **Wirk.:** Antihypertensivum*; nicht peptid., selektiver Renin-Inhibitor; Senkung des diastol. u. systol. Blutdrucks über Senkung der Plasmareninaktivität u. damit auch der Konz. von Angiotensin* II; **Ind.:** essentielle Hypertonie (Monotherapie od. in Kombination mit anderen Antihypertensiva); **Kontraind.:** **1.** absolut: ≤18. Lebensjahr, Schwangerschaft, Stillzeit, schwere Diarrhö; **2.** relativ: Herzinsuffizienz, Niereninsuffizienz, Nierenarterienstenose; **WW:** Hydrochlorothiazid (therap. nutzbar), ACE-Hemmer, Diuretika, Kaliumpräparate, Digoxin, p-Glykoprotein-induzierende Arzneimittel (z. B. Johanniskraut, Rifampicin); **UAW:** Diarrhö (häufig), Hautausschlag (gelegentlich), Angioödeme (selten), Hyperkaliämie (v. a. bei Kombination mit anderen Inhibitoren des Renin*-Angiotensin-Aldosteron-Systems, Niereninsuffizienz, Herzinsuffizienz od. Diabetes mellitus); cave: bei Hypovolämie u./od. Hyponatriämie evtl. initial symptomat. arterielle Hypotonie; **Dos.:** p. o. 1 × 150–300 mg/d. **Aliskirenhemifumarat:** CAS-Nr. 173334-58-2; $C_{30}H_{53}N_3O_6 \cdot C_2H_2O_2$; Schmp. 108–115 °C.

**Alisma plantago-aquatica** L.: A. plantago; Gewöhnlicher Froschlöffel, Wegerich-Froschlöffel, Wasserwegerich; Fam. Alismataceae; Europa, Asien, Nordamerika; Stpfl. von **Radix Alismae:** Radix Plantaginis aquaticae; Froschlöffelwurzel; **Inhaltsst.:** scharf schmeckendes Harz, äther. Öl, Gerbstoff, Triterpene, in Blättern Flavonoide. **Hom.:** Alisma plantago: frische Wurzel, verordnet z. B. bei Zahnentzündungen, Zahnschmerzen.

**Alitretinoin:** 9-*cis*-Retinsäure; (2*E*,4*E*,6*Z*,8*E*)-3,7-dimethyl-9-(2,6,6-trimethyl-1-cyclohexenyl)nona-2,4,6,8-tetraensäure; CAS-Nr. 5300-03-8; $C_{20}H_{28}O_2$, Strukturformel: s. Abb.; $M_r$ 300.4; Schmp. 189–191 °C; logP 6.8 ± 0.4 (berechnet); Retinoid*; **Ind.:** **1.** (top. Anw.) Kaposi*-Sarkom bei AIDS; **2.** (system. Anw.; p. o.) schweres chron.

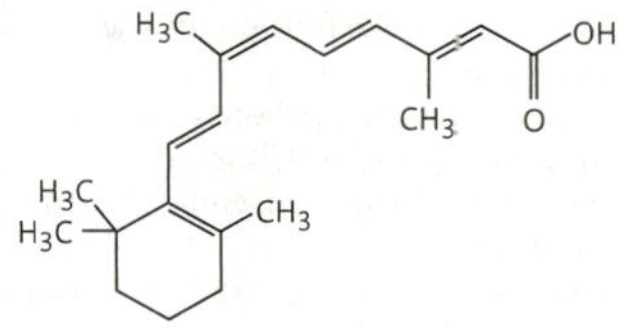

**Alitretinoin**

Handekzem, wenn top. Corticosteroide* nicht ausreichen; **Kontraind.:** Schwangerschaft u. Stillzeit; **UAW:** Kopfschmerz, erhöhte Blutfette, trockene Lippen; **cave:** sicherer Kontrazeptionsschutz während der Ther. u. nach Absetzen noch mind. 1 Monat nötig.

**Alizaprid** (INN): *N*-(1-Allyl-2-pyrrolidinyl)methyl-6-methoxy-1*H*-benzotriazol-5-carboxamid; CAS-Nr. 59338-93-1; $C_{16}H_{21}N_5O_2$, Strukturformel: s. Abb.; $M_r$ 315.4; **Wirk.:** Antiemetikum*, Prokinetikum*; Dopamin*-Antagonist; **Ind.:** Prävention u. Ther. von Erbrechen, Übelkeit u. Brechreiz im Zusammenhang mit Zytostatikatherapie; Strahlensyndrom nach Röntgen-, Telekobalt- od. Betatronbestrahlung; Injektionslösung zusätzl. gegen prä- u. postoperatives Erbrechen; **WW:** Wirk. von Alkohol wird verstärkt; **UAW:** Mundtrockenheit, motor. Fehlfunktionen, Sedation; HWZ 2–3 h. Gebräuchl. ist auch Alizapridhydrochlorid. Vgl. Metoclopramid; Domperidon.

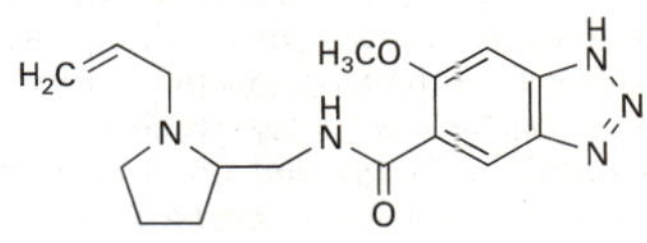

**Alizaprid**

**Alizarin:** Krapprot; 1,2-Dihydroxy-9,10-anthrachinon; $C_{14}H_8O_4$, Strukturformel: s. Abb.; Farbstoff der Krapp- od. Färberwurzel (s. Rubia tinctorum), in der er als Glykosid (Ruberythrinsäure) enthalten ist; rotes bis braungelbes Pulver od. Kristalle, unlösl. in Wasser, lösl. in Basen od. alkalihaltigem Wasser mit violetter Farbe; A. wird durch Säuren

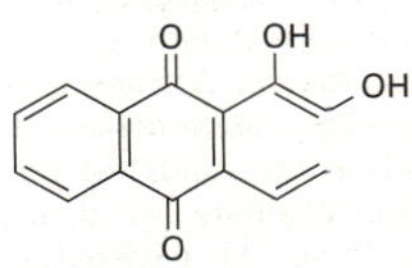

**Alizarin**

A

in gelben Flocken ausgefällt. **Anw.:** **1.** Indikator in der Maßanalyse; **2.** (techn.) in der Färberei u. Tintenfabrikation; von A. gibt es eine Reihe Derivate (z. B. Alizarinblau, Alizaringelb), die ebenfalls in der Färberei verwendet werden.

**Alizarinbordeaux:** s. Chinalizarin.

**Alizarinsulfonsäure-(3), Natriumsalz:** Kurzbez. Alizarin-S, Alizarinrot S; 3,4-Dihydroxy-2-anthrachinonsulfonsäure, Natriumsalz, Monohydrat; CAS-Nr. 130-22-3; $C_{14}H_7NaO_7S \cdot H_2O$; $M_r$ 360.3; orangegelbes Pulver; bildet tief gefärbte Chelate*; lösl. in Wasser, wenig lösl. in Ethanol; **Anw.:** Nachw. von Aluminium*, Fluorid* u. Zirconium*.

**Alkaleszenz:** alkal. Reaktion, alkal. Eigenschaft, Gehalt an Alkali.

**Alkalien:** Hydroxide u. Carbonate der Alkalimetalle*, Hydroxide der Erdalkalimetalle*, andere alkal. reagierende Salze sowie Ammoniak*; heute als Basen* bezeichnet.

**Alkalien, kaustische:** Ätzalkalien; s. Kaliumhydroxid; Natriumhydroxid.

**Alkalien, milde:** Bez. für Kaliumcarbonat* u. Natriumcarbonat*.

**Alkalimetalle:** Elemente der 1. Hauptgruppe des Periodensystems* der Elemente: Lithium*, Natrium*, Kalium*, Rubidium*, Caesium* u. Francium*.

**Alkalimetrie:** s. Säure-Base-Titration.

**alkalisch:** s. Basen.

**Alkalischmelze:** Verfahren zur Umwandlung von aromat. Sulfonsäuren* in die entspr. Phenole* durch Erhitzen mit Ätzalkalien*; **Anw.:** (techn.) insbes. zur Herst. org. Farbstoffe (Indigosynthese).

**Alkalisulfane:** s. Polysulfide.

**Alkaloide:** i. e. S. meist bas. (alkali-ähnl.) Naturstoffe mit mind. einem heterocycl. gebundenen Stickstoffatom u. nicht selten komplizierten Strukturen; die meisten A. sind lösl. in Ethanol, Benzol, Chloroform, Pentanol, Ether (ausgenommen Morphin* u. Narcein), aber wenig lösl. od. unlösl. in Wasser (ausgenommen z. B. Nicotin*); A. finden sich hauptsächl. in Pflanzen (fast ausschließl. Angiospermae*) u. besitzen größtenteils eine starke physiol. Wirkung. I. w. S. werden zu den A. auch stickstoffhaltige Naturstoffe gezählt, die den Stickstoff nicht heterocycl. gebunden haben (Colchicin*, Ephedrin*). Nicht bas. reagierende A. sind z. B. Ricinin* u. Theobromin* sowie die Säureamide Capsaicin* u. Colchicin*. **Einteilung:** **1.** Biogenet. sind echte A. fast ausschließl. Produkte der Aminosäuren Ornithin*, Lysin*, Phenylalanin*, Tyrosin*, Tryptophan* u. der *o*-Aminobenzoesäure*, so dass sich dieser Umstand auch als Einteilungsprinzip anbietet. Als **Protoalkaloide** werden einfache Basen (z. B. Tyramin, Cholin), die z. B. durch Decarboxylierung* direkt aus Aminosäuren entstanden sind, od. auch die Phenylalkylaminalkaloide* (z. B. Ephedrine) bezeichnet. Als **Pseudoalkaloide** hingegen bezeichnet man A., die strukturell mit anderen Naturstoffen verwandt sind u. die nicht Produkte des Aminosäurestoffwechsels* sind. Dazu gehören Steroidalkaloide* (z. B. Solanum- u. Veratrum-Alkaloide) u. Terpenalkaloide* (z. B. Aconitum-Alkaloide), die dem Isopren-Stoffwechsel entspringen. Als **Glykoalkaloide** werden Pseudoalkaloide (häufig mit Saponineigenschaften) bezeichnet, deren N-haltige Steroidaglyka mit Zuckern glykosid. verknüpft sind, z. B. Solanin (Aglykon Solanidin). Sind hingegen eine od. mehrere Hydroxylgruppen des Steroidgerüsts mit (nicht selten charakterist.) Pflanzensäuren verestert, spricht man von **Esteralkaloiden**, z. B. Aconitum-, Ceveratrum-Alkaloide. **2.** Nach dem Vork. unterscheidet man z. B. Aconitum-, Amaryllidaceen*-, Catharanthus-, Cinchona*-, Papaver-, Rutaceen-, Sabadilla-, Salamander-, Secale-, Senecio-, Solanum*-, Strychnos-, Veratrum*-, Vinca*-Alkaloide. **3.** Nach dem Strukturtyp, der dem A. zugrundeliegt, z. B. Benzylisochinolin-*, Bisbenzylisochinolin-*, Indol-*, Phenanthren-*, Pyrrolidin-*, Pyrrolizidin-*, Tropanalkaloide*, aber auch Peptid-, Säureamid-, Steroid-* u. Terpenalkaloide*; s. Abb.; s. Tab.; **Vork.:** Wahrscheinl. enthalten bis zu 20 % aller bedecktsamigen Pflanzen Alkaloide. Bes. häufig treten sie bei

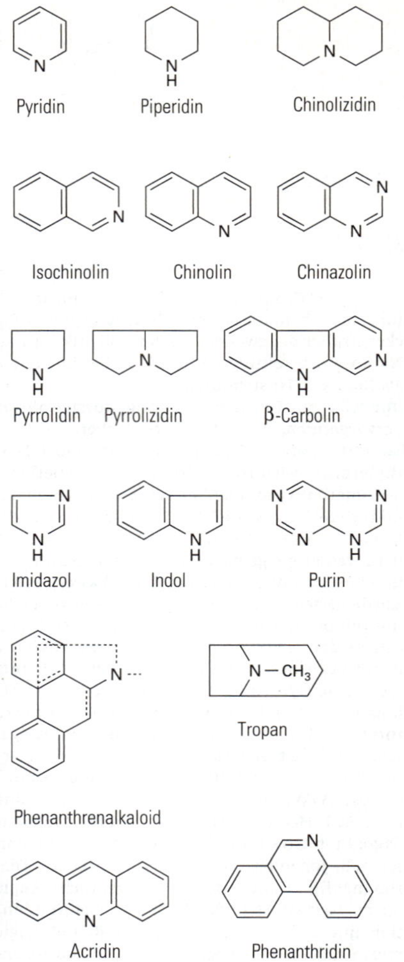


**Alkaloide:** *N*-heterocycl. Ringsysteme in Alkaloid-Molekülen

**Alkaloide**
Die wichtigsten Alkaloidgruppen

| Grundstruktur | biogenetische Präkursoren | Beispiele | gehäuftes Vorkommen |
|---|---|---|---|
| Acridon | Anthranilsäure | Acronycin | Rutaceae |
| Chinazolin | Anthranilsäure | Febrifugin | Hydrangeaceae (Hydrangea, Dichroa) |
| Chinolin | Tryptophan | Chinin | Rutaceae, Rubiaceae, Lycopodiaceae |
| Chinolizidin | Lysin | Spartein, Lutinin, Cytisin | Fabaceae, Lythraceae |
| Indol | Tryptophan | Lysergsäure(derivate), Physostigmin, Psilocybin, Strychnin, Bufotenin | Convolvulaceae, Mycophyta, Loganiaceae, Apocynaceae, Rubiaceae, Bufo |
| Imidazol | Histidin (?) | Pilocarpin | Rutaceae |
| (Benzyl)-Isochinolin | Phenylalanin, Tyrosin | Papaverin, Berberin, Magnoflorin, Hydrastin, Ipecacuanha-Alkaloide | Magnoliaceae, Ranunculaceae (Hydrastis, Aquilegia, Thalictrum), Berberidaceae, Papaveraceae, Rubiaceae (Cephaelis) |
| Phenanthren | Tyrosin | Morphin, Codein, Thebain | Papaver |
| Phenanthridin | Phenylalanin, Tyrosin | Lycorin, Galanthamin | Amaryllidaceae |
| Phenylalkylamin | Phenylalanin, Tyrosin | Capsaicin, Mescalin, Ephedrin, Cathinon | |
| Piperidin, Pyridin | Lysin, Acetat | Piperin, Coniin, Nicotin, Lobelin, Arecolin, Pelletierin | Piperaceae, Solanaceae, Apiaceae (Conium), Punicaceae, Crassulaceae (Sedum), Lobeliaceae, Areca |
| Purin | Glycin, $CO_2$, Formiat etc. | Coffein, Theophyllin, Theobromin | Rubiaceae, Aquifoliaceae, Theaceae, Sterculiaceae, Sapindaceae |
| Pyrrolidin | Ornithin, Acetat | Physostigmin, Nicotin | |
| Pyrrolizidin | Ornithin | Senecio-Alkaloide, Crotalaria-Alkaloide | Asteraceae (Senecio), Fabaceae, Boraginaceae |
| Steroid | Mevalonsäure | Solanidin, Tomatin, Jervin, Protoveratrin, Cevadin | Solanaceae, Apocynaceae, Buxaceae, Melianthaceae, Salamander |
| Terpene | Mevalonsäure | Aconitum-, Valeriana-Alkaloide | Ranunculaceae (Aconitum, Delphinium), Valeriana |
| Tropan | Ornithin, Acetat | Hyoscyamin, Scopolamin, Cocain | Solanaceae, Erythroxylaceae, Convolvulaceae |

den Dikotyledonen auf, z. B. bei den Fam. Annonaceae, Magnoliaceae, Monimiaceae, Ranunculaceae, Berberidaceae, Menispermaceae, Papaveraceae, Loganiaceae, Rubiaceae, Apocynaceae, Solanaceae, Boraginaceae, Erythroxylaceae u. Convolvulaceae, ferner auch bei Buxaceae, Rutaceae, Lobeliaceae, Cactaceae, Fabaceae, Punicaceae. Bei den Monokotyledonen findet man A. z. B. bei Colchicum, Veratrum, Fritillaria, Areca, Lolium u. Arundo donax. Bei den Gymnospermen trifft man nur sehr vereinzelt auf A., z. B. bei Taxus (Pseudoalkaloide mit sehr komplizierten Strukturen) u. bei Ephedra (Protoalkaloide). Bei den übrigen Pflanzen (Pteridophyten, Moose, Flechten, Algen) sowie Pilzen u. Bakt. sind mit sehr wenigen Ausnahmen (Equisetaceae, Lycopodiaceae, Claviceps) keine A. nachgewiesen worden. Im Tierreich wurden A. in Kröten (Bufotenin*), Fröschen u. Salamandern (Steroidalkaloide) sowie Tausendfüßlern entdeckt. A. treten fast immer im Zellsaft als wasserlösl. Salze auf, die sie mit den gewöhnl. Pflanzensäuren (z. B. Äpfel-, Wein-, Essig-, Oxal-, Citronensäure) od. mit den für bestimmte Pflanzen charakterist. Säuren (z. B. Aconit-, China-, Mecon-, Fumarsäure) bilden. Als freie Basen kommen sie nur selten vor. Die nicht als Salze vorliegenden A. sind fast immer krist. Substanzen; flüssig sind Nicotin u. Coniin. **Gesch.:** 1805 isolierte Friedrich Wilhelm Sertürner (1783–1841) das Morphin, das erst 1946 von R. Grewe synthetisiert wurde. 1819 prägte Carl Friedrich Wilhelm Meissner (1792–1853) den Begriff Alkaloid. 1886 synthetisierte Albert Ladenburg erstmals ein Alkaloid, näml. Coniin aus α-Picolin. Emil Fischer u. L. Ach synthetisierten 1895 das Coffein. Strychnin wurde 1954 von Robert Burns Woodward (1917–1979) dargestellt.

**Alkalose:** Störung im Säure-Basen-Haushalt mit Anstieg des arteriellen pH-Werts auf über 7.44; **Formen: 1. nicht respiratorische** (metabol.) A.: positive Basenabweichung mit Anstieg des Standardhydrogencarbonats (Hydrogencarbonatkonzentration des arteriellen Blutes unter Normalbedingungen) über 25 mmol/L; Urs.: u. a. Additionsalkalose: übermäßige Basenzufuhr (z. B. Hydrogencarbonat, häufig iatrogen); Subtraktionsalkalose: Verlust an Protonen, z. B. durch Magensaftverlust bei Erbrechen, intrazelluläre Protonen-Umverteilung (Hypokaliämie) od. endokrinolog. (z. B. Hyperaldosteronismus od. iatrogen bei Corticosteroidtherapie); Transfusionsalkalose: durch Bluttransfusion mit gefrorenem Frischplasma; **2. respiratorische** A.: Abfall des $CO_2$-Partialdrucks durch gesteigerte pulmonale Kohlenstoffdioxidabgabe inf. Hyperventilation; Urs.: Hypoxie (bei Lungenerkrankung, Anämie, Höhenatmung u. a.), direkte Reizung des Atemzentrums (z. B. Enzephalitis, Schädelhirntrauma, Leberkoma, Hyperthyreose, psych. Erregung) sowie u. U. (erwünscht) durch maschinelle Beatmung; **3. kombinierte** A.: Kombination von respirator. u. nicht respirator. A. (selten); arterieller $CO_2$-Partialdruck erniedrigt, Basenüberschuss positiv. Vgl. Alkalosetherapeutika; Acidose.

**Alkalosetherapeutika:** acidifizierende Mittel; saure Substanzen zur Senkung des Basenüberschusses im Blut (s. Alkalose); **Wirkstoffe:** Ammoniumchlorid*, Kaliumchlorid*, L-Argininhydrochlorid (s. Arginin). Vgl. Acida.

**Alkane:** veraltet Paraffine, Grenzkohlenwasserstoffe; gesättigte Kohlenwasserstoffe*; Summenformel: $C_nH_{2n+2}$; die ersten 4 Glieder der homologen Reihe werden mit Trivialnamen, die weiteren mit systemat. Namen benannt, in denen an das gr. Zahlwort entsprechend der Anzahl der C-Atome die Endung -an angehängt wird: Methan ($C_1$), Ethan ($C_2$), Propan ($C_3$), Butan ($C_4$), Pentan ($C_5$), Hexan ($C_6$), Heptan ($C_7$), Octan ($C_8$), Nonan ($C_9$), Decan ($C_{10}$), Undecan ($C_{11}$), ... Die niederen A. sind gasförmig, von $C_5H_{12}$ an flüssig u. von $C_{16}H_{34}$ an fest. A. mit unverzweigter Kohlenwasserstoffkette werden als n-Alkane (normal) bezeichnet. Zwei Methylgruppen am Ende einer sonst unverzweigten Kette klassifizieren eine Isoverbindung, z. B. Isopentan (2-Methylbutan), 3 Methylgruppen eine Neoverbindung, z. B. Neopentan (2,2-Dimethylpropan).

**Alkannarot:** s. Alkannin.

**Alkanna tinctoria:** s. Alkanna tuberculata.

**Alkanna tuberculata (Forssk.) Meikle:** A. tinctoria, Anchusa tinctoria (L.) Tausch; Schminkwurz; Fam. Boraginaceae; Kleinasien, Südeuropa; Stpfl. von **Radix Alkannae:** Radix Anchusae tinctoriae; Alkannawurzel, Färberkrautwurzel; **Inhaltsst.:** Alkannin, Alkannarot, Anchusin, Alkannasäure, Gerbstoff, Pyrrolizidinalkaloide*; **Anw.: 1.** (volkstüml.) z. B. innerl. bei Diarrhö, äußerl. zur Behandlung von Wunden u. Hauterkrankungen; **2.** (techn.) Färbemittel; zur Herst. von Alkannin* (Alkannarot).

**Alkannin:** **1.** Alkannarot; Extrakt (Extr. Alkannae) aus der Wurzel von Alkanna* tuberculata; grünl. schwarze Masse, leicht lösl. in Ether, Benzol, Fetten, fetten u. äther. Ölen mit tiefroter Farbe; in Ammoniaklösung lösl. mit blauer Farbe; **Anw.:** **a)** Rotfärben u. a. von Tinkturen, Fetten, Ölen u. Likören; **b)** in der Analyse als Indikator (Alkannapapier ist bei pH 8 rot, bei pH 10 blau). **2.** reines Alkannin: $C_{16}H_{16}O_5$; Schmp. 147–149 °C; Strukturformel: s. α-Naphthochinon (Tab. dort).

**Alkekengi:** s. Physalis alkekengi.

**Alkene:** veraltet Alkylene, Olefine; aliphat. Kohlenwasserstoffe* mit charakterist. C=C-Doppelbindungen; Summenformel: $C_nH_{2n}$; unterscheiden sich in ihren chem. Eigenschaften von den Alkanen* durch ihre Bereitschaft zu meist elektrophiler Addition* an die Doppelbindung. **IUPAC: 1.** Aufsuchen der längsten Kohlenstoffkette mit einer C=C-Doppelbindung; im entspr. Alkannamen ersetzt die Endung -en das -an. **2.** Die Nummerierung beginnt an dem der Doppelbindung nächst gelegenen Molekülende; die Stellung der Doppelbindung zeigt die Nummer des ersten doppelt gebundenen C-Atoms an. **3.** Substituierte Stammsysteme erhalten entspr. Präfixe mit Stellungsnummer. **4.** Mehrere Doppelbindungen werden durch Vorsilben di-, tri-, tetra- usw. gekennzeichnet, die dem Suffix -en vorangehen (z. B. Diene, Polyene). Trivialnamen: Ethen* für $CH_2{=}CH_2$. Vinylverbindungen sind Monosubstitutionsprodukte des Ethylens. Allylverbindungen sind die entspr. Substitutionsprodukte am gesättigten C-Atom des Propens* (s. Abb.). **Nachw.:** Entfärbung von Bromwasser od. alkal. Kaliumpermanganat-Lsg. (Baeyer*-Probe); **Darst.: 1.** β-Eliminierung von Alkoholen*; **2.** Pyrolyse quartärer Ammoniumverbindungen* (Hofmann-Eliminierung); **3.** Wittig*-Reaktion; **4.** Cope*-Eliminierung; **5.** Bamford*-Stevens-Reaktion; **Gesch.:** A. wurden früher als Olefine (Ölbildner) bezeichnet, weil sie mit Chlor u. Brom leicht zu öligen, mit Wasser nicht mischbaren Flüss. zusammentreten.

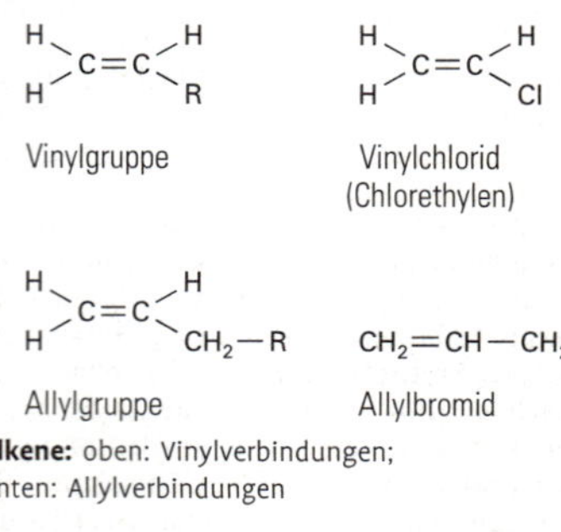


**Alkene:** oben: Vinylverbindungen; unten: Allylverbindungen

**Alkenoxide:** s. Epoxide.

**Alkermesbeeren:** s. Phytolacca americana (Fructus Phytolaccae decandrae).

**Alkermeskörner:** s. Dactylopius coccus (Coccionella).

**Alkine:** veraltet Acetylene; aliphat. Kohlenwasserstoffe* mit charakterist. C≡C-Dreifachbindungen;

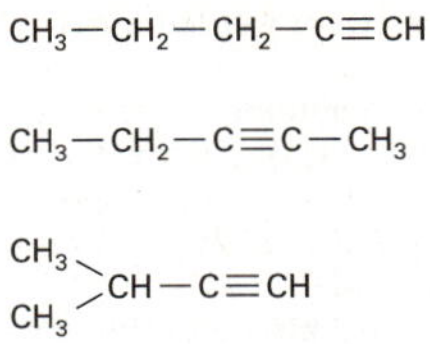

**Alkine:** oben: 1-Pentin; Mitte: 2-Pentin; unten: 3-Methyl-1-butin

Summenformel: $C_nH_{2n-2}$; während Alkene* i. d. R. nur Elektrophile* addieren, reagieren A. leichter mit Nucleophilen*. Aufgrund der C—H-Acidität bildet sich mit metall. Natrium Dinatriumacetylid. **IUPAC:** Analog zu den Alkanen* u. Alkenen wird statt der Endung -an bzw. -en die Endung -in verwendet. Die Position der Dreifachbindung wird dem Namen vorangestellt (s. Abb.). Polyine* sind Verb. mit mehreren Dreifachbindungen. Trivialnamen: Acetylen* ($C_2H_2$).

**Alkohol:** s. Ethanol (96 %); Alkohole; Ethanol, aldehydfreies; Ethanol-Wasser-Gemische.

**Alkoholate:** **1.** (chem.) basische Verb. aus dem Anion eines Alkohols* u. einem Metallkation, z. B. Natriumethanolat; **2.** (pharmaz.) alkohol. Destillate von Drogen.

**Alkoholaturen:** Alcoholaturae; Zuber., die durch Extraktion frischer Arzneipflanzen mit Ethanol* erhalten werden; bei Arzneipflanzen von Nutzen, die beim Trocknen ihre Wirksamkeit z. T. od. ganz einbüßen. Meist wird in der Kälte mazeriert; für stabilisierte A. auch bei Siedetemperatur (Zerstörung von Enzymen).

**Alkoholbestimmung im Blut:** s. Ethanol.

**Alkoholdehydrogenase:** Abk. ADH; zinkhaltige NAD-Oxidoreduktase (s. Enzyme), die in Gegenwart von $NAD^+$ primäre u. sekundäre Alkohole reversibel zu den entspr. Aldehyden u. Ketonen oxidiert; **Vork.:** in Bakterien, Hefen, Pflanzen, in der Leber u. in der Netzhaut des Auges; **Bedeutung:** **1.** Die A. der Hefen, die sich durch eine große Affinität zu Ethanol auszeichnet, hat als terminales Enzym bei der alkohol. Gärung* prakt. Bedeutung. **2.** In der Leber beseitigt A. zus. mit anderen Mechanismen den Blutalkohol (zu Acetaldehyd); wird zur enzymat. quantitativen Bestimmung des Blutalkoholspiegels verwendet (s. ADH-Methode). **3.** In der Netzhaut des Auges dient A. zur Reduktion des Vitamin-A-Aldehyds (all-*trans*-Retinal) zu Retinol. Hemmung u. a. durch Fomepizol*.

**Alkohole:** Kohlenwasserstoffe*, in denen ein od. mehrere H-Atome durch die Hydroxylgruppe OH ersetzt sind; **Einteilung:** **1.** nach Anzahl der OH-Gruppen in ein- u. mehrwertige A.: z. B. $C_2H_5OH$ (Ethanol*) einwertig, $C_3H_5(OH)_3$ (Glycerol*) dreiwertig; **2.** nach Anzahl der Valenzen des C-Atoms in **primäre** A. ($RCH_2OH$; vgl. Kohlenstoffatom, primäres), **sekundäre** A. ($R_2CHOH$), **tertiäre** A. ($R_3COH$); **Nomenklatur:** Anhängen der Gruppenbez. -alkohol an den Namen des jeweiligen Alkyl-Restes (s. Nomenklatur, radikofunktionelle); **IUPAC:** Endung -ol im Namen des zugrundeliegenden Alkans*; das C-Atom, das die OH-Gruppe trägt, erhält die niedrigste Nummer der Kohlenstoffkette. Die zweiwertigen A. mit 2 OH-Gruppen im Molekül (Diole) sind meist sirupöse, farblose Flüss. von süßl. Geschmack u. werden als **Glykole** bezeichnet. Nach der IUPAC-Nomenklatur wird die Endung -diol verwendet. Dreiwertige A.: Endung -triol.

**Alkohole, α-substituierte:** s. Hydrine.

**Alkohole, nichtionische emulgierende:** Alcoholes emulsificantes nonionici DAC; Mischung von Cetylstearylalkohol*, Macrogol-80-cetylstearylether (s. Macrogolcetylstearylether, 28–37 %) u. Glycerolmonostearat* 40–55 % (Typ I, 4–7 %); weiße, wachsartige Masse; SZ max. 2.0; OHZ (Methode A) 140–180; IZ max. 2; VZ 20–30; Glycerol max. 2 %; Komplexemulgator für hydrophile Cremes; vgl. Emulgator.

**Alkoholentwöhnungsmittel:** s. Entwöhnungsmittel.

**Alkoholkrankheit, chronische:** s. Ethanol (Toxikol.).

**Alkoholmeter:** Senkspindel zur Bestimmung des Alkoholgehalts einer Flüss.; Skaleneinteilung nach Volumen- (Tralles-) od. Gewichts- (Richter-)Prozenten.

**Alkoholometrie:** Bestimmung des Alkoholgehalts einer Flüss., z. B. mit Alkoholmeter*; vgl. Dichtebestimmungsmethoden.

**Alkoholprobetrunk:** Reiztrunk zur Feststellung der Säureproduktion bei Magenuntersuchungen; **Zuber.:** 300 mL 5 %iges Ethanol* mit Zusatz von 0.05 %igem Natriumsalicylat* u. 2 Tr. Methylenblau*-Lsg.; nach 30 min Ausheberung.

**Alkohol, verdünnter:** s. Spiritus dilutus.

**Alkoholzahl:** Abk. AZ; Wert zur Feststellung des Ethanolgehalts in Tinkturen nach DAB; die nach Vorschrift ermittelte AZ wird mit 7.43 multipliziert u. ergibt dann den Ethanolgehalt der Tinktur in % (m/m).

**Alkoniumbromid:** 2-Trimethylammoniumhexadecansäureethylesterbromid; Invertseife (s. Ammoniumverbindungen, quartäre); krist. Verb.; Anw., Wirk., Löslichkeit u. Inkomp.: s. Benzalkoniumchlorid; Mindestkonzentration: 0.002 %.

**Alkosole:** s. Kolloide.

**Alkoxycarbonyl-:** Wortteil mit der Bedeutung Carbonsäureester*.

**Alkydharze:** Sammelbez. für dicköIige bis zähplast. Kunstharze, die bes. in der Lacktechnik wichtig sind; **Herst.:** Veresterung von mehrwertigen Alkoholen (Glycerol, Pentaerythrit*, Glykole) mit Dicarbonsäuren od. Polycarbonsäuren, meist zus. mit langkettigen Fettsäuren. Die techn. wichtigste Dicarbonsäure ist die *ortho*-Phthalsäure (Phthalatharze); ferner werden Isophthalsäure, Terephthalsäure, Maleinsäure, Adipinsäure u. a. eingesetzt. Meist sind A. durch Einkondensation von Fettsäuren natürl. trocknender od. nichttrocknender Öle modifiziert (Ölalkyde). A. lassen sich durch chem. Einbau von Styrol, Vinyltoluol u. a. ungesättigten Monomeren modifizieren (styrolisierte A.). Dabei handelt es sich um autoxidativ lufttrocknende Produkte, die zu unterscheiden sind von den ungesättigten Polyestern*. **Anw.:** Schutzlacke für Behältnisse.

**Alkyl-:** allg. Bez. für einen Alkanrest; Summenformel: $C_nH_{2n+1}$; z. B. Methyl- ($CH_3$), Ethyl- ($C_2H_5$), Butyl- ($C_4H_9$).

**Alkylamine:** s. Amine.
**Alkylanzien:** s. Zytostatika.
**Alkylene:** s. Alkene.
**Alkylmagnesiumhalogenide:** s. Grignard-Verbindungen.
**Alkylphosphate:** Alkylthiophosphate, Phosphorsäureester; org. Phosphorverbindungen; s. Schädlingsbekämpfungsmittel; **Wirk.:** Cholinesterase-Inhibitoren.
**Alkylsulfate:** Salze (meist Natriumsalze) der Schwefelsäureester höherer Fettalkohole* (Fettalkoholschwefelsäureester); durch die Sulfurierung der höheren Alkohole wird der hydrophile Anteil im Molekül wesentl. erhöht u. die Grenzflächenaktivität verstärkt. Im Ggs. zu den Seifen (Sapo*) reagieren A. annähernd neutral u. ihre Erdalkalisalze sind wasserlösl. (volle Waschkraft auch in hartem Wasser); nicht stabil gegen Basen; **Anw.:** als Emulgatoren* (Typ O/W). Vgl. Natriumdodecylsulfat; Natriumcetylstearylsulfat.
**Alkylsulfonate:** Salze u. Ester von Sulfonsäuren*; hergestellt aus höheren Fettalkoholen* mit Schwefelsäure od. Chlorsulfonsäure; **Anw.:** Emulgatoren* (Typ O/W); waschaktive Substanzen (s. ABS); A. sind wegen der C—S-Bindung gegenüber Basen stabil. In ihren Eigenschaften u. im Vergleich mit den Seifen verhalten sich die A. analog den Alkylsulfaten*. Vgl. Docusat-Natrium.
**Allantoin:** Allantoinum Ph.Eur.; Glyoxylsäurediureid; (*RS*)-(2,5-Dioxo-4-imidazolidinyl)-harnstoff; CAS-Nr. 97-59-6; $C_4H_6N_4O_3$, Strukturformel: s. Abb.; $M_r$ 158.12; Schmp. 231–238 °C (unter Zers.); farblose Kristallblättchen od. -prismen bzw. krist. Pulver, ohne Geruch u. Geschmack; lösl. in Wasser zu 0.5 %, in heißem Wasser bis zu 4 %, in Ethanol zu 0.2 % sowie in Glycerol, Sorbitollösung, Alkalilaugen; **Vork.:** natürl. in tier. u. pflanzl. Organismen; bei den meisten Säugetieren (insbes. Raubtieren, aber nicht beim Menschen) Endprodukt des Purinstoffwechsels, wobei die Harnsäure* durch Uricase* zu A. abgebaut wird; z. B. im Harn von Hunden, ferner in den Ausscheidungen von Fliegenmaden; in Pflanzen, z. B. in Symphytum* officinale u. Sanicula* europaea, in der Rinde der Roßkastanien (Aesculus* hippocastanum), in Weizenkeimen; **Darst.:** Erhitzen von Harnstoff* mit Dichloressigsäure*; **Wirk.:** A. entfernt nekrot. Gewebe, fördert die Zellproliferation u. Epithelisierung, wirkt aber nicht antisept.; **Anw.: 1.** (med.) äußerl. in Wundbehandlungsmitteln* (u. a. bei Schnitt- u. Brandwunden, Geschwüren, Röntgenschäden, Ekzemen; zur Narbenbehandlung), meist in 2 %igen Salben u. Umschlägen; **2.** in der Kosmetik zu Hautcremes, Sonnenschutzmitteln, Rasierwässern u. Antihidrotika*.

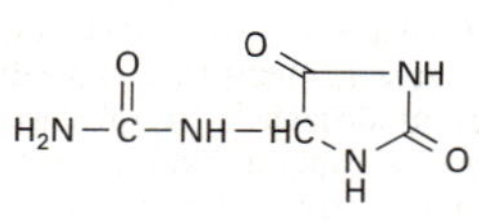


**Allantoin**

**Allele** (gr. allelon gegenseitig, einander): zwei od. mehr versch. Ausbildungszustände eines Gens*, die auf homologen Chromosomen* dieselbe Position (Locus) besetzen; werden durch Meiose* voneinander getrennt.
**Allelopathie:** Hemmung einer Pflanzenart durch chem. Substanzen, die von einer anderen Pflanzenart produziert werden; A. spielt eine wichtige Rolle beim Aufbau von Pflanzengesellschaften.
**Allenide:** s. Carbide.
**Allenisomerie:** s. Chiralität (Abb. dort).
**Alleosid A:** s. Helveticosid.
**Allergen:** Bez. für ein Antigen*, das eine allerg. Immunantwort, i. e. S. eine allerg. Reaktion vom Soforttyp an Haut u. Schleimhaut auslösen kann (s. Allergie); meist Polypeptide od. Proteine ($M_r$ 5000–50 000), deren Sensibilisierungspotenz durch chem. Aufbau u. Kombination der allergenen Determinanten (Epitop*) bestimmt wird; **Einteilung:** nach der Art der Allergenexposition des Organismus; **1. Inhalationsallergene:** lösen primär Atemwegs-, sekundär auch Haut- u. Darmsymptome aus; z. B. Pollen, Pilzkonidien, tier. Epithelien, Federstaub; **2. Ingestionsallergene:** entstehen oft erst durch enzymat. Abspaltung im Verdauungstrakt; verursachen primär Obstipation, Brechdurchfall od. abdominale Koliken, sekundär auch Haut- u. Atemwegssymptome; z. B. Kuhmilch, Hühnerei, Soja, Roggen- u. Weizenkörner, Nüsse, Mandeln; **3. Kontaktallergene:** passieren die epidermale Barriere u. lösen eine Soforttypreaktion aus; z. B. Nickelsulfat, Cobaltchlorid, Kaliumdichromat, *p*-Phenylendiamin, Duftstoffe, Thiurame, Formaldehyd, Perubalsam, Colophonium, Parabene u. a. Konservierungsstoffe; **4. Injektionsallergene:** insbes. tier. Gifte (von Bienen, Wespen, Feuerameisen, Quallen, Seeanemonen, Feuerkorallen) u. Arzneimittel (z. B. Penicilline*). Das Allergenisierungsrisiko wird durch die genet. fixierte Prädisposition des Individuums (Atopieneigung), die Häufigkeit u. Intensität der Allergenexposition, die Allergenpotenz der betr. Substanz u. die aktuelle Abwehrlage der Körpergrenzflächen bestimmt. Vgl. Anaphylaxie.
**Allergie** (gr. allos anders, fremd; ergon Verrichtung): angeborene od. erworbene spezif. Änderung der Reaktionsfähigkeit des Immunsystems* gegenüber körperfremden, eigentlich unschädl. u. zuvor tolerierten Substanzen, die als Allergen* erkannt werden; nach Sensibilisierung* (früher erfolgtem Kontakt) mit einem Allergen kommt es bei erneutem Kontakt mit diesem zur krankhaften Überempfindlichkeitsreaktion; eine Überempfindlichkeitsreaktion schon beim 1. Kontakt (angeborene Überempfindlichkeit, keine A.) wird als Idiosynkrasie* bezeichnet. Während bei der Immunität* die Antigen*-Antikörper-Reaktion (Abk. AAR) den Organismus nicht beeinflusst, hat die AAR bei der A. Zell- u. Gewebeschäden (s. Entzündung) od. einen anaphylaktischen Schock* zur Folge; **Einteilung: 1.** nach auslösendem Allergen: Arzneimittelallergie* (z. B. Penicillinallergie), Pollinosis*, Latexallergie, Nahrungsmittelallergie*; **2.** entspr. dem Typ der Überempfindlichlichkeitsreaktion nach Coombs u. Gell (s. Tab.) mit Unterteilung in eine antikörpervermittelte Reaktion vom Soforttyp u. eine durch T-Lymphozyten vermittelte Spätreaktion; klin. nicht immer isoliert verlaufend, z. T. Mischformen (Typ I u. Typ IV); häufigs-

**Allergie**
Die 4 Typen der immunologischen Überempfindlichkeitsreaktion (nach Coombs und Gell)

| Typ | Mechanismus | Reaktionszeit | klinisches Bild |
|---|---|---|---|
| **Frühtyp (humorale Allergie)** | | | |
| Typ I (Soforttyp, anaphylaktischer Typ) | unter Vermittlung zellständiger IgE-Antikörper Freisetzung von verschiedenen Mediatorsubstanzen aus basophilen Granulozyten und Mastzellen | Sekunden bis Minuten; evtl. zweite Reaktion nach 4–6 h | allergisches Asthma, allergische Konjunktivitis, Rhinitis allergica, allergische Urticaria, Angioödem, anaphylaktischer Schock |
| Typ II (zytotoxischer Typ) | Interaktion von zellwandständigen Antigenen (z. B. Arzneimittel, Blutgruppenantigene) mit zirkulierenden Antikörpern; Aktivierung von Komplement oder zytotoxischen Killerzellen führt zur Zytolyse körpereigener Zellen | wenige Minuten bis 12 h | allergisch bedingte hämolytische Anämien, Thrombopenie und Agranulozytose, Transfusionszwischenfälle |
| Typ III (Immunkomplextyp, Arthus-Typ) | Bildung von Immunkomplexen aus präzipitierenden Antikörpern und Antigenen; Aktivierung von Komplementfaktoren führt zur Phagozytose der Immunkomplexe unter Freisetzung gewebeschädigender Enzyme | 6–12 h | Serumkrankheit, allergische Vaskulitis, exogen-allergische Alveolitis, allergische bronchopulmonale Aspergillose |
| **Spättyp (zellvermittelte Allergie)** | | | |
| Typ IV (verzögerter Typ) | Freisetzung von Zytokinen aus spezifisch sensibilisierten T-Lymphozyten bei erneutem Kontakt mit Vollantigen, die zur Aktivierung und Proliferation von Makrophagen und mononukleären Zellen und deren Wanderung an den Ort der Antigenbelastung beitragen (Infiltration und Entzündungsreaktion) | 12–72 h | allergisches Kontaktekzem, Tuberkulinreaktion, Arzneimittelexanthem, Transplantatabstoßung |

te Form: Typ I. **Ther.:** z. B. spezifische Immuntherapie*, Anw. von Antiallergika*. Vgl. Anaphylaxie; Tuberkulinreaktion.

**Allermannsharnisch, Langer:** s. Allium victorialis.

**Allermannsharnisch, Runder:** s. Gladiolus communis (Bulbus Victorialis rotundae).

**Allerweltsheilwurzel:** s. Geum urbanum (Radix Caryophylla).

**Allethrin:** s. Pyrethroide.

**Allgemeinanästhetika:** s. Narkotika.

**Allicin:** *S*-Allylthiosulfinsäureester; Abbauprodukt von Alliin*; s. Allium sativum.

**Alligatorbirne:** s. Persea americana.

**Allii cepae bulbus:** s. Allium cepa var. cepa.

**Alliin:** 3-(Allylsulfinyl)-alanin, *S*-(–)-Allyl-L-cysteinsulfoxid; $C_6H_{11}NO_3S$; $M_r$ 177.23; Strukturformel: s. Allium sativum; geruchloser Inhaltsstoff des Knoblauchs; A. wird zu Allicin* u. in der Folge zu Diallyldisulfid (Knoblauchöl) mit charakterist. Geruch abgebaut.

**Allii sativi bulbi pulvis:** s. Allium sativum.

**Allii sativi bulbus:** s. Allium sativum.

**Allii ursini herba:** s. Allium ursinum.

**Allithiamine:** Sammelbez. für lipidlösl. Derivate von Thiamin (s. Vitamin $B_1$), z. B. Befotiamin*, Fursultiamin*, Octotiamin*.

**Allium cepa L. var. cepa:** Küchenzwiebel, Zwiebel, Bolle; Fam. Alliaceae; Ursprungsland nicht bekannt, wahrscheinl. Vorderasien; Stpfl. von **Allii cepae bulbus:** Bulbus Allii cepae; Zwiebel; Monographie: WHO, Kommission E; **Inhaltsst.:** Glutamylpeptide, Alliin* (s. Allium sativum) u. Derivate wie Cycloalliin, Methylalliin, Dihydroalliin (Propylalliin), liefern bei enzymat. Hydrolyse (nach Gewebeverletzung) Thiosulfinsäureester u. Cepaen, ferner Thiopropionaldehyd-*S*-oxid (Propanthial-*S*-oxid, $CH_3—CH_2—CH{=}SO$, der Tränen reizende Stoff, der aus Dihydroalliin bei Verletzung der Zellwände entsteht), ca. 1 % Diphenylamin*, Saccharose, Inulin, Pektin, Vitamin C, Glucokinine sowie Flavonoide u. Protocatechusäure (in den Zwiebelschalen). Wasserdampfdestillation ergibt 0.005–0.015 % äther. Öl (Polysulfide, Allicin usw.); **Wirk.:** antibakteriell, antiasthmatisch, antiallergisch, Hemmung der Thrombozytenaggregation, entzündungshemmend, wundheilend; **Anw.:**

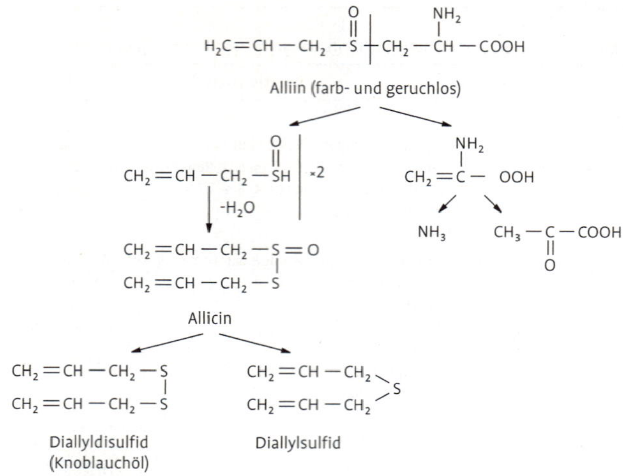


**Allium sativum** Abb. 1: Alliin; Abbau über Allicin

**1.** (med.) bei Appetitlosigkeit, zur Vorbeugung altersbedingter Gefäßveränderungen; **2.** (volkstüml.) z. B. bei Husten, Bronchitis, Asthma bronchiale, Blähungen. **Hom.: 1.** Allium cepa (HAB), Cepa: frische Zwiebelknolle; **2.** Allium cepa ferm 34a (HAB): reife, frische Zwiebeln; verordnet z. B. bei Virusinfektionen mit Fließschnupfen, Augentränen, Reizhusten.

**Allium sativum** L.: Knoblauch; Fam. Alliaceae; heim. in Dsungarei, kultiviert in SO-Europa u. Mittelmeergebiet; Stpfl. von **Allii sativi bulbus:** Bulbus Allii sativi, Knoblauchzwiebel; rundl. bis eiförmige zusammengesetzte Zwiebel von ca. 3 cm Durchmesser mit eigenartigem, scharf-widerl. Geruch; neben der Hauptzwiebel sitzen mehrere ca. 1–2.5 cm lange eckige Nebenzwiebeln; Monographie: WHO, ESCOP, Kommission E; **Inhaltsst.:** schwefelhaltige $\gamma$-Glutamylpeptide, (höchstwahrscheinl. auch biogenet. Vorstufen von) Alliin u. Ajoen, ferner mehrere Enzyme (Oxidasen, Katalasen, Dehydrogenasen, Lyasen) u. Vitamine (A, $B_1$, $B_2$, C, Nicotinsäureamid), Adenosin, Flavonoide, Phenolcarbonsäuren sowie z. T. in glykosidischer Bindung vorliegende Steroide u. Triterpene (werden als mögl. wichtige Wirkstoffe angesehen). Aus Alliin* entsteht durch enzymat. Spaltung (bei Zerstörung des Gewebes) mit Hilfe von Alliinase neben Dehydroalanin Allylsulfensäure, die zum instabilen Allicin, einem *S*-Allylthiosulfinsäureester, dimerisiert, das in weiterer Folge zu Di- u. Polysulfiden sowie anderen Sekundärprodukten wie Ajoen u. Vinyldithiinen abgebaut wird, welche zus. mit dem Allicin den charakterist. Geruch bedingen u. auch als Wirkstoffe angesehen werden (s. Abb. 1 u. 2). Zur Geruchsbeseitigung dienen Tierkohle, Trockenmilch od. einige Tropfen Angelikaöl, der unangenehme Geruch der Ausatmungsluft wird jedoch hierdurch nicht beseitigt. Alliin ist im Ggs. zu Allicin geruchlos, wasserlösl., nicht wasserdampfflüchtig u. nicht antibakteriell wirksam. **Wirk.:** Als ausreichend belegt gelten die antibakterielle, antimykot. u. lipidsenkende Wirk.; Hemmung der Thrombozytenaggregation (Verlängerung der Blutungs- u. Gerinnungszeit), Steigerung der fibrinolyt. Aktivität; **Anw.:** (med.) Unterstützung diätet. Maßnahmen bei erhöhten Blutfettwerten, zur Vorbeugung altersbedingter Gefäßveränderungen; (volkstüml.) bei Husten, Bronchitis, dyspept. Beschwerden; äußerl. bei Erkrankungen des rheumat. Formenkreises; s. Tinctura Allii sativi. **Allii sativi bulbi pulvis:** Knoblauchpulver; aus den geschnittenen, gefriergetrockneten od. bei einer Temp. von max. 65 °C getrockneten Zwiebeln durch Pulverisieren gewonnenes Pulver; **Off.:** Ph.Eur.6; **Inhaltsst.:** nach Ph.Eur. mind. 0.4 % Allicin (bezogen auf das TG); weitere Inhaltsst. u. Anwendung: s. Allii sativi bulbus; **Oleum Allii sativi:** Allii sativi aetheroleum, Knoblauchöl; durch Wasserdampfdestillation der Zwiebeln von A. sativum erhält man ca. 0.1–0.4 % äther. Öl; gelbl. Flüss.; D. 1.046–1.057; **Best.:** Diallyldisulfid (ca. 60 %), Diallyltrisulfid (ca. 20 %), Diallyltetrasulfid (ca. 6 %) sowie Allicin, Ajoen u. a. (sehr variable Zusammensetzung); **Wirk.:** stark hemmend auf das Wachstum grampositiver u. gramnegativer Bakt., tötet Protozoen; fäulnis- u. gärungswidrig; **Anw.:** wie Allii sativi bulbus; neben der Anw. des frischen Knoblauchs od. des Presssaftes u. des äther. Öls gibt es Ölmazerate (Ölauszüge, meist in Weichkapseln*) u. Trockenpulver (meist in Dragees). Diese werden entweder durch Erhitzen od. durch Lyophilisation frischen Knoblauchs, evtl. vorher noch stabilisiert (durch Desaktivierung der Enzyme, z. B. mit heißem Ethanol-Dampf), hergestellt. Aus der unterschiedl. Aufbereitung ergeben sich versch. Zusammensetzungen der Präparate. **Hom.:** Allium sativum (HAB): frische Zwiebeln; verordnet z. B. bei Magen-Darmentzündungen, Verdauungsstörungen.

**Allium ursinum** L.: Bärlauch, Bärenlauch, Zigeunerlauch; Fam. Alliaceae; ganz Europa, Sibirien bis Kamtschatka; Stpfl. von **Allii ursini herba:** Herba Allii ursini; Bär(en)lauch, Zigeunerlauch; **Inhaltsst.:** ähnl. wie beim Knoblauch, entspre-

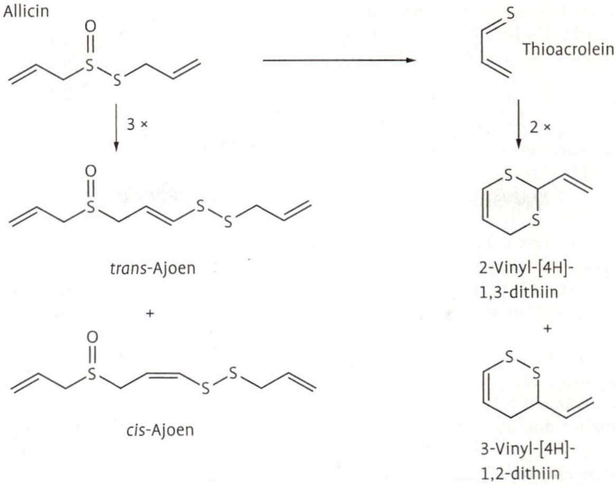


**Allium sativum** Abb. 2: die neben den (v. a. im Knoblauchöl vorhandenen) Oligosulfiden gefundenen Abbauprodukte des Allicins

chend ca. 0.007 % äther. Öl mit Allicin*; bei Aufbereitung entstehen Alkylsulfide u. Alkylpolysulfide (s. Allium sativum); **Anw.: 1.** (med.) bei Dyspepsien, Blähungen; **2.** (volkstüml.) bei Arteriosklerose wie Allium sativum. **Hom.:** Allium ursinum (HAB): ganzes, frisches Kraut; verordnet z. B. bei Verdauungsstörungen.

**Allium victorialis** L.: Langer Allermannsharnisch, Lange Siegwurz; Fam. Alliaceae; Mitteleuropa, Sibirien bis Kamtschatka, Himalaja, China, Japan, westl. Nordamerika; Stpfl. von **Bulbus Victorialis longus:** Radix Victorialis longae; Langer Allermannsharnisch, Lange Siegwurz, Adamwurzel; Bulbus Victorialis rotundus (Evawurzel) stammt von Gladiolus* communis u. Gladiolus palustris (Iridaceae); **Inhaltsst.:** äther. schwefelhaltiges Öl; **Anw.:** (volkstüml.) Diuretikum u. Anthelminthikum.

**Alloagglutinine:** Alloantikörper*, die gegen die auf den eigenen Erythrozyten* nicht vorhandenen Blutgruppenantigene A bzw. B der ABNull-Blutgruppen* gerichtet sind u. physiol. im Serum vorkommen (reguläre Antikörper*); **Anti-A** bei Blutgruppe 0 u. B, **Anti-B** bei Blutgruppe 0 u. A.

**Alloantigen:** veraltet Isoantigen; lösl. od. auf Zelloberflächen lokalisiertes Antigen*, das nicht bei allen Individuen einer Species vorkommt u. deshalb bei Individuen, denen dieses Antigen fehlt, eine Immunantwort* auslösen kann.

**Alloantikörper:** veraltet Isoantikörper; gegen ein Alloantigen* gerichteter Antikörper*; z. B. Blutgruppenantikörper.

**Allobarbital** (INN): Acidum diallylbarbituricum; 5,5-Diallylbarbitursäure; CAS-Nr. 52-43-7; $C_{10}H_{12}N_2O_3$; $M_r$ 208.21; Schmp. 171–173 °C (polymorph); weißes, krist. Pulver; lösl. in ca. 300 T. Wasser, 50 T. siedendem Wasser, 15 T. Ethanol, 20 T. Ether, leicht lösl. in Alkalihydroxid-Lsg. unter Salzbildung; Barbiturat*; nicht mehr im Handel befindl. Schlafmittel* u. Sedativum*; unterliegt dem Betäubungsmittelgesetz* (Anlage III).

**Allocholan:** s. Steroide (Tab. dort).

**Allodynie:** Schmerzauslösung durch normalerweise nicht schmerzhafte Reize, z. B. Berührungsschmerz bei Sonnenbrand; vgl. Schmerz.

**Allometrie: 1.** (allg.) Messen u. Vergleichen von Beziehungen zw. Körpergröße u. deren Verhältnis zu davon abhängigen biol. Größen; **2.** (pharmaz.) z. B. zur Übertragung pharmakokinet. Daten aus Tierversuchen auf die Verhältnisse beim Menschen; dabei besteht ein komplexer Zusammenhang zw. der notwendigen Dosis einerseits u. Körpergewicht od. -oberfläche versch. Species andererseits. Derartige Untersuchungen finden v. a. vor Beginn der Phase I der klinischen Prüfung* statt.

**Allopathie:** sog. Schulmedizin; von Samuel Hahnemann geprägte Bez. für die Heilmethoden, die im Ggs. zur Homöopathie* Erkrankungen mit Arzneimitteln entgegengesetzter Wirk. behandeln; eine relativ hochdosierte Arzneimittelgabe unter der Annahme einer proportionalen Dosis-Wirkungs-Beziehung (s. Dosis-Wirkungs-Kurve) wird als allopath. Dosierung bezeichnet.

**Allopolyploidie:** Polyploidie*, bei der die Chromosomensätze von versch. Arten od. weitgehend versch. Stämmen (Bastardisierung) abstammen; vgl. Autopolyploidie.

**Allopregnane:** veraltete Bez. für 5$\alpha$-Pregnane; s. Steroide.

**Allopurinol** (INN): Allopurinolum Ph.Eur.; 1*H*-Pyrazolo[3,4-*d*]pyrimidin-4-ol; CAS-Nr. 315-30-0; $C_5H_4N_4O$, Strukturformel: s. Abb.; $M_r$ 136.11; Schmp. ca. 350 °C (unter Zers.); weißes, krist. Pulver; sehr schwer lösl. in Wasser u. Ethanol, unlösl. in Chloroform u. Ether, lösl. in Dimethylformamid u. verd. Basen; $pK_S$ 9.4; **Wirk.:** kompetitiver Xanthinoxidase*-Hemmer; Urikostatikum (s.

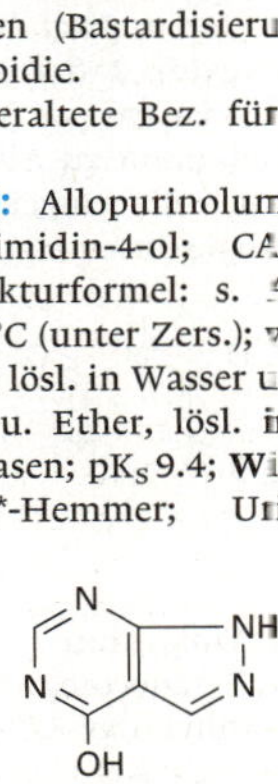


**Allopurinol**

Gichttherapeutika); Auflösung von Harnsäuresteinen (s. Urolith); **Ind.:** Gicht*; Harnsäuresteine; **Kontraind.:** Leukämie, Schwangerschaft, Anw. bei Kindern; **UAW:** allerg. Reaktionen wie Hauterscheinungen, Juckreiz, Hepatitis, Leukopenie, Agranulozytose; HWZ 1–2 h bzw. 16–30 h (Metaboliten); **Hinweis:** Bei Auftreten von Hautreaktionen sofortiger Therapieabbruch; Therapiefortführung nach Abklingen leichter Erscheinungen mit niedriger Dosis u. langsamer Steigerung wieder möglich; bei erneutem Auftreten Ther. ganz abbrechen, da schwere generalisierte Überempfindlichkeitsreaktionen auftreten können.

**Allose:** Hexose*; Strukturformel: s. Monosaccharide (Abb. 1 dort).

**Allosomen:** s. Gonosomen.

**Allosterie:** Veränderung der Konformation von Proteinen* mit Quartärstruktur unter dem Einfluss bestimmter niedermolekularer Verb. (sog. allosterische Faktoren); diese greifen als Feinregulatoren an bestimmten alloster. Zentren außerhalb des eigentl. Bindungszentrums der Enzymproteine an u. wirken hierbei als modifizierender Aktivator* od. Inaktivator. Alloster. Inhibitoren vermindern den Substratumsatz eines Enzyms* durch Konformationsänderung des aktiven Zentrums. Da sie nicht selbst im aktiven Zentrum binden, spricht man von nichtkompetitivem Antagonismus*. Alloster. regulierte Enzyme kommen gewöhnl. als steuerndes Glied am Anfang od. an Verzweigungsstellen von Enzymketten zum Einsatz.

**Allotropie:** Fähigkeit mancher Elemente, in versch. Modifikationen (festen Zustandsformen) aufzutreten; sie unterscheiden sich in der Art der Verknüpfung der Atome zu Molekülen od. in der Anordnung der Atome im Kristallgitter, z. B. Kohlenstoff* (Graphit, Diamant, Fulleren) od. $\alpha$-, $\gamma$- u. $\delta$-Eisen*. Vgl. Polymorphie.

**Alloxan** (Name zusammengezogen aus Allantoin u. Oxalsäure): Mesoxalylharnstoff; Hexahydropyrimidintetron; CAS-Nr. 50-71-5; $C_4H_2N_2O_4 \cdot 4\,H_2O$, Strukturformel: s. Abb.; $M_r$ 214.14; Schmp. 170 °C (Zers., wasserfrei bei 256 °C); farblose bis gelbl., zerfließl. Kristalle, leicht lösl. in Wasser, Aceton, Ethanol, wenig lösl. in Chloroform u. Toluol, unlösl. in Ether; **Anw.:** **1.** (analyt.) zum Nachw. von Cyanid bzw. freier Blausäure (mikrochem. Kristallreaktion); tritt intermediär bei der Murexidprobe auf (s. Murexid); **2.** (techn.) in Hautbräunungsmitteln (die wässrige Lsg. färbt die Haut rotbraun inf. der Reduktion zu Alloxantin*); **Toxikol.:** im Tierversuch diabetogen (zerstört die B-Zellen der Langerhans-Inseln).

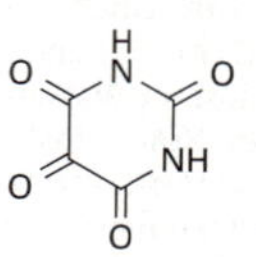

**Alloxan**

**Alloxan-5-oxim:** s. Violursäure.

**Alloxanthyletin:** s. Pyranocumarine.

**Alloxantin:** 5,5′-Dihydroxy-5,5′-bibarbitursäure; CAS-Nr. 76-24-4; $C_8H_6N_4O_8$, Strukturformel: s. Abb.; $M_r$ 286.16; Schmp. 225 °C (unter Zers.); Dimeres von Alloxan*; bildet mit Ammoniak Murexid*.

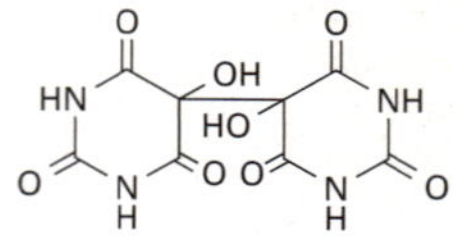

**Alloxantin**

**Alloxazin:** $C_{10}H_6N_4O_2$, Strukturformel: s. Abb.; $M_r$ 214.18; graugrünes Pulver, unlösl. in Wasser u. Ether, leicht lösl. in Laugen; das zu A. isomere Isoalloxazin bildet das Grundgerüst der Flavine*.

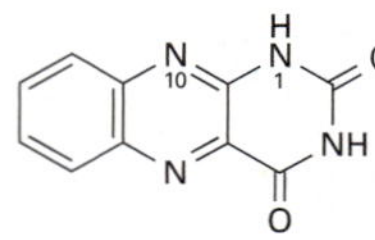

**Alloxazin**

**Allsei:** s. Artemisia absinthium.

**Allyl-:** Bez. für die Gruppe $H_2C{=}CH{-}CH_2{-}$ in org. Verb.; s. Alkene.

**Allylaldehyd:** s. Akrolein.

**Allylalkohol:** 2-Propen-1-ol, $CH_2{=}CH{-}CH_2OH$; $M_r$ 58.1; D. 0.854; Sdp. 97 °C; farblose, brennbare Flüss. von stechendem Geruch; mischbar mit Wasser, Chloroform, Ethanol, Ether; wichtigster ungesättigter Alkohol; **Darst.:** aus Allylchlorid* od. Glycerol*; **Anw.:** **1.** (med.) Antiseptikum; **2.** (techn.) als Herbizid*, zur Herst. von Kunststoffen, als Lösungsmittel.

**4-Allylanisol:** s. Methylchavicol.

**Allylbromid:** s. Alkene (Abb. dort).

**Allylchlorid:** 3-Chlorpropen; $C_3H_5Cl$; $M_r$ 76.53; D. 0.938; Schmp. −136 °C; Sdp. 45 °C; stechend riechende Flüss., wenig lösl. in Wasser, lösl. in Ethanol; **Toxikol.:** Die Dämpfe wirken stark reizend auf Augen u. Atemwege; MAK: 3 mg/m³.

**Allylestrenol** (INN): Allylöstrenol; 17-$\alpha$-Allyl-4-estren-17-ol; CAS-Nr. 432-60-0; $C_{21}H_{32}O$, Strukturformel: s. Abb.; $M_r$ 300.47; Schmp. 79.5–80 °C; fast unlösl. in Wasser, lösl. in Ethanol, Ether, Aceton, Chloroform; Gestagen*; **Ind.:** habitueller u. drohender Abort; **WW:** den enterohepat. Kreislauf beeinflussende Substanzen (z. B. Amoxicillin).

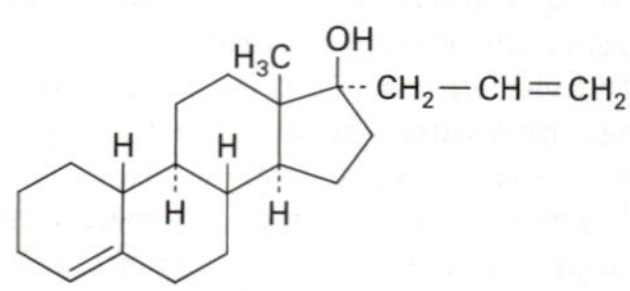

**Allylestrenol**

**Allylis isothiocyanas:** s. Allylsenföl.

**5-Allyl-5-isopropyl-barbitursäure:** s. Aprobarbital.

**Allylisothiocyanat:** s. Allylsenföl.

***N*-Allylmorphin:** s. Nalorphinhydrochlorid.

**Allylöstrenol:** s. Allylestrenol.

**Allylpropymalum:** s. Aprobarbital.

**Allylsenföl:** **1.** Allylis isothiocyanas, Allylum isosulfocyanatum, Allylum isorhodanatum, Oleum

Sinapis (artificiale), Aetheroleum Sinapis synthetícum; Isorhodanwasserstoffsäureallylester; Allylisothiocyanat; $C_4H_5NS$, $CH_2{=}CH{-}CH_2{-}N{=}C{=}S$; $M_r$ 99.16; D. 1.012–1.017; Sdp. 148–154 °C; $n_D^{20\,°C}$ 1.527–1.531; klare, farblose bis gelbl. Flüss. von scharfem, zu Tränen reizendem Geruch; auf der Haut Blasen ziehend; mischbar mit Ether, Chloroform; lösl. in Ethanol, wenig lösl. in Wasser; **Off.:** DAC; **Anw.:** (med.) in starker Verd. zur Hyperämisierung der Haut; **Dos.:** 2 %ig in Salben u. Lsg.; **Zuber.:** Spiritus* Sinapis; **2.** natürl. Allylsenföl: s. Brassica nigra.

**Allylsulfide:** charakterist. riechende, flüchtige Lauchöle, die in den Pflanzenteilen der bekannten Allium-Arten gebildet werden; Strukturformeln u. weitere Angaben: s. Allium sativum u. a. Allium-Arten.

**1-Allyl-2-thioharnstoff:** s. Tiosinamin.

**Allylthiourea:** s. Tiosinamin.

**Allylum isorhodanatum:** s. Allylsenföl.

**Allylum isosulfocyanatum:** s. Allylsenföl.

**Allylumlagerung:** Umlagerung einer C=C-Bindung in einem Dreikohlenstoffsystem durch Umsetzung u. a. mit nucleophilen Reagenzien; Grund ist die Mesomeriestabilisierung des Allyl-Kations. **Beispiel:** Aus α-Phenylallylalkohol u. Bromwasserstoff entsteht ein Gemisch aus α-Phenylallylbromid u. γ-Phenylallylbromid (s. Abb.).

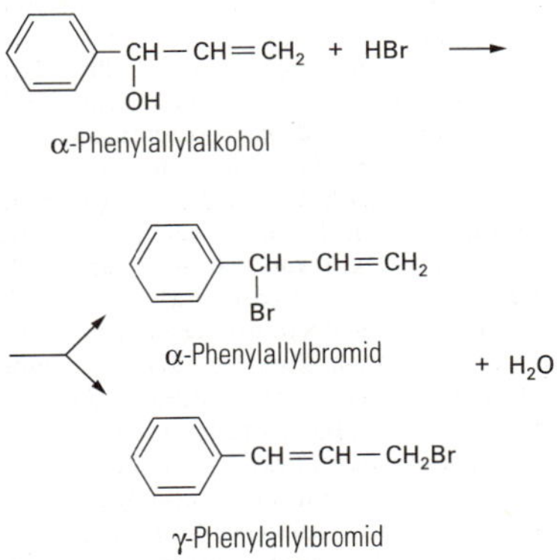


**Allylumlagerung**

**Almasilat** (INN): Aluminii magnesii silicas Ph.Eur.; Aluminium-Magnesium-silicat-hydrat, Magnesium-Aluminium-silicat-hydrat; CAS-Nr. 12511-31-8; $MgAl_2(SiO_4)_2$; $M_r$ 262.5; **Wirk.:** Antacidum*, Verdickungs- u. Suspensionsmittel.

**Almiscar:** s. Moschus.

**Almitrin** (INN): 6-[4-Bis(fluorphenyl)methyl-1-piperazinyl]-N,N′-di-2-propenyl-1,3,5-triazin-2,4-diamin; CAS-Nr. 27469-53-0; $C_{26}H_{29}F_2N_7$; $M_r$ 477.56; nicht mehr im Handel befindl. Broncholytikum*; früher angewendet bei Asthma bronchiale.

**Almotriptan** (INN): 3-[2-(Dimethylamino)ethyl]-5-(pyrrolidinosulfonylmethyl)indol; CAS-Nr. 154323-57-6; $C_{17}H_{25}N_3O_2S$, Strukturformel: s. Abb.; $M_r$ 335.5; logP 1.9; $pK_S$ 9.5 (berechnet); schwer lösl. in Wasser; **Wirk.:** Triptan*; selektiver Serotonin*-Agonist; **Ind.:** Migräne* mit u. ohne Aura; **UAW:** Übelkeit, Schwindel; **Dos.:** bei Bedarf

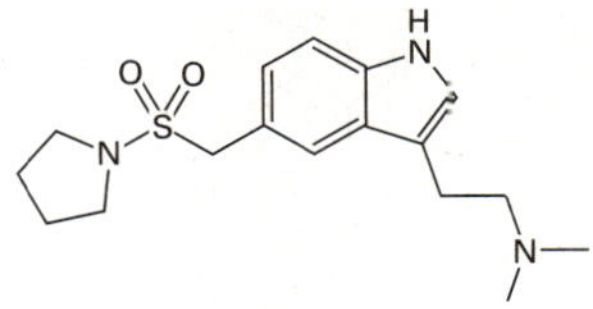


**Almotriptan**

12.5 mg p. o.; höchste Bioverfügbarkeit aller Triptane (70 %); HWZ 3–4 h.

**Alnus glutinosa** (L.) Gaertn.: Schwarzerle; Fam. Betulaceae; Mitteleuropa; Stpfl. von **Cortex Alni:** Erlenrinde; **Inhaltsst.:** Gerbstoffe (20 %), Flavonoide (hauptsächl. Hyperosid), Steroide, Triterpene (z. B. δ-Amyrenon); **Anw.:** **1.** (volkstüml.) z. B. zum Gurgeln bei Tonsillitis, als Klysma bei Darmblutungen; **2.** (techn.) zum Gerben.

**Aloe:** Succus Aloes inspissatus; Bärengalle; der bis zur Trockne eingedickte Saft der Blätter einiger Arten der Gattung Aloe, Fam. Asphodelaceae; von eigenartigem Geruch u. stark bitterem Geschmack, wenig lösl. in Wasser bei 20 °C, fast ohne Rückstand lösl. in siedendem Wasser; man unterscheidet im Allg. zwischen Aloe lucida mit glänzenden Bruchflächen, erhalten durch rasches Eindampfen des Saftes, u. Aloe hepatica, leberfarben, matt, gewonnen durch langsames Eindampfen; **Off.:** Ph.Eur.6; Monographie: HMPC, WHO, ESCOP, Kommission E; **Best.:** Anthron-C-glykoside wie Aloin* (Barbaloin; Hauptwirkstoff), 2-Alkyl-Chromone wie Aloesin (Aloeresin B), Aleoson u. Aloenin (ein Bitterstoffglucosid), Aloe-Emodin (unter 1 %); in Kap-Aloe auch Aloinoside (O-Glykoside des Aloins) u. 5-Hydroxyaloin; nur in Curaçao-Aloe ist 7-Hydroxyaloin; s. Abb.; **Anw.:** **1.** (med.) bei Obstipation (nur kurzfristig anzuwenden); A. erzeugt starke Hyperämie in den Unterleibsorganen u. ist daher bei Menstruation, Schwangerschaft, Hämorrhoiden, Nierenentzündung kontraindiziert; **2.** (veterin.) Obstipation (Dos. für Hunde 0.3–3 g, Katzen 0.2–1 g, Pferde 20–40 g). **Curaçao-Aloe:** Barbados-Aloe, Aloe barbadensis; stammt von Aloe barbadensis Miller (Aloe vera (L.) Weth. et Berth. non Mill., Aloe vulgaris Lam., Aloe perfoliata var. vera; Kanarische Inseln, Mittelmeergebiet) u. enthält mind. 28.0 % Hydroxyanthracenderivate, berechnet als wasserfreies Aloin* u. bezogen auf die getrocknete Droge; schwarzbraune, matt glänzende, vielfach bräunl. bestaubte Stücke u. hell- bis dunkelbraune Splitter; das Pulver ist hellbraun; **Off.:** Ph.Eur.6. **Kap-Aloe:** Aloe lucida, Aloe capensis; stammt von Aloe ferox Miller (Aloe supralaevis Haw.), seinen Hybriden u. anderen wild wachsenden Arten; Nord- u. Zentralafrika; enthält mind. 18.0 % Hydroxyanthracenderivate, berechnet als wasserfreies Aloin* u. bezogen auf die getrocknete Droge; glänzend dunkelbraune, meist grünl. bestaubte Stücke mit muscheligem Bruch u. scharfkantigen, rötl. bis hellbraunen Splittern; das Pulver ist grünlich gelb; **Off.:** Ph.Eur.6; **Zuber.:** Extractum* Aloes siccum normatum, Extractum* Aloes (siccum), Tinctura* Aloes, Tct. Aloes composita (Elixier ad longam vitam), Pilulae laxantes (fortes) (nicht mehr

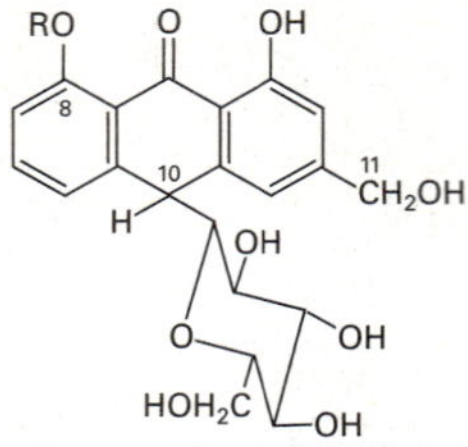

Aloin (Barbaloin): R = H
Cascarosid A u.B: R = Glucose

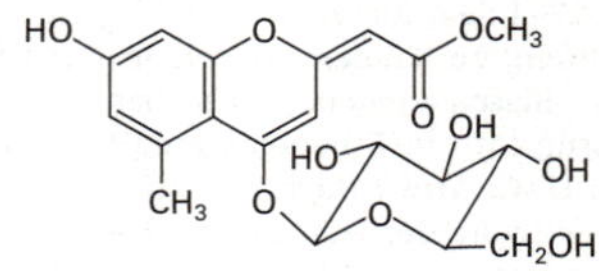

Aloenin

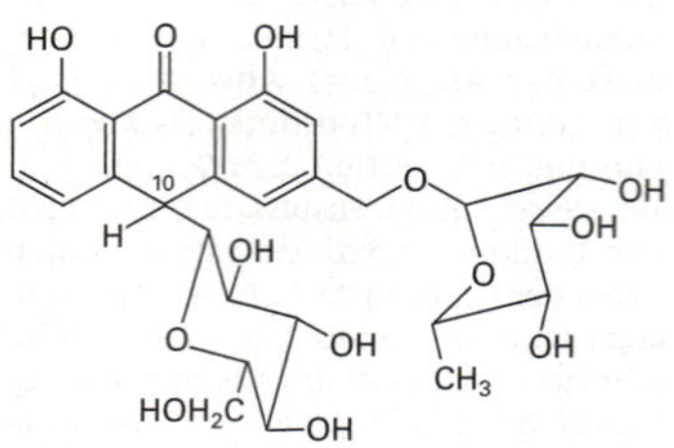

Aloinosid B

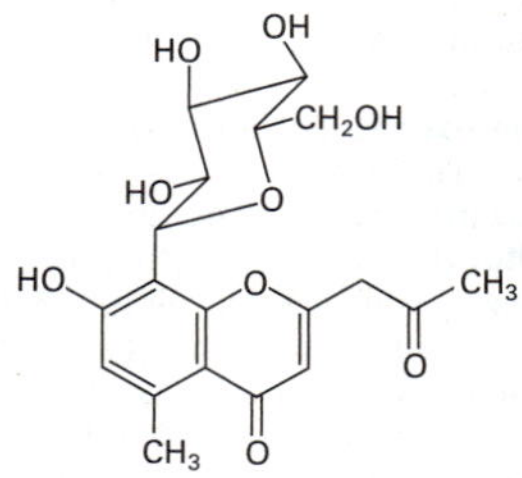

Aloesin

**Aloe:** Strukturen der wichtigsten Inhaltsstoffe von Aloe u. (z. T.) aus Rhamni purshianae cortex

gebräuchl.); in zahlreichen Arzneispezialitäten. **Aloe vera:** stabilisierter Saft aus Aloe-Blättern, der wegen seiner entzündungswidrigen u. antibakteriellen Eigenschaften v. a. in der Kosmetik verwendet wird. **Andere Aloe-Sorten:** Sokotra-Aloe (Aloe perryi; Insel Sokotra), Natal-Aloe (Aloe candelabrum; Südostküste Afrikas), Zanzibar-Aloe, von leberfarbenem Aussehen (Aloe hepatica), u. eine Reihe anderer Sorten. **Hom.:** Aloe (HAB), Kap-Aloe: eingetrockneter Saft der Kap-Aloe; verordnet z. B. bei Magen-Darm-Entzündungen, Diarrhö, schlecht heilenden Wunden.

**Aloe-Emodin:** s. Anthrachinone (Tab. dort).

**Aloeextrakt:** s. Extractum Aloes.

**Aloe, Hundertjährige:** s. Agave americana.

**Aloes extractum:** s. Extractum Aloes.

**Aloes extractum siccum normatum:** s. Extractum Aloes siccum normatum.

**Aloetinktur:** s. Tinctura Aloes.

**Aloetinktur, zusammengesetzte:** s. Tinctura Aloes composita.

**Aloetrockenextrakt:** s. Extractum Aloes siccum.

**Aloetrockenextrakt, eingestellter:** s. Extractum Aloes siccum normatum.

**Aloin:** Aloinum, Barbaloin; 1,8-Dihydroxy-10-D-glucopyranosyl-9-anthron; $C_{21}H_{22}O_9$; $M_r$ 418.4; Hauptwirkstoff der Aloe*; C-Glykosid (Glykosil); gelbl. krist. Pulver, lösl. in Wasser, Ethanol, Aceton, wenig lösl. in Ether (1 : 100); besteht üblicherweise aus 2 Diastereomeren, Aloin A u. Aloin B, die sich durch die Konfiguration am C-10 unterscheiden; **Anw.:** (med.) Obstipation; **Dos.:** p. o. 10–60 mg. Vgl. Blutnachweis.

**Alopezie:** Alopecia; Kahlheit als Folge eines vermehrten Haarausfalls; **Urs.:** **1.** erbl.: autosomal-dominant od. -rezessiv (Alopecia hereditaria) od. polygen (Alopecia androgenetica: erhöhte Androgenempfindlichkeit der Haarfollikel aufgrund erhöhter Anzahl der Androgen-Rezeptoren bzw. Erhöhung des freien Testosterons im Blut; s. Minoxidil; 5$\alpha$-Reduktase); **2.** erworben: pharmak. bzw. tox. induziert, z. B. bei mehrwöchiger od. mehrmonatiger Einnahme von z. B. Zytostatika*, Antikoagulanzien*, Thyreostatika*, Vitamin* A (≥50 000 IE/d) bzw. hochdosierten Retinoiden*, Lipidsenkern* (Nicotinsäure*) u. Beta*-Rezeptoren-Blockern; hormonale Veränderungen (Alopecia climacteria, Alopecia postpartalis); Infektionskrankheiten (u. a. Mykosen, nekrotisierender Zoster).

**Aloxiprin** (INN): Aluminiumacetylsalicylat; Polyoxyaluminium-acetylsalicylat; CAS-Nr. 9014-67-9; polymeres Kondensationsprodukt aus Aluminiumoxid* u. Acetylsalicylsäure*; entspricht etwa der Formel $Al_2O_3—[C_6H_4(OOCCH_3)COO]_5$; nicht mehr im Handel befindl. Analgetikum*.

**Aloysia citrodora** Palau: Aloysia triphylla (L'Hér.) Britton, Lippia citriodora (Ort.) HBK, Lippia citriodora Kunth, Verbena triphylla L'Hér.; Zitronenstrauch; Fam. Verbenaceae; Mittel- u. Südamerika, Mittelmeergebiet; in der Ph.Eur.6 wird die Pflanze als Aloysia citriodora geführt; Stpfl. von **Verbenae citriodoratae folium:** Herba Verbenae odoratae, Herba Lippiae citriodorae, Folia Aloysiae, Zitronenverbenenblätter; Echtes Verbenenkraut, Zitronenstrauchkraut; ganze od. zerkleinerte, getrocknete Blätter; **Off.:** Ph.Eur.6; **Inhaltsst.:** 0.09–0.2 % äther. Öl (nach Ph.Eur. mind. 0.3 % für die ganze Droge u. mind. 0.2 % für die zerkleinerte Droge, bezogen auf das Trockengewicht); mind. 2.5 % Acetosid (berechnet als Ferulasäure*, bezogen auf das Trockengewicht); **Anw.:** Gew. des äther. Öles

(Echtes Verbenenöl); Teegetränk (Südamerika, Frankreich).

**Aloysia triphylla** (L'Hér.) Britton: s. Aloysia citrodora.

**Alpaka:** s. Alfenide.

**Alpenfetthenne:** s. Sedum acre (Hom.).

**Alpenheckenrose:** s. Rosa.

**Alpenrose, Goldgelbe:** s. Rhododendron chrysanthum.

**Alpenrose, Krummfrüchtige:** s. Rhododendron campylocarpum.

**Alpenrosenblätter:** s. Rhododendron ferrugineum (Folia Rhododendri ferruginei).

**Alpenrose, Pontische:** s. Rhododendron ponticum.

**Alpenrose, Rostblättrige:** s. Rhododendron ferrugineum.

**Alpenseide:** s. Sedum acre (Hom.).

**Alpenveilchen:** s. Cyclamen purpurascens.

**Alpenveilchenknollen:** s. Cyclamen purpurascens (Rhizoma Cyclaminis).

**Alpha-Adrenozeptor-Antagonisten:** s. Alpha-Rezeptoren-Blocker.

**Alpha-Adrenozeptoren:** s. Alpha-Rezeptoren.

**Alpha-1-Antitrypsin:** s. $\alpha_1$-Antitrypsin.

**Alpha-Blocker:** s. Alpha-Rezeptoren-Blocker.

**Alphacyclodextrin:** s. Alfadex.

**Alpha-Fehler:** Fehler 1. Art, Risiko 1. Art, Patientenrisiko; Fehler, der begangen wird, wenn nach Abschluss einer klinischen Studie* die Entscheidung zugunsten der Alternativhypothese fällt, obwohl in Wirklichkeit die Nullhypothese gilt, also z. B. auf die Wirksamkeit einer Behandlung geschlossen wird, die in Wirklichkeit nicht gegeben ist; wird vor Studienbeginn als Irrtumswahrscheinlichkeit (s. p-Wert) od. Signifikanzniveau $\alpha$ definiert. I. d. R. liegt $\alpha$ bei 5 %. Vgl. Beta-Fehler.

**Alphaglucosidase-Inhibitoren:** Glykosidase-Hemmer; Arzneimittel, die durch kompetitive Hemmung von Glykosidasen* die enzymat. Aufspaltung von Kohlenhydraten* verzögern u. die Kohlenhydratverdauung in den unteren Darm verlagern; dadurch werden die Blutglucosekonzentrationen nach den Mahlzeiten niedrig gehalten u. der Insulinbedarf sinkt. **Wirkstoffe:** z. B. Acarbose*, Miglitol*; **Ind.:** Diabetes* mellitus.

**Alpha-Ketoglutarsäure:** s. $\alpha$-Ketoglutarsäure.

**Alpha-Rezeptoren:** Alpha-Adrenozeptoren, adrenergene Alpha-Rezeptoren; Form adrenerger Rezeptoren*, deren Erregung durch die natürl. Überträgerstoffe Noradrenalin* u. Adrenalin* od. durch andere Alpha-Sympathomimetika (s. Sympathomimetika) eine Kontraktion glatter Muskelzellen hervorruft; **Einteilung: 1. Alpha-1-Rezeptoren:** postsynaptisch, v. a. in glatter Muskulatur; Signaltransduktion*: G*-Protein-$G_{\alpha q}$-vermittelte Aktivierung der Phospholipase* C; second* messenger: Inositoltrisphosphat (s. Inositolphosphate), Diacylglycerol; molekular u. nach pharmak. Wirkungsspezifität weiter unterteilt in Subtypen A, B, D; **2. Alpha-2-Rezeptoren:** präsynapt. u. postsynaptisch; Signaltransduktion: G-Protein-$G_{\alpha i}$-vermittelte Hemmung der Adenylylcyclase* u. Aktivierung zellmembranärer Kaliumkanäle (intrazellulärer Fluss); molekular u. nach pharmak. Wirkungsspezifität weiter unterteilt in Subtypen A, B, C. Vgl. Beta-Rezeptoren.

**Alpha-Rezeptoren-Blocker:** Alpha-Adrenozeptor-Antagonisten, Alpha-Blocker; Alpha-Sympatholytika; Sympatholytika*, welche die Alpha*-Rezeptoren an den Erfolgsorganen blockieren; **Einteilung: a)** nichtselektive A.: blockieren Alpha-1- u. Alpha-2-Rezeptoren, z. B. Phenoxybenzamin*, Phentolamin* u. einige Ergotalkaloide* (z. B. Dihydroergotamin*); **b)** spezif. Alpha-1-Rezeptoren-Blocker: v. a. Bunazosin*, Prazosin*, Tamsulosin*, Urapidil*; verursachen keinen präsynapt. verstärkten Sympathikotonus; stark hypotensiv wirksam, führen zu peripherer Gefäßerweiterung (bei essentieller Hypertonie; vgl. Antihypertensiva); **c)** kompetitiver Alpha-2-Rezeptoren-Blocker: Yohimbin*. Vgl. Beta-Rezeptoren-Blocker.

**Alphastrahlen:** $\alpha$-Strahlen; eine von radioaktiven Stoffen ausgehende Strahlenart, die aus positiv geladenen Heliumkernen besteht; s. Radioaktivität.

**Alpha-Sympatholytika:** s. Alpha-Rezeptoren-Blocker.

**Alpha-Sympathomimetika:** s. Sympathomimetika.

**Alphateilchen:** s. Radioaktivität.

**Alphatocopherolacetat:** s. Vitamin E.

**Alpinia galanga** (L) Willd.: Maranta galanga L.; Großer Galgant; Fam. Zingiberaceae; Südostasien; Stpfl. von **Radix Galangae majoris:** Rhizoma Galangae majoris; Galanga major, Großer Galgant; **Inhaltsst.:** 1.5–5 % (mind. 0.5 %) äther. Öl mit ca. 25 % Eugenol, Cadinen u. a., ferner Diarylheptanoide wie Galangol u. Flavonderivate (Galangin u. dessen Methylether, Kämpferol), Stärke; **Anw.:** (volkstüml.) z. B. bei Erkrankungen des rheumat. Formenkreises u. Erkrankungen der Atemwege, Appetitlosigkeit; Tonikum u. Aphrodisiakum.

**Alpinia officinarum** Hance: (Echter) Galgant; Fam. Zingiberaceae; Südchina, Hainan, Hinterindien; Stpfl. von **Galangae rhizoma:** (engl.) *Galangaroot*; Radix Galangae, Rhizoma Galangae, Galgantwurzel, Fieberwurzel; **Off.:** Ph.Helv., DAC; **Inhaltsst.:** scharf schmeckende Diarylheptanoide (Alpinol, Galangol) sowie Gingerol(e) (Phenylalkanonole; s. Zingiber officinalis), welche die Prostaglandinbiosynthese hemmen sollen; Flavonderivate wie Galangin* (3,5,7-Trihydroxyflavon) u. a., Gerbstoffe*, 0.4–1 % (mind. 0.5 %) äther. Öl (mit Methylcinnamat, Eugenol, 1,8-Cineol, Sesquiterpenen*); **Anw.:** (med.) Stomachikum. **Hom.:** Alpinia officinarum (HAB), Galanga: geschnittener, getrockneter Wurzelstock (mind. 0.4 % äther. Öl).

**Alprazolam** (INN): Alprazolamum Ph.Eur.; 8-Chlor-1-methyl-6-phenyl-4*H*-1,2,4-triazolo[4,3-*a*][1,4]benzodiazepin; CAS-Nr. 28981-97-7; $C_{17}H_{13}ClN_4$, Strukturformel: s. Abb.; $M_r$ 308.8; Schmp. 228 °C; Tranquilizer*; **Ind.:** Angst- u.

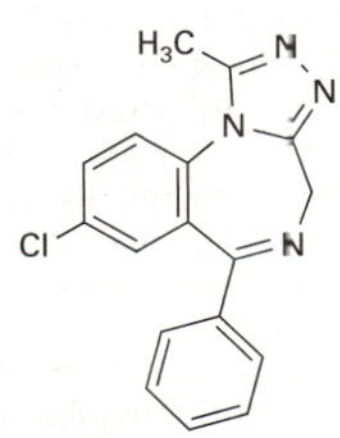


**Alprazolam**

Spannungszustände; vgl. Benzodiazepine; unterliegt dem Betäubungsmittelgesetz* (Anlage III), wenn eine abgeteilte Form >1 mg A. enthält; HWZ 12–15 h.

**Alprenolol** (INN): (*RS*)-1-(2-Allylphenoxy)-3-(isopropylamino)propan-2-ol; CAS-Nr. 13655-52-2; $C_{15}H_{23}NO_2$; $M_r$ 249.34; $pK_S$ der konjugierten Säure 9.5 (20 °C); nicht mehr im Handel befindl. Beta*-Rezeptoren-Blocker; **Alprenololhydrochlorid:** Alprenololi hydrochloridum Ph.Eur.6; $M_r$ 285.8. Schmp. 108–112 °C (Racemat); weißes krist. Pulver; sehr leicht lösl. in Wasser, leicht lösl. in org. Lösungsmitteln.

**Alprostadil** (INN): Alprostadilum Ph.Eur.6; Prostaglandin* $E_1$; CAS-Nr. 745-65-3; $C_{20}H_{34}O_5$, Strukturformel: s. Abb.; $M_r$ 354.5; Vasodilatator*; **Ind.:** periphere arterielle Verschlusskrankheit (Stadium III, IV); erektile Dysfunktion; kongestive Herzvitien zur präoperativen Offenhaltung des Ductus arteriosus Botalli bei Neugeborenen; HWZ 5–10 min.

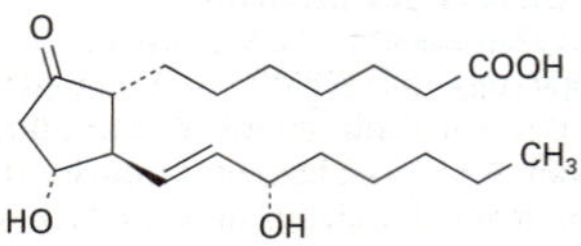


**Alprostadil**

**Alraunwurzel:** s. Mandragora officinarum (Radix Mandragorae).

**ALS:** Abk. für **Antilymphozytenserum***.

**Alsem:** s. Artemisia absinthium.

**Alsidium helminthochorton** Ktzg.: Korsikanisches Wurmmoos, Wurmtang; Fam. Rhodomelaceae; Mittelmeerküsten, Korsika, Sizilien; im Handel meist mit anderen Algen vermischt; Stpfl. von **Helminthochorton:** Muscus corsicanus; Korallenmoos, Wurmmoos; **Inhaltsst.:** z. T. unbekannt; Brom, Iod, Harz; **Anw.:** (volkstüml.) früher als Vermifugum (gegen Spulwürmer; obsolet). **Hom.:** Helminthochorton: getrocknete Alge.

**Alsine media:** s. Stellaria media.

**Alstonia constricta** F. v. Muell.: Fieberbaum; Fam. Apocynaceae; Neusüdwales, Queensland, trop. Afrika; Stpfl. von **Cortex Alstoniae constrictae:** Alstoniarinde, Australische Bitterrinde, Bitterrinde, Fieberrinde; **Inhaltsst.:** Alstonin (mit Serpentin stereoisomeres Alkaloid), Alstonidin (ringgeöffnetes Alstonin), Reserpin u. Echitomin, andere Alkaloide; **Anw.:** (volkstüml.) z. B. als Fiebermittel, Stimulans. **Hom.:** Alstonia constricta: getrocknete Rinde.

**Alstonia scholaris** (L.) R. Br.: Pulai; Fam. Apocynaceae; Südostasien, Australien; Stpfl. von **Cortex Alstoniae scholaris:** Cortex Ditae, Cortex Tabernaemonantanae; Dita-Rinde, Puele-Rinde, Australische Fieberrinde; **Inhaltsst.:** Alstonin, Ditain u. a. Alkaloide; **Anw.: 1.** (volkstüml.) z. B. bei Fieber, Obstipation; **2.** (techn.) als Korkholz. **Hom.:** Alstonia scholaris: getrocknete Rinde; verordnet z. B. bei Erschöpfungszuständen nach Infektionen.

**Alteplase** (INN): (engl.) *recombinant tissue plasminogen activator (Abk. rt-PA)*; Alteplasum ad iniectabile Ph.Eur.6; gentechn. produzierter (humanisierter) Gewebeplasminogenaktivator*; **Wirk.:** Fibrinolytikum* zur i. v. Infusion (Thrombolyse); durch direkte Bindung an Fibrin höhere Spezifität als Streptokinase* od. Urokinase*; **Ind.:** Herzinfarkt (akutes Koronarsyndrom mit ST-Hebung; innerhalb 6–12 h); massive Lungenembolie mit hämodynam. Instabilität; ischäm. Schlaganfall (innerhalb 3 h); **WW:** Cumarine, orale Antikoagulanzien, Thrombozytenaggregations-Hemmer, nicht fraktioniertes Heparin, niedermolekulare Heparine od. andere, die Blutgerinnung hemmende Arzneimittel: erhöhte Blutungsgefahr; gleichzeitige Behandlung mit ACE-Hemmern kann das Risiko einer anaphylaktoiden Reaktion erhöhen; **UAW:** am häufigsten Blutungen mit nachfolgendem Abfall des Hämatokrits. Vgl. Reteplase; Tenecteplase.

**Alternativmedizin:** s. Komplementärmedizin.

**Althaeae folium:** s. Althaea officinalis.

**Althaeae radix:** s. Althaea officinalis.

**Althaeae radix ad usum veterinarium:** s. Althaea officinalis.

**Althaeae sirupus:** s. Sirupus Althaeae.

**Althaea officinalis** L.: Eibisch, Sammetpappel; Fam. Malvaceae; Mitteleuropa, Westasien, kultiviert in Nordbayern, Belgien, Frankreich, Ungarn, Bulgarien; verwendet werden Wurzel, Blüten u. Blätter; Blüten, Früchte (oft bei Blattdroge) u. Blätter sind nicht selten von Malvenrost (Puccinia* malvacearum) befallen; Stpfl. von **Althaeae radix:** Radix Althaeae, Radix Bismalvae, Radix Doronicae; Eibischwurzel, Althaeawurzel, Heilwurzel, Bismalvawurzel; getrocknete, ungeschälte od. geschälte, ganze od. geschnittene (Ph.Eur.6) bzw. (weitgehend) geschälte (ÖAB, Ph.Helv.) Wurzeln; Monographie: HMPC, WHO, ESCOP, Kommission E; **Inhaltsst.:** 10–15 % Schleim (Galacturonorhamnan, Arabinogalactan u. a., Schleimgehalt im Herbst am höchsten), ca. 10 % Saccharose, 10 % Pektin, ca. 35 % Stärke, 2 % Asparagin; Betain, Lecithin, Eiweiß, Enzyme, Phosphate, 2 % Gerbstoffe, ca. 1 % fettes Öl; QZ mind. 10 (Ph.Eur., ÖAB) bzw. mind. 15 (Ph.Helv.), gemessen an der Pulverdroge; **Zuber.:** Sirupus* Althaeae, Species* Althaeae, Species* pectorales; **Wirk.:** reizmildernd, entzündungshemmend; **Anw.:** (med.) der Infus als (nicht entzündungshemmendes) Mucilaginosum bei Schleimhautentzündungen im Mund- u. Rachenraum u. damit verbundenem Reizhusten, als Geschmackskorrigens, bei Magen- u. Darm-Katarrhen; Mazerat für äußerl. Anw. zu Spülungen entzündeter Haut, Eibischschleim auch in der Kosmetik; **Althaeae radix ad usum veterinarium:** Radix Althaeae ad usum veterinarium; Eibischwurzel für tierarzneil. Zwecke; ungeschälte getrocknete Wurzeln; QZ mind. 8 (Ph.Helv.); **Althaeae folium:** Folia Althaeae, Folia Bismalvae; Eibischblätter; ganzes od. geschnittenes, getrocknetes Laubblatt; **Off.:** Ph.Eur.6, ÖAB; Monographie: Kommission E; **Inhaltsst.:** max. 10 % Schleim, Spuren äther. Öls; QZ mind. 12; **Anw.:** reizmilderndes Mittel bei Husten, zu Umschlägen; **Zuber.:** Species Althaeae, Species pectorales; **Flores Althaeae:** Flores Bismalvae; Eibischblüten; **Inhaltsst.:** äther. Öl, Zucker, 5–8 % Schleim; **Anw.:** wie Althaeae radix. **Hom.:** Althaea: frische Wurzel.

**Althaea rosea:** s. Alcea rosea.

**Altinsulin:** s. Insulin.

**Altretamin** (INN): 2,4,6-Tris(dimethylamino)-1,3,5-triazin; CAS-Nr. 645-05-6; $C_9H_{18}N_6$; $M_r$ 210.28; wegen schwerer UAW nicht mehr im Handel befindl. Zytostatikum*; früher angewendet bei Ovarialkarzinom, Bronchialkarzinom.

**Altrose:** Hexose*; Strukturformel: s. Monosaccharide (Abb. 1 dort).

**Alttuberkulin:** s. Tuberkuline.

**Altvorexaminierter:** s. Apothekerassistent.

**Aluderm®:** mit Aluminium* bedampfte, weiche, hypoallergene, fusselfreie Wundauflage* aus Polyestervlies mit sehr starker Saugfähigkeit (1.400 g/m$^2$) mit antibakteriell wirkender Sauglage u. hydrophobierter Abschlusslage; **Anw.:** für stark sezernierende oberflächl. Wunden u. Brandwunden.

**Alufibrat:** s. Aluminiumclofibrat.

**Alumen:** s. Kaliumalaun.

**Alumen ammoniatum:** s. Aluminiumammoniumsulfat.

**Alumen chromicum:** s. Chrom(III)-kaliumsulfat.

**Alumen cupricum:** s. Kupferalaun.

**Alumen kalicum:** s. Kaliumalaun.

**Alumen plumosum:** s. Asbest.

**Alumen ustum:** s. Kaliumalaun.

**Alumina:** s. Aluminiumoxid; Ton, weißer.

**Alumina hydrata:** s. Aluminiumhydroxid.

**Aluminii acetas tartras:** s. Aluminiumacetat-tartrat.

**Aluminii acetatis tartratis solutio:** s. Aluminiumacetat-tartrat-Lösung.

**Aluminii chloridi hexahydrici solutio:** s. Solutio Aluminii hexahydrici.

**Aluminii chloridum hexahydricum:** s. Aluminiumchlorid.

**Aluminii magnesii silicas:** s. Almasilat.

**Aluminii oxidum hydricum:** s. Aluminiumoxid.

**Aluminii phosphatis liquamen:** s. Aluminiumphosphat-Gel.

**Aluminii sulfas:** s. Aluminiumsulfat.

**Aluminium:** Symbol Al; $A_r$ 26.9815; OZ 13; D. 2.68; Schmp. 659 °C; Sdp. 2330 °C; silberweißes, kubisch flächenzentriert kristallisierendes, 3-wertiges Leichtmetall*, das sich in der Kälte dehnen u. walzen lässt; lösl. in Laugen u. heißen Säuren (außer $HNO_3$); an der Luft überzieht sich Al mit einer Oxidschicht, die das darunterliegende Metall* vor weiterer Oxidation schützt. Durch Eloxieren, d. h. elektrolyt. Oxidation (**Eloxalverfahren**), wird die Oberfläche noch weniger angreifbar. Bei Berührung mit Quecksilber* wird Al schnell amalgamiert u. zerfällt dann an feuchter Luft unter Bildung von Aluminiumoxidhydrat (sog. Ausblühen). Daher dürfen zur Verarbeitung von Quecksilbersalzen keine Al-Geräte benutzt werden. Pulverisiertes Al-Metall ist leicht brennbar. Eine Mischung von Eisen(III)*-oxid u. Aluminiumgrieß ergibt beim Entzünden mittels Magnesiumband in wenigen Sek. höchste Temp. (bis 2400 °C) u. dient als **Thermit** zum Schweißen von Eisen* u. zur Reindarstellung von Schwermetallen* (Goldschmidt-Thermitverfahren, **Aluminothermie**). Feinverteiltes Al verbrennt beim Erhitzen an der Luft od. in Sauerstoff unter glänzender Lichterscheinung zu Aluminiumoxid* (Vakublitz). **Vork.:** dritthäufigstes Element u. häufigstes Metall in der Erdkruste; natürl. in Granit, Gneis, Porphyr, Basalt, Feldspat, Glimmer, Ton, Schmirgel; ferner in vielen Edelsteinen (Korund, Saphir, Rubin, Smaragd, Topas, Türkis); zur Gew. von Al dienen Bauxit*, AlO(OH) u. Kryolith ($Na_3AlF_6$; s. Natriumhexafluoroaluminat). **Gew.:** Elektrolyse* einer Lsg. von Aluminiumoxid in geschmolzenem Kryolith; **Anw.:** **1.** (techn.) v. a. Legierungen (Leg.): Magnalium (Al-Magnesium-Leg., 10–30 % Mg), Hydronalium (3–12 % Mg), Silumin (Al-Silicium-Leg., 12–14 % Si), Duralumin (Al-Kupfer-Leg., 2.5–5.5 % Cu, 0.5–2 % Mg, 0.5–1.2 % Mn, 0.2–1.0 % Si); zur Herst. von Dosen, Röhrchen, Tuben u. Folien, in der Halbleitertechnik u. Optik (Reflektorschichten); **2.** (pharmaz.) neben Zinn* u. verzinntem Eisen für die Verpackung von pharmaz. Präparaten; Innenschutzlacke, meist auf der Basis von Epoxidharzen*, sind übl. bei Aluminiumtuben u. Druckgaspackungen*; wasserfreie Fettsalben benötigen keinen Schutzlack. **Nachw.:** Aluminiumverbindungen: **1.** Mit Cobaltsalzlösung auf Kohle erhitzt, bilden Al-Salze blaues Cobaltaluminiumoxid ($CoAl_2O_4$, Thenard*-Blau). **2.** Ammoniak* od. Ammoniumsulfid* fällen weißes Aluminiumhydroxid*, unlösl. im Überschuss des Fällungsmittels. **3.** Natron-* u. Kalilauge* fällen weißes Aluminiumhydroxid, leicht lösl. in überschüssiger Lauge. **4.** 8-Hydroxychinolin* fällt aus acetatgepufferter Lsg. bei pH 5–6 gelbgrünes Aluminiumoxinat aus. **5.** Mit Alizarinsulfonsäure (s. Alizarinsulfonsäure-(3), Natriumsalz), Chinalizarin* od. Aurintricarbonsäure* (als Triammoniumsalz Aluminon) bilden sich Farblacke. **6.** Mit Morin* bildet sich in essigsaurem Milieu ein grün fluoreszierender Komplex. **7.** Die Quantifizierung erfolgt i. d. R. komplexometrisch, gelingt aber auch gravimetrisch als Aluminiumoxid* od. Aluminiumoxinat, kolorimetrisch als Chinalizarin-Farblack od. fluorimetrisch als Aluminiumoxinat in Chloroform*. **Gesch.:** 1827 entdeckt von Friedrich Wöhler (1800–1882), 1854 von Robert Wilhelm Bunsen (1811–1899) elektrolyt. gewonnen. **Hom.:** metallisches Aluminium: s. Aluminiumoxid.

**Aluminiumacetat:** basisches Aluminiumacetat, essigsaure Tonerde, Aluminiumsubacetat, Aluminium subaceticum, Aluminium aceticum; Aluminiumhydroxiddiacetat; CAS-Nr. 142-03-0; $Al(OH)(CH_3COO)_2$; $M_r$ 162.09; **Off.:** DAC; **Zuber.:** Aluminiumacetatlösung, Burow-Lösung (Burow-Wasser, Liquor Burowii), essigsaure Tonerdelösung, Liquor Aluminii acetici (DAB); Gehalt: 7.5 % bas. A.; D. 1.044; Zusammensetzung: 100 T. Aluminiumsulfat*, 46 T. Calciumcarbonat*, 120 T. verd. Essigsäure* u. Wasser nach Bedarf; anstelle von Aluminiumacetatlösung od. essigsaurer Tonerde ist Aluminiumacetat*-tartrat-Lösung (Weinsäure erhöht durch Komplexierung die chem. Stabilität) abzugeben. **Anw.:** (techn.) Beizmittel u. Farblackbildner in der Textilfärbung, Flammschutzimprägnierung.

**Aluminiumacetat-tartrat:** Aluminii acetas tartras, Aluminium acetico-tartaricum; essig-weinsaure Tonerde; Gehalt: 11.0–13.8 % Aluminium*; weißes, krist. Pulver, schwacher Geruch nach Essigsäure; wenig lösl. in kaltem Wasser, prakt. unlösl.

A

in Ethanol; **Herst.:** Gemäß Ph.Helv. wird die essig-weinsaure Tonerdelösung (1000 g; s. Aluminiumacetat-tartrat-Lösung) bei max. 60 °C unter allmähl. Zugabe von 98 %iger Essigsäure (10 g) zur Trockne eingedampft. **Anw.:** (med.) Umschläge bei verletzungsbedingten Schwellungen u. Insektenstichen.

**Aluminiumacetat-tartrat-Lösung:** Aluminii acetatis tartratis solutio, Liquor Aluminii acetico-tartarici, Solutio Aluminii acetico-tartarici; essig-weinsaure Tonerdelösung; Zusammensetzung: DAB, 30 T. Aluminiumsulfat, 10.9 T. Essigsäure 99 %, 13.5 T. Calciumcarbonat, 160 T. Wasser, 3.5 T. Weinsäure in je 100 T. des Filtrats; ÖAB, Ph.Helv., 30 T. Aluminiumsulfat, 30 T. Essigsäure (Ph.Helv.: 36.0 T. Essigsäure 30 %), 13.5 T. Calciumcarbonat, 135 T. gereinigtes Wasser, 4.5 T. Weinsäure in je 100 T. des Filtrats; D. 1.053–1.059 (ÖAB); klare, farblose bis schwach grünl. gelbe Flüss., die schwach nach Essigsäure riecht u. süßl. zusammenziehend schmeckt; Reaktionsgleichungen:

1. $Al_2(SO_4)_3 \cdot 18\,H_2O + 3\,CaCO_3 \rightarrow 3\,CaSO_4 \cdot 2\,H_2O + 2\,CO_2 + Al_2(OH)_4CO_3 + 10\,H_2O$

2. $Al_2(OH)_4CO_3 + 4\,CH_3COOH \rightarrow 2\,Al(OH)(CH_3COO)_2 + CO_2 + 3\,H_2O$

2 T. bas. Aluminiumacetat werden durch 1 T. Weinsäure stabilisiert. **Wirk.:** $Al^{3+}$ fällt Eiweiß als festes Koagulans; das Gewebe entquillt (die Haut wird runzelig); darunterliegende Gewebe werden abgedichtet; **Anw.:** (med.) äußerl. als Adstringens bei Verstauchungen, Prellungen, Zerrungen, Insektenstichen (s. Essigsaure-Tonerde-Gel); **Hinweis:** Bei längerer Anw. kann Gewebe absterben. Vorsicht bei offenen Wunden; **Dos.:** 5–10 %ig für Umschläge (entspricht ca. 1 EL auf 1 Glas Wasser).

**Aluminium aceticum:** s. Aluminiumacetat.

**Aluminiumacetylsalicylat:** s. Aloxiprin.

**Aluminiumammoniumsulfat:** Aluminium-Ammonium sulfuricum, Alumen ammoniatum, Ammoniumalaun, Ammoniakalaun; $NH_4Al(SO_4)_2 \cdot 12\,H_2O$; $M_r$ 453.33; weißes, krist. Pulver, leicht lösl. in Wasser u. Glycerol, unlösl. in Ethanol; **Anw.:** **1.** (med.) wie Kaliumalaun*; **2.** (techn.) in der Färberei.

**Aluminium-Ammonium sulfuricum:** s. Aluminiumammoniumsulfat.

**Aluminiumborat:** Aluminium boricum; $Al_2(B_4O_7)_3$; weißes Pulver, unlösl. in Wasser, lösl. in Säuren; **Anw.:** (med.) Antiseptikum*.

**Aluminium boricum:** s. Aluminiumborat.

**Aluminiumbronze:** s. Bronze.

**Aluminium chloratum:** s. Aluminiumchlorid.

**Aluminiumchlorid:** Aluminiumchlorid-Hexahydrat, Aluminii chloridum hexahydricum Ph.Eur.6, Aluminium chloratum (hexahydricum), Chloraluminium; CAS-Nr. 7784-13-6; $AlCl_3 \cdot 6\,H_2O$; $M_r$ 241.44; weißes, krist., sehr hygroskop. Pulver; leicht lösl. in Wasser u. Ethanol, lösl. in Ether u. Glycerol; die wässrige Lsg. reagiert stark sauer; **Darst.:** Auflösen von Aluminium* od. Aluminiumoxid* in Salzsäure* u. eindampfen; **Off.:** DAB; **Anw.:** **1.** (med.) äußerl. als Adstringens* in 10–25 %igen Lsg., Antihidrotikum* (Herst. eines streichfähigen Gels mit 5 % Hydroxyethylcellulose 300 od. 400; Deo-Roller mit 1–2.5 % Hydroxyethylcellulose 300 od. 400; Konservierung nicht erforderlich); **2.** (techn.) Holzschutzmittel*, Desinfektionsmittel*, zur Wasserreinigung. **Aluminiumchlorid, wasserfreies:** $AlCl_3$; $M_r$ 133.34; weiße, krist. Masse, die an der Luft raucht (Hydrolyse mit dem Wasserdampf der Luft) u. mit Wasser explosionsartig reagiert; **Darst.:** Erhitzen von Aluminium im Chlor- od. Chlorwasserstoffstrom; **Anw.:** (techn.) wichtiger Katalysator (Lewis-Säure) in der org. Chemie; s. Friedel-Crafts-Alkylierung; Fries-Umlagerung.

**Aluminiumchlorid-Hexahydrat:** s. Aluminiumchlorid.

**Aluminiumchlorid-Hexahydrat-Gel:** s. Mucilago contra hyperhidrosim.

**Aluminiumchlorid-Hexahydrat-Lösung:** s. Solutio Aluminii hexahydrici.

**Aluminiumclofibrat** (INN)**:** Aluminium-monohydroxid-clofibrat, Aluminii clofibras; Alufibrat; Aluminium-bis[2-(4-chlorphenoxy)-2-methylpropionat]-hydroxid; CAS-Nr. 24818-79-9; $C_{20}H_{21}AlCl_2O_7$; $M_r$ 471.27; Aluminiumsalz der Clofibrinsäure*; unlösl. in Wasser, Ethanol, Ether; nicht mehr im Handel befindl. Lipidsenker*; früher angewendet bei Hyperlipoproteinämie u. Hypertriglyceridämie.

**Aluminium-cobaltoxid:** s. Thenard-Blau.

**Aluminiumfolie:** durch Auswalzen von Barren od. Platinen aus Aluminium* auf eine Stärke von 4–25 µm erhaltene Folie; direkt nach dem Auswalzen fällt eine harte A. an; durch anschließendes Glühen (400–500 °C) erhält man eine weiche Folie. A., die dünner als 20 µm ist, ist für Gase u. Dämpfe nicht mehr absolut undurchlässig. Sie benötigt deshalb für die Verw. bei hermet. dichten Behältnissen eine Lackierung mit Heißsiegellack od. Beschichtung mit schweißfähigem Polyethylen (s. Heißsiegeln; Aluminiumverbundfolie). **Anw.:** zur Herst. von Streifenpackungen*, Blistern*, Gießformverpackungen* u. Beutelpackungen.

**Aluminiumformiate:** **Aluminiumdiformiat,** $Al(OH)(HCOO)_2 \cdot H_2O$, u. **Aluminiumtriformiat,** $Al(HCOO)_3 \cdot 3\,H_2O$; **Anw.:** **1.** (med.) Adstringens*; **2.** (techn.) Imprägnierung von wasserdichten Stoffen, Textilbeize, Papierleim.

**Aluminiumglycinat:** Aluminiumsalz der Aminoessigsäure (s. Glycin); $C_6H_{12}N_3O_6Al$; $M_r$ 249.2; Hilfsstoff in Pflastern zur lokalen, symptomat. Behandlung von Schmerzen bei Epikondylitis u. Fußgelenkdistorsionen.

**Aluminiumhydroxid:** Aluminium hydroxydatum (colloidale), Alumina hydrata; Tonerdehydrat; CAS-Nr. 21645-51-2; $Al(OH)_3$; $M_r$ 77.99; weißes, amorphes Pulver, unlösl. in Wasser u. Ethanol, lösl. in Säuren u. Alkalilaugen; amphoterer Stoff*, der sich in Basen zu Aluminaten (z. B. $NaAl(OH)_4$), in Säuren zu Al-Salzen löst; aus Aluminatlösung wird durch Säuren, aus Salzlösung durch Basen (Ammoniak) das Hydroxid wieder ausgefällt. **Vork.:** Natürl. Hydroxide sind Hydrargillit u. Bauxit*. **Off.:** Ph.Eur.6; **Anw.:** **1.** (med.) innerl. als Antacidum*; bindet im GIT Phosphat; äußerl. als Streupulver bei nässenden Ekzemen; als Adjuvans in Toxoid-Impfstoffen (s. Toxoide); **2.** (techn.) Klär- u. Entfärbungsmittel, zur Herst. von Keramik- u. Porzellanfarben; **Kontraind.:** Schwangerschaft; **WW:** kann die Resorption von Wirkstoffen verringern; **UAW:** Phosphatmangel bei längerer Anw.; Aluminiumüberladung mit Plasmaspiegeln >40 µg/L v. a. bei Niereninsuffizienz; **Dos.:** 4×0.5–1.5 g/d.

**Aluminiumhydroxiddiacetat:** s. Aluminiumacetat.

**Aluminium hydroxydatum:** s. Aluminiumhydroxid.

**Aluminiumisopropylat:** Aluminiumtri-(2-propanolat); $(C_3H_7O)_3Al$; $M_r$ 204.25; D. 1.0346; Schmp. 119 °C; Sdp. 140.6 °C (11 mbar); weiße, hygroskop. Kristalle, lösl. in Ether, Ethanol, Benzol, Chloroform; in Lsg. 3- bis 4-fach assoziiert, in Wasser wird A. zersetzt; **Anw.:** (med.) Dehydratisierungsmittel, Antihidrotikum*.

**Aluminiumkaliumsulfat:** s. Kaliumalaun.

**Aluminium-Kalium sulfuricum:** s. Kaliumalaun.

**Aluminium-Magnesium-hydroxid-carbonat-hydrat:** s. Hydrotalcit.

**Aluminium-Magnesium-silicat-hydrat:** s. Almasilat.

**Aluminium-monohydroxid-clofibrat:** s. Aluminiumclofibrat.

**Aluminiummonostearat:** s. Aluminiumstearat.

**Aluminiumnitrat:** Aluminium nitricum; salpetersaure Tonerde; CAS-Nr. 7784-27-2; $Al(NO_3)_3 \cdot 9\,H_2O$; $M_r$ 375.13; Schmp. 73.5 °C; weiße, zerfließl. Kristalle, leicht lösl. in Wasser u. Ethanol, lösl. in Aceton; **Anw.:** (techn.) Beize in der Färberei.

**Aluminium nitricum:** s. Aluminiumnitrat.

**Aluminiumoxid:** **1.** Aluminii oxidum hydricum, Aluminium oxydatum aquosum; Algeldrat; **wasserhaltiges** A.; CAS-Nr. 1333-84-2; enthält 47–60 % $Al_2O_3$ ($M_r$ 101.94); weißes amorphes Pulver, unlösl. in Wasser, lösl. in verd. Mineralsäuren* u. in Alkalihydroxid-Lsg.; **Herst.:** Ausfällen gelöster Aluminiumsalze; **Off.:** Ph.Eur.6; **Anw.:** **1.** (med.) Antacidum* (wegen Säurebindungsvermögen); **2.** (techn.) chromatograph. Adsorbens, das je nach Wassergehalt versch. Aktivitätsstufen (s. Aktivität) u. je nach Herst. (u. Lagerungszeit) bas., saure od. neutrale Eigenschaften hat. **Hom.:** Aluminium oxydatum (HAB), Alumina, Aluminiumoxid, τ-Tonerde: Konstitutionsmittel*; verordnet z. B. bei chron. atrophen Schleimhauterkrankungen, aton. Obstipation, Nerven- u. Muskellähmungen. **2.** γ-Tonerde; **wasserfreies** (od. wasserarmes) A.; CAS-Nr. 1344-28-1; Schmp. ca. 2050 °C; D. 3.98; **Vork.:** natürl. in mehreren Modifikationen; z. B. krist. als Korund ($\alpha$-$Al_2O_3$, thermodynam. stabile Modifikation; nach Diamant einer der härtesten natürl. Stoffe, Härte 9 der Härteskala*), Saphir, Rubin, Topas, Amethyst, Schmirgel, Tonerde; **Herst.:** $\alpha$-$Al_2O_3$ aus Bauxit*; **Anw.:** (techn.) Herst. synthet. Edelsteine, Glas- u. Porzellanindustrie, in der Elektrotechnik als Dielektrikum, $\alpha$-$Al_2O_3$ als Adsorbens u. als Katalysator.

**Aluminium oxydatum:** s. Tonerde.

**Aluminium oxydatum aquosum:** s. Aluminiumoxid.

**Aluminiumphosphat-Gel:** Aluminii phosphatis liquamen; hydratisiertes Aluminiumphosphat ($AlPO_4$) in Gelform; Gehalt: 19.0–21.0 %; **Off.:** Ph.Eur.6; **Anw.:** (med.) als Antacidum*.

**Aluminium, schwefelsaures:** s. Aluminiumsulfat.

**Aluminiumsilicat:** Schichtsilicate wechselnder Zusammensetzung; natürl. meist als Tone (s. Ton, roter), Bentonit*, Bimsstein*, Feldspat, Kaolinit (s. Ton, weißer) verbreitet; vgl. Silicium.

**Aluminiumstearat:** Aluminiummonostearat; auch als Gemisch von Aluminiummono-, di- u. tristearat im Handel; Metallseife; weißes Pulver, in Wasser unlösl., in polaren org. Lösungsmitteln gut lösl.; **Anw.:** (med.) Hydrophobierungs-, Quell- u. Verdickungsmittel, Adstringens*; in lipophilen Suppositoriengrundlagen (vgl. Suppositoria) zur Sedimentationsverzögerung, in öligen Parenteralia* (v. a. Aluminiummonostearat) zur retardierenden Wirkstofffreisetzung (Konz. von 0.5–5 %).

**Aluminium subaceticum:** s. Aluminiumacetat.

**Aluminiumsulfat:** Aluminium sulfuricum, Aluminii sulfas; schwefelsaures Aluminium, schwefelsaure Tonerde; CAS-Nr. 7784-31-8; $Al_2(SO_4)_3 \cdot 18\,H_2O$; $M_r$ 666.4 (nach Ph.Eur.6 51.0–59.0 % $Al_2(SO_4)_3$, $M_r$ 342.1, u. eine wechselnde Menge Kristallwasser enthaltend); Schmp. 86.5 °C (unter Zers.); farblose Kristalle od. weißes, krist. Pulver von saurem, zusammenziehendem Geschmack; leicht lösl. in ca. 2 T. Wasser, fast unlösl. in 96 %igem Ethanol; **Darst.:** Auflösen von frisch gefälltem Aluminiumhydroxid* in Schwefelsäure*; **Off.:** Ph.Eur.6; **Anw.:** **1.** (med.) innerl. als Adstringens* bei Diarrhö*, äußerl. als Antiseptikum* bei eiternden Wunden, in 1–5 %iger Lsg. bei Fluor genitalis; **2.** (techn.) in der Färberei, zum Abdichten von Geweben gegen Wasser u. zur Erhöhung der Feuerfestigkeit.

**Aluminium sulfuricum:** s. Aluminiumsulfat.

**Aluminiumverbundfolie:** Verbund von Aluminiumfolie* mit Kunststofffolie (Polyethylen, Polypropylen, Polyester, Polyamid, Polyvinylchlorid, Polyvinylidenchlorid); **Vorteil:** hohe Dehnbarkeit (Kunststofffolie), Wasserdampf-, Sauerstoff- u. Geruchsdichte (Aluminiumfolie). Vgl. Blister; Heißsiegeln.

**Aluminon:** s. Aurintricarbonsäure, Ammoniumsalz.

**Aluminothermie:** s. Aluminium.

**Alveolarpyorrhö:** s. Pyorrhö.

**Alveole:** **1.** Alveolus pulmoni: Lungenbläschen; 100–300 µm Durchmesser, Gesamtoberfläche 70–80 m²; **2.** Alveolus dentalis: knöchernes Zahnfach, Teil des Zahnhalteapparats; in der A. ist der Zahn mit den Sharpey-Fasern, die in ihrer Gesamtheit die Wurzelhaut bilden, aufgehängt.

**Alzheimer-Krankheit:** Demenz vom Alzheimer-Typ, Morbus Alzheimer; primär degenerative Hirnerkrankung mit progredienter Demenz*; **Epidemiologie:** Beginn meist nach dem 65. Lebensjahr (Spätform); seltener vor dem 65. Lebensjahr (Frühform); bei Frauen doppelt so häufig wie bei Männern; in 5–10 % familiäre Häufung (familial Alzheimer disease; Abk. FAD); **Urs.:** unklar; bei FAD autosomal-dominant erbl. Genmutation; **Pathologie:** **1.** (makroskop.) Hirnatrophie (v. a. fronto-temporale u. parieto-okzipitale Hirnrinde, Hippocampus, Regio entorhinalis); **2.** (histolog.) intrazelluläre Neurofibrillen aus τ-Protein; extrazelluläre Ablagerung von β-Amyloid*; neurit. Degeneration mit Synapsen- u. Nervenzellverlust; biochem. u. a. Verminderung der Cholinacetyltransferase mit reduzierter Acetylcholinsynthese; **Sympt.:** zu Beginn v. a. Gedächtnisstörung; im weiteren Verlauf zunehmendes intellektuelles Defizit, Unruhe, Orientierungsstörung, Wortfindungsstörung, Agnosie, Apraxie, Stimmungslabilität, Wahn, Halluzination od. Depression; **Ther.:** kausal nicht mögl., daher symptomat.; **1.** (pharmak.) **a)** Cholinesterase-Inhibitoren (s. Parasympathomimetika), z. B. Donepezil*, Rivastigmin*, Galantamin*; **b)** NMDA*-Rezeptor-Antagonisten, z. B. Memantin*; **c)** Extrakte aus Ginkgo* biloba; **d)** Nootropika* (z. B. Piracetam*, Nicergolin*, Pyritinol*); **e)** Neuroleptika* bei psychomotor. Unruhe; **f)** ggf. Antidepressiva* (Serotonin*-Wiederaufnahme-Hemmer); **2.** (nicht pharmak.) z. B. kognitiv-aktivierende Verfahren, psychosoziale Intervention, Physiotherapie.

**a. m.:** Abk. für (lat.) ante* **m**eridiem.

**Am:** (chem.) Symbol für Americium*.

**Ama** (Sanskrit unverdaut, unreif): im Geist-Körper-Modell des Ayurveda* Bez. für nicht vollständig verdaute Nahrung u. i. w. S. für alle Stoffwechselnebenprodukte (u. ggf. -toxine), die bei übermäßiger Produktion den Organismus belasten u. die Ursache für versch. Krankheiten sein können; auch sog. unverdaute Gefühle können A. bilden u. Körper u. Psyche belasten. Der Begriff A. umfasst aus naturwissenschaftl. Sicht Ektotoxine (Umweltgifte, Nicotin, Arzneimittel, Lebensmittelzusätze u. a.), Endotoxine (Verdauungs- u. Stoffwechselnebenprodukte wie Phenole, Indole, Fuselalkohole, Homocystein, Cadaverine, Putriszine, Spermidine, Übersäuerung, Plaques, Amyloid u. a.) u. Psychotoxine (molekulare Botenstoffe für negative Emotionen wie Angst, Sorgen, Ärger, anhaltende Wut, Gram, Neid u. a.). Klassische ayurved. Therapien zur Aktivierung des Stoffwechsels, zur Anregung von Agni* u. zum Ausleiten von Ama sind z. B. Panchakarma*, Fastenmaßnahmen, Ernährungs- u. Verhaltensänderungen, Körperübungen, Yoga, Meditation u. ayurved. Präparate (z. B. Triphala, ein Präparat aus den Früchten von Phyllantus emblica, Terminalia* chebula u. Terminalia bellerica, eines der am häufigsten gebrauchten ayurved. Mittel zum Ausleiten von Ama).

**Amadori-Umlagerung:** Umlagerung von *N*-Glykosiden* von Aldosen zu *N*-Glykosiden der entspr. Ketosen unter saurer od. basischer Katalyse (s. Abb.).

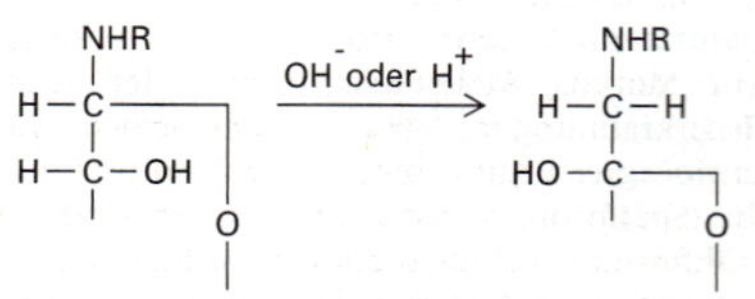


N-Glykosid einer Aldose

N-Glykosid einer Ketose

**Amadori-Umlagerung**

**Amalgame:** Legierungen von Metallen* mit Quecksilber* (Hg); je nach Metallgehalt flüssig bis fest; Hg bildet keine A. mit Eisen, Mangan, Nickel, Cobalt, Wolfram, Molybdän; **Anw.: 1.** (techn.) in der Chloralkalielektrolyse u. als Reduktionsmittel (z. B. Aluminiumamalgam); **2.** (med.) in der Zahnmedizin Silber-Zinn-Kupfer-A. mit 5 % Indium als Zahnfüllstoff*; in frischem Zustand plast. formbar, nach Minuten Erhärtung; Hg-Freigabe sehr gering (v. a. durch Abrasion); **Toxikol.:** Die Anzahl individueller Amalgamfüllungen sollte so gering wie mögl. sein, da sie zur tox. Belastung des Patienten mit Hg beiträgt; möglichst Verzicht bei Schwangeren u. Patienten mit Nierenerkrankungen.

**Amanita caesarea:** Kaiserling; essbarer Pilz; wird häufig mit dem Fliegenpilz, Amanita* muscaria, verwechselt.

**Amanita mexicana:** Nanacatl; mexikanischer Giftpilz, ähnl. Amanita* muscaria; enthält ebenfalls Muscarin*; **Anw.:** (volkstüml.) Rauschmittel in Mexiko.

**Amanita muscaria (L.) Pers.:** Agaricus muscarius; Fliegenpilz; Fam. Amanitaceae; auf der ganzen nördl. Halbkugel; **Inhaltsst.:** als zentral wirksame tox. Substanzen die 3-Hydroxyisoxazolderivate Ibotensäure*, Muscimol* u. Muscazon* (s. Abb.; vermutl. für die Fliegen tötende Wirk. des frischen Pilzes verantwortl., im getrockneten Pilz nicht mehr enthalten); ferner geringe Mengen Muscarin* (0.0002 %) u. Muscaridin sowie Cholin; der gesamte Pilz ist giftig, aber je nach Standort von versch. Toxizität. Bei fernöstl. Völkern (Samojeden, Kamtschadalen, Tungusen u. a.) werden aus dem Pilz (Mumochor) traditionelle Arzneien u. berauschende Getränke bereitet. **Toxikol.:** Von tox. Bedeutung sind die Ibotensäure u. ihr Decarboxylierungsprodukt Muscimol. Die Vergiftungserscheinungen (Pantherinasyndrom nach dem gleich wirkenden Pantherpilz, Amanita pantherina) setzen ca. 0.5 h nach der Pilzeinnahme mit rauschartigen Erregungszuständen, Halluzinationen, vorübergehenden motor. Lähmungen, Bewusstseinstrübung ein. Todesfälle sind selten. **Hom.:** Agaricus: frischer, oberird. Fruchtkörper; verordnet z. B. bei Krämpfen, Erregungszuständen, Gefäßschäden durch Erfrierung.

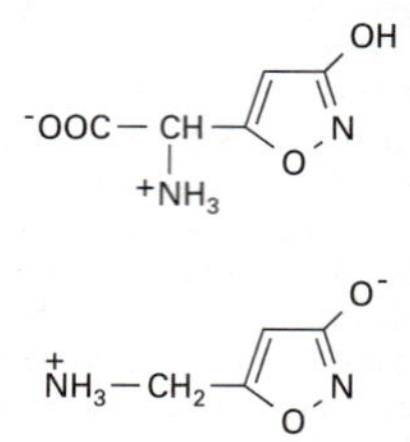


**Amanita muscaria:** Ibotensäure (oben) u. Muscimol (unten) als Beispiele

**Amanita pantherina:** s. Amanita muscaria.

**Amanita phalloides (Fr.) Link:** Agaricus phalloides; Grüner Knollenblätterpilz, Giftwulstling; Fam. Amanitaceae; gefährlichster Giftpilz; **Unterscheidungsmerkmale vom Champignon** (Agaricus* campestris): der Knollenblätterpilz hat weiße Lamellen, der Champignon stets blassrosa bis schokoladenbraun gefärbte Lamellen (Futter); der Hut des Knollenblätterpilzes ist grünl. weiß, der des Champignons weiß-seidenhaarig bis grau u. bräunl.; der Champignon hat an der Stielbasis keine Knolle, jedoch in der Mitte des Stiels ebenfalls eine Manschette wie der Knollenblätterpilz. **In-**

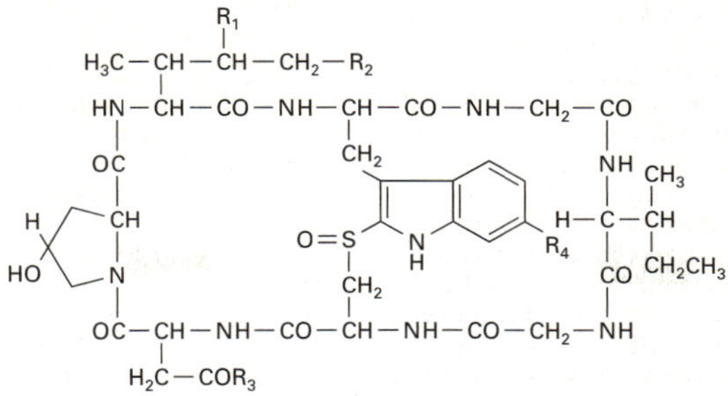

| | $R_1$ | $R_2$ | $R_3$ | $R_4$ |
|---|---|---|---|---|
| α-Amanitin | OH | OH | $NH_2$ | OH |
| β-Amanitin | OH | OH | OH | OH |
| γ-Amanitin | OH | H | $NH_2$ | OH |
| Amanin | OH | OH | OH | H |
| Amanullin | H | H | $NH_2$ | OH |

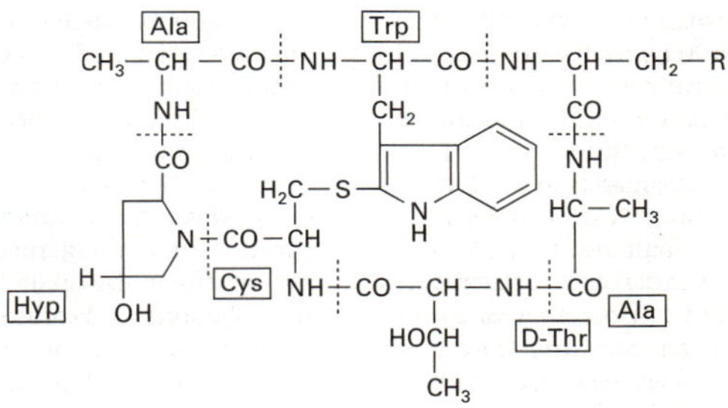

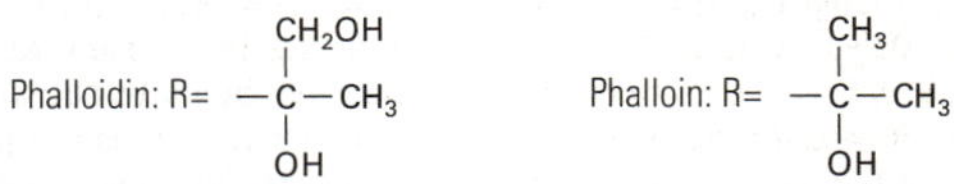


**Amanita phalloides:** Amatoxine (oben) u. Phallotoxine (unten)

**haltsst.:** Die tödl. wirkenden Toxine gehören im wesentl. zwei Substanzgruppen an (Amatoxine u. Phallotoxine; s. Abb.). Eine dritte Toxinklasse, die Virotoxine (monocycl. Heptapeptide), ist auf Amanita virosa (Kegelhütiger Knollenblätterpilz) beschränkt. Die Amatoxine sind bicycl. Octapeptide, die eine Indol-Sulfoxid-Brücke aufweisen; die Phallotoxine sind bicycl. Heptapeptide mit einer Indol-Thioether-Brücke. Diese Oligopeptide sind gegenüber Hitze u. den Enzymen des Magen-Darm-Traktes stabil. Das Haupttoxin ist *α*-Amanitin. 100 g frische Pilze enthalten ca. 8 mg *α*-Amanitin, 5 mg *β*-Amanitin u. 10 mg Phalloidin*. Die Gifte werden durch Kochen, Braten u. Trocknen nicht zerstört. **Toxikol.:** Die Giftigkeit beruht v. a. auf der Hemmung der DNA-abhängigen RNA*-Polymerase II eukaryot. Zellen durch die Amatoxine u. damit der Bildung der mRNA. Die letale Dosis beträgt für den Menschen ca. 5–7 mg Amatoxine. 1–2 Pilze können bereits tödl. sein. Die ersten Vergiftungserscheinungen treten erst 6–20 Std. nach Einnahme der Pilze auf. Es kommt zu ca. 1–2 Tage anhaltendem, schwerem Brechdurchfall mit Bauchkoliken. Darauf folgt für ca. 1 Tag eine Besserung, an die sich eine schwere Nekrose der Leberzellen u. Nierentubuli anschließt; der Tod erfolgt ca. am 7. Tag nach dem Pilzverzehr. Die Mortalität liegt bei Erwachsenen bei 10–15 % u. bei Kindern bei ca. 50 %. **Ther.:** Silibinin* (Infusion) als spezif. Antidot bei Intoxikation mit Knollenblätterpilzen; zusätzliche intensivmedizin. Maßnahmen wie Hämodialyse* bei akutem Nierenversagen; Glucocorticoidinfusion, Elektrolytinfusionen; Schockbekämpfung. **Hom.:** Amanita phalloides (HAB), Agaricus phalloides, Agaricus bulbosus: frischer Fruchtkörper.

**Amanita virosa:** s. Amanita phalloides (Inhaltsst.).

***α*-Amanitin:** s. Amanita phalloides (Inhaltsst.).

**Amantadin** (INN): 1-Adamantylamin; 1-Adamantanamin; CAS-Nr. 768-94-5; $C_{10}H_{17}N$, Strukturformel: s. Abb.; $M_r$ 151.26; Schmp. 160–190 °C (im geschlossenen Rohr); wenig lösl. in Wasser; **Wirk.:** erhöht die Dopaminkonzentration im ZNS (Antiparkinsonmittel*, wirksam gegen Rigor u. Akine-

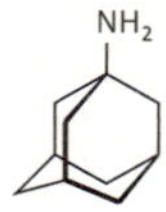

**Amantadin**

se); hemmt das uncoating* von Viren; **Ind.:** Parkinson*-Syndrom (meist kombiniert mit Levodopa* u./od. Anticholinergika); Grippeprophylaxe u. -therapie (v. a. bei Infektionen mit Influenza-$A_2$-Viren; Applikation innerhalb der ersten 2 Tage nach Auftreten der ersten Krankheitssymptome); **UAW:** Hauterscheinungen, gastrointestinale Störungen, Mundtrockenheit, Schlaflosigkeit; bei Überdosierung: Verwirrtheit, Halluzinationen, Alpträume; **Dos.:** individuell einzustellen; HWZ 9–15 h. **Amantadinhydrochlorid:** Amantadini hydrochloridum Ph.Eur.; CAS-Nr. 665-66-7; $C_{10}H_{18}ClN$; $M_r$ 187.7; weißes, krist. Pulver; leicht lösl. in Wasser u. Ethanol, lösl. in Chloroform, unlösl. in Ether. Gebräuchl. ist auch Amantadinsulfat (DAC).

**Amara:** Bittermittel; meist Drogen od. Auszüge, die Bitterstoffe* od. stark bitter schmeckende Wirkstoffe (z. B. Chinin*) enthalten; **Wirk.:** führen reflektor. zur verstärkten Magensaftsekretion, steigern Appetit u. Resorption; vielfach Best. von Stomachika* u. Tonika*; **Formen:** **1.** A. pura: Bitterstoffdrogen, bei denen nur Bitterstoffe an der Wirk. beteiligt sind; **2.** A. aromatica: mit äther. Öl, z. B. Artemisia* absinthium; **3.** A. mucilaginosa: zusätzl. Schleimstoffe* enthaltend, z. B. Cetraria* islandica; **4.** A. adstringentia: mit pflanzlichen Gerbstoffen*; **Wirkstoffe:** **1.** Drogen: z. B. Absinthii herba (s. Artemisia absinthium), Cinchonae cortex (s. Cinchona pubescens), Gentianae radix (s. Gentiana lutea); **2.** Species* amaricantes u. Tinctura* amara; **Hinweis:** A. sollten vor dem Essen verabreicht werden.

**Amaracus dictamnus:** s. Origanum dictamnus.

**Amaranth:** Naphtholrot S; $C_{20}H_{11}N_2Na_3O_{10}S_3$; $M_r$ 604.49; dunkelrotbrauner Azofarbstoff*, lösl. in Wasser, wenig lösl. in Ethanol; **Anw.:** (techn.) Farbstoff, auch für Lebensmittel.

**Amarogentin:** $C_{29}H_{30}O_{13}$, Strukturformel: s. Abb.; $M_r$ 586.56; Schmp. 229–230 °C; ein Trihydroxydiphenylcarbonsäurester von Swerosid*; schlecht lösl. in Benzol, Wasser; gut lösl. in Aceton, Methanol, Ethanol; unlösl. in Petrolether, Ether; Glykosid; Secoiridoid-Bitterstoff (wahrscheinl. der bitterste Naturstoff, Bitterwert* $58 \cdot 10^6$) in Gentiana* lutea (ca. zu 0.05 %) u. in Centaurium* erythraea; einen ähnl. hohen Bitterwert hat Amaroswerin (Swertiamarin anstelle von Swerosid als Alkoholkomponente), wohingegen der Bitterwert von Amaropanin (ein Dihydroxydiphenylcarbonsäureester von Swerosid) $20 \cdot 10^6$ beträgt.

**Amaropanin:** s. Amarogentin.

**Amaroswerin:** s. Amarogentin.

**Amaryllidaceae:** Narzissengewächse; Fam. der Ordnung Liliales; ca. 1100 Arten, meist krautige Zwiebelpflanzen; **Merkmale:** **1.** (biol.) ungeteilte, wechselständige Blätter; Blütenbau wie Liliaceae, jedoch unterständiger Fruchtknoten; Blüte manchmal mit Nebenkrone (Narcissus), doldenar-

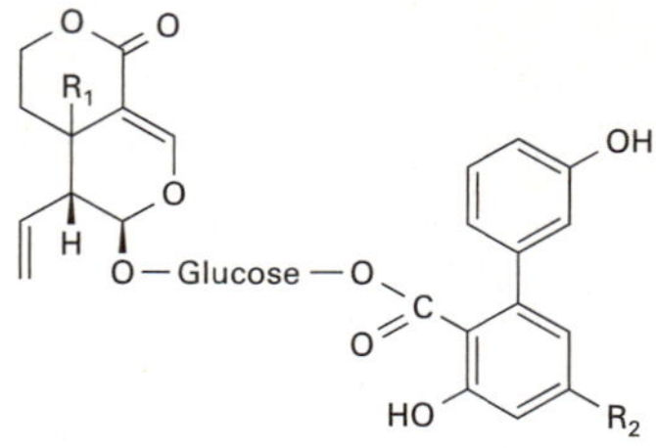

| | $R_1$ | $R_2$ |
|---|---|---|
| Amarogentin | H | OH |
| Amaroswerin | OH | OH |
| Amaropanin | H | H |

**Amarogentin:** A. u. verwandte Bitterstoffe

tige Blütenstände, oft mit Hochblatt; Früchte sind Kapseln od. Beeren; keine Haarbildungen; **2.** (chem.) Schleime, Amaryllidaceen*-Alkaloide; **Vertreter:** viele Gift- u. Zierpflanzen wie Amaryllis belladonna (Belladonnalilie), Clivia, Crinum amabile (Hakenlilie), Galanthus (Schneeglöckchen), Haemanthus albiflos (Elefantenohr), Hippeastrum vittatum (Ritterstern), Leucojum (Märzenbecher), Narcissus, Sprekelia formosissima (Jakobslilie), Hypoxis*.

**Amaryllidaceen-Alkaloide:** Alkaloide* mit Phenanthridin* als Grundgerüst; die Biosynthese erfolgt aus je einem Molekül Tyrosin u. Phenylalanin über Tyramin u. Protocatechualdehyd zu Norbelladin (s. Abb.). Lycorin wird als Leitalkaloid bezeichnet, andere Vertreter dieser Alkaloidgruppe sind z. B. Galanthin u. Belladin. **Vork.:** ausschließl. in der Fam. Amaryllidaceae*.

**Amaryllis belladonna:** s. Amaryllidaceae.

**Amatoxine:** s. Amanita phalloides (Inhaltsst.).

**Amaurose** (gr. amauros dunkel, blind): Amaurosis; totale Erblindung, bei der inf. des Ausfalls sämtlicher opt. Funktionen jegliche Lichtempfindung aufgehoben ist; vgl. Blindheit; Glaukom; Katarakt.

**Ambarum:** s. Ambra.

**Ambazon** (INN): 1,4-Benzochinon-amidinohydrazon-thiosemicarbazon; CAS-Nr. 6011-12-7; $C_8H_{11}N_7S \cdot H_2O$; $M_r$ 255.3; nicht mehr im Handel befindl. Desinfiziens; früher angewendet bei Infektionen des Mund- u. Rachenbereichs.

**Amber:** **1.** s. Ambra; **2.** s. Walrat.

**Amberkraut:** s. Teucrium marum.

**Ambiphilie:** Eigenschaft vom Cremegrundlagen, die dazu führt, dass sich diese problemlos sowohl mit Wasser od. wässrigen Lsg. als auch mit flüssigen od. halbfesten Kohlenwasserstoffen od. anderen lipophilen Best. ähnl. Konsistenz verdünnen bzw. vermischen lassen, ohne dass Stabilitätsprobleme entstehen; durch Zugabe ausreichender Mengen an polaren Best. entstehen O/W-Systeme, apolare Best. führen zu einer W/O-Verteilung; **Voraussetzung:** komplizierte Emulsionssysteme mit Gelcharakter (Zwei- od. Dreiphasensysteme, bei denen eine Phase Feststoffcharakter besitzt), die aufgrund ihrer Formstabilität (s. Zubereitungen

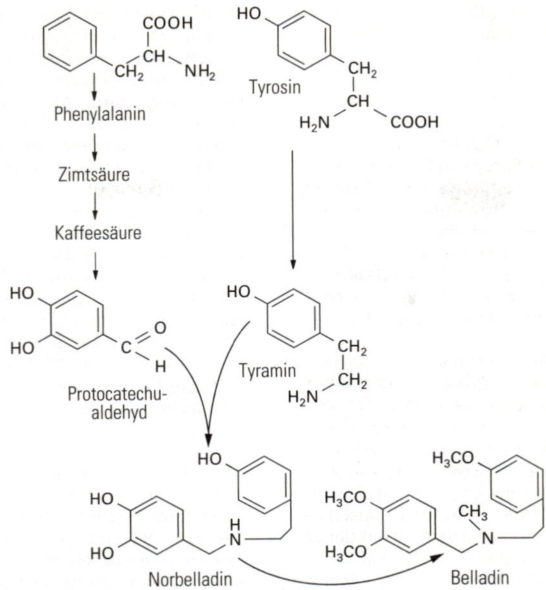


**Amaryllidaceen-Alkaloide:** einige Amaryllidaceen-Alkaloide u. ihre Biosynthese

zur kutanen Anwendung, halbfeste) in der Lage sind, eine Bi- od. sogar Trikohärenz aufzuweisen. Die Folge sind kapillar eingeschlossenes Wasser u. Kohlenwasserstoffe. Ein Netzwerk in der Art eines Fettalkohol/Fettalkoholsulfat-Kristallisats (z. B. Unguentum* emulsificans aquosum, Abb. dort) ist quellfähig, lagert Wasser in Form von Hydratwasser ein u. trennt das restl. kapillar gebundene Wasser vom lipophilen Anteil. Mit zunehmendem Emulgatorgehalt nimmt das Ausmaß der Kohärenz (d. h. der Gelcharakter) zu u. die vorliegenden Systeme weichen immer stärker vom Zustand der klass. Emulsionen ab; s. Cremes.

**Amblygonith:** s. Lithium.

**AMBO:** Abk. für **A**rznei**m**ittel**b**etriebs**o**rdnung; s. Arzneimittel- und Wirkstoffherstellungsverordnung.

**Ambozeptor** (lat. ambo beide; capere ergreifen): bivalente Antikörper*, die in Zusammenwirkung mit Komplement* antigentragende Zellen durchlässig machen u. damit lysieren; haben (nach Ehrlich) 2 haptophore Gruppen, deren eine das Antigen*, die andere das Komplement* bindet; vgl. Komplementbindungsreaktion.

**Ambra:** A. ambrosiaca, A. grisea; Amber, Ambarum, Graue Ambra; D. 0.905–0.92; Schmp. ca. 60 °C; graue bis schwarze, bisweilen durch weiße Streifen marmorierte, fettartige, undurchsichtige Masse von wachsartiger Konsistenz mit angenehmem, eigenartigem Geruch; unlösl. in Wasser, wenig lösl. in Ethanol; verbrennt mit heller Flamme; Herkunft noch unsicher, wahrscheinl. pathol. Exkremente von Physeter* macrocephalus, die man auf dem Meer schwimmend findet; **Best.:** an sich geruchloses Ambrain (ca. 25–45 %), Koprosterol, Epikoprosterol, Ambraporphyrin u. andere. **Hom.:** Ambra grisea (HAB), Ambra: verordnet z. B. bei nervöser Unruhe, Schlaflosigkeit.

**Ambrain:** s. Ambra.

**Ambrettekörner:** s. Abelmoschus moschatus (Semen Abelmoschi).

**Ambrettolid:** 7-Hexadecen-16-olid, 16-Hydroxy-7-hexadecensäurelacton; $C_{16}H_{28}O_2$; $M_r$ 252.38; D. 0.958; farblose, nach Moschus riechende Flüss.; **Vork.:** natürl. im Moschuskörneröl (s. Abelmoschus moschatus); **Anw.:** synthet. Moschus*-Ersatz.

**Ambrisentan:** 2-(4,6-Dimethylpyrimidin-2-yloxy)-3-methoxy-3,3-diphenylpropionsäure; CAS-Nr. 177036-94-1; $C_{22}H_{22}N_2O_4$, Strukturformel: s. Abb.; $M_r$ 378.43; Schmp. 190–191 °C; logP 6.2 ± 0.5 (berechnet); weißl. kristalliner Feststoff; kaum löslich in Wasser u. bei niedrigem pH-Wert, Erhöhung des pH-Werts steigert die Löslichkeit; **Wirk.:** Antihypertensivum*, Endothelin*-Antagonist; **Ind.:** pulmonale arterielle Hypertonie (Verbesserung der körperl. Belastbarkeit); **Kontraind.:** Schwangerschaft (muss vor einer Behandlung ausgeschlossen werden); **WW:** kaum WW; bei

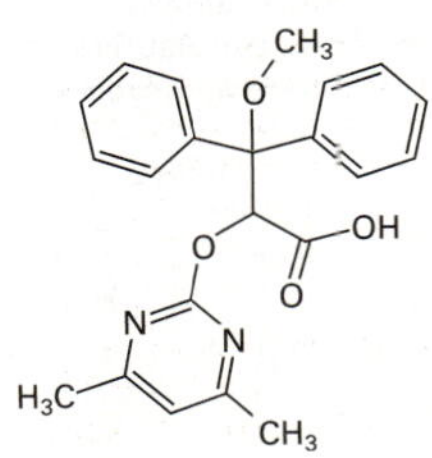


**Ambrisentan**

A

gleichzeitiger Gabe von Ciclosporin* A Dosis verringern; **UAW:** Kopfschmerz, Schwellungen an Knöcheln u. Füßen, laufende od. verstopfte Nase, Anämie, Hepatotoxizität; **Dos.:** p.o. 1×5–10 mg/d.

**Ambrosia artemisiifolia** L.: (engl.) *ragweed*; Beifußtraubenkraut, Hohes Traubenkraut; Fam. Asteraceae; Nordamerika, in Europa stellenweise in Einbürgerung begriffen; Stpfl. von **Herba Ambrosiae:** Ambrosienkraut; **Inhaltsst.:** Coronopilin (Dihydroparthenin, ein Sesquiterpenlacton* mit Guaianolidstruktur), Artemisiifolin (Sesquiterpen), Cumarin, Dihydrocumanin; **Toxikol.:** von hoher allergener Potenz, v.a. die Pollen. **Hom.:** Ambrosia artemisiifolia: frische Blütenköpfe u. junge Schösslinge.

**Ambroxol** (INN): *trans*-4-(2-Amino-3,5-dibrombenzyl)amino-cyclohexanol; CAS-Nr. 18683-91-5; $C_{13}H_{18}Br_2N_2O$, Strukturformel: s. Abb.; $M_r$ 378.1; **Wirk.:** sekretolyt. u. sekretomotor.; Expektorans*; **Ind.:** akute u. chron. bronchopulmonale Erkrankungen; **WW:** Bei gleichzeitiger Anw. von Antitussiva kann aufgrund des eingeschränkten Hustenreflexes ein gefährl. Sekretstau entstehen. **UAW:** selten Haut- u. Schleimhautreaktionen, gastrointestinale Störungen; HWZ 9 h. Vgl. Bromhexin. **Ambroxolhydrochlorid:** Ambroxoli hydrochloridum Ph.Eur.6; CAS-Nr. 23828-92-4; $C_{13}H_{19}Br_2ClN_2O$; $M_r$ 414.6; lösl. in Methanol, wenig lösl. in Wasser u. Ethanol.

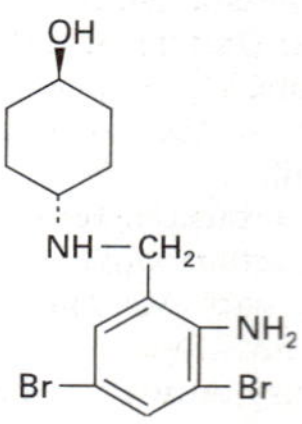


Ambroxol

**Ambucetamid** (INN): 2-Dibutylamino-2-(4-methoxyphenyl)acetamid; CAS-Nr. 519-88-0; $C_{17}H_{28}N_2O_2$; $M_r$ 292.41; Schmp. 134 °C (kristallisiert aus Ethanol/Ether); fast unlösl. in Wasser, lösl. in Ethanol, Isopropanol, Eisessig; nicht mehr im Handel befindl. Spasmolytikum*.

**ambulant** (lat. ambulare hin u. her gehen): ohne stationäre Aufnahme erfolgend.

**Amcinonid** (INN): 21-Acetyloxy-16α,17α-cyclopentylidendioxy-9α-fluoro-11β-hydroxy-pregna-1,4-dien-3,20-dion; CAS-Nr. 51022-69-6; $C_{28}H_{35}FO_7$, Strukturformel: s. Abb.; $M_r$ 502.6; Schmp. 253–255 °C (polymorph); halogeniertes Glucocorticoid*; **Ind.:** top. Anw. bei Hauterkrankungen (z.B. Psoriasis); **UAW:** system. wegen kaum vorhandener Resorption bei lokaler Anw. nicht zu erwarten.

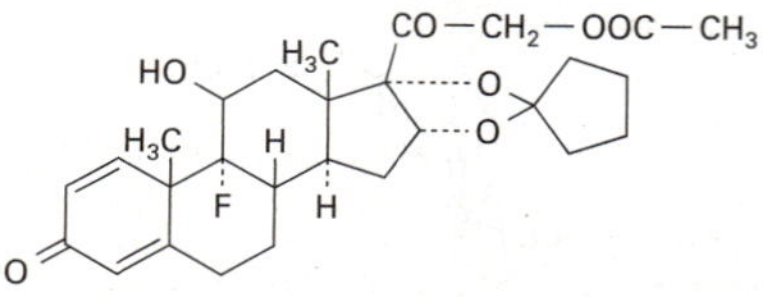


Amcinonid

**Ameiseneier:** s. Formica rufa (Ova Formicarum).

**Ameisengeist:** s. Spiritus Formicarum.

**Ameisensäure:** Acidum formicicum, Formylsäure, Hydrocarbonsäure, Methansäure; HCOOH; $M_r$ 46.03; Sdp. 100–101 °C; reine, wasserfreie A. ist eine farblose, klare, stechend riechende Flüss., mit Ethanol, Wasser, Ether, Glycerol in jedem Verhältnis mischbar; Carbonsäure*; **Vork.:** natürl. sehr verbreitet, z.B. in Ameisen, Bienenstacheln, Brennnesseln, im Schweiß; **Darst.:** **1.** Destillation von Ameisen; **2.** Oxidation von Methanol; **3.** Zerlegen von Natriumformiat* (aus NaOH + CO) mit Schwefel- od. Salzsäure. **Verdünnte Ameisensäure:** 25 %ige Ameisensäure, Acidum formicicum dilutum; DAC: Gehalt 24.0–25.0 % HCOOH; ÖAB: 25.5–26.5 %; D. 1.059–1.063; mit Wasser u. 90 %igem Ethanol mischbar, mit Ether u. Chloroform nicht mischbar. **Wasserfreie Ameisensäure:** Acidum formicicum anhydricum, 98 %ige Ameisensäure, Acidum formicicum concentratum; DAC, ÖAB: Gehalt mind. 98.0 % HCOOH; D. 1.215–1.221; Sdp. 100–102 °C; mit Wasser, Ether, Chloroform mischbar; **Anw.:** **1.** (med.) Einreibungen, z.B. bei Erkrankungen des rheumatischen Formenkreises u. Neuralgien (in 5 %iger Konz.; s. Spiritus Formicarum); **2.** (techn.) zur Konservierung; **Inkomp.:** Blei-, Quecksilber(II)- u. Silbersalze, Oxidationsmittel, konzentrierte Schwefelsäure. **Hom.:** Acidum formicicum (HAB): 24–25 %ige HCOOH; verordnet z.B. zur Umstimmungstherapie bei Allergien u. rheumat. Erkrankungen.

**Ameisensäureamid:** s. Formamid.

**Ameisensäuredimethylamid:** s. Dimethylformamid.

**Ameisensäureethylester:** Aether formicicus, Aethylium formicicum, Ameisensäureäther, Ethylformiat; Rumäther; $C_3H_6O_2$; $M_r$ 74.08; D. 0.92; Sdp. 54 °C; brennbare Flüss., mischbar mit Ethanol u. Ether, mit Wasser 1:10; **Anw.:** (techn.) Herst. von Fruchtessenzen, Rum- u. Arrakessenzen; Lösungsmittel für Acetylcellulose u. Cellulosenitrat; Fungizid.

**Ameisensäureisoamylester:** Amylium formicicum, Isoamylformiat; $C_6H_{12}O_2$; $M_r$ 116.16; D. 0.871; farblose, fruchtartig riechende Flüss., mischbar mit Ethanol u. Ether, wenig lösl. in Wasser; **Anw.:** **1.** (techn.) Lösungsmittel für Harze; **2.** Fruchtaromat.

**Ameisensäurelösung, alkoholische:** s. Spiritus Formicarum.

**Ameisensäuremethylester:** Methylformiat, Methylium formicicum; $C_2H_4O_2$; $M_r$ 60.05; D. 0.965–0.975; farblose, brennbare Flüss., mischbar mit Wasser u. Ethanol; **Anw.:** (techn.) Lösungsmittel für Öle u. Fette, Acetylcellulose, Collodium-Wolle, Celluloid; **Toxikol.:** Dämpfe u. Flüss. reizen Augen, Haut u. Schleimhäute; MAK: 100 cm³/m³ Luft.

**Ameisenspiritus:** s. Spiritus Formicarum.

**Amenorrhö:** Ausbleiben der monatlichen Regelblutung.

**Amentoflavon:** s. Bisflavonoide.

**Americium:** Symbol Am; OZ 95; künstl., durch Beschuss von Plutonium* $^{239}_{94}Pu$ mit Neutronen* gewonnenes Element (erstmals 1944): mind. 13 Am-Isotope* mit Massenzahlen 232, 234 u. 236–247.

**Ames-Schnellreagenzien:** analyt. Teststäbchen od. -tabletten für med.-chem. Schnelluntersuchungen.

**Ames-Test:** 1973 von B. N. Ames entwickeltes Verfahren zum Nachw. des mutagenen Effekts versch. Substanzen mit Hilfe einer histidinnegativen ($his^-$) Mutante von Salmonella* Serovar Typhimurium; die Anzahl der durch die mutagene Substanz erzeugten $his^+$-Revertanten ist ein Maß für deren Mutagenität. Der Nährboden für die Bakt. enthält ein Rattenleberextrakt, um mögliche aktivierende Eigenschaften des Säugetierstoffwechsels auf die zu untersuchende Substanz mitzuerfassen. Da ein Zusammenhang zw. Mutagenität u. Kanzerogenität angenommen wird, soll dieser Test potentiell kanzerogene Substanzen (s. Kanzerogene) identifizieren.

**Amethocainhydrochlorid:** s. Tetracainhydrochlorid.

**Amethopterin:** s. Methotrexat.

**Ametriodinsäure:** s. Iodamid.

**Ameziniummetilsulfat** (INN)**:** Amezinii metilsulfas; 4-Amino-6-methoxy-1-phenylpyridaziniummethylsulfat; CAS-Nr. 30578-37-1; $C_{12}H_{15}N_3O_5S$, Strukturformel: s. Abb.; $M_r$ 313.3; Schmp. 176 °C (unter Zers.); **Wirk.:** indirekt u. überwiegend peripher wirkendes Sympathomimetikum*; **Ind.:** arterielle Hypotonie; **UAW:** Herzklopfen, Übelkeit, Ruhelosigkeit; **Kontraind.:** Schwangerschaft (1. Trimenon), Glaukom, Phäochromozytom, Hyperthyreose; HWZ 13 h.

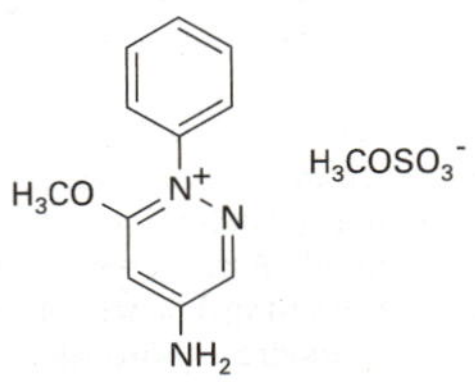


**Ameziniummetilsulfat**

**Amfebutamon:** s. Bupropion.

**Amfepramon** (INN)**:** 2-Diethylaminopropiophenon, Diethylpropion; $\alpha$-Benzoyl-triethylamin; CAS-Nr. 90-84-6; $C_{13}H_{19}NO$, Strukturformel: s. Abb.; $M_r$ 205.30; **Amfepramonhydrochlorid:** CAS-Nr. 134-80-5; $C_{13}H_{19}NO \cdot HCl$; $M_r$ 241.8; Schmp. 175 °C (unter Zers.); Appetitzügler*; unterliegt dem Betäubungsmittelgesetz* (Anlage III; mit Ausnahmen); **Ind.:** nahrungsbedingtes Übergewicht (nur in Ausnahmefällen zur Unterstützung von diätet. u. psychotherapeut. Maßnahmen); **UAW:** Suchtgefahr; HWZ 1.5–2.5 h.

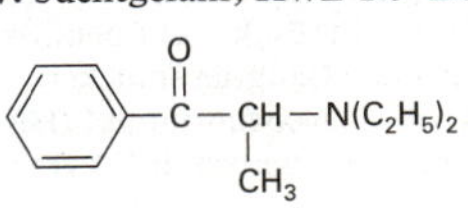


**Amfepramon**

**Amfetamin** (INN)**:** Amphetamin, $\alpha$-Methylphenethylamin, Phenylaminopropan, Benzedrin; sog. Speed; (*RS*)-1-Phenyl-2-propanamin; CAS-Nr. 300-62-9; $C_9H_{13}N$, Strukturformel: s. Abb.; $M_r$ 135.2; Sdp. 200–203 °C; scharf schmeckende, aminartig

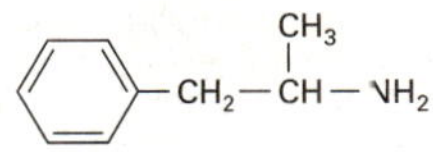


**Amfetamin**

riechende, mobile Flüssigkeit; lösl. in Ethanol, Ether, Säuren, wenig lösl. in Wasser; nicht mehr im Handel befindl. Weckamin*; früher auch als Appetitzügler* u. zur Leistungssteigerung eingesetzt; missbräuchl. als psychotrope Substanz (euphorisierende Wirk.) angewendet; unterliegt dem Betäubungsmittelgesetz* (Anlage III); **UAW:** Suchtgefahr. **Amfetaminsulfat:** Amphetamini sulfas Ph.Eur., Amphetaminsulfat, Phenylaminopropanum racemicum sulfuricum, (*RS*)-1-Phenyl-2-propanaminsulfat (2 : 1); $C_{18}H_{28}N_2O_4S$; $M_r$ 368.5; Schmp. 260–275 °C; weißes, polymorphes Pulver; leicht lösl. in Wasser, schwer lösl. in Ethanol.

**Amfetaminil** (INN)**:** 2-($\alpha$-Methylphenethyl)amino-2-phenylacetonitril; CAS-Nr. 17590-01-1; $C_{17}H_{18}N_2$; $M_r$ 250.33; Schmp. 85–87 °C (kristallisiert aus Ethanol/Wasser); nicht mehr im Handel befindl. Psychostimulans* (Weckamin*); unterliegt dem Betäubungsmittelgesetz* (Anlage II); **UAW:** Suchtgefahr.

**Amfetaminsulfat:** s. Amfetamin.

**AMG:** Abk. für **Arzneimittelgesetz***.

**-amid:** s. Carbonsäureamide.

**Amidasen:** s. Desamidasen.

**Amide:** **1.** s. Säureamide; **2.** Metallamide: H-Atome des Ammoniaks* ($NH_3$) sind durch Metalle ersetzt; z. B. Calciumamid.

**Amid-Imid-Tautomerie:** s. Tautomerie.

**Amidinhydrochlorid:** s. Pinner-Amidinsynthese.

**Amidoalkylbetaine:** Amphotenside (s. Emulgatoren), die als funktionelle Gruppen eine quartäre Ammoniumgruppe, eine freie Carboxylgruppe u. eine höhere Fettsäure, die als Amid gebunden ist, enthalten; **Anw.:** waschaktive Tenside in kosmet. u. arzneilichen Reinigungs- u. Pflegemitteln; sehr gut hautverträgl., sehr gute Reinigungseigenschaften u. in wässriger Lsg. keimhemmende bis keimtötende Wirkung.

**Amidol:** 2,4-Diaminophenol-dihydrochlorid; $(NH_2)_2C_6H_3OH \cdot 2\,HCl$; $M_r$ 197.07; weißes bis graues Pulver; **Anw.:** (techn.) fotograf. Entwickler; zum Färben von Haaren u. Pelzen.

**Amidoschwarz 10 B:** 4-Amino-5-hydroxy-3-(4-nitrophenylazo)-6-phenylazo-2,7-naphthalindisulfonsäure, Dinatriumsalz; CAS-Nr. 1064-48-8; $C_{22}H_{14}N_6Na_2O_9S_2$; $M_r$ 616.5; Absorptionsmaximum ($H_2O$) 617–620 nm; dunkelbraunes bis schwarzes Pulver; wenig lösl. in Wasser, lösl. in Ethanol; **Anw.:** Reagenz Ph.Eur.6; zur Proteinanfärbung in der elektrophoret. Reinheitsbestimmung von Albuminlösung u. Plasmaproteinlösung vom Menschen.

**Amidoschwefelsäure:** s. Sulfaminsäure.

**Amidosulfonsäure:** s. Sulfaminsäure.

**Amidotrizoesäure:** Acidum amidotrizoicum, Diatrizoesäure; 3,5-Bis(acetamido)-2,4,6-triiodbenzoesäure; CAS-Nr. 117-96-4; $C_{11}H_9I_3N_2O_4$, Strukturformel: s. Abb.; $M_r$ 613.92; Schmp. >300 °C (kristallisiert aus verd. DMF); sehr schwer lösl. in

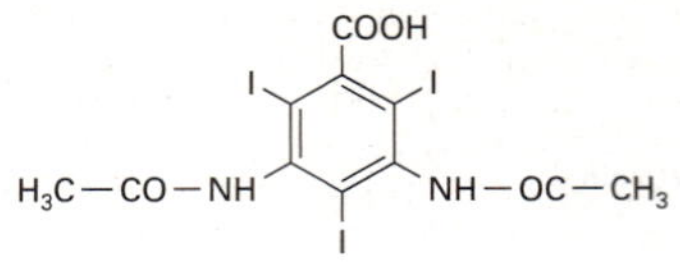

**Amidotrizoesäure**

Wasser u. Ethanol, lösl. in Dimethylformamid u. Alkalihydroxid-Lösungen; **Anw.:** als Röntgenkontrastmittel*, in Zuber. mit Zein* zum Verschluss von Blutgefäßen u. des Pankreasganges; HWZ ca. 1–2 h. Gebräuchl. sind auch Natriumamidotrizoat, Natriumamidotrizoat-Tetrahydrat, L-Lysinamidotrizoat, Megluminamidotrizoat [Di(*N*-methylglucamin)-Salz]; vgl. Iotalaminsäure. **Amidotrizoesäure-Dihydrat:** Acidum amidotrizoicum dihydricum Ph.Eur.6; CAS-Nr. 50978-11-5; $C_{11}H_9I_3N_2O_4 \cdot 2\,H_2O$; $M_r$ 649.96; weißes bis fast weißes, krist. Pulver; sehr schwer lösl. in Wasser u. Ethanol, unlösl. in Ether, lösl. in verd. Alkalihydroxid-Lösung.

**Amifostin** (INN): (*S*)-2-(3-Aminopropylamino)ethyl-dihydrogenphosphorothioat; CAS-Nr. 20537-88-6; $C_5H_{15}N_2O_3PS$, Strukturformel: s. Abb.; $M_r$ 214.22; **Wirk.:** Zytoprotektivum*; Prodrug, das von der alkal. Phosphatase zu seiner Wirkform (freies Thiol) dephosphoryliert wird; schützt selektiv nicht-tumorbefallene Zellen vor Strahlung u. Zytostatika*, weil die Konz. der alkal. Phosphatase in gesünderen Zellen wesentl. höher ist als in Tumorzellen; **UAW:** vorübergehend Hypotonie, häufig Übelkeit, allerg. Reaktionen, Hypokalzämie bei wiederholter Gabe innerhalb von 24 h; **Kontraind.:** Schwangerschaft, Stillzeit, schwere Leber- u. Niereninsuffizienz, Anw. bei Kindern sowie Erwachsenen über 70 Jahren. **Amifostin-Monohydrat:** CAS-Nr. 63717-27-1; $C_5H_{15}N_2O_3PS \cdot H_2O$; $M_r$ 232.23.

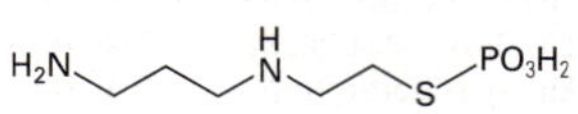

**Amifostin**

**Amikacin** (INN): Amikacinum Ph.Eur.; CAS-Nr. 37517-28-5; $C_{22}H_{43}N_5O_{13}$, Strukturformel: s. Abb.; $M_r$ 585.62; Schmp. 203–204 °C (Sesquihydrat); $[\alpha]_D^{23\,°C}$ +99° (c = 1.0 in Wasser); Kanamycin*-Derivat; Aminoglykosid*-Antibiotikum; **Ind.:** Breitband-Antibiotikum der Reserve zur Ther. schwerer Infektionen mit gramnegativen Bakterien; **Dos.:** 10–15 mg/kg KG/d i. v., Verteilung auf 1–3 ED; HWZ 2.3 h; **Hinweis:** Nierenfunktion u. 8. Gehirnnerv beachten. **Amikacinsulfat:** Amikacinum sulfas Ph.Eur.; CAS-Nr. 39831-55-5; $C_{22}H_{47}N_5O_{21}S_2$; $M_r$ 781.76; weißes bis fast weißes Pulver; leicht lösl. in Wasser, fast unlösl. in Aceton u. Ethanol; antimikrobiell wirkend; wird aus Kanamycin* A hergestellt.

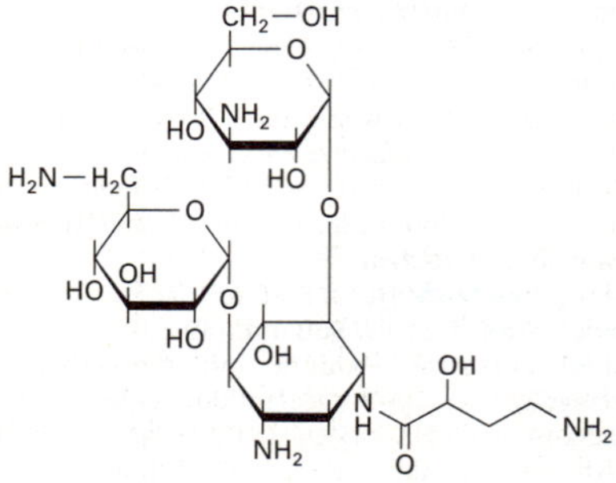

**Amikacin**

**Amikronen:** s. Kolloide.

**Amilorid** (INN): Amipramidin, Amipramizid, Guanamprazin; *N*-Amidino-3,5-diamino-6-chlorpyrazincarboxamid; CAS-Nr. 2609-46-3; $C_6H_8ClN_7O$, Strukturformel: s. Abb.; $M_r$ 229.65; Schmp. 240.5–241.5 °C; **Wirk.:** kaliumsparendes Diuretikum*; **Ind.:** Kaliummangel infolge Herzinsuffizienz, Ödem, Hypertonie; **UAW:** Verdauungsstörungen, Übelkeit; ggf. vermindertes Reaktionsvermögen; **Kontraind.:** Hyperkaliämie, Anurie, Schwangerschaft; HWZ 6–9 h. **Amiloridhydrochlorid:** Amiloridi hydrochloridum Ph.Eur., Amiloridhydrochlorid-Dihydrat; $C_6H_9Cl_2N_7O \cdot 2\,H_2O$; $M_r$ 302.1; Schmp. 285–288 °C; gelbes Pulver; schwer lösl. in Wasser.

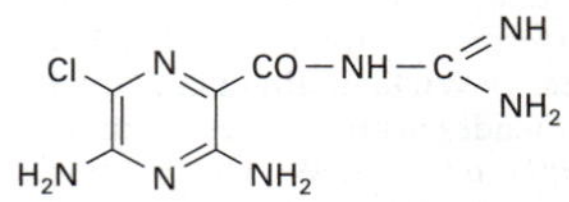

**Amilorid**

**Aminale:** Stickstoffanaloge der Acetale*; allg. Formel: $R_2N{-}CR_2{-}NR_2$; Bildung durch Reaktion von Aldehyden* u. Ketonen* mit primären od. sekundären Aminen*.

**Aminasen:** s. Desaminasen.

**Amine:** Verb. des Ammoniaks* ($NH_3$), bei denen die H-Atome ganz od. teilweise durch Kohlenwasserstoffreste (Alkyle od. Aryle) ersetzt sind; basisch reagierende Verbindungsklasse; **Nomenklatur:** Dem Namen des Alkylrests wird die Gruppenbez. -amin (Suffix) angehängt. N-Atome mit 1, 2 od. 3 Alkylresten R werden als primäre ($RNH_2$), sekundäre ($R_2NH$) od. tertiäre ($R_3N$; z. B. $N(C_2H_5)_3$, Triethylamin) Amine bezeichnet. Bei Molekülen mit funktionellen Gruppen* höherer Priorität wird als Präfix z. B. Amino-, Methylamino-, Diethylaminovorangestellt. Salze der A. werden als Ammoniumsalze benannt (vgl. Ammoniumsalze, quartäre).

**Amine, biogene:** durch Decarboxylierung* von Aminosäuren* entstehende Amine* des Zellstoffwechsels; **Funktion:** z. T. sehr unterschiedl. (s. Tab.), z. B. **1.** als Best. von **a)** Ribosomen* (Cadaverin*, Putrescin*); **b)** Sperma (Spermin*, Spermidin); **c)** Phospholipiden* (Ethanolamin*); **d)** Vitaminen* (Vitamin* $B_{12}$); **e)** Coenzymen (Coenzym* A); **2.** als Ganglien-Blocker im Gehirn (GABA*); **3.** als Gewebehormone* (Histamin*, Dopamin*, Adrenalin*, Serotonin*, Tyramin*, Tryptamin*).

**Amino-:** s. Amine.

**4-Aminoacetanilid:** *N*-Acetyl-*p*-phenylendiamin; $C_8H_{10}N_2O$; $M_r$ 150.18; Schmp. 165 °C; farblose bis rötl. Kristalle, lösl. in Ethanol, Ether u. heißem Wasser; **Anw.:** (techn.) Herst. von Azofarbstoffen* u. Arzneimitteln.

**Amine, biogene**

| biogenes Amin bzw. Derivat | biologische Bedeutung bzw. Vorkommen | Aminosäure |
|---|---|---|
| Tyramin<br>Dopamin<br>Noradrenalin<br>Adrenalin | Neurotransmitter, Hormone bzw. Gewebehormone | Tyrosin |
| Tryptamin<br>Serotonin<br>Melatonin | Neurotransmitter, Hormone bzw. Gewebehormone | Tryptophan |
| Histamin | Gewebehormon | Histidin |
| Cysteamin | CoA-Baustein | Cystein |
| Betaalanin | CoA-Baustein | Asparaginsäure |
| GABA | Neurotransmitter | Glutaminsäure |
| Propanolamin | Cobalamin | Threonin |
| Colamin | Phospholipide | Serin |
| Cadaverin | bakterielles Abbauprodukt | Lysin |
| Spermidin<br>Spermin<br>Putrescin | Regulation der DNA-, RNA-Synthese, Zellproliferation | Ornithin |
| Agmatin | bakterielles Abbauprodukt | Arginin |

**4-Aminoacetophenon:** $C_8H_9NO$; $M_r$ 135.2; Schmp. 104–106 °C; blassgelbe Kristalle od. krist. Pulver, leicht lösl. in siedendem Wasser, Chloroform, 90 %igem Ethanol, lösl. in Ether; **Anw.:** (techn.) im DAB als Reagenz u. als Reagenz-Lösung (1.00 g A. gelöst in 12.50 mL konzentrierter Salzsäure u. Wasser zu 100 mL); dient dem Nachw. phenol. Alkaloide (Cephaelin*) in Emetindihydrochlorid od. zur Herst. von Acetophenon-4-diazoniumchlorid-Lösung (DAB): Eine Lösung von 25 mg Natriumnitrat zu 5.0 mL wird mit 10.0 mL A.-Lösung vermischt u. nach 10 min mit Wasser zu 100 mL verdünnt; bei Bedarf frisch herstellen.

**4-Aminoazobenzol:** Azobenzol-4-amin, 4-(Phenylazo)-anilin; Anilingelb; CAS-Nr. 60-09-3; $C_{12}H_{11}N_3$; $M_r$ 197.2; Schmp. ca. 128 °C; bräunl. gelbe Nadeln mit bläul. Schimmer; schwer lösl. in Wasser, leicht lösl. in Dichlormethan, Ethanol u. Ether; **Anw.:** Reagenz Ph.Eur.6; zur DC-Prüfung von Baldrianwurzeln; s. Valeriana officinalis (Valerianae radix).

**Aminoazobenzol-azo-β-naphthol:** s. Sudan III.

**o-Aminobenzoesäure:** Acidum anthranilicum, Orthoaminobenzoesäure; Anthranilsäure; 2-Aminobenzoesäure; $C_6H_4(NH_2)COOH$; $M_r$ 137.13; Schmp. 145 °C; farblose Kristalle od. gelbes krist. Pulver von süßl. Geschmack; leicht lösl. in Ethanol u. Ether, wenig lösl. in Wasser; **Anw.: 1.** (analyt.) in der Analyse zum Nachw. u. zur Bestimmung von Metallen; **2.** (techn.) zur Synthese von Indigo*, Azofarbstoffen* u. Anthrachinon*-Farben.

**p-Aminobenzoesäure:** (engl.) *para-aminobenzoic acid (Abk. PABA)*; Abk. PAB; Acidum para-aminobenzoicum; Paraaminobenzoesäure, veraltet Vitamin H'; 4-Aminobenzoesäure; $C_7H_7NO_2$; Strukturformel: s. Abb.; $M_r$ 137.13; Schmp. ca. 187 °C; farblose bis gelbl. Kristalle von säuerl.-bitterem Geschmack; schwer lösl. in Wasser, leicht lösl. in Ethanol; **Off.:** ÖAB, Ph.Helv., DAC; **Inkomp.:** oxidierende Stoffe, Mineralsäuren; **Bedeutung: 1.** Wuchsstoff für Organismen, die Folsäure synthetisieren können; **2.** von größter Bedeutung für den Wirkungsmechanismus der Sulfonamide*, da diese Strukturanaloga sind; wird die COOH-Gruppe der *p*-A. durch $SO_3H$ ersetzt, gelangt man zur Sulfanilsäure*, von der sich die meisten Sulfonamide ableiten. Durch kompetitive Hemmung verhindern Sulfanilamid u. andere Sulfonamide den Einbau von *p*-A. bei der Folsäurebiosynthese (s. Folsäure-Antagonisten). **3.** Grundkörper einer Reihe von Lokalanästhetika*.

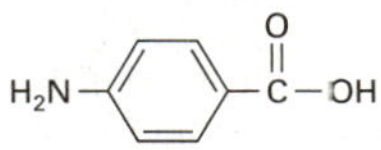


***p*-Aminobenzoesäure**

**4-Aminobenzoesäureethylester:** s. Benzocain.

**Aminobenzol:** s. Anilin.

**4-Aminobenzolsulfonsäure:** s. Sulfanilsäure.

**p-Aminobenzoyl-diethylamino-ethanol-hydrochlorid:** s. Procain.

**Aminobernsteinsäure:** s. Asparaginsäure.

**Aminobutanol:** 2-Amino-1-butanol; CAS-Nr. 96-20-8; $C_4H_{11}NO$; $M_r$ 89.14; D. 0.944; Schmp. −2 °C; Sdp. ca. 180 °C; $d_{20}^{20}$ ca. 0.94; $n_D^{20\,°C}$ ca. 1.453; ölige, farblose Flüss.; mischbar mit Wasser, lösl. in Ethanol; **Anw.:** Reagenz Ph.Eur.6; Puffersubstanz in Kosmetika.

**Aminocapronsäure (INN):** Acidum aminocaproicum Ph.Eur.6, ε-Aminocapronsäure; 6-Aminohexansäure; CAS-Nr. 60-32-2; $C_6H_{13}NO_2$; $M_r$ 131.17; Schmp. 204–206 °C (kristallisiert aus Ethanol); weißes, krist. Pulver; leicht lösl. in Wasser, wenig lösl. in Methanol, fast unlösl. in Ethanol; $pK_{S,1}$ 4.43, $pK_{S,2}$ (konjugierte Säure) 10.75; nicht mehr im Handel befindl. Fibrinolyse*-Inhibitor.

**Aminocarbonsäuren:** s. Aminosäuren.

**7-Aminocephalosporansäure:** s. Cephalosporine.

**Aminochincarbamid:** s. Aminoquinurid.

**Aminochinoline:** s. Antimalariamittel.

**Aminochinurid:** s. Aminoquinurid.

**1-Amino-4-chlorbenzol:** s. 4-Chloranilin.

**Aminochlorbenzophenon:** 2-Amino-5-chlorbenzophenon; CAS-Nr. 719-59-5; $C_{13}H_{10}ClNO$; $M_r$ 231.7; Schmp. ca. 96–99 °C; gelbes, krist. Pulver; prakt. unlösl. in Wasser, lösl. in Ethanol, leicht lösl. in Aceton u. Dichlormethan; **Anw.:** Reagenz Ph.Eur.6; zur Reinheitsprüfung von Chlordiazepoxid*, Edukt zur Synthese von Benzodiazepinen*.

**Aminocyclitol:** s. Spectinomycin.

**Aminoessigsäure** (INN): s. Glycin.
**Aminoethan:** s. Ethylamin.
**2-Aminoethanol:** s. Ethanolamin.
**Aminoethansulfonsäure:** s. Taurin.
**2-Aminoethanthiol:** s. Mercaptamin.
**Aminoglucose:** s. Glucosamin.
**α-Aminoglutarsäure:** s. Glutaminsäure.
**Aminoglutethimid** (INN): Aminogluthetimidum Ph.Eur.6; (*RS*)-3-(4-Aminophenyl)-3-ethyl-piperidin-2,6-dion; CAS-Nr. 125-84-8; $C_{13}H_{16}N_2O_2$, Strukturformel: s. Abb.; $M_r$ 232.3; Schmp. 149–150 °C; **Wirk.:** Zytostatikum*, Aromatase*-Hemmer, Antiestrogen*; **Ind.:** metastasierendes Mammakarzinom, Cushing-Syndrom (NNR-Tumor); **UAW:** Benommenheit, gastrointestinale Störungen; **Dos.:** 250 mg/d; HWZ 13 h nach ED, 7.3 h nach 6-wöchiger Behandlung; **Gesch.:** bereits 1955 als Schlafmittel* u. Antiepileptikum* in die Ther. eingeführt. Vgl. Glutethimid.

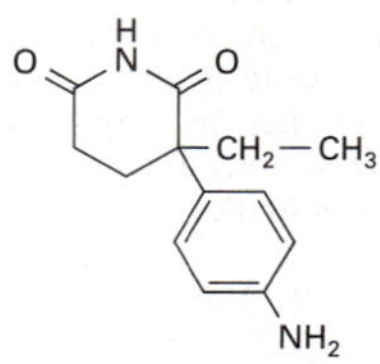

**Aminoglutethimid**

**Aminoglykosid-Antibiotika:** einheitl. Gruppe von Antibiotika*, die aus Streptomyces- (Endsilbe -mycin) u. Mikromonospora-Stämmen (Endsilbe -micin) isoliert wurden; tri- u. tetrasaccharidartige Verbindungen, wobei als Monosaccharidbausteine z. B. Streptose* od. *N*-Methylglucosamin u. als Aglyka versch. cycl. Aminozucker, z. B. 2-Desoxystreptamin od. Streptidin, fungieren (s. Abb.). **Wirk.:** bakterizid im Ruhe- u. Proliferationsstadium auf grampositive u. gramnegative Erreger, einschließl. diverser Problemkeime; Wirkstoffmoleküle lagern sich irreversibel an die 30-S-Untereinheiten der bakt. Ribosomen* an, stören damit das Ablesen der mRNA* u. in der Folge die Proteinbiosynthese der Keime. **Wirkstoffe: 1.** Streptomycin*; **2.** Neomycin-Gruppe: Neomycin*, Paromomycin*; **3.** Kanamycin-Gentamicin-Gruppe: Kanamycin*, Gentamicin*, Amikacin*, Tobramycin*, Netilmicin*; weitere Wirkstoffe: Framycetin*, Spectinomycin*; **Pharmakokinetik:** p. o. kommt es zu keiner Resorption, so dass eine parenterale Applikation, meist als Sulfat, erforderl. ist; auch topische Anw. ist üblich; Vorsicht bei Nierenschäden, da A.-A. durch glomeruläre Filtration (unverändert) eliminiert werden; **UAW:** alle A.-A. können ausgeprägte u. irreversible UAW hervorrufen, z. B.: **1.** Schädigung des Gleichgewichtssinnes u. der Hörnerven (Schwindel, Ohrenklingen), bes. bei eingeschränkter Nierenfunktion; **2.** Nephrotoxizität, v. a. bei hoher Dosierung u. schon bestehenden Nierenschäden; **3.** selten allerg. Reaktionen. Wegen dieser UAW sollten A.-A. nur lokal od. zur Behandlung schwerer Infektionen mit Problemkeimen eingesetzt werden. Sorgfältige Dosierung bei Patienten mit Nierenfunktionsstörungen; A.-A. sind in der Schwangerschaft kontraindiziert. Aufgrund großer interindividueller Schwankungsbreiten der Nierenfunktion ist bei A.-A. ein therapeutisches Drugmonitoring* indiziert. Die Spitzenspiegel ($C_{max}$-Werte) korrelieren mit dem therapeut. Ansprechen, die Talspiegel ($C_{min}$-Werte) mit der zu erwartenden Toxizität (v. a. Nephro- u. Ototoxizität). Alternativ zur Mehrfachgabe am Tag können A.-A. auch 1-mal täglich i. v. verabreicht werden, da bei gleicher Effektivität Vorteile in der Verträglichkeit zu erwarten sind (Ausnahmen: pädiatr. Patienten, Schwangere, Enterokokken-assoziierte Endokarditis, schwere Nierenfunktionsstörungen u. Pseudomonas-Infektionen). **Resistenz:** Streptomycin* führt zu einer sehr raschen, meist einstufigen Resistenzentwicklung, weniger rasch ist die Resistenzentwicklung bei Anw. moderner A.-A. Innerhalb der Wirkstoffgruppe besteht eine partielle Kreuzresistenz. **Gesch.:** Als 1. Vertreter wurde 1943 von Waksman Streptomycin* isoliert u. 1945 in die Ther. eingeführt. Ältere A.-A. werden noch bei speziellen Ind.

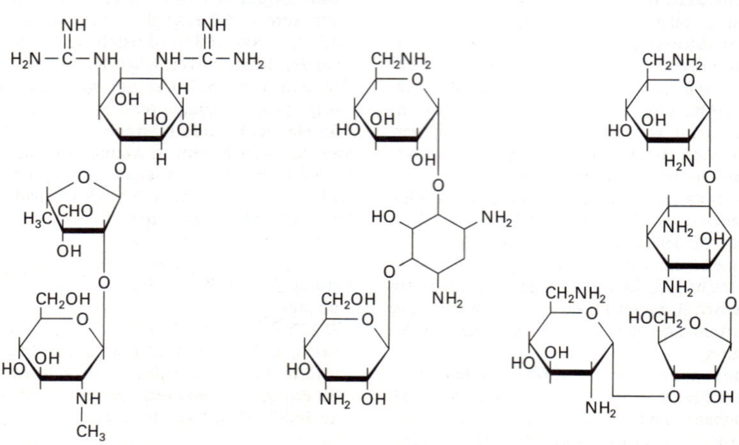

**Aminoglykosid-Antibiotika:** links: Streptomycin; Mitte: Kanamycin; rechts: Neomycin C

eingesetzt u. sind weitgehend abgelöst durch A.-A. des Gentamicin-Typs.

**Aminoguanidin:** Guanylhydrazin; $CH_6N_4$; $M_r$ 74.09; farblose Kristalle, unlösl. in Ether, lösl. in Ethanol u. Wasser (die Lsg. ist stark basisch); **Anw.:** (techn.) Synthese von Heterocyclen (s. Verbindungen, heterocyclische); Zwischenprodukt bei vielen chem. Synthesen.

**Aminoharnstoff:** s. Semicarbazid.

**2-Aminoheptan:** s. Tuaminoheptan.

**Aminohippursäure:** *N*-(4-Aminobenzoyl)-aminoessigsäure, *N*-(4-Aminobenzoyl)-glycin; CAS-Nr. 61-78-9; $C_9H_{10}N_2O_3$; $M_r$ 194.2; Schmp. ca. 199–202 °C; weißes bis fast weißes Pulver; leicht löslich in Alkalihydroxid-Lsg., lösl. in Ethanol, wenig lösl. in Wasser, sehr schwer lösl. in Dichlormethan u. Ether; **Anw.:** Reagenz Ph.Eur.6; zur DC-Detektion.

**Aminohydroxynaphthalinsulfonsäure:** 4-Amino-3-hydroxy-1-naphthalinsulfonsäure, 1-Amino-2-hydroxynaphthalin-4-sulfonsäure; CAS-Nr. 116-63-2; $C_{10}H_9NO_4S$; $M_r$ 239.3; weiße bis graue Nadeln, die sich unter Lichteinfluss rötl. färben, v. a. bei Feuchtigkeit; prakt. unlösl. in Wasser, Ethanol u. Ether, lösl. in Alkalihydroxid-Lsg. u. heißer Natriumdisulfit-Lsg.; **Anw.:** Reagenz Ph.Eur.6 u. zur Phosphatbestimmung.

**2-Amino-6-hydroxypurin:** s. Guanin.

**5-Aminolävulinsäure:** s. Methyl-(5-amino-4-oxopentanoat)-hydrochlorid.

**5-Aminolävulinsäure-methylester-hydrochlorid:** s. Methyl-(5-amino-4-oxopentanoat)-hydrochlorid.

**Aminolävulinsäure-Synthase:** mitochondriales Enzym* der Porphyrinbiosynthese (s. Porphyrine); katalysiert die Kondensation von Glycin* mit Succinyl*-Coenzym A zu $\delta$-Aminolävulinat.

**Aminomethan:** s. Methylamin.

**Aminomethylalizarindiessigsäure:** *N*-(3,4-Dihydroxy-2-anthrachinonylmethyl)-iminodiessigsäure, Dihydrat; CAS-Nr. 3952-78-1; $C_{19}H_{15}NO \cdot H_2O$; $M_r$ 421.4; Schmp. ca. 185 °C; feines, bräunl. gelbes bis orangebraunes Pulver; prakt. unlösl. in Wasser, lösl. in Alkalihydroxid-Lsg.; **Anw.:** Reagenz Ph.Eur.6 zur Herstellung von Aminomethylalizarindiessigsäure-Reagenz R, verwendet in der Grenzprüfung auf Fluorid*.

***p*-Aminomethylbenzoesäure:** (engl.) *p-aminomethylbenzoic acid (Abk. PAMBA)*; Acidum aminomethylbenzoicum; CAS-Nr. 10541-83-0; $C_8H_9NO_2$; $M_r$ 151.2; Schmp. 275 °C (unter Zers.); weißes, krist. Pulver; fast unlösl. in Ethanol, Ether, schwer lösl. in Wasser von 20 °C, lösl. in siedendem Wasser u. in verd. Alkalihydroxid-Lsg.; **Wirk.:** Fibrinolyse*-Inhibitor; **Off.:** DAC; **Dos.:** p. o. 3 × 0.1–0.2 g/d.

**Aminomethylierung:** s. Mannich-Reaktion.

**2-Amino-2-methyl-1,3-propandiol:** CAS-Nr. 115-69-5; $C_4H_{11}NO_2$; $M_r$ 105.14; Schmp. 110 °C; farblose Kristalle, lösl. in Wasser u. Ethanol; **Anw.:** biol. Puffer* im pH-Bereich 7.8–9.8; zur Absorption saurer Gase.

**Aminonitrobenzophenon:** 2-Amino-5-nitrobenzophenon; CAS-Nr. 1775-95-7; $C_{13}H_{10}N_2O_3$; $M_r$ 242.2; Schmp. ca. 160 °C; gelbes, krist. Pulver; prakt. unlösl. in Wasser, schwer lösl. in Methanol, lösl. in Tetrahydrofuran; **Anw.:** Reagenz Ph.Eur.6 zur Reinheitsprüfung von Nitrazepam*, Edukt zur Nitrazepam-Synthese.

**6-Aminopenicillansäure:** s. Penicilline.

**Aminopenicilline:** s. Penicilline.

**Aminopeptidasen:** metallhaltige Exopeptidasen (s. Proteasen), die von Peptiden* einzeln die N-terminalen Aminosäuren* mit der freien Aminogruppe (im Unterschied zu den Carboxypeptidasen*) unter hydrolyt. Spaltung der Peptidbindung abspalten; werden z. B. von Pankreas*, Darmmukosa u. Niere gebildet.

**Aminophenazon** (INN): Aminophenazonum, Amidopyrin, Aminopyrin, 4-Dimethylaminoantipyrin, Dimethylaminophenazon, Pyrazolonum dimethylaminophenyldimethylicum; 4-Dimethylamino-1,5-dimethyl-2-phenyl-1,2-dihydro-3*H*-pyrazol-3-on, 4-Dimethyl-1-phenyl-3-pyrazolin-5-on; CAS-Nr. 58-15-1; $C_{13}H_{17}N_3O$; $M_r$ 231.3; Schmp. 107–109 °C; weißes, krist. Pulver od. farblose Kristalle, geruchlos, schwach bitterer Geschmack; lösl. in Wasser, leicht lösl. in Chloroform u. Ethanol; aufgrund schwerer UAW nicht mehr im Handel befindl. Analgetikum*, Antipyretikum u. Antirheumatikum; **UAW:** allerg. Reaktionen von Hauterscheinungen bis zu tödl. Agranulozytose; cave: in hohen Dosen Krampfgift (LD 10 g); Bildung von kanzerogenem Dimethylnitrosamin aus der abgespaltenen Dimethylaminogruppe.

**3-Aminophenol:** 3-Hydroxyanilin; CAS-Nr. 591-27-5; $C_6H_7NO$; $M_r$ 109.13; Schmp. ca. 122 °C; Sdp. (15 hPa) 164 °C; weißes bis schwach gelbl., krist. Pulver; verfärbt sich durch Feuchtigkeit u. Licht; lösl. in Wasser u. Ethanol; **Anw.:** Herst. von Haarfärbemitteln u. Kunstharzen für Ionenaustauscher*.

**4-Aminophenol:** *p*-Aminophenol; 4-Amino-1-hydroxybenzol; $C_6H_7NO$; $M_r$ 109.13; Schmp. 186 °C (unter Zers.); farblose Kristalle, die an Licht graubraun bis violettbraun werden, lösl. in absolutem Ethanol, wenig lösl. in Wasser; **Anw.:** **1.** (med.) Reagenz Ph.Eur.; **2.** (techn.) zum Färben von Haaren u. Pelzen; früher als fotograf. Entwickler.

**Aminophenolethylether:** s. Phenetidine.

**2-Amino-2-phenylessigsäure:** s. Phenylglycin.

**3-Aminophthalsäurehydrazid:** s. Luminol.

**Aminophyllin:** s. Theophyllin-Ethylendiamin.

**Aminoplaste:** Duroplaste (s. Duromere) mit unterschiedl. Beimengungen (Füllstoffen); **Formen:** Es ist zu unterscheiden zw. Harnstoff-Formaldehydharzen u. den beständigeren Melamin-Formaldehydharzen (Melaminharz: s. Abb.). **Anw.:** zur Herst. von Schraubverschlüssen für Arzneigläser.

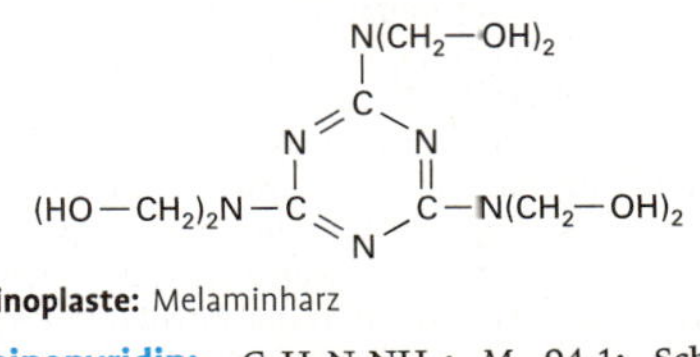


**Aminoplaste:** Melaminharz

**2-Aminopyridin:** $C_5H_4N\text{-}NH_2$; $M_r$ 94.1; Schmp. 56 °C; Sdp. 204 °C; farblose Kristalle, lösl. in Wasser u. fast allen org. Lösungsmitteln; **Anw.:** (techn.) Wirkstoffsynthesen.

**Aminoquinurid** (INN): Aminochinurid, Aminochinuridum, Aminochincarbamid; *N,N'*-Bis(4-ami-

A

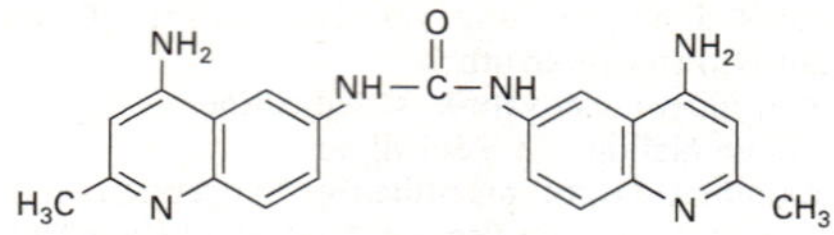

**Aminoquinurid**

no-2-methyl-6-chinolyl)harnstoff; CAS-Nr. 3811-56-1; $C_{21}H_{20}N_6O$, Strukturformel: s. Abb.; $M_r$ 372.4; Schmp. 255 °C (unter Zers.); **Anw.:** als Desinfektionsmittel; in Lsg. zur Blasen- u. Wundspülung, in Umschlägen, Pudern u. Salben; früher zur Herst. von Verzögerungsinsulinen, da es mit Insulin* unlösl. Komplexe bildet.

**Aminosäuren:** Aminocarbonsäuren; org. Säuren, die mind. eine Carboxyl- u. eine Aminogruppe enthalten; **Einteilung: I.** je nach Abstand der $NH_2$-Gruppe in der Kohlenstoffkette zu der endständigen Carboxylgruppe in ***α-, β-, γ-***, ... Aminosäuren; *α*-Aminosäuren gehören als Bausteine der Proteine* u. Peptide*, jedoch auch in freier Form zu den wichtigsten org. Stoffen der lebenden Zelle. **II.** in **proteinogene**, d. h. Protein bildende A. (insgesamt ca. 20), u. nicht proteinogene A.; proteinogene A. sammeln sich in der Zelle in einem Aminosäurenpool, in dem sich mit der Nahrung aufgenommene, im Stoffwechsel synthetisierte u. durch Proteinabbau anfallende A. mischen. In diesem Pool befinden sich auch stickstoffhaltige Vor- u. Zwischenstufen der Biosynthese der proteinogenen u. nicht proteinogenen Aminosäuren. Zu den nicht proteinogenen A., die am Aufbau der Proteine gewöhnl. nicht beteiligt sind, gehören auch solche, die als Zwischenprodukte bei der Biosynthese proteinogener A. auftreten. **III. chem. Klassifizierung: 1.** nach der Lage des isoelektr. Punktes* in neutrale, saure u. basische A. (s. Abb.); **2.** nach der Polarität ihrer Seitenketten in 4 Hauptgruppen: **a)** unpolare od. hydrophobe A. (Alanin*, Leucin*, Isoleucin*, Valin*, Prolin*, Phenylalanin*, Tryptophan* u. Methionin*); **b)** polare ungeladene A. (Serin*, Threonin*, Tyrosin*, Asparagin*, Glutamin*, Cystein* u. Glycin*); **c)** positiv geladene A. (Lysin*, Arginin* u. Histidin*); **d)** negativ geladene A. (Asparaginsäure* u. Glutaminsäure*). **IV.** nach den **Abbauprodukten im Stoffwechsel**: **1.** glucoplastische Aminosäuren*; **2.** ketoplastische Aminosäuren*; **V. 1. essentielle A.**, die vom betr. Organismus nicht od. nur ungenügend durch Biosynthese bereitgestellt werden können u. daher mit der Nahrung zugeführt werden müssen (Tryptophan, Threonin, Isoleucin, Lysin, Valin, Leucin, Methionin, Phenylalanin); **2. nicht essentielle A.**, die nicht mit der Nahrung zugeführt werden müssen. Außer den 20 A., die gewöhnl. in Proteinen vorkommen, gibt es einige, die in nur geringer Menge in einigen speziellen Proteintypen gefunden wurden, z. B. 4-Hydroxyprolin* u. 5-Hydroxylysin im fibrillären Protein Kollagen* sowie *N*-Methyllysin im Muskelprotein Myosin*. Außerdem gibt es viele andere A., die niemals als Proteinbestandteile auftreten, sondern biol. in freier od. anders kombinierter Form existieren (z. B. Ornithin* u. Citrullin*, die Zwischenprodukte im Harnstoffzyklus* sind). **Eigenschaften:** amphoter; liegen im festen Zustand u. in stark polaren Lösungsmitteln als Zwitter*-Ionen ($H_3N^+$—CHR—$COO^-$) vor; lösen sich mit wenigen Ausnahmen in Wasser, Ammoniak u. anderen polaren Lösungsmitteln gut, dagegen in unpolaren u. wenig polaren Lösungsmitteln wie Ethanol, Methanol u. Aceton sehr schwer; Wasserlöslichkeit am isoelektr. Punkt (pH-Bereich 4–9) am geringsten, da durch die Zwitter-Ionen-Struktur die Hydrophilie der Amino- u. Carboxylgruppe aufgehoben ist; liegen im stärker sauren pH-Bereich als Kationen ($H_3N^+$—CHR—COOH), im stärker alkal. pH-Bereich als Anionen ($NH_2$—CHR—$COO^-$) vor; kommen in der Natur aufgrund eines od. zweier asymmetr. C-Atome als opt. aktive Verb. vor (außer Glycin) u. haben meist die L-Konfiguration; bilden mit Ninhydrin* gefärbte Derivate. Komplexe Mischungen von A. können mit Papierchromatographie* od. Ionenaustauschchromatographie* getrennt, identifiziert u. bestimmt werden. Mehrere A. können kovalent zu Peptiden* verknüpft werden. Diese können auch bei der unvollständigen Hydrolyse von Proteinen* entstehen. **Biosynthese:** Der Mensch kann 10 der 20 proteinogenen A. selbst synthetisieren. Die essentiellen A. werden von Pflanzen u. Bakterien synthetisiert. Nach der Herkunft des Kohlenstoffgerüsts leiten sich mehrere Familien ab: **1.** Serinfamilie: Serin, Glycin, Cystein u. Cystin*; leiten sich aus Triosephosphat* her; **2.** Ketoglutarfamilie: Glutamat, Glutamin, Ornithin, Citrullin, Arginin, Prolin u. Hydroxyprolin; beziehen ihr Skelett aus dem Ketoglutarat des Tricarbonsäurezyklus*; **3.** Pyruvatfamilie mit Pyruvat* u. Oxalacetat als C-Kettenlieferanten; **4.** Pentosefamilie: Histidin u. die aromat. A. Phenylalanin, Tyrosin u. Tryptophan. In den Biosynthesewegen der einzelnen A. sind versch. nicht proteinogene A. als Zwischenstufe enthalten. Die Stoffwechselwege zur Synthese der essentiellen A. in Bakterien u. Pflanzen (s. Aromatenbiosynthese, Shikimisäure-Chorisminsäure-Weg) sind komplexer u. länger als diejenigen der nicht essentiellen Aminosäuren. Vgl. Aminosäurestoffwechsel.

**Aminosäuren, glucoplastische:** Aminosäuren*, die im Stoffwechsel zu Mono- u. Dicarbonsäuren abgebaut werden können, aus denen Glucose aufgebaut werden kann (s. Gluconeogenese); wichtig v. a. zur Aufrechterhaltung des Blutglucosespiegels bei längerem Hunger; **Vertreter:** Alanin*, Arginin*, Asparagin* u. Asparaginsäure*, Cystein*, Glutamin* u. Glutaminsäure*, Glycin*, Histidin*, Hydroxyprolin*, Methionin*, Prolin*, Serin*, Threonin* u. Valin*; glucoplastische u. ketoplastische Aminosäuren* zugleich sind Isoleucin*, Phenylalanin*, Tyrosin* u. Tryptophan*.

**Aminosäuren, ketoplastische:** Aminosäuren*, deren Abbauprodukte Acetessigsäure u./od. aktivierte Essigsäure (Acetyl*-Coenzym A) sind u. die zur Bildung von Ketonkörpern* beitragen; **Vertreter:** Einzige rein ketoplast. A. sind Leucin* u. Lysin*. Keto- u. glucoplast. Aminosäuren zugleich sind Isoleucin*, Phenylalanin*, Tyrosin* u. Tryptophan*.

**Aminosäurensequenz:** s. Sequenz.

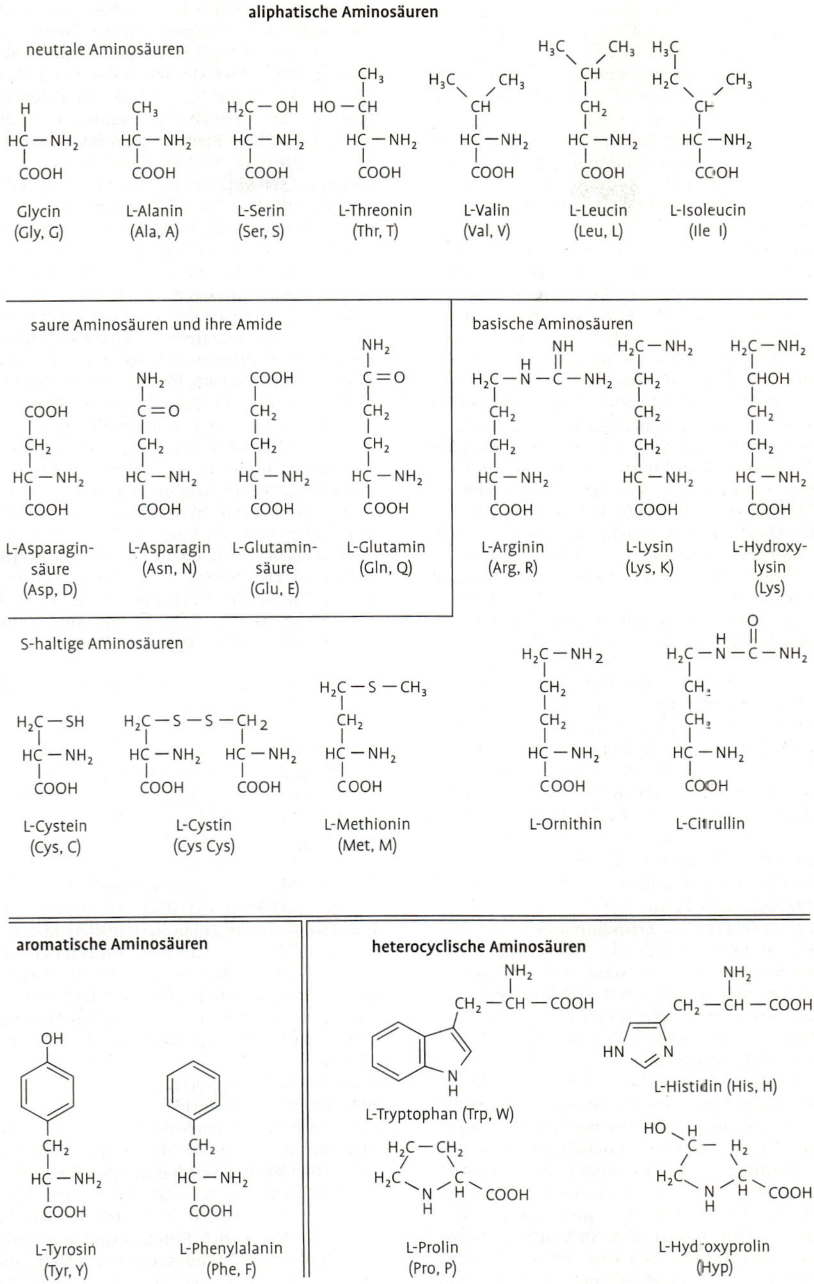


**Aminosäuren**

**Aminosäureoxidasen:** Flavinenzyme*, welche die oxidative Desaminierung von $\alpha$-Aminosäuren* zu den entspr. $\alpha$-Ketosäuren* katalysieren.

**Aminosäure-Sequenzierung:** Bestimmung der Aminosäureabfolge von Peptiden* u. Proteinen*; meist liegen der Edman*-Abbau u. die Identifizierung der Reaktionsprodukte mittels Chromatographie* zugrunde.

**Aminosäurestoffwechsel:** zusammenfassende Bez. für Reaktionen des katabolen u. anabolen Umbaus von Aminosäuren*; **Formen:** u. a. **1.** Transaminierung: von Transaminasen* katalysierter Austausch der Amino- durch eine Ketogruppe; dabei entstehende Ketocarbonsäuren werden z. T. zur Gluconeogenese* (glucoplastische Aminosäuren*) u. Ketogenese* (ketoplastische Aminosäuren*) genutzt. **2.** Decarboxylierung*: Biosynthese biogener Amine*; **3.** oxidative Desaminierung (z. B. durch Glutamatdehydrogenase*): Bildung von $\alpha$-Ketosäuren*; das frei werdende $NH_4^+$ geht in den Harnstoffzyklus* ein.

**p-Aminosalicylsäure:** s. 4-Aminosalicylsäure.

**4-Aminosalicylsäure:** *p*-Aminosalicylsäure (Abk. PAS), Acidum para-aminosalicylicum; 4-Amino-2-hydroxybenzoesäure; $C_7H_7NO_3$, Strukturformel: s. Abb.; CAS-Nr. 65-49-6; $M_r$ 153.1; weißes Pulver, das an Licht u. Luft nachdunkelt; lösl. in 700 T. Wasser, 20 T. Ethanol, 4000 T. Chloroform u. 50 T. Ether; **Wirk.:** Antituberkulotikum*, vergleichsweise schwache tuberkulostat. Wirk. durch kompetitive Antagonisierung der *p*-Aminobenzoesäure*; Resistenzentwicklung langsam; **Off.:** ÖAB; **Zuber.:** Natrium-*p*-aminosalicylat-Infusionslösung 48 g/L (Natrii aminosalicylatis solutio infundibilis 48 g/L Ph.Helv.); **Ind.:** Kombinationstherapie der Tuberkulose als Mittel der Reserve; **UAW:** gastrointestinale Störungen; **Dos.:** p. o. 12–16 g/d, Kinder 0.2–0.3 g/kg KG/d in 2–4 ED. Gebräuchl. sind auch Calcium-*p*-aminosalicylat u. Natrium-*p*-aminosalicylat.

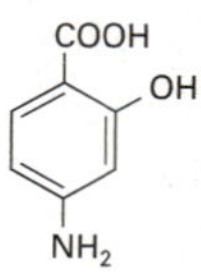


**4-Aminosalicylsäure**

**5-Aminosalicylsäure:** s. Mesalazin.

**Aminosidin:** s. Paromomycin.

**Aminotoluol:** s. Toluidin.

**Aminotransferasen:** s. Transaminasen.

**Aminoxide:** Verb. mit der allg. Formel $R_3N—O$, in denen der Stickstoff* mit seinem nichtbindenden Elektronenpaar die für die N—O-Bindung erforderl. Elektronen* liefert; in der Literatur z. T. als $R_3N{\rightarrow}O$ od. in zwitterionischer Schreibweise $R_3N^+—O^-$ (s. Zwitter-Ionen).

**Aminozucker:** Monosaccharide*, bei denen eine alkohol. (nicht glykosid.) Hydroxylgruppe durch eine Aminogruppe ($—NH_2$) ersetzt ist; die Aminogruppe ist oft acetyliert; **Bedeutung:** 2-Amino-2-desoxyaldosen haben als Bakterienzellwandsubstanz Bedeutung u. sind weiterhin in einigen Antibiotika (z. B. Streptomycin*), in Blutgruppensubstanzen, in Oligosacchariden der Milch u. in hochmolekularen Naturstoffen wie Chitin* enthalten. **Vertreter:** u. a. D-Galactosamin*, D-Glucosamin*, D-Mannosamin, Neuraminsäure*, Muraminsäure*.

**Aminseifen:** org. Seifen, Salze von Fettsäuren mit Aminen (Mono-, Di- od. Triethanolamin, Isopropanolamin, Aminohydroxyverbindungen u. a.); z. B. Triethanolamin-oleat: $[HN^+(CH_2—CH_2—OH)_3]$ $[HC_3—(CH_2)_7—CH{=}CH—(CH_2)_7—COO^-]$; hergestellt durch Umsatz von Fettsäuren mit den entsprechenden Aminen; **Anw.:** anion. O/W-Emulgatoren bei äußerl. anzuwendenden Arzneiformen, Netzmittel, stärker emulgierend als Alkaliseifen, für feine u. stabile Emulsionen* u. Cremes* mit annähernd neutraler Reaktion (pH ca. 8), geringe Elektrolytempfindlichkeit.

**Amin, tertiäres:** s. Trimethylamin.

**Amiodaron** (INN): 2-Butyl-3-benzofuranyl-4-[2-(diethylamino)ethoxy]-3,5-diiodphenylketon; CAS-Nr. 1951-25-3; $C_{25}H_{29}I_2NO_3$, Strukturformel: s. Abb.; $M_r$ 645.32; **Wirk.:** Koronarvasodilatator, Antiarrhythmikum* (Klasse III); hemmt auf zellulärer Ebene die Glucagon-, Sekretin- u. Noradrenalinwirkung; **Ind.:** wegen UAW nur sonst therapieresistente ventrikuläre u. supraventrikuläre Arrhythmien; **Kontraind.:** ausgeprägte Sinusbradykardie; **WW:** verstärkte blutgerinnungshemmende Wirk. von Acenocoumarol*, erhöhte Serum-Digoxinspiegel bei Digoxindauertherapie; **UAW:** Rundherdbildung in der Lunge, Ablagerungen in der Cornea, Hypo- u. Hyperthyreose, Photosensibilisierung, Hautverfärbungen; HWZ 4–6 Wochen. **Amiodaronhydrochlorid:** Amiodaroni hydrochloridum Ph.Eur.; CAS-Nr. 19774-82-4; $C_{25}H_{30}ClI_2NO_3$; $M_r$ 682.0; Schmp. 159–163 °C; weißes bis fast weißes, feines, krist. Pulver, sehr schwer lösl. in Wasser, Hexan, wenig lösl. in Ethanol, lösl. in Methanol, leicht lösl. in Dichlormethan; Lagerung unterhalb 30 °C.

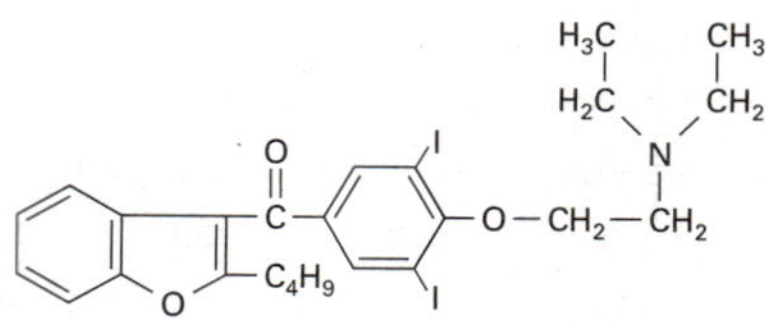


**Amiodaron**

**Amiphenazol** (INN): 2,4-Diamino-5-phenylthiazol; CAS-Nr. 490-55-1; $C_9H_9N_3S$; $M_r$ 191.26; Schmp. 163–164 °C (unter Zers., kristallisiert aus Wasser od. verd. Ethanol); nicht mehr im Handel befindl. zentrales Analeptikum* mit Wirk. auf das Atemzentrum; früher als Narkotika-Antagonist u. bei respirator. Insuffizienz eingesetzt; als Dopingmittel gelistet (s. Doping); **UAW:** Übelkeit, Hautausschläge.

**Amipramidin:** s. Amilorid.

**Amipramizid:** s. Amilorid.

**AMIS:** Abk. für **A**rznei**m**ittel**i**nformations**s**ystem; unter der Bez. AMIS für die Bundesländer stehen den zuständigen Behörden die Daten von Arzneimittelzulassungen des Bundesinstitutes* für Arzneimittel und Medizinprodukte, des Paul*-Ehrlich-Institutes u. des Bundesamts* für Verbraucherschutz und Lebensmittelsicherheit online über das DIMDI* zur Verfügung.

**Amisulprid** (INN): Amisulpridum Ph.Eur.; 4-Amino-N-(1-ethyl-2-pyrrolidinyl)methyl-5-ethylsulfonyl-2-methoxybenzamid; CAS-Nr. 71675-85-9; $C_{17}H_{27}N_3O_4S$, Strukturformel: s. Abb.; $M_r$ 369.5; Schmp. 126 °C; weißes bis fast weißes, krist. Pulver, unlösl. in Wasser, wenig lösl. in wasserfreiem Ethanol, leicht lösl. in Dichlormethan; **Wirk.:**

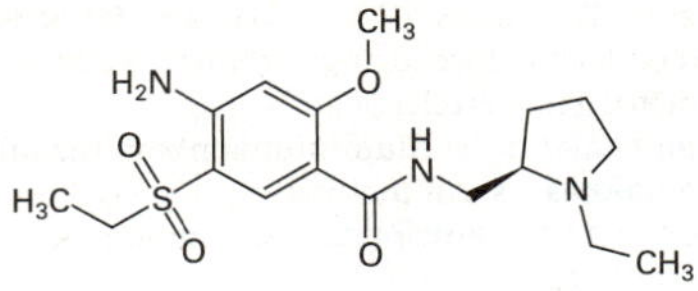

**Amisulprid**

selektiver Dopamin-$D_2$/$D_3$-Rezeptor-Antagonist; atyp. Neuroleptikum*; **Ind.:** Schizophrenie; **Kontraind.:** aufgrund dosisabhängiger Verlängerung der QT-Zeit Kombination mit Arzneimitteln, die eine Torsade de pointes induzieren können; **UAW:** Schlaflosigkeit, Angst, gastrointestinale Störungen; infolge geringerer $D_2$-Rezeptorblockade im Vergleich zu typ. Neuroleptika kommt es zu geringeren extrapyramidal-motor. UAW; HWZ ca. 12 h.

**Amitriptylin** (INN): 3-(10,11-Dihydro-5*H*-dibenzo[*a,d*]cyclohepten-5-yliden)-*N,N*-dimethylpropylamin; CAS-Nr. 50-48-6; $C_{20}H_{23}N$, Strukturformel: s. Abb. 1; $M_r$ 277.39; p$K_S$ der konjugierten Säure 9.4 (25 °C); Dibenzocycloheptadien-Derivat; **Wirk.:** tricycl. Antidepressivum* mit breitem Wirkungsspektrum u. ausgeprägter anticholinerger u. sedativer Wirk.; Hemmung der Wiederaufnahme von Serotonin* u. Noradrenalin* in das präsynapt. Neuron; **Ind.:** leichte u. mittelschwere Depression (v. a. vom ängstlich agitierten Typ), psychosomat. Erkrankungen mit depressivem Hintergrund, Verstimmungszustände; Ther. chron. Schmerzen; **Kontraind.:** akute Intoxikation mit zentral dämpfenden Pharmaka od. Alkohol, akutes Delir, Engwinkelglaukom, paralyt. Ileus, Prostatahyperplasie mit Restharnbildung, Pylorusstenose, Kombination mit nichtselektiven irreversiblen Monoaminoxidase*-Hemmern, Stillzeit; **WW:** andere zentral dämpfend wirkende Arzneimittel (auch Alkohol): Verstärkung der Wirk.; sympathomimet. Amine: Verstärkung der Wirk. auf das vegetative Nervensystem; Arzneimittel mit anticholinerger Wirk.: anticholinerge Wirk. verstärkt; MAO-Hemmer: schwere UAW wie Erregung, Delir, Koma, Hyperpyrexie, Krampfanfälle, starke Blutdruckschwankungen; Fluoxetin/Fluvoxamin: Anstieg der Plasmakonzentration von A.; Arzneimittel, welche die QT-Zeit verlängern, zu einer Hypokaliämie führen od. den hepat. Abbau von A. hemmen, sind zu vermeiden. A.-HCl kann Wirk. von Cumarin-Derivaten beeinflussen. **UAW:** anticholinerg (z. B. Herzrhythmusstörungen, Mundtrockenheit); s. Antidepressiva; **Dos.:** individuell einstellen; HWZ 10–20 h bzw. 30–31 h (Metaboliten). **Amitriptylinhydrochlorid:** Amitriptylini hydrochloridum Ph.Eur.6; CAS-Nr. 549-18-8; $C_{20}H_{24}ClN$; $M_r$ 313.9; Schmp. 197 °C (polymorph);

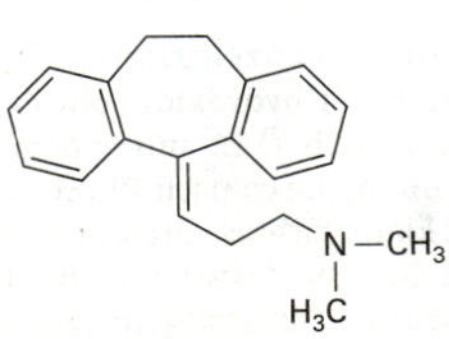

**Amitriptylin** Abb. 1

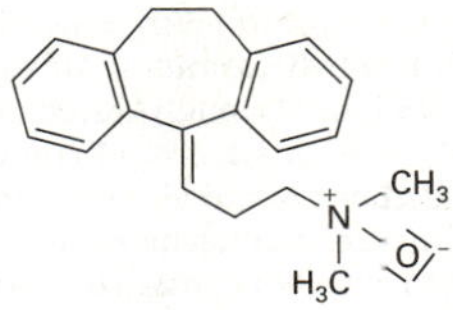

**Amitriptylin** Abb. 2

weißes Pulver od. farblose Kristalle; leicht lösl. in Wasser, Ethanol u. Chloroform. **Amitriptylinoxid:** 3-(10,11-Dihydro-5*H*-dibenzo[*a,d*]cyclohepten-5-yliden)-*N,N*-dimethylpropylamin-*N*-oxid; CAS-Nr. 4317-14-0; $C_{20}H_{23}NO$, Strukturformel: s. Abb. 2; $M_r$ 293.41; Schmp. 228–230 °C (wasserfrei); Schmp. 102–103 °C (Dihydrat); HWZ 1.5–3 h. Gebräuchl. ist auch Amitriptylinembonat. Vgl. Nortriptylin.

**AMK:** Abk. für **Arzneimittelkommission*** der Deutschen Apotheker.

**Amlodipin** (INN): 2-(2-Aminoethoxy)methyl-4-(2-chlorphenyl)-1,4-dihydro-6-methyl-3,5-pyridindicarbonsäure-3-ethyl-5-methylester; CAS-Nr. 88150-42-9; $C_{20}H_{25}ClN_2O_5$, Strukturformel: s. Abb.; $M_r$ 408.9; Schmp. 178–179 °C (Maleat); weiße Kristalle; **Wirk.:** Antihypertensivum*, Calcium*-Antagonist mit langsamer Eliminationsgeschwindigkeit; **Ind.:** Hypertonie; **UAW:** Flush, Kopfschmerz, evtl. Knöchelödeme. **Amlodipinbesilat:** Amlodipini besilas Ph.Eur.; $C_{26}H_{31}ClN_2O_8S$; $M_r$ 567.1; weißes bis fast weißes Pulver; schwer lösl. in Wasser u. in 2-Propanol, wenig lösl. in wasserfreiem Ethanol, leicht lösl. in Methanol.

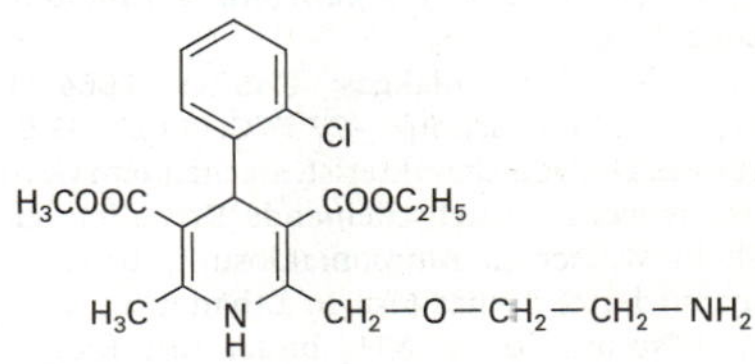

**Amlodipin**

**Amlodipinbesilat:** s. Amlodipin.

**Ammeifrüchte, Große:** s. Ammi majus (Fructus Ammi majoris).

**Ammeos visnagae fructus:** s. Ammi visnaga.

**Ammidin:** s. Imperatorin.

**Ammi majus** L.: Große Knorpelmöhre; Fam. Apiaceae (Umbelliferae); heim. im Mittelmeergebiet; Stpfl. von **Fructus Ammi majoris:** Große Ammeifrüchte; **Inhaltsst.:** die Furanocumarine* Ammoidin* (Xanthotoxin), Imperatorin*, Bergapten; fettes Öl, Proteine, Tannin, Flavone; **Anw.:** (med.) Vitiligo (Pigmentstörungen).

**Ammi visnaga** (L.) Lam.: Daucus visnaga; Bischofskraut, Zahnstocherkraut, Khellakraut; Fam. Apiaceae (Umbelliferae); Ägypten, bes. Nildelta, Syrien, Palästina, Marokko, Persien, Transkaukasien; Doppeldolden mit verholzten Strahlen; Stpfl. von **Ammeos visnagae fructus:** Fructus Ammi visnagae, Ammi-visnaga-Früchte, Khellafrüchte, Ammeifrüchte; **Off.:** DAC; **Inhaltsst.:** 1–1.6 % Furanochromone* (γ-Pyrone): Khellin* (bis 1 %), Khellosid*, Visnagin*, Khellol; ca. 0.2–0.5 % Pyranocu-

A

marin-Ester (die eigentl. Wirkungsträger): Visnadin*, Samidin, Dihydrosamidin; Alkaloide: Khellinon u. Visnaginon; Flavonglykoside, wenig äther. Öl, fettes Öl; DAB: mind. 1 % $\gamma$-Pyrone, berechnet als Khellin; **Zuber.:** Ammi visnagae tinct.; Tinctura Ammi visnagae; zahlreiche Arzneispezialitäten mit Extrakten od. Reinsubstanzen; **Anw.:** (med.) z. B. bei Koronarinsuffizienz, Altersherz mit Hypertonie, Asthma bronchiale, nicht empfehlenswert, Negativmonographie der Kommission E. **Hom.:** Ammi visnaga (HAB): reife, getrocknete Früchte; verordnet z. B. bei Koliken u. Krämpfen der glatten Muskulatur, Durchblutungsstörung des Herzmuskels.

**Ammoidin:** Methoxsalenum, Methoxsalen, Xanthotoxin, Methylxanthotoxol, 8-Methoxypsoralen; 9-Methoxy-7*H*-furo[3,2-*g*][1]benzopyran-7-on; CAS-Nr. 298-81-7; $C_{12}H_8O_4$, Strukturformel: s. Furanocumarine (Abb. dort); $M_r$ 216.18; Schmp. 148 °C (kristallisiert aus heißem Wasser od. Benzol/Petrolether; polymorph); fast unlösl. in kaltem Wasser, wenig lösl. in siedendem Wasser, Ether, lösl. in siedendem Ethanol, Aceton, Essigsäure, pflanzl. Ölen, Propylenglykol, Benzol, leicht lösl. in Chloroform; $UV_{max}$ 219, 249, 300 nm (log ε: 4.32, 4.35, 4.06); **Vork.:** z. B. in Ammi* majus, Angelica* archangelica, Pastinaca* sativa, Ruta* graveolens; **Off.:** DAC; **Anw.:** s. PUVA.

**Ammonia concentrata:** s. Ammoniaklösung, konzentrierte.

**Ammoniacum:** s. Dorema ammoniacum.

**Ammoniae solutio concentrata:** s. Ammoniaklösung 26%.

**Ammoniae solutio 11 per centum:** s. Ammoniaklösung 10 %.

**Ammoniak:** Ammoniakgas; CAS-Nr. 7664-41-7; $NH_3$; $M_r$ 17.03; Schmp. –77.7 °C; Sdp. –33.5 °C; farbloses Gas von charakterist. stechendem Geruch (fest als weiße, durchscheinende Kristalle); leicht lösl. in Wasser (s. Ammoniaklösung 10 %, 26 %, konzentrierte), ferner lösl. in Ethanol, Ether u. a. org. Lösungsmitteln; $NH_3$ bildet mit Brom* u. Chlor* explosive Verbindungen. **Vork.:** natürl. in Luft, Regenwasser, Vulkangasen, Erdboden; beim Verwesen von stickstoffhaltigen org. Substanzen, Eiweißstoffen (Darmgase), Harn, Guano, Kamelmist; ferner in Form seiner Salze als Nitrat, Sulfat, Nitrit, Carbonat; **Nachw.:** s. Ammonium; **Darst.:** durch Erhitzen von Ammoniumchlorid* mit Calciumhydroxid* (so schon 1773 von Joseph Priestley dargestellt); **Herst.:** Nebenprodukt der Steinkohlendestillation (Gasanstalt); heute v. a. aus den Elementen (Ammoniaksynthese nach Haber-Bosch) unter Mitwirkung feinverteilter Metalle als Katalysatoren; **Anw.: 1.** (chem.) Darst. der Ammoniumsalze; wichtiges Syntheseedukt für N-haltige Verb.; **2.** (techn.) zur Kälteerzeugung (Linde-Eismaschine); flüssiges $NH_3$ als Lösungsmittel* für zahlreiche Stoffe, bes. für Salze u. Natrium* (org. Synthese); **Toxikol.:** Eine resorptive $NH_3$-Intoxikation kommt selten vor, da $NH_3$ rasch in Harnstoff* umgewandelt u. ausgeschieden wird. Inhalation größerer Mengen der auch augenreizenden Dämpfe führt zu Bronchialspasmen. LD (oral; Mensch): 20–30 mL Salmiakgeist (10 %ige Ammoniaklösung); 1.5–2.5 g $NH_3$-Gas führen innerhalb 1 h zum Tod. MAK: 17 mg $NH_3/m^3$. Da $NH_3$ die Gewebe leicht durchdringt, können Verätzungen beträchtl. Tiefe erreichen.

**Ammoniakalaun:** s. Aluminiumammoniumsulfat.

**Ammoniakgas:** s. Ammoniak.

**Ammoniakgeist, anisierter:** s. Ammoniaklösung, anisölhaltige.

**Ammoniakgummi:** s. Dorema ammoniacum (Ammoniacum).

**[$^{13}$N]Ammoniak-Injektionslösung** Ph.Eur.6: Ammonii[$^{13}$N] solutio iniectabilis; Injektionslösung zur Messung der Herzperfusion mittels PET*; s. Stickstoff-13.

**Ammoniaklösung 10 %:** Ammonii hydroxidi solutio 10 per centum, Liquor Ammonii caustici, Ammonium causticum solutum, Solutio Ammonii hydroxidati, Ammonium hydricum solutum, Solutio Ammoniae diluta; Ammoniak, Salmiakgeist, Hirschhorngeist; Gehalt an Ammoniakgas, DAB: 9.7–10.3 %, Ph.Helv.: 9.5–10.5 %; D. 0.957–0.961; klare, farblose Flüss. mit charakterist. stechendem Geruch; mischbar mit Wasser u. Ethanol; **Darst.:** 409 T. konz. Ammoniak* werden in 591 T. kohlensäurefreies, gereinigtes Wasser eingegossen; **Anw.: 1.** (med.) äußerl. zur Behandlung von Insektenstichen, in hyperämisierenden Einreibungen; innerl. als Expektorans in Hustenmitteln; **2.** (techn.) als Reinigungsmittel; **Toxikol.:** s. Ammoniak. **Ammoniaklösung 11 %:** ÖAB2008, Ammoniae solutio 11 per centum; etwa 6-molar. **Hom.:** Ammonium causticum: Salmiakgeist, Ammoniaklösung; verordnet z. B. bei Blutungsneigung, Rachenentzündungen.

**Ammoniaklösung 11 %:** s. Ammoniaklösung 10 %.

**Ammoniaklösung 26 %:** Ammoniae solutio concentrata (Ph.Eur.6), Solutio Ammonii hydroxydati concentrata; Gehalt an Ammoniak 25–30 % (m/m); D. 0.892–0.910; klare, farblose, stark ätzende Flüss., mischbar mit Wasser u. Ethanol; dicht verschlossen u. nicht über 20 °C zu lagern; **Anw.:** s. Ammoniaklösung 10 %.

**Ammoniaklösung, anisölhaltige:** Ammonii hydroxidi solutio anisata, Liquor Ammonii anisatus, Spiritus Anisi compositus, Spiritus ammonii anisatus; zusammengesetzter Anisspiritus, anisierter Ammoniakgeist, Anisade, Anisliquor, Anisammoniak; Zusammensetzung: DAC, 3.3 g Anisöl, 16.7 g Ammoniaklösung 10 %, 80 g Ethanol 90 %; ÖAB, 2 T. Anisöl od. Sternanisöl, 75 T. Ethanol, 20 T. gereinigtes Wasser, 3 T. Ammoniumchlorid; Ph.Helv., 3.0 g Anisöl, 71.5 g Ethanol 96 %, 5.5 g gereinigtes Wasser, 20.0 g Ammoniaklösung 10%; farblose bis schwach gelbe, klare Flüss., starker Geruch nach Anis (s. Pimpinella anisum) u. Ammoniak*; **Anw.:** (med.) in verd. Lsg. als Expektorans*; **Dos.:** Erwachsene mehrmals tägl. 0.5 g (ca. 28 Tr.), Kinder 0.04–0.1 g (ca. 2–5 Tr.) in Hustentee.

**Ammoniaklösung, konzentrierte:** Ammonia concentrata, Ammonii hydroxidi solutio 25 per centum; Reagenz nach ÖAB mit einem Gehalt von 24–26 % Ammoniakgas; nach Ph.Eur.6 Gehalt 25–30 % (m/m); klare, farblose Flüss. von charakterist., stechendem Geruch; **Anw.:** z. B. für DC-Untersuchungen, Reinheitsprüfungen; zur Herst. von verd. Ammoniaklösung (z. B. Ammoniaklösung* 10 %). Vgl. Ammoniak.

**Ammoniaklösung, weingeistige:** Liquor Ammonii caustici spirituosus, Spiritus Ammonii; Spiritus Dzondii; Lsg. von Ammoniakgas in (wässrigem) Ethanol, Gehalt 9.5–10 % Ammoniak; klare, farblose, brennbare Flüss. von durchdringend stechendem Geruch; **Anw.:** s. Ammoniaklösung 10 %.

**Ammoniak-Magnesia, phosphorsaure:** s. Ammoniummagnesiumphosphat.

**Ammoniak-Soda-Verfahren:** s. Natriumcarbonat.

**Ammoniakweinstein:** s. Kaliumammoniumtartrat.

**Ammonifikation:** s. Nitrifikation.

**Ammonii bituminosulfonas:** s. Ammoniumbituminosulfonat.

**Ammonii bituminosulfonatis unguentum:** s. Unguentum Ammonii bituminosulfonici.

**Ammonii bromidum:** s. Ammoniumbromid.

**Ammonii chloridum:** s. Ammoniumchlorid.

**Ammonii hydrogencarbonas:** s. Ammoniumhydrogencarbonat.

**Ammonii hydroxidi solutio anisata:** s. Ammoniaklösung, anisölhaltige.

**Ammonii hydroxidi solutio 10 per centum:** s. Ammoniaklösung 10%.

**Ammonii hydroxidi solutio 25 per centum:** s. Ammoniaklösung, konzentrierte.

**Ammonio methacrylatis copolymerum:** s. Ammoniummethacrylat-Copolymer.

**Ammonium:** $NH_4^+$; wird durch Protonierung von Ammoniak* erhalten; bildet wie einwertige Metallatome mit Säuren recht stabile Salze (Ammoniumsalze), die mit den Kalium- u. Natriumsalzen isomorph* sind; **Nachw.:** Ammoniumverbindungen: **1.** In Lsg. erzeugt Neßler*-Reagenz auch bei Anwesenheit nur geringster Spuren von Ammoniak od. Ammoniumsalzen eine braune Fällung od. Trübung inf. Bildung von Quecksilberamidoiodid. **2.** Alle Ammoniumverbindungen sind in der Hitze flüchtig (Ammoniak-Geruch). **3.** Die Hydroxide der Alkali-* u. Erdalkalimetalle* setzen aus Ammoniumverbindungen Ammoniak frei, erkenntl. am Geruch sowie an der Verfärbung darüber gehaltenen feuchten Indikatorpapiers. Salzsäuretropfen, am Glasstab darüber gehalten, erzeugen weiße Nebel. **4.** Platinchlorid erzeugt Niederschläge. **5.** Grenzprüfung nach Ph.Eur.6 mit Neßler-Reagenz; visueller Vergleich der Gelbfärbung gegen Referenz mit 10 µg Ammonium.

**Ammoniumacetat:** Ammonium aceticum; essigsaures Ammonium; CAS-Nr. 631-61-8; $CH_3COONH_4$; $M_r$ 77.08; Schmp. 113–114 °C; weiße, hygroskop. Kristalle von schwachem Geruch nach Essigsäure, sehr leicht lösl. in Wasser u. 90 %igem Ethanol.

**Ammoniumacetatlösung:** Ammoniumacetat-Lösung R Ph.Eur.6, Liquor Ammonii acetici; Spiritus Mindereri; 15 %ige wässrige Lsg. von Ammoniumacetat*; enthält außerdem Essigsäure; **Anw.:** **1.** (techn.) in der Textilfärberei; als Reagenz; zur Konservierung von Fleisch; **2.** (med.) früher als Diuretikum (obsolet).

**Ammonium aceticum:** s. Ammoniumacetat.

**Ammoniumalaun:** s. Aluminiumammoniumsulfat.

**Ammonium, ameisensaures:** s. Ammoniumformiat.

**Ammoniumbenzoat:** benzoesaures Ammonium; $C_6H_5—COONH_4$; $M_r$ 139.15; D. 1.26; Schmp. 198 °C; weiße Kristalle od. krist. Pulver von salzigem, hinterher scharfem Geschmack u. schwachem Geruch nach Benzoesäure; leicht lösl. in Wasser, lösl. in Ethanol u. Glycerol; **Darst.:** Auflösen von Benzoesäure* in Ammoniaklösung; **Anw.:** **1.** (techn.) Konservierungsmittel für Leime; **2.** (med.) obsolet. **Hom.:** Ammonium benzoicum: verordnet bei Nierenerkrankungen.

**Ammonium, benzoesaures:** s. Ammoniumbenzoat.

**Ammonium benzoicum:** s. Ammoniumbenzoat.

**Ammoniumbicarbonat:** s. Ammoniumhydrogencarbonat.

**Ammonium bicarbonicum:** s. Ammoniumhydrogencarbonat.

**Ammoniumbichromat:** s. Ammoniumdichromat.

**Ammonium bifluoratum:** s. Ammoniumhydrogenfluorid.

**Ammoniumbifluorid:** s. Ammoniumhydrogenfluorid.

**Ammoniumbioxalat:** s. Ammoniumhydrogenoxalat.

**Ammonium bioxalicum:** s. Ammoniumhydrogenoxalat.

**Ammoniumbiphosphat:** s. Ammoniumphosphat, primäres.

**Ammonium biphosphoricum:** s. Ammoniumphosphat, primäres.

**Ammoniumbisulfid:** s. Ammoniumhydrogensulfid.

**Ammonium bisulfuratum:** s. Ammoniumhydrogensulfid.

**Ammoniumbituminosulfonat:** Ichthammolum Ph.Eur.6, Ammonii bituminosulfonas, Ammonium sulfobituminosum, Ammonium sulfoichthyolicum, Ammonium sulfoplesiolicum; Ammoniumsulfobituminat, Bitumol; Schieferöl*, das durch trockene Destillation von schwefelreichem Ölschiefer* (aus Seefeld u. Bärental/Tirol; Meride/Tessin, Oberitalien u. Südfrankreich) gewonnen, in der Hitze mit konz. Schwefelsäure sulfoniert, mit Ammoniak neutralisiert u. zur Sirupdicke eingedampft wird; D. 1.040–1.085; zähe, in dünner Schicht braune, in dicker Schicht schwarze Flüssigkeit von charakterist. Geruch; im Ggs. zu Teer (z. B. Steinkohlenteer, s. Pix Lithanthracis) oberflächenaktiv sowie mischbar mit Wasser, Fetten, Glycerol, Wollwachs u. Vaselin, schwer lösl. in 90 %igem Ethanol, Ether, fetten Ölen u. flüssigem Paraffin; **Zusammensetzung:** Hauptbestandteile: wasserlösl. Ammoniumsalze von Thiophensulfosäuren u. Ammoniumsulfat als Nebenprodukt (durch Neutralisation der überschüssigen Schwefelsäure); mind. 50.0 u. max. 56.0 % Trockenrückstand, mind. 4.5 u. max. 7.0 % Gesamtammoniak, mind. 10.5 % org. gebundener Schwefel, max. 20 % des Gesamtschwefels liegen als Sulfatschwefel vor; therap. wertvoll ist der Gehalt an sulfid. Schwefel; vgl. Ammoniumsulfobitol. **Wirk.:** antiphlogist. u. schwach antisept.; erweicht die Epidermis, beschleunigt entzündl. Prozesse; **Anw.:** (med.) äußerl. bei Akne, Abszessen, Follikulitis, akuten u. chron. Ekzemen sowie versch. Prurigo- u. Pruritus-Formen, Gelenkentzündungen, Thrombosen,

A

Frostschäden, Venenentzündung, Phlegmonen in 10–20 %igen Lsg., in 10–50 %igen Salben, Seifen, Pflastern, Schüttelmixturen, Pasten, Tampons, Vaginalkugeln, auch in Form von Suppositorien bei Hämorrhoiden; innerl. seltener bei Ulcus ventriculi et duodeni, Colitis, Gastritis, Akne, Seborrhö, Furunkulose, Rosacea, Frostschäden; **Inkomp.:** W/O-Emulsionssalben u. O/W-Emulsionssalben mit nichtion. Emulgatoren (Verflüssigung u. Brechen des Systems), ab 30 % mit Polyethylenglykolsalbengrundlagen (Verflüssigung), Lösungen von Cellulosederivaten (starke Verfestigung zu gummösen Produkten); mit Alkaloidsalzen, Ampicillin, Bleisalzen, Eisensalzen, Hydroxychinolin, Iod, Iodiden, Iodoform, kationenaktiven Stoffen. **Ammoniumbituminosulfonat, helles:** DAC; CAS-Nr. 170971-86-5; D. 1.100–1.200; Gehalt: 3.0–4.0 % Gesamtammoniak, mind. 10 % organ. gebundener Schwefel, max. 1.0 % Sulfatschwefel; durch schonende Sulfonierung hellbraune Flüssigkeit; Anw.: wie Ammoniumbituminosulfonat; bis zu 10 %ig in äußerl. Anwendung. **Hom.:** Ichthyolum: verordnet z. B. bei chron. Arthritis, Ekzemen.

**Ammoniumbituminosulfonatsalbe:** s. Unguentum Ammonii bituminosulfonici.

**Ammonium bromatum:** s. Ammoniumbromid.

**Ammoniumbromid:** Ammonium bromatum, Ammonii bromidum; Bromammonium; CAS-Nr. 12124-97-9; $NH_4Br$; $M_r$ 97.95; Sublimation ab 452 °C; farblose Kristalle od. weißes, krist. Pulver von scharfem, salzigem Geschmack; hygroskopisch; die Substanz färbt sich im Licht u. an der Luft gelb; sehr leicht lösl. in Wasser, lösl. in Ethanol u. Aceton; **Darst.:** **1.** Eintragen von Brom* in gekühlte Ammoniaklösung u. Eindampfen; **2.** Umsetzen von Bariumbromid* mit Ammoniumsulfat*; **Off.:** Ph.Eur.6; **Anw.:** **1.** (techn.) in der Fototechnik zur Herst. von Fotoplatten; **2.** (med.) obsolet; wie Kaliumbromid* früher als Sedativum*, meist zus. mit Kalium- u. Natriumbromid* (Erlenmeyer-Bromwasser); **Toxikol.:** s. Bromismus. **Hom.:** Ammonium bromatum (HAB): verordnet z. B. bei nervösem Reizhusten, Heiserkeit.

**Ammoniumcarbamat:** s. Ammoniumhydrogencarbonat.

**Ammoniumcarbonat:** Ammonium carbonicum; kohlensaures Ammonium, Sal volatile, flüchtiges Laugensalz; CAS-Nr. 506-87-6; $(NH_4)_2CO_3 \cdot H_2O$; $M_r$ 114.11; Gehalt an Ammoniak* ca. 21–33 %; farblose, harte, krist. Stücke od. weißes, krist. Pulver, lösl. in Wasser; **Darst.:** Sublimation eines Gemischs von Ammoniumchlorid*, Calciumcarbonat* u. Holzkohle; früher trockene Destillation tier. Stoffe; **Anw.:** **1.** (med.) äußerl. als Riechmittel (mit Lavandulae aetheroleum) bei Ohnmacht; früher Spasmolytikum* u. Diaphoretikum*; **2.** v. a. als Backpulver* (zerfällt beim trockenen Erhitzen u. in siedendem Wasser ohne Rückstand in $NH_3$, Wasser u. $CO_2$); **Hinweis:** Das handelsübl. Hirschhornsalz ist kein reines A., sondern enthält auch Ammoniumhydrogencarbonat* u. kleine Mengen Ammoniumcarbamat ($H_2N{-}COO{-}NH_4$). **Hom.:** Ammonium carbonicum (HAB), Hirschhornsalz: Gemisch von Ammoniumhydrogencarbonat u. Ammoniumcarbonat; Konstitutionsmittel*; verordnet z. B. bei Bronchitis mit Kreislaufschwäche, Ischiasbeschwerden.

**Ammonium carbonicum:** s. Ammoniumcarbonat.

**Ammonium causticum:** s. Ammoniaklösung 10 %.

**Ammonium causticum solutum:** s. Ammoniaklösung 10 %.

**Ammoniumcer(IV)-nitrat:** s. Cer(IV)-ammoniumnitrat.

**Ammoniumcer(IV)-sulfat:** s. Cer(IV)-ammoniumsulfat.

**Ammonium chloratum:** s. Ammoniumchlorid.

**Ammoniumchlorid:** Ammonii chloridum, Ammonium chloratum, Ammonium hydrochloricum; Chlorammonium, Salmiak, Sal ammoniacum; CAS-Nr. 12125-02-9; $NH_4Cl$; $M_r$ 53.50; farblose, durchscheinende, geruchlose Kristalle od. weißes, krist. Pulver; leicht lösl. in Wasser u. Glycerol, wenig lösl. in Ethanol; **Darst.:** Sublimation* eines Gemischs von Ammoniumsulfat* u. Natriumchlorid*; als Nebenprodukt beim Solvay-Verfahren (s. Natriumcarbonat); **Off.:** Ph.Eur.6; **Anw.:** **1.** (med.) Expektorans* (s. Mixtura solvens), Diuretikum*, Alkalosetherapeutikum*, zur Harnansäuerung sowie bei Intoxikationen mit bas. Wirkstoffen; **2.** (techn.) Ammonium chloratum sublimatum in Stücken zum Löten (Lötstein), Verzinnen u. Verzinken, zur Füllung galvanischer Elemente*, in der Färberei u. Druckerei; **Dos.:** als Expektorans 0.2 g mehrmals täglich. **Hom.:** Ammonium chloratum (HAB): getrocknetes Ammoniumchlorid; verordnet z. B. bei Schnupfen, rheumat. Schmerzen.

**Ammoniumchloridlösung, lakritzenhaltige:** s. Mixtura solvens.

**Ammoniumchromat:** Ammonium chromicum; chromsaures Ammonium; CAS-Nr. 7788-98-9; $(NH_4)_2CrO_4$; $M_r$ 152.09; Zers. oberhalb 185 °C; gelbl. Kristalle, leicht lösl. in Wasser, unlösl. in Ethanol; **Anw.:** (techn.) in der Analyse; Textilbeize.

**Ammonium chromicum:** s. Ammoniumchromat.

**Ammonium, chromsaures:** s. Ammoniumchromat.

**Ammonium-diammin-tetrathiocyanato-chromat(III):** s. Reinecke-Salz.

**Ammoniumdichromat:** Ammonium dichromicum; Ammoniumbichromat, Ammoniumpyrochromat; CAS-Nr. 7789-09-5; $(NH_4)_2Cr_2O_7$; $M_r$ 252.10; gelbe bis rötl., entflammbare Kristalle; explosiv; lösl. in Wasser u. Ethanol; **Anw.:** (techn.) Pyrotechnik, Glasindustrie, Färberei, Fotografie; **Hinweis:** A. unterliegt dem Sprengstoffgesetz u. der Chemikalien*-Verbotsverordnung.

**Ammonium dichromicum:** s. Ammoniumdichromat.

**Ammoniumdihydrogenphosphat:** s. Ammoniumphosphat, primäres.

**Ammonium, doppeltkohlensaures:** s. Ammoniumhydrogencarbonat.

**Ammoniumeisen(III)-citrat:** Eisen(III)-ammoniumcitrat, Ferriammoniumcitrat; CAS-Nr. 1185-57-5; wechselnde Zusammensetzung: **1.** braunes Ammoniumeisen(III)-citrat, Ferrum citricum ammoniatum fuscum; hellrotbraune, durchscheinende, hygroskop. Blättchen von salzigem, später schwach eisenartigem Geschmack, sehr leicht lösl.

in Wasser, sehr schwer lösl. in Ethanol, Gehalt an Eisen* ca. 14.5 %; **2.** grünes Ammoniumeisen(III)-citrat, Ferrum citricum ammoniatum viride; gelbgrüne, durchscheinende dünne Blättchen von mildem Eisengeschmack, sehr leicht lösl. in Wasser, Gehalt an Eisen mind. 12.85 %; die frühere med. Anw. als mildes Eisensupplement ist obsolet.

**Ammoniumeisen(II)-cyanid:** s. Ammoniumhexacyanoferrat(II).

**Ammoniumeisen(II)-sulfat:** Ferro-Ammonium sulfuricum; Ferroammoniumsulfat, Eisen(II)-ammoniumsulfat, Mohr-Salz; CAS-Nr. 7783-85-9; $(NH_4)_2Fe(SO_4)_2 \cdot 6\,H_2O$; $M_r$ 392.16; hellbläulich grüne, lichtempfindl. Kristalle, leicht lösl. in Wasser, unlösl. in Ethanol; **Anw.:** (techn.) analyt. Chemie, Fotografie.

**Ammoniumeisen(III)-sulfat:** Ferri-Ammonium sulfuricum, Ferrum sulfuricum oxydatum ammoniatum; Ferriammoniumsulfat, Eisen(III)-ammoniumsulfat, Eisenammoniumalaun; CAS-Nr. 7783-83-7; $(NH_4)Fe(SO_4)_2 \cdot 12\,H_2O$; $M_r$ 482.2; blassviolette, durchsichtige, verwitternde Kristalle, leicht lösl. in Wasser, prakt. unlösl. in Ethanol; **Anw.:** **1.** (med.) Hämostatikum* u. Adstringens*; **2.** (techn.) Indikator* in der Maßanalyse*; in der Färberei.

**Ammonium, essigsaures:** s. Ammoniumacetat.

**Ammonium ferrocyanatum:** s. Ammoniumhexacyanoferrat(II).

**Ammonium fluoratum:** s. Ammoniumfluorid.

**Ammoniumfluorid:** Ammonium fluoratum; Fluorammonium; CAS-Nr. 12125-01-8; $NH_4F$; $M_r$ 37.04; farblose, zerfließende Kristallnadeln, sehr leicht lösl. in Wasser; **Anw.:** (techn.) Glasätzen, Holzkonservierung; in der Analyse wie Flusssäure* zum Aufschließen von Silicaten.

**Ammoniumformiat:** ameisensaures Ammonium; $HCOONH_4$.

**Ammoniumheptamolybdat:** Ammoniumheptamolybdat-Tetrahydrat, Ammoniumparamolybdat, Ammoniummolybdat Ph.Eur.6; CAS-Nr. 12054-85-2; $(NH_4)_6[Mo_7O_{24}] \cdot 4\,H_2O$; $M_r$ 1235.95; farblose bis schwach gelbe od. grünl. gefärbte monokline Kristalle*, lösl. in Wasser, prakt. unlösl. in Ethanol; A. verwittert unter Abgabe von Ammoniak zu höher kondensierten, schlecht wasserlöslichen Ammoniummolybdaten, v. a. Ammoniumocta- u. decamolybdat. **Anw.:** Reagenz auf Alkaloide* (s. Fröhde-Reagenz); in der Keramik u. Galvanotechnik.

**Ammoniumhexachlorostannat(IV):** Stannum-Ammonium chloratum; Zinn(IV)-ammoniumchlorid, Stanni-Ammoniumchlorid, Pinksalz; CAS-Nr. 16960-53-5; $(NH_4)_2[SnCl_6]$; $M_r$ 367.49; weiße Kristalle od. krist. Pulver, lösl. in Wasser; **Anw.:** Beize in der Färberei.

**Ammoniumhexacyanoferrat(II):** Ammonium ferrocyanatum; Ammoniumeisen(II)-cyanid; CAS-Nr. 14481-29-9; $(NH_4)_4[Fe(CN)_6] \cdot 3\,H_2O$; $M_r$ 338.17; gelbes, krist. Pulver, das sich an der Luft blau färbt; leicht lösl. in Wasser, unlösl. in Ethanol; **Anw.:** qualitative chem. Analyse (Tüpfelreagenz).

**Ammoniumhexanitratocerat:** s. Cer(IV)-ammoniumnitrat.

**Ammonium hydricum solutum:** s. Ammoniaklösung 10 %.

**Ammonium hydrochloricum:** s. Ammoniumchlorid.

**Ammoniumhydrogencarbonat:** Ammonium bicarbonicum, Ammonii hydrogencarbonas; Ammoniumbicarbonat, doppeltkohlensaures Ammonium; CAS-Nr. 1066-33-7; $NH_4HCO_3$; $M_r$ 79.06; Schmp. 106 °C (geschlossene Kapillare), Zers. bei 60 °C (zu $CO_2$, $H_2O$ u. $NH_3$); liegt als Gleichgewichtsgemisch mit seinem Strukturisomeren* Ammoniumcarbamat ($H_2N—COONH_4$) vor; weißes, krist. Pulver von kühlend-salzigem Geschmack; leicht lösl. in Wasser, unlösl. in Ethanol; **Off.:** Ph.Eur.6; **Anw.:** **1.** (med.) Expektorans*; **2.** (techn.) Backpulver*; Gummi- u. Kunststoffindustrie.

**Ammoniumhydrogendifluorid:** s. Ammoniumhydrogenfluorid.

**Ammoniumhydrogenfluorid:** Ammonium bifluoratum; Ammoniumhydrogendifluorid, Ammoniumbifluorid, Mattsalz; CAS-Nr. 1341-49-7; $NH_4HF_2$; $M_r$ 57.05; Schmp. 125 °C; weiße Kristalle, leicht lösl. in Wasser; **Anw.:** (techn.) Galvanotechnik, Rostfleckenentfernung, Konservieren von Holz, Mattätzen von Glas, Aufschließen von Silicaten.

**Ammoniumhydrogenoxalat:** Ammonium bioxalicum; Ammoniumbioxalat; CAS-Nr. 227-763-4; $HOOC—COONH_4 \cdot H_2O$ (variable Kristallwasseranteile); $M_r$ 126.08; Schmp. 210 °C (unter Zers.); weiße Kristalle, lösl. in Wasser, wenig lösl. in Ethanol; **Anw.:** (techn.) Tintenfleckenentfernung (Eisengallustinte).

**Ammoniumhydrogensulfid:** Ammonium hydrosulfuratum, Ammonium bisulfuratum; Ammoniumsulfhydrat, Ammoniumbisulfid; CAS-Nr. 12124-99-1; $NH_4HS$; $M_r$ 51.11; Schmp. 118 °C (unter Zers.); bei Raumtemperatur Zers. in $NH_3$ u. $H_2S$; farblose, hygroskop. Kristalle, leicht lösl. in Wasser u. Ethanol; **Anw.:** **1.** (techn.) in der Analyse; **2.** (kosmet.) als Enthaarungsmittel.

**Ammonium hydrosulfuratum:** s. Ammoniumhydrogensulfid.

**Ammoniumhyposulfit:** s. Ammoniumthiosulfat.

**Ammonium iodatum:** s. Ammoniumiodid.

**Ammoniumiodid:** Ammonium iodatum; Iodammonium; $NH_4I$; $M_r$ 144.96; weißes, zerfließl., krist. Pulver; sehr leicht lösl. in Wasser, leicht lösl. in Ethanol u. Glycerol; **Anw.:** **1.** (techn.) in Fotochemikalien; **2.** (med.) obsolet; früher ähnl. wie Kaliumiodid* als Expektorans* bei Bronchitis, innerl. bei Arteriosklerose, Syphilis, äußerl. zu Einreibungen in Salben u. Glycerol bei Psoriasis. **Hom.:** Ammonium jodatum (HAB): Ammoniumiodid; verordnet z. B. bei Bronchitis.

**Ammonium jodatum:** s. Ammoniumiodid.

**Ammonium, kohlensaures:** s. Ammoniumcarbonat.

**Ammoniummagnesiumphosphat:** Magnesiumammoniumphosphat, phosphorsaure Ammoniak-Magnesia, Tripelphosphat; CAS-Nr. 13478-16-5; $Mg(NH_4)PO_4 \cdot 6\,H_2O$; $M_r$ 245.43, leicht lösl. in Essigsäure; **Vork.:** mineral. als Struvit, natürl. im Guano u. im alkal. bzw. ammoniakal. gewordenen Harn (Sargdeckelkristalle); seine leichte Löslichkeit in Essigsäure unterscheidet es von allen anderen ähnl. Harnsedimenten (bes. oxalsaurem Kalk). **Darst.:** Zusammenbringen von Magnesiumsalzlö-

A

sung mit Natriumphosphatlösung u. Ammoniak*; A. entsteht beim Nachw. von Magnesium* nach Ph.Eur.6.

**Ammoniummetavanadat:** s. Ammoniummonovanadat.

**Ammoniummethacrylat-Copolymer:** Ammonio methacrylatis copolymerum Ph.Eur.6; Poly(ethylpropenoat-co-methyl-2-methylpropenoat-co-2-(trimethylammonium)ethyl-2-methylpropenoat)-chlorid; $M_r$ ca. 150 000; das Verhältnis von Ethylpropenoat-Gruppen zu Methyl-2-methylpropenoat-Gruppen zu 2-(Trimethylammonium)ethyl-2-methylpropenoat-Gruppen beträgt bei Typ A 1 : 2 : 0.2, bei Typ B 1 : 2 : 0.1; Gehalt an Ammoniummethacrylat-Gruppen: Typ A: 8.9–12.3 %, Typ B: 4.5–7.0 %; max. 1.5 % Methanol; max. 3 % Trocknungsverlust; Viskosität max. 15 mPa · s (Rotationsviskosimeter, 20 °C, definierte Spindel, 30 UpM, 12.5 % im Gemisch Aceton/Isopropanol); farblos bis weiß; prakt. unlösl. in Wasser, lösl. in Dichlormethan u. wasserfreiem Ethanol; Lsg. klar bis trüb; geringe Lösungsgeschwindigkeit (bis zu 5 h); Vertreter der unlösl. Filmbildner; permeabel für die Diffusion von Wirkstoffen; **Anw.:** als Copolymere für unlösl., unterschiedl. begrenzt quellbare Überzüge*; vgl. Eudragit®.

**Ammonium molybdaenicum:** s. Ammoniummolybdat.

**Ammonium, molybdänsaures:** s. Ammoniummolybdat.

**Ammoniummolybdat:** Ammonium molybdaenicum; Diammoniummolybdat, molybdänsaures Ammonium; $(NH_4)_2MoO_4$; monomeres A. ist nicht stabil u. kondensiert leicht zu höheren Isopolymolybdaten, die sich deutlich in ihrer Wasserlöslichkeit unterscheiden; die Kurzbez. Ammoniummolybdat steht üblicherweise für das Heptamer (s. Ammoniumheptamolybdat).

**Ammoniummonovanadat:** Ammonium monovanadinicum; Ammoniummetavanadat; CAS-Nr. 7803-55-6; $NH_4VO_3$; $M_r$ 116.99; Schmp. 200 °C (unter Zers.); weißes, krist. Pulver, lösl. in Wasser; **Anw.:** **1.** (techn.) in der Keramik u. Färberei, fotograf. Entwickler; **2.** (chem.) Reagenz nach Ph.Eur.6.

**Ammonium monovanadinicum:** s. Ammoniummonovanadat.

**Ammoniumnickel(II)-sulfat:** Niccolum-Ammonium sulfuricum; CAS-Nr. 15699-18-0; $(NH_4)_2Ni(SO_4)_2 \cdot 6\,H_2O$; $M_r$ 394.99; blaugrüne Kristalle, leicht lösl. in siedendem Wasser, lösl. in kaltem Wasser, unlösl. in Ethanol; **Anw.:** (techn.) Vernickelungen.

**Ammoniumnitrat:** Ammonium nitricum; salpetersaures Ammonium, Ammonsalpeter; CAS-Nr. 6484-52-2; $NH_4NO_3$; $M_r$ 80.05; Schmp. 169.5 °C; farblose bis schwach gelbl., hygroskop. Kristalle od. krist. Massen; sehr leicht lösl. in Wasser unter starker Temperaturerniedrigung, wenig lösl. in absolutem Ethanol, unlösl. in Ether; **Darst.:** Neutralisieren von Salpetersäure* mit Ammoniaklösung u. Eindampfen zur Kristallisation; **Anw.:** **1.** (techn.) Kältemischungen, Sicherheitssprengstoffe, Darst. von Lachgas* ($N_2O$), Feuerwerkskörper, Düngemittel; **2.** (med.) früher als Diuretikum* u. Diaphoretikum* (obsolet);

**Ammonium nitricum:** s. Ammoniumnitrat.

**Ammoniumnitrit:** Ammonium nitrosum; salpetrigsaures Ammonium; CAS-Nr. 13446-48-5; $NH_4NO_2$; $M_r$ 64.05; farblose Kristalle, die sich schon an warmer Luft zersetzen; leicht lösl. in Wasser; bei Gewittern in Spuren in der Luft enthalten; **Anw.:** (techn.) zur Caprolactam-Synthese.

**Ammoniumoxalat:** Ammonium oxalicum, Diammoniumoxalat-Monohydrat; oxalsaures Ammonium; CAS-Nr. 6009-70-7; $(NH_4)_2C_2O_4 \cdot H_2O$; $M_r$ 142.12; farblose, leicht zersetzl. Kristalle, lösl. in Wasser; **Anw.:** (techn.) Reagenz, Chelatbildner*, Sprengstoffindustrie, Galvanotechnik, Färberei.

**Ammonium oxalicum:** s. Ammoniumoxalat.

**Ammonium, oxalsaures:** s. Ammoniumoxalat.

**Ammoniumparamolybdat:** s. Ammoniumheptamolybdat.

**Ammoniumperchlorat:** CAS-Nr. 7790-98-9; $NH_4ClO_4$; $M_r$ 117.5; farblose Kristalle, die bei Initialzündung od. beim Erhitzen über 200 °C explodieren; **Anw.:** (techn.) Sprengstoffe, Feststoffraketen.

**Ammoniumperoxodisulfat:** Ammonium persulfuricum; Ammoniumpersulfat, überschwefelsaures Ammonium; CAS-Nr. 7727-54-0; $(NH_4)_2S_2O_8$; $M_r$ 228.2; farblose Kristalle, sehr leicht lösl. in Wasser; bei Raumtemperatur allmähl. Zers. unter Freisetzung von Ozon*; **Anw.:** **1.** (med.) Desinfektionsmittel* u. Desodorans; **2.** (techn.) Starter für Radikalkettenpolymerisation, zum Bleichen u. Oxidieren, in der Fotografie als Abschwächer von Negativen, Entfernen von Pyrogallolflecken (s. Pyrogallol), Reinigen von Hefe, Reagenz auf Mangan*.

**Ammoniumpersulfat:** s. Ammoniumperoxodisulfat.

**Ammonium persulfuricum:** s. Ammoniumperoxodisulfat.

**Ammoniumphosphat, primäres:** Ammonium biphosphoricum; Ammoniumdihydrogenphosphat, Ammoniumbiphosphat, Monoammoniumphosphat; CAS-Nr. 7722-76-1; $NH_4H_2PO_4$; $M_r$ 115.03; weiße Kristalle, leicht lösl. in Wasser, wenig lösl. in Ethanol; **Anw.:** (techn.) in Feuerlöschpulvern, als Stickstoff- u. Phosphorquelle in der Hefe-Fermentation.

**Ammoniumphosphat, sekundäres:** Ammonium phosphoricum; Diammoniumphosphat, phosphorsaures Ammonium; Diammoniumhydrogenphosphat; CAS-Nr. 7783-28-0; $(NH_4)_2HPO_4$; $M_r$ 132.07; **Darst.:** Zusammenbringen von Phosphorsäure* mit Ammoniaklösung u. Eindampfen; **Anw.:** **1.** (techn.) Gärsalz*, Lötmittel, Düngemittel, Flammschutzmittel (bei Stärkeappreturen, um Gewebe schwer entzündl. zu machen); **2.** (med.) obsolet; früher innerl. bei Gicht u. Erkrankungen des rheumat. Formenkreises. **Hom.:** Ammonium phosphoricum: verordnet z. B. bei Gicht*.

**Ammoniumphosphat, tertiäres:** Ammonium phosphoricum tribasicum; Triammoniumphosphat; CAS-Nr. 10361-65-6; $(NH_4)_3PO_4 \cdot 3\,H_2O$; $M_r$ 203.15; Zers. bei Raumtemperatur; weiße, nach Ammoniak* riechende Kristalle, leicht lösl. in Wasser.

**Ammonium phosphoricum:** s. Ammoniumphosphat, sekundäres.

**Ammonium phosphoricum tribasicum:** s. Ammoniumphosphat, tertiäres.

**Ammonium, phosphorsaures:** s. Ammoniumphosphat, sekundäres.

**Ammonium picronitricum:** s. Ammoniumpikrat.

**Ammoniumpikrat:** Ammonium picrinicum, Ammonium picronitricum, pikrinsaures Ammonium; $C_6H_2(NO_2)_3ONH_4$; $M_r$ 246.1; gelbe, nadelförmige, äußerst explosive Kristalle von sehr bitterem Geschmack, lösl. in Wasser u. Ethanol.

**Ammoniumpyrochromat:** s. Ammoniumdichromat.

**Ammoniumreineckat:** s. Reinecke-Salz.

**Ammonium rhodanatum:** s. Ammoniumthiocyanat.

**Ammoniumrhodanid:** s. Ammoniumthiocyanat.

**Ammoniumsalicylat:** Ammonium salicylicum, salicylsaures Ammonium; $M_r$ 155.15; weiße, geruchlose, glänzende Kristalle von salzig-süßem Geschmack, sehr leicht lösl. in Wasser u. Ethanol; vor Licht u. Feuchtigkeit geschützt aufbewahren (bräunt leicht); die frühere med. Anw. bei Gicht* u. Rheumatismus* sowie als Antipyretikum* u. Cholagogum* ist obsolet.

**Ammonium salicylicum:** s. Ammoniumsalicylat.

**Ammonium, salicylsaures:** s. Ammoniumsalicylat.

**Ammonium, salpetersaures:** s. Ammoniumnitrat.

**Ammoniumsalze, quartäre:** quaternäre Ammoniumsalze; Tetraalkylammoniumsalze, in denen alle 4 H-Atome der $NH_4$-Gruppe durch Alkylreste ersetzt sind (s. Abb.); vgl. Amine; Ammoniumverbindungen, quartäre.

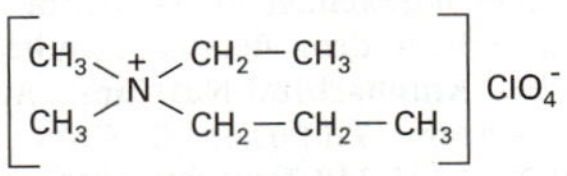

**Ammoniumsalze, quartäre:** Strukturformel von Ethyldimethylpropylammoniumperchlorat

**Ammonium, saures harnsaures:** s. Ammoniumurat, saures.

**Ammonium, schwefelsaures:** s. Ammoniumsulfat.

**Ammonium, schwefligsaures:** s. Ammoniumsulfit.

**Ammonium subsulfurosum:** s. Ammoniumthiosulfat.

**Ammoniumsulfaminat:** Ammoniumsulfamat, Ammonium sulfaminicum; $NH_4SO_3NH_2$; $M_r$ 114.13; farblose Kristalle, sehr leicht lösl. in Wasser; **Anw.:** (techn.) zum Sulfonamid-Nachw. im Blut; um Textilien u. Papier feuerfest zu machen, zur Herst. von Herbiziden*.

**Ammonium sulfaminicum:** s. Ammoniumsulfaminat.

**Ammoniumsulfat:** Ammonium sulfuricum; schwefelsaures Ammonium, Ammonsulfat; CAS-Nr. 7783-20-2; $(NH_4)_2SO_4$; $M_r$ 132.14; farblose Kristalle, leicht lösl. in Wasser, unlösl. in Ethanol; **Anw.:** (techn.) Düngemittel, Nährstoff für Hefe, Flammschutzmittel.

**Ammoniumsulfhydrat:** s. Ammoniumhydrogensulfid.

**Ammoniumsulfid:** Ammonium sulfuratum; Ammoniummonosulfid, (Einfach-)Schwefelammonium; CAS-Nr. 12135-76-1; $(NH_4)_2S$; $M_r$ 68.12; farblose hygroskop. Kristalle, die sich bereits oberhalb −18 °C zersetzen; Lsg. färben sich durch Polysulfidbildung allmähl. gelb. **Darst.:** bei −18 °C aus $NH_3$ u. $H_2S$. **Anw.:** (techn.) fotograf. Entwickler, Textilindustrie, chem. Reagenz (Ammoniumsulfid-Gruppe); **Hinweis:** Die in der Analytik vielbenutzte, durch Einleiten von Schwefelwasserstoff* ($H_2S$) in Ammoniak* ($NH_3$) hergestellte Ammoniumsulfidlösung (s. Liquor Ammonii hydrosulfurati) ist keine Lsg. von A., sondern von äquimolaren Mengen Ammoniumhydrogensulfid* ($(NH_4)HS$) u. $NH_3$.

**Ammoniumsulfidlösung:** s. Liquor Ammonii hydrosulfurati.

**Ammoniumsulfit:** Ammonium sulfurosum; schwefligsaures Ammonium; CAS-Nr. 12135-76-1; $(NH_4)_2SO_3 \cdot H_2O$; nur in Lsg. (35 %) beständig; **Anw.: 1.** (techn.) Ammoniumsulfitlösung (Ammonium sulfurosum liquidum) in der Papierfabrikation; **2.** (med.) obsolet; früher bei Hautkrankheiten u. bei Gärungsdyspepsie.

**Ammoniumsulfobitol:** Ammoniumsulfobitolum, Tumenol-Ammonium, Ammonium tumenolicum, tumenolsulfonsaures Ammonium; Ammoniumsalze sulfonierter Schieferöle; Fraktionen eines durch Destillation aus schwefelarmen, bituminösen Schiefern gewonnenen Öls, die anschließend sulfoniert u. in die Ammoniumsalze überführt werden; mind. 35.0 u. max. 45.0 % Trockenrückstand, mind. 1.6 u. max. 2.5 % Gesamtschwefel, mind. 0.16 u. max. 0.5 % Sulfatschwefel; **Off.:** DAC; Löslichkeit u. Anw.: s. Ammoniumbituminosulfonat (Ph.Eur.6). Das früher nach DAC geprüfte Ammoniumsulfobitol wird nicht mehr hergestellt u. kann durch Ammoniumbituminosulfonat ersetzt werden.

**Ammoniumsulfobitolum:** s. Ammoniumsulfobitol.

**Ammoniumsulfobituminat:** s. Ammoniumbituminosulfonat.

**Ammonium sulfobituminosum:** s. Ammoniumbituminosulfonat.

**Ammoniumsulfocyanid:** s. Ammoniumthiocyanat.

**Ammonium sulfoichthyolicum:** s. Ammoniumbituminosulfonat.

**Ammonium sulfoplesiolicum:** s. Ammoniumbituminosulfonat.

**Ammonium sulfuratum:** s. Ammoniumsulfid.

**Ammonium sulfuricum:** s. Ammoniumsulfat.

**Ammonium sulfurosum:** s. Ammoniumsulfit.

**Ammoniumtetrarhodanato-diamminchromat:** s. Reinecke-Salz.

**Ammoniumthiocyanat:** Ammonium rhodanatum; Ammoniumsulfocyanid, Ammoniumrhodanid, Rhodanammonium, Schwefelcyanammonium; CAS-Nr. 1762-95-4; $NH_4SCN$; $M_r$ 76.12; D. 1.3; Schmp. 149 °C; Zers. bei 170 °C unter Entw. von Schwefelwasserstoff* ($H_2S$), Schwefelkohlenstoff* ($CS_2$) u. Ammoniak* ($NH_3$); sehr leicht lösl. in Wasser u. Ethanol; **Anw.: 1.** (chem.) zum Nachw. von $Fe^{3+}$-Ionen (blutrote Färbung durch Eisen(III)*-thiocyanat), ferner zur quantitativen Bestimmung von Silber*, Kupfer*, Chlor* u. Quecksilber*; **2.** (techn.) Herst. von Kaliumcyanid*, Kaliumhexacyanoferrat(II)*, Guanidin*, Thioharnstoff*; in der

A

Kunstharzindustrie, Textilindustrie, Fotografie; als Korrosionsinhibitor.

**Ammoniumthiosulfat:** Ammonium thiosulfuricum, Ammonium subsulfurosum; Ammoniumhyposulfit; CAS-Nr. 7783-18-8; $(NH_4)_2S_2O_3$; $M_r$ 148.21; Schmp. 150 °C (unter Zers.); farblose Kristalle, leicht lösl. in Wasser, unlösl. in Ethanol u. Ether; **Anw.:** wie Natriumthiosulfat*.

**Ammonium thiosulfuricum:** s. Ammoniumthiosulfat.

**Ammonium tumenolicum:** s. Ammoniumsulfobitol.

**Ammonium, tumenolsulfonsaures:** s. Ammoniumsulfobitol.

**Ammonium, überschwefelsaures:** s. Ammoniumperoxodisulfat.

**Ammoniumurat, saures:** Ammonium uricum acidum; saures harnsaures Ammonium; Ammoniumsalz der Harnsäure*; $[C_5H_3N_4O_3]^- \cdot NH_4^+$; $M_r$ 185.15; weißes, krist. Pulver, sehr schwer lösl. in Wasser, lösl. in Alkalilaugen u. konz. Schwefelsäure; Hauptbestandteil von Harnsäure-Nierensteinen; die frühere med. Anw. bei Ekzemen u. Impetigo* ist obsolet.

**Ammonium uricum acidum:** s. Ammoniumurat, saures.

**Ammoniumvanadat:** CAS-Nr. 7803-55-6; $NH_4VO_3$; $M_r$ 117.0; weißes bis schwach gelbl., krist. Pulver; schwer lösl. in Wasser, lösl. in verd. Ammoniaklösung; **Anw.:** Reagenz Ph.Eur.6 zur Identitätsprüfung auf Phosphat mit Molybdat-Vanadat-Reagenz R.

**Ammoniumverbindungen, quartäre:** Quats; quarternäre Ammoniumverbindungen; Salze (quartäre Ammoniumsalze*) od. Basen, die als Kation Stickstoff mit 4 gleichartigen od. ungleichartigen org. Resten aufweisen; **Wirk. u. Anw.:** lagern sich an anionenaktive Anteile stark an, adsorbieren an die Zytoplasmamembran von Mikroorganismen u. greifen in Enzymsysteme ein; ihre Reinigungskraft ist nicht sehr hoch. Von pharmaz. Interesse sind kationenaktive Tenside, Verbindungen, die am Stickstoff mind. eine längere Kohlenwasserstoffkette (lipophil) tragen. Als Anion fungieren Chlorid- od. Bromid-Ionen. Es liegen O/W-Emulgatoren vor, für deren emulgierende Wirk. im Ggs. zu den Seifen das Kation verantwortl. ist (Kationseifen). Sie werden deshalb auch **Invertseifen** genannt. In Kombination mit höhermolekularen anion. Verbindungen (z. B. Seifen) entstehen schwer- bis unlösl., nicht mehr oberflächenaktive Produkte. Zu den kationenaktiven Tensiden gehören z. B. Benzalkoniumchlorid*, Alkoniumbromid*, Cetrimid*, Domiphenbromid*, Cetylpyridiniumchlorid* u. -bromid. Qu. A. werden auch als Konservierungsmittel u. Desinfektionsmittel eingesetzt. Wirkungsspektrum u. mögliche Inkomp.: s. Benzalkoniumchlorid. **Dos.: 1.** gebräuchl. Konz. als Konservierungsmittel: 0.001–0.02 %; bevorzugte Verw. in wässrigen, ophthalmolog., kutanen, nasalen, z. T. in peroralen u. parenteralen Arzneiformen; **2.** gebräuchl. Konz. als Desinfektionsmittel: 0.1–0.2 %.

**Ammonsalpeter:** s. Ammoniumnitrat.

**Ammonsulfat:** s. Ammoniumsulfat.

**Amnesie:** quantitative Form der Gedächtnisstörung mit zeitl. od. inhaltl. definierter Erinnerungsbeeinträchtigung aufgrund org. od. psychischer Urs.; **Formen: 1.** retrograde A.: A. für den Zeitraum (Sek. bis Tage od. Wochen) vor Eintritt eines schädigenden Ereignisses; **2.** anterograde A.: A. für eine bestimmte Zeit nach einem schädigenden Ereignis; **3.** kongrade A.: A. für die Zeit der eigentl. Bewusstlosigkeit; **4.** transiente globale A.: Episode (1–24 h, meist 6–8 h) akuter Gedächtnisstörung mit retrograder u. anterograder A. u. Orientierungsstörung unbekannter Urs. (evtl. im Hippocampus); **Vork.:** oft nach Bewusstseinsstörung (z. B. nach Schädelhirntrauma) u. bei symptomat. Psychose, auch nach Hirntrauma, epilept. Anfall, Intoxikation, schwerer psychosozialer Traumatisierung od. bei Demenz; transiente globale A. bei Migräne.

**AMO 1618:** (2-Isopropyl-5-methyl-4-trimethylammoniumchlorid)-phenyl-1-piperidincarboxylat; gehört zur Gruppe der Retardanzien*; AMO 1618 ist ein Gibberellin*-Antagonist; es hemmt das Sprosswachstum u. wird zum Buschigmachen von Zierpflanzen verwendet.

**Amobarbital** (INN): Amobarbitalum Ph.Eur.6, Acidum isoamylaethylbarbituricum, 5-Ethyl-5-isoamylbarbitursäure; Amytal; 5-Ethyl-5-(3′-methylbutyl)-barbitursäure; CAS-Nr. 57-43-2; $C_{11}H_{18}N_2O_3$; $M_r$ 226.28; Schmp. 156–158 °C; weißes, krist., polymorphes Pulver von schwach bitterem Geschmack, leicht lösl. in Ethanol, Ether, Chloroform; nicht mehr im Handel befindl. Barbiturat*; früher angewendet als Sedativum u. Schlafmittel; unterliegt dem Betäubungsmittelgesetz* (Anlage III). **Amobarbital-Natrium:** Amobarbitalum natricum Ph.Eur.6; CAS-Nr. 64-43-7; $C_{11}H_{17}N_2NaO_3$; $M_r$ 248.3; weißes, körniges, hygroskop. Pulver; sehr leicht lösl. in $CO_2$-freiem Wasser, leicht lösl. in Ethanol, fast unlösl. in Chloroform.

**Amöben:** Protozoen* der Klasse Rhizopoda, die sich durch ständige Formveränderung u. Ausbildung von Pseudopodien fortbewegen; zur Ordnung Amoebida gehörend; **Gattungen:** Entamoeba, Endolimax, Pseudolimax, Dientamoeba, Iodamoeba, Acanthamoeba, Hartmannella, Naegleria u. a.; die meisten Arten leben im Süßwasser, teils aber auch im menschl. Darmtrakt; nur wenige sind fakultativ pathogen; z. B. Entamoeba* histolytica.

**Amöbenruhr:** s. Amöbiasis.

**Amöbiasis:** Amöbendysenterie, Amöbenruhr; Infektion mit dem fakultativ pathogenen Darmprotozoon Entamoeba histolytica, die u. a. zum Auftreten von Fieber u. Diarrhö führt; **Vork.:** weltweit verbreitet, in warmen Ländern weit häufiger als in gemäßigtem Klima; mangelnde Hygiene begünstigt Verbreitung; **Ther.:** Metronidazol*.

**Amomum latifolium:** s. Curcuma zedoaria.

**Amomum zingiber:** s. Zingiber officinale.

**Amorolfin** (INN): (±)-*cis*-2,6-Dimethyl-4-[2-methyl-3-(*p-tert*-pentylphenyl)propyl]morpholin; CAS-Nr. 78613-35-1; $C_{21}H_{35}NO$, Strukturformel: s. Abb.; $M_r$ 317.52; Sdp. 134 °C (4.8 Pa); $pK_S$ 6.6; **Wirk.:** Antimykotikum* (Morpholin-Derivat) zur top. Anw.; stört die Zellmembranpermeabilität

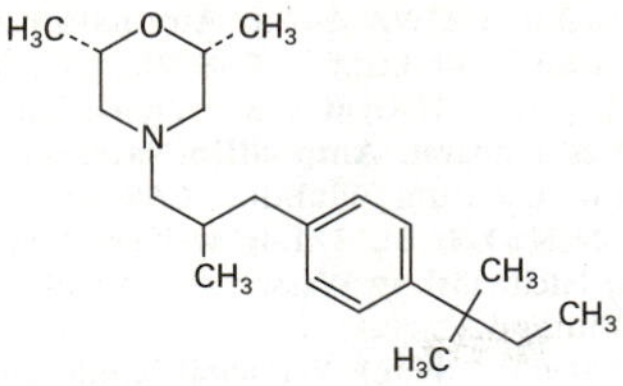

**Amorolfin**

der Pilzzelle durch Hemmung der Ergosterolsynthese; **Ind.:** lokal bei Haut- u. Nagelmykosen; **UAW:** selten Brennen, Pruritus* u. Erytheme; **Dos.:** 0.5 %ig als Nagellack. **Amorolfinhydrochlorid:** CAS-Nr. 78613-38-4; $C_{21}H_{36}ClNO$; $M_r$ 353.98.

**amorph** (gr. gestaltlos): Zustand fester Körper, bei denen im Ggs. zu den Kristallen* die Atome od. Moleküle keine regelmäßige Anordnung aufweisen (fehlende Fernordnung), sondern einer Zufallsanordnung mit niedrigem Ordnungsgrad unterliegen; **amorphe Feststoffe:** im Vergleich zu krist. Feststoffen immer isotrop u. thermodynam. weniger stabil; sind energiereicher u. besitzen z. B. größere Löslichkeit u. Zersetzlichkeit als die krist. Substanz; neigen zum Fließen, besitzen keinen scharfen Schmp. u. sind im Röntgendiffraktogramm am Halo* zu erkennen.

**Amorphophallus konjac** Koch: Konjacpflanze; Fam. Araceae; Stpfl. von **Konjac-Extrakten: Anw.:** Extrakte aus den Knollen der Pflanze können i. R. einer Gewichtsreduktion zur Einhaltung des Diätplans eingesetzt werden. Die wasserlösl. Ballaststoffe werden nach der Einnahme im Magen freigesetzt u. quellen zu einer gelartigen Masse auf. Dabei vergrößert sich das Volumen um mind. das 100-fache, so dass ein Sättigungsgefühl eintritt.

**Amoxicillin** (INN): $\alpha$-Amino-4-hydroxy-benzylpenicillin; (2*S*,5*R*,6*R*)-6-[(*R*)-2-Amino-2-(4-hydroxyphenyl)acetyl]amino-3,3-dimethyl-7-oxo-4-thia-1-azabicyclo[3.2.0]heptan-2-carbonsäure; CAS-Nr. 26787-78-0; $C_{16}H_{19}N_3O_5S$, Strukturformel: s. Abb.; $M_r$ 365.41; Ampicillin*-Derivat; **Wirk.:** Penicillin* mit erweitertem Wirkungsspektrum; hemmt neben Benzylpenicillin*-empfindl. Keimen auch Haemophilus influenzae, Enterokokken u. Listerien; hohe orale Resorptionsrate; **Ind.:** Haemophilus-Infektionen, schwere Enterokokken- u. Salmonellen-Infektionen, Typhus abdominalis; **UAW:** allerg. Reaktionen, gastrointestinale Störungen (z. B. anhaltende Diarrhö), Anstieg der Leberenzymwerte; HWZ 1–1.5 h. **Amoxicillin-Trihydrat:** Amoxicillinum trihydricum Ph.Eur.6; CAS-Nr. 61336-70-7; $C_{16}H_{19}N_3O_5S \cdot 3\,H_2O$; $M_r$ 419.46; Löslichkeit: 4 g/L Wasser; fast unlösl. in Ethanol, Chloroform u. Ether. **Amoxicillin-Natrium INN:** Amoxicillinum natricum Ph.Eur.6; $C_{16}H_{18}N_3NaO_5S$; $M_r$ 387.4; weißes, sehr hygroskop. Pulver; sehr leicht lösl. in Wasser, wenig lösl. in Ethanol, sehr schwer lösl. bis unlösl. in anderen org. Lösungsmitteln.

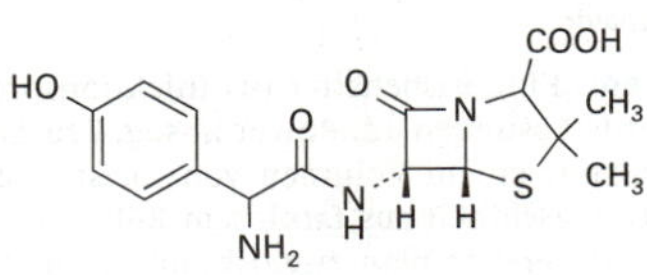

**Amoxicillin**

**AMP:** Abk. für Adenosin-5′-monophosphat; s. Adenosinphosphate.

**Ampere** (Andre Marie A., franz. Mathematiker u. Physiker, 1775–1836): Symbol A; SI-Basiseinheit der elektr. Stromstärke; Definition: s. SI-Einheiten.

**Amperometrie:** Titration (s. Maßanalyse) mit einer polarisierbaren Elektrode u. Bezugselektrode zur Bestimmung oxidierender bzw. reduzierender Substanzen; Messung der Stromstärkeänderung bei konstanter Gleichspannung; die gemessene Stromstärke ist der umgesetzten Stoffmenge proportional. Auch für stark verd. Lsg. anwendbar; Variante der A. ist die Dead*-Stop-Methode.

**Ampfer, Krausblättriger:** s. Rumex crispus.

**Amphetamin:** s. Amfetamin.

**Amphi-:** Wortteil mit der Bedeutung beidseitig, ringsum.

**Amphiphilie:** Bez. für ein bestimmtes Verhalten (z. B. Oberflächenaktivität*, Oberflächenspannung*, Grenzflächenspannung*) einer Substanz, die im Molekülbau sowohl lipophile als auch hydrophile Anteile enthält; typ. Eigenschaft von Netzmitteln*, Tensiden* u. Emulgatoren*. Vgl. Lipophilie; Hydrophilie.

**Ampholyte:** s. Stoffe, amphotere.

**Ampholytseifen:** Amphotenside, Amphotere; waschaktive Aminosäuren mit höherer relativer Molekülmasse, dienen als Emulgatoren*. Eine längere Alkylkette od. ein höherer Fettsäurerest bildet den lipophilen u. eine Polyaminoessigsäure od. ein Betain-Rest den hydrophilen Anteil mit amphoterem Charakter im Molekül. Der isoelektr. Punkt (Bereich) ist je nach Produkt unterschiedlich. A. sind ausgeprägt bakterizid, fungizid u.

$$CH_3-(CH_2)_{11}-NH-(CH_2)_2-\overset{+}{N}H_2-(CH_2)_2-NH-CH_2COO^-$$

Dodecyldi(aminoethyl)glycin

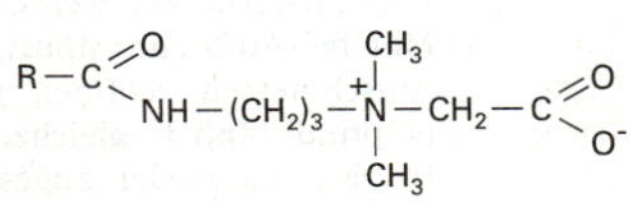

Cocoamidopropylbetain: R = $C_{11-17}$ $H_{23-35}$

**Ampholytseifen**

A

partiell viruzid. A. sind deshalb wirksamer Bestandteil versch. oberflächenaktiver u. ungiftiger Desinfektionsmittel u. zeichnen sich durch pH-Unabhängigkeit, Elektrolyttoleranz u. ausgezeichnete Haut- u. Schleimhautverträglichkeit aus. Vertreter der A. sind z.B. Dioctylaminoethylglycin, Dodecyldi(aminoethyl)glycin. Die Polyaminoessigsäure wird vorwiegend zur Desinfektion herangezogen. A., die sich vom Betain ableiten (s. Abb.), dienen der Herst. von schonenden, keimhemmenden Körperpflegemitteln.

**Amphomycin:** CAS-Nr. 1402-82-0; oberflächenaktiv, amphoter; lösl. in 200 T. Wasser; nicht mehr im Handel befindl. Peptid-Antibiotikum* aus Streptomyces canus; **Wirk.:** gegen grampositive Bakterien, v. a. Kokken; früher angewendet bei oberflächl. Hautinfektionen, wegen der hohen Toxizität nur lokal.

**Amphotenside:** s. Ampholytseifen.

**Amphotere:** s. Ampholytseifen.

**Amphotericin B (INN):** Amphotericinum B Ph.Eur.; $C_{47}H_{73}NO_{17}$; $M_r$ 924; gelbl., amphotere Substanz, unlösl. in Wasser; Polyen*-Antimykotikum (Heptaen-Struktur) aus einem Streptomyces-nodosus-Stamm; **Wirk.:** Komplexbildung mit Ergosterol, die zu Permeabilitätsstörungen der Zellmembran führt; Antimykotikum* mit breitem fungistat. Spektrum; Bakterien, Viren u. fast alle Protozoen sind resistent; **Ind.:** Prophylaxe u. Ther. intestinaler Hefemykosen (oral), auch i. R. der selektiven Darmdekontamination*; Systemmykosen (i. v.); HWZ 34 h bzw. 350 h (Metaboliten); **Toxikol.:** nephrotoxisch.

**Ampicillin (INN):** Ampicillinum anhydricum Ph.Eur.; (2*S*,5*R*,6*R*)-6-[(*R*)-2-Amino-2-phenylacetamido]-3,3-dimethyl-7-oxo-4-thia-1-azabicyclo-[3.2.0]heptan-2-carbonsäure; CAS-Nr. 69-53-4; $C_{16}H_{19}N_3O_4S$, Strukturformel: s. Abb.; $M_r$ 349.4; Schmp. ca. 200 °C (unter Zers.); weißes, krist. Pulver; lösl. in 170 T. Wasser, fast unlösl. in Ethanol, Aceton, Chloroform, Ether; in 0.25 %iger Lsg; pH-Wert 3.5–5; Breitband-Antibiotikum; **Wirk.:** säurestabiles, aber nicht penicillinasestabiles Penicillin*; Wirkungsspektrum: umfasst neben den gegen Benzylpenicillin empfindl., grampositiven Kokken auch Enterokokken, Listeria, Haemophilus influenzae, Salmonellen, Shigellen; **Ind.:** Haemophilus-, Enterokokken- u. Salmonelleninfektionen; aufgrund der hohen Resistenzrate der grampositiven Bakterien heute als Monopräparat selten; Kombinationen mit Clavulansäure* werden wegen der Penicillinasestabilität bevorzugt; **UAW:** Penicillinallergie; Kreuzresistenz mit anderen Penicillinen, Hauterscheinungen; **Dos.:** p. o. schlechte Resorption; 3–4 g/d, Kinder 0.1–0.15 g/kg KG/d; Dosissteigerung bei Erwachsenen bis 20 g mögl.; bei Nierenfunktionsstörungen Dosis reduzieren; intrathekal bei Meningitiden 10–20 mg/d, Kinder

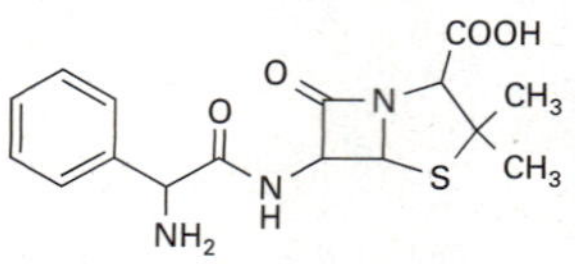


Ampicillin

1×5–10 mg/d; HWZ 1–2 h. **Ampicillinum trihydricum:** Ph.Eur.; CAS-Nr. 7177-48-2; $C_{16}H_{19}N_3O_4S \cdot 3\,H_2O$; $M_r$ 403.5; am häufigsten verwendetes Präparat. **Ampicillin-Natrium:** Ampicillinum natricum Ph.Eur.; CAS-Nr. 69-52-3; $C_{16}H_{18}N_3NaO_4S$; $M_r$ 371.4; weißes, hygroskop. Pulver; leicht lösl. in Wasser. Gebräuchl. ist auch das Kaliumsalz.

**Amplifikation:** (biol.) Vervielfältigung von Nucleinsäuren*; Verfahren zur Erhöhung der Gendosis*; **Beispiel: 1.** molekularbiolog. i. R. der Polymerase*-Kettenreaktion; **2.** in vivo im Tumorgewebe; **3.** Anfertigung von Kopien von Plasmiden* mit Hilfe von Antibiotika wie Chloramphenicol*; dadurch wird zwar die Replikation* der Chromosomen* verhindert, nicht aber die von Plasmiden.

**Amplitude:** Schwingungsweite; Maximalwert der sich bei einer Schwingung period. verändernden Größe.

**AMPreisV:** Abk. für **Arzneimittelpreisverordnung***.

**Amprenavir (INN):** (3*S*)-3-Tetrahydrofuryl *N*-[(1*S*,2*R*)-4-(4-aminophenylsulfonyl)-1-benzyl-2-hydroxy-6-methyl-4azaheptyl]-carbamat; CAS-Nr. 0161814-49-9; $C_{25}H_{35}N_3O_6S$, Strukturformel: s. Abb.; $M_r$ 505.7; logP 4.2; p$K_S$ 11.5; schwer lösl. in Wasser; **Wirk.:** kompetitiver HIV*-Protease-Inhibitor; **Ind.:** bei HIV*-Erkrankung als Teil einer antiviralen Kombinationstherapie* (sonst rasche virale Resistenz); **Kontraind.:** zeitgleiche Behandlung mit Substanzen, die eine geringe therapeutische Breite* besitzen u. Substrat des Cytochrom-P-450-3A4-Isoenzyms der Leber sind; **UAW:** gastrointestinale Sympt., Hautausschläge, Parästhesie; HWZ 7.1–10.6 h.

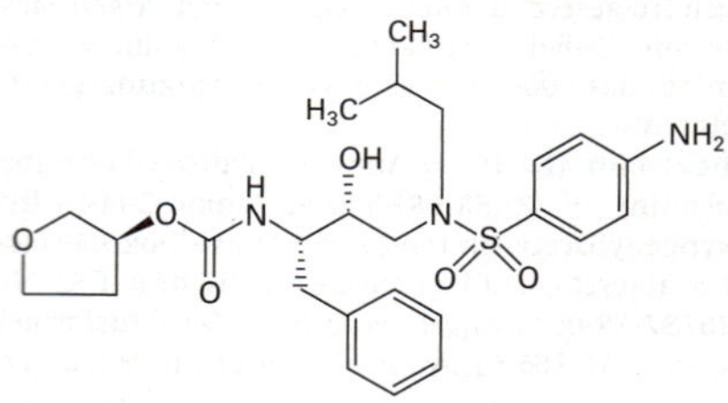


Amprenavir

**Ampullen:** Eindosisbehälter für Injektionspräparate (sterile Lösungen od. Pulver in sog. Trockenampullen) mit einem Volumen von meist 1–20 mL; **Herst.:** maschinell aus farblosem Röhrenglas, das an der Unterseite plan zugeschmolzen (Boden) u. an der gegenüberliegenden Seite zu einem Spieß mit einer Einschnürung (Hals) ausgezogen wird. Je nach Abfüllmaschine werden A. mit offenem od. zugeschmolzenem Spieß (**Aufbrennampullen**) benötigt. Offene Leerampullen müssen vor dem Abfüllen u. Zuschmelzen gründl. gereinigt u. heißluftsterilisiert werden. Dieser Vorgang entfällt bei Aufbrennampullen. Diese werden durch Aufschmelzen geöffnet, gefüllt, bei oxidationsempfindl. Inhalt gleichzeitig schutzbegast ($CO_2$ od. $N_2$) u. wieder zugeschmolzen. **Einteilung: 1.** nach Form (s. Abb.): **a)** Normalform (offene u. geschlossene Trichterampullen); **b)** Weithalsampulle (zur Pulverabfüllung); **c)** Doppelspießam-

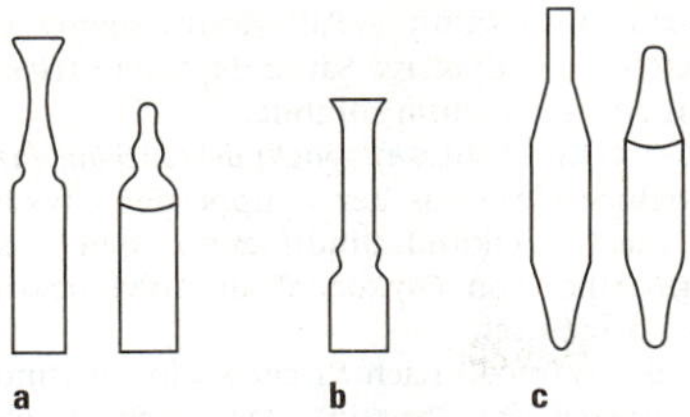


**Ampullen:** a: Normalform (Trichterampullen, offen u. geschlossen); b: Weithalsampulle (zur Pulverabfüllung); c: Doppelspießampullen

pullen: werden als Trinkampullen für Peroralia u. für die Aufnahme von Infusionslösungen verwendet; **d) Zylinderampullen***; **e) Spritzampullen***; **2.** nach Öffnungsmechanismus: **a) Brechringampullen** haben einen Brechring aus anorg. Salzen, die durch Einbrennen (Emaillierung) eine Spannung im Glas hervorrufen. Dies ermöglicht es, die A. ohne Anritzen zu brechen. **b) OPC-Ampullen** (One-point-cut-Ampullen) sind an der Verengung des Ampullenspießes bereits vorgeritzt. Sie werden durch einfaches Abbrechen des Spießes geöffnet. Dabei wird mit dem Daumen auf den roten Punkt am Ampullenspieß gedrückt. **c)** Früher wurde zum Öffnen der A. deren Hals mit einer Ampullenfeile (**Ampullensäge**) angeritzt u. dann abgebrochen. Es ist darauf zu achten, dass keine Glassplitter (abhängig von der Ausgangsqualität des verwendeten Glases) in die zu injizierende Lösung gelangen. **Voraussetzung u. Prüfung: 1.** A. müssen eine genügende Menge Zuber. enthalten, um die Applikation der deklarierten Menge zu ermöglichen (Ph.Eur.: Bestimmung des entnehmbaren Volumens von Parenteralia). **2. Glas***: Nach Ph.Eur.6 dürfen für wässrige Injektionspräparate nur Glasart I u. Glasart II verwendet werden. Eine Ausnahme bilden flüssige, nichtwässrige Präparate u. Pulveres* parenterales (z. B. Gefriertrockenpräparate), die auch in Glasart III für den Einmalgebrauch abgefüllt werden können. Glasart I darf für alle Injektionspräparate wiederholt verwendet werden. Die nur einmal verwendbare Glasart II ist oberflächenvergütet (s. Gläser, vergütete). Hydrophobisierung ermöglicht eine fast vollständige Entnahme einer Flüssigkeit. Glasart II sollte auf neutrale od. schwach saure Lösungen beschränkt werden. Die geforderte hydrolyt. Resistenz wird nach Ph.Eur.6 durch acidimetr. Bestimmung der an destilliertes Wasser beim Erhitzen (Autoklavieren bei 121 °C) abgegebenen Alkalimenge ermittelt. Lichtschutz erreicht man durch Zusätze von Eisenoxiden, Mangan- od. Titanoxid, wobei die Durchsichtigkeit verloren geht. Farbl. Veränderungen des Inhalts z. B. durch Zers. können nur in Klarglasampullen beobachtet werden. Daher ist es vielfach zweckmäßiger, Lichtschutz durch Sekundärpackmittel (s. Behältnis) zu gewährleisten. **3. Dichtigkeit:** Zur Prüfung der A. werden diese unter Vakuum in eine Methylenblau-Lsg. (**Blaubad**) eingetaucht. Undichte A. saugen nach Aufheben des Unterdrucks Methylenblau-Lsg. an, die den Inhalt der A. verfärbt. Durch feinste Haarrisse im Ampullenglas kann u. U. keine Methylenblau-Lsg. eindringen. Deshalb sollte man bei der Herst. u. Abfüllung der A. besonders darauf achten, dass Spannungen im Glas als Ursache für die Rissbildung vermieden werden. **4. Sterilität:** Der Inhalt der A. ist auf Sterilität (Ph.Eur.6: mehrere Nährböden*, unterschiedl. Bruttemperaturen), evtl. auf Fremdpartikel u. **Isotonie*** zu prüfen. **5. Pyrogene:** Eine Prüfung ist nach Ph.Eur.6 nur dann verbindl., wenn die gefüllten A. als pyrogenfrei deklariert sind od. 15 mL u. mehr Inhalt aufweisen. Vgl. Eindosenbehältnisse.

**Ampullenflaschen:** s. Vials.

**Ampullen, homöopathische:** aufpotenzierte homöopath. Mittel ohne Alkohol, die injiziert od. als Trinkampullen* angewendet werden; enthalten versch. Potenzen einer Arznei (sog. Potenzakkorde) od. mehrere Arzneien in potenzierter Form; die jeweilige Potenzstufe wird in physiol. Kochsalzlösung aufgelöst. Vgl. Ampullen; Homöopathie.

**AMRadV:** Abk. für **V**erordnung über **rad**ioaktive oder mit ionisierenden Strahlen behandelte **A**rz**neim**ittel; das Verbot radioaktiver Arzneimittel (s. Radiopharmaka) im deutschen Arzneimittelgesetz* wird durch die VO aufgehoben; Herst. u. Anw. werden geregelt.

**Amrinon** (INN): 5-Amino-3,4′-bipyridin-6(1*H*)-on; CAS-Nr. 60719-84-8; $C_{10}H_9N_3O$; $M_r$ 187.2; Schmp. 294–297 °C (unter Zers.); nicht zugelassener selektiver Phosphodiesterase*-Hemmer (cAMP-spezif. PDE 3) zur Kurzzeitbehandlung der schweren Herzinsuffizienz; **UAW:** u. a. Herzrhythmusstörungen, Thrombozytopenie, gastrointestinale Störungen; HWZ 2.5–6 h.

**Amsacrin** (INN): 4′-(9-Acridinylamino)-3′-methoxymethansulfonanilid; CAS-Nr. 51264-14-3; $C_{21}H_{19}N_3O_3S$, Strukturformel: s. Abb.; $M_r$ 393.5; Zytostatikum*; **Ind.:** akute Leukämie; **UAW:** Knochenmarkschädigungen, Leberfunktionsstörungen, Magen-Darm-Beschwerden. Verwendet wird auch Amsacrinhydrochlorid.

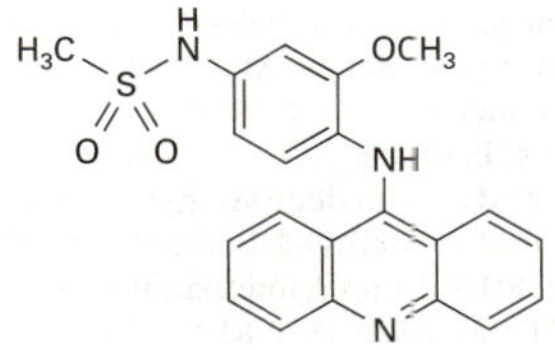


**Amsacrin**

**Amselbeeren:** s. Rhamnus catharticus (Rhamni cathartici fructus).

**Amsonat:** chem. Kurzbez. für 4,4′-Diaminostilben-2,2′-disulfonat.

**AMTS:** Abk. für **A**rznei**m**ittel**t**herapie**s**icherheit*.

**Amtsapotheker:** s. Apothekenbesichtigung.

**AMWHV:** Abk. für **A**rznei**m**ittel*- u. **W**irkstoff**h**erstellungs**v**erordnung.

**Amygdalae amarae:** s. Prunus dulcis (Semen Amygdalae amarae).

**Amygdalae dulces:** s. Prunus dulcis (Semen Amygdalae dulce).

**Amygdalae oleum raffinatum:** s. Prunus dulcis.

**Amygdalae oleum virginale:** s. Prunus dulcis.

A

**Amygdalae virides:** s. Pistacia vera (Semen Pistaciae).
**Amygdalase:** s. Amygdalin.
**Amygdalin:** Amygdalinum, Amygdalosid; Mandelsäurenitrilgentiobiosid; CAS-Nr. 29883-15-6; Mandelsäurenitril-$\beta$-gentiobiosid; $C_{20}H_{27}NO_{11} \cdot 3\,H_2O$, Strukturformel: s. Cyanglykoside (Tab. dort); $M_r$ 457.42; Schmp. 214–216 °C (unter Zers.); farb- u. geruchlose Kristalle, lösl. in Wasser, sehr leicht lösl. in siedendem Wasser, sehr schwer lösl. in Ethanol, unlösl. in Ether; Cyanglykosid* in bitteren Mandeln (s. Prunus dulcis, Semen Amygdalae amarae), Pfirsichkernen, Aprikosenkernen u. Samen anderer Rosaceae; **Vork.:** natürl. in opt. aktiver (D- u. L-) u. in racem. Form (Isoamygdalin). In Gegenwart von Wasser wird Amygdalin durch das Enzym Amygdalase in Glucose u. Mandelsäurenitrilglucosid zerlegt. Letzteres zerfällt unter dem Einfluss des Enzyms Prunase in Glucose u. Benzaldehydcyanhydrin* u. dieses durch Oxynitrilase in Bittermandelöl (Benzaldehyd*) u. Blausäure* (Reaktionsschema: s. Cyanglykoside). Die 3 Enzyme werden unter der Sammelbez. Emulsin zusammengefasst. **Darst.:** durch Auskochen der Presskuchen der Kerne mit Ethanol; **Anw.:** (med.) nicht mehr verwendet; früher in den USA unter der Bez. Laetril in der Krebstherapie eingesetzt.
**Amygdalosid:** s. Amygdalin.
**Amygdalus communis:** s. Prunus dulcis.
**Amyl-:** s. Pentyl-.
**Amylalkohol:** s. Pentanol.
**Amylalkohol, tertiärer:** s. Amylenhydrat.
**Amylasen:** Diastasen; Gruppe weit verbreiteter Glykosidasen*, die in Oligosacchariden (von Trisacchariden aufwärts) u. Polysacchariden (z. B. Stärke, Glykogen* u. Dextrine*) die $\alpha$-1,4-glykosid. Bindungen spalten; ***α*-Amylase:** greift im Inneren des Moleküls an (sog. Endoamylase); es entstehen zuerst Dextrine, die sekundär in Maltose*, Glucose* u. evtl. verzweigte Oligosaccharide zerlegt werden; Vork.: in Tieren (Speichel, Pankreas, Leber) u. Pflanzen. ***β*-Amylase:** greift die Substrate vom nicht reduzierenden Kettenende an (sog. Exoamylase); es entstehen Maltoseeinheiten; Vork.: nur in Pflanzen.
**Amylene:** s. Pentene.
**Amylenhydrat:** Amylenum hydratum, tertiärer Amylalkohol, 2-Methyl-2-butanol, Dimethylethylcarbinol; Ethyldimethylmethanol; $(CH_3)_2C(OH)—CH_2—CH_3$; $M_r$ 88.2; D. 0.810; Sdp. 102 °C; klare, farblose Flüssigkeit von brennendem Geschmack u. fruchtartigem Geruch; brennbar; lösl. in Wasser; mit Ethanol, Ether, Chloroform, Glycerol u. fetten Ölen in jedem Verhältnis mischbar; **Off.:** ÖAB (bis 1996); **Anw.: 1.** (techn.) Lösungsmittel; **2.** (med.) obsolet; früher als Schlafmittel*, Antiepileptikum*.
**Amylenum nitrosum:** s. Salpetrige Säure (Hom.).
**Amyli hydrolysati sirupus:** s. Stärkesirup.
**Amyli hydrolysati solutio:** s. Stärkesirup.
**Amylium aceticum:** s. Isopentylacetat.
**Amylium butyricum:** s. Buttersäureisoamylester.
**Amylium formicicum:** s. Ameisensäureisoamylester.
**Amylium nitrosum:** s. Salpetrige Säure (Isoamylnitrit).
**Amylium salicylicum:** s. Salicylsäureisoamylester.
**Amylnitrit:** s. Salpetrige Säure (Isoamylnitrit).
**Amylogen:** s. Amylum solubile.
**Amylo-1,6-Glucosidase:** (engl.) *debranching enzyme*; Endoglucosidase aus der Gruppe der Glykosidasen*, die 1,6-glykosid. Bindungen an den Verzweigungsstellen von Glykogen* u. Amylopektin (s. Amylum) spaltet.
**Amyloid: 1.** (med.) nach Virchow ein im Bindegewebe ausgefälltes Protein*, das durch Lugol-Lsg. braun gefärbt wird; Umschlag in Blau bei Zusatz von $H_2SO_4$; mit Kongorot* ergibt A. rote Färbung. Die unlösl. Proteinaggregate besitzen $\beta$-Faltblattstruktur u. entstehen meist durch Fehlfaltung instabiler Proteine. Es sind 25 Proteine bekannt, die A. bilden können; mind. 15 Amyloidformen sind biol. relevant (z. B. $\beta$-A. bei Alzheimer*-Krankheit od. AL-A. beim multiplen Myelom). **2.** (chem.) kolloidale Cellulose*, die durch Wasser aus einer Lsg. von Cellulose in konz. Schwefelsäure gefällt wird (Herst. von Pergamentpapier; s. Pergament).
**Amylopektin:** s. Amylum.
**Amyloplasten:** zu den Leukoplasten* gehörende farblose Plastiden* in der Pflanzenzelle; bilden aus Zucker Stärke (s. Amylum).
**Amylose:** s. Amylum.
**Amylsalicylat:** s. Salicylsäureisoamylester.
**Amylum:** (engl.) *starch*; Stärke, Stärkemehl; ein in unter- u. oberird. Nährgeweben (s. Amyloplasten) von höheren Pflanzen in Form von gekörnten Polysacchariden vorkommendes Assimilationsprodukt u. Reservesubstanz; gewonnen aus Knollen, Rhizomen, Samen u. Stammgeweben durch wiederholte Auswasch-, Dekantier- u. Schleudervorgänge. A. ist ein uneinheitl. Polysaccharidgemisch aus ausschließl. $\alpha$-glykosidisch verknüpften D-Glucose-Bausteinen der allg. Summenformel $(C_6H_{10}O_5)_n$, wobei n ca. 300–1000 u. größer sein kann. Stärke besteht aus **Amylose** (ca. 15–30 %) u. **Amylopektin** (ca. 70–85 %). Amylose ist im Inneren der Stärkekörner eingelagert. Die äußere Hülle der Körner besteht aus Amylopektin. Die beiden Polysaccharide unterscheiden sich durch die Art ihres Molekülaufbaus sowie ihre Molekülgröße. **Off.:** Ph.Eur.6; Maydis amylum (Maisstärke), Oryzae amylum (Reisstärke), Solani amylum (Kartoffelstärke) u. Tritici amylum (Weizenstärke); **Eigenschaften:** Amyla sind geruch- u. geschmacklose, feine, weiße Pulver, die beim Reiben zw. den Fingern knirschen. Die Arten unterscheiden sich im Mikroskop in Form u. Größe der Stärkekörner (s. Abb. 1) u. damit in ihrer pharmaz. Einsatzfähigkeit. **Größe der Stärkekörner** (u. mittlerer Durchmesser): Kartoffelstärke: 10–100 µm (35 µm); Weizenstärke: 2–45 µm (25 µm); Maisstärke: 2–32 µm (15 µm); Reisstärke: 1–10 µm (5 µm). Sie sind prakt. unlösl. in org. Lösungsmitteln u. in kaltem Wasser. In Wasser quellen sie mit einer Volumenzunahme von ca. 20–100 % auf (begrenzte Quellung). Oberhalb der sog. **Verkleisterungstemperatur** (64–77 °C je nach Art) bildet eine ca. 2 %ige wässrige Aufschwemmung nach der Quellung eine viskose kolloidale Lösung (unbegrenzte Quellung) u. nach dem Abkühlen einen weißen Kleister (Gel), der mit Iodlösung eine tiefblaue Färbung ergibt. Die Farbe nimmt über 50 °C

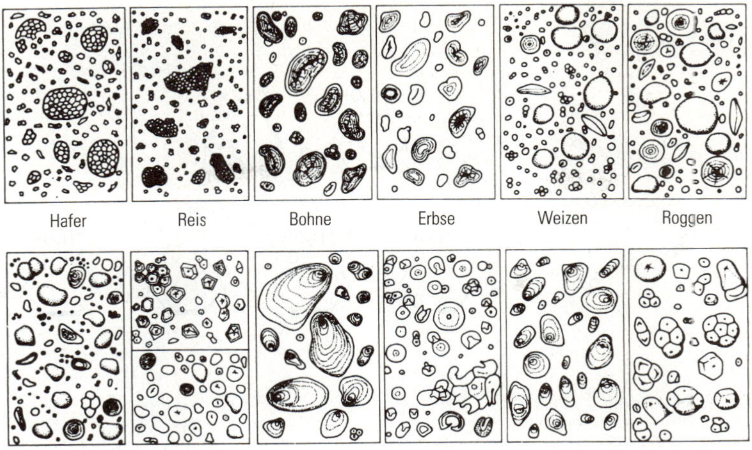


**Amylum** Abb. 1: Stärkekörner im mikroskopischen Bild

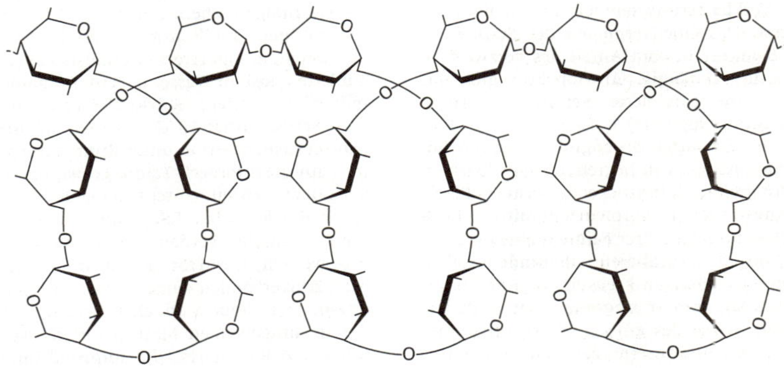

**Amylum** Abb. 2: Amylose

rasch an Intensität ab, verstärkt sich aber wieder beim Abkühlen. Die Verkleisterungstemperatur liegt bei Anwesenheit von Glycerol u. Polyolen höher. D. 1.50 mL/g (Mais u. Weizen), Schüttvolumen 2.0–2.1 mL/g (Mais), Stampfvolumen 1.45–1.55 mL/g (Mais); Wassergehalt lufttrockener Stärke: 10–15 %, in feuchter Atmosphäre bis zu 30 % u. mehr; das eingelagerte Wasser wird erst bei 125–130 °C vollständig abgegeben, dabei verlieren die Stärkekörner ihre charakterist. Struktur u. ihren kristallinen Charakter (Sphärokristalle, dunkles Kreuz im polarisierten Licht); Stärke zeigt Retrogradation*; Stärken sind auf Abwesenheit von Verunreinigungen (mikrobielle u. Säurerückstände vom Lösen des Eiweißanteiles, Ausnahme: Kartoffelstärke) u. von deformierten, beschädigten Körnern zu prüfen; Prüfung auf mikrobielle Verunreinigung aerob: max. $10^3$ Bakterien u. $10^2$ Pilze/g, frei von Escherichia coli. **Amylose:** besteht aus langen, unverzweigten Kettenmolekülen ($M_r$ ca. 50 000–200 000; Struktur: s. Abb. 2), die aus D-Glucopyranose-Einheiten (300–1000) in $\alpha$-1,4-glykosid. Bindung aufgebaut sind u. an einem Ende eine reduzierende (aldehydische) Gruppe enthalten. Amylose ist in hydratisiertem Zustand helixartig angeordnet. In entwässertem Zustand ist das Molekül geknäuelt. Durch die axiale Stellung der OH-Gruppe am C-1 u. ihre äquatoriale Stellung am C-4 der D-Glucopyranose ist eine fadenförmige Ausrichtung (charakterist. für die 1,4-$\beta$-glykosid. Bindung der Cellulose*) ausgeschlossen. Die spiralige Struktur mit 6 Glucosemolekülen pro Windung umschließt einen kanalartigen freien Raum (Durchmesser 0.6 nm), in den sich passende Moleküle (z. B. Iod) einlagern können (Einschlussverbindung). Iod (aus Iodwasser od. Iod-Iodkaliumlösung; s. Iodlösung, wässrige) wird in linearen Ketten mit einem I-I-Abstand von 0.31 nm eingeschlossen u. ergibt durch Lockerung seiner Elektronensysteme eine intensive Blaufärbung. Der Abstand der Iodatome im Iodmolekül beträgt normalerweise 0.27 nm. Amylose quillt in kaltem Wasser u. bildet mit heißem Wasser eine kolloidale (nicht kleisterige) Lösung. **Amylopektin:** liegt im Ggs. zur Amylose in Form von weitverzweigten Molekülen ($M_r$ ca. 100 000–1 000 000) vor, die aus vielen linearen Einzelgliedern von 20–30 Glucose-Einheiten in $\alpha$-1,4-glykosid. Bindung bestehen; diese

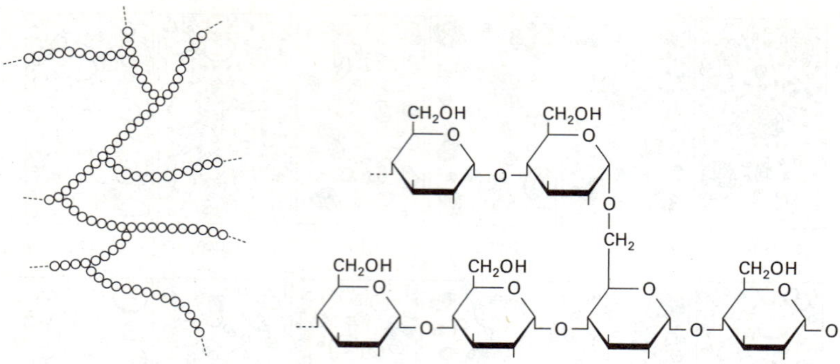


**Amylum** Abb. 3: Amylopektin

linearen Einzelglieder sind durch $\alpha$-1,6- (seltener 1,3-) Verzweigungsstellen miteinander verknüpft (s. Abb. 3). Amylopektin ist mit Wasser erst oberhalb der Verkleisterungstemperatur quellfähig u. verkleistert. Das Quellvermögen der Stärken ist von der Struktur u. vom Anteil des verzweigten Amylopektins abhängig. Amylopektin gibt mit Iodlösung eine rotviolette Verfärbung. **Anw.:** (Amylose u. Amylopektin) **1.** Tablettieren: in Pulverform als Füllmittel, Sprengmittel (wegen hohen Quellungsdrucks u. begrenzter Quellbarkeit) u. Feuchthaltemittel, in trockener Form als Fließregulierungsmittel* u. Formentrennmittel*; Reisstärke spielt aufgrund ihrer Feinheit eine untergeordnete Rolle. **2.** Granulieren*: als Bindemittel in Form eines 10–25 %igen Kleisters bei Knetgranulation od. 8 %ig zum Sprühgranulieren; **3.** Puderbestandteil: wegen des großen Wasseraufnahmevermögens (s. Aufsaugvermögen von Pulvern) u. der Kühl- u. Gleitwirkung; Reisstärke wird wegen ihres Feinheitsgrades u. der engen Kornverteilung bevorzugt. Unbehandelte Stärke wird wegen ihrer Anfälligkeit gegenüber Mikroorganismen im Milieu der Haut immer mehr verdrängt durch nicht mehr quell- u. verkleisterungsfähige Stärkederivate (s. ANM-Pudergrundlage; absorbable dusting powder), die resorbiert u. sterilisiert werden können. **4.** Grundlage für Salben (Salbengele, Hydrogele, Schleimsalben): in Form eines Kleisters als konsistenzgebendes Mittel für Glycerolsalben; **5.** Auflockerungsmittel für Pasten mit lipophilem Dispersionsmittel (Paraffinkohlenwasserstoffe, Fette); **6.** Grundstoff für die Herst. von Stärkekapseln (s. Capsulae), bevorzugt Weizenstärke; **7.** Diätetikum u. Mucilaginosum; **8.** Ausgangsstoff für die Gew. von Stärkehydrolysaten (Glucose, Dextrine, Maltose, Oligosaccharide); s. Amylum solubile; Maltodextrin; **9.** Ausgangsstoff für die Herst. bes. präparierter Stärken, geeignet für die Direkttablettierung*; z. B. gelatinierte Stärke, eine gequollene u. teilweise gelöste Maisstärke, die wieder getrocknet wurde (3 min in siedendem Wasser erhitzt, danach bei 120 °C getrocknet u. durch ein Sieb fein zerteilt); **10.** Ausgangsmaterial für weitere Hilfsstoffe, z. B. Carboxymethylstärke*-Natrium (Typ A, B, C), Natriumcarboxymethylamylopektin, die ähnl. Eigenschaften wie Carboxymethylcellulose*-Natrium haben, jedoch im Gelbildungsvermögen überlegen sind. Verw. als Hydrogelbildner, Stabilisator für Emulsionen u. Suspensionen, in Pulverform Zerfallsbeschleuniger in Tabletten, lösl. in Wasser u. verd. Ethanol; als Granulierflüssigkeiten. **Stärkekleister:** Zur Herst. wird Stärke (meist 10 %) in kaltem Wasser klumpenfrei suspendiert u. unter Rühren durch Erwärmen auf die erforderl. Temp. gelöst. Beim Abkühlen bildet sich ein durchscheinendes Gel. **Resistente Stärke:** Abk. RS; kann wie Ballaststoffe* durch menschl. Verdauungsenzyme nicht abgebaut werden; **1.** RS1: Stärke, die in intakten Zellen bzw. Zellverbänden eingeschlossen ist; kann nach physik. (z. B. Kauen) od. chemischem (z. B. Abbau der sie umgebenden Matrix) Aufschluss verdaut werden; **2.** RS2: Stärke, die aufgrund ihrer Struktur für die Verdauungsenzyme unzugängl. ist; kann nach dem Erhitzen u. dem damit verbundenen Auffalten ihrer kompakten Struktur verdaut werden; **3.** RS3: retrogradierte Stärke; entsteht beim Erhitzen u. anschließenden Abkühlen von Stärke; es bildet sich eine kompakte Kristallstruktur, die für Verdauungsenzyme unzugängl. ist.

**Amylum Ari:** s. Dracunculus vulgaris.

**Amylum Avenae:** s. Avena sativa.

**Amylum Batatae:** s. Ipomoea batatas.

**Amylum Bulbi Coronae imperialis:** s. Fritillaria imperialis (Kaiserkronen-Zwiebeln).

**Amylum Cannae:** s. Canna edulis.

**Amylum Curcumae:** s. Curcuma angustifolia.

**Amylum Fritillariae:** s. Fritillaria imperialis (Kaiserkronen-Zwiebeln).

**Amylum Hordei:** s. Hordeum vulgare.

**Amylum iodatum:** Iodstärke; **Herst.** (nach Dietrich): 2 T. Iod gelöst in 75 T. Ether, diese Lsg. mit 100 T. Weizenstärke mischen u. trocknen; in dunklen Standgefäßen aufzubewahren.

**Amylum Lentis:** s. Lens culinaris.

**Amylum Manihot:** s. Manihot esculenta.

**Amylum Marantae:** s. Maranta arundinacea.

**Amylum Maydis:** s. Zea mays (Maydis amylum).

**Amylum Musae:** Bananenstärke; Stärke aus dem Fruchtfleisch von Musa x paradisiaca L., Banane; Fam. Musaceae; Tropen.

**Amylum non mucilaginosum:** s. ANM-Pudergrundlage.

**Amylum Oryzae:** s. Oryza sativa.

**Amylum Phaseoli:** s. Phaseolus vulgaris.

**Amylum Pisi:** s. Pisum sativum.

**Amylum pregelificatum** Ph.Eur.6: vorverkleisterte Stärke, hergestellt aus Stärke (außer Weizenstärke; z. B. Maydis amylum, s. Zea mays; Solani amylum, s. Solanum tuberosum; Amylum Oryzae, s. Oryza sativa) durch Quetschen (Walzenkompaktierung) in Gegenwart von Wasser mit od. ohne Anw. von Hitze, wobei alle od. ein Teil der Stärkekörner platzen, u. anschließendes Trocknen; A. p. enthält keine Zusätze, u. U. werden die Eigenschaften modifiziert, um ein kompaktierbares u. fließfähigeres Produkt zu erhalten. Weißl. Pulver; in kaltem Wasser quellbar; dispergiert im Glycerol-Wassergemisch (50/50); unter dem Mikroskop unregelmäßige, lichtdurchlässige, weiße Partikel mit unebener Oberfläche. Stärkekörner können im polarisierten Licht erkannt werden; mit Iod-Lösung rötl. violette bis blaue Färbung. Trocknungsverlust max. 15.0 % (90 min bei 130 °C). Die Stärkeart zur Herst. von A. p. ist anzugeben. Keimzahl max. $10^3$ Bakterien u. $10^2$ Pilze je Gramm Substanz (Auszählen auf Agarplatten). Escherichia coli darf nicht vorhanden sein. **Anw.:** Herst. von Klebstoffgranulaten als 10–25 %iger wässriger Schleim; direkt tablettierbares Stärkeprodukt; als alleiniges Trockenbindemittel entstehen unzureichend feste Tabletten mit relativ hoher Friabilität.

**Amylum Sagi:** s. Metroxylon sagu.

**Amylum Secalis:** s. Secale cereale.

**Amylum Solani:** s. Solanum tuberosum (Solani amylum).

**Amylum solubile:** Amylogen; lösliche Stärke, Lintner Stärke; entsteht aus gewöhnl. Stärke durch längeres Kochen mit Wasser od. durch Einwirkung von verd. Säuren od. Alkalilaugen; A. s. löst sich klar in siedendem Wasser u. gibt mit Iodiodkaliumlösung Blaufärbung; in versch. Arzneibüchern als Reagenz enthalten.

**Amylum Tritici:** s. Triticum aestivum (Tritici amylum).

**Amyrin:** $C_{30}H_{49}OH$; $M_r$ 426.73; Schmp. 186 °C od. 200 °C ($\alpha$- bzw. $\beta$-Isomeres); Triterpenalkohol; das Kohlenwasserstoffgerüst von $\alpha$-Amyrin (Urs-12-en-3$\beta$-ol) ist 5-$\alpha$-Ursan u. das von $\beta$-Amyrin (Olean-12-en-3$\beta$-ol) ist 5-$\alpha$-Olean; Strukturformeln: s. Saponine (Tab. 1 dort); Best. des Elemiharzes; s. Canarium luzonicum; ferner frei, verestert u. als Aglyka von Triterpensaponinen in vielen Pflanzen, bes. häufig im Milchsaft, z. B. von Taraxacum* officinale u. Marsdenia* condurango.

**Amyris gileadensis:** s. Commiphora opobalsamum.

**Amyris kafal:** s. Commiphora abyssinica.

**Amytal:** s. Amobarbital.

**-an:** s. Alkane.

**Anabasin:** s. Nicotiana tabacum.

**anabol:** zum Aufbaustoffwechsel gehörig; vgl. katabol.

**Anabolika:** Substanzen, die eine positive Stickstoffbilanz erzielen u. Wachstumsprozesse (z. B. Längenwachstum, Körpergewicht) beschleunigen; häufig missbräuchl. angewendet zur Steigerung der körperl. Leistungsfähigkeit bei Sportlern (s. Doping); **Einteilung: 1.** Anabolika i. e. S.: von Androgenen* abgeleitete anabole Steroide; anabole Eigenschaften überwiegen gegenüber den androgenen; z. B. Androstanolon*, Clostebol*, Drostanolon*, Stanozolol* (alle in Deutschland, Österreich u. der Schweiz nicht zugelassen), Nandrolon* (in Deutschland nicht zugelassen), Prasteron (nur in Kombination mit Estradiolvalerat* zugelassen; s. DHEA); Metenolon* (in hom. Zuber.); **2.** Beta-Sympathomimetika (s. Sympathomimetika): Off-Label-Use od. missbräuchl. Anw.; **3.** Wachstumshormon (Somatropin*); für die nachfolgend genannten klin. Ind. sind nur Esterverbindungen von Testosteron* zugelassen. **Ind.:** Osteoporose*, aplast. Anämie*; **Kontraind.:** Schwangerschaft, Prostatakarzinom, Leberfunktionsstörung; **UAW:** beruhen auf dem androgenen Effekt; Virilisierung* bei Frauen, Hodenatrophie u. Azoospermie bei Männern, Leberfunktionsstörungen, Aggressivität, frühzeitiger Epiphysenschluss u. Kleinwuchs bei Kindern.

**Anabolismus:** s. Stoffwechsel.

**Anacamptis pyramidalis** (L.) L.C. Rich.: Spitzorchis, Hundswurz; Fam. Orchidaceae; Europa, Nordafrika; eine der **Stpfl. von Tubera Salep**, s. Orchis morio.

**Anacardiaceae:** Sumachgewächse, Pistaziengewächse; Fam. der Ordnung Rutales; ca. 600 Arten, hauptsächl. trop. u. subtropische Holzgewächse (darunter Obstbäume); **Merkmale: 1.** (biol.) wechselständige, einfache, gefiederte od. gefingerte Blätter; meist kleine Blüten in Rispen, Steinfrüchte; **2.** (chem.) Gerbstoffe; schizolysigene Exkretgänge mit äther. Öl (hauptsächl. mit Monoterpenen) od. gummiartigen Balsamen, in manchen Fällen auch Milchsaft mit eiweißartigen Kristallen; **Gattungen:** u. a. Schinus*, Semecarpus*, Rhus*.

**Anacardium:** s. Semecarpus anacardium (Hom.).

**Anacardium occidentale** L.: Acajoubaum, Cashewbaum, Nierenbaum; Fam. Anacardiaceae; Westindien, Brasilien, kultiviert in den Tropen; Stpfl. von **Fructus Anacardii occidentalis:** Nuces Acajou; Westindische Elefantenläuse, Cashewnüsse, Kaschunüsse, Akajunüsse; **Inhaltsst.:** Cardol, Anacardsäure* (wird in der Wärme in Cardanol u. Anacardol umgesetzt), fettes Öl (wird auch als Speiseöl verwendet), Harz; **Anw.:** (volkstüml.) äußerl. bei Zahnschmerzen, als Hautreizmittel; vgl. Semecarpus anacardium.

**Anacardsäure:** *o*-Pentadecadienylsalicylsäure; $C_{22}H_{32}O_3$; Inhaltsst. der Früchte (u. Samen) von Anacardium* occidentale u. Semecarpus* anacardium.

**Anacidität:** Inacidität; Fehlen von freier Salzsäure im Magensaft*; **Vork.:** bei zahlreichen chron. Magenkrankheiten (u. a. Magenkarzinom) u. perniziöser Anämie*. Vgl. Acidität.

**Anacyclus pyrethrum** (L.) Link: Anthemis pyrethrum; Römischer Bertram; Fam. Asteraceae (Compositae); südl. Mittelmeergebiet, Marokko bis Ara-

A

bien; Stpfl. von **Radix Pyrethri romani:** Römische Bertramwurzel, Franzosenwurzel; **Inhaltsst.:** Alkamide, Lignane, äther. Öl, Harz, Inulin; **Anw.:** (volkstüml.) z. B. bei Zahnschmerzen, Kaumittel (zur Anregung des Speichelflusses).

**Anacyclus x officinarum** Hayne: Deutscher Bertram; Fam. Asteraceae (Compositae); Mittelmeergebiet; Stpfl. von **Radix Pyrethri germanici:** Pyrethrumwurzel, Deutsche Bertramwurzel; **Inhaltsst.:** Pyrethrine, Inulin, äther. Öl, Harz; **Anw.:** (volkstüml.) z. B. bei Erkrankungen des rheumat. Formenkreises, Zahnschmerzen. **Hom.:** Pyrethrum: getrocknete Wurzel.

**Anadenanthera-Arten:** s. Piptadenia peregrina.

**Anämie:** Anaemia, Blutarmut; Verminderung der Anzahl der Erythrozyten*, der Konz. des Hämoglobins* u./od. des Hämatokriten* unter die altersentsprechenden u. geschlechtsspezif. Referenzwerte; **Einteilung: 1.** nach korpuskulärem Volumen (mikro-, normo- od. makrozytär) u. Hämoglobingehalt der Erythrozyten (hypo-, normo- od. hyperchrom); **2.** nach der Ätiologie: z. B. Mangelanämie, posthämorrhag. A., Schwangerschafts-, Tumor-, Infektanämie; **3.** nach der Pathogenese: **a)** durch übermäßigen Blutverlust: akute od. chron. Blutungsanämie; **b)** inf. verminderter od. ineffektiver Erythrozytopoese*, z. B. bei chron. Niereninsuffizienz (renale Anämie), Knochenmarkinsuffizienz (aplast. Anämie) od. durch Mangel an Eisen, Vitamin $B_{12}$ (s. Anämie, perniziöse) od. Folsäure; **c)** inf. übermäßigen Erythrozytenabbaus (hämolytische Anämie).

**Anämie, perniziöse:** Anaemia perniciosa; Vitamin-$B_{12}$-Mangelanämie, Morbus Biermer; megaloblastäre Anämie* als Folge eines Mangels an Vitamin* $B_{12}$, die u. a. zu gastrointestinalen Beschwerden, gelbl. Hautkolorit u. neurolog. Sympt. führt.

**Anämie, sideropenische:** s. Eisenmangelanämie.

**anaerob** (gr. aer Luft; bios Leben): ohne Sauerstoff* lebend; vgl. Anaerobier.

**Anaeroben-Brutschrank:** s. Brutschrank.

**Anaerobier:** Bez. für Bakterienarten, die ausschließl. in Abwesenheit von Sauerstoff wachsen können (obligate A., die Energiegewinnung erfolgt durch Gärung) od. sowohl unter Sauerstoffabschluss als auch in dessen Gegenwart (fakultative A.) lebensfähig sind; Sauerstoff wird über Flavinenzyme* als Elektronenakzeptor verwendet. Vgl. Aerobier.

**Anästhesie:** völlige Unempfindlichkeit gegen Schmerz-, Temperatur- u. Berührungsreize; **Formen: 1.** iatrogen (reversibel): **a)** allgemeine A. i. R. der Narkose*; **b)** lokale A. i. R. der Lokalanästhesie*; **c)** Kombination aus allg. (Hypnose, Reflexdämpfung) u. lokaler A. (Analgesie*) i. R. der Kombinationsanästhesie; **2.** pathol.: inf. Störung des peripheren od. zentralen Nervensystems*.

**Anästhetika:** Arzneimittel zur Erzeugung einer Anästhesie*; **Einteilung: 1.** Lokalanästhetika*; **2.** Allgemeinanästhetika: s. Narkotika.

**Anagallis arvensis** L.: Gauchheil, Ackergauchheil; Fam. Primulaceae; Kosmopolit; Stpfl. von **Herba Anagallidis arvensis:** Gauchheilkraut; **Inhaltsst.:** Saponine, Cucurbitacine, Gerbstoffe, Bitterstoffe; **Anw.:** (volkstüml.) z. B. bei schmerzhaften Erkrankungen der Leber u. Niere, schlecht heilenden Wunden; in der ayurvedischen Medizin bei Menstruationsstörungen; in Taiwan bei Schlangenbissen. **Hom.:** Anagallis arvensis (HAB): frische, blühende Pflanze; verordnet z. B. bei Hautausschlägen, Erkrankungen des rheumat. Formenkreises.

**Anagrelid** (INN): 6,7-Dichloro-1,5-dihydro-Imidazo(2,1-*β*)quinazolin-2(3*H*)-on; CAS-Nr. 68475-42-3; $C_{10}H_7Cl_2N_3O$, Strukturformel: s. Abb.; $M_r$ 256.1; **Wirk.:** Imidazo-Chinazolin-Derivat; senkt die Thrombozytenzahl, indem es die Megakaryozytenreifung hemmt; wirkt zudem vasodilatierend u. positiv inotrop; **Ind.:** essentielle Thrombozythämie bei Risikopatienten, die ihre bisherige Ther. nicht vertragen od. nicht ausreichend darauf ansprechen; **UAW:** Kopfschmerz, Herzklopfen, Flüssigkeitsretention, Übelkeit, Diarrhö; cave: Überwachung des Blutbilds sowie der Leber- u. Nierenwerte nötig; **Dos.:** $2 \times 0.5$ mg/d; nach einer Woche wird die Dosis individuell so eingestellt, dass die Thrombozytenzahl konstant unter $600 \times 10^9$/L liegt (Idealwert: $150–400 \times 10^9$/L); max. ED 2.5 mg.

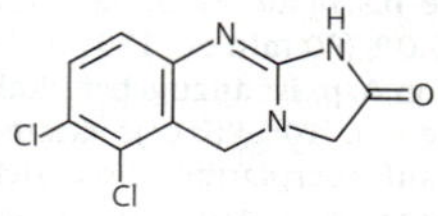


**Anagrelid**

**Anagyrin:** Chinolizidinalkaloid aus Cytisus* scoparius.

**Anagyris foetida** L.: Stinkstrauch; Fam. Fabaceae (Leguminosae); Mittelmeergebiet; Stpfl. von **Herba Anagyris:** Stinkstrauch; **Anw.:** (med.) Emetikum, Laxans*; **Semen Anagyris:** Stinkstrauchsamen; **Anw.:** (volkstüml.) Emetikum, Laxans.

**Anakinra** (INN): CAS-Nr. 143090-92-0; $C_{759}H_{1186}N_{208}O_{232}S_{10}$; $M_r$ 17 260.1; rekombinant in E. coli hergestelltes Peptid aus 153 Aminosäuren (s. DNA-rekombinationstechnisch hergestellte Produkte); **Wirk.:** Interleukin-1-Rezeptor-Antagonist; **Ind.:** symptomat. Behandlung der rheumatoiden Arthritis in Kombination mit Methotrexat*; **UAW:** häufig Reaktionen an der Einstichstelle (Erythem, Entzündung, Schmerzen); **Dos.:** $1 \times 100$ mg/d s. c.; HWZ 4–6 h. Vgl. Interleukine.

**Anakusis:** s. Taubheit.

**anal:** zum After gehörend, den After betreffend; durch den Anus.

**Analeptika:** Substanzen, die direkt od. reflektor. bestimmte Funktionszentren wie Atem- od. Vasomotorenzentrum des ZNS stimulieren; **Einteilung: 1.** zentrale Analeptika*; **2.** Psychostimulanzien*.

**Analeptika, zentrale:** Substanzen mit atmungs- u. kreislaufanregender Wirk.; in höheren Dosen wirken A. konvulsiv (vgl. Konvulsiva). **Wirkstoffe:** z. B. Sympathomimetika* u. Opioid*-Antagonisten; Doxapram* (zur Unterstützung u. Stimulierung der Atemtätigkeit); **Ind.:** postnarkot. (pharmak. bedingte) Atemdepression; als Antidot bei Intoxikationen mit Schlafmitteln* u. Opiatüberdosierung.

**Analgesie** (gr. analgesia Gefühllosigkeit): Aufhebung der Schmerzempfindung; **Formen: 1.** iatrogen: i. R. von Anästhesie*, Analgosedierung (Kombination von Analgetika* mit Sedativa*) bzw. Schmerztherapie; Erfassung des erreichten Analgesiegrads bzw. Quantifizierung der Schmerzintensität zur standardisierten Schmerzerfassung: subjektiv durch Selbsteinschätzung des Patienten (v. a. numerische Ratingskala u. visuelle Analogskala) bzw. bei Sedierung durch Behavior Pain Scale sowie vegetative Parameter (z. B. schmerzbedingte Tachykardie, Tachypnoe, arterielle Hypertonie, Schweiß- u. Tränensekretion, Mydriasis u. Mimik) u. ggf. apparativ (EEG, akustisch evozierte Potentiale); **2.** pathol.: inf. Schädigung sensibler Leitungsbahnen des zentralen od. peripheren Nervensystems. Vgl. Hypalgesie.

**Analgetika:** schmerzstillende Mittel; Stoffe, welche die Schmerzempfindung zentral od. peripher aufheben od. dämpfen, ohne das Bewusstsein auszuschalten; **Einteilung: I. schwache A.:** können neben analget. auch antipyretische u. antiphlogist. Eigenschaften besitzen; die antiphlogist. wirkenden schwachen A. mit Säure-Eigenschaften werden auch als **nichtsteroidale Antirheumatika** (Abk. NSA, NSAR; engl. nonsteroidal antiinflammatory drugs, Abk. NSAID) bezeichnet u. verwendet, wobei sie eine rein symptomat. Wirkung haben. Schwache A. greifen in die Biosynthese der Prostaglandine* ein. Durch Hemmung der Cyclooxygenase* (Abk. COX; s. Eicosanoide) wird die Bildung von cycl. Endoperoxiden, Prostaglandinen ($PGE_2$, $PGF_{2\alpha}$), Thromboxan-$A_2$ u. Prostacyclin* aus Arachidonsäure* unterbunden. Die Wirksamkeit der schwachen A. basiert auf der verminderten Produktion von Prostaglandinen, welche wesentl. an der Entstehung von Schmerz*, Fieber* u. Entzündungen* beteiligt sind. Darüber hinaus kommt es zu Wechselwirkungen mit anderen Enzymsystemen u. Mediatorsubstanzen. Acetylsalicylsäure* wird wegen der hemmenden Wirk. auf die Thromboxan-$A_2$-Synthese auch als Thrombozytenaggregations*-Hemmer verwendet. Die wichtigsten **Vertreter** sind Acetylsalicylsäure*, Diclofenac*, Ibuprofen*, Indometacin*, Naproxen*, Meloxicam* u. Piroxicam*. Eine Sonderstellung unter den NSAR nehmen die Coxibe (s. Cyclooxygenase-Inhibitoren) ein, welche spezif. die im entzündeten Gewebe hoch exprimierte COX-2 hemmen (z. B. Celecoxib*). Die nicht sauren schwachen Analgetika mit den Vertretern Paracetamol*, Metamizol*, Phenazon* u. Propyphenazon* wirken antipyret., aber nicht antiphlogistisch. Zu den schwachen Analgetika ohne antipyret. u. antiphlogistische Wirk. gehört z. B. das nicht mehr im Handel befindl. Flupirtinhydrochlorid. **II. starke A.:** zentrale A., narkot. A., Opioid-Analgetika; Mittel der Wahl bei schweren od. schwersten Schmerzen, z. B. bei Tumorschmerzen; dabei wird auch die euphorisierende u. beruhigende Wirk. von Morphin* u. seinen pharmak. Verwandten genutzt; vgl. Opiate. Die klass. starken A. (z. B. Morphin, Pethidin*, Methadon) sind reine Opioid*-Agonisten an den Opioid*-Rezeptoren, welche sich in vielen Schaltstellen der Schmerzbahnen befinden u. die physiol. Funktion der Endorphine* imitieren (vgl. Opioid-Wirkungen; Opioide). Agonistisch-antagonist. wirkende Verb. mit vorwiegend agonist. Wirkungskomponente (z. B. Nalbuphin*, Buprenorphin*) werden als starke A. eingesetzt. Aufgrund der großen Gefahr einer psych. u. phys. Abhängigkeit u. Toleranzentwicklung sowie weiterer schwerwiegender UAW sollten starke A. (außer in Fällen, in denen nicht mehr mit Heilung gerechnet werden kann) möglichst nur kurzfristig angewandt werden. Das Suchtpotential steigt mit der Lipophilie der Opioide*, da lipophilere Moleküle schnell die Blut-Hirn-Schranke überwinden u. aufgrund der schnellen Anflutung zur Euphorisierung führen. Eine Möglichkeit zur Reduktion von Konzentrationsspitzen ist der Einsatz in Form von Retardpräparaten. Wegen der dämpfenden Wirk. auf das Hustenzentrum werden starke A. z. T. auch als Antitussiva* verwendet, z. B. Codein*.

**Analogpräparate:** Me-too-Präparate; Fertigarzneimittel*, deren Wirkstoff neu ist, sich molekular aber nur minimal von bereits existierenden Arzneimitteln (Leitsubstanz) unterscheidet; pharmak. Wirkung vergleichbar mit der der Leitsubstanz; Möglichkeit eines Patentschutzes besteht. Vgl. Generika; Biosimilars.

**Analysator:** s. Polarisator.

**Analyse:** Untersuchung, Zerlegung; **1.** qualitative A.: Identitätsbestimmung der Best. einer Probe; **2.** quantitative A.: Bestimmung des genauen Anteils der in der Probe enthaltenen Substanzen. Vgl. Chemie, analytische; Analyse, enzymatische.

**Analyse, enzymatische:** **1.** Bestimmung von Enzymaktivitäten* mit standardisierten Substratlösungen, z. B. Bestimmung der Aktivität von Transaminasen* (GOT, GPT) bei Herz- u. Lebererkrankungen. **2.** Bestimmung von Substanzen (Substraten) mit Hilfe von Enzymen. Vorteile der e. A. sind die große Spezifität u. die Möglichkeit der Erfassung geringster Substanzmengen. **Anw.:** z. B. Sequenzanalyse von Nucleinsäuren u. Peptiden, Lebensmitteluntersuchungen, Enzymdiagnostik*, Bestimmung des Blutalkohols (s. ADH-Methode).

**Analyse, kompartimentunabhängige:** s. Momentanalyse.

**Analyse, modellunabhängige :** s. Momentanalyse.

**Analysenwaage:** s. Waagen.

**Analyse, thermische:** s. Thermoanalyse.

**Anamirta cocculus (L.) Wight et Arn.:** A. paniculata; Scheinmyrte; Fam. Menispermaceae; ind.-malay. Gebiet; Stpfl. von **Fructus Cocculi:** Semen Cocculi indici; Kokkelskörner, Coccelskörner, Fischkörner; **Inhaltsst.:** 0.6–5 % Picrotoxin*, ein Gemisch aus Picrotin u. Picrotoxinin (hochgiftige Sesquiterpenbitterstoffe), Harz, Gummi u. a.; **Anw.:** (volkstüml.) Läusemittel, gegen Krätze sowie Fischgift; **Toxikol.:** Picrotoxin ist ein Krampfgift. **Hom.:** Anamirta cocculus (HAB), Cocculus: reife, getrocknete Früchte (3–5 % Picrotoxin); verordnet z. B. bei Reisekrankheit, Parästhesien, Schwindel.

**Anamirta paniculata:** s. Anamirta cocculus.

**Anamnese:** Vorgeschichte einer Krankheit, die im Gespräch mit dem Kranken (Eigenanamnese) u./od. dessen Angehörigen (Fremdanamnese) erhoben wird; umfasst allg. Patientendaten (z. B. Al-

A

ter), aktuelle Sympt. (Lokalisation, ggf. Ausstrahlung, Qualität, Intensität, Beginn, Verlauf, Begleitzeichen, beeinflussende Faktoren), Organsysteme (kardiovaskulär, respirator., gastrointestinal, urogenital, Immunsystem, Blutgerinnung, Nervensystem), Arzneimittel (sog. Arzneimittelanamnese), spezif. Vorgeschichte (z. B. Krankheiten, Operationen, Unfälle), Familienanamnese (z. B. Krankheiten in Verwandtschaft), Sozialanamnese, Arbeitsanamnese (Beruf, Schichtdienst u. a.).

**Ananas comosus** (L.) Merr.: Ananas; Fam. Bromeliaceae; Tropen, Subtropen; **Anw.:** Gewinnung der Bromelaine* (proteolyt. Enzyme).

**Ananase:** s. Bromelaine.

**Ananaskümmel:** s. Nigella damascena (Semen Nigellae damascenae).

**ana partes aequales:** Abk. aa; (auf Rezepten) zu gleichen Teilen.

**Anaphase:** **1.** Stadium der Mitose*, in dem sich die Chromatiden* eines jeden Chromosoms* voneinander trennen u. zu entgegengesetzten Polen wandern. **2.** In der Meiose* gibt es ähnl. Stadien, in denen gepaarte Chromosomen (Anaphase I) od. Chromatiden (Anaphase II) auseinander wandern.

**Anaphrodisiaka:** Antiaphrodisiaka; Arzneimittel zur Hemmung sexueller Lust; z. B. Cyproteron*, Gonadorelin-Analoga (s. Gonadorelin). Vgl. Antiandrogene.

**Anaphylaxie** (gr. phylaxis Schutz): durch Antikörper der Klasse IgE vermittelte Überempfindlichkeitsreaktion vom Soforttyp (Typ I der Allergie*), die nach einer Sensibilisierungsphase (6–10 Tage bei Menschen) bei erneutem Kontakt mit dem spezif. Allergen* auftritt; vgl. Atopie; **Mechanismus:** Der auf ein Immunogen* gebildete Antikörper* (meist ein IgE) bindet sich an Mastzellen* u. basophile Leukozyten. Die Antigen*-Antikörper-Reaktion bei Wiederkontakt mit dem Allergen führt zur Freisetzung vasoaktiver Substanzen (sog. Mediatorsubstanzen*): Histamin*, Serotonin*, Bradykinin*, Leukotriene* $C_4$, $D_4$ u. $E_4$, neutrophil-chemotakt. u. thrombozytenaktivierende Faktoren. Die nachfolgende anaphylakt. Reaktion kann örtl. begrenzt (Asthma* bronchiale, Heuschnupfen, Arzneimittelüberempfindlichkeit*) od. generalisiert als anaphylaktischer Schock* auftreten. **Sympt.:** lokal urtikarielle Hauterscheinungen u. Erytheme; system. Dyspnoe, Erbrechen, Schwindel, Blutdruckabfall.

**Anastomose:** **1.** natürl. Verb. zwischen Blut- (z. B. arteriovenöse A.) od. Lymphgefäßen; **2.** operativ angelegte Verb. von Hohlorganen od. Blut- u. Lymphgefäßen.

**Anastrozol** (INN): 2,2'-Dimethyl-2,2'-[5-(1*H*-1,2,4-triazol-1-ylmethyl)-1,3-phenylen]bis(propionnitril); CAS-Nr. 120511-73-1; $C_{17}H_{19}N_5$, Strukturformel: s. Abb.; $M_r$ 293.37; **Wirk.:** Zytostatikum*; Aromatase*-Hemmer; **Ind.:** postmenopausales Mammakarzinom: fortgeschrittenes Mammakarzinom u. nicht fortgeschrittenes, Estrogen-Rezeptor-positives Mammakarzinom (adjuvante Ther., auch nach Vorbehandlung mit Tamoxifen*); **Kontraind.:** Schwangerschaft u. Stillzeit, Anw. vor der Menopause, Anw. bei Kindern, schwere Nierenfunktionsstörungen u. Lebererkrankungen; **UAW:** u. a. Hitzewallungen, trockene Vagina,

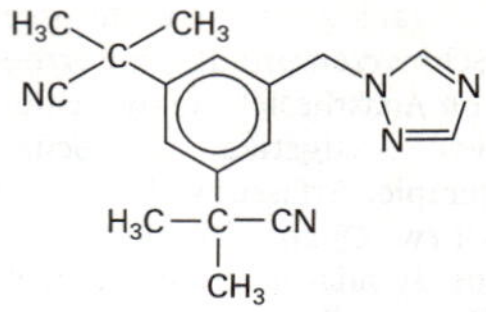

**Anastrozol**

leichter Haarausfall, gastrointestinale Störungen, Verringerung der Knochendichte bzw. Osteoporose; **Dos.:** p. o. 1 × 1 mg/d; HWZ 50 h (Metaboliten).

**Anatas:** s. Titandioxid.

**Anatomie:** Lehre vom Bau der Körperteile; Kunst des Zergliederns; A. der Pflanzen umfasst Morphologie, Zytologie u. Histologie.

**anatrop:** s. Samenanlage.

**Anchusa officinalis** L.: Ochsenzunge; Fam. Boraginaceae; Ost- u. Mitteleuropa; Stpfl. von **Herba Anchusae:** Herba Buglossi; Ochsenzungenkraut; **Inhaltsst.:** Cynoglossin (Alkaloid), Consolidin (Glykoalkaloid), Heliosupin* u. a. Pyrrolizidinalkaloide* sowie Triterpensaponine, Cholin, Schleim, Gerbstoffe, Allantoin; **Anw.:** (volkstüml.) z. B. bei Husten, Bronchitis, Erkrankungen des rheumat. Formenkreises.

**Anchusa tinctoria:** s. Alkanna tuberculata.

**Ancrod** (INN): CAS-Nr. 9046-56-4; $M_r$ 35 400; Glykoproteid; Fibrinogen* spaltendes Enzym aus dem Gift der Malayischen Grubenotter Agkistrodon* rhodostoma; nicht mehr im Handel; früher angewendet bei chron. peripheren arteriellen Durchblutungsstörungen; **UAW:** Blutungen, v. a. aus Stichkanälen; Urticaria, Exanthem; Rötung u. Schwellung an der Injektionsstelle; gelegentl. arterielle od. Phlebothrombosen.

**Ancylostoma:** Hakenwurm; zu den Nematodes* gehörender Dünndarmparasit; Vork.: Tropen u. Subtropen. **A. duodenale:** Grubenwurm; humanpathogene Art; blutsaugender Parasit im Jejunum des Menschen; Verbreitung insbes. in Nordafrika; Infektion (meist beim Barfußgehen) durch perkutanes Eindringen der Larven; gelangen durch die Blutbahn ins Jejunum, wo die Ansiedlung u. die Entwicklung bis zur Geschlechtsreife erfolgen; Erreger der Ankylostomiasis (Hakenwurmkrankheit).

**Andecken:** s. Dragieren.

**Andira araroba** Aguiar: Goa-Baum; Fam. Fabaceae (Leguminosae); Brasilien; Stpfl. von **Chrysarobin:** Araroba depurata; Goa-Pulver; durch Umkristallisieren aus Benzol gereinigte Ausscheidungen aus den Holz- u. Markstrahlen des Baumes; gelbes, leichtes krist. Pulver (mikroskop. aus Nadeln, Prismen, Kristallplättchen bestehend); lösl. in ca. 300 T. siedendem Ethanol, ca. 45 T. Chloroform; Chrysarobin ist einerseits die Bez. für ein Gemisch aus Anthronderivaten mit dem Hauptbestandteil 3-Methyl-1,8-dihydroxyanthron (Chrysarobin) u. andererseits (fälschlicherweise) ein Synonym für diesen Hauptbestandteil, ein Reduktionsprodukt von Chrysophansäure* (Strukturformel: s. Anthrachinone, Tab. dort). Chrysarobin ist ein starkes Reduktionsmittel, stark schleimhautreizend u. daher bes. gefährl. für die Augen. **Off.:** ÖAB; **Anw.:**

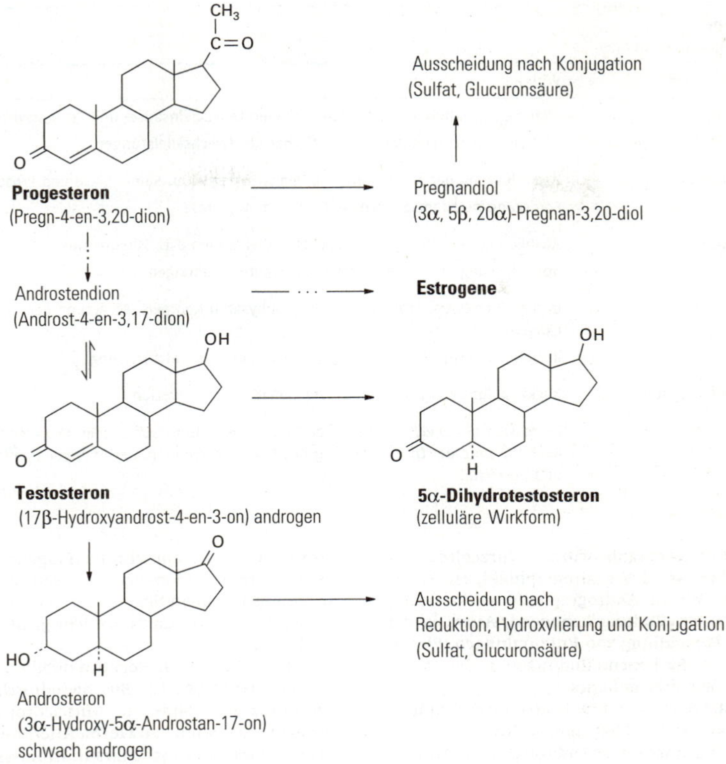


**Androgene:** Biosynthese der Androgene

(med.) früher äußerl. in Form von Salben gegen Psoriasis, Dermatomykosen u. a. Hautkrankheiten, auch gegen Erkrankungen des rheumat. Formenkreises. Bei der Verw. von Chrysarobin ist größte Vorsicht geboten, da es von der Haut leicht resorbiert wird u. Nierenreizungen, Albuminurie u. Gastroenteritiden hervorruft. Innerl. wirken bereits wenige Zentigramm stark giftig; heute nicht mehr empfehlenswert. **Hom.:** Araroba, Chrysarobinum: verordnet z. B. bei Psoriasis, Tinea, Herpes.

**Andira inermis (W. Wright) H.B.K. ex DC.:** Fam. Fabaceae (Leguminosae); Brasilien, Westindien; Stpfl. von **Cortex Andirae inermis:** Cortex Geoffroyae, Jamaika-Wurmrinde, Geoffroyrinde; **Inhaltsst.:** Andirin (N-Methyltyrosin), Berberin, Stärke, Fett, Harz; **Anw.:** (med.) z. B. als Anthelminthikum*. **Hom.:** Andira inermis: getrocknete Rinde.

**Andornkraut:** s. Marrubium vulgare (Marrubii herba).

**Andorn, Schwarzer:** s. Ballota nigra.

**Andorn, Weißer:** s. Marrubium vulgare.

**Andreasen-Pipette:** s. Sedimentationsanalyse.

**Androcorticoide:** s. Androgene.

**Androeceum:** (bot.) Gesamtheit der Staubblätter in einer Blüte*.

**Androgamone:** s. Gamone.

**Androgene:** Androcorticoide; Sammelbez. für männl. Sexualhormone ($C_{19}$-Steroidhormone*), v. a. Testosteron* (höchste Serumkonzentration) u. seine Metaboliten 5α-Dihydrotestosteron (wirksame Form; s. Androstanolon), Androstendion u. Androsteron*; **Biosynthese:** in Hoden (Leydig-Zwischenzellen), Nebennierenrinde* u. in kleiner Menge im Ovar; s. Abb.; vgl. DHEA; tägl. Produktionsmenge eines erwachsenen Mannes: ca. 6–8 mg Testosteron; **Regulation:** durch LH* (s. Hypothalamus, Abb. dort); **Abbau:** zu 80 % in der Leber sowie in Haut u. Prostata; renale Ausscheidung v. a. in Form der 17-Ketosteroide* Androsteron u. 5β-Androstanolon bzw. nach Glukuronierung, bei Kindern in sulfatierter Form; **Wirk.:** s. Tab.; bei Androgenmangel PADAM (Abk. für engl. partial androgen deficiency in the aging male).

**Andrographiskraut:** s. Andrographis paniculata.

**Andrographis paniculatae radix:** s. Andrographis paniculata.

**Andrographis paniculata Nees:** Andrographiskraut, chines. Chuan xiu lian; Fam. Acanthaceae; Ostindien, Java, Sri Lanka; Stpfl. von **Herba Andrographidis:** Andrographiskraut; **Inhaltsst.:** Andrographolid (bicycl. diterpenoides Lacton, Bitterstoff), Kaliumsalze; **Anw.:** (med.) Tonikum* sowie gegen Nierensteine; **Andrographis panicula-**

A

| **Androgene** Physiologische Wirkungen | |
|---|---|
| Funktion, Organ | Wirkung |
| Stoffwechsel | allgemein: anabole Wirkung durch vermehrte Nucleinsäure- und Proteinsynthese<br>in Zielorganen: Stimulation spezifischer Stoffwechselleistungen |
| männliches Genitale | Beeinflussung der Ausbildung von Penis, Samenleiter, Samenblase und Prostata<br>Förderung bestimmter Stadien der Spermatogenese |
| Haut, Haare | Ausbildung des virilen Behaarungstyps (bei Frauen evtl. Hirsutismus)<br>Beeinflussung von Acne vulgaris u. a. Hauterkrankungen |
| Skelett | in niedriger Dosis: Proliferation des epiphysären Knorpels, Förderung des Längenwachstums<br>in höherer Dosis: Schluss der Epiphysenfugen und Calcifizierung |
| Zentralnervensystem | Rückkopplung auf die hypophysäre Gonadotropinsekretion |
| Enzyme | Expression geschlechtsspezifischer Enzymmuster in verschiedenen Organen und Beeinflussung der Differenzierung des Sexualzentrums in der Embryonalperiode und postnatal |

**tae radix:** Andrographiswurzel; Wurzeldroge der TCM; **Inhaltsst.:** 2 % Andrographolid, ein Diterpenlacton; **Wirk.:** Andrographolid wirkt fiebersenkend u. entzündungshemmend; **Anw.:** in der TCM zur Behandlung von Entzündungen, Fieber, Erkältungen, Rachenentzündungen u. Diarrhö.

**Androl:** s. Oenanthe aquatica.

**Andromeda arborea:** s. Oxydendrum arboreum.

**Andromedotoxin:** s. Acetylandromedol.

**Andropogon citratus:** s. Cymbopogon citratus.

**Andropogon flexuosus:** s. Cymbopogon flexuosus.

**Andropogon iwarancusa:** s. Cymbopogon iwarancusa.

**Andropogon muricatus:** s. Vetiveria zizanioides.

**Andropogon nardus:** s. Cymbopogon nardus.

**Andropogon schoenanthus:** s. Cymbopogon martini var. motia.

**Andropogon sorghum:** s. Sorghum bicolor.

**Andropogon squarrosus:** s. Vetiveria zizanioides.

**Androstanazol:** s. Stanozolol.

**Androstane:** s. Steroide (Tab. dort).

**Androstanolon** (INN): Stanolon, 5α-Dihydrotestosteron; 17β-Hydroxy-5α-androstan-3-on; CAS-Nr. 521-18-6; $C_{19}H_{30}O_2$, Strukturformel: s. Androgene (Abb. dort); $M_r$ 290.4; Schmp. 178–183 °C (polymorph); unlösl. in Wasser, 1 T. lösl. in 20 T. Ethanol, in 70 T. Ether; nicht mehr zugelassenes Anabolikum*.

**Androstenolon:** s. DHEA.

**Androsteron:** 3α-Hydroxy-5α-androstan-17-on; CAS-Nr. 53-41-8; $C_{19}H_{30}O_2$, Strukturformel: s. Androgene (Abb. dort); $M_r$ 290.4; Schmp. ca. 185 °C; weißes, krist. Pulver; prakt. unlösl. in Wasser, lösl. in org. Lösungsmitteln; natürl. vorkommendes Androgen*.

**Androtermone:** s. Termone.

**Anellierung** (lat. anellus kleiner Ring): Bildung von kondensierten Ringsystemen (z. B. Naphthalin*) od. Anfügen weiterer Ringe an ein schon bestehendes Ringsystem.

**Anemogamie:** s. Bestäubung.

**Anemometer:** Messeinrichtung (Flügelrad- od. besser Hitzdrahtanemometer) zur Bestimmung der Strömungsgeschwindigkeit der Luft, z. B. zur Überwachung der Funktionstüchtigkeit von Laminarflow*-Banken.

**Anemone hepatica:** s. Hepatica nobilis.

**Anemone nemorosa** L.: Buschwindröschen; Fam. Ranunculaceae; Süd- u. Mitteleuropa, Asien, Nordamerika; Stpfl. von **Herba Anemonis nemorosae:** Buschwindröschenkraut; **Inhaltsst.:** Protoanemonin* u. Anemonin (gehen beim Trocknen in unwirksame Anemoninsäure über; Strukturformeln: s. Protoanemonin, Abb. dort); **Anw.:** in der russ. Volksmedizin z. B. bei Kopfschmerz, Gicht, Asthma. **Hom.:** Anemone nemorosa: frische, vor der Blüte gesammelte Pflanze; verordnet z. B. bei Ekzemen.

**Anemonenkampfer:** s. Protoanemonin.

**Anemone pratensis:** s. Pulsatilla pratensis.

**Anemone pulsatilla:** s. Pulsatilla pratensis.

**Anemonin:** Abbauprodukt von Protoanemonin*.

**Anemonol:** s. Protoanemonin.

**Aneroidbarometer:** s. Barometer.

**Anethol:** Anetholum; *p*-Methoxypropenylbenzol, 4-Propenylanisol; $C_{10}H_{12}O$; $M_r$ 148.2; s. Phenylpropanderivate; unlösl. in Wasser, lösl. in org. Lösungsmitteln (s. Abb.). ***trans*-Anethol:** (*E*)-An-

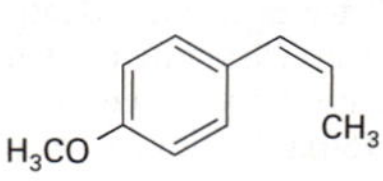


cis-Anethol

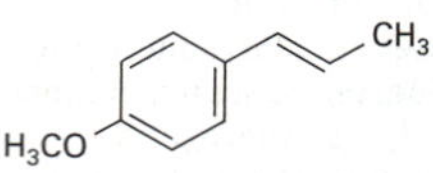


trans-Anethol

**Anethol**

ethol, (*E*)-1-Methoxy-4-(1-propenyl)benzol; CAS-Nr. 4180-23-8, Schmp. 23 °C; Sdp. 233 °C; D. 0.99; farblose Kristallblättchen od. krist., nach Anisöl riechende u. schmeckende Masse; **Off.:** DAB; **Vork.:** äther. Öle wie die des Anisöls (s. Pimpinella anisum), Sternanisöls (s. Illicium verum) u. Fenchelöls (s. Foeniculum vulgare ssp. vulgare var. vulgare); Abbaureaktionen zu Anisaldehyd u. Anethol bzw. zu Dianisoin; **Anw.:** (med.) Antitussivum u. Expektorans, wie Anisöl; (techn.) Einbettungsflüssigkeit in der Mikroskopie. ***cis*-Anethol:** Schmp. −23 °C; wesentl. giftiger als *trans*-Anethol. **Isoanethol:** Allylanisol, Estragol; s. Methylchavicol.

**Anetholtrithion:** 5-(2-Methoxyphenyl)-1,2-dithia-4-cyclopenten-3-thion; CAS-Nr. 532-11-6; $C_{10}H_8OS_3$, Strukturformel: s. Abb.; $M_r$ 240.36; Schmp. 111 °C; fast unlösl. in Wasser, schlecht lösl. in Ether, Aceton, Ethylacetat, Essigsäure, Ethanol, Cyclohexan, Petrolether, lösl. in Pyridin, Chloroform, Benzol, Dioxan, Schwefelkohlenstoff; in der Schweiz im Handel befindl. Choleretikum* u. Sekretomotorikum (s. Expektoranzien); in Deutschland u. Österreich außer Handel; **Ind.:** pharmak. bedingte Mundtrockenheit in Zusammenhang mit Strahlentherapie, Sjögren-Syndrom; **Kontraind.:** schwere Gallen- u. Leberfunktionsstörungen; **Dos.:** p. o. 50 mg/d in geteilten Dosen vor den Mahlzeiten, Kinder: 12.5–25 mg/d, parenteral i. m. 20 mg/d; **Hinweis:** führt evtl. zu intensiver Gelbfärbung.

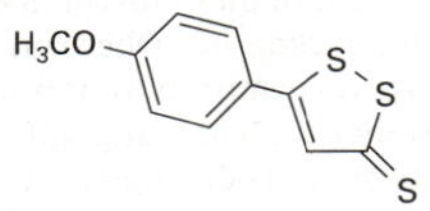


**Anetholtrithion**

**Anethum graveolens** L. **var. hortorum** Alef.: Garten-Dill, Dill, Gurkenkraut; Fam. Apiaceae (Umbelliferae); heim. im Orient, in Mittelmeerländern, kultiviert in vielen Ländern; Stpfl. von **Fructus Anethi:** Dillfrüchte, Dill, Bergkümmel, Dollensamen; Monographie: WHO, Kommission E; **Inhaltsst.:** äther. Öl (bis 4 %), ca. 18 % fettes Öl, Bergapten*, Scopoletin*, Aesculetin*, Umbelliferon*, Phenolcarbonsäuren*; **Anw.:** **1.** (med.) z. B. bei dyspept. Beschwerden; **2.** Gewürz; **Oleum Anethi:** Dillöl; äther. Öl der Samen; D. 0.890–0.912; $\alpha_D^{20\,°C}$ +70 bis +82°; lösl. in 90 %igem Ethanol; farblose, bald gelb werdende Flüss. von kümmelöl-ähnl. Geruch; **Best.:** 30–60 % D-Carvon*, Phellandren, D-Limonen*, Terpinen u. a.; **Anw.:** **1.** (med.) z. B. bei dyspept. Beschwerden; äußerl. zu Einreibungen; **2.** Gewürz u. zu Likören; **Herba Anethi:** Dillkraut; **Inhaltsst.:** 0.5–1.5 % äther. Öl (mit ca. 15 % D-Carvon, Phellandren u. a.); **Anw.:** **1.** (volkstüml.) z. B. bei Erkrankungen des Magen-Darm-Trakts, der Niere u. Harnwege, bei Schlafstörungen; **2.** frisches (u. getrocknetes) Kraut als Gewürz z. B. für Gurken, Salate, Fischgerichte. **Hom.:** Anethum graveolens (HAB): ganze, frische, blühende Pflanze.

**Aneurin:** s. Vitamin B (Vitamin $B_1$).

**Aneurinchloridhydrochlorid:** s. Vitamin B (Thiaminchloridhydrochlorid).

**Aneurinnitrat:** s. Vitamin B (Thiaminnitrat).

**Aneurinum hydrochloricum:** s. Vitamin B (Thiaminchloridhydrochlorid).

**Aneurinum nitricum:** s. Vitamin B (Thiaminnitrat).

**Aneurysma:** umschriebene Ausweitung eines Blutgefäßes (meist arteriell, seltener venös) od. der Herzwand inf. angeborener od. erworbener Wandveränderung; Gefahr der Ruptur.

**ANF:** Abk. für **a**trialer **n**atriuretischer **F**aktor; s. Peptide, kardiale natriuretische.

**Anfärbetechniken:** **1.** (proteinchem.) Sichtbarmachen von Proteinbanden auf einem Trenngel (z. B. bei der Elektrophorese*) durch Behandlung mit Färbelösung, z. B. mit Coomassie*, Silber(I)-Salzen od. Eosin*; die Intensität der angefärbten Gelbanden dient zur quantitativen Auswertung der Proteinkonzentrationen. **2.** (molekulargenet.) Sichtbarmachen von Nucleinsäuren* mit Ethidiumbromid*.

**Anfangsplasmakonzentration:** s. Plasmakonzentration.

**Angel Dust:** s. Phenylcyclohexylpiperidin.

**Angelica archangelica** L.: Archangelica officinalis; Angelika, Engelwurz, Erzengelwurzel; Fam. Apiaceae (Umbelliferae); gemäßigte Zonen Asiens, nördl. Europa, kultiviert in Thüringen, Sachsen, Nordbayern, Erzgebirge, Riesengebirge; Stpfl. von **Angelicae radix:** Radix Angelicae; Angelikawurzel, Brustwurzel, Engelwurzel; (unter 40 °C) getrockneter Wurzelstock mit den Wurzeln; **Off.:** ÖAB, Ph.Eur.6; Monographie: Kommission E; **Inhaltsst.:** äther. Öl (Oleum Angelicae) bis 1.3 % (ÖAB: mind. 0.3 %, Ph.Eur.6: mind. 0.20 %); die linearen Furanocumarine Ammoidin*, Imperatorin* u. die angulären Furanocumarine Angelicin*, Archangelicin (mit 1 bzw. als Diester insgesamt 3 Isopentenylresten); Isopentenylcumarine (Prenylcumarine) wie Osthol (7-Hydroxy-8-(3-methyl-2-butenyl)-cumarin) od. Osthenol (7-Methylosthol); einfache Cumarine wie Umbelliferon (7-Hydroxycumarin); Phenolcarbonsäuren, Harz, Gerbstoffe, Phytosterole, Zucker, Stärke; **Wirk.:** verdauungsfördernd, blähungstreibend; **Zuber.:** Tinctura Angelicae; **Anw.:** **1.** (med.) bei Appetitlosigkeit, Völlegefühl, Blähungen, krampfartigen Magen-Darm-Störungen; **2.** (volkstüml.) z. B. bei Husten, Bronchitis; **Oleum Angelicae:** Angelikaöl; äther. Öl der Wurzeln; gelbl. bis bräunl. Flüss. von aromat. Geruch u. würzigem Geschmack; D. 0.848–0.913; opt. aktiv ($\alpha_D^{20\,°C}$ +16° bis +41°); lösl. in 90 %igem Ethanol; **Inhaltsst.:** bis zu 90 % Monoterpene wie $\alpha$- u. $\beta$-Phellandren (ca. 20 bzw. 10 %), $\alpha$-Pinen (bis zu 30 %), ferner Sabinen, Myrcen, $\beta$-Pinen, $\Delta^3$-Caren, Cymol; Sesquiterpene wie $\beta$-Bisabolen, Bisabolol, $\beta$-Caryophyllen; Valeriansäure, Angelicasäure* u. Ester, 15-Hydroxypentadecylsäurelacton u. andere makrocycl. Lactone, Phthalide. Das Öl (Phellandren) wirkt in geringen Dosen zentral erregend, in größeren Dosen betäubend. **Anw.:** (volkstüml.) äußerl. zu hautreizenden Einreibungen (Spiritus* Angelicae compositus); innerl. bei Magen-Darm-Störungen; ferner in der Likörfabrikation. **Hom.:** **1.** Angelica archangelica (var. archangelica) spag. Zimpel (HAB): ganze, frische, blühende Pflanze; **2.** Angelica archangelica ethanol. Decoctum (HAB): frische Wurzel.

**Angelica dahurica** (Fisch. ex Hoffm.) Benth. et Hook: Sibirische Engelwurz, chines. Bai zhi; Fam. Apiaceae; kultiviert in China; eine 1–1.5 m hohe Staude; Stpfl. von **Angelicae dahuricae radix:** Wurzeldroge der TCM; **Inhaltsst.:** Cumarine, Furanocumarine (u. a. Imperatorin, Phellopterin, Byakangelicin, Byakangelicol), äther. Öl; **Wirk.:** Byakangelicin wirkt koronargefäßerweiternd u. steigert die Koronarzirkulation; **Anw.:** in der TCM bei Erkältungskrankheiten, Spannungskopfschmerzen, Migräne, Zahnschmerzen, schmerzhaften Schwellungen, Magenbeschwerden u. leichten Hautinfektionen.

**Angelicae dahuricae radix:** s. Angelica dahurica.

**Angelicae radix:** s. Angelica archangelica; Angelica pubescens.

**Angelicae sinensis radix:** s. Angelica sinensis.

**Angelica pubescens** Maxim.: chines. Du huo; Fam. Apiaceae; eine 1–3 m hohe Staude; Stpfl. von **Angelicae radix:** Wurzeldroge der TCM; **Inhaltsst.:** Cumarine (u. a. Osthol, Angelol A–L), Furanocumarine (u. a. Imperatorin, Columbianetin), Polyine* (u. a. Falcarinol); **Wirk.:** Osthol besitzt entzündungshemmende u. analget. Eigenschaften; **Anw.:** in der TCM bei rheumat. Schmerzen im Lendenwirbelbereich u. in den Knien sowie bei Kopf- u. Zahnschmerzen.

**Angelicasäure:** *cis*-2-Methylcrotonsäure, *cis*-2,3-Dimethylacrylsäure; (*Z*)-2-Methyl-2-butensäure; Strukturformel: s. Abb.; CAS-Nr. 565-63-9; $C_5H_8O_2$; $M_r$ 100.11; Schmp. 45 °C; Sdp. 185 °C; $pK_S$ 4.3 (25 °C); wasserdampfflüchtig; schlecht in kaltem, gut in heißem Wasser, Ethanol u. Ether löslich; **Vork.:** natürl. meist verestert, z. B. in Angelica* archangelica (Engelwurz) u. zus. mit Tiglinsäure im äther. Öl von Chamaemelum* nobile (Röm. Kamille). A. wird durch Kochen wässriger Lsg. in das stabilere (*E*)-Isomer Tiglinsäure* umgewandelt (s. Abb.).

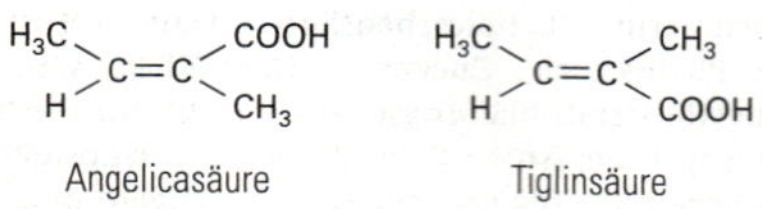


**Angelicasäure**

**Angelica sinensis** L.: Chinesische Angelika, Chinesische Engelwurz, chines. Dang gui, Dong quai; Fam. Apiaceae; eine 40–100 cm hohe Staude; Stpfl. von **Angelicae sinensis radix:** Wurzeldroge der TCM*; Monographie: WHO; **Inhaltsst.:** monomere u. dimere Phthalide (u. a. Ligustilid, Levistolid A), Ferulasäurederivate (Coniferylferulat), Polyine* (u. a. Falcarindiol); **Wirk.:** Ligustilid wirkt spasmolyt., Coniferylferulat u. Falcarindiol besitzen entzündungshemmende Eigenschaften; **Anw.:** in der TCM bei rheumat. sowie bei Menstruationsbeschwerden.

**Angelicin:** Furanocumarinderivat; Strukturformel: s. Furanocumarine (Abb. dort); **Vork.:** z. B. in Angelicae radix (s. Angelica archangelica).

**Angelika:** s. Angelica archangelica.

**Angelika, Chinesische:** s. Angelica sinensis.

**Angelikaöl:** s. Angelica archangelica (Oleum Angelicae).

**Angelikaspiritus, zusammengesetzter:** s. Spiritus Angelicae compositus.

**Angelikawurzel:** s. Angelica archangelica (Angelicae radix).

**Angeli-Rimini-Reaktion:** Nachweisreaktion für Aldehyde*; Aldehyde reagieren in alkal. Milieu mit Benzolsulfohydroxamsäure zu Hydroxamsäure, die mit Eisen(III)-chlorid eine Rotfärbung ergibt (s. Abb.).

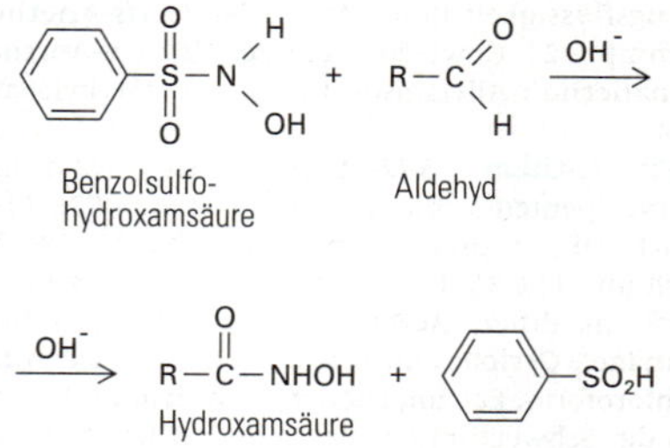


**Angeli-Rimini-Reaktion:** Bildung von Hydroxamsäure

**Angiitis:** Gefäßentzündung, z. B. Vaskulitis, Arteriitis, Thrombophlebitis*, Lymphangitis.

**Angina pectoris:** Stenokardie; Brustenge, Herzenge; Bez. für die typ. Sympt. der akuten Koronarinsuffizienz*; **Sympt.:** plötzlich einsetzender, Sek. bis Min. (<20 Min.) anhaltender Thoraxschmerz, der in die linke (seltener rechte) Schulter-Arm-Hand-Region bzw. in die Hals-Unterkiefer-Region sowie auch in Rücken od. Oberbauch ausstrahlt, häufig mit gürtelförmigem thorakalem Engegefühl mit Atemnot u. Erstickungsanfall bis zu Vernichtungsgefühl u. Todesangst; ausgelöst durch körperl. bzw. emotionale Belastung, Kälte, schwere Mahlzeit od. auch in Ruhe auftretend (A. p. höheren Grades); **Ther.:** **1.** stabile A. p.: Glyceroltrinitrat* sublingual zur Anfallstherapie, bei koronarspast. Komponente Calcium*-Antagonisten (Nicht-Dihydropyridine), ggf. Kombination mit Ranolazin*; **2.** Akuttherapie der instabilen A. p.: Glyceroltrinitrat sublingual (ggf. i. v.), Opioid-Analgetikum (Morphin*), Acetylsalicylsäure* i. v., Clopidogrel*, Heparin*, ggf. (bei Tachykardie) Beta*-Rezeptoren-Blocker od. (bei Bradykardie) Atropin*, evtl. Calcium-Antagonisten (Nicht-Dihydropyridine).

**Angina tonsillaris:** s. Tonsillitis.

**Angiogenese-Inhibitoren:** pharmak. Sammelbez. für Hemmstoffe der Gefäßneubildung; **Wirk.:** therap. Potential bei der Ther. maligner Tumoren, da die Substanzen die Vaskularisierung von Tumoren hemmen; **Wirkstoffe:** **1.** (physiol.) Angiostatin u. Endostatin; **2.** (therap.) z. B. Bevacizumab*, Ranibizumab*, Sorafenib*.

**Angiographie:** röntgenolog. Darst. der (Blut-)Gefäße nach Injektion eines Röntgenkontrastmittels* direkt über eine perkutan ins Gefäß eingebrachte Punktionsnadel od. (häufiger) über einen nach perkutaner Gefäßpunktion selektiv in das interessierende Gefäß mit Hilfe eines Führungsdrahtes vorgeschobenen Katheter; **Formen:** Arteriographie (z. B. Koronarangiographie*), Phlebographie, Lymphographie.

**Angiospermae:** Magnoliopsida; Blütenpflanzen, Bedecktsamer; Klasse der Spermatophytina* (Samenpflanzen); die Samen(anlagen) liegen im Ggs. zu den Gymnospermae* in geschlossenen Fruchtblättern, sind also bedeckt; vgl. Blüte.

**Angiotensinamid** (INN): Angiotensin-II-amid-5-valin, Val-5-hypertensin-II-asp-$\beta$-amid; synthet. Octapeptid: L-Asparaginyl-L-arginyl-L-valyl-L-tyrosyl-L-valyl-L-histidyl-L-prolyl-L-phenylalanin; CAS-Nr. 53-73-6; $C_{49}H_{70}N_{14}O_{11}$; $M_r$ 1031.20; lösl. in Wasser, Ethanol, Propylenglykol, unlösl. in Chloroform u. Ether; nicht mehr im Handel befindl. Antihypotonikum*; früher angewendet zur Blutdrucksteigerung nach Schock- u. Kollapszuständen.

**Angiotensin-converting-Enzym:** s. Angiotensine.

**Angiotensin-converting-Enzym-Hemmer:** s. ACE-Hemmer.

**Angiotensine:** Gruppe von Gewebehormonen* (Peptidhormonen) des Renin*-Angiotensin-Aldosteron-Systems; **Formen:** **1. Angiotensin I:** (wahrscheinlich biol. inaktives) Decapeptid; entsteht durch proteolyt. Spaltung (katalysiert durch Renin*) aus Angiotensinogen, einem Protein der $\alpha_2$-Globin-Fraktion; **2. Angiotensin II** (syn. Hypertensin): durch Angiotensin-converting-Enzym (Abk. ACE) aus Angiotensin I gebildetes Octapeptid; Wirk.: stark vasokonstriktorisch (direkt an Arteriolen), renal durch Verminderung der Durchblutung Abnahme der glomerulären Filtrationsrate; Stimulierung der adrenalen Freisetzung von Aldosteron*; HWZ 1–2 min; **3. Angiotensin III** (u. a. andere inaktive Peptide): Abbauprodukt von Angiotensin II (katalysiert durch Angiotensinasen). Vgl. $AT_1$-Rezeptor-Antagonisten; ACE-Hemmer.

**Angiotensinogen:** s. Angiotensine.

**Angosturabaum:** s. Galipea officinalis.

**Angosturae Cortex:** s. Galipea officinalis (Cortex Angosturae).

**Angosturarinde:** s. Galipea officinalis (Cortex Angosturae).

**Angraecum fragrans** Thou.: Jumella fragrans (Thou.) Schltr.; Fam. Orchidaceae; Mauritius, Reunion; Stpfl. von **Folia Faham:** Fahamtee, Bourbontee; **Inhaltsst.:** Cumarin; **Anw.:** (med.) gegen Lungenleiden, Ersatz für chines. Tee.

**Anguaraté:** s. Mentzelia cordifolia.

**Anguraté:** s. Mentzelia cordifolia.

**Angustura:** s. Galipea officinalis (Hom.).

**Angustura cusparia:** s. Galipea officinalis.

**Anhalonium williamsii:** s. Lophophora williamsii var. williamsii.

**Anhidrose:** fehlende Schweißsekretion mit Gefahr von Hitzeintoleranz, im Sommer evtl. Fieber u. Kollapsneigung; **Urs.:** u. a. angeborenes Fehlen der merokrinen Schweißdrüsen, Okklusion der Schweißdrüsenausführungsgänge bei schweren Dermatosen od. ausgedehnten Ekzemen, idiopathisch. Vgl. Hyperhidrose.

**Anhydrat:** kristallwasserfreie Form einer Substanz; vgl. Hydrate.

**anhydricus:** wasserfrei.

**Anhydrid:** wasserfreie Verb. (Oxid*), die mit Wasser Säure bilden kann od. die durch Wasserentzug aus Säuren entsteht (Säureanhydrid*); **Beispiel:** $SO_3$ ist das A. der Schwefelsäure ($H_2SO_4$). Vgl. Carbonsäureanhydride.

**Anhydrit:** $CaSO_4$; wasserfreier Gips s. Calciumsulfat.

**Anhydro-hydroxymercurisalicylsäure:** s. Quecksilbersalicylat.

**Anhydro-orthosulfaminbenzoesäure:** s. Saccharin.

**Aniba coto** (Rusby) Kosterm: Nectandra coto Rusby; Fam. Lauraceae; Bolivien; Stpfl. von **Cortex Coto (verus):** Echte Kotorinde, Echte Cotorinde; **Inhaltsst.:** ca. 1.5 % Cotoin*, Paracotoin*, Hydrocotoin, Methylhydrocotoin, Parostemin, Parosteminin, äther. Öl, Harz, Gummi, Säuren; **Anw.:** (med.) obsolet; früher bei Diarrhö u. Nachtschweiß der Phthisiker.

**Aniba pseudocoto** (Rusby) Kosterm: Fam. Lauraceae; Bolivien; Stpfl. von **Cortex Paracoto** (wahrscheinl.): Paracotorinde, Parakotorinde, Falsche Kotorinde; **Inhaltsst.:** Paracotoin* u. Derivate des Cotoins*; **Anw.:** (med.) obsolet; früher wie Kotorinde (s. Aniba coto).

**Anidulafungin** (INN): CAS-Nr. 166663-25-8; $C_{58}H_{73}N_7O_{17}$; $M_r$ 1140.24; unlösl. in Wasser, leicht lösl. in Ethanol; semisynthet. Lipopeptid aus Aspergillus nidulans; Antimykotikum*; **Wirk.:** gegen Candida- u. Aspergillusarten wirksames Echinocandin*; **Ind.:** Candidämie, ösophageale Candidiasis; **UAW:** Übelkeit; **Dos.:** initial 200 mg i. v. (Tag 1), danach 100 mg/d i. v. bei Candidämie.

**Anilide:** Amide des Anilins*, bei denen ein od. beide H-Atome der $NH_2$-Gruppe durch Säurereste ersetzt sind, z. B. Acetanilid* ($C_6H_5$—NH—CO—$CH_3$).

**Anilin:** Anilinum, Aminobenzol, Phenylamin; $C_6H_7N$, Strukturformel: s. Abb.; $M_r$ 93.13; D. 1.021–1.023; Sdp. 182–185 °C; $n_D^{20\,°C}$ 1.585–1.586; klare, farblose bis schwach gelbl., ölige, sich schnell rötl. braun färbende, stark lichtbrechende Flüss. von eigenartigem Geruch, leicht mischbar mit Ethanol, Ether, Schwefelkohlenstoff, fetten u. äther. Ölen, wenig lösl. in Wasser; bildet wie alle Aminbasen mit Säuren Salze; **Anw.:** **1.** (chem.) Reagenz Ph.Eur., z. B. zum Identitätsnachweis von Nicotinamid (s. Vitamin B), Nicotinsäure*; **2.** (techn.) in der Farbstoffindustrie, zur Herst. von Kunstharzen, Arzneimitteln, Riechstoffen; **Toxikol.:** A. ist ein starkes Blutgift (Methämoglobinbildner*). Der eingeatmete Dampf ist giftig. MAK 19 mg/m³. A. wird auch durch die Haut resorbiert. Antidot*: Methylenblau, Thionin od. Ascorbinsäure i. v. gegen Methämoglobinämie*. A. ist wahrscheinl. kanzerogen; bei Ratten entwickelten sich bei oraler Aufnahme Sarkome.

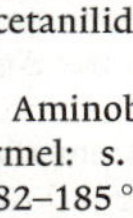

**Anilin**

**Anilinacetat:** essigsaures Anilin, Anilinum aceticum; $C_6H_5NH_2 \cdot CH_3COOH$; gelbe Flüssigkeit; **Anw.:** (chem.) Reagenz.

**Anilin, essigsaures:** s. Anilinacetat.

**Anilinfarbstoffe:** s. Teerfarbstoffe.

A

**Anilinhydrochlorid:** Anilinum hydrochloricum, salzsaures Anilin, Anilinsalz; $C_6H_5NH_2 \cdot HCl$; D. 1.22; Schmp. 198 °C; Sdp. 245 °C; weiße Kristalle, die sich an der Luft grünl. färben, leicht lösl. in Wasser u. Ethanol; **Anw.**: (chem.) Reagenz auf Lignin* (färbt holzhaltiges Papier gelb).

**Anilinsalz:** s. Anilinhydrochlorid.

**Anilin, salzsaures:** s. Anilinhydrochlorid.

**Anilin, schwefelsaures:** s. Anilinsulfat.

**Anilinsulfat:** Anilinum sulfuricum; schwefelsaures Anilin; $(C_6H_5NH_2)_2 \cdot H_2SO_4$; farblose Kristalle, leicht lösl. in Wasser, wenig lösl. in Ethanol; **Anw.**: **1.** (chem.) Reagenz auf Chlorsäure*, Lignin*; **2.** (med. ) obsolet; früher bei Epilepsie u. Krebs.

**Anilinsulfonsäure:** s. Sulfanilsäure.

**Anilinum aceticum:** s. Anilinacetat.

**Anilinum hydrochloricum:** s. Anilinhydrochlorid.

**Anilinum sulfuricum:** s. Anilinsulfat.

**Animal-Protein-Faktor:** s. Vitamin B (Vitamin $B_{12}$).

**Anionen:** s. Ionen.

**Anionenaustauscher:** s. Ionenaustauscher.

**Anis:** s. Pimpinella anisum.

**Anisade:** s. Ammoniaklösung, anisölhaltige.

**Anisaldehyd:** Aubèpine; Methylether des *p*-Hydroxybenzaldehyds; $CH_3—O—C_6H_4—CHO$; D. 1.123; Schmp. +2 °C; farbloses, cumarinähnl. riechendes Öl, leicht lösl. in Ethanol u. Ether, wenig lösl. in Wasser; **Vork.**: natürl. im Anis- (s. Pimpinella anisum), Sternanis- (s. Illicium verum), Fenchelöl (s. Foeniculum vulgare ssp. vulgare var. vulgare) sowie in Cassiablüten (s. Cinnamomum aromaticum); **Herst.**: Oxidation von Anethol* mit Salpetersäure od. Chromsäure; **Anw.**: in der Parfümerie.

**Anisammoniak:** s. Ammoniaklösung, anisölhaltige.

**Anisatin:** s. Illicium anisatum.

**Anisi aetheroleum:** s. Pimpinella anisum.

**Anisidine:** 1,2-, 1,3- u. 1,4-Methoxyanilin; $C_7H_9NO$; $M_r$ 123.15; bei Zimmertemperatur teils flüssige (1,2-Methoxyanilin), teils feste (1,3- u. 1,4-Methoxyanilin) Substanzen; **Anw.**: (techn.) Wirkstoffsynthese u. Herst. von Farbstoffen; **Toxikol.**: stark hautreizend; MAK: 0.5 mg/m³.

**Anisi fructus:** s. Pimpinella anisum.

**Anisi stellati fructus:** s. Illicium verum.

**Aniskerbel:** s. Myrrhis odorata.

**Anisliquor:** s. Ammoniaklösung, anisölhaltige.

**Anisöl:** s. Pimpinella anisum (Anisi aetheroleum).

**Anisogamie:** Vereinigung ungleich gestalteter Geschlechtszellen (Gameten*) einer Organismenart; Gegenteil: Isogamie*.

**Anisol:** Methylphenylether; $C_6H_5—O—CH_3$; $M_r$ 108.13; D. 0.99; Schmp. –37.5 °C; Sdp. 155 °C; farblose, angenehm riechende, brennbare Flüss.; Phenolether*; **Anw.**: (techn.) Lösungsmittel u. für Riechstoffsynthesen.

**Anisometropie:** ungleiche Brechkraft beider Augen, z. B. bei einseitiger Linsenlosigkeit (nach Verletzung od. Staroperation).

**Anisophyllie:** Bez. für das Auftreten unterschiedl. großer Blätter an einer Pflanze, v. a. in unmittelbarer Nachbarschaft; vgl. Heterophyllie.

**Anisotropie:** Eigenschaft bestimmter Festkörper, in versch. Richtungen versch. Verhalten aufzuweisen, z. B. hinsichtl. der Festigkeit, Härte, Elastizität, Wärmeleitung, Lichtfortpflanzung (s. Brechungsindex); alle Kristalle*, außer denen des regulären (kubischen) Systems, sind anisotrop. Sie zeigen Doppelbrechung* u. trennen die beiden Polarisationsrichtungen des Lichts. Vgl. Isotropie.

**anisozytisch:** s. Spaltöffnungen.

**Anisspiritus, zusammengesetzter:** s. Ammoniaklösung, anisölhaltige.

**Anisum stellatum:** s. Illicium verum (Hom.).

**Anlagerungskomplexe:** s. Komplexverbindungen.

**Anlagerungsverbindungen:** s. Molekülverbindungen.

**ANM-Pudergrundlage:** Kurzbez. für **A**mylum **n**on **m**ucilaginosum; Pudergrundlage aus sterilisierbarer Mais-, Reis- od. Kartoffelstärke; mit Tetramethylolacetylendiharnstoff modifizierte Stärke, die eine erhöhte Enslin-Zahl (s. Aufsaugvermögen von Pulvern) besitzt, nicht quillt (u. daher z. B. Wunden nicht verkleistert) u. resorbierbar ist; durch Freigabe kleinster Mengen Formaldehyd* autosteril; kann im gespannten Wasserdampf bei 120 °C entkeimt werden. Vgl. absorbable dusting powder; Amylum.

**Annelida:** Ringelwürmer; Klasse der Würmer; med. bedeutsam ist der Blutegel Hirudo* medicinalis.

**Annona odorata:** s. Cananga odorata.

**annuell:** einjährig; (bot.) annuelle Pflanzen durchlaufen ihr Leben (Keimen, Wachsen, Blühen, Fruchten, Absterben) in wenigen Monaten.

**Annulene:** monocycl. Polyene* mit der max. Anzahl konjugierter Doppelbindungen.

**Anode:** Elektrode, an der die Oxidationsreaktion (s. Oxidation) stattfindet; **1.** positiv geladen in einer elektrolyt. Zelle: Pluspol, an den Elektronen abgegeben werden (s. Elektrolyse) u. zu dem negativ geladene Ionen* (Anionen) wandern; **2.** negativ geladen in einem galvan. Element (Minuspol). Vgl. Kathode.

**Anodenstrahlen:** elektropositive Strahlen, die von der Anode* ausgehen.

**a-Nomenklatur:** Kurzbez. für **A**ustausch-Nomenklatur; Nomenklatur* zur Bez. von Heterocyclen (für die kein IUPAC-Trivialname existiert), siliciumorganischen Verb. u. überbrückten Heterocyclen; **Prinzip:** Die Namensbildung erfolgt so, dass ein Präfix mit der Endung „a" dem Stamm-Kohlenwasserstoff vorangestellt wird (s. Tab.). Die Anordnung der Substituenten erfolgt nach abnehmender Priorität (s. Abb.).

**a-Nomenklatur**

| bestimmendes Element | Präfix |
|---|---|
| Sauerstoff | Oxa- |
| Schwefel | Thia- |
| Selen | Selena- |
| Stickstoff | Aza- |
| Phosphor | Phospha- |
| Silicium | Sila- |

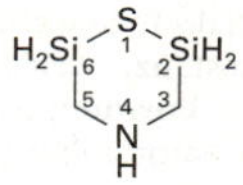


**a-Nomenklatur**

**Anomere:** s. Monosaccharide.
**anomozytisch:** s. Spaltöffnungen.
**Anopheles** (gr. schädlich): Malariamücke, Fiebermücke, Gabelmücke; Stechmückengattung mit über 400 (Unter-)Arten; der Entwicklungszyklus ist an stehende Gewässer gebunden; Eier mit Schwimmeinrichtung; die Larve haftet mit Wasser abstoßenden Haaren an der Wasseroberfläche. **Bedeutung:** (klin.) Überträger von Malaria* u. anderen Tropenkrankheiten*; s. Plasmodium.
**Anoplura:** s. Läuse.
**Anordnung:** nach z. B. dem Arzneimittelgesetz mögl. gebührenpflichtige Verwaltungsmaßnahme, die der Rechtsunterworfene leisten muss; insbes. kann das Inverkehrbringen von Arzneimitteln auf diese Weise durch die zuständige Behörde untersagt od. ein Rückruf angeordnet od. eine Sicherstellung verfügt werden. Sofortige mündl. Anordnungen durch Behördenvertreter müssen umgehend auch schriftl. erlassen werden. Behördl. Anordnungen können mit einer Androhung von Zwangsgeld, welches bei Nichtbefolgen fällig wird, versehen werden. Sie werden sofort vollzogen, wenn Gefahr im Verzug ist, u. können, auch bei Fehlen einer Rechtsmittelbelehrung, vor den Verwaltungsgerichten angefochten werden.
**Anorektika:** s. Appetitzügler.
**Anorexia nervosa:** Magersucht, Pubertätsmagersucht; Essstörung* mit beabsichtigtem, selbst herbeigeführtem Gewichtsverlust; **Vork.:** v. a. junge Frauen (geschätzte Prävalenz: 0.3–1 % weibl. u. 0.03–0.1 % männl. Patienten), Altersgipfel: 10.–25. Lebensjahr; **Sympt.:** extrem langsames u. auffälliges Essverhalten (kalorienreiche Speisen werden gemieden), Rituale beim Essen, Horten von Lebensmitteln; z. T. exzessive körperl. Betätigung; exzessive Gewichtskontrolle; gestörtes Körperschema; Amenorrhö über mind. 3 aufeinander folgende Zyklen (nicht bei pharmak. Hormonsubstitution), ausbleibende Brustentwicklung, Körpergewicht unter 85 % der Norm (10. Perzentile des altersbezogenen Body*-mass-Index bzw. BMI $\leq$17.5 kg/$m^2$ (gültig ab 16. Lebensjahr); **Ther.:** Gewichtsrestitution, Psychotherapie, bei jüngeren Patienten Einbeziehung der Familie; **Prognose:** Letalität ca. 5 %, Übergang in eine Bulimia* nervosa möglich.
**Anorexie** (gr. orexie Esslust, Verlangen nach Nahrung): Appetitlosigkeit; Herabsetzung des Triebs zur Nahrungsaufnahme; meist als Anorexia* nervosa, auch z. B. bei Mund-, Magen-, Darm-, Infektionskrankheit, Schwangerschaft.
**Anottasaat:** s. Bixa orellana (Orleana).
**Anotto:** s. Bixa orellana (Orleana).
**Anottostrauch:** s. Bixa orellana.
**Anoxie:** (weitgehendes) Fehlen von Sauerstoff*; kann den Gesamtorganismus od. Teile desselben betreffen; führt auf Zellebene rasch zum Zelltod durch Zusammenbruch der Energieversorgung (inf. Schädigung der Mitochondrien*) u. anschließende hydrop. Schwellung des Zellleibes.
**ANP:** Abk. für atriales natriuretisches Peptid; s. Peptide, kardiale natriuretische.
**Anpassung:** s. Akkommodation.
**Anreicherungsverfahren:** biol. Verfahren zum Nachw. schwer züchtbarer Mikroorganismen. **1.** mechan.: Zentrifugieren, Membranfilter; **2.** biol.: Anreicherungsnährmedien, Tierversuch; **3.** Anreicherung bei bestimmter Inkubationstemperatur (z. B. Kälteanreicherung von Listerien bei 4 °C).
**Anrollverschluss:** s. Garantieverschluss.
**Ansamycin-Antibiotika:** hochwirksame Antibiotika* gegen Mykobakterien; **Wirk.:** Hemmung der bakt. DNA-abhängigen RNA*-Polymerase; bakterizid auf extra- u. intrazellulläre Keime, auf schnell u. langsam wachsende Erreger; Wirkungsspektrum: umfasst Mykobakterien, viele grampositive Erreger (z. B. Staphylococcus aureus, Haemophilus influenzae), Neisseria meningitidis, Legionella pneumophilia; **Wirkstoffe:** als erster wurde Rifampicin* als semisynthet. Derivat des Rifamycin* B (aus Streptomytes mediterranei eingeführt; das strukurverwandte Rifabutin* wird ebenfalls semisynthet. (aus Rifamycin S) hergestellt; z. T. sind Rifampicin-resistente-Stämme aus M. tuberculosis noch empfindl. auf Rifabutin; **UAW:** gastrointestinale Beschwerden, Störung des ZNS, Leberfunktionsstörungen.
**Ansamycine:** s. Ansaverbindungen; Makrolide; Ansamycin-Antibiotika.
**Ansaverbindungen** (lat. ansa Henkel): Cyclophane; org. Verb., bei denen 2 Bereiche eines aromat. Moleküls henkelartig über eine aliphat. Kette miteinander verbunden sind; die Verb. sind inkongruent (s. Abb.). Vgl. Chiralität.

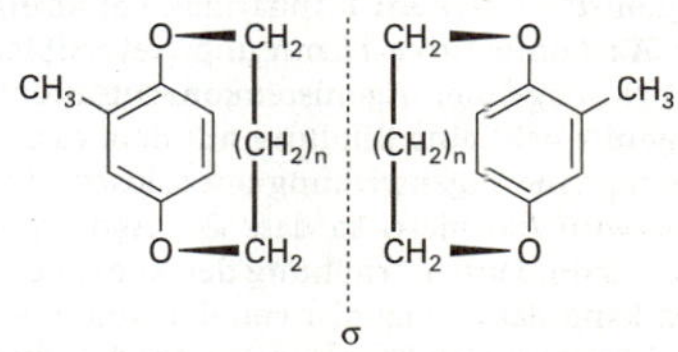


**Ansaverbindungen:** Beispiel für ihre Inkongruenz

**Anserin:** $\beta$-Alanin-N-methyl-L-histidin; CAS-Nr. 584-85-0; Dipeptid im Muskelgewebe; **Wirk.:** antioxidativ, schützt vor Ermüdung.
**Anserinae herba:** s. Potentilla anserina.
**Anstaltsapotheke:** in Österreich Bez. für Krankenhausapotheke*.
**Ansteckungsfähigkeit:** s. Kontagiosität.
**Antabus-Effekt:** von Antabus® (s. Disulfiram); verminderte Toleranz gegenüber Ethanol* unter dem Einfluss bestimmter Substanzen wie Dithiocarbamaten* od. Inhaltsst. einiger Pilzarten, z. B. Coprin (im Faltentintling, Coprinus atramentarius); **Wirkungsmechanismus:** Blockierung der Aldehyddehydrogenase*; Ethanol wird nur noch bis zum Acetaldehyd* abgebaut. Der Acetaldehydspiegel steigt u. führt zu Sympt. einer Acetaldehydintoxikation (s. Disulfiram).
**Antacida:** Antazida; Arzneimittel zur Neutralisierung der Salzsäure des Magens bei Hyperacidität;

A

**Wirk.:** A. fangen die gebildeten Säureäquivalente im Magen ab u. bilden z.T. Komplexverbindungen mit dem Magenschleim, welche stabil gegenüber peptischer Hydrolyse u. schlecht permeabel für $H^+$-Ionen sind. **Wirkstoffe: 1.** alkal. Stoffe: z.B. Natriumhydrogencarbonat*, Natriumalginat*, Calciumcarbonat*, Magnesiumoxid*; wirken sofort; cave bei vorhandenen Ulzera (s. Ulkus) wegen plötzl. Druckanstiegs durch frei werdendes Kohlenstoffdioxid*; **2.** Aluminiumsalze: z.B. Aluminiumhydroxid*, -phosphat; **3.** Magnesiumsalze: z.B. Magnesiumtrisilicat*, Magnesiumhydroxid*; **4.** Aluminium-Magnesium-Salze: z.B. Hydrotalcit*, Magaldrat*; **5.** Aluminium-Saccharose-Sulfat: Sucralfat*; **Ind.:** u.a. Ulkus ventriculi u. duodeni, hyperazide Gastritis, Sodbrennen; **Kontraind.:** Anwendungsbeschränkungen bei Nierenfunktionsstörungen, Schwangerschaft; **WW:** cave bei gleichzeitiger Verabreichung von A. mit anderen Pharmaka (z.B. Ovulations*-Hemmer, herzwirksame Glykoside*), da deren Resorption durch A. gehemmt werden kann; **UAW:** bei langdauernder Anw. ggf. systemische Toxizität, z.B. **1.** bei aluminiumhaltigen A. Aluminiumtoxizität u. Osteomalazie* durch Ausschleusung von Phosphat; **2.** v.a. bei gut resorbierbaren Basen wie Natriumhydrogencarbonat: Alkalose*; **3.** bei calciumhaltigen A.: Gefahr einer reaktiven Hypersekretion (engl. acid rebound) durch die direkt stimulierende Wirk. von Calcium-Ionen auf die säureproduzierenden Parietalzellen des Magens; **4.** Magnesiumsalze: Diarrhö, Magnesium-Intoxikation (v.a. bei Niereninsuffizienz). Vgl. Anticholinergika; Histamin-$H_2$-Rezeptoren-Blocker; Ulkustherapeutika; Protonenpumpen-Hemmer.

**Antagonismus:** Gegenwirkung; entgegengesetzte Wirkung von 2 funktionellen Einheiten (Agonist*/Antagonist*); **Formen: 1.** (pharmak.) **a) kompetitiver A.:** kompetitive Hemmung; reversibler Effekt bei steigender Agonistenkonzentration; der Antagonist geht eine Bindung mit dem Rezeptor* ein, ohne eine Eigenwirkung auszulösen; der Rezeptor wird blockiert, so dass der Agonist nicht wirken kann. Durch Erhöhung der Konz. des Agonisten kann der Antagonist von der Bindungsstelle verdrängt werden (Konkurrenz um den gemeinsamen Rezeptor). **b) partieller A.:** der Antagonist besetzt ebenfalls die Rezeptorstelle, löst dabei aber selbst eine mäßige agonist. Wirk. aus. **c) nichtkompetitiver A.:** die Bindungsstelle des Rezeptors bleibt hier zwar für den Agonisten frei, die antagonist. wirksame Substanz (alloster. Inhibitor) geht aber an anderer Stelle eine Bindung mit dem Rezeptormolekül ein u. verhindert dadurch das Auslösen eines Effekts durch den Agonisten (vgl. Allosterie). Der nichtkompetitive A. ist nicht durch steigende Agonistenkonzentration reversibel. **d) funktioneller A.:** Agonist u. Antagonist lösen über jeweils eigene Rezeptoren entgegengesetzte Wirk. aus, die sich am Erfolgsorgan gegenseitig aufheben. **e) chemischer A.:** der Agonist wird durch chem. Reaktion mit einer anderen Substanz, die nicht am Rezeptor abläuft, inaktiviert. **2.** (anat.) Gegenwirkung von Muskeln od. Muskelgruppen; **3.** (physiol.) Nerven (Sympathikus*/Parasympathikus*). Vgl. Synergismus.

**Antagonist:** pharmak. Lytikum*; körpereigene od. körperfremde Substanz, welche die Wirk. von Agonisten* hemmt; **Formen:** Ein voller A. besitzt Affinität* zum Rezeptor*, aber keine intrinsic* activity; andere Formen: s. Antagonismus. Vgl. Inhibitoren.

**Antazida:** s. Antacida.

**Antazolin** (INN): Imidamin, Phenazolin; 2-(*N*-Benzyl-anilinomethyl)-2-imidazolin; CAS-Nr. 91-75-8; $C_{17}H_{19}N_3$, Strukturformel: s. Abb.; $M_r$ 265.35; Schmp. 120–122 °C; **Wirk.:** Antihistaminikum*; Histamin*-$H_1$-Rezeptoren-Blocker; **Ind.:** allerg. u. unspezif. Bindehautentzündung des Auges. **Antazolinhydrochlorid:** Antazolini hydrochloridum Ph.Eur.6, Antazolinium chloratum; $C_{17}H_{20}ClN_3$; $M_r$ 301.8; Schmp. ca. 240 °C (unter Zers.); weißes, krist. Pulver; wenig lösl. in Wasser, lösl. in Ethanol. Hingewiesen sei auch auf Antazolinmesilat, Antazolinphosphat u. Antazolinsulfat.

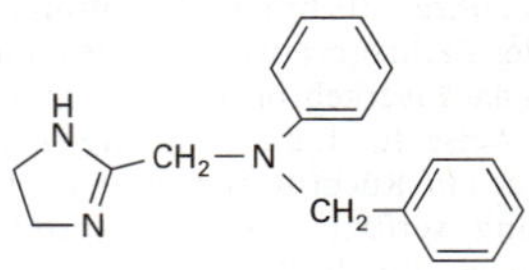

**Antazolin**

**ante:** vor, bevor.

**Antebrachium:** Vorderarm, Unterarm; vgl. Brachium.

**ante cenam** (lat.): (auf Rezepten) vor dem Essen.

**Anteil:** s. Gehalt.

**Anteile, unverseifbare** Ph.Eur.6: Abk. UA; Substanzen (Masse/Masse), die sich mit einem org. Lösungsmittel aus einer Lsg. der zu untersuchenden Substanz nach der Verseifung* extrahieren lassen u. bei 100–105 °C nicht flüchtig sind.

**ante meridiem** (lat.): Abk. a.m.; vor dem Mittag, vormittags.

**ante mortem** (lat.): vor dem Tode.

**Antennaria dioica** (L.) Gaertn.: Gnaphalium dioicum L.; Katzenpfötchen, Weißes Katzenpfötchen, Rosa Katzenpfötchen, Weiße Immortellen, Rosa Immortellen; Fam. Asteraceae (Compositae); Nord- u. Mitteleuropa, Sibirien, Kaukasien, Armenien, Nordamerika; Stpfl. von **Antennariae dioicae flos:** Flores Gnaphalii, Flores Pedis cati; Katzenpfötchenblüten; **Inhaltsst.:** äther. Öl, Gerbstoffe, Bitterstoffe, Flavonoide; **Anw.:** (med.) z.B. bei Husten, Magenkatarrh, Diarrhö, Gallenleiden. Vgl. Helichrysum arenarium.

**Antennariae dioicae flos:** s. Antennaria dioica.

**ante partum** (lat.): vor der Geburt.

**anterior:** vorderer; vgl. posterior.

**Anthelminthika:** Antihelminthika, Wurmmittel; antiparasitäre Chemotherapeutika* mit vermifuger (Würmer lähmender) od. vermizider (Würmer tötender) Wirkung zur Behandlung intestinaler Besiedlung od. systemischer Infektionen* durch Helminthes*; die Wirk. richtet sich gegen die geschlechtsreifen Würmer u. nicht gegen Vorstadien wie Eier od. Larven. **Wirkstoffe: 1.** Arzneimittel gegen Cestodes (Bandwürmer, z.B. Taenia*, Echinococcus*): Taenifuga; Niclosamid*, Praziquantel*, Mebendazol* (Echinococcus); **2.** Arzneimittel gegen Nematodes* (Fadenwürmer, z.B. Ascaris*,

**Anthocyanidine**

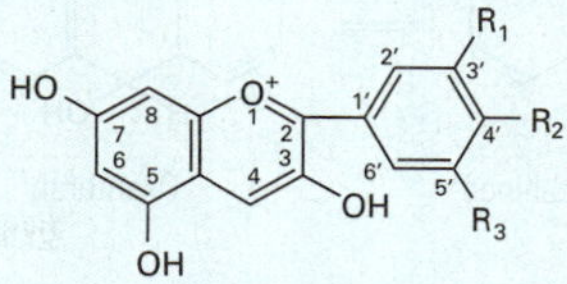


| Beispiele | $R_1$ | $R_2$ | $R_3$ | Vorkommen |
|---|---|---|---|---|
| Pelargonidin | H | OH | H | Dahlien, Scharlachpelargonien, Goldmelisse, Kapuzinerkresse, rote Johannisbeeren |
| Cyanidin | OH | OH | H | Mohn, Rosen, Kornblumen, Kirschen, Pflaumen, Preisel-, Brom-, Holunder-, Weißdornbeeren |
| Delphinidin | OH | OH | OH | Rittersporn, Stiefmütterchen, Lavendel, Lein, Ehrenpreis, Ligusterbeeren, weinrote Wicken |
| Paeonidin | $OCH_3$ | OH | H | Paeonien, Stiefmütterchen |
| Petunidin | OH | OH | $OCH_3$ | Petunien |
| Malvidin | $OCH_3$ | OH | $OCH_3$ | Primula-Arten, blaue Weintrauben |

Ancylostoma*, Necator* americanus, Trichinella*; vgl. Filarien): Albendazol*, Mebendazol, Pyrantel* (v. a. Ascaris lumbricoides, Enterobius vermicularis), Piperazin* u. Pyrviniumembonat*; **3.** Arzneimittel gegen Trematodes* (Saugwürmer): Praziquantel.

**Anthemidis flos:** s. Chamaemelum nobile (Chamomillae romanae flos).

**Anthemis nobilis:** s. Chamaemelum nobile.

**Anthemis pyrethrum:** s. Anacyclus pyrethrum.

**Anthere:** (bot.) Pollen tragender Teil des Staubblattes, Staubbeutel; s. Blüte.

**Antheridium:** (bot.) meist vielzelliges, männl. Gametangium, in dem männl. Geschlechtszellen (Spermatozoiden) entstehen; Antheridien kommen bei allen Pflanzen außer Samenpflanzen vor; bei manchen Algen u. Pilzen auch einzellig.

**Anthion:** s. Kaliumperoxodisulfat.

**Anthocyane:** Anthocyanidinglykoside, Anthocyanglykoside; Anthocyanfarbstoffe; rote, violette u. blaue Farbstoffe von Blüten, Früchten u. Blättern; Glykoside, die den gelben Farbstoffen der Flavon- u. Flavonolreihe (s. Flavonoide) sowie den Catechinen* nahestehen; spalten sich beim Kochen mit Säuren od. durch Wirk. von Enzymen in Zucker (z. B. Glucose, Galactose, Rhamnose) u. Anthocyanidine* (wasserunlösl. Aglyka). Die zahlreichen Farbabstufungen der Blüten beruhen auf Mischungen der versch. A. und darauf, ob der Farbstoff in saurem, alkalischem od. neutralem Zellsaft eingelagert ist, sowie auf evtl. Verb. mit Gerbstoffen, gelben Flavonen od. Copigmenten. Auch der Metallgehalt des Zellsaftes spielt möglicherweise eine Rolle, da sich chelatartige Komplexe bilden können. Die Namen der A. ergeben sich durch Verkürzung der entspr. Namen der Anthocyanidine* um die Endsilbe -idin auf -in, z. B. Cyanidin – Cyanin. **Anw.:** s. Anthocyanidine; **Gesch.:** Erforschung v. a. durch R. Willstätter, R. Robinson u. P. Karrer.

**Anthocyanglykoside:** s. Anthocyane.

**Anthocyanidine:** Aglyka der Anthocyane*; zu den Flavonoiden* gerechnete Gruppe von 2-Phenylbenzopyranen, die auch aus Leukoanthocyanidinen* (Flavan-3,4-diole) u. Proanthocyanidinen* (oligomere Flavan-3-ole) infolge Aromatisierung des Pyranringes entstehen (s. Tab.); mit Säuren bilden sie rote Oxoniumsalze; im neutralen Bereich sind sie farblos u. im alkal. Bereich bilden sie instabile, violette Anhydrobasen; aus pflanzl. Material können sie meist durch Säurebehandlung als Flavyliumchloride gewonnen werden. Neben dem violetten Cyanidin kommen in Europa das rote Pelargonidin u. das blaue Delphinidin am häufigsten vor. **Anw.:** Lebensmittelfarbstoffe.

**Anthocyanidinglykoside:** s. Anthocyane.

**Anthophylli:** s. Syzygium aromaticum.

**Anthoxanthum odoratum L.:** Wohlriechendes Ruchgras; Fam. Poaceae (Gramineae); Europa; **Inhaltsst.:** Cumaringlykosid, das beim Verwelken Cumarin abspaltet u. den Heuduft bedingt; vgl. Melilotosid. **Hom.:** Anthoxanthum odoratum: frische, blühende Pflanze.

**Anthracen:** Anthrazen; $C_{14}H_{10}$; $M_r$ 178.2; D. 1.25; Schmp. 218 °C; Sdp. 340 °C; farblose, violett fluoreszierende Schuppen, leicht lösl. in heißem Benzol, wenig lösl. in Ethanol u. Ether, unlösl. in Wasser; **Vork.:** in den höchstsiedenden Teilen des Steinkohlenteers (s. Pix Lithanthracis), dem Anthrazenöl (zu 0.5–2 %); **Anw.:** **1.** (techn.) in der Farbstoffindustrie, Ausgangsmaterial für die Darst. der Alizarin- u. Indanthrenfarbstoffe; **2.** (chem.) Reagenz Ph.Eur. Vgl. Kohlenwasserstoffe, polycyclische aromatische.

**Anthracenderivate:** charakterist. Drogeninhaltsstoffe, die sich vom Anthracen* ableiten; dazu gehören die als Glykoside vorliegenden Anthrone (vgl. 9-Anthron), Anthranole, Anthrachinone* sowie die (einfachen) Dianthrone u. Naphtho(di)anthrone*; **Biogenese:** **1.** Bei den Rubiace-

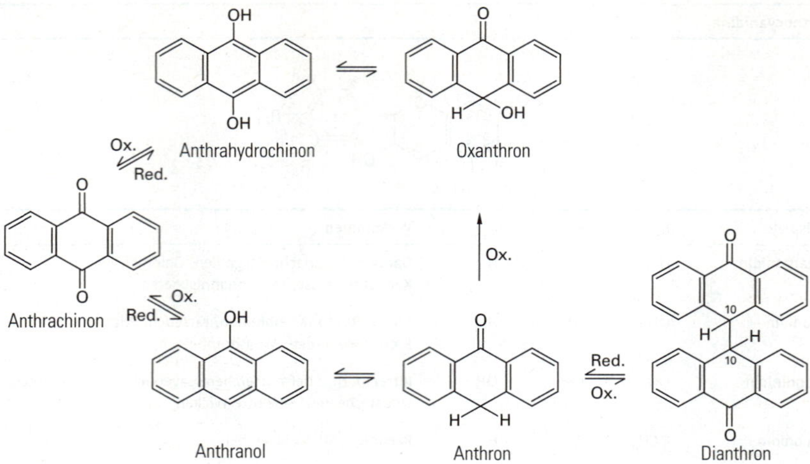


**Anthracenderivate:** Oxidations- u. Reduktionsstufen

ae* werden die Anthracenderivate (z. B. Alizarin* aus dem Krapp) über Naphthochinonderivate (s. Aromatenbiosynthese) u. Mevalonsäure* gebildet. **2.** Bei anderen Pflanzenfamilien, welche die bekannten Abführdrogen liefern, erfolgt die Biogenese über den Polyketidweg, ausgehend von 1 Mol Acetyl-CoA. Mit Hilfe von 7 Malonyl-CoA wird vorerst eine Polyketosäure gebildet, deren Carbonylgruppen dann teilweise reduziert werden. Gleichzeitig erfolgt eine Stabilisierung durch Cyclisierung u. Decarboxylierung*. In Pflanzen werden primär Anthrone gebildet, die mit Anthranolen tautomer sind. Gelbe Anthranole sind nur als Glykoside stabil. Über Zwischenstufen (Oxanthrone, Anthrahydrochinone) werden freie Anthrone zu Anthrachinonen oxidiert od. in Dianthrone wie Naphthodianthrone (Hypericine*) umgewandelt (s. Abb.). A., die am C-1 u. C-8 phenolische Hydroxylgruppen u. am mittleren Ring mind. eine Ketogruppe haben, wirken laxierend (s. Anthraglykoside).

**Anthrachinon:** 9,10-Dioxo-dihydroanthracen, $C_{14}H_8O_2$; $M_r$ 208.2; D. 1.42; Schmp. 284–285 °C; Sdp. 380 °C; gelbe Kristalle, unlösl. in Wasser, wenig lösl. in Ethanol u. Ether, leicht lösl. in heißem Benzol; **Vork.:** häufig Derivate des Anthrachinons in Pflanzen; s. Anthrachinone; **Darst.:** durch Oxidation von Anthracen mit Chromsäure (Kaliumdichromat u. Schwefelsäure); **Anw.:** Ausgangsprodukt zahlreicher wichtiger Teerfarbstoffe (z. B. Alizarine, Purpurin, Flavopurpurin).

**Anthrachinone:** 9,10-Anthracendione (s. Anthracenderivate); größte Gruppe natürl. vorkommender Chinone, gelb, orange, rot od. rotbraun; fast alle natürl. vorkommenden A. sind hydroxyliert; viele Vertreter dieser Naturstoffe (s. Tab.) wurden in niederen Pilzen (z. B. Penicillium, Aspergillus) gefunden, ein großer Teil in höheren Pflanzen,

**Anthrachinone**
1,8-Dihydroxyanthrachinonderivate, Emodine

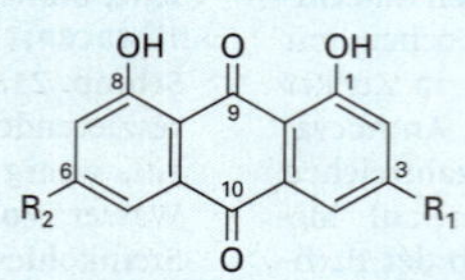


| Name | $R_1$ | $R_2$ | Vorkommen (Beispiele) |
|---|---|---|---|
| Chrysophansäure | $CH_3$ | H | Rheum officinale, Andira araroba |
| Rheum-(Frangula-)Emodin | $CH_3$ | OH | Rheum palmatum, Rhamnus frangula |
| Physcion | $CH_3$ | $OCH_3$ | Rheum palmatum |
| Aloe-Emodin | $CH_2OH$ | H | Aloe |
| Rhein | COOH | H | Rheum palmatum |

v. a. in den Fam. Rubiaceae (z. B. Alizarin), Rhamnaceae, Polygonaceae, Bignoniaceae, Verbenaceae, Liliaceae; wenige in Insekten (z. B. in Coccionellaschildlaus; s. Dactylopius coccus; Carmin); 1,8-Dihydroxyanthrachinonderivate (nicht also Alizarin), z. B. Emodine, wirken laxierend (s. Anthraglykoside). **Nachw.:** s. Bornträger-Reaktion.

**Anthracinum:** **Hom.:** Nosode*, hergestellt aus Bacillus anthracis (s. Milzbrand); verordnet z. B. bei Furunkeln, Karbunkeln, Neigung zu Gangrän.

**Anthracycline:** Antibiotika* aus Kulturen von Streptomyces spp. mit antineoplastischen (zytostat.) Eigenschaften; **Wirkstoffe:** Daunorubicin*, Doxorubicin*, Epirubicin*, Idarubicin*; **UAW:** u. a. Kardiotoxizität; vgl. Zytostatika.

**Anthraglykoside:** Hydroxyanthracenglykoside, Hydroxyanthraglykoside; Glykoside der Hydroxyanthrachinone (Strukturformeln: s. Anthrachinone, Tab. dort), Hydroxyanthrone (Aloin*, Cascaroside) u. Hydroxydianthrone (Sennoside; Strukturformeln: s. Cassia angustifolia, Abb. dort); **Vork.:** Die oxidationsempfindl. Anthron- u. Dianthronderivate kommen grundsätzl. als Glykoside vor; sie sind hauptsächl. mit Glucose, Rhamnose od. Apiose verbunden. Ledigl. Anthrachinonderivate können frei in Drogen vorkommen; Biogenese: s. Anhracenderivate; **Wirk.:** A. sind gut wasserlösl., werden aber kaum resorbiert. Sie wirken magenreizend u. haben die höchste Wirksamkeit (verglichen mit den Aglyka). Nach Einnahme werden die Glykoside im Dickdarm langsam enzymat. gespalten; dadurch entstehen, z. T. nach Reduktion der (bei der Lagerung der Droge gebildeten) Anthrachinonformen, erst die Wirkformen: Anthrole, Anthrone, Dianthrone (Strukturformeln: s. Anthracenderivate). Diese wirken hydragog u. antiresorptiv. Die oxidierten Formen (Anthrachinone) weisen nur ca. 10 % der Wirksamkeit auf. Freie Hydroxyanthra-Verb. (z. B. Dantron) werden in den oberen Darmabschnitten resorbiert u. gelangen dann über die Leber in den Dickdarm (enterohepat. Kreislauf). **Herst.:** Die wichtigsten Anthraglykosiddrogen liefern Aloe*, Cassia-Arten, Rhamnus-Arten (z. B. Rhamnus* frangula), Rheum* officinale; **Anw.:** (med.) als Laxanzien*; **UAW:** s. Laxanzien; eine Einnahme sollte nicht länger als über 1–2 Wochen erfolgen.

**Anthrakose:** Kohlenstaublunge; Form der persistierenden, nichtkollagenösen Pneumokoniosen* inf. Ablagerung von Kohlenstaub od. anderen verbrennungsassoziierten Partikeln in den Alveolen; **Formen:** **1.** einfache A.: in Abhängigkeit von der Luftverschmutzung bei allen Menschen nachzuweisen, ohne pathol. Bedeutung; **2.** A. der Kohlenarbeiter: Vork. nach massiver Kohlenstaubinhalation; **3.** A. bei Arbeiten mit Rußentwicklung (z. B. Verbrennungsanlagen, offene Öfen); **4.** A. bei starken Rauchern.

**Anthranilsäure:** s. *o*-Aminobenzoesäure.

**Anthranoide:** natürl. vorkommende Anthracenderivate*; z. B. Anthraglykoside*, Alizarin*, Anthrarobin*, Chrysarobin.

**Anthranole:** s. Anthracenderivate.

**Anthrarobin:** Anthrarobinum, Desoxyalizarin, Leukoalizarin; 3,4-Dihydroxyanthranol; $C_{14}H_{10}O_3$; $M_r$ 226.22; Reduktionsprodukt von Alizarin*; gelbes bis braunes Pulver, geruch- u. fast geschmacklos, lösl. in heißem Wasser, Ether, Ethanol, leicht lösl. in verd. Basen; die frühere med. Anw. bei Hautkrankheiten, Ekzemen u. Pilzerkrankungen sowie in Form von Tinctura* Arning ist obsolet.

**1,8,9-Anthratriol:** s. Dithranol.

**Anthrax:** s. Milzbrand.

**Anthrazen:** s. Anthracen.

**Anthrazit:** s. Kohlenstoff.

**Anthriscus cerefolium (L.) Hoffm.:** Kerbel; Fam. Apiaceae (Umbelliferae); heim. in Südeuropa; Stpfl. von **Herba Cerefolii:** Kerbel, Kerbelkraut; **Inhaltsst.:** äther. Öl (mit Methylchavicol), fettes Öl, Apiin*; **Anw.:** **1.** (volkstüml.) z. B. zu Frühjahrskuren, bei Skrofulose; **2.** hauptsächl. als Gewürz (frisches Kraut).

**9-Anthron:** 9(10*H*)-Anthracenon; $M_r$ 194.22; Schmp. 155 °C; farblose Nadeln, unlösl. in Wasser, lösl. in Ethanol u. Benzol; Anthracenderivat*; 1,8-Dihydroxy-9-anthron ist das Aglykon von Aloin*.

**Anthrone:** s. Anthracenderivate.

**Anthrophore:** s. Bacilli.

**Anthropozoonose:** Infektionskrankheit, die vom Tier auf den Menschen od. umgekehrt übertragen werden kann; s. Zoonosen.

**Anthyllidis vulnerariae flos:** s. Anthyllis vulneraria.

**Anthyllis vulneraria L.:** Wundklee, Tannenklee; Fam. Fabaceae (Leguminosae); fast ganz Europa, u. a. Nordafrika; Stpfl. von **Anthyllidis vulnerariae flos:** Flores Anthyllidis vulnerariae; Wundkleeblüten; **Inhaltsst.:** Saponine*, Gerbstoffe, Flavonoide*; in den Samen wurden die Buttersäurederivate Canavalin u. Canavanin* nachgewiesen; **Anw.:** (volkstüml.) Wundheil-, Haarpflege-, Blutreinigungsmittel.

**anti-:** s. Konformation.

**Antiabortiva:** s. Gynäkologika.

**Antiadhäsionsmittel:** s. Schmiermittel.

**Antiadiposita:** Arzneimittel zur Ther. von Übergewicht u. Adipositas*; **Wirkstoffe:** Orlistat*, Sibutramin*; andere Substanzen zur Verminderung des Appetits wie Hormonpräparate (Schilddrüsenhormone*, Hypophysenhormone; s. Hypophyse) sollten wegen gefährl. UAW nicht angewendet werden. **Hinweis:** Da Adipositas v. a. auf einer zu reichen Kalorienzufuhr beruht, ist die Diät sowie körperl. Aktivität wichtigste Therapiemaßnahme.

**Antiallergika:** Arzneimittel, die auf Teile der allerg. Reaktionskaskade einwirken u. den klin. Sympt. vorbeugen, sie abschwächen od. unterdrücken (s. Allergie); **Einteilung:** **1.** Hemmstoffe der Mediatorfreisetzung: z. B. Cromoglicinsäure*, Nedocromil*-Natrium; Wirk.: über Stabilisierung der Mastzellen*; Anw.: prophylaktisch lokal bei allerg. Asthma* bronchiale u. Rhinitis* allergica sowie allerg. Konjunktivitis*; **2.** Histamin*-$H_1$-Rezeptoren-Blocker: spezif. Antagonisten des Histamins*; Anw.: v. a. bei akuten Allergien (z. B. Heuschnupfen); **3.** Glucocorticoide*: Dem Vorteil einer langen Wirkungsdauer steht die Wirkungslatenz (auch bei parenteraler Applikation) gegenüber. Während die system. Anw. erhebliche UAW beinhaltet, ist die lokale Anw. (z. B. bei allerg. Asthma od. Rhinitis allergica) gut verträglich. **4.** Calciumpräparate: s. Calciumtherapie; **5.** Beta-2-Sympathomimetika:

A

s. Antiasthmatika; **6.** Anti-IgE-gerichtete Antikörper* (z. B. Omalizumab*); **7.** Leukotrien*-Rezeptor-Antagonisten.

**Antianämika:** Arzneimittel gegen Anämien*; **Wirkstoffe:** nach Art u. Urs.; **1.** Eisensalze bei Eisenmangel-Anämie: **a)** oral: 2-wertige Eisensalze, z. B. Eisensulfat, -aspartat, -fumarat, -citrat; häufig stabilisiert mit Reduktionsmitteln wie Ascorbinsäure; 3-wertige Eisensalze werden schlechter resorbiert; keine Resorptionsverbesserung durch Zusätze von Polycarbonsäuren wie Bernsteinsäure*; **b)** parenteral (nur in Ausnahmefällen, z. B. bei Malabsorption*, Colitis* ulcerosa): 3-wertiges Eisen zur langsameren Eisenfreigabe in komplexgebundener Form (z. B. als Natrium-Eisen(III)-citrat-Komplex od. Eisen(III)-saccharat); Injektion in kleinen Dosen; cave: Gefahr einer Eisenintoxikation u. von Gefäßwandschädigung an der Injektionsstelle; UAW: v. a. gastrointestinale Beschwerden; **2.** Vitamin-$B_{12}$ u. Folsäure (s. Vitamin B) bei hyperchromer Anämie (z. B. perniziöser, megaloblast. od. makrozytärer Anämie); **3.** Epoetin* bei schwerer renaler Anämie.

**Antiandrogene:** die Wirk. von Androgenen* an den Erfolgsorganen hemmende Substanzen; **Wirkstoffe:** z. B. Cyproteron* (am wirksamsten), Flutamid*, Bicalutamid*; **Ind.:** Androgenisierung der Frau; schwere, entzündl., vernarbende Akne mit Seborrhö bei der Frau (i. d. R. in Kombination mit anderen Sexualhormonen, z. B. Cyproteron u. Ethinylestradiol*; Chlormadinon u. Mestranol*); beim Mann Pubertas praecox, Prostatakarzinom, Behandlung Transsexueller, bei Straftätern zur (reversiblen) Dämpfung des Sexualtriebs (sog. hormonale Kastration) nach erfolgloser Sozio- u. Psychotherapie. Vgl. Hormone.

**Antianginosa:** Koronartherapeutika* zur Behandlung von Angina* pectoris; Patienten mit Angina pectoris-Beschwerden werden gleichzeitig mit kardioselektiven Beta*-Rezeptoren-Blockern, HMG*-CoA-Reduktase-Hemmern, Acetylsalicylsäure* u. ACE*-Hemmern (Ramipril*, Lisinopril*) behandelt; im akuten Anfall: Glyceroltrinitrat*.

**Antiaphrodisiaka:** s. Anaphrodisiaka.

**Antiapoptotika:** Hemmstoffe der Apoptose*; Hormone, die bei bestimmten Zelltypen Wachstum u. Überleben stimulieren, besitzen i. d. R. antiapoptot. Eigenschaften.

**Antiarrhythmika:** Antifibrillanzien; Arzneimittel zur Normalisierung der Herzschlagfolge; **Einteilung:** (nach Vaughan Williams) nach elektrophysiol. Gesichtspunkten: **1. Klasse I:** Natrium-Antagonisten; **a) IA** (Chinidintyp): Chinidin*, Ajmalin*, Procainamid*; bei ventrikulären u. supraventrikulären Arrhythmien; **b) IB** (Lidocaintyp): Lidocain*, Mexiletin*, Phenytoin*, Tocainid*; Ind. wie IA; **c) IC:** Flecainid*, Propafenon*; **2. Klasse II:** Beta*-Rezeptoren-Blocker, z. B. Metoprolol*, Atenolol*, Sotalol*, Oxprenolol*; bei ventrikulären, supraventrikulären Rhythmusstörungen, stressbedingten ventrikulären Extrasystolen; **3. Klasse III:** Repolarisations-Antagonisten, z. B. Amiodaron*, Sotalol* (auch Beta-Rezeptoren-Blocker); v. a. bei therapiefraktären ventrikulären u. supraventrikulären Störungen; **4. Klasse IV:** Calcium*-Antagonisten, z. B. Verapamil*, Gallopamil*, Diltiazem*; bei supraventrikulären tachykarden Störungen (verlängern Überleitung im AV-Knoten); **5.** Herzwirksame Glykoside* werden z. B. bei Sinustachykardien u. Kammerextrasystolen eingesetzt. **6.** Zur Behandlung von bradykarden Herzrhythmusstörungen u. Überleitungsstörungen (z. B. AV-Block) werden (meist nur zur Akutbehandlung) Sympathomimetika* od. Parasympatholytika* (z. B. Atropin*) angewendet.

**Antiarteriosklerotika:** s. Arteriosklerosemittel.

**Antiarthritika:** Arzneimittel gegen Gelenkentzündungen; s. Antirheumatika; Gichttherapeutika.

**Antiasthmatika:** Arzneimittel zur Behandlung des Asthma* bronchiale; **Wirkstoffe: I.** symptomat. Ther.: **1.** antientzündl. Wirkstoffe: **a)** Leukotrien*-Rezeptor-Antagonisten (z. B. Montelukast*) u. Hemmstoffe der 5-Lipoxygenase (s. Eicosanoide, Abb. dort), z. B. Zileuton*; **b)** mastzellspezifische Antiallergika: Mastzellstabilisatoren (s. Mastzellen); z. B. Cromoglicinsäure*, Ketotifen*; **c)** Histamin*-$H_1$-Rezeptoren-Blocker: verhindern histaminbedingte Bronchialspasmen; **d)** Glucocorticoide*: wirken immunsuppressiv u. werden nur bei schweren Formen system. angewendet; lokal (Aerosol) zur Anfallsbehandlung, z. B. Beclomethason-17,21-dipropionat (s. Beclometason); **2.** Broncholytika*: **a)** Beta-2-Sympathomimetika: bronchodilatator.; hemmen die Freisetzung der Mediatorsubstanzen* aus den Mastzellen; z. B. Salbutamol*, Fenoterol*; Formoterol*; kurzwirksame Beta-2-Sympathomimetika in Aerosolform als Mittel der Wahl bei akuten Asthmaanfällen; **b)** Theophyllin* u. Derivate: stark bronchodilatator., wirken mit Beta-Sympathomimetika synergist. u. werden bei Asthma am besten parenteral verwendet; **c)** Parasympatholytika*: werden bei vagal bedingten Bronchialspasmen verwendet, meist mit Beta-Sympathomimetika kombiniert; z. B. Ipratropiumbromid*; **3.** Expektoranzien*: sollen durch Verflüssigung des Schleims dessen Auswurf erleichtern u. die Einengung des Bronchiallumens mit zähem Schleim verhindern. **II.** Eine Kausaltherapie stellt die Desensibilisierung des Patienten dar, setzt aber die Kenntnis der Urs. voraus u. ist daher nur beschränkt möglich. Bei bakt. Urs. sind Antibiotika* angezeigt. Vgl. Antiallergika.

**Antibabypille:** umgangssprachliche Bez. für oral wirksame Ovulations-Hemmer zur hormonalen Kontrazeption*.

**Antiberiberi-Vitamin:** s. Vitamin B (Vitamin $B_1$).

**Antibeschlagmittel:** Präparate gegen das Beschlagen von Glas (Brillen, Schaufenster etc.) durch kondensierte Wassertröpfchen; enthalten z. B. Gemische aus Gerbstoffen, Fettalkoholsulfonaten u. Glycerol od. Lösungen von Siliconölen.

**Antibiogramm:** Ergebnis versch. bakteriolog. Untersuchungsmethoden zur Bestimmung der Resistenz* von Bakterien; **Methoden: 1.** Reihenverdünnungstest: in unterschiedl. Konz. werden Antibiotika* in Nährmedien gelöst, die mit einer definierten Keimzahl beschickt wurden; Auswertung durch Vergleich mit einem Kontrollmedium ohne Antibiotika (s. MHK; MBK); **2.** Brake-point-Methode: Reihenverdünnungstest mit nur 3–4 Antibiotikakonzentrationen, die im Bereich der Resistenzgrenze liegen; **3.** Agardiffusionstest: Hemmhoftest; Arzneimittel werden in Form von imprägniertem Filterpapier (Blättchentest) auf Nährböden aufgebracht, die mit Bakt. beschickt wurden. Bei Empfindlichkeit der Erreger bilden sich um die aufgelegten Filterpapierblättchen Hemmhöfe*, deren Größe mit der Empfindlichkeit der Erreger korreliert.

**Antibiose:** Wachstumshemmung od. Abtötung von Mikroorganismen durch Stoffwechselprodukte anderer Bakt., Pilze u. z. T. auch höherer Pflanzen; biol. Grundlage für die Anw. von Antibiotika*; Ggs.: Symbiose*.

**Antibiotika:** antibakterielle Chemotherapeutika* zur Ther. bakt. Infektionen; **Wirk.: 1. Wirkungstyp: a)** bakteriostatisch: Verhinderung der Bakterienvermehrung ohne Abtötung; z. B. antimikrobielle Folsäure*-Antagonisten (Sulfonamide*, Trimethoprim*), Tetracycline*, Glycylcycline*, Makrolid*-Antibiotika (konzentrationsabhänigig auch bakterizid), Ketolid*-Antibiotika, Oxazolidinone*, Lincosamide*, Polymyxine*, Rifampicin*, Chloramphenicol*; **b)** bakterizid: Abtötung von sich vermehrenden (sekundär bakterizid) od. auch von ruhenden Bakterien (primär bakterizid); z. B. Betalactam-Antibiotika (Penicilline*, Cephalosporine*, Carbapeneme*, Monobactame*), Aminoglykosid*-Antibiotika, Chinolone*, Glykopeptid*-Antibiotika, Fosfomycin*; **2. Wirkungsmechanismus: a)** Hemmung der Zellwandbiosynthese: führt nur zu einer Hemmung der proliferierenden Keime; z. B. durch Penicilline, Cephalosporine u. a. Betalactam*-Antibiotika; **b)** Änderung der Permeabilität der Zytoplasmamembran: stört den Stoffwechsel sowohl der ruhenden als auch der proliferierenden Keime; z. B. durch Polymyxine; **c)** Hemmung der DNA- u. RNA-Synthese: führt zur Hemmung der Zellvermehrung bzw. der Proteinbiosynthese; z. B. durch Chinolone u. Rifampicin; **d)** Hemmung der Proteinbiosynthese: wirkt bei ruhenden u. proliferierenden Keimen; mögl. ist die Störung sowohl der Transkription* als auch der Translation*; z. B. durch Aminoglykosid-Antibiotika, Tetracycline, Makrolid-Antibiotika; **e)** Antimetabolitenwirkung: verhindert die Bildung wichtiger Zellbestandteile meist durch Interaktion mit Enzymen; z. B. durch Trimethoprim; **Einteilung:** (nach Herkunft u. chem. Struktur) **1.** Aminoglykosid*-Antibiotika; **2.** Carbapeneme*; **3.** Cephalosporine*; **4.** Chloramphenicol*-Antibiotika; **5.** Glykopeptid*-Antibiotika; **6.** Chinolone*; **7.** Ketolid*-Antibiotika; **8.** Lincosamide*; **9.** Makrolid*-Antibiotika; **10.** Monobactame*; **11.** Polypeptid*-Antibiotika; **12.** Penicilline*; **13.** Tetracycline*; **14.** andere A.: **a)** Steroid-Antibiotika (z. B. Fusidinsäure*); **b)** Nucleosid-Antibiotika: Nucleosid*-Analoga; **c)** Nitroimidazole*; **d)** Mupirocin*; **e)** Fosfomycin*; **f)** Ansamycin*-Antibiotika; **g)** Streptogramin*-Antibiotika. Bei der Anw. von A. kann es zu Erregerresistenz (s. Resistenz) od. zu Erregerpersistenz (s. Persistenz), z. B. bei Betalactam*-Antibiotika, kommen. Wirksamkeit parenteraler Antibiotika: s. Tabelle. **Allgemeines:** Bis 1987 sind ca. 7000 A. entdeckt worden, von denen ca. 4500 von Actinomyceten (s. Actinomycetales) stammen. Es werden nur verhältnismäßig wenige in der Ther. verwendet, da die meisten entweder zu giftig od. zu wenig wirksam sind. A. finden auch in der Tierzucht zur Beschleunigung der Mast od. zum Eindämmen der Sterblichkeit Verw.; ferner dienen sie zur Konservierung von Nahrungsmitteln. Die Wirkungsintensität ist von der Konz. der A. am Wirkungsort abhängig. Der Wert, der die Empfindlichkeit eines bestimmten Keimes gegen ein bestimmtes A. angibt, ist die minimale Hemmkonzentration (s. MHK).

**Gesch.: 1.** Ursprüngl. wurde die Bez. in Abgrenzung zu den synthet. hergestellten Chemotherapeutika* für bestimmte org.-chem. Verbindungen verwendet, die aus lebenden Zellen von Mikroorganismen, Pilzen, Flechten, Algen od. von höheren Pflanzen od. als deren Stoffwechselprodukt aus dem Substrat isoliert werden u. die imstande sind, schon in niedriger Konz. andere Mikroorganismen, Viren u./od. Pilze abzutöten od. in ihrem Wachstum zu hemmen; später erweitert auf deren (semi-)synthet. Derivate; vgl. Antiinfektiva. **2.** Pasteur erkannte das Phänomen der sog. Antibiose (1879), d. h., dass das Wachstum gewisser Bakterien durch andere Keime gehemmt wird, sowie den Wert dieser Entdeckung für die Ther. von Infektionskrankheiten. 1899 stellten 2 deutsche Forscher (Emmerich u. Loew) aus dem Stoffwechselprodukt von Pseudomonas* aeruginosa, auf das schon 10 Jahre zuvor Freudenreich aufmerksam gemacht hatte, ein Präparat, die Pyocyanase*, her. Dieses Präparat wirkte auf versch. Krankheitserreger (von Typhus, Milzbrand, Diphtherie u. a.) wachstumshemmend, geriet aber trotz der Erfolge in Vergessenheit. 1928 entdeckte der Londoner Bakteriologe Alexander Fleming (1881–1955), dass eine ausgeschiedene Substanz des Schimmelpilzes Penicillium notatum, der sich zufällig auf einer Staphylococcus-pyogenes-Kultur angesiedelt hatte, eine Reihe anderer Bakterien auflöste od. deren Wachstum hemmte, u. nannte diese zunächst rein hypothet. Substanz Penicillin. Erst 1940 vom Oxford-Kreis (Team mit Fleming, Florey, Chain) isoliert; Produktion in den USA ab 1943; deutsche Entwicklung ab 1942 mit 1. Präparat 1946 (Wundpuder). Die allg. Bezeichnung Antibiotikum geht auf Abraham S. Waksman (1888–1973) zurück, der 1943 das Streptomycin entdeckte.

**Antibotulinum:** s. Botulismus-Antitoxin.

**Antichlor:** s. Natriumthiosulfat.

**Anticholinergika:** Arzneimittel, die die Wirkung von Acetylcholin* unterdrücken; **Einteilung: 1.** Parasympatholytika* blockieren die Acetylcholineffekte in postganglionären parasympath. Nervenendigungen (Muscarin-Rezeptor-Antagonisten; vgl. Muscarin-Rezeptoren). **2.** Ganglien-Blocker* blockieren intermediäre Ganglien durch Angriff an Nicotin*-Rezeptoren; vgl. Nicotin. **3.** Curareartige Muskelrelaxanzien* blockieren die Acetylcholin-Effekte an der motor. Endplatte.

**Anticodon:** Sequenz von 3 Nucleotiden* in einer Schleife der tRNA*; der dem Codon* der mRNA komplementäre Abschnitt der tRNA; während der Proteinbiosynthese* treten die Anticodonbasen durch Ausbildung von Wasserstoffbrückenbindungen mit den komplementären Nucleotiden eines Codons der mRNA in Wechselwirkung, wo-

**Antibiotika**

Wirksamkeit parenteraler Antibiotika (prozentualer Anteil sensibler Stämme) laut Resistenzstudie der Paul-Ehrlich-Gesellschaft für Chemotherapie (2007)

| Antibiotikum | Erreger: Acinetobacter baumanni | Citrobacter freundii | Enterobacter cloacae | Enterococcus faecalis | Enterococcus faecium | Escherichia coli | Klebsiella oxytoca | Klebsiella pnemoniae |
|---|---|---|---|---|---|---|---|---|
| Amikacin* | 89.3 | 100.0 | 96.8 | | | 98.9 | 99.3 | 98.5 |
| Amoxicillin*/ Clavulansäure* | | | | | | 29.0 | 67.1 | 72.2 |
| Ampicillin* | | | | 98.4 | 10.0 | 27.3 | | |
| Cefotaxim* | | 53.1 | 50.6 | | | 89.5 | 85.9 | 88.6 |
| Ceftazidim* | | 51.9 | 55.7 | | | 91.2 | 93.3 | 89.0 |
| Ceftriaxon* | | 53.1 | 51.8 | | | 89.8 | 81.2 | 87.5 |
| Cefuroxim* | | 49.4 | 32.4 | | | 84.7 | 74.5 | 85.0 |
| Ciprofloxacin* | 77.4 | 86.4 | 89.3 | | | 73.1 | 87.2 | 86.4 |
| Clindamycin* | | | | | | | | |
| Colistin* | 100.0 | 100.0 | 89.7 | | | 100.0 | | 99.6 |
| Co*-trimoxazol | 83.9 | 88.9 | 82.6 | | | 65.0 | 98.0 | 85.0 |
| Doxycyclin* | | | | | | | | |
| Ertapenem* | | 100.0 | 90.1 | | | 100.0 | 99.3 | 99.6 |
| Erythromycin* | | | | | | | | |
| Fosfomycin* | | | | | | | | |
| Fusidinsäure* | | | | | | | | |
| Gentamicin* | 84.5 | 93.8 | 89.7 | | | 88.6 | 97.3 | 93.8 |
| Imipenem* | 91.1 | 100.0 | 99.2 | 96.5 | 9.6 | 100.0 | 99.3 | 100 |
| Levofloxacin* | 78.6 | 88.9 | 90.9 | | | 73.5 | 89.9 | 87.9 |
| Linezolid* | | | | 100.0 | 100.0 | | | |
| Meropenem* | 91.7 | 100.0 | 99.2 | | | 100.0 | 99.3 | 100.0 |
| Moxifloxacin* | | 76.5 | 81.8 | | | 71.0 | 83.9 | 83.2 |
| Oxacillin* | | | | | | | | |
| Penicillin G (Benzylpenicillin*) | | | | | | | | |
| Piperacillin* | | 48.1 | 56.2 | | | 46.3 | | |
| Piperacillin*/ Sulbactam* | | 58.0 | 65.2 | | | 73.8 | 75.8 | 81.0 |
| Piperacillin*/ Tazobactam* | | 64.2 | 70.0 | | | 92.4 | 78.5 | 89.4 |
| Rifampicin* | | | | | | | | |
| Teicoplanin* | | | | 100.0 | 93.6 | | | |
| Tobramycin* | 92.3 | 96.3 | 90.5 | | | 89.7 | 98.0 | 93.0 |
| Vancomycin* | | | | 100.0 | 88.8 | | | |

| | Morganella morgani | Proteus mirabilis | Pseudomonas aeruginosa | Serratia marcescens | Staphylococcus aureus | Staphylococcus epidermidis | Staphylococcus haemolyticus | Staphylococcus hominis | Stenotrophomonas maltophilia | Streptococcus pneumoniae |
|---|---|---|---|---|---|---|---|---|---|---|
| | 98.6 | 99.1 | 97.1 | 97.3 | 91.3 | 73.3 | 93.9 | 87.5 | | |
| | | 87.6 | | | | | | | | |
| | | 68.6 | | | | | | | | |
| | 67.1 | 98.3 | | 83.6 | | | | | | |
| | 77.1 | 98.8 | 88.3 | 94.5 | | | | | | |
| | 80.0 | 98.3 | | 91.8 | | | | | | 97.5 |
| | | 95.9 | | | | | | | | |
| | 88.6 | 86.7 | 74.6 | 90.0 | 72.3 | 33.3 | 14.6 | 37.5 | | 2.5 |
| | | | | | 80.1 | 51.3 | 48.8 | 57.1 | | 96.1 |
| | | | 99.5 | | | | | | | |
| | 82.9 | 64.3 | | 98.2 | 99.4 | 58.9 | 58.5 | 46.4 | 97.9 | 87.9 |
| | | | | | 95.3 | 79.4 | 91.5 | 55.4 | | 87.2 |
| | 100.0 | 100.0 | | 100.0 | | | | | | 100.0 |
| | | | | | 65.5 | 28.4 | 7.3 | 32.1 | | 84.0 |
| | | | | | 98.7 | 78.5 | 45.1 | 60.7 | | |
| | | | | | 96.7 | 70.2 | 61.0 | 67.9 | | |
| | 95.7 | 90.0 | 90.5 | 95.5 | 92.2 | 55.3 | 20.7 | 51.8 | | |
| | 75.7 | 86.3 | 84.9 | 98.2 | | | | | | 100.0 |
| | 91.4 | 91.7 | 66.8 | 95.5 | 74.3 | 33.6 | 15.9 | 41.1 | | 99.5 |
| | | | | | 100.0 | 100.0 | 100.0 | 100.0 | | 100.0 |
| | 100.0 | 100.0 | 88.2 | 100.0 | | | | | | 100.0 |
| | 85.7 | 80.5 | | 78.2 | 74.3 | 40.2 | 14.6 | 41.1 | | 99.3 |
| | | | | | 79.7 | 26.2 | 11.0 | 28.6 | | |
| | | | | | 24.9 | 11.1 | 7.3 | 16.1 | | 89.7 |
| | 80.0 | 80.9 | | 83.6 | | | | | | |
| | 97.1 | 99.2 | 87.9 | 95.5 | | | | | | |
| | 98.6 | 100.0 | 85.5 | 96.4 | | | | | | |
| | | | | | 96.2 | 88.9 | 92.7 | 98.2 | | 64.8 |
| | | | | | 100.0 | 82.5 | 53.7 | 85.7 | | 100.0 |
| | 100.0 | 95.4 | 95.5 | 89.1 | 81.8 | 48.7 | 17.1 | 41.1 | | |
| | | | | | 100.0 | 100.0 | 100.0 | 100.0 | | 100.0 |

A

durch der Einbau einer bestimmten Aminosäure* in die Polypeptidsequenz gesichert wird.

**Anticravingmittel:** s. Entwöhnungsmittel.

**Antidementiva:** Gruppe von Arzneimitteln zur Verbesserung der kognitiven Leistungsfähigkeit bzw. Verzögerung der Krankheitsprogression bei Demenzerkrankung; **Einteilung: 1.** Cholinesterase-Inhibitoren (s. Parasympathomimetika, indirekte), z. B. Donepezil*, Galantamin*, Rivastigmin*; **2.** Glutamat-Modulatoren (NMDA*-Rezeptor-Antagonisten), z. B. Memantin*; **3.** phytotherapeutisch relevante Antidementiva, z. B. Ginkgo-biloba-Extrakt (s. Ginkgo* biloba); **4.** Nootropika*, z. B. Nimodipin*, Piracetam*; kein ausreichender Wirksamkeitsnachweis; **5.** bei vaskulärer Demenz i. w. S. auch gerinnungshemmende Arzneimittel, z. B. Acetylsalicylsäure*, Clopidogrel*, Ticlopidin*. **Ind.:** Demenz, v. a. Alzheimer*-Krankheit u. hirnorganisches Psychosyndrom.

**Antidepressiva:** chem. heterogene Gruppe von Psychopharmaka*, die unterschiedl. stark stimmungsaufhellend, depressionslösend, antriebssteigernd u./od. antriebsdämpfend u. anxiolyt. wirken; **Wirkungsmechanismus:** u. a. Erhöhung der Konz. von Noradrenalin* u./od. Serotonin* im ZNS durch Hemmung der Wiederaufnahme (engl. reuptake) in die präsynapt. Nervenendigungen, Stimulierung der Freisetzung u. Hemmung des Abbaus; **Einteilung: 1. tricycl. Antidepressiva:** Trizyklika; nichtselektive Serotonin/Noradrenalin-Wiederaufnahme-Hemmer mit zusätzl. anticholinergen u. antimuscarinergen Eigenschaften; stimmungsaufhellende Wirk. erst 2–3 Wochen nach Therapiebeginn; **a)** Dihydrodibenzazepine, z. B. Clomipramin*, Desipramin*, Imipramin*, Trimipramin*; **b)** Dibenzazepine, z. B. Opipramol*; **c)** Dihydrodibenzocycloheptadiene, z. B. Amitriptylin*, Nortriptylin*; **d)** Dibenzoxepine, z. B. Doxepin*; **2. tetracycl. Antidepressiva:** Tetrazyklika; **a)** Maprotilin*, nichtselektiver Serotonin/Noradrenalin-Wiederaufnahme-Hemmer mit Schwerpunkt auf der Noradrenalin-Wiederaufnahme; **b)** Mianserin*, Hemmung präsynapt. $\alpha_2$-Adrenozeptoren, anticholinerger Effekt weniger ausgeprägt; **c)** Mirtazapin*, stärkere Hemmung der $\alpha_2$-Adrenozeptoren u. 5-$HT_3$-Rezeptoren; **3. selektive Serotonin*-Wiederaufnahme-Hemmer:** engl. selective serotonin reuptake inhibitors (Abk. SSRI); z. B. Citalopram*, Fluoxetin*, Paroxetin*; die Wiederaufnahme-Hemmung für neuronales Serotonin* übersteigt die für andere Amine; alle Vertreter besitzen ein vergleichbares Wirkungsprofil, wirken aktivierend. UAW: Schlafstörungen, Schwindel, Tremor, häufig gastrointestinale Störungen; cave: Serotoninsyndrom*; **4. selektive Serotonin/Noradrenalin-Wiederaufnahme-Hemmer:** engl. serotonin/noradrenaline reuptake inhibitors (Abk. SNRI); Venlafaxin*, Duloxetin*; wie tricycl. A. Hemmung der Serotonin- u. Noradrenalin-Wiederaufnahme, jedoch keine relevante Affinität zu adrenergen od. cholinergen Rezeptoren; UAW: vergleichbar mit SSRI; **5. Noradrenalin*-Wiederaufnahme-Hemmer:** engl. noradrenaline reuptake inhibitors (Abk. NRI); Reboxetin*; Wirk. u. UAW vergleichbar mit SNRI; **6. Monoaminoxidase*-Hemmer:** z. B. Tranylcypromin*, Moclobemid*; vorwiegend antriebssteigernd; UAW: zu Therapiebeginn Unruhezustände u. Schlafstörungen sowie Schwindel, Hypotonie u. hypertone Blutdruckkrisen (s. Cheese-Effekt); **7.** Agomelatin*; **8.** alkohol. Extrakte aus Hypericum* perforatum; **Ind.: 1.** alle Formen der Depression; **2.** Panikstörung, generalisierte Angststörung u. Phobie (Serotonin-Wiederaufnahme-Hemmer, Venlafaxin od. Monoaminoxidase-Hemmer); **3.** Zwangsstörung (serotonerge A., z. B. Clomipramin, Paroxetin); **4.** chron. Schmerzsyndrom (Clomipramin, Amitriptylin, Duloxetin) u. a.; **cave:** u. U. Suizidgefahr. Vgl. Phasenprophylaktika.

**Antidermatitis-Faktor:** s. Vitamin B (Vitamin $B_6$).

**Antidiabetika:** Arzneimittel zur Behandlung des Diabetes* mellitus; **Einteilung: 1.** Substitution mit **Insulin*** i. m. od. s. c. bei absolutem Insulinmangeldiabetes vom Typ 1. **2.** orale A.: **a) Sulfonylharnstoffe*:** führen durch Hemmung von $K_{ATP}$-Kanälen an Langerhans*-Inseln zur verbesserten Insulinfreisetzung bei vorhandener Restsekretion (Diabetes mellitus Typ 2); **b) Glinide:** binden wie Sulfonylharnstoffe an $K_{ATP}$-Kanäle, werden nach oraler Gabe schnell resorbiert u. eliminiert. Bei Einnahme kurz vor den Mahlzeiten wird die postprandiale Blutglucosekonzentration signifikant gesenkt, während die Nüchtern-Blutglucosekonzentration kaum abnimmt. Vertreter: Repaglinid*, Nateglinid*; **c) Biguanidine:** einziger Vertreter ist Metformin*; **d) Alphaglucosidase*-Inhibitoren:** Glykosidase-Hemmer, Glucoseresorptions-Hemmer; Hemmung der $\alpha$-Glucosidase im Darm; dadurch verzögerte Spaltung von Di- u. Polysacchariden u. damit Abflachung der postprandialen Blutglucosekurve; z. B. Acarbose*, Miglitol*; **e) Glitazone:** Insulinsensitizer, Thiazolidindione; $PPAR_\gamma$-Agonisten (Kurzbez. für Peroxisomen-Proliferator-aktivierter-Rezeptor-gamma-Agonisten); verbessern die Insulinwirkung im peripheren Gewebe; Vertreter: Pioglitazon*, Rosiglitazon*; endogene $PPAR_\gamma$-Agonisten sind Fischöle* u. versch. Eicosanoide* wie die 15–Hydroxyeicosatetraensäure u. das 15-Desoxy-$\Delta^{12,13}$-Prostaglandin $J_2$. **f) Glitazare:** duale $PPAR_{\alpha/\gamma}$-Agonisten; derzeit kein Vertreter im Handel. Die Entwicklung von Muraglitazar u. Tesaglitazar wurde aufgrund kardiovaskulärer UAW eingestellt. **g) GLP-1-Analoga:** glucagon-like peptide 1 (s. GLP) ist ein humanes Dünndarmhormon, das postprandial freigesetzt wird u. in den B-Zellen des Pankreas (Langerhans-Inseln) die Insulin-Ausschüttung stimuliert. GLP-1-Analoga (z. B. Exenatide*, Liraglutid*) besitzen eine längere Halbwertzeit als humanes GLP-1, wirken dadurch länger u. verstärken somit die Insulinfreisetzung bei Diabetes mellitus Typ 2. **h) DPP*-4-Inhibitoren:** Di-Peptidyl-Peptidase-4-Inhibitoren; Inkretinverstärker, Gliptine; Vertreter: Saxagliptin*, Sitagliptin*, Vildagliptin*.

**Antidiaphoretika:** s. Antihidrotika.

**Antidiarrhoika:** Obstipanzien; Arzneimittel zur Behandlung von Diarrhö*; **Wirkstoffe:** je nach Ursache u. Schwere der Diarrhö: **1.** Quellstoffe (s. Mucilaginosa): z. B. Pektine*; **2.** Adstringenzien: z. B. Tanninalbuminat*, pflanzliche Gerbstoffe* enthaltende Drogen, z. B. Schwarztee (s. Camellia sinensis), getrocknete Heidelbeeren (s. Vaccinium myrtillus), Tormentillwurzelstock (s. Potentilla erecta); nicht mehr verwendet werden Bismut- u. Silbersalze; **3.** Hemmer der Darmmotilität: Uzarin*; Opiatabkömmlinge wie Loperamid*; früher Opiumtinktur (s. Tinctura Opii); **4.** Absorbenzien, z. B. Carbo* activatus, Kaolin (s. Ton, weißer) u. kolloidales Kieselgel zur Absorption von tox. Stoffen; **5.** Antibiotika bei bakt. bedingter Diarrhö (Shigellosen, Salmonellosen), z. B. Ampicillin*, Chloramphenicol*; **6.** diverse: Colestyramin* bei cholagener Diarrhö; Salazosulfapyridin* zur Behandlung der Colitis* ulcerosa; Corticosteroide*, z. B. bei Enteritis* regionalis Crohn; zur Wiederherstellung der normalen Darmflora nach Antibiotikatherapie u. a. Präparate mit lebenden Coli- sowie anderen Darmbakterien u. deren Stoffwechselprodukten.

**Anti-D-Immunglobulin vom Menschen:** Abk. Anti-Rh-Ig; Immunoglobulinum humanum anti-D Ph.Eur.6; flüssige od. gefriergetrocknete Zuber., die Immunglobuline*, vorwiegend Immunglobulin G, enthält; Immunglobulinpräparat*; ist gegen den Faktor D (s. Blutgruppen, Rhesus-Blutgruppen) gerichtet; enthält spezif. Antikörper gegen das D-Antigen von Erythrozyten, ggf. auch geringe Mengen anderer Blutgruppenantikörper (z. B. Anti-C, Anti-E, Anti-A od. Anti-B). Immunglobulin* vom Menschen kann zugesetzt werden. **Gew.:** aus Plasma od. Serum von D-Antigen-negativen Spendern, die mit D-Antigen immunisiert wurden; ursprüngl. zur i. m. Injektion bestimmt, heute auch zur i. v. Injektion verfügbar (Immunoglobulinum humanum anti-D ad usum intravenosum Ph.Eur.6); **Anw.:** Prophylaxe der Rhesus-Sensibilisierung Rh-negativer Mütter innerhalb von 3 d nach Geburt eines Rh-positiven Kindes (**Anti-D-Prophylaxe**, Rhesus-Desensibilisierung).

**Antidiuretika:** Arzneimittel, welche die Harnausscheidung durch die Nieren verhindern; **Wirkstoffe:** z. B. Vasopressin* u. Analoga i. m. appliziert; Diuretika* (Benzothiadiazine); **Ind.:** v. a. zur Behandlung des Diabetes* insipidus.

**Antidot:** Antidotum; Gegengift, Gegenmittel; Substanz zur Behandlung von Intoxikationen*, welche die Toxizität von Giften* aufhebt od. herabsetzt (s. Tab.); Antidote sollten außer von den entspr. klin. Einrichtungen u. vom Notarzt auch in der Apotheke (Apothekenbetriebsordnung* BGBl. 1995 Teil I S. 1196) bereitgehalten werden. **Hinweis:** Nicht für alle Gifte sind spezif. Gegenmittel bekannt. Daher müssen viele Intoxikationen ausschließlich symptomorientiert behandelt werden.

**Antidotum Arsenici:** Antidot* bei Intoxikation mit Arseniger* Säure; frisch gefälltes Eisen(III)*-hydroxid; **Darst.:** Vermischen verdünnter Eisen(III)-chlorid- od. Eisen(III)*-sulfat-Lsg. mit einer Aufschwemmung von Magnesiumoxid* in Wasser; nach EB: 15 T. gebrannte Magnesia (s. Magnesiumoxid), 100 T. Ferrisulfatlösung, 500 T. Wasser; stets frisch zubereiten; **Wirk.:** Eisen(III)-hydroxid geht mit arseniger Säure eine unlösl. Verb. ein, während das gebildete Magnesiumsulfat gleichzeitig als Laxans* wirkt; **Dos.:** alle 10 min 2 EL; dann Magenspülung.

**Anti-D-Prophylaxe:** s. Anti-D-Immunglobulin vom Menschen.

**Antidysenterika:** Arzneimittel gegen Ruhr; z. B. Antibiotika* u. andere Antiinfektiva*, u. a. Ampicillin* (Shigellose*) u. Metronidazol* (Amöbiasis*).

**Antidysmenorrhoika:** s. Gynäkologika.

**Antidyspeptika:** Arzneimittel zur Behandlung allg. Verdauungsstörungen; **Wirkstoffe:** Laxanzien*, Acida*, Verdauungsenzyme*, Antidiarrhoika*.

**Antiemetika:** Arzneimittel, die Erbrechen* od. Übelkeit* verhindern; **Wirkstoffe: 1.** Histamin*-$H_1$-Rezeptoren-Blocker wie Diphenhydramin* od. Salze mit 8-Chlortheophyllin* (Dimenhydrinat*); werden häufig zur Kompensation der sedierenden UAW mit Coffein* kombiniert (Unfallrisiko bei Autofahrern); **2.** Neuroleptika* (Phenothiazin-Typ, z. B. Perphenazin*, Promethazin*); **3.** Benzamid- u. Benzimidazolon-Derivate wie Metoclopramid* u. Domperidon*; **4.** Parasympatholytika* mit zentralem Angriff wie Scopolamin* (als transdermales therapeutisches System*); **5.** Pyridoxin (Vitamin* $B_6$) in hohen Dosen (Wirk. zweifelhaft), häufig in Kombinationspräparaten; **6.** Serotonin*-Antagonisten (5-$HT_3$-Antagonisten) wie Granisetron*, Ondansetron*, Tropisetron*; **7.** Neurokinin-1-(NK1)-Rezeptor-Antagonisten (z. B. Aprepitant*) hemmen Erbrechen, das durch Substanz* P hervorgerufen wird. **8.** Ingwer (Zingiber* officinale); **Ind.:** Reisekrankheiten (Kinetosen), Seekrankheit*; postoperative Übelkeit u. Erbrechen als Komplikation der Anästhesie* (PONV, Abk. für engl. postoperative nausea and vomiting); Übelkeit u. Erbrechen bei onkolog. Therapie; z. T. (v. a. Phenothiazinderivate*, nicht Ingwer) auch bei übermäßigem Schwangerschaftserbrechen (Hyperemesis gravidarum); **Hinweis:** Bei der Verw. von A. in der Frühschwangerschaft ist v. a. wegen der mögl. teratogenen* Wirk. von Antihistaminika (z. B. Meclozin) große Vorsicht geboten.

**Antienzyme:** Antifermente; Proteide* im Blutserum, die wie Enzyminhibitoren* Enzyme* unwirksam machen bzw. ihre Wirk. hemmen (z. B. Antidiastase, Antiurease); bilden sich erst nach Zufuhr artfremden Eiweißes nach Art einer Antigen*-Antikörper-Reaktion.

**Antiepileptika:** Antikonvulsiva* zur Verminderung od. Abschwächung zentral bedingter Krampfanfälle u. zur Ther. von Epilepsien*; **Wirkstoffe:** Ein ideales A. sollte zu einer Erhöhung der Krampfschwelle bei geringer sedativer u. hypnotischer Wirk. führen, die motor. Erregbarkeit nicht beeinflussen u. geringe UAW besitzen, da eine Langzeittherapie erforderl. ist. Diese Voraussetzungen werden von keinem der verfügbaren Therapeutika erfüllt. Verwendet werden v. a. **1.** bei Grand* mal: Barbitursäurederivate (z. B. Phenobarbital*) u. die Desoxybarbitursäure Primidon*; **2.** bei Grand mal u. psychomotor. Anfällen: Hydantoine (z. B. Phenytoin*) u. Dibenzazepine (z. B. Carbamazepin*); **3.** bei Petit* mal: Oxazolidine, Succinimide (z. B. Ethosuximid* u. Mesuximid*), Glucocorticoide*; **4.** im Status* epilepticus: Benzodiazepine* (z. B. Diazepam*, Clonazepam*); ferner Sulfonamide* (Sultiame, z. B. Acetazolamid* u. Sultiam*), die als Carboanhydrase*-Hemmer wirken, deren Wirk. aber rasch nachlässt u. die nicht bei Petit mal ein-

A

**Antidot**
Mittel zur Behandlung von Vergiftungen (Auswahl)

| Antidot<br>Synonyme, Präparate | Indikation<br>Vergiftung/Intoxikation durch, Vergiftungsbild oder -zustand; Kurzinformation |
|---|---|
| *N*-Acetylcystein | Paracetamol, Acrylnitril u. a. |
| Aktivkohle | s. Carbo activatus |
| Antischaummittel | s. Dimeticon; Simeticon |
| Antiseren gegen Tierbisse und -stiche | s. ausführliche, aktuelle Liste des Giftnotrufs München |
| Atropin | Cholinesterase-Inhibitoren (Alkylphosphate, Carbamate) |
| Beclometasondipropionat | toxisches Lungenödem |
| Benzylpenicillin (Penicillin G) | Amanitine (Reservemittel) |
| Berliner Blau als Eisen(III)-hexacyanoferrat(II) | Thallium; tauscht an der Oberfläche Kationen gegen Thallium-Ionen aus |
| Biperiden | Neuroleptika |
| Botulismus-Antitoxin | Botulismus |
| Calcium-dinatrium-EDTA, Calciumedetat-Natrium | s. Natriumcalciumedetat |
| Calcium-Salze (z. B. Gluconat) | Flusssäure, Fluoride, Calcium-Antagonisten u. a. |
| Calcium-trinatrium-pentetat (Calcium-Trinatrium-DTPA, DTPA-Calciumtrinatriumsalz) | s. Pentetsäure |
| Carbo activatus (Carbo medicinalis) | Magen-Darm-Dekontamination und unspezifische Bindung organischer und z. T. auch anorganischer Gifte |
| Colestyramin | zur Magen-Darm-Dekontamination bei einigen gallengängigen Giften (herzwirksame Glykoside, Vitamin $K_1$-Antagonisten, Reservemittel) |
| Deferoxaminmesilat (Desferrioxamin-B-mesylat) | Eisen |
| Diazepam | Chloroquin |
| Diethylentriaminpentaessigsäure (engl. diethylene triamine pentaacetic acid, Abk. DTPA); | s. Pentetsäure |
| Digitalis-Antitoxin | herzwirksame Glykoside |
| Dimeticon (Dimethylpolysiloxan) | Antischaummittel, nach Einnahme von Schaumbildnern (Waschmittel, Spülmittel u. a.) |
| Dimethylaminophenol (*p*-Dimethylaminophenol, 4-Dimethylaminophenol, Abk. 4-DMAP) | Blausäure |
| DMPS (Dimercaptopropansulfonsäure; (2,3)dimercaptopropan(1)-sulfonat, Natriumsalz) | Schwermetallverbindungen, z. B. Blei, organisches und anorganisches Quecksilber; Mittel der Wahl bei akuten u. chron. Intoxikationen mit Arsen, Antimon, Chrom, Cobalt u. Kupfer |
| DMSA (Dimercaptobernsteinsäure, Dimercaptosuccinat, Succimer) | Blei, Quecksilber, Arsen |
| Edetinsäure, EDTA (Ethylendiamintetraessigsäure) | s. Natriumcalciumedetat |
| Ethanol (Alkohol, Ethylalkohol) | Diethylenglykol, Ethylenglykol, Methanol (Reservemittel) |
| Flumazenil | Benzodiazepine |

**Antidot**
Mittel zur Behandlung von Vergiftungen (Auswahl)

| Antidot<br>Synonyme, Präparate | Indikation<br>Vergiftung/Intoxikation durch, Vergiftungsbild oder -zustand; Kurzinformation |
|---|---|
| Folsäure, Folinsäure | Folsäure-Antagonisten |
| Fomepizol (4-Methylpyrazol) | Ethylenglykol |
| Glucagon | Antidiabetika, Insulin |
| Hydroxycobalamin (Hydroxocobalaminacetat, Vitamin $B_{12a}$) | Blausäure (inhalativ) |
| Ipecacuanhasirup | Anwendung zum Auslösen von Erbrechen |
| Macrogol 400 (Polyethylenglykol 400) | äußerliche Kontamination durch Phenol, Cresol, Nitrobenzol, Anilin; Anwendung: Abwaschen der entsprechenden Hautbezirke |
| Magnesiumoxid (Magnesia usta, MgO) | Anwendung als Säurebinder |
| Methionin | Paracetamol (Reservemittel) |
| Methylenblau | Methämoglobinbildner |
| Naloxon | s. Opioid-Antagonisten |
| Natriumcalciumedetat | Blei, Chrom, Cobalt, Vanadium, Zink, Cadmium, radioaktive Metalle |
| Natriumhydrogencarbonat | tricycl. Antidepressiva, bei nichtrespiratorischer Acidose und zur Harnalkalisierung, (i. v.) bei Salicylat, Barbituraten, Chlorphenoxycarbonsäuren |
| Natriumsulfat-Decahydrat (Glaubersalz) | leichtlösliche Bariumsalze; als Laxans |
| Natriumthiosulfat | Blausäure; $CN^-$ wird im Körper in $SCN^-$ überführt |
| Obidoxim | Alkylphosphate |
| Opioid-Antagonisten (Morphin-Antagonisten), z. B. Naloxon | Atemdepression bei Intoxikation mit Opioiden |
| *D*-Penicillamin | Intoxikationen mit Schwermetallen (Kupfer, Blei, Quecksilber, Zink, Gold, Cobalt), Amanitin (Reservemittel) |
| Pentetsäure | Schwermetalle, insbesondere Transurane (Schwermetall-Radionuklide) |
| Physostigminsalicylat | isoliertes anticholinerges Syndrom; Intoxikationen mit Belladonna-Alkaloiden, Atropin, Spasmolytika, Antiparkinsonmitteln, Antihistaminika, tricycl. Antidepressiva, Curare, Fliegen- u. Pantherpilzen |
| Phytomenadion (Vitamin $K_1$) | Vitamin $K_1$-Antagonisten (Cumarinderivate u. a.) |
| Polyethylenglykol 400 | s. Macrogol 400 |
| Pralidoximiodid (PAM) | Alkylphosphate |
| Protamin | Heparin |
| Pyridoxin (Vitamin $B_6$) | Isoniazid |
| Sauerstoff (100 % oder hyperbar) | Kohlenstoffmonoxid |
| Silibinin | Amanitine (Knollenblätterpilz u. a.) |
| Simeticon | s. Dimeticon |
| Toloniumchlorid (Toluidinblau) | Methämoglobinbildner |

A

gesetzt werden können. **5.** Bei allen Formen kommen zum Einsatz: Valproinsäure* (eine zu den GABA-Homologen gehörende Verb., zu denen auch Vigabatrin* u. Gabapentin* gehören); neuere Wirkstoffe wie Felbamat* u. Lamotrigin*. **Wirk.:** Ziel ist es, die Erregungsausbreitung zu hemmen u. die Krampfschwelle zu erhöhen. Die Mechanismen sind meist nicht genau bekannt; mögl. sind Hemmung des Natrium- u. Calcium-Ionen-Einstroms in die Neuronen (Phenytoin), Stimulierung inhibitor. Neuronen (Valproinsäure), Hemmung der posttetan. Potenzierung (Carbamazepin). **Hinweis:** A. sind aufgrund der notwendigen Langzeittherapie u. der meist geringen therapeut. Breite sowie der ausgeprägten UAW sorgfältig auszuwählen u. einschleichend zu dosieren. Meist sind Kombinationen erforderlich.

**Antiestrogene:** Antiöstrogene, Estrogen-Rezeptor-Antagonisten, Östrogen-Rezeptor-Antagonisten; Arzneimittel, welche die Wirk. von Estrogenen* aufheben; **Wirkstoffe:** Stilbenderivate **1.** mit antiestrogener Wirksamkeit: Toremifen*; **2.** mit partiell estrogener Wirksamkeit: z. B. Clomifen* u. Tamoxifen*; **Wirk.:** Hemmung des negativen Feedback-Mechanismus der Estrogene u. somit vermehrte Gonadotropinsekretion der Hypophyse* durch Blockade der Estrogen-Rezeptoren. Vgl. Gonadotropine.

**Antifebrilia:** s. Antipyretika.

**Antifebrin:** s. Acetanilid.

**Antifermente:** s. Antienzyme.

**Antifibrillanzien:** s. Antiarrhythmika.

**Antifibrinolytika:** s. Fibrinolyse-Inhibitoren.

**Antiflatulenzien:** Arzneimittel, die bei Blähungsbeschwerden (z. B. Flatulenz*, Meteorismus* u. Luftschlucken) eingesetzt werden; **Wirkstoffe:** **1.** oberflächenaktive Stoffe (Antischaummittel*, z. B. Dimeticon*); **2.** Karminativa* (z. B. Species* carminativae); **3.** Absorbentia* (z. B. hochdisperses Siliciumdioxid*); **4.** Enzympräparate (z. B. Pankreatin*, Bromelaine*); **5.** Spasmolytika*.

**Antiformin:** Natriumhypochlorit*-Lösung mit ca. 5 % wirksamem Chlor u. ca. 7.5 % überschüssigem Natriumhydroxid*; **Darst.:** Einleiten von 50–60 g Chlor in 1000 g 15 %ige Natronlauge; **Wirk.:** tötet Bakt. sofort ab, mit Ausnahme von Mycobacterium tuberculosis u. Milzbrandsporen; **Anw.:** bei Sputum-Untersuchungen zur Anreicherung von Mycobacterium tuberculosis; früher in der Zahnheilkunde zur Desinfektion.

**Antigen:** Kurzbez. für **Anti**somato**gen**; Abk. Ag; Substanz, die von einem Organismus als fremd erkannt wird u. eine spezif. Immunantwort* (Bildung von Antikörpern* od. immunkompetenten Lymphozyten) auslöst; verfügt i. d. R. über mehrere antigene Determinanten (Epitope*), die mit den induzierten Immunprodukten reagieren (z. B. Antigen*-Antikörper-Reaktion). Voraussetzung für Antigenität scheinen Körperfremdheit der Substanz u. eine $M_r$ von über 10 000 zu sein (Polypeptide, Polysaccharide). In Ausnahmefällen können körpereigene Substanzen antigen wirken. Auch körperfremde Zellen, Bakt. u. andere Mikroorganismen, die oft eine Vielzahl von antigenen Determinanten tragen, werden als Ag bezeichnet. **Formen:** **1.** Tolerogen: Ag, die zu Immuntoleranz* führen; **2.** Allergen*: Ag, die Allergie* bewirken; **3.** Alloantigen*; **4.** heterophile Antigene*. Vgl. Hapten.

**Antigen-Antikörper-Reaktion:** Abk. AAR; Anlagerung des Paratops eines Antikörpers* (Abk. Ak) an das Epitop des Antigens* (Abk. Ag), das seine Bildung induziert hat, bzw. an ein Ag mit ähnl. Struktur (Kreuzreaktion*); **1.** Schritt (primäre AAR): schnelle, reversible, nichtkovalente Bindung über Wasserstoffbrücken, durch elektrostat. u. Van-der-Waals-Kräfte sowie hydrophobe Interaktionen; **2.** Schritt (sekundäre AAR): bei Bivalenz von Ag u. Ak entstehen irreversible, unlösl. Immunkomplexe, die i. d. R. die Elimination des Ag induzieren, z. B. durch Präzipitation*, Agglutination*, Opsonisierung, Immobilisation od. Lyse von Zellen u. Mikroorganismen, durch Aktivierung von Komplement u. Stimulation der Phagozyten; **Anw.:** Ag-Ak-Reaktionen sind das Prinzip vieler diagnost. Tests zur Bestimmung der Konz. eines Antigens od. Antikörpers (z. B. Enzym*-Immunoassay).

**Antigenbindungsstelle:** s. Paratop.

**Antigene, heterophile** (gr. eteros verschieden, anders; philios zugetan, freundschaftlich gesinnt): Antigene* von nicht artverwandten Tieren od. Pflanzen mit partiell ident. Antigenstrukturen; die Entstehung der Alloagglutinine* beruht wahrscheinl. auf der partiellen Antigengemeinschaft zw. Blutgruppensubstanzen u. Darmbakterien (Kreuzreaktion).

**Antigengemeinschaft:** gemeinsames Vork. eines anteiligen Antigenbestands bei versch. Bakterienspecies (Partialantigene, Epitope*); gegen eine Bakterienart gewonnene Seren reagieren dann auch mit Stämmen anderer Arten.

**Antigensäule:** Chromatographiesäule zur Isolierung antigenspezif. Antikörper*; besteht aus einer Matrix, an die ein Antigen* kovalent gebunden ist. Vgl. Affinitätschromatographie; Chromatographie.

**Antigestagene:** Substanzen, welche die Wirk. von Gestagenen* aufheben (z. B. Mifepriston*).

**Antiglaukomatosa:** Arzneimittel zur Ther. des Glaukoms*; **Wirkstoffe:** **1.** top. als Augentropfen od. -salben: **a)** Parasympathomimetika* (Miotika): Pilocarpin*, Carbachol*; **b)** Alpha-Sympathomimetika (s. Sympathomimetika): Apraclonidin*, Brimonidin*, Clonidin*, Dipivefrin*; **c)** Beta*-Rezeptoren-Blocker: Timolol*, Metipranolol*, Betaxolol*, Levobunolol*; **d)** Prostaglandin-$F_{2\alpha}$-Derivate: z. B. Latanoprost*, Tafluprost*, Travoprost*; **e)** Carboanhydrase*-Hemmer: Brinzolamid*, Dorzolamid*; **2.** system.: Carboanhydrase-Hemmer, z. B. Acetazolamid*. **Wirk.:** Senkung des Augeninnendrucks, entweder durch Erleichterung des Kammerwasserabflusses (z. B. Parasympathomimetika) od. durch Verminderung der Kammerwasserbildung (z. B. Carboanhydrase-Hemmer od. Beta-Rezeptoren-Blocker); **UAW:** Bei allen A. ist mit z. T. erhebl. UAW. zu rechnen.

**Antigonorrhoika:** Antiinfektiva* zur Behandlung der Gonorrhö*; **Wirkstoffe:** Arzneimittel der Wahl ist Benzylpenicillin*; daneben Ampicillin*, Amoxicillin*, Erythromycin*, Spectinomycin* u.

Tetracycline*; früher v. a. Silbersalze zur Lokalbehandlung.

**Anti-Graue-Haare-Faktor:** s. Vitamin B (Pantothensäure).

**Antihämorrhagika:** s. Hämostatika.

**Antihelminthika:** s. Anthelminthika.

**Antihidrotika:** Antidiaphoretika, Antischweißmittel; Arzneimittel gegen übermäßige Schweißabsonderung; **Wirkstoffe:** z. B. **1.** äußerlich: Aluminiumsalze (Aluminiumchlorid*, Aluminiumhexahydrit; s. Solutio Aluminii hexahydrici; Mucilago contra hyperhidrosim); **2.** Parasympatholytika*.

**Antihistaminika:** Histamin-Rezeptoren-Blocker, Histamin-Antagonisten, H-Rezeptoren-Blocker, H-Antagonisten, veraltet Antihistamine; verhindern od. schwächen histaminbedingte (Typ-I-Allergien) allerg. u. anaphylakt. Reaktionen (vgl. Antiallergika) sowie die Wirk. parenteral zugeführten Histamins*; **Einteilung:** nach ihrem Angriffspunkt **1.** Histamin*-$H_1$-Rezeptoren-Blocker; **2.** Histamin*-$H_2$-Rezeptoren-Blocker.

**Antihistamin-Penicillin-G:** s. Clemizol-Penicillin.

**Antihormone:** Hormon-Antagonisten; natürliche od. synthet. Substanzen, welche die Wirk. von Hormonen* entweder durch Hemmung der Biosynthese od. durch kompetitive Hemmung am Rezeptor aufheben; **Wirkstoffe:** z. B. Antiandrogene*, Antiestrogene*, Antigestagene*.

**Antihyperlipidämika:** s. Lipidsenker.

**Antihypertensiva:** syn. Antihypertonika; Arzneimittel zur symptomat. Behandlung der Hypertonie*; **Einteilung:** nach Wirkungsmechanismus: **1.** direkte Wirk. auf das Renin*-Angiotensin-Aldosteron-System; über forcierte Ausscheidung von Natrium-Ionen u. Wasser Entlastung des Gefäßsystems durch Volumenverminderung u. vermutl. vermindertes Ansprechen der glatten Gefäßmuskulatur auf vasokonstriktor. Reize; **a)** ACE*-Hemmer: Hemmung des Angiotensin-converting-Enzyms; **b)** $AT_1$*-Rezeptor-Antagonisten (z. B. Losartan*): Hemmung der Wirk. von Angiotensin*-II; **c)** Renin*-Inhibitoren (z. B. Aliskiren*): Hemmung der Umwandlung von Angiotensinogen in Angiotensin I durch die Inhibition von Renin*; **2.** Beta*-Rezeptoren-Blocker: u. a. Verminderung des Herzzeitvolumens, Hemmung der Reninfreisetzung; **3.** Calcium*-Antagonisten; **4.** Diuretika*: indirekt über Natriumretentionshemmung; **5.** Sympatholytika*; **6.** Alpha-2-Sympathomimetika (s. Sympathomimetika); **7.** Antisympathotonika*; **8.** Vasodilatatoren*; kaum noch verwendet.

**Antihypertonika:** s. Antihypertensiva.

**Antihypoglykämika:** Arzneimittel zur Ther. der Hypoglykämie*; **Wirkstoffe:** z. B. Glucagon*, Diazoxid*, Glucose*.

**Antihypotonika:** Arzneimittel zur Behandlung der Hypotonie*; **Wirk.:** therap. Ansatzpunkte zur Steigerung des Blutdrucks sind: **1.** Verengung peripherer Gefäße; **2.** Erhöhung des Herzzeitvolumens durch Steigerung der Kontraktilität des Herzens; **3.** Erhöhung des Venentonus; **4.** Steigerung des Plasmavolumens; **Wirkstoffe:** **1.** Sympathomimetika*; **2.** Mineralocorticoide*; **3.** Dihydroergotamin*, Felypressin* u. a.; **4.** Kreislaufmittel* (allg. zur Blutdruckregulation); **Ind.:** Schockzustände; schwerwiegende essentielle Hypotonien, bei denen die Beschwerden durch z. B. körperl. Training nicht beseitigt werden können; **Hinweis:** Bei anderen Hypotonieformen (sekundäre, iatrogene) sind primär die Urs. zu beseitigen.

**Antiinfektiva:** Sammelbez. für Substanzen u. Arzneimittel mit (weitgehend) selektiv schädigender Wirkung auf Krankheitserreger u. Wirksamkeit gegen Infektionen*; **Einteilung:** **1.** Antibiotika*, Virostatika*, Antimykotika* u. Antiparasitika*; **2.** Desinfektionsmittel*.

**antiinflammatorisch:** antiphlogistisch; entzündungshemmend; vgl. Antiphlogistika; Entzündung.

**Antiinfluenzamittel:** Arzneimittel zur Ther. der Grippe*, z. B. Neuraminidase*-Inhibitoren.

**antiklin:** senkrecht zur Oberfläche.

**Antiklopfmittel:** Verb., die als Ottokraftstoff-Zusatz eine Erhöhung der Octanzahl* bewirken u. damit das Klopfen des Motors verhindern; z. B. Bleitetraethyl*.

**Antikoagulanzien:** Sammelbez. für Hemmstoffe der Blutgerinnung*; durchblutungsfördernde Mittel*; **Wirkstoffe:** Heparin*, Heparinoide*, Hirudin*, Argatroban*, Dabigatranetexilat*, Fondaparinux*-Natrium, Rivaroxaban*, Cumarine*; **Ind.:** Prophylaxe od. Ther. von Thrombosen* u. Embolien*, z. B. bei Phlebothrombose, Lungenembolie, instabiler Angina pectoris, Herzinfarkt, ischäm. Hirninfarkt od. nach gefäßchirurg. Eingriffen; ggf. in Kombination mit Thrombozytenaggregations*-Hemmern od. Fibrinolytika*. **Antikoagulanzien in vitro:** gerinnungshemmende Substanzen für entnommenes Blut; v. a. als Chelatbildner* Natriumsalze der Citronensäure (sog. Citratblut*) für Gerinnungstests (z. B. Thromboplastinzeit*) sowie wasserlösl. Dinatrium- od. Dikaliumsalz der Edetinsäure* (EDTA) für hämatolog. Untersuchungen; auch Hirudin als Antithrombin für die Gew. von Plasma; Heparinate (z. B. Lithiumheparinat), Oxalate (z. B. Natriumoxalat*) zur Plasmagewinnung.

**Antikörper:** Abk. Ak; zu den Gammaglobulinen* gehörende heterogene Gruppe von Glykoproteinen (s. Immunglobuline), die als mögl. Antwort des Immunsystems* nach Kontakt des Organismus mit Antigenen* von B-Lymphozyten u. Plasmazellen gebildet, in Körperflüssigkeiten sezerniert werden u. mit dem entspr. Antigen spezif. (selektiv) reagieren (vgl. Antigen-Antikörper-Reaktion); besitzen 2 (bivalente Ak, z. B. IgG) bis 10 (sog. multivalente Ak, z. B. IgM) Antigenbindungsstellen (Paratope*); monovalente Ak kommen natürlicherweise nicht vor. **Funktion:** als Träger der humoralen Immunität* v. a. Bindung von fremden u. körpereigenen Antigenen mit Neutralisation z. B. von Toxinen u. Viren, Agglutination od. Lyse korpuskulärer Antigene durch Aktivierung von Komplement* od. Stimulation der Phagozytose* sowie Freisetzung biol. wirksamer Mediatorsubstanzen* aus aktivierten Mastzellen durch zytophile Antikörper. A. können (häufig sekundär) auch nachteilige Auswirkungen auf den Organismus haben, z. B. in der Pathogenese der Anaphylaxie*, der Allergie* vom Soforttyp, bei Autoimmunkrankheiten, Abstoßungsreaktionen nach Transplantation

A

u. bei Transfusionszwischenfällen; vgl. Autoantikörper.

**7S-Antikörper:** Immunglobuline*, die vorwiegend od. ausschließl. in der 7S-Fraktion des Blutserums zu finden sind; zu den 7S-Antikörpern gehören v. a. die Antikörper der Immunglobulin-Klasse G (IgG), außerdem IgD, IgE u. zum Teil IgA.

**19S-Antikörper:** Immunglobuline*, die sich in der 19S-Fraktion des Blutserums, den Makroglobulinen, befinden; die 19S-Fraktion enthält außer den $\alpha$-2-Makroglobulinen, die Antikörper der Immunglobulin-Klasse M enthalten, in geringem Maße auch Polymere des Immunglobulins A.

**Antikörper, chimäre:** s. Antikörper, monoklonale.

**Antikörper, heterologe:** s. Heteroantikörper.

**Antikörper, humane:** s. Antikörper, monoklonale.

**Antikörper, humanisierte:** s. Antikörper, monoklonale.

**Antikörper, monoklonale:** **1.** von einem Klon* reaktiv (benigne) od. autonom (neoplast.) proliferierter Plasmazellen gebildete Antikörper* bei monoklonaler Gammopathie; **2.** mit Hybridom*-Zellklonen (meist murinen Ursprungs) hergestellte homogene u. monospezif. Antikörper; **Anw.:** **a)** (diagnost.) zum qualitativen u. quantitativen Antigen- u. Antikörpernachweis mit versch. Immunoassays* u. nach radioaktiver Markierung zur Tumorlokalisation in vivo; **b)** (therap.) als Biopharmazeutika* zur Hemmung chron. Entzündungsreaktionen u. bei hämatolog./onkolog. Erkrankungen auch in Form von Immunotoxinen u. Immunzytostatika; **Nomenklatur** therap. eingesetzter m. A.: **Murine monoklonale Antikörper:** Antikörper, die aus immunisierten Mäusen (od. Ratten) gewonnen werden; zur Herst. werden aus der Milz der immunisierten Mäuse diejenigen Zellen isoliert, die spezif. Antikörper gegen ein bestimmtes Antigen bilden; anschließend werden diese Zellen mit einer B-Zell-Myelomlinie fusioniert. Nach Identifikation der geeigneten Zellklone u. mehreren Aufreinigungsschritten kann die Vermehrung des gewünschten Klons mittels Gewebekulturen in Fermentern* erfolgen. Kennzeichnung innerhalb der INN-Bezeichnung durch die Endung -monab od. -omab; **Vertreter:** u. a. Catumaxomab*, Muromonab*-CD3. **Chimäre monoklonale Antikörper:** gentechn. veränderte m. A., deren variable Bereiche der L- u. H-Ketten von der Maus, alle anderen Domänen vom Menschen stammen; zeichnen sich gegenüber reinen murinen m. A. durch eine geringere Immunogenität aus; Kennzeichnung innerhalb der INN-Bezeichnung durch die Endung -ximab; **Vertreter:** u. a. Abciximab*, Basiliximab*, Cetuximab*, Infliximab*, Rituximab*. **Humanisierte monoklonale Antikörper:** gentechnisch veränderte m. A., deren L- u. H-Ketten überwiegend vom Menschen u. nur die direkten Antigenbindungsstellen von der Maus stammen; im Vergleich zu chimären m. A. ist die Immunogenität weiter reduziert; Kennzeichnung innerhalb der INN-Bezeichnung durch die Endung -zumab; **Vertreter:** u. a. Alemtuzumab*, Bevacizumab*, Dalizumab*, Eculizumab*, Natalizumab*, Omalizumab*, Palivizumab*, Ranibizumab*, Tocilizumab*, Trastuzumab*. **Humane monoklonale Antikörper:** rein humane m. A.; über genet. veränderte Mäuse gewonnen, denen zuvor diejenigen Gene entfernt wurden, die sie zur Bildung funktioneller muriner Immunglobuline befähigen; Gruppe hochaffiner m. A., die sehr selektiv an spezif. humane Epitope binden können; Kennzeichnung innerhalb der INN-Bezeichnung meist durch die Endung -mumab; **Vertreter:** u. a. Adalimumab*, Canakinumab*, Golimumab*, Panitumumab*, Ustekinumab*.

**Antikörper, murine:** s. Antikörper, monoklonale.

**Antikörper, natürliche:** s. Antikörper, reguläre.

**Antikörper, polyklonale:** durch unterschiedl. B-Zell-Klone (Plasmazellen) gebildete, gegen versch. Determinanten eines Antigens gerichtete Antikörper*; können allen Klassen der Immunglobuline* angehören.

**Antikörper, präzipitierende:** s. Präzipitation.

**Antikörper, reguläre:** natürliche Antikörper; ohne nachweisbare Immunisierung im Serum Gesunder regelmäßig vorkommende Antikörper* v. a. der Klasse IgM; primär v. a. gegen bakt. Antigene* aus keimbesiedelten Körperregionen (insbes. der Darmflora) gerichtet; werden in den ersten Lebensmonaten gebildet u. reagieren mit bestimmten körpereigenen Antigenen.

**Antikongestiva:** gegen Kongestion* wirkende Arzneimittel.

**Antikonvulsiva:** Arzneimittel gegen Konvulsionen*; vgl. Antiepileptika.

**Antikonzeptiva:** s. Kontrazeptiva.

**Antileukotriene:** s. Leukotrien-Rezeptor-Antagonisten.

**Antilipämika:** s. Lipidsenker.

**Antilog:** Kurzbez. für Antilogarithmus; Numerus; die Zahl, die sich beim Potenzieren der Basis a mit der Mantisse (= Logarithmus von x) ergibt: $a^{\log x}$ = Antilog; Umkehrfunktion des Logarithmus.

**Antilymphozytenserum:** Abk. ALS; gegen Lymphozyten (s. Leukozyten) gerichtetes Antiserum*, das durch Immunisierung von Tieren (z. B. Pferden) gegen humane Lymphozyten gewonnen wird u. hauptsächl. gegen zirkulierende T-Lymphozyten gerichtet ist; diese werden wahrscheinl. unter Beteiligung von Komplement* zerstört u. durch Phagozytose* eliminiert, damit Unterdrückung insbes. der zellvermittelten Immunität*; **Ind.:** Unterdrückung der Transplantatabstoßung nach Organtransplantation; (zellvermittelte) Autoimmunkrankheiten (z. B. aplast. Anämie); **UAW:** **1.** Entwicklung von bakt. u. viralen Infektionen u. Tumoren durch Schwächung der immunolog. Abwehr; **2.** Entwicklung einer Serumkrankheit*; kann durch alleinige Verabreichung der Gammaglobulinfraktion des ALS gemindert werden. Vgl. Immunsuppression; Antithymozytenglobulin.

**Antimalariamittel:** Antiprotozoenmittel*, die gegen ein od. mehrere Entwicklungsstadien des Erregers der Malaria* wirksam sind; **Gesch.:** Bereits im 17. Jahrhundert war die Wirkung der Chinarinde (s. Cinchona pubescens) gegen die akuten Symptome der Malaria* bekannt. Zu Beginn des 19. Jahrhunderts wurden die Alkaloide Chinin*, Chinidin* u. Cinchonin* (wirken blutschizontizid) aus der Rinde isoliert. Von Methylenblau ausgehend wurden in den 20er Jahren des 20. Jahrhunderts die 8-Aminochinoline (Pamaquin*, Prima-

**Antimalariamittel**

| antiparasitäre Therapie | In-vitro-Aktivität | Wirkungsmechanismus | Indikationen |
|---|---|---|---|
| Artemisinin-Derivate, z. B. Artesunat | P. falciparum (einschließlich resistenter Stämme)<br>P. vivax | Freisetzung von Sauerstoffradikalen, Schädigung der parasitären Mitochondrien | komplizierte M. tropica<br>Schizonten von P. falciparum, die nicht mit Chinin behandelt werden können<br>orale Therapie bei unkomplizierten Formen<br>nicht zur Prophylaxe geeignet |
| Artemether/Lumefantrin (1 : 6) | ungeschlechtliche Blutformen aller Malariaerreger (einschließlich multiresistenter P. falciparum) | s. Artemisin | akute unkomplizierte Infektionen mit P. falciparum (Mischinfektionen) |
| Atovaquon | P. falciparum (einschließlich resistenter Stämme) | Hemmung des Elektronentransports der Atmungskette und der Dihydroorotat-Dehydrogenase | Malariatherapie und -prophylaxe in Kombination mit Proguanil |
| Chinin | ungeschlechtliche Blutformen aller Malariaerreger | Komplexierung mit DNA, Hemmung der Nucleinsäure- und Proteinbiosynthese | initiale Bekämpfung der zerebralen Malaria und der komplizierten M. tropica |
| Chloroquin | ungeschlechtliche Blutformen aller Malariaerreger (Problem: Resistenzentwicklung) | Hemmung der Nucleinsäure- und Proteinbiosynthese | Therapie der M. tertiana und M. quartana in Kombination mit anderen Mitteln<br>Malariaprophylaxe |
| Mefloquin | ungeschlechtliche Blutformen aller Malariaerreger | vermutlich ähnlich wie bei Chinin | unkomplizierte M. tropica und komplizierte Malaria<br>Malariaprophylaxe |
| Proguanil | präerythrozytäre, intrahepatische Formen von P. falciparum | Hemmung der Dihydrofolatreduktase | Malariaprophylaxe in Kombination mit anderen Mitteln |

quin*) entwickelt. Sie wirken gegen die primären u. sekundären Gewebeschizonten u. werden noch in Kombinationspräparaten verwendet. 1934 wurde mit Chloroquin* das erste 4-Aminochinolin-Präparat entwickelt. Diese A. zeigen ausgeprägte blutschizontizide Wirkung. Durch forcierte Forschung während des Zweiten Weltkriegs wurden in der Folge die Biguanid- (Proguanil*), 1,3,5-Triazin- u. Pyrimidin-Malariamittel (Pyrimethamin* 1951, Trimethoprim* 1967) entdeckt. Es handelt sich dabei um schizontizid wirkende Mittel, die jedoch aufgrund des langsamen Wirkungseintritts hauptsächl. zur Malariaprophylaxe eingesetzt werden. Neuere Wirkstoffe sind Mefloquin*, Halofantrin* (außer Handel) u. Atovaquon*. Die Anw. von Mefloquin u. anderer Mittel sollte auf chloroquinresistente Gebiete beschränkt werden; auch gegenüber Chinidin soll noch keine Resistenz festgestellt worden sein (s. Tab.). Vgl. Malariaprophylaxe.

**Antimere:** s. Enantiomere.

**Antimetaboliten:** Verb., die einen Stoffwechselprozess blockieren od. modifizieren; meist handelt es sich um hochtox. Substanzen, die wegen ihrer strukturellen Ähnlichkeit mit physiol. Stoffwechselbausteinen (Metaboliten) vom Organismus mit diesen verwechselt werden u. daher kompetitiv od. nicht kompetitiv deren enzymat. Veränderung od. Einbau in Stoffwechselfolgeprodukte verhindern. In der Folge führen sie zu Störungen des Stoffwechsels u. des Zellwachstums, wobei ihre Wirk. weitgehend unspezif. ist, d. h., alle Zellen in gleicher Weise betrifft. **Anw.:** therap. v. a. als Zytostatika*, Immunsuppressiva*, Chemotherapeutika (Sulfonamide*), Virostatika* (z. B. Nucleosid*-Analoga wie Aciclovir*, Cytarabin*) u. Gichttherapeutika (z. B. Allopurinol*); **Beispiele:** typ. A.-Klassen: Folsäure*-Antagonisten (z. B. Methotrexat*), Purin-Antagonisten (z. B. Mercaptopurin*, Allopurinol*), Pyrimidin-Antagonisten (Fluorouracil*), 4-Aminobenzoesäure-Antagonisten (Sulfonamide).

**Antimitotika:** s. Mitosehemmstoffe.

**Antimon:** Stibium; Symbol Sb; CAS-Nr. 7440-36-0; $A_r$ 121.75; OZ 51; D. 6.69; Schmp. 630.5 °C; Sdp. 1635 °C; Härte 3 der Härteskala*; silberweißes, sprödes, leicht pulverisierbares, 3- u. 5-wertiges Halbmetall*, das ähnl. wie Arsen* u. Phosphor* in mehreren Modifikationen vorkommt; unlösl. in Salzsäure u. verd. Schwefelsäure, lösl. in Salpeter-

A

säure unter Bildung von antimoniger Säure ($Sb_2O_3$) od. Antimonsäure ($Sb_2O_5$); **Vork.:** natürl. meist als Grauspießglanz (Antimonglanz, Antimonit, Stibnit; $Sb_2S_3$), als Weißspießglanz (Antimonblüte, Senarmontit; $Sb_2O_3$), Rotspießglanz (Antimonblende, Antimonzinnober; $Sb_2OS_2$), Antimonocker ($Sb_2O_4$), ferner in den Rotgüldig- u. Fahlerzen (Erzgebirge, Harz, Ungarn, Japan, Westfalen); **Darst.:** Rösten von Grauspießglanzerz; **Anw.:** **1.** (med.) Herst. von Arzneimitteln gegen Tropenkrankheiten (Leishmaniase); **2.** (techn.) Härten von Legierungen, Dotieren von Halbleitern; **Nachw.:** Antimonverbindungen: **1.** Beim Erhitzen von Antimonwasserstoff (Stibin) bildet sich analog dem Arsen* ein Sb-Spiegel, der sich vom As-Spiegel durch dunklere Farbe u. seine Unlöslichkeit in Natriumhypochloritlösung unterscheidet (Marsh-Probe). **2.** Lösl. Sb-Salze geben mit Wasser weiße Niederschläge von bas. Sb-Salzen, die in Weinsäure* lösl. sind (im Unterschied zu Bismutsalzen). **3.** Schwefelwasserstoff* ($H_2S$) fällt aus Lsg. von Sb-Salzen orangerotes Antimon(III)*-sulfid ($Sb_2S_3$) od. Antimon(V)*-sulfid ($Sb_2S_5$), beide lösl. in Alkali- od. Ammoniumpolysulfidlösungen, aus denen sie durch Säuren wieder als orangerotes $Sb_2S_5$ ausgefällt werden. **4.** Nach Ph.Eur.6 erfolgt die Sulfidfällung mit Natriumsulfid* aus Kaliumnatriumtartrat-Lsg.; Gehaltsbestimmung: oxidimetrisch als Antimon(III)-Verbindungen (Antimon(V)-Salze werden zuvor z. B. mit Natriumsulfit/Salzsäure reduziert): **a)** bromatometr. gegen Methylrot* od. *p*-Ethoxychrysoidin; **b)** cerimetr. gegen Ferroin (s. Phenanthrolinhydrochlorid) mit Iodmonochlorid als Katalysator; **c)** iodometr. in Natriumhydrogencarbonat-Lsg. mit Kaliumnatriumtartrat* als Hilfskomplexbildner; **Gesch.:** bereits seit etwa 2500 v. Chr. bei den Babyloniern, Ägyptern u. Chinesen bekannt; Paracelsus (1493–1541) u. Basilius Valentinus (Pseudonym, etwa 1575) beschrieben Antimonverbindungen. **Hom.:** Stibium metallicum (HAB): metall. Antimon.

**Antimonate:** Salze der hypothet. Antimonsäuren SbO(OH) u. $H[Sb(OH)_6]$.

**Antimonblüte:** s. Antimon(III)-oxid.

**Antimonbutter:** s. Antimon(III)-chlorid.

**Antimon(III)-chlorid:** Stibium chloratum, Butyrum Antimonii; Antimonbutter, Antimonchlorür; Antimontrichlorid; CAS-Nr. 10025-91-9; $SbCl_3$; $M_r$ 228.13; D. 3.6; Schmp. 73.4 °C; Sdp. 223 °C; farblose bis schwach gelbl., krist. blättrige, weiche Masse, an der Luft rauchend; lösl. in wenig Wasser (bei weiterer Zugabe von Wasser scheiden sich Oxidchloride ab), in Alkohol, Ether, Chloroform; **Anw.:** **1.** (chem.) Reagenz auf Vitamin* A (s. Carr-Price-Reaktion), Vitamin* D (s. Brockmann-Chen-Reaktion) u. a. Polyene*, Katalysator in der org. Synthese; **2.** (techn.) Brünieren (Braunschwarzfärben), Textilbeize. **Liquor Stibii chlorati:** EB; Antimonchlorürlösung, Spießglanzbutter, flüssige Antimonbutter; ölige, farblose Flüss.; Wasser fällt aus dieser Lsg. Antimonoxidchlorid (SbOCl), ein amorphes, weißes Pulver, das früher med. verwendet wurde; **Anw.:** Ätzmittel.

**Antimon(V)-chlorid:** Stibium perchloratum; Antimonperchlorid; Antimonpentachlorid; CAS-Nr. 7647-18-9; $SbCl_5$; $M_r$ 299.01; Schmp. 4 °C; gelbe, ölige, rauchende, hygroskop. Flüss., lösl. in verd. Salzsäure u. Weinsäurelösung; **Anw.:** (techn.) Chlorierungsmittel in der org. Synthese, DC-Sprühreagenz auf Polyene*.

**Antimonchlorür:** s. Antimon(III)-chlorid.

**Antimonigsäureanhydrid:** s. Antimon(III)-oxid.

**Antimonit:** s. Antimon(III)-sulfid.

**Antimonium arsenicosum:** **Hom.:** Stibium arsenicosum (HAB): Antimon(V)-oxid u. Arsen(III)*-oxid zu gleichen Teilen; verordnet z. B. bei chron. Bronchialerkrankung mit Herzmuskelschwäche.

**Antimonium crudum:** s. Antimon(III)-sulfid.

**Antimonium sulfuratum aurantiacum:** s. Antimon(V)-sulfid.

**Antimon(III)-oxid:** Stibium oxydatum; Antimonigsäureanhydrid, Antimonblüte, Antimonweiß; Antimontrioxid, Diantimontrioxid; CAS-Nr. 1309-64-4; $Sb_2O_3$; $M_r$ 291.5; Sublimationstemperatur: 656 °C; weißes, krist. Pulver; reversible Gelbfärbung bei Erhitzen (Thermochromie); unlösl. in Wasser; **Vork.:** natürl. als Weißspießglanz, Valentinit; **Anw.:** **1.** (chem.) Katalysator zur Herst. von Polyestern u. Polyethylenterephthalat (Abk. PET); **2.** (techn.) Malerfarbe, Beizmittel, Flammschutzmittel.

**Antimonoxidchlorid:** s. Antimon(III)-chlorid.

**Antimonoxid, schweißtreibendes:** Kalium stibicum, Stibium oxydatum album diaphoreticum; Kaliummetantimonat; CAS-Nr. 12208-13-8; $KSbO_3$; weißes Pulver, fast unlösl. in Wasser; Meta-Form von Kaliumhexahydroxoantimonat(V)*; die frühere med. Anw. als Emetikum* u. bei Lungenblutungen ist obsolet.

**Antimonpentachlorid:** s. Antimon(V)-chlorid.

**Antimonpentasulfid:** s. Antimon(V)-sulfid.

**Antimonperchlorid:** s. Antimon(V)-chlorid.

**Antimonpersulfid:** s. Antimon(V)-sulfid.

**Antimon(III)-sulfid:** Stibium sulfuratum nigrum, Antimonium crudum; schwarzes Antimonsulfid, schwarzes Schwefelantimon, Grauspießglanz; Antimontrisulfid; $Sb_2S_3$; $M_r$ 339.68; grauschwarzes Pulver od. krist. Stücke; **Darst.:** Ausschmelzen (Seigern) des natürl. Grauspießglanzes (Antimonit); **Anw.:** **1.** (techn.) Pyrotechnik (Zündhütchen), Reibflächen für Zündhölzer, Vulkanisation; **2.** (veterin.) früher als Expektorans* u. um die Fresslust anzuregen. **Hom.:** **1.** Stibium sulfuratum nigrum (HAB), Antimonium crudum: Antimon(III)-sulfid, mit einem Gehalt von mind. 98 % $Sb_2S_3$; **2.** Antimonit (HAB): aus natürl. Mineral, mit einem Gehalt von mind. 95 % $Sb_2S_3$; verordnet z. B. bei chron. Gastritis* u. a. Magen-Darm-Erkrankungen, Hyperkeratosen.

**Antimon(V)-sulfid:** Stibium sulfuratum aurantiacum; Antimonpersulfid, rotes Antimonsulfid, Goldschwefel; Antimonpentasulfid; CAS-Nr. 1315-04-4; $Sb_2S_5$; $M_r$ 403.85; orangerotes Pulver, unlösl. in Wasser, leicht lösl. in heißer Ammoniaklösung, Basen u. Alkalisulfiden; zersetzt sich bei Sonnenlicht u. Kochen mit Wasser zu Antimon(III)*-sulfid ($Sb_2S_3$) u. Schwefel*; **Darst.:** Versetzen einer Lsg. von Natriumthioantimonat (Schlippe*-Salz) mit Salz- od. Schwefelsäure; **Anw.:** **1.** (techn.) Vulkanisation u. Rotfärbung von Kautschuk, Pyrotechnik, Schädlingsbekämpfung; **2.** (med.) obsolet; früher als Expektorans*. **Hom.:**

Stibium sulfuratum aurantiacum (HAB), Antimonium sulfuratum aurantiacum: nicht stöchiometr. Gemisch aus Antimon(III)-sulfid ($Sb_2S_3$) u. Schwefel; verordnet z. B. bei chron. Bronchitis* mit zähem Schleim.

**Antimonsulfid, rotes:** s. Antimon(V)-sulfid.

**Antimonsulfid, schwarzes:** s. Antimon(III)-sulfid.

**Antimonsulfid-[$^{99m}$Tc]Technetium:** s. [$^{99m}$Tc]Technetium-Antimonsulfid-Injektionslösung, kolloidale.

**Antimon tartaricum:** s. Antimonyl-Kaliumtartrat.

**Antimontrichlorid:** s. Antimon(III)-chlorid.

**Antimontrioxid:** s. Antimon(III)-oxid.

**Antimontrisulfid:** s. Antimon(III)-sulfid.

**Antimonweiß:** s. Antimon(III)-oxid.

**Antimonyl-Kaliumtartrat:** Tartarus stibiatus, Stibio-Kalium tartaricum, Kalium stibyltartaricum, Kalii et Stibii tartras, Kalii stibyli tartras, Tartarus emeticus; Brechweinstein, Kaliumantimonyltartrat; $K[(SbO)C_4H_4O_6]$; Darst.: ÖAB, Erhitzen einer Mischung von Antimontrioxid u. Weinstein mit Wasser, danach Auskristallisieren lassen; farblose Kristalle od. farbloses, krist. Pulver; leicht lösl. in Wasser, unlösl. in Ethanol; die frühere med. Anw. als Emetikum u. Expektorans sowie äußerl. bei Hautleiden u. als Pockensalbe (Unguentum Tartari stibiati) ist obsolet; **cave:** Bereits Dosen von 0.2 g können bei Erwachsenen tödl. wirken. Äußerl. ruft A.-K. schwere pustulöse Ausschläge hervor, die bis zu Knochennekrosen führen können. **Hom.: 1.** Kalium stibyltartaricum (HAB), Tartarus stibiatus, Tartarus emeticus, Antimon tartaricum: z. B. bei Bronchitis, Lumbalsyndrom; v. a. in der Pädiatrie; **2.** Tartarus stibiatus praecipitatus: gefällter Brechweinstein; Darst. durch Eingießen einer heißen, wässrigen Brechweinsteinlösung in Ethanol u. Auswaschen der Kristalle; zur Herst. von Salben.

**Antimykotika:** bei Mykosen* eingesetzte Antiinfektiva*, die fungistatisch (Pilzwachstum hemmend) od. fungizid (Pilze tötend) wirken; **Wirkstoffe:** A. gehören versch. Stoffklassen an u. besitzen geringe Strukturspezifität; u. a. Amphotericin* B, Nystatin*, Griseofulvin*, Econazol*, Micafungin*, Miconazol*, Ketoconazol*, Clotrimazol*, Fluconazol*, Tolnaftat*, Amorolfin*, Croconazol*, Fenticonazol*, Sertaconazol*, Naftifin*, Terbinafin*. Nur wenige A. (Ketoconazol, Griseofulvin) können p. o. angewendet werden. Bei lokalen Pilzinfektionen (z. B. Fußpilz, Nagelpilz) kommen neben diesen Arzneimitteln eine Vielzahl anderer fungistat. od. fungizid wirksamer Substanzen in Frage, z. B. Undecylensäure* (als Salbe), ferner Phenole u. Aldehyde sowie Triphenylmethanfarbstoffe*. **Hinweis:** Substanzen gegen Pilzbefall von Pflanzen, Holz, Lebensmitteln u. a. werden als Fungizide* bezeichnet (s. Schädlingsbekämpfungsmittel).

**Antineoplastika:** Neoplasie* verhindernde Substanzen; vgl. Zytostatika.

**Antineuralgika:** schmerzstillende Arzneimittel, i. e. S. Arzneimittel gegen Neuralgie*; vgl. Analgetika; Nervina.

**Antineutrino:** Symbol $\bar{\nu}$; Antiteilchen des Neutrinos*; wird beim Betazerfall* emittiert ($n \rightarrow p + \beta^- + \bar{\nu}$). Die Summe der Energie von $\beta^-$-Teilchen (Elektron) u. A. ist eine feste charakterist. Größe für den betr. radioaktiven Zerfall.

**Antiöstrogene:** s. Antiestrogene.

**Antionkogene:** Gene*, die bei normaler Aktivität die Tumorbildung unterdrücken; die entspr. Proteine sind meist Regulatoren von Transkriptionsprozessen.

**Antioxidanzien:** Stoffe, die bereits in geringer Konz. die oxidative Zers. (Autoxidation) von Wirkstoffen u. Hilfsstoffen (z. B. Elastomeren) verhindern od. verzögern; **Prinzip:** A. werden durch ihr niedriges Redoxpotential u. in ihrer Funktion als Wasserstoffdonatoren leichter oxidiert als die zu schützenden Substanzen. Die Autoxidation wird durch Luftsauerstoff (auch in gelöster Form) hervorgerufen u. durch UV-Licht u. Schwermetall-Ionen katalysiert.

$R{-}H \rightarrow R\cdot + H\cdot$ (Aktivierung)

$R\cdot + O_2 \rightarrow R{-}O{-}O\cdot$

$R{-}O{-}O\cdot + R{-}H \rightarrow R{-}O{-}O{-}H + R$

Die Aktivierung erfolgt durch Wärme, Licht, ionisierende Strahlung od. freie Radikale. Es ist neben dem Einsatz von A., die im Verlauf der Oxidation verbraucht werden, zweckmäßig, den Luftsauerstoff aus den zu schützenden Präparaten, Arzneiformen u. Behältnissen zumindest teilweise zu entfernen. Dies geschieht durch Inertbegasung (s. Schutzgase). Weitere Maßnahmen in Kombination mit A. sind Lichtausschluss u. die Inaktivierung von Schwermetall-Ionen (v. a. Kupfer-Ionen), z. B. durch Komplexbildner. **Vertreter: 1. A. für wässrige Lösungen:** Die Wirkung dieser A. beruht auf einem im Vergleich zu den zu schützenden Wirkstoffen stärker negativen Redoxpotential. Zur Stabilisierung von parenteralen, kutanen u. peroralen Arzneiformen wird am häufigsten Ascorbinsäure (s. Vitamin C) u. deren Na-Salz (0.01–0.1 %) verwendet. Weniger häufig aufgrund ihres schlechten Geruchs u. Geschmacks u. der Fähigkeit, mit vielen Wirkstoffen zu reagieren, kommen anorg. und org. Schwefelverbindungen (Sulfite, Disulfite, Thioglykol-, Thiomilchsäure, Glutathion, Cystein, 0.05–0.15 %) zum Einsatz. **2. A. für Fette, Öle u. Emulsionen:** Man unterscheidet primäre A., präventive A. u. Synergisten, die auf unterschiedl. Weise stabilisierend wirken. Die **primären A.** od. Kettenabbruch-A. (A—H) besitzen ein bewegl. H-Atom u. unterbrechen die Reaktionskette der Autoxidation, indem sie sich z. B. mit Fettsäureradikalen verbinden (R: Fettsäurerest):

$R{-}O{-}O\cdot + A{-}H \rightarrow R{-}O{-}O{-}H + A\cdot$

Das Radikal A· (entstanden aus dem Antioxidans) ist weniger reaktiv als das Peroxidradikal R—O—O·, das immer wieder neue Fettsäureradikale entstehen lässt. Einsatz finden u. a. die natürl. vorkommenden Tocopherole (physiol. unbedenkl., Anw. 0.001–0.5 %), die in höherer Konz. auch direkt durch Sauerstoff oxidiert werden, u. die Nordihydroguaiaretsäure (Abk. NDGA für engl. nordihydroguaiaretic acid; 0.01–0.025 %). Zu den synthet. u. partialsynthetischen A. zählen u. a. Ascorbinsäureester (-myristat, -palmitat, -stearat, Konz. 0.01–0.2 %), Gallussäureester (Ethyl-, Propyl-, Octyl-, Dodecylgallat, Konz. 0.05–0.1 %), beide physiol. unbedenklich, außerdem Butylhydroxyanisol* (Abk. BHA; in 0.005–0.02 %iger Konz. physiol. un-

A

bedenklich), Butylhydroxytoluol* (Abk. BHT, 0.01–0.02 %) u. Tetraoxydimethylbiphenyl (Abk. TDBP). **Präventive A.** sollen die homolyt. Zers. der Peroxide in freie Radikale, die durch UV-Licht u. Schwermetall-Ionen katalysiert wird, verhindern. **Synergist. A.** besitzen keine ausgeprägte antioxidative Wirksamkeit, verstärken jedoch jene der eigentl. Antioxidanzien. Die Grenzen zw. präventiven und synergist. A. sind verschwommen. Hierher gehören starke Säuren u. Sulfide, die Hydroperoxide in nichtradikal. Derivate überführen, UV-Absorber u. Metall-Ionen deaktivierende Chelatbildner*, z. B. Polyalkohole, Aminosäuren, Phosphorsäurederivate, Ascorbin-, Citronen- u. Weinsäure (0.001–0.01 %), Edetinsäure* (EDTA) als Di-Na- od. Di-Na-Ca-Salz (0.005–0.1 %); s. Natriumedetat; Natriumcalciumedetat. Die Wirkung der primären A. in Ölen u. Fetten wird vielfach durch diese präventiven A., aber auch durch Kombinationen primärer A. synergist. gesteigert.

**Antiparasitika:** Antiparasitaria; Antiinfektiva* zur hauptsächl. äußerl. Behandlung von Erkrankungen, die durch tier. Parasiten* wie Krätzmilben (s. Scabies), Läuse* u. Flöhe* hervorgerufen werden; **Wirkstoffe:** z. B. **1.** Schwefelverbindungen (Mesulfen*), Benzoesäurebenzylester*; **2.** Pyrethroide*, Pyrethrine* u. Piperonylbutoxid*; **3.** i. w. S. auch: Anthelminthika*, Antimykotika* sowie Antibiotika* u. Chemotherapeutika* (v. a. Antiprotozoenmittel*); **4.** unterstützend: Antipruriginosa* (z. B. Crotamiton*, Benzocain*), Polidocanol*; **cave:** mögl. resorptive Toxizität, v. a. bei Kleinkindern. Vgl. Läusemittel.

**Antiparkinsonmittel:** Arzneimittel zur Ther. des Parkinson*-Syndroms; **Einteilung: 1.** A. mit dopaminerger Wirk.: **a)** Dopaminsubstitution mit Levodopa*; aktivstes A., wirksam gegen Akinese* u. psych. Störungen, weniger gegen Rigor* u. Tremor*; **b)** DOPA*-Decarboxylase-Hemmer in Kombination mit Levodopa (z. B. Carbidopa*, Benserazid*); **c)** Dopamin*-Rezeptor-Agonisten (z. B. Bromocriptin*, Cabergolin*, Rotigotin*); **d)** Monoaminoxidase*-Hemmer (z. B. Selegilin*); **e)** COMT*-Hemmer (z. B. Entacapon*); **f)** Glutamat*-Antagonisten (z. B. Amantadin*, Budipin*); **2.** zentral wirksame Anticholinergika*: bewirken unterschiedl. Verminderung von Rigor u. Tremor; Wirkstoffe mit geringeren peripheren Wirk., z. B. Biperiden*, Bornaprin*, Metixen*, Trihexyphenidyl*; die klass. A. (Atropin*, Scopolamin*) werden aufgrund ihrer UAW (z. B. Tachykardie*, Obstipation*, Akkomodationsstörungen) nicht mehr als A. eingesetzt. **3.** Beta*-Rezeptoren-Blocker (z. B. Propranolol*) gegen Tremor; **4.** begleitende Maßnahmen: Physiotherapie u. psychosoziale Betreuung.

**Antipedikulosa:** s. Läusemittel.

**Antipellagra-Vitamin:** s. Vitamin B (Nicotinamid).

**Antiperniziosa-Faktor:** s. Vitamin B (Vitamin $B_{12}$).

**Antiphlogistika:** entzündungshemmende Arzneimittel; **Wirkstoffe: 1.** nichtsteroidale Antirheumatika (s. Analgetika), symptomat. Wirk.; **2.** Glucocorticoide*, symptomat. Wirk.; **3.** Basistherapeutika*, ursächliche Ther. von chron. Entzündungen; **4.** diverse, z. B. Orgotein* (außer Handel); **Ind.:** v. a. chron. Entzündungen wie z. B. rheumatoide Arthritis*, Psoriasis*. Vgl. Antirheumatika.

**antiphlogistisch:** antiinflammatorisch; entzündungshemmend; vgl. Antiphlogistika; Entzündung.

**Antiplaquemittel:** Plaque-Hemmer, Zahnplaque-Inhibitoren, Zahnbelag-Hemmer; Substanzen, die der Entstehung von Zahnplaque* entgegenwirken; z. B. Lösungen od. Gele mit Chlorhexidin* (-Derivaten), Sanguinarin (s. Sanguinaria canadensis), Dextranase*. Vgl. Chlorhexidindigluconat-Zahngel; Gargarisma Chlorhexidini.

**Antipoden:** (bot.) 3 Zellen im unteren Teil des Embryosacks*.

**Antipoden, optische:** s. Enantiomere.

**Antiport:** Form des sekundären aktiven Transports* (Cotransport); trägergekoppelter Transportprozess von 2 unterschiedl. Verbindungen od. Ionen in entgegengesetzte Richtung durch Membranen; z. B. $Na^+/K^+$-ATPase (s. Ionenpumpe); Gegenteil: Symport*.

**Antiprotozoenmittel:** Antiinfektiva* zur Behandlung von Protozoonosen (s. Protozoen); **Einteilung: 1.** gegen Plasmodien*: Antimalariamittel*; **2.** gegen Toxoplasmose*: Langzeitsulfonamide od. Sulfadiazin* in Kombination mit Pyrimethamin*; evtl. Spiramycin* od. Clindamycin*; **3.** gegen Schlafkrankheit (s. Trypanosomiasis): Suramin*-Natrium, Pentamidin*; **4.** gegen Leishmaniasen*: Stibogluconat*-Natrium; **5.** gegen Trichomoniasis (s. Trichomonas) u. Amöbiasis* (s. Amöben): Metronidazol*; **6.** gegen Infektionen mit Pneumocystis* jiroveci (vgl. HIV-Erkrankung): Atovaquon*, Co*-trimoxazol, Pentamidin*.

**Antipruriginosa:** juckreizstillende Arzneimittel zur lokalen u./od. systemischen Applikation; **Wirk.:** Linderung od. Beseitigung von Juckreiz (s. Pruritus) jeder Art durch Hemmung von sensiblen Hautnerven; **Wirkstoffe: 1.** z. B. Histamin*-$H_1$-Rezeptoren-Blocker u. Lokalanästhetika*; **2.** als Externa*: z. B. Crotamiton*, Teerpräparate; **3.** ferner allgemein empfindlichkeitsdämpfende Wirkstoffe wie Sedativa*.

**Antipsoriatika:** Arzneimittel zur Behandlung von Psoriasis*; **Wirkstoffe: 1.** Keratolytika* zur Entfernung der Schuppen; **2.** (top.) z. B. Dithranol* (Lösung), Glucocorticoide* (z. B. Fluticason*, Mometason*), Vitamin-D-Analoga (z. B. Calcipotriol*, Tacalcitol*) od. Retinoide* (z. B. Tazaroten*); **3.** (system.) Methotrexat*, Retinoide* (z. B. Acitretin*), Fumarsäure*, Ciclosporin* A, monoklonale Antikörper gegen TNF*-$\alpha$ (z. B. Adalimumab*, Infliximab*), Fusionsproteine gegen den TNF-$\alpha$-Rezeptor (z. B. Etanercept*; s. TNF-Blocker); **4.** PUVA*-Therapie mit Furanocumarinen* (z. B. Ammoidin*).

**Antipsychotika:** s. Neuroleptika.

**Antipyreticum compositum:** s. Phenazon mit Coffeincitrat.

**Antipyretika:** Antifebrilia, Pyretika; Fiebermittel; fiebersenkende Arzneimittel; **Wirk.:** Normalisierung des Sollwerts der Körpertemperatur* in den Wärmezentren des Hypothalamus* durch Hemmung der Prostaglandinsynthese (s. Prostaglandine); dadurch erhöhte Wärmeabgabe durch Erweiterung der Hautgefäße, vermehrte Schweißsekretion u. somit Entfieberung; **Wirkstoffe:** v. a.

schwache Analgetika* mit antipyret. Komponente. Vgl. Fieber.

**antipyretisch:** fiebersenkend.

**Antipyrimidine:** s. Pyrimidinbasen.

**Antipyrinsalicylat:** s. Phenazonsalicylat.

**Antipyrinum cum Coffeino citrico:** s. Phenazon mit Coffeincitrat.

**Antirheumatika:** Arzneimittel zur Behandlung von Erkrankungen* des rheumatischen Formenkreises; sehr uneinheitl. Wirkstoffgruppe aufgrund der vielfältigen Urs. u. Verlaufsformen rheumat. Erkrankungen, z. B. entzündl. (s. Arthritis) od. degenerativ (s. Arthrose); **Einteilung: 1.** Antibiotika* (v. a. Penicilline) zur kausalen Ther. bei bakterieller Genese od. durch Erreger bedingten Schüben; **2.** antiphlogist. wirkende Analgetika* (nichtsteroidale A., Abk. NSAR) u. Glucocorticoide* als symptomat. A.; entfalten rasch ihre analget. u. antiphlogist. Wirk., die nur so lange anhält, wie die Arzneimittel eingenommen werden; **3.** Basistherapeutika* zur Behandlung chron. rheumat. Arthritiden; **4.** Immunsuppressiva Infliximab* (monoklonaler TNF-$\alpha$-Antikörper) u. Etanercerp* u. auch Weihrauchextrakte (s. Boswellia bhaw-dajiana) bei Polyarthritis; **5.** hyperämisierende Stoffe (z. B. äther. Öle, Nicotinsäureester, Capsaicin u. a.) zur lokalen pharmak. Behandlung; Wirksamkeit umstritten.

**Antirheumatika, nichtsteroidale:** s. Analgetika.

**Anti-Rh-Ig:** s. Anti-D-Immunglobulin vom Menschen.

**Antirhinitika:** s. Rhinologika.

**Antiscabiosa:** Antiskabiesmittel; Arzneimittel gegen Krätze (s. Scabies). Vgl. Antiparasitika.

**Antischaummittel:** (engl.) *antifoams*; Schaumverhütungsmittel, Entschäumer, Schaumzerstörer; Verbindungen, die häufig selbst oberflächenaktiv sind, sich an der Grenzfläche Flüssigkeit/Gas anreichern (HLB*-Wert um 3) u. dadurch die Stabilität der Schaumlamellen stark herabsetzen; **Vertreter: 1.** Heute verwendet man Ester der Ölsäure u. Laurinsäure mit Glycerol, Glykol, Sorbitol u. PEG-Derivate. Bewährt haben sich A. auf Siliconbasis wie Simeticon* u. Dimeticon*, die z. T. noch in einer Verdünnung von 1 : 1 000 000 wirksam sind. Als A. in geringer Menge für pharmaz. Präparate u. a. bei Emulsionen, Suspensionen u. beim Einengen pflanzl. Extrakte dient z. B. eine Schmelze von Sorbitol mit 10 % Siliconöl, die nach dem Abkühlen u. Erstarren pulverisiert wird. **2.** Früher verwendete man u. a. Isopentanol, Octanol u. Decanol.

**Antischweißmittel:** s. Antihidrotika.

**Antiseborrhoika:** Arzneimittel zur Ther. von seborrhoischen Erkrankungen wie Seborrhö* u. Akne*; **Wirkstoffe: 1.** (lokal) Keratolytika*, Benzoylperoxid*, Antiseptika* (z. B. Thymol*), Antibiotika*, Retinoide*, Glucocorticoide*, Teer- u. Schieferölpräparate (z. B. Pix* Lithanthracis, Ammoniumbituminosulfonat*), Tioxolon*, Schwefelverbindungen (z. B. Cadmiumsulfid*, Pyrithion*-Zink, Selensulfid); **2.** (system.) Sexualhormone (Antiandrogene* u. Estrogene*), Glucocorticoide*, Antibiotika*, Retinoide*, Vitamine*. Vgl. Aknemittel.

**Antisense-Oligonucleotide:** kurzkettige synthet. Nucleotidsequenzen (s. Nucleotide), die mit einer definierten Abfolge von Basen komplementär zu einem definierten Bereich einer natürl. vorkommenden RNA* sind; chem. meist Phosphorothioat-Oligonucleotide, bei denen das Sauerstoffatom der Phosphatgruppe durch ein Schwefelatom ersetzt wurde, um einen zu raschen enzymat. Abbau durch Ribonucleasen (s. Nucleasen) zu verhindern; **Wirk.:** Durch die Ausbildung doppelsträngiger RNA-Abschnitte (RNA-Heteroduplex) wird eine effiziente Ausschleusung der natürl. RNA aus dem Zellkern u. eine Wechselwirkung mit den Ribosomen* verhindert. Darüber hinaus werden über die doppelsträngigen RNA-Abschnitte Ribonucleasen aktiviert, die zu einem Abbau des Nucleotidstrangs führen. Durch die Antisense-Oligonucleotid-Technologie ist eine neue Therapieform auf genet. Ebene möglich. **Wirkstoff:** Fomivirsen*. Vgl. Antisensetherapeutika

**Antisense-RNA:** kurzes RNA*-Stück, das komplementär zu einer mRNA* ist; codiert nicht für ein Protein, sondern paart komplementär mit einer mRNA u. wirkt so als Repressor der Target-RNA. Experimentell wird A.-RNA in Pro- u. Eukaryoten zur Herabregulation der Transkription* od. Translation* benutzt.

**Antisensetherapeutika:** Antisense*-Oligonucleotide; **Wirkstoffe:** Fomivirsen*; **Wirk.:** Oligonucleotide* od. Oligonucleotid-Derivate lagern sich aufgrund ihrer komplementären Sequenz an RNA u. DNA an u. inhibieren so gezielt die Transkription* od. Translation* einzelner Gene in Zellen. **Ind.:** lokale Behandlung der CMV-Retinitis (s. Zytomegalie*).

**Antisepsis:** Maßnahmen zur Abtötung, irreversiblen Inaktivierung u. Wachstumshemmung von an lebenden Geweben haftenden Mikroorganismen unter Verw. chem. Substanzen (Antiseptika*); dient der Prophylaxe u. Bekämpfung von Infektionen; **Gesch.:** von Joseph Lister (1827–1912) eingeführt, 1847 von Ignaz Semmelweis (1818–1865) in ihrer Bedeutung erkannt. Vgl. Asepsis; Desinfektion.

**Antiseptika:** mikrobizide od. viruzide Wirkstoffe zur prophylakt. Antisepsis* auf Haut u. Schleimhäuten u. zur Ther. lokaler Infektionen; **Wirkstoffe:** z. B. Iod* u. Iodkomplexe (Povidon*-Iod), Silberverbindungen, Alkohole (z. B. Ethanol* 70 %), Phenole (Thymol*, Eugenol*, 8-Hydroxychinolinsulfat*-Kaliumsulfat), quartäre Ammoniumverbindungen* (z. B. Octenidin*). Vgl. Desinfektionsmittel; Aknemittel.

**Antiserum:** Immunserum*, das Antikörper* gegen ein (monovalentes A.) od. mehrere (polyvalentes A.) bestimmte Antigene* enthält; **Gew.:** von immunisierten Tieren (z. B. von Pferd, Rind, Hammel; heterologes A.) od. von Menschen (homologes A.), die eine Krankheit durchgemacht haben; **Anw.:** Prophylaxe u. Therapie nach Transplantation der Niere, des Knochenmarks od. anderer Organe, Diagnostik (Blutgruppenbestimmung, Bakterienidentifikation).

**Antiskabiesmittel:** s. Antiscabiosa.

**Antispasmodika:** s. Spasmolytika.

**Antistatika:** polare, z. T. hygroskop. Substanzen (z. B. hochdisperses Siliciumdioxid*), die zu feinen apolaren Pulvern od. bei Verarbeitungsprozessen in schlecht leitenden Behältern hinzugegeben werden, um eine elektrostat. Aufladung* zu vermeiden od. weitgehend zu beseitigen; werden auch in Kunststoffe eingearbeitet, um deren unerwünschte Eigenschaft, Staub u. Schmutzteilchen anzuziehen u. festzuhalten, ggf. aufzuheben.

**Antisterilitätsvitamin:** s. Vitamin E.

**Antisympathotonika:** Arzneimittel, die den Sympathikotonus senken; bewirken Gefäßerweiterung, Reduktion des Herzzeitvolumens u. führen damit eine Senkung des arteriellen Blutdrucks herbei, ohne postsynapt. sympath. Rezeptoren zu blockieren (s. Sympatholytika), z. B. Guanfacin* u. Urapidil*. Angriffspunkte sind sowohl zentrale als auch peripher vegetative Neuronen bzw. Rezeptoren: **1.** Entspeicherung u. Hemmung der Wiederaufnahme von Noradrenalin* in die Vesikel der präsynapt. sympath. Nervenendigungen (z. B. Reserpin*); **2.** Verhinderung der Freisetzung von Noradrenalin durch Hemmung der Impulsweiterleitung vom Zellkörper zur Nervenendigung (z. B. Guanethidin*); **3.** zentrale alphaadrenerge Wirkung (z. B. Methyldopa*, Clonidin*); **4.** Ganglien-Blocker*. **Anw.:** therap. v. a. als Antihypertensiva*, heute kaum noch verwendet.

**Antisyphilitika:** veraltete Sammelbez. für versch. histor. Substanzen gegen Syphilis*; **Beispiele:** Ammoniumiodid*, Arsphenamin*, Bleiiodid, Cadmiumsulfat*, Cortex Cascarae amargae (s. Picramnia antidesma), Gold(III)*-chlorid, Guajaci lignum (s. Guaiacum officinale), Kaliumdicyanoaurat(I)*, Kupfer(II)*-nitrat, Quecksilber* u. seine Verbindungen, Sarsaparillae radix (s. Smilax regelii); **Hinweis:** Heute wird mit Antibiotika* therapiert.

**Antiteilchen:** s. Elementarteilchen.

**Antitetanika:** Arzneimittel zur Behandlung von tetan. Krämpfen (s. Tetanie); **Einteilung:** je nach Urs. der Tetanie: **1.** Calciumsalze bei Hypokalzämie (häufigste Urs. von Tetanien); **2.** Dihydrotachysterol* u. Vitamin $D_3$ (s. Vitamin D) bei parathyreopriver Tetanie (durch Ausfall der Nebenschilddrüsen* bedingt; Hypoparathyroidismus); **3.** Muskelrelaxanzien* bei tetan. Krämpfen anderer Ursache, z. B. Strychnin-Intoxikation (s. Strychnin) od. Tetanus*.

**Antithrombine:** Abk. AT; im Plasma physiol. vorkommende Substanzen, die Thrombin* inaktivieren u. dadurch die Blutgerinnung* hemmen (Thrombin*-Inhibitoren); **Einteilung: 1.** AT I: aus Fibrinogen* entstehendes Fibrin*, das Thrombin adsorptiv anlagert; **2.** AT II (syn. Heparin-Cofaktor II): Cofaktor für Heparin* u. Dermatansulfat; **3.** AT III (heute klin. i. d. R. als Antithrombin bezeichnet; syn. Heparin-Cofaktor): bindet Thrombin im Thrombin-Antithrombin-Komplex (Kurzbez. TAT-Komplex); bildet einen Komplex mit Heparin (essentiell für die Heparinwirkung), der die AT-III-Wirk. auf Thrombin beschleunigt u. die Blutgerinnungsfaktoren VIIa, IXa, Xa, XIa, XIIa u. Plasmin* inaktiviert; Anw.: Substitution bei Antithrombin*-Mangel, zur Thromboseprophylaxe, zur Prophylaxe u. Ther. bei akutem Leberversagen, bei Verbrauchskoagulopathien, Hämodialyse; Reagenz Ph.Eur.; **4.** AT IV: aus Prothrombin* entstehendes AT; **5.** AT V: Gammaglobulin*; **6.** AT VI: Gruppe von Fibrinspaltprodukten, z. B. D-Dimere; **7.** AT VII: Alpha-2-Makroglobulin.

**Antithrombin-Mangel:** früher Antithrombin-III-Mangel; hereditäre od. erworbene Thrombophilie (Thrombose- u. Embolieneigung) inf. Mangels an Antithrombin* III; **Bedeutung:** liegt ca. 0.3 % aller Thrombosen* od. Embolien* zugrunde; die Einnahme oraler Kontrazeptiva ist kontraindiziert.

**Antithrombotika:** Wirkstoffe zur Verhinderung der Entstehung od. zur Auflösung eines Blutgerinnsels; s. Antikoagulanzien; Thrombozytenaggregations-Hemmer.

**Antithymozytenglobulin:** Abk. ATG; Antithymozytenimmunglobulin; Immunsuppressivum*; Präparat: Antiserum, xenogen (Kaninchen) hergestellt, unter Verwendung von Thymozyten zur Immunisierung; **Ind.:** Prophylaxe u. Therapie der Transplantatabstoßung nach Organtransplantation; **UAW:** allerg. Reaktionen, Infektionen, Dyspnoe, Urticaria, Thrombo- u. Leukozytopenie, Zytokinfreisetzungssyndrom mit Kreislaufinstabilität, Hypotonie, Tachykardie, Herzrhythmusstörungen; **Dos.: 1.** Proph. (7–14 d): 2–5 mg/kg KG/d (Antihuman-T-Zell-Lymphozytenglobulin vom Kaninchen); 1–1.5 mg/kg KG/d (Antihuman-T-Zell-Immunglobulin vom Kaninchen); **2.** Ther. (mind. 14 d): 3–5 mg/kg KG/d (Antihuman-T-Zell-Lymphozytenglobulin vom Kaninchen); 1.5 mg/kg KG/d (Antihuman-T-Zell-Immunglobulin vom Kaninchen). Vgl. Antilymphozytenserum.

**Antitoxine:** Bez. für Antikörper*, die mikrobielle, pflanzl. od. tier. Toxine* neutralisieren können; meist Immunglobuline* der Klasse IgG; **Ind.:** therap. Einsatz z. B. bei Botulismus*, Diphtherie*, Gasbrand*, Tetanus* od. gegen Schlangengifte*.

**Antitoxineinheit:** Abk. A.E.; syn. Immunitätseinheit (Abk. IE); Serummenge, die aufgrund ihres Gehalts an spezif. Antitoxinen* 100 tödl. Dosen eines bestimmten Toxins (bei Diphtherietoxin z. B. bezogen auf ein 250 g schweres Meerschweinchen) neutralisieren kann; als Standard dient lyophilisiertes Trockenserum mit bekanntem Antitoxingehalt.

**$\alpha_1$-Antitrypsin:** Alpha-1-Antitrypsin; Protease*-Inhibitor (bes. im Serum), der in der Leber produziert wird; hemmt vorwiegend Elastase* aus Granulozyten; $\alpha_1$-Antitrypsinmangel ist die häufigste erbl. Stoffwechselkrankheit in Europa, führt zu Gewebeabbau durch nicht inhibierte Proteasen* (v. a. bei chron. Tabakrauchinhalation); gehäuftes Auftreten von Hepatopathien, später Leberzirrhose*.

**Antituberkulotika:** veraltet Tuberkulostatika; das Wachstum von Mycobacterium* tuberculosis hemmende Antibiotika*; **Wirk.:** Ausschlaggebend für die Wirksamkeit der A. am Wirkungsort ist neben der Wirkungsstärke v. a. die Penetrationsfähigkeit in die befallenen Gewebe. **Einteilung:** nach klin. Wirksamkeit: **1.** A. der **1. Wahl** (früher Basisstoffe): Am wirksamsten sind Rifampicin* u. Isoniazid*, gut wirksam sind Ethambutol* (bei Schwangerschaft), Streptomycin* u. Pyrazinamid*. **2.** A. der **2. Wahl** (früher Reservestoffe): 4-Aminosalicylsäure*, Kanamycin*, Protionamid*, Terizidon*; **3.** In bestimmten Fällen wird auf neuere Chinolone* u. Makrolide* zurückgegriffen. **Ther.:** Hauptproblem bei der Chemotherapie der Tuberkulose* ist die rasche Resistenzentwicklung der Erreger. In jeder Population von Mycobacterium tuberculosis muss mit dem Vorhandensein resistenter Mutanten gegen ein bestimmtes A. gerechnet werden. Eine Monotherapie würde in kurzer Zeit zu einer völligen Resistenzentwicklung der Population führen. Kombination mehrerer A. mit unterschiedl. Wirkmechanismen ist notwendig. An allen unterschiedl. gut zugängl. Erkrankungsherden muss eine ausreichende Konz. jedes in der Kombination verwendeten A. erreicht werden. Eine Reduzierung der Dosis bei Kombinationsbehandlung ist daher nicht zulässig. Voraussetzungen für eine Ausheilung sind die Kombinationstherapie sowie die strikte Einhaltung von Dosierung u. Therapiedauer. **1.** Kombinationstherapie zur Erstbehandlung: Während der ersten, 4 Monate dauernden Behandlungsphase werden Kombinationen von 3 A. eingesetzt: Rifampicin, Isoniazid u. Ethambutol gilt als die wirksamste Dreierkombination, gefolgt von Rifampicin, Isoniazid u. Streptomycin. **2.** Die zweite Behandlungsphase dauert im Allg. 8 Monate. Es werden Zweierkombinationen (z. B. Rifampicin u. Isoniazid od. Isoniazid u. Ethambutol) eingesetzt. **3.** In der dritten Phase wird nur noch ein A., meist Isoniazid, angewendet. Sie dauert 6–8 Monate. Bei genauer Einhaltung beträgt die Erfolgschance nahezu 100 %. **4.** Wiederbehandlung: Bei Wiederbehandlung od. bei durch schon behandelte Personen übertragenen Tuberkulosen sind die Erfolgschancen geringer. Die Ther. sollte mit 3, besser 4 A. durchgeführt werden, die der Patient noch nie bekommen hat. **Gesch.:** 1944 wurde Streptomycin* als erstes A. in die Ther. eingeführt. 1946 folgte 4-Aminosalicylsäure* als Mittel mit guter bakteriostat. Wirk. u. geringer Neigung zur Resistenzentwicklung. Isoniazid*, bakterizid u. mit schneller Resistenzentwicklung, wurde 1952 entdeckt. 1961 wurde die tuberkulostat. Wirk. von 1,2-Diaminoethan-Derivaten wie Ethambutol* beobachtet. Durch Hemmung der mikrobiellen Nucleinsäuresynthese wirken sie zusätzl. bakteriostatisch auf atyp. Mykobakterien. Rifamycin-Antibiotika (1964) sind Makrolide mit einer Lactambindung; das wirksamste ist Rifampicin*, das hohe Bakterizidie u. gute Gewebegängigkeit aufweist.

**Antitussiva:** den Hustenreiz stillende Arzneimittel; **Wirkstoffe:** **1.** v. a. zur zentralen Hemmung des Hustenreflexes: Codein* u. ähnl., auch analget. wirkende Verbindungen (z. B. Dextromethorphan*, Dihydrocodein*, Hydrocodon*, Noscapin*, ferner Pentoxyverin*); **2.** pflanzl. (nicht zentral angreifende) hustenreizstillende Arzneimittel, z. B. Thymus* vulgaris, Drosera* rotundifolia, Plantago* lanceolata u. Schleimdrogen* (Tab. dort); **Ind.:** trockener u. schlafstörender Reizhusten. Vgl. Expektoranzien.

**Antiulkus-Faktor:** s. Methioninmethylsulfoniumhydrochlorid.

**Antiulkusmittel:** s. Ulkustherapeutika.

**Antivarikosa:** Arzneimittel zur lokalen od. system. Behandlung von Varizen*; s. Venenmittel; Hämorrhoidenmittel; Venenverödungsmittel.

**Antivertiginosa:** Arzneimittel zur symptomat. Behandlung von vestibulären Schwindelzuständen (s. Vertigo); **Wirkstoffe:** v. a. Psychopharmaka* u. Histamin*-$H_1$-Rezeptoren-Blocker sowie durchblutungsfördernde Substanzen.

**Antivitamine:** s. Vitamine.

**Antiweinsäure:** s. Weinsäure (Mesoweinsäure).

**Antu:** s. $\alpha$-Naphthylthioharnstoff.

**Anulus** (lat. Ring): **1.** (bot.) eine Reihe spezialisierter Zellen mit stark verdickten Innen- u. Radialwänden beim Farnsporangium (dienen dem Öffnungsmechanismus); **2.** ringförmiges Gewebe am Hutstiel von Hutpilzen.

**Anurie:** Harnausscheidung unter 100 mL/24 h; **Urs.:** **1.** pathol.: prärenal (z. B. Schock, Dehydratation*, Hypovolämie), renal (z. B. Glomerulopathie, akute Pyelonephritis, hypertensive Schwangerschaftserkrankungen, Intoxikation z. B. mit Quecksilber*), postrenal bei Obstruktion der Harnleiter; **2.** physiol.: am ersten Lebenstag des Neugeborenen (in Zus. mit postpartaler Adaptation). Vgl. Harnverhalt.

**Anus:** After; untere Öffnung des Magen-Darm-Kanals.

**Anus praeternaturalis:** künstl. Darmausgang, sog. Stoma, Kunstafter, Kotfistel; operativ angelegter, doppelläufiger od. endständiger Darmausgang (äußere Darmfistel) im Bereich des Abdomens zur Stuhlentleerung in einen Auffangbeutel (Kolostomiebeutel*); v. a. zur Entlastung od. passageren Ausschaltung eines Darmabschnitts (z. B. bei Ileus, Peritonitis, nach Darmresektion) bzw. als permanenter A. p. zur definitiven Stuhlableitung (z. B. bei inoperablem Kolon- u. Rektumkarzinom, nach Rektumexstirpation).

**Anwendungsart:** Art u. Weise, in der ein Wirkstoff eingesetzt wird, s. Tab.; welche Arzneiform* u. damit verbunden welcher Applikationsort u. welche -art gewählt werden, hängt im Wesentl. von Indikation, Resorbierbarkeit, Toxizität u. Stabilität der Wirkstoffe ab: **1. i. v. Dauerinfusion:** schlagartig einsetzende, lang anhaltende u. möglichst gleichbleibende Wirk.; nur stationär anwendbar; nach Gabe einer Initialdosis lässt sich die Arzneimittelmenge dem Organismus kontinuierl. durch Tropfinfusion zuführen, die im gleichen Zeitraum durch Elimination entzogen wird. Die Plasma- u. Gewebekonzentration ist konstant einstellbar. **2. i. v. Injektion:** rasche Verteilung des Wirkstoffs im gesamten Organismus, schneller Wirkungseintritt u. hohe Wirkungsintensität, sofern der Wirkstoff in Lsg. gegeben wird (keine Liberation, optimale Verfügbarkeit des wirksamen Prinzips). Die Wirkungsdauer hängt im Wesentlichen von der Eliminationsgeschwindigkeit des entspr. Pharmakons ab u. ist meist nur kurz. **3. s. c. und i. m. Injektion:** allmähl. Wirkungseintritt, da der Wirkstoff erst aus dem injizierten Depot zur Resorption kommen muss; die Wirkungsintensität ist nicht so ausgeprägt, dafür bleibt die Plasmakonzentration länger erhalten. Das gilt im bes. Maße für i. m. verabreichte Arzneizubereitungen. **4. p. o. Arzneiformen:** im Allg. flacherer Verlauf der Plasma- u. Gewebekonzentrationskurven im Vergleich zu parenteralen Arzneiformen; die Resorptionsverhältnisse lassen sich nicht generalisie-

A

**Anwendungsart**

| Anwendungsart | Applikationsort/Wirkort | Arzneiform |
|---|---|---|
| kutan | Haut | Lösung, Suspension, Emulsion, Schaum, Salbe, Paste, Pflaster |
| transdermal | Haut | therapeutisches System, Salbe |
| oral (bukkal, lingual, sublingual) | Mund, Zunge, Rachen | Tablette, Pastille, Lösung, Kapsel, Spray |
| enteral, peroral | Magen, Darm | Pulver, Granulat, Kapsel, Tablette, Lösung, Emulsion, Suspension |
| rektal | Rektum | Suppositorium, Rektalkapsel, Salbe |
| nasal | Nase | Lösung, Salbe, Spray, Emulsion, Suspension |
| pulmonal, per inhalationem | Bronchial-, Alveolarepithel | Aerosol, Inhalat |
| konjunktival | Augenbindehaut | Augentropfen, -salbe, -wasser, Insert |
| intravaginal, intraurethral, intrauterin | Genitalorgane | Vaginalkugel, -kapsel, Tablette, Salbe, Lösung, Uteruspessar |
| parenteral | Applikation in das Körperinnere | |
| intrakutan | in die Haut | Injektionslösung, -suspension |
| subkutan | unter die Haut | Injektionslösung, -suspension |
| intramuskulär | in den Muskel | Injektionslösung, -suspension |
| intraperitoneal | in die Bauchhöhle | Injektionslösung, -suspension |
| intrakardial | in das Herz | Injektionslösung |
| intraarteriell | in eine Arterie | Injektionslösung |
| intravenös | in eine Vene | Injektionslösung, Infusionslösung, -emulsion |

ren. Sie werden vom Wirkstoff, der Arzneiform (Tabletten, Lösungen, Suspensionen usw.) u. den physiol. Verhältnissen des Magen-Darm-Traktes beeinflusst. Von pharmaz.-technolog. Seite ist die Resorption vielfältig variierbar. **5. Inhalationsarzneiformen:** schneller Wirkungseintritt, hohe Wirkungsintensität, meist nur kurze Wirkungsdauer; **6. rektale Arzneiformen:** Resorption hängt vom Vehikel (wässriges Mikroklistier, wasserlösl. od. schmelzbare Grundmassen bei Suppositorien) sowie von der Löslichkeit der Wirkstoffe selbst ab; eine rasche Resorption kann bei Suspendierung eines gut wasserlöslichen Wirkstoffs in einer geeigneten lipophilen Grundmasse erwartet werden. **7. perkutane Arzneiformen:** Wirk. der Wirkstoffe unterschiedl. u. abhängig von Pharmakon u. Vehikel. **8.** Wirkstoffe in **Lösungen, Waschungen, Pudern** u. in einigen Salbengrundlagen: wirken nur auf die oberen Hautschichten ein; **9.** Wirkstoffe in speziellen **Salbentypen:** Diffusion des Wirkstoffs durch die Haut. Vgl. Applikation.

**Anxiolyse** (lat. anxius ängstl.; gr. lysis Lösung): Verminderung von Angstzuständen; s. Tranquilizer.

**Anxiolytika:** s. Tranquilizer.

**Anzeigepflicht:** Verpflichtung, verschiedene rechtl. definierte Sachverhalte aufgrund gesetzl. Vorschrift der Behörde zu melden; z. B. besteht eine allg. Anzeigepflicht für Betriebe u. Einrichtungen, die Arzneimittel entwickeln, erlaubnisfrei herstellen, klin. prüfen, lagern, verpacken, in den Verkehr bringen od. mit ihnen Handel treiben. Für Arzneimittelhersteller mit Herstellungserlaubnis besteht eine Anzeigepflicht insbes. bei einer wesentl. Änderung der Räume u. Einrichtungen u. bei Wechsel der sachkundigen Person, des Herstellungs-, Kontroll- od. Vertriebsleiters, des Stufenplanbeauftragten u. des Informationsbeauftragten.

**Aorta:** von der linken Herzkammer abgehende große Körperschlagader.

**Apamin:** Bestandteil des Bienengiftes (s. Apisin); zentral erregendes Neurotoxin; bicycl. Polypeptid aus 18 Aminosäuren.

**Apathie:** Teilnahmslosigkeit, Leidenschaftslosigkeit, Abwesenheit von Affekten.

**Apatit:** Sammelbez. für die natürl. vorkommenden Minerale Fluorapatit, Chlorapatit u. Hydroxylapatit aus der Apatit-Pyromorphit-Gruppe mit mind. 90 % Calciumfluoridphosphat ($Ca_5F(PO_4)$; $M_r$ 504.3); Härte 5 der Härteskala*. **Hom.:** Apatit (HAB): verordnet z. B. bei Knochenerkrankungen u. Frakturen*.

**Apazone:** s. Azapropazon.

**ApBetrO:** Abk. für **Ap**otheken**betr**iebs**o**rdnung*.

**Aperitiva:** **1.** appetitanregende Mittel; **2.** Bez. für schwache Laxanzien*; eröffnende Abführmittel.

**Apertur:** **1.** (bot.) Keimstelle in der Exine von Pollenkörnern; **2.** (med.) Öffnung; **3.** numerische A.; s. Mikroskop.

**apetal:** (bot.) ohne Korollblätter; s. Blüte.

**APF:** Abk. für **A**nimal-**P**rotein-**F**aktor; s. Vitamin B (Vitamin $B_{12}$).

**Apfelbaum:** s. Malus domestica.

**Apfelsäure:** s. Äpfelsäure.

**Apfelschale:** s. Malus domestica (Exocarpium Mali domesticae).

**Apfelsinenbaum:** s. Citrus sinensis.

**Apfelsinenschale:** s. Citrus sinensis (Pericarpium Aurantii dulcis).

**Aphis chinensis:** s. Gallae chinenses et japonicae.

**Aphizide:** Schädlingsbekämpfungsmittel*, die v. a. gegen Blattläuse wirken.

**Aphonie:** Stimmlosigkeit, z. B. bei Entzündungen, Tumoren, Stimmlippenlähmungen, auch psychogen.

**Aphrodin:** s. Yohimbin.

**Aphrodisiaka** (von Aphrodite, gr. Göttin der Liebe u. Schönheit): den Geschlechtstrieb (Libido sexualis) od. die Potenz anregende bzw. wiederherstellende Mittel; z. B. Yohimbin*, versch. Ätherischöl-Drogen (reizen Urogenitalsystem, ähnl. Canthariden*), für den Mann Androgene*; Indikation u. Wirk. der A. sind umstritten u. nicht objektiv messbar. Vgl. Papaverin; Apomorphin; Sildenafil; Erektionsstörungen.

**Aphthen:** schmerzhafte, von entzündl. Randsaum umgebene Erosionen der Mundschleimhaut mit weißl. Fibrinbelag; i. R. infektiolog. od. immunolog. Erkrankungen od. als sporad. od. rezidivierende benigne A. unbekannter Urs. (evtl. Immunreaktion gegen Schleimhautgewebe, gefördert durch bestimmte Hormone, Nahrungsmittel, Trauma od. Infektion).

**Aphthenseuche:** s. Maul- und Klauenseuche.

**Apiaceae:** Doldengewächse, Umbelliferen; Fam. der Ordnung Apiales; hauptsächl. in gemäßigten Klimazonen; ca. 3000 Arten, ca. 100 in Mitteleuropa; meist Kräuter od. Stauden; **Merkmale:** **1.** (biol.) wechselständige, häufig gefiederte Blätter; charakterist. ist die auffällige, den Stängel umfassende Blattscheide; Blüten in Köpfchen, einfachen od. zusammengesetzten Dolden angeordnet; Früchte sind Doppelachänen (Spaltfrüchte mit Karpophor*); Stängel, Wurzel u. Früchte häufig von schizogenen Ölgängen durchzogen; Endosperm (stärkefrei) mit Aleuronkörnern u. kleinen Oxalatrosetten (Umbelliferenendosperm); **2.** (chem.) fettes Öl in den Samen, Cumarine (Umbelliferon*), Polyine; bei mehreren Arten werden chem. Rassen entspr. der Zusammensetzung des äther. Öles unterschieden; **Anw.:** Gewürz- u. Arzneipflanzen (wegen des äther. Öles); **Gattungen:** u. a. Aegopodium, Aethusa, Ammi, Anethum, Anthriscus, Angelica, Apium, Carum, Centella, Cicuta, Conium, Coriandrum, Cuminum, Daucus, Dorema, Eryngium, Ferula, Foeniculum, Heracleum, Levisticum, Meum, Myrrhis, Oenanthe, Opopanax, Pastinaca, Petroselinum, Peucedanum, Pimpinella, Sanicula, Trachyspermum.

**Apigenin:** 4′,5,7-Trihydroxyflavon; Strukturformel: s. Flavonoide (Tab. dort); **Vork.:** z. B. in Achillea* millefolium, Cnicus* benedictus, Matricaria* recutita, Chamaemelum* nobile. Vgl. Apiin.

**Apiin:** Apigenin-7-apiosylglucosid. $C_{26}H_{28}O_{14}$; $M_r$ 564.48; farblose Kristalle, lösl. in heißem Wasser u. Ethanol; Flavonglykosid (Aglykon: Apigenin*) in Apium* graveolens, Petroselinum* crispum, Chamaemelum* nobile.

**Apikaldominanz:** (bot.) bevorzugtes Wachstum der Gipfelknospe u. gehemmtes bzw. verhindertes (z. B. bei der Sonnenblume) Wachstum der Seitenknospen; die Dominanz der Gipfelknospe über die Seitenknospen beruht auf der Produktion u. Abgabe von Auxinen*.

**Apikalmeristem** (lat. apex Scheitel, Spitze; gr. merizein teilen): Wachstumszone aus meristemat. Gewebe an der Spitze von Wurzel u. Sprossachse der Gefäßpflanzen; verantwortlich für Wachstum (Ausdehnung) der Pflanzen.

**Apiol:** Apiolum; Petersilienkampfer; 1-Allyl-2,5-dimethoxy-3,4-methylendioxy-benzol; $C_{12}H_{14}O_4$, Strukturformel: s. Phenylpropanderivate (Abb. dort); $M_r$ 222.23; D. 1.25–1.35; Schmp. ca. 30 °C; Sdp. 249 °C; Hauptbestandteil des äther. Öls der Petersilienfrüchte (s. Petroselinum crispum ssp. crispum); reines Apiol bildet farblose Kristalle, die in Ethanol, Ether, Benzol u. Ölen lösl. sind, unlösl. in Wasser; im Handel meist als alkohol. od. öliger Auszug aus Petersiliensamen.

**Apiolum:** s. Apiol.

**D-Apiose:** Tetrahydroxyisovaleraldehyd; $C_5H_{10}O_5$; $M_r$ 150.13; Pentose* mit verzweigter Kohlenstoffkette; **Vork.:** Baustein von Glykosiden* (z. B. Apiin*) u. Polysacchariden*.

**Apisin:** Apisinum; Bienengift aus der Giftblase der Honigbiene (Apis* mellifera); gelbl., meist wenig getrübte, sauer reagierende Flüss., getrocknet gelb-bräunl. Pulver; früher angewendet i. R. der unspezif. Reizkörpertherapie* bei Erkrankungen des rheumat. Formenkreises, Ischias-Syndrom, Neuralgien; **Best.:** 50 % Melittin*, ca. 12 % Phospholipase $A_2$, weitere Peptide (z. B. 2 % Apamin*), Enzyme (Hyaluronidase*), Histamin*, Aminosäuren; **Wirkungsmechanismus:** Die Giftwirkung beruht v. a. auf dem Melittin-Phospholipase-System. Melittin ist kein Enzym, sondern eine natürl. Invertseife. Es verändert die Zellmembran u. bildet mit den Membranlecithinen einen Komplex, wobei sich die Konformation des Lipidmoleküls verändert, so dass die Phospholipase leichter angreifen kann; die Folge sind die Bildung von Lysolecithin (u. damit Zerstörung des Gewebes) sowie einer meist ungesättigten Fettsäure, die zu Prostaglandinen* od. Leukotrienen* umgewandelt werden kann. **Hom.:** Apisinum (HAB): schonend getrocknetes Gift; verordnet z. B. bei Entzündungen der Haut, Schleimhaut, Drüsen.

**Apisinum:** s. Apisin.

**Apis mellifera L.:** A. mellifica, Honigbiene; Fam. Apidae (Ordnung Hymenoptera); in der ganzen Welt; man unterscheidet Weibchen (Königin, Weisel), Männchen (Drohnen) u. Arbeiterinnen (sterile Weibchen); die Biene liefert Honig (Mel*), Bienengift (s. Apisin; pro Biene ca. 0.07 mg), Wachs (Cera flava; s. Wachse), Gelée* royale (Weiselzellenfuttersaft) u. Propolis* (Bienenharz). **Hom.:** Apis mellifica (HAB): Honigbiene; Arbeiterinnen in 60 %igem Ethanol getötet u. als Urtinktur für entsprechende

Potenzierungen verwendet; verordnet z. B. bei Entzündung der Haut, Schleimhaut, Gelenke od. inneren Organe mit Schwellung, Rötung, Schmerz, Zystenbildung.

**Apis mellifica:** s. Apis mellifera.

**Apium graveolens** L.: Sellerie; Fam. Apiaceae (Umbelliferae); Europa, Westasien bis Ostindien, Nord- u. Südafrika, Südamerika; v. a. Gemüseanbau; Stpfl. von **Herba Apii graveolentis:** Selleriekraut; **Inhaltsst.:** Apiin* u. a. Flavonglykoside, ca. 0.1 % äther. Öl (mit Phthaliden), Cumarine (z. B. Bergapten, Xanthotoxin), Steroide, Phenolcarbonsäuren, Vitamin C; **Radix Apii graveolentis:** Selleriewurzel; **Inhaltsst.:** ca. 0.1% äther. Öl (u. a. mit Polyinen), Cumarine, Flavonoide, Polyine*, Kohlenwasserstoffe, Fett; **Fructus Apii graveolentis:** Selleriefrüchte, fälschl. Semen Apii graveolentis, Selleriesamen; **Inhaltsst.:** bis 3 % äther. Öl mit Limonen, β-Pinen, Selinen, Butylphthaliden (Sedanolid u. a. Geruchsträger; s. Phthalide); Furanocumarine u. C-Prenylcumarine (Isopentenylcumarine, z. B. Osthenol; vgl. Angelica archangelica); **Anw.:** **1.** (volkstüml.) alle Pflanzenteile z. B. bei Erkrankungen des rheumat. Formenkreises, Gicht, Appetitlosigkeit; harntreibendes Mittel; Negativmonographie Kommission E; **2.** Gewürz; Gew. des äther. Öles (für Suppenwürzen); Knollen als Gemüse; Knollen gelten als Aphrodisiakum. **Hom.:** Apium graveolens: reife Samen.

**AP-Kautschuk:** s. Polyolefine.

**Apnoe:** Atemstillstand über mind. 10 s, verursacht durch Verlegung der Atemwege (Einatmen eines Fremdkörpers) od. durch Atemlähmung, z. B. iatrogen bei Narkose*.

**Apoatropin:** 1-*αH*,5-*αH*-Tropan-3α-ol-atropat; $C_{17}H_{21}NO_2$; $M_r$ 271.35; Schmp. 62 °C; Ester aus Tropin* u. Atropasäure*; **Vork.:** natürl. in Atropa* belladonna; entsteht durch Wasserabspaltung aus Hyoscyamin* od. Atropin* (s. Abb.).

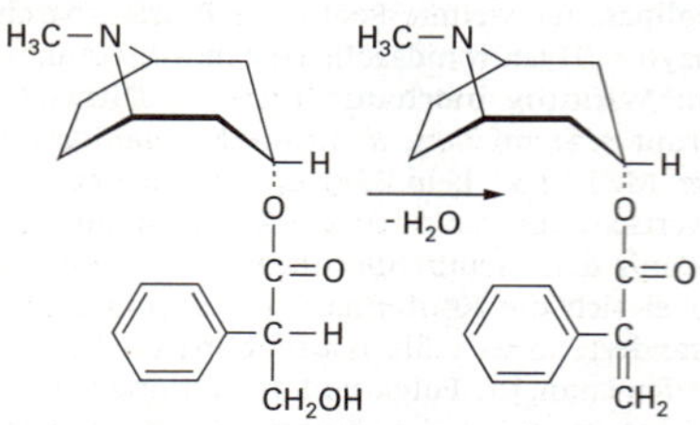


**Apoatropin:** Bildung aus Atropin

**Apocannosid:** s. Apocynum cannabinum.

**Apocymarin:** s. k-Strophanthin-α.

**Apocynaceae:** Hundsgiftgewächse; Fam. der Ordnung Gentianales; meist Holzpflanzen des trop. Urwaldes (häufig Lianen), z. T. mit kautschukhaltigem Milchsaft; in Mitteleuropa nur wenige Vertreter, z. B. Vinca* minor (Kleines Immergrün) u. andere Vinca-Arten; **Merkmale: 1.** (biol.) Blätter gegenständig, ganzrandig, ungeteilt, Blüten radiär; **2.** (chem.) Indolalkaloide u. Cardenolide; **Gattungen:** u. a. Acokanthera, Alstonia, Apocynum, Aspidosperma, Catharanthus, Funtumia, Holarrhena, Hunteria, Nerium, Rauvolfia, Strophanthus, Thevetia, Vinca.

**Apocynamarin:** s. k-Strophanthidin.

**Apocynum androsaemifolium** L.: Fliegenfängerwurzel; Fam. Apocynaceae; heim. Nordamerika; Stpfl. von **Radix Apocyni androsaemifolii:** Wurzelstock; **Inhaltsst.:** Cymarin u. äther. Öl; **Anw.:** (med.) s. Apocynum cannabinum. **Hom.:** Apocynum androsaemifolium: frischer Wurzelstock.

**Apocynum cannabinum** L.: Hanfartiger Hundswürger, Amerikanischer Hanf; Fam. Apocynaceae; heim. in Nordamerika; Stpfl. von **Radix Apocyni cannabini:** Amerikanische Hanfwurzel, Kanadische Hanfwurzel; **Inhaltsst.:** Cardenolidglykoside (auch in der Rinde); k-Strophanthin*-α, Apocannosid u. Cynocannosid (Strukturformeln: s. Glykoside, herzwirksame, Tab. 2 dort). **Anw.:** (med.) bei Kondylomatose, Warzen (frischer Pflanzensaft); in der indian. Medizin bei Asthma bronchiale, Husten, Rheuma; **Toxikol.:** aufgrund der herzwirksamen Cardenolidglykoside stark giftig. **Hom.:** Apocynum cannabinum (HAB), Apocynum: frische unterird. Teile; verordnet z. B. bei Herzerkrankungen, Ödemen.

**Apoenzym:** s. Coenzyme.

**Apoerythein:** s. Intrinsic-Faktor.

**Apoferment:** s. Coenzyme.

**Apoferritin:** s. Ferritin.

**ApoG:** Abk. für **G**esetz über das **Apo**thekenwesen; s. Apothekengesetz.

**Apokarpie:** (bot.) Eigenschaft von Pflanzen, bei der sich jedes einzelne Fruchtblatt zu einem Fruchtknoten entwickelt (z. B. Ranunculaceae); die Fruchtblätter sind also nicht zu einem gemeinsamen Fruchtknoten verwachsen; s. Blüte.

**Apolipoproteine:** Proteinkomponenten der Lipoproteine*, die nach immun. Eigenschaften, Aminosäurensequenz u. Kohlenhydratanteil differenziert werden können; alle A. kommen in unterschiedl. Mengen in den versch. Lipoproteinen vor. **1.** Apo-$A_I$: v. a. in HDL u. Chylomikronen*; **2.** Apo-$A_{II}$: v. a. in HDL; **3.** Apo-B: v. a. in LDL; **4.** Apo-C: v. a. in VLDL u. in Chylomikronen, auch in HDL; **5.** Apo-D: v. a. in HDL; **6.** Apo-E: v. a. in VLDL u. in Chylomikronen, auch in HDL. In geringerer Konz. sind weitere A. (Apo-$A_{IV}$, Apo-F, Apo-G u. a.) nachweisbar. **Funktion:** Skleroproteine* der Lipoproteine, Beteiligung an Lipidresorption, Aktivierung der Lipoproteinlipase*, Steuerung der Lipolyse*.

**Apollonienkraut:** s. Aconitum napellus ssp. napellus (Herba Aconiti).

**Apomixis** (gr. apo weg, getrennt von; mixis Vermischung): Fortpflanzung ohne Meiose* od. Syngamie (s. Befruchtung); ungeschlechtl. Fortpflanzung, vegetative Vermehrung.

**Apomorphin:** CAS-Nr. 58-00-4; $C_{17}H_{17}NO_2$, Strukturformel: s. Abb.; $M_r$ 267.31; Schmp. 195 °C (un-

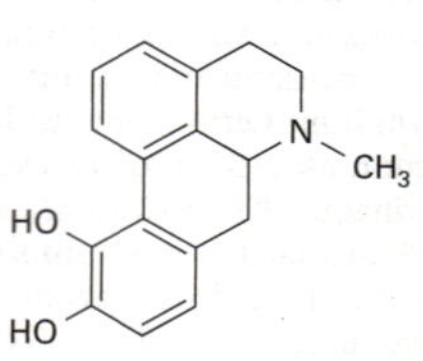


**Apomorphin**

ter Zers., kristallisiert aus Chloroform u. Petrolether); lösl. in Ethanol, Aceton, Chloroform, schlecht lösl. in Wasser, Benzol, Ether, Petrolether; $pK_S$ 8.92 (Säure), $pK_S$ 7.0 (als Ammoniumsalz); A. bildet sich unter dem Einfluss starker Säuren u. Oxidasen aus Morphin*. **Nachw.:** Pellagri*-Reaktion; **Apomorphinhydrochlorid:** Apomorphini hydrochloridum Ph.Eur., Apomorphinum hydrochloricum; salzsaures Apomorphin; CAS-Nr. 41372-20-7; $C_{17}H_{18}ClNO_2 \cdot 0.5\,H_2O$; $M_r$ 312.8; weißes bis grauweißes, krist. Pulver, das sich an der Luft allmähl. grün färbt; lösl. in ca. 50 T. Wasser u. Ethanol 90 %; $[\alpha]_D^{20\,°C}$ −48° bis −52° (c = 1.0 g/100 mL in Salzsäure 0.02 mol/L); **Wirk.:** Dopamin*-Rezeptor-Agonist; **Ind.:** **1.** v. a. Parkinson*-Syndrom mit behindernden Komplikationen (On-Off-Phänomene); **2.** Erektionsstörung; **Kontraind.:** instabile Angina pectoris, schwere Herzinsuffizienz, Herzinfarkt, schwere Hypotonie; **UAW:** lokale Verhärtungen u. Knotenbildung an Injektionsstelle, Erbrechen, Übelkeit, Schläfrigkeit, Kopfschmerz, Schwindel, orthostatische Dysregulation.

**Apoplast:** (bot.) freier Diffusionsraum außerhalb der Protoplasten*; umfasst die Gesamtheit aller Zellwände* u. die Interzellularen*; **Funktion:** **1.** Im A. finden wichtige Reaktionen statt; zudem dient er als Speicher. $CO_2$ wird im A. in eine gelöste Form überführt. Im Wurzelbereich werden Ionen aufgenommen, bevor sie in den Symplasten* der Pflanze transportiert werden. **2.** interzelluläre Kommunikation: Bei oxidativem Stress werden Wasserstoffperoxid-Anionen als Signalstoffe über den A. in der ganzen Pflanze verteilt. Der Transport gelöster Substanzen in den Zellwänden wird als apoplast. Transport bezeichnet.

**Apoplexie:** s. Schlaganfall.

**Apoptose:** programmierter Zelltod; Zelluntergang, der im Ggs. zur Nekrose* durch genet. Informationen der betroffenen Zelle selbst reguliert wird; **Bedeutung:** **1.** (physiol.) Grundlage einer geregelten Embryogenese (Absterben überflüssiger Organanlagen), Gewebehomöostase (Schutz vor Neubildungen) u. Funktion des Immunsystems (Auslösung von A. bei Zielzellen durch zytotox. T-Lymphozyten u. natürl. Killerzellen); **2.** (therap.) Rolle bei Zytostatikawirkung bzw. -resistenz, Strahlentherapie u. anderen therap. Prinzipien; **Ablauf:** **1.** extrinsischer Weg: Liganden (z. B. TNF*-$\alpha$ u. weitere Zytokine*) binden an sog. Todesrezeptoren; Caspase*-8 wird aktiviert, welche die Caspase-Kaskade auslöst. **2.** intrinsischer Weg: z. B. nach starker DNA-Schädigung wird Caspase-9 aktiviert, welche die Caspase-Kaskade auslöst. Durch diese Initiatorcaspasen werden Effektorcaspasen (Caspase-3, -6 u. -7) aktiviert; diese ihrerseits aktivieren sekundäre Zielproteine (z. B. Caspase-aktivierte DNase) u. sind außerdem aktiv am Abbau von Lamin (in der Membran des Zellkerns*) u. Aktin* (Teil des Zytoskeletts*) beteiligt. Letztendlich schnürt sich die Zelle nach u. nach in kleinen Vesikeln ab, die durch Phagozyten* aufgenommen werden. Im Ggs. zur Nekrose bleibt hierbei die Zellmembran* intakt.

**Aporphinalkaloide:** Alkaloide mit einem tetracycl. Grundgerüst mit Isochinolingruppierung (s. Abb.); Beispiele: Apomorphin*, Boldin*, Glaucin*, Bulbocapnin*, Magnoflorin*; biogenetisch handelt es sich Benzylisochinolinalkaloide*.

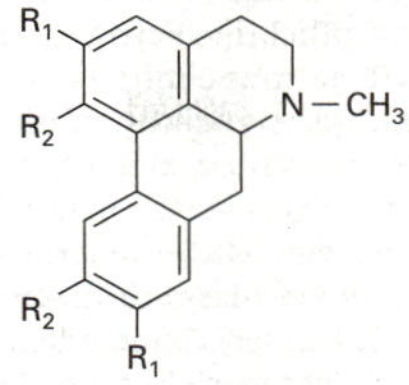


| | —R1 | —R2 |
|---|---|---|
| Aporphin | —H | —H |
| Boldin | —OH | —OCH3 |
| Glaucin | —OCH3 | —OCH3 |

**Aporphinalkaloide**

**Apothecaries-System:** in Großbritannien u. den USA für Drogen u. Arzneimittel verwendetes System von Massen- bzw. Gewichtseinheiten (Scruple, Drachm, Apothecaries' ounce, Apothecaries' pound) mit einer den Apothekergewichten* entsprechenden Teilung der Einheiten. Zum Apothecaries-System i. w. S. zählen auch die Hohlmaße Minim, Fluid dram, Fluid ounce, Liquid pint, Liquid quart, Gallon.

**Apothecium:** s. Ascokarp.

**Apotheke** (gr. Aufbewahrungsort): Arzneiniederlage; staatl. zugelassene u. überwachte Anstalt zur Herst. u. Abgabe von Arzneimitteln; **Deutschland:** Je nach Besitzform unterscheidet man öffentl. Apotheken, Zweigapotheken*, Krankenhausapotheken*, Bundeswehrapotheken*, Notapotheken*, Hausapotheken* u. Schiffsapotheken*. Eine A. ist eine der Allgemeinheit zugängl. u. voll leistungsfähige, d. h. alle Forderungen der Apothekenbetriebsordnung* hinsichtl. der Ausstattung erfüllende Apotheke. Seit 1.1.2004 darf der Inhaber einer öffentl. Apotheke (Hauptapotheke) höchstens 3 Filialapotheken* besitzen. Vgl. Apothekengesetz; Apothekenbetriebsordnung. **Österreich:** Man unterscheidet öffentl. Apotheken, Filialapotheken*, Anstaltsapotheken (s. Krankenhausapotheke), ärztl. u. tierärztl. Hausapotheken*. **Schweiz:** Gemäß dem kantonalen Heilmittelrecht unterscheidet man öffentl. Apotheken, Privatapotheken (Apotheken in Praxen von selbstdispensierenden Ärzten, Zahnärzten u. Tierärzten), ärztl. Notapotheken (Abgabe in Notfällen, zur Erstversorgung od. bedingt durch Anw.), Anstaltsapotheken in öffentl. u. privaten Heilanstalten (Spitalapotheken) sowie Heimapotheken in Alters- u. Pflegeheimen. **Gesch.:** Ursprüngl. Vorratsraum für Heilkräuter, wie er in alten Klöstern zur Versorgung der Kranken angelegt war. Mit der Spezialisierung der Berufe i. R. des aufblühenden spätmittelalterl. Städtewesens kam bald ein Magazin für tier. Drogen, Mineralien u. Salze hinzu. Durch gesetzl. vorgeschriebene, einer Qualitätsprüfung unterliegende Herstellungsverfahren,

Mindestvorratshaltung u. amtl. festgelegte Preise (s. Arzneitaxe) entwickelte sich die A. zu ihrer heutigen Form; s. Apothekenwesen.

**Apothekenabschlag:** 1. Kassenrabatt; **Deutschland:** nach § 130 Absatz 1 SGB V erhalten die Krankenkassen seit 1.1.2004 von den Apotheken für verschreibungspflichtige Fertigarzneimittel einen A. von 2 EUR je Arzneimittel, für nicht verschreibungspflichtige Arzneimittel, die zu Lasten der GKV* abgegeben werden, einen A. in Höhe von 5 % auf den für den Versicherten maßgebl. Arzneimittelabgabepreis; vgl. GKV-Modernisierungsgesetz. **2. Österreich:** Nachlässe für begünstigte Bezieher (z. B. Bund, Länder, Gemeinden, Sozialversicherungsträger) richten sich nach dem Jahresumsatz der einzelnen Apotheke mit allen begünstigten Beziehern u. dem Jahresumsatz aller Apotheken mit allen begünstigten Beziehern; geregelt durch die Österreichische Arzneitaxe*. **3. Schweiz:** keine vergleichbare Regelung auf gesetzl. Basis.

**Apothekenassistent:** Ausbildungsberuf der ehemaligen DDR (Ausbildung an einer Pharmazieschule od. med. Fachschule); zählt zum pharmazeutischen Personal* nach der Apothekenbetriebsordnung*; hat keine Befugnis, den Apothekenleiter zu vertreten, darf jedoch Rezepte abzeichnen.

**Apothekenbesichtigung:** 1. Apothekenvisitation, früher Revision; **Deutschland:** Die in den §§ 64–69 AMG u. in der nach § 82 AMG erlassenen Allgemeinen Verwaltungsvorschrift zur Durchführung des AMG u. nach Verwaltungsregelungen der einzelnen Bundesländer geregelte Überwachung der Apotheken dient der Feststellung, ob die Vorschriften über den Verkehr mit Arzneimitteln, über die Werbung auf dem Gebiet des Heilwesens u. über das Apothekenwesen beachtet werden; zuständig sind die Landesbehörden. Die Besichtigungen sind regelmäßig in angemessenem Umfang unter bes. Berücksichtigung mögl. Risiken während der Geschäftszeiten von einem Vertreter des Regierungspräsidiums (in einigen Bundesländern zus. mit einem ehrenamtl. tätigen Pharmazierat) durchzuführen. In Nordrhein-Westfalen ist die Überwachung der Apotheken Amtsapothekern der Kreise u. kreisfreien Städte übertragen. Dabei werden der gesamte Zustand der Apotheke, der Warenbestand u. die Betriebsabläufe überprüft. Die zuständige Behörde besichtigt im Allg. unangemeldet, sie kann Arzneimittelproben entnehmen u. amtl. untersuchen lassen. Verlauf u. Ergebnis der Besichtigung sind zu protokollieren. Im Auftrag der Berufsgenossenschaft für Gesundheitsdienst u. Wohlfahrtspflege werden auch feuerpolizeiliche u. berufsgenossenschaftl. Beanstandungen festgehalten. **2. Österreich:** gesetzl. Grundlage: Apothekenbetriebsordnung*. Die Betriebsüberprüfung erfolgt duch den Amtsarzt der zuständigen Bezirksverwaltungsbehörde (Bezirkshauptmannschaft, Magistrat) alle 5 Jahre angekündigt u. während der Betriebszeiten (außer bei Gefahr im Verzug); erforderlichenfalls ist ein pharmaz. Sachverständiger hinzuzuziehen (erfolgt meist). Die zuständige Landesgeschäftsstelle der Österreichischen Apothekerkammer* ist berechtigt, einen Vertreter zu entsenden; das Bundesministerium für Gesundheit u. Frauen bestimmt, ob u. in welchen Fällen noch weitere Personen (z. B. Bedienstete der Österreichischen* Agentur für Gesundheit u. Ernährungssicherheit) zu der Überprüfung hinzuzuziehen sind. Proben können zur amtl. Untersuchung genommen werden. **3. Schweiz:** Apotheken unterstehen der Aufsicht durch die zuständige kantonale Gesundheitsbehörde. Der Kantonsapotheker führt periodisch oder n. B. Inspektionen durch, um die Einhaltung der geltenden kantonalen gesetzl. Bestimmungen zu überprüfen.

**Apothekenbetriebsordnung:** 1. Abk. ApBetrO; **Deutschland:** Neufassung vom 26.9.1995, BGBl. I S. 1195, zuletzt geändert am 2.12.2008, BGBl. I S. 2338; aufgrund der Ermächtigung nach § 21 des Apothekengesetzes* vom BMG am 9.2.1987 erlassen; enthält nähere Vorschriften über den Betrieb von öffentl. Apotheken* u. Krankenhausapotheken*; u. a. über den Apothekenleiter, das Apothekenpersonal*, Beschaffenheit, Größe u. Einrichtung der Apothekenbetriebsräume, wissenschaftl. u. sonstige Hilfsmittel, über Herst., Prüfung, Rezeptur, Defektur u. Großherstellung von Arzneimitteln, über Vorratshaltung, Aufbewahrung, Kennzeichnung u. Abgabe der Arzneimittel* sowie über Arzneimittelrisiken, Dokumentation, Dienstbereitschaft*, Rezeptsammelstellen* u. apothekenübl. Waren. In den Anlagen zur ApBetrO sind aufgelistet: a) Geräte u. Prüfmittel, die in einer Apotheke vorhanden sein müssen; b) Arzneimittelgruppen, aus denen Arzneimittel in Apotheken vorrätig gehalten werden müssen; c) Antidota, Sera u. Impfstoffe, die ständig in Apotheken vorrätig gehalten od. kurzfristig beschafft werden können müssen. Zur **Ausstattung** einer öffentl. Apotheke gehören: **a) Betriebsräume:** Nach § 4 ApBetrO muss eine öffentl. Apotheke über mind. 4 Betriebsräume (Offizin*, Laboratorium einschließl. Abzug mit Absaugvorrichtung, Lager, Nachtdienstzimmer) mit einer Mindestgrundfläche von 110 $m^2$ verfügen. Diese Räume müssen nach Lage, Größe u. Einrichtung einen ordnungsgemäßen Apothekenbetrieb, v. a. die einwandfreie Herst., Prüfung u. Abgabe von Arzneimitteln, gewährleisten. Sie sollen so angeordnet sein, dass jeder Raum ohne Verlassen der Apotheke zugängl. ist. Das gilt nicht für das Nachtdienstzimmer sowie für Betriebsräume, die ausschließl. der Arzneimittelversorgung von Krankenhäusern dienen od. in denen anwendungsfertige Zytostatikazubereitungen hergestellt werden od. die den Versand u. den elektron. Handel mit Arzneimitteln sowie die Beratung u. Information in Verbindung mit diesem Versandhandel einschließl. des elektron. Handels betreffen. Diese Räume müssen jedoch in angemessener Nähe zu den übrigen Betriebsräumen liegen. **b) techn. Hilfsmittel:** Nach § 4 ApBetrO muss die Apotheke mit Geräten u. Prüfmitteln so ausgestattet sein, dass sowohl die ordnungsgemäße Herst. der Arzneimittel als auch die Prüfung ihrer Zusammensetzung u. Güte mögl. ist. **c) wissenschaftl. u. sonstige Hilfsmittel:** Der Apotheker muss jederzeit alle auftretenden Fachfragen eigenverantwortl. klären können. Zu diesem Zweck gibt § 5 ApBetrO eine Aufstellung des notwendigen

Mindestbestandes an Literatur, die zur Verfügung stehen muss. Dazu gehören die amtl. Ausgabe des Arzneibuchs*, der Deutsche* Arzneimittel-Codex, das Synonym*-Verzeichnis, wissenschaftl. Literatur zur Information u. Beratung des Kunden über Arzneimittel, insbes. ein Nachschlagewerk der gebräuchl. Fertigarzneimittel u. ein Verzeichnis der gebräuchl. Dos. von Arzneimitteln, wissenschaftl. Unterlagen zur Information u. Beratung der Ärzte, Zahnärzte u. Tierärzte sowie Texte der für die Apotheke geltenden rechtl. Vorschriften. **2.** Abk. ABO; **Österreich:** VO über den Betrieb von Apotheken u. ärztlichen u. tierärztlichen Hausapotheken (Apothekenbetriebsordnung 2005), BGBl. II Nr. 65/2005 in der Fassung 2008, z. T. ähnl. Regelungen wie in der ApBetrO in Deutschland.

**Apothekenbetriebsräume:** s. Apothekenbetriebsordnung.

**Apothekenbetriebsrecht:** s. Apothekenwesen.

**Apothekengesetz:** Grundlage für ein einheitl. Apothekenwesen u. Apothekenbetriebsrecht im Interesse der Sicherstellung einer ordnungsgemäßen Arzneimittelversorgung der Bevölkerung; **1. Deutschland:** Kurzbez. für das Gesetz über das Apothekenwesen (Abk. ApoG) vom 20.8.1960, BGBl. I S. 697, zuletzt geändert am 28.5.2008, BGBl. I S. 874; beschlossen zur Beseitigung der Rechtszersplitterung (s. Apothekenwesen). Der Betrieb einer Apotheke bedarf der Erlaubnis (Betriebserlaubnis) der nach Landesrecht zuständigen Behörde, auf deren Erteilung ein Rechtsanspruch besteht, wenn die im Gesetz (§ 2) genannten Voraussetzungen, u. a. Approbation*, deutsche Staatsangehörigkeit od. Staatsangehörigkeit eines anderen Mitgliedsstaates der EU, Zuverlässigkeit u. Eignung, vorliegen. Die Erteilung der Erlaubnis darf nicht mehr von einer Bedürfnisprüfung abhängig gemacht werden (s. Apothekenurteil). Die Erlaubnis gilt nur für den Apotheker*, dem sie erteilt ist, u. nur für die in der Erlaubnisurkunde bezeichneten Räume einer Apotheke (Hauptapotheke) u. seit 1.1.2004 für bis zu 3 Filialapotheken (§ 1). Sie verpflichtet zur persönl. Leitung der Apotheke in eigener Verantwortung. Dies gilt auch für den vom Betreiber für eine Filialapotheke benannten Apotheker als Verantwortlichen (§ 7). Mehrere Personen dürfen eine Apotheke nur in der Rechtsform einer Gesellschaft bürgerl. Rechts od. einer Offenen Handelsgesellschaft betreiben (§ 8). In diesen Fällen bedürfen alle Gesellschafter der Erlaubnis. Die bis zum Inkrafttreten des A. weit verbreiteten Beteiligungen an einer Apotheke in Form einer Stillen Gesellschaft od. auf der Grundlage von Vereinbarungen, bei denen die Vergütung für dem Erlaubnisinhaber gewährte Darlehen u. überlassene Vermögenswerte an Umsatz od. Gewinn ausgerichtet ist, v. a. auch am Umsatz od. Gewinn ausgerichtete Mietverträge, sind unzulässig. Ausgenommen hiervon sind Verpachtungen in den besonderen Fällen des § 9. Dem Erlaubnisnehmer ist untersagt, bestimmte Arzneimittel ausschließl. od. bevorzugt anzubieten od. abzugeben od. anderweitig die Auswahl der von ihm abzugebenden Arzneimittel auf das Angebot bestimmter Hersteller od. Händler od. von Gruppen von solchen zu beschränken (§ 10) sowie mit Ärzten Absprachen zu treffen, die eine bevorzugte Lieferung bestimmter Arzneimittel od. die Zuführung von Patienten zum Gegenstand haben (§ 11). Auf Antrag des Erlaubnisinhabers ist seit 1.1.2004 eine Erlaubnis zum Versand von apothekenpflichtigen Arzneimitteln zu erteilen, wenn bestimmte Anforderungen erfüllt sind; s. Versandhandel. Die Erlaubnis erlischt durch: Tod des Erlaubnisinhabers (§ 3 Nr. 1), wobei dessen Erben außer der Verpachtung (§ 9) die Apotheke, jedoch nur für längstens 12 Monate, durch einen Apotheker verwalten lassen können (§ 13); durch Verzicht (§ 3 Nr. 2); durch Rücknahme od. Widerruf der Approbation (§ 3 Nr. 3), wenn 1 Jahr lang (bei wichtigem Grund in der verlängerten Frist) von der Erlaubnis kein Gebrauch gemacht worden ist (§ 3 Nr. 4). Fremdbesitz von Apotheken ist verboten. Das Gesetz begründet die Ermächtigung zum Erlass einer Apothekenbetriebsordnung* (§ 21) mit näheren Bestimmungen, v. a. über Apothekenleiter, Personal, Beschaffenheit der Betriebsräume sowie die Herst., Prüfung, Vorratshaltung, Aufbewahrung, Kennzeichnung u. Abgabe der Arzneimittel. Das A. enthält außerdem Vorschriften für Krankenhausapotheken*, Bundeswehrapotheken*, Filialapotheken*, Zweigapotheken* u. Notapotheken*. Auf dem Gebiet der ehemaligen **DDR** wurden die Apotheken 1949 enteignet, die früheren privaten Apotheker behielten jedoch das Recht, die Apotheken weiterzuführen, was aber in der Folge bedeutungslos (1985 noch ca. 20) wurde. Seit 1993 gilt das Gesetz über das Apothekenwesen der Bundesrepublik Deutschland. **2. Österreich:** Kurzbezeichnung für das Gesetz vom 18.12.1906 betr. die Regelung des Apothekenwesens, RGBl. Nr. 5/1907, zuletzt geändert durch BGBl. I Nr. 75/2008. Für den Betrieb einer Apotheke ist eine behördl. Bewilligung (Konzession) notwendig. Sie wird nur erteilt, wenn in der Gemeinde des Standorts der Apotheke ein Arzt seinen Berufssitz hat u. ein Bedarf besteht. Bei neuen öffentl. Apotheken ist die Bezirksverwaltungsbehörde, bei bestehenden öffentl. Apotheken die Apothekerkammer für die Erteilung der Konzession zuständig. Persönl. Voraussetzungen zur Erlangung einer Konzession sind u. a. Pharmaziestudium, 5-jährige fachl. Tätigkeit in einer öffentl. Apotheke od. Anstaltsapotheke, Verlässlichkeit u. ausgezeichnete Kenntnisse der deutschen Sprache. Vor der Konzessionserteilung sind die Gemeinden des Einzugsgebiets, die Apothekerkammer u. die Ärztekammer zu hören. Einzelheiten des Betriebs der Apotheken regelt die Apothekenbetriebsordnung*. Die Festsetzung von Höchstpreisen für Arzneimittel sowie von Preisnachlässen gegenüber Gebietskörperschaften, öffentl. Krankenanstalten u. den Sozialversicherungsträgern (Krankenkassen) regelt die Arzneitaxverordnung (s. Arzneitaxe). **3. Schweiz:** Das Apothekenwesen u. insbes. die Berufsausübung sind grundsätzl. kantonal geregelt. Allg. ist als fachl. Voraussetzung zur selbständigen Führung einer Apotheke der Besitz des eidgenöss. Diploms erforderlich.

**Apothekenhelfer:** **1. Deutschland:** bis 1993 Ausbildungsberuf; durch die VO über die Berufsausbildung zum Pharmazeutisch*-kaufmännischen

A

Angestellten vom 3.3.1993 wurde die VO über die Berufsausbildung zum Apothekenhelfer vom 28.11.1972 abgelöst; dem A. wie auch dem Pharmazeutisch-kaufmännischen Angestellten obliegen unterstützende Tätigkeiten für das pharmazeutische Personal* i. R. der Apothekenbetriebsordnung*, z. B. Handreichung an Personen, die mit der Herst., Prüfung u. Abgabe von Arzneimitteln beschäftigt sind, einfache mechan. Arbeiten bei der Herst. von Zuber. indifferenter Art in der Defektur außerhalb der Offizin, Ausführen von Bestellungen, Annahme u. Auspacken von Arzneimittelsendungen, Auszeichnen u. Einordnen von Spezialitäten u. sonstigen Fertigwaren der Apotheke, Abfüllen u. Abpacken von Handverkaufsartikeln u. Eigenerzeugnissen, soweit es sich um indifferente Mittel handelt, sowie Verpacken von Waren, die zum Versand bereitgestellt sind. Während der Berufsausbildung mussten mind. Kenntnisse über den Apothekenbetrieb (Betriebskunde), über die Grundlagen der Berufsausbildung (Berufskunde), über Arzneimittel in Grundzügen u. über sonstige apothekenübl. Waren, über kaufmänn. Arbeiten, werbende Gestaltung sowie Arbeitsschutz u. Unfallverhütung erworben werden. Die Ausbildung dauerte 2 Jahre (vgl. Apothekerkammern). **2. Österreich:** s. Pharmazeutisch-kaufmännischer Assistent; **3. Schweiz:** s. Pharma-Assistent.

**Apothekenmonopol:** § 43 Absatz 1 AMG schreibt vor, dass Arzneimittel, die nicht für den Verkehr außerhalb von Apotheken freigegeben sind, im Einzelhandel nur in Apotheken in Verkehr gebracht werden dürfen (s. Apothekenpflicht); seit 1.1.2004 ist mit behördl. Erlaubnis auch der Versandhandel* durch Apotheken erlaubt.

**Apothekenmuseum:** s. Deutsches Apothekenmuseum.

**Apothekenpersonal:** alle in einer Apotheke beschäftigten Personen; umfasst (nach § 3 ApBetrO) **1.** pharmazeutisches Personal*; **2.** nichtpharmaz. Personal: Apothekenhelfer*, Pharmazeutisch*-kaufmännische Angestellte, Laboranten, Pharmakanten*, Büro- u. Reinigungspersonal.

**Apothekenpflicht:** **1. Deutschland:** im Arzneimittelgesetz* (§ 43 AMG) u. im Medizinproduktegesetz* verankerte Regelung, der Arzneimittel* u. Medizinprodukte* unterliegen, die grundsätzl. nur in Apotheken* vorrätig gehalten, feilgehalten u. abgegeben werden dürfen (s. Apothekenmonopol); das AMG bestimmt **Ausnahmen** (§ 43–46 AMG), z. B. das Inverkehrbringen von Arzneimitteln durch Tierärzte (tierärztl. Hausapotheke) u. den Verkauf von Arzneimitteln, die von pharmaz. Unternehmen ausschließl. zu anderen Zwecken als zur Beseitigung od. Linderung von Krankheiten, Leiden, Körperschäden od. krankhaften Beschwerden bestimmt sind. Für den Verkehr außerhalb der Apotheken sind ferner freigegeben (apothekenfreie Arzneimittel*): natürl. Heilwässer sowie deren Salze, auch als Tabletten od. Pastillen; künstl. Heilwässer sowie deren Salze, auch als Tabletten od. Pastillen, jedoch nur, wenn sie in ihrer Zusammensetzung natürl. Heilwässern entsprechen; Heilerde, Bademoore u. andere Peloide*; Zuber. zur Herst. von Bädern, Seifen zum äußeren Gebrauch; mit ihren verkehrsübl. deutschen Namen bezeichnete Pflanzen u. Pflanzenteile, auch zerkleinert; Mischungen aus ganzen od. geschnittenen Pflanzen od. Pflanzenteilen als Fertigarzneimittel; Destillate aus Pflanzen u. Pflanzenteilen, Presssäfte aus frischen Pflanzen u. Pflanzenteilen, sofern sie ohne Lösungsmittel mit Ausnahme von Wasser hergestellt sind; ausschließl. od. überwiegend zum äußeren Gebrauch bestimmte Desinfektionsmittel sowie Mund- u. Rachendesinfektionsmittel. Der Einzelhandel mit apothekenfreien Arzneimitteln darf nach § 50 AMG nur betrieben werden, wenn der Unternehmer die erforderl. Sachkenntnis besitzt. § 45 AMG ermächtigt zu weiteren Ausnahmen von der Apothekenpflicht, § 46 AMG dagegen zur Ausweitung der Apothekenpflicht. Die VO über apothekenpflichtige u. freiverkäufl. Arzneimittel legt ergänzend entspr. § 45–46 AMG im 1. Abschnitt fest, welche Mittel aus der A. freigegeben werden, u. im 2. Abschnitt, welche Mittel in die Apothekenpflicht einbezogen werden. Arzneimittel, die der A. unterliegen, dürfen nach § 17 ApBetrO nicht im Wege der Selbstbedienung in den Verkehr gebracht werden. **2. Österreich:** ähnl. geregelt; in der Abgrenzungsverordnung (VO betr. die Abgabe u. Kennzeichnung bestimmter Arzneimittel im Kleinverkauf, BGBl. II Nr. 122/2004) sind die Stoffe u. Zubereitungen aus Stoffen angeführt, die als Arzneimittel auch außerhalb von Apotheken durch bestimmte andere Gewerbetreibende abgegeben werden dürfen. **3. Schweiz:** Abgaberegelungen für verschreibungspflichtige u. nicht verschreibungspflichtige Arzneimittel sind im Heilmittelgesetz (Abk. HMG), Bundesgesetz über Arzneimittel u. Medizinprodukte, SR 812.21, Artikel 24, 25, festgelegt. Das Schweizerische Heilmittelinstitut Swissmedic bestimmt gestützt auf die Arzneimittelverordnung (Abk. VAM, SR 812.212.21) die Verkaufskategorie; unterschieden werden: **a)** Abgabekategorie A, einmalige Abgabe auf ärztliche od. tierärztl. Verschreibung; **b)** Abgabekategorie B, wiederholte Abgabe auf ärztliche od. tierärztl. Verschreibung; **c)** Abgabekategorie C, Abgabe unter Fachberatung durch Medizinalperson (Apotheker, Arzt) ohne ärztliche od. tierärztl. Verschreibungspflicht; **d)** Abgabekategorie D, Abgabe ohne Verschreibungspflicht unter Fachberatung durch Medizinalpersonen sowie Drogisten; **e)** Abgabekategorie E, freiverkäufliche Arzneimittel, Abgabe ohne Fachberatung.

**Apotheken-Rechenzentrum:** Abk. ARZ; Rechenzentrum für Apotheker zur Erfassung, Auswertung u. Abrechnung von Rezepten*.

**Apothekenrinde:** s. Cinchona pubescens (Cinchonae cortex).

**Apothekenurteil:** Urteil des Bundesverfassungsgerichts vom 11.6.1958, welches Artikel 3 Absatz 1 des bayer. Gesetzes über das Apothekenwesen, wonach die Betriebserlaubnis für eine neu zu errichtende Apotheke* nur unter bestimmten Bedingungen erteilt werden durfte, für nichtig erklärte; diese Bedingungen waren: die Errichtung der Apotheke zur Sicherung der Arzneimittelversorgung musste im öffentl. Interesse liegen, ihre wirtschaftl. Grundlage musste gesichert sein u. die wirtschaftl. Grundlage benachbarter Apotheken durfte nicht beeinträchtigt werden. Grund der Entscheidung ist die Auffassung, dass die alte Regelung eine objektive Zulassungsvoraussetzung ist, die sich nicht mit der durch Artikel 12 des Grundgesetzes verbürgten Freiheit der Berufswahl vereinbaren lässt. Die Entscheidung proklamiert die unbeschränkte Niederlassungsfreiheit* für Apotheker u. damit eine der größten Umwälzungen in der deutschen Apothekengeschichte. Das Apothekengesetz* in Deutschland basiert auf diesem Grundsatz.

**Apothekenwesen:** öffentl. Recht der Apotheken, wie es sich bis zum Gesetz über das Apothekenwesen vom 20.8.1960 in der Bundesrepublik Deutschland u. bis zum Gesetz betr. die Regelung des Apothekenwesens vom 18.12.1906 in Österreich (s. Apothekengesetz) entwickelt hat; **Gesch.:** In der Antike, vielerorts noch bis in die Frühe Neuzeit, war die Tätigkeit von Arzt u. Apotheker in einer Person vereinigt; ein Beispiel dafür ist der römisch-hellenist. Arzt Galen, der seine Arzneimittel, Galenika*, selbst herstellte. Die erste öffentl. Apotheke wurde Ende des 8. Jahrhunderts unter dem Kalifen Almansor (Al-Mansur) in Bagdad gegründet. Als erste amtl. Regelung des Apothekenwesens auf europäischem Boden ist die Ärzte- u. Apothekerordnung der südfranz. Stadt Arles zu betrachten („Statuta sive Leges Municipales Arelatis", ca. 1170). Dieser Erlass trennte die Medizin von der Pharmazie. Er schrieb den Apothekern einen Diensteid vor u. verbot den Ärzten das Betreiben von Apotheken. Zugleich setzte er Strafbestimmungen für Apotheker u. Ärzte fest. Die „Leges Arelatis" sind offensichtl. die Grundlage für die Medizinalordnung des Kaisers Friedrich II. (1231/41), in der erstmalig eine Erlaubniserteilung (**Konzession**) durch den Landesherrn vorgeschrieben wurde. In den nachfolgenden Jahrhunderten wurden Einrichtung, Betrieb, Ausbildung u. Befugnisse des Apothekers sowie Preise der Arzneimittel u. Vorschriften der Arzneimittelherstellung durch einzelne Erlässe der Städte u. später der Länder geregelt, z. B. die Medizinalordnung des Kaisers Karl IV., die sog. Breslauer Handschrift (um 1351), die Apothekerordnung des Rats der Reichsstadt Regensburg (1397), die Baseler Apothekerordnung (1423) u. die Churfürstlich Brandenburgische Medicinal-Ordnung u. Taxa (1693), die deshalb besonders interessant ist, weil die darin erlassenen Vorschriften über Aufbewahrung u. a. von Giften (Giftschein) z. T. noch heute gültig sind (s. Arzneibuch, Geschichte; Arzneitaxe).

Die gewerblich-rechtl. Betriebsformen (Apothekenbetriebsrecht) entwickelten sich in unterschiedl. Weise. In den deutschen Territorialstaaten waren bis zum Ende des 18. Jahrhunderts die Errichtung u. der Betrieb von Apotheken an fürstl. Privilegien, mitunter auch an solche von Städten, gebunden. Es waren veräußerliche u. vererbliche **Realrechte**. Sie unterschieden sich in subjektiv-persönl. Rechte u. (an bestimmte Grundstücke gebundene) subjektiv-dingl. Rechte, die im Grundbuch entweder auf dem Blatt des betriebl. Grundbuches od. auf einem besonderen Blatt eingetragen sein konnten. Exklusivprivilegien berechtigten zur alleinigen Ausübung des Gewerbes in einem best. Bezirk (sog. **Bannrecht**); sie sicherten dem Inhaber eines solchen Privilegs eine Entschädigung, wenn in dem betreffenden Gebiet eine weitere Apotheke errichtet wurde. Privilegien werden (seit 1810) nicht mehr verliehen. In den vorübergehend franz. beherrschten preuß. Gebietsteilen waren die Privilegien schon vor 1814 abgeschafft u. durch die **Personalkonzession** ersetzt worden; den besetzten linksrhein. Gebieten hatte die franz. Herrschaft sogar die völlige Niederlassungsfreiheit gebracht. Die Apotheken dieser Gebiete wurden den durch das Gewerbeedikt vor 1810 eingeführten Konzessionen einer in Bezug auf Veräußerlichkeit u. Vererblichkeit der Privilegien ähnl. Rechtsform unterstellt; der Konzessionsinhaber präsentierte als Nachfolger entweder den Apotheker, der für diese Präsentation zahlte (Veräußerlichkeit), od. Sohn bzw. Tochter (Vererblichkeit). Diese Art des Apothekenbetriebsrechts wird als **Realkonzession** bezeichnet; doch handelt es sich in Wirklichkeit um eine Personalkonzession mit Präsentationsrecht, wobei der als Nachfolger präsentierte Apotheker die berufl. Voraussetzungen erfüllen musste, von denen der Staat seine Bestätigung abhängig machte. Man unterschied (in Österreich noch bis 1995) zw. radizierten **Realapotheken**, bei denen die Befugnis zur Ausübung des Gewerbes mit dem Eigentum an einem Grundstück verbunden ist, u. verkäufl., nicht radizierten Realapotheken, deren Besitzer nicht Eigentümer der Liegenschaft zu sein braucht, ähnl. den subjektiv-dingl. u. subjektiv-persönl. Privilegien. Im weiteren Verlauf des 19. Jahrhunderts entwickelte sich in vielen deutschen Ländern die Realkonzession zur reinen Personalkonzession, in Hessen schon seit 1827, wo 1885 auch die **Gemeindeapotheke** geschaffen wurde, d. h. die Möglichkeit, Apothekenkonzessionen an Gemeinden u. Kreise zu verleihen, die ihrerseits die Apotheke unter den der Erteilung einer Personalkonzession ähnl. Bedingungen zu verpachten hatten, entspr. den Notapotheken* nach § 17 des Apothekengesetzes von 1960. In Württemberg galt dies seit 1843, in Baden seit 1863, in Bayern durch das Gesetz über das Gewerbewesen von 1868, das die Apotheken unverkäufl. machte, in Preußen durch eine Kabinettsordre von 1894.

In Österreich führte das Apothekengesetz* von 1906 die konzessionierte, an eine bestimmte phys. Person gebundene Apotheke ein, ließ die Rechte bereits gegründeter Realapotheken jedoch fortbestehen. Nach dem Zweiten Weltkrieg wurde in den von der amerikan. Armee besetzten Ländern (Bayern, Bremen, Hessen, Württemberg-Baden) 1949 die unbeschränkte **Niederlassungsfreiheit** eingeführt, indem jeder qualifizierte Apotheker eine Lizenz genannte Berechtigung zum Betrieb einer Apotheke beantragen konnte; darüber hinaus wurde aber unter Beibehaltung des sog. **Witwenrechts** einheitl. die Vererblichkeit u. Veräußerlichkeit der Apotheken festgelegt. Das Gesetz über die vorläufige Regelung der Errichtung einer Apotheke von 1953 kehrte zu dem am 1.10.1945 geltenden Recht zurück. Es wurde 1956 vom Bundesverfassungsgericht aufgehoben. Dem folgten

A

das Urteil des Bundesverwaltungsgerichts zur Niederlassungsfreiheit*, dann das Apothekenurteil* des Bundesverfassungsgerichts u. schließlich das Apothekengesetz*.

**Apotheker:** **1. Deutschland:** Die Berufsbez. Apotheker darf nur führen, wer als Apotheker approbiert (s. Approbation) od. nach § 2 Bundes*-Apothekerordnung zur vorübergehenden Ausübung der Apothekerberufes befugt ist; die Approbationsordnung (Abk. AAppO) vom 19.7.1989, BGBl. I S. 1489, zuletzt geändert am 2.12.2007, BGBl. I S. 2686, erlassen aufgrund § 5 Bundes-Apothekerordnung, legt für die pharmaz. Ausbildung nach bestandener Reifeprüfung ein Pharmaziestudium* von 4 Jahren an einer Universität, eine Famulatur von 8 Wochen, eine 1-jährige prakt. Ausbildung u. die Pharmaz. Prüfung fest. Diese ist in 3 Prüfungsabschnitte gegliedert, wobei der Erste Abschnitt nach mind. 2 Jahren, der Zweite Abschnitt nach mind. 4 Jahren Studium u. der Dritte Abschnitt nach der prakt. Ausbildung abzulegen sind. Das Berufsbild des Apothekers umreißt die Bundes-Apothekerordnung, die den A. als Teil des Gesundheitswesens* sieht. Das Apothekengesetz* u. die Apothekenbetriebsordnung* regeln die Berufsausübung. Danach sind die Aufgaben des Apothekers u. a. die Entwicklung, Prüfung, Herst. u. Abgabe von Arzneimitteln sowie die Information u. Beratung über Arzneimittel (vgl. Stationsapotheker). Die Berufsinteressen der A. vertreten die Apothekerkammern* u. die Apothekervereine*, die in der ABDA* zusammengeschlossen sind. Die Apothekerkammern der Bundesländer sind für die Anerkennungen zu Fachapothekern zuständig. **Gesch.:** Der Apothekerberuf entwickelte sich aus der fortschreitenden Spezialisierung ehemaliger Verwalter klösterl. Arzneimittelmagazine sowie von Ärzten u. anderen Kräuterkundigen auf die Herst. u. den Verkauf von Arzneimitteln. Das Aufblühen der Städte mit zunehmender handwerkl. Arbeitsteilung begünstigte die Entstehung des Berufes. Da die Arzneien auf der Grundlage prakt. Erkenntnisse u. Erfahrungen hergestellt wurden, zählte er zunächst zum Handwerk, dies umso mehr, als die A. neben Salben u. Pillen Süßwaren herstellten u. Nahrungsmittel konservierten. Steigendes Erfahrungswissen bei der Herst. der Arzneien ließ die Kunst der A. zu einem eigenen Fachgebiet zwischen Chemie u. Medizin werden, der Pharmazie. Mit der Akademisierung wuchs das Ansehen der A. u. im 16. Jh. löste sich der Berufsstand vom Handwerk. Vgl. Apothekenwesen; Apotheke. **2. Österreich:** Die Ausbildung zum A. erfordert nach der Matura ein 9-semestriges Universitätsstudium mit 3 Diplomprüfungen (jeweils aus mehreren Prüfungsteilen bestehend), die Abfassung einer Diplomarbeit u. das Diplom als Magister der Pharmazie (Mag. pharm., Magistra/Magister pharmaciae); sie wird durch das Universitäts-Studiengesetz (Abk. UniStG), BGBI. Nr. 48/1997, in der Fassung von 2008 geregelt. Daran schließt eine 1-jährige Tätigkeit als Aspirant in einer öffentl. Apotheke od. Anstaltsapotheke mit abschließender Staatsprüfung zum Apothekerberuf (geregelt durch die Pharmazeutische* Fachkräfteverordnung) an. **3. Schweiz:** Die Ausbildung an der Hochschule zum A. umfasst ein naturwissenschaftl. u. med. ausgerichtetes Grundstudium von 3 Jahren bis zum Bachelor-Abschluss sowie eine 1.5–2-jährige Ausbildung bis zum Master-Abschluss mit 2 mögl. Abschlüssen: Master in Pharmazie (eidgenöss. diplomierter Apotheker) u. Master in pharmaz. Wissenschaften (Industrieausrichtung); bis zum Bachelor-Abschluss muss die sog. Famulatur (6-wöchiges Praktikum in einer öffentlichen Apotheke) absolviert sein. Ein Assistenzjahr mit einer Schlussprüfung führt zum Master-Abschluss in Pharmazie mit einem eidgenössischen Diplom. Dieses bildet neben einer 2-jährigen Berufsausübung die Voraussetzung zur selbständigen Führung einer Apotheke. Nach dem Studium bestehen Möglichkeiten zur Spezialisierung, u. a. Weiterbildungsmöglichkeiten zum Fachapotheker (FPH-Titel z. B. in Offizin-Pharmazie od. Spital-Pharmazie) u. Nachdiplomausbildungen, z. B. in Radiopharmazie od. Public Health.

**Apothekerassistent:** **1.** syn. Vorexaminierter; Altvorexaminierter; **Deutschland:** hat die pharmaz. Vorprüfung gemäß der Prüfungsordnung vom 8.12.1934 bis einschließl. 31.10.1974 abgelegt; ist befugt, alle pharmaz. Tätigkeiten nach Maßgabe der Apothekenbetriebsordnung* in der Apotheke unter der Verantwortung eines Apothekers auszuüben. Nach § 2 Absatz 6 ApBetrO kann der A. ausnahmsweise für einen Zeitraum von längstens 4 Wochen im Jahr einen Apothekenleiter vertreten. Durch die Approbationsordnung für Apotheker von 1971 ist es nicht mehr mögl., den Beruf des A. zu ergreifen. **2. Schweiz:** Apotheker-Assistent; die bestandene Assistentenprüfung berechtigt aufgrund der VO über die Apothekerprüfungen vom 16.4.1980 zur Tätigkeit als A. in einer öffentl. Apotheke od. Spitalapotheke. Dieser berufl. Abschluss ist seit der jetzigen Reform des Pharmaziestudiums nicht mehr möglich; vgl. Apotheker.

**Apothekergewicht:** Medizinalgewicht; früher Gewichtsordnung für Arzneimittel, die von einer Stadt od. vom Staat vorgeschrieben war; in Nürnberg 1555 geschaffen, in Preußen 1816 durch ein eigenes Apothekergewicht abgelöst. Es bestand aus dem Medizinalpfund (libra, Abk. lb, in Preußen 350.78 g, in anderen Ländern bis 420 g) u. war in 12 Unzen* zu je 8 Drachmen zu je 3 Skrupel zu je 20 Gran unterteilt (s. Apothecaries-System). Nach Aufnahme des Dezimalgewichtssystems in die Pharmacopoea Germanica (vgl. Arzneibuch, Geschichte) verschwand das Apothekergewicht sehr bald. Grundlage für das heutige Mess- u. Eichwesen ist das Eichgesetz*.

**Apothekerkammern:** **1. Deutschland:** aufgrund der Landesgesetze über die öffentl. Berufsvertretung, die Berufspflichten, die Weiterbildung u. die Berufsgerichtsbarkeit errichtete, mit Rechtsetzungs- u. Aufsichtsfunktionen über ihre Mitglieder ausgestattete Körperschaften des öffentl. Rechts (Landesapothekerkammern, Abk. LAK); fördern u. vertreten die Berufsinteressen ihrer Mitglieder. Dazu gehören die Beratung in sämtl. Fragen, die die Führung einer Apotheke, die Ausübung des Apothekerberufs, aber auch die Tätigkeiten des übrigen Apothekenpersonals* betreffen, sowie die Fortbildung des gesamten Apothekenpersonals u. die Überwachung der Ausbildung der Pharmazeutisch-kaufmännischen Angestellten (Abk. PKA) sowie die Abnahme ihrer Prüfungen. Auch die Durchführung der Weiterbildung* fällt in die Zuständigkeit der A. u. wird durch Weiterbildungsordnungen geregelt. Die Rechte u. Pflichten der Kammern u. ihrer Mitglieder sind in den Satzungen geregelt. Sie werden von der für jeweils 4 Jahre gewählten Vertreterversammlung beschlossen, die auch den Vorstand, den Präsidenten, dessen Stellvertreter sowie sämtl. Ausschüsse bestimmt u. den jährl. Kammeretat kontrolliert. Die A. unterstehen der staatl. Aufsicht durch das jeweils zuständige Landesministerium; vgl. Gesundheitswesen. Der rechtl. Stellung der A. als Körperschaften des öffentl. Rechts entsprechen die Pflichtmitgliedschaft u. Meldepflicht für alle approbierten Apotheker* (vgl. Approbation) sowie für Ausländer, die die Erlaubnis zur Ausübung des Apothekerberufes besitzen. Zuständig ist die Apothekerkammer des jeweiligen Bundeslandes, in welcher der Apothekerberuf ausgeübt wird, od., falls der Beruf nicht ausgeübt wird, in welcher der Apotheker seinen Wohnsitz hat. Die 17 A. der Länder (Nordrhein-Westfalen hat traditionell 2 Apothekerkammern) sind in der Bundesapothekerkammer* (Abk. BAK) zusammengeschlossen. BAK u. der Deutsche Apothekerverband (s. Apothekervereine) bilden die Bundesvereinigung Deutscher Apothekerverbände (s. ABDA). **2. Österreich:** Die Österreichische Apothekerkammer hat ihren Sitz in Wien; in den einzelnen Bundesländern fungieren jeweils Landesgeschäftsstellen; Rechtsgrundlage: Bundesgesetz vom 18.6.1947, BGBl. Nr. 152, betr. die Errichtung einer Apothekerkammer, in der Fassung 2008. Die Kammer ist in die Abteilung der selbständigen u. die der angestellten Apotheker gegliedert u. hat ähnl. Aufgaben sowie Rechte u. Pflichten der Mitglieder (Zwangsmitgliedschaft für selbständige u. angestellte Apotheker) wie in Deutschland.

**Apothekerordnung:** s. Bundes-Apothekerordnung.

**Apothekerprimel:** s. Primula veris.

**Apothekervereine:** **1. Deutschland:** u. a. der 1821 gegründete Deutsche Apotheker-Verein (Abk. DAV), der 1864 gegründete Verband Deutscher Apotheker u. die 1890 gegründete Deutsche* Pharmazeutische Gesellschaft (die beiden ersteren wurden 1935 aufgelöst u. in die Deutsche Apothekerschaft überführt); nach 1945 entstanden die Landesapothekervereine (Abk. LAV) als Zusammenschluss von Apothekern in den einzelnen Bundesländern auf freiwilliger Basis neben der Pflichtmitgliedschaft in den Apothekerkammern*. Die Rechtsform richtet sich nach allg. Vereinsrecht. Die A. dienen der wirtschaftl. Förderung ihrer Mitglieder. Mitglieder der A. der Länder sind in erster Linie Apothekenleiter. Die A. sind im Deutschen Apotheker-Verband (Abk. DAV) zusammengeschlossen. Er vertritt die Interessen seiner Mitglieder auf Bundesebene. Dazu führt er jährl. eine große Wirtschaftstagung durch. Der DAV ist Inhaber des „Apotheken-A", einem beim Patentamt eingetragenen Verbandszeichen. DAV u. Bundesapothekerkammer* bilden die Bundesvereinigung Deutscher Apothekerverbände (s. ABDA). **2. Österreich:** der 1861 gegründete Österreichische* Apothekerverband, der 1891 gegründete Verband* Angestellter Apotheker Österreichs mit der 1954 als Zweigverband gegründeten Arbeitsgemeinschaft Österreichischer Krankenhausapotheker, die 1995 gegründete Gesellschaft für Krankenhauspharmazie u. das 2000 gegründete Forum* Pharmazie. **3. Schweiz:** neben dem 1843 gegründeten Schweizerischen Apothekerverband (pharmaSuisse), der Dachorganisation der schweizerischen Offizin-, Industrie-, Amts- u. Spital-Apotheker (Abk. SAV), weitere pharmaz. Organisationen wie etwa die kantonalen Verbände, die Gesellschaft schweizerischer Amts- und Spitalapotheker (Abk. GSASA) u. die Kantonsapothekervereinigung (Abk. KAV).

**Apotransferrin:** s. Siderophiline.

**apparent dissolution rate:** scheinbare Lösungsgeschwindigkeit Ph.Eur.6; Größe, die die effektive Freisetzung eines Wirkstoffs aus einer Arzneiform unter den Bedingungen konventioneller Verfahren charakterisiert; die Menge gelöster Substanz je Zeiteinheit u. die Zeit, die zum vollständigen Lösen der Probe u. zum Erreichen bestimmter Zwischenstadien erforderl. ist, wird berechnet. Für Wirkstoffe in reiner Form sowie für Wirkstoffe in Zuber. wie Pulvern od. Granulaten: Methode nach Ph.Eur.6 mit Vorratsbehälter für die Prüfflüssigkeit, Pumpe, Durchflusszelle mit Filtersystem zum Zurückhalten der ungelösten Anteile u. einem Wasserbad für die gewählte Temp. (meist 37 °C). Vgl. instrinsic dissolution rate; Dissolutiontest.

**Appendizitis:** Entzündung des Wurmfortsatzes; meist enterogene (selten hämatogene) Infektion, begünstigt durch Stauung des Wurmfortsatzinhalts inf. Verengung od. Verlegung des Appendixlumens durch Abknickung, Narbenstränge, entzündl. Schleimhautschwellung, Kotsteine, Würmer od. Fremdkörper (selten). **Akute A.:** häufigste akute Abdominalerkrankung mit Häufigkeitsmaximum im Kindes- u. Jugendalter; **Sympt.:** initial Inappetenz, Übelkeit, Erbrechen, kolikartige Bauchschmerzen, belegte Zunge, Fieber; symptomfreies Intervall möglich; bei Kindern u. Patienten höheren Lebensalters (>60. Lebensjahr) u. U. geringe Sympt.; **Ther.:** Appendektomie (i. d. R. laparoskop.). Vgl. Typhlitis.

**Appetitzügler:** Anorektika; Abmagerungsmittel; Arzneimittel, die zu einer Verminderung des Appetits, damit der Nahrungsaufnahme u. in weiterer Folge zu einer Gewichtsabnahme von übergewichtigen Personen führen sollen; **Wirk.:** Den A. wird eine direkte Wirk. auf das wahrscheinl. im Hypothalamus gelegene appetitregulierende Zentrum zugesprochen. **Wirkstoffe:** v. a. **1.** von einer Phenylpropylaminstruktur abgeleitete Substanzen: z. B. Sibutramin*, Amfepramon*; außer Handel sind u. a. Amfetamin*, Amfetaminil*, Fenetyllin*, Fenfluramin, Phenmetrazin u. Metamfetaminhydrochlorid*; **2.** von einer Phenylpropanolaminstruktur abgeleitete Substanzen, z. B. Levopropylhexedrin* (außer Handel); **Ind.:** Aufgrund der Gefahr der Entwicklung einer Arzneimittelabhängigkeit* u. der raschen Abnahme der Wirk. dürfen A. nur in Ausnahmefällen zur Unterstützung von diätet. und psychotherap. Maßnahmen max. 3 Monate lang eingesetzt werden. **UAW:** Unruhe, Schlaflosigkeit; Gefahr der Abhängigkeit. Vgl. Adipositas; Diät; Weckamine.

**Applikation:** Anwendung; Verabreichung von Arzneimitteln; **Formen: 1. intravaskuläre A.:** intravasale A.; direkte Einbringung eines Wirkstoffs in den Blutkreislauf; als Injektion* od. Infusion*; z. B. intravenös* (Abk. i. v.), intraarteriell* (Abk. i. a.), intrakardial; **2. extravaskuläre A.:** extravasale A.; umfasst alle Applikationsformen, die nicht intravaskulär appliziert werden; Beispiele: intramuskulär* (Abk. i. m.), subkutan* (Abk. s. c.), peroral (Abk. p. o.; s. Applikation, perorale), oral (s. Applikation, orale), perlingual, rektal, vaginal, dermal, pulmonal u. nasal. Vgl. Anwendungsart.

**Applikation, extravaskuläre:** s. Applikation.

**Applikation, intravaskuläre:** s. Applikation.

**Applikation, orale:** **1.** Anw. eines Arzneimittels zur Resorption* über Schleimhäute im Mund (lat. os); **Formen:** buccal (in der Wange), perlingual (auf der Zunge) od. sublingual (unter der Zunge); als Arzneiformen werden v. a. Lutschtabletten* u. wirkstoffhaltige Kaugummis*, aber auch Zerbeißkapseln u. Sprays eingesetzt. **Vorteil:** gute Resorption wegen starker Durchblutung der Schleimhäute, Umgehung des GIT; **Nachteil:** kleine Resorptionsfläche. Vgl. Sublingualtabletten. **2.** häufig syn. für perorale Applikation*.

**Applikation, perorale:** Anw. eines Arzneimittels durch den Mund (lat. per os, Abk. p. o.) hindurch mit dem Ziel der system. Resorption* aus dem Gastrointestinaltrakt*; **Beispiel:** perorale Tabletten (s. Compressi), Dragees (s. Compressi obducti), Kapseln*, Lösungen (s. Mixturae) u. Suspensionen*. Vgl. Applikation; Applikation, orale.

**Applikationsformen:** s. Applikation.

**Approbation:** veraltet Bestallung; staatl. Zulassung als Arzt, Tierarzt, Zahnarzt, Apotheker*; die A. als Apotheker berechtigt zu Führung der Berufsbez. Apotheker.

**Approbationsordnung für Apotheker:** s. Apotheker.

**Approximation** (lat. approximare sich nähern): mathemat. angenäherte Darst. (Bestimmung) einer Funktion od. einer Größe; vgl. Ausgleichsrechnung.

**Apraclonidin** (INN): 2-(4-Amino-2,6-dichlorphenyl)imino-imidazolidin; CAS-Nr. 66711-21-5; $C_9H_{10}Cl_2N_4$, Strukturformel: s. Abb.; $M_r$ 245.11; Schmp. >230 °C; **Wirk.:** Alpha-2-Sympathomimetikum (s. Sympathomimetika), Antiglaukomatosum*; max. Wirkung nach 3–5 h, Wirkungsdauer ca. 12 h; **Ind.:** chron. Glaukom* (Zusatztherapeutikum zur weiteren Senkung des Augeninnendrucks); **Kontraind.:** schwere Herz-Kreislauf-Erkrankungen; gleichzeitige Gabe von Monoaminoxidase*-Hemmern, Sympathomimetika, tricycl. Antidepressiva; Anw. bei Kindern unter 12 Jahren;

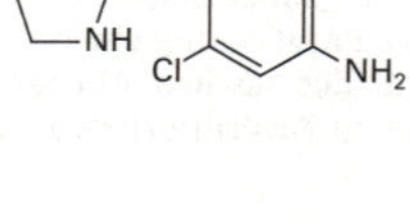


**Apraclonidin**

**UAW:** Augenirritationen, Mundtrockenheit, Kopfschmerz, Ödeme, Schwindel, Depressionen, Bradykardie; **Dos.:** lokal; 3 × 1 Tr. einer 0.5 %igen Lsg. in den Bindehautsack. **Apraclonidinhydrochlorid:** CAS-Nr. 73218-79-8; $C_9H_{10}Cl_2N_4 \cdot HCl$; $M_r$ 281.57; weißes, krist. Pulver; lösl. 1 : 34 in Wasser, 1 : 13 in Methanol, 1 : 74 in Ethanol, fast unlösl. in Chloroform, Ethylacetat u. Hexan; pH-Wert einer 1 %igen wässrigen Lsg. 5.0–6.6.

**Aprepitant** (INN): 5-{[(2*S*,3*R*)-2-[(1*R*)-1-(3,5-bis(trifluoromethyl)phenyl)ethoxy]-3-(4-fluorophenyl)-4-morpholinyl]methyl}-1,2-dihydro-3*H*-1,2,4-triazol-3-on; CAS-Nr. 170729-80-3; $C_{23}H_{21}F_7N_4O_3$, Strukturformel: s. Abb.; $M_r$ 534.43; **Wirk.:** selektiver Neurokinin*-1-Rezeptor-Antagonist; Antiemetikum*; **Ind.:** durch Zytostatika induziertes Erbrechen u. Übelkeit (Anw. in Kombination mit Corticosteroiden* u. 5-$HT_3$-Rezeptor-Antagonisten); **Kontraind.:** Stillzeit (strenge Indikationsstellung in der Schwangerschaft); **UAW:** Singultus, Müdigkeit, Obstipation, Kopfschmerz, Appetitlosigkeit; **Dos.:** p. o. 125 mg 1 h vor Chemotherapie; an 2 Folgetagen je 80 mg. Vgl. Fosaprepitant.

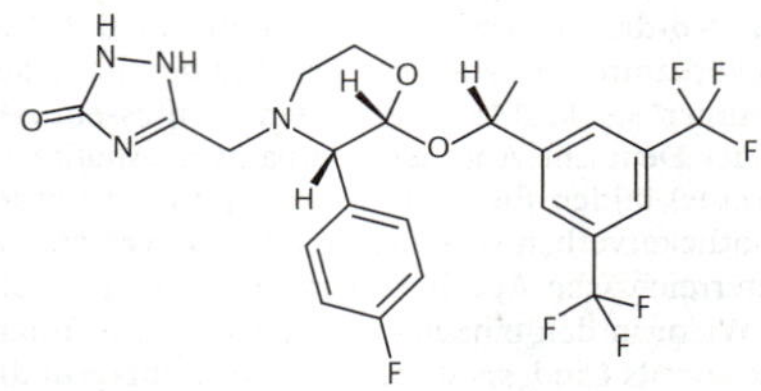


**Aprepitant**

**Aprikose:** s. Prunus armeniaca.

**Aprindin** (INN): *N*-(3-Diethylaminopropyl)-*N*-phenyl-2-indanamin; CAS-Nr. 37640-71-4; $C_{22}H_{30}N_2$; $M_r$ 322.49; nicht mehr im Handel befindl. Antiarrhythmikum*; früher angewendet zur Langzeittherapie von Kammerrhythmusstörungen; auch lokalanästhet. wirkend; **UAW:** durch Kumulation toxisch; gastrointestinale Störungen, Leberschäden, Agranulozytose; ZNS: Tremor, Schwindel, Sehstörungen.

**Aprobarbital** (INN): Allylpropymalum; 5-Allyl-5-isopropyl-barbitursäure; CAS-Nr. 77-02-1; $C_{10}H_{14}N_2O_3$; $M_r$ 210.23; Schmp. 140–141.5 (polymorph); $pK_S$ 7.54; fast unlösl. in Wasser, Petrolether, aliphat. Kohlenwasserstoffen, lösl. in Ethanol, Chloroform, Ether, Aceton, Benzol, Eisessig u. Alkalihydroxid-Lsg.; nicht mehr im Handel befindl. Barbiturat*; früher angewendet als Schlafmittel u. Sedativum.

**Aprotinin** (INN): Aprotininum Ph.Eur.6; Bovine Pancreatic Trypsin Inhibitor (Abk. BPTI); CAS-Nr. 9087-70-1; $C_{284}H_{440}N_{86}O_{77}S_7$; $M_r$ 6511.47; einkettiges Polypeptid aus 58 Aminosäureresten; fast weißes, hygroskop. Pulver; lösl. in Wasser u. isoton. Lsg., fast unlösl. in org. Lösungsmitteln; isoelektr. Punkt pH 10.5; stabil in neutralem u. saurem Medium, instabil bei pH > 12; A.-Aktivität mind. 3.0 Ph.Eur.-Einheiten/mg; **Wirk.:** polyvalenter Protease*-Inhibitor; hemmt die Gerinnungsfaktoren XIIa, XIa, VIIIa (s. Blutgerinnung) sowie Plasmin* u. Plasminogenaktivatoren*, Trypsin*, Chymotrypsin* u. Kallikrein*; **Gew.**: Extraktion aus Geweben von Rindern (aus Ländern, in denen BSE* noch nicht nachgewiesen wurde, u. von Rindern, die nicht mit Proteinen von Wiederkäuern gefüttert wurden), anschließend Reinigung, z. B. durch Gelfiltration*; **Anw.**: als Best. (Komponente 1) von Fibrinklebern*; als Monopräparat wegen Verdachts auf erhöhte Rate von postoperativem Nierenversagen u. erhöhter Mortalität nicht mehr im Handel; früher angewendet u. a. als Fibrinolyse*-Inhibitor bei Hyperfibrinolyse, intraoperativ lokal bei infektiöser Peritonitis u. Bridenileus, in der Herzchirurgie prophylakt. zur Verminderung von Blutverlust u. erforderl. Bluttransfusion bei aortokoronarem Bypass mit extrakorporaler Zirkulation u. erhöhtem Blutungsrisiko (obsolet); **UAW:** Übelkeit, Erbrechen, Diarrhö, Muskelschmerz, allerg. Reaktionen; HWZ 1–2 h. **Konzentrierte Aprotinin-Lösung:** Aprotinini solutio concentrata Ph.Eur.; A.-Aktivität mind. 15.0 Ph.Eur.-Einheiten/mL; **Gew.**: analog Aprotinin.

**Aprotinini solutio concentrata:** s. Aprotinin.

**aprotisch:** s. Lösungsmittel, aprotische.

**APSAC:** Abk. für (engl.) ***a****nisoylated* ***p****lasminogen* ***s****treptokinase* ***a****ctivator* ***c****omplex*; Anistreplase; Komplex von Human-Lys-Plasminogen mit Streptokinase*, substituiert mit einer *para*-Anisoyl-Gruppe; **Wirk.**: Fibrinolytikum*; **Ind.**: zur Wiedereröffnung verschlossener Koronararterien bei akutem Herzinfarkt; **UAW:** Blutdruckabfall, Flush, diffuse Blutungen; **Pharmakokinetik:** HWZ des Streptokinase-Plasminogen-Komplexes wird durch Veresterung mit Anissäure von 20 auf ca. 90 min verlängert; reichert sich v. a. im Thrombus an, deshalb prakt. nur lokal wirksam.

**APV:** Abk. für **A**rbeitsgemeinschaft für **P**harmazeutische **V**erfahrenstechnik; 1954 gegründeter Verein, der sich zu einer internationalen wissenschaftl. Gesellschaft entwickelt hat; Aufgabe der APV ist die Weiterbildung ihrer Mitglieder auf den Gebieten der Arzneimittelherstellung, pharmaz. Verfahrenstechnik u. Qualitätskontrolle. Sie ist Herausgeberin des „European Journal of Pharmaceutics and Biopharmaceutics" (früher: Acta Pharmaceutica Technologica) u. von Richtlinien zur Haltbarkeit u. Durchführung von Bioverfügbarkeitsstudien (APV-Richtlinien).

**Aqua:** Wasserstoffoxid; Trinkwasser, Wasser; $H_2O$; $M_r$ 18.016; reines Wasser ist eine geruch- u. geschmacklose, klare, durchsichtige, in dünner Schicht farblose, in Schichten von 5–8 m deutl. blaue Flüss., die definitionsgemäß bei 0 °C zu Eis erstarrt (Schmelzenthalpie 6.0131 kJ $mol^{-1}$) u. bei 100 °C unter Bildung von Wasserdampf siedet (Verdampfungsenthalpie 40.67 kJ $mol^{-1}$); $n_D^{20\,°C}$ 1.3330; Dielektrizitätskonstante (0 °C) 87.470; **Grundlagen:** wasserassoziierte Maßeinheiten: **1.** Die Masse eines Kubikzentimeters Wasser von 4 °C wird als 1 Gramm (g) bezeichnet. **2.** Das Gewicht der so festgelegten Masseneinheit wird als 1 pond (p) bezeichnet. **3.** Die Wärmemenge, die erforderlich ist, um 1 g Wasser von 14.5 °C auf 15.5 °C zu erwärmen, dient unter dem Namen Kalorie* (cal) als Wärmeeinheit. **4.** Die Celsius*-Skala gründet sich auf Schmelz- u. Siedepunkt luftgesättigten Wassers, wobei der Schmelzpunkt unter Atmosphärendruck dem Nullpunkt der Skala u. der Siedepunkt 100 °C entspricht. 1 Grad Celsius (1 °C) ist dementsprechend der hundertste Teil dieses Temperaturintervalls. **5.** Unter 1 Kelvin versteht man analog den 273.16ten Teil der Differenz zwischen dem absoluten Nullpunkt (0 K) u. dem Tripelpunkt des reinen Wassers (273.16 K); s. Phasendiagramme (Abb. dort). **6.** Die Dampfdruckkurve des Wassers endet bei der krit. Temp. von 647.3 K (374.1 °C) u. dem krit. Druck von 221.4 bar (218.5 at; krit. Dichte: 0.324 $g/cm^3$), da bei höheren Temp. u. Drücken flüssiges u. gasförmiges Wasser ident. Eigenschaften besitzen. **Struktur:** Aus den Dipoleigenschaften ergeben sich Interaktionen der Wassermoleküle; durch Wasserstoffbrückenbindungen* kommt es zur Bildung von Molekülaggregaten wie bei der Tetrahydrol-Struktur (s. Abb.). Die meisten Hypothesen postulieren ein Netzwerk von Wassermolekülen, die durch Bereiche von monomer vorliegenden Wassermolekülen getrennt sind (Cluster). **Eigenschaften: 1.** (chem.-physik.) Wasser besteht aus 88.865 Gewichtsteilen Sauerstoff* u. 11.135 Gewichtsteilen Wasserstoff*. Die Dichte bei 4 °C beträgt 1.000 0, nimmt aber unter u. über 4 °C wieder ab. Beim Übergang vom flüssigen in den festen Zustand (Gefrieren) dehnt sich das Wasser im Unterschied zu den meisten Flüss. unter Abnahme der Dichte aus. Die Dichte des Eises bei 0 °C beträgt 0.9168 $g/cm^3$, die des flüssigen Wassers 0.9999 $g/cm^3$, so dass 1 Raumteil flüssiges Wasser 1.0906 Raumteile Eis ergibt. Die Ausdehnung des Wassers beim Gefrieren ist darauf zurückzuführen, dass das Eis ein weitmaschiges, von Hohlräumen durchsetztes Kristallgitter bildet (i. d. R. *β*-Tridymit-Struktur od. Wurtzit-Gitter; mind. 9 versch. Modifikationen sind bekannt), während bei flüssigem Wasser diese Kristallstruktur weitgehend zerstört ist. Immerhin kommen auch im flüssigen Wasser bei 0 °C noch kleinere kristalline Aggregate vor, deren Zusammenbrechen beim Erwärmen das weitere Anwachsen der Dichte des Wassers bis 4 °C bedingt. **2.** (biol.) Der Dipolcharakter des Wassers bedingt die physik. u. chem. Eigenschaften u. ist auch für seine biol. Funktion von Bedeutung. So interagieren Wassermoleküle mit Makromolekülen* wie Proteinen* u. Nucleinsäuren* unter Bildung einer Wasserhülle. Die Aktivität von Enzymen* im Zytoplasma ist stark abhängig von ihrer Hydratation*. Wasser löst anorg. u. org. Stoffe u. ist für deren extra- u. interzellulären Transport verantwortlich (s. Osmose). Es ist Reaktionspartner bei enzymkatalysierten, hydrolyt. Spaltungen von Makromolekülen (Proteine, Kohlenhydrate*, Fette*) u. ist ein Substrat bei der Photosynthese*. Natürl. kommt Wasser niemals chem. rein vor; es enthält gelöste Stoffe, hauptsächl. Calcium- u. Magnesiumverbindungen, gelöste Gase (Stickstoff, Sauerstoff, Kohlenstoffdioxid*) sowie evtl. Verunreinigungen wie Staub, Bakterien, org. u. aufgeschwemmte Stoffe. Regenwasser ist relativ am reinsten, da es einen natürl. Destillationsprozess durchgemacht hat. **Härte:** Nach dem Gehalt an Ca- u. Mg-Salzen (Calciumhydrogencarbonat*, Calciumsulfat*, Magnesiumhyd-

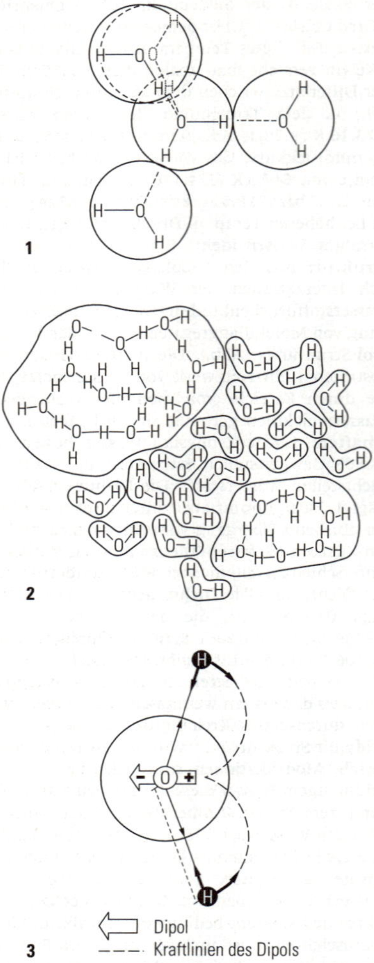


**Aqua:** 1: Molekülaggregation durch Wasserstoffbrückenbindungen (hier: Tetrahydrol); 2: Netzwerk aggregierter u. monomerer Wassermoleküle; 3: Dipol des Wassermoleküls [13]

rogencarbonat) bestimmt man die Härte des Wassers (s. Tab.). Ein an Ca-Salzen reiches Wasser nennt man hartes Wasser, ein Ca-freies od. -armes Wasser weiches Wasser; Calcium- u. Magnesiumhydrogencarbonat, die beim Kochen des Wassers als Carbonate ausfallen, bilden die vorübergehende od. temporäre Härte (**Carbonathärte**, **Bicarbonathärte**). Die zurückbleibende, auf dem Gehalt von Calciumsulfat beruhende Härte nennt man bleibende od. **permanente** Härte. Temporäre u. permanente Härte ergeben zus. die **Gesamthärte**. Gemessen wird diese in Härtegraden. 1 mmol/L bezeichnet die Härte eines Wassers, wenn in 1 L soviel mg Ionen eines Erdalkalimetalls* gelöst

**Aqua**
Härtegrade des Wassers

| Bereich | | Bezeichnung |
|---|---|---|
| 0° | – 4 °d | sehr weiches Wasser |
| 4° | – 8 °d | weiches Wasser |
| 8° | – 12 °d | mittelhartes Wasser |
| 12° | – 18 °d | hartes Wasser |
| 18° | – 30 °d | sehr hartes Wasser |

sind, wie dessen molare Masse* $M_r$ (eq), bezogen auf Äquivalente* (z. B. $0.5\,Ca^{2+}$, $0.5\,Mg^{2+}$), angibt. 1 mmol/L entspricht 2.8 °d; 1 Deutscher **Härtegrad** (Abk. dH; 1 °d) entspricht 10 mg CaO in 1 L Wasser od. 0.179 mmol Erdalkali-Ionen in 1 L Wasser. Der Menge von 10 mg CaO entsprechen 7.19 mg MgO od. 18.48 mg SrO od. 27.35 mg BaO. 1 Englischer Härtegrad (1 °e) entspricht 0.143 mol/L od. 0.798 °d, 1 Französischer Härtegrad (1 °f) 0.100 mol/L od. 0.560 °d. Ein Merkmal für die Reinheit des Wassers liefert die Messung der elektrischen Leitfähigkeit* (Konduktometrie*), die mit zunehmender Reinheit abnimmt. Vollkommen reines Wasser hat eine Leitfähigkeit von $4 \cdot 10^{-8}\,\Omega^{-1} \cdot cm^{-1}$ (18 °C). **Enthärtung: 1.** Kalk-Soda-Verfahren: durch Zusatz von Kalkmilch (s. Calciumoxid) zur Ausfällung der Carbonathärte u. weiteren Zusatz von Natriumcarbonat* zur Ausfällung der Nichtcarbonathärte (**Mineralsäurehärte**); **2.** Ionenaustauscher-Verfahren: s. Ionenaustauscher; **3.** Destillation*; **4.** Elektrodialyse (s. Osmose) od. Umkehrosmose*; **5.** Gefrierverfahren; **6.** Härtestabilisierung: durch Zusatz von Polyphosphaten. **Trinkwasser:** Aqua fontana, Aqua communis; soll ca. 600 mg Ca- u. Mg-Salze im Liter enthalten, farb- u. geruchlos u. von erfrischendem Geschmack sein sowie frei von gesundheitsschädigenden org. Best. (u. a. Bakterien, Fäulnisstoffe) u. keine schädl. chem. Stoffe (z. B. Phenol*, Blei*, Arsen*) enthalten; **Aufbereitung: 1.** techn. Verfahren: alle Verfahren, die notwendig sind, um ein den Anforderungen gerechtes Trinkwasser zur Verfügung zu stellen, u. a. Entfernung von Geruchs- u. Geschmacksstoffen, Sedimentation, Flockung, Filtration u. Siebung, Belüftung, Enteisenung, Entmanganung, Enthärtung, Entsalzung, Entsauerung; **2.** Entkeimungsverfahren: **a)** Filtrationsverfahren: Langsamfilter (z. B. Sandfilter), die als biol. Filter wirken, keram. Filter (Filterkerzen*), keram. Filter mit silberhaltigem Filtermaterial (obligodynam. Wirkung, Katedymverfahren), Anschwemmfilter (z. B. Kieselgur*; s. Berkefeld-Filter), Membranfilterverfahren (s. Membranfilter) für kleinere Mengen; **b)** Zusatz von Chlor* u. chlorhaltigen Präparaten: Zusatz von Chlor, hypochloriger Säure*, Natrium-* od. Calciumhypochlorit* od. Chlordioxid tötet Bakt. u. inaktiviert Viren; Menge an aktivem Chlor von der Einwirkzeit abhängig; **c)** Zusatz von Ozon*: tötet Bakt. u. inaktiviert Viren; Menge an Ozon von der Kontaktzeit abhängig; Entfernung von Rest-Ozon notwendig;

**d**) UV-Bestrahlung: nur in dünnen Schichten bei ausreichender UV-Durchdringlichkeit des Wassers (bei 254 nm) möglich.

**Aqua ad dilutionem solutionum concentratarum ad haemodialysim:** s. Wasser zum Verdünnen konzentrierter Hämodialyselösungen.

**Aqua ad iniectabilia** Ph.Eur.6: Aqua pro iniectione, Aqua ad iniectionem; Wasser für Injektionszwecke; CAS-Nr. 7732-18-5; Wasser, das zur Herst. von Arzneizubereitungen zur parenteralen Anw. bestimmt ist, deren Lösungsmittel Wasser ist (Wasser für Injektionszwecke als Bulk), od. das zum Lösen od. Verdünnen von Substanzen od. Zubereitungen zur parenteralen Anw. dient (sterilisiertes Wasser für Injektionszwecke); zur Herst. von Injektions-, Infusionslösungen u. Augentropfen darf nur Aqua ad iniectabilia verwendet werden. **Wasser für Injektionszwecke als Bulk:** Die Herst. erfolgt durch Destillation von einwandfreiem Trinkwasser od. gereinigtem Wasser, wobei die mit Wasser in Berührung kommenden Teile der Apparatur aus Neutralglas, Quarz od. einem geeigneten Metall bestehen. Für endotoxinfreies Wasser muss das Mitreißen von Flüssigkeitstropfen od. Verunreinigungen verhindert werden. Das erste Destillat wird verworfen. Anschließend wird das Destillat aufgefangen. Die Leitfähigkeit (höchstens 1.1 µS/cm bei 20 °C) u. der Gehalt an gesamtem org. Kohlenstoff (höchstens 0.5 mg/L) werden überprüft. Wasser für Injektionszwecke als Bulk wird unter Bedingungen gelagert u. abgegeben, die das Wachstum von Mikroorganismen verhindern u. jede weitere Kontamination vermeiden. Max. 0.25 IE Bakterien-Endotoxine je Milliliter; Grenzen bei Nitrat (max. 0.2 ppm), Aluminium (max. 10 ppb für Dialyselösungen) u. Schwermetalle wie bei Aqua* purificata. **Sterilisiertes Wasser für Injektionszwecke:** Wasser für Injektionszwecke als Bulk wird in geeignete Behältnisse (z. B. Ampullen*) abgefüllt, die anschließend verschlossen u. durch Hitze sterilisiert werden. Dabei sind Bedingungen einzuhalten, die sicherstellen, dass das Wasser der Prüfung auf Bakterien-Endotoxine entspricht. Die Substanz muss frei von Zusatzstoffen sein. Unter geeigneten visuellen Bedingungen geprüft, muss das Wasser klar u. farblos sein. Jedes Behältnis muss eine ausreichende Menge enthalten, um die Entnahme des Nennvolumens zu erlauben. Nach der Sterilisation ist zusätzl. zu den Reinheitskriterien bei Aqua* purificata auf saure u. alkalische Verunreinigungen (aus dem Glas), Chlorid-Ionen, oxidierbare Stoffe, nichtflüchtige Verunreinigungen, (Verdampfungsrückstand), Partikelkontamination, Sterilität u. auf Bakterien-Endotoxine (s. Pyrogene) zu prüfen. Bei einer Inprozesskontrolle bei der Herst. ist ein Grenzwert der Leitfähigkeit von 1.1 µS/cm einzuhalten. Max. 0.25 IE Bakterien-Endotoxine je Milliliter (gilt auch für Injektionsvolumina unter 15 ml).

**Aqua ad iniectionem:** s. Aqua ad iniectabilia.

**Aqua Aurantii floris:** Pomeranzenblütenwasser; Darst.: Ph.Helv., durch Wasserdampfdestillation frischer Blüten von Citrus* aurantium; Gehalt des Wassers an äther. Öl 0.025 %; konserviert mit 0.1 % *p*-Hydroxybenzoesäureester-Gemisch; **Anw.:** (volkstüml.) Spasmolytikum* u. Sedativum*; Geschmackskorrigens.

**Aqua Calcariae:** s. Solutio Calcii hydroxydati.

**Aqua carbolisata:** s. Aqua phenolata.

**Aqua carminativa:** blähungtreibendes Wasser, Windwasser; Zusammensetzung: FH, Ol. Cort. Aurantii, Ol. Carvi, Ol. Citri, Ol. Coriandri, Ol. Foeniculi, Ol. Menthae piperitae aa 0.1 T., 15.0 T. Spir. vini, 135.0 T. Aqua chamomillae; ÖAB, gesättigte Lsg. von Ol. (Aetheroleum) Carvi, Ol. Chamomillae, Ol. Citri, Ol. Foeniculi, Ol. Menthae piperitae aa 0.5 T. in 1000.0 T. gereinigtes Wasser; Talk (zum Verteilen u. Lösen der Öle u. zum Klären); vgl. Aquae aromaticae.

**Aqua carminativae regia:** rotes Windwasser; Zusammensetzung: ÖAB2010, 60.0 T. Aqua carminativa, 20.0 T. aromatischer Spiritus, 20.0 T. Sirupus* simplex, 0.1 T. Ponceau 4R (Farbstoff); 1.0 T. Talk (zum Klären); vgl. Aquae aromaticae.

**Aqua chlorata:** Solutio Chlori; Chlorwasser; Lsg. von Chlor* in Wasser; Gehalt ca. 0.4–0.5 %; **Wirk.:** mikrobizid. **Hom.:** Chlorum: Aqua chlorata; verordnet z. B. bei Stimmbanderkrankungen.

**Aqua chlori:** s. Chlorum solutum.

**Aqua Cinnamomi:** Zimtwasser; Darst.: DAB, eine Lsg. von 1 T. Zimtöl in 99 T. Ethanol wird mit 900 T. Wasser geschüttelt u. nach mehrtägigem Stehen filtriert; **Anw.: 1.** (med.) bei Magenkrämpfen; zur Verdauungsanregung; **2.** als Geschmackskorrigens u. als Konservierungsmittel für Mixturen u. Sirupe.

**Aquacobalamin:** s. Vitamin B (Vitamin $B_{12}$).

**Aqua communis:** s. Aqua (Trinkwasser).

**Aqua conservata:** Aqua conservans; konserviertes Wasser; Zusammensetzung: DAC, 0.1 %ige Lsg. eines 4-Hydroxybenzoesäureestergemisches (75 T. Methylester u. 25 T. Propylester) in Aqua* purificata (Ph.Eur.); Lagerung max. 3 Monate; Autoklavieren bei pH >6 führt zu merklicher Hydrolyse der Ester. **Darst.:** Beide Ester werden in frisch abgekochtem, heißem Wasser gelöst. Die Lsg. lässt man bedeckt erkalten, filtriert u. stellt mit frisch ausgekochtem Wasser die vorgeschriebene Konz. ein. **Inkomp.:** Basen, Eisensalze, Kunststoffe (Adsorption der Nipaester Nipagin u. Nipasol; 4-Hydroxybenzoesäuremethyl- u. propylester); **Anw.:** Konservierungsmittel in flüssigen Zuber. zum Einnehmen; **UAW:** allerg. Reaktionen; **Hinweis:** nicht geeignet zur Konservierung von Augentropfen*.

**Aqua cosmetica „Kummerfeld“:** Kummerfeld-Waschwasser; Zusammensetzung: EB, 10 T. Campher, 20 T. fein gepulvertes arab. Gummi, 120 T. gefällter Schwefel, 50 T. Glycerol, 400 T. Rosenwasser, 400 T. Kalkwasser; **Darst.:** Campher mit arab. Gummi u. der nötigen Menge Rosenwasser emulgieren, anschließend werden der fein angeriebene gefällte Schwefel u. die anderen Bestandteile zugefügt (vor der Abgabe umschütten). **Anw.:** unverdünnt als Waschwasser.

**Aqua cresolica:** Kresolwasser; Zusammensetzung: DAB, 1 T. Kresolseifenlösung, 9 T. Wasser; **Anw.:** zur Desinfektion der Hände u. von Instrumenten; zum Auswaschen von Wunden mit 5 T. destilliertem Wasser verdünnen (Wasser zur Grobdesinfektion). Vgl. Sapo Cresoli.

A

**Aqua deionisata:** s. Aqua purificata.
**Aqua demineralisata:** s. Aqua purificata.
**Aqua destillata:** s. Aqua purificata.
**Aquae aromaticae:** aromatische Wässer; ÖAB, Ph.Helv., klare, gesättigte Lsg. von äther. Ölen od. anderen aromat. Substanzen in Aqua* purificata; **Herst.:** **1.** Ph.Helv.: 0.15 g ätherisches Öl in 0.5 g Ethanol lösen; diese Lsg. wird mit 100 mL ausgekochtem u. auf 50 °C abgekühltem gereinigtem Wasser kräftig geschüttelt u. anschließend filtriert. **2.** Wasserdampfdestillation einer äther. Öldroge od. eines äther. Öls u. Abtrennung des abgeschiedenen äther. Öls; anschließend Filtration; **3.** Lösen des äther. Öls durch kräftiges Schütteln in Wasser u. Filtration nach mehrstündigem Stehen; **4.** Lösen des äther. Öls durch kräftiges Schütteln einer Anreibung des äther. Öls mit der 10-fachen Menge an Talk in ausgekochtem u. auf 40–50 °C abgekühltem gereinigtem Wasser; Filtration nach mehrtägigem Stehen; **5.** Lösen mit Hilfe von Lösungsvermittlern (Solubilisation* mit Hilfe einer 5–10-fachen Menge an Tensid, z. B. einem Polysorbat*). Aquae aromaticae sollen vor Licht geschützt u. nicht länger als 6 Monate (ÖAB) aufbewahrt werden (Ph.Helv.: frisch herzustellen). **Beispiel:** Aqua* Menthae piperitae, Aqua* carminativa.
**Aquae minerales:** **1.** Mineralwässer; **natürliches** Mineralwasser ist Wasser (s. Aqua) mit gelösten Salzen (Mineralien) geogenen Ursprungs aus unterird. Wasservorkommen, die vor Verunreinigungen geschützt sein müssen; es muss von ursprüngl. Reinheit sein u. am Quellort abgefüllt werden. Nur eine Behandlung zur Abtrennung bestimmter natürl. Inhaltsstoffe wie Eisen- u. Schwefelverbindungen (enteisent, entschwefelt) ist zulässig. Kohlenstoffdioxid* darf entzogen od. zugesetzt werden. Mineralwasser bedarf einer amtl. Anerkennung nach der **Mineral- u. Tafelwasserverordnung**, die umfangreiche Regelungen zum Anerkennungsverfahren u. zur Kennzeichnung vorgibt. Der Mineralstoffgehalt muss (in Deutschland) mind. 1 g/kg betragen, Abweichungen nach unten sind mögl., aber ernährungsphysiolog. zu begründen. Natürl. Mineralwasser muss frei von Krankheitserregern sein. Hinweise, die im Wortlaut vorgeschrieben sind, sind zulässig, wenn die jeweils festgelegten Anforderungen eingehalten werden, z. B. „geeignet für die Zubereitung von Säuglingsnahrung" (max. pro Liter zulässig: Natrium 20 mg, Nitrat 10 mg, Nitrit 0.02 mg, Sulfat 240 mg, Fluorid 0.7 mg, Mangan 0.05 mg, Arsen 0.005 mg, Uran 0.002 mg, Radium-226 125 mBq u. Radium-228 20 mBq) od. „geeignet für natriumarme Ernährung" (max. pro Liter zulässig: 20 mg Natrium). Wasser, das als Mineralwasser zum Baden bestimmt ist, benötigt keine amtl. Anerkennung. **Verkehrsbezeichnungen** i. S. der Lebensmittel-Kennzeichnungsverordnung: **a)** natürl. Mineralwasser; **b)** natürl. kohlensäurehaltiges Mineralwasser; **c)** natürl. Mineralwasser mit Kohlensäure versetzt; **d)** natürl. Mineralwasser mit eigener Quellkohlensäure versetzt; **e)** Säuerling od. Sauerbrunnen (natürl. Kohlenstoffdioxidgehalt >250 mg/L); **2. künstliches** Mineralwasser ist (natürl. Mineralwasser nachbildend) Wasser versetzt mit künstlichen Mineralsalzen; gleicht natürl. Mineralwasser in qualitativer u. quantitativer Zusammensetzung, in Geruch u. Geschmack.
**Aquae tritiatae[$^3$H] solutio iniectabilis:** s. Tritiiertes-[$^3$H]Wasser-Injektionslösung.
**Aqua Foeniculi:** Foeniculi aqua; Fenchelwasser; Darst.: DAC, 1 T. Fenchelöl wird in 5 T. Ethanol 90 % (V/V) gelöst, mit 994 T. frisch bereitetem, auf 35–40 °C temperiertem, konserviertem Wasser wiederholt geschüttelt u. durch einen angefeuchteten Filter filtriert; ÖAB, 1.5 T. äther. Fenchelöl werden mit 15 T. Talk verrieben, anschließend mit 1000 T. frisch ausgekochtem, auf 30–40 °C abgekühltem gereinigtem Wasser kräftig geschüttelt, Filtration nach mehrtägigem Stehen; **Anw.:** **1.** (med.) Karminativum*, Expektorans*; **2.** Geschmackskorrigens.
**Aqua fontana:** s. Aqua (Trinkwasser).
**Aqua hydrosulfurata:** Aqua sulfhydrica; Schwefelwasserstoff-Lösung Ph.Eur.6, Schwefelwasserstoffwasser, Schwefelwasserlösung; gesättigte Lsg. von. Schwefelwasserstoff* (0.4–0.5 %) in Wasser; Darst. durch Einleiten von Schwefelwasserstoff in Wasser; **Anw.:** Reagenz Ph.Eur.6 zur Prüfung auf Schwermetalle; in der Arzneibuchanalytik durch Thioacetamid* ersetzt; **cave:** außerordentl. giftig (Lähmung der Reflexbewegungen, Bewusstlosigkeit, Exitus); in dicht schließenden, paraffinierten Flaschen aufbewahren. Vgl. Schwefel.
**Aqua Laurocerasi:** Kirschlorbeerwasser; Darst.: Ph.Helv., Wasserdampfdestillation der frischen Blätter von Prunus* laurocerasus u. Einstellung des Destillats mit Wasser auf einen Gehalt von 0.09–0.11 % Cyanwasserstoff; schlechte Haltbarkeit; nach DAB kann statt Aqua Laurocerasi Aqua Amygdalarum amararum (Benzaldehydcyanhydrinlösung) abgegeben werden; **Anw.:** selten; **1.** (med.) leichtes Sedativum; **2.** Geschmackskorrigens.
**Aquamarin:** s. Beryllium.
**Aqua marina:** Aqua maritima; Meerwasser; **Inhaltsst.:** der Gesamtgehalt an Salzen (ca. 3.5 %) ist in allen Ozeanen fast konstant (s. Tab.); bei den

**Aqua marina**
Zusammensetzung des Meerwassers (nach Kalle)

| Ionen | g/kg Meerwasser |
|---|---|
| **Kationen** | |
| Natrium ($Na^+$) | 10.752 |
| Kalium ($K^+$) | 0.39 |
| Magnesium ($Mg^{2+}$) | 1.295 |
| Calcium ($Ca^{2+}$) | 0.416 |
| Strontium ($Sr^{2+}$) | 0.013 |
| **Anionen** | |
| Chlorid ($Cl^-$) | 19.345 |
| Bromid ($Br^-$) | 0.066 |
| Fluorid ($F^-$) | 0.0014 |
| Sulfat ($SO_4^{2-}$) | 2.701 |
| Hydrogencarbonat ($HCO_3^-$) | 0.145 |

Binnenmeeren liegen unterschiedl. Verhältnisse vor (Ostsee ca. 1 %, Rotes Meer über 4 %, Totes Meer ca. 30 % Gesamtsalzgehalt); **Anw.:** (med.) Konstitutionstherapie, zur Transmineralisation, zur allg. Kräftigung, ferner bei Magen-, Darm-, Leberleiden, Stoffwechselerkrankungen, innersekretor. Störungen; Aqua marina soll nur verdünnt angewendet werden (ca. 2–3 EL auf ein Glas Wasser, im Laufe des Tages zu trinken); äußerl. bei juckenden Hauterkrankungen; zur Aufbereitung zu Trinkzwecken wird das Meerwasser aus großen Tiefen (Nordsee) entnommen u. kalt filtriert (mit Entkeimungsfilter), wodurch es auch entbittert wird.

**Aqua Menthae piperitae:** Menthae piperitae aqua; Pfefferminzwasser; Darst.: DAC, 1 T. Pfefferminzöl wird in 5 T. Ethanol 90 % (V/V) gelöst, mit 994 T. frisch bereitetem, auf 35–40 °C temperiertem, konserviertem Wasser mehrmals durchgeschüttelt (5 min) u. anschließend durch einen angefeuchteten Filter filtriert; ÖAB, 1.5 T. äther. Pfefferminzöl werden mit 15 T. Talk fein verrieben, dann mit frisch ausgekochtem, auf 40–50 °C abgekühltem gereinigtem Wasser kräftig geschüttelt, Filtration nach mehrtägigem Stehen; **Anw.:** Geschmacks- u. Geruchskorrigens. Vgl. Aquae aromaticae.

**Aquametrie:** s. Wassergehaltsbestimmung.

**Aqua ophthalmica:** s. Augenwässer.

**Aqua Petroselini:** Petersilienwasser, Petersilwasser; Zusammensetzung: EB, 1 T. Oleum Petroselini (s. Petroselinum crispum ssp. crispum), 10 T. Talcum, 999 T. Wasser (35–40 °C).

**Aqua phenolata:** Aqua carbolisata; Phenolwasser, Karbolwasser; Zusammensetzung: DAB, 11 T. verflüssigtes Phenol* u. 489 T. Wasser; **Anw.:** nur noch selten als Desinfektionslösung.

**Aqua pro iniectione:** s. Aqua ad iniectabilia.

**Aqua purificata** Ph.Eur.6: Aqua demineralisata, Aqua deionisata, Aqua destillata; gereinigtes Wasser, deionisiertes Wasser, demineralisiertes Wasser, entmineralisiertes Wasser, destilliertes Wasser; CAS-Nr. 7732-18-5; Wasser, das für die Herst. von Zuber. bestimmt ist, die weder steril noch endotoxinfrei sein müssen; **1. gereinigtes Wasser als Bulk:** wird durch Destillation unter Verw. von Ionenaustauschern od. nach anderen geeigneten Methoden (z. B. Elektrodialyse; s. Osmose; Umkehrosmose) aus Trinkwasser hergestellt. **Prüfungen:** auf Schwermetalle (max. 0.1 ppm), Aluminium (max. 10 ppb zur Herst. von Dialyselösungen) u. Nitrat (max. 0.2 ppm); Prüfung der Leitfähigkeit (max. 4.3 µS/cm bei 20 °C); gereinigtes Wasser zur Herstellung von Dialyselösungen darf <0.25 IE Bakterien-Endotoxine je mL Wasser enthalten (Ph.Eur.); vgl. Wasser zum Verdünnen konzentrierter Hämodialyselösungen. **2. In Behältnissen abgefülltes gereinigtes Wasser:** gereinigtes Wasser als Bulk, das in Behältnisse abgefüllt u. unter Bedingungen gelagert wird, die die erforderl. mikrobiol. Qualität sicherstellen (max. 100 koloniebildende aerobe Keime je mL). Es muss frei von Zusatzstoffen sein u. den unter gereinigtes Wasser als Bulk vorgeschriebenen Prüfungen auf Reinheit u. zusätzl. Prüfungen auf sauer u. alkal. reagierende Verunreinigungen, Calcium-, Magnesium-, Ammonium- (Neßler*-Reagenz), Chlorid- u. Sulfat-Ionen sowie auf oxidierbare u. nicht flüchtige Substanzen entsprechen. **Hinweis:** In der Rezeptur muss Aqua purificata entkeimt werden (5 min Auskochen od. Keimfiltration; max. 24 h Lagerung). Zur Herst. von Injektions-, Infusionslösungen u. Augentropfen darf Aqua purificata nicht verwendet werden. Vgl. Aqua ad iniectabilia.

**Aqua redestillata sterilisata:** 2-mal destilliertes u. sterilisiertes Wasser; Herst. in gläsernen Destillierapparaten; keimfrei in sterilisierten Auffanggefäßen gesammelt. Vgl. Aqua ad iniectabilia.

**Aqua regis:** s. Königswasser.

**Aquaretika:** s. Diuretika.

**Aqua Rosae:** Rosenwasser; Darst.: Ph.Helv., durch Wasserdampfdestillation frischer Rosenblätter (Gehalt 0.035 % äther. Öl in Wasser), konserviert mit 0.1 % *p*-Hydroxybenzoesäureester; DAB, 4 Tr. Rosenöl werden mit 1000 g Wasser (35–40 °C) einige Zeit geschüttelt u. nach dem Erkalten filtriert; **Anw.:** Geruchskorrigens, v. a. für Salben. Vgl. Rosa damascena.

**Aqua silicata:** s. Silicium.

**Aqua sulfhydrica:** s. Aqua hydrosulfurata.

**Aqua valde purificata:** hochgereinigtes Wasser Ph.Eur.6; Wasser für die Herst. von Arzneimitteln, bei denen Wasser von hoher biol. Qualität benötigt wird, aber kein Aqua* ad iniectabilia; **Gew.:** aus Trinkwasser z. B. durch Doppel-Umkehrosmose (s. Umkehrosmose) in Verbindung mit geeigneten Techniken wie Ultrafiltration u. Entionisierung; **Prüfung:** auf Nitrat (max. 0.2 ppm), Aluminium (10 ppb zur Herst. von Dialyselösungen), Schwermetalle (max. 0.1 ppm) u. Bakterien-Endotoxine (weniger als 0.25 IE/mL); Leitfähigkeit 1.1 µS/cm bei 20 °C; **hochgereinigtes Wasser als Bulk** wird unter Bedingungen gelagert u. abgegeben, die ein Wachstum von Mikroorganismen verhindern u. weitere Kontamination ausschließen.

**Aqua zinco-cuprica:** s. Solutio zinco-cuprica composita.

**Aquilegia vulgaris** L.: Akelei; Fam. Ranunculaceae; Süd- u. Mitteleuropa, Nordafrika, gemäßigtes Asien; Stpfl. von **Semen Aquilegiae:** Akeleisamen; **Inhaltsst.:** Fettsäuren wie Linol- u. Palmitinsäure, auch die seltene Aquilegiasäure u. a.; **Anw.:** (med.) z. B. bei Gelbsucht; äußerl. gegen Hautausschläge, Fisteln; **Herba Aquilegiae:** Akeleikraut; **Inhaltsst. u. Anw.:** wie Semen Aquilegiae. **Hom.:** Aquilegia vulgaris (HAB), Aquilegia: frische, blühende, ganze Pflanze.

**Ar-:** Präfix in der org.-chem. Nomenklatur* für hydroaromat. substituierte Verb., bei denen die Substitution am aromat. Ring erfolgt.

**Ar:** (chem.) Symbol für Argon*.

**Arabane:** aus L-Arabinose* 1,5- u. 1,3-glykosidisch aufgebaute, verzweigte, hochmolekulare Polysaccharide*; **Vork.:** weit verbreitet als Best. von Hemicellulosen* in Pflanzen.

**1-Arabinofuranosylcytosin:** s. Cytarabin.

**Arabinogalactan:** Lärchengummi; $M_r$ 72 000–92 000; Polysaccharid aus Arabinose- u. Galactose-Bausteinen; hellgelbl. Pulver, leicht lösl. in Wasser; A. wird von Lärchen (Larix-Arten) nach Verletzung gebildet; **Anw.:** Zuckerersatz, Emulgator, Stabilisator, Bindemittel.

**Arabinonucleoside:** Nucleoside*, die statt Ribose* die isomere Arabinose* enthalten, z. B. Vidarabin*.

**Arabinose:** $M_r$ 150.13; Pentose*; natürl. in D- u. L-Form (s. Abb.); **L-Arabinose:** $\beta$-Pyranoseform: Schmp. 160 °C; $[\alpha]_D^{20\,°C}$ +190° → +105° (Wasser); Best. von Hemicellulosen*, z. B. des Arabans* des Kirschgummis, in Pflanzenschleimen, Glykosiden* u. Saponinen*. **D-Arabinose:** $\beta$-Pyranoseform: Schmp. 160 °C; $[\alpha]_D^{20\,°C}$ −175° → −105.5° (Wasser); wurde als Glykosidbaustein u. aus einigen Bakt. isoliert.

**Arabinose**

**Araceae:** Aronstabgewächse; Fam. der Ordnung Alismatales; ca. 2000 Arten, davon in Europa ca. 22; Stauden mit Rhizomen od. Knollen; **Merkmale: 1.** (biol.) eingeschlechtige od. zwitterige Blüten in vielblütigen Kolben (Spadix) angeordnet, oft von einem auffälligen Hochblatt (Spatha) umgeben, Beerenfrüchte; **2.** (chem.) (häufig unbekannte) Scharfstoffe, cyanogene Glykoside; vereinzelt äther. Öl in Ölzellen; **Gattungen:** u. a. Acorus, Arisaema, Arum, Dieffenbachia, Dracunculus, Symplocarpus; mehrere (giftige) Zimmerpflanzen wie Calla, Dieffenbachia, Philodendron.

**Arachidis oleum hydrogenatum:** s. Arachis hypogaea.

**Arachidis oleum raffinatum:** s. Arachis hypogaea.

**Arachidonsäure:** 5,8,11,14-Eicosatetraensäure; $C_{19}H_{31}COOH$, Strukturformel: s. Prostaglandine (Abb. dort); ungesättigte essentielle Fettsäure*; **Bedeutung:** als Zellwandkomponente Vorstufe bei der Biosynthese der Prostaglandine*, Thromboxane* u. Leukotriene* (s. Eicosanoide); second* messenger.

**Arachidonsäurekaskade:** Biosyntheseweg der Eicosanoide* (Abb. dort); Produkte der A. wie Prostaglandine* u. Leukotriene* sind an Entzündungsreaktionen beteiligt, u. a. bei Arthritis*, Asthma* bronchiale, Allergien*. Vgl. Entzündung.

**Arachinsäure:** syn. Eicosansäure; $C_{19}H_{39}COOH$; gesättigte höhere Fettsäure*; **Vork.:** natürl. in Pflanzenölen (z. B. Erdnußöl, Rapsöl) u. im Milchfett.

**Arachis hypogaea** L.: Erdnuß; Fam. Fabaceae (Leguminosae); heim. im trop. Südamerika, kultiviert fast überall in den Tropen u. Subtropen; Stpfl. von **Semen Arachidis:** (engl.) *peanut*; Erdnuß, Aschantinuß, Arachissamen; **Inhaltsst.:** 20–50 % fettes Öl, 20–35 % Eiweiß, Proanthocyanidine; **Arachidis oleum raffinatum:** Oleum Arachidis, Erdnußöl, Arachisöl; das aus den Samen gewonnene, raffinierte fette Öl; klares, hellgelbes Öl von mildem Geschmack, geruchlos od. von schwach nussartigem Geruch; mischbar mit Ether, Chloroform, Benzin, wenig lösl. in Ethanol; D. 0.915; Ep. 2 °C; SZ max. 0.5; POZ max. 5.0; UA max. 1.0 %; IZ 73–107; VZ 184–195; $n_D^{20\,°C}$ 1.468–1.472; **Off.:** Ph.Eur.6; **Erdnußöl zur parenteralen Anwendung:** SZ max. 0.5; max. 0.3 % Wasser (bestimmt mit der Karl-Fischer-Methode); Sterilisation: im Trockenschrank bei 140 °C; s. Öl für Injektionszwecke; **Best.:** Glyceride der Öl-, Palmitin-, Stearin-, Arachin-, Linolsäure; Tocopherol; **Anw.:** (pharmaz.) Salbengrundlage; s. Fette; **Arachidis oleum hydrogenatum:** Oleum Arachidis hydrogenatum, gehärtetes Erdnussöl, hydriertes Erdnußöl; fast weißes, weiches Fett, das im geschmolzenen Zustand in 1 cm dicker Schicht durchsichtig ist. Schmp. 36–38 °C; IZ 63–75; SZ max. 0.5; VZ 189–195; 5 T. Substanz müssen 1 T. Wasser beim Verreiben aufnehmen; gehärtetes Erdnußöl besitzt inf. der teilweisen Absättigung der ungesättigten Säuren bessere Haltbarkeit u. erhöhte Wasseraufnahmefähigkeit; **Off.:** ÖAB, Ph.Eur.6, Ph.Helv..

**Arachisöl:** s. Arachis hypogaea (Arachidis oleum raffinatum).

**Arachissamen:** s. Arachis hypogaea (Semen Arachidis).

**Aräometer:** s. Dichtebestimmungsmethoden.

**Aralia:** s. Aralia racemosa (Hom.).

**Araliaceae:** Efeugewächse; Fam. der Ordnung Apiales; überwiegend trop. u. subtropisches Asien u. Amerika; ca. 700 Arten; meist Kräuter od. Stauden; **Merkmale: 1.** (biol.) wechsel- od. gegenständige Blätter; Blüten 5-zählig, in einfachen Dolden angeordnet; unterständiger Fruchtknoten; Beeren od. Steinfrüchte; **2.** (chem.) Triterpensaponine, evtl. Polyine (z. B. Falcarinol); **Gattungen:** u. a. Aralia, Eleutherococcus, Hedera (einzige mitteleuropäische Gattung), Panax.

**Aralia chinensis var. mandshurica:** s. Aralia mandshurica.

**Aralia mandshurica** Rupr. et Maxim.: A. chinensis L. var. mandshurica Rehd.; Mandschurische Aralie; Fam. Araliaceae; China, Korea, fernöstl. Gebiete der GUS; **Inhaltsst.:** äther. Öl, Triterpensaponine, Araloside (Glykoside), Polyine; **Anw.:** in der TCM als tonisierendes Mittel, ähnl. wie Panax* ginseng.

**Aralia racemosa** L.: Amerikanische Narde, Wilde Sarsaparilla; Fam. Araliaceae; Nordamerika; Stpfl. von **Radix Araliae racemosae:** Traubige Araliawurzel; **Inhaltsst.:** 0.3–0.4 % äther. Öl., Diterpensäuren, Gerbstoffe, Triterpensapogenine; **Anw.:** (volkstüml.) z. B. innerl. bei Erkältungskrankheiten, Asthma bronchiale; äußerl. bei Hauterkrankungen. **Hom.:** Aralia racemosa (HAB), Aralia: frische, unterird. Teile; verordnet z. B. bei Reizhusten, Heuschnupfen.

**Araliawurzel, Traubige:** s. Aralia racemosa (Radix Araliae racemosae).

**Aramide:** aromat. Polyamide*; **Darst.:** Kondensation* von aromat. Diaminen* mit Arylendicarbonsäuren.

**Aranea avicularis:** s. Avicularia avicularia.

**Aranea diadema:** s. Araneus diadematus.

**Araneae:** s. Spinnen.

**Araneus diadematus** Clerck: Aranea diadema L.; Epeira diadema Sundvell, Kreuzspinne; Fam. Araneidae; ganz Europa; Weibchen bis 17 mm, Männchen bis 11 mm lang; **Best.** des Giftes: Erythrozyten-Agglutinine, Epeiratoxin, Epeiralysin, Epeiratrypsin u. a. (vgl. Spinnengifte); der Biss einer

Kreuzspinne ist im Allg. wesentl. harmloser als ein Bienenstich. **Hom.:** Aranea diadema, Araneus diadematus, Epeira diadema: Tinktur durch Mazeration des zerriebenen Tieres mit 90 %igem Ethanol; verordnet z. B. bei intermittierendem Fieber, Neuralgien, peripheren Durchblutungsstörungen, Schwindel.

**Araneus ixobolus** Thor.: Schwarze Nachtspinne; Fam. Araneidae; Ost- u. Südeuropa, Amerika; Giftspinne. **Hom.:** Aranea ixobola: reines, fermentfreies Chelizerengift aus Araneus ixobolus; verordnet z. B. bei neuralg. u. vasomotor. Kopfschmerz, Hypertonie.

**Araroba:** s. Andira araroba (Hom.).

**Araroba depurata:** s. Andira araroba (Chrysarobin).

**Arbeit:** Symbol W; in der Mechanik das Produkt (Skalarprodukt) aus Kraft* u. Weg; SI-Einheit: Joule*; A. kann auf unterschiedl. Art u. Weise, z. B. als Hub-, Deformations-, Reibungs- od. Beschleunigungsarbeit sowie bei elektromagnet. Vorgängen (Verschiebung von Ladungen), auftreten. In einem Körper, an dem die A. W verrichtet wurde, ist diese als Energie*, d. h. dem Vermögen, A. zu verrichten, gespeichert, z. B. als potentielle Energie (nach Hubarbeit), als kinet. Energie (nach Beschleunigungsarbeit) od. als Wärme (z. B. nach Reibungsarbeit).

**Arbeitgeberverband Deutscher Apotheker:** Abk. ADA; führt als Tarifpartner der Arbeitgeber mit dem Tarifpartner der Arbeitnehmer, der ADEXA*, die Verhandlungen zum Bundesrahmentarifvertrag; erteilt ihren Mitgliedern arbeitsrechtl. Auskünfte u. gewährt Rechtsvertretung.

**Arbeitselektrode:** s. Voltammetrie.

**Arbeitsgemeinschaft der Berufsvertretungen Deutscher Apotheker:** s. ABDA.

**Arbeitsgemeinschaft der leitenden Medizinalbeamten der Länder:** s. Gesundheitswesen.

**Arbeitsgemeinschaft Deutscher Krankenhausapotheker:** Abk. ADKA; 1985 gebildeter Berufsverband mit Sitz in München, dessen Aufgabe die Pflege u. Weiterentwicklung der Krankenhauspharmazie ist.

**Arbeitsgemeinschaft für Pharmazeutische Verfahrenstechnik:** s. APV.

**Arbeitsplatzgrenzwert:** s. AGW.

**Arbeitsplatzkonzentration, maximale:** s. MAK.

**Arbeitsstofftoleranz, biologische:** s. BAT.

**Arbeitsstoffverordnung:** VO über gefährl. Arbeitsstoffe vom 27.9.1980; abgelöst durch die Gefahrstoffverordnung*.

**Arboviren:** Kurzbez. für (engl.) *__ar__thropode-__bo__rne viruses;* Viren, die vorwiegend durch Biss od. Stich blutsaugender Arthropoden* (z. T. auch hämatogen) auf Wirbeltiere übertragen werden; unterlaufen sowohl in den Epithelzellen des Darms od. den Speicheldrüsen der Insekten u. Spinnentiere als auch in Säugetierzellen einen produktiven Infektionszyklus; ca. 400 (80 humanpathogene) A. sind bekannt; virolog. uneinheitlich; **Klassifikation:** Genus Alphavirus der Togaviridae (früher A. der Gruppe A; z. B. Sindbis-Virus, Ross-River-Virus), Genus Flavivirus der Flaviviridae (früher Arboviren der Gruppe B, z. B. Gelbfieber-Virus, Dengue-Virus, FSME-Virus), Genus Coltivirus der Reoviridae (Colorado-tick-fever-Virus) u. Genera Bunya-, Nairo- u. Phlebovirus der Bunyaviridae (z. B. CCHF-Virus). I. w. S. werden auch (nicht durch Arthropoden übertragene) Viren der Arenaviridae, Filoviridae u. Rhabdoviridae als A. bezeichnet. **Vork.:** v. a. Subtropen u. Tropen, auch Steppen u. Savannengebiete; Vögel sind häufig natürl. Wirte u. tragen zur weltweiten Verbreitung bei.

**Arbuse:** s. Citrullus vulgaris.

**Arbutin:** Arbutinum; Ursin; Hydrochinon-$\beta$-D-glucosid; $C_{12}H_{16}O_7$; $M_r$ 272.3; Schmp. 200 °C bzw. 165 °C (polymorph); $[\alpha]_D^{25\,°C}$ −64° (c = 3); weiße, geruchlose, seidig glänzende Nadeln von bitterem Geschmack; hygroskop.; lösl. in 8 T. kaltem u. 1 T. siedendem Wasser, in 16 T. Ethanol; A. wird im Körper in Glucose u. Hydrochinon gespalten; **Vork.:** Glucosid aus den Blättern von Arctostaphylos* uva-ursi, anderen Ericaceae, ferner in Birnen (Pyrus* communis), Chimaphila* umbellata u. Bodanwurzel (s. Bergenia crassifolia); häufig zus. mit Methylarbutin.

**Arbutinum:** s. Arbutin.

**Arbutus uva-ursi:** s. Arctostaphylos uva-ursi.

**Archangelica officinalis:** s. Angelica archangelica.

**Archegoniatae:** (bot.) Pflanzen, die ein Archegonium* ausbilden (Moose u. Farne).

**Archegonium:** (bot.) mehrzelliger Behälter von Moosen u. Farnen, der die weibl. Geschlechtszellen, die Eizellen, einschließt; vgl. Oogonium.

**Arctium-Arten:** Kletten-Arten; Arten der Gattung Arctium (Klette); Fam. Asteraceae (Compositae); A. lappa L. (Lappa major), Große Klette; A. minus (Lappa minor), Kleine Klette; A. tomentosum Mill. (Lappa tomentosa (Mill.) Lam.), Spinnweb- od. Filzklette; Europa, Nordasien, Nordamerika; sie sind Stpfl. von **Bardanae radix:** Radix bardanae; Klettenwurzel, Klettendistelwurzel; bis zu 30 cm lange, zylindr., fingerdicke, etwas gedrehte, schwärzl. braune od. graubraune Pfahlwurzel von süßl.-schleimigem Geschmack; **Off.:** DAC; **Inhaltsst.:** Inulin (A. lappa 45–70 %, A. minus bis 27 %, A. tomentosum bis 19 %) sowie u. a. Säuren, Phytosterole, Gerbstoffe, Zucker; in A. lappa etwas äther. Öl; **Anw.:** (volkstüml.) z. B. als Blutreinigungsmittel; äußerl. in Form eines öligen Auszugs (Klettenwurzelöl) als Haarwuchsmittel; laut DAC sollten nur dem Verbrauch entspr. Mengen vorrätig gehalten werden. **Hom.:** Arctium lappa: frische Wurzel; verordnet z. B. bei Akne, chron. Ekzemen, Gebärmuttersenkung.

**Arctostaphylos uva-ursi** (L.) Sprengel: Arbutus uva-ursi L.; Bärentraube, Achelkraut; Fam. Ericaceae; Alpen, Heide- u. Gebirgsgegenden des nördl. Europas, Spaniens, Asiens, Amerikas; Stpfl. von **Uvae ursi folium:** Folia Uvae ursi, Folia Arctostaphyli; Bärentraubenblätter; ganze od. geschnittene, getrocknete Laubblätter; **Off.:** Ph.Eur.6; Monographie: WHO, ESCOP, Kommission E; **Inhaltsst.:** 6–17 % Arbutin*, Methylarbutin (Gehalt sehr schwankend), 15–20 % Gerbstoffe (Gallotannine, Ellagtannine), 1–2 % Flavonglykoside (Hyperosid, Isoquercitrin), ca. 0.5 % Triterpene wie die Ursolsäure (Strukturformel: s. Saponine, Tab. 1) u. Uvaol (der der Ursolsäure entspr. Alkohol); **Gehalt:** nach Ph.Eur.6 mind. 7.0 % wasserfreies Arbutin (bezogen auf das Trockengewicht); **Wirk.:** antibakteriell, adstringierend; **Zuber.:** Spec. urologi-

A

cae; **Anw.:** (med.) bei entzündl. Erkrankungen der ableitenden Harnwege; zur unterstützenden Ther. von Harnblasen- u. Nierenbeckenkatarrh; Bärentraubenblätter fein geschnitten od. grob gepulvert abgeben; wirksam jedoch nur in alkal. (ammoniakal.) Harn, nicht bei akutem Harnblasenkatarrh, nicht zus. mit Mitteln verwenden, die sauren Harn bilden, evtl. Harn durch Einnehmen von Natriumhydrogencarbonat (od. durch Bevorzugung pflanzl. Nahrung) alkalisieren; Anw. am besten als Mazerat (ca. 1 TL auf 1 Tasse Wasser), da hierbei weniger (unerwünschte) Gerbstoffe in den Auszug übergehen; als Ersatz dient Vitis idaeae folium (s. Vaccinium vitis-idaea ); **UAW:** Harn färbt sich olivgrün bis braun (belanglos); bei empfindl. Magen Übelkeit (wegen der Gerbstoffe); bei Überdosierung od. zu langer Anw. auch Hydrochinon-Intoxikation möglich. **Hom.:** Arctostaphylos uva-ursi (HAB), Uva ursi: frische Blätter (u. junge Zweigspitzen); verordnet z. B. bei Nieren- u. Harnblasenerkrankungen.

**area under the curve:** s. AUC.

**Areca catechu** L.: Betelnußpalme; Fam. Arecaceae (Palmae); trop. Asien; 10–20 m hohe Fächerpalme; Frucht bis eigroß, lebhaft rot; einsamige Beere mit faserigem Fruchtfleisch; Samen mit Ruminationsgewebe*. Stpfl. von **Semen Arecae:** Arecasamen, Arecanuß, Betelnuß, Bandwurmnuß, fälschl. Nuces Arecae; **Inhaltsst.:** 0.1–0.4 % Arecolin* u. Arecaidin, Arecain u. a. Alkaloide, die an Catechingerbstoffe (15–25 %, mit Arecarot) gebunden sind; 14–18 % fettes Öl, Aminosäuren, Zucker, äther. Öl; **Toxikol.:** LD 8–10 g; **Anw.:** früher als Wurmmittel in der Veterinärmedizin; dient zus. mit Betelblatt u. Kalk als Genussmittel (Betelbissen; s. Piper betle).

**Arecaceae:** Palmae; Palmen; Fam. der Ordnung Arecales (Palmales), ca. 3500 Arten; monokotyle Holzpflanzen mit primärem Dickenwachstum; **Merkmale: 1.** (biol.) meist schopfig gehäuft stehende, fächerartige Blätter am Ende der unverzweigten Stämme; **2.** (chem.) Polyphenole, fettes Öl (in Früchten u. Samen), charakterisiert durch kurzkettige Fettsäuren, Stärke im Mark der Stämme, Wachs (auf Blättern); **Gattungen:** u. a. Areca, Cocos, Copernicia, Daemonorops, Elaeis, Metroxylon, Phoenix, Serenoa.

**Arecaidin:** s. Arecolin (Abb. dort).

**Arecanuß:** s. Areca catechu (Semen Arecae).

**Arecasamen:** s. Areca catechu (Semen Arecae).

**Arecolin:** Alkaloid aus dem Samen von Areca* catechu (s. Abb.); **Wirk.:** Parasympathomimetikum*; erzeugt vermehrte Sekretion der Bronchial-, Darm- u. bes. der Speicheldrüsen; zentral stimulierend, bewirkt Bradykardie; anthelmithisch; die frühere med. Anw. ist obsolet. Vgl. Piper betle (Betelbissen).

**Arecolinhydrobromid:** Arecolinum hydrobromicum; $C_8H_{13}NO_2 \cdot HBr$, $M_r$ 236.12; Schmp. 170–171 °C; weiße Kristallnadeln; leicht lösl. in Wasser u. Ethanol, wenig lösl. in Ether u. Chloroform; Areca-Alkaloid (s. Arecolin; Areca catechu); nicht mehr im Handel befindl. Parasympathomimetikum* u. Anthelminthikum*.

**ARE-Methode:** Kurzbez. für **A**mount **R**emaining to be **E**xcreted-Methode; Verfahren zur Ermittlung der Eliminationsgeschwindigkeitskonstanten aus kumulativen Harnausscheidungskurven*.

**Arenaria rubra:** s. Spergularia rubra.

**Arenium-Ion:** s. Substitution, elektrophile.

**ARfD-Wert:** Kurzbez. für **a**kute **R**e**f**erenz**d**osis-Wert; von der WHO eingeführter Expositionsgrenzwert für diejenige Menge eines Stoffes pro kg KG, die über die Nahrung innerhalb eines Tages od. mit einer Mahlzeit aufgenommen werden kann, ohne dass daraus ein erkennbares Gesundheitsrisiko resultiert; wie der ADI*-Wert wichtig für die Bewertung der Toxizität von Pflanzenschutzmitteln*; wird i. d. R. aus dem NOEL*-Wert unter Einrechnung eines Sicherheitsfaktors abgeleitet u. nur für Stoffe festgelegt, welche die Gesundheit schon bei einmaliger Exposition schädigen.

**Arg:** Abk. für **Arg**inin*.

**Arganiaöl:** s. Argania sideroxylon (Oleum Arganiae).

**Argania sideroxylon** Roem. et Schult.: Eisenholzbaum; Fam. Sapotaceae; Marokko; Stpfl. von **Oleum Arganiae:** Eisenholzsamenöl, Arganiaöl; das fette Öl der Samen (60 %); **Anw.:** Ersatz für Olivenöl.

**Argatroban** (INN): (2*R*, 4*R*)-4-Methyl-1-[$N^2$-(3-methyl-1,2,3,4-tetrahydro-8-chinolinsulfonyl)-L-arginyl]-2-piperidincarbonsäure; CAS-Nr. 74863-84-6; $C_{23}H_{36}N_6O_5S$, Strukturformel: s. Abb.; $M_r$ 508.6; Schmp. 188–191 °C; logP 2.1 ± 0.8 (berechnet); niedermolekulares synthet. Antikoagulans*; synthet. Thrombin*-Inhibitor; **Wirk.:** schnell einsetzende reversible Hemmung von Thrombin*; **Ind.:** parenterale antithrombot. Ther. bei Heparin-induzierter Thrombozytopenie Typ II; **Kontraind.:** schwere Leberinsuffizienz; **WW:** mit Thrombozytenaggregations-Hemmern, Thrombolytika u. anderen Antikoagulanzien erhöhte Blutungsgefahr; **UAW:** Blutungen, Anämie, Übelkeit; **Dos.:** Initialdosis i. v. 2 µg/kg KG/min.

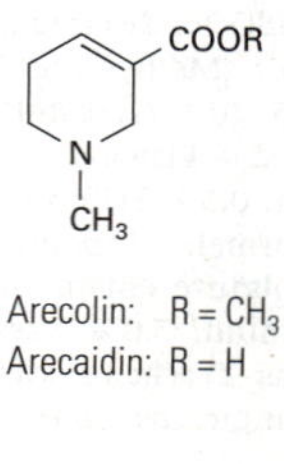


**Arecolin**

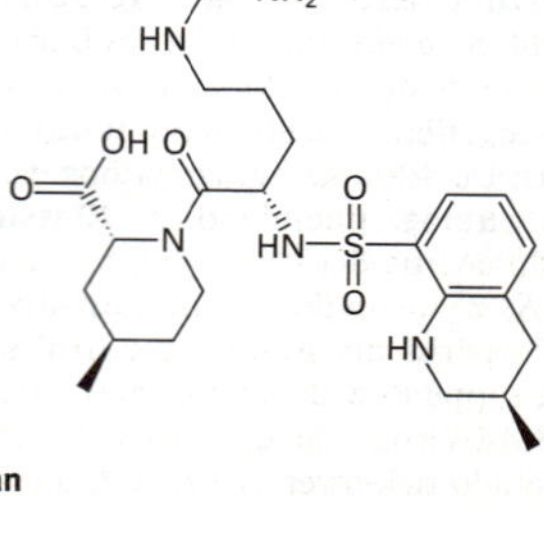


**Argatroban**

A

**Argentan:** s. Alfenide.
**Argenti albuminoacetylotannas:** s. Silbereiweiß-Acetyltannat.
**Argenti nitras:** s. Silber(I)-nitrat.
**Argenti proteinati rhinoguttae 5.0 per centum:** s. Rhinoguttae.
**Argentit:** Silberglanz; natürl. vorkommendes Mineral mit mind. 95 % Silber(I)-sulfid; Härte 2–2.5 der Härteskala*; **Anw.:** Silbergewinnung. **Hom.:** Argentit (HAB): dunkelgraues Pulver; verordnet z. B. bei Magen-Darm-Entzündungen.
**Argentometrie:** Verfahren der Maßanalyse* (Fällungstitration), bei dem mit $AgNO_3$-Maßlösung titriert wird; **Prinzip:** $Ag^+$-Ionen bilden mit den zu bestimmenden Anionen ($Cl^-$, $Br^-$, $I^-$) einen schwer lösl. Niederschlag (AgCl, AgBr, AgI). Je nach Durchführung u. Endpunkterkennung (s. Titrationsgrad) Unterscheidung zw. Bestimmungen nach Gay-Lussac, Volhard (Rücktitration mit Ammoniumthiocyanat), Mohr (direkt mit Kaliumchromat), Fajans (mit Adsorptionsindikatoren wie Eosin* oder Fluorescein*) u. Liebig.
**Argentum:** s. Silber.
**Argentum aceticum:** s. Silber(I)-acetat.
**Argentum albumino-acetylotannicum:** s. Silbereiweiß-Acetyltannat.
**Argentum bifluoratum:** s. Silber(II)-fluorid.
**Argentum bromatum:** s. Silber(I)-bromid.
**Argentum chloratum:** s. Silber(I)-chlorid.
**Argentum citricum:** s. Silbercitrat.
**Argentum colloidale:** s. Silber; Silber, kolloides.
**Argentum cyanatum:** s. Silber(I)-cyanid.
**Argentum diacetylotannicum proteinicum:** s. Silbereiweiß-Acetyltannat.
**Argentum fluoratum:** s. Silber(I)-fluorid.
**Argentum iodatum:** s. Silber(I)-iodid.
**Argentum iodicum:** s. Silberiodat.
**Argentum lacticum:** s. Silberlactat.
**Argentum metallicum:** s. Silber.
**Argentum nitricum:** s. Silber(I)-nitrat.
**Argentum nitricum cum Kalio nitrico:** s. Silber(I)-nitrat, salpeterhaltiges.
**Argentum oxydatum:** s. Silber(I)-oxid.
**Argentum perchloricum:** s. Silberperchlorat.
**Argentum proteinicum:** s. Silberproteinat.
**Argentum sulfophenolicum:** s. Silberphenolsulfonat.
**Argentum vivum:** s. Quecksilber.
**Argilla alba:** s. Ton, weißer.
**Argilla rubra:** s. Ton, roter.
**Arginase:** Desaminase*, die im letzten Schritt des Harnstoffzyklus* Arginin* in Harnstoff* u. Ornithin* zerlegt; besitzt außerdem antiinflammator. Potenz durch Kompetition mit der induzierbaren NO-Synthase (s. EDRF) um das gemeinsame Substrat Arginin; **Vork.:** hauptsächl. in Leber, Nieren, Thymus.
**Arginin** (INN): Abk. Arg, R; Argininum Ph.Eur.; $\alpha$-Amino-$\delta$-guanidinovaleriansäure; CAS-Nr. 74-79-3; $C_6H_{14}N_4O_2$, Strukturformel: s. Aminosäuren (Abb. dort); $M_r$ 174.2; Schmp. 238 °C; leicht lösl. in Wasser; die am stärksten basische Aminosäure; **Vork.:** L-Arg ist bes. reichl. in Protaminen* u. Histonen enthalten. Außerdem kommt es in vielen Pflanzen in freier Form in hoher Konz. vor, z. B. in Rotalgen, Kürbisgewächsen u. Coniferopsida, wo es eine Rolle als Stickstoff-Transportform spielt. Arg ist eine glucoplast. u. halbessentielle Aminosäure, d. h. für den erwachsenen Menschen ist sie nicht essentiell. Arg ist ein wichtiges Glied des Harnstoffzyklus* u. wird dort aus Carbamylphosphat, L-Ornithin u. der $\alpha$-Aminogruppe von L-Asparaginsäure synthetisiert. **Anw.:** (med.) in Infusionslösungen; L-Argininaspartat (Arginini aspartas Ph.Eur.) als Lebertherapeutikum. **Argininhydrochlorid:** Arginini hydrochloridum Ph.Eur.; CAS-Nr. 1119-34-2; $C_6H_{15}ClN_4$; $M_r$ 210.7; leicht lösl. in Wasser; **Anw.:** (med.) Best. von Infusionslösungen, 21 %ige Lsg. bei nicht respirator. Alkalose.
**Argipressin** (INN): 8-Arginin-Vasopressin; CAS-Nr. 113-79-1; $C_{46}H_{65}N_{15}O_{12}S_2$; $M_r$ 1084.23; synthet. ADH-Analogon*; nicht mehr zugelassener Vasokonstriktor; früher notfallmedizin. angewendet bei Herz-Kreislaufstillstand (Erwachsene), speziell bei therapieresistentem Kammerflimmern, sowie bei Diabetes insipidus.
**Argon:** Symbol Ar; CAS-Nr. 7440-37-1; $A_r$ 39.948; OZ 18; Schmp. −189.4 °C; Sdp. −185.87 °C; Edelgas*; lösl. in 25 T. Wasser; **Vork.:** in der Luft 0.9325 % (V/V); ferner in Erdgasen; **Gew.:** Destillation flüssiger Luft; **Anw.:** (techn.) inertes Schutzgas z. B. beim Schweißen u. in Glühlampen, Gasentladungsröhren; Argonlaser.
**Argyrie:** Argyrose; Ablagerung von Silbersalzen in Haut, Schleimhaut, Fingernägeln (nicht Zehennägeln) u. versch. Organen (z. B. Niere); irreversible schiefergraue Verfärbung v. a. nach Anw. silberhaltiger Arzneimittel; lokale A. u. a. durch Schmuck, nach Akupunktur.
**Argyrodit:** s. Germanium.
**Ariboflavinose:** s. Vitamin B (Vitamin $B_2$).
**Arillus:** Samenmantel; (bot.) fleischige Wucherung des Samenanlagestieles (s. Funiculus) nach der Befruchtung, z. B. bei Taxus baccata, Myristica fragrans.
**Arillus Myristicae:** s. Myristica fragrans (Macis).
**Arine:** instabile, besonders reaktionsfähige Derivate aromat. Verb., die durch Abspaltung zweier benachbarter H-Atome entstehen u. daher eine Dreifachbindung enthalten.
**Arion empiricorum** Férussac: Nacktschnecke, Waldschnecke, Wegschnecke; Artenkomplex der Großen Wegschnecke, Fam. Arionidae; man unterscheidet eine braune bis schwarze Variante, Arion ater (Braune Wegschnecke, Schwarze Wegschnecke; kältere Gebiete), u. eine rote Variante, Arion rufus (Rote Wegschnecke; wärmere Gebiete); **Inhaltsst.:** Proteasen, Lipasen, Amylasen; **Anw.:** (volkstüml.) bei Bronchialerkrankungen in Form von Schneckensirup (Sirupus limax). **Hom.:** Limax ater: Tct. wird mit 90 %igem Ethanol aus dem mit 90 %igem Ethanol getöteten u. zerquetschten Tier bereitet.
**Aripiprazol** (INN): 7-{4-[4-(2,3-Dichlorphenyl)-1-piperazinyl]butoxy}-3,4-dihydro-2(1*H*)-Quinolinon; CAS-Nr. 129722-12-9; $C_{23}H_{27}Cl_2N_3O_2$, Strukturformel: s. Abb.; $M_r$ 448.39; Schmp. 139–139.5 °C; atyp. Neuroleptikum*; **Wirk.:** partieller Agonist an $D_2$- u. Serotonin-$5HT_{1A}$-Rezeptoren; Antagonist an $5\text{-}HT_{2A}$-Rezeptoren; **Ind.:** Schizophrenie u. Manie, Prävention manischer Episoden; **Kontra-**

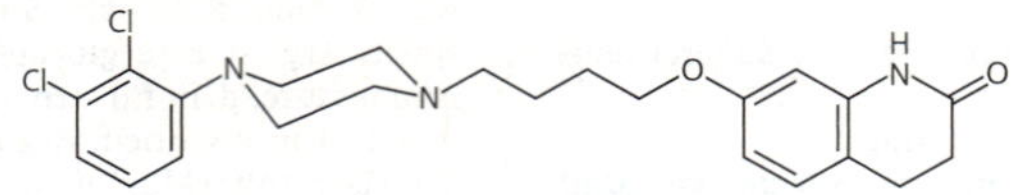


**Aripiprazol**

**ind.:** Anw. bei Kindern u. Jugendl. sowie älteren Patienten >65 Jahre (keine Erfahrung); Krampfanfälle in der Anamnese od. Zustände, die mit Krampfanfällen in Zusammenhang stehen, kardio- od. zerebrovaskuläre Erkrankungen u. Bedingungen für Hypo- od. Hypertonie, QT-Zeit-Verlängerung in der Familienanamnese, Risiko für Aspirationspneumonie; **UAW:** Benommenheit, Schläfrigkeit, Akathisie, Tremor, verschwommenes Sehen, Kopfschmerz, gastrointestinale Symptome. **Hinweis:** vorsichtige Dos. bei schwerer Leberinsuffizienz.

**Arisaema atrorubens:** s. Arisaema triphyllum.

**Arisaema dracontium** (L.) Schott: Arum dracontium; Grüne Drachenwurz; Fam. Araceae; Nordamerika. **Hom.:** Arum dracontium: frische, vor der Blüte gesammelte Rhizome; verordnet z. B. bei Halsentzündung, Krupp.

**Arisaema triphyllum** (L.) Torr.: A. atrorubens (Ait.) Bl., Arum triphyllum; Zehrwurzel; Fam. Araceae; heim. in China, kultiviert in Nord- u. Südamerika. **Hom.:** Arisaema triphyllum (HAB), Arum triphyllum: frischer, vor Entwicklung der Blätter gesammelter Wurzelstock; verordnet z. B. bei Mundschleimhautentzündung, Heiserkeit, Schnupfen.

**Arishta:** im Ayurveda* Bez. für ein fermentiertes Pflanzenpräparat, das aus Abkochungen* von Pflanzenteilen od. ganzen Pflanzen (Kashayas*) gewonnen wird (zu unterscheiden von Asava: Fermentierprodukt aus Frischpflanzenextrakt); enthält selbstgenerierten Alkohol, Honig, Zucker od. Jaggery (Rohzuckerprodukt); **Anw.:** (Asavas u. Arishthas) v. a. als Sedativa u. Tonika für das Nervensystem, bei Appetitschwäche u. a. Magen-Darm-Störungen, chron. Atemwegserkrankungen, Hautkrankheiten u. gynäkolog. Beschwerden; **Kontraind.:** (Asavas u. Arishthas) wegen des Alkohol- u. Zuckergehalts nicht geeignet bei Hyperacidität des Magens, gastrointestinaler Refluxkrankheit, gastroduodenalem Ulkus u. Diabetes mellitus.

**Aristolochia clematitis** L.: Osterluzei, Biberwurzel; Fam. Aristolochiaceae; Europa; Stpfl. von **Radix Aristolochiae (vulgaris):** Rhizoma Aristolochiae (vulgaris), Rhizoma Clematitidis; Biberwurzel, Osterluzeiwurzel; **Inhaltsst.:** Aristolochiasäuren*, äther. Öl, Harze, Zucker, Stärke, Phenole; **Herba Aristolochiae:** Herba Clematitis; Osterluzeikraut; **Inhaltsst.:** wie Radix Aristolochiae; **Anw.:** (med.) obsolet; früher äußerl. als Wundheilmittel, innerl. als Emmenagogum sowie bei Erkrankungen des rheumat. Formenkreises u. Gicht, als unspezif. Immunstimulans; seit 1981 nicht mehr im Handel; wegen Kanzerogenität der Aristolochiasäure(n) dürfen Zuber. mit Aristolochia-Arten nicht mehr verwendet werden. **Hom.:** Aristolochia clematitis (HAB): frisches Kraut, darf in der Hom. erst ab D6 angewandt werden; verordnet z. B. bei Akne, klimakter. Beschwerden, Dysmenorrhö, Frostschäden; in Salben zur Wundheilung.

**Aristolochia rotunda** L.: Fam. Aristolochiaceae; Südeuropa; Stpfl. von **Radix Aristolochiae rotundae:** runde Osterluzeiwurzel; **Inhaltsst.** u. **Anw.:** s. Aristolochia clematitis.

**Aristolochiasäure:** Aristolochiasäure I; 3,4-Methylen-8-methoxy-10-nitro-1-phenanthren-carbonsäure; CAS-Nr. 313-67-7; $C_{17}H_{11}NO_7$; $M_r$ 341.29; gelbe Kristalle, sehr schwer lösl. in Wasser (s. Abb.); neben A. I findet man in Aristolochia-Arten noch andere ähnl. aromat. Nitroverbindungen, die biosynthet. aus Isochinolinalkaloiden (Norlaudanosolin-Typ) gebildet werden. Die frühere med. Anw. bei chron. Eiterungen, Furunkulose u. Fisteln ist aufgrund der Kanzerogenität von A. obsolet.

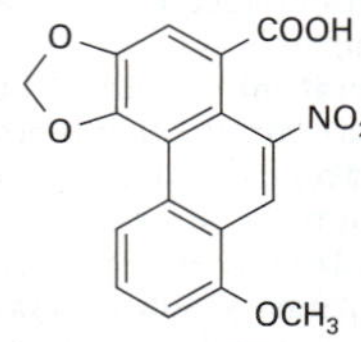


**Aristolochiasäure**

**Aristolochia serpentaria** L.: Fam. Aristolochiaceae; Nordamerika; Stpfl. von **Radix Serpentariae:** Virginische Schlangenwurzel; **Inhaltsst.:** Aristolochiasäure*, äther. Öl mit Borneol u. a. (s. Aristolochia clematitis); **Anw.:** (volkstüml.) bei den Indianern Nordamerikas innerl. gegen Schlangenbisse.

**Arka:** im Ayurveda* Bez. für ein Destillat von Pflanzenstoffen (selten auch tier. Stoffen), das in Wasser gelöst wurde; **Anw.:** Hauptanwendungsbereich: Funktionsstörungen der Verdauungsorgane wie Verdauungsschwäche, Inappetenz, Dyspepsie, Geschmackverlust, Meteorismus, Koliken.

**Arlacel®:** s. Sorbitanfettsäureester.

**Armoracia lapathifolia:** s. Armoracia rusticana.

**Armoracia rusticana** P. Gärtn., B. Mey. et Scherb.: A. lapathifolia Gilib., Cochlearia armoracia L., Nasturtium armoracia; Meerrettich; Fam. Brassicaceae (Cruciferae); Europa, in Deutschland kultiviert; Stpfl. von **Radix Armoraciae:** Pfefferwurzel, Krenwurzel, Kren; **Inhaltsst.:** die Glucosinolate Gluconasturtiin u. Sinigrin, die mit gleichfalls vorhandenem Enzym (Myrosinase) 0.05–0.2 % Senföl (Phenylethylsenföl u. Allylsenföl) liefern (antibakteriell wirkend); ferner Asparagin, Glutamin, Arginin; **Wirk.:** antimikrobiell, spasmolytisch, hyperämisierend; **Anw.:** (med.) innerl. bei Katarrhen der Atemwege, bei Infektionen der ableitenden Harnwege; äußerl. frisch zerrieben als Breiumschlag bei Katarrhen der Atemwege, Erkrankungen des rheumat. Formenkreises, Muskelschmerzen (da hyperämisierend); **Dos.:** ca. 20 g/d (frische Wurzel); nicht bei Kleinkindern anwen-

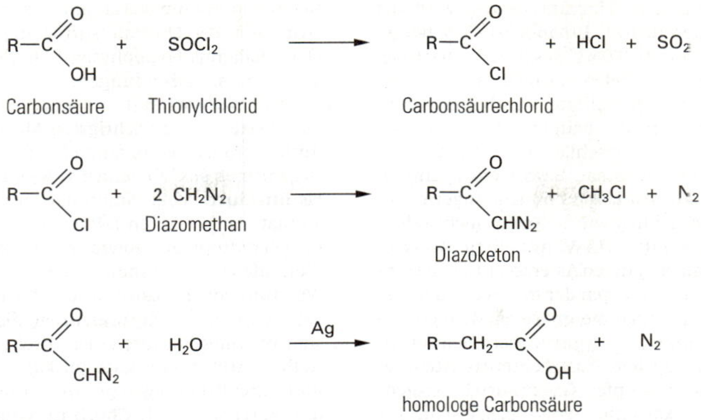


**Arndt-Eistert-Synthese**

den; in Form von Arzneispezialitäten, die z. T. die stabilisierten Glucosinolate noch enthalten (vgl. Tropaeolum majus, Kapuzinerkresse); Senföl wird erst nach Applikation am Wirkungsort freigesetzt. **Oleum Armoraciae:** Meerrettichöl; aus den Wurzeln durch Destillation gewonnenes äther. Öl; **Best.:** ca. 85 % Allylsenföl u. ca. 15 % Phenylethylsenföl; **Anw.:** (med.) wie Radix Armoraciae. **Hom.:** Armoracia rusticana: frischer Wurzelstock.

**Armpalisaden:** (bot.) Palisadenzellen mit einspringenden Membranfalten, z. B. im Blatt von Adonis* vernalis.

**Arndt-Eistert-Synthese:** Verfahren zur Kettenverlängerung von Carbonsäuren* unter Bildung ihrer höheren Homologen; die Umsetzung einer Carbonsäure mit Thionylchlorid* führt zu einem Carbonsäurechlorid, das mit Diazomethan zu einem Diazoketon weiterreagiert u. mit Wasser unter Umlagerung die homologe Carbonsäure liefert (s. Abb.).

**Arndt-Schulz-Gesetz** (Rudolf A., Psychiater, 1835–1900; Hugo Sch., Pharmakologe, 1853–1932, Greifswald): biol. Grundgesetz, das die Basis der Regulationstherapie bildet u. aussagt, dass schwache Reize die Lebenstätigkeit anregen, mittelstarke sie fördern, starke sie hemmen u. stärkste sie aufheben.

**Arnica chamissonis Lessing:** Wiesenarnika, Chamisso-Arnika; Fam. Asteraceae (Compositae); heim. in Nordamerika, kultiviert in Europa; im Ggs. zu Arnica* montana Anbau leicht möglich; zahlreiche Unterarten, z. B. ssp. chamissonis Maguire u. ssp. foliosa (Nutt.) Maguire (DAB), die sich in ihren Inhaltsst. unterscheiden; Wiesenarnika (A. chamissonis) ist keine Stpfl. der Arnikablüten (Arnicae flos; s. Arnica montana). Die Blüten von A. c. enthalten in der Regel weniger äther. Öl als die von Arnica montana; sie unterscheiden sich auch in der Zusammensetzung hinsichtl. der Sesquiterpenlactone u. der Flavonoide (ca. 0.5 %), da kaum Astragalin vorhanden ist. Hauptbestandteil des äther. Öles sind 40–46 % Isobuttersäurethymylester.

**Arnicae flos:** s. Arnica montana.

**Arnicae tinctura:** s. Tinctura Arnicae.

**Arnica montana L.:** Arnika, Wohlverleih, Wolferlei, Bergwohlverleih, Johannisblume; Fam. Asteraceae (Compositae); Mittel- u. Südeuropa, Norditalien, Balkan, Russland, Mittelasien, in Wiesen, Mooren, Heiden, Kalk meidend, bis 2800 m; durch Düngung u. Aufforstung rasch zurückgehend; die Blütenköpfchen sind nicht selten mit den schwarzen od. weißen Larven spezif. Schädlinge (Trypeta arnicivora, Tephritis arnicae, Bohrfliegen) befallen. Stpfl. von **Arnicae flos:** Flores Arnicae; Arnikablüten, Fallkrautblüten, Engelblumen, Wohlverleihblüten; getrocknete, ganze od. teilweise zerfallene Blütenstände (Flores Arnicae cum calycibus; richtig: Flores Arnicae cum receptaculis); **Off.:** Ph.Eur.6, ÖAB, Ph.Helv.; Monographie: ESCOP, WHO, Kommission E; **Inhaltsst.:** 0.04–0.4 % äther. Öl von butterartiger Konsistenz, bestehend aus ca. 50 % versch. Fettsäuren ($C_6$ bis $C_{18}$), 12 % Terpenkohlenwasserstoffen (z. B. Azulen), Paraffinen, Thymol u. versch. Thymolderivaten; ca. 0.2–0.7 % bitter schmeckende Sesquiterpenlactone* (nach Ph.Eur.6 mind. 0.4 % Gesamtsesquiterpenlactone, berechnet als Dihydrohelenalintiglat) mit Azulengerüst (Pseudoguaianolide) als herz- u. kreislaufwirksame Substanzen (Helenalin u. 11,13-Dihydrohelenalin, s. Abb., sowie deren Ester mit niederen Fettsäuren, Arnifoline u. a.), auch für Kontaktallergien verantwortl.; ca. 0.5 % Flavonoide wie Astragalin, Isoquercitrin u. a.; Polyine, Cumarine, Kaffeesäure, Phytomelane u. Triterpene (Arnidiol u. Faradiol); **Wirk.:** antimikrobiell u. antiphlogist. (Sesquiterpene); **Zu-**

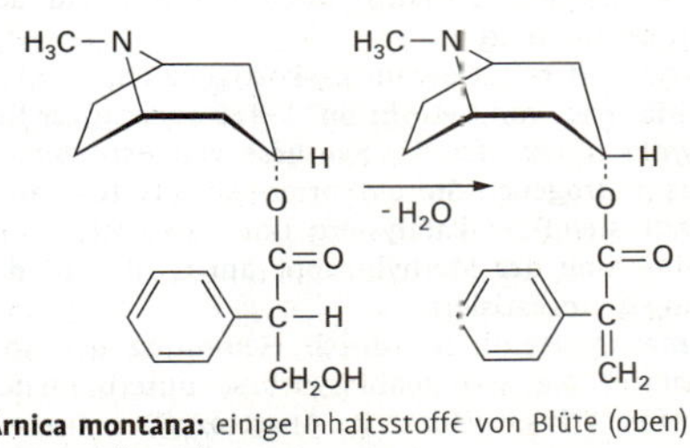

**Arnica montana:** einige Inhaltsstoffe von Blüte (oben) u. Wurzel (unten)

ber.: Arnikatinktur (s. Tinctura arnicae) wird aus 1 T. Arnikablüten u. 10 T. Ethanol 60–70 % hergestellt; enthält mind. 0.04 % Sesquiterpenlactone, berechnet als Dihydrohelenalintiglat; Arnika ist in zahlreichen Arzneispezialitäten enthalten. **Off.:** Ph.Eur.6; **Anw.:** (med.) hauptsächl. äußerl. als Wundheilmittel, zu Umschlägen bei Quetschungen, Blutergüssen, rheumat. Beschwerden; innerl. dürfen Zuber. aus Arnikablüten nicht angewendet werden; missbräuchlich wurde Arnica nicht selten als Abortivum benutzt; **UAW:** mit allerg. Reaktionen (wie gegenüber anderen Asteraceen) ist zu rechnen; bisweilen treten wegen der tox. Wirk. der Sesquiterpene nach Einnahme größerer Mengen unverdünnter Tinktur Vergiftungserscheinungen auf: Übelkeit, Erbrechen, Gastroenteritis, Atem- u. Herzstörungen, Krämpfe; Gegenmittel: Magenspülung, salin. Laxanzien, Tierkohle, Kreislaufmittel; **Radix Arnicae:** Rhizoma Arnicae; Arnikawurzel; aus Rhizom u. Wurzel bestehend; **Off.:** ÖAB; **Inhaltsst.:** 2.7–6.3 % äther. Öl im Rhizom u. 1.8–3.7 % in der Wurzel; wesentl. versch. von dem äther. Öl der Blüte, rettichartig riechend, scharf schmeckend; es enthält hauptsächl. Thymolderivate wie 4-Hydroxythymoldimethylether (Thymolhydrochinondimethylether; s. Abb.), ferner Isobuttersäurephlorylester, *m*-Phlorolmethylether, ungesättigte Kohlenwasserstoffe, eine *S*-haltige Substanz; **Anw.:** (volkstüml.) wie Arnikablüten; als Verfälschung bzw. Ersatz (v. a. der Blüten) sind zu nennen: Heterotheca* inuloides u. (z. T.) Arnica* chamissonis (ssp. chamissonis). **Hom.:** **1.** Arnica montana (HAB): getrockneter, gepulverter Wurzelstock mit Wurzeln, Konstitutionsmittel; verordnet z. B. bei Verletzungen (Verstauchung, Bluterguss), Arteriosklerose, Hypertonie, Furunkulose, Blutungsneigung; **2.** Arnica ad usum externum: frische, blühende Pflanze; als Arnica-Extern (1 : 5) u. als Salbe; verordnet z. B. bei Verletzungen, Blutergüssen; **3.** Arnica montana e floribus H 10 % (HAB): getrocknete Blütenstände; **4.** Arnica montana e planta toto (HAB): ganze, frische, blühende Pflanze.

**Arnika:** s. Arnica montana.

**Arnikablüten:** s. Arnica montana (Arnicae flos).

**Arnika, Mexikanische:** s. Heterotheca inuloides.

**Arnikatinktur:** s. Tinctura Arnicae.

**Arning-Lösung:** s. Solutio Arning.

**Arning solutio:** s. Solutio Arning.

**Arning-Tinktur:** s. Tinctura Arning.

**Arnold-Base:** Tetramethylbase; 4,4′-Methylenbis(*N*,*N*-dimethylanilin); Substanz zum Nachw. von Ozon* (Violettfärbung).

**Aroidin:** s. Aroin.

**Aroin:** Aronin, Aroidin; flüchtiges Alkaloid aus Arum* maculatum.

**Aromastoffe:** s. Geschmackskorrigenzien.

**Aromatase:** von Cytochrom*-P-450 abhängiger Enzymkomplex, der die Synthese von Estrogenen* aus androgenen Steroidhormonen* (Testosteron*, Androstendion) katalysiert; unter oxidativer Eliminierung der Methylgruppe am C-10 wird der Ring A aromatisiert.

**Aromatase-Hemmer:** durch Hemmung der Aromatase* die Estrogenbiosynthese unterbindende Stoffe. **Wirkstoffe:** z. B. Anastrozol*, Letrozol*, Exemestan*; **Ind.:** als Zytostatikum* bei metastasierendem Mammakarzinom u. zur Anregung der Ovulation bei Ovarialinsuffizienz, aber intakter Hypothalamus-Hypophysen-Funktion.

**Aromaten:** s. Verbindungen, aromatische.

**Aromatenbiosynthese:** Aromatisierung* durch biol. Systeme; die wichtigsten Mechanismen zum Aufbau aromat. Verb. durch Bakt., Pilze u. pflanzl. Organismen sind folgende: **1. Shikimisäure-Chorisminsäure-Weg:** Shikimiatweg; Synthese der aromat. Aminosäuren L-Phenylalanin*, L-Tyrosin* u. L-Tryptophan* sowie *p*-Hydroxybenzoesäure (Vorstufe von Ubichinonen*), *p*-Aminobenzoesäure (Vorstufe von Folsäure) u. der Phenylpropanderivate* ($C_6C_3$); Durchgangsstufen dieser Aromaten sind die Shikimisäure (auch direkte Vorstufe von Gallussäure* u. Protocatechusäure*) u. die Chorisminsäure; Reaktionsfolge zur Bildung von Chorisminsäure: s. Abb. 1; Chorisminsäure ist der erste Verzweigungspunkt in der Biosynthese der entspr. Aromaten: ein Weg führt über Anthranilsäure (*o*-Aminobenzoesäure*) zu L-Tryptophan, der andere zur (instabilen) Prephensäure*; aus dieser kann L-Phenylalanin od. L-Tyrosin gebildet werden (s. Abb. 2). Die Regulation erfolgt durch Feedback*- u. Repressionsmechanismen, die von Species zu Species variieren. Isoenzyme* wirken sowohl beim ersten Schritt der Synthese der 3 aromat. Aminosäuren als auch bei der Umwandlung von Chorisminsäure in Prephensäure regulierend. **2. Polyketid-Weg:** (formale) Kondensation von Acetatmolekülen u. Synthese von aromat. Verb. u. Makroliden* (sog. Polyketide*); als Startermoleküle dienen versch. Carbonsäure-CoA-Ester, z. B. Acetyl-CoA (zur Synthese der Phloroglucin-, Naphthochinon- u. Anthracenderivate* sowie Griseofulvin*), Propionyl-CoA, Zimtsäure-CoA (zur Synthese von Flavonoiden*, Stilben), Malonyl-CoA bzw. Malonamid (zur Synthese von Tetracyclinen*). An das Startermolekül werden Malonyl-CoA-Einheiten unter Decarboxylierung* addiert; es entsteht eine Poly-$\beta$-ketosäure, die durch Cyclisierung stabilisiert wird. Die Biosynthese der Polyketide erfolgt mit Hilfe eines Multienzymkomplexes, in dem (wie beim Fettsäuresynthetase-Komplex; s. Fettsäurebiosynthese) 2 SH-Gruppen vorhanden sein müssen. Der Polyketid-Weg ist (primär) ähnl. der Fettsäurebiosynthese, aber ohne 2-fache Reduktion. Weitere charakterist. Unterschiede zur Fettsäurebiosynthese sind Cyclisierung der Kette, bevor die maximale Länge erreicht wird, u. *cis*-Konfiguration der durch Dehydratisierung neu entstandenen Doppelbindungen. **3. Acetat-Mevalonat-Weg:** wird selten beschritten; dient primär zur Biosynthese der Terpene*, die aber auch aromatisiert werden können (z. B. Thymol*, Gossypol*).

**Aromatherapie:** innerl., äußerl. u. inhalative Anw. von äther. Ölen (s. Aetherolea) versch. Pflanzen; Grundlage der A. i. e. S. ist die Annahme von olfaktor. Einflüssen auf das limbische System auch bei niedriger Dosierung. Pharmaz. Wirk. sind derzeit nur für einige Aromastoffe nachgewiesen.

**Aromatisierung:** **1.** (pharmaz.) Zusatz von Geruchs- u. Geschmackskorrigenzien* zu Arznei- u. Lebensmitteln; **2.** (chem.) Überführung von Verb. in aromatische Verbindungen*; vgl. Aromatenbiosynthese.

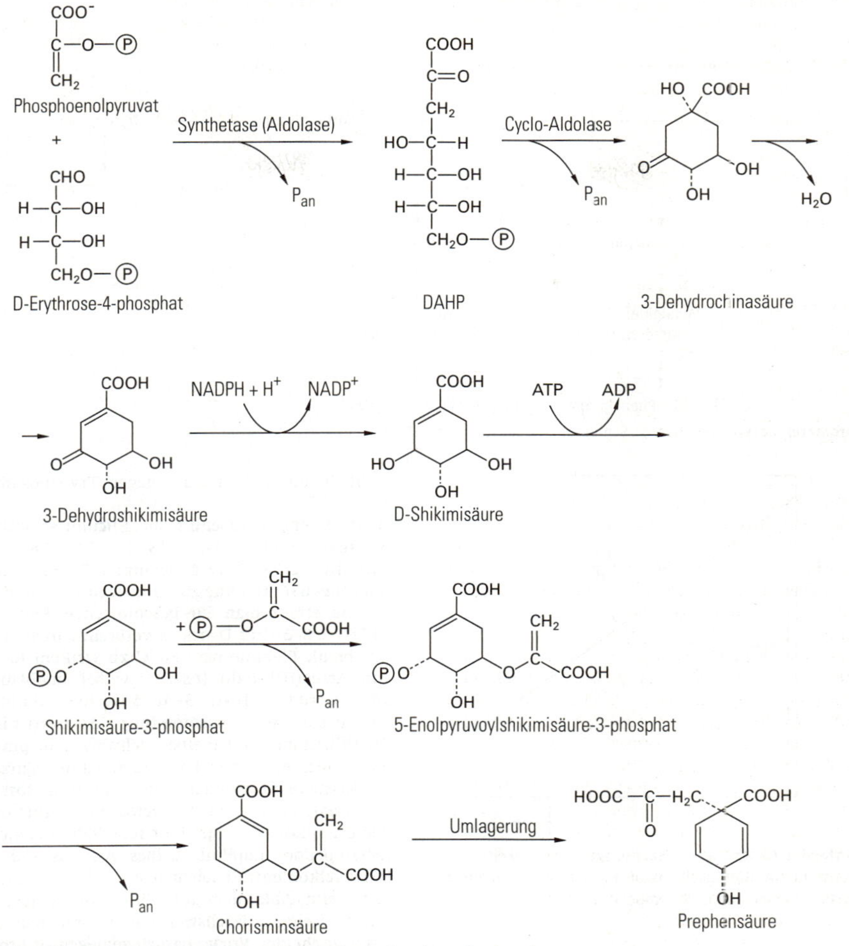


**Aromatenbiosynthese** Abb. 1: Synthese der Chorisminsäure bzw. Prephensäure; DAHP: 3-Desoxy-2-oxo-araboheptonsäure-7-phosphat

**Aromen:** s. Geschmackskorrigenzien.

**Aronin:** s. Aroin.

**Aronknollen:** s. Arum maculatum (Rhizoma Ari).

**Aronstab, Gefleckter:** s. Arum maculatum.

**Aronstabgewächse:** s. Araceae.

**Aronwurzel:** s. Arum maculatum (Rhizoma Ari).

**Arotinoide:** s. Retinoide.

**ARR:** Abk. für absolute **R**isiko**r**eduktion*.

**Arrak:** s. Spiritus Oryzae.

**Arrhenius-Gleichung:** Gleichung der chem. Kinetik, die den Zusammenhang zw. der Reaktionsgeschwindigkeitskonstante* k, einem Häufigkeitsfaktor A u. einem Exponentialausdruck herstellt, in dem neben der Temperatur T u. der allgemeinen Gaskonstante* auch die Aktivierungsenergie* $E_A$ auftritt:

$$k = A \cdot e^{\frac{-E_A}{R \cdot T}}$$

Gemäß dieser Gleichung liefert die Auftragung von ln k gegen 1/T eine Gerade mit der Steigung $-E_A/R$ u. dem Achsenabschnitt ln A (Bestimmungsmöglichkeit für $E_A$ u. A; s. Abb.). Da A u. $E_A$ Konstanten sind, deren Wert von der betrachteten Reaktion abhängt, gibt die A. letztl. die Temperaturabhängigkeit von k u. somit der Reaktionsgeschwindigkeit an. Sie wird z. B. in der pharmaz. Technologie eingesetzt, um aufgrund der experimentell bei höheren Temperaturen bestimmten Veränderungen auf die Haltbarkeit eines Arzneimittels bei Raum- od. Lagerungstemperaturen zu schließen (Stresstest, s. Haltbarkeit); vgl. Van't-Hoff-Gleichung. **Gesch.:** Svante Arrhenius (1859–1927) fand diese Gleichung 1889 durch umfangreiche empir. Studien.

**Arrhythmie:** unregelmäßiger od. fehlender Rhythmus, i. e. S. zeitl. Unregelmäßigkeit der elektr.

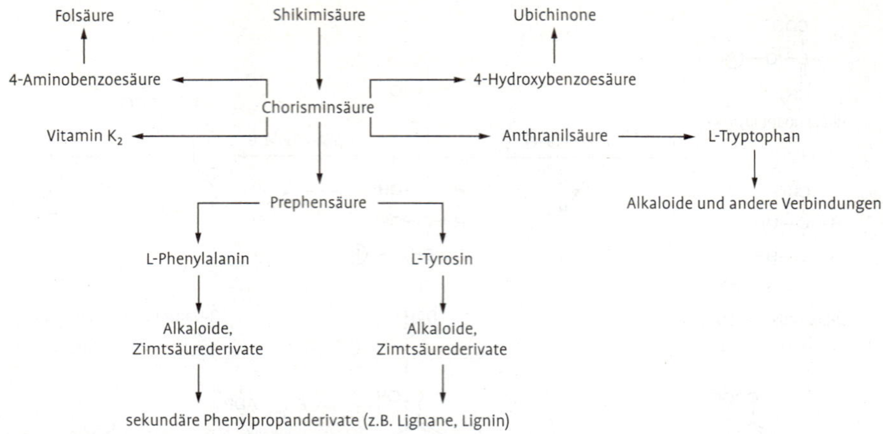


**Aromatenbiosynthese** Abb. 2: Schlüsselrolle der Chorisminsäure

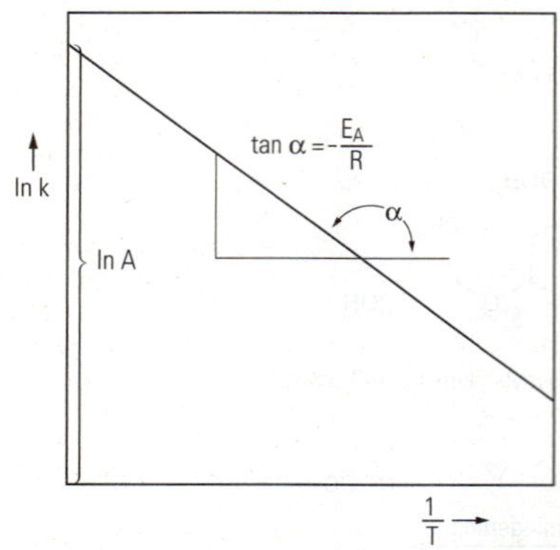


**Arrhenius-Gleichung:** k: Reaktionsgeschwindigkeitskonstante; A: Häufigkeitsfaktor; $E_A$: Aktivierungsenergie; R: allg. Gaskonstante; T: Temperatur

Herz- od. Hirntätigkeit; s. Herzrhythmusstörungen.

**Arrowroot:** **1.** Afrikanisches Arrowroot; s. Canna edulis (Amylum Cannae); **2.** Bahia-Arrowroot; s. Manihot esculenta (Amylum Manihot); **3.** Brasilianisches Arrowroot; s. Ipomoea batatas (Amylum Batatae); Manihot esculenta (Amylum Manihot); **4.** Neu-Südwales-Arrowroot; s. Canna edulis (Amylum Cannae); **5.** Ostindisches Arrowroot; s. Curcuma angustifolia (Amylum Curcumae); **6.** Queensland-Arrowroot; s. Canna edulis (Amylum Cannae); **7.** Westindisches Arrowroot; s. Maranta arundinacea (Amylum Marantae).

**Arsäuren:** s. Aldarsäuren.

**Arsane:** s. Arsine.

**Arsanilsäure:** Acidum arsanilicum; 4-Arsanilsäure; *p*-Amino-phenylarsinsäure; $H_2N{-}C_6H_4{-}AsO(OH)_2$; farblose Kristalle; lösl. in heißem Wasser, sehr schwer lösl. in Ethanol u. kaltem Wasser; **Darst.:** Erhitzen von arsensaurem Anilin*; **Anw.:** **1.** (veterin.) als Roborans u. Darmdesinfiziens; **2.** in der Humanmedizin obsolet; früher hauptsächl. in Form ihrer Salze gegen Trypanosomiasis*.

**Arsen:** Arsenum, Arsenum metallicum; schwarzes Arsenik; Symbol As; CAS-Nr. 7440-38-2; $A_r$ 74.9216; OZ 33; D. 5.72; Schmp. 817 °C; As sublimiert bei 616 °C, ohne zu schmelzen; geschmolzenes As erhält man im geschlossenen Rohr bei 817 °C u. 2750 hPa Druck; es verbrennt an der Luft mit bläul. Flamme bei 180 °C zu weißem Rauch von Arsen(III)*-oxid ($As_2O_3$), wobei knoblauchähnl. Geruch auftritt; 3- u. 5-wertiges Halbmetall*; natürl. As ist anisotop (nur $^{75}As$) u. tritt in 3 Modifikationen auf (gelbes, schwarzes u. graues As); graues As tritt in Form metallähnl. glänzender Kristalle od. spröder Massen auf u. ist lösl. in konz. Salpetersäure u. Schwefelsäure; kühlt man den Dampf mit flüssiger Luft ab, erhält man nichtmetall., phosphorähnl. gelbes As, das sich in Schwefelkohlenstoff leicht löst u. sich aus dieser Lsg. beim Abkühlen auf –70 °C in hellgelben, durchsichtigen, wachsweichen Kriställchen (D. 1.97) abscheidet. **Vork.:** natürl. gediegen als Scherbencobalt, Fliegenstein; gebunden als Auripigment ($As_2S_3$), Realgar ($As_2S_2$), Arsenkies (Mißpickel; FeSAs), Speiscobalt ($CoAs_2$), Cobaltglanz, Nickelglanz, Kupfernickel, Arsenblüte, Cobaltblüte; in den Fahlerzen, in vielen anderen Mineralien u. in Mineralwässern; spurenweise im menschl. u. tier. Organismus; As ist seit dem Altertum bekannt, seine Wirk. ist jedoch noch weitgehend unerforscht. **Darst.:** Erhitzen von Arsenkies unter Luftabschluss in Tonröhren; **Anw.:** **1.** (med.) s. Arsen(III)-oxid; **2.** (techn.) Härtung von Blei u. Kupfer; Halbleiterelektronik; Arsenverbindungen als Schädlingsbekämpfungsmittel*; **Toxikol.:** s. Arsenintoxikation; **Nachw.:** **I.** Arsen: **1.** Nach Ph.Eur.6 erfolgt der Nachw. von As in Arzneistoffen nach 2 Methoden: **a)** Methode nach H. Smith: Die Arsenverbindungen werden mit Zink u. Salzsäure zu Arsenwasserstoff* ($AsH_3$) reduziert, das mit Quecksilber(II)-bromid-Papier Orange- bis Braunfärbung ($As_2Hg_3$) gibt. **b)** Methode nach J. Thiele: Eine Hypophosphitlösung reduziert die Arsenverbindungen zu elementarem As, das durch

Dunkelfärbung od. Abscheidung eines schwarzen Niederschlags zu erkennen ist. **2. Marsh-Probe** im Marsh-Apparat (obsolet): Aus der As-haltigen Flüss. wird mit Hilfe von Zink* u. Schwefelsäure* ($H_2SO_4$) in einer Woulfe*-Flasche $AsH_3$ freigesetzt u. durch ein mit Calciumchlorid* gefülltes U-Rohr geleitet, um ihn vom Wasserdampf zu befreien. Anschließend wird das getrocknete $AsH_3$ stark erhitzt u. schlägt sich in Form von As an der kalten Glaswand als braunschwarzer Spiegel nieder. Der As-Spiegel verflüchtigt sich beim Erhitzen u. ist in Natriumhypochloritlösung lösl. (im Ggs. zum tiefschwarzen Antimon*-Spiegel, der unlösl. ist). **3.** Gutzeit*-Reaktion; **4.** mikrobiolog. Nachw. von As mittels Penicillium brevicaule, biol. mittels Aiptasia diaphane (Seeanemone) durch Bildung von $AsH_3$ (Knoblauchgeruch); **II.** Arsenverbindungen: **1.** Mit Alkalicarbonat u. Alkalicyanid in einem engen Glasröhrchen erhitzt geben Arsenverbindungen einen As-Spiegel. **2.** Beim Glühen mit Natriumcarbonat* auf Kohle geben alle Arsenverbindungen einen charakterist., knoblauchartigen Geruch. **3.** Schwefelwasserstoff ($H_2S$) fällt gelbes $As_2S_3$ aus den mit Salzsäure versetzten Lsg. der Arsenigen* Säure u. Arsenite sofort, aus denen der Arsensäure* u. Arsenate erst nach längerem Einleiten. $As_2S_3$ ist lösl. in Alkali- u. Ammoniumsulfid- sowie in Ammoniaklösung, unlösl. in heißer Salzsäure (Unterschied zum gleichfalls gelben Zink-* u. Cadmiumsulfid*).

**Arsenate:** Salze der Arsensauerstoffsäuren; **1.** Arsenate(III): früher Arsenite; Salze der Arsenigen* Säure ($H_3AsO_3$); **2.** Arsenate(V): Salze der Arsensäure* ($H_3AsO_4$).

**Arsenblüte:** s. Arsen(III)-oxid.

**Arsen(III)-chlorid:** Arsenum trichloratum; Arsentrichlorid, Arsenchlorür, Arsenikbutter; CAS-Nr. 7784-34-1; $AsCl_3$; $M_r$ 181.25; Schmp. −18 °C; Sdp. 130.2 °C; farblose, ölige, rauchende, sehr giftige Flüss., leicht lösl. in Ether, Chloroform, Fetten, Ölen; **Anw.:** **1.** (techn.) Herst. von Insektengiften, Metall-Brünierung; **2.** (med.) obsolet; früher als Ätzmittel.

**Arsenchlorür:** s. Arsen(III)-chlorid.

**Arsendisulfid:** Arsenum sulfuratum rubrum, Arsenicum rubrum; rotes Arsenik, rotes Schwefelarsen, Arsenrubin, Rubinrot, Rauschrot, Realgar; $As_2S_2$, in der Dampfphase als dimeres $As_4S_4$; Schmp. 307 °C; Sdp. 565 °C; rubinrote Kristalle od. rote amorphe Masse; **Anw.:** (techn.) Gerberei, Pyrotechnik; **Gesch.:** Der mittelalterl. Name Sandarak wurde wegen der Verwechslungsmöglichkeit mit dem gleichnamigen Baumharz aufgegeben.

**Arsenicum album:** s. Arsen(III)-oxid.

**Arsenicum flavum:** s. Arsen(III)-sulfid.

**Arsenicum rubrum:** s. Arsendisulfid.

**Arsenide:** Metallarsenide; Verb. von Arsen* der Oxidationsstufe −3 mit einem Metall*; **Vertreter:** z. B. (Co,Ni)$As_3$ (Speiscobalt), GaAs (Galliumarsenid, Anw. in der Halbleitertechnik).

**Arsenige Säure:** Arsen(III)-säure; CAS-Nr. 36465-76-6; $H_3AsO_3$; $M_r$ 125.94; Meta-Form $HAsO_2$; in freiem Zustand nicht bekannt; beim Eindampfen einer wässrigen Lsg. scheidet sich Arsen*(III)-oxid ab; die Salze heißen Arsenate(III) bzw. Metaarsenate(III), die älteren Bez. Arsenite bzw. Metaarsenite sind weiterhin gebräuchlich. **Nachw.:** Gelbfärbung von Silberpapier*, Bildung von Silberarsenat(III).

**Arsenigsäureanhydrid:** s. Arsen(III)-oxid.

**Arsenikbutter:** s. Arsen(III)-chlorid.

**Arsenik, gelbes:** s. Arsen(III)-sulfid.

**Arsenik, rotes:** s. Arsendisulfid.

**Arsenik, schwarzes:** s. Arsen.

**Arsenik, weißes:** s. Arsen(III)-oxid; Arsenintoxikation.

**Arsenintoxikation:** lösl. Arsen-Verb. wie Oxide, Säuren u. deren Salze zeigen eine hohe Toxizität (leichte Resorption im Darm); elementares Arsen* (unlösl.) ist ungiftig; die Resorption der As-Verbindungen erfolgt im Gastrointestinaltrakt*, ferner über die Haut u. nach Inhalation aus der Lunge. Haare u. Nägel speichern Arsen in hohem Maße. **Wirkungsmechanismus:** Arsen blockiert die Sulfhydrylgruppen in Proteinen (SH-Gruppen von Keratin in der Haut, den Haaren u. Nägeln; Kapillargift). Verdrängung von Zink aus der Proteinbindung (kanzerogene Wirkung durch Inaktivierung der Tumor-Repressor-Proteine); **Toxikol.:** **1. akute Arsenintoxikation:** ca. 2 Std. nach peroraler bzw. inhalativer Aufnahme einsetzende Sympt., v. a. Schleimhautreizungen (Augen, Respirationstrakt), heftige Bauchschmerzen, blutige Diarrhö, evtl. Erbrechen, Wadenkrämpfe inf. von starkem Wasser-, Elektrolyt- u. Proteinverlust; Schock u. akutes Leber- u. Nierenversagen, evtl. tödl. Koma u. zentrale Atemlähmung; **2. chron. Intoxikation:** zeigt sich eher in Erkrankungen der Nerven (u. a. Polyneuritis, Muskelschwäche, Lähmungen) u. der Haut (u. a. Braunfärbungen, Hautverdickungen, Störungen im Nagelwachstum); als Spätfolgen wurden verschiedene Formen von Krebs* beobachtet. Gefahr der Intoxikation besteht bzw. bestand u. a. durch: **1. Weißes Arsenik** ($As_2O_3$; Arsen(III)*-oxid) wird als Rattengift (Rodentizid*; s. Schädlingsbekämpfungsmittel) verwendet u. hatte lange Zeit große Bedeutung als Mordgift; als tödl. Dosis gelten 0.3 g. **2. Schweinfurter Grün** (Kupferarsenit*-acetat), frühere Anw. als Malerfarbe ist obsolet; **3. Bleiarsenat,** $Pb_3(AsO_4)_2$, früher zur Schädlingsbekämpfung im Obst- u. Weinbau verwendet; führte zu teilweise tödl. Intoxikationen. **4. Arsenwasserstoff***; $AsH_3$; im Tierversuch um vieles giftiger als CO; 1550 ppm wirken beim Menschen sofort tödl.; typ. Knoblauchgeruch der Verbindung; **5.** Die früher zur Ther. der Syphilis* verwendeten org. As-Verb., z. B. Arsphenamin* (Salvarsan®), führten oft zu Intoxikationen, teilweise mit tödl. Ausgang. **Ther.:** induziertes Erbrechen, Magenspülung (außer bei Kollapsneigung), DMPS*, Elektrolyt- u. Wassersubstitution, evtl. künstl. Beatmung. Vgl. Antidotum Arsenici.

**Arsen(III)-iodid:** Arsenum iodatum; Arsentriiodid, Arseniodür; ; $AsI_3$; $M_r$ 455.64; As-Gehalt 16.44 %; D. 4.39; braunrote Kristalle; lösl. in 3.5 T. Wasser u. 10 T. Ethanol, lösl. in Ether, Chloroform, Schwefelkohlenstoff; die frühere med. Anw. bei syphilit. Ausschlägen, Lepra* u. Impetigo* ist obsolet. **Hom.:** Arsenum jodatum (HAB): verordnet z. B. bei Lungenerkrankungen, Heuschnupfen.

**Arseniodür:** s. Arsen(III)-iodid.

**Arsenite:** s. Arsenate.

A

**Arsenkupferkalkbrühe:** s. Kupferkalkbrühe.
**Arsen(III)-oxid:** Acidum arsenicosum, Arsenicum album; Arsentrioxid, Arsenigsäureanhydrid, weißes Arsenik, Arsenblüte, Hüttenrauch, Giftmehl; CAS-Nr. 1327-53-3; $As_2O_3$; $M_r$ 197.8; weißes bis fast weißes, schweres, geruchloses Pulver; wenig lösl. in Wasser, lösl. in Alkalilaugen u. Alkalicarbonatlösung unter Salzbildung; **Darst.**: durch Rösten von arsenhaltigen Erzen; **Anw.**: **1.** (med.) zur Induktion einer Remission u. Konsolidierung bei erwachsenen Patienten mit rezidivierender/refraktärer akuter Promyelozytenleukämie (Abk. APL); Orphan* Drug; obsolete Anw.: innerl. bei Psoriasis*, Ekzemen, bei Eisenmangelanämie (Chlorose), als Roborans (s. Tonika; obsolete Zuber.: Solutio Kalii arsenicosi) sowie äußerl. als Ätzmittel bei Geschwüren, Kondylomen*, in der Zahnheilkunde zur Devitalisierung der Zahnpulpa; **2.** (techn.) Reagenz Ph.Eur.6; primärer Standard (Urtiter) bei Redoxtitrationen*; Spezialgläser, Katalysatoren; **3.** als Rattengift (s. Rodentizide); **UAW:** bei innerl. Anw. Hyperglykämie, Neutropenie, Verlängerung der QT-Zeit, Leukozytenaktivierungssyndrom (APL-Differenzierungssyndrom); Behandlung der UAW mit Glucocorticoiden; **Dos.**: TMD 0.15 mg/kg KG; LD 0.1–0.2 g; **Toxikol.**: s. Arsenintoxikation. **Hom.**: Acidum arsenicosum (HAB), Arsenicum album, Arsen(III)-oxid: Konstitutionsmittel*, Verw. ab D4; verordnet z. B. bei Schleimhautentzündungen des Darms u. der Lunge, Ekzemen, allg. Kräfteverfall, degenerativen Organerkrankungen.
**Arsen(V)-oxid:** Arsenpentaoxid, Arsensäureanhydrid; CAS-Nr. 1303-28-2; $As_2O_5$; weiße, glasige Stücke, die an feuchter Luft leicht zerfließen u. sich in Wasser unter Bildung von Arsensäure* auflösen; **Anw.**: (techn.) Salze (Arsenate) als Schädlingsbekämpfungsmittel*, in Kombination mit Chrom u. Kupfer zur Kesseldruckimprägnierung von Holz (CKA-Salz).
**Arsenpentaoxid:** s. Arsen(V)-oxid.
**Arsenrubin:** s. Arsendisulfid.
**Arsensäure:** Acidum arsenicicum; Arsen(V)-säure, Orthoarsensäure; CAS-Nr. 7778-39-4; $H_3AsO_4$; $M_r$ 141.94; Schmp. 35.5 °C; Sdp. 120 °C; sirupartige, farblose Flüss.; bildet als Hemihydrat zerfließl. Kristalle; leicht lösl. in Wasser; die Salze (primäre, sekundäre, tertiäre Arsenate) wurden früher zur Schädlingsbekämpfung benutzt (bes. Calciumarsenat).
**Arsen(III)-säure:** s. Arsenige Säure.
**Arsen(V)-säure:** s. Arsensäure.
**Arsensäureanhydrid:** s. Arsen(V)-oxid.
**Arsen(III)-sulfid:** Arsenum trisulfuratum, Arsenum sulfuratum flavum, Arsenum citrinum, Arsenicum flavum; Arsentrisulfid, gelbes Schwefelarsen, gelbes Arsenik, Auripigment(um), Operment; CAS-Nr. 1303-33-9; $As_2S_3$; $M_r$ 246.02; D. 3.43; Schmp. 300 °C; Sdp. 707 °C; gelbes Pulver od. Stücke, unlösl. in Wasser u. Säuren, lösl. in Alkalisulfid- u. Ammoniumsulfidlösungen; **Anw.**: **1.** (techn.) in der Gerberei; **2.** (med.) früher als Ätz- u. Enthaarungsmittel.
**Arsentrichlorid:** s. Arsen(III)-chlorid.
**Arsentriiodid:** s. Arsen(III)-iodid.
**Arsentrioxid:** s. Arsen(III)-oxid.
**Arsentrisulfid:** s. Arsen(III)-sulfid.
**Arsenum:** s. Arsen.
**Arsenum citrinum:** s. Arsen(III)-sulfid.
**Arsenum iodatum:** s. Arsen(III)-iodid.
**Arsenum sulfuratum flavum:** s. Arsen(III)-sulfid.
**Arsenum sulfuratum rubrum:** s. Arsendisulfid.
**Arsenum trichloratum:** s. Arsen(III)-chlorid.
**Arsenum trisulfuratum:** s. Arsen(III)-sulfid.
**Arsenwasserstoff:** Arsin, Monoarsan; CAS-Nr. 7784-42-1; $AsH_3$; $M_r$ 77.95; Schmp. –117 °C; Sdp. –62 °C; farbloses, knoblauchartig riechendes, außerordentl. giftiges u. brennbares Gas; entsteht bei der Einwirkung von nascierendem Wasserstoff (Zink u. Schwefelsäure) auf lösl. Arsenverbindungen (Marsh-Probe; s. Arsen, Nachw.); bildet sich auch durch Einwirkung von Schimmelpilzen (Penicillium brevicaule) auf arsenhaltige Stoffe. **Nachw.**: Gelbfärbung von Silberpapier*, Bildung von Silberarsenat(III); **Anw.**: Dotierung in der Halbleitertechnik; **Toxikol.**: s. Arsenintoxikation. Vgl. Arsine.
**Arsfenamin:** s. Arsphenamin.
**Arsin:** s. Arsenwasserstoff.
**Arsine:** Arsane; Verb. des Arsenwasserstoffs* u. seiner Polymere (allg. Formel: $As_nH_{n+2}$), bei denen ein od. mehrere H-Atome durch Alkylgruppen ersetzt sind; **Vertreter:** z. B. $(CH_3)_3As$ (Trimethylarsin); Dimethylarsin-Derivate sind Kakodyl*-Verbindungen.
**Arsphenamin** (INN): Arsfenamin; 3,3′-Diamino-4,4′-dihydroxy-arsenobenzol-dichlorhydrat; in Lsg. sehr instabil; obsoletes Chemotherapeutikum*; **Gesch.**: von Paul Ehrlich (1854–1954) entdeckte Arsenverbindung mit antimikrobieller Wirkung; wurde 1910 als Salvarsan® gegen Syphilis aller Stadien, Rückfallfieber u. versch. Tropenkrankheiten eingesetzt. Vgl. Neoarsphenamin; Arsenintoxikation.
**Art:** Species; in der biol. Systematik* die unter der Gattung (Genus*) stehende Kategorie; Grundeinheit der Taxonomie; s. Nomenklatur, binäre.
**Artabsin:** Sesquiterpenlacton (Guaianolid), das in frischem Wermut (s. Artemisia absinthium) u. a. Artemisia-Arten vorkommt; das Dimere ist Absinthin* (s. Abb.).
**Art der Anwendung:** Kennzeichnungselement für Fertigarzneimittel u. Rezepturarzneimittel. Durch diese Angabe soll klargestellt werden, ob das Arzneimittel zum Einnehmen, zum Einreiben usw. bestimmt ist. Sie muss auch auf kleinen Behältnissen, wie Ampullen, angebracht werden. Diese Angabe ist Teil der arzneimittelrechtl. Zulassung.
**Arteannuin:** Artemisinin, Qinghaosu; CAS-Nr. 63968-64-9; $C_{15}H_{22}O_5$, Strukturformel: s. Abb.; $M_r$ 282.35; Schmp. 157 °C; Sesquiterpenlacton* aus Artemisia* annua; nicht mehr im Handel befindl. Antimalariamittel*; vgl. Artemether.
**artefic ialis:** künstl. hergestellt.
**Artemether** (INN): Artemetherum; 3R,5aS,6R,8aS,9R,10S,12R,12aR)-Decahydro-10-methoxy-3,6,9-trimethyl-3,12-epoxy-12*H*-pyrano[4,3-*j*]-1,2-benzodioxepin; CAS-Nr. 71963-77-4; $C_{16}H_{26}O_5$, Strukturformel: s. Abb.; $M_r$ 298.38; Schmp. 86 °C; logP 3.0; schwer lösl. in Wasser; Derivat von Arteannuin*; **Wirk.**: Antimalariamittel*, handelsübl. in Kombination mit Lumefantrin* (A./

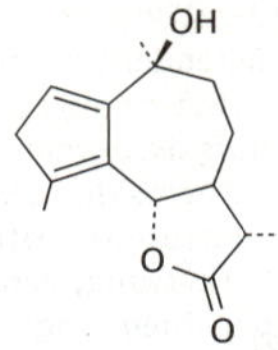

Artabsin

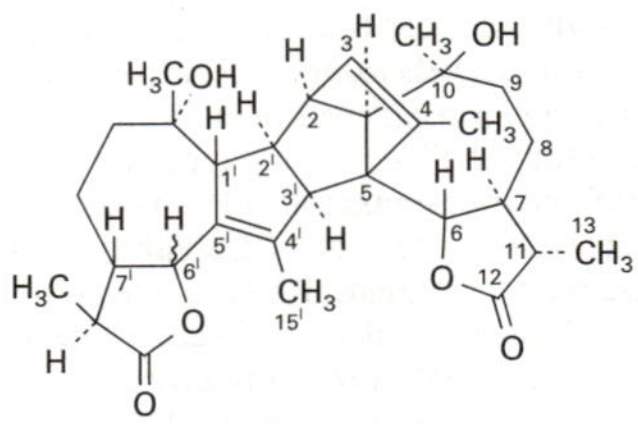

α-$H_6^I$ = Absinthin

β-$H_6^I$ = Isoabsinthin

**Artabsin**

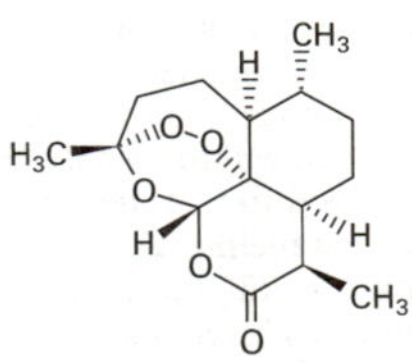

**Arteannuin**

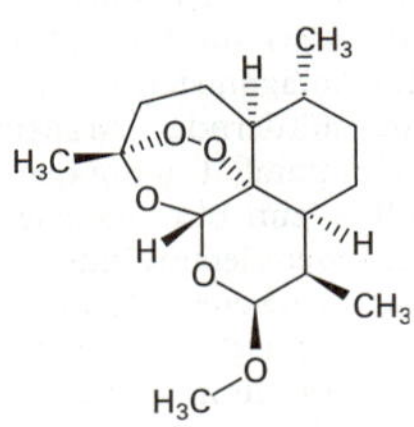

**Artemether**

Lumefantrin 1/6); Eingriff in die Umwandlung von Häm (einem für Plasmodien tox. Stoffwechselprodukt des Hämoglobin-Abbaus) in das nicht tox. Malariapigment Hämazoin; **Ind.:** Malaria* durch Plasmodium falciparum; **Kontraind.:** vorbestehende Herzerkrankung, komplizierte Verlaufsform der Malaria, gleichzeitige Anw. von CYP3A4-Inhibitoren od. CYP2D6-Substraten; **WW:** infolge des Abbaus durch CYP3A4 mit CYP3A4-Inhibitoren od. -Induktoren mögl.; **UAW:** Kopfschmerz, Schwindel, Schlafstörungen, Palpitationen, abdominale Beschwerden, Anorexie; **Dos.:** pro Behandlungszyklus 6 Dosen à 4 Tabletten (je 20 mg A. u. 120 mg Lumefantrin), die über einen Zeitraum von 60 h eingenommen werden; HWZ ca. 2 h.

**Artemisia abrotanum** L.: Eberraute, Aberraute; Fam. Asteraceae (Compositae); Vorderasien, Südeuropa bis Spanien; Stpfl. von **Herba Abrotani:** Eberrautenkraut, Aberrautenkraut; **Inhaltsst.:** Bitterstoffe, Cumarinderivate (z. B. Isofraxidin), äther. Öl (vorherrschend 1,8-Cineol); **Anw.:** **1.** (volkstüml.) ähnl. wie Wermut (s. Artemisia absinthium); **2.** Gewürz, ähnl. wie Beifuß (s. Artemisia vulgaris). **Hom.:** Artemisia abrotanum (HAB), Abrotanum: junge frische Triebe u. Blätter; verordnet z. B. bei Abmagerung, Frostschäden, chron. Lymphdrüsenentzündung.

**Artemisia absinthium** L.: Wermut, Alsem, Allsei, Absinth, Bitterer Beifuß; Fam. Asteraceae (Compositae); südl. u. mittl. Europa, Westasien, Nordamerika; kommt in zahlreichen Varietäten u. chem. Rassen vor, die sich im Wirkstoffgehalt unterscheiden; Stpfl. von **Absinthii herba:** Herba Absinthii; Wermutkraut, Eltzkraut; getrocknete, zur Blütezeit gesammelte, obere Sprossteile u. Laubblätter od. die basalen Laubblätter (Ph.Helv.); **Off.:** Ph.Eur.6, ÖAB, Ph.Helv.; Monographie: HMPC, ESCOP, Kommission E; **Inhaltsst.:** 0.2 bis über 1 %, mind. 0.3 % (ÖAB) bzw. 0.2 % (Ph.Eur.6, Ph.Helv.) äther. Öl (s. u.: Ol. Absinthii); bis zu 0.4 % Guainolidbitterstoffe Absinthin (dimer), Isoabsinthin, Artabsin* (monomer), Anabsinthin (unterscheidet sich von Absinthin* durch einen zusätzl. Tetrahydrofuranring), Absinthiin (Glykosid); Flavonoide, Gerbstoffe; Bitterwert mind. 10 000 (Ph.Eur.6, ÖAB) od. 250 Ph.Helv.-Einheiten (Ph.Helv.), nimmt bei unsachgemäßer Lagerung rasch ab; **Anw.:** (med.) Appetitlosigkeit, dyspept. Beschwerden, Dyskinesien der Gallenwege; **Zuber.:** Species* amaricantes, Tinctura* Absinthii, Tinctura* Absinthii composita, Extractum* Absinthii; **Oleum Absinthii:** Wermutöl; äther. Öl von A. absinthium; dickl., meist dunkelgrüne, auch blaue od. braune Flüss., bitter u. kratzend schmeckend u. stark riechend; lösl. in Ethanol; D. 0.895–0.950; **Best.:** Thujon, Isothujon, Thujol (Thujylalkohol), (wesentlich weniger) Sabinol (Sabinylalkohol) u. deren Ester, Phellandren, Pinen, Cadinen, Azulen; Chamazulen bildet sich bei der Wasserdampfdestillation aus Absinthin u. Artabsin, das nur genuin vorhanden ist (Zusammensetzung stark von Herkunft u. Ernte der Droge abhängig); **Oleum Absinthii infusum** EB: Fettes Wermutöl; mit Erdnußöl hergestellter Auszug des Wermuts; **Toxikol.:** Missbrauch von Wermutspirituosen, Absinth, Grüner Fee (alkohol. Auszug aus Anis, Fenchel, Wermut u. Zitronenmelisse); die Herst. u. Abgabe war bis 1998 in Deutschland verboten. Mit Inkrafttreten der „Verordnung zur Änderung der Aromaverordnung (Aromen V) und anderer lebensmittelrechtlicher Verordnungen“ von 1991 ist die Verw. thujonhaltiger Pflanzen u. Pflanzenteile (Wermut, Beifuß) sowie von Aromaextrakten aus solchen Pflanzen wieder gestattet. Für die fertigen Spirituosen sind Grenzwerte für Thujon festgeschrieben: 5 mg/mL bei bis zu 25 Vol. % Alkoholgehalt, 10 mg/mL bei höherem Alkoholgehalt u. 35 mg/mL in Bitterspirituosen. Übermäßiger Konsum von Absinth mit neurotox., nephrotox. u. gastrointestinalen Begleiterscheinungen, visuellen Halluzinationen, Stimmungsschwankungen, Bewusstseinsstörungen, Bauchschmerzen, Krämpfen. Die tox. Begleiterscheinungen eines chron. Missbrauchs werden dem Thujon zugeschrieben. In wässrigen Auszügen ist Thujon kaum vorhanden. **Hom.:** Artemisia absinthium (HAB), Absinthium: frische, obere Sprossteile, junge Blätter u. Blüten; verordnet z. B. bei Erregungszuständen u. psychogenen Krämpfen, Magenschleimhautentzündung.

**Artemisia annua** L.: Einjähriger Beifuß, chines. Qinghao; Fam. Asteraceae (Compositae); Südosteuropa, Asien, in Mitteleuropa u. Nordamerika eingebürgert; **Inhaltsst.:** gegen Malaria wirkende Substanzen wie Arteannuin*.

**Artemisia cina** (O.C. Berg et C.F. Schmidt): Wurmkraut, Zitwer; Fam. Asteraceae (Compositae); Turkestan; Stpfl. von **Cinae flos:** Flores Cinae; Zitwerblüten, fälschl. Zitwersamen, Wurmsamen; **Inhaltsst.:** 1–3.8 % Santonin*, Artemisin* (Bitterstoff), Cholin, äther. Öl, Harz, Fett; **Anw.:** (volkstüml.) früher gegen Spulwürmer. **Hom.:** Cina: getrocknete, kurz vor dem Aufblühen gesammelte Blütenköpfchen; verordnet z. B. bei Nervosität u. Krämpfen bei Kindern, Wurmmittel.

**Artemisia dracunculus** L.: Estragon, Esdragon; Fam. Asteraceae (Compositae); heim. im Orient, in Süd- u. Osteuropa; Stpfl. von **Herba Dracunculi:** Estragon; **Inhaltsst.:** 0.3–3 % äther. Öl mit Methylchavicol (Estragol), Ocimen, Myrcen u. a. (von Herkunft abhängig), ferner Bitterstoffe, Gerbstoffe; **Anw.:** Küchengewürz.

**Artemisiae herba:** s. Artemisia vulgaris.

**Artemisia moxa** L.: Fam. Asteraceae; Ostasien; die Beifuß-Art wird wie A. chinensis L. u. A. indica Willd. zur Moxibustion (Moxabrennen), einem traditionellen Heilverfahren in Ostasien u. Indien, verwendet; dabei werden aus den Blättern dieser Beifuß-Arten kleine kegelförmige Gebilde hergestellt, die auf bestimmten Körperstellen (etwa den Akupunkturstellen entsprechend; vgl. Akupunktur) angezündet werden.

**Artemisia vulgaris** L.: Gemeiner Beifuß; Fam. Asteraceae (Compositae); Mitteleuropa, Balkan, Italien; Stpfl. von **Artemisiae herba:** Herba Artemisiae (vulgaris); Beifußkraut, Gänsekraut; **Inhaltsst.:** 0.03–0.2 % äther. Öl mit Cineol als Hauptbestandteil, Thujon u. a.; nach der Blüte Bitterstoffe (Sesquiterpenlactone wie Vulgarin u. Psilostachin C), Gerbstoffe; **Anw.:** Aromatikum u. Amarum; Gewürz für fette Speisen wie Gans, bes. die Blütenstandknospen; **Radix Artemisiae:** Beifußwurzel; **Inhaltsst.:** äther. Öl, Inulin, Harz; **Anw.:** (med.) Tonikum u. Antiepileptikum. **Hom.:** Artemisia vulgaris (HAB): frische, zu Beginn des Winters geerntete, unterird. Teile; verordnet z. B. bei Krämpfen, ergänzend bei Epilepsie.

**Artemisin:** 8-Hydroxysantonin, $C_{15}H_{18}O_4$; $M_r$ 262.29; Schmp. 203 °C; lichtempfindl. Bitterstoff; **Gew.:** aus den Blüten von Artemisia* cina u. anderen Artemisia-Arten wie Artemisia* annua, A. maritima L. (Meerwermut); **Wirk.:** blutschizontozid; **Anw.:** (med.) Antimalariamittel*; s. Malaria.

**Artemisinin:** s. Arteannuin.

**Artenschutzverordnung:** s. Bundesartenschutzverordnung.

**Arterien:** Schlagadern, Pulsadern; Blutgefäße mit vom Herzen wegleitender Strömungsrichtung des in A. des Körperkreislaufs oxygenierten bzw. in A. des Lungenkreislaufs desoxygenierten Blutes.

**Arteriosklerose:** Atherosklerose, Arterienverkalkung; wichtigste u. häufigste pathol. Veränderung der Arterien mit Verhärtung, Verdickung, Elastizitätsverlust u. Lumeneinengung; als Risikofaktoren gelten u. a. Hypertonie*, Hyperlipoproteinämie*, Diabetes* mellitus, Toxine, Nicotin*, Antigen-Antikörper-Komplexe, Entzündungen, Hypoxie*, Wirbelbildungen der Blutströmung, psych. Stress, Alter, familiäre Belastung; außerdem Zeichen der Entzündung (u. a. C*-reaktives Protein, Interleukin*-6, -18, TNF*-$\alpha$, 5-Lipoxygenase sowie bestimmte Zelladhäsionsmoleküle), oxidative Stressfaktoren (z. B. oxidiertes LDL), Faktoren der Hämostase (z. B. D-Dimere, PAI-1; s. Plasminogenaktivator-Inhibitoren), des Stoffwechsels (z. B. Lipoprotein (a) aus LDL u. Apolipoprotein (a), Homocystein*) sowie vaskuläre (z. B. VEGF*) u. genet. Faktoren.

**Arterioskleroscmittel:** Antiarteriosklerotika; Arzneimittel zur Ther. u. Prophylaxe der Arteriosklerose*; **Ther.:** sichere pharmak. Ther. nicht möglich; verwendete Arzneimittel dienen entweder zur Prävention od. zur Symptomtherapie; zur erfolgreichen Bekämpfung der Arteriosklerose u. deren Folgeerscheinungen ist in erster Linie die Beseitigung der Risikofaktoren (s. Arteriosklerose) notwendig. **Einteilung: 1.** den Fettstoffwechsel beeinflussende Arzneimittel, z. B. Lipidsenker*, pflanzl. Präparate mit Sitosterol*, Ballaststoffe*, Omega-3-Fettsäuren (verändern das HDL/LDL-Verhältnis; s. Fettsäuren, essentielle), Knoblauchpräparate (umstritten; s. Allium sativum); **2.** gerinnungshemmende Arzneimittel, z. B. niedrig dosierte Acetylsalicylsäure* od. Adenosindiphosphat*-Rezeptor-Antagonisten (z. B. Clopidogrel*); **3.** durchblutungsfördernde Arzneimittel, z. B. Cinnarizin*, Vincamin*; **4.** Iodpräparate, z. B. Kaliumiodid* (sollen zur Blutviskositätssenkung u. zur Erweichung der Gefäßwände führen; therap. Wert umstritten, schwere UAW möglich); **5.** diverse: Tocopherolnicotinat*. Vgl. Lipoproteine.

**Artesunate:** s. Arteannuin.

**Arthritis:** entzündliche Gelenkerkrankung unterschiedlicher Urs.; **Sympt.:** akute Formen: Schmerzen, Schwellung, Überwärmung u. Bewegungseinschränkung der betroffenen Gelenke in Ruhe, Entlastungsschonhaltung, Gelenkerguss (seröse Formen), Gelenkempyem (eitrige Formen), Rötung, Fieber; bei allerg. A.: zusätzl. Tachykardie, Kopfschmerz, Übelkeit, Bauchschmerzen, Lymphadenopathie, Exanthem; bei chron. Verlauf: v. a. Funktionsverlust des betroffenen Gelenks; **Ther.: 1.** pharmak.: je nach Urs., z. B. Antibiotika nach Antibiogramm, Antirheumatika* od. andere Ther. der Grunderkrankung; **2.** ggf. operativ; **3.** frühzeitig Physiotherapie. Vgl. Arthritis, rheumatoide.

**Arthritis, rheumatoide:** Abk. RA; chronische Polyarthritis (Abk. cP); entzündl. Allgemeinerkrankung mesenchymaler Gewebe, meist Manifestation als Synovialitis*; die Urs. ist bisher ungeklärt (evtl. Autoimmunkrankheit); bei 50–80 % genet. Prädisposition; Manifestationsgipfel im 4. Lebensjahrzehnt, w : m = 3 : 1; **Sympt.**: Arthralgien, Morgensteifigkeit, Inappetenz, Abgeschlagenheit u. Myalgien als Leitsymptome; charakteristisch symmetr. Arthritis kleiner stammferner Gelenke mit weichen fluktuierenden, oft spindelförmigen Gelenkschwellungen; extraartikuläre Organmanifestationen (Pleuritis, Lungenfibrose, Perimyokarditis, Polyneuropathie, Hepatitis, Keratoconjunctivitis sicca, Lymphadenopathie, Rheumaknoten, generalisierte Vaskulitis); **Ther.**: **1.** Physiotherapie (dosierte Bewegung, Kryotherapie), Ergotherapie; **2.** pharmak.: kurzfristig Analgetika* (z. B. Paracetamol*, nichtsteroidale Antiphlogistika* wie Diclofenac*, Ibuprofen*, selektive Cyclooxygenase-2-Inhibitoren), Glucocorticoide*, langfristig klass. Antirheumatika* (z. B. Chloroquin*, Salazosulfapyridin*, Goldverbindungen), Immunsuppressiva* (z. B. Methotrexat*, Leflunomid*, Azathioprin*, Ciclosporin* A), Antizytokin-Therapie: z. B. TNF*-Blocker, Anakinra*, Rituximab*, Abatacept*; **3.** prophylakt. u. rekonstruktive Operation.

**Arthroplastik:** Gelenkplastik; Gelenkersatz durch Schaffung eines künstl. Gelenks; **Formen: 1.** Alloarthroplastik mit Endoprothese* (Fremdmaterial); **2.** nicht mehr gebräuchl. Autoarthroplastik mit körpereigenem Gewebe (Faszie, Fett, Haut) als Interponat zwischen neugebildeten Gelenkflächen.

**Arthropoden:** Gliederfüßer; wechselwarme Bewohner von Land u. Wasser, v. a. warmer u. feuchter Regionen; formenreichster Tierstamm. Mehrzahl der A. legt Eier; Häutungen im Larvenstadium u. bei Übergang zu Nymphe bzw. Imago, evtl. mit Einschalten eines Puppenstadiums u. Metamorphose bei Insekten. Für den Menschen wichtige Parasiten, Zwischenwirte od. Krankheitsüberträger in folgenden Unterstämmen: **1.** Diantennata (Krebstiere): Zwischenwirte sind z. B. Krabben (für Lungenegel) u. Hüpferlinge (für Dracunculus medinensis); **2.** Chelicerata (Fühlerlose): giftig sind Biss bzw. Stich einiger Vertreter der Ordnungen Araneae (Spinnen*) u. Skorpione; wichtige Parasiten bzw. Krankheitsüberträger sind Acari (Milben*, Zecken*); **3.** Tracheata (Antennata): wichtigste Parasiten u. Krankheitsüberträger sind Insekten in den Ordnungen Anoplura (Läuse), Heteroptera (Wanzen), Siphonaptera (Flöhe) u. Diptera (Mücken u. Fliegen); vgl. Schädlingsbekämpfungsmittel.

**Arthrose:** Arthrosis deformans; degenerative Gelenkerkrankung, die vorwiegend bei einem Missverhältnis zwischen Beanspruchung u. Belastbarkeit der einzelnen Gelenkanteile u. -gewebe entsteht (Form-Funktions-Störung); **Sympt.**: anfangs Spannungsgefühl u. Steifigkeit in den Gelenken, später Einlauf-, Belastungs- u. Dauerschmerz; schmerzhafte Bewegungseinschränkung bis Kontraktur, Fehlstellungen, Muskelatrophien, Gelenkinstabilität, Gelenkgeräusche; **Ther.**: **1.** Gewichtsreduktion, Bewegungsübungen (Physiotherapie, Radfahren, Schwimmen, Wandern), Massage, ggf. Wärmeanwendung (z. B. Balneotherapie, Elektrothermotherapie), Kryotherapie nur bei aktiver A.; **2.** pharmak. durch Analgetika* bzw. (nichtsteroidale) Antiphlogistika*; Glucocorticoide* (intraartikulär) nur bei strenger Indikationsstellung; u. U. Muskelrelaxanzien*, Superoxiddismutase* od. ggf. Chondroprotektiva*; **3.** orthopäd. Hilfsmittel (Gehstock, Schuhzurichtung, Orthese); **4.** operativ.

**Articain** (INN): Carticain; 4-Methyl-3-(2-propylaminopropionamido)-2-thiophencarboxylsäuremethylester; CAS-Nr. 23964-58-1; $C_{13}H_{20}N_2O_3S$, Strukturformel: s. Abb.; $M_r$ 284.37; Sdp. 162–167 °C (40 Pa); **Articainhydrochlorid:** Articaini hydrochloridum Ph.Eur.; CAS-Nr. 23964-57-0; $C_{13}H_{20}N_2O_3S \cdot HCl$; $M_r$ 320.8; Schmp. ca. 178 °C; weißes bis fast weißes, krist. Pulver, lösl. in Wasser u. Ethanol; Lokalanästhetikum*.

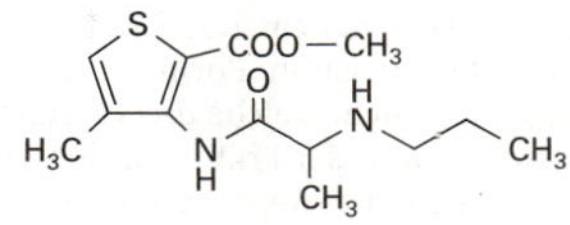


**Articain**

**Artimisiifolin:** s. Cnicus benedictus.

**Artischocke:** s. Cynara cardunculus ssp. flavescens.

**Artischockenblätter:** s. Cynara cardunculus ssp. flavescens (Cynarae folium).

**Arum dracontium:** s. Arisaema dracontium.

**Arum dracunculus:** s. Dracunculus vulgaris.

**Arum maculatum** L.: Gefleckter Aronstab; Fam. Araceae; Mittel- u. Südeuropa; Stpfl. von **Rhizoma Ari:** Rhizoma Aronis, Tubera Ari; Aronknollen, Aronwurzel, Zehrwurzel; **Inhaltsst.**: Glucomannane, Saponin, 70 % Stärke, 18 % Bassorin*, fettes Öl, Lektine; **Anw.**: (volkstüml.) z. B. innerl. bei Bronchialkatarrh, Fieber, Zahnschmerzen; äußerl. bei schlecht heilenden Wunden u. Geschwüren; **Toxikol.**: Alle Pflanzenteile gelten als sehr stark giftig. **Hom.**: Arum maculatum (HAB): frischer, vor Entw. der Blätter gesammelter Wurzelstock; verordnet z. B. bei Rachenkatarrh; vgl. Arisaema triphyllum; Arisaema dracontium.

**Arum triphyllum:** s. Arisaema triphyllum.

**Arundo donax** L.: Donax arundinaceus P. Beauv.; Spanisches Rohr, Wasserrohr; Fam. Poaceae; heim. in Mittelmeerländern, kultiviert in Südamerika; Stpfl. von **Rhizoma Arundonis donacis:** Rhizoma Cannae hispanicae; Donaxwurzel, Rohrwurzel; **Inhaltsst.**: Indolalkylamine wie Gramin (3-[Dimethylaminomethyl]-indol), Bufotenin (3-[2-Dimethylaminoethyl]-5-indolol), Zucker, Stärke; **Anw.**: (volkstüml.) z. B. als harntreibendes Mittel, Uterusstimulans. **Hom.**: Arundo donax: frische Rhizomsprossen.

**Aryl-:** Bez. für aromat. Kohlenwasserstoffreste, z. B. Phenyl-* ($—C_6H_5$).

**Arylhalogenide:** aromat. Halogenkohlenwasserstoffe (s. Halogene), die als Lösungsmittel* u. als Ausgangsstoffe für die Synthese von Phenol*, Anilin* u. Farbstoffen Verw. finden; **Darst.**: u. a. aus Diazoniumsalzen*, die mit Lewis-Säuren als Katalysator halogeniert werden.

**Arylierung:** Einführung eines aromat. Restes in eine Verb.; vgl. Aryl-.

**Aryloxyalkancarbonsäurederivate:** s. Lipidsenker.

**ARZ:** Abk. für **A**potheken*-**R**echen**z**entrum.

**Arznei:** s. Arzneimittel.

**Arzneibuch:** Pharmakopöe; amtl. Verzeichnis u. Vorschriftenbuch eines Landes od. einer Staatengruppe über standardisierte (offizinelle) Arzneimittel; enthält u. a. Angaben über deren Beschaffenheit, Herst., Gew., Aufbewahrung u. Prüfung, die von Arzneibuchkommissionen erarbeitet werden; es existieren verschiedene nationale (fast alle Länder haben eigene Arzneibücher) u. multinationale A.: **1. Europäisches Arzneibuch:** Abk. EuAB; Pharmacopoea Europaea, Abk. Ph.Eur.; aktuell 6. Ausgabe (Ph.Eur.6); erscheint in engl. u. franz. Sprache u. wird gemeinsam von den zuständigen Behörden Deutschlands, Österreichs u. der Schweiz in die deutsche Sprache übersetzt; **2. Deutschland:** Deutsches Arzneibuch, 10. Ausgabe (Abk. DAB10), hat am 1.3.1992 das DAB9 abgelöst. Das DAB10 ist in Form einer Loseblattsammlung erschienen, welche die 19 Teilbände u. den Reagenzienband der Ph.Eur. u. die Vorschriften des DAB in einer Ausgabe enthielt. Mit Inkrafttreten der 5. AMG-Novelle vom 11.4.1992 erhielt das Arzneibuch einen anderen Rechtscharakter: es wird nicht mehr durch Rechtsverordnung in Kraft gesetzt, sondern es ist nach § 55 AMG eine vom zuständigen Bundesministerium im Bundesanzeiger bekanntgemachte Sammlung anerkannter pharmaz. Regeln; aktuelle Ausgabe: DAB2009. Ein Kommentar zum DAB erscheint als Loseblattlieferung u. wird durch Nachlieferungen aktualisiert. Eine Ergänzung zum amtl. Arzneibuch ist der Deutsche* Arzneimittel-Codex. Die Regeln des Arzneibuchs werden von der beim Bundesinstitut* für Arzneimittel und Medizinprodukte gebildeten Deutschen Arzneibuchkommission bzw. Deutschen Homöopathischen Arzneibuchkommission u. von der Europäischen Arzneibuchkommission (berufen vom Gesundheitsausschuss des Europarates) beschlossen. **Homöopathisches Arzneibuch:** Abk. HAB; aktuelle Ausgabe: HAB2008. Die Notwendigkeit des HAB u. damit einer speziellen hom. Arzneibuchkommission ist durch die besondere Anw. hom. Arzneimittel (s. Homöopathie) bedingt. Es handelt sich um Regeln u. Vorschriften, die naturwissenschaftl. nicht immer zu begründen sind. Ihnen liegen teilweise Konventionsmethoden bzw. im Interesse gleichbleibender Zuber. beibehaltene histor. Herstellungsverfahren zugrunde. **3. Österreich:** durch Arzneibuchgesetz (BGBl. Nr. 195/1980, in der Fassung 2002) geregelt; besteht aus dem Europäischen A., österreichische Ausgabe (6. Ausgabe Grundwerk 2008, Amtliche Österreichische Ausgabe) u. dem Österreichischen A. (Pharmacopoea Austriaca) mit hom. Teil (Amtliche Ausgabe 2009). Durch VO werden die jeweils gültigen Ausgaben bzw. Nachträge für verbindlich erklärt. Das Österreichische A. (Abk. ÖAB) enthält die Bestimmungen des Österreichischen A. 9. Ausgabe (ÖAB9) in aktualisierter Form, welche durch Vorschriften der Ph.Eur. nicht ersetzt werden. **4. Schweiz:** Das A. besteht aus der Europäischen Pharmakopöe (Ph.Eur.) u. ihren Nachträgen sowie der Schweizerischen Pharmakopöe (Pharmacopoea Helvetica, aktuell 10. Ausgabe, Ph.Helv.10) u. ihren Supplementen. Die Ph.Helv. erscheint gestützt auf die Pharmakopöeverordnung (Abk. PhaV, SR 812.211) sowohl in deutscher als auch in franz. u. italien. Sprache. **5.** Internationales* Arzneibuch. **Gesch.:** Altägypt. Vorschriftensammlungen sind bereits aus dem Jahr 1550 v. Chr. (Papyrus Ebers) u. aus dem Jahr 1250 v. Chr. (Berliner med. Papyrus Brugsch major) erhalten. Es handelt sich hierbei um Abschriften, deren Originale auf weit ältere Zeiten zurückgehen. Zw. dem 6. u. 14. Jahrhundert entstanden zahlreiche Rezeptsammlungen, die Antidotarien, z. B. um 1100 Antidotarium magnum u. Antidotarium parvum des Nikolaus. Das erste Arzneibuch mit Gesetzeskraft war das Ricettario Florentino für die Stadt Florenz (1498). In Deutschland erschienen zunächst in einzelnen großen Städten amtl. Vorschriftenbücher, z. B. in Nürnberg, das in den Jahren 1546/47 das berühmte Dispensatorium des Valerius Cordus herausgab. Es enthielt 417 Vorschriften von galen. Arzneimischungen in 45 versch. Zubereitungen. Die erste reichseinheitl. deutsche Pharmakopöe mit 900 Arzneimitteln erschien 1872 in lat. Sprache (Pharmacopoea Germanica). Von der 3. Ausgabe (1890) ab erschien die Pharmacopoea Germanica in deutscher Sprache. Der Titel Deutsches Arzneibuch gilt ab der 5. Auflage von 1910. Auf dem Gebiet der ehemaligen DDR galt das DAB bis 1964. Das erste eigene Arzneibuch hieß DAB7–DDR++ u. wurde 1975 vom 2. Arzneibuch der DDR (2. AB-DDR++) abgelöst. Seit 1983 wurde in der off. Bez. die Jahreszahl genannt, z. B. AB-DDR83. In Wien erschien 1812 die Pharmacopoea Austriaca, die 1. Ausgabe des heute in Österreich geltenden Arzneibuchs. 1906 trat die Pharmacopoea Austriaca VIII in Kraft. Diese letzte lat. Ausgabe des ÖAB galt bis Ende 1938. 1939 wurde das DAB6 amtl. in Österreich eingeführt, das bis 1961 in Kraft war. Danach wurde das ÖAB9 wieder eingeführt. Die 1. Ausgabe der Schweizerischen Pharmakopöe erschien 1865. Gemäß der VO des Schweizerischen Heilmittelinstituts Swissmedic über den Erlass der Pharmakopöe (SR 812.214.11) gilt seit dem 1.7.2006 die 10. Ausgabe (Ph.Helv.10).

**Arzneibuchkommission:** s. Arzneibuch.

**Arzneibüro:** s. ABDATA Pharma-Daten-Service.

**Arzneidrogen:** Drogen*, die als Arzneimittel* od. zu deren Herst. bzw. Isolierung dienen.

**Arzneiflasche:** Einzeldosis- od. Mehrdosisbehältnisse für Lösungen, Emulsionen u. Suspensionen aus geeignetem Glas (braun od. farblos) od. Kunststoff (z. B. Polyethylen, Polypropylen, Polyester od. Polyvinylchlorid) mit Schraub- od. Schnappverschlüssen aus Kunststoff od. Metall mit Dichtlippen od. eingelegten Dichtungen; ein Abtropfrand od. ein eingesetzter Ausgießer mit Abtropfrand aus Kunststoff sorgt für sauberes Ausgießen. Ein graduierter Messlöffel od. Messbecher aus Kunststoff ist geeignet, Volumina von über 1 mL zu dosieren (z. B. für Mixturen). A. für Suspensionen u. Emulsionen sind nur zu etwa 2 Dritteln gefüllt, um ein genügendes Durchmischen beim obligator. Umschütteln vor dem Gebrauch zu gewährleisten. Im Handel sind Weithalsflaschen für zähe u. Enghalsflaschen für niedrigviskose Flüssigkeiten. Injektions- u. Infusionsflaschen (Sonderformen der Enghalsflaschen) sind wie Ampullen* für sterilisierte Lsg. bestimmt. Injektions- u. Infusionsflaschen sind mit einem Stopfen aus Natur- od. synthet. Kautschuk (vgl. Lyophilisations-

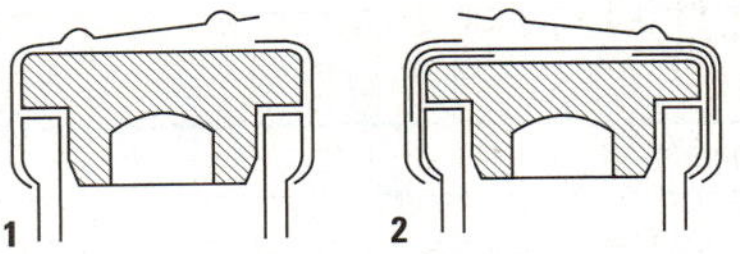

**Arzneiflasche** Abb. 1: Injektionsflaschen-Verschlüsse mit angebördelter Aluminiumkappe; 1: Einfachverschluss mit Aufreißlappen; 2: Dreifachverschluss mit äußerem Aufreißteil, Staubdeckel u. Stopfenfixierung

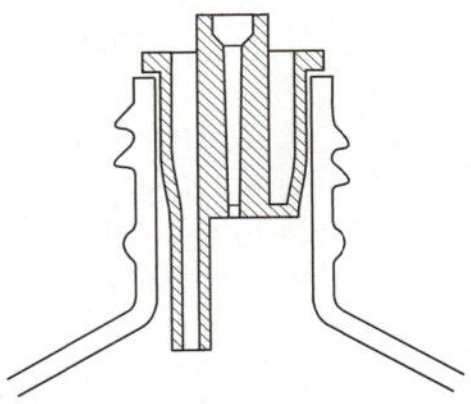

**Arzneiflasche** Abb. 2: auf Flaschenmündung aufgesetzter Zentraltropfer

stopfen) u. einer angebördelten (anrollierten) Aluminiumkappe versehen (s. Abb. 1). Es handelt sich entweder um einen Aluminium-Einfachverschluss mit Aufreißlappen od. um einen Dreifachverschluss aus Aluminium mit äußerem Aufreißteil, Staubdeckel u. Stopfenfixierung. Nach dem Öffnen der Aluminiumkappe wird eine Einstichöffnung od. Einstichstelle an der Stopfenoberfläche frei, ohne dass die Fixierung des Stopfens beeinträchtigt wird (vgl. Vials). Flaschen aus weichem Kunststoff für flüssige Externa sind meist mit einer kleinen Öffnung od. einer Kanüle versehen, aus der das Präparat gezielt u. ohne Auslaufgefahr appliziert werden kann (engl. squeeze bottle). Weiche Kunststoffflaschen für Nasenpräparate mit einem Sprüheinsatz ermöglichen das kegelförmige Versprühen des Präparates. **Tropfeinsatz:** Dosierhilfen für kleinere Mengen (Tropfen); selten werden Pipetten mit entspr. geformter Verschlusskappe genutzt. Bei Tropfern unterscheidet man Randtropfer u. Zentraltropfer (s. Abb. 2). Randtropfer erfordern geneigte Haltung der Flasche. Sie tropfen leicht an, Tropfengewicht u. -geschwindigkeit hängen vom Neigungswinkel ab. Zentraltropfer müssen senkrecht gehalten werden. Sie besitzen ein zentral angeordnetes Austrittsrohr, das zum Abtropfen des Präparates dient, u. zusätzl. ein Belüftungsrohr. Wenn Produkt u. Tropfer gut aufeinander abgestimmt sind, sind Tropfengewicht u. -geschwindigkeit konstant. Antippen zum Antropfen ist gelegentl. erforderlich.

**Arzneiformen:** Darreichungsformen; Arzneizubereitungen aus Wirkstoffen u. mehr od. weniger indifferenten Substanzen (Hilfsstoffen*), hergestellt durch geeignete pharmaz. Verfahrenstechniken, um den physiol. Gegebenheiten des Applikationsortes u. den physik.-chem. Eigenschaften der Wirkstoffe gerecht zu werden; in seltenen Fällen ist eine Verabreichung ohne Hilfsstoffe möglich, z. B. höher dosierte Einzelpulver. A. sind nicht nur Vehikel. Die erforderl. Hilfsstoffe wie auch die Herstellungstechnologie können die Arzneimittelwirkung (Wirkungseintritt, -dauer, -ort u. -intensität) stark beeinflussen. Die in der Tab. angeführten A. zeigen die Vielfalt der Möglichkeiten, Wirkstoffe über Arzneiformen am od. im menschl. oder tier. Organismus zur Anw. zu bringen. Welche Applikationsart u. welcher Applikationsort im Einzelfall gewählt wird, hängt vom Ort u. der Art der Behandlung, Alter u. Zustand des Patienten, aber auch vom gewünschten Wirkungseffekt ab; vgl. Applikation. **Voraussetzung:** **1.** exakte Dosierung; Voraussetzung dafür ist bei einzeldosierten A. (z. B. Tabletten) sowohl Massekonstanz als auch eine homogene Wirkstoffverteilung. Die Forderung nach Gehaltsgleichförmigkeit betrifft alle einzeldosierten A., besonders jene mit niedrigem Wirkstoffgehalt (Ph.Eur.6 unter 25 mg, USP: unter 50 mg für Tabletten, Dragees u. Kapseln); vgl. Gleichförmigkeit des Gehalts einzeldosierter Arzneiformen; content uniformity. **2.** ausreichende Stabilität der inkorporierten Wirkstoffe; die zur Arzneiformung verwendeten Hilfsstoffe u. technolog. Verfahren sollen die Haltbarkeit der Wirkstoffe nur unwesentl. beeinflussen. **3.** geeignete Verpackung zum Schutz vor schädigenden Einflüssen, um eine ausreichende Haltbarkeit zu gewährleisten. Den Vorschriften entspr. beschriftet sind die A. an den Patienten abgabefähig. Vgl. Problemarzneiformen, biopharmazeutische.

**Arzneiformen, homöopathische:** s. Homöopathie.

**Arzneiformenlehre:** Unterrichtsfach, das aus der Galenik* hervorgegangen ist; häufig syn. für Galenik od. Pharmazeutische* Technologie verwendet; befasst sich u. a. mit den pharmaz.-technolog. Verfahren, Hilfsstoffen u. Verpackungstechniken, die bei der Herst. von Arzneiformen* Anwendung finden.

**Arzneiformen, magensaftresistente:** Compressi* obducti mit verzögerter Wirkstofffreisetzung, die mit Überzügen* versehen sind, die vom sauren Magensaft nicht angegriffen werden (Magensaftresistenz), jedoch im schwach sauren, neutralen od. alkal. Milieu des Dünndarms relativ rasch zerfallen od. aufgelöst werden; die inkorporierten Wirkstoffe kommen erst im Darm zur Wirkung. Einsatz finden meist Tabletten, Dragees od. Kapseln. Magensaftresistente A. sind im Allg. mind. eine halbe Stunde vor den Mahlzeiten einzunehmen, um eine rasche Passage durch den Magen zu ermöglichen. Wichtige **Überzugsmaterialien** (magensaftresistente Überzüge) sind u. a. Cellulosephthalate, anionische Copolymere der Methacrylsäure u. ihrer Ester, Gluten, Halbester von Polyvinylmethylether/Maleinsäureanhydrid (PVM/MA); vgl. Filmtabletten. **Vorteil:** Die Herst. dieser Arzneiformen ist dann von Vorteil, wenn **1.** eine Zerstörung od. Inaktivierung der Wirkstoffe im Magen erfolgt; **2.** von den Wirkstoffen eine Reizwirkung auf den Magen ausgeht; **3.** eine direkte Wirkung auf den Darm od. im Darm sinnvoll erscheint; **4.** Wirkstoffe im Magen die Verdauung behindern; **5.** eine protrahierte Wirkung (s. Retardpräparate) vorgesehen ist; **6.** durch Freisetzung der gesamten Wirkstoffmenge im Dünndarm eine verbesserte Resorption eintritt u. erwünscht ist. **Magensaftresistente Tabletten (enteric coated tablets) u. Kapseln:** nach Ph.Eur.6

A

**Arzneiformen**
Übersicht über die wichtigsten Arzneiformen

| Art der Arzneiform/Bezeichnung | aufgeführt unter |
|---|---|
| **feste Arzneiformen** | |
| Pulver | Pulveres* |
| Puder | Pulveres* ad usum dermicum |
| Staubaerosole | Aerosole* |
| Granulate | Granulate* |
| Sachets | Sachets* |
| Xerogele | Gele* |
| Tabletten | Compressi* |
| Dragees | Compressi* obducti |
| Kapseln | Capsulae* |
| Pastillen | Pastillen* |
| Implantate | Implantate* |
| **halbfeste Arzneiformen** | |
| Salben | Augensalben*, halbfeste Zubereitungen* zur kutanen Anwendung |
| Gele | Gele* |
| Pasten | Pasta* |
| Pflaster | Emplastra* adhaesiva, Emplastra* |
| Zäpfchen | Suppositoria*, Bacilli*, Globuli* vaginales |
| Emulsionen | Emulsionen*, Linimente* |
| Suspensionen | Suspensionen*, Lotiones* |
| **flüssige Arzneiformen** | |
| Lösungen | Solutiones* |
| Sirupe | Sirupi* |
| Säfte | Succus* |
| Öle | Oleum*, Olea* medicata |
| aromatische Wässer | Aquae* aromaticae |
| Tropfen | Guttae* |
| Injektions- und Infusionszubereitungen | Ampullen*, Spritzampullen*, Vials*, Iniectabilia*, Infundibilia* |
| Zubereitungen zur Anwendung am Auge | Augentropfen*, Augenwässer* |
| **durch Drogenextraktion gewonnene Arzneimittel** | |
| wässrige Auszüge | Aufgüsse*, Abkochungen*, Mazerate* |
| Tinkturen | Tincturae* |
| Extrakte | Extracta* |
| **gasförmige Arzneiformen** | |
| Aerosol | Aerosole*, Schäume* |
| Inhalate | Inhalate* |
| **moderne Arzneiformen** | |
| therapeutische Systeme | OROS®, transdermale therapeutische Systeme*, oculare therapeutische Systeme*, intrauterine und intravaginale therapeutische Systeme*, therapeutisches System* zur Infusionstherapie, Pessare*, Vaginalringe*, Augeninserte* |
| partikuläre Wirkstoffträgersysteme | Mikropartikel*, Liposomen*, Nanopartikel* |
| gesteuerte Systeme | Zubereitungen* zur Inhalation |

Arzneiformen, die mit einer od. mehreren magensaftresistenten Hüllschichten überzogen od. mit bereits **magensaftresistenten Granulaten** od. Teilchen hergestellt sind, den Zerfall im Darmsaft jedoch gestatten. **Prüfung: 1.** Prüfung auf Zerfall (Ph.Eur.): Tabletten od. Kapseln dürfen im Allg. nach 2 h in Salzsäure (0.1 mol/L) bei 37 °C noch nicht zerfallen. Werden diese anschließend in einer Phosphatpuffer-Lösung (pH 6.8, 37 °C) bewegt, müssen alle untersuchten Tabletten od. Kapseln nach 60 min zerfallen sein (evtl. Zusatz von Pankreaspulver). **2.** Teilweise ist die Prüfung zur Wirkstofffreisetzung aus festen Arzneiformen nach Ph.Eur.6 erforderlich.

**Arzneimittel:** (engl.) *medicinal product, drug*; Arznei, Medikament; Arzneiform*, die den aktiven Wirkstoff* u. im Allg. auch inaktive Hilfsstoffe* enthält; nach § 2 Absatz 1 AMG (Deutschland) sind Arzneimittel Stoffe u. Zuber. aus Stoffen, die dazu bestimmt sind, durch Anw. am od. im menschl. od. tierischen Körper **1.** Krankheiten, Leiden, Körperschäden od. krankhafte Beschwerden zu heilen, zu lindern, zu verhüten od. zu erkennen (s. Tab.); **2.** die Beschaffenheit, den Zustand od. die Funktionen des Körpers od. seel. Zustände erkennen zu lassen; **3.** vom menschl. od. tier. Körper erzeugte Wirkstoffe od. Körperflüssigkeiten zu ersetzen; **4.** Krankheitserreger, Parasiten od. körperfremde Stoffe abzuwehren, zu beseitigen od. unschädl. zu machen; **5.** die Beschaffenheit, den Zustand od. die Funktionen des Körpers od. seel. Zustände zu beeinflussen. **Fiktive Arzneimittel:** syn. Geltungsarzneimittel; gelten ebenfalls als Arzneimittel: **1.** Gegenstände, die ein A. nach Absatz 1 enthalten od. auf die ein A. nach Absatz 1 aufgebracht ist u. die dazu bestimmt sind, dauernd od. vorübergehend mit dem menschl. od. tier. Körper in Berührung gebracht zu werden; außerdem tierärztl. Instrumente, soweit sie zur einmaligen Anw. bestimmt sind u. aus der Kennzeichnung hervorgeht, dass sie einem Verfahren zur Verminderung der Keimzahl unterzogen worden sind; **2.** Gegenstände, die, ohne Gegenstände nach Nr. 1 zu sein, dazu bestimmt sind, in den tier. Körper dauernd od. vorübergehend eingebracht zu werden, ausgenommen tierärztl. Instrumente; **3.** Verbandmaterial* u. chirurgisches Nahtmaterial*, soweit sie zur Anw. am od. im tier. Körper bestimmt sind; **4.** Stoffe u. Zuber. aus Stoffen, die, auch im Zusammenwirken mit anderen Stoffen od. Zuber., dazu bestimmt sind, die Beschaffenheit, den Zustand od. die Funktion des tier. Körpers erkennen zu lassen od. der Erkennung von Krankheitserregern bei Tieren zu dienen, ohne am od. im tier. Körper angewendet zu werden. **Keine Arzneimittel** sind: **1.** Lebensmittel* i. S. des § 2 des Lebensmittel- u. Futtermittelgesetzbuches; **2.** Tabakerzeugnisse i. S. des vorläufigen Tabakgesetzes; **3.** kosmetische Mittel* i. S. des § 2 des Lebensmittel- u. Futtermittelgesetzbuches; **4.** Stoffe od. Zuber. aus Stoffen, die ausschließl. dazu bestimmt sind, äußerl. am Tier zur Reinigung od. Pflege od. zur Beeinflussung des Aussehens od. des Körpergeruchs angewendet zu werden, soweit ihnen keine Stoffe od. Zuber. aus Stoffen zugesetzt sind, die vom Verkehr außerhalb der Apotheke ausgeschlossen sind; **5.** Futtermittel, Zusatzstoffe u. Vormischungen i. S. des Lebensmittel- u. Futtermittelgesetzbuches; **6.** Medizinprodukte* u. Zubehör für Medizinprodukte i. S. des Medizinproduktegesetzes; **7.** Organe i. S. des § 1a Nr. 1 des Transplantationsgesetzes, wenn sie zur Übertragung auf andere Menschen bestimmt sind. Solange ein Mittel nach dem AMG als A. zugelassen od. registriert od. durch Rechtsverordnung von der Zulassung od. Registrierung freigestellt ist, gilt es als Arzneimittel.

**Arzneimittelabhängigkeit:** psychischer u. z. T. auch phys. Zustand, gekennzeichnet durch den Drang, ein bestimmtes Arzneimittel wiederholt einzunehmen; **Einteilung: I.** Man unterscheidet nach der WHO* folgende Abhängigkeitstypen: **1.** überwiegend psych. Abhängigkeit (Cannabis-, Halluzinogen- u. Amphetamintyp); **2.** physische u. psych. Abhängigkeit bei den starken Analgetika* (Morphintyp) u. der Gruppe Alkohol/Barbiturate*/Tranquilizer* (Alkohol-, Barbiturattyp). **II.** Ferner wird zw. folgenden Abstufungen unterschieden: **1. Arzneimittelsucht:** engl. drug addiction; Zustand periodischer od. chron. Intoxikation, der durch wiederholte Zufuhr eines psychotrop wirkenden Arzneimittels ausgelöst wird; Charakteristika sind: **a)** Zwang, diese Substanz immer wieder einzunehmen u. sie sich mit allen Mitteln zu verschaffen (Versklavung); **b)** Tendenz, die Dosis zu steigern (Toleranz); **c)** psychische od. phys. Abhängigkeit von der Wirk. der Substanz; Abstinenzerscheinungen bei Entzug; **d)** Zustand ist schädl. für den Einzelnen u./od. die Gesellschaft. **2. Arzneimittelgewöhnung:** engl. drug habituation; Zustand, der sich durch wiederholte Anw. eines psychotrop wirkenden Arzneimittels ergibt; Charakteristika sind: **a)** Wunsch (aber nicht der Zwang), die betreffende Substanz weiter einzunehmen; **b)** geringe od. keine Tendenz zur Steigerung der Dosis; **c)** psych. Abhängigkeit von der Wirk. der Substanz, aber das Fehlen einer phys. Abhängigkeit; bei Entzug keine physiol. Abstinenzerscheinungen; **d)** Schädigungen treffen nur das Individuum. **3. Arzneimittelmissbrauch:** engl. drug abuse; zweckentfremdeter Gebrauch einer psychotrop wirkenden Substanz od. übermäßiger Gebrauch einer Substanz; trifft zu, wenn: **a)** ein ärztl. verschriebenes Arzneimittel in überhöhter Dosis od. zu nicht beabsichtigten Zwecken Verw. findet; **b)** ohne med. Notwendigkeit (Experiment od. um sich in einen Rauschzustand zu versetzen) Arzneimittel eingenommen werden; **c)** psychotrop wirkende Substanzen, die für den Konsum ungeeignet sind (z. B. Lösungsmittel), verwendet werden od. wenn Genussmittel in einer Art u. Weise konsumiert werden, die den Menschen schädigt; Arzneimittelmissbrauch ist noch keine Sucht. Aus fortgesetztem Arzneimittelmissbrauch kann sich eine Abhängigkeit entwickeln. **Urs.:** Neben der Verfügbarkeit u. pharmak. Wirkung der Drogen sind für die Entw. einer A. die Struktur der Persönlichkeit sowie das soziale Lebensumfeld des Betroffenen von Bedeutung. **Suchtpotential:** meist nicht greifbare Gefahr, die von einer bestimmten Substanz ausgeht; bei stoffgebundenen Süchten wird das Suchtpotential als pharmak. Eigenschaft der jeweiligen Substanz gesehen.

**Arzneimittelallergie:** immunologisch bedingte Arzneimittelüberempfindlichkeit*; manifestiert sich in zahlreichen Geweben u. Organen, in ca. 80 % der Fälle an Haut u. Schleimhäuten; **Einteilung: 1.** A. vom **Soforttyp (Typ I)**, z. B. nach Einnahme von Penicillinen*, klin. als Urticaria*, Angioödem u./od. Anaphylaxie*; **2.** Arzneimittel-

A

**Arzneimittel**
Therapie und Prophylaxe mit Arzneimitteln

| Symptome bzw. Krankheiten | angewendete Arzneimittel |
|---|---|
| Abhängigkeit (Alkohol, Nicotin etc.) | Entwöhnungsmittel* |
| Adipositas | Antiadiposita* |
| Akne | Aknemittel* |
| Allergien | Antiallergika* |
| Altersbeschwerden | Geriatrika* |
| Angst- und Spannungszustände | Tranquilizer* |
| Arteriosklerose | Arteriosklerosemittel* |
| Arthritis | Antirheumatika* |
| Asthma bronchiale | Antiasthmatika* |
| Augeninnendruck zu hoch | Antiglaukomatosa* |
| Augenkrankheiten | Zubereitungen* zur Anwendung am Auge |
| Blähungsbeschwerden | Karminativa* |
| Blutarmut | Antianämika* |
| Blutdruck zu hoch (Hypertonie) | Antihypertensiva* |
| Blutdruck zu niedrig | Antihypotonika* |
| Blutfettwerte zu hoch | Lipidsenker* |
| Blutgerinnung verstärkt | Antikoagulanzien* |
| Blutglucosespiegel zu hoch (Diabetes mellitus) | Antidiabetika* |
| Blutglucosespiegel zu niedrig | Antihypoglykämika* |
| Blutkreislaufstörungen | Kreislaufmittel* |
| Blutungen, Blutungsneigung | Hämostatika* |
| Brechreiz, Übelkeit (vorübergehend) | Antiemetika* |
| Bronchialsekretion gestört | Expektoranzien* |
| Depressionen (Niedergeschlagenheit) | Antidepressiva* |
| Diarrhö | Antidiarrhoika* |
| Durchblutungsstörungen | durchblutungsfördernde Mittel* |
| Empfängnisverhütung, postkoitale | s. Interzeption |
| Empfängnisverhütung, präventive | Kontrazeptiva*, Nidations*-Hemmer |
| Entzündungen | Antiphlogistika* |
| Epilepsie | Antiepileptika* |
| Fieber | Antipyretika* |
| Frauenkrankheiten | Gynäkologika* |
| Gallen(wegs)erkrankungen | Cholagoga* |
| Gallensteine | Cholelitholytika* |
| Gehirnstoffwechsel eingeschränkt | Nootropika* |

**Arzneimittel**
Therapie und Prophylaxe mit Arzneimitteln

| Symptome bzw. Krankheiten | angewendete Arzneimittel |
|---|---|
| Geschlechtstrieb zu gering (sexuelle Appetenzstörung) | Aphrodisiaka* |
| Geschlechtstrieb zu stark | Anaphrodisiaka* |
| Geschwulstbildungen, Gewebewucherungen | Antineoplastika* |
| Gicht | Gichttherapeutika* |
| Gonorrhö | Antigonorrhoika* |
| grippale Infekte, Erkältungskrankheiten | Grippemittel* |
| Hämorrhoiden | Hämorrhoidenmittel* |
| Harnauscheidung vermindert | Diuretika* |
| Harnwegserkrankungen | Urologika* |
| Harnsteine | Lithagoga* |
| Hauterkrankungen | Dermatika* |
| Hautparasiten (Krätzmilben, Läuse, Flöhe) | Antiparasitika* |
| Herzkrankheiten | Kardiaka* |
| Herzkrankheit, koronare | Koronartherapeutika* |
| Herzrhythmusstörungen | Antiarrhythmika* |
| Husten | Antitussiva* |
| Immunsystem geschwächt | Immunstimulanzien* |
| Infektionen | Antiinfektiva* |
| Infektionen, bakterielle | Antibiotika* |
| Infektionen, virusbedingte | Virostatika* |
| Infektionen an Körperoberflächen | Antiseptika* |
| Intoxikationen | Antidot* |
| Juckreiz | Antipruriginosa* |
| Knorpeldegeneration | Chondroprotektiva* |
| Krämpfe, generalisierte | Antikonvulsiva* |
| Krämpfe der glatten Muskulatur | Spasmolytika* |
| Krämpfe, tetanische | Antitetanika* |
| Krampfadern | Antivarikosa* |
| Krätze | Antiscabiosa* |
| Krebs | Zytostatika* |
| Läusebefall | Antiparasitika* |
| Leberschäden | Hepatika* |
| Magen- oder Zwölffingerdarmgeschwüre | Ulkustherapeutika* |
| Magen-Darm-Krankheiten | Magen*-Darm-Mittel |
| Magenentleerung gestört (verlangsamt) | Gastrokinetika* |

Fortsetzung nächste Seite

Fortsetzung v. S. 163

**Arzneimittel**
Therapie und Prophylaxe mit Arzneimitteln

| Symptome bzw. Krankheiten | angewendete Arzneimittel |
|---|---|
| Magenbeschwerden | Stomachika* |
| Magenübersäuerung | Antacida* |
| Malaria | Antimalariamittel* |
| Milchsekretion zu gering | Laktagoga* |
| Milchsekretion zu hoch | Abstillmittel* |
| Mineralstoffmangel | Mineralstoffpräparate* |
| Monatsblutungen schmerzhaft | Antidysmenorrhoika (s. Gynäkologika) |
| Monatsblutungen zu schwach oder fehlend | Emmenagoga (s. Gynäkologika) |
| Mund- und Rachenraumerkrankungen | Mund*- und Rachentherapeutika |
| Nasen- und Nasennebenhöhlenerkrankungen | Rhinologika* |
| Nerven- oder psychische Erkrankungen | Psychopharmaka* |
| Obstipation | Laxanzien* |
| Ohrenkrankheiten | Otologika* |
| Ohrenschmalzpfropf | Cerumenolytika* |
| Parkinson-Syndrom | Antiparkinsonmittel* |
| Pilzkrankheiten | Antimykotika* |
| Erkrankungen des rheumatischen Formenkreises | Antirheumatika* |
| Ruhr | Antidysenterika* |
| Scabies | Antiscabiosa* |
| Schilddrüsenerkrankungen | Schilddrüsentherapeutika* |
| Schlafstörungen | Schlafmittel* |
| Schmerzen | Analgetika* |
| Schuppenflechte | Antipsoriatika* |
| Schweißabsonderung übermäßig | Antihidrotika* |
| Schwielen, Warzen, Akne | Keratolytika* |
| Schwindelzustände | Antivertiginosa* |
| Seborrhö | Antiseborrhoika* |
| Sommersprossen | Sommersprossenmittel* |
| Strahlenschäden (Prophylaxe) | Strahlenschutzmittel* |
| Tuberkulose | Antituberkulotika* |
| Unruhe, Angst | Sedativa* |
| Verdauungsstörungen | Antidyspeptika* |
| Vergiftungen | Antidot* |
| Vitaminmangel | Vitamine* |
| Warzen | Warzenmittel* |

A

**Arzneimittel**
Therapie und Prophylaxe mit Arzneimitteln

| Symptome bzw. Krankheiten | angewendete Arzneimittel |
|---|---|
| Wunden | Wundbehandlungsmittel* |
| Wurmbefall | Anthelminthika* |
| Zahnbelag | Antiplaquemittel* |
| Zahnbetterkrankungen | Parodontosemittel* |
| Zahnfäulnis (Karies) | Kariesprophylaxe (s. Karies) |
| Zellteilung vermehrt (Krebs, Warzen) | Zytostatika* |
| Zuckerkrankheit | Antidiabetika* |

überempfindlichkeit vom **zytotox. Typ (Typ II)**, z. B. durch Sulfonamide*, Benzothiadiazine (s. Diuretika), klin. u. a. als thrombotisch-thrombozytopen. Purpura, hämolyt. Anämie*, Leukopenie*, Agranulozytose*; **3.** Arzneimittelüberempfindlichkeit vom **Immunkomplextyp/Arthus-Typ (Typ III)**, z. B. durch Penicilline, Sulfonamide, Salicylate*, Barbiturate*, klin. u. a. als Serumkrankheit, Vasculitis allergica, Purpura anaphylactoides, Purpura Schoenlein-Henoch; **4.** A. vom **verzögerten Typ (Typ IV)**, z. B. nach Anw. von Externa als Kontaktekzem, nach Einnahme von u. a. Betalactam*- od. anderen Antibiotika wie Sulfonamiden od. Analgetika* als Arzneimittelexanthem*, auch als photoallerg. Reaktion (s. Lichtdermatosen); **5. Mischformen** aus Typ I u. IV (z. B. Angioödem u. Exanthem durch Penicilline); **Ther.:** wiederholte Exposition v. a. bei Typ I u. IV vermeiden; Antihistaminika*, Glucocorticoide* hochdosiert system.; Plasmapherese.

**Arzneimittelanamnese:** systemat. Erfassung aller von einem Patienten eingenommenen Arzneimittel inklusive deren Dos.; wird z. B. bei der Aufnahme ins Krankenhaus durchgeführt; zusätzl. werden alle arzneimittelrelevanten Daten (Erkrankungen, Lebensgewohnheiten, Laborparameter) erfasst.

**Arzneimittel, anthroposophische:** Arzneimittel, die nach anthroposoph. Regeln hergestellt werden; gelten als wissenschaftl. nicht anerkannt, gehören aber zu den bes. Therapierichtungen u. sind rechtl. akzeptiert. Charakterist. sind die Verw. von natürl. Ausgangsstoffen (mineral., pflanzl., tierischen Ursprungs), homöopath. sowie eigenständige Herstellungstechniken u. Arzneiformen wie Dilutionen*, Globuli, Triturationen* od. Injektionen. **Gesch.:** Begründer der Anthroposophie ist Rudolf Steiner (1861–1925).

**Arzneimittelanwendungsforschung:** (engl.) *drug utilization research*; Forschungsgebiet, das den Einsatz von Arzneimitteln in der Praxis untersucht, z. B. die Verordnung von Arzneimitteln, das Entscheidungsverhalten i. R. der Selbstmedikation u. das Anwendungsverhalten durch Patienten (Compliance*); i. w. S. der Versorgungsforschung* zugeordnet. Vgl. Pharmakoepidemiologie.

**Arzneimittelanwendungsprofil:** Medikationsprofil; graphische u. chronolog. Übersicht der Arzneimittelabgaben an einen Patienten (meist der vergangenen 6 Monate); anhand der Tagesdosis u. der Packungsgröße kann die Reichweite der aktuellen Packung errechnet werden. Sie wird als Linie dargestellt, die zum Zeitpunkt des Kaufs beginnt u. nach der errechneten Zeitspanne endet. Überlappende Linien od. Lücken weisen auf Non*-Compliance hin. Ein A. liefert auch Informationen zu möglicherweise vorliegenden Doppelverordnungen u. Interaktionen.

**Arzneimittel, apothekenfreie:** freiverkäufliche Arzneimittel; Arzneimittel*, die außerhalb von Apotheken* abgegeben werden dürfen; vgl. Arzneimittel, apothekenpflichtige; Apothekenpflicht.

**Arzneimittel, apothekenpflichtige:** Arzneimittel*, die nicht für den Verkehr außerhalb von Apotheken* freigegeben sind; dazu gehören rezeptfreie, nicht von der Apothekenpflicht* ausgenommene Arzneimittel u. verschreibungspflichtige Arzneimittel, die in der Verordnung über verschreibungspflichtige Arzneimittel gelistet sind (s. Verschreibungspflicht).

**Arzneimittel, bedenkliche:** Arzneimittel*, bei denen nach dem jeweiligen Stand der wissenschaftl. Erkenntnisse der begründete Verdacht besteht, dass sie bei bestimmungsgemäßem Gebrauch schädl. Wirk. haben, die über ein nach den Erkenntnissen der med. Wissenschaft vertretbares Maß hinausgehen; dürfen nach § 5 AMG nicht in den Verkehr gebracht werden; diese Vorschrift richtet sich an alle, die Arzneimittel in den Verkehr bringen, u. gilt für Human- u. Tierarzneimittel.

**Arzneimittelbezogene Probleme:** Abk. ABP; Ereignisse od. Umstände, die bei einer Arzneimitteltherapie auftreten u. das Erreichen des Therapieziels negativ beeinflussen od. verhindern können; hierzu zählen u. a. unerwünschte Arzneimittelereignisse*, Non*-Compliance, Arzneimittelinteraktionen*, Medikationsfehler* u. unzweckmäßige Dosierung.

**Arzneimittelereignis, unerwünschtes:** (engl.) *adverse drug event*; Abk. UAE; unerwünschtes Ereignis, das in Verbindung mit der Anw. eines Arzneimittels auftritt, aber keinen kausalen Zusammenhang mit einer Arzneimitteltherapie aufweisen muss; z. B. Auftreten von Übelkeit bei einem Patienten mit komplexer Arzneimitteltherapie; die

A

Übelkeit kann, muss aber nicht durch die Arzneimitteltherapie verursacht worden sein. Ist ein kausaler Zusammenhang wahrscheinlich, bezeichnet man das Ereignis als unerwünschte Arzneimittelwirkung (UAW*).

**Arzneimittelexanthem:** unerwünschte Arzneimittelwirkung an Haut u. Schleimhäuten aufgrund Arzneimittelallergie*, -pseudoallergie, -intoleranz od. -idiosynkrasie; **Sympt.:** makulöses bzw. makulopapulöses, urticarielles, morbilli-, scarlatini- od. rubeoliformes, ekzematöses u. bullöses Exanthem; **fixes** A.: rundliches, münzen- bis handtellergroßes, violettes bis tiefrotes, leicht ödematöses (blasiges) Exanthem, das bei erstmaliger Arzneimitteleinnahme häufig solitär, bei wiederholter Arzneimitteleinnahme oft an mehreren (u. stets gleichen) Körperstellen auftritt (spezif. sensibilisierte Gewebe) u. bei Abheilung eine schiefergraue Pigmentierung hinterlässt; **Vork.:** Auftreten bei erstmaliger Arzneimitteleinnahme (z. B. von Penicillinen*, Sulfonamiden*, Barbituraten*, Pyrazolonderivaten) meist zwischen 7. u. 12. Behandlungstag, bei vorheriger Sensibilisierung bereits innerhalb 48 h; bestimmte Arzneimittel (z. B. Phenothiazinderivate*, Sulfonylharnstoffe*, Nalidixinsäure*, Tetracycline*) können zu Photosensibilität führen. **Lokalisation:** A. beginnen häufig am Rumpf mit Ausbreitung auf die Extremitäten; fixe A. häufig im Mund-, Genital- u. Analbereich sowie an den distalen Extremitäten.

**Arzneimittelfarbstoffverordnung:** Abk. AMFarbV; VO vom 17.10.2005, BGBl. I S. 3031, verordnet aufgrund § 6 (Ermächtigung zum Schutz der Gesundheit) u. § 83 (Angleichung an Gemeinschaftsrecht) Arzneimittelgesetz*; bei der Herst. von Arzneimitteln i. S. des § 2 Absatz 1 AMG dürfen zur Färbung nur die in der Anlage der dort genannten Richtlinien bezeichneten Stoffe u. Zuber. aus Stoffen verwendet werden; s. Farbstoffe.

**Arzneimittel, fiktive:** s. Arzneimittel.

**Arzneimittel, freiverkäufliche:** s. Arzneimittel, apothekenfreie.

**Arzneimittel gegen seltene Krankheiten:** s. Orphan Drug.

**Arzneimittelgesetz:** Abk. AMG; Gesetz über den Verkehr mit Arzneimitteln*; **1. Deutschland:** Gesetz vom 11.12.1998, BGBl. I S. 3586, zuletzt geändert am 28.9.2009, BGBl. I S. 3172; erste Fassung: Gesetz zur Neuordnung des Arzneimittelrechts vom 24.8.1976; trat am 1.1.1978 in Kraft u. löste das bis dahin geltende A. von 1961 (AMG 61) bis auf weiterhin geltende Regelungen in den Übergangsvorschriften ab. Deutschland war durch verschiedene EG-Richtlinien verpflichtet worden, die einschlägigen Richtlinien im Arzneimittelbereich in nationales Recht zu transformieren. Qualität, Wirksamkeit u. Unbedenklichkeit der Arzneimittel sind tragende Forderungen des Gesetzes u. Grundlage der Arzneimittelsicherheit*. Das AMG brachte wichtige Änderungen gegenüber dem AMG 61: Für alle Fertigarzneimittel wurde ein materielles Zulassungsverfahren eingeführt, in dem eine Bundesoberbehörde Qualität, Wirksamkeit u. Unbedenklichkeit zu prüfen hat. Durch den neuen Begriff des Fertigarzneimittels* wurden auch Generika* ohne geschützten Namen zulassungspflichtig. Hom. Arzneimittel u. traditionelle pflanzl. Arzneimittel unterliegen heute einer Registrierungspflicht (s. Registrierung) u. bedürfen keines Wirksamkeitsnachweises, wenn keine Angaben über die Wirksamkeit bzw. wenn bei traditionellen pflanzl. Arzneimitteln die Pflichtangaben gemacht werden. Es wurden neue Anforderungen für eine Herstellungserlaubnis gestellt u. die Verantwortungsbereiche für die sachkundige Person, Herstellungsleiter, Kontrollleiter u. Vertriebsleiter definiert. Erstmals wurden auch Vorschriften für die Durchführung einer klinischen Prüfung* festgelegt. Verbraucherfreundlichere Kennzeichnungselemente wurden vorgeschrieben, wie z. B. die Angabe eines Verfalldatums u. einer Chargenbezeichnung od. aussagefähigere Informationen über das Arzneimittel selbst. Ein Informationssystem, das der Beobachtung, Sammlung u. Auswertung von Arzneimittelrisiken dient, wurde ins Leben gerufen (s. Stufenplan). Insbes. nach den Erfahrungen des Contergan-Falls (vgl. Thalidomid) wurden Haftungsregelungen für Arzneimittelschäden eingeführt. Diese gelten für Arzneimittel, die der Pflicht zur Zulassung unterliegen od. durch Rechtsverordnung davon befreit wurden (standardzugelassene Arzneimittel). In den folgenden Jahrzehnten ist das ursprüngl. AMG 1976 häufig ergänzt od. novelliert worden. Es enthält auch die rechtl. Grundlagen für Ausführungsverordnungen, wie z. B. die Verordnung über verschreibungspflichtige Arzneimittel. **2. Österreich:** AMG von 1983 (BGBl. Nr. 185/1983, in der Fassung 2008); ähnl. Regelungen wie im AMG Deutschlands; vgl. Verschreibungspflicht; **3. Schweiz:** s. Heilmittelgesetz.

**Arzneimittelgewöhnung:** s. Arzneimittelabhängigkeit.

**Arzneimittelhepatitis:** durch Arzneimittel (z. B. Zytostatika*, Methyldopa*, Isoniazid*) toxisch, allerg. od. idiosynkrat. verursachte Leberparenchymschädigung, die in Abgrenzung zur arzneimittelbedingten Cholestase meist als akute Hepatitis*, aber auch als chronische Hepatitis* bis zur Ausbildung einer Leberzirrhose* verlaufen kann; vgl. Arzneimittelikterus.

**Arzneimittel, homöopathische:** s. Homöopathie.

**Arzneimittelikterus:** Ikterus* als Sympt. einer durch tox. od. allerg. Arzneimittelwirkungen (z. B. durch Phenothiazinderivate*, Clavulansäure*, Estrogene*) ausgelösten degenerativen od. cholestat. Leberparenchymschädigung; vgl. Arzneimittelhepatitis; Hepatitis, akute.

**Arzneimittelimport:** s. Einzelimport von Arzneimitteln.

**Arzneimittelinformation:** **1.** Beschaffung, Sammlung, Aufbereitung, Bewertung u. Weitergabe von Erkenntnissen zur Qualität, Wirksamkeit u. Unbedenklichkeit von Arzneimitteln*; gehört nach § 3 Absatz 4 ApBetrO zu den pharmaz. Tätigkeiten; **a)** Die Information u. Beratung gegenüber Ärzten u. Patienten ist für den Apotheker nach § 20 ApBetrO verpflichtend, soweit dies aus Gründen der Arzneimittelsicherheit* erforderl. ist, ohne dadurch die ärztl. Ther. zu beeinträchtigen. **b)** Bei nicht verschreibungspflichtigen Arzneimitteln hat der Apotheker dem Patienten ausreichende Informationen zu geben, um eine sachgemäße Anw. zu gewährleisten. Um diese Tätigkeit sachgerecht durchführen zu können, fordert § 5 der ApBetrO bestimmte Hilfsmittel als Pflichtbestand jeder Apotheke*. Dazu gehören die Arzneibücher, Literatur zur Beratung u. Information von Patienten u. Ärzten u. die geltenden Gesetzestexte des ApoG, AMG, BtMG, HWG u. des Chemikalienrechts. Für Apotheker besteht zudem die Möglichkeit, sich zum Fachapotheker für A. weiterbilden zu lassen. **2.** s. Packungsbeilage; Fachinformation.

**Arzneimittelinteraktion:** Arzneimittelwechselwirkung, Interferenz, Interaktion; (pharmak.) Wechselwirkung (Abk. WW) zw. 2 od. mehr Arzneimitteln, die eine quantitative od. qualitative Wirkungsveränderung der gleichzeitig verabreichten Arzneimittel bewirkt; gehört zur Gruppe der arzneimittelbezogenen* Probleme; kann erwünscht (s. Kombinationspräparate) od. unerwünscht (s. UAW) sein. **Formen: 1. pharmakodynamische Interaktionen:** Wirkstoffe beeinflussen sich durch gleiche od. entgegengesetzte pharmak. Wirkungen; vgl. Synergismus; Antagonismus. **a)** synergist. A.: z. B. die additive Wirkung* von Antidiabetika* u. Beta*-Rezeptoren-Blockern auf die Senkung der Blutglucose od. die verstärkte Wirk. herzwirksamer Glykoside* durch kaliumausscheidende Diuretika*; **b)** antagonist. A.: z. B. die Verminderung der blutdrucksenkenden Wirk. von Antihypertensiva* durch Sympathomimetika*; **2. pharmakokinetische Interaktionen:** Ein Wirkstoff beschleunigt od. verlangsamt die Resorption*, Distribution*, Metabolisierung (s. Metabolismus) od. Elimination* eines zweiten Wirkstoffs. Beispiele: **a)** Resorptionsinterferenzen, z. B. durch Komplexbildung zwischen 2 Wirkstoffen (z. B. Antacida* u. Tetracycline*) od. die Veränderung der Passagezeit im Gastrointestinaltrakt (z. B. durch Laxanzien*); **b)** Enzyminduktion* u. Enzyminhibition* können die Biotransformation eines zweiten Pharmakons verändern. **c)** Durch die Beeinflussung der tubulären Sekretion (z. B. verminderte renale Ausscheidung von Penicillin bei gleichzeitiger Gabe von Probenecid*) od. der globulären Rückresorption sowie durch die Änderung des Galleflusses durch einen Wirkstoff kann die Elimination* verändert werden. Neben den klass. Arzneimittel-Arzneimittel-Interaktionen spielen **Arzneimittel*-Nahrungsmittel-Interaktionen** eine Rolle, v. a. in der veränderten Resorption durch gleichzeitige Nahrungsaufnahme (z. B. Milchprodukte u. Tetracycline). Bei **Arzneimittel-Laborparameter-Interaktionen** können Wirkstoffe bestimmte Labortests od. In-vivo-Diagnostika stören u. so die Ergebnisse verfälschen. Vgl. Inkompatibilität.

**Arzneimittelkommission der Deutschen Apotheker:** Abk. AMK; Fachausschuss der ABDA*; 1975 in Hinblick auf die Bestimmung des Entwurfs für das Arzneimittelgesetz* von 1976 gebildet, wonach die Arzneimittelrisiken vom Bundesinstitut* für Arzneimittel und Medizinprodukte im Zusammenwirken u. a. mit den Arzneimittelkommissionen der Kammern zentral zu erfassen sind (§ 62 AMG). Die AMK hat 13 durch das Präsidium der ABDA für jeweils 4 Jahre berufene Mitglieder. Neben den Leitern des Deutschen* Arzneiprüfungsinstituts u. des Zentrallaboratoriums* Deutscher Apotheker sind Sachverständige aus allen wichtigen Bereichen der Pharmazie vertreten. Der Apothekenleiter ist verpflichtet, die in der Apotheke festgestellten Beanstandungen bei Arzneimitteln der AMK sowie dem Regierungspräsidium (festgelegt in § 21 Absatz 3 ApBetrO) zu melden. Diese werden dann ggf. nach einem Stufenplan* tätig (s. Abb.).

**Arzneimittelmissbrauch:** s. Arzneimittelabhängigkeit.

**Arzneimittelmüll:** Altarzneimittel, die vom Verbraucher nicht mehr verwendet werden, müssen einer ordnungsgemäßen Vernichtung zugeführt u. entsorgt werden. Diese Serviceleistung wird von Apotheken geleistet, die Altarzneimittel entgegennehmen u. einer ordnungsgemäßen Beseitigung zuführen.

**Arzneimittel-Nahrungsmittel-Interaktionen:** bei Einnahme eines Arzneimittels zur Mahlzeit (feste od. flüssige Nahrung) auftretende Beeinflussung von LADME* der Wirkstoffe; **Urs.:** Bei peroraler Applikation* können insbes. die Veränderung des pH*-Wertes im Magen, die Verzögerung der Magenentleerung, eine Erhöhung der Gallensekretion, die Adsorption der Wirkstoffe an Proteinen u. Kohlenhydraten sowie Komplexbildungen die Resorption* beeinflussen. Die Beeinflussung der Elimination* ist über die Veränderung des Harn-pH-Wertes möglich. **Beispiel:** Befunde zur Verbesserung od. Verschlechterung der Bioverfügbarkeit durch Nahrung sind uneinheitl. (je nach Zusammensetzung der Mahlzeit u. den physikochem. Eigenschaften des Wirkstoffs), so dass keine allg. Einnahmeempfehlung gegeben werden kann. Bei vielen Wirkstoffen (z. B. Penicilline*) wird die Resorption durch Nahrung schlechter; daher sollten diese Wirkstoffe ca. eine Stunde vor der Mahlzeit gegeben werden. Andere, v. a. lipophile Wirkstoffe (z. B. Griseofulvin*, Propranolol*, Metoprolol*) sind bei fettreicher Nahrung besser bioverfügbar u. sollten daher zu den Mahlzeiten eingenommen werden. **Hinweis:** Die Einnahme zur Mahlzeit kann trotz verringerter Bioverfügbarkeit* angezeigt sein, wenn dadurch UAW* reduziert werden. Vgl. Arzneimittelinteraktion.

**Arzneimittelnebenwirkung:** s. UAW.

**Arzneimittel, pflanzliche:** s. Phytopharmaka; biogen.

**Arzneimittelpreisverordnung:** **1.** Abk. AMPreisV; **Deutschland:** VO vom 14.11.1980, BGBl. I S. 2147, zuletzt geändert am 17.7.2009, BGBl. I S. 1990; geregelt werden u. a. Großhandels- u. Apothekenzuschläge für Fertigarzneimittel, Apothekenzuschläge für Stoffe u. Zuber. aus Stoffen, für Berechnungen im Notdienst, für Betäubungsmittel u. Sonderbeschaffungen; das GKV*-Modernisierungsgesetz hat den Höchstzuschlag auf Arzneimittel für Großhändler gesenkt u. den Apothekenabgabepreis für verschreibungspflichtige Arzneimittel auf 3 % Festzuschlag auf den Herstellerabgabepreis plus 8.10 EUR zuzügl. Umsatzsteuer festgelegt. Für nicht verschreibungspflichtige Arzneimittel gelten prozentuale Zuschläge auf den Herstellerabgabepreis auf allen Ebenen der Distri-

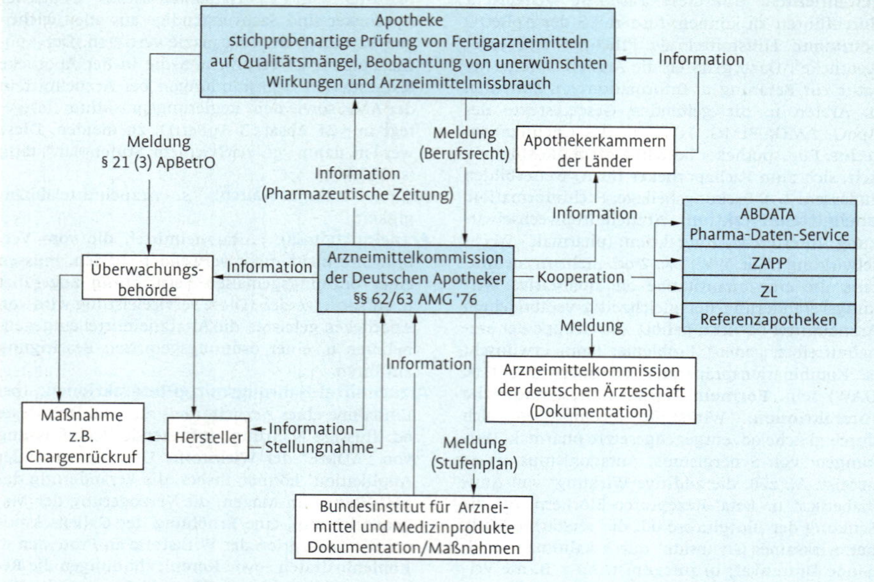


**Arzneimittelkommission der Deutschen Apotheker:** ZAPP: Zentrum für Arzneimittelinformationen und Pharmazeutische Praxis; ZL: Zentrallaboratorium deutscher Apotheker

butionskette (Hersteller, Großhandel, Apotheker). Beim Kauf durch Patienten sind die Preise apothekenpflichtiger u. apothekenfreier Arzneimittel frei kalkulierbar. Es sind in der VO keine Preisansätze für Stoffe u. Gefäße enthalten. Diese werden zw. den Apothekern u. den Trägern der gesetzl. Krankenversicherung vereinbart u. in der Hilfstaxe abgedruckt. Die Preise der Fertigarzneimittel sind in der Lauertaxe* verzeichnet. **2. Österreich:** s. Arzneitaxe. **3. Schweiz:** Gemäß dem Krankenversicherungsgesetz (Abk. KVG, SR 832.10) erstellt das Bundesamt für Sozialversicherung eine Liste der pharmaz. Spezialitäten u. konfektionierten Arzneimittel mit Preisen (Spezialitätenliste); diese muss die mit den Originalpräparaten austauschbaren preisgünstigeren Generika enthalten. Die Apotheker können Originalpräparate der Spezialitätenliste durch die Generika dieser Liste ersetzen, wenn nicht der Arzt ausdrückl. die Abgabe des Originalpräparates verlangt (Substitutionsrecht). Es besteht leistungsorientierte Abgeltung (Abk. LOA) beim Arzneimittelverkauf. Gestützt auf eine Vereinbarung zw. Santésuisse (Krankenkassen-Dachverband) u. dem Schweizerischen Apothekerverband (pharmaSuisse) erhalten die Apotheker von den Krankenkassen für die Abgabe eines verschriebenen Arzneimittels eine leistungsbezogene Abgeltung für die Kundenberatung sowie für das Führen eines Patientendossiers u. nicht mehr eine Vergütung über die Marge der abgegebenen Arzneimittel.

**Arzneimittelprüfrichtlinien:** Verwaltungsvorschrift nach § 26 AMG zur Anw. der Arzneimittelprüfrichtlinien, die die für eine Zulassung von Arzneimitteln geforderten analyt., pharmak.-toxikologischen u. klin. Prüfungen regelt; die A. sind Maßstab zur Beurteilung der Qualität, der Wirksamkeit u. der Unbedenklichkeit u. somit Entscheidungsgrundlage für die Zulassungsbehörde.

**Arzneimittelprüfung:** s. Prüfung, klinische.

**Arzneimittel, radioaktive:** s. Radiopharmaka.

**Arzneimittel-Reimport:** s. Reimport von Arzneimitteln.

**Arzneimittelrisiken:** insbes. UAW*, WW, Kontraindikationen, Missbrauch, Qualitätsmängel u. Fälschungen; das Vorgehen bei Bekanntwerden von A. wird im Stufenplan* geregelt.

**Arzneimittel-Schnellinformation:** Abk. ASI; Informationsdienst des Bundesinstituts* für Arzneimittel und Medizinprodukte; durch schnelle u. offene Berichterstattung über Arzneimittelrisiken* bzw. Nutzen-Risiko-Beurteilungen sollen in Fachkreisen erhöhte Aufmerksamkeit u. intensivere fachl. Diskussion angeregt werden. Apotheker u. Ärzte können durch Einzelfalldarstellungen über UAW u. schnelle Berichterstattung zu einer erhöhten Arzneimittelsicherheit zum Wohl der Patienten beitragen. Die Berichte werden im Bundesgesundheitsblatt veröffentlicht.

**Arzneimittelsicherheit:** Sicherheit von Arzneimitteln*; zur Abschätzung der A. werden die Risiken (s. UAW) u. der Nutzen eines Arzneimittels gegeneinander abgewogen; Maßnahmen, die dazu beitragen, die Gefahren im Umgang mit Arzneimitteln zu minimieren u. den Nutzen für Mensch u. Tier zu fördern, werden bereits vor Inverkehrbringen von Arzneimitteln i. R. der präklin. u. klinischen Prüfung* ergriffen. Nach dem Inverkehrbringen wird die A. im Sinne der Pharmakovigilanz* überwacht. Es gelten die gleichen Ziele für Human- u. Tierarzneimittel sowie für verschreibungspflichtige, apothekenpflichtige od. freiverkäufl. Arzneimittel. Vgl. Arzneimitteltherapiesicherheit.

**Arzneimittelspezialität:** s. Arzneimittel, verwendungsfertiges.

**Arzneimittelsucht:** s. Arzneimittelabhängigkeit.

**Arzneimitteltherapiesicherheit:** Abk. AMTS; angestrebter Zustand in der Arzneimitteltherapie, der frei von unvertretbaren Risiken (z. B. vermeidbaren unerwünschten Arzneimittelereignissen*) ist; Risiken resultieren meist nicht aus individuellem Fehlverhalten, sondern aus suboptimalen Abläufen im Medikationsprozess*, die systemat. analysiert u. verbessert werden sollen. Dabei kommt es darauf an, dass die am Medikationsprozess Beteiligten (z. B. Ärzte, Pflegekräfte, Apotheker, Patienten) zusammenarbeiten, um Risiken zu erkennen u. zu minimieren. Vgl. Arzneimittelsicherheit.

**Arzneimittel, traditionelle:** **1. Deutschland:** Gruppe nicht apothekenpflichtiger Arzneimittel mit oftmals obsoleten Wirkstoffen od. tradiertem Gebrauch; erkennbar an der vorgeschriebenen **Kennzeichnung** „Traditionell angewendet" u. den Anwendungsgebieten „zur Stärkung oder Kräftigung", „zur Besserung des Befindens", „zur Unterstützung der Organfunktion", „zur Vorbeugung", „als mild wirkendes Arzneimittel". Plausibles Erfahrungswissen reicht für die geringen Indikationsansprüche zum Wirksamkeitsbeleg. Sie unterliegen der Nutzen-Risiko-Bewertung. Traditionelle pflanzl. Arzneimittel dürfen nach § 39 a AMG nur in den Verkehr gebracht werden, wenn sie durch die zuständige Bundesoberbehörde registriert sind. Dies gilt auch für pflanzl. Arzneimittel, die Vitamine od. Mineralstoffe enthalten, sofern diese die Wirkung der traditionellen pflanzl. Arzneimittel im Hinblick auf das Anwendungsgebiet ergänzen. **2. Österreich:** ähnl. Regelungen bei traditionellen pflanzl. Arzneispezialitäten im AMG.

**Arzneimittelüberempfindlichkeit:** durch Arzneimittel ausgelöste Überempfindlichkeitsreaktion; **Einteilung:** **1.** Arzneimittelallergie*; **2.** A. durch unbekannte Mechanismen, z. B. bei tox. epidermaler Nekrolyse (Lyell-Syndrom) od. Pseudoallergie.

**Arzneimittel- und Wirkstoffherstellungsverordnung:** **1.** Abk. AMWHV; **Deutschland:** VO vom 3.11.2006 (BGBl. I S. 2523), zuletzt geändert am 26.3.2008 (BGBl. I. S. 521), über die Anwendung der Guten Herstellungspraxis bei der Herstellung von Arzneimitteln u. Wirkstoffen u. über die Anwendung der Guten fachlichen Praxis bei der Herstellung von Produkten menschlicher Herkunft; löste die Betriebsverordnung* für pharmazeutische Unternehmer ab; enthält Regelungen zu Anforderungen nach GMP* z. B. an Räume, Personal, Einrichtungen, Qualitätssicherung u. Dokumentation bei der Herstellung von Arzneimitteln u. Wirkstoffen sowie darüber hinaus über Grundsätze der Guten fachlichen Praxis (Abk. GfP) bei der Herstellung von Produkten menschlicher Herkunft. **2. Österreich:** geregelt durch VO betreffend Betriebe, die Arzneimittel herstellen, kontrollieren od. in Verkehr bringen (Arzneimittelbetriebsordnung 2009; Abk. AMBO 2009, BGBl. II Nr. 324/2008). **3. Schweiz:** Die Einhaltung der Regeln der Guten Herstellungspraxis (Abk. GMP) bei der Fabrikation von Arzneimitteln u. pharmazeutischen Wirkstoffen für die Verwendung im Human- u. Veterinärbereich ist durch die VO über die Bewilligungen im Arzneimittelbereich (Abk. AMBV, SR 812.212.1) geregelt.

**Arzneimittelverpackung:** s. Verpackung.

**Arzneimittel, verwendungsfertiges:** früher Arzneimittelspezialität; mit dem Heilmittelgesetz* 2002 in der Schweiz eingeführte Bez. für die zur Abgabe an die Verbraucher od. Anwender bestimmten Arzneimittel; das Inverkehrbringen erfordert grundsätzl. eine Zulassung durch Swissmedic; Ausnahmen (z. B. im Rahmen der Eigenherstellung durch Spitalapotheken u. öffentl. Apotheken für die eigene Kundschaft) sind gesetzl. festgelegt. Vgl. Arzneispezialität.

**Arzneimittel-Vormischungen zur veterinärmedizinischen Anwendung:** Praemixturae ad alimenta medicata ad usum veterinarium; Ph.Eur.6, Mischungen eines Wirkstoffs od. mehrerer Wirkstoffe in geeigneten Trägerstoffen (Pulver od. Granulate), die ausschließl. bei der Zuber. von Fütterungsarzneimitteln* durch einfache Beimischung (mind. 0.5 %) zu anderen Bestandteilen verwendet werden; **Voraussetzung:** gut rieselfähig; alle aggregierten Teilchen müssen bei normaler Handhabung zerfallen; Gewährleistung einer homogenen Verteilung der Wirkstoffe im Fütterungsarzneimittel (u. a. durch die Partikelgröße).

**Arzneimittelwachsamkeit:** s. Pharmakovigilanz.

**Arzneimittel-Warnhinweisverordnung:** **1.** Abk. AWarnV; **Deutschland:** VO vom 21.12.1984, BGBl. I 1985 S. 22, zuletzt geändert am 31.8.1990, BGBl. I S. 1085; Rechtsverordnung, die auf Arzneimittel in einer zur Abgabe an den Verbraucher bestimmten Packung anzuwenden ist, wenn sie Ethanol enthalten u. zur inneren Anw. beim Menschen bestimmt sind; flüssige Zuber. zur oralen Einnahme, bei denen der Ethanolgehalt in der max. Einzelgabe nach der Dosierungsanleitung mind. 0.05 g beträgt, sowie Mund- od. Rachendesinfektionsmittel od. parenteral zu verabreichende Lsg. werden mit einem Warnhinweis versehen. Weiterhin fallen Humanarzneimittel darunter, wenn sie Tartrazin* enthalten. Vorgeschrieben sind je nach max. Einzelgabe von Ethanol nach der Dosierungsanleitung unterschiedl. Warnhinweise auf den Behältnissen, Packungsbeilagen u. äußeren Umhüllungen. Die AMWarnV ist auch bei Arzneimitteln zu beachten, die keine Fertigarzneimittel sind, wie z. B. Rezepturen. **2. Österreich:** Entspr. dem Arzneimittelgesetz* ist eine Arzneimittelspezialität ggf. mit dem Hinweis „Achtung, dieses Arzneimittel kann die Reaktionsfähigkeit und Verkehrstüchtigkeit beeinträchtigen" u. dem entspr. Gefahrenzeichen zu kennzeichnen.

**Arzneimittelwechselwirkung:** s. Arzneimittelinteraktion.

**Arzneimittelwirkung, unerwünschte:** s. UAW.

**Arzneimittelzulassung:** **1. Deutschland:** geregelt durch das Arzneimittelgesetz*; zuständige Behör-

A

den: Bundesinstitut* für Arzneimittel und Medizinprodukte, Paul*-Ehrlich-Institut (Zulassung von Sera u. Impfstoffen) bzw. Bundesamt* für Verbraucherschutz und Lebensmittelsicherheit (Zulassung von Tierarzneimitteln). **2. Österreich:** geregelt durch das Arzneimittelgesetz; zuständige Behörde für die nationale Zulassung: Bundesamt* für Sicherheit im Gesundheitswesen/AGES PharmMed. **3. Schweiz:** geregelt durch das Heilmittelgesetz*; zuständige Behörde: Schweizerisches Heilmittelinstitut Swissmedic*. **4. EU:** Das Zulassungssystem der EU besteht aus den EG*-Richtlinien 93/39/EWG, 93/40/EWG u. 93/41/EWG für dezentrale (gegenseitige Anerkennung nationaler Zulassungen) u. nationale Zulassungen sowie der VO EWG Nr. 2309/93 für das zentrale Verfahren (EU-Erstzulassungen), das zur EU-weiten Verkehrsfähigkeit führt; s. EMA.

**Arzneispezialität:** **1. Deutschland:** Gemäß AMG 1961 waren Arzneispezialitäten Arzneimittel, die in gleichbleibender Zusammensetzung hergestellt u. in abgabefertigen Packungen unter einer besonderen Bez. in den Verkehr gebracht wurden; fehlte eines dieser 3 Merkmale, war das Mittel zwar ein Arzneimittel, jedoch keine Arzneispezialität. Das AMG 1976 ersetzte A. durch den Begriff Fertigarzneimittel*. **2. Österreich:** Entspr. AMG sind A. Arzneimittel, die im Voraus stets in gleicher Zusammensetzung hergestellt u. unter der gleichen Bez. in einer zur Abgabe an den Verbraucher od. Anwender bestimmten Form in den Verkehr gebracht werden, sowie Arzneimittel, bei deren Herstellung sonst ein industrielles Verfahren zur Anw. kommt od. die gewerbsmäßig hergestellt werden; „Apothekeneigene A." dürfen nur bestimmte, nicht rezeptpflichtige Stoffe enthalten u. nur in der Apotheke abgegeben werden, in der sie ganz od. überwiegend hergestellt wurden. Vgl. Arzneispezialitätenverzeichnis. **3. Schweiz:** Arzneimittelspezialität; mit der Einführung des Heilmittelgesetzes* durch die Bez. verwendungsfertiges Arzneimittel* ersetzter Begriff.

**Arzneispezialitätenverzeichnis:** Spezialitätenverzeichnis; Verzeichnis von im Handel befindl. Arzneispezialitäten*; meist für ein Land; jährl. neu aufgelegt; **1. Deutschland:** s. Lauertaxe; **2. Österreich:** Warenverzeichnis I (Arzneispezialitäten), II (Homöopathika) u. III (Gesundheitsprodukte, Ergänzungssortiment); enthält u. a. Informationen über Lagervorschriften, Rezeptpflicht, Preise der im Handel befindl. Produkte; wird monatl. neu aufgelegt; Verleger: Österreichische Apotheker-Verlagsgesellschaft, Wien; vgl. Austria-Codex-Fachinformation; **3. Schweiz:** Publikation der zugelassenen verwendungsfertigen Arzneimittel* im Arzneimittel- u. im Tierarzneimittel-Kompendium (vgl. Fachinformation) u. durch Swissmedic; **4.** wichtige internationale Spezialitätenverzeichnisse: European Drug Index, Index Nominum — International Drug Directory.

**Arzneistäbchen:** s. Bacilli; Ätzstifte.

**Arzneistoff:** s. Wirkstoff.

**Arzneistofffreisetzung:** s. Wirkstofffreisetzung.

**Arzneistoffliste:** s. Pharmazeutische Stoffliste.

**Arzneitaxe:** Liste der den Apotheken vorgeschriebenen Preise für Arzneimittel, Rezepturzuschläge u. Gefäße; **1. Deutschland:** Anstelle der Deutschen Arzneitaxe (Abk. DAT) u. der Preisspannenverordnung für Fertigarzneimittel trat ab 1.1.1981 die Arzneimittelpreisverordnung* vom 14.11.1980 in Kraft. **2. Österreich:** Österreichische Arzneitaxe (Abk. ÖAT); Erstellung der Arzneitaxe gemäß Arzneitaxverordnung von 1962 in der jeweils gültigen Fassung. **Gesch.:** Fast ebenso alt wie die Apotheken* ist das Bemühen, die Arzneipreise auf einer für die Kranken tragbaren Höhe zu halten. Schon die sog. Medizinalordnung Kaiser Friedrichs II. von 1240 enthielt eine Preisregelung für Arzneimittel. Die erste deutsche Arzneitaxe ist in der Breslauer Medizinalordnung des Kaisers Karl IV (Breslauer Handschrift, ca. 1350) enthalten. Später waren es einzelne Städte, die eigene Arzneitaxen einführten, 1552 Dresden, 1574 Brandenburg, 1563 Annaberg, 1584 Bamberg, 1609 Frankfurt/Oder. 1749 erschien die Preußische u. Churfürstliche Brandenburgische Medizinaltaxe. In der preuß. Arzneitaxe aus dem Jahr 1898 wurde zum ersten Mal die Berechnung der Arzneispezialitäten festgelegt: ein Zuschlag von 60 % auf den Einkaufspreis. Am 1.4.1905 wurde die Deutsche Arzneitaxe (Reichsarzneitaxe) eingeführt, die mit einigen Änderungen bis zum 31.12.1980 galt.

**Arzneiträger:** Hilfsstoffe*, die als indifferente Lösungs-, Verdünnungs- u. Verreibungsmittel für Wirkstoffe Anw. finden, z. B. Ethanol, destilliertes Wasser, Gemische beider, Lactose, Saccharose, Glycerol u. Salbengrundlagen.

**Arzneiweine:** s. Vina medicata.

**Arzneizubereitungen:** s. Arzneiformen.

**As:** (chem.) Symbol für Arsen*.

**as.:** Abk. für **as**ymmetrisch; s. Aktivität, optische.

**ASA:** s. Polyacrylnitril.

**5-ASA:** Abk. für (engl.) ***5-A**mino**s**alicylic **a**cid*; s. Mesalazin.

**Asa dulcis:** s. Benzoe.

**Asa foetida:** s. Ferula assa-foetida.

**Asant:** s. Ferula assa-foetida (Gummiresina Asa foetida).

**Asant, Wohlriechender:** s. Benzoe.

**Asa odorata:** s. Benzoe.

**Asari canadensis rhizoma:** s. Asarum canadense.

**Asarin:** s. Asaron.

**Asari radix:** s. Asarum europaeum.

**Asaron:** Asarin, Asarumkampfer; 2,4,5-Trimethoxy-1-propenylbenzol; $C_{12}H_{16}O_3$; $M_r$ 208.25; man unterscheidet die *cis*- u. die *trans*-Form; Strukturformeln: s. Phenylpropanderivate (Abb. dort); **Vork.:** in der Natur (s. Asarum europaeum; Acorus calamus) meist als Mischung, häufig auch gemeinsam mit Elemicin (3,4,5-Trimethoxy-1-allylbenzol) od. Isoelemicin (3,4,5-Trimethoxy-1-propenylbenzol). **α-Asaron:** *trans*-Isoasaron, *trans*-Asaron, *trans*-1-Propenyl-2,4,5-trimethoxybenzol; CAS-Nr. 2883-98-9; D. 1.165; Schmp. 62 (67) °C; Sdp. 296 °C; $n_D^{20\,°C}$ 1.5683; farblose Kristalle; lichtempfindl.; unlösl. in Wasser, lösl. in Ethanol, Ether, Chlorkohlenstoff; von pfefferartigem Geschmack; natürl. hauptsächl. in Asarum* europaeum (von Rasse abhängig). **β-Asaron:** *cis*-Isoasaron, *cis*-Asaron; CAS-Nr. 5273-86-9; D. 1.073; $n_D^{20\,°C}$ 1.5614; bei Raumtemperatur flüssig; ein Hauptbestandteil von Oleum Calami, aber nicht immer vorhanden (Acorus* calami); wahrscheinl. kanzerogen; wirkt als Schädlingsbekämpfungsmittel*, da es bei weibl. Insekten zu Unfruchtbarkeit führt. **$\gamma$-Asaron:** 1-Allyl-2,4,5-trimethoxybenzol.

**Asaronsäure:** 2,4,5-Trimethoxybenzoesäure; CAS-Nr. 490-64-2; $(CH_3O)_3C_6H_2COOH$; $M_r$ 212.20; Schmp. 144 °C.

**Asarum canadense L.:** Kanadische Haselwurz, Kanadische Schlangenwurzel, Wilder Ingwer; Fam. Aristolochiaceae; heim. im atlant. Nordamerika; Stpfl. von **Asari canadensis rhizoma:** Rhizoma Asari canadensis, Kanadische Haselwurz; **Inhaltsst.:** äther. Öl 3.5–4.5 % (enthält $\alpha$-Pinen, Limonen, Borneol, Asarol, Geraniol, Methyleugenol); **Anw.:** in der Parfümerie. **Hom.:** Asarum canadense: frischer Wurzelstock.

**Asarum europaeum L.:** Europäische Haselwurz, Hasenöhrlein, Brechwurz; Fam. Aristolochiaceae; Süd- u. Mitteleuropa, Sibirien, Kleinasien; Stpfl. von **Asari radix:** Radix Asari, Rhizoma Asari; Haselwurz, Brechwurzel; **Inhaltsst.:** von der chem. Rasse abhängig (mind. 4 Rassen sind bekannt), 0.7–4 % äther. Öl mit $\alpha$-Asaron* (*trans*-Isoasaron), *trans*-Isoeugenol, *trans*-Isoelemicin u. $\alpha$-Eudesmol; ferner Diasarone, Bornylacetat, Methyleugenol, Asarylaldehyd u. a. in wechselnder Zusammensetzung; Gerbstoffe; **Anw.:** (med.) obsolet; früher wurde ein Trockenextrakt bei entzündl. Erkrankungen der unteren Atemwege, bei Bronchospasmen u. Asthma bronchiale empfohlen. **Hom.:** Asarum europaeum (HAB): frische, unterird. Teile phenylpropanhaltiger Rassen; verordnet z. B. bei Krämpfen an den Hohlorganen (Harnblase, Darm, Magen).

**Asarumkampfer:** s. Asaron.

**Asava:** s. Arishta.

**Asbest:** Alumen plumosum; Bergflachs, Federalaun, Federweiß; Sammelbez. für feinfaserige Silikat-Minerale; Magnesiumsilicat* von wechselnder Zusammensetzung; die frühere techn. Anwendung z. B. als Feuerschutzmittel (Asbestpappe), Adsorbens* u. Filterstoff ist obsolet. Seit 1993 besteht in Deutschland für A. ein vollständiges Import- u. Verwendungsverbot. **Toxikol.:** Durch Bearbeitungs- u. Verschleißvorgänge entsteht Asbestfaserstaub mit fibrogenen u. v. a. kanzerogenen Eigenschaften; Einatmen führt zu schweren Erkrankungen der Lunge (s. Asbestose). Für Arzneizubereitungen zur parenteralen Anw. dürfen keine Asbestfilter verwendet werden; es besteht die Gefahr der Abgabe von Fasern an die Lsg. u. einer kanzerogenen Wirkung.

**Asbestose:** Asbeststaublunge, Bergflachslunge; Pneumokoniose* inf. übermäßiger Inhalation von Asbeststaub; **Urs.:** kanzerogene (z. B. Bronchial- od. Larynxkarzinom) u. fibrogene (z. B. Pleuraplaques, Pleurafibrose) Wirk. von Asbest*; **Hinweis:** Berufskrankheit.

**Ascaridol:** $C_{10}H_{16}O_2$, Strukturformel: s. Abb.; $M_r$ 168.2; Ep. −2.0 °C bis +3.3 °C; Sdp. 97 °C; D. 1.005–1.012; $n_D^{20\,°C}$ 1.472–1.474; farblose bis schwach grünl. gelbe klare, ölige Flüss. von eigenartigem Geruch u. brennendem Geschmack; lösl. in Ethanol 90 % u. Ether, wenig lösl. in Wasser, mischbar mit Essigsäure u. fetten Ölen; ein Hauptbestandteil des Chenopodiumöls (s. Chenopodium ambrosioides var. anthelminticum) u. des äther. Öls von Peumus* boldus. Die frühere med. Anw. als Anthelminthikum ist obsolet.

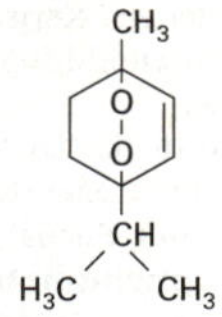

**Ascaridol**

**Ascaris lumbricoides:** Spulwurm des Menschen (Stamm Nemathelminthes*). Entwicklung über Organwechsel; geschlechtsreife Form im Dünndarm des Menschen (Hauptorgan), Wurmbefall des Menschen: Askariasis.

**Aschantinuß:** s. Arachis hypogaea (Semen Arachidis).

**Aschantipfeffer:** s. Piper guineense.

**Aschengehaltsbestimmung:** Feststellung des Glüh- od. Verbrennungsrückstandes (Asche) org. Verbindungen u. Drogen zur Ermittlung des Reinheitsgrades; vgl. Sulfatasche.

**Aschheim-Zondek-Schwangerschaftsreaktion** (Selmar A., 1878–1965; Bernhard Z. 1891–1966): Abk. AZR; erster biol. (Früh-)Schwangerschaftstest*, beruht auf dem Nachw. von Choriongonadotropin* im Harn.

**Asci:** s. Ascus.

**Asclepias cornuti:** s. Asclepias syriaca.

**Asclepias curassavica L.:** Indische Seidenpflanze; Fam. Apocynaceae (früher Asclepiadaceae); Mittel- u. Südamerika, Tropen; **Inhaltsst.:** Asclepiadin, Asclepion. **Hom.:** Asclepias curassavica: frisches, blühendes Kraut.

**Asclepias syriaca L.:** A. cornuti Decne; Syrische Seidenpflanze; Fam. Apocynaceae (früher Asclepiadaceae); Nordamerika, Südeuropa; Stpfl. von **Rhizoma Asclepiadis cornuti:** Syrische Schwalbenwurzel, Syrische Seidenpflanzenwurzel; **Inhaltsst.:** herzwirksame Glykoside* vom Cardenolidtyp, Bitterstoffe; **Anw.:** (volkstüml.) bei den Indianern Nordamerikas bei Rückenschmerzen, Wassersucht, Nierengrieß, Warzen. **Hom.:** Asclepias syriaca: frischer Wurzelstock.

**Asclepias tuberosa L.:** Knollige Schwalbenwurz; Fam. Apocynaceae (früher Asclepiadaceae); heim. in Nordamerika; Stpfl. von **Rhizoma Asclepiadis tuberosa:** Knollige Schwalbenwurzel, Knollige Seidenpflanzenwurzel; **Inhaltsst.:** Cardenolide; **Anw.:** (volkstüml.) z. B. bei Bronchitis, Grippe. **Hom.:** Asclepias tuberosa: frischer Wurzelstock; verordnet z. B. bei Rippenfellentzündung.

**Ascogon:** weibl. Gametangium* bei den Ascomycota (s. Pilze); die Ascogonen u. die Antheridien* (männl. Gametangien) entwickeln sich am gleichen Myzel*, an dem sich auch die Konidien* entwickeln.

**Ascokarp** (gr. askos Schlauch; karpos Frucht): Fruchtkörper bei Ascomycota (s. Pilze); das A. ist entweder schüsselförmig (Apothecium), flaschenförmig (Perithecium) od. eine geschlossene Hohlkugel (Kleistothecium). Es ist von Asci (s. Ascus) ausgekleidet, in denen Kernverschmelzung u. Meiose* mit Ascosporenbildung stattfinden.

**Ascomycota:** s. Pilze.

**Ascophyllum nodosum** (L.) Le Jolis: Knotentang; Braunalge*, Fam. Fucaceae; felsige Küsten des Nordatlantiks; zus. mit Fucus* vesiculosus **Stpfl. von Fucus vel Ascophyllum; Inhaltsst.:** 17–20 % Mineralstoffe, zahlreiche Spurenelemente, Alginsäure, Fucoidin, Mannitol, Laminarin, Proteine; Sterole wie Fucosterol*; gerbstoffartige Substanzen wie Fucosan; 0.03–0.1 % Iod, z. T. proteingebunden.

**Ascorbatoxidase:** s. Ascorbinsäureoxidase.

**Ascorbinsäure** (INN): s. Vitamin C.

**Ascorbinsäure-Injektionslösung 100 mg/mL:** Acidi ascorbici solutio iniectabilis 100 mg/mL; Zusammensetzung: Ph.Helv., Acidum ascorbicum 11.0 g, Natrii hydrogenocarbonas 5.0 g, Natrii chloridum 2.0 g, Aqua* ad iniectabilia ad 100.0 mL; **Anw.:** nur in Kombination i. R. einer parenteralen Ernährungstherapie. Vgl. Vitamin C.

**Ascorbinsäure-Kapseln 200 mg:** s. Capsulae Acidi ascorbici 200 mg.

**Ascorbinsäureoxidase:** Ascorbatoxidase; zu den Oxidasen* gehörendes kupferhaltiges Flavinenzym*, das die Oxidation von Ascorbinsäure zu Dehydroascorbinsäure katalysiert.

**Ascorbinsäure-Tabletten:** s. Compressi acidi ascorbici.

**Ascorbylis palmitas:** s. Palmitoylascorbinsäure.

**Ascosporen:** Meiosporen der Ascomycota (s. Pilze); aus gekeimten A. entsteht das Myzel der Ascomycota. Vgl. Ascus; Ascokarp.

**Ascus:** Meiosporocyste der Ascomycota (s. Pilze), in der meist 8 haploide Ascosporen* erzeugt werden; die Bildung von Asci erfolgt meist am gleichen Myzel, an dem auch die Konidien* gebildet werden, u. zwar in eigenen Fruchtkörpern (s. Ascokarp).

**Asebotoxin:** s. Acetylandromedol.

**asepal:** s. Blüte.

**Asepsis:** Aseptik; (Prinzip der) Keimfreiheit zur Vermeidung einer Infektion od. Kontamination durch Anw. von Desinfektion* bzw. Sterilisation*. Vgl. Antisepsis.

**ASI:** Abk. für Arzneimittel*-**S**chnell**i**nformation.

**Asiaticosid:** s. Centella asiatica.

**Asiatsäure:** Triterpensapogenin; Strukturformel: s. Saponine (Tab. 1 dort).

**Askariden:** Spulwürmer; humanpathogen z. B. Ascaris* lumbricoides; Mittel gegen A.: s. Anthelminthika.

**Askarizidie:** Fähigkeit einer chem. Substanz (Askarizid), Askariden* abzutöten.

**Asn:** Abk. für **As**paragi**n***.

**Asomnie:** s. Schlaflosigkeit.

**Asp:** Abk. für **Asp**araginsäure*.

**Aspalathus linearis** (Burm. f.) Dahlg.: A. contaminata (Thunb.) Druce; Fam. Fabaceae; Südafrika; Stpfl. von **Herba Aspalathi:** Massaitee, Massaistrauchspitzen, Rotbuschtee, Rooibos-Tee, Roiboos-Tee; die fermentierten jungen Triebe u. Blätter; **Inhaltsst.:** Flavonoidglykosile, Aspalathin (ein Chalkonglykosil), Gerbstoffe (Gallotannine), wenig äther. Öl (u. a. mit Guajacol); **Anw.:** Genussmittel (coffeinfreier Tee-Ersatz); die arzneil. Anwendungsgebiete für Rotbuschtee wie Magen- u. Darmverstimmungen, Schlafstörungen, Depressionen, Diabetes mellitus, Arteriosklerose, Allergien od. Hautkrankheiten sind wissenschaftl. nicht belegt.

**Asparagin:** Abk. Asn, N; Asparaginum, L-Asparagin; Aminobernsteinsäuremonoamid; CAS-Nr. 70-47-3; $C_4H_8N_2O_3$, Strukturformel: s. Aminosäuren (Abb. dort); $M_r$ 132.1; Schmp. 236 °C; *β*-Halbamid der L-Asparaginsäure*; nicht essentielle Aminosäure; opt. aktiv; lösl. in Wasser, unlösl. in Ethanol, Ether, Methanol; **Vork.:** L-Asparagin u. Asparaginsäure in freier Form u. als Proteinbausteine vermutl. überall im Organismus; im Pflanzenreich weit verbreitet, bes. in Spargel, Schwarzwurzeln, Runkelrüben, Süßholz, auch in Keimlingen von Hülsenfrüchten. **Asparagin-Monohydrat:** Asparaginum monohydricum Ph.Eur.; $C_4H_{10}N_2O_4$; $M_r$ 150.1; **Off.:** DAB; **Anw.:** in Infusionslösungen.

**L-Asparaginamidohydrolase:** s. Asparaginase.

**Asparaginase:** L-Asparaginamidohydrolase; $M_r$ 130 000–140 000; verbreitet vorkommendes Enzym, das die Aminogruppe des Asparagins* unter Bildung von Ammoniak u. Asparaginsäure* hydrolysiert; **Wirk.:** Zytostatikum*; hemmt bei einigen Tumoren u. Leukämien die späte S-Phase des Zellzyklus* durch L-Asparagin-Mangel in den Tumorzellen (essentielle Aminosäure wegen defekter Asparaginsynthetase); **Ind.:** akute lymphatische Leukämie (i. R. einer antineoplast. Kombinationstherapie); Non-Hodgkin-Lymphom (bei Kindern). Vgl. Pegaspargase.

**Asparaginsäure:** Abk. Asp, D; Acidum asparticum Ph.Eur., L-Aspartat, (*S*)-Aminobernsteinsäure; Aspartinsäure; CAS-Nr. 56-84-8; $C_4H_7NO_4$, Strukturformel: s. Aminosäuren (Abb. dort); $M_r$ 133.1; Schmp. 269–271 °C; opt. aktiv; proteinogene, für Säugetiere nicht essentielle Aminosäure von saurem Charakter; **Vork.:** bes. in Pflanzen sehr verbreitet, z. B. in Spargel, Bohnen-, Kürbis- u. Maiskeimlingen; **Bedeutung:** Asp spielt eine wichtige Rolle im Harnstoffzyklus*, für die Purinbiosynthese sowie für die Pyrimidinbiosynthese nach dem Orotsäureweg; steht durch Transaminierung mit Oxalessigsäure in Beziehung; **Anw.:** (med.) in Infusionslösungen; gebräuchl. sind auch Kaliumhydrogenaspartat*-Hemihydrat u. Magnesiumhydrogenaspartat* (Dihydrat).

**Asparagus officinalis** L.: Spargel; Fam. Asparagaceae; Mittel- u. Südeuropa, Vorderasien, Westsibirien; Stpfl. von **Rhizoma Asparagi:** Radix Asparagi; Spargelwurzel; Monographie: Kommission E; **Inhaltsst.:** Asparagin*, Aminosäuren, Vanillin, Coniferin, Tyrosin, Zucker, Steroidsaponine; **Anw.:** (volkstüml.) zur Durchspülung bei entzündl. Erkrankungen der ableitenden Harnwege u. bei Nierengrieß; in den (roten) Beeren, die giftig sein sollen, sind (Steroid-)Saponine enthalten. **Hom.:** Asparagus officinalis (HAB): frische, junge, unterird. Sprosse; verordnet z. B. als Diuretikum, bei Herzerkrankungen.

**Aspartam:** Aspartamum Ph.Eur.; L-Aspartyl-L-phenylalanin-methylester; CAS-Nr. 22839-47-0; $C_{14}H_{18}N_2O_5$, Strukturformel: s. Abb.; $M_r$ 294.3; Schmp. 247 °C; weißes, krist., schwach hygroskop. Pulver, wenig bis schwerlösl. in Wasser; **Anw.:** (le-

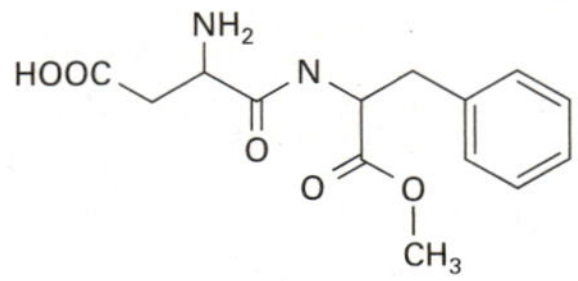

**Aspartam**

bensmitteltechn.) Süßstoff* (ca. 200-mal süßer als Glucose*), der wegen seines angenehmen Geschmacks vor allem zum Süßen von Getränken verwendet wird; vgl. Süßmittel.

**Aspartate:** Salze der Asparaginsäure*.

**Aspartat-Malat-Carrier:** s. Malat-Aspartat-Shuttle.

**Aspartinsäure:** s. Asparaginsäure.

**L-Aspartyl-L-phenylalanin-methylester:** s. Aspartam.

**Aspergillus:** Gießkannen-Schimmelpilz, Kolbenschimmel; Gattungsbegriff für weit verbreitete Fungi imperfecti (s. Pilze) mit kolbenförmigen Anschwellungen der Konidienträger; Saprophyten auf org. Stoffen, die Aflatoxine* produzieren; einzelne Arten bilden Antibiotika*, andere dienen zur Produktion von Enzymen, die als Substitutionstherapeutika (s. Verdauungsenzyme; vgl. Aspergillus niger) eingesetzt werden; selten auch opportunist. Krankheitserreger (z. B. nach Organtransplantation).

**Aspergillus niger** van Tieghem: schwarzer Gießkannenschimmel; schwarz bis schwarzbraun gefärbte Konidienköpfe (besondere Stämme); **Bedeutung:** (klin.) verursacht Sensibilisierung der tiefen Atemwege, gelegentl. Erreger von Aspergillose der Haut, des Gehörorgans (Otomykose) u. der Lunge; auch bei Otitis externa neben anderen Erregern; invasive Infektion od. Aspergillome sind vereinzelt beschrieben. Die frühere techn. Anw. zur industriellen Herst. von Citronensäure u. Pektinase* ist obsolet.

**Aspergillustoxine:** s. Mykotoxine (Tab. dort).

**Asperulae herba:** s. Galium odoratum.

**Asperula odorata:** s. Galium odoratum.

**Asphalt:** Asphaltum; Bergpech, Erdpech; dunkelbraune bis schwarze, pechartige, brennbare Masse; wird beim Reiben elektrisch; schwach lösl. in Ethanol, bis 75 % in Ether, vollständig lösl. in Terpentinöl, Petroleum, Chloroform, Schwefelkohlenstoff; **Vork.:** entstanden wahrscheinl. durch Oxidation von Petroleum (s. Oleum Petrae), natürl. Asphaltsee auf Trinidad, Asphalt-Kalkstein auf Sizilien, am Toten Meer, Limmer bei Hannover, Travers in der Schweiz; **Anw.:** (techn.) in Lacken, zum Straßenbau; im Altertum als Einbalsamierungsmittel. **Goudron:** künstl. A., gewonnen aus Rückständen der Stein- u. Braunkohlendestillation, auch mit natürl. A. vermischt.

**Asphodelus albus** Mill.: A. ramosus; Affodill; Fam. Asphodelaceae; Südeuropa, Spanien, Albanien; Stpfl. von **Radix Asphodeli albi:** Bulbus Asphodeli; Affodillwurzel; **Inhaltsst.:** Hydroxyanthraceenderivate wie Asphodelin, Aloeemodin, Chrysophansäure*, ferner Phytosterole u. Triterpene sowie Fructane; **Anw.:** (volkstüml.) z. B. als harntreibendes Mittel; äußerl. bei Hautkrankheiten, Geschwüren.

**Asphodelus ramosus:** s. Asphodelus albus.

**Asphyxie:** Atemstillstand (Apnoe*) mit konsekutivem Herz-Kreislauf-Stillstand; Ind. zur sofortigen Reanimation.

**Aspidinol:** Phloroglucinderivat aus Rhizoma Filicis (s. Dryopteris filix-mas).

**Aspidium filix-mas:** s. Dryopteris filix-mas.

**Aspidosperma quebracho-blanco** Schlechtend.: Weißer Quebracho; Fam. Apocynaceae; Südamerika; Stpfl. von **Quebracho cortex:** Cortex Quebracho, Lignum Quebracho; Quebrachorinde; **Off.:** DAC; **Inhaltsst.:** Aspidospermin*, Quebrachin (Yohimbin*), Quebrachamin, Aspidosamin u. a. Alkaloide (bis 1.4 %; nach DAC mind. 1 %, berechnet als Yohimbin); ca. 3.5 % Gerbstoffe, Quebrachit (ein Zucker); **Wirk.:** Aspidospermin wirkt auf das Atemzentrum stimulierend. **Anw.:** **1.** (volkstüml.) z. B. als Expektorans, bei Asthma bronchiale, Bronchitis, Dyspnoe; **2.** (techn.) Gerbmittel. **Hom.:** Quebracho: getrocknete Rinde des Stammes u. der Zweige; verordnet z. B. bei Herzschwäche.

**Aspidospermin:** $C_{22}H_{30}N_2O_2$; $M_r$ 354.48; Schmp. 208 °C; Indolalkaloid aus Arten der Fam. Apocynaceae*.

**Aspirant:** s. Apotheker.

**ASS:** Abk. für **A**cetyl**s**alicyl**s**äure*.

**Assay, immunradiometrischer:** s. Radio-Immunoassay.

**Assimilation:** Aufnahme u. Umwandlung anorg. u. org. Nahrungsstoffe in körpereigene Stoffe bei Mensch, Tier u. Pflanze; vgl. Dissimilation.

**Assimilationsparenchym:** Gewebe aus chloroplastenhaltigen Parenchymzellen; vgl. Parenchym.

**Assistenzberufe, medizinisch-technische:** Bez. für die (bis 1972) unter medizinisch-technischer Assistent (Abk. MTA) zusammengefassten Berufe, für die es seitdem getrennte Ausbildungsgänge gibt; Ausübende der m.-t. A. sind medizinisch-technische Laboratoriumsassistenten (Abk. MTLA), medizinisch-technische Radiologieassistenten (Abk. MTR, RTA), medizinisch-technische Assistenten für Funktionsdiagnostik u. veterinärmedizinisch-technische Assistenten (Abk. VTA); Tätigkeiten, deren Ergebnisse der Erkennung einer Krankheit u. der Beurteilung ihres Verlaufs dienen, dürfen von Angehörigen der m.-t. A. nur auf Anforderung eines Arztes od. Heilpraktikers ausgeübt werden. Vgl. Pharmazeutisch-technischer Assistent.

**Assoziat:** Vereinigung von mehreren gleichartigen Molekülen über Nebenvalenzkräfte (z. B. Wasserstoffbrückenbindungen u./od. elektrostat. Wechselwirkungen; s. Bindungskräfte, intermolekulare); die Anzahl der assoziierten Moleküle nimmt meist mit steigender Temp. ab.

**Assoziation:** reversibles Zusammentreten gleicher Moleküle zu einem Molekülkomplex, wobei keine kovalenten Bindungen gebildet werden; Assoziationsgrad:

$$\text{Assoziationsgrad} = \frac{\text{Anzahl der Molekühle in Assoziation}}{\text{Gesamtanzahl der Moleküle vor der Assoziation}}$$

**Beispiel:** Dimerisierung von Carbonsäuren in unpolaren Lösungsmitteln. Gegenteil: Dissoziation (s. Dissoziationsgrad). Durch A. verringert sich die effektive Teilchenanzahl (s. Aktivität), z. B. erkennbar an negativen Abweichungen im Raoult-Gesetz (s. Gefrierpunkterniedrigung).

**Assoziationskolloide:** s. Kolloide.

**Astacus astacus:** s. Astacus fluviatilis.

**Astacus fluviatilis** Fabr.: A. astacus L., Potamobius fluviatilis L., Cancer astacus L.; Flusskrebs; Fam. Astacidae; Europa, in Flüssen u. Bächen; pharmazeutisch verwendet: Krebsauge*; Hinweis: der Flusskrebs ist in Europa nach einer Krebspest-Epidemie selten; der gegen diese Seuche immune amerikan. Krebs Cambarus affinis Say. wurde angesiedelt. **Hom.:** Cancer fluviatilis: Flusskrebs (Tinktur); Ethanolauszug des lebend betäubten u. zerstoßenen Krebses.

**Astat:** Symbol At; CAS-Nr. 7440-68-8; $A_r$ 210; OZ 85; radioaktives Element, das schwerste der Halogene*; ist Iod* im chem. Verhalten ähnl., die Bindung am Kohlenstoffatom ist energet. schwächer als die des Iods; infolge der schwachen Bindungsenergie schnelle Abspaltung von A. in organ. chemischen Verb..; **Vork.:** mit geschätzten 25 g das seltenste Element der Erdkruste; längstlebiges Isotop: $^{210}$At mit 8.3 Std.; charakterist. ist die Alphastrahlung; Anw. in der Tumortherapie (z. B. Schilddrüsenmarkierung u. Tumorbestrahlung) wird diskutiert, bisher keine med. Anw.; **Gesch.:** erstmals 1940 durch Alphabestrahlung von Bismut* gewonnen.

**Astaxanthin:** veraltet Hämatochrom; 3,3′-Dihydroxy-β,β-caroten-4,4′-dion; $C_{40}H_{52}O_4$; $M_r$ 596.8; Schmp. 216 °C; Carotinoid*; tritt frei, gebunden als Ester (z. B. Dipalmitat) od. als blaues, grünes od. braunes Chromoprotein* auf; **Vork.:** weit verbreitet; meist bei Tieren (z. B. Crustaceen, in den Federn u. der Haut des Flamingos), weniger häufig in Pflanzen.

**Astemizol** (INN): Astemizolum Ph.Eur.; 1-(4-Fluorophenyl)methyl-*N*-{1-[2-(4-methoxyphenyl)ethyl]-4-piperidinyl}-1*H*-benzimidazol-2-amin; CAS-Nr. 68844-77-9; $C_{28}H_{31}FN_4O$; $M_r$ 458.6; Schmp. 175–178 °C (polymorph); weißes bis fast weißes Pulver; unlösl. in Wasser, leicht lösl. in Dichlormethan u. Methanol, lösl. in Ethanol; wegen kardialer UAW (Torsade de pointes, Verlängerung der QT-Zeit) nicht mehr im Handel befindl. Antihistaminikum* (Histamin*-$H_1$-Rezeptoren-Blocker) ohne sedativen Effekt; früher zur Prophylaxe u. Behandlung von allerg. Erkrankungen (insbes. allerg. Rhinitis) angewendet.

**Asteraceae:** syn. Tubuliflorae; Röhrenblütige; Fam. der Korbblütler (Compositae, Kompositen) der Ordnung Asterales; in allen Klimazonen, in den Tropen seltener; sehr artenreich (ca. 20 000); **Merkmale: 1.** (biol.) Die Blätter der Kräuter od. Stauden sind meist wechselständig, manchmal gegenständig. Die Einzelblüten, radiäre Röhrenblüten u. zygomorphe Zungenblüten (diese manchmal fehlend), sind zu einem Blütenköpfchen (-körbchen) vereinigt, das scheinbar einer großen Blüte ähnelt (Pseudanthium; s. Abb.). Die Blüten stehen häufig in den Achseln von Spreublättern. Der Kelch ist meist zum Pappus reduziert, welcher

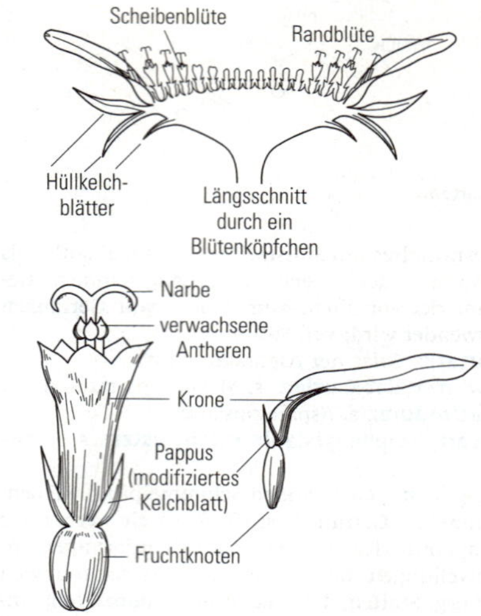


**Asteraceae:** Aufbau der Blütenstände (oben) u. Blüten (unten) [11]

der reifen Frucht als Flugorgan dient. Der Fruchtknoten ist unterständig, zweiblättrig. Die Früchte sind meist Achänen (Pericarp mit Samenschale verwachsen). Die eiweiß- u. ölreichen Samen sind endospermlos. **2.** (chem.) Polyine (von denen sich wahrscheinl. biogenet. das Phytomelan* ableitet), Sesquiterpenlactone* (Bitterstoffe, Allergene) u. Polyfructosane (z. B. Inulin*), Pyrrolizidinalkaloide*; äther. Öl wird in Compositendrüsen (Zellen in 2 Reihen von 3 bis 4 Etagen, nach oben größer werdend, von blasiger Cuticula umgeben) od. gestreckten bzw. kugeligen, schizogenen Exkretbehältern gelagert (vgl. Exkretionsgewebe). **Gattungen:** u. a. Achillea, Achyrocline, Ambrosium, Anacyclus, Antennaria, Arctium, Arnica, Artemisia, Bellis, Calendula, Carlina, Carthamus, Centaurea, Chamaemelum, Chamomilla, Chrysanthemum, Cnicus, Conyza, Cynara, Echinacea, Espeletia, Eupatorium, Grindelia, Haplopappus, Helianthus, Helichrysum, Heterotheca, Inula, Petasites, Prenanthes, Pseudognaphalium, Senecio, Silybum, Solidago, Spilanthes, Stevia, Tussilago.

**Asterias rubens** L.: Gemeiner Seestern; Fam. Asteriidae (Klasse Asteroidea, Seesterne); Nordsee u. westl. Ostsee, küstennah; Durchmesser bis 26 cm, rotbraun bis dunkelviolett, fünfarmig; **Inhaltsst.:** bes. im schleimigen Sekret der Hautdrüsen, aber auch z. B. im Magen wie bei allen Seesternen Steroidsaponine (Asterosaponine, meist 6-Glykosylsteroide). **Hom.:** Asterias rubens (HAB): lebender Seestern 1 : 2 in 86 % Ethanol getötet u. mazeriert, Zugabe von 8 T. Ethanol 86 %.

**Asteroskleireide:** s. Idioblast.

**Asthenie:** schnelle Ermüdbarkeit, Kraftlosigkeit, Schwäche (auch psychisch); als Asthenisierung wird eine durch Extremsituationen ausgelöste allg. Schwächung bezeichnet. Vgl. Adynamie.

**Asthma** (gr. Atemnot): anfallsweise auftretende hochgradige Atemnot; vgl. Asthma bronchiale.

**Asthma bronchiale:** entzündl. obstruktive Atemwegserkrankung mit anfallsweise auftretender Dyspnoe inf. variabler u. reversibler Bronchialverengung u. bronchialer Hyperreaktivität; eine der häufigsten chron. Erkrankungen; betrifft bis zu 10 % der Kinder (mind. 70 % <5. Lebensjahr) u. ca. 4–5 % der Erwachsenen bei insgesamt zunehmender Inzidenz; **Formen: 1.** allergisches A. b.: IgE-vermittelte Sofortreaktion durch Inhalation von Allergenen (meist Pollen sowie Hausstaubmilben, Tierhaare u. -schuppen, Bettfedern u. Schimmelpilzsporen), seltener durch Nahrungsmittel, Arzneimittel, Insektengifte u. Hautkontakt mit Allergenen; **2.** infektbedingtes A. b.: erstmals auftretend im Anschluss an eine bronchopulmonale Infektion; direkte Stimulierung sensibler Nervenendigungen durch Viren u. Bakt.; **3.** gemischtförmiges A. b.: Bez. für das gleichzeitige Vorhandensein mehrerer Auslösemechanismen, z. B. infektbedingte Exazerbation eines allergischen A. b.; **4.** analgetikabedingtes A. b.: nach Einnahme von Acetylsalicylsäure* od. anderen in den Prostaglandinstoffwechsel eingreifenden Antiphlogistika*; **5.** anstrengungsbedingtes A. b.: während od. bis ca. 5 min nach Ende einer körperl. Belastung auftretend; **6.** berufsbedingtes A. b.: durch Inhalation allergisierender, chem.-irritativ od. toxisch wirkender Substanzen am Arbeitsplatz (z. B. Bäckerasthma, Pilzasthma); **Ther.:** Vermeidung der auslösenden Noxe, Allergenkarenz; Akuttherapie des Asthmaanfalls je nach Schweregrad: Oberkörperhochlagerung, Sauerstoffgabe, Beta-2-Sympathomimetika inhalativ u. ggf. parenteral (s. c. od. kontinuierlich i. v.), Glucocorticoid* (z. B. Prednisolon*) system. (wiederholt i. v., evtl. p. o.), Theophyllin* kontinuierlich i. v. (Dosierung entspr. Serumspiegel wegen geringer therapeutischer Breite*) sowie Volumentherapie; evtl. Bronchoskopie; pharmak. Langzeittherapie nach Stufenschema (ab 5. Lebensjahr) mit Ziel der vollständigen Asthmakontrolle: **1.** kurzwirksame Beta-2-Sympathomimetika bei Bedarf; **2.** Basistherapie mit inhalativem Glucocorticoid niedrig dosiert od. Leukotrien*-Rezeptor-Antagonist (Montelukast*); **3.** additiv zur Basistherapie der Stufe 2 langwirksame Beta-2-Sympathomimetika od. retardiertes Theophyllin od. inhalatives Glucocorticoid mittlerer Dosierung; **4.** hochdosiertes inhalatives Glucocorticoid kombiniert mit langwirksamen Beta-2-Sympathomimetika u./od. retardiertem Theophyllin u./od. Leukotrien-Rezeptor-Antagonist; **5.** additiv zu Stufe 4 system. Glucocorticoide, spezif. Immuntherapie (sog. Anti-IgE-Therapie).

**Asthmakraut:** s. Folia Stramonii nitrata.

**Astigmatismus** (gr. stigma Punkt, Fleck): Brennpunktlosigkeit, Stabsichtigkeit; Sehstörung aufgrund eines nicht rotationssymmetr. Brechwerts von Hornhaut od. Linse, wodurch parallel einfallende Strahlen nicht in einem Brennpunkt vereinigt werden; Korrektur durch Zylindergläser, ggf. Kontaktlinsen od. Keratoplastik.

**Astragalin:** 3-*O*-Glucosyl-kämpferol; $C_{21}H_{20}O_{11}$; Schmp. 175–178 °C; Flavonolglykosid; vgl. Kämpferol; A. ist enthalten in z. B. Arnica montana, Solidago-, Tilia- u. Podophyllum-Arten.

**Astragalus-Arten:** Fam. Fabaceae (Leguminosae); Balkan u. Vorderasien bis zur indischen Grenze; Astragalus gummifer Labill, A. ascendens, A. microcephalus u. zahlreiche andere A.-Arten; Stpfl. von **Tragacantha** Ph.Eur.6: Tragant, Traganth, Gummi Tragacantha; entsteht durch Vergummung des Marks u. der Markstrahlen sowie Erhärten des ausgetretenen Schleims, in Knollen od. Blättchen (Blättertragant); letzterer wird hauptsächl. pharmaz. verwendet; er bildet weiße, durchscheinende, blattartige, bandartige od. sichelförmige, ca. 1–3 mm dicke u. ca. 5 mm breite, oft gestreifte, geruch- u. geschmacklose hornartige Stücke, die mit Wasser zu einer trüben, gallertartigen Masse aufquellen; die Volumenzunahme bei Wasserzusatz ist vom pH abhängig u. beträgt im Sauren etwa das 13- u. im Neutralen das 43-fache. Nach Ph.Eur.6 muss die Durchflusszeit eines aus 1.0 g Tragant, 8 mL Ethanol u. 72 mL Wasser hergestellten Schleimes durch ein 1 m langes Rohrstück (Durchmesser 6 mm) mind. 10 s betragen. Wird Tragant zur Herst. von Emulsionen verwendet, so muss die Durchflusszeit mind. 50 s betragen. **Best.:** 60–70 % Bassorin* (wasserunlösl., aber stark quellend), 30–40 % Tragacanthin* (wasserlösl.), Stärke (nur in minderwertiger Ware), Zucker; **Anw.: 1.** (med.) Laxans*; **2.** wie Gummi arabicum als Bindemittel, Emulgens (z. B. Emulsio* Olei Jecoris Aselli, Unguentum* Glycerini); **3.** Reagenz: gepulverter Tragant zum Klären bei Alkaloidbestimmungen (Chinarinde, Belladonnaextrakt u. a.); **4.** in der Kosmetik (Haftmittel für Zahnprothesen) u. in der Lebensmittelindustrie (Verdickungsmittel) sowie techn. zu Appreturen.

**ASV:** Abk. für (engl.) *anodic stripping voltammetry*; s. Voltammetrie.

**Asymptote:** (mathemat.) Bez. für eine Kurve, die sich an eine andere Kurve od. Gerade annähert, ohne sie im Endlichen zu berühren.

**Aszites:** Bauchwassersucht; Ansammlung von Flüss. in der freien Bauchhöhle; **Urs.:** Störung des Gleichgewichts zwischen portalem Blutdruck u. Lymphproduktion sowie Lymphabstrom u. kolloidosmotischem Druck; **Ther.:** je nach Form; bei Leberzirrhose Kochsalz- u. Flüssigkeitsrestriktion, Spironolacton* (evtl. in Kombination mit Schleifendiuretika), therap. großvolumige Parazentese (Aszitespunktion) mit Volumenersatz durch Albumin- od. Kolloidlösung.

**at:** (physik.) Einheitenzeichen für techn. Atmosphäre*.

**At:** (chem.) Symbol für Astat*.

**AT: 1.** Abk. für **Alttuberkulin**; s. Tuberkuline; **2.** Abk. für **Antithrombin***.

**Ataraktika** (gr. ataraktos ruhig): s. Tranquilizer.

**Atar-Analgesie:** Kombinationsnarkose (s. Narkose) unter Anw. eines Tranquilizers* (veraltet Ataraktikum; Benzodiazepine*) neben dem Narkotikum*; abgewandelte Form der Neuroleptanalgesie*; Midazolam* wird aufgrund besserer Steuerbarkeit gegenüber Diazepam* od. Lorazepam* bevorzugt eingesetzt. Vgl. Analgesie.

**Atazanavir** (INN): (2*S*)-*N*-(3-{[(2*S*)-2-(Methoxycarbonylamino)-3,3-dimethylbutanoylamino][(4-(2-pyridyl)phenyl)methyl]amino}(1*S*,2*S*)-2-hydroxy-1-benzylpropyl)-2-(methoxycarbonylamino)-3,3-di-

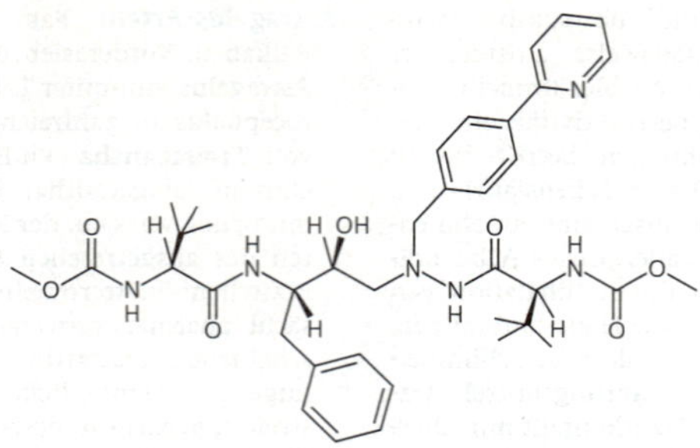

**Atazanavir**

methylbutanamid; CAS-Nr. 198904-31-3; $C_{38}H_{52}N_6O_7$, Strukturformel: s. Abb.; $M_r$ 704.86; Virostatikum* (HIV*-Protease-Inhibitor); **Ind.**: in Kombination mit Reverse-Transkriptase-Inhibitoren (antiretrovirale Kombinationstherapie*) zur Behandlung HIV-positiver Erwachsener mit fortgeschrittener Immunschwäche; vgl. HIV-Erkrankung; **UAW**: u. a. Übelkeit, Kopfschmerzen, Hepatitis.

**$AT_1$-Blocker:** s. $AT_1$-Rezeptor-Antagonisten.

**ATC-Klassifikation:** Kurzbez. für **A**natomisch-**T**herapeutisch-**C**hemische Klassifikation; Einteilung von Wirkstoffen* in versch. Indikationsgruppen mit Zuordnung einer definierten Tagesdosis (s. DDD); das DIMDI* gibt seit 2004 die amtl. deutsche Fassung jährlich heraus mit dem Ziel, Kostenvergleiche zw. Arzneimitteln zu erleichtern.

**Atemkalk:** Calcaria absorbens; Gemisch von Erdalkali- u. Alkalihydroxiden (vorwiegend Calcium- u. Natriumhydroxid), das durch Schmelzen od. geeignete Hilfsmittel (z. B. Zemente) gekörnt u. mit einem gegen Inhalationsnarkotika indifferenten Indikator für Kohlenstoffdioxid* versehen ist; **Anw.**: zum Binden von Kohlenstoffdioxid (v. a. in Narkoseapparaten).

**Atenolol** (INN): Atenololum Ph.Eur.6; (*RS*)-2-[4-(2-Hydroxy-3-isopropylaminopropoxy)phenyl]acetamid; CAS-Nr. 29122-68-7; $C_{14}H_{22}N_2O_3$, Strukturformel: s. Beta-Rezeptoren-Blocker (Abb. 1 dort); $M_r$ 266.34; Schmp. 154 °C; wenig lösl. in Wasser; **Wirk.**: Beta*-Rezeptoren-Blocker; Antiarrhythmikum* (Klasse II); stark kardioselektiv, ohne sympathomimet. Komponente, mit hoher Plasma-HWZ u. geringem First-pass-Effekt; **Ind.**: funktionelle Herz-Kreislauf-Beschwerden, Hypertonie, Angina pectoris, Tachyarrhythmien; **Kontraind.**: Herzinsuffizienz NYHA III u. IV; AV-Block II. u. III. Grades, sinuatrialer Block, Sinusknotensyndrom, kardiogener Schock, Bradykardie (<50/min), ausgeprägte Hypotonie, obstruktive Bronchialerkrankungen, Asthma bronchiale, Spätstadien peripherer Durchblutungsstörungen, nicht respiratorische Acidose, i. v. Applikation von Verapamil u. Diltiazem; **WW**: A. vermindert die Wirk. von Disopyramid* (außer Handel); Nicotin reduziert die Wirk. von A.; **UAW**: u. a. Muskelkrämpfe u. -schwäche, zentralnervöse Störungen, depressive Verstimmungen, Einschränkung des Tränenflusses, Konjunktivitis, Mundtrockenheit, gastrointestinale Störungen, Verschlechterung einer prädiabet. od. diabet. Stoffwechsellage, Verstärkung einer Hypoglykämieneigung, unerwünschte Blutdrucksenkung, Parästhesien u. Kältegefühl in den Gliedmaßen, Verstärkung von peripheren Durchblutungsstörungen, Überempfindlichkeitsreaktionen (z. B. Hautreaktionen); **Dos.**: p. o. max. 2×200 mg/d; HWZ 6–9 h.

**atepal:** s. Blüte.

**ATG:** Abk. für **A**nti**t**hymozyten**g**lobulin*.

**atherogen:** arteriosklerot. Gefäßveränderungen fördernd; s. Arteriosklerose.

**Atherom:** **1.** Bez. für arteriosklerot. Plaque; vgl. Arteriosklerose; **2.** sog. Grützbeutel; Bez. für Zysten der Epidermis im Bereich der Haarfollikel mit unterschiedl. Ätiologie u. Histologie.

**Atherosklerose:** s. Arteriosklerose.

**atm:** (physik.) Einheitenzeichen für physik. Atmosphäre*.

**Atmosphäre:** Abk. at, atm, atü; zu vermeidende, SI-fremde physik. Einheit des Drucks*; ersetzt durch die SI-Einheit* Pascal* (Pa); unterschieden werden u. a. die **technische** A. (Einheitenzeichen at; entspricht der Größe des Drucks einer 10 m hohen Wassersäule) u. die **physikalische** A. (Einheitenzeichen atm; entspricht dem Luftdruck auf Meeresspiegelniveau); die Einheit atü gibt den Überdruck zum Umgebungsluftdruck an. Die Druckeinheiten bar (s. Bar), at u. atm sind bis auf wenige Prozent gleich groß. Vgl. Erdatmosphäre.

**Atmung:** **1.** Respiration; Tätigkeit der Lungen, wobei das Hämoglobin* des Blutes durch die Alveolarwand Sauerstoff aufnimmt u. Endprodukte des Stoffwechsels (v. a. Kohlenstoffdioxid*) abgibt; Einatmung: Inspiration; Ausatmung: Exspiration; **2.** Zellatmung, innere Atmung, oxidativer Stoffwechsel; Prozess, bei dem Zellen* durch die gesteuerte Reaktion von Wasserstoff mit Sauerstoff zu Wasser Energie in Form von ATP gewinnen; der Wasserstoff wird durch Abbau von org. Substrat mittels Oxidasen* u. Dehydrogenasen* gewonnen u. in ein System von Redoxkatalysatoren (s. Atmungskette) eingeschleust, das in der Mitochondrienmembran od. in der Zellmembran von Bakt. lokalisiert ist. Durch 3 Übergänge von einem Redoxkatalysator zum nächsten wird ATP gebildet (s. Atmungskettenphosphorylierung). Am Ende dieser Elektronentransportkette steht ein terminaler Elektronenakzeptor*, meist Sauerstoff, seltener das Nitrat-Anion.

**Atmung, innere:** s. Atmung.

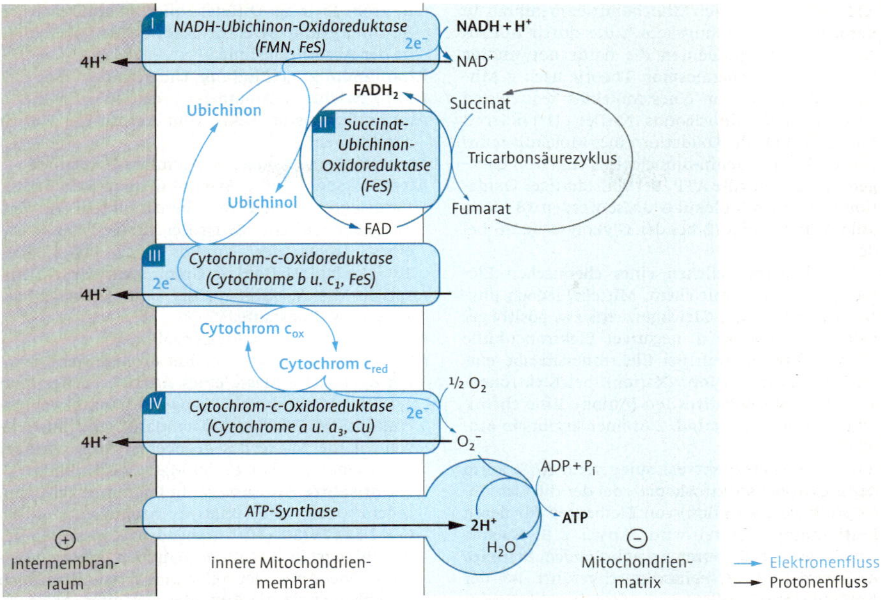


**Atmungskette:** Energiegewinnung in Form von ATP aus NADH + $H^+$ u. $FADH_2$

**Atmungsferment:** s. Cytochromoxidase.

**Atmungsinhibitoren:** Atmungsketteninhibitoren; Verbindungen, die blockierend in die Atmungskette* eingreifen; geben Hinweise auf die Reihenfolge der Elektronenüberträger in der Atmungskette*; **Formen: 1.** Entkoppler, welche die ATP-Synthese verhindern, ohne den Elektronentransport zu beeinflussen; z. B. Dicumarol*, 2,4-Dinitrophenol*; **2.** Hemmstoffe der Atmungskettenphosphorylierung* i. e. S.; hemmen sowohl die Elektronentransportkette als auch die ATP-Bildung; Prototyp: Oligomycin (hemmt die Nutzung der energiereichen Zwischenverbindung für die ATP-Synthese); andere (z. B. das Antibiotikum Bongkreksäure) hemmen das mitochondriale Transportsystem für ATP u. ADP. **3.** Inhibitoren des Elektronentransports der Atmungskette. Die Cytochromoxidase* am Ende der Kette wird durch Cyanide, Antimycin A u. Kohlenstoffmonoxid* gehemmt. Bei letzterem beruht die Toxizität hauptsächl. auf seiner hohen Affinität zu Hämoglobin*.

**Atmungskette:** Elektronentransportkette; in Mitochondrien* lokalisiertes Multienzymsystem mit versch. Redoxsystemen*, das die Übertragung von Reduktionsäquivalenten u. Elektronen auf Sauerstoff mit Energiegewinn in Form von ATP (Atmungskettenphosphorylierung*) koppelt; Gesamtreaktion:

$NADH + H^+ + 1/2\,O_2 \rightarrow H_2O + NAD^+$

$\Delta G° = -220$ kJ/mol

**Komponenten**: s. Abb.; **1.** Komplex I: Transmembrankomplex NADH-Ubichinon-Oxidoreduktase; katalysiert die Reduktion des lösl. Elektronen-Carriers Ubichinon* zu Ubichinol unter Oxidation von NADH (s. NAD); Cofaktoren: Flavinmononucleotid (Abk. FMN; s. Flavinenzyme) u. proteingebundene Eisen-Schwefel-Zentren (Abk. FeS); **2.** Komplex II: Membranenzymkomplex Succinat-Ubichinon-Oxidoreduktase; katalysiert Ubichinon-Reduktion mit Succinat als Reduktionsmittel; Cofaktoren: u. a. FAD*; **3.** Komplex III: Transmembrankomplex Ubichinon-Cytochrom-c-Oxidoreduktase; katalysiert Ubichinol-Oxidation unter Reduktion des lösl. Elektronen-Carriers Cytochrom* c; Cofaktoren: u. a. Cytochrom b u. $c_1$; **4.** Komplex IV: Transmembrankomplex Cytochrom-c-Oxidase (Cytochrom-c-$O_2$-Oxidoreduktase; s. Cytochromoxidase); katalysiert Reduktion von Sauerstoff zu Wasser unter Cytochrom-c-Oxidation; Cofaktoren: u. a. Cytochrom a. Während des horizontalen Elektronentransports in der Membran werden vertikal dazu in den Komplexen I, III u. IV jeweils 4 Protonen in den Intermembranraum transportiert, so dass an der inneren Mitochondrienmembran ein Protonengradient (pH- u. elektr. Gradient) aufgebaut wird, dessen Ausgleich zur Phosphorylierung von ADP (30.5 kJ/mol) genutzt wird. Einige Substanzen (z. B. 2,4-Dinitrophenol*, Thyroxin, Triiodthyronin) führen zur Entkoppelung von Elektronentransport u. ATP-Bildung, es entsteht nur Wärme (physiol. Entkopplung in neonatalem braunem Fettgewebe sowie bei Winterschläfern über membanären Einbau eines Entkopplungsproteins, engl. encoupling protein). Tox. **Hemmstoffe** der A. sind Rotenon*, Antimycin A, Cyanide (vgl. Blausäure), Kohlenstoffmonoxid* u. Azid. Vgl. Atmungsinhibitoren.

**Atmungsketteninhibitoren:** s. Atmungsinhibitoren.

**Atmungskettenphosphorylierung:** oxidative Phosphorylierung; Bildung von ATP durch die

A

ATP*-Synthase in der Mitochondrienmembran in Verb. mit der Atmungskette*, die durch Aufbau eines Protonengradienten die dafür notwendige Energie liefert (chemiosmot. Theorie nach P. Mitchell); die Oxidation eines Moleküls reduzierten Nicotin-adenin-dinucleotids (NADH + $H^+$) liefert 3 Moleküle ATP, die Oxidation eines Moleküls reduzierten Flavin-adenin-dinucleotids ($FADH_2$) dagegen nur 2 Moleküle ATP. Bei vollständiger Oxidation von einem Molekül Glucose werden 38 Moleküle ATP gebildet (2 bei der Glykolyse* u. 36 bei der A.).

**Atom:** kleinstes Teilchen eines chemischen Elements*; ist nicht mit chem. Mitteln, jedoch physik. teilbar; inf. des Gleichgewichts zw. positiv geladenem Atomkern u. negativer Elektronenhülle ist es elektr. neutral. Bei Elektronenabgabe entsteht ein positives Ion* (Kation), bei Elektronenaufnahme ein negatives Ion (Anion). Eine chemische Bindung* zw. mind. 2 Atomen ergibt ein Molekül*.

**Atomabsorptionsspektroskopie:** Abk. AAS; Form der Elektronenspektroskopie*, bei der die Lichtabsorption (s. Absorption) von Elementen für deren Bestimmung genutzt wird; **Anw.:** z. B. Nachw. von Schwermetallspuren im ppb-Bereich; **Prinzip:** AAS wird in der Gasphase durchgeführt. Bei der Anregung mit weißem Licht (kontinuierl. Spektrum*) werden durch die Atome in der Gasphase die für das betreffende Element charakterist. Wellenlängen absorbiert. Dadurch entsteht ein dunkles Absorptionslinienspektrum im Licht, das den Atomdampf passiert hat. Die Absorption des Lichtes ist proportional zur Konz. des zu untersuchenden Elements in der Probe. **Durchführung:** Die Probenlösung wird therm. in den gasförmigen Zustand überführt u. das entstandene Gas mit dem Linienspektrum des zu untersuchenden Elements aus einer Hohlkathodenlampe durchstrahlt (s. Abb.). **Zeemann-AAS:** Kurzbez. für Zeemann-Atomabsorptionsspektroskopie; Zeemann-Effekt-AAS; Methode, bei der die Untergrundkompensation unter Ausnutzung des Zeemann*-Effekts erfolgt; entweder wird die Hohlkathodenlampe od. der Absorptionsraum in ein Magnetfeld gebracht. Durch Wechselwirkung des Magnetfelds mit den Elektronen im Atom erfolgt eine Aufspaltung der Spektrallinien. Damit wird die Absorptionswellenlänge gering verschoben u. nur der Hintergrundbeitrag gemessen. Bei abgeschaltetem Magnetfeld resultiert die Absorption aus Hintergrundbeitrag u. Probenbeitrag; Differenzbildung ermöglicht eine Untergrundkorrektur exakt bei der Wellenlänge der Absorptionslinie.

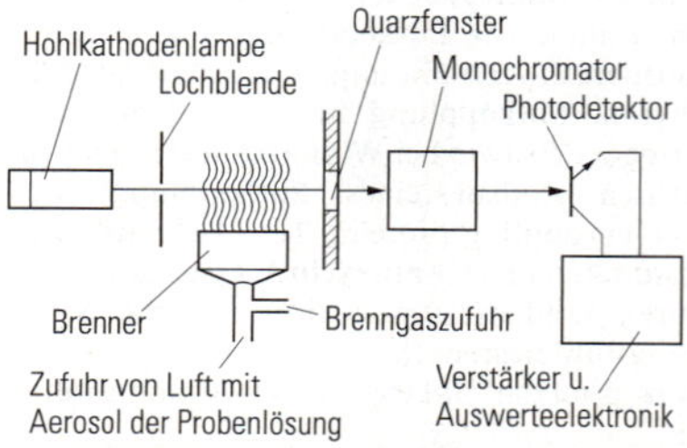


**Atomabsorptionsspektroskopie:** Funktionsprinzip des Atomabsorptionsspektrophotometers

**Atombindung:** s. Bindung, chemische.

**Atomgewicht:** s. Atommasse, relative.

**Atomistik:** histor. Lehre vom Aufbau der Körper aus Atomen*.

**Atommasse, absolute:** s. Atommasse, relative.

**Atommasseneinheit:** Symbol u; außerhalb des SI* festgelegte Einheit mit beschränktem Anwendungsbereich; eine A. ist der 12. Teil der Masse eines Atoms des Nuklids $^{12}C$: $1\,u = 1.6606 \cdot 10^{-27}$ kg (vgl. Dalton); in Gramm ausgedrückt entspricht die A. zahlenmäßig dem Kehrwert der Avogadro*-Konstante.

**Atommassenzahl:** s. Massenzahl.

**Atommasse, relative:** veraltet Atomgewicht; Symbol $A_r$; relative Masse eines Atoms*, bezogen auf 1/12 der Masse des als Bezugssubstanz gewählten Nuklids $^{12}C$ (Kohlenstoffstandard); gibt an, wievielmal die Masse des gegebenen Atoms größer (od. kleiner) ist als 1/12 der Masse des Nuklids $^{12}C$. Die **absolute Atommasse** in Gramm erhält man, indem man die relative Atommasse durch $6.022\,141\,79(30) \cdot 10^{23}$ (Avogadro*-Konstante), der Anzahl der in 1 Mol* enthaltenen Atome, dividiert. Die Anw. der relativen Werte ist jedoch praktikabler als die Anw. der absoluten Atom- u. Molekülmassen. $A_r$ der Elemente: s. Periodensystem der Elemente im hinteren Buchdeckel. **Gesch.:** Bis 1961 galt als Standard Sauerstoff mit der Masse 16, noch früher Wasserstoff mit der Masse 1.

**Atomnummer:** s. Ordnungszahl.

**Atomorbital:** s. Orbital.

**Atomoxetin** (INN): Tomoxetin; (3*R*)-*N*-Methyl-3-(2-methylphenoxy)-3-phenylpropan-1-amin; CAS-Nr. 83015-26-3; $C_{17}H_{21}NO$, Strukturformel: s. Abb.; **Wirk.:** Psychostimulans*, Noradrenalin*-Wiederaufnahme-Hemmer; hemmt selektiv den präsynapt. Noradrenalin-Transporter u. erhöht dadurch die Konz. von Noradrenalin im synapt. Spalt; **Ind.:** ADHS* bei Kindern ab 6 Jahren u. Jugendl. (unterliegt nicht dem Betäubungsmittelgesetz); **Kontraind.:** Engwinkelglaukom; **UAW:** Appetitlosigkeit, abdominale Beschwerden, Kopfschmerz.

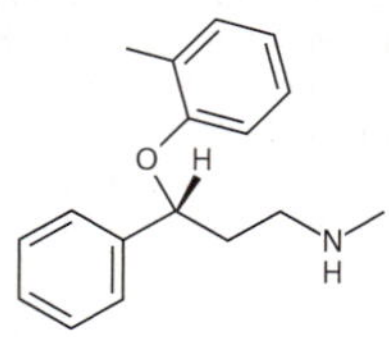

**Atomoxetin**

**Atomsymbole:** s. Elemente, chemische.

**Atonie** (gr. Mattigkeit, Schlaffheit): Schlaffheit, Erschlaffung inf. fehlender Gewebespannung; vgl. Hypotonie.

**Atopie:** Bez. für die auf einer polygenen Vererbung beruhenden verschiedenen klin. Manifestationen der Überempfindlichkeitsreaktion vom Soforttyp (Typ I der Allergie*); **Vork.:** in unterschiedl. starker Ausprägung bei 10–15 % der Bevölkerung; **Pa-**

**thogenese:** Auslösung der klin. Erscheinungsformen durch Freisetzung von Mediatorsubstanzen* aus Mastzellen nach Bindung von Allergen-spezif. IgE-Molekülen (s. Immunglobuline); Aufrechterhaltung der Sympt. durch chron. Entzündung mit Infiltrat von T-Zellen u. Makrophagen; **Sympt.:** moduliert durch zahlreiche Faktoren (z. B. Infektion, Stress, saisonabhängige Allergenexposition, Luftfeuchtigkeit); atop. Ekzem, Rhinitis* allergica, exogen-allerg. Asthma* bronchiale, allerg. Konjunktivitis*, allerg. Enteritis*, selten Urticaria*. Vgl. Anaphylaxie.

**Atorvastatin** (INN): (3*R*,5*R*)-2-(4-Fluorphenyl)-$\beta$,$\delta$-dihydroxy-5-(1-methylethyl)-3-phenyl-4-(phenylamino)carbonyl-1*H*-pyrrol-heptansäure; CAS-Nr. 134523-00-5; $C_{33}H_{35}FN_2O_5$, Strukturformel: s. Abb.; $M_r$ 558.65; HMG*-CoA-Reduktase-Hemmer; **Wirk.:** senkt LDL-Cholesterol- u. Triglyceridkonzentration im Plasma; **Ind.:** Hypercholesterolämie (in Verbindung mit Diät); **UAW:** selten Störungen der Muskel- u. Leberfunktion u. des Verdauungstraktes; Risiko von Myopathie u. Rhabdomyolyse. Gebräuchl. ist Atorvastatin-Calcium.

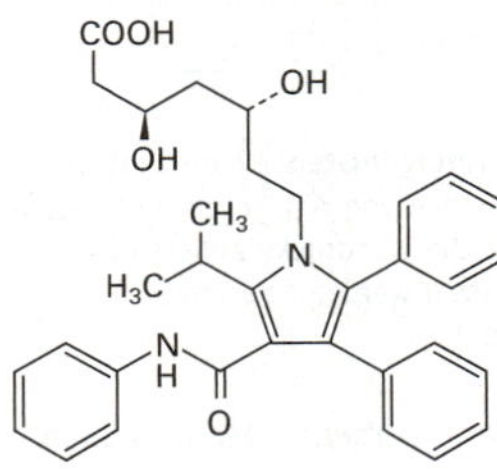


**Atorvastatin**

**Atosiban** (INN): 1-(3-Mercaptopropionyl)-2-(D-4-ethoxyphenylalanyl)-4-L-threonin-8-L-ornithin-oxytocin; CAS-Nr. 90779-69-4; $C_{43}H_{67}N_{11}O_{12}S_2$, Strukturformel: s. Abb.; $M_r$ 994.2; synthet. Peptid; **Wirk.:** kompetitiver Antagonist am Oxytocin-Rezeptor (s. Oxytocin); **Ind.:** Wehenhemmung bei drohender Frühgeburt (24.–33. SSW); **UAW:** evtl. Übelkeit; **Dos.:** Bolusinjektion, danach 18 mg/h für 3 h u. 6 mg/h für max. 45 h, Dauerinfusion.

**Atovaquon** (INN): *trans*-2-[4-(*p*-Chlorphenyl)cyclohexyl]-3-hydroxy-1,4-napthochinon; CAS-Nr. 95233-18-4; $C_{22}H_{19}ClO_3$, Strukturformel: s. Abb.; $M_r$ 366.84; **Wirk.:** Antiprotozoenmittel*, wirksam gegen Pneumocystis* jiroveci (bei HIV*-Erkrankung) sowie Toxoplasmose- u. Malariaerreger;

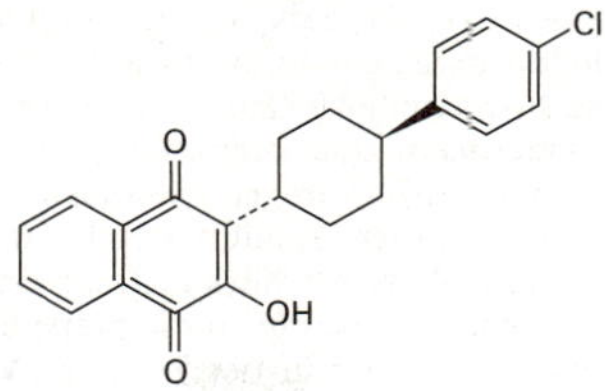


**Atovaquon**

Hemmung des mitochondrialen Elektronentransports auf der Ebene des Cytochrom-bc$_1$-Komplexes (s. Atmungskette); inhibitor. Konz. $IC_{50}$ 0.23–1.43 ng/mL; **UAW:** Exantheme, Erbrechen, Diarrhö, erhöhte Leberenzymwerte, Anämie; **Dos.:** p. o. 3 × 250 mg/d (gemeinsam mit fettreicher Nahrung); HWZ 2–3 d. **Atovaquon/Proguanil-Kombinationspräparat:** fixe Kombination von 250 mg A. u. 100 mg Proguanilhydrochlorid* zur Prophylaxe u. Behandlung der akuten, unkomplizierten Malaria tropica; wird empfohlen, wenn Resistenzen gegenüber anderen Malariamitteln bestehen; **Wirk.:** wirksam gegen Blutschizonten u. Leberschizonten; s. oben; wird durch Proguanilhydrochlorid synergist. potenziert; **UAW:** Anämie, Neutropenie, Panzytopenie, Hyponatriämie, abdominale Schmerzen, Übelkeit, Erbrechen, Diarrhö, erhöhte Leberenzymwerte, Kopfschmerz, Hautausschlag; **Dos.:** 4 × 1 Tablette/d über 3 d.

**Atovaquon/Proguanil-Kombinationspräparat:** s. Atovaquon.

**atoxisch:** nicht giftig.

**ATP:** Abk. für **A**denosin**t**ri**p**hosphat; s. Adenosinphosphate.

**ATPase:** Abk. für **A**denosin**t**ri**p**hosph**atase***.

**ATP-Synthase:** $F_0F_1$-ATPase; $H^-$-ATPase (Protonenpumpe*); Enzymkomplex, der die protonenmotor. Kraft eines Protonengradienten (z. B. aus der Atmungskette* od. der Lichtreaktion der Photosynthese*) in ATP (s. Adenosinphosphate) umwandelt, indem aus ADP u. Phosphat ATP synthetisiert wird; besteht aus einer Protonen leitenden hydrophoben $F_0$-Einheit u. der katalyt., ATP-synthetisierenden $F_1$-Einheit u. ist maßgebl. für die ATP-Synthese verantwortlich. **Vork.:** Plasmamembran* von Prokaryoten*, innere Mitochondrienmembran (s. Mitochondrien) von Eukaryoten*, Thylakoidmembran der Chloroplasten* von Pflanzenzellen.

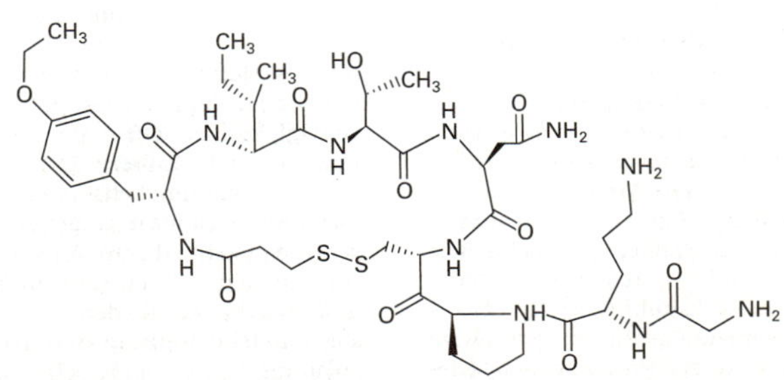


**Atosiban**

A

**Atractylodes macrocephala** Koidz.: Großköpfige Atractylodeswurzel, chines. Bai zhu; Fam. Asteraceae; eine 30–80 cm hohe Staude; Stpfl. von **Atractylodis macrocephalae rhizoma:** in der TCM bekannte Wurzelstockdroge; **Inhaltsst.:** in der Droge 0.4–1.4 % äther. Öl mit Atractylon u. Atractylenolid II, III, Polyine*; **Wirk.:** Atractylon wirkt antihepatotoxisch u. hemmt die Lipidperoxidation; **Anw.:** (volkstüml.) in der TCM bei Verdauungsstörungen, Diarrhö, Appetitlosigkeit, Erbrechen, übermäßiger Schweißbildung, Harnverhalt.

**Atractylodeswurzel, Großköpfige:** s. Atractylodes macrocephala.

**Atractylodis macrocephalae rhizoma:** s. Atractylodes macrocephala.

**Atracuriumbesilat** (INN): $C_{65}H_{82}N_2O_{18}S_2$; $M_r$ 1243.5; Schmp. 85–90 °C; **Wirk.:** nicht-depolarisierendes Muskelrelaxans*; hemmt die neuromuskuläre Erregungsübertragung; **UAW:** Hautrötung, Blutdruckabfall; **Dos.:** i. v. 0.3–0.6 mg/kg KG. Vgl. Cisatracuriumbesilat.

**Atrazin:** 2-Chlor-4-ethylamino-6-isopropylamino-1,3,5-triazin; $C_8H_{14}ClN_5$, Strukturformel: s. Abb.; $M_r$ 215.7; Schmp. 175–177 °C; **Anw.:** selektives system. Herbizid*, v. a. in Maiskulturen verwendet.

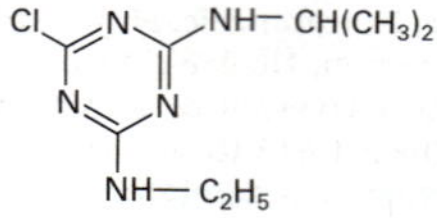

**Atrazin**

**$AT_1$-Rezeptor-Antagonisten:** (engl.) *angiotensin II antagonists*; $AT_1$-Antagonisten, $AT_1$-Blocker, Angiotensin-II-Rezeptor-Antagonisten; Angiotensin-II-Blocker, Sartane; Antihypertensiva* mit kompetitiver Hemmung von Angiotensin* II am $AT_1$-Rezeptor; **Wirkstoffe:** u. a. Valsartan*, Losartan*, Irbesartan*, Candesartan*, Eprosartan*; **Wirk.:** Es lassen sich 2 Rezeptor-Subtypen unterscheiden, wobei $AT_1$ die vasokonstriktor. Effekte von Angiotensin II vermittelt. $AT_1$-Rezeptor-Antagonisten blockieren die Angiotensin-II-Effekte, während ACE*-Hemmer wie Captopril die Angiotensin-Biosynthese inhibieren (s. Abb.); **Ind.:** essentielle Hypertonie; Losartan u. Valsartan auch bei Herzinsuffizienz in Kombination mit Diuretika u. herzwirksamen Glykosiden; **Hinweis:** Reizhusten u. Angioödem als UAW deutlich seltener als unter ACE-Hemmern. Vgl. Renin-Angiotensin-Aldosteron-System.

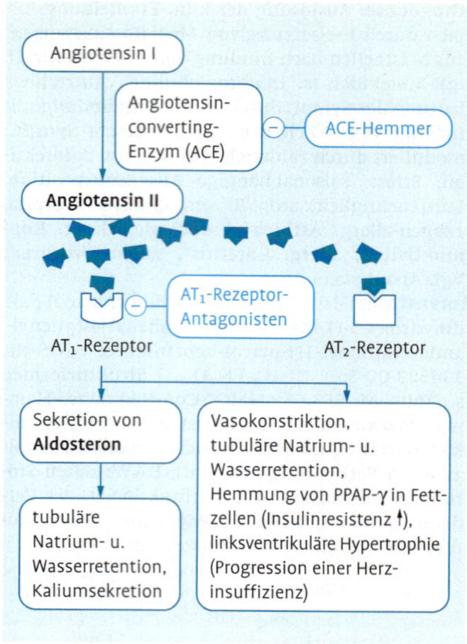


**$AT_1$-Rezeptor-Antagonisten:** pharmakologische Wirkungsmechanismen von $AT_1$-Rezeptor-Antagonisten u. ACE-Hemmern; die blutdruckregulierenden Wirkungen des Angiotensins II werden über den $AT_1$-Rezeptor-Subtyp vermittelt.

**atrioventrikular:** Abk. AV; zw. Herzvorhof u. Herzkammer gelegen od. beide betreffend.

**Atrioventrikularknoten:** s. AV-Knoten.

**Atriplex hortensis** L.: Melde, Gartenmelde; Fam. Amaranthaceae (früher Chenopodiaceae); Europa, Vorderasien; Stpfl. von **Herba Atriplicis:** Gartenmeldenkraut; **Inhaltsst.:** Saponine mit Oleanolsäure als Sapogenin, Betalaine, Flavonoide wie Quercetin u. Kämpferol, Spurenelemente, Vitamin C, Oxalat; **Anw.:** (volkstüml.) Aufguss bei Erkrankungen der Verdauungsorgane, Atemwege (wegen der Saponine) u. bei Harnblasen- u. Nierenleiden; auch als Gemüse u. Futtermittel; bei übermäßigem Verzehr Hautschäden (Atriplizismus).

**atrop:** s. Samenanlage.

**Atropa belladonna** L.: Tollkirsche, Schlafkirsche, Waldnachtschatten; Fam. Solanaceae; Europa; Waldlichtungen, Kahlschläge; 50–150 cm hohe Staude; breitlanzettl., dünne Blätter, im Blütenbereich Blätter gepaart (ein größeres u. ein kleineres); die schmutzig violetten Blüten sind glockenförmig; kirschgroße, süß schmeckende (!) schwarze Beeren (mit ca. 0.7 % Tropanalkaloiden), von denen 3 Stück für ein Kind tödl. sein können; s. Atropin; Stpfl. von **Belladonnae folium:** Folia Belladonnae; Belladonnablätter, Tollkirschenblätter; getrocknete Blätter mit od. ohne blühende Zweigspitzen, evtl. auch mit vereinzelten Früchten; **Inhaltsst.:** ca. 0.5 % Tropanalkaloide, hauptsächl. L-Hyoscyamin (nach Ph.Eur.6 mind. 0.3 % Gesamtalkaloide, berechnet als L-Hyoscyamin), daneben u. a. Atropin, Apoatropin*, Belladonnin (dimeres Apoatropin), Scopolamin (Hyoscin), *N*-Methylpyrrolin, *N*-Methylpyrrolidin, Pyridin, Cholin, 8–9 % Gerbstoffe, Cumarine (Scopoletin*, Scopolin), Flavonylglykoside; **Off.:** Ph.Eur.6; Monographie: Kommission E; **Zuber.:** Extractum* Belladonnae siccum normatum; Belladonnae* folii tinctura normata; **Anw.:** Droge u. eingestelltes Belladonnapulver finden keine therap. Anw. mehr; gebräuchlich sind Arzneimittel mit standardisierten Extrakten, isolierten Reinalkaloiden bzw. partialsynthetisch abgewandelte Derivate des Hyoscyamins u. Scopolamins, vgl. Atropin; **Belladonnae pulvis normatus:** Folium Belladonnae titratum; eingestelltes Belladonnapulver (aus dem Blatt), eingestelltes Tollkirschenblatt; pulverisierte Belladonnablätter, die, falls erforderl., auf einen Gesamtalkaloidgehalt von 0.28–0.32 % mit Hilfe pulverisierter Lactose od. pulverisierten Belladonnablättern mit geringerem Alkaloidgehalt eingestellt werden; berechnet als Hyoscyamin ($M_r$ 289.4) u. auf die bei 100–105 °C getrocknete Droge bezogen; **Off.:** Ph.Eur.6; **Radix Belladonnae:** Belladonnae radix; Belladonnawurzel, Tollkirschenwurzel; **Off.:** DAC, ÖAB; Monographie: Kommission E; **Inhaltsst.:** 0.3–0.9 % Alkaloide (ÖAB: mind. 0.45 %, berechnet als Hyoscyamin; DAC: mind. 0.35 %), die gleichen Alkaloide wie B. folium, jedoch quantitative Unterschiede; so weist die Wurzel einen höheren Hyoscyamin- u. Belladonningehalt auf; ferner enthalten sind Cuskhygrin* u. Gerbstoffe (10 % u. mehr); die spasmolyt. wirkenden Flavonoide des Blattes fehlen in der Wurzel. Die frühere med. Anw. bei Spasmen u. kolikartigen Schmerzen im Bereich des Gastrointestinaltrakts u. der Gallenwege ist obsolet. **Hom.:** Atropa belladonna (HAB), Belladonna, Atropa belladonna Rh (HAB): am Ende der Blütezeit gesammelte, ganz frische Pflanze ohne verholzte Stängelteile; Konstitutionsmittel; verordnet z. B. bei Infektfieber, Scharlach, Angina, Otitis, Krampfhusten, Koliken, Erregungszuständen, Schlafstörungen.

**Atropa mandragora:** s. Mandragora officinarum.

**Atropasäure:** Acidum atropicum; $\alpha$-Phenylacrylsäure; $C_9H_8O_2$, Strukturformel: s. Abb.; $M_r$ 148.12; Schmp. 106–107 °C; Sdp. 267 °C (unter Zers.); farblose Kristalle, wenig lösl. in Wasser, lösl. in Ethanol, Ether, Benzol, Chloroform, Schwefelkohlenstoff; **Darst.:** aus Tropasäure* od. bei der Spaltung von Atropin* mit rauchender Salzsäure.

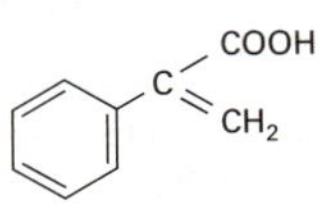


**Atropasäure**

**Atrophie:** Rückbildung eines Organs od. Gewebes; **1.** pathol.-anatom. als einfache A. mit reversibler Verkleinerung der Zellen (Hypotrophie) od. als numer. (hypoplast.) A. mit Abnahme der Zellzahl; **2.** klin. als physiol. A. (z. B. Altersatrophie od. Rückbildung des Thymus in der Pubertät) od. pathol. A. (generalisierte A., z. B. metabol. bedingt bei Unterernährung od. endokrin bedingt bei Hypophysenvorderlappen-Insuffizienz, od. lokalisierte A., z. B. inf. Ischämie*, Kompression (als Druckatrophie), als Inaktivitätsatrophie od. Innervationsatrophie bei zerebralen od. nervalen Schäden.

**Atropin:** Atropinum Ph.Eur., DL-Hyoscyamin; CAS-Nr. 51-55-8; $C_{17}H_{23}NO_3$, Strukturformel: s. Abb.; $M_r$ 289.38; Schmp. 115–117 °C; farblose Kristalle; sehr schwer lösl. in Wasser, lösl. in Ethanol, Ether, fetten Ölen, Chloroform; DL-Form des Tropasäureesters von Tropin*; **Vork.:** Alkaloid in Solanaceae (Atropa* belladonna, Datura* stramonium, Hyoscyamus* niger u. a.); das native Alkaloid (L-Hyoscyamin*) geht während des Gewinnungsprozesses in die racem. DL-Form (Atropin) über;

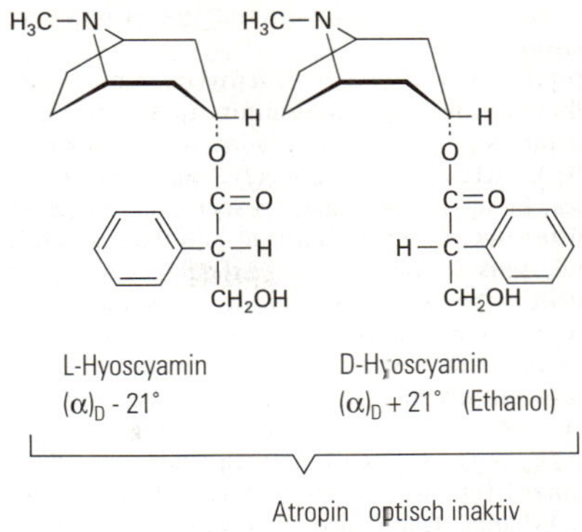


**Atropin**

**Nachw.:** Vitali*-Reaktion; **Wirk.:** Als Parasympatholytikum* bewirkt A. am Herzen eine Zunahme der Schlagfrequenz u. eine Verkürzung der atrioventrikulären Überleitung, ferner Hautgefäßerweiterung u. Wärmegefühl, Hemmung der glatten Muskulatur des Magen-Darm-Traktes, der Harnblase, der Gallenwege u. Bronchien. Speichel-, Schweiß-, Magensaft- u. Bronchialsekretion werden gehemmt. Am Auge führt A. durch Erschlaffung des Musculus sphincter pupillae zur Pupillenerweiterung (Mydriasis). Die Wirk. auf das ZNS äußert sich sowohl in motor. Erregung als auch Dämpfung, ferner in Delirien u. Halluzinationen. **Ind.:** Spasmolytikum* bei Magen- u. Darmkrämpfen, Koliken; Behandlung von bradykarden Herzrhythmusstörungen u. Erregungsleitungsstörungen (z. B. AV-Block); äußerl. Mydriatikum*; Antidot bei Digitalis-, Muscarin- (Pilz-), Pilocarpin-, Physostigmin-, Barium- u. Blei-Intoxikationen sowie bei Intoxikationen mit phosphororgan. Cholinesterase-Inhibitoren; **Dos.:** EMD 1 mg, TMD 3 mg; HWZ 13–38 h. Gebräuchlich ist Atropinsulfat*. **Toxikol.:** starkes Gift mit individuell sehr unterschiedl. Empfindlichkeit; von Säuglingen u. Kleinkindern wird es meist schlecht vertragen; Tod infolge Atemlähmung; LD 0.05–0.2 g. **Antidot:** Magenspülung, Physostigmin*. Auch bei Tieren ist die Giftwirkung außerordentl. versch.; so sind z. B. Ziegen, Kaninchen, Wachteln u. Fasane resistent gegen A., der Genuss ihres Fleisches kann jedoch tox. wirken. Katzen, Hunde, Pferde u. Kühe sind sehr empfindl. gegen Atropin.

**Atropinbrommethylat:** s. Atropinmethylbromid.

**Atropini sulfas:** s. Atropinsulfat.

**Atropini sulfatis oculoguttae:** s. Atropinsulfat-Augentropfen.

**Atropini sulfatis solutio iniectabilis 0.1 per centum:** s. Atropinsulfat-Injektionslösung 0.1 %.

**Atropinmethonitrat:** s. Atropinmethylnitrat.

**Atropinmethylbromid:** Methylatropini bromidum Ph.Eur., Atropinum methylobromatum, Methylatropiniumbromid, Methylatropinium bromatum, Atropinbrommethylat; $C_{18}H_{26}BrNO_3$; $M_r$ 384.33; Schmp. ca. 215 °C (unter Zers.); weiße Kristalle; leicht lösl. in Wasser, lösl. in Ethanol, wenig lösl. in Chloroform; nicht mehr im Handel; **Darst.:**

Einwirkung von Methylbromid* auf Atropin*. Vgl. Atropinsulfat.

**Atropinmethylnitrat:** Methylatropini nitras Ph.Eur., Methylatropiniumnitrat, Atropinmethonitrat, Methylatropinium nitricum; CAS-Nr. 52-88-0; $C_{18}H_{26}N_2O_6$; $M_r$ 366.42; Schmp. 163 °C; weißes, krist., polymorphes, geruchloses Pulver von bitterem Geschmack; leicht lösl. in Wasser u. Ethanol, sehr schwer lösl. in Ether u. Chloroform; nicht mehr im Handel; vgl. Atropinsulfat.

**Atropin, schwefelsaures:** s. Atropinsulfat.

**Atropinsulfat:** Atropini sulfas Ph.Eur.6, Atropinum sulfuricum; schwefelsaures Atropin; CAS-Nr. 5908-99-6 (wasserfrei: CAS-Nr. 55-48-1); $C_{34}H_{48}N_2O_{10}S \cdot H_2O$; $M_r$ 694.8; Schmp. ca. 190 °C (unter Zers.); weiße Kristalle; leicht lösl. in Wasser u. Ethanol, fast unlösl. in Chloroform u. Ether; **Darst.:** Lösen von Atropin* in alkohol. Schwefelsäure; **Ind.:** s. Atropin. **Hom.:** Atropinum sulfuricum (HAB): verordnet z. B. bei Krämpfen der glatten Muskulatur, Migräne.

**Atropinsulfat-Augentropfen:** **1.** Atropini sulfatis oculoguttae, Oculoguttae Atropini sulfurici; Zusammensetzung: NRF (0.5 %, 1 %, 2 %), 0.50 g Atropinsulfat* (od. entspr. der Gehaltsangabe), 1.73 g Borsäure* (Menge abhängig von der eingesetzten Menge an Atropinsulfat), 0.002 g Thiomersal*, Wasser für Injektionszwecke ad 100.0 g; Gehalt: 0.45–0.55 % Atropinsulfat; **Darst.:** Die Borsäure wird unter Erwärmen, Atropinsulfat nach dem Erkalten gelöst u. die Lsg. unter asept. Bedingungen in sterilisierte geeignete Behältnisse keimfiltriert. Werden die A.-A. durch Hitze sterilisiert, so ist der pH-Wert vorher auf ca. 4 einzustellen. Geforderte Eigenschaften: 250–300 mOsmol/1000 g Wasser, klar u. farblos, pH 4.0–5.5; Beschriftung: Nach Anbruch nur 4 Wochen verwendbar. Konserviert mit 0.002 % Thiomersal. **Anw.:** Mydriatikum*, zur Akkomodationslähmung; **2.** Atropinsulfat-Augentropfen 0.2%, 0.5%; Zusammensetzung: NFA, 0.04 T. (0.2 %) od. 0.10 T. (0.5 %) Atropinsulfat, 0.17 T. Natriumchlorid, 0.004 T. Benzalkoniumchlorid ad 20 T. Wasser für Injektionszwecke; **Anw.:** Mydriatikum. Vgl. Augentropfen.

**Atropinsulfat-Injektionslösung 0.1 %:** Atropini sulfatis solutio iniectabilis 0.1 per centum, Solutio Atropini sulfurici pro iniectione; Zusammensetzung: DAC, 0.09–0.1 % (m/V) Atropinsulfat, 0.88 g NaCl, ca. 0.1 mL Salzsäure 10 % (zur Einstellung auf pH 3) ad 100 mL Wasser für Injektionszwecke; **Inkomp.:** alkal. reagierende Stoffe (pH-Wert >5.5); **Anw.:** Parasympatholytikum* (z. B. zur Narkosevorbereitung); **Dos.:** 1–3 × 0.5–1.0 mL (s. c. od. i. v.).

**Atropinum methylobromatum:** s. Atropinmethylbromid.

**Atropinum sulfuricum:** s. Atropinsulfat.

**Atropisomere:** Verb., deren Isomerie aufgrund der Behinderung der freien Drehbarkeit um eine Einfachbindung zustande kommt; **Beispiel:** Biphenylverbindung mit *ortho*-ständigen Substituenten (s. Abb.). Vgl. Chiralität.

**Atroscin:** Atroscinum; $C_{17}H_{21}NO_4 \cdot H_2O$; Racemat des Scopolamins*; farblose Kristalle, lösl. in Ethanol, Ether, fetten Ölen, Chloroform; **Anw.:** (med.) Mydriatikum wie Scopolamin*.

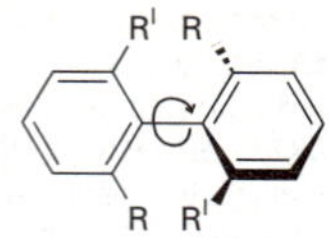

**Atropisomere**

**Attenuierung:** Abschwächung der Virulenz* von Krankheitserregern unter Erhaltung der antigenen Eigenschaften; möglich z. B. durch häufige Kultur- od. Tierpassagen od. chemisch; Verfahren zur Herst. von Lebend-Impfstoffen (u. a. Masern-, Röteln-, Parotitis epidemica-, Varizellen-, Gelbfieber-Impfstoff, BCG-Stamm zur Tuberkulose-Schutzimpfung).

**Attichbeeren:** s. Sambucus ebulus (Fructus Ebuli).

**Atto-:** Symbol a; gesetzl. Vorsatz für das $10^{-18}$-fache einer Grundeinheit; vgl. SI-Einheiten.

**Attraktant:** s. Chemotaxis.

**atü:** (physik.) Einheitenzeichen für Atmosphärenüberdruck; vgl. Atmosphäre.

**Atypika:** s. Neuroleptika.

**Atypische-Geflügelpest-Lebend-Impfstoff:** s. Newcastle-Krankheit-Lebend-Impfstoff (gefriergetrocknet).

**Au:** (chem.) Symbol für Gold*.

**Aubèpine:** s. Anisaldehyd.

**Aubergine:** s. Solanum melongena.

**AUC:** **1.** Abk. für (engl.) ***a**rea **u**nder the **c**urve*; Fläche unter der Kurve; (analyt.) durch Integration gebildete Peakfläche in der Chromatographie*, die proportional zur Konz. der gemessenen Substanz ist. **2.** (pharmakokinet.) v. a. Fläche unter der Plasmakonzentrationskurve*; AUC ist in vielen Fällen (bei sog. linearer Kinetik*) ein Maß für den resorbierten Anteil eines gegebenen Wirkstoffs (s. Gesetz der korrespondierenden Flächen). Vgl. Trapezregel; Teilmengen der Fläche unter der Kurve; Bateman-Funktion; Bioverfügbarkeit.

**Aucuba japonica Thunb.:** Aukube, Japanische Goldorange; Fam. Garryaceae (früher Cornaceae); Mittel- bis Ostasien; giftige Zierpflanze; **Inhaltsst.:** in allen Teilen 1–3 % Aucubin*; Strukturformel: s. Plantago lanceolata (Abb. dort).

**Aucubin:** Iridoidglykosid mit dem instabilen Aglucon Aucubegenin (antibiot. wirksam); Strukturformel: s. Plantago lanceolata (Abb. dort); Bitterstoff; Inhaltsst. in vielen Pflanzen, z. B. in Aucuba* japonica, Galium* verum, Vitex* agnus-castus u. Plantago-Arten.

**Audit:** Prüfung; systemat. u. unabhängige Überprüfung von Verfahren, Abläufen u. Dokumentationen; **Formen: 1. Erstparteien-Audits** werden von der Organisation selbst od. in ihrem Auftrag für interne Zwecke durchgeführt; interne Audits. **2. Zweitparteien-Audits** werden von Kunden der Organisation od. anderen Personen im Auftrag des Kunden durchgeführt (z. B. Kontrolle von Lohnherstellern). **3. Drittparteien-Audits** werden von externen unabhängigen Organisationen durchgeführt. Solche üblicherweise akkreditierten Organisationen bieten die Zertifizierung der Erfüllung von Anforderungen.

**Aufbauernährung:** s. Autotrophie.

**Aufbaugranulate:** s. Granulieren.

**Aufbrechverschluss:** Abbrechverschluss, Abdrehverschluss, Abreißverschluss, Abschneideverschluss, Aufreißverschluss; einfache Verschlussart von Einzeldosispackungen* ohne spezielle techn. Probleme; **Verw.:** für **1. halbfeste Arzneiformen:** Ein A. wird bei der Verpackung halbfester Arzneiformen, z. B. Salben (s. Zubereitungen zur kutanen Anwendung, halbfeste) u. Gele*, beim Herstellen von Tuben aus Kunststoff angebracht; zum Abfüllen u. Verschließen der vorgefertigten Behältnisse: s. Tuben. **2. flüssige Arzneiformen:** Einzeldosierte flüssige Arzneiformen von 3 mL an aufwärts werden auf Form-*, Füll- u. Verschließmaschinen in Kunststoffflaschen mit A. verpackt od. in vorgefertigte Flaschen mit A. abgefüllt u. danach zugeschweißt. Anstelle von Kunststoffflaschen kommen auch beutelförmige (5–20 mL) u. becherförmige (ab 2 mL) Behältnisse mit A. zum Einsatz. Hergestellt, abgefüllt u. verschlossen werden die Beutel meist auf Schlauchbeutelmaschinen. Als Verpackungsmaterial dienen Ein- od. Mehrschicht-Kunststofffolien od. Aluminiumverbundfolien*. Die einzelnen Beutel können zu leicht trennbaren Streifen zusammengefasst sein. Becher werden auf Formpackmaschinen hergestellt u. bestehen aus einem tiefgezogenen Behältnisteil aus Aluminiumverbund- od. Kunststofffolie, der nach dem Füllen mit einer flachen, mit Heißsiegellack versehenen Aluminiumverbundfolie abgedeckt u. versiegelt wird (vgl. Blister). Mehrere Becher können zu leicht abtrennbaren Streifen vereinigt sein. **3. Einzeldosispipetten:** Für Dosiermengen unter 2 mL eignen sich als Verpackung Einzeldosispipetten mit A. aus Kunststoff, die auf gleiche Weise wie die Kunststoffflaschen hergestellt, gefüllt u. verschlossen werden (s. o.). Einzeldosispipetten bestehen aus dem eigentl. Behältnis u. einer dem jeweiligen Applikationsort angepassten Verlängerung, an deren Ende der A. angebracht ist. Sie haben als Behältnisse für keimfreie flüssige Arzneiformen (Augen-, Nasen- u. Ohrenpräparate) Bedeutung erlangt. Einzeldosispipetten werden entweder auf Kunststoff-Spritz- od. -Blasmaschinen (s. Spritzgießen; Blasen) geformt, entkeimt, auf eigenen Anlagen gefüllt u. auf der Behältnisunterseite verschweißt od. direkt auf Form-, Füll- u. Verschließmaschinen hergestellt. Im letzten Fall ist ein zusätzl. Entkeimungsverfahren nicht erforderlich. Die Einzeldosispipetten sind meist in leicht trennbaren Streifen zusammengefasst. **4. Ampullen*:** Ampullen aus Glas als Behältnisse für Injektionslösungen für Volumina von 1–10 mL besitzen einen A., der entweder nach Anfeilen od. direkt bei Vorhandensein eines Sollbruchringes durch Abbrechen des Spießes geöffnet wird. Der A. erfüllt meist die Anforderungen, die an einen Garantieverschluss* gestellt werden.

**Aufbrennampullen:** s. Ampullen.

**Aufdampfen:** Bedampfen; Herstellen von Überzügen* aus Metallen u. anorg. Stoffen z. B. auf Metallen, Kunststoffen u. Glas; die Überzugsmaterialien werden im Vakuum verdampft u. die Dämpfe auf den zu überziehenden Teilen niedergeschlagen.

**Auffrischungsimpfung:** erneute aktive Impfung (Antigengabe), wenn der Antikörpertiter abfällt; nutzt den Booster*-Effekt.

**Auffüllreaktionen:** s. Reaktionen, anaplerotische.

**Aufgüsse:** Infusa ÖAB; Heißaufgüsse; Form der wässrigen Drogenauszüge*; **Darst.:** 1 T. Droge wird in der vorgeschriebenen Zerkleinerung mit 3–5 T. Wasser mehrmals durchgeknetet u. 15 min stehengelassen. Der Ansatz wird mit dem restl. zum Sieden erhitzten Wasser übergossen u. im Wasserbad 5 min lang auf einer Temp. von 90 °C gehalten u. anschließend bedeckt bis zur Abkühlung (ca. 30 °C) stehengelassen. Der Drogenrückstand wird schwach ausgepresst. Ein evtl. fehlendes Gewicht wird ergänzt, indem man den Drogenrückstand mit der erforderl. Menge kalten Wassers übergießt, schwach abpresst u. mit diesem Auszug auf das vorgeschriebene Gewicht auffüllt. **Hinweis:** Das Durchkneten der vorgefeuchteten Droge (**Kaltmazeration**) bewirkt eine verstärkte Quellung der geschrumpften Zellen der eingesetzten Droge u. damit eine verbesserte Diffusion der Zellinhaltsstoffe. Andererseits können bei diesem Vorgang Enzyme aktiviert werden, die die Inhaltsstoffe schädigen. Mikroorganismen werden unter diesen Bedingungen im Wachstum eher gefördert als gehindert. Bei Alkaloiddrogen erfolgt ein Säurezusatz (org. Säuren, oft Citronensäure aus Geschmacksgründen), um die schwer wasserlösl. Alkaloide in gut lösl. u. vollständig extrahierbare Salze zu überführen.

**Aufladung, elektrostatische:** (engl.) *electrostatic charge (Abk. ESC)*; wird durch Trennvorgänge von 2 gleichen od. unterschiedlichen Materialien (Reibung durch vielfältige Herstellprozesse wie z. B. Mahlen), Influenz (Elektronenverschiebung durch Einwirkung eines elektr. Feldes), Chemisorption an freien Valenzen an Grenzflächen od. Physisorption von Ladungsträgern (ionische Tensidmoleküle) erzeugt; dabei kommt es zu Ladungsdisproportionierungen; Körper mit gleichsinnigem Potential stoßen sich ab (Stabilisierung von Suspensionen u. Emulsionen; vgl. Nernst-Potential); bei Pulvern bewirken inhomogene Ladungsverteilungen Dichteschwankungen mit schlechter Abteilgenauigkeit bei volumenmäßiger Dosierung. Hohe e. A. kann an der Luft zu elektrostat. Entladungen (z. B. Funkenentladung, Staubexplosion) führen; gegen unerwünschte e. A. wirken Antistatika*, Ionisierung der Gasphase od. hohe Feuchtigkeit.

**Auflösung:** **1.** (chem.-physik.) Übergang eines Feststoffs in die molekulardisperse Verteilung in einer Flüssigkeit (s. Lösung, molekulardisperse); **Grundlage:** Die Auflösung eines krist. Stoffes beinhaltet den Abbau des Kristallgitters* in die einzelnen Gitterbausteine u. deren Vermischung mit dem Lösungsmittel*. Dem thermodynam. Parameter Löslichkeit* steht der kinet. Aspekt Auflösungsgeschwindigkeit* gegenüber. Die Auflösung kann v. a. bei schlecht wasserlösl. Wirkstoffen der geschwindigkeitsbestimmende Schritt der Invasion* sein. Vgl. Dissolutiontest; Wirkstofffreisetzung; Auflösungszeit, mittlere; lag-time. **2.** A. als Spezifikation von Waagen*.

**Auflösungsgeschwindigkeit:** Lösungsgeschwindigkeit; Geschwindigkeit, mit der sich ein fester

A

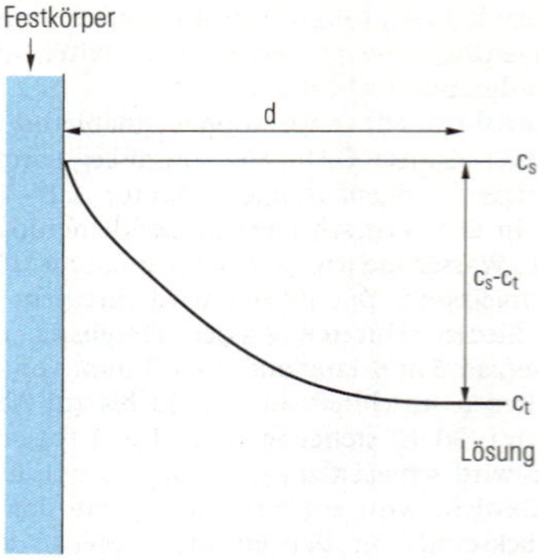


**Auflösungsgeschwindigkeit:** Auflösung eines Feststoffs; d: Dicke der adhärierenden Schicht (Diffusionsschicht); $C_s$: Konz. der gesättigten Lsg.; $C_t$: Konz. der Lsg. zur Zeit t; $C_s - C_t$: Konzentrationsdifferenz zw. gesättigter Lsg. u. der Konz. der Lsg. zur Zeit t

Stoff in einer Flüssigkeit molekulardispers verteilt (s. Auflösung; Lösung, molekulardisperse); die A. wird unter physiol. Bedingungen prakt. immer durch Diffusion* gesteuert u. kann näherungsweise durch die **Noyes-Whitney-Gleichung** od. Nernst-Brunner-Gleichung beschrieben werden:

$$dC/dt = \frac{D \cdot F}{d \cdot V} \cdot (C_s - C_t)$$

dC/dt: Geschwindigkeit der Auflösung (zeitl. Konzentrationszunahme); D: Diffusionskoeffizient; F: Kontaktfläche zw. Festkörper u. Lösungsmittel; d: Dicke der adhärierenden Schicht (Diffusionsschicht); V: Volumen des Lösungsmittels; $C_s - C_t$: Konzentrationsdifferenz zw. gesättigter Lsg. u. der Konz. der Lsg. zur Zeit t. Bei schwer lösl. Stoffen wird $(C_s - C_t)$ sehr klein (s. Abb.); durch Vergrößerung der Oberfläche F (Mikronisierung des Feststoffs) ist i. d. R. eine wesentl. schnellere Auflösung zu erzielen. Die Geschwindigkeitskonstante der Auflösung kann graph. bestimmt werden (s. Sigma-minus-Plot). Häufig wird auch das **Kubikwurzelgesetz nach Hixson-Crowell** herangezogen (betrachtet die Abnahme der Masse des Feststoffs mit der Zeit):

$$\sqrt[3]{\frac{M}{M_0}} = k \cdot t$$

M: Feststoffmasse zur Zeit t; $M_0$: Feststoffmasse bei Versuchsbeginn; k: Konstante, in die Oberfläche, Konvektion u. Konzentrationsgefälle eingehen. Zur Interpretation prakt. Auflösungskurven, wie sie beim Dissolutiontest* auftreten, hat sich eine Linearisierung mit Hilfe des Sigma-minus-Plots, des Quadratwurzelgesetzes* nach Higuchi od. der RRSB-Funktion (s. RRSB-Netz) bewährt.

**Auflösungsvermögen:** s. Mikroskop.

**Auflösungszeit, mittlere:** (engl.) *mean dissolution time (Abk. MDT)*; arithmet. Mittel der Zeiten, welche die einzelnen Moleküle zur Auflösung* benötigen; **Berechnung:** Die $\mathbf{MDT_{in\ vitro}}$ (auch $t_{diss\ vitro}$) errechnet sich anhand der Auflösungskurve nach der Formel:

$$MDT_{in\ vitro} = \frac{ABC}{C_\infty}$$

ABC: Fläche zw. der Auflösungskurve, $c_0$ (Konz. bei Messbeginn) u. der Ordinate; $c_\infty$: Grenzkonzentration nach vollständiger Lösung. Die $MDT_{in\ vitro}$ verhält sich reziprok zur Geschwindigkeitskonstante der Auflösung (s. Auflösungsgeschwindigkeit; Sigma-minus-Plot) u. kann oft mit der $MDT_{in\ vivo}$ korreliert werden. Vgl. mean times; In-vitro/In-vivo-Korrelation.

**Aufmerksamkeitsdefizit-Hyperaktivitätsstörung:** s. ADHS.

**Aufrahmen:** Anreicherung der meist spezif. leichteren dispergierten Ölphase im oberen Teil von Emulsionen* (Typ O/W); gleichzeitig kommt es zu einer Verarmung an disperser Phase an der Unterseite. Der umgekehrte Fall tritt ein, wenn die spezif. schwerere dispergierte Phase (z. B. Wasser) in W/O-Emulsionen sedimentiert. Faktoren, die das A. od. Sedimentieren in einer Emulsion beeinflussen, lassen sich aus dem Stokes-Gesetz (s. Sedimentationsanalyse) ableiten. Je größer der Unterschied zw. den Dichten der beiden Phasen, je größer die Öltröpfchen u. je weniger viskos die äußere Phase ist, desto schneller rahmt eine Emulsion auf. Der Durchmesser der Kügelchen besitzt den größten Einfluss auf die Aufrahmungsgeschwindigkeit. Ein Verdoppeln der Tröpfchengröße bringt eine 4-fache Geschwindigkeit. Tröpfchen mit einem Durchmesser unter 5 µm hingegen unterliegen der Brown*-Molekularbewegung; ein A. od. Sedimentieren ist nicht zu befürchten. Beim A. bleibt die Anzahl der dispergierten Teilchen u. deren Größe unverändert; es kommt ledigl. zu einer reversiblen Zusammenballung od. Flockung. Eine aufgerahmte Emulsion kann durch einfaches Schütteln redispergiert werden. A. ist unter bestimmten Voraussetzungen die Vorstufe der irreversiblen Vereinigung der Kügelchen (Koaleszenz*), die zum Brechen der Emulsion führt.

**Aufreißband:** Garantieverschluss* für eine Außenverpackung, z. B. Zellglas*-Umhüllung mit A. bei Schiebedosen.

**Aufreißverschluss:** s. Aufbrechverschluss.

**Aufsaugvermögen von Pulvern:** Enslin-Zahl; Maß für die Adsorptionskraft von Pulvern, durch Sorption u. Kapillarwirkung flüssige Arzneistoffe u. Hilfsstoffe zu binden od. wässrige Wundsekrekte od. lipophile Flüss. aufzunehmen; zur Charakteri-

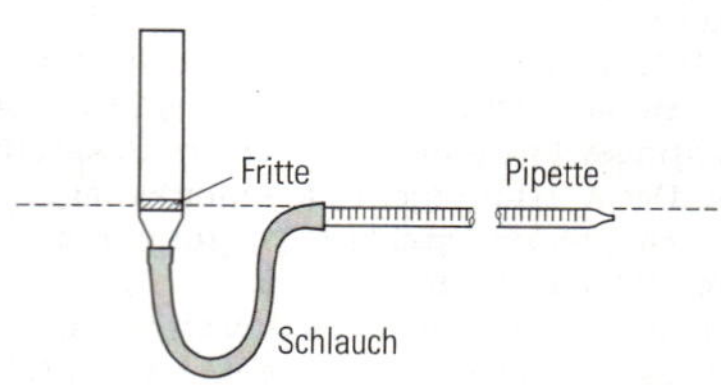


**Aufsaugvermögen von Pulvern:** Bestimmung mit der Enslin-Apparatur

sierung dient die Enslin-Apparatur (s. Abb.). 1 g Pulver wird auf eine Glasfilternutsche aufgebracht, die mit einer graduierten u. mit der aufzunehmenden Flüss. vollständig gefüllten Pipette über einen gefüllten Schlauch verbunden ist. Die Unterseite der Fritte ist mit der Flüssigkeit umspült. Die Menge aufgenommener Flüss. ist an der Pipette abzulesen. Die Enslin-Zahl ist definiert als die Menge Flüss. (g od. mL), die max. von 1 g Substanz nach max. 15 min aufgenommen wird. Die Enslin-Zahl W = 4/1.3 bedeutet, dass 1 g Pulver bereits nach 4 min die maximale Menge von 1.3 g Wasser aufgesaugt hat. O anstelle von W in der Angabe der Enslin-Zahl steht dann, wenn Öl als Prüfflüssigkeit herangezogen wird.

**Aufschluss:** chem. Überführung schwer lösl. Substanzen in säure- od. wasserlösliche Verb., um z. B. deren Kationen od. Anionen auf chem. Weise bestimmen zu können; der A. wird durch Versetzen mit lösenden Substanzen unter nachfolgendem Abdampfen* (auch mehrmals) od. durch starkes Erhitzen mit einem Salz (**Schmelzaufschluss**) erreicht. Vgl. Tiegel.

**Auftragen:** s. Dragieren.

**Aufwachtemperatur:** s. Basaltemperatur.

**Augenaerosole:** s. Augensprays.

**Augenarzneien:** s. Zubereitungen zur Anwendung am Auge.

**Augenarzneiträger, viskoser:** **1.** Oculoguttae viscosae; künstliche Tränenflüssigkeit; Zusammensetzung: DAC, 0.90 g Natriumchlorid*, 0.50 g Methylcellulose* für Augentropfen, 0.01 g Chlorhexidindiacetat, Wasser für Injektionszwecke ad 100 g; **Darst.:** Die Kochsalzlösung wird in einem Viertel der Wassermenge zum Sieden erhitzt u. darin das Methylcellulosepulver dispergiert, welches sich während des Kaltrührens teilweise löst. Zur Mischung werden 10 mL einer 0.1 %igen wässrigen Chlorhexidinacetatlösung u. 50 mL Wasser gegeben. Unter Eiskühlung wird weitergerührt, bis ein klares Gel entstanden ist, u. anschließend das restl. Wasser zugemischt. Die Zuber. wird in der Hitze sterilisiert, anschließend mind. 6 Std. im Kühlschrank unter Umschütteln bis zur klaren Lsg. stehengelassen u. unter asept. Bedingungen in geeignete sterilisierte Behältnisse abgefüllt. Geringere Konz. an Methylcellulose können durch Verdünnen des A. unter asept. Bedingungen isoton. NaCl-Lsg. (konserviert mit 0.01 % Chlorhexidinacetat) hergestellt werden. Geforderte Eigenschaften: 250–300 mOsmol/1000 g Wasser, Viskosität 10–25 mPa · s, max. sehr schwach opaleszierend, pH 6.0–8.0, Trockenrückstand max. 1.45 %; Beschriftung: Nach Anbruch nur 4 Wochen verwendbar. **2.** künstliche Tränenflüssigkeit; Zusammensetzung: NFA, 0.28 T. Poly(vinylalkohol)*, 0.156 T. Natriumchlorid, 0.004 T. Benzalkoniumchlorid*, Wasser für Injektionszwecke ad 20 T.; **Anw.:** als Arzneiträger für wässrige Augenarzneimittel, Tränenersatzflüssigkeit. Vgl. Augentropfen.

**Augenbäder:** s. Augenwässer.

**Augenduschflasche:** weiche Polyethylenflasche mit Spülaufsatz (z. B. für sterile isoton. Kochsalzlösungen); vgl. Zubereitungen zur Anwendung am Auge; Augenwässer.

**Augenfleck:** Stigma; durch Carotine* rot gefärbtes, lichtempfindl. Körperchen begeißelter, einzelliger Organismen.

**Augenheilmittel:** s. Zubereitungen zur Anwendung am Auge.

**Augeninserte:** Inserenda ophthalmica Ph.Eur.6; einzeln steril verpackte, zum Einlegen in den Unterlidsack (Bindehautsack) bestimmte dünne, poröse Scheiben od. Flocken aus inertem Material (u. a. Kollagen*, Alginate*, Polyamid, Polyacrylharze*, Povidon*, Poly(vinylacetat)*, Polymethacrylamid, Hydroxypropylcellulose*), die mit einem Wirkstoff imprägniert sind u. diesen entweder durch langsames Auflösen des Trägers (lösl. Polymere) od. unter Herauslösen aus unlösl. Polymeren durch die Tränenflüssigkeit allmähl. freigeben; im zweiten Fall muss das leere System aus dem Auge entfernt werden. Die Freisetzungsrate nimmt mit der Zeit ab (Freisetzungskinetik 1. Ordnung; s. Reaktionsordnung). **Beispiel:** Ein unlösl. System zur Dauerbehandlung von Glaukomen ist das oculare therapeutische System* Ocusert® (s. Abb.). Das ellipsenförmige, flexible u. durchsichtige System enthält in der Mitte Pilocarpin*, in Alginsäure-Matrix eingebettet. Dieses Wirkstoffreservoir ist mit Polymer-Membranen bedeckt, wobei auf einer Seite eine Membran aus Ethylenvinylacetat-Copolymer* für eine konstante Wirkstoffabgabe nach dem Diffusionsprinzip sorgt (Freisetzungskinetik 0. Ordnung über mind. 7 d). Voraussetzung für eine konstante Wirkstofffreisetzung ist ein Überschuss an Wirkstoff (gesättigte Lsg.) im Reservoir. **Prüfung:** Ph.Eur.; auf Gleichförmigkeit* einzeldosierter Arzneiformen oder u. U. auf Gleichförmigkeit* des Gehalts einzeldosierter Arzneiformen (Prüfung A) sowie auf ein geeignetes Freisetzungsverhalten.

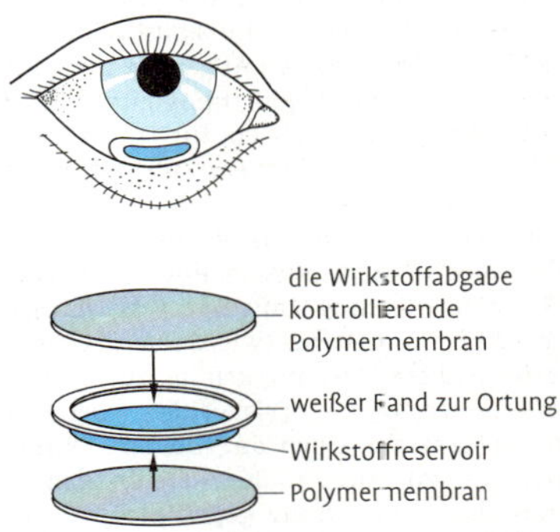


**Augeninserte:** Aufbau des ocularen therapeutischen Systems Ocusert®

**Augenkompresse:** **1.** ovale Kompresse* zur Anw. am Auge nach operativem Eingriff; **Formen:** **a)** A. aus Augenwatte* mit 2-seitiger Mullauflage (28-fädig) u. Papierzwischenlage; Außenseite offen; **b)** Augenkissen: geschlossene A. mit einem aus Baumwollwatte u. Polypropylenin bestehenden Kern u. Polypropylenvlies-Umhüllung; **c)** Lochkompresse: Spezialkompresse aus Viskose-Vliesstoff mit Lochstanzung im Zentrum zur Erhaltung der natürl. Lidfunktion; Anw. v. a. nach Katarakt-Operation; **d)** aluminiumbedampfte A. aus Polyestervlies mit antibakteriell wirkender Sauglage u. hydrophober Abschlusslage; faserfrei, stark saugend, hypoallergen, nicht verklebend; **2.** mit braunem Reis gefüllte Baumwoll-Augenkompresse zu Anwendung i. R. des Ayurveda*.

**Augennichts:** s. Zinksulfat.

**Augensalbe, einfache:** Oculentum simplex; Unguentum ophthalmicum simplex; weiße, durchscheinende, weiche Salbe; Zusammensetzung: **1.** DAC, NRF, 40.0 g dickflüssiges Paraffin u. 60.0 g weißes Vaselin, Tropfpunkt 30–38 °C; **2.** Ph.Helv., 35.0 g dickflüssiges Paraffin u. 65 g weißes Vaselin, Tropfpunkt 30–40 °C; **Darst.:** Schmelzen der Best. auf dem Wasserbad; ggf. Einstellung des geforderten Tropfpunkts durch Änderung des Mischungsverhältnisses; Sterilisation der Zuber. in geeigneten Behältnissen mit trockener Hitze bei 160 (180) °C für mind. 2 Std. (30 Min.); **Anw.:** indifferente lipophile Salbengrundlage für Lösungs- od. Suspensionsaugensalben; **Hinweis:** Abgabe in max. 5 g fassenden Tuben mit Applikationsspitze; Beschriftung: nicht konserviert. Vgl. Augensalben; Zubereitungen zur Anwendung am Auge.

**Augensalbe, emulgierende:** Oculentum emulsificans DAC, Unguentum ophthalmicum emulsificans; weiße, durchscheinende, weiche Salbe; Zusammensetzung: **1.** DAC, NRF, 1 T. Cholesterol, 42.5 T. dickflüssiges Paraffin, 56.5 T. weißes Vaselin; Tropfpunkt: 30–40 °C; **2.** Ph.Helv., 10 T. Wollwachs, 35 T. dickflüssiges Paraffin u. 55 T. weißes Vaselin; **Darst.:** Schmelzen der Best. auf dem Wasserbad; ggf. Einstellung des geforderten Tropfpunkts durch Änderung des Mischungsverhältnisses; Sterilisation der Zuber. in geeigneten Behältnissen mit trockener Hitze bei 180 °C für 30 Min.; **Anw.:** indifferente lipophile emulgierende Salbengrundlage für Lösungs-, Emulsions- od. Suspensionsaugensalben; **Hinweis:** Abgabe in max. 5 g fassenden Tuben mit Applikationsspitze; Beschriftung: nicht konserviert. Nicht für Träger von Kontaktlinsen*. Vgl. Augensalben; Zubereitungen zur Anwendung am Auge.

**Augensalben:** Oculenta, Unguenta ophthalmica; sterile, möglichst reizlose halbfeste Zubereitungen* zur Anwendung am Auge von weicher geschmeidiger Konsistenz (wie Salben, Cremes u. Gele) mit guter Haftfähigkeit u. ausreichendem Spreitungsvermögen (Viskosität bei 32 °C <1000 mPa · s), die einen od. mehrere Wirkstoffe enthalten u. zur Anw. an der Augenbindehaut bestimmt sind; zum Schutz gegen Licht, Feuchtigkeit, Luftsauerstoff u. um ein Einschleppen von Verunreinigungen u. Mikroorganismen zu vermeiden, werden A. in kleine, sterilisierte, leicht zusammendrückbare, max. 10 g fassende Tuben mit einer Applikationsspitze (Tülle) u. einem Sicherheitsverschluss unter asept. Bedingungen abgefüllt. A. können auch in Einzeldosenbehälter (0.2–0.5 mL Inhalt ohne Konservierungsmittelzusatz) abgepackt werden. Stabilisatoren* (s. Antioxidanzien) u. Konservierungsmittel (Name u. Konz. müssen auf Behältnis angegeben werden) sind erlaubt. A. dürfen nach Anbruch höchstens 4 Wochen verwendet werden. **Off.:** Ph.Eur.6 (Einordnung unter den halbfesten Zubereitungen zur Anwendung am Auge); **Zuber.:** einfache Augensalbe*, emulgierende Augensalbe*; **Formen:** Die Wirkstoffe sind in einer geeigneten, meist wasserfreien Salbengrundlage gelöst (einphasige A.) od. gleichmäßig in feinster Form verteilt (suspendiert, emulgiert, W/O; mehrphasige A.); **1. wasserfreie lipophile A.:** besitzen als Grundlage haltbare Kohlenwasserstoffgele (Vaselin*, versch. Paraffine) mit u. ohne Emulgatorzusatz (Cholesterol*, Wollwachs*, Wollwachsalkohole, Cetylalkohol* u. a.), die durch Zugabe von flüssigem Paraffin auf eine geeignete Konsistenz eingestellt werden. Diese Grundlagen sind bis 160 °C Heißluft sterilisierbar. Eine Konservierung ist nicht erforderlich. **2. W/O-Augensalben:** enthalten neben wässrigen Lsg. ähnl. Kohlenwasserstoffgrundlagen mit Emulgatorzusatz; eine antimikrobielle Konservierung ist unbedingt erforderlich (meist durch Zusatz von Benzalkoniumchlorid*, Thiomersal*, Chlorobutanol* od. Phenylethylalkohol*). **3.** Neben den kohlenwasserstoffhaltigen Grundlagen finden **wässrige Gele** (z. B. aus Methylcellulose*, Na-Carboxymethylcellulose* od. besser Carbomeren*) Verw. als Vehikel für Zubereitungen zur Anwendung am Auge. Sie besitzen im Ggs. zu den lipophilen Grundlagen eine ausgesprochene Tiefenwirkung. Einphasige Salben können durch Sterilfiltration bei ca. 80 °C, feuchte od. trockene Hitze u. durch Bestrahlung entkeimt werden. Suspensionssalben werden im Heißluftschrank bei 140 od. 160 °C (Gefahr von Kristallisation od. nachträgl. Kristallwachstum), Emulsionssalben im Autoklav od. freiströmenden Wasserdampf behandelt u. beide unter asept. Bedingungen homogenisiert. **Vorteil:** Die Wirkstoffe besitzen in lipophilen A. meist eine bessere chem. Stabilität (nicht in W/O-A.) als in wässrigen Zubereitungen zur Anwendung am Auge u. haben eine längere Verweildauer (prolongierte Wirk.) im Bindehautsack. (Die Bioverfügbarkeit der Wirkstoffe aus den A. kann von derjenigen in wässriger Lsg. abweichen.) **Nachteil:** Lipophile A. rufen im Auge durch Ausbildung eines schmierigen Filmes ein Fremdkörpergefühl hervor u. trüben das Sehen. Sie werden v. a. für die Nacht od. unter Augenverbänden verwendet. **Prüfung:** nach Ph.Eur.: **1.** A., in denen Feststoffteilchen dispergiert sind, müssen folgende Anforderungen erfüllen: Eine Salbenmenge, die mind. 10 μg Wirkstoff enthält, wird vorsichtig in dünner Schicht ausgestrichen. Unter dem Mikroskop bei 50-facher Vergrößerung betrachtet, dürfen für je 10 μg Wirkstoff in fester Form nicht mehr als 20 Teilchen eine Ausdehnung von max. 25 μm u. nicht mehr als 2 Teilchen eine Ausdehnung zw. 25 u. 50 μm haben; keines der Teilchen darf eine größere Ausdehnung als 90 μm haben. **2.** A. müssen der Prüfung* auf Sterilität entsprechen.

**Augenspiegel:** **1.** Instrument zur Augenhintergrunduntersuchung (Ophthalmoskop), i. d. R. mit eigener Lichtquelle; vgl. Ophthalmoskopie; **2.** Augeneintropfhilfe; bestehend aus einem Spiegel u. einer Haltevorrichtung für die Augentropfflasche zur exakten visuellen Kontrolle des Eintropfvorgangs der Augentropfen*.

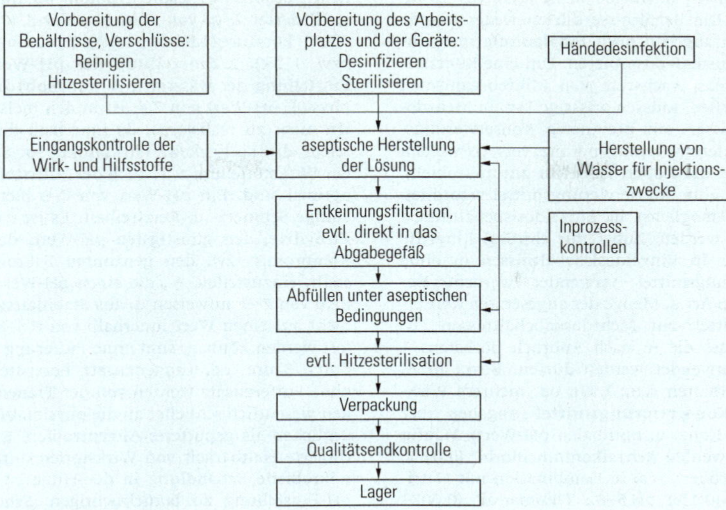

**Augentropfen:** allg. Darstellungsschema für Augentropfen

**Augensprays:** Augenaerosole; zur lokalen Anw. am Auge bestimmte Druckgaspackungen mit Dosierventil; schonende, hygien. einwandfreie, kontaktlose Applikation einer Sprühlösung, die aus kleinen Druckgaspackungen* mit Dosierventil u. trichterförmigem Distanzhalter mit Hilfe von physiol. absolut inerten Treibgasen*, die kein Kältegefühl erzeugen (z.B. $N_2$ od. $N_2O$), versprüht wird. Da diese Treibgase nicht antimikrobiell wirksam sind, muss konserviert werden. Auf Treibgase kann ganz verzichtet werden, wenn Handpumpsysteme mit Dosierventil u. trichterförmigem Distanzhalter verwendet werden, die einen groben Sprühstrahl (Sprühregen) erzeugen, dessen Feinheit für die Applikation am Auge jedoch ausreicht. Bisher werden A. nur zur Applikation von Liposomen* auf das geschlossene Auge verwendet, um die körpereigenen Lipide aus den Meibom-Drüsen zu ergänzen u. dadurch die Lipidschicht des Tränenfilms zu vervollständigen (zur Behandlung des trockenen Auges). Vgl. Aerosole.

**Augenstein:** s. Kupferalaun.

**Augentabletten:** Mikrotabletten* zum Einbringen in den Bindehautsack; Depotform; müssen den an Parenteraltabletten (s. Implantate) gestellten Anforderungen entsprechen. Vgl. Systeme, oculare therapeutische.

**Augentropfen:** (engl.) *eye drops, ophthalmic solutions*; Ophthalmica Ph.Eur.6, Oculoguttae, Oculostillae, Collyria, Guttae ophthalmicae; sterile, wässrige od. ölige Lsg. od. Suspensionen eines od. mehrerer Wirkstoffe, die zur Anw. am Auge durch Einträufeln in den Bindehautsack bestimmt sind; **Darst.:** A. werden unter Einsatz von Methoden u. Verw. von Materialien, die Sterilität gewährleisten u. eine Verunreinigung sowie das Wachstum von Mikroorganismen vermeiden, dargestellt. Für wässrige A. ist **Wasser für Injektionszwecke** (s. Aqua ad iniectabilia) u. für ölige A. **Öl* für Injektionszwecke** zu verwenden. Bei der Darst. der A. sollte eine Laminarflow*-Bank od. ein Sterilkasten unter UV-Licht genutzt werden. A. sind in Abhängigkeit von der Stabilität der Wirk- u. Hilfsstoffe durch Sterilisation (Autoklav, evtl. freiströmender Wasserdampf) od. durch Sterilfiltration mit Membranfiltern keimfrei zu machen (Schema: s. Abb.). Verunreinigungen, die während der Darst. der A. u. vor deren Abfüllung entstehen, lassen sich mit der Sterilfiltration entfernen. Um Verunreinigungen zu vermeiden, die von den Behältnissen stammen, müssen diese sorgfältig gereinigt (Ultraschall, partikelfreies Spülwasser, Reinigung in der Laminarflow-Bank) oder u.U. andere Behältermaterialien verwendet werden. Augentropfsuspensionen, dargestellt aus Wirkstoffen mit ungenügender Löslichkeit, u. wirkungsverlängerte Suspensionen dürfen ein Sediment aufweisen, das leicht aufschüttelbar ist. Die erhaltene Suspension muss ausreichend lange stabil sein, um eine genaue Dos. zu gewährleisten. Darstellung öliger A.: Aus den hochgereinigten peroxidarmen Pflanzenölen mit niedriger Säurezahl erfolgt die Arzneimittelresorption langsamer. Die Sterilisation der Öle ist gebräuchlich; Isotonierung, Isohydrierung u. Konservierung sind nicht erforderlich. Um Stabilitätsprobleme zu vermeiden, darf der Wirkstoff nach asept. Gefriertrocknung* einer euhydrisch bereiteten Lösung in fester, steriler Form abgepackt werden. Kurz vor Gebrauch wird dann in einer geeigneten sterilen Flüss. gelöst od. suspendiert. **Behältnisse:** Einzeldosisbehältnisse (Weichplastikampullen; s. Aufbrechverschluss) müssen bis zur Anw. steril sein. Mehrdosenbehältnisse (Glas- od. Kunststoffbehältnisse mit Tropfpipette od. besser mit eingebautem Tropfer u. Kappe aus Kunststoff) müssen für eine genaue Dosierung eine geeignete Tropfvorrichtung aufweisen u. dürfen nicht mehr als 10 mL enthalten. Die Behältnisse dürfen weder fremde Substanzen abgeben noch Inhaltsstoffe in unzulässigem Ausmaß adsorbieren. Um eine Kontamination u. das Wachstum von Mikroorganismen auszuschließen, müssen wässrige Lsg. in Mehrdosenbehältnissen mit geeigneten Konservierungsmitteln in der notwendigen Konz. versetzt werden (Ausnahme: die Zuber. ist selbst antimikrobiell). Werden A. ohne Konservierungsmittel verordnet, sollten sie möglichst in Einzeldosisbehältnissen abgegeben werden. Zuber. für chirurg. Eingriffe dürfen nur in Einzeldosisbehältnissen u. ohne Konservierungsmittel verwendet werden. **Beschriftung:** Art u. Menge der zugesetzten Konservierungsmittel; auf Mehrdosenbehältnissen zusätzlich, dass die A. nach Anbruch höchstens 4 Wochen verwendet werden dürfen. **Best.:** in A. können enthalten sein: **I.** ein od. mehrere Wirkstoffe; **II. Konservierungsmittel** (Angaben über gebräuchl. Konz. u. optimalen pH-Wert): Häufig eingesetzt werden Benzalkoniumchlorid* (0.01 %; pH 6 u. darüber), v. a. in Kombination mit Natriumedetat* (0.1 %; pH 5–8); Thiomersal* (0.002–0.01 %; pH 6–8); Chlorobutanol* (0.5 %; schwach sauer); Chlorhexidindiacetat* (0.01 %; pH 7–8; ab pH 9 Ausfällung mögl.). Bei der Wahl des Konservierungsmittels u. der Festlegung der Konz. sind die Wirksamkeit gegen Problemkeime, die Verträglichkeit mit den Wirk- u. Hilfsstoffen sowie mit dem Behältnis- u. Verschlussmaterial u. der pH-Wert der Zuber. zu berücksichtigen. Sorptionsbedingte Verluste sind ggf. durch Erhöhung der Konz. auszugleichen. **III. Hilfsstoffe** zur Erzielung der Isotonie*, zur Steuerung der Viskosität*, zum Einstellen od. zur Erhaltung eines bestimmten pH*-Wertes, zur Verbesserung der Löslichkeit des Wirkstoffs od. zur Stabilisierung; die zugesetzten Hilfsstoffe dürfen die Wirk. nicht beeinträchtigen u. nicht zu lokalen Reizungen führen. **1. Einstellung der Isotonie:** Wässrige A. sollen nach Möglichkeit mit der Tränenflüssigkeit annähernd isotonisch sein. Die Tränenflüssigkeit besitzt aufgrund ihres Elektrolyt- u. Kolloidgehalts einen osmotischen Druck* (0.65–0.8 MPa), der einer Gefrierpunkterniedrigung* gegenüber Wasser von ca. 0.52 K entspricht. Diese Erniedrigung zeigt auch eine 0.9 %ige Kochsalzlösung. Die Toleranz gegenüber osmot. Abweichungen ist am gesunden Auge recht groß, nicht aber am kranken u. verletzten Auge. Lsg. mit einem osmot. Druck, der einer 0.7–1.4 %igen Kochsalzlösung entspricht, sind am Auge ohne Bildung von Tränenflüssigkeit (kein Ausspülen des Wirkstoffs) reizlos verträglich. Hypertone Lsg. sind besser verträgl. als hypotone. **a)** Zur Isotonisierung der wässrigen hypotonen Augentropflösung wird ein Hilfsstoff (z. B. Natriumchlorid, Borsäure) in vorher abgelesener (aus Nomogrammen*) od. berechneter (über Kochsalzäquivalent od. Gefrierpunkterniedrigung) Menge zugesetzt. **b)** Isoton. Wirkstofflösungen werden mit einer isoton. Hilfsstofflösung versetzt, z. B. einer 0.9 %ige NaCl-Lsg. od. einer Pufferlösung zur gleichzeitigen pH-Angleichung. **c)** Annähernd isoton. Lsg. erhält man durch Auflösen der vorgeschriebenen Menge Wirkstoff in einem isoton. bzw. leicht hypoton. Medium, z. B. sterilisierter Lsg. von Natriumchlorid (0.9 bzw. 0.7 %), Borsäure (1.9 bzw. 1.5 %), Kaliumnitrat (1.6 bzw. 1.2 %). **2. Einstellung des pH-Werts:** Die Einstellung der wässrigen A. auf **Isohydrie,** den physiol. pH-Wert von 7.4, ist in den meisten Fällen nicht zu realisieren, da innerhalb dieses Bereichs die Löslichkeit, Wirksamkeit u. Stabilität der Wirkstoffe und z. T. auch der Hilfsstoffe nicht optimal sind. Ein pH-Wert von 7–9 bietet noch völlige Schmerz- u. Reizfreiheit. Es ist daher auf **Euhydrie**, den günstigsten pH-Wert, der einen Kompromiss zw. den genannten Faktoren darstellt, einzustellen. A., die einen pH-Wert außerhalb von 7–9 aufweisen u. aus Stabilitätsgründen nicht auf einen Wert innerhalb von 6.8–8 gepuffert werden können, sind ohne Pufferung od. nur durch Säure- od. Laugenzusatz herzustellen. A. ohne Pufferzusatz werden von der Tränenflüssigkeit wesentlich schneller an die physiol. Werte angeglichen als gepufferte Augentropfen. Eine verringerte Haltbarkeit von Wirkstoffen durch antimikrobielle Behandlung in der Hitze ist bei der pH-Einstellung zu berücksichtigen. Schonender ist die Sterilfiltration od. die asept. Zubereitung. Als **Pufferlösungen** kommen in Frage: Phosphatpuffer, Acetatpuffer, Acetat-Borat-Puffer u. Boratpuffer. Borsäurelösung besitzt eine nur sehr geringe Pufferkapazität*. Augenwässer* u. Spüllösungen sind immer auf Isohydrie einzustellen. Industriell hergestellte wässrige A. mit einer Haltbarkeit von 5 Jahren sind im Allg. am Auge schlechter verträgl. als in der Apotheke angefertigte. **3. Viskositätserhöhende Stoffe** wie Cellulosederivate, z. B. Hypromellose*, Poly(vinylalkohol)*, Povidon*, Polyacrylamid (s. Polyacrylharze) u. Dextrane*, können wegen Reizminderung u. schmierender Eigenschaften hinzugefügt werden. Viskositätserhöhung auf 10–25 mPa · s verzögern den Abfluss der A. u. verlängern den Kontakt mit der Hornhaut, verzögern bei Suspensionen die Sedimentation u. erleichtern die Resuspendierbarkeit. **4. Netzmittel- (Tensid-)zusätze** (z. B. Polysorbate, Polyoxyethylen-40-stearat, Benzalkoniumchlorid; vgl. Emulgatoren) dienen einer besseren Benetzbarkeit* u. Penetration*, zur Lösungsverbesserung (Lösungsvermittlung) u. als Dispersionsvermittler (Suspendierhilfsmittel). Viskositätserhöhende Stoffe u. Tenside neigen zu Komplex- u. Mizellbildungen unter Inaktivierung von Wirkstoffen u. Konservierungsmitteln. Ölige A. besitzen ebenfalls eine längere Kontaktzeit an der Cornea, werden nicht ausgewaschen, trüben jedoch die Sicht; vgl. Augensalben. **Off.:** Ph.Eur.6 (unter Zubereitungen* zur Anwendung am Auge); **Zuber.:** Atropinsulfat*-Augentropfen; viskoser Augenarzneiträger*; Carbachol*-Augentropfen; Chloramphenicol*-Augentropfen; Cocainhydrochlorid-Augentropfen; Ethylmorphinhydrochlorid*-Augentropfen; Glucose*-Augentropfen 40 %; Kaliumiodid*-Augentropfen; Mercaptaminhydrochlorid-Augentropfen; Naphazolinhydrochlorid*-Augentropfen; Natriumchlorid-Augentropfen; Natriumedetat*-Augentropfen 0.4 %, 2 %; neutrale Indometacin-Augentropfen; ölige Ciclosporin-Augentropfen; ölige Clotrimazol-Augentropfen; Physostigminsalicylat*-Augentropfen 0.2 %; Pilocarpinhydrochlorid*-Augentropfen 1.0 %, 2.0 %; Polihexanid-Augentropfen 0.02 %; Povidon-Iod-Augentropfen; Silberacetat*-Augentropfen; Silbereiweiß-Acetyltannat-Augentropfen 5 %; Synstigminbromid*-Augentropfen 3 %; Tetracainhydrochlorid*-Augentropfen; Zinksulfat*-Augentropfen; **Prüfung:** nach Ph.Eur. auf Sterilität (bei Augentropfsuspensionen zusätzlich auf Teilchengröße; vgl. Augensalben) u. auf entnehmbare Masse od. entnehmbares Volumen; unter geeigneten Bedingungen geprüft, müssen Augentropflösungen prakt. frei von Fremdstoffpartikeln sein.

**Augentrost:** s. Euphrasia officinalis.

**Augentrostkraut:** s. Euphrasia officinalis (Euphrasiae herba).

**Augenwässer:** Solutiones ophthalmicae; Augenbäder Ph.Eur.6, Collyria, veraltet Aqua ophthalmica; sterile, wässrige Lsg., die mit geeignetem Behältnis (Augenwanne, Augenbadeglas, Augenduschflasche*) zum Baden (Balnea ophthalmica) u. vorsichtigen Spülen der Augen bei Unfällen (Verätzungen, Verbrennungen, Fremdkörper) u. zur Reizlinderung bestimmt sind od. zum Tränken von Augenkompressen u. Augenverbänden angewendet werden; **Off.:** Ph.Eur.6 (unter Zubereitungen* zur Anwendung am Auge); die an wässrige Augentropflösungen gestellten Anforderungen gelten in noch strengerem Maße u. möglichst ohne Ausnahme (steril, isotonisch, isohydrisch; s. Augentropfen). Ein Konservierungsmittelzusatz ist nur für Mehrdosenbehältnisse (max. 200 mL) u. am unverletzten Auge erlaubt. Diese Richtlinien gelten auch für Kontaktlinsenflüssigkeiten (s. Kontaktlinsenpflegemittel). Verwendbarkeit bei Mehrdosenbehältnissen: nach Anbruch 4 Wochen; **Anw.:** selten; u. a. Lösungen, die auch als Augentropfen* zum Einsatz gelangen (meist jedoch in geringerer Konz.), od. wirkstofffreie Lsg.; **Hinweis:** Nach älterer Nomenklatur umfasst der Begriff Collyria sowohl A. als auch Augentropfen.

**Augenwatte:** reine, langfaserige (1.5 cm), möglichst knötchenfreie Baumwollwatte (s. Verbandwatte), entspr. DIN 61 640-A; **Anw.:** chirurg. Eingriffe am Auge, bei denen keine Fasern hinterlassen werden dürfen.

**Auger-Effekt:** Folgeprozess nach Elektroneneinfang (K*-Einfang), bei dem Kaskaden von Elektronen mit charakterist. Energien freigesetzt werden; nach Auffüllen der entstandenen Lücke in der K-Schale durch ein Elektron* aus einer höheren, energiereicheren Schale wird Energie in Form eines Röntgenphotons frei. In gleicher Weise werden die nachfolgend entstehenden Lücken aufgefüllt. Die Photonen* verlassen die Atomhülle als für das Nuklid charakterist. Röntgenstrahlen*. Alternativ zu dem Röntgenprozess kann die Energie eines auf ein energieärmeres Niveau nachrutschenden Elektrons strahlungslos an Elektronen auf äußeren Bahnen abgegeben werden, so dass diese kaskadenhaft infolge ihrer kinet. Energie das Atom als **Auger-Elektronen** (Kennzeichen: hohe Strahlendichte bei geringer Reichweite) verlassen. Infolge der erhöhten Dosiswirkung ist eine bes. Vorsicht beim Umgang mit diesen Nukliden, v. a. zur Vermeidung von Inkorporationen, erforderl. (s. Strahlenschutz). In der klin. Forschung gibt es Ansätze, diesen Effekt therap. zu nutzen. Von Bedeutung ist der A.-E. auch in der Auger-Elektronen-Spektroskopie zur Identifizierung von Atomen. **Gesch.:** 1925 von dem franz. Atomphysiker Pierre Victoire Auger (1899–1993) entdeckt.

**Auger-Elektronen:** s. Auger-Effekt.

**August-Dampfdruckformel:** s. Clausius-Clapeyron-Gleichung.

**Aujeszkysche-Krankheit-Impfstoff (inaktiviert) für Schweine:** Vaccinum morbi Aujeszkyi ad suem inactivatum Ph.Eur.6; Suspension eines geeigneten Stammes des Aujeszky-Virus (od. einer Fraktion), der so inaktiviert wird, dass seine immunogenen Eigenschaften erhalten bleiben.

**Aujeszkysche-Krankheit-Lebend-Impfstoff zur parenteralen Anwendung für Schweine:** Vaccinum morbi Aujeszkyi ad suem vivum ad usum parenteralem Ph.Eur.6; Schweine-Impfstoff, der einen abgeschwächten Stamm des Aujeszky-Virus enthält (vgl. Attenuierung); kann gemischt mit einem Adjuvans verabreicht werden.

**Aukube:** s. Aucuba japonica.

**AUMC:** Abk. für (engl.) *area under the moment curve*; s. Momentanalyse.

**aural:** zum Ohr gehörend, auf das Ohr bezogen.

**Auramin:** Benzophenoneidum, Pyoctaninum aureum, Pyoktaningelb, gelbes Pyoktanin; 4,4′-Bis(dimethylamino)-benzophenonimid-hydrochlorid; CAS-Nr. 2465-27-2; $C_{17}H_{22}ClN_3$, $[(CH_3)_2N—C_6H_4]_2C{=}NH \cdot HCl$; $M_r$ 303.83; Schmp. 265 °C; goldgelbes Pulver, leicht lösl. in heißem Wasser, Ethanol u. Chloroform, wenig lösl. in kaltem Wasser, unlösl. in Ether; **Anw.: 1.** (techn.) als gelber Farbstoff; als Färbemittel in der Mikroskopie zur Identifizierung von Mykobakterien; **2.** (med.) obsolet; früher als Antiseptikum* zu Wund- u. Schleimhautspülungen (vgl. Methylviolett).

**Auranofin** (INN): (2,3,4,6-Tetra-*O*-acetyl-1-thio-*β*-D-glucopyranosato)(triethylphosphin)gold; CAS-Nr. 34031-32-8; $C_{20}H_{34}AuO_9PS$, Strukturformel: s. Abb.; $M_r$ 678.49; Gehalt 29 % Gold*; **Wirk.:** Antirheumatikum*; **UAW:** s. Gold (Toxikol.); **Dos.:** p. o. 2×3 mg/d; HWZ 17–25 d. Vgl. Basistherapeutika.

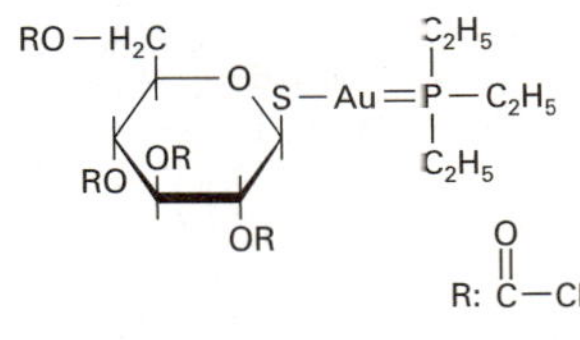


**Auranofin**

**Aurantia:** s. Dipikrylamin.

**Aurantii amari epicarpii et mesocarpii tinctura:** s. Tinctura Aurantii amari.

**Aurantii amari epicarpium et mesocarpium:** s. Citrus aurantium ssp. aurantium.

**Aurantii amari extractum liquidum normatum:** s. Extractum Aurantii amari fluidum.

**Aurantii amari floris aetheroleum:** s. Citrus aurantium ssp. aurantium (Neroli aetheroleum).

A

**Aurantii amari flos:** s. Citrus aurantium ssp. aurantium.
**Aurantii dulcis aetheroleum:** s. Citrus sinensis.
**Aurantii dulcis flavedo recens:** s. Citrus sinensis.
**Aurantii floris aetheroleum:** s. Citrus aurantium ssp. aurantium (Neroli aetheroleum).
**Aurantii fructus immaturi:** s. Citrus aurantium ssp. aurantium.
**Aurantiin:** s. Naringin.
**Aurantii tinctura:** s. Tinctura Aurantii amari.
**Aureolin:** s. Kaliumhexanitrocobaltat(III).
**Aureolsäure:** s. Plicamycin.
**Auribromid:** s. Gold(III)-bromid.
**Aurichlorid:** s. Gold(III)-chlorid.
**Auricularia** (lat. auris Ohr, auricula Ohrmuschel): s. Zubereitungen zur Anwendung am Ohr.
**Aurin:** Corallin, *p*-Rosolsäure; 4,4'-Dihydrofuchson; $C_{19}H_{14}O_3$; $M_r$ 290.3; gelbbraunes Pulver od. rote Kristalle; unlösl. in Wasser, lösl. in Ethanol u. Eisessig mit goldgelber Farbe (Namensursprung); **Anw.:** (analyt.) Indikator*, Umschlagsbereich: pH 6.9 (goldgelb) bis pH 8 (fuchsinrot).
**Aurintricarbonsäure, Ammoniumsalz:** Aluminon; $C_{22}H_{23}N_3O_9$; $M_r$ 473.43; rotbraunes krist. Pulver; lösl. in Wasser, wenig lösl. in warmem Ethanol, fast unlösl. in Ether, Aceton, Chloroform; **Anw.:** Nachw. von Aluminium*; photometr. Bestimmung von Aluminium, Beryllium*, Gallium* u. Kupfer*.
**Auripigment:** s. Arsen(III)-sulfid.
**Auris:** Ohr, Gehörorgan; Auris externa: äußeres Ohr; Auris media: Mittelohr; Auris interna: Innenohr.
**Auri solutio colloidalis:** s. Gold, kolloidales.
**Auri-Verbindungen:** Gold(III)-Verbindungen.
**Auro-Natrium chloratum:** s. Natriumtetrachloroaurat(III).
**Aurone:** 2-Benzyliden-3-cumarone; Strukturformel: s. Abb.; gelbe Pflanzenpigmente, aus biogenet. Gründen auch zu den Flavonoiden* gerechnet; können sich aus Chalkonen* bilden; **Vork.:** sehr häufig in den Korollblättern von Asteraceae, Fabales, Scrophulariaceae u. a.; die einzelnen A. unterscheiden sich in der Stellung der Hydroxygruppe u. liegen oft als Glykoside vor.

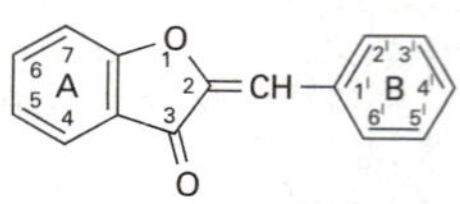


**Aurone**

**Aurothioglucose:** Goldthioglucose, (1-D-Glucosylthio)gold; (1-Thio-D-glucopyranosato)gold; CAS-Nr. 12192-57-3; $C_6H_{11}AuO_5S$; $M_r$ 392.2; gelbe Kristalle mit leicht mercaptanartigem Geruch; lösl. in Wasser unter Zers., unlösl. in Ethanol u. den meisten org. Lösungsmitteln; nicht mehr im Handel befindl. Antirheumatikum* u. Antiphlogistikum*; früher angewendet bei chron. Gelenkentzündungen u. Polyarthritis; **UAW:** s. Gold (Toxikol.).
**Aurothiomalat Natrium:** s. Natriumaurothiomalat.
**Aurothiopolypeptid:** Gold*, gebunden an Keratin*; Gehalt ca. 13 % Gold; nicht mehr im Handel befindl. Antirheumatikum*.
**Auro-Verbindungen:** Gold(I)-Verbindungen.
**Aurum:** s. Gold.
**Aurum chloratum:** s. Gold(III)-chlorid.
**Aurum chloratum acidum:** s. Tetrachlorogold(III)-säure.
**Aurum chloratum natronatum:** s. Natriumtetrachloroaurat(III).
**Aurum colloidale:** s. Gold, kolloidales.
**Aurum foliatum:** s. Blattgold.
**Aurum jodatum:** s. Gold(I)-iodid.
**Aurum-Kalium cyanatum:** s. Kaliumdicyanoaurat(I).
**Aurum metallicum:** s. Gold.
**Aurum muriaticum:** s. Gold(III)-chlorid.
**Aurum muriaticum natronatum:** s. Natriumtetrachloroaurat(III).
**Aurum musivum:** s. Zinn(IV)-sulfid.
**Aurum paradoxum:** s. Tellur.
**Aurum tribromatum:** s. Gold(III)-bromid.
**Aurum trichloratum:** s. Gold(III)-chlorid.
**Ausfällen:** syn. Präzipitieren; Ausscheidung eines gelösten Stoffes; das Zusetzen geeigneter Substanzen zur Lsg. od. das Einwirken zweier Lsg. aufeinander führt durch chem. Umsetzung zur Bildung eines unlösl. Best. in Form von Kristallen, Flocken od. Tropfen. Vgl. Aussalzen.
**Ausfließwinkel:** s. Böschungswinkel.
**Ausfuhr von Arzneimitteln:** arzneimittelrechtl. mögl., sofern die Arzneimittel nicht bedenkl. od. zur Täuschung geeignet sind; verfallene Arzneimittel dürfen nicht ausgeführt werden. Der pharmaz. Unternehmer od. die zuständige Behörde des Bestimmungslandes kann ein Zertifikat nach dem WHO-Zertifikatsystem bei der zuständigen Behörde des Unternehmers anfordern. Vgl. Einfuhr von Arzneimitteln.
**Ausgleichsgerade:** s. Ausgleichsrechnung.
**Ausgleichsrechnung:** Regressionsrechnung; Methode zur Bestimmung eines funktionalen Zusammenhangs bei fehlerbehafteten Messwerten; bei einem Experiment ist es häufig der Fall, dass eine Größe y eine Funktion einer anderen Größe x ist u. Messungen von Wertepaaren für x und y durchgeführt werden. Aus den gemessenen Werten (sog. Punktwolke) ist eine Funktion* zu ermitteln, die einer algebraischen Funktion $y = f(x)$ entspricht u. so eine möglichst gute Näherung für n gegebene, fehlerbehaftete Messwerte darstellt. Dies ist außer mit graph. Verfahren mit Hilfe der A. möglich. **Methode der kleinsten Quadrate:** Für eine lineare Funktion $y = a + b \cdot x$ sind die Parameter b (Steigung; engl. slope) u. a (Achsenabschnitt, Ordinatenabschnitt; engl. intercept) aus n Paaren von Messwerten (x, y) zu berechnen. Setzt man voraus, dass die Fehler nur in den y-Werten auftreten, kann mit folgendem Rechenschema die beste Gerade (Regressionsgerade, Ausgleichsgerade) nach der Methode der kleinsten Quadrate berechnet werden:

1. $\overline{x} = \Sigma x/n$; $\overline{y} = \Sigma y/n$ (Mittelwerte)

2. $Q_x = \Sigma x^2 - (\Sigma x)^2/n$

3. $Q_y = \Sigma y^2 - (\Sigma y)^2/n$

4. $Q_{xy} = \Sigma xy - (\Sigma x)\cdot(\Sigma y)/n$

5. $Q_{y.x} = Q_y - Q^2{}_{xy}/Q_x$

6. $s_{y.x} = \sqrt{Q_{y.x}/(n-2)}$
(die Standardabweichung der y-Werte für ein gegebenes x)

7. Damit ergibt sich für:
a) die Steigung: $b = Q_{xy}/Q_x$
b) deren Standardabweichung: $s_b = s_{y.x}/\sqrt{Q_x}$
c) den Ordinatenabschnitt: $a = \overline{y} - b_y \cdot \overline{x}$
d) dessen Standardabweichung:
$s_a = s_{y.x} \cdot \sqrt{1/n + x^2/Q_x}$

Ist ein linearer Zusammenhang von der zu erwartenden Beziehung her nicht gegeben (z. B. bei der Elimination eines Arzneistoffs aus dem Organismus in Abhängigkeit von der Zeit), so lässt sich dennoch eine Gerade erhalten, wenn eine mathemat. Transformation* durchgeführt wird, z. B. der Logarithmus (od. der Kehrwert) der Konz. des Arzneistoffs im Blut gegen die Zeit aufgetragen wird.

**Ausläufer:** Stolon; (bot.) kriechender Seitenzweig von Pflanzen (z. B. Erdbeere), der in Abständen Knospen trägt, die sich bewurzeln u. zu neuen Pflanzen heranwachsen; kann sich auch zu einer Knolle verdicken (z. B. Kartoffel).

**Auslaufbecher:** Gerät zur Bestimmung der Auslaufzeit (bei 24 °C) einer definiert zusammengesetzten Suspension von hochdispersem Siliciumdioxid* in Butandiol; die Auslaufzeit (45–150 s) steht in direktem Zusammenhang mit dem Gelbildungsvermögen u. stellt eine Reinheitsprüfung dar. Der trichterförmige Aluminiumbecher (eloxiert) mit einem Rauminhalt von 100 mL besitzt eine in ihren Abmessungen definierte eingebaute Auslaufdüse aus nicht rostendem Stahl. Nach Freigabe der Auslauföffnung wird die Zeit gemessen, nach welcher der Flüssigkeitsfaden bei vollständiger Füllung des A. zum ersten Mal abreißt. Einfache Methode (DAB), welche die Bestimmung der Teilchenoberfläche u. Primärteilchengröße von hochdispersem Siliciumdioxid in ihrer Aussagekraft nicht ersetzen kann.

**Auslauftrichter nach Maly:** Gerät zur Messung der Fließgeschwindigkeit von Pulvern (Haufwerken). Der Auslauf eines Pulvertrichters wird für eine vorgewählte Zeit geöffnet u. die in dieser Zeit ausgelaufene Pulvermenge wird durch Wägung festgestellt.

**Auslese:** s. Selektion.

**Auslösezählrohr:** s. Strahlenmessgeräte.

**Aussalz-Effekt:** Ausscheiden gelöster Proteine* aus einer Lsg. durch Zusatz geeigneter Salze, z. B. Ammoniumsulfat*; wichtiges Trennprinzip bei der Proteinpräparation u. Proteinreinigung*.

**Aussalzen:** Ausscheidung eines gelösten Stoffes durch Zusatz eines lösl. Salzes; der Zusatz von z. B. Ammonium-, Natrium-, Magnesiumsulfat od. Natriumchlorid verringert die Lösungsfähigkeit des Wassers bzw. entzieht den Molekülen des gelösten Stoffes die Hydrathüllen. **Anw.:** z. B. bei der Herst. von Seifen u. Farben sowie zur Gew. von Proteinen*. Vgl. Sättigung.

**Ausscheider:** laut Infektionsschutzgesetz* Bez. für eine Person, die durch Ausscheidung von Krankheitserregern eine Infektionsquelle darstellt, ohne selbst krank od. krankheitsverdächtig zu sein; A. bestimmter Erreger (z. B. Hepatitis-Viren, Salmonella, Shigella) müssen dem Gesundheitsamt gemeldet werden. Vgl. Dauerausscheider; Keimträger.

**Ausscheidung:** **1.** (pharmakokinet.) s. Elimination; **2.** (bot.) s. Exkretionsgewebe.

**Ausscheidungsmechanismen:** s. Elimination (Eliminationsmechanismen).

**Ausschlusschromatographie:** s. Gelchromatographie.

**Ausschütteln:** Form der Flüssig-Flüssig-Extraktion (s. Extrahieren); **Prinzip:** Die gelöste Verb. wird in einem geeigneten Schüttelgefäß (z. B. Scheidetrichter*) wiederholt mit reinem Lösungsmittel* durchschüttelt, in dem sich die betr. Verb. gut löst, das jedoch mit dem ursprüngl. Lösungsmittel nicht mischbar ist. Ausbildung von 2 Phasen; Verteilungsgleichgewicht* der zu extrahierenden Substanz zw. beiden Lösungsmitteln.

**Außenkelch:** s. Blüte.

**Außenverpackung:** s. Behältnis.

**Ausstoßkraft:** Kraft, die der Unterstempel einer Tablettenpresse beim Ausstoßen der Tablette ausüben muss, um die Reibung zw. Steg u. Matrizenwand zu überwinden. Die A. ist umso geringer, je effektiver die Wirkung des eingesetzten Schmiermittels* ist.

**Austauscherharze:** s. Ionenaustauscher.

**Austausch-Nomenklatur:** s. a-Nomenklatur.

**Auster, Europäische:** s. Ostrea edulis.

**Austernschalen:** s. Ostrea edulis (Conchae praeparatae).

**Austernschalenkalk:** s. Ostrea edulis (Hom.).

**Austraghilfen:** mechan. Einrichtungen in od. an Fülltrichtern von Tablettenmaschinen zur Verbesserung der Einheitlichkeit der Masse u. der mechan. Eigenschaften der hergestellten Tabletten; sollen Fließbehinderungen durch schwer tablettierbare Pulvermassen beheben, Entmischungen verhindern u. zur Verbesserung der Matrizenfüllung (Einstreichhilfen) beitragen; häufig für die Direkttablettierung* von Nutzen.

**Australin:** s. Castanospermum australe.

**Austria-Codex-Fachinformation:** Österreichisches Arzneispezialitätenverzeichnis; enthält Angaben u. a. über Hersteller, Zusammensetzung, Wirk. sowie UAW der zugelassenen Arzneispezialitäten; die Fachinformation wird von der Österreichischen Apothekerkammer unter Mitwirkung der Österreichischen Ärztekammer veröffentlicht u. jährl. neu aufgelegt. Regelungen dazu im AMG u. der VO über die Fachinformation für Arzneispezialitäten. Um die in Österreich zugelassenen Arzneispezialitäten auch über ihre Inhaltsstoffe finden zu können, gibt es die Stoffliste zur Austria-Codex-Fachinformation, ein ebenfalls jährl. erscheinendes Verzeichnis aller Arzneistoffe, Hilfs-

A

stoffe u. Synonyma mit Zuordnung der in Österreich verfügbaren Arzneispezialitäten.

**Auswaschphase:** s. Wash-out-Phase.

**Autakoide:** Gruppe vom Endothel gebildeter lokaler Gewebehormone* zur Regulation des Gefäßdurchmessers; **Vertreter:** z. B. EDRF*, Prostacyclin* ($PGI_2$) u. EDHF*.

**aut idem** (lat. oder gleiches): **1. Deutschland:** Angabe auf Rezepten, welche die Apotheke zur Abgabe eines dem verordneten Arzneimittel in Wirkstoff, Arzneiform u. Dos. entspr. Arzneimittels eines anderen Herstellers mit abweichendem Namen berechtigte; durch das Arzneimittelausgaben-Begrenzungsgesetz vom 15.2.2002 wurde die Aut-idem-Substitution zum Regelfall. Die Aut-idem-Regelung bedeutet, dass der Apotheker immer dann verpflichtet ist, ein Arzneimittel ident. Wirkungsstärke u. Packungsgröße aus dem unteren Preisdrittel abzugeben, wenn nicht vom Arzt kenntl. gemacht wurde, dass ein Austausch nicht erfolgen darf (Umkehr des Regel-Ausnahme-Verhältnisses). **2. Österreich:** Abgabe eines wirkstoffgleichen Präparates mit anderem Namen ist nicht erlaubt; die ärztl. Verordnung ist grundsätzl. zu befolgen.

**Autismus** (gr. autos selbst): Kontaktstörung mit qualitativen Auffälligkeiten der gegenseitigen sozialen Interaktion, der Kommunikation u. Sprache sowie repetitiven, restriktiven u. stereotypen Verhaltensmustern; wahrscheinl. genet. bedingt; **Formen:** frühkindl. Autismus, Asperger-Syndrom, atyp. Autismus, Autismus-Spektrum-Störung; **Ther.:** kausale Behandlung bislang nicht möglich; symptomat. Verhaltenstherapie, Aufbau sozialer Kompetenzen, Elternberatung.

**Autoantikörper:** gegen körpereigene Antigene versch. zellulärer Strukturen (z. B. Oberflächenantigene, Rezeptoren, Nucleinsäuren, Proteine, Glykoproteine) gerichtete Antikörper* mit physiol. u. pathol. Bedeutung; multifaktorielle Entstehung: genet., immun. u. exogene Faktoren; **Nachw.:** bei Autoimmunkrankheiten; vgl. Autoimmunisierung; Immunglobuline.

**Autoclix®:** Automatiklanzette zur schmerzlosen Kapillarblutentnahme aus der Fingerkuppe.

**autözisch:** Eigenschaft von Parasiten (z. B. manche Rostpilze), die ihre gesamte Entwicklung auf einem Wirt durchmachen.

**Autoimmunisierung:** gegen körpereigene antigene Substanzen (Autoantigene) gerichtete Immunisierung mit Bildung von Autoantikörpern* u. spezif. sensibilisierten Lymphozyten; **Urs.:** Aufhebung der normalerweise gegenüber körpereigenen Geweben bestehenden Immuntoleranz (sog. Selbsttoleranz) infolge von Störungen der „Selbst"-Erkennung u. der Kontroll- u. Regulationsmechanismen des Immunsystems* zur Begrenzung von Autoimmunreaktionen.

**Autoimmunkrankheiten:** Erkrankungen, bei denen durch Autoimmunisierung* entstandene, gegen körpereigene Substanzen (Autoantigene) gerichtete Autoantikörper* bzw. spezif. sensibilisierte B- u. T-Lymphozyten auftreten; treten familiär gehäuft auf; Beteiligung genet. Faktoren wahrscheinl., da A. häufig mit Eigenschaften des HLA*-Systems assoziiert sind; **Einteilung: 1.** organspezif. A. mit Immunreaktion ausschließl. gegen spezif. Antigene eines Organs/Organsystems, v. a. von Schilddrüse (s. Thyroiditis), Magen (z. B. perniziöse Anämie*, chron. Gastritis), Pankreas (z. B. Diabetes* mellitus Typ 1) u. Nebenniere (z. B. Addison*-Krankheit); **2.** nicht organspezif. A. (Erkrankungen des rheumat. Formenkreises) mit Immunreaktion gegen Autoantigene versch. Körpergewebe u. system. Ablagerung der Immunkomplexe v. a. in Gelenken (z. B. bei rheumatoider Arthritis*), Niere (z. B. system. Lupus* erythematodes), Haut (z. B. Sklerodermie) u. Muskel (z. B. Dermatomyositis); **3.** Misch- od. Übergangsformen: z. B. Myasthenia* gravis pseudoparalytica, autoimmunhämolyt. Anämie, Colitis* ulcerosa; **Ther.: 1.** organspezif. A.: häufig pharmak. (Substitutionsbehandlung, nichtsteroidale Antiphlogistika*); ggf. operativ; **2.** system. A.: Immunsuppressiva*.

**Autoinduktion:** s. Enzyminduktion.

**Autointoxikation:** Selbstvergiftung durch Stoffwechselprodukte des eigenen Körpers; **Vork.:** z. B. bei schwerer Leber- u. Niereninsuffizienz od. diabet. Koma*. Vgl. Intoxikation; Gifte.

**Autoklav** (lat. clavis Riegel): Hochdrucksterilisator, Dampfdruckapparat; starkwandiges Gefäß mit einem aufschraubbaren, fest u. luftdicht schließenden Deckel, Sicherheitsventil, Manometer, Thermometer u. Ablassventil, in dem Stoffe über ihren gewöhnl. Siedepunkt* erhitzt werden können; **Anw.:** Druckkessel zur Sterilisation* wässriger Lsg., Instrumente, Schläuche u. Verbandstoffe im gespannten u. gesättigten Wasserdampf; Richtwerte der Einwirkungszeit (Abtötungszeit u. Sicherheitszuschlag): 121 °C bei 205 kPa (2.05 bar) für 15 min od. 134 °C bei 304 kPa (3.04 bar) für 3 min gemäß Ph.Eur.6.

**Autolyse:** Selbstverdauung; Abbau von Organprotein durch freigewordene zelleigene Enzyme innerhalb od. außerhalb des Organismus ohne Bakterienhilfe; nicht mehr vermehrungsfähige Zellen lösen sich durch selbstverdauende Enzyme (Autolysine) auf. Vgl. Fäulnis; Verwesung.

**Autopolyploidie:** Polyploidie*, bei der die Chromosomensätze alle von derselben Art stammen; meist durch Verdopplung der Chromosomenzahl eines einzelnen Individuums hervorgerufen. Vgl. Allopolyploidie.

**Autoprotolyse:** vom pH*-Wert abhängige Eigenprotonierung chemischer Verb.; die Moleküle einer Verb. wirken als Protonendonator u. Protonenakzeptor; z. B.

$2\,H_2O \rightleftarrows H_3O^+ + OH^-$

$2\,R{-}COOH \rightleftarrows R{-}COOH_2^+ + R{-}COO^-$

$2\,H_2SO_4 \rightleftarrows H_3SO_4^+ + HSO_4^-$

**Autoprotolyse-Konstante des Wassers:** s. Ionenprodukt.

**Autopsie:** s. Sektion.

**Autoradiographie:** s. Dünnschichtchromatographie.

**Autosomen:** Gesamtheit der Nicht-Geschlechts-Chromosomen; im humanen Karyotyp* findet man 22 Paare von Autosomen. Vgl. Chromosomen.

**Autotrophie** (gr. trophie Ernährung): Aufbauernährung, Selbsternährung; Fähigkeit von Organismen, ihre Körpersubstanz aus anorg. Material

(z. B. $CO_2$) selbständig aufzubauen, z. B. Ernährung der grünen Pflanzen (Photosynthese); **autotrophe Bakt.** ernähren sich durch Aufnahme einfacher mineral. Stoffe. Vgl. Heterotrophie.

**Autoxidation:** Autooxidation, Selbstoxidation; freiwillige, nicht durch chem.-physik. Faktoren erzwungene Oxidation, wobei Stoffe mit Peroxidcharakter entstehen. Autoxidabel sind Substanzen, die direkt mit molekularem Sauerstoff reagieren. A. spielt z. B. beim Ranzigwerden von Fetten, Selbstentzündung von Kohle, Alterung des Gummis sowie der biol. Oxidation (vgl. Antioxidanzien) eine Rolle. In vielen Fällen verläuft die A. über freie Radikale u. Kettenreaktionen.

**aut simile** (lat. oder ähnliches): Angabe auf Rezepten, die die Apotheke verpflichtet, die Auswahl eines Arzneimittels selbständig vorzunehmen, sofern die Verordnung die Ersetzung des Arzneimittels durch ein wirkstoffgleiches Arzneimittel zulässt.

**auxiliär:** unterstützend.

**Auxin-Antagonisten:** Hemmstoffe der Auxine*, deren Wirk. zumindest teilweise durch Auxine aufgehoben werden kann; die Bez. A.-A. wird unabhängig vom Hemmungsmechanismus verwendet; kompetitiv hemmende A.-A. werden als Antiauxine bezeichnet. Zu den A.-A. zählen zahlreiche chem. verschiedenartige Verb., auch einige synthet. Auxine, z. B. Phenylessigsäure u. Phenylbuttersäure.

**Auxine:** Wuchsstoffe; Gruppe von Phytohormonen*, die das Wachstum von Pflanzen regulieren; natürl. A. sind Derivate des Indols u. werden aus Tryptophan biosynthetisiert; wichtigster Vertreter ist $\beta$-Indolyl*-3-essigsäure (Abk. IES; Heteroauxin; s. Abb.); **Wirk.:** A. fördern bei Pflanzen das Streckungswachstum sowie die Zellteilung im Kambium u. in der Wurzel. Oftmals hemmen A. das Wachstum von Seitenknospen u. bedingen auf diese Weise die Apikaldominanz. A. verzögern Blatt-, Blüten- u. Fruchtfall (Abszission*) u. beeinflussen bestimmte Enzymaktivitäten. Die quantitative Bestimmung von IES u. anderen A. erfolgt im Avena*-Koleoptilen-Krümmungstest. Die Angabe der Wirk. erfolgt als Avena-Einheit.

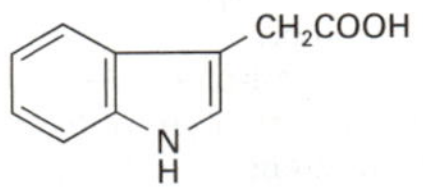


**Auxine:** Strukturformel der $\beta$-Indolyl-3-essigsäure

**Auxochrome:** auxochrome Gruppen; Bez. für Substituenten* mit freien Elektronenpaaren*, die Farbveränderungen od. Färbbarkeit von Substanzen od. Geweben hervorrufen können; **Beispiel:** —NR, —OR, —COOH, —$SO_3H$. Vgl. Bathochromie; Hypsochromie.

**Auxosporen:** (bot.) Wachstumssporen; Verjüngungssporen bei Kieselalgen*.

**auxotroph:** Bez. für Mikroorganismen, bei denen durch Mutation* bestimmte, für die Synthese von Körperbausteinen notwendige Enzyme* nicht mehr gebildet werden können, so dass entspr. Stoffwechselzwischenprodukte mit der Nahrung zugeführt werden müssen; so enthält z. B. eine Histidin-a-Bakterienmutante eine Mutation in einem od. mehreren Genen, die Enzyme für die Histidin-Produktion bilden. Ggs.: prototroph*.

**AV:** Abk. für atrioventrikular*.

**Availment:** s. Teilmengen der Fläche unter der Kurve.

**Avaleha:** im Ayurveda* Bez. für ein Arzneimittel auf der Basis von Zucker, Jaggery (in Asien verwendete Rohrzuckerform) od. Honig mit marmeladeähnl. Aussehen u. Charakter; die Heilsubstanzen können aus Pflanzen, Mineralien u. tier. Stoffen bestehen; **Anw.:** v. a. bei Erkrankungen, die mit Schwäche, Auszehrung, Energiemangel, hormonaler Dysregulation u. Infektanfälligkeit einhergehen: u. a. Malabsorptionssyndrom, chron. Asthma bronchiale, Tuberkulose, Gedächtnisschwäche, Hyperthyreose, Hormonstörungen des weibl. Genitaltrakts, Infertilität.

**AV-Block:** Kurzbez. für atrioventrikulärer Block; bradykarde Herzrhythmusstörung* inf. Erregungsleitungsstörung* zw. Vorhöfen u. Kammern des Herzens durch atrioventrikuläre Überleitungsstörung; **Formen: 1.** AV-Block I. Grades: Verzögerung der Erregungsleitung; **2.** AV-Block II. Grades: gelegentl. Unterbrechung der Erregungsleitung; **3.** AV-Block III. Grades: vollständige Unterbrechung. **Ther.:** akut (symptomat.): Atropin* i. v., Orciprenalin* i. v.; bei wiederholtem Auftreten höhergradiger AV-Blockierungen Implantation eines Herzschrittmachers*.

**Avena-Koleoptilen-Krümmungstest:** Avenatest; Biotest zur quantitativen Bestimmung von Auxinen*; **Prinzip:** Koleoptilen werden decapitiert. Ein die Testsubstanz enthaltender Agarblock wird den Koleoptilen einseitig aufgesetzt. Hat die Testsubstanz Auxincharakter, kommt es inf. der einseitigen Wachstumsförderung zu einer Krümmung der Koleoptilen. Eine Avena-Einheit entspricht der Auxinmenge, die eine Krümmung von 10° gegenüber der Senkrechten hervorruft.

**Avena sativa L.:** Gemeiner Hafer; Fam. Poaceae (Gramineae); Stpfl. von **Amylum Avenae:** Haferstärke aus den Früchten des Hafers; rein selten, meist als Hafermehl (Farina Avenae); s. Amylum (Abb. 1 dort); **Farina Avenae:** Hafermehl; **Fructus Avenae excorticatus:** Semen Avenae excorticatum; Hafergrütze; **Best.:** 54 % Stärke, 10–12 % Wasser, 14–15 % Eiweiß (mit zahlreichen Aminosäuren), 6–9 % Fett, 2 % Zucker; Saponine wie Avenacin (hat antimikrobielle Wirksamkeit, hemmt Pilzwachstum), Avenacosid A u. B; Trigonellin*, Avenin (Alkaloid), Lecithin, mehrere Enzyme, Flavone u. Cumarine (Scopolin, Scopoletin); **Anw.: 1.** (med.) Nährmittel u. bei Magen-Darm-Erkrankungen (Haferschleim); **2.** (volkstüml.) auch bei Schlaflosigkeit, Nervenleiden, Fieber; gleiche Anw. von Abkochungen von Haferstroh (**Stramentum Avenae**), das Pektinstoffe, reichl. Kieselsäure, Pentosane u. Vitamin A enthält. **Hom.:** Avena sativa (HAB), Avena sativa ferm 33c (HAB): frische, blühende Pflanze; verordnet z. B. bei nervösen Erschöpfungszuständen, ergänzend bei Drogen- u. Alkoholentzug, Schlafmittel.

**Avena venenata:** mit Strychnin* präparierter Hafer zur Ratten- u. Mäusevertilgung; **Darst.:** 2 g Saccharin u. 2.5 g Strychninnitrat in 0.5 L kochendem

A

Wasser lösen u. in diese Lsg. 1000 g geschälten Hafer schütten; 24 h unter wiederholtem Umrühren stehen lassen, mit alkohol. Fuchsinlösung färben u. trocknen lassen. Wird anstelle des Hafers Weizen mit Strychnin präpariert, wird die Bez. **Triticum venenatum** verwendet. Vgl. Rodentizide.

**Avenex:** Hafermehlextrakt; enthält ein antioxidativ wirksames Lipoproteid; vgl. Avenol.

**Avenin:** s. Gluteline.

**Avenol:** Hafermehlextrakt; enthält ein antioxidativ wirksames Lipoproteid; vgl. Avenex.

**Avermectine:** Gruppe makrocycl. Lactone mit breiter antiparasitärer Wirk., z. B. gegen Nematodes* u. Arthropoden*; gewonnen aus Streptomyces avermitilis; **Wirk.:** wirken auf GABA-Neuronen von Parasiten, können aber bei Säugetieren nicht in die GABA-Neuronen des ZNS gelangen; vgl. Ivermectin.

**Averrhoa bilimbi L.:** (engl.) *cucumber tree*; Gurkenbaum; Fam. Oxalidaceae; Indien, Südostasien; kultiviert in den Tropen; Inhaltsst. u. Anw. ähnlich Averrhoa* carambola.

**Averrhoa carambola L.:** Karambolabaum; Fam. Oxalidaceae; kultiviert in den Tropen; Indien, China, Brasilien; **Anw.:** **1.** die fünfkantigen Früchte (Karambola) als Obst (mit viel Vitamin C u. Oxalat); unreife Früchte für mixed pickles; **2.** (volkstüml.) Blätter (mit Leukoanthocyanen) als harntreibendes Mittel; bei Fieber.

**Avicularia avicularia:** Aranea avicularis, Mygale avicularis; Vogelspinne; Fam. Aviculariidae; Mittelamerika; Giftspinne; größte aller Spinnen, etwa mausgroß; Gefährlichkeit für den Menschen umstritten. **Hom.:** Aranea avicularis: Tinktur durch Mazeration des Tieres mit 90 %igem Ethanol (nach hom. Vorschriften); verordnet z. B. bei intermittierendem Fieber, Neuralgien.

**Avicularin:** 3-*O*-Arabino-Derivat von Quercetin*; s. Polygonum aviculare.

**Avidin:** Glykoprotein* im Hühnereiweiß, das Biotin (s. Vitamin B) bindet u. so dessen Wirk. aufhebt.

**Avitaminosen:** s. Vitamine.

**Avivage:** (techn.) Herstellungsprozess zum Schönen (Avivieren) von Textilien, d. h. zum Bleichen, zur Verbesserung der Farben, des Glanzes od. des Griffes (z. B. auch bei Verbandwatte* u. Mull*), mit org. Säuren wie Essig-, Citronen- u. Milchsäure, aber auch Fettalkoholsulfonaten.

**Avizide:** Mittel gegen Vögel (nur histor. relevant); vgl. Schädlingsbekämpfungsmittel.

**AV-Knoten:** Kurzbez. für **Atrioventrikularknoten**; Aschoff-Tawara-Knoten; an der rechten Vorhofwand gelegener Teil des Erregungsleitungssystems des Herzens*; bei Ausfall des Sinusknotens* fungiert der AV-Knoten als sekundäres Erregungsbildungszentrum u. steuert den Ersatzrhythmus.

**Avocadoöl:** s. Persea americana.

**Avogadro-Konstante** (Amedeo A., italien. Physiker): molare Teilchenzahl; Symbol $N_A$; gemäß Definition die Anzahl von Atomen*, Molekülen*, Ionen* od. anderen Teilchen in 1 mol: $N_A = 6.022\,141\,79(30) \cdot 10^{23} \cdot mol^{-1}$; vgl. Loschmidt-Konstante.

**AV-Überleitung:** Weiterleitung der im Sinusknoten* gebildeten Erregungen vom Vorhof über den AV*-Knoten zur Herzkammer; Störungen der AV-Ü.: s. AV-Block.

**Axerophthol:** s. Vitamin A.

**Axetil:** chem. Kurzbez. für 1-Acetoxyethyl.

**axial:** s. Konformation.

**Axillarin:** Flavonolderivat; Strukturformel: s. Flavonoide (Tab. dort).

**Axon:** langer (human bis zu 1 m), aus dem Zellkörper herausragender Fortsatz einer Nervenzelle*, der die elektr. Impulse vom Zellkörper wegleitet.

**Axonhügel:** Verbindungsstelle zw. Axon* u. Zellkörper.

**Axungia:** Fett; z. B. Axungia Porci (Schweineschmalz*), Axungia mineralis (Vaselinum*), Axungia muris montanae (Murmeltierfett; s. Marmota marmota).

**Ayahuasca:** s. Banisteriopsis caapi.

**Ayurveda** (Sanskrit Ayus Leben, Lebensspanne; Veda Wissen, Wissenschaft): traditionelles ind. Medizinsystem, das in seine Betrachtung, Lehre, Diagnose u. Therapie Mensch, Natur u. Kosmos einschließt, die es als untrennbare Einheit betrachtet (s. Mahabhutas); Teil der umfassenden ved. Wissenschaft, die ihren Ursprung in Indien vor >7000 Jahren hat; Standardwerke der ayurved. Medizin sind Charaka Samhita (v. a. internist. ausgerichtetes Gesamtwerk), Sushruta Samhita (vorwiegend chirurg. Werk) u. Vagbhata Samhita (spätere Schrift, welche die wesentl. Inhalte der beiden früheren zusammenfasst; Lehrbuch v. a. der südind. Ayurveda-Tradition); wesentl. Therapieansätze: Ernährung, Dravya* Guna (ayurved. Phytotherapie), Panchakarma*, Verhaltensregeln, Yoga, Meditation, Musik- u. Klangtherapie, Therapie mit Edelsteinen u. Farben. **Maharishi Ayurveda:** moderne Schule, die von dem ved. Gelehrten Maharishi Mahesh Yogi (1918–2008) begründet u. inspiriert wurde u. moderne wissenschaftliche u. med. Erkenntnisse u. Anforderungen an Hygiene, Arzneimittelsicherheit u. Nachprüfbarkeit der Wirksamkeit zugrunde legt.

**AZ:** Abk. für **Alkoholzahl***.

**Aza-:** Präfix für cycl. org. Verb., bei denen eine ringförmig gebundene =CH-Gruppe durch =N— ersetzt ist; **Beispiel:** Azabenzol (syn. Pyridin*). Vgl. a-Nomenklatur (Tab. dort).

**Azabenzol:** s. Pyridin.

**Azacitidin (INN):** 4-Amino-1-((2*R*,3*R*,4*S*,5*R*)-3,4-dihydroxy-5-hydroxymethyltetrahydrofuran-2-yl)-1*H*-[1,3,5]triazin-2-on; CAS-Nr. 320-67-2; $C_8H_{12}N_4O_5$; $M_r$ 244.20; Schmp. 228–230 °C (aus Methanol); **Wirk.:** DNA-Methyltransferase-Inhibitor; **Ind.:** myelodysplast. Syndrom bei Erwachsenen, für die eine Transplantation hämatopoet. Stammzellen nicht geeignet ist; **Kontraind.:** Lebertumoren, Stillzeit; **UAW:** Übelkeit, Erythema an der Injektionsstelle, Knochenmarkdepression; **Dos.:** 75 mg/m² KOF/d i. v. od. s. c. über 7 d, Wiederholung alle 28 d.

**9-Azafluoren:** s. Carbazol.

**Azalee:** s. Rhododendron.

**9-Azaphenanthren:** s. Phenanthridin.

**Azaphenanthrene:** s. Benzochinoline.

**Azapirone:** Wirkstoffgruppe von partiellen Serotonin*-Agonisten an $5\text{-}HT_{1A}$-Rezeptoren; wichtiger Vertreter ist Buspiron*; **Wirk.:** Aktivierung der 5-

$HT_{1A}$-Rezeptoren auf serotonergen Nervenzellen reduziert die Aktivität dieser Neurone, so dass weniger Serotonin* ausgeschüttet wird; keine sedativen Wirk., kein Abhängigkeitspotential, keine Entzugssymptomatik; verzögerter Wirkungseintritt.

**Azapolyether:** s. Kryptanden.

**Azapropazon** (INN): Apazone; 5-Dimethylamino-9-methyl-2-propyl-1*H*-pyrazolo[1,2-*a*][1,2,4]benzotriazin-1,3(2*H*)-dion; CAS-Nr. 13539-59-8; $C_{16}H_{20}N_4O_2$; $M_r$ 300.37; Schmp. 228 °C; nicht mehr im Handel befindl. Antirheumatikum* u. Antiphlogistikum*; früher angewendet bei akutem Gichtanfall; **UAW:** gastrointestinale Störungen, allerg. Hauterscheinungen, Kopfschmerz, Schwindel, Ödeme.

**L-Azaserin:** *O*-Diazoacetyl-L-serin; glutaminanaloge Verb., welche die Übertragung der Amidgruppe von L-Glutamin* auf Formylglycinamidribotid hemmt; Antibiotikum* u. Antimetabolit* des Glutamins; wird von Streptomyces fragilis gebildet, ist mutagen u. hat Antitumoraktivität; wirksam gegen Clostridium*, Mycobacterium* tuberculosis u. Rickettsia*.

**Azatadin** (INN): 6,11-Dihydro-11-(1-methyl-4-piperidyliden)-5*H*-benzo[5,6]cyclohepta-[1,2-*b*]pyridin; CAS-Nr. 3964-81-6; $C_{20}H_{22}N_2$; nicht mehr im Handel befindl. Antihistaminikum* (Histamin*-$H_1$-Rezeptoren-Blocker); **Ind.:** Urticaria, Arzneimittelallergien; **UAW:** Verdauungsbeschwerden, Sedation, Mundtrockenheit, Beeinflussung des Reaktionsvermögens.

**Azathioprin** (INN): Azathioprinum Ph.Eur.; 6-(1-Methyl-4-nitroimidazol-5-ylthio)purin; CAS-Nr. 446-86-6; $C_9H_7N_7O_2S$, Strukturformel: s. Abb.; $M_r$ 277.29; Schmp. 243–244 °C (unter Zers.); blassgelbes Pulver; unlösl. in Wasser, sehr schwer lösl. in Ethanol u. Chloroform, wenig lösl. in verd. Mineralsäuren, lösl. in schwachen Alkalilösungen; **Wirk.:** Zytostatikum*, Immunsuppressivum*; **Ind.:** Organtransplantationen, Autoimmunkrankheiten; **Kontraind.:** Schwangerschaft u. Stillzeit, schwere Knochenmarkdepression, Leber- u. Nierenfunktionsstörung; **WW:** Kombination mit Allopurinol* führt zu tox. Abbauprodukten; **UAW:** u. a. Störung der Hämatopoese (Leuko-, Thrombozytopenie), gastrointestinale Beschwerden; **Dos.:** p. o. 2 mg/kg KG/d mehrere Monate lang, bei Organtransplantationen bis 5 mg/kg KG/d, parenteral i. v. 3 mg/kg KG/d; HWZ 4.5–5 h. Gebräuchl. ist auch Azathioprin-Natrium.

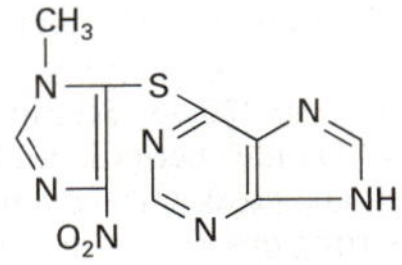

**Azathioprin**

**Azelainsäure** (INN): Nonandisäure; 1,7-Heptandicarbonsäure; CAS-Nr. 123-99-9; $C_9H_{16}O_4$; $M_r$ 188.2; Schmp. 106.5 °C; weiße, prismat. Nadeln; lösl. in Wasser u. Ethanol; **Vork.:** natürl. in ranzigem Olivenöl; **Off.:** DAC; **Wirk.:** Aknemittel* mit antimikrobiellen Eigenschaften; Mittel zur Aufhellung übermäßig pigmentierter Stellen; hemmt die Keimzahl u. reduziert Hyperkeratose; **UAW:** lokale Hautreizungen, phototox. Reaktionen; **Dos.:** 20 %ige Zuber. in Salben- od. Gelform.

**Azelastin** (INN): (±)-4-(4-Chlorbenzyl)-2-(hexahydro-1-methyl-1*H*-azepin-4-yl)-1(2*H*)-phthalazinon; CAS-Nr. 58581-89-8; $C_{22}H_{24}ClN_3O$, Strukturformel: s. Abb.; $M_r$ 381.91; ölige Flüssigkeit; lösl. in Dichlormethan; **Wirk.:** Antihistaminikum* (Histamin*-$H_1$-Rezeptoren-Blocker); **Ind.:** allerg. Rhinitis; **UAW:** Reizung u. Blutung der Nasenschleimhaut, Müdigkeit, Mundtrockenheit; **Dos.:** lokal 2×0.14 mg/d je Nasenloch; p. o. 2×2 mg/d; HWZ 17–28 h bzw. 50–56 h (Metaboliten). **Azelastinhydrochlorid:** Azelastini hydrochloridum Ph.Eur.6; CAS-Nr. 79307-93-0; $C_{22}H_{24}ClN_3O \cdot HCl$; $M_r$ 418.37; Schmp. 225–229 °C (kristallisiert aus Ethanol). **Azelastin-Monohydrat:** $C_{22}H_{24}ClN_3O \cdot H_2O$; $M_r$ 399.92; Kristalle aus Ethanol/Wasser (dimorph).

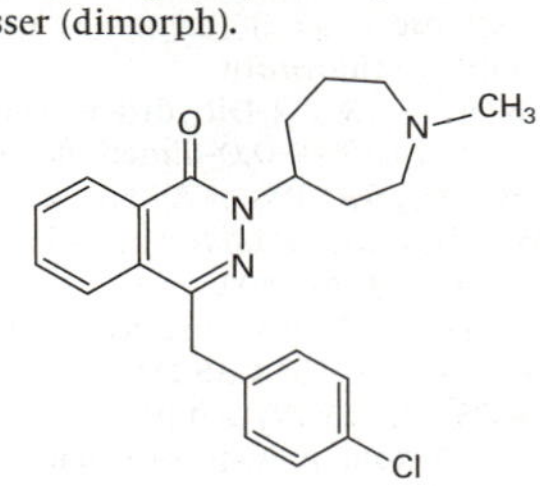

**Azelastin**

**Azeotrop:** Gemisch versch. Flüss., das einen konstanten Siedepunkt aufweist; **Anw.:** z. B. bei der Dünnschichtchromatographie* als Laufmittel (z. B. Ethanol/Benzol od. Aceton/Tetrachlormethan).

**Azeotropdestillation:** s. Wassergehaltsbestimmung.

**Azetanilid:** s. Acetanilid.

**Azida:** s. Acida.

**Azidamfenicol** (INN): D-(–)-*threo*-2-Azido-*N*-(*β*-hydroxy-*α*-hydroxymethyl-4-nitro-phenethyl)acetamid; CAS-Nr. 13838-08-9; $C_{11}H_{13}N_5O_5$; $M_r$ 295.25; Schmp. 107 °C (aus Ethylenchlorid); $[\alpha]_D^{20\,°C}$ –20° (c = 1.6 in Ethylacetat); lösl. in Wasser bis zu 2 %; nicht mehr im Handel befindl. Chloramphenicol*-Antibiotikum; früher lokal angewendet bei bakterieller Infektion von Conjunctiva u. Cornea.

**Azide:** Derivate der Stickstoffwasserstoffsäure ($N_3H$); **IUPAC:** Die Benennung erfolgt analog den Halogen-Verb. als Azidoalkane od. Alkylazide (s. Abb.). **Hinweis:** Mit Ausnahme einiger niedermolekularer org. A. ist diese Substanzgruppe im Allg. sicherer zu handhaben als die gefährl. explosive Stickstoffwasserstoffsäure.

**Azidimetrie:** s. Säure-Base-Titration.

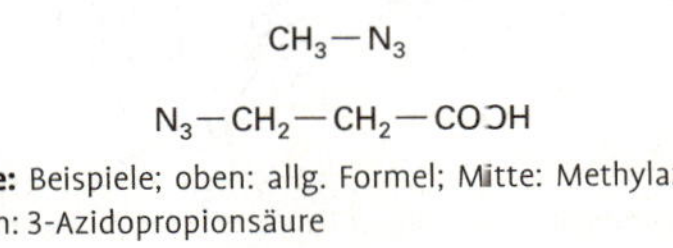

**Azide:** Beispiele; oben: allg. Formel; Mitte: Methylazid; unten: 3-Azidopropionsäure

A

**Azidität:** s. Acidität.

**Azidocillin** (INN): D-(–)-($\alpha$-Azidobenzyl)penicillin; CAS-Nr. 17243-38-8; $C_{16}H_{17}N_5O_4S$, Strukturformel: s. Abb.; $M_r$ 375.42; Antibiotikum; **Wirk.:** magensaftresistentes halbsynthet. (Oral-)Penicillin*; wirksam gegen grampositive Keime, außerdem gegen Haemophilus influenzae u. Bordetella pertussis; selten Resistenz; langsame Entwicklung; **Dos.:** Erwachsene 2×0.75–1 g/d p. o., Kinder 50–100 mg/kg KG/d p. o.; HWZ 0.5–1 h. Gebräuchl. sind Azidocillin-Kalium u. Azidocillin-Natrium.

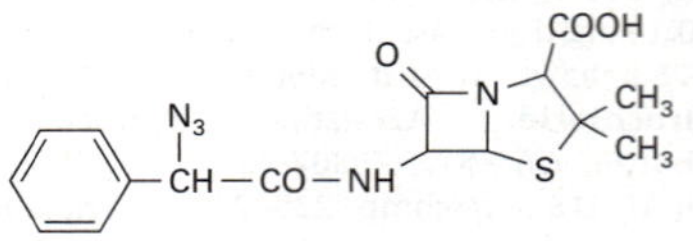

**Azidocillin**

**Azidose:** s. Acidose.

**Azidothymidin:** s. Zidovudin.

**Azinphos-methyl:** *S*-(3,4-Dihydro-4-oxobenzo[*d*]-1,2,3-triazin-3-ylmethyl)-*O*,*O*-dimethyldithiophosphat; $C_{10}H_{12}N_3O_3PS_2$; CAS-Nr. 86-50-0; $M_r$ 317.3; **Anw.:** (techn.) Insektizid*; s. Schädlingsbekämpfungsmittel (Tab. dort).

**Azintamid** (INN): 2-(6-Chlor-3-pyridazinyl)thio-*N*,*N*-diethylacetamid; CAS-Nr. 1830-32-6; $C_{10}H_{14}ClN_3OS$; $M_r$ 259.77; Schmp. 97–98 °C (kristallisiert aus Aceton; polymorph); leicht lösl. in Benzol, Chloroform, Ethylacetat, Aceton; Löslichkeit in Wasser 0.5 %; nicht mehr im Handel befindl. Choleretikum*.

**Aziridine:** gesättigte 3-gliedrige Ringverbindungen mit einem Stickstoffatom; **Anw.:** (med.) z. B. als alkylierende Zytostatika* (z. B. Thiotepa*). Vgl. Gabriel-Marckwald-Ethyleniminmethode.

**Azithromycin** (INN): Azithromycinum Ph.Eur., 9-Desoxo-9*a*-aza-9*a*-methyl-9*a*-homoerythromycin A; CAS-Nr. 83905-01-5; $C_{38}H_{72}N_2O_{12}$, Strukturformel: s. Abb.; $M_r$ 749.00; Schmp. 113–115 °C; $[\alpha]_D^{20\,°C}$ –37° (c = 1 in Chloroform); $pK_{S,1}$ 8.8 (Dimethylaminogruppe im Aminozucker), $pK_{S,2}$ 8.1 (funktionelle Aminogruppe im Makrolacton); **Wirk.:** Makrolid*-Antibiotikum (Azalid); wie Erythromycin* bakteriostat. durch Hemmung der ribosomalen bakt. Proteinsynthese; gegenüber grampostiven Keimen wie Streptokokken u. Staphylokokken weniger u. gegenüber gramnegativen Keimen wie Haemophilus* influenza, Moraxella catarrhalis stärker aktiv; Keime wie E. coli, Toxoplasma gondii u. Helicobacter pylori werden ebenfalls erfasst; **Ind.:** Infektionen mit empfindl. Keimen; **UAW:** gelegentl. gastrointestinale Störungen, selten Überempfindlichkeitsreaktionen, reversibler Anstieg von Leberenzymen u. von Bilirubin im Serum; **Dos.:** Erwachsene u. Jugendliche über 45 kg KG 1.5 g/d p. o. über 3–5 d; Kinder 10 mg/kg KG/d über 3 d od. Tag 1 10 mg/kg KG, Tag 2–5 je 5 mg/kg KG/d; Einnahme mind. 1 h vor od. 2 h nach einer Mahlzeit; HWZ 40 h. **Azithromycin-Dihydrat:** CAS-Nr. 117772-70-0; $C_{38}H_{72}N_2O_{12} \cdot 2\,H_2O$; $M_r$ 785.0.

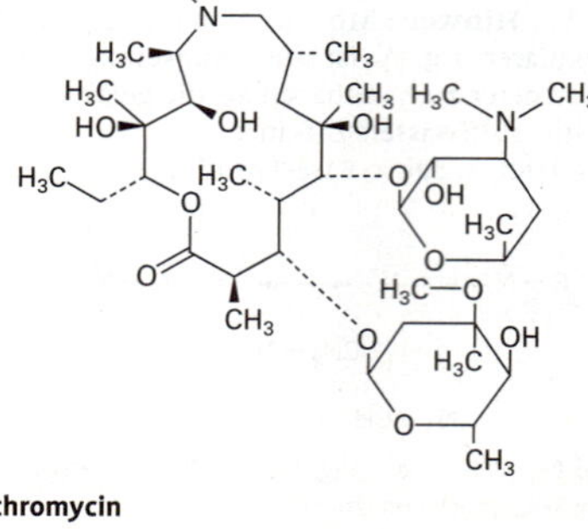

**Azithromycin**

**Azlocillin** (INN): Acylureido-Penicillin; (2*S*,5*R*,6*R*)-3,3-Dimethyl-7-oxo-6-[(*R*)-2-(2-oxo-1-imidazolidincarboxamido)-phenylacetamido]-4-thia-1-azabicyclo[3.2.0]heptan-2-carbonsäure; CAS-Nr. 37091-66-0; $C_{20}H_{23}N_5O_6S$; $M_r$ 461.50; nicht mehr im Handel befindl. Antibiotikum* (Breitband-Penicillin*); früher angewendet bei schweren Infektionen mit Pseudomonas.

**Azobenzol:** $C_6H_5N{=}NC_6H_5$; D. 1.203; Schmp. 68 °C; Sdp. 293 °C; 2 stereoisomere Formen; orangerote Kristalle; leicht lösl. in Ethanol u. Ether, fast unlösl. in Wasser; Zwischenprodukt bei der Reduktion von Nitrobenzol zu Anilin; Muttersubstanz der Azofarbstoffe*; **Anw.:** in Emulsion od. öliger Lsg. als Insektizid* (bei Kartoffelkäferbefall) u. Akarizid*.

**Azobenzol-4-amin:** s. 4-Aminoazobenzol.

**5,5′-Azodisalicylsäure:** s. Olsalazin.

**Azofarbstoffe:** allg. Formel: R—N=N—R; größte Farbstoffgruppe, zu den Teerfarbstoffen* gehörend; Derivate des Azobenzols*, in denen H-Atome durch Amine od. Oxidgruppen (Auxochrome*) ersetzt sind; **Toxikol.:** A. können im Körper reduktiv wieder in die Ausgangsprodukte gespalten werden (Arylamine), die kanzerogen wirken. Alle in Lebensmitteln zugelassenen A. tragen Sulfonsäuregruppen an den Aromaten, so dass sie gut wasserlösl. sind u. schnell ausgeschieden werden, ohne kanzerogene Wirk. zu entfalten. Vgl. Azoverbindungen.

**Azolitmin:** gereinigter Lackmusfarbstoff (s. Lackmus); dunkelviolette Blättchen od. Pulver; lösl. in Wasser u. Alkalihydroxid-Lösung, unlösl. in Ethanol u. Ether; **Anw.:** (analyt.) Indikator*, Umschlagsbereich: pH 4.5 (rot) bis pH 8.3 (blau).

**Azomethine:** s. Schiff-Basen.

**Azoospermie** (gr. zoon Lebewesen; sperma Samen): Fehlen reifer Spermien* im Sperma*.

**Azosemid** (INN): 2-Chlor-5-(1*H*-tetrazol-5-yl)-$N^4$-2-thenylsulfanilamid; CAS-Nr. 27589-33-9; $C_{12}H_{11}ClN_6O_2S_2$; $M_r$ 370.83; Schmp. 218–221 °C; nicht mehr im Handel befindl. Schleifendiuretikum (s. Diuretika), Abkömmling von Furosemid*; **UAW:** Veränderung des Wasser- u. Elektrolythaushaltes, Blutbildveränderungen.

**Azotomat:** automat. Azotometer*, bei dem das Stickstoffvolumen in einem Gasauffanggefäß gesammelt u. mit einer Motorkolbenbürette gemessen wird.

**Azotometer:** Nitrometer; Instrument zur Volumenbestimmung von Stickstoff*, der aus einer Untersuchungssubstanz beim Erhitzen frei wird; gra-

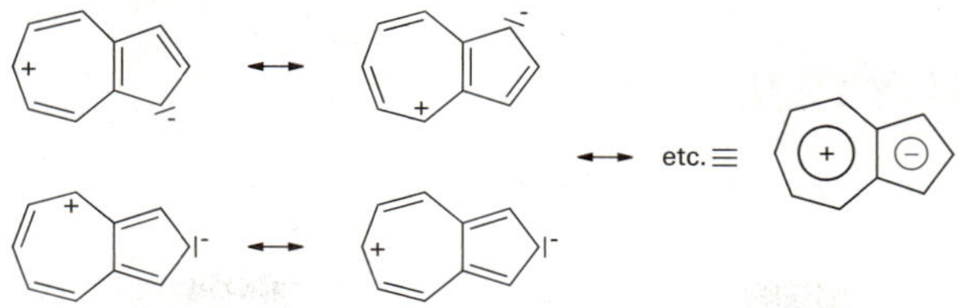


**Azulene** Abb. 1: versch. Darstellungsformen der Ladungsverteilung im Azulen-Molekül (links) u. Elektronenstruktur (rechts)

duiertes, mit 50 %iger KOH gefülltes Messrohr, das alle entstehenden Gase außer Stickstoff absorbiert (z. B. bei einer org. Elementaranalyse*). Vgl. Azotomat.

**Azoverbindungen:** stabile Verb. mit der charakterist. Azo-Gruppe —N=N—; bei den Azofarbstoffen* ist die Azo-Gruppe beiderseits aromat. gebunden. Verb. mit 2 Azo-Gruppen werden Bisazoverbindungen od. Bisazofarbstoffe genannt, um eine Verwechslung mit den Diazoverbindungen* zu vermeiden. Diese werden aus primären Aminen* u. salpetriger Säure gebildet. **Beispiel:** Buttergelb, 4-(Dimethylamino)-azobenzol, $H_5C_6$—N=N—$C_6H_5$—$N(CH_3)_2$.

***p*-Azoxyanisol:** s. Flüssigkristalle.

**AZT:** Abk. für **Azidothymidin**; s. Zidovudin.

**Aztreonam** (INN): CAS-Nr. 78110-38-0; $C_{13}H_{17}N_5O_8S_2$, Strukturformel: s. Abb.; $M_r$ 435.4; erstes, völlig synthet. hergestelltes Betalactam*-Antibiotikum; gegen Betalactamasen* stabiles Monobactam*; **Wirk.:** gegen gramnegative Bakt.; **Ind.:** Harnwegsinfektionen (parenterale Anw.), suppressive Behandlung chron. Lungeninfektionen durch Pseudomonas aeruginosa bei Erwachsenen mit zystischer Fibrose; **UAW:** allerg. Reaktionen, Blutbildveränderungen.

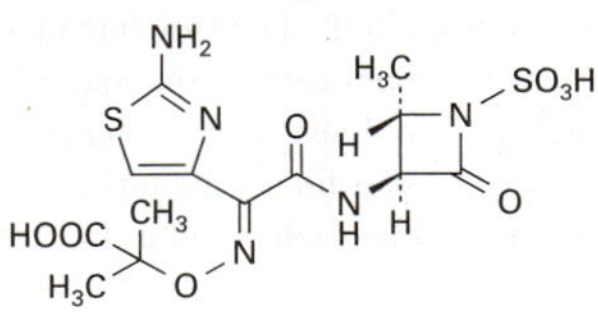


**Aztreonam**

**Azulen:** Azulenum; Cyclopentacyclohepten; $C_{10}H_8$, Strukturformel: s. Azulene (Abb. 1 dort); $M_r$ 128.2; Schmp. 97–100 °C; dunkelblaue, lichtempfindl. Kristalle; fast unlösl. in Wasser; lösl. in Ethanol u. Hexan; **Vork.:** entsteht bei der Aufarbeitung äther. Öle, z. B. der Kamille (s. Matricaria recutita, Matricariae aetheroleum) od. Campheröl (s. Cinnamomum camphora, Oleum Camphorae); **Off.:** DAB.

**Azulene** (span. azul blau): blaue bis violette Kohlenwasserstoffe, die sich von Azulen* ableiten, das durch ein 6-π-Elektronensystem stabilisiert ist; wie Naphthalin mit 5 konjugierten Doppelbindungen (s. Abb. 1); A. werden aus farblosen Vorstufen gebildet, den Proazulenen* (s. Abb. 2); **Vork.:** in vielen äther. Ölen; Chamazulen in Kamillen, Röm. Kamillen, Schafgarbe, Wermut; Guajazulen* in Eucalyptus globulus, Geranium, Gurjunbalsam u. halbsynthet. aus Guajol (s. Guaiacum officinale); Vetivazulen in Oleum Vetiveriae; synthet. lassen sich A. aus Sesquiterpenen u. *m*-Cymol gewinnen; **Anw.:** (med.) native u. synthet. A. aufgrund ihrer antiphlogist. Wirkung.

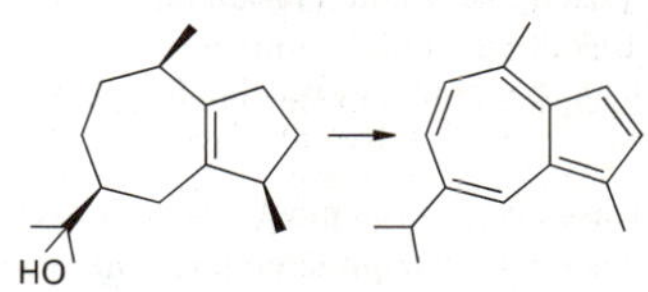


**Azulene** Abb. 2: Bildung von Guajazulen (rechts) aus Guajol (links), einem Proazulen

**Azulogene:** s. Proazulene.

**Azurblau:** s. Kupfer(II)-carbonat.

**Ångström** (Anders Jonas Å., schwed. Physiker u. Astronom, 1814–1874): Ångström; Symbol Å; der zehnmillionste T. eines Millimeters (1 Å = $10^{-10}$ m = 0.1 nm = 100 pm); nicht mehr anzuwendende Längeneinheit; wird trotzdem noch häufig in der Röntgenspektroskopie* u. bei Molekülstrukturen verwendet.

# B



**β** (gr. Kleinbuchstabe beta): s. a. Beta-.
**B:** (chem.) Symbol für Bor*.
**Ba:** (chem.) Symbol für Barium*.
**BA:** Abk. für **Bild**analyse*.
**Bacampicillin** (INN): 6-[(*R*)-2-Amino-2-phenylacetamido]penicillansäure-1-(ethoxycarbonyloxy)ethylester; 1-Ethoxycarbonylethyl-(2*S*,5*R*,6*R*)-6-[(*R*)-(2-amino-2-phenylacetamido)]-3,3-dimethyl-7-oxo-4-thia-1-azabicyclo[3.2.0]heptan-2-carboxylat; CAS-Nr. 50972-17-3; $C_{21}H_{27}N_3O_7S$; $M_r$ 465.5; nicht mehr im Handel befindl. Antibiotikum*; halbsynthet. Breitband-Penicillin* mit erweitertem Wirkungsspektrum; Ampicillinester, der nach oraler Gabe rasch zu Ampicillin* hydrolysiert wird. **Bacampicillinhydrochlorid:** Bacampicillini hydrochloridum Ph.Eur.6; $C_{21}H_{28}ClN_3O_7S$; $M_r$ 502.0; hygroskop. Pulver; lösl. in Wasser.
**Baccae:** veraltete Bez. für Beeren(zapfen); stattdessen heute: Fructus (s. Fruchtformen).
**Baccae Juniperi:** s. Juniperus communis (Juniperi pseudofructus).
**Baccae Lauri:** s. Laurus nobilis (Fructus Lauri).
**Baccae Sorbi:** s. Sorbus aucuparia (Fructus Sorbi aucupariae).
**Baccae Spinae cervinae:** s. Rhamnus catharticus (Rhamni cathartici fructus).
**Bach-Blütentherapie** (Edward B., walis. Arzt, 1886–1936): Behandlung von 38 postulierten Seelenzuständen mit entsprechenden Blütenmitteln; bestimmten seel. Persönlichkeitstypen werden bestimmte Reaktionsweisen zugeordnet. Krankheit wird primär als Ergebnis von Konflikten zw. dem sog. höheren Selbst u. der eigenen Persönlichkeit interpretiert. Die Bach-Blüten sollen einen ganzheitl. Genesungsprozess anregen. **Ind.:** seel. Befindlichkeitsstörungen, Schlaf- u. Verhaltensstörungen sowie Erkrankungen, die sich durch seel. Faktoren symptomat. verschlechtern, z. B. Neurodermitis; **Zuber.:** Frische Blüten, vorwiegend von Bäumen u. Sträuchern, werden in Quellwasser gelegt, der Einwirkung der Sonne ausgesetzt, zur Konservierung mit etwas Alkohol versetzt u. abgefüllt (sog. stock-bottles); der Einsatz erfolgt in verdünnter Form. Bei der B.-B. handelt es sich um ein wissenschaftl. nicht belegtes u. umstrittenes Verfahren ohne Ähnlichkeit zur Homöopathie*.
**Bachbungenkraut:** s. Veronica beccabunga.
**Bachminze:** s. Mentha aquatica var. aquatica.
**Bachnelkenwurz:** s. Geum rivale.
**Bacillaceae:** Bazillen; Fam. grampositiver, Sporen bildender Stäbchenbakterien; med. relevante Gattung: Bacillus*.
**Bacille-Calmette-Guèrin** (Albert C., Bakteriologe, Paris, 1863–1933; Camille G., Bakteriologe, Paris, 1872–1961): s. BCG.
**Bacilli:** Bacilli medicati, Styli medicati; Stäbchen, Wundstäbchen, Cereoli, Crayons, Candelette, veraltet Bougies; zylindr., stäbchenförmige Zuber. zum Einführen in enge Körperöffnungen (Urethra, Vagina, Nase, Gehörgang, Wundkanäle, Schnitte); gehören gemeinsam mit den Ätzstiften* zu den Arzneistäbchen; B. werden wie Suppositoria* durch Ausgießen od. Pressen mit geeigneten Formen hergestellt. Je nach Grundlage sind sie bei Körpertemperatur schmelzend (Hartfett*, evtl. mit Wachs- od. Ölzusatz je nach gewünschter Konsistenz), lösl. (Glycerol-Gelatine) od. quellbar (Gehalt an Tragant, Laminaria). B. müssen abhängig von der Applikation steril sein (Urethra, Wunden) u. sollen nur biol. abbaubare Hilfsstoffe enthalten. **Off.:** Stifte u. Stäbchen, Styli Ph.Eur.6. **Anthrophore:** bestehen aus einer Metallspirale, die mit Kautschuk überzogen u. mit Gelatine, dem Arzneistoffträger, übergossen wird.
**Bacillus:** Gattung grampositiver, in der Mehrzahl bewegl., aerob od. fakultativ anaerob wachsender Sporenbildner der Fam. Bacillaceae*; umfasst 48 Species; wichtigste Vertreter: B. anthracis (Erreger des Milzbrandes*), B. cereus (Bildung der Bacillustoxine*), B. licheniformis (Bildung von Bacitracin*), B. maceraus, B. polymyxa (Gewinnung von Polymyxin* B), B. stearothermophilus (wird zur Kontrolle der Funktionstüchtigkeit von Sterilisatoren verwendet) u. B. subtilis (z. B. Verw. zum Nachweis von Hemmstoffen u. Antibiotika in Körperflüssigkeiten; Bildung der Bacillustoxine u. Bacitracin).
**Bacillus macerans:** s. Cyclodextrine.
**Bacillus-stearothermophilus-Sporen:** hitzeresistente Sporen des thermophilen Bakt. Bacillus stearothermophilus (Wachstumsoptimum bei 55 °C); **Verw.:** Bioindikatoren* zur Prüfung von Sterilisatoren.
**Bacillustoxine:** Exotoxine (s. Toxine) von Bacillus* cereus u. Bacillus subtilis; gelegentl. Auslöser von Lebensmittelvergiftungen*.
**Bacitracin** (INN): Bacitracinum Ph.Eur.; CAS-Nr. 1405-87-4; Antibiotikum* aus bestimmten Stämmen von Bacillus subtilis u. licheniformis; weißes, hygroskop., sehr bitteres Pulver; lösl. in Wasser, Ethanol, Methanol, unlösl. in Ether, Chloroform, Aceton; liefert bei der Hydrolyse die Aminosäuren L-Cystein, D-Glutaminsäure, L-Histidin, L-Isoleucin, L-Leucin, L-Lysin, D-Ornithin, D-Phenylala-

nin u. DL-Asparaginsäure; kommerzielles B. ist ein Gemisch aus mind. 9 Komponenten (Bacitracin A als Hauptbestandteil); **Wirk.:** Polypeptid*-Antibiotikum; Wirkungsspektrum entspr. etwa dem des Penicillins; Wirksamkeit nach Ph.Eur. mind. 60 IE/mg; 1 IE entspr. 26 µg; **Anw.:** nur äußerl., als Puder od. Salbe, angewandt, da B. oral nicht resorbiert wird u. parenteral nierenschädigend wirkt; bei chirurg. Infektionen, in der Dermatologie u. Ophthalmologie, bei Phlegmonen u. Abszessen; häufig kombiniert mit dem gegen gramnegative Keime wirksamen Neomycin*; **Gesch.:** entdeckt 1943 von Johnson, Meleney u. Anker. **Bacitracin-Zink:** Bacitracinum zincum Ph.Eur.; B.-Zink-Komplex; weißes, hygroskop. Pulver; schwer lösl. in Wasser u. Ethanol.

**Backhefe:** s. Faex.

**Backpflaume:** s. Prunus domestica (Fructus Prunorum).

**Backpulver:** Backtriebmittel; dient anstelle von Hefe zur Lockerung von Gebäck; Gemisch von Natriumhydrogencarbonat* (Natron) mit einer Säure od. saurem Salz, welches beim Zusammenbringen mit Wasser (Milch) $CO_2$ entwickelt, das den Teig auftreibt u. somit auflockert; **Darst.:** gebräuchl. Mischungen: 84 T. Natriumhydrogencarbonat* u. 188 T. Kaliumhydrogentartrat* od. 70 T. Kaliumhydrogentartrat, 30 T. Natriumhydrogencarbonat, 37 T. Weinsäure u. 93 T. Amylum; hiervon 20 g auf 0.5 kg Mehl. Der Stärke- od. Mehlzusatz hat den Zweck, die Haltbarkeit des Backpulvers zu erhöhen. Außer den obigen Substanzen sind noch in Backpulvern erlaubt: Calciumphosphat, Calciumhydrogenphosphat, Calciumlactat, Ammoniumchlorid, Citronensäure sowie Stearinsäure u. andere Salze als Trennmittel. Für bestimmte Gebäcksorten wird auch Hirschhornsalz (Mischung aus Ammoniumcarbonat* u. Ammoniumhydrogencarbonat; ABC-Trieb) od. Pottasche (Kaliumcarbonat*) als Backtriebmittel verwendet.

**Back-Verfahren:** Verfahren zur Herst. von Sulfanilsäure* durch Erhitzen von Anilin* mit konz. Schwefelsäure (s. Abb.).

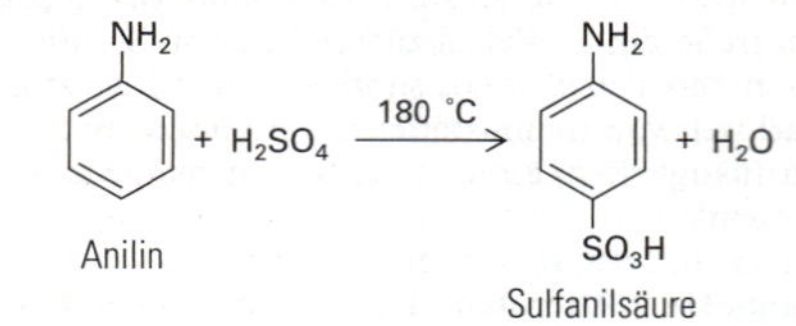


**Back-Verfahren**

**Baclofen (INN):** Baclofenum Ph.Eur.; 4-Amino-3-(*p*-chlorphenyl)buttersäure; CAS-Nr. 1134-47-0; $C_{10}H_{12}ClNO_2$, Strukturformel: s. Abb.; $M_r$ 213.67; Schmp. 206–208 °C; schwer lösl. in Wasser; zentral wirkendes Muskelrelaxans*, Spasmolytikum*; **Ind.:** v. a. Spasmen infolge Multipler* Sklerose u. Rückenmarkschädigungen; **UAW:** Übelkeit, Erbrechen, Schwindel, Müdigkeit, Hypotonie, Euphorie, Halluzinationen, Kopfschmerzen, Depressionen, allerg. Hauterscheinungen, Nieren- u. Leberfunktionsstörungen, Blutbildveränderungen; **Dos.:** p. o. Initialdosis 3×5 mg/d, steigern mit 15 mg/d alle 4 Tage bis 3×20 mg/d od. bis therap. Effekt erreicht ist; HWZ 3–4 h.

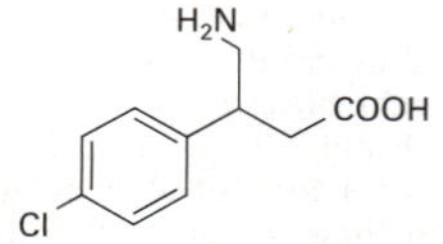


**Baclofen**

**Bacteriaceae:** s. Bakterien.

**Bacterium diphtheriae:** s. Corynebacterium diphtheriae.

**Bacterium nicrobacter:** s. Nitrifikation.

**Bacterium pyocyaneum:** s. Pseudomonas aeruginosa.

**Bacteroides:** Gattung gramnegativer, unbewegl., sporenloser, obligat anaerober Stäbchenbakterien der Fam. Bacteroidaceae mit 39 Bacteroides-Species; Produktion org. Säuren; **Vork.:** Körperflora von Mensch u. Tier, in Insekten u. Abwasser.

**Baddeleyit:** s. Zirconium.

**Badeschwamm:** s. Euspongia officinalis (Spongia marina).

**Badezusätze:** **1.** (med.) s. Balneotherapeutika. **2.** (kosmet.) u. a. Duftstoffe enthaltende Schaumbäder (mit Tensiden*), Badeöle, Badesalze; für brausende Badesalze Zusatz von Natriumhydrogencarbonat* und z. B. Citronensäure*.

**BADGE:** Abk. für **B**isphenol-**A**-**d**i**g**lycidyl**e**ther; Weichmacher* (Reaktionsverzögerer) für bestimmte Polymere, z. B. Glycid* für die Innenbeschichtung von Lebensmittelkonserven; Lebensmittel, die mehr als 1 mg/kg BADGE (inklusive Hydrolyse- u. Hydrochlorierungsprodukte) enthalten, werden als gesundheitl. bedenkl. eingestuft.

**Badiaga:** s. Spongilla lacustris.

**Badian:** s. Illicium verum (Anisi stellati fructus).

**Bäckerhefe:** s. Faex.

**Bäder, medizinische:** s. Balneotherapeutika.

**Bädertherapie:** besteht aus Fußbädern, Wassertreten, Teil- u. Vollbädern sowie Wechselbädern u. ist wesentl. Best. der Hydrotherapie*; **Wirk.:** verbesserte Durchblutung, Stärkung der Abwehrkräfte, Anregung des Stoffwechsels, Erfrischung bei Müdigkeit u. körperl. Schwäche, Schmerzlinderung. Vgl. Balneotherapeutika.

**Bärenfenchel:** s. Meum athamanticum.

**Bärengalle:** s. Aloe.

**Bärenklau:** **1.** s. Heracleum sphondylium; **2.** s. Acanthus mollis (Herba Acanthi).

**Bärenklee:** s. Melilotus officinalis (Meliloti herba).

**Bärenlauch:** s. Allium ursinum.

**Bärensaft:** s. Glycyrrhiza glabra (Succus Liquiritiae).

**Bärentraube:** s. Arctostaphylos uva-ursi.

**Bärentraubenblätter:** s. Arctostaphylos uva-ursi (Uvae-ursi folium).

**Bärlappkraut:** s. Lycopodium clavatum (Herba Lycopodii).

**Bärlappsamen:** s. Lycopodium clavatum (Lycopodium).

**Bärlappsporen:** s. Lycopodium clavatum (Lycopodium).

**Bärlauch:** s. Allium ursinum.

**Bärme:** s. Faex.

**Bärwurz:** s. Meum athamanticum (Radix Mei).

**Baeyer-Probe:** Nachweis von Alkenen* durch Entfärbung einer verd. Kaliumpermanganat-Lsg. in sodaalkal. od. saurem Medium.

**Baeyer-Spannung:** Bez. für Instabilität eines (Ring-)Systems, die sich aus der Abweichung der Bindungswinkel vom Tetraederwinkel (109° 28′) ergibt; bei einem ebenen sechsgliedrigen Ring betragen die Winkel 120°. Vgl. Ringe, kleine; Ringverbindungen.

**Baeyer-Villiger-Reaktion:** Oxidation offenkettiger od. cycl. Ketone* mit Persäuren zu Estern* bzw. Lactonen* (s. Abb.).

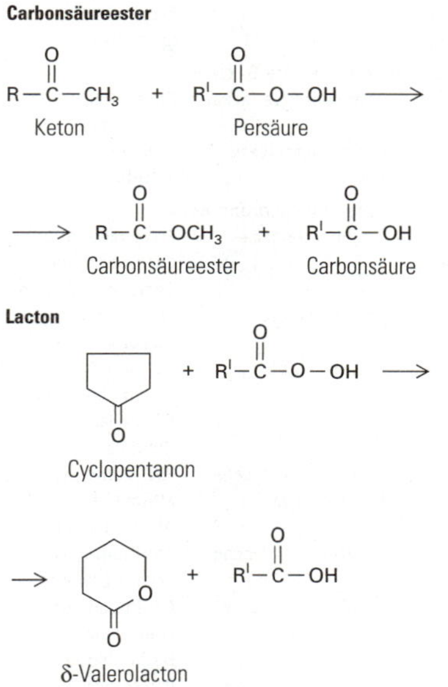


**Baeyer-Villiger-Reaktion:** Bildung eines Carbonsäureesters od. eines Lactons

**Baffles:** Schikanen; arm- od. rippenförmige Einbauten in Dragierkesseln, die der größeren Beweglichkeit von Drageekernen dienen; zur Verkürzung der Dragierzeiten u. Qualitätsverbesserung der Dragees. Vgl. Dragieren.

**BAG:** Abk. für **B**undesamt* für **G**esundheit.

**Bagasse:** bei der Zuckergewinnung aus Zuckerrohr anfallende Rückstände; **Verw.:** Papierherstellung.

**BAH:** Abk. für **B**undesverband der **A**rzneimittel**h**ersteller; früher Bundesfachverband der Heilmittelindustrie (Abk. BHI); seit 1954 existierender Verband mit Sitz in Bonn u. Niederlassung in Berlin; **Aufgaben: 1.** gesundheitspolit. Aktivitäten: z. B. Einsatz für die Belange der Arzneimittelhersteller, Begleitung von Gesetzgebungsverfahren; **2.** wissenschaftl. Basisarbeit im Arzneimittelbereich: Sammlung von Informationen über Arzneimittel, Stellungnahmen zu Vorgängen im Arzneimittelbereich, v. a. in Fragen zur Arzneimittelsicherheit, Pharmakoökonomie, Zulassung u. Recht; **3.** Dienstleister für die pharmaz. Industrie: Publikationen u. Fortbildungsangebote, z. B. durch den Wissenschafts- u. Wirtschaftsdienst (Abk. WiDi); **4.** Selbstkontrolle in der (Heilmittel-)Werbung.

**Baicalin:** s. Scutellaria baicalensis.

**Baikal-Helmkraut:** s. Scutellaria baicalensis.

**Bai zhu:** s. Atractylodes macrocephala.

**Bajonettbaum:** s. Yucca filamentosa.

**BAK: 1.** Abk. für **B**undes**a**potheker**k**ammer*; **2.** Abk. für **B**lut**a**lkohol**k**onzentration; s. Ethanol (Toxikol.).

**Bakanae-Krankheit:** Reis-Krankheit, verursacht durch den Pilz* Gibberella fujikuroi, bei der die Pflanze sehr schnell in die Länge wächst, spindeldürr, bleich u. schwächl. ist u. leicht umknickt; die Symptome werden von einem Gibberellin* verursacht.

**Bakelit:** ein Kunstharz*; Polymerisationsprodukt von Formaldehyd* mit Phenol*; benannt nach dem belg. Chemiker Baekeland; **Anw.:** (techn.) Herst. von Gebrauchsgegenständen u. techn. Geräten.

**Bakteriämie:** zeitweiliges Vorhandensein von Bakt. im Blut; kann bei gleichzeitigem Vorliegen anderer Symptome eine Sepsis* (mit-)definieren.

**Bakterien** (gr. bakterion Stäbchen): Abk. Bakt.; Bacteriacaea; einzellige Kleinlebewesen ohne echten Zellkern, die das Organismenreich der Procaryotae bilden (s. Prokaryoten); das Reich der Procaryotae wird seit 1984 in 4 Divisiones eingeteilt: **1. Gracilicutes:** gramnegative Bakt., u. a. die med. wichtigen Fam. Enterobacteriaceae, Pseudomonadaceae, Neisseriaceae, Bacteroidaceae, Rickettsiaceae u. Chlamydiaceae; **2. Firmicutes:** grampositive Bakt., u. a. die Fam. Micrococcaceae u. Mycobacteriaceae sowie die Gattungen Clostridium, Actinomyces u. Nocardia; **3. Tenericutes:** zellwandlose bakterienähnl. Einzeller, u. a. Mycoplasma- u. Ureaplasma-Arten; **4. Mendosicutes:** neu abgegrenzte Klasse der Archaeobacteria (thermophile Bakt. mit atyp. Zellwandaufbau); s. Bakterienklassifikation (Tab. dort); **Aufbau:** Zelle von Zellwand umgeben, Zytoplasma enthält DNA u. RNA, ∅ meist unter 0.001 mm (größte Dicke: Milzbrandbakt. 0.002 mm, Tuberkelbakt. 0.0015 mm); morpholog.: Kugeln, Stäbchen u. Schrauben mit äußerer Membran (bei gramnegativen B.), Murein, Zytoplasmamembran, Zytoplasma u. Kernäquivalenten (Nucleoid); z. T. Geißeln u. Kapseln (s. Abb.); **Vork.:** einzeln od. in fadenförmigen, flächigen, würfelförmigen Kolonien; meist farblos u. unsichtbar; zahlreiche Arten durch Geißelbildung zeitweise aktiv bewegl.; **Eigenschaften:** Fortpflanzung ungeschlechtl. durch Zweiteilung (Spaltung), z. T. Bildung äußerst widerstandsfähiger Sporen; autotropher od. heterotropher Stoffwechsel, teils Aerobier*, teils fakultative od. obli-

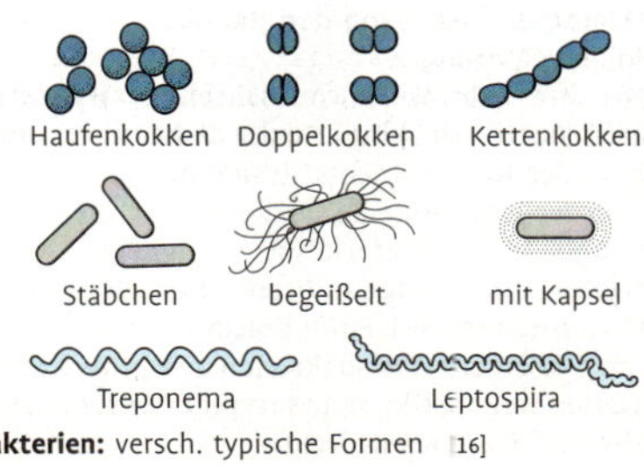


**Bakterien:** versch. typische Formen [16]

gator. Anaerobier*; vielfältige Enzymsysteme, daher auf künstl. unbelebten Nährböden züchtbar; je nach Zellwandstärke lassen sich Bakt. nach Gram unterschiedl. anfärben (s. Gram-Verhalten); **physiol. Wirk.: 1.** chromogene (farbstoffbildende) B.; **2.** saprogene (Fäulnis-) B.; **3.** zymogene B. (Gärungserreger); **4.** pathogene B. (Krankheitserreger); **5.** photogene (lichterzeugende) B.; **6.** nitrogene (stickstoffbindende, nitrat- u. nitritbildende) B.; **7.** Eisenbakterien (scheiden Eisenhydroxid ab); **8.** Schwefelbakterien (oxidieren durch Fäulnis entstandenen Schwefelwasserstoff zu Schwefel, den sie in Körnchen speichern).

**Bakterienendotoxine:** s. Toxine.

**Bakterien-Endotoxin-Prüfung:** s. BEP.

**Bakterienklassifikation:** (engl.) *bacteriological classification*; Teilgebiet der systemat. Bakteriologie; umfasst Nomenklatur, Identifizierung, Beschreibung u. Ordnung der Bakterien* in einem hierarch. System nach ihren Verwandtschaftsbeziehungen, beruhend auf morpholog., färberischen, physiol., biochem., antigenen u. genet. Merkmalen (s. Tab.); **Beispiel:** Salmonella enterica: **Reich** (Bacteria), **Phylum** (Proteobacteria), **Klasse** (Gammaproteobacteria), **Ordnung** (Enterobacteriales), **Familie** (Enterobacteriaceae), **Gattung** (Salmonella), **Species** (enterica). Eine Species (Art) ist in **Serovarianten** (z. B. Salmonella enterica Serovar Typhi) od. in **Biovare** (z. B. Vibrio cholerae Biovar eltor) unterteilbar. Benennung folgt dem International Code of Nomenclature of Bacteria.

**Bakterienkulturen:** Kulturen von Bakt. auf Bakteriennährböden*, z. B. Plattenkulturen, Stichkulturen; vgl. Kulturverfahren.

**Bakteriennährböden:** feste, halbfeste od. flüss. Nährsubstrate zur Züchtung von Bakterien*; die Zusammensetzung der künstl. Nährböden* ist den natürl. Substraten angepasst; z. B. Bodenextrakte, Fleischabkochungen mit Blut u. Serum, mit Fleischwasser (Pepton) hergestellte, keimfreie Bouillon-, Agar- u. Gelatinenährböden.

**Bakterienruhr:** s. Shigellose.

**Bakterien, säurefeste:** von einer dicken Lipidschicht (Mykolsäuren, Wachse) umhüllte Bakterien*, welche die übl. Farblösung (s. Ziehl-Neelsen-Karbolfuchsinlösung) nur schlecht od. langsam annehmen bzw. einmal angenommene Farblösung bei Behandlung mit starken Entfärbungsmitteln (Salz-Schwefelsäure, Salzsäure-Alkohol) kaum wieder abgeben (Ziehl-Neelsen-Färbung); Nachw. von Säurefestigkeit z. B. bei Species der Gattungen Mycobacterium*, Nocardia*, Rhodococcus.

**Bakterientoxine:** s. Toxine.

**Bakteriologie:** Lehre von den Bakterien*; vgl. Mikrobiologie; Virologie.

**Bakteriolyse:** Auflösung von Bakterien*. **Bakteriolysine:** spezif. Antikörper*, die Bakt. unter Aktivierung des Komplements* lysieren. Vgl. Antigen-Antikörper-Reaktion; Ambozeptor.

**Bakteriolysine:** s. Bakteriolyse.

**Bakteriophagen:** Phagen; Viren*, die sich in Bakterien* vermehren; mit Hilfe bestimmter B. können die zugehörigen Wirtsbakterien erkannt werden (Bakteriendiagnostik; s. Lysotypie); **Gesch.:** 1917 von Felix d'Herelle entdeckt.

**Bakterienklassifikation**
Morphologische und biologische Merkmale

| | **Ordnungen**<br>Familien | medizinisch bedeutsame Gattungen |
|---|---|---|
| **I.** | **Bakterien mit dünner Zellwand (Gracilicutes, meist gramnegativ)** | |
| 1. | Spirochäten* | |
| | Spirochaetales* | |
| | Leptospiraceae | Leptospira* |
| | Spirochaetaceae* | Borrelia* |
| | | Treponema* |
| | | Spirochaeta |
| 2. | andere spiralige Bakterien | |
| | Campylobacteriaceae | Campylobacter* |
| | | Acrobacter |
| | Helicobacteraceae | Helicobacter |
| | Spirillaceae | Spirillum |
| 3. | aerobe Stäbchen und Kokken* | |
| | Flavobacteriaceae | Flavobacterium* |
| | | Capnocytophaga |
| | | Chryseobacterium |
| | Legionellaceae | Legionella |
| | Coxiellaceae | Coxiella |
| | Neisseriaceae | Neisseria* |
| | | Chromobacterium |
| | | Eikenella |
| | | Kingella |
| | Pseudomonadaceae* | Pseudomonas* |
| | Moraxellaceae | Moraxella |
| | | Acinetobacter |
| | Xanthomonadaceae | Xanthomonas* |
| | | Stenotrophomonas* |
| | Cardiobacteriaceae | Cardiobacterium |
| | Francisellaceae | Francisella |
| | Burkholderiaceae | Burkholderia |
| | | Pandoraea |
| | | Ralstonia |
| | Alcaligenaceae | Alcaligenes |
| | | Achromobacter |
| | | Bordetella* |
| | Comamonadaceae | Comamonadas |
| 4. | fakultativ anaerobe Stäbchen | |
| | Enterobacteriaceae* | Cedecea |
| | | Citrobacter |
| | | Edwardsiella |
| | | Enterobacter* |
| | | Ewingella |
| | | Erwinia |
| | | Escherichia* |
| | | Hafnia |
| | | Klebsiella* |
| | | Kluyvera |
| | | Morganella |
| | | Pantoea |
| | | Plesiomonas |
| | | Proteus* |
| | | Providencia |
| | | Rahnella |
| | | Salmonella* |
| | | Serratia* |
| | | Shigella* |

**Bakterienklassifikation**
Morphologische und biologische Merkmale

| **Ordnungen** Familien | medizinisch bedeutsame Gattungen |
|---|---|
| | Tatumella |
| | Yersinia* |
| Pasteurellaceae | Actinobacillus |
| | Haemophilus* |
| | Pasteurella* |
| Vibrionaceae | Vibrio* |
| Aeromonaceae | Aeromonas* |
| 5. anaerobe Stäbchen | |
| Fusobacteriaceae | Fusobacterium |
| | Leptotrichia |
| | Streptobacillus |
| Bacteroidaceae | Bacteroides* |
| Porphyromonadaceae | Porphyromonas |
| 6. anaerobe Kokken | |
| Peptococcaceae | Peptococcus |
| Peptostreptococcaceae | Peptostreptococcus |
| Acidaminococcaceae | Veillonella |
| 7. Rickettsiales | |
| Rickettsiaceae | Rickettsia* |
| | Orienta |
| Anaplasmataceae | Anaplasma |
| | Ehrlichia |
| | Wolbachia |
| 8. Rhizobiales | |
| Bartonellaceae | Bartonella |
| Brucellaceae* | Brucella* |
| 9. Sphingomonadales | |
| Sphingomonadaceae | Sphingomonas |
| 10. Chlamydiales | |
| Chlamydiaceae | Chlamydia |
| | Chlamydophila |
| Simkaniaceae | Simkania |
| Waddliaceae | Waddlia |
| **II. Bakterien mit fester Zellwand (Firmicutes, meist grampositiv)** | |
| 1. aerobe und fakultativ anaerobe Kokken* | |
| Staphylococcaceae | Staphylococcus* |
| | Gemella |
| Micrococcaceae* | Micrococcus* |
| | Rothia |
| Streptococcaceae | Streptococcus* |
| | Lactococcus |
| Enterococcaceae | Enterococcus* |
| Leuconostocacceae | Leuconostoc |
| 2. Endosporenbildner | |
| Bacillaceae* | Bacillus* |
| Clostridiaceae* | Clostridium* |
| 3. aerobe und fakultativ anaerobe Stäbchenbakterien | |
| Lactobacillaceae* | Lactobacillus* |
| | Pedicoccus |
| Listeriaceae | Listeria* |
| Erysipelotrichaceae | Erysipelothrix |
| 4. unregelmäßig geformte Stäbchen | |
| Corynebacteriaceae* | Corynebacterium* |
| Eubacteriaceae | Eubacterium |
| Propionibacteriaceae | Propionibacterium |
| 5. verzweigung- oder fadenbildende Bakterien | |
| Actinomycetaceae* | Actinomyces |
| Cellulomonadaceae | Tropheryma |
| Streptomycetaceae | Streptomyces* |
| 6. andere, morphologisch variabel | |
| Bifidobacteriacea | Gardnerella |
| | Bifidobacterium |
| Mycobacteriaceae* | Mycobacterium* |
| Nocardiaceae | Nocardia* |
| | Rhodococcus |
| **III. Bakterien ohne feste Zellwand (Tenericutes)** | |
| Mycoplasmatales | |
| Mycoplasmataceae | Mycoplasma |
| | Ureaplasma |
| **IV. Bakterien mit atypischer Zellwand (Mendosicutes)** | |
| Gruppe phylogenetisch alter Bakterien (Archaebacteria) mit Zellwänden ohne Murein, teils aerob, meist anaerob, z. T. extrem thermophil, azidophil, halophil oder methanogen; Bakterien v. a. extremer ökologischer Bereiche | |

**Bakteriophage, temperenter:** auch temperierter Bakteriophage, gemäßigter Bakteriophage; Bakteriophage*, der eine Bakterienwirtszelle infiziert, ohne sich darin zu vermehren u. die Lyse des Bakteriums herbeizuführen; in diesem latenten (Prophagen-)Stadium ist das Virus ins Bakterienchromosom eingebaut, vermehrt sich mit diesem synchron u. wird so von Bakterienzelle zu Bakterienzelle weitergegeben (lysogener Lebenszyklus); unter bestimmten Umständen wird der Phage reaktiviert u. vermehrt sich in der Bakterienzelle.

**Bakteriophage, virulenter:** Bakteriophage*, der eine Bakterienwirtszelle infiziert, sich darin vermehrt u. ggf. die Lyse des Bakteriums herbeiführt (lytischer Lebenszyklus); vgl. Bakteriophage, temperenter.

**Bakteriorhodopsin:** Chromoprotein* aus der Plasmamembran von Halobakterien (Archaebakterien; z. B. Halobacterium halobium); unter Sauerstoffmangel wird mit Hilfe der Lichtenergie über die Membran ein pH-Gradient aufgebaut, der zur Energiegewinnung (ATP-Synthese) genutzt wird.

**Bakteriostase:** konzentrationsabhängige Fähigkeit einer chem. Substanz (Bakteriostatikum) zur Verhinderung der Keimvermehrung ohne Abtötung; die geschädigten Keime vermehren sich wieder nach Einbringen in frische Nährmedien. Vgl. Bakterizidie; Antibiose.

**Bakteriotropine:** Opsonine; Serumbestandteile von Mensch u. Tier, welche die Phagozytose* fördern, ohne auf die phagozytierten Partikel direkt Einfluss zu nehmen.

**Bakteriurie:** Ausscheidung von Bakt. im Harn; wird bei Keimzahlen ab $10^5$ Keime/mL als **signifikante** B. bezeichnet, da Spontanurin häufig mit Bakt. kontaminiert ist, die aus der physiol. Bakterienflora der Urethra od. vom äußeren Genitale stammen; **Vork.:** v. a. bei Harnwegsinfektion.

**Bakterizidie:** Fähigkeit einer chem. Substanz (Bakerizid), Bakterien abzutöten; **sekundäre B.:** Abtötung sich in Vermehrung befindl. Bakterien; **primäre B.:** Abtötung auch ruhender Bakterien. Messungen der B. dienen zur Beurteilung der Wirksamkeit antibakterieller Substanzen. Vgl. Antibiotika; Bakteriostase.

**BAL:** Abk. für (engl.) ***B**ritish **A**nti **L**ewisite*; s. Dimercaprol.

**Balanocarpus-Arten:** s. Shorea wiesneri.

**Balata:** s. Mimusops globosa.

**Baldrian:** s. Valeriana officinalis.

**Baldrian, Großer:** s. Valeriana officinalis.

**Baldrian, Japanischer:** s. Valeriana officinalis var. angustifolia.

**Baldrian, Mexikanischer:** s. Valeriana edulis ssp. procera.

**Baldrianöl:** s. Valeriana officinalis (Oleum Valerianae); Valeriana officinalis var. angustifolia (Oleum Valerianae).

**Baldrian, Roter:** s. Centranthus ruber.

**Baldriansäure:** s. Valeriansäure.

**Baldriantinktur:** s. Tinctura Valerianae.

**Baldriantinktur, ätherische:** s. Tinctura Valerianae aetherea.

**Baldriantinktur, zusammengesetzte:** s. Tinctura Valerianae composita.

**Baldrianwurzel:** s. Valeriana officinalis (Valerianae radix).

**Baldrianwurzelöl:** s. Valeriana officinalis (Oleum Valerianae).

**Baldrianwurzeltrockenextrakt:** s. Valerianae extractum siccum.

**Baldrinale:** s. Valepotriate (Charakterist. Reaktionen).

**Balgfrucht:** s. Fruchtformen.

**Balgkapsel:** s. Fruchtformen.

**Baljet-Reagenz:** frisch bereitete Mischung von 9.5 mL 1 %iger Pikrinsäurelösung u. 0.5 mL 10 %iger Natronlauge; **Anw.:** Nachw. des Butenolidringes bei Cardenoliden (s. Glykoside, herzwirksame), wobei die aktive Methylengruppe mit B.-R. einen Meisenheimer*-Komplex bildet. Vgl. Pikrinsäure.

**Balkencode:** s. Strichcode.

**Balkenwaage:** s. Waagen.

**Ballaststoffe:** Gesamtheit der im Dünndarm unverdaul. Nahrungsbestandteile; **Wirk.:** **1. wasserlösliche**, viskose B.: können postprandiale Blutglucosewerte sowie die Gesamt- u. LDL-Cholesterolwerte verbessern, zeigen jedoch keine Assoziation mit vermindertem Risiko für Diabetes* mellitus Typ 2 od. kardiovaskuläre Erkrankungen; **2. wasserunlösliche** B. (v. a. Cereal Fibres aus Getreide): sind über bisher ungeklärte Mechanismen mit einem verringerten Risiko für Diabetes mellitus Typ 2 u. kardiovaskuläre Erkrankungen assoziiert; **3.** außerdem anregende Wirk. einiger B. auf die Darmperistaltik (Volumeneffekt) u. Förderung des Transports des Darminhalts; evtl. Fermentierbarkeit im Dickdarm mit Bildung von kurzkettigen Fettsäuren; **Wirkstoffe:** z. B. Polysaccharide* als Zellwandbestandteile von Pflanzen (u. a. Cellulose*, Hemicellulosen*, Pektin*, Lignin*), resistente Stärke (s. Amylum), Cutin*, pflanzl. Schleimstoffe*, Zellwandbestandteile von Algen* u. Hefepilzen (s. Faex); Oligofructoside als lösliche B. (s. Inulin); **Dos.:** empfohlene tägl. Aufnahmemenge mind. 30 g; **Hinweis:** Mangel an B. begünstigt Obstipation* u. verschiedene Erkrankungen des Gastrointestinaltrakts. Vgl. Kleie; Laxanzien.

**Ballaststoffpräparate:** Zubereitungen, die Ballaststoffe* enthalten; **Best.:** Pflanzenfasern, Weizenkleie, Sojakleie, Guarkernmehl (s. Cyamopsis tetragonaloba), Psyllii semen (s. Plantago afra) od. andere unverdaul., quellende od. füllende Stoffe; **Anw.:** z. B. bei ballaststoffarmer Ernährung als mildes Laxans* od. bei Übergewicht zur Erreichung eines Sättigungsgefühls. Vgl. Kleie.

**Ballon:** bauchiger Glasbehälter mit kurzem, engem Hals; gegen Beschädigung meist durch einen Korb geschützt.

**Ballonpflanze:** s. Cardiospermum halicacabum.

**Ballonrebe:** s. Cardiospermum halicacabum.

**Ballotae nigrae herba:** s. Ballota nigra.

**Ballota lanata:** s. Leonurus lanatus.

**Ballota nigra L.:** Schwarznessel, Schwarzer Andorn; Fam. Lamiaceae (Labiatae); Südeuropa, Nordafrika; Stpfl. von **Ballotae nigrae herba:** Herba Ballotae nigrae; Schwarzer Andorn, Schwarznesselkraut; die getrockneten, blühenden Stängelspitzen der Pflanze; **Off.:** Ph.Eur.6; **Inhaltsst.:** äther. Öl, Sesquiterpenbitterstoffe (z. B. Ballotinon, Ballotenol), Gerbstoffe*, Flavonoide*; **Gehalt:** mind. 1.5 % Gesamt-*ortho*-Dihydroxyzimtsäure-Derivate, berechnet als Acteosid, bezogen auf das Trockengewicht; **Anw.:** (volkstüml.) z. B. bei nervösen Magenbeschwerden, leichten Schlafstörungen, Husten.

**Ballote, Wollige:** s. Leonurus lanatus.

**Ballschmiter Kongenere:** s. PCB.

**Balnea medicata:** s. Balneotherapeutika.

**Balnea ophthalmica:** s. Augenwässer.

**Balneologie:** Wissenschaft von den Grundlagen, Methoden u. Wirk. der Balneotherapie*.

**Balneotherapeutika:** Balnea medicata; Mittel zur Bädertherapie; med. Badezusätze* zur Erzeugung künstl. Heilbäder (medizin. Bäder); **Wirkstoffe:** z. B. Tenside* (ionische u. nichtion. Emulgatoren*), Pflanzenextrakte, äther. Öle, Tannin*, Kleie*, Teere, Moor, Schwefel*, Salicylsäure*, Nicotinsäurebenzylester* od. Zusätze, die Sauerstoff entwickeln; **Ind.:** Ther. von z. B. Hauterkrankungen (z. B. Psoriasis*, Ekzeme*), Erkrankungen* des rheumat. Formenkreises, Hämorrhoiden*, Durchblutungsstörungen. Vgl. Bädertherapie; Moorbad. **Oleobalneologika:** Ölbäder; enthalten einen hohen Anteil an Pflanzenölen, die eine Wiederherstellung des Hautlipidmantels bewirken u. eine vorübergehende Schutzschicht aufbauen sollen. Zur Emulgierung der Ölphase werden in Öl lösl. Emulgatoren, hauptsächl. Tenside mit HLB*-Werten zwischen 7 u. 10, sowie Lecithin* u. Phospholipide* verwendet.

**Balneotherapie:** Behandlung mit Bädern unter Verw. natürlich vorkommender Heilmittel (sog. natürl. Heilbad), z. B. Heilwasser*, Wildwasser (heißes u. kaltes Quellwasser, dem Heilwirkung zugeschrieben wird, ohne dass es den für die Definition als Heilwasser erforderl. Mindestgehalt an

Wirkstoffen aufweist) u. Erden (s. Peloid); i. w. S. auch Seebäder (Thalassotherapie), Trinkkuren u. Inhalationen. Vgl. Bädertherapie.

**Balneum:** Bad.

**Balsamapfel:** s. Momordica balsamina (Fructus Momordicae).

**Balsam, Arabischer:** s. Commiphora opobalsamum (Balsamum de Mecca).

**Balsambaumgewächse:** s. Burseraceae.

**Balsambirne:** s. Momordica charantia.

**Balsame** (hebräisch balsam): Balsamica; Weich-Harze; Sekrete in den Interzellulargängen v. a. von Bäumen in den Tropen; mehr od. weniger dickflüssige, sirupartige Gemische aus Harzen* u. äther. Ölen (Aetherolea*); **Gew.:** soweit B. nicht von selbst ausfließen, durch Einschnitte od. Auskochen der betroffenen Pflanzenteile; während der Lagerung können die äther. Öle verdunsten, so dass die B. in ihrer Konsistenz oft beinahe glasartig werden. **Künstliche Balsame:** Arzneigemische von balsamartiger Konsistenz.

**Balsamgurke:** s. Momordica balsamina.

**Balsamica:** s. Balsame.

**Balsam, Indischer:** s. Balsamum peruvianum.

**Balsamkraut:** s. Mentha crispa (Folia Menthae crispae).

**Balsamodendron kataf:** s. Commiphora kataf.

**Balsampappel:** s. Populus-Arten.

**Balsam, Peruanischer:** s. Balsamum peruvianum.

**Balsamtanne:** s. Balsamum canadense.

**Balsamterpentinöl:** s. Terebinthina (Terebinthinae aetheroleum).

**Balsamum africanum:** s. Balsamum Copaivae africanum.

**Balsamum americanum:** s. Balsamum tolutanum.

**Balsamum brasiliense:** s. Balsamum Copaivae.

**Balsamum canadense:** Terebinthina canadensis; Kanadabalsam, Kanadisches Terpentin; D. ca. 0.994; SZ 80–85; VZ 84–95; sehr leicht lösl. in Benzol, Chloroform, Xylol, Toluol, Schwefelkohlenstoff; unvollständig lösl. in 90 %igem Ethanol, unlösl. in Wasser; blassgelbe od. grünlich gelbe, klare, bisweilen fluoreszierende Flüss., stark klebend, von angenehm terpentinartigem Geruch u. bitterem Geschmack, verdickt u. erstarrt allmähl. an der Luft; Stpfl. sind die Balsamtanne Abies balsamea (L.) Mill. u. Pinus balsamea, Fam. Pinaceae; heim. in den nördl. USA u. in Kanada; aber auch Abies fraseri (Push) Poir. u. Tsuga* canadensis; **Best.:** ca. 28 % äther. Öl mit Pinen* u. $\beta$-Phellandren, ca. 45 % Harzsäuren (mit Abietin- u. Neoabietinsäure), Bernsteinsäure*, Essigsäure*, Ameisensäure*, Bitterstoffe*, Harz*; **Anw.:** **1.** (med.) früher (bes. in Amerika) innerl. bei Gonorrhö, Harnblasenentzündung, Bronchitis; äußerl. zu Pflastern; **2.** (techn.) in der Mikroskopie als Einschlussmittel; in der Optik zum Verkitten der Linsen (gleicher Brechungsindex wie Kronglas); in der Lackindustrie.

**Balsamum Capivi:** s. Balsamum Gurjunae.

**Balsamum Cativo:** Cativobalsam; Balsam aus Prioria* copaifera; **Inhaltsst.:** 75–80 % Resinolsäuren (s. Harze, Best.), ca. 13 % Resene u. ca. 2 % äther. Öl; **Anw.:** (techn.) Terpentinersatz; für Klebemittel (Fliegenleim) verwendet.

**Balsamum contra tussim:** Hustenbalsam; weiße bis gelbe, weiche Salbe von starkem, aromat. Geruch; Zusammensetzung: 0.25 g Latschenkiefernöl, 0.25 g Eukalyptusöl, 1 g gereinigtes Terpentinöl*, 1.5 g starkes Campheröl (s. Solutio Camphorae oleosa), 27 g Polyethylenglykolsalbe; **Anw.:** Expektorans* bei Bronchitis; **Dos.:** 2- bis 3-mal/d Brust u. Rücken einreiben; **cave:** nicht bei Säuglingen u. Kindern unter 2 Jahren anwenden.

**Balsamum Copaivae:** Balsamum Copaibae, Balsamum brasiliense; Copaiva-Balsam, Kopaivabalsam, Jesuiterbalsam; D. 0.920–0.955 (20 °C); SZ 75.8–84.2; EZ nicht über 14; klare, gelbl. bis gelbbraune, dickl. Flüss., teilweise schwach fluoreszierend, von würzigem Geruch u. würzig-scharfem, bitterem Geschmack; lösl. in absolutem Ethanol, Chloroform, Benzin, Pentanol, Ether, Terpentin; Stpfl. sind versch. Copaifera-Arten, bes. Copaifera reticulata Ducke, Fam. Fabaceae (Leguminosae), Brasilien, die ca. 70 % der Kopaivabalsam-Produktion liefert; weitere Stpfl. sind u. a. Copaifera officinalis (Jacq.) L., heim. in Venezuela, Kolumbien; C. guyanensis Desf., Unterlauf des Amazonas; C. langsdorffii Desf., Brasilien; C. coriacea Mart., südl. Brasilien; **Best.:** Harzsäuren (20–60 %), äther. Öl. (40 %, mit $\alpha$- u. $\beta$-Caryophyllen, L-Cadinen*), Bitterstoffe*; häufig mit Colophonium*, anderen Harzen* u. Balsamen* verfälscht; **Gew.:** Anzapfen der schizolysigenen Sekretgänge des Holzes u. Markes; im Handel u. a. als Maracaibo- (Venezuela, dickflüssig), Para-(Maranham-) (Brasilien, dünnflüssig), Trinidad-, Surinam-, Angostura-Balsamum; beste Sorte aus Para u. Maranham (Brasilien); **Anw.:** heute prakt. nicht mehr; **1.** (volkstüml.) innerl. bei Gonorrhö, Entzündung der Harnwege, Bronchitis, Lepra, Psoriasis (meist in Kapseln); äußerl. bei Geschwüren, Frostbeulen, Scabies*; **2.** (techn.) Lacke; vgl. Balsamum Hardwickiae. **Hom.:** Balsamum Copaivae, Copaiva: verordnet z. B. bei Bronchitis, Zystitis.

**Balsamum Copaivae africanum:** Balsamum africanum; Afrikanischer Kopaivabalsam, Illurinbalsam; Balsam von Paradaniella oliveri, Fam. Fabaceae (Leguminosae); **Anw.:** wie Balsamum* Copaivae.

**Balsamum Copaivae ostindicum:** s. Balsamum Gurjunae.

**Balsamum de Mecca:** s. Commiphora opobalsamum.

**Balsamum Dipterocarpi:** s. Balsamum Gurjunae.

**Balsamum Eustachii:** s. Balsamum tolutanum.

**Balsamum Gileadense:** s. Commiphora opobalsamum (Balsamum de Mecca).

**Balsamum Gurjunae:** Balsamum Capivi, Balsamum Copaivae ostindicum, Balsamum Dipterocarpi, Balsamum Garnae; Gardjanbalsam, Gardschanbalsam, Gurjunbalsam, Ostindischer Kopaivabalsam; hellgelbe bis schwarzbraune, grünl. fluoreszierende, dickl. Flüss.; Stpfl. sind versch. Dipterocarpus-Arten, hauptsächl. D. alatus u. D. turbinatus, Fam. Dipterocarpaceae; mächtige Bäume in Hinterindien, Bengalen; **Best.:** 50–80 % äther. Öl, 20–50 % Harz*; **Gew.:** Anhauen der Bäume u. Anzünden eines Feuers in der gehauenen Höhlung, worauf der Balsam ausfließt; **Anw.:** wie Balsamum* Copaivae.

B

**Balsamum Hardwickiae:** Hardwickiabalsam; Balsam von Hardwickia pinnata (Kingiodendron pinnatum), Fam. Fabaceae (Leguminosae); Vorderindien; **Anw.:** Ersatz für Balsamum* Copaivae.

**Balsamum indicum album:** s. Liquidambar orientalis.

**Balsamum indicum nigrum:** s. Balsamum peruvianum.

**Balsamum indicum siccum:** s. Balsamum tolutanum.

**Balsamum Mariae:** s. Calophyllum inophyllum (Tacamahaca).

**Balsamum Mentholi compositum:** Mentholbalsam; Zusammensetzung: DAB, 3 T. Menthol*, 3 T. Methylsalicylat*, 3 T. Wasser, 2 T. gelbes Wachs, 9 T. Wollfett; **Wirk.:** leicht anästhesierend u. schmerzstillend; **Anw.:** z. B. gegen Hexenschuss, Insektenstiche.

**Balsamum peruvianum:** Balsamum indicum nigrum, Balsamum peruvianum nigrum; Chinaöl, Indischer Balsam, Peruanischer Balsam, Perubalsam, Rindenbalsam, Wundbalsam; D. 1.14–1.17; dunkelbraune, klare u. durchsichtige, ölige Flüss. von aromat., vanilleartigem Geruch u. kratzendem, schwach bitterem Geschmack; nicht eintrocknend, nicht fadenziehend u. nicht klebend; leicht lösl. in absolutem Ethanol u. Chloroform, nicht lösl. in fetten Ölen (mit Rizinusöl bis 15 % mischbar); unlösl. in Wasser; Stpfl. ist Myroxylon balsamum (L.) Harms var. pereirae (Royle) Harms, Fam. Fabaceae; Costa del Balsamo in El Salvador, schmaler Küstenstrich in 300–500 m Höhe; inf. seines hohen Preises ist Perubalsam Verfälschungen ausgesetzt, z. B. durch Terpentin, Benzoe*, Balsamum* Gurjunae, Styrax, Rizinusöl, Balsamum* Copaivae; zur Prüfung dient DC (Feststellung des Gehalts von fetten Ölen, künstl. Balsamen, Colophonium*, Terpentinöl*); **Off.:** Ph.Eur.6; Monographie: Kommission E; **Best.:** 45–70 % (gravimetr. bestimmt) mit Ether extrahierbare Zimtsäure- u. Benzoesäurebenzylester (Cinnamein*) mit VZ 235–255; ferner 25–30 % Harze*, Benzoesäure*, Zimtsäure*, Vanillin*, ca. 7 % ($\alpha$- u. $\beta$-) Nerolidol*, Farnesol*; **Gew.:** Einschneiden, teilweises Entrinden u. anschließendes Anräuchern der Stämme von 10-jährigen Bäumen nach Beendigung der Regenzeit (November, Dezember); Perubalsam findet sich nicht fertig vorgebildet im Holz der Bäume, sondern stellt ein pathol. Produkt (schizogener Sekreträume) dar; **Wirk.:** antisept., schwach anästhesierend, granulationsfördernd; **Anw.:** (med.) **1.** hauptsächl. äußerl. als Wundheilmittel, Best. von Hämorrhoidenmitteln, Antiscabiosum, zu Einreibungen; nicht länger als eine Woche anwenden, Patienten sind auf das hohe Sensibilisierungspotential hinzuweisen; **2.** innerl. obsolet; früher v. a. als Expektorans, Stomachikum, Antiseptikum u. bei chron. Katarrhen der Respirations-, Verdauungs-, Urogenitalorgane, bei Asthma, Erkrankungen des rheumat. Formenkreises; **UAW:** relativ häufig Kontaktallergien vom Typ IV; es gibt daher keine zugelassenen Fertigarzneimittel mit klarer Indikationsstellung. **Zuber.:** Linimentum contra scabiem (Anw. obsolet), Mixtura oleosa balsamica; (veterin.) als Räudemittel; in Salben meist 10 %ig; relativ häufig Best. von Wundsalben. **Hom.:** Balsamum peruvianum: verordnet z. B. bei chron. Bronchitis, Wundheilungsstörungen.

**Balsamum Pini:** s. Terebinthina.

**Balsamum styracinum:** s. Liquidambar orientalis (Styrax).

**Balsamum Styracis liquidum:** s. Liquidambar orientalis (Styrax).

**Balsamum Terebinthinae:** s. Terebinthina.

**Balsamum tolutanum:** Balsamum americanum, Balsamum Eustachii, Balsamum indicum siccum, Resina tolutana; Tolubalsam; SZ 112–168; der frische Balsam ist braungelb, zähflüssig u. härtet an der Luft zu einer spröden, leicht zerreibbaren Masse; er besitzt einen feinen Wohlgeruch u. würzigen Geschmack; lösl. in Ethanol, Chloroform, Kalilauge; Stpfl. ist Myroxylon balsamum (L.) Harms var. balsamum (M. toluifera, M. balsamum var. genuinum Baillon), Fam. Fabaceae (Leguminosae); nördl. Südamerika, bes. Unterlauf des Magdalenenstromes in Kolumbien, in der Nähe der Stadt Tolu; **Off.:** Ph.Eur.6, Ph.Helv.; Monographie: Kommission E; **Best.:** 75–80 % Harz*, bestehend aus Benzoe- u. Zimtsäureestern eines Toluresinotannols, ferner 7–8 % Gemisch aus Zimtsäure- u. Benzoesäurebenzylester (Cinnamein*; vgl. Balsamum peruvianum), Vanillin*, äther. Öl; **Gehalt:** mind. 25.0 u. max. 50.0 % freie od. gebundene Säuren, bestimmt als Zimtsäure* (Ph.Eur.6, Ph.Helv.); **Gew.:** spitzwinklige Einschnitte in die Rinde der Bäume; **Zuber.:** Emulsio Balsami tolutani, Sirupus* Balsami tolutani; **Anw.: 1.** v. a. früher als Expektorans* bei Lungenkatarrhen, in Antitussiva; ferner bei Blasenkatarrhen; **2.** (techn.) zur Herst. von Kaugummi u. in der Parfümerie.

**Bambuterol** (INN): 5-[(*RS*)-2-(1,1-Dimethylethyl)amino-1-hydroxyethyl]-1,3-phenylen-bis(dimethylcarbamat); CAS-Nr. 81732-65-2; $C_{18}H_{29}N_3O_5$, Strukturformel: s. Abb.; $M_r$ 367.45; $pK_S$ 9.6; Beta-2-Sympathomimetikum (s. Sympathomimetika), Broncholytikum*; Prodrug von Terbutalin* (lipophiler u. gewebegängiger als Terbutalin); **Ind.:** obstruktive Atemwegserkrankungen wie Asthma bronchiale, chron. Bronchitis u. Lungenemphysem; **UAW:** gelegentl., v. a. bei Therapiebeginn, Tremor, Palpitationen, Unruhegefühl; **Kontraind.:** Hyperthyreose, Tachykardie, tachykarde Arrhythmie; **Dos.:** zu Beginn 1.25 mg/d (morgens, p. o.), Erhaltungsdosis 2.5 mg/d; TMD 5 mg; HWZ 10 bzw. 20 h (Metaboliten). **Bambuterolhydrochlorid (INN):** Bambuteroli hydrochloridum Ph.Eur.6; CAS-Nr. 81732-46-9; $C_{18}H_{29}N_3O_5 \cdot HCl$; $M_r$ 403.91.

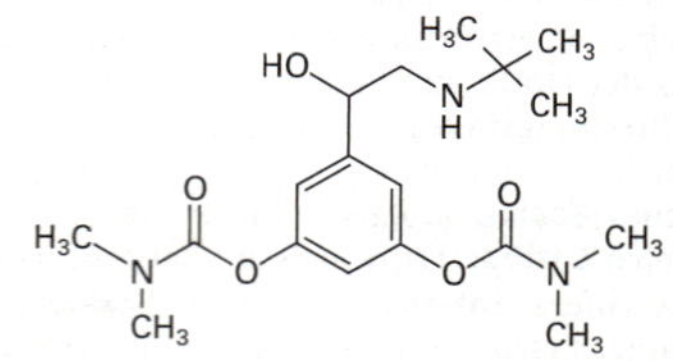


**Bambuterol**

**Bamethan** (INN): 2-Butylamino-1-(4-hydroxyphenyl)ethanol; CAS-Nr. 3703-79-5; $C_{12}H_{19}NO_2$, Strukturformel: s. Abb.; $M_r$ 209.28; Schmp. 123.5–125 °C; $pK_S$ 12.2, als Ammoniumsalz: $pK_S$ 8.6; in Deutschland im Handel befindl. (nicht in Österreich u. der Schweiz) durchblutungsförderndes Mittel* u. peripherer Vasodilatator*; **Ind.:** Potenzstörungen; **UAW:** Schwindel u. andere Zeichen niedrigen Blutdrucks, Gesichtsröte, Tachykardie, Herzrhythmusstörungen, pektanginöse Beschwerden; **Dos.:** rektal 8 mg. **Bamethansulfat:** Bamethani sulfas; CAS-Nr. 5716-20-1; $C_{24}H_{40}N_2O_8S$; $M_r$ 516.7; weißes, krist. Pulver; leicht lösl. in Wasser, sehr schwer lösl. in Ethanol; **Off.:** DAC.

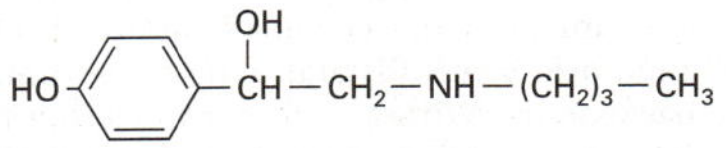

**Bamethan**

**Bamford-Stevens-Reaktion:** basenkatalysierte Zers. der *p*-Toluolsulfonylhydrazone (s. Hydrazone) von Aldehyden* u. Ketonen* zu Alkenen*.

**Bamipin** (INN): 4-(*N*-Benzyl)anilino-1-methylpiperidin; CAS-Nr. 4945-47-5; $C_{19}H_{24}N_2$, Strukturformel: s. Abb.; $M_r$ 280.40; Schmp. 115 °C; Antiallergikum* (Histamin*-$H_1$-Rezeptoren-Blocker) zur lokalen Anw.; **Ind.:** leicht bis mittelstark ausgeprägte Reaktionen auf Insektenstiche (z. B. Mückenstiche) mit Juckreiz; **Kontraind.:** nässende akute Ekzeme; **UAW:** sehr selten Überempfindlichkeitsreaktionen, leichtes Brennen; bei großflächiger Anw. sehr selten bei Kindern Unruhe, Verwirrtheit, Pupillenerweiterung, bei Erwachsenen Müdigkeit. Gebräuchl. sind auch Bamipin-bis[(*RS*)-lactat], Bamipin-bis(salicylat), Bamipin-dihydrochlorid u. Bamipin-citrat 3 : 2.

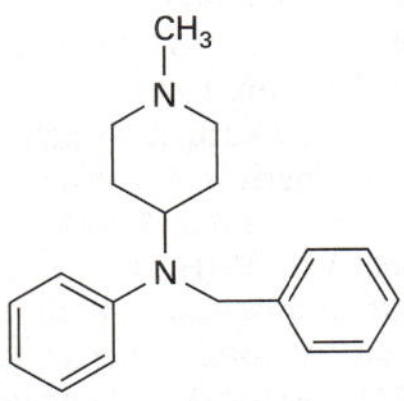

**Bamipin**

**BAM-Peptide:** Kurzbez. für **B**ovine **A**drenal **M**edulla-Peptide; 18 bis 28 Aminosäuren enthaltende Peptide* mit mehreren Met-Enkephalin-Sequenzen; besitzen bis zu 30-fache Opiataktivität von Met*-Enkephalin. Vorläuferpeptid ist Prä*-Pro-Enkephalin A. BAM-P. kommen in geringen Konz. auch im menschl. Gehirn vor.

**BAN:** Abk. für (engl.) ***B**ritish **A**pproved **N**ames*; s. Freiname.

**Bananenstärke:** s. Amylum Musae.

**Bancroft-Regel** (W. Bancroft, engl. Physikochemiker): Faustregel zur Vorhersage der Phasenverteilung (O/W od. W/O) von Emulsionen* in Abhängigkeit von den verwendeten Emulgatoren; die B.-R. besagt: Die äußere Phase (das Dispersionsmittel) bildet die Flüssigkeit, welche den Emulgator besser löst, anreichert od. allgemein besser solvatisiert. Mit Alkaliseifen entstehen O/W-Emulsionen; mit den schwer wasserlösl. Erdalkaliseifen W/O-Emulsionen. Ausnahmen von der B.-R. sind häufig, da auch das Mengenverhältnis, die Viskosität beider Phasen u. die Art der Herst. eine Rolle spielen.

**Bandwaage:** s. Waagen.

**Bandwürmer:** s. Cestodes.

**Bandwurmnuß:** s. Areca catechu (Semen Arecae).

**Banisteria caapi** Spruce: s. Banisteriopsis caapi.

**Banisterin:** s. Harmin.

**Banisteriopsis caapi** (Griseb.) Morton: Banisteria caapi Spruce; Fam. Malpighiaceae; trop. Südamerika; neben Banisteria inebriane Morton, Banisteria rusbyana (Niedenzu) Morton u. a. Stpfl. von **Lignum Banisteriae:** Sprosse der Liane; **Inhaltsst.:** Harmin* u. a. Harmanalkaloide* (ca. 2.2 % in der Rinde u. 1 % im Holz), Tryptamin-Verb., ca. 0.7 % Saponine; **Wirk. u. Anw.:** Die Abkochung dient den Indianern als halluzinogenes Mittel (Yage, Yaje, Ayahuasca).

**Bankesia abyssinica:** s. Hagenia abyssinica.

**BAnZ:** Abk. für **B**undes**anz**eiger; s. Arzneibuch; EG-Gefahrstoffliste.

**BApoO:** Abk. für **B**undes*-**Apo**the**k**er**o**rdnung.

**Baptisia tinctoria** (L.) Vent.: Wilder Indigo; Fam. Fabaceae (Leguminosae); Nordamerika; Stpfl. von **Radix Baptisiae tinctoriae:** Baptisiawurzel, Wilde Indigowurzel; **Inhaltsst.:** u. a. die Isoflavonglykoside Baptisin, Baptin, die Chinolizidinalkaloide* Cytisin*, Methylcytisin, Spartein*; **Wirk.:** immunstimulierend; **Anw.:** (volkstüml.) z. B. innerl. bei Infektionen der oberen Atemwege, Erkältungen; äußerl. als Salbe bei Geschwüren. **Hom.:** Baptisia: frische Wurzel mit der Rinde; verordnet z. B. bei typhoidem Fieber.

**Baptisiawurzel:** s. Baptisia tinctoria.

**Baptitoxin:** s. Cytisin.

**Bar:** Symbol bar; außerhalb des SI* festgelegte Einheit für den Druck*; die SI*-Einheit für den Druck ist Pascal (Pa); 1 bar = $10^5$ Pa.

**Barbadoskirsche:** s. Malpighia punicifolia.

**Barbaloin:** s. Aloin.

**Barbexaclon** (INN): Molekülkomplex von Levopropylhexedrin* mit Phenobarbital* (1 : 1); CAS-Nr. 4388-82-3; $C_{12}H_{12}N_2O_3 \cdot C_{10}H_{21}N$; $M_r$ 387.5; Schmp. 133 °C; nicht mehr im Handel befindl. Barbiturat*; früher angewendet als Antiepileptikum*; **UAW:** Unruhe, Schlafstörungen, Müdigkeit, Appetitlosigkeit, Halluzinosen (v. a. bei Kindern).

**Barbital** (INN): Barbitalum Ph.Eur.6, Acidum diethylbarbituricum, Diemalum, Diethylbarbitursäure, Diethylmalonylurea; Diethylmalonylharnstoff; CAS-Nr. 57-44-3; $C_8H_{12}N_2O_3$; $M_r$ 184.19; Schmp. 188–192 °C; 6 polymorphe Modifikationen sind bekannt; 1 g lösl. in ca. 130 mL Wasser, 13 mL kochendem Wasser, 14 mL Ethanol, 75 mL Chloroform, 35 mL Ether; lösl. in Aceton, Ethylacetat, Basen, Petrolether, Essigsäure, Pentanol, Pyridin, Anilin, Nitrobenzol; $pK_S$ 8.0 (25 °C); Barbiturat*; nicht mehr im Handel befindl. Sedativum* u. Schlafmittel*; früher angewendet als Durchschlafmittel bei schweren Schlafstörungen; unterliegt dem Betäubungsmittelgesetz* (Anlage III; mit Ausnahmen). **Barbital-Natrium:** Barbitalum natricum, Barbitalum solubile, Natrium diethylbarbituricum, diethylbarbitursaures Natrium; $C_8H_{11}N_2NaO_3$; $M_r$ 206.2; weißes, krist., hygroskop. Pulver; leicht lösl. in Wasser; Schmp. 190 °C; **Off.:** DAB, ÖAB, Ph.Helv..

B

**Barbital-Natrium:** s. Barbital.

**Barbiturate:** Barbitursäurederivate; sedativ-hypnot. wirkende, cycl. Kondensationsprodukte von Malonsäure u. Harnstoff (s. Abb.); Barbitursäure selbst ist nicht sedativ-hypnot. sowie narkot. wirksam, da sie aufgrund ihrer hohen Acidität ($pK_S$ 4.0) im Organismus überwiegend dissoziiert vorliegt u. daher die Blut*-Hirn-Schranke nicht überwinden kann. Durch Substitution der Wasserstoffatome am C-5 u. am N-1 der Barbitursäure erhält man Verbindungen niedrigerer Acidität ($pK_S$ 7.3–8.4) u. höherer Lipophilie mit dementsprechenden Unterschieden hinsichtl. Wirkungseintritt u. Wirkungsdauer (*N*-Methylbarbitursäurederivate). Einteilung in kurz-, mittellang- u. langwirksame B. mit Wirkungsdauer bis 8 h, 8–16 h, über 16 h; **Pharmakokinetik:** Bei peroraler Applikation werden B. gut u. rasch resorbiert u. in unterschiedl. Ausmaß an Plasmaproteine gebunden (5 % bei Barbital*, 84 % bei Thiopental*). Ausscheidung erfolgt bei langwirksamen B. weitgehend mit dem Harn; kurzwirksame B. werden in der Leber fast vollständig abgebaut. Wiederholte Gabe bedingt eine Enzyminduktion u. Toleranzentwicklung (Dosissteigerung) u. den verstärkten Abbau von anderen Stoffen; **Ind.:** **1.** i. v. als Narkotika (z. B. Thiopental*-Natrium); **2.** als Sedativa in Kombination mit Analgetika u. Antipyretika; **3.** als Einschlaf- u. Durchschlafmittel (beide heute kaum noch verwendet); **4.** aufgrund einer unspezif. antikonvulsiven Wirk. bei Intoxikationen z. B. mit Strychnin*; **5.** früher bei Epilepsie (Methylphenobarbital*; obsolet); **6.** (veterin.) Pentobarbital* (in Österreich u. der Schweiz außer Handel). Der Gebrauch von B. ist im Allg. zurückhaltend, da das Nutzen-Risiko-Verhältnis bei der Anw. als Sedativa od. Schlafmittel ungünstig ist. **Kontraind.:** schwere Herz-, Nieren- u. Leberfunktionsstörungen, akute Porphyrien, Analgetika-, Alkohol- u. Psychopharmaka-Intoxikationen; **WW:** Wirkungsverminderung von z. B. Antiepileptika, Kontrazeptiva, Antikoagulanzien; Wirk. von Alkohol, Morphin (Atemdepression), Psychopharmaka, Antihistaminika u. zentral wirkenden Antihypertonika wird verstärkt; **UAW:** bei niedriger Dosierung selten, nach höheren Dosen am nächsten Tag Hangover (Schläfrigkeit am Tag, Schwindel, Verwirrtheit, eingeschränktes Urteilsvermögen, Lethargie); bei empfindl. Personen gastrointestinale Störungen u. allerg. Reaktionen (Ödeme, Exantheme). In manchen Fällen wirken B. zentral-erregend u. euphorisierend, wodurch Suchtgefahr u. die Gefahr der missbräuchl. Anw. gegeben sind: **1.** Gewohnheitsbildung bei Patienten, die regelmäßig Schlafmittel* in höheren Dosen zu sich nehmen u. bei denen eine Entwöhnung meist ohne große Schwierigkeiten möglich ist; **2.** Barbituratsucht bei Patienten, die euphor. reagieren, mit Dosissteigerung bis Faktor 10–15 u. Entzugserscheinungen wie Übererregbarkeit, Tremor, Schwächegefühl u. Angst; bei abruptem Absetzen können Krämpfe u. tox. bedingte Psychosen auftreten; **Überdosierung:** Störungen des ZNS u. bei schweren Intoxikationen Störungen des kardiovaskulären Systems; leichte Intoxikation mit ähnl. Erscheinungen wie bei Alkoholintoxikation; schwere Intoxikation mit Bewusstlosigkeit, Koma; Hauptgefahr ist die Atemlähmung; Gegenmaßnahmen: Magenspülung, bei Atemstillstand künstl. Beatmung, Plasmaexpander; Wirksamkeit der forcierten Diurese ist unterschiedlich: bei langwirksamen B. erhebl. Beschleunigung der Ausscheidung, bei mittellangwirksamen B. unterschiedl. Effektivität (wirkungslos bei Amobarbital*, Butallylonal, Pentobarbital*, Secobarbital*), bei kurzwirksamen B. wirkungslos; besser Hämoperfusion, evtl. Hämodialyse.

1 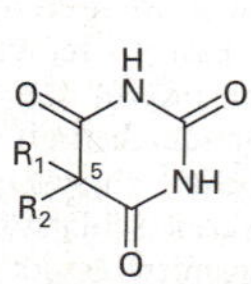 2 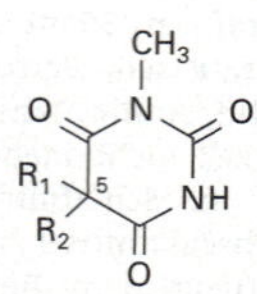

**Barbiturate:** 1: Grundstruktur der Barbitursäurederivate; 2: Grundstruktur der *N*-Methylbarbitursäurederivate

**Barbitursäure:** Acidum barbituricum, Malonylureid, Malonylharnstoff; Malonylcarbamid; $C_4H_4N_2O_3 \cdot H_2O$; weiße Kristalle, wenig lösl. in Wasser, unlösl. in Ethanol; **Wirk.:** reine B. wirkt nicht hypnot.; ledigl. ihre Derivate, bei denen 2 H-Atome durch org. Gruppen ersetzt sind, haben hypnot. Wirk., s. Barbiturate.

**Barbitursäurederivate:** s. Barbiturate.

**Barbus fluviatilis:** Karpfen. **Hom.:** Cyprinus barbus: frischer Rogen des Karpfens.

**Barcode:** s. Strichcode.

**Bardanae radix:** s. Arctium-Arten.

**Barii sulfas:** s. Bariumsulfat.

**Barium:** Symbol Ba; $A_r$ 137.34; OZ 56; D. 3.62; Schmp. 726.2 °C; Sdp. 1696 °C; 7 stabile Isotope (130, 132, 134–138); natürl. als Schwerspat (s. Bariumsulfat) u. Witherit (s. Bariumcarbonat); silberweißes, 2-wertiges, zu den Erdalkalimetallen* gehörendes Leichtmetall* (Härte 2 der Härteskala*), das an der Luft grauschwarz anläuft; lösl. in fast allen Säuren außer konzentrierter Schwefelsäure; muss unter Luftabschluss aufbewahrt werden, da es sich schon bei Zimmertemperatur mit dem Kohlenstoffdioxid* der Luft verbindet; zersetzt Wasser unter Bildung von $Ba(OH)_2$ u. $H_2$; **Darst.:** durch Reduktion von Bariumoxid* (aus Bariumcarbonat u. Kohle) mit Aluminium od. Silicium bei 1200 °C im Vakuum; **Nachw.:** Bariumverbindungen: **1.** färben die nicht leuchtende Flamme fahlgrün; im Spektrum hellgrüne Linie; **2.** Schwefelsäure fällt auch aus sehr verd. Lsg. weißes Bariumsulfat, $BaSO_4$, das in Säuren, Basen u. Wasser unlösl. ist. **3.** Kaliumdichromat fällt gelbes Bariumchromat ($BaCrO_4$); **4.** Hexafluorokieselsäure fällt weißes Bariumhexafluorosilicat ($BaSiF_6$); beide sind unlösl. in Essigsäure (Calcium- u. Strontiumsalze werden durch diese beiden Reagenzien nicht gefällt). **Toxikol.:** Lösl. Ba-Salze sind giftig. Das Barium-Ion bewirkt Erregung u. Kontraktion der glatten, der quergestreiften u. der Herzmuskulatur. Nach oraler Aufnahme treten Brechdurchfälle, Schwindel, Blutdruckanstieg auf. Bei rasch verlaufender Intoxikation kommt es zu aufsteigenden Lähmungen, schließl. zum Atemstillstand. Wird die Störung durch künstl. Beatmung überbrückt, führen kardiale Komplikationen zum Tod. 2–4 g $BaCl_2$ od. $BaCO_3$ gelten als tödl. Dosis. **Gesch.:** Ba wurde elektrolyt. 1855 von Augustus Matthiesen (1831–1870) dargestellt.

**Bariumacetat:** Barium aceticum; essigsaures Barium; CAS-Nr. 543-80-6; $Ba(CH_3CO_2)_2 \cdot H_2O$; $M_r$ 273.36; D. 2.19; weiße Kristalle, sehr leicht lösl. in Wasser, wenig lösl. in Ethanol; **Darst.:** Eintragen von Bariumcarbonat* in verd. Essigsäure*, Eindampfen u. Auskristallisieren; **Anw.:** Reagenz, Katalysator, Beizmittel. **Hom.:** Barium aceticum, Baryta acetica: verordnet z. B. bei Lähmungen.

**Barium aceticum:** s. Bariumacetat.

**Bariumbromid:** Barium bromicum, Barium bromatum; Brombarium, bromsaures Barium; CAS-Nr. 10553-31-8; $BaBr_2 \cdot 2\,H_2O$; $M_r$ 333.17; farblose Kristalle, sehr leicht lösl. in Wasser.

**Barium, bromsaures:** s. Bariumbromid.

**Bariumcarbonat:** Barium carbonicum; kohlensaures Barium; CAS-Nr. 513-77-9; $BaCO_3$; $M_r$ 197.37; schweres, weißes, geschmackloses Pulver; unlösl. in Wasser, lösl. in verd. Säuren unter Aufbrausen; **Darst.:** Fällung von Bariumchlorid* mit Natriumcarbonat* in heißen Lösungen; **Anw.:** **1.** (techn.) zur Darst. anderer Bariumsalze, in der Glasindustrie; **2.** (med.) früher bei Metrorrhagien*, Atonie*, Abort* (LD 2–4 g). **Hom.:** **1.** Barium carbonicum (HAB), Baryta carbonica: Konstitutionsmittel*, verordnet z. B. bei Lymphatismus (lymphat. Diathese) der Kinder, Herzschwäche, Drüsenschwellungen, vorzeitiger Sklerose (Verkalkung); **2.** Witherit (HAB), Barium carbonicum nativum: natürl. vorkommendes Mineral mit mind. 95 % Bariumcarbonat.

**Barium carbonicum:** s. Bariumcarbonat.

**Barium carbonicum nativum:** s. Bariumcarbonat.

**Bariumchlorat:** Barium chloricum; chlorsaures Barium; CAS-Nr. 13477-00-4; $Ba(ClO_3)_2 \cdot H_2O$; $M_r$ 322.29; D. 3.18; Schmp. 414 °C; farblose Kristalle, sehr leicht lösl. in Wasser, unlösl. in Ethanol; früher in der Pyrotechnik (Grünfeuer) angewendet (aufgrund der hohen Detonationsgeschwindigkeit heute durch Bariumnitrat* ersetzt).

**Barium chloratum:** s. Bariumchlorid.

**Barium chloricum:** s. Bariumchlorat.

**Bariumchlorid:** Barium chloratum; Chlorbarium; CAS-Nr. 10326-27-9; $BaCl_2 \cdot 2\,H_2O$; $M_r$ 244.31; D. 3.09; farblose Kristalle; lösl. in 2.5 T. Wasser, wenig lösl. in Ethanol u. Salzsäure; **Darst.:** Erhitzen von Schwerspat (s. Bariumsulfat) mit Kohle u. Calciumchlorid* od. durch Auflösen von Bariumcarbonat* in Salzsäure; **Anw.:** **1.** Reagenz Ph.Eur.6: Nachw. von u. Grenzprüfung auf Sulfat; **2.** (techn.) Härten von Stahl; **3.** früher als Schädlingsbekämpfungsmittel* (obsolet); **Toxikol.:** wirkt ähnl. den herzwirksamen Glykosiden* auf den Herzmuskel; LD* 0.8–3 g; Exitus inf. Atemlähmung; **Antidot:** Magenspülung mit 2 %iger Natriumsulfatlösung; Klistiere mit Natriumsulfatlösung (s. Natriumsulfat); Atropin* 0.001 g (s. c.). **Hom.:** Barium chloratum (HAB), Baryta muriatica: verordnet z. B. bei Sklerose, rezidivierenden Entzündungen der Tonsillen u. Ohren.

**Barium, chlorsaures:** s. Bariumchlorat.

**Bariumchromat:** Barium chromicum; chromsaures Barium, Barytgelb, Bariumgelb; CAS-Nr. 10294-40-3; $BaCrO_4$; $M_r$ 252.32; gelbes krist. Pulver, prakt. unlösl. in Wasser, lösl. in verd. Mineralsäuren; **Anw.:** (techn.) Malerfarbe (Ultramaringelb, Barytgelb, Permanentgelb).

**Barium chromicum:** s. Bariumchromat.

**Barium, chromsaures:** s. Bariumchromat.

**Barium cyanatum:** s. Bariumcyanid.

**Bariumcyanid:** Barium cyanatum; Cyanbarium; CAS-Nr. 542-62-1; $Ba(CN)_2 \cdot 2\,H_2O$; $M_r$ 225.4; zerfließl. Kristalle mit leichtem Bittermandelgeruch, leicht lösl. in Wasser, unlösl. in Ethanol; **Anw.:** (techn.) Galvanotechnik.

**Barium, essigsaures:** s. Bariumacetat.

**Bariumgelb:** s. Bariumchromat.

**Bariumhydroxid:** Barium oxydatum hydricum, Baryta hydrica; Ätzbaryt; CAS-Nr. 12230-71-6; $Ba(OH)_2 \cdot 8\,H_2O$; $M_r$ 315.48; Schmp. 78 °C; weiße tetragonale Kristalle, lösl. in Wasser, wenig lösl. in Ethanol, leicht lösl. in verd. Säuren; oberhalb 600 °C Dehydratisierung zu Bariumoxid*; neben dem Octahydrat existieren Monohydrat, Trihydrat u. die wasserfreie Form; **Anw.:** s. Barytwasser.

**Barium iodatum:** s. Bariumiodid.

**Bariumiodid:** Barium iodatum; Iodbarium; CAS-Nr. 13718-50-8; $BaI_2 \cdot 2\,H_2O$; $M_r$ 427.23; weißes, krist. Pulver od. zerfließl. Kristalle; leicht lösl. in Wasser, lösl. in Ethanol u. Aceton; früher med. angewendet bei Skrofulose*; EMD 0.015 g. **Hom.:** Barium iodatum (HAB), Baryta iodata: getrocknetes Bariumiodid (Monohydrat); $BaI_2 \cdot H_2O$; $M_r$ 409.2; verordnet z. B. bei Arteriosklerose mit Hypertonie, chron. Mandelentzündung.

**Barium, kohlensaures:** s. Bariumcarbonat.

**Bariumnitrat:** Barium nitricum; salpetersaures Barium; CAS-Nr. 10022-31-8; $Ba(NO_3)_2$; $M_r$ 261.35; D. 3.24; Schmp. 592 °C; farblose Kristalle, lösl. in Wasser, unlösl. in Ethanol; **Anw.:** (techn.) Pyrotechnik (Grünfeuer).

**Barium nitricum:** s. Bariumnitrat.

**Bariumoxid:** Barium oxydatum anhydricum; Ätzbaryt; CAS-Nr. 1304-28-5; BaO; $M_r$ 153.32; Schmp. 1918 °C; weiße poröse Stücke; mit Wasser exotherme Reaktion zu Bariumhydroxid*; **Anw.:** (techn.) Glasindustrie, Adsorbens für Kohlenstoffdioxid* u. Wasser.

**Barium oxydatum anhydricum:** s. Bariumoxid.

**Barium oxydatum hydricum:** s. Bariumhydroxid.

**Bariumperoxid:** Barium peroxydatum; Bariumsuperoxid; CAS-Nr. 1304-29-6; $BaO_2$; $M_r$ 169.36; Schmp. 450 °C; weiße Stücke od. Pulver, wenig lösl. in Wasser, unlösl. in Ethanol u. Ether; bildet mit verd. Säuren Wasserstoffperoxid*; beim Zusammenbringen mit org. Stoffen besteht Entzündungs- u. Explosionsgefahr; **Anw.:** (chem.) Bleichmittel, Herst. von Wasserstoffperoxid.

**Barium peroxydatum:** s. Bariumperoxid.

**Bariumphosphatchromglas:** s. Glas.

**Bariumplatincyanür:** s. Barium-tetracyanoplatinat(II).

**Barium, salpetersaures:** s. Bariumnitrat.

**Barium, schwefelsaures:** s. Bariumsulfat.

B

**Barium, schwefligsaures:** s. Bariumsulfit.

**Bariumsulfat:** Barii sulfas Ph.Eur.6, Barium sulfuricum; schwefelsaures Barium; CAS-Nr. 7727-43-7; $BaSO_4$; $M_r$ 233.4; D. 4.53; weißes, schweres Pulver; unlösl. in Wasser, org. Lösungsmitteln, verd. Säuren u. Laugen, etwas lösl. in konz. Salz-, Schwefel- od. Salpetersäure; aufgrund seiner schweren Löslichkeit ungiftig; **Vork.:** natürl. als Schwerspat (Baryt, β-$BaSO_4$; Spathum ponderosum; Härte 3–3.5 der Härteskala*), in rhomb. Kristallen od. krist. Masse; **Darst.:** Fällen einer heißen Lsg. von Bariumchlorid* od. Bariumsulfid* mit Natriumsulfat* od. Schwefelsäure*; **Anw.:** **1.** (med.) p.o. als Röntgenkontrastmittel* (darf keine lösl. Bariumverbindungen enthalten) zur Darst. des Gastrointestinaltrakts*; standardisierte Partikelgrößen (0.3–1 μm); vielfältige Zusätze wie Tragant (s. Astragalus-Arten, Tragacantha), Methylcellulose*, Glycerol*, Paraffin sowie Geschmacksstoffe sollen die Viskosität*, Haftfähigkeit u. Benetzungsfähigkeit erhöhen, zu einer Verringerung der Sedimentationsgeschwindigkeit führen u. durch eine Geschmacksverbesserung die Einnahme erleichtern. **2.** (techn.) Weißstandard nach DIN 5033; Weißpigment in Malerfarbe (Barytweiß, Permanentweiß, Blanc fixe).

**Bariumsulfid:** Barium sulfuratum; Schwefelbarium; CAS-Nr. 56-87-1; BaS; $M_r$ 169.42; Schmp. >2200 °C; farblose, kubische Kristalle, die beim Übergießen mit Salzsäure* Schwefelwasserstoff* entwickeln; **Darst.:** Erhitzen von Schwerspat (s. Bariumsulfat) u. Kohle (in Teig- od. Brikettform) auf 600–800 °C; **Anw.:** Darst. anderer Bariumverbindungen, Herst. von Lithopone*, Enthaarungsmitteln, Leuchtfarben*, Pflanzenschutzmitteln; in der Analyse zur Entwicklung von Schwefelwasserstoff.

**Bariumsulfit:** Barium sulfurosum; schwefligsaures Barium; $BaSO_3$; $M_r$ 217.39; weißes, giftiges Pulver, leicht lösl. in Wasser, unlösl. in Ethanol; wird an der Luft zu Bariumsulfat* oxidiert; **Anw.:** Bleichmittel in der Papierindustrie; **Toxikol.:** Bariumsalze: LD 2–4 g; Vergiftungssymptome: vermehrter Speichelfluss, Erbrechen, Diarrhö, Schwindel, Bradykardie, Lähmungen der quergestreiften Muskulatur, evtl. Krämpfe, Atemstillstand; Ther.: sofortige Magenspülung, Behandlung der Hypokaliämie mit Kaliumsalz als Infusion, Sauerstoffbeatmung, bei Krämpfen Diazepam*.

**Barium sulfuratum:** s. Bariumsulfid.

**Barium sulfuricum:** s. Bariumsulfat.

**Barium sulfurosum:** s. Bariumsulfit.

**Bariumsuperoxid:** s. Bariumperoxid.

**Barium-tetracyanoplatinat(II):** Bariumplatincyanür; CAS-Nr. 13755-32-3; $Ba[Pt(CN)_4] \cdot 4\,H_2O$; $M_r$ 508.9; Schmp. >2200 °C; gelbl. grüne Kristalle, lösl. in Wasser; **Anw.:** Nachw. von Kathoden-, Röntgen- u. radioaktiven Strahlen (gelbgrünes Fluoreszenzlicht, Röntgenschirm).

**Barizität:** s. Lokalanästhetika.

**Barometer:** Gerät zur Messung des Luftdrucks*; **Formen: 1. Flüssigkeitsbarometer:** z. B. Quecksilberbarometer; misst das Gewicht einer Flüss., z. B. Quecksilber, die im Gleichgewicht mit dem Luftdruck steht; **2. Aneroidbarometer:** besitzt eine Membran, die unter der Wirkung einer Druckdifferenz elast. deformiert wird, die Membran schließt einen evakuierten Raum ab u. gibt die vom äußeren Luftdruck bewirkte Auslenkung über ein Hebelsystem mit Zeiger auf einer Skala wieder; **3. Hypsometer** (Siedebarometer): misst den Luftdruck über die Bestimmung des Sdp. einer Flüss., z. B. Wasser.

**Barosensoren:** s. Pressosensoren.

**Barosma betulina:** s. Agathosma betulina.

**Barosma serratifolia** (Cur.) Willd: s. Agathosma serratifolia.

**Barosmin:** s. Diosmin.

**Barras:** s. Terebinthina (Resina Pini).

**barrier creams:** s. Hautschutzsalben.

**Barringtogenol:** Triterpensapogenin; Strukturformel: s. Saponine (Tab. 1 dort).

**Bartflechte:** **1.** (dermat.) bakt. Entzündung der Barthaarfollikel, bes. durch Staphylococcus* aureus; begünstigende Faktoren sind chron. Rhinitis, Diabetes mellitus od. Immundefekte; **Ther.:** lokal antisept., Desinfektion des Rasiergeräts, evtl. system. Antibiotika. Vgl. Trichophytie. **2.** (bot.) s. Usnea-Arten.

**Bart-Reaktion:** Bildung von Arsonsäuren aus aromat. Diazoniumsalzen* u. Natriumarsenit* in Gegenwart von Kupfer od. Silber (s. Abb.); Spezialfall der Sandmeyer*-Reaktion.

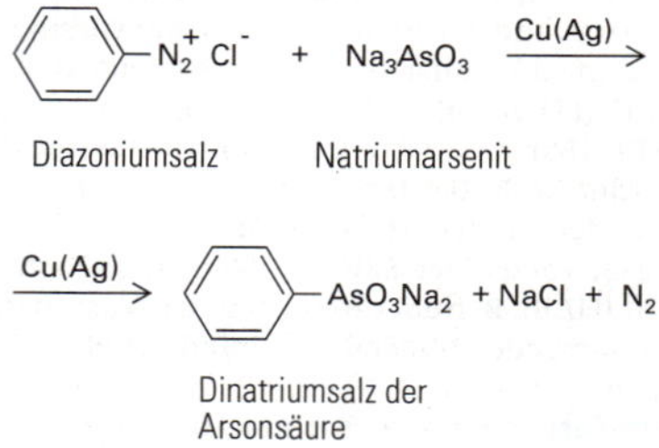


**Bart-Reaktion**

**Baryta:** veraltete Bez. für Barium*-Mineralien; **1.** B. acetica: s. Bariumacetat; **2.** B. carbonica: s. Bariumcarbonat; **3.** B. hydrica: s. Bariumhydroxid; **4.** B. iodata: s. Bariumiodid; **5.** B. muriatica: s. Bariumchlorid; **6.** B. nitrica: s. Bariumnitrat; **7.** B. sulfurata: s. Bariumsulfid; **8.** B. sulfurica: s. Bariumsulfat.

**Barytgelb:** s. Bariumchromat.

**Barytwasser:** Lsg. von 1 T. Bariumhydroxid* ($Ba(OH)_2 \cdot 8\,H_2O$) in 19 T. Wasser (reagiert stark alkal.); **Anw.:** Reagenz auf Kohlenstoffdioxid*.

**Barytweiß:** s. Bariumsulfat.

**Basalkörper:** Blepharoplast; zylinderförmige Zytoplasmastruktur von Einzellern, aus der Geißeln u. Wimpern entspringen; der Bau gleicht dem der eukaryot. Zentriolen*.

**Basaltemperatur:** Abk. BT; Aufwachtemperatur, Morgentemperatur; nach dem Erwachen vor dem Aufstehen vaginal, rektal od. oral gemessene Körpertemperatur der Frau, die abhängig vom Menstruationszyklus* schwankt; Anstieg um ca. 0,4–0,6 °C etwa einen Tag nach der Ovulation* als Zeichen des sog. thermogenet. Effekts des Progesterons* (bei 10–15 % der Frauen nicht nachweisbar), gleichbleibende Erhöhung in der Sekretionsphase des Menstruationszyklus u. Abfall kurz vor der

Menstruation* mit niedrigem Niveau in der Proliferationsphase (s. Menstruationszyklus, Abb. dort); **Bedeutung:** globaler, unsicherer Parameter bei Diagnose u. Ther. von Zyklusstörungen u. Sterilität; Voraussetzung für die Temperaturmethode zur Konzeptionsverhütung (als alleinige Methode zum Zyklusmonitoring ungeeignet); bei Ausfall der Menstruation u. fehlendem Temperaturabfall ist mit großer Wahrscheinlichkeit eine Schwangerschaft eingetreten. Vgl. Kontrazeptiva.

**Basalumsatz:** s. Grundumsatz.

**Basedow-Krankheit:** s. Thyroiditis.

**Basen:** alkal. reagierende Stoffe, die mit Säuren* Salze* bilden, bzw. Stoffe, die in wässriger Lsg. negativ geladene Hydroxid-Ionen ($OH^-$) abspalten (s. Säure-Base-Definition); **Nomenklatur:** Die Ladung der B. bestimmt die Klassifizierung in Neutral-, Anion- od. Kationbasen. Hydroxide* der Metalle u. Ammoniak* sind typ. anorg. Basen. Org. B. sind Kohlenstoffverbindungen, die neben C u. H noch N enthalten (z. B. Alkaloide*). Ist N durch As, P, Sb od. S ersetzt, erhält man die entspr. Arsonium-, Phosphonium-, Stibonium- u. Sulfoniumbasen. Je nach Anzahl der enthaltenen OH-Gruppen werden ein-, zwei-, mehrwertige od. -säurige B. (syn. mono-, di-, trihydrische B.) unterschieden. Sind nicht alle OH-Gruppen einer mehrwertigen Base durch Säureanionen ersetzt, so spricht man von basischen Salzen od. Hydroxysalzen. **Nachw.:** B. färben rotes Lackmuspapier (s. Lackmus) blau, gelbes Curcumapapier* braun, farblose Phenolphthaleinlösung* rot, rote Methylorangelösung (s. Methylorange) gelb.

**Basen, konjugierte:** s. Säurekonstante.

**Basenkonstante:** Basizitätskonstante; Symbol $K_B$; ein Maß für die Stärke einer Base* (analog der Säurekonstante*); Gleichgewichtskonstante gemäß Massenwirkungsgesetz* für die Reaktion einer Base B meist mit Wasser: $B + H_2O \rightleftarrows BH^+ + OH^-$

$$K_B = \frac{a(BH^+) \cdot a(OH^-)}{a(B)}$$

a: thermodynam. Aktivität* (in der Praxis wird häufig mit der Konz. c gerechnet). Häufig wird die Stärke einer Base nicht durch $K_B$, sondern durch die Säurekonstante od. den $pK_S$-Wert der konjugierten Säure ($BH^+$) angegeben.

**Basenpaarung:** Ausbildung von Wasserstoffbrückenbindungen zwischen 2 komplementären Basen; stabilisiert sekundäre bzw. räuml. Struktur der Nucleinsäuren*; in DNA* kombinieren ausschließl. bestimmte Basen der beiden Stränge (Adenin* mit Thymin*, Guanin* mit Cytosin*). In RNA* besteht intramolekulare B. (bevorzugt Adenin mit Uracil* u. Guanin mit Cytosin; auch andere Basenpaare möglich), die je nach Verknäuelung des RNA-Moleküls zwischen einzelnen, in der Sequenz weit auseinanderliegenden Basen möglich ist (s. tRNA). Wasserstoffbrückenbindungen können auch zwischen 3 Basen hergestellt werden (Basentripel). Basenpaare bilden sich während der Replikation* der DNA, der Transkription*, der Proteinbiosynthese* (Codon-Anticodon) u. zwischen den komplementären Basen eines DNA- u. RNA-Strangs bei der Hybridisierung*.

**Basenpulver:** Gemisch von Mineralsalzen natürl. Fruchtsäuren (z. B. Citronensäure*, Äpfelsäure*) mit Natrium- od. Kaliumhydrogencarbonat; aus den Mineralsalzen der Fruchtsäuren wird im Stoffwechsel zusätzlich Hydrogencarbonat gebildet (z. B. bildet 1 Mol Citrat 3 Mol $HCO_3^-$). **Anw.:** Korrektur einer geringgradigen nicht respirator. Acidose*.

**Basenstärke:** s. Basenkonstante.

**BASG:** Abk. für **B**undesamt* für **S**icherheit im **G**esundheitswesen.

**Basidien:** keulenförmige Zellen bei Basidiomycota (s. Pilze), an denen Basidiosporen* gebildet werden.

**Basidiokarp** (gr. basis Grund, Fuß; karpos Frucht): Fruchtkörper bei Basidiomycota (s. Pilze), analog dem Ascokarp* der Ascomycota; oft als Hut ausgebildet; trägt die Basidien*, in denen Kernverschmelzung (Karyogamie) u. Meiose* des Zygotenkerns unter Bildung von 4 haploiden, einkernigen Basidiosporen* stattfinden.

**Basidiomycota:** s. Pilze.

**Basidiosporen:** sexuelle Sporen der Basidiomycota (s. Pilze), die durch Abschnürung von den Basidien* entstehen; durch Keimung der B. entsteht das primäre, d. h. monokaryont. Myzel, aus dem dann (im Ggs. zu den Ascomycota) ohne Ausbildung von Gameten durch Plasmogamie* das sekundäre, dikaryont. Myzel entsteht (s. Somatogamie).

**Basilici herba:** s. Ocimum basilicum.

**Basilicum:** s. Ocimum basilicum (Hom.).

**Basilienkraut:** s. Ocimum basilicum (Basilici herba).

**Basilikum:** s. Ocimum basilicum.

**Basiliximab** (INN): CAS-Nr. 179045-86-4; immunsuppressiver chimärer monoklonaler Antikörper; **Wirk.:** Hemmung der T-Zell-Vermehrung; **Ind.:** Prophylaxe der akuten Nierentransplantatabstoßung in Kombination mit Ciclosporin* u. Corticosteroiden*; **UAW:** allg. gut verträgl.; **Dos.:** je 20 mg als i. v. Infusion vor u. nach der Transplantation. Vgl. Immunsuppressiva.

**basisch:** alkalisch; s. Basen; basische Salze: s. Salze.

**BASIS CORDES® RK:** ambiphile Grundlage, aus der unter Zusatz weniger Hilfsstoffe wie Wasser, Zinkoxid* u./od. Maisstärke die in der Dermatologie gebräuchlichsten Arzneiformen (Cremes*, Lotiones* u. Pasta*) hergestellt werden können; **Best.:** weißes Vaselin, gereinigtes Wasser, Propylenglykol, mittelkettige Triglyceride, Macrogol-20-glycerolmonostearat, Cetylalkohol, Glycerolmonostearat 40–55; durch Einarbeitung von bis zu 30 % Wasser entsteht eine W/O-Emulsion, während nach Zugabe von 50–80 % Wasser eine O/W-Emulsion resultiert. Die Einarbeitung von ca. 40 % Wasser sollte wegen der Phasenumkehr gemieden werden. Vgl. Emulsionen.

**Basiscreme:** Cremor basalis, Unguentum basale, ambiphile Creme DAC; Darst.: In die auf 60 °C erwärmte Mischung von Glycerolmonostearat 60 (4 T.), Cetylalkohol* (6 T.), mittelkettigen Triglyceriden* (7.5 T.) u. Vaselinum* album (25.5 T.) wird die auf gleiche Temp. erwärmte Lsg. von Macrogol*-20-glycerolmonostearat (7 T.), Propylenglykol* (10 T., in der Wasserphase in 20 %iger Konz. als Konservierungsmittel) u. Wasser (40 T.) anteils-

B

weise eingearbeitet, bis zum Erkalten ständig gerührt u. das verdunstete Wasser ergänzt; in B. können ohne Brechen des Emulsionssystems größere Anteile an Wasser od. lipophilen Substanzen eingearbeitet werden. Mit gleitenden Übergängen bildet sich dabei innerhalb gewisser Grenzen ein O/W- od. ein W/O-Emulsionssystem aus; vgl. Emulsionen. B. ist in der Rezeptur nahezu universell anzuwenden; stabil über einen weiten pH-Bereich, für Einarbeitung zahlreicher anionischer, kationischer u. nichtion. Wirkstoffe geeignet. Aufbrauchsfrist von max. 1 Jahr empfohlen; als Packmittel eignen sich bes. innenschutzlackierte Tuben. Mikrobiolog. durch den Gehalt an Propylenglykol stabil; **Inkomp.**: mit Tannin*; **Anw.**: subakute Hauterkrankungen bei seborrhoischem u. sebostat. Hauttyp.

**Basiscreme, Hydrophobe** DAC: Cremor basalis hydrophobicus; W/O-System (lipophile Creme) ohne Wollwachs bzw. -produkte; Zusammensetzung: 3 T. Triglyceroldiisostearat, 2.4 T. Isopropylpalmitat, 24.6 T. Hydrophobes Basisgel*, 0.14 T. Kaliumsorbat, 0.07 T. wasserfreie Citronensäure, 0.5 T. Magnesiumsulfat, 5 T. Glycerol (85 %), 64.29 T. gereingtes Wasser; pH 3.5–5.0; VZ 7–12; Haltbarkeit 2 Jahre, Aufbrauchfrist 6 Monate; **Inkomp.**: Ammoniumbituminosulfonat*, Polidocanol*, ethanol. Lsg.; **Anw.**: bei subakuten Hauterkrankungen.

**Basiseinheiten:** s. SI-Einheiten.

**Basisgel, Hydrophobes** DAC: Gelatum basalis hydrophobicum, Mucilago basalis hydrophobica DAC; Polyethylen-Oleogel (s. Gele) mit speziellen rheolog. u. thermischen Eigenschaften; streichbares, vaselinähnl. Produkt; **Herst.**: großtechn. aus Kohlenwasserstoffen (5 % Hochdruck-Polyethylen $M_r$ ca. 21 000 u. 95 % dickflüssigem Paraffin) durch Erhitzen auf 130 °C u. Schockkühlen produziert; H. B. darf nicht über 50 °C erhitzt werden, da andernfalls die Gelstruktur (zumindest z. T.) irreversibel abgebaut wird. Es eignet sich daher bei Cremes für kaltemulgierbare W/O-Systeme u. für höhere Zusätze fester Wirkstoffe. Durch Zusatz hydrophiler Gelbildner kann die Haftfähigkeit auf der Schleimhaut verbessert werden. **Anw.**: therap. eingesetzt wie Vaselin (s. Vaselinum); H. B. eignet sich u. a. für Nasensalben (s. Zubereitungen zur nasalen Anwendung), da es eine geringere Abhängigkeit der Konsistenz von der Temp. (–15 bis +60 °C) zeigt als Vaselin u. auch bei tiefen Temp. so weich ist, dass es gut appliziert werden kann. Der flüssige Anteil von Paraffinen ist größer als bei Vaselin u. führt zu einer höheren Diffussionsgeschwindigkeit von Wirkstoffen, folglich zu schnellerer Freisetzung aus der Grundlage.

**Basisgel, Hydrophobes emulgierendes** DAC: Gelatum basalis hydrophobicum emulsificans; emulgierendes Oleogel (s. Gele); Zusammensetzung: 8 T. Isopropylpalmitat*, 10 T. Triglyceroldiisostearat*, 82 T. Hydrophobes Basisgel*; wollwachsfreie Grundlage, gute Emulgierfähigkeit für Wasser bei Raumtemperatur; **Anw.**: zur Herstellung einer W/O-Creme, z. B. für subakute Hauterkrankungen.

**Basisgrößen:** s. SI-Einheiten.

**Basistherapeutika:** (engl.) *disease modifiying antirheumatic drugs (Abk. DMARD)*; den Krankheitsverlauf beeinflussende, langwirksame Antirheumatika*; verzögerter Wirkungseintritt; Wirk. erst einige Wochen nach Beginn der Ther.; hält jedoch nach dem Absetzen an. Dazu zählen: Goldpräparate, Azathiorin*, Chloroquin*, Hydroxychloroquin*, Penicillamin*, Sulfasazalin (s. Salazosulfapyridin), 4-Aminochinoline, Methotrexat*, Leflunomid* u. in Ausnahmefällen Immunsuppressiva* wie die monoklonalen Antikörper gegen TNF*-$\alpha$Infliximab* u. Etanercept*.

**Basizitätskonstante:** s. Basenkonstante.

**Basler Magistralformeln:** s. Magistralformeln.

**basophil:** **1.** mit basischen Farbstoffen anfärbbar (Basophilie); **2.** aus derartigen Zellen bestehend.

**Bassia mallabrorum:** s. Illipe mallabrorum.

**Bassiaöl:** s. Illipe mallabrorum.

**Bassorin:** wasserunlösl., aber stark quellbares Polysaccharid; $M_r$ über 100 000; Best. des Tragants (s. Astragalus-Arten), des Gummi* arabicum u. a. Gummiarten.

**Bast:** sekundäre Rinde*; **Formen: 1.** Weichbast: Rindengewebe ohne Fasern u. Steinzellen; **2.** Hartbast: mit sklerenchymat. Elementen (s. Sklerenchym); **3.** Hornbast (s. Keratenchym).

**Bastard:** s. Hybrid.

**Bastfasern:** lang gestreckte, an den Enden zugespitzte Zellen mit verdickten Zellwänden, zu Strängen od. Bündeln vereinigt; Teil des pflanzl. Festigungsgewebes* (s. Sklerenchym; vgl. Phloem); aus B. bestehen z. B. Leinen, Jute, Hanf.

**Bastnäsit:** s. Lanthanoide.

**Bastparenchymzellen:** lang gestreckte Zellen, zum Siebteil (Phloem*) gehörend, mit versch. Inhaltsst.; können durch Zellwandverdickung sklerotisieren.

**Baststrahlen:** sekundäre Markstrahlen* in der Rinde*.

**Basunguent®:** Absorptionsgrundlage*; wasserfreie hydrophobe emulgatorhaltige Salbengrundlage, aus der mit Wasser eine lipophile Creme (W/O-Emulsionssystem) entsteht (ähnl. Eucerinum® cum Aqua); **Zusammensetzung:** Hartparaffin, weißes Vaselin, flüssiges Paraffin, raffiniertes u. gehärtetes Erdnußöl sowie Wollwachsalkohole u. Cetylalkohol als W/O-Emulgatoren.

**BAT:** Abk. für **bi**ologische **A**rbeitsstoff**t**oleranz; nach altem Gefahrstoffrecht höchstzulässige, die Gesundheit nicht beeinträchtigende, durch Berufseinfluss entstehende Konz. eines Arbeitsstoffs, seiner Metaboliten* od. eines durch die Exposition geänderten körpereigenen biochem. Parameters (z. B. intermediäre Stoffwechselprodukte) im Menschen (Blut od. Harn); wurde mit der Novellierung der Gefahrstoffverordnung* 2005 durch BGW* abgelöst.

**Batata:** s. Ipomoea batatas.

**Batatasine:** s. Phytoalexine.

**Batatenstärke:** s. Ipomoea batatas (Amylum Batatae).

**Bateman-Funktion:** mathemat. Beziehung (zusammengesetzte Exponentialfunktion) zur Wiedergabe einer Folgereaktion, z. B. Verlauf der Plasmakonzentration* nach extravaskulärer Applikation* eines Wirkstoffs, bei der es zur Überlagerung

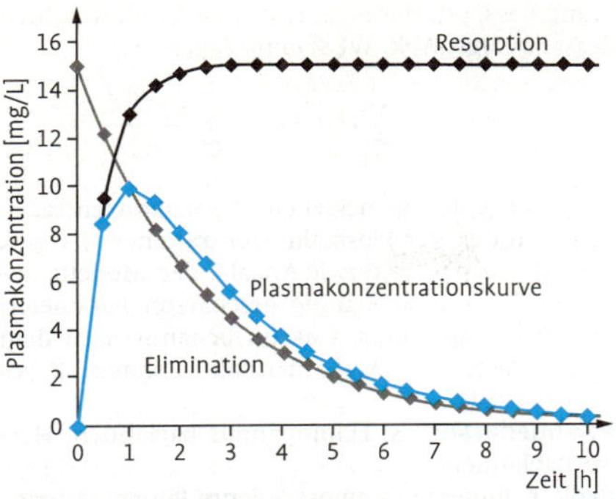


**Bateman-Funktion:** Verlauf der Konzentration eines Wirkstoffs im Plasma nach p. o. Applikation

von Resorption* u. Elimination* kommt; **Berechnung:**

$$c = \frac{f \cdot D}{V_d} \cdot \frac{k_a}{k_a - k_e} \cdot (e^{-k_e t} - e^{-k_a t})$$

c: Plasmakonzentration zur Zeit t; f: resorbierter Anteil der Dosis (0<f<1); D: verabreichte Dosis; $V_d$: Verteilungsvolumen; $k_a$: Geschwindigkeitskonstante der Resorption (Absorption); $k_e$: Geschwindigkeitskonstante der Elimination; t: Zeit. **Voraussetzung:** Gilt in der Pharmakokinetik* mit genügender Genauigkeit für das offene Einkompartimentsystem (s. Kompartimentmodelle), wobei Resorption u. Elimination als Reaktionen 1. Ordnung (s. Reaktionsordnung) beschreibbar sind. **Bedeutung:** Die Bateman-Funktion zeigt, dass die Form der Plasmakonzentrationskurve* hauptsächl. von den Geschwindigkeitskonstanten der Resorption u. der Elimination bestimmt wird (s. Abb.). Aus ihr lassen sich die wichtigen Parameter $C_{max}$, $t_{max}$ u. AUC* graph. ermitteln od. berechnen:

$$C_{max} = \frac{D}{V_d} \cdot \left(\frac{k_a}{k_e}\right)^{\frac{k_e}{k_e - k_a}}$$

$$t_{max} = \frac{1}{k_a - k_e} \cdot \ln \frac{k_a}{k_e}$$

$$AUC = \frac{D \cdot f}{V_d \cdot k_e}$$

$C_{max}$: Maximum der Plasmakonzentration; $t_{max}$: Zeitpunkt des Auftretens von $C_{max}$; AUC: Fläche unter der Plasmakonzentrationskurve. **Gesch.:** Ursprüngl. für den radioaktiven Zerfall einer Muttersubstanz in eine ebenfalls radioaktive Tochtersubstanz erstellt (H. Bateman, 1910).

**bathmotrop:** die Reizschwelle des Herzens verändernd; **1.** positiv bathmotrop: die Reizschwelle herabsetzend (Erregbarkeit steigernd, z. B. Wirk. von Digitoxin*); **2.** negativ bathmotrop: die Reizschwelle heraufsetzend (Erregbarkeit mindernd). Vgl. chronotrop; dromotrop; inotrop.

**Bathochromie:** Verschiebung der Absorption eines Chromophors* zu längeren Wellenlängen durch Auxochrome*; die Elektronenanregung ist durch diese Verschiebung bereits bei energieärmerem Licht ausreichend für eine Farbveränderung. Vgl. Hypsochromie.

**Batrachotoxin:** kolumbian. Pfeilgift, welches eine selektive u. irreversible Erhöhung der Permeabilität der Nervenmembranen für Natrium-Ionen bewirkt (depolarisierend; Krampfgift); **Gew.:** B. wird aus der Haut von Fröschen der Gattung Phyllobates gewonnen. Das Gift wird allerdings nicht von den Fröschen synthetisiert. Die eigentl. Giftquelle sind Käfer, die den Fröschen als Nahrung dienen. **Toxikol.:** geschätzte LD 1–2 µg/kg; **Antidot:** Tetrodotoxin* (B. ist ca. 10-mal toxischer als Tetrodotoxin).

**Batroxobin** (INN): Hämokoagulase, Reptilase, Defibrase; CAS-Nr. 9039-61-6; die Blutgerinnung* förderndes Gemisch proteolyt. Enzyme u. thromboplastin- u. thrombinähnl. Faktoren aus dem Gift der Schlange Bothrops* atrox; **Anw.:** Diagnostikum bei Blutgerinnungsstörungen; Hämostatikum* bei Blutungen, sofern diese nicht chirurg. behoben werden müssen; früher bei peripheren arteriellen Durchblutungsstörungen.

**Bauch:** s. Abdomen.

**Bauchspeicheldrüse:** s. Pankreas.

**Baudouin-Reaktion:** Sesamölreaktion; zum Nachw. von Sesamöl in Margarine; 30 s kräftiges Schütteln von 1–2 Tr. Sesamöl (bzw. einer Lsg. von 5 mL Öl od. Fett in 5 mL Petrolether) mit 3 Tr. ethanol. Furfurallösung u. 10 mL rauchender Salzsäure führt zu himbeerroter Färbung der Säure; vgl. Sesamum indicum, Sesami oleum raffinatum.

**Bauernrhabarber:** s. Euphorbia cyparissias.

**Bauernsenf, Bitterer:** s. Iberis amara.

**Bauerntabak:** s. Nicotiana tabacum.

**Baumé-Grade** (Antoine B., franz. Apotheker, 1728–1804): Symbol °Be; Grad-Einteilung des Baumé-Aräometers (s. Dichtebestimmungsmethoden); willkürl. Einteilung, die aber in der Industrie für Säuren, Basen, Salzlösung, Süßwaren u. für die Zuckerdragierung (Charakterisierung der Stärkesirupe) noch immer im Gebrauch ist, da die B.-G. den Konz. der Flüss. ungefähr proportional sind; Messbereiche: **1.** für Flüss., die leichter als Wasser sind; **2.** für Flüss., die schwerer als Wasser sind. Es entsprechen 10 °Be der relativen Dichte $d_{15}^{15}$ von 1.000 (1) u. 1.074 (2), 20 °Be sind 0.935 (1) u. 1.161 (2), 30 °Be entsprechen 0.879 (1) u. 1.262 (2) usw. Die Baumé-Skala ist in 67 Grade eingeteilt; 67 °Be entsprechen der D. 1.867 (s. Tab.); Beispiel: konz. Schwefelsäure: 66 °Be. Aus den B.-G. kann man die relative Dichte einer Flüss. nach folgenden Formeln berechnen:

$d_{15}^{15} = 144.3/(144.3 - °Be)$

wenn die Flüss. schwerer als Wasser ist;

$d_{15}^{15} = 144.3/(134.3 + °Be)$

wenn die Flüss. leichter als Wasser ist.

**Baumflechte:** s. Lobaria pulmonaria.

**Baumöl:** s. Olea europaea (Olivae Oleum virginale).

**Baumrose:** s. Alcea rosea.

**Baumwachs:** Cera arborea; Mischung aus Erdwachs (s. Ozokerit; Paraffinum solidum), Harz*, Colophonium*, Terpentin (s. Terebinthina), Rüböl u. a.; dient zum Okulieren.

**Baumwolle:** s. Gossypium.

B

| **Baumé-Grade**<br>Baumé-Grade für Flüssigkeiten, die schwerer sind als Wasser | |
|---|---|
| Baumé-Grade | Dichte in g/mL |
| 2 | 1.014 |
| 5 | 1.036 |
| 10 | 1.074 |
| 15 | 1.116 |
| 20 | 1.161 |
| 30 | 1.262 |
| 40 | 1.381 |
| 45 | 1.453 |
| 50 | 1.526 |
| 55 | 1.616 |
| 60 | 1.706 |
| 66 | 1.842 |
| 67 | 1.867 |

**Baumwollsamenöl:** s. Gossypium (Oleum Gossypii).

**Baumwollsamenöl, hydriertes:** s. Gossypium (Gossypii oleum hydrogenatum).

**Baumwollwurzelrinde:** s. Gossypium (Cortex Gossypii radicis).

**Baunscheidtieren** (Carl Baunscheidt, Bonn, 1809–1874): Verfahren der Reizkörpertherapie*; örtl. Hautreizung durch ein bes. Nadelinstrument u. Behandeln mit einem Hautreizmittel*.

**Bauxit:** nach der ersten Fundstelle Les Baux-de-Provence benanntes, natürl. vorkommendes Aluminiumhydroxid*-Mineral; $Al(OH)_3$; meist mit Eisenoxid u. Kieselsäure vermengt; **Anw.:** Gew. von Aluminium* u. Aluminiumoxid*.

**Bayes-Methode:** Theorem von Bayes, Satz von Bayes; mathemat. Lehrsatz zur Berechnung der bedingten Wahrscheinlichkeit eines Ereignisses B unter der Bedingung A, wenn die bedingte Wahrscheinlichkeit von A unter B u. die unbedingten Wahrscheinlichkeiten von A u. B bekannt sind; **Berechnungsformel:**

$$P(B|A) = \frac{P(A|B) \cdot P(B)}{P(A)}$$

P(B): A-priori-Wahrscheinlichkeit für das Eintreten von B; P(B|A) A-posteriori-Wahrscheinlichkeit für das Eintreten von B; **Anw.: 1.** zur Berechnung des positiv u. negativ prädiktiven Wertes eines diagnost. Tests; **2.** zur Abschätzung pharmakokinet. Parameter beim therapeutischen Drugmonitoring*; dabei werden neben gemessenen Wirkstoffkonzentrationen ($C_i$) auch Populationsmittelwerte ($P_j$) u. -varianzen ($\sigma_j^2$) der Parameter in die Berechnung des Optimierungskriteriums (engl. weighted least squares; Abk. WLS) einbezogen:

$$WLS_{Bayes} = \sum_{i=1}^{n} W_i(C_i - \hat{C}_i)^2 + \sum_{j=1}^{k} \frac{(P_j - \hat{P}_j)^2}{\sigma_j^2}$$

n: Anzahl der gemessenen Plasmakonzentrationen; i: Index der Plasmakonzentrationen; j: Index der Modellparameter; k: Anzahl der Modellparameter; $\hat{P}$: modellabhängig geschätzter Parameter; W: Wichtungsfaktor; **Gesch.:** benannt nach dem engl. Pastor u. Mathematiker Thomas Bayes (1701–1761).

**Baylahuenkraut:** s. Haplopappus baylahuen (Herba Baylahuen).

**Bayöl:** s. Pimenta racemosa (Oleum Pimentae acris).

**Bayrum:** s. Spiritus Myrciae.

**Bazillen:** s. Bacillaceae.

**BCA-Methode:** Abk. für **B**i**c**inchoninsäure(**a**cid)-Methode; s. Proteinfärbung.

**BCG:** Abk. für **B**acille-**C**almette-**G**uérin; Bez. für attenuierten Lebend-Impfstoff aus Mycobacterium bovis zur Schutzimpfung* gegen Tuberkulose*; s. BCG-Impfstoff (gefriergetrocknet); wird auch i. R. einer Immuntherapie* bei Blasenkarzinom eingesetzt.

**BCG-Impfstoff (gefriergetrocknet):** Vaccinum tuberculosis (BCG) cryodesiccatum Ph.Eur.6; Tuberkulose-Impfstoff; Lebend*-Impfstoff, gefriergetrocknete Zuber. aus lebenden Bakt., die aus einer Kultur des BCG* (Mycobacterium bovis, BCG-Stamm) gewonnen wird; weißes Pulver; nach Resuspendierung zur intradermalen Injektion; **Anw.:** s. BCG-Impfung.

**BCG-Impfung:** Impfung gegen Tuberkulose* mit gefriergetrocknetem BCG*-Impfstoff; **Impfempfehlungen: 1.** STIKO*: In Anbetracht der epidemiolog. Situation in Deutschland, der nicht sicher belegbaren Wirksamkeit der BCG-Impfung u. der nicht seltenen schwerwiegenden UAW des BCG-Impfstoffs kann es die STIKO nicht mehr vertreten, diese Impfung zu empfehlen; **2.** WHO*: BCG-Impfung wird routinemäßig nur dort empfohlen, wo das Infektionsrisiko für Tuberkulose über 0.1 % liegt, die Rate an Lungentuberkulose Erkrankter höher als 5 : 100 000 od. die Rate von tuberkulöser Meningitis bei Kindern unter 5 Jahren über 1 : 10 Mio. pro Jahr liegt.

**BCNU:** Abk. für 1,3-**B**is(2-**c**hlorethyl)-1-**n**itroso**u**rea; s. Carmustin.

**BCS:** Abk. für (engl.) *biopharmaceutics classification system;* s. Klassifizierungssystem, biopharmazeutisches.

**Bdelliumharz:** s. Commiphora africanum (Bdellium indicum).

**Bdellium indicum:** s. Commiphora africanum; Commiphora mukul.

**Be:** (chem.) Symbol für Beryllium*.

**°Be:** (physik.) Einheitenzeichen für Baumé*-Grade.

**BE:** Abk. für **B**rot**e**inheit; Maßeinheit zur Ermittlung des Gesamtkohlenhydratgehalts der Nahrung; erleichtert den Austausch entsprechender Lebensmittel i. S. eines ausgewogenen u. abwechslungsreichen Diätplanes in der Therapie des Diabetes* mellitus; 1 BE entspricht 10–12 g Kohlenhydraten* (Monosaccharide*, verdauliche Oligo-*

u. Polysaccharide* sowie Sorbitol* u. Xylitol*) u. damit 25 g Schwarzbrot, 60 g Kartoffeln, 18 g Haferflocken, 16 g Weizenmehl, 16 g Roggenmehl, 14 g Stärkemehl, 15 g rohem Reis, 50 g gekochtem Reis, 0.25 L Milch od. 100 g Apfel.

**Becaplermin** (INN): (engl.) *rhPlatelet-derived growth factor (Abk. rhPDGF)*; CAS-Nr. 165101-51-9; $C_{1064}H_{1720}N_{324}O_{304}S_{18}$; $M_r$ 24 496.2; rekombinanter humaner thrombozytärer Wachstumsfaktor* (s. PDGF); **Wirk.:** verstärkt die chemotakt. Signale u. fördert die Proliferation von Zellen, die an der Wundheilung beteiligt sind; **Ind.:** diabet., neuropath. Fußulzera bis max. 5 cm$^2$ (topische Ther.); nicht zur Langzeitanwendung geeignet; **Kontraind.:** maligne Erkrankungen, Wundinfektion, Neoplasie*; **Dos.:** 0.01 %iges Gel.

**Béchamp-Reaktion:** Methode zur Herst. primärer aromat. Amine* durch Reduktion aromat. Nitroverbindungen mit Eisen u. Wasser unter Salz- od. Essigsäurekatalyse; **Beispiel:** Herst. von Anilin* aus Nitrobenzol* (s. Abb.).

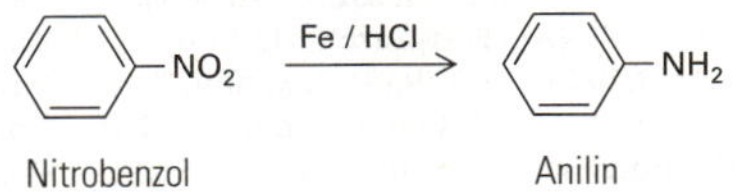


**Béchamp-Reaktion:** Bildung von Anilin aus Nitrobenzol

**Becherprimel:** s. Primelkrankheit.

**Becherzellen:** **1.** (bot.) Zellen, die im unteren Teil becherartig verdickt sind, z. B. Palisadenzellen der Samen von Sinapis* alba, Brassica* nigra; **2.** (med.) schleimbildende Drüsenzellen im Epithel des Darmkanals, im respiratorischen Flimmerepithel der Atemwege u. der Conjunctiva*.

**Becke-Linie:** s. Refraktometrie.

**Beckmann-Thermometer:** s. Osmometer; Gefrierpunkterniedrigung.

**Beckmann-Umlagerung:** Umlagerung von Ketoximen (s. Ketone) zu substituierten Säureamiden* unter saurer Katalyse mit Phosphorpentachlorid* (s. Abb.).

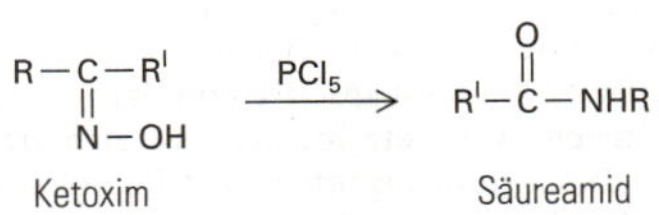


**Beckmann-Umlagerung**

**Beclamid** (INN): Benzchlorpropamid; N-Benzyl-3-chlorpropionamid; CAS-Nr. 501-68-8; $C_{10}H_{12}ClNO$; $M_r$ 197.66; Schmp. 94 °C (kristallisiert aus Methanol); schwer lösl. in Wasser (0.005–0.01 %), zersetzt sich in heißen wässrigen Säure- u. Alkalilösungen; nicht mehr im Handel befindl. Antiepileptikum*; früher angewendet bei Grand* mal u. psychomotor. Anfällen sowie als psychotrope Substanz bei Verhaltensstörungen mit Reizbarkeit, Aggressivität u. Konzentrationsschwäche v. a. bei Kindern u. Jugendlichen; **UAW:** Benommenheit, gastrointestinale Störungen, Hauterscheinungen, Leukopenie.

**Beclometason** (INN): 9-Chlor-11$\beta$,17,21-trihydroxy-16$\beta$-methyl-1,4-pregnadien-3,20-dion; CAS-Nr. 4419-39-0; $C_{22}H_{29}ClO_5$, Strukturformel: s. Abb.; $M_r$ 408.93; halogeniertes Glucocorticoid* zur inhalativen u. top. Anw.; **Beclometason-17,21-dipropionat:** Beclometasoni dipropionas Ph.Eur.6; CAS-Nr. 5534-09-8; $C_{28}H_{37}ClO_7$; $M_r$ 521.1; Schmp. ca. 210 °C (unter Zers.); fast unlösl. in Wasser, leicht lösl. in Aceton u. Chloroform, wenig lösl. in Ethanol; **Ind.:** Asthma bronchiale, Rhinitis allergica, tox. Lungenödem. Gebräuchl. ist auch Beclometason-Monohydrat.

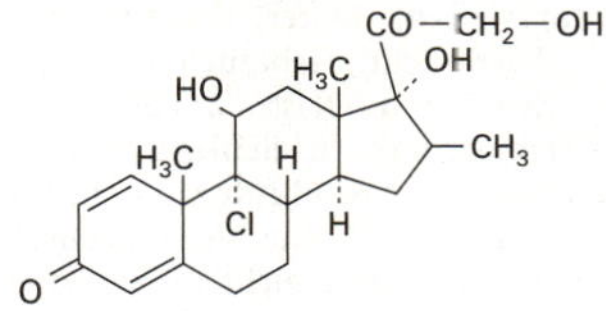


**Beclometason**

**Beclometason-17,21-dipropionat:** s. Beclometason.

**Becquerel** (Henri-Antoine B. 1852–1908): Symbol Bq; SI-Einheit für die Aktivität einer radioaktiven Substanz; s. Radioaktivität; 1 Bq = 1 s$^{-1}$; **Gesch.:** B. entdeckte 1896 die radioaktive Strahlung* des Urans*.

**Bedampfen:** s. Aufdampfen.

**Bedarfsgegenstände:** nach § 2 des Lebensmittel*-, Bedarfsgegenstände- und Futtermittelgesetzbuchs Bez. für Produkte, mit denen Verbraucher in Kontakt kommen, z. B. Spielzeug, Kleidung, Geschirr u. Verpackungen für Lebensmittel*; von B. darf bei bestimmungsgemäßem od. vorauszusehendem Gebrauch keine gesundheitl. Gefährdung ausgehen.

**Bedarfsgegenständegesetzbuch:** s. Lebensmittel-, Bedarfsgegenstände- und Futtermittelgesetzbuch.

**Beere:** s. Fruchtformen.

**Beeren, Rosa:** s. Schinus molle (Peruanischer Rosa Pfeffer).

**Befeuchtungslösung:** s. Rhinoguttae.

**Befruchtung:** **1.** Verschmelzung zweier Gameten* u. ihrer Kerne zu einer diploiden Zygote* (Syngamie); **2.** (bot.) s. Samenbildung.

**Befruchtung, doppelte:** die Verschmelzung des einen Spermakerns mit der Eizelle unter Bildung der diploiden (2n) Zygote sowie die gleichzeitige Verschmelzung des zweiten Spermakerns mit dem sekundären Embryosackkern (s. Embryosack) bzw. den beiden Polkernen unter Bildung eines triploiden (3n) Endospermkerns; Hauptmerkmal aller Angiospermen (s. Samenbildung).

**Befunolol** (INN): 7-[2-Hydroxy-3-(isopropylamino) propoxy]-2-benzofuranylketon; CAS-Nr. 39552-01-7; $C_{16}H_{21}NO_4$; $M_r$ 291.4; nicht mehr im Handel befindl. Beta*-Rezeptoren-Blocker; früher angewendet als Antiglaukomatosum*.

**Begasung:** **1.** Stabilisierungsmaßnahme, bei der durch Erzeugung einer Schutzgasatmosphäre über empfindl. flüssigen Arzneizubereitungen Oxidationsreaktionen bei deren Herst., Sterilisierung u. Lagerung verhindert werden; äußere B. erfolgt z. B. mit $CO_2$ od. $N_2$; von innerer B. spricht man z. B. bei einer $CO_2$-Entwicklung in einer Lösung. **2.** s. Sterilisationsverfahren (Sterilisation mit mikrobiziden Gasen).

**Begasungsbrutschrank:** s. Brutschrank.

B

**Behältermaterialien:** Materialien für Behältnisse* für den pharmazeut. Gebrauch u. medizinisch-chirurg. Zwecke; **1.** Glas*; **2.** Polyvinylchlorid*: **a)** mit Weichmachern: für Beutel u. Schläuche, die in Kontakt mit Blut u. Blutprodukten, Infusionslösungen kommen; **b)** ohne Weichmacher: für Behältnisse zur Aufnahme nicht injizierbarer, wässriger Lsg. u. trockener Darreichungsformen zur oralen Applikation; **3.** Polyolefine*, Hochdruckpolyethylen mit u. ohne Zusatzstoffe u. Polypropylen zur Aufnahme parenteraler u. ophthalmolog. Zubereitungen; **4.** Poly(ethylen-vinylacetat) für Behältnisse u. Schläuche für die parenterale Ernährung; **5.** Siliconelastomer* für Verschlüsse und Schläuche; **6.** Polyethylenterephthalat (Abk. PETP; s. Polyterephthalsäureester) für nicht parenterale Zubereitungen.

**Behältnis:** Bez. für Behälter, soweit damit Packmittel* gemeint sind; **Einteilung: 1. inneres B.:** Erstbehältnis, Primärpackmittel; steht in direktem Kontakt mit der Arzneizubereitung, übt vorrangig die erforderl. physik., chemischen u. mikrobiol. Schutzfunktionen aus u. übernimmt primär den Schutz des Arzneimittels bis zum Verbraucher. Es soll in einer für die Applikation geeigneten Form gestaltet sein. Aufgaben: **a)** Erhaltung der Arzneiform in der deklarierten Zusammensetzung, Reinheit u. Form inklusive ihres Schutzes vor äußeren Einflüssen, welche beim Transport u. während der Lagerung auf das Packgut einwirken können (z. B. Klima, Licht, mechan. Einflüsse, Mikroorganismen, Sauerstoff); **b)** applikationsgerechte Form, d. h. leichte Handhabung, einfache Wiederverschließbarkeit für Mehrdosenbehältnisse*, minimaler Vorbereitungsaufwand für die Applikation, Sicherstellung der vorgeschriebenen Dosierung, z. B. durch Tropfer od. Pipetten; **c)** eindeutige Identifikation des Arzneimittels (auch durch die Patienten); **d)** Erfüllung evtl. zusätzl. Sicherheitsanforderungen wie asept. Entnahmemöglichkeit, kindergesicherte Packung*, Garantieverschluss*; **e)** möglichst rationell herstellbare Packung. **2. äußeres B.:** äußere Umhüllung, Außenverpackung, Sekundärpackmittel; umschließt ein od. mehrere Erstbehältnisse u. bildet mit ihnen die vollständige Verpackung. Es kann unterstützend od. vollständig Schutzfunktionen übernehmen (mechan. Schutz des Erstbehältnisses sowie Lichtschutz, dies vor allem bei Ampullen*, Vials* u. diversen festen Arzneiformen). Weitere Aufgaben: **a)** eindeutige Identifizierungsmöglichkeit der Arzneimittel u. verschiedener Dosierungen durch eine geeignete graphische Aufmachung; **b)** Informationsträger folgender Daten: Hersteller, Produktname, Dosierungsstärke, Chargenbezeichnung*, evtl. Lagervermerke, Warnhinweise, Verfalldatum, Verkaufsabgrenzung (in gewissen Ländern), Zusammensetzung u. Strichcode*. Soweit erforderl., werden notwendige u. von Behörden geforderte zusätzl. Angaben auf einem beigepackten Prospekt (s. Packungsbeilage) vermerkt.

**Behandlung, exspektative:** abwartendes Offenlassen von Symptomen u. Symptomgruppen während evtl. weiterlaufender Diagnostik; die Behandlung beschränkt sich auf Beobachtung des weiteren Verlaufs, auf Diät sowie allg. bzw. symptomat. Maßnahmen (um einen abwendbar gefährlichen Verlauf nicht zu verschleiern) u. kann bei entspr. Indikation od. nach Diagnosestellung z. B. in eine spezif. od. andere bes. Behandlung übergehen.

**Behandlung, konservative:** nichtoperative Behandlung; i. w. S. auch schonende chirurg. Behandlung unter weitgehender Erhaltung z. B. verletzter Organe od. Gliedmaßen; vgl. Methoden, invasive.

**Behandlung, spezifische:** Kausalbehandlung; Ther. mit Heilmitteln od. Maßnahmen, die gegen die Urs. einer Erkrankung wirksam sind; vgl. Behandlung, symptomatische.

**Behandlung, symptomatische:** Beeinflussung einzelner Krankheitssymptome bei Erkrankungen bekannter od. unbekannter Urs., wenn keine spezifische Behandlung* verfügbar ist.

**Behennüsse:** s. Moringa oleifera (Semen Moringae).

**Behenöl:** s. Moringa oleifera (Semen Moringae).

**Behensäure:** *n*-Dokosansäure; CAS-Nr. 112-85-6; $C_{21}H_{43}$—COOH; Fettsäure*, die in den Glyceriden von Samenölen (z. B. Rapsöl, Senföl, Erdnußöl), in Wollwachs* u. in Cerebrosiden (s. Glykolipide) vorkommt; vgl. Moringa olifera (Semen Moringae).

**Behenylalkohol:** s. Docosan-1-ol.

**Beifuß, Bitterer:** s. Artemisia absinthium.

**Beifuß, Einjähriger:** s. Artemisia annua.

**Beifuß, Gemeiner:** s. Artemisia vulgaris.

**Beifußtraubenkraut:** s. Ambrosia artemisiifolia.

**Beilsteinprobe:** Untersuchung zum Nachw. von Halogenen* in org. Substanzen; durch Zers. der halogenhaltigen org. Substanzen an einem glühenden Kupferdraht bilden sich Kupferhalogenide mit grüner bis blaugrüner Flammenfärbung.

**Beinasche:** rohes Calciumphosphat* (Calcium phosphoricum crudum).

**Beinschwarz:** Ebur ustum nigrum, Spodium; pulverisierte Abfälle bei der Gew. der Knochenkohle (Carbo ossium; s. Carbo activatus).

**Beinwell:** s. Symphytum officinale.

**Beipackzettel:** s. Packungsbeilage.

**Beißkapsel:** Zerbeißkapsel; Arzneiform, die den enthaltenen Wirkstoff im Mundbereich freisetzt u. zur Resorption bringt; z. B. Glyceroltrinitrat* zur Behandlung von Angina pectoris; vgl. Weichkapseln.

**Belafrüchte:** s. Aegle marmelos (Fructus Belae indicae).

**Belastungs-EKG:** s. EKG.

**Belastungsinkontinenz:** s. Harninkontinenz.

**Belastungsversuche:** s. Haltbarkeit.

**Belladin:** s. Amaryllidaceen-Alkaloide.

**Belladonnablätter:** s. Atropa belladonna (Belladonnae folium).

**Belladonnae extractum:** s. Extractum Belladonnae.

**Belladonnae folii extractum siccum normatum:** s. Extractum Belladonnae siccum normatum.

**Belladonnae folii tinctura normata** Ph.Eur.6: Belladonnae tinctura normata, Tinctura Belladonnae titrata; eingestellte Belladonnatinktur; Darst.: Ph.Eur.6, aus Belladonnablättern mit 70%igem Ethanol; Ph.Helv., Auflösen von 3 g Extractum* belladonnae siccum normatum ad 100 g in Ethanol-Wasser (21:76); **Gehalt:** Ph.Eur.6: 0.027–0.033 % Gesamtalkaloide, berechnet als Hyoscyamin*; **Anw.:** s. Tinctura Belladonnae. Vgl. Atropa belladonna.

**Belladonnae folium:** s. Atropa belladonna.

**Belladonnae pulvis normatus:** s. Atropa belladonna.

**Belladonnae tinctura:** s. Tinctura Belladonnae.

**Belladonnae tinctura normata:** s. Belladonnae folii tinctura normata.

**Belladonnaextrakt:** s. Extractum Belladonnae.

**Belladonnalilie:** s. Amaryllidaceae.

**Belladonnatinktur:** s. Tinctura Belladonnae.

**Belladonnatinktur, eingestellte:** s. Belladonnae folii tinctura normata.

**Belladonnatrockenextrakt, eingestellter:** s. Extractum Belladonnae siccum normatum.

**Bellenknospen:** s. Populus-Arten (Gemmae Populi).

**Bellis perennis L.:** Gänseblümchen, Maßliebchen; Fam. Asteraceae (Compositae); Europa, Asien; Stpfl. von **Herba Bellidis: Inhaltsst.:** u. a. Saponin*, Gerbstoffe*, Säuren, Wachs*, fettes u. äther. Öl, Inulin*, Bitterstoffe*; **Anw.:** (volkstüml.) z. B. bei Katarrhen der Atemwege, Magen- u. Darmkatarrh, schlecht heilenden Exanthemen*; **Flores Bellidis:** Inhaltsst. und Anw. wie Herba Bellidis. **Hom.:** Bellis perennis (HAB): frische, blühende Pflanze; verordnet z. B. bei Muskelschmerzen, stumpfen Verletzungen, nach Operationen.

**Beluga:** s. Acipenser huso.

**Bemegrid (INN):** 4-Ethyl-4-methyl-2,6-piperidindion; CAS-Nr. 64-65-3; $C_8H_{13}NO_2$; $M_r$ 155.19; Schmp. 127 °C (kristallisiert aus Wasser od. Aceton/Ether); 1 T. lösl. in 170 T. Wasser, in 30 T. Ethanol, in 12 T. Aceton, in 4 T. Chloroform u. in 100 T. Ether; lösl. in wässrigen Alkalihydroxid-Lsg.; pH-Wert einer 0.5 %igen wässrigen Lsg.: 4.5–6.5; $pK_S$ 11.6; nicht mehr im Handel befindl. Narkotika-Antagonist; die frühere Anw. bei Barbituratintoxikation, zum Beenden einer Barbituratnarkose sowie als Analeptikum* ist aufgrund der geringen Spanne zw. analept. u. konvulsiver Wirkung u. der zu kurzen Wirkungsdauer obsolet.

**Bemetizid (INN):** 6-Chlor-3,4-dihydro-3-(*α*-methylbenzyl)-2*H*-1,2,4-benzothiadiazin-7-sulfonamid-1,1-dioxid; CAS-Nr. 1824-52-8; $C_{15}H_{16}ClN_3O_4S_2$, Strukturformel: s. Abb.; $M_r$ 401.9; Diuretikum* (Benzothiadiazin); **Ind.:** Hypertonie, Ödeme; **Kontraind., WW u. UAW:** s. Bendroflumethiazid.

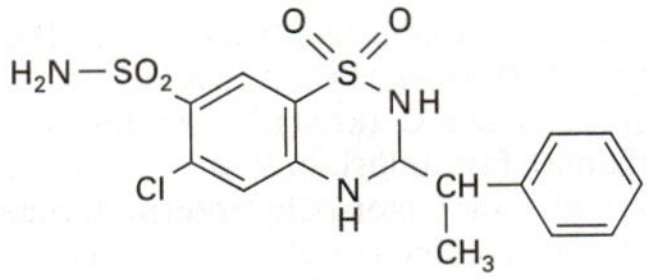


**Bemetizid**

**Benazepril (INN):** (3*S*)-3-[(1*S*)-1-Ethoxycarbonyl-3-phenylpropyl]amino-2,3,4,5-tetrahydro-2-oxo-1*H*-1-benzazepin-1-essigsäure; CAS-Nr. 86541-75-5; $C_{24}H_{28}N_2O_5$, Strukturformel: s. Abb.; $M_r$ 424.50; $pK_{S,1}$ 3.1, $pK_{S,2}$ 5.3 (konjugierte Säure); ACE*-Hemmer; **Wirk.:** Antihypertensivum*; Prodrug, wird durch Hydrolyse des Esters zur aktiven Form **Benazeprilat; Ind.:** essentielle Hypertonie; **UAW:** gelegentl., v. a. bei Therapiebeginn, starke Blutdrucksenkung; gelegentl. Nierenfunktionsstörungen, Reizhusten, Bronchospasmus, Mundtrockenheit, Verdauungsstörungen; in Einzelfällen Leberstörungen, allerg. Reaktionen; **Dos.:** p. o. 10 mg/d; TMD 40 mg; HWZ ca. 11 h. **Benazeprilhydrochlorid:** CAS-Nr. 86541-74-4; $C_{24}H_{28}N_2O_5 \cdot HCl$, $M_r$ 460.96.

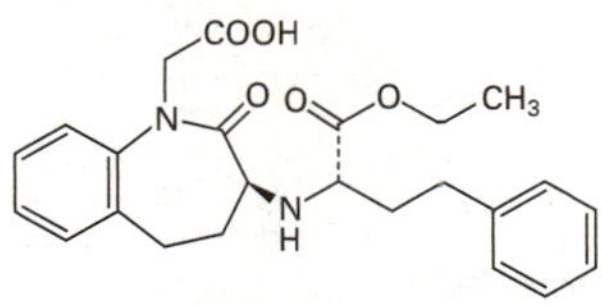


**Benazepril**

**Bence-Jones-Proteine:** zu den Immunglobulinen* zählende spezif. Proteine ($M_r$ ca. 22 500), die u. a. bei Leukämie od. Knochenmarktumoren im Harn u. Serum auftreten u. deren Nachw. die Früherkennung v. a. von Myelomen ermöglicht.

**Bencyclan (INN):** 3-(1-Benzylcycloheptyloxy)-*N*,*N*-dimethylpropylamin; *N*-3-(1-Benzylcycloheptyloxy)propyl-*N*,*N*-dimethylamin; CAS-Nr. 2179-37-5; $C_{19}H_{31}NO$; $M_r$ 289.45; Sdp. 146–156 °C (0.4 kPa); nicht mehr im Handel befindl. Vasodilatator* u. muskulotropes Spasmolytikum*; früher angewendet bei peripheren u. zentralen Durchblutungsstörungen, Migräne, zur Thromboseprophylaxe; **UAW:** gastrointestinale Beschwerden, Übelkeit, Erbrechen, Unruhe, Schwindel, evtl. Verwirrtheit u. Halluzinationen; bei erhebl. Überdosierung ton.-klonische Krämpfe.

**Bendamustin (INN):** 4-{5-[Bis(2-Chlorethyl)amino]-1-methylbenzimidazol-2-yl}butansäure; CAS-Nr. 16506-27-7; $C_{16}H_{21}Cl_2N_3O_2$; $M_r$ 358.26; Derivat von Stickstofflost*; **Wirk.:** Zytostatikum* (Alkylans u. Antimetabolit); **Ind.:** chron. lymphat. Leukämie, Hodgkin-Lymphome (Stadien I–VI), Non-Hodgkin-Lymphome, Plasmozytom, Mammakarzinom; **Kontraind.:** Leberschäden, Knochenmarkdepression, Infektionen; **UAW:** Knochenmarkdepression, Nausea, Hyperbilirubinämie; **Dos.:** 100 mg/m² KOF/d i. v. (Tag 1 u. 2) alle 28 d.

**Bendazac (INN):** 1-Benzyl-1*H*-indazol-3-yloxyessigsäure; CAS-Nr. 621-72-7; $C_{16}H_{14}N_2O_3$; $M_r$ 282.3; Schmp. 160 °C; fast unlösl. in Wasser, lösl. in Aceton; nicht mehr im Handel befindl. Dermatikum*; früher angewendet bei entzündl. Hauterkrankungen.

**Bendiocarb:** s. Schädlingsbekämpfungsmittel.

**Bendroflumethiazid (INN):** Bendroflumethiazidum Ph.Eur., Benzylhydroflumethiazid; 3-Benzyl-6-trifluormethyl-3,4-dihydro-2*H*-1,2,4-benzothiadiazin-7-sulfonamid-1,1-dioxid; CAS-Nr. 73-48-3; $C_{15}H_{14}F_3N_3O_4S_2$, Strukturformel: s. Abb.; $M_r$ 421.41; Schmp. 221–223 °C; weißes, krist. Pulver; 1 T. lösl. in 17 T. Alkohol, in 1.5 T. Aceton, in 500 T. Ether, fast unlösl. in Wasser, unlösl. in Chloroform; Diuretikum* (Benzothiadiazin); **Ind.:** Ödeme, Hypertonie, Nierenerkrankungen; **Kontraind.:** Hypokaliämie, Niereninsuffizienz mit An-

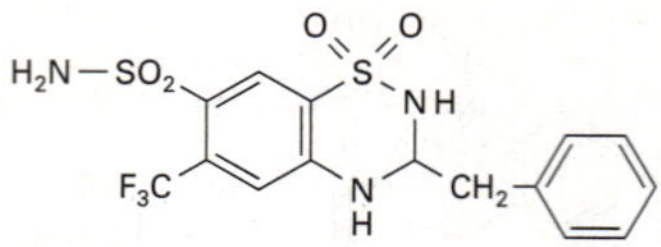

**Bendroflumethiazid**

urie; **WW:** herzwirksame Glykoside* (verstärkte Wirk.), Glucocorticoide*, Antidiabetika* (geringere blutglucosesenkende Wirk.), Lithium* (erhöhte Toxizität); **UAW:** Hypokaliämie, Ansteigen des Harnsäure- u. des Zuckerspiegels, Übelkeit; beeinflusst das Reaktionsvermögen; HWZ 8.5 h.

**Benediktendistel:** s. Cnicus benedictus.

**Benediktenkraut:** **1.** s. Cnicus benedictus (Cnici benedicti herba); **2.** s. Geum urbanum.

**Benetzbarkeit:** Vermögen einer Flüssigkeit, sich auf der Oberfläche eines Feststoffes (z. B. Pulverpartikel) auszubreiten; gut benetzbare Stoffe werden als **lyophil**, schlecht od. nicht benetzbare als **lyophob** bezeichnet. Die B. ist abhängig von den physik.-chem. Charakteristika beider Phasen, vgl. Adsorption. Für die Herst. u. Wirksamkeit von Arzneiformen ist die B. von großer Bedeutung, z. B. bei Lösungsvorgängen, beim Tablettenzerfall (Funktion der Hydrophilierungsmittel), bei Liberation u. Resorption von Wirkstoffen sowie bei der Dispergierung (Herst. von Suspensionen*) u. Agglomerierung (Verklumpen von lipophilen* od. aerophilen Pulvern in Wasser). Der Grad der B. lässt sich von der experimentell bestimmbaren Größe des Randwinkels $\vartheta$ (Benetzungswinkel, Kontaktwinkel; s. Abb.) ableiten. $\vartheta$ entsteht am Rand der Berührungsfläche eines möglichst kleinen Tropfens, der auf die Oberfläche des in dieser Flüss. unlösl. Feststoffes (bei Pulvern Pressling mit glatter Oberfläche) aufgebracht wurde. Ist der Randwinkel klein (weit unter 90°), kann die Flüss. in alle Poren des Feststoffes eindringen, d. h. der Feststoff adsorbiert Flüss. u. bildet eine Solvatationshülle aus. Die Größe des Randwinkels hängt von den Oberflächenspannungen der flüss. ($\sigma_{fl}$) u. festen Phase ($\sigma_{fe}$) u. der Grenzflächenspannung zw. beiden ($\gamma_{fe/fl}$) ab (Young-Gleichung). $\sigma_{fe}$ ist experimentell nicht bestimmbar.

$\cos \vartheta = (\sigma_{fl} - \gamma_{fe/fl})/\sigma_{fl}$

Ist der Randwinkel groß (über 90°), lässt sich der Feststoff schlecht benetzen; mit **Netzmitteln** kann die B. durch Verkleinerung der Oberflächenspannung der Flüss. u. der Grenzflächenspannung flüss./fest verbessert werden (s. Gleichung). Bei Waschprozessen mit Tensidzusatz spielt die Verbesserung der B. eine große Rolle. Anstelle des Randwinkels kann für die Beurteilung des Benetzungsverhaltens auch die Benetzungswärme dienen. Benetzbare Körper zeigen bei hinreichend großer Oberfläche eine messbare Wärmetönung.

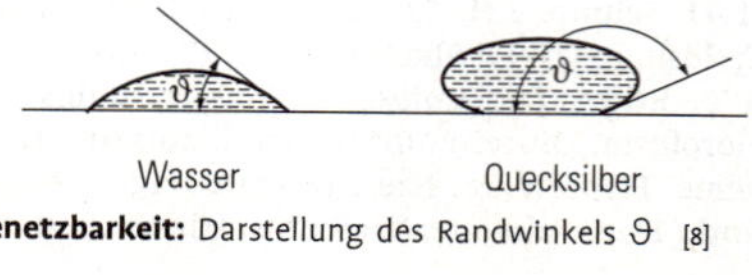


**Benetzbarkeit:** Darstellung des Randwinkels $\vartheta$ [8]

**Benetzung:** s. Adhäsion; Benetzbarkeit.

**Benetzungswinkel:** s. Benetzbarkeit.

**Benflumetol:** s. Lumefantrin.

**Benfluorex:** 2-{[1-Methyl-2-[3-(trifluoromethyl)phenyl]ethyl]amino}ethanol benzoat; CAS-Nr. 23602-78-0; $C_{19}H_{20}F_3NO_2$; $M_r$ 351.36; **Benfluorexhydrochlorid:** Benfluorexi hydrochloridum Ph.Eur.; CAS-Nr. 23642-66-2; $C_{19}H_{21}ClF_3NO_2$; $M_r$ 387.83; Schmp. 161–162 °C; weißes bis fast weißes Pulver; schwer lösl. in Wasser, leicht lösl. in Methanol, lösl. in Dichlormethan; zeigt Polymorphie; nicht mehr im Handel befindl. Antidiabetikum*; s. Lipidsenker.

**Benfotiamin** (INN): *S*-Benzoylthiamin-*O*-monophosphat (Abk. BTMP); 6-(6-Amino-2-methyl-5-pyrimidinyl)-3-benzoylthio-5-formyl-4-methyl-5-aza-3-hexenyldihydrogenphosphat; CAS-Nr. 22457-89-2; $C_{19}H_{23}N_4O_6PS$, Strukturformel: s. Abb.; $M_r$ 466.47; Schmp. 165 °C (unter Zers.), Schmp. 195 °C ($\delta$-Form); schwer lösl. in Wasser, Alkohol, Chloroform; lösl. in Natriumhydroxid-, Natriumcarbonat- u. HCl-Lsg.; lipidlösl. Derivat von Vitamin* $B_1$; **Anw.:** als neurotropes Analgetikum, zur Vitamin-$B_1$-Ther.; **Dos.:** p. o. 2–3 × 50 mg/d. Vgl. Fursultiamin; Octotiamin.

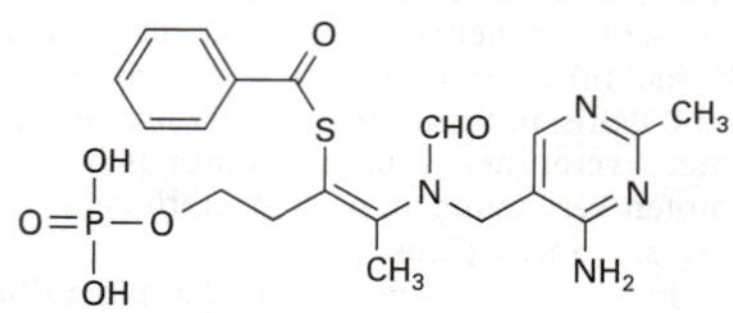

**Benfotiamin**

**benigne:** gutartig.

**Benommenheit:** leichte Form der quantitativen Bewusstseinsstörung* mit verlangsamtem Denken, Handeln u. erschwerter Orientierung.

**Benomyl:** 1-(*N*-Butylcarbamoyl)-2-(methoxycarboxamido)-benzimidazol; $C_{14}H_{18}N_4O_3$, Strukturformel: s. Abb.; CAS-Nr. 17804-35-2; $M_r$ 290.32; mutagen, wird zu Carbendazim* abgebaut; **Anw.:** Akarizid*, Blattfungizid; s. Schädlingsbekämpfungsmittel.

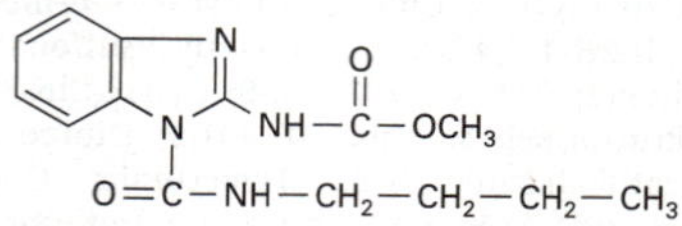

**Benomyl**

**Benorilat** (INN): 4-Acetamidophenyl-2-acetoxylbenzoat; 4-Acetamidophenyl-*O*-acetylsalicylat; CAS-Nr. 5003-48-5; $C_{17}H_{15}NO_5$; $M_r$ 313.32; Schmp. 175–176 °C (kristallisiert aus Methanol od. Ethanol); fast unlösl. in Wasser, schwer lösl. in Ethanol, lösl. in Aceton, Chloroform, Lipiden; Ester von Acetylsalicylsäure* mit Paracetamol*; in Deutschland nicht mehr im Handel befindl. Analgetikum*, Antirheumatikum*.

**Benperidol** (INN): Benperidolum Ph.Eur.; 4′-Fluor-4-[4-(2-oxo-1-benzimidazolinyl)piperidino]butyrophenon; CAS-Nr. 2062-84-2; $C_{22}H_{24}FN_3O_2$, Strukturformel: s. Abb.; $M_r$ 381.45; Schmp. 170–172 °C; polymorph; unlösl. in Wasser, 1 T. lösl. in

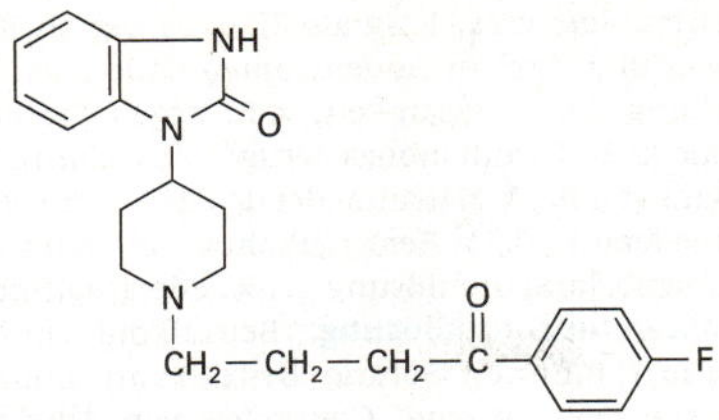

Benperidol

1000 T. Ethanol, in 4 T. Chloroform, in 625 T. Ether, in 7 T. Essigsäure; wenig lösl. in verd. Mineralsäuren; Neuroleptikum*; **Ind.:** Erregungszustände bei Erkrankungen des schizophrenen Formenkreises, Alterspsychosen, Manien; **UAW:** s. Neuroleptika; vermindertes Reaktionsvermögen; **Dos.:** initial 3 × 1 mg/d p. o., Langzeitdosierung 3 × 5 mg/d; individuell einzustellen; parenteral (i. m., i. v.) 3 × 1 mg/d; HWZ 4 ± 1.1 h.

**Benproperin** (INN): 2-Piperidino-1-(2-benzylphenoxy)-propan; 1-[1-(2-Benzylphenoxy)-2-propyl]piperidin; CAS-Nr. 2156-27-6; $C_{21}H_{27}NO$, Strukturformel: s. Abb.; $M_r$ 309.43; Sdp. 159–161 °C (26.66 Pa); Antitussivum*; **Ind.:** Reizhusten; **UAW:** Beeinflussung des Reaktionsvermögens; **Dos.:** p. o. bis zu 4 × 15 mg/d. Gebräuchl. ist Benproperinphosphat.

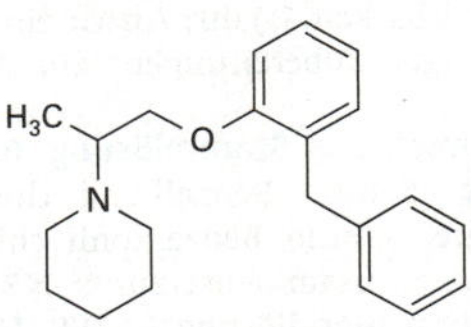

Benproperin

**Benserazid** (INN): DL-Serin-2′-(2,3,4-trihydroxybenzyl)hydrazid; CAS-Nr. 322-35-0; $C_{10}H_{15}N_3O_5$, Strukturformel: s. Abb.; $M_r$ 257.25; **Wirk.:** DOPA*-Decarboxylase-Hemmer; Hemmung der peripheren DOPA-Decarboxylase; **Ind.:** Parkinson*-Syndrom, in Kombination mit Levodopa*. **Benserazidhydrochlorid:** Benserazidi hydrochloricum Ph.Eur.; CAS-Nr. 14919-77-8; $C_{10}H_{16}ClN_3O_5$; $M_r$ 293.71; Schmp. 146–148 °C; weißes bis gelbl. weißes od. orangeweißes, krist. Pulver; leicht lösl. in Wasser, sehr schwer lösl. in wasserfreiem Ethanol, praktisch unlösl. in Aceton; zeigt Polymorphie.

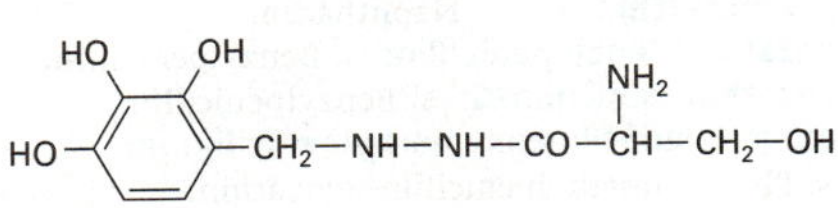

Benserazid

**Bensylytum:** s. Phenoxybenzamin.

**Bentiamin** (INN): Dibenzoylthiamin (Abk. DBT); 6-(6-Amino-2-methyl-5-pyrimidinyl)-3-benzoylthio-5-formyl-4-methyl-5-aza-3-hexenylbenzoat; CAS-Nr. 299-88-7; $C_{26}H_{26}N_4O_4S$; Allithiamin*; fettlösl. Vitamin-$B_1$-Derivat; nicht mehr im Handel befindl. neurotropes Analgetikum*; vgl. Befotiamin.

**Bentiromid** (INN): $C_{23}H_{20}N_2O_5$; $M_r$ 404.4; Schmp. 240–248 °C (polymorph); nicht mehr im Handel; früher angewendet als diagnost. Zusatz bei Pankreasfunktionsuntersuchungen.

**Bentonit:** Bentonitum Ph.Eur.5, Montmorillonit, Wilkinit; Quellton; CAS-Nr. 1302-78-9; $[Si_7AlO_{20}(OH)_4Al_4]Na$; natürl., kolloidales, wasserhaltiges Aluminiumsilicat* mit wechselndem Mg- u. Ca-Gehalt, das einer bes. Aufarbeitung unterzogen wurde; pharmaz. Sorten sind eisenfrei; sehr feines, grünl., gelbl. od. weißes Pulver od. Schuppen; ca. 90 % sind feiner als 1 µm; hygroskop.; Wassergehalt max. 15 %; unlösl., aber quellfähig in Wasser bis zum 12-fachen seines Volumens (Einlagerung von Wasser auch zw. den Schichten); ab 5–10 % Ausbildung thixotroper negativ geladener Gele* (Hydrogele); quellfähig in anderen polaren Flüssigkeiten (z. B. Glycerol); die Gelbildung wird durch geringe Zusätze von Magnesiumoxid, Phosphat, Natriumcarbonat u. a. Substanzen verstärkt, durch Säurezusatz erniedrigt; unlösl. u. nicht quellend in org. Lösungsmitteln; pH (2 %ige Suspension) 9–10.5; **Aufbau:** B. ist aus 3 Schichten aufgebaut: eine Aluminiumhydroxidoctaederschicht, die von 2 Kieselsäuretetraederschichten begrenzt wird, s. Abb.; in den Schichten ist teilweise Si durch Al bzw. Al durch Ca od. Mg ersetzt, was eine Ladungsdifferenz zur Folge hat (anion. Charakter), die durch Na- od. Ca-Ionen ausgeglichen wird. **Inkomp.:** kation. Stoffe (Ionenaustauscher*), z. B. quartäre Ammoniumverbindungen*; starke Elektrolyte; positiv geladene Partikel od. Lsg. (auch Säuren) in höheren Konz. bewirken Flockung bzw. Ausfällung. **Prüfung:** Ph.Eur.; Sedimentationsvolumen (Test auf Volumen des klaren überstehenden Wassers), Quellfähigkeit (2 g B. müssen in Wasser im 100-mL-Messzylinder auf mind. 22 mL aufquellen) u. größere Teilchen; mikrobielle Reinheit: max. $10^3$ aerobe Mikroorganismen/g; **Anw.:** 15–20 % zur Herst. von gut verträgl., fettfreien Salben (Hydrogelsalben); als Stabilisator (Thixotropierungsmittel u. Viskositätserhöher) in Suspensionen u. Emulsionen für den äu-

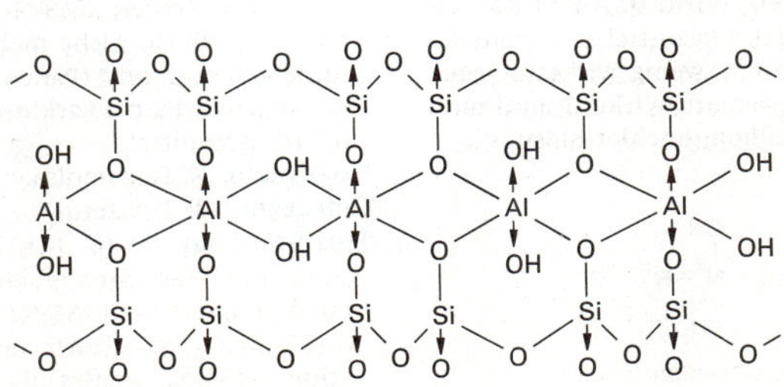

Bentonit

B

ßerl. Gebrauch; als Füllmittel für Seifen u. Zahnpasten; zur Entfärbung von z. B. Ölen, Fetten; **Hinweis:** Zur Verkürzung der Quellzeit bei der Herst. von Bentonitgelen ist Erwärmen u. die Verw. eines hochtourigen Rührers zweckmäßig.

**Bentonitgele:** s. Bentonit.

**Benzaldehyd:** Benzaldehydum, Oleum Amygdalarum aethereum artificiale; künstliches Bittermandelöl; $C_6H_5$—CHO; $M_r$ 106.12; Schmp. −26 °C; Sdp. 179 °C; D. 1.046–1.050 (20 °C); farblose, ölige, stark lichtbrechende Flüss., die an der Luft allmähl. zu Benzoesäure* oxidiert; kräftiger Geruch nach Bittermandelöl; lösl. in Ethanol u. Ether, sehr schwer lösl. in Wasser; **Vork.:** natürl. als Amygdalin* (cyanogenes Glykosid) in bitteren Mandeln, Aprikosen- u. Kirschkernen; **Darst.:** **1.** Erhitzen von Benzalchlorid ($C_6H_5$—$CH_2Cl$) mit Wasser u. Eisen od. mit Kalkmilch; **2.** direkte Oxidation von Toluol*; **Anw.:** (techn.) Lösungsmittel, Herst. von Farbstoffen; Geruchs- u. Geschmackskorrigens; **Toxikol.:** kann Kontaktallergie hervorrufen.

**Benzaldehydcyanhydrin:** Benzaldehydcyanhydrinum, Mandelsäurenitril; $C_6H_5$—CH(OH)CN; $M_r$ 133.14; D. 1.115–1.120; gelbe, ölige, nach Bittermandeln riechende Flüss., fast unlösl. in Wasser, leicht lösl. in Ethanol, Ether, Chloroform; **Gehalt:** mind. 89.4 % Mandelsäurenitril; **Vork.:** Hauptbestandteil des äther. Bittermandelöls (s. Prunus dulcis); **Darst.:** Umsetzung von Benzaldehyd mit Kaliumcyanid in alkal. Lösung; **Off.:** ÖAB; **Anw.:** (techn.) Darst. von Mandelsäure*, früher Darst. von Benzaldehydcyanhydrinlösung (Aqua Amygdalarum amararum).

**Benzalkonii chloridi solutio:** s. Benzalkoniumchloridlösung.

**Benzalkoniumchlorid:** Benzalkonii chloridum Ph.Eur.6, Benzalkonium chloratum; *N*-Alkyl-*N*-benzyl-*N,N*-dimethyl-ammoniumchlorid (Alkyl-Rest: $C_8H_{17}$ bis $C_{18}H_{37}$); CAS-Nr. 8001-54-5; Strukturformel: s. Abb.; Prototyp der Invertseifen (s. Ammoniumverbindungen, quartäre); weißes bis gelbl., hygroskop. Pulver od. schwach trübes Gel; stark schleimhautreizend; leicht lösl. in Wasser, Ethanol, Aceton; wenig lösl. in Ether; wässrige Lsg. schäumt beim Schütteln; **Inkomp.:** anionenaktive Substanzen, nichtionogene Tenside* (z. B. Polysorbate), Oxidationsmittel, Bentonit*, fette Öle, Citrate, Alginate, Iodide, Nitrate, Salicylate, Schwermetallsalze (bes. Silbersalze); niedrig konz. Lsg. von B. können durch Sorption an Naturgummi u. Kunststoffe (Polyvinylchlorid*) ihre konservierende Wirk. verlieren. **Wirk. u. Anw.:** Konservierungsmittel, Desinfektionsmittel mit grenzflächenaktiven Eigenschaften; wenig wirksam gegen Pilze; Sporen sind resistent; Wirkungsoptimum pH 5–8; **Zuber.:** Benzalkoniumchloridlösung*; in Lutschtabletten ca. 1 mg als ED; 0.01 %ig als Konservierungmittel in Augentropfen*, für eine Verstärkung der Wirksamkeit, z. B. gegen Problemkeime (z. B. Pseudomonas aeruginosa), häufig mit Zusatz von 0.1 % Natriumedetat* bzw. 0.05 % Natriumedetat u. 0.5 % Benzylalkohol. Vgl. Benzalkoniumchlorid-Stammlösung 0.1 %, edetathaltige.

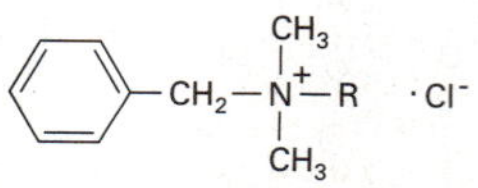


**Benzalkoniumchlorid:** Benzalkoniumchlorid; R: Alkyl-Rest ($C_8H_{17}$ bis $C_{18}H_{37}$)

**Benzalkoniumchloridlösung:** Benzalkonii chloridi solutio (Ph.Eur.6), Solutio Benzalkonii chloridi; wässrige Lösung eines Gemisches von Alkylbenzyldimethylammoniumchloriden; enthält mind. 475 g/L und max. 525 g/L Alkylbenzyldimethylammoniumchloride (z. B. Benzyldimethyltridecylammoniumchlorid, $C_{22}H_{40}ClN$, $M_r$ 354.0); kann auch Ethanol enthalten; farblose bis schwach gelbe, viskose Flüss.; schwacher, aromat. Geruch; mischbar mit Wasser u. Ethanol; beim Schütteln starke Schaumentwicklung; **Inkomp.:** anionenaktive Substanzen, Oxidationsmittel, Bentonit*, hochdisperses Siliciumdioxid*, Nitrate, Salicylate, Silbersalze; **Anw.:** Konservierungsmittel u. Desinfiziens mit grenzflächenaktiven Eigenschaften in äußerl. anzuwendenden Arzneimitteln; Wirkungsoptimum: pH 5–8; **Dos.:** 0.1 %ig zur Wundspülung; 0.01–0.02 %ig zur Schleimhautspülung; 0.001–0.01 %ig zur Konservierung.

**Benzalkoniumchlorid-Stammlösung 0.1 %:** Zusammensetzung: NRF, 0.16 g Benzalkoniumchloridlösung*, Wasser für Injektionszwecke zu 100.0 g; Haltbarkeit 1 Jahr; **Anw.:** zur Konservierung wässriger Zubereitungen* zur Anwendung am Auge.

**Benzalkoniumchlorid-Stammlösung 0.1 %, edetathaltige:** Solutio Benzalkonii chloridi 0.1 % cum edetate, Solutio Benzalkonii chlorati 0.1 % cum Edetate; Zusammensetzung: NRF, 0.197 T. Benzalkoniumchloridlösung*, 1.0 T. Natriumedetat*, Wasser für Injektionszwecke ad 100 T.; Haltbarkeit 6 Monate; **Anw.:** Konservierung von wässrigen Zubereitungen* zur Anwendung am Auge u. von Rhinologika*.

**Benzamidoessigsäure:** s. Hippursäure.

**Benzanilid:** Benzoylanilin, Anilid der Benzoesäure; $C_6H_5$—NHC(O)—$C_6H_5$; $M_r$ 197.2; weiße bis rötl. weiße Kristalle, unlösl. in Wasser, lösl. in Ethanol, Chloroform, Benzol, Ether; die frühere med. Anw. als Antiseptikum* ist obsolet.

**2,3-Benzanthracen:** s. Naphthacen.

**Benzathin-Benzylpenicillin:** s. Benzylpenicillin.

**Benzathin-Penicillin-G:** s. Benzylpenicillin.

**Benzathinum-Phenoxymethylpenicillinum:** s. Phenoxymethylpenicillin-Benzathin.

**Benzatropin** (INN): *O*-Benzhydryltropin; Tropinbenzylhydrylether; CAS-Nr. 86-13-5; $C_{21}H_{25}NO$; p$K_S$ 10.0 (20 °C); nicht mehr im Handel befindl. Anticholinergikum* (Parasympatholytikum*); früher angewendet bei Parkinson*-Syndrom. Vgl. Antiparkinsonmittel.

**2-Benzazin:** s. Isochinolin.

**Benzazolin:** s. Tolazolin.

**Benzbromaron** (INN): Benzbromaronum Ph.Eur.; (3,5-Dibrom-4-hydroxyphenyl)(2-ethylbenzofuran-3-yl)methanon; CAS-Nr. 3562-84-3; $C_{17}H_{12}Br_2O_3$, Strukturformel: s. Abb.; $M_r$ 424.11; Schmp. 151 °C; weißes bis schwach gelbl., krist. Pulver; fast unlösl. in Wasser, leicht lösl. in Ace-

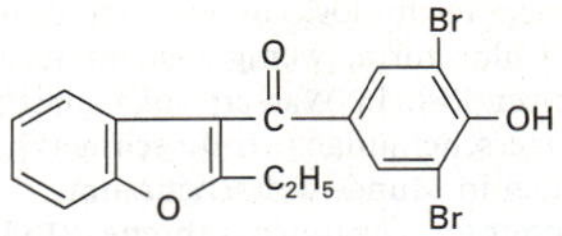

**Benzbromaron**

ton, Chloroform, wenig lösl. in Ethanol; Urikosurikum (s. Gichttherapeutika); **Wirk.:** hemmt die tubuläre Rückresorption von Harnsäure*; langsamer Wirkungseintritt; **Ind.:** Hyperurikämie*, Gicht*; **Dos.:** 0.1 g/d p. o.; HWZ 2–3 h bzw. 12–14 h (Metaboliten).

**Benzchlorpropamid:** s. Beclamid.

**Benzedrin:** s. Amfetamin.

**Benzen:** s. Benzol.

**Benzethoniumchlorid** (INN): Benzethonii chloridum Ph.Eur., Benzyldimethyl-*p*-(1,1,3,3-tetramethylbutyl)phenoxy-ethoxy-ethyl-ammoniumchlorid; *N*-Benzyl-*N*,*N*-dimethyl-*N*-2-{2-[4-(2,4,4-trimethyl-2-pentyl)-phenoxy]ethoxy}ethyl-ammoniumchlorid; CAS-Nr. 121-54-0; $C_{27}H_{42}ClNO_2$; $M_r$ 448.10; Schmp. 164–166 °C; sehr leicht lösl. in Wasser unter Bildung einer schaumigen, seifigen Lsg.; lösl. in Ethanol, Aceton, Chloroform; **Anw.:** als Desinfektionsmittel*; **Dos.:** top. zur Wundspülung als 0.1 %ige wässrige Lsg.; zur Hautdesinfektion 0.2 %ige Lsg. in Ethanol u. Aceton. Gebräuchl. ist auch Benzethonium. Vgl. Benzalkoniumchlorid.

**Benzharze:** s. Harze.

**Benzidin:** Diphenyldiamin; 4,4′-Diaminobiphenyl; $C_{12}H_{12}N_2$, Strukturformel: s. Abb.; $M_r$ 184.2; Schmp. 127–129 °C; Sdp. 400–401 °C; weißes bis bräunl. gelbes, krist. Pulver, sehr schwer lösl. in kaltem Wasser, leicht lösl. in siedendem Wasser, lösl. in Ethanol 96 %; **Anw.: 1.** (analyt.) Nachw. von Phosgen in Chloroform; als chem. Reagenz; zur Identitätsprüfung von Gummi* arabicum; ferner zum Blutnachweis (s. Benzidinprobe); **2.** (techn.) zur Darst. von Farbstoffen; **Toxikol.:** kanzerogen.

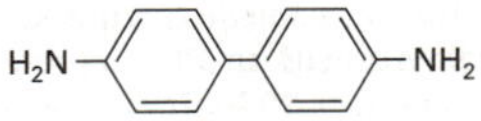

**Benzidin**

**Benzidinprobe:** unspezif. Blutnachweis in Harn u. Faeces; **Durchführung: 1. a)** 10 mL Harn + 1 mL Eisessig + 5 mL Ether mischen, gut durchschütteln; **b)** ein nussgroßes Stück Stuhl mit gleichen Teilen $H_2O$ u. Eisessig verreiben, zu der Flüss. gleichen Teil Ether hinzufügen u. durchschütteln; **2.** 0.5 g Benzidin* in 8 mL Alkohol + 2 mL Eisessig lösen u. 2 mL $H_2O_2$ zufügen; **3.** Ether von Mischung 1 abheben u. in einem frischen Reagenzglas mit ca. 1 mL der Benzidinlösung (Mischung 2) versetzen; bei Anwesenheit von Blut grüne bis tiefblaue Färbung (Benzidinblau); **Hinweis:** empfindl. Reaktion; nur brauchbar bei Verw. reinsten Benzidins u. sauberer Reagenzgläser.

**Benzidin-Umlagerung:** Methode zur Herst. von Benzidin* durch Umlagerung von Hydrazobenzol (1,2-Diphenylhydrazin) mit starker Säure (s. Abb.).

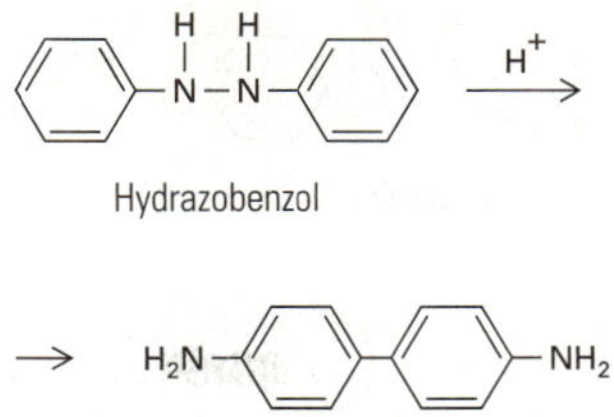


**Benzidin-Umlagerung**

**Benzil:** Diphenylethandion, Dibzoyl; CAS-Nr. 134-81-6; $C_{14}H_{10}O_2$, Strukturformel: s. Abb.; $M_r$ 210.2; Schmp. ca. 95 °C; gelbe Prismen od. gelbes kristall. Pulver; prakt. unlösl. in Wasser, lösl. in Dichlormethan, Ethanol, Ethylacetat, Ether u. Toluol; **Anw.:** Reagenz Ph.Eur.6; zur DC-Reinheitsprüfung von Phenytoin*.

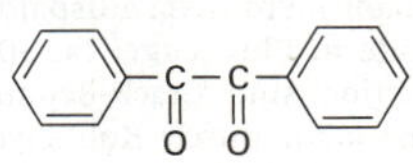

**Benzil**

***α*-Benzildioxim:** *α*-Diphenylglyoxim; $C_{14}H_{12}N_2O_2$, Strukturformel: s. Abb.; $M_r$ 240.25; Schmp. 235–237 °C (unter Zers.); weißes, krist. Pulver, sehr schwer lösl. in Ethanol u. Aceton, unlösl. in Wasser; aus Nickelsalz-Lösung fällt B. orange bis braunrote Komplexsalze, die noch schwerer lösl. sind als entspr. Dimethylglyoxim*-Nickelkomplexe.

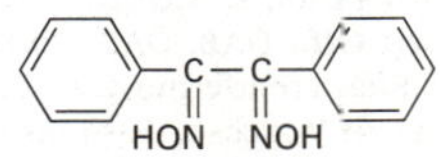

***α*-Benzildioxim**

**Benzilsäure:** Diphenylglykolsäure; *α*-Phenyl-*α*-hydroxy-phenylessigsäure; $C_{14}H_{12}O_3$, Strukturformel: s. Benzilsäure-Umlagerung (Abb. dort); $M_r$ 228.84; Schmp. 150 °C; schlecht lösl. in kaltem, gut lösl. in heißem Wasser.

**Benzilsäuretropinester:** s. Tropinbenzilat.

**Benzilsäure-Umlagerung:** anionotrope Umlagerung; Umsetzung von *α*-Diketonen* mit starken Basen zu *α*-Hydroxysäuren*; **Beispiel:** Benzil* reagiert mit Kaliumhydroxid* zum Kaliumsalz der Benzilsäure* (s. Abb.).

**Benzin:** bei der Erdöldestillation (s. Oleum Petrae) zw. 50 u. 180 °C übergehende Fraktionen (Erdölbenzin, Benzinum Petrolei); Gemisch von gesättigten aliphat. Kohlenwasserstoffen* (Paraffinen), das auch ungesättigte, aromat. u. naphthen. Kohlenwasserstoffe enthalten kann; Hauptbestandteile sind die Kohlenwasserstoffe Pentan ($C_5H_{12}$) bis Octan ($C_8H_{18}$); Sdp. 50–110 °C (Leichtbenzin), Sdp. 100–150 °C (Schwerbenzin), Sdp. 150–180 °C (Ligroin od. Lackbenzin); wasserhelle, äußerst feuergefährl. u. leicht verdunstende Flüss.; **Anw.:** (techn.) Lösungsmittel für Fette, Öle, Harze; als Fleckenentfernungsmittel, Extraktionsmittel für Alkaloide, Insektizid; zu Beleuchtungszwecken u.

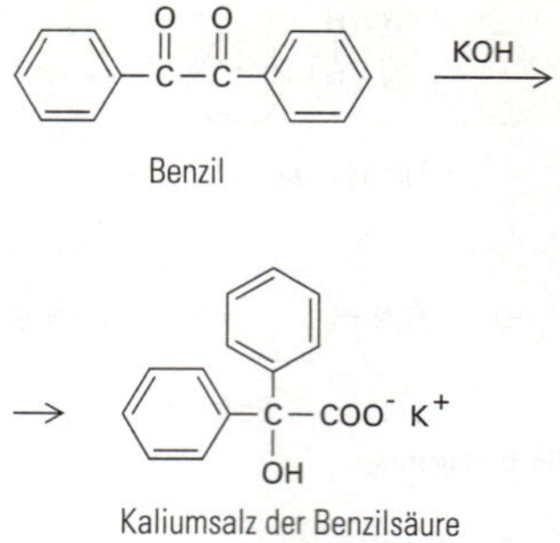


**Benzilsäure-Umlagerung:** Bildung des Kaliumsalzes der Benzilsäure

als Kraftstoff. **Crack-Benzin:** wird in einem bes. Verfahren gewonnen, das die hochsiedenden Öle unter hohem Druck in leichtsiedende, niedermolekulare benzinähnl. Produkte aufspaltet; Verw. v. a. für Automobile u. Flugzeuge; ca. 50 % der Weltbenzinproduktion sind Crack-Benzine. **Künstliches Benzin:** kann durch Kohlehydrierung od. nach dem Fischer*-Tropsch-Verfahren gewonnen werden. **Verbleites Benzin:** mit Antiklopfmitteln* (z. B. Eisencarbonyl, Cobaltcarbonyl) versetztes Benzin.

**Benzin, pharmazeutisches:** Benzinum, Benzinum Petrolei, Benzinum medicinale, Wundbenzin; D. 0.641–0.655; Gemisch niedrig siedender, gesättigter Kohlenwasserstoffe*; farblose, leicht entzündl., flüchtige Flüss.; mischbar mit 96 %igem Ethanol, Ether, Chloroform, äther. u. fetten Ölen (mit Ausnahme von Rizinusöl, s. Ricinus communis), unlösl. in Wasser; **Off.:** DAB, ÖAB, Ph.Helv.; **Anw.:** **1.** (med.) zur Pflasterentfernung u. für Einreibungen; **2.** (techn.) als Wasch- u. Lösungsmittel; **Toxikol.:** bereits 30–50 mg Benzin pro Liter Luft wirken in 0.5–1.0 min tödl. (Atemstillstand); bei geringeren Konz. rauschartige Zustände (Abhängigkeit mögl.).

**Benznidazol** (INN): *N*-Benzyl-2-nitroimidazol-1-ylacetamid; CAS-Nr. 22994-85-0; $C_{12}H_{12}N_4O_3$; $M_r$ 260.25; lösl. in Wasser (40 mg/100 mL bei 37 °C); Imidazolderivat (s. Imidazol); nicht mehr im Handel befindl. Protozoenmittel; früher angewendet bei Chagas-Krankheit; **UAW:** photoallerg. Exantheme, diffuse Erytheme, selten: exfoliative Dermatitis, gastrointestinale Störungen, periphere Neuropathie, Thrombozytopenie, reversible Leukopenie.

**Benzoate:** Salze der Benzoesäure*.

**Benzocain** (INN): Benzocainum Ph.Eur., Aethylis aminobenzoas, Aethylium para-aminobenzoicum, PAB-Ethylester; Aethoform, Ethoform; 4-Aminobenzoesäureethylester; CAS-Nr. 94-09-7; $C_9H_{11}NO_2$, Strukturformel: s. Abb.; $M_r$ 165.2; Schmp. 89–92 °C; Sdp. ca. 310 °C; farblose Kristalle od. weißes, krist. Pulver mit schwach bitterem Geschmack; leicht lösl. in Ethanol 90 %, Ether, Benzol, Chloroform, wenig lösl. in fetten Ölen, sehr schwer lösl. in Wasser; Lokalanästhetikum* ohne Reizerscheinungen; **Ind.:** schmerzhafte Entzündungen in Mund- u. Rachenraum.

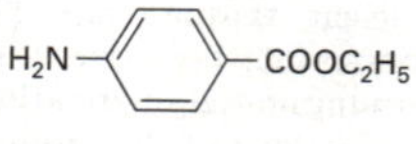


**Benzocain**

**Benzochinoline:** Azaphenanthrene (Indizierung der C-Atome: s. Phenanthren); $C_{13}H_9N$; $M_r$ 179.21; **Formen: 1. Benzo[c]chinolin:** 3,4-Benzochinolin, 9-Azaphenanthren (s. Phenanthridin); **2. Benzo[f]chinolin:** 5,6-Benzochinolin, Naphthin, 1-Azaphenanthren, (veraltet) $\beta$-Naphthochinolin; Schmp. 93–94 °C; Sdp. ca. 350 °C; gelbl. bis rötl. krist. Pulver od. Blättchen, lösl. in verd. Säuren, Ethanol, Ether, Benzol, sehr schwer lösl. in Wasser, bildet mit einigen Metallen schwer lösl. Verbindungen; Anw. in der Analyse zum Nachw. von Zink u. Cadmium; **3. Benzo[h]chinolin:** 7,8-Benzochinolin, 4-Azaphenanthren, (veraltet) $\alpha$-Naphthochinolin; Schmp. 49–51 °C; gelbl. Kristalle, unlösl. in Wasser, lösl. in org. Lösungsmitteln; Anw. in der Gaschromatographie*.

***p*-Benzochinon:** s. Chinone.

**Benzo[*def*]chrysen:** s. Benzo[*a*]pyren.

**Benzodiazepine:** Benzodiazepinderivate; Gruppe von Pharmaka, die sich vom Chlordiazepoxid* u. dessen Metaboliten ableiten; für die Wirk. ist ein intakter Siebenring sowie die Lactamstruktur bedeutsam. **Wirk.:** schlafinduzierend (bes. bei psych. labilen Personen), anxiolyt., muskelrelaxierend, antikonvulsiv; **Wirkungsmechanismus:** Abschirmung des limb. Systems gegenüber äußeren Einflüssen; B. dämpfen die von dort ausgehende Aktivierung des Wachzentrums, der Formatio reticularis, durch einen verstärkenden Einfluss auf die inhibitierenden GABA-Neuronen. Über spezif. Bindungsstellen (Benzodiazepin*-Rezeptoren), überall im ZNS vorkommende prä- u. postsynaptische Angriffspunkte, werden benachbarte GABA*-Rezeptoren von einer Low-affinity-Form in eine High-affinity-Form überführt, mit der die freigesetzte GABA* stärker reagiert. Im Ggs. zu anderen Psychopharmaka* haben sie keinen od. nur minimal ausgeprägte antagonist. Wirk. gegenüber Dopamin u. Histamin. **Pharmakokinetik:** nach peroraler Applikation schnelle u. gute Resorption; in unterschiedl. Ausmaß an Plasmaproteine gebunden (Diazepam über 90 %). Im endoplasmat. Retikulum* der Leber je nach Ausgangssubstanz N-desalkyliert, C-3-hydroxyliert u./od. C-3-glucuroniert, wobei aktive Metaboliten mit längerer Eliminationshalbwertzeit entstehen können (z. B. Nordazepam* mit ca. 100 h; außer Handel). Ausscheidung erfolgt meist als Hydroxyverbindungen od. als deren Glucuronide. Im höheren Alter u. bei Leberfunktionsstörungen ist die Elimination verlangsamt. **Ind.: 1.** als Tranquilizer*, Anxiolytika, Antidepressiva*: bei Angstzuständen aller Art (z. B. bei Angina pectoris), im Delirium tremens u. bei Entziehungskuren; z. B. Midazolam*, Triazolam* (kurzwirksame B.), Bromazepam*, Lorazepam* (mittellangwirksame B.); Diazepam* u. Chlordiazepoxid* (langwirksame B.); **2.** als Schlafmittel: kurzwirksame B. und z. B. Lorazepam*, Lormetazepam* (mittellangwirksame B.), die im Ggs. zu den Barbituraten* die REM-Phase (s. Schlaf) nicht beeinflussen; **3.** als Antikonvulsiva im epilept. Anfall (Clonazepam*); **4.** als Muskelrelaxanzien*, zur Narkoseprämedikation: z. B. Tetrazepam*, Flunitrazepam*; **UAW:** Apathie, Müdigkeit, Akkomodationsstörungen, Appetitlosigkeit, paradoxe Reaktionen (z. B. Wutanfälle) bei älteren Personen, Hemmung des Atem- u. Kreislaufzentrums nur bei i. v. Gabe; Gefahr der Entwicklung einer Toleranz u. psych. Abhängigkeit vorhanden, aber rel. gering; große therap. Breite, Todesfälle wurden nur vereinzelt u. nur bei Dosen über 700 mg beobachtet.

**Benzodiazepin-Rezeptoren:** Omega-Rezeptoren; Rezeptoren des ZNS, an denen Benzodiazepine* als Agonisten wirken; wirken sensitivierend auf die in direkter Nähe liegenden GABA*-Rezeptoren. Diese ionotropen Rezeptoren führen nach Aktivierung durch GABA* überwiegend zu einem in die Zelle gerichteten $Cl^-$-Einstrom u. somit zur Hyperpolarisation. Durch die Bindung von Benzodiazepinen erhöht sich die Affinität der Rezeptoren zu GABA u. damit die Frequenz der Kanalöffnung. Dadurch kommt es zu einer Wirkungsverstärkung des inhibitorisch wirkenden Neurotransmitters GABA. Benzodiazepin-Antagonisten (z. B. Flumazenil*) können die pharmak. Effekte der Benzodiazepine aufheben.

**1,3-Benzodiazin:** s. Chinazolin.

**1,4-Benzodiazin:** s. Chinoxalin.

**1,2-Benzodiazol:** s. Indazol.

**Benzododeceniumbromid** (INN): *N*-Benzyl-*N*-dodecyldimethylammoniumbromid; nicht mehr im Handel befindl. Desinfektionsmittel*.

**Benzododeceniumchlorid** (INN): *N*-Benzyl-*N*-dodecyldimethylammoniumchlorid; CAS-Nr. 139-07-1; $C_{21}H_{38}ClN$; $M_r$ 340.0; nicht mehr im Handel befindl. Desinfektionsmittel*.

**Benzoe:** (engl.) *benzoin*; Asa dulcis, Asa odorata, Resina Benzoe; Wohlriechender Asant, Benzoeharz, Benzoinum; Harz* versch. Styrax-Arten, Fam. Styracaceae; **Formen: 1.** Benzoe* tonkinensis (Siambenzoe); Harz von Styrax tonkinensis; **2.** Benzoe* sumatranus; Harz von Styrax benzoin.

**Benzoeharz:** s. Benzoe.

**Benzoe in lacrimis:** s. Benzoe tonkinensis.

**Benzoesäure:** Acidum benzoicum Ph.Eur.6; CAS-Nr. 65-95-0; $C_7H_6O_2$; $M_r$ 122.1; Schmp. 121–124 °C; farblose Kristalle od. weißes, krist. Pulver; fast geruchlos; anfangs süßl. saurer, später kratzender Geschmack; leicht lösl. in 90 %igem Ethanol, Ether, Chloroform, fetten Ölen, lösl. in siedendem Wasser, wenig lösl. in kaltem Wasser; **Anw.:** als Antiseptikum, früher Expektorans; weitgehend untoxisches Konservierungsmittel (oral $LD_{50}$: 1700 mg/kg KG, Ratte) für Lebensmittel (0.1–0.25 %; bei Fischen, Krebsen, Krabben bis 0.4 %); nur die undissoziierte Säure (pH 3–5) wirkt bakteriostat. u. fungistatisch. Vgl. Acidum benzoicum e resina.

**Benzoesäurebenzylester:** Benzylis benzoas Ph.Eur.6, Benzylum benzoicum, Benzylbenzoat; $C_{14}H_{12}O_2$, $M_r$ 212.2; farblose, ölige Flüssigkeit od. farblose Kristalle mit angenehmem Geruch; fast unlösl. in Wasser, leicht lösl. in Ethanol, Ether, Methanol, Chloroform, Benzol sowie in fetten Ölen u. Mineralölen; **Anw.: 1.** (med.) äußerl. bei Scabies* (10 % u. 25 %ige Lsg. in Öl); vgl. Antiparasitika; **2.** (techn.) Lösungsmittel für Celluloseester, Weichmacher; Reagenz Ph.Eur.6

**Benzoesäure-β-naphthylester:** s. Benzonaphthol.

**Benzoesäure-Campher:** s. Camphora benzoica.

**Benzoesäurechlorid:** s. Benzoylchlorid.

**Benzoesäureethylester:** Aether benzoicus, Ethylium benzoicum; $C_6H_5—COO—C_2H_5$; farblose, angenehm riechende Flüss.; **Anw.:** (techn.) in der Parfümerie.

**Benzoesäureguajakolester:** s. Guajakolbenzoat.

**Benzoesäuremethylester:** Methylbenzoat, Methylium benzoicum; Niobeöl; $C_6H_5—COO—CH_3$; $M_r$ 136.2; D. 1.093; Schmp. −12.5 °C; Sdp. 199.6 °C; farblose, angenehm riechende Flüss., unlösl. in Wasser, lösl. in Ethanol, Ether, Methanol; **Anw.:** (techn.) in der Parfümerie, als Lösungsmittel in der Lackindustrie.

**Benzoesäuresulfimid:** s. Saccharin.

**2-Benzoesäuresulfimidnatrium:** s. Saccharin.

**Benzoes tinctura:** s. Tinctura Benzoes.

**Benzoe sumatranus:** Sumatrabenzoe; Harz von Styrax benzoin Dryander (Fam. Styracaceae); heim. in Indonesien und Thailand; es bildet cremeweiße, rundliche bis eiförmige Massen (Tränen), die von einer matt graubraunen bis rötlich braunen Grundsubstanz umhüllt sein können; die Droge ist hart und spröde, die Bruchstellen sind matt und uneben; **Wirk.:** desinfizierend u. antiphlogistisch; **Gew.:** s. Benzoe tonkinensis; **Off.:** Ph.Eur.6; **Best.:** ähnlich Siambenzoe (s. Benzoe tonkinensis); bis 38 % Benzoesäure*, Siaresinolsäure (ein tricycl. Triterpensapogenin), Styrol*, Styracin, Benzaldehyd*, Vanillin*, Zimtsäure*, Methylzimtsäure; **Gehalt:** nach Ph.Eur. 25–50 % Gesamtsäuren, berechnet als Benzoesäure, bezogen auf das Trockengewicht; **Zuber.:** Benzois sumatrani tinctura (s. Tinctura Benzoes), Ph.Eur.6, hergestellt aus B. s.; Gehalt: nach Ph.Eur. mind. 4 % Gesamtsäuren berechnet als Benzoesäure; **Anw.:** wie Benzoe* tonkinensis.

**Benzoetinktur:** s. Tinctura Benzoes.

**Benzoe tonkinensis:** Benzoe in lacrimis; Siambenzoe; Harz* von Styrax tonkinensis (Pierre) Craib ex Hartwich; heim. Hinterindien, in den Gebirgen im Osten des Mekong in 1200–1500 m Höhe, bes. Tonkin u. Nordannam; es bildet flache od. abgerundete, gelbl. weiße, braunrote od. gelbbraune Massen mit eingebetteten weißen Stücken, den Mandeln (Benzoe amygdaloides), mit weißl. Bruch; Geruch nach Vanille, beim Erhitzen entstehen stechend riechende Dämpfe; lösl. in Ether u. Ethanol (in Ethanol unlösl. Anteil max. 2 %); **Gew.:** Anschneiden der lebenden 6- bis 10-jährigen Bäume, Beklopfen der Wunden u. Sammeln des ausgetretenen Harzes, das allmähl. erstarrt; das Harz ist in schizolysigenen Exkreträumen enthalten. **Off.:** Ph.Eur.6, ÖAB, Ph.Helv.; **Best.:** 60–70 % Coniferylbenzoat*, ca. 2 % Cinnamoylbenzoat, wenig *p*-Cumarylbenzoat, daneben 10–12 % freie Benzoesäure*, Siaresinolsäure (ein tricycl. Triterpensapogenin) u. ca. 0.5–2 % Vanillin*; nach Ph.Eur. 45–55% Gesamtsäure, berechnet als Benzoesäure, bezogen auf Trockengewicht; nach ÖAB mind. 25 %, nach Ph.Helv. mind. 20 % freie od. gebundene Säuren, berechnet als Benzoesäure; mit Kaliumpermanganat-Lsg. befeuchtet darf Benzoe

B

keinen Geruch nach Benzaldehyd entwickeln (s. Benzoe sumatranus); **Wirk.:** desinfizierend u. antiphlogistisch; **Zuber.:** Benzois tonkinensis tinctura, Ph.Eur.6 (s. Tinctura Benzoes); **Anw.:** (volkstüml.) z. B. für Mundwässer, zu Inhalationen; äußerl.: zur Wundbehandlung; in der Kosmetik (Parfümerie); früher zur wenig erfolgreichen Konservierung von Fetten, Benzoeschmalz (Adeps benzoatus).

**Benzofuran-2-on:** s. Phthalide.

**Benzoin:** Bittermandelölkampfer; 2-Hydroxy-1,2-diphenyl-ethanon; $C_6H_5$—CO—CH(OH)—$C_6H_5$; $M_r$ 212.3; Schmp. 137 °C; Sdp. 344 °C; farblose bis schwach gelbl. Kristalle, lösl. in warmem Ethanol u. in Aceton, unlösl. in Wasser; **Darst.:** Kondensation von 2 Mol Benzaldehyd* unter Einwirkung von Kaliumcyanid*; **Anw.:** (chem.) in org. Synthesen.

**Benzoin-Kondensation:** Methode zur Herst. von $\alpha$-Hydroxyketonen durch Kondensation* aromat. Aldehyde* unter Alkalicyanid-Katalyse; **Beispiel:** 2 Moleküle Benzaldehyd* reagieren in Gegenwart von Kaliumcyanid* zu Benzoin* (s. Abb.).

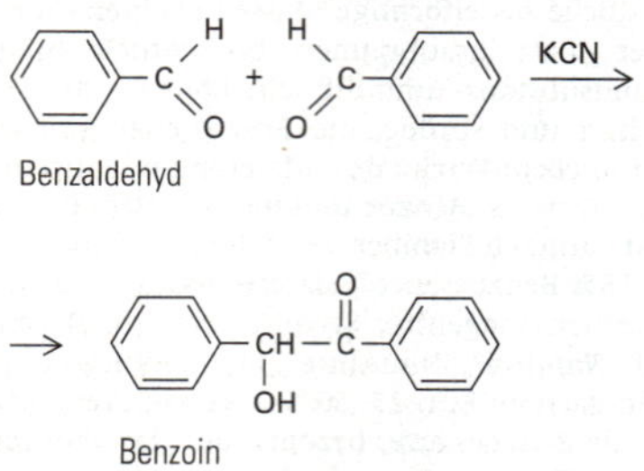


**Benzoin-Kondensation:** Bildung von Benzoin

**$\alpha$-Benzoinoxim:** Cupron; $C_6H_5$—CH(OH)—C(NOH)—$C_6H_5$; $M_r$ 227.25; Schmp. 153–155 °C; weißes, krist. Pulver, lösl. in Ethanol, Aceton, Ether, sehr schwer lösl. in Wasser; **Anw.:** (analyt.) in der chem. Analyse zum Nachw. u. zur quantitativen Bestimmung von Kupfer u. Molybdän.

**Benzoinum:** s. Benzoe.

**Benzois sumatrani tinctura:** s. Tinctura Benzoes.

**Benzois tonkinensis tinctura:** s. Tinctura Benzoes.

**Benzol:** (engl.) *benzene*; Benzolum, Benzen; $C_6H_6$, Strukturformel: s. Abb.; $M_r$ 78.11; Sdp. 79–81 °C; Schmp. +5.5 °C; D. 0.878–0.880; $n_D^{20\,°C}$ 1.500–1.502; Fp. −11 °C; klare, farblose, stark lichtbrechende Flüss. von charakterist. Geruch; mischbar mit Ethanol 96 %, Ether, Eisessig, unlösl. in Wasser; **Gew.:** aus Erdöl; synthet. aus Acetylen*; Grundkörper der aromatischen Verbindungen* (bes. stabile Anordnung der Elektronen); Produkt der Steinkohlenteer-Destillation (s. Pix Lithanthracis); **Anw.: 1.** (med.) früher innerl. als Anthelminthikum* u. äußerl. gegen Hautparasiten; **2.** (techn.) Lösungsmittel für Fette, äther. Öle, Kautschuk, Harze (möglichst durch andere, z. B. Toluol*, zu ersetzen); Treibstoff; Herst. von Teerfarbstoffen, Lacken usw. (cave: brennbar; Explosionsgefahr bei mehr als 1 % in der Luft); **Toxikol.:** stark giftiges, karzinogenes Lösungsmittel; lagert sich im Fettgewebe ein; **1.** akut: Einatmen konz. Dämpfe (20 000 ppm in 5–10 min) führt über ein Rausch- u. Krampfstadium zu einer tödl. Narkose; Trinken von 30 g ist ebenfalls tödlich; **2.** chron. Benzolaufnahme: Müdigkeit, Magenschmerzen, Schwindel; Schädigung der Blutbildungsstätten (Anämie, Leukopenie, Thrombopenie), kann in eine Leukämie* übergehen.

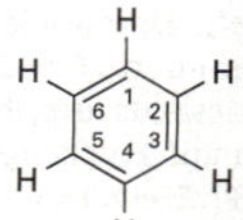


**Benzol**

**Benzolblau:** s. Trypanblau.

**1,2-Benzoldicarbonsäure:** s. Phthalsäure.

**1,3-Benzoldicarbonsäure:** s. Isophthalsäure.

**Benzolsulfonsäure:** s. Sulfonsäuren.

**Benzolthiol:** s. Thiophenol.

**Benzol-1,2,3-triol:** s. Pyrogallol.

**Benzonaphthol:** Benzonaphtholum, Benzoyl-$\beta$-naphthol, Naphtholum benzoicum, $\beta$-Naphthylbenzoat; Benzoesäure-$\beta$-naphthylester; $C_6H_5$—COO—$C_{10}H_7$; $M_r$ 248.1; Schmp. 108–110 °C; weißes, krist. Pulver, leicht lösl. in Ethanol, Chloroform, wenig lösl. in Ether, fast unlösl. in Wasser; die frühere med. Anw. als Darmantiseptikum u. äußerl. bei parasitären Hauterkrankungen ist obsolet.

**Benzo[*def*]phenanthren:** s. Pyren.

**Benzophenanthridinalkaloide:** s. Isochinolinalkaloide.

**Benzophenon:** Diphenylmethanon, Diphenylketon; CAS-Nr. 119-61-9; $C_{13}H_{10}O$, Strukturformel: s. Abb.; $M_r$ 182.2; Schmp. ca. 47–49 °C; Sdp. 304–306 °C; prismat. Kristalle; prakt. unlösl. in Wasser, leicht lösl. in Ethanol u. Ether, lösl. in Dichlormethan; **Anw.:** Reagenz Ph.Eur.6; zur DC-Reinheitsprüfung von Phenytoin*.

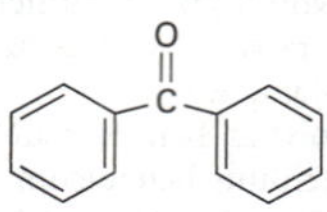


**Benzophenon**

**Benzophenoneidum:** s. Auramin.

**Benzopyran:** s. Chromen.

**Benzopyranon:** s. Chromen.

**Benzopyrazin:** s. Chinoxalin.

**1,2-Benzopyrazol:** s. Indazol.

**Benzo[*a*]pyren:** 1,2-Benzpyren, 3,4-Benzpyren (veraltet); Benzo[*def*]chrysen; $C_{20}H_{12}$, Strukturformel: s. Abb.; $M_r$ 252.32; Schmp. 176 °C; gelbe Kristallnadeln; **Vork.:** Best. des Steinkohlenteers (Pix* Lithanthracis); entsteht bei sauerstoffarmer Verbrennung vieler org. Verb., u. a. auch von Zigarettenpapier. **Toxikol.:** B. ist nicht selbst kanzero-

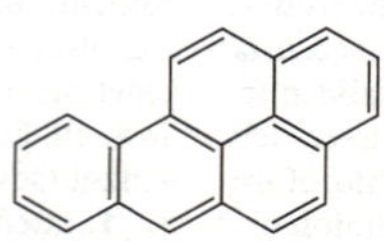

**Benzo[*a*]pyren**

gen, wird aber im Körper in eine karzinogene Epoxidform umgewandelt, die an die DNA bindet u. die Struktur der DNA beeinträchtigt (mutagene Wirk.; Benzpyrenkarzinom). Als Best. der Luft in Großstädten soll B. an der Zunahme von Bronchialkarzinomen beteiligt sein. Vgl. Kohlenwasserstoffe, polycyclische aromatische.

**Benzopyridin:** s. Isochinolin.

**5,6-Benzopyrimidin:** s. Chinazolin.

**2,3-Benzopyrrol:** s. Indol.

**Benzosulfimid:** s. Saccharin.

**Benzothiadiazine:** s. Diuretika.

**Benzo[*b*]thiophen:** Thionaphthen; $C_8H_6S$; $M_r$ 134.19; Schmp. 32 °C; Sdp. 221 °C; nach Naphthalin riechende Blättchen; **Vork.:** Best. des Holzteers (s. Pix Pinacearum); **Anw.:** (techn.) in der Synthese von Pharmazeutika u. von Thioindigo*.

**Benzoyl-:** Bez. für die Gruppe $C_6H_5$—CO— in org. Verbindungen.

**Benzoylanilin:** s. Benzanilid.

**Benzoylchlorid:** Benzoylum chloratum, Benzoesäurechlorid; $C_6H_5$—COCl; $M_r$ 140.6; Sdp. 196–198 °C; D. 1.210–1.215; $n_D^{20\,°C}$ 1.553–1.555; klare, farblose bis schwach gelbl., an der Luft rauchende Flüss., mischbar mit Ether, Benzol, Schwefelkohlenstoff; **Anw.:** **1.** (analyt.) Reagenz; zur Identitätsprüfung von Estron u. Theophyllin-Ethylendiamin **2.** (techn.) zur Herst. von Benzoylperoxid*, Farbstoffen u. Pharmazeutika.

**Benzoylglycin:** s. Hippursäure.

**3-Benzoylhydratropasäure:** s. Ketoprofen.

**Benzoyl-β-naphthol:** s. Benzonaphthol.

**Benzoylöstradiol:** s. Estradiolbenzoat.

**Benzoylperoxid:** Benzoylum peroxydatum, Dibenzoylperoxid, Benzoylsuperoxid; CAS-Nr. 94-36-0; $C_{14}H_{10}O_4$, $C_6H_5$—CO—O—O—CO—$C_6H_5$; $M_r$ 242.2; Schmp. 106–108 °C (unter Zers.); weißes Pulver, geruch- u. geschmacklos; sehr schwer lösl. in Wasser, wenig lösl. in Ethanol, Ether, fetten Ölen, leicht lösl. in Chlorbenzol u. Chloroform, Aceton, Toluol; **Anw.:** **1.** (techn.) Fixierungsmittel in der Mikroskopie; Bleichmittel für Fette, Öle, Wachse, Mehl; Katalysator bei Polymerisationen (Kunststoffe); **2.** (med.) bei Acne vulgaris; **Cave:** B. kann über Raumtemperatur od. in Gegenwart reduzierender Verb. explodieren; unterliegt dem Sprengstoffgesetz. **Benzoylperoxid, wasserhaltiges:** Benzoylis peroxidum cum aqua Ph.Eur.; Schmp. ca. 95 °C (unter Zers.); Gehalt mind. 65.0 % u. max. 82.0 % Benzoylperoxid; unterliegt ebenfalls dem Sprengstoffgesetz; **Wirk.:** Keratolytikum*, Aknemittel*; desinfizierend durch Freisetzung von atomarem Sauerstoff; **Inkomp.:** Basen (die Beseitigung von nicht mehr benötigtem Benzoylperoxid od. entspr. Zubereitungen kann mit Natriumhydroxid-Lsg. 8.5 % erfolgen); **Ind.:** Hautkrankheiten, Akne*; **Dos.:** 5–10 %ig in Emulsionen od. Gelen. Vgl. Antiseborrhoika.

**Benzoylperoxid-Gel 5 od. 10 %:** s. Mucilago benzoylperoxidi 5 aut 10 per centum.

**Benzoylsuperoxid:** s. Benzoylperoxid.

**Benzpyren:** s. Benzo[*a*]pyren.

**Benzthiazid** (INN): 3-Benzylthiomethyl-6-chlor-2*H*-1,2,4-benzothiadiazin-7-sulfonamid-1,1-dioxid; CAS-Nr. 91-33-8; $C_{15}H_{14}ClN_3O_4S_3$; $M_r$ 431.96; Schmp. 238–239 °C (polymorph); fast unlösl. in Wasser, Chloroform, Ether; 1 T. lösl. in 260 T. Ethanol, in 100 T. Aceton; leicht lösl. in Dimethylformamid, schnell lösl. in Alkalihydroxid-Lsg.; nicht mehr im Handel befindl. Diuretikum* (Benzothiadiazin) u. Antihypertensivum*; früher angewendet bei Hypertonie u. Ödemen.

**Benzydamin** (INN): 1-Benzyl-3-(3-dimethylaminopropoxy)-1*H*-indazol; CAS-Nr. 642-72-8; $C_{19}H_{23}N_3O$, Strukturformel: s. Abb.; $M_r$ 309.40; Sdp. 160 °C (6.67 Pa); Antiphlogistikum*; **Ind.:** Schmerzen im Mund- u. Rachenraum, Vaginitis; HWZ 4 h. Gebräuchl. ist Benzydaminhydrochlorid.

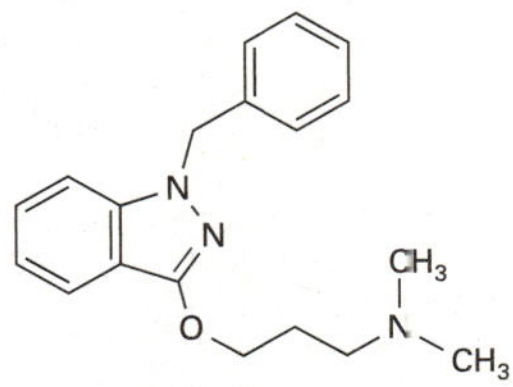


**Benzydamin**

**Benzyl-:** Bez. für die Gruppe $C_6H_5$—$CH_2$— in org. Verbindungen.

**Benzylacetat:** Benzylium aceticum; Essigsäurebenzylester; $CH_3$—COO—$CH_2$—$C_6H_5$; farblose Flüss.; Best. versch. Blütenöle wie Jasmin, Ylang-Ylang, Gardenia; **Anw.:** in der Parfümerie.

**Benzyladenin:** s. Zytokinine (Abb. dort).

**Benzylalkohol:** Alcohol benzylicus Ph.Eur.6, Alcoholum benzylicum, Phenylmethanol, Phenylcarbinol; veraltet Benzylium; CAS-Nr. 100-51-6; $C_6H_5$—$CH_2OH$; $M_r$ 108.1; Schmp. −15.3 °C; Sdp. 202–207 °C; Fp. 100 °C; D. 1.043–1.049; $n_D^{20\,°C}$ 1.538–1.541; POZ max. 5; farblose, ölige Flüss., lösl. in Wasser (30 T.), mischbar mit Ethanol, Ether, Chloroform, äther. u. fetten Ölen; Lagerung lichtgeschützt, dicht, in möglichst vollständig gefüllten Behältnissen od. unter Stickstoff zw. 2–8 °C; **Inkomp.:** oxidierende Stoffe, Luftsauerstoff (Oxidation zu Benzaldehyd); **Anw.:** **1.** (med.) schwaches Lokalanästhetikum* in Salben u. Lotionen (10 %); in Augensalben 0.5–1 %; anästhesierendes Konservierungsmittel (bakteriostatisch) in wässrigen u. öligen Injektionslösungen (s. c., i. m., 1–3 %), Wirkungsoptimum <pH 6; früher auch als schwaches Spasmolytikum*; **2.** (techn.) Lösungsmittel in der Lack- u. Kosmetikindustrie (löst Celluloseacetat, Casein, Gelatine); in der Parfümerie zur Herst. künstl. Blütenöle; Einschlussmittel in der Mikroskopie; in der Chromatographie als Elutions- u. Steigflüssigkeit; **cave:** Bei Kindern unter 2 Jahren sollten benzylalkoholhaltige Parenteralia nicht verwendet werden, da wegen der noch nicht voll entwickelten kindl. Metabolisierungskapazität eine Acidose* auftreten kann.

**Benzylamin:** Phenylmethylamin, $C_6H_5$—$CH_2$—$NH_2$; $M_r$ 107.2; farblose Flüss., mischbar mit Wasser, Ethanol, Ether, Glycerol; **Anw.:** (chem.) Herst. von quartären Ammoniumverbindungen*.

**Benzylaminopurin:** s. Zytokinine

**Benzylbenzoat:** s. Benzoesäurebenzylester.

**Benzylcarbinol:** s. Phenylethylalkohol.

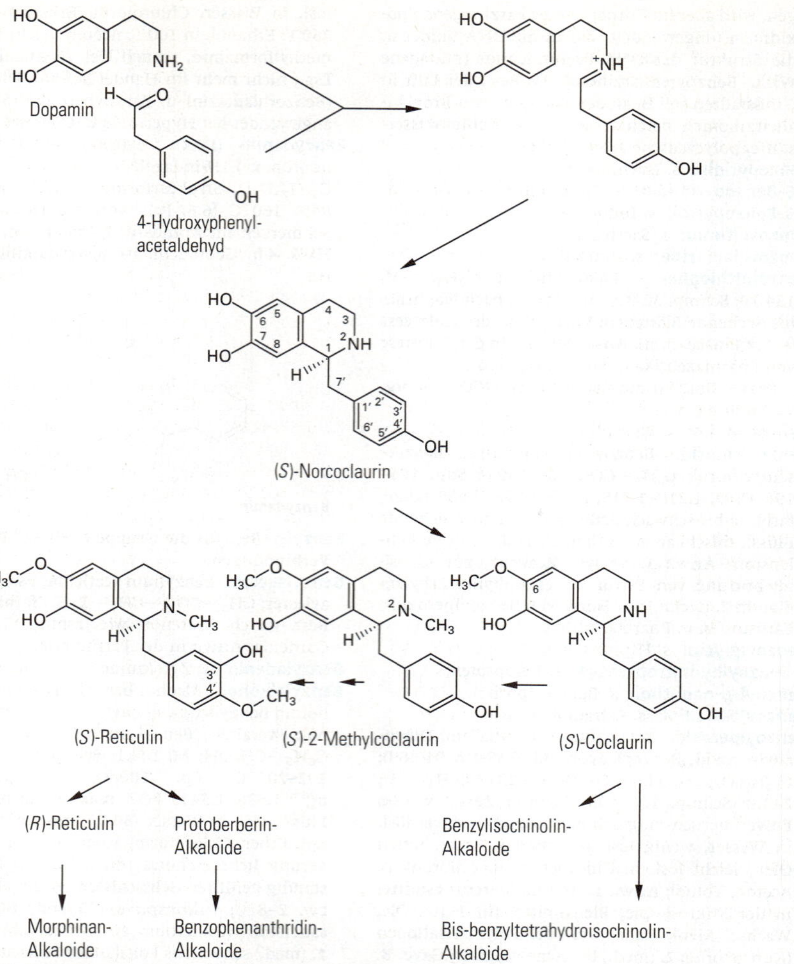


**Benzylisochinolinalkaloide:** Biosynthese von Tyrosinalkaloiden mit 4-Hydroxyphenylacetaldehydanteil

**Benzylcinnamat:** s. Zimtsäurebenzylester.

**Benzylhydroflumethiazid:** s. Bendroflumethiazid.

**2-Benzylimidazolin:** s. Tolazolin.

**Benzylimidazolinum hydrochloricum:** s. Tolazolin.

**Benzylisochinolinalkaloide:** wichtige Gruppe der Tyrosinalkaloide (vgl. Alkaloide) mit 4-Hydroxyphenylacetaldehydanteil, zu denen auch die Morphinanalkaloide (z. B. Morphin*, Codein*), Benzophenanthridinalkaloide (z. B. Chelidonin*), Protoberberin- u. Phthalidisochinolinalkaloide (z. B. Berberin*) u. die Bisbenzyltetrahydroisochinolinalkaloide gehören; vgl. Isochinolinalkaloide; die **Biosynthese** (s. Abb.) geht aus von der proteinogenen Aminosäure L-Tyrosin*. Aus den beiden entstehenden Startmolekülen 4-Hydroxyphenylacetaldehyd u. Dopamin* bildet sich (*S*)-Norcoclaurin, die Stammverbindung der vielgestaltigen Tyrosinalkaloidgruppe. Die Biosynthese von Papaverin*, einem typischen B., geht von (*S*)-Coclaurin aus, das zunächst am C-3′ hydroxyliert wird. Durch anschließende Methylierungsschritte entsteht zunächst (*S*)-Nororientalin, dann Tetrahydropapaverin, aus dem durch Dehydrierung des Heterocyclus das Papaverin entsteht.

**Benzylisothiocyanat:** Benzylsenföl; CAS-Nr. 622-78-6; $C_8H_7NS$, Strukturformel: s. Abb.; $M_r$ 149.2; Sdp. 243 °C; farbloses Öl; scharfer Geruch; unlösl. in Wasser, lösl. in Ethanol; **Vork.:** Wirkstoff der Kapuzinerkresse (Tropaeolum* majus), entsteht durch enzymat. Hydrolyse von genuin vorliegendem Glucotropaeolin, einem Glucosinolat*; **Wirk.:** bakteriostatisch; **UAW:** Kontaktallergen, Haut- u. Schleimhautreizungen.

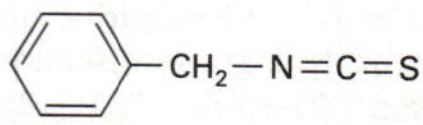


**Benzylisothiocyanat**

**Benzylium:** s. Benzylalkohol.

**Benzylium aceticum:** s. Benzylacetat.

**Benzylmandelat:** Benzylis mandelas, Benzylium amygdalicum, Mandelsäurebenzylester; Benzyl-(*RS*)-2-hydroxy-2-phenylacetat; CAS-Nr. 890-98-2; $C_{15}H_{14}O_3$; $M_r$ 242.3; Schmp. 92–96 °C; weißes, krist. Pulver mit schwachem Eigengeruch; fast unlösl. in Wasser, leicht lösl. in Aceton u. Chloroform, lösl. in Ethanol u. Ether; nicht mehr im Handel befindl. Spasmolytikum*; vgl. Mandelsäureester.

**Benzylnicotinat:** s. Nicotinsäurebenzylester.

**Benzylpenicillin** (INN): Penicillin G; (2*S*,5*R*,6*R*)-3,3-Dimethyl-7-oxo-6-(2-phenylacetamido)-4-thia-1-aza-bi-cyclo[3.2.0]heptan-2-carbonsäure; CAS-Nr. 61-33-6; $C_{16}H_{18}N_2O_4S$, Strukturformel: s. Penicilline (Abb. dort); $M_r$ 334.38; $pK_S$ 2.74 (5 °C), $pK_S$ 2.76 (25 °C), $pK_S$ 4.84 (80 % Ethanol von 5 °C); wenig lösl. in Wasser, lösl. in Methanol, Ethanol, Ether, Ethylacetat, Benzol, Chloroform, Aceton; unlösl. in Petrolether; Antibiotikum* aus Penicillium notatum u. Penicillium chrysogenum; **Wirk.:** wirksamstes Penicillin*; Betalactam*-Antibiotikum mit bakterizider Wirk. auf proliferierende grampositive Bakterien wie Strepto-, Pneumo-, Meningo-, Gonokokken, Diphtheriebakterien, Spirochäten; säurelabil, daher nur zur parenteralen Anw.; die Natrium- u. Kaliumsalze wirken rasch, werden aber schnell eliminiert; Depotpenicilline (s. u.) garantieren eine lange Wirkung. **Ind.:** Hauptindikationen: Infektionen durch grampositive Kokken; Scharlach, Tonsillitis, Gonorrhö, Diphtherie, rheumat. Fieber, versch. Meningitis-Arten, Milzbrand; **UAW:** v. a. allerg. Reaktionen; **Dos.:** 1 Mio. IE/d (i. m., i. v.), Kinder 0.04–0.06 Mio. IE/kg KG; HWZ 0.6–1 h. **Benzylpenicillin-Kalium:** Benzylpenicillinum kalicum Ph.Eur.6, Penicillin G-Kalium; CAS-Nr. 113-98-4; $C_{16}H_{17}KN_2O_4S$; $M_r$ 372.5; weißes, krist. Pulver; sehr leicht lösl. in Wasser; $[\alpha]_D^{20\,°C}$ +270–300° (c = 2 in $CO_2$-freiem Wasser). **Benzylpenicillin-Natrium:** Benzylpenicillinum natricum Ph.Eur., Penicillin G-Natrium; CAS-Nr. 69-57-8; $C_{16}H_{17}N_2NaO_4S$; $M_r$ 356.4; weißes, krist. Pulver; sehr leicht lösl. in Wasser; $[\alpha]_D^{20\,°C}$ +285 bis +310° (c = 2 in $CO_2$-freiem Wasser).

Neben Phenyracillin, Hydrabamin-Penicillin G u. Hydroxyprocain-Penicillin sind folgende **Depotpenicilline** in Verwendung: **Penethamat-Benzylpenicillin:** Penethecillin, Benzylpenicillin-$\beta$-(diethyl)aminoethylester; CAS-Nr. 3689-73-4; auch als Hydroiodid im Gebrauch. **Benzylpenicillin-Procain:** Benzylpenicillinum procainum Ph.Eur., Procain-Penicillin G; CAS-Nr. 6130-64-9; $C_{29}H_{38}N_4O_6S \cdot H_2O$; $M_r$ 588.7; weißes, krist. Pulver; schwer lösl. in Wasser, leicht lösl. in Ethanol. **Benzylpenicillin-Benzathin:** Benzylpenicillinum benzathinum Ph.Eur., Benzathin-Penicillin G; Salz aus Benzylpenicillin u. Dibenzylethylendiamin im Verhältnis 2 : 1; CAS-Nr. 41372-02-5; $C_{48}H_{56}N_6O_8S_2$; $M_r$ 909; weißes Pulver; schwer lösl. in Wasser, Ethanol, Chloroform, leicht lösl. in Dimethylformamid.

**Benzylsenföl:** s. Benzylisothiocyanat.

**Benzylum cinnamylicum:** s. Zimtsäurebenzylester.

**Benzylum nicotinicum:** s. Nicotinsäurebenzylester.

**Beobachtungsbias:** s. Bias (Tab. dort).

**BEP:** Abk. für **B**akterien-**E**ndotoxin-**P**rüfung; In-vitro-Test auf Pyrogene*; als bes. kritisch gelten die Pyrogene (Lipopolysaccharide, Zellwandbestandteile) gramnegativer Bakt. (z. B. E. coli, Pseudomonaden), die als Endotoxine bezeichnet werden. Test in der Ph.Eur.: Limulustest*. Vgl. Kaninchentest.

**Berberidaceae:** Berberitzengewächse, Sauerdorngewächse; Fam. der Ordnung Ranunculales; ca. 650 Arten, meist Sträucher od. Stauden mit radiären, meist 6-zähligen Blüten; **Merkmale:** (chem.) Benzylisochinolinalkaloide*, Lignane*; **Gattungen:** z. B. Berberis, Caulophyllum, Podophyllum.

**Berberidis fructus:** s. Berberis vulgaris.

**Berberin:** $[C_{20}H_{18}NO_4]^+$ $OH^-$, Strukturformel: s. Abb.; $M_r$ 336.37; Schmp. 132 °C; Alkaloid* (Isochinolinderivat bzw. Benzophenanthridin; s. Isochinolinalkaloide); färbt Seide, Baumwolle, Leder gelb; verhält sich als quaternäre Base; **Vork.:** in Fam. Berberidaceae wie Berberis* vulgaris, ferner u. a. in Hydrastis* canadensis, Chelidonium* majus; **Wirk.:** hämostypt., antipyret., antidiarrhöisch; lokal bakterizid u. antimykot.; auch blutdrucksenkend sowie anregend auf Darm-, Harnblasen-, Uterusmuskulatur; s. Berberinmonosulfat; die med. Anw. ist obsolet.

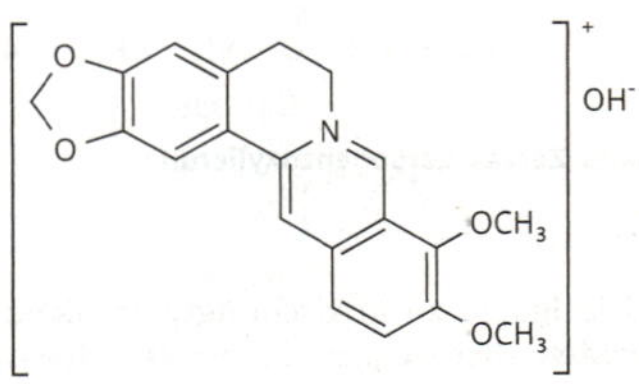


**Berberin**

**Berberinmonosulfat:** Berberinum sulfuricum; $[C_{20}H_{18}NO_4]_2^+ \cdot SO_4^{2-} \cdot 3\,H_2O$; gelbes, krist. Pulver, lösl. in Ethanol u. Wasser (ca. 1 : 30); B. ist das am meisten gebrauchte Berberinsalz (s. Berberin); die med. Anw. ist obsolet; früher eingesetzt gegen Orientbeule (s. Leishmania), kleine Ulzera (B. hemmt die Sauerstoffaufnahme des Tumorgewebes stärker als die des gesunden Gewebes), ferner bei Gelbsucht, chronischer Diarrhö, Wechselfieber; auch als Berberinhydrochlorid.

**Berberis aquifolium:** s. Mahonia aquifolium.

**Berberis vulgaris** L.: Berberitze, Sauerdorn; Fam. Berberidaceae; Europa, Asien; Stpfl. von **Cortex Berberidis radicis:** Berberitzenwurzelrinde; **Inhaltsst.:** die Alkaloide* Berberin* (1–3 %), Oxyacanthin u. sein Isomer Berbamin, ferner Jatrorrhizin, Columbamin u. Palmatin (vgl. Jateorhiza palmata) sowie u. a. Harz*; **Anw.:** (volkstüml.) z. B. bei Leberfunktionsstörungen, Verdauungsstörungen, Diarrhö, Nierenleiden (vgl. Berberin); **Berberidis fructus:** Fructus Berberidis; Berberitzenfrüchte, Sauerdornbeeren; **Inhaltsst.:** Fruchtsäuren, Pektin*, Gummi, Zucker, Vitamin C (in den reifen Früchten kein Berberin*); Farbstoffe: Carotin*, Lutein, Zeaxanthin*; **Anw.:** (volkstüml.) bei Leber-, Gallen-, Steinleiden, gegen Obstipation,

B

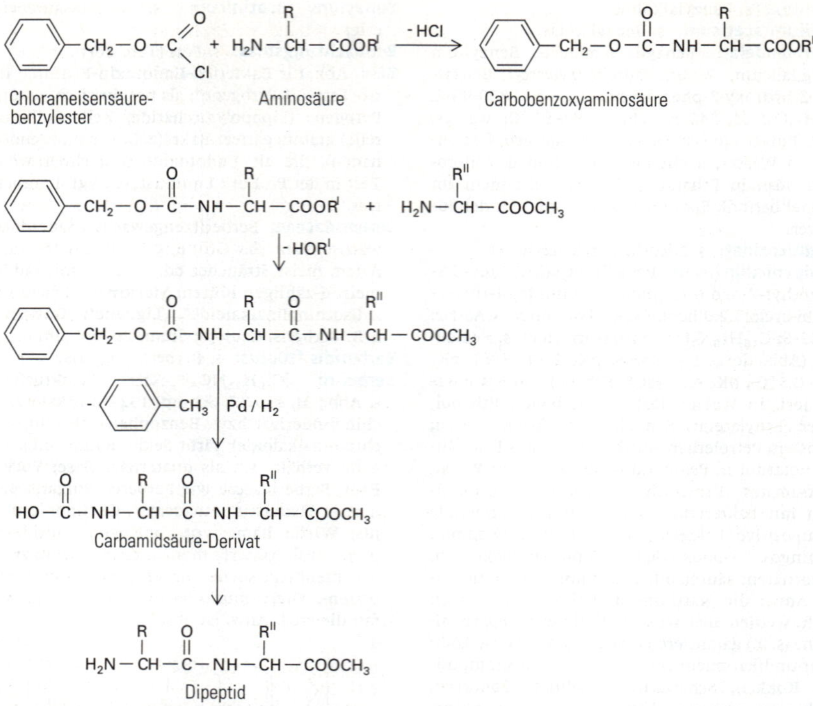


**Bergmann-Zervas-Carbobenzoxylierung**

Appetitlosigkeit; zu Erfrischungsgetränken; **Folia Berberidis:** Berberitzenblätter; **Inhaltsst.:** Berberin*; **Anw.:** als Laxans; die therap. Anw. aller genannten Drogen kann nicht befürwortet werden; Negativmonographie Kommission E. **Hom.:** **1.** Berberis vulgaris (HAB), Berberis: getrocknete Rinde ober- u. unterird. Teile; verordnet z. B. bei harnsaurer Diathese (Steinbildung, Erkrankungen des rheumat. Formenkreises, Gicht, Dermatosen), Entzündung von Niere u. Harnblase. **2.** Berberis vulgaris e fructibus (HAB): von den Fruchtstielen gerebelte, frische, voll ausgereifte Samen.

**Berberitze:** s. Berberis vulgaris.

**Berberitzenblätter:** s. Berberis vulgaris (Folia Berberidis).

**Berberitzenfrüchte:** s. Berberis vulgaris (Berberidis fructus).

**Berberitzengewächse:** s. Berberidaceae.

**Berberitzenwurzelrinde:** s. Berberis vulgaris (Cortex Berberidis radicis).

**Bergamottae aetheroleum:** s. Citrus aurantium ssp. bergamia.

**Bergamotte:** s. Citrus aurantium ssp. bergamia.

**Bergamottöl:** s. Citrus aurantium ssp. bergamia.

**Bergapten:** 4-Methoxy-7*H*-furo[2,3-g][1]benzopyran-7-on, 5-Methoxypsoralen; $C_{12}H_8O_4$, Strukturformel: s. Furanocumarine (Abb. dort); $M_r$ 216.19; Schmp. 188 °C; **Vork.:** natürlich z. B. in Früchten der Bergamotte (s. Citrus aurantium ssp. bergamia) u. des Pastinak (s. Pastinaca sativa).

**Bergenia crassifolia** (L.) Fritsch: Wickelwurz; Fam. Saxifragaceae; Nordafrika, Ostasien, Sibirien; Stpfl. von **Radix Bergeniae:** Rhizoma Bergeniae, Bodanwurzel, Wickelwurzel; **Inhaltsst.:** ca. 20 % Gerbstoffe*, Bergenin (Isocumarin), ca. 18 % Arbutin*, Farbstoffe; **Anw.:** (volkstüml.) in der russ. Volksmedizin z. B. bei Diarrhö, Fieber, als Adstringens, bei lokalen Blutungen; **Folium Bergeniae:** Bergeniablatt; **Inhaltsst.:** ähnl. wie in der Wurzel; **Anw.:** (volkstüml.) wie Radix Bergeniae.

**Bergflachs:** s. Asbest.

**Berggamander:** s. Teucrium montanum.

**Bergholunder:** s. Sambucus racemosa.

**Bergkaffee:** s. Coffea.

**Bergkristall:** s. Siliciumdioxid.

**Bergkümmel:** s. Anethum graveolens var. hortorum (Fructus anethi).

**Berglorbeer:** s. Kalmia latifolia.

**Bergmann-Zervas-Carbobenzoxylierung:** N-Carbobenzoxylierung freier Aminogruppen von Aminosäuren* bei Peptidsynthesen; eine Aminosäure wird mit Chlorameisensäurebenzylester zur Carbobenzoxyaminosäure umgesetzt u. mit einer weiteren Aminosäure über eine Peptidbindung* verknüpft. Der Benzylrest der Carbobenzoxygruppe wird hydrogenolyt. mit Palladium/Wasserstoff als Toluol* abgespalten. Aus der Carbaminsäure* entsteht unter Abspaltung von Kohlenstoffdioxid* das Dipeptid (s. Abb.).

**Bergmehl:** s. Kieselgur.

**Bergöl:** s. Linum usitatissimum (Oleum Lini sulfuratum).

**Bergpech:** s. Asphalt.

**Bergtee, Griechischer:** s. Sideritis hirsuta (Herba Sideritidis).

**Bergwachs:** s. Ozokerit.

**Berg-Weidenröschen:** s. Epilobium-Arten.

**Bergwohlverleih:** s. Arnica montana.

**Beriberi:** Vitamin-$B_1$-Mangelkrankheit, insbes. infolge ausschließl. Ernährung mit maschinell geschältem u. poliertem Reis; **Vork.:** früher vorwiegend in Plantagen, Minen u. Gefängnissen Südost- u. Ostasiens, in Europa gelegentl. im Winter bei ausschließl. Ernährung mit weißem Mehl; **Klinik:** **1.** allg.: Übelkeit, Erbrechen, Müdigkeit, geistige Störungen, Muskelschwund; **2.** akute Säuglingsberiberi: bei brustgestillten Kindern von Müttern mit Vitamin-$B_1$-mangel; führt zur akuten Herzinsuffizienz* (häufig mit letalem Ausgang); **3.** chron. B.: charakterisiert durch Ödeme*, periphere Nervenlähmung u. Herzinsuffizienz; **4.** zerebrale B.: neurol. Symptomatik, Wernicke-Enzephalopathie, häufig auch als Komplikation der chron. Alkoholkrankheit; **Ther.:** Gabe von Vitamin* $B_1$.

**Berkefeld-Filter:** Kieselgur-Filter; Tiefenfilter* mit Adsorptionseffekt; Anlagen arbeiten nach dem Prinzip der Anschwemmfiltration od. der Umkehrosmose; Hauptanwendung in der Wasseraufbereitung (s. Aqua) der pharmaz. Industrie u. gelegentl. für spezielle Virusfiltrationen. Vgl. Adsorption.

**Berkelium:** Symbol Bk; CAS-Nr. 7440-40-6; OZ 97; stark radioaktives, zu den Actinoiden* gehörendes Element; Transuran*; **Anw.:** zur Herst. anderer Transurane; **Gesch.:** Die Darst. erfolgte 1949 in Berkeley, Kalifornien durch die Beschießung von Americium*-241 mit Alpha-Teilchen.

**Berliner Blau:** Ferrum cyanatum, Ferrum borussicum; Ferriferrocyanid, blausaures Eisen; syn. Preußischblau, Pariser Blau, Turnbull-Blau; **1.** unlösl. B. B.: CAS-Nr. 14038-43-8; Eisen(III)-hexacyanoferrat(II); $Fe_4^{III}[Fe^{II}(CN)_6]_3$; **2.** lösl. B. B.: Kaliumferriferrocyanid; $KFe^{III}[Fe^{II}(CN)_6]$; **Anw.:** **1.** Nachw. von Eisen, in Form von $Fe^{2+}$-Ionen mit Kaliumhexacyanoferrat(III)* u. in Form von $Fe^{3+}$-Ionen mit Kaliumhexacyanoferrat(II)*, jeweils als Berliner Blau; **2.** lichtechtes Pigment; **3.** (med.) bei Intoxikation mit Thallium* od. radioaktivem Caesium*; **Gesch.:** 1704 von dem Maler Diesbach im Berliner Laboratorium des Alchemisten J. C. Dippel (1673–1734) bei der Arbeit mit dessen äther. Tieröl (Oleum animale aethereum), Kaliumcarbonat u. Eisen(II)-sulfat gefunden. Vgl. Schweizer Blau.

**Berliner Tropfen:** s. Tinctura Valerianae composita.

**Bernstein:** Succinit, Succinum, Electrum, Elektrum, Agtstein; fossiles, aus der Tertiärzeit stammendes Harz* von Pinus succinifera, der Bernsteinkiefer; Hauptfundort ist die Ostseeküste (Blaue Erde des Samlandes); **Inhaltsst.:** Borneolester, Bernsteinsäureester, ferner Succinoabietinsäure, Schwefel. **Oleum Succini crudum:** rohes Bernsteinöl; durch trockene Destillation aus Bernsteinabfällen gewonnenes, teerartiges Öl. **Oleum Succini rectificatum:** gereinigtes Bernsteinöl; $\alpha_D^{20\,°C}$ +21 bis +31°; D. 0.915–0.945; hellgelbes, widerl. riechendes Öl; **Off.:** EB; **Gew.:** Destillation des rohen Bernsteinöls mit Wasserdampf; **Anw.:** (volkstüml.) krampfstillendes Mittel. **Hom.:** Succinum (HAB): fossiles Harz*.

**Bernsteinöl:** s. Bernstein.

**Bernsteinsäure:** Acidum succinicum, Butandisäure; Ethan-1,2-dicarbonsäure; HOOC—$CH_2$—$CH_2$—COOH; $M_r$ 118.1; Schmp. 185 °C; Sdp. 235 °C (unter Bildung von Bernsteinsäureanhydrid); weiße, säulenförmige Kristalle von stark saurem Geschmack, leicht lösl. in Wasser, lösl. in Ethanol u. Aceton, wenig lösl. in Ether; Carbonsäure*; ihre Salze heißen Succinate. **Vork.:** natürl. in Braunkohle u. Bernstein, in vielen Pflanzen (z. B. unreifen Stachelbeeren, Weintrauben, Rübensaft); Intermediärprodukt im Tricarbonsäurezyklus*; **Anw.:** **1.** (techn.) in org. Synthesen, Reagenz Ph.Eur.; K-, Ca-, Mg-Succinat als Kochsalzersatz; **2.** (med.) obsolet; früher als Expektorans* u. Diuretikum*.

**Bernstein, Schwarzer:** s. Gagat.

**Berstversuch:** Werkstoffprüfung, z. B. für Druckgaspackungen*; zum B. wird ein Hohlkörper durch einen wachsenden Innendruck bis zum Bersten belastet u. das Verformungs- u. Festigkeitsverhalten ermittelt. Wichtige Kennwerte sind der Fließbeginn (bei dem der Werkstoff beginnt, sich bleibend zu verformen), der Höchstdruck u. der Berstdruck.

**Bertholletia excelsa** Humb. et Bonpl.: Paranußbaum; Fam. Lecythidaceae (Topffruchtbaumgewächse); Amazonasgebiet; ca. 30 m hoher Baum; Stpfl. von **Paranuß:** Brasilnuß, Brasilkastanie; die bis zu 30 cm großen, verholzten runden Kapselfrüchte enthalten 12–30 dreikantige, hartschalige Samen (keine Nußfrüchte), die als Paranüsse bezeichnet werden; **Inhaltsst.:** ca. 70 % fettes Öl, ca. 20 % Eiweiß; **Anw.:** Genuss- u. Nahrungsmittel; zur Gewinnung des wenig haltbaren, fetten Öls.

**Bertram, Deutscher:** s. Anacyclus x officinarum.

**Bertram, Römischer:** s. Anacyclus pyrethrum.

**Bertramwurzel, Deutsche:** s. Anacyclus x officinarum (Radix Pyrethri germanici).

**Bertramwurzel, Römische:** s. Anacyclus pyrethrum (Radix Pyrethri romani).

**Berufkraut, Kanadisches:** s. Conyza canadensis.

**Berufskraut:** s. Sideritis hirsuta (Herba Sideritidis).

**Beryllium:** Symbol Be; CAS-Nr. 7440-41-7; $A_r$ 9.01218; OZ 4; D. 1.84; Schmp. 1285 °C; Sdp. 2477 °C; Oxidationszahl: 2; stahlgraues, sprödes, seltenes, zu den Erdalkalimetallen* gehörendes Leichtmetall*; **Vork.:** natürl. gebunden als Beryll $Be_3Al_2(Si_6O_{18})$ (gefärbt z. B. als Smaragd u. Aquamarin), Phenakit $Be_2[SiO_4]$, Chrysoberyll $Al_2[BeO_4]$. Be-Salze schmecken süß, daher der franz. Name Glucinium. **Anw.:** (techn.) in Luft- u. Raumfahrttechnik, in Kernreaktoren zur Neutronenmoderation u. -reflexion, als künstl. Neutronenquellen, für Fenster von Röntgenröhren, als Legierungsbestandteil; **Nachw.:** Berylliumverbindungen: **1.** Fällung von Berylliumhydroxid, lösl. im Laugenüberschuss; **2.** Fällung von bas. Berylliumcarbonat, lösl. in überschüssigem Ammoniumcarbonat*; **3.** Bildung eines schwer lösl. blauen Chinalizarin*-Farblacks in alkal. Lsg.; **Toxikol.:** Alle Be-Salze sind giftig; MAK: 2 µg/m³. Be hemmt

B

u. a. die Enzyme Amylase* u. alkalische Phosphatase*. Zu Intoxikationen kommt es hauptsächl. durch Staubinhalation (auch lösl. Salze). Dabei treten Entzündungen der Atemwege u. Pneumonie* auf. Die chron. Berylliumkrankheit der Lunge (Berylliose) ist eine granulomatöse Reaktion des Lungengewebes. Im Tierversuch ist Be eindeutig karzinogen. **Gesch.:** 1828 entdeckt von Friedrich Wöhler (1800–1882).

**Beschichtung:** Aufbringen von z. B. Kunststoffen, Kautschuk, Metallfolien od. Wachsen auf Gewebe, Papier, Folien u. a. durch ein- od. beidseitiges Aufgießen, Kalandern, Streichen, Tauchen od. Sprühen; die behandelten Flächen werden dadurch z. B. dicht gegenüber Luft u. Gasen, wasser- u. wasserdampfundurchlässig; z. B. mit Polyethylen beschichtetes Papier.

**Besenginster:** s. Cytisus scoparius.

**Besenginsterblüten:** s. Cytisus scoparius (Flores Sarothamni scoparii).

**Besenginsterkraut:** s. Cytisus scoparius (Sarothamni scoparii herba).

**Besenginsterwurzel:** s. Cytisus scoparius (Radix Sarothamni scoparii).

**Besenheide:** s. Calluna vulgaris.

**Besenpfriem:** s. Cytisus scoparius.

**Besilat:** chem. Kurzbez. für Benzolsulfonat.

**Besinge, Schwarze:** s. Vaccinium myrtillus (Myrtilli fructus).

**Bestäubung:** (bot.) der Befruchtung (s. Samenbildung) vorausgehende Übertragung von Pollen auf die Narbe; kann mithilfe von Wind (Anemogamie), Wasser (Hydrogamie), Tieren (Zoogamie) und v. a. Insekten (Entomogamie) erfolgen. Man unterscheidet Fremd- u. Selbstbestäubung (nur bei zwittrigen Blüten*).

**Bestallung:** s. Approbation.

**Beta-Adrenolytika:** s. Beta-Rezeptoren-Blocker.

**Beta-Adrenozeptor-Antagonisten:** s. Beta-Rezeptoren-Blocker.

**Beta-Adrenozeptoren:** s. Beta-Rezeptoren.

**Beta-Blocker:** s. Beta-Rezeptoren-Blocker.

**Betacaroten** (INN): s. Carotine ($\beta$-Carotin).

**Betacholin:** s. Methacholin.

**Betacyane:** blaue bis rote Pflanzenfarbstoffe (s. Betalaine).

**Betacyclodextrin:** s. Betadex.

**Betadex:** Betadexum Ph.Eur.6, Betacyclodextrin; Cyclo-$\alpha$-(14)-*D*-heptaglucopyranosid; $(C_6H_{10}O_5)_7$; $M_r$ 1135; weißes bis fast weißes, amorphes oder kristallines Pulver; wenig lösl. in Wasser, leicht lösl. in Propylenglykol, praktisch unlösl. in Dichlormethan u. wasserfreiem Ethanol; Trocknungsverlust max. 16.0 %; **Anw.:** s. Cyclodextrine. Vgl. Hydroxypropylbetadex.

**Betae succus:** s. Beta vulgaris ssp. vulgaris var. altissima.

**Betäubungsmittel:** **1.** Abk. BtM; **Deutschland:** aus Gründen der Einheitlichkeit u. der Rechtsklarheit vermeidet das Betäubungsmittelgesetz* eine begriffl. Definition, sondern verfährt nach dem System der Positivlisten: BtM sind danach die in den Anlagen I, II u. III zum BtMG aufgeführten Stoffe u. Zuber. mit psychotropen, bewusstseins- u. stimmungsverändernden Wirk., die zu phys. u. psych. Abhängigkeit führen können, einschließl. der Ether, Ester, Isomere, Molekülverbindungen u. Salze; Anlage I enthält die nicht verkehrsfähigen BtM, z. B. Diacetylmorphin*, Lysergsäurediethylamid*, Methylendioxymethamphetamin (s. Ecstasy), Designerdrogen*; Anlage II enthält verkehrsfähige, aber nicht verschreibungsfähige BtM, bei denen es sich zumeist um Grundstoffe, Halbsynthetika u. Zwischenprodukte handelt, z. B. Dextromoramid*, Norpethidin, Premethadon; Anlage III enthält verkehrsfähige u. verschreibungsfähige BtM, z. B. Alfentanil*, Buprenorphin*, Pethidin*, Morphin* sowie zahlreiche Substanzen, die jeweils als ausgenommene Zuber. unter Einhaltung der angeführten Bedingungen, wie Gewichtseinheit u. Konz., keine Betäubungsmittel sind, z. B. Codein*, Dihydrocodein*, Diazepam*, Flunitrazepam*. Nach § 1 BtMG können die Anlagen I–III durch Rechtsverordnung jederzeit geändert od. ergänzt werden. **2. Österreich:** es gilt der Begriff Suchtgift*, geregelt durch das Bundesgesetz über Suchtgifte, psychotrope Stoffe u. Vorläuferstoffe (Suchtmittelgesetz, Abk. SMG, von 1997 in der Fassung 2008); dem Suchtmittelgesetz unterliegen sämtliche in den Anhängen I–V der Suchtgiftverordnung angeführten Stoffe u. Zubereitungen; vgl. Betäubungsmittelrecht. **3. Schweiz:** die Kontrolle von Betäubungsmitteln richtet sich nach dem Betäubungsmittelgesetz (Abk. BetmG, SR 812.121); eine Bewilligung ist erforderl. für den Anbau von Pflanzen zur Gewinnung von Betäubungsmitteln, für Betäubungsmittelherstellung, -verarbeitung u. -handel sowie für Ein- u. Ausfuhr von Betäubungsmitteln; die Bewilligungserteilung obliegt dem Schweizerischen Heilmittelinstitut Swissmedic*. Dieses veröffentlicht auch ein Verzeichnis aller betäubungsmittelhaltigen Stoffe u. Präparate mit den entspr. Nummerierungen nach dem Produkte-Identifikationssystem European Article Number International (Abk. EAN-A). Die Kantone bewilligen die für die Abgabe berechtigten Medizinalpersonen (z. B. Ärzte, Apotheker) u. üben die Marktkontrolle aus.

**Betäubungsmittel-Außenhandelsverordnung:** s. Betäubungsmittelgesetz.

**Betäubungsmittel-Binnenhandelsverordnung:** s. Betäubungsmittelgesetz.

**Betäubungsmittelgesetz:** **1.** Abk. BtMG; früher Opiumgesetz; **Deutschland:** Gesetz über den Verkehr mit Betäubungsmitteln* vom 21.7.1981, BGBl. I S. 681, zuletzt geändert am 18.12.2009, BGBl. I S. 3944; stellt den ungesetzl. Gebrauch von in den Anlagen I–III zum Gesetz abschließend aufgezählten Betäubungsmitteln unter Strafe u. regelt die ärztl. indizierte Verw. von Betäubungsmitteln; unterscheidet zw. nicht verkehrsfähigen (Anlage I), verkehrs-, aber nicht verschreibungsfähigen (Anlage II) u. verkehrs- u. verschreibungsfähigen Substanzen (Anlage III); Ausführungsverordnungen: **Betäubungsmittel-Außenhandelsverordnung:** Abk. BtMAHV; vom 16.12.1981, BGBl. I S. 1427, zuletzt geändert am 19.6.2001, BGBl. I S. 1180. Diese VO regelt Einfuhr, Durchfuhr u. Ausfuhr von BtM. **Betäubungsmittel-Binnenhandelsverordnung:** Abk. BtMBinHV; vom 16.12.1981, BGBl. I S. 1425, zuletzt geändert am 24.6.1994, BGBl. I S. 1416. Diese durch § 12

Absatz 4 BtMG begründetete VO regelt den Handel mit BtM innerhalb Deutschlands u. gilt auch für den Erwerb von BtM durch die Apotheke. Insbes. regelt die VO das sog. Abgabebelegverfahren, welches vorschreibt, dass für jede Abgabe eines Betäubungsmittels (außer auf ärztl. Verschreibung an den Endverbraucher) ein amtl. 4-teiliges Formblatt (Abgabebeleg) auszufertigen ist. **Betäubungsmittel-Kostenverordnung:** Abk. BtMKostV; vom 16.12.1981, BGBl. I S. 1433, zuletzt geändert am 24.6.1994, BGBl. I S. 1416. In dieser VO sind die Kosten geregelt, die von der Bundesopiumstelle für ihre Amtshandlungen erhoben werden. **Betäubungsmittel-Verschreibungsverordnung:** Abk. BtMVV; vom 16.12.1981, BGBl. I S. 1427, zuletzt geändert am 15.7.2009, BGBl. I S. 1801. Danach sind alle BtM grundsätzl. verschreibungspflichtig, ihre Verschreibung unterliegt dem Betäubungsmittelrecht*. Verschreibungsfähig sind nur die in Anlage III BtMG aufgeführten BtM u. nur dann, wenn ihre Anw. therap. begründet ist. Verschreibungsberechtigt sind Ärzte, Zahnärzte u. Tierärzte. Nach § 1 BtMVV dürfen BtM nicht als Stoff (Substanz) verschrieben werden, sondern nur als Zuber. mit einem best. Gehalt an Betäubungsmittel. Die Verschreibung eines Arzneimittels, das versch. BtM enthält, ist verboten (Einzahlregel); das Verschreiben des gleichen BtM in versch. Darreichungsformen auf der gleichen Verschreibung ist dagegen zulässig. § 2 Absatz 1 BtMVV setzt die verschreibbaren Höchstmengen für den Bedarf von bis zu 30 Tagen u. die verschreibbaren Tageshöchstmengen fest. In begründeten Einzelfällen sind die in § 2 Absatz 2 BtMVV festgelegten Abweichungen möglich. Diesen Fall muss der Arzt auf der Verschreibung durch den Buchstaben „A" kennzeichnen. Für den Praxis- od. Krankenhausbedarf darf der Arzt eines der in § 2 Absatz 1 aufgeführten BtM bis zu einer Menge seines durchschnittl. Zweiwochenbedarfs verschreiben; außerdem Alfentanil, Cocain bei Eingriffen am Kopf als Lösung (bis 20 %) od. Salbe (bis 2 %), Remifentanil, Sulfentanil. Für den Zahnarzt gilt eine ähnl. Tageshöchstmengenregelung wie für den Arzt, jedoch darf der Zahnarzt für den Praxisbedarf kein Cocain verschreiben u. er darf in keinem Fall die Tageshöchstmengen überschreiten. **Verschreibung: I. Form:** BtM dürfen nur auf einem besonderen amtl. Formblatt (3-teiliger Belegsatz) im Durchschreibeverfahren verschrieben werden (Betäubungsmittelrezept, Kurzbez. BtM-Rezept). Seit 1.6.1996 dürfen zum Verschreiben von BtM im ambulanten Bereich (für Patienten u. für den Praxisbedarf) nur noch die neuen querformatigen BtM-Rezeptformulare verwendet werden. Andere Arzneimittel dürfen auf einem BtM-Rezept nur dann verschrieben werden, wenn die Verschreibung neben der eines BtM erfolgt. Die BtM-Rezepte werden vom Bundesinstitut* für Arzneimittel u. Medizinprodukte (Bundesopiumstelle) auf Anforderung an den verordnenden Arzt ausgegeben. Dabei ist jedes Rezept numeriert, mit dem Ausgabedatum der Bundesopiumstelle u. der BtM-Nummer des verschreibenden Arztes zu versehen (Codierung). Die Teile I (Blatt 3, verbleibt in der Apotheke u. muss 3 Jahre aufbewahrt werden) u. II (Blatt 1, zur Verrechnung bestimmt) des Belegsatzes sind zur Vorlage in der Apotheke bestimmt, Teil III (Blatt 2) verbleibt beim Arzt u. muss 3 Jahre bei diesem aufbewahrt werden. Auf Verlangen ist Teil III (ebenso Teil I) dem Bundesinstitut für Arzneimittel und Medizinprodukte od. der zuständigen Landesbehörde vorzulegen. **II. Inhalt:** auf dem Betäubungsmittelrezept sind anzugeben: **a)** Name, Vorname und Anschrift des Patienten, für den das Betäubungsmittel bestimmt ist; bei tierärztl. Verschreibungen die Art des Tieres sowie Name, Vorname und Anschrift des Tierhalters; **b)** Ausstellungsdatum; **c)** Arzneimittelbezeichnung, soweit dadurch eine der nachstehenden Angaben nicht eindeutig bestimmt ist, jeweils zusätzl. Bezeichnung u. Gewichtsmenge des enthaltenen Betäubungsmittels je Packungseinheit, bei abgeteilten Zubereitungen je abgeteilter Form; **d)** Darreichungsform; **e)** Menge des verschriebenen Arzneimittels in g oder mL, Stückzahl der abgeteilten Form; **f)** Gebrauchsanweisung mit Einzel- und Tagesgabe oder im Falle, dass dem Patienten eine schriftl. Gebrauchsanweisung übergeben wurde, der Vermerk „Gemäß schriftlicher Anweisung"; im Falle des § 5 Absatz 7 zusätzl. die Reichdauer des Substitutionsmittels in Tagen; **g)** in den Fällen des § 2 Absatz 2 Satz 2 u. des § 4 Absatz 2 Satz 2 der Buchstabe „A", in den Fällen des § 5 Absatz 4 Satz 1 der Buchstabe „S", in den Fällen des § 5 Absatz 8 der Buchstabe „Z", in den Fällen des § 7 Absatz 5 Satz 3 der Buchstabe „K", in den Fällen des § 8 Absatz 6 Satz 5 der Buchstabe „N"; **h)** Name des verschreibenden Arztes, Zahnarztes od. Tierarztes, seine Berufsbezeichnung u. Anschrift einschließl. Telefonnummer; **i)** in den Fällen des § 2 Absatz 3, § 3 Absatz 2 u. § 4 Absatz 3 der Vermerk „Praxisbedarf" anstelle der Angaben in den Nummern 1 u. 5; **j)** Unterschrift des verschreibenden Arztes, Zahnarztes od. Tierarztes, im Vertretungsfall darüber hinaus der Vermerk „i. V.". **III. Abgabe von BtM:** Der Apotheker ist nach BtMVV gesetzl. verpflichtet, die ärztl. Verschreibungen auf ihre formelle Richtigkeit zu prüfen. Nach Rücksprache mit dem verschreibenden Arzt, ist der Abgebende berechtigt, Änderungen vorzunehmen. Eine BtM-Verschreibung ist längstens 7 Tage gültig. Im Ggs. zu früherem Recht sind Teilbelieferungen eines BtM-Rezeptes zulässig (z. B. bei ungenügendem Vorrat). Abgabevermerk: nach Abgabe des BtM hat der Abgebende auf der Rückseite des Teiles I der BtM-Verschreibung folgende Angaben dauerhaft zu vermerken: **a)** Name u. Anschrift der Apotheke; **b)** Abgabedatum; **c)** Namenszeichen des Abgebenden; **Nachweis über Verbleib u. Bestand von BtM:** Die BtMVV verpflichtet zur Führung einer BtM-Kartei. Für jedes BtM muss ein Karteiblatt angelegt u. 3 Jahre, von der letzten Eintragung an gerechnet, in der Apotheke aufbewahrt werden. Der Apothekenleiter hat am Ende eines jeden Kalendermonats die Eintragungen über Zugänge, Abgänge u. Bestände der BtM sowie die Übereinstimmung der Bestände mit den geführten Nachweisen zu prüfen u. sein Namenszeichen sowie das Datum anzubringen. **2. Österreich:** geregelt duch das Bundes-

B

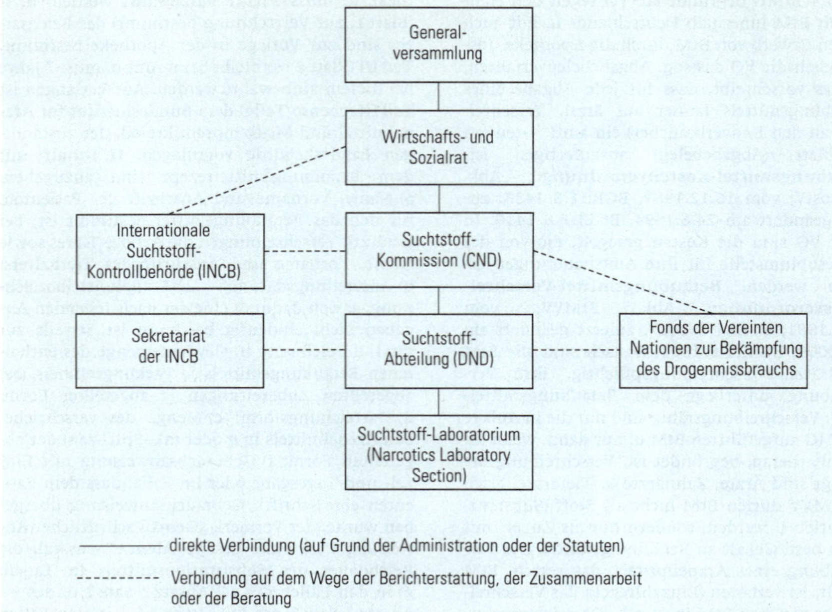


**Betäubungsmittelrecht:** Suchtstoffkontrollorgane u. mit Suchtfragen betraute Organe der Vereinten Nationen

gesetz über Suchtgifte*, psychotrope Stoffe u. Vorläuferstoffe (Suchtmittelgesetz, Abk. SMG) von 1997 in der Fassung 2008 u. den entspr. VO, welches das Suchtgiftgesetz 1951 abgelöst hat. **3. Schweiz:** s. Betäubungsmittel; Betäubungsmittelrecht.

**Betäubungsmittel-Kostenverordnung:** s. Betäubungsmittelgesetz.

**Betäubungsmittelrecht:** Suchtgiftrecht, Suchtstoffrecht; Gesamtheit der Regelungsorgane zum Umgang mit Betäubungsmitteln*; **1. Völkerrecht:** Durch das Einheitsübereinkommen über Suchtstoffe (Abk. EinhÜbk, engl. Single Convention on Narcotic Drugs, Convention 1961, Einzige Suchtgiftkonvention) vom 30.3.1961 (New York) in der Fassung vom 25.3.1972 (Genf) u. durch das Übereinkommen über Psychotrope Stoffe von 1971 (Abk. PsychÜbk, engl. Convention on Psychotropic Substances, Convention 1971) sowie das Übereinkommen gegen den illegalen Verkehr von Sucht- u. psychotropen Stoffen von 1988 (Convention against illicit Traffic in Narcotic Drugs and Psychotropic Substances 1988, Convention 1988) ist das Betäubungsmittelwesen überstaatl. geordnet. Es hat innerstaatl. Bedeutung, da sich alle Teilnehmerstaaten verpflichtet haben, ihr nationales Recht der völkerrechtl. Entwicklung anzupassen. **Suchtstoffkontrollorgane:** a) international: Zur Überwachung des Vertragssystems innerhalb der UNO koordiniert der **Wirtschafts- u. Sozialrat** (engl. Economic and Social Council, Abk. ECOSOC) spezielle Maßnahmen gegen den Suchtstoffmissbrauch mit den Wirtschafts- u. Sozialprogrammen (s. Abb.). Die **Suchtstoffkommission** (engl. Commission on Narcotic Drugs, Abk. CND) ist die beratende Fachkommission des ECOSOC. Sie konkretisiert u. a. die in der internationalen Suchtgiftpolitik erarbeiteten Richtlinien. Ferner sorgt die **Internationale Suchtstoffkontrollbehörde** (engl. International Narcotics Control Board; Abk. INCB*) dafür, dass weltweit die für legale Zwecke benötigten Suchtstoffe u. psychotropen Substanzen zur Verfügung stehen. Die **Suchtstoffabteilung** (engl. Division of Narcotic Drugs; Abk. DND*) ist beratend u. ausbildend tätig u. unterhält das Suchtstofflabor der Vereinten Nationen. **b)** national: Nach Artikel 17 EinhÜbk u. Artikel 6 PsychÜbk ist jeder Vertragsstaat gehalten, zur Kontrolle seines gesamten innerstaatl. BtM-Verkehrs eine zentrale Behörde zu errichten. Dies ist in Deutschland das Bundesinstitut* für Arzneimittel u. Medizinprodukte (Abk. BfArM) u. innerhalb des BfArM die Bundesopiumstelle. **2. Deutschland:** s. Betäubungsmittelgesetz; **3. Österreich:** s. Betäubungsmittelgesetz; **4. Schweiz:** ähnl. Regelungen wie in Deutschland. Den gesetzl. Rahmen bilden das Bundesgesetz über die Betäubungsmittel u. die psychotropen Stoffe (Betäubungsmittelgesetz, Abk. BetmG, SR 812.121, vom 3. Oktober 1951) sowie die VO über die Betäubungsmittel u. die psychotropen Stoffe (Betäubungsmittelverordnung, Abk. BetmV, SR 812.121.1) u. die V0 des Schweizerischen Heilmittelinstituts über die Betäubungsmittel u. psychotropen Stoffe (Betäubungsmittelverordnung Swissmedic, Abk. BetmV-Swissmedic, SR 812.121.2) u. über die Vorläuferchemikalien u. andere Chemikalien, die zur Herst. von Betäubungsmitteln u. psychotropen Stoffen verwendet werden (Vorläuferverordnung Swissmedic, Abk. VorlV-Swissmedic, SR 812.121.31).

**Betäubungsmittelrezept:** s. Betäubungsmittelgesetz.

**Betäubungsmittelverschreibung:** s. Betäubungsmittelgesetz.

**Betäubungsmittel-Verschreibungsverordnung:** s. Betäubungsmittelgesetz.

**Beta-Fehler:** Fehler 2. Art, Risiko 2. Art, Produzentenrisiko; Fehler, der begangen wird, wenn nach Abschluss einer klinischen Studie* die Entscheidung zugunsten der Nullhypothese fällt, obwohl in Wirklichkeit die Alternativhypothese gilt, also z. B. nicht auf die Wirksamkeit einer Behandlung geschlossen wird, obwohl diese in Wirklichkeit gegeben ist; wird vor Studienbeginn festgelegt; liegt i. d. R. bei 20 %, manchmal auch bei 10 %. Je niedriger β liegen soll, desto größer muss das Studienkollektiv sein (s. Fallzahlplanung). Vgl. Alpha-Fehler; Power.

**Betahistin** (INN): 2-(2-Methylaminoethyl)pyridin; CAS-Nr. 5638-76-6; $C_8H_{12}N_2$, Strukturformel: s. Abb.; $M_r$ 136.19; Sdp. 113–114 °C (4 kPa); lösl. in Wasser, Alkohol, Ether, Chloroform; $pK_S$ (des Salzes) 3.5, 9.7; **Wirk.:** Antiemetikum*; hemmt die Diaminoxidase*; **Ind.:** Menière*-Krankheit; **WW:** Antihistaminika* (Wirk. wird vermindert), Beeinflussung des Reaktionsvermögens; **UAW:** gastrointestinale Beschwerden, Herzklopfen, Hitzegefühl; **Dos.:** p. o. 2–3 × 8 mg/d nach den Mahlzeiten. **Betahistinmesilat:** Betahistini mesilas Ph.Eur.; $C_{10}H_{20}N_2O_6S_2$; $M_r$ 328.4; Schmp. 108–112 °C; weißes, krist., sehr hygroskop. Pulver, sehr leicht lösl. in Wasser, leicht lösl. in Ethanol, sehr schwer lösl. in 2-Propanol. Gebräuchl. ist auch Betahistindihydrochlorid.

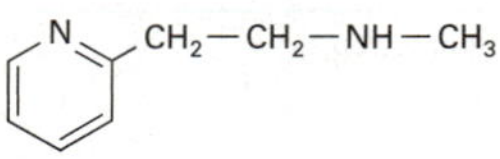


**Betahistin**

**Betain:** Betainum monohydricum, Trimethylglykokoll, Trimethylglycin, Oxyneurin; Trimethylammoniumacetat; CAS-Nr. 107-43-7; $[(H_3C)_3N^+—CH_2—COO^-] \cdot H_2O$; $M_r$ 135.17; Schmp. 293 °C; weißes, krist., nicht tox. Pulver von süßem Geschmack; sehr leicht lösl. in Wasser, wenig lösl. in Ethanol u. Ether; **Vork.:** natürl. im Tier- u. Pflanzenreich verbreitet (Melasse aus Zuckerrüben; Miesmuscheln, Krabben); **Darst.:** Methylieren von Glycin od. aus Chloressigsäure u. Trimethylamin; **Off.:** DAC; **Ind.:** Homocystinurie (Senkung der Homocysteinkonzentration im Blut umso stärker, je ausgeprägter die Homocysteinämie ist); **Dos.:** p. o. 2 × 3 g/d. Vgl. Betainhydrochlorid; Betaindihydrogencitrat; Carnitin; Betaine.

**Betaindihydrogencitrat:** Carboxymethyl-trimethyl-ammoniumdihydrogencitrat; CAS-Nr. 19379-90-9; $C_{11}H_{19}NO_9$, $(C_5H_{12}NO_2)^+(C_6H_7O_7)^-$; $M_r$ 400.03; **Anw.:** traditionell zur Leberschutztherapie; **Dos.:** 2–4 × 1 g/d. Vgl. Betain.

**Betaine:** Moleküle, die sowohl eine postitive als auch eine negative Ladung tragen; die Ladung kann sich im Gegensatz zu der bei Zwitter*-Ionen nicht durch Protonenwanderung neutralisieren. **Vertreter:** z. B. Betain*.

**Betainhydrochlorid:** Betainum hydrochloricum, Betaini hydrochloridum; Carboxymethyl-trimethylammoniumchlorid; $C_5H_{12}ClNO_2$; $M_r$ 153.6; Schmp. 235–240 °C (unter Zers.); weißes, krist. Pulver, stark saurer Geschmack; lösl. in 2 T. Wasser, 80 T. Ethanol, fast unlösl. in Ether; **Off.:** DAB, ÖAB; **Ind.:** Anacidität; statt Salzsäure bei Magenerkrankungen; **Dos.:** 0.5–1.0 g/100 mL Wasser. Vgl. Betain.

**Betalactam-Antibiotika:** Antibiotika* mit einem Betalactam-Ring als wesentl. Strukturmerkmal: Penicilline*, Cephalosporine*, Monobactame* u. Carbapeneme*; vgl. Betalactamasen; Clavulansäure; Betalactamase-Inhibitoren.

**Betalactamase-Inhibitoren:** zu den Betalactam*-Antibiotika gehörende Substanzen (z. B. Clavulansäure*, Sulbactam*, Tazobactam*), die kaum antibakterielle Aktivität aufweisen u. irreversibel bestimmte Betalactamasen* hemmen; **Anw.:** in Komb. mit Betalactam-Antibiotika bei mittelschweren u. schweren Infektionen mit Betalactamase bildenden Erregern. Vgl. Antibiotika.

**Betalactamasen:** zu den Hydrolasen gehörende Enzyme* ($M_r$ 12 400–49 000), die durch die hydrolyt. Öffnung des Betalactam-Rings Penicilline* (Penicillinasen), Cephalosporine* (Cephalosporinasen) u. andere Betalactam*-Antibiotika inaktivieren; Breitspektrum-Betalactamasen hydrolysieren sowohl Penicilline als auch Cephalosporine. Vgl. Betalactamase-Inhibitoren.

**Betalaine:** (bot.) stickstoffhaltige, alkaloidartige Farbstoffe, die unterschiedl. glykosidiert sind u. weitgehend die sonst übl. Anthocyane* ersetzen; chem. handelt es sich um Immoniumderivate der Betalaminsäure (Strukturformel: s. Abb. 1), die biosynthet. aus Tyrosin* via DOPA entsteht; **Vork.:** in der Ordnung Caryophyllales außer in Caryophyllaceae. Die Verknüpfung der Betalaminsäure mit versch. Aminosäuren, z. B. Prolin (in Indicaxanthin; s. Abb. 2), bzw. deren Derivaten führt zu blauen bis roten Betacyanen (z. B. Betanin*, Abb. dort; Amaranthin in Amaranthaceae u. Muscaaurine im Fliegenpilz) u. den gelben bis

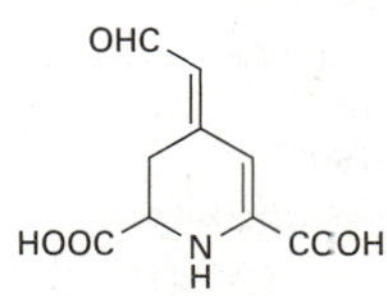


**Betalaine** Abb. 1: Strukturformel der Betalaminsäure

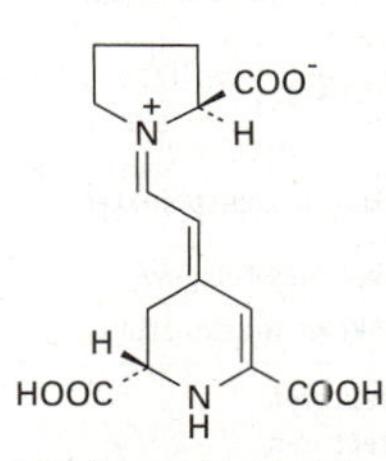


**Betalaine** Abb. 2: Indicaxanthin als Beispiel

orangeroten Betaxanthinen (z. B. Indicaxanthin in Opuntia-Arten, Miraxanthine in Mirabilis jalapa, der Wunderblume, u. Vulgaxanthin in Varietäten von Beta vulgaris).

**Betalaminsäure:** s. Betalaine.

**Betamethason** (INN): Betamethasonum Ph.Eur.6, Flubenisolonum; 9-Fluor-11$\beta$,17,21-trihydroxy-16$\beta$-methyl-1,4-pregnadien-3,20-dion; CAS-Nr. 378-44-9; $C_{22}H_{29}FO_5$, Strukturformel: s. Flumetason (Abb. dort); $M_r$ 392.47; Schmp. 231–234 °C (unter Zers., kristallisiert aus Ethylacetat); $[\alpha]_D^{20\,°C}$ +118 bis +126° · mL · dm$^{-1}$ · g$^{-1}$ (0.5 % (m/V) in Methanol); fast unlösl. in Wasser, 1 T. lösl. in 75 T. Ethanol, in 1100 T. Chloroform; wenig lösl. in Aceton, Dioxan, Methanol; sehr schwer lösl. in Ether; fluoriertes Glucocorticoid* ohne relevante mineralocorticoide Wirk. (s. Corticosteroide, Tab. dort); **Ind.**: entzündl. u. allerg. Erkrankungen des Respirationstrakts, der Haut u. der Augen; **UAW:** Aktivierung u. Entstehung von Magen- u. Zwölffingerdarmgeschwüren, Osteoporose, Steroiddiabetes, psych. Störungen, Hypertonie, thromboembol. Komplikationen, verzögerte Wundheilung; **Dos.**: **1.** p. o. 0.5–5 mg/d, Erhaltungsdosis 0.5 mg/d; Cushing-Schwellendosis 2 mg/d; **2.** parenteral (i. v., i. m.) 4 mg, bei bedrohl. Zuständen bis 0.1 g i. v.; **3.** rektale Instillation 1 × 0.5 mg/100 mL Instillationsflüssigkeit (z. B. wässrige Lsg. aus Na-EDTA, Natriumcitrat u. Natriumhydroxid) abends; **4.** topisch 0.1 %ige Salbe, Lotion; HWZ 5 h. **Betamethason-21-acetat:** Betamethasoni acetas Ph.Eur.; $C_{24}H_{31}FO_6$; $M_r$ 434.5; weißes, krist. Pulver; fast unlösl. in Wasser. **Betamethasondihydrogenphosphat-Dinatrium:** Betamethasoni natrii phosphas Ph.Eur.; Natrium-betamethason-21-dihydrogenphosphat; $C_{22}H_{28}FNa_2O_8P$; $M_r$ 516.4; weißes, sehr hygroskop. Pulver; leicht lösl. in Wasser. **Betamethasondipropionat:** Betamethasoni dipropionas Ph.Eur.; Betamethason-17,21-dipropionat; $C_{28}H_{37}FO_7$; $M_r$ 504.6; weißes, krist. Pulver; fast unlösl. in Wasser. **Betamethasonvalerat:** Betamethasoni valeras Ph.Eur.; Betamethason-17-valerat; $C_{27}H_{37}FO_6$; $M_r$ 476.6; Schmp. ca. 192 °C; weißes, krist. Pulver; fast unlösl. in Wasser; top. Anw.; Schutz vor Isomerisierung (zum C-21-Derivat mit 15 % Wirksamkeit) durch Einstellung des pH-Werts auf 3.5–4.2 mit Citronensäure/Natriumcitrat-Puffer; Viskositäterhöhung mit säurestabilen Hydrogelbildnern wie Hydroxypropylcellulose* 400 (2 %). Hingewiesen sei auch auf Betamethasonacibutat, Betamethason-17-benzoat u. Betamethason-21-dihydrogenphosphat.

**Betamethason-Creme:** s. Cremor Betamethasoni.

**Betanidin:** Aglykon* von Betanin*, einem Betacyan (s. Betalaine).

**Betanin:** Mono-$\beta$-glucopyranosid des Betanidins*; Strukturformel: s. Abb.; Farbstoff der Roten Rübe (Beta* vulgaris ssp. vulgaris var. conditiva); B. ist ein Zwitter-Ion u. daher sehr gut wasserlöslich; es liegt unter pH 2 violett, über pH 4 rot vor.

**Beta-Rezeptoren:** Beta-Adrenozeptoren; Form adrenerger Rezeptoren*; **Einteilung:** **1.** Beta-1-Rezeptor: v. a. kardial u. renal (juxtaglomerulärer Apparat); Signaltransduktion*: G*-Protein-$G_{\alpha s}$ vermittelte Aktivierung der Adenylylcyclase*; da-

**Beta-Rezeptoren**

| Rezeptor | Lokalisation (Auswahl) | Wirkung |
|---|---|---|
| $\beta_1$ | Herz[1] | positiv ino-, chrono- u. dromotrop |
| | Niere | Reninfreisetzung |
| | Fettgewebe[2] | Lipolyse |
| | Leber[2] | Gluconeogenese |
| | Speicheldrüsen[2] | Sekretion |
| $\beta_2$ | Tracheobronchialsystem | Bronchodilatation, Aktivierung der mukoziliären Clearance |
| | Uterus | Relaxation |
| | Blutgefäße | Vasodilatation |
| | Herz[1] | positiv ino-, chrono- u. dromotrop |
| | Leber[2] | Glykogenolyse, Gluconeogenese |
| | Skelettmuskulatur | erhöhte Kontraktionsgeschwindigkeit durch anaerobe Glykolyse (mit Lactatbildung) und Vasodilatation sowie Glykogenolyse |
| | Fettgewebe[2] | Lipolyse |
| | Gastrointestinaltrakt | reduzierte Motilität durch glattmuskuläre Relaxation bei Kontraktion der Sphinkteren |
| | Pankreas | Insulinsekretion |
| | Speicheldrüsen[2] | Sekretion |
| | Harnblasensphinkter | Relaxation |
| $\beta_3$ | braunes Fettgewebe | Lipolyse |
| | Skelettmuskulatur | Thermogenese |

[1] v. a. $\beta_1$-Rezeptoren
[2] v. a. $\beta_2$-Rezeptoren

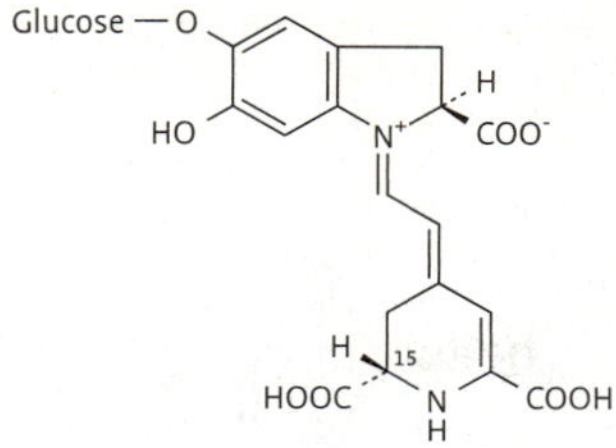


**Betanin**

durch über cAMP (s. Adenosinphosphate) als second* messenger Aktivierung von Proteinkinase* A u. vemehrter $Ca^{2+}$-Einstrom in die Zelle über zellmembranäre Calcium-Kanäle (positiv ino-, chrono- u. dromotrop) sowie in das sarkoplasmatische Retikulum* (positiv lusitrop); **2.** Beta-2-Rezeptor: u. a. auf glatten Muskelzellen; Signaltransduktion v. a. wie Beta-1-Rezeptor, auch geringe G-Protein-$G_{\alpha i}$ vermittelte Hemmung der Adenylylcyclase; glattmuskuläre Relaxation über Senkung der intrazellulären Calcium-Konz. durch vermehrten Einstrom in das sarkoplasmatische Retikulum; **3.** Beta-3-Rezeptor (Struktur u. Funktion nicht abschließend geklärt); **Wirk.:** s. Tab.; funktioneller Antagonismus* durch gleichzeitiges Vork. unterschiedl. Rezeptoren u. Rezeptor-Subtypen an einem Erfolgsorgan. Vgl. Sympathomimetika; Beta-Rezeptoren-Blocker.

**Beta-Rezeptoren-Blocker:** Beta-Adrenozeptor-Antagonisten, Beta-Adrenolytika, Beta-Sympatholytika, Beta-Blocker; Sympatholytika*, welche die sympathomimet. wirkenden Neurotransmitter Noradrenalin* u. Adrenalin* an den zellulären Beta*-Rezeptoren des jeweiligen Erfolgsorgans kompetitiv hemmen; **Wirk.:** **1.** am **Herzen** (überwie-

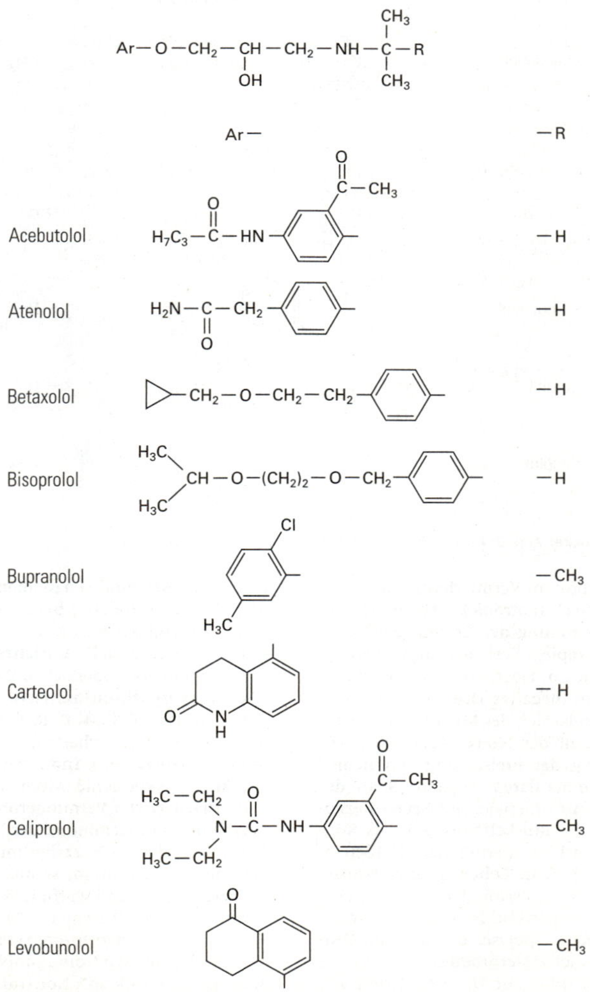


**Beta-Rezeptoren-Blocker** Abb. 1: im Handel befindl. Beta-Rezeptoren-Blocker

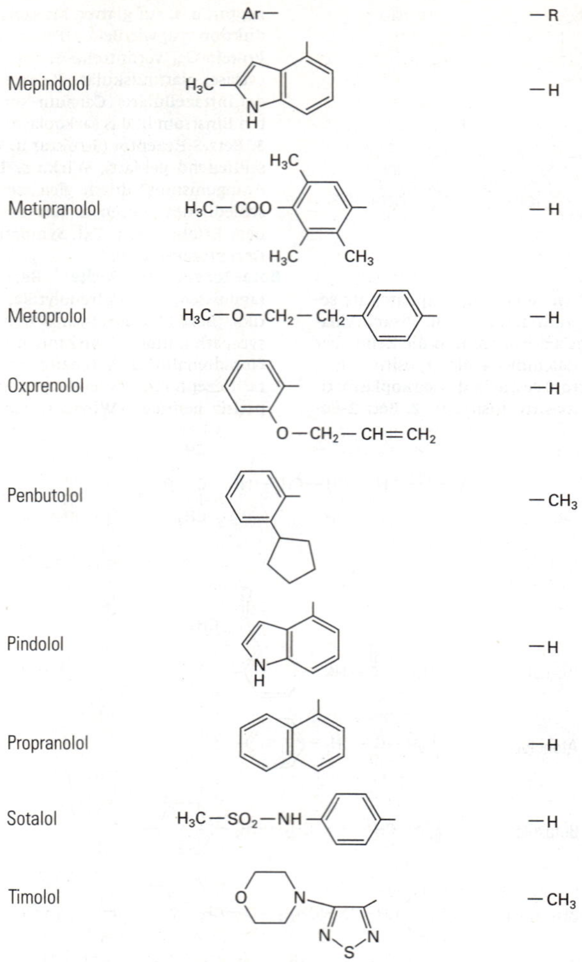


**Beta-Rezeptoren-Blocker** Abb. 2: im Handel befindl. Beta-Rezeptoren-Blocker

gend Beta-1-Rezeptoren) Verminderung der Kontraktilität (negative Inotropie), Abnahme der Herzfrequenz (Hemmung der Erregungsbildung, negative Chronotropie), Verlangsamung von Sinusknotenrhythmus u. Überleitungsgeschwindigkeit im AV-Knoten (negative Dromotropie) sowie Abnahme der Erregbarkeit des Myokards (negative Bathmotropie); **2.** an der **Niere** (Beta-1-Rezeptoren) Verminderung der Freisetzung von Renin* aus dem juxtaglomerulären Apparat; **3.** an der **glatten Muskulatur** (überwiegend Beta-2-Rezeptoren) Erhöhung des Muskeltonus (z. B. als Konstriktion von Bronchien, peripheren Gefäßen u. Uteruskontraktion); **4.** an **Leber u. Skelettmuskel** (Beta-2-Rezeptoren) Verminderung der Glykogenolyse*; **5.** im **Fettgewebe** Hemmung der catecholaminabhängigen Lipolyse; **6.** am **Auge** Senkung der Kammerwasserproduktion; längere Ther. mit B.-R.-B. führt zur Up*-Regulation von Beta-Rezeptoren u. dadurch bei plötzl. Absetzen zum sog. Rebound*-Phänomen. **Wirkstoffe:** s. Abb. 1 u. 2; **1.** (relativ) **beta-1-selektive** B.-R.-B. (sog. kardioselektive B.-R.-B.), z. B. Atenolol*, Bisoprolol*, Metoprolol*; **2. nichtselektive** B.-R.-B., z. B. Propranolol*, Sotalol*; **3.** B.-R.-B. mit **intrinsischer sympathomimetischer Aktivität** (Abk. ISA), z. B. Pindolol*; **4.** B.-R.-B. mit zusätzl. vasodilatierenden Eigenschaften, z. B. Carvedilol*, Celiprolol*, Nebivolol*; **Ind.:** v. a. koronare Herzkrankheit*, Hypertonie (Mechanismus der antihypertensiven Wirk.: Verminderung des Herzminutenvolumens u. Hemmung der Reninfreisetzung), ferner tachykarde Herzrhythmusstörungen, hyperkinet. Herzsyndrom, stabile leichte u. mittelschwere chron. Herzinsuffizienz zusätzl. zur Standardtherapie bei Patienten ≥70 Jahre (Nebivolol), Hyperthyreose, Phäochromozytom*, Tremor (z. B. beim Parkinson-Syndrom), prophylakt. bei Migräne, lokal bei Glaukom*; **Kontraind.:** u. a. obstruktive Atemwegserkrankungen, ausgeprägte Bradykardie od. Hypotonie, schwere Herzinsuffizienz, AV-Block II. od. III. Grades; **UAW:** Bradykardie, Müdigkeit, gastrointestinale Beschwerden, bei Diabetikern erhöhte Gefahr einer Hypoglykämie, selten Exantheme, Verschlechterung einer Herzinsuffizienz, Erregungsleitungsstörungen; durch Überwiegen des parasympath. Tonus entstehen typ. UAW wie Obstruktionen der Atemwege, allerg. Reaktionen u. Störungen der peripheren Durchblutung. Vgl. Alpha-Rezeptoren-Blocker.

**Betastrahlen:** s. Radioaktivität.

**Beta-Sympatholytika:** s. Beta-Rezeptoren-Blocker.

**Beta-Sympathomimetika:** s. Sympathomimetika.

**Betatron:** s. Teilchenbeschleuniger.

**Beta vulgaris ssp. vulgaris var. altissima** Döll: Beta vulgaris ssp. vulgaris convar. vulgaris var. altissima Döll; Zuckerrübe; Fam. Amaranthaceae (früher Chenopodiaceae); Stpfl. von **Betae succus:** Zuckerrübensaft; **Anw.:** **1.** (med.) Betain* in Form eines standardisierten Präparates zur unterstützenden Ther. bei Hepatopathien u. Fettleber; **2.** (techn.) zur Gewinnung von Saccharose*.

**Beta vulgaris ssp. vulgaris var. conditiva** Alef.: Beta vulgaris ssp. vulgaris convar. vulgaris var. vulgaris; Rote Bete, Rote Rübe; Fam. Amaranthaceae (früher Chenopodiaceae); **Inhaltsst.:** Betanin*, Betanidin sowie andere Betacyane u. Betaxanthine (s. Betalaine); **Anw.:** Gemüse; (volkstüml.) bei Leber- u. Nierenleiden.

**Betaxanthine:** gelbe bis orangerote Pflanzenfarbstoffe (s. Betalaine).

**Betaxolol** (INN): Betaxololum; 1-{*p*-[2-(Cyclopropylmethoxy)ethyl]phenoxy}-3-isopropylamino-2-propanol; CAS-Nr. 63659-18-7; $C_{18}H_{29}NO_3$, Strukturformel: s. Beta-Rezeptoren-Blocker (Abb. 1 dort); $M_r$ 307.4; Antiglaukomatosum*; **Wirk.:** Beta*-Rezeptoren-Blocker; **Ind.:** Glaukom*; HWZ 16–22 h. **Betaxololhydrochlorid:** Betaxololi hydrochloridum Ph.Eur.; CAS-Nr. 63659-19-8; $C_{18}H_{30}ClNO_3$; $M_r$ 343.90; Schmp. 113–117 °C; weißes bis fast weißes, krist. Pulver; sehr leicht lösl. in Wasser, leicht lösl. in Ethanol, lösl. in Dichlormethan, unlösl. in Ether.

**Betazerfall:** Kernprozess, bei dem ein Elektron od. Positron emittiert wird, die abgegebenen Elektronen sind also keine Hüllenelektronen; **Formen:** **1.** negativer B. ($\beta^-$-Zerfall): ein Neutron* (n) wandelt sich in ein Proton* (p) um, ein Elektron* ($e^-$) u. ein Antineutrino* ($\bar{\nu}$) werden emittiert:

$$n \rightarrow p + e^- + \bar{\nu}$$

**2.** positiver B. ($\beta^+$-Zerfall, Positron-Zerfall): ein Proton* wird in ein Neutron* umgewandelt; dabei werden ein Positron* ($e^+$) u. ein Neutrino* ($\nu$) abgegeben:

$$p \rightarrow n + e^+ + \nu$$

vgl. K-Einfang.

**Betazol** (INN): 3-(2-Aminoethyl)pyrazol; CAS-Nr. 105-20-4; $C_5H_9N_3$; $M_r$ 111.15; Sdp. 118–123 °C (67 Pa); nicht mehr im Handel befindl. Stimulans für die Magensekretionsanalyse; **UAW:** Kopfschmerz, Gesichtsrötung, Wärmegefühl.

**BETE:** Abk. für **Be**nzilsäure**t**ropin**e**ster; s. Tropinbenzilat.

**Betelbissen:** s. Piper betle (Oleum Betle).

**Betelblätter:** s. Piper betle (Folia Piperis betle).

**Betelnuß:** s. Areca catechu (Semen Arecae).

**Betelnußpalme:** s. Areca catechu.

**Betelöl:** s. Piper betle (Oleum Betle).

**Betelpfeffer:** s. Piper betle.

**Bete, Rote:** s. Beta vulgaris ssp. vulgaris var. conditiva.

**BET-Gleichung:** Gleichung von Brunauer, Emmet u. Teller zur Beschreibung von Adsorptionsisothermen* (Gas-Adsorption an festen Grenzflächen; s. Adsorptionsmethode nach Brunauer, Emmet u. Teller); die BET-Gleichung basiert darauf, dass Atome od. Moleküle eines Gases an den aktiven Stellen eines Feststoffes (Partikel mit großer spezif. Oberfläche) durch Van-der-Waals-Kräfte (s. Bindungskräfte, intermolekulare) reversibel adsorbiert werden (Physisorption*) u. bei steigendem Druck zunächst eine monomolekulare Schicht u. nachfolgend Multischichten ausbilden. Trägt man die adsorbierte Gasmenge gegen den relativen Druck in einem Diagramm auf, repräsentiert der erste Wendepunkt der Adsorptionskurve die vollständige monomolekulare Belegung (s. Abb.). Aus dem Produkt aus 4.35 u. dem Volumen (Masse) an adsorbiertem Stickstoff (Adsorbendum) ergibt sich die spezif. Oberfläche (BET*-Oberfläche) des Festkörpers. Im Faktor 4.35 ist das molare Volumen des Gases, die Avogadro*-Konstante u. der Flächenbedarf für ein Stickstoffmolekül aus einer Monoschicht auf der Oberfläche der Teilchen enthalten.

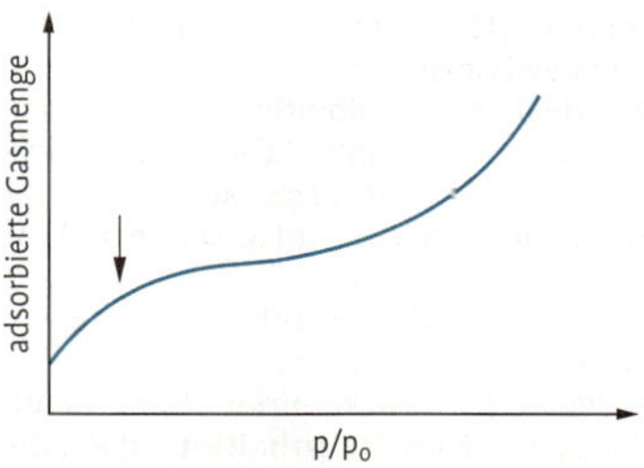


**BET-Gleichung:** Der erste Wendepunkt der Adsorptionskurve entspricht der vollständigen monomolekularen Belegung der festen Grenzfläche

**Bethanecholchlorid:** *N*-(2-Carbamoyloxypropyl)-*N,N,N*-trimethylammoniumchlorid; CAS-Nr. 590-63-6; $C_7H_{17}ClN_2O_2$, Strukturformel: s. Abb.; $M_r$ 196.68; Schmp. ca. 219 °C (unter Zers.); hygroskop. Kristalle; Parasympathomimetikum*; Gastrokinetikum*; **Ind.:** Blasen- u. Magenatonie; **UAW:** Hautrötung, Schweißausbrüche, Übelkeit, Erbrechen; **Dos.:** jeweils 25–50 mg alle 4–6 h.

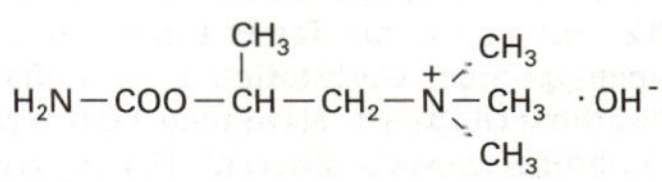


**Bethanecholchlorid**

**BET-Methode:** s. Adsorptionsmethode nach Brunauer, Emmet und Teller.

**BET-Oberfläche:** spezif. Oberfläche von Pulvern in $m^2/g$, bestimmt mit Hilfe der Adsorptionsmethode* nach Brunauer, Emmet u. Teller.

**Betonica officinalis:** s. Stachys officinalis.

**Betonie:** s. Stachys officinalis.

**Betreuung, pharmazeutische:** s. Pharmazeutische Betreuung.

**Betriebsverordnung für pharmazeutische Unternehmer:** **1.** Abk. PharmBetrV; **Deutschland:** nach einer Ermächtigung im AMG erlassene Rechtsverordnung vom 8.3.1985 (BGBl.I S.546) mit dem Ziel, die Grundregeln der GMP* der WHO* bzw. den Leitfaden der GMP in nationales Recht zu transformieren; seit 3.11.2006 abgelöst durch die Arzneimittel*- und Wirkstoffherstellungsverordnung; gab keine detaillierten od. differenzierten Regeln vor, sondern allg. Rahmenbedingungen zu den Themen Qualitätssicherungssystem, Personal, Räume u. Einrichtungen, Hygiene, Herst., Prüfung, Freigabe, Lagerung, Tierhaltung, Behältnisse, Kennzeichnung, Auftragsherstellung od. -prüfung, Vertrieb u. Einfuhr, Beanstandungen, Dokumentation u. Selbstinspektion, insbes. für Arzneimittelhersteller u. pharmaz. Unternehmer. Verstöße gegen die PharmBetrV waren teilweise als Ordnungswidrigkeiten durch die Aufsichtsbehörde verfolgbar. **2. Österreich:** geregelt durch VO betreffend Betriebe, die Arzneimittel herstellen, kontrollieren od. in Verkehr bringen; s. Arzneimittel- und Wirkstoffherstellungsverordnung. **3. Schweiz:** die VO über die Bewilligungen im Arzneimittelbereich (Abk. AMBV, SR812.212.1) regelt Voraussetzungen u. Verfahren zur Erteilung der Betriebsbewilligung an pharmazeut. Herstellungs- u. Großhandelsbetriebe durch Swissmedic.

**Bettendorf-Reagenz:** Solutio Stanni chlorati; gesättigte Lsg. von Zinn(II)*-chlorid in rauchender Salzsäure; **Anw.:** Reagenz auf Arsen*; liefert schwarzbraunen Niederschlag von metall. Arsen.

**Bettnässen:** s. Enuresis.

**Betula alba:** s. Betula pendula.

**Betulae folium:** s. Betula pendula.

**Betula lenta** L.: Zuckerbirke; Fam. Betulaceae; Nordamerika, Kanada; **Inhaltsst.:** das äther. Öl der Rinde besteht aus fast reinem (99.8 %) Methylsalicylat*, das durch Einwirkung des Enzyms Betulase auf das Glykosid Gaultherin* entsteht; aus dem Saft des Baumes wird Saccharose* gewonnen.

**Betula pendula** Roth: Betula verrucosa Ehrhart, Betula alba L.P.P.; Hängebirke; Fam. Betulaceae; Europa, gemäßigtes Asien; B. pendula u. B. pubescens Ehrhart (B. alba pp.), Moorbirke, sind Stpfl. von **Betulae folium:** Folia Betulae; Birkenblätter; die ganzen od. geschnittenen, getrockneten Laubblätter von B. pendula, von B. pubescens, von beiden Arten oder auch von Hybriden beider Arten; **Off.:** Ph.Eur.6, ÖAB, Ph.Helv.; Monographie: HMPC, ESCOP, Kommission E; **Inhaltsst.:** ca. 3 % Triterpensaponine, Gerbstoffe*, Bitterstoffe*, ca. 0.05 % äther. Öl, 1–3 % Flavonoide* (Hyperosid*, Myricetindigalactosid), Zucker, Harz*; **Gehalt:** nach Ph.Eur. mind. 1.5 % Flavonoide, berechnet als Hyperosid, bezogen auf das Trockengewicht; **Wirk.:** harntreibend, antipyretrisch; **Anw.:** zur Durchspülung bei bakt. u. entzündl. Erkrankungen der ableitenden Harnwege u. bei Nierengrieß, bei Beschwerden des rheumat. Formenkreises; **Cortex Betulae:** Birkenrinde; die weiße Farbe der Rinde ist durch Betulin* u. im Kork eingeschlossene Luft bedingt; **Inhaltsst.:** 10–14 % (25 %) Betulin, äther. Öl (mit Methylsalicylat*), Harz*, Bitterstoffe*, Gallussäure*, Gerbstoffe*, Betulosid (Glykosid); **Anw.:** **1.** (volkstüml.) gegen Fieber, Gicht, chron. Hautleiden, Ödeme; Bäderzusatz; **2.** (techn.) zur Gewinnung des Birkenteers (Pix Betulae); **Gemmae Betulae:** Birkenknospen; **Inhaltsst.:** ca. 4–6 % äther. Öl mit $\beta$-Betulenol u. a. Sesquiterpenen*, seltene Flavonoide; **Anw.:** (volkstüml.) innerl. zur Entwässerung, bei Gallenbeschwerden; äußerl. bei chron. Ekzemen; zu Haarwässern; **Birkensaft:** Kambialsaft junger Birkenstämme, wird v. a. in den nord. Ländern verwendet; **Inhaltsst.:** ca. 1 % Invertzucker*, Fruchtsäuren, Aminosäuren* u. Peptide*, Phytohormone*; **Anw.:** (volkstüml.) bei Blasen- u. Nierenleiden, Erkrankungen des rheumat. Formenkreises; zu Haarwässern; **Pix Betulae:** Pix betulina, Oleum Rusci, Ol. betulinum, Ol. Betulae empyreumaticum, Birken(rinden)teer; **Gew.:** Anschwelen der Rinde u. der Zweige od. deren trockene Destillation, hauptsächl. in Schweden, Finnland, Russland; **Inhaltsst.:** ca. 6 % Phenole* (Guajakol*, Cresol*, Kreosol*, Xylenol*); dicke, schwarzbraune Flüss. von juchtenähnl. Geruch; völlig lösl. in absolutem Ethanol, teilweise lösl. in Chloroform u. Ether; **Anw.:** **1.** (volkstüml.) z. B. äußerl. bei Hautkrankheiten, in Haarwässern; **2.** (techn.) zur Herst. von Juchtenleder; **Oleum Betulae empyreumaticum rectificatum:** Oleum Rusci rectificatum; rektifiziertes Birkenteeröl; **Anw.:** (veterin.) gegen Koliken u. Würmer. **Hom.:** **1.** Betula alba: frischer, im Frühjahr gesammelter Saft; **2.** Betula pendula e cortice, ethanol. Decoctum (HAB): getrocknete Rinde der weißen Ast- u. Stammteile; **3.** Betula pendula e foliis (HAB), Betula pendula ferm 34e (HAB): frische, junge Blätter.

**Betulaprenol-8:** s. Polyprenole.

**Betula pubescens:** s. Betula pendula.

**Betula verrucosa:** s. Betula pendula.

**Betulin:** Birkenkampfer; Lup-20(29)-en-3,28-diol; $C_{30}H_{50}O_2$; $M_r$ 442.7; Schmp. 248–251 °C; ein pentacycl. Triterpenalkohol mit Lupangerüst (vgl. Lupeol); B. ist weit verbreitet, bes. in der Rinde von Erlen u. Birken (bis zu 30 %); für die weiße Farbe der Birkenrinde verantwortlich (s. Betula pendula).

**Beugung:** Diffraktion; Ablenkung von Wellen aller Art, z. B. Schall u. elektromagnet. Wellen, aus ihrer ursprüngl. Laufrichtung beim Auftreffen auf Hindernisse; dabei treten seitl. abweichende Beugungsmuster (Interferenzmuster) auf; **Beispiel:** (elektromagnet. Wellen) B. am Spalt, an Lochblenden, an Kristallgittern, Röntgendiffraktion (s. Kristallstrukturanalyse); durch B. von Licht an Objekten wird z. B. dem Auflösungsvermögen von Mikroskopen Grenzen gesetzt. B. ist nur an Objekten in der Größenordnung (od. kleiner) der gebeugten Wellenlänge zu beobachten.

**Bevacizumab** (INN): CAS-Nr. 216974-75-3; $C_{6638}H_{10160}N_{1720}OS_{44}$; $M_r$ 149.2 kDa; humanisierter monoklonaler Antikörper* (IgG1) gegen VEGF*; **Wirk.:** Angiogenese*-Inhibitor; richtet sich gezielt gegen VEGF, der vom Tumor produziert wird u. eine Schlüsselrolle bei der Gefäßneubildung (Angiogenese) einnimmt; Tumorwachstum u. Metastasierung werden gehemmt; **Ind.:** metastasiertes Kolorektalkarzinom (Kombinationstherapie mit 5-Fluorouracil/Folinsäure, 5-FU/FS, od. 5-FU/FS/Irinotecan); fortgeschrittenes u./od. metastasiertes Nierenzellkarzinom (Kombination mit Interferon-alpha-2a, Erstlinientherapie); metastasiertes Mammakarzinom; inoperables fortgeschrittenes, metastasiertes od. rezidivierendes nichtkleinzelliges Bronchialkarzinom; Off*-Label-Use zur intravitrealen Behandlung der altersabhängigen feuchten Makuladegeneration; **UAW:** arterielle Hypertonie, Thromboembolien, Wundheilungsstörungen, Proteinurie; Darmperforation; **Dos.:** je nach Indikation: 5–10 mg/kg KG i. v. alle 14 d, 15 mg/kg KG i. v. alle 3 Wochen.

**Bewegungsmazeration:** spezielles Verfahren der Mazeration* zur Herst. von Tinkturen (s. Tincturae), bei dem das Ansatzgefäß ständig durch Rollen od. Schütteln mit geeigneten Maschinen bewegt wird; umfasst die Verfahren der Schüttelmazeration, Wirbel- od. Turboextraktion, Ultra-Turrax-Extraktion u. Ultraschallextraktion; **Vorteil:** raschere Gleichgewichtseinstellung (vielfach 5–10 Min.) an Wirkstoff(en) zw. Droge u. Extraktionsflüssigkeit. Die Verfahren Turbo-, Ultra-Turrax- u. Ultraschallextraktion bedingen durch die hochtourige Verwirbelung bzw. Ultraschall einen deutl. Temperaturanstieg, der wegen Stabilitätsproblemen u. nachträgl. Ausfällungen auf 40 °C begrenzt werden sollte.

**Bewegungsstarre:** s. Akinese.

**Bewertung von Arzneispezialitäten:** s. PER.

**Bewusstlosigkeit:** Form der quantitativen Bewusstseinsstörung* mit Fehlen jedes bewussten psych. Geschehens mit aufgehobener Kontakt- u. erhebl. eingeschränkter Reaktionsfähigkeit bei erhaltenen somat. Funktionen; **Formen:** Synkope* (kurzdauernd), Koma* (länger andauernd), iatrogen i. R. der Narkose*.

**Bewusstseinsstörung:** Störung des Bewusstseins, d. h. der Gesamtheit von Bewusstseinsinhalten wie Wahrnehmungen u. Gedanken; **Formen: 1.** qualitativ: Bewusstseinstrübung, -einengung od. -verschiebung, v. a. bei org. Psychose*; **2.** quantitativ: Störung der Vigilanz (Minderung bis Bewusstlosigkeit*): Synkope*, Benommenheit*, Somnolenz*, Sopor*, Koma*; intrakraniell bedingt (z. B. bei Schädelhirntrauma, Schlaganfall, intrakranieller Blutung od. Tumor) od. inf. Stoffwechsel- od. Regulationsstörungen bzw. Intoxikation. Nach B. besteht eine Amnesie*.

**Bexaroten** (INN): 4-[1-(3,5,5,8,8-Pentamethyl-5,6,7,8-tetrahydronaphalen-2-yl)ethenyl]benzoesäure; CAS-Nr. 7440-38-2; $C_{24}H_{28}O_2$, Strukturformel: s. Abb.; Retinoid*; **Ind.:** kutane T-Zell-Lymphome (Befall der Haut durch maligne entartete T-Lymphozyten) im fortgeschrittenen Stadium; **Kontraind.:** Schwangerschaft u. Stillzeit; **UAW:** sehr häufig Hyperlipidämie, Leukopenie, Pruritus; **Dos.:** Anfangsdosis 1×300 mg/m²/d p. o.; Senkung auf 200 bzw. 100 mg/m², wenn UAW dies erfordern; Plasmaeiweißbindung >99 %; HWZ 1–3 h.

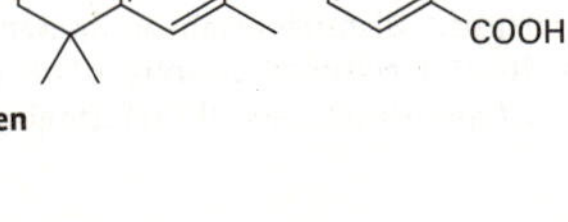


**Bexaroten**

**Bezafibrat** (INN): Bezafibratum Ph.Eur.; 2-[4-[2-(4-Chlorbenzoyl)amino-ethyl]phenoxy]-2-methylpropansäure; CAS-Nr. 41859-67-0, $C_{19}H_{20}ClNO_4$, Strukturformel: s. Abb.; $M_r$ 361.82; Schmp. 181–185 °C; weißes bis fast weißes, krist. Pulver; unlösl. in Wasser, wenig lösl. in Aceton u. Ethanol, löst sich in verd. Alkalihydroxid-Lsg., leicht lösl. in Dimethylformamid; zeigt Polymorphie; Lipidsenker* (Fibrat); **Ind.:** Hyperlipoproteinämie; **Kontraind.:** Gallenblasen-, Nieren- u. Lebererkrankungen, Schwangerschaft; **WW:** verstärkt die Wirk. von Antikoagulanzien* durch deren Verdrängung aus der Plasmaeiweißbindung; **UAW:** Verdauungsstörungen, Übelkeit, Pruritis, Libidoverlust, Anstieg des Transaminasenspiegels. HWZ 2.1 h. Vgl. Etofibrat; Fenofibrat.

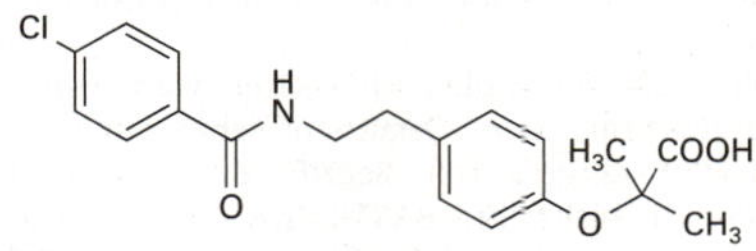


**Bezafibrat**

**Bezeichnung:** Name u. damit ein wesentl. Identitätsmerkmal eines Arzneimittels; die Bez. ist zumeist eine Phantasiebezeichnung, kann aber beispielsweise auch dem Arzneibuch entsprechen, in der Wissenschaft gebräuchl. sein od. sich auf Anwendungsgebiete beziehen. Bei hom. Arzneimitteln muss nach der Bez. der Hinweis homöopathisches Arzneimittel angegeben sein. Rezepturarzneimittel haben keine Bez. im Sinne des Arzneimittelgesetzes.

**Bezeichnungsverordnung: 1. Deutschland:** zur Bez. der Art der wirksamen Bestandteile bei der Kennzeichnung von Fertigarzneimitteln* müssen solche Bez. verwendet werden, wie sie in der VO über die Bezeichnung der Art der wirksamen Bestandteile von Fertigarzneimitteln (Bezeichnungsverordnung vom 15.9.1980, BGBl. I S. 1736, zuletzt geändert am 14.12.2001, BGBl. I S. 3751) aufgeführt sind; sofern einer Bez. eine Angabe hinsichtl. des Kristallwassergehalts, der Herkunft, der Zusammensetzung od. eine Potenzangabe beigefügt ist, gehört diese zur Bezeichnung. **2. Österreich:** geregelt durch die VO über die Kennzeichnung von Arzneispezialitäten* (Kennzeichnungsverordnung 2008, BGBl. II Nr. 174/2008). **3. Schweiz:** geregelt durch Artikel 12 der VO des Schweizerischen Heilmittelinstituts über die Anforderungen an die Zulassung von Arzneimitteln (Arzneimittel-Zulassungsverordnung, Abk. AMZV, SR 812.212.22).

**Bezomil:** chem. Kurzbez. für (Benzoyloxy)methyl.

**Bezugselektroden:** s. Potentiometrie.

**Bezugsfunktion:** in der chem. Analytik die mathemat. Beziehung zwischen dem Messwert (z. B. Absorption A) u. dem zu bestimmenden Gehalt (z. B. als Konz. c); für die beiden Größen A u. c hat die B. die allg. Form A = f(c); **Bezugskurve:** graph.

B

Darst. der Bezugsfunktion; der Begriff Eichkurve ist zu vermeiden.

**Bezugszustand:** ein durch Vereinbarung festgelegter Zustand; auf einen Bezugszustand umgerechnete Größen lassen sich miteinander vergleichen; **Beispiel:** Zustand einer Lsg., bei der sich die Best. ideal verhalten, d. h. die Aktivität* gleich der Konzentration* ist. Bei Lösungsmitteln ist der B. das reine Lösungsmittel; bei Gelöstem liegt er bei unendl. Verd. od. näherungsweise bei sehr geringer Konz. vor.

**BfA:** Abk. für **B**undesversicherungsanstalt* **f**ür **A**ngestellte.

**BfArM:** Abk. für **B**undesinstitut* **f**ür **Ar**zneimittel und **M**edizinprodukte.

**BfR:** Abk. für **B**undesinstitut* **f**ür **R**isikobewertung.

**BGA:** Abk. für **B**undes**g**esundheits**a**mt*.

**BGB:** Abk. für **B**ürgerliches **G**esetz**b**uch.

**BgVV:** Abk. für **B**undesinstitut für **g**esundheitlichen **V**erbraucherschutz und **V**eterinärmedizin; die Nachfolge trat am 1.11.2002 das Bundesamt* für Verbraucherschutz und Lebensmittelsicherheit (BVL) an.

**BGW:** Abk. für **b**iologischer **G**renz**w**ert; mit der Novellierung der Gefahrstoffverordnung* seit 1.1.2005 eingeführter Begriff, der analog zum AGW* die bisherigen BAT*-, EKA*- u. BL-Werte (s. BLW) ersetzt; Grenzwert für die toxikol.-arbeitsmedizin. abgeleitete Konz. eines Stoffes, seines Metaboliten od. eines Beanspruchungsindikators im entsprechenden biol. Material, bei dem im Allg. die Gesundheit eines Beschäftigten nicht beeinträchtigt wird (§ 3 Absatz 7 GefStoffV).

**BH4:** s. Biopterin.

**BHA:** Abk. für **B**utyl**h**ydroxy**a**nisol*.

**Bhasma:** im Ayurveda* Bez. für das Pulver einer Substanz, das durch Calcinieren* aus gereinigten Mineralien, Metallen, Edelsteinen u. a. Substanzen aus dem Meer od. Tierreich gewonnen wird; hochwirksame Arzneimittel der ayurved. Medizin; Vorschriften zur Herstellung der Bhasma-Zubereitungen sind in Schriften der Rasa Shastra, der ayurved. Alchemie, abgehandelt; die Inhaltsstoffe werden wiederholt erhitzt u. abgekühlt zu Oxyd; cave: bei Nichteinhaltung der Herstellungsvorschriften können die häufig tox. Ausgangssubstanzen (z. B. Metalle) nicht die erforderl. chem. Umwandlung in nichttox., medizin. positiv wirkende Stoffe erfahren. **Anw.:** Hauptanwendungsbereiche: Mangelzustände von Mineralien, Spurenelementen u. Metallen (Magnesium-, Calcium-, Selen-, Zink-, Eisenmangel u. a.) u. schwer heilbare chron. Krankheiten wie chron. entzündl. Gelenkerkrankungen, Diabetes mellitus, chron. Infektanfälligkeit, Asthma bronchiale, maligne Erkrankungen.

**Bheng:** s. Cannabis sativa (Herba Cannabis indicae).

**BHI:** Abk. für **B**undesfachverband der **H**eilmittel**i**ndustrie; s. BAH.

**BHT:** Abk. für **B**utyl**h**ydroxy**t**oluol*.

**Bi:** (chem.) Symbol für Bismut*.

**Bi-:** **1.** Präfix in der org.-chem. Nomenklatur für ein Molekül mit 2 ident., miteinander verknüpften Komponenten (Beispiel: s. Biphenyl, Abb. dort); Ter-, Quater- u. Quinque- stehen für 3, 4 od. 5 gleiche Komponenten. Vgl. Bis-; Di-. **2.** in der anorg. Chemie früher anstelle von Hydrogen- zur Benennung von sauren Salzen* (z. B. Natriumbicarbonat).

**BIA:** Abk. für **bi**oelektrische **I**mpedanz**a**nalyse*.

**Biamperometrie:** s. Dead-Stop-Methode.

**Bias** (engl. Verzerrung): systematischer Fehler; Tendenz der beobachteten Ergebnisse aus epidemiolog. (s. Pharmakoepidemiologie) od. klinischen Studien*, systematisch von den „wahren" Ergebnissen abzuweichen (s. Tab.); systemat. Fehler zw. den Behandlungsgruppen können zur Über- bzw. Unterschätzung der Studienergebnisse führen. Ergebnisse aus Studien mit geringem Risiko für B. werden als valide angesehen. Vgl. Confounder.

**Bias**
Auswahl systematischer Fehler

| Form | Beschreibung |
|---|---|
| Selektionsbias | Bias durch nichtzufällige Patientenauswahl |
| Beobachtungsbias | Bias durch Ungleichheit der Erfassungsmethoden für mehrere Studiengruppen oder durch mehrere Studienleiter |
| Recallbias | Bias durch Unvermögen der Probanden, sich an die zu erfassenden Merkmale zu erinnern |
| Publikationsbias | Bias durch Unterlassen der Veröffentlichung von Studien mit unerwünschten bzw. negativen Ergebnissen |
| zeitbedingter Bias | Bias durch zeitabhängige Effekte |

**Bias, zeitbedingter:** s. Bias (Tab. dort).

**Bibenzoniumbromid** (INN): 2-(1,2-Diphenylethoxy)-ethyltrimethyl-ammoniumbromid; CAS-Nr. 15585-70-3; $C_{19}H_{26}BrNO$; $M_r$ 364.3; Schmp. 144–147 °C; lösl. in kaltem Wasser, Methanol, Ethanol; nicht mehr im Handel befindl. Antitussivum*.

**Bibenzyl:** 1,2-Diphenylethan; CAS-Nr. 103-29-7; $C_{14}H_{14}$; $M_r$ 182.3; Schmp. 50–53 °C; weißes krist. Pulver; prakt. unlösl. in Wasser, sehr leicht lösl. in Dichlormethan, leicht lösl. in Aceton, lösl. in Ethanol; **Anw.:** Reagenz Ph.Eur.6; als interner Standard bei gaschromatograph. Reinheitsprüfungen.

**Bibergeil:** s. Castoreum.

**Biberklee:** s. Menyanthes trifoliata.

**Bibernelle, Große:** s. Pimpinella major.

**Bibernelle, Kleine:** s. Pimpinella major.

**Bibernelltinktur:** s. Tinctura Pimpinellae.

**Bibernellwurzel:** s. Pimpinella major (Pimpinellae radix).

**Biberwurzel:** s. Aristolochia clematitis.

**Bibrocathol** (INN): Bibrocathin, Tetrabrombrenzcatechinbismut, Bismut-tetrabrombrenzcatechin; Bismuthydroxidtetrabrom-2-diphenolat; CAS-Nr. 6915-57-7; $C_6HBiBr_4O_3$, Strukturformel: s. Abb.;

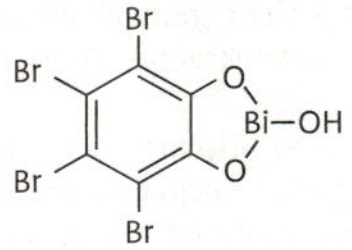

**Bibrocathol**

$M_r$ 649.74; fast unlösl. in Wasser, Chloroform, Ether, schwer lösl. in Ethanol; Antiseptikum*; **Ind.**: Bindehautentzündungen, Hautreizungen; **Dos.**: konjunktival: Augensalbe 2–5 %; top.: 10 %ige Salbe; Puder unverdünnt.

**Bicalutamid** (INN): *(R,S)-N*-[4-Cyan-3-(trifluormethyl)phenyl]-3-(4-fluorphenylsulfonyl)-2-hydroxy-2-methylpropanamid; CAS-Nr. 90357-06-5; $C_{18}H_{14}F_4N_2O_4S$, Strukturformel: s. Abb.; $M_r$ 430.37; nichtsteroidales Antiandrogen*, verwandt mit Flutamid*; **Wirk.**: kommt fast ausschließl. dem *(R)*-Enantiomer zu, es bindet kompetitiv antagonist. an zelluläre Androgen-Rezeptoren, wodurch die Wirk. von Androgenen auf Prostatabzw. Prostatakarzinomzellen verhindert wird. **Ind.**: fortgeschrittenes Prostatakarzinom; **Kontraind.**: Anw. bei Frauen u. Kindern; **WW**: B. kann Warfarin* aus seiner Plasmaeiweißbindung verdrängen u. dadurch dessen Konz. im Blut erhöhen. **UAW**: Hitzewallungen, Gynäkomastie, verminderte Libido, Impotenz; **Dos.**: p.o. 1×50 mg/d; HWZ 7.4 d (tägl. ED). Vgl. Zytostatika.

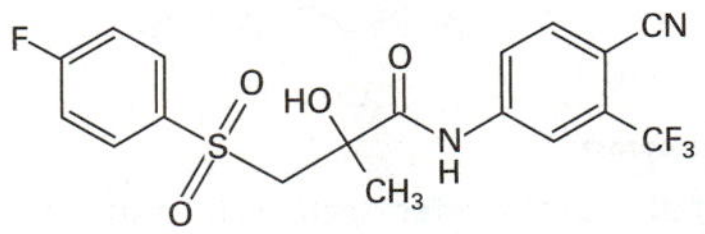

**Bicalutamid**

**Bicarbonate:** s. Hydrogencarbonate.

**Bicarbonathärte:** s. Aqua.

**Bichromate:** s. Dichromate.

**Bicinchoninsäure-Methode:** s. Proteinfärbung.

**Bickbeeren:** s. Vaccinium myrtillus (Myrtilli fructus).

**Bickbeerenblätter:** s. Vaccinium myrtillus (Myrtilli folium).

**Biegefestigkeit:** s. Biegung; Biegeversuch; Bruchfestigkeit.

**Biegeversuch:** Werkstoffprüfung. Der auf Biegung* zu beanspruchende Körper wird an den Enden aufgelegt u. in der Mitte belastet. Ermittelt wird die Last, bei der gerade eine bestimmte plast. Formänderung od. Bruch eintritt (Biegefestigkeit); vgl. Biegung, Bruchfestigkeit.

**Biegung:** elastische od. plast. Formänderung von längl. Körpern durch Biegemomente, d.h. durch Kräftepaare, die im endl. Abstand voneinander in entgegengesetzter Richtung auf den Körper wirken (s. Abb.); B. verursacht auf der einen Seite des Körpers eine Druckspannung u. dadurch eine Verkürzung, auf der entgegengesetzten Seite eine Zugspannung u. dadurch eine Verlängerung. Der Übergang von der Zugspannung auf die Druckspannung über den Querschnitt erfolgt stetig. Durch den Biegeversuch* kann die Biegefestigkeit des Körpers ermittelt werden. Die Biegefestigkeit unterscheidet sich von der Zugfestigkeit inf. der eintretenden plast. Verformung mehr od. minder stark. Vgl. Bruchfestigkeit.

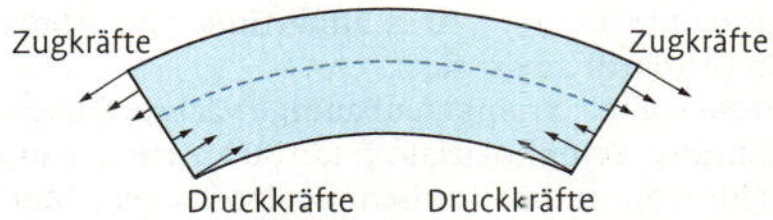


**Biegung:** Zug- u. Druckkräfte im Querschnitt des gebogenen Körpers

**Bienengift:** s. Apisin.

**Bienenharz:** s. Propolis.

**Bienenköniginnenfuttersaft:** s. Gelée royale.

**Bienensaugblüte, Weiße:** s. Lamium album (Lamii albi flos).

**Bienenwachs:** s. Wachse (Cera flava).

**Bienenwachs, gebleichtes:** s. Wachse (Cera alba).

**Bienne:** (bot.) zweijährige Pflanze; eine B. bildet im ersten Jahr den beblätterten Spross, blüht u. fruchtet im zweiten Jahr u. stirbt dann ab.

**Bierhefe:** s. Faex.

**bifazial:** zweigesichtig; Oberseite u. Unterseite versch., z. B. bei einem Blatt*.

**Bifidus-Faktor:** stickstoffhaltige Polysaccharide, die in der Muttermilch vorhanden u. für das Wachstum der Milchsäurebakterien (Bifidobakterien) im Darm der Säuglinge unentbehrlich sind, in Kuhmilch fast ganz fehlend; **Bifidobakterien:** gehören zur Normalflora von Intestinaltrakt, Vagina u. zur Muttermilch; keine Pathogenität; Bifidobacterium bifidus (Lactobacillus bifidus) bildet zu 90 % die Darmflora von Säuglingen, wodurch die saure Reaktion u. die Hemmung der Kolibakterien bedingt wird.

**Biflavonoide:** s. Bisflavonoide.

**bifokal:** zweibrennweitig; bei Brillengläsern: im unteren Teil für die Nähe, im oberen Teil für die Ferne. Vgl. Brennpunkt.

**Bifonazol** (INN): Bifonazolum Ph.Eur.6; 1-(*RS*)-(Biphenyl-4-yl)phenylmethyl-1*H*-imidazol; CAS-Nr. 60628-96-8; $C_{22}H_{18}N_2$, Strukturformel: s. Abb.; $M_r$ 310.40, Schmp. 142 °C; weißes bis fast weißes, krist. Pulver, praktisch unlösl. in Wasser, wenig lösl. in wasserfreiem Ethanol; zeigt Polymorphie; Antimykotikum* (Imidazolderivat; s. Imidazol) zur top. Anw.; **Ind.**: Hautmykosen, v. a. Tinea pedis; **UAW**: Rötung, Brennen der Haut; **Dos.**: 1 % in Salben u. Lösungen, 1-mal tägl. Applikation.

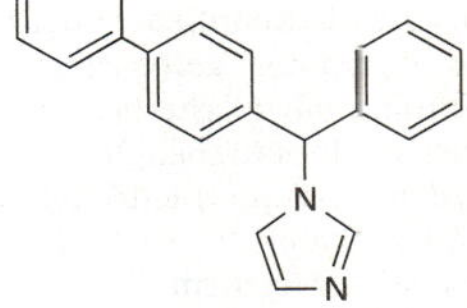

**Bifonazol**

**Bifurkationsprothese:** Y-Stück; Y-förmige Prothese zur künstl. Umgehung eines verengten Gefäßes, i. d. R. modular, aus 2 Teilen bestehend; vgl. Endoprothese.

**Bigarade:** s. Citrus aurantium ssp. aurantium.

**Bigaradeblüten:** s. Citrus aurantium ssp. aurantium (Aurantii amari flos).

**Bignoniaceae:** Trompetenbaumgewächse; Fam. der Ordnung Scrophulariales; ca. 800 Arten; hauptsächl. trop. u. subtropische Holzpflanzen; **Merkmale: 1.** (biol.) die Blätter sind meist gegenständig, handförmig geteilt od. gefiedert, seltener ungeteilt; die zygomorphen, oft großen Blüten (mit verwachsenen Kron- u. Kelchblättern) sind 5-zählig, mit 2 od. 4 fertilen Staubblättern; der Fruchtknoten ist 1- od. 2-fächerig, oberständig, mit vielen Samenanlagen; die Früchte sind Kapseln, seltener Beeren; Samen ohne Endosperm, oft geflügelt; **2.** (chem.) Anthranoide*, (im Holz) hautirritierende Derivate von $\alpha$-Naphthochinon* (z. B. Lapachol*), Iridoide* (z. B. Catalpin; s. Catalpol), Alkaloide; **Gattungen:** z. B. Jacaranda, Tabebuia (s. Tabebuia impetiginosa), Tecoma (s. Tecoma lapacho).

**Biguanide:** s. Antidiabetika; Metformin.

**Bigumalum:** s. Proguanil.

**bikohärent:** **1.** Zustand eines Emulsionssystems (s. Emulsion), in dem weder eine reine Öl- noch eine reine Wasserphase existiert; in der öligen u. in der wässrigen Phase sind Tensidmoleküle (s. Tenside) gelöst, welche die Bestandteile der jeweils anderen Phase solubilisieren. **2.** Zustand eines Gels*, in dem das Dispersionsmittel mit dem kolloidal gelösten Gerüstbildner ein zusammenhängendes System ergibt (konzentrationsabhängig); vgl. Kolloide.

**bikollateral:** s. Leitbündel.

**bikonvex:** s. konvex.

**bilateral:** (bot.) zweiseitig, beiderseits, disymmetrisch; s. Blüte (Blütenformen).

**Bilayer:** s. Lipid-Doppelschicht.

**Bildanalyse:** Abk. BA; halb- od. vollautomatisierte Auswertung von mikroskop. Bildern z. B. zur Korngrößenanalyse*; **Formen: 1. Vollautomatische BA:** zeitsparende Analyse, bei der ein mikroskop. Bild über eine Fernsehkamera elektron. abgerastert od. unmittelbar das elektron. Signal eines Rasterelektronenmikroskops ausgewertet wird; bei der Abrasterung des Bildes werden die Koordinaten eines jeden Punktes ermittelt, so dass aus den Hell-Dunkel-Kontrasten über einen Computer die Geometrie der Projektion eines jeden Partikels ermittelt wird. **2. Halbautomatische BA:** Auswertung mit Hilfe eines Computers, der durch ein Grafiktablett in der Lage ist, sämtl. Koordinaten der Partikelprojektion aus einem elektronenmikroskopischen od. mikroskop. Bild durch Umfahren der Partikel mit einem Spezialstift aufzuzeichnen; sind die Koordinaten der Umrisse der Partikel im Computer gespeichert, kann z. B. Längsausdehnung od. Fläche berechnet u. damit der Durchmesser eines flächengleichen Kreises bestimmt werden, s. Äquivalentdurchmesser. Vgl. Elektronenmikroskop.

**Bildungsgewebe:** s. Meristem.

**Bilharziose:** s. Schistosomiasis.

**Bilignostum:** s. Adipiodon.

**Bilirubin:** s. Gallenfarbstoffe.

**Bilis:** s. Galle.

**Biliverdin:** s. Gallenfarbstoffe.

**Billroth-Batist** (Billroth, Chirurg, Wien, 1829–1894): durch Oberflächenbehandlung mit fettsaurem Blei* wasserdicht gemachter gelber Verbandstoff aus Baumwollgewebe; **Anw.:** z. B. für Tracheostoma-Lätzchen.

**Bilobalid:** s. Ginkgo biloba.

**Bilsenkraut:** s. Hyoscyamus niger.

**Bilsenkraut, Ägyptisches:** s. Hyoscyamus muticus.

**Bilsenkrautblätter:** s. Hyoscyamus niger (Hyoscyami folium).

**Bilsenkrautblatt, Eingestelltes:** s. Hyoscyamus niger (Hyoscyami pulvis normatus).

**Bilsenkrautextrakt:** s. Extractum Hyoscyami.

**Bilsenkrautsamen:** s. Hyoscyamus niger (Semen Hyoscyami).

**Bilsenkrautwurzel:** s. Hyoscyamus niger (Radix Hyoscyami).

**Bimatoprost** (INN): (5*Z*)-(1*R*,2*R*,3*R*,5*S*)-3,5-Dihydoxy-2-[(1*E*,3*S*)-3-hydroxy-5-phenylpent-1-en-1-yl]cyclopentyl-*N*-ethylhept-5-enamid; CAS-Nr. 155206-00-1; $C_{25}H_{37}NO_4$, Strukturformel: s. Abb.; $M_r$ 415.6; logP 1,9 (berechnet); schwer lösl. in Wasser; synthet. Prostamid; strukturelle Ähnlichkeit zu Prostaglandin* F; **Wirk.:** Antiglaukomatosum*; verstärkt den Kammerwasserabfluss über die Balkenarterien; **UAW:** Wachstum der Augenwimpern, Augenjucken; **Dos.:** 0.03 %ige Lsg, 1 Tr. täglich.

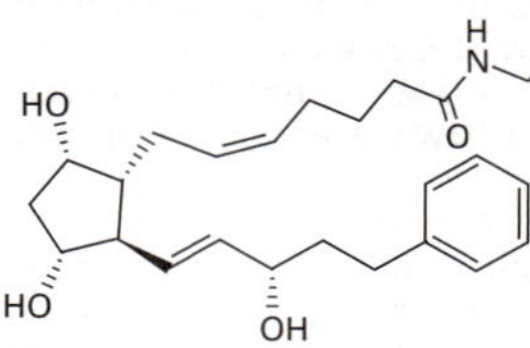

**Bimatoprost**

**Bimetall-Thermometer:** gebräuchlichstes aller auf der Ausdehnung fester Metalle beruhenden Ausdehnungsthermometer; der temperaturempfindl. Teil, ein meist spiralförmig gewickelter Blechstreifen, besteht aus 2 Metallen mit unterschiedl. therm. Ausdehnungskoeffizienten, die zusammengelötet od. aufeinander genietet sind (s. Abb.). Wird das eine Ende des Streifens an einem festen Zapfen gelagert u. das andere Ende mit einer drehbaren, mit einem Zeiger versehenen Achse befestigt, dann wird diese u. damit der Zeiger bei einer Temperaturänderung gedreht. Die Messgenauigkeit beträgt ca. 1 % des Skalenumfanges. Bimetallstreifen werden auch benutzt, um bei Errei-

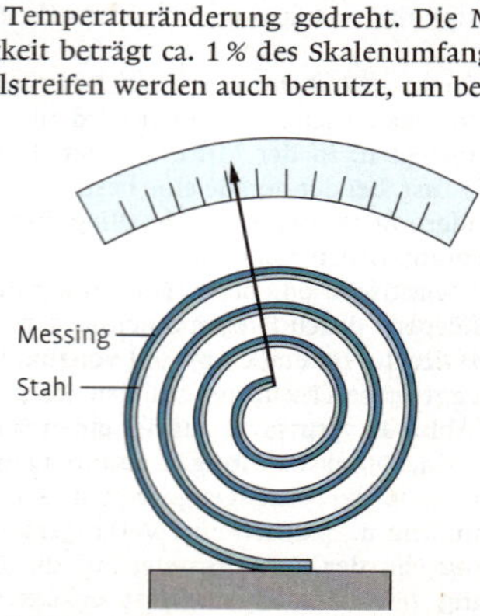


**Bimetall-Thermometer**

chen einer bestimmten Temp. einen elektr. Kontakt zu öffnen od. zu schließen u. so eine automat. Temperaturregelung herzustellen.

**Bimsstein:** Lapis pumicis; poröses vulkan. Mineral mit ca. 55 % Siliciumdioxid* ($SiO_2$), 22 % Aluminiumoxid* ($Al_2O_3$), 11 % Alkalimetalloxiden; **Vork.:** u. a. Insel Lipari, Rheinland; **Anw.:** Hautreinigungs- u. Poliermittel, Zusatzstoff für Beton.

**Binde, elastische:** s. Idealbinde.

**Bindegewebe:** die Körperorgane umhüllendes u. verbindendes, sehr wandlungsfähiges Gewebe in Form von Gallert-, Fett-, faserigem Binde-, Sehnen-, Knorpel- u. Knochengewebe; hat eine festigende u. stützende Funktion. Proteoglykane* bilden die Grundsubstanz des Bindewebes, Kollagen* verleiht dem B. hohe Zugfestigkeit, Elastin* ist in den elast. Fasern vorhanden.

**Bindehaut des Auges:** s. Conjunctiva.

**Bindemittel:** Adhäsionsmittel; Hilfsstoffe zur Tablettierung; für die Festigkeit u. Widerstandsfähigkeit von Tabletten (s. Compressi), beim Granulieren* in gelöster Form (meist als Schleime) auch für den Zusammenhalt der Pulverpartikeln im Granulatkorn verantwortl.; die Verw. von B. alleine od. im Überschuss kann u. U. zu einem ungenügenden Zerfall der Tabletten führen. Eine ungenügende Bindemittelwirkung kann zu einer unbefriedigenden Festigkeit aber auch zum sog. **Deckeln** (Abstoßung u. Abschilferung einer od. mehrerer Schichten von der Tablettenoberseite) führen. Als B. werden u. a. verwendet: Zucker, Stärken, Gelatine, Cellulosederivate, Gummi arabicum, Tragant, PEG, PVP; Trockenbindemittel: s. Direkttablettierung.

**Bindigkeit:** s. Bindungswertigkeit.

**Bindung, chemische:** Zusammenhalt von Atomen* in Molekülen* od. Kristallen* durch Bindungskräfte; **Formen:** mehrere Bindungstypen, zw. denen es jeweils Übergänge gibt: **1. Ionenbindung:** resultiert aus der ungerichteten Anziehung entgegengesetzt geladener Ionen* u. führt zur Bildung von Ionenkristallen mit regelmäßiger Anordnung der Kationen u. Anionen auf Gitterplätzen. Die Ionen haben Edelgaskonfiguration u. können Atom-Ionen ($Na^+$, $Cl^-$) od. Molekül-Ionen ($NH_4^+$, $SO_4^{2-}$) sein. Typ. Verb. mit Ionenbindung entstehen aus Elementen mit großer Elektronegativitätsdifferenz (s. Elektronegativität), z. B. aus Kationen der Alkalimetalle* od. Erdalkalimetalle* einerseits u. den Anionen der Chalkogene* u. Halogene* andererseits. Beispiele:

$2\,Mg + O_2 \rightarrow 2\,Mg^{2+}O^{2-}$

$Na + Cl \rightarrow Na^+Cl^-$

**2. Atombindung:** Elektronenpaarbindung, kovalente Bindung; tritt vorwiegend zw. Nichtmetallen auf, v. a. in Molekülen, auch in Kristallen mit Atomgittern (Diamant, Graphit). Durch ein od. mehrere Elektronenpaare zw. den beteiligten Atomen entstehen Einfachbindungen, Doppelbindungen* od. Dreifachbindungen*. In Strukturformeln wird jedes Elektronenpaar durch einen Strich dargestellt. Normalerweise trägt jeder Partner zu jedem bindenden Elektronenpaar jeweils ein Elektron bei. Da die Bindungskraft gerichtet ist, resultiert eine starre Geometrie mit festen Bindungswinkeln. Formen: **a) dipolare** (auch koordinative od. dative) Atombindung: Beide Elektronen stammen von einem der Partner, z. B.

$$R_3N| + \overline{\underline{O}}| \longrightarrow R_3N - \overline{\underline{O}}|$$

**b) unpolare** Atombindung: Beide Bindungspartner haben die gleiche Elektronegativität, z. B.

$$2\,H\cdot \longrightarrow H-H$$
$$2\,|\overline{O}\cdot \longrightarrow \overline{O}=\overline{O}$$
$$2\,|\dot{N}: \longrightarrow |N\equiv N|$$

Durch die gemeinsamen Elektronen erreichen jeweils beide Atome Edelgaskonfiguration. Die Bindungselektronen sind symmetr. zwischen den Atomen eines Elementes verteilt **c) polare** Atombindung: Beide Bindungspartner haben unterschiedl. Elektronegativität, z. B.

$H_2 + Cl_2 \rightarrow 2\,H^{\delta+}—Cl^{\delta-}$

Die Bindungselektronen werden stärker zum elektronegativen Atom gezogen, das daher eine negative ($\delta^-$) Partialladung trägt, das andere Atom eine positive ($\delta^+$); vgl. Effekt, induktiver; Übergangsform zw. unpolarer Atombindung u. Ionenbindung. **3. Metallbindung:** Im Metallgitter werden positiv geladene Atomrümpfe von einem dazwischenliegenden „Gas" aus freibewegl. Elektronen zusammengehalten. Das sog. Elektronengas ist die Urs. für die typ. Metalleigenschaften (z. B. metall. Glanz, hohe elektr. u. therm. Leitfähigkeit). Atom-, Ionen-, u. Metallbindung sind starke, sog. Hauptvalenzbindungen mit Bindungsenergien von 70–550 kJ/mol. Daneben existieren weitaus schwächere Nebenvalenzbindungen mit Bindungsenergien von 8–20 kJ/mol. Zu ihnen gehört die Van-der-Waals-Bindung (s. Bindungskräfte, intermolekulare) u. die Wasserstoffbrückenbindung*. Die Beschreibung einer Bindung erfolgt über Bindungslänge*, Bindungswinkel*, Bindungsgrad*, Bindungsenergie* u. Kraftkonstante*.

**Bindung, dative:** s. Bindung, chemische.

**Bindung, dipolare:** s. Bindung, chemische.

**Bindung, koordinative:** s. Bindung, chemische.

**Bindung, kovalente:** s. Bindung, chemische.

**Bindung, polare:** s. Bindung, chemische.

**Bindungsabstand:** s. Bindungslänge.

**Bindungsenergie:** bei der Entstehung der chemischen Bindung* umgesetzte Energie*, bezogen entweder auf die einzelne Bindung (Angabe meist in eV) od. auf 1 mol Bindungen (Angabe in kJ/mol).

**Bindungsgrad:** Bindungsordnung; Anzahl der an einer Atombindung (s. Bindung, chemische) beteiligten Elektronenpaare.

**Bindungskräfte, intermolekulare:** unterschiedl. physikalische Anziehungskräfte; vgl. Adhäsion; **Formen: 1. Van-der-Waals-Kräfte: a)** Dispersionskräfte (London-Kräfte), Anziehungskräfte zw. wechselseitig induzierten Dipolen in benachbarten nichtpolaren Teilchen (gleich- od. ungleichartig); **b)** Dipol-Dipol-Kräfte (Keesom-Kräfte), Anziehungskräfte zw. 2 Dipolen (Ausrichtkräfte); **c)** Dipol-induzierte Dipolkräfte (Debye-Kräfte), Anziehungskräfte zw. permanenten Dipolen u. polarisierbaren nichtpolaren Molekülen; **2. Ionen-Dipol- u. ioneninduzierte Dipolkräfte:** Anziehungskräfte zw. permanenten od. induzierten Dipolen ausgerichtet in einem elektr. Feld eines Ions; **3. Wasserstoffbrücken-Kräfte:** Anziehungskräfte durch die Wechselwirkung von H-Atomen mit stärker elektronegativen Atomen, dabei bildet sich eine Brücke zw. den beteiligten Molekülen aus; s. Wasserstoffbrückenbindung. **4. Coulomb*-Kräfte:** Anziehungskräfte zw. 2 Ionen; abhängig von der Ionengröße u. der Ionenladung; vgl. Bindung, chemische.

**Bindungslänge:** Bindungsabstand; Abstand der Schwerpunkte verbundener Atome* in pm, nm od. Å.

**Bindungsordnung:** s. Bindungsgrad.

**Bindungswertigkeit:** Bindigkeit; Bez. für die Anzahl der Atombindungen (s. Bindung, chemische), die von einem Atom* eingegangen werden können.

**Bindungswinkel:** Winkel zw. 2 Atombindungen (s. Bindung, chemische), die von einem Atom* ausgehen.

**Bindung, unpolare:** s. Bindung, chemische.

**Bingelkraut:** s. Mercurialis annua.

**Bingham-Körper:** idealplast. Körper (s. Rheologie); plast. Körper benötigen für den Fließbeginn eine Mindestschubspannung (Anlasswert, Fließgrenze, prakt. Fließgrenze $\tau_0$). Unterhalb der Fließgrenze verhält sich das System elastisch, d. h. es ist reversibel verformbar, oberhalb können plast. Körper unterschiedl. Verhalten zeigen. Ein B.-K. verhält sich im Ggs. zum wesentl. häufiger vorkommenden Casson*-Körper idealviskos (Proportionalität zw. Deformationsgeschwindigkeit u. der um die Fließgrenze verminderten Schubspannung; s. Rheologie, Abb. 1 dort). Ein B.-K. ist z. B. Zementschlamm, Frischbeton. Vgl. Viskosität.

**binokular:** mit beiden Augen; **Binokular-Mikroskop:** Mikroskop* mit 2 Okularen.

**Binomialverteilung:** statist. Häufigkeitsverteilung, welche die Wahrscheinlichkeit des Eintretens einer von 2 Alternativen beschreibt; wenn p die Wahrscheinlichkeit für das Eintreten einer Alternative ist (z. B. fehlerbehaftet), dann ist $1-p$ die Wahrscheinlichkeit für die andere Alternative (z. B. fehlerfrei). **Anw.:** bei relativ kleinem Stichprobenumfang n u. relativ hoher Fehlerwahrscheinlichkeit p:

$$P(x)=\frac{n!}{x!\cdot(n-x)!}p^x\cdot(1-p)^{n-x}$$

P(x) ist die Wahrscheinlichkeit, in der Stichprobe x-mal ein fehlerbehaftetes Objekt zu finden. Die B. kann z. B. eine wichtige Grundlage zur Absicherung der stichprobenartigen Überwachung von Produktionsprozessen sein.

**Bioabbaubarkeit:** Eigenschaft synthet. Stoffe, im Organismus abgebaut u. verstoffwechselt zu werden; **Beispiele:** Von bes. Interesse sind biol. abbaubare Polymere (engl. biodegradable polymers; z. B. Polylactate od. Polyglycolate) für den Einsatz in Systemen zur kontrollierten Wirkstofffreigabe*. Vgl. Retardpräparate.

**Bioadhäsion:** Sammelbez. für alle Arten von Adhäsionsphänomenen durch physik. oder chem. (nichtkovalente u. kovalente) Bindungen, bei denen mind. eine der beteiligten Phasen belebt ist;

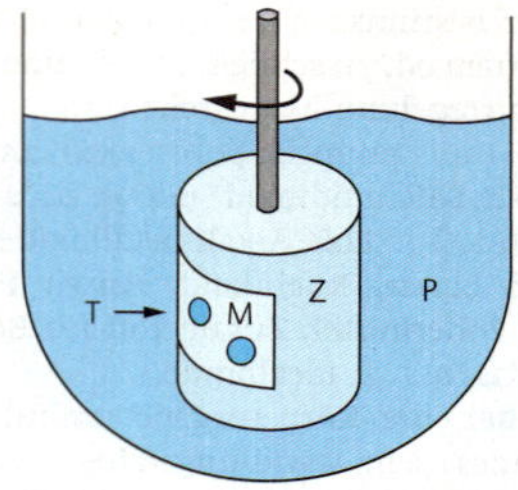


**Bioadhäsion:** rotierender Zylinder, Testsystem zur Bestimmung der mukoadhäsiven Eigenschaften von Polymertabletten; Z: Zylinder; P: physiolog. Pufferlösung; M: Schweinemukosa; T: Tablette

B. findet grundsätzl. in Gegenwart von Wasser statt. **Bioadhäsive Arzneiformen:** Substrate sind z. B. die Schleimhaut des Mundes (z. B. mukoadhäsive Buccaltabletten, Ph.Eur.6), des Auges, der Nase, des Gastrointestinaltraktes od. der Vagina. Zur Abgrenzung von anderen adhäsiven Systemen zur Anw. am od. im menschl. Körper (z. B. Pflaster, transdermale Systeme, Fibrinkleber od. Knochenzement in der Chirurgie) spricht man hierbei speziell von **Mukoadhäsion. Beispiel:** Die wichtigsten mukoadhäsiven Polymere sind Polyacrylsäurederivate, Chitosan u. Abkömmlinge, Cellulosederivate, Thiomere*, Hyaluronsäure*, Pektine u. Alginate*. Die mukoadhäsiven Eigenschaften werden durch einen visuellen Test (rotierender Zylinder, s. Abb.), Abreißtest od. rheolog. Methoden bestimmt. **Vorteil: 1.** verbesserte Lokalisierug u. verlängerte Verweilzeit der Arzneiform am Ort der Applikation bzw. Absorption (Absorptionfenster); **2.** intensivierter Kontakt zur absorbierenden Schleimhaut; **3.** verbesserte Bioverfügbarkeit über die Verlängerung der Absorptionszeit; **4.** Hemmung proteolyt. Enzyme; **5.** Modulation der epithelialen Permeabilität (Penetrationsverbesserung) u. Induktion vesikulärer Transportvorgänge in Zellen (Trans- bzw. Endozytose*); **6.** Steigerung des Konzentrationsgradienten des Wirkstoffs u. damit verbesserte Absorption (z. B. für die nichtparenterale Applikation von Peptiden u. Proteinen); **7.** verbesserte Anwendungsfreundlichkeit od. Compliance durch eine Verlängerung des Dosierungsintervalls. Vgl. Adhäsion, Adhäsine.

**Bioäquivalenz:** biopharmazeutische Gleichwertigkeit zweier Präparate, die den gleichen Wirkstoff* in gleicher Dosierung u. Arzneiform* enthalten; **Voraussetzung:** B. schließt den Begriff der pharmaz. Äquivalenz* ein u. erfordert zusätzl. gleiche Bioverfügbarkeit* im Rahmen bestimmter Vorgaben. Die Kriterien für die B. sind im Detail den jeweils gültigen Richtlinien zu entnehmen. **Bestimmung:** Die Ermittlung der B. ist nur durch eine klinische Studie* möglich. Als Zielgrößen werden die Parameter AUC*, $C_{max}$ u. (seltener) $t_{max}$ (s. Plasmakonzentration) herangezogen. Zur ersten Abschätzung wird überprüft, ob der Mittelwert der AUC des Testpräparates (Punktschätzer) im Bereich von 75–125 % der AUC des Vergleichspräparates liegt. Zwei Arzneimittel gelten als bioäquivalent, wenn das 90 %-Konfidenzintervall der Zielgröße des Testpräparates innerhalb des 80–

120 %-Bereiches um den Mittelwert des Vergleichspräparates liegt; s. Fehlerrechnung. **Bedeutung:** Die Bioäquivalenzentscheidung hat große Bedeutung für die Hersteller von Generika*, da diese bei nachgewiesener B. für die Zulassung auf die Unterlagen des Originalherstellers Bezug nehmen können, d. h. nicht alle klin. Tests für den Wirkstoff wiederholen müssen. Vgl. Äquivalenz, therapeutische; Arzneimittelzulassung.

**Bioanalytik:** qualitative u. quantitative Bestimmung von Stoffen in biol. Untersuchungsmaterialien mit Methoden der pharmaz. Analytik u. klinischen Chemie*; u. a. Analyse von Wirkstoffen u. deren Metaboliten in Körperflüssigkeiten u. Geweben i. R. von pharmakokinet. Untersuchungen (s. Pharmakokinetik) od. als Grundlage des therapeutischen Drugmonitorings*.

**Biochemie:** Grundlagenwissenschaft, die mit den Methoden der Chemie Lebensvorgänge wie Atmung, Stoffwechsel, Verdauung, Exkretion od. innere u. äußere Sekretion von Mikroorganismen, Pflanzen u. Tieren untersucht.

**Biocytin:** s. Vitamin B (Biotin).

**Biodegradation:** Bioerosion; Abbau einer Polymermatrix (in parenteral verabreichten festen Arzneiformen, z. B. Nanopartikel) aus Polymilchsäureglykolsäure, Polyaminosäuren u. a. Polykondensaten, wobei im Organismus die Hauptkette der Polymere durch chem. od. enzymatische Vorgänge aufgespalten wird; die Spaltprodukte sind hydrophil u. werden durch weitere Aufschlüsse u. Hydrolysen wasserlöslich. Sie werden relativ rasch abgeführt, sind nierengängig u. erleiden eine quantitative Exkretion, hinterlassen im Gewebe wenig unphysiologische u. keine schädl. Restmoleküle. Bei Anwesenheit von Polyalkylcyanoacrylat bleibt das Kohlenstoff-Grundgerüst erhalten, wird evtl. enzymat. schwach gelockert u./od. durch carbonoklast. Enzymsysteme teilweise aufgebrochen. Die Degradation findet hauptsächl. an den Seitenketten statt, so dass der Abbau nur langsam u. unvollständig erfolgt, d. h. es bleiben Polymer- u. Oligomerreste im Gewebe zurück, welche zytotox. Schäden hinterlassen können.

**Bioerosion:** s. Biodegradation.

**biogen:** aus Lebendigem, aus der Tätigkeit von Lebewesen entstanden; z. B. Kohle, Erdöl; **biogene Arzneimittel:** (meist) pflanzl. Arzneimittel wie Drogen*, Zuber. daraus u. isolierte Wirkstoffe od. Wirkstoffkomplexe.

**Biogenese:** **1.** Entstehung(sgeschichte) von Lebewesen (aus anderen Lebewesen); **2.** Biosynthese; Entstehung von Stoffen u. Strukturen in od. durch Lebewesen.

**Bioimpedanz-Analyse:** s. Impedanzanalyse, bioelektrische.

**Bioindikator:** spezielle, standardisierte Sporen eines bestimmten Mikroorganismus mit gleichbleibender Resistenz* zur Kontrolle von Sterilisationsverfahren*.

**Bioinformatik:** interdisziplinäres Forschungsgebiet, das sich als Schnittstelle zw. der Biologie u. den Informationswissenschaften versteht; entwickelt u. a. Computerprogramme, die zur Analyse von DNA- u. Proteinsequenzen erforderl. sind, um diese z. B. für DNA*-Chipanalysen, Proteomics* u. Strukturvorhersagen verfügbar zu machen.

**Bioinvasion:** Vorgang, bei dem Stoffe über endozytot. Prozesse in die Epithelzellen aufgenommen werden; mit Hilfe gentechn. Methoden ist es möglich, Lektine* auf molekularer Ebene so zu verändern, dass sie als bioadhäsive od. bioinvasive Arzneistoffträger dienen. Dazu werden die veränderten Molekülstrukturen an die Oberfläche kolloidaler Trägersysteme (z. B. Liposomen od. Nanopartikel) gekoppelt. Bei der Anw. kann es dadurch einerseits zu Bioadhäsion* andererseits zu Bioinvasion kommen.

**Bioisosterie:** vergleichbare biol. Wirk. isosterer Gruppen; erweiterter Begriff der Isosterie (s. Isostere); vergleichbare Wirkungsradien u. elektron. Struktur führen zu vergleichbarer biol. Wirk., z. B. Carboxyl- u. Tetrazolgruppierung.

**Biokatalysatoren:** Sammelbez. für Vitamine*, Hormone* u. Auxine*.

**Bioklimatologie:** Bioklimatik; Lehre von den Einflüssen des Klimas auf die Lebewesen.

**Biologie:** Wissenschaft von den Lebewesen (z. B. Mensch, Tier, Pflanze, Mikroorganismus), ihrem Bau u. ihren Funktionen, den Lebensvorgängen sowie den Beziehungen der Lebewesen zueinander u. zur Außenwelt.

**Biologie, pharmazeutische:** s. Pharmazeutische Biologie.

**Biologika:** s. Biopharmazeutika.

**Biologisches Grundgesetz:** s. Arndt-Schulz-Gesetz.

**Biolumineszenz:** chem. Erzeugung von Licht durch Lebewesen wie Leuchtbakterien*, bestimmte Pilze, Schwämme, Flagellaten, Quallen, Würmer, Fische u. Insekten; Urs. sind uneinheitl. zusammengesetzte org. Substanzen (sog. Luciferine), die kaltes Licht bewirken, wenn sie bei enzymat. Redoxreaktionen unter Einwirkung von Luciferasen oxidiert werden (Luciferin-Luciferase-System). Vgl. Lumineszenz.

**Biom:** Gesamtheit der Organismengesellschaften einer Bioregion, die durch eine bestimmte Vegetation u. ein bestimmtes Klima charakterisiert ist.

**Biomarker:** Merkmale, die objektiv gemessen u. bewertet werden können; können aus biol. Material (Blut, Harn od. Gewebe) bestimmt (z. B. Gene, Proteine), direkt gemessen (z. B. Blutdruck) od. mit bildgebenden Verfahren (z. B. CT) erhoben werden. **Anw.:** **1.** Indikator für physiol. od. pathol. Prozesse, zu prognost. od. diagnost. bzw. differentialdiagnost. Zwecken od. auch zur Überwachung des klin. Ansprechens einer therap. Maßnahme; **2.** zunehmend wichtige Rolle in der Arzneimittelentwicklung; **3.** Bez. als Surrogat-Endpunkt, wenn dieser als valider Ersatz für einen klinischen Endpunkt* herangezogen werden kann (z. B. LDL-Cholesterolkonzentration od. Blutdruck als Surrogat-Endpunkte für das Myokardinfarktrisiko).

**Biomembran:** (engl.) *unit membrane*; biologische Membran, Elementarmembran, Einheitsmembran; 6–10 nm dicke Membran (häutchenartiges Gebilde); im Elektronenmikroskop 3-schichtig: 2 dunkle Schichten (ca. 2.5 nm dick), die durch eine hellere Schicht (ca. 3.5 nm) voneinander getrennt sind; besteht aus Membranlipiden (Lipide*, Phospholipide*, Glykolipide*), Proteinen* u. Glykoproteinen*, wobei sich die Lipide in einem flüssigkristallinen Zustand befinden (s. fluid mosaic model); **Funktion: 1.** als Zellmembran*; **2.** Unterteilung der Zelle in Kompartimente*; B. trennen das Innere von Zellorganellen* od. Vakuolen* vom Zytoplasma.

**Biometrie, medizinische:** Theorie, die sich mit der Auswahl problemadäquater Modelle, dem Studiendesign u. den Auswertungsmethoden sowie der sachgerechten Interpretation epidemiolog. (s. Pharmakoepidemiologie) u. klinischer Studien* in der Medizin befasst; als interdisziplinäres Gebiet der Mathematik (insbes. Statistik), Informatik u. Medizin eingesetzt, z. B. bei Evaluierung diagnost. Maßnahmen, Prüfung der Wirksamkeit u. Sicherheit pharmak. u. anderer Ther., Qualitätssicherung in der med. Versorgung, Suche nach gesundheitl. Risikofaktoren, Entwicklung mathemat. Modelle in der med. Grundlagenforschung.

**Biopharmazeutika:** Biologika; Wirkstoffe, die in gentechn. veränderten Organismen biotechnolog. hergestellt werden; i. w. S. auch die daraus hergestellten Arzneimittel; **Herst.: a)** mit Zelllinien von Säugetieren (z. B. CHO*); **b)** mit Mikroorganismen* (Bakterien wie z. B. Escherichia* coli od. auch Hefepilzen; s. Faex), wobei Bakterienkulturen im Ggs. zu Säugerzelllinien nicht in der Lage sind, posttranslationale Modifikationen* vorzunehmen; **c)** mit Pflanzen in Bioreaktoren (spezielle Behälter, die die jeweils optimalen Kulturbedingungen ermöglichen); **Wirkstoffe:** v. a. Proteine* u. Peptide*; wichtige B. sind z. B. Hormone (z. B. Insulin*), hämatopoet. Wachstumsfaktoren (z. B. Epoetin*), monoklonale Antikörper*, Gerinnungsfaktoren, Fibrinolytika*, Interferone*, Interleukine*. **Hinweis:** Da eine vollständige analytische Charakterisierung des Produkts nur schwer möglich ist, ist eine detaillierte Beschreibung des Herstellungsprozesses notwendig. Dementsprechend gibt es keine Generika*, jedoch Biosimilars*. Vgl. Gentechnologie.

**Biopharmazie:** Lehre von den Zusammenhängen zw. physikochem. Eigenschaften der Wirk- u. Hilfsstoffe sowie der Arzneiform* einerseits u. der biologischen Effektivität im lebenden Organismus andererseits; umfasst u. a. die Themenkomplexe Wirkstofffreisetzung*, Resorption*, Pharmakokinetik*, Bioverfügbarkeit* u. Metabolismus*.

**Biophase:** abstrakter Begriff für den Wirkungsort eines Wirkstoffs*, z. B. die unmittelbare Umgebung eines bestimmten Rezeptors*.

**Biopolymere:** polymere Naturstoffe; natürl. Polymere*; für die lebende Materie charakterist., hochmolekulare, org. Substanzen wie z. B. Proteine* u. Nucleinsäuren*, die aus einer Vielzahl von gleich- od. verschiedenartigen Grundbausteinen (Monomere*) aufgebaut sind.

**Bioprecursoren:** s. Prodrug.

**Biopterin:** 2-Amino-4-hydroxy-6-(L-*erythro*-1,2-dihydroxypropyl)-pteridin; CAS-Nr. 22150-76-1; $C_9H_{11}N_5O_3$; $M_r$ 237.22; hellgelbe Kristalle; Zers. ab 250 °C; Derivat des Pterins*; kann im Gegensatz zu den Pteridinderivaten Folsäure u. Riboflavin (s. Vitamin B) vom menschl. Körper selbst synthetisiert werden; **Vork.:** z. B. im Gelée* royale; **Gesch.:** 1955 von Patterson in menschl. Harn entdeckt. **5,6,7,8-Tetrahydrobiopterin:** BH4; Cofaktor* der Hydroxylierung von Phenylalanin*, Tyrosin* u. Tryptophan*; Fehlen dieses Cofaktors führt zu Hyperphenylalaninämie u. Mangel an den Neurotransmittern Dopamin* u. Serotonin* mit dem Krankheitsbild der atyp. Phenylketonurie; vgl. Sapropterin.

**Bioregionen:** Untereinheiten der Biosphäre*; z. B. Steppen-, Wüsten- od. Regenwaldgebiete der Erde.

**Biorhythmus:** s. Chronopharmakologie.

**Biosimilars:** (engl.) *Follow-on Biologics*; biotechnolog. hergestellte Wirkstoffe, die einem als Originalprodukt zugelassenen Biopharmazeutikum* ähnlich sind u. dieses therap. teilweise ersetzen können; i. w. S. auch die daraus hergestellten Arzneimittel; vgl. Generika.

**Biosphäre:** der gesamte von Organismen bewohnte Teil der Erdoberfläche: Luft, Land u. Wasser; weitere Untergliederung nach großklimat. Gesichtspunkten in Bioregionen*.

**Bios-Stoffe:** Wuchsstoffe; **Formen:** Bios I: syn. *myo*-Inositol*; Bios IIa: syn. Pantothensäure (s. Vitamin B); Bios IIb: syn. Biotin (s. Vitamin B).

**Biosynthese:** s. Biogenese.

**Biotin:** s. Vitamin B.

**biotisch** (gr. biotikos): das Leben betreffend, zum Leben gehörig.

**Biotransformation:** s. Metabolismus.

**Bioverfügbarkeit:** (engl.) *bioavailability*; Geschwindigkeit u. Ausmaß, mit denen ein Wirkstoff* aus der Arzneiform* resorbiert wird u. an den Wirkungsort (od. in den system. Kreislauf) gelangt; **Bestimmung:** Da die Bestimmung der Konzentration am Wirkungsort i. d. R. nicht möglich ist, geht man meist von Plasmakonzentrationskurven* aus. Dem liegt die Annahme zugrunde, dass zw. Plasmakonzentration* u. Wirkung ein enger Zusammenhang besteht, was nicht immer der Fall ist. Der quantitative Aspekt der B. (Ausmaß) wird durch die Parameter AUC* u. $C_{max}$, der zeitliche Aspekt (Geschwindigkeit) durch $C_{max}$ u. $t_{max}$ wiedergegeben (s. Abb.). Die B. kann sowohl nach Einfach- als auch (z. T. vorteilhaft) nach Mehrfachapplikation* bestimmt werden. **Formen: 1. Absolute B.:** Anteil des Wirkstoffs, der nach extravaskulärer Applikation* den system. Kreislauf erreicht (ggf. verringert durch einen First-pass-Ef-

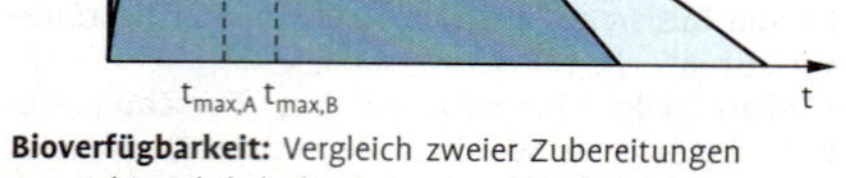


**Bioverfügbarkeit:** Vergleich zweier Zubereitungen A u. B hinsichtlich der Parameter AUC (Fläche unter der Plasmakonzentrationskurve), $C_{max}$ (Maximum der Plasmakonzentration) und $t_{max}$ (Zeitpunkt des Auftretens von $C_{max}$)

fekt*), im Vergleich zu einer i. v. gegebenen Referenzdosis:

$$BV_{abs}\,(\%) = \frac{AUC_{e.v.}}{AUC_{i.v.}} \cdot 100\,\% = f \cdot 100\,\%$$

$BV_{abs}$: absolute B.; $AUC_{e.\,v.}$: Fläche unter der Plasmakonzentrationskurve nach extravaskulärer Applikation; $AUC_{i.\,v.}$: Fläche unter der Plasmakonzentrationskurve nach intravaskulärer Applikation; f: resorbierter Anteil der Dosis. Die absolute B. nach extravaskulärer Applikation einer Lsg. wird auch Resorptionsquote* genannt u. ist charakterist. für den jeweiligen Wirkstoff bei jeweiliger Applikationsart. Sie wird im Wesentlichen bestimmt durch die Parameter Löslichkeit u. Permeabilität (vgl. Klassifizierungssystem, biopharmazeutisches). **2. Relative B.:** Ausmaß der Bioverfügbarkeit eines Testpräparats im Verhältnis zu einem Vergleichspräparat bei gleichem Applikationsweg:

$$BV_{rel}(\%) = \frac{AUC_{Test}}{AUC_{Ref}} \cdot 100\%$$

$BV_{rel}$: relative B.; $AUC_{Test}$: Fläche unter der Plasmakonzentrationskurve nach Applikation des Testpräparats; $AUC_{Ref}$: Fläche unter der Plasmakonzentrationskurve nach Applikation des Referenzpräparats. Wichtiger galen. Qualitätsparameter; den häufigsten Fall stellen Bioäquivalenzstudien (s. Bioäquivalenz) dar, in denen ein Generikum* mit dem Originalpräparat verglichen wird. Weiterhin können eine wässrige Lösung des Wirkstoffs sowie ggf. eine Suspension als Referenz dienen. Unter bestimmten Voraussetzungen kann die relative B. auch aus Daten der Harnausscheidungskurve* ermittelt werden u. entspricht bei gleicher Dos. dem Quotienten aus den insgesamt in den Harn ausgeschiedenen Mengen für Test- u. Referenzpräparat multipliziert mit 100 %. **Bedeutung:** Bioverfügbarkeitsuntersuchungen sind erforderl. bei Wirkstoffen zur system. Applikation sowie solchen, die bei topischer Applikation zu system. UAW führen können. Dies gilt für neue Wirkstoffe u. neue Arzneiformen sowie Generika. Vgl. Problemarzneistoffe, biopharmazeutische; Arzneimittelzulassung; Resorption.

**Biowuchsstoff:** s. Vitamin B (Biotin).

**Biozide:** Wirkstoffe u. Zubereitungen, die dazu bestimmt sind, auf chem. od. biol. Weg Schadorganismen zu zerstören, abzuschrecken, unschädlich zu machen, Schädigungen durch sie zu verhindern od. sie in anderer Weise zu bekämpfen; vgl. Schädlingsbekämpfungsmittel; Schadstoffe.

**Biperiden** (INN): $\alpha$-Bicyclo[2.2.1]hept-5-en-2-yl-$\alpha$-phenyl-1-piperidinpropanol; CAS-Nr. 514-65-8; $C_{21}H_{29}NO$, Strukturformel: s. Abb.; $M_r$ 311.45; Schmp. 112–116 °C (polymorph); wenig lösl. in Wasser u. Ethanol, sofort lösl. in Methanol; Antiparkinsonmittel*, Anticholinergikum*; HWZ 18–23 h. **Biperidenhydrochlorid:** Biperideni hydrochloridum Ph.Eur.; CAS-Nr. 1235-82-1; $C_{21}H_{30}ClNO$; $M_r$ 347.9; Schmp. ca. 280 °C (unter Zers.); weißes, krist. Pulver; schwer lösl. in Wasser

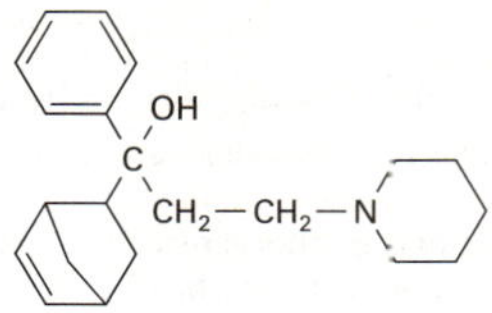


**Biperiden**

u. Ethanol, sehr schwer lösl. in Dichlormethan, praktisch unlösl. in Ether.

**Biphenyl:** Phenylbenzol; veraltet Diphenyl; $C_6H_5$—$C_6H_5$, Strukturformel: s. Abb.; $M_r$ 154.2; D. 1.04; Schmp. ca. 70 °C; Sdp. 254 °C; farblose, glänzende, aromat. riechende Blättchen, leicht lösl. in Ethanol u. Ether, unlösl. in Wasser; **Vork.:** im Steinkohlenteer (s. Pix Lithanthracis); **Darst.:** Kondensation von Iod- od. Brombenzol, mit Natrium od. Kupfer; ferner entsteht B. beim Durchleiten von Benzoldämpfen durch glühende Rohre; **Anw.:** (techn.) Oberflächenkonservierung von Citrusfrüchten; Muttersubstanz vieler Azofarbstoffe*; bei der Oxidation liefert B. Benzoesäure*.

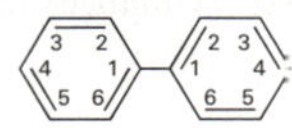

**Biphenyl**

**Biphenyle, polychlorierte:** s. PCB.

**Biphenylisomere:** s. Atropisomere.

**2-Biphenylol:** 2-Phenylphenol; **Anw.:** Reagenz Ph.Eur.; Desinfektionsmittel* zur Händedesinfektion*.

**Biphosphonate:** s. Bisphosphonate.

**Bipindogenin:** s. Convallaria majalis.

**Bipotentiometrie:** s. Voltametrie.

**Biradikale:** s. Radikale.

**Biramentaceon:** s. Drosera ramentacea.

**Birch-Reduktion:** Methode zur Herstellung dihydroaromat. Verb. mit Natrium in flüssigem Ammoniak* in Gegenwart eines Alkohols*; **Beispiel:** Aus Naphthalin* erhält man 1,4-Dihydronaphthalin (s. Abb.).

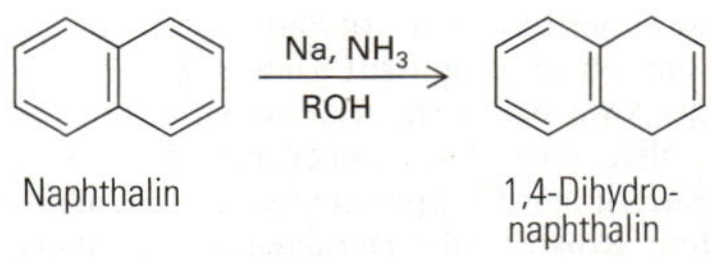


**Birch-Reduktion:** Bildung von 1,4-Dihydronaphthalin

**Birke:** s. Betula pendula; Betula lenta.

**Birkenblätter:** s. Betula pendula (Betulae folium).

**Birkenkampfer:** s. Betulin.

**Birkenknospen:** s. Betula pendula (Gemmae Betulae).

**Birkenrinde:** s. Betula pendula (Cortex Betulae).

**Birkensaft:** s. Betula pendula.

**Birkenteer:** s. Betula pendula (Pix Betulae).

**Birkenteeröl, rektifiziertes:** s. Betula pendula (Oleum Betulae empyreumaticum rectificatum).

**Birne:** s. Pyrus communis.

**Birnenether:** s. Isopentylacetat.

**Bis-:** Wortteil mit der Bedeutung 2-fach (s. Abb.); entspr. bedeuten die Präfixe Tris-, Tetrakis-, Pen-

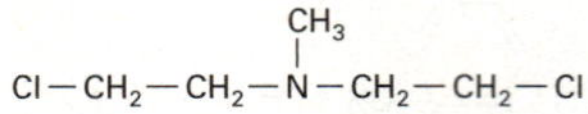


**Bis-:** Bis(2-chlorethyl)methylamin als Beispiel



takis- in der org. u. anorganischen chem. Nomenklatur* 3-fach, 4-fach, 5-fach.

**Bisabolen:** monocycl. Sesquiterpen*, von dem sich Bisabolol*, Bisabololoxide u. andere Best. des Kamillenöls (s. Matricaria recutita) ableiten; Strukturformel: s. Sesquiterpene (Abb. dort).

**Bisabol-Myrrhe:** s. Commiphora erythraea var. glabrescens.

**Bisabol-Myrrhenöl:** s. Opopanax chironium.

**Bisabolol:** (–)-$\alpha$-Bisabolol, Levomenol (INN); CAS-Nr. 23089-26-1; $M_r$ 222.0; $C_{15}H_{26}O$, Strukturformel: s. Abb.; Sdp. ca. 155 °C; Sesquiterpenalkohol, der (formal) durch Anlagerung von $H_2O$ an Bisabolen* entsteht; leicht lösl. in Ethanol, Isopropanol; unlösl. in Glycerol, Wasser; **Vork.:** z. B. im Kamillenöl (s. Matricaria recutita); **Wirk.:** entzündungshemmend, granulationsfördernd, desinfizierend, spasmolyt.; **Anw.:** (med.) in Kombinationspräparaten zur Wundbehandlung, Dermatikum.

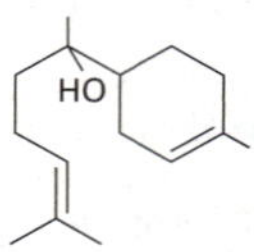


**Bisabolol**

**Bisabol-Opopanax:** s. Commiphora erythraea var. glabrescens (Bisabol-Myrrhe).

**Bisacodyl** (INN): Bisacodylum Ph.Eur., 4,4′-(2-Pyridylmethylen)diphenyldiacetat; (4,4′-Diacetoxy-diphenyl)-pyridyl-2-methan; CAS-Nr. 603-50-9; $C_{22}H_{19}NO_4$, Strukturformel: s. Abb.; $M_r$ 361.38; Schmp. 133–135 °C (polymorph); fast unlösl. in Wasser, alkal. Lsg., lösl. in Säuren, Alkohol, Aceton, Propylenglykol, anderen org. Lösungsmitteln; **Wirk.:** hydragog u. antiresorptiv wirkendes Laxans*; wird durch Darmbakterien in das freie Diphenol überführt; geht in den enterohepat. Kreislauf ein; Wirkungseintritt nach ca. 8 h; **Ind.:** kurzzeitige Anw. bei Obstipation, bei Krankheiten, die eine erleichterte Darmentleerung erfordern, u. zur Vorbereitung von Operationen u. diagnost. Eingriffen; **Kontraind.:** Darmverschluss; **WW:** Die Wirk. von herzwirksamen Glykosiden* wird durch B. verstärkt. **UAW:** gastrointestinale Beschwerden (deshalb meist in Drageeform), Störung des Elektrolythaushalts (Kaliumverlust), dadurch bedingt Hemmung der Darmmotilität (Circulus* vitiosus); **Toxikol.:** stark schleimhautreizend; **Dos.:** p. o., rektal 5–10 mg/d; **Hinweis:** soll nicht mit Antacida u. Milch gemeinsam eingenommen werden. Hingewiesen sei auch auf Bisacodyl-Tanninsäure-Komplex. Vgl. Natriumpicosulfat.

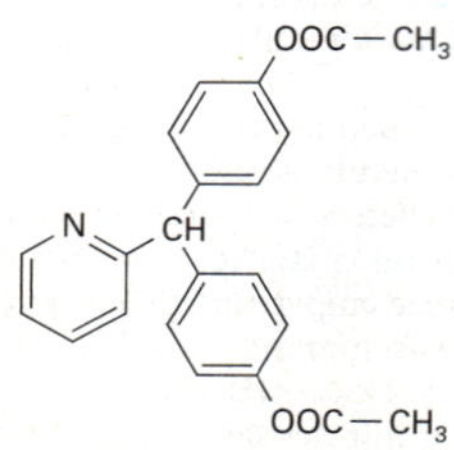


**Bisacodyl**

**Bisam:** s. Moschus.

**Bisamgarbe:** s. Achillea erba-rotta ssp. moschata.

**Bisamkörner:** s. Abelmoschus moschatus (Semen Abelmoschi).

**Bisamkraut:** s. Achillea erba-rotta ssp. moschata (Herba Ivae moschatae).

**Bisamkürbis:** s. Cucurbita moschata.

**Bisazoverbindungen:** s. Azoverbindungen.

**Bisbenzylisochinolinalkaloide:** dimere, meist über O-Brücken verknüpfte Benzylisochinolinalkaloide*; **Beispiele:** Tubocurarin (Strukturformel: s. Tubocurarinchlorid, Abb. dort) in Chondodendron-Arten (Fam. Menispermaceae), Tetrandrin in Stephania* tetrandra (Fam. Menispermaceae).

**Bischler-Napieralski-Reaktion:** Methode zur Synthese von 3,4-Dihydro-isochinolin u. seiner Derivate durch intramolekulare Cyclisierung der Acylderivate von $\beta$-Phenylethylaminen mit Phosphor(V)*-oxid od. Zinkchlorid* als Entwässerungsmittel; **Beispiel:** N-Acetyl-phenylethylamin wird zu 1-Methyl-3,4-dihydro-isochinolin umgesetzt (s. Abb.).

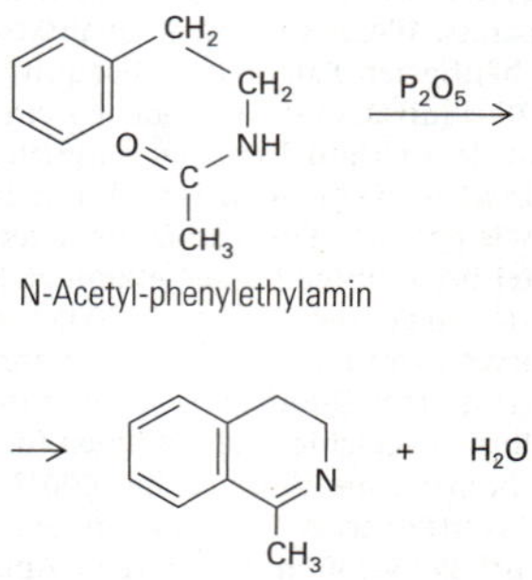


**Bischler-Napieralski-Reaktion:** Bildung von 1-Methyl-3,4-dihydro-isochinolin

**Bischofit:** s. Magnesiumchlorid-Hexahydrat.

**Bischofskraut:** s. Ammi visnaga.

**Bisdesmethoxycurcumen:** s. Curcuma longa (Abb. 2 dort).

**Bisdesmoside:** s. Saponine.

**Bisflavonoide:** Biflavonoide; dimere Flavonoide*; z. B. Amentoflavon u. dessen Dimethylether Ginkgetin (Strukturformel: s. Abb.); B. sind charakterist. für Gymnospermae* (außer Fam. Pinaceae),

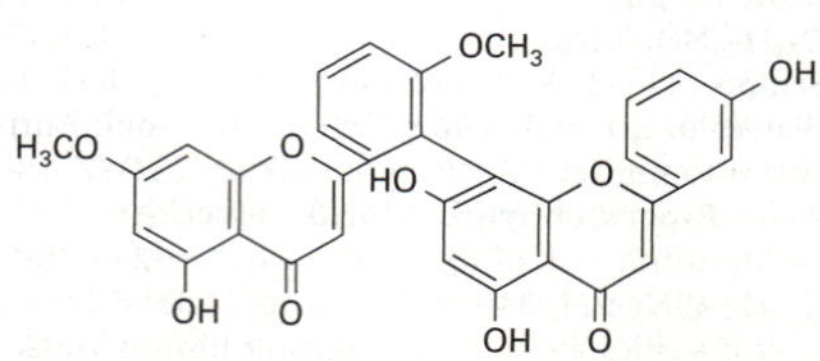


**Bisflavonoide:** Ginkgetin als Beispiel

z. B. auch in Ginkgo* biloba; bei Angiospermae* wenig verbreitet (z. B. in Schinus* terebinthifolius, Viburnum* prunifolium).

**Bishi-Knollen:** s. Aconitum napellus ssp. napellus (Herba Aconiti; andere Eisenhutarten).

**Bismalvawurzel:** s. Althaea officinalis (Althaeae radix).

**Bismut:** Wismut; Symbol Bi; CAS-Nr. 7440-69-9; $A_r$ 208.98; OZ 83; D. 9.8; Schmp. 271 °C; Sdp. 1560 °C; Härte 2.5 der Härteskala*; 2-, 3-, 5-wertiges Element; rötl. silberweißes, glänzendes, sprödes Metall*; unlösl. in Wasser u. nichtoxidierenden Säuren (Salzsäure, Schwefelsäure), lösl. in oxidierenden Säuren (Salpetersäure, heiße konz. Schwefelsäure) unter Bildung von Salzen; Bi ist der schlechteste Wärmeleiter unter den Metallen u. dehnt sich beim Erkalten aus. Es gehört zu den seltener vorkommenden Elementen, ist aber schon seit dem Altertum bekannt. An der Luft ist es bei Raumtemperatur beständig; bei Rotglut verbrennt es mit bläul. Flamme zu Bismuttrioxid ($Bi_2O_3$). Mit den Halogenen* sowie mit Schwefel*, Tellur* u. Selen* verbindet es sich in der Hitze direkt. **Vork.:** natürl. hauptsächl. gediegen (Südamerika, Australien, Erzgebirge) sowie als Bismutglanz ($Bi_2S_3$) u. Bismutocker (Bismuttrioxid, $Bi_2O_3$); **Darst.:** Ausschmelzen aus dem Gestein od. Rösten der Erze; **Anw.:** (techn.) Herst. leichtschmelzender Legierungen, z. B. Rose-Metall (2 T. Bi, 1 T. Pb, 1 T. Sn), für Schmelzsicherungen u. Heizbäder, Schmp. 94 °C; Wood-Metall (8 T. Bi, 4 T. Pb, 2 T. Sn, 2 T. Cd), Schmp. 70 °C; Lipowitz-Metall (15 T. Bi, 8 T. Pb, 4 T. Sn, 3 T. Cd), Schmp. 60 °C; **Nachw.:** Bismutverbindungen: **1.** Viel Wasser fällt weiße, bas. Bi-Salze, lösl. in anorg. Säuren, unlösl. in Weinsäure* (Unterschied zu gleichfalls durch viel Wasser gefällten Antimonverbindungen). **2.** Schwefelwasserstoff* ($H_2S$) fällt braunschwarzes, in verd. Säuren u. Alkalisulfiden unlösl. Bismutsulfid ($Bi_2S_3$). Nach Ph.Eur.6 wird zur Sulfidfällung Natriumsulfidlösung* verwendet. **3.** Aus salpetersaurer Lsg. fällt mit Thioharnstoff* ein orangegelb gefärbter 1:3-Komplex aus. **4.** Mit Natriumcarbonat* auf Kohle geglüht, geben Bi-Verbindungen metall. Bismutkörner u. gelbbraunen Beschlag von Bismuttrioxid. **5.** Die Gehaltsbestimmung erfolgt komplexometr. mit Edetinsäure* (EDTA) gegen Xylenolorange bei pH 1–2. **Hom.:** Bismutum metallicum (HAB): metall. Bismut.

**Bismutacetat, basisches:** Bismutum subaceticum; $BiO(CH_3COO)$; weißes, feines Pulver; unlösl. in Wasser; die frühere med. Anw. bei Magen- u. Darmstörungen als Adstringens, bei Magenkarzinom sowie äußerl. als Wundstreupulver ist obsolet.

**Bismut, basisches benzoesaures:** s. Bismutbenzoat, basisches.

**Bismutbenzoat, basisches:** Bismutum benzoicum, Bismutum subbenzoicum; basisches benzoesaures Bismut; $BiO(C_6H_5COO)$; weißes amorphes Pulver; fast unlösl. in Wasser, lösl. in Mineralsäuren (unter Abscheidung von Benzoesäure*); die frühere med. Anw. bei Magen- u. Darmerkrankungen, Cholera, Typhus, Dyspepsie u. Syphilis ist obsolet.

**Bismutcarbonat, basisches:** Bismuthi subcarbonas Ph.Eur.6, Bismutum subcarbonicum, Bismutylum carbonicum; CAS-Nr. 5892-10-4; Zusammensetzung herstellungsabhängig variabel, etwa $(BiO)_2CO_3 \cdot 0.5\,H_2O$; Gehalt: 80.0–82.5 % Bismut*; weißes bis fast weißes Pulver, prakt. unlösl. in Wasser u. Ethanol, lösl. in Mineralsäuren; **Darst.:** Umsetzen von Bismutnitrat u. Ammoniumcarbonat*. Die frühere med. Anw. als Adstringens, bei Hyperacidität des Magens u. Geschwüren des Magens u. Zwölffingerdarms sowie als Röntgenkontrastmittel ist obsolet.

**Bismutchlorid, basisches:** s. Bismutylchlorid.

**Bismutchloridoxid:** s. Bismutylchlorid.

**Bismut(III)-citrat:** Bismutum citricum; citronensaures Bismut; $C_6H_5O_7Bi$; weißes amorphes Pulver; unlösl. in Wasser, lösl. in Ammoniaklösung; nicht mehr im Handel; früher angewendet wie basisches Bismutnitrat*. **Bismut(III)-citrat-hydroxid-Komplex, Ammonium-Kaliumsalz:** CAS-Nr. 57644-54-9; weißes, amorphes Pulver, lösl. in Wasser; nicht mehr im Handel befindl. Ulkustherapeutikum mit bakterizider Wirk. gegen Helicobacter pylori u. Pepsin-antagonisierender Wirk.; **UAW:** Übelkeit, schwarze Verfärbung der Faeces, dunkle Verfärbung der Zunge u. Zähne, selten Enzephalopathien.

**Bismut, citronensaures:** s. Bismut(III)-citrat.

**Bismutdicitrat, basisches:** (engl. *colloidal bismuth subcitrate (Abk. CBS)*; Trikalium-Bismut(III)-dicitrat; $C_{12}H_{10}BiK_3O_{14}$; $M_r$ 1138.1; leicht lösl. in Wasser; nicht mehr im Handel befindl. Ulkustherapeutikum* mit bakterizider Wirk. gegen Helicobacter* pylori; vgl. Bismutnitrat, basisches.

**Bismutgallat, basisches:** Bismuthi subgallas Ph.Eur.6, Bismutum subgallicum, Bismutylum gallicum; Bismutsubgallat; $C_6H_2(OH)_3$—$COOBi(OH)_2$; $M_r$ 412.1; Gehalt 48.0–52.0 % Bismut; gelbes, amorphes, geruch- u. geschmackloses Pulver; unlösl. in Wasser, Ethanol, Ether, lösl. in verd. Mineralsäuren unter Zers., lösl. in Alkalilaugen mit klarer, gelber Farbe, die an der Luft nach tiefrot wechselt; beim Erhitzen verkohlt b. B., ohne zu schmelzen; **Darst.:** Bismutnitrat wird in Essigsäure gelöst u. mit Gallussäure* gefällt. Die frühere med. Anw. bei Gastritis u. Enteritis sowie äußerl. als Adstringens zur Behandlung u. a. von Wunden, Ekzemen u. Verbrennungen ist obsolet. **Zuber.:** Tela* cum Bismutylo gallico. **Hom.:** Bismutum subgallicum (HAB): bas. Bismutgallat.

**Bismutgallatmull:** s. Tela cum Bismutylo gallico.

**Bismutglanz:** s. Bismut.

**Bismuthi subgallas:** s. Bismutgallat, basisches.

**Bismuthi subnitras:** s. Bismutnitrat, basisches.

**Bismuthi subnitras ponderosum:** s. Bismut, schweres, basisches.

**Bismuthi subsalicylas:** s. Bismutsalicylat, basisches.

**Bismut(III)-hydroxid:** Bismutum oxydatum hydricum; CAS-Nr. 1304-85-4; $Bi(OH)_3$; $M_r$ 260.0; weißes amorphes Pulver, unlösl. in Wasser, lösl. in Säuren; **Darst.:** Fällen von Bismutsalzlösung mit Ammoniak*; die frühere med. Anw. (s. Bismutcarbonat, basisches) ist obsolet.

**Bismutiodid, basisches:** s. Bismutyliodid.

**Bismutiodidoxid:** s. Bismutyliodid.

B

**Bismutnitrat, basisches:** Bismutum nitricum basicum, Bismutum subnitricum, Bismutum nitricum praecipitatum, Bismutylum nitricum, Bismuthi subnitras, Bismuthi subnitras ponderosum; Bismutnitratoxid, Bismutsubnitrat, schweres basisches Bismutnitrat; CAS-Nr. 1304-85-4; $4\,BiNO_3(OH)_2 \cdot BiO(OH)$; $M_r$ 1461.99; Gehalt nach Ph.Eur.6: 71–74 % Bismut*, berechnet auf die getrocknete Substanz; weißes, mikrokrist., geruchloses Pulver; beim Übergießen mit $H_2S$-Wasser färbt es sich schwarz, beim Kochen mit Natronlauge gibt es gelbes bis gelbrotes $Bi_2O_3$, beim Erhitzen gelbrote Stickoxide; Zers. bei 260 °C; prakt. unlösl. in Wasser u. Ethanol, lösl. in Mineralsäuren (unter Zers.); **Darst.:** Bismut(III)-nitrat wird mit Wasser angerieben u. in siedendes Wasser eingetragen; das Präzipitat wird gesammelt u. ausgewaschen. **Off.:** Ph.Eur.6; **Anw.:** (med.) bei Ulcus ventriculi (b.B. wirkt bakterizid gegen Helicobacter pylori); früher innerl. bei Magen- u. Darmstörungen als Adstringens, bei Magenkarzinom; auch äußerl. obsolet (früher zur Wundbehandlung, bes. bei Brandwunden); als Röntgenkontrastmittel nicht mehr gebräuchlich. **Hom.:** Bismutum subnitricum: verordnet z.B. bei Ulcus ventriculi et duodeni.

**Bismutnitratoxid:** s. Bismutnitrat, basisches.

**Bismutocker:** s. Bismut.

**Bismutoxidchlorid:** s. Bismutylchlorid.

**Bismutoxychlorid:** s. Bismutylchlorid.

**Bismutoxyiodid:** s. Bismutyliodid.

**Bismutpeptonat:** Bismutum peptonatum; graubraunes Pulver, lösl. in Wasser, unlösl. in Ethanol; die frühere med. Anw. als Darmadstringens ist obsolet.

**Bismut(III)-phenolat:** Bismutum phenolicum; $C_6H_5OBi(OH)_2$; grauweißes Pulver, unlösl. in Wasser u. Ethanol; die frühere med. Anw. als Darmadstringens ist obsolet.

**Bismut(III)-phosphat:** Bismutum phosphoricum; $BiPO_4$; $M_r$ 305; weißes Pulver, unlösl. in Wasser u. Ethanol; die frühere med. Anw. als Darmadstringens ist obsolet.

**Bismutsalicylat, basisches:** Bismutum subsalicylicum, Bismuthi subsalicylas Ph.Eur.6; $BiO[C_6H_4(OH)COO]$; $M_r$ 362; Gehalt 56.5–60 % Bismut; weißes, geruch- u. geschmackloses Pulver, unlösl. in Wasser u. Ethanol; verkohlt beim Erhitzen, ohne zu schmelzen, unter Bildung von phenolartig riechenden Dämpfen; **Darst.:** Bismutnitrat wird in verd. Essigsäure gelöst, die Lsg. in verd. Ammoniak-Lsg. gegossen; der entstandene Niederschlag wird ausgewaschen, in warmem Wasser angerührt u. mit Salicylsäure erwärmt. Die frühere med. Anw. bei Magen- u. Darmerkrankungen, Cholera, Typhus, Dyspepsie u. Syphilis ist obsolet.

**Bismut, schweres, basisches:** Bismuthi subnitras ponderosum Ph.Eur.; $4[BiNO_3(OH)_2]$, $BiO(OH)$; $M_r$ 1462; enthält mind. 71.0 u. höchstens 74.0 % Bismut*; weißes Pulver, unlösl. in Wasser u. Ethanol, löst sich unter Zers. in Mineralsäuren; die frühere med. Anw. (s. Bismutsalicylat, basisches) ist obsolet.

**Bismutsubgallat:** s. Bismutgallat, basisches.

**Bismutsubnitrat:** s. Bismutnitrat, basisches.

**Bismutum benzoicum:** s. Bismutbenzoat, basisches.

**Bismutum citricum:** s. Bismut(III)-citrat.

**Bismutum metallicum:** s. Bismut.

**Bismutum nitricum basicum:** s. Bismutnitrat, basisches.

**Bismutum nitricum praecipitatum:** s. Bismutnitrat, basisches.

**Bismutum oxychloratum:** s. Bismutylchlorid.

**Bismutum oxydatum hydricum:** s. Bismut(III)-hydroxid.

**Bismutum oxyiodatum:** s. Bismutyliodid.

**Bismutum peptonatum:** s. Bismutpeptonat.

**Bismutum phenolicum:** s. Bismut(III)-phenolat.

**Bismutum phosphoricum:** s. Bismut(III)-phosphat.

**Bismutum subaceticum:** s. Bismutacetat, basisches.

**Bismutum subbenzoicum:** s. Bismutbenzoat, basisches.

**Bismutum subchloratum:** s. Bismutylchlorid.

**Bismutum subgallicum:** s. Bismutgallat, basisches.

**Bismutum subnitricum:** s. Bismutnitrat, basisches.

**Bismutum subsalicylicum:** s. Bismutsalicylat, basisches.

**Bismutum tribromphenylicum:** s. Tribromphenolbismut.

**Bismutylchlorid:** Bismutum oxychloratum, Bismutum subchloratum; Bismutchloridoxid, Bismutoxychlorid, Bismutoxidchlorid, basisches Bismutchlorid; CAS-Nr. 7787-59-9; $BiOCl$; $M_r$ 260.43; feines weißes Pulver, unlösl. in Wasser, lösl. in Salzsäure od. Salpetersäure; reversible gelbbraune Färbung bei Erhitzen (Thermochromie); **Anw.:** **1.** (techn.) Malerfarbe (Perlweiß), Perlglanzpigment in Kosmetika; **2.** (med.) früher äußerl. bei Hautkrankheiten u. Hämorrhoiden (obsolet).

**Bismutyliodid:** Bismutum oxyiodatum; Bismutiodidoxid, Bismutoxyiodid, basisches Bismutiodid; $BiOI$; $M_r$ 351.9; ziegelrotes, schweres Pulver, unlösl. in Wasser u. Ethanol; Gehalt mind. 60.5–62.5 % Bismut*; **Darst.:** Fällen von Bismutnitratlösung mit Kaliumiodidlösung*. Die frühere med. Anw. (innerl. bei Magengeschwüren u. Typhus, äußerl. als Wundantiseptikum) sowie die veterin. Anw. als Darmantiseptikum sind obsolet.

**Bismutylum gallicum:** s. Bismutgallat, basisches.

**Bismutylum nitricum:** s. Bismutnitrat, basisches.

**Bisoprolol** (INN): (±)-1-[*α*-(2-Isopropoxyethoxy)-*p*-tolyl]oxy-3-(isopropylamino)-2-propanol; Strukturformel: s. Beta-Rezeptoren-Blocker (Abb. 1 dort); **Bisoprololhemifumerat:** Bisoprololfumarat (2 : 1); CAS-Nr. 66722-44-9; $C_{18}H_{31}NO_4$; **Wirk.:** Antihypertensivum*; Beta*-Rezeptoren-Blocker mit hoher Beta-1-Selektivität; **Ind.:** arterielle Hypertonie, koronare Herzkrankheit, Herzinsuffizienz; auch vorherrschende körperl. Angstsymptomatik mit Tremor u. Tachykardie; Phobien; **Kontraind.:** Asthma bronchiale, Herzrhythmusstörungen, Herzinsuffizienz, Hypotonie, Diabetes mellitus; **WW:** Calcium*-Antagonisten, zentralwirksame Antihypertensiva, Klasse-I-Antiarrhythmika; **UAW:** u.a. Durchblutungsstörungen, Butdruckabfall, Schwindel, Schlafstörungen; **Dos.:** 1×5–10 mg/d (morgens); HWZ 10–12 h.

**Bisoprololfumarat (2 : 1):** s. Bisoprolol.
**Bisoprololhemifumerat:** s. Bisoprolol.
**Bisphenol-A:** Abk. BPA; 4,4′-(1-Methylethyliden)bisphenol, 4,4′-Isopropylidendiphenol, 2,2-Bis(4-hydroxyphenyl)propan; CAS-Nr. 80-05-7; $C_{15}H_{16}O_2$, Strukturformel: s. Abb.; $M_r$ 228.29; Schmp. 150–155 °C; Kristalle mit schwachem Geruch nach Phenol; prakt. unlösl. in Wasser, lösl. in wässrigen alkal. Lösungen, Ethanol, Aceton, schlecht lösl. in Tetrachlorkohlenstoff; **Anw.:** Fungizid; zur Herst. von Epoxidharzen* u. Polycarbonaten*; **Toxikol.:** B. ist ein Xeno-Estrogen mit estrogenähnlicher Wirkung u. steht im Verdacht, gesundheits- u. erbgutschädigend zu sein. Wärme, Säuren u. Laugen begünstigen das Herauslösen aus Kunststoffen (cave: Babyflaschen). Bis 2006 galt ein Grenzwert von 10 µg/kg KG/d für die max. aufgenommene Menge. Die Europäische Behörde für Lebensmittelsicherheit hat danach ausgehend von einer Dosis ohne schädliche Wirkung von 5 mg/kg KG in Ratten u. einem Sicherheitsfaktor von 100 den Grenzwert auf 50 µg/kg KG/d angehoben; entspricht einem spezifischen Migrationswert von 3 mg/kg. Er legt fest, wie viel B. ein Lebensmittel durch den Kontakt mit der Verpackung aufnehmen darf.

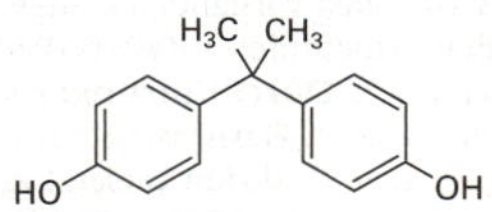


**Bisphenol-A**

**Bisphenol-A-diglycidylether:** s. BADGE.
**Bisphosphonate:** Biphosphonate; als Regulatoren des Calciumstoffwechsels (s. Calcium) eingesetzte Substanzen mit struktureller Ähnlichkeit zur Diphosphorsäure (s. Phosphorsäuren); **Wirk.:** B. werden wegen der Strukturverwandtschaft zu Pyrophosphat nach der Resorption schnell in die Knochen eingebaut u. sind dort noch Monate nach einer einmaligen Einnahme nachweisbar. Sie reichern sich stark in den Osteoklasten* an u. induzieren die Apoptose* dieser Zellen. Dadurch wird das Gleichgewicht zw. Osteoklasten u. Osteoblasten* zugunsten der Osteoblasten, d. h. zugunsten des Knochenaufbaus, verschoben. **Wirkstoffe:** z. B. Alendronsäure*, Clodronsäure*, Etidronsäure*, Ibandronsäure*, Pamidronsäure*, Tiludronsäure*, Risedronsäure*, Zoledronsäure*; s. Abb.; **Ind.:** z. B. Osteoporose*, Ostitis*, Knochentumoren, Hyperkalzämie-Syndrom, Morbus Paget (Osteodystrophia deformans); **Hinweis:** Aufgrund ihrer geringen Resorption (<5 %) ist die Bioverfügbarkeit der B. relativ gering u. es müssen spezielle Vorgaben bei der Einnahme beachtet werden (s. Alendronsäure).

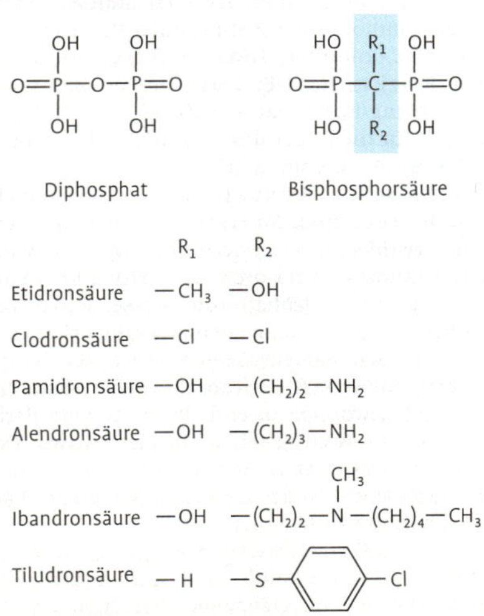


**Bisphosphonate**

**Bissen:** s. Bolus.
**Bistolazonaphtholum rubrum:** s. Sudan IV.
**Bisulfate:** Hydrogensulfate, primäre (saure) Sulfate*; s. Natriumhydrogensulfat.
**Bisulfite:** Hydrogensulfite, primäre (meist saure) Sulfite*; s. Natriumhydrogensulfit.
**Bitabs:** Manteltabletten* mit verlängerter Wirkung; die Initialdosis befindet sich im Mantel, die Retardwirkung im Kern; vgl. Retardpräparate.
**bitegmisch:** s. Samenanlage.
**bitter apple:** s. Citrullus colocynthis (Fructus Colocynthidis).
**Bitterdistel:** s. Cnicus benedictus.
**Bitterdistelkraut:** s. Cnicus benedictus (Cnici benedicti herba).
**Bitterfenchel:** s. Foeniculum vulgare ssp. vulgare var. vulgare.
**Bittergras:** s. Aletris farinosa.
**Bitterholzgewächse:** s. Simaroubaceae.
**Bitterklee:** s. Menyanthes trifoliata.
**Bitterkleeblätter:** s. Menyanthes trifoliata (Menyanthidis trifoliatae folium).
**Bitterklee-Extrakt:** s. Menyanthes trifoliata (Zuber., Extr. Trifolii fibrini).
**Bitterkleesalz:** s. Kaliumtetraoxalat.
**Bitterkraut:** s. Centaurium chilensis (Herba Canchalaguae); Centaurium erythraea (Centaurii herba).
**Bitterkresse:** s. Cochlearia officinalis.
**Bittermandel:** s. Prunus dulcis (Semen Amygdalae amarae).
**Bittermandelöl, ätherisches:** s. Prunus dulcis (Oleum Amygdalarum amararum aethereum).
**Bittermandelöl, blausäurefreies:** s. Prunus dulcis (Oleum Amygdalarum amararum sine Acido hydrocyanico).
**Bittermandelölgrün:** s. Malachitgrün.
**Bittermandelölkampfer:** s. Benzoin.
**Bittermandelöl, künstliches:** s. Benzaldehyd.
**Bittermittel:** Amara; Bitterstoffe* enthaltende Arzneimittel.
**Bitterorange:** s. Citrus aurantium ssp. aurantium.
**Bitterorangenblätter:** s. Citrus aurantium ssp. aurantium (Folia Aurantii).
**Bitterorangenblüten:** s. Citrus aurantium ssp. aurantium (Aurantii amari flos).
**Bitterorangenblütenöl:** s. Citrus aurantium ssp. aurantium (Neroli aetheroleum).
**Bitterorangenfluidextrakt:** s. Extractum Aurantii amari fluidum.

B

**Bitterorangenschale:** s. Citrus aurantium ssp. aurantium (Aurantii amari epicarpium et mesocarpium).

**Bitterorangensirup:** s. Sirupus Aurantii amari.

**Bitterorangentinktur:** s. Tinctura Aurantii amari.

**Bitterorangenwein:** s. Vina medicata.

**Bitterrinde:** s. Alstonia constricta (Cortex Alstoniae constrictae).

**Bittersalz:** s. Magnesiumsulfat-Heptahydrat.

**Bitterstiele:** s. Solanum dulcamara (Stipites Dulcamarae).

**Bitterstoffe:** neben pharmak. hochwirksamen u. bitter schmeckenden Pflanzenstoffen wie den herzwirksamen Glykosiden* od. mehreren Alkaloiden* (Chinin*, Strychnin*, Brucin*) gibt es eine Reihe von Pflanzenstoffen, die ausschließl. wegen ihres stark bitteren Geschmacks Interesse finden (s. Tab.); allein diese Stoffe werden als Bitterstoffe u. die entspr. Drogen als Bitterstoffdrogen bezeichnet. Für zum (fast) unmittelbaren Gebrauch bestimmter Bitterstoffdrogen od. Zubereitung daraus ist auch der Begriff Amara* üblich. Zw. dem bitteren Geschmack u. der Struktur einer Verbindung ist keine einheitl. Beziehung zu erkennen. Bei den meisten Bitterstoffen handelt es sich um Terpene*. Häufig ist auch ein Lactonring vorhanden, der oft für den bitteren Geschmack mitverantwortl. ist, nicht selten aber genuin noch nicht vorliegt, sondern erst bei der Isolierung entsteht. **Wirk. u. Anw.:** Wegen der auf reflektor. Weg ausgelösten Anregung der Sekretion von Verdauungssäften dienen Bitterstoffdrogen (meist in Form der Auszüge) zur Förderung von Appetit u. Verdauung. Die Bitterstoffdrogen können in versch. Gruppen, gekennzeichnet durch das Fehlen od. Vorhandensein anderer wirksamer Begleitstoffe, eingeteilt werden; Amara* pura sind z. B. die Gentiana-Drogen, Tausendgüldenkraut, Fieberklee. Die Amara* aromatica hingegen zeichnen sich noch durch wirksame Anteile von äther. Öl aus. Die Wertbestimmung erfolgt über den Bitterwert*; der bitterste Naturstoff soll das Amarogentin* sein (Bitterwert ca. 60 000 000).

**Bittersüß:** s. Solanum dulcamara.

**Bittersüßstengel:** s. Solanum dulcamara (Stipites Dulcamarae).

**Bittertee:** s. Species amaricantes.

**Bittertropfen:** s. Tinctura amara.

**Bitterwert:** nach Ph.Eur.6 der reziproke Wert jener Verdünnung einer Verbindung, Flüss. od. eines Extrakts, die „eben noch" bitter schmeckt (Ph.Helv.; s. Bitterwirkung); Bestimmung u. entspr. Berücksichtigung der individuellen Empfindlichkeit wird von den Arzneibüchern auf unterschiedl. Weise (z. B. Bestimmung eines Korrekturfaktors) vorgeschrieben; als Vergleichssubstanzen dienen Chininhydrochlorid* (Ph.Eur.6; Bitterwert 200 000) u. Brucinhydrochlorid (ÖAB; Bitterwert 3 000 000); der Streuungsbereich der Bitterwertangaben liegt um 20 % (s. Tab. 1 u. 2).

**Bitterwirkung:** von Ph.Helv. verwendeter Begriff für den Bitterwert*; die B. wird in Ph.Helv.-Einheiten angegeben, wobei 1 Ph.Helv.-Einheit dem 2000. Teil der Bitterwirkung von Chininhydrochlorid* entspricht.

**Bitterwurzel:** s. Gentiana lutea (Gentianae radix).

**Bitumen:** braune bis schwarze, flüssige od. feste, brennbare Kohlenwasserstoffgemische unterschiedl. Zusammensetzung; **Vork.: 1. natürl. B.:** z. B. Asphalt* u. Ozokerit*; **2. techn. (künstl.) B.:** ohne Zers. aus natürl. B. gewonnene Erzeugnisse, z. B. die Rückstände bei der Erdöldestillation (s. Oleum Petrae). **Bituminöses Gestein:** bitumenhaltiges Gestein, z. B. Ölschiefer*. **Bituminosulfonate:** sulfonierte Schieferöle*; vgl. Ammoniumbituminosulfonat.

**Bitumol:** s. Ammoniumbituminosulfonat.

**Biuret:** Carbamoylharnstoff; CAS-Nr. 108-19-0; $NH_2$—CO—NH—CO—$NH_2$; Schmp. 193 °C; Amid der Allophansäure, die das Ureid* der Carbaminsäure* ist; lange Kristallnadeln; 1 T. lösl. in 65 T. Wasser; entsteht beim trockenen Erhitzen von Harnstoff* auf über 140 °C unter Abspaltung von Ammoniak (Nachw. von Harnstoff; vgl. Biuretreaktion); **Anw.:** Reagenz Ph.Eur.

**Biuretreaktion:** Nachweisreaktion u. quantitative Bestimmungsmethode für Harnstoff*, Proteine* u. Peptide*; **Prinzip:** Biuret* ($NH_2$—CO—NH—CO—$NH_2$) gibt in alkal. Lsg. mit verd. Kupfersulfat-Lsg. eine intensive violette Färbung unter Bildung eines Kupferkomplexsalzes. Die gleiche Farbreaktion geben viele Stoffe, in deren Molekül mehrere —CO—NH-Gruppen vorhanden sind, v. a. die Proteine von den Tripeptiden aufwärts (Peptide, Polypeptide, Peptone*). **Durchführung:** Die zu untersuchende Flüss. (z. B. Harn) wird mit Kaliumhydroxid bis zur alkal. Reaktion versetzt u. dann vorsichtig mit einigen Tr. 1 %iger Kupfersulfat-Lsg. überschichtet. Im positiven Falle entsteht an der Berührungsstelle ein blauvioletter Ring (Albumine*) od. ein rosaroter Ring (Peptone). Bei vollständig hydrolysiertem Eiweiß fällt die Reaktion negativ aus.

**Bivalirudin** (INN): D-phenylalanyl-L-prolyl-L-arginyl-L-prolylglycylglycylglycylglycyl-L-asparaginylglycyl-L-$\alpha$-aspartyl-L-phenylalanyl-L-$\alpha$-glutamyl-L-$\alpha$-glutamyl-L-isoleucyl-L-prolyl-L-$\alpha$-glutamyl-L-$\alpha$-glutamyl-L-tyrosyl-L-Leucin; CAS-Nr. 128270-60-0; $C_{98}H_{138}N_{24}O_{33}$; $M_r$ 2180; Hirudin-Analogon aus 20 Aminosäuren; Antikoagulans*, reversibler Thrombin*-Inhibitor; **Ind.:** Antikoagulation i. R. einer Herzkatheter-OP; **Dos.:** initiale Bolusgabe i. v. 0.75 mg/kg KG, anschließend i. v. 1.75 mg/kg KG/h für die Dauer des Eingriffs. Vgl. Hirudin.

**Bivoltametrie:** s. Voltametrie.

**Bixa orellana** L.: Anottostrauch, Orleanastrauch; Fam. Bixaceae; trop. Amerika, in allen Tropenländern verwildert u. kultiviert; Stpfl. von **Orleana:** Orlean, Anotto, Terra orellana; weiche, knetbare, braunrote, innen lebhaft rote Masse, Pulver od. Brocken; häufig unangenehm faulig riechend; wird aus den Samen (Semen Orleanae, Semen Achiotti, Anottasaat, Orleansaat, Achotesaat, Rukusamen) gewonnen u. enthält carotinoide Farbstoffe, deren wichtigster Bixin* ist; **Anw.:** Der Ölauszug des Orleanas dient zum Färben von u. a. Butter, Käse, Öl, in der Kosmetik sowie zum Färben von Baumwolle u. Seide.

**Bixin:** $C_{25}H_{30}O_4$; $M_r$ 394.49; Schmp. 217 °C (*trans*-Form); ein Carotinoid* (mit Carbonsäurerest); dunkelrote, metall. glänzende Blättchen, lösl. in verd. Natronlauge, heißem Ethanol u. Chloro-

**Bitterstoffe**
Beispiele für Bitterstoffe, deren Strukturtyp und Vorkommen

| Bitterstoff | Strukturtyp | Pflanze | Familie |
|---|---|---|---|
| **Terpene** | | | |
| Monoterpene | | | |
| Amarogentin | Secoiridoid | Gentiana-Arten | Gentianaceae |
| Asperulosid | Iridoid | Galium odoratum | Rubiaceae |
| Aucubin | Iridoid | Aucuba japonica | Garryaceae |
| Foliamenthin | Secoiridoid | Menyanthes trifoliata | Menyanthaceae |
| Gentiopikrin | Secoiridoid | Gentiana-Arten | Gentianaceae |
| Harpagosid | Iridoid | Harpagophytum procumbens | Pedaliaceae |
| Loganin | Iridoid | Menyanthes trifoliata | Menyanthaceae |
| Oleuropein | Secoiridoid | Olea europaea | Oleaceae |
| Picrocrocin | Glucosid | Crocus sativus | Iridaceae |
| Swertiamarin | Secoiridoid | Swertia chirata | Gentianaceae |
| Verbenalin | Iridoid | Verbena officinalis | Verbenaceae |
| Sesquiterpene | | | |
| Absinthin | Di-Guaianolidlacton | Artemisia absinthium | Asteraceae |
| Acoron | Sesquiterpendiketon | Acorus calamus | Araceae |
| Anabsinthin | Di-Guaianolidlacton | Artemisia absinthium | Asteraceae |
| Artabsin | Guaianolidlacton | Artemisia absinthium | Asteraceae |
| Cascarillin | Eudesmolid | Croton elutaria | Euphorbiaceae |
| Cnicin | Germacranolid | Cnicus benedictus | Asteraceae |
| Cynaropikrin | Guaianolidlacton | Cynara scolymus | Asteraceae |
| Nobilin | Germacranolidlacton | Anthemis nobilis | Asteraceae |
| Diterpene | | | |
| Carnosol | Diterpenlacton | Salvia officinalis | Lamiaceae |
| Chaparrin | Diterpenlacton | Simarouba glauca | Simaroubaceae |
| Columbin | Diterpenlacton | Jateorhiza palmata | Menispermaceae |
| Marrubiin | Diterpenlacton | Marrubium vulgare | Lamiaceae |
| Triterpene | | | |
| Condurangin | Pregnanderivat | Marsdenia condurango | Apocynaceae |
| Cucurbitacine | Cucurbitanderivate | Bryonia cretica<br>Citrullus colocynthis | Cucurbitaceae<br>Cucurbitaceae |
| Limonin | Triterpendilacton | Citrus-Arten | Rutaceae |
| Quassin | Secotriterpen | Picrasma excelsa<br>Quassia amara | Simaroubaceae<br>Simaroubaceae |
| Simarolid | Triterpendilacton | Simarouba amara | Simaroubaceae |
| **keine Terpene** | | | |
| Cetrarsäure | Flechtensäure | Cetraria islandica | Parmeliaceae |
| Chinin | Alkaloid | Cinchona-Arten | Rubiaceae |
| Gentianose | Trisaccharid | Gentiana-Arten | Gentianaceae |
| Humulon | Phloroglucinderivat | Humulus lupulus | Cannabaceae |
| Lupulon | Phloroglucinderivat | Humulus lupulus | Cannabaceae |
| Naringin | Flavanonglykosid | Citrus-Arten | Rutaceae |
| Neohesperidin | Flavanonglykosid | Citrus-Arten | Rutaceae |

form; unlösl. in Wasser; **Gew.:** aus Bixa* orellana, heute hauptsächl. aus den Samen; **Anw.:** Lebensmittelfarbstoff.

**Bk:** (chem.) Symbol für Berkelium*.

**BKE:** Abk. für Brechkrafteinheit, s. Dioptrie.

**BKS:** Abk. für Blutkörperchensenkung*.

**black beans:** s. Castanospermum australe.

**Blätter, asymmetrische:** (bot.) Blätter mit ungleicher Blattspreite.

**Blättertragant:** s. Astragalus-Arten (Tragacantha).

B

**Bitterwert** Tab. 1
Bitterwerte einiger Reinstoffe und Drogen

| Reinstoff/Droge | Bitterwert | |
|---|---|---|
| Absinthii herba | 10 000 | – 25 000 |
| Absinthin | ca. 3 000 000 | |
| Amarogentin | 58 000 000 | |
| Amaropanin | 20 000 000 | |
| Amaroswerin | 58 000 000 | |
| Aurantii amari epicarpium et mesocarpium | 600 | – 2500 |
| Brucin | 3 000 000 | |
| Centaurii herba | 2000 | – 10 000 |
| Chininhydrochlorid | 200 000 | |
| Cnici benedicti herba | 800 | – 1500 |
| Cnicin | 300 000 | |
| Columbin | 60 000 000 | |
| Condurango cortex | 15 000 | |
| Gentianae radix | 10 000 | – 30 000 |
| Gentiopikrosid | 12 000 | |
| Harpagophyti radix | 5000 | – 15 000 |
| Lignum Quassiae | 40 000 | – 50 000 |
| Marrubii herba | 3000 | |
| Menyanthidis trifoliatae folium | 4000 | – 10 000 |
| Quassin, Neoquassin | 17 000 000 | |
| Taraxaci radix | ≥100 | (ÖAB90) |

**Bitterwert** Tab. 2
Mindestbitterwerte bzw. Bitterwirkungen für Zubereitungen

| Zubereitungen | Bitterwerte DAB | Bitterwerte ÖAB | Einheiten Ph.Helv. |
|---|---|---|---|
| Extractum Aurantii amari fluidum | | 500 | 8–12 |
| Extractum Gentianae | | 40 000 | |
| Extractum Gentianae siccum normatum | | 50 | |
| Tinctura Absinthii composita | | 1000 | |
| Tinctura amara | | 2000 | |
| Tinctura Aurantii (amari) | 200 | 100 | |
| Tinctura Chinae composita | 300 | 1000 | |
| Tinctura Gentianae | 1000 | 1000 | |
| Tinctura Gentianae titrata | | | 30–40 |
| Vinum Chinae | | 300 | |
| Vinum stomachicum | | 2500 | |

**Blaine-Gerät:** s. Oberfläche, spezifische.
**Blanc fixe:** s. Bariumsulfat.
**Blanchieren:** Überbrühen, kurzzeitiges Erhitzen.
**Blanc-Reaktion:** Reaktion zur Einführung einer Chlormethylgruppe in aromat. Verb. durch Behandlung mit Formaldehyd* u. Chlorwasserstoff* in Gegenwart von Zinkchlorid* als Katalysator; **Beispiel:** Aus Benzol* erhält man Benzylchlorid (s. Abb.).
**Blankenheimer Tee:** s. Galeopsis segetum (Herba Galeopsidis).
**Blasen:** **1.** Formen einer Glasschmelze; **2.** in der Kunststofftechnik ein Verfahren zur Herst. von Hohlkörpern u. Folien (s. Folienblasen); Flaschen u. a. Behälter werden aus frisch extrudiertem Rohr (meist Polyethylen od. Polyvinylchlorid*), Blasfolien aus frisch extrudiertem Polyethylen-Schlauch geblasen.
**Blasendruckmethode:** Bubble-point-Methode; Verfahren zur Bestimmung der Oberflächenspannung (flüssig-gasförmig) u. der Grenzflächenspannung (flüssig-flüssig), s. Abb.; der zum Ausbilden

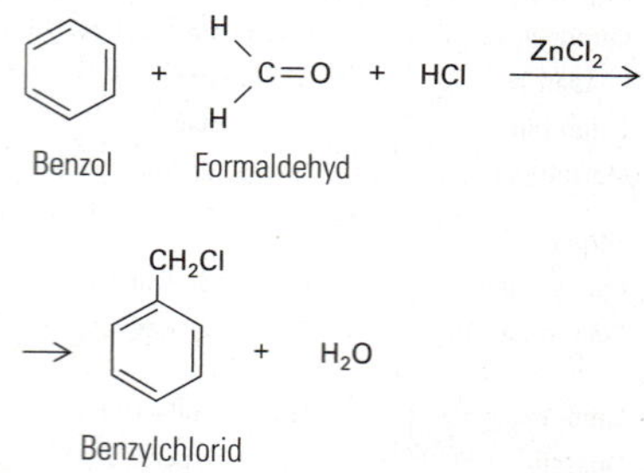


**Blanc-Reaktion:** Bildung von Benzylchlorid

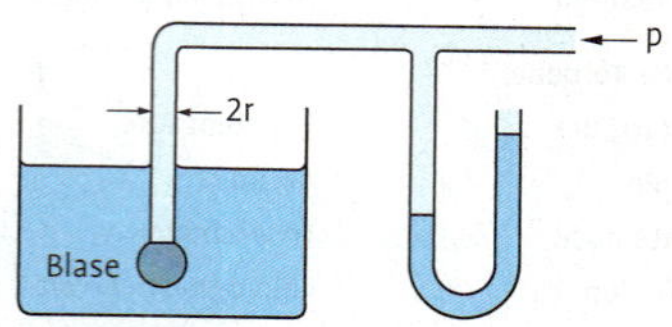


**Blasendruckmethode**

einer Luftblase od. eines Tropfens in Halbkugelform am Ende einer Kapillare in einer Flüss. erforderl. Druck steht zur Oberflächen(Grenzflächen-)spannung in einer mathemat. Beziehung: $p_K = 2 \cdot \sigma / r + g \cdot \varrho \cdot h_t$
σ: Oberflächen- (Grenzflächen-)spannung; r: Radius der Kapillare; $p_K$: notwendiger äußerer Druck zum Ausbilden einer Blase (eines Tropfens) in

Halbkugelform; g: Erdanziehung; ϱ: Dichte der (äußeren) Flüss.; $h_t$: Eintauchtiefe; $g \cdot \varrho \cdot h_t$: auf der Blase (Tropfen) lastender hydrostat. Druck.

**Blasendrucktest:** (engl.) *bubble point test*; Test zur Überprüfung der richtigen Funktion u. zur Bestimmung der max. Porengröße (Porenradius r) von Membranfiltern*; durch die Oberflächenspannung* des Wassers ($\sigma = 72\,mN/m$) werden im benetzten Membranfilter (Benetzungswinkel δ) kleine Mengen Wasser in den Poren zurückgehalten. Um dieses Wasser mit Luft herausdrücken zu können (erstes Auftreten eines kontinuierl. Luftblasenstroms aus dem ins Wasser getauchten Filtrationsgerät; bubble point), wird ein vom Porenradius r abhängiger Druck p benötigt:

$r = 2\,\sigma \cdot \cos \delta / p$

Bei einer Nennporenweite von 0.2 µm beträgt der erforderl. Druck (untere Toleranzgrenze) 3.5 bar. Vgl. Blasendruckmethode.

**Blasenkäfer:** s. Canthariden.

**Blasenkatheter:** Instrument zur künstl. Harnableitung aus der Blase; **Ind.:** (therap.) Harnretention, Spülbehandlung; (diagn.) z. B. Restharnbestimmung; Flüssigkeitsbilanzierung; **Formen:** **1. transurethraler** B.: **a)** Katheter zum Einmal- bzw. intermittierenden Katheterismus mit abgerundeter, gerader od. gebogener Spitze aus Gummi od. PVC, mit od. ohne Hydrogelbeschichtung; für Männer Blasenkatheter nach Tiemann od. Mercier, für Frauen Blasenkatheter nach Nélaton; **b)** Katheter zur temporären od. permanenten Ableitung (sog. Dauerkatheter, Blasenverweilkatheter) mit selbsthaltendem aufblasbarem Ballon (Foley-Katheter) aus Latex od. Silicon; **2. suprapubischer** B. zur temporären od. permanenten Ableitung (suprapub. Fistelkatheter) mit od. ohne selbsthaltenden Ballon, aus Polyurethan, Silicon od. Latex; Einführung in die Harnblase über suprapub. Blasenpunktion; vgl. Katheter.

**Blasenkirschen:** s. Physalis alkekengi (Fructus Alkekengi).

**Blasenspritze:** s. Janetspritze.

**Blasenstein:** Urolith* in der Harnblase; **Einteilung:** nach Entstehung: **1.** (meist) sekundär: nach Bildung in der Niere u. anschließendem Abgang in die Blase (vgl. Urolith); **2.** primär: bei Harnabflussbehinderung des unteren Urogenitaltrakts mit Restharnbildung, in Blasendivertikeln od. als Fremdkörperstein; **Ther.:** transurethrale Lithotripsie*, operativ (Zystotomie). Vgl. Urolitholyse

**Blasentang:** s. Fucus vesiculosus.

**Blasentee:** s. Species anticystiticae.

**Blasen- und Nierentee:** s. Species urologicae.

**Blashaftwert:** s. Pulveres ad usum dermicum.

**Blasser-Sonnenhut-Wurzel:** s. Echinacea pallida (Echinaceae pallidae radix).

**Blastokoline** (gr. blastos Trieb, junger Zweig, Spross): Keimungshemmstoffe; Form der Hemmstoffe*, die das Wachstum von tierischem u. pflanzl. Gewebe hemmen, das vorzeitige Auskeimen von Samen u. das vorzeitige Ausschlagen von Knospen usw. verhindern; B. sind die Antagonisten der Auxine*; natürlich kommen sie in den Fruchthüllen vor, z. B. von Tomate, Vogelbeere, Kartoffel; B. sind z. B. Cumarinum*, Abscisinsäure*, Ammoidin*.

**Blastom:** echte Geschwulst i. S. eines eigenständigen, ungehemmten Wachstums von körpereigenem Gewebe od. organismusfremdem, parasitärem Gewebe; vgl. Tumor.

**Blastomyces:** Blastomyzeten; Sprosspilze*; einzellige Pilze, die z. T. pathogen wirken, s. Blastomykosen.

**Blastomykosen:** chron., oft schwer verlaufende Systemmykosen; **Formen:** **1.** nordamerikan. B.: Erreger Blastomyces dermitidis; befallen werden primär die Lungen, sekundär durch hämatogene Streuung andere Organe u. die Haut (Papeln, Ulzerationen); unbehandelt nicht selten letal; **2.** südamerikan. B.: vielgestaltige Hauterscheinungen nach hämato- od. lymphogener Dissimination, Mundschleimhautgeschwüre, die meist nach einem primären Befall der Lungen auftreten; unbehandelt fast immer letal; **Ther.:** Itraconazol*, Fluconazol*, Amphotericin* B; vgl. Mykosen.

**Blatt:** (bot.) Organ der Gefäßpflanzen* (d. h. der Farne u. Samenpflanzen), das der Assimilation (s. Photosynthese) u. der Transpiration dient; man unterscheidet Niederblätter (z. B. Zwiebelschalen), Laubblätter (Folia, liefern die Blattdrogen), Hochblätter (die meist verkleinerten Blätter im Bereich der Blütenregion; s. Blüte) u. Keimblätter (Kotyledonen*). Ein vollständiges Blatt gliedert sich in Blattgrund u. Blattspreite. Dazwischen kann ein Blattstiel eingeschaltet sein. Der Blattgrund kann zu einer Blattscheide, die oft eine offene od. geschlossene Röhre bildet, od. zu Nebenblättern auswachsen. Die Blattspreite* ist der wichtigste Teil des Blattes (s. Blattformen) u. stellt (abgesehen von Sonderformen, z. B. Nadelblätter) eine Gewebeplatte dar. Das Gewebe zw. oberer u. unterer Epidermis der Blattspreite ist das Mesophyll (Chlorenchym), welches sich in Palisadenparenchym* u. Schwammparenchym* gliedert. Befinden sich nur an der Oberseite eines Blattes Palisaden, so wird das Blatt als dorsiventral (bifazial*), ansonsten als isolateral (äquifazial* bzw. unifazial*) bezeichnet. Der Hauptanteil der Chloroplasten* befindet sich im Palisadenparenchym, weniger im Schwammparenchym. Die Charakterisierung eines Blattes erfolgt **1.** makroskopisch v. a. durch: **a)** Blattform*; **b)** Blattrand*; **c)** Nervatur (z. B. parallel, netz-, hand-, fiederförmig); **d)** Konsistenz; **2.** anatomisch nach: **a)** Anzahl der Palisadenreihen; **b)** Bau der Leitbündel* (kollateral od. bikollateral); **c)** Bündelscheiden* (parenchymat. od. auch mit Kristalle enthaltenden Sklerechymzellen); **d)** Kristallen; **e)** Idioblasten*; **f)** Kutikula* (z. B. gestreift od. glatt); **g)** Tüpfelung der Epidermiszellen (s. Tüpfel); **h)** Behaarung; **i)** Anordnung der Nebenzellen der Stomata (s. Spaltöffnungen); **j)** Form der Epidermiszellen; **k)** Größenverhältnis Epidermiszellen zu Palisaden; **l)** Spaltöffnungsindex*.

**Blatta orientalis L.:** Periplaneta orientalis; Kakerlake, Küchenschabe, Orientalische Schabe; Fam. Blattidae. **Hom.:** Blatta orientalis (HAB): lebende Küchenschabe; verordnet z. B. bei Asthma bronchiale.

**Blattdornen:** (bot.) zu Dornen* metamorphisierte Blätter.

**Blattformen:** (bot.) bevorzugt nach der Form der Blattspreite* unterschiedene Formen der Laub-

B

blätter; **A. einfache Blätter:** fallen als ganzes Blatt ab, auch wenn sie zergliedert sind (z. B. Kartoffelblatt): **1.** ungeteilte Blätter: sind z. B. nadelförmig, linealisch, lanzettl., ellipt., kreisrund, spatel-, ei-, nieren-, herz-, pfeil-, spieß-, schildförmig; eine weitere Unterscheidung erfolgt nach allfälligen Einschnitten am Blattrand*; **2.** geteilte Blätter: Blattspreite durch tiefe Einschnitte am Rand aufgeteilt; die Aufteilung folgt dem Verlauf der Nerven: **a)** fiederspaltig: Einschnitte nicht zu tief, paarweise aufeinander zulaufend; **b)** fiederteilig: wie fiederspaltig, aber Einschnitte bis zur Mittelrippe; **c)** handförmig geteilt: Einschnitte zum Blattgrund hin gerichtet; **B. zusammengesetzte Blätter:** die Blattfläche ist in mehrere getrennte, selbstständige Blättchen (Fiedern) geteilt; der die Fiederblättchen tragende Mittelnerv wird Blattspindel (Rhachis) genannt; **1.** einfach gefiederte Blätter: mindestens 1 Paar von Fiedern (Bättchenpaar, Joch) vorhanden, man unterscheidet 1-, 2-, 3- usw. jochige Blätter; unpaarig gefiedert: Endblättchen (Endfieder) vorhanden; paarig gefiederte Blätter: Endblättchen nicht vorhanden; unterbrochen gefiedert: große u. kleine Fiederpaare wechseln sich ab; **2.** doppelt gefiederte Blätter: Fiederblättchen sind nochmals gefiedert; **3.** mehrfach gefiederte Blätter: Fiederung der Blättchen ist fortgesetzt; **4.** handförmig gefiederte Blätter: Blattspindel entwickelt sich nicht in die Länge, die Fiedern gehen von einem Punkt aus; nach Zahl der Blättchen z. B. 3-zählig, 5-zählig (gefingert), 7-zählig.

**Blattgold:** Aurum foliatum; zu feinsten Blättchen von ca. 100 nm Dicke ausgewalztes Gold*, das in diesen dünnen Folien für grünes Licht durchlässig ist; unechtes B. (Rauschgold), das aus Tombak* besteht, wird von Salpetersäure* leicht gelöst (im Ggs. zu echtem B.). **Anw.:** früher zum Vergolden von Pillen.

**Blattgrün:** s. Chlorophyll.

**Blattprimordium:** (bot.) Blattanlage, die sich zum Blatt weiterentwickelt.

**Blattrand:** (bot.) unterschiedl. Ausgestaltung des Blattrands; **1.** ganzrandig: ohne Einschnitte; **2.** gesägt: Vorsprünge u. Einschnitte spitzwinklig; **3.** doppelt gesägt: größere Zähne wieder gesägt; **4.** schrotsägeförmig: rückwärtsgerichtete Zähne wieder gesägt; **5.** gezähnt: Vorsprünge spitz, Einschnitte abgerundet; **6.** gekerbt: Vorsprünge abgerundet, Einschnitte spitzwinklig; **7.** buchtig: Vorsprünge u. Einschnitte abgerundet.

**Blattrührer-Methode:** s. Dissolutiontest.

**Blattsilber:** Argentum foliatum; zu dünnen Blättchen ausgewalztes Silber. **Anw.:** früher zum Versilbern von Pillen.

**Blattsilber, unechtes:** s. Silber.

**Blattspindel:** s. Blattformen.

**Blattspreite:** Lamina; grüner, oft sehr dünner, flächig verbreiterter Teil des Blattes*.

**Blattspur:** Teil des Leitbündels*, der sich von der Blattbasis bis zu seiner Anschlussstelle an ein Leitbündel der Sprossachse erstreckt.

**Blattstellung:** (bot.) Anordnung der Blätter; **Einteilung: 1.** gegenständig (dekussiert, kreuzgegenständig): je 2 Blätter am Sprossknoten (Nodus*) stehen einander gegenüber, das nächste Blattpaar steht zum vorangehenden um 90° gedreht; **2.** quirlständig: mehrere Blätter am gleichen Sprossknoten; **3.** wechselständig (schraubig): Blätter einzeln, abwechselnd am Spross.

**Blattstielblätter:** s. Phyllodien.

**Blattsukkulente:** Pflanze mit fleischigen, viel Saft enthaltenden Blättern, z. B. Mauerpfeffer (s. Sedum acre), Hauswurz (s. Sempervivum tectorum), Aloe-Arten, Agave-Arten.

**Blaualgen:** s. Cyanophyta.

**Blaubad:** s. Ampullen.

**Blaubeeren:** s. Vaccinium myrtillus (Myrtilli fructus).

**Blaugel:** Silicagel*, das Cobalt(II)-Salze als Feuchtigkeitsindikator enthält, zum Füllen von Exsikkatoren*; der Farbumschlag (trocken: blau, feucht: violett-rosa-rot) ermöglicht sichtbare Kontrolle. Durch Wasseraufnahme rot gefärbtes B. kann durch Trocknen bei 150 °C wieder regeneriert werden; die Trocknungstemperatur darf 180 °C nicht überschreiten, da sonst irreversibel das Spinell Cobaltschwarz entsteht. **Hinweis:** B. wird aufgrund der Lungenkanzerogenität von Cobalt(II)-haltigen Stäuben i. d. R. duch Silicagel mit org. Feuchtigkeitsindikatoren (z. B. Orangegel) ersetzt.

**Blaugummibaum:** s. Eucalyptus globulus.

**Blauholz:** s. Haematoxylum campechianum (Lignum Campechianum).

**Blausäure:** (engl.) *hydrogen cyanide*; Acidum hydrocyanicum, Acidum zooticum; Cyanwasserstoff, Cyanwasserstoffsäure, Zyanwasserstoffsäure; CAS-Nr. 74-90-8; HCN; $M_r$ 27.03; D. (flüss.) 0.688, D. (gasförmig) 0.941; Schmp. −13.2 °C; Sdp. 25.7 °C; farblose, nach Bittermandelöl riechende Flüss. od. Gas; mit Wasser u. Ethanol mischbar, wenig lösl. in Ether; Nitril* der Ameisensäure; „Blausäure“, da zuerst aus Berliner* Blau hergestellt; brennbar u. giftig; B. ist eine sehr schwache Säure, die schon durch Kohlensäure aus ihren Salzen, den **Cyaniden**, ausgetrieben wird. Wässrige Lsg. zersetzen sich unter Bildung von Ammoniumformiat; beim Aufbewahren in Glasgefäßen polymerisiert B. langsam unter Abscheidung brauner Flocken (Alkaligehalt des Glases als Katalysator). **Vork.:** In vielen Pflanzen, bes. in den Samen (Aprikosen-, Pfirsich-, Kirschkernen, Leinsamen u. Bittermandeln zu 0.25 %), in Form der Cyanglykoside*, aus denen B. durch Hydrolyse* freigesetzt wird; in Tabakrauch; **Darst.: 1.** Einwirkung von verd. Säuren auf Cyanide u. Cyanoferrate (s. Ferrate); **2.** (techn.) **a)** Erhitzen von Melasseschlempe (Betain*, Trimethylamin*) auf hohe Temp.; **b)** Überleiten von Ammoniak*, Methan* u. Sauerstoff über glühendes Platin; **c)** Reaktion von Stickstoff mit Kohlenwasserstoffen (Methan, Acetylen*, Crackgase) im elektr. Hochspannungsofen; **d)** aus Kohlenstoffmonoxid* u. Methanol* unter Erhitzen des gebildeten Formamids* in Gegenwart von Katalysatoren (Aluminiumoxid); **e)** Überleiten von Stickstoff u. Wasserstoff od. Ammoniak über glühende Kohlen; **Nachw.:** Pagenstecher*-Schönbein-Cyanidprobe; (mikrochem.) mit Alloxan*; **Toxikol.:** B. ist ein sehr starkes Gift, das peroral, inhalativ od. auch über die Haut aufgenommen werden kann. Einatmen einer entspr. Menge (man nimmt als tödliche Dosis ca. 1 mg $CN^-$/kg KG an) führt rasch zum Tod; MAK: 11 mL Gas/m$^3$ Luft. Aus oral zugeführten Cyaniden (z. B. Kaliumcyanid*) wird durch die Salzsäure im Magen B. freigesetzt. Die für Erwachsene tödl. Dosis an $CN^-$ ist in ca. 80 Bittermandeln (s. Prunus dulcis var. amara) enthalten (bei Kindern soll es schon durch 5–10 Stück zu letalen Vergiftungen gekommen sein). **Vergiftungsmechanismus:** Komplexierung des 3-wertigen Eisens in zellulären Atmungsenzymen des Organismus gleichwarmer Tiere u. des Menschen durch $CN^-$ führt zur Blockade der Atmungskette* auf der Stufe der Cytochromoxidase-$Fe^{3+}$. Die Aktivierung des Sauerstoffs für Oxidationsprozesse in der Zelle wird dadurch unterbunden; inneres Ersticken auf zellulärer Ebene als Folge. Man nimmt an, dass die Zellen trotzdem einige Zeit mit Hilfe der sog. cyanidresistenten Atmung überleben können. Am empfindlichsten reagieren die sehr stoffwechselaktiven Nervenzellen des Gehirns. **Vergiftungssymptome:** Die Blockade der Cytochromoxidase erfolgt extrem schnell. Symptome nach Inhalation von B. bereits nach wenigen Sekunden, nach peroraler Aufnahme von Cyaniden nach mehreren Minuten, nach Einnahme amygdalinhaltiger Pflanzenteile (z. B. Bittermandeln) nach 15–30 Minuten; erstes Symptom: vorübergehende verstärkte Atmung (Hyperpnoe), ausgelöst durch $O_2$-Mangel an den Chemosensoren* des Carotissinus; ferner treten Rotfärbung der Haut (da $O_2$ des Blutes nicht verwendet werden kann u. somit in erhöhter Konz. in das venöse System gelangt), Kopfschmerz, Unwohlsein, Erbrechen, Atemnot, Bewusstlosigkeit, Krämpfe u. Atemstillstand auf, infolge dessen vermutl. die Herz-Kreislauffunktion zum Erliegen kommt. **Antidot:** rasche Entgiftung von $CN^-$ im Körper (ca. 1 mg/kg KG in 1 h) durch die Umwandlung zum viel weniger giftigen Thiocyanat durch das Enzym Rhodanase (bes. in der Leber); zur Beschleunigung der Entgiftung werden als Antidote* eingesetzt: **1.** Dimethylaminophenol* (Abk. 4-DMAP) zur Umwandlung von 2-wertigem Eisen in 3-wertiges Eisen, welches Cyanid bindet, anschließend Natriumthiosulfat*; **2.** Hydroxocobalamin*, bindet direkt Cyanid-Ionen; künstl. Beatmung (cave: keine Mund-zu-Mund-Beatmung) u. Aufrechterhaltung des Kreislaufs bis die Wirkung der Antidottherapie einsetzt; **Anw.:** (med.) früher Benzaldehydcyanhydrinlösung (Aqua Amygdalarum amararum) bei Asthma u. Keuchhusten. **Acidum hydrocyanicum dilutum:** verd. Cyanwasserstoffsäure; Gehalt nach EB 2 % HCN; **Anw.:** **1.** (techn.) B. u. deren Salze werden in vielen Prozessen in Industrie u. Bergbau eingesetzt. **2.** (biol.) zur Bekämpfung von Ungeziefer u. Pflanzenschädlingen in Silos, Mühlen, Speicher u. Wohnungen; s. Schädlingsbekämpfungsmittel. Da sich das Gas an porösen od. feuchten Gegenständen leicht festsetzt, ist hierbei große Vorsicht notwendig: Lebensmittel u. offenstehende Getränke müssen vor der Begasung entfernt u. Kleider, Betten, Matratzen usw. nach der Begasung sorgfältig ausgeklopft werden. Die begasten Räume müssen mehrere Stunden lang gelüftet werden. **Hom.:** Acidum hydrocyanicum: Ursubstanz 2 %ige Blausäure mit gleichen Gewichtsteilen $H_2O$ entspricht der 2. Dezimalpotenz; höhere Verdünnungen mit 45 % Weingeist; verordnet z. B. bei Kollapszuständen.

**Blausäureglykoside:** s. Cyanglykoside.

**Blauspäne:** s. Haematoxylum campechianum (Lignum Campechianum).

**Blei:** Plumbum; Symbol Pb; CAS-Nr. 7439-92-1; $A_r$ 207.2; OZ 82; D. 11.34; Schmp. 327.43 °C; Sdp. 1751 °C; Oxidationsstufen: 2, 4; eines der schon im frühesten Altertum bekannten Metalle*; bläul. graues, weiches, dehnbares Schwermetall*; läuft an der Luft schnell mattblaugrau an u. überzieht sich mit einer dünnen Schicht von Blei(II)*-oxid (PbO); an feuchter Luft (lufthaltigem Wasser) überzieht es sich mit Bleihydroxid ($Pb(OH)_2$). Pb löst sich in starken Laugen. Von Schwefelsäure* u. Salzsäure* wird Pb nur oberflächl. angegriffen, weil das gebildete Blei(II)*-sulfat ($PbSO_4$) bzw. Blei(II)*-chlorid ($PbCl_2$) das darunter befindl. Pb passiviert; gegen verd. Schwefelsäure ist Pb das widerstandsfähigste unedle Metall. Dagegen lösen schwache org. Säuren (z. B. Essigsäure*) bei Luftzutritt Pb unter Bildung der giftigen Pb(II)-Salze; daher darf Pb nicht in Geräten verwendet werden, die mit Lebensmitteln in Kontakt kommen. Kohlensäurehaltiges Wasser löst Pb allmähl. unter Bildung von Bleihydrogencarbonat auf. **Vork.:** natürl. sehr verbreitet als Bleiglanz (PbS; s. Bleisulfid), seltener als Weißbleierz ($PbCO_3$), Rotbleierz ($PbCrO_4$), Gelbbleierz ($PbMoO_4$) u. Kupferbleiglanz ($2\,PbS \cdot Cu_2S$); $1.8 \cdot 10^{-3}$ % in der Erdkruste; **Darst.:** Rösten von Bleiglanz; **Anw.:** (techn.) Herst. von Bleiplatten für Akkumulatoren, Bleiröhren, Bleiblech, Legierungen (Letternmetall enthält neben Antimon* u. Zinn* ca. 70–90 % Pb), Tariergewichten, Bleiverglasung, Strahlungsabschirmung; **Toxikol.:** Pb u. alle Bleiverbindungen sind sehr giftig. **Metall. Pb** kann durch Reaktion mit Körperflüssigkeiten in Lsg. gehen u. so in den Organismus gelangen. Meist aber sind die Bleioxide an der Metalloberfläche für die Intoxikation verantwortlich. Bleidämpfe entstehen erst bei Temp. um den Siedepunkt (1500–1600 °C). **1.** akute Bleiintoxikation (**Saturnismus**) nach Aufnahme großer Mengen anorg. Bleiverbindungen; Symptome: v. a. Darmkoliken; ferner kommt es zu Anämie durch Schädigung der Erythrozyten, zu Schäden an Leber, Nieren u. ZNS (Bleienzephalopathie unbehandelt in 30 % der Fälle tödl.); **2.** Chron. Aufnahme von anorg. Pb (z. B. bei Schriftsetzern, Malern, Akkumulatorenarbeitern) führt u. a. zu Anämie, Dunkelfärbung des Zahnfleischrands (Bleisaum durch Bleisulfid-Einlagerung), Darmspasmen, Lähmungen an den Extremitäten, blassgrauer Hautfarbe (sog. Bleikolorit). **Org. Bleiverbindungen** (z. B. das früher als Antiklopfmittel in Autobenzinen verwendete Bleitetraethyl*) führen zu einem völlig anderen Vergiftungsbild: **1.** Im Vordergrund der akuten Intoxikation stehen Schäden am ZNS mit Erregungszuständen, epileptiformen Krämpfen u. Delirium. **2.** Als Spätschäden sind Lähmungen u. Parkinsonismus bekannt. Pb wird als 2-wertiges Element hauptsächl. im Knochen abgelagert (als schwer lösl. Bleiphosphat) u. erst im Laufe von Jahren wieder abgegeben. Bleitetraethyl (bis ca. 1 g/L Motorenbenzin) wird bei

B

der Verbrennung im Motor in $PbCl_2$ u. $PbBr_2$ umgewandelt u. größtenteils mit den Abgasen ausgestoßen. An verkehrsreichen Stellen wurden bis 20 µg $Pb/m^3$ Luft gemessen (MIK* Pb: 3/1.5 µg/$m^3$ Luft pro Tag/Jahr). Erhöhte Bleigehalte der Pflanzen u. des Erdreichs findet man etwa bis zu 30 m von der Straße entfernt. MAK*: 0.1 mg/$m^3$ Luft. **Nachw.:** **1.** Bleiverbindungen: **a)** Schwefelwasserstoff* ($H_2S$) fällt aus der Lsg. schwarzes Bleisulfid (PbS); Niederschlag unlösl. in Säuren u. Alkalisulfiden. **b)** Alkalilauge fällt weißes Bleihydroxid ($Pb(OH)_2$); Niederschlag lösl. im Überschuss des Fällungsmittels. **c)** Schwefelsäure* fällt weißes Blei(II)-sulfat ($PbSO_4$); Niederschlag lösl. in Alkalilauge od. bas. Ammoniumtartrat. **d)** Kaliumiodid* fällt zitronengelbes Blei(II)*-iodid ($PbI_2$). **e)** Kaliumchromat* fällt gelbes Bleichromat* ($PbCrO_4$); Niederschlag lösl. in Natronlauge u. Salpetersäure. **f)** Mit Natriumcarbonat* auf Kohle geglüht, liefern die Bleisalze duktile Bleikörnchen u. einen gelben Beschlag von Blei(II)*-oxid (PbO). **2.** Gehaltsbestimmung von Bleiverbindungen: **a)** komplexometr. mit Edetinsäure* (EDTA) gegen Xylenolorange bei pH 5.5–6.0; **b)** amperometr. Titration mit Kaliumchromatlösung; **c)** Atomabsorptionsspektroskopie* z. B. nach Komplexierung mit Ammoniumpyrrolidincarbodithioat (Grenzprüfung auf Blei in Zuckern nach Ph.Eur.6). **Hom.:** Plumbum metallicum (HAB): Konstitutionsmittel*, verordnet z. B. bei starken Magen-Darm-Koliken, Neuritiden, Muskelatrophie u. -lähmung, degenerativen Nervenerkrankungen, Anämie, Sklerose.

**Blei(II)-acetat:** Plumbi acetas, Plumbum acetas, Acetum plumbicum, Plumbum (hydrico-)aceticum, Saccharum Saturni; essigsaures Blei, Bleizucker; CAS-Nr. 6080-56-4; $Pb(CH_3COO)_2 \cdot 3\,H_2O$; $M_r$ 379.34; D. 2.5; Schmp. 75 °C; farblose, verwitternde Kristalle od. weiße, giftige, süßl. schmeckende, wasserlösl. monokline Kristalle; leicht lösl. in Wasser sowie in 28 T. Ethanol; **Darst.:** Auflösen von Blei(II)*-oxid (PbO) in warmer Essigsäure; **Off.:** DAB, ÖAB; die frühere med. Anw. äußerl. als entzündungswidriges Mittel, zu Augenwässern u. Umschlägen sowie innerl. als Adstringens u. Hämostatikum bei Magen- u. Darmblutungen u. Diarrhö ist obsolet. **Blei(II)-acetat-Lösung:** Plumbum hydrico-aceticum solutum; Reagenz Ph.Eur.6; 9.5 g Blei(II)-acetat/100 mL kohlenstoffdioxidfreies Wasser; **Anw.:** Fällungsmittel bei versch. Drogen, zur Reinheitsprüfung von Verbandwatte aus Viskose. **Basische Blei(II)-acetat-Lösung:** Plumbum aceticum basicum solutum, Reagenz Ph.Eur.6; 40.0 g Blei(II)-acetat/90 mL kohlenstoffdioxidfreies Wasser; die Lsg. wird mit 40 %iger NaOH-Lsg. auf pH 7.5 eingestellt; enthält ca. 17 % Blei als Acetat. **Liquor Plumbi subacetici:** DAB; Plumbum subaceticum solutum, Acetum plumbicum; Bleisubacetat, Bleiessig; wässrige Lsg. von bas. B. ($Pb(CH_3COO)OH$ od. $Pb(CH_3COO)_2 \cdot 2\,Pb(OH)_2$); D. 1.232–1.237; klare, farblose Flüss.; Gehalt ca. 25 % $Pb(CH_3COO)OH$, entspricht 18–19 % Pb. **Zuber.:** 3 T. B. werden mit 1 T. PbO verrieben u. das Gemisch in einem verschlossenen Gefäß mit Wasser unter häufigem Umschütteln 1 Woche stehengelassen, bis es gleichmäßig weiß od. rötl. weiß geworden u. nur noch ein geringer Bodensatz vorhanden ist; man lässt absetzen u. filtriert. Die frühere med. Anw. als mildes Adstringens ist obsolet. **Hom.:** Plumbum aceticum: s. Blei.

**Bleiacetat-Lösung, weingeistige:** Zusammensetzung: DAB6, Lsg. von 1 T. Blei(II)*-acetat in 29 T. Ethanol (30–40 °C); ÖAB 90 nennt eine entsprechende Lsg. der Konz. 0.1 mol/L in 90 %igem Ethanol; in modernen Pharmakopöen nicht mehr aufgeführt; **Anw.:** Reagenz; Nachweis von Schwefelwasserstoff u. Mercaptanen.

**Bleiarsenat:** s. Arsenintoxikation.

**Bleiborat:** Plumbum boricum; Bleimetaborat, borsaures Blei; CAS-Nr. 35498-15-8; $Pb_xB(OH)_3$; weißes Pulver, lösl. in Wasser, verd. Salpetersäure u. siedender Essigsäure; **Anw.:** (techn.) Trocknungsmittel für Firnisse u. Ölfarben (Bleisikkativ), Aufschlussmittel für Siliciumcarbid*.

**Blei, borsaures:** s. Bleiborat.

**Bleicarbonat, basisches:** Plumbum (hydrico-)carbonicum, Plumbum subcarbonicum, Plumbum aeratum, Plumbi carbonas, Plumbi subcarbonas; Bleisubcarbonat, Bleiweiß, Kremserweiß, Hydrocerusit, Cerussa; CAS-Nr. 1319-46-6; Zusammensetzung annähernd $2\,PbCO_3 \cdot Pb(OH)_2$; $M_r$ 775.67; weißes, schweres Pulver od. weiße, leicht zerreibbare Stücke, unlösl. in Wasser, lösl. in verd. Salpetersäure u. Essigsäure; Zers. oberhalb 400 °C; **Anw.:** **1.** (techn.) Malerfarbe, mit 20 %, 40 % u. 60 % Schwerspat (s. Bariumsulfat) verschnitten; nach Gefahrstoffverordnung* (Anhang IV) nur noch zur Restaurierung histor. Kunstwerke u. Gebäude; **2.** (med.) obsolet, früher als Antiseptikum in Form von Pudern, Salben (Unguentum Cerussae), Pflastern.

**Bleicherde:** s. Fullererde.

**Bleichkalk:** s. Chlorkalk.

**Bleichlauge:** **1.** nach Javelle: Liquor Kalii hypochlorosi; s. Kaliumhypochlorit; **2.** nach Labarraque: Liquor Natrii hypochlorosi; s. Natriumhypochlorit.

**Blei(II)-chlorid:** Plumbum chloratum; Chlorblei, Hornsalz; CAS-Nr. 7758-95-4; $PbCl_2$; $M_r$ 278.12; D. 5.85; Schmp. 501 °C; Sdp. 950 °C; weißes, krist. Pulver, wenig lösl. in kaltem Wasser, lösl. in heißem Wasser u. in konz. Salzsäure unter Bildung von Chloroplumbaten; **Darst.:** Fällen aus Bleisalzlösung mit verd. Salzsäure*; **Anw.:** (techn.) Flussmittel, Edukt zur Herst. von Bleichromat*, früher Herst. von Malerfarben.

**Bleichpulver:** s. Calciumhypochlorit.

**Bleichromat:** Plumbum chromicum; chromsaures Blei; CAS-Nr. 7758-97-6; $PbCrO_4$ (Chromgelb, Pariser Gelb, Neugelb); $M_r$ 323.18; Schmp. 844 °C; sehr schwer lösl. in Wasser, lösl. in konz. Laugen; $PbCrO_4 \cdot x\,PbO$ (Plumbum chromicum basicum; basisches Bleichromat, Chromrot, Pariser Rot, Wiener Rot, Chromzinnober); **Vork.:** natürl. als Krokoit; **Anw.:** (techn.) Indikator (Tropäolin* OO); Malerfarbe, heute weitgehend obsolet.

**Blei, chromsaures:** s. Bleichromat.

**Bleichsoda:** Gemisch aus Natriumcarbonat*, Natriumsilicat*, Phosphorsalzen u. Schaumbildnern; **Wirk.:** Enthärtung des Wassers u. Adsorption von Eisen- u. Mangansalzen, so dass diese sich nicht mehr auf den Wäschefasern niederschlagen u. sie verfärben können.

**Bleichwasser:** **1.** Eau de Javelle; s. Kaliumhypochlorit; **2.** Eau de Labarraque; s. Natriumhypochlorit.

**Blei(II)-cyanid:** Plumbum cyanatum; Cyanblei; $Pb(CN)_2$; $M_r$ 259.22; weißes Pulver, wenig lösl. in Wasser, lösl. in Ammoniumsalzlösungen; **Anw.:** (techn.) Galvanotechnik; die Anw. als Insektizid* ist obsolet.

**Bleidioxid:** s. Blei(IV)-oxid.

**Bleiessig:** s. Blei(II)-acetat (Liquor Plumbi subacetici).

**Blei, essigsaures:** s. Blei(II)-acetat.

**Blei, gerbsaures:** s. Bleitannat.

**Bleiglätte:** s. Blei(II)-oxid.

**Bleiglanz:** s. Bleisulfid.

**Bleiintoxikation:** s. Blei (Toxikol.).

**Blei(II)-iodid:** Plumbum iodatum, Plumbi iodidum; Iodblei; $PbI_2$; $M_r$ 461.05; D. 6.16; Schmp. 402 °C; Sdp. 954 °C; goldgelbes, schweres Pulver, fast unlösl. in Wasser, lösl. in Alkalilaugen u. in Kaliumiodidlösung (unter Bildung von Triiodoplumbat-Ionen); zeigt Thermochromie (Rotfärbung bei Erhitzen); **Anw.:** **1.** (techn.) Bronzieren, Drucktechnik; **2.** (med.) früher bei Syphilis u. Drüsenschwellungen (obsolet).

**Bleikristallglas:** s. Glas.

**Bleimanganat:** Plumbum manganicum; $PbMnO_4$; **Darst.:** Schmelzen eines Gemischs von Mangandioxid* u. Blei(II)*-nitrat; **Anw.:** Sikkativ*, Oxidationsmittel.

**Bleimetaborat:** s. Bleiborat.

**Bleimonoxid:** s. Blei(II)-oxid.

**Blei(II)-nitrat:** Plumbum nitricum; salpetersaures Blei; CAS-Nr. 10099-74-8; $Pb(NO_3)_2$; $M_r$ 331.2; Schmp. 470 °C; bei höheren Temp. Zers. in $NO_2$, Sauerstoff u. Blei(II)*-oxid (PbO); weißes, krist. Pulver, leicht lösl. in Wasser, wenig lösl. in Ethanol; **Anw.:** **1.** Reagenz Ph.Eur.6; Urtiter in der Komplexbildungstitration*; **2.** (techn.) Perlmuttpigmente, Pyrotechnik; **Toxikol.:** B. ist toxisch u. als krebserregend (Kategorie 3 der KEF*-Gefahrstoffe) eingestuft; kann über die Haut resorbiert werden.

**Blei(II)-orthoplumbat:** s. Mennige.

**Blei(II)-oxid:** Plumbum oxydatum, Plumbi monoxidum, Plumbi oxidum, Plumbicum subfusum, Lithargyrum; Bleimonoxid, Bleiglätte, Silberglätte, Goldglätte; CAS-Nr. 1317-36-8; PbO; $M_r$ 223.22; D. 9.5; Schmp. 888 °C; Sdp. 1470 °C; schweres, gelbes bis rötl. Pulver, lösl. in verd. Salpetersäure, heißer Salzsäure u. Essigsäure, prakt. unlösl. in Wasser u. Ethanol; **Darst.:** Oxidation von geschmolzenem Blei* unter Luftzuführung; PbO kommt in 2 Modifikationen vor, deren Umwandlungspunkt bei 488 °C liegt; unterhalb dieser Temp. resultiert die rote α-, oberhalb dieser Temp. die gelbe β-Modifikation (Massicot); letztere wird auch durch Erwärmen von Bleicarbonat u. Bleinitrat erhalten. **Anw.:** **1.** (techn.) Keramik-, Glas- u. Porzellanindustrie; **2.** (med.) obsolet; früher zur Herst. von Pflastern, Salben.

**Blei(II,IV)-oxid:** s. Mennige.

**Blei(IV)-oxid:** Plumbum dioxydatum, Plumbum peroxydatum; Bleidioxid, Bleiperoxid; CAS-Nr. 1309-60-0; $PbO_2$; $M_r$ 293.2; schwarzbraunes, stark oxidierendes Pulver, unlösl. in Wasser, lösl. in Säuren; therm. Zers. oberhalb 290 °C; kommt in 5 Modifikationen vor, bei Raumtemperatur stabil ist die tetragonale β-Form; **Vork.:** natürl. als Plattnerit; **Darst.:** anodische Oxidation od. Chloroxidation; Hydrolyse von Bleitetraacetat; **Anw.:** (techn.) Oxidationsmittel, in der Analyse, zus. mit Phosphor* als Reibemasse für Zündhölzer.

**Bleioxid, rotes:** s. Mennige.

**Bleioxychlorid:** s. Plumbum chloratum basicum.

**Bleiperoxid:** s. Blei(IV)-oxid.

**Bleipflaster:** s. Emplastrum Plumbi.

**Blei, pyrophores:** äußerst fein verteiltes Blei*, das sich schon bei Raumtemperatur an der Luft von selbst entzündet; Nickel* (Raney*-Nickel), Eisen* u. einige andere Metalle* haben diese Eigenschaft ebenfalls (pyrophore Metalle).

**Bleirot:** s. Mennige.

**Blei, salpetersaures:** s. Blei(II)-nitrat.

**Bleisaum:** s. Blei (Toxikol.).

**Blei, schwefelsaures:** s. Blei(II)-sulfat.

**Bleisikkativ:** s. Bleiborat.

**Bleistearat:** Plumbum stearinicum, stearinsaures Blei; $Pb(C_{18}H_{35}O_2)_2$; $M_r$ 774.2; weißes Pulver; unlösl. in Wasser, wenig lösl. in Ethanol, lösl. in heißem Benzol; **Anw.:** **1.** (techn.) als Schmiermittelzusatz; **2.** (med.) obsolet aufgrund der Nutzen-Risiko-Beurteilung für Bleiverbindungen u. aus Umweltschutzgründen; früher äußerl. in Streupulvern u. Salben bei Intertrigo u. nässenden Ekzemen.

**Blei, stearinsaures:** s. Bleistearat.

**Bleisubacetat:** s. Blei(II)-acetat (Liquor Plumbi subacetici).

**Bleisubcarbonat:** s. Bleicarbonat, basisches.

**Blei(II)-sulfat:** Plumbum sulfuricum; Plumbosulfat, schwefelsaures Blei, Bleivitriol; CAS-Nr. 7446-14-2; $PbSO_4$; $M_r$ 303.27; D. 6.35; Schmp. 1170 °C; weißes Pulver, prakt. unlösl. in Wasser, lösl. in konz. Mineralsäuren u. konz. Alkalilaugen; **Vork.:** natürl. als Anglesit (Rotbleierz, Vitriolbleierz); **Anw.:** (techn.) Herst. von Malerfarben u. Leinölfirnis.

**Bleisulfid:** Plumbum sulfuratum; Schwefelblei; CAS-Nr. 1314-87-0; PbS; $M_r$ 239.3; Schmp. 1112 °C; Sublimation bei 1281 °C; schwarzes Pulver; prakt. unlösl. in Wasser, lösl. in Salpetersäure u. heißer konz. Salzsäure; **Vork.:** natürl. als Bleiglanz (Galenit); **Darst.:** Fällen von PbS mit Schwefelwasserstoff* (s. Blei, Nachw.); **Anw.:** (techn.) in der Keramik- u. Kautschukindustrie als Vulkanisationsbeschleuniger, in der Astronomie (Infrarotdetektor-Technik). **Hom.:** Galenit (HAB): natürl. vorkommendes Mineral mit mind. 95 % PbS.

**Bleitannat:** Plumbum tannicum, Plumbum gallotannicum, gerbsaures Blei; bräunl. graues, amorphes Pulver; sehr schwer lösl. in Wasser u. Ethanol; die frühere med. Anw. als Adstringens* u. Antiseptikum* in Form von Puder u. Salben bei brandigen Geschwüren u. Dekubitus ist aufgrund der Nutzen-Risiko-Beurteilung für Bleiverbindungen u. aus Umweltschutzgründen obsolet.

**Bleitetraethyl:** Tetraethylblei; $(C_2H_5)_4Pb$; $M_r$ 323.5; farblose, ölige, brennbare Flüss., unlösl. in Wasser, lösl. in Ethanol, Ether, Aceton, Benzol; **Anw.:**

(techn.) früher Antiklopfmittel* für Treibstoffe, Benzin*; **Toxikol.:** sehr tox.; s. Blei.

**Bleithiosulfat:** Plumbum thiosulfuricum, Plumbum sulfurosum; unterschwefligsaures Blei; $PbS_2O_3$; weißes Pulver, sehr schwer lösl. in Wasser; **Darst.:** Fällung von Bleiacetatlösung mit einer Natriumthiosulfatlösung.

**Blei, unterschwefligsaures:** s. Bleithiosulfat.

**Bleivitriol:** s. Blei(II)-sulfat.

**Bleiweiß:** s. Bleicarbonat, basisches.

**Bleiwurz:** s. Plumbago europaea.

**Bleizucker:** s. Blei(II)-acetat.

**Blennorrhö:** **1.** (allg.) schleimige od. eitrige Schleimhautabsonderung; **2.** (ophthalmolog.) schleimige od. eitrige Bindehautentzündung (Ophthalmoblennorrhö); vgl. Konjunktivitis.

**Bleomycin (INN):** Bleomycini sulfas Ph.Eur.; CAS-Nr. 11056-06-7; Glykopeptidgemisch aus Kulturen von Streptomyces verticillus od. gleiche, auf anderem Wege hergestellte Verb.; enthält 50–70 % Bleomycin A2 u. 20–30 % Bleomycin B2; weißes, stark hygroskop. Pulver; sehr leicht lösl. in Wasser, Methanol, schwer lösl. in Ethanol, fast unlösl. in Aceton, Ethylacetat, Butylacetat, Ether; Antibiotikum; Zytostatikum*; **Wirk.:** Antineoplastikum; antibiot. u. zytotox. Wirk. durch spezif. Bindung an DNA, die zu DNA-Fragmentierung u. Strangbruch führt; **Ind.:** Hodentumoren, Hodgkin- u. Non-Hodgkin-Lymphome, maligne Pleuraergüsse; **Kontraind.:** Schwangerschaft; **UAW:** gelegentl. interstitielle plasmazelluläre Pneumonie, Stomatitis, hohes Fieber, schwere Überempfindlichkeitsreaktionen u. a.; HWZ 1.5–2.5 h. Gebräuchl. ist auch Bleomycinsulfat (Ph.Eur.6).

**Blepharitis:** Entzündung* der Lidränder inf. mechan. Reizung (Rauch, Staub), Seborrhö od. bakt. Besiedlung (meist Staphylokokken); **Ther.:** je nach Urs. Vermeiden der Exposition (Schutzbrille), Schuppenentfernung, desinfizierende Augensalben*, ggf. lokal Antibiotika*.

**Blepharoplast:** s. Basalkörper.

**Bleu Suisse:** s. Schweizer Blau.

**Blighia sapida König:** Akeepflaume; Fam. Sapindaceae; Tropen, Subtropen, kultiviert in Westindien; **Inhaltsst.:** in den unreifen Früchten hypoglykäm. wirkende Aminosäuren (mit Cyclopropanring) wie Hypoglycin A u. B.

**Blinddarm:** Caecum, Zäkum; unterhalb der Einmündung des Dünndarms gelegener, ca. 7 cm langer blinder Anfangsteil des Dickdarms; **Blinddarmentzündung:** med. Typhlitis*, umgangssprachl. (nicht korrekt) für die Entzündung des Wurmfortsatzes (Appendizitis*) gebraucht.

**Blindheit:** i. e. S. angeborenes od. erworbenes völliges Fehlen des Sehvermögens (Amaurose*); i. w. S. starke Sehschwäche od. hochgradige Gesichtsfeldeinschränkung, durch die sich Personen in unvertrauter Umgebung nicht zurechtfinden; häufigste Urs. erworbener B.: senile Makuladegeneration*, Glaukom*, diabet. Retinopathie u. a. retinale Gefäßerkrankungen.

**Blindstudie:** s. Verblindung.

**Blindversuch:** s. Verblindung.

**Blister:** Durchdrückpackung; tiefgezogene Kunststoff- (PVC- od. Polystyrol-) od. Aluminiumverbundfolien (Formteile*, Tiefziehen*), die nach Einfüllen des Packgutes mit einer auf der Innenseite mit einem Heißsiegellack versehenen Aluminiumabdeckfolie versiegelt werden (s. Heißsiegeln). Für jede Arzneimitteleinheit ist ein eigener Napf vorhanden, der bei perforierten Formteilen als Einzeldosis abgetrennt werden kann (s. Abb.); sind in der zu verpackenden Arzneiform (Tabletten, Dragees, Kapseln) feuchtigkeitsempfindl. Wirkstoffe enthalten, kommen wasserdampfdichte Verbundfolien* (aus PVC/Polyvinylidenchlorid, PVC/Polychlortrifluorethylen od. mit Polypropylen beschichtete Aluminiumfolie) zum Einsatz.

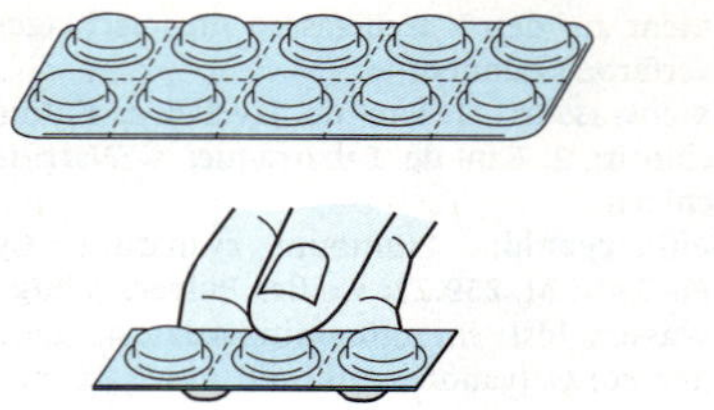

Blister

**Blockcopolymere:** Copolymere, bei denen durch eine blockweise Sequenzierung der Monomere die Eigenschaften gezielt gesteuert werden. Monomerauswahl, Blockstruktur, -länge u. Polymerisationsgrad bestimmen weitgehend Art u. Geschwindigkeit der Freisetzung eines eingebetteten Pharmakons. Durch den Einbau spezif. Domänen können Stabilitätsprobleme gelöst werden, z. B. Triblockpolymere wie Copoly(L-Milchsäure-Oxyethylen-$\beta$-L-Milchsäure) mit hydrophilen Bezirken zum Schutz labiler Proteine. Vgl. Polymere.

**blocked metabolism:** wichtiges radiopharmazeut. Konzept, bei dem durch chem. Veränderung eines Substrats dessen Stoffwechselweg an einer genau definierten Stelle unterbrochen ist; die grundsätzl. Bedeutung des b. m. liegt darin, dass bei einer PET*-Messung primär ein physik. Messsignal registriert wird, die Zuordnung zu einem definierten Stoffwechselprozess jedoch erst auf Basis eines präzisen biochem. Konzepts des Tracers* erfolgen kann. Außerdem muss die radioaktive Substanz akkumulieren, damit sich das PET-Messsignal vom umgebenden Gewebeuntergrund abhebt. Zu einer Akkumulation kommt es, wenn die betreffende Substanz an einer Stelle des Stoffwechselwegs im Gewebe gebunden wird (sog. metabolic trapping). Bei Substanzen mit einer durchgehend metabol. Umsetzung (z. B. Glucose) ist ein metabol. analoges Substrat mit dem Konzept des b. m.

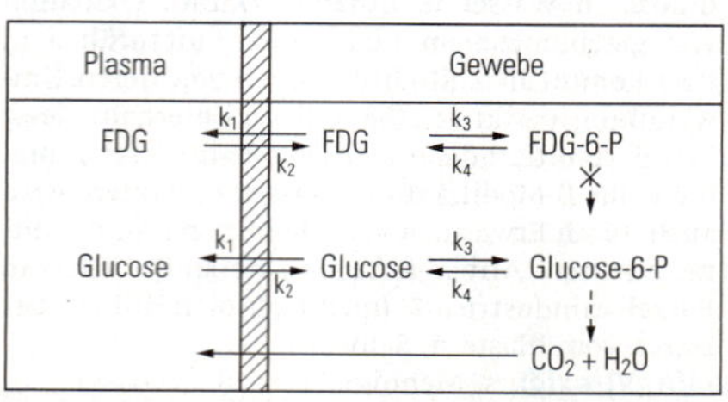


**blocked metabolism:** $k_1$–$k_4$: Reaktionsgeschwindigkeitskonstanten

einzusetzen, damit die für eine metabol. Aussage notwendige Akkumulation auftritt. **Beispiel:** Messung des Glucosestoffwechsels mit PET* u. 2-FDG (s. [$^{18}$F]Fludesoxyglucose-Injektionslösung), bei der die OH-Gruppe der Glucose durch ein $^{18}$F-Atom ersetzt ist; das Substrat wird wie Glucose in die Zelle transportiert u. von der Hexokinase zum 6-Phosphat umgesetzt. Alle weiteren Schritte der Glykolyse sind blockiert (s. Abb.). Die dadurch verursachte Akkumulation des Substrats reflektiert qualitativ u. quantitativ den zur Deckung des zellulären Energiebedarfs ablaufenden Glucosestoffwechsel.

**Bloom:** Bloomwert, Bloomgramm, Bloomgrad; Maß für die Festigkeit von Gelatinegallerten; wichtiges Qualitätsmerkmal; ermittelt wird mit dem Gelometer (nach Bloom) das Gewicht für eine definierte Eindringtiefe (4 mm). Der Wert von 1 Bloom entspricht jener Kraft, die über einen Stempel von 0.5 Zoll (12.7 mm) Durchmesser u. bei ebener Unterfläche aufgebracht werden muss, damit dieser Stempel 4 mm tief in ein 6.67 %iges thermostatisiertes Gelatinegel bei 21 °C eindringen kann. Das verwendete Standardgel wird aus lufttrockener Gelatine hergestellt u. vor der Messung durch 18 h Stehen bei 10 °C gealtert.

**Blot:** Übertragung von Protein- od. DNA-Banden eines Elektrophoresegels (s. Gelelektrophorese) auf eine haltbare Membran (z. B. aus Cellulosenitrat* od. Nylon*) zur Konservierung, weiteren Untersuchung od. Identifizierung der Banden; **Methode:** Zur Durchführung wird ein Sandwich aus Gel, Membran u. saugfähigem Papier hergestellt. Je nach treibender Kraft der Bewegung der Banden wird unterschieden in Kapillarblot (Flüssigkeitsstrom aus Reservoir in saugfähiges Material), Vakuumblot (wie Kapillarblot, aber durch Anlegen eines Vakuums beschleunigt) u. Elektroblot (die geladenen Banden werden in einer Blotkammer* einem Stromfluss ausgesetzt). **Formen:** z. B. Western*-Blotting-Methode, Northern*-Blotting-Methode, Southern*-Blotting-Methode.

**Blotkammer:** Elektrophoresezelle, mit der durch Anlegen von Spannung in einer Elektrolytlösung ein Blot* durchgeführt wird (s. Elektrophorese).

**Blühhormon:** s. Florigen.

**Blüte** (gr. anthos; lat. flos): terminaler Sporophyllstand bei Spermatophytina* (Anthophyta); ein gestauchter Spross (Kurztrieb) mit metamorphosierten Blättern*, welcher der geschlechtl. Fortpflanzung dient, getragen vom Blütenstiel, der am Ende zum Blütenboden etwas verdickt ist (Receptaculum*); Blütendrogen: s. Flores; vgl. Blütenstand; Bau u. Systematik: s. Abb.; **Blütenteile: I. Perianth:** Blütenhülle; aus Kelchblättern (Sepalen) u. Blüten- (Kron-)blättern (Petalen) od. aus gleichartigen Perigonblättern (Tepalen) bestehend; **1.** doppeltes (heterochlamydeisches) Perianth: Blütenhülle deutl. in Kelch- u. Blütenblätter differenziert; **a) Korolle** (Korolla, Corolla): Blumenkrone, Gesamtheit der Blütenblätter; **b) Calyx:** Kelch, Gesamtheit der Kelchblätter (meist grün); **2.** einfaches (homochlamydeisches) Perianth: Blütenhülle nicht deutl. in Kelch- u. Blütenblätter differenziert, sondern aus gleichartigen Perigonblättern bestehend; **Perigon:** Gesamtheit der Perigonblät-

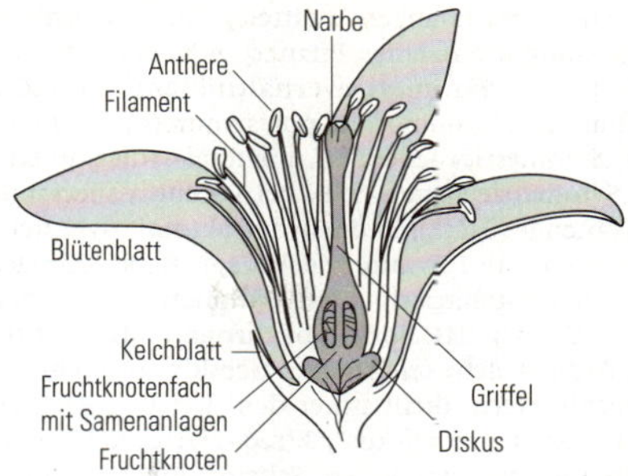


**Blüte:** Schema am Beispiel einer Orangenblüte [11]

ter; **3.** nach Form der Blütenblätter: **a)** Blütenblätter (bzw. Kelchblätter od. Perigonblätter) frei: choripetale (bzw. chorisepale od. choritepale) Blüte; **b)** Blütenblätter (bzw. Kelchblätter od. Perigonblätter) verwachsen: sympetale (bzw. synsepale od. syntepale) Blüte; **c)** Blütenblätter (bzw. Kelchblätter od. Perigonblätter) fehlend: apetale (bzw. asepale od. atepale) Blüte; **d)** Blütenhülle fehlend: nackte od. achlamydeische Blüte; **II. Androeceum:** Gesamtheit der Staubblätter (Stamina); **1.** Staubblatt (Stamen): das männl. Mikrosporophyll bestehend aus Filament (Staubfaden) u. Anthere (Staubbeutel), welche sich aus dem Konnektiv (dem sterilen Mittelstück) u. aus den sich zu beiden Seiten desselben befindl. Staubbeutelfächern (Theka, Theken) zusammensetzt. Die Theken bestehen aus je 2 Blütenstaub- od. Pollensäcken, die die Pollenkörner* (Blütenstaubkörner) enthalten; **2.** Pollen* (Blütenstaub): Gesamtheit der Pollenkörner; **3.** Staminodium: unfruchtbares (steriles) Staubblatt; häufig umgewandelt zu korollblattartigen Gebilden (z. B. bei Zingiberaceae*) od. Nektarien* (Honigsaft abgebende Organe); **III. Gynoeceum:** Gesamtheit der Fruchtblätter (Karpelle); **1. Fruchtblatt** (Karpell): das weibl. Makrosporophyll; Fruchtblätter offen bei nacktsamigen Pflanzen (Gymnospermae*), Fruchtblätter geschlossen (zu Fruchtknoten verwachsen) bei bedecktsamigen Pflanzen (Angiospermae*); jedes Fruchtblatt entwickelt sich zu einem Fruchtknoten (z. B. Ranunculaceae*): apokarp; Fruchtblätter miteinander verwachsen: synkarp; **2. Stempel** (Pistillum): die verwachsenen Fruchtblätter bestehend aus Fruchtknoten (Ovarium), Griffel (Stylus, Stilus) u. Narbe (Stigma); **3.** der **Fruchtknoten** enthält die Samenanlagen*; seiner Stellung nach ist er oberständig (hypogyn), unterständig (epigyn), d. h. von der Blütenachse umwachsen, od. mittelständig (perigyn), d. h. im schüssel- od. becherförmigen Blütenboden frei stehend. **Blütenformen: I. nach Geschlecht: 1.** Zwitterblüten enthalten Staub- u. Fruchtblätter; **2.** eingeschlechtige Blüten enthalten nur Staub- od. nur Fruchtblätter u. werden daher als männl. od. als weibl. Blüten bezeichnet; nach dem Auftreten der Blüten auf den Pflanzen Unterscheidung in **a)** einhäusige (monözische) Pflanzen: männl. u. weibl. Blüten auf einer Pflanze, z. B. bei Betula; **b)** zweihäusige (diözische) Pflanzen: männl. u. weibl. Blüten auf versch. Pflanzen, z. B. bei Salix od. Cannabaceae;

B

**3.** polygame Pflanzen: zwitterige u. eingeschlechtige Blüten auf einer Pflanze, z. B. bei Asterales; **II. nach Symmetrieverhältnissen: 1.** radiär (strahlig, aktinomorph, polysymmetr.): mehr als 2 Symmetrieebenen; **2.** bilateral (disymmetr.): 2 Symmetrieebenen, z. B. bei Dicentra spectabilis (Tränendes Herz); **3.** dorsiventral (monosymmetr., zygomorph): 1 Symmetrieebene, z. B. bei Lamiaceae; **4.** asymmetrisch: ohne Symmetrieebene, z. B. bei Canna; **III. Sonderbildungen der Blüte: 1.** Außenkelch: kelchartiges Gebilde aus mehreren Hochblättern, dicht unter dem Kelch; **2.** Drüsen- od. Nektarring: Diskus*; **3.** reduzierter Kelch: Pappus*; **4.** Zungenblüte* u. Scheibenblüte* (Röhrenblüte*): s. Asteraceae, Abb. dort; **5.** Schmetterlingsblüte: besteht aus einer Fahne, 2 Flügeln, einem Schiffchen (aus 2 Schiffchenblättern bestehend); charakterist. für Fabaceae*; **6.** Lippenblüte: einlippig (nur mit Unterlippe) od. zweilippig (mit Ober- u. Unterlippe), charakterist. für Lamiaceae*; **7.** Rachenblüte: charakterist. für Scrophulariaceae.

**Blüte, achlamydeische:** (bot.) Blüte ohne Blütenhülle; s. Blüte (Blütenteile).

**Blütenboden:** s. Blüte.

**Blütendiagramm:** Blütengrundriss; schemat. Zeichnung eines Blütenknospen-Querschnitts (s. Abb.).

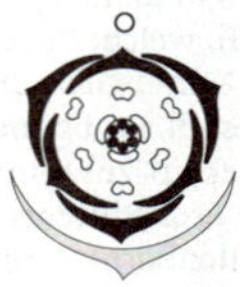

**Blütendiagramm:** Liliaceenblüte als Beispiel

**Blütenformel:** (bot.) kurze, zahlenmäßige Angabe der Blütenverhältnisse (s. Tab.), wobei K = Kelch, C = Korolle, P = Perigon, A = Androeceum*, G = Gynoeceum (s. Blüte, Blütenteile) gilt; die Zahl gibt die Anzahl der Glieder an, bei wirteligen Blüten für jeden Wirtel getrennt.

**Blütenformel**
Erläuterung der wichtigsten Symbole und Beispiele

| Symbol | Position | Bedeutung |
|---|---|---|
| ∞ | | starke Vermehrung der Glieder (unbestimmte Anzahl) |
| () | um die Zahl | Verwachsung der Glieder |
| _ | unter der Zahl der Fruchtblätter | oberständiger Fruchtknoten |
| ‾ | über der Zahl der Fruchtblätter | unterständiger Fruchtknoten |
| * | | radiäre Blüte (radiärsymmetrisch) |
| ↓ | | zygomorphe Blüte (monosymmetrisch) |
| Beispiele: | $*P3+3A3+3G(\bar{3})$: | Galanthus |
| | $\downarrow K(5)C(5)A4G(\underline{2})$: | Lamium |
| | $*K5+C5A\infty G\underline{\infty}$: | Ranunculus |

**Blütengrundriss:** s. Blütendiagramm.

**Blütenkorb:** s. Blütenstand.

**Blütenöl-Extraktionsverfahren:** s. Enfleurage.

**Blütenpollen:** s. Pollen.

**Blütenscheide:** s. Spatha.

**Blütenstand:** Infloreszenz; Teil des Sprosses, wo die Blüten* nicht einzeln in den Achseln von Laubblättern, sondern mehrere od. viele Blüten einzeln od. in Gruppen in den Achseln von Hochblättern (Brakteen) in bestimmter Anordnung vorhanden sind; **A.** Hauptachse des B. stets die Seitenachsen übergipfelnd (**razemöse** Verzweigung): **1. traubige** B.: **a)** Traube (lat. racemus): Blüten einzeln, gestielt; **b)** Rispe: Nebenachsen der Trauben wiederum Trauben (od. Rispen); **c)** Ähre (Spica): einfache Ähre: Blüten einzeln, sehr kurz- od. ungestielt; zusammengesetzte Ähre: anstelle jeder Blüte wiederum eine kleine Ähre (Ährchen); **d)** Kolben: Ähre mit fleischiger Hauptachse; **e)** Kätzchen: Ähre mit unscheinbaren Blüten, fällt als Ganzes später ab; **2. doldige** B.: a) einfache Dolde: Haupt- u. Nebenachsen gleich lang; die gestielten Blüten entspringen einem Punkt (Spirre: Dolde, bei der die äußeren Blüten die inneren überragen); **b)** zusammengesetzte Dolde: jede Nebenachse trägt wiederum eine Dolde; **c)** Köpfchen: zahlreiche kurz- od. ungestielte Blüten auf der Hauptachse; **d)** Blütenkorb: Köpfchen mit verbreitertem Kopf der Hauptachse u. von Hüllblättern (Hüllkelch; s. Asteraceae, Abb. dort) umgeben; vgl. Pseudanthium. **B.** Seitenachsen die Hauptachse übergipfelnd: **trugdoldige** B. (**zymöse** Verzweigung): **1.** Pleiochasium (Trugdolde): unter der Endblüte der Hauptachse mehrere Nebenachsen auf gleicher Höhe entspringend, diese sich wiederholt wie die Hauptachse verzweigend; **2.** Dichasium (zweigliedrige Trugdolde): 2 Nebenachsen von der Hauptachse auf gleicher Höhe abgehend, diese sich wiederum mit 2 Nebenachsen auf gleicher Höhe verzweigend; **3.** Monochasium: von der Hauptachse nur eine Nebenachse abgehend, von dieser immer wieder eine andere abgehend. **a)** Wickel: Nebenachsen zweigen abwechselnd nach rechts u. links ab; **b)** Schraubel: Nebenachsen zweigen stets nur nach einer Seite ab.

**Blütenstaub:** s. Pollen.

**Blüte, sympetale:** s. Blüte (Blütenteile).

**Blumenesche:** s. Fraxinus ornus.

**Blumenrohr:** s. Canna edulis.

**Blut:** Sanguis; in den Blutgefäßen zirkulierende Körperflüssigkeit; die normale Blutmenge des Erwachsenen beträgt ca. 1/12 des Körpergewichts, bei einem 70 kg schweren Menschen also ca. 5–6 L; pH 7.41; Temp. 37 °C; kolloidosmot. Druck des Serums bei 37 °C ca. 2.7–4.7 kPa (20.6–35 mm Hg); D. 1.057; Gefrierpunkterniedrigung 0.56 °C; **Funktion:** Versorgung des Gewebes mit Sauerstoff u. Nährstoffen, Abtransport von Kohlenstoffdioxid* u. Stoffwechselprodukten, Wärmeregulation, Verteilung von Enzymen, Hormonen; **Best.: 1. Blutplasma:** ca. 55 % des Gesamtblutvolumens; enthält **a)** Proteine (7–8 %): Albumine* (60–80 %), Globuline* (20–40 %) u. Fibrinogen* (ca. 4 %); Aufgaben: Wasserbindung, Transport-, Puffer- u. Immunfunktionen; Blutplasma ohne Fibrinogen wird als **Blutserum** bezeichnet; **b)** Wasser; **c)** Plasmaelektrolyte: u. a. Kationen $Na^+$, $K^+$, $Ca^{2+}$, $Mg^{2+}$; Anionen $Cl^-$, $HCO_3^-$, $HPO_4^{2-}/H_2PO_4^-$, Proteinate; **d)** Transportstoffe: u. a. Nahrungsstoffe (Aminosäuren, Kohlenhydrate, Fette), Hormone* u. Enzyme; **2. zelluläre Best.:** Blutkörperchen (Erythrozyten*, Leukozyten*, Thrombozyten*); ca. 45 % des Gesamtblutvolumens (sog. Hämatokrit*; s. Blutbild); **Blutbildung:** s. Hämatopoese.

**Blutagar:** bluthaltiger Nährboden* für Mikroorganismen; vgl. Agar.

**Blutalkoholkonzentration:** s. Ethanol (Toxikol.).

**Blutauge:** s. Adonis aestivalis.

**Blutbild:** Hämogramm; Blutstatus; aus einer Blutprobe durch Zählung ermittelte Erythrozyten-, Leukozyten- u. Thrombozytenwerte sowie die durch Auszählung eines Blutausstrichs (Differentialblutbild) festgestellten Prozentzahlen kernhaltiger Blutkörperchen u. Retikulozyten; gleichzeitige Messung des Blutfarbstoffs Hämoglobin*, daraus Berechnung des mittleren zellulären Hämoglobins (Abk. MCH), des mittleren zellulären Volumens (Abk. MCV) u. des Hämatokrits* (Abk. HK).

**Blutbildung:** s. Hämatopoese.

**Blutdruck:** Druck* in Blutgefäßen u. Herzkammern; i. e. S. der in od. an einer peripheren Arterie in mmHg od. kPa gemessene arterielle B., der die Blutzirkulation bewirkt, abhängig von Herzleistung u. Gefäßwiderstand; **1. systol.** B.: während der Systole* im Blutgefäßsystem herrschender Druck, höchster Punkt der Druckkurve; **2. diastol.** B.: während der Diastole* im Blutgefäßsystem herrschender Druck, niedrigster Punkt der Druckkurve; **Referenzbereiche:** Kinder u. Jugendliche: s. Tab.; Erwachsene: s. Hypertonie (Tab. dort). Vgl. Blutdruckmessung.

**Blutdruck**
Referenzbereiche für Kinder und Jugendliche

| Alter | | Blutdruck (mmHg) systolisch | diastolisch |
|---|---|---|---|
| 0–3 | Monate | 70 – 86 | — |
| 3–12 | Monate | 86 – 93 | 60 – 62 |
| 1–9 | Jahre | 95 – 101 | 65 – 69 |
| 9–14 | Jahre | 101 – 110 | 68 – 74 |

**Blutdruckmessgerät:** Instrument zum Feststellen des arteriellen Blutdrucks* in den Blutgefäßen; **Formen: 1.** B. zur direkten Blutdruckmessung*: ein ins Blutgefäß eingeführtes elektron. Manometer; **2.** B. zur indirekten Blutdruckmessung: **a)** auskultatorisch (halbautomat.) nach Riva-Rocci: Das Gerät erfasst den ersten (Systole) u. letzten Ton (Diastole) des distal der Manschette auftretenden pulssynchronen Geräuschs (Korotkow*-Ton); **b)** oszillatorisch (vollautomat.); Erfassung der Werte aus den Manometerpulsationen; Gerätetypen mit Oberarm-, Handgelenk- (nur oszillator., weniger genau) od. Fingermanschetten. Moderne Geräte weisen Möglichkeiten zu Anzeige von Arrhythmien* u. 24-Stunden-Aufzeichnung, verbunden mit computerunterstützten Datenmanagementsystemen auf.

**Blutdruckmessung:** Messung des Blutdrucks*; **Formen: 1. direkte** B. mittels eines elektron. Manometers an der Spitze eines arteriell liegenden Katheters; **2. indirekte** B. nach Riva-Rocci mit einer aufblasbaren Gummimanschette, welche mit einem Manometer verbunden ist u. um den Oberarm gelegt wird, durch Palpation des Radialispulses, Auskultation der Korotkow*-Töne od. mit Ultraschall-Dopplermethode. Vgl. Blutdruckmessgerät.

**Blutdruckzügler:** s. Pressosensoren.

**Blutegel:** s. Hirudo; Hirudo medicinalis.

**Blutentnahmesystem:** System zur Entnahme mehrerer Blutproben bei einmaliger Venenpunktion; besteht aus Venenpunktionskanüle, Blutstoppsystem u. Vakuumblutröhrchen, die evtl. mit Trennmitteln od. Gerinnungshemmern (z. B. Citrat) gefüllt sind (Unterscheidung durch Farbcode).

**Bluterbrechen:** s. Hämatemesis.

**Bluterkrankheit:** s. Hämophilie.

**Blutersatz:** s. Hämotherapie.

**Blutfarbstoff:** s. Hämoglobin.

**Blutformel:** s. Serotypen.

**Blutgerinnung:** sekundäre Hämostase*; komplexe plasmat. Reaktionskaskade (s. Abb.), die durch physiol. u. patholog. Prozesse ausgelöst wird u. in vivo v. a. der anhaltenden Blutstillung dient; beteiligte **Gerinnungsfaktoren** u. Regulatoren: s. Tab.; **Einteilung: 1. Aktivierungsphase** (syn. Initiationsphase): Durch spontane Hydrolyse liegt ca. 1 % von Faktor VII ständig in aktiver Form (VIIa) im Plasma vor. Nach einer Gewebeverletzung od. Aktivierung von Endothelzellen bindet Faktor VIIa unter Beteiligung von Calcium-Ionen an den membranständigen Gewebefaktor*. Der entstandene Komplex aktiviert durch limitierte Proteolyse Faktor VII u. Faktor X (exogener Weg, engl. tissue factor pathway) sowie Faktor IX (Josso-Schleife), der ebenfalls Faktor X aktiviert. Die Aktivierungsphase wird durch den tissue factor pathway inhibitor (Abk. TFPI*) beendet. In vitro (unter pathophysiol. Bedingungen auch in vivo) kann die Blutgerinnung alternativ durch Kontaktaktivierung von Faktor XII gestartet werden. Faktor XIIa aktiviert Faktor XI, Faktor XIa aktiviert Faktor IX (endogener Weg). Weil dieser Weg in vitro isoliert aktivierbar ist, spielt er für die Labordiagnostik eine Rolle. **2. Verstärkungsphase** (syn. Amplifikationsphase): Aktivierter Faktor X bildet mit Faktor V, Phospholipiden bzw. Zellmembranen u. Calcium-Ionen einen Komplex (Prothrombinaktivator*), der Prothrombin* in Thrombin* umwandelt (1. Phase der Thrombinbildung). Thrombin spaltet Faktor V zu Va (u. verstärkt so den Prothrombinaktivator) sowie Faktor VIII zu VIIIa u. aktiviert Faktor XI zu XIa (Aktivator des Faktors IX, s. o.). Die Faktoren IXa u. VIIIa bilden vermittelt von Calcium-Ionen auf Zellmembranen einen Komplex, der Faktor X aktiviert. Die dadurch insgesamt deutl. erhöhte Aktivität des Prothrombinaktivators führt zu weiterer Thrombinbildung

B

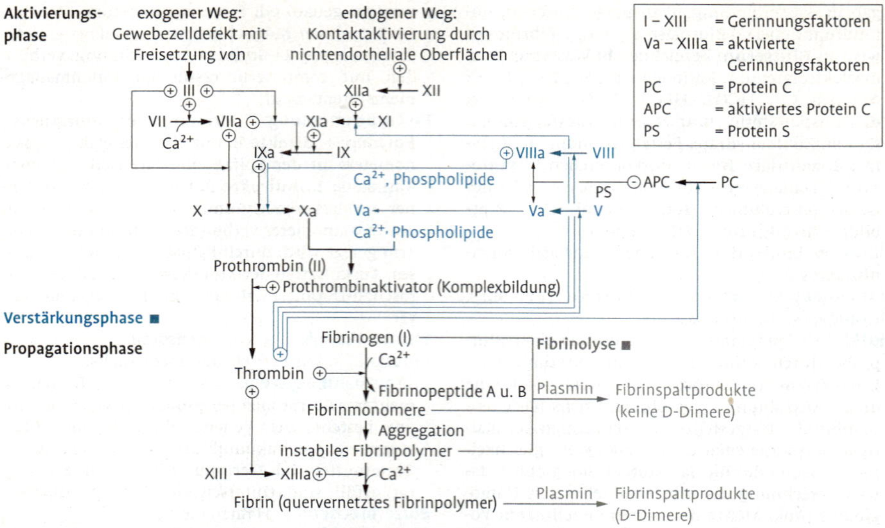


**Blutgerinnung:** Aktivierung der Gerinnungsfaktoren in Form einer Kaskade bis zur Bildung des (unlösl.) quervernetzten Fibrins sowie Fibrinolyse mit D-Dimer-Bildung; physiol. Hemmung der Blutgerinnung über APC

**Blutgerinnung**
Gerinnungsfaktoren

| Faktor | Bezeichnung | $M_r$ | |
|---|---|---|---|
| I | Fibrinogen | 340 000 | |
| II | Prothrombin | 70 000 | |
| III | Gewebefaktor | | |
| IV | Calciumionen | | |
| V | Proakzelerin, Plasma-Akzelerator-Globulin, labiler Faktor | | |
| VI | Akzelerin, syn. Faktor Va | | |
| VII | Prokonvertin, stabiler Faktor, Prothrombinogen, serum prothrombin conversion accelerator (SPCA) | | |
| VIII | antihämophiles Globulin A (AHG), antihämophiler Faktor (AHF) | $>10^6$ | |
| IX | Christmas-Faktor, plasma thromboplastin component (PTC), antihämophiles Globulin B, antihämophiler Faktor B (AHB) | 55 000 | (Rind) |
| X | Stuart-Prower-Faktor | 55 000 | |
| XI | Rosenthal-Faktor, plasma thromboplastin antecedent (PTA), antihämophiler Faktor C (AHC) | 124 000 | |
| XII | Hageman-Faktor | 76 000 | |
| XIII | fibrinstabilisierender Faktor (FSF), Laki-Lorand-Faktor, Fibrinoligase | 350 000 | |
| PF3 | Plättchen-Faktor 3 (Phospholipide) | | |

Die Faktoren II, VII, IX, X, XI, XII, XIII und Plasmapräkallikrein sind Proenzyme, die (in Gegenwart von HMW-Kininogen) zu den **enzymatischen Faktoren** II a, VII a, IX a, X a, XI a, XII a, XIII a und Plasmakallikrein aktiviert werden können. I, III, V, VI, VIII, PF 3 sind **Substratfaktoren** (Proteine oder Lipide). Enzymatische Faktoren und Substratfaktoren bilden in Gegenwart von $Ca^{2+}$ gerinnungsaktive Komplexe.

(2. Phase der Thrombinbildung). Zusätzl. aktiviert Thrombin Thrombozyten*, die Gerinnungsfaktoren freisetzen u. deren Membranen als Matrix für die Reaktionen dienen, sowie (nach Bindung an Thrombomodulin) Thrombin-aktivierten Fibrinolyse-Inhibitor (Abk. TAFI*). **3. Propagationsphase:** Unter Abspaltung der Fibrinopeptide A u. B führt Thrombin Fibrinogen* in Fibrinmonomere über, die spontan über Wasserstoffbrücken Fibrinpolymere bilden. Thrombin aktiviert Faktor XIII, der die (in Monochloressigsäure noch lösl.) Fibrinpolymere durch Bildung kovalenter Bindungen in das unlösl. (quervernetzte) Fibrin* umwandelt. **4. Nachphase:** Blutgerinnselretraktion: Zusammenziehung des Blutgerinnsels unter Auspressung von Serum durch die Wirkung von Thrombasthenin (Komplex kontraktiler Glykoproteine der Thrombozytenmembran); abhängig v. a. von Thrombozytenzahl u. -funktion sowie Fibrinpolymerisation; Verstärkung durch Thrombin u. Adrenalin, Hemmung durch Antithrombine; **Regulation: 1.** physiol. Hemmung durch intaktes Gefäßendothel, TFPI*, Thrombomodulin* zus. mit Protein* C u. S, Antithrombine*, Fibrinspaltprodukte, Heparin* bzw. Heparansulfate, $\alpha_2$-Makroglobulin, C1-Esterase-Inhibitor; vgl. Fibrinolyse; Fibrinolyse-Inhibitoren; **2.** pharmak. Hemmung durch Antikoagulanzien* u. Fibrinolytika*. Vgl. Hämophilie.

**Blutgerinnungsfaktor I:** s. Fibrinogen.

**Blutgerinnungsfaktor II:** s. Prothrombin.

**Blutgerinnungsfaktor IIa:** s. Thrombin.

**Blutgerinnungsfaktor III:** s. Gewebefaktor.

**Blutgerinnungsfaktor VII:** Factor VII coagulationis humanus Ph.Eur.6; Prokonvertin, Prothrombinogen; CAS-Nr. 9001-25-6; weißes bis fast weißes, blassgelbes, grünes od. blaues Pulver od. brüchige Masse; hygroskopisch; Enzym (Serinprotease); **Wirk.:** initiiert die Blutgerinnung* im Zusammenspiel mit Blutgerinnungsfaktor III (Gewebefaktor*); **Gew.:** rekombinant hergestellt; **Ind.:** Blutungen u. Blutungsrisiko inf. angeborenen od. erworbenen Faktor-VII-Mangels; **UAW:** allerg. Reaktionen bis Schock, Sensibilisierung, Temperaturanstieg, Übertragung von Infektionen; vgl. Hämotherapie.

**Blutgerinnungsfaktor VIII:** Factor VIII coagulationis humanus Ph.Eur.6; antihämophiler Faktor, antihämophiles Globulin A (Abk. AHG); CAS-Nr. 9001-27-8; weißes bis blassgelbes Pulver; hygroskopisch; Glykoprotein; Cofaktor* zu Faktor IXa (s. Blutgerinnung); Mangel führt zu Hämophilie* A; **Gew.:** Plasmafraktionierung* (Blutgerinnungsfaktor VIII vom Menschen) od. gentechn. (Blutgerinnungsfaktor VIII vom Menschen, rDNA); gemäß Ph.Eur.6 müssen umfangreiche Anforderungen hinsichtl. Gewinnung, Herst., Qualität u. Beschriftung der Verpackungselemente erfüllt sein; Lagerung dicht verschlossen, vor Licht geschützt; Zuber. können sich hinsichtl. Aktivität u. Reinheitsgrad unterscheiden. **Ind.:** Hämophilie A u. sonstige Erkrankungen mit Faktor-VIII-Mangel; **UAW:** s. Blutgerinnungsfaktor VII; **Hinweis:** gemäß Ph.Eur.6 auch als rekombinant hergestelltes Octocog* alfa u. Moroctocog* alfa.

**Blutgerinnungsfaktor IX:** Factor IX coagulationis humanus Ph.Eur.6; Christmas-Faktor, antihämophiles Globulin B; CAS-Nr. 9001-28-9; weißes bis blassgelb gefärbtes, hygroskop. Pulver; einkettiges Glykoprotein mit Enzymfunktion (Serinprotease); Mangel führt zu Hämophilie* B; nach Ph.Eur.6 müssen umfangreiche Anforderungen hinsichtl. Gewinnung, Herst. u. Qualität erfüllt sein. **Gew.:** Plasmafraktionierung*; kann neben Faktor IX noch die Faktoren II, VII u. X enthalten; die gelöste Zuber. kann in Abhängigkeit von der Gewinnungsmethode versch. (blau, gelb, grün) gefärbt sein; Dauer der Verwendbarkeit max. 3 Jahre, Lagerung bei <8 °C; **Ind.:** Hämophilie B u. alle Formen erworbener Faktor-IX-Mangelzustände; **UAW:** s. Blutgerinnungsfaktor VII. Vgl. Blutgerinnung.

**Blutgerinnungsfaktor XIII:** fibrinstabilisierender Faktor (Abk. FSF), Laki-Lorand-Faktor; vierkettiges Alpha-2-Globulin; lösl. in Wasser; **Gew.:** Plasmafraktionierung*; **Ind.:** kongenitaler Mangel an Blutgerinnungsfaktor XIII u. daraus resultierende hämorrhag. Syndrome, Blutungen u. Wundheilungsstörungen; **UAW:** s. Blutgerinnungsfaktor VII. Vgl. Blutgerinnung.

**Blutgruppen:** erbl., meist stabile strukturelle Eigenschaften (antigene Determinanten) von Blutbestandteilen, die sich aufgrund eines genet. Polymorphismus bei versch. Individuen od. Gruppen (z. B. Familien, ethn. Gruppen) unterscheiden u. mit Hilfe spezif. Antikörper nachgewiesen u. systematisiert werden können; i. e. S. Blutgruppenantigene auf der Oberfläche von Erythrozyten*, i. w. S. auch erbl. polymorphe Serumproteine (Serumgruppen), intrazelluläre Komponenten (v. a. Enzymgruppen) u. membranassoziierte Glykoproteine (HLA*-System); **Bestimmung:** serolog. Nachw. der Blutgruppenantigene auf der Oberfläche der Erythrozyten mit Hilfe von spezif. Testseren u. Testreagenzien (s. Tab.); vgl. Test-Blutkörperchen; **ABNull-Blutgruppen:** syn. AB0-Blutgruppen; System der sog. klass. Blutgruppen, das durch das Vorhandensein regulärer Antikörper gegen diejenigen Blutgruppenantigene A od. B, die dem Individuum selbst fehlen, gekennzeichnet ist; die Vererbung erfolgt autosomal; A u. B verhalten sich zueinander kodominant u. gegenüber dem stummen Allel 0 dominant; Häufigkeit in Mitteleuropa: 0 ca. 40 %, A ca. 44.5 %, B ca. 10.5 %,

**Blutgruppen**
Bestimmung mit Testpräparaten

| Blutgruppe des Patientenblutes | Serum agglutiniert Testblutkörperchen der Blutgruppe | Blutkörperchen werden agglutiniert vom Testserum der Blutgruppe |
|---|---|---|
| AB | keine | A, B und 0 |
| A | B und AB | B und 0 |
| B | A und AB | A und 0 |
| 0 | A, B und AB | keine |

B

AB ca. 4.5 %; **Bedeutung:** müssen bei Bluttransfusionen u. Transplantationen berücksichtigt werden; eine ABNull-Inkompatibilität kann zu schweren Transfusionszwischenfällen (s. Hämotherapie, UAW) od. Transplantatabstoßungsreaktionen u. Morbus haemolyticus neonatorum führen. Das AB0-System wird außerdem für forens. Untersuchungen wie Abstammungsbegutachtung od. Spurennachweise genutzt. **Rhesus-Blutgruppen:** Symbol Rh od. CDE; umfangreiches Blutgruppensystem, die wichtigsten Rh-Blutgruppenantigene sind D, C,c u. E,e sowie weak D; Individuen mit Rh-Antigen D (stärkstes Rh-Antigen; Häufigkeit: ca. 85 % in Europa) werden als Rh-positiv, Individuen mit fehlendem Antigen D als Rh-negativ bezeichnet; **Bedeutung:** Antikörper der Spezifität Anti-D sind die häufigsten irregulären Antikörper u. treten v. a. nach Transfusion Rh-inkompatiblen Bluts u. während Rh-inkompatibler Schwangerschaften auf. Die Transfusion Rh-inkompatiblen Bluts kann bei einem Empfänger mit Rh-Antikörpern zu schweren Transfusionszwischenfällen führen, die häufig erst mit einer Verzögerung von 2–4 h auftreten; Rh-Antikörper (v. a. Anti-D) bei Rh-negativen Schwangeren können Morbus haemolyticus neonatorum od. Morbus* haemolyticus fetalis hervorrufen (Rhesus-Inkompatibilität); Auftreten auch bei autoimmunhämolyt. Anämien; weitere Beispiele für B.: Kell-B.; Duffy-B.; MNSs-B.

**Blutharz:** s. Daemonorops draco (Resina Draconis).

**Blut-Hirn-Schranke:** selektiv durchlässige, lipophile Barriere zw. Blut u. Hirnsubstanz, durch die der Stoffaustausch mit dem ZNS einer Kontrolle unterliegt; als morpholog. Äquivalent werden Kapillarendothel u. perivaskuläre Gliastrukturen angesehen. **Funktion:** Schutzeinrichtung, um schädliche, insbes. hydrophile Stoffe, von den Nervenzellen abzuhalten; **Bedeutung:** (klin.) Durchlässigkeit kann durch Bakterientoxine (s. Toxine), Fieber*, chron. Alkohol- u. Nicotinmissbrauch, Hypoxie* sowie im Bereich mancher Hirntumoren gesteigert werden. Vgl. Blut-Liquor-Schranke; Distribution.

**Bluthochdruck:** s. Hypertonie.

**Blutkapillaren:** Haargefäße (∅ 6–30 μm), die die Verb. zw. Arterien u. Venen herstellen; hier erfolgt der Stoffaustausch zw. Blut u. Gewebe.

**Blutkörperchen:** geformte Best. des Blutes*; **Einteilung: 1.** rote B.: Erythrozyten*; **2.** weiße B.: Leukozyten*; **3.** Blutplättchen: Thrombozyten*.

**Blutkörperchensenkung:** Abk. BKS; Blut(körperchen)senkungsgeschwindigkeit (Abk. BSG), Blutkörperchensenkungsreaktion (Abk. BSR); Bez. für die Sedimentationsgeschwindigkeit von Erythrozyten* in ungerinnbar gemachtem Blut*; **Prinzip:** 0.4 mL einer 3.8 %igen Natriumcitratlösung u. 1.6 mL Blut werden nach dem Vermischen in ein graduiertes, senkrecht aufgestelltes Röhrchen bis zur Höhe von 200 mm gefüllt; Ablesung in mm nach einer, u. U. auch nach 2 Stunden; **Referenzbereich:** 1 h-Wert: Männer unter 50 Jahren <15 mm, über 50 Jahren ≤20 mm; Frauen unter 50 Jahren ≤20 mm, über 50 Jahren ≤30 mm; beschleunigte BKS v. a. bei Entzündungen, Tumoren, Dys-* u. Paraproteinämie* u. system. Amyloidose (aufgrund der höheren Zell- bzw. Proteindichte im Serum); verlangsamte BKS v. a. bei Polyglobulie*, Polycythaemia vera u. Anomalien der Erythrozytenform.

**Blutkohle:** s. Carbo activatus.

**Blutkraut:** **1.** s. Chelidonium majus (Chelidonii herba), **2.** s. Capsella bursa-pastoris (Bursae pastoris herba).

**Blutkrautwurzel:** s. Hydrastis canadensis (Hydrastidis rhizoma).

**Blutkuchen:** Cruor sanguinis; Blutgerinnsel, das aus einem Fibrinnetz mit eingelagerten Blutkörperchen* (v. a. Erythrozyten*) besteht; entsteht in vitro od. direkt postmortal. Vgl. Blutgerinnung.

**Blutlaugensalz, gelbes:** s. Kaliumhexacyanoferrat(II).

**Blutlaugensalz, rotes:** s. Kaliumhexacyanoferrat(III).

**Blut-Liquor-Schranke:** Barriere zw. Blut u. Liquor* cerebrospinalis, die in den Plexus choroidei u. anderen Blutgefäßen des ZNS lokalisiert ist; **Funktion:** bestimmend für die Liquorzusammensetzung, da Substanzen ganz od. teilweise am Übertritt aus dem Blut gehindert werden; **Bedeutung:** (klin.) Beachtung der unterschiedl. Liquorgängigkeit bei der Verabreichung von Arzneimitteln (z. B. Antibiotika*); veränderte Durchlässigkeit u. Übertritt von Substanzen aus dem Blutplasma (Proteine, Zellen) durch z. B. entzündliche Erkrankungen, Tumoren* u. Hirninfarkte; Störungen können sich in Erhöhung von Gesamteiweiß od. Globulinfraktion manifestieren. Vgl. Blut-Hirn-Schranke; Distribution.

**Blutnachweis:** Nachw. auf Blut* in Harn*, Faeces u. Magensaft*; **Methoden: 1.** Oxidierung von *o*-Toluidin* zu Toluidinblau durch die Pseudo-Peroxidase-Aktivität von Myoglobin* u. Hämoglobin*; **2.** Aloin-Probe: Versetzen des zu untersuchenden Materials mit Wasserstoffperoxid* u. Aloin*-Lsg.; positiv bei Rotfärbung. Vgl. Benzidinprobe; Hämin.

**Blutplättchen:** s. Thrombozyten.

**Blutplasma:** s. Blut.

**Blutpräparationen:** s. Blutzubereitungen.

**Blutprodukte:** s. Hämotherapie.

**Blutreinigungsmittel:** abführende, schweiß- u. harntreibende Mittel zur sog. Reinigung des Blutes von schädl. Stoffen. Von der wissenschaftl. Medizin verworfen; in der Volksmedizin gebräuchl. Bezeichnung.

**Blutreinigungsverfahren:** Verfahren zur Entfernung von harnpflichtigen, tox. od. pathogenen Substanzen aus dem Blut*; hierzu gehören z. B. Peritonealdialyse*, Hämodialyse*, Hämofiltration*, Hämodiafiltration* u. Hämoperfusion*.

**Blutschwamm:** s. Fomes fomentarius (Fungus Chirurgorum).

**Blutsenkungsgeschwindigkeit:** s. Blutkörperchensenkung.

**Blutserum:** s. Blut.

**Blutspiegel:** s. Plasmakonzentration.

**Blutspiegelkurve:** s. Plasmakonzentrationskurve.

**Blutspiegel-Zeit-Kurve:** s. Plasmakonzentrationskurve.

**Blutstatus:** s. Blutbild.

**Blutstein:** s. Eisen(III)-oxid.

**Blutstillungsmittel:** s. Hämostatika.

**Blutsturz:** Hämatorrhö; starke (meist plötzl. auftretende) Blutung; s. Hämatemesis; Hämoptoe.

**Bluttransfusion:** Übertragung von Blutbestandteilen, die aus Vollblut eines menschl. Blutspenders präpariert u. konserviert wurden (s. Hämotherapie), auf einen anderen Menschen durch i. v. Infusion; Voraussetzung ist die Blutgruppenkompatibilität zw. Spender u. Empfänger (s. Blutgruppen); **Anw.:** z. B. akuter od. chron. Blutverlust (v. a. mit Hypovolämie u. hämorrhag. Schock), Anämie, Hämoblastose, Blutgerinnungsstörung (Substitution von Blutgerinnungsfaktoren); **Komplikationen:** s. Hämotherapie (UAW).

**Blutung:** Hämorrhagie; Austritt von Blut aus den Gefäßen in das umgebende Gewebe od. an die Körperoberfläche; **Formen: 1.** Rhexisblutung (Zerreißungsblutung) als Folge von Gefäßeinrissen, bedingt z. B. durch Traumen, Gefäßwanderkrankungen (z. B. Arteriosklerose*), Ruptur inf. starker Druckunterschiede (z. B. bei Hypertonie*); **2.** Diapedeseblutung (sog. Durchtrittsblutung): Austritt von Blutbestandteilen durch die äußerl. intakte Gefäßwand inf. Hämostase* bzw. bei hämorrhagischer Diathese*; **Ther.:** lokale Blutstillung (s. Hämostatika), ggf. Volumenersatz u. Behandlung der zugrunde liegenden Störung.

**Blutungszahl:** Ölzahl; Maß für die Ölabscheidung aus Vaselin (Synärese*); bestimmt wird die aufgesaugte Menge Öl am Filterpapier aus der Größe des Ölhofes od. gravimetrisch.

**Blutvergiftung:** s. Sepsis.

**Blutwäsche:** s. Hämodialyse.

**Blutweiderich:** s. Lythrum salicaria.

**Blutweiderichkraut:** s. Lythrum salicaria (Lythri herba).

**Blutwurzel:** s. Potentilla erecta (Tormentillae rhizoma).

**Blutwurzel, Kanadische:** s. Sanguinaria canadensis.

**Blutzubereitungen:** Blutpräparationen, Blutpräparate, veraltet Hämoderivate; Produkte (Arzneimittel* i. S. des AMG), die aus menschl. Blut bestehen od. aus menschl. od. tier. Blut gewonnen werden od. dieses enthalten; **Beispiele: 1.** Blut-, Plasma- u. Serumprodukte (s. Hämotherapie); **2.** Gerinnungsfaktoren (s. Blutgerinnung); **3.** Immunglobuline*; **4.** Immunseren* (Humanseren); **5.** Blutgruppen-Testsera u. Test*-Blutkörperchen; **6.** Fibrinkleber*; **7.** diverse Enzyme (z. B. Plasmin*).

**Blutzucker:** Glucose* im (venösen) Vollblut, Kapillarblut, Blutplasma od. Blutserum (s. Blut); der Normalwert (nüchtern) beträgt 3.6–5.6 mmol/L (65–100 mg/dL); Erhöhung des B.: Hyperglykämie*, Verminderung des B.: Hypoglykämie*; bei Werten über 180 mg/dL tritt Glucose in den Harn über (s. Diabetes mellitus).

**Blutzuckermessgerät:** Gerät zur exakten, sekundenschnellen Bestimmung der Glucosekonzentration aus Kapillarblut (Ohr, Fingerkuppe); früher meist reflexionsphotometr. Bestimmung, heute elektrochemische Sensormethode. Moderne Geräte mit Vakuumblutentnahme sind an jeder Körperstelle einsetzbar u. auch als Kombinationsgerät zur Bestimmung von Blutfetten erhältlich. Vgl. Blutzucker.

**BLW:** Abk. für **b**iologischer **L**eit**w**ert; Grenzwert für jene gefährl. Stoffe, für die kein arbeitsmed.-toxikol. begründeter BAT*-Wert aufgestellt werden kann, z. B. für versch. krebserzeugende bzw. krebsverdächtige Stoffe; wurde mit der Novellierung der Gefahrstoffverordnung* 2005 durch BGW* abgelöst.

**B-Lymphozyten:** s. Leukozyten.

**BMF:** Abk. für **B**asler **M**agistral**f**ormeln; s. Magistralformeln.

**BMG:** Abk. für **B**undes**m**inisterium* für **G**esundheit.

**BMI:** Abk. für **B**ody*-**m**ass-**I**ndex.

**BMP:** Abk. für (engl.) ***b**one **m**orphic **p**roteins*; s. TGF.

**BMP-Mischindikator-Lösung:** Kurzbez. für **B**romthymolblau-**M**ethylrot-**P**henolphthalein-Mischindikator-Lösung; ethanol. Lsg. von 0.1 g Bromthymolblau*, 20 mg Methylrot* u. 0.2 g Phenolphthalein*; Best. werden in Ethanol zu 100 mL gelöst u. filtriert. **Anw.:** Reagenz Ph.Eur.6; Universalindikator (s. Indikator).

**BMWI:** Abk. für **B**undes**m**inisterium für **Wi**rtschaft u. Technologie.

**BNP:** Abk. für (engl.) ***b**rain **n**atriuretic **p**eptide*; s. Peptide, kardiale natriuretische.

**Boberellen:** s. Physalis alkekengi (Fructus Alkekengi).

**Bocksdorn:** s. Lycium barbarum.

**Bockshörndl:** s. Ceratonia siliqua (Ceratoniae fructus).

**Bockshornklee:** s. Trigonella foenum-graecum.

**Bockshornkleesamen für veterinärmedizinische Zwecke:** s. Trigonella foenum-graecum (Semen foenugraeci ad usum veterinarium).

**Bockshornsamen:** s. Trigonella foenum-graecum (Trigonellae foenugraeci semen).

**Bockskraut:** s. Galega officinalis (Herba Galegae officinalis).

**Bodanwurzel:** s. Bergenia crassifolia (Radix Bergeniae).

**Bodenkörper:** überschüssiger ungelöster Feststoff, der mit seiner gesättigten Lsg. im Gleichgewicht steht; vgl. Sättigung.

**Body-mass-Index:** Abk. BMI; Quetelet-Index; Verhältniszahl zur Beurteilung des Körpergewichts; **Bestimmung:** durch Berechnung:

$$\text{BMI} = \frac{\text{Körpergewicht [kg]}}{(\text{Körperlänge [m]})^2}$$

od. mit einem Nomogramm; ggf. mit Rechnern od. Schiebern; **Referenzbereich:** alters- u. geschlechtsabhängig; z. B. junge Erwachsene: nach WHO 18.5–25 kg/m²; Kinder- u. Jugendl.: BMI-Werte über der 10. u. unter der 90. alters- u. geschlechtsspezif. Perzentile.

**Böhler-Schiene:** s. Schiene.

**Bördeln:** Umbiegen des Randes von Blechteilen od. Rohren unter gleichzeitigem Strecken od. Stauchen. Gebördelt wird, um den Rand zu verstärken, das Werkstück zu versteifen od. es mit glatten Begrenzungsflächen zu versehen. Durch B. werden auch Behältnisse verschlossen (Bördelverschluss). Gebördelt wird auf Bördelmaschinen mit bewegl. Walzen.

**Böschungswinkel:** (engl.) *angle of repose*; Schüttwinkel Ph.Eur., Ausfließwinkel, Fließneigungs-

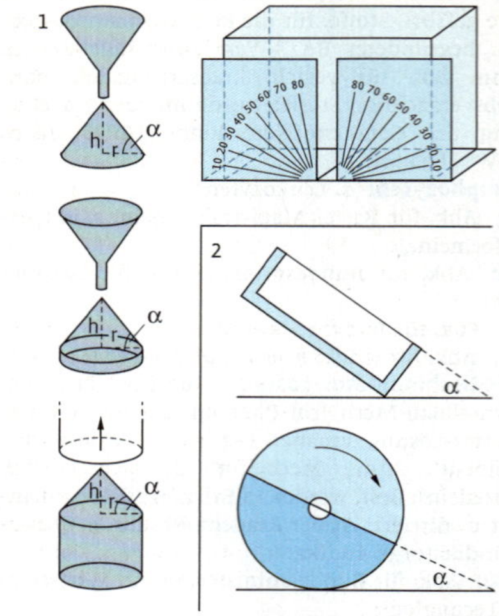


**Böschungswinkel:** Versuchsanordnungen zur Bestimmung des Winkels α; 1: Bildung eines Schüttgutkegels (versch. Methoden); α hier Schüttwinkel; h: Kegelhöhe; r: Radius der Kegelgrundfläche; 2: Bestimmung des Fließneigungswinkels

winkel; Fließeigenschaft zur Charakterisierung des Fließverhaltens von Granulaten* u. freifließenden bis schwach kohäsiven Pulvern; B. ist der Winkel, den die freie Oberfläche eines ruhenden, unter festgelegten Bedingungen erhaltenen Granulat- od. Pulverhaufens gegen die Horizontale einnimmt. Als physik. begründetes Maß für das Fließverhalten ist der B. nicht geeignet. **Bestimmung:** Es gibt eine große Anzahl Versuchsanordnungen, die das Messergebnis wesentl. beeinflussen können. Sie lassen sich in 2 Gruppen einteilen (s. Abb.): **1.** Es wird ein Schüttgutkegel gebildet, z. B. durch Ausfließen aus einem Trichter auf eine ebene Fläche; durch Entfernung zylinderförmiger seitlicher Begrenzungen; Bildung eines Auslaufkraters in Form von 2 Kegelhälften über einer Öffnung, u. der Winkel zur Horizontalen ermittelt (Schüttwinkel, Auffließwinkel). Der Tangens des B. ist der Quotient aus Kegelhöhe u. Radius der Kegelgrundfläche. **2.** Ein Schüttgut mit waagrechter Oberfläche wird solange geneigt, bis Fließen einsetzt u. der Winkel zur Waagrechten abgelesen (Fließneigungswinkel). Gut fließende grobkörnige Schüttgüter weisen eine geringe interpartikuläre Reibung u. Haftung auf u. bilden somit niedrige Schüttkegel mit kleinem Böschungswinkel. Gegenteiliges Verhalten zeigen feine Pulver mit kohäsiven Eigenschaften. Der B. wird neben dem Feinheitsgrad von der Größenverteilung, Porosität, Form u. Oberflächenbeschaffenheit der Partikel u. durch evtl. auftretende Entmischungen beeinflusst. Mit feinen, kohäsiven Pulvern werden keine reproduzierbaren B. erhalten. Vgl. Fließeigenschaften von Schüttgütern.

**Böser Heinrich:** s. Mercurialis annua.

**Bogenmaß:** s. Radiant.

**Bohne:** s. Phaseolus vulgaris ssp. vulgaris var. vulgaris.

**Bohne, Dicke:** s. Vicia faba.

**Bohnenbaum:** s. Laburnum anagyroides.

**Bohnenbaumstärke:** s. Castanospermum australe.

**Bohnenhülsen:** s. Phaseolus vulgaris ssp. vulgaris var. vulgaris (Phaseoli pericarpium).

**Bohnenkrankheit:** s. Favismus.

**Bohnenkraut:** s. Satureja hortensis (Herba Saturejae).

**Bohnenschalen:** s. Phaseolus vulgaris ssp. vulgaris var. vulgaris (Phaseoli pericarpium).

**Bohnenstärke:** s. Phaseolus vulgaris (Amylum Phaseoli).

**Bohr-Effekt** (Christian B., dän. Physiologe, 1855–1911): Erhöhung der Säurestärke von Hämoglobin* durch Beladung mit Sauerstoff; bewirkt eine verstärkte Freisetzung von Kohlenstoffdioxid* des Blutes in Gegenwart hoher Sauerstoffkonzentrationen in der Lunge. Dissoziation des Sauerstoffs vom Hämoglobin in der Peripherie führt zur Verminderung der Säurestärke u. damit zur Erhöhung des pH-Werts, wodurch die Lösung u. der Transport des Kohlenstoffdioxids von der Peripherie zur Lunge begünstigt werden.

**Boldi folium:** s. Peumus boldus.

**Boldin:** 2,9-Dihydroxy-1,10-dimethoxyaporphin; $C_{17}H_{13}N(OH)_2(OCH_3)_2$; $M_r$ 327.37; Schmp. 162 °C; weißes Pulver, lösl. in Ethanol, Chloroform u. verd. Säuren; **Vork.:** Aporphinalkaloid* aus Peumus boldus; **Anw.:** s. Peumus boldus (Boldi folium).

**Boldindimethylether:** s. Glaucin.

**Boldoblätter:** s. Peumus boldus (Boldi folium).

**Boldo fragrans:** s. Peumus boldus.

**Boletus cervinus:** s. Elaphomyces cervinus (Fungus cervinus).

**Boletus Chirurgorum:** s. Fomes fomentarius (Fungus Chirurgorum).

**Boletus igniarius praeparatus:** s. Fomes fomentarius (Fungus Chirurgorum).

**Boletus laricis:** s. Fomes officinalis (Fungus Laricis).

**Bolle:** s. Allium cepa var. cepa.

**Bologneser Leuchtstein:** s. Leuchtfarben.

**Boltzmann-Konstante** (Ludwig B., österreich. Physiker u. Mathematiker, 1844–1906): Symbol k; die auf ein Molekül bezogene allgemeine Gaskonstante* R:

$k = R/N_A = 1.380662 \cdot 10^{-23}\,J \cdot K^{-1}$

$N_A$ = Avogadro*-Konstante; 1/2 k gibt die mittlere Energie* an, die einem Teilchen pro Freiheitsgrad* zugeführt werden muss, um dessen Temp. um 1 K zu erhöhen; die B.-K. hat die Dimension einer Entropie*.

**Bolus:** **1.** Bissen; **2.** große Pille (ca. 2–20 g, bis 60 g), hauptsächl. für größere Tiere; **3.** schnellwirkende Anfangsdosis, (große) Wirkstoffmenge, die (schnell) appliziert wird (z. B. Bolusinjektion); **4.** häufig Kurzbez. für B. alba (s. Ton, weißer).

**Bolus alba:** s. Ton, weißer.

**Bolus Armenia:** s. Ton, roter.

**Bolus rubra:** s. Ton, roter.

**Bombax gossypium:** s. Cochlospermum gossypium.

**Bombay-Macis:** s. Myristica argentea (Myristica malabarica).

**Bombay-Nuß:** s. Myristica argentea (Myristica malabarica).

**Bombykol:** 10,12-Hexadecadien-1-ol; Pheromon* des Seidenspinnerweibchens (s. Bombyx mori), das vom Männchen noch in einer Konz. von $10^{-15}$ g/L erkannt wird (für den Menschen geruchlos).

**Bombyx chrysorrhoea:** s. Goldafter.

**Bombyx mori (L.):** Echter Seidenspinner; Falter; Fam. Bombycidae; China, Japan; Lieferant von **Naturseide:** das Drüsensekret der Raupe (s. Seidenfibroin; vgl. Serrapeptase; Filum bombycis). **Hom.:** Bombyx mori: Flügelschuppen.

**Booster-Effekt** (engl. to boost verstärken): Sekundärantwort, Erinnerungsreaktion; verstärkte u. im Ggs. zur Primärantwort des Immunsystems beschleunigte sekundäre Immunantwort* bei wiederholtem, nach einer Latenzzeit erfolgendem Antigenkontakt; **Grundlage:** Wiedererkennung des Antigens* durch die für das immunolog. Gedächtnis verantwortl. memory* cells. Der B.-E. wird z. B. bei Auffrischungsimpfungen* zur Erhöhung der Immunität gegenüber bestimmten Erkrankungen ausgenutzt. Vgl. Schutzimpfung.

**Bopindolol (INN):** (±)-1-(*tert*-Butylamino)-3-(2-methyl-4-indolyl)oxy-2-propanol-benzoat; CAS-Nr. 62658-63-3; $C_{23}H_{28}N_2O_3$; $M_r$ 380.49; nicht mehr im Handel befindl. nichtselektiver Beta*-Rezeptoren-Blocker mit schwacher intrinsischer sympathomimetischer Aktivität (Abk. ISA); **UAW:** Müdigkeit, Schwindel, gastrointestinale Beschwerden, Kopfschmerz.

**Bor:** Symbol B; CAS-Nr. 7440-42-8; $A_r$ 10.81; OZ 5; 3-wertiges Halbmetall*; **Formen: 1. amorphes** Bor: braunes Pulver; D. 1.73; Schmp. 2100 °C; Reduktionsmittel, scheidet aus Silbersalzlösung Silber* ab; **2. kristallines** Bor: grauschwarze, glänzende Kristalle; D. 2.34; Schmp. 2300 °C; Sdp. ca. 2550 °C; krist. Bor ist nach Kohlenstoff* als Diamant das härteste Element (Härte 9.3 der Härteskala*). **Vork.:** natürl. als Borsäure* ($H_3BO_3$; Sassolin) u. als deren Salze wie Natriumtetraborat* (Borax; $Na_2B_4O_7 \cdot 10\,H_2O$), Borazit ($Mg_6[Cl_2B_{14}O_{26}]$); auch in Pflanzen (s. Spurenelemente); wichtigstes Bormineral ist Kernit ($Na_2B_4O_7 \cdot 4\,H_2O$), der in Kalifornien in großen Lagerstätten vorkommt u. aus dem der Weltbedarf an Borsäure u. Borax hauptsächl. gedeckt wird. **Darst.:** amorph durch Glühen von Bortrioxid mit Magnesium*; krist. durch Glühen von amorphem Bor od. Borsäureanhydrid (s. Borsäure) mit Aluminium*; reines krist. Bor gewinnt man durch Reduktion von Bortrichlorid mit Wasserstoff* im Hochspannungslichtbogen zw. Wolframelektroden. **Anw.:** Legierungsbestandteil, Halbleitertechnik, $^{10}B$ als Neutronenfänger in Kernreaktoren; **Nachw.: 1.** Borverbindungen: **a)** Erwärmen mit konz. Schwefelsäure* u. Methanol*; nach Entzünden der Dämpfe grüne Flamme (Trimethylborat); **b)** Curcumapapier* wird von Borsäurelösung braun gefärbt; Farbe bleibt auch bei Gegenwart von Salzsäure* erhalten (im Ggs. zu Basen), geht nach Zusatz von Ammoniak* in Schwarzgrün über. **2.** Gehaltsbestimmung der Borverbindungen: **a)** kolorimetr. als Bor-Curcumin-Komplex (Rosocyanin) in salzsaurer Lösung bei 540 nm; **b)** acidimetr. nach Umsetzung mit vicinalen Polyolen, Bildung von Borsäurechelatestern unter Protonenfreisetzung; **Gesch.:** 1808 von Joseph-Louis Gay-Lussac (1778–1850) u. Louis Jacques Thenard (1777–1857) sowie von Humphry Davy (1778–1829) aus der Borsäure abgeschieden.

**Boraginaceae:** Rauhblattgewächse; Fam. der Ordnung Boraginales; ca. 2000 Arten; meist Kräuter mit steif behaarten (Ausnahme Cerinthe, Wachsblume), ungeteilten, wechselständigen Blättern; **Merkmale: 1.** (biol.) die 5-zähligen Blüten sind meist radiär, selten zygomorph (z. B. Echium), oft in auffälligen, schneckenförmigen Doppelwickeln angeordnet; aus dem oberständigen Fruchtknoten entwickeln sich 4 einsamige Klausenfrüchte; vgl. Blüte (Blütenform); Blütenstand; **2.** (chem.) Mineralisierungstendenz (in den Haaren sind Kieselsäure u. Calciumcarbonat* eingelagert, auch als Cystolithen* in den Haarbasen), Allantoin*, Alkanna-Farbstoffe, Glykoalkaloide, Pyrrolizidinalkaloide*; **Gattungen:** z. B. Alkanna, Anchusa, Borago, Cynoglossum, Echium, Lithospermum, Pulmonaria, Symphytum.

**Boraginis officinalis oleum raffinatum:** s. Borago officinalis.

**Boraginis oleum:** s. Borago officinalis (Oleum Boraginis).

**Borago officinalis L.:** Abk. Borago off.; Boretsch, Borretsch, Gurkenkraut; Fam. Boraginaceae; heim. Kleinasien, hier angebaut; Stpfl. von **Herba Boraginis:** Gurkenkraut, Boretschkraut; **Inhaltsst.:** u. a. Schleim, Saponin*, Harz*, Gerbstoffe*, Pyrrolizidinalkaloide*; **Anw.:** (volkstüml.) Schleimmittel bei Husten; hauptsächl. als Gewürz; **Oleum Boraginis:** Boraginis oleum; Boretschsamenöl; **Off.:** DAC; **Inhaltsst.:** γ-Linolensäure; **Boraginis officinalis oleum raffinatum:** raffiniertes Boretschöl; **Off.:** Ph.Eur.6; **Inhaltsst.:** nach Ph.Eur. Palmitinsäure* 9–12 %, Palmitoleinsäure höchstens 0.6 %, Stearinsäure* 2–5 %, Ölsäure* 12–22 %, Linolsäure* 30–41 %, γ-Linolensäure* 17–27 %, α-Linolensäure höchstens 0.5 %, Arachinsäure* höchstens 0.5 %, Eicosensäure 2.8–4.4 %, Erucasäure* höchstens 3 %, Nervonsäure* höchstens 4.5 %; Brassicastrol höchstens 0.3 % in der Sterolfraktion; **Anw.:** (volkstüml.) z. B. bei atop. Ekzem, s. Linolensäure. **Hom.:** Borago officinalis: frische Blätter.

**Borane:** Polyborane, Borhydride; Wasserstoffverbindungen des Bors*; allg. Formel: $B_nH_{n+4}$ (z. B. Diboran, $B_2H_6$) u. $B_nH_{n+6}$ (z. B. Tetraboran, $B_4H_{10}$); B. bis n = 4 sind gasförmig, die höheren B. flüssig od. feste Flüss.; gasförmige B. sind giftig u. übelriechend. **Anw.:** (techn.) org. Synthese.

**Borate:** Salze* der Borsäure*, z. B. Orthoborate, Metaborate, Polyborate.

**Borax:** s. Natriumtetraborat.

**Borax-Kristall:** s. Borax, oktaedrischer.

**Borax-Methylenblaulösung:** Färbemittel zum Nachw. von Bakterien u. Protozoen; **Darst.:** Lsg. von 1 g Methylenblau* in 50 mL siedender wässriger Boraxlösung (50 %ig). Vgl. Natriumtetraborat.

**Borax, oktaedrischer:** Juwelierborax, Borax-Kristall; $Na_2B_4O_7 \cdot 5\,H_2O$; D. 1.26; kristallisiert aus Boraxlösung zw. 56 u. 79 °C.

**Boraxperle:** s. Natriumtetraborat.

B

**Borax tartarisata:** s. Boraxweinstein.
**Boraxweinstein:** Tartarus boraxatus, Kalium tartaricum boraxatum, Borax tartarisata; weiße Lamellen od. Pulver, sehr leicht lösl. in Wasser u. Ammoniumcarbonatlösung, unlöslich in Ethanol; **Darst.:** Auflösen von Weinstein (s. Kaliumhydrogentartrat) in einer Boraxlösung u. Eindampfen bis zur Sirupdicke. Die frühere med. Anw. als Diuretikum u. Laxans ist obsolet.
**Bordeaux-Brühe:** s. Kupferkalkbrühe.
**Bordelaiser Brühe:** s. Kupferkalkbrühe.
**Bordetella:** Gattung gramnegativer, i. d. R. unbewegl., kokkoider Kurzstäbchen der Fam. Alcaligenaceae; 3 **Species: 1.** B. pertussis: syn. Haemophilus pertussis, Keuchhusten-Bacillus, Erreger des Keuchhustens*, Impfstoffe: Pertussis*-Impfstoff, Pertussis*-Adsorbat-Impfstoff; **2.** B. bronchiseptica: Erreger von Infektionen des tiefen Respirationstrakts; **3.** B. parapertussis.
**Boretsch:** s. Borago officinalis.
**Boretschöl, raffiniertes:** s. Borago officinalis (Boraginis officinalis oleum raffinatum).
**Boretschsamenöl:** s. Borago officinalis (Oleum Boraginis).
**Borhydride:** s. Borane.
**Borkalk:** s. Natriumtetraborat.
**Borke:** (bot.) durch Phellogen* (Korkbildungsgewebe) abgetrennte Rindenschichten; Teil der Baumrinde (s. Rinde), der außerhalb des innersten Peridermstreifens liegt (s. Periderm); die Korkzellen (s. Phellem) der B. enthalten in den Zellwänden Suberin*; hierdurch sind diese Zellen abgestorben; sie enthalten Luft, Gerbstoffe*, Wachse*, Harze* sowie wenig Lignin* u. Cellulose*; B. wird von konz. Mineralsäuren*, Halogenen* (elementar) u. Peroxiden* angegriffen. **Sonderform: Schuppenborke** entsteht, wenn das neue, tiefer liegende Phellogen mit seinen Rändern an das alte Phellogen segmentartig anschließt; **Ringelborke** entsteht, wenn das neue Phellogen ringförmig tiefer liegend gebildet wird.
**Borkenpinzette:** kniegebogene Pinzette* aus Edelstahl mit stumpfen Enden zum Entfernen von wasserunlösl., bei normaler Reinigung nicht entfernbaren, verkrusteten Sekretrückständen an der Trachealkanüle eines Tracheostomas*.
**Bornan:** Grundgerüst bicycl. Monoterpene* (Abb. dort).
**2-Bornan:** s. Borneol.
**2-Bornanol:** s. Borneol.
**2-Bornanon:** s. Campher.
**Bornaprin** (INN): 3-(Diethylamino)propyl-2-phenyl-norbonan-2-carboxylat; CAS-Nr. 20448-86-6; $C_{21}H_{31}NO_2$, Strukturformel: s. Abb.; Antiparkinsonmittel*; **Wirk.:** Anticholinergikum* mit vorwiegend zentraler Wirk., wirksam v. a. gegen Tremor; HWZ 30 h (ebenso Metaboliten); **Ind.:** Parkinson*-Syndrom. Gebräuchl. ist auch Bornaprinhydrochlorid.

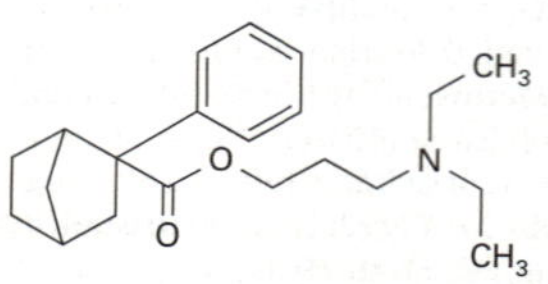

**Bornaprin**

**Borneocampher:** s. Dryobalanops aromatica.
**Borneol:** 2-Bornan, Borneolum, Bornylalkohol; 1,7,7-Trimethylbicyclo[1.2.2]heptan-2-ol; $C_{10}H_{18}O$; $M_r$ 154.24; Monoterpenalkohol mit dem Grundgerüst von Bornan; Strukturformel: s. Monoterpene (Abb. dort); es gibt 4 Stereoisomere; **endo-2-Bornanol:** D-(+)- u. L-(–)-Borneol; Schmp. 208 °C; Sdp. 212 °C; farblose Kristalle von campherähnl. Geruch; leicht lösl. in Ethanol u. Ether, wenig lösl. in Wasser; Borneocampher (s. Dryobalanops aromatica) ist fast reines rechtsdrehendes D(+)-Borneol; **Vork.:** natürl. meist in linksdrehender Form (L-(–)-Borneol), z. B. in Thuja-, Schafgarben-, Baldrian-, Lavendel-, Cardamom-, Muskatöl u. a. neben Borneol- (Bornyl-)estern; **Gew.:** racem. Borneol durch Reduktion von Campher*; **Anw.:** in der Parfümerie. **exo-2-Bornanol:** L-(+)- u. D-(–)-Isoborneol; Schmp. 212–214 °C.
**Borneolum salicylicum:** s. Bornylsalicylat.
**Bornträger-Reaktion:** Reaktion zum Nachw. der Oxidationsstufe* der Anthraglykosidgenine; bei Kontakt von 1,8-Dihydroxyanthrachinonen (s. Anthrachinone) mit Basen tritt eine intensive Rotfärbung ein.
**Bornylacetat:** Bornylium aceticum; Essigsäurebornylester; $C_{12}H_{20}O_2$; $M_r$ 196.28; D. 0.98–0.99; weiße Kristalle od. Flüss., Hauptbestandteil des Fichtennadelöls (s. Picea abies), dem es den charakterist. Geruch verleiht; **Herst.:** synthet. aus Borneol* u. Eisessig (s. Essigsäure); **Anw.:** zu Badepräparaten, Seifen u. a. (wie auch Isobornylacetat).
**Bornylalkohol:** s. Borneol.
**Bornylium aceticum:** s. Bornylacetat.
**Bornylsalicylat:** Borneolum salicylicum; Ester aus D,L-Borneol* u. Salicylsäure*; 2-Hydroxy-benzoesäure-1,7,7-trimethyl-bicyclo[2.2.1]hept-2-yl-ester; CAS-Nr. 560-88-3; $C_{17}H_{22}O_3$; $M_r$ 374.36; braune, ölige Flüssigkeit; fast unlösl. in Wasser; mischbar mit Ethanol, Ether, schwer lösl. in Glycerol; **Wirk.:** hautreizend; die frühere med. Anw. zu Einreibungen (z. B. bei rheumat. Beschwerden) ist obsolet.
**Boronatrocalcit:** s. Natriumtetraborat.
**Boronsäuren:** org. Derivate der Borsäure*; allg. Formel: $R—B(OH)_2$; die nach IUPAC bevorzugte Bez. geht von Dihydroxyboran aus; z. B. Phenylboronsäure = Dihydroxy(phenyl)boran = $C_6H_5—B(OH)_2$.
**Borrelia:** Gattung großer, gramnegativer, bewegl., spiralförmiger Bakt. der Fam. Spirochaetaceae*; Erreger der Borreliosen*; med. relevante **Species: 1.** B. burgdorferi: Erreger der Lyme*-Borreliose, Übertragung durch Zecken; **2.** B. duttoni: Erreger des Zeckenrückfallfiebers (Zeckenborreliose*), Übertragung durch Zecken; **3.** B. recurrentis: Erreger des Rückfallfiebers*, Übertragung durch Läuse.
**Borreliosen:** durch Bakt. der Gattung Borrelia* verursachte Infektionen des Menschen, z. B. Lyme*-Borreliose, Rückfallfieber*; Überträger: meist Läuse od. Zecken; Ther.: Antibiotika.
**Borretsch:** s. Borago officinalis.
**Borsäure:** Acidum boricum; Orthoborsäure; CAS-Nr. 10043-35-3; $H_3BO_3$; $M_r$ 61.83; farblose, glän-

zende, sich fettig anfühlende Kristalle od. weißes, feinkrist. Pulver; lösl. in ca. 20 T. Wasser von 20 °C, in ca. 14 T. siedendem Wasser, in ca. 6 T. Glycerol, in ca. 25 T. Ethanol 90 %; beim Erhitzen auf 70 °C entsteht Metaborsäure ($HBO_2$), bei ca. 160 °C Pyroborsäure ($H_2B_4O_7$), eine glasartige Masse, die sich bei weiterem Erhitzen aufbläht u. unter Verlust des restl. Wassers in Borsäureanhydrid (Bortrioxid, $B_2O_3$) übergeht. **Vork.**: natürl. in den heißen Wasserdampfquellen (Soffionen u. Fumarolen) der Toskana, ferner als Mineral Sassolin in Sasso (Toskana), woraus B. auch gewonnen wird; in Kalifornien aus den Mineralien Kernit ($Na_2B_4O_7 \cdot 4H_2O$) u. Colemanit ($CaB_3O_5OH \cdot 2H_2O$), in Kleinasien aus Pandermit ($Ca_4B_{10}O_{19} \cdot 7H_2O$); **Darst.**: techn. auch aus Natriumtetraborat* mit Schwefelsäure*; **Off.**: Ph.Eur.6; **Anw.**: **1.** (med.) Gut geeignet u. als Hilfsstoff* (Konservierungsstoff) gelistet ist B. wegen guter Verträglichkeit u. sehr guter Wirksamkeit gegen Pseudomonas-Bakt. in Augentropfen, Augenwässern u. Nasentropfen in Form von Boratpuffer-Lösungen. Obsolet ist dagegen die Anw. als schwaches Antiseptikum in Salben, Umschlägen, Schüttelpinselungen u. Pudern wegen der geringen antisept. Wirk. u. der Toxizität der B., die häufig (insbes. bei Kindern) zu Intoxikationen geführt hat. **2.** (techn.) Herst. von Glas, in der Steingut-, Porzellan- u. Emailindustrie; **Toxikol.**: Vergiftungssymptome entwickeln sich langsam (Erbrechen, Diarrhö, Krämpfe). Als Spätsymptome werden bei Kleinkindern Krämpfe, Kollaps, Koma, Hautläsionen, Anurie beobachtet, bei Erwachsenen auch Haarausfall bis zur Alopezie*. LD: 18–20 g (Erwachsener), 5–6 g (Kleinkind), 1–3 g (Säugling). Die früher gebräuchl. Konservierung mit 0.5–3 %igen Borsäure- od. Boraxlösungen (bes. bei Fischkonserven) ist verboten, da sie zu schweren Verdauungsstörungen u. inf. beschleunigter Lipolyse* zu gefährl. Abmagerung führt. Als Abmagerungsmittel war B. nur bei ärztl. Verordnung u. Kontrolle erlaubt (B. u. Borax wirken kumulativ auf die Steigerung des Stoffwechsels). **Hom.**: Acidum boricum (HAB): verordnet z. B. ergänzend bei Diabetes mellitus.

**Borsäureanhydrid:** s. Borsäure.

**Borsalbe:** s. Unguentum Acidi borici.

**Borsilicatglas:** s. Glas.

**Bortezomib** (INN): *N*-{(1*S*)-1-benzyl-2-[(1*R*)-1-(dihydroxyboranyl)-3-methylbutyl]amino}2-oxoethylpyrazincarboxamid; CAS-Nr. 179324-69-7; $C_{19}H_{25}BN_4O_4$, Strukturformel: s. Abb.; $M_r$ 384.24; Borsäure-Dipeptid-Derivat; **Wirk.**: Zytostatikum*, Proteasom-Inhibitor; inhibiert spezif. die chymotrypsinartige Aktivität des 26S-Proteasoms*; **Ind.**: Multiples Myelom, wenn bereits mind. 2 Therapien durchlaufen wurden u. während der letzten Behandlung eine Krankheitsprogression auftrat; **UAW:** Neurotoxizität, gastrointestinale Beschwerden, Knochenmarkdepression, Herpes-Zoster-Reaktivierung, Fatigue; **Dos.**: 1.3 mg/m² KOF/d i. v. an Tag 1, 4, 8 u. 11.

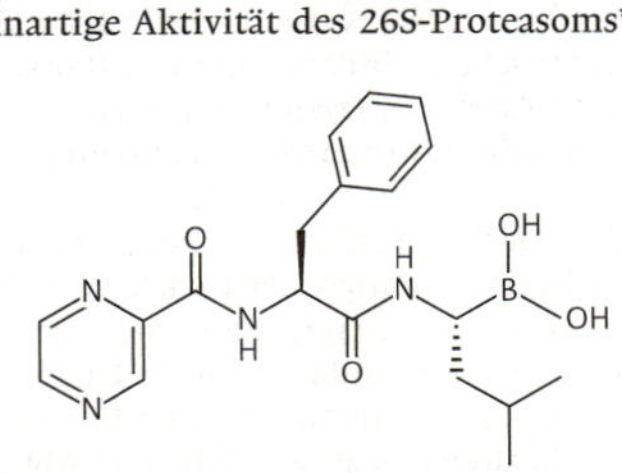

**Bortezomib**

**Bor-Tonerde-Glas:** s. Glas.

**Bortrioxid:** s. Borsäure.

**Bosentan** (INN): 4-*tert*-butyl-*N*-[6-(2-hydroxy-ethoxy)-5-(2-methoxy-phenoxy)-2-(pyrimidin-2-yl)pyrimidin-4-yl]-benzolsulfonamid; CAS-Nr. 147536-97-8; $C_{27}H_{29}N_5O_6S$, Strukturformel: s. Abb.; $M_r$ 551.6; Schmp. 195 °C; logP 1.2; p$K_S$ 5.9 (berechnet); Antihypertensivum*; erster Vertreter der Endothelin*-Antagonisten; **Ind.**: pulmonale arterielle Hypertonie (Abk. PAH); **Kontraind.**: Leberfunktionsstörungen, erhöhte Leberwerte; **UAW:** Kopfschmerz, Ödeme; cave: Hepatotoxizität; **WW:** mit anderen Arzneistoffen durch Induktion der Isoenzyme CYP2C9 u. CYP3A4 mögl.; **Dos.**: zu Beginn 2-mal tägl. 62.5 mg für 4 Wochen, danach Erhaltungsdosis von 125 mg p. o.; Plasmaeiweißbindung >98 %; HWZ 5.4 h.

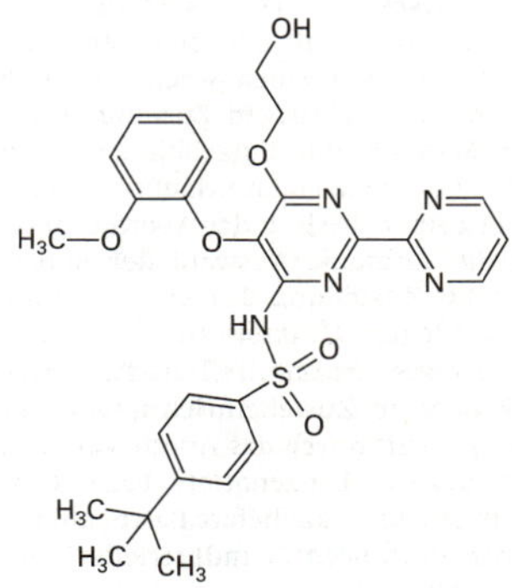

**Bosentan**

**Boswellia bhaw-dajiana** Birdw.: kleiner Baum aus der Fam. Burseraceae; an den Küsten des Roten Meeres, Südarabien (Hadramaut) u. Somaliland; zusammen mit B. sacra Flueck. (B. carteri Birdw.) u. Boswellia serrata Stpfl. von **Olibanum:** Gummiresina Olibanum, Gummi Olibanum, Weihrauch; Gummiharz des Baumes, das nach Anschneiden aus der Rinde als milchweiße Emulsion ausfließt u. an der Luft zu gelbl., rötl. od. bräunl., außen meist weiß bestäubten Körnern (Tränen) od. Stalaktiten erhärtet; Weihrauch ist von bitterem Geschmack u. fast geruchlos, erst auf glühende Kohlen gestreut, entwickelt er seinen bekannten aromat. Duft; teilweise lösl. in Ethanol, Ether, Chloroform, in Wasser zerfällt er; **Best.**: ca. 4–8 % äther. Öl mit Pinen*, Phellandren, Dipenten u. Terpenalkoholen (Olibanol) u. a., 50–70 % alkohollösl. Harze*, die aus Boswelliasäure (eine Triterpencarbonsäure, Schmp. ca. 230 °C) u. ähnl. Verb. (z. B. 11-Keto-$\beta$-boswelliasäure) bestehen; ca. 20 % Gummi*, 0.5 % Bitterstoffe*, 6–8 % Bassorin*; SZ 30–35; **Anw.**: **1.** (traditionell) hauptsächl. als Räuchermittel; als solches wird Weihrauch seit Beginn der antiken Kulturen in großen Mengen ver-

B

braucht; **2.** (med.) Pflaster (heute selten); dem alkohol. Extrakt aus dem Harz wird eine günstige Wirk. bei rheumat. Beschwerden, chron. entzündl. Darmerkrankungen, Asthma bronchiale, Hirnödem u. Polyarthritis zugeschrieben (vermutl. wird die 5-Lipoxygenase u. damit die Bildung der Leukotriene* gehemmt).

**Boswellia carteri** Birdw.: s. Boswellia bhaw-dajiana.

**Boswellia sacra** Flueck.: s. Boswellia bhaw-dajiana.

**Boswellia serrata** Roxb. ex Colebr.: Indischer Weihrauch; Fam. Burseraceae; Wüstengebiete Indiens; Stpfl. von **Olibanum indicum:** Indischer Weihrauch; **Off.:** Ph.Eur.6; **Inhaltsst.:** 11-Keto-$\beta$-boswelliasäure mind. 1 % (bezogen auf das Trockengewicht), Acetyl-11-keto-$\beta$-boswelliasäure mind. 1 % (bezogen auf das Trockengewicht). Vgl. Boswellia bhaw-dajiana.

**Botanik:** wissenschaftl. Teilgebiet der Biologie*, das die Pflanzen zum Gegenstand hat; aus der Heilpflanzenkunde hervorgegangen; gliedert sich u. a. in Morphologie* u. Anatomie*, Physiologie*, Systematik* u. Geobotanik, einschließl. Pflanzensoziologie u. Ökologie*.

**Bote:** **1. Deutschland:** Die bis 31.12.2003 nur im begründeten Einzelfall zulässige Versendung von Arzneimitteln durch einen Boten der Apotheke ist ab 1.1.2004 der zulässigen Zustellung durch Boten der Apotheke im Einzelfall gewichen, auch wenn die Apotheke keine Erlaubnis zum Versand nach § 11 a ApoG besitzt; der Apothekenleiter haftet für die sorgsame Auswahl der Boten u. die sachgerechte Zustellung. **2. Österreich:** innerhalb eines festgelegten Umkreises (4 km) dürfen dringend benötigte Arzneimittel an Patienten durch apothekeneigene Zustelleinrichtungen zugestellt werden; geregelt durch das Apothekengesetz*.

**Bothrops atrox:** Lanzenotter; Fam. Crotalidae; Mittel- u. Südamerika; liefert Batroxobin*.

**Bottle-pack-Verfahren:** industrielles Verfahren zur rationellen Verpackung von Lösungen, v. a. von Infusionslösungen, einzeldosierten Augenpräparaten (Ophthiolen) u. a. in Kunststoffbehältnissen; vgl. Aufbrechverschluss; in einem Automaten werden sterile Behältnisse erzeugt, sofort gefüllt u. verschweißt. Die Behältnisse werden aus Kunststoffgranulat (blasbare Polyethylene u. Weich-PVC) durch Extrusionsblasen* hergestellt, über einen Blas- u. Fülldorn mit Abluftleitung entlüftet u. gleichzeitig mit einer mit dem Dorn verbundenen Kolbendosiermaschine u. Dreiwegehahn mit der gewünschten Flüssigkeitsmenge gefüllt. Anschließend wird nach Entfernen des Dorns der Behälter mit separaten Kopfwerkzeugen verschweißt. Nach dem Öffnen der Formwerkzeuge wird der blasenfrei gefüllte u. hermet. verschlossene Behälter frei. Je nach Wahl der Größe der Formwerkzeuge können Behältnisse mit Volumina von 3–1000 mL hergestellt u. gefüllt werden.

**Botulinumtoxin A:** Abk. BoNTA; $M_r$ ca. 900 000; eine der 7 Fraktionen der Botulinumtoxine*; **Wirkungsmechanismus:** peripheres Muskelrelaxans*; irreversible Hemmung der neuromuskulären Übertragung durch Hemmung der präsynapt. Freisetzung von Acetylcholin*; Impulsübertragung wird erst wieder durch Neubildung der Nervenendigungen erreicht; **Ind.:** z. B. zur symptomat. Behandlung von Dystonien* (spastischer Spitzfuß, Armspastik od. fokale Spastik der Hand nach Schlaganfall), idiopath. Blepharospasmus (Lidkrampf) u. Torticollis spasmodicus (Schiefhals), bes. Formen der Hyperhidrose*; kosmet.: bei übermäßiger Schweißbildung u. zur Faltenglättung; **Kontraind.:** bei Kindern, Schwangerschaft u. Stillzeit; generalisierte Störungen der Muskelaktivität, Infektionen am Auge, gleichzeitige Einnahme von Aminoglykosid*-Antibiotika (z. B. Spectinomycin*), Polymyxinen*, Tetracyclinen*; **UAW:** lokale Reaktionen u. Störungen am Auge, Hautausschläge, Schwellungen, erhöhte elektrophysiol. Erregbarkeit einiger Muskeln in der Nähe der Injektionsstelle (bei Überdosierung ist Botulismus*-Antitoxin indiziert); 5–10 % der Patienten sprechen nicht an, bis zu 20 % entwickeln neutralisierende Antikörper*.

**Botulinumtoxin B:** Abk. BoNTB; $M_r$ ca. 150 000; eine der 7 Fraktionen der Botulinumtoxine*; **Wirkungsmechanismus:** s. Botulinumtoxin A; **Anw.:** nur bei zervikaler Dystonie*; Applikation in den betroffenen Muskel; **UAW:** s. Botulinumtoxin A.

**Botulinumtoxine:** Toxine* von Clostridium* botulinum, dem Erreger des Botulismus*; im Ggs. zu den Sporen von Clostridium botulinum sind die Toxine thermolabil (Inaktivierung 80 °C, 6 min); gekochte Speisen (100 °C, 15 min) können daher keinen Botulismus verursachen. **Formen:** es existieren 7 antigenet. versch. Botulinumtoxine (A–G); humantox. sind die Typen Botulinumtoxin* A, Botulinumtoxin* B u. Botulinumtoxin E; **Wirk.:** B. blockieren die Freisetzung von Acetylcholin* an cholinergen Synapsen. Botulinumtoxin ist das stärkste aller bakt. Toxine (LD: 0.1 mg, oral; 0.003 mg, i. v.); **Ind.:** s. Botulinumtoxin A; Botulinumtoxin B; **Kontraind. u. UAW:** s. Botulinumtoxin A; **Dos.:** üblicherweise in units für Typ A u. Typ B: 1 unit = $LD_{50}$ Maus; 39 units/kg = $LD_{50}$ Affe; 3000 units = $LD_{50}$ Mensch; **Antidot:** s. Botulismus*-Antitoxin.

**Botulismus** (lat. botulus Wurst): durch Neurotoxine von Clostridium* botulinum (s. Botulinumtoxine) verursachte Intoxikation; meldepflichtige Krankheit bei Krankheitsverdacht, Erkrankung od. Tod; meist durch toxinhaltige, unzureichend erhitzte Fleisch- u. Gemüsekonserven als Lebensmittelvergiftung, auch durch Inhalation des reinen Toxins mögl.; **Sympt.:** 18–36 Std. nach Ingestion u. <1 Std.–36 Std. nach Inhalation zunächst gastroenteritische Sympt. (Übelkeit, Erbrechen, abdominale Krämpfe, frühzeitig Diarrhö u. typischerweise später im Verlauf Obstipation), dann okulomotorische u. bulbäre Paresen (Ptose, Doppelbilder, Dysarthrie, Dysphagie) sowie autonome Sympt. (Mydriasis, Mundtrockenheit) ohne sensible Ausfälle gefolgt von schlaffer symmetrischer, meist absteigender Tetraparese; hohe Letalität inf. zentraler Atemlähmung (meist nach ca. 8 Tagen); **Ther.:** Ergebnis der diagn. Tests nicht abwarten, bei hinreichendem Verdacht sofort Therapie einleiten, sofortige Applikation von Botulismus*-Antitoxin u. Einweisung in intensivmed. Abteilung; antibakterielle Chemotherapie ist wirkungslos.

**Botulismus-Antitoxin:** Immunoserum botulinicum Ph.Eur.6, Immunoserum antibotulinicum; Antibotulinum; polyvalentes Immunserum* mit neutralisierenden Antikörpern* gegen Botulinumtoxine*; **Gew.:** meist aus Pferdeserum durch Fraktionierung; **Ind.:** Ther. des Botulismus* nach Intoxikation od. nach Überdosierung bei der indizierten Applikation von Botulinumtoxin. Vgl. Serumtherapie.

**Botulismus-Impfstoff für Tiere:** Vaccinum clostridii botulini ad usum veterinarium Ph.Eur.6; Toxoidimpfstoff; gewonnen aus einer flüss. Kultur von Clostridium* botulinum, das Toxine der Typen C u./od. D bildet; **Anw.:** Prophylaxe von Botulismus-Intoxikationen inf. Futtermittelvergiftungen.

**Bougie:** **1.** weicher Katheter* ohne Öffnung zum Aufdehnen u. Weiten narbiger od. tumorbedingter Verengungen bzw. Verlegungen von Hohlorganen wie z. B. Harn- od. Speiseröhre; **2.** veraltete Bez. für Bacilli*.

**Bourbontee:** s. Angraecum fragrans (Folia Faham).

**Bourettestoff:** aus Seidenabfällen hergestelltes Gewebe; **Anw.:** in Stilleinlagen bei besonders empfindlichen Brustwarzen; früher als Verbandstoff.

**Bouveault-Blanc-Reduktion:** Reduktion von aliphat. Carbonsäureestern* zu primären Alkoholen* mit metall. Natrium u. Alkohol.

**Bouveault-Synthese:** Verfahren zur Herst. von Aldehyden* durch Umsetzung von *N,N*-disubstituierten Formamiden* mit Grignard*-Verbindungen (s. Abb.).

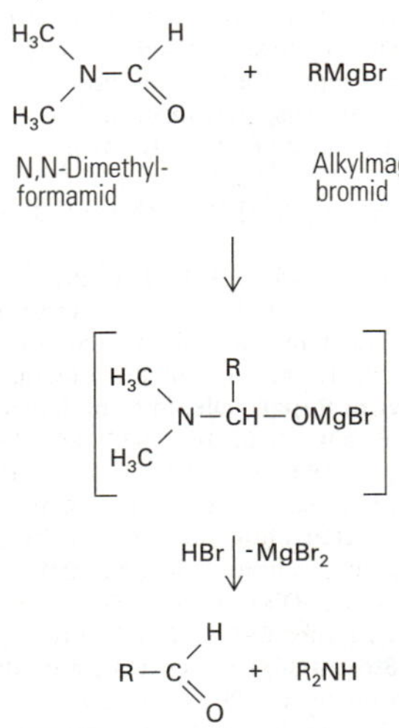


**Bouveault-Synthese**

**bovin:** zum Rind gehörend, aus dem Rind stammend; z. B. Insulin aus Rinderpankreas, sog. bovines Insulin; vgl. BSE.

**Bovine-adrenal-medulla-Peptide:** s. BAM-Proteine.

**Boviner Rhinotracheitis-Virus-Diarrhoe-Parainfluenza-Respiratory Syncyctial Virus Impfstoff:** Zuber., die attenuierte Lebendviren enthält von Boviner Rhinotracheitis Virus (Abk. IBR), Bovine Virus Diarrhoe (Abk. BVD) Typ 1 u. 2, Parainfluenza-Virus (Abk. PI) u. Boviner Respiratorischer Syncyctial Virus (Abk. BRSV); früher angewendet zur Vakzinierung von gesunden Rindern zur Senkung der virusinduzierten Diarrhö (s. c. Injektion in die Schulter od. Nackenregion).

**Bovist:** s. Lycoperdon bovista.

**Bovista:** s. Lycoperdon bovista.

**Boxplot:** (engl.) *box plot, box-and-whisker-plot*; auf den Statistiker J. W. Tukey zurückgehende graph. Darst. der Verteilung der Werte einer Stichprobe* (s. Abb.); **Prinzip:** Das Rechteck („Box") enthält die Hälfte aller Werte einer Stichprobe, die dem Median (dargestellt durch einen Gürtelstrich) am nächsten liegen (Werte zwischen dem oberen u. unteren Quartil). Die andere Hälfte der Werte wird in ihrer oberen u. unteren Ausdehnung durch sog. Whisker begrenzt. Der Abstand zwischen dem oberen u. unteren Quartil wird als Interquartilsabstand (engl. interquartile range, Abk. IQR) bezeichnet. Werte außerhalb einer Grenze von 1.5×IQR werden als Ausreißer betrachtet u. als einzelne Punkte separat in das Diagramm eingetragen.

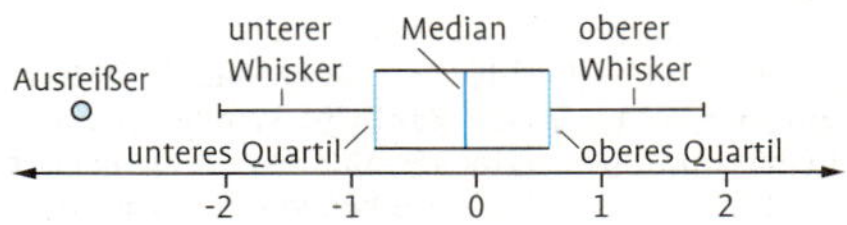


**Boxplot**

**Boyle-Mariotte-Gesetz:** Boyle-Mariotte-Gasgesetz, Boyle-Gesetz; das Produkt aus Druck p u. Volumen V ist für ideale Gase bei gleichbleibender Temp. konstant: $p \cdot V = \text{konstant}$; vgl. Gasgesetze, ideale.

**Bp.:** Abk. für (engl.) ***b****oiling* ***p****oint*; s. Siedepunkt.

**BP:** Abk. für **B**ritish **P**harmacopoeia; britisches Arzneibuch*.

**BPhD:** Abk. für **B**undesverband* der **Ph**armaziestudierenden in **D**eutschland.

**BPI:** Abk. für **B**undesverband der **P**harmazeutischen **I**ndustrie; Interessenvertretung u. Dienstleister der pharmaz. Industrie u. seiner Mitgliedsfirmen; u. a. Herausgeber des Pharma-Kodex, einer Sammlung von Gesetzen, Richtlinien u. Empfehlungen, der Roten* Liste sowie der Zeitschrift Medikament u. Meinung. **BPI Service GmbH:** bietet über ihren Fachinfo-Service den Angehörigen der Heilberufe die Fachinformationen von Arzneimitteln gemäß § 11 a AMG an.

**Bq:** Symbol für Becquerel*.

**Br:** (chem.) Symbol für Brom*.

**Brachium:** Arm, Oberarm; im ZNS: Bindearm; brachial: zum Arm gehörend.

**Brachyglottis:** s. Pyrrolizidinalkaloide.

**Bractium:** s. Papaver bracteatum.

**Bradykardie:** Form der Herzrhythmusstörungen* mit einem Abfall der Herzfrequenz auf unter 60/min; **Sympt.:** u. a. Schwindel, Synkope, Übelkeit; **Ther.:** bei symptomat. B.; akut: Atropin*, ggf. künstlicher Herzschrittmacher* (temporäre Elektrostimulation); Herzschrittmacherimplantation (permanent) bei bleibender symptom. B. trotz Beseitigung zugrundeliegender Ursache. Vgl. Tachykardie.

B

**Bradykinese:** allg. Verlangsamung der Bewegungsabläufe; vgl. Hypokinese; Akinese; Parkinson-Syndrom.

**Bradykinin:** aus 9 Aminosäuren bestehendes Peptidhormon mit der Sequenz Arg-Pro-Pro-Gly-Phe-Ser-Pro-Phe-Arg; Vertreter der Kinine*; wird aus Plasmaglobulinen durch Kallikrein* freigesetzt; **Wirk.:** Erweiterung der Blutgefäße u. somit Blutdrucksenkung, Erhöhung der Permeabilität der Gefäße, Auslösung von Kontraktionen der glatten Muskulatur von Bronchien, Darm u. Uterus; eine erhöhte Bradykininkonzentration führt durch Absenkung der Schmerzschwelle an den Nozirezeptoren zu einer Schmerzreaktion. Vgl. Lysylbradykinin; Hormone.

**Bradyphrenie** (gr. bradys langsam; phrenes Verstand): Verlangsamung der geistigen Funktionen u. Denkabläufe; **Vork.:** insbes. als Symptom des Parkinson*-Syndroms.

**Bragg-Gleichung** (William Henry B., 1862–1942; William Lawrence B., 1890–1971): Bragg-Reflexionsbeziehung; Gleichung (1913) über die Beugung monochromat. (Röntgen-)Strahlen an Kristallen*:

$n \cdot \lambda = 2d \cdot \sin\vartheta$

d: Abstand benachbarter Netzebenen*; n: Beugungsordnung (ganze Zahl); $\vartheta$: Winkel zw. Primärstrahl u. gebeugtem Strahl; $\lambda$: Wellenlänge der Strahlung, die an den Netzebenen reflektiert wird; bildet die Grundlage für die Kristallstrukturanalyse*. Vgl. Röntgenstrahlen.

**Bragg-Verfahren:** s. Kristallstrukturanalyse.

**Brakteen:** (bot.) Hochblätter; s. Blütenstand.

**Brambeere:** s. Rubus fruticosus.

**Brand:** s. Gangrän.

**Brandliniment:** s. Linimentum Calcariae.

**Brandpilze:** Getreideschädlinge, z. B. Ustilago* zeae, die schwarze Sporen bilden; produzieren Mykotoxine u. verursachen Pilzekzeme u. Pilzasthma bei Erntearbeitern. Vgl. Pilze (Basidiomycota).

**Brandwundenverbandpäckchen:** Päckchen mit Verbandtüchern* aus aluminiumbedampfter hydrophober Faser für die Brandwundenversorgung u. elast. Fixierbinde; obsolet; die aktuelle DIN 13 164 schreibt für KFZ-Verbandkästen nur 3 Verbandpäckchen vor. Vgl. Wundauflage.

**Brandwundenverbandtuch:** s. Verbandtuch.

**Branntweinmonopol:** **1. Deutschland:** regelt den staatl. An- u. Weiterverkauf von im deutschen Monopolgebiet hergestelltem Alkohol sowie die Einfuhr von Alkohol aus Drittlandstaaten; das als Finanzmonopol eingeführte B. besteht in seinen Grundzügen bereits seit 1919 u. ist heute fakt. eine nationale Marktordnung für Ethanol. Das Branntweinmonopol wird von der Bundesmonopolverwaltung für Branntwein verwaltet. Der Zollverwaltung obliegen daneben umfangreiche Überwachungs- u. Kontrollaufgaben. Rechtsgrundlage ist das Branntweinmonopolgesetz (Abk. BranntwMonG). **2. Österreich:** geregelt duch das Bundesgesetz über eine Verbrauchssteuer auf Alkohol u. alkoholhaltige Waren (Alkoholsteuergesetz, BGBl. Nr. 703/1994, in der Fassung 2008). **3. Schweiz:** geregelt durch das Bundesgesetz über die gebrannten Wasser (SR 680).

**Branntweinsteuer:** gehört zu den bundesgesetzl. geregelten Verbrauchsteuern. Mit ihr wird der Verbrauch von Branntwein und branntweinhaltigen Waren zu Trinkzwecken und für den menschl. Verzehr innerhalb des deutschen Steuergebiets (ohne das Gebiet von Büsingen u. ohne die Insel Helgoland) besteuert. Rechtsgrundlage für die Erhebung ist das Gesetz über das Branntweinmonopol. Die Steuer wird von der Zollverwaltung verwaltet, die Einnahmen stehen dem Bund zu. Die Branntweinsteuer gehört zu den innerhalb der EG harmonisierten Verbrauchsteuern u. unterliegt der länderübergreifenden EG-einheitl. Überwachung.

**Brasilholz, Gelbes:** s. Chlorophora tinctoria (Lignum citrinum).

**Brasilholz, Rotes:** s. Caesalpinia echinata (Lignum Fernambuci).

**Brasilin:** s. Caesalpinia echinata (Lignum Fernambuci).

**Brasilkastanie:** s. Bertholletia excelsa (Paranuß).

**Brasilnuß:** s. Bertholletia excelsa (Paranuß).

**Brassica alba:** s. Sinapis alba.

**Brassicaceae:** Cruciferae, Kreuzblütler; Fam. der Ordnung Brassicales; mehr als 100 Arten in Mitteleuropa; **Merkmale: 1.** (biol.) meist Kräuter od. Stauden mit wechselständig angeordneten Blättern*, die Blüten* stehen häufig in Trauben (s. Blütenstand), sind radiär gebaut, 4-zählig, meist 6 Staubblätter*, von denen 2 kürzer sind. Die Früchte sind schoten- od. nußartig (s. Fruchtformen); **2.** (chem.) schwefelhaltige Senfölglucoside (Glucosinolate*), fettes Öl in den Samen; **Gattungen:** z. B. Armoracia, Brassica, Capsella, Cheiranthus, Cochlearia, Erysimum, Iberis, Lepidium, Nasturtium, Raphanus, Sinapis, Sisymbrium.

**Brassica cernua** (Thunb.) Forb. et Hemsl.: s. Brassica nigra.

**Brassica integrifolia** (West) O.E. Schulz: s. Brassica nigra.

**Brassica juncea** (L.) Czern.: s. Brassica nigra.

**Brassica napus** L. emend. Metzg.: Raps; Fam. Brassicaceae (Cruciferae); Europa, Kleinasien, Indien; B. napus u. B. rapa L. emend. Metzg. sind Stpfl. von **Oleum Rapae:** Oleum Napi, Rapae oleum; Rapsöl, Rüböl; D. 0.916–0.923; IZ 94–124; POZ max. 10; VZ 180–195; SZ nicht über 1.0; Ep. −2 bis −10 °C; UA max. 2.0 %; aus den Samen erucasäurearmer Sorten ohne Anw. von Wärme gepresstes Öl, gelb bis bräunlich gelb; **Off.:** DAC; **Best.:** Glyceride der Ölsäure* (ca. 15 %), Linolsäure* (ca. 13.5 %), ferner 6–10 % Linolensäure*, Palmitinsäure*, Stearinsäure*; nach DAC enthält die Fettsäurefraktion max. 5 % Erucasäure*, 45–65 % Ölsäure, 18–32 % Linolsäure, 6–14 % Linolensäure, 3–8 % Palmitinsäure; **Anw.: 1.** (med.) zu Linimenten* u. Salben; als Füllmaterial für Weichkapseln*; **2.** als Speise-, Brenn- u. Schmieröl; DC-Reagenz zur Identifizierung fetter Öle; **Rapae oleum raffinatum:** raffiniertes Rapsöl; SZ max. 0.5; POZ max. 10.0; UA max. 1.5 %; durch mechan. Auspressen od. durch Extraktion u. anschließende Raffination gewonnenes fettes Öl aus den Samen von B. napus u. B. campestris; ein geeignetes Antioxidans kann zugesetzt sein; **Off.:** Ph.Eur.6; **Best.:** Palmitinsäure: 2.5–6.0 %, Stearinsäure: max. 3.0 %,

Ölsäure: 50.0–67.0 %, Linolsäure: 16.0–30.0 %, Linolensäure: 6.0–14.0 %, Eicosensäure: max. 5.0 %, Erucasäure: max. 2.0 %; **Hinweis:** Lichtschutz, in dicht verschlossenen, dem Verbrauch angemessenen, möglichst vollständig gefüllten Behältnissen; **Flores Napi:** Rapsblüten; bisweilen zu Teemischungen verwendet; **Semen Napi:** Rapssamen; (entspr. Semen Rapae, Rübsensamen); **Inhaltsst.:** ca. 50 % Fett, Senfölglucosid Gluconapin (s. Glucosinolate), das bei enzymat. Hydrolyse 3-Butenylisothiocyanat liefert; **Anw.:** zur Herst. von Oleum Rapae, als Vogelfutter; Ölkuchen u. Rapsschrot können wegen der vorhandenen Glucosinolate nur bedingt zur Fütterung von Tieren eingesetzt werden; daher werden Züchtung u. Anbau von Sorten angestrebt, die diese Inhaltsst. nicht enthalten.

**Brassica nigra (L.) Koch:** Sinapis nigra; Holländischer Senf, Schwarzer Senf; Fam. Brassicaceae; heim. wahrscheinl. im südöstl. Mittelmeergebiet, kultiviert in ganz Europa, Asien, Amerika; neben Brassica nigra sind nach Ph.Helv. Brassica juncea (L.) Czern., Brassica integrifolia (West) O.E. Schulz u. Brassica cernua (Thunb.) Forb. et Hemsl. Stpfl. von **Sinapis nigrae semen:** Semen Sinapis (nigrae); Sinapis nigrae semen, Schwarze Senfsamen; **Off.:** ÖAB, Ph.Helv., DAC; **Inhaltsst.:** ca. 1.0–1.2 % Sinigrin* (Kaliummyronat), ein Glucosinolat*, das durch das ebenfalls enthaltene Enzym Myrosinase (im intakten Samengewebe in Idioplasten abgesondert) in Gegenwart von Wasser in den eigentl. Wirkstoff Allylsenföl* (mind. 0.7 % nach ÖAB, mind. 0.6 % nach DAC), D-Glucose u. Kaliumhydrogensulfat gespalten wird; ferner Sinapin*, Sinapinsäure, ca. 20 % Schleim, ca. 18 % Eiweiß, etwas äther. Öl u. ca. 30 % fettes Öl (Ol. Sinapis pingue); **Wirk.:** Im Ggs. zu anderen Hautreizmitteln* wie Capsaicin* od. Cantharidin* gelangt Allylsenföl rasch in tiefere Hautschichten u. löst dort Entzündungen aus; es kommt zur Hyperämisierung der Haut; je nach Einwirkungsdauer resultiert einfache Rötung bis Blasenbildung, bei prädisponierten Menschen kann es auch zu schlecht heilenden Ulzerationen u. Nekrosen* kommen. Bei gesunder Haut kann der lokale Hautreizeffekt bis zu 2 Tage anhalten. **Anw.:** **1.** (med.) hautreizende Pflaster (Charta* sinapisata, Senfpapier, Senfpflaster), Umschläge u. Bäder; **Zuber.:** **a)** Senfbad: 25–250 g frisch gemahlenes Senfmehl mit warmem Wasser zu einem Brei anrühren, nach 30 min in einem Leinenbeutel im Badewasser ausdrücken; **b)** Breiumschläge (Kataplasmen*): ca. 100 g gepulverte Senfsamen mit Wasser von höchstens 40 °C anrühren (heißes Wasser hemmt die Enzymwirkung); angewandt bei Bronchopneumonie u. a. Arten von Entzündungen im Bereich der Lunge (s. Pneumonie); Anwendungsdauer (im Ggs. zu Capsicum-Präparaten) beschränkt, (auf der Brust) ca. 10 min, bei Kindern höchstens 5 min; **2.** (techn.) zur Herst. von Mostrich (Mostardum*, Dijon-Senf besteht fast nur aus dem nicht entölten Schwarzen Senf) u. zur Gew. des fetten u. äther. Öles; Senfmehl eignet sich zur Entfernung von Gerüchen in Gefäßen, Flaschen, Fässern u. a., da es viele Riechstoffe zerstört: auf ein 100-L-Fass gibt man 10 g Senfmehl in 1 L heißes Wasser u. lässt es einige Tage verschlossen stehen. **Semen Sinapis pulveratum exoleatum:** Pulvis Sinapis concentratus, entöltes Senfmehl; wirksamer u. haltbarer als nicht entöltes Senfsamenpulver; **Anw.:** Hautreizmittel bei rheumat. Erkrankungen; **Oleum Sinapis aethereum:** natürl. äther. Senföl ÖAB; besteht fast ausschließl. aus Allylsenföl; äther. Öl nicht mehr offizinell, ist ersetzt durch das synthet. Oleum Sinapis: Allylum isorhodanatum, (synthet.) Allylsenföl*, Allylisothiocyana; **Oleum Sinapis pingue:** fettes Senföl; aus schwarzen wie weißen Senfsamen (s. Sinapis alba) ausgepresstes fettes Öl; **Best.:** Glyceride der Eruca- (ca. 50 %), Öl- (ca. 25 %), Linol- (ca. 20 %), Linolen-, Palmitinsäure; **Anw.:** Speiseöl, Brennöl; s. Brassica napus (Oleum Rapae). **Hom.:** Sinapis nigra: reife Samen; verordnet z. B. bei Heuschnupfen.

**Brassica oleracea L. convar. capitata (L.) Alef var. capitata:** Kopfkohl; Fam. Brassicaceae; als Rot- (rubra) u. Weißkohl (alba) kultiviert; **Inhaltsst.:** *S*-Methylmethionin (Antiulkus-Faktor, schützt Magenschleimhaut; s. Methioninmethylsulfoniumhydrochlorid), Glucobrassicin (strumigen); **Anw.:** (volkstüml.) der Saft bei Magengeschwüren, Hepatopathie u. Pankreasfunktionsstörungen. **Hom.:** Brassica oleracea e planta non florescente (HAB): frische Kohlköpfe.

**Brassica rapa L. emend. Metzg.:** s. Brassica napus.

**Brassidinsäure:** s. Erucasäure.

**Bratton-Marshall-Reagenz:** s. Naphthylethylendiamindihydrochlorid.

**Braunalgen:** Phaeophyceae, Phaeophyta; Tange; ca. 1500 Arten umfassende Klasse (bzw. Abteilung) mehrzelliger Meeresalgen, bei denen Chlorophyll* durch das braun gefärbte Fucoxanthin* u. a. Carotinoide* ersetzt ist; B. liefern Alginsäure* u. -derivate; von pharmaz. Interesse sind Ascophyllum* nodosum (Knotentang), Fucus* vesiculosus (Blasentang), Laminaria*-Arten (Riementang) sowie Macrocystis* pyrifera (Kelp).

**Brauneisenstein:** s. Eisen.

**Brauneria angustifolia:** s. Echinacea angustifolia.

**Brauneria pallida Heller:** s. Echinacea pallida.

**Braunrot:** s. Eisen(III)-oxid.

**Braunstein:** s. Mangandioxid.

**Braunwurz:** s. Scrophularia nodosa.

**Brausegranulate:** nicht überzogene Granulate*, die saure Substanzen u. Carbonate od. Hydrogencarbonate (s. Brausetabletten) enthalten; B. werden vor der Einnahme in Wasser gelöst od. dispergiert. **Prüfung:** s. Granulate; nach Ph.Eur.6 zusätzl. Prüfung auf Zerfall: 6 Einzeldosen werden in je 200 mL Wasser (15–25 °C) gegeben. Sie entsprechen, wenn jede der 6 Dosen innerhalb von 5 min zerfallen ist.

**Brausemagnesia:** s. Magnesia citrica effervescens.

**Brausepulver:** s. Pulvis effervescens.

**Brausepulver, abführendes:** s. Pulvis aerophorus laxans.

**Brausepulver, gemischtes:** s. Pulvis aerophorus mixtus.

**Brausetabletten:** feste Arzneiform, die in Wasser unter Bildung von $CO_2$ zu einer trinkfertigen Brauselimonade zerfällt; der Zerfallsmechanismus beruht auf einer Kombination von Hydrogencarbonaten* od. Carbonaten* mit Säuren (Wein-, Citronensäure), tritt aber nur in Anwesenheit von

B

Wasser ein. Um eine vorzeitige Reaktion zu unterbinden, ist bei der Herst. (Direkttablettierung od. über Brausegranulate) auf Wasserausschluss zu achten. Außerdem ist eine hermet. abgeschlossene Verpackung (s. Aluminiumverbundfolie) von bes. Wichtigkeit. **Prüfung:** auf Gleichförmigkeit* der Masse einzeldosierter Arzneiformen u. auf Zerfall; die Zerfallszeit wird nach Ph.Eur.6 geprüft, indem man eine Tablette in 200 mL Wasser von 15–25 °C einbringt. Nach Beendigung der Gasentwicklung sollte die Tablette zerfallen od. gelöst sein, ohne dass eine Anhäufung von Teilchen zurückbleibt. Diese Prüfung ist mit 6 Tabletten durchzuführen. Die Tabletten entsprechen der Prüfung, wenn alle untersuchten Tabletten innerhalb von 5 min zerfallen sind. Vgl. Compressi.

**Brayera anthelminthica:** s. Hagenia abyssinica.

**brazil wax:** s. Wachse.

**Brechdurchfall des Säuglings:** Dyspepsie; veraltet Säuglingstoxikose; akute infektionsbedingte Ernährungsstörung des Säuglings mit rezidivierendem Erbrechen u. wässriger Diarrhö sowie der Gefahr einer schweren Dehydratation* mit pathol. Elektrolytverschiebungen; **Urs.:** bes. virale Infektion v. a. durch Adeno- u. Rotaviren*, bakteriell durch Staphylokokken u. E. coli; **Sympt.:** Dehydratation, nicht respirator. Acidose* mit Kussmaul-Atmung, Elektrolytverschiebung, u. U. hypovolämischer Schock u. (dyspeptisches) Koma, Krampfanfälle, sehr selten Fechterstellung.

**Brechen von Emulsionen:** Trennung von Emulsionen* in eine ölige u. eine wässrige Schicht; vgl. Aufrahmen; Koaleszenz.

**Brechkraft:** s. Brechwert.

**Brechkrafteinheit:** s. Dioptrie.

**Brechmittel:** s. Emetika.

**Brechnuß:** s. Strychnos nux vomica (Strychni semen).

**Brechringampullen:** s. Ampullen.

**Brechung des Lichtes:** s. Brechungsgesetz; Brechungsindex.

**Brechungsdispersion:** s. Brechungsindex.

**Brechungsgesetz:** trifft eine elektromagnet. Welle auf die Grenzfläche zweier Medien, dann ändert sich ihre Ausbreitungsgeschwindigkeit; bei schrägem Auftreffen ändert sich zusätzl. die Richtung; Formulierung bereits im Snellius-Brechungsgesetz (1618):

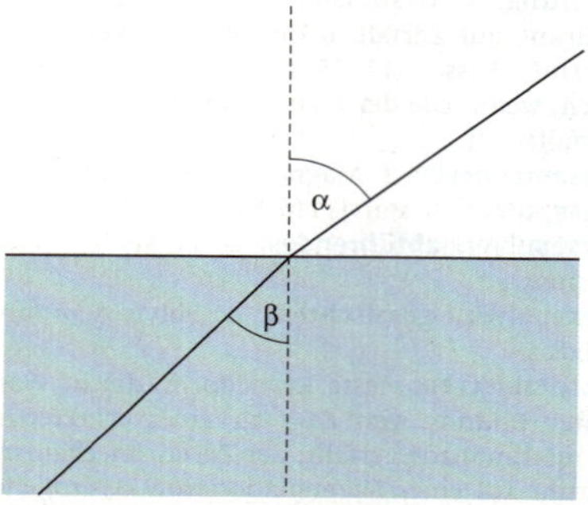


**Brechungsgesetz:** Einfallswinkel (α) u. Brechungswinkel (β)

$\sin\alpha/\sin\beta = n_b/n_a$

**Beispiel:** fällt z. B. ein Lichtstrahl aus Luft in Wasser, wobei der einfallende Strahl mit dem Lot den Winkel α bildet (Einfallswinkel), dann hat der gebrochene Strahl in Wasser den Brechungswinkel β (s. Abb.). Die **Brechzahl** gibt das Verhältnis des Sinus des Einfalls- u. des Brechungswinkels an. Sie ist für eine bestimmte Stoffkombination stets konstant (vgl. Refraktometrie) u. entspricht nach dem B. dem Quotienten der Brechungsindizes* $n_a$ u. $n_b$ der beiden Medien.

**Brechungsindex:** Brechungsquotient; Symbol n; das Verhältnis der Lichtgeschwindigkeit im materiefreien Raum (Vakuum) c zur Lichtgeschwindigkeit in einem Stoff $c_m$, d. h. der B. ist dimensionslos u. stoffspezif.: $n = c/c_m$; bzw., da sich die Frequenz ν nicht ändert u. $c = \nu \cdot \lambda$ (λ = Wellenlänge), gilt auch: $n = \lambda/\lambda_m$; der B. von Flüss. lässt sich in einfacher Weise aufgrund des Brechungsgesetzes* über den Grenzwinkel der Totalreflexion bestimmen; s. Refraktometrie. Da der B. außer von der Substanz u. von der zur Messung benutzten Wellenlänge des Lichtes auch von der Temp. abhängt, fügt man bei der Zahlenangabe dem B. neben der zugehörigen Lichtart als Index auch die Temp. als Hochzahl an. Häufig werden die Buchstaben D, O, F anstelle der Wellenlänge verwendet, sie sind von Fraunhofer eingeführten Bez. für bestimmte Wellenlängen: **1.** $n_D^{20\,°C}$: B., gemessen mit dem gelben Licht der Natriumdampflampe bei $\lambda(D) = (\lambda_1 + \lambda_2)/2$ (= 589.2 nm) u. 20 °C; **2.** $n_O^{20\,°C}$: B., gemessen mit dem roten Licht von 656.3 nm eines Wasserstoff-Geißler-Rohres u. 20 °C; **3.** $n_F^{20\,°C}$: ebenfalls gemessen mit dem Wasserstoffrohr mit Licht von 486.1 nm Wellenlänge u. bei 20 °C. Opt. anisotrope Stoffe (die meisten Kristalle* u. Flüssigkristalle*; vgl. Anisotropie) haben richtungsabhängig versch. B., wodurch das Phänomen der Doppelbrechung* bewirkt wird; für jede Richtung gibt es 2 Werte, einen für parallel polarisiertes Licht u. einen für senkrecht polarisiertes Licht (s. Polarisation des Lichtes). Die B. vermögen im Allg. die versch. Stoffe zu charakterisieren; man benutzt sie deshalb zur Bestimmung der Stoffe. Oft genügen solche Zahlenangaben allein nicht. Dann benutzt man zur weiteren Unterscheidung die **Brechungsdispersion**, d. h., den Unterschied zweier B. versch. Wellenlänge für dieselbe Substanz, meist die Differenz $n_F - n_O$.

**Brechungsindexdetektor:** s. HPLC.

**Brechungsquotient:** s. Brechungsindex.

**Brechungswinkel:** s. Brechungsgesetz.

**Brechweinstein:** s. Antimonyl-Kaliumtartrat.

**Brechwert:** Brechkraft; Symbol D; Größe zur Charakterisierung von lichtsammelnden od. -zerstreuenden Linsen od. Linsensystemen; die Einheit des B. ist die Dioptrie*. Der B. einer Linse hängt vom Krümmungsradius sowie von den Brechungsindizes* des Glases ($n_L$) u. des umgebenden Mediums $n_M$ ab:

$D = n_M/f$

(f = Brennweite), in Luft mit $n_M = 1$, entspr. $D = 1/f$, d. h. der B. ist dann gleich dem Kehrwert der Brennweite.

**Brechwurz:** s. Asarum europaeum.

**Brechwurzel:** s. Cephaelis acuminata (Ipecacuanhae radix); Cephaelis ipecacuanha (Ipecacuanhae radix).

**Brechwurzelfluidextrakt:** s. Extractum Ipecacuanhae fluidum.

**Brechwurzelsirup:** s. Sirupus Ipecacuanhae.

**Brechwurzeltinktur:** s. Tinctura Ipecacuanhae.

**Brechwurzeltrockenextrakt:** s. Extractum Ipecacuanhae siccum normatum.

**Brechzahl:** s. Brechungsgesetz.

**Breitband-Antibiotika:** Antibiotika* mit bes. breitem Wirkungsspektrum, die auf mehrere od. zahlreiche Erreger einwirken; z. B. Breitband-Penicilline* (z. B. Piperacillin), Breitband-Cephalosporine* (z. B. Ceftazidim), Carbapeneme*, Glycylcycline* (z. B. Tigecyclin), Fluorchinolone (z. B. Moxifloxacin), Aminoglykosid*-Antibiotika.

**Breite, narkotische:** Dosierungsabstand zw. Toleranzstadium u. Eintreten des asphykt. Stadiums bei der Narkose*; vgl. Narkotika.

**Breite, therapeutische:** Bez. für die Differenz zw. den Dosen bei Erreichen des Maximums der erwünschten Wirk. u. dem Auftreten der ersten unerwünschten Wirkung (s. UAW); **Prinzip:** In der Abb. (oben) stellt Kurve a die Dosis-Wirkungs-Beziehung für eine erwünschte, a′ für eine nicht erwünschte Wirk. desselben Pharmakons dar. Bei Dosen, die gerade zur max. erwünschten Wirk. führen, tritt die nicht erwünschte Wirk. noch nicht ein. Analoge, flacher verlaufende Kurven einer anderen Substanz (b, b′) zeigen, dass bereits eine unerwünschte Wirk. in Erscheinung tritt, noch bevor das erwünschte Wirkungsmaximum erreicht ist. Eine exakte Beurteilung des Sicherheitsabstandes ist nur mögl., wenn der gesamte Kurvenverlauf betrachtet wird. Der **therapeutische Index** ist eine Maßzahl für die therap. B., die sich aus tierexperimentellen Daten ergibt, z. B. angegeben als Verhältnis $LD_{50}/ED_{50}$. Die Problematik dieser Definition wird deutlich beim Vergleich zweier Arzneimittel mit gleicher $LD_{50}$ u. $ED_{50}$, aber versch. Steilheit der Kurven (s. Abb., unten). Die Kurven a u. b zeigen die Dosisabhängigkeit der erwünschten Wirkungen zweier Pharmaka, a′ bzw. b′ die der entspr. unerwünschten Wirkungen. Die Substanzen a u. b besitzen zwar den zahlenmäßig gleichen therap. Index, unterscheiden sich aber trotzdem wesentl. in der Sicherheit ihrer Anwendung. Durch eine Dosis des Pharmakons b, die gerade 100 % der Intensität der erwünschten Wirk. hervorruft, werden bereits ca. 30 % der Versuchstiere getötet. Daher ist es vorteilhafter, den therapeut. Index durch den Quotienten $LD_5/ED_{95}$ zu bestimmen.

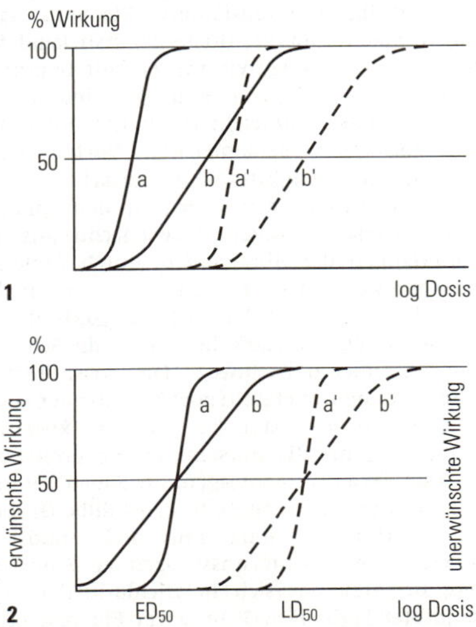


**Breite, therapeutische:** 1 u. 2: erwünschte Wirkungen (a, b) u. unerwünschte Wirkungen (a′, b′) von 2 Pharmaka (s. Text); 1: a hat die größere therap. Breite; 2: a hat den günstigeren therap. Index

**Breitwegerichkraut:** s. Plantago major (Herba Plantaginis majoris).

**Bremsstrahlung:** s. Röntgenstrahlen.

**Brennkraut, Indisches:** s. Acalypha indica.

**Brennnessel:** s. Urtica-Arten.

**Brennpunkt:** **1.** Symbol F; der Punkt, in dem sich parallele Lichtstrahlen nach Durchgang durch eine Konvexlinse (Sammellinse, s. Abb.) od. nach Reflexion an einem Konkavspiegel vereinigen (Fokus); **Brennweite:** Symbol f; Abstand des B. vom Linsenmittelpunkt od. vom Scheitelpunkt des Spiegels (s. Abb.); bei Konkavlinsen (Zerstreuungslinsen) bzw. Konvexspiegeln gibt es keine reelle, sondern nur virtuelle Brennpunkte. **2.** diejenige Temp., ab der die Dämpfe über einer brennbaren Flüss. eine selbsterhaltende Verbrennung ermögl.; vgl. Flammpunkt.

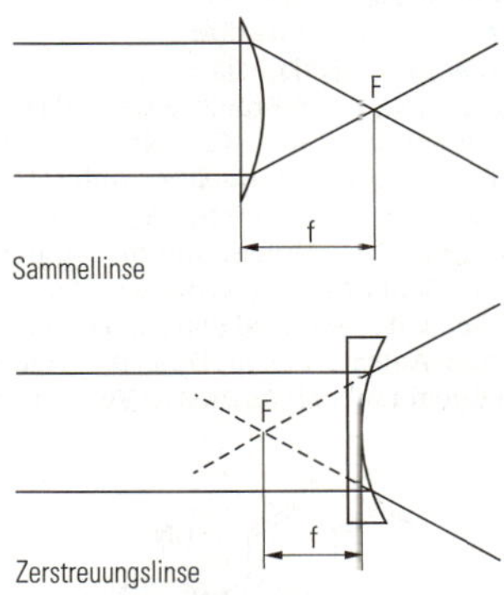


**Brennpunkt:** F: Brennpunkt; f: Brennweite

**Brennspiritus:** s. Ethanol (Sonderform).

**Brennweite:** s. Brennpunkt.

**Brennwert, physiologischer:** für den Organismus verfügbarer Energiegehalt der Nährstoffe*; beträgt für 1 g Protein* 17.5 kJ (4.2 kcal), für 1 g Kohlenhydrate* 17.5 kJ (4.2 kcal), für 1 g Fett* 38.5 kJ (9.2 cal). **Energieumsatz** von Erwachsenen pro Tag: bei leichter Betätigung: 6400–11 000 kJ (1500–2500 kcal); bei schwerer körperlicher Arbeit: 15 000–17 000 kJ (3500–4000 kcal). Vgl. Grundumsatz.

**Brenzcatechin:** Brenzkatechin, Pyrocatechin, Pyrocatechusäure, Pyrocatechol, Catechol; *o*-Dioxybenzol; 1,2-Dihydroxybenzol; $C_6H_4(OH)_2$; $M_r$ 110.1;

Schmp. 104 °C; Sdp. 245 °C; D. 1.37; farblose Kristalle, lösl. in Wasser, Ethanol, Ether; **Vork.:** Best. vieler Harze* sowie im Birkenholzteer (zuerst 1839 durch trockene Destillation von Catechu gewonnen); Grundstruktur der biol. wichtigen Catecholamine*; **Anw.:** (techn.) in der Fotografie als Entwickler; als Reagenz.

**Brenzcatechinamine:** s. Catecholamine.

**Brenzcatechinmonomethylether:** s. Guajakol.

**Brenzgallussäure:** s. Pyrogallol.

**Brenzschleimsäure:** s. 2-Furancarbonsäure.

**Brenzschleimsäurealdehyd:** s. Furfural.

**Brenztraubensäure:** Abk. BTS; (engl.) *pyruvic acid*; Acidum pyrouvicum, α-Ketopropansäure, 2-Oxopropionsäure, Propanonsäure; $CH_3—CO—COOH$; D. 1.27; $M_r$ 88.06; Schmp. 11.8 °C; Sdp. 165 °C (Zers.); farblose bis gelbl., stechend nach Essigsäure riechende Flüss.; leicht lösl. in Wasser, Ethanol u. Ether; einfachste u. wichtigste α-Ketocarbonsäure; ihre Salze werden als Pyruvate* bezeichnet; B. wird durch nascierenden Wasserstoff sehr leicht in Milchsäure umgewandelt u. von konzentrierter Schwefelsäure schon bei gelinder Wärme unter Bildung von Kohlenstoffmonoxid zersetzt; sie reduziert ammoniakal. Silberlösung; **Vork.:** Zwischenprodukt im Stoffwechsel der Kohlenhydrate, der Fettsäuren sowie einiger Aminosäuren; s. Pyruvat; **Darst.:** Erhitzen von Trauben- od. Weinsäure* mit Kaliumhydrogensulfat* (erstmals 1835 von Berzelius); **Anw.:** (chem.) z. B. zur Herst. von Atophan u. seiner Derivate.

**Bries:** s. Thymus.

**Brij®:** s. Polyoxyethylenfettalkoholether.

**Brikettgranulierung:** s. Granulieren.

**Brillantgrün:** s. Malachitgrün.

**Brillenschlange:** s. Naja naja.

**Brimonidin** (INN): 5-Bromo-6-(2-imidazolidinylidenamino)quinoxalin; CAS-Nr. 59803-98-4; $C_{11}H_{10}BrN_5$, Strukturformel: s. Abb.; $M_r$ 292.1; Schmp. 252 °C; **Wirk.:** direkt wirkendes Sympathomimetikum*; Alpha-2-Adrenozeptoragonist; **Ind.:** zur Senkung des erhöhten Augeninnendrucks bei Offenwinkelglaukom; **UAW:** okulare Hyperämie, Augenbrennen; **Dos.:** 0.2 %ige Augentropfen 2-mal tägl.; HWZ ca. 3 h. Vgl. Antiglaukomatosa.

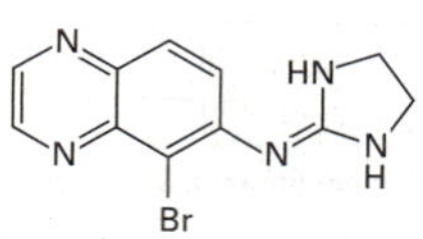

**Brimonidin**

**Brinzolamid** (INN): (*R*)-4-(Ethylamino)-3,4-dihydro-2-(3-methoxypropyl)-2*H*-thieno[3,2-*e*]-1,2-thiazine-6-sulfonamid-1,1-dioxid; CAS-Nr. 138890-62-7; $C_{12}H_{21}N_3O_5S_3$, Strukturformel: s. Abb.; $M_r$ 383.5; Schmp. 131 °C; Antiglaukomatosum*, Carboanhydrase*-Hemmer; hohe system. Resorption u. Akkumulation in den Erythrozyten (ca. 24 Wochen); **Ind.:** Glaukom (okuläre Hypertension u. Offenwinkelglaukom); Monotherapie od. in Kombination mit Beta*-Rezeptoren-Blockern; **UAW:** gelegentl. Geschmacksstörungen; **Dos.:** 1 %ige Lsg., 2-mal tägl. 1 Tr. in den Bindehautsack.

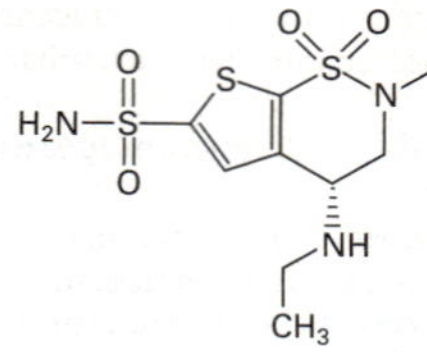

**Brinzolamid**

**Bristamin:** s. Phenyltoloxamin.

**British Pharmaceutical Codex:** s. Deutscher Arzneimittel-Codex.

**Brivudin:** Virostatikum* (Nucleosid*-Analogon); **Ind.:** frühzeitige Behandlung des akuten Zosters* bei immunkompetenten Erwachsenen; **Kontraind.:** Krebs-Chemotherapie (insbes. mit 5-Fluorouracil* od. Prodrugs, einschließl. top. Anw.), Immunsuppression (z. B. unter Chemotherapie, immunsuppressiver Ther. od. bei schwerer system. Mykose unter Flucytosin-Ther.); Anw. bei Kindern; **WW:** Akkumulation u. verstärkte Toxizität von 5-Fluorouracil u. anderen 5-Fluoropyrimidinen; **UAW:** häufig Übelkeit, gelegentl. u. a. Granulozytopenie, Lympho- u. Monozytose, Kopfschmerz, Schwindel, Müdigkeit, gastrointestinale Beschwerden; **Dos.:** p. o. 1 × 125 mg/d über 7 d.

**Brockmann-Chen-Reaktion:** Nachweisreaktion für Vitamin* D; **Prinzip:** Wird eine Probelösung mit einer Lsg. von Antimon(III)*-chlorid in Chloroform od. Dichlormethan versetzt, beobachtet man beim Vorliegen von Vitamin D eine orangegelbe Färbung.

**Brönsted:** s. Säure-Base-Definition.

**Brom:** Bromum; Symbol Br; CAS-Nr. 7726-95-6; $A_r$ 79.904; OZ 35; elementar $Br_2$; D. 3.14; Schmp. −7.2 °C; Sdp. 58.8 °C; neben Quecksilber* das einzige bei Raumtemperatur flüssige u. neben Fluor* u. Chlor* das reaktionsfähigste Element; Halogen*; dunkelrotbraune, flüchtige, erstickend riechende Flüss., entwickelt an der Luft braunrote Dämpfe, die 5-mal schwerer als Luft sind; lösl. in ca. 30 T. Wasser, sehr leicht lösl. in Ethanol, Ether, Chloroform, Schwefelkohlenstoff; **Vork.:** natürl. nur in gebundenem Zustand, hauptsächl. in Form der Bromide*, im Meerwasser u. in den Abraumsalzen* (Karnallit-Laugen); **Gew.:** techn. aus den Mutterlaugen der Abraumsalze durch Einleiten von Chlorgas; **Anw.:** **1.** (techn.) als Chemikalie; **2.** (med.) nur in Form der Bromide; **Toxikol.:** Die Dämpfe reizen sehr stark die Haut u. die Schleimhaut der Augen u. Atemwege. Die Flüss. führt zu Blasenbildung u. tiefgreifender Nekrose der Haut. Bromverbindungen sind bei längerer Exposition verantwortl. für die Entstehung der Bromakne. **Nachw.:** Bromverbindungen: **1.** Silber(I)*-nitrat fällt aus Bromidlösung gelbweißes Silber(I)*-bromid (AgBr), lösl. in konz. Ammoniak*, unlösl. in Salpetersäure*. **2.** Chlorwasser setzt aus Bromidlösung $Br_2$ frei, das sich in Dichlormethan mit braunroter Farbe löst. **3.** $Br_2$ färbt Fluoresceinpapier (s. Fluorescein) rosa (Eosin-Bildung). **Gesch.:** 1826 von Antoine Jérôme Balard (1802–1876) entdeckt. **Hom.:** Bromum (HAB): verordnet z. B. bei Akne, Asthma, Laryngitis, Bronchitis.

**Bromacetophenon:** Phenacylbromid; 2-Brom-1-phenylethanon; $C_6H_5COCH_2Br$; $M_r$ 199.05; Schmp. 50 °C; Sdp. 140 °C (16 mbar); farblose Prismen, unlösl. in Wasser, lösl. in Ethanol, Chloroform u. Ether; gehört zu den Tränengasen*.

**Bromadalum:** s. Carbromal.

**Bromammonium:** s. Ammoniumbromid.

**Bromate:** bromsaure Salze; Salze* der Bromsäure*; geben wie die Chlorate leicht Sauerstoff ab u. verpuffen beim Erhitzen mit oxidierbaren Substanzen. **Gehaltsbestimmung:** iodometr. durch Umsetzung mit Kaliumiodid* u. Titration des freigesetzten Iods* mit Natriumthiosulfat-Lösung.

**Bromatologie** (gr. broma Speise): Wissenschaft von der Zubereitung der Nahrungs- u. Genussmittel; vgl. Trophologie.

**Bromatometrie:** Verfahren der Maßanalyse*, bei dem mit $KBrO_3$-Maßlösung titriert wird; $BrO_3^-$ wird dabei zu $Br^-$ reduziert. **Anw.:** Bestimmung von Aluminium*, Arsen(III)-Verbindungen, Antimon*, Bismut* u. Hydroxylamin*.

**Bromazepam** (INN): Bromazepamum Ph.Eur.; 7-Brom-1,3-dihydro-5-(2-pyridyl)-2*H*-1,4-benzodiazepin-2-on; CAS-Nr. 1812-30-2; $C_{14}H_{10}BrN_3O$, Strukturformel: s. Abb.; $M_r$ 316.16; Schmp. 237–238.5 °C (unter Zers., kristallisiert aus Aceton); weißes, krist. Pulver; fast unlösl. in Wasser; $pK_S$ 11.8; Benzodiazepin*; **Wirk.:** Tranquilizer*; unterliegt dem Betäubungsmittelgesetz* (Anlage III; mit Ausnahmen); **Dos.:** p. o., als Sedativum* 1.5 mg morgens u. mittags, abends bei Bedarf 3 mg; als Schlafmittel* 6 mg; HWZ 15–28 h.

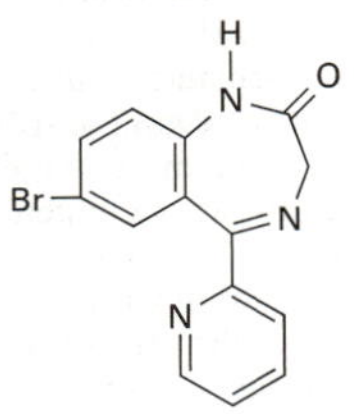


**Bromazepam**

**Brombarium:** s. Bariumbromid.

**Brombeerblätter:** s. Rubus fruticosus (Rubi fruticosi folium).

**Bromcalcium:** s. Calciumbromid.

**Bromcampher:** s. Monobromcampher.

**Bromdiethylacetylcarbamidum:** s. Carbromal.

**Bromdiethylacetylharnstoff:** s. Carbromal.

**4-Bromdylamin:** s. Brompheniramin.

**Bromelaine** (INN): Ananase, Bromelin, Extranase; Traumanase; CAS-Nr. 9001-00-7; $M_r$ ca. 33 000; schwer lösl. in Wasser; fast unlösl. in Ethanol, Chloroform, Ether; proteolyt. Enzyme aus den Fruchtstielen von Ananas* comosus; Fam. Bromeliaceae; dem Papain* ähnl. Endopeptidasen (Glykoproteine*); werden ebenfalls durch SH-Gruppen blockierende Verb. inaktiviert; Optimum der proteolyt. Wirksamkeit pH 4–10; **Anw.:** **1.** (techn.) Vorbehandlung von Fleisch; Herst. von Proteinhydrolysaten; **2.** (med.) in der Substitutionstherapie zur Verdauungsförderung; bei entzündl. Ödemen u. prophylakt. gegen postoperative Ödeme (mit unklarem Resorptions- u. Wirkungsmechanismus); **UAW:** Übelkeit, Erbrechen, Diarrhö; **Dos.:** p.o. (ausschließl.) Initialdosis 4×40 mg/d; Erhaltungsdosis 4×20 mg/d.

**2-Brom-α-ergocryptin:** s. Bromocriptin.

**Bromethyl:** s. Ethylbromid.

**Bromhexin** (INN): *N*-Cyclohexyl-*N*-methyl-(2-amino-3,5-dibrombenzyl)amin; CAS-Nr. 3572-43-8; $C_{14}H_{20}Br_2N_2$, Strukturformel: s. Abb.; $M_r$ 376.1; Expektorans* (Mukolytikum*); **Zuber.:** Solutio* Bromhexini; **Ind.:** bronchopulmonale Erkrankungen; **UAW:** selten allerg. Reaktionen u. gastrointestinale Störungen. **Bromhexinhydrochlorid:** Bromhexini hydrochloridum Ph.Eur.; CAS-Nr. 611-75-6; $C_{14}H_{21}Br_2ClN_2$; $M_r$ 412.6; Schmp. 233–242 °C (unter Zers.); weißes, krist. Pulver; schwer lösl. in Wasser, wenig lösl. in Ethanol.

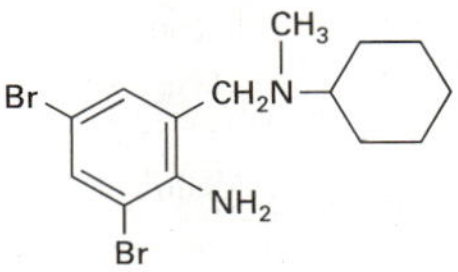


**Bromhexin**

**Bromhexini solutio:** s. Solutio Bromhexini.

**Bromhexin-Lösung:** s. Solutio Bromhexini.

**Bromhidrose:** Sekretion von unangenehm riechendem Schweiß (insbes. der apokrinen Schweißdrüsen) durch bakt. Zersetzung inf. mangelnder Hygiene; vgl. Hyperhidrose.

**Bromide:** **1.** Salze der Bromwasserstoffsäure*; **Vertreter:** Kaliumbromid* (KBr), Natriumbromid* (NaBr); lat. Bez. Kalium bzw. Natrium bromatum od. Kalii bzw. Natrii bromidum; **2.** in der org. Chemie Alkylbromide; **Vertreter:** Ethylbromid* ($C_2H_5Br$), Methylbromid* ($CH_3Br$).

**Bromismus:** akute od. (häufiger) chron. Intoxikation durch bromhaltige Arzneimittel (z. B. Kaliumbromid* zur Behandlung von Epilepsien; früher bromhaltige Schlafmittel); **Symptome:** Verwirrtheitszustände, Gedächtnisschwund, Delirium, Dermatitiden, Konjunktivitis.

**Bromisoval** (INN): Bromisovalum, Bromvaleton, Bromural, Carbamidum bromisovalerianicum, α-Bromisovalerianylharnstoff; (2-Brom-3-methylbutyryl)carbamid; CAS-Nr. 496-67-3; $C_6H_{11}BrN_2O_2$; $M_r$ 223.08; Schmp. 147–152 °C (polymorph); lösl. in Wasser (1:500), in Ethanol (1:15), in Chloroform (1:6), in Ether (1:25), in Alkalihydroxid-Lsg.; $pK_S$ 10.8; nicht mehr im Handel befindl. Sedativum* u. Schlafmittel*; **Off.:** DAB, ÖAB; **cave:** Längere Einnahme kann durch Abspaltung u. Kumulation von $Br^-$ (HWZ ca. 12 d) zu Symptomen eines Bromismus* führen. Symptome der Überdosierung ähnl. denen bei Überdosierung von Barbituraten*, aber Letalität inf. Schocklunge sehr hoch (4–6 %); Gefahr der Entwicklung einer Abhängigkeit. Vgl. Carbromal.

**α-Bromisovalerianylharnstoff:** s. Bromisoval.

**Bromkalium:** s. Kaliumbromid.

**Bromkampfer:** s. Monobromcampher.

**Bromkresolgrün:** 3,3′,5,5′-Tetrabrom-*m*-cresolsulfonphthalein; $C_{21}H_{14}Br_4O_5S$; $M_r$ 698.04; farbloses, krist. Pulver; sehr schwer lösl. in Wasser, lösl. in Ethanol, unlösl. in Ether u. Benzol; **Anw.:** Säure-

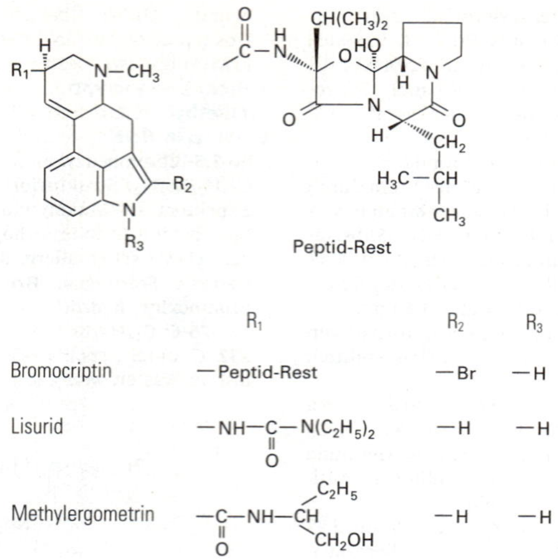


**Bromocriptin**

Base-Indikator, Umschlagsbereich: pH 3.8 (gelb) bis pH 5.4 (blaugrün). Vgl. Indikator.

**Bromkresolpurpur:** 5,5′-Dibrom-*o*-cresolsulfonphthalein; $C_{21}H_{16}Br_2O_5S$; $M_r$ 540.24; rosafarbenes Pulver; lösl. in 96 %igem Ethanol, wenig lösl. in Wasser; **Anw.**: Säure-Base-Indikator, Umschlagsbereich: pH 5.2 (gelb) bis pH 6.8 (violett-purpur). Vgl. Indikator.

**Bromlithium:** s. Lithiumbromid.

**Bromnatrium:** s. Natriumbromid.

**Bromocriptin** (INN): 2-Brom-$\alpha$-ergocryptin; CAS-Nr. 25614-03-3; $C_{32}H_{40}BrN_5O_5$, Strukturformel: s. Abb.; $M_r$ 654.52; Schmp. 215–218 °C (unter Zers., kristallisiert aus Methylethylketonisopropylether); $[\alpha]_D^{20\,°C}$ −195° (c=1 in Dichlormethan); halbsynthet. Ergotalkaloid (vgl. Lisurid); **Wirk.**: Dopamin*-Rezeptor-Agonist; Prolactin*-Hemmer; Antiparkinsonmittel*; **Ind.**: prolactinbedingte Amenorrhö, Sterilität, Galaktorrhö, primäres u. sekundäres Abstillen; Akromegalie; Parkinson*-Syndrom; **UAW:** gastrointestinale Störungen (v. a. zu Beginn), Nausea, Kopfschmerz, Sedierung, Hypotonie; bei hohen Dosen: Obstipation, Verwirrtheit, Halluzinationen, Dyskinesien, Ödeme, selten Herzrhythmusstörungen, Angina-pectoris-Anfälle; **Dos.**: p. o. 2×2.5 mg/d morgens u. abends während der Mahlzeit; bei Amenorrhö 3×1.25 mg/d; bei Parkinson 10–50 mg/d, häufig kombiniert mit Levodopa*; HWZ 48 h. **Bromocriptinmesilat:** Bromocriptini mesilas Ph.Eur.; CAS-Nr. 22260-51-1; $C_{33}H_{44}BrN_5O_8S$; $M_r$ 751; Schmp. 192–196 °C (unter Zers.); sehr lichtempfindl., krist. Pulver; fast unlösl. in Wasser, leicht lösl. in Methanol, lösl. in Ethanol; **Hinweis:** unter −15 °C zu lagern.

**Bromocriptinmesilat:** s. Bromocriptin.

**Bromoform:** Formylum tribromatum; Tribrommethan; $CHBr_3$; $M_r$ 252.77; D. 2.89; Schmp. 7.7 °C; Sdp. 149.6 °C; farblose, chloroformartig riechende, süßl. schmeckende Flüss.; **Darst.:** Destillation von Ethanol mit Brom* u. Alkalilauge; **Anw.:** (techn.) zur Trennung von Mineralgemischen. **Bromoform:** DAB; Mischung von 99 T. Bromoform u. 1 T. absolutem Ethanol; die frühere med. Anw. bei Keuchhusten ist obsolet.

**Bromometrie:** wenig gebräuchl. Verfahren der Maßanalyse*, bei dem mit Brom-Maßlösung titriert wird.

**Bromoprid** (INN): 4-Amino-5-brom-*N*-2-(diethylamino)ethyl-2-methoxybenzamid; CAS-Nr. 4093-35-0; $C_{14}H_{22}BrN_3O_2$; $M_r$ 344.3; Schmp. 151 °C (polymorph); in Deutschland nicht mehr im Handel befindl. Dopamin*-Antagonist; früher auch angewendet als Antiemetikum* u. Magen-Darm-Therapeutikum (bei Motilitätsstörungen des oberen Magen-Darm-Trakts).

**Bromperidol** (INN): Bromperidolum Ph.Eur.; 4-[4-(4-Bromphenyl)-4-hydroxypiperidin-1-yl]-1-(4-fluorphenyl)butan-1-on; CAS-Nr. 10457-90-6; $C_{21}H_{23}BrFNO_2$, Strukturformel: s. Abb.; $M_r$ 420.3; Schmp. 155–158 °C (polymorph); $pK_S$ (des Salzes) 8.6–8.7; Butyrophenonderivat; Neuroleptikum*; **Ind.:** versch. Formen der Schizophrenie; **UAW:** s. Neuroleptika; HWZ 20–36 h. **Bromperidoldecanoat INNv:** Bromperidoli decanoas Ph.Eur.; CAS-Nr. 75067-66-2; $C_{31}H_{41}BrFNO_3$; $M_r$ 574.6; Schmp. 60 °C; unlösl. in Wasser, lösl. in Ethanol; **Anw.:** s. o.; **Dos.:** für Langzeittherapie 300 mg i. m. alle 4 Wochen.

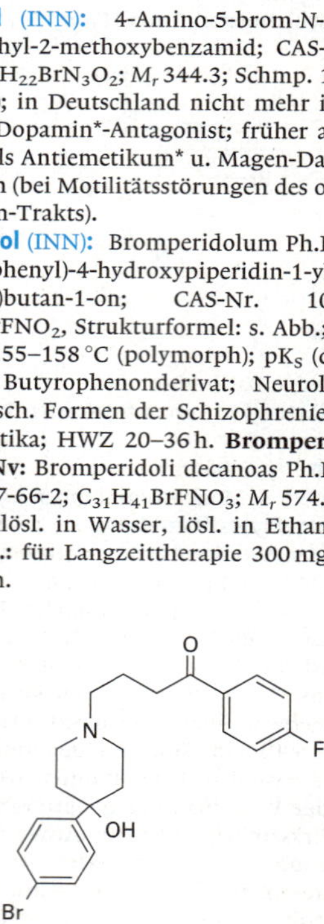

**Bromperidol**

**Bromperidoldecanoat:** s. Bromperidol.

**Brompheniramin** (INN): 4-Bromdylamin; (*RS*)-[3-(4-Bromphenyl)-3-(pyridin-2-yl)propyl]dimethylamin; CAS-Nr. 86-22-6; $C_{16}H_{19}BrN_2$; $M_r$ 319.26; Sdp. 147–152 °C (66.7 Pa); lösl. in verd. Säuren; nicht mehr im Handel befindl. Antihistaminikum* (Histamin*-$H_1$-Rezeptoren-Blocker); früher angewendet bei allerg. Reaktionen u. allerg. Rhinitis; **UAW:** s. Azatadin. **Brompheniraminmaleat:** Brompheniramini maleas Ph.Eur.6; CAS-Nr. 32865-01-3; $C_{20}H_{23}BrN_2O_4$; $M_r$ 435.3; Schmp. 130–135 °C (polymorph); wenig lösl. in Wasser, Ethanol; pH-Wert einer 2 %igen wässrigen Lösung: 5. Vgl. Dexbrompheniramin.

**Brompheniraminmaleat:** s. Brompheniramin.

**Bromphenolblau:** 3,3′,5,5′-Tetrabromphenolsulfonphthalein; $C_{19}H_{10}Br_4O_5S$; $M_r$ 670.02; braunes Pulver; lösl. in Ethanol, Methanol, unlösl. in Benzol u. Ether, sehr schwer lösl. in Wasser; **Anw.:** **1.** Säure-Base-Indikator, Umschlagsbereich: pH 3.0 (gelb) bis pH 4.6 (blauviolett); **2.** papierelektrophoret. u. chromatographisches Reagenz; **3.** Albuminnachweis im Harn*. Vgl. Indikator.

**Bromphenolrot:** 5,5′-Dibromphenolsulfonphthalein; $C_{19}H_{12}Br_2O_5S$; $M_r$ 512.19; rotbraunes Pulver, leicht lösl. in Ethanol, sehr schwer lösl. in Wasser; **Anw.:** Säure-Base-Indikator, Umschlagsbereich: pH 5.2 (gelb) bis pH 6.8 (rot). Vgl. Indikator.

**Brompropylat:** Isopropyl-4,4′-dibrombenzilat; $C_{17}H_{16}Br_2O_3$; CAS-Nr. 18181-80-1; $M_r$ 428.1. **Anw.:** (techn.) Akarizid*; s. Schädlingsbekämpfungsmittel (Tab. dort).

**Bromsäure:** Acidum bromicum; CAS-Nr. 7789-31-3; $HBrO_3$; $M_r$ 128.91; ihre Salze heißen Bromate*; **Darst.:** Umsetzen von Bariumbromat mit verd. Schwefelsäure; wasserfrei nicht darstellbar.

**Bromsilber:** s. Silber(I)-bromid.

**Bromsulfalein:** Bromsulfophthalein; Phenoltetrabromphthalein-dinatrium-sulfonat; $C_{20}H_8Br_4Na_2O_{10}S_2$; $M_r$ 838.05; rosagelbes Pulver; unlösl. in Ethanol, leicht lösl. in Wasser; **Anw.:** als Farbstoffdiagnostikum zur Funktionsprüfung der Leber (sog. Bromsulfaleintest); **Dos.:** 2–5 mg/kg KG i. v. als 5 %ige Lsg. (vor u. 45 Min. nach der Injektion Blutentnahme).

**Bromsulfophthalein:** s. Bromsulfalein.

**Bromthymolblau:** 3,3′-Dibromthymolsulfonphthalein; $C_{27}H_{28}Br_2SO_5$; $M_r$ 624.39; rosafarbenes Pulver; leicht lösl. in Ethanol u. Ether, lösl. in Wasser; **Anw.:** Säure-Base-Indikator, Umschlagsbereich: pH 6.0 (gelb) bis pH 7.6 (blau). Vgl. Indikator.

**Bromum:** s. Brom.

**Bromural:** s. Bromisoval.

**Bromwasserstoff:** Hydrogenbromid; CAS-Nr. 10035-10-6; HBr; $M_r$ 80.9; Schmp. -86.9 °C; Sdp. -66.8 °C; farbloses, an der Luft rauchendes Gas, das sich bei Abkühlung zu einer farblosen Flüss. verdichtet; in Wasser lösl. (1 Volumenteil Wasser löst ca. 550 Volumenteile HBr; s. Bromwasserstoffsäure); **Darst.:** Zersetzen von Bromiden mit Schwefelsäure od. Wasserstoff u. Bromdämpfe über glühenden Platinasbest leiten; **Anw.:** 33 % HBr in Essigsäure zur org. Synthese; **Toxikol.:** MAK: 5 mL/m³.

**Bromwasserstoffsäure:** Acidum hydrobromicum; wässrige Lsg. von Bromwasserstoff (HBr); bis max. 69 % HBr, entspr. dem bei −11.3 °C kristallisierenden HBr-Dihydrat; die handelsübliche 47.6 %ige Lsg. (D. 1.48, 20 °C) siedet als Azeotrop bei 126 °C; die Salze heißen Bromide, z. B. Kaliumbromid* (KBr). **Anw.:** **1.** (techn.) in der Analyse u. zur Herst. von Bromverbindungen; **2.** (med.) obsolet, früher als Ätzmittel.

**Bronchitis:** Bronchialkatarrh; durch versch. exogene Reize (infektiös, allerg., chem.-irritativ, tox.) ausgelöste Entzündung der Bronchialschleimhaut; **Formen:** **1. akute** B.: **a)** infektiös i. R. einer viralen Infektion; bakt. B. häufig inf. bakt. Superinfektion einer vorbestehenden B., selten primär; **b)** nichtinfektiös: allergisch (s. Asthma bronchiale), toxisch (Inhalation von z. B. Schwefeldioxid*, Nitrosegasen*, Ozon*, Kohlenwasserstoffen*) od. durch akute Linksherzinsuffizienz (Stauungsbronchitis); Sympt.: Husten mit Auswurf; leichte Erhöhung der Körpertemperatur, Thoraxschmerzen; Ther.: Flüssigkeitszufuhr, Expektoranzien*, evtl. Broncholytika*, ggf. Antibiotika*; **2. chronische** B.: nach WHO (1966) Husten u. Auswurf an den meisten Tagen während mind. je 3 Mon. in 2 aufeinander folgenden Jahren; Urs.: insbes. Rauchen; berufl. od. umweltbedingte Noxen; **a)** einfache (nichtobstruktive) B.: Husten mit u. ohne Auswurf, normale Lungenfunktion; **b)** chronisch-obstruktive B.: unter COPD* zusammengefasst; **c)** mukopurolente B.: rezidivierender eitrig-schleimiger Auswurf.

**Bronchitis-Impfstoff für Tiere:** s. Infektiöse-Bronchitis-Lebend-Impfstoff für Geflügel.

**Bronchodilatatoren:** s. Broncholytika.

**Bronchodilatoren:** s. Broncholytika.

**Broncholytika:** Bronchodilatatoren, Bronchodilatoren, Bronchospasmolytika; den Bronchialmuskel erweiternde u. Bronchialtonus herabsetzende Substanzen. **Wirkstoffe:** **1.** Beta-2-Sympathomimetika: gegenüber weniger selektiv wirkenden Beta-Sympathomimetika aufgund ihrer geringeren kardialen UAW bevorzugt; s. Sympathomimetika (Beta-Sympathomimetika); **2.** Phosphodiesterase*-Hemmer: Theophyllin* u. andere Methylxanthine* erhöhen den 3,5-cAMP-Spiegel in der Zelle durch Hemmung des abbauenden Enzyms u. führen so zu einer Bronchodilatation; **3.** Parasympatholytika*: geringe therapeut. Bedeutung, aufgrund starker system. UAW. Vgl. Antiallergika.

**Bronchopneumonie:** s. Pneumonie.

**Bronchospasmolytika:** s. Broncholytika.

**Bronchospasmus:** Krampf der Bronchialmuskulatur v. a. bei Asthma* bronchiale u. obstruktiver Bronchitis*; vgl. Broncholytika.

**Bronze:** Kupfer-Zinn-Legierung mit ca. 80–90 % Kupfer*; spezielle B. wie Aluminiumbronze (Kupfer mit 5–12 % Aluminium* u. 3.5–7 % Eisen*) werden durch Zumischen anderer Metalle zur Kupferbasis erhalten.

**Bronzehautkrankheit:** s. Addison-Krankheit.

**Bronzesiegel:** s. Lithopone.

**Brookit:** s. Titandioxid.

**broom tea tree:** s. Leptospermum scoparium.

**Broteinheit:** s. BE.

**Brotizolam** (INN): 2-Brom-4-(2-chlorphenyl)-9-methyl-6*H*-thieno[3,2-*f*]-[1,2,4]triazolo[4,3-*a*][1,4]diazepin; CAS-Nr. 57801-81-7; $C_{15}H_{10}BrClN_4S$, Strukturformel: s. Abb.; $M_r$ 393.7; Schmp. 212–214 °C (polymorph); Benzodiazepin*; **Anw.:** als Schlafmittel*; unterliegt dem Betäubungsmittelgesetz* (Anlage III; mit Ausnahmen); **Kontraind.:** Schlaf-Apnoe-Syndrom, respirator. Insuffizienz, Abhängigkeitsanamnese, Myasthenia gravis pseudoparalytica; **WW:** Die zentral dämpfende Wirk. von Psychopharmaka u. Antihistaminika kann verstärkt werden. **UAW:** Konzentrationsstörungen, Mundtrockenheit; HWZ 4.4–6.9 h.

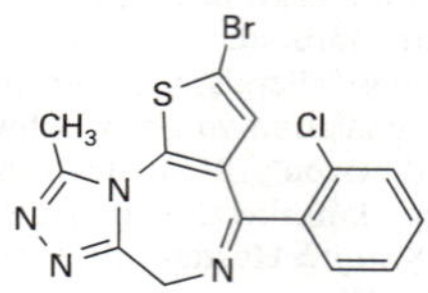


**Brotizolam**

**Brotkohle:** s. Carbo activatus.

**Brotschimmel:** s. Schimmelpilze.

**Brotwurzel:** s. Dioscorea villosa (Rhizoma Dioscoreae villosae).

**Brown-Hydroborierung:** Methode zur Synthese von Alkoholen*; Alkene* liefern mit Diboranen Trialkylborane, die mit alkal. Wasserstoffperoxid-Lsg. die entspr. Alkohole bilden (s. Abb.). Die Reaktion verläuft sowohl stereo- als auch regiospezifisch.

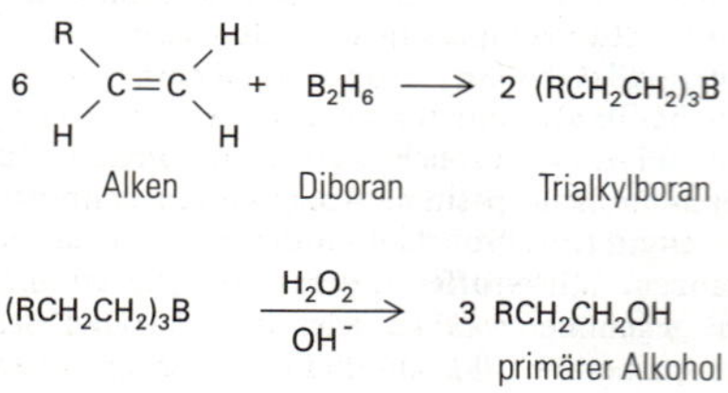


**Brown-Hydroborierung**

**Brown-Molekularbewegung:** kinet. Eigenschaft von fein dispergierten Teilchen (<5 µm) im Dispersionsmedium; thermisch bedingt; beruht auf der Stoßwirkung der Moleküle* des Dispersionsmediums u. bewirkt eine unregelmäßige Bewegung der Teilchen; treibende Kraft der Diffusion*. Je höher die Viskosität des Mediums, umso geringer die Brown-Molekularbewegung. Sedimentation u. Flotation (s. Sedimentationsanalyse) dispergierter Teilchen wird durch die B.-M. stark (Verbesserung der Stabilität) od. komplett verhindert (kolloide Stoffe, <0.1 µm). Durch die Zusammenstöße der Teilchen aufgrund der B.-M. kommt es unter bestimmten Bedingungen (entladene und u. U. desolvatisierte Teilchen) zur Bildung von größeren Agglomeraten (perikinet. Flockung, Koagulation), die sich zusätzl. mit Primärteilchen weiter agglomerieren können (orthokinet. Flockung).

**Broxychinolin:** s. Broxyquinolin.

**Broxyquinolin** (INN): Broxychinolin, 5,7-Dibrom-8-hydroxychinolin; 5,7-Dibrom-8-chinolinol; CAS-Nr. 521-74-4; $C_9H_5Br_2NO$; $M_r$ 302.97; Schmp. 196 °C; leicht lösl. in Chloroform, Alkohol, Benzol, Essigsäure; schwer lösl. in Ether; fast unlösl. in Wasser; nicht mehr im Handel befindl. Desinfiziens; früher angewendet bei intestinaler Amöbiasis.

**Brucea amarissima** Desv.: B. javanica (L.) Merr., B. sumatrana Roxb.; Fam. Simaroubaceae; Hinterindien, Ind. Archipel u. Cochinchina bis Australien; Stpfl. von **Fructus Bruceae:** Asiatischer Ruhrsamen, Bruceafrüchte, Macassarkerne; **Inhaltsst.:** Brucamarin, Kosamin (Quassinoide* als Bitterstoffe*), Gerbsäure (Tannin*), Fett; **Anw.:** (volkstüml.) in China gegen Shigellose*.

**Bruceafrüchte:** s. Brucea amarissima (Fructus Bruceae).

**Brucea javanica** (L.) Merr.: s. Brucea amarissima.

**Brucea sumatrana** Roxb.: s. Brucea amarissima.

**Brucella:** Bruzellen; Gattung gramnegativer, aerober, unbewegl., ellipsoider od. kokkoider Stäbchen der Fam. Brucellaceae*; **Species:** B. abortus, B. canis, B. melitensis, B. neotomae, B ovis u. B. suis; Erreger von Zoonosen, die vom erkrankten Tier auf den Menschen übertragen werden (s. Brucellosen); wichtigstes Erregerreservoir bilden landwirtschaftl. Nutztiere.

**Brucellaceae:** veraltet Parvobakterien; Fam. unbegeißelter aerober Stäbchenbakterien, die keine Sporen bilden; med. relevante Gattung: Brucella*.

**Brucellose-Lebend-Impfstoff für Tiere:** Vaccinum brucellosis (Brucella melitensis stirpe Rev.1) vivum ad usum veterinarium Ph.Eur.6; gefriergetrocknete Suspension von lebenden Bakt. von Brucella melitensis des Stammes Rev.1, evt. mit geeignetem Stabilisator.

**Brucellosen:** Sammelbez. für meldepflichtige, subakut-rezidivierende Infektionskrankheiten bei Mensch u. Tier, die durch Brucellen* ausgelöst werden; meist Lebensmittelinfektionen bzw. Berufskrankheiten, in trop. u. subtropischen Regionen häufiger als in gemäßigten Zonen; Inkubationszeit 1–3 Wochen; **Ther.:** Doxycyclin* (200 mg/d) kombiniert mit Rifampicin* (600 mg/d) für 6 Wochen (Rezidivprophylaxe).

**Bruch:** **1.** Muskelbruch, Muskelhernie; Hervortreten von Teilen eines Muskels nach Ruptur der Muskelfaszie; **2.** Knochenbruch; s. Fraktur; **3.** Eingeweidebruch; s. Hernie.

**Bruchband:** anatom. geformtes Druckkissen (Druckpelotte), das mittels Stahlfeder od. Gummigurt auf die zu entlastende Körperstelle (z. B. Nabel, Leistengegend) gedrückt wird; **Anw.:** meist nur noch vorübergehend prä- od. postoperativ, z. B. vor od. nach Hernien*-Operation; alternativ kann ein Bruchslip* getragen werden.

**Bruchfestigkeit:** Qualitätsmerkmal, das für bestimmte Arzneiformen nach Arzneibuch geprüft werden muss; **Bruchfestigkeit von Tabletten:** mechan. Festigkeit einer Tablette gegenüber einer diametral einwirkenden Kraft (Ph.Eur.6; radiale B., Druckfestigkeit) od. gegen eine axial wirkende Kraft (axiale B., Biegefestigkeit), in beiden Fällen zum Zeitpunkt des Zerbrechens (s. Abb.). Die Bestimmung der **Druckfestigkeit** dient gemeinsam mit dem Test auf Abrieb* von Tabletten zur Simulierung der Belastung bei der Weiterverarbeitung (s. Compressi obducti, Filmtabletten) u. des Trans-

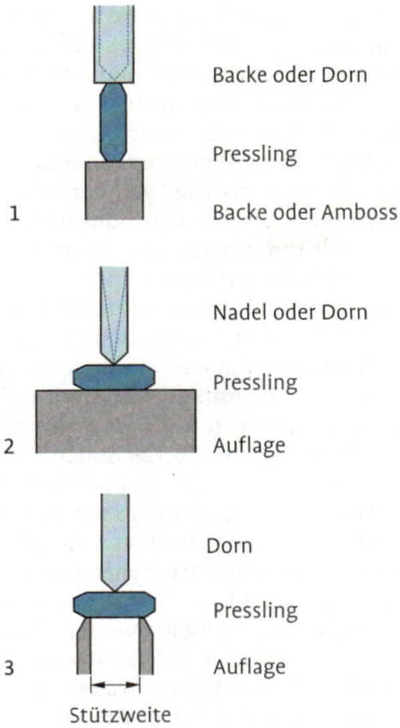


**Bruchfestigkeit:** z. B. von Tabletten; Belastungsprinzip bei der Bestimmung der Druckfestigkeit (1), der Härte (2) u. der Biegefestigkeit (3)

ports. Bei Druckfestigkeitsprüfgeräten wird der Pressling entweder durch 2 Backen od. zw. Dorn u. Amboss über die Schmalseite (Steg) zermalmt (ergibt die Zertrümmerungsfestigkeit) od. aufgespalten (ergibt die Deckeltendenz). Die Bestimmung der **Härte** erfolgt durch Aufdrücken z. B. eines Dorns auf die Prüfseite (die gegenüberliegende Fläche ist unterstützt). Die Härte einer Tablette ist die Widerstandskraft ihrer Oberfläche gegen das Eindringen versch. Prüfgegenstände (Spitzen, Nadeln, Dorne). Zur Bestimmung der **Biegefestigkeit** wird der Pressling mit Ober- od. Unterseite auf 2 Unterstützungspunkte od. Schneiden gelegt u. in der Mitte mit einem Dorn od. einer Schneide belastet. Die der einwirkenden Kraft direkt gegenüber liegende Seite wird dabei nicht unterstützt. Der Abstand der beiden Unterstützungspunkte od. Schneiden wird als Stützweite bezeichnet. Die mit unterschiedl. Biegefestigkeitstestern erhaltenen Werte sind ebenso wenig miteinander vergleichbar wie die der versch. Druckfestigkeitsgeräte, da die Belastung unterschiedl. schnell erfolgt u. die Dorne, Auflageflächen u. Backen verschieden geformt sind. **Berechnung:** Die B. für runde Tabletten bei einer Stützweite von 2/3 des Tablettendurchmessers ist gleich der zum Bruch benötigten Kraft (N), dividiert durch das Quadrat der Steghöhe der Tablette (mm). Die Ermittlung ist wichtig bei den Tabletten, die von Patienten geteilt werden müssen; vgl. Biegeversuch. Die Druckfestigkeit $\sigma_b$ wird entsprechend der Gleichung

$\sigma_b = F/2r \cdot h$ in $N/mm^2$

aus der aufgewendeten Bruchkraft F, dem Tablettenradius r u. der Steghöhe h berechnet. Der **Abrieb*** von Komprimaten nimmt mit steigendem Pressdruck in vielen Fällen ab, die Druck- u. Biegefestigkeit ebenso wie die Tablettendichte zu. Andererseits zeigen bestimmte Pressgemische ab einem „kritischen" Pressdruck einen Abfall der Bruchfestigkeit (Deckeln). Von den Eigenschaften des Pressguts beeinflussen bes. die Teilchengröße, Art u. Menge des Bindemittels u. anderer Hilfsstoffe, die Kristallform u. der Feuchtegehalt die Biegefestigkeit. Als günstige Festigkeit für Tabletten wird mehrfach eine $\sigma_b$ von 1.5–2.5 $N/mm^2$ angegeben.

**Bruchkraut:** s. Herniaria-Arten.

**Bruchslip:** anatom. geformter Slip mit eingearbeitetem Stützstretchmaterial aus Baumwolle u. Elasthan u. Silicon-Druckkissen zur Anwendung in der Leistenbruchzone; **Anw.:** prä- od. postoperativ bei Hernien*. Vgl. Bruchband.

**Brucin:** 2,3-Dimethoxystrychnin, Brucinum; Bruzin; $C_{23}H_{26}N_2O_4 \cdot 4\,H_2O$, Strukturformel: s. Strychnin (Abb. dort); $M_r$ 466.5; Schmp. 178 °C (wasserfrei); $pK_{S,1}$ 6.04, $pK_{S,2}$ 11.7; farblose Tafeln od. weiße Kristalle bzw. weißes, krist. Pulver; leicht lösl. in Ethanol u. Chloroform; wenig lösl. in Wasser u. Ether; Alkaloid* aus Strychni semen (s. Strychnos nux vomica); **Anw.:** Bestimmung des Bitterwertes* (beträgt $3 \cdot 10^6$) nach ÖAB; früher wie Strychnin*, aber wesentl. schwächer wirkend; auch Brucinnitrat u. Brucinsulfat sind nicht mehr gebräuchlich.

**Brucit:** s. Magnesiumhydroxid.

**Brückenwaage:** s. Dezimalwaage

**Brüden:** (techn.) Abdampf, Schwaden, das Abdampfende; **Brüdenraum:** Dampfraum.

**Brugmansia spec.:** Datura suaveolens, Datura sanguinea; Engelstrompete; Fam. Solanaceae; Brasilien, Peru, Chile; in Europa eine beliebte Park- u. Gartenpflanze; der bis zu 5 m hohe baumartige Strauch hat bis zu 30 cm große, trompetenförmige, weiß- bis rosa-cremefarbige Blüten; **Inhaltsst.:** in allen Teilen der Pflanze hochgiftige Tropanalkaloide*, v. a. Scopolamin* (bis zu 80 %), Hyoscyamin* u. Atropin*; **Anw.:** (volkstüml.) rituelles Halluzinogen* bei südamerikan. Medizinmännern; die missbräuchl. Verw. von Teezubereitung aus Blättern u. Blüten führt immer wieder zu schwerwiegenden Intoxikationen; **Toxikol.:** Kopfschmerz, Übelkeit, Erbrechen, Diarrhö, Schluckbeschwerden, Pupillenerweiterung, Sehstörungen, Herzbeschwerden, Krämpfe, Erregung bis zu Tobsuchtsanfällen, aber auch Sedierung; bei hoher Dos. kann der Tod durch Atemstillstand eintreten.

**Brunauer-Emmet-Teller-Gleichung:** s. BET-Gleichung.

**Brunauer-Emmet-Teller-Methode:** s. Adsorptionsmethode nach Brunauer, Emmet und Teller.

**Brunellenstein** (Salprunelle geschmolzener u. in Tropfen erstarrter Salpeter): Kalium nitricum fusum, Kalium nitricum rotulatum (tabulatum), Lapis Prunellae, Sal Prunellae; geschmolzener Salpeter; Mischung aus Kaliumnitrat* u. Kaliumsulfat*; **Anw.:** Pökelmittel.

**Brunfelsia uniflora** (Pohl) D. Don: Brunfelsia hopeana, Franciscea uniflora; Manaka; Fam. Solanaceae; trop. Amerika; Stpfl. von **Radix Manacae:** Radix Franciscea uniflora, Manakawurzel; **Inhaltsst.:** Manacin (Alkaloid*), Aesculetin*; **Anw.:** (volkstüml.) z. B. bei Erkrankungen des rheumat.

Formenkreises. **Hom.:** Franciscea uniflora: frische Wurzel.

**Brunnenkresse:** s. Nasturtium officinale.

**Brunnenwasser:** Aqua fontana; s. Aqua.

**Brunstmittel:** Brunst auslösende veterin. Mittel; (früher) v. a. Tinctura Cantharidum, ferner Fungus Cervinus (s. Elaphomyces cervinus).

**Brustalant:** s. Inula helenium (Helenii rhizoma).

**Brustbeeren, Rote:** s. Ziziphus jujuba (Fructus Jujubae).

**Brustbein:** s. Sternum.

**Brust-Elixier:** s. Elixir pectorale; Elixir e Succo Liquiritiae.

**Brustfellentzündung:** s. Pleuritis.

**Brustlattich:** s. Tussilago farfara.

**Brustpulver:** s. Pulvis Liquiritiae compositus.

**Brustsirup:** s. Sirupus Ipecacuanhae compositus.

**Brusttee:** s. Species pectorales.

**Brusttee mit Früchten:** s. Species pectorales cum Fructibus.

**Brust- und Hustentee:** Teemischungen zur Reizlinderung bei Katarrhen der oberen Atemwege mit trockenem Husten; nach Magistralformeln* werden 8 Teemischungen versch. Zusammensetzung (Brust- u. Hustentee I–VIII) unterschieden; **Best.:** Anis, Fenchel, Spitzwegerichkraut, Süßholzwurzel, Thymian, Stiefmütterchenkraut, Malvenblüten, Kornblumenblüten, Quendel, Hagebuttenschalen, Lindenblüten, Schlüsselblumenblüten, Isländisches Moos u. Huflattichblätter; **Hinweis:** In Österreich ist die Abgabe von Huflattich (s. Tussilago farfara) nur unter der Auflage erlaubt, dass die Droge keine Pyrrolizidinalkaloide enthält. Bis auf Weiteres sollten dennoch nur Brust- u. Hustentee VI u. VII empfohlen werden. **Zusammensetzung: 1. Brust- u. Hustentee VI:** 25.0 g Fenchel, 25.0 g Spitzwegerichkraut, 25.0 g Süßholzwurzel, 25.0 g Thymian; **2. Brust- u. Hustentee VII:** 20.0 g Anis, 50.0 g Lindenblüten, 20.0 g Thymian, 5.0 g Schlüsselblumenblüten, 5.0 g Malvenblüten. Vgl. Species pectorales.

**Brustwurzel:** s. Angelica archangelica (Angelicae radix).

**Brutschrank:** in der Mikrobiologie* verwendetes schrankartiges Gerät zur Bebrütung von Kulturen bei spezif. Temp.; elektr. beheizt; Temperatureinstellung über einen Thermostat; Temperaturbereich: i. d. R. 20–70 °C; **Formen: 1.** Anaeroben-Brutschrank: Bebrütung unter anaeroben Bedingungen; Luft wird durch Stickstoff ersetzt (über ein Dosierventil regelbar); **2.** Begasungsbrutschrank: Bebrütung von Zell- u. Gewebekulturen; exakte Einstellung von Temp. u. $CO_2$-Gehalt für optimale Lebensbedingungen möglich; mit Befeuchtungseinrichtung u. Membranpumpe für die Frischluftzufuhr; **3.** Kühlbrutschrank: für bakteriol. Arbeiten bei Temp. von 0–50 °C.

**Bruttoformel:** s. Formel, empirische.

**Bruzellen:** s. Brucella.

**Bryonia alba** L.: Weiße Zaunrübe, Gichtrübe; Fam. Cucurbitaceae; Europa, Asien, Mittel- u. Südamerika; bildet schwarze Beeren; Bryonia alba u. Bryonia* cretica. ssp. dioica sind Stpfl. von **Radix Bryoniae:** Zaunrübe, Gichtrübe, Faselrübe, Tollrübe; **Inhaltsst.:** 0.01–0.4 % glykosidisch gebundene Cucurbitacine*, versch. Sterole* sowie Trihydroxyoctadecadiensäuren; **Anw.:** (volkstüml.) früher als drast. Laxans* (Bryonium*) u. Diuretikum* sowie bei Gicht* u. Erkrankungen* des rheumat. Formenkreises; eine therap. Anw. der Droge bzw. daraus hergestellter Zuber. kann nicht empfohlen werden; Negativmonographie Kommission E. **Hom.:** Bryonia: frische, vor der Blüte gegrabene, dicke Wurzeln, Konstitutionsmittel; verordnet z. B. bei Erkrankungen des rheumat. Formenkreises, Brustfellentzündung mit Reizhusten, Schleimhautentzündungen, harnsaurer Diathese.

**Bryonia cretica** L. **ssp. dioica** (Jaqu.) Tutin: Rotbeerige Zaunrübe; Fam. Cucurbitaceae; Europa, Asien, Mittel- u. Südamerika; B. cretica dioica ist neben B. alba **Stpfl. von Radix Bryoniae** (s. Bryonia alba); **Hinweis:** die Beeren sollen giftig sein. **Hom.:** Bryonia cretica ssp. dioica (HAB), Bryonia cretica ferm 33b (HAB): frische, vor dem Austreiben geerntete Wurzel; verordnet z. B. bei Muskel- u. Gelenkrheumatismus, trockener Bronchitis, Hexenschuss, Gallenkolik.

**Bryonium:** Bryonin; Extrakt aus der Wurzel von Bryonia* alba u. Bryonia* cretica ssp. dioica; gelblich bräunl. Pulver, lösl. in Wasser u. Ethanol; **Anw.:** (med.) früher als Drastikum (s. Laxans); **Hinweis:** Eine therap. Anw. kann aufgrund der Risiken nicht vertreten werden.

**Bryophyllum daigremontiana:** s. Kalanchoe daigremontiana.

**Bryophytina** (gr. bryon Moos, phyton Pflanze, Gewächs): Moospflanzen; gefäßlose, terrestr. grüne Pflanzen; man unterscheidet die 3 Klassen Laubmoose, Lebermoose u. Hornmoose; für die Heilkunde von Bedeutung sind von den Laubmoosen die Torfmoose*, die den Torf bilden (für Packungen, Breiumschläge u. -bäder; vgl. Moorbäder).

**BSE:** Abk. für (engl.) ***b**ovine **s**pongiform **e**ncephalopathy*; Rinderwahnsinn; bei Rindern vorkommende Form der Prionkrankheiten*; **Epidemiol.:** seit 1985 epidem. Auftreten v. a. in Großbritannien; Übertragung erfolgte höchstwahrscheinl. durch die Verfütterung von Tiermehl u. evtl. durch an Kälber verfütterte Milchersatzprodukte inf. kontaminierten Rückenmark- u. Hirnlipiden. Die Tiermehlfütterung wurde aus diesem Grund in den letzten Jahren sukzessive verboten; in der EU wurde 2001 ein weitreichendes BSE-Überwachungsprogramm beschlossen; Rückgang der Neuerkrankungen: Peak in Großbritannien 1992 mit 37 280 Fällen; 2005 dort 225, in Deutschland 32 Fälle, 2006 in Deutschland 16 Fälle, 2008 u. 2009 jeweils 2 Fälle; in Deutschland insgesamt (Stand März 2010) 412 bestätigte Fälle. Die Übertragung von Tier auf Mensch (durch den Verzehr insbes. von sog. spezifizierten Rinderschlachtprodukten, v. a. Gehirn, Rückenmark) u. von Mensch zu Mensch z. B. durch Bluttransfusion ist wahrscheinl. der Hintergrund der neuen Variante der Creutzfeldt*-Jakob-Krankheit. **Pharmaz. Produkte** dürfen aus Material von Rindern od. Schafen, die von Beständen od. aus Gebieten stammen, in denen BSE aufgetreten ist, nicht hergestellt werden. Aus diesem Grund ist ein BSE-bedingtes Risiko für Arzneimittel (z. B. Cholesterol, Elastin, Gelatine, Knochenfett, Kollagen, Heparin, Lactose, Leber-Extrakte, Lecithin, Stearinsäure u. Derivate wie Magnesiumstearat, Pepsin, Galle, Klauenöl, Talg, Wollwachs sowie Extrakte von Drüsen wie Hypophysen, Nebenschilddrüsen, Pankreas, Schilddrüsen, Thymus) mit hoher Wahrscheinlichkeit auszuschließen.

**BSG:** Abk. für **B**lut(körperchen)**s**enkungs**g**eschwindigkeit; s. Blutkörperchensenkung.

**BSR:** Abk. für **B**lut**s**enkungs**r**eaktion; s. Blutkörperchensenkung.

**BsZ:** Abk. für **B**utter**s**äure**z**ahl*.

**BT:** Abk. für **B**asal**t**emperatur*.

**BtM:** Abk. für **B**e**t**äubungs**m**ittel*.

**BtMAHV:** Abk. für **B**e**t**äubungs**m**ittel-**A**ußen**h**andels**v**erordnung; s. Betäubungsmittelgesetz.

**BtMBinHV:** Abk. für **B**e**t**äubungs**m**ittel-**Bin**nen**h**andels**v**erordnung; s. Betäubungsmittelgesetz.

**BtMG:** Abk. für **B**e**t**äubungs**m**ittel**g**esetz*.

**BtMKostV:** Abk. für **B**e**t**äubungs**m**ittel-**Kost**enver-ordnung; s. Betäubungsmittelgesetz.

**BTMP:** Abk. für *S*-**B**enzoyl**t**hiamin-*O*-**m**ono**p**hosphat; s. Benfotiamin.

**BtMVV:** Abk. für **B**e**t**äubungs**m**ittel-**V**erschreibungs**v**erordnung; s. Betäubungsmittelgesetz.

**BTS:** Abk. für **B**renz**t**rauben**s**äure*.

**bubble point test:** s. Blasendrucktest.

**Buccaltabletten:** s. Sublingualtabletten.

**Buccoblätter:** s. Agathosma betulina (Folia Bucco); Agathosma serratifolia.

**Buccokampfer:** s. Diosphenol.

**Buche:** s. Fagus sylvatica.

**Bucheckernöl:** s. Fagus sylvatica (Oleum Fagi silvaticae).

**Buchengewächse:** s. Fagaceae.

**Buchenholzteerkreosot:** s. Kreosot.

**Buchenteer:** s. Fagus sylvatica (Oleum Fagi empyreumaticum).

**Bucherer-Bergs-Reaktion:** Methode zur Synthese von Hydantoinen* durch Reaktion von Carbonylverbindungen mit Kaliumcyanid* u. Ammoniumcarbonat* od. von Cyanohydrinen* u. Ammoniumcarbonat; die Hydantoine können zu den entspr. $\alpha$-Aminosäuren* hydrolysiert werden (s. Abb.).

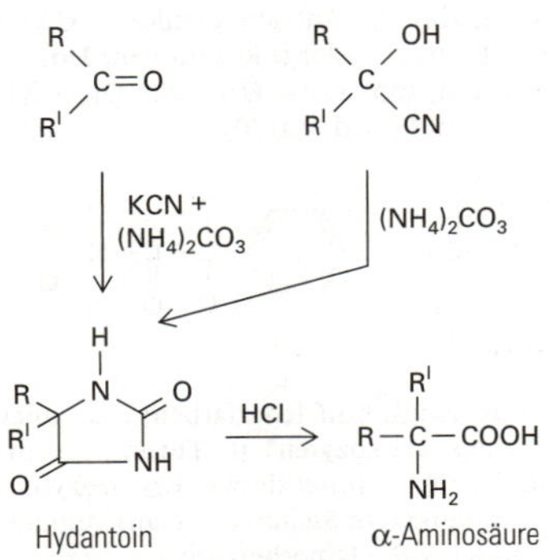


**Bucherer-Bergs-Reaktion**

**Bucherer-Reaktion:** Methode zur Herst. von 2-Naphthylaminen durch Erhitzen von 2-Naphthol* mit wässrigem Ammoniumsulfit* (s. Abb.).

**Buchner-Curtius-Schlotterbeck-Reaktion:** Bildung von Ketonen* aus Aldehyden* u. aliphat.

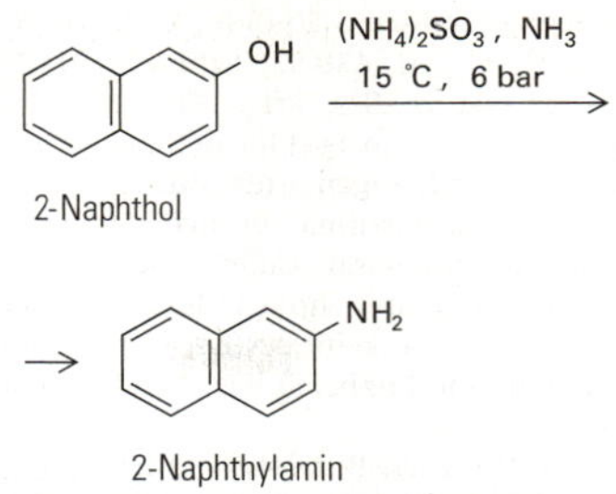


**Bucherer-Reaktion:** Bildung von 2-Naphthylamin

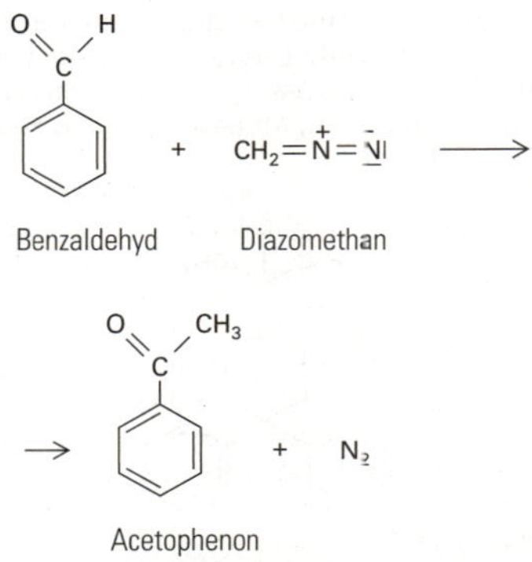


**Buchner-Curtius-Schlotterbeck-Reaktion:** Bildung von Acetophenon (Beispiel)

Diazoverbindungen*; **Beispiel:** Benzaldehyd* u. Diazomethan liefern Acetophenon* (s. Abb.).

**Buchner-Zahl:** Maßzahl für die Menge Kaliumhydroxid* in mg, die zur Neutralisation der aus 1 g Substanz mit Ethanol (bestimmter Konz.) extrahierbaren Säuren notwendig ist; **Anw.:** nach DAB zur Prüfung von gebleichtem Wachs (Cera alba) u. gelbem Wachs (Cera flava), s. Wachse. Vgl. Fettkennzahlen.

**Buchsbaum:** s. Buxus sempervirens.

**Buchublätter:** s. Agathosma betulina (Folia Bucco).

**Buchweizen:** s. Fagopyrum esculentum; Fagopyrum tataricum.

**Buclizin (INN):** Histabutizin; 1-(4-Chlorbenzhydryl)-4-(4-*tert*-butylbenzyl)piperazin; CAS-Nr. 82-95-1; $C_{28}H_{33}ClN_2$; $M_r$ 433.04; Sdp. 217–220 °C (0.133 Pa); nicht mehr im Handel befindl. Antiemetikum u. Antihistaminikum; früher angewendet bei Migräne (in Kombination mit Paracetamol). **Buclizindihydrochlorid:** CAS-Nr. 129-74-8; $C_{28}H_{35}Cl_3N_2$; Schmp. 230–240 °C; $M_r$ 506.0.

**Budde-Methode:** Verfahren zur quantitativen Bestimmung von Barbituraten*; **Durchführung:** Die zu untersuchende Probe wird mit warmer Natriumcarbonat-Lsg. behandelt u. nach Filtration mit Silber(I)-nitrat-Lsg. bis zur anhaltenden Trübung titriert. 1 Mol Barbitursäure* entspricht 1 Mol Silber.

**Buddleja-Arten:** s. Catalpol.

**Budesonid (INN):** Budesonidum Ph.Eur.; (11$\beta$,16$\alpha$)-16,17-[Butylidenbis(oxy)]-11,21-dihydroxypregna-1,4-dien-3,20-dion; CAS-Nr. 51333-22-3; $C_{25}H_{34}O_6$; $M_r$ 430.53; Schmp. 221–232 °C; weißes bis fast weißes, krist. Pulver, unlösl. in Wasser, leicht lösl. in Dichlormethan, wenig lösl. in Ethanol; nichthalogeniertes Glucocorticoid* zur top. Anw.; **Ind.:** Asthma* bronchiale (inhalativ), Rhinitis* allergica (nasal), Colitis* ulcerosa (rektal); **UAW:** aufgrund des hohen First*-pass-Effekts kaum Resorption u. keine system. UAW; bei Inhalation Gefahr von Pilzbefall des Mund- u. Rachenraums.

**Budipin** (INN): 1-*tert*-Butyl-4,4-diphenylpiperidin; CAS-Nr. 57982-78-2; $C_{21}H_{27}N$, Strukturformel: s. Abb.; $M_r$ 293.5; Schmp. 108 °C; Antiparkinsonmittel*; **Wirk.:** Blockade der Musarin*- u. NMDA*-Rezeptoren (s. Glutamat-Antagonisten); verbessert v. a. den Tremor; **Ind.:** Parkinson*-Syndrom (Kombinationstherapie); **UAW:** typ. anticholinerg, z. B. Miktionsbeschwerden, Mundtrockenheit, Schwindel.

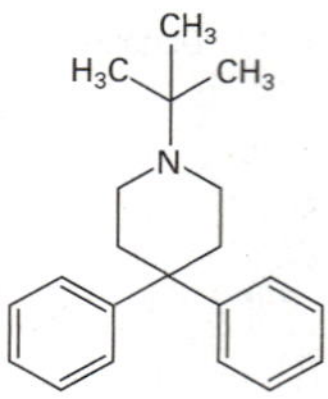


**Budipin**

**Büchnertrichter:** Nutschtrichter, meist aus Porzellan* od. Polypropylen; s. Nutsche; Filtrieren.

**Bündelscheide:** (bot.) Schicht od. Schichten von Zellen, die ein Leitbündel* umgeben; entweder parenchymat. (s. Parenchym) od. sklerenchymat. (s. Sklerenchym) od. beides.

**Bürette:** Glasrohr mit Volumeneinteilung, das am unteren Ende durch einen Quetsch- od. Glashahn verschlossen ist u. bei der Maßanalyse* verwendet wird; **Formen:** **1.** spezielle Ausführungen: z. B. Feinbürette*, Mikrobürette (für 1–5 mL Inhalt), Wägebürette (zur Wägetitration, bei der die Reagenzlösung vor u. nach Ende der Titration gewogen wird) u. Kolbenbürette*; **2.** spezielle Ablesehilfen zur Vermeidung des Parallaxenfehlers bei der Ablesung der Meniskushöhe (s. Meniskus; Parallaxe): **a)** im einfachsten Fall eine **Visierblende:** schwarzer Reagenzglashalter mit Papier hinter der Bürette; **b)** ein **Kontrastclip:** Kartonpapier mit einer oberen weißen u. einer unteren schwarzen Hälfte; die Flüssigkeitssäule in der Bürette wird dunkel dargestellt u. die Ablesung dadurch erleichtert (s. Abb. 1). **c) Schellbachstreifen:** an der Rückwand der Schellbachbürette eingeschmolzener breiter Streifen aus Milchglas, der mit einem schmalen blauen Streifen kombiniert ist; bei richtiger Augenhöhe muss der Streifen zwei Spitzen bilden (s. Abb. 2). Bei Verw. einer Kolbenbürette tritt kein Parallaxenfehler auf.

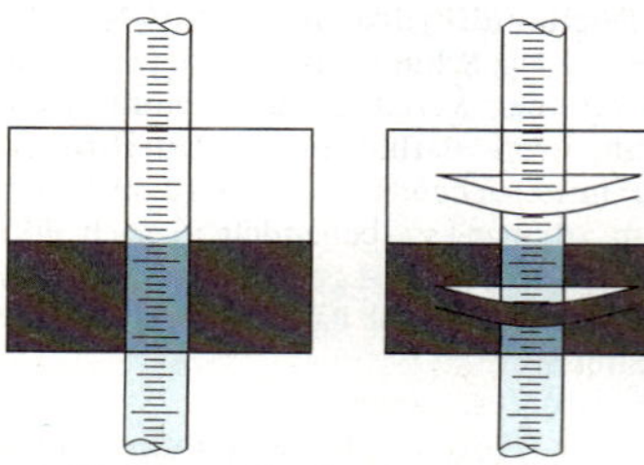

**Bürette** Abb. 1: Visierblende u. Kontrastclip [9]

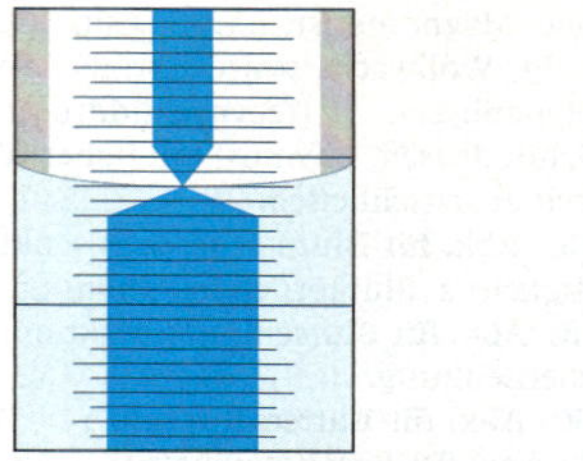

**Bürette** Abb. 2: Meniskus in einer Schellbachbürette [9]

**Bürger-Grütz-Krankheit:** syn. primäre Hyperlipoproteinämie Typ I; s. Hyperlipoproteinämie.

**Bürzeldrüsenfett:** Gefiederfett der Wasservögel (z. B. Enten), bestehend aus verzweigtkettigen Fettsäureestern mit niedrigem Erstarrungspunkt, besitzt hohes Spreitungsvermögen. **Anw.:** Fettkörper in der Kosmetik; künstl. B. als nicht okklusives Oberflächenfett mit guter Spreitbarkeit; ähnl. Eigenschaften haben Cetearyloctanoat* u. Isopropylmyristat*.

**Bürzelkohl:** s. Portulaca oleracea.

**Büschelbohne:** s. Cyamopsis tetragonoloba.

**Bufadienolide:** s. Glykoside, herzwirksame.

**Bufexamac** (INN): Bufexamacum Ph.Eur., 2-(4-Butoxyphenyl)-acetohydroxamsäure; 4-Butoxy-*N*-hydroxyphenylacetamid; CAS-Nr. 2438-72-4; $C_{12}H_{17}NO_3$, Strukturformel: s. Abb.; $M_r$ 223.28; Schmp. 153–155 °C (kristallisiert aus Aceton); fast unlösl. in Wasser; wenig lösl. in Methanol; **Anw.:** **1.** äußerl. als Antiphlogistikum* bei entzündl. Dermatitiden, Antipruriginosum*, bei Hämorrhoidalleiden des 1. u. 2. Grades; **2.** früher innerl. als Analgetikum*, Antiphlogistikum; **UAW:** Stechen u. Brennen, allerg. Reaktionen; **Dos.:** rektal 1–3 × 1.0 g/d; top. 5 %ig. **Hinweis:** Die Zulassung ruht zur Zeit (Stand Mai 2010).

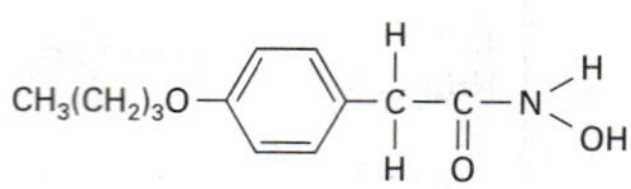


**Bufexamac**

**buffy coat** (engl. buff lederfarben; coat Überzug): Schicht aus Leukozyten* u. Thrombozyten* zw. Blutplasma u. sedimentierten Erythrozyten*, die sich nach längerem Stehen od. Zentrifugieren von Blut* bildet; vgl. Hämotherapie.

**Buflomedil** (INN): 4-(Pyrrolidin-1-yl)-1-(2,4,6-trimethoxyphenyl)butan-1-on; CAS-Nr. 55837-25-7; $C_{17}H_{25}NO_4$, Strukturformel: s. Abb.; $M_r$ 307.4; peripherer Vasodilatator*; **Ind.:** periphere arterielle Durchblutungsstörungen; **Kontraind.:** Schwangerschaft, Anw. kurz nach der Geburt; **UAW:** Blutdruckabfall, Tachykardie, Schwindel; HWZ 2–3 h.

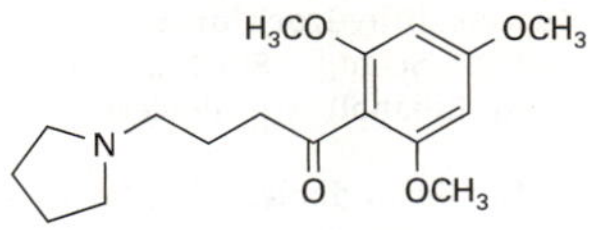


**Buflomedil**

**Buflomedilhydrochlorid:** Buflomedili hydrochloridum Ph.Eur.; $C_{17}H_{26}ClNO_4$; $M_r$ 343.9; leicht lösl. in Wasser, lösl. in Ethanol, weißes Pulver.

**Bufo bufo** L.: Bufo vulgaris, Bufo rana; Gemeine Kröte, Erdkröte, Landkröte; Fam. Bufonidae heim. in Europa, im nördl. Asien, in Japan. Lieferant von **Hautdrüsensekret: Inhaltsst.:** Bufadienolide (Bufogenine, s. Glykoside, herzwirksame), z. B. Bufotoxin (Suberoylarginylester von Bufotalin; s. Abb.), Serotonin* (Vasokonstriktor) u. Alkaloide wie Bufotenin* (Halluzinogen*) u. Dehydrobufotenin, die sich biogenet. vom Tryptamin* ableiten. **Hom.:** Bufo: Sekret der Hautdrüsen; verordnet z. B. bei Sexualneurosen, zerebralen Anfällen.

**Bufotenin:** halluzinoges Alkaloid*; Strukturformel: s. Bufo bufo (Abb. dort); isomer mit Psilocin*; **Vork.:** z. B. in Arundo* donax, Piptadenia* peregrina, Virola* calophylloidea u. im Hautsekret von Kröten wie Bufo* bufo.

**Bufotoxin:** s. Bufo bufo.

**bukkal** (lat. bucca Wange): buccal; Wangen-, wangenwärts.

**bulbär:** das verlängerte Mark (Medulla oblongata) betreffend.

**Bulbocapnin:** $C_{19}H_{19}NO_4$; $M_r$ 325.35; Schmp. 213–214 °C (Racemat*); farblose Kristalle, unlösl. in Wasser, leicht lösl. in Chloroform u. Alkalilauge; Aporphinalkaloid* aus Corydalis* cava; **Anw.:** in der Nervenheilkunde bei der Behandlung von Zitterkrämpfen u. Zwangsbewegungen (Tremor*, Chorea*, Paralysis agitans), auch in Kombination mit Scopolamin*; **Dos.:** 0.1 g (oral und s. c.); bei Überdosis kommt es zur Bulbocapninstarre.

**Bulbus:** s. Zwiebel.

**Bulbus Allii cepae:** s. Allium cepa var. cepa (Allii cepae bulbus).

**Bulbus Allii sativi:** s. Allium sativum (Allii sativi bulbus).

**Bulbus Asphodeli:** s. Asphodelus albus (Radix Asphodeli albi).

**Bulbus Colchici:** s. Colchicum autumnale.

**Bulbus Pancratii veri:** s. Urginea maritima (Scillae bulbus).

**Bulbus rusticus:** s. Urginea maritima (Scillae bulbus).

**Bulbus Scillae:** s. Urginea maritima (Scillae bulbus).

**Bulbus Urgineae:** s. Urginea maritima (Scillae bulbus).

**Bulbus Victorialis longus:** s. Allium victorialis.

**Bulbus Victorialis rotundae:** s. Gladiolus communis.

**Bulgarische Kur:** Dekokt (s. Abkochungen) von Radix Belladonnae 5 % (s. Atropa belladonna) in Weißwein, dazu Kohlepulver, Pillen aus Brotteig u. Kalmuswurzel (s. Acorus calamus, Calami rhizoma) zum Kauen; nach dem bulgar. Wunderdoktor u. Bauern Ivan Raeff aus Schipka, modifiziert von Deiniger, München, bzw. Panegrossi, Rom; **Anw.:** (volkstüml.) früher gegen chron. Enzephalitis*.

**Bulimia nervosa:** Ess-Brech-Sucht; Essstörung*, bei der subjektiv unkontrollierbare Essanfälle mind. 2-mal pro Woche über 3 Mon. auftreten u. anschließend Maßnahmen ergriffen werden, um das Körpergewicht in einem (sub-)normalen Rahmen zu halten (z. B. period. Fasten, exzessive körperl. Aktivität, selbstinduziertes Erbrechen, Laxanzienabusus*, Diuretikaabusus mit entspr. Komplikationen); gestörtes Körperschema; Selbstwertgefühl übermäßig von Figur u. Gewicht abhängig; häufig gehen Übergewicht od. Anorexia* nervosa voraus; **Vork:** v. a. Frauen (geschätzte Präv.: 1–3 % der Frauen, ca. 0,01 % der Männer zwischen 18.–35. Lebensjahr); **Einteilung: 1.** B. n. mit Erbrechen u. Gewichtskontrolle durch Arzneimittel (sog. Purging-Typ); **2.** B. n. ohne Erbrechen mit Gewichtskontrolle durch Fasten u. Bewegung (sog. Nonpurging-Typ); **Ther.:** Psychotherapie (z. B. Verhaltenstherapie); ggf. Antidepressiva*.

**Bulimie:** syn. Hyperorexie; Heißhunger; vieldeutiges Sympt. mit org. (z. B. Hypoglykämie*) od. psychischen Urs. (z. B. Leitsymptom der Bulimia* nervosa); vgl. Essstörungen.

**Bulkware:** nicht konfektionierte Wirk- u. Hilfsstoffe; i. e. S. pulverförmige Schüttgüter.

**Bull-eye-Tabletten:** s. Punkttabletten.

**Bullrich Salz®** (Bullrich, brasilian. Arzt, 19. Jahrhundert): s. Natriumhydrogencarbonat.

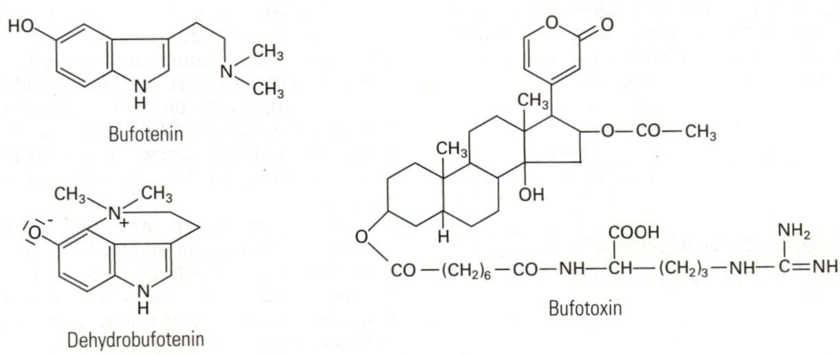


**Bufo bufo:** Strukturformeln von Inhaltsstoffen des Hautdrüsensekrets

B

**Bumadizon** (INN): Butylmalonsäure-mono(1,2-diphenylhydrazid); 2-(2,3-Diphenylcarbazoyl)hexansäure; CAS-Nr. 3583-64-0; $C_{19}H_{22}N_2O_3$; $M_r$ 326.40; Schmp. 116–117 °C (kristallisiert aus Ether/Petrolether); nicht mehr im Handel befindl. Antiphlogistikum* u. Antirheumatikum*; HWZ 7 h, HWZ der Metaboliten 70 h (Phenylbutazon*) u. 40 h (Oxyphenbutazon*).

**Bumetanid** (INN): Bumetanidum Ph.Eur.; 3-(Butylamino)-4-phenoxy-5-sulfamoylbenzoesäure; CAS-Nr. 28395-03-1; $C_{17}H_{20}N_2O_5S$, Strukturformel: s. Abb.; $M_r$ 364.42; Schmp. 230–231 °C (kristallisiert aus wässrigem Ethanol; polymorph); Diuretikum* (Schleifendiuretikum); **Ind.:** kardiale u. hepat. Ödeme, Lungenödeme, Aszites; **Kontraind.:** Leberfunktionsstörungen, Elektrolytstörungen, Anurie, gleichzeitige Einnahme von ACE-Hemmern, Niereninsuffizienz; **WW:** verstärkter Blutdruckabfall bei gleichzeitiger Einnahme von Antihypertonika, tricycl. Antidepressiva, Psychopharmaka, herzwirksamen Glykosiden (aufgrund der Elektrolytstörungen); **Dos.:** p. o. 1×0.5 mg (morgens); parenteral (i. m., i. v.) 1 mg; Infusion i. v. innerhalb 30–60 min 3 mg in 500 mL Infusionslösung; HWZ 0.7 h bzw. 3 h (Metaboliten).

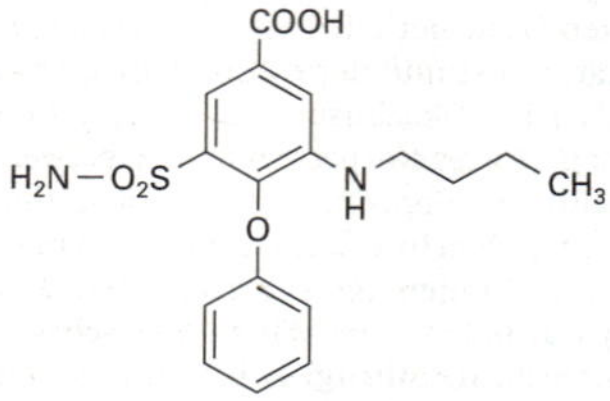


**Bumetanid**

**Buna:** Abk. für **Bu**tadien-**Na**trium; synthet. Kautschuk*; Polymer aus Butadien*.

**Bunapsilat:** Bunapsilas; chem. Kurzbez. für 3,7-Di-(*tert*-butyl)-1,5-naphthalindisulfonat.

**Bunazosin:** 1-(4-Amino-6,7-dimethoxy-2-chinazolinyl)-4-butyrylhexahydro-1*H*-1,4-diazepin; CAS-Nr. 80755-51-7; $C_{19}H_{27}N_5O_3$, Strukturformel: s. Abb.; $M_r$ 373.46; **Wirk.:** selektiver Alpha-1-Rezeptoren-Blocker (s. Alpha-Rezeptoren-Blocker) vom Chinazolintyp mit kompetitiver Hemmung postsynapt. Alpha-1-Rezeptoren (periphere Vasodilatation); **Ind.:** essentielle Hypertonie; **UAW:** insbes. zu Therapiebeginn orthostat. Dysregulationen, Blutdruckabfall bei Lagewechsel, selten Synkopen; Übelkeit, Tachykardien, gastrointestinale Beschwerden, Schwitzen, Sehstörungen, Rhinitis, Depression; **Dos.:** p. o. ED 6 mg/d; HWZ 12 h. **Bunazosinhydrochlorid:** $C_{19}H_{27}N_5O_3 \cdot HCl$; $M_r$ 409.92; Schmp. 280–282 °C (kristallisiert aus Methanol/Ethanol). Vgl. Prazosin; Antihypertensiva.

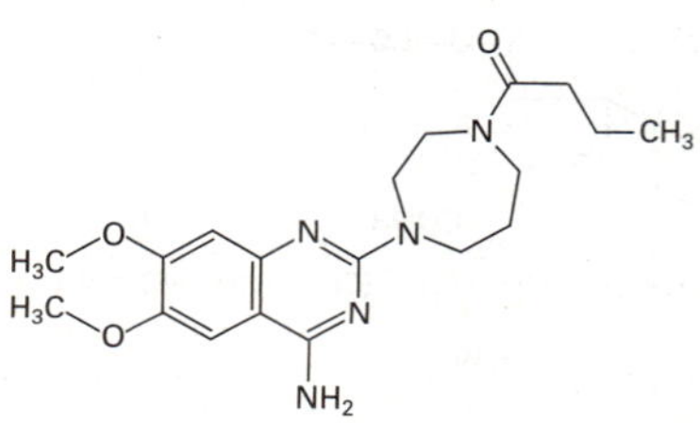


**Bunazosin**

**Bundesamt für Gesundheit:** Abk. BAG; zum Eidgenössischen Departement des Innern gehörende schweizerische Behörde; zuständig für diverse Bereiche wie z. B. Lebensmittelsicherheit, Konsumentenschutz, Krankenkassen u. Unfallversicherung, Suchtprävention, Epidemieprävention, Strahlenschutz; vgl. Swissmedic.

**Bundesamt für Sera und Impfstoffe:** s. Paul-Ehrlich-Institut.

**Bundesamt für Sicherheit im Gesundheitswesen:** Abk. BASG; dem österreichischen Bundesministerium für Gesundheit nachgeordnete Behörde, die hoheitliche Aufgaben im Kontroll- u. Zulassungsbereich der Arzneimittel u. Medizinprodukte vollzieht; wurde gemeinsam mit der AGES PharmMed (ein Bereich der AGES, s. Österreichische* Agentur für Gesundheit und Ernährungssicherheit) gegründet. Die AGES PharmMed erfüllt u. a. Aufgaben in der Arzneimittelzulassung, der klin. Prüfung von Arzneimitteln u. Medizinprodukten, der Pharmakovigilanz, des Inspektionswesens. Sie ist mit dem B. organisatorisch eng verbunden, stellt u. a. Dienstleistungen, Personal u. Gebäude zur Verfügung. Die Bediensteten der AGES PharmMed werden bei der hoheitlichen Vollziehung im Namen des Bundesamtes tätig. Vgl. Swissmedic.

**Bundesamt für Verbraucherschutz und Lebensmittelsicherheit:** Abk. BVL; nationale Behörde in Deutschland im Geschäftsbereich des Bundesministeriums für Ernährung, Landwirtschaft u. Verbraucherschutz mit Sitz in Braunschweig; löste im November 2002 das Bundesinstitut für gesundheitlichen Verbraucherschutz u. Veterinärmedizin (Abk. BgVV) ab; **Aufgaben: 1.** im Bereich Lebensmittel*: Zulassung best. Lebensmittel, Koordinierung von Überwachungsmaßnahmen, Risikomanagement; **2.** im Bereich kosmetische Mittel*, Textilien, Spielzeug: Koordinierung von Überwachungsmaßnahmen; **3.** im Bereich Pflanzenschutzmittel: Zulassung u. Risikomanagement; **4.** im Bereich Tierarzneimittel: Zulassung bzw. Registrierung, auch Zulassung bestimmter In-vitro-Diagnostika für die Erkennung von Infektionskrankheiten der Tiere zur Zoonosen- u. Tierseuchenbekämpfung; Bewertung von Futterzusatzstoffen u. unerwünschten Stoffen (Schadstoffen) in Futtermitteln. Nach erfolgter Zulassung werden im BVL Meldungen über unerwünschte Wirk. von Tierarzneimitteln gesammelt, ausgewertet u. falls erforderl. risikomindernde Maßnahmen ergriffen, die bis zum Widerruf der Zulassung gehen können. Tierärzte u. pharmaz. Unternehmer sind verpflichtet, Verdachtsfälle unerwünschter Wirk. von Tierarzneimittel dem BVL zu melden.

**Bundesapothekerkammer:** Abk. BAK; Verband der Apothekerkammern* auf Bundesebene; Ziel ist die Wahrnehmung u. Förderung der gemeinsamen Interessen dieses Heilberufes. Die BAK u. der Deutscher Apotheker-Verband (s. Apothekervereine) bilden die ABDA*.

**Bundes-Apothekerordnung:** Abk. BApoO; regelt die Berufsausübung des Apothekers*; legt fest, dass der Apotheker berufen ist, die Bevölkerung ordnungsgemäß mit Arzneimitteln zu versorgen (§ 1 BApoO) u. etabliert ihn damit als Teil des Gesundheitswesens*; weiterhin ist bestimmt, dass, wer im Geltungsbereich des Gesetzes den Apothekerberuf ausüben will, grundsätzl. der Approbation als Apotheker bedarf (§ 2 Absatz 1 BApoO), es folgen Bestimmungen über die Ausübung des Apothekerberufs, die Berufsbezeichnung u. die Approbation.

**Bundesartenschutzverordnung:** Abk. BArtSchV; Artenschutzverordnung; Verordnung zum Schutz wild lebender Tier- und Pflanzenarten vom 16.2.2005, BGBl. I S. 258 (896), zuletzt geändert am 29.7.2009, BGBl. I S. 2542, verordnet vom Bundesminister für Umwelt, Naturschutz u. Reaktorsicherheit zum Schutz wildlebender Tier- u. Pflanzenarten; nennt die unter besonderen Schutz zu stellenden Tier- u. Pflanzenarten, speziell die vom Aussterben bedrohten Arten; enthält außerdem u. a. Bestimmungen über Ein- u. Ausfuhr, Erwerb, Be- u. Verarbeitung u. Inverkehrbringen der geschützten Tier- u. Pflanzenarten sowie über deren Haltung u. Zucht. Bestimmte Handlungen, Verfahren u. Geräte, z. B. Fangen od. Töten mit Netzen, Haken od. Leim u. die Nutzung lebender Tiere als Lockmittel sind verboten.

**Bundesgesundheitsamt:** Abk. BGA; früher in Deutschland eine selbständige Bundesoberbehörde, bei der Verwaltungszuständigkeiten des Bundes auf dem Gebiet des Gesundheitswesens zusammengefasst waren; duch das Gesundheitseinrichtungen-Neuordnungs-Gesetz vom 24.6.1994 aufgelöst; 4 selbständige Nachfolge-Institute: Bundesinstitut* für Arzneimittel und Medizinprodukte, Robert* Koch-Institut, Bundesamt* für Verbraucherschutz und Lebensmittelsicherheit u. Institut für Wasser-, Boden- u. Lufthygiene.

**Bundesinstitut für Arzneimittel und Medizinprodukte:** Abk. BfArM; selbständige Bundesoberbehörde im Geschäftsbereich des Bundesministeriums* für Gesundheit; hervorgegangen aus dem am 1.7.1975 gegründeten Institut für Arzneimittel des 1994 aufgelösten Bundesgesundheitsamts* in Berlin; zu den gesetzl. normierten **Hauptaufgaben** des BfArM gehört die Prüfung des Nachweises der Wirksamkeit, Unbedenklichkeit u. Qualität bei der Zulassung von Arzneimitteln, die Registrierung von hom. Arzneimitteln, die Genehmigung von klinischen Prüfungen* mit Arzneimitteln, die Risikobewertung von Arzneimitteln nach der Zulassung u. die Sammlung u. Bewertung von Mitteilungen von Arzneimittelrisiken. Im Bereich des legalen Verkehrs mit Betäubungsmitteln u. Grundstoffen ist die Bundesopiumstelle des BfArM u. a. für die Erteilung von Erlaubnissen u. für die Herstellerüberwachung zuständig. Im Bereich der Medizinprodukte (z. B. Herzschrittmacher, Computertomographen, Implantate) wirkt es bei der Risikoüberwachung mit.

**Bundesinstitut für gesundheitlichen Verbraucherschutz und Veterinärmedizin:** eines der Nachfolge-Institute des ehemaligen Bundesgesundheitsamtes*. Nachfolgebehörde ist seit November 2002 das Bundesamt* für Verbraucherschutz und Lebensmittelsicherheit.

**Bundesinstitut für Infektionskrankheiten und nicht übertragbare Krankheiten:** s. Robert Koch-Institut.

**Bundesinstitut für Risikobewertung:** Abk. BfR; 2002 als eine der Nachfolgeorganisationen des Bundesinstituts für gesundheitlichen Verbraucherschutz u. Veterinärmedizin gegründet; Anstalt des öffentlichen Rechts im Geschäftsbereich des Bundesministeriums für Ernährung, Landwirtschaft u. Verbraucherschutz; Sitz in Berlin; **Aufgaben:** zuständig für die ernährungsmed. Beurteilung von Lebensmitteln (z. B. Säuglingsnahrung), für die gesundheitl. Bewertung der Inhaltsstoffe kosmet. Mittel, des gesundheitl. Risikos von Pflanzenschutzmitteln, für die Bewertung von Bedarfsgegenständen u. für Aufgaben, die sich in der Zusammenarbeit mit europäischen u. außereuropäischen Organisationen ergeben. Das DIMDI* verwaltet folgende vom BfR erstellte Datenbanken: Chemikalien-Informationssystem für verbraucherrelevante Stoffe (Abk. CIVS), Internationale chemische Sicherheitsdatenblätter (Abk. ICSC), Kunststoff-Empfehlungen, Chemikalien u. Kontaktallergie, Zentralstelle zur Erfassung u. Bewertung von Ersatz- u. Ergänzungsmethoden zum Tierversuch (AnimAlt-ZEBET). Die CHEMIS-Datenbank u. die CHEMIS-Gefahrstoff-Schnellauskunft sind nur begrenzten Nutzergruppen vorbehalten.

**Bundesministerium für Gesundheit:** Abk. BMG; oberste Bundesbehörde, die von 1949–2002 bestand u. erneut im September 2005 aus dem von 2002–2005 zusammengelegten früheren Bundesministerium für Gesundheit und Soziale Sicherung (Abk. BMGS) geschaffen wurde; **Aufgabe:** Erhalt, Sicherung u. Fortentwicklung der Gesetzlichen Kranken- u. Pflegeversicherung; zuständig für gesundheitl. Prävention, Forschung, internationale u. europäische Gesundheitspolitik, Drogen u. Sucht; zum Geschäftsbereich des BMG gehören u. a. Paul*-Ehrlich-Institut, Robert* Koch-Institut, Bundeszentrale* für gesundheitliche Aufklärung, Bundesinstitut* für Arzneimittel und Medizinprodukte u. DIMDI*.

**Bundesopiumstelle:** s. Betäubungsmittelrecht.

**Bundesseuchengesetz:** Abk. BSeuchG; gesetzl. Regelwerk aus dem Jahr 1979; wurde durch das Infektionsschutzgesetz* abgelöst, das am 1.1.2001 in Kraft trat.

**Bundessozialhilfegesetz:** Abk. BSHG; bis 31.12.2004 geltendes Gesetz über die Gewährung persönlicher Hilfe, Geld- od. Sachleistungen an Einzelpersonen u. Familien als Hilfe zum Lebensunterhalt u. Hilfe in besonderen Lebenslagen, z. B. Krankheit. Seit 1.1.2005 vom SGB XII abgelöst; Erwerbsfähige u. deren Angehörige erhalten Leistungen nach SGB II (Arbeitslosengeld II).

**Bundesverband der Pharmaziestudierenden in Deutschland:** Abk. BPhD; offizielle Vertretung aller Pharmaziestudierenden in Deutschland mit Sitz in Berlin; vertritt die Interessen der Pharmaziestudierenden in der Universität, den Standesorganisationen u. der Öffentlichkeit; veranstaltet jährl. Fortbildungsveranstaltungen, dient der Herstellung internationaler Kontakte.

**Bundesverband Deutscher Versandapotheken:** Abk. BVDVA; Verband mit Sitz in Salzkotten; **Aufgaben:** Interessenvertretung der deutschen Versandapotheker auf nationaler u. internationaler Ebene, Etablierung des (Arzneimittel-)Versandhandels* als komplementäre Versorgungsform, Information der Öffentlichkeit über Versandapotheken, Optimierung der Arzneimittelversorgung u. Arzneimittelsicherheit im Versandhandel, Unterstützung der Mitglieder in rechtl. Fragen.

**Bundesvereinigung Deutscher Apothekerverbände:** s. ABDA.

**Bundesversicherungsanstalt für Angestellte:** Abk. BfA; früher in Deutschland Rentenversicherungsträger für Angestellte, am 1.10.2005 aufgegangen in der Nachfolgeorganisation Deutsche* Rentenversicherung Bund.

**Bundeswehrapotheke:** in § 15 Apothekengesetz* vorgesehene Form der Apotheke; Zweck ist, die Arzneimittelversorgung der Bundeswehrangehörigen der von Zivilpersonen gleichzustellen; sowohl Errichtung als auch Einrichtung u. Betrieb der Bundeswehrapotheken sind dem Geschäftsbereich des Bundesministers für Verteidigung unterstellt. Man unterscheidet 2 Arten von B., die Sanitätsdepots u. die Bundeswehrkrankenhausapotheken. Sie sind dem Organisationsbereich Sanitätsdienst unterstellt.

**Bundeszentrale für gesundheitliche Aufklärung:** Abk. BZgA; seit 1967 bestehende u. zum Bundesministerium* für Gesundheit gehörende Einrichtung mit Sitz in Köln; **Aufgaben:** Dienst an der Erhaltung u. Förderung der Gesundheit, Erarbeitung von Richtlinien für die Gesundheitserziehung, Aus- u. Fortbildung von in der Gesundheitserziehung u. Gesundheitsaufklärung Tätigen, Koordinierung der gesundheitl. Aufklärung u. Gesundheitserziehung.

**Bunitrolol** (INN): *O*-[3-(*tert*-Butylamino)-2-hydroxypropoxy]benzonitril; CAS-Nr. 34915-68-9; $C_{14}H_{20}N_2O_2$; $M_r$ 248.3; nicht mehr im Handel befindl. Beta*-Rezeptoren-Blocker; HWZ 2 h.

**Bunsen-Absorptionskoeffizient:** s. Absorptionskoeffizient.

**Bunsenbrenner** (Robert Wilhelm B., Chemiker in Heidelberg, 1811–1899): **1.** bekanntester u. einfachster Gasbrenner (s. Abb.); das Brennerrohr (Mischrohr für Luft u. Gas) ist unten mit 2 gegenüberliegenden Löchern versehen, die zur Regelung der Luftzufuhr durch eine drehbare Manschette ganz od. teilweise verschlossen werden. Das ausströmende Leuchtgas reißt durch diese Luftlöcher Luft an sich u. vermischt sich mit ihr im Brennerrohr. Große Temperaturunterschiede der Flamme: im inneren Kegel ca. 300–500 °C, außen 1250–1500 °C; **Sonderformen: a) Teclu-Brenner** (Nicolaus T., Chemiker, Wien, 1839–1916): Form des B., bei dem das Brennerrohr unten trichterförmig erweitert ist; die Gaszufuhr wird durch eine seitl. Schraube, die Luftzufuhr durch eine heb- u. senkbare Platte am unteren Teil des Brennerrohrs reguliert. Bei tiefster Stellung der Platte wird nahezu die Temp. einer Gebläseflamme (bis zu 2000 °C) erreicht. Durch besondere Aufsätze wie Kronen-, Pilz-, Schlitz- od. Kreuzschlitzaufsatz ist die Verw. des Brenners auch für Spezialarbeiten möglich. **b) elektrischer B.:** arbeitet ohne offene Flamme; wird anstelle der herkömml. Gasbrenner mit u. ohne Gebläse eingesetzt; Anw. z. B. zum Ausglühen von Labor-Instrumenten; **c) elektrische Pilz-Heizhaube:** elektr. Wärmequelle, die aus feuerfestem Gewebe besteht, den Rundkolben umschließt u. regelbare Heizleistung besitzt; erlaubt sauberes u. geruchloses Arbeiten in normaler Atmosphäre; kein Rußen, keine reduzierende Flammenwirkung, keine Brandgefahr durch ausströmendes Gas. **2.** bedeutende Zeitschrift von u. für Pharmaziestudenten (Innsbruck, Auflage jeweils bis zu 800 Stück).

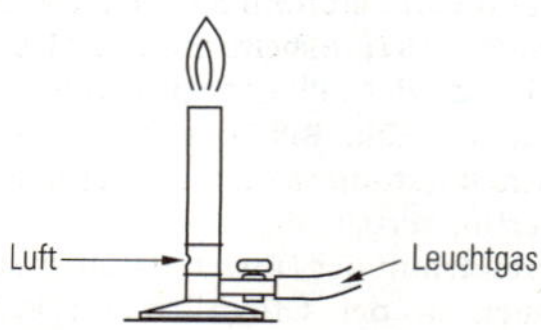

**Bunsenbrenner**

**Bunte Reihe:** Bez. für Methoden zur Identifizierung von Bakt. anhand biochem. Leistungen wie Kohlenhydratspaltung unter Säurebildung, Aminosäurenabbau u. Hydrolaseaktivität. Indikatoren als Zusatz in den meist flüss. Nährböden reagieren durch Farbumschlag od. Farbreaktion.

**Buphenin** (INN): 4-Hydroxy-*N*-(1-methyl-3-phenylpropyl)-norephedrin; 1-(4-Hydroxyphenyl)-2-(1-methyl-3-phenylpropyl)aminopropan-1-ol; CAS-Nr. 447-41-6; $C_{19}H_{25}NO_2$, Strukturformel: s. Abb.; $M_r$ 299.40; Schmp. 111–112 °C (kristallisiert aus Methanol); in Österreich u. der Schweiz im Handel befindl. Sympathomimetikum*; in Deutschland außer Handel; **Ind.:** periphere Durchblutungsstörungen; als Tokolytikum (s. Gynäkologika); **Kontraind.:** Koronarinsuffizienz, Arteriosklerose, Hypertonie, Tachykardie, Myokardinfarkt; **UAW:** Tachykardie, Herzarrhythmien, evtl. Angina pectoris; **Dos.:** p. o. bis zu 6 × 3 mg/d; parenteral (i. m., s. c.) 5 mg; Infusion i. v. 30 mg/6–8 h; HWZ 3.5 h. Gebräuchl. ist auch Bupheninhydrochlorid.

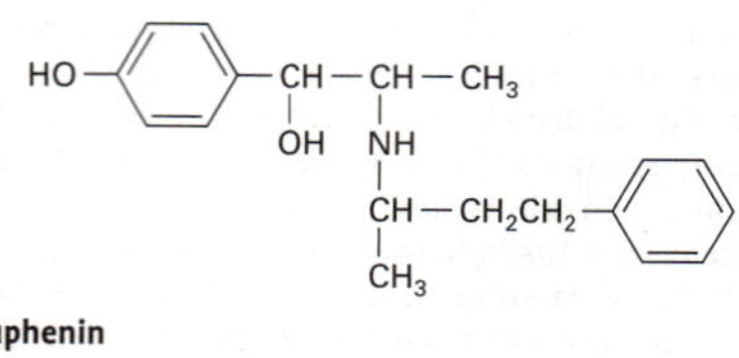
**Buphenin**

**Bupivacain** (INN): DL-1-Butyl-2′,6′-dimethyl-2-piperidincarboxanilid; CAS-Nr. 2180-92-9; $C_{18}H_{28}N_2O$, Strukturformel: s. Lokalanästhetika (Abb. 2 dort); $M_r$ 288.43; Schmp. 107–108 °C; $pK_S$ (des Salzes) 5.9; Lokalanästhetikum* mit Langzeitwirkung; Infiltrations- u. Leitungsanästhetikum; **Dos.:** parenteral 0.25 %, max. 2 mg/kg KG; HWZ 2.5 h. **Bupivacainhydrochlorid-Monohydrat:** Bupivacaini hydrochloridum monohydricum Ph.Eur.; CAS-Nr. 14252-80-3; $C_{18}H_{29}ClN_2O \cdot H_2O$;

$M_r$ 342.9; Schmp. ca. 254 °C (unter Zers.); lösl. in Wasser, leicht lösl. in Ethanol.

**Bupleuri radix:** s. Bupleurum chinense.

**Bupleurum chinense** DC.: chines. Chai hu, Chinesisches Hasenohr; Fam. Apiaceae; eine 30–70 cm hohe Staude; Stpfl. von **Bupleuri radix:** Wurzeldroge der TCM; **Inhaltsst.:** äther. Öl, Triterpensaponin (u. a. Saikosaponine A–F); **Wirk.:** Drogenzubereitungen wirken antiinflammator., antiviral, leberprotektiv u. reduzieren Cholesterol* u. Triglyceride* im Blut; **Anw.:** (volkstüml.) in der TCM bei Infektionen mit Fieber, Nervosität, Verdauungsstörungen, Hämorrhoiden, Regelanomalien, Kopfschmerzen.

**Bupranolol** (INN): 1-(*tert*-Butylamino)-3-(2-chlor-5-methylphenoxy)-2-propanol; CAS-Nr. 14556-46-8; $C_{14}H_{22}ClNO_2$, Strukturformel: s. Beta-Rezeptoren-Blocker (Abb. 1 dort); $M_r$ 271.79; **Wirk.:** Beta*-Rezeptoren-Blocker; **Ind.:** arterielle Hypertonie; koronare Herzkrankheit; **Kontraind.:** Asthma bronchiale, instabiler Diabetes mellitus, Bradykardie, Durchblutungsstörungen; **UAW:** Muskelkrämpfe, Durchblutungsstörungen, Bradykardie, Magen-Darm-Beschwerden; **Dos.:** p. o. 1–2×50 mg/d, Steigerung bis 3×50 mg/d möglich, individuell einstellen; HWZ 2 h. Gebräuchl. ist auch Bupranololhydrochlorid. Vgl. Propranolol.

**Buprenorphin** (INN): Buprenorphinum Ph.Eur.; 2-(*N*-Cyclopropylmethyl-4,5$\alpha$-epoxy-3-hydroxy-6-methoxy-6,14-*endo*-ethanomorphinan-7$\alpha$-yl)-3,3-dimethyl-2-butanol; CAS-Nr. 52485-79-7; $C_{29}H_{41}NO_4$, Strukturformel: s. Abb.; $M_r$ 467.65; Opioid*-Agonist-Antagonist; starkes Analgetikum*; unterliegt dem Betäubungsmittelgesetz* (Anlage III); Suchtpotential geringer als bei Morphin*; **Ind.:** mäßig starke bis starke Schmerzen (Tumoren, postoperativ), Substitutionstherapie bei Opioidabhängigkeit; Darreichungsformen: transdermales Pflaster, Sublingualtabletten, Injektionslösung; **UAW:** s. Morphin; HWZ 2–3 h. **Buprenorphinhydrochlorid:** Buprenorphini hydrchloridum Ph.Eur.; CAS-Nr. 53152-21-9; $C_{29}H_{42}ClNO_4$; $M_r$ 504.1; wenig lösl. in Wasser.

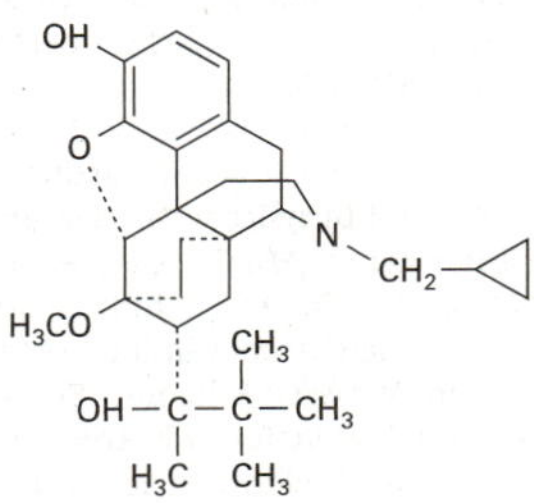


**Buprenorphin**

**Bupropion** (INN): Amfebutamon; (*RS*)-2-(*tert*-Butylamino)-3′-chlorpropiophenon; CAS-Nr. 34911-55-2; $C_{13}H_{18}ClNO$, Strukturformel: s. Abb.; $M_r$ 239.7; Sdp. 52 °C; logP 3.5 (berechnet); Antidepressivum*; **Wirk.:** selektiver Dopamin- u. Noradrenalin*-Wiederaufnahme-Hemmer, chem. verwandt mit dem Amfetamin-Derivat u. Appetitzügler Amfepramon*; Wirkungsmechanismus bei der Nicotinentwöhnung unbekannt; **Ind.:** **1.** Depression; **2.** Nicotinentwöhnung in Verb. mit unterstützenden motivierenden Maßnahmen; **UAW:** häufig Schlafstörungen, Kopfschmerz, selten Veränderung der kardialen Erregungsleitung; **Kontraind.:** kardiale Erkrankungen, Ther. mit Monoaminoxidase*-Hemmern, Schwangerschaft; **Dos.:** einschleichende Ther. mit steigender Dos. von 1×150 mg/d bis zu 2×150 mg/d (zur Nicotinentwöhnung für max. 7 Wochen); HWZ 20 h.

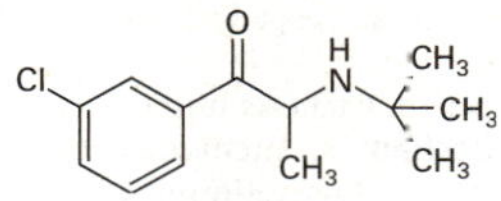


**Bupropion**

**Burgunder Brühe:** s. Kupferkalkbrühe.

**Burgunderharz:** s. Terebinthina (Resina Pini burgundica).

**Burkitt-Tumor:** Burkitt-Lymphom; malignes Non-Hodgkin-Lymphom (s. Lymphom, malignes); Epidemiologie: trop. Afrika, Lateinamerika u. Neuguinea; fast ausschließl. bei Kindern u. Jugendlichen; Erreger: wahrscheinl. onkogenes Epstein-Barr-Virus (Abk. EBV); perinatale EBV- u. Plasmodium-falciparum-Infektion gelten als Risikofaktoren; Lokalisation: in Afrika meist im Gesicht (v. a. Kiefer) od. am Hals (häufig starke Größenzunahme innerhalb weniger Monate), in Europa u. Nordamerika meist im Abdomen; auch an inneren Organen, innerhalb von Wochen Übergang in Leukämie mit Beteiligung von Knochenmark, ZNS u. Meningen; **Ther.:** unter Chemotherapie v. a. mit Cyclophosphamid*, Methotrexat* meist rasche Remission.

**Burow-Lösung:** s. Aluminiumacetat.

**Bursae pastoris herba:** s. Capsella bursa-pastoris.

**Bursera-Arten:** s. Oleum Linaloes.

**Burseraceae:** Balsambaumgewächse; ca. 600 Arten; trop. Bäume od. Sträucher; **Merkmale: 1.** (biol.) meist mit gefiederten od. 3-teiligen Blättern*, Sprossdornen, 3- bis 5-zählige, eingeschlechtige od. zwittrige Blüten* in Rispen (s. Blütenstand); 5- bis 2-fächrige Steinfrüchte, ölhaltige Samen; schizogene Harzgänge* in der Rinde*, zuweilen Ölzellen* im Holz, Schleimzellen in allen Organen außer im Holz, Calciumoxalatkristalle u. Kieselkörper; **2.** (chem.) reich an Harzen* (Triterpene* vorherrschend) od. gummiartigen Balsamen*; Schleime v. a. aus Galactose u. Arabinose, äther. Öl hauptsächl. aus Monoterpenen*; **Gattungen:** z. B. Boswellia, Bursera, Canarium, Commiphora.

**Bursitis:** akute (seröse od. eitrige) bzw. chron. (Wandverdickung, Fibrinstränge, Hygrom) Schleimbeutelentzündung; **Urs.:** stumpfes Trauma, sekundäre Infektion, dauernder Druckreiz mit Mikrotraumatisierung, degenerative Prozesse, Gicht u. a.; **Sympt.:** (druckschmerzhafte) Schwellung, evtl. Hautrötung u. palpable Fluktuation; **Ther.:** bei akuter B. Ruhigstellung u. Antiphlogistika*; bei chron. B. Exstirpation des Schleimbeutels.

**Bursitis-Impfstoff für Tiere:** s. Infektiöse-Bursitis-Lebend-Impfstoff für Geflügel.

**Buschbohne:** s. Phaseolus vulgaris var. nanus.

**Buschkleekraut:** s. Lespedeza capitata (Herba Lespedezae).

**Buschmeister:** s. Lachesis muta.

**Buschwindröschen:** s. Anemone nemorosa.

**Buserelin** (INN): Buserelinum Ph.Eur.6; 5-Oxo-L-propyl-L-histidyl-L-tryptophyl-L-seryl-L-tyrosyl-*O-tert*-butyl-D-seryl-L-benzyl-L-arginyl-N-ethyl-L-prolinamid; CAS-Nr. 57982-77-1; $C_{60}H_{86}N_{16}O_3$; $M_r$ 1239.42; Oligopeptid aus 9 Aminosäuren; weißes bis schwach gelbl., hygroskop. Pulver, wenig lösl. in Wasser u. verd. Säuren; synthet. GnRH*-Agonist; **Ind.:** Prostatakarzinom (zur Unterdrückung der testikulären Hormonproduktion), Endometriose*.

**Buspiron** (INN): 8-{4-[4-(2-Pyrimidinyl)1-piperazinyl]butyl}-8-azaspiro[4,5]decan-7,9-dion; CAS-Nr. 36505-84-7; $C_{21}H_{31}N_5O_2$, Strukturformel: s. Abb.; $M_r$ 385.55; Tranquilizer*; **Wirk.:** Serotonin*-Agonist an 5-$HT_{1A}$-Rezeptoren aus der Gruppe der Azapirone*; kaum sedierend, keine antiepilept. od. Muskel relaxierende Wirk., nach heutigem Wissensstand kein Abhängigkeitspotential; anxiolyt. Wirkungseintritt im Gegensatz zu Benzodiazepinen* verzögert (7–10 Tage); **Ind.:** generalisierte Angstzustände; **Kontraind.:** Überempfindlichkeit gegenüber B., schwere Leber- u. Nierenfunktionsstörungen, Epilepsie; **WW:** u. a. erhöhte Haloperidolspiegel bei gleichzeitiger Gabe; **UAW:** meist zu Therapiebeginn u. a. Übelkeit, Diarrhö, Kopfschmerz, Schwindel, Benommenheit, Nervosität; vereinzelt extrapyramidales Syndrom.

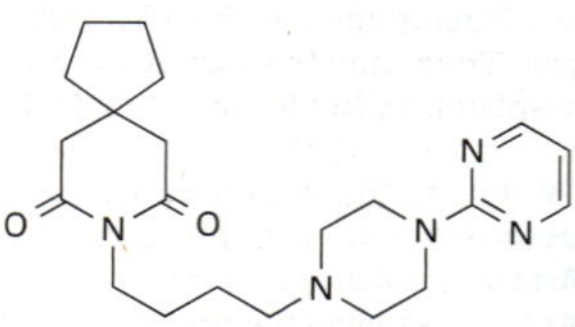


**Buspiron**

**Bußgeld:** unmittelbarer finanzieller Nachteil, welcher bei einer Ordnungswidrigkeit angedroht u. durchgesetzt werden kann. Das Bußgeld wird im Rahmen eines Bußgeldverfahrens verhängt. Im Arzneimittelbereich sind i. d. R. die Regierungspräsidien Bußgeldbehörden. Viele Verstöße im Apotheken- u. Arzneimittelrecht sind bußgeldbewehrt u. können zur Ahndung führen.

**Busulfan** (INN): Busulfanum Ph.Eur., Myelosanum, 1,4-Dimethansulfonoxybutan; Tetramethylenbis(methansulfonat); CAS-Nr. 55-98-1; $C_6H_{14}O_6S_2$, Strukturformel: s. Abb.; $M_r$ 246.31; Schmp. 114–118 °C (polymorph); bei 25 °C lösl. in Aceton (2.4 : 100), in Ethanol (1 : 1000), in Wasser (1 : 7500); Zytostatikum* (Alkylans); **Ind.:** chron. myeloische Leukämie; Konditionierung vor Stammzelltransplantation; **Dos.:** p. o.; **1.** chron. myeloische Leukämie: 1–2 × 2 mg/d (Blutbildkontrolle notwendig); EMD 6 mg, TMD 6 mg; **2.** vor Stammzelltransplantation: 0.8–1 mg/kg KG alle 6 h über 4 d, beginnend 7 d vor der Transplantation; HWZ 1 h.

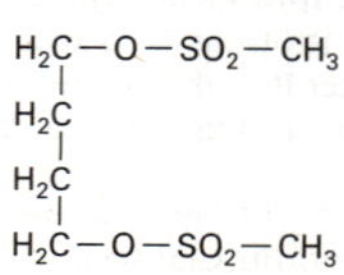


**Busulfan**

**Butabarbital:** s. Secbutabarbital.

**Butadien:** $H_2C{=}CH{-}CH{=}CH_2$; $M_r$ 54.1; Schmp. −108.7 °C; Sdp. −4.5 C; schweres Gas; **Darst.:** aus Acetylen*; **Anw.:** (techn.) Ausgangsmaterial für synthet. Kautschuk* (Buna).

**Butalamin** (INN): 5-(2-Dibutylaminoethyl)amino-3-phenyl-1,2,4-oxadiazol; CAS-Nr. 22131-35-7; $C_{18}H_{28}N_4O$; $M_r$ 316.45; nicht mehr im Handel befindl. peripherer Vasodilatator*; die frühere Anw. bei peripheren u. zerebralen Durchblutungsstörungen ist obsolet. **UAW:** gastrointestinale Störungen.

**Butamirat** (INN): 2-(2-Diethylaminoethoxy)ethyl-(2-phenylbutyrat); CAS-Nr. 18109-80-3; $C_{18}H_{29}NO_3$, Strukturformel: s. Abb.; $M_r$ 307.44; Sdp. 140–155 °C (133.3 Pa); fast unlösl. in Wasser, sehr leicht lösl. in Alkohol, Aceton, Ether; nicht mehr im Handel befindl. Antitussivum* u. Broncholytikum*.

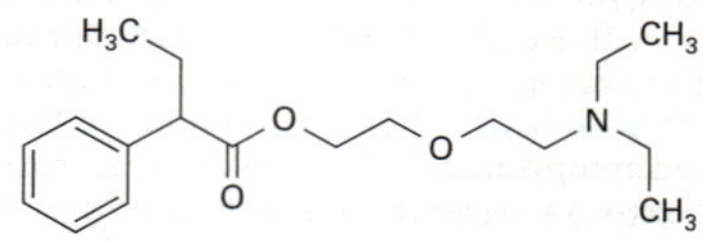


**Butamirat**

**Butan:** $C_4H_{10}$; $M_r$ 58.1; 2 Isomere, ***n*-Butan** (vgl. Konformation) u. ***iso*-Butan**, beides farb- u. geruchlose, schwere, brennbare Gase; **Vork.:** natürl. im Erdgas.

**Butanamid:** s. Octacain.

**Butan-1-carbonsäure:** s. Valeriansäure.

**Butan-1,4-dicarbonsäure:** s. Adipinsäure.

**Butandiole:** Diole* mit 4 C-Atomen; **Anw.:** (techn.) als Lösungsmittel.

**2,3-Butandion:** s. Diacetyl.

**Butandisäure:** s. Bernsteinsäure.

**Butanilicain** (INN): 2-Butylamino-6′-chlor-2-acetotoluidid; 2-Butylamino-2′-chlor-6′-methylacetanilid; CAS-Nr. 3785-21-5; $C_{13}H_{19}ClN_2O$; $M_r$ 254.77; Schmp. 45–46 °C; Sdp. 145 °C (0.133 Pa); nicht mehr im Handel befindl. Lokalanästhetikum*.

**Butanol:** **1.** Alcohol butylicus; Butylalkohol; ***n*-Butanol:** 1-Butanol; $C_4H_{10}O$, $CH_3{-}CH_2{-}CH_2{-}CH_2OH$; $M_r$ 74.12; D. 0.8; Schmp. −90 °C; Sdp. 118 °C; farblose, leicht entzündl., lichtbrechende Flüss., lösl. in Wasser, Ethanol, Ether; **Darst.:** Hydrierung von Crotonaldehyd; **Anw.:** (techn.) Lösungsmittel, in der Lackindustrie. **2. *sec*-Butanol:** 2-Butanol, 2-Hydroxybutan; $CH_3{-}CH_2{-}CH(OH){-}CH_3$; Schmp. −114.7 °C (DL-Form); Sdp. 99.5 °C (DL-Form); **Anw.:** (techn.) Lösungsmittel u. Synthesebaustein in der präparativen org. Chemie. **3. *tert*-Butanol:** 2-Methyl-2-propanol; $(CH_3)_3COH$; Schmp. 25.7 °C; Sdp. 82.4 °C; campherähnl. Geruch; mischbar mit Wasser, Ethanol, Ether. **4. *iso*-Butanol:** Isobutanol, Gärungsbutylalkohol; 2-Methyl-1-propanol, 1-Hydroxy-2-methyl-propan; $CH_3{-}CH(CH_3){-}CH_2OH$; D. 0.8; Schmp. −108 °C; Sdp. 108 °C; $n_D^{15\,°C}$ 1.397–1.399;

klare, farblose Flüss., mischbar mit Ethanol u. Ether; **Gew.:** aus Fuselöl*; **Anw.:** (techn.) Lösungsmittel; Synthesebaustein (Herst. von fruchtig riechenden Estern); Reagenz Ph.Eur.6.

**Butanolacetat:** s. Butylacetat.

**2-Butanon:** s. Ethylmethylketon.

**Butanonphloroglucide:** s. Dryopteris filix-mas (Rhizoma Filicis, Inhaltsst.).

**Butansäure:** s. Buttersäure.

**Butantan-Institut:** Institut in São Paolo zur Sammlung u. Haltung einheim. Giftschlangen* u. zur Serumgewinnung (s. Schlangengifte; Schlangengift-Immunsera).

**1,2,3,4-Butantetrol:** s. *meso*-Erythrit.

**1,2,4-Butantriol:** $C_4H_7(OH)_3$; $M_r$ 106.1; D. 1.21; farblose, ölige, süß schmeckende Flüssigkeit; **Anw.:** (techn.) dient als Glycerol*-Ersatz, bes. in der Textil- u. Kunststoffindustrie; in Schmiermitteln sowie in kosmet. u. pharmaz. Präparaten.

***cis*-Butendisäure:** s. Maleinsäure.

***trans*-Butendisäure:** s. Fumarsäure.

**Butensäure:** s. Crotonsäure.

**Butetamat** (INN): 2-Diethylaminoethyl-2-phenylbutyrat, Phenethylamin; $\alpha$-Phenylbutansäure-2-diethylaminoethylester; CAS-Nr. 14007-64-8; $C_{16}H_{25}NO_2$; $M_r$ 263.37; Sdp. 167–169 °C (1.5 kPa); $n_D^{20\,°C}$ 1.4909; nicht mehr im Handel befindl. Parasympatholytikum*; früher angewendet als Spasmolytikum*, Sedativum* u. Antitussivum*. **Butetamatdihydrogencitrat:** Butetamati dihydrogencitras; CAS-Nr. 13900-12-4; $C_{22}H_{36}NO_9$; $M_r$ 455.5; Schmp. ca. 110 °C; leicht lösl. in Wasser, wenig lösl. in Ethanol.

**Butinolin** (INN): 1,1-Diphenyl-4-(1-pyrrolidinyl)-2-butin-1-ol; CAS-Nr. 968-63-8; $C_{20}H_{21}NO$; $M_r$ 291.4; nicht mehr im Handel befindl. Spasmolytikum* mit anticholinerger Wirk.; früher angewendet bei gastrointestinalen Beschwerden.

**Butizid** (INN): Thiabutazid, Isobutylhydrochlorothiazid; 3-Isobutyl-6-chlor-3,4-dihydro-2*H*-1,2,4-benzothiadiazin-7-sulfonamid-1,1-dioxid; CAS-Nr. 2043-38-1; $C_{11}H_{16}ClN_3O_4S_2$; $M_r$ 353.86; Schmp. 241–245 °C; nicht mehr im Handel befindl. Diuretikum* (Benzothiadiazin); früher angewendet bei Ödemen, Herzinsuffizienz u. Nierenerkrankungen; **UAW:** s. Bendroflumethiazid.

**Butobarbital:** Butobarbitalum Ph.Eur.; 5-Butyl-5-ethyl-barbitursäure; CAS-Nr. 77-28-1; $C_{10}H_{16}N_2O_3$; $M_r$ 212.3; Schmp. 122–127 °C; weißes, krist. Pulver, lösl. in Ethanol, Chloroform, schwer lösl. in Wasser; Barbiturat*; nicht mehr im Handel befindl. Schlafmittel*; unterliegt dem Betäubungsmittelgesetz* (Anlage II).

**Butoxycainhydrochlorid:** Butoxycaini hydrochloridum, Stadacain; 2-Diethylaminoethyl-4-butoxybenzoathydrochlorid; CAS-Nr. 2350-32-5; $C_{17}H_{28}ClNO_3$; $M_r$ 329.9; Schmp. 148 °C; weißes, krist., polymorphes Pulver; schwach bitterer, anästhesierender Geschmack; lösl. in 4 T. Wasser, 5 T. Ethanol, Chloroform; Oberflächen- u. Schleimhautanästhetikum ohne Praxisrelevanz; **Off.:** DAB; früher in Zuber. für die äußerl. Anw. eingesetzt, z. B. in Unguentum* haemorrhoidale u. Suppositoria* haemorrhoidalia.

**2-Butoxyethylnicotinat:** s. Nicoboxil.

**Butriptylin** (INN): CAS-Nr. 3594-65-2; $C_{21}H_{27}N$; $M_r$ 293.5; Sdp. 180–185 °C; ölige Flüss.; **Butriptylinhydrochlorid:** $C_{21}H_{28}ClN$; $M_r$ 329.9; Schmp. 188–190 °C (unter Zers.); lösl. in Wasser; nicht mehr im Handel befindl. tricycl. Antidepressivum*.

**Butterbaum:** s. Vitellaria paradoxa.

**Butterblume:** s. Caltha palustris.

**Butterfly®:** s. Flügelkanüle.

**Buttergelb:** Methylgelb, Dimethylgelb; Dimethylaminoazobenzol; $C_6H_5—N{=}N—C_6H_4—N(CH_3)_2$; $M_r$ 225.28; Schmp. 116–117 °C; goldgelbe Kristalle, unlösl. in Wasser, lösl. in Ethanol, Ether, Chloroform, Benzol; **Anw.:** (analyt.) Indikator* in der Maßanalyse, Umschlagsbereich: pH 2.9 (rot) bis pH 4.0 (gelb); **Toxikol.:** kanzerogen; zum Färben von Butter seit 1948 verboten.

**Buttermilch:** s. Milch.

**Butternuß:** s. Juglans cinerea.

**Buttersäure:** Acidum butyricum, Gärungsbuttersäure, Propancarbonsäure; Butansäure; $CH_3—CH_2—CH_2—COOH$; $M_r$ 88.1; Schmp. −5 °C; Sdp. 163 °C; Carbonsäure*; **Vork.:** im Harn, Schweiß; in ranziger Butter, Käse, Sauerkraut, sauren Gurken (entdeckt 1823 von Chevreul); als Glycerolester in Kuhbutter, Crotonöl (s. Croton tiglium) u. Lebertran*; **Darst.:** Vergärung von Zuckern od. Stärke mit Bacillus butyricus (syn. Clostridium butyricum, Bacillus amylobacter). ***iso*-Buttersäure:** Schmp. −47 °C; **Vork.:** natürl. in den Faeces (Kot*), in faulendem Eiweiß, Johannisbrot (s. Ceratonia siliqua), Farnwurzel (s. Dryopteris filix-mas) u. a. Pflanzen.

**Buttersäureethylester:** Aether butyricus, Ether butyricus, Ethylium butyricum; $C_3H_7—COO—C_2H_5$; $M_r$ 116.2; D. 0.88; Sdp. 121.6 °C; farblose Flüss. von ananasähnl. Geruch; mischbar mit Wasser, Ethanol, Ether; **Anw.:** (techn.) in der Likörfabrikation (Ananas-Essenz, Kunstrum).

**Buttersäureisoamylester:** Amylium butyricum; $H_3C–(CH_2)_2–COO–(CH_2)_2–CH(CH_3)_2$; Sdp. 178.5 °C; farblose Flüss. von aromat. Geruch, lösl. in Ethanol u. Ether, unlösl. in Wasser; **Anw.:** (techn.) in der Riechstoff- u. Likörfabrikation.

**Buttersäurezahl:** Abk. BsZ; Kennzahl bei der Fettuntersuchung; Maß für den Gehalt eines Fettes* an Buttersäure*; entspricht dem Volumen (in ml) an Kaliumhydroxid-Lsg. (0.1 mol/L), das zur Neutralisation der in 5 g Fett enthaltenen flüchtigen Fettsäuren* nötig ist.

**Butylacetat:** Butanolacetat, Essigsäurebutylester; $CH_3—COO—C_4H_9$; $M_r$ 116.2; D. 0.88; Schmp. −77 °C; Sdp. 124.5 °C; farblose Flüssigkeit; **Anw.:** (techn.) Lösungsmittel für Celluloid, Nitrocellulose, Celluloseether, Polystyrole; Reagenz (Ph.Eur.).

**Butylacetylaminopropionsäureethylester:** s. Repellents.

**Butylalkohol:** s. Butanol.

**Butylchloralhydrat:** Butylchloralum hydratum; $H_3C—CHCl—CCl_2—CH(OH)_2$; $M_r$ 193.4; Schmp. ca. 78 °C; weiße, seidenglänzende Blättchen; lösl. in Wasser, leicht lösl. in Ethanol u. Ether, lösl. in heißem Chloroform; die frühere Anw. als Antineuralgikum* u. Schlafmittel* ist obsolet.

**Butylchloralum hydratum:** s. Butylchloralhydrat.

**Butylhydroxyanisol:** Abk. BHA; Butylhydroxyanisolum Ph.Eur.6; CAS-Nr. 25013-16-5; 2-(1,1-Di-

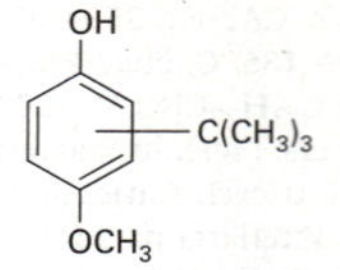

**Butylhydroxyanisol**

methyethyl)-4-methoxyphenol (2-*tert*-Butyl-4-hydroxyanisol) mit max. 10 % 3-(1,1-Dimethylethyl)-4-methoxyphenol (3-*tert*-Butyl-4-hydroxyanisol); $C_{11}H_{16}O_2$, Strukturformel: s. Abb.; $M_r$ 180.3; Schmp. 62–65 °C; unlösl. in Wasser; sehr leicht lösl. in Dichlormethan, leicht lösl. in Aceton, Ethanol, Propylenglykol, alkal. Lsg., Erdnußöl; wenig lösl. in Glycerol, flüss. Paraffin; **Anw.:** als Antioxidans* für Fette u. Öle, allein (0.005–0.02 %) od. zus. mit einem Gallat od. synergist. wirkenden Substanzen (Citronensäure, Phosphorsäure, Citraconsäure, Ascorbylpalmitat).

**Butyl-4-hydroxybenzoat:** *p*-Hydroxybenzoesäurebutylester, Butylis parahydroxybenzoas Ph.Eur.6, Butylium *p*-oxybenzoicum; Butylparaben; 4-Hydroxybenzoesäurebutylester; CAS-Nr. 94-26-8; $C_{11}H_{14}O_3$; $M_r$ 194.2; Schmp. 68–71 °C; weißes, krist., geruch- u. geschmackloses Pulver; sehr schwer lösl. in Wasser (ca. 1:6500), leicht lösl. in Ethanol, Aceton, Ether; **Anw.:** zur Konservierung*.

**Butylhydroxytoluol:** Abk. BHT; Butylhydroxytoluenum Ph.Eur.6; 2,6-Bis(1,1-dimethylethyl)-4-methylphenol (2,6-Di-*tert*-butyl-*p*-cresol); CAS-Nr. 128-37-0; $C_{15}H_{24}O$, Strukturformel: s. Abb.; $M_r$ 220.4; Ep. 68–70 °C; polymorph; unlösl. in Glycerol, Propylenglykol, Wasser, Laugen; leicht lösl. in Aceton, Ethanol, Petrolether, Ether, flüss. Paraffin, fetten Ölen; sehr leicht lösl. in Dichlormethan; **Inkomp.:** Metallspuren (Herabsetzung der Wirk.); **Anw.:** als Antioxidans* für Fette u. Öle, allein (bis zu 0.01 %) od. im Gemisch mit Butylhydroxyanisol* u. synergist. wirkenden Substanzen.

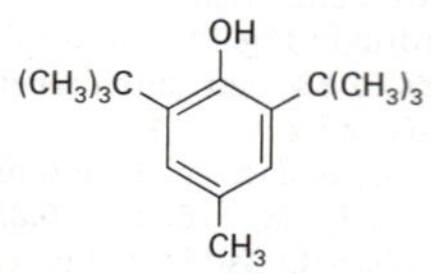

**Butylhydroxytoluol**

**Butylis parahydroxybenzoas:** s. Butyl-4-hydroxybenzoat.

**Butylium *p*-oxybenzoicum:** s. Butyl-4-hydroxybenzoat.

**Butylmethacrylat-Copolymer, Basisches:** s. Copolymerum methacrylatis butylati basicum.

**Butylparaben:** s. Butyl-4-hydroxybenzoat.

**Butylscopolaminiumbromid:** Hyoscini butylbromidum Ph.Eur., Butylscopolamini bromidum, Hyoscin-*N*-butylbromid, Scopolamin-*N*-butylbromid; CAS-Nr. 149-64-4; $C_{21}H_{30}BrNO_4$; $M_r$ 440.4; Schmp. 139–141 °C; weißes, krist. Pulver; leicht lösl. in Wasser u. Chloroform, wenig lösl. in Ethanol; Parasympatholytikum* (Muscarin-Rezeptor-Antagonist); **Wirk.:** Spasmolytikum*, ganglionär hemmend; HWZ 4.2 h; **Ind.:** krampfartige Abdominalbeschwerden.

**Butylvinal:** s. Vinylbital.

**γ-Butyrolactam:** s. 2-Pyrrolidon.

**Butyrospermum paradoxum:** s. Vitellaria paradoxa.

**Butyrospermum parkii:** s. Vitellaria paradoxa.

**Butyrum Antimonii:** s. Antimon(III)-chlorid.

**Butyrum Cacao:** s. Theobroma cacao (Cacao oleum).

**Butyrum Nucistae:** s. Myristica fragrans (Oleum Nucistae).

**Butyrum Stanni:** s. Zinn(IV)-chlorid.

**Butyrum Zinci:** s. Zinkchlorid.

**Buxus sempervirens** L.**:** Buchsbaum; Fam. Buxaceae; heim. im Mittelmeergebiet, sonst als Zierpflanze angebaut; Stpfl. von **Folia Buxi:** Buchsbaumblätter; **Inhaltsst.:** zahlreiche Alkaloide* (bes. Steroidalkaloide*): Cyclobuxin D, Cyclovirobuxein A, B u. D, Buxocyclamin u. a.; äther. Öl, Gerbstoffe*; **Anw.:** (volkstüml.) z. B. gegen Fieber* u. Malaria*, Erkrankungen* des rheumat. Formenkreises u. Gicht*; Laxans* u. zur Anregung des Galleflusses. **Hom.:** Buxus sempervirens: frische, junge Sprosse mit Blättern.

**BVA:** **1.** Abk. für **B**undes**v**ersicherungs**a**nstalt; Versicherungsanstalt öffentlich Bediensteter (Österreich). **2.** Abk. für **B**undes**v**erband der **A**ngestellten in Apotheken; s. ADEXA.

**BVDVA:** Abk. für **B**undes**v**erband* **D**eutscher **V**ersand**a**potheken.

**B-Vitamine:** s. Vitamin B.

**BVKA:** Abk. für **B**undes**v**erband **k**linik- u. heimversorgender **A**potheker.

**BVL:** Abk. für **B**undes**a**mt* für **V**erbraucherschutz und **L**ebensmittelsicherheit.

**BZgA:** Abk. für **B**undes**z**entrale* für **g**esundheitliche **A**ufklärung.

# C



**c:** **1.** Vorsatzzeichen für Zenti-*; **2.** (chem.) Symbol für Konzentration*.

**C:** **1.** (chem.) Symbol für Kohlenstoff*; **2.** (biochem.) Abk. für **C**ytosin*; **3.** (biochem.) Abk. für **C**ystein*; **4.** (physik.) Symbol für **C**elsius; s. Celsius-Skala; **5.** (physik.) Symbol für **C**oulomb*; **6.** (physik.) Symbol für Wärmekapazität*; **7.** (med.) Abk. für (engl.) ***c**omplement*; s. Komplement; **8.** (hom.) Symbol für **C**entesimalpotenz; s. Homöopathie; **9.** röm. Zahl für Hundert (centum).

**C10:** s. Dekamethonium.

**c. a.:** Abk. für (engl.) ***c**arrier **a**dded*; s. Träger.

**Ca:** **1.** (chem.) Symbol für Calcium*; **2.** (med.) Abk. für **C**arcinoma; s. Krebs.

**CA:** **1.** Abk. für **C**arboanhydrase*; **2.** Abk. für **C**elluloseacetat*; **3.** Abk. für **C**hemical* **A**bstracts.

**Ca-Antagonisten:** s. Calcium-Antagonisten.

**CAB:** Abk. für **C**elluloseacetat**b**utyrat*.

**Cabagin:** s. Methioninmethylsulfoniumhydrochlorid.

**Cabergolin** (INN): 1-(6-Allylergolin-8$\beta$-yl)carbonyl-1-[3-(dimethylamino)propyl]-3-ethylharnstoff; CAS-Nr. 81409-90-7; $C_{26}H_{37}N_5O_2$, Strukturformel: s. Nicergolin (Abb. dort); $M_r$ 451.62; hydriertes Ergotalkaloid*; **Wirk.:** Dopamin*-Rezeptor-Agonist; Prolactin*-Hemmer; Antiparkinsonmittel*; **Ind.:** primäres Abstillen, hyperprolaktinäm. Störungen (z. B. Mikroprolaktinom, Amenorrhö, Anovulation); Parkinson*-Syndrom; **UAW:** gelegentl. Pleuraerguss od. Fibrose (pulmonal, kardial-valvulär) einschließl. Herzklappenveränderungen, v. a. bei Langzeitanwendung; Schwindel, Übelkeit, Kopfschmerz, selten Erbrechen, Ohnmacht, Nasenbluten, Blutdruckabfall; **Dos.:** primäres Abstillen: 1 mg p. o. innerhalb der ersten 24 h nach der Geburt (Einnahme zu einer Mahlzeit); Parkinson-Syndrom: Initialdosis 0.5 mg/d p. o., langsames Aufdosieren bis max. 3 mg/d.

**Ca-Blocker:** s. Calcium-Antagonisten.

**Cacao:** s. Theobroma cacao.

**Cacaobutter:** s. Theobroma cacao (Cacao oleum).

**Cacao oleum:** s. Theobroma cacao.

**Cachectin:** s. TNF.

**Cachets:** s. Capsulae.

**Cachou:** **1.** s. Catechu; **2.** Salmiakpastillen, (früher) meist in Stäbchenform u. versilbert.

**Caco-2:** aus humanem Kolonkarzinom stammende Zelllinie, die funktionelle u. morpholog. Differenzierung von Dünndarmepithelzellen zeigt; bildet auf Filtern u. Plastik einen einschichtigen polarisierten Zellrasen mit Mikrovilli u. tight junctions; **Anw.:** (pharmaz.) anerkanntes Modell für die epitheliale intestinale Barriere, das zur Abschätzung der Absorptionsrate von Wirkstoffen u. kolloidalen Arzneiformen eingesetzt wird. Vgl. Resorptionsmodelle.

**Cactus cochenillifer:** s. Opuntia cochenillifera.

**Cactus grandiflorus:** s. Selenicereus grandiflorus.

**CAD:** Abk. für (engl.) ***c**omputer* **a**ided **d**esign*.

**Cadaverin:** Kadaverin; 1,5-Pentandiamin, $\omega,\omega'$-Pentamethylendiamin; CAS-Nr. 462-94-2; $H_2N—(CH_2)_5—NH_2$; biogenes Amin*; entsteht bei der Fäulnis von Eiweißstoffen aus der Aminosäure Lysin* unter bakterieller Einwirkung; früher als Leichengift (s. Ptomaine) bezeichnet, ist jedoch ungiftig; auch Best. der Ribosomen*; biogenet. Zwischenstufe von Pyridin-*, Piperidin-* u. Chinolizidinalkaloiden*.

**CADD:** Abk. für (engl.) ***c**omputer **a**ided **d**rug **d**esign*; s. drug design.

**Cadeöl:** s. Cadinen.

**Cadet-Flüssigkeit:** s. Kakodyl.

**Cadexomer-Iod** (INN): modifizierte Stärke mit komplex gebundenem Iod*; **Wirk.:** Antiseptikum* zur äußerl. Anw.; saugt Wundsekret auf u. setzt Iod frei, das antibakteriell wirkt; **Ind.:** nässende Wunden.

**Cadinen:** Cadeöl; $C_{15}H_{24}$; Sdp. 275 °C; linksdrehend; Sesquiterpen*, Best. vieler äther. Öle; Destillationsprodukt aus dem Holz von Juniperus* oxycedrus.

**Cadmia:** s. Zinkcarbonat, basisches (Tutia grisea).

**Cadmium:** Kadmium, Klaprothium, Vestalium; Symbol Cd; CAS-Nr. 7440-43-9; $A_r$ 112.40; OZ 48; D. 8.64; Schmp. ca. 321 °C; Sdp. 767 °C; weißes, stark glänzendes, 2-wertiges Schwermetall*, das sich leicht schneiden u. pressen lässt; **Vork.:** natürl. nur gebunden in den Zinkerzen, als Cadmiumsulfid* (Greenockit) u. Cadmiumcarbonat (Otavit); als Umweltgift kommt Cd ubiquitär vor (hohe Konz. in Austern); **Gew.:** Wirtschaftl. ist nur die Gew. als Begleitmetall von Zink*, untergeordnet auch von Kupfer*, Blei* u. Eisen*; z. B. Destillation von Cadmiumoxid-haltigem Zinkoxid* mit Kohle. **Anw.:** (techn.) zur Herst. leicht schmelzbarer Legierungen (Wood-Metall, Lipowitz-Metall; s. Bismut) sowie zur Herst. rostschützender Überzüge auf Eisen*; Ni/Cd-Akkus (rückläufige Bedeutung), Halbleitertechnik, Solarzellen, Lasertechnik; **Toxikol.:** Enzymgift; reagiert mit Sulfhydrylgruppen; für Cadmiumoxid u. Cadmiumsulfid gelten folgende Einteilungen: C2,M3,R3 (s. KEF-Gefahrstoff); **Vergiftungssymptome:** **1.** bei akuten Intoxikationen mit Cadmiumoxid*: **a)** durch Inhalati-

C

on (CdO-Rauch): Husten, Kopf- u. Brustschmerzen; in schweren Fällen Nierenschäden od. (tödl.) Lungenödem; **b)** nach Einnahme (p. o.): Bauchschmerzen, heftiges Erbrechen, Diarrhö, Krämpfe; LD: 30–40 mg; **2.** bei chron. Intoxikationen: Erkrankungen der Atemwege u. der Nieren; **Itai-Itai-Krankheit** in Japan (Erkrankung des Knochensystems mit starken Deformierungen, die auf chron. hohe Cd-Aufnahme mit dem Trinkwasser zurückgeführt wird). Gemäß Chemikalien*-Verbotsverordnung darf der Cadmiumgehalt in Kunststoffen 0.01 Gewichtsprozent (100 mg/kg) nicht überschreiten. Für Trinkwasser gelten 5 µg/L als Grenzwert. Im Tierversuch karzinogen; PTWI-Wert (Abk. für engl. provisonal tolerable weekly intake; vorläufig duldbare wöchentliche Aufnahme) der WHO: 7 µg/kg KG/Woche; **Nachw.:** Cadmiumverbindungen: **1.** Schwefelwasserstoff* ($H_2S$) fällt gelbes Cadmiumsulfid (CdS), unlösl. in Ammoniumsulfid* (Unterschied zum gelben Zinn- u. Arsensulfid) u. in Säuren. **2.** Beim Glühen mit Natriumcarbonat* auf Kohle geben Cd-Verb. einen mehrfarbigen Beschlag (Pfauenauge). **Gesch.:** entdeckt 1817 von Carl Samuel Leberecht Hermann (1765–1846), Apotheker in Schönebeck, u. gleichzeitig von Friedrich Stromeyer (1776–1895), Professor in Göttingen. **Hom.:** Cadmium metallicum: metall. Cadmium; verordnet z. B. bei Magengeschwüren.

**Cadmium bromatum:** s. Cadmiumbromid.

**Cadmiumbromid:** Cadmium bromatum; $CdBr_2 \cdot 4H_2O$; $M_r$ 344.31; Schmp. 569 °C; Sdp. 963 °C; weiße Kristallnadeln, sehr leicht lösl. in Wasser u. Ethanol, wenig löslich in Ether; **Anw.:** (techn.) Fotografie.

**Cadmium chloratum:** s. Cadmiumchlorid.

**Cadmiumchlorid:** Cadmium chloratum; CAS-Nr. 10108-64-2; $CdCl_2$; $M_r$ 183.32; kristallisiert mit wechselnden Wasseranteilen (1-, 2.5- u. 4-Hydrat); farblose perlmuttglänzende Kristalle, hygroskop., leicht lösl. in Wasser, Ethanol u. Methanol; **Anw.:** (techn.) Färberei, Fotografie, analyt. Chemie, galvan. Verzinnung.

**Cadmiumgelb:** s. Cadmiumsulfid.

**Cadmium iodatum:** s. Cadmiumiodid.

**Cadmiumiodid:** Cadmium iodatum; Iodcadmium; CAS-Nr. 7790-80-9; $CdI_2$; $M_r$ 366.2; D. 5.67; Schmp. 388 °C; Sdp. 787 °C; weiße, glänzende hexagonale Plättchen, sehr leicht lösl. in Wasser, lösl. in Ethanol, Ether u. Aceton; **Anw.:** **1.** Reagenz auf Alkaloide*; **2.** (techn.) Fotografie, Herst. von Elektrolyse-Cadmium u. Leuchtstoffen.

**Cadmiumkaliumcyanid:** s. Kaliumtetracyanocadmat.

**Cadmiumnitrat:** Cadmium nitricum; CAS-Nr. 10022-68-1; $Cd(NO_3)_2 \cdot 4H_2O$; $M_r$ 308.47; D. 2.46; Schmp. 59.5 °C; Sdp. 132 °C; weiße, strahlige, zerfließl. Kristalle; leicht lösl. in Wasser, lösl. in Ethanol; **Anw.:** (techn.) Perlglanzeffekte in der Glas- u. Porzellanmalerei.

**Cadmium nitricum:** s. Cadmiumnitrat.

**Cadmiumoxid:** Cadmium oxydatum anhydricum; CAS-Nr. 1306-19-0; CdO; $M_r$ 128.41; Schmp. 1426 °C; Sdp. 1559 °C; Sublimation ab 1385 °C; gelbrotes bis dunkelbraunes Pulver od. Kristalle, unlösl. in Wasser, leicht lösl. in verd. Säuren u. Ammoniumsalzlösung; **Vork.:** natürl. als Monteponit (Sardinien); **Anw.:** (techn.) Galvanotechnik, Keramikindustrie, Halbleiter, Leuchtstoffe, Katalysator für org. Synthesen.

**Cadmium oxydatum anhydricum:** s. Cadmiumoxid.

**Cadmiumrot:** Cadmium selenatum; selenhaltiges Cadmiumsulfid*; hellrotes bis dunkelrotes, giftiges Pulver; **Anw.:** Malerfarbe.

**Cadmium selenatum:** s. Cadmiumrot.

**Cadmiumsulfat:** Cadmium sulfuricum; CAS-Nr. 7790-84-3; $3\,CdSO_4 \cdot 8\,H_2O$; $M_r$ 769.51; farblose, an der Luft verwitternde Kristalle; leicht lösl. in Wasser, unlösl. in Ethanol; bei Erwärmen über 80 °C bildet sich das Monohydrat; **Darst.:** Auflösen von metall. Cadmium* in einem Gemisch von Schwefel-* u. Salpetersäure*; **Anw.:** **1.** (chem.) Reagenz auf Resorcin*, Sulfide, Arsen* u. Fumarsäure*; **2.** (med.) obsolet; früher innerl. bei Syphilis u. Erkrankungen des rheumat. Formenkreises; äußerl. früher wie Zinksulfat* in der Augenheilkunde. **Hom.:** Cadmium sulfuricum (HAB): verordnet z. B. bei Magengeschwüren, Diarrhö.

**Cadmiumsulfid:** Cadmium sulfuratum; Schwefelcadmium, (natürl.) Greenockit, Cadmiumgelb, Cadmium Yellow; CAS-Nr. 1306-23-6; CdS; $M_r$ 144.47; Sublimation ab 1380 °C; polymorphes, hellgelbes (α-CdS) od. orangerotes Pulver (β-CdS), unlösl. in Wasser u. verd. Säuren, lösl. in konz. Salzsäure u. Salpetersäure unter Entwicklung von Schwefelwasserstoff* ($H_2S$); **Darst.:** Fällen von Cadmiumsalzlösung mit $H_2S$; **Anw.:** (techn.) Pigmente (hellgelb bis tiefrot), als Photowiderstand in Belichtungsmessern. Vgl. Cadmiumrot.

**Cadmium sulfuratum:** s. Cadmiumsulfid.

**Cadmium sulfuricum:** s. Cadmiumsulfat.

**Cadmium Yellow:** s. Cadmiumsulfid.

**Caecum:** s. Blinddarm.

**CaEDTA:** s. Natriumcalciumedetat.

**Caerulein, synthetisches:** s. Ceruletid.

**caeruleus:** coeruleus; dunkelblau.

**Caesalpinia bonducella** (L.) Fleming: Caesalpinia bonduc (L.) Roxb.; Kugelstrauch; Fam. Fabaceae (Leguminosae); Molukken, Borneo, Sumatra, Brasilien, Tropen; Stpfl. von **Semen Bonducellae:** Kugelstrauchsamen, Nickersamen; **Anw.:** (volkstüml.) Fieber, Hydrops*, Ödem*.

**Caesalpinia brevifolia** (Clos.) Baill.: Fam. Fabaceae (Leguminosae); Chile; Stpfl. von **Algarroba:** Algarrobilla; walzenförmige Früchte; **Best.:** 50–60 % Gerbstoffe; **Anw.:** (techn.) zum Gerben.

**Caesalpinia coriaria** (Jacq.) Willd.: Fam. Fabaceae (Leguminosae); Mittel- u. Südamerika; Stpfl. von **Divi-Divi:** Libidibi, Samak; Gerbhülsen, enthalten 30–50 % Gerbstoff; **Anw.:** (techn.) zum Gerben.

**Caesalpinia echinata** Lam.: Guilandina echinata Spr.; Fam. Fabaceae (Leguminosae); trop. Südamerika (hauptsächl. brasilian. Atlantikküste); Caesalpinia echinata u. a. Bäume sind Stpfl. von **Lignum Fernambuci:** Lignum brasiliense rubrum, Fernambukholz, Brasilianisches Rotholz, Rotes Brasilholz, Japanholz; **Inhaltsst.:** Brasilin (gelber, im Basischen roter Farbstoff) u. daraus durch Oxidation entstandener roter Farbstoff Brasilein, 6 % Gerbstoffe, äther. Öl; **Anw.:** **1.** (volkstüml.) Adstringens*; **2.** (techn.) in der Färberei u. Druckerei zur Herst. roter Tinte (fermentierte Ware für med. Zwecke nicht verwendbar).

**Caesium:** Cäsium; Symbol Cs; CAS-Nr. 7440-46-2; $A_r$ 132.9055; OZ 55; D. 1.88; Schmp. 28.5 °C; Sdp. 705 °C; weiches, silberweißes, einwertiges, zu den Alkalimetallen* gehörendes Leichtmetall*, das die Flamme blauviolett färbt; **Vork.:** natürl. anisotop ($^{133}$Cs) nur in Form seiner Verb. u. stets zus. mit Rubidium*; **Anw.:** **1.** (techn.) Infrarotphotozellen, Halbleitertechnik, Caesium-Atomuhr, künstl. $^{137}$Cs als Radionuklid*; **2.** (med.) obsolet; früher Caesiumbitartrat bei nervösen Herzleiden; **Gesch.:** 1860 von Gustav Robert Kirchhoff (1824–1887) u. Robert Wilhelm Bunsen (1811–1899) entdeckt.

**Caffeine:** s. Coffein.

**Cahn-Ingold-Prelog-System:** s. *R/S*-Nomenklatur.

**Cainca:** s. Chiococca alba (Radix Caincae).

**Cajeputöl:** s. Melaleuca cajuputi (Cajuputi aetheroleum).

**Cajeputum:** s. Melaleuca cajuputi (Hom.).

**cal:** (physik.) Einheitenzeichen für Kalorie*.

**Calabarbohne:** s. Physostigma venenosum (Semen Calabar).

**Caladium seguinum:** s. Dieffenbachia seguine.

**Calami aetheroleum:** s. Acorus calamus.

**Calamina:** s. Zinkcarbonat, basisches.

**Calami rhizoma:** s. Acorus calamus.

**Calamus aromaticus:** s. Acorus calamus.

**Calamus draco:** s. Daemonorops draco.

**Calcarea acetica:** s. Calciumacetat.

**Calcarea arsenicosa:** s. Calciumarsenit.

**Calcarea bromata:** s. Calciumbromid.

**Calcarea carbonica:** s. Ostrea edulis (Hom.).

**Calcarea caustica** Segini: **Hom.:** Calcium causticum Segini: gesättigte Lsg. von Calciumhydroxid* in 50 %igem Ethanol; die 5. Dezimalpotenz u. höhere werden mit 45 %igem Ethanol hergestellt; verordnet u. a. bei Entzündungen, Erkrankungen des rheumat. Formenkreises, Erschöpfungszuständen.

**Calcarea fluorica:** s. Calciumfluorid.

**Calcarea hypophosphorosa:** s. Calciumphosphinat.

**Calcarea iodata:** s. Calciumiodid.

**Calcarea muriatica:** s. Calciumchlorid.

**Calcarea phosphorica:** s. Calciumphosphat.

**Calcarea sulfurica:** s. Calciumsulfat.

**Calcaria absorbens:** s. Atemkalk.

**Calcaria chlorata:** s. Chlorkalk.

**Calcaria hydrata:** s. Calciumhydroxid.

**Calcaria hydrosulfurata:** s. Calciumhydrogensulfid.

**Calcaria saccharata:** Zuckerkalk; Gehalt nach EB mind. 10 % CaO; weiße, seidige Lamellen od. weißes Pulver von süßl., später laugigem Geschmack; lösl. in Wasser, unlösl. in Ethanol; **Darst.:** Zusammenbringen von Calciumhydroxid*, Zucker u. Wasser, anschließend Eindampfen u. Trocknen. Die frühere med. Anw. als Antacidum* sowie als Antidot bei Säureintoxikationen (v. a. bei Intoxikationen mit Oxalsäure*) ist obsolet.

**Calcaria usta:** s. Calciumoxid.

**Calcatrippae flos:** s. Consolida regalis (Flores Calcatrippae).

**Calcidiol:** s. Calcifediol.

**Calcifediol:** Calcidiol, 25-Hydroxycolecalciferol; (3*β*,5*Z*,7*E*)-9,10-Secocholesta-5,7,10(19)-trien-3*β*,25-diol; CAS-Nr. 19356-17-3; $C_{27}H_{44}O_2$, Strukturformel: s. Abb.; $M_r$ 400.64; Derivat von Vitamin* $D_3$; **Wirk.:** Calcium-Regulator; **Ind.:** z. B. renale Osteopathie od. Vitamin-D-resistente Rachitis*; **Kontraind. u. UAW:** s. Vitamin D; **Dos.:** p. o. 2500–5000 IE/d; HWZ 30–360 h. **Calcifediolmonohydrat:** Calcifediolum Ph.Eur.6; CAS-Nr. 63283-36-3; $C_{27}H_{44}O_2 \cdot H_2O$; $M_r$ 418.7; weiße bis fast weiße Kristalle, unlösl. in Wasser, leicht lösl. in Ethanol, lösl. in fetten Ölen; empfindl. gegen Luft, Wärme u. Licht; in Lsg. reversible Isomerisierung zu Prä-Calcifediol in Abhängigkeit von Temp. u. Zeit; Calcifediol u. Prä-Calcifediol sind biol. aktiv.

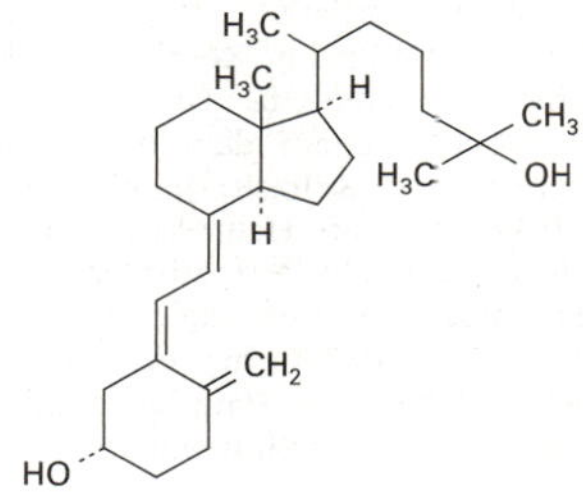


**Calcifediol**

**Calciferol:** s. Vitamin D.

**Calcifizierung:** **1.** Verkalkung inf. von Kalkablagerungen in Geweben; **2.** Einbau von Calciumsalzen in das Knochengewebe.

**Calcii Arachinas:** s. Calciumarachinat.

**Calcii ascorbas:** s. Calciumascorbat.

**Calcii behenas:** s. Calciumbehenat.

**Calcii borogluconas:** s. Calciumborogluconat.

**Calcii bromidum:** s. Calciumbromid.

**Calcii carbonas:** s. Calciumcarbonat.

**Calcii chloridum:** s. Calciumchlorid.

**Calcii citras tetrahydricus:** s. Calciumcitrat.

**Calcii dihydrogenophosphas:** s. Calciumdihydrogenphosphat.

**Calcii et Natrii Edetas:** s. Natriumcalciumedetat.

**Calcii fluoridum:** s. Calciumfluorid.

**Calcii folinas:** s. Calciumfolinat.

**Calcii glucoheptonas:** s. Calciumglucoheptonat.

**Calcii gluconas:** s. Calciumgluconat.

**Calcii hydrogenophosphas:** s. Calciumhydrogenphosphat.

**Calcii hydroxidum:** s. Calciumhydroxid.

**Calcii hypochloris:** s. Chlorkalk.

**Calcii lactas:** s. Calciumlactat.

**Calcii laevulas:** s. Calciumlävulinat-Dihydrat.

**Calcii levofolinas pentahydricum:** s. Calciumlevofolinat-Pentahydrat.

**Calcii oxidum:** s. Calciumoxid.

**Calcii pantothenas:** s. Calcium-D-pantothenat.

**Calcii phosphas:** s. Calciumphosphat.

**Calcii stearas:** s. Calciumstearat.

**Calcii sulfas ad usum chirurgicum:** s. Calciumsulfat (Calciumsulfat-Hemihydrat).

**Calcii sulfas dihydricus:** s. Calciumsulfat (Calciumsulfat-Dihydrat).

**Calcii sulfas hemihydricus:** s. Calciumsulfat (Calciumsulfat-Hemihydrat).

**Calcii sulfidi solutio:** s. Solutio Calcii sulfurati.

**Calcinieren:** Kalzinieren; einen Stoff in eine kalkähnl. Substanz verwandeln, brennen, d. h. ihm durch Glühen flüchtige Best. wie $CO_2$ u. Wasser entziehen od. org. Beimengungen zerstören, z. B. Pottasche (Kaliumcarbonat*), Soda (Natriumcarbonat*), Knochen.

**Calcipotriol** (INN): (5*Z*,7*E*,22*E*,24*S*)-24-Cyclopropyl-9,10-secochola-5,7,10(19),22-tetraen-1$\alpha$,3$\beta$,24-triol; CAS-Nr. 112828-00-9; $C_{27}H_{40}O_3$, Strukturformel: s. Abb.; $M_r$ 412.61; Antipsoriatikum* (Vitamin-D-Analogon) zur top. Anw.; **Wirk.:** Als Analogon von Vitamin*-$D_3$ bindet C. an den Rezeptor des natürl. 1,25-Dihydroxycolecalciferols u. hemmt dadurch die Zellproliferation. **Ind.:** leichte bis mittelschwere Psoriasis* vom Plaque-Typ; cave: keine Anw. im Gesicht u. Kopfbereich; **Kontraind.:** schwere Nieren- u. Lebererkrankungen; Anw. im Gesicht u. auf dem behaarten Kopf; Schwangerschaft u. Stillzeit; Jugendl. unter 18 Jahren; **UAW:** gelegentl. Hautreizungen, reversible fasziale u. periorale Dermatitiden; **Dos.:** top. 0.005 %ige Salbe 1- bis 2-mal tägl. dünn auftragen, max. 15 g/d u. 100 g/Woche; insgesamt sollten nicht mehr als 30 % der Hautfläche eingerieben werden (entspr. einem Arm u. einem Bein).

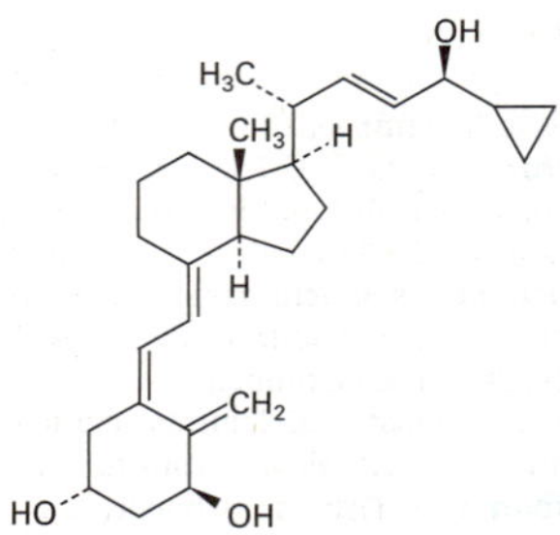

**Calcipotriol**

**Calcit:** s. Kalkspat.

**Calcitonin** (INN): Abk. CT; Thyreocalcitonin; CAS-Nr. 9007-12-9; $M_r$ ca. 4500; in den parafollikulären Zellen (C-Zellen) der Schilddrüse* gebildetes Polypeptidhormon aus 32 Aminosäuren; Ausschüttung proportional zur Calciumkonzentration des Blutplasmas; **Wirk.:** **1.** schnelle u. kurz dauernde Senkung der Calcium- u. Phosphatkonzentration (antagonist. Wirk. zu Parathormon*); **2.** analget. Effekt; **3.** während des Wachstums Hemmung v. a. der Osteoklastenaktivität, im Erwachsenenalter Förderung des $Ca^{2+}$-Einbaus in das Osteoid* u. der renalen u. intestinalen Ausscheidung von Calcium-, Phosphat- u. Natrium-Ionen; **Gew.:** Extraktion aus den Schilddrüsen von Säugetieren od. den ultimobronchialen Drüsen von Nichtsäugetieren; auch synthet. herstellbar. **Calcitonin vom Lachs:** Calcitoninum salmonis Ph.Eur.; CAS-Nr. 12321-44-7; $C_{145}H_{240}N_{44}O_{48}S_2$; $M_r$ 3432; synthet. Polypeptid, dessen Struktur der von Salmcalcitonin I entspricht; weißes, leichtes Pulver; sehr schwer lösl. in Ethanol; lösl. 1:10 in Methanol, Eisessig, Wasser; wenigstens 1:5 bei pH 4–6; HWZ 70–90 min. **Calcitonin vom Menschen:** Calcitoninum humanum Ph.Helv.; $C_{151}H_{226}N_{40}O_{45}S_3$; $M_r$ 3418; synthet. Polypeptid mit der L-Aminosäurensequenz des menschl. C.; enthält ca. 3 Äquivalente Salzsäure (gebunden an die bas. Gruppen des Peptids) sowie wechselnde Mengen Wasser u. Essigsäure; weißes amorphes Pulver; lösl. in Wasser, verd. Salzsäure u. Natronlauge; in wässriger, schwach saurer Lsg. bildet sich eine gallertige Fällung. **Ind.:** u. a. zu hoher Serumcalciumspiegel (Hyperkalzämie), Osteoporose* mit erhöhtem Mineralumsatz; Osteodystrophia deformans; **Kontraind.:** Stillzeit; während der Schwangerschaft nur bei strenger Ind.; Hypokalzämie; **WW:** durch Bisphosphonate verstärkte Absenkung des Serumcalciumspiegels; Vorsicht bei gleichzeitiger Behandlung mit herzwirksamen Glykosiden u. Calcium-Antagonisten (Dosisanpassung nötig); **UAW:** gelegentl. Wärmegefühl im Kopf u. Gesichtsrötung sofort nach der Applikation; ferner gastrointestinale Störungen, Schwindel, Erbrechen u. lokale Irritationen an der Injektionsstelle; inf. Überdosierung ggf. hypokalzäm. Tetanie, die Calciumsubstitution erfordert; **Dos.:** parenteral bei Hyperkalzämie (s. c., i. m.) 5 IE/kg KG/d auf 2–4 ED verteilt; bei Osteodystrophia deformans (s. c., i. m.) 100 IE/d; in dringl. Fällen auch i. v. Gabe möglich. Gebräuchl. ist auch Calcitoninhydrochlorid. Vgl. Elcatonin.

**Calcitriol** (INN): Calcitriolum Ph.Eur.6; 1$\alpha$,25-Dihydroxycholecalciferol; CAS-Nr. 32222-06-3; $C_{27}H_{44}O_3$, Strukturformel: s. Abb.; $M_r$ 416.65; farblose, krist. Substanz, empfindl. gegen Luft, Wärme u. Licht; fast unlösl. in Wasser; in Lsg. kommt es zur langsamen Isomerisierung zu Prä-calcitriol; **Ind.:** Calcium-Regulator bei renaler Osteodystrophie; s. Vitamin D; als Salbe bei Plaque-Psoriasis.

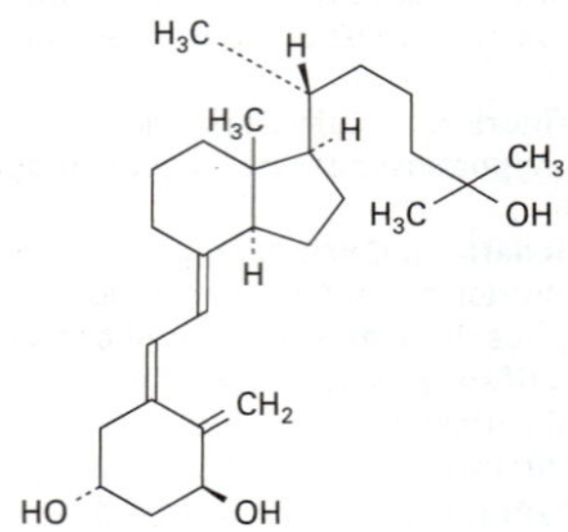

**Calcitriol**

**Calcium:** Kalzium; Symbol Ca; CAS-Nr. 7440-70-2; $A_r$ 40.08; OZ 20; D. 1.54; Schmp. 845 °C; Sdp. 1483 °C; Härte 1.75 der Härteskala*; silbrig weißes, schneidbares, 2-wertiges, zu den Erdalkalimetallen* gehörendes Leichtmetall*; verbrennt mit ziegelroter Flamme; zersetzt sich sehr langsam in Wasser zu Calciumhydroxid* u. Wasserstoff*; löst sich in flüssigem Ammoniak* mit tief blauschwarzer Farbe zu $Ca(NH_3)_6$; **Vork.:** natürl. nur gebunden als Carbonat ($CaCO_3$: Marmor, Kreide, Kalkstein), Sulfat ($CaSO_4$: Alabaster, Gips), ferner als Silicat, Phosphat, Fluorid; gehört zu den 10 häufigsten Elementen; es ist zu 3.4 % am Aufbau der Erdrinde beteiligt. **Darst.:** Elektrolyse von geschmolzenem Calciumchlorid*; **Anw.:** (chem.) Reduktionsmittel; zum Entwässern org. Verb., z. B. Ethanol (bildet mit Wasser Calciumhydroxid); **Bedeutung:** (physiol.) Der menschl. Körper enthält ca. 1 kg Ca, davon rund 99 % als Apatit* im Skelett; ca. die Hälfte des übrigen Ca liegt im Serum als $Ca^{2+}$, die andere Hälfte v. a. an Proteine* gebunden vor. Die empfohlene Zufuhr an Ca-Verb. beträgt ca. 1 g/d, die Ausscheidung ca. 0.2 g/d. Der Calciumhaushalt (Calciumstoffwechsel) wird durch resorptionsförderndes Vitamin* D u. Parathormon* sowie das antagonist. wirkende Calcitonin* reguliert (Bildungsorte sind Nebenschilddrüsen* u. Schilddrüse*; vgl. Bisphosphonate). Ca ist wichtig für den Knochenaufbau, die Muskelkontraktion, die Blutgerinnung* u. die Erregungsübertragung u. a. in Synapsen* u. Sinneszellen. Es reguliert bzw. aktiviert versch. Enzyme wie Adenylylcyclase*, Phosphodiesterase* u. Phospholipase* $A_2$. Calcium-Ionen wirken antiphlogist. u. antiallerg., sie haben eine die Gefäße abdichtende Wirk. (s. Calciumtherapie). **Nachw.:** Calciumverbindungen: **1.** Sie färben die Flamme gelbrot (im Spektrum eine intensiv grüne u. eine violette Linie). **2.** Ammoniumoxalat* fällt auch aus sehr verd. Calciumsalzlösung weißes Calciumoxalat* ($Ca(COO)_2$), unlösl. in Essig-* u. Oxalsäure*. **3.** Schwefelsäure* fällt nur aus konz. Calciumsalzlösung weißes, krist. Calciumsulfat* ($CaSO_4$). **4.** Mit Glyoxalbishydroxyanil* bilden Calcium-Ionen einen roten Chelatkomplex, der mit Chloroform* ausgeschüttelt werden kann. **5.** Gehaltsbestimmung: komplexometr. mit EDTA (s. Edetinsäure) gegen Calconcarbonsäure bei pH 10–11; **Gesch.:** 1808 von Jöns Jakob Berzelius (1779–1848) u. Magnus Martin Pontin (1781–1858) elektrolyt. als Ca-Amalgam gewonnen.

**Calciumacetat:** Calcium aceticum; essigsaures Calcium, Graukalk; CAS-Nr. 543-90-8; $Ca(CH_3CO_2)_2$; $M_r$ 158.18; weißes Pulver; lösl. in Wasser, prakt. unlösl. in Ethanol; **Anw.:** **1.** (med.) Phosphatbinder bei uräm. Hyperphosphatämie; **2.** (techn.) in der Färberei, Gerberei, zur Holzessiggewinnung; techn. Graukalk ist eine graue krümelige Masse, die ca. 80 % Calciumacetat, 14 % Wasser u. 4–6 % Phenole enthält. **Hom.:** Calcium aceticum, Calcarea acetica: verordnet z. B. bei Schleimhautentzündungen.

**Calcium aceticum:** s. Calciumacetat.

**Calciumacetylid:** s. Calciumcarbid.

**Calciumacetylsalicylat:** Calcium acetylosalicylicum, Calcium-bis(acetylsalicylat); CAS-Nr. 69-46-5; $C_{18}H_{14}CaO_8 \cdot 2\,H_2O$ (Dihydrat); $M_r$ 434.4; weißes Pulver, leicht lösl. in Wasser; wenig lösl. in Ethanol; Lsg. instabil, daher stets frisch bereiten; im Handel als Carbasalat*-Calcium.

**Calciumacetylsalicylatcarbamid:** s. Carbasalat-Calcium.

**Calciumamygdalat:** s. Calciummandelat.

**Calcium-Antagonisten:** Ca-Antagonisten, Calcium-Kanal-Blocker, Calcium-Blocker, Ca-Blocker; Arzneimittel, die den Einstrom von Calcium* in die Zelle (u. damit die elektromechan. Kopplung) hemmen; **Wirk.:** Als Folge davon nimmt der Gefäßwiderstand v. a. im arteriellen Teil ab u. Sauerstoff wird eingespart. C.-A. wirken negativ inotrop auf die Herzmuskelzelle u. gefäßerweiternd an kardialen u. peripheren Arterien, wodurch es zu einer antihypertensiven Wirk. u. zu einer Entlastung des Herzens kommt (Verminderung der Nachlast*). Der Sauerstoffverbrauch wird gesenkt u. ein günstigeres Verhältnis zw. Sauerstoffangebot u. -verbrauch erreicht (Ökonomisierung). Außerdem wird die Herzfrequenz erniedrigt u. die AV*-Überleitung gehemmt. **Wirkstoffe u. Ind.:** **1.** v. a. als Antiarrhythmika* bei Tachyarrhythmien der Vorhöfe (z. B. Verapamil*, Diltiazem*, Gallopamil*); **2.** zur Prophylaxe u. Ther. der Angina* pectoris allein od. in Kombination mit organischen Nitraten* (zur Senkung der Vorlast*) u. Beta*-Rezeptoren-Blockern; vgl. Herzkrankheit, koronare; **3.** bei Hypertonie*, v. a. gefäßwirksame 4-Phenyldihydropyridincarbonsäure-Derivate (Nifedipin*, Nitrendipin*, Amlodipin*, Felodipin*, Nisoldipin*, Nilvadipin*); **4.** weitere Ind.: akute Linksherzinsuffizienz, Infarktprophylaxe, periphere Durchblutungsstörungen, zerebrale Gefäßspasmen, Migräne*, Tokolyse u. Arteriosklerose*. **Kontraind.:** AV*-Block, bestimmte Formen der Herzinsuffizienz*, schwere Hypertonie*, frischer Herzinfarkt*; **UAW:** Kopfschmerz, bradykarde Herzrhythmusstörungen, Blutdruckabfall, Beinödeme u. Hautrötungen. Vgl. Kardiaka.

**Calciumarachinat:** Calcii Arachinas, Calcium arachinicum; CAS-Nr. 22302-43-8; Gemisch von vorwiegend Calciumarachinat ($Ca(C_{19}H_{39}COO)_2$; $M_r$ 663), Calciumstearat* ($Ca(C_{17}H_{35}COO)_2$; $M_r$ 607) u. Calciumbehenat* ($Ca(C_{21}H_{43}COO)_2$; $M_r$ 719); prakt. unlösl. in Wasser, Ethanol u. Ether, wenig lösl. in Chloroform u. Toluol; **Inkomp.:** s. Magnesiumstearat; **Anw.:** (pharmaz.) Hilfsstoff bei der Herst. von Tabletten (Gleitmittel*) u. Pudern (kühlend, verbessert Haftvermögen).

**Calcium arsenicosum:** s. Calciumarsenit.

**Calciumarsenit:** Calcium arsenicosum; $Ca_3(AsO_3)_2$; **Hom.:** Calcium arsenicosum, Calcarea arsenicosa: verordnet z. B. bei Drüsenerkrankungen, chron. Nierenentzündungen, Herzschwäche, Gelenkschmerzen, Menstruationsbeschwerden.

**Calciumascorbat:** Calcii ascorbas Ph.Eur.6; CAS-Nr. 5743-27-1; $C_{12}H_{14}CaO_{12} \cdot 2\,H_2O$; $M_r$ 426.34; weißes bis schwach gelbl. Pulver; leicht lösl. in Wasser, schwer lösl. in Ethanol; **Anw.:** **1.** (techn.) Säuerungsmittel u. Antioxidans* in Lebensmitteln (Lebensmittelzusatzstoff* E 302); **2.** (med.) obsolet; früher bei Scorbut. Vgl. Vitamin C.

**Calciumbehenat:** Calcii behenas DAB, Calcium behenicum; Gemisch von Calciumsalzen höherer Fettsäuren; vorwiegend Behensäure*, außerdem Arachinsäure*, Lignocerinsäure*, Palmitinsäure*, Stearinsäure* sowie ein kleiner Anteil Ölsäure*; nach DAB 5.7–6.3 % Calcium*; weißes, leichtes, in Wasser schwer benetzbares Pulver; prakt. unlösl. in Wasser, sehr schwer lösl. in wasserfreiem Ethanol u. Ether; vgl. Calciumarachinat.

**Calciumbenzoat:** Calcium benzoicum, benzoesaures Calcium; $Ca(C_6H_5COO)_2 \cdot 3\,H_2O$; farblose Kristalle od. Pulver, lösl. in Wasser; **Anw.:** **1.** (techn.) Lebensmittelzusatzstoff* E 213 (Konservierungsmittel); vgl. Benzoesäure; **2.** (med.) obsolet; früher

C

als Umstimmungsmittel u. Antiseptikum bei Skrofulose*, Gicht, Struma.

**Calciumbicarbonat:** s. Calciumhydrogencarbonat.

**Calcium bicarbonicum:** s. Calciumhydrogencarbonat.

C

**Calciumbiphosphat:** s. Calciumhydrogenphosphat.

**Calciumbisulfit:** s. Calciumhydrogensulfit.

**Calcium bisulfurosum:** s. Calciumhydrogensulfit.

**Calcium-Blocker:** s. Calcium-Antagonisten.

**Calciumborogluconat:** Calcii borogluconas, Calcium borogluconicum; CAS-Nr. 5743-34-0; Komplexverbindung od. nahezu äquimolares Gemisch von Calciumgluconat* u. Borsäure*; Gehalt an Calcium 7.3–7.9 %, Gehalt an Borsäure 12.0–18.0 %; weißes Pulver; langsam lösl. in 5 T. Wasser, leichter lösl. in siedendem Wasser; **Off.:** ÖAB; **Ind.:** (veterin.) Hypokalzämie.

**Calcium borogluconicum:** s. Calciumborogluconat.

**Calcium-Brausepulver:** s. Pulvis Calcii effervescens.

**Calcium bromatum:** s. Calciumbromid.

**Calciumbromid:** Calcium bromatum, Calcii bromidum; Bromcalcium, Calciumbromid-Hydrat; CAS-Nr. 71626-99-8; $CaBr_2 \cdot H_2O$; $M_r$ 199.91 (wasserfrei); D. 3.35; Schmp. 765 °C; Sdp. ca. 810 °C; weißes, an der Luft vergilbendes, krist., hygroskop. Pulver; sehr leicht lösl. in Wasser, leicht lösl. in Ethanol, unlösl. in Ether u. Chloroform; **Darst.:** Sättigen von Bromwasserstoffsäure* mit Calciumcarbonat* u. Eindampfen; **Anw.:** **1.** (techn.) in Feuerlösch- u. Holzschutzmitteln, Phototechnik; **2.** (med.) obsolet; früher wie Kaliumbromid*. **Hom.:** Calcium bromatum, Calcarea bromata: verordnet bei Nervosität von Kindern.

**Calciumcarbid:** Calciumkarbid, Calciumacetylid, Carbid; CAS-Nr. 75-20-7; $CaC_2$; $M_r$ 64.10; Schmp. 2160 °C; **1.** chem. rein: farblose, durchsichtige Kristalle in 2 Modifikationen (Umwandlungstemperatur 440 °C); **2.** techn.: grauschwarze Massen mit max. 82 % $CaC_2$-Anteil; unlösl. in allen Lösungsmitteln; 1 kg reines $CaC_2$ entwickelt mit Wasser bei 15 °C 350 L Acetylen* ($C_2H_2$). Der unangenehme Carbid-Geruch beruht auf geringen Beimengungen von Calciumphosphid*, aus dem sich bei Feuchtigkeit Monophosphan ($PH_3$; s. Phosphine) entwickelt; der Gehalt an $PH_3$ soll 0.04 % (V/V) nicht übersteigen. **Darst.:** Zusammenschmelzen von Calciumoxid* mit Kohle im elektr. Ofen bei 2200–2300 °C; **Anw.:** (techn.) zur Herst. von Acetylen für Schweißzwecke, als Reduktionsmittel in der Metallurgie, zur Herst. von Kalkstickstoff*; Einsatz früher z. B. in Carbidlampen: $CaC_2 + 2\,H_2O \rightarrow H_2C_2 + Ca(OH)_2$. Der inzwischen verbotene Einsatz zur Maulwurfvergasung beruhte v. a. auf der Giftwirkung des Monophosphans. **Gesch.:** erstmals 1862 von Friedrich Wöhler (1800–1882) dargestellt. Vgl. Carbide.

**Calciumcarbimid:** s. Kalkstickstoff.

**Calciumcarbonat:** Calcium carbonicum, Calcii carbonas; kohlensaures Calcium, Kalk; CAS-Nr. 471-34-1; $CaCO_3$; $M_r$ 100.1; weißes Pulver, unlösl. in Wasser u. Ethanol, lösl. in Säuren unter Bildung von Salzen u. Freigabe von $CO_2$, etwas lösl. in $CO_2$-haltigem Wasser unter Bildung von Calciumhydrogencarbonat*; zerfällt ab 900 °C in Calciumoxid* (CaO; gebrannter Kalk) u. $CO_2$; **Vork.:** in 2 kristallinen Modifikationen: als hexagonalrhomboedrischer Calcit (Kalkspat; D. 2.6–2.8) sowie als rhombischer Aragonit (D. 2.93); natürl. als Kalkstein, Kreide (Calcium carbonicum nativum, Calcium carbonicum praeparatum naturale), Marmor, Aragonit, Kalkspat, Muschelschalen, Eierschalen, Korallen, Krebssteine, Sepiaknochen; **Off.:** Ph.Eur.6; **Anw.:** **1.** (med.) meist in Kombination mit Aluminiumhydroxid* od. Magnesiumhydroxid* u. a. bei Gastritis, Diarrhö, als Antiacidum* (hohe Säurebindungskapazität; cave: Rebound-Phänomen); zur Calciumsubstitution bei Mangelsituationen od. erhöhtem Bedarf; wirkt obstipierend (s. Obstipation); **2.** (pharmaz.) Hilfsstoff in der pharmaz. Technologie u. Kosmetik; Streupulverzusatz; zu Zahnpulvern, Zahnpasten; **Dos.:** p. o. 0.5–1(–2) g zur Calciumsubstitution, individuell dosiert als Antacidum. **Schlämmkreide:** Creta praeparata; feines, weißes, sehr reines Kalkpulver, das durch Schlämmen von Kreide, die in der Kreidezeit aus Kleinlebewesen entstand, erhalten wird. Vgl. Calciumhydroxid.

**Calciumcarbonat, gefälltes:** Calcium carbonicum praecipitatum; $CaCO_3$; weißes, geschmackloses Pulver, unlösl. in Wasser, lösl. in Säuren unter Aufbrausen; **Darst.:** Fällen von Calciumchloridlösung mit Natriumcarbonatlösung; **Anw.:** (med.) äußerl. als Streu- u. Zahnpulver; innerl. als Antacidum* bei Sodbrennen, Magenhyperacidität; früher bei Rachitis, Skrofulose*; **Dos.:** als Antacidum p. o. 0.5–2 g mehrmals täglich. **Gefälltes Calciumcarbonat für äußeren Gebrauch:** Calcium carbonicum praecipitatum pro uso externo; **Anw.:** Streupulver, Zahnpulver.

**Calcium carbonicum:** s. Calciumcarbonat.

**Calcium carbonicum Hahnemanni:** s. Ostrea edulis (Hom.).

**Calcium carbonicum nativum:** s. Calciumcarbonat.

**Calcium carbonicum praecipitatum:** s. Calciumcarbonat, gefälltes.

**Calcium carbonicum praecipitatum pro uso externo:** s. Calciumcarbonat, gefälltes (gefälltes Calciumcarbonat für äußeren Gebrauch).

**Calcium carbonicum praeparatum naturale:** s. Calciumcarbonat.

**Calcium causticum** Segini: s. Calcarea caustica Segini.

**Calciumchlorat:** Calcium chloricum; chlorsaures Calcium; CAS-Nr. 10137-74-3; $Ca(ClO_3)_2 \cdot 2\,H_2O$; $M_r$ 245.0; Schmp. 100 °C (wasserfrei); farblose bis gelbl., zerfließl. Kristalle, leicht lösl. in Wasser, lösl. in Ethanol u. Aceton; **Anw.:** als Herbizid* sowie in der Pyrotechnik.

**Calcium chloratum:** s. Calciumchlorid.

**Calcium chloricum:** s. Calciumchlorat.

**Calciumchlorid:** Calcium chloratum; Nebenprodukt beim Solvay-Soda-Verfahren (s. Natriumcarbonat) od. durch Lösen von Calciumcarbonat* in Salzsäure* gewonnen; **Calciumchlorid-Dihydrat:** Calcii chloridum dihydricum, Calcium chloratum, Calcarea muriatica; Chlorcalcium; CAS-Nr. 10035-04-8; $CaCl_2 \cdot 2\,H_2O$; $M_r$ 147.0; Schmp. 176 °C; weißes, körniges od. krist., hygroskop. Pulver von brennendem, salzigem, schwach bitterem Geschmack; leicht lösl. in Wasser u. Ethanol; **Off.:** Ph.Eur.6. **Calciumchlorid-Hexahydrat:** Calcii chloridum hexahydricum; CAS-Nr. 7774-34-7; $CaCl_2 \cdot 6\,H_2O$; $M_r$ 219.1; weiße, krist. Masse od. farblose Kristalle; sehr leicht lösl. in Wasser, leicht lösl. in Ethanol; erstarrt bei etwa 29 °C; **Off.:** Ph.Eur.6; **Anw.:** (med.) Best. von Vollelektrolytlösungen zur Infusionstherapie; früher zur Calciumsubstitution bei Mangelerscheinungen (obsolet wegen schlechter Verträglichkeit; zur Calciumtherapie* gegen Calciumsalze org. Säuren ausgetauscht), als Hämostatikum, bei Hämorrhagien, Hautkrankheiten, Heuschnupfen, Serumkrankheit, als Antidot bei Flusssäure- u. Fluoridintoxikation (durch Calciumgluconat* ersetzt). **Calcium chloratum crudum:** rohes Calciumchlorid, Chlorcalcium; $CaCl_2$; gelbl. Stücke; **Darst.:** Nebenprodukt beim Ammoniak-Soda-Verfahren; **Anw.:** (techn.) feuerfeste Anstriche u. zum Imprägnieren sowie zu Kältemischungen*. **Calcium chloratum siccum:** Mischhydrat aus Calciumchlorid-Dihydrat u. -Tetrahydrat mit einem mittleren Wasseranteil von 2.29 mol pro mol $CaCl_2$; die frühere med. Anw. (wie C.-Hexahydrat) ist obsolet. **Calcium chloratum fusum:** geschmolzenes Calciumchlorid, wasserfreies Calciumchlorid; CAS-Nr. 10043-52-4; farblose, krist. Stücke od. Stangen; **Darst.:** Erhitzen von Calcium chloratum siccum; **Anw.:** (chem.) Trocknen von org. Flüss. (z. B. Ether, Chloroform, Ester). **Hom.:** Calcium chloratum, Calcarea muriatica: verordnet u. a. bei Abszessen u. Furunkeln.

**Calcium, chlorsaures:** s. Calciumchlorat.

**Calciumcitrat:** Calcium citricum, Calciumcitrat-Tetrahydrat, Calcii citras tetrahydricus, citronensaures Calcium; CAS-Nr. 5785-44-4; $Ca_3(C_6H_5O_7)_2 \cdot 4\,H_2O$; $M_r$ 570.51; weißes Pulver; sehr schwer lösl. in Wasser, unlösl. in Ethanol; **Off.:** DAC, ÖAB; **Ind.:** Calciumtherapie* bei Osteoporose* u. zur Vorbeugung eines Calciummangels bei erhöhtem Calciumbedarf; **Kontraind.:** Hyperkalzämie; **Dos.:** Erwachsene u. Kinder p. o. 1.5–3 g/d.

**Calcium citricum:** s. Calciumcitrat.

**Calcium cresolicum:** s. Phenolkalk.

**Calciumcyanamid:** s. Kalkstickstoff.

**Calcium cyclohexenylethylbarbituricum:** s. Cyclobarbital.

**Calciumdihydrogenphosphat:** Calcium phosphoricum acidum, Calcii dihydrogenophosphas, Calcium dihydrogenphosphoricum, Calcium phosphoricum monobasicum, primäres Calciumphosphat, Monocalciumphosphat; $Ca(H_2PO_4)_2 \cdot H_2O$; $M_r$ 252.08; wenig lösl. in Wasser, unlösl. in Ethanol; **Inkomp.:** Tetracyclin*, feuchtigkeitsempfindl. Wirkstoffe (durch langsame Wasserabgabe) u. Wirkstoffe, die mit C. schlecht lösl. Phosphate bilden; **Anw.:** Reagenz Ph.Eur.; Calcium- u. Phosphorsubstitution; Backpulver.

**Calcium-dinatrium-EDTA:** s. Natriumcalciumedetat.

**Calciumdinatriumethylendiamintetraacetat:** s. Natriumcalciumedetat.

**Calciumdobesilat** (INN): Calcii dobesilas, Calcium hydrochinonsulfonat; Calcium-di(2,5-dihydroxybenzolsulfonat); $C_{12}H_{10}CaO_{10}S_2$, Strukturformel: s. Abb.; $M_r$ 418.41; **Calciumdobesilatmonohydrat INNv:** Calcii dobesilas monohydricum Ph.Eur.6; Calcium-di(2,5-dihydroxybenzolsulfonat)monohydrat; CAS-Nr. 20123-80-2; $C_{12}H_{10}CaO_{10}S_2 \cdot H_2O$; $M_r$ 436.44; Schmp. >250 °C (unter Zers.); weißes, hygroskop. Pulver; sehr leicht lösl. in Wasser u. Ethanol, fast unlösl. in Ether; **Wirk.:** Venenmittel*; **Ind.:** zur Gefäß- u. Kapillarabdichtung bei erhöhter Kapillarbrüchigkeit u. -permeabilität; venöse Insuffizienz; diabet. Mikroangiopathie u. Retinopathie; **Dos.:** bei diabet. Mikroangiopathie u. Retinopathie p. o. 0.5–0.7 g/d in geteilten Dosen zu den Mahlzeiten über 4–6 Monate, dann Dosissenkung auf 0.25–0.5 g/d; bei chron. venöser Insuffizienz p. o. 0.75–1 g/d über 1–3 Wochen, dann Dosissenkung auf 0.25–0.5 g/d; HWZ 6 h.

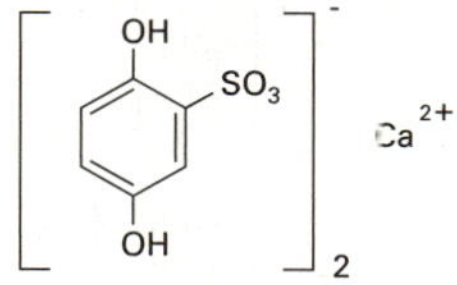

**Calciumdobesilat**

**Calciumdobesilatmonohydrat:** s. Calciumdobesilat.

**Calcium, doppeltkohlensaures:** s. Calciumhydrogencarbonat.

**Calciumedetat-Natrium:** s. Natriumcalciumedetat.

**Calcium, essigsaures:** s. Calciumacetat.

**Calcium fluoratum:** s. Calciumfluorid.

**Calciumfluorid:** Calcium fluoratum, Calcii fluoridum; Fluorcalcium, Fluorit (mineral. Flussspat); CAS-Nr. 7789-75-5; $CaF_2$; $M_r$ 78.1; Schmp. 1403 °C; Sdp. 2513 °C; weißes Pulver; unlösl. in Wasser, lösl. in konz. Mineralsäuren; **Off.:** DAB; **Anw.:** **1.** (techn.) Flussmittel in der Metallurgie, Edukt zur Herst. von Fluor- u. Flusssäure*, Einkristalllinsen in der Elektronik u. Astronomie, Eichstandard der Härteskala* (Härte 4), Mineral für Schmucksteine (bedingt durch Beimengungen auch gelb, grün, rosa, grau, violett); **Hinweis:** entsteht bei der Kariesprophylaxe mit Aminfluoriden; legt sich als unlösl. Substanz auf den Zahnschmelz u. schützt diesen. **Hom.:** **1.** Calcium fluoratum (HAB), Calcarea fluorica: verordnet z. B. bei Bindegewebeschwäche, Drüsenverhärtungen, Karies; **2.** Fluorit (HAB): natürl., feinpulverisierter Flussspat, enthält mind. 90 % $CaF_2$; verordnet wie Calcium fluoratum.

**Calciumfolinat** (INN): Calcii folinas Ph.Eur.6; Leucovorin; Calcium-5-formyl-5,6,7,8-tetrahydropteroylglutamat; CAS-Nr. 1492-18-8; $C_{20}H_{21}CaN_7O_7$, Strukturformel: s. Abb.; Calciumsalz der (*S*)-2-[(*RS*)-4-(2-Amino-5-formyl-4-hydroxy-5,6,7,8-tetrahydropteridin-6-ylmethylamino)benzamido]pentandisäure (Folinsäure; Strukturformel: s. Vitamin B, Abb. 6 dort); $M_r$ 511.51; amorphes od. krist. Pulver; wenig lösl. in Wasser, fast unlösl. in Aceton u. Ethanol; die amorphe Form kann eine übersättigte wässrige Lsg. ergeben; **Ind.:** zur Prävention von UAW u. als Antidot bei der Behand-

C

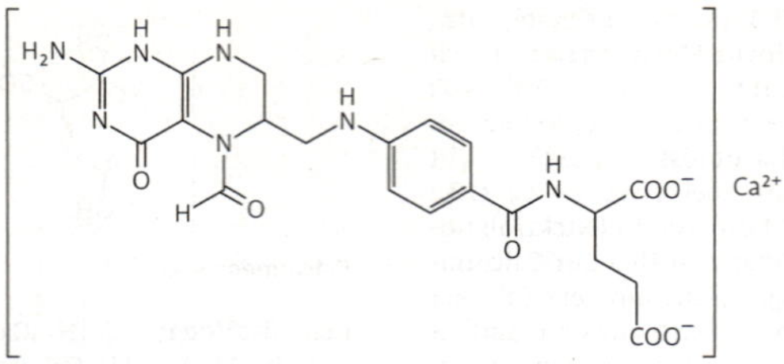

Calciumfolinat

lung mit Folsäure*-Antagonisten wie Methotrexat*; bei Folsäuremangelanämie; **Dos.:** als Antidot p. o. 15 mg, parenteral i. m. 3 mg; zur Prävention von UAW individuell; bei Folsäuremangelanämie i. m. 1 mg; HWZ 0.5 h bzw. 2.25 h (Metaboliten).

**Calcium-D-glucarat:** s. Calciumsaccharat.

**Calciumgluceptat:** s. Calciumglucoheptonat.

**Calciumglucoheptonat:** Calcii glucoheptonas Ph.Eur.6, Calciumgluceptat; Calcium-bis(D-glycero-D-gulo-heptonat); CAS-Nr. 17140-60-2; $C_{14}H_{26}CaO_{16}$; $M_r$ 490.4; weißes bis leicht gelbl. amorphes Pulver, prakt. unlösl. in Ethanol u. vielen anderen org. Lösungsmitteln, leicht lösl. in Wasser; nicht mehr im Handel befindl. Calciumsalz der Glucoheptonsäure*; früher angewendet zur Calciumtherapie*, bei Blutungen sowie als Antidot* bei Intoxikation* (z. B. mit Oxalsäure* u. Fluoriden*).

**Calciumgluconat:** Calcii gluconas Ph.Eur., Calcium gluconicum; Calciumsalz der D-Gluconsäure* (Monohydrat); CAS-Nr. 18016-24-5 (Anhydrat: CAS-Nr. 299-28-5); $C_{12}H_{22}CaO_{14} \cdot H_2O$, Strukturformel: s. Abb.; $M_r$ 448.4; weißes Pulver od. Granulat, opt. rechtsdrehend in wässriger Lsg.; lösl. in 30 T. Wasser (20 °C), in ca. 4 T. Wasser (100 °C), fast unlösl. in Ethanol u. Aceton; **Ind.:** Calciumtherapie* (u. a. Calciummangel, Urticaria, Heuschnupfen u. andere Allergien) sowie bei Blutungen; auch als Antidot bei Intoxikationen mit Oxalsäure*, Fluoriden*; **Dos.:** p. o. ca. 3 g, i. v., i. m. in 10 %iger Lösung. **Calciumgluconat zur Herstellung von Parenteralia:** Calcii gluconas ad iniectabile Ph.Eur., Calcium gluconicum ad iniectabile; muss bestimmten Anforderungen (z. B. hinsichtl. Oxalatgehalt od. mikrobieller Verunreinigungen) entsprechen.

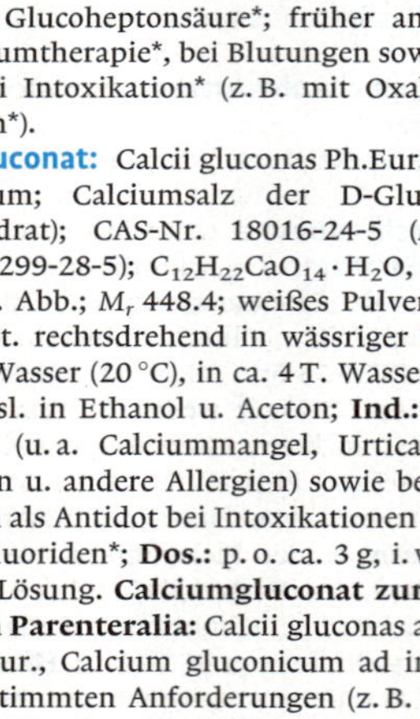

Calciumgluconat

**Calciumgluconat zur Herstellung von Parenteralia:** s. Calciumgluconat.

**Calcium gluconicum:** s. Calciumgluconat.

**Calcium glycerinophosphoricum:** s. Calciumglycerophosphat.

**Calcium, glycerolphosphorsaures:** s. Calciumglycerophosphat.

**Calciumglycerophosphat:** Calcii glycerophosphas Ph.Eur., Calcium glycerophosphoricum, glycerinphosphorsaures Calcium; $C_3H_7CaO_6P$; $M_r$ 210.10 (wasserfrei); Gemisch der Calciumsalz-Hydrate von (*RS*)-(2,3-Dihydroxypropyl)dihydrogenphosphat u. [2-Hydroxy-1-(hydroxymethyl)ethyl]dihydrogenphosphat; weißes, krist., geruch- u. fast geschmackloses Pulver; lösl. in 40 T. Wasser; Trocknungsverlust max. 12 % (4 h, 150 °C); **Ind.:** Best. bei hypokalor. parenteraler Ernährung bei leichter bis mittelschwerer Katabolie, Aufbau einer totalen parenteralen Ernährung u. als Ergänzung bei unzureichender enteraler od. oraler Ernährung. **Calcium glycerinophosphoricum solubile:** enthält einen geringen Zusatz von Citronensäure*; erhöht die Löslichkeit in Wasser auf 20 T.; **Darst.:** Neutralisieren einer Lsg. von Glycerolphosphorsäure* mit Calciumcarbonat*.

**Calciumhaushalt:** s. Calcium.

**Calcium hydricum solutum:** s. Solutio Calcii hydroxydati.

**Calcium hydrochinonsulfonat:** s. Calciumdobesilat.

**Calciumhydrogencarbonat:** Calcium bicarbonicum; Calciumbicarbonat, doppeltkohlensaures Calcium, doppeltkohlensaurer Kalk; $Ca(HCO_3)_2$; $M_r$ 162.11; in fester Form nicht stabil; entsteht bei der Einwirkung von $CO_2$-haltigem Wasser (Regenwasser) auf Calciumcarbonat*; verursacht die Härte des Wassers (sog. Carbonathärte; s. Aqua) u. scheidet sich beim Kochen od. Verdunsten von Wasser wieder als Calciumcarbonat (Kesselstein*, Tropfstein) ab.

**Calciumhydrogenphosphat:** Calcium phosphoricum, Calcium hydrogenphosphoricum, Dicalciumphosphat, Calciumbiphosphat, sekundäres Calciumphosphat, phosphorsaures Calcium; feines, weißes, geruch- u. geschmackloses Pulver, in Wasser u. Ethanol prakt. unlösl., leicht lösl. in verd. Salz- u. Salpetersäure; **Anw.:** (veterin.) viel gebraucht, Futterkalk. **Calciumhydrogenphosphat, wasserfreies:** Calcii hydrogenophosphas anhydricus Ph.Eur.6; CAS-Nr. 7757-93-9; $CaHPO_4$; $M_r$ 136.1. **Calciumhydrogenphosphat-Dihydrat:** Calcii hydrogenophosphas dihydricus Ph.Eur.6; CAS-Nr. 7789-77-7; $CaHPO_4 \cdot 2\,H_2O$; $M_r$ 172.1; D. 2.35–2.37; **Anw.:** **1.** (med.) zur Vorbeugung eines Calciummangels, bei erhöhtem Bedarf (z. B. Wachstumsalter, Schwangerschaft u. Stillzeit); **2.** in Zahnpasten als Abrasivum*; **3.** (pharmaz.) als Füllstoff für Tabletten u. Kapseln; Trockenbindemittel, besitzt sehr gute Fließeigenschaften u. eignet sich in Kombination mit Schmiermitteln u. Zerfallsbeschleunigern für die Direkttablettierung; **Dos.:** p. o. 0.5–1 g/d. **Hom.:** Ebur ustum album, Calcium phosphoricum (HAB): Konstitutionsmittel; verordnet z. B. bei Nervenschwäche von Kindern, Lungenerkrankungen, schlecht heilenden Frakturen, Verdauungsstörungen.

**Calciumhydrogenphosphat-Dihydrat:** s. Calciumhydrogenphosphat.

**Calciumhydrogenphosphat, wasserfreies:** s. Calciumhydrogenphosphat.

**Calciumhydrogensulfid:** Calcium sulfuratum hydratum, Calcium hydrosulfuratum, Calcaria hydrosulfurata; Calciumhydrosulfid, Calciumsulfhydrat; $Ca(SH)_2 \cdot 6\,H_2O$; $M_r$ 214.32; weißes, hygroskop. Pulver od. farblose, zerfließende Kristalle, durch Eisenspuren mitunter grünl. gefärbt; lösl. in Wasser u. Ethanol; **Darst.:** Einleiten von Schwefelwasserstoff* in Kalkmilch (s. Calciumoxid) od. Einrühren von Calciumsulfid* in Wasser; **Anw.:** Enthaarungsmittel in der Gerberei.

**Calciumhydrogensulfit:** Calcium bisulfurosum; Calciumbisulfit; $Ca(HSO_3)_2$; $M_r$ 202.22; als Feststoff nicht isolierbar; in wässriger Lsg. nach Schwefeldioxid* riechend; beim Einengen der Lsg. bilden sich Disulfite; **Anw.:** **1.** Lebensmittelzusatzstoff* E 227 (Farbstabilisator); v. a. für Weine u. Trockenfrüchte; **2.** (techn.) zur Gew. von Sulfitcellulose in der Zellstoffproduktion (s. Zellstoff); **3.** (med.) obsolet; früher als Antiseptikum in Gurgelwässern, in Vaginal- u. Wundspülungen.

**Calciumhydrosulfid:** s. Calciumhydrogensulfid.

**Calcium hydrosulfuratum:** s. Calciumhydrogensulfid.

**Calciumhydroxid:** Calcium oxydatum hydricum, Calcii hydroxidum, Calcaria hydrata; Kalkhydrat, gelöschter Kalk; CAS-Nr. 1305-62-0; $Ca(OH)_2$; $M_r$ 74.1; Zers. oberhalb 550 °C; weißes Pulver; wenig lösl. in Wasser, lösl. in Salz-, Salpeter- u. Essigsäure unter Salzbildung; reagiert leicht mit dem $CO_2$ der Luft; **Darst.:** aus gebranntem Kalk (Calciumoxid*; CaO) durch Löschen (stark exotherme Reaktion bei Zugabe von Wasser); **Off.:** Ph.Eur.6; **Anw.:** **1.** (techn.) in anorg. Synthese u. Mörtelbereitung, Rauchgasentschwefelung, Lebensmittelzusatzstoff* E 526 (Säureregulator); **2.** (med.) wegen starker Ätzwirkung obsolet; früher innerl. bei Hyperacidität des Magens, äußerl. bei Verbrennungen sowie als Antidot bei Intoxikationen mit Schwefelsäure u. Oxalsäure. **Hom.:** Calcium causticum Segini: s. Calcarea caustica Segini.

**Calciumhydroxidlösung:** s. Solutio Calcii hydroxydati.

**Calciumhypochlorit:** Calcium hypochlorosum; Bleichpulver; CAS-Nr. 7778-54-3; $Ca(OCl)_2$; $M_r$ 142.99; Schmp. 100 °C; Salz der Hypochlorigen* Säure; weißes, chlorkalkähnl. riechendes Pulver, leicht lösl. in Wasser; entwickelt mit Salzsäure* Chlor*; **Darst.:** durch Einleiten von Chlor in Kalkmilch (s. Calciumoxid) u. Ausfällen mit Natriumchlorid*; **Anw.:** **1.** (techn.) wie Chlorkalk* zum Bleichen, jedoch stärker bleichend u. desinfizierend inf. seines größeren Gehalt (ca. 70–80 %) an wirksamem Chlor, z. B. in der Papier- u. Zellstoffindustrie; **2.** (med.) obsolet; früher als Antiseptikum u. Desinfektionsmittel.

**Calcium hypochlorosum:** s. Calciumhypochlorit.

**Calciumhypophosphit:** s. Calciumphosphinat.

**Calcium hypophosphorosum:** s. Calciumphosphinat.

**Calciumiodat:** Calcium iodicum; iodsaures Calcium; Calciumiodat-Hexahydrat: $Ca(IO_3)_2 \cdot 6\,H_2O$; $M_r$ 498.0; weißes, krist. Pulver, wenig lösl. in Wasser; oberhalb 80 °C Dehydratisierung zum Monohydrat (CAS-Nr. 7789-80-2; $Ca(IO_3)_2 \cdot H_2O$; $M_r$ 389.9); **Vork.:** als Begleitmineral in Chilesalpeter; **Anw.:** **1.** (veterin.) zur Iodsubstitution bei Nutztieren; **2.** (techn.) zur Iodgewinnung; **3.** (med.) obsolet; früher als Ersatz für Iodoform*.

**Calcium iodatum:** s. Calciumiodid.

**Calcium iodicum:** s. Calciumiodat.

**Calciumiodid:** Calcium iodatum, Calcarea iodata; Iodcalcium; $CaI_2 \cdot 6\,H_2O$; $M_r$ 402.0; Schmp. 42 °C; Sdp. 1100 °C; weißes, sehr hygroskop. Pulver, das sich an der Luft unter Gelbfärbung leicht zersetzt; leicht lösl. in Wasser, Aceton u. Ethanol, unlösl. in Ether; die frühere med. Anw. (wie Kaliumiodid*) ist obsolet. **Hom.:** Calcium jodatum (HAB), Calcarea iodata: verordnet z. B. bei Drüsenschwellungen, unterstützend bei chron. Mandel- u. Mittelohrentzündung.

**Calcium, iodsaures:** s. Calciumiodat.

**Calciumiopodat:** CAS-Nr. 1151-11-7; $C_{24}H_{24}CaI_6N_4O_4$; $M_r$ 1233.98; Schmp. 298–302 °C; Calciumsalz der Iopodinsäure; nicht mehr im Handel befindl. p. o. Röntgenkontrastmittel* zur Darst. der Gallenwege; vgl. Natriumiopodat.

**Calcium-Kanal-Blocker:** s. Calcium-Antagonisten.

**Calciumkarbid:** s. Calciumcarbid.

**Calcium, kohlensaures:** s. Calciumcarbonat.

**Calciumlactat:** Calcii lactas, Calcium lacticum; milchsaures Calcium; $C_6H_{10}CaO_6$, $M_r$ 218.2; Calciumsalz der (*RS*)-2-Hydroxypropionsäure (s. Milchsäure) od. von Gemischen von (*R*)-, (*S*)- u. (*RS*)-Hydroxypropionsäure; weißes Pulver, fast geruch- u. geschmacklos; lösl. in Wasser 1:20, sehr leicht lösl. in siedendem Wasser, sehr schwer lösl. in Ethanol; **Darst.:** Sättigen von Milchsäure mit Calciumcarbonat*. **Calciumlactat-Pentahydrat:** Calcii lactas pentahydricus Ph.Eur.6; mit 22–27 % Wasser; **Ind.:** Calciumtherapie* im Wachstum u. bei Schwangerschaft, Osteomalazie*; **Dos.:** p. o. ca. 2 g/d. **Calciumlactat-Trihydrat:** Calcii lactas trihydricus Ph.Eur.6; mit 15–20 % Wasser.

**Calciumlävulinat-Dihydrat:** Calcii laevulinas dihydricum Ph.Eur.6, Calcii laevulas; CAS-Nr. 5743-49-7; $C_{10}H_{14}CaO_6 \cdot 2\,H_2O$; $M_r$ 306.3; weißes, krist. Pulver; leicht lösl. in Wasser, sehr schwer lösl. in Ethanol; nicht mehr im Handel; früher angewendet zur Calciumtherapie*.

**Calciumlevofolinat-Pentahydrat:** Calcii levofolinas pentahydricum Ph.Eur.6; $C_{20}H_{21}CaN_7O_7 \cdot 5\,H_2O$; $M_r$ 511.5; weißes bis schwach gelbes, amorphes od. krist., hygroskopisches Pulver; schwer lösl. in Wasser, unlösl. in Aceton u. Ethanol; in Österreich u. der Schweiz im Handel, in Deutschland außer Handel; **Ind.:** s. Calciumfolinat.

**Calciummandelat:** Calcium amygdalicum, Calcium mandelicum; Calciumamygdalat, mandelsaures Calcium; $Ca[C_6H_5—CH(OH)—CO_2]_2$; $M_r$ 342.35;

weißes, krist. Pulver, geruchlos; wenig lösl. in Wasser, unlösl. in Ethanol; nicht mehr im Handel; früher angewendet bei Harnwegsinfektionen mit E. coli.

**Calcium mandelicum:** s. Calciummandelat.

**Calcium, mandelsaures:** s. Calciummandelat.

**Calcium, milchsaures:** s. Calciumlactat.

**Calciumnitrat:** Calcium nitricum; salpetersaures Calcium, Mauersalpeter; CAS-Nr. 13477-34-4; $Ca(NO_3)_2 \cdot 4\,H_2O$; $M_r$ 236.16; Schmp. 45 °C; farblose, leicht zerfließl. Kristalle, sehr leicht lösl. in Wasser, lösl. in Ethanol u. Aceton, unlösl. in Ether; bei Erhitzen auf 130 °C entsteht die wasserfreie Form (CAS-Nr. 10124-37-5; $Ca(NO_3)_2$; $M_r$ 164.09; Schmp. 561 °C); Erhitzen über den Schmp. hinaus führt zur $NO_2$-Freisetzung. **Darst.:** Einwirkung von Salpetersäure* auf Kalk (Norge-Salpeter) od. auf Calciumcarbonat*; **Anw.:** Pyrotechnik, seltener als Düngemittel (sog. Kalksalpeter).

**Calcium nitricum:** s. Calciumnitrat.

**Calciumorotat-Dihydrat:** Calcii orotas dihydricus, Calcium oroticum dihydricum; Calciumsalz der Orotsäure*; CAS-Nr. 22454-86-0; $C_{10}H_6CaN_4O_8 \cdot 2\,H_2O$; $M_r$ 386.3; weißes Pulver; schwer lösl. in Wasser, fast unlösl. in org. Lösungsmitteln; nicht mehr im Handel; früher angewendet bei Leberschädigungen, in der Säuglings- u. Kleinkinder-Diätetik sowie in der Geriatrie.

**Calciumoxalat:** $Ca(COO)_2$; $M_r$ 128.1; D. 2.2; farblose Kristalle; unlösl. in Wasser u. verd. Essigsäure, lösl. in verd. Salzsäure; zerfällt beim Erhitzen über 200 °C in $CaCO_3$ u. CO; **Vork.:** natürl. als monoklines Mono- od. tetragonales Dihydrat (Pflanzenzellen, Harn- u. Nierensteine); **Anw.:** in pflanzl. Geweben vorkommende C.-Kristalle oft mit charakterist. Habitus (wichtige Hilfe bei der mikroskop. Identifizierung von Drogen); in monokotylen Pflanzen häufig als feine nadelförmige Kristalle (sog. Raphiden; monoklines Monohydrat).

**Calciumoxid:** Calcium oxydatum, Calcium oxydatum causticum, Calcii oxidum, Calcaria usta; gebrannter Kalk, Ätzkalk, Calx; CAS-Nr. 1305-78-8; CaO; $M_r$ 56.08; Schmp. 2572 °C; Sdp. 2850 °C; harte, weiße, an der Luft allmähl. zerfallende Stücke, lösl. in verd. Säuren unter Salzbildung, unlösl. in Ethanol; mit 4 T. Wasser zerfällt CaO unter starker Erhitzung zu gelöschtem Kalk (Calciumhydroxid*). **Darst.:** Glühen von Kalksteinen od. Marmor; **Anw.:** **1.** (med.) äußerl. als Ätzmittel; **2.** (veterin.) bei Hufkrebs; **3.** (techn.) zur Zuckerraffination, ferner zur Herst. von Schwefelkalklösung (s. Solutio Calcii sulfurati) u. zur Konservierung von Eiern, zum Füllen von Trockenkästen u. Exsikkatoren, in der chem. Synthese u. Mörtelbereitung; Lebensmittelzusatzstoff* E 529 (Säureregulator). **Kalkmilch:** mit weiterem Zusatz von Wasser verd., gelöschter Kalk; **Anw.:** zum Streichen von Obstbäumen (Frostschutz u. Schutz gegen Tierfraß) od. zum Streichen von Tierställen gegen Ungeziefer.

**Calcium oxydatum:** s. Calciumoxid.

**Calcium oxydatum hydricum:** s. Calciumhydroxid.

**Calcium oxysulfuratum solutum:** s. Solutio Calcii sulfurati.

**Calcium-D-pantothenat:** Calcii pantothenas Ph.Eur.6, Calcium pantothenicum; D-3-(2′,4′-Dihydroxy-3′,3′-dimethyl-butyrylamino-9-propionsäure)-Calciumsalz; Derivat des Vitamins* B; CAS-Nr. 137-08-6; $C_{18}H_{32}CaN_2O_{10}$, Strukturformel: s. Abb.; $M_r$ 476.5; $[\alpha]_D^{20\,°C}$ +25.5° bis +27.5° (c = 5 g/100 mL $H_2O$); weißes, lockeres, schwach hygroskop., krist. od. amorphes Pulver; leicht lösl. in Wasser, lösl. in Glycerol, wenig lösl. in Ethanol u. Methanol; **Inkomp.:** Laugen, Säuren; **Ind.:** z. B. Lebererkrankungen, Dermatosen, Brandwunden, schlecht heilende Wunden; **Dos.:** p. o. od. parenteral; 50–100 mg/d; s. Vitamin B (Pantothensäure).

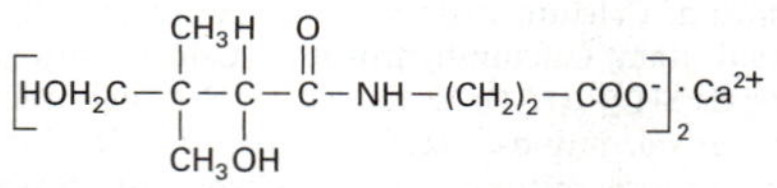


**Calcium-D-pantothenat**

**Calciumperborat:** Calcium perboricum; $Ca(BO_3)_2$; weißes Pulver; wenig lösl. in Wasser; nicht mehr im Handel befindl. Desinfektionsmittel*.

**Calcium perboricum:** s. Calciumperborat.

**Calciumpermanganat:** Calcium permanganicum; übermangansaures Calcium, Z-Stoff; CAS-Nr. 10118-76-0; $Ca(MnO_4)_2$; $M_r$ 277.95; Schmp. 140 °C (unter Zers.); violette, zerfließl. Kristalle; lösl. in Wasser; bildet auch ein Monohydrat; starkes Oxidationsmittel; **Anw.:** **1.** (techn.) zur Desinfektion, Desodorierung u. Bleichung; **2.** (med.) obsolet; früher innerl. bei Darmkrankheiten, äußerl. zu Waschungen u. Spülungen.

**Calcium permanganicum:** s. Calciumpermanganat.

**Calciumphosphat:** Tricalcii phosphas Ph.Eur.6, Calcii phosphas, Calcii phosphas tribasicus, Calcium phosphoricum tribasicum, Calcarea phosphorica, Calcaria phosphorica, Calcearea phosphorica; Tricalciumphosphat, Tricalciumdiorthophosphat, tertiäres Calciumphosphat; CAS-Nr. 7758-87-4; $Ca_3(PO_4)_2$; $M_r$ 310.2; D. 3.14; Schmp. 1671 °C; nach Ph.Eur.6 ein Gemisch von Calciumphosphaten; weißes, amorphes Pulver; unlösl. in Ethanol, sehr wenig lösl. in Wasser, lösl. in verdünnten Mineralsäuren; **Darst.:** Zusammenschmelzen von Calciumoxid* u. Phosphor(V)*-oxid bei 1100 °C od. Fällung von Calciumhydroxid* mit Phosphorsäure* u. anschließende Trocknung; **Inkomp.:** evtl. Bildung schwer lösl. Phosphate von Wirkstoffen; schwer lösl. Ca-Komplex mit Tetracyclin*; **Anw.:** **1.** (med.) als Calcium- u. Phosphorsupplement, in höherer Dos. als Antacidum*; als synthet. Knochenersatzmaterial; **2.** (pharmaz.) Tablettenfüllstoff anstelle von Lactose* od. Mannitol*; Füllstoff für Pulver u. Puder; in Zahnpasten als Abrasivum*; **3.** (lebensmitteltechn.) Lebensmittelzusatzstoff* E 341c; **4.** (techn.) zur Herst. von Phosphorsäure; **WW:** Beeinflussung der Resorption von Vitamin* D; **Dos.:** p. o. 1.0 g.

**Calciumphosphat, primäres:** s. Calciumdihydrogenphosphat.

**Calciumphosphat, sekundäres:** s. Calciumhydrogenphosphat.

**Calciumphosphat, tertiäres:** s. Calciumphosphat.

**Calciumphosphid:** Calcium phosphoratum; Phosphorcalcium; CAS-Nr. 1305-99-3; $Ca_3P_2$; $M_r$ 182.18; Schmp. 1600 °C; braunrote amorphe Masse, die mit Wasser selbstentzündliches, tox. Monophosphan (s. Phosphine) entwickelt; **Darst.:** durch Reaktion von verdampftem Phosphor* mit Calciumoxid* od. Zusammenschmelzen von Phosphor u. Calcium* unter Luftausschluss; **Anw.:** Darst. von Monophosphan z. B. zur Entwesung* in Getreidelagern.

**Calciumphosphinat:** Calcium hypophosphorosum; Calciumhypophosphit, unterphosphorigsaures Calcium; CAS-Nr. 7789-79-9; $Ca(H_2PO_2)_2$; $M_r$ 170.07; weiße, geruchlose Kristalle od. krist. Pulver; leicht lösl. in Wasser, unlösl. in Ethanol; **Off.:** DAC. **Hom.:** Calcium hypophosphorosum, Calcarea hypophosphorosa: verordnet z. B. bei chron. Eiterungen, Lungenerkrankungen, als Tonikum*.

**Calciumphospholactat:** Calcium phospholacticum solubile; phosphormilchsaures Calcium; eine Mischung von Calciumhydrogenphosphat* u. Calciumlactat*; weiße krist. Massen od. Pulver; lösl. in ca. 20 T. Wasser; **Anw.:** (med.) Tonikum* (Sirupus Calcii phospholactici); **Dos.:** Erwachsene u. Kinder: p. o. ca. 1.0 g/d.

**Calcium phosphoratum:** s. Calciumphosphid.

**Calcium phosphoricum:** s. Calciumhydrogenphosphat.

**Calcium phosphoricum acidum:** s. Calciumdihydrogenphosphat.

**Calcium phosphoricum monobasicum:** s. Calciumdihydrogenphosphat.

**Calcium phosphoricum tribasicum:** s. Calciumphosphat.

**Calcium, phosphormilchsaures:** s. Calciumphospholactat.

**Calcium, phosphorsaures:** s. Calciumhydrogenphosphat.

**Calciumpräparate:** s. Calciumtherapie.

**Calciumsaccharat** (INN): Calcium-D-glucarat; $C_6H_8CaO_8$; $M_r$ 248.2; **Anw.:** **1.** (pharmaz.) als Stabilisator von Calciumgluconat-Injektionslösungen in einer Konz. von ca. 0.3 %; **2.** Nahrungsergänzungsmittel.

**Calciumsalicylat:** Calcium salicylicum; salicylsaures Calcium; $Ca(C_6H_4OHCOO)_2 \cdot H_2O$; weiße Kristalle od. krist. Pulver; wenig lösl. in Wasser, unlösl. in Ethanol; die frühere med. Anw. bei Magen- u. Darmstörungen ist obsolet.

**Calcium salicylicum:** s. Calciumsalicylat.

**Calcium, salicylsaures:** s. Calciumsalicylat.

**Calcium, salpetersaures:** s. Calciumnitrat.

**Calcium, schwefelsaures:** s. Calciumsulfat.

**Calcium, schwefligsaures:** s. Calciumsulfit.

**Calciumstearat:** Calcii stearas Ph.Eur.6, Calcium stearinicum; CAS-Nr. 1592-23-0; besteht vorwiegend aus Calciumstearat ($Ca(C_{17}H_{35}COO)_2$; $M_r$ 607), Calciumpalmitat ($Ca(C_{15}H_{31}COO)_2$; $M_r$ 550.9) u. wenig Calciumsalzen anderer Fettsäuren; enthält 6.4–7.4 % Calcium* (berechnet auf die getrocknete Substanz); die Fettsäurenfraktion enthält mind. 40.0 % Stearinsäure* u. mind. 90.0 % als Summe der Stearin- u. Palmitinsäure*; Löslichkeit, Inkomp. u. Anw.: s. Magnesiumstearat.

**Calcium stearinicum:** s. Calciumstearat.

**Calcium stibiato-sulfuratum:** **Hom.:** Schmelzprodukt aus Austernschalenkalk (s. Ostrea edulis, Conchae praeparatae), schwarzem Schwefelantimon (Antimon*(III)-sulfid) u. Schwefel.

**Calciumstoffwechsel:** s. Calcium.

**Calciumsulfat:** Calcium sulfuricum; schwefelsaures Calcium; $CaSO_4$; natürl. als Gips, in Form dünner spaltbarer Platten als Marienglas (Glacies Mariae), in körnig krist. Struktur als Alabaster; **Calciumsulfat (wasserfrei):** Anhydrit; CAS-Nr. 7778-18-9; $M_r$ 136.1. **Calciumsulfat-Monohydrat:** weißes, feines Pulver, sehr schwer löslich in Wasser. **Calciumsulfat-Dihydrat:** Calcii sulfas dihydricus Ph.Eur.; Gips; CAS-Nr. 10101-41-4; $CaSO_4 \cdot 2\,H_2O$; $M_r$ 172.2; feines, weißl. Pulver; lösl. in ca. 600 T. Wasser, in verd. Mineralsäuren, unter Komplexbildung langsam lösl. in Glycerol, unlösl. in org. Lösungsmitteln. **Calciumsulfat-Hemihydrat:** Calcii sulfas hemihydricus; Calcium sulfuricum ustum ÖAB; gebrannter Gips; Calcii sulfas ad usum chirurgicum, gebrannter Gips für chirurg. Zwecke; CAS-Nr. 10034-76-1; $CaSO_4 \cdot 0.5\,H_2O$; $M_r$ 145.1; enthält ca. 6 % Wasser. **Off.:** DAB; **Herst.:** aus mineral. Quellen u. als industrielles Nebenprodukt der Rauchgasentschwefelung bzw. Phosphorsäureherstellung; durch Erhitzen (sog. Brennen) von Gips auf ca. 120–130 °C; Erhitzen auf ca. 200 °C führt zu Stuckgips, der sehr schnell abbindet. Beim Erhitzen bis nahezu 500 °C verliert der Gips sein Abbindevermögen, während er bei höherem Erhitzen ab 500 °C bis ca. 800 od. 900 °C nahezu wasserfrei wird u. mit Wasser wieder langsam erhärtet, hydraul. Eigenschaften aufweist u. sehr langsam abbindet (Estrichgips). Bei 1000–1200 °C wird Gips „totgebrannt" u. verliert die Eigenschaft, mit Wasser zu erhärten. Gebrannter Gips, mit der Hälfte seines Gewichts mit Wasser angerührt, erstarrt zu einer festen Masse. **Anw.:** **1.** (med.) Gipsbinden*; erhärtete Gipsverbände können durch gesättigte Natriumchlorid- od. Bariumchloridlösung aufgeweicht werden. **2.** (pharmaz.) Hilfsstoff zur Tablettendirektverpressung; **3.** (techn.) Baustoff (Gips, Zementzusatz), Füllmittel in der Papierherstellung, Düngemittel. **Hom.:** Calcium sulfuricum (HAB), Calcarea sulfurica: verordnet z. B. bei eitrigen Entzündungen an Haut u. Schleimhäuten.

**Calciumsulfhydrat:** s. Calciumhydrogensulfid.

**Calciumsulfid:** Calcium sulfuratum; Schwefelcalcium, Kalkleber; CAS-Nr. 20548-54-3; CaS; $M_r$ 72.14; Schmp. 2100 °C; in reinem Zustand farbloses, sonst gelbl. bis schwach rötl. Pulver, wenig lösl. in kaltem Wasser, unlösl. in Ethanol; entwickelt mit verd. Säuren (z. B. Essigsäure) Schwefelwasserstoff* ($H_2S$); **Darst.:** Glühen von Calciumsulfat* mit Kohle; **Anw.:** **1.** (techn.) zus. mit anderen Erdalkalimetallsulfiden zu Leuchtfarben, als Enthaarungsmittel in der Gerberei; **2.** (med.) obsolet; früher äußerl. u. a. bei Hautausschlägen u. Geschwüren, innerl. bei Abszessen, Furunkeln.

**Calciumsulfit:** Calcium sulfurosum; schwefligsaures Calcium; $CaSO_3 \cdot 2\,H_2O$; $M_r$ 156.17; farblose Kristalle, prakt. unlösl. in Wasser u. Ethanol, lösl. in Säuren (unter Abspaltung von $SO_2$); an der Luft allmähl. Oxidation zu Calciumsulfat*; **Anw.:** (lebensmitteltechn.) in der Gärungstechnik als Desinfektionsmittel* u. Antioxidans* (Lebensmittelzusatzstoff* E 226), Antichlor in der Textilbleiche.

**Calcium sulfuratum:** s. Calciumsulfid.

**Calcium sulfuratum Hahnemanni:** s. Kalkschwefelleber.

**Calcium sulfuratum hydratum:** s. Calciumhydrogensulfid.

**Calcium sulfuratum solutum:** s. Solutio Calcii sulfurati.

**Calcium sulfuricum:** s. Calciumsulfat.

**Calcium sulfuricum ustum:** s. Calciumsulfat (gebrannter Gips).

**Calcium sulfurosum:** s. Calciumsulfit.

**Calciumtherapie:** orale od. parenterale Gabe von Calciumsalzen bei Calciummangel u. erhöhtem Calciumbedarf (Schwangerschaft u. Stillzeit, während des Wachstums), bei Osteoporose, bestimmten Allergien u. anaphylakt. Prozessen (Erhöhung der Zellmembranstabilität, Verhinderung der Quaddelbildung), entzündl. Erscheinungen (Wirksamkeit umstritten) u. als Antidot u. a. bei Intoxikationen mit Oxalsäure od. Fluoriden; eingesetzt werden z. B. Calciumcitrat*, -gluconat*, -lactat* u. -phosphat*. **WW:** gleichzeitige Gabe mit herzwirksamen Glykosiden kontraindiziert; mit Tetracyclinen verminderte Resorption; ferner Wirkungsabschwächung von Cumarinderivaten, Griseofulvin, Eisenpräparaten, Fluoriden u. oralen Kontrazeptiva; die Toxizität von Methotrexat kann verstärkt werden. Vgl. Calcium.

**Calcium-trinatrium-pentetat** (INN): Calcii trinatrii pentetas; Calciumtrinatriumdiethylentriamin-*N,N,N′,N″,N″*-pentaacetat; CAS-Nr. 12111-24-9; $C_{14}H_{18}CaN_3Na_3O_{10}$; $M_r$ 497.36; Chelatbildner*; **Ind.:** als Antidot bei Intoxikationen mit Metallen (z. B. Blei*, Plutonium* u. andere radioaktive Metalle); **WW:** mit essentiellen Schwermetallen (z. B. Zink od. Eisen): gegenseitiges Aufheben der Wirksamkeit; **UAW:** allerg. Reaktionen, Parästhesien, Rhinitis vasomotorica, thrombophlebitische Reaktionen, Mangel an Spurenelementen (v. a. Zink), Nierenschädigung, Darmstörungen u. Knochenmarkschäden; bei wiederholter Gabe von C.-t.-p. mit zu kurzen Regenerationsintervallen Übelkeit, Erbrechen, Diarrhö, Fieber, Frösteln, Kopfschmerz, Pruritus, Muskelkrämpfe. Vgl. Pentetsäure.

**Calcium, übermangansaures:** s. Calciumpermanganat.

**Calcium, unterphosphorigsaures:** s. Calciumphosphinat.

**Calculi cancrorum:** s. Krebsauge.

**Calebassen-Curare:** s. Curare.

**Calendulae flos:** s. Calendula officinalis.

**Calendulae herba:** s. Calendula officinalis.

**Calendula officinalis** L.: Ringelblume, Studentenblume, Goldblume; Fam. Asteraceae (Compositae); heim. in Südeuropa, Orient, überall kultiviert; Stpfl. von **Calendulae flos:** Flores Calendulae (sine Calycibus); Ringelblumenblüten, Studentenblumenblüten; vom Blütenboden befreite Einzelblüten (gefüllter Formen von C. o.); **Off.:** Ph.Eur.6, Ph.Helv.; Monographie: HMPC, WHO, ESCOP, Kommission E; **Inhaltsst.:** 0.2 % äther. Öl, Triterpenglykoside (2–10 % bezogen auf Trockengewicht), Triterpenalkohole (z. B. Taraxasterol), Triterpentriole, Carotinoide*, Sesquiterpenglykoside, Flavonoide* (nach Ph.Eur. mind. 0.4 %, berechnet als Hyperosid*, bezogen auf Trockengewicht); **Wirk.:** entzündungshemmend, antimikrobiell, wundheilend u. granulationsfördernd, ähnl. Arnikablüten (s. Arnica montana, Arnicae flos); **Anw.:** **1.** (med.) **a)** in Salben bei schlecht heilenden Wunden u. Ulzera; **b)** innerl. bei entzündl. Veränderungen der Mund- u. Rachenschleimhaut; **2.** (volkstüml.) z. B. bei Leber- u. Gallenleiden, als Emmenagogum u. Antispasmodikum; früher auch bei Skrofulose; **3.** zur Schönung von Teemischungen; **4.** z. T. zur Verfälschung von Safran; **Calendulae herba:** Herba Calendulae; Ringelblumenkraut; **Anw.:** wie Calendulae flos. **Hom.:** **1.** Calendula officinalis spag. Zimpel (HAB): ganze, frische, blühende Pflanze; **2.** Calendula officinalis (HAB), Calendula: frisches, blühendes Kraut; verordnet z. B. als entzündungshemmendes, blutstillendes, granulationsförderndes Mittel (äußerl. als Salbe, Urtinktur).

**Calicheamicin:** aus Micromonospora echinospora sp. calichensis isoliertes, nicht mehr im Handel befindl. Zytostatikum*; **Wirk.:** Durch Bindung an die sog. kleine Furche (engl. minor groove) der DNA resultieren Störungen des Zellzyklus; früher angewendet bei akuter myeloischer Leukämie.

**Californium:** Symbol Cf; OZ 98; $A_r$ 251 (längstlebiges Isotop); radioaktives Element, gewonnen 1950 durch Beschuss von Curium* mit Alphateilchen; vgl. Radioaktivität.

**Calisaya-Chinarinde:** s. Cinchona officinalis (Cortex Chinae calisayae).

**Callitris quadrivalvis:** s. Tetraclinis articulata.

**Callose:** $\beta$-(1-3)-Polyglucan; wasserunlösl. Kohlenhydrat in Pflanzen; kleidet in dünner Schicht die Wände der Siebporen aus; verstopft gegen Ende der Vegetationsperiode u. bei Verletzung die Siebporen u. unterbricht so den Stofftransport.

**Calluna vulgaris** (L.) Hull: Besenheide; Fam. Ericaceae; Europa; Stpfl. von **Herba Callunae:** Herba Ericae; Erika, Heidekraut; **Inhaltsst.:** Arbutin*, Quercitrin u. Myricitrin (Flavonglykoside) sowie Quercetin* u. Myricetin* (Aglykone), Ericodin u. Ericodinin, Saponine*, Gerbstoffe; **Anw.:** (volkstüml.) z. B. Adstringens* bei Diarrhö, zur Entwässerung, auch gegen Schlaflosigkeit. **Hom.:** Calluna vulgaris (HAB), Erika: frisches, blühendes Kraut.

**Callus:** s. Kallus.

**Calmodulin:** ubiquitär vorkommendes, art- u. gewebeunspezif., Calcium* bindendes Regulatorprotein; 148 Aminosäuren; $M_r$ 16.7 kDa; **Wirk.:** In seiner Funktion als intrazellulärer Intermediator für Calcium-Ionen aktiviert es eine Reihe von Enzymen (z. B. Adenylylcyclase*, Guanylatcyclase, Phosphodiesterase*, Phospholipase* $A_2$, $Ca^{2+}$-ATPase, $Ca^{2+}$-abhängige Proteinkinase* u. Phosphorylase-Kinase), die in wichtige Zellprozesse involviert sind. Neurotransmitterfreisetzung, Membranphosphorylierung u. Aktivierung der Aktomyosin-ATPase werden ebenfalls durch C. vermittelt; vgl. second messenger. C. spielt somit eine bedeutende Rolle bei der Protein-Phosphorylierung, Muskelkontraktion (Strukturähnlichkeit mit Tro-

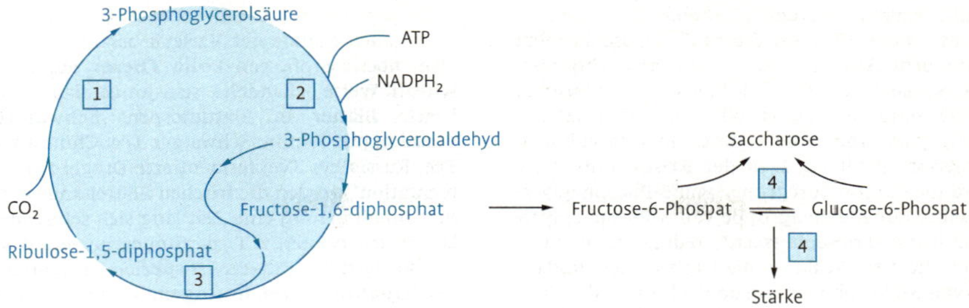


Reaktion 1

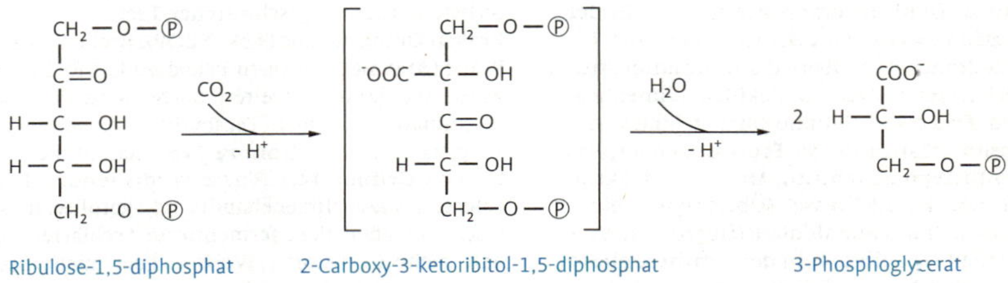


Reaktion der Ribulose-1,5-diphosphatcarboxylase;
Zwischenprodukt (in Klammern) liegt enzymgebunden vor.

Reaktion 2

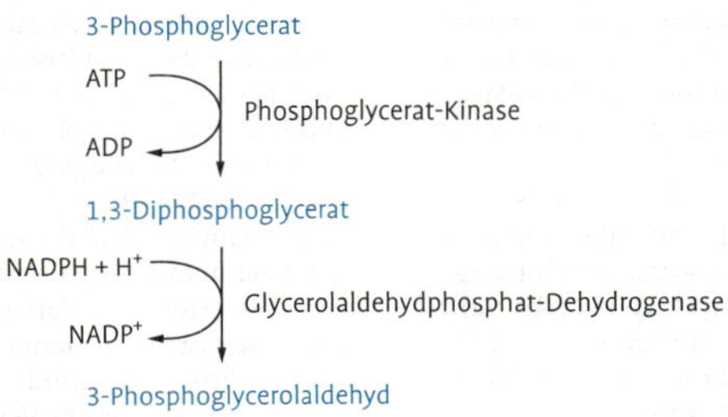


**Calvin-Zyklus:** Reaktionsabschnitte [13]

ponin* C), beim Metabolismus cycl. Nucleotide u. anderen metabol. Reaktionen.

**Calomel:** s. Quecksilber(I)-chlorid.

**Calophyllum inophyllum** L.: Fam. Guttiferae; Afrika, Ostindien bis Polynesien; Stpfl. von **Tacamahaca:** Gummi Tacamahaca, Balsamum Mariae; aromat. riechendes, weiches Harz; **Anw.:** früher zu Pflastern u. Räuchermitteln.

**Calorie:** s. Kalorie.

**Calotropis gigantea** (L.) Aiton f.: Kronenblume; Fam. Apocynaceae (früher Asclepiadaceae); Hinterindien, Malaiischer Archipel, südl. China; C. g. sowie Calotropis* procera sind Stpfl. von **Cortex Calotropidis radicis:** Madarwurzelrinde, Madar; **Inhaltsst.:** Cardenolide (z. B. Calotropin, Calactin u. Uscharidin, deren Steroidskelett über 2 Sauerstoffatome am C-2 u. C-3 mit einem Tetrahydropyranring verknüpft ist), Harz (Milchsaft); **Anw.:** (volkstüml.) in Indien u. Afrika gegen viele Krankheiten, z. B. Hysterie, Wurmbefall, Schlangenbisse. **Hom.:** Madar: im April gesammelte, getrocknete Wurzelrinde; verordnet z. B. bei Fettleibigkeit.

**Calotropis procera** (Ait.) Aiton f: Oscherstrauch; Fam. Apocynaceae (früher Asclepiadaceae); Kleinasien, Indien, Afrika; eingebürgert in Süd- u. Mittelamerika; **Stpfl. von Cortex Calotropidis radicis**; s. Calotropis gigantea.

**Caltha palustris** L.: Butterblume, Sumpfdotterblume; Fam. Ranunculaceae; Europa, Asien, Amerika; Stpfl. von **Herba Calthae palustris: Inhaltsst.:** Protoanemonin, Cholin*, Carotin*, Triterpensaponine (s. Saponine) u. Flavone*; **Anw.:** (volkstüml.) gegen Gelbsucht. **Hom.:** Caltha palustris (HAB): oberird. Teile der frischen, blühenden Pflanze; verordnet z. B. bei Hautausschlägen.

**Calvatia gigantea:** s. Lycoperdon bovista.

**Calvin-Zyklus:** Photosynthesezyklus, reduktiver Pentosephosphatzyklus; Serie von mind. 15 enzymat. Reaktionen, die so miteinander verknüpft sind, dass in der Bilanz aus 6 Molekülen $CO_2$ ein Molekül Hexosephosphat gebildet wird; in dieser

Dunkelreaktion werden 12 Moleküle NADPH u. 18 Moleküle ATP pro Molekül Hexosephosphat verbraucht. **Ablauf:** s. Abb.; **1.** In der **Carboxylierungsphase** werden aus Ribulose-1,5-diphosphat u. $CO_2$ unter der katalyt. Wirk. der Ribulose*-1,5-diphosphatcarboxylase 2 Moleküle 3-Phosphoglycerolsäure gebildet. **2.** In der **Reduktionsphase** wird die Carbonsäuregruppe von 3-Phosphoglycerolsäure zur Aldehydgruppe von 3-Phosphoglycerolaldehyd (Triosephosphat*) reduziert. Im Prinzip stellt diese Reaktion die Umkehr der Oxidation von 3-Phosphoglycerolaldehyd durch die Triosephosphatdehydrogenase i. R. der Glykolyse* dar. Bei der Reduktion werden die Produkte der Lichtreaktionen der Photosynthese* (ATP u. NADPH) verbraucht, so dass an dieser Stelle die Kopplung von Licht- u. Dunkelreaktionen erfolgt. **3.** In der **Regenerationsphase** wird der $CO_2$-Akzeptor, Ribulose-1,5-diphosphat, über versch. Reaktionsstufen zurückgebildet. Aus 2 Molekülen Triosephosphat wird Fructose-1,6-diphosphat gebildet, das nach Phosphatabspaltung als Fructose-6-phosphat in die Synthesephase eintritt. An diesen Reaktionen sind eine Transketolase* (Übertragung einer $C_2$-Einheit) u. eine Transaldolase (Übertragung einer $C_3$-Einheit) beteiligt. **4.** In der **Synthesephase** entsteht Stärke (Amylum*) bzw. Saccharose*.

**Calx:** s. Calciumoxid.

**Calystegia sepium** (L.) R. Br.: (molekulargenet.) Convolvulus sepium L.; Zaunwinde; Fam. Convolvulaceae; gemäßigte Zone weltweit; **Anw.:** (volkstüml.) das Harz (früher als Scammonium germanicum bezeichnet) als Laxans*; Ersatz für Resina Scammoniae mexicana (s. Ipomoea orizabensis) u. Resina Jalapae (s. Ipomoea purga). Vgl. Convolvulus arvensis.

**Calystegia soldanella** (L.) R. Br. ex Roem. et Schult.: (molekulargenet.) Convolvulus soldanella L.; Meerkohl; Fam. Convolvulaceae; Mittelmeergebiet, an Seeufern weltweit; Stpfl. von **Herba Soldanellae:** Herba Brassicae marinae, Meerkohlkraut; **Resina Soldanellae:** Soldanellaharz; **Anw.:** (volkstüml.) z. B. als Laxans*.

**Calyx:** s. Blüte (Blütenteile).

**CAM:** Abk. für (engl.) *Crassulacean acid metabolism*; s. Säurerhythmus, diurnaler.

**Camazepam** (INN): 7-Chlor-2,3-dihydro-1-methyl-2-oxo-5-phenyl-1*H*-1,4-benzodiazepin-3-yl-dimethylcarbamat; CAS-Nr. 36104-80-0; $C_{19}H_{18}ClN_3O_3$; $M_r$ 371.8.; nicht mehr im Handel befindl. Benzodiazepin* mit einer HWZ von ca. 20 h; unterliegt dem Betäubungsmittelgesetz* (Anlage III); früher angewendet als Tranquilizer*.

**Cambarus affinis:** s. Astacus fluviatilis.

**Cambium:** s. Kambium.

**Cambogia:** s. Garcinia hanburyi (Gutti).

**Cambric:** Kambrik; Mull*-ähnliches, dicht gewebtes, waschbares, dünnes Baumwoll- od. Viskosegewebe (25- bis 32-fädig), aus dem z. B. Bandagen hergestellt werden.

**Camellia sinensis** (L.) O.Kuntze: Thea sinensis, C. theifera; Teestrauch; Fam. Theaceae; Urheimat wahrscheinl. in West-Yünnan u. den wärmeren Gebieten von Assam, Burma bis Vietnam u. Südchina; kultiviert in China, Japan, Java, Sri Lanka, Indien, Afrika, Kaukasus, Brasilien; in Kultur als Strauch gehalten (ca. 1 m hoch), zahlreiche Varietäten (auch Bäume der Varietät assamica, bis zu 20 m hoch); Stpfl. von **Folia Theae:** auf unterschiedl. Weise behandelte, sehr junge, flaumig behaarte Blätter u. Blattknospen; **Schwarztee:** Theae nigrae folium; Schwarzer Tee, Chinesischer Tee, Russischer Tee; fermentierte Droge; zur Fermentation* werden die frischen Blätter angewelkt, maschinell gerollt, eine Zeit lang sich selbst überlassen, getrocknet, z. T. parfümiert u. durch Sieben sortiert; Pu*-Erh-Tee ist speziell fermentierter Tee. **Qualitätsbezeichnungen: 1.** Flowery Orange Pekoe: das zarteste Spitzenblatt, die Blattknospe, mit vielen Tips (Spitzen); **2.** Orange Pekoe: zarte Blätter, mit gelbl. weißen Tips; **3.** Pekoe: zweite bis dritte Blätter; **4.** Pekoe Souchong: vierte bis sechste Blätter; **5.** geschnittener Tee: z. B. Flowery Broken Orange Pekoe (Abk. FBOP), Broken Orange Pekoe (Abk. BOP), Broken Pekoe (Abk. BP), Broken Pekoe Souchong; **6.** weitere Sorten sind Fannings (Kleinblatt-Tee), Dust (Teestaub) u. Ziegeltee (aus Teegrus gepresst); **Oolong-Tee:** halbfermentierter Tee; **Grüner Tee:** Theae viridis folium; blanchierte (kurze Hitzebehandlung), gerollte u. getrocknete, aber nicht fermentierte Teeblätter; enthält mehr Gerbstoffe; **Weißer Tee:** nicht blanchierte u. nicht fermentierte, aber gerollte u. getrocknete Teeblätter; **Inhaltsst.:** 1–4.5 % (v. a. in unbehandeltem Tee, an Gerbstoffe gebundene) Methylxanthine*, vorwiegend Coffein* (Thein) u. nur 0.02–0.04 % Theophyllin* sowie 0.05 % Theobromin*, Adenin*, Xanthin*, 7–25 % pflanzliche Gerbstoffe* (v. a. Gallussäureester von Proanthocyanidinen, die aus (4,8)-verknüpften Epigallocatechin-, Epicatechin- u. Catechin-Einheiten aufgebaut sind), Flavonoide*, Triterpensaponine, Zucker, 0.0085 % Fluoride u. ca. 1 % freie Aminosäuren, darunter Theanin (5-*N*-Ethylglutaminsäure), das eine dem Coffein entgegengesetzte Wirk. haben soll. Aroma u. Farbe von Schwarztee entstehen erst durch Fermentation, bei der aus Carotinoiden* äther. Öl gebildet wird, das neben ca. 200 am Aroma beteiligten Verb. u. a. Methylsalicylat* u. Geraniol* enthält. Aus den im unfermentierten Tee vorkommenden monomeren Flavan-Derivaten (Epicatechin, Epigallocatechin u. deren 3-*O*-Gallate) entstehen bei der Fermentation charakterist. Farbstoffe, die Theaflavine (gelb) u. Theaflagalline (rot); **Anw.: 1.** Anregungsmittel als Aufguss von 1–2 min, sonst eher beruhigende Wirk., Antidiarrhoikum* als Aufguss von ca. 10 min od. als Abkochung; **2.** (techn.) Verw. des fetten Öles der Samen. **Hom.:** Thea sinensis: getrocknete Zweigspitzen mit den jüngsten Blättern u. Blüten; verordnet z. B. bei Schlaflosigkeit, Neuralgien, Gastritis.

**Camellia theifera:** s. Camellia sinensis.

**cAMP:** Abk. für **c**yclisches **A**denosin-3′,5′-**mono**-**p**hosphat; s. Adenosinphosphate.

**Campecheholz:** s. Haematoxylum campechianum (Lignum Campechianum).

**Camphen:** Monoterpenkohlenwasserstoff, natürl. in vielen äther. Ölen; Strukturformel: s. Abb.; **Darst.:** Erhitzen von Pinenhydrochlorid (Bornylchlorid) mit Basen od. fettsauren Salzen; **Anw.:** (techn.) Ausgangspunkt für Camphersynthesen (s. Campher).

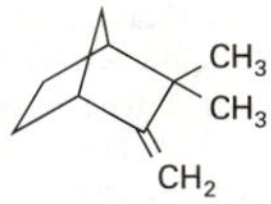


**Camphen**

**Campher:** 2-Bornanon, Camphora; Kampfer; $C_{10}H_{16}O$; $M_r$ 152.2; bicycl. Monoterpenketon mit 2 asymmetr. C-Atomen; von 4 mögl. Stereoisomeren sind nur die beiden enantiomeren *cis*-Formen (D- u. L-Campher) sowie die synthet. racem. DL-Form bekannt; **D-(+)-Campher:** D-Camphora Ph.Eur.6, (1*R*,4*R*)-Bornanon, Japancampher, Formosacampher, Laurineencampher, Dextrocamphora, Dextrocampher; (+)-(1*R*,4*R*)-1,7,7-Trimethylbicyclo[2.2.1]heptanon-2; CAS-Nr. 464-49-31; $[\alpha]_D^{20\,°C}$ +43.8° (c=7.5 in absolutem Ethanol); **Vork.:** Best. zahlreicher äther. Öle, z. B. von Salvia-, Lavandula-, Juniperus-, Valeriana- u. Mentha-Arten; **Gew.:** aus dem äther. Öl des Campherbaums (s. Cinnamomum camphora, Oleum Camphorae), durch Sublimation gereinigt; **L-(–)-Campher:** Matricariacampher; **Vork.:** äther. Öle (v. a. von Asteraceen); **DL-Campher:** Camphora racemica Ph.Eur.6, C. synthetica, racem. C., synthet. C.; CAS-Nr. 21368-68-3; D. 0.97–0.996; Schmp. 174–179 °C bzw. Schmp. 177.5–177.8 °C (reiner D- u. DL-C.); Umwandlungspunkt (hexagonaler zu kub. C.) 102–103 °C; Sdp. 207–209 °C; verflüchtigt sich schon bei Raumtemperatur, schneller beim Erwärmen; verbrennt mit rußender Flamme; bildet weiße, durchscheinende, fettig glänzende, mürbe, krist. Stücke od. krist. Pulver mit starkem Geruch u. brennendem Geschmack; sehr schwer lösl. in Wasser, leicht lösl. in Ethanol, Ether, Chloroform u. fetten Ölen; produktionsbedingt sind Enantiomerengemische mit schwachem Drehwert ($[\alpha]_D^{20\,°C}$ +0.15° bis –0.15°; 10 %ige Lsg. in Ethanol) zulässig; **Herst.:** techn. Synthese (s. Abb.), Reinigung durch Sublimation od. Kristallisation; **Wirk.:** lokal hyperämisierend u. schwach anästhet. (in Verhalten u. Wirk. dem natürl. C. gleich); **Anw.:** **1.** (med.) **a)** äußerl. als Rubefaziens* in Einreibungen, Salben, Linimenten, Pflastern, bei Erkrankungen des rheumat. Formenkreises, Neuralgien, Bindegewebeentzündungen; **b)** innerl. als Anregungsmittel, z. B. für Herz u. Atmung bei Kollaps, Herzkrankheiten, Pneumonie, akuter Kreislaufschwäche; **c)** in zahlreichen Erkältungsmitteln; **2.** (techn.) **a)** Weichmacher von Celluloid*; **b)** Sprengstoffindustrie; **c)** wegen der großen molaren Gefrierpunkterniedrigung zur Bestimmung der $M_r$ (nach Rast); **Pharmakokinetik:** gute Resorption über Haut u. Schleimhaut; Plazentaschranke wird überwunden; Ausscheidung im Harn als Campherglucuronsäure; **Zuber.:** Spiritus* camphoratus (Campherspiritus DAB), Spiritus* Angelicae compositus, Emplastrum fuscum camphoratum, Emplastrum* saponatum, Tinctura* Opii benzoica, Ungt. Cerussae camphoratum, Linimentum* ammoniato-camphoratum, Linimentum* saponato-camphoratum (Gallerta saponata camphorata), Vinum camphoratum (s. Vina medicata), Collyrium Zinci (s. Augentropfen); zu s. c. Injektionen werden Lsg. von C. in Olivenöl verwendet (Oleum camphoratum 10 % u. Oleum camphoratum forte 20 %; s. Solutio Camphorae oleosa); **Inkomp.:** Mit vielen Substanzen (z. B. Resorcin*, Menthol*, Chloralhydrat*, Naphthol) verflüssigt sich C., mit manchen Harzen gibt er ölige Massen. **Gesch.:** uraltes chines. Heilmittel; Araber brachten C. etwa im 11. Jahrhundert nach Europa. Die Konstitutionsformel stellte 1893 Julius Bredt (1855–1937) auf (cycl. Keton). Die C.-Synthese erfolgte 1908 durch Gustaf Komppa (1867–1949). **Hom.:** **1.** Camphora (HAB): durch Wasserdampfdestillation getrockneter D-C. aus Cinnamomum camphora; verordnet z. B. bei Kollapszuständen, Krampfneigung, beginnenden Erkältungskrankheiten; **2.** Camphora Rubini: hom. Dilution aus gleichen Teilen C. u. 60 %igem Ethanol.

**Campherbaum:** s. Cinnamomum camphora.

**Camphergeist:** s. Spiritus camphoratus.

**Campher-Liniment, flüchtiges:** s. Linimentum ammoniato-camphoratum.

**Campherlösung, alkoholische:** s. Spiritus camphoratus.

**Campherlösung, ölige:** s. Solutio Camphorae oleosa.

**Campheröl:** s. Cinnamomum camphora (Oleum Camphorae); Solutio Camphorae oleosa.

**Campheröl, starkes:** s. Solutio Camphorae oleosa.

**Camphersäure:** Acidum camphoricum; $C_{10}H_{16}O_4$; $M_r$ 200.2; Schmp. 187 °C; farb- u. geruchlose Kristalle; leicht lösl. in Glycerol, lösl. in siedendem Wasser, wenig lösl. in kaltem Wasser; **Anw.:** **1.** (techn.) zur Racematspaltung* von Basen; **2.** (med.) obsolet; früher innerl. als Antihidrotikum*, äußerl. als Antiseptikum* zur Schleimhautspülung.

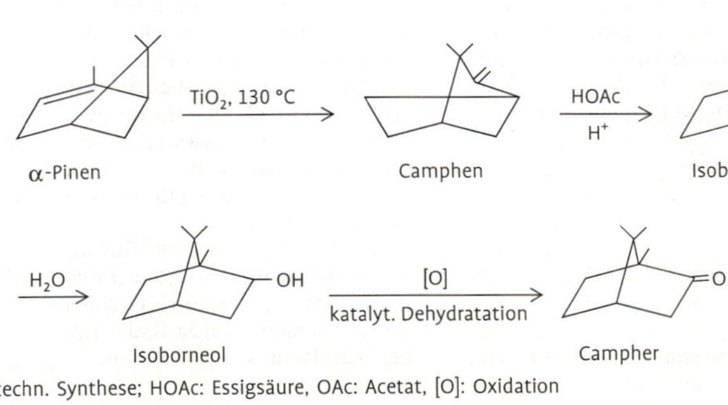


**Campher:** techn. Synthese; HOAc: Essigsäure, OAc: Acetat, [O]: Oxidation

**Camphersalbe 10 %:** s. Unguentum Camphorae 10 %.

**Camphersalbe 10 % mit Vaselin:** s. Unguentum camphoratum vaselinatum.

**Camphersalbe 20 %:** s. Unguentum camphoratum.

**Campherspiritus:** s. Spiritus camphoratus.

**Campherwein:** s. Vina medicata.

**Camphora:** s. Campher (Hom.); Cinnamomum camphora.

**Camphora arteficialis:** ältere Bez. für Pinenhydrochlorid ($C_{10}H_{17}Cl$), das durch Einwirkung von Chlorwasserstoff* auf Terpentinöl* entsteht; vgl. Campher.

**Camphora benzoica:** Benzoesäure-Campher; Gemisch von Campher* mit Benzoesäure*.

**Camphorae solutio ethanolica:** s. Spiritus camphoratus.

**Camphora in cubulis:** in Würfel gepresster Campher*.

**Camphora monobromata:** s. Monobromcampher.

**Camphora officinarum:** s. Cinnamomum camphora.

**Camphora racemica:** s. Campher (DL-Campher).

**Camphora Rubini:** s. Campher (Hom.).

**Camphora sumatrensis:** s. Dryobalanops aromatica (Borneocampher).

**Camphora synthetica:** s. Campher (DL-Campher).

**Camptotheca acuminata** Decne: Fam. Nyssaceae; südl. China; **Inhaltsst.:** Rinde u. Stammholz enthalten das Alkaloid Camptothecin (s. Topoisomerase-I-Inhibitoren, Abb. dort). **Wirk.:** antileukämisch u. zytostatisch.

**Camptothecin:** s. Camptotheca acuminata; s. Topoisomerase-I-Inhibitoren (Abb. dort).

**Campylobacter:** Gattung mono- od. bipolar begeißelter, spiralig gewundener, gramnegativer Stäbchenbakterien der Fam. Campylobacteriacea; 3 nachweisl. humanpathogene **Species:** C. jejuni u. C. coli als weltweit häufige Erreger von Enterokolitis u. Proktitis sowie einige Subspecies von C. fetus.

**Campylobacter pylori:** s. Helicobacter pylori.

**Camsilat:** chem. Kurzbez. für Campher-10-sulfonat.

**Camylofin** (INN): Isopentyl-$\alpha$-(N-2-diethylaminoethyl)amino-$\alpha$-phenylacetat; N-(2-Diethylaminoethyl)-2-phenylglycin-isopentylester; CAS-Nr. 54-30-8; $C_{19}H_{32}N_2O_2$, Strukturformel: s. Abb.; $M_r$ 320.46; Sdp. 174–178 °C (200 Pa); in Österreich u. der Schweiz im Handel befindl. Spasmolytikum*, Anticholinergikum*; in Deutschland außer Handel; **Ind.:** Koliken der Gallen- u. Harnwege, Spasmen im Gastrointestinaltrakt; **UAW:** kaum atropinartige UAW (vgl. Atropin, Toxikol.). **Camylofindihydrochlorid:** $C_{19}H_{32}N_2O_2 \times 2\,HCl$; Schmp. 174–178 °C; lösl. in Wasser.

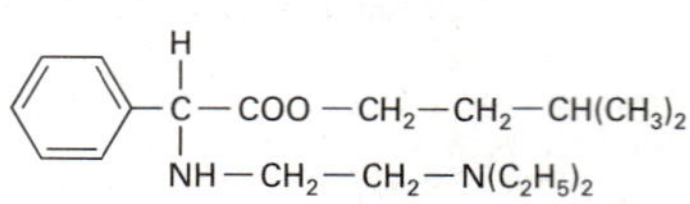


**Camylofin**

**Canadin:** s. Hydrastis canadensis (Hydrastidis rhizoma).

**$CaNa_2$-EDTA:** s. Natriumcalciumedetat.

**Canakinumab** (INN): CAS-Nr. 914613-48-2; humaner monoklonaler Antikörper* gegen Interleukin*-1$\beta$; **Gew.:** aus murinen Hybridomzellen; **Wirk.:** antientzündl. durch Neutralisierung des proinflammator. IL-1$\beta$; **Ind.:** Cryopyrin-assoziierte periodische Syndrome (Abk. CAPS) ab einem Alter von 4 Jahren; Orphan* Drug; **Kontraind.:** schwere aktive Infektionen; **WW:** TNF-$\alpha$-Inhibitoren: vermehrtes Auftreten schwerwiegender Infektionen; keine gewährleistete Wirk. von Lebendimpfstoffen; gesteigerte CYP-P450-Expression durch C.; **UAW:** Nasopharyngitis, Schwindel, Reaktionen an der Injektionsstelle, selten schwerwiegende Infektionen; **Dos.:** 15–40 kg KG: s.c. 2 mg/kg KG alle 8 Wochen; >40 kg KG: s.c. 150 mg alle 8 Wochen.

**Canalin:** s. Canavanin.

**Cananga odorata** (Lam.) Hook. f. et Thoms.: Annona odorata Lam.; Maccarstrauch; Fam. Annonaceae; ind.-malays. Gebiet, kultiviert in versch. trop. Ländern; Stpfl. von **Oleum Canangae:** Oleum Annonae, Oleum Ylang-Ylang; Canangaöl, Kanangaöl, Orchideenöl, Ylang-Ylang-Öl; äther. Öl der Blüten; **Best.:** u. a. Geraniol*, Eugenol*, Linalool*, Farnesol* u. Ester, Cadinen*; **Anw.:** in der Parfümerie.

**Canangaöl:** s. Cananga odorata (Oleum Canangae).

**Canarium luzonicum** (Blume) Gray: Fam. Burseraceae; Philippinen; Stpfl. von **Elemi:** Resina Elemi; Elemiharz, Manila-Elemi; **1. weiches Elemi:** salbenartiger, glänzender, grünl. weißer Balsam, der nach Verwundung von Bäumen aus schizogenen Sekretgängen austritt; **2. hartes Elemi:** auf den Bäumen eingetrocknete Reste des Balsams, die große, wachsartige, hell- bis dunkelgelbe Klumpen bilden; weniger wertvoll; Geruch aromat. terpentinartig, Geschmack würzig-bitter; SZ 17.0–22.8; VZ 20–40; lösl. in Ether, Ethanol, Essigsäureethylester, Chloroform, Benzol; **Best.:** äther. Öl (bis 30 %), Elemisäure u. andere Säuren, $\alpha$- u. $\beta$-Amyrin* (Kristallnadeln in der Masse), Resene, Bitterstoffe; **Anw.:** **1.** (med.) Salben u. Pflaster; **2.** (techn.) in der Lackindustrie.

**Canavalia ensiformis** (L.) DC.: Jackbohne, Schwertbohne; Fam. Fabaceae; trop. Amerika; **Inhaltsst.:** in den Samen (im Bohnenmehl) bis zu 4 % Canavanin*, ferner Concanavalin* A, eines der am besten untersuchten Lektine*.

**Canavanin:** 2-Amino-4-(guanidino)oxybuttersäure; $C_5H_{12}N_4O_3$, $H_2N{-}C(NH)_2{-}O{-}CH(NH_2){-}COOH$; $M_r$ 176.2; Schmp. 184 °C (L-Form), Schmp. 180–182 °C (DL-Form); ungewöhnl., nicht proteinogene Aminosäure; **Vork.:** neben anderen ungewöhnl. Aminosäuren in Fabaceae* (z. B. Canavalia* ensiformis, Galega* officinalis, Anthyllis* vulneraria); in mehr als der Hälfte der getesteten Fabaceen-Arten nachgewiesen, außerhalb der Familie bisher in keinem Fall. C. wird durch Arginase* in Canalin (2-Amino-4-(aminooxy)-buttersäure) u. Harnstoff gespalten.

**Cancer astacus:** s. Astacus fluviatilis.

**Cancer fluviatilis:** s. Astacus fluviatilis (Hom.).

**Canchalagua:** s. Centaurium chilensis.

**Candela:** Symbol Cd; SI-Basiseinheit der Lichtstärke; Definition: s. SI-Einheiten.

**Candelae Stramonii:** Asthmaräucherkerzchen mit Stramonii folium (s. Datura stramonium).

**Candelette:** s. Bacilli.

**Candelillawachs:** Kandelillawachs, Candelinawachs, Kanutillawachs, E 902; D. 0.950–0.990; Schmp. 68–70 °C; bräunl. bis gelbl. braune, harte wachsartige Masse; unlösl. in Wasser, lösl. in Benzol, Petrolether od. Aceton; härter als Bienen-, aber weicher als Carnaubawachs; **Best.**: hauptsächl. Hentriacontan ($C_{31}H_{64}$); **Gew.**: durch Auskochen der Blätter von Euphorbia cerifera mit verd. Schwefelsäure; **Anw.**: als Ersatz für Carnaubawachs u. Bienenwachs (s. Wachse).

**Candelinawachs:** s. Candelillawachs.

**Candesartan** (INN): 2-Ethoxy-1-[*p*-(*o*-1*H*-tetrazol-5-ylphenyl)benzyl]-7-benzimidazolcarbonsäure; CAS-Nr. 139481-59-7; $C_{24}H_{20}N_6O_3$, Strukturformel: s. Abb.; $M_r$ 440.5; Schmp. 183 °C; logP 4.7; $pK_S$ 6.4 (berechnet); schwer lösl. in Wasser; **Wirk.**: $AT_1$*-Rezeptor-Antagonist; **Ind.**: essentielle Hypertonie*; **Kontraind.**: schwere Leberfunktionsstörungen u./od. Cholestase; **WW**: NSAR: Minderung der blutdrucksenkenden Wirk. durch erhöhtes Risiko einer Nierenfunktionsstörung; kaliumsparende Diuretika od. Kalium: Erhöhung des Serumkaliumspiegels; **UAW**: s. Valsartan, Losartan; **Dos.**: 4–16 mg/d p. o. (Prodrug **Candesartancilexetil**; im Ggs. zu älteren ACE*-Hemmern ist durch stärkere Wirksamkeit nur 1 Einnahme pro Tag in niedriger Dos. nötig); HWZ 6–9 h.

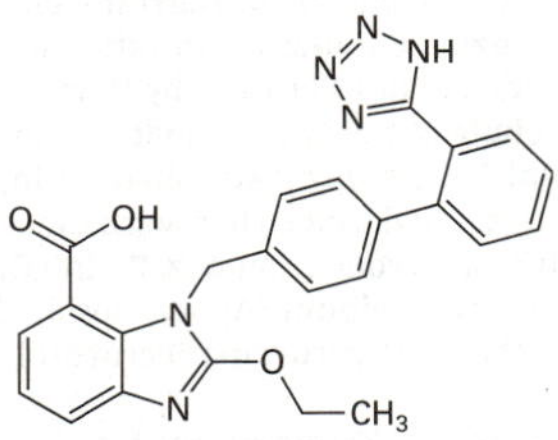

**Candesartan**

**Candesartancilexetil:** s. Candesartan.

**Candida** (lat. candidus glänzend): Gattungsbegriff für Sprosspilze der Fungi imperfecti (s. Pilze); die Gattung C. umfasst zahlreiche Arten, von denen nur ein Teil med. relevant ist. Häufigste fakultativ pathogene Art ist C. albicans; weitere Arten, die klin. relevante Infektionen beim Menschen auslösen können, sind C. glabrata, C. parapsilosis, C. krusei, C. tropicalis u. C. pseudotropicalis. C. kommt als Kommensale auf der Schleimhaut vor; daher handelt es sich, mit Ausnahme der Candidose des Neugeborenen, um endogene Infektionen. **Candida albicans:** grampositive, kapsellose, sprossende Hefe von ovaler bis rundl. Form; fakultativ pathogen; häufigster Erreger der Candidosen*. **Candida utilis:** Henneberg, Lodder u. Krieger van Rij; Hefe-Candida; dient auch der Gew. von Hefe; s. Faex. **Candida kefyr:** Kefirpilz; s. Kefir.

**Candidose:** Candidamykose; Sammelbez. für Infektionen durch Hefepilze der Gattung Candida* (in >90 % Candida albicans); **Pathologie:** meist endogene Infektion (saprophytäre Besiedlung der Haut u. Schleimhäute, z. B. äußere Genitalien, Mund, Nasen-Rachen-Raum, Magen-Darm-Trakt); begünstigt durch Schwangerschaft, Diabetes mellitus, Immundefekte, schwere Erkrankungen od. Traumata, Zytostatika- u. langzeitige Antibiotikatherapie, Alkoholkrankheit u. a.; **Formen:** 1. Infektion der Haut mit Papeln u. Pusteln im Randbereich des Herds, begünstigt durch feuchtes, okklusives Milieu (C. der Körperfalten), auch im Windelbereich; 2. gastrointestinale Infektion (C. der Mundschleimhaut, Soorösophagitis); 3. C. der Mundwinkel; 4. urogenitale Infektion; 5. C. der Nägel; 6. Candidabefall innerer Organe mit Einwachsen des Pilzes in das Parenchym; v. a. bei Störung der (zellvermittelten) Immunität; bes. im Bereich der Atemwege, seltener als Candida-Endokarditis, -Meningitis, -Nephritis od. -Endophthalmitis; **Ther.**: bei C. der Haut Nystatin* od. Breitspektrum-Antimykotika; bei C. der Schleimhäute Nystatin; bei vulvovaginaler C. systemisch Fluconazol* od. lokal mit Imidazolderivaten (Clotrimazol*, Econazol*, Miconazol*); bei durch Candida verursachter Systemmykose Amphotericin* B (kombiniert mit Flucytosin*), Triazole* od. Echinocandine*; vgl. Antimykotika.

**Caneelbaum, Weißer:** s. Canella winterana.

**Caneel, Weißer:** s. Canella winterana (Cortex Canellae albae).

**Canella alba:** s. Canella winterana.

**Canella dulcis:** s. Canella winterana (Cortex Canellae albae).

**Canellarinde:** s. Canella winterana (Cortex Canellae albae).

**Canella winterana** (L.) Gaertn.: Canella alba, Costus dulcis, Winterana canella; Weißer Caneelbaum; Fam. Canellaceae; Antillen, südl. Florida; Stpfl. von **Cortex Canellae albae:** Weißer Zimt, Weißer Caneel, Canellarinde, Canella dulcis; **Inhaltsst.**: äther. Öl mit Eugenol*, 1,8-Cineol*, Caryophyllen* u. Pinen*, ferner 8 % Canellin (Harz), ca. 8 % Mannitol*, Stärke, Bitterstoffe; **Anw.**: Tonikum u. Gewürz; z. B. zur Aromatisierung von Tabak. **Hom.**: Costus dulcis: getrocknete Rinde.

**Cannabinoide:** s. Cannabis sativa (Herba Cannabis indicae).

**Cannabinoid-Rezeptor-Antagonisten, selektive:** Wirkstoffe, die in das Endocannabinoid-System (s. Endocannabinoide) eingreifen u. ihre Wirkung über eine Hemmung von Cannabinoid-Rezeptoren des Subtyps $CB_1$ vermitteln; Vertreter: Rimonabant*; ursprüngl. zur Raucherentwöhnung entwickelt, dann als Appetitzügler zugelassen; aufgrund eines deutl. erhöhten Risikos für ernste psychiatr. Störungen nicht mehr im Handel.

**Cannabis sativa** L.: Hanf; Fam. Cannabaceae; heim. u. kultiviert in Mittel-, Süd-, Osteuropa, Iran, Indien, Afrika, Amerika; in allen warmen bis gemäßigten Zonen mit Ausnahme der feuchten, trop. Regenwälder; Anbau für techn. Zwecke (Faser- u. Ölgewinnung) relativ stark zurückgegangen; liefert(e) wertvolle Pflanzenfasern, bes. für Seilerwaren (asiat. Provenienzen wegen der stärkeren Verzweigung dafür ungeeignet). Stpfl. von **Fructus Cannabis:** Semen Cannabis, Hanffrüchte, Hanfkörner; Hanfsamen; **Inhaltsst.**: fettes Öl (ca. 35 %), Trigonellin* (ein Betain), Eiweißstoffe (ca. 25 %), Harz, Zucker; **Anw.**: 1. (techn.) zur Gew. des fet-

C

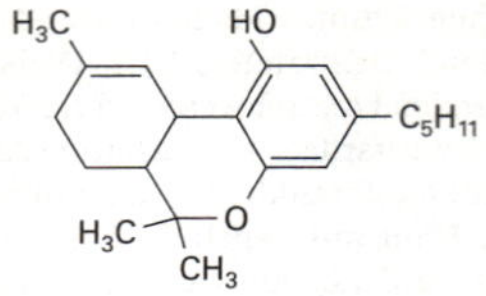

**Cannabis sativa:** Strukturformel von THC

ten Öles; **2.** (volkstüml.) obsolet; früher äußerl. z. B. bei Gicht, Erkrankungen des rheumat. Formenkreises, Katarrhen der Harnwege; **Oleum Cannabis:** D. 0.925–0.928; VZ 190–194; IZ 157–166; bei −15 °C noch flüssig; ausgepresstes fettes Öl der Früchte, bräunl. bis grünl. gelb, stark trocknend; **Best.:** Linolsäure* (bis 70 %), Linolensäure*, Ölsäuren; **Anw.:** **1.** in den Balkanländern als Speiseöl; **2.** (techn.) zur Herst. grüner Schmierseife, zu Firnissen u. Lacken; **Herba Cannabis indicae:** Summitates Cannabis, Cannabis, Marihuana, Bheng, Ganja, Wüstentabak; harzhaltige Triebspitzen der weibl. Pflanzen; als **Haschisch** wird das Harz der weibl. Pflanzen bezeichnet; Marihuana u. Haschisch dienen als halluzinogene Rauschmittel u. werden in versch. Zusammensetzung gegessen, getrunken, geschnupft u. geraucht. **Inhaltsst.:** Nachweis von mind. 400 Substanzen, davon ca. 60 **Cannabinoide,** darunter $\Delta^9$-Tetrahydrocannabinol (Abk. THC), früher auch als $\Delta^1$-THC bezeichnet; Strukturformel: s. Abb.; unter 0.4 % äther. Öl mit $\alpha$- u. $\beta$-Pinen*, Limonen*, *p*-Cymol*, Borneol*, Eugenol* u. Caryophyllinepoxid, das von entspr. abgerichteten Hunden (sog. Haschischhunden) noch in geringsten Mengen aufgespürt wird; Cannabinoide sind *N*-freie phenol. Derivate des Chromens*, die sich biogenet. von einem Monoterpen u. einem Phenol (Phenolcarbonsäure) ableiten u. ein $C_{21}$-Skelett aufweisen. THC-Gehalt von Marihuana 0.1–8 %, von Haschisch 1.4–11 % u. von Haschischöl (aus Kraut od. selten auch aus Haschisch durch Lösungsmittelextraktion od. Destillation gewonnen) 6–30 %; HWZ von THC 50–60 h (bei wiederholter Applikation daher Kumulation möglich); **Wirk.:** Die halluzinogenen Eigenschaften werden allein dem THC zugeschrieben. Die anderen Inhaltsst., die biosynthet. Vorstufen od. (Abbau-)Produkte von THC darstellen, sollen sedierend bzw. antibiot. wirken. Dazu gehören Cannabidiolcarbonsäure, Cannabidiol (Abk. CBD, antibiot. wirksam) u. das durch Aromatisierung von THC entstehende Cannabinol. Werden C.-Produkte geraucht, werden einige der nicht halluzinogen wirkenden Substanzen in das halluzinogene THC umgewandelt. Die Rauschsymptome umfassen Euphorie u. versch. angenehme u. unangenehme Symptome. Neuere pharmak. Untersuchungen haben gezeigt, dass die Cannabinoide nicht nur eine psychotrope Wirk. besitzen. Von Bedeutung sind Anregung des Appetits (z. B. bei AIDS-Patienten), antiemet. Wirk. (z. B. nach Chemotherapie), muskelrelaxierende Wirk., analget. Wirk. (v. a. im Rahmen chron. Schmerztherapie), Senkung des Augeninnendrucks. **Anw.:** (med.) früher als Schlafmittel, Antineuralgikum, Antispasmodikum bei Asthma bronchiale, Neuralgie, Keuchhusten, Gicht; synthet. hergestellte Cannabinoide sollen erfolgreiche Antiemetika u. Antiepileptika sein. **Nachw.:** z. B. mikroskopisch (Retortenhaare mit Zystolithen u. a.) od. chem. z. B. mit Ghamrawy*-Test; C.-Pflanzen u. -Produkte unterliegen (international) den Bestimmungen über Betäubungsmittel (Rauschgifte, Suchtgifte). Trotzdem dürften C.-Produkte zu den am häufigsten angewandten Rauschgiften gehören (Schätzung: 200 Mio. gewohnheitsmäßige C.-Konsumenten; z. B. 1982 in USA ca. 10 % C.-Raucher).

**Canna edulis** Ker-Gawl.: Canna indica L.; Achira, Blumenrohr; Fam. Cannaceae; trop. Südamerika, Westindien; kultiviert v. a. in Karibik u. Australien; zus. mit anderen Canna-Arten Stpfl. von **Amylum Cannae:** Cannastärke, Queensland-Arrowroot, Neu-Südwales-Arrowroot, Afrikanisches Arrowroot, Tolomanstärke; Stärke aus den Rhizomen.

**Canna indica:** s. Canna edulis.

**Cannastärke:** s. Canna edulis (Amylum Cannae).

**Cannizzaro-Reaktion:** Disproportionierung* von Aldehyden* in Gegenwart starker Basen zu einer Carbonsäure* u. einem Alkohol*; **Prinzip:** Werden aromat. Aldehyde mit starken Basen erhitzt, treten intermolekulare Oxidation u. Reduktion ein: Das eine Aldehydmolekül wirkt als Reduktionsmittel u. wird zur Carbonsäure oxidiert, das andere wirkt als Oxidationsmittel u. wird zum entspr. Alkohol reduziert. **Beispiel:** Aus Benzaldehyd* erhält man Benzylalkohol* u. Natriumbenzoat*. Bei einer gekreuzten Cannizzaro-Reaktion reagiert ein aromat. Aldehyd mit Formaldehyd* unter Bildung eines Alkohols u. Natriumformiat* (s. Abb.).

**Cannogenin:** 5-Desoxy-k-strophanthidin; Strukturformel: s. Glykoside, herzwirksame (Tab. 2 dort); Glykoside von C. sind z. B. Inhaltsst. von Apocynum* cannabinum (Apocannosid, Cynocannosid) u. Thevetia* peruviana (Peruvosid*, Thevetin* A).

**Canrenoinsäure:** s. Kaliumcanrenoat.

**Cantarella:** s. Canthariden.

**Canthariden:** Cantharides; Spanische Fliegen, Cantarella, Kanthariden, Blasenkäfer, Pflasterkäfer; getrocknete Körper des Käfers Lytta vesicatoria (Cantharis vesicatoria), Fam. Meloideae; Mittel- u. Südeuropa, bes. Südrussland, ferner Sizilien u. Spanien; ca. 1.5–3 cm lang, 5–8 mm breit, smaragdgrün glänzend, blau schillernd, mit eigenartigem, starkem Geruch; **Inhaltsst.:** 0.5–1 % Cantharidin*, Harz, Fett, Farbstoff; häufig mit anderen Käfern vermischt; **Zuber.:** früher: Tinctura Cantharidum, Collodium Cantharidatum, Emplastrum Cantharidum ordinarium, Emplastrum Cantharidum perpetuum, Emplastrum Cantharidum pro usu veterinario, Unguentum Cantharidum pro usu veterinario; **Anw.:** (volkstüml.) **1.** äußerl. zu blasenziehenden Pflastern u. in Form der mit Aceton bereiteten Tinktur, bei Neuralgien, Zahnschmerzen u. a., auch zu Haarwässern u. Salben; früher innerl. als Aphrodisiakum; **2.** v. a. auch in der Tiermedizin (Brunstmittel, gegen Räude); **Toxikol.:** s. Cantharidin; Antidot: bei inneren Intoxikationen (Speichelfluss, Erbrechen, Schlundkrämpfe) Magenpumpe, Brechmittel, schleimige Mittel (cave: keine Fette u. Öle); bei äußerl. Intoxi-

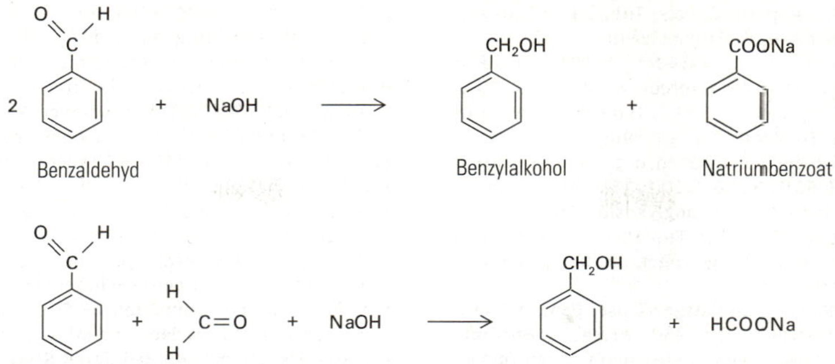


**Cannizzaro-Reaktion:** oben: Bildung von Benzylalkohol u. Natriumbenzoat; unten: Bildung von Benzylalkohol u. Natriumformiat als Beispiel für eine gekreuzte Cannizzaro-Reaktion

kationen: Blasenspülung, Sitzbäder, Blutentziehung in der Nierengegend. **Hom.:** Lytta vesicatoria (HAB), Cantharis: getrockneter Käfer (mind. 0.15, max. 0.5 % Cantharidin); verordnet z. B. bei Nierenerkrankungen, Harnblasenentzündung, Verbrennungen.

**Cantharidencampher:** s. Cantharidin.

**Cantharidin:** Cantharidinum; Cantharidencampher, Kantharidenkampfer; 3,6-Oxo-1,2-dimethylphthalsäureanhydrid; $C_{10}H_{12}O_4$, Strukturformel: s. Abb.; $M_r$ 196.21; Schmp. 210–218 °C; farblose, glänzende Blättchen, die bei 100–110 °C sublimieren; sehr schwer lösl. in Wasser, 1 T. lösl. in 1100 T. Ethanol, 700 T. Ether, lösl. in Aceton, Chloroform, fetten Ölen; hochtox. Inhaltsst. aus Lytta vesicatoria (s. Canthariden); **Herst.:** Biosynthese aus Mevalonsäure; **Wirk.:** auf der gesunden Haut heftige Entzündung unter Blasenbildung; im Ggs. zu Senfölen (s. Brassica nigra) nur oberflächl. Wirk., Blasen heilen narbenlos ab; stark augenreizend u. innerl. gefährl. Gift, ätzend im Verdauungstrakt, heftige Reizungen u. starke Entzündungen im gesamten Urogenitaltrakt; **Anw.:** (volkstüml.) äußerl. wie Canthariden* (1 g Cantharidin etwa gleich 200 Canthariden); früher innerl. als Stimulans, Aphrodisiakum, auch bei Pleuritis, Hydrops, Epilepsie, Lupus, Lepra; **Toxikol.:** LD 25–30 mg; schon ab 5 mg schwerste Nierenschäden möglich.

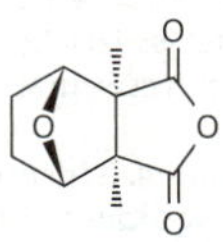

**Cantharidin**

**Cantharis vesicatoria:** s. Canthariden.

**Canthaxanthin:** *β,β*-Carotin-4,4′-dion; $C_{40}H_{52}O_2$; $M_r$ 564.86; Schmp. 207 °C (Zers.); violette Kristalle, lösl. in Chloroform; **Anw.:** Lebensmittelzusatzstoff* E 161g (roter Farbstoff).

**CAP:** Abk. für **C**ellulose**a**cetat**p**hthalat*.

**Capecitabin** (INN): Pentyl-1-(5-desoxy-*β*-D-ribufuranosyl)-5-fluoro-1,2-dihydro-2-oxo-4-pyrimidincarbamat; CAS-Nr. 154361-50-9; $C_{15}H_{22}FN_3O_6$, Strukturformel: s. Abb.; $M_r$ 359.4; Zytostatikum* (Antimetabolit*) zur p. o. Anw.; Prodrug von 5-Fluorouracil*; **Ind.:** adjuvante Ther. nach Operation eines kolorektalen Karzinoms im Stadium III (Dukes C), metastasierendes kolorektales Karzinom; lokal fortgeschrittenes od. metastasiertes Mammakarzinom nach Versagen der zytotox. Chemotherapie; First-line-Ther. des fortgeschrittenen Magenkarzinoms in Kombination mit platinhaltigem Regiment; **Kontraind.:** Überempfindlichkeit gegen C. od. Fluorouracil, schwerwiegende Reaktionen bei Vorbehandlung mit Fluoropyrimidinen, Dihydropyrimidin-Dehydrogenase-Mangel, Schwangerschaft u. Stillzeit; schwere Leukopenie, Neutropenie od. Thrombozytopenie, schwere Beeinträchtigung der Leber- od. Nierenfunktion, gleichzeitige Behandlung mit Brivudin od. chem. verwandten Substanzen; **WW:** Cumarin-Antikoagulanzien: veränderte Blutgerinnungsparameter, Erhöhung des Phenytoinspiegels; Allopurinol: Verminderung der C.-Konzentration; **UAW:** u. a. Diarrhö, Übelkeit, Erbrechen, Hand-Fuß-Syndrom; **Dos.:** 2 × 1250 mg/m² KOF/d; HWZ 0.66–3.23 h.

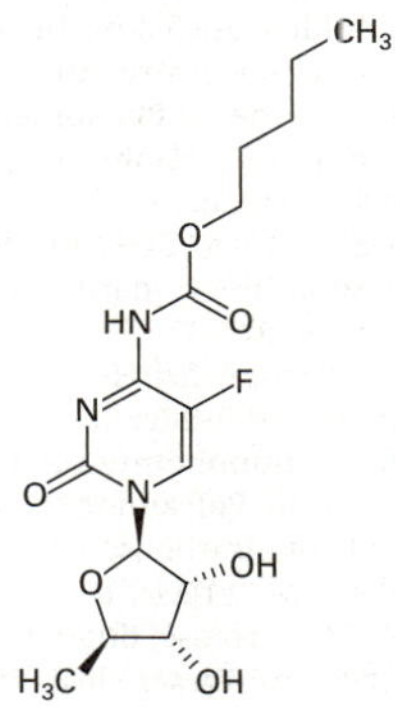

**Capecitabin**

**Capers:** s. Capparis spinosa (Flores Capparidis).

**Capilli** (lat.): Kopfhaare.

**Capitis Papaveris immaturi:** s. Papaver somniferum (Fructus Papaveris immaturi).

**Capparis spinosa** L.: Kapernstrauch; Fam. Capparaceae; Mittelmeergebiet, Südeuropa, Asien, vielfach kultiviert; Stpfl. von **Flores Capparidis:** Gemmae

Capparidis; Kapern, Capers; **Inhaltsst.:** Rutosid*, Senföle, Saponine*; **Anw.:** Gewürz.

**Capreomycin** (INN): CAS-Nr. 11003-38-6; Pentapeptidgemisch der Capreomycine I A (ca. 25 %), I B (ca. 67 %), II A (ca. 3 %) u. II B (ca. 6 %) aus Kulturen von Streptomyces capreolus; lösl. in Wasser, fast unlösl. in den meisten org. Lösungsmitteln; $pK_S$ (DMF 66 %) 6.2, 8.2, 10.1, 13.3; nicht mehr im Handel befindl. Aminoglykosid*-Antibiotikum; früher angewendet bei Tuberkulose; **UAW:** Oto- u. Nephrotoxizität, geringer als bei Streptomycin*.

**Caprifoliaceae:** Geißblattgewächse; Fam. der Ordnung Dipsacales; ca. 450 Arten; **Merkmale:** **1.** (biol.) meist Stauden od. Holzpflanzen mit gegenständigen, ungeteilten od. zusammengesetzten Blättern u. mit 5-zähligen, meist sympetalen, radiären od. zygomorphen (z. B. Lonicera) Blüten, häufig in Trugdolden, auch einzeln od. zu zweien; Früchte sind Kapseln, Steinfrüchte od. Beeren; viele Ziersträucher; **2.** (chem.) Phenolheteroside; **Gattungen:** u. a. Lonicera, Symphoricarpus.

**Caprinalkohol:** s. Decanol.

**Caprinsäure:** Decansäure; $C_9H_{19}COOH$; $M_r$ 172.3; Schmp. 31 °C; Sdp. 269 °C; natürl. vorkommende Fettsäure; Carbonsäure*.

**Caproat:** chem. Kurzbez. für Hexanoat, den Ester* der Hexansäure (Capronsäure*).

**ε-Caprolactam:** 6-Aminohexansäurelactam; **Anw.:** Ausgangsmaterial für Polyamide* (z. B. Perlon®*).

**Capronsäure:** Pentancarbonsäure; Hexansäure, $CH_3(CH_2)_4COOH$; $M_r$ 116.1; D. 0.93; Schmp. –3.9 °C; Sdp. 205 °C; farblose, ölige, ranzig riechende Flüss., unlösl. in Wasser, lösl. in Ethanol u. Ether; Carbonsäure*; **Vork.:** entsteht bei der Buttersäuregärung; als Glycerinester in der Butter enthalten.

**Caprylalkohol:** s. *n*-Octanol.

**Caprylsäure:** Acidum caprylicum Ph.Eur.6, *n*-Octansäure, Kaprylsäure; *n*-Heptancarbonsäure; $CH_3(CH_2)_6COOH$; D. 0.91; Schmp. 16 °C; Sdp. 237 °C; klare, farblose, ölige Flüssigkeit von unangenehmem, schweißartigem Geruch; unlösl. in Wasser, lösl. in Ethanol, Chloroform, Ether, Benzol; Carbonsäure*; Salze u. Ester der C. heißen Caprate bzw. Octanoate; **Vork.:** als Glycerolester in Kokosfett, Ziegenbutter, Palmkernöl u. als Ester im Weinfuselöl; s. Caprylsäurezahl; **Anw.:** **1.** (techn.) Fungizid* u. Insektizid*; wirkt gegen Blattläuse in einer Verd. von 1 : 1000; **2.** (med.) obsolet; früher als Antimykotikum*.

**Caprylsäurezahl:** Abk. CZ; Wert, der den Kokosfettanteil angibt, da Kokosfett den höchsten Gehalt Caprylsäure* besitzt; CZ = 17.4–21.8; Angabe der CZ als mL Caprylsäurelösung, 0.01 mol/L (0.01 n), pro 0.5 g Fett.

**Capsaicin:** Vanillylamid einer Isodecenylsäure, der 7-Methylocten-(5)-carbonsäure (8-Methyl-6-nonensäure); CAS-Nr. 404-86-4; $C_{18}H_{27}NO_3$; $M_r$ 305.40; Schmp. 64.5 °C; farblose Kristalle, leicht lösl. in Ethanol, Ether, Benzol, Chloroform, prakt. unlösl. in Wasser; scharfer Geschmacks- u. Wirkstoff in Capsicum* annuum u. Capsicum* frutescens; in einer Verd. von 1 : 2 Mio. noch wahrnehmbar; **Wirk.:** **1.** bei äußerl. Anw.: **a)** Wirk. auf die Nervenendigungen, die ein Wärmegefühl erzeugen (Antagonist von Menthol), unabhängig davon auch Hyperämisierung; wird durch die Haut resorbiert u. erweitert die Kapillaren; antiphlogist. u. anästhesierend (primär nicht entzündungserregend wie z. B. Senföle); **b)** selektiver Agonist am TRPV1-Rezeptor (Abk. für engl. transient receptor potential vanilloid 1), einem Schmerzrezeptor der Haut; sorgt in hohen Konz. für eine Überstimulierung dieser Rezeptoren, die dadurch unempfindlich werden u. nicht mehr auf Reize reagieren können, die bei Patienten mit peripheren neuropath. Schmerzen normalerweise Schmerzen hervorrufen; **2.** bei innerl. Anw. lokale Stimulation bestimmter (afferenter) Nervenendigungen in der Mukosa des Magens, die bei deren Schutz gegenüber ulzerogenen Faktoren mitwirken; bessere Durchblutung der Mukosa, erhöhte Schleimbildung (zytoprotektive Wirk.); Erhöhung der Magensaftsekretion, (reflektorisch) Anregung von Kreislauf u. Atmung. Unabhängig von der Art der Applikation soll im Hypophysenvorderlappen die Ausschüttung von Corticotropin* u. damit die Sekretion von Corticosteroiden erhöht werden. **Off.:** Ph.Eur.6; **Ind.:** Muskelverhärtungen, Muskelschmerzen, Erkrankungen des rheumat. Formenkreises; periphere neuropath. Schmerzen bei Erwachsenen, die nicht an Diabetes mellitus leiden; **UAW:** Hautirritationen.

**Capsaicinoide:** s. Capsicum frutescens.

**Capsanthin:** CAS-Nr. 465-42-9; $C_{40}H_{58}O_3$; wie Capsorubin carotinoider Farbstoff in Früchten von Capsicum-Arten (s. Capsicum frutescens); C. hat einen, Capsorubin zwei terminale Cyclopentanol-Ringe.

**Capsella bursa-pastoris** (L.) Medik.: Hirtentäschel; Fam. Brassicaceae (Cruciferae); heute weltweit, Heimat unklar; Stpfl. von **Bursae pastoris herba:** Herba Bursae pastoris, Herba Sanguinariae; Hirtentäschelkraut, Täschelkraut, Blutkraut, Gänsekresse; **Off.:** DAC; **Inhaltsst.:** Kaliumsalze, Flavonoide* wie Diosmin*, Aminosäuren u. Peptide; **Anw.:** (med.) **1.** innerl. bei leichten Menorrhagien* u. Metrorrhagien*; **2.** zur lokalen Behandlung von Nasenbluten; **3.** äußerl. bei oberflächl., blutenden Hautverletzungen. **Hom.:** **1.** Capsella bursa-pastoris, ethanol. Infusum (HAB), Thlaspi bursa pastoris: frisches Kraut; verordnet z. B. bei diffusen Blutungen; **2.** Capsella bursa-pastoris (HAB), Thlaspi bursa pastoris: frische oberird. Teile der blühenden Pflanze; verordnet z. B. bei diffusen Blutungen.

**Capsici acris tinctura:** s. Tinctura Capsici.

**Capsici extractum liquidum normatum:** s. Extractum Capsici fluidum titratum.

**Capsici fructus:** **1.** s. Capsicum annuum (Fructus Capsici); **2.** s. Capsicum frutescens.

**Capsici fructus acer:** s. Capsicum frutescens (Capsici fructus).

**Capsici frutescentes fructus:** s. Capsicum frutescens (Capsici fructus).

**Capsici oleoresina raffinata et quantificata:** s. Capsicum frutescens.

**Capsici tinctura normata:** s. Capsicum frutescens; Tinctura Capsici titrata.

**Capsici unguentum compositum:** s. Unguentum Capsici compositum.

**Capsicum annuum** L.: Paprika; Fam. Solanaceae; heim. im trop. Amerika; kultiviert in allen wärmeren Ländern, bes. Ungarn, Spanien, Südfrankreich, Italien, Türkei, Bulgarien; einjähriges Kraut, Früchte sind Trockenbeeren (Übergang zwischen Beere u. Kapsel); **Formen:** je nach Aussehen, Verwendungszweck, Geschmack u. a. Unterscheidung in **1.** Gemüsepaprika u. Tomatenpaprika: fleischig, vitaminreich (Vitamin C), fast frei von Capsaicin* (kein scharfer Geschmack); **2.** Gewürzpaprika: edelsüßer Paprika, halbsüßer Paprika (Gulyas), Rosenpaprika, scharfer Paprika, Merkantilpaprika (aus Abfällen); **Capsicum annuum var. longum** ist bzw. war in DAB6, DAB7, HAB1.4, Ph.Helv.5 u. ÖAB9 vorgeschrieben als Stpfl. von **Fructus Capsici:** Piper hispanicum; Paprika, Spanischer Pfeffer, Ungarischer Pfeffer, Türkischer Pfeffer, Schotenpfeffer; getrocknete, reife Früchte; **Inhaltsst.:** wie in den Früchten von Capsicum* frutescens, aber weniger Capsaicin (0.01–0.22 %); **Anw.:** (volkstüml.) capsaicinarmer Paprika innerl. bei Verdauungsstörungen, Magen-Darm-Erkrankungen u. zur Entwässerung; **Capsicum annuum var. minimum** (Miller) Heiser: zus. mit Capsicum frutescens (kleinfrüchtige Varietäten) nach Ph.Eur.6 **Stpfl. von Capsici fructus**; s. Capsicum frutescens; Gehalt nach Ph.Eur.6 mind. 0.4 % Gesamtcapsaicinoide, berechnet als Capsaicin bezogen auf Trockengewicht. **Hom.:** Capsicum annuum (HAB), Capsicum: getrocknete, reife Früchte; verordnet z. B. bei Gastritis, Mittelohrentzündung, Angina, Neuralgie.

**Capsicum frutescens** L. s.l.: Fam. Solanaceae; heim. u. kultiviert in Afrika, Südamerika, ferner in Westindien, Ostasien; mehrjährige Staude; zus. mit Capsicum* annuum Stpfl. von **Capsici fructus:** Capsici fructus acer DAB, Capsici frutescentes fructus Ph.Helv., Fructus Capsici ÖAB, Fructus Capsici frutescentis, Fructus Piperis cayennense, Piper Cayennense; Cayennepfeffer, Chili; getrocknete reife Früchte; **Off.:** Ph.Eur.6; Monographie: ESCOP, Kommission E; **Inhaltsst.:** ca. 0.3–1 % Capsaicinoide (Gemisch isomerer Säureamide mit ca. 70 % Capsaicin*, ca. 30 % Dihydrocapsain u. jeweils einigen Prozenten analoger bzw. homologer Verb.), für den scharfen Geschmack verantwortl.; Gemisch carotinoider Farbstoffe (rote Farbe), z. B. Capsorubin u. Capsanthin*; außerdem fettes Öl u. in der frischen Frucht zusätzl. Ascorbinsäure (Vitamin C); **Gehalt:** nach Ph.Eur. mind. 0.4 % Capsaicinoide, berechnet als Capsaicin bezogen auf Trockengewicht; **Anw.:** **1.** (med.) äußerl. bei schmerzhaftem Muskelhartspann im Schulter-Arm-Bereich sowie im Bereich der Wirbelsäule; **2.** (volkstüml.) in Form von Tinkturen, Pflastern, Salben als Hautreizmittel bei Arthritis, Frostbeulen u. Erkrankungen des rheumat. Formenkreises; **Capsici oleoresina raffinata et quantificata:** raffiniertes quantifiziertes Cayennepfefferölharz; aus Capsici fructus hergestelltes, raffiniertes u. quantifiziertes Ölharz; **Off.:** Ph.Eur.6; **Gehalt:** 6.5–8.0 % Gesamtcapsaicinoide, berechnet als Capsaicin; **Herst.:** Extraktion der pflanzl. Droge mit Ethanol (mind. 90 %) od. Methanol (mind. 90 %); **Anw.:** s. Tinctura Capsici; **Capsici tinctura normata:** eingestellte Cayennepfeffertinktur, hergestellt aus Capsici fructus od. aus Capsici oleoresina raffinata et quantificata; **Off.:** Ph.Eur.6; **Gehalt:** 90–110 % des in der Beschriftung angegebenen nominalen Gehalts von 0.020–0.060 % an Gesamtcapsaicinoiden, berechnet als Capsaicin; Zubereitung nach Ph.Helv.7: s. Tinctura Capsici titrata.

**Capsid:** s. Kapsid.

**Capsolutverschluss:** s. Vials; Garantieverschluss.

**Capsorubin:** s. Capsanthin.

**Capsulae:** Kapseln Ph.Eur.6, Capsulae medicinales; feste, im Allg. einzeldosierte Arzneizubereitungen, deren Wirkstoffe zus. mit geeigneten Hilfsstoffen in fester, flüssiger od. halbfester Form in mehr od. weniger elast. Hüllen unterschiedl. Größe, Form u. evtl. Färbung eingeschlossen sind; C. können an ihrer Oberfläche bedruckt sein. Die Hülle kann aus Gelatine*, Stärke (Amylum*) od. anderen geeigneten indifferenten Stoffen (Hypromellose*), die im Allg. getrocknete Gele makromolekularer Substanzen darstellen, sowie aus Hilfsstoffen (z. B. oberflächenaktive Substanzen, Lichtundurchlässigkeit vermittelnde Füllstoffe, Konservierungsmittel, Süßungsmittel, zugelassene Farbmittel u. Geschmackskorrigenzien) bestehen. Die Eigenschaften der Hüllmaterialien dürfen Stabilität u. Bioverfügbarkeit der Wirkstoffe nicht negativ beeinflussen. **Einteilung:** C. unterscheiden sich in Löslichkeit, Feuchtigkeitsempfindlichkeit, therm. Belastbarkeit u. im Abbau der Kapselhüllen in vivo. Die Hülle ist unter physiol. Bedingungen entweder lösl., verdaulich od. permeabel. In Abhängigkeit von ihrer Größe lassen sich C. einteilen in: **1. Makrokapseln:** Durchmesser >2000 µm; einzeldosierte Zuber., die normalerweise zur Einnahme durch den Mund bestimmt sind; **2. Mikrokapseln*** u. **Nanokapseln*:** Durchmesser <2000 µm; sind als Zwischenprodukt der Arzneiformung zu sehen. **Formen: 1. Gelatinekapseln:** (Capsulae gelatinosae) erfüllen viele Anforderungen, die an eine (per)orale Arzneiform zu stellen sind; Vorteile sind: **a)** schonende u. rationelle Verarbeitung auch empfindlicher u. technologisch problemat. Wirkstoffe; **b)** Schutz der Wirkstoffe vor Umwelteinflüssen (Licht, Luft, Feuchtigkeit); **c)** Haltbarkeit u. Lagerfähigkeit bei nicht zu feuchter Aufbewahrung; **d)** hohe Dosierungsgenauigkeit auch flüssiger od. halbfester Wirkstoffe u. Zuber.; **e)** optimale u. gesicherte Wirkstofffreisetzung mit u. ohne Retardeffekt; **f)** ansprechende Form; **g)** Geschmacks- u. Geruchsneutralität u. bequeme Applikation; **h)** gute Verträglichkeit; **i)** eindeutige Identifikationsmöglichkeit (Form, Farbe, Bedruckung); **Prüfungen** nach Ph.Eur.: Gleichförmigkeit* einzeldosierter Arzneiformen od. in begründeten u. zugelassenen Fällen Gleichförmigkeit* des Gehalts einzeldosierter Arzneiformen (bei C. mit weniger als 2 mg od. weniger als 2 % Wirkstoff bezogen auf die Gesamtmasse, Prüfung B) u./od. Gleichförmigkeit* der Masse einzeldosierter Arzneiformen, u. U. auch auf Wirkstofffreisetzung* aus festen oralen Arzneiformen; C. müssen den Anforderungen der Prüfung auf Zerfall von Tabletten u. Kapseln entsprechen; die Zerfallsprüfung* wird nicht verlangt, wenn die Prüfung auf Wirkstofffreisetzung vorgeschrieben ist. Als Prüfflüssigkeit dient Wasser, 0.1 N Salzsäure od. künstl. Magensaft. In jedes der 6 Röhrchen wird auf die C. eine Plastikscheibe gegeben, die Apparatur 30 min lang bewegt u. der Zustand der C. (zerfallen) geprüft. Gelagert werden Gelatinekapseln dicht verschlossen, nicht über 30 °C. Neben der geforderten Arzneibuchqualität muss die bei 60 °C gießfähige Gelatinemasse z. B. für die Herst. von Gelatinebändern (durch Ausgießen auf Kühltrommeln) eine bestimmte Gallertfestigkeit u. Viskosität aufweisen, die auch nach mehrtägigem Erwärmen der Masse nur geringfügig abfallen dürfen. Der Gelatine od. anderen geeigneten Polymeren können Weichmacher, Netzmittel, Opakisierungsmittel, Konservierungsmittel, Süßstoffe, Farbstoffe u. evtl. Aromatisierungsstoffe u. in Sonderfällen Wirkstoffe zugegeben werden. Die mit den Wirkstoffen verarbeiteten Hilfsstoffe können Lösungsmittel, Verdünnungsmittel, Fließverbesserer u. Zerfallsbeschleuniger sein u. dürfen keinen nachteiligen Einfluss auf die Kapselhülle ausüben. Je nach Zusammensetzung der Hülle, dem Herstellungs- u. Verarbeitungsverfahren u. beabsichtigtem Gebrauch unterscheidet man zw. **a) Weichkapseln*** (Ph.Eur.6); **b) Hartkapseln*** (Ph.Eur.6); **c)** magensaftresistenten (dünndarmlösl.) Kapseln (Ph.Eur.6; s. Arzneiformen, magensaftresistente); **d)** Kapseln mit veränderter Wirkstofffreisetzung (Ph.Eur.6); Rektal- u. Vaginalkapseln werden den Zubereitungen* zur rektalen Anwendung od. den Zubereitungen* zur vaginalen Anwendung zugeordnet; s. Weichkapseln. **2. Stärkekapseln:** Capsulae amylaceae, Cachets; Oblatenkapseln Ph.Eur.6; flachzylindr. Steckkapseln mit einzeldosiertem, festem Wirkstoff od. Wirkstoffgemisch (Pulver, Granulate, Komprimate) zur p. o. Applikation; die Hüllen bestehen aus Ober- u. Unterteil u. werden durch Backen eines Teiges aus Weizenmehl u. -stärke od. aus ungesäuertem Brot (Ph.Eur.6) in geeigneten Formen mit einem Fassungsvermögen von 0.1–1.5 g Füllgut hergestellt. Die Stärkekapseln spielen heute kaum noch eine Rolle, da sie zu feuchtigkeitsempfindl. sind, eine unzureichende mechan. Festigkeit besitzen u. sich für die maschinelle Abfüllung nur bedingt eignen. **3. Papierkapseln:** Chartae, Chartulae, Capsulae papyraceae; vorgefaltete Papierhüllen für abgeteilte Pulver; der Inhalt muss im Ggs. zu den anderen C. vor der Applikation entleert werden. Wachspapierkapseln: s. Chartae ceratae.

**Capsulae Acidi ascorbici 200 mg:** Acidi ascorbici capsulae 200 mg; Ascorbinsäure-Kapseln 200 mg; Zusammensetzung: DAC (pro Kapsel Nr.1), NRF, 0.20 g Ascorbinsäure (s. Vitamin C), n. B. Füllstoff (z. B. gesiebte Mischung aus 0.5 T. hochdispersem Siliciumdioxid* u. 99.5 T. Mannitol*), abgefüllt nach der Messzylindermethode (s. Hartkapseln); **Gehalt:** 95–105 % Ascorbinsäure; **Dos.:** 1 Kapsel; bei erhöhtem Bedarf bis zu 3 Kapseln/d.

**Capsulae amylaceae:** s. Capsulae.

**Capsulae Codeini phosphorici 30 mg:** Codeini phosphati capsulae 30 mg; Codeinphosphat-Kapseln 30 mg; Zusammensetzung: DAC (pro Kapsel Nr.1), 0.030 g Codeinphosphat-Hemihydrat, n. B. Füllstoff (z. B. gesiebte Mischung aus 0.5 T. hochdispersem Siliciumdioxid u. 99.5 T. Mannitol), abgefüllt nach der Messzylindermethode (s. Hartkapseln); Gehalt: 95.0–105.0 % Codeinphosphat-Hemihydrat; **Anw.:** bei Reizhusten; **Dos.:** (über 12 Jahre) 2- bis 3-mal/d bis zu 2 Kapseln; **Hinweis:** entfallene Vorschrift aus NFR2001 aufgrund fehlender Praxisrelevanz. Vgl. Codeinphosphat.

**Capsulae Dimeticoni 40 aut 80 mg:** s. Dimeticon-Kapseln 40 od. 80 mg.

**Capsulae Diphenhydramini hydrochlorici 25 mg:** Diphenhydramini hydrochloridi capsulae 25 mg; Diphenhydraminhydrochlorid-Kapseln 25 mg; Zusammensetzung: DAC (pro Kapsel Nr.1), 0.025 g Diphenhydraminhydrochlorid, n. B. Füllstoff (z. B. gesiebte Mischung aus 0.5 T. hochdispersem Siliciumdioxid u. 99.5 T. Mannitol), abgefüllt nach der Messzylindermethode (s. Hartkapseln); Gehalt: 95.0–105.0 % Diphenhydraminhydrochlorid; **Dos.:** bei Schlafstörungen 1–2 Kapseln; **Hinweis:** entfallene Vorschrift aus NFR2001 aufgrund fehlender Praxisrelevanz. Vgl. Diphenhydramin.

**Capsulae gelatinosae:** s. Capsulae.

**Capsulae medicinales:** s. Capsulae.

**Capsulae operculatae:** s. Hartkapseln.

**Capsulae papyraceae:** s. Capsulae.

**Capsulae Propranololi hydrochlorici 40 mg:** Propranololi hydrochloridi capsulae 40 mg; Propranololhydrochlorid-Kapseln 40 mg; Zusammensetzung: DAC (pro Kapsel Nr.1), 0.04 g Propranololhydrochlorid, n. B. Füllstoff (z. B. gesiebte Mischung aus 0.5 T. hochdispersem Siliciumdioxid u. 99.5 T. Mannitol), abgefüllt nach der Messzylindermethode (s. Hartkapseln); Gehalt: 95–105 % Propranololhydrochlorid; **Wirk.:** Beta*-Rezeptoren-Blocker; **Anw.:** bei koronarer Herzkrankheit, tachykarden Herzrhythmusstörungen, funktionellen Herz-Kreislauf-Störungen u. Hypertonie; bei Kardiomyopathien, Hyperthyreose u. zur Migräneprophylaxe; **Dos.:** individuell nach Angaben des Arztes 1–8 Kapseln. Vgl. Propranolol.

**Capsularum involucra:** s. Hartkapseln.

**Captodiamin:** *p*-Butylmercaptobenzhydril-*β*-dimethylamino-ethylsulfid; CAS-Nr. 486-17-9; $C_{21}H_{29}NS_2$; $M_r$ 359.60; Schmp. 132 °C; nicht mehr im Handel befindl. Tranquilizer*.

**Captopril** (INN): Captoprilum Ph.Eur.6; 1-[(2*S*)-3-Mercapto-2-methylpropionyl]-L-prolin; CAS-Nr. 62571-86-2; $C_9H_{15}NO_3S$; Strukturformel: s. Abb.; $M_r$ 217.28; Schmp. 88 °C (Modifikation I) bzw. 105 °C (Modifikation II; polymorph); weißes bis fast weißes, krist. Pulver; leicht lösl. in Wasser, Dichlormethan u. Methanol, lösl. in verd. Alkalihydroxid-Lösung; **Wirk.:** Antihypertensivum*; gilt als erster ACE*-Hemmer; Komplexierung des Zink-Katalysatorsystems des Angiotensin-converting-Enzyms (s. Angiotensine) senkt den Angiotensin-II-Spiegel sowie die Aldosteronfreisetzung; **Ind.:** Hypertonie; Herzinsuffizienz; häufig mit einem Diuretikum* kombiniert; **Kontraind.:** Angioöde-

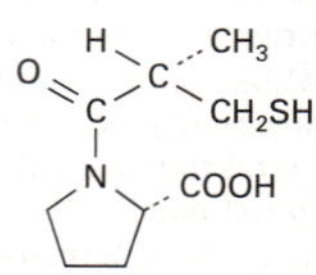


**Captopril**

me in der Vorgeschichte, Schwangerschaft, Stillzeit; **WW:** Kalium od. kaliumsparende Diuretika: Erhöhung des Kaliumspiegels; **UAW:** Hautausschläge, Störungen des Geschmackssinns, Proteinurie, Leukopenie, Nierenschädigungen, Störungen des Blutbilds nach längerer Anw.; **Dos.:** p.o. 3×25–100 mg/d, 1 h vor bzw. 2 h nach den Mahlzeiten; HWZ 2 h bzw. 12 h (Metaboliten).

**Caput** (lat.): Kopf; v.a. Gelenk- od. Muskelkopf; aber auch bei Organen.

**Caput mortum:** s. Eisen(III)-oxid.

**Caramel:** s. Saccharose.

**Caran:** Grundgerüst bicycl. Monoterpene* (Abb. dort).

**Carazolol** (INN): 1-(4-Carbazolyloxy)-3-isopropylamino-2-propanol; CAS-Nr. 57775-29-8; $C_{18}H_{22}N_2O_2$; $M_r$ 298.4; Schmp. 134–137 °C (polymorph); als Humanarzneimittel nicht mehr im Handel befindl. nichtselektiver Beta*-Rezeptoren-Blocker; veterin. noch eingesetzt.

**Carbachol** (INN): Carbacholum Ph.Eur., Carbacholinium chloratum, Carbaminoylcholinium chloratum, Carbaminoylcholinchlorid, Cholinchloridcarbamat; (2-Carbamoyloxyethyl)trimethylammoniumchlorid; CAS-Nr. 51-83-2; $C_6H_{15}ClN_2O_2$, Strukturformel: s. Abb.; $M_r$ 182.7; Schmp. 200–203 °C (unter wenig Zers.); weißes, krist., hygroskop. Pulver, schwach aminartiger Geruch; 1 g lösl. in 1 mL Wasser, in 50 mL Ethanol, in 10 mL Methanol, fast unlösl. in Chloroform, Ether; die wässrige Lsg. ist stabil, auch unter Erhitzen; $pK_S$ (der konjugierten Säure) 4.8; **Wirk.:** direktes Parasympathomimetikum*, Miotikum*; **Ind.:** Glaukom; **Dos.:** in Augentropfen 1.5–3 %.

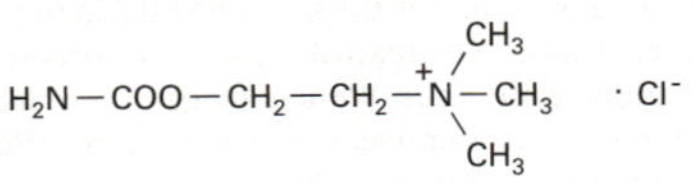


Carbachol

**Carbachol-Augentropfen:** Carbacholi oculoguttae, Oculoguttae Carbacholi; Zusammensetzung: 1.00 g Carbachol* (od. entspr. der Gehaltsangabe), 1.15 g Borsäure* (Menge abhängig von der eingesetzten Menge an Carbachol), 0.01 g Benzalkoniumchlorid*, Wasser für Injektionszwecke ad 100.0 g; Gehalt: 0.9–1.1 % Carbachol (od. ±10 % des deklarierten Gehalts); **Darst.:** Die Borsäure wird im Großteil Wasser unter Erwärmen gelöst. Nach dem Erkalten werden die anderen Feststoffe gelöst, mit Wasser aufgefüllt u. unter asept. Bedingungen in geeignete sterilisierte Behältnisse keimfiltriert. Geforderte Eigenschaften: 250–300 mOsmol/1000 g Wasser, klar u. farblos, pH 4.5–6.0, max. 10 % Cholin, max. Konz.: 3.0 % Carbachol; Beschriftung: Nach Anbruch nur 4 Wochen verwendbar. Konserviert mit 0.002 % Phenylmercuriborat. **Anw.:** als Miotikum bei der Glaukombehandlung zur Herabsetzung des Augeninnendrucks; weitgehend durch Fertigarzneimittel ersetzt. Vgl. Augentropfen.

**-carbaldehyd:** s. Aldehyde.

**Carbamate:** Salze u. Ester der Carbaminsäure*; **Anw.:** als Schädlingsbekämpfungsmittel*.

**Carbamazepin** (INN): Carbamazepinum Ph.Eur.; 5*H*-Dibenz[*b,f*]azepin-5-carboxamid; CAS-Nr. 298-46-4; $C_{15}H_{12}N_2O$, Strukturformel: s. Abb.; $M_r$ 236.26; mehrere polymorphe Formen, z.B. Schmp. 190–191 °C (Modifikation I), Schmp. 176–178 °C (Modifikation III, bei Raumtemperatur stabil) u. ein Dihydrat; fast unlösl. in Wasser, Ether; lösl. in Ethanol (1:10), in Chloroform (1:10), in Aceton; **Wirk.:** Antiepileptikum*, Analgetikum*; **Ind.:** Epilepsie*, Trigeminusneuralgie*, Glossopharyngeusneuralgie, diabet. Neuropathie, nichtepilept. Anfälle, Multiple* Sklerose, Phasenprophylaxe bei affektiven Psychosen; **Kontraind.:** AV-Block, schwere Leberfunktionsstörungen, gleichzeitige Gabe von Monoaminoxidase*-Hemmern; **WW:** induziert das Cytochrom-P-450-Enzymsystem u. kann so zu zahlreichen WW führen; u.a. wird die Wirk. oraler hormonaler Kontrazeptiva abgeschwächt; **UAW:** initial Kopfschmerz, Schwindel, Sehstörungen, Somnolenz, selten allerg. Reaktionen; **Dos.:** einschleichend dosieren; GTD: 0.4–1 g in 1–2 ED, TMD: 1.6 g; HWZ 16–24 h.

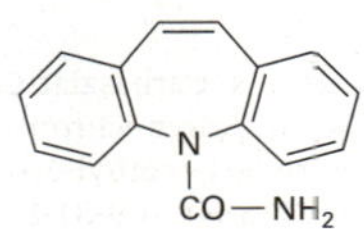


Carbamazepin

**Carbamazin:** s. Diethylcarbamazin.

**Carbamid:** s. Harnstoff.

**Carbamidnitrat:** Carbamidum nitricum, Urea nitrica; salpetersaurer Harnstoff; $CO(NH_2)_2 \cdot HNO_3$; weiße Kristalle; **Anw.:** wie Harnstoff*.

**Carbamidsäure:** s. Carbaminsäure.

**Carbamidsäureamidin:** s. Guanidin.

**Carbamidum bromethylaceticum:** s. Carbromal.

**Carbamidum bromisovalerianicum:** s. Bromisoval.

**Carbaminoylcholinchlorid:** s. Carbachol.

**Carbaminsäure:** Carbamidsäure; $H_2N—COOH$; Halbamid der Kohlensäure; entsteht bei der Addition von Ammoniak* an Kohlenstoffdioxid* od. von Wasser an Cyansäure*; nur in Form ihrer Salze (Carbamate*, z.B. Kalium-, Ammoniumcarbamat) beständig.

**Carbaminsäureethylester:** s. Urethan.

**Carbaminsäurehydrazid:** s. Semicarbazid.

**Carbamoylharnstoff:** s. Biuret.

**Carbapeneme:** Betalactam*-Antibiotika, bei denen der Schwefel im Penam (s. Penicilline) durch Kohlenstoff ersetzt ist; **Wirkstoffe:** z.B. Doripenem*, Ertapenem*, Imipenem*, Meropenem*. Vgl. Antibiotika.

**Carbaryl:** N-Methyl-1-naphthylcarbamat; CAS-Nr. 63-25-2; $C_{12}H_{11}NO_2$, Strukturformel: s. Abb.; $M_r$ 201.22; Schmp. 145 °C; MAK 5 mg/m³; **Anw.:** breit

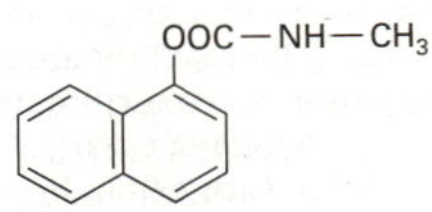


Carbaryl

wirksames Kontaktinsektizid (s. Insektizide); Schädlingsbekämpfungsmittel* (Carbamat).

**Carbasalat-Calcium** (INN): Carbasalatum calcicum Ph.Eur., Calcium acetylsalicylicum carbamidum, Carbaspirin-Calcium; Calciumacetylsalicylatcarbamid; CAS-Nr. 5749-67-7; $C_{19}H_{18}CaN_2O_9$, Strukturformel: s. Abb.; $M_r$ 458.4; Schmp. 195–202 °C (unter Zers.); Komplex aus dem Calciumsalz der Acetylsalicylsäure* u. Harnstoff*; Löslichkeit ca. 230 g/L Wasser (37 °C, pH 4.8); **Wirk.:** Thrombozytenaggregations*-Hemmer; s. Acetylsalicylsäure; **Ind.:** Sekundärprävention nach Herzinfarkt*, bei Angina pectoris* od. nach ischäm. bedingtem Schlaganfall*; **WW u. UAW:** s. Acetylsalicylsäure; **Hinweis:** als Analgetikum*, Antiphlogistikum* u. Antipyretikum* nicht mehr im Handel.

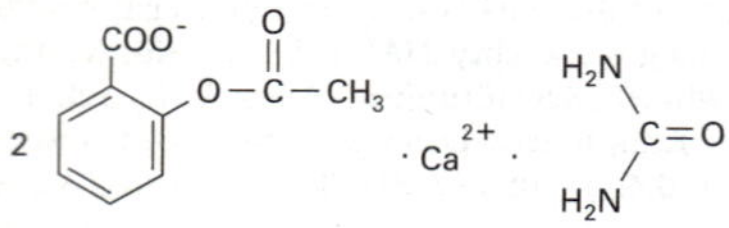


**Carbasalat-Calcium**

**Carbaspirin-Calcium:** s. Carbasalat-Calcium.

**Carbazochrom** (INN): Adrenochrom-monosemicarbazon; 3-Hydroxy-1-methyl-5-semicarbazono-6(5*H*)-indolinon; CAS-Nr. 69-81-8; $C_{10}H_{12}N_4O_3$; $M_r$ 236.2; Schmp. ca. 222 °C (unter Zers.); sehr schwer lösl. in Wasser, Ethanol, fast unlösl. in Ether; Oxidationsprodukt von Adrenalin*; nicht mehr im Handel befindl. Hämostatikum*; früher angewendet bei hämorrhag. Zuständen, Blutungsgefahr bei u. nach Operationen sowie Zahnextraktionen. Vgl. Adenochrom.

**Carbazol:** 9*H*-Carbazol, 9-Azafluoren, Dibenzopyrrol; $C_{12}H_9N$; $M_r$ 167.2; Schmp. 246 °C; Sdp. 355 °C; farblose Blättchen, unlösl. in Wasser, lösl. in Ethanol, in konzentrierter Schwefelsäure unzersetzt löslich; **Vork.:** Grundstruktur von Alkaloiden*, z. B. in Glycosmis-Arten, Fam. Rutaceae* (Strukturformel: s. Verbindungen, heterocyclische, Abb. dort). **Anw.:** (techn.) Synthese von Farbstoffen u. Insektiziden.

**Carbendazim:** Methyl-benzimidazol-2-ylcarbamat; CAS-Nr. 10605-21-7; $C_9H_9N_3O_2$; $M_r$ 191.2; Schmp. 310 °C (Zers.); **Anw.:** (techn.) system. Fungizid* mit breitem Wirkungsspektrum, als Saatgut-Behandlungsmittel, auch Abbauprodukt von Benomyl*; s. Schädlingsbekämpfungsmittel.

**Carbenia benedicta:** s. Cnicus benedictus.

**Carbenicillin** (INN): *α*-Carboxybenzylpenicillin; *N*-[(2*R*,5*R*,6*R*)-2-Carboxy-3,3-dimethyl-7-oxo-4-thia-1-azabicyclo[3.2.0]hept-6-yl]-2-phenylmalonamidsäure; CAS-Nr. 4697-36-3; $C_{17}H_{18}N_2O_6S$; $M_r$ 378.42; nicht mehr im Handel befindl. Antibiotikum*; p. o. nicht verfügbares Breitband-Penicillin*; früher angewendet v. a. bei bakt. Harnwegsinfektionen verursacht durch Pseudomonas aeruginosa u. Proteus-Arten; aufgrund der niedrigen Aktivität z. B. durch Piperacillin* abgelöst. **Carbenicillin-Dinatrium:** Carbenicillinum natricum Ph.Eur.; CAS-Nr. 4800-94-6; $C_{17}H_{16}N_2Na_2O_6S$; $M_r$ 422.4; weißes bis schwach gelbl., hygroskop. Pulver; leicht lösl. in Wasser.

**Carbenium-Ion:** $R_3C^+$; Carbo*-Kation; Ion mit $sp^2$-hybridisiertem, positiv geladenem C-Atom (s. Hybridisierung); Intermediat chem. Reaktionen von zumeist geringer Lebensdauer; **Hinweis:** fälschl. oft auch als Carbonium-Ion (Ion mit pentakoordiniertem, positiv geladenem C-Atom) bezeichnet.

**Carbenoxolon** (INN): Glycyrrhetinhemisuccinat; 3*β*-(3-Carboxypropionyloxy)-11-oxoolean-12-en-30-säure; CAS-Nr. 5697-56-3; $C_{34}H_{50}O_7$, Strukturformel: s. Enoxolon (Abb. dort); $M_r$ 570.74; Schmp. 291–294 °C; $[\alpha]_D^{20\,°C}$ +128° (Chloroform); nicht mehr im Handel befindl. Ulkustherapeutikum* u. Antiphlogistikum*; früher angewendet in der Mundhöhle sowie äußerl. gegen Herpes; **UAW:** wirkt auch als Mineralocorticoid*. **Carbenoxolon-Dinatrium:** Carbenoxolonum dinatricum; CAS-Nr. 7421-40-1; $C_{34}H_{48}Na_2O_7$; $M_r$ 615; weißes, hygroskop. Pulver; leicht lösl. in Wasser, lösl. in Ethanol; **Off.:** DAC.

**Carbesilat:** Carbesilas; chem. Kurzbez. für *p*-Carboxybenzolsulfonat.

**Carbetapentan:** s. Pentoxyverin.

**Carbetocin** (INN): 1-Buttersäure-2-[3-[4-methoxyphenyl)-L-alanin]oxytocin; CAS-Nr. 37025-55-1; $C_{45}H_{69}N_{11}O_{12}S$; $M_r$ 988.17; $[\alpha]_D^{25\,°C}$ −69° (c=0.25 in 1 M Essigsäure); langwirksames synthet. Analogon von Oxytocin* zur einmaligen i. v. Applikation; besteht aus einer Kette von 9 Aminosäuren, die über eine Disulfidbrücke teilweise cyclisiert sind; **Ind.:** **1.** Prävention der Uterusatonie nach Schnittentbindung unter epiduraler od. spinaler Anästhesie; **2.** (veterin.) z. B. bei Wehenschwäche, Nachgeburtsverhalten als Folge der Uterusatonie u. a. Störungen des Puerperiums, zur Auslösung der Milchejektion; **Kontraind.:** Anw. während der Schwangerschaft, zur Wehenauslösung, während der Wehen vor der Geburt des Kindes, Nieren- u. Lebererkrankungen, Präeklampsie, Eklampsie, schwere kardiovaskuläre Erkrankung; **WW:** s. Oxytocin; **UAW:** u. a. Übelkeit, abdominale Schmerzen, Wärmegefühl, Kopfschmerz; **Dos.:** 1×100 µg i. v. unmittelbar nach der Schnittentbindung.

**Carbicalcin:** s. Elcatonin.

**Carbide:** Karbide; Verb. von Kohlenstoff* mit Metallen* u. Metalloiden*; **Einteilung:** nach Hydrolyseverhalten: **1.** methanfreisetzende Methanide: z. B. Aluminiumcarbid ($Al_4C_3$); **2.** acetylenfreisetzende Acetylide: z. B. Calciumcarbid* ($CaC_2$); **3.** allenfreisetzende Allenide: z. B. Magnesiumcarbid ($Mg_2C_3$); **4.** kovalente, nicht hydrolysierbare C.: z. B. Siliciumcarbid* (SiC).

**Carbidopa** (INN): L-(–)-*α*-Hydrazino-3,4-dihydroxy-*α*-methylhydrozimtsäure; (2*S*)-3-(3,4-Dihydroxyphenyl)-2-hydrazino-2-methylpropionsäure; CAS-Nr. 28860-95-9; $C_{10}H_{14}N_2O_4$, Strukturformel: s. Abb.; $M_r$ 226.2; Schmp. 203–205 °C (unter Zers.; kristallisiert aus heißem Wasser); $[\alpha]_D^{20\,°C}$

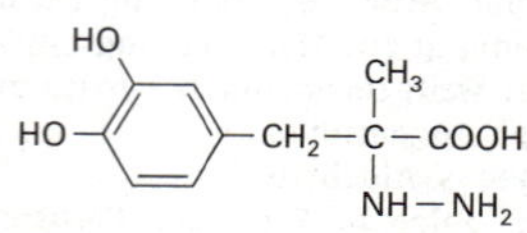


**Carbidopa**

−17.3° (Methanol); lösl. in Wasser (1:500), in Ethanol (1:5000), schwer lösl. in Methanol, leicht lösl. in Salzsäure (3 mol/L), fast unlösl. in Aceton, Chloroform, Ether; **Wirk.:** Antiparkinsonmittel*; DOPA*-Decarboxylase-Hemmer, hemmt die periphere Dopadecarboxylase; **Ind.:** Parkinson*-Syndrom (in Kombination mit Levodopa*); HWZ ca. 2 h. **Carbidopa-Monohydrat:** Carbidopum monohydricum Ph.Eur.; CAS-Nr. 38821-49-7; $C_{10}H_{14}N_2O_4 \cdot H_2O$; $M_r$ 244.25; weißes bis gelbl. weißes Pulver; schwer lösl. in Wasser.

**Carbimazol** (INN): Carbimazolum Ph.Eur.6; 1-Ethoxycarbonyl-3-methyl-2-thioimidazol; CAS-Nr. 22232-54-8; $C_7H_{10}N_2O_2S$, Strukturformel: s. Abb.; $M_r$ 186.23; Schmp. 122–125 °C; 1 T. lösl. in 500 T. Wasser von 20 °C, 10–30 T. Ethanol, 17 T. Aceton; **Wirk.:** Thyreostatikum* der Thioharnstoffgruppe; **UAW:** treten meist 2 Monate nach Therapiebeginn auf; v. a. Übelkeit, Kopfschmerz, Hautausschlag, gelegentl. auch Arzneimittelfieber mit Gelenkbeschwerden; schwerste UAW: Agranulozytose*; C. ist plazentagängig (cave: ggf. Hypothyreose des Neugeborenen); **Dos.:** Kontrolldosierung: p. o. 30–60 mg/d in geteilten Dosen; Erhaltungsdosierung: p. o. 5–20 mg/d; HWZ 3–4 h (Metaboliten).

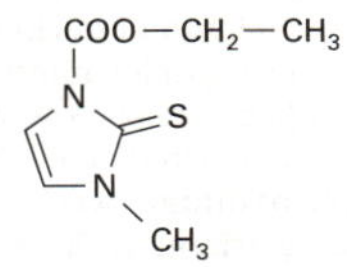


**Carbimazol**

**Carbinol:** s. Methanol.

**Carbinoxamin** (INN): 2-Dimethylaminoethoxy-2-pyridyl-4-chlorphenylmethan; 2-[4-Chlor-$\alpha$-(2-pyridyl)benzyloxy]-*N*,*N*-dimethylethylamin; CAS-Nr. 486-16-8; $C_{16}H_{19}ClN_2O$; $M_r$ 290.8; Sdp. 158–162 °C (13.3 kPa); nicht mehr im Handel befindl. Antihistaminikum* (Histamin*-$H_1$-Rezeptoren-Blocker); **UAW:** s. Azatadin. **Carbinoxaminmaleat:** $C_{20}H_{23}ClN_2O_5$; Schmp. 117–119 °C; leicht lösl. in Wasser, Ethanol, Chloroform, sehr leicht lösl. in Ether. **Carbinoxaminhydrochlorid:** $C_{16}H_{19}ClN_2O \cdot HCl$; Schmp. 162–164 °C (unter Zers.); lösl. in Wasser.

**Carbitol-Solvent:** s. Diethylenglykolmonoethylether.

**Carbo activatus:** Medizinische Kohle Ph.Eur.6, Carbo adsorbens, Carbo medicinalis; Aktivkohle; CAS-Nr. 7440-44-0; gewonnen aus pflanzl. Materialien durch Verkohlungsverfahren (Verkohlung von Holz unter Beimengung von gasentwickelnden u. wieder auswaschbaren Stoffen; Behandlung des pflanzl. Materials bei 700–800 °C mit Wasserdampf, Luft u./od. $CO_2$, Norit-Verfahren), welche eine große äußere u. innere, aktive Oberfläche erzeugen u. somit ein erhöhtes Adsorptionsvermögen bewirken; schwarzes, feines, leichtes Pulver; prakt. unlösl. in allen gebräuchl. Lösungsmitteln; adsorbiert Feuchtigkeit, Gase u. in Suspension viele chem. Verb.; **Formen: 1. A-Kohlen:** Adsorptionskohlen für Gase u. Dämpfe; **2. E-Kohlen:** Kohlen, die zur **E**ntfärbung u. Reinigung dienen; **Anw.: 1.** (med.) **a)** innerl. bei Meteorismus, Flatulenz, als Antiseptikum zur Adsorption der Bakterien bei infektiösen Darmerkrankungen (Dos.: 5–20 g in Wasser angerührt); bei Intoxikationen; **b)** äußerl.: Wundstreupulver (Dos.: 0.5–2.5 g); **2.** (techn.) zur Entkeimung von Trinkwasser; zum Entfärben u. Desodorieren; **Prüfung:** Nach Ph.Eur. ist auf den Gehalt an fluoreszierenden Substanzen, Blei, Kupfer u. Zink, auf Trocknungsverlust (max. 15 % bei 120 °C) u. das Adsorptionsvermögen gegenüber Phenazon* (Adsorption mind. 40 %, bromatometr. bestimmt aus der Gesamtmenge im Blindversuch u. der nicht adsorbierten Menge an Phenazon) zu prüfen; mikrobielle Belastung max. $10^3$ aerobe Keime/g. **Sonderformen: 1. Carbo animalis:** Tierkohle, Blutkohle; Gew.: durch Verkohlung von Knochen, Fleisch, Blut u. anderen tier. Stoffen; Anw.: s. o.; **2. Carbo Carnis purus:** Fleischkohle; **3. Carbo Coffeae:** Kaffeekohle; Gew.: durch Rösten der grünen, trockenen Kaffeebohnen; Anw.: (med.) innerl. bei Ruhr, Shigellose*, Nahrungsmittelallergien; äußerl. bei Angina, Scharlach, Gingivitis, Ekzemen; **4. Carbo ligni pulveratus:** gepulverte Holzkohle, Carbo vegetabilis, vegetabilische Kohle; Gew.: nochmaliges Glühen gewöhnl. Holzkohle in geschlossenen Gefäßen; gepulverte Holzkohle soll schwarz sein u. darf an Aktivkohle nichts abgeben; **5. Carbo mineralis:** Graphit*, Pottlot; **6. Carbo ossium:** Knochenkohle; Gew.: Erhitzen von mit Benzin od. Schwefelkohlenstoff gereinigten u. zerkleinerten Knochen unter Luftabschluss; linsen- od. erbsengroße, schwarze, samtartige Stückchen; der Kohlenstoffgehalt beträgt nur 10 %; Anw.: Entfärben u. Desodorieren (Adsorption von Farb- u. Riechstoffen); **7. Carbo ossium depuratus:** gereinigte Knochenkohle; Gew.: Ausziehen mit Salzsäure der von Knochenasche befreiten Knochenkohle; **8. Carbo Panis:** Brotkohle; **9. Carbo Populi:** Pappelholzkohle; **10. Carbo Sanguinis:** Blutkohle; s. Carbo animalis; **11. Carbo Spongiae:** Spongia usta, Schwammkohle; Gew.: Verkohlen von Meerschwämmen; enthält etwas Brom u. Iod; Anw.: (volkstüml.) gegen Kropf u. zur Entfettung; **12. Carbo Tiliae:** Lindenholzkohle; **13. Carbo vegetabilis:** s. Carbo ligni pulveratus; **14. Iodkohle*. Hom.: 1.** Carbo animalis (HAB): verordnet z. B. bei Magen-, Darmentzündung, Lymphknotengeschwülsten, eitrigen Geschwüren, begleitend bei Karzinomen; **2.** Carbo vegetabilis (HAB): ausgeglühte Kohle von Rotbuchen- od. Birkenholz, Holzkohle; Konstitutionsmittel*; verordnet z. B. bei Gastritis, Bronchialkatarrh, Kreislaufschwäche, venösen Stasen.

**Carbo adsorbens:** s. Carbo activatus.

**Carbo adsorbens granulatus:** s. Granulatum Carbonis.

**Carboanhydrase:** Abk. CA; Carboanhydratase; Enzym* (Zinkprotein), das die reversible Spaltung der Kohlensäure zu $H_2O$ u. $CO_2$ katalysiert; wird durch Carboanhydrase*-Hemmer (z. B. Acetazolamid*; vgl. Antiglaukomatosa) gehemmt; **Vork.:** in Tieren, Bakt. u. Grünalgen; **Funktion:** $CO_2$ lässt sich im Körper besser als Hydrogencarbonat transportieren; dient der Regulation des pH-Wertes von Blutplasma u. Magensäure.

**Carboanhydrase-Hemmer:** Carboanhydrase-Inhibitoren; Carboanhydratase-Hemmer; Sulfonamide*, die als Enzyminhibitoren* spezif. die Carboanhydrase* hemmen; **Wirk.:** Antiglaukomatosa*; Antiepileptika*; diuret.; **Wirkungsmechanismus: 1.** renal: Hemmung des Austauschs von $H^+$- u. $Na^+$-Ionen im proximalen Tubulus, verminderte Ausscheidung von $NH_4^+$-Ionen; diuret. Effekt infolge der Mehrausscheidung von $Na^+$- u. $K^+$-Ionen, $HCO_3^-$-Ionen u. $H_2O$; der Basenverlust führt zu einer Acidose, welche die diuret. Wirk. der C.-H. nach wenigen Stunden bis Tagen aufhebt. **2.** als Antiglaukomatosa: Reduzierung des intraokulären Drucks infolge des Hemmeffekts auf die Kammerwasserproduktion; **Wirkstoffe: 1.** Antiglaukomatosa: **a)** system.: Acetazolamid*; **b)** top.: z. B. Brinzolamid*, Dorzolamid*; **2.** Antiepileptika: Sultiam*; **3.** Anw. als Diuretika* heute ohne therap. Bedeutung; **UAW:** u. a. Hypokaliämie, diuret. Wirk., nicht respirator. Acidose.

**Carboanhydrase-Inhibitoren:** s. Carboanhydrase-Hemmer.

**Carboanhydratase:** s. Carboanhydrase.

**Carboanhydratase-Hemmer:** s. Carboanhydrase-Hemmer.

**Carbobenzoxylierung:** s. Bergmann-Zervas-Carbobenzoxylierung.

**Carbocalcitonin:** s. Elcatonin.

**Carbocistein** (INN)**:** Carbocisteinum Ph.Eur., *S*-Carboxymethyl-L-cystein; (*R*)2-Amino-4-thia-adipinsäure; CAS-Nr. 2387-59-9; $C_5H_9NO_4S$, Strukturformel: s. Abb.; $M_r$ 179.21; Schmp. 204–207 °C (unter Zers.); $[\alpha]_D^{20\,°C}$ −32.5 bis −35.5° (bei pH 6.3, mit NaOH einstellen); weißes, krist. Pulver; unlösl. in Wasser, Ethanol u. Ether, lösl. in verd. Mineralsäuren u. verd. Alkalihydroxid-Lsg.; **Wirk.:** Mukolytikum*, Expektorans*; **Ind.:** begleitende Behandlung bei akuten u. chron. bronchopulmonalen Erkrankungen, die mit einer Störung von Schleimbildung u. -transport einhergehen; **Kontraind.:** akute Magen-Darm-Ulzera; **WW:** Kopfschmerz, Sodbrennen, Übelkeit, Erbrechen; **Dos.:** p. o. 2–3 × 0.75 g/d; Kinder (1–4 Jahre) 2 × 0.25 g/d, Kinder (ab 4 Jahre) 3 × 0.25 g/d; HWZ 1–3 h. Gebräuchl. ist auch Carbocistein-Natrium.

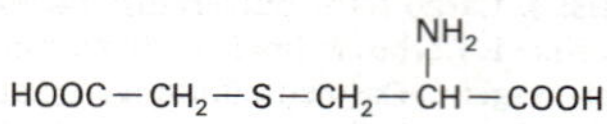


**Carbocistein**

**Carbo Coffeae:** s. Carbo activatus.

**Carbocromen** (INN)**:** Carbochromen, 3-(2-Diethylaminoethyl)-7-(ethoxycarbonylmethoxy)-4-methylcumarin; Ethyl-3-[2-(diethylamino)ethyl]-4-methyl-2-oxo-2*H*-1-benzopyran-7-yloxyacetat; CAS-Nr. 804-10-4; $C_{20}H_{27}NO_5$; $M_r$ 361.4; nicht mehr im Handel befindl. Koronardilatator*; **Carbocromenhydrochlorid:** Schmp. 161–163 °C (polymorph).

**Carbodiimide:** Diimide des Kohlenstoffdioxids* (s. Abb.); addieren leicht Nucleophile* an das zentrale C-Atom.

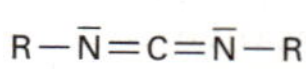


**Carbodiimide:** allg. Formel

**Carbogele:** s. Kohlenwasserstoffgele.

**Carbo-Kation:** Ion* mit positiv geladenem C-Atom; Überbegriff für das trivalente Carbenium*-Ion u. das viel seltenere, pentavalente Carbonium-Ion.

**Carbolinalkaloide:** zu den Indolalkaloiden* gerechnete Gruppe von Alkaloiden mit β-Carbolin als Grundgerüst (Pyrido[3,4]indol, Strukturformel: s. Alkaloide (Abb. dort); **Beispiele:** Harmanalkaloide*, Rauwolfia-Alkaloide (s. Rauvolfia serpentina, Rauwolfiae radix) u. Derivate von Yohimban*.

**Carbolineum:** Karbolineum; Steinkohlenteer-Destillat; ölige braunrote, nach Teer riechende Flüss., enthält u. a. Phenole, Naphthalin, Cresol, Anthracen; **Anw.:** zum Imprägnieren von Holz (s. Holzschutz) u. Mauerwerk (Hausschwamm), verdünnt zum Spritzen der Obstbäume, gegen Insektenlarven u. -eier; s. Schädlingsbekämpfungsmittel.

**Carbolsäure:** s. Phenol.

**Carbo medicinalis:** s. Carbo activatus.

**Carbomere:** (engl.) *polyacrylic acid*; Carbomera Ph.Eur.6, Carboxypolymethylen, Carboxyvinylpolymer, Acidum polyacrylicum, Polyacrylsäure, Poly(1-carboxyethylen); hochmolekulare Polymere der Acrylsäure*, quervernetzt mit Polyalkenethern von Zuckern od. Polyalkoholen; CAS-Nr. 9007-20-9; Strukturformel: s. Abb.; $M_r$ 860 000 bis ca. 4 000 000 (mit vielen kurzen Seitenketten); weißes Pulver; D. 1.41 (vakuumgetrocknet bei 80 °C); Schüttdichte 5 g/cm³; enthält mind. 56 % u. max. 68 % Carboxylgruppen, max. 3 % Wasser, hygroskop. (für genau einzustellende Lösungen muss der Wassergehalt bestimmt werden); nicht quervernetzte C. (z. B. gefriergetrocknete C.) sind auch mit einer $M_r$ um 1 000 000 gut wasserlöslich (scharfes Trocknen verringert die Wasserlöslichkeit); pH-Wert (1 %ige wässrige Lsg.) 3.0; quillt in Wasser u. anderen polaren Lösungsmitteln nach Dispersion u. löst sich erst beim Neutralisieren mit Natriumhydroxid-Lösung; lösl. in Dioxan, Dimethylformamid, Ethanol, Methanol, Ethylenglykol, Glycerol, unlösl. in Aceton, Ether, Benzol, Cyclohexan; C. bilden in Wasser u. org. Lösungsmitteln mit Basen u. Aminen viskose Gele. Die freien Carboxylgruppen der C. reagieren mit Alkalihydroxiden, Natriumcarbonat, Trometamol*, Triethanolamin*, Diisopropanolamin unter starker Vernetzung (Viskositätserhöhung). Starke Zunahme der Viskosität im Bereich pH 3–6, die bis pH 10 fast konstant bleibt u. bei weiterem pH-Anstieg wieder abnimmt. Neutralisierte C. (Bestimmung der scheinbaren Viskosität mit einem Rotationsviskosimeter nach Ph.Eur.) bilden in Wasser in niedriger Konz. (bis 0.4 %) pseudoplast. Lösungen mit Fließpunkt, in höheren Konz. (bis max. 5 %) salbenartige Gele mit thixotropen Fließeigenschaften (s. Rheologie). Ohne Viskositätsverlust hitzesterilisierbar; C.-Lösungen verhindern Pilz- od. Bakterienwachstum. **Inkomp.:** polyvalente Ionen, Elektrolyte in hoher Konz., kation. Wirkstoffe u. Polymere, starke Säuren (Fällung), Phenole.

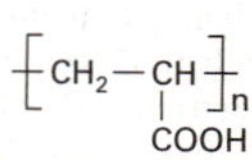


**Carbomere**

**Carbomere**
Rezepturhinweise NRF

| Typ | Handelsprodukt (Beispiele) | typische Verwendung | Qualität |
|---|---|---|---|
| **Pharmaqualität** | | | |
| Carbomer 50 000 | Carbopol® 980 | Gele zur kutanen Anwendung; nicht zur Einnahme und für Schleimhautkontakt zulässig; Ersatzprodukt für das benzolhaltige Carbopol® 940 | Ph.Eur. |
| Carbomer 35 000 | Carbopol® 974P | Gele zur Anwendung auf Haut und Schleimhaut; auch zur rektalen, oralen und ophthalmologischen Anwendung und zur Einnahme; Ersatzprodukt für das benzolhaltige Carbopol® 934P | Ph.Eur. |
| **Non-Pharmaqualität** | | | |
| Carbomer 50 000 | Carbopol® 940 | in Arzneimitteln laut Ph.Eur. unzulässig | NF |
| Carbomer 7500 | Carbopol® 941 | in Arzneimitteln laut Ph.Eur. unzulässig | NF |
| Carbomer 35 000 | Carbopol® 934 | in Arzneimitteln laut Ph.Eur. unzulässig | NF |
| Carbomer 35 000 | Carbopol® 934P | in Arzneimitteln laut Ph.Eur. unzulässig | NF |

Kettenabbau in neutralisierten wässrigen Lösungen durch Licht u. Schwermetallspuren; die Auswirkung der Schwermetallspuren wird durch Zusatz von 0.05 % Natriumedetat* verhindert. **Zuber.:** Wasserhaltiges Carbomergel*; 2-Propanolhaltiges Carbomergel*; **Anw.:** Reagenz Ph.Eur.6; gelegentl. Zusatz zu Cellulose od. Kieselgel bei DC; Verdickungsmittel für alkohol. u. alkohol.-wässrige Zuber.; C. werden in Wasser od. Lösungsmittelgemischen mit schnelllaufendem Rührwerk vollständig dispergiert u. erst dann bis zu einem bestimmten pH-Wert mit Lauge od. Aminen neutralisiert. Ist der Alkoholgehalt <50 %, wird zur Neutralisierung Trometamol anstelle von Triethanolamin eingesetzt, bei Alkoholgehalten >50 % müssen besser alkohollösl. Amine eingesetzt werden, z. B. *N*-(2-Hydroxypropyl)ethylendiamin, Polyethylenglykolcocamin od. Diisopropylamin. Die mit C. erhaltenen Hydrogele lassen sich in die Haut einreiben u. besitzen eine gewisse Tiefenwirkung. Unter Verw. bestimmter Amine u. Ethanol bzw. Isopropanol entstehen alkoholhaltige Gele, die eine verstärkte Tiefenwirkung aufweisen u. stärker kühlend wirken. Die C.-Typen enthalten Restmengen von Monomeren u. Polymerisations-Lösungsmitteln. Nach Ph.Eur. sind die Rückstände für Benzol u. freie Acrylsäure auf 2 ppm u. ≤0.25 % begrenzt (s. Tab.). **Formen:** Carbopol®-Typen (Viskositätsangaben meist mit 0.5%iger Lsg. am Rotationsviskosimeter Brookfield, 20 UpM): **1.** Carbopol® 934 NF (30 500–39 400 mPa · s, Benzol <0.1 %), Carbopol® 2984 (45 000–80 000 mPa · s, Cosolvent <0.45 %) u. Carbopol® 5984 EP (25 000–45 000 mPa · s, Cosolvent <0.45 %): zur Herst. von mittel- bis hochviskosen wässrigen u. hydroalkohol. Gelen, Emulsionen u. Suspensionen; **2.** Carbopol® 934P NF (29 400–39 400 mPa · s, Benzol <100 ppm) u. Carbopol® 974P NF (29 400–39 400 mPa · s, Ethylacetat <0.5 %): für orale u. mucoadhäsive Anw., für Tabletten mit kontrollierter Freisetzung u. orale Suspensionen sowie für den transdermalen u. topischen Einsatz; **3.** Carbopol® 934 NF u. Carbopol® 2894: in der Kosmetik als Suspendiermittel (Quasiemulgator*) in 0.1–0.4 %iger Konz., als transparente Salbengrundlage (Gelbildner) in 0.5–5 %iger Konz., für Haarfestiger, Sonnenschutz, Rasierlotionen u. alle Arten von Gelen; **4.** Carbopol® 940 NF (40 000–60 000 mPa · s, Benzol <0.1 %), Carbopol® 980 NF (40 000–60 000 mPa · s, Cosolvent <0.3 %) u. Carbopol® Ultrez 10 (45 000–65 000 mPa · s, Cosolvent <0.45 %): ergeben wässrige od. hydroalkohol. topische Gele mit hoher Viskosität u. Klarheit. Verdickung auch ohne Neutralisieren; **5.** Carbopol® 941 NF (4000–11 000 mPa · s, Benzol <0.1 %), Carbopol® 981 NF (4000–10 000 mPa · s, Cosolvent <0.3 %) u. Carbopol® ETD 2050 (3000–15 000 mPa · s, Cosolvent <0.45 %): ergeben topisch anzuwendende klare Gele, stabile Emulsionen u. Suspensionen mit geringeren Viskositäten; verträglich mit moderater Ionenkonzentration; **6.** Carbopol® 971P NF u. Carbopol® 71G NF (beide 4 000–11 000 mPa · s, Ethylacetat <0.5 %), ähnliche rheolog. Eigenschaften wie Carbopol® 941: für orale Suspensionen mit mucoadhäsiven Eigenschaften, Tabletten mit kontrollierter Wirkstofffreigabe (nahezu Kinetik nullter Ordnung), niedrig viskose Lotionen u. Gele für den äußerl. Gebrauch sowie für transdermale Applikationen; **7.** Carbopol® 1342 NF (9500–26 500 mPa · s, 1 %ig, Benzol <0.1 %), Carbopol® 1382 (25 000–45 000 mPa · s, 1 %ig, Cosolvent <0.45 %), Carbopol® ETD 2020 (32 000–77 000 mPa · s, 1 %ig, Cosolvent <0.45 %): zur Stabilisierung von Emulsionen u. Suspensionen u. als leichte Verdickungsmittel für wässrige u. hydroalkohol. Systeme.

**Carbomergel, 2-Propanol-haltiges:** Carbomeri mucilago cum 2-propanolo DAB; Zusammensetzung: 0.5 T. Carbomer 50 000 (Carbopol® 980; s. Carbomere), 1.0 T. Natriumhydroxid-Lsg. (50 g/L), 25.0 T. 2-Propanol, 73.5 T. gereinigtes Wasser; **Darst.:** Anreiben des Carbomers mit frisch ausgekochtem u. abgekühltem Wasser; klumpenfreies Dispergieren; anschließend Zusetzen von 2-Propanol u. vorsichtiges Hinzufügen der Lauge; das entstehende Gel wird quellen gelassen. Durch den

Isopropanolgehalt ist kein Konservierungsmittel erforderlich. Vgl. Carbomergel, Wasserhaltiges.

**Carbomergel, Wasserhaltiges:** Carbomeri mucilago aquosa DAB; Zusammensetzung: 0.5 T. Carbomer 50 000 (Carbopol® 980; s. Carbomere), 3 T. Natriumhydroxid-Lsg. (50 g/L), 96.5 T. gereinigtes Wasser; **Darst.:** Anreiben des Carbomers mit frisch ausgekochtem u. abgekühltem Wasser; klumpenfreies Dispergieren; anschließend vorsichtiges Zusetzen der Lauge; das entstehende glasklare Gel wird quellen gelassen. Eine Konservierung ist zwingend notwendig; entweder mit konserviertem Wasser (s. Aqua conservata; DAC) od. mit Parabenen*.

**Carbomeri mucilago aquosa:** s. Carbomergel, Wasserhaltiges.

**Carbomeri mucilago cum 2-propanolo:** s. Carbomergel, 2-Propanol-haltiges.

**Carbonate:** Karbonate; Salze* der Kohlensäure (s. Kohlenstoffdioxid); **Beispiel:** Natriumcarbonat*; Kaliumcarbonat*; Calciumcarbonat*.

**Carbonate, primäre:** s. Hydrogencarbonate.

**Carbonate, saure:** s. Hydrogencarbonate.

**Carbonathärte:** s. Aqua.

**Carbondisulfid:** s. Schwefelkohlenstoff.

**Carbonei dioxidum:** s. Kohlenstoffdioxid.

**Carbonei monoxidum[$^{15}$O]:** s. [$^{15}$O]Kohlenstoffmonoxid.

**Carboneum:** s. Kohlenstoff.

**Carboneum chloratum:** s. Tetrachlorkohlenstoff.

**Carboneum dioxydatum:** s. Kohlenstoffdioxid.

**Carboneum oxychloratum:** s. Phosgen.

**Carboneum sesquichloratum:** s. Hexachlorethan.

**Carboneum sulfuratum:** s. Schwefelkohlenstoff.

**Carboneum tetrachloratum:** s. Tetrachlorkohlenstoff.

**Carboneum trichloratum:** s. Hexachlorethan.

**Carbonisieren:** s. Kaliumcarbonat.

**Carbonium-Ion:** s. Carbo-Kation.

**Carbonsäureamide:** Derivate von Carbonsäuren*, deren OH-Gruppe durch Ammoniak*, primäre od. sekundäre Amine* ersetzt ist; reagieren langsamer als Carbonsäuren u. wirken nicht mehr acylierend. **IUPAC:** An den Stammnamen der Acyl-Gruppe der betreffenden Carbonsäure wird das Suffix -amid angefügt. Ist die Verb. am N-Atom substituiert, wird vor den Namen des Substituenten ein N- eingesetzt. Entspr. der Anzahl der Substituenten am N-Atom werden sie in primäre, sekundäre u. tertiäre C. eingeteilt (s. Abb.). **Darst.:** **1.** Reaktion einer Carbonsäure mit Ammoniak od. Aminen zum entspr. Ammoniumcarboxylat u. nachfolgender Pyrolyse* unter Wassereliminierung; **2.** Einwirkung von Ammoniak auf Säurechloride* od. Säureanhydride*.

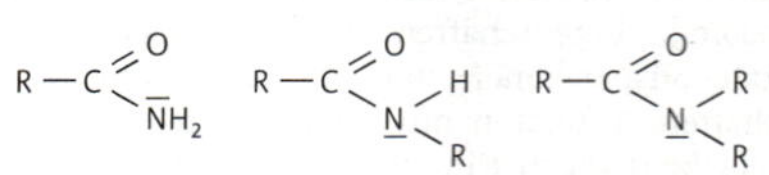

primär sekundär tertiär

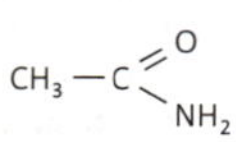

Acetamid

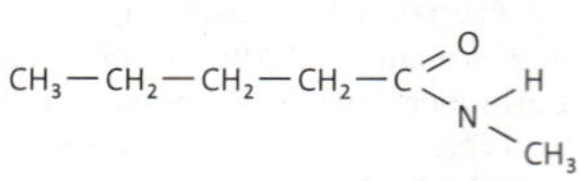

*N*-Methylvaleramid (*N*-Methylpentanamid)

**Carbonsäureamide:** oben: primäre, sekundäre u. tertiäre Carbonsäureamide; Mitte: Acetamid als Beispiel; unten: *N*-Methylvaleramid als Beispiel für Substitution am N-Atom

**Carbonsäureanhydride:** Stoffe, die formal aus 2 Molekülen Carbonsäure* durch Abspaltung von Wasser gebildet werden; allg. Formel: s. Abb.; besitzen eine ähnl. hohe Reaktionsfähigkeit wie Carbonsäurehalogenide*. **Cyclische** C. werden leicht aus Dicarbonsäuren unter Abspaltung von Wasser u. Bildung 5- od. 6-gliedriger Ringsysteme erhalten. **IUPAC:** Anhängen des Suffixes -anhydrid an den Namen der entspr. Carbonsäure.

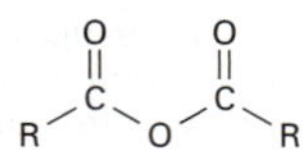

allgemeine Formel

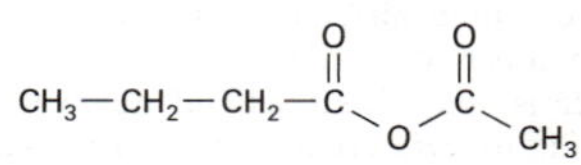

Buttersäureessigsäureanhydrid

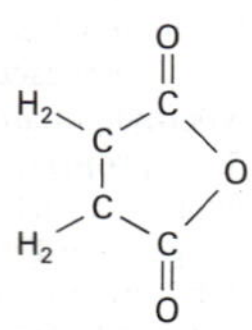

Bernsteinsäureanhydrid

**Carbonsäureanhydride:** oben: allg. Formel; Mitte: Buttersäureessigsäureanhydrid als Beispiel für die IUPAC-Nomenklatur; unten: Bernsteinsäureanhydrid als Beispiel für die Struktur u. IUPAC-Nomenklatur der cycl. Carbonsäureanhydride

**Carbonsäureester:** allg. Formel: R—CO—O—R′; Produkt der Kondensationsreaktion einer Carbonsäure* mit einem Alkohol*; wasserunlösl., meist angenehm riechende Verb.; pflanzl. u. tier. Fette u. Öle sind Ester* von langkettigen, gesättigten u. ungesättigten Carbonsäuren mit Glycerol*. **IUPAC:** Bez. als Carbonsäurealkylester (z. B. Essigsäureethylester; s. Abb.) od. Voranstellen des Präfixes Alkoxycarbonyl- vor den Namen des Stamm-

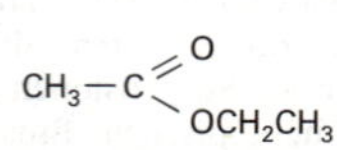

**Carbonsäureester:** Essigsäureethylester als Beispiel

systems; früher: Alkylsalze der Carbonsäuren. Vgl. Lactone.

**Carbonsäureesterasen:** s. Esterasen.

**Carbonsäurehalogenide:** allg. Formel: R—CO—X (X = F, Cl, Br, I); Halogenderivate der Carbonsäuren*; formaler Ersatz der Hydroxylgruppe einer Carbonsäure durch ein Halogen; **IUPAC:** Dem Namen der Acyl-Gruppe R—CO— wird der Name des Halogenids X angefügt (s. Abb.). C., deren Namen sich von Carbonsäuren ableiten, die das Suffix -carbonsäure in ihrem Namen enthalten, erhalten statt dessen in ihrem Namen das Suffix -carbonylhalogenid. **Darst.:** Umsetzung einer Carbonsäure z. B. mit Thionylchlorid* ($SOCl_2$), Phosphor(III)-chlorid ($PCl_3$), Phosphoroxidbromid ($POBr_3$) od. Phosphor(V)-chlorid ($PCl_5$); **Anw.:** Wegen ihrer großen Reaktionsfähigkeit finden die leicht zugängl. C. häufig Verw. in der Darst. anderer Carbonsäurederivate sowie als Acylierungsmittel.

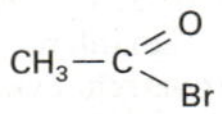


**Carbonsäurehalogenide:** Acetylbromid als Beispiel

**Carbonsäurehydrazide:** s. Hydrazide.

**Carbonsäuren:** Karbonsäuren; org. Säuren, die eine od. mehrere Carboxygruppen (—CO—OH) als charakterist. funktionelle Gruppe* enthalten (s. Tab.); **Einteilung:** nach Anzahl der Carboxygruppen in Monocarbonsäuren mit einer, Polycarbonsäuren mit mehreren Carboxygruppen (z. B. Dicarbonsäuren mit 2 Carboxygruppen). Niedrige Monocarbonsäuren bis zu einer Kettenlänge von 10 C-Atomen sind größtenteils flüssig, höhere fest. C. liegen in apolaren Lösungsmitteln oft als Assoziate vor. Viele der gebräuchl. C. wurden erstmalig aus natürl. Produkten isoliert, speziell aus Fetten*. Höhere Monocarbonsäuren werden daher auch als Fettsäuren* bezeichnet. **IUPAC:** An den Namen der Kohlenstoffkette (einschließl. des C-Atoms der Carboxygruppe) wird das Suffix -säure angehängt (s. Abb.). Das Carboxy-C-Atom erhält die Ziffer 1. Bei der Bez. der C-Atome mit gr. Buchstaben wird das der Carboxygruppe benachbarte C-Atom mit α bezeichnet. Wenn eine Carboxygruppe als Substituent an ein Stammsystem gebunden ist, kann diese entweder durch das Präfix Carboxy- od. durch das Suffix -carbonsäure ausgedrückt werden. Das Carboxylat-Ion $R—COO^-$ wird durch Anhängen des Suffixes -carboxylat an den entspr. sys-

**Carbonsäuren**
Physikalische Eigenschaften einiger wichtiger Carbonsäuren

| Carbonsäure | Struktur | Schmelzpunkt (°C) | Siedepunkt (°C) | $pK_{s,1}$ (25 °C) | $pK_{s,2}$ |
|---|---|---|---|---|---|
| **Monocarbonsäuren** | | | | | |
| Ameisensäure* | H—COOH | 8 | 100.5 | 3.77 | |
| Essigsäure* | $CH_3$—COOH | 17 | 118 | 4.76 | |
| Propionsäure* | $CH_3$—$CH_2$—COOH | −22 | 141 | 4.88 | |
| Buttersäure* | $CH_3$—$(CH_2)_2$—COOH | −5 | 163 | 4.82 | |
| Valeriansäure* | $CH_3$—$(CH_2)_3$—COOH | −34 | 186 | 4.81 | |
| Capronsäure* | $CH_3$—$(CH_2)_4$—COOH | −3.9 | 205 | 4.85 | |
| Caprylsäure* | $CH_3$—$(CH_2)_6$—COOH | 16 | 237 | 4.85 | |
| Caprinsäure* | $CH_3$—$(CH_2)_8$—COOH | 31 | 269 | — | |
| Laurinsäure* | $CH_3$—$(CH_2)_{10}$—COOH | 44 | 225 | — | |
| Myristinsäure* | $CH_3$—$(CH_2)_{12}$—COOH | 58 | 326 | — | |
| Palmitinsäure* | $CH_3$—$(CH_2)_{14}$—COOH | 63 | — | 5.70 | |
| Stearinsäure* | $CH_3$—$(CH_2)_{16}$—COOH | 70 | — | — | |
| Glykolsäure | HO—$CH_2$—COOH | 79 | — | 3.83 | |
| Milchsäure* | $CH_3$—CH(OH)—COOH | 18 | — | 3.87 | |
| Acrylsäure* | $CH_2$=CH—COOH | 13 | 141 | 4.26 | |
| **Dicarbonsäuren** | | | | | |
| Oxalsäure* | HOOC—COOH | 110 (Zers.) | — | 1.33 | 4.29 |
| Malonsäure* | HOOC—$CH_2$—COOH | 135 | — | 2.85 | 5.70 |
| Bernsteinsäure* | HOOC—$(CH_2)_2$—COOH | 185 | 235 | 4.21 | 5.64 |
| Glutarsäure* | HOOC—$(CH_2)_3$—COOH | 98 | 303 | 4.34 | 5.42 |
| Adipinsäure* | HOOC—$(CH_2)_4$—COOH | 152 | 331 | 4.43 | 5.41 |
| Pimelinsäure* | HOOC—$(CH_2)_5$—COOH | 105 | — | 4.43 | 5.42 |
| Suberinsäure* | HOOC—$(CH_2)_6$—COOH | 144 | — | 4.53 | 5.52 |
| Maleinsäure* | HOOC—CH=CH—COOH (*cis*) | 131 | — | 1.30 | 5.95 |
| Fumarsäure* | HOOC—CH=CH—COOH (*trans*) | 287 | — | 2.93 | 4.56 |

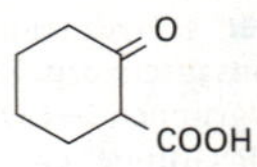

**1** 2-Oxocyclohexancarbonsäure

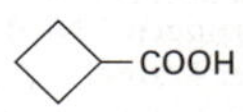

**2** Cyclobutancarbonsäure

$CH_3—COO^{(-)}NH_4^{(+)}$

**3** Ammoniumacetat

**Carbonsäuren:** Beispiele zur IUPAC-Nomenklatur

temat. Namen od. Trivialnamen benannt. Bei Salzen der C. wird zuerst das Kation u. dann das Carboxylat-Ion genannt. Vgl. Phenolcarbonsäuren.

**Carbonsäurenitrile:** s. Nitrile.

**Carbonsäuresalze:** s. Carbonsäuren.

**Carbonyl-:** Bez. für die funktionelle Gruppe* —C(=O)— in org. Verb. (s. Aldehyde; Ketone).

**Carbonylchlorid:** s. Phosgen.

**Carbonyle:** Carbonyl-Komplexe, Metallcarbonyle; Koordinationsverbindungen (s. Komplexverbindungen) der Metalle mit Kohlenstoffmonoxid* (CO); **Beispiel:** Chromhexacarbonyl $Cr(CO)_6$. **Nitrosylcarbonyle:** enthalten neben CO auch NO (Stickstoffmonoxid*) im Molekül.

**-carbonylhalogenid:** s. Carbonsäurehalogenide.

**Carbonyl-Komplexe:** s. Carbonyle.

**carbophil:** s. lipophil.

**Carboplatin (INN):** Carboplatinum Ph.Eur.; Platinkompex aus Diamminplatin u. 1,1-Cyclobutandicarbonsäure; CAS-Nr. 41575-94-4; $C_6H_{12}N_2O_4Pt$, Strukturformel: s. Abb.; $M_r$ 371.3; Schmp. 200 °C (Zers.); farbloses, krist. Pulver, wenig lösl. in Wasser, sehr schwer lösl. in Aceton u. Ethanol; **Wirk.:** Zytostatikum* (Alkylans); **Ind.:** Bronchial-, Zervix- u. Ovarialkarzinom (weniger nephrotox. als Cisplatin* in der Kombinationschemotherapie); **Kontraind.:** Schwangerschaft; schwere Knochenmarkdepression, schwerer Nierenschaden, blutende Tumoren; **UAW:** u. a. Knochenmarkdepression (überwiegend Thrombo- u. Leukozytopenie), Neuropathie (einschließl. Neuritis nervi optici, Ototoxizität), Nieren- u. Leberfunktionsstörung, gastrointestinale Beschwerden; **Dos.:** i. v. 400 mg/$m^2$ KOF.

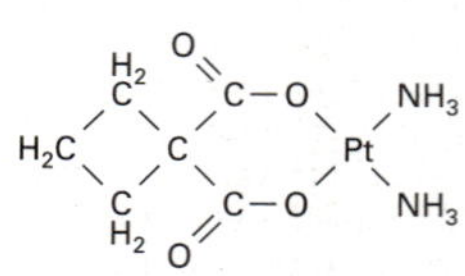

**Carboplatin**

**Carbopol®:** s. Carbomer.

**Carborundum:** s. Siliciumcarbid.

**Carboxide:** Sammelbez. für mikrobizide Gasgemische aus 10 % Ethylenoxid* u. 90 % $CO_2$; **Anw.:** zur Gassterilisation; s. Sterilisationsverfahren (Sterilisation mit mikrobiziden Gasen).

**Carboxy-:** falsch Carboxyl-; Bez. für die einwertige Gruppe —COOH in Carbonsäuren*.

**4-Carboxybenzolsulfonamid:** s. Carzenid.

**α-Carboxybenzylpenicillin:** s. Carbenicillin.

**Carboxydismutase:** s. Ribulose-1,5-diphosphatcarboxylase.

**Carboxyhämoglobin:** s. Hämoglobin (Hämoglobinderivate).

**Carboxyl-:** s. Carboxy-.

**Carboxylasen:** zu den Ligasen gehörende Enzyme*, die $CO_2$ übertragen; enthalten Biotin (s. Vitamin B) als prosthetische Gruppe*. Vgl. Decarboxylasen.

**Carboxylat:** s. Carbonsäuren.

**Carboxylesterasen:** s. Esterasen.

**Carboxylierung:** Übertragung von Kohlenstoffdioxid*, v. a. in aktivierter Form; von bes. biochem. Bedeutung ist die C. von Pyruvat* zu Dicarbonsäuren. Diese Reaktion dient zur Auffüllung des Oxalacetatspiegels (anaplerot. $CO_2$-Fixierung). Oxalacetat wird für versch. Synthesen benötigt (s. Tricarbonsäurezyklus). Die C. des Pyruvats verläuft nach 2 Prinzipien: **1.** direkte Anlagerung von aktiviertem $CO_2$ (**Wood-Werkman-Reaktion**); **2.** reduzierende C. mittels Malatenzym*. Die größte Bedeutung hat die C. bei der photosynthet. $CO_2$-Fixierung (s. Calvin-Zyklus), ferner im Fettsäure- u. Purinstoffwechsel.

**Carboxymethylamylum natricum:** s. Carboxymethylstärke-Natrium (Typ A, B, C).

**Carboxymethylcellulose:** Abk. CMC; Carmellose, Celluloseglykolsäureether, Celluloseglykolat; partiell *O*-carboxymethylierte Cellulose*; D. ca. 400–700 g/L; weißes Pulver, das zur Herst. von Tabletten geeignet ist; vgl. Carboxymethylcellulose-Calcium; Carboxymethylcellulose-Natrium.

**Carboxymethylcellulose-Calcium:** Abk. CMC-Ca; Carmellosum calcicum Ph.Eur.6; Carmellose-Calcium; CAS-Nr. 9050-04-8; Calciumsalz einer partiell *O*-carboxymethylierten Cellulose; darf max. 0.6 % Siliciumdioxid* enthalten; Trocknungsverlust max. 10 %; in Wasser unlösl., jedoch partiell quellend; nach dem Trocknen hygroskop. Pulver; prakt. unlösl in Aceton, Ethanol u. Toluol; **Herst.:** aus Carboxymethylcellulose*-Natrium; **Anw.:** als Zerfallsbeschleuniger für Tabletten.

**Carboxymethylcellulose-Gel:** s. Carboxymethylcellulose-Natrium.

**Carboxymethylcellulose-Natrium:** Abk. CMC-Na; Carboxymethylcellulosum natricum, Carboxymethylcellulosum Natrium, Carmellosum natricum Ph.Eur.6, Carmellose-Natrium, Natriumcarboxymethylcellulose, Natriumcelluloseglykolat, Poly (*O*-carboxymethyl)cellulose-Natriumsalz; CAS-Nr. 9004-32-4; Natriumsalz des Cellulose-Glykolsäureethers von unterschiedl. mittlerer Molmasse mit einem Substitutionsgrad* von 0.3–1.0 an Carboxymethylgruppen; Strukturformel: s. Abb.; D. ca. 1.36; entsteht durch Einwirkung von Na-Monochloracetat auf Alkalicellulose. Enthält mind. 6.5 u. max. 10.8 % Na (berechnet auf die getrocknete Substanz); weißes, hygroskop. Pulver od. faseriges Material mit ionogenem Charakter (s. Inkomp.); Trocknungsverlust max. 10 %; dicht verschlossen aufzubewahren; quillt in Wasser mit Ausnahme

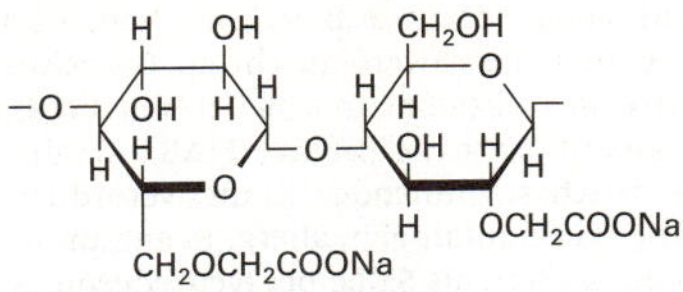

**Carboxymethylcellulose-Natrium**

einiger schlechter wasserlösl. Sorten (alkalilösl. Sorten mit einem mittleren Substitutionsgrad* unter 0.4; s. Carboxymethylcellulose-Natrium, niedrig substituiert); es entsteht ein Gel, das bei weiterer Wasserzugabe in eine viskose, anionenaktive, kolloide Lsg. übergeht; **Eigenschaften: 1. Löslichkeit:** Für Carboxymethylcellulose gilt allgemein: Je höher der Substitutionsgrad u. je niedriger die relative Molekülmasse, desto besser ist die Substanz löslich. In org. Lösungsmitteln prakt. unlösl.; lösl. in 40 %igem Ethanol; **2. Viskosität:** Die der Bezeichnung CMC-Na angefügte Zahl kennzeichnet Produkte, deren wässrige Lsg. bei gleicher Konz. (üblicherweise 2 %) in Abhängigkeit von der Kettenlänge u. dem Substitutionsgrad verschiedene Viskosität* aufweisen (nach Ph.Eur. mit einem Rotationsviskosimeter bei 20 °C u. einem Schergefälle von 10 $s^{-1}$ bestimmt). Die Viskosität muss 75–140 % des angegebenen Wertes betragen. Andere Arzneibücher schreiben ein Kapillar- od. Kugelfallviskosimeter vor. In Abhängigkeit von der Konz. pseudoplast. u. thixotropes Verhalten. Konservierte Lsg. sind lange prakt. ohne wesentl. Viskositätsabfall lagerbar. Wässrige Lsg. sind thermostabil u. ertragen längere Zeit Temp. von 100 °C, ohne zu koagulieren. Zubereitungen mit 3 Massenprozent an Substanz sind von streichfähiger, plast. Konsistenz. Zur Salbenbereitung wird das Pulver mit dem Feuchthalter angerieben, unter ständigem Rühren das Wasser anteilsweise hinzugegeben u. zum Quellen stehengelassen. Der Quellungsvorgang ist nur wenig von der Temp. abhängig. Im Unterschied zu Methylcellulose* ist CMC-Na sowohl in kaltem als auch in heißem Wasser löslich. **Zuber.:** Carmellose-Natrium-Gel (Mucilago Carboxymethylcellulosi, Carboxymethylcellulosi mucilago), Carboxymethylcellulose-Gel, mikrokristalline Cellulose* und Carmellose-Natrium; **Inkomp.:** Al- u. Schwermetall-Ionen (bilden unlösl. Salze); unter pH 3 Ausflockung der freien Säure (Glykolsäure); schwer lösl. Verb. mit kation. Stoffen (auch beabsichtigt bei Retardformen), mit Netzmitteln (Viskositätserniedrigung), mit Acetylsalicylsäure (beschleunigt Zers.). Gerbstoffe u. Phenole (Pyrogallol, Perubalsam), die mit den meisten Celluloseethern Unverträglichkeiten aufweisen, sind mit CMC-Na kompatibel; **Anw.: 1.** Tablettierung u. Kapselabfüllung: als Bindemittel in 1–6 %iger wässriger Lsg., als Zerfallsbeschleuniger in Pulverform als 3–6 %iger Zusatz (nur wasserunlösl. Typen, also niedersubstituierte od. das Ca-Salz); **2.** für flüssige u. halbfeste Arzneiformen als Stabilisator für Emulsionen, Suspensionen u. hydrophile Pasten, Verdickungsmittel in Hydrogelsalben; **3.** zur Herst. von Filmen (Xerogelen) mit Weichmacherzusatz; **4.** (med.) als Laxans (p.o. 3×1.5 g/d bei chron. Obstipation), Antacidum; cave: C. darf nicht unvermischt od. trocken eingenommen werden. Nicht zur parenteralen Anw. bestimmt.

**Carboxymethylcellulose-Natrium, niedrig substituiert:** Carmellosum natricum, substitutum humile Ph.Eur.6, niedrig substituiertes Carmellose-Natrium; CAS-Nr. 9050-32-4; Natriumsalz einer teilweise *O*-carboxymethylierten Cellulose* mit 2.0–4.5 % Natrium; Trocknungsverlust max. 10.0 %; weißl. Pulver od. kurze Fasern; prakt. unlösl. in Aceton, wasserfreiem Ethanol u. Toluol; pH-Wert der wässrigen Suspension: 6.0–8.5; die Substanz ist in Wasser nicht lösl., quillt darin aber unter Bildung eines Gels. **Prüfung:** Sedimentationsvolumen: In einem 100 mL-Messzylinder werden zu 20 mL 2-Propanol unter kräftigem Schütteln 5.0 g Substanz gegeben. Die Mischung wird mit 2-Propanol zu 30 mL u. anschließend mit Wasser zu 50 mL verdünnt u. erneut kräftig geschüttelt. Innerhalb von 15 min wird das Schütteln 3-mal wiederholt. Die Mischung wird 4 h lang stehengelassen. Das Volumen der abgesetzten Masse sollte 15.0–35.0 mL betragen. Diese Prüfung dient der besseren Charakterisierung, ist aber nach Ph.Eur. nicht verbindlich.

**Carboxymethylcellulose-Natrium, vernetzt:** Croscarmellose-Natrium, Carmellosum natricum conexum Ph.Eur.6, Croscarmellose Sodium USP, Carboxymethylcellulosum natricum conexum, vernetzte Natriumcarboxymethylcellulose; Natriumsalz einer partiell *O*-carboxymethylierten, vernetzten Cellulose*; weißes, fließfähiges, wasserunlösl., stark adsorptionsfähiges Pulver; prakt. unlösl. in Aceton, wasserfreiem Ethanol, Ether u. Toluol; Substitutionsgrad: 0.6–0.85 (getrocknet); Mischung von 1 g Substanz u. 10 mL Wasser ist von gelartiger Beschaffenheit; pH 5–7; max. 10.0 % wasserlösl. Anteil; max. 10 % Trocknungsverlust; 1.5 g Substanz ergeben in 100 mL Wasser ein Sedimentionsvolumen von 10–30 mL; max. $10^3$ koloniebildende, aerobe Keime u. max. $10^2$ Pilze je g Substanz; **Anw.:** als Tablettenfüll- u. -sprengmittel (Zusatz bis 2 %; wird nicht resorbiert).

**Carboxymethylcellulosum natricum conexum:** s. Carboxymethylcellulose-Natrium, vernetzt.

**(*S*)-Carboxymethyl-L-cystein:** s. Carbocistein.

**Carboxymethylethylcellulose:** Abk. CMEC; Celluloseether mit verringerter Hydrolyseempfindlichkeit, bis zu 30 % Glycerolmonocaprylat als Weichmacher zugesetzt. **Anw.:** magensaftresistenter, dünndarmlösl. Filmbildner.

**Carboxymethylstärke-Natrium:** s. Explotab®.

**Carboxymethylstärke-Natrium (Typ A, B, C):** Carboxymethylamylum natricum (A od. B od. C) Ph.Eur.6, Natriumcarboxymethylstärke; Natriumglycolat der Kartoffelstärke; Natriumsalz einer durch physik. Dehydratation partiell *O*-carboxymethylierten, vernetzten Kartoffelstärke; Natrium-Gehalt: 2.8–4.2 % (Typ A), 2.0–3.4 % (Typ B), 2.8–5.0 % (Typ C); weißes, feines, fließfähiges, sehr hygroskop. Pulver; prakt. unlösl. in Dichlormethan; gibt mit Wasser eine durchscheinende Suspension; pH-Wert: 5.5–7.5 (Typ A u. C), 3.0–5.0 (Typ B); Trocknungsverlust: max. 10.0 % (1.5 h bei 130 °C; Typ A u. B), max. 7 % (4 h bei 105 °C; Typ C); die Substanz erscheint unter dem Mikroskop ähnl. Kartoffelstärke (s. Amylum, Abb. 1 dort). **Anw.:** als Tablettenfüll- u. -sprengmittel.

**Carboxypeptidasen:** Exopeptidasen (s. Proteasen), die Peptidbindungen vom C-terminalen Ende der Peptide* aus hydrolyt. spalten (im Unterschied zu den Aminopeptidasen*); **Vertreter:** Am häufigsten sind zinkhaltige C., z. B. Carboxypeptidase A (spezif. für aromat. od. verzweigtkettige Oligopeptide; pH-Optimum 7.5–8.6) u. B (syn. Protaminase; spezif. für Lysin* u. Arginin*). Ihre vom Pankreas* gebildeten inaktiven Vorstufen (Procarboxypeptidasen) werden erst im Dünndarm aktiviert. Außerdem kommen auch serin- (z. B. Carboxypeptidase C) u. cysteinhaltige C. (z. B. Kathepsin X) vor. Weniger spezif. wirkende Carboxypeptidasen wurden aus Blättern u. Früchten von Citrus-Arten, Hefe (Faex*), Pseudomonas- u. Aspergillus-Arten isoliert.

**Carboxyvinylpolymer:** s. Carbomer.

**Carbromal** (INN): Carbromalum, Carbamidum bromethylaceticum, Bromadalum, Bromdiethylacetylcarbamidum, Bromdiethylacetylharnstoff, ($\alpha$-Brom-2-ethylbutyryl)harnstoff; Uradal; (2-Brom-2-ethylbutyryl)harnstoff; CAS-Nr. 77-65-6; $C_7H_{13}BrN_2O_2$; $M_r$ 237.11; Schmp. 116–119 °C; 1 g lösl. in 3000 mL Wasser, in 18 mL Ethanol, 3 mL Chloroform, 14 mL Ether, in konz. Schwefel-, Salpeter- u. Salzsäure, in Alkalihydroxid-Lsg., sehr leicht lösl. in kochendem Ethanol; nicht mehr im Handel befindl. Sedativum* sowie schwach wirksames Schlafmittel*; **Off.:** DAB, ÖAB; **UAW:** Längere Anw. kann durch Abspaltung u. Kumulation von $Br^-$ (HWZ ca. 12 d) zu Sympt. eines Bromismus* führen; Intoxikation (z. B. bei Suizid) ähnl. den Barbituraten*, Letalität wegen Schocklunge jedoch sehr hoch (4–6 %); Gefahr der Abhängigkeit.

**Carbromal-Tabletten:** s. Compressi Carbromali.

**Carbutamid** (INN): 1-Butyl-3-sulfanylharnstoff; CAS-Nr. 339-43-5; $C_{11}H_{17}N_3O_3S$; $M_r$ 271.35; Schmp. 144–145 °C; weißes, feinkrist. Pulver; fast unlösl. in Wasser, leicht lösl. in Aceton, lösl. in Ethanol; nicht mehr im Handel befindl. Antidiabetikum* zur p. o. Anw.; Sulfonylharnstoff* der 1. Generation; **Off.:** DAC; **UAW:** s. Sulfonylharnstoffe.

**Carbylamine:** s. Nitrile.

**Carcinoma:** s. Karzinom.

**card-:** s. a. kard-.

**Cardamom:** s. Elettaria cardamomum (Cardamomi fructus).

**Cardamomi fructus:** s. Elettaria cardamomum.

**Cardenolide:** s. Glykoside, herzwirksame.

**Cardiospermum halicacabum** L.: Ballonpflanze, Ballonrebe, Herzsamen; Fam. Sapindaceae; asiat., afrikan. u. südamerikan. Tropen; Kletterpflanze mit ballonartigen Früchten; Stpfl. von **Cardiospermum-halicacabum-Samen:** **Inhaltsst.:** in den Samen ca. 33 % fettes Öl, das etwa zur Hälfte aus seltenen Cyanolipiden besteht; dabei handelt es sich um Ester aus ungesättigten, terpenoiden Hydroxynitrilen u. langkettigen Fettsäuren, Phytosterole; **Anw.:** in Punjab (Indien) bei rheumat. Fieber; **Cardiospermum-halicacabum-Blätter:** **Inhaltsst.:** versch. Flavonoide*, pentacycl. Triterpenglykoside (Saponine*), Phytosterole; **Anw.:** in der ind. Volksmedizin z. B. in Form von Dekokten bei rheumat. Beschwerden, chron. Bronchitis, in der afrikan. Volksmedizin z. B. bei Diarrhö. **Hom.:** Cardiospermum halicacabum (HAB), Cardiospermum: frisches, blühendes Kraut; verordnet z. B. bei Gelenkerkrankungen, allerg. u. entzündl. Dermatosen; äußerl. als Salbe bei Neurodermitis.

**Cardiotonika:** s. Kardiaka.

**Cardol:** *n*-Pentadecyl-2,3-dihydroxybenzol, Pentadecadienylresorcinol; CAS-Nr. 25702-11-8; $C_{21}H_{32}O_2$; $M_r$ 316.47; stark hautreizender, phenol. Inhaltsst. von Anacardiaceae* (z. B. Anacardium* occidentale, Semecarpus* anacardium, Rhus* radicans).

**Cardui mariae fructus:** s. Silybum marianum (Silybi mariani fructus).

**Carduus benedictus:** s. Cnicus benedictus.

**Carduus marianus:** s. Silybum marianum.

**Caren:** $\Delta^3$-Caren; Best. des äther. Öles z. B. von Pinus* sylvestris, Schinus* terebinthifolius, Angelica* archangelica; s. Monoterpene (Abb. dort).

**Carex arenaria** L.: Sandsegge, Sandriedgras; Fam. Cyperaceae; Europa, bes. Seedünen; Stpfl. von **Rhizoma Caricis (arenariae):** Sandriedgraswurzelstock, Sandseggenwurzel, Seggenwurzel, Rote Queckenwurzel; **Inhaltsst.:** Kieselsäure, Spuren äther. Öle, 8–10 % Gerbstoffe, Saponine*, Zucker, Stärke; **Anw.:** (volkstüml.) z. B. zur Vorbeugung von Gicht, Gelenkentzündungen, Hautleiden, als schweiß- u. harntreibendes Mittel; Negativmonographie Kommission E.

**Carglumsäure:** *N*-Carbamoyl-L-Glutaminsäure; Strukturformel: s. Abb.; **Wirk.:** ähnelt strukturell *N*-Acetylglutamat u. kann dieses im Harnstoffzyklus* ersetzen; **Ind.:** Hyperammonämie aufgrund eines *N*-Acetylglutamat-Synthase-Mangels; Orphan* Drug.

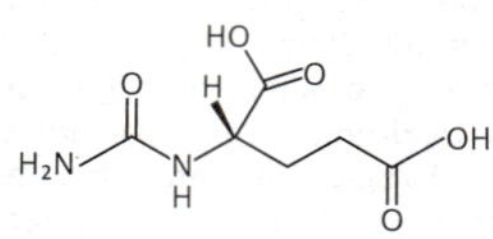


**Carglumsäure**

**Carica:** s. Ficus carica (Caricae).

**Caricae fructus:** s. Ficus carica (Caricae).

**Carica papaya** L.: Melonenbaum, Papaya; Fam. Caricaceae; Süd- u. Mittelamerika, kultiviert auch in den afrikan. u. asiat. Tropen; Stpfl. von **Folia Caricae papayae:** Melonenbaumblätter; **Inhaltsst.:** proteolyt. Enzyme, darunter Papain*, Piperidinalkaloide (Carpain*), Saponine*; **Anw.:** **1.** (volkstüml.) Anthelminthikum* (auch die Samen) in Anbaugebieten, Laxans*; **2.** Milchsaft: s. Papain; Chymopapain; enthält außerdem Lysozym* u. Callase; **3.** reife Früchte als Obst (Papaya). **Hom.:** Carica papaya: frische Blätter.

**Carindacillin** (INN): (2*S*,5*R*,6*R*)-6-([3-(2,3-dihydro-1*H*-inden-5-yloxy)-3-oxo-2-phenylpropanoyl]amino)-3,3-dimethyl-7-oxo-4-thia-1-azabicyclo[3.2.0]heptan-2-carbonsäure; CAS-Nr. 35531-88-5; $C_{26}H_{26}N_2O_6S$; $M_r$ 494.57; Ester des Carbenicillins, der rasch resorbiert u. im Körper in Carbenicillin überführt wird; nicht mehr im Handel befindl. Breitband-Penicillin*; früher angewendet zur oralen Behandlung bei schweren Pseudomonasinfektionen; wirksam nur im Harn gegen Proteus- u. Pseudomonas-Arten; **UAW:** gastrointestinal möglich.

**Carisoprodol** (INN): Carisoprodolum Ph.Eur., N-Isopropylmeprobamat; (*RS*)-(1-Methylethyl)-carbaminsäure-2-[(aminocarbonyl)oxy]methyl-2-methyl-pentylester; CAS-Nr. 78-44-4; $C_{12}H_{24}N_2O_4$; $M_r$ 260.33; Schmp. 92–95 °C; weißes bis fast weißes, feines Pulver; sehr wenig lösl. in Wasser, leicht lösl. in Aceton, Dichlormethan u. Ethanol; nicht mehr im Handel befindl. Analgetikum* u. zentral wirksames Muskelrelaxans*.

**Carlina acaulis** L.: Silberdistel, Wetterdistel, Eberwurz; Fam. Asteraceae (Compositae); Europa; geschützte Pflanze; Stpfl. von **Carlinae radix:** Radix Carlinae; Eberwurzel, Karlsdistelwurzel; **Inhaltsst.:** 1–2 % äther. Öl mit ca. 80 % Carlinaoxid (Benzyl-2-furylacetylen, die erste, 1906 isolierte, pflanzl. Acetylenverbindung) u. ca. 15 % Carlinen ($C_{15}H_{24}$), ca. 20 % Inulin*, Gerbstoffe, Harz, Labenzym; **Wirk.:** antibakteriell; **Anw.:** (volkstüml.) z. B. bei aton. Gastritis, Erkältungen, äußerl. in Abkochungen gegen Hautleiden, zum Auswaschen von Wunden u. Ulzera.

**Carlinae radix:** s. Carlina acaulis.

**Carl-Mannich-Medaille:** s. Deutsche Pharmazeutische Gesellschaft.

**Carman-Kozeny-Gleichung:** s. Oberfläche, spezifische.

**Carmellose:** s. Carboxymethylcellulose.

**Carmellose-Calcium:** s. Carboxymethylcellulose-Calcium.

**Carmellose-Natrium:** s. Carboxymethylcellulose-Natrium.

**Carmellose-Natrium-Gel:** s. Carboxymethylcellulose-Natrium.

**Carmellose-Natrium, niedrig substituiertes:** s. Carboxymethylcellulose-Natrium, niedrig substituiert.

**Carmellosum natricum conexum:** s. Carboxymethylcellulose-Natrium, vernetzt.

**Carmellosum natricum, substitutum humile:** s. Carboxymethylcellulose-Natrium, niedrig substituiert.

**Carmin:** Carminum; Karmin, Karminrot; Aluminium-Calcium-Lack (Mischung aus Carminsäure*, Aluminium, Calciumcarbonat u. Eiweiß); feurigrote Stücke, prakt. unlösl. in Wasser, leicht lösl. in alkal. Lsg., wenig lösl. in Ether, unlösl. in Petrolether, Benzol u. Chloroform; Farbstoff aus den getrockneten weibl. Koschenilleläusen (Dactylopius* coccus); ammoniakal. Lsg. violettrot (>pH 6.2), nach Säurezusatz gelbrot (pH 4.8); **Off.:** Ph.Helv.; **Anw.:** (techn.) Färbemittel in der Mikroskopie, in der Nahrungsmittelindustrie, Kosmetika (Lippenstifte), Malerfarbe sowie in der chem. Analyse; ergibt mit einigen Metallionen schwer lösl., prächtig gefärbte Komplexsalze (Carminlacke).

**Carminativa:** s. Karminativa.

**Carminlacke:** s. Carmin.

**Carminsäure:** Karminsäure; $C_{22}H_{20}O_{13}$; $M_r$ 492.38; Strukturformel: s. Abb.; Anthrachinonfarbstoff; s. Carmin; **Off.:** Ph.Eur.6.

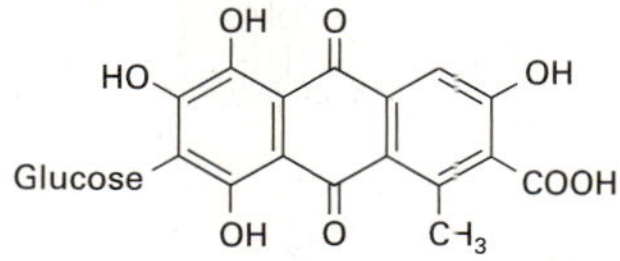


**Carminsäure**

**Carmustin** (INN): Carmustinum Ph.Eur.; 1,3-Bis(2-chlorethyl)-1-nitrosourea (Abk. BCNU); CAS-Nr. 154-93-8; $C_5H_9Cl_2N_3O_2$, Strukturformel: s. Abb.; $M_r$ 214.04; Schmp. 30–32 °C; hellgelbes Pulver, das zu öliger Flüssigkeit schmilzt; lösl. in Wasser bis 4 mg/mL, in 50 % Ethanol bis 150 mg/mL; zersetzt sich rasch in stark sauren (pH <2) u. basischen (pH >7) wässrigen Lsg.; stabil in wässriger Lsg. bei pH 4 od. in Petrolether; bei pH 7 nicht ionisiert u. damit von hoher Lipidlöslichkeit; **Wirk.:** Zytostatikum* (Alkylans); **Ind.:** systemisch: Hirntumoren, multiples Myelom, meningeale Leukämie, malignes Lymphom, Second-line-Ther. maligner Tumoren des Gastrointestinaltrakts; als Implantat: malignes Gliom; **Kontraind.:** Schwangerschaft; **UAW:** tiefe Venenthrombosen, Übelkeit, Erbrechen, anomale Heilung, Hirnödeme, Krämpfe, Depressionen, Sprachstörungen, Alopezie, Fieber; **Dos.:** parenteral 0.1–0.25 g/m² KOF/d i. v. an 2 od. 3 aufeinanderfolgenden Tagen (entspr. einer Serie).

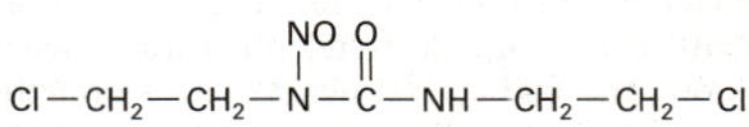


**Carmustin**

**Carnallit:** s. Magnesiumchlorid-Hexahydrat.

**Carnaubawachs:** s. Wachse (Cera carnauba).

**Carnitin** (INN): Karnitin, Termitin, Torutilin, veraltet Vitamin T; 3-Hydroxy-4-(trimethylammonium)butanoat; $C_7H_{15}NO_3$, Strukturformel: s. Abb.; $M_r$ 161.2; Schmp. ca. 197 °C; natürl. Betain* in tier. Geweben; med. angewendet wird Levocarnitin*.

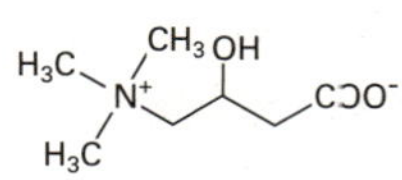


**Carnitin**

**Carnivoren:** **1.** Insektivoren; (bot.) fleischfressende Pflanzen, z. B. Pinguicula- (Fam. Lentibulariaceae) u. Drosera-Arten (z. B. Drosera* rotundifolia, Drosera* ramentacea) sowie Dionaea* muscipula; tier. Nahrung durch Insektenfang (Klappmechanismus, Klebeeinrichtung), Verdauung durch eiweißspaltende Enzyme; **2.** Raubtiere; (zoolog.) Ordnung der Säugetiere.

**CARNO:** Abk. für (engl.) *Chemical Abstracts Registratory Number (No.)*; s. Chemical Abstracts.

**Carnosin:** $\beta$-Alanyl-histidin; Dipeptid, das in Muskelgewebe u. Gehirn vorkommt; vgl. Histidin.

**Carnosol:** Picrosalvin, Pikrosalvin; diterpenoider Bitterstoff (Strukturformel: s. Abb.) in Salbei (Salvia* officinalis, Salvia* triloba) u. Rosmarin (Rosmarinus* officinalis); bei Drogenaufarbeitung (Ex-

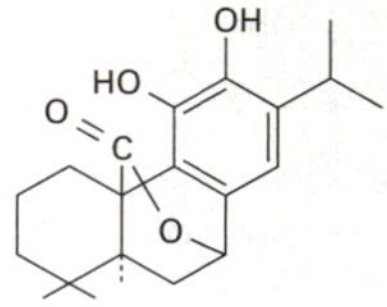


**Carnosol**

traktion) kann unter Ringöffnung Carnosolsäure (Carnosinsäure) entstehen.

**Carobablätter:** s. Jacaranda procera (Folia Carobae).

**Caroben:** s. Ceratonia siliqua (Semen Ceratoniae).

**Carobengummi:** s. Ceratonia siliqua (Johannisbrotkernmehl).

**Carobenkaffee:** s. Ceratonia siliqua (Ceratoniae fructus).

**Caro-Säure:** s. Peroxomonoschwefelsäure.

**Carotine:** α-,β-,γ-Carotine; Karotine, Provitamine A; $C_{40}H_{56}$, Strukturformeln: s. Abb.; $M_r$ 536.88; ungesättigte Kohlenwasserstoffisomeren mit 9 konjugierten *trans*-Doppelbindungen, 4 Methylverzweigungen u. mind. einem endständigen β-Jononring; 1811 von Wackenroder entdeckte Tetraterpene*; **β-Carotin:** Betacaroten (INN), Betacarotenum Ph.Eur., β,β-Carotin, Provitamin A i. e. S.; (all-*E*)-3,7,12,16-Tetramethyl-1,18-bis(2,6,6-trimethyl-1-cyclohexenyl)-1,3,5,7,9,11,13,15,17-octadecanonaen; CAS-Nr. 7235-40-7; Schmp. 183 °C (evakuierte Röhre) aus Petrolether; blutrote Kristalle; weniger lösl. als α-Carotin, lösl. in Hexan (109 mg/100 mL bei 20 °C), Schwefelkohlenstoff, Benzol, Chloroform, mäßig lösl. in Ether, Petrolether, Ölen, sehr wenig lösl. in Methanol, Ethanol, prakt. unlösl. in Wasser, Säuren, Basen; **Vork.:** natürl. in allen grünen Pflanzenteilen neben Chlorophyll* u. Xanthophyll* sowie in tier. Organen (Fettgewebe, Milch, Serum, Corpus luteum); das Carotingemisch der Karotte (Daucus* carota) besteht aus ca. 85 % β-Carotin, 15 % α-Carotin u. 0.1 % γ-Carotin. **Wirk.:** Provitamin von Vitamin A (enzymat. Spaltung zu 2 Molekülen Vitamin A unter Aufnahme von 2 Molekülen Wasser); **Anw.:** Vitamin-A-Ther.; in Arzneimitteln zur Anw. bei erythropoet. Protoporphyrie, Vitiligo u. Lichtdermatosen. **α-Carotin:** CAS-Nr. 7488-99-5; Schmp. 188 °C; **Vork.:** als Begleitstoff des β-Carotins in der Natur weit verbreitet, tritt aber in weitaus geringerer Konz. auf; Vitamin-A-Aktivität ca. 50 % von der des β-Isomeren. **γ-Carotin:** Schmp. 178 °C; **Vork.:** weitaus weniger verbreitet als das α- u. β-Isomer. Vgl. Carotinoide.

**Carotinoide:** zu den Lipochromen* gehörende, im Pflanzen- u. Tierreich weit verbreitete Klasse gelber u. roter Farbstoffe; hochungesättigte, aliphat. u. aliphat.-alicycl. Kohlenwasserstoffe u. deren Oxidationsprodukte, die mehrheitl. aus 40 C-Atomen bestehen; aus 8 Isopreneinheiten ($C_5H_8$) aufgebaut; als lipoidlösl. Verb. meist mit Fetten u. Ölen vergesellschaftet; **Vork.:** in Pflanzen zu über 90 % in den Blättern; im tier. Organismus aufgefundene C. sind pflanzl. Ursprungs, da Tiere diese nicht de-novo synthetisieren können; **Einteilung: 1.** Carotine*: reine Kohlenwasserstoffe, z. B. Carotin, Lycopin*, Neurosporin, Phytofluen*, Phytoen*; **2.** Xanthophylle: sauerstoffhaltig u. gelb gefärbt, z. B. Xanthophyll*, Violaxanthin*, Crocetin, Astaxanthin*, Capsanthin*; **Biogenese:** s. Tetraterpene (Abb. dort); **Bedeutung:** (physiol.) Beteiligung an der Energieübertragung bei der Photosynthese*, Schutz der Zellen vor schädigendem Lichteinfluss sowie bei den Carotinen Funktion als Provitamin A.

**Caroverin:** 1-(β-Diethylaminoethyl)-3-(*p*-methoxybenzyl)-1,2-dihydrochinolin-2-on; CAS-Nr. 23465-76-1; $C_{22}H_{27}N_3O_2$; $M_r$ 365.5; Schmp. 69 °C; in Österreich im Handel befindl. muskulotropes Spasmolytikum*; in Deutschland außer Handel; **Ind.:** Tinnitus aurium u. Hörsturz; **UAW:** Blutdrucksenkung.

**Carpain:** CAS-Nr. 3463-92-1; $C_{28}H_{50}N_2O_4$, Strukturformel: s. Abb.; $M_r$ 428.70; Schmp. 120 °C; $[\alpha]_D^{12\,°C}$ 24.7° (c = 1.07 in Ethanol); wenig lösl. in Wasser, lösl. in den meisten org. Lösungsmitteln

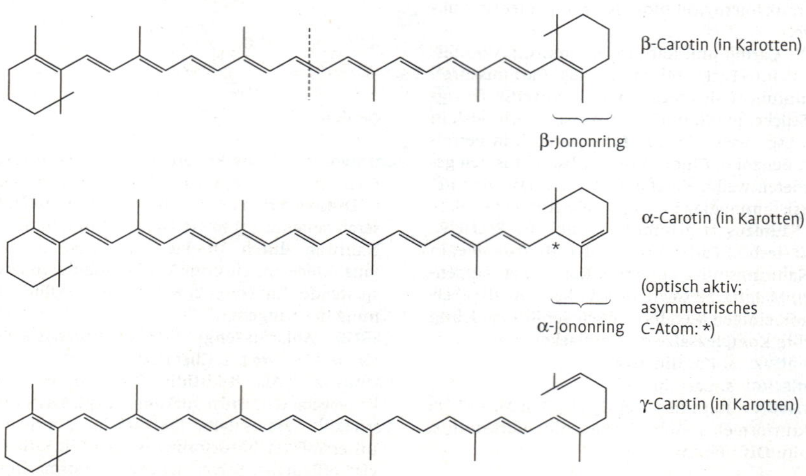


**Carotine:** Strukturformeln von β- u. α-Carotin

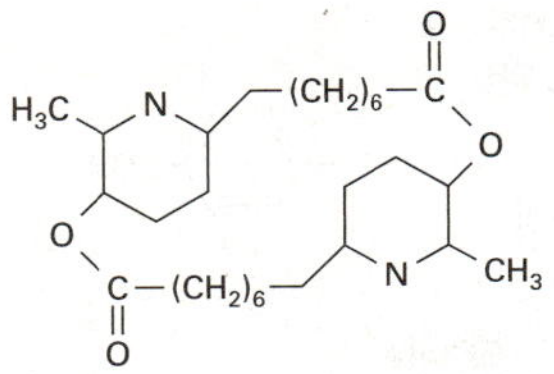

**Carpain**

außer in Petroleumbenzin; Alkaloid*; **Vork.:** Fam. Caricaceae, z. B. in Carica* papaya; **Wirk.:** auf Herz (Bradykardie) u. ZNS; wird nicht therap. angewendet.

**Carprofen** (INN): (±)-6-Chlor-α-methyl-2-carbazolessigsäure; (±)-2-(6-Chlor-2-carbazolyl)propionsäure; CAS-Nr. 53716-49-7; $C_{15}H_{12}ClNO_2$, Strukturformel: s. Abb.; $M_r$ 273.72; als Tierarzneimittel im Handel befindl. Analgetikum*, Antiphlogistikum u. Antirheumatikum; HWZ 12 h.

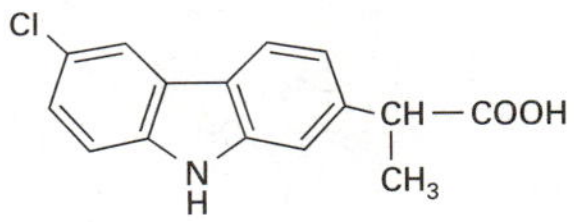

**Carprofen**

**Carpule®:** s. Zylinderampulle.

**Carrageen:** Fucus crispus, Fucus irlandicus; Irländisches Moos, Irländische Alge, Perlmoos, Felsenmoos; von der Sonne gebleichter u. getrockneter Thallus vom Knorpel(moos)tang (Chondrus crispus (L.) Stackh.), seltener von Gigartina stellata (Stackh.) Batters (G. mamillosa), Fam. Gigartinaceae, Abteilung Rhodophyta (Rotalgen); gesamte Küste des Atlantiks; etwa handgroße, laubartige, knorpelige Lappen, die in kaltem Wasser aufquellen, Geschmack schleimig-salzig, Seegeruch; **Off.:** ÖAB, DAB; **Inhaltsst.:** 50–70 % Schleim (s. Carrageenan), der bei Hydrolyse Schwefelsäure u. versch. Zucker (Galactose, Glucose u. a.) liefert, ferner Eiweißstoffe, Iodide u. Bromide, grüner (Chlorophyll*) u. roter (Phycoerythrin; s. Phycobiline) Farbstoff; QZ mind. 18 nach ÖAB; **Anw.:** **1.** (med.) reizmildernde Schleimdroge* (Mucilaginosum) bei Husten u. Diarrhö; **2.** (techn.) Herst. fettfreier Salbengrundlagen, Emulgator; Verdickungsmittel in der Lebensmittelindustrie, Klärmittel u. zu Appreturen.

**Carrageenan:** Mischung aus Polysacchariden, ähnl. Agar-Agar (s. Agar); vollkommen lösl. in heißem Wasser; verd. Lsg. sind viskos, die Viskosität nimmt mit der Konz. logarithm. zu; Lsg. geliert nach Zusatz von Kalium- od. Ammonium-Ionen; Proteine werden durch C. gefällt, wenn der pH der Lsg. unter dem isoeletr. Punkt des Proteins liegt. **Best.:** u. a. κ-Carragenin (verzweigtkettig, aus 3,6-Anhydro-α-D-galactose u. D-Galactose-4-sulfat) u. λ-Carragenin (aus D-Galactose-4-sulfat, α-1,3-glykosid. miteinander verbunden); **Gew.:** Extraktion mit heißem Wasser aus bestimmten Rotalgen (s. Carrageen); **Anw.:** Gelier-, Emulgier- u. Stabilisierungsmittel u. a. für Lebensmittel, insbes. für Milchprodukte u. a. wässrige Systeme.

**Carragenin:** s. Carrageenan.

**Carrier** (engl. Träger): **1.** (physiol.-biochem.) Transportproteine; für biol. Transportsysteme verantwortl. Proteine*, die in der Zellmembran* lokalisiert sind, mit polaren, nicht membrangängigen Substanzen reversible Bindungen eingehen u. diese so durch die Membranen schleusen können; **Formen:** **a)** erleichterte Diffusion* (Carrier vermittelte Diffusion): Substratspezifität, Sättigungsverhalten bei steigenden Substratkonzentrationen, Hemmbarkeit; **b)** aktiver Transport*: Abhängigkeit von metabol. Energie, Substratspezifität, Sättigungsverhalten bei steigenden Substratkonzentrationen, Hemmbarkeit. **2.** (radiolog.) Träger*.

**Carr-Price-Reaktion:** Farbreaktion zum Nachw. von Vitamin* A; **Prinzip:** Mit 30 %iger Antimon(III)-chlorid-Lsg. in Chloroform* entsteht eine Blaufärbung. Das Farbprodukt entsteht durch Anlagerung von Antimon(III)*-chlorid an die polarisierte Doppelbindung des Vitamins A.

**Carry-over-Effekt** (engl. carry over übertragen): Überhangeffekt; Wirkung einer Intervention, die beabsichtigt od. unbeabsichtigt erst nach Beendigung der Intervention auftritt; vor allem i. R. von Cross*-over-Studien können C.-c.-E. als Störgrößen auftreten. Insbes. in Studien, welche die Wirksamkeit einer pharmak. Behandlung nachweisen sollen, können Therapieeffekte von der 1. in die 2. Behandlungsphase übertragen werden u. somit die Ergebnisse verzerren. Zur Vermeidung dieses Effekts kann vor die 2. Behandlungsperiode eine Wash*-out-Phase gesetzt werden.

**Cartagena-Ipecacuanha:** s. Cephaelis acuminata.

**Carteolol** (INN): 5-[3-(*tert*-Butylamino)-2-hydroxypropoxy]-3,4-dihydrocarbostyril; 5-(3-*tert*-Butylamino-2-hydroxypropoxy)-3,4-dihydro-2(1*H*)-chinolinon; CAS-Nr. 51781-06-7; $C_{16}H_{24}N_2O_3$, Strukturformel: s. Beta-Rezeptoren-Blocker (Abb. 1 dort); $M_r$ 292.38; **Wirk.:** nichtselektiver Beta*-Rezeptoren-Blocker; **Ind.:** Hypertonie*, Angina* pectoris, hyperkinet. Herzsyndrom, tachykarde Herzrhythmusstörungen* u. Extrasystolen*; **Kontraind.:** akute Herzinsuffizienz, Schockzustand, akuter Herzinfarkt, Erregungsüberleitungsstörungen, periphere Durchblutungsstörungen; **UAW:** bes. zu Beginn der Ther. Müdigkeit, Schwindel, Kopfschmerz; verstärkter Blutdruckabfall, Verstärkung einer Herzinsuffizienz, Bradykardie; HWZ 5–7 h. **Carteololhydrochlorid:** Carteololi hydrochloridum Ph.Eur.; CAS-Nr. 51781-21-6; $C_{16}H_{25}ClN_2O_3$; $M_r$ 328.84; Schmp. 278 °C; weiße Kristalle od. weißes krist. Pulver; lösl. in Wasser, wenig lösl. in Methanol, schwer lösl. in Ethanol, unlösl. in Dichlormethan.

**Carteria lacca:** s. Schellack.

**Carthami flos:** s. Carthamus tinctorius.

**Carthamin:** Saflorrot; $C_{43}H_{42}O_{22}$, Strukturformel: s. Abb.; $M_r$ 910.8; dimeres Chalkon*; dunkelrotgrünl. schimmerndes Pulver, lösl. in Ethanol, Ether, Alkalilaugen, wenig lösl. in Wasser; roter Farbstoff von Carthamus* tinctorius; unter Abspaltung von Glucose entsteht Carthamidin, ein Flavon*-Derivat. **Anw.:** Färbemittel, früher für Baumwolle u. Seide, heute für Lebensmittel u. in der Kosmetik.

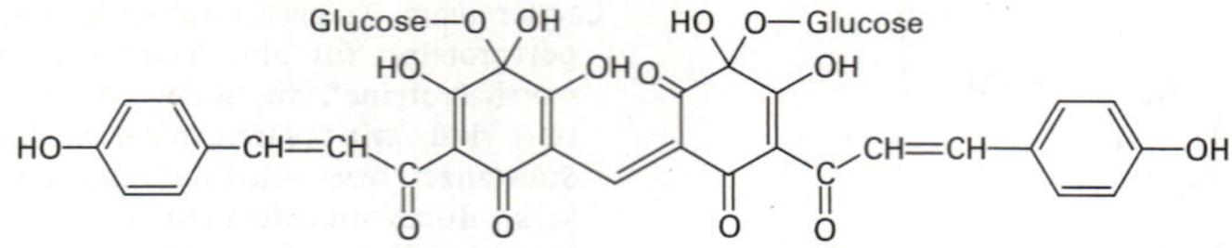


**Carthamin**

**Carthami oleum:** s. Carthamus tinctorius (Oleum Carthami).

**Carthami oleum raffinatum:** s. Carthamus tinctorius.

**Carthamus tinctorius** L.: Färberdistel, Saflor, Wilder Safran; Fam. Asteraceae (Compositae); Orient, Ostindien, China, Japan, Nordafrika; in versch. südeuropäischen Ländern kultiviert; Stpfl. von **Carthami flos:** Flores Carthami; Färberdistelblüten; getrocknete Blüten; **Off.:** Ph.Eur.6; **Inhaltsst.:** gelb u. rot gefärbte Chalkonderivate, u. a. Carthamin* u. Neocarthamin; **Gehalt:** nach Ph.Eur. mind. 1.0 % Gesamtflavonoide, berechnet als Hyperosid, bezogen auf Trockengewicht; **Oleum Carthami:** Carthami oleum; Safloröl, Distelöl, Färberdistelöl; VZ 186–198; hellgelbes, fettes, raffiniertes Öl von schwachem Geruch, evtl. mit geeigneten Stabilisatoren; **Off.:** DAC; **Gew.:** Auspressen der Früchte; **Carthami oleum raffinatum:** raffiniertes Färberdistelöl; aus den Samen durch Pressung u./od. Extraktion mit anschließender Raffination gewonnenes fettes Öl; **Off.:** Ph.Eur.6; **Gehalt:** reich an Ölsäure*; **Anw.:** Haut- u. Körperpflegemittel; in Kapseln als sog. Diätöl zur Arterioskleroseprophylaxe (soll Cholesterolspiegel senken); für das beanspruchte Anwendungsgebiet derzeit keine wissenschaftl. Belege.

**Carticain:** s. Articain.

**Cartox®:** mikrobizides Gasgemisch aus 10 % Ethylenoxid* u. 90 % $CO_2$; **Anw.:** Gassterilisation bis 3.9 bar; s. Sterilisationsverfahren (Sterilisation mit mikrobiziden Gasen).

**Carubin:** s. Ceratonia siliqua.

**Carubinose:** s. Mannose.

**Carum ajowan:** s. Trachyspermum ammi.

**Carum carvi** L.: Kümmel; Fam. Apiaceae (Umbelliferae); heim. in Nordasien, kultiviert in Europa, hauptsächl. Russland, Niederlande, Deutschland, Spanien; Stpfl. von **Carvi fructus:** Fructus Carvi, Kümmel, fälschl. Semen Carvi; ganze, getrocknete Teilfrüchte (Achänen); **Off.:** Ph.Eur.6; Monographie: ESCOP, Kommission E; **Inhaltsst.:** 3–7 % äther. Öl (nach Ph.Eur. mind. 3.0 %), ca. 20 % fettes Öl, ca. 20 % Eiweiß, Lipoide, Cumarine* (z. B. Umbelliferon*, Herniarin); **Wirk.:** spasmolyt., antimikrobiell; **Anw.: 1.** (med.) bei dyspept. Beschwerden, nervösen Herz-Magen-Beschwerden, Verdauungsbeschwerden bei Säuglingen; **2.** Gewürz in der Likörindustrie; **Zuber.:** Species* carminativae; **Carvi aetheroleum:** Oleum Carvi, Kümmelöl; D. 0.904–0.920; opt. aktiv ($\alpha_D^{20\,°C}$ +65° bis +81°); $n_D^{20\,°C}$ 1.484–1.490; farbloses, allmähl. gelb werdendes äther. Öl von mild-würzigem Geschmack; **Gew.:** Destillation der reifen Früchte mit Wasserdampf; **Off.:** Ph.Eur.6; **Best.:** nach DAB 0.1–1.0 % Myrcen*, 30.0–40.0 % (+)-Limonen*, 50.0–65.0 % (+)-Carvon*, höchstens 2.5 % (–)-Carvon; **Wirk.:** spasmolyt., antimikrobiell; **Anw.:** wie Carvi fructus; **Zuber.:** Aqua* carminativa. **Hom.: 1.** Carum carvi (HAB): getrocknete, reife Früchte (mind. 3 % äther. Öl); **2.** Carum carvi, ethanol. Decoctum (HAB): getrocknete, reife Früchte (mind. 4 % äther. Öl).

**Caruncula:** s. Karunkula.

**Carvacrol:** 2-Hydroxy-4-isopropyltoluol; 2-*p*-Cymenol; $C_{10}H_{14}O$, Strukturformel: s. Abb.; D. 0.96; lösl. in Ethanol u. Ether; farblose, nach Juchten u. Thymian riechende Flüss.; isomer mit Carvon* u. Thymol*; **Vork.:** Best. zahlreicher äther. Öle (Thymian, Satureja, Origanum); **Anw.:** Reagenz Ph.Eur..

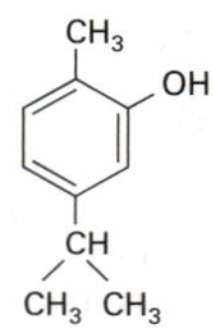


**Carvacrol**

**Carvedilol** (INN): Carvedilolum Ph.Eur.; 1-(9*H*-Carbazol-4-yloxy)-3-[2-(2-methoxyphenoxy)ethyl-amino]-2-propanol; CAS-Nr. 72956-09-3; $C_{24}H_{26}N_2O_4$, Strukturformel: s. Abb.; $M_r$ 406.48; Schmp. 114 °C (Modifikation II) bzw. Schmp. 123 °C (Modifikation I); weißes bis fast weißes, krist. Pulver, unlösl. in Wasser u. verd. Mineralsäuren, schwer lösl. in Ethanol; zeigt Polymorphie; **Wirk.:** nichtselektiver Beta*-Rezeptoren-Blocker ohne sympathomimet. Restaktivität (intrins. sympathomimet. Aktivität; Abk. ISA) bei zusätzl. vasodilatierender Eigenschaft durch Alpha-1-Rezeptoren-Blockade durch den 2-Methoxyphenoxyethyl-Rest (direkter Angriff an glatter Gefäßmuskulatur); **Ind.:** Hypertonie* u. Herzinsuffizienz*; **UAW:** Müdigkeit, gastrointestinale Beschwerden, Kopfschmerz; **Dos.:** p. o. 12.5 (initial u. erhaltend) bis 50 mg/d; HWZ 6–7 h.

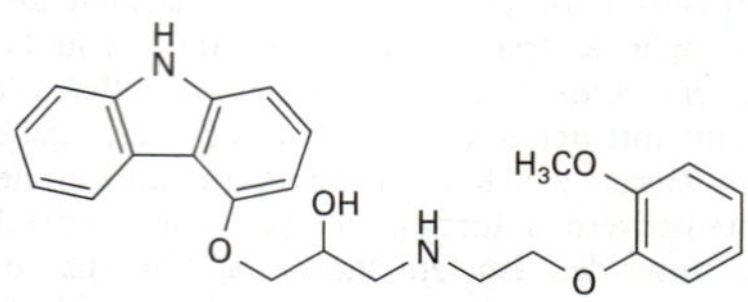


**Carvedilol**

**Carven:** s. Limonen.

**Carvi aetheroleum:** s. Carum carvi.

**Carvi fructus:** s. Carum carvi.

**Carvol:** s. Carvon.

**Carvon:** Carvol; *p*-Mentha-6,8-dien-2-on; $C_{10}H_{14}O$, Strukturformel: s. Abb.; $M_r$ 150.2; **(*S*)-(+)-Carvon:** D-Carvon; D. 0.96; lösl. in Ethanol, unlösl. in Was-

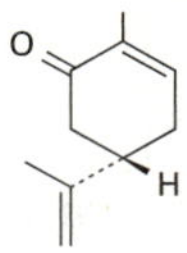


**Carvon:** (S)-(+)-Carvon

ser; Vork.: in den äther. Ölen von z. B. Kümmel (s. Carum carvi), Dill (s. Anethum graveolens var. hortorum). **(R)-(–)-Carvon:** L-Carvon; unterscheidet sich deutl. im Geruch von (S)-(+)-Carvon; Vork.: z. B. in Mentha* crispa. **Anw.:** in der Likörindustrie.

**Caryophyllaceae:** Nelkengewächse; Fam. der Ordnung Caryophyllales; alle Klimazonen, mehr als 600 Arten in Europa; **Merkmale: 1.** (biol.) ein- od. mehrjährige Kräuter mit gegenständigen Blättern; die radiären Blüten sind häufig in dichasialen Blütenständen angeordnet; Samenanlage in Fruchtknotenmitte; meist Kapseln als Früchte; **2.** (chem.) Saponine*, seltener Cumarine*; **Gattungen:** u. a. Agrostemma (s. Agrostemma githago), Gypsophila (s. Gypsophila-Arten), Herniaria (s. Herniaria-Arten), Saponaria (s. Saponaria officinalis), Spergularia (s. Spergularia rubra), Stellaria (s. Stellaria media).

**Caryophyllene:** Sesquiterpene* (Abb. dort) mit ungewöhnl. Ringstruktur aus 11 C-Atomen; **Vork.:** in vielen Ätherischöl-Drogen (s. Aetherolea); **Formen:** $\alpha$-C. ($\alpha$-Humulen*), $\beta$-C., $\gamma$-C. (Isocaryophyllen).

**Caryophylli floris aetheroleum:** s. Syzygium aromaticum.

**Caryophylli flos:** s. Syzygium aromaticum.

**Caryophyllin:** s. Oleanolsäure.

**Caryophyllus aromaticus:** s. Syzygium aromaticum.

**Carzenid** (INN): 4-Carboxybenzolsulfonamid; 4-Sulfamoylbenzoesäure; CAS-Nr. 138-41-0; $C_7H_7NO_4S$; $M_r$ 201.19; Schmp. 280 °C (unter Zers.; kristallisiert aus Wasser); fast unlösl. in kaltem Wasser, Ether, Benzol; leicht lösl. in Ethanol; nicht mehr im Handel befindl. Spasmolytikum* u. Diuretikum*.

**Cascabel:** s. Crotalus durissus terrificus.

**Cascararinde:** s. Rhamnus purshiana (Rhamni purshianae cortex).

**Cascara sagrada:** s. Rhamnus purshiana (Rhamni purshianae cortex).

**Cascaratrockenextrakt, eingestellter:** s. Rhamni purshianae extractum siccum normatum.

**Cascarilla:** s. Croton eluteria (Hom.).

**Cascarilla clutia:** s. Croton eluteria.

**Cascarillrinde:** s. Croton eluteria (Cortex Cascarillae).

**Cascaroside:** s. Rhamnus purshiana.

**Casein:** Caseinum; Kasein; Käsestoff, der mit Hilfe von Labessenz (s. Lab; Chymosin als Labkasein od. Essigsäure als Säurekasein) aus der Kuhmilch abgeschieden wird; ein Phosphoprotein*, das zu ca. 3 % in Milch enthalten ist (Milcheiweiß besteht aus 83 % C.); besteht aus $\alpha$-, $\beta$-, $\gamma$-, $\delta$-Casein (auch andere Bez. üblich), die sich durch Elektrophorese* trennen lassen; weißes bis gelbl. Pulver od. Stücke; unlösl. in Wasser, kolloidal gelöst durch verd. Säuren u. Basen; **Anw.:** Nährmittel; Bindemittel für Farben; zur Herst. von Klebstoffen, u. a. zum Leimen von Papier; bildet mit Formaldehyd eine harte, unlösl. plast. Masse (s. Zerfallshilfsmittel für Tabletten); früher zur Herst. von Kunststoffen (CS, Galalith, Lanital); Bestimmung der proteolyt. Aktivität von Pankreas-Pulver u. Pepsin* nach Ph.Eur.6; C. u. sein Natrium-Salz (aus C. u. Natriumhydrogencarbonat) sind gute Emulgatoren* (z. B. für Caseinsalben) u. Gelbildner, aber gegen Säuren u. Ca-Salze empfindlich. C. besitzt als Eiweiß ampholyt. Charakter, der isoelektr. Punkt liegt bei pH 4.7 (vgl. Gelatine).

**Case Management:** Fallsteuerung; kooperativer Prozess, in dem die Versorgung eines Patienten mit einer komplizierten u. kostenintensiven Erkrankung sektorenübergreifend geplant, koordiniert, überwacht u. evaluiert wird; **Ziel:** an Bedürfnissen des Patienten orientierte Optimierung von Qualität u. Kontinuität der individuellen Versorgungsmaßnahmen bei gleichzeitiger Kontrolle der damit verbundenen finanziellen Aufwendungen über Fachdisziplinen u. Institutionen hinweg durch direkte od. indirekte Intervention eines Case Managers; Case Management ist bedeutsam bei der Versorgung von chron. kranken Menschen (s. Disease-Management); Instrumente sind z. B. Entwicklung eines patientenorientierten Versorgungsplans, Organisation des Übergangs von ambulanter zu stationärer Versorgung (u. umgekehrt), Koordination anderweitiger Versorgung u. Prüfung von Behandlungsalternativen. Case Management in Krankenhäusern wird insbes. im Rahmen klin. Behandlungspfade durchgeführt.

**case report forms:** s. Studie, klinische.

**Cashewbaum:** s. Anacardium occidentale.

**Cashewnüsse:** s. Anacardium occidentale (Fructus Anacardii occidentalis).

**CAS-Nr.:** Abk. für **C**hemical-**A**bstracts-**S**ervice-Nummer; s. Chemical Abstracts.

**$\beta$-Casomorphine:** Opioidpeptide* mit endorphinartiger Struktur; werden aus dem mit der Milch* aufgenommenen $\beta$-Casein* abgespalten.

**Caspary-Streifen:** (bot.) stark lichtbrechende Streifen inf. Einlagerung von Cutin* u./od. Suberin* in den Radialwänden der Endodermiszellen (s. Endodermis); vgl. Wurzel.

**Caspasen:** Kurzbez. für (engl.) **c**y**s**teinyl-**asp**artate-cleaving prote**ases**; bisher 14 bekannte Cysteinproteasen mit einem Cysteinrest im aktiven Zentrum; spalten immer C-terminal zu Aspartat; triggern eine zur Apoptose* führende Signalkaskade, in deren Ablauf zw. Initiatorcaspasen (Caspase-8, -9 u. -10) u. Effektorcaspasen (Caspase-3, -6 u. -7) unterschieden wird; extrazelluläre Signale leiten die Aktivierung eines membranständigen zellulären Rezeptors ein; Hemmung der C. unterbricht die Apoptose, z. B. durch Viren*.

**Caspofungin** (INN): 1-[(4*R*,5*S*)-5-(2-Aminoethyl)amino-*N*2-(10,12-dimethyl-1-oxotetradecyl)-4-hydroxy-L-ornithin]-5-[(3*R*)-3-hydroxy-L-ornithin]-Pneumocandin $B_0$; CAS-Nr. 162808-62-0; $C_{52}H_{88}N_{10}O_{15}$, Strukturformel: s. Abb.; $M_r$ 1093.3; pharmaz. angewendet wird das Diacetat, ein hygroskop., weißes od. gelbl. weißes Pulver; leicht lös. in Wasser u. Methanol, schwer lösl. in Etha-

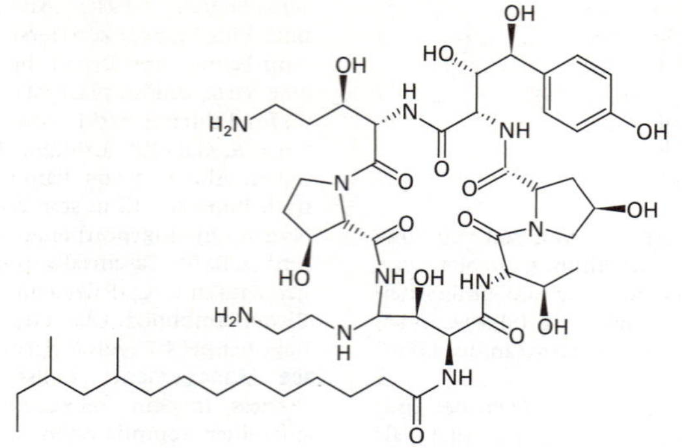

**Caspofungin**

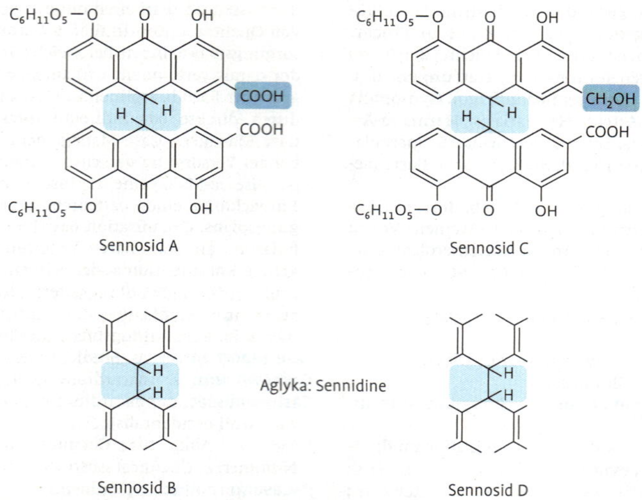


**Cassia angustifolia:** Strukturformeln von Sennosid A, B, C und D

nol; **Wirk.:** Antimykotikum*, Echinocandin*; **Ind.:** invasive Aspergillosen (vgl. Aspergillus), wenn eine Behandlung mit Amphotericin* B u./od. Itraconazol* nicht anspricht; **UAW:** Fieber, Übelkeit, Phlebitis*, Flush; **Dos.:** initial 70 mg i. v. (Tag 1), danach 50 mg/d i. v.; in schweren Fällen 70 mg.

**Cassava:** s. Manihot esculenta (Amylum Manihot).

**Cassave:** s. Manihot esculenta.

**Cassein:** s. Erythrophleum suaveolens.

**Cassia acutifolia:** s. Cassia senna.

**Cassia angustifolia** Vahl: (molekulargenet.) Senna alexandrina Mill.; Tinnevelly-Senna; Fam. Fabaceae (Leguminosae); heim. in Arabien, kultiviert in Süd-Indien, bes. Distrikt Tinnevelly; Cassia angustifolia u. Cassia* senna sind Stpfl. von **Sennae folium:** Folia Sennae; Sennesblätter; getrocknete Fiederblättchen; **Off.:** Ph.Eur.6; Monographie: HMPC, ESCOP, WHO, Kommission E; **Inhaltsst.:** ca. 3 % Hydroxyanthracenderivate; nach Ph.Eur.6 mind. 2.5 % Hydroxyanthracenglykoside, berechnet als Sennosid B u. bezogen auf das Trockengewicht; die Wirkstoffe leiten sich von Aloe-Emodin u. Rhein ab (s. Anthrachinone, Tab. dort). Durch enzymat. Dehydrierung von Anthronglykosiden entstehen Dianthronglykoside wie die Hauptwirkstoffe Sennosid A (Aglykon: Sennidin A, opt. aktiv, rechtsdrehend) u. Sennosid B (Aglykon: Sennidin B, diastereomere Mesoform). Ferner sind Sennosid C u. Sennosid D (s. Abb.), andere Hetero-Dianthronglykoside, Chrysophansäure*, ca. 10 % Schleim, Flavonole, ca. 8 % Pinitol (ein Cyclitol*), Bitter- u. Gerbstoffe u. a. enthalten; **Wirk.:** Die Senna-Glykoside werden im Darm zu Anthronen, Anthranolen u. Dianthronen ab- u. umgebaut, die eine kräftige laxierende Wirk. im Dickdarm ausüben. Wirkungseintritt ca. 12 h nach Applikation; **Zuber.:** Electuarium* Sennae, Sirupus* Sennae, Pulvis* Liquiritiae compositus, Species* laxantes, Species* majales, Sennae* folii extractum siccum normatum; **Sennae fructus angustifoliae:** Tinnevelly-Sennesfrüchte, Sennesschoten; getrocknete Früchte; **Off.:** Ph.Eur.6; Monographie: HMPC, ESCOP, WHO, Kommission E; **Inhaltsst.:** ähnl. wie in Sennae folium; nach Ph.Eur.6 mind. 2.2 % Hydroxyanthracenglykoside, berechnet als Sennosid B; **Wirk.:** wie Sennae folium. **Hom.:** Senna: getrocknete Blätter von C. angustifolia u. C. senna; verordnet z. B. bei Obstipation mit Koliken.

**Cassiablüten:** **1.** s. Cinnamomum aromaticum (Flores Cassiae); **2.** s. Acacia farnesiana (Flores Acaciae farnesianae).

**Cassiablütenöl:** s. Acacia farnesiana (Oleum Acaciae farnesianae).

**Cassia fistula** L.: 10–15 m hoher Baum aus der Fam. Fabaceae (Leguminosae); Indien u. a. trop. Gebiete; Stpfl. von **Fructus Cassiae fistulae:** Röhrenkassie, Manna, Purgierkassie; schwarzbraune, runde, bis 60 cm lange Hülsen, innen mit zahlreichen Querwänden u. schwarzem, säuerl. schmeckendem Fruchtfleisch; **Inhaltsst.:** ca. 60 % Zucker, Pektin, Gerbstoffe, Citronensäure, Anthrachinonderivate; **Anw.:** (volkstüml.) In Indien wird das extrahierte u. eingeengte Fruchtmus (Pulpa Cassiae) als Laxans* benutzt.

**Cassiakolben:** Glaskolben von ca. 100 mL Inhalt, dessen Hals von 8.0 mm Durchmesser über eine Länge von 120 mm in 0.10 mL eingeteilt ist (s. Abb.); der Übergang vom Kolben zum Hals muss konisch verlaufen. **Verw.:** zur Prüfung äther. Öle (s. Aetherolea) auf Phenole* (in aktueller Ph.Eur. nicht mehr enthalten).

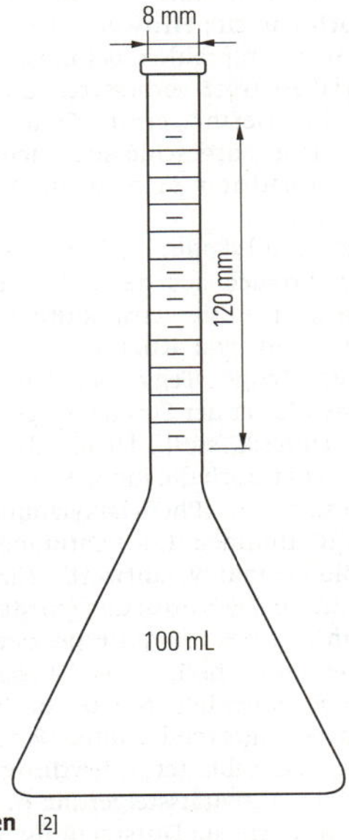

**Cassiakolben** [2]

**Cassiaöl:** s. Cinnamomum aromaticum (Cinnamomi cassiae aetheroleum).

**Cassia senna** L.: (molekulargenet.) Senna alexandrina Mill., Cassia acutifolia Del.; Fam. Fabaceae (Leguminosae); heim. im trop. Afrika, Nilgebiet, Indien; Cassia senna u. Cassia* angustifolia sind Stpfl. von **Sennae folium:** Folia Sennae; Sennesblätter; s. Cassia angustifolia; **Sennae fructus acutifoliae:** Alexandriner-Sennesfrüchte, Sennesschoten; getrocknete Früchte; **Off.:** Ph.Eur.6; Monographie: HMPC, ESCOP, WHO, Kommission E; **Inhaltsst.:** ähnl. wie Sennae folium (s. Cassia angustifolia); mind. 3.4 % Hydroxyanthracenglykoside, berechnet als Sennosid B u. bezogen auf das Trockengewicht; **Wirk.:** wie Sennae folium (s. Cassia angustifolia). **Hom.:** Senna: getrocknete Blätter von Cassia angustifolia u. C. senna; verordnet z. B. bei Obstipation mit Koliken.

**Cassiopeium:** s. Lutetium.

**Cassius-Goldpurpur:** Gemisch von kolloidalem Gold* mit Zinnhydroxid; **Anw.:** Porzellanmalerei, Herst. von Rubinglas (Goldrubin).

**Casson-Körper:** nicht idealplast. Körper (s. Rheologie); C.-K. zeigen nach Überschreiten der prakt. Fließgrenze $\tau_0$ ein strukturviskoses Verhalten. Die Fließkurve (Rheogramm) im D/$\tau$-Diagramm (D: Deformationsgeschwindigkeit; $\tau$: Schubspannung) zeigt im Bereich kleinerer Schubspannungen einen konvexen Verlauf (keine Proportionalität zw. D u. des um $\tau_0$ verminderten $\tau$). Das anfängl. verzögerte Fließen geht in fast ideales Fließen (Gerade im D/$\tau$-Diagramm) über. Durch Extrapolation des beinahe geradlinigen Kurventeils auf die Abszisse $\tau$ erhält man den theoret. Fließpunkt $\tau_1$ (dynam. Fließpunkt), der nicht wie beim Bingham*-Körper mit der prakt. Fließgrenze übereinstimmt; s. Rheologie (Abb. 1 dort). Zu den C.-K. gehören Salbengele, Cremes u. die meisten Pasten.

**Cast:** s. Kunststoffverband.

**Castaneae folium:** s. Castanea sativa.

**Castanea sativa** Mill.: Castanea vesca; Echte Kastanie, Edelkastanie; Fam. Fagaceae; verbreitet im südl. Europa, bes. im Mittelmeerraum u. in den Balkanländern; kultiviert in weiten Teilen Europas; Stpfl. von **Castaneae folium:** Folia Castaneae; Kastanienblätter; **Inhaltsst.:** ca. 9 % Gerbstoffe (Gallussäure* u. Ellagsäure* in wechselnden Mengen, je nach Alter der Blätter), Pektin*, Inositol*, Zucker, Flavonolglykoside, Fett, Harz; **Anw.:** z. B. bei Bronchitis*, Keuchhusten*, Durchblutungsstörungen; **Kastanienfrüchte:** Maronen, Edelkastanien; **Best.:** ca. 50 % Stärke, 20–30 % Saccharose, 5 % Proteine, 3 % Gerbstoffe; **Anw.:** Lebensmittel.

**Castanea vesca:** s. Castanea sativa.

**Castanospermin:** s. Castanospermum australe.

**Castanospermum australe** A. Cunn. ex Mudie: Australischer Kastanienbaum; Fam. Fabaceae; Australien, Neu-Kaledonien; **Inhaltsst.:** neben Stärke ca. 7 % Saponine*, in Blättern u. Samen giftige Polyhydroxyalkaloide wie Castanospermin (1,6,7,8-Tetrahydroxyindolizidin mit insektizider u. antiviraler Wirk., auch gegen HIV) u. Australin (3-Hydroxymethyl-1,2,7-trihydroxypyrrolizidin), die als Zuckermimetika im tier. Organismus z. B. bestimmte Glykosidasen hemmen können u. daher als alkaloidal glycosidase inhibitors (Abk. AGI) bezeichnet werden; **Anw.:** Samen (engl. black beans) bzw. deren Stärke (Bohnenbaumstärke, Australische Kastanienstärke).

**Casticin:** s. Vitex agnus-castus.

**Castilla elastica:** s. Kautschuk (Vork.).

**Castle-Faktor:** s. Intrinsic-Faktor.

**Castor equi:** warziger Auswuchs an Pferdebeinen. **Hom.:** verordnet z. B. bei Steißbeinschmerzen, wunden Brustwarzen.

**Castoreum:** Bibergeil; getrocknete, widerl. riechende, zw. After u. Geschlechtsteil liegende, birnenförmige, 8–10 cm lange Drüsensäcke (Kastor- od.

Geilsäcke) des weibl. od. männl. Bibers (Castor* fiber u. Castor canadense), die den Tieren zur Wegmarkierung dienen; **Formen: 1. C. sibiricum:** Sibirisches Bibergeil; gelbl. braun; **2. C. canadense:** Castoreum americanum; Kanadisches Bibergeil; rot- od. schwarzbraun; **Best.:** u. a. äther. Öl mit Benzoesäure* (ca. 1 % in C. canadense, ca. 2 % in C. sibiricum), Castorin (Gemisch aus Cholesterol* u. Dihydrocholesterol), Harz (Castoreum-Resinoid, ca. 14 % in C. canadense, ca. 85 % in C. sibiricum), Castoramin (mit den Nupharalkaloiden verwandt; s. Nuphar lutea), Salicylsäure* u. Derivate, Benzylalkohol*, Hydrozimtsäure; Verfälschungen durch in die entleerten Beutel gefüllte Stoffe (z. B. Blut, Sand, Harz) od. durch die Hodensäcke der Biber; **Anw.: 1.** in der Parfümerie (als Fixateur); **2.** (med.) obsolet; früher als Antispasmodikum; **Zuber.:** Tinctura Castorei (obsolet). **Hom.:** Castoreum (HAB), C. canadense, C. sibiricum: den Sammelbeuteln entnommenes, getrocknetes Bauchdrüsensekret; verordnet z. B. bei Nervosität, Hysterie.

**Castor fiber L.:** C. fiber L. var. sibirica; Europäischer Biber; Fam. Castoridae; C. fiber u. C. canadense Kuhl. (C. fiber L. var. canadensis, C. fiber L. var. americanus; Kanadischer od. Amerikanischer Biber; Nordamerika, Hudson-Bay) liefern Castoreum*.

**Castoröl:** s. Ricinus communis (Ricini oleum virginale).

**CAT:** Abk. für **C**holin*-**A**cetyl-**T**ransferase.

**Catalase:** s. Katalase.

**Catalin:** s. Pirenoxin.

**Catalpol:** Iridoidglykosid (s. Iridoide); Epoxid von Aucubin (Strukturformel: s. Plantago lanceolata, Abb. dort); **Vork.:** u. a. in Veronica* officinalis, Plantago* lanceolata u. Buddleja-Arten; häufig mit Phenolcarbonsäuren verestert, z. B. mit 4-Hydroxybenzoesäure (Catalposid, Catalpin), 3,4-Dihydroxybenzoesäure (Verprosid), Zimtsäure (Picrosid I), 4-Hydroxy-3-methoxybenzoesäure (Picrosid II) od. 4-Hydroxy-3-methoxyzimtsäure (Picrosid III).

**Cataplasma:** s. Kataplasma.

**Catechine:** Catechole; Flavan-3-ole; farblose, krist. org. Verbindungen; Bausteine der nicht hydrolysierbaren pflanzlichen Gerbstoffe* u. der Phlobaphene* (z. B. in Gambir-Catechu; s. Uncaria gambir); **D-Catechin:** Cianidanol; 2,3-*trans*-Flavan-3-ol, (+)-Catechin, 3,3′,4′,5′,7-Flavanpentol; **L-Catechin:** 2,3-*cis*-Flavan-3-ol, (−)-Catechin, Epicatechin; **4-Hydroxycatechin:** Leucocyanidin, Flavan-3,3′,4,4′,5,7-hexol; s. Leucocianidol. Vgl. Flavonoide.

**Catechingerbstoffe:** s. Gerbstoffe, pflanzliche.

**Catechol:** s. Brenzcatechin.

**Catecholamine:** syn. Katechinamine, Brenzcatechinamine; Gruppe biogener Amine*, chem. von Brenzcatechin* abgeleitet; z. B. Adrenalin*, Noradrenalin*, Dopamin*, auch synthet. Substanzen wie Orciprenalin*; **Bedeutung: 1.** (physiol.) Hormone* des Nebennierenmarks*, Neurotransmitter*; **2.** (pharmak.) gehören zur Gruppe der positiv inotropen Wirkstoffe; Ind.: Herzinsuffizienz; vgl. Kardiaka; **Biosynthese:** ausgehend von Tyrosin* in nicht hormonbildenden Organen wie Lunge, Leber u. Darm sowie in den dopaminergen Neuronen des ZNS bis zum Dopamin, im sympath. Nervensystem u. im Nebennierenmark weiter zu Noradrenalin bzw. Adrenalin (s. Abb.); **Abbau:** von Noradrenalin u. Adrenalin ausgehend über die *O*-Methyl-Derivate, Methylierung durch die Catechol*-*O*-methyltransferase (Abk. COMT) u. anschließende oxidative Desaminierung durch die Monoaminoxidase* (Abk. MAO) wie auch durch Reaktion in umgekehrter Reihenfolge zur 3-Methyl-4-hydroxymandelsäure (Vanillinmandelsäure).

**Catechole:** s. Catechine.

**Catechol-O-methyltransferase:** Abk. COMT; zu den Transferasen gehörendes Enzym*, das die Catecholamine* im Zuge ihres Abbaus an einer phenol. Hydroxylgruppe methyliert.

**Catechu:** syn. Cachou; **1.** Pegu-Catechu: s. Acacia catechu; **2.** Gambir-Catechu: s. Uncaria gambir.

**Catenane** (lat. catena Kette): Verb., bei denen 2 od. mehr miteinander durch keine chemische Bindung* verknüpfte Ringe wie die Glieder einer Kette ineinandergreifen.

**Catgut:** Katgut; obsoletes, resorbierbares, d. h. enzymat. abbaubares (8–20 Tage) chirurgisches Fadenmaterial* aus dem Dünndarm (Kollagenfasern) von Säugetieren (Rinder, Schafe, Ziegen, ursprüngl. auch Katzen); **Hinweis:** Die Verw. von C. wird nicht mehr empfohlen, bei Einsatz von bovinem Material ist trotz verbesserter Sterilisationsverfahren die Gefahr einer Creutzfeld-Jakob-Krankheit nicht ausgeschlossen; heute Einsatz synthet. resorbierbarer Materialien. Vgl. Chorda resorbilis sterilis.

**Catha edulis (Vahl) Endl.:** Celastrus edulis; Kat; baumartiger Strauch aus der Fam. Celastraceae; Hochgebirgstäler Äthiopiens, kultiviert in Südwestarabien; Stpfl. von **Khat-Tee:** Abessinischer Tee, Kat-Tee, Tedge, Tegg (bei den Ureinwohnern); frische Blätter der Strauchdroge (angenehm aromat. Geschmack, süßl., leicht adstringierend) od. (v. a. in Kenia) auch die junge Rinde der Baumdroge; **Inhaltsst.:** Phenylalkylaminalkaloide*: Khatamine (Cathidine): **1.** (−)-Cathinon: (*S*)-(−)-$\alpha$-Aminopropiophenon; verantwortl. für Wirk. u. UAW; **2.** Cathin: (+)-Norpseudoephedrin*; **3.** (−)-Norephedrin*; ferner Sesquiterpenesteralkaloide (Catheduline mit insektiziden Eigenschaften), Gerbstoffe, Flavonoide*, Mono- u. Triterpene; **Wirk.:** zentral anregend, ähnl. Weckaminen*; führt ähnl. wie Cocablätter (s. Erythroxylum coca, Folia Cocae) zu Aktivitätssteigerung u. Unterdrückung des Hunger- u. Durstgefühls; cave: Austrocknung der Mundschleimhaut, Herzklopfen u. a. vegetative Störungen, Entwicklung einer psych. Abhängigkeit, chron. Missbrauch; vgl. Rauschdrogen; **Anw.:** stimulierendes Genussmittel (von Äthiopien über die gesamte ostafrikan. Küste zum Kap der Guten Hoffnung, Südarabien); Khat wird gekaut, als Tee getrunken od. mit Honig vergoren. **Hinweis:** Cathinon unterliegt dem Betäubungsmittelgesetz* (Anlage I).

**Catharanthus roseus (L.) G. Don.:** Vinca rosea (L.), Lochnera rosea Rchb.; Tropisches Immergrün; Fam. Apocynaceae; heim. in Madagaskar; verbreitet in Tropen u. Subtropen; auch als Zierpflanze;

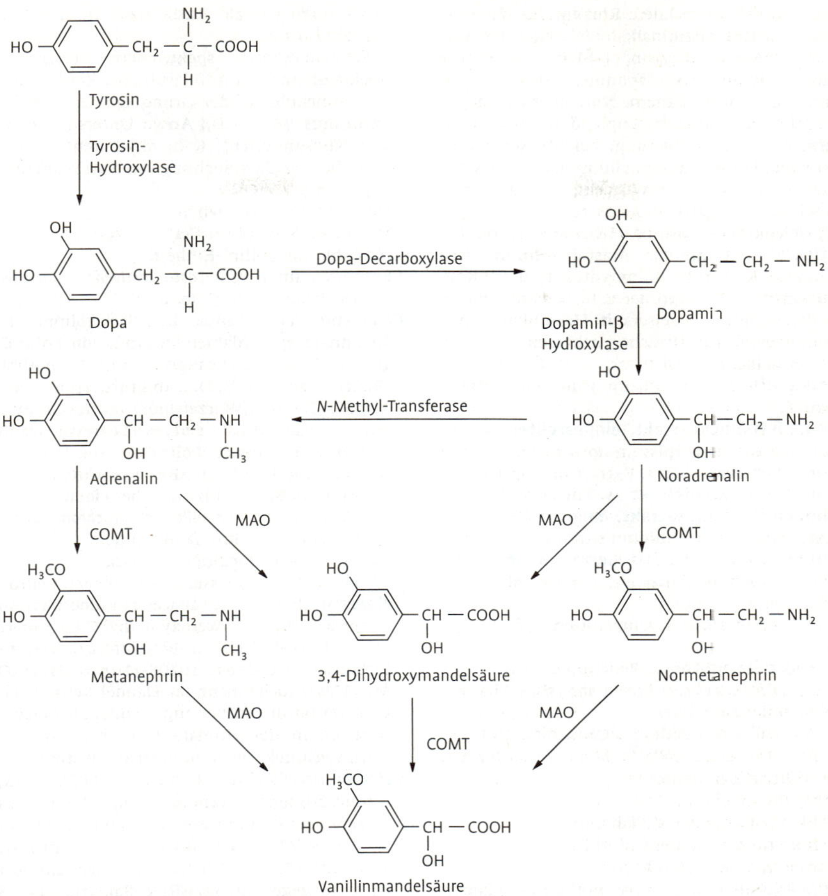


**Catecholamine:** Biosynthese u. Abbau von Catecholaminen

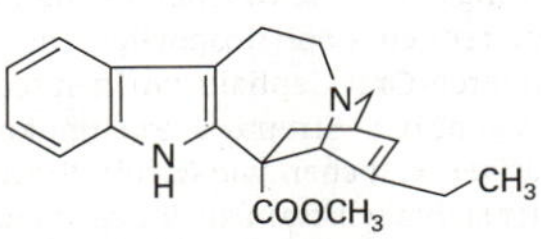

**Catharanthus roseus:** Catharantin

2 Varietäten: var. albus u. var. ocellatus; **Inhaltsst.:** zahlreiche Indolalkaloide mit Monoterpenkomponente (s. Vinca-Alkaloide), v. a. Vinblastin*, Vincristin* (antineoplast. Wirk.), Vindolin (antidiabet. Wirk.) u. Catharanthin (s. Abb.).

**Catheduline:** s. Catha edulis.

**Cathelicidine:** körpereigene Antibiotika*; Peptide, die an der Epitheloberfläche von neutrophilen Granulozyten (s. Leukozyten) gebildet werden.

**Cathepsine:** s. Kathepsine.

**Cathin:** s. Norpseudoephedrin.

**Cathinon:** s. Catha edulis.

**Cativobalsam:** s. Balsamum Cativo.

**C-Atom, asymmetrisches:** s. Kohlenstoffatom, asymmetrisches.

**C-Atom, primäres:** s. Kohlenstoffatom, primäres.

**Catumaxomab:** CAS-Nr. 509077-98-9; muriner monoklonaler Antikörper*; **Wirk.:** trifunktionaler Antikörper gegen EpCAM (Tumorzellen), CD3 (humane T-Lymphozyten) u. FcγRI/III-akzessorische Zellen (z. B. Makrophagen, dendrit. Zellen u. natürl. Killerzellen); durch die simultane Bindung an die 3 Zelltypen wird eine effektive Eliminierung von EpCAM-positiven Tumorzellen erreicht; **Ind.:** intraperitoneale Behandlung des malignen Aszites bei EpCAM-positiven Karzinomen, für die keine Standardtherapie zur Verfügung steht; **UAW:** Lymphopenie, Bauchschmerzen, Schüttelfrost, Nausea; **Dos.:** 10 µg (Tag 0), 20 µg (Tag 3), 50 µg (Tag 7), 150 µg (Tag 10) jeweils als i. p. Infusion über 6 h.

**Caules Dulcamarae:** s. Solanum dulcamara (Stipites Dulcamarae).

**Cauliflorie:** (bot.) Stammblütigkeit; Blüten treten aus älteren Holzteilen hervor, z. B. bei Theobroma* cacao.

**Caulophyllum thalictroides** (L.) Michaux: Leontice thalictroides; Fam. Berberidaceae; Nordamerika; Stpfl. von **Radix Caulophylli:** Löwenblattwurzel,

Frauenwurzel; getrocknete Rhizome u. Wurzeln; **Inhaltsst.:** Chinolizidinalkaloide* wie (–)-N-Anagyrin, (–)-*N*-Methylcytisin, (–)-Baptifolin sowie Triterpensaponine (s. Saponine); **Anw.:** (volkstüml.) bei den Indianern Nordamerikas gegen Frauenleiden; früher in England u. USA gegen Würmer, zur Entwässerung, bei Menstruationsstörungen. **Hom.:** Caulophyllum thalictroides: frischer Wurzelstock mit Wurzeln; verordnet z. B. bei Schwangerschafts- u. Menstruationsbeschwerden, Gelenkrheumatismus, Heberden-Arthrosen.

**Causticum Hahnemanni:** Ätzstoff. **Hom.:** frisch gebrannter Kalk mit Kaliumhydrogensulfat*; Konstitutionsmittel*; verordnet z. B. bei Entzündungen der Atemwege, Heiserkeit, Harninkontinenz, Lähmungen versch. Ursache, Arthrosen.

**cave:** vermeide; hüte Dich vor.

**Cayennepfeffer:** s. Capsicum frutescens (Capsici fructus).

**Cayennepfefferdickextrakt, eingestellter:** s. Extractum Capsici acris spissum normatum.

**Cayennepfefferextrakt:** s. Extractum Capsici.

**Cayennepfefferfluidextrakt:** s. Tinctura Capsici.

**Cayennepfefferliquidextrakt, eingestellter:** s. Extractum Capsici fluidum titratum.

**Cayennepfefferölharz, raffiniertes quantifiziertes:** s. Capsicum frutescens (Capsici oleoresina raffinata et quantificata).

**Cayennepfeffersalbe:** s. Unguentum Capsici compositum.

**Cayennepfeffertinktur:** s. Tinctura Capsici.

**CBA:** Abk. für (engl.) *cost-benefit analysis*; s. Pharmakoökonomie (Tab. dort).

**CBD:** Abk. für **C**anna**bid**iol; s. Cannabis sativa.

**CBS:** Abk. für (engl.) *colloidal bismuth subcitrate*; s. Bismutdicitrat, basisches.

**cc:** Abk. für **c**on**c**isus*.

**CC:** Abk. für **C**ochrane* **C**ollaboration.

**CCC:** Abk. für **C**hlor**c**holin**c**hlorid*.

**CCK:** Abk. für **C**hole**c**ysto**k**inin*.

**CCR5-Antagonisten:** s. Entry-Inhibitoren; Maraviroc.

**Cd:** **1.** (chem.) Symbol für Cadmium*; **2.** (physik.) Einheitenzeichen für Candela*; s. SI-Einheiten.

**CD:** Abk. für (engl.) *circular dichroism*; s. Zirkulardichroismus.

**CD4/CD8-Quotient:** Verhältnis der T-Helferzellen ($CD4^+$-T-Lymphozyten) zu den zytotox. T-Lymphozyten ($CD8^+$-T-Lymphozyten); Normalwert 2.13 ± 0.92; **Bedeutung:** v. a. als immun. Verlaufsparameter bei HIV*-Erkrankung von prognost. Bedeutung.

**CDK:** Abk. für (engl.) *cyclin-dependent kinases*; cyclinabhängige Kinasen*; steuern den Ablauf des Zellzyklus.

**CDK-Inhibitoren:** Stoffe, die cyclinabhängige Kinasen* hemmen; führen durch Hemmung des Zellzyklus zu einem Wachstumsarrest von Zellen.

**cDNA:** Abk. für (engl.) *complementary deoxyribonucleic acid*; s. DNA.

**CD-Nomenklatur:** internationales System für die Bez. von Differenzierungsantigenen (engl. **c**luster of **d**ifferentiation bzw. **c**luster **d**eterminants) auf der Zelloberfläche von Leukozyten* u. Zellen, deren Zellmembran-Antigene mit denen von Immunzellen ident. sind; die Differenzierung erfolgt durch monoklonale Antikörper* in der Durchflusszytometrie.

**CD-Spektroskopie:** spektrometr. Verfahren (s. Spektroskopie) zur Aufklärung der Konfiguration* org. Moleküle auf der Grundlage des Zirkulardichroismus* (Abk. CD); **Anw.:** Untersuchung z. B. von Nucleinsäuren*, Kohlenhydraten* u. Proteinen*; bei der Untersuchung von Naturstoffen gute Ergänzung zur ORD*.

**CDV:** Abk. für **C**i**d**ofo**v**ir*.

**Ce:** (chem.) Symbol für Cer*.

**C.E.:** Abk. für **C**ollip*-**E**inheit.

**CEA:** Abk. für (engl.) *cost-effectiveness analysis*; s. Pharmakoökonomie (Tab. dort).

**Ceanothus americanus** L.: Säckelblume; Fam. Rhamnaceae; Nordamerika; Stpfl. von **Folia Ceanothi: Inhaltsst.:** Ceanothensäure, Ceanothsäure (Blatt), Ceanothin B, D, E (blutdrucksenkende Alkaloide*), Harz (Wurzelrinde) sowie Gerbstoffe; **Anw.:** Adstringens*; **Cortex Ceanothi radicis: Inhaltsst. u. Anw.:** s. Folia Ceanothi. **Hom.:** Ceanothus americanus (HAB): getrocknete Blätter; verordnet z. B. bei Milz- u. Leberleiden.

**CEC:** Abk. für (engl.) *capillary electrochromatography*; s. Kapillarelektrochromatographie.

**Cedrat:** s. Citrus medica (Citronat).

**Cedronsamen:** s. Quassia cedron (Semen Cedronis).

**Cefacetril** (INN): 7-Cyanacetylaminocephalosporansäure; (6*R*,7*R*)-3-Acetoxymethyl-7-(2-cyanacetamido)-8-oxo-5-thia-1-azabicyclo[4.2.0]oct-2-en-2-carbonsäure; CAS-Nr. 10206-21-0; $C_{13}H_{13}N_3O_6S$; $M_r$ 339.33; nicht mehr im Handel befindl. klass. Cephalosporin*; früher angewendet als Cefacetril-Natrium in der Human- (z. B. bei Lungen- u. Harnwegsinfektionen) u. Veterinärmedizin.

**Cefaclor** (INN): syn. Cephaclor; (6*R*,7*R*)-7-[(*R*)-2-Amino-2-phenylacetamido]-3-chlor-8-oxo-5-thia-1-azabicyclo[4.2.0]oct-2-en-2-carbonsäure; CAS-Nr. 53994-73-3; $C_{15}H_{14}ClN_3O_4S$, Strukturformel: s. Abb.; $M_r$ 367.81; **Wirk.:** orales Cephalosporin*, wirksam gegen grampositive Bakterien wie Staphylo-, Strepto-, Pneumo-, Meningo- u. Gonokokken, allerdings etwas schwächer als die parenteral zu applizierenden Cephalosporine; im Vergleich zu den anderen Oral-Cephalosporinen jedoch effizienter gegenüber Strepto-, Pneumokokken u. gramnegativen Stäbchen wie E. coli, Proteus mirabilis u. Klebsiella; wirksam auch gegen Haemophilus influenzae; nur geringe Resistenzerscheinungen; **Ind.:** Atemwegs-, Harnwegs- u. Hautinfektionen; **Dos.:** p. o. 3×0.5–1 g/d; Kinder 0.05–0.10 g/kg KG/d; HWZ 0.75–1 h. **Cefaclor-Monohydrat:** Cefaclorum Ph.Eur.6; CAS-Nr. 70356-03-5; $C_{15}H_{14}ClN_3O_4S \cdot H_2O$; $M_r$ 385.8.

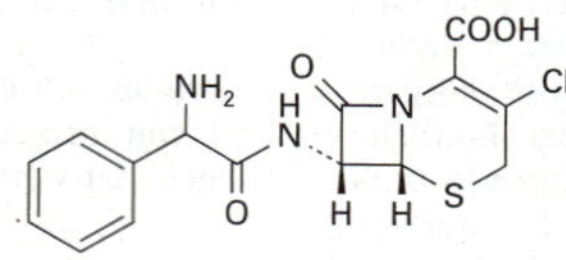


**Cefaclor**

**Cefadroxil** (INN): syn. Cephadroxil; (6*R*,7*R*)-7-[(*R*)-2-Amino-2-(4-hydroxyphenyl)acetamido]-3-methyl-8-oxo-5-thia-1-azabicyclo[4.2.0]oct-2-en-2-carbonsäure; CAS-Nr. 50370-12-2; $C_{16}H_{17}N_3O_5S$, Strukturformel: s. Cephalosporine (Abb. dort); $M_r$ 363.39; weißes Pulver; schwer lösl. in Wasser; **Wirk.:** orales Cephalosporin* mit bakterizider Wirk. auf grampositive Bakterien wie Staphylo-, Strepto-, Pneumo-, Meningo- u. Gonokokken; Wirk. schwächer als die der klass. Cephalosporine; **Ind.:** Haut-, Harnwegs- u. Atemwegsinfektionen mit empfindl. Erregern; **Dos.:** p. o. 2 × 1 g/d; Kinder 2 × 0.05–0.1 g/kg KG/d; HWZ 1.4 ± 0.2 h. **Cefadroxil-Monohydrat:** Cefadroxilum monohydricum Ph.Eur.6; CAS-Nr. 66592-87-8; $C_{16}H_{17}N_3O_5S \cdot H_2O$; $M_r$ 381.4.

**Cefalexin** (INN): syn. Cephalexin; (6*R*,7*R*)-7-[(*R*)-2-Amino-2-phenylacetamido]-3-methyl-8-oxo-5-thia-1-azabicyclo[4.2.0]oct-2-en-2-carbonsäure; CAS-Nr. 15686-71-2; $C_{16}H_{17}N_3O_4S$, Strukturformel: s. Cephalosporine (Abb. dort); $M_r$ 347.40; lösl. 1 : 100 in Wasser, 1 : 30 in 0.2 %iger Salzsäure, in verd. Alkalilösung, schwer lösl. in Dioxan, Dimethylacetamid, Dimethylformamid, sehr schwer lösl. in Ethanol, Aceton, Chloroform, Ether; $pK_S$ 5.2, 7.3; $UV_{max}$ 260 nm (ε 7750); **Wirk.:** orales Cephalosporin*, bakterizid wirksam gegen grampositive Kokken wie Staphylo-, Strepto-, Pneumo-, Meningo- u. Gonokokken; Wirk. geringer als die der parenteralen Cephalosporine; **Ind.:** Atemwegs-, Harnwegs- u. Hautinfektionen; **Dos.:** p. o. 0.25 g/6 h, TMD 4.0 g; Kinder: 0.06 g/kg KG/d; vermutl. vollständige Resorption aus dem GIT; HWZ 0.9–1.2 h. **Cefalexin-Monohydrat:** Cefalexinum monohydricum Ph.Eur.6; CAS-Nr. 23325-78-2; $C_{16}H_{17}N_3O_4S \cdot H_2O$; $M_r$ 365.40.

**Cefamandol** (INN): (6*R*,7*R*)-7-[(*R*)-2-Hydroxy-2-phenylacetamido]-3-(1-methyl-1*H*-tetrazol-5-yl)-thiomethyl-8-oxo-5-thia-1-azabicyclo[4.2.0]oct-2-en-2-carbonsäure; CAS-Nr. 34444-01-4; $C_{18}H_{18}N_6O_5S_2$; $M_r$ 462.5; nicht mehr im Handel befindl. Antibiotikum*; früher angewendet zur ungezielten Ther. schwerer Infektionen mit Staphylokokken od. resistenten gramnegativen Keimen; **Wirk.:** betalactamasestabiles Cephalosporin* mit guter Wirk. auf Enterobakterien, Salmonellen, Staphylokokken u. Haemophilus influenzae; **UAW:** Alkoholunverträglichkeit wegen Blockade der Alkoholdehydrogenase (Antabus-Effekt); aus Stabilitätsgründen wurde meist Cefamandolformiat angewendet. **Cefamandol-Nafat:** Cefamandoli nafas Ph.Eur.6; CAS-Nr. 42540-40-9; $C_{19}H_{17}N_6NaO_6S_2$; $M_r$ 512.50; Schmp. 190 °C; weißes bis fast weißes Pulver; leicht lösl. in Wasser, wenig lösl. in Methanol.

**Cefapirin-Natrium:** Cefapirinium natricum Ph.Eur.; $C_{17}H_{16}N_3NaO_6S_2$; $M_r$ 445.5; weißes bis schwach gelbes Pulver; lösl. in Wasser, unlösl. in Dichlormethan; als Tierarzneimittel im Handel befindl. Cephalosporin*.

**Cefazolin** (INN): (6*R*,7*R*)-3-(5-Methyl-1,3,4-thiadiazol-2-yl)thiomethyl-8-oxo-7-[2-(1*H*-tetrazol-1-yl)-acetamido]-5-thia-1-azabicyclo[4.2.0]oct-2-en-carbonsäure; CAS-Nr. 25953-19-9; $C_{14}H_{14}N_8O_4S_3$, Strukturformel: s. Cephalosporine (Abb. dort); $M_r$ 454.50; Schmp. 198–200 °C (unter Zers., kristallisiert aus Aceton); leicht lösl. in Dimethylformamid, Pyridin, lösl. in Gemischen von Aceton-Wasser, Dioxan-Wasser, Ethanol-Wasser, schwer lösl. in Methanol, fast unlösl. in Chloroform, Benzol, Ether; $pK_S$ 2.10; $UV_{max}$ (in Pufferlösung pH 6.4): 272 nm (ε 13150); klass. Cephalosporin*; **Wirk.:** gut wirksam gegen grampositive Keime; keine Resorption nach p. o. Applikation; renale Elimination; Vorsicht bei Niereninsuffizienz; **Ind.:** Lungen- u. Harnwegsinfektionen (selten verordnet); **Dos.:** TMD 6 g/d i. v.; HWZ ca. 2 h. **Cefazolin-Natrium:** Cefazolinum natricum Ph.Eur.6; $C_{14}H_{13}N_8NaO_4S_3$; $M_r$ 476.5; weißes, stark hygroskop. Pulver; leicht lösl. in Wasser.

**Cefepim** (INN): (6*R*,7*R*)-7-[(*Z*)-2-(2-Amino-4-thiazolyl)-2-methoxyiminoglyoxylamido]-3-(1-methylpyrrolidinomethyl)-8-oxo-5-thia-1-azabicyclo[4.2.0]oct-2-en-2-carboxylat; CAS-Nr. 88040-23-7; $C_{19}H_{24}N_6O_5S_2$, Strukturformel: s. Abb.; $M_r$ 480.57; Schmp. 150 °C (unter Zers.); **Cefepimchloridhydrochlorid-Monohydrat:** CAS-Nr. 123171-59-5; $M_r$ 571.5; **Wirk.:** Cephalosporin* zur parenteralen Anw. (i. v. od. i. m.); Zwitter-Ion, daher rascher Durchtritt durch Bakterienmembran; gut wirksam im gramnegativen u. grampositiven Bereich; **Ind.:** Infektionen z. B. der Atem- u. Harnwege, Haut u. Weichteile; **Kontraind.:** Kreuzallergie gegen Penicilline, Hyperkaliämie, Asthma bronchiale; **WW:** Schleifendiuretika, Aminoglykoside; **UAW:** Überempfindlichkeit, Magen-Darm-Beschwerden, Herz-Kreislauf-Beeinträchtigungen; HWZ 2 h.

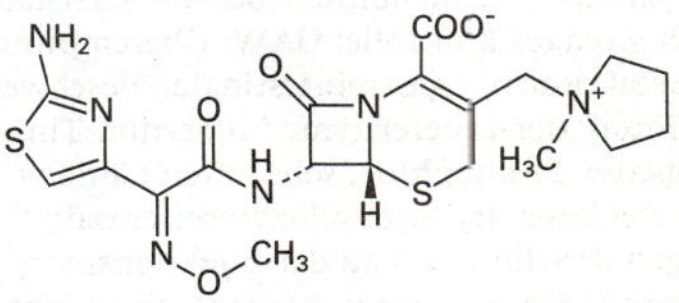


**Cefepim**

**Cefetamet** (INN): (6*R*,7*R*)-7-[2-(2-Amino-4-thiazolyl)-2-methoxyiminoglyoxylamido]-3-methyl-8-oxo-5-thia-1-azabicyclo[4.2.0]-oct-2-en-2-carbonsäure; CAS-Nr. 65052-63-3; $C_{14}H_{15}N_5O_5S_2$; $M_r$ 397.42; nicht mehr im Handel befindl. Cephalosporin*; **Wirk.:** gute Wirksamkeit bei gramnegativen Erregern, stabil gegen Betalactamase*; früher angewendet bei Infektionen der oberen u. unteren Atemwege, komplizierten Harnwegsinfektionen, akuter gonorrhoischer Urethritis; **UAW:** gastrointestinale Beschwerden, Überempfindlichkeitsreaktionen, Veränderungen der Leberfunktionen, Leukopenie, Eosinophilie od. Thrombozytenzunahme, Gingivitis, Fieber. **Cefetamet-Pivoxil:** Pivoxil*-Ester von C.; CAS-Nr. 65243-33-6; $C_{20}H_{25}N_5O_7S_2$; $M_r$ 511.57; Prodrug, durch Esterhydrolyse wird das aktive C. frei.

**Cefixim** (INN): Cefiximum Ph.Eur.6; (6*R*,7*R*)-3-(Ethenyl)-7-[2-(2-amino-4-thiazolyl)-2-(*Z*)-(carboxymethoxyimino)-acetamido]-8-oxo-5-thia-1-azabicyclo[4.2.0]oct-2-en-2-carbonsäure; CAS-Nr. 79350-37-1; $C_{16}H_{14}N_5O_7S_2$; $M_r$ 452.44; Cephalosporin*; strukturell mit Cefotaxim* verwandt; enthält anstelle der Acetoxymethylgruppe eine Vinylgruppe; **Wirk.:** starke antibakterielle Wirksamkeit im gramnegativen Bereich, weitgehend betalactamasestabil; **UAW:** Verdauungsbeschwerden; **Dos.:** p. o. 2 × 200 mg/d.

C

**Cefmenoxim** (INN): CAS-Nr. 65085-01-0; $C_{15}H_{17}N_7O_5S_3$; $M_r$ 471.6; leicht lösl. in Wasser; nicht mehr im Handel befindl. Cephalosporin*; **Wirk.**: gute Wirksamkeit gegen Enterobacteriaceae wie E.coli sowie gegen Haemophilus influenzae, Gonokokken; Synergismus mit Aminoglykosiden; früher angewendet bei respirator., abdominalen u. gynäkolog. Infektionen sowie Harnwegsinfektionen.

**Cefodizim** (INN): (6*R*,7*R*)-7-[2-(2-Amino-4-thiazolyl)-2-methoxyiminoglyoxylamido]-3-(5-carboxymethyl-4-methyl-2-thiazolylthio)methyl-8-oxo-5-thia-1-azabicyclo[4.2.0]-oct-2-en-2-carbonsäure; CAS-Nr. 69739-16-8; $C_{20}H_{20}N_6O_7S_4$, Strukturformel: s. Abb.; $M_r$ 584.66; $pK_{S,1}$ 2.85 (COOH-Gruppe), $pK_{S,2}$ 3.37 ($NH_2$-Gruppe), $pK_{S,3}$ 4.18 (COOH-Gruppe); in Österreich im Handel befindl. Cephalosporin*; in Deutschland u. der Schweiz außer Handel; **Wirk.**: ähnl. wie Cefotaxim* mit erhöhter Betalactamase-Stabilität, wirkt gegen grampositive Kokken, Haemophilus* influenzae u. Enterobacteriaceae, die Aktivität ist jedoch bei C. geringer; ferner immunmodulierende Wirkung, weshalb es bes. zur Behandlung immunsupprimierter Patienten geeignet scheint; **Ind.**: unkomplizierte Harnwegsinfektionen der Frau, Infektionen der unteren u. oberen Harnwege, der unteren Atemwege u. Gonorrhö; **Kontraind.**: Stillzeit, Kinder <14 Jahre, 1. Trimenon der Schwangerschaft nur unter strenger Kontrolle; **UAW**: Überempfindlichkeitsreaktionen, gastrointestinale Beschwerden, Erhöhung der Leberenzyme im Serum, Thrombozytopenie, Eosinophilie; sehr selten hämolyt. Anämie, Leukopenie, Agranulozytose; entzündl. Reizungen u. Schmerzen an der Injektionstelle; **Dos.**: parenteral Erwachsene u. Jugendl. ab 14 Jahren 1–2×1–2 g/d, bei Gonorrhö ED 0.25 g, bei Penicillinase bildenden Gonokokken ED 0.5 g C. (1 g C. entspricht 1.075 g C.-Dinatrium); HWZ 2.5–3 h. **Cefodizim-Dinatrium:** CAS-Nr. 86329-79-5; $C_{20}H_{18}N_6Na_2O_7S_4$; $M_r$ 628.62.

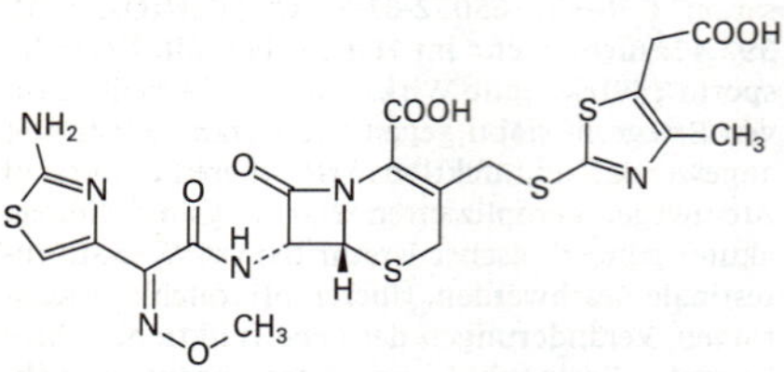


**Cefodizim**

**Cefoperazon** (INN): (6*R*,7*R*)-7-[(2*R*)-2-[(4-Ethyl-2,3-dioxopiperazin-1-yl)carbonyl]amino-2-(4-hydroxyphenyl)acetyl]amino-3-(1-methyl-1*H*-tetrazol-5-yl)sulfanylmethyl-8-oxo-5-thia-1-azabicyclo[4.2.0]oct-2-en-carbonsäure; CAS-Nr. 62893-19-0; $C_{25}H_{27}N_9O_8S_2$, Strukturformel: s. Cephalosporine (Abb. dort); $M_r$ 654.68; in Österreich im Handel befindl. Cephalosporin*; in Deutschland als Humanarzneimittel außer Handel; **Wirk.**: erweitertes Wirkungsspektrum, wirksam gegen Pseudomonas; **Ind.**: ungezielte Ther. schwerer lebensbedrohl. Infektionen durch gramnegative Stäbchen; Harnwegsinfektionen, bei Penicillinallergie; **UAW**: Diarrhö, Alkoholunverträglichkeit; **Dos.**: 2–4 g/d i. v., TMD 6 g in 2–3 ED; Kinder 0.05–0.10 g/kg KG/d, TMD 0.2 g/kg KG; i. m. Gabe schmerzhaft; HWZ 2–2.5 h; biliäre Elimination; parenteral als Natrium-Salz verwendet. **Cefoperazon-Natrium (INNv)**: Cefoperazonum natricum Ph.Eur.6; CAS-Nr. 62893-20-3; $C_{25}H_{26}N_9NaO_8S_2$; $M_r$ 668; leicht lösl. in Wasser, lösl. in Methanol.

**Cefotaxim** (INN): (6*R*,7*R*)-3-(Acetoxymethyl)-7-[(*Z*)-2-(2-amino-1,3-thiazol-4-yl)-2-(methoxyimino)acetyl]amino-8-oxo-5-thia-1-azabicyclo[4.2.0]oct-2-en-2-carbonsäure; CAS-Nr. 63527-52-6; $C_{16}H_{17}N_5O_7S_2$, Strukturformel: s. Cephalosporine (Abb. dort); $M_r$ 455.48; stark wirksames Cephalosporin*; **Wirk.**: erweitertes Wirkungsspektrum gegen gramnegative Erreger u. die Anaerobier Clostridium perfringens u. Peptostreptococcus spp.; nur gering empfindl. sind Pseudomonas aeruginosa, Stenotrophomonas maltophilia, MRSA, Enterococcus faecalis, Bacteroides fragilis, atyp. Erreger; **Kontraind.**: Allergie gegen Cephalosporine u./od. andere Betalactam*-Antibiotika; **UAW**: Eosinophilie od. Thrombozytopenie, Anstieg der Serumkreatinin- u. Harnstoffkonzentrationen, leichter u. meist vorübergehender Anstieg der Leberenzyme; **Dos.**: wie Cefoperazon*; parenteral ist Cefotaxim-Natrium gebräuchl. (1.05 g Natriumsalz entsprechen 1 g C.); HWZ 1.1–1.6 h; Elimination über die Niere. **Cefotaxim-Natrium:** Cefotaximum natricum Ph.Eur.6; $C_{16}H_{16}N_5NaO_7S_2$; $M_r$ 477.4; hygroskop. Pulver; sehr leicht lösl. in Wasser. Vgl. Cefixim.

**Cefotetan** (INN): CAS-Nr. 69712-56-7; $C_{17}H_{17}N_7O_8S_4$; $M_r$ 575.6; Cefamycin mit hochgradiger Betalactamase-Stabilität; nicht mehr im Handel befindl. Cephalosporin*; parenterale Anw. früher als Cefotetan-Dinatrium.

**Cefotiam** (INN): (6*R*,7*R*)-7-[2-(2-Amino-4-thiazolyl)acetamido]-3-[1-(2-dimethylaminoethyl)-1*H*-tetrazol-5-yl]-thiomethyl-8-oxo-5-thia-1-azabicyclo[4.2.0]oct-2-en-2-carbonsäure; CAS-Nr. 61622-34-2; $C_{18}H_{23}N_9O_4S_3$; $M_r$ 525.62; nicht mehr im Handel befindl. Cephalosporin* mit ausreichender Betalactamase-Stabilität; **Wirk.**: relativ gut gegen Staphylokokken wirksam; ebenfalls gut wirksam gegen A- u. B-Streptokokken, Meningokokken, Haemophilus influenzae; früher u. a. angewendet bei schweren Harnwegsinfektionen, sekundärer Pneumonie, Infektionen mit H. influenzae bei Ampicillinresistenz; **UAW**: s. Cephalosporine; Alkoholunverträglichkeit.

**Cefoxitin** (INN): 7-Methoxy-cephalosporin; (6*R*,7*R*)-3-(Carbamoyloxymethyl)-7-methoxy-8-oxo-7-[2-(2-thienyl)acetamido]-5-thia-1-azabicyclo[4.2.0]oct-2-en-2-carbonsäure; CAS-Nr. 35607-66-0; $C_{16}H_{17}N_3O_7S$, Strukturformel: s. Abb.; $M_r$ 427.46; Schmp. 149–150 °C (unter Zers.); in Deutschland im Handel befindl. Cepha-

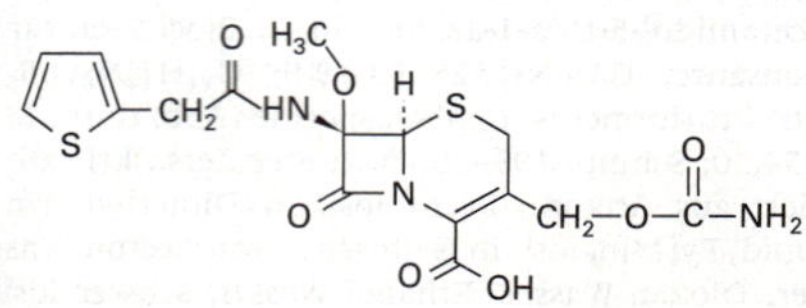


**Cefoxitin**

losporin* mit hoher Stabilität gegen Betalactamasen*; in Österreich außer Handel; **Wirk.:** wirksam gegen gramnegative Stäbchen wie Proteus mirabilis u. vulgaris, E. coli u. a.; wirkt außerdem gegen diverse Bacteroides-Arten; **Ind.:** ungezielte Ther. schwerer Infektionen durch grampositive Kokken bzw. resistente gramnegative Stäbchen od. Bacteroides fragilis wie Sepsis, sekundäre Pneumonie, Harnwegs- u. schwere Gewebeinfektionen; spezielle Ther. bei Infektionen mit sensiblen Erregern; in Kombination mit Aminoglykosid*-Antibiotika bei Infektionen mit resistenten Enterobakterien; **Dos.:** i. v. 3–4 × 2 g/d; Kinder 3–4 × 0.05 mg/kg KG/d; Dosierungsintervalle bei chron. Niereninsuffizienz verlängern; HWZ 1 h. **Cefoxitin-Natrium:** Cefoxitinum natricum Ph.Eur.6; $C_{16}H_{16}N_3NaO_7S_2$; $M_r$ 449.4; weißes, stark hygroskop. Pulver; sehr leicht lösl. in Wasser.

**Cefpodoxim** (INN): (+)-(6*R*,7*R*)-7-[2-(2-Amino-4-thiazol)2-methoxyiminoglyoxylamido]-3-(methoxymethyl)-8-oxo-5-thia-1-azabicyclo[4.2.0]-oct-2-en-2-carbonsäure; CAS-Nr. 80210-62-4; $C_{15}H_{17}N_5O_6S_2$; $M_r$ 427.45; **Wirk.:** betalactamasestabiles Cephalosporin*, gut wirksam gegen grampositive u. gramnegative Keime, im gramnegativen Bereich ähnl. wie Cefixim* u. ähnl. wie Cefuroximaxetil (s. Cefuroxim) im grampositiven Bereich; nicht wirksam gegenüber MRSA u. Pseudomonaden; **Ind.:** Infektionen der oberen u. unteren Atemwege; **Kontraind.:** Schwangerschaft, Stillzeit, Allergien u. Asthma bronchiale; **UAW:** gastrointestinale Störungen, selten Kopfschmerz, reversibler Anstieg der Leberenzyme, Blutbildveränderungen, Anstieg harnpflichtiger Substanzen im Serum; **Dos.:** p. o. 2 × 100–200 mg/d (100 mg C. entsprechen 130.45 mg C.-Proxetil) mit reichl. Flüssigkeit zu einer Mahlzeit im Abstand von 12 h, Dosisreduktion bei Nierenfunktionseinschränkung; HWZ 2.4 h. **Cefpodoximproxetil:** Proxetil*-Ester von Cefpodoxim; CAS-Nr. 87239-81-4; $C_{21}H_{27}N_5O_9S_2$, Strukturformel: s. Abb.; $M_r$ 557.59.

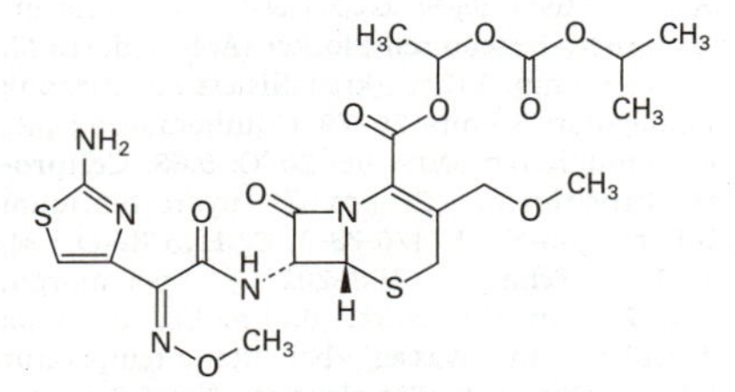

**Cefpodoxim:** Cefpodoximproxetil

**Cefradin** (INN): Cefradinum Ph.Eur.6; (6*R*,7*R*)-7-[(*R*)-2-Amino-2-(1,4-cyclohexadienyl)acetamido]-3-methyl-8-oxo-5-thia-1-azabicyclo[4.2.0]oct-2-en-2-carbonsäure; CAS-Nr. 38821-53-3; $C_{16}H_{19}N_3O_4S$; $M_r$ 349.41; leicht lösl. in Propylenglykol, lösl. in Wasser 1 : 50 bei pH 6, wenig lösl. in Wasser bei saurem od. neutralem pH, in Aceton, Ethanol, fast unlösl. in Chloroform, Ether; $pK_S$ (konjugierte Säure) 2.63, $pK_S$ 7.27; nicht mehr im Handel befindl. Antibiotikum*; früher angewendet bei Harnwegs-, Atemwegs- u. Hautinfektionen mit empfindl. Erregern; **Wirk.:** oral applizierbares Cephalosporin*; bakterizid wirksam gegen grampositive Bakterien wie Pneumo-, Strepto-, Staphylo-, Gono- u. Meningokokken; Wirk. schwächer als bei den parenteral verwendeten Cephalosporinen.

**Cefsulodin** (INN): (6*R*,7*R*)-3-(4-Carbamoylpyridinio)methyl-8-oxo-7[(*R*)-2-phenyl-2-sulfoacetamido]-5-thia-1-azabicyclo[4.2.0.]oct-2-en-2-carboxylat; CAS-Nr. 62587-73-9; $C_{22}H_{20}N_4O_8S_2$; $M_r$ 532.55; nicht mehr im Handel befindl. Cephalosporin*; **Wirk.:** gute Wirksamkeit gegen Pseudomonas aeruginosa; teilweise auch gegen Carbenicillin- u. Gentamicin*-resistente Pseudomonas-Stämme wirksam; früher angewendet bei Pseudomonas-Infektionen der Harn- u. Atemwege, der Haut u. der Knochen; häufig in Kombination mit einem Aminoglykosid*-Antibiotikum.

**Ceftazidim** (INN): Ceftazidimum Ph.Eur.; (*Z*)-(7*R*)-7-[2-(2-Aminothiazol-4-yl)-2-(1-carboxy-1-methylethoxyimino)-acetamido]-3-(1-pyridiniomethyl)-3-cephem-4-carboxylat; CAS-Nr. 72558-82-8; $C_{22}H_{22}N_6O_7S_2$, Strukturformel: s. Abb.; $M_r$ 546.6; Cephalosporin* **Wirk.:** bes. Aktivität gegen Proteus vulgaris, Pseudomonas, Enterobacter cloacae; **Dos.:** parenteral als Pentahydrat in Kombination mit Natriumcarbonat; i. v. 2–4 g/d, Kinder 50–100 mg/kg KG/d.

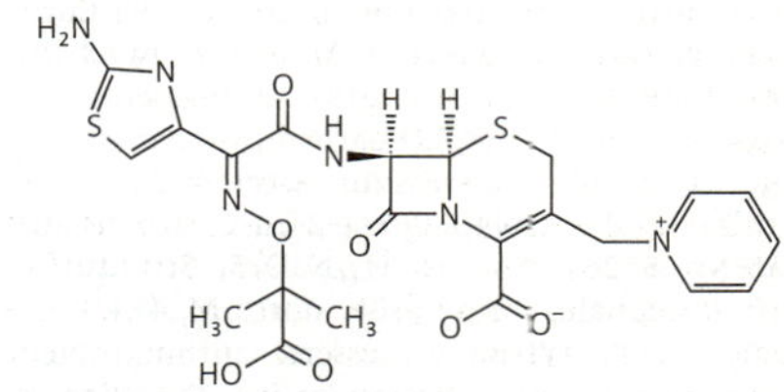

**Ceftazidim**

**Ceftibuten** (INN): (+)-(6*R*,7*R*)-7-[(*Z*)-2-(2-Amino-4-thiazoyl)-4-carboxyisocrotonamido)-8-oxo-5-thia-1-azabicyclo[4.2.0]-oct-2-en-2-carbonsäure; CAS-Nr. 97519-39-6; $C_{15}H_{14}N_4O_6S_2$, Strukturformel: s. Abb.; $M_r$ 410.42; bildet ein Dihydrat; $pK_{S,1}$ 2.17 (COOH-Gruppe, Cephemring), $pK_{S,2}$ 3.67 (COOH-Gruppe, Seitenkette), $pK_{S,3}$ 4.07 ($NH_2$-Gruppe); **Wirk.:** betalactamasestabiles Cephalosporin*; stark antibakteriell im gramnegativen Bereich (vgl. Cefixim); vorteilhaft ist die hohe Aktivität gegen Enterobacteriaceae wie E coli, Klebsiellen, Proteusarten u. Morganella; Resistenz: Pseudomonaden sind stets, Enterobacter, Actinetobacter u. Serratia teilweise resistent; **Ind.:** akute Bronchitis, Nieren- u. Harnwegsinfektionen; **Kontraind.:** Säuglinge <3 Monaten, Asthma bronchiale u. ausgeprägte Allergien; **UAW:** gastrointestinale Beschwerden, Kopfschmerz, Blutbildveränderungen; **Dos.:** p. o. 400 mg/d (entspricht 435.14 mg C.-Dihydrat), Kinder bis 12 Jahre bzw. <45 kg KG: 9 mg/

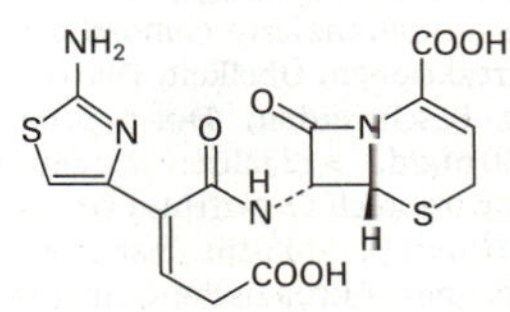

**Ceftibuten**

kg KG/d; Einnahme 1–2 h vor od. nach der Mahlzeit; HWZ 2.5 h.

**Ceftizoxim** (INN): [(6*R*[6*α*,7*β*(*Z*)]]-7-[[2-Amino-4-thiazolyl)(methoxyimino)acetyl]-amino]-8-oxo-5-thia-1-azabicyclo[4.2.0]oct-2-en-2-carbonsäure; CAS-Nr. 68401-81-0; $C_{13}H_{13}N_5O_5S_2$; $M_r$ 383.40; Schmp. 227 °C (unter Zers.); nicht mehr im Handel befindl. Breitband-Cephalosporin*; stabil gegen Betalactamasen; vergleichbar mit Cefotaxim*.

C

**Ceftobiprol** (INN): (6*R*,7*R*)-7-[(2*Z*)-2-(5-Amino-1,2,4-thiadiazol-3-yl)-2-(hydroxyimino)acetamido]-8-oxo-3-[*E*](3′*R*)-2-oxo-[1,3′-bipyrrolidin]-3-yliden}methyl]-5-thia-1-azabicyclo[4.2.0]oct-2-en-2-carbonsäure; CAS-Nr. 209467-52-7; $C_{20}H_{22}N_8O_6S_2$; $M_r$ 534,57; nicht im Handel befindl. Cephalosporin* mit erweitertem Wirkungsspektrum; **Wirk.:** wirksam z. B. gegen MRSA*, VRE*, Enterobacteriaceae inklusive ESBL*-bildende Stämme, Pseudomonas aeruginosa; **UAW:** Geschmacksstörungen, Nausea, Kopfschmerz.

**Ceftriaxon** (INN): CAS-Nr. 73384-59-5; $C_{18}H_{18}N_8O_7S_3$, Strukturformel: s. Cephalosporine (Abb. dort); $M_r$ 554.6; **Wirk.:** Cephalosporin*; Wirkungsspektrum u. -intensität entsprechen Cefotaxim*; **Dos.:** i. v. od. i. m. 1–2 × 1–2 g/d, Kinder 50–70 mg/kg KG/d; HWZ 8 ± 1.3 h. **Ceftriaxon-Dinatrium:** Ceftriaxonum natricum Ph.Eur.6; $C_{18}H_{16}N_8Na_2O_7S_3 \cdot 3.5\,H_2O$; $M_r$ 662; schwach hygroskop. Pulver; sehr leicht lösl. in Wasser.

**Cefuroxim** (INN): (6*R*,7*R*)-Carbamoyloxymethyl-7-[2-(2-furyl)-(2*Z*)-methoxyimino-acetamido]-8-oxo-5-thia-1-azabicyclo[4.2.0]-oct-2-en-2-carbonsäure; CAS-Nr. 55268-75-2; $C_{16}H_{16}N_4O_8S$, Strukturformel: s. Cephalosporine (Abb. dort); $M_r$ 424.4; Cephalosporin*; **Wirk.:** verbesserte antimikrobielle Wirksamkeit gegen gramnegative Stäbchen u. weitgehende Betalactamase-Stabilität; gut wirksam gegen A- u. B-Streptokokken, Gono- u. Meningokokken sowie Haemophilus influenzae; **Ind.:** schwere Infektionen mit Staphylokokken u. resistenten gramnegativen Stäbchen wie sekundäre Pneumonie, Harnwegs- u. Gewebeinfektionen; häufig in Kombination mit Aminoglykosid*-Antibiotika; zur Ther. von Infektionen mit Haemophilus influenzae, Klebsiella pneumoniae u. Penicillin-resistenten Gonokokken; **Dos.:** i. v. 1.5–2.25 g/d; bei schweren Infektionen i. v. bis zu 3 × 2 g/d; bei Gonorrhö i. m. ED 1.5 g; HWZ 1.1 h. **Cefuroxim-Natrium:** Cefuroximum natricum Ph.Eur.6; $C_{16}H_{15}N_4NaO_8S$; $M_r$ 446.4; weißes, schwach hygroskop. Pulver; leicht lösl. in Wasser.

**Cefuroximaxetil:** Cefuroximum axetili Ph.Eur.; 1-Acetoxyethylester von Cefuroxim*; CAS-Nr. 6455-07-6; $C_{20}H_{22}N_4O_{10}S$; $M_r$ 510.48; **Wirk.:** Cephalosporin*, breit wirksam gegen grampositive u. gramnegative Erreger; **Ind.:** v. a. Infektionen der oberen Atemwege einschließl. Hals- u. Ohrenbereich, der unteren Atemwege, Harnwegsinfektionen sowie unkomplizierte Gonorrhö*; **UAW:** allerg. Hautreaktionen, Übelkeit, Diarrhö u. gastrointestinale Beschwerden; **Dos.:** p. o.; >5 Jahre: 2 × 125–250 mg/d, >12 Jahre: 2 × 250–500 mg/d; verwendet wird auch C.-Natrium (zur i. v. Anw.).

**CE-Kennzeichnung:** Abk. für (franz.) **C**ommunautés **E**uropéennes; Europäische Gemeinschaft; Anforderungsnachweis über das Einhalten aller für das jeweilige Produkt zutreffenden Gemeinschaftsrichtlinien (EG93/42/EWG).

**Celanidum:** s. Lanatosid C.

**Celastrus edulis:** s. Catha edulis.

**Celecoxib** (INN): 4-[5-(4-Methylphenyl)-3-(trifluormethyl)pyrazol-1-yl]benzolsulfonamid; CAS-Nr. 169590-42-5; $C_{17}H_{14}F_3N_3O_2S$, Strukturformel: s. Abb.; $M_r$ 381.4; Schmp. 157 °C; logP 3.0; $pK_S$ 9.7 (berechnet); schwer lösl. in Wasser; **Wirk.:** nichtsteroidales Antirheumatikum (Abk. NSAR; s. Analgetika); selektiver COX-2-Hemmer (s. Cyclooxygenase-Inhibitoren); **Ind.:** Reizzustände degenerativer Gelenkerkrankungen od. chron. Polyarthritis; **Kontraind.:** Sulfonamid-Überempfindlichkeit, akute pept. Ulzera u. gastointestinale Blutungen, Herzinsuffizienz, entzündl. Darmerkrankungen, Leber- od. Nierenfunktionsstörungen, Schwangerschaft, Stillzeit; **WW:** mit oralen Antikoagulanzien; zus. mit Acetylsalicylsäure erhöhtes Risiko gastrointestinaler Blutungen, zus. mit NSARs erhöhtes Risiko einer Nierenschädigung; **UAW:** durch COX-2-Selektivität weniger gastrointestinale Komplikationen als bei unselektiven NSAR; allerdings höheres Risiko kardiovaskulärer UAW; **Dos.:** 200 mg/d p. o.; HWZ 8–12 h.

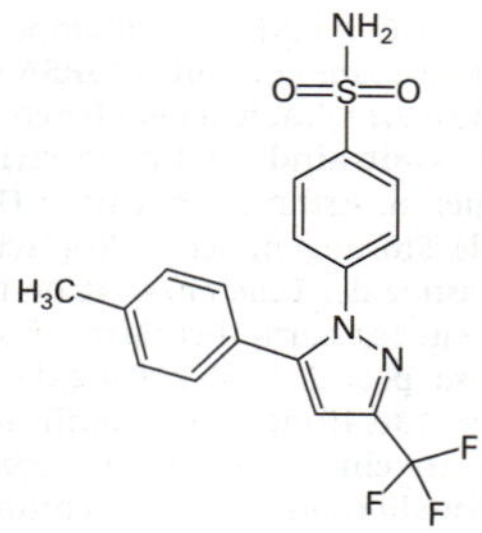


**Celecoxib**

**Celiprolol** (INN): 3-[3-Acetyl-4-(3-*tert*-butylamino-2-hydroxypropoxy)phenyl]-1,1-diethylharnstoff; CAS-Nr. 56980-93-9; $C_{20}H_{33}N_3O_4$, Strukturformel: s. Beta-Rezeptoren-Blocker (Abb. 1 dort); $M_r$ 379.50; Schmp. 117 °C (kristallisiert aus Aceton); Monohydrat: Schmp. 76–79 °C (inhomogen); $pK_S$ der konjugierten Säure bei 20 °C: 9.68; **Celiprololhydrochlorid:** Celiprololi hydrochloridum Ph.Eur.; CAS-Nr. 57470-78-7; $C_{20}H_{34}ClN_3O_4$; $M_r$ 415.96; Schmp. 198–202 °C; polymorph; $UV_{max}$ 232 nm (Salzsäure, 0.01 mol/L, ε 27400); Löslichkeit in Wasser bei Raumtemperatur >50 g/L; **Wirk.:** kardioselektiver Beta*-Rezeptoren-Blocker mit intrins. Aktivität (Beta-1-Selektivität), partiell agonist. an Beta-2-Rezeptoren, vasodilatierend; **Pharmakokinetik:** wegen des stark hydrophilen Charakters wird die maximale Plasmakonzentration erst nach ca. 3 h erreicht u. die Blut-Hirn-Schranke kaum überwunden; HWZ (der überwiegend renalen Elimination) ca. 4.5 h, geringe Metabolisierung; **Ind.:** Hypertonie*, Angina* pectoris; **Kontraind.:** Bradykardie, periphere arterielle Durchblutungsstörungen, schwere Leber- od. Nierenfunktionsstörung, gleichzeitige Gabe von MAO-Hemmern, bronchiale Hyperreagibilität (z. B. bei Asthma bronchiale); **WW:** Antihyperten-

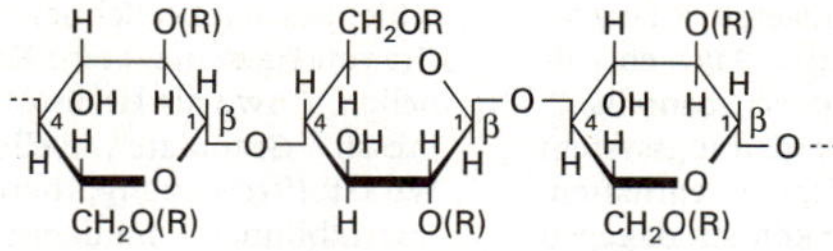


Cellulose- bzw. Celluloseetherkette (Ausschnitt)

| | |
|---|---|
| Cellulose | R = H |
| Methylcellulose (MC) | R = $CH_3$ |
| Ethylcellulose (EC) | R = $C_2H_5$ |
| Hydroxyethylcellulose (HEC) | R = $CH_2—CH_2OH$ |
| Ethylhydroxyethylcellulose (EHEC) | R = $C_2H_5$ ; $CH_2—CH$ |
| Natriumcarboxymethylcellulose (CMC-Na) | R = $CH_2—COONa$ |

**Cellulose**

siva, Antidiabetika; **UAW:** Müdigkeit, Kopfschmerz, gastrointestinale Beschwerden; **Dos.:** morgens p. o. 200 mg/d. Vgl. Nebivolol; Carvedilol.

**Celit:** s. Kieselgur.

**Cella:** Zelle*; **Cellula:** kleine Zelle.

**Cellacefat:** s. Celluloseacetatphthalat.

**Cellobiasen:** zu den Glykosidasen* gehörende $\beta$-1,4-Glucosidasen, die Cellobiose* in Glucose* spalten; **Vork.:** im Tier- u. Pflanzenreich weit verbreitet, v. a. in reifenden Früchten, Mikroorganismen (z. B. Hefe) u. in der Dünndarmschleimhaut.

**Cellobiose:** Zellobiose; Strukturformel: s. Abb.; $M_r$ 342.3; Schmp. 225 °C; $[\alpha]_D^{20\,°C}$ +14° →+35° (Wasser); reduzierendes Disaccharid, das aus 2 $\beta$-1,4-glykosid. verknüpften Molekülen D-Glucose* besteht; unterscheidet sich von Maltose* durch die Konfiguration der glykosid. Bindung; wird durch Hefe nicht fermentiert u. durch Maltase* nicht hydrolysiert; wird beim Kochen mit Säuren od. durch Einwirkung von Cellobiasen* in Glucose gespalten; **Vork.:** natürl. nicht in freier Form, sondern nur vereinzelt als Baustein von Glykosiden*; als Disaccharideinheit Baustein von Cellulose* u. Lichenin*.

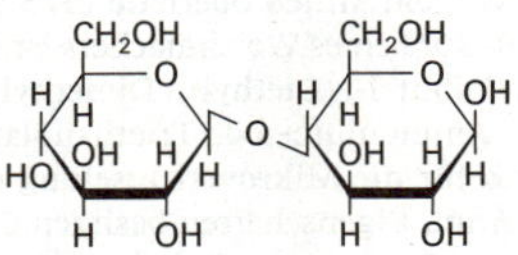


**Cellobiose**

**Cellophan®:** s. Zellglas.

**Cellosolve:** s. Ethylenglykolethylether.

**Cellulasen:** Zellulasen; zu den Glykosidasen* gehörende Enzyme*, die Cellulose* zu Cellobiose* abbauen; **Vork.:** fehlen im Organismus des Menschen; weit verbreitet in Bakt. (auch in der Cellulose verdauenden Mikroflora des Wiederkäuermagens), Pilzen, Insekten, Schnecken, Würmern u. Samen höherer Pflanzen; **Anw.:** zur Herst. von Verdauungsenzympräparaten, zur Entfernung unerwünschter Cellulose in Nahrungsmitteln u. zur Verzuckerung der Cellulose.

**Celluloid:** Zelluloid; Zellhorn; hornartige Masse; Gemisch aus Cellulosenitrat* u. Campher* (feste Lsg.); lösl. in Aceton, Etheralkohol, Essigsäureethylester; sehr leicht entzündl.; brennt mit heller Stichflamme; **Anw.:** (techn.) C. lässt sich schneiden, drehen, auswalzen u. erwärmt in Formen pressen; wird zur Herst. von Gebrauchsgegenständen aller Art eingesetzt. Lsg. von C.-Abfällen in Ethanol, Essigsäureethylester od. Aceton dienen als Leim.

**Cellulose:** Zellulose; $(C_6H_{10}O_5)_n$; pflanzl. Polysaccharid* aus hochmolekularen unverzweigten Ketten, in denen D-Glucoseeinheiten $\beta$-1,4-glykosid. miteinander verknüpft sind (s. Abb.); die $M_r$ liegt genuin je nach Polymerisationsgrad zw. 10 000 u. über 2 000 000; entspricht 500–10 000 Glucoseeinheiten. In Holz beträgt der Polymerisationsgrad ca. 500–2000, in Baumwolle 3000 bis über 10 000. C. wird enzymat. (unter Einwirkung von Cellulasen*) zum Disaccharid Cellobiose* hydrolysiert. Durch Behandlung mit konz. Säuren (z. B. 40 %iger Salzsäure od. 60–70 %iger Schwefelsäure) bei erhöhter Temp. wird C. zu D-Glucose gespalten. Dieser als **Holzverzuckerung** bezeichnete Prozess dient der Erzeugung gärfähiger Zucker. C. ist in Wasser u. übl. Lösungsmitteln unlöslich. **Nachw.:** mit Chlorzinkiodlösung*; lösl. z. B. in ammoniakal. Kupfersulfatlösung (Schweizer*-Reagenz); **Vork.:** C. stellt den Hauptbestandteil der pflanzl. Zellwände dar. Bestimmte Pflanzenfasern (z. B. Baumwolle, Hanf, Flachs u. Jute) bestehen aus fast reiner C.; Holz dagegen enthält 40–60 % C. In der Zellwand* findet man 200–300 Cellulosemoleküle zu 4–10 nm dicken, elektronenmikroskop. sichtbaren Mikrofibrillen vereinigt. Teile der Mikrofibrillen, die Mizellen, sind parallel angeordnet, durch Wasserstoffbrückenbindungen* stabilisiert u. haben kristallinen Charakter. Die Mikrofibrillen vereinigen sich zu Makrofibrillen u. sind in der Zellwand in eine Grundmasse, eine Matrix, eingebettet, in der sich auch polymere Kohlenhydrate von Nicht-Cellulosecharakter befinden (z. B. Pektine*, Hemicellulosen* u. Lignin* sowie geringe Mengen an Protein). C. ist mengenmäßig der bedeutendste Naturstoff. C. abbauende

C

Enzyme (Cellulasen*) sind in niederen Pflanzen, Holz zerstörenden Pilzen u. einigen Bakt. enthalten. Pflanzenfressende Tiere können ebenfalls C. verwerten, da sie in ihrem Verdauungssystem symbiot. lebende Mikroorganismen enthalten. Mensch u. fleischfressende Tiere können dagegen C. nicht spalten (Ballaststoff*). **Darst. u. Verw.:** C. hat große Bedeutung in der Industrie. Sie wird primär als Zellstoff* aus Holz od. anderen cellulosehaltigen Pflanzenteilen gewonnen, indem die Begleitstoffe (z. B. Lignin, Hemicellulosen) herausgelöst werden. Die Rohcellulose wird mit 17.5 %iger Natronlauge behandelt, worin sich die $\alpha$-C. (besteht noch aus über 2000 Glucoseeinheiten) nicht löst, während $\beta$-C. (Polymerisationsgrad 10–150) u. $\gamma$-C. (unter 10) sich auflösen. Durch Ansäuren kann die $\beta$-C. wieder ausgefällt werden. Neben der Auflösung in Kupferoxidammoniaklösung lässt sich C. auch durch andere Reagenzien u. vor allem in Form von Cellulosexanthogenat* lösen. Aus diesen Lsg. kann sie wieder in Form von Folien od. Fasern ausgefällt werden; man erhält regenerierte Cellulose (Zellwolle*), die z. B. zu Verbandwatte* verarbeitet wird. In der **pharmaz. Technologie** wird für Tablettierung u. Kapselabfüllung C. in mikrokristalliner (s. Cellulose, mikrokristalline) od. mikrofeiner Qualität (s. Cellulosepulver) u. in versch. Feinheitsgraden (Pulver, Granulat) verwendet. **Cellulosederivate:** Die Art des Substituenten u. der Substitutionsgrad nehmen Einfluss auf die Löslichkeit. Hydrophile Substituenten (Hydroxyethyl-, Hydroxypropyl-) bewirken bei relativ geringem mittlerem Substitutionsgrad* (Abk. MS; ca. 0.5) Wasserlöslichkeit. Diese bleibt auch bei höherem MS erhalten. Hydrophobe Substituenten (Ethyl-, in geringem Maße auch Methyl-) werden bei einem MS von ca. 1.0 wasserlöslich. Bei höherem MS nimmt die Wasserlöslichkeit ab u. die Löslichkeit in org. Lösungsmitteln zu; s. Carboxymethylcellulose; Celluloseacetat; Celluloseacetatphthalat; Cellulosenitrat; Ethylcellulose; Ethylhydroxyethylcellulose; Hydroxyethylcellulose; Hydroxypropylcellulose; Hypromellose; Hypromellosephthalat; Methylcellulose; Cellulose, oxidierte.

**Celluloseacetat:** Abk. CA; Cellulosi acetas Ph.Eur.6, Acetylcellulose; CAS-Nr. 9004-35-7; partiell od. vollständig *O*-acetylierte Cellulose* mit je nach Sorte 29.0–44.8 % Acetylgruppen; Pulver od. Körner; wenig hygroskop.; prakt. unlösl. in Wasser u. Ethanol, lösl. in Ameisensäure, 2-Methoxyethanol u. Gemisch gleicher Volumenteile Dichlormethan u. Methanol; **Herst.:** Die Veresterungsreaktion wird i. d. R. mit Acetanhydrid durchgeführt. Für gut definierte teilsubstituierte Produkte wird zunächst das vollständig substituierte **Cellulosetriacetat** (Abk. CTA) synthetisiert, das anschließend teilweise verseift wird. Durch Hydrolyse entstehen aus CTA **Cellulosehydroacetate.** Diese u. CTA bilden weiße bis durchsichtige amorphe Massen, die thermoplast., nicht explosiv u. schwer brennbar sind. Während Cellulosehydroacetate in Aceton lösl. sind, ist dies bei CTA nicht der Fall. Letzteres löst sich in Chloroform, Eisessig, Nitrobenzol u. anderen Lösungsmitteln. Trocknungsverlust max. 5.0 %; max. $10^3$ koloniebildende, aerobe Keime, davon max. $10^2$ Pilze je Gramm Substanz; keine Escherichia coli u. Salmonellen; **Anw.:** als Hilfsstoff für Tabletten (s. Compressi), Granulate*, Pellets* mit modifizierter Wirkstofffreisetzung, thermoplast. Retardierungsmatrixbildner, Bindemittel, Überzugsmaterial; zur Herst. celluloidähnl., aber schwer brennbarer Massen (Zellon, Zellit); ferner zur Herst. von Filmen, Kunstleder u. Kunstseide (Acetatseide*).

**Celluloseacetatbutyrat:** Abk. CAB; Cellulosi acetas butyras Ph.Eur.6; Celluloseacetobutyrat; partiell od. vollständig *O*-acetylierte u. *O*-butyrylierte Cellulose*; 2.0–30.0 % Acetylgruppen u. 16.0–53.0 % Butyrylgruppen; prakt. unlösl. in Wasser u. Ethanol, lösl. in Aceton, Ameisensäure u. einer Mischung gleicher Volumenteile Dichlormethan u. Methanol; Trocknungsverlust max. 2.0 %; **Verw.:** zur Herst. von Mikrokapseln, harten Kontaktlinsen, Folien u. für Verpackungszwecke.

**Celluloseacetatphthalat:** Abk. CAP; Cellulosi acetas phthalas Ph.Eur.6, Cellulosum acetico-phthalicum, Cellulosum acetylatum-phthalylatum, Acetylphthalylcellulosum; Cellacefat; CAS-Nr. 9004-38-0; gemischter Partialester der Cellulose* mit einem Gehalt von 30–36 % Phthalylgruppen (eine COOH-Gruppe unverestert, frei zur Salzbildung), 21.5–26 % Acetylgruppen u. max. 3 % freien Säuregruppen (freie Phthalsäure); weißes, hygroskop. Pulver; prakt. unlösl. in Wasser, Ethanol, Kohlenwasserstoffen (auch chlorierten), lösl. u. a. in einigen Ketonen (Aceton), Estern, Ethern, Dioxan, Alkohol-Chlorkohlenwasserstoff-Gemischen, Keton-Alkohol-Gemischen; quillt in neutralen od. leicht alkal. Lsg.; lösl. ab ca. pH 6 (Salzbildung an der freien Phthalatcarboxylgruppe); Viskosität 45–90 mPa · s (15 %ige Lsg. in Aceton mit 0.4 % Wasser bei 25 °C); Wassergehalt max. 5 % (Karl-Fischer-Methode); kühl aufzubewahren; **Inkomp.:** Eisensalze, Silbernitrat, Natriumcitrat, Aluminiumsulfat, Calciumchlorid, Quecksilber(II)-chlorid, Bariumnitrat, bas. Bleiacetat, starke Basen od. Säuren (Hydrolyse); Hydrolyse auch unter feuchten u. warmen Lagerungsbedingungen; **Anw.:** für magensaftresistente Überzüge auf Tabletten u. Dragees (Anteil 5–9 % der Arzneiform, meist aufgesprüht); der Überzug quillt u. löst sich (innerhalb 1 h) in wässrigem Milieu oberhalb pH 5.9. Die Zugabe von 5–30 % eines Weichmachers ist zweckmäßig (z. B. Dibutyl-, Diethyl-, Dimethylphthalat). Natrium-, Ammonium- od. Triethanolamin-Salze eignen sich für die Mikroverkapselung (s. Mikrokapseln). Ähnl. Eigenschaften besitzen Celluloseacetatsuccinat, Stärkeacetatphthalat u. Methylcellulosephthalsäurehalbester.

**Celluloseester:** wichtige Derivate der Cellulose*, die durch partielle od. vollständige Veresterung der freien Hydroxylgruppen der Cellulose erzeugt werden; z. B. Celluloseacetat*, Celluloseacetatphthalat*, Cellulosenitrat*.

**Celluloseether:** wichtige Derivate der Cellulose*, z. B. Methylcellulose* u. Carboxymethylcellulose*.

**Cellulosefasern:** s. Kunstseiden.

**Celluloseglykolat:** s. Carboxymethylcellulose.

**Celluloseglykolether:** s. Hydroxyethylcellulose.

**Celluloseglykolsäureether:** s. Carboxymethylcellulose.

**Cellulosehydroacetate:** s. Celluloseacetat.
**Cellulose, mikrofeine:** s. Cellulosepulver.
**Cellulose, mikrokristalline:** (engl.) *microcrystalline cellulose (Abk. MCC)*; Cellulosum microcristallinum Ph.Eur.6; teilweise depolymerisierte Cellulose, gewonnen aus $\alpha$-Cellulose*, die einer sauren Hydrolyse unterzogen wird, mit kleinerer u. einheitl. Molmasse ($M_r$ ca. 36 000, ca. 220 Glucoseeinheiten) u. einem verminderten amorphen Anteil; weißes Pulver; prakt. unlösl. in Wasser (wasserlösl. Substanzen: max. 0.25 %), Aceton, wasserfreiem Ethanol, Toluol, verd. Säuren u. Natriumhydroxid-Lösung (50 g/L); Trocknungsverlust max. 6.0 %; der Polymerisationsgrad beträgt max. 350 u. wird über die Grenzviskositätszahl aus den Viskositäten (Kapillarviskosimeter) von 2 unterschiedl. verd. Celluloselösungen in Kupfer(II)-diethylendiaminhydroxid errechnet. MCC kann in feuchter Atmosphäre unter begrenztem Quellen bis zu 25 % Wasser aufnehmen (zerfallsbeschleunigende Wirk.); besitzt gegenüber der mikrofeinen Cellulose (s. Cellulosepulver) eine bessere Quellfähigkeit. Die Fließfähigkeit der Pulver kann durch Zusatz von hochdispersem Siliciumdioxid* deutlich verbessert werden. Max. $10^3$ aerobe Keime sowie $10^2$ Schimmelpilze u. Hefen je g Substanz; keine Escherichia coli, Pseudomonas aeruginosa, Staphylococcus aureus u. Salmonellen; **Zuber.:** mikrokristalline Cellulose* und Carmellose-Natrium; **Anw.:** **1.** (med.) Laxans* (Füllmittel), zur Verminderung des Hungergefühls; **2.** (technolog.) als Füllmittel, Bindemittel u. Zerfallsbeschleuniger (Sprengmittel), bevorzugt in 2–5 %iger Konz., bes. für die Direkttablettierung* eingesetzt; als Sprengmittel der Stärke (s. Amylum) überlegen.
**Cellulose, mikrokristalline und Carmellose-Natrium:** Cellulosum microcristallinum et carmellosum natricum Ph.Eur.6, Microcrystalline Cellulose and Carboxymethylcellulose Sodium USP, NF, Dispersible Cellulose BP; CAS-Nr. 51395-754-6; Mischung von mikrokristalliner Cellulose* mit 5–22 % Carboxymethylcellulose*-Natrium; **Anw.:** als Emulsions-, Schaum- u. Suspensionsstabilisator; zum Thixotropieren; als Bindemittel.
**Cellulosenitrat:** Nitrocellulose, Nitrozellulose, Pyroxilinum; Schießbaumwolle; Salpetersäureester der Cellulose; C. sieht aus wie Baumwolle, ist geruch- u. geschmacklos, unlösl. in Wasser, lösl. in Aceton, Amylacetat u. a. org. Lösungsmitteln; Stickstoffgehalt 12.5–13.5 %; **Darst.:** Einwirkung einer Mischung von starker Salpetersäure (1 T.), Schwefelsäure (2–3 T.) u. ca. 10–20 % Wasser auf Baumwolle (Watte, Linters) od. Holzzellstoff; **Anw.:** (techn.) C. verbrennt beim Entzünden blitzartig ohne Explosion, explodiert aber äußerst heftig durch Schlag od. Initialzündung (mit Quecksilberfulminat*, elektr. Funken). Beim Befeuchten mit einem Ethanol/Ether-Gemisch quillt C. auf u. gelatiniert. Diese gelatinierte Masse explodiert langsamer u. wird für rauchloses bzw. rauchschwaches Schießpulver verwendet; zur Herst. von Dynamit*, Membranfiltern*, Collodium. **Sprenggelatine:** Lsg. von 7–8 % C. in Glyceroltrinitrat*, die einen gallertartigen Körper ergibt.
**Cellulose, oxidierte:** (engl.) *Oxidized Cellulose USP*; Cellulose*, bei der ein Teil der OH-Gruppen zu Carboxylgruppen oxidiert ist; hat ähnl. Eigenschaften wie Carboxymethylcellulose*.
**Cellulosepulver:** Cellulosi pulvis Ph.Eur.6, Pulvis Cellulosi; mikrofeine Cellulose, gepulverte Fasercellulose; CAS-Nr. 9004-34-6; gereinigte u. mechan. zerkleinerte Cellulose*, gewonnen aus $\alpha$-Cellulose; Polymerisationsgrad mind. 440; wasserlösl. Anteile max. 1.5 %; schwer lösl. in Natriumhydroxid-Lsg. (50 g/L); Trocknungsverlust max. 6.5 %; Grenzen der mikrobiellen Verunreinigung: s. Cellulose, mikrokristalline; **Anw.:** (technolog.) s. Cellulose, mikrokristalline; als Granulat für die Füllung von Hartkapseln*.
**Cellulose, regenerierte:** s. Zellwolle.
**Cellulosexanthogenat:** Zwischenprodukt (rein nicht herstellbar) bei der Herst. von Kunstseiden nach dem Viskoseverfahren; entsteht durch Behandlung von Alkalicellulose mit Schwefelkohlenstoff in wässriger Lsg. als orangerote, viskose Flüss. (sog. Viskose). Durch Säurefällung (es entweichen Schwefelwasserstoff u. Schwefelkohlenstoff) erhält man Kunstseide* od. regenerierte Cellulose (s. Zellwolle).
**Cellulosi acetas butyras:** s. Celluloseacetatbutyrat.
**Cellulosi acetas phthalas:** s. Celluloseacetatphthalat.
**Cellulosi pulvis:** s. Cellulosepulver.
**Cellulosum:** s. Verbandzellstoff, hochgebleichter.
**Cellulosum depuratum:** s. Verbandwatte.
**Cellulosum foliatum:** s. Verbandzellstoff, hochgebleichter.
**Cellulosum ligni depuratum:** s. Verbandzellstoff, hochgebleichter.
**Cellulosum ligni depuratum sterile:** s. Verbandzellstoff, hochgebleichter.
**Cellulosum ligni regeneratum:** s. Verbandwatte.
**Cellulosum microcristallinum:** s. Cellulose, mikrokristalline.
**Cellulosum nitricum:** s. Collodiumwolle.
**Celluphos 4:** s. Tributylphosphat.
**Celsius-Skala** (Anders C., schwed. Astronom, 1701–1744): Temperaturskala mit den Fundamentalpunkten Schmp. des Eises (0 °C) u. Sdp. des Wassers (100 °C) u. einem Fundamentalbereich von 100 Grad; s. Thermometer; vgl. Aqua.
**Cembran:** makrocycl. Diterpengrundgerüst; Strukturformel: s. Diterpene (Abb. dort).
**CEN:** Abk. für (franz.) **C**omité **E**uropéen de **N**ormalisation; europäisches Normungsinstitut, in dem alle nationalen Normungsinstitute Mitglied sind; die Interessen von CEN sind i. S. einer weltweiten Normung darauf gerichtet, möglichst die Normen von ISO*/IEC zu übernehmen. CEN-Normen sind im Pharmabereich für nicht aktive Medizinprodukte von Bedeutung.
**CENELEC:** Abk. für (franz.) **C**omité **E**uropéen de **N**ormalisation **Elec**trotechnique, europäisches Komitee für elektrotechn. Normung u. Drehscheibe für Normungsarbeiten in der EU; diese Normen sind im Pharmabereich insbes. für aktive Medizinprodukte von Bedeutung.
**Centaurea benedicta:** s. Cnicus benedictus.
**Centaurea cyanus L.:** Kornblume; Fam. Asteraceae (Compositae); ursprüngl. heimisch im Mittelmeergebiet (Sizilien, südl. Balkanhalbinsel, Vorderasien), inzwischen im Zuge des Getreideanbaus über

die ganze Erde verbreitet; Stpfl. von **Cyani flos:** Flores Cyani; Kornblumen; geschlechtslose Randblüten der Blütenstände; **Inhaltsst.:** Anthocyane*, Flavone*; **Anw.:** (volkstüml.) **1.** z. B. als schleimlösendes u. harntreibendes Mittel, bei Appetitlosigkeit; zur Herst. von Augenwässern bei Augenentzündungen, bei Schuppenbildung; **2.** selten als Schönungsmittel*, Räuchertee.

**Centaurii herba:** s. Centaurium erythraea.

**Centaurium chilensis** (Willd.) Druce: Erythraea chilensis; Bitterkraut; Fam. Gentianaceae; Peru, Chile; Stpfl. von **Herba Canchalaguae:** Bitterkraut; **Inhaltsst.:** glykosid. Bitterstoffe, fettes Öl, Gerbstoffe; **Anw.:** (volkstüml.) Tonikum, Fiebermittel. **Hom.:** Canchalagua: getrocknetes, blühendes Kraut.

**Centaurium erythraea** Rafn.: Centaurium minus Moench, Centaurium umbellatum Gilbert, Erythraea centaurium Bokh.; Tausendgüldenkraut; Fam. Gentianaceae; Europa, Nordafrika, westl. Asien; Stpfl. von **Centaurii herba:** Herba Centaurii; Bitterkraut, Fieberkraut, Tausendgüldenkraut; getrocknete oberird. Teile blühender Pflanzen; **Off.:** Ph.Eur.6, ÖAB, Ph.Helv.; Monographie: HMPC, ESCOP, Kommission E; **Inhaltsst.:** ca. 0.5–1 % Secoiridoid-Bitterstoffe (v. a. in den Blüten) wie Amarogentin*, Gentiopikrin*, Swertiamarin*, Gentianin*, Erythrocentaurin (Aglykon) u. a.; Xanthone*, Triterpene*, Phenolcarbonsäuren* wie Kaffee- u. Syringasäure, Flavonoide* wie Kämpferolglykoside; Bitterwert* mind. 2000 (Ph.Eur.6, ÖAB) bzw. mind. 100 Ph.Helv.-Einheiten (Ph.Helv.); Bitterwert der Blüten bis ca. 12 000; **Zuber.:** Species* amaricantes, Tinctura* amara, Extractum* Centaurii; **Wirk.:** Steigerung der Speichel- u. Magensaftsekretion, antiphlogist. u. antipyretisch; **Anw.:** (med.) bei Appetitlosigkeit, dyspept. Beschwerden; **Dos.:** Einzeldosis als Aufguss od. Abkochung 1 g auf 1 Tasse Tee.

**Centaurium minus:** s. Centaurium erythraea.

**Centaurium umbellatum:** s. Centaurium erythraea.

**Centella asiatica** (L.) Urb.: Hydrocotyle asiatica L.; Asiatischer Wassernabel; Fam. Apiaceae (Umbelliferae); Madagaskar, trop. Asien, Mittel- u. östl. Südamerika; Stpfl. von **Centellae asiaticae herba:** Herba Centellae asiaticae; Asiatisches Wassernabelkraut; getrocknete, zerkleinerte, oberird. Teile; **Off.:** Ph.Eur.6; Monographie: WHO; **Inhaltsst.:** 0.1 % äther. Öl, Flavonole; Triterpensaponine (z. B. Asiaticosid, Madecassosid, Scheffoleosid A) sowie freie Triterpensäuren (z. B. Asiatsäure; Strukturformel: s. Saponine, Tab. 1 dort; Madecasssäure, Terminolsäure); Triterpensäure-Zuckerester-Spektrum wahrscheinl. von chem. Rassen abhängig; nach Ph.Eur. mind. 6.0 % Gesamt-Triterpenderivate, berechnet als Asiaticosid u. bezogen auf Trockengewicht; **Wirk.:** antimikrobiell, antiphlogist., ulkusprotektiv, venentonisierend, wundheilungsfördernd; Kollagenbildung soll gefördert werden; **Anw.:** **1.** (med.) Salben u. Tinkturen zur Wundbehandlung, i. m. u. peroral als Venenmittel*; **2.** (volkstüml.) in der ind. u. ostafrikan. Volksmedizin z. B. bei Hautleiden, zur Entwässerung, Wundbehandlung, als Adjuvans in der Leprabehandlung. **Hom.:** Centella asiatica (HAB), Hydrocotyle asiatica: getrocknete Pflanze.

**Centellae asiaticae herba:** s. Centella asiatica.

**Centesimalpotenzen:** s. Homöopathie.

**Centranthus ruber** (L.) DC.: Kentranthus ruber, Valeriana rubra L.; Spornblume, Roter Baldrian; Fam. Valerianaceae; Mittelmeergebiet, in Mitteleuropa auch als Zierpflanze; Stpfl. von **Radix Centranthi:** Spornblumenwurzel; **Inhaltsst.:** 1–4 % Valepotriate*, davon ca. 90 % Valtrat, aber keine Alkaloide u. kein äther. Öl wie bei Valeriana-Arten; **Anw.:** **1.** Sedativum (als Droge therap. nicht gebräuchl.); **2.** zur Darst. von Valepotriaten.

**Centrophenoxin:** s. Meclofenoxat.

**Cepa:** s. Allium cepa var. cepa (Hom.).

**Cepaen:** s. Allium cepa var. cepa.

**Ceph-:** s. a. Cef-.

**Cephaclor:** s. Cefaclor.

**Cephadroxil:** s. Cefadroxil.

**Cephaelin:** $C_{28}H_{38}N_2O_4$; $M_r$ 466.60; Schmp. 116 °C; sekretolyt. u. emet. wirkendes Alkaloid* aus Cephaelis* ipecacuanha.

**Cephaelis acuminata** Karst.: Uragoga granatensis Karst., Uragoga granatensis Bill.; Fam. Rubiaceae; Stpfl. von **Ipecacuanhae radix** Ph.Eur.6: Radix Ipecacuanhae; Ipecacuanhawurzel, Brechwurzel; nach Herkunft Einteilung in Cartagena-, Nicaragua-, Costa-Rica- od. Panama-Ipecacuanha; grau bis rötl. braun, dicker u. mit flacheren Wülsten u. größeren Stärkekörnern als Rio-Ipecacuanha (s. Cephaelis ipecacuanha); heim. in Nord- u. Zentralkolumbien; **Inhaltsst., Zuber. u. Anw.:** s. Cephaelis ipecacuanha.

**Cephaelis ipecacuanha** (Brot.) A. Rich.: Uragoga ipecacuanha (Brot.) Baill., Psychotria ipecacuanha (Brot.) Stokes; Fam. Rubiaceae; Stpfl. von **Ipecacuanhae radix:** Radix Ipecacuanhae; Ipecacuanhawurzel, Brechwurzel; nach Herkunft Einteilung in Mato-Grosso- od. Rio-Ipecacuanha (von C. ipecacuanha) sowie Cartagena-, Nicaragua-, Costa-Rica- u. Panama-Ipecacuanha (von Cephaelis* acuminata); braun, dünner u. mit tieferen Wülsten u. kleineren Stärkekörnern als die Wurzeln der anderen Pflanzenart; heim. in Brasilien, kultiviert v. a. in Mato Grosso u. Minas Geraes, in den Handel über Rio de Janeiro u. Bahia; **Off.:** Ph.Eur.6; **Johore-Ipecacuanha:** stammt von in Indien u. Indonesien kultivierter C. ipecacuanha u. soll qualitativ der Rio-Droge entsprechen; **Inhaltsst.:** 1.8–4 % Alkaloide* (in der Rinde), Hauptalkaloide (s. Abb.): Emetin*, Cephaelin*, Psychotrin u. *O*-Methylpsychotrin; Nebenalkaloide: z. B. Emetamin u. Protoemetamin; ferner 30–40 % Stärke, Saponine, Zucker, Pflanzensäuren; Emetin-Cephaelin-Verhältnis: bei Rio-Droge von C. ipecacuanha 2 : 1 bis 3 : 1, bei Cartagena-Droge von C. acuminata ca. 1 : 1; **Gehalt:** nach Ph.Eur. mind. 2 % Alkaloide, berechnet als Emetin; **Zuber.:** Sirupus* Ipecacuanhae, Sirupus* Ipecacuanhae compositus, Extractum* Ipecacuanhae, Extractum* Ipecacuanhae fluidum, Ipecacuanhae* extractum fluidum normatum, Extractum* Ipecacuanhae siccum normatum, Tinctura* Ipecacuanhae, Pulvis Ipecacuanhae opiatus, Pulvis Ipecacuanhae opiatus solubilis peroralis; **Anw.:** (med.) selten als Emetikum* (s. Antidot, Tab. dort); früher auch als sekretolyt. u. sekretomotor.

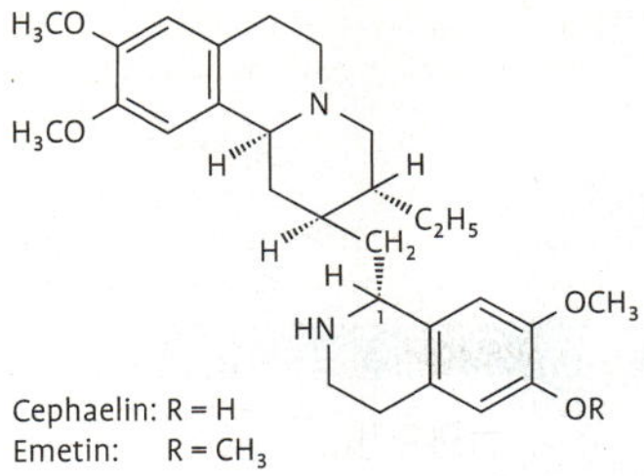


Cephaelin: R = H
Emetin: R = $CH_3$

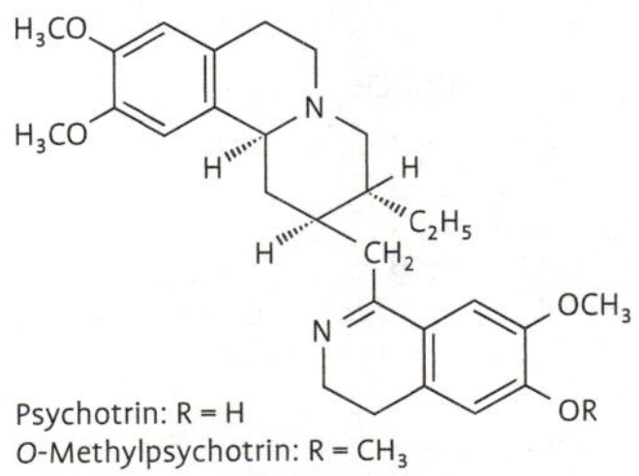


Psychotrin: R = H
*O*-Methylpsychotrin: R = $CH_3$

**Cephaelis ipecacuanha:** Hauptalkaloide

wirkendes Expektorans*; **Dos.:** ca. 10 g eines 0.5 %igen Infuses; wird gepulverte Ipecacuanhawurzel verordnet, so ist eingestelltes Ipecacuanhapulver zu verwenden. **Ipecacuanhae pulvis normatus:** eingestelltes Ipecacuanhapulver; aus pulverisierter Ipecacuanhawurzel (Ipecacuanhae radix); **Off.:** Ph.Eur.6; **Gehalt:** eingestellt auf einen Gesamtalkaloidgehalt von 1.9–2.1 % mit pulverisierter Lactose od. pulverisierter Ipecacuanhawurzel mit geringerem Alkaloidgehalt. **Hom.:** **1.** Cephaelis ipecacuanha (HAB); **2.** Ipecacuanha: getrocknete, unterird. Teile (mind. 1.8 % Emetin); verordnet z. B. bei Darmentzündung, Migräne, Bronchitis, Diarrhö.

**Cephalexin:** s. Cefalexin.

**Cephalgia:** s. Kopfschmerz.

**Cephaline:** s. Kephaline.

**Cephalosporin-Antibiotika:** s. Cephalosporine.

**Cephalosporinasen:** s. Betalactamasen.

**Cephalosporin C:** s. Cephalosporine.

**Cephalosporine:** Cephalosporin-Antibiotika; halbsynthet. Antibiotika*, die im Wesentl. Derivate des aus Cephalosporium acremonium isolierten Cephalosporins C sind; gemeinsame Grundstruktur ist die 7-Aminocephalosporansäure, der als Ringsystem das 5-Thia-1-azabicyclo[4.2.0]oct-2-en zugrunde liegt u. die dem Grundgerüst der Penicilline* sehr ähnl. ist: ein Betalactamring, verknüpft mit einem Dihydrothiazinring (Strukturformel: s. Abb.). Das natürl. vorkommende Cephalosporin C zeigt nur geringe antibiot. Aktivität, die erst durch Derivatisierung an Stellung 7 erreicht wird, während die Änderung des Substituenten in Stellung 3 eine Beeinflussung der pharmakokinet. Eigenschaften ermöglicht. **Wirk.:** sekundär bakterizid durch Hemmung der Zellwandbiosynthese der Erreger in der Proliferationsphase; das Wirkungsspektrum umfasst grampositive u. gramnegative Keime einschließl. der penicillinresistenten Staphylokokken; unwirksam gegen Enterokokken; **Pharmakokinetik:** Applikation der klass. C. parenteral, da bei p. o. Applikation keine Resorption erfolgt; ausgenommen davon sind die neueren Oral-Cephalosporine; Elimination: meist renal, wobei es zu hohen Harnkonzentrationen kommt; kaum Kumulationsgefahr; **Wirkstoffe:** oral anwendbare C. in 3 u. parenteral anwendbare C. in 5 Gruppen mit unterschiedl. antibakteriellem Wirkungsspektrum (s. Tab.); **1.** Gruppe 1: orale C.: z. B. Cefalexin*, Cefadroxil*, Cefaclor*; parenterale C.: z. B. Cefazolin*; **2.** Gruppe 2: orale C.: z. B. Cefuroximaxetil*, Loracarbef*; parenterale C.: z. B. Cefuroxim*; **3.** Gruppe 3: orale C.: z. B. Cefixim*, Cefpodoxim*, Ceftibuten*; parenterale C. (Gruppe 3a u. 3b): z. B. Ceftazidim*, Ceftriaxon*; **4.** Gruppe 4: parenterale C.: z. B. Cefepim*, Cefpirom; **5.** Gruppe 5: parenterale C.: z. B. Ceftobiprol* (nicht zugelassen); **Ind.:** Infektionen mit cephalosporinempfindl. (insbes. penicillinunempfindl.) Erregern (auch bei Penicillinallergie); **Kontraind.:** Allergie gegen C.; **WW:** Kombination von C. mit anderen potentiell nephrotox. Antibiotika (z. B. Gentamicin) nur unter Überwachung der Nierenfunktion; bei Niereninsuffizienz reduzierte Dosen od. Verlängerung des Applikationsintervalls nach Maßgabe von Nierenfunktion u. Plasmakonzentration; **UAW:** allerg. Reaktionen, gastrointestinale Störungen u. Nephrotoxizität (bei den meisten Substanzen in therap. Dosierung nicht relevant; signifikante Nephrotoxizität besitzt nur Cephaloridin, das daher obsolet ist); einige C. zeigen aufgrund der Hemmung der Acetaldehyd-Dehydrogenase eine Inkomp. mit Ethanol (ähnlich dem Antabus*-Effekt). **Resistenz:** Eine primäre Unempfindlichkeit grampositiver Keime gegenüber C. ist selten, bei gramnegativen häufiger; eine sekundäre Resistenzentwicklung während der Ther. ist ebenfalls selten u. erfolgt langsam; es besteht keine Kreuzresistenz mit Benzylpenicillin, jedoch eine partielle Kreuzresistenz mit anderen Penicillinen.

**Cephamycine:** s. Cephalosporine (Tab. dort).

**Cer:** Cerium, Cerium metallicum, Zerium; Symbol Ce; CAS-Nr. 7440-45-1; $A_r$ 140.12; OZ 58; D. 6.773; Schmp. 798 °C; Sdp. 3257 °C; grausilbernes, leicht schneidbares Lanthanoid*; lösl. in verd. Mineralsäuren; **Vork.:** natürl. vergesellschaftet mit anderen Lanthanoiden in sog. Ceriterden, z. B. im Allanit $(Ca,Ce,La,Y)_2(Al,Fe)_3(SiO_4)_3(OH)$, im Monazit $(Ce,La,Nd,Th,Y)PO_4$ sowie im Bastnäsit $(Ce,La,Y)CO_3F$; **Anw.:** (techn.) Glasglühstrümpfe (Auerlicht), Legierungsbestandteil (Zündsteine), Pyrotechnik, UV-Filter in Windschutzscheiben, Cer(IV)-salze in der Cerimetrie.

**Cera:** s. Wachse.

**Cera alba:** s. Wachse.

**Cera arborea:** s. Baumwachs.

**Cera carnauba:** s. Wachse.

**Cera chinensis:** s. Wachse.

**Cera Coperniciae:** s. Wachse (Cera carnauba).

**Cera emulsificans:** s. Cetylstearylalkohol, emulgierender.

**Cera flava:** s. Wachse.

**Cera japonica:** s. Wachse.

**Cera Lanae:** s. Wollwachs.

**Cera Lanae cum Aqua composita:** s. Lanolin.

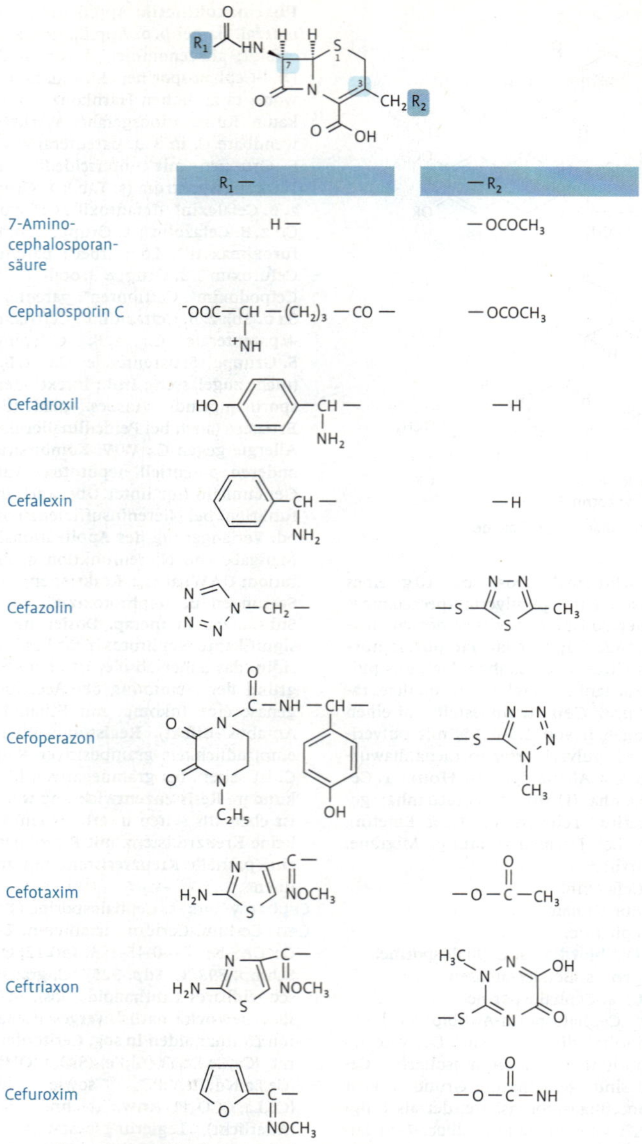


**Cephalosporine:** Auswahl von im Handel befindl. Cephalosporinen

**Cera liquida:** Ölsäuredecylester; flüssiges Wachs, Cetiol® V; CAS-Nr. 3687-46-5; Gemisch von Ölsäureestern versch. flüssiger Fettalkohole* (vorwiegend Decanol); D. 0.860–0.880; $n_D^{20\,°C}$ 1.454–1.458; Viskosität (20 °C): 15–20 mPa·s; IZ 55–65; VZ 130–140; SZ max. 1.0; OHZ max. 2; klare, schwach gelbl., ölige Flüss., trübt sich unterhalb 5 °C; in jedem Verhältnis mischbar mit Ether, Chloroform, Benzol, Petrolether, fetten Ölen od. flüssigem Paraffin; prakt. nicht mischbar mit Ethanol; **Off.:** ÖAB, DAC; **Anw.:** als konsistenzvermindernder Bestandteil der Fettphase von Cremes; Spreitungshilfsstoff in Salben; Lösungsmittel für lipophile Wirkstoffe; Sorptionsvermittler; zur Verbesserung der Hautaffinität von Salbengrundlagen. Vgl. Decyloleat.

**Ceramid:** s. Glykolipide.

**Ceramidphosphorylcholine:** s. Phospholipide.

**Cera mineralis:** s. Paraffinum solidum.

**Cer(IV)-ammoniumnitrat:** Cerium(IV)-ammonium nitricum; Ammoniumcer(IV)-nitrat, Ammoniumhexanitratocerat; CAS-Nr. 16774-21-3; $(NH_4)_2[Ce(NO_3)_6]$; $M_r$ 548.26; Schmp. 108 °C; orangegelbes, krist. Pulver, leicht lösl. in Wasser, lösl.

**Cephalosporine**
Einteilung nach Applikationsmodus und Wirkungsspektrum (nach Paul-Ehrlich-Gesellschaft, 2009)

| Gruppe | Applikationsmodus | Wirkstoffe (Beispiele) | Wirkungsspektrum |
|---|---|---|---|
| 1 | oral | Cefalexin*, Cefadroxil*, Cefaclor* | wirksam v. a. gegen grampositive Bakterien, beständig gegenüber Penicillinase von Staphylokokken; nur schwache Aktivität gegenüber gramnegativen Bakterien; nicht stabil gegenüber Betalaktamasen aus gramnegativen Bakterien; bei oraler Anw. ist die Wirkung gegen grampositive Kokken meist nicht mehr ausreichend |
| | parenteral | Cefazolin* | |
| 2 | oral | Cefuroximaxetil*, Loracarbef* | stärkere Wirksamkeit gegenüber gramnegativen Bakterien; noch ausreichend wirksam gegen grampositive Erreger, bei oraler Anw. gegen grampositive Kokken meist nicht mehr ausreichend wirksam |
| | parenteral | Cefuroxim* | |
| 3 | oral | Cefpodoxim*, Ceftibuten*, Cefixim* | sehr gute Wirksamkeit gegen gramnegative Erreger bei schwacher Wirksamkeit im grampositiven Bereich; im Vergleich zu den Gruppen 1 u. 2 ist die Wirkung gegen Staphylokokken geringer |
| 3a | parenteral | Cefotaxim*, Ceftriaxon* | |
| 3b | parenteral | Ceftazidim* | wie Gruppe 3a, jedoch zusätzlich gegen Pseudomonas aeruginosa |
| 4 | parenteral | Cefepim*, Cefpirom[1] | vergleichbar mit Gruppe 3b; gute Wirksamkeit gegen grampositive Erreger einschließlich Staphylokokken |
| 5[2] | parenteral | Ceftobiprol*[3] | gegen gramnegative Bakterien besser wirksam als Gruppe 1 und 2, jedoch meist schwächer als Gruppe 3; Wirksamkeit gegen anaerobe Bakterien |

[1] nur in Österreich zugelassen; [2] sog. Cephamycine; [3] nicht zugelassen

in verd. Mineralsäuren; starkes Oxidationsmittel; **Anw.:** in der Cerimetrie.

**Cer(IV)-ammoniumsulfat:** Ammoniumcer(IV)-sulfat; CAS-Nr. 10378-47-9; $(NH_4)_4Ce(SO_4)_4 \cdot 2\,H_2O$; $M_r$ 668.62; orangefarbene Kristalle od. krist. Pulver, lösl. in Wasser, unlösl. in Ethanol; **Anw.:** in der Cerimetrie.

**Cera Montanglycoli:** s. Montanglykolwachs.

**Cera Palmarum:** s. Wachse (Cera carnauba).

**Cera perliquida:** s. 2-Ethylhexyllauromyristat.

**Cerasus avium (L.) Moench:** s. Prunus avium var. avium.

**Cerasus virginiana:** s. Prunus serotina (Hom.).

**Cerasus vulgaris Mill.:** s. Prunus cerasus.

**Cerata:** obsolete Zubereitungen zum äußeren Gebrauch, die in ihrer Konsistenz u. Form zw. Pflastern (s. Emplastra) u. Salben (s. Zubereitungen zur kutanen Anwendung, halbfeste) stehen; bestehen hauptsächlich aus Wachsen, festen u. flüssigen Fetten u. Kohlenwasserstoffen; zur Herst. werden die Best. bei niedriger Temperatur auf dem Wasserbad geschmolzen u. dann ausgegossen.

**Cerate:** s. Wachssalben.

**Ceratonia coriacea:** s. Ceratonia siliqua.

**Ceratoniae fructus:** s. Ceratonia siliqua.

**Ceratonia siliqua L.:** Ceratonia coriacea Salisb.; Johannisbrotbaum; Fam. Fabaceae (Leguminosae); Mittelmeerländer, kultiviert in trop. u. subtrop. Ländern; Stpfl. von **Ceratoniae fructus:** Fructus Ceratoniae, Siliqua dulcis; Bockshörndl, Johannisbrot; reife, getrocknete Hülsenfrüchte, meist vom Samen befreit; **Inhaltsst.:** 30–70 % Zucker (davon ca. 50 % Saccharose, 20 % Glucose, 17 % Fructose, 2–3 % Xylose, Primverose*, Ceratose u. a.), ca. 35 % Stärke, 0.5 % Fett, 3 % Schleim, 4 % Proteine, Pektine*, Cellulose, Hemicellulosen, Lektine* (Concanavalin* A), Saponine*, Gerbstoffe, Flavonoide*, *iso*-Buttersäure* (für den Geschmack der Früchte verantwortl.); **Anw.:** Nahrungsmittel, als Abkochung bei Diarrhö (Kinder), Kaffee-Ersatz (Carobenkaffee); **Semen Ceratoniae:** Semen Carobae; Caroben, Johannisbrotkerne, Karoben; zu ca. 45 % aus Schleimendosperm; **Johannisbrotkernmehl:** Carobengummi, Johannisbrotmehl; gepulvertes Schleimendosperm; **Inhaltsst.:** Schleim, zu 90 % aus Carubin, einem Galactomannan (s. Leguminosenschleim); **Anw.:** Verdickungsmittel* (z. B. für Lebensmittel), zu Diätmitteln bei der Behandlung akuter Ernährungsstörungen, bei Zöliakie*, gegen Erbrechen bei Säuglingen; auch Abmagerungsmittel, da geringer Nährwert u. Herabsetzung des Hungergefühls.

**Cerebronsäure:** 2-Hydroxytetracosansäure, $\alpha$-Hydroxylignocerinsäure; $CH_3(CH_2)_{21}CHOHCOOH$; $M_r$ 384.63; Schmp. 101 °C; hydroxylierte Fettsäure*; **Vork.:** Best. versch. Glykolipide*.

**Cerebroside:** s. Glykolipide.

**Cerebrum:** s. Telencephalon.

**Cereoli:** s. Bacilli.

**Ceresinrot:** s. Sudan III.

C

**Ceresinum:** s. Paraffinum solidum.
**Cereus grandiflorus:** s. Selenicereus grandiflorus.
**Cerium:** s. Cer.
**Cerium(IV)-ammonium nitricum:** s. Cer(IV)-ammoniumnitrat.
**Cerium nitricum:** s. Cer(III)-nitrat.
**Cerium oxalicum:** s. Cer(III)-oxalat.
**Cerium, salpetersaures:** s. Cer(III)-nitrat.
**Cerivastatin** (INN): (3*R*,5*S*,6*E*)-7-[4-(4-Fluorphenyl)-2,6-diisopropyl-5-(methoxymethyl)pyrid-3yl]-3,5-dihydroxyhept-6-ensäure; CAS-Nr. 145599-86-6; $C_{26}H_{34}FNO_5$; $M_r$ 459.6; logP 3.8; $pK_S$ 4.3. (berechnet); nicht mehr im Handel befindl. HMG*-CoA-Reduktase-Hemmer; früher angewendet als Lipidsenker*; **UAW:** s. Atorvastatin; Fluvastatin.
**Cer(III)-nitrat:** Cerium nitricum (hexahydricum); Cer(III)-nitrat-Hexahydrat, Ceronitrat, salpetersaures Cerium; CAS-Nr. 10294-41-4; $Ce(NO_3)_3 \cdot 6\,H_2O$; $M_r$ 434.23; farblose hygroskop. Kristalle, leicht lösl. in Wasser u. Ethanol; **Anw.:** zur Herst. von Aminomethylalizarindiessigsäure*-Reagenz (Ph.Eur.6) für die Grenzprüfung auf Fluorid*.
**Ceronitrat:** s. Cer(III)-nitrat.
**Cerooxalat:** s. Cer(III)-oxalat.
**Cerotinsäure:** $C_{25}H_{51}COOH$; farblose Kristalle, leicht lösl. in siedendem Ethanol, unlösl. in Wasser; **Vork.:** natürl. im Bienenwachs (s. Wachse, Cera flava).
**Cer(III)-oxalat:** Cerium oxalicum; Cerooxalat, Cerooxyduloxalat; $Ce_2(C_2O_4)_3 \cdot 9\,H_2O$; $M_r$ 706.47; weißes, krist., geruch- u. geschmackloses Pulver; fast unlösl. in Wasser u. Ethanol, lösl. in heißer Salzsäure; **Off.:** ÖAB; die frühere med. Anw. als Sedativum bei Magen- u. Darmkatarrhen, bei Erbrechen u. Kinetosen ist obsolet. **Hom.:** Cerium oxalicum: verordnet z. B. bei Hyperemesis*.
**Certolizumab Pegol** (INN): CAS-Nr. 428863-50-7; humanisiertes monoklonales Fab-Fragment eines Antikörpers (s. Immunglobuline) gegen TNF*-$\alpha$, verbunden mit einer Kette aus Polyethylenglykol, um die HWZ zu verlängern; **Herst.:** in Escherichia coli; **Wirk.:** TNF*-Blocker; Immunmodulation durch Unterdrückung der Wirk. von TNF-$\alpha$; **Ind.:** in Kombination mit Methotrexat* bei mittelschwerer bis schwerer aktiver rheumatoider Arthritis*, wenn die Erkrankung auf andere Basistherapeutika* inklusive Methotrexat nur unzureichend angesprochen hat, od. als Monotherapie, wenn die Behandlung mit Methotrexat nicht mögl. ist; **Kontraind.:** aktive Tuberkulose od. andere schwerwiegende Infektionen wie Sepsis od. opportunist. Infektionen, Herzinsuffizienz NYHA-Stadium III–IV; **WW:** bei Kombination mit anderen TNF-$\alpha$-Blockern vermehrtes Auftreten schwerer Infektionen; **UAW:** bakt. u. virale Infektionen, Leukopenie, Kopfschmerz, Empfindungsstörungen, Hypertonie, Hepatitis, Hautausschlag, Asthenie, Pruritus; **Dos.:** s.c.; 2×200 mg am 1. Tag; nach 2 u. 4 Wochen ebenfalls jeweils 400 mg; danach Erhaltungsdosis: 200 mg alle 2 Wochen; HWZ 14 d.
**Certoparin-Natrium:** chemisch verändertes, niedermolekulares Heparin*; **Ind.:** Ther. tiefer Venenthrombosen, Prophylaxe von Thromboembolien; **Kontraind.:** heparininduzierte Thrombozytopenie in der Anamnese, Magen-Darm-Ulzera, kürzl. zurückliegende Blutungen, Gerinnungsstörungen, nicht lange zurückliegende bzw. geplante Operationen, schwere Hypertonie; **WW:** Substanzen, welche die Blutgerinnung beeinflussen, Wirkungsverstärkung von NSAR, Bindung bas. Substanzen wie Chinin; **UAW:** Blutungen, vorübergehende Thrombozytopenie Typ I; **Dos.:** Venenthrombosen: s. c. 2×8000 IE/d; Prophylaxe: s. c. 1×3000 IE/d.
**Ceruletid** (INN): synthetisches Caerulein; 5-Oxo-L-propyl-L-glutaminyl-L-aspartyl-L-tyrosyl-L-threonylglycyl- L-tryptophyl-L-methionyl-L-aspartyl-L-phenylalaninamid-4-hydrogensulfat-ester; CAS-Nr. 17650-98-5; $C_{58}H_{73}N_{13}O_{21}S_2$; Decapeptid; $M_r$ 1352.41; **Wirk.:** Anregung der Enzymsekretion des Pankreas; **Anw.:** Pankreasfunktionsdiagnostikum; Adjuvans bei der Röntgenuntersuchung der Gallenblase, der Gallenwege, des Verdauungstrakts; HWZ 0.05–0.08 h. Gebräuchl. sind auch Ceruletid-tris(diethylamin)-Trihydrat u. Ceruletid-diethylamin.
**Cerumen** (lat. cera Wachs): Zerumen, Ohrenschmalz; gelblich-bräunl. Sekret der Talg- u. Schweißdrüsen des äußeren Gehörgangs mit der Aufgabe, abgeschilferte Epithelien, Haare u. Schmutzpartikel einzuhüllen u. nach außen zu transportieren; kann als Ceruminalpfropf den Gehörgang vollständig verlegen; **Ther.:** instrumentelle Reinigung unter Sicht, ggf. Cerumenolytika*.
**Cerumenolytika:** Zerumenolytika; Zuber. zur Erweichung des Ceruminalpfropfs (Ohrenschmalzpfropf; s. Cerumen); enthalten z. B. Glycerol*, Ethanol*, Docusat*-Natrium; **cave:** nicht bei perforiertem Trommelfell anwenden. Vgl. Zubereitungen zur Anwendung am Ohr.
**Cerussa:** s. Bleicarbonat, basisches.
**Cerylalkohol:** $C_{26}H_{53}OH$; Schmp. 79 °C; feste weiße Substanz, lösl. in Ethanol, unlösl. in Wasser; **Vork.:** verestert in Wachsen* u. Lanolin*.
**Cestodes:** Zestoden; Bandwürmer; med. relevante Gattungen: z. B. Taenia* u. Echinococcus*. Vgl. Helminthes; Anthelminthika.
**Cestrum:** s. Solanum-Alkaloide.
**Cetaceum:** s. Walrat.
**Cetaceum artificiale:** s. Cetylpalmitat.
**Cetalkonii chloridum:** s. Cetalkoniumchlorid.
**Cetalkoniumchlorid** (INN): Cetalkonii chloridum; Benzylhexadecyldimethylammoniumchlorid; CAS-Nr. 122-18-9; $C_{25}H_{46}ClN$, Strukturformel: s. Abb.; $M_r$ 396.12; Schmp. 59 °C (kristallisiert aus Ethylacetat/Petrolether); lösl. in Wasser, Ethanol, Aceton, Ethylacetat, Propylenglykol, Sorbitol-Lsg., Glycerol, Ether, Tetrachlorkohlenstoff; pH der wässrigen Lsg. 7.2; ein Benzalkoniumchlorid*; **Anw.:** **1.** (pharmaz.) als Hilfsstoff (Lösungsvermittler, Netzmittel) für äußerl. Anw.; **2.** (med.) Desinfektionsmittel; **Dos.:** top. zur Händedesinfektion 2 %. Gebräuchl. ist auch Cetalkonium.

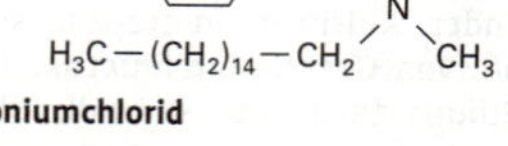

**Cetalkoniumchlorid**

**Cetanol:** s. Cetylalkohol.
**Cetanolum:** s. Cetylalkohol.
**Cetearylis octoneas:** s. Cetearyloctanoat.
**Cetearyl Isononanoate:** s. Cetylstearylisononanoat.
**Cetearyloctanoat:** Cetearylis octoneas DAC, Ethylhexansäurecetylstearylester; Gemisch von Estern der 2-Ethylhexansäure mit Hexadecan-1-ol u. Stearylalkohol*, das bis zu 10 % Isopropylmyristat* enthalten kann; dem Bürzeldrüsenfett* ähnl. wachsartige Substanz; D. 0.850–0.860; Viskosität 15 mPa · s; $n_D^{20\,°C}$ 1.444–1.448; SZ max. 1.0; POZ max. 2.0; VZ 140–150; **Anw.:** Lipidkomponente, Herst. u. a. von Salben. Vgl. Cetylalkohol.
**Cetiol®:** s. Ölsäureoleylester.
**Cetiol® A:** (engl.) *lauric acid hexylester*; Laurinsäurehexylester; CAS-Nr. 34316-64-8; flüssige, farb- u. geruchlose Substanz; D. 0.857–0.861; prakt. unlösl. in Wasser (<0.1%); konsistenzvermindernd, Sorptionsvermittler; vgl. Cera liquida.
**Cetiol® SN:** s. Cetylstearylisononanoat.
**Cetiol® V:** s. Cera liquida.
**Cetirizin (INN):** (*RS*)-2-[2-[4-(4-Chlorphenyl)phenylmethyl-piperazin-1-yl]ethoxy]essigsäure; CAS-Nr. 83881-51-0; $C_{21}H_{25}ClN_2O_3$, Strukturformel: s. Abb.; $M_r$ 388.90; Hauptmetabolit von Hydroxyzin*; **Wirk.:** Histamin*-$H_1$-Rezeptoren-Blocker; Antihistaminikum*, Antiallergikum* ohne sedierenden Effekt; **Kontraind.:** schwere Nierenerkrankungen, Schwangerschaft (1. Trimenon), Stillzeit, Anw. bei Kindern unter 12 Jahren; **UAW:** selten Kopfschmerz, Mundtrockenheit, gastrointestinale Störungen; **Dos.:** 10 mg/d p. o. (abends); HWZ 7.4 h. **Cetirizindihydrochlorid:** Cetirizini dihydrochloridum Ph.Eur.; CAS-Nr. 83881-52-1; $C_{21}H_{27}Cl_3N_2O_3$; $M_r$ 461.82; Schmp. 225 °C. Vgl. Levocetirizin.

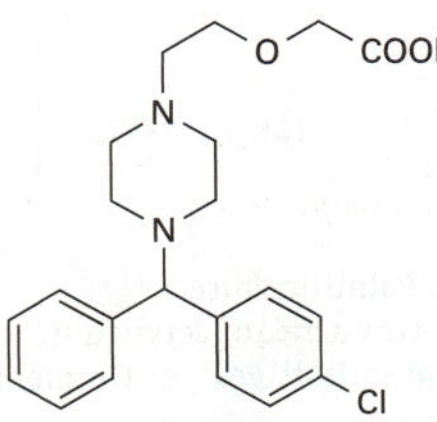

**Cetirizin**

**Cetobemidon (INN):** Ketobemidonum; [4-(3-Hydroxyphenyl)-1-methyl-4-piperidyl]ethylketon; CAS-Nr. 469-79-4; $C_{15}H_{21}NO_2$; $M_r$ 247.33; Schmp. 156–157 °C; nicht verschreibungsfähiges starkes, euphorisierendes Analgetikum*; unterliegt dem Betäubungsmittelgesetz* (Anlage II). **Cetobemidonhydrochlorid:** Cetobemidoni hydrochloridum (Ph.Eur.).
**Cetomacrogolwachs:** s. Cetylstearylalkohol, emulgierender.
**Cetophenylbutazon:** s. Kebuzon.
**Cetostearolum emulsificans:** s. Cetylstearylalkohol, emulgierender.
**Cetostearylalkohol:** s. Cetylstearylalkohol.
**Cetostearylis isononanoas:** s. Cetylstearylisononanoat.

**Cetrariae lichen:** s. Cetraria islandica (Lichen islandicus).
**Cetraria islandica (L.) Ach.:** Fucus islandicus; Isländisches Moos, Isländische Flechte; Fam. Parmeliaceae; Flechten (Lichenes*); Europa, im hohen Norden, aber auch Gebirge Mitteleuropas; Stpfl. von **Lichen islandicus:** Cetrariae lichen; Isländisches Moos, Kramperltee; getrockneter, laubartiger Thallus der Flechte; **Off.:** Ph.Eur.6, ÖAB, Ph.Helv.; Monographie: ESCOP, Kommission E; **Inhaltsst.:** ca. 50 % Schleim aus Lichenin* u. Isolichenin, ca. 3 % bitter schmeckende Flechtensäuren* wie Protocetrarsäure u. Cetrarsäure*, Fumarprotocetrarsäure (Strukturformel: s. Cetrarsäure) u. Protolichesterinsäure sowie u. a. Vitamin A u. $B_1$, Iod; QZ mind. 4.5 (Ph.Eur.6 bzw. Ph.Helv.); **Wirk.:** reizmildernd, antimikrobiell, in vitro antitumoral; **Anw.:** (volkstüml.) **1.** reizmilderndes Mittel bei Bronchitiden* (Mucilaginosum), Schleimhautreizungen im Mund- u. Rachenraum u. damit verbundenem trockenem Husten; **2.** bei Appetitlosigkeit; **3.** äußerl. bei schlecht heilenden Wunden. **Hom.:** Cetraria islandica (HAB), Lichen islandicus.
**Cetrarin:** s. Cetrarsäure.
**Cetrarsäure:** Cetrarin; $C_{20}H_{18}O_9$, Strukturformel: s. Abb.; $M_r$ 402.34; weißes, äußerst bitteres, krist. Pulver, unlösl. in Wasser, sehr schwer lösl. in Ethanol, Ether, Aceton; Bitterstoff* (Depsidon*) aus Cetraria* islandica; **Anw.:** (med.) Amarum* bei Verdauungsstörungen; **Dos.:** p. o. 0.1–0.2 g, mehrmals täglich.

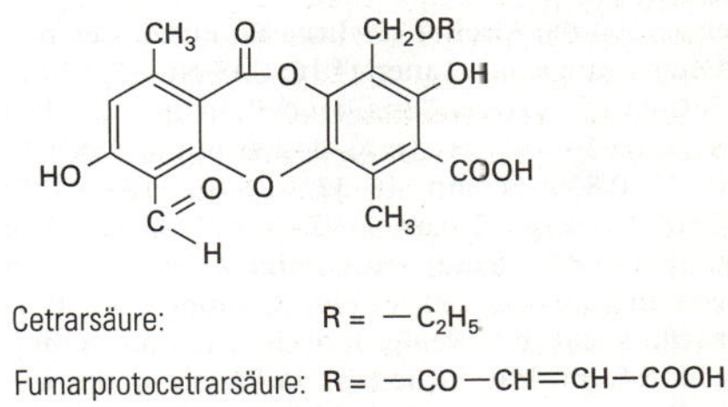

**Cetrarsäure**

**Cetrimid:** Cetrimidum Ph.Eur.; Zetrimid; Trimethyltetradecylammoniumbromid-Dodecyltrimethylammoniumbromid-Hexadecyltrimethylammoniumbromid; (Dodecyl, hexadecyl, tetradecyl)trimethylammoniumbromid; CAS-Nr. 505-86-2; $M_r$ 336.4; $C_{17}H_{38}BrN$; Gemisch, bestehend aus Trimethyltetradecylammoniumbromid ($[H_3C—(CH_2)_n—N(CH_3)_3]^+Br^-$, n = 11, 13, 15), das in geringen Mengen Dodecyl- u. Hexadecyltrimethylammoniumbromid enthalten kann; weißes bis fast weißes, leichtes, frei fließendes Pulver, schwacher, charakterist. Geruch; leicht lösl. in Wasser, in Ethanol; wenig lösl. in Aceton; unlösl. in Ether; Invertseife; **Anw.:** **1.** (med.) als Antiseptikum* (0.005–0.01 %) in wässrigen, ophthalmolog., nasalen, kutanen u. peroralen Arzneiformen; **2.** (pharmaz.) als Netzmittel; kationischer Emulgator* für O/W-Emulsionen; Desinfektionsmittel*; **UAW:** inkompatibel mit Seifen, anion. oberflächenaktiven Substanzen, Bentonit, Iod, Phenylquecksilbernitrat u. Alkalihydroxiden; wässrige Lösungen rea-

C

gieren mit Metallen; **Dos.:** top. Salbe, Creme 0.5–6 %.

**Cetrimoniumbromid** (INN): Cetrimonii bromidum; Trimethylhexadecylammoniumbromid; CAS-Nr. 57-09-0; $C_{19}H_{42}BrN$; $M_r$ 364.48; Schmp. 237–243 °C; lösl. in 10 T. Wasser, leicht lösl. in Ethanol, wenig lösl. in Aceton, prakt. unlösl. in Ether u. Benzol; **Anw.:** Desinfektionsmittel; kation. Netzmittel, Reagenz Ph.Eur.6. Gebräuchl. ist auch Cetrimonium. Vgl. Cetrimid.

**Cetrorelix** (INN): Acetyl-3-(2-naphthyl)-D-alanyl-4-chlorphenyl-D-alanyl-3-(3-pyridyl)-D-alanyl-L-seryl-L-tyrosyl-*N'*-carbamoyl-D-ornithyl-L-leucyl-L-arginyl-L-prolyl-D-alaninamid; CAS-Nr. 130143-01-0; $C_{70}H_{92}ClN_{17}O_{14}$; $M_r$ 1431.1; Schmp. 216 °C; synthet. Decapeptid; **Wirk.:** GnRH*-Antagonist; **Ind.:** Verhinderung des vorzeitigen Eisprungs bei künstl. Befruchtung mit ovarieller Stimulation; **UAW:** evtl. Irritation an der Injektionsstelle; **Dos.:** 3 mg am 7. Tag der Ovarienstimulation s. c. in die Bauchwand; HWZ 30 h.

**Cetuximab:** CAS-Nr. 205923-56-4; chimärer monoklonaler Antikörper*, der gegen EGFR (Abk. für engl. epidermal growth factor receptor; s. EGF) gerichtet ist; gentechn. hergestellt aus Mauszelllinien; **Ind.:** Plattenepithelkarzinom (Kopf-Hals-Bereich); Kolorektalkarzinom (metastasierend); Voraussetzung: EGFR-Exprimierung des Tumors muss durch immunhistochem. Färbung nachgewiesen sein; **UAW:** Diarrhö, Knochenmarkdepression, Hauttoxizität; **Dos.:** 400 mg/m² KOF i. v. (initial); 250 mg/m² KOF i. v./Woche (Erhaltungstherapie).

**Cetylalkohol:** Alcohol cetylicus Ph.Eur.6, Cetanol, Cetanolum; Ethal, Lanette® 16; CAS-Nr. 36653-82-4; Gemisch höherer Fettalkohole*, hauptsächl. Hexadecan-1-ol ($C_{16}H_{34}O$; $M_r$ 242.4; mind. 95%); D. 0.811–0.830; Schmp. 46–52 °C; Sdp. 316–344 °C; OHZ 218–238; IZ max. 2; VZ max. 2; SZ max 1.0; $n_D^{79\,°C}$ 1.4283; weiße, wachsartige Masse in Form von mattglänzenden Tafeln, Schuppen od. Körnern; leicht bis wenig lösl. in Ethanol, Ether, Chloroform, lösl. in Benzin, in Wasser prakt. unlöslich; geschmolzen mischbar mit flüssigen od. geschmolzenen Fetten, Paraffinen od. Wachsen; **Anw.:** s. Cetylstearylalkohol; nichtionogener Stabilisator in Emulsionen*; Gerüstbildner in der Polyethylenglykolsalbe (s. Unguentum Polyethylenglycoli) zur Erhöhung der Aufnahmefähigkeit von polaren Flüssigkeiten; die Haut glättend u. geschmeidig machend mit einem gewissen Matteffekt; für feste Arzneiformen als Schmiermittel; als wasserunlösl. Zusatz für Retardformen.

**Cetylan:** s. Cetylstearylalkohol, emulgierender.

**α-Cetylcitronensäure:** s. Agaricinsäure.

**Cetyl Esters Wax:** s. Cetylpalmitat.

**Cetylis palmitas:** s. Cetylpalmitat.

**Cetylpalmitat:** Cetylis palmitas Ph.Eur.6, Cetyl Esters Wax USP, Cetylum palmitatum, Cetaceum artificiale; künstlicher Walrat; Gemisch aus $C_{14}$–$C_{18}$-Estern der Laurin-, Myristin-, Palmitin- u. Stearinsäure, hauptsächl. aus Hexadecylhexadecanoat ($C_{32}H_{64}O_2$); Schmp. 45–52 °C; SZ max. 4.0; VZ 105–120; OHZ max. 20.0; IZ max. 2.0; durchschnittl. Gehalt der in der Ph.Eur. aufgeführten Sorten an C.: Cetylpalmitat 15: 10–20 %, Cetylpalmitat 65: 60–70 %, Cetylpalmitat 95: mind. 90 %; weiße, fettige Schuppen od. Stücke; unlösl. in Wasser u. Ethanol, lösl. in Dichlormethan, siedendem Ethanol, schwer lösl. in Petrolether; Lagerung <25 °C; **Anw.:** (pharmaz.) zur Konsistenzerhöhung in Salben u. Stiften; Ersatz für Walrat*; für die Herst. von festen Lipidnanopartikeln*; als Zusatz zu Haarpflegemitteln.

**Cetylpyridinii chloridum:** s. Cetylpyridiniumchlorid.

**Cetylpyridiniumchlorid:** Abk. CPC; Cetylpyridinii chloridum Ph.Eur., Cetylpyridinium Chloride USP; 1-Hexadecylpyridiniumchlorid; CAS-Nr. 6004-24-6; $C_{21}H_{38}ClN \cdot H_2O$, Strukturformel: s. Abb.; $M_r$ 358; Schmp. 77–83 °C; weißes bis fast weißes Pulver, schwach seifig anzufühlen (Invertseife); Wassergehalt 4.5–5.5 %; lösl. in ca. 20 T. Wasser, in Ethanol, Chloroform, fast unlösl. in Ether; pH-Wert 4.8–5.8 (1 %ige Lsg.), schäumt stark beim Schütteln; dicht verschlossen aufzubewahren; reizt stark die Schleimhäute; **Inkomp.:** s. Benzalkoniumchlorid; außerdem mit Methylcellulose*; **Anw. u. Dos.:** Hautantiseptikum (in Verd. 0.01–1 %), auch bei Infektionen des Mund- u. Rachenraums, Husten; kation. Konservierungsmittel u. Desinfiziens mit grenzflächenaktiven Eigenschaften; 0.1 %ig zur Wundspülung; 0.01–0.02 %ig zu Schleimhautspülungen; 0.001–0.01 %ig zur Konservierung; 1–2 mg als ED in Lutschtabletten; in Salben u. Cremes 0.02–0.2 %ig als Bakterizid bzw. Antiseptikum; **Hinweis:** Durch Kombination mit Natriumedetat (EDTA) wird die sog. Pseudomonaden-Lücke geschlossen; die eingesetzte Konz. von EDTA beträgt üblicherweise 0.1%. Vgl. Ammoniumverbindungen, quartäre.

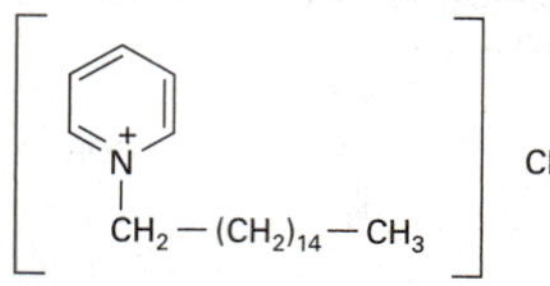


**Cetylpyridiniumchlorid**

**Cetylsäure:** s. Palmitinsäure.

**Cetylsalbe:** s. Unguentum cetylicum.

**Cetylsalbe, wasserhaltige:** s. Unguentum cetylicum cum Aqua.

**Cetylstearylalkohol:** Alcohol cetylicus et stearylicus Ph.Eur.6, Stearolum; Cetostearylalkohol, Lanette® O; Gemisch, das mind. 40 % Stearylalkohol* enthält u. in dem die Anteile von Stearylalkohol u. Cetylalkohol* gemeinsam mind. 90 % betragen; Schmp. 49–52 °C (Kapillarmethode); SZ max. 1.0; OHZ 208–228; VZ max. 2; IZ max. 2; weiße bis schwach gelbl., wachsartige Masse in Form von Tafeln, Schuppen od. Körnern; leicht lösl. in Ether, lösl. in Ethanol 90 % u. Petrolether, in Wasser prakt. unlösl.; **Anw.:** W/O-Emulgator mit begrenztem Emulgiervermögen; überwiegend als lipophiler Stabilisator in Komplexemulgatoren (mit O/W-Emulgatoren) in Verw.; s. Cetylstearylalkohol, emulgierender; zur Verbesserung der Gelstruktur (konsistenzverbessernd, viskositätserhöhend) von Fettphasen bei Salben, Cremes u. Emulsionen; ein 5 %iger Zusatz in Polyethylenglykolsalbengrundlagen (Macrogolgele; s. Unguentum Polyethylenglycoli) verbessert deren Aufnahmefähigkeit für polare Flüssigkeiten; Reagenz Ph.Eur.6. **Hinweis:** besitzt allergenes Potential (Verhältnis zu Nickelsulfat 1.2 : 18); mögl. Alternativstoffe: Sorbitanmonostearat u. Glycerolmonostearat.

**Cetylstearylalkohol, emulgierender:** Alcohol cetylicus et stearylicus emulsificans (Typ A u. Typ B) Ph.Eur.6, Stearolum emulsificans, Cetostearolum emulsificans, Cera emulsificans, Cetylanum; Cetylan; Komplexemulgator (s. Emulgatoren); weiße bis schwach gelbl., wachsartige Masse in Form von Tafeln, Schuppen od. Körnern; SZ max. 2.0; IZ max. 3.0; VZ max. 2.0; Wasser max. 3.0 %; lösl. in heißem Wasser unter Bildung einer opaleszierenden Lsg., prakt. unlösl. in kaltem Wasser, leicht lösl. in siedendem Ethanol, teilweise lösl. in Ether, Chloroform, Benzol od. Petrolether; in geschmolzenem Zustand entsteht beim Schütteln mit der gleichen Menge warmen Wassers eine haltbare O/W-Emulsion. **Formen: 1. Typ A:** Lanette® N; Gemisch aus mind. 80 % Cetylstearylalkohol* u. mind. 7 % Natriumcetylstearylsulfat*; **2. Typ B:** Lanette® SX; Gemisch aus mind. 80 % Cetylstearylalkohol u. mind. 7 % Natriumdodecylsulfat*; **Inkomp.:** s. Natriumcetylstearylsulfat; Natriumdodecylsulfat; **Herst.:** Eintragen von 5 T. siedendem gereinigtem Wasser u. Natriumcetylstearylsulfat od. Natriumlaurylsulfat (10 T.) nacheinander in den geschmolzenen Cetylstearylalkohol (90 T.); die Schmelze wird unter Rühren weiter erhitzt, bis das Wasser verdampft ist, danach abkühlen. **Anw.:** als Komplexemulgator (O/W) in vielen Cremes, z. B. Unguentum* emulsificans (DAB, ÖAB), Unguentum* emulsificans aquosum (DAB, ÖAB), Unguentum* hydrophilicum anionicum (Ph.Helv.), 18er*-Lotio (NRF). **Nichtionischer emulgierender Cetylstearylalkohol:** Cetomacrogolwachs BP, selbstemulgierender Cetylstearylalkohol mit 20 % Macrogol-20-Cetylstearylether (Cetomacrogol 1000); s. Alkohole, nichtionische emulgierende.

**Cetylstearylisononanoat:** Cetostearylis isononanoas Ph.Eur.6, Cetearyl Isononanoate (INCI); Cetiol® SN; CAS-Nr. 8111937-03-2; Estermischung, hauptsächl. Ester des Cetylstearylalkohols* mit 3,5,5-Trimethylhexansäure; D. 0.853–0.856; $n_D^{20\,°C}$ 1.4480–1.4500; SZ max. 1.0; OHZ max. 5.0; IZ max. 1.0; VZ 135–148; Wasser max. 0.2 %; fast klare, dünnflüssige, ölige Flüss.; Trübung <15 °C; prakt. unlösl. in Wasser, lösl. in Ethanol u. Petrolether, mischbar mit fetten Ölen u. flüssigen Paraffinen; geringe Viskosität (15–30 mPa · s); prakt. geruch- u. geschmacklos; hinterläßt auf der Haut ein angenehmes Gefühl; **Anw.:** (pharmaz.) Herst. von Hautpflegemitteln, insbes. für Lippenstifte, -balsame u. Lichtschutzmittel.

**Cetyltrimethylammoniumchlorid:** $C_{16}H_{33}N(CH_3)_3 \cdot Cl$; weißes, krist. Pulver; lösl. in Wasser, Ethanol, Glycerol; bakteriostat. Wirkung; **Anw.:** in desinfizierenden u. desodorierenden Präparaten (1–2 %).

**Cetylum palmitatum:** s. Cetylpalmitat.

**Cevadin:** s. Veratrin.

**Cevan:** hexacycl. Grundgerüst (mit tertiärem Ringstickstoff) von Veratrum*-Alkaloiden (Abb. 2 dort).

**Ceveratrum-Alkaloide:** s. Veratrum-Alkaloide.

**Cevin:** $M_r$ 509.65; Schmp. 213–215 °C; wenig lösl. in Wasser; Steroidalkaloid* aus der Gruppe der Veratrum*-Alkaloide; **Wirk.:** stark schleimhautreizend.

**Ceylonzimt:** s. Cinnamomum verum (Cinnamomi cortex).

**Ceylon-Zimtbaum:** s. Cinnamomum verum.

**Ceylon-Zimtöl:** s. Cinnamomum verum (Cinnamomi zeylanici corticis aetheroleum).

**Cf:** Symbol für Californium*.

**CFC:** Abk. für Chlor-Fluor-Kohlenwasserstoffe; s. Treibgase.

**CG:** Abk. für Choriongonadotropin*.

**cGMP:** Abk. für cyclisches Guanosinmonophosphat; s. Guanosin.

**Chagas-Krankheit:** s. Trypanosomiasis.

**Chai hu:** s. Bupleurum chinense.

**Chalaza:** **1.** (bot.) Ansatzstelle des Stiels der Samenanlage (Funiculus) an der Samenanlage*; **2.** (zoolog.) s. Ei.

**Chalkogene** (gr. chalkos Erz, genes zeugend): Sauerstoff-Gruppe; chemische Elemente* der 6. Hauptgruppe des Periodensystems* der Elemente: Sauerstoff*, Schwefel*, Selen*, Tellur*; so bezeichnet, weil sie hauptsächl. am Aufbau der natürl. Erze beteiligt sind. Polonium*, das ebenfalls zu dieser Gruppe gehört, ist ein radioaktives Zerfallsprodukt des Urans* u. kommt natürl. nur in geringen Mengen vor.

**Chalkone:** Gruppe gelber od. orangefarbener Flavonoide* i. w. S., die keinen geschlossenen Pyranonring aufweisen (Strukturformel: s. Abb.), z. B. Phloretin*, Isoliquiritigenin (s. Glycyrrhiza glabra, Abb. dort); liegen meist als Glykoside* vor, z. B. Phlorizin*.

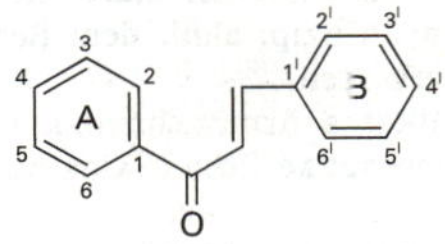


**Chalkone**

**Chamäleon violett:** s. Kaliumpermanganat.

**Chamaelirium luteum** (L.) A. Gray: Helonias dioica Pursh.; Falsches Einkorn; Fam. Malenthiaceae; Nordamerika; ausdauernde, getrenntgeschlechtl., krautige Pflanze; Stpfl. von **Radix Heloniadis dioicae:** Rhizoma Heloniadis dioicae; Heloniaswurzel, Teufelsbisswurzel; **Inhaltsst.:** Diosgenin*, Chamaelirin (Diosgeninglykosid); **Anw.:** (volkstüml.) z. B. bei Fieber, zur Vermehrung der Harnmenge, bei schmerzhafter od. unregelmäßiger Regelblutung. **Hom.:** Chamaelirium luteum (HAB), Helonias dioica: frische, unterird. Teile; verordnet z. B. bei Schwäche des Beckenbindegewebes, chron. Lumbalsyndrom, vegetativen Erschöpfungszuständen.

**Chamaemelum nobile** (L.) All.: Anthemis nobilis L., Ormenis nobilis J. Gay; Doppelkamille, Römische Kamille; Fam. Asteraceae (Compositae); heim. im südl. u. westl. Europa, teilweise kultiviert im mittleren Europa; Stpfl. von **Chamomillae romanae flos:** Anthemidis flos, Flores Chamomillae hortensis, Flores Chamomillae majoris, Flores

C

Chamomillae nobilis, Flores Chamomillae odorati, Flores Chamomillae romanae; Doppelkamillen, Römische Kamillen; Verw. gefülltblütiger Kultursorten; wenige od. keine Röhrenblüten vorhanden; **Off.:** Ph.Eur.6; **Inhaltsst.:** 0.6–2.4 % (nach Ph.Eur. mind. 0.7 %) äther. Öl, Sesquiterpenbitterstoffe (Germacranolide*, z. B. Nobilin, ein mit Angelicasäure verestertes Sesquiterpenlacton*), Hydroperoxide, ca. 0.5 % Flavonoide* wie Quercitrin u. Apiin* (Flavonglykoside) u. deren Aglykone Quercetin u. Apigenin, Cumarinderivate wie Scopolosid (Scopoletin-7-glucosid), Kaffeesäure u. deren Ester, Polyine* u. Thiophenderivate (v. a. in den Wurzeln) sowie u. a. Triterpene* (z. B. Taraxasterol); **Wirk.:** antikonvulsiv, antimikrobiell, antiphlogist., spasmolyt., zytostat.; **Anw.:** (volkstüml.) **1.** z. B. bei dyspept. Beschwerden; **2.** äußerl. zur Wundspülung; **3.** Haarpflegemittel (enthält Hydroperoxide, für blondes Haar; sog. Waschkamille); **Oleum Chamomillae romanae:** Oleum Anthemidis; (selten blaues) durch Licht- u. Lufteinfluss allmähl. in Grün u. Braungelb umschlagendes äther. Öl; **Best.:** Ester der Angelicasäure*, Tiglinsäure*, *iso*-Buttersäure*, Metacrylsäure u. a. mit Isopentanol, Butanol, ferner ca. 5 % Terpene* (Pinene*, Caryophyllene*), wenig Chamazulen; **Wirk.:** antimikrobiell, motilitätshemmend; **Anw.:** (volkstüml.) z. B. bei krampfartigen Beschwerden im Magen-Darm-Bereich. **Hom.:** Chamaemelum nobile (HAB), Anthemis nobilis, Chamomilla romana: frische, oberird. Teile blühender Pflanzen der ungefüllten Varietät.

**Chamaenerion angustifolium:** s. Epilobium-Arten (Herba Epilobii).

**Chamazulen:** s. Azulene.

**Chamberland-Filterkerzen:** röhrenartige Saugfilter aus porösem Porzellan zum Entkeimen von Flüssigkeiten; Prinzip: ähnl. dem Berkefeld*-Filter; vgl. Filterkerzen.

**Chamisso-Arnika:** s. Arnica chamissonis.

**Chamomillae romanae flos:** s. Chamaemelum nobile.

**Chamomilla recutita:** s. Matricaria recutita.

**Chamomilla romana:** s. Chamaemelum nobile (Hom.).

**Chamotte:** s. Schamotte.

**Champignon:** s. Agaricus campestris.

**Chandu:** s. Opium (Tschandu).

**Chaperone:** Hilfsproteine, die an ungefaltete Regionen neu synthetisierter Polypeptidketten binden u. unter ATP-Verbrauch gewährleisten, dass nur die korrekte (thermodynam. günstigste) Proteinkonformation eingenommen wird, u. somit eine Fehlfaltung verhindern; viele Hitzeschockproteine* (BiP, GroEL) fungieren als Chaperone.

**Chargaff-Regeln** (Erwin C., österreich. Biochemiker): Gesetzmäßigkeiten über die quantitative Basenzusammensetzung der DNA*; waren von Bedeutung bei der Aufklärung der 3-dimensionalen Struktur der DNA.

**Charge:** in einem einheitl. Herstellungsgang erzeugte Menge eines Produkts; industriell werden Arzneimittel meist in Chargen hergestellt, die auf Einheitlichkeit überprüft werden. Dazu gehört die laufende systemat. Überprüfung der Anlage, Geräte u. Verfahren daraufhin, ob sie für den vorgesehenen Zweck geeignet sind. Vgl. Validierung.

**Chargenbezeichnung:** Abk. Ch.-B.; Chargennummer; Bez. der in einem einheitl. Herstellungsgang erzeugten Menge eines Arzneimittels (Charge*); ist verschlüsselt angegeben u. muss auf Fertigarzneimitteln gut lesbar u. auf dauerhafte Weise angebracht werden; dient zur eindeutigen Identifizierung einer Charge.

**Charge-Transfer-Komplexe:** C-T-Komplexe; Molekülverbindungen* in Form eines Elektronen*-Donator-Akzeptor-Komplexes (z. B. Chinhydron*, Meisenheimer*-Komplexe); lockerer Zusammenschluss von Molekülen ohne kovalente Bindung, bei denen ein Molekül Elektronen-Akzeptor-, das andere Elektronen-Donor-Eigenschaften besitzt. Die Elektronen gehen reversibel vom Donor zum Akzeptor über, wobei häufig eine Färbung auftritt.

**Charr:** Symbol für Charrière (Maßeinheit); s. Katheter.

**Charrière:** s. Katheter.

**Charta bibula:** s. Filterpapier.

**Chartae:** s. Capsulae.

**Chartae ceratae:** Wachskapseln, Wachspapierkapseln; mit weißem Wachs, Paraffin od. Ceresin getränktes Papier; **Anw.:** Verpackungsmaterial für abgeteilte Pulver mit hygroskop., stark riechenden od. flüchtigen Bestandteilen; Papierkapseln: s. Capsulae.

**Chartae medicamentosae:** arzneiliche Papiere; Papier- od. Gewebestücke, die mit einer Arzneizubereitung getränkt od. überzogen sind.

**Charta sinapisata:** Senfpapier; nach DAB mit gepulvertem, von fettem Öl befreitem, schwarzem Senf überzogenes Papier; die frühere Anw. als Hautreizmittel (z. B. bei Pleuritis, Neuritis, Gelenkrheumatismus, Pneumonie) ist obsolet.

**Chaulmoograe oleum:** s. Hydnocarpus kurzii.

**Chaulmoograöl:** s. Hydnocarpus kurzii (Chaulmoograe oleum).

**Chaulmoograsäure:** s. Cyclopenten-Fettsäuren (Abb. dort); s. Hydnocarpus kurzii.

**Chavica betle:** s. Piper betle.

**Chavica roxburghii:** s. Piper longum.

**Chavicin:** s. Piperin.

**Chavicinsäure:** s. Piperin.

**Chavicol:** 4-(2-Propenyl)-phenol; *p*-Allylphenol; CAS-Nr. 501-92-8; $C_9H_{10}O$; $M_r$ 134.17; Schmp. 16 °C; als Phenylpropankörper Best. einiger äther. Öle (z. B. Oleum Betle; s. Piper betle).

**Ch.-B.:** Abk. für **Ch**argen**b**ezeichnung*.

**ChE:** Abk. für **Ch**olin**e**sterasen*.

**Cheese-Effekt:** Tyramin-Effekt; Auftreten hypertoner Blutdruckkrisen durch die Interaktion zw. nichtselektiven, irreversiblen Monoaminoxidase*-Hemmern (z. B. Tranylcypromin*) u. tyrosinreichen Nahrungsmitteln wie z. B. Käse; vgl. Antidepressiva; Tyrosin.

**Cheiranthus cheiri:** s. Erysimum cheiri.

**Cheirolin:** s. Glucosinolate (Tab. dort).

**Chelatbildner:** Komplexbildner; org. Verbindungen, die mit (meist 2-wertigen) Metallen Chelate* bilden; **Vertreter: 1.** als Antidot* bei Metallintoxikationen angewendete Ch.: Edetinsäure*, Calcium*-trinatrium-pentetat, Deferoxamin*, Deferipron*, Deferasirox*, DMPS*, Tiopronin* u. Penicillamin*; **2.** Chelatbildner zur Wasserenthärtung; s. Ionenaustauscher.

**Chelate** (gr. chele Kralle): Chelatkomplexe; innere Komplexsalze*, bei denen ein Metallatom als Zentralatom mit seinen Liganden* über koordinative Bindungen (s. Bindung, chemische) verknüpft ist; natürl. Ch. sind Chlorophyll* u. Hämoglobin*. **Anw.:** Chelatbildner* zur Wasserenthärtung (s. Ionenaustauscher), als Antidote* bei Schwermetallintoxikationen, als Reagenzien. Vgl. Chelatometrie.

**Chelatkomplexe:** s. Chelate.

**Chelatometrie:** Sammelbez. für die Komplexbildungstitrationen*, die auf der Bildung von Chelaten* basieren; z. B. Edetinsäure* mit Calcium-Ionen.

**Chelerythrin:** s. Chelidonium majus.

**Chelidonii herba:** s. Chelidonium majus.

**Chelidonin:** $C_{20}H_{19}NO_5$, Strukturformel: s. Abb.; $M_r$ 353.36; Schmp. 135–136 °C; gelbl. Kristalle, lösl. in Ethanol, Ether, Chloroform, unlösl. in Wasser; Benzophenanthridinalkaloid (Isochinolinalkaloid*) aus dem Milchsaft von Chelidonium* majus u. a. Papaveraceen; **Wirk.:** morphinähnl., aber wesentl. schwächer zentral beruhigend, spasmolyt. u. analgetisch.

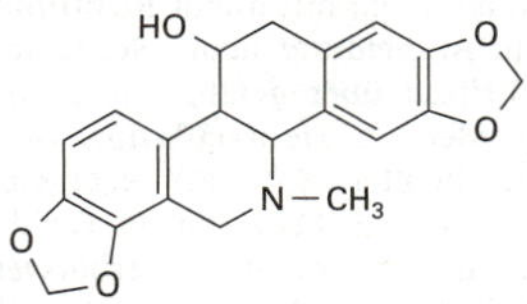


**Chelidonin**

**Chelidonium majus** L.: Schöllkraut, Warzenkraut, Goldwurz; Fam. Papaveraceae; Europa, südl. Asien, Nordamerika (eingeschleppt); Stpfl. von **Chelidonii herba:** Herba Chelidonii; Schöllkraut, Schellkraut, Goldkraut, Blutkraut; während der Blütezeit gesammelte, getrocknete, ganze od. geschnittene oberird. Teile der Pflanze; **Off.:** Ph.Eur.6; Monographie: Kommission E; **Inhaltsst.:** im Milchsaft hauptsächl. Benzylisochinolinalkaloide* vom Benzophenanthridin-, Protoberberin- u. Protopintyp; insgesamt ca. 0.1–1 %, Höchstgehalt im Spätsommer; nach Ph.Eur. mind. 0.6 % Gesamtalkaloide (berechnet als Chelidonin, bezogen auf Trockengewicht); Hauptalkaloide (hauptsächl. als Salze der Chelidonsäure* u. der Meconsäure*): Chelidonin*, Coptisin* u. Berberin* (gelb); Nebenalkaloide: Chelerythrin (stark reizend, tox. Prinzip der Pflanze; Strukturformel: s. Abb.), $\alpha$-, $\beta$-, $\gamma$-Homochelidonin, Sanguinarin*, Protopin*, Allokryptopin; ferner Pflanzensäuren, Cholin*, biogene Amine*; **Wirk.:** wegen der versch. Inhaltsst. sehr unterschiedl., insgesamt jedoch krampflösend auf Magen-Darm-Trakt, schwach sedativ u. analget. (Chelidonin), cholekinet. (Berberin); **Anw.: 1.** (med.) innerl. bei krampfartigen Beschwerden im Bereich der Gallenwege u. des Magen-Darm-Trakts; **2.** (volkstüml.) innerl. zur Behandlung von Gallen- u. Leberleiden, äußerl. der Milchsaft zur Bekämpfung von Warzen; **UAW:** In neuerer Zeit wurden bei Einnahme alka-

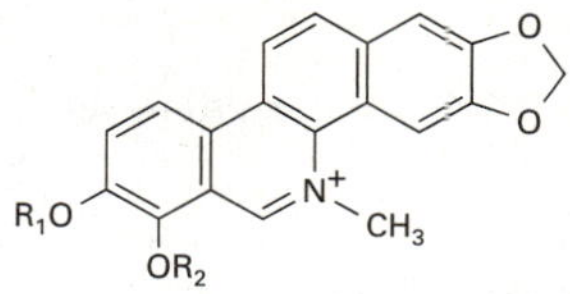


**Chelidonium majus:** Chelerythrin u. Sanguinarin als Beispiele für Inhaltsstoffe

loidreicher Präparate hepatotox. Wirk. beobachtet; bei Anw. über mehr als 4 Wochen Leberfunktionswerte kontrollieren. **Herba Chelidonii recens:** frisches Schöllkraut; frisches, zu Beginn der Blüte mit der Wurzel gesammeltes Kraut; Alkaloidgehalt geringer als der der Wurzel, Wirk. nimmt beim Trocknen stark ab; **Anw.:** (volkstüml.) äußerl. gegen Warzen (frischer Milchsaft); **Radix Chelidonii:** Schöllkrautwurzel; **Inhaltsst. u. Anw.:** wie bei Chelidonii herba; Gehalt: 0.2–1.4 % Alkaloide, berechnet als Chelidonin. **Hom.: 1.** Chelidonium majus (HAB): frischer Wurzelstock mit anhängenden Wurzeln; **2.** Chelidonium majus Rh (HAB): Vergärung der Wurzel nach Kalt-, Warm-Rhythmus; **3.** Chelidonium majus e floribus, ethanol. Digestio (HAB): frische Blüten; verordnet z. B. bei Leber- u. Gallenleiden.

**Chelidonsäure:** Jervasäure; 4-Dihydropyran-4-on-2,6-dicarbonsäure; CAS-Nr. 99-32-1; $C_7H_4O_6$, Strukturformel: s. Abb.; $M_r$ 184.10; Schmp. ca. 257 °C (unter Zers.); auch als Monohydrat; lösl. in Wasser (ca. 1 g/65 mL bei 20 °C); **Vork.:** natürl. in Chelidonium* majus u. in vielen anderen Pflanzen, meist zus. mit 3-Hydroxychelidonsäure (Meconsäure*), auch verestert, z. B. mit Veratrum*-Alkaloiden.

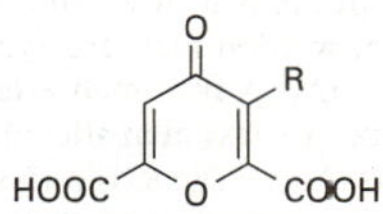


**Chelidonsäure:** Chelidon- u. Meconsäure

**Chelizeren:** erstes Mundgliedmaßenpaar der Spinnentiere (Chelicerata); bestehen bei Spinnen aus jeweils einem Grundglied, das die Giftdrüse enthält, u. einer spitzen Klaue, die das Spinnengift* injiziert.

**ChemG:** Abk. für **Chem**ikaliengesetz*.

**Chemical Abstracts:** Abk. CA; weltweit bedeutendstes, vom Chemical Abstracts Service (Abk. CAS) herausgegebenes Referateorgan auf dem Gebiet der Chemie u. den angrenzenden Gebieten; der CAS teilt jeder chem. Verb. eine Registriernummer (Chemical Abstracts Registratory Number; Abk. CAS-Nr. od. CARNO) zu, durch die sie eindeutig gekennzeichnet wird.

**Chemie:** Wissenschaft, die sich mit den chem. Elementen in freiem od. gebundenem Zustand, den

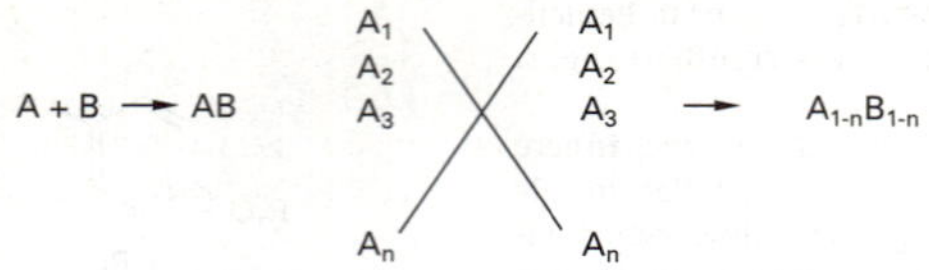


C

Chemie, kombinatorische

Reaktionen, Umsetzungen, Umwandlungen u. WW der chem. Elemente u. ihrer Verb., deren Bestimmung, Steuerung u. Vorhersage, Deutung u. Auswertung u. mit den Grunderscheinungen u. Kräften der Natur hinsichtl. ihrer Anw. auf versch. Reaktionen auseinandersetzt; Teilgebiete der Ch. sind analytische Chemie*, anorganische Chemie*, organische Chemie*, klinische Chemie*, kombinatorische Chemie*, medizinische Chemie*, physikalische Chemie*, supramolekulare Chemie*, technische Chemie* u. Biochemie*.

**Chemie, analytische:** Teilgebiet der Chemie*, das sich mit der Bestimmung von Art (qualitative Analyse) u. Menge (quantitative Analyse) eines Stoffes od. Gemisches befasst; die Bestimmung erfolgt mit chem., physik. od. biochem. Methoden (s. Gravimetrie; Maßanalyse).

**Chemie, anorganische:** Teilgebiet der Chemie*, das sich mit den chem. Elementen u. ihren Verb. mit Ausnahme der (meisten) Kohlenstoffverbindungen (s. Chemie, organische) befasst.

**Chemie, klinische:** Teilgebiet der Chemie*, das sich mit der Anw. chem. Methoden u. Erkenntnisse auf Probleme der Medizin befasst; wesentl. Bereich der k. Ch. ist die Bearbeitung analyt. Fragestellungen unter Verw. von Körperflüssigkeiten od. -geweben. Vgl. Chemie, medizinische.

**Chemie, kombinatorische:** Teilgebiet der Chemie*, das sich mit der gleichzeitigen Synthese einer Vielzahl von chem. ähnl. Verbindungen befasst; statt 2 Edukte A u. B zu einem Produkt AB zu verknüpfen, werden mehrere Synthesebausteine des Typs A ($A_{1-n}$) mit mehreren des Typs B ($B_{1-n}$) umgesetzt, so dass man alle mögl. Kombinationen erhält (s. Abb.). Die k. Ch. lässt sich sowohl in Lsg. als auch am polymeren Träger anwenden. **Anw.:** rasche Erzeugung einer Vielzahl von Verbindungen u. a. zur pharmak. Testung.

**Chemie, medizinische:** multidisziplinäres Forschungsgebiet aus Chemie*, Biologie* u. Medizin* mit dem Ziel der Arzneistofffindung u. -entwicklung; befasst sich mit chem. Aspekten u. der Anw. chem. Methoden in der Medizin. Vgl. Chemie, klinische.

**Chemie, organische:** Abk. OC; Teilgebiet der Chemie*, das sich mit den Kohlenstoffverbindungen befasst; ausgenommen sind die Oxide des Kohlenstoffs, Carbonate*, Carbide* u. Cyanide*. Vgl. Chemie, anorganische.

**Chemie, pharmazeutische:** s. Pharmazeutische Chemie.

**Chemie, physikalische:** Abk. PC; Teilgebiet der Chemie*, das sich mit der Erforschung der bei chem. Vorgängen auftretenden physik. Erscheinungen u. dem Einfluss physik. Einwirkungen auf chem. Vorgänge befasst; Teilgebiete der PC sind z. B. Thermodynamik* (Thermochemie*), Elektrochemie*, Photochemie* u. Magnetochemie*.

**Chemie, supramolekulare:** Teilgebiet der Chemie*, das sich mit den Strukturen u. Funktionen organisierter komplexer Einheiten, den sog. Über- od. Supramolekülen, befasst; Supramoleküle werden durch Assoziation mehrerer Moleküle gebildet u. durch zwischenmolekulare Kräfte zusammengehalten.

**Chemie, technische:** Teilgebiet der Chemie*, das sich mit Fragestellungen befasst, die bei Durchführung von chem. Prozessen im techn. Maßstab auftreten (z. B. Optimierung von Produktionsprozessen, Störfallvermeidung).

**Chemikaliengesetz:** Abk. ChemG; in den meisten EU-Mitgliedsstaaten sind ChemG erlassen, die v. a. auf der Richtlinie des Rates vom 18.9.1987 (79/831/EWG) beruhen; mit dieser Richtlinie über die Prüfung u. Anmeldung neuer Stoffe sollen auch die Vorschriften über gefährliche Stoffe harmonisiert werden; **1. Deutschland:** Gesetz vom 16.9.1980, BGBl. I S. 1718, Neufassung vom 2.7.2008, BGBl. I S. 1146; neben Gefahrstoffverordnung* u. Chemikalien*-Verbotsverordnung Teil des Gefahrstoffrechts* (s. GLP); regelt den gewerbsmäßigen u. sonstigen wirtschaftl. (nicht den wissenschaftl.) Verkehr von Stoffen u. bezweckt, Menschen u. Umwelt vor schädl. Stoffen zu schützen; sieht u. a. folgende Schutzmaßnahmen vor: Prüfungs- u. Zulassungspflicht neuer Stoffe, Einstufungs-, Verpackungs- u. Kennzeichnungspflicht gefährl. Stoffe u. Zuber., Mitteilungspflicht aller wesentl. Änderungen der Unterlagen, Verbote u. Beschränkungen, betriebl. Schutzmaßnahmen, Betriebsüberwachung u. behördl. Anordnungen. **2. Österreich:** Bundesgesetz über den Schutz des Menschen u. der Umwelt vor Chemikalien 1996 (BGBl. I Nr. 53/1997), in der Fassung 2006; Abk. ChemG; mit vielen Verordnungsermächtigungen; weitgehend konform mit der EU-Richtlinie zur Harmonisierung der Chemikaliengesetze; Hauptzweck des ChemG: Ähnl. wie in Deutschland soll damit eine möglichst umfassende u. lückenlose Erfassung u. Kontrolle aller auf dem Markt bereits befindl. Chemikalien u. neu einzuführenden Chemikalien erreicht werden. **3. Schweiz:** Das Bundesgesetz über den Schutz vor gefährlichen Stoffen und Zubereitungen (Chemikaliengesetz, Abk. ChemG, SR 813.1) u. die überarbeiteten Verordnungen zum neuen Chemikalienrecht wie z. B. Chemikalienverordnung (Abk. ChemV, SR 813.11), Chemikalien-Risikoreduktions-Verordnung (Abk. ChemRRV, SR 814.81), Biozidprodukteverordnung (Abk. VBP, SR 813.12) wurden zum 1.8.2005 in Kraft gesetzt. Diese Erlasse bezwecken eine Harmonisierung mit dem EU-Recht u. eine integrale Regelung der umwelt- u. gesundheitsrelevanten Aspekte von Chemikalien. Gleichzeitig wurden das Giftgesetz mit seinen Verordnungen u. die Stoffverordnung zum Umweltschutzgesetz aufgehoben.

**Chemikalien-Verbotsverordnung:** Abk. ChemVerbotsV; VO (Deutschland) in der Fassung vom 13.6.2003 (BGBl. I, S. 867), zuletzt geändert am 21.7.2008 (BGBl. I, S. 1238), über Verbote u. Beschränkungen des Inverkehrbringens gefährl. Stoffe, Zuber. u. Erzeugnisse nach dem Chemikaliengesetz*; dient v. a. dem Schutz des Verbrauchers u. enthält u. a. Vorschriften über Informations- u. Aufzeichnungspflichten bei der Abgabe gefährl. Stoffe u. Zubereitungen. Stoffe u. Zuber., die im Anhang der ChemVerbotsV aufgeführt sind, dürfen außer zu Forschungs-, Lehr- u. Ausbildungszwecken nicht in Verkehr gebracht werden, u. a. Clofenotan*, Formaldehyd*, Benzol*, Pentachlorphenol*, aromat. Amine, aliphat. Chlorkohlenwasserstoffe. Für Gefahrstoffe, die nach der Gefahrstoffverordnung* mit den Gefahrensymbolen* T, T+, O od. F+ od. mit R40, R62, R63 od. R68 zu kennzeichnen sind, sowie für bestimmte weitere Stoffe, wie z. B. Wasserstoffperoxid in einer Konz. >12 % od. bestimmte Ammoniumnitrathaltige Zubereitungen, besteht nach § 4 der ChemVerbotsV ein Selbstbedienungsverbot im Einzelhandel.

**Chemilumineszenz:** s. Lumineszenz.

**Chemisorption:** Art der Sorption*; im Ggs. zur Physisorption* Bildung einer festen chem. Bindung einer Substanz an der Oberfäche eines Sorbens*; meist irreversibel; geht nur bis zur Belegung der Oberfläche mit einer Monoschicht; z. B. Sauerstoff, Holzkohle bei −123 °C.

**Chemolumineszenz:** s. Lumineszenz.

**Chemonucleolyse:** Auflösung von Bandscheibengewebe durch Injektionen von Nucleolytika*.

**Chemoprophylaxe:** prophylakt. Anw. von Chemotherapeutika* (Antiinfektiva) vor erfolgter Infektion; sinnvoll nur bei gegebener Ind. (z. B. bei Malaria*; s. Malariaprophylaxe); cave: unkrit. Routineprophylaxe ist meist sinnlos u. verstärkt unnötig die Resistenzentwicklung.

**Chemorezeptoren:** s. Chemosensoren; Chemotaxis.

**chemoselektiv:** Bez. für eine Reaktion, bei der von 2 od. mehr versch. funktionellen Gruppen* bevorzugt nur eine reagiert, obwohl alle reagieren könnten (s. Abb.); **chemospezifisch:** ausschließl. eine der funktionellen Gruppen reagiert.

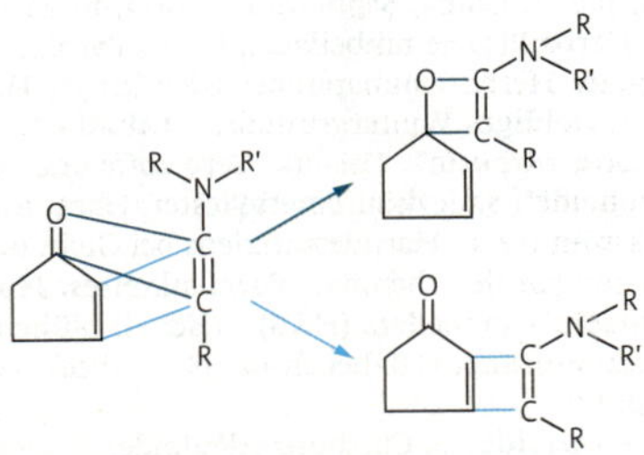


**chemoselektiv:** Beispiel für Chemoselektivität

**Chemosensoren:** veraltet Chemorezeptoren; spezialisierte Zellen u. Nervenendigungen, die chem. Reize in elektr. Erregungen umwandeln, z. B. Geruchssensoren in der Riechschleimhaut u. Geschmacksknospen auf der Zunge.

**chemospezifisch:** s. chemoselektiv.

**Chemosterilisation:** Sterilisation unter Zusatz von chem. Substanzen wie z. B. Formaldehyd* u. Ethylenoxid*; s. Sterilisationsverfahren.

**Chemotaxis:** Einfluss chem. Reize auf die Bewegung einzelner Zellen (z. B. Bakterien, Gameten, Leukozyten) od. nicht ortsgebundener pflanzl. Organismen (z. B. Algen); bewegen sich Zellen dem chem. Reiz, d. h. der höheren Konz. einer chem. Substanz entgegen, spricht man von positiver, im anderen Falle von negativer Chemotaxie. Ein Chemotaktikum (chemotakt. wirkende Substanz) mit positivem Einfluss wird als **Attraktant**, ein solches mit negativem als **Repellent** bezeichnet. Die chemotakt. wirkenden Moleküle werden an als Chemorezeptoren wirkende Proteinmoleküle der Zelle gebunden, was über eine Art Kettenreaktion eine entspr. Bewegung der Zelle od. von Anhangsorganen (Geißeln) auslöst. Als Chemotaktika wirken z. B. Zucker, Aminosäuren od. spezif. Sexuallockstoffe. Vgl. Chemotropismus

**Chemotaxonomie:** Wissenschaftsgebiet der Biowissenschaften; Grenzgebiet aus der vergleichenden Biochemie*, Phytochemie* u. Taxonomie*; aufgrund von Vork. u. Verbreitung charakterist. Inhaltsst. von Pflanzen werden unter Bezug auf die Ergebnisse der Taxonomie Aussagen über natürl. Verwandtschaften getroffen. Aufgrund zahlreicher Fälle chem. Divergenz wird nicht ausschließl. das Vork. von Naturstoffen verglichen, sondern es werden auch die Biosynthesewege ermittelt u. beachtet, da der gleiche Naturstoff in unterschiedl. Reaktionssequenzen im Stoffwechsel verschiedener Organismen gebildet werden kann.

**Chemotherapeutika:** Sammelbez. für natürl. vorkommende od. synthet. hergestellte niedermolekulare Substanzen mit (weitgehend) selektiv schädigender Wirkung auf Krankheitserreger od. Tumorzellen durch Blockade des Stoffwechsels; **Einteilung: 1.** antiinfektive Ch. (Antiinfektiva*): Antibiotika*, Virostatika*, Antimykotika*, Antiparasitika*, Desinfektionsmittel*; **2.** antineoplast. Ch. (Antineoplastika) zur Behandlung von Tumoren: Zytostatika*. **Gesch.: 1.** Die früher getroffene Unterscheidung von Ch. als nicht natürl. vorkommende od. von natürl. Stoffen abgeleitete antimikrobiell wirksame Substanzen von den natürl. vorkommenden Antibiotika* ist nicht mehr aktuell. Wirkungsmechanismen, Resistenzentwicklung u. a. sind vergleichbar. **2.** Die Anwendung geht auf Paul Ehrlich (1854–1915) zurück, der 1909 die selektive Toxizität von Arsphenamin* (Salvarsan®) auf den Erreger der Syphilis feststellte (s. Antisyphilitika). Als weitere wichtige Gruppe von Ch. wurden in den darauffolgenden Jahren eine Reihe von Antimalariamitteln* entwickelt. 1935 wurden Sulfonamide* als die bedeutendste Wirkstoffklasse in die Chemotherapie eingeführt.

**chemotherapeutischer Index:** s. Index, chemotherapeutischer.

C

**Chemotherapie:** Sammelbez. für antimikrobielle od. onkolog. Therapie unter Einsatz von Chemotherapeutika* zur spezif. Hemmung von Infektionserregern od. Tumorzellen im Organismus; wird im Allg. synonym verwendet für Therapie mit Zytostatika* bei Tumoren u. tumorbedingten Krankheiten.

**Chemotropismus:** Wirkung chem. Reize auf die Bewegung ortsgebundener pflanzl. Organe, z. B. die Bewegungen bei den Carnivoren* (u. a. Drosera-Arten) od. die Bewegung der Pollenschläuche unter dem Einfluss von Eiweißstoffen od. Amylasen*; vgl. Chemotaxis.

**Chemotyp:** (bot.) chem. Rasse.

**ChemVerbotsV:** Abk. für **Chem**ikalien*-**Verbots**verordnung.

**Chen-Kao-Reaktion:** Nachweisreaktion für Ephedrinhydrochlorid*; **Prinzip:** Eine Lsg. von Ephedrinhydrochlorid verfärbt sich violett, wenn sie mit Kupfer(II)*-sulfat u. Natronlauge* versetzt wird. Beim Schütteln mit Ether* färbt sich die Etherschicht rot, die wässrige Phase blau.

**Chenodesoxycholsäure:** Acidum chenodeoxycholicum Ph.Eur., Chenodeoxycholsäure (INN), Chenodiol; 3*α*,7*α*-Dihydroxy-5*β*-cholan-24-säure; CAS-Nr. 474-25-9; $C_{24}H_{40}O_4$, Strukturformel: s. Gallensäuren (Abb. dort); $M_r$ 392.56; in Bezug auf die Hydroxylgruppe am C-7 epimer mit Ursodesoxycholsäure*; Schmp. 164–168 °C (kristallisiert aus Ethylacetat/Heptan; polymorph); $[\alpha]_D^{20\,°C}$ +11.5° (in Dioxan); leicht lösl. in Methanol, Ethanol, Aceton, Essigsäure; fast unlösl. in Wasser, Petrolether, Benzol; Cholelitholytikum*; **Off.:** DAC, Ph.Eur.; **Ind.:** zur Auflösung von cholesterolhaltigen Gallensteinen; **Kontraind.:** Schwangerschaft, schwere Leber- u. Gallenerkrankungen; **UAW:** Diarrhö; HWZ 4 d.

**Chenodiol:** s. Chenodesoxycholsäure.

**Chenopodii aetheroleum:** s. Chenopodium ambrosioides var. anthelminticum (Oleum Chenopodii anthelmintici).

**Chenopodium ambrosioides L. var. ambrosioides:** (molekulargenet.) Dysphania ambrosioides (L.) Mosyakin & Clemants; Mexikanisches Teekraut, Traubenkraut, Mexikanisches Traubenkraut, Wohlriechender Gänsefuß; Fam. Amaranthaceae (früher Chenopodiaceae); heim. in Mexiko, Brasilien, Chile, kultiviert in Nordamerika, auch in Europa, bes. Kroatien u. Böhmen; Stpfl. von **Herba Chenopodii ambrosioidis:** Gänsefußkraut, Wohlriechendes Gänsefußkraut, Jesuitentee, Karthäusertee, Mexikanisches Traubenkraut; **Inhaltsst.:** 0.25–0.3 % äther. Öl mit ca. 40 % Ascaridol* u. fast 60 % L-Pinocarvon, Saponine* u. a.; **Anw.:** (volkstüml.) z. B. bei Wurmbefall, Magen-Darm-Beschwerden; **Toxikol.:** Aufgrund der hohen Toxizität sollten weder die Droge noch das äther. Öl therap. eingesetzt werden. **Hom.:** Chenopodium ambrosioidis var. ambrosioides (HAB), Chenopodium ambrosioidis: frische, oberird. Teile blühender Pflanzen.

**Chenopodium ambrosioides var. anthelminticum (L.) A. Gray:** (molekulargenet.) Dysphania anthelmintica (L.) Mosyakin & Clemants, Chenopodium anthelminticum L.; Wurmkraut, Amerikanisches Wurmkraut, Wurmsamen; Fam. Amaranthaceae (früher Chenopodiaceae); Mittelamerika, bes. Mexiko, südl. Nordamerika, kultiviert in Europa; Stpfl. von **Oleum Chenopodii anthelmintici:** Chenopodii aetheroleum; Wurmkrautsamenöl, Amerikanisches Wurmsamenöl; D. 0.958–0.985; $\alpha_D^{20\,°C}$ −4° bis −9°; $n_D^{20\,°C}$ mind. 1.475; Sdp. 221–223 °C; durch Wasserdampfdestillation gewonnenes äther. Öl des Krautes; farblose od. gelbl. Flüss. von widerl. Geruch u. bitterem, brennendem Geschmack; **Best.:** ca. 70 % Ascaridol*, 20–40 % *p*-Cymol*, *α*-Terpinen, L-Limonen*, D-Campher* u. a.; **Anw.:** **1.** (veterin.) gegen Lungenegel; **2.** (med.) obsolet; früher als Anthelminthikum*, speziell gegen Spulwürmer (Askariden) u. Hakenwürmer (Ankylostoma duodenale, Necator americanus); **Toxikol.:** Aufgrund der hohen Toxizität sollte das äther. Öl nicht mehr therap. eingesetzt werden. **Hom.:** Chenopodium ambrosioides var. anthelminticum, Chenopodium anthelminticum: frisches, blühendes Kraut; verordnet z. B. bei Arteriosklerose, Schwindel, Leberleiden.

**Chenopodium anthelminticum:** s. Chenopodium ambrosioides var. anthelminticum.

**Chenopodium bonus-henricus L.:** Guter Heinrich; Fam. Amaranthaceae (früher Chenopodiaceae); Europa; **Inhaltsst.:** im Kraut Kämpferol*, Kaffee- u. Ferulasäure*, Saponine*; **Anw.:** (volkstüml.) früher Kraut u. Wurzel bei Entzündungen u. Ulzera, auch als Spinat gegessen.

**Chenopodium quinoa Willd.:** Quinoa, Reismelde, Reisspinat; Fam. Amaranthaceae (früher Chenopodiaceae); Südamerika, Anden; **Best.:** Samen: ca. 60 % Stärke, 16 % Eiweiß, 5 % fettes Öl, Saponine*; **Anw.:** (volkstüml.) Nahrungsmittel (Pseudocerealie).

**Chenopodium vulvaria:** s. Trimethylamin.

**Chiasmata:** Überkreuzungen von Nicht-Schwesterchromatiden, die in der späten Prophase I der Meiose* auftreten; morpholog. Grundlage des Crossing*-over; ihre Häufigkeit zeigt Beziehungen zur Länge der Chromosomen*, aber auch zu Umwelteinflüssen wie Temp., Wassergehalt, bestimmten Chemikalien sowie genet. Faktoren.

**Chicle-Gummi:** s. Manilkara zapota (Gummi Sapotae).

**Chiclero-Ulkus:** s. Leishmaniasen.

**Chicorée:** s. Cichorium intybus.

**Chilesalpeter:** s. Natriumnitrat.

**Chili:** s. Capsicum frutescens (Capsici fructus).

**Chimaphilae herba:** s. Chimaphila umbellata.

**Chimaphila umbellata (L.) W. Barton:** Pyrola umbellata; Harnkraut, Doldiges Wintergrün, Doldiges Winterlieb; Fam. Ericaceae; Europa, Nordamerika, Japan, China; Stpfl. von **Chimaphilae herba:** Herba Pirolae umbellatae, Herba Pyrolae umbellatae, Herba Chimaphilae; Gichtkraut, Harnkraut, Doldiges Wintergrünkraut; **Inhaltsst.:** Bitterstoffe (Arbutin*, Urson), Gerbstoffe (ca. 4 %), Flavonoide*, Salicylsäuremethylester, Harz; **Anw.:** (volkstüml.) z. B. Harndesinfiziens bei Gicht u. Erkrankungen des rheumat. Formenkreises. **Hom.:** Chimaphila umbellata (HAB): frisches, blühendes Kraut; verordnet z. B. bei chron. Nierenbeckenentzündung.

**China-Alkaloide:** s. Cinchona-Alkaloide.

**Chinacrin:** s. Mepacrin.

**China-Eisenwein:** s. Vina medicata.
**Chinaelixier:** s. Elixir Cinchonae.
**Chinaextrakt:** s. Extractum Chinae.
**Chinaextrakt, eingestellter:** s. Extractum Cinchonae siccum titratum.
**Chinaextrakt, weingeistiger:** s. Extractum Chinae spirituosum.
**Chinafluidextrakt:** s. Extractum Chinae fluidum.
**China fusca:** s. Cinchona officinalis (Hom.).
**Chinaknollen:** s. Smilax china (Rhizoma Chinae).
**Chinalizarin:** Alizarinbordeaux; 1,2,5,8-Tetrahydroxy-9,10-anthrachinon; $C_{14}H_8O_6$; $M_r$ 272.20; Schmp. >275 °C; rotes mikrokrist. Pulver mit grünem Metallglanz; unlösl. in Wasser, lösl. in Aceton; in wässriger Alkalilösung mit rotvioletter, in Eisessig mit gelber u. in Schwefelsäure mit blauvioletter Farbe; **Anw.:** **1.** Nachw. u. kolorimetr. Bestimmung (s. Kolorimetrie) von Beryllium*, Magnesium*, Bor*, Aluminium*, Gallium* u. Indium*; **2.** Bestimmung von Fluoriden (s. Fluor); **3.** in der Baumwollfärberei.
**Chinaöl:** s. Balsamum peruvianum.
**China-Restaurant-Syndrom:** s. Natriumglutamat.
**Chinarinde, Gelbe:** s. Cinchona officinalis (Cortex Chinae calisayae).
**Chinarindenbaum, Gelber:** s. Cinchona officinalis.
**Chinarindenbaum, Roter:** s. Cinchona pubescens.
**Chinarindenfluidextrakt, eingestellter:** s. Extractum Cinchonae fluidum normatum.
**Chinarinde, Rote:** s. Cinchona pubescens (Cinchonae cortex).
**Chinasäure:** Acidum chinicum; L-Chinasäure; 1,3,4,5-Tetrahydroxy-cyclohexancarbonsäure; $M_r$ 192.17; Schmp. 168–170 °C; $[\alpha]_D^{20\,°C}$ −42° bis −44° (c=10 in Wasser); farblose, stark sauer schmeckende Kristalle; leicht lösl. in Wasser u. Eisessig, wenig lösl. in Ethanol, fast unlösl. in Ether; Kaffeesäureester der Ch.: Chlorogensäure*; **Vork.:** Inhaltsst. der Chinarinde (s. Cinchona pubescens, Cinchonae cortex), auch z. B. in Kaffeebohnen, Heidelbeeren, Zuckerrüben. Die frühere med. Anw. gegen Gicht ist obsolet.
**Chinatinktur:** s. Tinctura Chinae.
**Chinatinktur, zusammengesetzte:** s. Tinctura Chinae composita.
**Chinawein:** s. Vina medicata.
**Chinawurzel:** s. Smilax china.
**Chinazolin:** 1,3-Benzodiazin; 5,6-Benzopyrimidin; CAS-Nr. 253-82-7; $C_8H_6N_2$, Strukturformel s. Alkaloide (Abb. dort); $M_r$ 130.14; Schmp. 48 °C; Sdp. 243 °C; leicht lösl. in Wasser u. vielen org. Lösungsmitteln.
**Chinazolinalkaloide:** Alkaloide* mit Chinazolin* als Grundgerüst, z. B. Vasicin*, Febrifugin*; Biogenese wie bei den Acridonalkaloiden* über Anthranilsäure (*o*-Aminobenzoesäure*); **Vork.:** z. B. in Acanthaceen (Adhatoda* vasica), Rutaceen sowie in Linaria-Arten (Fam. Plantaginaceae) u. Peganum* harmala (Fam. Nitrariaceae); auch in Tieren (vgl. Tetrodotoxin) u. Bakterien.
**Chinesischweiß:** s. Zinkoxid.
**Chinhydron:** $C_6H_4O_2 \cdot C_6H_4(OH)_2$; $M_r$ 218.2; Schmp. 171 °C; Additionsverbindung äquimolekularer Mengen *p*-Chinon* u. Hydrochinon* (Charge*-Transfer-Komplex); rotbraune Nadeln mit grünem Oberflächenglanz, leicht lösl. in Ethanol u. heißem Wasser; auch äquimolekulare Verb. von Chinon mit Phenol*, Brenzcatechin* u. Resorcin* liefern Chinhydrone. **Chinhydron-Elektroden:** werden zur Bestimmung der Wasserstoffionenkonzentration verwendet.
**Chinidin:** Chinidinum; CAS-Nr. 56-54-2; $C_{20}H_{24}N_2O_2$, Strukturformel: s. Cinchona-Alkaloide (Abb. dort); $M_r$ 324.43; Schmp. 172 °C; Alkaloid aus der Chinarinde (s. Cinchona pubescens); Stereoisomer des Chinins*; weiße, bitter schmeckende Kristalle, sehr schwer lösl. in Wasser, wenig lösl. in Ethanol u. Ether, lösl. in Chloroform; **Wirk.:** klass. Antiarrhythmikum* vom membranstabilisierenden Typ; direkte Wirk. an den Herzmuskelzellen u. parasympatholyt. (atropinartige) Vagushemmung; Verlängerung der Aktionspotentiale u. der Refraktärzeiten im Bereich des Sinusknotens u. der Vorhöfe; **Ind.:** Vorhofflimmern, -flattern; zur Vorbeugung paroxysmaler supraventrikulärer Tachykardien; **Kontraind.:** primäre Überempfindlichkeit, AV-Block 2. u. 3. Grades, Hyperkalämie, Digitalisüberdosierung; **WW:** Reduktion der renalen Clearance von Digoxin*; durch Phenobarbital u. Phenytoin wird die HWZ von Ch. verkürzt; **UAW:** sehr häufig gastrointestinale Beschwerden; Allergien (Urticaria, Thrombozytopenie); Anzeichen einer Chinidin-Intoxikation (s. Toxikol.); einschleichend dosieren (Probedosis); HWZ 6–7 h; **Toxikol.:** geringe therapeutische Breite*; **Cinchonismus:** komplexes Bild der Intoxikation (z. T. auch schon bei therap. Dos.) mit Ch. od. Chinin; in der Initialphase gastrointestinale Beschwerden (Erbrechen, Gastritis, Diarrhö), es folgen neurotox. Erscheinungen (Sehstörungen: Photophobie, Doppeltsehen, Farbsehstörungen; Hörstörungen: Ohrensausen; Schwindel, Kopfschmerz, Delirien); in schweren Fällen Bewusstseinstrübung, Krampfanfälle, Koma, Atemstillstand, Herz-, Kreislaufstillstand, ferner Nierenschäden, Depressionen, Blutbildstörungen. Hingewiesen sei auch auf Chinidin-Dihydrat (CAS-Nr. 63617-04-4).
**Chinidini sulfas:** s. Chinidinsulfat.
**Chinidinpolygalacturonat:** CAS-Nr. 27555-34-6 (wasserfrei), CAS-Nr. 65484-562 (Hydrat); $C_{20}H_{24}N_2O_2 \cdot (C_6H_{10}O_7)_x \cdot x\,H_2O$; Schmp. 180 °C (unter Zers.); unlösl. in Methanol, Ethanol, Chloroform, Ether, Aceton, Dioxan; lösl. 1:50 in Wasser bei 25 °C; 12 % lösl. in 40 % Methanol, Ethanol; nicht mehr im Handel befindl. Antiarrhythmikum*; vgl. Chinidin.
**Chinidinsulfat:** Chinidini sulfas Ph.Eur.6, Chinidinum sulfuricum; CAS-Nr. 6591-63-5; $C_{40}H_{50}N_4O_8S \cdot 2\,H_2O$; $M_r$ 783.0; farblose, nadelförmige, häufig verfilzte Kristalle von stark bitterem Geschmack; lösl. in 100 T. Wasser von 20 °C, in 15 T. Wasser von 100 °C, in 15 T. Chloroform, in 10 T. Ethanol 90 %; $[\alpha]_D^{20\,°C}$ +277 bis +290° (c=2 in Schwefelsäure, 0.1 mol/L); **Wirk. u. Anw.:** s. Chinidin; **Dos.:** EMD 0.4 g, TMD 4.0 g.
**Chinidinum sulfuricum:** s. Chinidinsulfat.
**Chinin:** Chininum (purum); CAS-Nr. 130-95-0; $C_{20}H_{24}N_2O_2 \cdot 3\,H_2O$, Strukturformel: s. Cinchona-Alkaloide (Abb. dort); $M_r$ 378.5; Schmp. 174–178 °C; $[\alpha]_D^{20\,°C}$ −159 bis −172° (c=1.5 in Ethanol absolut); Alkaloid aus Chinarinden (s. Cinchona

officinalis; Cinchona pubescens), Stereoisomer des Chinidins*; weißes, feinkrist. Pulver von stark bitterem Geschmack; lösl. in Ethanol 96 % u. Chloroform, sehr schwer lösl. in Wasser von 20 °C, wenig lösl. in siedendem Wasser; **Nachw.:** **1.** Thalleiochinreaktion*; **2.** fluoresziert blau in wässrigen Lsg., die sauerstoffhaltige Säuren (Schwefelsäure, Essigsäure etc.) enthalten, wenn Chlorid-Ionen abwesend sind; **Wirk.:** gegen Blutschizonten aller 4 Malariaerreger (s. Malaria), ferner auf Gametozyten von Plasmodium vivax u. P. malariae; Ch. hemmt die Nucleinsäuresynthese durch Komplexbildung mit DNA (weitere im Einzelnen noch ungeklärte Wirkungen, allg. Protoplasmagift); **Anw.:** **1.** (med.) **a)** ältestes Antimalariamittel*, Ende der fünfziger Jahre durch das wirksamere u. besser verträgl. Chloroquin* ersetzt; eingesetzt werden die Salze (bes. Chininhydrochlorid*) bei Malaria*, deren Erregerstämme gegenüber Chloroquin u. anderen synthet. Antimalariamitteln resistent sind; **b)** als Muskelrelaxans bei nächtl. Wadenkrämpfen (Krampussyndrom; Dos.: 0.2 g Chininsulfat); früher wurden Chininlösungen auch als Venenverödungsmittel* verwendet; **c)** Wirksamkeit bei Grippe u. Bronchopneumomie nicht erwiesen; als Analgetikum u. Antipyretikum wegen der relativ beträchtl. UAW (v. a. Allergierisiko) nicht mehr zu empfehlen; bei Herzarrhythmien von Chinidin* verdrängt; als wehenanregendes Mittel zur Geburtseinleitung überholt, missbräuchl. als Abortivum*; **2.** in Form des Chininhydrochlorids* als Vergleichssubstanz zur Bestimmung des Bitterwerts*; **3.** aufgrund des bitteren Geschmacks in Tonika u. Stomachika sowie in Erfrischungsgetränken, sog. Tonicwater (vgl. Chininhydrochlorid), max. 85 mg/L zulässig; **Kontraind.:** hämolyt. Anämie, Vorschädigung von Hör- u. Sehorgan, Schwangerschaft. Vorsicht bei Nieren- u. Leberschäden sowie bei Glucose-6-phosphatdehydrogenasemangel (Grund für Schwarzwasserfieber*); **UAW:** gastrointestinale Störungen, allerg. u. neurotox. Wirk., u. a. Seh- u. Hörstörungen, Schwächung der körpereigenen Abwehr, Herz-Kreislaufreaktionen (hemmt die Erregbarkeit des Herzmuskels), Atemdepression, Blutbildstörungen, teratogen; Cinchonismus: s. Chinidin; **Dos.:** Malaria: p. o. 1–2 g Chininsalz tägl. in mehreren Dosen, Kinder <Jahr 0.1–0.2 g/d in mehreren Dosen, 1–3 Jahre 0.2–0.3 g/d, 4–6 Jahre 0.3–0.5 g/d, 7–11 Jahre 0.5–1 g/d; Dauer der Behandlung 10 d; häufig Kombinationen mit Pyrimethamin* od. Dapson*; HWZ 8.5 h; **Gesch.:** In der 1. Hälfte des 17. Jahrhunderts brachten die span. Eroberer aus Peru die Chinarinde nach Europa (Quina-Quina-Rinde, Fieberrinde, Jesuitenpulver). Charles Marie de la Condamine (1701–1774) beschrieb zum ersten Mal den sog. Fieberbaum. 1820 isolierten die Pariser Apotheker Joseph Pelletier (1788–1842) u. Joseph Bienaime Caventou (1795–1877) Ch. aus der Chinarinde u. errichteten die erste Chininfabrik. 1909 erfolgte die Strukturaufklärung durch Paul Rabe (1869–1952), 1944 die Totalsynthese durch Robert Burns Woodward u. William E. von Doering. **Gefälltes Chinin:** Chininum praecipitatum; wasserfreies Chinin; $C_{20}H_{24}N_2O_2$; $M_r$ 324.2; Schmp. 174–175 °C; weißes, amorphes od. krist. Pulver, leicht lösl. in Ethanol u. Chloroform, sehr schwer lösl. in Wasser. Vgl. Cinchonidin.

**Chininarsenit:** lange, seidenglänzende Kristallnadeln; wenig lösl. in Wasser, leicht lösl. in Ethanol, Ether, Chloroform. **Hom.:** Chininum arsenicosum: verordnet z. B. bei erschöpfenden u. fieberhaften Erkrankungen als Tonikum*.

**Chinin, baldriansaures:** s. Chininvalerianat.

**Chininbisulfat:** s. Chininhydrogensulfat.

**Chinincinnamylat:** Chininum cinnamylicum; $(C_{20}H_{24}O_2N_2)C_9H_8O_2$; $M_r$ 472.3; Gehalt mind. 66 % Chinin*; weißes, amorphes Pulver; lösl. in Ethanol, fast unlösl. in Wasser; nicht mehr im Handel; vgl. Chinin.

**Chinindihydrobromid:** Chininum dihydrobromicum; CAS-Nr. 549-47-3; $C_{20}H_{24}O_2N_2 \cdot 2\,HBr \cdot 3\,H_2O$; $M_r$ 540.1; Gehalt mind. 58.8 % Chinin*; weiße Kristalle, lösl. in Ethanol u. Wasser; nicht mehr im Handel.

**Chinindihydrochlorid:** Chinini dihydrochloridum, Chininum dihydrochloricum, saures Chininhydrochlorid; CAS-Nr. 60-93-5; $C_{20}H_{24}O_2N_2 \cdot 2\,HCl \cdot H_2O$; $M_r$ 415.3; Schmp. 220–230 °C; weiße, polymorphe Kristalle; leicht lösl. in Wasser (1 : 0.7) u. Ethanol, wenig lösl. in Chloroform u. verd. Salzsäure; in Deutschland im Handel, in Österreich außer Handel; **Off.:** ÖAB, DAC; **Ind.:** Malaria (vgl. Chinin), v. a. zu Injektionen; **Dos.:** i. v. initial 20 mg/kg KG als Sättigungsdosis über 4 h, danach 10 mg/kg KG alle 8 h.

**Chinin, glycerophosphorsaures:** Chininum glycerinophosphoricum; Gehalt mind. 70 % Chinin*; weiße Kristalle od. weißes Pulver; lösl. in Ethanol, wenig lösl. in Wasser; obsolete Zubereitung.

**Chinin-Harnstoff-Dihydrochlorid:** Chininum dihydrochloricum carbamidatum; $[C_{20}H_{24}O_2N_2 \cdot HCl] \cdot [CO(NH_2)_2 \cdot HCl] \cdot 5\,H_2O$; $M_r$ 547.3; Gehalt mind. 58 % Chinin*; farblose Kristalle, lösl. in Wasser u. Ethanol; nicht mehr im Handel.

**Chininhydrochlorid:** Chinini hydrochloridum Ph.Eur., Chininii chloridum, Chininum hydrochloricum; CAS-Nr. 130-89-2 (wasserfrei); CAS-Nr. 6119-47-7 (Dihydrat); $C_{20}H_{25}ClN_2O_2 \cdot 2\,H_2O$; $M_r$ 369.9; Schmp. 220–230 °C; $[\alpha]_D^{20\,°C}$ –240 bis –253° (c = 2 in Salzsäure, 0.1 mol/L); weiße, polymorphe, krist. Nadeln; lösl. in 25 T. Wasser, in 3 T. Ethanol, 2 T. Chloroform; **Darst.:** Umsetzung von Chininsulfat* mit Bariumchlorid*; **Anw.:** **1.** (med.) s. Chinin; **2.** (pharmaz.) Standardsubstanz zur Bestimmung des Bitterwerts*; **Dos.:** bei Malaria 3 × 0.3 g/d.

**Chininhydrogensulfat:** Chininbisulfat, Chinini hydrogensulfas, Chinini bisulfas, Chininum bisulfuricum, saures schwefelsaures Chinin; $C_{20}H_{24}O_2N_2 \cdot H_2SO_4 \cdot 7\,H_2O$; $M_r$ 548.4; Gehalt an Chinin* 59.1 %; weißes, krist. Pulver; verwittert leicht u. färbt sich am Licht allmähl. gelbl.; lösl. in 10 T. Wasser u. 30 T. Ethanol; nicht mehr im Handel.

**Chinini hydrochloridum:** s. Chininhydrochlorid.

**Chininii chloridum:** s. Chininhydrochlorid.

**Chinini sulfas:** s. Chininsulfat.

**Chininsalicylat:** Chininum salicylicum, salicylsaures Chinin; CAS-Nr. 750-90-3; $(C_{20}H_{24}O_2N_2)C_7H_6O_3 \cdot H_2O$; $M_r$ 480.6; Schmp.

199 °C; weiße, polymorphe Kristalle; lösl. in Ethanol, wenig lösl. in Wasser; nicht mehr im Handel.

**Chinin, salicylsaures:** s. Chininsalicylat.

**Chinin, saures schwefelsaures:** s. Chininhydrogensulfat.

**Chinin, schwefelsaures:** s. Chininsulfat.

**Chininsulfat:** Chinini sulfas Ph.Eur.6, Chininum sulfuricum; schwefelsaures Chinin; CAS-Nr. 804-63-7 (wasserfrei); CAS-Nr. 6119-70-6; $C_{40}H_{50}N_4O_8S \cdot 2\,H_2O$; $M_r$ 783.0; $[\alpha]_D^{20\,°C}$ −233 bis −245° (c = 2 g/100 mL in Salzsäure, 0.1 mol/L); farblose, nadelförmige Kristalle od. weißes krist. Pulver von stark bitterem Geschmack; lösl. in ca. 810 T. Wasser (20 °C), in ca. 35 T. siedendem Wasser, wenig lösl. in Ethanol u. Chloroform; **Anw.:** **1.** (med.) s. Chinin; **2.** (techn.) zur Herst. von Chininhydrochlorid*. **Hom.:** Chininum sulfuricum (HAB): verordnet z. B. bei Schwindelzuständen; als Rekonvaleszenzmittel.

**Chininum amorphum fuscum:** s. Chinoidin.

**Chininum arsenicosum:** s. Chininarsenit.

**Chininum bisulfuricum:** s. Chininhydrogensulfat.

**Chininum cinnamylicum:** s. Chinincinnamylat.

**Chininum dihydrobromicum:** s. Chinindihydrobromid.

**Chininum dihydrochloricum:** s. Chinindihydrochlorid.

**Chininum dihydrochloricum carbamidatum:** s. Chinin-Harnstoff-Dihydrochlorid.

**Chininum ferro-citricum:** s. Eisenchinincitrat.

**Chininum glycerinophosphoricum:** s. Chinin, glycerophosphorsaures.

**Chininum hydrochloricum:** s. Chininhydrochlorid.

**Chininum praecipitatum:** s. Chinin.

**Chininum salicylicum:** s. Chininsalicylat.

**Chininum sulfuricum:** s. Chininsulfat.

**Chininvalerianat:** Chininum valerianicum, baldriansaures Chinin; $(C_{20}H_{24}O_2N_2)C_5H_{10}O_2 \cdot H_2O$; $M_r$ 444.3; weiße Kristallschuppen; lösl. in 100 T. Wasser u. 5 T. Ethanol; nicht mehr im Handel; früher angewendet als Tonikum* u. Antineuralgikum*.

**Chiniofonum:** s. Iod-hydroxychinolin-sulfonsäure.

**Chinoform:** s. Clioquinol.

**Chinoidin:** Chininum amorphum fuscum; Gemenge versch. amorpher Cinchona*-Alkaloide, die bei der Fabrikation von Chinin* aus den Mutterlaugen als Nebenprodukt gewonnen werden; braune harzartige Masse mit muscheligem Bruch, lösl. in Ethanol u. Chloroform sowie in angesäuertem Wasser; die frühere med. Anw. als Chininersatz ist obsolet.

**Chinolin:** Benzo[*b*]pyridin; $C_9H_7N$, Strukturformel: s. Abb.; $M_r$ 129.1; D. 1.088–1.093; Schmp. −19.5 °C; Sdp. 235–237 °C; gelbl., stark lichtbrechende Flüss., leicht lösl. in Ethanol, Ether, Chloroform, Benzin, Schwefelkohlenstoff, wenig lösl. (6 %) in Wasser; **Vork.:** Best. (0.3 %) von Steinkohlenteer (s. Pix Lithanthracis); **Herst.:** nach der

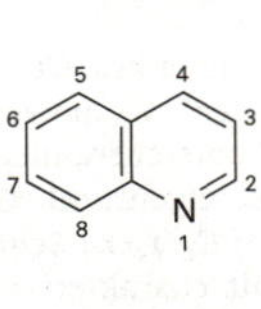


**Chinolin**

Skraup-Synthese aus Anilin, Nitrobenzol, Glycerol u. Schwefelsäure; **Anw.:** **1.** (med.) Antiseptikum*, zur Konservierung von Harn u. Blut; äußerl. zu Mund- u. Gurgelwässern, Pinselungen (mit gleicher Wirk. Chinolinhydrochlorid u. Chinolinthiocyanat); **2.** (techn.) zur Konservierung anatom. Präparate u. als Einschlussmittel in der Mikroskopie, zur Herst. von Photosensibilisatoren, Vulkanisationsbeschleunigern, Farbstoffen, Arzneimitteln; weitere Chinolinabkömmlinge sind z. B. Chinolintartrat, 8-Hydroxychinolin*, Chinaldinsäure, Cinchophen sowie 4-Oxo-1,4-dihydrochinolin (vgl. Chinolone) u. die Chinolinalkaloide*.

**Chinolinalkaloide:** Alkaloide* mit Chinolin* als Grundgerüst, z. B. Cinchona*-Alkaloide sowie Cusparin u. Derivate (in Cortex Angosturae; s. Galipea officinalis); aus biogenet. Gründen z. T. auch zu den Indolalkaloiden* gezählt; Biogenese ausgehend von Tryptophan (od. seltener von Anthranilsäure) über ein Indolgerüst, aus dem durch Ringerweiterung das Chinolingerüst gebildet wird; **Vork.:** in höheren Pflanzen u. in Mikroorganismen.

**8-Chinolinol:** s. 8-Hydroxychinolin.

**Chinolinoli et kalii sulfas:** s. 8-Hydroxychinolinsulfat-Kaliumsulfat.

**Chinolinoli sulfas:** s. 8-Hydroxychinolinsulfat.

**Chinolinolsulfat-Kaliumsulfat:** s. 8-Hydroxychinolinsulfat-Kaliumsulfat.

**8-Chinolinolsulfat-Monohydrat:** s. 8-Hydroxychinolinsulfat.

**Chinolinsäure:** s. Nicotinsäure; Tryptophan.

**Chinolizidinalkaloide:** Lupinen-Alkaloide; Alkaloide* mit Chinolizidin (Norlupinan) als Grundgerüst (s. Abb.); Biogenese hauptsächl. über Lysin, aus dem das nach Decarboxylierung* entstandene Cadaverin* (biogenes Amin*) zum bicycl. Chinolizidingerüst (z. B. im Lupinin) dimerisiert; durch Kondensierung weiterer Cadaverineinheiten an dieses Gerüst auch tricycl. (Cytisin*) u. tetracycl. Verb. (Anagyrin*, Lupanin, Hydroxylupanin, Spartein*); **Vork.:** v. a. in Fabaceae (Lupinus-Arten, Cytisus* scoparius, Laburnum* anagyroides, Sophora* pachycarpa); Chinolizidinskelett als mehrkerniges System z. B. auch in Berberin*.

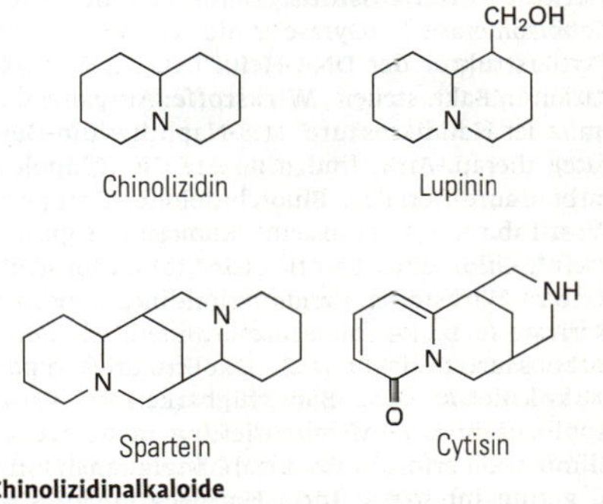


**Chinolizidinalkaloide**

**Chinoloncarbonsäure-Derivate:** s. Chinolone.

**Chinolone:** Topoisomerase-II-Inhibitoren; veraltet Gyrase-Hemmer; Gruppe bakterizid wirkender Antibiotika*; unterscheiden sich in ihren chem. Strukturen stark von anderen Antibiotika*;

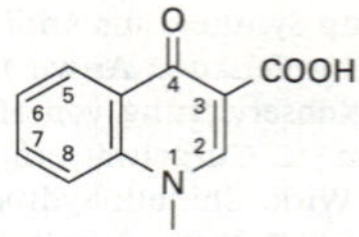

Chinoloncarbonsäure

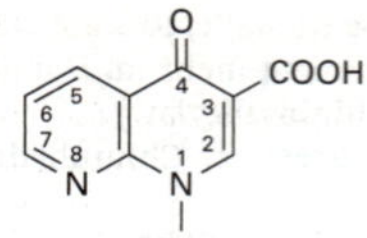

Naphthyridincarbonsäure

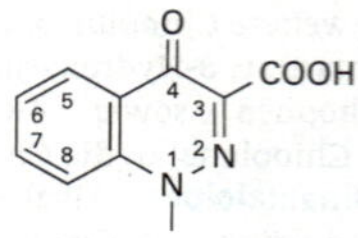

Cinnoloncarbonsäure

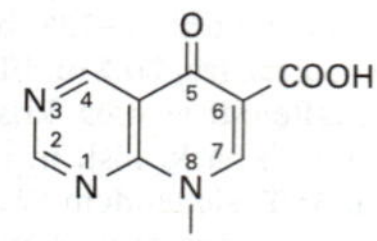

Pyridopyrimidincarbonsäure

**Chinolone:** Grundstrukturen

**Chinolone**
Einteilung der Fluorchinolone

| Gruppe | | Beispiel | Wirkungsspektrum |
|---|---|---|---|
| I | orale Fluorchinolone mit im Wesentlichen auf Harnwegsinfektionen eingeschränkter Indikation | Norfloxacin | gramnegative Bakterien wie Enterobakterien, Salmonellen, Gonokokken |
| II | systemisch anwendbare Fluorchinolone mit breiter Indikation | Enoxacin<br>Ciprofloxacin<br>Ofloxacin | gramnegative Bakterien einschließlich vieler Pseudomonasstämme, Haemophilus influenzae, Escherichia coli und anderer Enterobakterien |
| III | Fluorchinolone mit verbesserter Aktivität gegen grampositive und atypische Erreger | Levofloxacin | zusätzlich auch grampositive Erreger (Staphylokokken, Streptokokken, Pneumokokken, Enterokokken), Mykoplasmen, Chlamydien, Legionellen |
| IV | Fluorchinolone mit verbesserter Aktivität auch gegen Anaerobier | Moxifloxacin | zusätzlich Anaerobier |

Grundstruktur der meisten G. ist das 4-Oxo-1,4-dihydroisochinolin (Kurzbezeichnung: 4-Chinolon od. Chinolon); ein essentielles Strukturelement ist die Säurefunktion in Stellung 3 (s. Abb.). **Wirkungsmechanismus:** Hemmung der DNA-Topoisomerase II (Gyrase*), die die Bildung der Tertiärstruktur der DNA-Helix i. R. der Reduplikation in Bakt. steuert; **Wirkstoffe:** Ausgangssubstanz ist Nalidixinsäure* (1,8-Naphthyridin-Derivate); therap. Anw. finden neuere Ch. (Chinoloncarbonsäure-Derivate, Fluorchinolone, Gruppe I–IV; s. Tab.; z. B. Norfloxacin*, Enoxacin*, Ciprofloxacin*, Ofloxacin*, Levofloxacin*, Moxifloxacin*); weitere Wirkstoffe: Pyridopyrimidincarbonsäure-Derivate (z. B. Pipemidsäure*), andere Chinoloncarbonsäure-Derivate (z. B. Oxolinsäure*); **Pharmakokinetik:** hohe Bioverfügbarkeit bei oraler Applikation; z. T. Metabolisierung in der Leber; Elimination erfolgt substanzabhängig renal, biliär u. gering intestinal; **Ind.:** Harnwegsinfektionen, schwere gastrointestinale Infektion (bes. Salmonellosen, auch Sanierung von Dauerausscheidern), komplizierte Infektion der Atemwege, Knochen u. Gelenke durch multiresistente Bakt., nachgewiesene Pseudomonasinfektion, Gonorrhö, Prostatitis, Infektionsprophylaxe bei akut-nekrotisierender Pankreatitis, Haut- u. Weichteilinfektionen; **Kontraind.:** Schwangerschaft u. Stillzeit; Kinder u. Jugendl. bis zum Abschluss der Wachstumsphase; Erkrankung des ZNS; bekannte Überempfindlichkeit gegen Ch.; Moxifloxacin: eingeschränkte Leberfunktion (Child-Pugh C), Transaminasenanstieg >5-fach; **UAW:** gastrointestinale Beschwerden (Übelkeit, Magenschmerzen, Diarrhö), Hautreaktionen, Phototoxizität, Wirkungen auf ZNS (Kopfschmerz, Krampfanfälle, Halluzinationen, psychot. Erscheinungen) u. Sinnesorgane (Seh-, Schmeckstörungen); Risiko von QT-Zeit-Verlängerung; Tendinitis, Sehnenruptur; vorübergehender Anstieg von Laborparametern (Transaminasen, alkal. Phosphatase, Bilirubin) u. Blutbildveränderungen. Das Antibiotikum Coumamycin (Coumermycin) ist ein Cumarinderivat, wirkt allerdings ähnl. wie Chinolone.

**Chinone:** große Gruppe org. Verb., die durch Oxidation von Phenolen* od. polycycl. aromat. Kohlenwasserstoffen* entstehen; meist von goldgelber od. roter Farbe u. eigentüml. Geruch; ***p*-Benzochinon:** *p*-Chinon; $C_6H_4O_2$; Schmp. 116 °C; goldgelbe Kristalle mit charakterist. stechendem Geruch; lösl. in Ethanol, Ether, heißem Wasser. Vgl. Parastoffe.

**Chinosol:** s. 8-Hydroxychinolinsulfat-Kaliumsulfat.

**Chinotoxin:** s. Viquidil.

**Chinovasäure:** s. Saponine (Tab. 1 dort).

**Chinovin:** s. Cinchona pubescens (Cinchonae cortex).

**Chinoxalin:** 1,4-Benzodiazin, Benzopyrazin; CAS-Nr. 91-19-0; $C_8H_6N_2$; $M_r$ 130.15; Schmp. 30 °C (Monohydrat: Schmp. 37 °C); Sdp. 220–223 °C; leicht lösl. in Wasser, Ethanol, Ether, Benzol.

**3-Chinuclidinylacetat:** s. Aceclidin.

**Chiococca alba (L.) Hitchc.:** Chiococca racemosa L.; Schneebeerenbaum; Fam. Rubiaceae; heim. in Brasilien, Argentinien, Mittelamerika u. südl. Nordamerika (v. a. Florida); Chiococca alba, C. densifolia Mart. u. C. anguifuga Mart. sind Stpfl. von **Radix Caincae:** Cainca, Schneebeerenwurzel; **Inhaltsst.:** Caincasäure (saponinartiges Glykosid), Caincin (Caincabitter), Kaffeegerbsäure, Harz; **Anw.:** (volkstüml.) z. B. zur Harnvermehrung, Laxans*. **Hom.:** Cainca: getrocknete Wurzelrinde; verordnet z. B. bei chron. Nierenentzündung, Ödemen.

**Chiococca racemosa:** s. Chiococca alba.

**Chionanthus latifolia:** s. Chionanthus virginicus.

**Chionanthus virginicus L.:** Chionanthus latifolia Ait.; Giftesche, Virginischer Schneeflockenbaum; Fam. Oleaceae; Nordamerika; Stpfl. von **Cortex Chionanthi virginici (radicis):** Giftescheнwurzelrinde; **Inhaltsst.:** Saponine*; **Anw.:** (volkstüml.) **1.** z. B. Leber- u. Gallenmittel bei Gallensteinen, Leberentzündungen; **2.** äußerl. bei Wunden, Quetschungen. **Hom.:** Chionanthus virginicus (HAB): frische Wurzelrinde mit anhängenden Seitenwurzeln; verordnet z. B. bei Leber- u. Gallenleiden.

**Chiragra:** s. Gicht.

**Chiralität** (gr. Händigkeit): Eigenschaft von Molekülen, deren Spiegelbildisomere sich (wie rechte u. linke Hand) nicht zur Deckung bringen lassen; tritt bei Molekülen auf, bei denen eine Spiegelebene*, eine Drehspiegelachse* od. ein Symmetriezentrum* fehlen; Voraussetzung für das Auftreten von Enantiomeren* u. optischer Aktivität*. **Formen:** s. Abb.; **1. Zentrochiralität:** kommt durch ein Zentrum zustande; der 3-dimensionale Raum um das Chiralitätszentrum muss unterschiedl. sein (s. Kohlenstoffatom, asymmetrisches; vgl. prochiral). Bei chiralen N-Verb. ersetzt ein nichtbindendes Elektronenpaar den vierten Liganden. **2. axiale** Ch.: kommt durch eine Achse zustande; Einteilung in konfigurativ-axiale (Allene, Spiroverbindungen*) u. konformativ-axiale Ch. (Atropisomere*, Biphenylverbindungen); **3. planare** Ch.: kommt durch eine Ebene zustande; Beispiel: Cyclooctene, Ansaverbindungen*; **4. Helizität:** spirale Form ist für die Ch. verantwortlich.

**Chirata indica:** s. Swertia chirata (Hom.).

**Chirettakraut:** s. Swertia chirata.

**Chitin:** [N-Acetyl-D-glucosamin]$_n$; $(C_8H_{13}NO_5)_n$; natürl. vorkommendes N-haltiges Polysaccharid in $\beta$-1,4-glykosid. Bindung; Gerüstsubstanz der Insekten u. Krebstiere, auch in Würmern, Bakt., Pil-

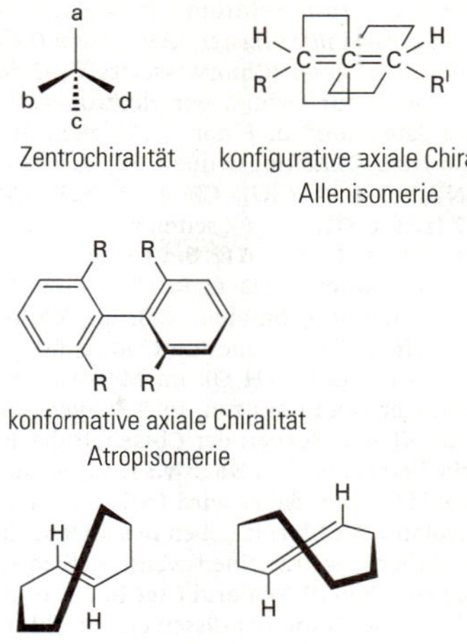

Zentrochiralität — konfigurative axiale Chiralität, Allenisomerie

konformative axiale Chiralität, Atropisomerie

planare Chiralität, Cyclooctene

**Chiralität:** versch. Beispiele

zen u. Flechten; wird durch starke Säuren vollkommen in Glucosamin* u. Essigsäure* gespalten.

**Chitinpilze:** s. Pilze (Mycobionta).

**Chitosamin:** s. Glucosamin.

**Chitosanhydrochlorid:** Chitosani hydrochloridium; Ph.Eur.6, Gew.: durch partielle Deacetylierung von Chitin* (übl. Deacetylierungsgrad 70–95 %); **Anw.:** Hilfsstoffkomponente in der pharmaz. Technologie u. Nahrungsmittelindustrie.

**Chlamydien:** Gattung gramnegativer, unbewegl., kokkoider, pleomorpher Bakt. der Fam. Chlamydiaceae; obligate Zellparasiten; med. bedeutsame **Species:** Ch. trachomatis (s. STD; Trachom), Ch. pneumoniae, Ch. psittaci (s. Ornithose).

**Chloasma:** syn. Melasma; meist symmetr. auftretende, scharf begrenzte, unregelmäßig gestaltete gelbl. braune Flecken an Stirn, Wangen u. Kinn, bes. bei Frauen; Hyperpigmentierung verstärkt sich durch Sonnenbestrahlung. **Formen: 1.** Ch. gravidarum: Vork. bei Schwangeren; Beginn meist im 2. Monat post conceptionem, Rückbildung nach der Entbindung; zuweilen von längerer Dauer; **2.** Ch. hormonale: verursacht durch Estrogene* (auch Estrogen produzierende Tumoren) u. Gestagene*; **3.** Ch. medicamentosum: ausgelöst durch Arzneimittel, z. B. Hydantoin*, Phenytoin* od. hormonale Kontrazeptiva*; **4.** Ch. cosmeticum: Photosensibilisierung durch Furanocumarine* (Psoralene, Bergapten*); vgl. Lichtdermatosen; **5.** Ch. hepaticum: schmutzig-braune periorbitale Hyperpigmentierung bei primärer biliärer Zirrhose; **Ther.:** Azelainsäure* evtl. in Kombination mit Tretinoin*.

**Chlor:** Chlorum; Symbol Cl; CAS-Nr. 7782-50-5; OZ 17; $A_r$ 35.453; 2 Isotope ($^{35}Cl$ u. $^{37}Cl$); elementar $Cl_2$; D. 1.57; Sdp. −34.1 °C; Schmp. −101.0 °C; krit. Temp. 143.5 °C; krit. Druck 74.6 bar; unter Druck flüssig; gelbgrünes, erstickend riechendes, sehr giftiges Gas; 2.5-mal schwerer als Luft; in 1 L Wasser lösen sich bei 20 °C ca. 2.07 L Chlorgas (Aqua* chlorata EB, Chlorum* solutum); das Halogen* gehört zu den reaktionsfähigsten Elementen; Oxidationsstufe im Allg. –1 (Chlorwasserstoff*, Chloride, z. B. NaCl), nur bezügl. der elektronegativen Elemente Sauerstoff* u. Fluor* (z. T. auch Stickstoff*) positive Oxidationsstufen: +1 (z. B. $ClO^-$, ClF, $ClN_3$), +3 (z. B. $ClO_2^-$, $ClF_3$), +5 (z. B. $ClO_3^-$, $ClF_5$), +7 (z. B. $ClO_4^-$, $ClO_3F$); seltener +2 (z. B. ClO, instabil), +4 (z. B. $ClO_2$), +6 (z. B. $Cl_2O_6$); gebrochene Oxidationsstufen: –1/3 (z. B. $Cl_3^-$), +1/3 ($Cl_3^+$); **Vork.:** natürl. nur gebunden, z. B. als Kochsalz (NaCl), Sylvin (KCl), Magnesiumchlorid ($MgCl_2$), Carnallit ($KCl \cdot MgCl_2 \cdot 6\,H_2O$); im Meerwasser, in den Staßfurter Abraumsalzen, in Salzsolen sowie im tier. u. pflanzl. Körper; der Cl-Gehalt der Erdoberfläche beträgt 0.15 %. **Nachw.:** **1.** $Cl_2$ setzt aus Kaliumiodid* $I_2$ frei; daher wird Iodkaliumstärkepapier gebläut. **2.** Chloride geben in salpetersaurer Lsg. mit Silber(I)*-nitrat einen weißl. gelben Niederschlag von Silber(I)*-chlorid (AgCl), der in Ammoniak* lösl. ist (Chlorate müssen erst in Chloride umgewandelt werden). **3.** Wässrige Lsg. von Indigo* od. Lackmus* werden durch $Cl_2$ entfärbt. **4.** Gehaltsbestimmung der Verbindungen: argentometr. nach Volhard (Rücktitration mit Ammoniumthiocyanat*), Mohr (Indikator: Kaliumchromat*) od. Fajans (Indikator: Fluorescein*); **Darst.:** **1.** durch Einwirkung von Salzsäure auf Chlorkalk*, Kaliumpermanganat*, Wasserstoffperoxid* od. Kaliumchlorat*; früher aus Braunstein (Mangandioxid*) u. Salzsäure* (Weldon-Verfahren); **2.** Chloralkali-Elektrolyse od. elektrochem. aus Chlorwasserstoff*; **3.** katalyt. Verfahren von Deacon: ein Gemisch von Luft u. Chlorwasserstoff wird über mit Kupferchloridlösung getränkte Tonkugeln geleitet; heute nur noch vereinzelt u. in modifizierter Form angewendet, z. B. beim Shell-Deacon-Verfahren; **Anw.:** Herst. von Chlorkalk, Salzsäure u. Chloriden, Chlorierung org. Stoffe, Oxidations- u. Bleichmittel, Sterilisation von Trinkwasser, Desinfektion von Bade- u. Abwässern; **Toxikol.:** Chlorgas besitzt starke Reizwirkung auf die Schleimhäute; bereits eine Luftkonzentration von 1 ppm führt zur Reizung der Nasen-, Rachen- u. Augenschleimhaut. Bei oftmaligem Kontakt tritt eine Gewöhnung ein. 690 ppm in der Atemluft führen rasch zu Atemnot, Zyanose* u. Tod durch Ersticken. 0.5- bis 1-stündiges Einatmen von 50 ppm führt ebenfalls zum Tod. MAK: 0.5 mL/$m^3$ Luft (0.5 ppm); **Gesch.:** 1774 von Carl Wilhelm Scheele (1742–1786) entdeckt.

**Chloracetanilid:** 4-Chloracetanilid, *N*-(4-chlorphenyl)-acetamid; CAS-Nr. 539-03-7; $C_8H_8ClNO$; $M_r$ 169.6; Schmp. ca. 179–180 °C; Sdp. 333 °C; krist. Pulver; prakt. unlösl. in Wasser, lösl. in Ethanol; **Anw.:** Reagenz Ph.Eur.6; zur Reinheitsprüfung von Paracetamol*.

**Chloraethiazol:** s. Clomethiazol.

**Chlorakne:** s. TCDD.

**Chloral:** Trichloracetaldehyd, Chloralanhydrid; $CCl_3$—CHO; $M_r$ 147.4; Schmp. –57.5 °C; Sdp. 98 °C; farblose, stechend riechende Flüss.; **Anw.:** Herst. von Chloralhydrat*, Chloralformamid sowie des Insektizides DDT mit Chlorbenzol unter dem Einfluss von Schwefelsäure; s. Clofenotan.

**Chloralanhydrid:** s. Chloral.

**Chloralhydrat:** Chlorali hydras Ph.Eur., Chloralum hydratum; 2,2,2-Trichlorethan-1,1-diol; CAS-Nr. 302-17-0; $C_2H_3Cl_3O_2$; $M_r$ 165.4; Schmp. 59.5 °C (Modifikation II) bzw. 74.5 °C (Modifikation I); in der Praxis zw. 50 u. 75 °C, je nach Kristallform, Reinheit u. Bestimmungsmethode (zerfällt beim Schmelzen z. T. in Chloral* u. Wasser); Sdp. 97 °C; D. 1.9; farblose, durchsichtige Kristalle von charakterist., stechendem Geruch u. schwach bitterem, brennendem Geschmack; sehr leicht lösl. in Wasser, Ethanol, Ether, leicht lösl. in Chloroform; **Inkomp.:** oxidierende Stoffe, basische Stoffe (Zers.); **Anw.:** **1.** (med.) als Schlafmittel* (gutes Ein- u. Durchschlafmittel, hinterlässt fast keine Nachwirkungen am folgenden Tag; angewendet v. a. bei älteren Patienten); Sedierung von Kindern vor therap. u. diagnost. Eingriffen; früher außerdem bei Erregungszuständen u. zentral ausgelösten Krämpfen (obsolet); Hauptmetabolit ist Trichlorethanol; **2.** (techn.) Reagenz Ph.Eur.; als **Chloralhydratlösung** (ca. 60 %ig) in der Mikroskopie als Einschluss- u. Aufhellungsmittel; **Kontraind.:** Herz- u. Lebererkrankungen; **UAW:** größere Dosen verursachen Magenstörungen u. Schleimhautschädigungen, Kreislaufstörungen, Herzlähmung u. Leberschädigungen; Gefahr der Abhängigkeit (früher häufiger; als **Chloralismus** bezeichnet); cave: geringe therapeut. Breite; **Dos.:** **1.** (innerl.) Schlafmittel: 0.5–1.0 g mit Mucilaginosa od. in Kapseln; EMD 2.0 g, TMD 6.0 g; LD ca. 6–10.0 g; **2.** (äußerl.) als Antiseptikum* zu Spülungen, u. a. bei Rachenkatarrh, Tonsillitis, sowie zu Haarwässern; HWZ 4 min bzw. 6–10 h (Metaboliten); **Gesch.:** erstmals 1832 von Justus Liebig (1803–1873) dargestellt; ältestes synthet. Schlafmittel (1869).

**Chloralismus:** s. Chloralhydrat.

**Chloralkohole:** s. Chlorhydrine.

**Chloralum hydratum:** s. Chloralhydrat.

**Chloraluminium:** s. Aluminiumchlorid.

**Chlorambucil** (INN): Chlorambucilum Ph.Eur., Chloraminophen; 4-[4-Bis(2-chlorethyl)aminophenyl]buttersäure; CAS-Nr. 305-03-3; $C_{14}H_{19}Cl_2NO_2$, Strukturformel: s. Abb.; $M_r$ 304.23; Schmp. 64–66 °C (kristallisiert aus Petrolether); sehr schwer lösl. in Wasser, lösl. 1 : 1.5 in Ethanol, 1 : 2 in Aceton, 1 : 2.5 in Chloroform, in verd. Alkalihydroxid-Lsg.; $pK_S$ 5.8; Derivat von Stickstofflost*; **Wirk.:** Zytostatikum* (Alkylans); **Ind.:** chron. lymphat. Leukämie, Non-Hodgkin-Lymphome, Makroglobulinämie; HWZ 1.7 h.

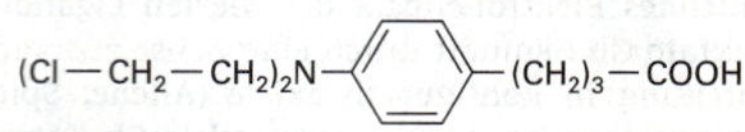


**Chlorambucil**

**Chloramin 80:** s. Tosylchloramid-Natrium.

**Chlorammonium:** s. Ammoniumchlorid.

**Chloramphenicol** (INN): Chloramphenicolum Ph.Eur., Laevomycetin, 2-Dichloracetamido-1-(4′-nitrophenyl)-propan-1,3-diol; D-(–)-*threo*-2,2-Dichloro-*N*-[2-hydroxy-1-(hydroxymethyl)-2-(4-nitrophenyl)ethyl]acetamid; CAS-Nr. 56-75-7; $C_{11}H_{12}Cl_2N_2O_5$, Strukturformel: s. Abb.; $M_r$ 323.1; $[\alpha]_D^{20\,°C}$ +18.5 bis +21.5° (c = 5 in absolutem Ethanol); in Ethylacetat linksdrehend; Schmp. 152 °C;

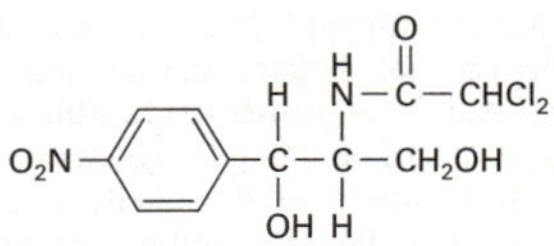

**Chloramphenicol**

weißes bis gelbl. weißes, krist. Pulver von stark bitterem Geschmack; leicht lösl. in Ethanol 90 %, Aceton, Ethylacetat, wenig lösl. in Wasser; Ch. ist eine der wenigen natürl. vorkommenden Nitroverbindungen u. zeigt strukturell Verwandtschaft mit Ephedrin*. **Herst.**: ursprüngl. gewonnen aus Streptomyces venezuelae (von I. Ehrlich, Bartz, Schatz, Bugie; 1948); heute nach versch. Verfahren synthet. hergestellt; **Inkomp.**: Stabilitätsoptimum bei pH 6; Säureamidstruktur wird bei pH <6 hydrolyt. gespalten; katalysiert wird diese Reaktion durch Pufferbestandteile wie Phosphate, Citrate u. Essigsäure. Aufbrauchsfrist für Individual-Rezepturen: 30 Tage; **Wirk.**: Breitband-Antibiotikum, Reservemittel bei schweren Infektionen, zunehmende Resistenzentwicklung durch Einsatz in der Geflügelzucht, unverzichtbares Antibiotikum in den Tropen u. Subtropen, da stabil, preiswert u. stark wirksam; insbes. p. o., ggf. auch i. v. und i. m. verabreicht, bei Kindern nur in Ausnahmefällen rektal, ferner lokal angewendet; bakteriostat. wirksam gegen einige gramnegative (z. B. Proteus, Salmonellen, Shigellen) u. einige grampositive Keime sowie Rickettsien u. einzelne größere Virusarten (z. B. Psittakose); **Ind.**: Salmonelleninfektionen (Typhus* abdominalis, Paratyphus* B), Infektionen des ZNS, Rickettsiosen; äußerl.: Augeninfektionen, Konjunktivitis; Resistenzentwicklung langsam u. selten; für Augentropfen haltbare Lsg. in Boratpuffer; vgl. Chloramphenicol-Augentropfen; zur Behandlung der Akne in Individual-Rezepturen; **Kontraind.**: Blutkrankheiten, schwere Leberinsuffizienz, Schwangerschaft, Stillperiode; cave: Grey*-Syndrom (vgl. Chloramphenicol-Antibiotika, UAW); **UAW:** s. Chloramphenicol-Antibiotika; aufgrund der UAW strenge Indikationsstellung; **Dos.**: optimale Tagesdosis 1.5–2 g i. v. in 4 ED (TMD 3 g nur in Ausnahmefällen), insgesamt max. 30 g in 10–14 d; Kinder 25–50 mg/kg KG/d i. v. in 4 ED; äußerl. am Auge 1 %, Haut 2 %; HWZ 2–5 h; **Ester:** Wegen des stark bitteren Geschmacks werden v. a. in der Kinderheilkunde für die p. o. Anw. Stearinsäure- u. Palmitinsäureester eingesetzt. Die selbst nicht wirksamen Ester werden im GIT enzymat. hydrolysiert. Geschwindigkeit u. Ausmaß der Hydrolyse u. damit der Wirksamkeit des freigesetzten Ch. hängen von der Kristallform, der polymorphen Modifikation, des Esters ab. **Chloramphenicolpalmitat:** Chloramphenicoli palmitas Ph.Eur.; CAS-Nr. 530-43-8; $C_{27}H_{42}Cl_2N_2O_6$; $M_r$ 561.6; Schmp. 95 °C (Modifikation I, unwirksame Form) bzw. Schmp. 89 °C (Modifikation II, wirksame Form); 2 weitere Modifikationen; weißes, fettiges Pulver; fast unlösl. in Wasser, leicht lösl. in Aceton u. Chloroform, wenig lösl. in Ethanol. **Chloramphenicolhydrogensuccinat-Natrium:** Chloramphenicoli natrii succinas Ph.Eur.; $C_{15}H_{15}Cl_2N_2NaO_8$; $M_r$ 445.2; Isomerengemisch; weißes, hygroskop. Pulver; sehr leicht lösl. in Wasser. Gebräuchl. ist auch Chloramphenicolstearylglykolat.

**Chloramphenicol-Antibiotika:** Antibiotika* mit dem gemeinsamen Grundgerüst der *p*-Nitrophenyl-dichloracetyl-Struktur (s. Chloramphenicol, Abb. dort), die wegen dieses einfachen Aufbaus synthet. gewonnen werden; **Wirk.**: bakteriostat. durch Hemmung der Proteinbiosynthese der Bakterien; sehr weites Wirkungsspektrum; es werden grampositive u. gramnegative Keime erfasst, Rickettsien, Chlamydien, Spirochäten, versch. Mycoplasmen u. Bacteroides; stark wirksam auf Haemophilus influenzae, Neisseria meningitidis, Salmonella typhi u. Bordetella pertussis; **Pharmakokinetik:** werden nach p. o. Gabe gut resorbiert; Elimination: biliär nach Bindung an Glucuronsäure; **Wirkstoffe:** Chloramphenicol*; **Ind.**: Typhus, Paratyphus, versch. Meningitiden, durch UAW (Hämotoxizität) stark eingeschränkt; **UAW:** Knochenmarkdepression: **1.** dosisabhängige Form (Plasmakonzentration >25 µg/mL od. Tagesdosen >4 g/d), üblicherweise reversibel nach Absetzen des Chloramphenicols; Folgen: Anämie, Retikulozytopenie, Leukopenie, Thrombozytopenie, Grey*-Syndrom bei einer Überschreitung der Dosis von 25 mg/kg KG bei Neu- u. Frühgeborenen (Urs.: zu langsame Glucuronidierung u. Elimination der Ch.-A. wegen des noch nicht voll ausgebildeten Enzymsystems); **2.** seltener irreversible Knochenmarkdepression, die dosisunabhängig zur aplast. Anämie führt u. mit einer hohen Letalität verbunden ist; **Resistenz:** selten u. langsame Entwicklung; **Gesch.**: Chloramphenicol* wurde 1947 als 1. Breitband-Antibiotikum aus Streptomyces venezuelae isoliert.

**Chloramphenicol-Augentropfen:** Chloramphenicoli oculoguttae, Oculoguttae Chloramphenicoli; Zusammensetzung: NRF (seit 2001), 0.25 % u. 0.5 %, DAC (bis 1990), 0.50 g Chloramphenicol*, 0.30 g Borax, 1.50 g Borsäure, 0.002 g Phenylmercuriborat* (alternativ Thiomersal*), Wasser für Injektionszwecke ad 100.0 g; Gehalt: 0.45–0.55 % Chloramphenicol; **Darst.**: Die festen Best. werden im Großteil des Wassers unter Erwärmen gelöst. Chloramphenicol wird in der noch heißen Lsg. gelöst. Die Lsg. wird rasch abgekühlt, mit Wasser ergänzt u. unter asept. Bedingungen in geeignete sterilisierte Behältnisse keimfiltriert; frisch zubereiten; geforderte Eigenschaften: 250–310 mOsmol/1000 g Wasser, klar, pH 6.0–8.0; Lagerung: <6 °C; Beschriftung: Max. 3 Monate haltbar. Nach Anbruch nur 4 Wochen verwendbar. Konserviert mit 0.002 % Phenylmercuriborat. **Anw.**: als Breitband-Antibiotikum zur Behandlung u. Verhütung von infektiösen Prozessen im vorderen Augenabschnitt (Konjunktivitis, Keratitis, Uveitis od. Tränensackentzündung). Vgl. Augentropfen.

**Chloramphenicoli oculoguttae:** s. Chloramphenicol-Augentropfen.

**Chloramphenicolpalmitat:** s. Chloramphenicol.

**4-Chloranilin:** 1-Amino-4-chlorbenzol; CAS-Nr. 106-47-8; $C_6H_6ClN$; $M_r$ 127.6; Schmp. ca. 69–71 °C; Sdp. 232 °C; Kristalle; lösl. in heißem Wasser, leicht lösl. in Ethanol u. Ether; **Anw.:** Reagenz Ph.Eur.6.

**Chloraniline:** 2-, 3- u. 4-Chloranilin; **Toxikol.:** wie Anilin* sind auch die C. Blut- u. Nervengifte, die durch die Haut resorbiert werden.

**Chlorate:** Salze der Chlorsäure*.

**Chlorazolam:** s. Triazolam.

**Chlorbarium:** s. Bariumchlorid.

**Chlorbenzoxamin** (INN): Chlorbenzoxyaethamin; 1-[2-(2-Chlor-$\alpha$-phenylbenzyloxy)ethyl]-4,2-methylbenzylpiperazin; CAS-Nr. 522-18-9; $C_{27}H_{31}ClN_2O$; $M_r$ 434.99; Sdp. 234–236 °C (1.33 Pa); nicht mehr im Handel befindl. Anticholinergikum* u. Ulkustherapeutikum*; **Chlorbenzoxamindihydrochlorid:** CAS-Nr. 5576-62-5; $C_{27}H_{33}Cl_3N_2O$; $M_r$ 507.94; Schmp. 197–200 °C; leicht lösl. in Methanol, Wasser, Aceton; lösl. in Ethanol, Chloroform, Essigsäure; fast unlösl. in Acetonitril, Ether, Benzol.

**Chlorblei:** s. Blei(II)-chlorid.

**Chlorbutanol:** s. Chlorobutanol.

**Chlorbutol:** s. Chlorobutanol.

**Chlorcalcium:** s. Calciumchlorid.

**Chlorchinaldol:** s. Chlorquinaldol.

**Chlorcholinchlorid:** Abk. CCC; 2-Chlorethyltrimethylammoniumchlorid; synthet. Pflanzenhemmstoff mit wachstumsverzögernder Wirk. (Retardans*); Gibberellin*-Antagonist; **Wirk.:** Halmverkürzung u. -verdickung bei Getreide, dadurch größere Standfestigkeit.

**Chlorcresole:** s. Cresol.

**Chlordan:** 1,2,4,5,6,7,8,8-Octachlor-2,3,3a,4,7,7a-hexahydro-4,7-methanoinden; CAS-Nr. 57-74-9; $C_{10}H_6Cl_8$; $M_r$ 409.8; in der EU als Wirkstoff von Pflanzenschutzmitteln nicht mehr zugelassenes Schädlingsbekämpfungsmittel* aus der Gruppe der chlorierten Kohlenwasserstoffe; früher angewendet als Insektizid*; s. Schädlingsbekämpfungsmittel (Tab. dort).

**7-Chlor-7-desoxy-lincomycin:** s. Clindamycin.

**Chlordiazepoxid** (INN): Chlordiazepoxidum Ph.Eur., Methaminodiazepoxid; 7-Chlor-2-methylamino-5-phenyl-3*H*-1,4-benzodiazepin-4-oxid; CAS-Nr. 58-25-3; $C_{16}H_{14}ClN_3O$, Strukturformel: s. Abb.; $M_r$ 299.75; Schmp. 240–244 °C; unlösl. in Wasser; lösl. 1:40 in Ethanol; schwer lösl. in Chloroform, Ether; **Wirk.:** Benzodiazepin*, Tranquilizer*; unterliegt dem Betäubungsmittelgesetz* (Anlage III; ausgenommene Zuber.); **Ind.:** Angstzustände; bei psychot. Angstzuständen ggf. vorübergehend als Adjuvans; **Kontraind.:** Abhängigkeitserkrankung (Alkohol, Drogen) in der Anamnese; **UAW:** Müdigkeit, Schläfrigkeit, Mattigkeit, Schwindelgefühl, Benommenheit, Ataxie, unerwünscht starke Beruhigung am Tag, Kopfschmerz, verlängerte Reaktionszeit, Verwirrtheit; **cave:** Kumulationsgefahr. **Chlordiazepoxidhydrochlorid:** Chlordiazepoxidi hydrochloridum Ph.Eur.; CAS-Nr. 438-41-5; $C_{16}H_{15}Cl_2N_3O$; $M_r$ 336.2; Schmp. ca. 216 °C (unter Zers.); weißes, krist. Pulver; lösl. in Wasser, wenig lösl. in Ethanol.

**1-Chlor-2,4-dinitrobenzol:** $C_6H_3ClN_2O_4$; $M_r$ 202.56; Schmp. 53 °C (stabile Form, mind. 3 Modifikationen); gelbe Kristalle; **Anw.:** (techn.) zur gravimetr. Bestimmung des Morphingehalts (s. Morphin) im Opium*; Identifizierung von Pyridinderivaten.

**Chlorethan:** s. Ethylchlorid.

**Chlorethyl:** s. Ethylchlorid.

**Chlorfenvinphos:** Clofenvinfos; [2-Chlor-1-(2,4-dichlorphenyl)vinyl]diethylphosphat; CAS-Nr. 470-90-6; $C_{12}H_{14}Cl_3O_4P$; $M_r$ 359.6; **Anw.:** (techn.) Insektizid*, Akarizid*; s. Schädlingsbekämpfungsmittel (Tab. dort).

**Chlorgoldnatrium:** s. Natriumtetrachloroaurat(III).

**Chlorhexidin** (INN): 1,6-Bis(4-chlorphenyldiguanido)hexan; CAS-Nr. 55-56-1; $C_{22}H_{30}Cl_2N_{10}$, Strukturformel: s. Abb.; $M_r$ 505.48; Schmp. 134 °C (kristallisiert aus Methanol); **Anw.:** als Antiseptikum* (Biguanidin-Antiseptikum; s. Guanidin), Mund- u. Rachendesinfiziens; Antiplaquemittel*; **UAW:** Geschmacksirritationen, Verfärbung der Zunge u. der Zähne. Gebräuchl. sind auch Chlorhexidindigluconat*, Chlorhexidindihydrochlorid* u. Chlorhexidindiacetat*. Vgl. Desinfektionsmittel.

**Chlorhexidindiacetat:** Chlorhexidini diacetas Ph.Eur.6; 1,1′-(Hexan-1,6-diyl)bis[5-(4-chlorphenyl)biguanid]-diacetat, 1,1′Hexamethylen-bis[5-(4-Chlophenyl)-biguanid]-diacetat; CAS-Nr. 56-95-1; $C_{26}H_{38}Cl_2N_{10}O_4$; $M_r$ 626; weißl. Pulver; wenig lösl. in Wasser (55 T.), in Ethanol (15 T.); schwer lösl. in Glycerol 85 % u. Propylenglykol; Trocknungsverlust max. 3.5 %; pH-Wert 6.5–7.5 (0.2 %ige wässrige Lsg.; die Base ist stark alkal.); Gehalt an 4-Chloranilin (Zersetzungsprodukt) max. 0.05 %; Lagerung dicht verschlossen u. unterhalb 25 °C; **Inkomp.:** Carboxymethylcellulose, Natriumalginat, Silbernitrat, Zinksulfat; Seifen u. ähnl. anionenaktive Verb.; je nach verwendeter Konz. an Ch. auch mit Sulfaten, Hydrobromiden, Boraten, Phosphaten, Nitraten, Hydrogencarbonaten; oberhalb pH 8 kann die freie Base ausfallen; Lagerung u. andere Einflüsse; **Anw. u. Dos.:** Antiseptikum* (0.07 %) zur Aufbewahrung sterilisierter, chirurg. Instrumente u. Geräte u. für chirurg.

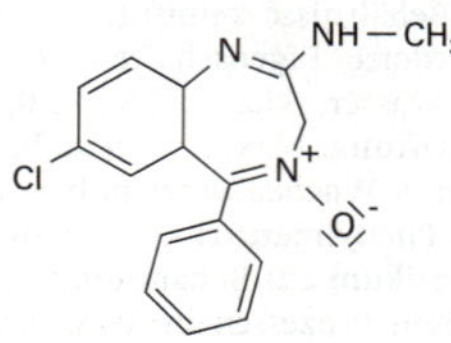


**Chlordiazepoxid**

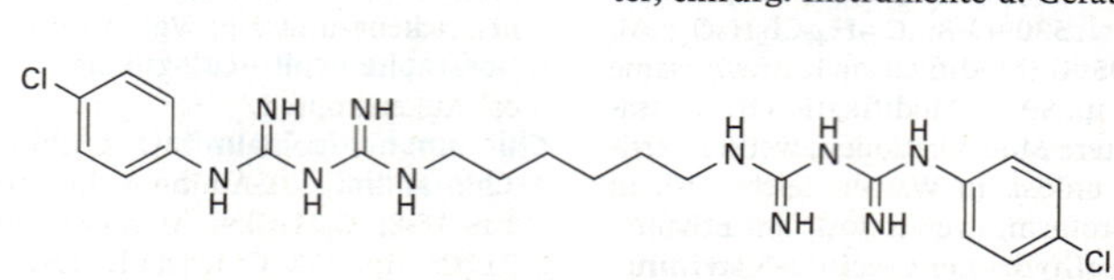


**Chlorhexidin**

Nahtmaterial u. Ligaturen (0.02 %); Konservierungsmittel in Augentropfen (0.005–0.01 %; Wirkungsoptimum bei pH 8); in Lutschtabletten 1–5 mg als ED.

**Chlorhexidindigluconat:** Chlorhexidini digluconas; Chlorhexidingluconat; CAS-Nr. 18472-51-0; $C_{34}H_{54}Cl_2N_{10}O_{14}$; $M_r$ 897.8; lösl. in Wasser; **Zuber.:** u. a. Chlorhexidindigluconat*-Zahngel, Gargarisma* Chlorhexidini. **Chlorhexidindigluconat-Lösung:** Chlorhexidini digluconatis solutio Ph.Eur.6; wässrige, 20 %ige Lsg. von Ch.; Gehalt: 190–210 g/L; farblose bis blassgelbe Flüss., mischbar mit max. 3 T. Aceton u. 5 T. Ethanol; **Anw.:** Antiseptikum*; s. Chlorhexidin.

**Chlorhexidindigluconat-Gurgellösung:** s. Gargarisma Chlorhexidini.

**Chlorhexidindigluconat-Lösung:** s. Chlorhexidindigluconat.

**Chlorhexidindigluconat-Mundspüllösung:** s. Gargarisma Chlorhexidini.

**Chlorhexidindigluconat-Zahngel:** Zusammensetzung: NFA, 0.20 T. Chlorhexidindigluconat*, 0.60 T. Hydroxyethylcellulose*, destilliertes Wasser ad 20 T.; **Darst.:** Hydroxyethylcellulose wird in 18.4 g heißem, destilliertem Wasser dispergiert, 1 g Chlorhexidindigluconat-Lösung (20 %ig) zugefügt u. bis zur vollständigen Quellung (mind. 3 h) stehen gelassen; Haltbarkeit: 3 Monate; **Anw.:** bei akuten Entzündungen des Zahnfleischs u. der Mundhöhle sowie lokalen Verletzungen im Mundbereich; zur Prophylaxe gegen Zahnbelag u. Karies (Antiplaquemittel*).

**Chlorhexidindihydrochlorid:** Chlorhexidini dihydrochloridum Ph.Eur.; CAS-Nr. 3697-42-5; $C_{22}H_{32}Cl_4N_{10}$; $M_r$ 578.4; weißl., krist. Pulver; wenig lösl. in Wasser u. Propylenglykol, sehr schwer lösl. in Ethanol; **Anw.:** s. Chlorhexidin. Vgl. Chlorhexidindiacetat.

**Chlorhexidini digluconatis solutio:** s. Chlorhexidindigluconat.

**Chlorhistapyridamin:** s. Chlorphenamin.

**Chlorhydrine:** $\alpha$-Chloralkohole; vicinale (s. vic-) Chloralkohole; **Darst.:** Umsetzung von HCl mit Glykolen od. Epoxiden od. Anlagerung von unterchloriger Säure an Alkene; **Anw.:** (chem.) Chlorhydrine, z. B. das äußerst giftige Ethylenchlorhydrin (2-Chlorethanol; Cl—$CH_2$—$CH_2$—OH; Sdp. 129 °C), sind, wie die Cyanohydrine*, wichtig für org. Synthesen; vgl. Epichlorhydrin.

**4-Chlor-1-hydroxybenzol:** s. 4-Chlorphenol.

**Chloride:** Salze der Salzsäure*; vgl. Chlorwasserstoff.

**Chlorige Säure:** Acidum chlorosum; Chlor(III)-säure; CAS-Nr. 13898-47-0; $HClO_2$; $M_r$ 67.44; in reiner Form nicht isolierbare, in wässriger Lsg. unbeständige Chlorsauerstoffsäure, die bei Raumtemperatur rasch zu Salzsäure* u. Chlordioxid ($ClO_2$) zerfällt; mittelstarke Säure, $pK_S$ 1.97; starkes Oxidationsmittel; die Salze heißen Chlorite. **Darst.:** Lösen von Bariumchlorit ($Ba(ClO_2)_2$) in Schwefelsäure*.

**Chlorite:** Salze der Chlorigen* Säure ($HClO_2$).

**Chlorkalium:** s. Kaliumchlorid.

**Chlorkalk:** Calcaria chlorata, Calcii hypochloris; Bleichkalk; die Zusammensetzung von handelsübl. Ch. ist sehr unterschiedl.; wesentl. Best. ist Calciumhypochlorit-chlorid, CaCl(OCl); weißes, nach Chlor* riechendes Pulver, in Wasser nur teilweise lösl.; Gehalt mind. 30 % aktives Chlor, das durch Säuren freigesetzt wird; an Licht u. Luft zersetzt sich Ch. allmähl. unter Abgabe von Sauerstoff u. nimmt eine schmierige Konsistenz an. Der Handelswert von techn. Ch. richtet sich nach dem Prozentgehalt an wirksamem Chlor, der ca. 35–36 % beträgt. **Darst.:** Einwirken von Chlorgas auf trockenes Calciumhydroxid*; **Anw.:** **1.** Desinfektionsmittel* (zuerst als solches eingeführt von Ignaz Philipp Semmelweis, Gynäkologe, Wien, 1818–1865); früher als Adstringens (obsolet); **2.** (techn.) Bleichmittel.

**Chlorknallgas:** s. Chlorwasserstoff.

**Chlorlithium:** s. Lithiumchlorid.

**Chlormadinon** (INN): 6-Chlor-17-hydroxypregna-4,6-dien-3,20-dion; CAS-Nr. 1961-77-9; $C_{21}H_{27}ClO_3$; $M_r$ 362.9; von Hydroxyprogesteron abgeleitetes Gestagen*; HWZ 46–54 h; **Ind.:** hormonale Kontrazeption* (in Kombination mit Ethinylestradiol*); dysfunktionelle Blutung, Polymenorrhö, Dysmenorrhö*, prämenstruelles Syndrom, Menstruationsverschiebung; **Kontraind.:** schwere Lebererkrankungen, vorausgegangene od. bestehende Lebertumoren; **WW:** Barbiturate, Rifampicin, Barbexaclon, Carbamazepin, Phenytoin, Primidon, Antiepileptika, Breitband-Antibiotika (z. B. Ampicillin, Tetracyclin), Antidiabetika; **UAW:** prämenstruelle Spannungen, Dysmenorrhö, Amenorrhö, vaginale Zwischenblutungen, Mastopathie, depressive Verstimmungen, Schwindel, Übelkeit, Asthenie, Varikose, Anorexie. Gebräuchlich ist Chlormadinonacetat (CAS-Nr. 302-22-7).

**Chlormagnesia:** s. Magnesiumhypochlorit.

**Chlormagnesium:** s. Magnesiumchlorid-Hexahydrat.

**[197Hg]Chlormerodrin:** Chlormerodrini[197Hg]; 2-Methoxy-3-ureidopropylquecksilber[197Hg]-chlorid; CAS-Nr. 873376-80-8; $C_5H_{11}N_2O_2ClHg$, Strukturformel: s. Abb.; $M_r$ 367.21; org. Verb. des radioaktiven Quecksilbers*-197; **Zuber.:** Chlormerodrini[197Hg] solutio iniectabilis (in Ph.Eur. nicht mehr enthalten); früher angewendet zur Szintigraphie der Nieren (Speicherung in den proximalen Nierentubuli) u. zur Hirntumorszintigraphie.

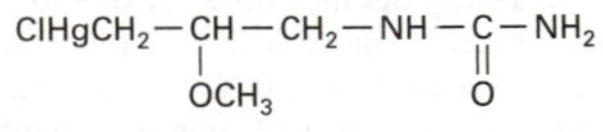

**[197Hg]Chlormerodrin**

**Chlormerodrini[197Hg] solutio iniectabilis:** s. [197Hg]Chlormerodrin.

**Chlormethyl:** s. Methylchlorid.

**Chlormethylenoxiran:** s. Epichlorhydrin.

**Chlormezanon** (INN): Chlormethazanon; 2-(4-Chlorphenyl)-3,4,5,6-tetrahydro-3-methyl-2*H*-1,3-thiazin-4-on-1,1-dioxid; CAS-Nr. 80-77-3; $C_{11}H_{12}ClNO_3S$; $M_r$ 273.75; Schmp. 116–118 °C; lösl. in Wasser bei 25 °C unter 0.25 % (m/V); in 95 % Ethanol bei 25 °C unter 1.0 % (m/V); nicht mehr im Handel befindl. Muskelrelaxans* u. Tranquilizer*; früher angewendet bei Verspannungen der Skelettmuskulatur, Bandscheibenschäden, Weichteilrheumatismus, nach Traumen;

**UAW:** Schwindel, Übelkeit, Mattigkeit, allerg., schwerwiegende Hautreaktionen, Mundtrockenheit.

**Chlormidazol** (INN): 1-*p*-Chlorbenzyl-2-methylbenzimidazol; CAS-Nr. 3689-76-7; $C_{15}H_{13}ClN_2$; $M_r$ 256.74; Sdp. 240–242 °C (1.6 kPa); nicht mehr im Handel befindl. Antimykotikum*; früher angewendet bei Pilzinfektionen der Haut. **Chlormidazolhydrochlorid:** $C_{15}H_{14}Cl_2N_2$; Schmp. 227–228 °C (polymorph).

**Chlornatrium:** s. Natriumchlorid.

**Chlornickel:** s. Nickel(II)-chlorid.

**Chlorobutanol** (INN): Chlorbutanol, Trichlorisobutylalkohol, Alcohol trichlorisobutylicus, Acetonchloroform, *β*-,*β*-,*β*-Trichlor-*tert*-butylalkohol; 1,1,1-Trichlor-2-methyl-2-propanol; **wasserfreies Chlorobutanol:** Chlorobutanolum anhydricum Ph.Eur., wasserfreies Trichlor-*tert*-butanol; CAS-Nr. 57-15-8; $C_4H_7Cl_3O$, Strukturformel: s. Abb.; $M_r$ 177.47; Schmp. 97 °C; Sdp. 167 °C (101.3 kPa), 135 °C (32.8 kPa); leicht lösl. in Ethanol 1 g/mL, in Glycerol 0.1 g/mL, in Chloroform, lösl. in heißem Wasser, Ether, Aceton, Petrolether, Essigsäure, fetten Ölen; **Anw.:** **1.** (pharmaz.) als Konservierungsmittel für Injektionslösungen, nasale u. ophthalmolog., v. a. ölige Arzneimittel (bakterizid, fungistat.); **2.** (med.) obsolet; früher als leichtes Schlafmittel* (Durchschlafmittel), Anästhetikum (äußerl. bei Hautjucken, Verbrennungen, schmerzenden Wunden u. Geschwüren) sowie als örtl. Analgetikum in der Zahnheilkunde. **Chlorobutanol-Hemihydrat:** Chlorobutanolum hemihydricum Ph.Eur., Chlorbutol; CAS-Nr. 6001-64-5; $C_4H_7Cl_3O \cdot 0.5\,H_2O$; $M_r$ 186.5; Schmp. 78 °C.

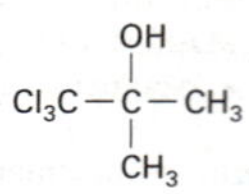


**Chlorobutanol**

**Chlorochinum diphosphoricum:** s. Chloroquindiphosphat.

**Chlorocresol:** Chlorocresolum Ph.Eur.6, Parachlormetacresol (Abk. PCMC), Chloroxymethylbenzol; 4-Chlor-3-methylphenol, 6-Chlor-3-hydroxytoluol; CAS-Nr. 59-50-7; $C_7H_7ClO$, Strukturformel: s. Abb.; $M_r$ 142.6; Schmp. 55.5 °C, 63–66 °C (kristallisiert aus Ligroin); Sdp. 235 °C (101 kPa); lösl. in Wasser 1 g/260 mL bei 20 °C, besser lösl. in heißem Wasser, leicht lösl. in Ethanol, Benzol, Chloroform, Ether, Aceton, Petrolether, fetten Ölen, Terpenen, wässrigen alkal. Lösungen; **Inkomp.:** oxidierende Stoffe, Eisen(III)-Salze, Licht; **Anw.:** Konservierungsmittel (s. Konservierung); bakterizid u. fungizid; als Desinfiziens obsolet aufgrund möglicher Kanzerogenität u. allerg. Potentials; **Dos.:** Konservierung von Injektionen: 0.1 %. Gebräuchl. sind auch Chlorocresol-Natrium u. isomere Chlorocresole (s. Cresol).

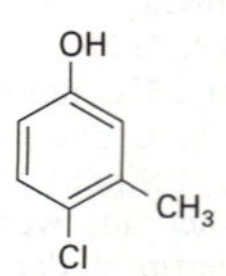


**Chlorocresol**

**Chloroform:** Chloroformium, Formylum trichloratum; Trichlormethan, Formylchlorid; $CHCl_3$; $M_r$ 119.4; D. 1.475–1.481 (20 °C); Sdp. 59–62 °C; farblose, klare Flüss. von süßl. Geruch u. Geschmack, wenig lösl. in Wasser, mischbar mit Ethanol, Ether, fetten u. äther. Ölen; **Darst.:** **1.** zuerst 1831 von Liebig u. Soubeiran (unabhängig voneinander) durch Einwirkung von Chlorkalk auf Ethanol; **2.** heute hauptsächl. durch Methanchlorierung; **Nachw.:** s. Lustgarten-Reaktion; **Off.:** ÖAB; da Ch. durch Licht u. feuchte Luft allmähl. in das giftige Phosgen* ($COCl_2$) umgesetzt wird, wird Ethanol zugesetzt (nach ÖAB 0.6–1.0 %), um das Phosgen durch Bildung unschädl. Kohlensäureester zu binden; **Anw.:** **1.** (techn.) Lösungsmittel, u. a. für Iod, Schwefel, Phosphor, Kautschuk, Harze, Fette; **2.** (med.) obsolet; früher zur Narkose, äußerl. in Einreibungen (z. B. bei Neuralgien, Erkrankungen des rheumat. Formenkreises), innerl. bei Erbrechen, Singultus, Flatulenz, Typhus sowie als Anthelminthikum*; **Toxikol.:** Hohe Konz. führen zu Atemlähmung, bei schneller Zufuhr zu Kammerflimmern u. Sekundenherztod. Bei längerer Einwirkung (Narkose) kommt es zu Blutdruckabfall u. Herzmuskelschäden sowie zu Leberzellnekrosen. Ch. wird im Verlauf weniger Std. nach der Aufnahme zu ca. 90 % wieder ausgeatmet; die im Körper verbliebenen Reste können zu gefährl. Schädigungen, u. U. zu Spättodesfällen, führen; karzinogenverdächtig; MAK 10 ppm; **Hinweis:** Reines Ch. ist in kleinen, braunen, ganz gefüllten Flaschen (max. 60 mL, mit Glasstopfen verschlossen) aufzubewahren. Korkverschlüsse müssen mit einer inerten Folie (Zinnfolie) unterlegt werden.

**Chlorogensäure:** 1,3,4,5-Tetrahydroxycyclohexancarbonsäure-3-*O*-(3,4-dihydroxyzimtsäureester); $C_{16}H_{18}O_9$, Strukturformel: s. Abb.; $M_r$ 354.3; Schmp. 208–210 °C; Verb. aus je einem Molekül Chinasäure* u. Kaffeesäure; Depsid*; als Semihydrat farblose Nadeln; lösl. in Wasser, leicht lösl. in Ethanol u. Aceton; **Vork.:** in Kaffee, jungem Wein, Blättern von Steinobstbäumen, Artischocken, Tabak u. vielen Pflanzen; wichtiger Faktor (i. d. R. Endprodukt) im pflanzl. Stoffwechsel.

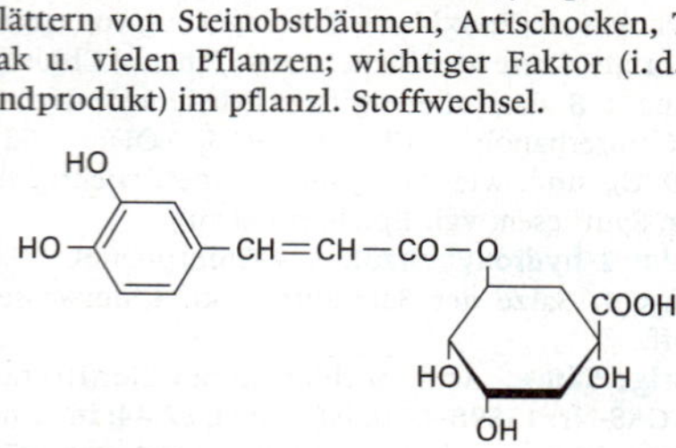


**Chlorogensäure**

**Chloroguanid:** s. Proguanil.

**Chloroiodochin:** s. Clioquinol.

**Chlorophenothanum:** s. Clofenotan.

**Chlorophora tinctoria** (L.) Gaudich. ex Benth. et Hook. f.: (molekulargenet.) Maclura tinctoria (L.) Steud., Morus tinctoria; Färbermaulbeerbaum, Tatajuba; Fam. Moraceae; Mexiko, Mittel- u. Südamerika (inklusive Karibik), Kuba; Stpfl. von **Lignum citrinum:** Gelbes Brasilholz, Fustikholz, Zitronenholz; **Inhaltsst.:** Farbstoffe (Morin* u.

Maclurin); **Anw.:** Beizenfarbstoff bes. in Form des Extraktes (Gelbholzextrakt, Fustikextrakt), der Wolle u. Baumwolle khakigelb färbt.

**Chlorophyceae:** s. Algen.

**Chlorophyll:** Blattgrün; Sammelbez. für grüne photosynthet. Pigmente, die bei allen höheren Pflanzen in den Chloroplasten* vorkommen; Magnesiumkomplexe von Tetrapyrrolen; können als Derivate von Protoporphyrin betrachtet werden, einem Porphyrin* mit 2 freien od. veresterten Carboxylgruppen; zeigen gegenüber anderen Porphyrinen charakterist. Unterschiede: **1.** keine Doppelbindung zwischen C-Atom 7 u. 8; **2.** der Pyrrolring III trägt den isocycl. Pentanonring, dessen Carboxylgruppe als Methylester vorliegt; **3.** C-7 trägt einen veresterten Propionsäurerest, der bei Chlorophyll a mit Phytol* ($C_{20}H_{39}OH$) verestert ist (s. Abb.). Dieser langkettige Alkohol ist für die wachsige Beschaffenheit verantwortl. u. verhindert die Kristallisation. Die Kohlenwasserstoffkette stellt das lipophile Ende dar, der Tetrapyrrolring bedingt die Hydrophilie. Dies ist von Bedeutung für die Anordnung der Ch.-Moleküle in der Thylakoidmembran (s. Thylakoide). Entfernung von Mg aus Ch. führt zu Phäophytin. Durch Hydrolyse der Phytolbindung entsteht ein wasserlösl. Chlorophyllid. Diese Reaktion wird durch das Enzym Chlorophyllase* katalysiert. In den Thylakoidmembranen liegen die Ch. als Protein-Komplexe vor. Von entscheidender Bedeutung für die Photosynthese* sind nur Chlorophyll a u. Bakteriochlorophyll a. Ch. $a_I$ u. Ch. $a_{II}$ sind in Verbindung mit Plastochinon* für die Primärprozesse der Photosynthese unbedingt erforderlich. Mehr als 99 % der Ch. dienen aber zus. mit den thylakoiden Carotinoiden* als akzessor. Pigmente, die das Licht auffangen u. zu den Reaktionszentren der Photosysteme I u. II weiterleiten.

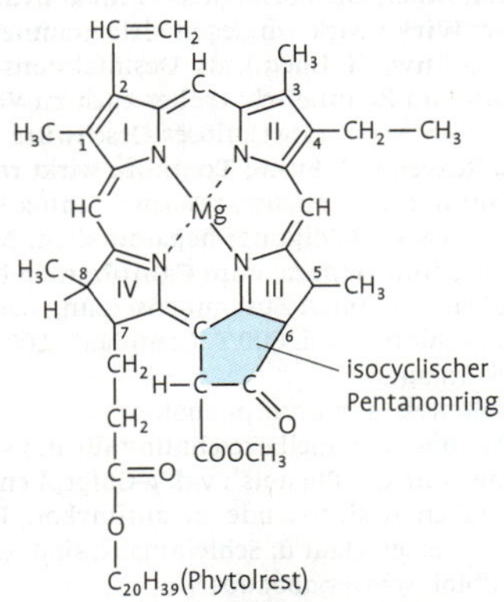


**Chlorophyll:** Strukturformel des Chlorophylls a

**Chlorophyllase:** zu den Esterasen* zählendes pflanzl. Enzym*, das die reversible Umwandlung von Chlorophylliden zu Chlorophyll* katalysiert; **Vork.:** in allen Pflanzen (in grünen u. nicht grünen Teilen, z. B. Wurzeln); lokalisiert in der Lipoproteinschicht der Thylakoidmembran (s. Thylakoide) der Chloroplasten* od. Etioplasten.

**Chlorophyllid:** s. Chlorophyll.

**Chlorophyllin:** saurer Porphyrinkörper, Natrium- od. Kaliumsalz; dargestellt durch Esterverseifung von Chlorophyll*; **Anw.:** in der Kosmetik gegen Mund- u. Körpergeruch; als natürl. grüner Farbstoff (Lebensmittelzusatzstoff* E 141).

**Chloroplasten:** Orte der Photosynthese* bei höheren Pflanzen; linsenförmige Zellorganellen*, bei denen die Membranstrukturen (s. Thylakoide) stapelförmig in eine wässrige Grundsubstanz, das Stroma*, eingebettet sind; in den Thylakoiden ist Chlorophyll* enthalten; hier erfolgt die Umwandlung von Lichtenergie zu ATP u. einem Reduktionsäquivalent (NADPH). Beide werden zur Reduktion des $CO_2$ zu Kohlenhydraten* benötigt (Lichtreaktion der Photosynthese). Die Dunkelreaktionen finden im Stroma statt. Hier befinden sich nicht nur die Enzyme für $CO_2$-Reduktion, Stärke-, Fettsäure-* u. Aminosäurebiosynthese, sondern auch das genet. System der Ch. einschließl. der Komponenten der Transkription* u. Translation*.

**Chloropyramin** (INN): 2-[(4-Chlorbenzyl)(2-dimethylaminoethyl)amino]pyridin; N-(4-Chlorbenzyl)-N-(2-dimethylaminoethyl)-2-pyridylamin; CAS-Nr. 59-32-5; $C_{16}H_{20}ClN_3$; $M_r$ 289.82; Sdp. 154–155 °C (26.7 Pa); substituiertes Ethylendiamin*; nicht mehr im Handel befindl. Antihistaminikum* u. Antiallergikum*; **Chloropyraminhydrochlorid:** $C_{16}H_{21}Cl_2N_3$; Schmp. 172–174 °C (kristallisiert aus Aceton).

**Chloroquin** (INN): 7-Chloro-4-(4-diethylamino-1-methylbutylamino)chinolin; CAS-Nr. 54-05-7; $C_{18}H_{26}ClN_3$, Strukturformel: s. Abb.; $M_r$ 319.89; Schmp. 87–92 °C; schwer lösl. in Wasser; **Wirk. u. Anw.: 1.** Antimalariamittel*; schnell eintretende schizontizide Wirk. durch Interferenz mit der DNA der Plasmoiden; tötet die erythrozytären Formen in allen Entwicklungsstufen ab, hat aber keine Wirk. auf die Gewebeformen in der Leber; bei der Behandlung der Malaria* tertiana u. quartana wird daher Primaquin* in einer 2-wöchigen Nachbehandlung zur Abtötung der extraerythrozytären Formen u. Gameten gegeben; **2.** Antirheumatikum*; Basistherapeutikum bei chron. Polyarthritiden; beeinflusst den Bindegewebestoffwechsel u. stabilisiert die Lysosomenmembran; Wirkungseintritt nach Wochen bis Monaten; **UAW:** gastrointestinale Störungen, daher Einnahme nach den Mahlzeiten; Exantheme, Photosensibilisierung der Haut, reversible Hornhauttrübungen, Retinopathien, Muskeldegeneration u. epileptiforme Krämpfe; **Dos.: 1.** als Antimalariamittel: **a)** Malariatherapie: Erwachsene u. Kinder: initial p. o. 10 mg/kg KG (entspricht 16 mg Chloroquinphosphat), nach 6 h weitere 5 mg/kg KG, danach 1 × 5 mg/kg KG/d für 2–3 d. Nachbehandlung mit Primaquin*; **b)** Malariaprophylaxe*: Kinder: p. o. 5 mg/kg KG, Erwachsene: p. o. 310 mg (ent-

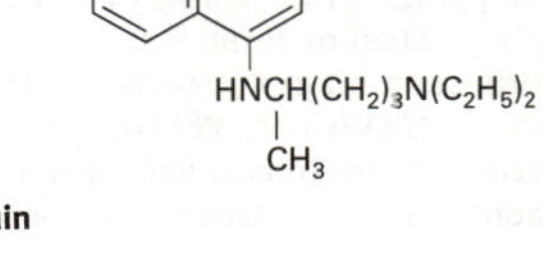

**Chloroquin**

spricht 500 mg Chloroquinphosphat), jeweils einmal wöchentl., beginnend 1–2 Wochen vor Infektionsrisiko, währenddessen u. 4 Wochen danach; **2.** als Antirheumatikum: p. o. 250 mg/d Chloroquindiphosphat; HWZ 72 h u. mehr, dosisabhängig. **Hinweis:** Gemäß den WHO-Richtlinien können kumulative Gesamtdosierungen von 1 g Ch. pro kg KG od. 50–100 g Gesamtdosis zu einer Schädigung der Retina führen. Daher sollte eine kumulative Gesamtdosis von 50 g Chloroquin nicht überschritten werden. Gebräuchl. sind Choroquindiphosphat* u. Chloroquinsulfat*.

**Chloroquindiphosphat:** Chloroquini phosphas Ph.Eur., Chlorochinum diphosphoricum, Chloroquinphosphat; CAS-Nr. 50-63-5; $C_{18}H_{32}ClN_3O_8P_2$; $M_r$ 515.9; Schmp. ca. 218 °C (Modifikation I); Schmp. ca. 195 °C (Modifikation II); lösl. in 4 T. Wasser, unlösl. in Chloroform u. Ether; **Wirk. u. Anw.:** s. Chloroquin.

**Chloroquinphosphat:** s. Chloroquindiphosphat.

**Chloroquinsulfat:** Chloroquini sulfas Ph.Eur., Chlorochinum sulfuricum; CAS-Nr. 132-73-0; $C_{18}H_{28}ClN_3O_4S \cdot H_2O$; $M_r$ 436.0; Schmp. 208 °C (polymorph); leicht lösl. in Wasser u. Methanol, unlösl. in Chloroform u. Ether; nicht mehr im Handel; vgl. Chloroquin.

**Chlorotenoxicam:** s. Lornoxicam.

**Chlorothiazid** (INN): Chlorothiazidum Ph.Eur.6; 6-Chlor-2*H*-1,2,4-benzothiadiazin-7-sulfonamid-1,1-dioxid; CAS-Nr. 58-94-6; $C_7H_6ClN_3O_4S_2$, Strukturformel: s. Abb.; $M_r$ 295.7; Schmp. 343 °C (unter Zers.); weißes, krist. Pulver; sehr schwer lösl. in Wasser, schwer lösl. in Ethanol, wenig lösl. in Aceton, lösl. in verd. Alkalihydroxid-Lsg. (unter Zers.); nicht mehr im Handel befindl. Diuretikum* (Benzothiadiazin); früher angewendet bei Hypertonie; **UAW:** s. Bendroflumethiazid. **Chlorothiazid-Natrium:** CAS-Nr. 7085-44-1; $C_7H_5ClN_3NaO_4S_2$; $M_r$ 317.7.

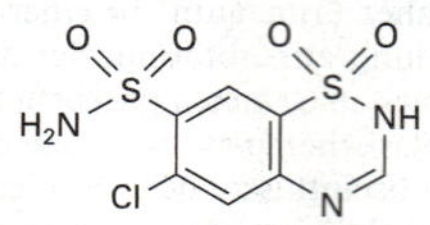

**Chlorothiazid**

**Chlorothymolum:** s. Chlorthymol.

**Chlorotrianisen** (INN): Chlor-*tris*(4-methoxyphenyl)ethylen; CAS-Nr. 569-57-3; $C_{23}H_{21}ClO_3$; $M_r$ 380.86; Schmp. 114–116 °C (kristallisiert aus Methanol); fast unlösl. in Wasser, lösl. in Ethanol (0.28 g/100 mL), Ether (3.6 g/100 mL), Eisessig, Aceton, Chloroform, Tetrachlorkohlenstoff, Benzol u. pflanzl. Ölen; nicht mehr zugelassenes synthet., nichtsteroidales Estrogen*.

**Chloroxychinolin:** s. Cloxiquin.

**Chloroxymethylbenzol:** s. Chlorocresol.

**Chlorphenamin** (INN): Chlorhistapyridamin, Chlorpheniramin, 2-[4-Chlor-$\alpha$-(2-dimethylaminoethyl)benzyl]pyridin; 3-(4-Chlorphenyl)-*N*,*N*-dimethyl-3-(2-pyridyl)propylamin; CAS-Nr. 132-22-9; $C_{16}H_{19}ClN_2$, Strukturformel: s. Abb.; $M_r$ 274.8; **Wirk.:** Antihistaminikum* (Histamin*-$H_1$-Rezeptoren-Blocker); **UAW:** u. a. Verdauungsbeschwerden, Sedation, Mundtrockenheit, Beeinflussung des Reaktionsvermögens; **Dos.:** p. o. 2–4 × 2 mg/d.

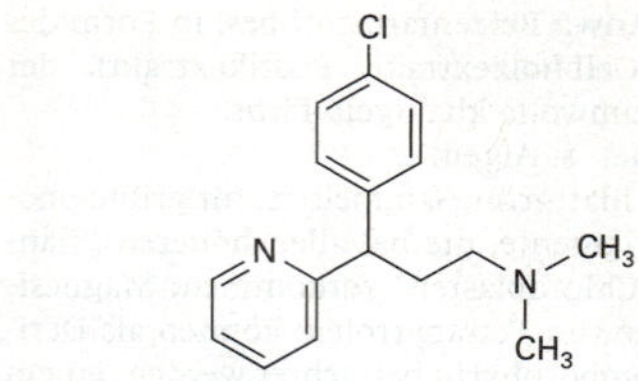

**Chlorphenamin**

**Chlorphenaminhydrogenmaleat:** Chlorphenamini maleas Ph.Eur., Chlorphenaminum maleinicum; CAS-Nr. 113-92-8; $C_{20}H_{23}ClN_2O_4$; $M_r$ 390.9; leicht lösl. in Wasser, lösl. in Ethanol, Chloroform, schwer lösl. in Ether. Gebräuchl. ist auch Chlorphenamintannat. Hingewiesen sei ferner auf Chlorphenamin-Poly(styrol,divinylbenzol)sulfonat.

**Chlorphenesin** (INN): *p*-Chlorphenyl-$\alpha$-glycerylether; 3-(4-Chlorphenoxy)-1,2-propandiol; CAS-Nr. 104-29-0; $C_9H_{11}ClO_3$, Strukturformel: s. Abb.; $M_r$ 202.64; Schmp. 77–79 °C; **Wirk.:** Antimykotikum* mit antibakteriellen u. antimykot. Eigenschaften; **Anw.:** als Konservierungsmittel.

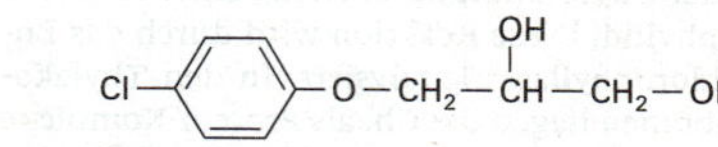

**Chlorphenesin**

***p*-Chlorphenol:** Chlorphenolum, Phenolum parachloratum; 4-Chlorphenol, Monochlorphenol; 4-Chlor-1-hydroxybenzol; CAS-Nr. 106-48-9; $C_6H_5ClO$; $M_r$ 128.6; Schmp. ca. 41–44 °C; Sdp. 216–218 °C; farblose, zerfließende Kristalle mit phenolartigem Geruch; färbt sich an Licht u. Luft allmähl. rosa; lösl. in 60 T. Wasser, leicht lösl. in Ethanol, Ether, Dichlormethan u. Alkalihydroxid-Lösung; **Wirk.:** wirksam gegen viele gramnegative Erreger; **Anw.: 1.** (med.) als Desinfektionsmittel zur Anw. am Zahnfleisch; früher auch zu Verbänden u. zum Ätzen tuberkulöser Geschwüre (obsolet); **2.** Reagenz Ph.Eur.6; **Toxikol.:** wirkt reizend auf Haut u. Schleimhäute, resorptive Intoxikation führt zu ZNS-Schädigung; hepatotoxisch. **Monochlorphenolum (para) cum Camphora:** *p*-Monochlorphenolcampher; Zusammensetzung nach EB: 300 T. *p*-Chlorphenol, 600 T. Campher*, 100 T. absolutes Ethanol.

**4-Chlorphenol:** s. *p*-Chlorphenol.

**Chlorphenole:** Sammelbezeichnung für die versch. Chlorderivate des Phenols*; vgl. *p*-Chlorphenol; alle C. haben desinfiziende u. antimykot. Eigenschaften, reizen Haut u. Schleimhaut, sind hepatotox. u. biol. schwer abbaubar.

**Chlorphenoxamin** (INN): 2-(1-(4-Chlorphenyl)-1-phenylethoxy)ethyldimethylamin; 2-(4-Chlor-$\alpha$-methyl-$\alpha$-phenylbenzyloxy)-*N*,*N*-dimethylethylamin; CAS-Nr. 77-38-3; $C_{18}H_{22}ClNO$, Strukturformel: s. Abb.; $M_r$ 303.84; Sdp. 150–155 °C (6.67 Pa); **Wirk.:** Antihistaminikum*, Histamin*-$H_1$-Rezeptoren-Blocker zur top. Anw.; **Ind.:** allerg., juckende Dermatosen, Verbrennungen 1. Grades, Insektenstiche, Sonnenbrand, Frostbeulen, Urticaria, Ekzeme. **Chlorphenoxaminhydrochlorid:**

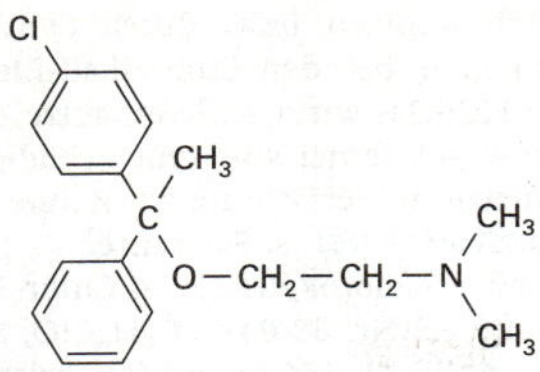

**Chlorphenoxamin**

Chlorphenoxamini hydrochloridum; CAS-Nr. 562-09-4; $C_{18}H_{23}Cl_2NO$; $M_r$ 340.3; Schmp. 128 °C; leicht lösl. in Wasser, Ethanol; **Off.:** DAC.

**N-(4-chlorphenyl)-acetamid:** s. Chloracetanilid.

**Chlorpikrin:** Trichlornitromethan; $CCl_3NO_2$; bekannt als Kampfstoff Klop; gehört zu den Augenreizstoffen (s. Tränengase); **Anw.:** im Gemisch mit Methylisothiocyanat zur Bekämpfung von Nematoden (s. Nematizide).

**Chlorpiprazin:** s. Perphenazin.

**Chlorpromazin** (INN): 2-Chloro-10-(3-dimethylaminopropyl)phenothiazin; CAS-Nr. 50-53-3; $C_{17}H_{19}ClN_2S$; $M_r$ 318.88; ölige, aminartig riechende, alkal. reagierende Flüss.; Phenothiazinderivat*; aufgrund der UAW nicht mehr im Handel befindl. Neuroleptikum* mittlerer Potenz u. Antiemetikum*; **Wirk.:** Ch. hemmt kompetitiv dopaminerge u. $\alpha$-adrenerge Rezeptoren; früher verwendet bei agitierten psychot. Zuständen, in der Anästhesiologie zur Narkosevorbereitung (senkt die Körpertemperatur) sowie bei zentral ausgelöstem Erbrechen; **UAW:** allerg. Reaktionen, Blutdrucksenkung zu Beginn der Ther., Tachykardie, bleibende orthostat. Kollapsneigung, Appetitsteigerung, Leukopenie, Agranulozytose, parkinsonähnl. Sympt.; **Hinweis:** Referenzsubstanz für die neuroleptische Potenz* von Wirkstoffen. **Chlorpromazinhydrochlorid:** Chlorpromazini hydrochloridum Ph.Eur., Chlorpromazinum hydrochloricum; CAS-Nr. 69-09-0; $C_{17}H_{20}Cl_2N_2S$; $M_r$ 355.3; Schmp. ca. 196 °C; weißes od. schwach mattgelb gefärbtes, krist., geruchloses Pulver von bitterem Geschmack; sehr leicht lösl. in Wasser, leicht lösl. in Ethanol, fast unlösl. in Ether u. Benzol; wird an der Luft u. unter Lichteinwirkung zuerst gelb, rosa u. dann violett.

**Chlorpropamid** (INN): Chlorpropamidum Ph.Eur.; 1-(4-Chlorphenylsulfonyl)-3-propylharnstoff; CAS-Nr. 94-20-2; $C_{10}H_{13}ClN_2O_3S$; $M_r$ 276.75; Schmp. 126–130 °C (polymorph); lösl. in Wasser 2.2 mg/mL bei pH 6, fast unlösl. bei pH 7.3, wenig lösl. in Ether, Benzol, mäßig lösl. in Chloroform, lösl. in Ethanol; nicht mehr im Handel befindl. Sulfonylharnstoff* der 1. Generation; früher angewendet als orales Antidiabetikum*; **UAW:** s. Sulfonylharnstoffe.

**2-Chlorpropan:** s. Isopropylchlorid.

**3-Chlorpropen:** s. Allylchlorid.

**Chlorprothixen** (INN): (*Z*)-2-Chlor-*N*,*N*-dimethylthioxanthen-$\Delta^9,\gamma$-propylamin; CAS-Nr. 113-59-7; $C_{18}H_{18}ClNS$, Strukturformel: s. Abb.; $M_r$ 315.86; Schmp. 97–98 °C; fast unlösl. in Wasser, lösl. in Ethanol, Ether, Chloroform; **Off.:** DAC; **Wirk.:** Neuroleptikum*, Sedativum*; **UAW:** Schwindel, Müdigkeit, Mundtrockenheit, Tachykardie, Arrhythmien, Agitiertheit, Depression, Agranulozytose, Leukopenie, hämolyt. Anämie, allerg. Reaktionen wie Urticaria, Photosensibilisierung, exfoliative Dermatitis, Veränderung endokriner Funktionen (Amenorrhö, Galaktorrhö, Gynäkomastie, Hyperglykämie, Diabetes mellitus); HWZ 8–12 h. **Chlorprothixenhydrochlorid:** Chlorprothixeni hydrochloridum Ph.Eur.; $C_{18}H_{19}Cl_2NS$; $M_r$ 352.3; Schmp. ca. 220 °C; weißes, krist. Pulver; leicht lösl. in Wasser. Gebräuchl. ist auch Chlorprothixenacetat.

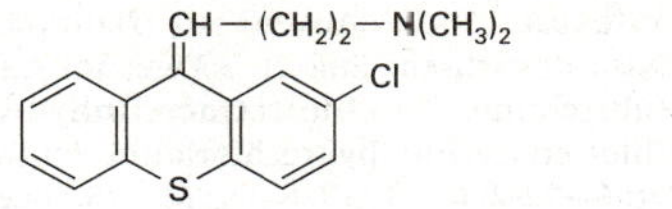

**Chlorprothixen**

**Chlorpyrifos-methyl:** *O*,*O*-Dimethyl-*O*-(3,5,6-trichlor-2-pyridyl)thiophosphat; CAS-Nr. 5598-13-0; $C_7H_7Cl_3NO_3PS$; $M_r$ 322.5; **Anw.:** (techn.) Insektizid*, Akarizid*; s. Schädlingsbekämpfungsmittel (Tab. dort).

**Chlorquinaldol** (INN): Chlorchinaldol, Hydroxydichlorquinaldin; 5,7-Dichlor-2-methyl-8-chinolinol; CAS-Nr. 72-80-0; $C_{10}H_7Cl_2NO$; $M_r$ 228.08; Schmp. 114–115 °C (kristallisiert aus Ethanol; polymorph); fast unlösl. in Wasser, lösl. bei 25 °C: in Ethanol 1.0 g/100 mL, in Chloroform 5.0 g, in Aceton 4.0 g, in Ether 3.0 g, in 0.1 mol/L Natriumhydroxid 1.4 g, in Benzol, Eisessig; nicht mehr im Handel befindl. Antiseptikum*, Desinfektionsmittel* u. Antimykotikum*.

**Chlorsäure:** Acidum chloricum; Chlor(V)-säure; CAS-Nr. 7790-93-4; $HClO_3$; $M_r$ 84.46; farblose, stechend riechende Flüss. mit max. 40 % (m/m) $HClO_3$ (entspricht etwa dem Heptahydrat); sehr starkes Oxidationsmittel; die Salze der Ch. heißen Chlorate. **Darst.:** Umsetzung von Bariumchlorat* mit Schwefelsäure*; **Anw.:** in der Analyse zur Zerstörung org. Stoffe; gemischt mit rauchender Salzsäure* (40 % $HClO_3$ + 38 % HCl) als **Euchlorin** zum Mineralienaufschluss.

**Chlor(III)-säure:** s. Chlorige Säure.

**Chlor(V)-säure:** s. Chlorsäure.

**Chlorschwefel:** s. Dischwefelchlorid.

**Chlorsilber:** s. Silber(I)-chlorid.

**Chlortalidon** (INN): Chlortalidonum Ph.Eur.; 2-Chlor-5-[(1*RS*)-1-hydroxy-3-oxo-2,3-dihydro-1*H*-isoindol-1-yl]benzolsulfonamid; CAS-Nr. 77-36-1; $C_{14}H_{11}ClN_2O_4S$, Strukturformel: s. Diuretika (Abb. dort); $M_r$ 338.8; Schmp. 220 °C (unter Zers.; polymorph); fast unlösl. in Wasser, Chloroform u. Ether, schwer lösl. in Ethanol, lösl. in Aceton u. Methanol; Diuretikum* (Benzothiadiazin); **UAW:** s. Bendroflumethiazid; HWZ 44–48 h.

**Chlortestosteron:** s. Clostebol.

**Chlortetracyclin** (INN): syn. 7-Chlortetracyclin; CAS-Nr. 57-62-5; $C_{22}H_{23}ClN_2O_8$, Strukturformel: s. Tetracycline (Abb. dort); $M_r$ 478.5; Ausscheidungsprodukt des Schimmelpilzes Streptomyces aureofaciens; lässt sich durch Hydrierung in Tetracyclin* überführen; **Wirk.:** bakteriostat. Tetracyclin* mit großer Wirkungsbreite bei relativ geringer Toxizität; wegen der niedrigen Resorptionsrate ist die Anw. heute stark eingeschränkt; nur top.

verfügbar; **Ind.:** Augen- u. Hautkrankheiten; **Dos.:** Erwachsene äußerl. 3 %ige, am Auge 1 %ige Zubereitung. **Chlortetracyclinhydrochlorid:** Chlortetracyclini hydrochloridum Ph.Eur.; CAS-Nr. 64-72-2; $C_{22}H_{24}Cl_2N_2O_8$; $M_r$ 515.4; gelbl. krist. Substanz (2 Kristallformen); $pK_{S,1}$ 3.30 (enol. OH-Gruppe am C-3), $pK_{S,2}$ 7.44 (phenol. $\beta$-Diketonsystem, C-10 bis C-12), $pK_{S,3}$ 9.27 (Dimethylammoniumgruppe am C-4); leicht lösl. in Wasser, etwas schwerer in physiol. Kochsalzlösung; Lsg. sind sauer (pH 3–4.5) u. halten sich ca. 2 Wochen; in alkal. Lsg. verliert Ch. schnell seine Wirkung. **Gesch.:** entdeckt 1948 von Duggar, USA.

**8-Chlortheophyllin:** 8-Chlor-1,3-dimethyl-2,6 (1*H*,3*H*)-Purindion; CAS-Nr. 85-18-7; $C_7H_7ClN_4O_2$; $M_r$ 214.6; Schmp. 300 °C (unter Zers.); weißes, krist. Pulver; sehr schwer lösl. in Wasser, schwer lösl. in Ethanol; **Off.:** DAC; **Anw.:** in Form von Dimenhydrinat* (das Salz von 8-Chlortheophyllin mit Diphenhydramin*) als Antiemetikum*.

**Chlorthymol:** Chlorothymolum, Monochlorthymol; CAS-Nr. 89-68-9; $C_{10}H_{13}ClO$, Strukturformel: s. Abb.; $M_r$ 184.7; wasserdampfflüchtig, lichtempfindlich; lösl. in 1200 T. Wasser; leicht lösl. in Ethanol, Ether, Chloroform, Toluol; lösl. in Petrolether, fetten Ölen; **Off.:** DAC; **Inkomp.:** s. Chlorocresol; **Anw.:** als Konservierungsmittel; bakterizid u. fungizid in Salben u. Cremes (bis zu 1 %).

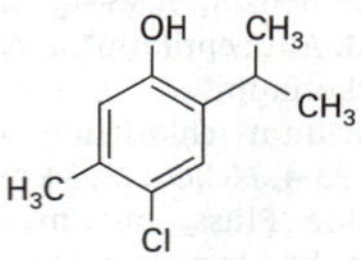


**Chlorthymol**

**Chlorum:** s. Chlor; Aqua chlorata.

**Chlorum solutum:** Aqua chlori, Liquor chlori; Chlorwasser; grünl. gelbe Lsg. von Chlorgas in Wasser, die sich unter Lichteinwirkung allmähl. in Chlorwasserstoff* u. Sauerstoff* zersetzt; unterhalb 0 °C friert aus der Lsg. blassgelbes, krist. Chlorhydrat aus. Die bei 20 °C gesättigte Lsg. enthält 2.07 L Chlorgas auf 1 L Wasser.

**Chlorwasser:** s. Aqua chlorata; Chlorum solutum.

**Chlorwasserstoff:** Salzsäuregas; CAS-Nr. 7647-01-0; HCl; $M_r$ 36.46; D. 1.27; Schmp. –114.2 °C; Sdp. –85.05 °C; krit. Temp. 51.3 °C, krit. Druck 81.3 bar; stechend riechendes, nicht brennbares Gas, das sich leicht verflüssigen lässt; 1 Volumenteil Wasser löst bei 0 °C u. 1 atm ca. 507 Volumenteile HCl; die wässrige Lsg. heißt Chlorwasserstoffsäure bzw. Salzsäure*; **Vork.:** natürl. frei in Vulkangasen, gebunden als Chlorid, in geringer Menge im Magensaft; aus einem Gemisch gleicher Volumina Chlor u. Wasserstoff (Chlorknallgas) bildet sich HCl im zerstreuten Tageslicht allmähl., bei Sonnenbestrahlung u. bei Erhitzen dagegen explosionsartig. **Nachw.:** HCl gibt mit Ammoniak* weiße Nebel von Ammoniumchlorid* ($NH_4Cl$). **Darst.:** im Kipp*-Apparat aus Natriumchlorid* u. Schwefelsäure* od. durch Erhitzen von Salzsäure; **Herst.:** (techn.) Nebenprodukt beim Leblanc-Soda-Prozess (s. Natriumcarbonat) od. bei Synthesen von Organochlorverbindungen bzw. durch Synthese aus den Elementen bei der Chloralkali-Elektrolyse; **Toxikol.:** HCl-Gas wirkt schleimhautreizend (Augen, Atemwege); ferner sind eine Schädigung des Zahnschmelzes u. Verfärbung der Zähne möglich.

**Chlorwasserstoffsäure:** s. Salzsäure.

**Chlorxylenol:** Chloroxylenol; 4-Chlor-3,5-dimethylphenol; CAS-Nr. 88-04-0; $C_8H_9ClO$, Strukturformel: s. Abb.; $M_r$ 156.6; weißes, krist. Pulver; phenolartiger Geruch; fast unlösl. in Wasser, leicht lösl. in Ethanol, Ether; Desinfektionsmittel* zur äußerl. Anw.; **Inkomp.:** oxidierende Stoffe, Eisen(III)-Salze; **Wirk.:** bakterizid, fungizid; **Ind.:** zur Desinfektion im Zahnbereich; **Off.:** DAC; **Dos.:** 0.5 %ig in Lösungen.

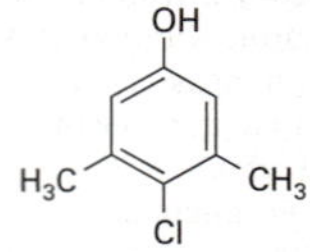


**Chlorxylenol**

**Chlorzink:** s. Zinkchlorid.

**Chlorzinkiodlösung:** Reagenz zum Nachw. von Cellulose*; **Prinzip:** Bei mikroskop. Schnitten von Pflanzen od. Drogenpulver führt bereits 1 Tr. der Lsg. ohne Erwärmen in Gegenwart von Cellulose zu einer Blauviolettfärbung. **Zuber.:** 30 g Zinkchlorid*, 5 g Kaliumiodid* u. 1 g Iod* werden in 14 mL Wasser gelöst. **Hinweis:** Das Reagenz ist nur begrenzt lagerfähig.

**Chlorzoxazon** (INN): Chloroxazon; 5-Chlor-3*H*-benzoxazol-2-on; CAS-Nr. 95-25-0; $C_7H_4ClNO_2$; $M_r$ 169.58; Schmp. 191–191.5 °C (kristallisiert aus Aceton); wenig lösl. in Wasser, lösl. in Methanol, Ethanol, Isopropanol, leicht lösl. in wässrigen Basen, Ammoniak; nicht mehr im Handel befindl. zentrales Muskelrelaxans*; **UAW:** Übelkeit, Erbrechen, Sodbrennen, Obstipation, Schwindel, Kopfschmerz, Ikterus.

**Chlosudimeprimyl:** s. Clopamid.

**CHMP:** Abk. für (engl.) *Committee for **M**edicinal **P**roducts for **H**uman Use;* EG-Ausschuss für Arzneispezialitäten; Gremium der EMA*; setzt sich aus Mitgliedern der nationalen Arzneimittelbehörden zusammen u. arbeitet mit externen Gutachtern zusammen; tagt einmal im Monat u. erarbeitet wissenschaftl. Beurteilungen für sämtl. humanmedizin. Arzneimittel, insbes. für jene, die gentechn. produziert werden.

**CHO:** Abk. für **O**varialzellen des **Ch**inesischen **H**amsters; wichtige Zelllinie zur rekombinanten Gew. von Proteinen; im Ggs. zu gentechn. veränderten Escherichia*-coli-Stämmen sind die rekombinant gewonnenen Proteine aus CHO-Kulturen zusätzl. glykosyliert (z. B. Lenograstim*, Darbepoetin*).

**Cholämie:** Übertritt von Gallenflüssigkeit (s. Galle) in das Blut mit Gelbfärbung des Serums in der Folge.

**Cholagoga:** unspezif. Bezeichnung für den Galle-fluss fördernde Mittel; **Wirk.:** durch Steigerung der Gallenproduktion in der Leber (s. Choleretika) od. der Gallenblasenentleerung (s. Cholekinetika).

**Cholalsäure:** s. Cholsäure.

**Cholane:** s. Steroide (Tab. dort).

**Cholangitis:** Cholangiitis; Entzündung der Gallenwege; **Urs.:** meist Gallengangobstruktion, v. a. durch Gallengangsteine, auch Gallengangstriktur, Papillenstenose, Tumorkompression, Parasitenbefall, autoimmunolog. Genese u. a.; **Formen:** **1. akute** Ch.: durch bakterielle Besiedlung bedingte Infektion, v. a. durch Escherichia coli, Klebsiellen, Enterokokken; Ther.: Antibiotika, umgehende Ableitung der Galle u. (i. d. R. endoskop.) Beseitigung des Hindernisses; **2. chronisch-sklerosierende** Ch. (selten): **a)** primär sklerosierende Ch. als extraintestinale Manifestation bei chron. entzündl. Darmerkrankungen (v. a. Colitis* ulcerosa); Ther.: pharmak. (Ursodesoxycholsäure*), operativ (Cholangioplastie, Lebertransplantation); **b)** sekundär sklerosierende Ch. bei Cholangiolithiasis (durch Gallensteine hervorgerufene Erkrankung der Gallengänge), nach chirurg. Eingriffen, durch chron. Entzündungen (Parasitenbefall, v. a. Asien) od. rezidivierende bakterielle Schübe einer Ch., die weitere Destruktionen u. durch Narben bedingte Abflusshindernisse begünstigen; **c)** sekundär sklerosierende Ch. bei kritisch Kranken, typischerweise nach überstandenem (septischen) Schock, mit Ausgüssen der Gallengänge durch nekrot. Gallengangepithelien u. eingedickte Galle; Ther.: endoskop. Extraktion der Ausgüsse, Behandlung der oft begleitenden bakteriellen Ch., Lebertransplantation. Vgl. Cholezystitis.

**Cholansäure:** $C_{23}H_{39}COOH$; Strukturformel: s. Gallensäuren (Abb. dort); Muttersubstanz der Gallensäuren*.

**Cholate:** s. Gallensalze.

**Cholecalciferoli pulvis:** s. Colecalciferol-Trockenkonzentrat.

**Cholecalciferolum densatum oleosum:** s. Colecalciferol, ölige Lösungen von.

**Cholecalciferolum in aqua dispergibile:** s. Colecalciferol-Konzentrat, wasserdispergierbares.

**Cholecystokinin:** **1.** Abk. CCK; Pankreozymin (Abk. PZ); (physiol.) von Duodenum u. Jejunum in speziellen endokrinen Zellen (I-Zellen) gebildetes gastrointestinales Hormon* (Polypeptid aus 33 Aminosäuren); entsteht als Spaltprodukt aus Präprocholecystokinin; Freisetzung hauptsächlich durch Lipide u. Proteine; **Wirk.:** Stimulation der Sekretion von Pankreasenzymen, Förderung der Gallenblasenkontraktion; **2.** (pharmak.) CCK vom Schwein; $C_{166}H_{262}N_{50}O_{52}S_4$; $M_r$ 3838; **Anw.:** Diagnostikum in Bezug auf eine Pankreasinsuffizienz; **Dos.:** parenteral i. v. 1–2 E./kg KG.

**Cholekinetika:** Gallenwegstherapeutika; die Entleerung der Gallenblase u. -wege fördernde Arzneimittel; **Beispiele:** Cholecystokinin*, 10–30 %ige Magnesiumsulfatlösung, Sorbitol, Spasmolytika*; Zuber. od. einzelne Inhaltsst. aus Curcuma* xanthorrhiza, Chelidonium* majus (Schöllkraut), Raphanus* sativus (Rettich), Cynara* cardunculus ssp. flavescens (Artischocke). Vgl. Bitterstoffe.

**Cholelithiasis** (gr. chole Galle; litos Stein): Gallensteinkrankheit; durch Gallensteine* hervorgerufene, häufigste Erkrankung der Gallenblase (Cholezystolithiasis) u. der Gallengänge (Cholangiolithiasis); **Häufigkeit:** ca. 15 % in Deutschland; Frauen doppelt so häufig wie Männer; linear zunehmend mit steigendem Lebensalter; **Sympt.:** **1.** 75 % asymptomat. (sog. stumme Gallensteine); **2.** Gallenkolik (Leitsymptom) mit plötzlich einsetzenden heftigen Bauchschmerzen meist im rechten Oberbauch, evtl mit Ausstrahlung in die rechte Schulter, ausgelöst durch Steinpassage od. Steineinklemmung im Gallenblasenhals bzw. im Ductus cysticus; **3.** bei Cholangiolithiasis mit (passagerer) Abflussbehinderung evtl. Ikterus*; **Ther.:** bei Gallenkolik symptomat. Ther. mit Spasmolytika* (Butylscopolaminiumbromid*) u. Analgetika* (Metamizol* u. a.), bei Infektionen (u. ggf. als präoperative Chemoprophylaxe) Antibiotika; operativ (i. d. R. laparoskopisch od. endoskopisch).

**Cholelitholytika:** Arzneistoffe, welche die Auflösung von Gallensteinen bewirken sollen; **Vertreter:** z. B. bestimmte Gallensäuren* wie Chenodesoxicholsäure* od. Ursodesoxycholsäure*; **Anw.:** Dauertherapie u. nur bei inoperablen Cholesterolsteinen sinnvoll.

**Cholera** (gr. chole Galle): akute, von Vibrio* cholerae hervorgerufene, meldepflichtige Infektionskrankheit; **Verbreitung:** Asien, seit 1970 Afrika, 1990 Ausbruch einer von Peru ausgehenden Epidemie in Lateinamerika; **Übertragung:** meist durch kontaminiertes Trinkwasser u. rohen Fisch; Erregerreservoir ist der Mensch sowie Gewässer, in denen die Vibrionen in Assoziation mit Wassertieren überleben; **Pathogenese:** Vibrio cholerae bildet Choleratoxin* (Exotoxin) u. weitere Toxine, die u. a. durch Aktivierung der Adenylylcyclase* die Dünndarmzellen zur Hypersekretion von $Cl^-$ u. Wasser sowie zur Rückresorptionshemmung von $Na^+$ anregen, was zu schwerer reiswasserähnl. Diarrhö u. Erbrechen führt. **Sympt.:** plötzl. Auftreten profuser Diarrhö u. Erbrechen, rasche Dehydratation* mit Elektrolytverlust (inf. plötzl. Wasser- u. Elektrolytverlusts: Kollaps, Acidose, Tachykardie, Krämpfe, Oligurie, Urämie, Herzrhythmusstörungen, Koma) u. hohe Letalität (bis 70 %), bei bes. foudroyantem Verlauf Tod vor Auftreten der Diarrhö durch massive intestinale Sekretion von Elektrolyten u. Flüssigkeit in den Darm (Cholera sicca); häufig auch asymptomat. Infektionen; **Ther.:** orale u. parenterale Rehydrierung, Ciprofloxacin* od. Co*-trimoxazol; **Proph.:** Choleraimpfung (s. Cholera-Impfstoff), Trink- u. Abwasserhygiene, Einhaltung hygien. Maßnahmen (boil it, cook it, peel it or forget it).

**Cholera-Impfstoff:** Vaccinum cholerae Ph.Eur.6; Cholera-Impfstoff (inaktiviert, oral) Ph.Eur.6; Totimpfstoff; homogene Suspension geeigneter Stämme von Vibrio cholerae, enthält mind. 8 Milliarden inaktivierte Bakt. je Dosis; die Bakt. werden entweder durch Erhitzen od. durch Zusatz von Formaldehyd od. Phenol abgetötet; meist Mischung aus versch. Serotypen (2 Haupttypen: Ogawa u. Inaba); **Dos.:** altersabhängig; Erwachsene: 1 × 0.5 mL, nach 8–14 d 1 × 1.0 mL s. c.; Auffrischungsimpfung nach 6 Monaten. **Gefriergetrockneter Cholera-Impfstoff:** Vaccinum cholerae cryodesiccatum Ph.Eur.6; wird nach sterilem Abfüllen gefriergetrocknet. **Choleratoxin-B:** CAS-Nr. 457893-67-3; oraler Totimpfstoff; besteht aus Formaldehyd- bzw. hitzeinaktivierten Choleravibrionen 3 versch. Stämme, kombiniert mit rekombinanten Choleratoxin-B-Untereinheiten; **Dos.:** zur Grundimmunisierung ab 6 Jahren 2 Dosen im Abstand von 1–6 Wochen; Impfschutz besteht für 2 Jahre. **Neuere Entwicklungen:** oraler Schluckimpfstoff; enthält attenuierte, gentechn. veränderte Cholera-Bakterien, die die pathogene Subunit A des Choleratoxins nicht bilden können. Je eine Stunde vor u. nach Applikation sollte keine feste Nahrungsaufnahme erfolgen. Die Wiederimpfung erfolgt nach 6–12 Monaten (WHO-Empfehlung).

**Choleratoxin:** Abk. CTX; $M_r$ 82 000; von Vibrio* cholerae gebildetes Enterotoxin (s. Toxine), welches die Sympt. der Cholera* hervorruft; besteht aus den Fragmenten A (Polypeptid; $M_r$ 24 000) u. B (5 Untereinheiten; $M_r$ je 11 600); **Toxikol.:** Fragment A enthält eine ADP-Ribosyl-Transferase-Aktivität u. koppelt ADP-Ribose an die Guanylnucleotide bindende Komponente der membrangebundenen $G\alpha_s$-Untereinheit eines G-Proteins. Dadurch wird die GTP-spaltende Aktivität des Regulatorproteins inaktiviert u. das Protein in seiner GTP-gebundenen Form fixiert, was eine andauernde Aktivierung der Adenylylcyclase*, d. h. die ständige Synthese von cAMP (steuert in den Zellen u. a. die Ausscheidung von Wasser u. Salzen; s. Adenosinphosphate), zur Folge hat. Ch. bewirkt die Abgabe von oft mehr als der 10-fachen Menge Wasser in den Dünndarm, so dass es zu dem für die Cholera* typ. Verlust von Wasser u. Elektrolyten kommt. Vgl. Cholera-Impfstoff.

**Choleravibrionen:** Vibrio cholerae; Erreger der Cholera*; s. Vibrio.

**Choleretika:** die Gallensekretion in die Leberzellen anregende u. steigernde Mittel, z. T. umstritten; **Wirkstoffe:** z. B. Anetholtrithion*, Febuprol*, Fenipentol*, Hymecromon*, Phenylpropanol*, Gallensäuren* od. einzelne Inhaltsst. aus Curcuma* xanthorrhiza, Marrubium* vulgare, Cynara* cardunculus ssp. flavescens u. äther. Öle (s. Aetherolea); **Kontraind.:** z. B. Gallenwegsverschluss (Gallensteine).

**Cholestane:** s. Steroide (Tab. dort).

**Cholesterase:** s. Cholesterolesterase.

**Cholesterin:** s. Cholesterol.

**cholesterisch:** s. Flüssigkristalle.

**Cholesterol** Ph.Eur.: Cholesterolum, Cholesterinum; Cholesterin; Cholest-5-en-3$\beta$-ol; CAS-Nr. 57-88-5; $C_{27}H_{45}OH$; Strukturformel: s. Abb.; $M_r$ 386.6; Schmp. 146–150 °C (Kapillare), 147–149 °C (Kofler); Sdp. 360 °C; $[\alpha]_D^{20\,°C}$ −31.5° (c = 2 in Ether); D. 1.067; ungesättigter, 1-wertiger hydroaromat. Alkohol; Hauptvertreter der Sterole*; farb-, geruch- u. geschmacklose, fettige Schuppen; lichtempfindl.; prakt. unlösl. in Wasser; wenig lösl. in Ethanol, Dioxan; leicht lösl. in heißem Ethanol,

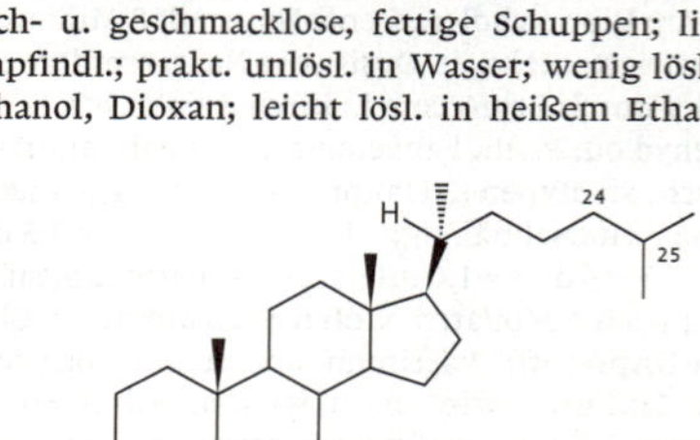

**Cholesterol**

Ether, Chloroform; lösl. in 40 T. fettem Öl, in flüssigem Paraffin od. 150 T. Vaselin; **Vork.:** zu etwa 30 % in den Wollwachsalkoholen (W/O-Emulgatoren; s. Wollwachs); in allen Zellen des menschl. Körpers; wesentl. Best. aller Membranen tier. Zellen; höchster Gehalt in Nebennierenrinde (Abk. NNR), Gehirn u. Galle, Hauptbestandteil der Gallensteine. Der Mensch bildet 1–2 g/d (über 90 % in Leber u. Darm); Ch.-Resorption tägl. bei fettarmer Kost 0.04–0.1 g, bei fettreicher Kost bis 1.4 g; Konz. im Serum: normal 150–240 mg/100 mL, davon 60–70 % als Ester, der Rest frei. Durch falsche Ernährung od. Enzymstörungen kann eine Hypercholesterolämie (pathol. erhöhter Serum-Ch.-Spiegel) entstehen u. Mitursache von Arteriosklerose* sein. Durch Schilddrüsenhormone* u. Estrogen* wird die Ch.-Synthese gehemmt. **Biosynthese:** s. Steroide; Grundstoff zur Biosynthese **1.** der Gallensäuren* in der Leber; **2.** der Corticosteroide* in der NNR; **3.** der Estrogene, Androgene* u. des Progesterons* in NNR, Testes u. Ovar; **4.** des Calciferols (Vitamin* $D_2$) in der Haut; **Gew.:** **1.** aus Gallensteinen (bestehen fast gänzl. aus Ch.) durch Extraktion mit Ethanol-Ether; **2.** (techn.) aus Wollwachs od. tier. Rückenmark; **Anw.:** Reagenz Ph.Eur. (zur Reinheitsprüfung von Olivenöl); W/O-Emulgator, auch innerl. einsetzbar, für kosmet. u. pharmaz. Präparate, Textilien, Lederpflegemittel, in Haarwuchsmitteln, zur Synthese von Vitamin D u. a. Steroiden; **Nachw.:** **1.** z. B. photometr. (bei ca. 410 nm) nach Oxidation zu $\Delta^4$-Cholestenon, wobei frei werdendes Wasserstoffperoxid unter Einwirkung von Katalase* Methanol zu Formaldehyd oxidiert, welches zu 3,5-Diacetyl-4,5-dihydrotolutidin umgesetzt wird; **2.** mit Saponinen* Bildung unlösl. Komplexe, so dass die hämolyt. Wirk. der Saponine aufgehoben wird; **3.** Fällung aus alkohol. Lsg. durch Digitonin* als Cholesteroldigitonid. **Hom.:** Cholesterolum: verordnet z. B. bei Leber- u. Gallenleiden, Hypercholesterolämie.

**Cholesterolesterase:** syn. Cholesterase; zu den Esterasen* gehörende Hydrolase (s. Enzyme), welche die Ester des Cholesterols in freies Cholesterol* u. Fettsäure* spaltet; **Vork.:** in Darmschleimhaut, Blutserum u. anderen Organen.

**Cholesterolmessgerät:** Gerät zur reflexionsphotometr. Selbstbestimmung des Gesamtcholesterols (nach enzymat. Oxidation zu Cholestenon) aus Kapillarblut; häufig als Kombinationsgerät zur Messung von Blutglucose u. Triglyeriden eingesetzt. Vgl. Cholesterol; Blutzuckermessgerät.

**Cholesterol-Resorptions-Hemmer:** s. Lipidsenker.

**Cholesterol-Synthese-Enzym-Hemmer:** s. HMG-CoA-Reduktase-Hemmer.

**Cholestyramin:** s. Colestyramin.

**Cholezystitis:** Entzündung der Gallenblase*; überwiegend sekundär bei Cholelithiasis*, selten vaskuläre, infektiöse od. chem.-tox. Ursachen; **Formen:** **1. akute** Ch.: v. a. durch Steineinklemmung im Ductus cysticus; Sympt.: heftige Schmerzen im rechten Oberbauch mit Ausstrahlung in rechte Schulter, Übelkeit, Erbrechen; Ther.: Bettruhe, orale Nahrungskarenz, Antibiotika, operative Entfernung der Gallenblase; **2. chronische** Ch.: durch andauernde mechan. Irritation bei Cholelithiasis als Vor- od. Folgezustand der akuten Ch.; Sympt.: häufig symptomlos, dyspept. Beschwerden od. dumpfer Oberbauchschmerz; Ther.: operative Entfernung der Gallenblase; **3. akalkulöse** Ch.: akute Entzündung der steinfreien Gallenblase; Vork.: bei lebensbedrohl. Erkrankung als Folge hämodynam. Instabilität (Gallenblase als Schockorgan) bzw. als Fokus einer Sepsis; Ther.: primär konservativ.

**Cholin:** (2-Hydroxy-ethyl)-trimethylammoniumhydroxid; CAS-Nr. 123-41-1; $[(CH_3)_3—N^+—CH_2—CH_2]\cdot OH^-$; $M_r$ 121.2; farblose, bitter schmeckende, hygroskop., viskose Flüss. od. Kristallmasse; leicht lösl. in Wasser u. Ethanol; wichtigste bas. Komponente des Lecithins*, wichtig für Methylierungsprozesse im Stoffwechsel; **Vork.:** natürl. in vielen menschl. u. tier. Organen, in vielen Pflanzen (z. B. Hirtentäschel, Gerste, Steinklee, Hopfen), Mutterkorn u. a. Pilzen; **Gew.:** aus Ethylenchlorhydrin u. Trimethylamin* (salzsaures Cholin) od. durch Anlagerung von Trimethylamin an Ethylenoxid* (Cholinbase); **Wirk.:** senkt wie Acetylcholin* (jedoch viel geringer) den Blutdruck u. wirkt der Fettablagerung in der Leber entgegen; s. Stoffe, lipotrope; **Anw.:** **1.** (med.) bei Lebererkrankungen u. Arteriosklerose*; auch zur Anregung der Peristaltik von Magen u. Darm (Wirksamkeit ist zweifelhaft); Dos.: 2–3 g/d p. o.; **2.** (techn.) Katalysator, Neutralisationsmittel bei der Herst. von Polymerisaten, zu Arzneimittelsynthesen.

**Cholin-Acetyl-Transferase:** Abk. CAT; zu den Transferasen gehörendes Enzym*, das die Synthese von Acetylcholin* aus Cholin* u. Acetyl*-Coenzym A katalysiert.

**Cholin-bromid-hexamethylendicarbamat:** s. Hexcarbacholinbromid.

**Cholinchlorid** (INN): Cholinii chloridum, Cholinum chloratum; (2-Hydroxy-ethyl)-trimethylammoniumchlorid; $C_5H_{14}ClNO$, $[(CH_3)_3N—CH_2—CH_2—OH]^+\cdot Cl^-$; $M_r$ 139.6; farblose, hygroskop., an der Luft leicht zerfließl. Kristalle von schwachem, aminartigem Geruch, sehr leicht lösl. in Wasser, 90 %igem Ethanol, sehr schwer lösl. in Ether, Aceton, fast unlösl. in Chloroform, Benzin; Best. verschiedener, traditionell angewendeter Tonika; **Off.:** Ph.Eur.6, DAB, ÖAB. Vgl. Cholin.

**Cholinchloridcarbamat:** s. Carbachol.

**Cholincitrat:** Tricholinum citricum; Cholindihydrogencitrat, Tricholincitrat; CAS-Nr. 77-91-8; $C_{11}H_{21}NO_8$; $M_r$ 295.3; Schmp. 102–105 °C (polymorph); nicht mehr im Handel; vgl. Cholin.

**Cholindihydrogencitrat:** s. Cholincitrat.

**cholinerg:** auf die Wirkung von Acetylcholin* bezogen; vgl. adrenerg; Anticholinergika.

**Cholinesterase-Inhibitoren:** s. Parasympathomimetika (indirekte).

**Cholinesterasen:** Abk. ChE; zu den Esterasen* gehörende Hydrolasen (s. Enzyme) zum Abbau von Cholinestern; **Acetylcholinesterase** (Abk. AChE): spezif. Cholinesterase, die den Abbau von Acetylcholin* zu Cholin* u. Acetat katalysiert; **Vork.:** in ZNS, postsynapt. Membranen der quergestreiften Muskulatur, parasympath. Ganglien u. Erythrozyten*; **Aufbau:** Das aktive Zentrum besteht aus 2 Teilen, der anion. Seite zur Anlagerung des quarternären Stickstoffatoms, das für die Alkoholspezifität verantwortl. ist, u. dem esterat. Zentrum, wo die Esterbindung unter Beteiligung eines Serin- u. Histidinrests gespalten wird. **Pseudocholinesterase:** unspezif. Acylcholinesterase, die Butyroyl- u. Propionoylcholin schneller hydrolysiert als Acetylcholin; **Vork.:** in Leber, Pankreas, Erythrozyten, Leukozyten u. Gliazellen.

**Cholinesterase-Reaktivatoren:** Antidot bei Intoxikationen mit Alkylphosphaten (z. B. Parathion); aufgrund einer größeren Affinität zu Alkylphosphaten reaktivieren die Ch.-R. die inaktivierte Cholinesterase*; z. B. Obidoxim*, Pralidoximiodid*; Ther. oft in Kombination mit Atropin.

**Cholinhydrogentartrat:** Cholinii tartras, Cholinum bitartaricum; Cholinbitartrat; (2-Hydroxy-ethyl)-trimethyl-ammonium-L-hydrogentartrat; $C_9H_{19}NO_7$; $M_r$ 253.3; Schmp. 147–152 °C; farblose, schwach hygroskop. Kristalle; sehr leicht lösl. in Wasser, wenig lösl. in Ethanol 90 %, sehr schwer lösl. in Ether u. Aceton, fast unlösl. in Chloroform u. Benzin; Best. verschiedener, traditionell angewendeter Tonika; **Off.:** DAB. Vgl. Cholin.

**Cholinii tartras:** s. Cholinhydrogentartrat.

**Cholini salicylas:** s. Cholinsalicylat.

**Cholinomimetika:** s. Parasympathomimetika (direkte).

**Cholinorotat:** CAS-Nr. 24381-49-5; $C_{10}H_{17}N_3O_5$, $(C_5H_{14}NO)^+\cdot(C_5H_3N_2O_4)^-$; $M_r$ 259.27; nicht mehr im Handel; vgl. Cholin.

**Cholinozeptoren:** s. Acetylcholin-Rezeptoren.

**m-Cholinozeptoren:** s. Muscarin-Rezeptoren.

**n-Cholinozeptoren:** s. Nicotin-Rezeptoren.

**Cholinsalicylat** (INN): Cholini salicylas; (2-Hydroxyethyl)trimethylammoniumsalicylat; CAS-Nr. 2016-36-6; $C_{12}H_{19}NO_4$; $M_r$ 241.28; Schmp. 49.5–50.0 °C; sehr leicht lösl. in Wasser; lösl. in Ethanol, Aceton u. anderen hydrophilen Lösungsmitteln; fast unlösl. in Ether, Petrolether, Benzol, Ölen; pH-Wert einer 10 %igen wässrigen Lsg. 6.5; in Österreich als Mundgel im Handel befindl. Antipyretikum*, Analgetikum* u. Antiphlogistikum*; in Deutschland außer Handel; **UAW:** s. Acetylsalicylsäure; **Dos.:** topisch 20 %ige Lsg. od. 8.7 %iges Gel.

**Cholinsalicylatstearat:** $C_{35}H_{68}N_2O_7$; $M_r$ 628.94; nicht mehr im Handel befindl. lokales Antirheumatikum* u. Antiphlogistikum*; vgl. Cholinsalicylat.

**Cholinstearat:** CAS-Nr. 23464-76-8; $C_{23}H_{49}NO_3$; $M_r$ 387.65; nicht mehr im Handel befindl. lokales Antiphlogistikum*.

**Cholintheophyllinat** (INN): Cholini theophyllinas; CAS-Nr. 4499-40-5; $C_{12}H_{21}N_5O_3$; $M_r$ 283.34; 1 g lösl. in 1 mL Wasser; lösl. 1 : 10 in Ethanol; sehr schwer lösl. in Chloroform, Ether; pH-Wert einer 1 %igen wässrigen Lsg.: 10.3; nicht mehr im Handel befindl. Broncholytikum*, Kardiakum* u. Diuretikum*; **UAW:** Verdauungsstörungen, nervöse Herzbeschwerden, Unruhe, Übelkeit. Vgl. Theophyllin.

**Cholinum bitartaricum:** s. Cholinhydrogentartrat.

**Cholinum chloratum:** s. Cholinchlorid.

**Cholsäure:** Acidum cholicum; Cholalsäure; 3α,7α,12α-Trihydroxy-5β-cholansäure; $C_{24}H_{40}O_5$, Strukturformel: s. Gallensäuren (Abb. dort); $M_r$ 408.6; weißes, krist. Pulver, leicht lösl. in heißem Wasser, lösl. in Ethanol, Aceton, Basen; Hauptbestandteil der Säugetiergalle, meist als gepaarte Gallensäure, in menschl. Blut 1–2 mg/100 mL; **Off.:** ÖAB (bis 1996); **Anw.:** (med.) Gallen-, Leber-, Magenstörungen.

**Chondriosomen:** s. Mitochondrien.

**Chondrodendron tomentosum** Ruiz et Pav.: Behaarter Knorpelbaum; Fam. Menispermaceae; Nordbrasilien, Peru; Stpfl. von **Radix Pareirae bravae:** Grieswurzel, Pareirawurzel; **Inhaltsst.:** 0.5–3 % Alkaloide wie Pelosin, Tubocurarin (Strukturformel: s. Tubocurarinchlorid), Curin (L-Bebeerin), Chondocurin, Isochondodendrin*, $\beta$-Bebeerin u. a.; Gerbstoffe, Pelamin (Bitterstoff); **Anw.:** **1.** (volkstüml.) z. B. bei dyspept. Beschwerden, Koliken im Bereich des Uterus; **2.** Gew. von Tubocurare (s. Curare) aus Chondrodendron-Arten. **Hom.:** Pareira brava: getrocknete Wurzel; verordnet z. B. bei Harnblasenentzündung, Nierenkolik.

**Chondroitinsulfat:** Hauptbestandteil der Knorpelsubstanz, auch in den Sehnen; hydrolysiert zu Schwefelsäure*, Glucuronsäure*, Essigsäure* u. Galactosamin*. Vgl. Hyaluronidase.

**Chondroprotektiva:** die Knorpeldegeneration hemmende Substanzen; **Anw.:** v. a. bei Gelenkknorpeldegenerationen (Arthrose*) u. meist intraartikulär*, Wirksamkeit z. T. umstritten; **Ther.:** nicht entzündete Gelenke z. B. mit Mukopolysaccharidpolyschwefelsäureestern (s. Heparinoide) u. Salzen des D-Glucosamins* (Glucosaminsulfate), bei entzündeten Gelenken z. B. mit Corticosteroiden*. Langzeitmedikation ist erforderlich.

**Chondrosamin:** s. Galactosamin.

**Chondrus crispus:** s. Carrageen.

**Chorda resorbilis sterilis** Ph.Eur.6: Suturamenta chirurgica resorbilia; steriles Catgut*; obsoletes resorbierbares chirurgisches Fadenmaterial*; Fäden, die aus dem Kollagen der Darmwand von Säugetieren hergestellt wurden; gereinigte, versch. breit geschnittene Darmschichten wurden je nach gewünschtem Durchmesser verzwirnt, dann getrocknet, sortiert u. sterilisiert. Einzelfadenlänge 350 cm; ggf. mit chem. Mitteln wie Chromsalzen zur Resorptionsverzögerung od. Glycerol zur Erhöhung der Geschmeidigkeit behandelt; Aufbewahrung trocken od. in konservierender Flüssigkeit; wird aufgrund mangelnder Sicherheit nicht mehr verwendet (s. Catgut). **Chorda resorbilis sterilis in fuso ad usum veterinarium** Ph.Eur.6: steriles Catgut im Fadenspender für Tiere; Fadenspender sichert Sterilität des Fadens, auch wenn nur ein Teil des Fadens entnommen wird.

**Chorea** (gr. Tanz): sog. Veitstanz; extrapyramidales Syndrom mit Hyperkinesen u. allg. Hypotonie der Muskulatur; **Sympt.:** regellose, plötzlich einschießende unwillkürliche u. häufig asymmetr. Bewegungen, v. a. an distalen Extremitäten, die gestischen Charakter annehmen können u. im Schlaf sistieren; **Formen:** **1.** Ch. major od. Ch. Huntington: autosomal-dominant erbl. Erkrankung, die sich meist zwischen 30. u. 50. Lebensjahr manifestiert u. mit progressiver Demenz verbunden ist; Häufigkeit: in Europa 1 : 20 000; Pathogenese: progressiver Neuronenverlust in Basalganglien (bes. ausgeprägt im Corpus striatum) u. Cortex; **2.** benigne familiäre Ch.: autosomal-dominant erbl. Erkrankung ohne Progredienz u. ohne Entw. einer Demenz; Manifestation im Kindesalter; **3.** Ch. minor Sydenham: gynäkotrope Erkrankung, die nach Streptokokkeninfektionen v. a. zwischen 6. u. 13. Lebensjahr, insbes. in Zusammenhang mit rheumatischem Fieber auftritt; **4.** Ch. gravidarum: meist zwischen 3. u. 5. Monat v. a. der ersten Schwangerschaft auftretende Erkrankung; wahrscheinl. eine Erwachsenenform der Ch. minor; **5.** Ch. senilis: im Alter auftretendes choreat. Syndrom mit Beteiligung der Gesichtsmuskulatur; Urs.: z. B. ischämischer Schlaganfall; **6.** Ch. electrica: synchrone Myoklonien v. a. der Nacken- u. Schultergürtelmuskulatur. Mit Ch. einhergehende Erkrankungen können auch als UAW von Neuroleptika*, Phenytoin*, Carbamazepin* od. Isoniazid* auftreten. **Ther.:** symptomat. mit Tiaprid*, Tetrabenazin*, Haloperidol*.

**Choriongonadotropin** (INN): **1.** (engl.) *human chorionic gonadotropin* (Abk. *HCG*); Abk. CG; (physiol.) zunächst von der Blastozyste u. später vom Synzytiotrophoblasten der Plazenta* gebildetes u. pulsatil sezerniertes Proteohormon ($M_r$ 37 000) aus einer unspezif. $\alpha$-Untereinheit (ident. zu der von FSH*, LH* u. Thyrotrophin*) u. einer spezif. $\beta$-Untereinheit; **Wirk.:** **a)** Stimulation der Progesteronsekretion des Corpus* luteum in der Schwangerschaft, bis diese von der Plazenta übernommen wird (sog. luteoplazentarer Shift); **b)** thyreotrope Wirk.; **c)** Hemmung der Prostaglandinsynthese im Endometrium; **d)** Stimulation der Leydig-Zwischenzellen des fetalen Hodens u. Regulation der Testosteronproduktion; **e)** Aktivierung der fetalen Nebennierenrinde; Ausscheidung in 2 Phasen: 1. Phase: HWZ 8 h, 2. Phase: HWZ 30 h; **Anw.:** **a)** qualitativer immun. Nachw. im Harn als Schwangerschaftstest*; **b)** als Tumormarker bei HCG-bildenden Tumoren (Chorion-, Embryonal- u. Teratokarzinom); **2.** (pharmak.) Gonadotropinum chorionicum Ph.Eur. (in Ph.Eur.6 nicht enthalten); **Gew.:** Extraktion aus dem Harn schwangerer Frauen; anschließend Keimfiltration u. Gefriertrocknung; **Off.:** Aktivität nach Ph.Eur. mind. 2500 IE/mg; **Ind.:** verzögerte Pubertät, Hodendystopie, hypogonadotroper Hypogonadismus, Sterilität beim Mann; **Kontraind.:** Prostata- od. Mammakarzinom, Tumoren des Hypothalamus od. der Hypophyse, aktive thromboembol. Erkrankung; **UAW:** Gynäkomastie, Übelkeit, Bauchschmerz, Erbrechen, Kopfschmerz, Exanthem, Acne vulgaris, Diarrhö, Elektrolyt- u. Wassereinlagerungen, Größenzunahme des Penis mit Erektionsneigung, Müdigkeit, Fieber. **Choriogonatropin alfa (INN):** gentechn. hergestelltes Gonadotropin*; **Ind.:** künstl. Befruchtung (Auslösung der Follikelreifung bei Frauen, die sich einer Superovulation unterziehen), od. bei an- od. oligoovulator. Zyklen; **Kontraind. u. WW:** s. Choriongonadotropin; **UAW:** ovarielles Überstimulationssyndrom, evtl. Übelkeit od. Erbrechen; **Dos.:** i. v. 1 × 285 µg.

**Chorionsomatotropin, humanes:** s. Plazentalactogen.

**choripetal:** (bot.) s. Blüte.

**chorisepal:** (bot.) s. Blüte.

**Chorisminsäure:** s. Aromatenbiosynthese.

**choritepal:** (bot.) s. Blüte.

**Christdornblätter:** s. Ilex aquifolium (Folia Aquifoliae).
**Christmas-Faktor:** s. Blutgerinnungsfaktor IX.
**Christophskraut:** s. Actaea spicata.
**Christophskrautwurzel:** s. Actaea spicata (Radix Actaeae).
**Christrose:** s. Helleborus niger.
**Christrosenwurzel:** s. Helleborus niger (Hellebori nigri rhizoma).
**Christuspalme:** s. Ricinus communis.
**Christuspalmöl:** s. Ricinus communis (Ricini oleum virginale).
**Christwurzel, Grüne:** s. Helleborus viridis (Hellebori viridis rhizoma).
**Christwurzel, Schwarze:** s. Helleborus niger (Hellebori nigri rhizoma).
**Chrom:** Chromium; Symbol Cr; CAS-Nr. 7440-47-3; $A_r$ 51.996; OZ 24; D. 7.14; Schmp. 1857 °C; Sdp. 2672 °C; silberglänzendes, zähes, dehn- u. schmierbares, außerordentl. widerstandsfähiges, 2- bis 6-wertiges Metall*, das bei Raumtemperatur weder an der Luft noch unter Wasser oxidiert; reines Cr wird von Salpetersäure* nicht angegriffen, löst sich aber in verd. Salz-* od. Schwefelsäure*; **Vork.:** natürl. als Chromeisenstein (Chromit, $FeCr_2O_4$) u. als Rotbleierz ($PbCrO_4$; Südafrika, Kleinasien, GUS); der menschl. Körper enthält 10–20 mg Cr; empfohlene Zufuhr 0.1–0.5 mg/d. Cr ist wichtig für die Verwertung der Blutglucose (Cofaktor* der Insulinwirkung). **Darst.:** Reduktion von Chromoxid* mit Aluminium* nach dem Thermitverfahren; **Anw.:** hauptsächl. zu Chromeisenlegierungen, v. a. Chrom- u. Chrom-Nickel-Stahl, der sich durch bes. Härte u. Widerstandsfähigkeit gegen Luft u. Säuren auszeichnet (Nirosta, nicht rostender Stahl); galvan. Verchromung; **Toxikol.:** Von den Chromverbindungen sind die 3-wertigen deutlich weniger tox. als die 4- u. 6-wertigen; LD (Mensch, oral) 6–8 g Kaliumdichromat*. Bei oraler Aufnahme kommt es zu starken Verätzungen der Schleimhäute. Chron. Einatmen von Chromstaub führt zu Geschwüren der Schleimhaut des Atemtrakts u. schließl. zu Perforationen der Nasenscheidewand. Hautverletzungen entwickeln sich bei Kontakt mit Chromat geschwürig u. heilen sehr schlecht ab; Chromat ist karzinogen. Die Allergie gegen Chromat gehört zu den häufigsten Allergien (z. B. Kontaktdermatitis bei Zementarbeitern). **Nachw.:** Chromverbindungen: **1.** Alle Chromverbindungen färben die Borax- od. Phosphorsalzperle smaragdgrün. **2.** Lsg. von Chromaten werden durch Reduktionsmittel wie $SO_2$ od. Ethanol grün gefärbt. **3.** Aus Lsg. von Chrom(III)-Salzen fällen NaOH, KOH u. $NH_3$ grünes Chrom(III)*-hydroxid, das im Überschuss des Lösungsmittels lösl. ist u. beim Erhitzen wieder ausfällt. **4.** Gehaltsbestimmung von Chrom(VI)-Verbindungen: Iodometrie* od. Ferrometrie*; **Gesch.:** entdeckt 1797 von Louis Nicolas Vauquelin (1763–1829), Apotheker u. Professor der Chemie in Paris.
**Chrom-51:** Symbol $^{51}Cr$; OZ 24; Radionuklid* des Chroms*, das im Kernreaktor durch Bestrahlung von $^{50}Cr$ [(n,γ)-Prozess] erzeugt wird; zerfällt unter Elektroneneinfang u. Gammaemission zu Vanadium*-51; HWZ 27.7 d. Vgl. [$^{51}Cr$]Chromedetat; Natrium[$^{51}Cr$]chromat.
**Chromalaun:** s. Chrom(III)-kaliumsulfat.
**Chroman:** s. Chromen.
**Chromate:** Salze* der Chromsäure; s. Chrom(VI)-oxid.
**Chromatiden:** Bez. für die aus Chromatin* bestehenden 2 ident. Hälften eines Chromosoms*, die durch das Zentromer* zusammengehalten werden (sog. Schwesterchromatiden); vgl. Chiasmata.
**Chromatin:** mit spezif. Farbstoffen anfärbbare Substanz im Karyoplasma, die im Wesentl. aus DNA*, RNA* u. Kernproteinen (Histone* u. Nichthistone) besteht; der nicht anfärbbare Teil wird als Achromatin (Linin) bezeichnet. Histone u. DNA bilden einen definierten Komplex, dessen strukturelle Einheit das Nucleosom* ist. Aus dem Ch. gehen die in der Zellteilungsphase sichtbaren Chromosomen* hervor.
**Chromatogramm:** s. Chromatographie.
**Chromatographie:** Retentionsanalyse; Verfahren zur Trennung ähnl. Substanzen in komplexen Gemischen durch Verteilung der zu trennenden Substanzen zw. einer stationären u. einer mobilen Phase; häufigste Trennmethode in allen Bereichen der Wissenschaft; **Prinzip:** Fixierung der stationären Phase in einer Säule (Säulenchromatographie*) od. an einer festen Oberfläche (planare Ch.); Lösung der zu untersuchenden Probe in der mobilen Phase (sog. Laufmittel), die als Flüssigkeit, Gas od. überkrit. Fluid vorliegt; kontinuierl. Bewegung durch die stationäre Phase; die mobile Phase ist mit der stationären Phase nicht mischbar. Auftrennung des Probengemisches durch versch. Wechselwirkungen mit der stationären Phase: von der stationären Phase stark zurückgehaltene Komponenten bewegen sich nur langsam in der mobilen Phase weiter; solche, die mit der stationären Phase wenig in Wechselwirkung treten, bewegen sich entspr. schneller. So kommen unterschiedl. Verweilzeiten in der Säule (Zurückhaltung in der Säule, sog. **Retention**) zustande. Die unterschiedl. Mobilität führt zur Auftrennung der Substanzen in diskrete Banden (Chromatogramm), die sich qualitativ u. quantitativ analysieren lassen. **Einteilung: I.** nach Trennprinzip: **1.** Adsorptionschromatographie*; **2.** Verteilungschromatographie*; **3.** Ionenaustauschchromatographie*; **4.** Gelchromatographie*; **5.** Affinitätschromatographie*; **6.** Ionenfiltrationschromatographie, eine Kombination von Ionenaustausch- u. Gelchromatographie; **II.** nach Ausführungstechnik: **1.** planare Ch.: Fixierung der stationären Phase auf einer flachen Platte od. in den Zwischenräumen eines Papiers; die mobile Phase bewegt sich durch Kapillarwirkung od. Einfluss der Schwerkraft durch die stationäre Phase. **a)** Dünnschichtchromatographie*; **b)** Papierchromatographie*; **2.** Säulenchromatographie*; **Gesch.:** entwickelt 1906 von dem russ. Botaniker M. S. Tswett zur Trennung von Pflanzenfarbstoffen (s. Tswett-Chromatographie); vor ihm hatte schon der amerikan. Geologe D. T. Day die Beobachtung gemacht, dass die zur Reinigung von Rohpetroleum benutzte Fullererde* die Eigenschaft hatte, das durchfiltrierende Rohöl in Fraktionen mit versch. Siedepunkten zu zerlegen. **Multidimensionale Chromatographie:** Im Ggs. zur eindimensionalen Chroma-

tographie vermag die Ausnutzung weiterer Dimensionen (evtl. mit versch. Trennprinzipien) komplexere Stoffgemische effizient zu trennen; Beispiel: zweidimensionale Dünnschichtchromatographie*.

**Chromatometrie:** aufgrund der Toxizität kaum noch verwendetes Verfahren der Maßanalyse*, bei dem mit Kaliumdichromat*-Maßlösung titriert wird; $Cr_2O_7^{2-}$ wird dabei zu $Cr^{3+}$ reduziert. Die Endpunktbestimmung erfolgt potentiometr. (s. Potentiometrie) od. mit Redoxindikatoren (s. Redoxsystem). **Anw.:** Bestimmung von Eisen* u. Blei*.

**Chromatophoren:** **1.** Vesikeln einiger Bakt., die von einer einfachen Membran umgeben sind u. Photosynthesepigmente enthalten; vgl. Zelle; **2.** Sammelbez. für gefärbte Plastiden* (Chloroplasten* u. Chromoplasten*); **3.** pigmenthaltige Zellen bei Wirbeltieren u. Krebstieren (z. B. Melanozyten, die Melanine* synthetisieren).

**Chromchloride:** **1. Chrom(II)-chlorid:** Chromochlorid, Chromchlorür; Chromdichlorid; $CrCl_2$; $M_r$ 122.92; Schmp. 824 °C; weiße, hygroskop. Kristalle; in Wasser leicht lösl.; kristallisiert aus Wasser als blaues Tetrahydrat; **Anw.:** als Katalysator, Sauerstoff-Absorbens, sehr starkes Reduktionsmittel; **2. Chrom(III)-chlorid:** Chromium (tri)chloratum; Chromichlorid; Chromtrichlorid; CAS-Nr. 10025-73-7; $CrCl_3$; $M_r$ 158.38; Schmp. 1150 °C; Sublimation ab 1300 °C; rotviolette, glänzende Blättchen, in kaltem Wasser u. Ethanol unlösl., in heißem Wasser mit grüner Farbe lösl.; kristallisiert aus Wasser in Form verschiedenfarbiger komplexer Hydrate; **3. Chrom(III)-chlorid, wasserhaltig:** Chromium sesquichloratum; CAS-Nr. 10060-12-5; $CrCl_3 \cdot 6\,H_2O$; $M_r$ 266.45; Schmp. 95 °C; grünes, krist. hygroskop. Pulver, lösl. in Ethanol u. verd. Säuren; **Anw.:** Beize in der Textilindustrie, Imprägnierung gegen Wasser, Darst. anderer Chromverbindungen, Verchromen, Katalysator bei org. Synthesen.

**Chromchlorür:** s. Chromchloride.

**Chromdichlorid:** s. Chromchloride.

**[51Cr]Chromedetat:** Chrom*-51 in Form eines Komplexes von Chrom(III) mit einem Überschuss Ethylendiamintetraessigsäure (s. Edetinsäure); verwendet wird eine sterile Lsg. (Chromii[51Cr] edetatis solutio iniectabilis, [51Cr]Chromedetat-Injektionslösung Ph.Eur.6), die durch Zusatz von Natriumchlorid isotonisiert werden kann u. ein geeignetes Konservierungsmittel (z. B. Benzylalkohol) enthalten darf; **Anw.:** Bestimmung der glomerulären Filtrationsrate der Nieren; vgl. Clearance.

**Chromeisenstein:** Chromit; $FeCr_2O_4$; D. 4.1–5.1; braunschwarzes Mineral; kubisches Kristallsystem; Härte 5.5 der Härteskala*; **Vork.:** Ural, Transvaal (Südafrika), Indien; **Anw.:** mit 73 % Chromanteil wichtigstes chromlieferndes Mineral.

**Chromen:** Benzopyran; von Ch. leiten sich zahlreiche Naturstoffe ab, z. B. Cumarine*, Flavonoide* u. Cannabinoide (s. Cannabis sativa); man unterscheidet 2*H*- u. 4*H*-Chromen (Strukturformeln: s. Abb.). **Chroman:** entsteht durch Hydrierung des Pyranrings. **Chromon:** Benzo-$\gamma$-pyranon (4*H*-Benzo-1-pyran-4-on, Chromen-4-on). Cumarinum* ist Benzo-$\alpha$-pyranon (2*H*-Benzo-1-pyran-2-on, Chromen-2-on). Vgl. Furanochromone.

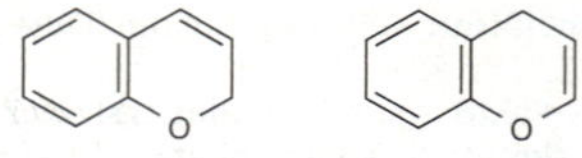

2*H*-Chromen 4*H*-Chromen

**Chromen**

**Chromgelatine:** Lsg. von Kaliumdichromat* in Gelatine* (Zubereitung in der Dunkelkammer!); bei Lichtzutritt wird Dichromat zu Chrom(III) reduziert, das die Gelatine unlösl. macht. **Anw.:** Gelatinedruck sowie Kleben, Kitten u. Abdichten von Kork an Laborgeräten.

**Chromgelb:** s. Bleichromat.

**Chromgrün:** s. Zinnober, grüner.

**Chromhydroxid:** s. Chrom(III)-hydroxid.

**Chrom(III)-hydroxid:** Chromium oxydatum hydricum; Chromhydroxid; CAS-Nr. 1308-14-1 (wasserfrei); CAS-Nr. 41646-40-6 (Trihydrat); $Cr(OH)_3 \cdot n\,H_2O$; $M_r$ 103.02; graugrünes bis grünblaues Pulver, schwer lösl. in Wasser, lösl. in Laugen unter Bildung von Hydroxochromaten; **Darst.:** Fällung mit Ammoniaklösung aus einer Chrom(III)-Salzlösung; **Anw.:** Malerfarbe, Textilbeize.

**Chromichlorid:** s. Chromchloride.

**Chromii[51Cr] edetatis solutio iniectabilis:** s. [51Cr]Chromedetat.

**Chromikaliumsulfat:** s. Chrom(III)-kaliumsulfat.

**Chromi-Kalium sulfuricum:** s. Chrom(III)-kaliumsulfat.

**Chromit:** s. Chromeisenstein.

**Chromium:** s. Chrom.

**Chromium nitricum:** s. Chrom(III)-nitrat.

**Chromium oxydatum anhydricum:** s. Chrom(III)-oxid.

**Chromium oxydatum hydricum:** s. Chrom(III)-hydroxid.

**Chromium sesquichloratum:** s. Chromchloride.

**Chromium trichloratum:** s. Chromchloride.

**Chromi-Verbindungen:** veraltete Bez. für Chrom(III)-Verbindungen.

**Chromkalium:** s. Kaliumchromat.

**Chrom(III)-kaliumsulfat:** Chromi-Kalium sulfuricum, Alumen chromicum; Kaliumchrom(III)-sulfat, Chromikaliumsulfat, Kalium-Chromalaun, Chromalaun; CAS-Nr. 7788-99-0; $KCr(SO_4)_2 \cdot 12\,H_2O$; $M_r$ 499.43; D. 1.83; Schmp. 89 °C; dunkelviolette, oktaedr. Kristalle od. hellviolettes, krist. Pulver, leicht lösl. in Wasser, unlösl. in Ethanol; die wässrige violette Lsg. wird beim Erhitzen grün. **Darst.:** Zusammenbringen von Lsg. gleicher Stoffmengen Kaliumsulfat* u. Chrom(III)-sulfat u. das Gemisch trocknen lassen; **Anw.:** Beizmittel in der Färberei u. Kattundruckerei, Ledergerbung (Chromleder), in der Fotografie zur Gelatinehärtung, Reagenz in der analyt. Chemie.

**Chromnatrium:** s. Natriumchromat.

**Chrom(III)-nitrat:** Chromium nitricum; CAS-Nr. 7789-02-08; $Cr(NO_3)_3 \cdot 9\,H_2O$; $M_r$ 400.18; Schmp. 60 °C; Zers. oberhalb 100 °C; violette Kristalle, in Wasser mit blauvioletter Farbe lösl. (die Lsg. färbt sich beim Erhitzen grün u. wird beim Erkalten wieder blau), lösl. in Ethanol; **Anw.:** Beize, Reagenz auf Silber*, Korrosionsschutz, Katalysatoren.

**Chromobakterien:** Gattung Farbstoffe bildender, gramnegativer, polar begeißelter Stäbchenbakterien; Sammelbezeichnung für Flavo- u. Chromobacterium, Serratia, Pseudomonas-Arten; Boden- u. Wasserkeime; bilden in Kulturen blau-violetten Farbstoff; selten Erreger eitriger od. septikämischer Infektionen; aus **Chromobacter violaceum** wird die Grundsubstanz für Aztreonam* gewonnen.

**Chromochlorid:** s. Chromchloride.

**chromogen:** Farbstoff bildend, z. B. chromogene Bakterien.

**Chromomere:** heterochromat. Verdickungen in Chromatiden* mit erhöhtem DNA-Gehalt; stärker anfärbbare Stellen, deren Verteilung entlang des Chromosoms* eine artspezif. Anordnung von Banden ergibt, die unter dem Lichtmikroskop zu erkennen ist.

**Chromometrie:** Verfahren der Maßanalyse*, bei dem mit Chrom(II)-sulfat-Maßlösung titriert wird; Cr(II) wird dabei zu Cr(III) oxidiert. **Anw.:** Bestimmung von Silber*, Bismut*, Kupfer*, Quecksilber* u. Chromat (s. Chrom(VI)-oxid).

**Chromon:** s. Chromen.

**α-Chromon:** s. Cumarinum.

**Chromophore:** chromophore Gruppen; Atomgruppen, die Licht insbes. im sichtbaren od. UV-Bereich absorbieren u. die Verb. farbig erscheinen lassen; i. d. R. π-Elektronensysteme, z. B. Benzolkern, Anthracenkern, Azogruppe (—N=N—), Nitrosogruppe (—N=O). Vgl. Bathochromie; Hypsochromie.

**Chromoplasten:** Plastiden*, die Farbstoffe (meist gelbe u. orangefarbene Carotinoide*, aber kein Chlorophyll*) enthalten; können aus Chloroplasten* entstehen, z. B. beim Reifen von Früchten.

**Chromoproteine:** zusammengesetzte Proteine*, die als prosthetische Gruppe* eine kovalent od. nicht kovalent gebundene Farbstoffkomponente (Chromophor*) enthalten; **Vertreter:** Hämoproteine*, Eisenporphyrinenzyme, Flavinenzyme*, Chlorophyll-Eiweiß-Verb. u. porphyrinfreie, eisen- od. kupferhaltige Proteine von Wirbeltieren u. Wirbellosen, Bakteriorhodopsin*.

**Chromosomen:** Idiosomen; intensiv färbbare, faden- od. schleifenförmige, hauptsächl. aus Chromatin* aufgebaute Partikel (mit linear angeordneten Genen*) in Zellkernen* der Eukaryoten u. in Prokaryoten, die das gesamte od. Teile des genet. Materials eines Organismus enthalten (Träger der Erbanlagen); beim Menschen in der befruchteten Eizelle (Zygote*) u. in allen Körperzellen doppelt vorhanden (diploider Chromosomensatz), mit Ausnahme der Gonosomen* des heterogamet. Geschlechts (beim Menschen der Mann); in den Keimzellen (Gameten*) ist nach den Reifungsteilungen (Meiose*) nur ein einfacher (haploider) Chromosomensatz vorhanden. Jedes Ch. hat ein Zentromer* (zwischen kurzem p- u. langem q-Arm des Ch.). Die Enden der Ch. bezeichnet man als Telomere*. Die Anzahl der Ch. ist ein artspezif. Merkmal. Der Mensch besitzt 23 Chromosomenpaare (homologe Ch.), also im diploiden Satz 46 Ch.; neben 22 Paaren von Autosomen*, die sich aufgrund der Lage des Zentromers u. des Vorhandenseins od. Fehlens von Satelliten (distal einer sekundären Einschnürung gelegene Chromosomenanhängsel) größtenteils unterscheiden lassen, sind als Gonosomen das relativ große X-Chromosom u. das sehr viel kleinere Y-Chromosom vorhanden (männl.: XY, weibl.: XX). Prokaryoten enthalten nur ein Chromosom. Ch. sind nur sichtbar in der stark verkürzten Transportform (Mitose- u. Meiosekern), nicht aber in der stark aufgelockerten Funktionsform. Chem. Hauptbestandteile der Ch. sind DNA*, RNA* sowie saure u. bas. Proteine*. Die Menge an DNA je Chromosomensatz ist artspezif. u. wird semikonservativ repliziert. Die Mitose* regelt die Weitergabe der Information von Zelle zu Zelle nach Verdopplung der Ch. durch Längsspaltung. Der RNA-Gehalt der Ch. unterliegt großen Schwankungen u. ist von der Transkriptionsaktivität (s. Transkription) des Zellkerns abhängig.

**Chromosomenaberrationen:** spontane od. induzierte Strukturveränderungen eines Chromosoms*, die durch Deletion*, Insertion*, Translokation* od. Inversion* eines Chromosomenabschnitts hervorgerufen werden.

**Chromosomengifte:** s. Mitosehemmstoffe.

**Chromosomenpaarung:** Aneinanderlagerung homologer Chromosomen* u. deren Verbindung zu einem starren synaptonemalen Komplex (Paarungskomplex) durch ein zentrales RNA-Proteid (s. Proteide); findet in der mittleren Prophase I der Meiose* statt.

**Chromotropsäure, Dinatriumsalz:** $C_{10}H_6Na_2O_8S_2 \cdot 2\,H_2O$; $M_r$ 400.3; weiße Nadeln od. Plättchen, lösl. in Wasser; **Anw.:** **1.** (techn.) Zwischenprodukt bei Farbstoffsynthesen; **2.** (analyt.) im Labor als Reagenz zum Nachw. von Formaldehyd u. Methanol, zur Identitätsprüfung von Ethacridinlactat*, zur quantitativen Bestimmung von Silber, Brom, Chrom, Quecksilber, Titan, Chromat, Nitrit u. Nitrat.

**Chromo-Verbindungen:** veraltete Bez. für Chrom(II)-Verbindungen.

**Chrom(III)-oxid:** Chromium oxydatum anhydricum; Chromsesquioxid, Dichromtrioxid, Chromoxidgrün; CAS-Nr. 1308-38-9; $Cr_2O_3$; $M_r$ 152.0; Schmp. 2435 °C; je nach Herst. metallglänzende Kristalle od. dunkelgrünes, amorphes Pulver; unlösl. in Wasser; **Anw.:** Malerfarbe, Porzellanmalerei, Glasfärbung; wegen seiner großen Härte in Schleifmitteln; hochtemperaturbeständige Werkstoffe; natürl. u. synthet. herstellbare Rubine (bildet Mischkristalle mit $Al_2O_3$). **Hom.:** Chromium oxydatum: verordnet u. a. bei Rückenschmerzen.

**Chrom(VI)-oxid:** Acidum chromicum; Chromtrioxid, Chromsäureanhydrid; CAS-Nr. 1333-82-0; $CrO_3$; $M_r$ 100.0; Schmp. 197 °C; braunrote, hygroskop. Kristalle, sehr leicht lösl. in Wasser unter Bildung von Chromsäure ($H_2CrO_4$); **Anw.:** **1.** (techn.) Färberei, Gerberei, Galvanotechnik, Oxidationsmittel, Herst. von Dichromaten; **2.** (med.) obsolet; früher als Ätzmittel (z. B. bei Warzen, Kondylomen), gegen Fußschweiß; **Toxikol.:** stark giftig, LD ca. 0.6 g; vermutl. karzinogen.

**Chromoxide:** 2-, 3-, 4- u. 6-wertige Sauerstoffverbindungen des Chroms*; Chrom(III)*-oxid ist das techn. wichtigste Chromoxid.

C

**Chromoxidgrün:** s. Chrom(III)-oxid.
**Chromrot:** s. Bleichromat.
**Chromsäure:** s. Chrom(VI)-oxid.
**Chromsäureanhydrid:** s. Chrom(VI)-oxid.
**Chromschwefelsäure:** Mischung aus Natrium- od. Kaliumdichromat* u. konzentrierter Schwefelsäure; starke Oxidationswirkung; aufgrund der Toxizität von Kaliumdichromat kaum noch verwendet; **Herst.:** 10 g Kaliumdichromat in 20 mL Wasser suspendieren, anschließend in diese Suspension langsam unter Umrühren 100 mL konz. Schwefelsäure gießen; Verw. zur Reinigung stark verschmutzter Glasgeräte im Laboratorium; dabei wird das Dichromat zu grünem Chrom(III)-sulfat reduziert. Vgl. Chrom.
**Chromsesquioxid:** s. Chrom(III)-oxid.
**Chromtrichlorid:** s. Chromchloride.
**Chromtrioxid:** s. Chrom(VI)-oxid.
**Chromzinnober:** s. Bleichromat.
**chronisch:** langsam verlaufend; im Ggs. zu akut*.
**Chronopharmakologie:** Wissenschaftszweig der Pharmakologie, der die period. Schwankung der Wirk. von Arzneimitteln (u. anderen physiol. wirksamen Substanzen) erforscht; **Grundlage:** Arzneimittel werden zu versch. Tageszeiten in ihrer Wirk. u. ihrer Pharmakokinetik durch die rhythm. ablaufenden Vorgänge des Organismus (zirkadianer Rhythmus*) beeinflusst. **Vorteil:** Bei der phasengerechten Anwendung bestimmter Pharmaka (z. B. Glucocorticoide*, Heparin*, Zytostatika*, Histamin*-$H_2$-Rezeptoren-Blocker) können erhebl. Wirkstoffmengen eingespart u. UAW* verringert werden.
**chronotrop:** den Zeitablauf, i. e. S. die Schlagfrequenz des Herzens beeinflussend; **1.** positiv chronotrop (z. B. Sympathikus): die Herzfrequenz steigernd (vgl. Sympathomimetika); **2.** negativ chronotrop (z. B. Parasympathikus): die Herzfrequenz senkend (vgl. Glykoside, herzwirksame; Parasympathomimetika). Vgl. bathmotrop; dromotrop; inotrop.
**Chrysanthemum cinerariifolium** (Trev.) Vis.: s. Tanacetum cinerariifolium.
**Chrysanthemum vulgare:** s. Tanacetum vulgare.
**Chrysarobin:** s. Andira araroba.
**Chrysarobinum:** s. Andira araroba (Hom.).
**Chrysin:** 5,7-Dihydroxy-2-phenyl-4*H*-1-benzoyran-4-on; 5,7-Dihydroxyflavon; $C_{15}H_{10}O_4$, Strukturformel: s. Flavonoide (Tab. dort); $M_r$ 254.2; Schmp. 285 °C; hellgelbe Prismen; unlösl. in Wasser, lösl. in Alkalihydroxid-Lsg., leicht lösl. in Ethanol, Ether, Chloroform; Flavon*; **Vork.:** z. B. in Pappelknospen (s. Populus-Arten, Gemmae Populi) u. im Kernholz vieler Pinus-Arten.
**Chrysoidin:** 2,4-Diamino-azobenzol; $(NH_2)_2C_6H_5{-}N{=}N{-}C_6H_5$; $M_r$ 212.25; Schmp. 117.5 °C; gelbe Kristalle; lösl. in Ethanol u. Ether, wenig lösl. in Wasser; **Anw.:** zum Färben von Baumwolle, Leder u. Papier; in der Bakteriologie zum Färben von Diphtheriebakterien (Neisser*-Färbung).
**Chrysophansäure:** Chrysophanol; 3-Methyl-1,8-dihydroxy-anthrachinon; $C_{15}H_{10}C_4$, Strukturformel: s. Anthrachinone (Tab. dort); **Vork.:** Best. des Chrysarobins (s. Andira araroba) sowie in Rhabarberwurzel (s. Rheum officinale, Rhei radix), Faulbaumrinde (s. Rhamnus frangula, Frangulae cortex), Sennesblättern (s. Cassia angustifolia, Sennae folium) u. einigen Flechten- u. Rumex-Arten (z. B. Rumex* crispus); **Anw.:** früher bisweilen wie Chrysarobin, als Hautreizmittel*.
**Chrysoplenetin:** s. Flavonoide (Tab. dort).
**Chrysoplenol:** s. Flavonoide (Tab. dort).
**Chrysopogon zizanioides** (L.) Roberty: s. Vetiveria zizanioides.
**Churna:** im Ayurveda* Bez. für arzneil. Pulverzubereitungen aus pulverisierten getrockneten Pflanzen od. Mineralstoffen; die Einnahme erfolgt mit Flüssigkeit, z. B. Lassi (Getränk aus Joghurt u. Wasser) od. heißem Wasser; Vorteil gegenüber Tabletten u. Gullikas*: einfache individuelle Dosierbarkeit u. Mischbarkeit mit Flüssigkeiten, was die Einnahme erleichtern u. die unmittelbare Wirkung durch schnelle Resorption verbessern kann; **Anw.:** je nach Zusammensetzung für unterschiedliche Krankheitsbilder.
**Chylomikronen:** Chyluskörner, Lipomikronen; zu den Lipoproteinen* gehörende Partikel mit geringer Dichte u. hohem Triglyceridanteil, die als Lipidtransportpartikel in der Darmschleimhaut synthetisiert werden u. über das Lymphsystem ins Blut gelangen; transportieren aus fetthaltiger Nahrung aufgenommene Triglyceride*; werden durch Lipoproteinlipase* zu Chylomikronresten (Remnants*) abgebaut, die in der Leber Vorstufen von VLDL u. HDL sind.
**Chylurie:** milchige Trübung des Harns inf. Beimengungen von Chylus* bei Chylusfistel mit Anschluss an den Harntrakt; **Vork.:** selten bei angeborener Anomalie der Lymphbahnen mit Anschluss an das Nierenbecken, häufig mit Anomalie der Nierenvenen (Hämaturie, Nierenkoliken); erworben bei Lymphabflussstörungen, z. B. bei Lymphknotenmetastasen, posttraumatisch, in den Tropen bei lymphatischer Filariose*; **Sympt.:** oft asymptomatisch; falls nicht spontan sistierend, hoher Eiweißverlust mögl.; **Ther.:** bei asymptomat. nichtparasitärer C. i. d. R. nicht erforderl.; ggf. operativer Fistelverschluss, bei Filariose Chemotherapeutika.
**Chylus** (gr. chylos Brühe): Milchsaft; vorwiegend ungespaltene Fette enthaltender, milchig-trüber Inhalt der Darmlymphgefäße.
**Chyluskörner:** s. Chylomikronen.
**Chymodiactin:** s. Chymopapain.
**Chymopapain** (INN): Chymodiactin, Discase; CAS-Nr. 9001-09-6; proteolyt. Enzym aus dem rohen Latex von Carica* papaya; Sulfhydrylenzym, ähnl. Papain*; besteht aus 4 Komponenten; nicht mehr im Handel befindl. Nucleolytikum*; **Wirk.:** greift die Mukopolysaccharidketten der Bandscheiben-Kernteile an; früher angewendet bei Schmerzen im Bereich des Ischiasnervs inf. von Bandscheibenschäden.
**Chymosin:** s. Lab.
**Chymotrypsin** (INN): **1.** (physiol.) zu den Endopeptidasen (s. Proteasen) gehörende Gruppe strukturell verwandter Serinproteasen, die in Form ihrer Vorstufen im Pankreas* gespeichert sind u. durch Spaltung durch Trypsin* aktiviert werden; **2.** (pharmak.) CAS-Nr. 9004-07-3; weißes, hygroskop., amorphes Pulver; wenig lösl. in Wasser; aus Rinderpankreas gewonnenes proteolyt. Enzym*;

Aktivität mind. 5.0 µkat/mg; in Österreich im Handel befindl. Antiphlogistikum*; in Deutschland als Humanarzneimittel außer Handel; **Off.:** Ph.Eur. (in Ph.Eur.6 nicht enthalten); **Kontraind.:** schwere Blutgerinnungsstörungen, gleichzeitige Ther. mit Blutverdünnern; **WW:** Bei gleichzeitiger Gabe von Antibiotika wird deren Konz. erhöht. **UAW:** Asthma-Anfälle bei Inhalationen, anaphylakt. Reaktionen.

**Chymotrypsinogene:** inaktive Vorstufen von Chymotrypsin*; Chymotrypsinogen A (241 Aminosäuren, $M_r$ 25 000) liegt bei pH 8 als Kation, Chymotrypsinogen B als Anion vor. Unterschiede bestehen in der Substratspezifität der aktivierten Formen. Alle Chymotrypsine hydrolysieren bevorzugt Phenylalanin-, Tyrosin- u. Tryptophanpeptidbindungen; pH-Optimum zwischen 7.8 u. 8.5; bei pH 3 ist die Aktivität reversibel gehemmt, Ch. sind bei diesem pH-Wert am stabilsten. Chymotrypsinogen A besteht aus einer Polypeptidkette mit 5 intermolekularen Disulfidbrücken. Trypsin* aktiviert Chymotrypsinogen A durch Hydrolyse der Peptidbindung zwischen $Arg^{15}$-$Ile^{16}$, wobei $\pi$-Chymotrypsin entsteht. Dieses Enzym wiederum entfernt die Dipeptide $Ser^{14}$-$Arg^{15}$ u. $Thr^{147}$-$Asn^{148}$ von anderen $\pi$-Chymotrypsinmolekülen; hierbei wird das stabile $\alpha$-Chymotrypsin gebildet.

**Chymus** (gr. Saft): im Magen* entstehender Speisebrei.

**Chytridiomycota:** s. Pilze.

**Ci:** (physik.) Einheitenzeichen für Curie*.

**Cibenzolin** (INN): 2-(2,2-Diphenylcyclopropyl)-4,5-dihydro-1*H*-imidazol; (±)-2-(2,2-Diphenylcyclopropyl)-2-imidazolin; CAS-Nr. 53267-01-9; $C_{18}H_{18}N_2$; $M_r$ 262.35; Schmp. 104 °C; **Cibenzolinsuccinat:** CAS-Nr. 57625-97-5; nicht mehr im Handel befindl. Antiarrhythmikum* (Klasse I); **UAW:** Erbrechen, Übelkeit, zentralnervöse Beschwerden.

**Cibotium barometz** Link: Vegetabilisches Lamm; Fam. Dicksoniaceae; China, Japan, Taiwan u. trop. Asien; Stpfl. von **Paleae haemostaticae:** Paleae stypticae; Penghawar Djambi, Farnhaare; **Anw.:** **1.** (techn.) Polstermaterial; **2.** (med.) obsolet; früher als Hämostatikum.

**Cichorium endivia** L.: Endivie; Fam. Asteraceae* (Compositae); als Salatpflanze kultiviert, mehrere Varietäten.

**Cichorium intybus** L.: Zichorie, Wegwarte; Fam. Asteraceae* (Compositae); **Formen: 1. var. foliosum** Hegi: Salatzichorie, Chicorée; mit verdickter Wurzel u. großen Blättern (nur kultiviert bekannt); **2. var. intybus** (var. sylvestre Vis.); Wilde Zichorie; Europa, Asien; **3. var. sativum** DC. (ssp. sativum (DC.) Janchen): Wurzelzichorie, Kaffeezichorie; mit stark verdickter Wurzel (nur kultiviert bekannt); diese Varietät ist Stpfl. von **Radix Cichorii:** Zichorienwurzel; **Inhaltsst.:** im Milchsaft Intybin (Lactucopicrin, Sesquiterpenbitterstoff), $\alpha$- u. $\beta$-Lactucerol, Cichoriumsäure (Phenolcarbonsäure*), Gerbstoffe, Phytosterole (s. Sterole); in der Wurzel bis 58 % Inulin* (bei var. intybus nur ca. 20 %); **Anw.:** (volkstüml.) **1.** z. B. Blutreinigungsmittel*, Stomachikum* u. Cholagogum*; **2.** Kaffeesurrogat. **Hom.: 1.** Cichorium intybus Rh (HAB): ganze, zur Blütezeit gesammelte Pflanze der var. sativum; **2.** Cichorium intybus, ethanol. Decoctum (HAB): ganze, blühende, getrocknete Pflanze der var. sativum u. var. intybus; verordnet z. B. bei Dyspepsie, Verdauungsstörung.

**Cichoriumsäure:** s. Phenolcarbonsäuren.

**Ciclacillin** (INN): Cyclacillin, 1-Aminocyclohexyl)penicillin; 6-(1-Aminocyclohexancarboxamido)-3,3-dimethyl-7-oxo-4-thia-1-azabicyclo[3.2.0]heptan-2-carbonsäure; CAS-Nr. 3485-14-1; $C_{15}H_{23}N_3O_4S$; $M_r$ 341.43; Derivat des Ampicillins*; Schmp. 182–183 °C (Anhydrat); $[\alpha]_D^{25\,°C}$ +268° (Wasser); Löslichkeit in Wasser bei 38 °C ca. 2.9 mg/mL; $pK_{S,1}$ 2.68 (Wasser), $pK_{S,1}$ 4.16 (Dioxan, 50 %); $pK_{S,2}$ 7.50 (Wasser), $pK_{S,2}$ 7.04 (Dioxan, 50 %); nicht mehr im Handel befindl. Antibiotikum; wirksam v. a. gegen gramnegative Keime.

**Ciclesonid** (INN): CAS-Nr. 141845-82-1; $C_{32}H_{44}O_7$, Strukturformel: s. Abb.; $M_r$ 540.7; **Wirk.:** Glucocorticoid*, Prodrug zur Inhalation; **Ind.:** persistierendes Asthma bronchiale bei Erwachsenen u. Jugendlichen ab 12 Jahren; **UAW:** Infektionen der oberen Atemwege, Asthma- u. Bronchitis-Symptome; **Dos.:** Dosieraerosol; initial 160 µg/d.

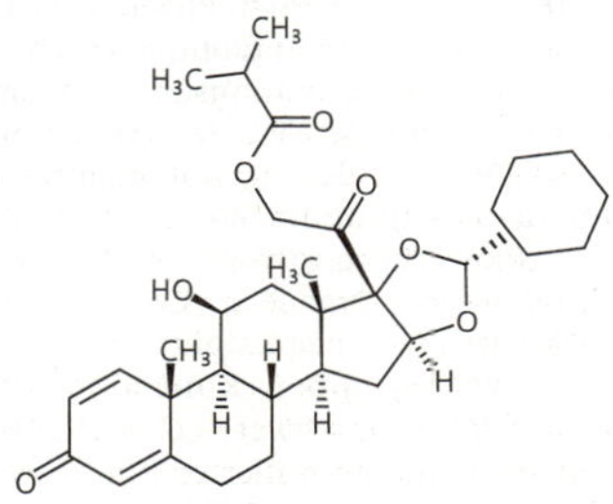

**Ciclesonid**

**Cicletanin** (INN): (*RS*)-3-(4-Chlorophenyl)-1,3-dihydro-6-methylfuro[3,4-*c*]-pyridin-7-ol; CAS-Nr. 89943-82-8; $C_{14}H_{12}ClNO_2$, Strukturformel: s. Abb.; $M_r$ 261.7; **Cicletaninhydrochlorid:** CAS-Nr. 82747-56-6; $C_{14}H_{13}Cl_2NO_2$; $M_r$ 298.14; Schmp. 219–228 °C; weiße Kristalle, unlösl. in Wasser; **Wirk.:** Diuretikum*, Antihypertensivum*, steigert auch die Prostacyclinsynthese; **UAW:** Erniedrigung des Kaliumspiegels, Kopfschmerz, Hautrötung; **Dos.:** 1 × 50–100 mg/d.

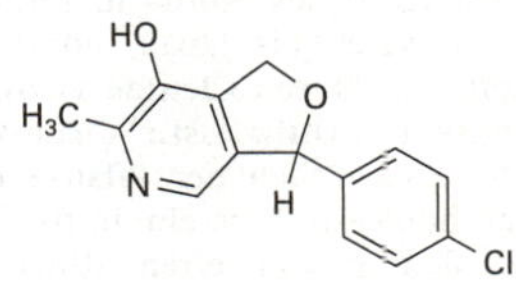

**Cicletanin**

**Ciclopirox:** Ciclopiroxum Ph.Eur.; 6-Cyclohexyl-1-hydroxy-4-methyl-2(1*H*)-pyridinon; CAS-Nr. 29342-05-0; $C_{12}H_{17}NO_2$, Strukturformel: s. Abb.; $M_r$ 207.27; Schmp. 140–145 °C; weißes bis gelbl. weißes, krist. Pulver, schwer lösl. in Wasser, leicht lösl. in Dichlormethan u. wasserfreiem Ethanol; **Ciclopirox-Olamin:** Ciclopirox olaminum Ph.Eur.; (6-Cyclohexyl-1-hydroxy-4-methylpyridin-2(1*H*)-on, 1 : 1-Verb. von Ciclopirox u. 2-Ami-

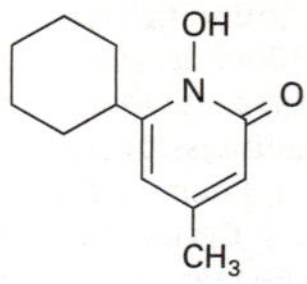

**Ciclopirox**

noethanol; CAS-Nr. 41621-49-2; $C_{14}H_{24}N_2O_3$, $C_{12}H_{17}NO_2 \cdot C_2H_7NO$; $M_r$ 268.36; **Wirk.:** Antimykotikum*; **Ind.:** Nagel- u. Haarmykosen, Hautmykosen (oft in der Gynäkologie).

**Ciclopirox-Olamin:** s. Ciclopirox.

**Ciclosporin** (INN): Ciclosporinum Ph.Eur.6, Ciclosporin A, Cyclosporin A; Cyclo-{[(*E*)-(2*S*,3*R*,4*R*)-3-hydroxy-4-methyl-2-(methylamino)-6-octenoyl]-L-2-aminobutyryl-*N*-methylglycyl-*N*-methyl-L-leucyl-L-valyl-*N*-methyl-L-leucyl-L-alanyl-D-alanyl-*N*-methyl-L-leucyl-*N*-methyl-L-leucyl-*N*-methyl-L-valyl}; CAS-Nr. 59865-13-3; $C_{62}H_{111}N_{11}O_{12}$; $M_r$ 1202.6; Schmp. 148–151 °C; weißes Pulver; fast unlösl. in Wasser; cycl. Polypeptid aus 11 Aminosäuren; **Vork.:** Ciclosporine sind eine Gruppe biol. aktiver Metaboliten in versch. Pilzen (z. B. Trichoderma polysporum); Hauptkomponenten: Ciclosporin A u. C; **Wirk.:** Immunsuppressivum*; reversible Hemmung der T-Zell-Aktivierung u. a. durch Blockierung der Lymphokinproduktion (z. B. Interleukin-2); antimykot. u. antiphlogist.; **Ind.:** zur Unterdrückung von Abwehrreaktionen gegen implantierte Organe u. Gewebe; Autoimmunkrankheiten wie rheumatoide Arthritis*, Psoriasis*; nephrot. Syndrom; **Kontraind.:** unkontrollierte Infektionen, schwere Leberschäden, maligne Tumoren, unkontrollierter Blutdruck, Nierenfunktionsstörungen; **WW:** Tacrolimus (erhöhte Nephrotoxizität), hochdosierte Corticosteroide (erhöhte Neigung zu zerebralen Krampfanfällen); **UAW:** Nierenschäden, gastrointestinale Beschwerden, Hirsutismus, Wasserretention u. damit verbundene Ödeme u. Hypertonie; **Hinweis:** Weitere natürl. Ciclosporine sind **1.** Ciclosporin B: $C_{61}H_{109}N_{11}O_{12}$; **2.** Ciclosporin C: $C_{62}H_{111}N_{11}O_{13}$; **3.** Ciclosporin D: $C_{63}H_{113}N_{11}O_{12}$.

**Ciclotat:** chem. Kurzbez. für 4-Methylbicyclo[2,2,2]oct-2-en-1-carboxylat.

**Cicuta virosa** L.: Giftiger Wasserschierling; Fam. Apiaceae (Umbelliferae); Nord- u. Mitteleuropa, Zentral- u. Ostasien bis Japan, nördl. Kanada, Alaska; Stpfl. von **Herba Cicutae virosae:** Wasserschierlingskraut; **Inhaltsst.:** Cicutoxin* u. a. Polyine*, in allen Teilen der Pflanze enthalten (v. a. in Markhöhlen u. Wurzeln; in frischen Wurzeln bzw. den gekammerten Rhizomknollen 0.2 %, in getrockneten bis ca. 3.5 %, aber Abbau im Laufe der Zeit); ferner äther. Öl; weitere giftige Stoffe, Alkaloide od. Glykoside sind nicht sicher festgestellt. **Anw.:** generell abzulehnen (s. Toxikol.); (volkstüml.) Kraut u. Wurzel äußerl. zu schmerzstillenden Kataplasmen u. Salben; früher auch bei Krämpfen u. Erkrankungen des rheumat. Formenkreises; **Hinweis:** Häufig wird Herba Cicutae virosae mit Herba Conii (s. Conium maculatum) verwechselt. **Radix Cicutae virosae:** Wasserschierlingswurzel; **Anw.:** (volkstüml.) schmerzstillende Kataplasmen u. Salben, bei bakt. Infektionen der Haut; **Semen Cicutae virosae:** Wasserschierlingssamen; **Inhaltsst. u. Anw.:** wie Herba Cicutae virosae; **Toxikol.:** Aufgrund des Gehalts an Cicutoxin, einem zentral angreifenden Krampfgift, ist die gesamte Pflanze stark toxisch. **Hom.:** Cicuta virosa: frischer, bei Blütebeginn gesammelter Wurzelstock mit anhängenden Wurzeln; verordnet z. B. bei zerebralen Krämpfen, ergänzend bei Epilepsie.

**Cicutoxin:** CAS-Nr. 505-75-9; $C_{17}H_{22}O_2$; $M_r$ 258.35; Schmp. 54 °C; Polyin* aus Giftigem Wasserschierling (Cicuta* virosa); außerordentl. potentes, zentral angreifendes Krampfgift (GABA-Antagonist, ähnl. Picrotoxin*).

**Cidofovir** (INN): Abk. CDV; Cidofovirum; (*S*)-[2-(4-Amino-1,2-dihydro-2-oxopyrimidin-1-yl)-1-(hydroxymethyl)ethoxy]-methylphosphonsäure, 1-[(*S*)-3-Hydroxy-2-(phosphonomethoxy)propyl]cytosin (Abk. HPMC); CAS-Nr. 113852-37-2; $C_8H_{14}N_3O_6P$, Strukturformel: s. Abb.; $M_r$ 279.19; Schmp. 260 °C (unter Zers.); logP −3.4; p$K_S$ 1.6 (berechnet); leicht lösl. in Wasser; Virostatikum* (Nucleotid*-Analogon); Cytidin-Analogon; **Wirk.:** Hemmung von HSV-1-, HSV-2- (s. Herpes-Viren) u. CMV-DNA-Polymerase durch C.-Diphosphat; humane zelluläre DNA-Polymerasen $\alpha$, $\beta$ u. $\gamma$ werden 8- bis 600-mal schwächer gehemmt; Ausscheidung unverändert über die Nieren; **Ind.:** CMV-Retinitis bei HIV-Erkrankten ohne renale Dysfunktion (vgl. Zytomegalie; Retinitis); **UAW:** Proteinurie (51 %), Fieber (43 %), Asthenie (32 %), Übelkeit, Erbrechen (26 %), Hautausschläge (19 %), Neutropenie, Dyspnoe; **Hinweis:** Durch eine Komedikation mit Probenecid* wird das Risiko einer Nephropathie deutl. reduziert. **Dos.:** initial 5 mg/kg KG/Woche per Infusion alle 7–14 d; HWZ: 2.2 h; vgl. HIV-Erkrankung.

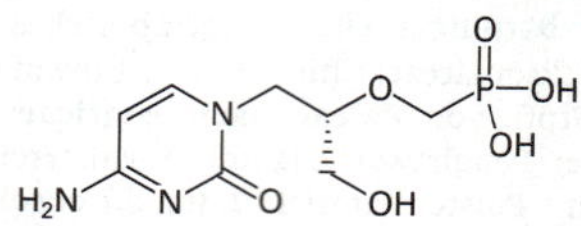

**Cidofovir**

**Cignolin:** s. Dithranol.

**Cilastatin** (INN): eine um Cystein über eine S-Brücke verlängerte $\alpha$-Aminoheptensäure, die amidartig mit einer Dimethylcyclopropancarbonsäure verknüpft ist; Strukturformel: s. Abb.; **Wirk.:** hat selbst keine antibakteriellen Eigenschaften; wirkt kompetitiv hemmend auf eine Dehydropeptidase, die tubulär sezernierte Betalactam*-Antibiotika (z. B. Imipenem*) inaktiviert. **Cilastatin-Natrium** (INNv): Cilastatinum natricum Ph.Eur.6; CAS-Nr. 81129-83-1; $C_{16}H_{25}N_2NaO_5S$; $M_r$ 380.4; sehr leicht lösl. in Wasser u. Methanol.

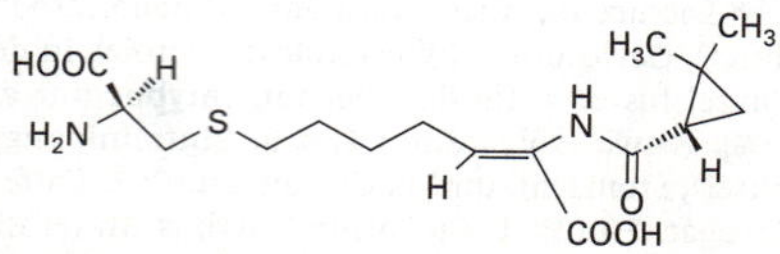

**Cilastatin**

**Cilazapril** (INN): Cilazaprilum Ph.Eur.; (1*S*,9*S*)-[(*S*)-1-Carboxy-3-phenylpropyl]amino-octahydro-10-oxo-6*H*-pyridazino[1,2-*a*][1,2]diazepin-1-carbonsäure-9-ethylester; CAS-Nr. 88768-40-5; $C_{22}H_{31}N_3O_5$, Strukturformel: s. Abb.; $M_r$ 417.5; Schmp. 95–97 °C; **Wirk.**: Antihypertensivum*, ACE*-Hemmer (vgl. Captopril), liegt als Prodrug vor, wird von unspezif. Esterasen in die Wirkform überführt; **Ind.**: Hypertonie; **UAW**: Husten, Hautausschläge, Schwindel; **Dos.**: p. o. 1 × 2.5 mg/d.

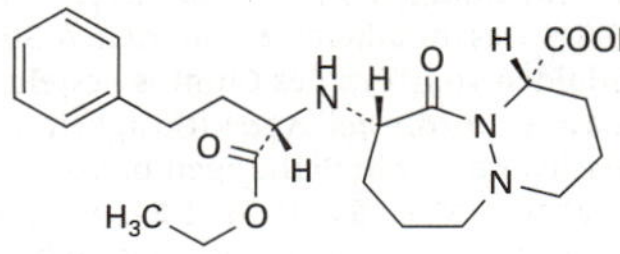

**Cilazapril**

**Ciliata**: s. Protozoen.

**Cilostazol** (INN): 6-[4-(1-Cyclohexyl-1-tetrazol-5-yl)butoxy]-3,4-dihydro-2-oxo-chinolin; CAS-Nr. 73963-72-1; $C_{20}H_{27}N_5O_2$, Strukturformel: s. Abb.; $M_r$ 369.47; Schmp. 159–160 °C; logP 3.0 ± 0.3 (berechnet); weißes Pulver; lösl. in DMSO (18 mg/mL), mäßig lösl. in Methanol u. Ethanol, praktisch unlösl. in Wasser; **Wirk.**: Phosphodiesterase*-Hemmer; selektive Hemmung der c-AMP-spezif. Phosphodiesterase 3 (Abk. PDE 3), dadurch Erhöhung der cAMP-Spiegel, die zu Thrombozytenaggregationshemmung u. Vasodilatation führt; **Ind.**: Claudicatio intermittens bei arterieller Verschlusskrankheit (Verlängerung der max. u. schmerzfreien Gehstrecke); **Kontraind.**: schwere Nieren- u. mittelschwere bis schwere Leberfunktionsstörungen, Herzinsuffizienz u. -rhythmusstörungen; **WW**: keine Kombination mit Cimetidin, Diltiazem, Erythromycin, Lansoprazol, Omeprazol u. HIV-1-Protease-Inhibitoren; **UAW**: u. a. Diarrhö, Kopfschmerz, Stuhlveränderungen; **Dos.**: p. o. 2 × 100 mg/d, 30 min vor od. 2 h nach Frühstück u. Abendessen.

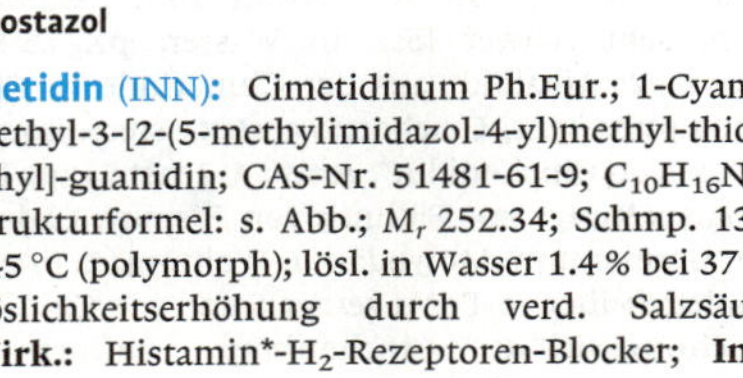

**Cilostazol**

**Cimetidin** (INN): Cimetidinum Ph.Eur.; 1-Cyan-2-methyl-3-[2-(5-methylimidazol-4-yl)methyl-thioethyl]-guanidin; CAS-Nr. 51481-61-9; $C_{10}H_{16}N_6S$, Strukturformel: s. Abb.; $M_r$ 252.34; Schmp. 139–145 °C (polymorph); lösl. in Wasser 1.4 % bei 37 °C, Löslichkeitserhöhung durch verd. Salzsäure; **Wirk.**: Histamin*-$H_2$-Rezeptoren-Blocker; **Ind.**: v. a. als Ulkustherapeutikum*; **UAW**: Diarrhö, Muskelschmerzen, Benommenheit, Kopfschmerz, Verwirrtheit, Gynäkomastie, Impotenz; HWZ 1.8–2.3 h. **Cimetidinhydrochlorid**: Cimetidini hydrochloridum Ph.Eur.; CAS-Nr. 70059-30-2; $C_{10}H_{17}ClN_6S$, $M_r$ 288.81; weißes bis fast weißes, krist. Pulver; leicht lösl. in Wasser, wenig lösl. in wasserfreiem Ethanol; **Ind.**: zur Ulkustherapie. Gebräuchl. ist auch Cimetidinhydrochloridmonohydrat. Vgl. Famotidin; Ranitidin; Ulkus.

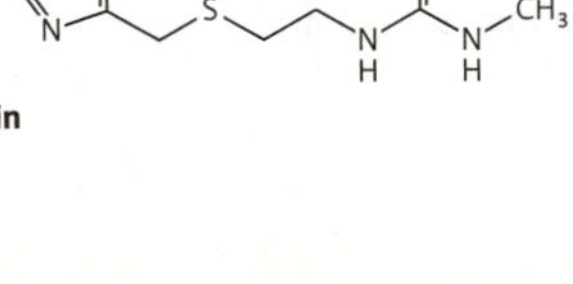

**Cimetidin**

**Cimicifugae rhizoma**: s. Actaea racemosa.

**Cimicifuga racemosa**: s. Actaea racemosa.

**Cina**: s. Artemisia cina (Hom.).

**Cinacalcet** (INN): *N*-[(1*R*)-1-(1-Naphthyl)ethyl]-3-[3-(trifluoromethyl)phenyl]propan-1-amin; CAS-Nr. 226256-56-0; $C_{22}H_{22}F_3N$, Strukturformel: s. Abb.; $M_r$ 357.4; **Wirk.**: Calcimimetikum; **Ind.**: sekundärer Hyperparathyroidismus bei dialysepflichtigen Patienten mit terminaler Niereninsuffizienz; Hyperkalzämie aufgrund von Nebenschilddrüsenkarzinom; **UAW**: Übelkeit, Erbrechen, Hypokalzämie; **Dos.**: p. o. 1 × 30 mg/d. Vgl. Paricalcitol; Osteoporose.

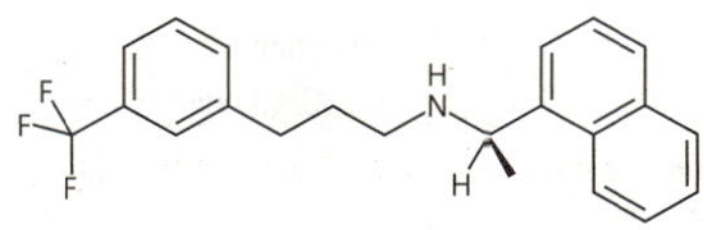

**Cinacalcet**

**Cinae flos**: s. Artemisia cina.

**Cinchocain** (INN): 2-Butoxy-*N*-(2-diethylaminoethyl)cinchoninamid; 2-Butoxy-*N*-(2-diethylaminoethyl)-4-chinolincarboxamid; CAS-Nr. 85-79-0; $C_{20}H_{29}N_3O_2$; $M_r$ 343.57; Schmp. 62–65.5 °C; lösl. in Wasser 1:4600, in Ether 1:1.4–1.5, in Erdnußöl 1:30, in Leichtpetroleum, flüssigem Paraffin, Mineralsäuren; **Cinchocainhydrochlorid**: Cinchocaini hydrochloridum Ph.Eur.; $C_{20}H_{30}ClN_3O_2$, Strukturformel: s. Abb.; $M_r$ 379.9; Schmp. 93–101 °C; farblose Kristalle od. weißes, krist. Pulver, schwach bitter, hygroskop.; sehr leicht lösl. in Wasser od. Ethanol, leicht lösl. in Chloroform, sehr schwer lösl. in Ether; bildet leicht Klumpen u. färbt sich im Licht dunkel; **Anw.**: als Lokalanästhetikum*, oft in Kombination mit Adrenalin*; **Dos.**: bei Hämorrhoiden: rektal 2 × 6 mg/d; in fixer Kombination mit Dexamethason* in Ohrentropfen: 0.5 %.

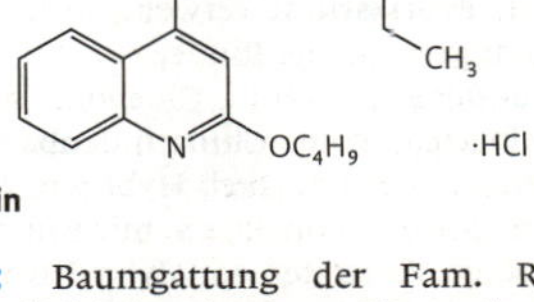

**Cinchocain**

**Cinchona**: Baumgattung der Fam. Rubiaceae; heim. u. kultiviert in den südamerikan. Anden von Venezuela, Kolumbien, Ecuador, Peru, Bolivien; kultiviert ferner in Indien, Sri Lanka, Jamaika, Ostafrika; Hauptanbaugebiet: Java; in den Anden sind 40 Arten der Gattung C. in Höhen zw. 1200 u. 3400 m heimisch.

**Cinchona-Alkaloide:** China-Alkaloide; mehr als 30 in Cinchona*-Arten vorkommende Chinolinalkaloide*, z. B. Chinin*, Chinidin*, Cinchonidin*, Cinchonin*; Biogenese wie bei den Indolalkaloiden* von Tryptophan ausgehend; Chinin u. Chinidin sowie Cinchonin u. Cinchonidin sind Diastereomere, die sich durch eine konfigurative Umkehr an den C-Atomen 8 u. 9 unterscheiden (s. Abb.). **Nachw.:** Thalleiochinreaktion*.

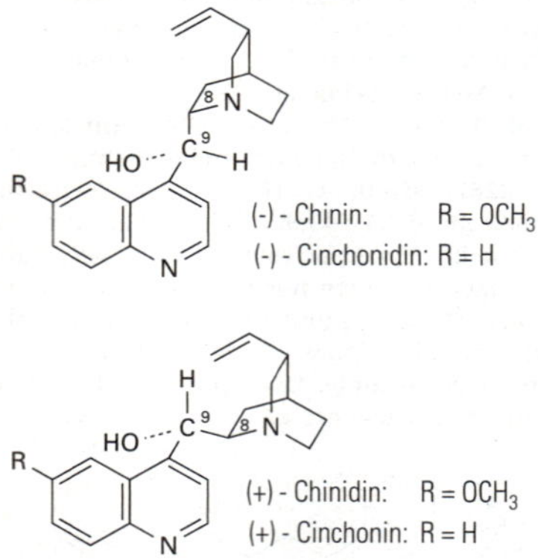


**Cinchona-Alkaloide:** Chinin, Chinidin, Cinchonin u. Cinchonidin

**Cinchona calisaya:** s. Cinchona officinalis.

**Cinchonae cortex:** s. Cinchona pubescens.

**Cinchonae extractum fluidum normatum:** s. Extractum Cinchonae fluidum normatum.

**Cinchonae extractum siccum normatum:** s. Extractum Cinchonae siccum titratum.

**Cinchonae succirubrae cortex:** s. Cinchona pubescens (Cinchonae cortex).

**Cinchonae tinctura composita:** s. Tinctura Chinae composita.

**Cinchona ledgeriana:** s. Cinchona officinalis.

**Cinchona officinalis** L.: Cinchona calisaya Wedd. var. ledgeriana (Moens) Howard, Cinchona ledgeriana (How.) Moens ex Trim.; Gelber Chinarindenbaum; Fam. Rubiaceae; s. Cinchona; Stpfl. von **Cortex Chinae calisayae:** Cortex Chinae flavae; Calisaya-Chinarinde, Gelbe Chinarinde, Königsrinde, Gelbe Königsrinde; **Inhaltsst. u. Anw.:** wie Cinchonae cortex (s. Cinchona pubescens); Gehalt: 5–6 % Alkaloide*, davon 3–15 % Chinin*; dient (neben anderen Cinchona-Arten) hauptsächl. zur industriellen Gew. der Alkaloide, wobei nicht nur die Stamm- u. Zweigrinde, sondern auch die Wurzelrinde als Fabriksrinde verwendet wird. **Hom.:** China fusca: getrocknete Rinde.

**Cinchona pubescens** Vahl: Cinchona succirubra Pav. ex Klotzsch; Roter Chinarindenbaum; Fam. Rubiaceae u. Varietäten (auch Hybriden mit anderen C.-Arten; s. Cinchona); zus. mit Cinchona* officinalis, deren Varietäten od. Hybriden Stpfl. von **Cinchonae cortex:** Cinchonae succirubrae cortex, Cortex Chinae, Cortex Chinae succirubrae; Apothekenrinde, Rote Chinarinde, Fieberrinde, Königsrinde, Rote Königsrinde; ganze od. geschnittene, getrocknete Rinde; **Off.:** Ph.Eur.6; Monographie: Kommission E; **Inhaltsst.:** Cinchona*-Alkaloide, v. a. Chinin*, Chinidin*, Cinchonin* u. Cinchonidin*, in der Rinde als Salze der Chinasäure*, Chinagerbsäure, Chinovasäure (Triterpensapogenin; Strukturformel: s. Saponine, Tab. 1 dort), in der Droge an Tannine* gebunden (daher versagen mikrochem. Alkaloidreagenzien); ferner Chinasäure, Chinagerbsäure, Chinarot u. a. Gerbstoffe; Chinovasäureglucosid Chinovin (Bitterstoff; neben Chinin für den bitteren Geschmack der Rinde verantwortl.); mehr als 30 Alkaloide* sind isoliert worden; Alkaloidgehalt: 4–9 %; nach Ph.Eur. mind. 6.5 % Gesamtalkaloide, von denen 30–60 % aus Alkaloiden vom Typ des Chinins bestehen sollen; **Anw.: 1.** (med.) bei Appetitlosigkeit u. dyspept. Beschwerden wie Blähungen u. Völlegefühl; als Stomachikum* u. Tonikum*; **2.** früher gegen Malaria; ersetzt durch reine Alkaloide bzw. Antimalariamittel*; vgl. Chinin; **Zuber.:** Extractum* Chinae, Extractum* Chinae fluidum, Extractum* Chinae spirituosum, Extractum* Cinchonae fluidum normatum, Extractum* Cinchonae siccum titratum, Tinctura* Chinae, Tinctura* Chinae composita, Vinum Chinae (s. Vina medicata); **Hinweis:** Im Ggs. zu den Gelben Chinarinden (s. Cinchona officinalis, Cortex Chinae calisayae) sind Rote Chinarinden zur Alkaloidgewinnung weniger geeignet (daher sog. Apothekerrinden). **Gesch.:** s. Chinin. **Hom.:** Cinchona succirubra (HAB): getrocknete Rinde junger Stämme u. älterer Zweige.

**Cinchona succirubra:** s. Cinchona pubescens.

**Cinchonidin:** $C_{19}H_{22}N_2O$, Strukturformel: s. Cinchona-Alkaloide (Abb. dort); $M_r$ 294.38; Schmp. 210 °C; $pK_{S,1}$ 5.80, $pK_{S,2}$ 10.3; weiße Kristalle von bitterem Geschmack; sehr schwer lösl. in Wasser, lösl. in Ethanol u. Chloroform, wenig lösl. in Ether; Alkaloid* aus der Chinarinde (s. Cinchona pubescens, Cinchonae cortex); stereoisomere Base von Cinchonin*; nicht mehr im Handel; früher med. angewendet wie Chinin*. **Cinchonidinhydrochlorid:** Cinchonidinum hydrochloricum; $C_{19}H_{22}N_2O \cdot HCl \cdot 2\,H_2O$; weißes, krist. Pulver; lösl. in Wasser, Ethanol, Chloroform, wenig lösl. in Ether. **Cinchonidinsulfat:** Cinchonidinum sulfuricum; schwefelsaures Cinchonidin; $(C_{19}H_{22}N_2O)_2 \cdot H_2SO_4 \cdot 3\,H_2O$; weiße, hygroskop. Kristalle; sehr schwer lösl. in Wasser, Ethanol, Chloroform, unlösl. in Ether.

**Cinchonin:** Cinchoninum; $C_{19}H_{22}N_2O$, Strukturformel: s. Cinchona-Alkaloide (Abb. dort); Schmp. 264 °C; weißes, krist. Pulver von bitterem Geschmack, wenig lösl. in Ethanol, Ether, Chloroform, sehr schwer lösl. in Wasser; $pK_{S,1}$ 5.85, $pK_{S,2}$ 9.92; Alkaloid* aus der Chinarinde (s. Cinchona pubescens, Cinchonae cortex); stereoisomere Base von Cinchonidin*; **Anw.: 1.** (chem.) zur Racematspaltung; zur Fällung von Bismut, Cadmium, Germanium, Molybdän u. Wolfram; **2.** (med.) obsolet; früher in Form seiner Salze wie Chinin*. **Cinchoninsulfat:** Cinchoninum sulfuricum; schwefelsaures Cinchonin; $(C_{19}H_{22}N_2O)_2 \cdot H_2SO_4 \cdot 2\,H_2O$; weiße glänzende Kristalle von bitterem Geschmack; wenig lösl. in Wasser u. Chloroform, lösl. in Ethanol, unlösl. in Ether.

**Cinchonismus:** s. Chinidin.

**1,8-Cineol:** Cineolum, Eucalyptolum; Eucalyptol, Zineol; 1,8-Oxido-*p*-menthan; CAS-Nr. 470-82-6; $C_{10}H_{18}O$, Strukturformel: s. Abb.; $M_r$ 154.3; D. 0.923–0.926; Schmp. 1.5 °C; Sdp. 175–177 °C; farblose, campherartig riechende Flüss.; lösl. in Ether, Chloroform, Ethanol, Terpentinöl, fetten Ölen; fast unlösl. in Wasser; **Vork.:** Hauptbestandteil des äther. Öles von Eucalyptus* globulus u. a. Eucalyptus- u. Melaleuca-Arten; ferner in größeren Mengen enthalten im äther. Öl von Salvia* triloba, Laurus* nobilis, Rosmarinus vulgaris, Artemisia* abrotanum, Artemisia* vulgaris, Elettaria* cardamomum, Achillea- u. Lavandula-Arten u. a.; **Off.:** DAC, Ph.Helv.; Reagenz Ph.Eur.6; **Anw.:** (med.) Antiseptikum*, Expektorans*, Anthelminthikum*; **Dos.:** 0.1–1 g p. o., TMD 3 g.

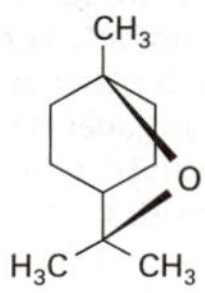

**1,8-Cineol**

**Cineolum:** s. 1,8-Cineol.

**Cineraria:** s. Pyrrolizidinalkaloide.

**cinereus:** grau.

**Cinerin:** s. Tanacetum cinerariifolium (Pyrethri flos).

**Cinnabaris:** s. Quecksilber(II)-sulfid, rotes.

**Cinnamaldehyd:** s. Zimtaldehyd.

**Cinnamein:** Gemisch aus Benzoesäurebenzylester* u. Zimtsäurebenzylester*; **Vork.:** in Balsamum* peruvianum, Styrax (s. Liquidambar orientalis) u. Balsamum* tolutanum.

**Cinnamomi cassiae aetheroleum:** s. Cinnamomum aromaticum.

**Cinnamomi cassii cortex:** s. Cinnamomum aromaticum (Cortex Cinnamomi cassiae).

**Cinnamomi ceylanici cortex:** s. Cinnamomum verum (Cinnamomi cortex).

**Cinnamomi cortex:** s. Cinnamomum verum.

**Cinnamomi corticis tinctura:** s. Cinnamomum verum.

**Cinnamomi zeylanici corticis aetheroleum:** s. Cinnamomum verum.

**Cinnamomi zeylanici folii aetheroleum:** s. Cinnamomum verum.

**Cinnamomum:** s. Cinnamomum verum (Hom.).

**Cinnamomum acutum:** s. Cinnamomum verum (Cinnamomi cortex).

**Cinnamomum aromaticum** Nees: Cinnamomum cassia Bl.; Chinesischer Zimtbaum; Fam. Lauraceae; heim. u. kultiviert in Südchina, Cochinchina; kultiviert in Java, Sri Lanka, Sumatra, Japan, Mittel- u. Südamerika; Stpfl. von **Cortex Cinnamomi cassiae:** Cinnamomi cassii cortex, Cortex Cassiae, Cortex Cinnamomi sinensis; Kaneel, Zimtkassia, Chinesische Zimtrinde; **Inhaltsst.:** 1–4 % äther. Öl, Diterpene*, Zucker, Mannitol*, Harz, Phenolcarbonsäuren*, Lignane*, Gerbstoffe; **Wirk.:** antimikrobiell, antiulzerogen, appetitanregend; Monographie: WHO, Kommission E; **Anw.:** (med.) bei Appetitlosigkeit, dyspept. Beschwerden; **Cinnamomi cassiae aetheroleum:** Oleum Cassiae, Oleum Cinnamomi cassiae; Cassiaöl, Kassiaöl, Chinesisches Zimtöl; $\alpha_D^{20\,°C}$ 6° bis −1°; D. 1.049–1.064; aus den Blättern u. jungen Zweigen durch Wasserdampfdestillation gewonnenes äther. Öl; gelbe bis rötlich braune Flüss. mit an Zimtaldehyd erinnerndem Geruch; **Off.:** Ph.Eur.6; **Best.:** 70–90 % Zimtaldehyd*, Eugenol*, Zimtsäure*, Benzaldehyd*, Benzoesäure*, Methyl-*o*-cumaraldehyd, Hydroxyzimtsäure; **Gehalt:** nach Ph.Eur. *trans*-Zimtaldehyd 70–90 %, Cinnamylacetat 1–6 %, Eugenol <0.5 %, Cumarinum* 1.5–4.0 %, *trans*-2-Methoxyzimtaldehyd 3–15 %; **Anw.:** wie Cinnamomum* verum (Cinnamomi zeylanici corticis aetheroleum); **Flores Cassiae:** Flores Cinnamomi; Kaneelblüten, Cassiablüten, Kassiablüten, Zimtblüten; **Inhaltsst.:** äther. Öl mit ca. 80 % Zimtaldehyd, Anisaldehyd* u. a.; **Anw.:** Gewürz.

**Cinnamomum camphora** (L.) J. Presl: Camphora officinarum Nees, Laurus camphora L.; Campherbaum; Fam. Lauraceae; Küstengebiete Ostasiens, von Vietnam bis an den Jangtsekiang, Inseln des südchines. Meeres, Taiwan, Hainan u. südl. Inseln Japans; kultiviert in Nordamerika, Marokko, Sri Lanka, Ostafrika; Hauptanbaugebiet Taiwan; Stpfl. von **Camphora:** Campher, Kampfer; in Spalten u. Rissen älterer Bäume findet sich auskristallisierter D-(+)-Campher*, hauptsächl. aber gelöst im äther. Öl (ca. 50 %); **Oleum Camphorae:** Campheröl, ätherisches Campheröl; D. 0.95–0.99; Sdp. 175–200 °C; rechtsdrehend; äther. Öl von campherartigem Geruch, dem der überwiegende Teil des Camphers entzogen ist; **Best.:** Safrol*, Campher*, Pinen*, Phellandren, Acetaldehyd*, Camphen*, Borneol*, 1,8-Cineol*, Eugenol*, Azulen*, Carvacrol*, Limonen*, Terpineol*, Sesquiterpene* u. a.; **Gew.:** durch Wasserdampfdestillation des Holzes von Stamm u. Wurzeln, aber auch der Blätter des Campherbaums; **Anw.:** **1.** (volkstüml.) Einreibemittel, bei rheumat. Beschwerden; **2.** (techn.) Lösungsmittel für Lacke.

**Cinnamomum cassia:** s. Cinnamomum aromaticum.

**Cinnamomum verum** J.S. Presl: Cinnamomum zeylanicum Nees; Ceylon-Zimtbaum, Zeylon-Zimtbaum; Fam. Lauraceae; heim. in Sri Lanka, angebaut z. B. auf den Molukken, Philippinen, in West- u. Ostindien, Brasilien; Stpfl. von **Cinnamomi cortex:** Cinnamomi ceylanici cortex, Cinnamomum acutum, Cortex Cinnamomi zeylanici; Ceylonzimt, Echter Kaneel, Zeylonzimt, Echter Zimt, Zimtrinde; von der Korkschicht (primäre Rinde) befreite Stamm- u. Zweigrinde junger Triebe; 0.2–0.8 mm dicke, zu Röhren od. Doppelröhren eingerollte u. ineinandergeschobene Rindenstücke, 20–30 cm lang, Durchmesser ca. 1 cm; **Off.:** Ph.Eur.6; Monographie: WHO, Kommission E; **Inhaltsst.:** 0.5–4 % (mind. 1.2 %) äther. Öl (s. unten); Invertzucker, Mannitol, 2 % Gerbstoffe, 2.5–6 % Calciumoxalat*, Diterpene*, Phenolcarbonsäuren*; **Wirk.:** antibakteriell, fungistatisch, motilitätsfördernd; **Anw.:** **1.** (med.) bei Appetitlosigkeit, dyspept. Beschwerden; **2.** Gewürz; **Zuber.:** Species* amaricantes, Magentee*, Magen-* u. Darmtee, Tinctura* Cinnamomi, Sirupus* Cinnamomi, Tinctura* aromatica, Tinctura* Chinae composita, Tinctura* Opii crocata, Elixir* Aurantii composi-

C

tum, Tinctura* Absinthi composita; **Cinnamomi corticis tinctura:** Zimtrindentinktur; klare, bräunlich rote Flüss. von charakterist. Geruch; **Herst.:** aus 1 T. Droge (Zimtrinde, Cinnamomi cortex) u. 5 T. Ethanol 70 % (V/V); **Cinnamomi zeylanici corticis aetheroleum:** Oleum Cinnamomi zeylanici; Ceylon-Zimtöl, Zeylon-Zimtöl, Zimtöl; D. 1.000–1.030; $\alpha_D^{20\,°C}$ 0° bis –1°; $n_D^{20\,°C}$ 1.572–1.591; hellgelbes äther. Öl von würzigem Geruch, süßem u. brennendem Geschmack; **Off.:** Ph.Eur.6; **Best.:** nach Ph.Eur. weniger als 3 % 1,8-Cineol*, 1–6 % Linalool*, 1–4 % *β*-Caryophyllen*, weniger als 0.5 % Safrol*, 55–75 % *trans*-Zimtaldehyd*, weniger als 7.5 % Eugenol*, weniger als 0.5 % Cumarinum*, 0.1–1.0 % *trans*-2-Methoxyzimtaldehyd, weniger als 1.0 % Benzoesäurebenzylester*; **Herst.:** aus (den Abfällen u. Bruch) der Rinde der Schösslinge durch Wasserdampfdestillation; **Zuber.:** Aqua* Cinnamomi, Spiritus* Melissae compositus, Spir. Rhei, Emulsio* Olei Jecoris Aselli; **Anw.:** Aromatikum u. Geschmackskorrigens, z. B. in Mundwässern, Likören; **Cinnamomi zeylanici folii aetheroleum:** Zimtblätteröl; D. 1.030–1.059; $\alpha_D^{20\,°C}$ –2.5° bis +2.0°; $n_D^{20\,°C}$ 1.527–1.540; klare, rötlich braune bis dunkelbraune Flüss. mit charakterist., an Eugenol erinnerndem Geruch; **Off.:** Ph.Eur.6; **Best.:** nach Ph.Eur. weniger als 1.0 % 1,8-Cineol, 1.5–3.5 % Linalool, 1.5–7.0 % *β*-Caryophyllen, weniger als 3.0 % Safrol, weniger als 3.0 % *trans*-Zimtaldehyd, weniger als 2.0 % Cinnamylacetat, 70–85 % Eugenol, weniger als 1.0 % Cumarinum; **Herst.:** aus den Laubblättern durch Wasserdampfdestillation; **Anw.:** (techn.) zur Isolierung von Eugenol, Gew. von Vanillin*. **Hom.:** Cinnamomum zeylanicum (HAB), Cinnamomum: getrocknete, innere Rinde junger Sprösslinge; verordnet z. B. bei Menstruationsbeschwerden, allg. verstärkter Blutungsneigung.

**Cinnamomum zeylanicum:** s. Cinnamomum verum.

**Cinnarizin** (INN): Cinnarizinum Ph.Eur.; (*E*)-1-(Diphenylmethyl)-4-(3-phenylprop-2-enyl)piperazin; CAS-Nr. 298-57-7; $C_{26}H_{28}N_2$, Strukturformel: s. Abb.; $M_r$ 368.50; weißes Pulver; fast unlösl. in Wasser, leicht lösl. in Dichlormethan; **Wirk.:** Calcium*-Antagonist; **Ind.:** versch. Durchblutungsstörungen wie Schwindel unbekannter Genese, zerebrale u. periphere Durchblutungsstörungen; **Kontraind.:** Epilepsie, andere QT-Zeit verlängernde Substanzen, Asthma bronchiale; **WW:** Aminoglykosid-Antibiotika wegen der Maskierung der Ototoxizität, Monoaminoxidase-Hemmer, tricycl. Antidepressiva wegen der Verstärkung anticholinerger UAW; **UAW:** Müdigkeit; HWZ 60–70 h.

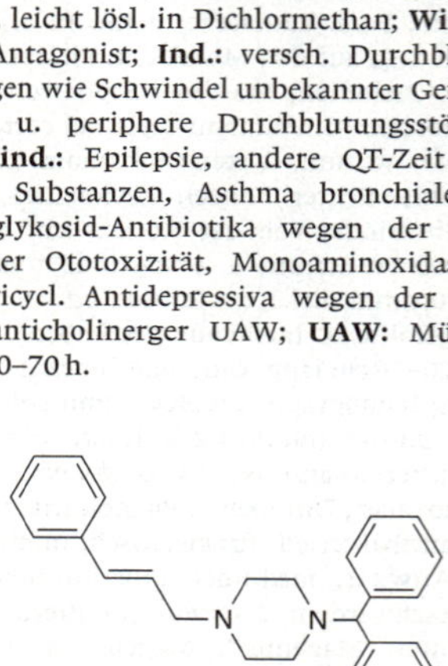


**Cinnarizin**

**Cinnoloncarbonsäure-Derivate:** s. Chinolone.

**Cinoxacin** (INN): CAS-Nr. 28657-80-9; $C_{12}H_{10}N_2O_5$; $M_r$ 262.2; Schmp. 265 °C; nicht mehr im Handel befindl. Antibiotikum* (Chinolon*); **UAW:** Übelkeit, allerg. Reaktionen.

**CIP:** Abk. für (engl.) ***c****leaning* ***i****n* ***p****lace*; automat. Reinigung von Apparaten u. Maschinen ohne Ausbau von Teilen.

**Cipionat:** Cypionat, Cipionas; chem. Kurzbez. für 3-Cyclopentylpropionat.

**Ciprofloxacin** (INN): Ciprofloxacinum Ph.Eur.; 1-Cyclopropyl-6-fluoro-1,4-dihydro-4-oxo-7-(1-piperazinyl)-3-chinolincarbonsäure; CAS-Nr. 85721-33-1; $C_{17}H_{18}FN_3O_3$, Strukturformel: s. Abb.; $M_r$ 331.35; blassgelbes, krist. Pulver; unlösl. in Wasser, sehr schwer lösl. in Dichlormethan u. wasserfreiem Ethanol, lösl. in verd. Essigsäure; **Wirk.:** Antibiotikum*; Chinolon*; **Ind.:** Atemwegsinfektionen, Infektionen der Nieren, ableitenden Harnwege u. Geschlechtsorgane; **UAW:** gastrointestinale Beschwerden, zentralnervöse Störungen. **Ciprofloxacinhydrochlorid:** Ciprofloxacini hydrochloridum Ph.Eur.; CAS-Nr. 93107-08-5; $C_{17}H_{19}ClFN_3O_3$; $M_r$ 367.8; Schmp. 318–320 °C; blassgelbes, krist. Pulver; lösl. in Wasser, schwer lösl. in Methanol, sehr schwer lösl. in wasserfreiem Ethanol, praktisch unlösl. in Aceton, Dichlormethan u. Ethylacetat.

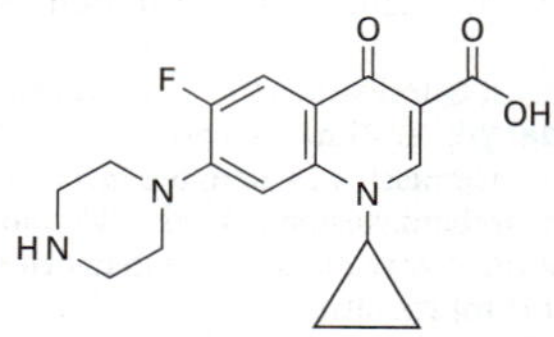


**Ciprofloxacin**

**Circulardichroismus:** s. Zirkulardichroismus.

**Circulus vitiosus:** Irrkreis, Teufelskreis; (med.) Bez. für den Umstand, dass eine zweckmäßige Behandlung einer ganz bestimmten Störung eine andere Störung hervorruft od. verstärkt, die ihrerseits wieder auf die ursprüngl. behandelte Störung zusätzl. negativ einwirkt; **Beispiel:** Der chron. Gebrauch von Laxanzien* führt zu Elektrolytstoffwechselstörungen, insbes. zum Kaliumverlust, der seinerseits wiederum die Obstipation* verstärkt.

**Cirrhosis hepatis:** s. Leberzirrhose.

***cis*-:** s. Konfiguration.

**Cisaprid** (INN): *cis*-4-Amino-5-chloro-*N*-{1-[3-(4-fluorophenoxy)-propyl]-3-methoxy-4-piperidinyl}-2-methoxybenzamid; CAS-Nr. 81098-60-4; $C_{23}H_{29}ClFN_3O_4$; $M_r$ 465.95; weißes Pulver; fast unlösl. in Wasser; zeigt Polymorphie; nicht mehr im Handel befindl. Antiemetikum* u. Gastrokinetikum*; früher angewendet bei gastrointestinalen Störungen, die auf mangelnde Motilität u. motor. Koordination (z. B. gastroösophagealer Reflux, Magenatonie) zurückzuführen sind; **UAW:** Diarrhö, abdominale Krämpfe; lebensbedrohl. Herzrhythmusstörungen. **Cisaprid-Monohydrat:** Cisapridum monohydricum Ph.Eur.; $C_{23}H_{31}ClFN_3O_5$, $C_{23}H_{29}ClFN_3O_4 \cdot H_2O$; $M_r$ 484.0; weißes bis fast weißes Pulver; unlösl. in Wasser, wenig lösl. in Methanol, lösl. in Dichlormethan,

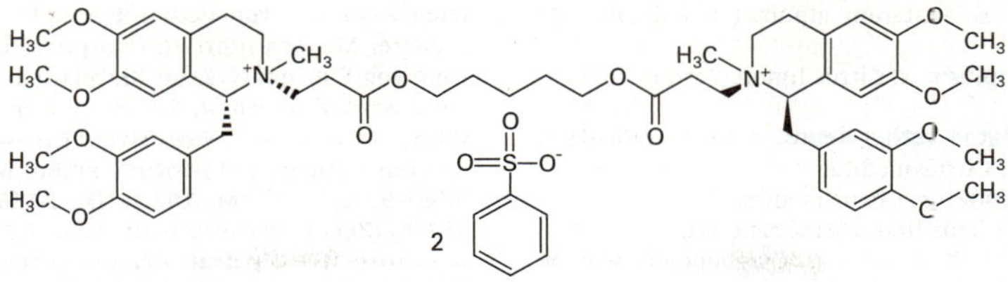

**Cisatracuriumbesilat**

leicht lösl. in Dimethylformamid; zeigt Polymorphie. **Cisaprid-Tartrat:** Cisapridi tartras Ph.Eur.; $C_{27}H_{35}ClFN_3O_{10}$; $M_r$ 616.0; weißes bis fast weißes Pulver; schwer lösl. in Wasser u. Methanol, leicht lösl. in Dimethylformamid; zeigt Polymorphie.

**Cisatracuriumbesilat** (INN): $C_{65}H_{82}N_2O_{18}S_2$, Strukturformel: s. Abb.; $M_r$ 1243.49; C. ist das (1*R*)-*cis*-(1'*R*)-*cis*-Stereoisomer von Atracuriumbesilat*; **Wirk.:** nicht-depolarisierendes peripheres Muskelrelaxans*; hemmt die neuromuskuläre Erregungsübertragung; wirkt 4-fach stärker als Atracuriumbesilat u. mit einer größeren therap. Breite; **Kontraind.:** Schwangerschaft, Anw. bei Kindern unter 2 Jahren; die Milchgängigkeit von C. ist nicht bekannt; **UAW:** Hautrötungen, Bradykardie, Blutdruckabfall, Bronchospasmen; **Dos.:** Erwachsene parenteral 0.15 mg/kg KG/d; HWZ 22–29 min.

**Cisclomifen:** s. Clomifen.

**Cisplatin** (INN): Cisplatinum Ph.Eur.; *cis*-Diammindichloroplatin; CAS-Nr. 15663-27-1; $Cl_2H_6N_2Pt$, $[PtCl_2(NH_3)_2]$, Strukturformel: s. Abb.; $M_r$ 300.1; Zytostatikum* (Alkylans); **Ind.:** v. a Bronchialkarzinom u. maligne Tumoren des Urogenitaltrakts; **Dos.:** nach individuellem Behandlungsschema. Vgl. Carboplatin.

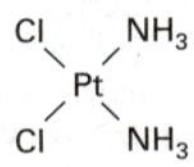

**Cisplatin**

**Cistron:** derjenige DNA-Abschnitt in einem Genom*, der ein einzelnes Genprodukt (eine Polypeptidkette od. ein RNA-Molekül) determiniert; ein C. kann aus einem od. mehreren Genen* bestehen.

**Cistus-Arten:** s. Ladanum.

**Cistus canadensis:** s. Helianthemum canadense (Hom.).

**Citalopram** (INN): 1-[3-(Dimethylamino)propyl]-1-(4-fluorphenyl)-5-phtalancarbonitril; CAS-Nr. 59729-33-8; $C_{20}H_{21}FN_2O$, Strukturformel: s. Abb.; $M_r$ 324.4; **Wirk.:** Serotonin*-Wiederaufnahme-Hemmer (SSRI mit höchster Selektivität), Antidepressivum*; **Ind.:** Depression, Angststörung, Zwangsstörung; **Kontraind.:** Kombination mit irreversiblen Monoaminoxidase*-Hemmern (cave: Serotoninsyndrom*), akute Intoxikation mit zentral dämpfenden Arzneimitteln od. Alkohol, akutes Delir, Stillzeit; **WW:** Monoaminoxidase-Hemmer können zu Serotoninsyndrom* führen. **UAW:** u. a. Übelkeit, starkes Schwitzen, Mundtrockenheit; **Dos.:** p. o. 1- bis max. 3-mal 20 mg/d; HWZ 1.5 d.

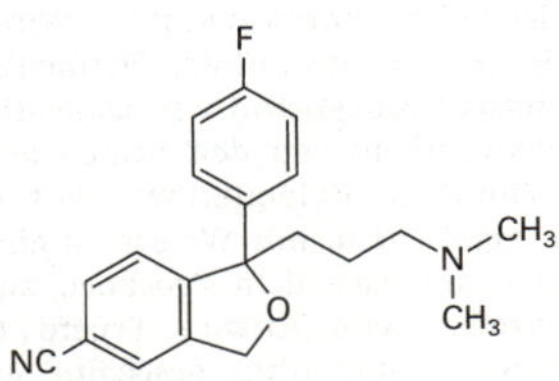

**Citalopram**

**Citicolin** (INN): Cytidin-5'-diphosphorsäure-cholinester; CAS-Nr. 987-78-0; $C_{14}H_{26}N_4O_{11}P_2$; $M_r$ 488.3; amorphes, etwas hygroskop. Pulver; leicht lösl. in Wasser, fast unlösl. in org. Lösungsmitteln; in Österreich im Handel befindl durchblutungsförderndes Mittel; in Deutschland außer Handel; **Ind.:** zerebrovaskuläre Insuffizienz; **Dos.:** 0.2–1 g/d.

**Citiolon** (INN): *N*-Acetyl-DL-homocystein-thiolacton; (*RS*)-*N*-(Tetrahydro-2-oxo-3-thienyl)acetamid; CAS-Nr. 1195-16-0; $C_6H_9NO_2S$; $M_r$ 159.20; Schmp. 112 °C (kristallisiert aus Toluol); weißes, krist. Pulver od. Nadeln von charakterist. Geruch; leicht lösl. in Wasser; nicht mehr im Handel; früher angewendet zur Leberschutztherapie.

**citissime:** s. cito.

**cito** (lat. citus schnell): (auf Rezepten) sofort, eilig; **citissime:** sehr eilig! (bei lebensgefährl. Erkrankungen, Intoxikationen).

**Citraconsäure:** Methylmaleinsäure; HOOC—C(CH$_3$)=CH—COOH; $M_r$ 130.1; Schmp. 91 °C; farblose Prismen, lösl. in Wasser, unlösl. in Benzol; **Anw.:** (techn.) Antioxidans* für Öle u. Fette.

**Citral:** Geraniumaldehyd, Lemonal; 3,7-Dimethyl-2,6-octadienal; $C_{10}H_{16}O$; $M_r$ 152.2; D. 0.88; Sdp. 228 °C; Mischung aus den *cis-trans*-Isomeren Geranial (Citral A, *trans*-Form) u. Neral (Citral B, *cis*-Form); lösl. in Ethanol; gelbl., angenehm zitronenartig riechendes Öl; **Vork.:** in zahlreichen äther. Ölen, v. a. in Citronenöl (s. Citrus limon, Limonis aetheroleum) u. Lemongrasöl (s. Cymbopogon citratus, Oleum Andropogonis citrati); **Anw.:** **1.** in der Parfüm- u. Likörindustrie; **2.** zur Synthese von Vitamin A, Methyljonon u. Jonon*.

**Citratblut:** durch Zugabe von Natriumcitratlösung (3.8 %ige isoton. Lsg.) aufgrund von Calciumbindung ungerinnbar gemachtes Blut*; **Verw.:** z. B. zur Bestimmung der Blutkörperchensenkung* od. Messung versch. Schritte der Blutgerinnung*. Vgl. Antikoagulanzien.

**Citrate:** Salze der Citronensäure*.

**Citratzyklus:** s. Tricarbonsäurezyklus.

**Citrin:** s. Flavonoide.

C

**Citrinholz:** s. Santalum album (Santali albi lignum).
**Citri pericarpium:** s. Citrus limon (Pericarpium Citri).
**Citri reticulatae aetheroleum:** s. Citrus reticulata.
**Citronat:** s. Citrus medica.
**Citronatzitrone:** s. Citrus medica.
**Citrone:** s. Citrus limon (Fructus Citri).
**Citronellae aetheroleum:** s. Cymbopogon winterianus.
**Citronellal:** Citronellaldehyd; 3,7-Dimethyl-6-octenal; $C_{10}H_{18}O$; $M_r$ 154.2; Best. vieler äther. Öle, z. B. Citronellöl (s. Cymbopogon winterianus, Citronellae aetheroleum), Citronenöl (s. Citrus limon, Limonis aetheroleum), Eukalyptusöl (s. Eucalyptus globulus, Eucalypti aetheroleum); **Anw.: 1.** in der Parfümerie; **2.** zur Darst. von Menthol* u. Citronellol*; **3.** zur Insektenabwehr.
**Citronellgeist, zusammengesetzter:** s. Spiritus Melissae compositus.
**Citronellgras:** s. Cymbopogon iwarancusa; Cymbopogon nardus; Cymbopogon winterianus.
**Citronellöl:** s. Cymbopogon iwarancusa; Cymbopogon nardus; Cymbopogon winterianus (Citronellae aetheroleum).
**Citronellol:** 3,7-Dimethyl-6-octen-1-ol; $C_{10}H_{20}O$; $M_r$ 156.3; ungesättigter höherer Alkohol; **Vork.:** natürl. in vielen äther. Ölen (z. B. Rosenöl, Geraniumöl); **Anw.:** wegen des rosenartigen Geruchs in der Parfümerie.
**Citronengrasöl:** s. Cymbopogon citratus (Oleum Andropogonis citrati).
**Citronenöl:** s. Citrus limon (Limonis aetheroleum).
**Citronensäure:** Acidum citricum; Zitronensäure; 2-Hydroxy-propan-1,2,3-tricarbonsäure; opt. inaktive weiße Kristalle od. krist. Pulver von saurem Geschmack; sehr leicht lösl. in Wasser, leicht lösl. in Ethanol u. in Glycerol, wenig lösl. in Ether; **Vork.:** eine der verbreitetsten Pflanzensäuren; natürl. auch in Blut, Harn, Muskel, Milch der Säugetiere; spielt im Stoffwechsel eine wichtige Rolle (s. Tricarbonsäurezyklus); **Herst.:** aus dem Saft der Zitronen (Gehalt 5–7 %) durch Behandlung mit Kalkmilch u. Zerlegung der gebildeten Calciumcitrats mit Schwefelsäure; durch Vergärung von Glucose od. Rüben- od. Rohrzuckermelasse mit Schimmelpilzen (Citromyces glaber, Aspergillus niger); früher im Oberflächen-, heute im Submersverfahren; Weltjahresproduktion 2004 ca. 1 000 000 t; **Inkomp.:** lösl. Barbiturate, Benzoate, Salicylate (Fällung der freien Säuren), Oxidationsmittel (Zers. über die Acetondicarbonsäure); aus Kaliumtartrat wird Kaliumhydrogentartrat; **Anw.: 1.** (med.) bei Salzsäuremangel im Magen (Dos. 0.25–1 g) u. früher zur Herst. von saurer Milch für die Säuglingsernährung* (sog. Citronenmilch); **2.** (pharmaz.) zur Herst. des Citratpuffers (für Parenteralia: Bakterien-Endotoxine <0.5 IE/mg), z. B. für die Gew. von Citratplasma (s. ACD-Stabilisatorlösung; Citratblut); Geschmackskorrigens, Best. von Brausepulver, Brausetabletten, Sirupen, Infusen u. Dekokten von Alkaloiddrogen; **3.** (techn.) in der Lebensmittelindustrie, zu Limonaden, als Essigersatz; ferner in Gerbereien, Leder- u. Lackfabriken, Färbereien, in der Tabakindustrie; zur Entfernung von Kesselstein, Tintenflecken, Rost, zum schnelleren Abbinden von Beton; **Toxikol.:** Einnahme größerer Mengen führt zu resorptiver Entionisierung von Calcium (v. a. im Blutplasma) u. zu Acidose; Ätzwirkungen an Schleimhäuten nur oberflächl.; LD ca. 25 g. **Wasserfreie Citronensäure:** Acidum citricum anhydricum Ph.Eur.6; CAS-Nr. 77-92-9; $C_6H_8O_7$; $M_r$ 192.1; D. 1.665; Schmp. 153 °C (Zers.); Wassergehalt: max. 1.0 %. **Citronensäure-Monohydrat:** Acidum citricum monohydricum Ph.Eur.6; CAS-Nr. 5949-29-1; $C_6H_8O_7 \cdot H_2O$; $M_r$ 210.1; D. 1.542; Schmp. ca. 70 °C (nach Wasserabgabe, je nach Aufheizgeschwindigkeit, ab 100–153 °C); Wassergehalt: 7.5–9.0 %; Kristalle verwitternd. **Hom.:** Acidum citricum (HAB): wasserfreie Citronensäure.
**Citronensäure-Monohydrat:** s. Citronensäure.
**Citronensäure, wasserfreie:** s. Citronensäure.
**Citronensäurezyklus:** s. Tricarbonsäurezyklus.
**Citronensaft:** s. Citrus limon (Succus Citri).
**Citronenschale:** s. Citrus limon (Pericarpium Citri).
**Citronenschale, Frische:** s. Citrus limon (Limonis flavedo recens).
**Citronensirup:** s. Sirupus Citri.
**Citronentinktur:** s. Tinctura Citri.
**Citrullin:** (S)-2-Amino-5-ureidovaleriansäure; *α*-Amino-*δ*-ureidovaleriansäure; *N*-*δ*-Carbamylornithin; CAS-Nr. 372-75-8; $C_6H_{13}N_3O_3$, $H_2N{-}CO{-}NH{-}(CH_2)_3{-}CH(NH_2){-}COOH$; $M_r$ 175.2; Schmp. 222 °C; $[\alpha]_D^{20\,°C}$ +3.7° (c = 2); $pK_{S,1}$ 2.43, $pK_{S,2}$ 9.41; wird in der Leber aus Carbamylphosphat u. Ornithin* durch Ornithintranscarbamylase gebildet; **Vork.:** natürl. in Tieren u. Pflanzen in freier Form, in großen Mengen v. a. im Blutungssaft von Birken u. Erlen sowie im Xylemsaft von Birken- u. Walnußgewächsen; **Off.:** DAC; **Anw.:** (med.) bei Asthenie*; **Gesch.:** C. wurde zuerst von Wada 1930 aus dem Presssaft von Wassermelonen (Citrullus vulgaris) isoliert.
**Citrullus colocynthis (L.) Schrad.:** Coloquinthe, Koloquinthe; Fam. Cucurbitaceae; heim. in Wüsten u. Steppen Nordafrikas, Vorderasiens, Arabiens; kultiviert in Spanien, Zypern, Syrien, Vorderindien; Stpfl. von **Fructus Colocynthidis:** Colocynthidis fructus; Koloquinthen, bitter apple; von der äußeren harten Fruchtschale befreite reife Früchte; weiße bis gelblich weiße Kugeln von 6–8 cm Durchmesser; **Inhaltsst.:** 0.6–2 % Cucurbitacine*, v. a. Cucurbitacin E (auch als Glucosid Colocynthin*), I u. B, sowie u. a. Phytosterole (s. Sterole), Fettsäuren, Kalisalze von Wein-*, Äpfel-*, Citronensäure*; die Samen (ohne Wirk.) enthalten ca. 12–16 % fettes Öl. **Anw.: 1.** (techn.) in Abkochung zur Wanzenvertilgung (früher: Extr. Colocynthidis, Tct. Colocynthidis); **2.** (volkstüml.) obsolet; früher als starkes Laxans (Drastikum); aufgrund schwerwiegender unerwünschter Wirk. (z. B. schmerzhafte, flüssige Stühle, Darmentzündungen); **Fructus Colocynthidis praeparati:** gepulverte Koloquinthen; von den Samen befreite u. fein zerschnittene Koloquinthen, mit Gummi* arabicum gemischt u. mit Wasser zu einem Brei angestoßen, der nach dem Trocknen zu feinem Pulver zerrieben wird; **Anw.:** s. Fructus Colocynthidis. **Hom.:** Colocynthis: geschälte, entkernte

Früchte; verordnet z. B. bei Magen-, Darm-, Gallenkolik, Dysmenorrhö, Nervenentzündungen.

**Citrullus vulgaris** Schrad.: Arbuse, Melone, Wassermelone; Fam. Cucurbitaceae; Afrika; kultiviert in allen wärmeren Ländern; **Inhaltsst.**: in den Samen fettes Öl, Cucurbitol, Cucurbitocitrin; im Saft des Fruchtfleisches Citrullin*, ca. 7 % Zucker, Carotine*. Vgl. Cucumis melo.

**Citrus:** wichtigste Gattung der Fam. Rutaceae mit ca. 60 Arten; dornige Sträucher od. kleine Bäume mit immergrünen ledrigen Blättern (kahl, durchscheinend punktiert, Ölräume) u. geflügeltem Blattstiel; da in den versch. Anbaugebieten zahlreiche Sorten, Hybriden, Varietäten von Citrus-Arten kultiviert werden, ist eine genaue Zuordnung (Definition) bei der Gattung Citrus nicht immer leicht u. die Zusammensetzung der einzelnen äther. Öle kann sehr unterschiedl. sein. Citrus-Gewächse u. -Früchte werden auch als **Agrumen** bezeichnet. Von pharmaz. Interesse sind die Blätter, Blüten, Früchte u. v. a. das daraus gewonnene äther. Öl. Die Früchte (Beeren) haben ein gelb bis orange gefärbtes Exokarp (**Flavedo**) mit (schizo-)lysigenen Ölräumen u. ein schwammiges farbloses Endokarp (**Albedo**). Am Endokarp entspringen schlauchartige Anhangsgebilde, die mit saftreichem Gewebe gefüllt sind u. das saftige Fruchtfleisch bilden. Zw. diesen Zotten liegen die Samen. **Inhaltsst.: 1.** im Flavedo äther. Öl u. Carotinoide* (u. a. $\beta$-Carotin*, Xanthophyll*, Citroxanthin), die für die Farbe verantwortl. sind; **2.** im Albedo Hemicellulosen*, Pektine*, Pentosane, Flavonoide*, Bitterstoffe* wie z. B. Flavanonglykoside, Limonin* u. a. Limonoide; **3.** im saftigen Fruchtfleisch Ascorbinsäure (Vitamin C); daneben Citronensäure* u. a. Fruchtsäuren; **Hinweis:** Als Droge wird die äußere Fruchtschale oft fälschl. als Cortex bezeichnet; auch die Bez. Pericarpium ist inkorrekt; richtig ist Exocarpium. Stpfl. von **ätherischen Citrusölen:** Gemische aus aliphat. u. aromat. Terpenen* bzw. deren Oxidationsprodukten (Alkohole, Aldehyde, Ketone, Säuren, Ester); sauerstoffhaltige Verb. für den Geruch maßgebend; aus Ölen mit großen Mengen sauerstofffreier Terpene (bes. Limonen*; bis 90 %) können durch entsprechende Rektifikation die feineren, terpenfreien Öle erhalten werden. **Inhaltsst.: 1.** v. a. Limonen*, Citral*, Citronellal*, Linalool*, Geraniol*, Nerol*; **2.** in geringer Menge vorkommende, aber charakterist. Begleitstoffe sind Anthranilsäuremethylester (für blaue Fluoreszenz der Öle verantwortl.) u. *N*-Methylanthranilsäuremethylester; beide Ester besitzen noch in starker Verd. angenehmen Blütenduft; **3.** Cumarinderivate (z. B. Bergapten*), auch mit Terpenresten als Substituenten (z. B. Meranzin, ein Derivat des Herniarins* mit hemiterpenartigem Substituenten am C-8); **Gew.:** Wasserdampfdestillation bei Blättern u. Blüten; meist Auspressen bei Früchten od. Fruchtschalen; s. Aetherolea.

**Citrus aurantiifolia** (Christm.) Swingle: Citrus lima Lunan, Citrus medica var. acida (Roxb.) Engl.; Limonelle, Saure Limonette; Fam. Rutaceae; Westindien, Malaiischer Archipel; kultiviert in Tropen u. Subtropen; Stpfl. von **Oleum Limettae:** Limettöl; **Best.:** u. a. 6–9 % Citral*, 1-$\alpha$-Terpineol*, Bisabolen*, Anthranilsäuremethylester; **Anw.:** in der Parfümerie- u. Getränkeindustrie.

**Citrus aurantium** L. **ssp. aurantium:** C. aurantium L. ssp. amara Engl.; Bigarade, Bitterorange, Pomeranzenbaum; Fam. Rutaceae; heim. in Ostasien, kultiviert u. a. im Mittelmeergebiet, Florida; Stpfl. von **Aurantii amari flos:** Flores Aurantii amari, Flores Naphae; Bigaradeblüten, Bitterorangenblüten, Neroliblüten, Orangenblüten, Pomeranzenblüten; ganze, getrocknete, ungeöffnete Blüte*; **Off.:** Ph.Eur.6, ÖAB, Ph.Helv. (vgl. Citrus sinensis); **Inhaltsst.:** mind. 0.2 % (nach Ph.Helv. mind. 0.18 %) äther. Öl (s. u.), hauptsächl. Monoterpene*, ca. 12 % Flavonoide* (nach Ph.Eur. mind. 8 %, berechnet als Naringenin, bezogen auf Trockengewicht), v. a. Naringenin*, Neohesperidin, Eriocitrin, Bitterstoffe vom Limonoid-Typ; **Zuber.:** Species* sedativae; **Anw.:** (volkstüml.) mild wirkendes Beruhigungsmittel bei Nervosität u. Schlafstörungen; Negativmonographie Kommission E; **Neroli aetheroleum:** Aurantii amari floris aetheroleum, Oleum Neroli, Aurantii floris aetheroleum, Oleum Aurantii floris; Bitterorangenblütenöl, Neroliöl, (ätherisches) Orangenblütenöl, Pomeranzenblütenöl; D. 0.863–0.880; $\alpha_D^{20\,°C}$ +1.5° bis +11.5°; $n_D^{20\,°C}$ 1.464–1.474; SZ max. 2.0; aus den frischen Blüten durch Wasserdampfdestillation gewonnenes, gelbl., schwach fluoreszierendes Öl; Hauptherkunftsgebiete: Südfrankreich, Italien, Spanien, Algerien, Israel; **Off.:** Ph.Eur.6; **Best.:** nach Ph.Eur. (gaschromatograph. Profil) 7.0–17.0 % $\beta$-Pinen*, 9.0–18.0 % Limonen*, 28.0–44.0 % Linalool*, 2.0–15.0 % Linalylacetat, 2.0–5.5 % $\alpha$-Terpineol*, max. 2.5 % Nerylacetat, 1.0–5.0 % Geranylacetat, 1.0–5.0 % *trans*-Nerolidol*, 0.1–1.0 % Methylanthranilat (bedingt Geruch u. Fluoreszenz); ferner u. a. Nerol*, Geraniol* u. Jasmon* sowie die Sesquiterpene* Nerolidol*, Farnesol* u. deren Essigsäureester; **Anw.:** in der Parfümerie (Kölnisch Wasser); **Aurantii amari epicarpium et mesocarpium:** Bitterorangenschale, Pomeranzenschale; getrocknetes, weitgehend vom weißen, schwammigen Gewebe (Albedo) des Mesokarps u. Endokarps befreites Epikarp u. Mesokarp der reifen Frucht; Hauptherkunftsgebiete: Italien, Spanien; Cortex Aurantii fructus amari sine albedo ist expulpierte Fruchtschale. Albedo Aurantii wurde in der Parfümerie (zu Riechkissen u. zu Räucherpulvern) verwendet. **Off.:** Ph.Eur.6; Monographie: Kommission E; **Inhaltsst.:** 1–3 % (mind. 2 % nach Ph.Eur.6) äther. Öl, nicht bittere (z. B. Hesperidin*) u. bitter schmeckende Flavonoidglykoside wie Neohesperidin, Naringin (s. Naringenin) u. a. Bitterstoffe, v. a. Limonin*; **Zuber.:** Aurantii amari epicarpii et mesocarpii tinctura Ph.Eur.6 (s. Tinctura Aurantii amari), Elixir* Aurantii compositum, Extractum* Aurantii amari fluidum, Sirupus* Aurantii amari, Tinctura* Absinthii composita, Species* amaricantes, Species* sedativae, Tinctura* amara, Tinctura* Chinae composita; **Anw.: 1.** (med.) bei Appetitlosigkeit, dyspept. Beschwerden, hypoaziden Magenstörungen; **2.** Geschmackskorrigens; **Oleum Aurantii fructus amari:** Oleum Aurantii corticis, Oleum Aurantii pericarpii; Pomeranzenschalenöl; D. 0.847–0.852; $\alpha_D^{20\,°C}$ +88° bis +96°; aus den Schalen gepresstes, gelbbraunes äther. Öl; **Best.:** hauptsächl. (R)-(+)-Limonen*, Linalool* u. Terpineol*, Aldehyde, Ester u. a.; **Anw.:** in der Parfümerie- u. Likörindustrie; **Folia Aurantii:** Bitterorangenblätter, Orangenblätter, Pomeranzenblätter; **Inhaltsst.:** 0.3 % äther. Öl (s. u. Oleum Petitgrain), Hesperidin, Bitterstoffe; **Anw.:** Aromatikum u. Amarum*; **Aurantii fructus immaturi:** Fructus Aurantii immaturi; Unreife Pomeranzen; getrocknete, unreife Früchte; **Inhaltsst.:** Hesperidin u. Bitterstoffe wie Neohesperidin, Limonin; Citronen-* u. Äpfelsäure*, wenig Gerbstoffe, 0.7–2.5% äther. Öl (s. unten Oleum Petitgrain); **Anw.:** (volkstüml.) z. B. Stomachikum* u. Aromatikum (Tct. amara); **Oleum Petitgrain:** Petitgrainöl; durch Destillation aus den Blättern, Zweigen u. unreifen Früchten gewonnenes äther. Öl; Hauptherkunftsgebiete: Italien, Spanien, Südfrankreich; **Best.:** 30–60 % Linalylacetat*, Citral*, Pyrrol*, Furfural*, Geraniol*, Nerol*, Camphen*, Limonen*, Farnesol* u. a.; **Anw.:** in der Parfümerie; der Geruch des weniger wertvollen Petitgrainöls ist dem des Bitterorangenblütenöls ähnlich.

**Citrus aurantium ssp. amara:** s. Citrus aurantium ssp. aurantium.

**Citrus aurantium ssp. bergamia** (Risso et Poit.) Engl.: Citrus bergamia Risso et Poit.; Bergamotte; Fam. Rutaceae; heim. u. kultiviert im Mittelmeergebiet, bes. Kalabrien; Stpfl. von **Bergamottae aetheroleum:** Oleum Bergamottae; Bergamottöl; D. 0.881–0.886; $\alpha_D^{20\,°C}$ +5° bis +24°; aus den frischen Fruchtschalen durch Auspressen gewonnenes, gelbgrünes, angenehm riechendes äther. Öl; **Best.:** 30–45 % Linalylacetat*, 2–23 % Linalool*, 24–50 % Limonen*; weitere Komponenten sind u. a. $\gamma$-Terpinen (5–12 %), $\beta$-Pinen* (5–8 %), $\alpha$-Pinen, Myrcen*, Nerol*, Terpineol*, ca. 5 % Bergapten* (für phototox. Hautreaktionen verantwortl.); **Anw.:** in der Parfümerie, in der Likör- u. Zuckerwarenfabrikation.

**Citrus aurantium ssp. sinensis:** s. Citrus sinensis.

**Citrus bergamia:** s. Citrus aurantium ssp. bergamia.

**Citrus japonica:** s. Fortunella japonica.

**Citrus lima:** s. Citrus aurantiifolia.

**Citrus limon** (L.) Burm. f.: Citrus medica var. limonum (Risso) Wight et Arn.; Zitronenbaum; Fam. Rutaceae; Mittelmeergebiet, kultiviert bes. in Kalabrien, Sizilien, Spanien, ferner Kalifornien, Florida, Indien, Türkei; Stpfl. von **Fructus Citri:** Citrone, Limone, Sauerzitrone, Zitrone; frische, reife Frucht; **Inhaltsst.:** ca. 7 % Citronensäure*, Vitamin C, etwas Zucker, 0.1–0.3 % äther. Öl; **Succus Citri:** Citronensaft, Zitronensaft; **Herst.:** Auspressen der frischen Früchte; **Pericarpium Citri:** Citri pericarpium, Cortex Citri fructus; Citronenschale, Zitronenschale; getrocknete, in Spiralbändern abgezogene, äußere Schicht der Fruchtwand von ausgewachsenen, jedoch nicht völlig reifen Früchten; **Inhaltsst.:** 0.7–2 % äther. Öl, Hesperidin* u. a. Flavonylglykoside, Bitterstoffe*, Gerbstoffe; **Anw.:** Aromatikum, Stomachikum*; **Limonis flavedo recens:** Flavedo citri recens, Pericarpium Citri recens; Frische Citronenschale, Frische Zitronenschale; von der reifen, frischen Frucht abgelöste, vom Albedo möglichst befreite äußere, nicht getrocknete Fruchtwandschicht; **Off.:** Ph.Helv.; **Gehalt:** mind. 1.2 % äther. Öl; **Zuber.:** Tinctura* Citri; **Limonis aetheroleum:** Aetheroleum Citri, Oleum Citri; Citronenöl, Limonenöl, Zitronenöl; D. 0.850–0.858; $\alpha_D^{20\,°C}$ +57° bis +70°, $n_D^{20\,°C}$ 1.474–1.476; durch geeignete mechan. Verfahren (z. B. Auspressen) ohne Erwärmen gewonnenes, hellgelbes äther. Öl der frischen Fruchtschale; 1 g Öl entspricht 53 Tropfen; **Off.:** Ph.Eur.6; **Best.:** nach Ph.Eur. (gaschromatograph. Profil) 7.0–17.0 % $\beta$-Pinen*, 1.0–3.0 % Sabinen, 56.0–78.0 % Limonen*, 6.0–12.0 % $\gamma$-Terpinen, höchstens 0.5 % $\beta$-Caryophyllen*, 0.5–2.3 % Geranial (Citral* A), 0.3–1.5 % Neral (Citral B), höchstens 0.6 % $\alpha$-Terpineol*, 0.1–0.8 % Geranylacetat, 0.2–0.9 % Nerylacetat; **Zuber.:** Aqua* carminativa; **Anw.:** Aromatikum u. Geschmackskorrigens; in der Likörindustrie u. Gewürz.

**Citrus medica** L.: Citronatzitrone; Fam. Rutaceae; Mittelmeergebiet; Stpfl. von **Citronat:** Cedrat, Succade, Zitronat; kandierte Fruchtschalen, die z. B. in Backwaren u. Morsuli* verwendet werden.

**Citrus medica var. acida:** s. Citrus aurantiifolia.

**Citrus medica var. limonum:** s. Citrus limon.

**Citrus nobilis var. deliciosa:** s. Citrus reticulata.

**Citrusöle, ätherische:** s. Citrus.

**Citrus reticulata** Blanco: C. nobilis var. deliciosa; Mandarinenbaum; Fam. Rutaceae; heim. im südl. China u. Cochinchina, kultiviert in Italien, Spanien, Südfrankreich, Algerien, Florida; Stpfl. von **Citri reticulatae aetheroleum:** Oleum Mandarinae; Mandarinenschalenöl; durch Auspressen der frischen Fruchtschale (ohne Erwärmen) gewonnenes äther. Öl; grünlich od. gelb bis rötlich-orangefarbene Flüss. mit blauer Fluoreszenz; **Off.:** Ph.Eur.6; **Best.:** nach Ph.Eur. (gaschromatograph. Profil): 1.6–3.0 % $\alpha$-Pinen*, 1.2–2.0 % $\beta$-Pinen, höchstens 0.3 % Sabinen, 1.5–2.0 % $\beta$-Myrcen*, höchstens 1.0 % $p$-Cymol*, 65.0–75.0 % Limonen*, 16.0–22.0 % $\gamma$-Terpinen, 0.3–0.60 % Methylanthranilsäuremethylester.

**Citrus sinensis** (L.) Pers.: Citrus aurantium ssp. sinensis (L.) Engl.; Apfelsinenbaum, Orangenbaum; Fam. Rutaceae; heim. in China, Cochinchina, kultiviert in Sizilien, Spanien, Südportugal, ferner z. B. in Südamerika, Florida; nach Ph.Helv. auch Stpfl. von Aurantii amari flos (s. Citrus aurantium ssp. aurantium); Stpfl. von **Aurantii dulcis flavedo recens:** Flavedo aurantii dulcis recens, Pericarpium Aurantii dulcis recens; Frische Orangenschale; von der reifen frischen Frucht abgelöste, vom Albedo möglichst befreite äußere, nicht getrocknete Fruchtwandschicht; **Off.:** Ph.Helv.; **Gehalt:** mind. 1.5 % äther. Öl; **Zuber.:** Tinctura* Aurantii dulcis; **Pericarpium Aurantii dulcis:** Cortex Aurantii fructus dulcis; Apfelsinenschale; **Inhaltsst.:** äther. Öl, wenig Bitterstoffe, Carotinoide*, Hesperidin* u. a.; **Aurantii dulcis aetheroleum:** Süßorangenschalenöl; durch geeignete mechan. Bearbeitung ohne Erhitzen aus der frischen Fruchtschale gewonnenes ätherisches Öl; **Off.:** Ph.Eur.6; **Gehalt:** nach Ph.Eur. (gaschromatograph. Profil): 0.4–0.6 % $\alpha$-Pinen*, 0.02–0.3 % $\beta$-Pinen, 0.2–1.1 % Sabinen, 1.7–2.5 % $\beta$-Myrcen*, 92–97 % Limonen*, 0.1–0.4 % Octanol, 0.1–0.4 % Decanal, 0.2–0.7 % Linalool*, 0.02–0.1 % Neral, 0.02–0.5 % Valencen,

0.03–0.2 % Geranial; **Anw.:** in der Parfümerie, Likör- u. Lebensmittelindustrie.

**Civette:** s. Zibet.

**Cl:** (chem.) Symbol für Chlor*.

**Cladribin:** 2-Chloro-2′-desoxyadenosin; CAS-Nr. 4291-63-8; $C_{10}H_{12}ClN_5O_3$, Strukturformel: s. Abb.; $M_r$ 285.69; $[\alpha]_D^{25\,°C}$ 18.8° (c = 1 % m/m in DMF); Schmp. 220 °C; **Wirk.:** Zytostatikum*; Inhibitor der Adenosindesaminase; **Ind.:** Haarzellen-Leukämie.

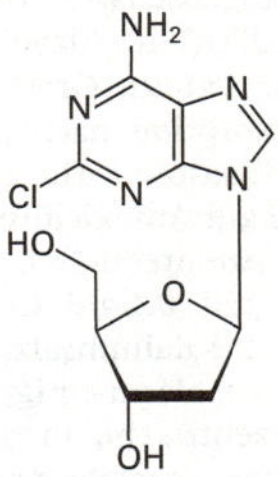

**Cladribin**

**Claisenkolben:** Destillierkolben zur Vakuumdestillation (s. Destillation) mit einer vom Kolbenhals nach oben gerichteten Abzweigung, die das Dampfabführungsrohr trägt; in diese Abzweigung wird vor das Dampfabführungsrohr ein Thermometer eingeführt. Im Kolbenhals steckt die Siedekapillare, durch die zur Vermeidung von Siedeverzügen Luft od. Schutzgas in die Flüss. geleitet wird.

**Claisen-Kondensation:** Methode zur Synthese von $\beta$-Ketoestern durch basenkatalysierte Kondensation* eines Esters*, der ein $\alpha$-ständiges Wasserstoffatom trägt, mit einem Molekül desselben od. eines anderen Esters (s. Abb.).

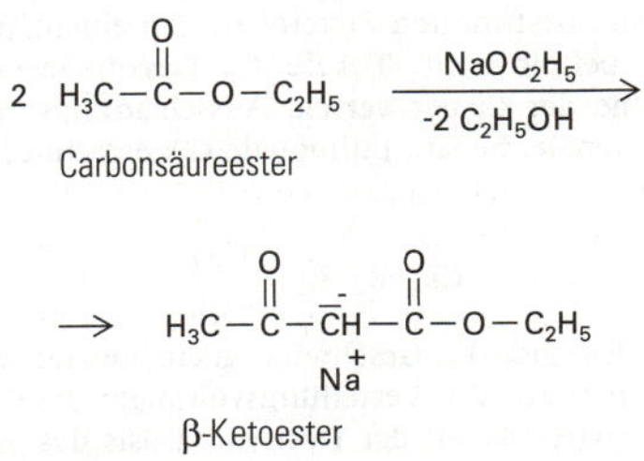


**Claisen-Kondensation**

**Claisen-Schmidt-Kondensation:** Methode zur Herst. $\alpha,\beta$-ungesättigter Aldehyde* od. Ketone* durch basische Kondensation* eines aromat. Aldehyds mit einem CH-aciden aliphat. Aldehyd od. Keton; **Beispiel:** Benzaldehyd* u. Acetaldehyd* liefern Zimtaldehyd* (s. Abb.).

**Claisen-Umlagerung:** Umlagerung von Allyl-vinylether-Systemen beim Erhitzen zu $\gamma,\delta$-ungesättigten Carbonylverbindungen; **Beispiel:** Aus Allyl-vinylether entsteht Allyl-acetaldehyd, aus Phenol-allylether $o$-Allyl-phenol, das Enol des entspr. Ketons (s. Abb.). **Hinweis:** Moderne C.-U. reagieren auch bei Raumtemperatur, unter Zugabe von Molekülsieb*, asymmetr. katalysiert od. unter Mikrowellen-Bestrahlung.

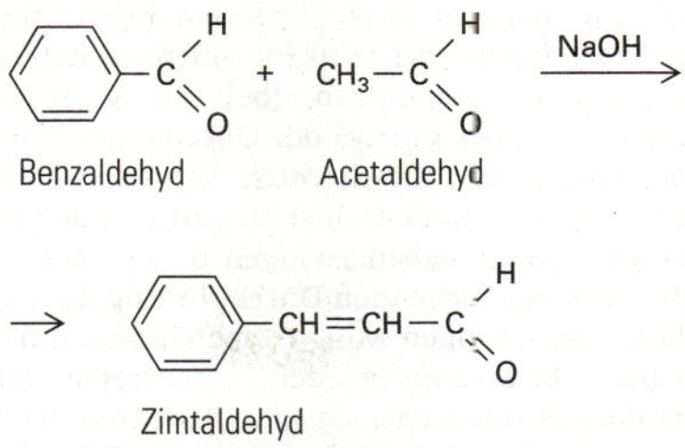


**Claisen-Schmidt-Kondensation:** Bildung von Zimtaldehyd

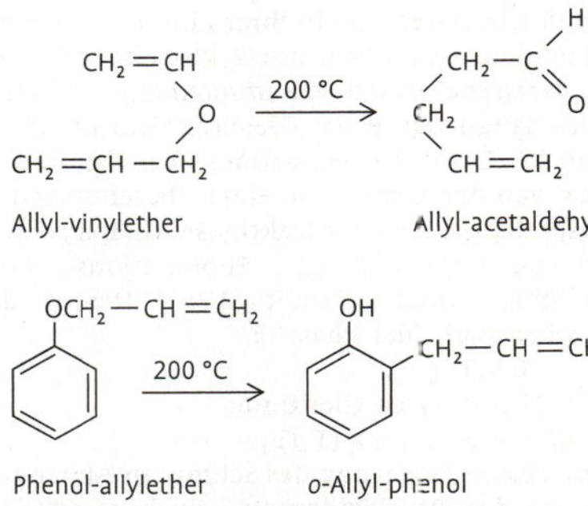


**Claisen-Umlagerung:** Bildung von Allyl-acetaldehyd bzw. $o$-Allyl-phenol

**Clapeyron-Clausius-Gleichung:** s. Clausius-Clapeyron-Gleichung.

**Clarithromycin (INN):** Clarithromycinum Ph.Eur.; 6-*O*-Methylerythromycin; CAS-Nr. 81103-11-9; $C_{38}H_{69}NO_{13}$, Strukturformel: s. Abb.; $M_r$ 747.96; Schmp. 222–225 °C (kristallisiert aus Ethanol); **Wirk.:** säurestabiles Makrolid*-Antibiotikum; **Ind.:** Atemwegsinfektionen.

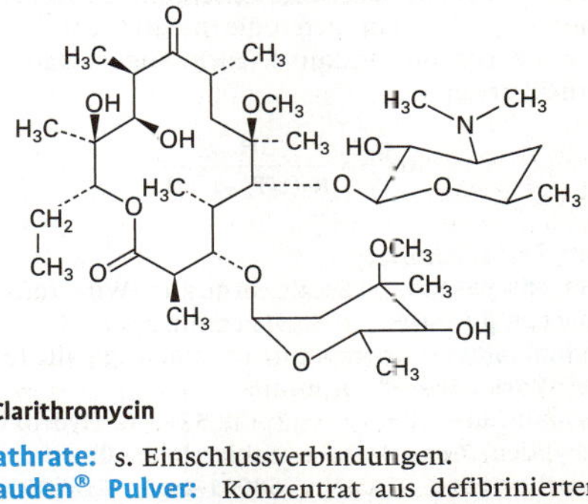

**Clarithromycin**

**Clathrate:** s. Einschlussverbindungen.

**Clauden® Pulver:** Konzentrat aus defibriniertem Blut von Kälbern (Alter <6 Monate); **Herst.:** Säure- u. Hitzebehandlung, Dampfsterilisation; schließt das Vorhandensein von Viren u. Bakterien aus. Vgl. Clauden® Watte.

**Clauden® Watte:** blutstillende Verbandwatte* aus 50 % Baumwolle u. 50 % Viskose, die durch ein Spezialverfahren mit Clauden® Pulver, Clioquinol* u. Glycerol* 85 % imprägniert ist; vgl. Gossypium haemostaticum.

C

**Claudicatio intermittens:** Dysbasia intermittens; sog. intermittierendes Hinken; Auftreten heftiger, krampfartiger Schmerzen (bei >85 % Wadenschmerz, seltener gluteal od. Oberschenkel) nach dem Gehen einer bestimmten Wegstrecke (verstärkt bei schnellem Gehen u. Aufwärtssteigen), die zum Stehenbleiben zwingen u. wegen der in Ruhe noch ausreichenden Durchblutung der Muskulatur nach einigen Min. verschwinden, um bei erneuter Belastung wieder aufzutreten (sog. Schaufensterkrankheit, da die Patienten häufig das Verschwinden der Schmerzen vor Schaufenstern abwarten); **Urs.:** periphere arterielle Verschlusskrankheit der Beine.

**Clausius-Clapeyron-Gleichung:** wichtige thermodynam. Gleichung, die in ihrer allg. Form für ein Einkomponentensystem mit 2 Phasen* (vgl. Phasendiagramme) einen Zusammenhang zwischen der Abhängigkeit eines Gleichgewichtsdrucks p (Schmelz-, Dampf-, Sublimations-, Umwandlungsdruck) von der Temp. T u. einer Phasenumwandlungsenthalpie ΔH (Reaktionsenthalpie, z. B. Schmelz-, Verdampfungs-, Sublimations-, Umwandlungswärme) herstellt (ΔV: Differenz der Molvolumina beider Phasen):
$dp/dT = \Delta H/(T \cdot \Delta V)$.
Mit der integrierten Gleichung
$p_2 - p_1 = (\Delta H/\Delta V) \cdot ln\,(T_2/T_1)$
kann z. B. die Änderung des Schmp. in Abhängigkeit von der Druckänderung berechnet werden. Für die Temperaturabhängigkeit des Dampfdrucks* p, z. B. einer Flüss., kann deren spezif. Volumen gegenüber dem des Gases vernachlässigt werden (das Gas wird als ideal betrachtet; $\Delta H_{vap}$: Verdampfungsenthalpie, R: allgemeine Gaskonstante*):

$$\frac{d\ln p}{dT} = \frac{\Delta H_{vap}}{R \cdot T^2}$$

Die Integration unter der in einem kleinen Temperaturintervall näherungsweise gültigen Annahme $\Delta H_{vap}$ = konstant liefert die integrierte C.-C.-G. für die Dampfdruckkurve (auch August-Dampfdruckkurve):

$$\ln \frac{p_2}{p_1} = \frac{-\Delta H_{vap}}{R \cdot (1/T_2 - 1/T_1)}$$

**Clavacin:** s. Patulin.

**Claviceps paspali:** s. Secale cornutum (Wirkstoffe).

**Claviceps purpurea:** s. Secale cornutum.

**Clavinalkaloide:** therap. unwirksame Ergotalkaloide*; **Vork.:** Secale* cornutum.

**Clavulansäure** (INN): (*Z*)-(2*R*,5*R*)-3-(2-Hydroxyethyliden)-7-oxo-4-oxa-1-azabicyclo[3.2.0]heptan-2-carbonsäure; CAS-Nr. 58001-44-8; $C_8H_9NO_5$, Strukturformel: s. Abb.; $M_r$ 199.2; Antibiotikum*, das von Streptomyces clavuligerus gebildet wird;

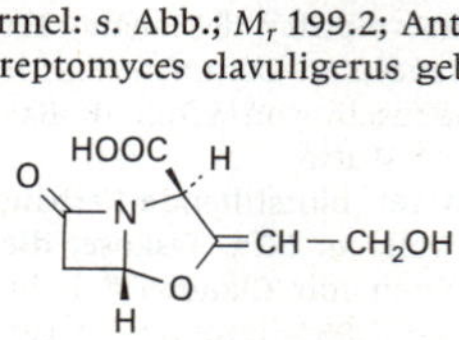


**Clavulansäure**

**Wirk.:** Betalactam*-Antibiotikum; das Grundgerüst Oxapenam unterscheidet sich von dem der Penicilline durch einen Oxazolidinring anstelle des Thiazolidinringes (vgl. Penicilline, Abb. dort). C. selbst weist nur geringe antibakterielle Aktivität auf, ist aber ein starker, irreversibler Betalactamase*-Inhibitor; die Wirk. von Penicillinen u. Cephalosporinen wird daher bei Kombination mit C. auf resistente, Betalactamase bildende Stämme ausgedehnt. Aufgrund der übereinstimmenden pharmakokinet. Eigenschaften wird v. a. die Kombination Amoxicillin* u. Clavulansäure 4 : 1 (in Deutschland) od. 2 : 1 (in Großbritannien) angewendet; gute Resorption nach p. o. Applikation; **Ind.:** Hauptindikation: Harnwegsinfektionen; **Dos.:** p. o. 3 × 0.5 g/d Amoxicillin in Kombination mit 0.125 g/d C.; parenteral 3 × 0.5 g/d Amoxicillin in Kombination mit 0.1 g/d Clavulansäure. Gebräuchl. ist auch das Kaliumsalz.

**Clavus:** Hühnerauge; bis zu einige cm große Hornverdickung mit zentralem, in die Subkutis vordringendem Zapfen; entsteht durch wiederholten Druck (Schuhwerk) auf Hautpartien, die einen Knochen überziehen; **Vork.:** bevorzugt unter den Metatarsale-Köpfchen, am Großzehenballen, bei Krallen- u. Hammerzehen dorsalseitig über den Mittel- u. Endgelenken sowie an der Zehenspitze; **Ther.:** Aufweichen (mit Salicylsäure*; vgl. Hühneraugenpflaster) u. vorsichtiges chirurg. Entfernen der Hornschicht; mechan. Druckentlastung, gut sitzende Schuhe.

**clean up:** physik.-chem. Anreicherungsverfahren i. R. der Spurenanalytik, z. B. beim Nachw. von Pflanzenschutzmitteln (s. Schädlingsbekämpfungsmittel); Vortrennungen (d. h. Entfernung störender Matrixbestandteile) vor dem eigentl. Nachw. der gesuchten Substanzen.

**Clearance:** (engl.) *Klärung, Reinigung*; Volumen, das in einer bestimmten Zeiteinheit von einem Wirkstoff befreit wird. **Totale C.:** Gesamtclearance; Summe der C. der versch. Ausscheidungsorgane (z. B. renale, hepat., pulmonale C.); errechnet sich nach:

$$CL = k_e \cdot V_d = \frac{f \cdot D}{AUC}$$

CL: Clearance; $k_e$: Geschwindigkeitskonstante der Elimination; $V_d$: Verteilungsvolumen; f: system. verfügbarer Anteil der Dosis; D: Dosis des Wirkstoffs; AUC: Fläche unter der Plasmakonzentrations-Zeit-Kurve. **Renale C.:** Volumen, das pro Zeiteinheit durch die Nieren von einem Stoff befreit wird; errechnet sich nach:

$$CL_R = \frac{C_U \cdot V_U}{C_P} = CL \cdot \frac{U_\infty}{D}$$

$CL_R$: renale Clearance; $C_U$: Konz. des Wirkstoffs im Harn; $V_U$: Harnzeitvolumen; $C_P$: Plasmakonzentration; $U_\infty$: Gesamtmenge des in den Harn ausgeschiedenen Wirkstoffs; D: Dosis des Wirkstoffs. Zur Diagnostik der Nierenfunktion werden u. a. die endogene Substanz Kreatinin (Kreatinin*-Clearance) u. die exogene Substanz Inulin* (Inulin-Clearance) herangezogen, womit die glomeruläre Filtration überprüft werden kann. Ist $CL_R$ deutlich höher als die glomeruläre Filtrationsrate

(Abk. GFR; >110–120 mL/min), findet eine signifikante tubuläre Sekretion statt. Ist $CL_R$ deutlich niedriger als die GFR (<100–120 mL/min), wird der Wirkstoff tubulär rückresorbiert. **Extrarenale C.:** Eliminationsleistung, die nicht durch die Nieren erbracht wird.

**Clebopridmalat** (INN): Clebopridi malas Ph.Eur.; 4-Amino-*N*-(1-benzylpiperidin-4-yl)-5-chlor-2-methoxybenzamid-(*RS*)-2-hydroxybutandioat; CAS-Nr. 57645-91-7; $C_{24}H_{30}ClN_3O_7$; $M_r$ 508.0; weißes Pulver; nicht mehr im Handel befindl. Antiemetikum* u. Prokinetikum*; **UAW:** Depressionen, extrapyramidale Störungen häufiger als bei Metoclopramid*.

**Cleland-Reagenz:** s. Dithiothreitol.

**Clemastin** (INN): Meclastin, Mecloprodin; (+)-2-[2-(4-Chlor-$\alpha$-methyl-$\alpha$-phenylbenzyl)oxy-ethyl]-1-methylpyrrolidin; CAS-Nr. 15686-51-8; $C_{21}H_{26}ClNO$, Strukturformel: s. Abb.; $M_r$ 343.90; Sdp. 154 °C (2.66 Pa); $n_D^{22\,°C}$ 1.5582; **Wirk.:** Antiallergikum*, Histamin*-$H_1$-Rezeptoren-Blocker; **UAW:** Verdauungsbeschwerden, Sedation, Mundtrockenheit, Beeinflussung des Reaktionsvermögens; **Dos.:** p. o. 2×1 mg/d vor der Mahlzeit; Kinder bis 6 Jahre 2×0.5 mg/d; parenteral 1–2×2 mg/d i. v.; HWZ 8.1 h. **Clemastinfumarat:** Clemastini fumaras Ph.Eur.; CAS-Nr. 14976-57-9; $C_{25}H_{30}ClNO_5$; $M_r$ 460.0; Schmp. 177–178 °C (polymorph); weißes krist. Pulver; sehr schwer lösl. in Wassser, schwer lösl. in Ethanol u. Methanol. Verwendet wird auch Clemastinhydrogenmalonat.

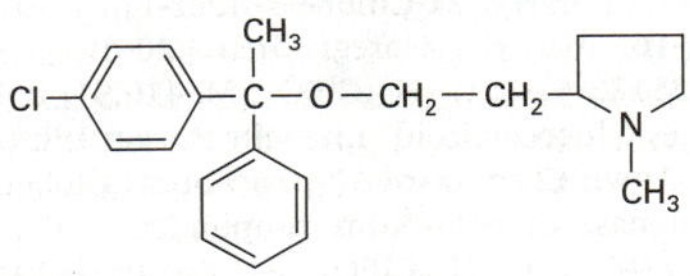

**Clemastin**

**Clematis recta** L.: Aufrechte Waldrebe, Steife Waldrebe; Fam. Ranunculaceae; Europa; Stpfl. von **Herba Clematidis:** Waldrebenkraut; **Inhaltsst.:** Protoanemonin* (im frischen Kraut); **Anw.:** (volkstüml.) z. B. gegen Ekzeme, Ulzera, Gicht, Erkrankungen des rheumat. Formenkreises, Nierenleiden. **Hom.:** Clematis recta (HAB), Clematis: frisches, blühendes Kraut; verordnet z. B. bei Orchitis, Blepharitis, Hautausschlägen.

**Clematis vitalba** L.: Echte Waldrebe, Gemeine Waldrebe; Fam. Ranunculaceae; Mittel- u. Südeuropa, Russland; Stpfl. von **Herba Clematidis:** Waldrebenkraut; **Inhaltsst.:** Protoanemonin* (im frischen Kraut), Saponin*; **Anw.:** wie Clematis* recta. **Hom.:** Clematis recta (HAB): s. Clematis recta.

**Clemizol** (INN): 1-(*p*-Chlorbenzyl)-2-(1-pyrrolidinmethyl)-benzimidazol; CAS-Nr. 442-52-4; $C_{19}H_{20}ClH_3$; $M_r$ 325.9; Schmp. 167 °C; nicht mehr im Handel befindl. Antihistaminikum* u. Antiallergikum*; wurde früher auch mit Benzylpenicillin* zur Herst. von Clemizol*-Penicillin verwendet.

**Clemizol-Penicillin** (INN): Penicillin-Clemizol, Antihistamin-Penicillin-G, Penicillinclemizolum; Benzylpenicillin* kombiniert mit 1,4-Chlorbenzyl-2-pyrrolidin-1′-ylmethylbenzimidazol; CAS-Nr. 6011-39-8; $C_{35}H_{38}ClN_5O_4S$ bzw. $C_{19}H_{20}ClN_3 \cdot C_{16}H_{18}N_2O_4S$; $M_r$ 660.2; nicht mehr im Handel befindl. Depotantibiotikum; vgl. Benzylpenicillin.

**Clemmensen-Reduktion:** Methode zur Herst. von Kohlenwasserstoffen* aus Ketonen* od. Aldehyden* durch Reduktion der Carbonylgruppe mit amalgamiertem Zink* u. Salzsäure*; **Beispiel:** Acetophenon* wird zu Ethylbenzol reduziert (s. Abb.).

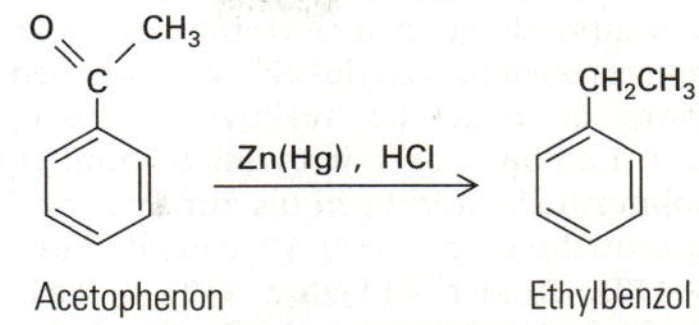


**Clemmensen-Reduktion:** Bildung von Ethylbenzol als Beispiel

**Clenbuterol** (INN): (*RS*)-1-(4-Amino-3,5-dichlorphenyl)-2-(1,1-dimethylethyl)amino-ethanol; CAS-Nr. 37148-27-9; $C_{12}H_{18}Cl_2N_2O$. Strukturformel: s. Abb.; $M_r$ 277.18; **Anw.:** **1.** (med.) Broncholytikum*, selektives Beta-2-Sympathomimetikum (s. Sympathomimetika) zur Langzeittherapie chron. obstruktiver Atemwegserkrankungen; auch missbräuchl. als Dopingmittel; **2.** (veterin.) Tokolytikum; auch missbräuchl. als Tiermastmittel; **Kontraind.:** Hyperthyreose, tachykarde Herzrhythmusstörungen, akute Koronarerkrankungen, die ersten 3 Schwangerschaftsmonate, die letzten Tage vor der Geburt aufgrund des ausgeprägten wehenhemmenden Effekts; **WW:** Andere Beta-2-Sympathomimetika, Methylxanthine (z. B. Theophyllin), Anticholinergika u. Corticosteroide können die Wirk. von C. erhöhen. **UAW:** Tremor, Unruhe, Kopfschmerz, gelegentl. kardial bedingte Beschwerden; HWZ 35 h; **Toxikol.:** Bei Überdosierungen erfolgt die Ther. symptomatisch; ggf. Antagonisierung durch Beta-Rezeptoren-Blocker (kann bei Patienten mit Asthma bronchiale zu Bronchospasmus führen). **Clenbuterolhydrochlorid (INN):** Clenbuteroli hydrochloridum Ph.Eur.; CAS-Nr. 21898-19-1; $C_{12}H_{19}Cl_3N_2O$; $M_r$ 313.7; Schmp. 184–186 °C (polymorph).

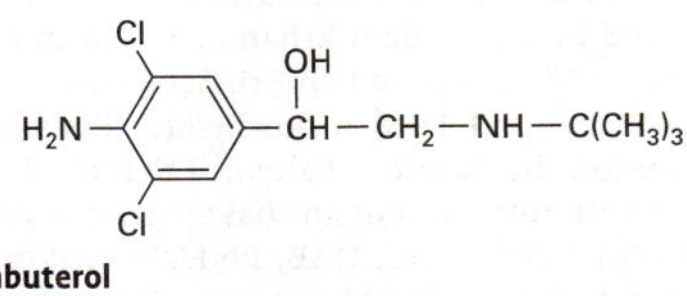

**Clenbuterol**

**Clibucain** (INN): 2′,4′-Dichlor-3-piperidinobutyranilid, $\beta$-Piperidinobutyryl-2,4-dichloranilin; $\beta$-Piperidino-butansäure-2,4-dichloranilid; CAS-Nr. 15302-10-0; $C_{15}H_{20}Cl_2N_2O$; $M_r$ 315.24; nicht mehr im Handel befindl. Lokalanästhetikum*.

**Clidiniumbromid** (INN): Clidinii bromidum; 3-Benziloyloxy-1-methyl-chinuclidinium-bromid; CAS-Nr. 3485-62-9; $C_{22}H_{26}BrNO_3$; $M_r$ 432.36; Schmp. 240–241 °C (kristallisiert aus Methanol/Aceton/Ether); lösl. in Wasser, Ethanol, sehr schwer lösl. in Ether; nicht mehr im Handel befindl. Anticholinergikum* u. Ulkustherapeutikum*.

**Clindamycin** (INN): 7-Chlor-7-desoxy-lincomycin; Methyl[7-chlor-6,7,8-trideoxy-6-*trans*-(1-methyl-4-propyl-L-2-pyrrolidin-carboxamido)-1-thio-L-*threo*-$\alpha$-D-galacto-octopyranosid]; CAS-Nr. 18323-44-9; $C_{18}H_{33}ClN_2O_5S$, Strukturformel: s. Abb.; $M_r$ 424.98; $[\alpha]_D^{20\,°C}$ +214° (Chloroform); $pK_S$ der konjugierten Säure 7.45; **Wirk.:** Lincosamid*; bakteriostat. wirksam gegen grampositive Bakterien u. Anaerobier; nur langsame Resistenzentwicklung; **Ind.:** Hauptindikationen: Anaerobierinfektionen, therapieresistente Staphylokokkeninfektionen; als Antiprotozoenmittel bei reaktivierter Toxoplasmose in Kombination mit Pyrimethamin; **UAW:** gastrointestinale Störungen bis zur Enterokolitis; **Dos.:** Erwachsene p. o. 600–1800 mg/d, aufgeteilt in 3–4 ED; Kinder <14 Jahre 8–25 mg/kg KG/d, aufgeteilt in 3–4 ED; HWZ 2–3 h. **Clindamycinhydrochlorid:** Clindamycini hydrochloridum Ph.Eur.; CAS-Nr. 21462-39-5; $C_{18}H_{34}Cl_2N_2O_5S$; $M_r$ 461.5 (wasserfrei); Schmp. 141–143 °C; mit unterschiedl. Mengen Kristallwasser; sehr leicht lösl. in Wasser, schwer lösl. in Ethanol. **Clindamycindihydrogenphosphat:** Clindamycini phosphas Ph.Eur.; $C_{18}H_{34}ClN_2O_8PS$; $M_r$ 505; weißes, schwach hygroskop., polymorphes Pulver; leicht lösl. in Wasser. Gebräuchl. ist auch Clindamycinpalmitat.

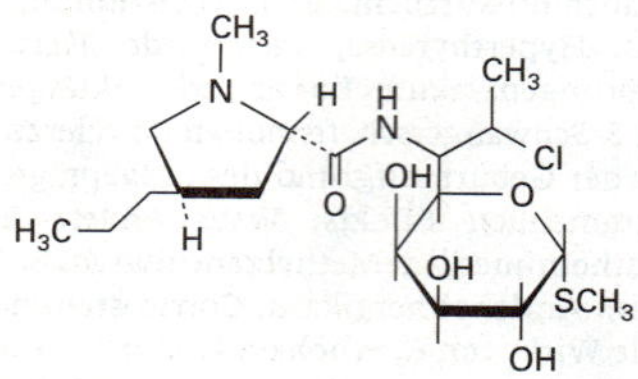


**Clindamycin**

**clinical trial simulation:** s. Modellierung und Simulation.

**Clioquinol** (INN): Chinoform, Chloroiodochin, Iodochlorhydroxyquin; 5-Chlor-7-iod-8-chinolinol; CAS-Nr. 130-26-7; $C_9H_5ClINO$, Strukturformel: s. Abb.; $M_r$ 305.52; Schmp. 172 °C (unter Zers.); bereits bei Tageslicht instabil; in Wasser prakt. unlösl., in Ethanol u. Glycerol 85 % sehr schwer lösl.; lösl. 1 : 43 in kochendem Ethanol, 1 : 128 in Chloroform, 1 : 17 in kochendem Ethylacetat, 1 : 170 in kalter Essigsäure, 1 : 13 in kochender Essigsäure, fast unlösl. in Wasser, kaltem Ethanol, Ether; **Wirk.:** Antiseptikum mit antibakterieller u. fungizider Wirk.; **Off.:** DAC, ÖAB, Ph.Helv.; **Inkomp.:** wegen der phenol. Struktur unverträgl. mit alkal. reagierenden Stoffen, mit Eisensalzen u. ZnO unter Verfärbung; zersetzt durch Oxidanzien; **Ind.:** infizierte Hauterkrankungen; **Dos.:** topisch 3–10 %ige Wundsalbe; Wundpuder unverdünnt.

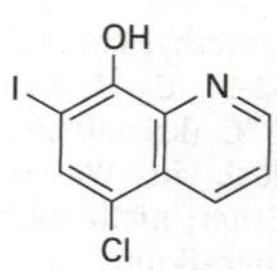


**Clioquinol**

**Clivia:** s. Amaryllidaceae.

**Clobazam** (INN): Clobazamum Ph.Eur.; 7-Chlor-2,3,4,5-tetrahydro-1-methyl-5-phenyl-1*H*-1,5-benzodiazepin-2,4-dion; CAS-Nr. 22316-47-8; $C_{16}H_{13}ClN_2O_2$, Strukturformel: s. Abb.; $M_r$ 300.74; Schmp. 180–182 °C; weißes bis fast weißes krist. Pulver, schwer lösl. in Wasser, wenig lösl. in Ethanol, leicht lösl. in Dichlormethan; zeigt Polymorphie; Benzodiazepin*; **Wirk.:** Tranquilizer*; unterliegt dem Betäubungsmittelgesetz* (Anlage III, ausgenommene Zuber.); **Ind.:** akute u. chron. Angst-, Spannungs- u. Erregungszustände, Zusatztherapie bei Epilepsie; **Kontraind.:** Abhängigkeit von Alkohol, Arzneimitteln od. Drogen in der Anamnese; **UAW:** Sedierung, Verwirrtheit; **Dos.:** p. o. Initialdosis: 5 mg morgens u. abends; Erhaltungsdosis: 10–30 mg/d in geteilten Dosen; stationär bis 60 mg/d; HWZ 18–42 bzw. 36–46 h (Metaboliten); HWZ der Elimination 10–30 h.

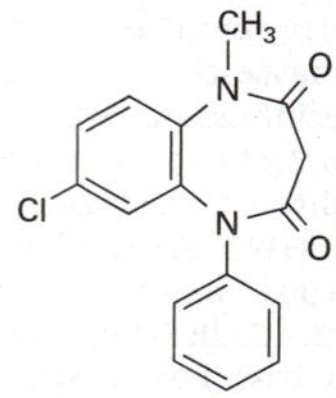


**Clobazam**

**Clobetasol** (INN): 21-Chlor-9$\alpha$-fluor-11$\beta$,17-dihydroxy-16$\beta$-methyl-1,4-pregnadien-3,20-dion; CAS-Nr. 25122-41-2; $C_{22}H_{28}ClFO_4$; $M_r$ 410.91; halogeniertes Glucocorticoid* mit sehr starker Wirk. zur top. Anw.; **Clobetasol-17-propionat:** Clobetasoli propionas, Clobetasolum propionicum; CAS-Nr. 25122-46-7; $C_{25}H_{32}ClFO_5$; $M_r$ 467.0; lichtempfindl.; Stabilitätsoptimum bei pH 4–6, darunter Isomerisierung mit großem Wirkungsverlust, Hydrolyse u. Oxidation mögl.; **Off.:** Ph.Eur.6; **Ind.:** schwere lokale Dermatosen (z. B. Psoriasis*); **Dos.:** meist 0.05 %ige Salbe, Creme.

**Clobetason** (INN): 21-Chlor-9$\alpha$-fluor-17-hydroxy-16$\beta$-methyl-1,4-pregnadien-3,11,20-trion; CAS-Nr. 54063-32-0; $C_{22}H_{26}ClFO_4$; $M_r$ 408.90; halogeniertes Glucocorticoid* zur top. Anw.; **Clobetason-17-butyrat:** Clobetasoni butyras Ph.Eur.6; CAS-Nr. 25122-57-0; $C_{26}H_{32}ClFO_5$; $M_r$ 479.0; Schmp. 178 °C; weißes bis fast weißes Pulver, unlösl. in Wasser, leicht lösl. in Aceton u. Dichlormethan, schwer lösl. in Ethanol; **Ind.:** leichtere Formen von Ekzemen, seborrhoischer Dermatitis u. andere leichtere Hauterkrankungen, die auf lokale Corticosteroidtherapie ansprechen; **Dos.:** 0.05 %ige Salbe, Creme.

**Clobutinol** (INN): 2-(4-Chlorbenzyl)-4-dimethylamino-3-methyl-2-butanol; CAS-Nr. 14860-49-2; $C_{14}H_{22}ClNO$; $M_r$ 255.79; Sdp. 179–180 °C (1.6 kPa); wegen arrhythmogener Potenz (Verlängerung der QTc-Zeit) nicht mehr im Handel befindl. Antitussivum*.

**Cloconazol:** s. Croconazol.

**Clocortolon** (INN): 9-Chlor-6$\alpha$-fluor-11$\beta$,21-dihydroxy-16$\alpha$-methylpregna-1,4-dien-3,20-dion; CAS-Nr. 4828-27-7; $C_{22}H_{28}ClFO_4$; $M_r$ 410.91; Schmp.

254 °C (unter Zers.); **Wirk.:** halogeniertes Glucocorticoid* mit mittelstarker Wirk. zur top. Anw.; **Ind.:** Dermatosen. Hingewiesen sei auch auf Clocortolon-21-acetat, Clocortolon-21-pivalat u. Clocortolon-21-hexanoat.

**Clodronsäure** (INN): (Dichlormethylen)diphosphonsäure; CAS-Nr. 10596-23-3; $CH_4Cl_2O_6P_2$, Strukturformel: s. Bisphosphonate (Abb. dort); $M_r$ 244.89; **Wirk.:** Bisphosphonat*; hemmt die Calciumfreisetzung aus dem Skelett durch Komplexbildung mit Hydroxylapatit*; **Ind.:** tumorinduzierte Hyperkalzämie, neoplast. Osteolysen; **WW:** calciumhaltige Nahrungsmittel; **UAW:** gastrointestinale Beschwerden; **Hinweis:** Einnahme 1 h vor der Mahlzeit.

**Clofarabin** (INN): 2-Chlor-9-(2′-deoxy-2′-fluor-β-D-arabinofuranosyl)adenin; CAS-Nr. 123318-82-1; Strukturformel: s. Abb.; $M_r$ 303.68; Schmp. 227°C; logP 0.4 ± 0.9 (berechnet); Purin-Analogon; **Wirk.:** Zytostatikum*, Antimetabolit*, Ribonucleotiddiphosphat-Reduktase-Inhibitor; **Ind.:** akute lymphoblast. Leukämie bei Kindern u. Jugendlichen (nach mind. 2 erfolglosen Vorbehandlungen bzw. bei Fehlen therap. Alternativen); Orphan* Drug; **Kontraind.:** Überempfindlichkeit, schwere Leber- u. Nierenfunktionsstörungen; **UAW:** u. a. Übelkeit, Erbrechen, Diarrhö, Pyrexie, Schleimhautentzündung, febrile Neutropenie, Dermatitis, Pruritus, Rötung, Erschöpfung, Knochenmarkdepression, Tumorlyse-Syndrom, SIRS (Abk. für engl. systematic inflammatory response syndrome); **Dos.:** 52 mg/m² KOF/d i. v. über 5 d.

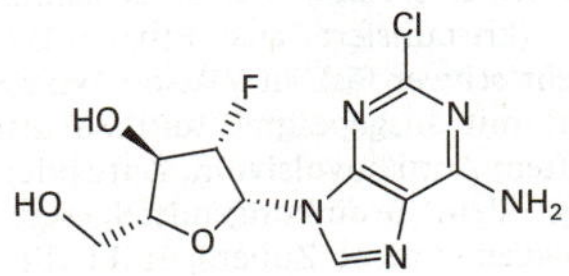


**Clofarabin**

**Clofazimin** (INN): N,5-Bis(4-chlorphenyl)-3-[(methylethyl)imino]-3,5-dihydrophenazin-2-amin-2-(4-Chloranilino)-5-(4-chlorphenyl)-3-isopropylimino-3,5-dihydrophenazin; CAS-Nr. 2030-63-9; $C_{27}H_{22}Cl_2N_4$; $M_r$ 473.40; praktisch unlösl. in Wasser, wenig löslich in Aceton, Ethylacetat, Ethanol, lösl. in Chloroform; nicht mehr im Handel befindl. Lepramittel (über die WHO beziehbar); **Wirk.:** entzündungshemmend u. schwach bakterizid gegen Mycobacterium leprae; keine Kreuzresistenz mit Dapson* u. Rifampicin*; **Ind.:** Lepra*; **UAW:** Hautveränderungen, Nausea, Sehstörungen.

**Clofenotan** (INN): Dichlor-diphenyl-trichlorethan (Abk. DDT), Chlorophenothanum; 1,1,1-Trichlor-2,2-bis-(4-chlorophenyl)ethan; abhängig vom Reinheitsgrad weißes bis gelbl., krist. od. amorphes Pulver von schwach aromat. Geruch, das bis 10 % Isomere, v. a. *o,p*-DDT enthalten kann; leicht lösl. in siedendem Ethanol, Ether, Chloroform, Aceton u. Benzin, wenig lösl. in Ethanol von 20 °C u. Petrolether, prakt. unlösl. in Wasser; weitgehend licht-, luft- u. säurestabil; in der EU als Wirkstoff von Pflanzenschutzmitteln nicht mehr zugelassenes Schädlingsbekämpfungsmittel* aus der Gruppe der chlorierten Kohlenwasserstoffe; **Herst.:** aus Chloral* u. Chlorbenzol in Gegenwart von Schwefelsäure*; **Off.:** ÖAB (bis 1996); **Wirk. u. Abbau:** Insektizid*; kanzerogen (Kategorie 3 nach GefStoffV); HWZ im Boden: 10–20 Jahre; biol. HWZ (Abbau im Körper): 1 Jahr. Als Metaboliten, die wie DDT ebenfalls im Fettgewebe gespeichert werden, treten auf: **DDE** (1,1-Dichlor-2,2-bis[4-chlor-phenyl]ethylen) u. **DDD** (TDE; 2,2-Bis[4-chlor-phenyl]-1,1-dichlor-ethan), s. Abb.; im Harn findet sich **DDA** (Bis[4-chlor-phenyl]-essigsäure); s. Schädlingsbekämpfungsmittel (Tab. dort). **Gesch.:** Erstmalig 1874 beschrieben, wurde DDT 1940 von Paul Müller (1899–1995) wiederentdeckt. Mit Hilfe von DDT konnte die Malaria* in vielen Ländern nahezu ausgerottet werden. Heute ist die Substanz wegen ihrer hohen Persistenz* u. Akkumulation in der Umwelt (Nahrungskette) in vielen Ländern verboten, in Deutschland durch das DDT*-Gesetz (1977), die Gefahrstoffverordnung* u. die Chemikalien*-Verbotsverordnung.

**Clofenvinfos:** s. Chlorfenvinphos.

**Clofibrat** (INN): Clofibratum Ph.Eur., Ethyl[2-(4-chlorphenoxy)-2-methylpropionat]; 2-(4-Chlorphenoxy)-2-methyl-propionsäureethylester; CAS-Nr. 637-07-0; $C_{12}H_{15}ClO_3$; $M_r$ 242.71; Sdp. 148–150 °C (2.66 kPa); Wirkform ist Clofibrinsäure*; nicht mehr im Handel befindl. Lipidsenker* (Fibrat); früher angewendet zur Senkung erhöhter Serumlipidspiegel; **UAW:** Verdauungsstörungen, Übelkeit, Pruritis, Libidoverlust, Anstieg des

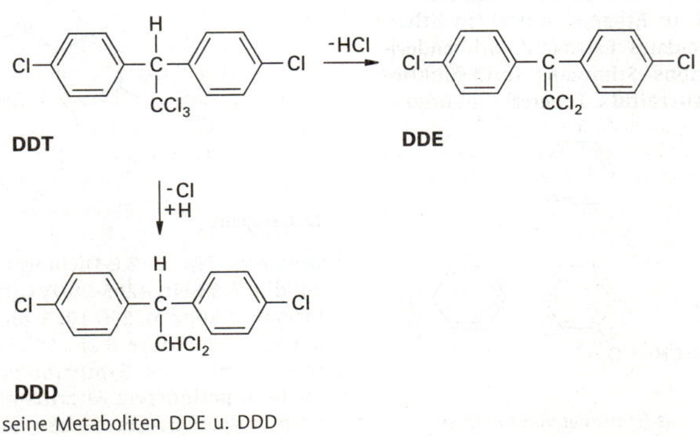


**Clofenotan:** DDT u. seine Metaboliten DDE u. DDD

Transaminasenspiegels. Vgl. Bezafibrat; Etofibrat; Fenofibrat.

**Clofibrid** (INN): 3-(Dimethylcarbamoyl)propyl-[2-(4-chlorphenoxy)-2-methylpropionat]; CAS-Nr. 26717-47-5; $C_{16}H_{22}ClNO_4$; $M_r$ 327.82; unlösl. in Wasser, lösl. in Olivenöl; nicht mehr im Handel befindl. Lipidsenker* (Fibrat); früher angewendet zur Senkung erhöhter Serumlipidspiegel (Triglyceridämien u. Hypercholesterolämie); **UAW:** s. Bezafibrat. Vgl. Etofibrat; Fenofibrat.

**Clofibrinsäure** (INN): Acidum clofibricum, $\alpha$-(4-Chlorphenoxy)-isobutansäure; 2-(4-Chlorphenoxy)-2-methylpropionsäure; CAS-Nr. 882-09-7; $C_{10}H_{11}ClO_3$; $M_r$ 214.66; Schmp. 118–119 °C (kristallisiert aus Wasser od. Methanol); Wirkform von Clofibrat* (außer Handel); vgl. Bezafibrat; Etofibrat; Fenofibrat.

**Cloflucarban:** s. Halocarban.

**Clomethiazol** (INN): Chloraethiazol, 5-(2-Chlorethyl)-4-methylthiazol; 4-Methyl-5-(2′-chlorethyl)-thiazol; CAS-Nr. 533-45-9; $C_6H_8ClNS$, Strukturformel: s. Abb.; $M_r$ 161.7; Sdp. 92 °C; ölige viskose Flüssigkeit von charakterist., unangenehmem Geschmack; $pK_S$ der konjugierten Säure 3.2; **Wirk.:** Antikonvulsivum, Schlafmittel*, Sedativum*; **Ind.:** v. a. Agitiertheit, Delirium tremens u. andere tox. bedingte Delirien od. org. Hirnerkrankungen, seniles Delirium; **Kontraind.:** u. a. Lungenerkrankungen; **UAW:** nach parenteraler Applikation ist mit Blutdruckabfall u. Atemdepression zu rechnen; allerg. Hautreaktionen, Übelkeit, Brechreiz, Schleimhautreizung, Niesreiz, Blutdrucksenkung; Gefahr von Gewöhnung u. Abhängigkeit; max. 1–2 Wochen anzuwenden, ausschleichend zu dosieren; HWZ 3–5 h (bei p. o. Anw.). **Clomethiazoledisilat:** $C_{14}H_{22}Cl_2N_2O_6S_4$; $M_r$ 513.5; weißes, krist. Pulver von charakterist. Geruch; leicht lösl. in Wasser u. warmem Ethanol, fast unlösl. in Ether.

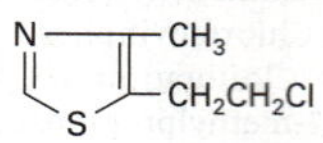


**Clomethiazol**

**Clomifen** (INN): Mischung des (*E*)-Isomers (Enclomifen INN, Cisclomifen) u. des (*Z*)-Isomers (Zuclomifen INN, Transclomifen) von 2-[4-(2-Chlor-1,2-diphenylvinyl)phenoxy]triethylamin; CAS-Nr. 911-45-5; $C_{26}H_{28}ClNO$, Strukturformel: s. Abb.; $M_r$ 405.98; Schmp. 116.5–118 °C; leicht lösl. in Wasser, wenig lösl. in Ethanol, unlösl. in Ether; synthet., nichtsteroidales Estrogen* (Stilbenderivat); **Wirk.:** Ovulations*-Stimulans; **Ind.:** funktionelle Sterilität; **Kontraind.:** Lebererkrankungen, ovarielle Funktionsstörungen, Hypophysen- u. ovarielle Tumoren, ungeklärte Uterusblutungen, Blutgerinnungsstörungen, Ovarialzysten (Gefahr der Zystenvergrößerung); **UAW:** Hitzewallungen, Sehstörung, Übelkeit, Mehrlingsschwangerschaften; **Dos.:** p. o. 50–100 mg/d vom 5.–9. Zyklustag; HWZ 120 h. **Clomifencitrat:** Clomifeni citras Ph.Eur.6; $C_{32}H_{36}ClNO_8$; $M_r$ 598.1; weißes bis blassgelbes krist. Pulver; schwer lösl. in Wasser. Gebräuchl. ist auch Clomifendihydrogencitrat.

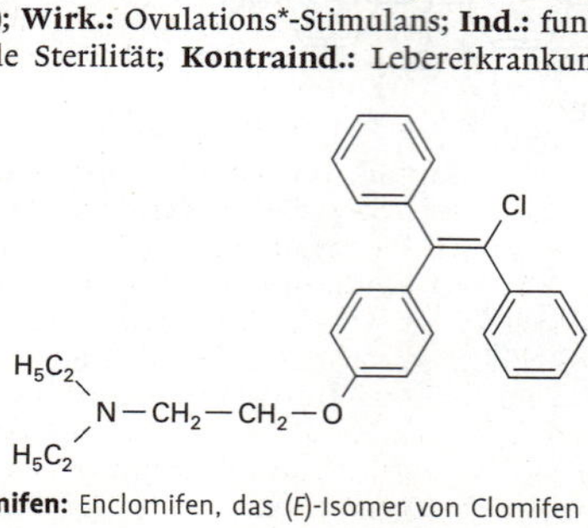


**Clomifen:** Enclomifen, das (*E*)-Isomer von Clomifen

**Clomipramin** (INN): Chlorimipramin; 3-Chlor-5-(3-dimethylaminopropyl)-10,11-dihydro-5*H*-dibenzo[*b,f*]azepin; CAS-Nr. 303-49-1; $C_{19}H_{23}ClN_2$, Strukturformel: s. Abb.; $M_r$ 314.9; **Wirk.:** tricycl. Antidepressivum* (Imipramin-Typ); **Ind.:** Depressionen, Zwangsvorstellungen, chron. Schmerzen; HWZ 21 h. **Clomipraminhydrochlorid:** Clomipramini hydrochloridum Ph.Eur.; $C_{19}H_{24}Cl_2N_2$; $M_r$ 351.3; Schmp. 190–191 °C (polymorph); weißes, schwach hygroskop., krist. Pulver.

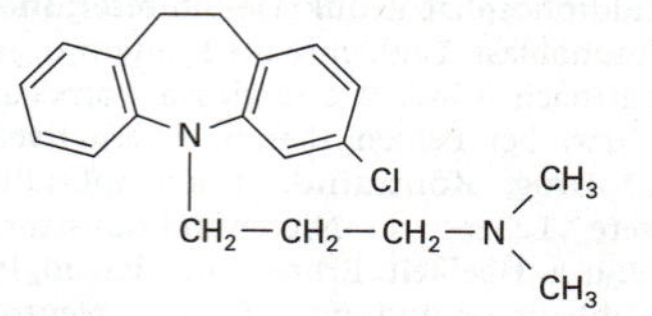


**Clomipramin**

**Clonazepam** (INN): Clonazepamum Ph.Eur.; 5-(2-Chlorphenyl)-2,3-dihydro-7-nitro-1*H*-1,4-benzodiazepin-2-on; CAS-Nr. 1622-61-3; $C_{15}H_{10}ClN_3O_3$, Strukturformel: s. Abb.; $M_r$ 315.72; Schmp. 236.5–238.5 °C (kristallisiert aus Ethanol/Dichlormethan); sehr schwer lösl. in Wasser; **Wirk.:** Benzodiazepin* mit ausgeprägten antikonvulsiven Eigenschaften; Antikonvulsivum, Antiepileptikum*; unterliegt dem Betäubungsmittelgesetz* (Anlage III, ausgenommene Zuber.); **Ind.:** alle Formen von Epilepsien, Status epilepticus; **UAW:** Müdigkeit, Sedierung, Muskelschwäche, Koordinationsstörungen, Ataxie; **Dos.:** schrittweise bis zur Erhaltungsdosis erhöhen; **1.** p. o.; Erwachsene: 4–8 mg/d; Kleinkinder: 0.5–1 mg/d; Kinder 1–5 Jahre: 1–3 mg/d; Kinder 5–12 Jahre: 3–6 mg/d; jeweils in 3–4 geteilten Gaben; **2.** parenteral im Status epilepticus; Erwachsene: 1 mg i. v.; Kleinkinder u. Kinder: 0.5 mg i. v.; HWZ 25–40 h.

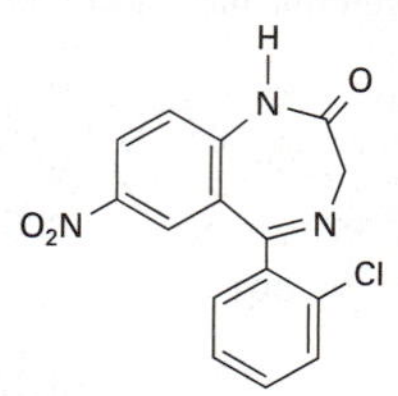


**Clonazepam**

**Clonidin** (INN): 2-(2,6-Dichlorphenyl)imino-imidazolidin; CAS-Nr. 4205-90-7; $C_9H_9Cl_2N_3$, Strukturformel: s. Abb.; $M_r$ 230.10; Schmp. 130 °C; $pK_S$ der konjugierten Säure 8.25; **Wirk.:** Alpha-2-Sympathomimetikum (s. Sympathomimetika) mit zentralem u. peripherem Angriffspunkt; reduziert die Empfindlichkeit der Gefäße auf dilator. u. kon-

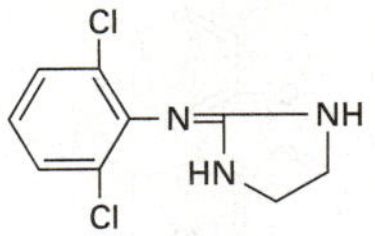

**Clonidin**

striktor. Reize (bei Migräne); **Ind.:** Hypertonie, zur Migräneprophylaxe, Glaukom (lokal, Augentropfen), zur Milderung der Entzugssymptomatik bei Morphinabhängigkeit, zur Behandlung des Alkoholentzugssyndroms (Delirium tremens); **UAW:** Mundtrockenheit, Schläfrigkeit, Farbensehen, Benommenheit, Halluzinationen, Obstipation, starke Reboundphänomene, Kopfschmerz nach dem Absetzen. **Clonidinhydrochlorid:** Clonidini hydrochloridum Ph.Eur.; CAS-Nr. 4205-91-8; $C_9H_{10}Cl_3N_3$; $M_r$ 266.6; weißes, krist. Pulver; lösl. in Wasser u. wasserfreiem Ethanol.

**Clopamid** (INN): Chlosudimeprimyl; 4-Chlor-*N*-(*cis*-2,6-dimethylpiperidino)-3-sulfamoylbenzamid; CAS-Nr. 636-54-4; $C_{14}H_{20}ClN_3O_3S$, Strukturformel: s. Diuretika (Abb. dort); $M_r$ 345.86; Schmp. 244–246 °C (kristallisiert aus Methanol u. Diisopropylether); lösl. 1 : 250 in Wasser, 1 : 100 in wasserfreiem Ethanol, 1 : 250 in Chloroform; **Wirk.:** Diuretikum* (Saluretikum; Thiazid-Analogon); **Ind.:** Hypertonie*; **Kontraind., WW u. UAW:** s. Bendroflumethiazid.

**Clopenthixol** (INN): 4-[3-(2-Chlorthioxanten-9-yliden)propyl]-1-piperazinylethanol; CAS-Nr. 982-24-1; $C_{22}H_{25}ClN_2OS$; $M_r$ 400.99; nicht mehr im Handel befindl. Neuroleptikum*; früher angewendet bei Psychosen mit Agitiertheit u. Wahnbildung, Schizophrenie, Manie, Delirium tremens; **UAW:** vermindertes Reaktionsvermögen.

**Clopidogrel** (INN): Methyl-(+)-(*S*)-$\alpha$-(*o*-chlorophenyl)-6,7-dihydrothieno[3,2-*c*]pyridin-5(4*H*)-acetat; CAS-Nr. 113665-84-2; $C_{16}H_{16}ClNO_2S$, Strukturformel: s. Abb.; $M_r$ 321.8; Schmp. 184 °C; logP 4.0; $pK_S$ 4.5 (berechnet); schwer lösl. in Wasser; **Wirk.:** Thrombozytenaggregations*-Hemmer; Adenosindiphosphat*-Rezeptor-Antagonist; **Ind.:** Sekundärprophylaxe nach arteriosklerot. bedingtem Ereignis wie Herzinfarkt* od. Schlaganfall*; **Kontraind.:** schwere Leber- u. Niereninsuffizienz, akuter Herzinfarkt; **WW:** Die Umwandlung des Prodrugs C. zum aktiven Metaboliten wird durch versch. Enzyme des Cytochrom-P-450-Enzymsystems katalysiert, wodurch es zu WW kommen kann (z. B. verhindert Omeprazol als Protonenpumpen-Hemmer die Umwandlung zur Wirkform). **UAW:** Blutungen; **Dos.:** 75 mg/d p. o.; HWZ 8 h.

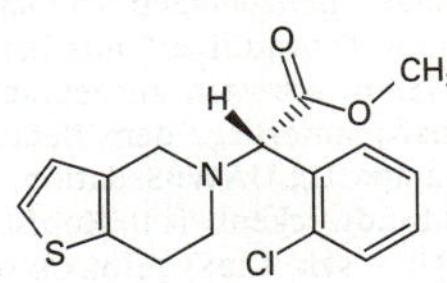

**Clopidogrel**

**Cloprednol** (INN): 6-Chlor-11$\beta$,17$\alpha$,21-trihydroxy-1,4,6-pregnatrien-3,20-dion; CAS-Nr. 5251-34-3; $C_{21}H_{25}ClO_5$, Strukturformel: s. Abb.; $M_r$ 392.9; ha-

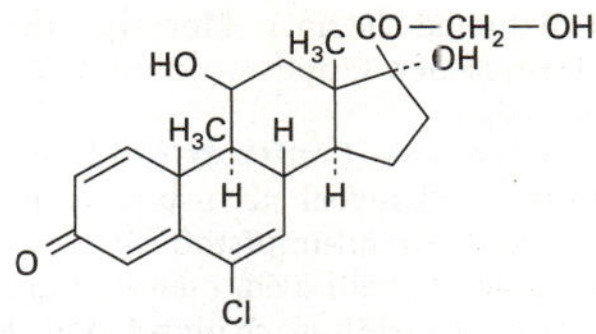

**Cloprednol**

logeniertes Glucocorticoid*, ca. 2-mal so wirksam wie Prednisolon*.

**Clorazepat** (INN): 7-Chlor-2,3-dihydro-2,2-dihydroxy-5-phenyl-1*H*-1,4-benzodiazepin-3-carbonsäure; CAS-Nr. 23887-31-2; $C_{16}H_{12}ClN_2O_4$, Strukturformel: s. Abb.; $M_r$ 331.74; Benzodiazepin*; **Wirk.:** Tranquilizer*; unterliegt dem Betäubungsmittelgesetz* (Anlage III; ausgenommene Zubereitungen). Verwendet wird Dikaliumclorazepat*.

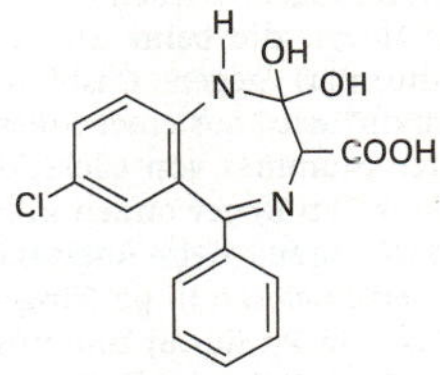

**Clorazepat**

**Clorina:** s. Tosylchloramid-Natrium.

**Closilat:** chem. Kurzbez. für den 4-Chlorbenzolsulfonat-Rest in internationalen Freinamen*.

**Clostebol** (INN): 4-Chlortestosteron; 4-Chlor-17$\beta$-hydroxy-4-androsten-3-on; CAS-Nr. 1093-58-9; $C_{19}H_{27}ClO_2$, Strukturformel: s. Abb.; $M_r$ 322.89; Schmp. 188–190 °C (kristallisiert aus Aceton u. Hexan; polymorph); $[\alpha]_D^{20\,°C}$ +148° (in Chloroform); in der EU nicht verkehrsfähiges Anabolikum*; heute missbraucht als Dopingwirkstoff; außerdem enthalten in dermatolog. u. gynäkolog. Cremes (z. B. in Brasilien).

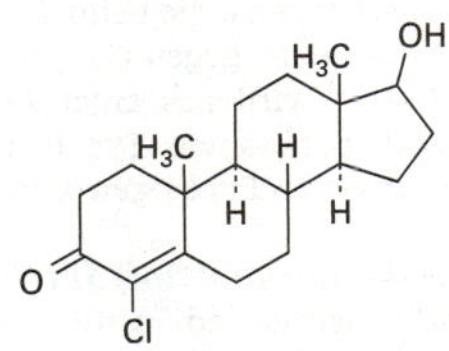

**Clostebol**

**Clostridiaceae:** Fam. grampositiver, Sporen bildender Stäbchenbakterien; med. relevante Gattung: Clostridium*.

**Clostridiopeptidase A:** s. Kollagenase.

**Clostridium:** Gattung grampositiver, streng anaerob wachsender Sporenbildner der Fam. Clostridiaceae; zahlreiche menschen- u. tierpathogene Arten; **Clostridium botulinum:** Toxine verursachen Botulismus*. **Clostridium difficile:** Erreger der Antibiotika-assoziierten pseudomembranösen Kolitis; natürl. Vork. im Darm. **Clostridium perfringens:** Gasbrandbazillen; Toxine verursachen Gasbrand*; dazu zählt auch C. septicum (veraltet Pararauschbrandbazillus) u. C. novyi (Novyi-Bazillus des malignen Ödems). **Clostridium tetani:** Toxine verursachen Wundstarrkrampf (Tetanus*); Vork. im Boden.

**Clostridium-chauvoei-Impfstoff für Tiere:** Vaccinum clostridii chauvoei ad usum veterinarium Ph.Eur.6; Rauschbrand-Impfstoff für Tiere; inaktivierte Flüssigkultur eines od. mehrerer geeigneter Stämme von Clostridium chauvoei. Vgl. Rauschbrand.

**Clostridium-novyi-Alpha-Antitoxin für Tiere:** Immunoserum clostridii novyi alpha ad usum veterinarium Ph.Eur.6; Immunserum*; Zuber. von Globulinen*, die das $\alpha$-Toxin von Clostridium* novyi spezif. neutralisieren; **Gew.:** von immunisierten Tieren; **Ind.:** passive Immunisierung von Tieren gegen Infektionen u. Intoxikationen durch Clostridium novyi.

**Clostridium-novyi-(Typ B)-Impfstoff für Tiere:** Vaccinum clostridii novyi B ad usum veterinarium Ph.Eur.6; immunogen wirkende Substanz von Clostridium* novyi, die beim Tier einen spezif. Schutz (Immunität) gegen Gasbrand* erzeugt; **Gew.:** Das Toxin* wird aus einer Flüssigkultur eines geeigneten Stammes von Clostridium* novyi (C. oedematiens Typ B) gewonnen u. inaktiviert.

**Clostridium-perfringens-Beta-Antitoxin für Tiere:** Immunoserum clostridii perfringentis beta ad usum veterinarium Ph.Eur.6; Immunserum*; Zuber. von Globulinen*, die das $\beta$-Toxin von Clostridium* perfringens Typ B u. C spezif. neutralisieren; **Gew.:** von immunisierten Tieren; **Ind.:** Gasbrand*.

**Clostridium-perfringens-Epsilon-Antitoxin für Tiere:** Immunoserum clostridii perfringentis epsilon ad usum veterinarium Ph.Eur.6; Immunserum*; Zuber. von Globulinen*, die das $\varepsilon$-Toxin von Clostridium* perfringens Typ D spezif. neutralisieren; **Gew.:** von immunisierten Tieren; **Ind.:** Gasbrand*.

**Clostridium-perfringens-Impfstoff für Tiere:** Vaccinum clostridii perfringentis ad usum veterinarium Ph.Eur.6; immunogen wirkende Substanz von Clostridium* perfringens, die beim Tier einen spezif. Schutz (Immunität) gegen Gasbrand* erzeugt; **Gew.:** Das Toxin* wird aus einer Flüssigkultur von Clostridium perfringens Typ B, C od. D od. einer Mischung dieser Typen gewonnen u. inaktiviert.

**Clostridium-septicum-Impfstoff für Tiere:** Vaccinum clostridii septici ad usum veterinarium Ph.Eur.6, Pararauschbrand-Impfstoff für Tiere; aus der Flüssigkultur eines geeigneten Stammes von Clostridium* septicum gewonnen; durch ein Inaktivierungsverfahren wird die Toxizität ohne Verlust der immunogenen Wirksamkeit eliminiert.

**Clotrimazol** (INN): Clotrimazolum Ph.Eur.; 1-(2-Chlor-$\alpha$,$\alpha$-diphenylbenzyl)imidazol; CAS-Nr. 23593-75-1; $C_{22}H_{17}ClN_2$, Strukturformel: s. Abb.; $M_r$ 344.84; Schmp. 147–149 °C; fast unlösl. in Wasser, schwer lösl. in Ether, lösl. in Ethanol, Chloroform, Aceton; Stabilitätsoptimum in wässriger Lösung bei pH 7–8; bei pH <5 wird C. hydrolyt. gespalten; **Wirk.:** (Breitband-)Antimykotikum*; fungizid durch Synthesehemmung steroidaler Membranbausteine; **Inkomp.:** sauer reagierende Stoffe;

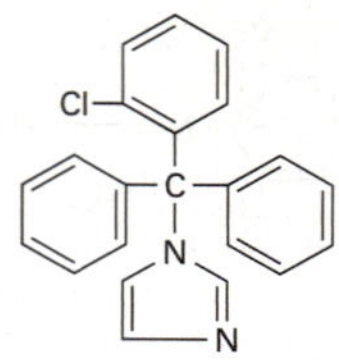


**Clotrimazol**

**Zuber.:** Clotrimazol*-Hautspray 1 %, Clotrimazol*-Lösung 1 %; **Ind.:** lokale Anw. bei Haut- u. Genitalmykosen; p. o. wegen des starken First-pass-Effekts nur zu ca. 5 % bioverfügbar; **UAW:** gastrointestinale u. zentralnervöse Störungen, Erhöhung der Transaminasen nach system. Anw.; Jucken u. Brennen bei lokaler Anw.; **Dos.:** top.: Lsg., Creme 1 %, 2–3-mal/d.

**Clotrimazol-Hautspray 1 %:** Darst.: NRF, 0.4 g Clotrimazol* werden unter Erwärmen in 10.0 g Macrogol 400 u. 29.6 g Isopropanol* gelöst; **Anw.:** äußerl. als Antimykotikum*; **Dos.:** 2- bis 3-mal/d dünn aufsprühen (Abgabe in Flaschen mit Zerstäuberpumpe); **Hinweis:** wegen des Gehalts an Isopropanol keine Anw. bei Hautläsionen (alkoholfreie Alternative: z. B. Clotrimazol*-Lösung 1 %).

**Clotrimazol-Lösung 1 %:** Darst.: NRF, 0.3 g Clotrimazol* werden unter Erwärmen in 29.7 g Macrogol 400 gelöst; **Anw.:** äußerl. als Antimykotikum*; als alkoholfreie Zuber. v. a. bei nicht intakter Haut geeignet; **Dos.:** 2–3-mal/d dünn auftragen.

**Cloxacillin** (INN): (2*S*,5*R*,6*R*)-6-[[3-(2-Chlorphenyl)-5-methylisoxazol-4-yl]carbonyl]amino-3,3-dimethyl-7-oxo-4-thia-1-azabicyclo[3.2.0]heptan-2-carbonsäure; CAS-Nr. 61-72-3; $C_{19}H_{17}ClN_3O_5S$; $M_r$ 434.9; nicht mehr im Handel befindl. Antibiotikum*; **Wirk.:** penicillinasestabiles Penicillin*; wirkt v. a. gegen die meisten grampositiven Keime (einschließl. betalactamasebildende Staphylokokken) u. Neisseria ssp.; **Cloxacillin-Natrium-Monohydrat:** Cloxacillinum natricum Ph.Eur.; CAS-Nr. 7081-44-9; $C_{19}H_{17}ClN_3NaO_5S \cdot H_2O$; $M_r$ 475.9; weißes, krist., hygroskop. Pulver; leicht lösl. in Wasser u. Methanol; lösl. in Ethanol.

**Cloxazolam** (INN): 10-Chlor-11*b*-(chlorphenyl)-2,3,7,11*b*-tetrahydrooxazol[3,2-*d*]benzodiazepin-6(5*H*)-on; CAS-Nr. 24166-13-0; $C_{17}H_{14}Cl_2N_2O_2$; $M_r$ 349.21; Schmp. 202–204 °C; krist. Pulver; leicht lösl. in Eisessig, lösl. in Chloroform, wenig lösl. in absolutem Ethanol, Aceton, Ethylacetat u. Benzol, unlösl. in Wasser; Benzodiazepin*; nicht mehr im Handel befindl. Tranquilizer* mit beruhigender, antikonvulsiver u. schwach ausgeprägt sedierender Eigenschaft; unterliegt dem Betäubungsmittelgesetz* (Anlage III); **UAW:** Sedation, Schwindel, Müdigkeit, Mundtrockenheit u. Kopfschmerz.

**Cloxiquin** (INN): syn. Cloxyquin; Chloroxychinolin, 5-Chlor-8-chinolinol; 5-Chlor-8-hydroxychinolin; CAS-Nr. 130-16-5; $C_9H_6ClNO$; $M_r$ 179.62; Schmp. 130 °C (kristallisiert aus Ethanol); wenig lösl. in kalter verd. Salzsäure; nicht mehr im Handel befindl. Antimykotikum*.

**Clozapin** (INN): Clozapinum Ph.Eur.; 8-Chlor-11-(4-methyl-1-piperazinyl)-5*H*-dibenzo[*b*,*e*][1,4]diazepin; CAS-Nr. 5786-21-0; $C_{18}H_{19}ClN_4$, Strukturformel: s. Abb.; $M_r$ 326.83; Schmp. 183–184 °C; gelbe Kristalle; fast unlösl. in Wasser, lösl. in Ethanol u. Methanol; **Wirk.:** atyp. Neuroleptikum*; **Ind.:** therapieresistente Schizophrenie*, wenn andere Neuroleptika nicht vertragen werden bzw. nicht ausreichend wirksam sind; Psychosen im Verlauf eines Parkinson*-Syndroms nach Versagen der Standardtherapie; **Kontraind.:** schwere Erkrankungen der Leber, der Niere od. des Herzens, Blutbildanomalien wie Agranulozytose in der Anamnese, Epilepsie; **WW:** Immunsuppressiva, zentral dämpfende Substanzen; **UAW:** wegen schwerer UAW (Agranulozytose, Leukopenie) strenge Überwachung des Blutbilds; Myokarditis; keine extrapyramidalen Begleitwirkungen wie andere Neuroleptika.

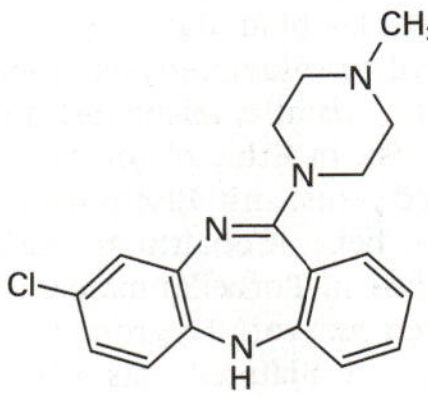

**Clozapin**

**Clupanodonsäure:** 4,8,12,15,19-Docosapentaensäure; $C_{21}H_{33}COOH$; $M_r$ 330.5; blassgelbe, fischartig riechende Flüssigkeit; **Vork.:** Inhaltsst. der Fischlebern (im Lebertran* der Dorsche zu 10 % enthalten); s. Fettsäuren, essentielle.

**Clupein:** s. Protamine.

**Clusiustrennrohr:** s. Trennrohrverfahren.

**Clyso:** 65 cm langer Weichgummischlauch mit ballonartiger Verdickung (Pumpball) in der Mitte u. aufgesetztem Hartgummirohr zum Einbringen von Spülflüssigkeit aus einem Gefäß in den Darm; **Anw.:** Hilfsmittel zur Darmspülung. Vgl. Klistier.

**Cm:** (chem.) Symbol für Curium*.

**CMA:** Abk. für (engl.) *cost-minimisation analysis*; s. Pharmakoökonomie (Tab. dort).

**CMC:** **1.** Abk. für **C**arboxy**m**ethyl**c**ellulose*; **2.** Abk. für (engl.) *critical micelle concentration*; s. kritische Mizellbildungskonzentration.

**CMC-Ca:** Abk. für **C**arboxy**m**ethyl**c**ellulose*-**Ca**lcium.

**CMC-Na:** Abk. für **C**arboxy**m**ethyl**c**ellulose*-**Na**trium.

**CMEC:** Abk. für **C**arboxy**m**ethyl**e**thyl**c**ellulose*.

**C-14-Methode:** s. Radiokarbonmethode.

**CMR-Gefahrstoff:** s. KEF-Gefahrstoff.

**CMV:** Abk. für **C**yto**m**egalie-**V**irus; s. Zytomegalie.

**CND:** Abk. für (engl.) *Commission on Narcotic Drugs*; Suchtstoffkommission; Institution der Vereinten Nationen, die u. a. die in der internationalen Suchtstoffpolitik erarbeiteten Richtlinien konkretisiert; s. Betäubungsmittelrecht.

**c-neu:** s. HER2.

**Cnici benedicti herba:** s. Cnicus benedictus.

**Cnicin:** $C_{20}H_{26}O_7$, Strukturformel: s. Abb.; $M_r$ 378.41; Schmp. 143 °C; mit einer $C_5$-Säure veres-

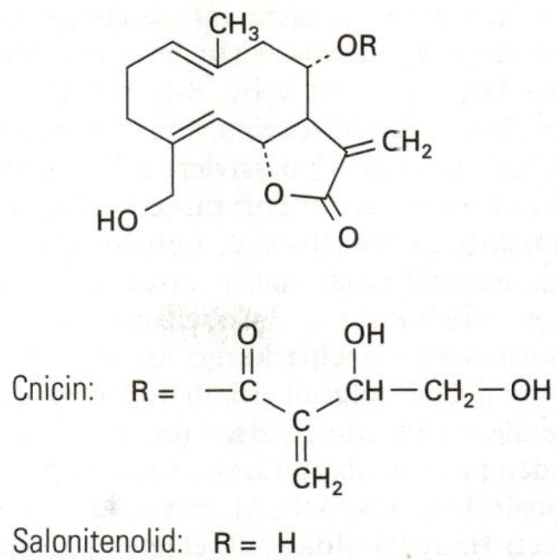


**Cnicin:** Strukturformeln von C. u. Salonitenolid

tertes Sesquiterpenlacton*; Germacranolid-7,6-lacton mit exocycl. Methylengruppe am $\gamma$-Lactonring; **Vork.:** Hauptbitterstoff in Cnicus* benedictus; **Wirk.:** antibiot. u. zytotoxisch.

**Cnicus benedictus** L.: (molekulargenet.) Centaurea benedicta (L.) L., Carbenia benedicta, Carduus benedictus; Benediktendistel, Bitterdistel, Kardobenedikte; Fam. Asteraceae (Compositae); Mittelmeergebiet, kultiviert in Deutschland; verschleppt od. aus Kulturen verwildert in Mittel- u. Südamerika, Südafrika; Stpfl. von **Cnici benedicti herba:** Herba Cardui benedicti; Benediktenkraut, Bitterdistelkraut, Distelkraut, Kardobenediktenkraut; **Off.:** ÖAB, DAC; Monographie: Kommission E; **Inhaltsst.:** ca. 0.25 % Sesquiterpenlacton-Bitterstoffe, v. a. Cnicin* (Abb. dort), ferner Salonitenolid u. Artemisiifolin (Germacranolid-7,8-lacton); Flavonoide (Luteolin*, Apigenin*), ca. 0.3 % äther. Öl (mit Polyinen* wie Dodeca-1,11-dien-3,5,7,9-tetrain u. mit antibakteriellen Eigenschaften), Triterpene* sowie Gerbstoffe; hoher Gehalt an Kalium- u. Magnesiumsalzen; Bitterwert* mind. 800; **Anw.:** (volkstüml.) z. B. Tonikum*, Amarum*, Emetikum*, Diuretikum*, Expektorans*, Wundheilmittel; größere Dosen wirken Brechreiz auslösend; **Zuber.:** Extr. Cardui benedicti; **Toxikol.:** kann allergene Kontaktdermatitiden verursachen. **Hom.:** **1.** Cnicus benedictus spag. Zimpel (HAB): ganze, frische, blühende Pflanze; **2.** Cnicus benedictus (HAB), Carduus benedictus; **3.** Cnicus benedictus, ethanol. Decoctum (HAB): frische, oberird. Teile blühender Pflanzen; verordnet z. B. bei Verdauungsstörungen.

**CNP:** Abk. für (engl.) *C-type natriuretic peptide*; s. Peptide, kardiale natriuretische.

**Co:** (chem.) Symbol für Cobalt*.

**CO:** s. Kohlenstoffmonoxid.

**CoA:** Abk. für **Co**enzym* **A**.

**CoA-SH:** s. Coenzym* A.

**Coating:** s. Filmcoating.

**Cobalamin:** s. Vitamin B (Vitamin $B_{12}$).

**Cobalt:** Cobaltum (metallicum); Kobalt; Symbol Co; CAS-Nr. 7440-48-4; $A_r$ 58.9332; OZ 27; D. 8.89; Schmp. 1493 °C; Sdp. 3100 °C; Härte 5.5 der Härteskala*; 1-, 2- u. 3-wertiges, selten 4- u. 5-wertiges Reinelement mit dem natürl. Isotop $^{59}Co$ sowie 28 künstl. Radionukliden*: 47–58, 60–75 (HWZ 0.2 s bis 5.3 Jahre); schon im Altertum bekanntes stahlgraues, bis 1150 °C ferromagnet., glänzendes Metall*, härter als Stahl; wird von feuchter Luft nicht, von nicht oxidierenden Säuren nur langsam, von verd. Salpetersäure leicht angegriffen, während es von konz. Salpetersäure wie Eisen* u. Nickel* passiviert wird; überzieht sich bei Erhitzen an der Luft mit einem schwarzen Mischoxid (Cobalt(II,III)oxid, Cobaltspinell; $CoO \cdot Co_2O_3$); tritt in 2 Modifikationen auf: α-Cobalt mit hexagonal-dichtester u. β-Cobalt mit kubisch-flächenzentrierter Kugelpackung; die Umwandlung von α- zu β-Co erfolgt oberhalb 417 °C. **Vork.:** natürl. gediegen im Meteoreisen (ca. 2 %), sonst nur gebunden (Speisekobalt, $CoAs_2$, Glanzkobalt, $CoS \cdot As$, Cobaltblüte, $Co_3(AsO_4)_2$), fast stets von Nickel begleitet; Hauptproduktionsgebiete sind Katanga (Demokrat. Republik Kongo), Ontario (Kanada), Indien, China; früher hauptsächl. Erzgebirge; **Darst.:** aus den Nickel-, Cobalt- u. Kupfererzen; **Anw.:** **1.** (med.) $^{60}Co$ anstelle von Radium* zur Tumorbehandlung (s. Strahlentherapie); es sendet β- u. γ-Strahlen aus; seine HWZ beträgt 5.3 Jahre. Co ist ferner ein Best. von Vitamin* $B_{12}$. Der menschl. Körper enthält 2–3 mg Co; empfohlene Zufuhr: 1–2 μg/d. **2.** (techn.) Legierungen (Hartmetalle) u. Cobaltfarben in der keram. u. Glasindustrie (Smalte ist Kalium-Cobalt-Silicat). Da die wasserfreien Cobalt(II)-Salze rein blau, nach Wasseraufnahme aber rot gefärbt sind, werden sie zu sympathet. Tinten (s. Cobalt(II)-chlorid), zu Hygrometern (Wetterblumen) sowie als Indikator in Silicagel* benutzt. **Toxikol.:** Cobaltverbindungen führen zu Verätzungen des Magen-Darm-Traktes (500 mg Co(II)-chlorid führt beim Menschen zu Erbrechen, Diarrhö, Hitzegefühl). Zur Schaumstabilisierung wurden früher dem Bier Cobaltverbindungen (ca. 1 mg/L $CoSO_4$) zugesetzt. Es kam in Kanada u. Belgien zu teils tödl. Intoxikationen. Cobalt(II)-Verbindungen sind als kanzerogen eingestuft mit bes. Gefährdung bei inhalativer Aufnahme von Aerosolen u. Stäuben. **Nachweis:** Cobaltverbindungen: **1.** Mit Borax od. Phosphorsalz zusammengeschmolzen geben sie blaue, glasartige Massen (Cobaltperle). **2.** Ammoniumsulfid* fällt schwarzes, in verd. Salzsäure* unlösl. Cobalt(II)-sulfid. **3.** Alkalilauge fällt blaue Cobalt(II)-salze. **4.** Aus mit Essigsäure* versetzter Cobalt(II)-salzlösung fällt Kaliumnitrit* gelbes komplexes Kaliumhexanitrocobaltat(III)* $K_3[Co(NO_2)_6]$, das auch zur Co/Ni-Trennung dient. **5.** farbige Komplexverbindungen mit Nitroso*-R-Salz bzw. Natriumdiethyldithiocarbamat*; **6.** Gehaltsbestimmung von Co-Verbindungen: **a)** komplexometr. mit EDTA (s. Edetinsäure) gegen Murexid*; **b)** kolorimetr. als Nitroso-R-Salz-Komplex bei 525 nm. **Hom.:** Cobaltum metallicum (HAB): verordnet z. B. bei Ekzemen, Neurasthenie.

**Cobalt-57:** Symbol $^{57}Co$; Radionuklid* des Cobalts*, reiner Gammastrahler, HWZ 272 d; **Herst.:** im Zyklotron durch Protonenbeschuss entweder von Ni-60 od. von Ni-58 über Ni-57; **Anw.:** radioaktive Markierung von Vitamin* $B_{12}$; vgl. [$^{57}Co$]Cyanocobalamin).

**Cobalt-58:** Symbol $^{58}Co$; Radionuklid* des Cobalts*; zerfällt unter Emission von Positronen u. Gammastrahlung in Eisen-58; HWZ 71 d; **Herst.:** durch einen (n,p)-Prozess aus $^{58}Ni$; **Anw.:** radioaktive Markierung von Vitamin* $B_{12}$; vgl. [$^{58}Co$]Cyanocobalamin.

**Cobalt(II)-acetat:** Cobaltum aceticum oxydulatum; Cobaltoacetat; CAS-Nr. 6147-53-1; $Co(CH_3CO_2)_2 \cdot 4\,H_2O$; $M_r$ 249.08; Schmp. 140 °C (unter Kristallwasserabgabe); rote, nach Essigsäure riechende Kristalle, leicht lösl. in Wasser u. Säuren, lösl. in Ethanol, Pentanol, Amylacetat; **Darst.:** Auflösen von Cobalt(II)-carbonat in Essigsäure*; **Anw.:** Reagenz, Katalysator zur Adipinsäuresynthese, Sikkativ* für Lacke u. Firnisse.

**Cobaltammine:** s. Cobaltiake.

**Cobalt-Ammoniakate:** s. Cobaltiake.

**Cobaltblau:** s. Kaiserblau; Thenard-Blau.

**Cobaltbombe:** s. Strahlentherapie.

**Cobalt(II)-chlorid:** Cobaltum chloratum (oxydulatum); Cobaltochlorid, Cobaltchlorür; CAS-Nr. 7649-79-9 (wasserfrei); CAS-Nr. 7791-13-1 (Hexahydrat); $CoCl_2 \cdot 6\,H_2O$; $M_r$ 237.9; Schmp. 56 °C; Färbung abhängig vom Kristallwassergehalt; wasserfreies C. ist blassblau, das Monohydrat blauviolett, das Dihydrat rosaviolett, das Hexahydrat bildet rotviolette Kristalle, leicht lösl. in Wasser mit roter Farbe, lösl. in Ethanol mit tiefblauer Farbe; **Anw.:** **1.** (med.) zus. mit Eisensalzen in Tonika*; **2.** (veterin.) bei Cobaltmangelerkrankungen; **3.** (techn.) Glas- u. Porzellanmalerei, Herst. sympathet. Tinten u. von Hygrometern, Feuchtigkeitsindikator in Blaugel*, als wasserfreie Substanz zum Wassernachweis (z. B. in org. Lösungsmitteln).

**Cobaltchlorür:** s. Cobalt(II)-chlorid.

**Cobaltgelb:** s. Kaliumhexanitrocobaltat(III).

**Cobaltgrün:** s. Rinman-Grün.

**Cobaltiake:** Cobaltammine, veraltet Cobalt-Ammoniakate; komplexe Ammoniakverbindungen der Cobalt(III)-Salze.

**Cobalti-Verbindungen:** Cobalt(III)-Verbindungen.

**Cobaltnatriumnitrit:** s. Natriumhexanitrocobaltat(III).

**Cobalt(II)-nitrat:** Cobaltum nitricum oxydulatum; Cobaltonitrat; CAS-Nr. 10141-05-6 (wasserfrei); CAS-Nr. 10026-22-9 (Hexahydrat); $Co(NO_3)_2 \cdot 6\,H_2O$; $M_r$ 243.0; D. 1.87; Schmp. 56 °C (unter Kristallwasserabgabe); bräunl. rote, hygroskop. Kristalle; sehr leicht lösl. in Wasser u. Ethanol; **Anw.:** (techn.) Lötrohranalyse, Nachweis von Zink* u. Aluminium* über Spinell-Bildung, Cobaltfarben. **Hom.:** Cobaltum nitricum: verordnet z. B. bei Magengeschwüren, Ekzem.

**Cobaltoacetat:** s. Cobalt(II)-acetat.

**Cobaltoaluminat:** s. Thenard-Blau.

**Cobaltochlorid:** s. Cobalt(II)-chlorid.

**Cobaltonitrat:** s. Cobalt(II)-nitrat.

**Cobaltosulfat:** s. Cobalt(II)-sulfat.

**Cobalto-Verbindungen:** Cobalt(II)-Verbindungen.

**Cobaltozinkat:** s. Rinman-Grün.

**Cobalt(II)-sulfat:** Cobaltum sulfuricum oxydulatum; Cobaltosulfat, Cobaltvitriol; CAS-Nr. 10124-43-3 (wasserfrei); CAS-Nr. 10026-24-1 (Heptahydrat); $CoSO_4 \cdot 7\,H_2O$; $M_r$ 281.1; Schmp. 98 °C; karminrote Prismen, leicht lösl. in Wasser u. Methanol, sehr schwer lösl. in Ethanol; **Anw.:** **1.** (veterin.) wie Cobalt(II)*-chlorid; **2.** (techn.) Porzellanmalerei, Herst. von Cobaltfarben.

**Cobaltultramarin:** s. Thenard-Blau.

**Cobaltum:** s. Cobalt.
**Cobaltum aceticum oxydulatum:** s. Cobalt(II)-acetat.
**Cobaltum chloratum:** s. Cobalt(II)-chlorid.
**Cobaltum metallicum:** s. Cobalt.
**Cobaltum nitricum oxydulatum:** s. Cobalt(II)-nitrat.
**Cobaltum sulfuricum oxydulatum:** s. Cobalt(II)-sulfat.
**Cobaltvitriol:** s. Cobalt(II)-sulfat.
**Cobamamid** (INN): 5′-Desoxyadenosyl-cobalamin, 5,6-Dimethylbenzimidazolylcobamid-Coenzym (Abk. DBCC), Coenzym $B_{12}$; inneres Salz des Co-(5′-desoxyadenosin-5′)-Derivates des 3′-Esters von Cobinamidphosphat mit 5,6-Dimethyl-1-α-D-ribofuranosylbenzimidazol; CAS-Nr. 13870-90-1; $C_{72}H_{100}CoN_{18}O_{17}P$; $M_r$ 1579.57; lösl. in Ethanol u. Phenol, fast unlösl. in Aceton, Ether, Dichlorethylen, Dioxan; $pK_S$ 3.5; nicht mehr zugelassenes Protein-Anabolikum*; früher angewendet bei Kachexie, Untergewicht, Wachstumsstörungen bei Säuglingen u. Kindern.
**Cobra:** s. Naja naja.
**Cobratoxin:** s. Schlangengifte.
**Cocablätter:** s. Erythroxylum coca (Folia Cocae).
**Cocain:** Cocainum, Erythroxylin, Methylbenzoylecgonin, Kokain; 3β-Hydroxy-1*αH*,5*αH*-tropan-2β-carboxylsäure-methylester-benzoat; 3-(Benzoyloxy)-8-methyl-8-azabicyclo[3.2.1]octan-2-carboxylsäure-methylester; CAS-Nr. 50-36-2; $C_{17}H_{21}NO_4$, Strukturformel: s. Abb.; $M_r$ 303.35; Schmp. 98 °C (kristallisiert aus Ethanol); Sublimation ab 90 °C; farblose, bitter schmeckende Kristallnadeln; lösl. in Ethanol, Ether, Chloroform, sehr schwer lösl. in Wasser (1:600), ferner lösl. in verd. Säuren u. in fetten Ölen, unlösl. in Glycerol; **Vork.:** Hauptalkaloid der Cocablätter (s. Erythroxylum coca, Folia Cocae); im Ggs. zum Atropin* (bzw. Hyoscyamin) ist die OH-Gruppe am C-3 *cis*-ständig zur N-Brücke; Stammsubstanz: Piperidin*; vgl. Piperidinalkaloide; **Gew.:** Ausziehen der mit Sodalösung angefeuchteten Cocablätter mit Petroleum u. Ausfällen des Rohcocains; auch Abbau des isolierten Alkaloidgemisches zu Ecgonin* u. anschließend Veresterung mit Benzoesäure u. Methanol; **Anw.:** äußerl. als vasokonstriktor. Lokalanästhetikum*, hauptsächl. in Form von Cocainhydrochlorid*; **Toxikol.:** bei Dosierung p. o. von 50 mg treten Euphorie, Appetithemmung u. Leistungssteigerung auf; bei höherer Dos. Erregung, Halluzinationen, Schwindel, Lähmungen u. Tod durch Atemlähmung; infolge seiner Wirk. auf das ZNS dient C. in großem Umfang als Rauschgift (s. Cocainismus) u. unterliegt daher dem Betäubungsmittelgesetz*, Anlage III); vgl. Crack. **Gesch.:** 1855 in den Blättern des Coca-Strauches entdeckt von Friedrich Gaedcke (Apotheker; 1828–1890); 1860 rein dargestellt von Albert Niemann (1834–1861) in Wöhlers Laboratorium zu Göttingen; durch Richard Willstätter (1872–1942) erfolgten 1901 die Strukturaufklärung, 1903 die Partial- u. 1923 die Totalsynthese des C.; 1884 wandte in Wien auf Anregung Siegmund Freuds der Augenarzt Karl Koller (1857–1944) C. zum ersten Mal zur Anästhesie bei Augenoperationen an, womit das Zeitalter der Lokalanästhesie* begann.

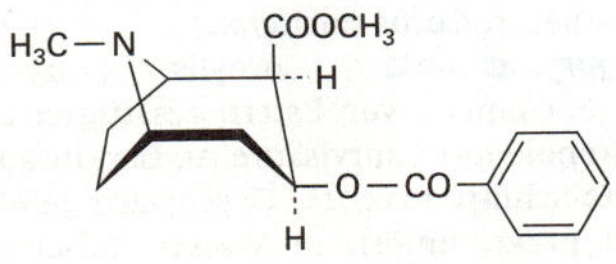

Cocain

**Cocainhydrochlorid:** Cocaini hydrochloridum Ph.Eur., Cocainum hydrochloricum; CAS-Nr. 53-21-4; $C_{17}H_{22}ClNO_4$; $M_r$ 339.8; Schmp. ca. 197 °C (unter Zers.); $[\alpha]_D^{20\,°C}$ –70 bis –73° (c = 2.0 in Wasser, pH 4.5); farblose, hygroskop. Kristalle od. krist. Pulver, bitter schmeckend; sehr leicht lösl. in Wasser, leicht lösl. in Ethanol 90 % (1:4), lösl. in Chloroform (1:20), unlösl. in Ether u. fetten Ölen; **Wirk.:** Lokalanästhetikum*, lähmt die sensiblen Nervenendigungen; vgl. Cocain; unterliegt dem Betäubungsmittelgesetz* (Anlage III); **Anw.:** (med.) v. a. zur Schleimhautanästhesie, zu Pinselungen mit 10–20 %igen Lsg. (am Auge 1–4 %) od. als s. c. Injektionen (häufig mit Adrenalin* kombiniert, aber nicht notwendig); die innerl. Anw. ist obsolet.
**Cocainismus:** chron. Cocainmissbrauch, bei dem Cocain* geschnupft od. inhaliert, selten i. v. appliziert wird; **Sympt.:** motor. Unruhe, Euphorie u. Halluzinationen, soziale u. sexuelle Enthemmung, Schwindel, Lähmungen; bei Schnupfen von Cocain evtl. Entzündung, Ulzeration od. Perforation der Nasenscheidewand; chron. Cocainmissbrauch ruft eine psych. Abhängigkeit hervor; bei Entzug treten evtl. extremes Schlafbedürfnis, Tremor, Angst u. Misstrauen bis zu Verfolgungswahn u. aggressivem Verhalten auf. Vgl. Arzneimittelabhängigkeit; Cocaismus.
**Cocainnitrat:** Cocainum nitricum; salpetersaures Cocain; CAS-Nr. 5913-62-2; $C_{17}H_{21}O_4N \cdot HNO_3 \cdot 2\,H_2O$; $M_r$ 402.40; Schmp. 58–63 °C; farblose Kristalle, lösl. in Wasser u. Ethanol; nicht mehr im Handel; unterliegt dem Betäubungsmittelgesetz* (Anlage III). Vgl. Cocain; Cocainhydrochlorid.
**Cocainsulfat:** Cocainum sulfuricum, schwefelsaures Cocain; CAS-Nr. 5913-65-5; $(C_{17}H_{21}O_4N)_2 \cdot H_2SO_4$; $M_r$ 401.43; nicht mehr im Handel; unterliegt dem Betäubungsmittelgesetz* (Anlage III). Vgl. Cocain; Cocainhydrochlorid.
**Cocainum hydrochloricum:** s. Cocainhydrochlorid.
**Cocainum nitricum:** s. Cocainnitrat.
**Cocainum sulfuricum:** s. Cocainsulfat.
**Cocaismus:** Gewohnheit, (frische) Cocablätter (s. Erythroxylum coca, Folia Cocae) gemeinsam mit Calciumcarbonat* od. alkal. Pflanzenasche zu kauen; im Ggs. zum Cocainismus* nur selten Suchtentwicklung.
**Cocamidopropylbetain-Lösungen:** Cocamidopropylbetaini solutio, Solutio Cocamidopropylbetaini; 3-Acylaminopropyldimethyl-ammonioacetat; Strukturformel: s. Abb.; DAC, 30 u. 38 %ige Lösung; hellgelbe bis gelbe, klare bis schwach getrübte, niedrig viskose Flüss., prakt. ohne Geruch; **Anw.:** (pharmaz.) haut- u. schleimhautverträgl. Tensid* zur Herst. medizinischer u. kosmet. Waschlösungen.

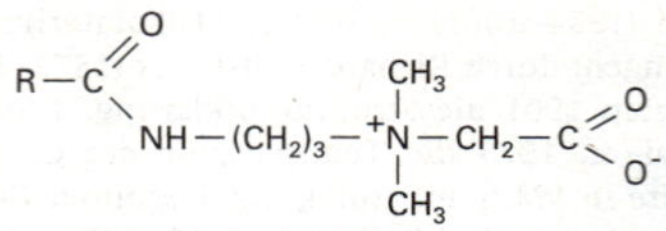

**Cocamidopropylbetain-Lösungen:** Strukturformel des Acylaminopropyldimethyl-ammonioacetats

**Cocarboxylase:** **1.** veraltete Bez. für Thiamindiphosphat (s. Vitamin B, Vitamin $B_1$); **2.** obsolete Bez. für die prosthetische Gruppe der Pyruvatdecarboxylase der Hefe.

**Cocastrauch:** s. Erythroxylum coca.

**Coccaceae:** s. Kokken.

**Coccelskörner:** s. Anamirta cocculus (Fructus Cocculi).

**Coccidia:** Ordnung der Sporozoa (s. Protozoen) mit meist pathogenen Arten; z. B. Toxoplasma gondii, Isospora belli, versch. Sarcocystis-, Babesia-, Eimeria-, Cryptosporidium- u. Plasmodium-Species; Epithelschmarotzer in den Darmdeckzellen der Tiere; Erreger der **Coccidiosen** bei Tieren (z. B. rote Ruhr der Rinder, Geflügelseuchen), in leichter Form auch bei Menschen (s. Kokzidiose; Toxoplasmose).

**Coccionellaschildlaus:** s. Dactylopius coccus.

**Cocculin:** s. Picrotoxin.

**Cocculus:** s. Anamirta cocculus (Hom.).

**Coccus cacti:** s. Dactylopius coccus.

**Coccus ceriferus:** s. Wachse (Cera chinensis).

**Coccus lacca:** s. Schellack.

**Cochenille:** s. Dactylopius coccus (Coccionella).

**Cochingras:** s. Cymbopogon flexuosus.

**Cochlearia armoracia:** s. Armoracia rusticana.

**Cochlearia officinalis** L.: Bitterkresse, Löffelkraut, Skorbutkraut; Fam. Brassicaceae (Cruciferae); Europa, hauptsächl. Nordseeküsten; Stpfl. von **Herba Cochleariae:** Löffelkraut, Scharbockskraut, Skorbutkraut; **Inhaltsst.:** Senfölglykosid Glucocochlearin (s. Glucosinolate, Tab. dort), das sekundäres D-Butylsenföl abspaltet; Bitterstoffe*, Gerbstoffe; reich an Vitamin C (0.4–1 % im wasserfreien Kraut); **Anw.:** (volkstüml.) z. B. bei Skorbut*, Erkrankungen des rheumat. Formenkreises, Lebererkrankungen, zu Frühjahrskuren sowie als Diuretikum* u. Stomachikum*; auch äußerl. zu Einreibungen; **Spiritus Cochleariae:** wurde nach EB6 mit künstl. *iso*-Butylsenföl hergestellt. **Hom.:** **1.** Cochlearia officinalis (HAB); **2.** Cochlearia officinalis spag. Krauß (HAB): frisches, blühendes Kraut.

**Cochlear-Implantat:** Innenohrprothese; elektron. Gerät zur Höreindruckvermittlung über Sprachprozessor u. am Ohr sitzendes Mikrophon; **Anw.:** bei Innenohrschwerhörigkeit mit intaktem Hörnerv (erhaltene, stimulierbare Neuronen im Ganglion cochleare).

**Cochliobolin:** s. Sesterpene.

**Cochlospermum gossypium** (L.) DC: (molekulargenet.) Cochlospermum religiosum L. Alston, Bombax gossypium L.; Baum aus der Fam. Bixaceae (früher Cochlospermaceae); Indien, Ostafrika; Stpfl. von **Kutira-Gummi:** Cochlospermum-Gummi, Ketira-Gummi; pathol. Absonderung des Baumes mit ähnl. Eigenschaften wie Karaya-Gummi (s. Sterculia urens, Gummi Tragacantha indica), daher auch Ersatz für diesen u. für Tragant (s. Astragalus-Arten, Tragacantha); **Inhaltsst.:** ca. 75 % Schleim (ähnl. wie Karaya-Gummi): mit Essigsäure verestertes Polysaccharid mit den Bausteinen D-Galacturonsäure (ca. 40 %), D-Galactose (ca. 15 %) u. L-Rhamnose (ca. 15 %); **Anw.:** **1.** (volkstüml.) bei Darmträgheit u. Obstipation; **2.** (techn.) Verdickungsmittel in der Nahrungsmittelindustrie, zum Leimen von Papier, Verdicken von Druckfarben.

**Cochlospermum-Gummi:** s. Cochlospermum gossypium (Kutira-Gummi).

**Cochlospermum religiosum:** s. Cochlospermum gossypium.

**Cochrane Collaboration:** Abk. CC; Ende der 70er Jahre des 20. Jahrhunderts durch A. Cochrane initiiertes internationales (non-profit) Netzwerk von Wissenschaftlern u. Ärzten; Ziel ist es, durch Aufarbeitung der bereits vorhandenen Evidenz Entscheidungen im Gesundheitssystem zu erleichtern. Die Aufarbeitung erfolgt durch die Erstellung von systematischen Übersichtsarbeiten* u. Metaanalysen*. Die Daten sind in der Cochrane Library online verfügbar u. werden regelmäßig aktualisiert.

**Cocois oleum raffinatum:** s. Cocos nucifera.

**Cocosbutter:** s. Cocos nucifera (Oleum Cocos).

**Cocos nana:** s. Cocos nucifera.

**Cocos nucifera** L.: Cocos nana Griffith; Cocospalme, Kokospalme; Fam. Arecaceae (Palmae); heim. wahrscheinl. in Westasien (trop. Küstengebiete, v. a. auf Korallenriffen); Stpfl. von **Oleum Cocos:** Oleum Cocois; Cocosbutter, Cocosnußöl, Kalappusöl, Kokosbutter, Kokosnußöl; D. 0.88–0.90; Schmp. 20–28 °C; IZ 8–10; VZ 253.5–268.5; lösl. in 2 T. 90 %igem Ethanol; weißes bis gelbl., meist etwas ranzig riechendes Fett; **Gew.:** aus dem getrockneten Fruchtfleisch der Kokosnüsse (Kopra; Gesamtfettgehalt 60–70 %); **Best.:** ca. 45 % Laurinsäure-, ca. 20 % Myristinsäure-, ca. 9 % Caprylsäure-, ca. 10 % Caprinsäure-, ca. 7 % Palmitinsäure-, ca. 5 % Stearinsäure- u. Ölsäure-Glyceride; **Cocois oleum raffinatum:** raffiniertes Kokosfett; **Gew.:** aus dem getrockneten, festen Teil des Endosperms; vgl. Triglyceride, mittelkettige; **Off.:** Ph.Eur.6; **Best.:** nach Ph.Eur. höchstens 1.5 % Capronsäure*, 4–9 % Caprinsäure*, 5–11 % Caprylsäure*, 40–50 % Laurinsäure*, 15–20 % Myristinsäure*, 4–10 % Ölsäure*, 7–12 % Palmitinsäure*, 1.5–5.0 % Stearinsäure*, 1–3 % Linolsäure*, höchstens 0.2 % Linolensäure*, höchstens 0.2 % Gadoleinsäure; **Anw.:** **1.** (volkstüml.) in Afrika äußerl. bei Hautinfektionen, in Mittelamerika bei Erkältungen, in Südostasien bei Zahnerkrankungen u. schlecht heilenden Wunden; **2.** (techn.) Salbengrundlagen, in der Seifenproduktion; **3.** Margarineproduktion, Speisefette (s. Caprylsäurezahl);

**Cocosnußöl:** s. Cocos nucifera (Oleum Cocos).

**Cocospalme:** s. Cocos nucifera.

**Cocoylcaprylocaprat:** Cocoylis caprylocapras Ph.Eur.6; Gemisch von Estern gesättigter $C_{12}$- bis $C_{18}$-Alkohole mit Caprylsäure* u. Caprinsäure*; D. ca. 0.86; Schmp. max. 15 °C; schwach gelbl. Flüssigkeit; prakt. unlösl. in Wasser, mischbar mit Ethanol u. flüssigem Paraffin; $n_D^{20\,°C}$ ca. 1.445; Viskosität ca. 11 mPa · s; SZ max. 0.5; OHZ max. 5.0; IZ max. 1.0; **Best.:** Caprylsäure (50.0–80.0 %), Caprinsäure (20.0–50.0 %), Laurinsäure* (max. 3.0 %), Capronsäure* (max. 2.0 %), Myristinsäure* (max. 2.0 %); Caprinalkohol (max. 3.0 %), Laurylalkohol (48.0–63.0 %), Myristylalkohol (18.0–27.0 %), Cetylalkohol* (6.0–13.0 %), Stearylalkohol* (9.0–16.0 %); Wasser max. 0.1 % (Karl-Fischer-Titration); **Anw.:** lipophiles hautfreundliches Spreitmittel in Salben, Cremes; konsistenzbeeinflussend in der Fettphase.

**Cocoylis caprylocapras:** s. Cocoylcaprylocaprat.

**Code, genetischer:** Beziehung zw. der Nucleotidfolge in der DNA* bzw. in der mRNA* u. der Aminosäurenfolge in den durch Proteinbiosynthese* gebildeten Polypeptiden; erklärt die Übersetzung der 4 Basen (Adenin*, Thymin*, Guanin*, Cytosin*) aus den Nucleinsäuren* in die 20 Aminosäuren* der Proteine, wofür in der Natur $4^3 = 64$ Codeeinheiten (Codons*) gebildet werden können. Der g. C. ist ein Triplettcode, d. h., je 3 Nucleotide* enthalten die Information für die Einordnung einer Aminosäure in das Protein. Der g. C. wird kollinear, kommafrei u. nicht überlappend gelesen. Er ist degeneriert, d. h., die meisten Aminosäuren werden durch 2 od. mehr Codons festgelegt. Der g. C. ist universell. **Gesch.:** Der g. C. wurde 1961–1963 v. a. durch die Biochemiker Khorana, Matthaei, Nirenberg u. Ochoa dechiffriert u. durch die Übersetzung gezielt synthetisierter Copolymere bewiesen. Brenner u. Crick erbrachten genet. Beweise mit Hilfe von Bakteriophagen, deren Nucleotidsequenz in der DNA durch Acridinbehandlung mutativ verändert worden war. Auch Sequenzvergleiche der Hüllproteine von Viren (Wittmann) od. des Lysozyms von Bakterien (Streisinger), wobei Wildtyp u. Mutanten herangezogen wurden, festigten das Wissen.

**Codein:** Codeinum Ph.Eur., Methylmorphin; Morphin-3-methylether; CAS-Nr. 6059-47-8 (Monohydrat); $C_{18}H_{21}NO_3 \cdot H_2O$, Strukturformel: s. Abb. (vgl. Opium, Abb. dort); $M_r$ 317.38; Schmp. 154–156 °C (kristallisiert aus Wasser od. verd. Ethanol); $[\alpha]_D^{20\,°C}$ −142 bis −146° (c = 2 in Ethanol 96 %); farblose Kristalle od. weißes Pulver; leicht lösl. in Pentanol, Methanol, verd. Säuren, lösl. in Wasser (1 g/120 mL), in Wasser von 80 °C (1 g/60 mL), in Ethanol (1 g/2 mL), in heißem Ethanol (1 g/1.2 mL), in Benzol (1 g/13 mL), Ether (1 g/18 mL), Chloroform (1 g/0.5 mL), fast unlösl. in Petrolether u. Lsg. von Alkalihydroxiden; Opiat*; unterliegt dem Betäubungsmittelgesetz* (Anlage III, ausgenommene Zuber.); **Vork. u. Gew.:** Alkaloid aus Opium* (Gehalt 0.5–0.8 %); **Darst.:** synthet. durch Methylierung von Morphin*; **Anw.:** (med.) als Antitussivum*, Analgetikum*; **Dos.:** EMD 0.1 g, TMD 0.3 g; HWZ 3 h bzw. 2.5 h (Metaboliten); **Gesch.:** 1832 von Pierre Jean Robiquet (1780–1840) isoliert, 1886 synthetisiert von Albert Knoll.

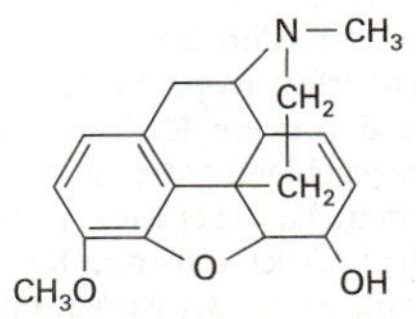


**Codein**

**Codeinhydrochlorid:** Codeini hydrochloridum dihydricum Ph.Eur., Codeinum hydrochloricum; CAS-Nr. 1422-07-7; $C_{18}H_{22}ClNO_3 \cdot 2\,H_2O$; $M_r$ 371.87; $[\alpha]_D^{20\,°C}$ −116 bis −119° (c = 2.0 in Wasser); weiße Kristallnadeln; lösl. in Wasser, schwer lösl. in Ethanol u. Chloroform; nicht mehr im Handel befindl. Antitussivum*, Narkotikum* u. Sedativum*; unterliegt dem Betäubungsmittelgesetz* (Anlage III, ausgenommene Zuber.). Vgl. Codein; Codeinphosphat.

**Codeiniumphosphatsirup:** s. Sirupus Codeinii phosphorici 25 %.

**Codeinphosphat:** **1. Codeinphosphat-Hemihydrat:** Codeini phosphas hemihydricus Ph.Eur., Codeinum phosphoricum, phosphorsaures Codein; CAS-Nr. 41444-62-6; $C_{18}H_{21}NO_3 \cdot H_3PO_4 \cdot 0.5\,H_2O$; $M_r$ 406.4 (wasserfrei 397.4); **2. Codeinphosphat-Sesquihydrat:** Codeini phosphas sesquihydricus Ph.Eur.; $C_{18}H_{24}NO_7P \cdot 1.5\,H_2O$; $M_r$ 424.4; $[\alpha]_D^{20\,°C}$ −98 bis −102° (c = 2.0 in Wasser); weißes, krist. Pulver; lösl. in 3.2 T. Wasser, wenig lösl. in Ethanol; unterliegt dem Betäubungsmittelgesetz* (Anlage III; ausgenommene Zuber.); **Darst.:** Auflösen von Codein* in warmer Phosphorsäure; **Anw.:** (med.) Codeinphosphat-Hemihydrat v. a. als Antitussivum* (bei Reizhusten); Narkotikum* u. Sedativum*; **Dos.:** 0.02–0.05 g; EMD 0.1 g, TMD 0.3 g.

**Codeinphosphatsirup:** s. Sirupus Codeinii phosphorici 25 %.

**Codeinsulfat:** Codeinum sulfuricum; schwefelsaures Codein; $(C_{18}H_{21}NO_3)_2 \cdot H_2SO_4 \cdot 5\,H_2O$; $M_r$ 786.91; $M_r$ 696.83 (wasserfrei); weiße, nadelfeine Kristalle; lösl. in Wasser (1:30), wenig lösl. in Ethanol, unlösl. in Ether u. Chloroform; nicht mehr im Handel; unterliegt dem Betäubungsmittelgesetz*. Vgl. Codein; Codeinphosphat.

**Codeinum hydrochloricum:** s. Codeinhydrochlorid.

**Codeinum phosphoricum:** s. Codeinphosphat.

**Codeinum sulfuricum:** s. Codeinsulfat.

**Codergocrin:** s. Dihydroergotoxin.

**Codergocrinmesilat:** s. Dihydroergotoxinmesilat.

**Codon:** Codetriplett; 3 benachbarte Nucleotide* auf einer mRNA* bilden ein Nucleotidtriplett, das Code-Wort (Codon), das für den Einbau einer bestimmten Aminosäure* in ein Polypeptid verantwortl. ist; von den 64 möglichen C. stehen 61 für die 20 Aminosäuren zur Verfügung, da für dieselbe Aminosäure oft mehrere C. bestehen; die restl. 3 Codons dienen als Stoppsignale der Translation* (Stop*-Codons). Einem C. auf der mRNA entspricht ein komplementäres Codogen auf der DNA*, wobei nur Uracil* gegen Thymin* ausgetauscht ist, u. ein Anticodon* auf der tRNA* (s. Abb.). Vgl. Code, genetischer.

Codogen (DNA) —Transkription→ Codon (mRNA) —Translation→ Anticodon (tRNA)

**Codon**

**Codonopsis pilosula** (Franch.) Nannf.: chines. Dang shen, Dangshen-Glockenwinde; Fam. Campanulaceae; China; bis 1 m hoch wachsende Staude; Stpfl. von **Codonopsitis radix:** Wurzeldroge der TCM; **Inhaltsst.:** Sterole* u. Triterpene* (u. a. Spinasterol, Stigmasterol, Taraxerol, Friedelin), Sesquiterpene* (u. a. Atractylenolid II), Phenole* (u. a. Syringin), Perlolyrin (Carbolinalkaloid*), Polyine*; **Anw.:** in der TCM ähnl. wie Ginseng (s. Panax ginseng, Ginseng radix) als Tonikum* mit adaptogener Wirk., bei allg. Schwächezuständen, Appetitlosigkeit, Diarrhö.

**Codonopsitis radix:** s. Codonopsis pilosula.

**Coelestin:** s. Strontium.

**Coelestinblau:** s. Thenard-Blau.

**cönocytisch:** Strukturmerkmal eines Organismus od. des Teils eines Organismus, der vielkernig ist, dessen Kerne also nicht durch Zellwände voneinander getrennt sind.

**Coenzym I:** s. NAD.

**Coenzym II:** s. NADP.

**Coenzym A:** Abk. CoA, CoA-SH; Coenzym* der Acylierung; besteht aus Adenosin-3′,5′-diphosphat u. Phosphopantethein* (s. Abb.); $M_r$ 767.6; **Bedeutung:** beruht auf der Fähigkeit, energiereiche Thioester zu bilden; für die biol. Aktivität ist die Thiolgruppe (—SH) des Cysteamins verantwortlich. Prakt. die gesamte Pantothensäure (s. Vitamin B) der Zelle ist an CoA gebunden. Die stoffwechselaktive Form ist das Acyl-CoA, das als Acylgruppendonator dient. Durch die Bildung des Thioesters kann sowohl die Carboxylgruppe als auch die benachbarte Methylengruppe aktiviert werden. Die folgenden Reaktionen der aktivierten Carboxylgruppe sind von biochem. Bedeutung: **1.** Reduktion zum Aldehyd; **2.** Transacylierung bei der Bildung von Acetylcholin*, Hippursäure*, acetylierten Aminozuckern*; **3.** Austausch der Sulfhydrylkomponente in der Thiophorasereaktion, bei der z. B. CoA von Succinyl*-Coenzym A auf Acetyl*-Coenzym A übertragen wird. Für die aktivierte Methylengruppe sind zahlreiche Kondensationsreaktionen typisch, v. a. **1.** Carboxylierung von Acetyl-CoA zu Malonyl-CoA durch Acetyl*-CoA-Carboxylase (s. Fettsäurebiosynthese); **2.** Aldolkondensation im Tricarbonsäurezyklus*. Derivate von CoA sind Zwischenprodukte bei der $\beta$-Oxidation der Fettsäuren (s. Fettsäureabbau).

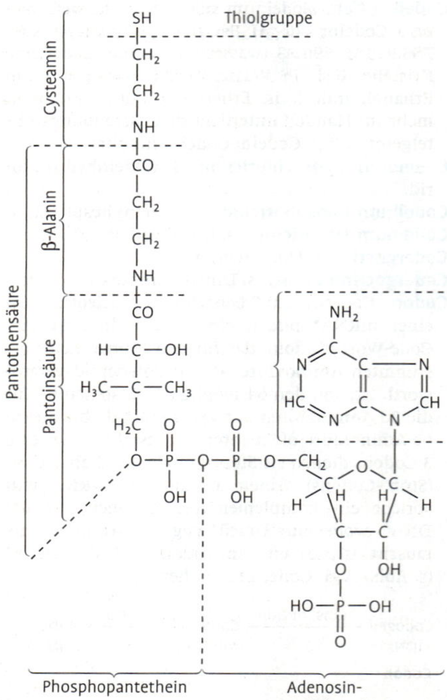

**Coenzym A**

**Coenzym B₁₂:** s. Cobamamid.

**Coenzyme:** Agones, veraltet Cofermente; niedermolekulare, bei Enzymreaktionen am Transfer von Elektronen, Protonen od. Molekülgruppen beteiligte Substanzen, die sich strukturell meist von Vitaminen* ableiten; Coenzym u. Enzymprotein (Apoenzym, Apoferment; veraltet Pheron) bilden das enzymat. aktive (Holo-)Enzym (Holoferment, Symplex). C. nehmen stöchiometrisch an der Reaktion teil. Es gibt nichtkovalent (Cosubstrate) u. kovalent gebundene C. (prosthet. Gruppen). Im Ggs. zu Enzymen*, die für ein einziges Substrat spezif. sind, wirken C. mit vielen Enzymen unterschiedl. Substratspezifität zusammen. **Einteilung:** s. Tabelle. Vgl. Cofaktoren.

**Coenzym Q:** s. Ubichinone.

**Coenzym R:** s. Vitamin B (Biotin).

**Co-Evaporation:** Herstellen einer festen Dispersion durch Lösen eines Wirkstoffs/Trägergemischs (meist Kombination mit Polyvinylpyrrolidon, s. Povidon) in einem org. Lösungsmittel u. anschließendes Abdampfen des Lösungsmittels; der Wirkstoff liegt in einer leicht lösl., festen Hilfsstoffmatrix feinst verteilt vor. Nach dem Mahlen der Produkte kommt es zu einer wesentl. Verbesserung der Lösungseigenschaften. Vgl. Schmelzeinbettung.

**Cofaktoren:** für die Wirkung von Enzymen* benötigte Substanzen, die nicht kovalent an das Enzymprotein gebunden sind; häufig auch Oberbegriff für alle bei enzymkatalysierten Reaktionen wichtigen niedermolekularen Stoffe (Vitamine*, Coenzyme* u. a.); Cofaktoren i. e. S. sind u. a. Metall-Ionen, z. B. $Fe^{2+}$, $Fe^{3+}$ (Peroxidasen*, Cytochromoxidase*), $Mg^{2+}$ (Kinasen*), $Zn^{2+}$ (Alkoholdehydrogenase*, Carboanhydrase*), $Mn^{2+}$ (Aminopeptidasen*), sowie Gallensäuren* (z. B. Pankreaslipase; s. Lipasen).

**Cofermente:** s. Coenzyme.

**Coffea:** Kaffeestrauch; Gattung der Fam. Rubiaceae; **Coffea arabica L.**, Bergkaffee; heim. in Äthiopien, Ostafrika, kultiviert in den Tropen, v. a. Brasilien; **Coffea liberica Bull ex Hiern**, Liberiakaffee; heim. im trop. Westafrika; **Coffea canephora Pierre ex Froehn.** (Coffea robusta Lind.), Kongokaffee, Robustkaffee; trop. Westafrika; Stpfl. von **Semen Coffeae (tostae):** Kaffeebohnen (geröstet); Hauptherkunftsgebiete: Mittel- u. Südamerika (Mexiko, Guatemala, Costa Rica, Venezuela, Brasilien, Ecuador), Afrika (Liberia, Kamerun, Togo, Angola, Kongo), Asien (Sri Lanka, Java, Sumatra); **Inhaltsst.:** 0.7–2.5 % Coffein*, z. T. an Chlorogen-

**Coenzyme**
Auswahl

| Coenzym | Funktion | Vitamin | Enzyme (Beispiele) |
|---|---|---|---|
| **Gruppentransfer** | | | |
| Nucleosidphosphate (ATP, CTP, GTP, UTP, CPP, UDP) | Transphosphorylierung, Monosaccharidtransfer | — | Kinasen, Nucleotidyltransferasen, Ligasen |
| Thiamindiphosphat | oxidative Decarboxylierung, Aldehydtransfer | Thiamin | Decarboxylasen, Transketolase |
| Pyridoxalphosphat | Transaminierung, Decarboxylierung | Pyridoxin | Transaminasen, Lyasen |
| Biotin | Carboxylierung | Biotin | Carboxylasen |
| Tetrahydrofolsäure | Übertragung von $C_1$-Gruppen (Formyl-, Methylen-, Methylreste) | Folsäure | Methyltransferasen, Formyltransferasen, Carbamyltransferasen |
| Coenzym A | Übertragung von Acylgruppen, Synthese und Oxidation von Fettsäuren | Pantothensäure | Acyltransferasen, CoA-Transferasen |
| 5-Desoxy-adenosyl-Cobalamin | Isomerisierung | Cobalamin | Methylmalonyl-CoA-Mutase |
| Methylcobalamin | Übertragung von $C_1$-Gruppen | Cobalamin | Methioninsynthetase |
| **Redox-Coenzyme** | | | |
| Pyridinnucleotid-Coenzyme | | Nicotinsäure | Oxidoreduktasen |
| Flavinnucleotide | | Riboflavin | Oxidoreduktasen |
| Liponsäure | | — | Acyltransferasen, Pyruvatdehydrogenase |
| Ubichinon | | — | Oxidoreduktasen |

säure* (3.3–8 % im Rohkaffee) gebunden, sowie wenig Theobromin* u. Theophyllin*; 10–13 % fettes Öl (Kaffeeöl) mit Cafestol, Sitosterol*, Stigmasterol*, Dihydrositosterol, Coffeasterol; Trigonellin* (0.8–1.25 % im Rohkaffee, 0.3–0.6 % im Röstkaffee); Kaffeesäure, Gerbstoffe u. Cholin*; gerösteter Kaffee enthält flüchtige u. nichtflüchtige Aromastoffe, z. B. $\alpha$-Furfurylmercaptan, Kahweofuran; **Anw.:** s. Coffein; Genussmittel, Schnupfpulver (Mentholin), Kaffeekohle (Carbo Coffeae; s. Carbo activatus); Chlorogensäure wirkt diuretisch. **Coffeinfreier (entcoffeinierter) Kaffee:** Herst. durch Extraktion des Coffeins mit Wasser(dampf), organ. Lösungsmitteln (Dichlormethan, Trichlorethylen, Essigester) od. überkrit. Gasen (Kohlenstoffdioxid*); nach lebensmittelrechtl. Bestimmungen darf entcoffeinierter (coffeinfreier) Kaffee max. 0.08 %, coffeinarmer Kaffee max. 0.2 % Coffein enthalten. **Magenschonender Kaffee:** Herst. durch Behandlung des Rohkaffees vor dem Röstvorgang mit übersättigtem Wasserdampf (Lendrich-Verfahren), dabei partielle Spaltung der Chlorogensäure; sich z. T. bildendes 3,4-Dihydroxystyrol wird entfernt, der Gehalt an Brenzcatechin*, 4-Ethylbrenzcatechin u. Furfurylalkohol* wird reduziert. **Kaffee-Ersatz- u. Zusatzmittel:** Zichorienwurzel (s. Cichorium intybus, Radix Cichorii), Runkel- u. Zuckerrüben (Beta* vulgaris ssp. vulgaris var. altissima), geröstete Keimblätter der Eicheln (s. Quercus robur, Semen Quercus), Getreidekörner, Roggen, Gerste (s. Hordeum vulgare), gekeimte Gerste, Malz (Malzkaffee; s. Maltum), Johannisbrot (Carobenkaffee; s. Ceratonia siliqua, Ceratoniae fructus), Leguminosensamen (v. a. Lupinensamen), Feigen (s. Ficus carica, Caricae), Dattelkerne (s. Phoenix dactylifera), diese zus. mit echtem Kaffee u. Zichorienwurzel als Melilotinkaffee, Weintraubenkerne (vgl. Vitis vinifera ssp. vinifera), Karamel u. a.; Sultan- od. Sakka-Kaffee aus gerösteten Fruchtschalen der Kaffeebohnen; Kentucky Coffee: s. Gymnocladus dioica. **Hom.:** Coffea arabica (HAB): von Samenschalen befreite, ungeröstete, getrocknete Samen (mind. 1.3 % Coffein); verordnet z. B. bei Schlaflosigkeit, Nervosität.

**Coffea arabica:** s. Coffea.

**Coffea canephora:** s. Coffea.

**Coffea liberica:** s. Coffea.

**Coffein:** (engl.) *Caffeine*; Coffeinum Ph.Eur., Coffeinum anhydricum, Coffeinum purum, Guaranicum, Methyltheobromin, 1,3,7-Trimethyl-xanthin; Kaffein, Koffein, Thein; 1,2,3,6-Tetrahydro-1,3,7-trimethyl-2,6-purindion, CAS-Nr. 58-08-2; $C_8H_{10}N_4O_2$, Strukturformel: s. Methylxanthine (Tab. 1 dort); $M_r$ 194.19; Schmp. 236 °C (polymorph); weißes, krist. Pulver od. seidenglänzende, ineinander verfilzte Nadeln von bitterem Geschmack; leicht sublimierbar; leicht lösl. in Pyrrol, Tetrahydrofuran (mit 4 % Wasser); 1 g lösl. in 46 mL Wasser, 5.5 mL Wasser von 80 °C, 1.5 mL kochendem Wasser, 66 mL Ethanol, 22 mL Ethanol von 60 °C, 50 mL Aceton, 5.5 mL Chloroform, 530 mL Ether, 100 mL Benzol, 22 mL kochendem Benzol, Ethylacetat; schwer lösl. in Petrolether; Methylxanthin*; **Vork.:** natürl. in Kaffeebohnen (0.7–2.5 %; s. Coffea, Semen Coffeae), Schwarztee

(1–4.5 %; s. Camellia sinensis), Mate (0.5–1.5 %; s. Ilex paraguariensis, Mate folium tostum), Pasta Guarana (4–8 %; s. Paullinia cupana, Guarana), Kolanüssen, Kakao; **Gew.**: heute bei der Herst. von coffeinfreiem Kaffee, früher aus Teestaub; **Wirk.**: Adenosin-Rezeptor-Antagonist (vgl. Adenosin); Stimulation des ZNS (vergleichbar mit Theophyllin*), Steigerung der Diurese, Relaxation der glatten Muskulatur (Bronchodilatation, Vasodilatation) schwächer als durch Theophyllin; **Zuber.**: Compressi* Coffeini; **Anw.**: (med.) als Analeptikum* (zentrales Stimulans aufgrund der Weckwirkung), um unerwünschten, sedierenden Effekten z. B. durch Antihistaminika entgegenzuwirken; in Kombination mit Analgetika* v. a. bei Kopfschmerz u. Migräne; bei Kollapszuständen ggf. in Form injizierbarer Zuber.; **UAW**: größere Mengen können Ideenflucht, Muskelzittern, Schlaflosigkeit, Übererregbarkeit, Konzentrationsschwäche, Extrasystolen hervorrufen; chron. Missbrauch bedingt eine leichte Form der Abhängigkeit u. a. mit Kopfschmerz beim Entzug; **Toxikol.**: LD ca. 10 g; **Dos.**: p. o. 2–3 × 0.1 g; EMD 0.3 g, TMD 1.0 g; HWZ 5 h; **Gesch.**: entdeckt 1820 vom Apotheker Friedlieb Ferdinand Runge (1794–1867) u. davon unabhängig im Jahr 1821 gemeinsam von den Apothekern Pierre Joseph Pelletier (1788–1842) u. Joseph Bienaimé Caventou (1788–1842) isoliert. **Coffein-Monohydrat:** Coffeinum monohydricum Ph.Eur.; CAS-Nr. 5743-12-4; $C_8H_{10}N_4O_2 \cdot H_2O$; $M_r$ 212.2; Trocknungsverlust (1 Std. bei 100–105 °C) 5–9 %; exakt ein 4/5–Hydrat (0.8 mol Wasser pro mol C. bzw. theoret. 7.5 % Wasser); nur bei einer relativen Luftfeuchtigkeit von über ca. 70 % stabil.

**Coffeincitrat:** Coffeini citras, Coffeinum citricum; citronensaures Coffein; Gemisch von je 1 T. Coffein* u. Citronensäure* (in Wasser gelöst u. zur Trockne verdampft); Gehalt ca. 50 % Coffein; weißes Pulver, lösl. in Wasser, Ethanol; **Off.**: DAC, ÖAB; **Wirk.**: s. Coffein; **Ind.**: primäre Apnoe bei Frühgeborenen.

**Coffeincitrat, brausendes:** s. Coffeinum citricum effervescens.

**Coffeini citras:** s. Coffeincitrat.

**Coffein-Monohydrat:** s. Coffein.

**Coffeinprobetrunk:** Reiztrunk zur Prüfung der Magensekretion; vgl. Coffein; **Zuber.**: 0.2 g Coffeinum purum in 300 mL Aqua destillata lösen u. 3 Tr. 2 %ige wässrige Methylenblaulösung zufügen.

**Coffein-Tabletten:** s. Compressi Coffeini.

**Coffeinum anhydricum:** s. Coffein.

**Coffeinum citricum:** s. Coffeincitrat.

**Coffeinum citricum effervescens:** brausendes Coffeincitrat; Herst.: 40 T. Coffeincitrat*, 270 T. Weinsäure*, 180 T. Citronensäure*, 140 T. Saccharose* u. 510 T. Natriumhydrogencarbonat* mischen, erwärmen, granulieren u. vorsichtig trocknen (nicht über 55 °C).

**Coffeinum monohydricum:** s. Coffein (Coffein-Monohydrat).

**Coffeinum purum:** s. Coffein.

**Cohn-Fraktionierung** (Edward J. C., Chemiker, 1892–1953): s. Plasmafraktionierung.

**Cohoba:** s. Piptadenia peregrina (Yopo).

**Cokanzerogene:** s. Tumorpromotoren.

**Cola:** s. Cola nitida (Hom.).

**Cola acuminata (P. Beauv.) Schott & Endl.:** Fam. Malvaceae (früher Sterculiaceae); westl. u. südl. tropisches Afrika; **Stpfl. von Colae semen**; s. Cola nitida.

**Colae semen:** s. Cola nitida.

**Colamin:** s. Ethanolamin.

**Colanin:** s. Cola nitida (Colae semen).

**Cola nitida (Vent.) Schott et Endl.:** Cola vera K. Schum; Fam. Malvaceae (früher Sterculiaceae); westl. trop. Afrika, Kamerun, kultiviert in Westindien, Südamerika; C. nitida (u. deren Varietäten) u. Cola* acuminata sind Stpfl. von **Colae semen:** Nuces Colae, Semen Colae; Gurunuß, Kolanuß, Kolasamen; rundl. eiförmige, kantige, 2.5–4 cm lange, rötlich braune, innen etwas hellere, bitter schmeckende, von der Samenschale befreite Samenkerne (Kotyledonen*); **Off.**: Ph.Eur.6, ÖAB, Ph.Helv.; Monographie: Kommission E; **Inhaltsst.**: 0.6–3 % Coffein* u. ca. 0.1 % Theobromin* (Alkaloidgehalt mind. 1.5 %), 2–4 % Catechingerbstoffe (Cola-Tannin), 40 % Stärke, Fett; in der frischen Droge ist das Coffein an Cola-Tannin gebunden (sog. Colanin); enzymat. Freisetzung des Coffeins aus dieser Bindung wird durch Behandlung der Droge mit Ethanol u. Wärme unterbunden. Colanin soll auf zentrale Zentren i. S. einer Anregung des Herzens günstiger wirken als reines Coffein. **Zuber.**: Extractum* Colae, Extractum* Colae fluidum, Tinctura* Colae; **Anw.**: (med.) Tonikum* u. Stimulans*, bei Migräne* sowie geistiger u. körperl. Ermüdung; **Dos.**: ED 1–3 g, TD 1–6 g. **Hom.**: Cola (HAB), Kola: reife, getrocknete Samen ohne Samenschale versch. coffeinhaltiger Arten der Gattung Cola, bes. von Cola nitida.

**Cola vera:** s. Cola nitida.

**Colchicin:** Colchicinum Ph.Eur.; Kolchizin; CAS-Nr. 64-86-8; $C_{22}H_{25}NO_6$, Strukturformel: s. Abb.; $M_r$ 399.5; Schmp. 160–164 °C; $[\alpha]_D^{20\,°C}$ −235 bis −245 °C (c = 0.5 in Ethanol); gelbl. weißes, krist. od. amorphes, bitter schmeckendes Pulver; lösl. in Wasser, Ethanol, Chloroform, wenig lösl. in Ether; Alkaloid aus Colchicum* autumnale; Spindelgift (s. Mitosehemmstoffe); **Wirkungsmechanismus:** Die Hemmung der Kontraktionsfähigkeit von Tubulin (s. Mikrotubuli) führt zur Hemmung der Mitose* u. Herabsetzung der Phagozytoseaktivität der Leukozyten*; C. unterdrückt den Austritt lysosomaler Enzyme aus Leukozyten u. verhindert so Gewebeläsionen u. endzündl. Reaktionen. **Anw.:** **1.** (med.) bei akutem Gichtanfall; s. Gicht; Gichttherapeutika; **2.** (biol.) in der Pflanzenzüchtung;

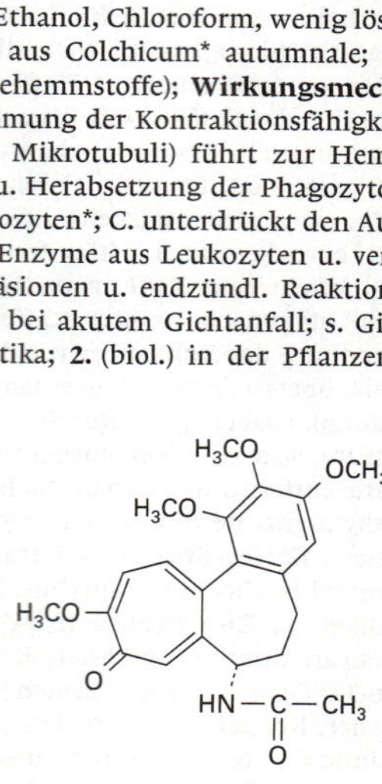


**Colchicin**

vgl. Mitose; Polyploidie; **WW:** Die Wirk. von C. wird u. a. durch Glucocorticoide*, Chinin*, Sexualhormone* verstärkt u. durch Sulfonamide* gehemmt. **Dos.:** 0.5–1 mg mehrmals tägl.; EMD 2 mg; TMD 5 mg; **Toxikol.:** C. ist ein starkes Zell-, Kapillar- u. Mitosegift (Zytostatikum*); LD 20 mg (in ca. 5 g Herbstzeitlosensamen od. in ca. 50 g Tinctura Colchici enthalten); **Vergiftungssymptome:** nach mehreren Stunden Kratzen u. Brennen im Rachen, Übelkeit, Durstgefühl, choleraähnl. Diarrhö, Hämaturie, zentrale Lähmungserscheinungen, Atemnot, Zyanose*, Tachykardie*, Schock, Exitus infolge Atemlähmung od. Kreislaufversagen; **Ther.:** u. a. Tannin*, Carbo animalis (s. Carbo activatus), Brechmittel, Magenpumpe, Kochsalzinfusion, Wärme, Doxapram* (Analeptikum).

**Colchici semen:** s. Colchicum autumnale.

**Colchicum autumnale** L.: Herbstzeitlose; Fam. Colchicaceae; Europa, Nordafrika, südl. Kaukasus; Stpfl. von **Colchici semen:** Semen Colchici; Herbstzeitlosensamen, Zeitlosensamen; **Off.:** DAC; Monographie: Kommission E; **Inhaltsst.:** 0.2–1 % (mind. 0.4 %) Colchicin* u. Nebenalkaloide (Colchicein, Demecolcin u. Colchicosid, ein Glucosid), 6–17 % fettes Öl, Eiweißstoffe, Zucker, Hemicellulosen*; Stärke nur in der Karunkula*; **Anw.:** (volkstüml.) bei Hydrops, Ödemen u. Asthma bronchiale; die frühere med. Anw. bei Gicht u. Erkrankungen des rheumat. Formenkreises ist obsolet. **Bulbus Colchici:** Cormus Colchici, Tubera Colchici; Herbstzeitlosenknollen; **Inhaltsst.:** Colchicin, Chelidonsäure*, ca. 20 % Stärke, Zucker; die frühere med. Anw. bei Gicht, Erkrankungen des rheumat. Formenkreises, Hydrops u. Ödemen ist obsolet. **Hom.: 1.** Colchicum autumnale (HAB): frische, im Frühjahr gesammelte Knollen; verordnet z. B. bei akuter infektiöser Gastroenteritis*, Kollapszuständen, rheumat. Beschwerden; **2.** Colchicum e seminibus: reife Samen.

**Colchicum e seminibus:** s. Colchicum autumnale (Hom.).

**Colcothar vitrioli:** s. Eisen(III)-oxid.

**cold cream:** s. Unguentum leniens.

**Colecalciferol** (INN): s. Vitamin D (Vitamin $D_3$).

**Colecalciferol-Cholesterol:** Colecalciferolum-Cholesterolum, Cholecalciferol-Cholesterol, Vitamin-D-Cholesterol; $C_{27}H_{44}O \cdot C_{27}H_{46}O$; Molekülverbindung aus 1 Mol Colecalciferol (s. Vitamin D, Vitamin $D_3$) u. 1 Mol Cholesterol*; Schmp. 115–121 °C; $[\alpha]_D^{20\,°C}$ +24.0° bis +28.0° (c = 2.0 g/100 mL Aceton); $A_{1\,cm}^{1\,\%}$ 230–258 bei 265 nm in Ethanol; farblose Kristalle od. weißes, krist. Pulver; leicht lösl. in Ether, Methanol, Chloroform, Aceton, wenig lösl. in Ethanol, fetten Ölen, prakt. unlösl. in Wasser; 1 g entspricht in seiner antirachit. Wirksamkeit 20 Mio. IE Vitamin* D. **Off.:** DAB; **Ind.:** s. Vitamin D (Vitamin $D_3$); TMD 0.03 g.

**Colecalciferol-Konzentrat, wasserdispergierbares:** Cholecalciferolum in aqua dispergibile (Ph.Eur.6); Lsg. von Colecalciferol in einem geeigneten pflanzl. fetten Öl; Gehalt: mind. 100 000 IE/g (2.5 mg/g); schwach gelbl. Flüss. von unterschiedl. Opaleszenz u. Viskosität; Stabilisatoren (z. B. Antioxidanzien*) können enthalten sein; sehr konz. Lsg. können bei tieferen Temp. trüb werden od. gelieren. **Ind.:** s. Vitamin D (Vitamin $D_3$).

**Colecalciferol, ölige Lösungen von:** Cholecalciferolum densatum oleosum Ph.Eur.6; Lsg. von Colecalciferol in einem geeigneten pflanzl. fetten Öl (mit od. ohne Antioxidans); Gehalt: 500 000 IE/g; klare gelbl. Flüss.; prakt. unlöslich in Wasser, schwer löslich in wasserfreiem Ethanol, mischbar in fettlösenden Lösungsmitteln; je nach Temp. kann teilweise Erstarrung eintreten; **Ind.:** s. Vitamin D (Vitamin $D_3$).

**Colecalciferol-Trockenkonzentrat:** Cholecalciferoli pulvis Ph.Eur.6, Pulvis Cholecalciferoli; Herst. durch Dispersion einer öligen Lsg. von Colecalciferol in einer geeigneten Gerüstsubstanz (z. B. Gelatine* u. Kohlenhydrate*); Gehalt: mind. 100 000 IE/g; weiße bis gelbweiße, kleine Teilchen, die je nach Art der Herst. in Wasser prakt. unlösl. sind, quellen od. eine Dispersion bilden; **Ind.:** s. Vitamin D (Vitamin $D_3$).

**Colecalciferol-Tropfenflüssigkeit, orale:** Cholecalciferoli guttae orales Ph.Helv.; Lösung von Colecalciferol in einem geeigneten pflanzl. Öl; Gehalt: 12.7–17.2 mg Colecalciferol pro mL; **Ind.:** s. Vitamin D (Vitamin $D_3$).

**Colemanit:** s. Borsäure.

**Colesevelam:** CAS-Nr. 182815-43-6 (Colesevelamhydrochlorid); Tetrapolymer aus versch. Amin-Monomeren; **Wirk.:** Gallensäuren-Komplexbildner; bindet Gallensäuren* im Darm u. transportiert sie mit dem Stuhl aus dem Körper; dadurch müssen in der Leber neue Gallensäuren gebildet werden, was zu einer Senkung des Cholesterolspiegels im Blut führt; **Ind.:** primäre Hypercholesterolämie; Kombinationstherapie mit einem HMG*-CoA-Reduktase-Hemmer od. Monotherapie, wenn die Ther. mit einem HMG-CoA-Reduktase-Hemmer unangemessen ist od. nicht vertragen wird; **Kontraind.:** Darmverschluss, Gallengangverlegung; **WW:** Verminderung der Resorption u. a. von Vitamin* K, Warfarin*, Schilddrüsenhormonen*, oralen Kontrazeptiva*; **UAW:** Obstipation u. Verdauungsstörungen; **Dos.:** 2 × 1.875 g/d zu den Mahlzeiten, TMD 4.375 g.

**Colestipol** (INN): Copolymer aus Diethylentriamin (s. Abb.) u. 1-Chlor-2,3-epoxypropan; nicht mehr im Handel befindl. Lipidsenker* (Ionenaustauscherharz); früher angewendet bei Hypercholesterolämie; **UAW:** evtl. Obstipation.

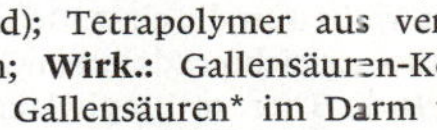


**Colestipol:** Diethylentriamin

**Colestyramin** (INN): Cholestyramin, Cholestyramin-Harz; Chlorid eines stark basischen Anionenaustauscherharzes, das aus Polymeren von Styrol* (Vinylbenzol) u. ca. 2 % Divinylbenzol mit in die Netzstruktur eingefügten quartären Ammoniumgruppen besteht (s. Abb.); unlösl. in Wasser, Ethanol, Chloroform, Ether; **Wirk.:** Lipidsenker* (Ionenaustauscherharz); Unterbrechung des enterohepat. Kreislaufs; **Ind.:** erhöhte Serumlipidspiegel; chologene Diarrhö, Pruritus* od. Ikterus* bei partiellem Gallengangverschluss; Antidot bei Intoxikation mit herzwirksamen Glykosiden* od. Cu-

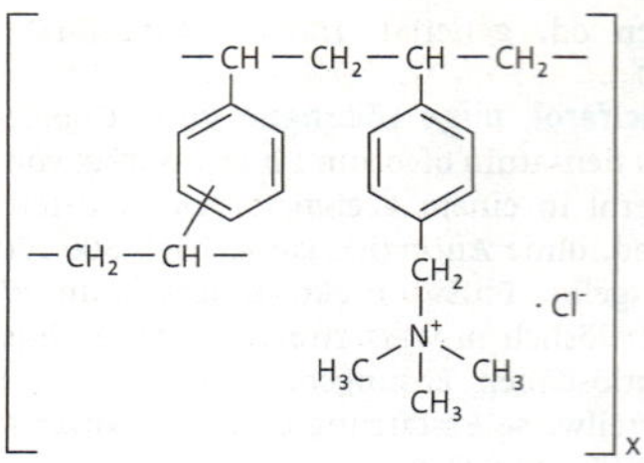

Colestyramin

marinderivaten; **Kontraind.:** vollständiger Gallengangverschluss; **WW:** verändert Bioverfügbarkeit von Wirkstoffen; **UAW:** Obstipation, Verdauungsstörungen; **Dos.:** p. o. 10–16 g/d in geteilten Dosen. Vgl. Ionenaustauscher.

**Coleus forskohlii** (Poir.) Briq.: (molekulargenet.) Plectranthus barbatus Andr.; Indian Coleus; Fam. Lamiaceae (Labiatae); Afrika, Indien; **Stpfl. von Colforsin.**

**Colfoscerilpalmitat** (INN): 1,2-Dipalmitoyl-L-α-glycero-3-phosphocholin; CAS-Nr. 63-89-8; $C_{40}H_{80}NO_8P$, Strukturformel: s. Abb.; $M_r$ 734.05; Hauptbestandteil des menschl. Surfactants*; **Wirk.:** Reduktion der Oberflächenspannung in den Alveolen, verbessert die elast. Dehnbarkeit des Lungengewebes, erleichtert dadurch Gasaustausch u. Atmung; **Ind.:** Ther. u. Prophylaxe des Atemnotsyndroms (engl. Respiratory Distress Syndrome, Abk. RDS) bei intubierten Neugeborenen mit mind. 0.7 kg KG; **UAW:** selten pulmonale Blutungen, Schleimabsonderung, zentrale Atemstörung mit Apnoe; **Dos.:** Kombipräparat; 9.2–78.8 mg C./4 ml Suspension; 4 ml/kg KG endotracheal 15 min nach Geburt, max. 4 ED im Abstand von mind. 6 h.

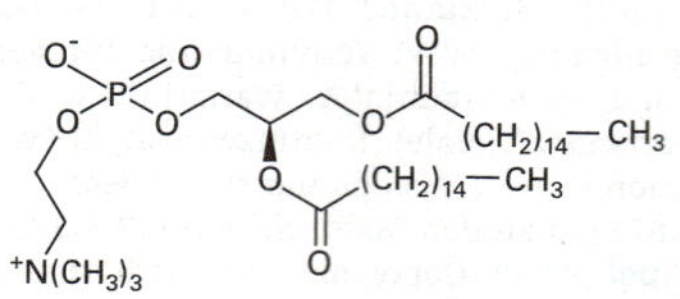

Colfoscerilpalmitat

**Colibakterien:** s. Escherichia.

**COLIPA:** Abk. für (franz.) **Co**mité de **Li**aison des Associations Européennes de l'**I**ndustrie de la **Pa**rfumerie, des Produits Cosmétiques et de Toilette; europäischer Industrieverband für Parfümerie- u. Körperpflegemittel mit Sitz in Brüssel; vgl. INCI.

**Colistimethat-Natrium:** s. Colistin.

**Colistin** (INNv): (–)-Colistin, Polymyxin E; CAS-Nr. 1066-17-7; Polypeptid*-Antibiotikum aus Bacillus polymyxa var. colistinus (Polymyxin*); Gemisch von antimikrobiell wirksamen Polypeptidsulfaten; weißes, schwach bitter schmeckendes, geruchloses Pulver; die Salze sind wasserlösl. u. auch gegen höhere Temp. unempfindlich; Colistin-Base 30 000 IE/mg; nicht im Handel, über internationale Apotheken zu beziehen; **Colistinsulfat:** Colistini sulfas Ph.Eur.6; CAS-Nr. 1264-72-8; 20 000 IE/mg. **Colistimethat-Natrium:** Colistimethatum natricum Ph.Eur.6, Colistinmethansulfonat-Natrium, Natrium colistinmethansulfonicum, Colistinmesilat-Natrium; CAS-Nr. 8068-28-8; Colistimethat-Natrium wird aus C. durch Umsetzung mit Formaldehyd u. Natriumhydrogensulfit gewonnen. Beide Substanzen sind weiße, hygroskop. Pulver; leicht lösl. in Wasser, schwer lösl. in Ethanol, fast unlösl. in Aceton, Chloroform u. Ether; 11 500 IE/mg; 1 mg Colistimethat-Natrium entspricht 0.38–0.42 mg Colistin-Base. **Wirk.:** bakterizide Wirk. gegen gramnegative Erreger einschließl. Pseudomonas aeruginosa; HWZ 1–3 h; **Ind.:** **1.** selektive Darmdekontamination* (p. o. Gabe des nicht resorbierbaren C.); **2.** Aerosoltherapie zur Eradikation von Pseudomonas aeruginosa bei zystischer Fibrose*; **3.** system. Anw. nur bei therapieresistenten Infektionen durch empfindl. Erreger (wegen hoher Toxizität); die top. Anw. ist obsolet. **UAW:** neuro- u. nephrotox. Begleiteffekte insbes. bei Kumulation durch eingeschränkte Nierentätigkeit; **Dos.:** **1.** p. o.: s. Darmdekontamination, selektive; **2.** inhalativ: 2 × 1 Mio. IE/d, bei Persistenz des Erregers bis 3 × 2 Mio. IE/d als Colistimethat-Natrium; **3.** i. v.: 3–5(–10) Mio. IE/d als Colistimethat-Natrium in 2–4 ED (entspricht max. 5 mg/kg KG Colistin-Base/d); **Gesch.:** entdeckt 1950 in Japan.

**Colitis:** s. Kolitis.

**Colitis ulcerosa:** meist in Schüben verlaufende chron. Entzündung der Dickdarmschleimhaut, die sich vom Rektum ausgehend kontinuierlich nach proximal ausdehnt (vgl. Enteritis regionalis Crohn); **Häufigkeit:** Inzidenz in Europa 5–25 : 100 000 pro Jahr; jeder 3.–5. Patient erkrankt im Kindes- u. Jugendalter; Haupterkrankungsgipfel zwischen 2. u. 4. Lebensjahrzehnt, kleinerer Gipfel im 6./7. Lebensjahrzehnt; **Urs.:** unklar; vermutl. multifaktorielle Genese (genet. Prädisposition, immun. Dysregulation, Umweltfaktoren, Störung der mikrobiellen Flora), familiär gehäuft auftretend; **Sympt.:** schleimig-blutige Diarrhö mit schmerzhaften Entleerungen; in Abhängigkeit von Aktivität u. Ausdehnung des Krankheitsgeschehens Fieber, Dehydratation, Gewichtsverlust, Anämie, allg. Entzündungszeichen; auch extraintestinale Manifestationen (z. B. Cholangitis, Arthritis); **Ther.:** Glucocorticoide*, Salazosulfapyridin* u. Mesalazin* (je nach Ausdehnung evtl. auch nur top. mit Klysmen) u. zum Remissionserhalt auch Probiotika wie z. B. E. coli Nissle; bei chron. aktivem Verlauf auch Azathioprin* u. ggf. Infliximab*, bei fulminantem Verlauf zusätzl. Ciclosporin*; bei Versagen der konservativen Maßnahmen Koloproktektomie mit Erhalt des Kontinenzorgans u. Anlage eines ileoanalen Pouchs.

**Colla:** Leim, Tischlerleim.

**Colla animalis:** s. Gelatine.

**Colla piscium:** s. Acipenser huso (Ichthyocolla).

**Collemplastra:** s. Emplastra adhaesiva.

**Collinsonia canadensis** L.: Collinsonia punctata Ell.; Kanadische Collinsonie; Fam. Lamiaceae (Labiatae); heim. in Nordamerika bis Florida u. Kansas; Stpfl. von **Radix Collinsoniae canadensis:** Collinsoniawurzel, Grieswurzel; **Inhaltsst.:** Tannin*, Harz, äther. Öl, Säuren, Saponine*, Rosmarinsäure*; **Anw.:** (volkstüml.) z. B. bei Steinleiden, Nierensteinen, gastrointestinalen Störungen.

**Hom.:** Collinsonia canadensis (HAB): frischer, im Frühjahr gesammelter Wurzelstock; verordnet z. B. bei venösem Blutstau des Beckens u. der Beine, Hämorrhoiden mit Obstipation.

**Collinsonia punctata:** s. Collinsonia canadensis.

**Collinsoniawurzel:** s. Collinsonia canadensis (Radix Collinsoniae canadensis).

**Collinsonie, Kanadische:** s. Collinsonia canadensis.

**Collip-Einheit:** Abk. C.E.; Einheit der Wirkwertbestimmung für Parathormon*; 1/100 der s. c. applizierten Hormonmenge, die den Blutcalciumspiegel eines 20 kg schweren Hundes in 10–18 h um 5 mg/100 mL Serum erhöht. 1 C.E. entspricht ca. 5 USP-Einheiten. Vgl. Nebenschilddrüsen.

**Collip-Hormon:** s. Parathormon.

**Collodium:** Kollodium; DAC, ÖAB2010, Lsg. von Collodiumwolle* in einem Gemisch aus Ethanol 90 % u. Ether (1 : 3); farblose od. schwach gelbe, sirupdicke Flüss., die beim Verdunsten ein fest zusammenhängendes Häutchen hinterlässt; **Darst.:** 1 T. Collodiumwolle wird in einer Flasche mit 6 T. Ethanol 90 % durchfeuchtet u. mit 18 T. Ether versetzt, wiederholt geschüttelt u. schließlich die Lsg. nach dem Absetzen klar abgegossen. **Anw.:** (med.) äußerl. zum Verschließen kleiner Wunden, Frostbeulen usw. (z. T. mit Zusätzen wie Iodoform* od. Salicylsäure*); **Hinweis:** Zum Entfernen des C. von der Haut eignet sich am besten Essigsäureethylester*.

**Collodium elasticum:** elastisches Collodium, elastisches Kollodium; DAC, ÖAB; Mischung von 3 T. Rizinusöl u. 97 T. Collodium; **Anw.:** s. Collodium.

**Collodium, elastisches:** s. Collodium elasticum.

**Collodium salicylicum:** Salicylcollodium, Salicylsäure-Kollodium; Darst.: DAC, NRF, NFA, 10.0 g Salicylsäure* u. 11.1 g (10.0 g nach NFA) Milchsäure* werden auf 100.0 g Collodium* elasticum gelöst; **Anw.:** (med.) Schälmittel bei Hyperkeratosen (Schwielen, Hühneraugen, Warzen).

**Collodiumwolle:** Cellulosum nitricum, Colloxylinum; DAC, ÖAB, C. besteht vorwiegend aus Dinitrocellulose $[C_6H_8(NO_2)_2O_5]_n$; weiße, verfilzte Masse; lösl. in Aceton u. Essigsäure 98 %; **Herst.:** 11 T. gereinigte (d. h. entfettete) Baumwolle werden vorsichtig in ein Gemisch von 80 T. roher Salpetersäure u. 200 T. roher Schwefelsäure eingedrückt u. 24 h lang bei Zimmertemperatur stehengelassen. Anschließend bringt man die C. in einen bedeckten Trichter u. lässt 24 h abtropfen, wäscht mit Wasser aus, bis die Säure vollständig entfernt ist, u. trocknet bei 25 °C; vgl. Cellulosenitrat (Schießbaumwolle; höher verestert); **Anw.:** (pharmaz.) Herst. von z. B. Collodium* elasticum.

**colloidal bismuth subcitrate:** s. Bismutdicitrat, basisches.

**Colloxylinum:** s. Collodiumwolle.

**Collum** (lat.): syn. Cervix; Hals.

**Collutorium:** s. Mundwasser.

**Collyria:** s. Augentropfen; Augenwässer.

**Collyrium Argenti acetici:** s. Silberacetat-Augentropfen.

**Collyrium Zinci:** s. Zinksulfat-Augentropfen.

**Colocynthidis fructus:** s. Citrullus colocynthis (Fructus Colocynthidis).

**Colocynthin:** 2-*O*-$\beta$-D-Glucopyranosylcucurbitacin E; $C_{38}H_{54}O_{13}$; $M_r$ 718.81; Schmp. 158–160 °C; gelbes, sehr bitteres Pulver; lösl. in Wasser u. Ethanol; Glykosid* aus Koloquinthen (s. Citrullus colocynthis, Fructus Colocynthidis); die frühere volkstüml. Anw. als Laxans ist obsolet.

**Colocynthis:** s. Citrullus colocynthis (Hom.).

**Colombowurzel:** s. Jateorhiza palmata (Radix Colombo).

**Colombowurzel, Amerikanische:** s. Frasera carolinensis (Radix Fraserae).

**colony-stimulating factor:** s. CSF.

**Colophonium:** Pix graeca, Resina Colophonium (Terebinthinae), Terebinthinae resina; Geigenharz, Kolophonium; D. 1.071–1.083; SZ 145–180; VZ 165–197; Erweichungstemperatur ab ca. 70 °C; viskose Flüss. bei ca. 110 °C; bei stärkerem Erhitzen (über 150 °C) entweichen schwere, weiße, aromat. riechende Dämpfe; glasartige, hellgelbe (bis braune), leicht bestäubte Stücke von muscheligem Bruch; unlösl. in Wasser, lösl. in Ethanol, Ether, Chloroform, Aceton, Benzin, Essigsäure; unvollständig lösl. in Schwefelkohlenstoff u. Petrolether; mit heißen Laugen verseifbar; aus dem Harzbalsam von Pinus-Arten nach Entfernen (durch Wasserdampfdestillation) der flüchtigen Anteile gereinigtes Harz*; **Inhaltsst.:** hauptsächl. Diterpensäuren (Harzsäuren) wie Abietinsäure* u. Pimarsäure*; **Gew.:** Rückstand bei der Terpentinöldestillation (s. Terebinthina); **Off.:** DAB, ÖAB, Ph.Helv.; **Zuber.:** Emplastrum Cantharidum perpetuum, Emplastrum Cantharidum pro usu veterinario, Collemplastrum adhaesivum, Collemplastrum Zinci, Solutio Masticis composita, Unguentum basilicum; **Anw.:** **1.** (med.) Hautreizmittel*, zu Salben u. Pflastern; **2.** (techn.) in der Lackindustrie; **3.** Haftvermittler für die Bogenhaare von Streichinstrumenten.

**Coloquinthe:** s. Citrullus colocynthis.

**Coloradokäfer:** s. Leptinotarsa decemlineata.

**Colorimetrie:** s. Kolorimetrie.

**Colton-Verfahren:** heute prakt. weitgehend überholtes, diskontinuierl. Stanzverfahren zur Herst. von Weichkapseln*; **Durchführung:** Gelatinefolie wird auf erwärmte Formplatten gelegt u. sinkt dabei in die Formmulden ein (s. Abb.). Nach dem Füllen der Gelatine-Näpfe wird eine weitere Gelatinefolie aufgelegt u. durch Aufpressen werden die Ränder verschweißt, die noch unrunden Kapseln ausgestanzt, rolliert u. getrocknet. Es entsteht keine äquatorial verlaufende Schweißnaht wie beim Scherer*-Verfahren. Vgl. Upjohn-Verfahren; Capsulae; Gelatine.

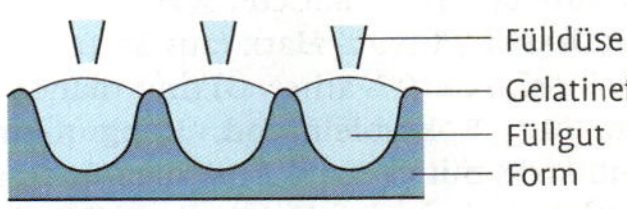


**Colton-Verfahren**

**Columbin:** Bitterstoff* (Bitterwert* ca. 60 000) aus Jateorhiza* palmata mit Labdanstruktur (s. Diterpene, Abb. dort).

**Columbit:** s. Niob.

**Columbium:** s. Niob.

**Columbo:** s. Jateorhiza palmata (Hom.).

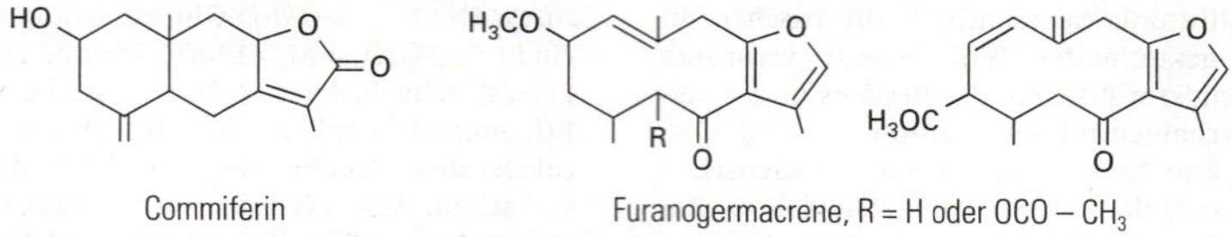


**Commiphora molmol:** Strukturformeln von Commiferin u. Furanogermacrenen

C

**Columna:** s. Blüte.

**Columniferae:** s. Malvaceae.

**Coma diabeticum:** s. Koma.

**Combustio** (lat. comburere, combustus völlig verbrennen): s. Verbrennung.

**CoMFA:** Abk. für (engl.) ***co**mparative **m**olecular **f**ield **a**nalysis*; s. QSAR.

**Comfrey:** s. Symphytum officinale.

**Commiphora abyssinica** Engl.: Amyris kafal Fork.; Myrrhenstrauch; Fam. Burseraceae; Äthiopien, Gebirge des Jemens; **Stpfl. von Myrrha**; s. Commiphora molmol.

**Commiphora africanum** (Arn.) Engl.: Commiphora pilosa Engl.; Fam. Burseraceae; trop. Afrika; C. africanum u. Commiphora* mukul sind Stpfl. von **Bdellium indicum:** Bdelliumharz, Falsche Myrrhe; **Inhaltsst.:** 0.4 % äther. Öl, Harz, Gummi; **Anw.:** (volkstüml.) in Indien bei Gelenkrheumatismus.

**Commiphora erythraea** (Ehrenb.) Engl. **var. glabrescens** Engl.: Fam. Burseraceae; Arabien u. Küste Nordafrikas; Stpfl. von **Bisabol-Myrrhe:** Bisabol-Opopanax, Gummi-Opopanax, Pastinace-Opopanax, Opopanax-Gummi; **Inhaltsst.:** 2–8 % äther. Öl, ca. 22 % Harzanteile; **Anw.:** **1.** (volkstüml.) in Somalia bei Magenbeschwerden u. Impotenz; **2.** (techn.) in der Parfümerie-Industrie.

**Commiphora gileadensis** (L.) C. Chr.: s. Commiphora opobalsamum.

**Commiphora kataf** (Forssk.) Engl.: Balsamodendron kataf; Fam. Burseraceae; **Stpfl. von handelsüblichem Opopanax; Hinweis:** Echtes Opopanax stammt von Opopanax* chironium.

**Commiphora molmol** Engl.: (molekulargenet.) Commiphora myrrha Holm.; Myrrhenbaum; Fam. Burseraceae; Nordostafrika, Südarabien, Abessinien, Nubien; C. molmol, Commiphora* schimperi u. Commiphora* abyssinica sind Stpfl. von **Myrrha:** Gummiresina Myrrha; Myrrhe, Echte Myrrhe, Somali-Myrrhe; aus der Rinde ausgetretener u. an der Luft getrockneter Milchsaft mit bitterem Geschmack; Gummiharz (s. Harze); unregelmäßige, gelbl. bis rötl. Körner od. löcherige Massen von Nuss- bis Faustgröße; **Off.:** Ph.Eur.6, ÖAB, Ph.Helv.; Monographie: ESCOP, WHO, Kommission E; **Inhaltsst.:** 25–40 % Harz (aus Triterpenen*; in Ethanol lösl.), 2–10 % äther. Öl (in Ethanol lösl.) sowie 50–60 % Rohschleim od. Rohgummi (in Ethanol unlösl.) mit ca. 20 % Proteinen u. ca. 65 % Kohlenhydraten (mit den Bausteinen Galactose*, 4-O-Methylglucuronsäure, Arabinose*); Inhaltsst. des äther. Öles sind Furanosesquiterpene mit Eudesman-, Germacran-, Guajan- u. a. Strukturen (s. Sesquiterpene, Abb. dort), z. B. Commiferin u. Furanogermacrene (s. Abb.); ferner auch Sesquiterpenalkohole u. -kohlenwasserstoffe sowie Monoterpene* (Pinen*, Limonen* u. a.); **Wirk.:** adstringierend, antientzündl., desinfizierend, desodorierend u. granulationsfördernd; **Zuber.:** Tinctura* Myrrhae; **Anw.:** **1.** (med.) bei Entzündungen des Mund- u. Rachenraums; in Zahnpflegemitteln (oft kombiniert mit Ratanhiae radix als adstringierende Gerbstoffdroge; s. Krameria triandra) u. in Hautcremes; **2.** als Räuchermittel u. in der Parfümerie-Industrie. **Hom.:** Myrrha (HAB): Gummiharz von C. molmol u. a. chem. vergleichbaren C.-Arten.

**Commiphora mukul** (Hook. ex Stocks) Engl.: (molekulargenet.) Commiphora wightii (Arn.) Bhandari, Commiphora roxburghii (Stocks) Engl.; Fam. Burseraceae; Indien, Pakistan; **Stpfl. von Bdellium indicum**; s. Commiphora africanum.

**Commiphora myrrha:** s. Commiphora molmol.

**Commiphora opobalsamum** (Le Moine) Engl.: (molekulargenet.) Commiphora gileadensis (L.) C. Chr., Amyris gileadensis Le Moine; Fam. Burseraceae; Arabien, Syrien, Ägypten; Stpfl. von **Balsamum de Mecca:** Balsamum Gileadense; Arabischer Balsam, Gileadbalsam, Echter Mekkabalsam; dunkelgelbe bis braunrote, dickflüssige Masse von angenehmem Geruch u. bitterem Geschmack; **Inhaltsst.:** ca. 10 % äther. Öl, ca. 12 % unlösl. u. ca. 70 % lösl. Harz, 4 % Bitterstoffe; **Anw.:** **1.** (volkstüml.) in den Heimatländern als Wundmittel, bei Magenbeschwerden, Erkrankungen der ableitenden Harnwege; **2.** (techn.) in der Parfümerie-Industrie. **Hom.:** Amyris gileadensis.

**Commiphora pilosa:** s. Commiphora africanum.

**Commiphora roxburghii:** s. Commiphora mukul.

**Commiphora schimperi** (O. Berg) Engl.: Fam. Burseraceae; trop. Afrika, Südafrika, Jemen; **Stpfl. von Myrrha**; s. Commiphora molmol.

**Commiphora wightii** (Arn.) Bhandari: s. Commiphora mukul.

**Committee for Medicinal Products for Human Use:** s. CHMP.

**Committee for Medicinal Products for Veterinary Use:** s. CVMP.

**Commotio cerebri:** Gehirnerschütterung; leichtes Schädelhirntrauma; traumat. bedingte, reversible funktionelle Schädigung des Gehirns ohne morpholog. fassbares Substrat; **Sympt.:** **1.** akut: initial kurzzeitige (≤15 min) Bewusstlosigkeit bzw. quantitative od. qualitative Bewusstseinsstörung*, leichte Benommenheit auch länger (z. T. ≥60 min); peritraumat. Amnesie (retrograd u. evtl. anterograd) ≤24 h; hypotone Kreislaufreaktion, Kopfschmerz, Schwindel, Übelkeit, Erbrechen, evtl. passagere posttraumat. Hirnleistungsschwäche od. Durchgangssyndrom; **2.** langfristig: postkommotionelles Syndrom mit Apathie, diffusem Kopfschmerz, Schwindel, Übelkeit, rascher Ermüdbarkeit, vermehrtem Schwitzen, Reizbarkeit; **Ther.:**

kurzzeitige Bettruhe, Analgetika*, Antiemetika*, Kreislaufstabilisierung, Frühmobilisation.

**Comoclade:** s. Comocladia dentata.

**Comocladia dentata** Jacq.: Comoclade; Fam. Anacardiaceae; Südamerika, Westindien; Pollen reizen die Augen. Stpfl. von **Cortex Comocladiae:** Comocladiarinde, Guao; **Anw.:** (volkstüml.) in Westindien als Schlafmittel, Niesmittel. **Hom.:** Comocladia dentata: frische Rinde; verordnet z. B. bei Dermatitis, Muskelrheumatismus.

**Comocladiarinde:** s. Comocladia dentata (Cortex Comocladiae).

**COMOD®-System:** Mehrdosenbehältnis für konservierungsmittelfreie Augen- u. Nasentropfen; durch ein eingebautes Airless*-System u. flexible Innenbeutel wird eine Kontamination während der Entnahme durch zurückströmende Außenluft u. Flüss. verhindert (s. Abb.).

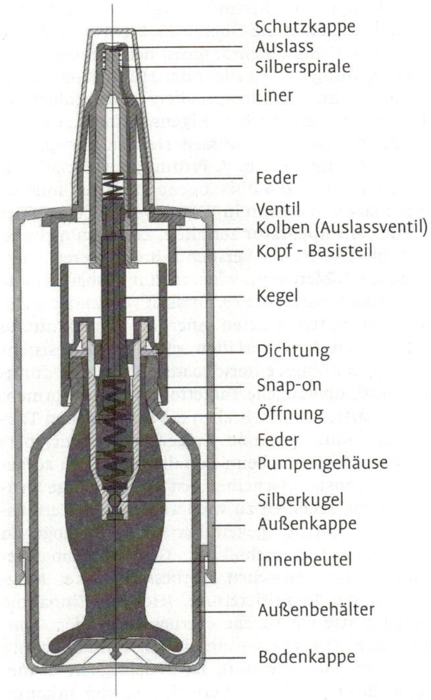


**COMOD®-System** [15]

**Compactin:** s. Mevastatin.

**Compliance:** 1. Adhärenz, sog. Patientencompliance; Ausmaß, in dem das Verhalten eines Patienten in Bezug auf Arzneimitteleinnahme, Befolgen eines Ernährungsplans od. Anpassungen der Lebensweise mit den Empfehlungen eines Heilberuflers übereinstimmt; vgl. Non-Compliance; Arzneimittelanwendungsprofil; 2. Maß für die Dehnbarkeit von Körperstrukturen, z. B. pulmonale Compliance (Maß für die volumenabhängige Dehnbarkeit des Systems Thorax-Lunge als Ausdruck der Wechselwirkung zw. den elast. Rückstellkräften von Brustwand u. Lunge).

**Compositae:** s. Asteraceae.

**Compositendrüsen:** s. Asteraceae.

**compositus:** f: composita, n: compositum; zusammengesetzt.

**Compound:** s. Kendall-Substanz.

**Compound Q:** s. Trichosanthin.

**Compressi** Ph.Eur.6: Tabletten, Tabulettae; Komprimate, Comprimés, Presslinge; einzeldosierte feste Arzneiformen, die aus gleich großen Volumina von kristallinen, gepulverten od. granulierten Wirkstoffen od. Gemischen (meist unter Zusatz von Hilfsstoffen) hergestellt werden; die Herst. erfolgt in entspr. Maschinen (z. B. Exzenterpresse*, Rundläuferpresse*) unter Anw. eines hohen Drucks od. durch andere geeignete Herstellungsverfahren wie Extrudieren*, Gießen* od. Gefriertrocknung*; **Formen:** v. a. runde, mehr od. weniger stark bikonvex gewölbte u. flache, facettierte (zum Steg hin abgeflachte) Formen (s. Abb.); die Oberflächen von C. können Kerben, Bruchrillen, Symbole od. andere Markierungen aufweisen. **Einteilung: 1.** Nach Ph.Eur.6 unterscheidet man bei Tabletten zum Einnehmen in nicht überzogene Tabletten, Brausetabletten*, überzogene Tabletten (s. Compressi obducti; Filmtabletten), magensaftresistente Tabletten (s. Arzneiformen, magensaftresistente), Tabletten mit veränderter Wirkstofffreisetzung (Retardpräparate*), Schmelztabletten u. Lyophilisate zum Einnehmen. **2.** Weitere Formen der Anw.: Tabletten zur Anw. in der Mundhöhle (Lutschtabletten*, Kautabletten* u. Sublingualtabletten*), Trinktabletten*, Tabletten zur Herst. einer Suspension zum Einnehmen, Lösungstabletten*, Injektionstabletten*, Implantationstabletten*, Vaginaltabletten* u. Mikrotabletten*. **Herst.:** Falls notwendig, werden als Hilfsstoffe Füll- u. Streckmittel, Bindemittel, Zerfallsbeschleuniger, Formentrennmittel, Schmiermit-

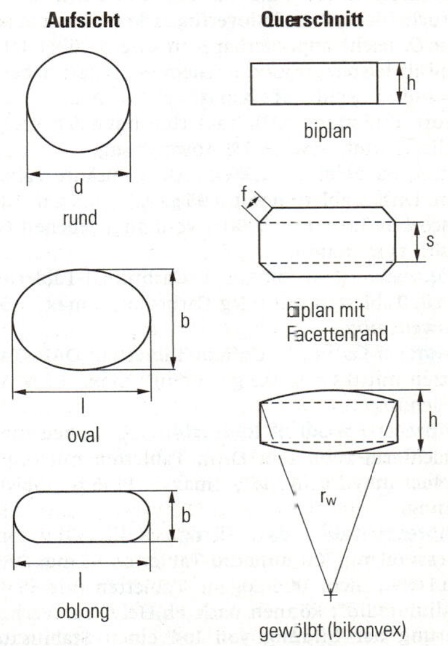


**Compressi:** die wichtigsten Tablettenformen; d: Durchmesser (2r); l: Länge; b: Breite; h: Tablettenhöhe; f: Facette; s: Steghöhe; $r_W$: Wölbungsradius

C

tel, Stoffe, die das Verhalten der Wirkstoffe im Verdauungstrakt beeinflussen können, Farbstoffe u. ggf. Geschmackskorrigenzien eingesetzt. Häufig werden die Pulverteilchen wegen unzureichender physik. Eigenschaften (Fließverhalten, Kompressionsverhalten* von Pulvern) vor der Tablettierung einer geeigneten Vorbehandlung (z.B. Granulieren*) unterzogen. Ohne Vorbehandlung werden direkt komprimierte C. erhalten (Direkttablettierung*). C. gelangen entweder unverändert od. überzogen als Filmtabletten* od. Dragees zur Anwendung. **Prüfung:** nach Ph.Eur.6: **1.** auf Gleichförmigkeit* einzeldosierter Arzneiformen od. **2.** in begründeten Fällen auf Gleichförmigkeit* der Masse einzeldosierter Arzneiformen (nicht überzogene Tabletten u. Filmtabletten*) u./od. **3.** auf Gleichförmigkeit* des Gehalts einzeldosierter Arzneiformen; im Allg. müssen in diesem Fall (3.) Tabletten mit weniger als 2 mg od. weniger als 2 % Wirkstoff (auf die Gesamtmasse bezogen) der Prüfung auf Gleichförmigkeit des Gehalts entsprechen. Ist die Prüfung für den Wirkstoff od. alle Wirkstoffe vorgeschrieben, so ist die Prüfung auf Gleichförmigkeit der Masse nicht durchzuführen. **4.** C. müssen der Zerfallsprüfung* entsprechen. Im Allg. sollen dabei nicht überzogene Tabletten innerhalb von 15 Min., Vaginaltabletten innerhalb von 30 Min., Schmelztabletten u. Lyophilisate innerhalb von 3 Min. zerfallen; Ausnahme: Tabletten mit veränderter Wirkstofffreisetzung, Tabletten zur Anw. in der Mundhöhle, Kautabletten u. solche Tabletten, bei denen eine Prüfung auf Wirkstofffreisetzung vorgeschrieben ist, werden nicht auf Zerfall untersucht. **5.** auf ausreichende Festigkeit (Prüfung auf Abrieb*, Bruchfestigkeit* u. Härte* von Tabletten), um Transport u. Lagerung gut zu überdauern; **6.** bei teilbaren C. auf die Masseneinheitlichkeit der Bruchstücke; **7.** auf Bioverfügbarkeit*. Zudem sollen C. leicht applizierbar sein u. eine über Jahre gewährleistete physik. u. chem. Stabilität haben.

**Compressi Acidi acetylosalicylici:** Acetylsalicylsäure-Tabletten; DAB, Tabletten mit 0.5 g Acetylsalicylsäure*; max. ±5 % Abweichung.

**Compressi acidi ascorbici:** Ascorbinsäure-Tabletten; DAB, Tabletten mit 0.05 g, 0.2 g, 0.5 g u. 1.0 g Ascorbinsäure (mind. 90 % vom angegebenen Gehalt); vgl. Vitamin C.

**Compressi Carbromali:** Carbromal-Tabletten; DAB, Tabletten mit 0.5 g Carbromal*; max. ±5 % Abweichung.

**Compressi Coffeini:** Coffein-Tabletten; DAB, Tabletten mit 0.1 g u. 0.2 g Coffein*; max. ±5 % Abweichung.

**Compressi Ephedrini hydrochlorici:** Ephedrinhydrochlorid-Tabletten; DAB, Tabletten mit 0.05 g Ephedrinhydrochlorid*; max. ±7.5 % Abweichung.

**Compressi Kalii iodati 65 mg:** Kalii iodidi compressi 65 mg; Kaliumiodid-Tabletten 65 mg; ÖAB, Ph.Helv., nicht überzogene Tabletten mit 65 mg Kaliumiodid*; können nach Ph.Helv. zur Verhinderung der Bildung von Iod einen Stabilisator (z.B. Natriumthiosulfat*) enthalten; **Anw.:** Prophylaxe im nuklearen Katastrophenfall.

**Compressi Methylphenobarbitali:** Methylphenobarbital-Tabletten; DAB, Tabletten mit 0.03 g od. 0.2 g Methylphenobarbital*; max. ±7.5 % Abweichung.

**Compressi obducti:** (engl.) *coated tablets*; Tabulettae obductae; überzogene Tabletten, Dragees; überzogene perorale od. orale Tabletten (Komprimate), die meist geschluckt, selten auch gelutscht (Lutschtabletten) od. gekaut werden (Kautabletten); eine überzogene Tablette besteht aus einem Kern (meist bikonvexe, entgratete Tablette; s. Compressi), der mit einer od. mehreren lückenlosen, gleichmäßigen, meist gefärbten Schichten überzogen ist. Für die Kernumhüllung kommen in Betracht: natürl. u. synthet. Harze, Gummen, Gelatine, inaktive u. unlösl. Füllmittel, Zucker, Weichmacher, Polyole, Wachse, Farbstoffe, Geschmackskorrigenzien u. evtl. Wirkstoffe. **Formen: 1.** häufig Überzug aus Zucker in Kombination mit anderen Hilfsstoffen (vgl. Zuckerdragees); **2.** dünne zuckerfreie Überzugsschicht (s. Filmtabletten); **3.** Dünnschichtdragees; nehmen eine Zwischenstellung ein (Gewicht der Hülle 10–30 % des Kerngewichts). **Prüfung:** überzogene Tabletten: **1.** Hinsichtl. der mechan. Eigenschaften u. der Dosierungsgenauigkeit müssen sie den Compressi* Ph.Eur.6 entsprechen. **2.** Prüfung auf Zerfallszeit nach Ph.Eur.6: **a)** 6 überzogene Tabletten müssen innerhalb von 60 min in Wasser von 37 °C in einer geeigneten Apparatur zerfallen. Zerfallen nicht alle Tabletten, ist der Versuch mit 6 weiteren überzogenen Tabletten zu wiederholen, wobei anstelle von Wasser Salzsäure (0.1 mol/L) verwendet wird. **b)** Filmtabletten müssen innerhalb von 30 min. in Wasser von 37 °C zerfallen. **c)** magensaftresistent überzogene (engl. enteric coated) Tabletten (dünndarmlösl. überzogene Tabletten): s. Arzneiformen, magensaftresistente. Kleben die überzogenen Tabletten, Filmtabletten od. magensaftresistent überzogenen Tabletten beim Zerfallstest an den aufgelegten Kunststoffscheiben, ist die jeweilige Prüfung ohne Scheiben zu wiederholen; vgl. Zerfallsprüfung. **Vorteil:** gegenüber nicht überzogenen Tabletten: **1.** Geruchs- od. Geschmacksmaskierung, ästhet. Aussehen, Verbesserung der Möglichkeit der Identifizierung, leichtere Einnahme durch glatte Oberfläche (Verbesserung der Compliance*); **2.** Verbesserung der Stabilität (Schutz vor Licht, Luftsauerstoff, Luftfeuchtigkeit u. mechan. Beanspruchung, Vermeidung von Inkomp. zw. Wirkstoffen); **3.** Möglichkeit der gesteuerten Wirkstofffreisetzung; s. Überzüge; vgl. Retardpräparate; **4.** Schutz der Magenschleimhaut vor reizenden Arzneistoffen u. Schutz der Arzneistoffe vor der Magensäure (magensaftresistente Überzüge; s. Arzneiformen, magensaftresistente).

**Compressi Pyridoxinii hydrochlorici:** Pyridoxinhydrochlorid-Tabletten; DAB, Tabletten mit 0.04 g Pyridoxinhydrochlorid (s. Vitamin B); max. ±10 % Abweichung.

**Compressi Thiamini:** Thiamin-Tabletten; DAB, Tabletten mit 0.05 g, 0.1 g u. 0.3 g Thiaminchloridhydrochlorid od. Thiaminnitrat (s. Vitamin B); max. ±10 % Abweichung.

**Compton-Effekt:** s. Radioaktivität.

**computer aided design:** Abk. CAD; rechnergestütztes Entwerfen, z. B. von Werkstücken, Anlagen, Schaltplänen, Fahr- u. Flugzeugen; vgl. drug design.

**computer aided drug design:** s. drug design.

**Computertomographie:** s. CT.

**COMT:** Abk. für **C**atechol*-**O**-**m**ethyl**t**ransferase.

**COMT-Hemmer:** Kurzbez. für **C**atechol-**O**-**M**ethyl**t**ransferase-Hemmer; Hemmstoffe der Catechol*-*O*-Methyltransferase, die u. a. die Metabolisierung von Dopamin u. Adrenalin katalysiert; **Wirkstoffe:** Entacapon*, Tolcapon*; aufgrund der Hemmung des Dopaminabbaus bei der Ther. des Parkinson*-Syndroms angewendet.

**Conalbumin:** s. Siderophiline.

**Concanavalin A:** Lektin* aus Canavalia* ensiformis; **Anw.:** Reinigung von Glykoproteinen, Nachw. von Membranveränderungen (z. B. Krebszellen).

**Conchae:** s. Ostrea edulis (Hom.).

**Conchae praeparatae:** s. Ostrea edulis.

**concisus:** f: concisa, n: concisum; Abk. cc; zerschnitten; Zerkleinerungsgrad von Schnittdrogen; nach DAB: grob geschnitten (Siebe von 4000 bis 2800 μm Maschenweite); **minutim concisus:** fein geschnitten (Sieb mit 2000 μm Maschenweite).

**Concretes:** s. Aetherolea (Gew.).

**Condita:** s. Confectiones.

**Condurangin:** s. Marsdenia condurango (Condurango cortex).

**Condurango cortex:** s. Marsdenia condurango.

**Condurango extractum liquidum:** s. Extractum Condurango fluidum.

**Condurangorinde:** s. Marsdenia condurango (Condurango cortex).

**Condurit:** s. Marsdenia condurango (Condurango cortex).

**Conessirinde:** s. Holarrhena pubescens (Cortex Holarrhenae antidysentericae).

**Confectiones:** Condita; mit Zucker überzogene (kandierte) Arzneimittel; **Beispiel:** Confectio Zingiberis (kandierter Ingwer; s. Zingiber officinale, Zingiberis rhizoma).

**Confounder** (engl. to confound durcheinanderbringen): zufällige Störgröße; Tendenz der beobachteten Ergebnisse aus epidemiolog. (s. Pharmakoepidemiologie) od. klinischen Studien*, zufällig von den „wahren" Ergebnissen abzuweichen; übt unabhängig von der untersuchten Einflussgröße einen eigenen Effekt auf die Zielgröße aus u. beeinflusst das Studienergebnis. **Einteilung: 1. probandenbezogene** C., z. B. Alter, Geschlecht, Grunderkrankungen; **2. merkmalsbezogene** C., z. B. Unschärfe in den aufgezeichneten Expositionszeiten, fehlerhafte od. fehlende Dos., mangelnde Angaben zum genauen Verlauf der Medikation. Vgl. Bias.

**Congorot:** s. Kongorot.

**Conhydrin:** s. Conium maculatum (Herba Conii).

**γ-Conicein:** 2,3,4,5-Tetrahydro-6-propylpyridin; $C_8H_{15}N$; $M_r$ 125.21; Sdp. 171 °C; Dehydroderivat von Coniin*; alkal. Flüss. mit Geruch nach Mäusen, wasserdampfflüchtig; Piperidinalkaloid* aus Conium* maculatum; wird leicht zu DL-Coniin reduziert.

**Conidendrine:** $C_{20}H_{20}O_6$; $M_r$ 356.36; α-Conidendrine u. β-Conidendrine sind krist. Verb. aus der Gruppe der Lignane*; **Herst.:** Nebenprodukt bei der Verarbeitung von Nadelhölzern zu Cellulose*; **Anw.:** (techn.) Antioxidanzien* für Fette u. Öle.

**Coniferin:** Abietin, Koniferin; $C_{16}H_{22}O_8$; Glykosid* des Coniferylalkohols*; wird durch Emulsin* in Glucose u. Coniferylalkohol zerlegt, der mit Chromsäure zu Vanillin* oxidiert; **Vork.:** im Kambialsaft der Coniferopsida; auch z. B. in Spargel (Asparagus* officinalis) u. Schwarzwurzel (Scorzonera* hispanica).

**Coniferopsida:** s. Gymnospermae.

**Coniferylalkohol:** 4-(3-Hydroxy-1-propenyl)-2-methoxyphenol; CAS-Nr. 458-35-5; $C_{10}H_{12}O_3$, Strukturformel: s. Abb.; $M_r$ 180.2; Schmp. 74 °C; Sdp. 163–165 °C; farblose Prismen; in Benzoe* als Benzoat; monomere Vorstufe von Lignin*.

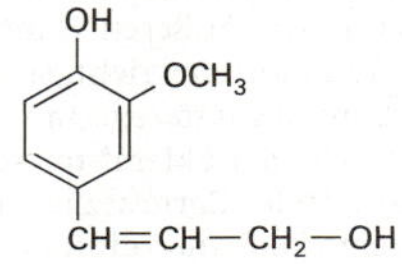


**Coniferylalkohol**

**Coniferylbenzoat:** Hauptbestandteil von Benzoe*; früher Antioxidans für lipophile Systeme.

**Coniin:** Coniinum; 2-*n*-Propylpiperidin; CAS-Nr. 458-88-8; $C_8H_{17}N$, Strukturformel: s. Abb.; $M_r$ 127.2; D. 0.844; Schmp. 3 °C; Sdp. 165–170 °C; farblose, ölige Flüssigkeit, rechtsdrehend, von charakterist. Geruch nach Mäuseharn u. brennendem Geschmack; 1 T. lösl. in 100 T. Wasser sowie unbeschränkt in Ethanol, Ether, fetten u. äther. Ölen; Piperidinalkaloid* aus Conium* maculatum; **Toxikol.:** starkes Gift, das von Haut u. Schleimhäuten rasch resorbiert wird; wirkt bei Einnahme binnen Minuten mit aufsteigender Lähmung der motor. Nervenendigungen u. des Rückenmarks; Tod nach 1–5 Std. inf. zentraler Atemlähmung bei vollem Bewusstsein; LD 0.5–1 g; im Altertum Schierlingsbecher zur Hinrichtung (Tod des Sokrates 399 v. Chr.). Die frühere med. Anw. (innerl. meist in Form des Coniinhydrobromids; äußerl. zu schmerzstillenden Einreibungen) ist obsolet. **Gesch.:** 1886 von Albert Ladenburg (1842–1911) als erstes Pflanzenalkaloid synthet. hergestellt.

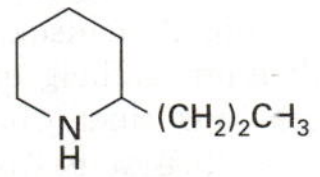


**Coniin**

**Conium:** s. Conium maculatum (Hom.).

**Conium maculatum** L.: Gefleckter Schierling; Fam. Apiaceae (Umbelliferae); heim. in mittlerem Europa, Asien, eingebürgert in Nordamerika u. Chile; Stpfl. von **Herba Conii:** Herba Conii maculati, (fälschl. auch) Herba Cicutae; Dollkraut, Giftpetersilienkraut, Fleckschierlingskraut, Schierlingskraut; **Inhaltsst.:** D-Coniin* u. a. Piperidinalkaloide* wie γ-Conicein*, N-Methylconiin, Pseudoconhydrin, Conhydrin (α-Hydroxyconiin); ferner Diosmin*, 0.02 % äther. Öl; Gesamtalkaloidgehalt in der frischen Pflanze ca. 2 %, in der getrockneten nur ca. 0.7–0.05 % (lange gelagerte Droge vielfach ganz alkaloidfrei). Die frühere med. Anw. (z. B. zur Beruhigung, bei Neuralgien, Asthma bronchiale, Keuchhusten; äußerl. in Form von Kataplasmen od. Salben bei Keuchhusten, Asthma bronchiale) ist obsolet. **Toxikol.:** Wegen der außerordentl. Giftigkeit von Coniin* ist von einer Anw. abzuraten. **Fructus Conii:** Dollkrautsamen, Schierlingsfrüchte, Schierlingssamen; **Inhaltsst.:** ähnl. Herba Conii; Alkaloidgehalt ca. 2 % in unreifen, 0.43 % in reifen Früchten; Anw.: s. Herba Conii. **Hom.:** Conium: frisches, blühendes Kraut, Konstitutionsmittel; verordnet z. B. bei Reizhusten, Drüsenverhärtung (Mamma, Prostata), Impotenz (Senium), Hypochondrie, Parästhesien, ergänzend bei Karzinomen (Mamma, Prostata).

**Conjunctiva:** Bindehaut des Auges; schleimhautähnl. Fortsetzung der äußeren Haut, welche die hintere Fläche des Lids überzieht, sich dann unter Bildung der oberen u. unteren Umschlagfalte auf der vorderen Fläche der Sklera* fortsetzt, um sich am Limbus fest mit der Cornea* zu verbinden; kälte- u. schmerzempfindlich. Vgl. Konjunktivitis.

**Conjunctivitis:** s. Konjunktivitis.

**connatus** (lat. zusammengewachsen): (bot.) aus gleichen Teilen zusammengewachsen, z. B. Blütenkrone aus miteinander verwachsenen Blütenblättern (s. Blüte); vgl. adnatus.

**Consensus-Interferon:** s. Interferon alfacon-1.

**Consolida regalis** S. F. Gray: Delphinium consolida L.; Ackerrittersporn, Feldrittersporn, Rittersporn; Fam. Ranunculaceae; Europa, Kleinasien, Armenien, Uralgebiet; Stpfl. von **Flores Calcatrippae:** Calcatrippae flos, Flores Delphinii consolidae; Ritterspornblüten; **Inhaltsst.:** Delphinin* (Anthocyan*), Kämpferol* (Flavonol); keine Alkaloide* (im Kraut Alkaloid Calcatrippin, im Samen die aconitinähnl. Esteralkaloide Delsolin u. Delcosin, die lähmend auf das Herz wirken u. in höherer Dos. zu zentraler Atemlähmung führen können); **Anw.:** (volkstüml.) Diuretikum* u. Anthelminthikum*; die Samen als Antiparasitikum*.

**Consolidin:** s. Cynoglossum officinale (Inhaltsst.).

**CONSORT-Statement:** Abk. für (engl.) ***Cons**olidated **S**tandards **o**f **R**eporting **T**rials;* gemeinsamer Standard für die Berichterstattung klinischer Studien*; konzipiert von einer internationalen Gruppe aus Wissenschaftlern u. Herausgebern biomedizin. Zeitschriften, um die Berichtsqualität randomisierter klin. Studien im Parallelgruppendesign* zu verbessern; besteht aus einer Checkliste mit 22 Punkten, die essentielle Best. u. Qualitätsmerkmale einer Studie spezifizieren, u. einem Flussdiagramm, das den Verbleib der Studienteilnehmer innerhalb der Studie zeigt.

**conspergere:** Abk. consp.; bestreuen, z. B. Pillen; Conspergens: Streumittel.

**Conspersi:** s. Pulveres ad usum dermicum.

**Constituens:** s. Vehikel.

**content availability:** (pharmaz.) In-vitro-Verfügbarkeit; Freisetzungscharakteristik eines Wirkstoffs aus einer Arzneiform; definiert als der aus einer Arzneiform freigesetzte Wirkstoffanteil u. die Geschwindigkeit, mit der die Freisetzung abläuft.

**content uniformity:** Abk. CU; Gehaltsgleichförmigkeit; Homogenität der Wirkstoffverteilung in einzeldosierten Arzneiformen, in denen der Wirkstoff nicht in gelöster Form vorliegt, z. B. Tabletten, Dragees, Kapseln, Suppositorien; Begriff der USP entspricht nicht genau der Gleichförmigkeit des Gehalts innerhalb der Prüfung auf Gleichförmigkeit* einzeldosierter Arzneiformen der Ph.Eur.6; **Bedeutung:** wesentl. Voraussetzung für die zuverlässige Wirk. eines Arzneimittels neben anderen Einflüssen auf dessen Bioverfügbarkeit (z. B. Dissolutionsrate, Teilchengröße). Der deklarierte Wirkstoffgehalt darf nur innerhalb definierter Grenzen schwanken. Voraussetzung für CU ist einerseits, den Wirkstoff z. B. in der Pulvermischung (Mischgüte), im Granulat od. in der Suppositorienmasse unter Verw. geeigneter Hilfs- u. Wirkstoffe (Partikelgröße, -form, u. a.) u. geeigneter Misch- u. Granulierverfahren gleichmäßig zu verteilen u. andererseits diese Verteilung während der Verarbeitung (Pressen zu Tabletten, Abfüllen der Kapseln, Gießen der Suppositorien) beizubehalten. Abweichungen des mittleren Gehalts vom Sollgehalt z. B. einer Tablette können von einer inhomogenen Verteilung des Wirkstoffs u./od. von schwankendem Tablettengewicht herrühren. **content uniformity test:** Abk. CUT; Test auf Gehaltsgleichförmigkeit; von der USP für Kapseln, gewisse sterile Pulver, sterile Suspensionen u. Tabletten mit einem Wirkstoffanteil von 50 mg/ED u. weniger vorgeschrieben; liegt der Wirkstoffgehalt über 50 mg u. beträgt der Wirkstoffanteil nicht weniger als 50 % des Gesamtgewichts der Arzneiform, ist die einfachere Überprüfung der Gewichtskonstanz gestattet. Nach Ph.Eur. wird auf Gleichförmigkeit* einzeldosierter Arzneiformen (≤25 mg: Voraussetzung zur Prüfung auf Gleichförmigkeit des Gehalts) geprüft u. in begründeten u. zugelassenen Fällen ersatzweise auf Gleichförmigkeit* des Gehalts einzeldosierter Arzneiformen u./od. auf Gleichförmigkeit* der Masse einzeldosierter Arzneiformen.

**Contract Research Organisation** (engl. Auftrags(forschungs)institut): Abk. CRO; gewerbliche od. akadem. Firma od. Organisation, auf die ein Auftraggeber (Sponsor) einer klinischen Studie* (meist ein pharmaz. Unternehmer) Aufgaben u. Verantwortlichkeiten ganz od. teilweise übertragen kann (z. B. die vollständige Durchführung, Planung, Organisation, Dokumentation, Überwachung u. Auswertung der Studie); die endgültige Verantwortlichkeit verbleibt beim Auftraggeber.

**Conturplot:** s. NMR-Spektroskopie.

**contusus:** f: contusa, n: contusum; zerstoßen, zerquetscht (bei Vegetabilien); **contunde:** (auf Rezepten) zerstoße.

**Convallariae herba:** s. Convallaria majalis.

**Convallariae pulvis normatus:** s. Convallaria majalis.

**Convallaria majalis** L.: Maiblume, Maiglöckchen; Fam. Convallariaceae; Europa, Nordasien, Nordamerika; Stpfl. von **Convallariae herba:** Herba Convallariae; Maiglöckchenkraut; während der Blütezeit gesammelte, ganze od. geschnittene, getrocknete, oberird. Teile; **Off.:** DAB, ÖAB; **Inhaltsst.:** ca. 0.3–0.4 % herzwirksame Glykoside*,

z. B. die k-Strophanthidinrhamnoside Convallatoxin* u. Convallosid, die Strophanthidolrhamnoside Convallatoxol u. Convallatoxolosid (Strukturformeln: s. Glykoside, herzwirksame, Tab. 2 dort) sowie z. B. Lokundjosid, ein Rhamnosid von Bipindogenin (11-Hydroxyperiplogenin); ferner Convallarin u. Convallarinsäure (Steroidsaponine), Asparagin*, Äpfel-*, Citronensäure*, Zucker, Harz, äther. Öl; **Wirk.:** Convallariaglykoside wirken wie Digitalisglykoside bzw. Strophanthin*, im Allg. aber raschere Elimination u. keine kumulative Wirk.; **Zuber.:** Tinctura* Convallariae; **Anw.:** (med.) bei leichter Herzinsuffizienz*, Altersherz u. chron. Cor pulmonale; cave: Aufgrund des unsicheren pharmakokinet. Verhaltens der Convallariaglykoside u. der daraus resultierenden therap. Unsicherheiten sind Convallariazubereitungen nicht empfehlenswert. **Convallariae pulvis normatus:** Eingestelltes Maiglöckchenpulver; **Off.:** DAB; **Wirk.:** Wirkwert am Meerschweinchen entspricht einem Gehalt von 0.2 % Convallatoxin*. **Flores Convallariae:** Maiglöckchenblüten; **Inhaltsst.:** Convallatoxin (ca. 0.3–0.4 %), Convallarin, Convallarinsäure, äther. Öl (mit Farnesol*); **Anw.:** wie Convallariae herba. **Hom.:** Convallaria majalis (HAB): frisches, blühendes Kraut; verordnet z. B. bei Herzinsuffizienz.

**Convallatoxin:** $C_{29}H_{42}O_{10}$, Strukturformel: s. Glykoside, herzwirksame (Tab. 2 dort); $M_r$ 550.7; Schmp. ca. 238 °C; farblose Kristalle; lösl. in Ethanol u. Aceton, wenig lösl. in Chloroform, sehr schwer lösl. in Wasser; herzwirksames Glykosid* (k-Strophanthidin-Rhamnosid); **Vork.:** Hauptwirkstoff aus Convallaria* majalis; **Ind.:** i. v. bei allen Ind. der Strophanthin*-Ther.; v. a. bei akuter Herzinsuffizienz*, da die Wirk. unmittelbar eintritt; **Toxikol.:** Vergiftungssymptome: Überkeit, Brechreiz, Sehstörungen, Extrasystolen, Erregungsleitungsstörung*, Tod durch Kammerflimmern (entspricht Intoxikation mit herzwirksamen Glykosiden*); Ther.: Carbo* activatus, Magenspülung, Digitalis-Antitoxin vom Schaf.

**Convallogenin A:** s. Saponine (Tab. 2 dort).

**convar.:** Abk. für **Convar**ietät; s. Konvarietät.

**Convarietät:** s. Konvarietät.

**Convolvulaceae:** Windengewächse; Fam. der Ordnung Solanales; ca. 1400 Arten; meist Schlingpflanzen (Kräuter od. Stauden) der Tropen u. Subtropen; **Merkmale: 1.** (biol.) einfache wechselständige Blätter, große trichterförmige Blüten; Früchte: 4-samige Kapseln; bikollaterale Leitbündel, Milchsaftzellen; **2.** (chem.) Tropanalkaloide*, Glykoretine*, Lysergsäurederivate (z. B. Ergin*); **Gattungen:** u. a. Calystegia (Zaunwinde), Convolvulus (Winde), Ipomoea (Prunkwinde), Operculina, Pharbitis (Trichterwinde), Rivea.

**Convolvulinolsäure:** s. Glykoretine.

**Convolvulus arvensis L.:** Ackerwinde, Feldwinde; Fam. Convolvulaceae; in Europa als Wildkraut verbreitet; Stpfl. von **Herba Convolvuli (arvensis):** Ackerwindenkraut; **Inhaltsst.:** Harzglykoside nach Art der Glykoretine*, Gerbstoffe; **Anw.:** (volkstüml.) Laxans*. **Hom.:** Convolvulus arvensis: frisches, blühendes Kraut.

**Convolvulus scammonia L.:** Fam. Convolvulaceae; heim. im östl. Mittelmeergebiet bis Kaukasus, Kleinasien; Stpfl. von **Radix Scammoniae asiaticae:** Purgierwindenwurzel, Asiatische Skammoniawurzel; **Inhaltsst.:** neben dem Harz (Resina Scammoniae) Gummi, Gerbstoffe, Zucker; **Anw.:** Gew. des Skammoniumharzes; **Resina Scammoniae:** Skammoniumharz; graue bis dunkelbraune, spröde Stücke; **Inhaltsst.:** Glykoside der Jalapinolsäure (s. Glykoretine) u. deren Methylester, freie Jalapinolsäure, Jalapin, Valeriansäure*; **Gew.:** durch Ausziehen der Wurzel mit Ethanol. Die frühere volkstüml. Anw. als Laxans* ist obsolet. **Hinweis:** Resina Scammoniae (EB) bzw. Radix Scammoniae mexicanae stammen von Ipomoea* orizabensis. **Scammonium usu Aleppo:** eingetrockneter Milchsaft (häufig verfälscht mit Resina Scammoniae u. a. Harzen); die frühere volkstüml. Anw. als Laxans* ist obsolet.

**Convolvulus sepium:** s. Calystegia sepium.

**Convolvulus soldanella:** s. Calystegia soldanella.

**Convolvulus turpethum L.:** s. Operculina turpethum.

**Conyza canadensis (L.) Cronq.:** Erigeron canadensis; Kanadisches Berufkraut; Fam. Asteraceae (Compositae); heim. in Nordamerika; in Europa sowie in vielen Ländern der Welt eingeschleppt u. verwildert; Stpfl. von **Herba Erigeronis canadensis:** Kanadisches Berufkraut; **Inhaltsst.:** 0.3–0.6 % äther. Öl (Hauptbestandteil D-Limonen*), Gerbstoffe, Gallussäure*, Flavon*, Cholin*; **Anw.:** (volkstüml.) bei Diarrhö, zur Wundheilung, Blutstillung u. gegen Würmer; die Wirksamkeit der Droge ist nicht belegt. **Hom.:** Conyza canadensis (HAB), Erigeron canadensis: frisches, blühendes Kraut; verordnet z. B. bei Metrorrhagie*.

**Coomassie:** blauer Farbstoff, der sich an bas. Aminosäure-Seitenketten von Proteinen* u. Peptiden* anlagert u. damit zu deren Detektion dient; **Anw.:** z. B. nach PAGE* od. zur Quantifizierung nach Bradford.

**Copaifera reticulata Ducke:** s. Balsamum Copaivae.

**Copaiva-Balsam:** s. Balsamum Copaivae.

**Copal:** Gummi Copal, Resina Copal; Copalharz, Dammar, Dammarharz, Hartes Dammar(harz), Weißes Dammar(harz), Kopal; Schmp. 180–360 °C je nach Herkunft; in übl. Lösungsmitteln sehr schwer lösl. (daher zur Verarbeitung schmelzen u. längere Zeit erhitzen); z. T. fossiles Harz* von Bäumen versch. Fam., bes. von Trachylobium- u. Agathis-Arten; Herkunft häufig unbekannt; **Einteilung: 1.** nach Herkunft: **a) Manilacopal:** stammt wahrscheinl. von Agathis dammara (Lamb.) Poir., Fam. Araucariaceae; Sunda-Inseln, Philippinen, Molukken; **b) Kauricopal:** stammt von Agathis australis Lindl.; Neuseeland; **c) Sansibarcopal:** stammt von Hymenaea verrucosa Gaertn. (Trachylobium verrucosum), Fam. Fabaceae (Leguminosae); trop. Ostafrika; wertvollster u. härtester Copal; bernsteinartig, durchsichtig, farblos bis gelblich bräunl., geruch- u. geschmacklos (im Ggs. zu anderen Sorten); **2.** nach Konsistenz: **a)** Weichcopal: stammt von lebenden Bäumen (sog. rezenter Copal); z. B. Manilacopal; **b)** Hartcopal: wird als fossiles od. subfossiles Harz an Stellen aus der Erde gegraben, an denen Copalbäume standen; wertvoller als Weichcopal; z. B. Kauricopal u. Sansibarcopal; **Inhaltsst.:** Diterpene* (Resinolsäuren u. Resine), Ether, Öl, Bitterstoffe; **Anw.:** (techn.) früher zur Herst. von Lacken u. Firnissen.

**Copalchirinde:** s. Croton niveus (Cortex Copalchi).

**Copalharz:** s. Copal.

**COPD:** Abk. für (engl.) *chronic obstructive pulmonary disease*; chronic obstructive lung disease (Abk. COLD); chronisch-obstruktive Lungenerkrankung; nicht vollständig reversible, progrediente obstruktive Atemwegserkrankung, assoziiert mit abnormer Entzündung der Bronchialschleimhaut; weltweit vierthäufigste Todesursache; Prävalenz geschätzt 10–15 % der Erwachsenen in Deutschland; zunehmende Tendenz weltweit; Auslöser in Europa zu 90 % Zigarettenrauch, Gase u. Stäube (berufsbedingt, allg. Luftverschmutzung); **Klin.:** zu Beginn chron. produktiver Husten; im Verlauf zusätzl. Dyspnoe (zu Beginn v. a. belastungsabhängig, später auch Ruhedyspnoe) u. Entw. eines Cor pulmonale; Exazerbation v. a. bei Atemwegsinfektion; extrapulmonale Auswirkungen: Gewichtsverlust, Muskelschwäche, Osteoporose, Depression u. kardiovaskuläre Manifestation (pulmonale Hypertonie); **Ther.:** **1.** (pharmak.) als Langzeittherapie Stufentherapie nach Schweregrad: kurzwirksame inhalative Broncholytika* bei Bedarf: Beta-2-Sympathomimetika (s. Sympathomimetika) u./od. Anticholinergika*; Arzneimittel der 3. Wahl ist Theophyllin*; ggf. zusätzl. langwirksame Broncholytika als Dauertherapie (einzeln od. in Kombination) u. zusätzl. inhalatives Glucocorticoid*; bei Obstruktion inhalative Anticholinergika, Beta-Sympathomimetika, Glucocorticoide; bei Exazerbation Antibiotika* u. orale Glucocorticoide; **2.** Patientenschulung u. Physiotherapie mit Atemtherapie zur Senkung der Atemarbeit; körperl. Training; **3.** Ernährungsberatung bei Gewichtsverlust; **4.** ggf. Sauerstoff-Langzeittherapie, Beatmung; **5.** ggf. operative Ther. (Lungenvolumenreduktion, Lungentransplantation).

**Cope-Eliminierung:** Verfahren zur Herst. von Alkenen* durch mäßiges Erwärmen von Aminoxiden*; **Beispiel:** Herst. von Styrol* aus Dimethyl-(α-phenyl-ethyl)-aminoxid (s. Abb.).

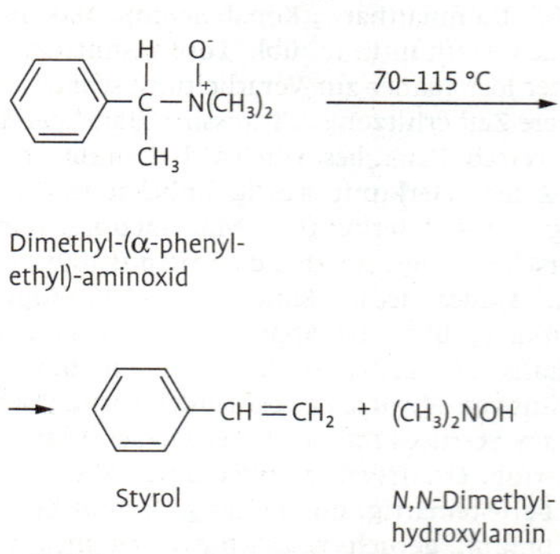


**Cope-Eliminierung:** Bildung von Styrol als Beispiel

**Copernicia cerifera:** s. Copernicia prunifera.

**Copernicia prunifera** (Mill.) H. E. Moore: Copernicia cerifera (Arr. Cam. ex Koster) Mart., Corypha cerifera; Karnaubapalme, Wachspalme; Fam. Arecaceae (Palmae); Brasilien; **Stpfl. von Cera Carnaubae**; s. Wachse.

**Copolymere:** s. Polymere.

**Copolymerum methacrylatis butylati basicum:** Basisches Butylmethacrylat-Copolymer Ph.Eur.6; Copolymer von (2-Dimethylaminoethyl)methacrylat, Butylmethacrylat u. Methylmethacrylat* (Verhältnis: 2 : 1 : 1); $M_r$ ca. 150 000; Dimethylaminoethyl-Gruppen 20.8–25.5 %; farblos-weißes Pulver od. Körnchen; schwach hygroskop.; prakt. unlöslich in Wasser, leicht lösl. in Dichlormethan, langsam lösl. in 96%igem Ethanol; Viskositätsbestimmung mit Rotationsviskosimeter (Medium: Aceton/Isopropanol-Gemisch); **Anw.:** (pharmaz.) Hilfsstoff zur kontrollierten Wirkstofffreigabe, Retardierung. Vgl. Polymere.

**Copolyvidon:** s. Copovidon.

**Copovidon:** Copovidonum Ph.Eur.6, Copolyvidon, Polyvidonacetat; Povidonacetat; $(C_6N_9NO)_n \cdot (C_4H_6O_2)_m$, Strukturformel: s. Abb. (n ≈ 1.2 m); $M_r$ $(111.1)_n + (86.1)_m$, entspricht einem K*-Wert von 25.4–34.1; Copolymerisat von Povidon* u. Vinylacetat (Ethenylacetat), Verhältnis 3 : 2; enthält 7.0–8.0 % Stickstoff u. 35.3–42 % Vinylacetat; weißes bis gelbl. weißes, körniges Pulver; hygroskop.; leicht lösl. in Wasser, Ethanol, Chloroform, Dichlormethan, Glycerol, unlösl. in Ether u. Petrolether; VZ 230–270; Trocknungsverlust max. 5.0 %; **Inkomp.:** s. Povidon; **Anw.:** (pharmaz.) als Bindemittel für Tablettengranulate (meist 2–5 %), insbes. für Brausetabletten u. wenn die höhere Hygroskopizität von lösl. Povidon* stört; ferner als Bindemittel zur Direkttablettierung* (1–6 %), als Filmbildner in Tablettenüberzugslösungen u. zur Isolierung von Drageekernen (5–10 %).

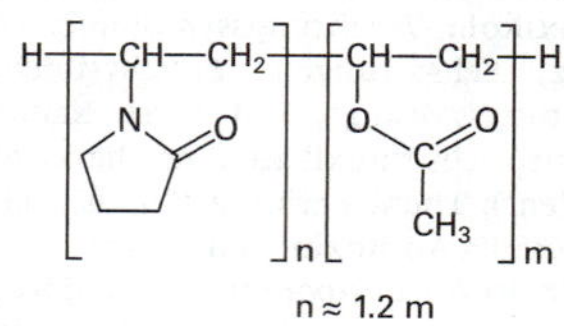


**Copovidon**

**Coprin:** s. Antabus-Effekt.

**Coprinus atramentarius:** s. Antabus-Effekt.

**Coprostane:** alte Bez. für 5β-Cholestane; s. Steroide.

**Coptisin:** 7,8,13,13a-Tetrahydro-2,3:9,10-bismethylendioxyberbinium; Bis[methylendioxy]protoberberin; $[C_{19}H_{14}NO_4]^+$; $M_r$ 320.33; Benzylisochinolinalkaloid*; **Vork.:** in Chelidonium* majus u. Coptis* trifolia.

**Coptis trifolia** (L.) Salisb.: Helleborus trifolia L.; Goldfaden; Fam. Ranunculaceae; heim. in Nordamerika; Stpfl. von **Radix Coptidis trifoliae:** Goldfadenwurzel; **Inhaltsst.:** Coptisin*, Berberin*; **Anw.:** (volkstüml.) in Nordamerika Amarum*, Tonikum*; auch andere Coptis-Arten werden verwendet.

**coq.:** Abk. für (lat.) **coque***.

**coque:** Abk. coq.; (auf Rezepten) koche.

**Cor:** s. Herz.

**Corallin:** s. Aurin.

**Corallium rubrum** (L.): Edelkoralle, Rote Koralle; Fam. Gorgoniaceae (Coralliidae); Mittelmeer, z. B. Adriat. Meer; **Inhaltsst.:** Erdalkalicarbonate, Iod-, Brom-, Phosphor- u. Eisenverbindungen, Spurenelemente. **Hom.:** Corallium rubrum (HAB): Bruchstücke des Kalkskeletts (Gehalt mind. 82 % Calciumcarbonat); verordnet z. B. bei Heuschnupfen, Reizhusten.

**Corbadrin** (INN): Nordephrin, $\alpha$-Methylnoradrenalin; (–)-(1*R*,2*S*)-2-Amino-1-(3,4-dihydroxyphenyl)-1-propanol; $C_9H_{13}NO_3$; nicht mehr im Handel befindl. Sympathomimetikum* u. Vasokonstriktor*; früher v. a. in der Zahnmedizin angewendet. **Corbadrinhydrochlorid:** Dihydroxyphenylaminopropanolum hydrochloricum; $C_9H_{14}ClNO_3$; $M_r$ 219.7; weißes, krist. Pulver; verfärbt sich allmähl. an Licht u. Luft; lösl. in 2 T. Wasser, 12 T. Ethanol; **Off.:** ÖAB.

**Corchorosid A:** k-Strophanthidin-desoxymethylpentosid; CAS-Nr. 508-76-9; $C_{29}H_{42}O_9$; herzwirksames Glykosid*; **Vork.:** in Corchorus-Arten, z. B. Corchorus* capsularis, Corchorus* olitorius.

**Corchorus capsularis** L.: Rundkapseljute; Fam. Malvaceae (früher Tiliaceae); heim. in Indien u. China; kultiviert in Pakistan, Brasilien, Thailand, Vietnam, China, Japan; C. capsularis u. andere Corchorus-Arten (z. B. Corchorus* olitorius) sind **Stpfl. von Jute** (gelbbräunl. Bastfasern); **Inhaltsst.:** Samen enthalten Cardenolide, z. B. Corchorosid* A; **Anw.:** fettes Öl aus den Samen (Jutesamenöl) als Speise- u. Brennöl.

**Corchorus olitorius** L.: Langkapseljute, Naltajute; Fam. Malvaceae (früher Tiliaceae); Indien, Pakistan, Tropen; C. olitorius u. andere Corchorus-Arten sind **Stpfl. von Jute**; s. Corchorus capsularis; **Inhaltsst.:** Samen enthalten Cardenolide, z. B. Corchorosid* A.

**Cordierit:** s. Glas (Glaskeramiken).

**Corepressor:** Substanz (niedermolekulare Verb. od. Protein), die sich bei der genet. Regulation mit einem Repressor* verbindet u. dadurch dessen alloster. Umwandlung bewirkt; dies führt zur Bindung des C.-Repressor-Komplexes an den zugehörigen Operator*, wodurch die Transkription* der entspr. Gene* verhindert wird.

**Coriandri aetheroleum:** s. Coriandrum sativum.

**Coriandri fructus:** s. Coriandrum sativum.

**Coriandrum sativum** L.: Koriander, Wanzendill; Fam. Apiaceae (Umbelliferae); heim. im Mittelmeergebiet, kultiviert v. a. in Deutschland, Russland, Ungarn, Moldawien u. Ukraine; frische Pflanze riecht nach Wanzen (wegen Tridecen-(2)-al(1)); die Varietäten vulgare Alef. (var. macrocarpum D.C.) u. microcarpum D.C. sind Stpfl. von **Coriandri fructus:** Fructus Coriandri; Koriander; **Off.:** Ph.Eur.6, ÖAB; Monographie: Kommission E; **Inhaltsst.:** 0.2–1 % äther. Öl (nach Ph.Eur. mind. 0.3 %, nach ÖAB mind. 0.5 %), 13–20 % fettes Öl, Zucker, Eiweiß, Gerbstoffe, Vitamin C; **Wirk.:** spasmolyt., karminativ, verdauungsfördernd; **Anw.:** **1.** (med.) bei Appetitlosigkeit, dyspept. Beschwerden; **2.** Gewürz; **Coriandri aetheroleum:** Oleum Coriandri; Korianderöl; durch Wasserdampfdestillation gewonnenes äther. Öl der Korianderfrüchte mit charakterist., würzigem Geruch; **Off.:** Ph.Eur.6; **Best.:** nach Ph.Eur. (gaschromatograph. Profil) 3–7 % $\alpha$-Pinen*, 1.5–5.0 % Limonen*, 1.5–8.0 % $\gamma$-Terpinen, 0.5–4.0 % *p*-Cymol*, 3.0–6.0 % Campher*, 65.0–78.0 % Linalool*, 0.1–1.5 % $\alpha$-Terpineol*, 0.5–4.0 % Geranylacetat, 0.5–3.0 % Geraniol*; **Anw.:** wie Coriandri fructus.

**Cori-Ester:** s. Glucose-1-phosphat.

**Corium:** s. Dermis.

**Cori-Zyklus:** Glucose-Lactat-Zyklus; Bez. für den Kreislauf von Glucose* u. den Abbauprodukten zwischen Muskel u. Leber; bei starker Muskelarbeit wird die aus Muskelglykogen frei werdende Glucose durch Glykolyse* bis zu Pyruvat* abgebaut, das anaerob zu Lactat umgesetzt wird, welches der Muskel nicht zu Glucose umwandeln kann. Über die Blutbahn erreicht Lactat die Leber u. wird dort zu Pyruvat u. schließl. zu Glucose umgewandelt (s. Gluconeogenese). Die Glucose gelangt über das Blut zum Skelettmuskel, der unter erneuter Bildung von Lactat ATP zur Energiegewinnung bildet. Mit dem C.-Z. übernimmt die Leber einen Teil der Stoffwechsellast des Muskels.

**Cormus:** s. Kormus.

**Cormus Colchici:** s. Colchicum autumnale (Bulbus Colchici).

**Cornea:** Hornhaut des Auges; durchsichtiger Abschnitt der Augapfelhülle, der am Limbus corneae in die Sklera* übergeht; Funktion: optisch (Transparenz, Brechung des Lichts) u. Schutzfunktion. Vgl. Keratitis.

**Cornu Cervi raspatum:** Hirschhorn; **Anw.:** (techn.) als Blumendünger; früher als Gallerte (heute durch Gelatine* ersetzt).

**Corolla:** s. Blüte (Blütenteile).

**Corpora lutea siccata:** s. Organtherapeutika.

**Corpus luteum:** Gelbkörper, der am Ovarium (Eierstock) aus dem gesprungenen Follikel entsteht (s. Menstruationszyklus) u. Progesteron* produziert; vgl. Hormone; Plazentahormone; Gestagene.

**Corpus pineale:** s. Epiphyse.

**Correllogenin:** s. Saponine (Tab. 2 dort).

**Corrigentia:** Korrigenzien; meist geschmacksverbessernde Zusätze zu einer Arznei; s. Geschmackskorrigenzien.

**Corrinoide:** s. Vitamin B (Vitamin $B_{12}$).

**corrosivus:** f: corrosiva, n: corrosivum; ätzend.

**Cortex:** **1.** Rinde*; (bot.) Teil der Sprossachse u. der Wurzeln von Dikotyledoneae* mit sekundärem Dickenwachstum*, der außerhalb des Kambiums* liegt; **2.** (anat.) Rindenschicht von Organen, z. B. Großhirnrinde, Kleinhirnrinde, Nierenrinde, Nebennierenrinde*.

**Cortex Ailanthi:** s. Ailanthus altissima.

**Cortex Alni:** s. Alnus glutinosa.

**Cortex Alstoniae constrictae:** s. Alstonia constricta.

**Cortex Alstoniae scholaris:** s. Alstonia scholaris.

**Cortex Andirae inermis:** s. Andira inermis.

**Cortex Angosturae:** s. Galipea officinalis.

**Cortex Aurantii fructus amari sine albedo:** s. Citrus aurantium ssp. aurantium (Aurantii amari epicarpium et mesocarpium).

**Cortex Aurantii fructus dulcis:** s. Citrus sinensis (Pericarpium Aurantii dulcis).

**Cortex Berberidis radicis:** s. Berberis vulgaris.

**Cortex Betulae:** s. Betula pendula.

**Cortex Cacao:** s. Theobroma cacao.

C

**Cortex Calotropidis radicis:** s. Calotropis gigantea.
**Cortex Canellae albae:** s. Canella winterana.
**Cortex Cascarae amargae:** s. Picramnia antidesma.
**Cortex Cascarae sagradae:** s. Rhamnus purshiana (Rhamni purshianae cortex).
**Cortex Cascarillae:** s. Croton eluteria.
**Cortex Cassiae:** s. Cinnamomum aromaticum (Cortex Cinnamomi cassiae).
**Cortex Castaneae equinae:** s. Aesculus hippocastanum (Cortex Hippocastani).
**Cortex Ceanothi radicis:** s. Ceanothus americanus.
**Cortex Chinae:** s. Cinchona pubescens (Cinchonae cortex).
**Cortex Chinae calisayae:** s. Cinchona officinalis.
**Cortex Chinae flavae:** s. Cinchona officinalis (Cortex Chinae calisayae).
**Cortex Chinae succirubrae:** s. Cinchona pubescens (Cinchonae cortex).
**Cortex Chionanthi virginici radicis:** s. Chionanthus virginicus.
**Cortex Cinnamomi cassiae:** s. Cinnamomum aromaticum.
**Cortex Cinnamomi sinensis:** s. Cinnamomum aromaticum (Cortex Cinnamomi cassiae).
**Cortex Cinnamomi zeylanici:** s. Cinnamomum verum (Cinnamomi cortex).
**Cortex Citri fructus:** s. Citrus limon (Pericarpium Citri).
**Cortex Comocladiae:** s. Comocladia dentata.
**Cortex Condurango:** s. Marsdenia condurango (Condurango cortex).
**Cortex Copalchi:** s. Croton niveus.
**Cortex Coryli avellanae:** s. Corylus avellana.
**Cortex Coto verus:** s. Aniba coto.
**Cortex Crotonis:** s. Croton eluteria (Cortex Cascarillae).
**Cortex Cuspariae:** s. Galipea officinalis (Cortex Angosturae).
**Cortex Dictamni radicis:** s. Dictamnus albus.
**Cortex Ditae:** s. Alstonia scholaris (Cortex Alstoniae scholaris).
**Cortex Eluteriae:** s. Croton eluteria (Cortex Cascarillae).
**Cortex Erythrophlei:** s. Erythrophleum suaveolens (Cortex Sassy).
**Cortex Evonymi atropurpureae radicis:** s. Euonymus atropurpurea.
**Cortex Frangulae:** s. Rhamnus frangula (Frangulae cortex).
**Cortex Fraxini:** s. Fraxinus excelsior.
**Cortex Geoffroyae:** s. Andira inermis (Cortex Andirae inermis).
**Cortex Gossypii radicis:** s. Gossypium.
**Cortex Granati:** s. Punica granatum.
**Cortex Granati fructum:** s. Punica granatum (Pericarpium Granati).
**Cortex Hamamelidis:** s. Hamamelis virginiana (Hamamelidis cortex).
**Cortex Haronga:** s. Harungana madagascariensis.
**Cortex Hippocastani:** s. Aesculus hippocastanum.
**Cortex Holarrhenae antidysentericae:** s. Holarrhena pubescens.
**Cortex Juglandis cinereae:** s. Juglans cinerea.
**Cortex Juglandis fructus:** s. Juglans regia (Cortex Juglandis regiae nucum).
**Cortex Juglandis regiae nucum:** s. Juglans regia.
**Cortex Lapacho:** s. Tecoma lapacho.
**Cortex Mezerei:** s. Daphne mezereum.
**Cortexon:** s. Desoxycorton.
**Cortex Paracoto:** s. Aniba pseudocoto.
**Cortex Phaseoli:** s. Phaseolus vulgaris ssp. vulgaris var. vulgaris (Phaseoli pericarpium).
**Cortex Piri mali fructus:** s. Malus domestica (Exocarpium Mali domesticae).
**Cortex Piscidiae erythrinae:** s. Piscidia piscipula (Cortex Piscidiae radicis).
**Cortex Piscidiae radicis:** s. Piscidia piscipula.
**Cortex Platani:** s. Platanus hispanica.
**Cortex Pruni padi:** s. Prunus padus.
**Cortex Pruni virginianae:** s. Prunus serotina.
**Cortex Punicae granati:** s. Punica granatum (Cortex Granati).
**Cortex Quebracho:** s. Aspidosperma quebracho-blanco (Quebracho cortex).
**Cortex Quercus:** s. Quercus robur (Quercus cortex).
**Cortex Quercus ad usum veterinarium:** s. Quercus robur (Quercus cortex ad usum veterinarium).
**Cortex Quercus suber:** s. Quercus suber.
**Cortex Quillajae:** s. Quillaja saponaria (Quillajae cortex).
**Cortex Rhamni purshiani:** s. Rhamnus purshiana (Rhamni purshianae cortex).
**Cortex Rhois aromaticae radicis:** s. Rhus aromatica (Rhois aromaticae radicis cortex).
**Cortex Salicis:** s. Salix-Arten (Salicis cortex).
**Cortex Sambuci:** s. Sambucus nigra.
**Cortex Sassafras radicis:** s. Sassafras albidum var. molle.
**Cortex Sassy:** s. Erythrophleum suaveolens.
**Cortex Simaroubae radicis:** s. Quassia simarouba.
**Cortex Suberis:** s. Quercus suber.
**Cortex Syzygii cumini:** s. Syzygium cumini.
**Cortex Syzygii jambolani:** s. Syzygium jambos; Syzygium cumini.
**Cortex Tabebuiae:** s. Tabebuia impetiginosa.
**Cortex Tabernaemonantanae:** s. Alstonia scholaris (Cortex Alstoniae scholaris).
**Cortex Tsugae:** s. Tsuga canadensis.
**Cortex Ulmi:** s. Ulmus minor.
**Cortex Viburni opuli:** s. Viburnum opulus.
**Cortex Viburni prunifolii:** s. Viburnum prunifolium.
**Cortex Winteranus verus:** s. Drimys winteri.
**Cortex Yohimbehe:** s. Pausinystalia johimbe.
**Cortex Zanthoxyli:** s. Zanthoxylum fraxineum.
**Corticoide:** s. Corticosteroide.
**Corticosteroide:** Kurzbez. Corticoide, Kortikosteroide; in der Nebennierenrinde* aus Cholesterol* gebildete Steroidhormone; i. w. S. synthetische C. mit z. T. im Vergleich zu natürl. C. stark veränderter Gluco- u. Mineralocorticoidaktivität (s. Tab.); **Einteilung: 1.** Glucocorticoide*; **2.** Mineralocorticoide*; **3.** Androgene*. Vgl. Hormone.
**Corticosteron:** Compound B; s. Glucocorticoide.
**Corticotropin** (INN): **1.** Corticotrophin, adrenocorticotropes Hormon (Abk. ACTH), Adrenocorticotropin; im Hypophysenvorderlappen (Abk. HVL) aus Proopiomelanocortin* gebildetes Proteohormon aus 39 Aminosäuren (funktionell wirksam: die ersten 24 Aminosäuren); **Regulation:** Stimulation von Synthese u. Freisetzung durch Corticotropin-Releasing-Hormon (Abk. CRH), Kälte u.

**Corticosteroide**
Gluco- und Mineralocorticoidaktivität einiger natürlicher und synthetischer Corticosteroide

| Substanz | Glucocorticoidaktivität[1] | Mineralocorticoidaktivität[1] |
|---|---|---|
| **natürliche Corticosteroide** | | |
| Hydrocortison | 1 | 1 |
| Cortison | 0.8 | 0.8 |
| Corticosteron | 0.3 | 15 |
| Desoxycorton | 0 | 100 |
| Aldosteron | 0 | 1000 |
| **synthetische Corticosteroide** | | |
| Betamethason | 25 | 0 |
| Dexamethason | 25 | 0 |
| Fludrocortison | 10 | 125 |
| Methylprednisolon | 5 | 0.5 |
| Triamcinolon | 5 | 0 |
| Prednison | 4 | 0.8 |
| Prednisolon | 4 | 0.8 |

[1] Angabe im Verhältnis zur Hydrocortisonaktivität (= 1)

Stress (Adrenalin); Hemmung durch hohe Glucocorticoidspiegel im Serum (negativer Feedback*-Mechanismus); zirkadianer Rhythmus* (höchste Werte am Morgen); **Wirk.:** **a)** Stimulation der Synthese v. a. der Glucocorticoide* in der Nebennierenrinde; **b)** Steigerung der Lipolyse u. somit indirekt der Insulinausschüttung; **c)** bei Corticotropinmangel Atrophie der Nebennierenrinde; **2.** Corticotropinum Ph.Eur.; CAS-Nr. 9061-27-2; hygroskop. Pulver od. Flocken; **Gew.:** aus den HVL von Schweinen; Aktivität mind. 70 IE/mg; **Ind.:** **a)** (diagnost.) Überprüfung der Nebennierenrinden-Funktion; **b)** (therap.) sekundäre Nebennierenrinden-Insuffizienz (verminderte C.-Bildung im HVL); bei Corticosteroidunverträglichkeit; nach langfristiger Corticosteroidtherapie zur Nebennierenrinden-Stimulierung; außerdem u. a. akute u. chron. rheumat. Erkrankungen der Gelenke, rheumatoide Arthritis*, Multiple* Sklerose, Asthma* bronchiale, anaphylakt. Schock; **Kontraind.:** Tuberkulose*, Poliomyelitis*; **WW u. UAW:** s. Glucocorticoide; **Dos.:** **a)** parenteral i. m. Injektion 60 IE auf 4–6 ED verteilt, nach 2–3 Tagen Dos. abbauen; **b)** Depotinjektion i. m. 1 × 20 IE/d; **c)** Infusion i. v. 200 IE zu diagnost. Zwecken; HWZ 12 min. **Hinweis:** C. ist als Dopingmittel eingestuft (Verbotsliste der Welt-Anti-Doping-Agentur). Hingewiesen sei auch auf Corticotropin zur Injektion (Corticotropinum ad iniectabile, Corticotropini solutio iniectabilis), Corticotropinhexaacetat u. Corticotropin-Zinkhydroxid-Injektionssuspension (Corticotropini zinci hydroxidi suspensio iniectabilis). Vgl. Tetracosactid; Tosactid.

**Corticotropin-Releasing-Hormon:** s. Corticotropin.

**Cortisol:** s. Hydrocortison.

**Cortison** (INN): Kortison, Compound E; 17-Hydroxy-11-dehydrocorticosteron; CAS-Nr. 53-06-5; Strukturformel: s. Abb.; Schmp. 220–224 °C (polymorph); farblose Kristallblättchen; lösl. in Ethanol, Aceton, Methanol, wenig lösl. in Ether, Benzol, Chloroform; sehr schwer lösl. in Wasser; natürl. Glucocorticoid*; nicht mehr im Handel; **Gew.:** aus Rindern; halbsynthet. gewonnen aus Sarmentogenin*; **Wirk.:** wird in der Leber zum biol. wirksamen Hydrocortison* metabolisiert; früher med. angewendet zur Substitutionstherapie bei primärer (Addison*-Krankheit) u. sekundärer NNR-Insuffizienz, in Ophthalmika sowie bei entzündl. u. allerg. Erkrankungen wie akutem u. chron. Gelenkrheumatismus u. Asthma bronchiale; aufgrund der ausgeprägten mineralocorticoiden UAW (Natriumretention) werden heute synthet. Glucocorticoide verwendet. **Hinweis:** C. ist als Dopingmittel eingestuft (Verbotsliste der Welt-Anti-Doping-Agentur). **Gesch.:** entdeckt 1935 von Edward Calvin Kendall; Totalsynthese 1952 in USA.

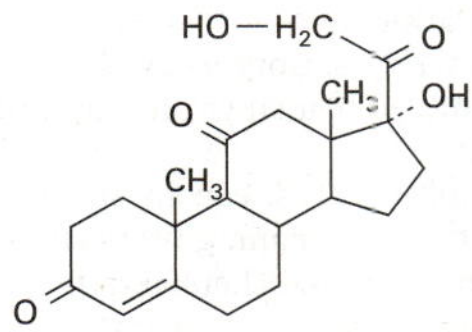


**Cortison**

**Cortisonacetat:** Cortisoni acetas Ph.Eur.6, Cortisonum aceticum; 21-Acetoxy-17α-hydroxy-4-pregnen-3,11,20-trion; CAS-Nr. 50-04-4; $C_{23}H_{30}O_6$; $M_r$ 402.5; Schmp. ca. 240 °C (unter Zers.); $[\alpha]_D^{20\,°C}$ +209 bis +217° (c = 1.0 in Dioxan); farblose bis schwach gelbl. Kristalle od. krist. Pulver; leicht lösl. in Chloroform, wenig lösl. in Ethanol, Aceton, fetten Ölen, sehr schwer lösl. in Ether, fast unlösl. in Wasser; nicht mehr im Handel; **Inkomp.:** Oxidationsmittel, Säuren u. Basen. Vgl. Cortison.

**Cortisonum aceticum:** s. Cortisonacetat.

**Corydalin:** 2,3,9,10-Tetramethoxy-13α-methyl-13-αβ-berbin; $C_{22}H_{27}NO_4$; $M_r$ 369.44; Schmp. 135 °C (D-Form); Isochinolinalkaloid* aus Corydalis-Arten, z. B. Corydalis* cava; **Wirk.:** schwach narkot., in größeren Dosen lähmend auf das Rückenmark.

**Corydalis cava** (L. emend. Mill.) Schweigg. et Koerte: Corydalis tuberosa DC.; Hohler Lerchensporn; Fam. Papaveraceae (früher Fumariaceae); Süd- u. Mitteleuropa; Stpfl. von **Rhizoma Corydalidis:** Radix Aristolochiae cavae; Lerchenspornwurzel; **Inhaltsst.:** Alkaloide: Corydalin*, Corybulbin, Isocorybulbin, Corypalmin, Isocorypalmin (Corydalingruppe); Bulbocapnin*, Corydin, Isocorydin, Corytuberin (Bulbocapningruppe); Corycavin (Methylprotopin, wirkt blutdrucksenkend u. erregend auf motor. Zentren), Corycavidin, Corycavamin (Protoniumgruppe) sowie eine Anzahl weiterer Alkaloide wie Dehydrocorydalin, D-Tetrahydropalmatin, D-Canadin, Glaucin* u. a. (Gesamtalkaloidgehalt der trockenen Knollen ca. 5–6 %); gelber Farbstoff; **Anw.:** (volkstüml.) **1.** äußerl. z. B. bei schlecht heilenden Wunden u. Ulzera; **2.** innerl.

C

bei Eingeweidewürmern, Menstruationsstörungen.

**Corydalis formosa:** Dicentra canadensis; Fam. Papaveraceae (früher Fumariaceae); heim. in Nordamerika; **Inhaltsst.:** neben Bulbocapnin* ähnliche od. die gleichen Alkaloide wie Corydalis* cava. **Hom.:** Corydalis formosa: frischer Wurzelstock.

**Corydalis tuberosa:** s. Corydalis cava.

**Corylus avellana** L.: Corylus silvestris Salisb.; Haselnußstrauch, Waldhaselstrauch; Fam. Betulaceae; in ganz Europa heim. u. kultiviert, bes. in der Türkei; Stpfl. von **Folia Coryli avellanae:** Haselnußblätter; **Inhaltsst.:** 0.04 % äther. Öl, Saccharose, Taraxerol, Flavonoide*, Gerbstoffe; **Anw.:** (volkstüml.) z. B. bei Varizen, Schwellungen in den Beinen, Dermatosen; **Cortex Coryli avellanae:** Haselnußrinde; **Inhaltsst.:** äther. Öl, Gerbstoffe, Phlobaphene*, Harzsäuren; **Anw.:** (volkstüml.) wie Hamamelidis cortex (s. Hamamelis virginiana); **Oleum Coryli avellanae:** Haselnußöl; fettes Öl der Haselnußkerne (ca. 85 % Ölsäureglycerolester, ca. 10 % Palmitinsäureglycerolester); **Anw.:** als Speiseöl, in der Bäckerei, in der Kosmetik, u. a. zur Seifenfabrikation.

**Corylus silvestris:** s. Corylus avellana.

**Corynanthein:** s. Pausinystalia johimbe (Cortex Yohimbehe).

**Corynanthe johimbe:** s. Pausinystalia johimbe.

**Corynebacteriaceae:** Fam. grampositiver, unregelmäßig geformter Stäbchenbakterien; med. relevante Gattung: Corynebacterium*.

**Corynebacterium:** Korynebakterien; Gattung grampositiver, nicht sporenbildender Stäbchenbakterien der Fam. Corynebacteriaceae; pleomorph, häufig mit keulenförmiger Verdickung; med. relevante C.: Corynebacterium* diphtheriae, C. pyogenes, C. diphteroides, C. pseudodiphthericum, C. acnes (Propionibacterium acnes, Aknebakterien); tierpathogen: C. pyogenes, C. murisepticum, C. renale, C. bovis.

**Corynebacterium diphtheriae:** syn. Bacterium diphtheriae; Diphtherie-Bacillus; grampositives keulenförmiges Stäbchenbakterium; enthält Polkörperchen; Erreger der Diphtherie*; die Erkrankung wird durch ein Exotoxin ausgelöst, das aus Fragment A u. B besteht u. durch Formaldehyd in ein Toxoid verwandelt werden kann, das zur Impfung (z. B. mit Diphtherie*-Adsorbat-Impfstoff) u. Herst. von antitox. Serum (s. Diphtherie-Antitoxin) verwendet wird. **Gesch.:** von Löffler 1884 entdeckt.

**Corypha cerifera:** s. Copernicia prunifera.

**Coryza:** s. Rhinitis.

**Coryzavirus:** s. Rhinovirus.

**Cosmide:** spezielle Klonierungsvektoren, die aus dem Genom* des Bakteriophagen* Lambda abgeleitet wurden u. für die Klonierung längerer DNA-Fragmente (bis zu 45 000 Basen) als Vektoren* dienen.

**Cosoltrim:** nicht mehr im Handel befindl. Diaminopyrimidin*-Sulfonamid-Kombination aus Sulfametrol* u. Trimethoprim*, üblicherweise 5 : 1; früher angewendet bei Infektionen des Hals-, Nasen-, Ohrenbereiches, der Nieren u. Harnwege, der Haut u. des Magen-Darm-Traktes; **Wirk.:** Antibiotikum* mit bakterizider Wirk. inf. gegenseitiger Wirkungsverstärkung der beiden Komponenten; **UAW:** Übelkeit, Erbrechen, Kopfschmerzen, allerg. Reaktionen (Juckreiz, Hautrötungen).

**Costa** (lat.): Rippe; i. d. R. 12 paarige Knochen, die Best. des Brustkorbs sind.

**Costa-Rica-Ipecacuanha:** s. Cephaelis acuminata.

**cost-benefit analysis:** s. Pharmakoökonomie (Tab. dort).

**cost-effectiveness analysis:** s. Pharmakoökonomie (Tab. dort).

**Costunolid:** s. Laurus nobilis (Abb. dort); s. Sesquiterpenlactone (Tab. dort).

**Costus dulcis:** s. Canella winterana.

**cost-utility analysis:** s. Pharmakoökonomie (Tab. dort).

**Cosubstrate:** s. Coenzyme.

**COSY:** Abk. für (engl.) *correlated spektroscopy*; s. NMR-Spektroskopie.

**Cosyntropin:** s. Tetracosactid.

**Cotarnin:** Cotarninium, Methoxyhydrastinin; Kotarnin; $C_{12}H_{15}NO_4$; Spaltprodukt von Noscapin*; nicht mehr im Handel; das Hydrochlorid wurde früher als blutstillendes Mittel bei Uterusblutungen angewendet.

**Cotarninium:** s. Cotarnin.

**Cotetroxazin:** nicht mehr im Handel befindl. Diaminopyrimidin*-Sulfonamid-Kombination aus Sulfadiazin* u. Tetroxoprim* (üblicherweise 2.5 : 1); früher angewendet bei Haut- u. Atemwegsinfektionen; **Wirk.:** Antibiotikum* mit bakterizider Wirk.; **UAW:** s. Cosoltrim.

**Cotoin:** Cotoinum verum; Kotoin; 2,6-Dihydroxy-4-methoxy-benzophenon; CAS-Nr. 479-21-0; $C_{14}H_{12}O_4$; $M_r$ 244.3; Schmp. 130–131 °C; polymorph, gelbe Kristalle; lösl. in Ethanol, Ether, Chloroform, sehr schwer lösl. in Wasser; **Vork.:** in Echter Cotorinde (s. Aniba coto, Cortex Coto verus).

**Cotorinde, Echte:** s. Aniba coto (Cortex Coto verus).

**Cotransport:** s. Symport; Antiport.

**Cotrifamol:** nicht mehr im Handel befindl. Diaminopyrimidin*-Sulfonamid-Kombination aus Sulfamoxol* u. Trimethoprim* (5 : 1); **Wirk.:** Antibiotikum* mit bakterizider Wirk. inf. gegenseitiger Wirkungsverstärkung der beiden Komponenten; **UAW:** s. Cosoltrim.

**Cotrimazin:** nicht mehr im Handel befindl. Diaminopyrimidin*-Sulfonamid-Kombination aus Sulfadiazin* u. Trimethoprim*; **Wirk.:** Antibiotikum* mit bakterizider Wirk. inf. gegenseitiger Wirkungsverstärkung der beiden Komponenten; **UAW:** s. Cosoltrim.

**Co-trimoxazol:** Diaminopyrimidin*-Sulfonamid-Kombination aus Sulfamethoxazol* u. Trimethoprim* im Verhältnis 5 : 1, die das am Wirkungsort optimale Verhältnis von 20 : 1 garantiert; **Wirk.:** Antibiotikum* mit bakterizider Wirk. inf. gegenseitiger Wirkungsverstärkung der beiden Komponenten; Antiprotozoenmittel*; **Ind.:** Harnwegsinfektion, Atemwegsinfektion (auch Pneumocystis-Pneumonie); **UAW:** Übelkeit, Erbrechen, Kopfschmerz, allerg. Reaktionen (Juckreiz, Hautrötungen); **Dos.:** **1.** Harnwegsinfektion: p. o. 0.32 g Trimethoprim u. 1.6 g Sulfamethoxazol; **2.** Pneumocystis-Pneumonie: i. v. 15–20 mg/kg KG/d Trimethoprim u. 75–100 mg/kg KG/d Sulfamethoxazol.

**Cotton-Effekt:** s. ORD.

**Cottonöl:** s. Gossypium (Oleum Gossypii).

**Coulomb** (Charles Augustin de C., franz. Physiker, 1736–1806): Symbol C; abgeleitete SI*-Einheit der Elektrizitätsmenge: $1\,C = 1\,A \cdot s$, d. h. in einer Sek. fließt bei der Stromstärke 1 Ampere die Elektrizitätsmenge von 1 C.

**Coulomb-Energie:** s. Coulomb-Kräfte.

**Coulomb-Gesetz:** s. Coulomb-Kräfte.

**Coulomb-Kräfte:** elektrostat. Abstoßungskräfte zw. Ladungen mit gleichem Vorzeichen od. Anziehungskräfte zw. Ladungen mit entgegengesetztem Vorzeichen, für die das Coulomb-Gesetz gilt; spielen eine wichtige Rolle bei der Ionenbindung (s. Bindung, chemische). **Coulomb-Gesetz:** beschreibt die Kraft, die zw. 2 punktförmigen Ladungen $q_1$, $q_2$ herrscht, die den Abstand r besitzen.
$F_c = q_1 \cdot q_2/(4 \cdot \pi \cdot \varepsilon_0 \cdot r^2)$
$F_c$: Coulomb-Kraft; $\varepsilon_0$: elektr. Feldkonstante = $8.85 \cdot 10^{-12}\,C^2 N^{-1} m^{-2}$. **Coulomb-Energie:** Nähert man 2 Ladungen $q_1$ u. $q_2$ vom Abstand $r = \infty$ bis auf den Abstand $r = r$, muss man die Coulomb-Energie
$E_c = q_1 \cdot q_2/(4 \cdot \pi \cdot \varepsilon_0 \cdot r)$
aufwenden bzw. diese wird freigesetzt.

**Coulometrie:** Verfahren der Maßanalyse*, bei dem das Reagenz für die Titration elektrolyt. erzeugt wird; der Stromverbrauch gilt als Maß für die Titration. Die Basis dafür liefern die Faraday*-Gesetze. **Voraussetzung:** konstante Spannung (potentiostatische C.) od. konstante Stromstärke (galvanostatische C.); quantitative Stromausbeute der Elektrolyse; Reagenz muss mit der zu bestimmenden Substanz eine stöchiometr. Reaktion eingehen (s. Stöchiometrie). Vgl. Karl-Fischer-Titration.

**Coulter-Counter-Verfahren:** Impulsverfahren; elektron. Verfahren zur Korngrößenanalyse* od. zur Zählung von Blutkörperchen (vgl. Zählkammer); **Durchführung:** Eine elektrolythaltige wässrige Suspension mit dem zu untersuchenden Teilchengemisch wird in der Messzelle kontinuierl. mit definiertem Volumen durch eine Mikrobohrung (Düse) gepumpt (s. Abb.). Der elektr. Widerstand der Düse in einem mit Elektroden auf beiden Seiten der Bohrung aufgebauten elektr. Feld hoher Stärke ändert sich kurzzeitig (Spannungsimpuls) beim Durchgang eines Teilchens inf. der Querschnittsänderung, u. zwar proportional zum Teilchenvolumen. Die unterschiedl. Größe der Spannungsimpulse (abhängig von Teilchenvolumen u. eingestelltem Schwellenwert) u. deren Anzahl werden registriert. Durch Veränderung des Schwellenwertes ist eine Korngrößenanalyse möglich. Die zu untersuchende Substanz muss in der Elektrolytlösung prakt. unlösl. sein u. darf nicht quellen.

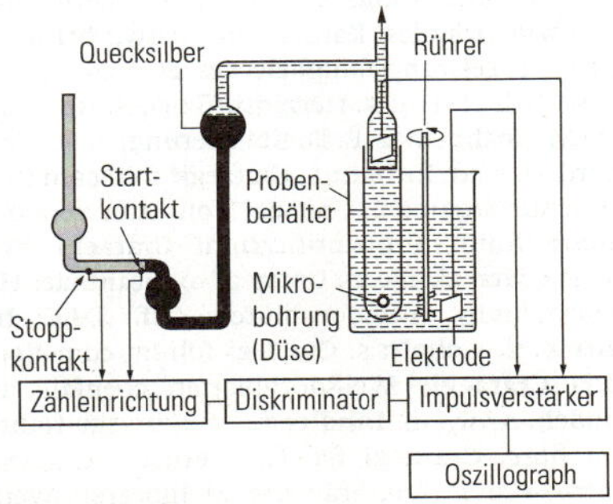


**Coulter-Counter-Verfahren**

**Coumafos** (INN): *O,O'*-Diethyl-*O''*-(3-chlor-4-methyl-7-cumarinyl)-thiophosphat; CAS-Nr. 56-72-4; $C_{14}H_{16}ClO_5PS$, Strukturformel: s. Abb.; $M_r$ 362.78; Schmp. 91 °C; polymorph; prakt. unlösl. in Wasser, wenig lösl. bis lösl. in org. Lösungsmitteln; **Wirk. u. Anw.:** Schädlingsbekämpfungsmittel*, Phosphorsäureester mit insektizider u. anthelmint. Wirk.; zum Nachw. u. zur Diagnose der Varroatose* bei Bienen (in trachtfreier Zeit anzuwenden).

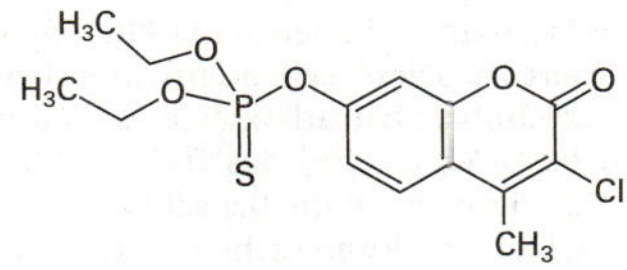

**Coumafos**

**Coumamycin:** s. Chinolone.

**COX:** Abk. für **C**ycl**ox**ygenase*.

**COX-Hemmer:** Kurzbez. für **C**ycl**oox**ygenase-Hemmer; s. Cyclooxygenase-Inhibitoren.

**Coxibe:** s. Cyclooxygenase-Inhibitoren.

**Coxitis:** s. Koxitis.

**Cox-Modell:** s. Überlebenszeitanalyse.

**Coxsackie-Viren:** weltweit verbreitete Gruppe der Enteroviren* (RNA-Viren) mit den Subgruppen A u. B; verursachen z. B. fieberhafte Allgemeininfektionen, abakterielle Meningitis, Sommergrippe, Myokarditis, Perikarditis, Herpangina u. Hand-Fuß-Mund-Krankheit.

**Cozymase:** s. NAD.

**cp:** Abk. für (engl.) ***c****hromatographically* ***p****urified;* chromatographisch gereinigt; z. B. als Zusatz zu Handelsnamen wie Intraglobin® CP.

**cP:** Abk. für **c**hronische **P**olyarthritis; s. Arthritis, rheumatoide.

**Cp:** Symbol für Cassiopeium; s. Lutetium.

**CPC:** Abk. für **C**etyl**p**yridinium**c**hlorid*.

**CPD-Stabilisatorlösung:** Stabilisator* für Blutprodukte (s. Hämotherapie), bestehend aus Natriumcitrat, **C**itronensäure, Natrium**b**iphosphat, **D**extrose u. Wasser; **Zusammensetzung:** gemäß Ph.Eur.6 26.3 g Natriumcitrat (Dihydrat), 3.27 g Citronensäure-Monohydrat od. 2.99 g wasserfreie Citronensäure, 25.5 g Glucose-Monohydrat od. 23.2 g wasserfreie Glucose, 2.51 g Natriumdihydrogenphosphat-Dihydrat, Aqua ad iniect. ad 1000 mL; pH 5.3–5.9. Zur Herst. der Blutprodukte werden 100 mL Blut mit 14.0 mL CPD-St. vermischt. Durch Zusatz von Purinbasen* (z. B. Adenin*) wird die Lagerungsfähigkeit der Blutprodukte erhöht (s. SAGM-Additivlösung; PAGGS-M-Additivlösung).

**$C_3$-Pflanzen:** C3-Pflanzen; grüne Pflanzen, die als Primärprodukte der $CO_2$-Fixierung $C_3$-Körper (3-

Phosphoglycerolsäure) bilden; diese Reaktion wird durch Ribulose*-1,5-diphosphatcarboxylase katalysiert:
Ribulose-1,5-diphosphat + $CO_2$ → 2 3-Phosphoglycerolsäure
3-Phosphoglycerolsäure wird durch die Produkte der Lichtreaktionen der Photosynthese*, ATP u. NADPH, zu 3-Phosphoglycerolaldehyd reduziert (s. Calvin-Zyklus). Der Großteil der grünen Pflanzen besteht aus $C_3$-Pflanzen. Vgl. $C_4$-Pflanzen.

**$C_4$-Pflanzen:** C4-Pflanzen; grüne Pflanzen, die als Primärprodukte der $CO_2$-Fixierung $C_4$-Körper (Oxalacetat, Aspartat, Malat) bilden; das Carboxylierungsenzym ist Phosphoenolpyruvatcarboxylase (Abk. PEP-Carboxylase), die Phosphoenolpyruvat zunächst zu Oxalacetat carboxyliert, das dann zu Malat od. Aspartat umgewandelt wird (s. Hatch-Slack-Kortschak-Zyklus). Der $C_4$-Stoffwechsel erstreckt sich über 2 benachbarte Zelltypen. Die $CO_2$-Vorfixierung geschieht in den Mesophyllzellen (s. Mesophyll), in denen die PEP-Carboxylase lokalisiert ist. Diese Zellen enthalten keine Ribulose*-1,5-diphosphatcarboxylase. In Form von Aspartat bzw. Malat wird das fixierte $CO_2$ dann über Plasmodesmen* in die benachbarten Bündelscheidenzellen (s. Bündelscheide) transportiert. Diese verfügen über die Enzymausstattung von $C_3$*-Pflanzen u. können somit über eine Decarboxylierungsreaktion $CO_2$ in den Calvin*-Zyklus einschleusen. Zu den $C_4$-Pflanzen gehören u. a. wichtige Kulturpflanzen wie Hirse, Mais od. Zuckerrohr, die aufgrund der $CO_2$-Vorfixierung in Anpassung an heißes u. trockenes Klima während der heißen Tageszeit die Spaltöffnungen enger geschlossen halten können als die $C_3$-Pflanzen. Damit verhindern sie einen zu großen Wasserverlust. Vgl. Säurerhythmus, diurnaler.

**CPZi:** Abk. für **Chlorpromazin-Index**; s. Potenz, neuroleptische.

**Cr:** (chem.) Symbol für Chrom*.

**Crack:** Ausdruck der sog. Drogenszene für Rauschgift* (Suchtgift), das aus Cocain* (Base) u. Natriumhydrogencarbonat* besteht u. als Klumpen geraucht wird.

**Crack-Benzin:** s. Benzin.

**cracken** (engl. to crack spalten): kracken; gebräuchl. Begriff in der Petrochemie* für die Spaltung größerer Moleküle in kleinere Bruchstücke unter Anw. von Temp., Druck u./od. Katalysatoren.

**Cramer-Schiene:** s. Schiene.

**Cram-Regel:** ein nucleophiler Angriff an einer Carbonylgruppe (z. B. von Aldehyden* od. Ketonen*) findet bevorzugt an der Seite des kleinsten Substituenten statt (am Ort der geringsten sterischen Hinderung); vgl. Addition, nucleophile.

**Cranium** (gr. Schädel): der (knöcherne) Schädel; **Einteilung: 1.** Neurocranium: Gehirnschädel, besteht aus Schädeldach (Kalotte) u. Schädelbasis; **2.** Viscerocranium: Gesichtsschädel, besteht aus Augen-, Nasen- u. Mundhöhle, dem Zungenbein u. den Gehörknöchelchen.

**Crataegi flos:** s. Crataegus-Arten.

**Crataegi folii cum flore extractum fluidum quantificatum** Ph.Eur.6: Extractum Crataegi folii cum flore fluidum quantificatum, quantifizierter Weißdornblätter-mit-Blüten-Fluidextrakt; Herst.: aus Weißdornblättern mit Blüten durch ein geeignetes Verfahren mit Ethanol 30–70 % (V/V); Gehalt: 0.8–3.0 % Flavonoide, berechnet als Hyperosid; vgl. Crataegus-Arten (Crataegi folium cum flore).

**Crataegi folii cum flore extractum siccum** Ph.Eur.6: Extractum Crataegi folii cum flore siccum, Weißdornblätter-mit-Blüten-Trockenextrakt Ph.Eur.6; Gehalt: 2.5 % Flavonoide (mit Wasser hergestellter Extrakt) bzw. 6 % Flavonoide (mit Ethanol-Wasser-Gemisch, mind. 45 % (V/V), hergestellter Extrakt), berechnet als Hyperosid; vgl. Extractum Crataegi siccum normatum; Crataegus-Arten (Crataegi folium cum flore).

**Crataegi folium cum flore:** s. Crataegus-Arten.

**Crataegi fructus:** s. Crataegus-Arten.

**Crataegus-Arten:** Hagedorn, Maidorn, Mehldorn, Weißdorn; Fam. Rosaceae; heim. in Europa bis Mittelskandinavien u. Südfinnland, kultiviert in Amerika; u. a. folgende Arten kommen für die Blatt-, Blüten- u. Fruchtdrogen in Frage: **1.** Crataegus azarolus L.; Azaroldorn; **2.** Crataegus laevigata (Poir.) DC.; C. oxyacantha L.; Zweigriffeliger Weißdorn; **3.** Crataegus monogyna Jacq. emend. Lindman; Eingriffeliger Weißdorn; **4.** Crataegus nigra Waldst. et Kit.; Schwarzfrüchtiger Weißdorn; **5.** Crataegus pentagyna Waldst. et Kit. ex Willd.; Fünfgriffeliger Weißdorn; Stpfl. von **Crataegi folium cum flore:** Folia Crataegi cum floribus, Folium Crataegi cum flore, Herba Crataegi; Weißdornblätter mit Blüten; ganze od. geschnittene, getrocknete blühende Zweigspitzen aller oben genannten Arten (nach Ph.Helv. nur die von C. laevigata u. C. monogyna); **Off.:** Ph.Eur.6, ÖAB, Ph.Helv.; **Inhaltsst.:** insgesamt ca. 1–2 % Flavonoide* (nach Ph.Eur.6 mind. 1.5 %, nach ÖAB mind. 0.7 %, berechnet als Hyperosid*), v. a. Flavonglykoside, insbes. mit Quercetin* als Aglykon (Rutosid*, Hyperosid); ferner Flavonglykosile (Flavon-C-Glykoside; nach Ph.Helv. mind. 0.6 %, berechnet als Vitexin*); oligomere Proanthocyanidine* (vermutl. Hauptwirkstoffe), z. B. dimeres, C4-C8-verknüpftes Epicatechin (als B-2 bezeichnet), ferner Catechine*, Epicatechin, Epicatechingerbstoffe; Crataegussäure (Triterpensäuregemisch mit Ursol-, Oleanol-* u. Crataegolsäure; Strukturformeln: s. Saponine); Phenolcarbonsäuren* (Kaffeesäure, Chlorogensäure); biogene Amine*, u. a. Guanin*, Adenin*; **Wirk.:** verbessert Myokard- u. Koronardurchblutung; positiv inotrop, kardioprotektiv, antiarrhythmisch, Senkung des peripheren Gefäßwiderstandes; Kardiakum*; **Anw.:** bei nachlassender Leistungsfähigkeit des Herzens (Stadium II nach NYHA; s. Herzinsuffizienz), wenn andere Maßnahmen (z. B. Digitalisierung) noch nicht erforderl. sind; **Zuber.: 1.** Crataegi* folii cum flore extractum siccum; **2.** Crataegi* folii cum flore extractum fluidum quantificatum; **Crataegi flos:** Flores Crataegi, Flores Crataegi oxyacanthae; Hagedornblüten, Weißdornblüten; **Off.:** DAC; **Inhaltsst. u. Gehalt:** s. Crataegi folium cum flore; **Folia Crataegi:** Weißdornblätter; ebenfalls im Handel; **Anw. u. Inhaltsst.:** s. Crataegi folium cum flore; **Crataegi fructus:** Fructus Crataegi, Fructus Crataegi oxyacanthae; Mehlbeeren, Weißdornbeeren, Weißdornfrüchte; stammen v. a. von

C. laevigata u./od. C. monogyna od. ihren Bastarden; **Off.:** Ph.Eur.6; **Inhaltsst.:** wie Crataegi folium cum flore, nach Ph.Eur. mind. 1.0 % Proanthocyanidine (berechnet als Cyanidinchlorid); ferner andere Gerb- u. Farbstoffe sowie Vitamine; **Anw.:** wie die Blatt- u. Blütendrogen, enterale u. parenterale Arzneiformen. **Hom.:** Crataegus (HAB): frische, reife Früchte von C. laevigata; verordnet z. B. bei Hypotonie, Altersherz, funktionellen Herzbeschwerden.

**Crayons:** s. Bacilli.

**C-reaktives Protein:** Abk. CRP; Akute*-Phase-Protein, das in Gegenwart von Calcium-Ionen in vitro mit dem C-Polysaccharid (C-Substanz) der Pneumokokken zu einem Präzipitat reagiert; Serum-Konz. v. a. bei entzündl. od. mit Gewebezerfall einhergehenden Prozessen erhöht; CRP tritt im Serum als cycl. Pentamer auf; es wirkt als Bakteriotropin* u. aktiviert die Komplementkaskade (vgl. Komplement).

**Creme, ambiphile:** s. Basiscreme.

**Creme, anionische hydrophile:** s. Unguentum emulsificans aquosum.

**Creme, antimykotische:** Zusammensetzung: NFA, 5.0 T. Undecylensäure*, 10.0 T. Zinkundecylenat* ad 100 T. hydrophile Creme; **Anw.:** Hautpilzerkrankungen. Vgl. Antimykotika.

**Creme, hydrophile:** s. Unguentum emulsificans nonionicum aquosum.

**Creme, juckreizstillende:** Zusammensetzung: NFA, 5.0 T. Thesit (s. Polidocanol) ad 100 T. hydrophile Creme; **Anw.:** Juckreiz, Insektenstiche.

**Creme, nichtionische hydrophile:** s. Unguentum emulsificans nonionicum aquosum.

**Creme, nichtionogene hydrophile:** s. Unguentum emulsificans nonionicum aquosum.

**Cremes:** Form der halbfesten Zubereitungen* zur kutanen Anwendung Ph.Eur.6; mehrphasige, halbfeste Zubereitungen, die im einfachsten Fall aus einer lipophilen u. einer wässrigen Phase bestehen; **Formen: 1.** Ph.Eur. unterscheidet: **a) lipophile** C.: Die zusammenhängende (äußere) Phase ist lipophil (W/O-Emulsionssystem). Sie enthalten Wasser-in-Öl-Emulgatoren wie Wollwachsalkohole, Sorbitanester u. Monoglyceride. **b) hydrophile** C.: Die zusammenhängende Phase ist wässrig (O/W-Emulsionssystem). Sie enthalten Öl-in-Wasser-Emulgatoren wie Natrium- u. Trolaminseifen, sulfatierte Fettalkohole u. Polysorbate od. Ester von Polyethoxyfettsäuren u. den entspr. Polyethoxyalkoholen, falls erforderl. auch in Kombination mit Wasser-in-Öl-Emulgatoren (Komplexemulgatoren; s. Emulgatoren). **2.** Nicht offizinell in Ph.Eur.6: **ambiphile** C., die einen erhöhten Emulgatoranteil besitzen; beide Phasen liegen in einem bestimmten Mischungsverhältnis in bikohärenter Form zw. Plattenmizellen (solvatisierter Emulgator) verteilt vor (Mischsystem); z. B. Basiscreme* (DAC), BASIS* CORDES® RK (nach ca. 30% Wasserzusatz), Decoderm®*-Basiscreme. Vgl. Emulsionen.

**Cremeschmelze:** s. Schmelzverfahren.

**Cremophore®:** Handelsbezeichnung für chem. unterschiedl. polyethylenoxylierte, nichtionogene O/W-Emulgatoren u. Solubilisatoren; in Wasser, in vielen org. Lösungsmitteln lösl. u. mischbar mit Fettalkoholen, Fettsäuren u. einigen fetten Ölen; **Inkomp.:** stärker saure u. alkal. Substanzen (Hydrolyse der Ester), z. T. phenol. Stoffe; u. U. wegen Komplexbildung Inaktivierung von Wirkstoffen; photoinstabil; **Anw.:** als Hilfsstoffe, äußerl. u. innerlich; **Beispiel: 1.** Polyoxyethylenester, z. B. **a) Cremophor® EL:** ein Umsetzungsprodukt von Rizinusöl (1 Mol) mit Ethylenoxid (35 Mol); stellt ein Gemisch aus ca. 83 % einer eher hydrophoben Verb. (meist Polyoxyethylenglycerolricinoleat u. wenig nicht umgesetztes Rizinusöl) u. ca. 17 % hydrophilem Anteil (Polyoxyethylenester von Fettsäuren, Polyoxyethylenglycerol u. Polyethylenglykol) dar; O/W-Emulgatoren; HLB-Wert 12–14; **b) Cremophor® RH:** mit hydriertem Rizinusöl (hauptsächl. Glycerolpolyoxyethylenhydroxystearat, Hydroxystearinsäureglycerid); **c) Cremophor® S9:** Polyethylenglycol(9)monostearat; s. Macrogolstearate; **2.** Polyoxyethylenether, Cremophore® der Reihe A: Cremophor® AP, Polyoxyethylencetylstearylether, O/W-Emulgatoren; vgl. Polyoxyethylenfettalkoholether. Vgl. Emulgatoren.

**Cremor basalis:** s. Basiscreme.

**Cremor basalis hydrophobicus:** s. Basiscreme, Hydrophobe.

**Cremor Betamethasoni:** Betamethason-Creme; Zusammensetzung: NRF, 0.061 T. bzw. 0.122 T. Betamethason-17-valerat (mikrofein), 0.5 T. mittelkettige Triglyceride*, Basiscreme* ad 100 T.; **Anw.:** entzündl. u. allerg. Dermatosen. Vgl. Betamethason.

**Cremor Dexpantothenoli:** Dexpantothenoli cremor; Pantothenylalkoholcreme; **Darst.:** NRF, NFA, 2.5 g D-(+)-Pantothenylalkohol, 2.5 g Wasser, 45 g Basiscreme* (nach NRF) od. hydrophile Creme (nach NFA); **Anw.:** zur Förderung der Epithelisierung einfacher Hautverletzungen; als nicht fettende Zuber. für nässende Wunden, unbedeckte Körperstellen (Haare, Gesicht) u. aufgrund der weichen Konsistenz bes. bei leichten Verbrennungen (z. B. Sonnenbrand) geeignet. Vgl. Vitamin B (Pantothensäure); Unguentum Dexpantothenoli.

**Cremor Dimeticoni:** Dimeticon-Creme; Zusammensetzung: NRF, Basiscreme* mit 10 % Dimeticon* 350; **Anw.:** als Hautschutzcreme bei feuchtigkeitsempfindlicher Haut.

**Cremor Hydrocortisoni:** Hydrocortison-Creme; Zusammensetzung (0.5 bzw. 1 %ig): NRF, NFA, 0.5 T. bzw. 1 T. Hydrocortison* (mikrofein), 1.5 bzw. 3 T. mittelkettige Triglyceride*, ergänzt auf 100 T. mit Basiscreme* od. einer hydrophilen Creme (z. B. Unguentum* emulsificans aquosum, Unguentum* emulsificans nonionicum aquosum); **Anw.:** entzündl. u. allerg. Dermatosen.

**Cremor hydrophilicus nonionicus:** s. Unguentum emulsificans nonionicum aquosum.

**Cremor Prednisoloni 0.5 per centum:** Prednisolon-Creme 0.5 %; Zusammensetzung: NRF, 0.5 T. Prednisolon* (mikrofein), 1.5 T. mittelkettige Triglyceride*, Basiscreme* ad 100 T.; **Anw.:** bei entzündl. u. allerg. Dermatosen.

**Cremor Tartari:** s. Kaliumhydrogentartrat.

**Cremor Triamcinoloni 0.1 per centum:** Triamcinolonacetonid-Creme 0.1 %; Zusammensetzung: NRF, 0.1 T. Triamcinolonacetonid* (mikrofein), 0.5 T. mittelkettige Triglyceride*, Basiscreme* ad

100 T; **Anw.:** bei entzündl. u. allerg. Dermatosen.

**Creolin:** Kreolin; dunkelbraune Flüss. mit einem typischen, an Phenol* erinnernden Geruch; wird aus Kohleteerölen hergestellt u. enthält 75–77 % Teersäuren, 15–17 % emulgierende Seifen u. 8–10 % Wasser; **Anw.:** Desinfektionsmittel* zum Scheuern.

**Creosotal:** s. Kreosotum carbonicum.

**Creosotum:** s. Kreosot.

**Cresol:** Cresolum, Hydroxytoluol; Kresol; Methylphenol; $C_6H_4(CH_3)OH$; $M_r$ 108.06; D. 1.056; Schmp. 31 °C; **Vork.:** Best. des Steinkohlen- u. Buchenholzteers, Isomerengemisch aus *o*-Cresol, *m*-Cresol* u. *p*-Cresol, kommt nach einmaliger Destillation als rohe Karbolsäure (Acidum carbolicum crudum) in den Handel. ***o*-Cresol:** o-Kresol; Orthocresol, Orthokresol; 2-Methylphenol; **Anw.:** **1.** zur Herst. von Herbiziden*; **2.** (analyt.) Reagenz Ph.Eur. zur Bestimmung von 1,8-Cineol* in äther. Ölen. **Cresolum crudum:** Rohkresol; Gemisch von *m*- u. *p*-Cresol nebst anderen Phenolen* u. Kohlenwasserstoffen; Gehalt mind. 50 % *m*-Cresol; ölige, farblose, lichtbrechende u. stark riechende Flüss., die sich allmähl. dunkler färbt; leicht lösl. in Ethanol, Ether, NaOH, sehr schwer lösl. in Wasser (ca. 1 %); **Off.:** ÖAB; **Anw.:** (techn.) Desinfektionsmittel, stärker wirkend als Phenol, dabei weniger giftig; vgl. Sapo Cresoli. **Chlorcresole:** Benzolderivate, bei denen 3 H-Atome des Benzols* durch $—CH_3$, —Cl u. —OH ersetzt sind; farblose Kristalle, die nach Phenol riechen; lösl. in Ethanol, Benzol, Ether, Aceton, unlösl. in Wasser; **Anw.:** (techn.) Desinfektionsmittel u. zur techn. Konservierung; vgl. Chlorocresol.

***m*-Cresol:** Metacresolum Ph.Eur.; Metacresol, Metakresol, *m*-Kresol; 3-Methylphenol, 1-Methyl-3-hydroxybenzol; CAS-Nr. 108-39-4; $C_7H_8O$; $M_r$ 108.13; D. 1.030–1.033; Schmp. 11–12 °C; Sdp. 202 °C (101.325 kPa); Fp. 86 °C (geschlossen); farblose bis gelbl. Flüss. von phenolartigem Geruch; sehr schwer lösl. in Wasser (ca. 1 : 40), lösl. in Lsg. bestimmter Alkalihydroxide; mischbar mit Ethanol, Chloroform, Ether; **Anw.:** **1.** (pharmaz.) Konservierungsmittel in Ampullen (z. B. in Insulin-Ampullen); **2.** (techn.) in der Papierchromatographie als Elutions- u. Steigflüssigkeit, auch zus. mit anderen Lösungsmitteln. Gebräuchlich ist auch **Polycresolsulfonat** (Dihydroxydimethyldiphenylmethandisulfonsäure-Polymer; $(C_{15}H_{16}O_8S_2)_n$) als Antiseptikum.

***o*-Cresol:** s. Cresol.

***p*-Cresol:** s. Cresol.

***m*-Cresolsulfonphthalein:** s. Kresolpurpur.

***o*-Cresolsulfonphthalein:** s. Kresolrot.

***m*-Cresolsulfonsäure:** Kresolsulfonsäure; CAS-Nr. 9011-02-3; Kondensationsprodukt von sulfoniertem *m*-Cresol* u. Formaldehyd* mit relativ hoher Molmasse; kolloidal lösl. in Wasser unter saurer Reaktion; nicht mehr im Handel; früher med. angewendet bei Entzündungen, v. a. im Vaginalbereich.

**Cresolum crudum:** s. Cresol.

**Cresolum saponatum:** s. Sapo Cresoli.

**Creta praeparata:** s. Calciumcarbonat (Schlämmkreide).

**Creutzfeldt-Jakob-Krankheit:** subakute spongiforme Enzephalopathie, die den Prionkrankheiten* zugerechnet wird; **Ätiologie:** meist sporad., in 5–14 % der Fälle autosomal-dominant erbl., selten auch übertragen, z. B. als iatrogene Infektion inf. von Dura- u. Corneatransplantation, neurochirurg. Operationen od. Behandlung mit Wachstumshormon aus Leichenhypophysen; **Häufigkeit:** Verbreitung weltweit, jährl. Inzidenz ca. 1.5 : 1 Mio. Einwohner, Altersgipfel im 7. Lebensjahrzehnt; Inkubationszeit 6 Monate bis 30 Jahre; **Sympt.:** Beginn mit Gedächtnis-, Konzentrations- u. Merkfähigkeitsstörungen; erhöhte Reizbarkeit, Sehstörungen, Insomnie; später progrediente Demenz, Tetraparese mit Spastik od. Rigor, Ataxie, Myoklonien, Epilepsie u. akinet. Mutismus; Dezerebrationsstarre, Koma. In Großbritannien wurde seit 1995 eine neue Variante der Creutzfeld-Jakob-Krankheit (engl. variant Creutzfeldt-Jakob disease; Abk. vCJD) beobachtet. Der Zusammenhang mit BSE* ist höchstwahrscheinl., da vCJD-Fälle bisher fast ausschließl. in Großbritannien auftraten (dem Land mit den meisten BSE-Fällen) u. v. a. die Übertragung von BSE-verursachenden Prionen* auf Rhesusaffen ähnl. neuropathol. Veränderungen erzeugt.

**CRF:** Abk. für (engl.) *case report forms*; s. Studie, klinische.

**CRH:** Abk. für **C**orticotropin-**r**eleasing-**H**ormon; s. Corticotropin.

**Criegee-Ozonolyse:** s. Ozonolyse.

**Criegee-Reaktion:** Bildung von Aldehyden* bzw. Ketonen* aus Glykolen mit Bleitetraacetat durch oxidative C-C-Spaltung benachbarter hydroxylierter Kohlenstoffatome; **Beispiel:** Aus 2,3-Dimethyl-2,3-butandiol (Pinakol) entsteht Aceton (s. Abb.). Vgl. Malaprade-Reaktion; Pinakol-Umlagerung.

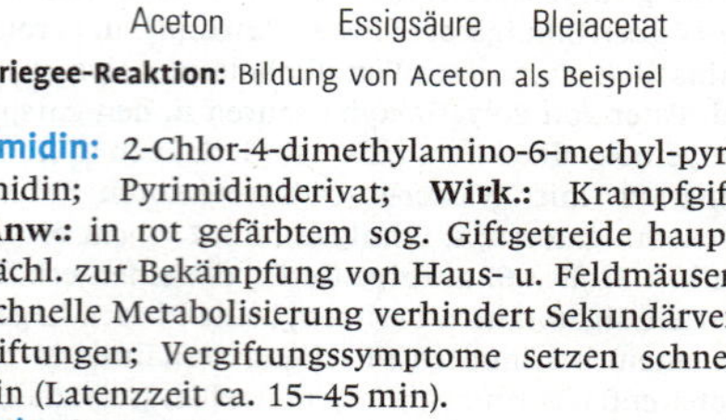


**Criegee-Reaktion:** Bildung von Aceton als Beispiel

**Crimidin:** 2-Chlor-4-dimethylamino-6-methyl-pyrimidin; Pyrimidinderivat; **Wirk.:** Krampfgift; **Anw.:** in rot gefärbtem sog. Giftgetreide hauptsächl. zur Bekämpfung von Haus- u. Feldmäusen; schnelle Metabolisierung verhindert Sekundärvergiftungen; Vergiftungssymptome setzen schnell ein (Latenzzeit ca. 15–45 min).

**Crinis** (lat.): Haar.

**Crinum amabile:** s. Amaryllidaceae.

**Crisantaspase:** s. Erwinia-Asparaginase.

**Cristae:** taschen- od. scheibenförmige Einstülpungen der inneren Membran der Mitochondrien* (Cristae mitochondriales).

**CRO:** Abk. für (engl.) *Contract* Research Organisation*.

**Crocetin:** s. Crocus sativus (Crocus).

**Crocin:** s. Crocus sativus (Crocus).

**Croci Stigma:** s. Crocus sativus (Crocus).

**Croconazol** (INN): Cloconazol; 1-{1-[2-(3-Chlorbenzyloxy)phenyl]vinyl}-imidazol; CAS-Nr. 77175-51-0; $C_{18}H_{15}ClN_2O$, Strukturformel: s. Abb.; $M_r$ 310.78; Schmp. 72–73 °C; lösl. in Ethylacetat; **Wirk.:** Antimykotikum* (Imidazoltyp); hemmt die Ergosterolbiosynthese in der Zellmembran von Pilzzellen; **Ind.:** Dermatomykosen, z. B. Tinea pedis; **Kontraind.:** Anw. an der Brust während der Stillzeit; strenge Indikationsstellung während der Schwangerschaft; **UAW:** Hautirritationen u. Rötungen; **Dos.:** top. 1 %ige Creme od. Gel, einmal tägl. dünn auftragen; HWZ 12 h. **Croconazolhydrochlorid:** $C_{18}H_{15}ClN_2O \cdot HCl$; $M_r$ 347.25; Schmp. 148.5–150 °C (kristallisiert aus Ethylacetat/Acetonitril).

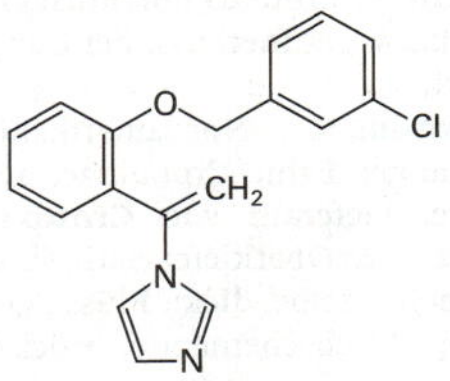


**Croconazol**

**Crocus:** s. Crocus sativus.

**Crocus officinalis:** s. Crocus sativus.

**Crocus sativus** L.: Crocus officinalis Martyn.; Safran; Fam. Iridaceae; heim. vermutl. in Griechenland; nur in Kultur bekannt, kultiviert in Frankreich, Spanien, Griechenland, Südrussland; Stpfl. von **Crocus:** Croci Stigma, Flores Croci, Flos Croci, Stigma Croci, Stigmata Croci; Krokus, Gewürzsafran, Safran; Droge besteht nur aus den Narbenschenkeln; aufgrund des hohen Preises von Safran viele Verfälschungen; **Off.:** DAC, ÖAB; **Inhaltsst.:** Protocrocin (genuines Glykosid), das sich bei Hydrolyse in Crocine (Farbstoffe) u. Picrocrocin (Bitterstoff) spaltet (s. Abb.); $\alpha$-, $\beta$- u. $\gamma$-Crocin sind Ester der Carotinoidfarbstoffe $\alpha$-, $\beta$-, $\gamma$-Crocetin. Das äther. Öl (0.4–1 %) enhält als Hauptgeruchsträger Safranal*, welches auch durch Dehydratisierung aus $\beta$-Hydroxycyclocitral (Aglykon des Picrocrocins) entsteht. Die Hydrolyse erfolgt schon beim Trocknen, wobei der charakterist. Geruch auftritt. Ferner sind $\alpha$-, $\beta$-, $\gamma$-Carotin* u. Xanthophylle* enthalten. Bis zur Verd. 1 : $10^5$ färbt Crocus deutl. gelb. **Nachw.:** im Fluoreszenzmikroskop; Safran fluoresziert nicht, wohl aber die Verfälschungen. Häufig wird Safran auch mit Zucker, Natriumsulfat, Ammoniumchlorid, Bariumsulfat, Soda beschwert, was durch Aschenanalyse nachweisbar ist. **Anw.: 1.** (volkstüml.) z. B. bei Krämpfen, Asthma* bronchiale, dyspept. Beschwerden, Nervenberuhigungsmittel; **2.** hauptsächl. als Gewürz u. Färbemittel für Backwaren; **3.** missbräuchl. (früher) vielfach als (gefährl.) Abortivum; **Zuber.:** Tinctura* Opii crocata, Tinctura* Aloes composita; **Toxikol.:** Brechdurchfälle, Koliken, Krämpfe, Delirien, Uterusblutungen, Hämaturie, Hämorrhagien (Augen, Nase, Lippen); **Feminell:** getrocknete Griffel des Safrans, bisweilen auch die Zungenblüten von Calendula* officinalis; **Saflor** sind die Röhrenblüten von Carthamus* tinctorius. **Hom.:** Crocus sativus (HAB): getrocknete Narbenschenkel; verordnet z. B. bei Menstruationsbeschwerden, drohendem Abortus.

**Crohn-Krankheit:** s. Enteritis regionalis Crohn.

**Cromacat:** Cromacas; chem. Kurzbez. für [(6-Hydroxy-4-methyl-2-oxo-2*H*-1-benzopyran-7-yl)-oxy]-acetat.

**Cromesilat:** Cromesilas; chem. Kurzbez. für 6,7-Dihydroxycumarin-4-methansulfonat.

**Cromoglicinsäure** (INN): Acidum cromoglicicum, Cromolyn, 1,3-Bis(2-carboxychromon-5-yloxy)-2-hydroxypropan; 5,5′-(2-Hydroxytrimethylendioxy)-bis(4-oxo-4*H*-1-benzopyran-2-carbonsäure); CAS-Nr. 16110-51-3; $C_{23}H_{16}O_{11}$, Strukturformel: s. Abb.; $M_r$ 468.38; **Wirk.:** Antiallergikum*, Antiasthmatikum*; Mastzellstabilisator, hemmt die Mediatorfreisetzung (u. a. Histamin*, PAF*) durch Stabilisierung der Membranen der Mastzellen*; **Ind.:** Asthmaprophylaxe (nicht geeignet zur Ther. des Asthmaanfalls); allerg. Rhinitis u. Konjunktivitis; Nahrungsmittelallergie (p. o.); **Dos.:** pulmonal als Inhalation 4 × 20 mg/d; intranasal 4 × 20 mg/d; als Augentropfen 4 × 1 Tropfen/d (2 %ige Lsg.); p. o. 4 × 200 mg/d; HWZ 1.4 h. **Natriumcromoglicat:** Natrii cromoglicas Ph.Eur., Dinatriumcromoglicinat; CAS-Nr. 15826-37-6; $C_{23}H_{14}Na_2O_{11}$; $M_r$ 512.3; Schmp. ca. 242 °C (unter Zers.); weißes, hygroskop. Pulver; lösl. in Wasser; fast unlösl. in Chloroform, Ethanol, Ether. Vgl. Nedocromil; Lodoxamid.

**Cromolyn:** s. Cromoglicinsäure.

**Cronheim-Ware-Methode:** Verfahren zur quantitativen Bestimmung sehr geringer Mengen basi-

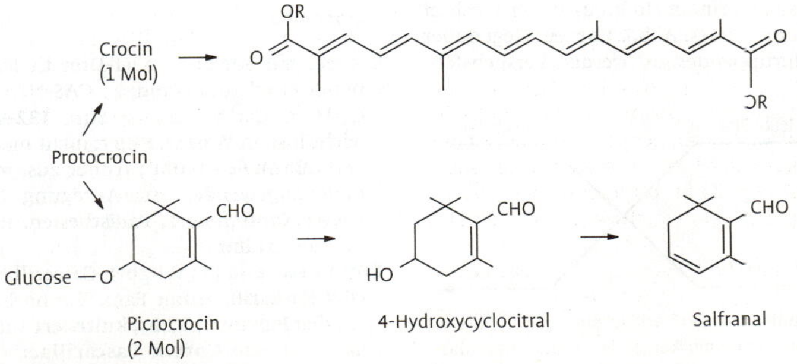


**Crocus sativus:** Inhaltsstoffe; R = Gentiobiose

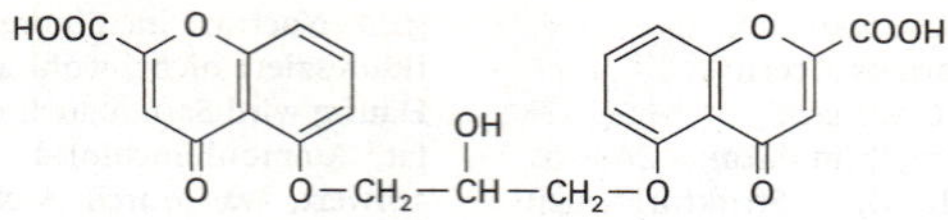

**Cromoglicinsäure**

scher Arzneimittel, z. B. Alkaloide*; **Durchführung:** Die in Toluol*, Benzol* od. Chloroform* gelösten u. zu bestimmenden Substanzen werden in Gegenwart eines sauren Indikators (z. B. Bromphenolblau*) mit einer Pufferlösung geschüttelt (pH ca. 4). Ein der Substanzmenge äquivalenter Teil des Indikators geht in die org. Phase, die abgetrennt u. mit wässriger Lauge extrahiert wird. Die darin enthaltene Indikatormenge wird photometr. bestimmt.

**Cropropamid** (INN): *N*-[1-(Dimethylamino)carbonyl-propyl]-*N*-propyl-2-butenamid; CAS-Nr. 633-47-6; $C_{13}H_{24}N_2O_2$; $M_r$ 240.34; nicht mehr im Handel befindl. Analeptikum*; früher zus. mit Crotetamid* angewendet zur Anregung der Atmung.

**Croscarmellose-Natrium:** s. Carboxymethylcellulose-Natrium, vernetzt.

**Croscarmellose Sodium:** s. Carboxymethylcellulose-Natrium, vernetzt.

**Crospovidon:** s. Povidon.

**Crossing-over:** Cross-over, Faktorenaustausch; Vermischung u. Verteilung der Gene* durch Überkreuz-Austausch homologer Chromatidenabschnitte bei der Meiose*; vgl. Chiasmata.

**Crosslinker:** ermöglichen Polykondensation, Quervernetzung bzw. irreversible Denaturierung von Naturstoffen wie Albumin*, L-Lysin*, Gelatine* u. anderen Polypeptiden (Makromolekülen) in einer kontinuierl. org.-lipiden geschlossenen Phase aus ultrafeinen, lipophilen W/O-Emulsionen (Nanopartikelherstellung); als C. werden v. a. Aldehyde wie z. B. Glutaral* u. Formaldehyd* eingesetzt. Mit zunehmender Intensität der Quervernetzung bzw. der Dichte der Denaturierung wird die Wirkstofffreisetzung signifikant verlangsamt.

**Cross-over:** s. Crossing-over.

**Cross-over-Studie:** Studiendesign, das die Wirksamkeit zweier Behandlungsformen vergleicht, indem diese zeitl. versetzt denselben Probanden verabreicht werden; hat mind. 2 Studienphasen; **Durchführung:** In der 1. Studienphase erhalten die Probanden des ersten Studienarms zunächst die Testsubstanz, die des 2. Studienarms die Kontrolle (z. B. ein Placebo*). Nach einer definierten Behandlungsdauer findet ein kreuzweiser Wechsel der Behandlung statt (s. Abb.). **Vorteil:** Gegenüber dem Parallelgruppendesign* werden Versuchsfehler verringert (Berücksichtigung der interindividuellen Varibilität). **Nachteil:** Versuchsdauer wird z. T. wesentl. verlängert. Vgl. Studie, klinische.

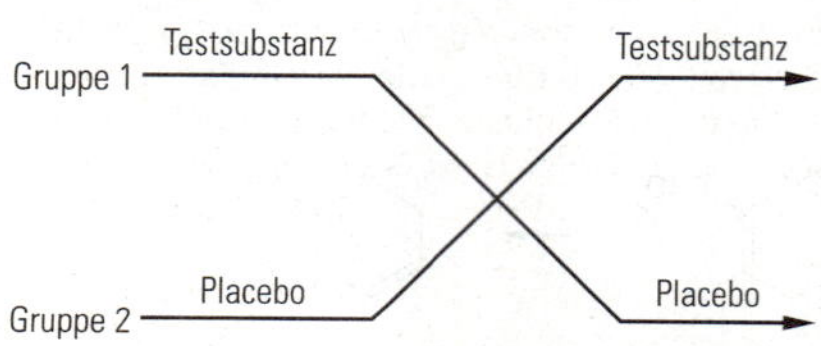


**Cross-over-Studie:** Gruppe 1 erhält zuerst die Testsubstanz u. nach einer kurzen Wash-out-Phase das Placebo, bei Gruppe 2 ist die Reihenfolge umgekehrt

**Crotalus:** s. Crotalus horridus (Hom.).

**Crotalus Cascavella:** s. Crotalus durissus terrificus (Hom.).

**Crotalus durissus terrificus** Laurenti: Cascabel, Südamerikanische Schauerklapperschlange, Südamerikanische Schreckenklapperschlange; Fam. Crotalidae; sehr gefährl. Giftschlange; Lieferant von **Crotoxin:** s. Crotalus horridus. **Hom.:** Crotalus Cascavella: verordnet z. B. bei Gangrän, Sepsis od. Hämorrhagie.

**Crotalus horridus** L.: Nordamerikanische Waldklapperschlange; Fam. Crotalidae; sehr gefährl. Giftschlange; Lieferant von **Crotoxin:** in den Drüsensäcken der Oberkiefer befindl. Gift*; bildet frisch eine helle, gelbe, dickl. Flüss., getrocknet eine hornartig durchscheinende, bröckelige Masse; **Inhaltsst.:** Neurotoxine* (Crotamin u. Crotactin), ferner Phospholipase* A, gerinnungshemmende Enzyme u. a.; s. Schlangengifte; **Anw.:** (med.) **1.** bei Durchblutungsstörungen, zur Erhöhung der Kapillarresistenz; **2.** äußerl. zu Einreibungen bei Erkrankungen des rheumat. Formenkreises, Ischiassyndrom*, Gelenkentzündungen. **Hom.:** Crotalus: verordnet z. B. bei Gangrän, Sepsis, Koronarinsuffizienz, Leber- u. Gallenerkrankungen, Blutungen.

**Crotamiton** (INN): Crotamitonum Ph.Eur., *N*-Ethyl-2-crotonotoluidin; *N*-Ethyl-2′-methyl-crotonanilid; CAS-Nr. 483-63-6; $C_{13}H_{17}NO$, Strukturformel: s. Abb.; $M_r$ 203.27; Sdp. 153–155 °C (17.3 Pa); lösl. in Wasser 1 : 400; mischbar mit Ethanol, Ether; **Wirk.:** Antipruriginosum* zur top. Anw.; **Ind.:** Scabies*; **Kontraind.:** verletzte Hautflächen; **Dos.:** top. 10 %ige Salbe, Waschlotion.

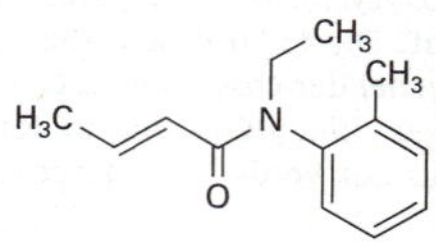

**Crotamiton**

**Crotetamid** (INN): *N*-(1-Dimethylcarbamoylpropyl)-*N*-ethylcrotonamid; CAS-Nr. 6168-76-9; $C_{12}H_{22}N_2O_2$; $M_r$ 226.31; Sdp. 132–134 °C (4 Pa); leicht lösl. in Wasser, Ether; nicht mehr im Handel befindl. Analeptikum*; früher zus. mit Cropropamid* angewendet zur Anregung der Atmung; **UAW:** Kopfschmerz, Parästhesien, Ruhelosigkeit, Tremor, Krämpfe.

**Croton eluteria** (L.) Wright: Cascarilla clutia Woodvile; Kaskarillabaum; Fam. Euphorbiaceae; heim. auf den Bahamas, Kuba, kultiviert auf Java, in China; Stpfl. von **Cortex Cascarillae:** Cortex Eluteriae, Cortex Crotonis; Cascarillrinde, Falsche Fieberrinde, Kaskarillrinde, Kaskarille; **Inhaltsst.:** Cascarillin (Bitterstoff), Gerbstoffe, 1.5–3 % äther. Öl mit Terpenen*, Sesquiterpenen*, Cymol* u. etwas Eugenol*; Harz (15 %); **Anw.:** (volkstüml.) z. B. bei Appetitlosigkeit, dyspept. Beschwerden, Unruhezuständen. **Hom.:** Cascarilla: Croton eluteria; getrocknete Rinde.

**Croton niveus** Jacq.: Croton pseudochina Schlecht; Fam. Euphorbiaceae; heim. in Mittel- u. Südamerika, Mexiko, Westindien; Stpfl. von **Cortex Copalchi:** Copalchirinde, Mexikanische Fieberrinde, Pseudochinarinde; **Inhaltsst.:** Copalchin (Bitterstoff), äther. Öl, Alkaloide*, Flavonoide*; **Anw.:** (volkstüml.) in den Ursprungsländern bei Malaria, Magen- u. Darmstörungen, als aromat. Amarum*; in Mexiko auch als Ersatz für Cinchonae cortex (s. Cinchona pubescens).

**Crotonöl:** s. Croton tiglium (Oleum Crotonis).

**Croton pseudochina:** s. Croton niveus.

**Croton purgans:** s. Jatropha curcas.

**Crotonsäure:** **1.** *trans*-Crotonsäure: (*E*)-2-Butensäure; $H_3C—CH=CH—COOH$; $M_r$ 86.1; Schmp. 72 °C; Sdp. 180 °C; wasserlösl., butterartig riechende Kristalle; **2.** *cis*-Crotonsäure: Allocrotonsäure, Isocrotonsäure; (*Z*)-2-Butensäure; Schmp. 15.5 °C; Sdp. 169 °C; geht beim Erhitzen über 100 °C in die *trans*-C. über; **Vork.:** Best. des Crotonöls (s. Croton tiglium); **Anw.:** **1.** (techn.) Herst. von Polymerisaten mit Vinylacetat, z. B. für Lacke; zur Erzeugung von Weichmachern für synthet. Kautschuk; **2.** (pharmaz.) in der pharmaz. Chemie zur Synthese von DL-Threonin* u. Vitamin* A.

**Crotonsamen:** s. Croton tiglium (Semen Crotonis).

**Croton tiglium** L.: Fam. Euphorbiaceae; trop. Asien, Westafrika, bes. Sri Lanka, Sundainseln, Malabarküste; Stpfl. von **Semen Crotonis:** Semen Tiglii; Crotonsamen, Granatillkörner, Krotonsamen, Purgierkörner; **Inhaltsst.:** bis 45 % fettes Öl (Ol. Crotonis), Crotin, Crotonisid (Glykosid*), Amylase* u. a. Enzyme, (tox.) Eiweißstoffe; **Anw.:** (veterin.) Drastikum (s. Laxanzien); **Oleum Crotonis:** Oleum Tiglii; Crotonöl, Krotonöl; D. 0.936-0.956 (20 °C); Ep. +16 °C; gelbbraunes, dickflüssiges Öl, gewonnen aus den Samen; lösl. in absolutem Ethanol; **Best.:** zahlreiche Fettsäureglyceride, Ölsäure* (ca. 37 %), Linolsäure* (ca. 19 %), Palmitin-*, Myristin-*, Laurin-*, Tiglinsäure* u. a.; wirksame Inhaltsst. sind Ester der Tiglin- u. Crotonsäure* mit dem Diterpenalkohol Phorbol*. Die frühere med. Anw. als Laxans ist wegen der tumorpromovierenden Wirk. (s. Tumorpromotoren) obsolet. **Hom.:** Croton tiglium (HAB): reife, getrocknete Samen; verordnet z. B. bei juckenden Hautausschlägen (Gesicht, Skrotum), Gastroenteritis.

**Crotoxin:** s. Crotalus durissus terrificus; Crotalus horridus.

**CRP:** Abk. für **C***-**r**eaktives **P**rotein.

**Cruciferae:** s. Brassicaceae.

**crudus:** f: cruda, n: crudum; roh, ungereinigt.

**Crush-Syndrom:** ausgedehnte Nekrosen, v. a. Parenchymschäden u. Funktionsausfall in Leber u. Nieren, inf. Rhabdomyolyse (Muskelzelluntergang der quergestreiften Muskulatur); **Urs.:** großflächige od. zirkuläre Quetschung der Extremitätenmuskulatur (z. B. bei Verschüttung, Einklemmung), Kompartmentsyndrom; kritische Minderperfusion (z. B. bei peripherer arterieller Verschlusskrankheit od. Verletzung mit Arteriendurchtrennung, gefäßchirurg. Eingriffen); Arzneimittel, die den Energiestoffwechsel des Muskels beeinträchtigen (z. B. PPAR-$\gamma$-Aktivatoren; s. Antidiabetika), Elektrounfälle, Schlangengifteinwirkung, maligne Hypertonie; **Sympt.:** arterielle Hypotonie durch Flüssigkeitssequestration in traumatisiertes Gewebe; **Ther.:** forcierte Diurese, Nierenersatzverfahren, intensivmedizin. Therapie, chirurg. Therapie des Kompartmentsyndroms.

**Crustecdyson:** s. Ecdysteron.

**Cryofluran** (INN): Freon 114, Frigen 114; Dichlortetrafluorethan; CAS-Nr. 76-14-2; $C_2Cl_2F_4$; $M_r$ 170.9; Sdp. 4.1 °C; krit. Temp. 145.7 °C; farbloses, geruchloses, nahezu inertes Gas; lösl. in Ethanol u. Ether; FCKW; früher techn. angewendet als Treibgas für Aerosole* sowie als Kühlgas.

**Cryoxide:** mikrobizides Gasgemisch aus 11 % Ethylenoxid* u. 89 % Freon; **Anw.:** Gassterilisation bei 1.35–2.2 bar; s. Sterilisationsverfahren (Sterilisation mit mikrobiziden Gasen).

**Cryptococcus** (gr. kryptos verborgen; kokkos Kugel): Gattungsbegriff für ubiquitäre Hefen aus der Gruppe der Fungi imperfecti; morpholog. grampositive, rundl. u. ovale 3–6 mm große Sprosszellen mit Polysaccharidkapsel; C. neoformans u. C. bacillisporus sind Erreger der tiefen **Kryptokokkose** mit Befall der Lungen, Meningen u. des Hirnparenchyms bei Abwehrschwäche, z. B. bei HIV*-Erkrankung; Ther.: Amphotericin* B, Flucytosin*, Fluconazol*.

**Cryptopin:** $C_{21}H_{23}NO_5$; $M_r$ 369.4; Schmp. 218–219 °C; Alkaloid* des Opiums*; opt. inaktiv.

**Cryptosporidium:** s. Protozoen.

**Crystal:** s. Metamfetaminhydrochlorid.

**Cs:** (chem.) Symbol für Caesium*.

**$C_4$-Säurenzyklus:** s. Hatch-Slack-Kortschak-Zyklus.

**CSE-Hemmer:** Kurzbez. für **C**holesterol-**S**ynthese-**E**nzym-Hemmer; s. HMG-CoA-Reduktase-Hemmer.

**CSF:** Abk. für (engl.) *colony-stimulating factor;* koloniestimulierender Faktor; Bez. für versch., v. a. von Makrophagen, T-Lymphozyten, Fibroblasten u. a. Zellen gebildete Wachstumsfaktoren*; lösl. od. zellmembranständige Glykoproteine, die synergist. Wachstum, Überleben u. Reifung von hämatopoet. Zellen steuern; **Formen:** **1.** Stammzellen: Stammzellfaktor u. FLT3-Ligand (Abk. für engl. FMS-related tyrosine kinase 3; Tyrosinkinase-Rezeptor, wobei FMS dem CSF-1-Rezeptor entspricht); **2.** frühe Vorläuferzellen: Thrombopoetin* (Abk. TPO), IL-3 (auch Multi-CSF; s. Interleukine), GM-CSF (Abk. für engl. granulocyte-macrophage colony-stimulating factor), G-CSF (Abk. für engl. granulocyte colony-stimulating factor); **3.** Monozyten-Makrophagen-System: M-CSF (Abk. für engl. macrophage colony-stimulating factor); **4.** Granulo- u. Monozyten: GM-CSF; **5.** Granulozyten: G-CSF; **6.** Erythrozyten: Epoetin*; **7.** Megakaryozyten: TPO, IL-11 u. MSF (Abk. für engl. megakaryocytic stimulating factor); **Ind.:** G-CSF (z. B. Filgrastim*, Lenograstim*) u. GM-CSF (z. B. Molgramostim*) als rekombinante humane CSF v. a. in der Onkologie, z. B. bei verminderter Leukozytenzahl unter Zytostatikatherapie u. zur Mobilisierung von Stammzellen zur autogenen Transplantation. Vgl. Zytokine.

**CSV:** Abk. für (engl.) *cathodic stripping voltammetry*; s. Voltammetrie.

**CT:** **1.** Abk. für **C**omputer**t**omographie; röntgendiagnost. Verfahren nach dem Prinzip der Tomographie*, bei dem die Röntgenstrahlen* nach Transmission außerhalb des Körpers nicht zur Schwärzung eines Filmes dienen, sondern ihre lokalen Absorptionswerte von einem Computer errechnet u. zu einem Bild zusammengesetzt werden; **2.** Abk. für **C**alci**t**onin*.

**CTA:** Abk. für **C**ellulose**t**ri**a**cetat; s. Celluloseacetat.

**C-T-Komplexe:** Kurzbez. für **C**harge*-**T**ransfer-Komplexe.

**CTX:** Abk. für **C**holera**t**o**x**in*.

**Cu:** (chem.) Symbol für Kupfer*.

**CU:** Abk. für (engl.) *content* uniformity*.

**CUA:** Abk. für (engl.) *cost-utility analysis*; s. Pharmakoökonomie (Tab. dort).

**Cubebae:** s. Piper cubeba (Fructus Cubebae).

**Cubebin:** s. Piper cubeba (Fructus Cubebae).

**cubitalis:** zum Ellenbogen gehörend.

**Cubitus:** Ellenbogen.

**Cucumis melo L.:** Melone, Zuckermelone; Fam. Cucurbitaceae; stammt wahrscheinl. aus Westafrika; Samen u. Wurzel wirken Brechreiz auslösend (Melonen-Emetin).

**Cucumis sativus L.:** Gurke; Fam. Cucurbitaceae; heim. in Ostindien, überall kultiviert; Samen enthalten ca. 30 % fettes Öl (in Frankreich als Speiseöl) u. werden zu kosmet. Emulsionen (bes. in England) verwendet.

**Cucurbitaceae:** Kürbisgewächse; einzige Fam. der Ordnung Cucurbitales (eng mit Violales, z. B. Passifloraceae, verwandt); ca. 850 Arten; Kräuter od. Stauden mit Sprossranken; **Merkmale: 1.** (biol.) eingeschlechtig, 1- od. 2-häusig; 5-zählige, sympetale, radiäre, trichter- od. glockenförmige Blüten*; unterständiger, 3-fächriger Fruchtknoten; Beerenfrüchte; bikollaterale Leitbündel; **2.** (chem.) Triterpenbitterstoffe (s. Cucurbitacine), pentacycl. Triterpensaponine; **Gattungen:** u. a. Bryonia, Citrullus, Cucumis, Cucurbita, Ecballium, Luffa, Momordica, Trichosanthes.

**Cucurbitacine:** Gruppe tetracycl. Triterpene*, meist in glykosid. gebundener Form; in vielen Fällen giftige, abführende (s. Bryonia alba), stark bitter schmeckende Verb., die sich formal von Lanosterol (s. Steroide) ableiten; **Vork.:** außer in Cucurbitaceae* in Brassicaceae*, Plantaginaceae (z. B. in Gratiola* officinalis) u. a.; **Wirk.:** z. T. antineoplast.; Verw. auch als insektenanziehende Mittel. **Cucurbitacin E:** Strukturformel: s. Abb.; weiße

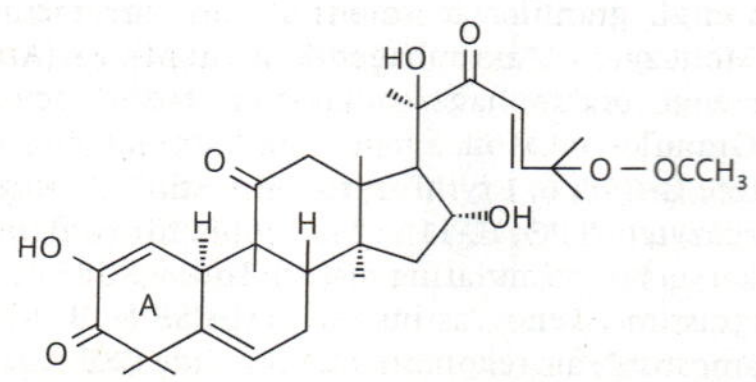


**Cucurbitacine:** Cucurbitacin E als Beispiel

Kristalle, wenig lösl. in Ethanol u. leicht lösl. in Chloroform; erstmals 1831 in krist. Form unter dem Namen Elaterin isoliert.

**Cucurbitae semen:** s. Cucurbita pepo.

**Cucurbita maxima Duch.:** Riesenkürbis; Fam. Cucurbitaceae; heim. in Mittelamerika, kultiviert in Europa, Nord- u. Mittelamerika; **Stpfl. von Cucurbitae semen**; s. Cucurbita pepo.

**Cucurbita moschata (Duch.) Duch. ex Poir:** Bisamkürbis, Moschuskürbis; Fam. Cucurbitaceae; heim. in Mittelamerika, kultiviert in Europa, Nord- u. Mittelamerika; **Stpfl. von Cucurbitae semen**; s. Cucurbita pepo.

**Cucurbita pepo L.:** Gartenkürbis, Kürbis; Fam. Cucurbitaceae; heim. in Mittelamerika, kultiviert in Europa, Nord- u. Mittelamerika; Stpfl. von **Cucurbitae semen:** Semen Cucurbitae; Kürbiskerne, Kürbissamen; ganze, getrocknete, reife Samen von C. pepo u./od. versch. Kulturvarietäten; **Off.:** DAB; **Inhaltsst.:** 30–40 % fettes Öl, ca. 30–55 % Eiweiß, Lecithin*, 6–10 % Kohlenhydrate (v. a. Pektine*), 4–5 % Mineralstoffe (mit ca. 0.03 % Selen*), ca. 3 % Δ5- u. Δ7-Sterole* u. deren Glucoside, Spuren von Squalen*, Cucurbitacine*, Vitamin* E, Carotinoide*; **Wirk.:** Δ7-Sterole hemmen bei entspr. Konz. die Umwandlung von Testosteron* in 5$\alpha$-Dihydrotestosteron; **Anw.:** (med.) bei beginnender benigner Prostatahyperplasie*; früher als Spul- u. Bandwurmmittel; **Oleum Cucurbitae:** Kürbiskernöl; **Anw.:** als Speise- od. Brennöl. **Hom.:** Cucurbita pepo: frische Samen.

**Cumalin:** s. Pyron.

**Cumarine:** Cumarinverbindungen; Derivate des Cumarinums*, meist Methoxy- u. Hydroxycumarine; Strukturformeln: s. Abb.; als Pflanzeninhaltsstoffe in der Zelle i. d. R. wie Melilotosid* in glykosid. Bindung vorliegend; bei Beschädigung der Zelle od. unter enzymat. Einfluss Hydrolyse u. Freisetzung der Aglyka, wobei der charakterist. Geruch (Waldmeister, Heu) auftritt. **Vork.:** weit verbreitet, v. a. bei Apiaceen, Fabaceen, Rutaceen, Lamiaceen, Solanaceen, Asteraceen, Poaceen; **Wirk.:** gefäßerweiternd, spasmolyt., sedierend, bakterizid; Antikoagulans*, v. a. Derivate von Dicumarol*, die durch kompetitive Hemmung des als Coenzym wirkenden Vitamins K (Vitamin-K-Antagonisten) die Synthese des Prothrombinkomplexes (Prothrombin*, Faktoren VII, IX u. X der Blutgerinnung*) unterdrücken (Antidot: Vitamin* K); Kontrolltest bei Ther. mit Cumarinen: Thromboplastinzeit*; **Cumarin-Drogen:** z. B. Meliloti herba (s. Melilotus officinalis), Herba Asperulae (s. Galium odoratum), Semen Tonca (s. Dipteryx odorata), Ammeos visnagae fructus (s. Ammi visnaga), Pimpinellae radix (s. Pimpinella major), Angelicae radix (s. Angelica archangelica), Gummiresina Asa foetida (s. Ferula assa-foetida); **kondensierte Cumarine** (im Unterschied zu einfachen C.): z. B. dimere C., Furanocumarine* u. Pyranocumarine*; weitere Cumarinderivate sind z. B. die Aflatoxine*.

**Cumarinsäure:** *cis*-Form der *o*-Hydroxyzimtsäure; bildet leicht das Lacton Cumarinum*; vgl. Cumarsäure.

**Cumarinum:** Cumarin, Kumarin, Tonkabohnenkampfer; 2*H*-Benzo-1-pyran-2-on, 2*H*-Chromen-2-

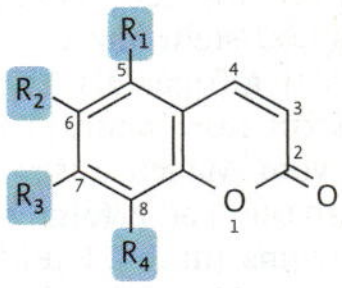

| R1 | R2 | R3 | R4 | |
|---|---|---|---|---|
| H | H | OH | H | Umbelliferon (7-Hydroxycumarin) |
| H | H | $OCH_3$ | H | Herniarin (7-Methoxycumarin) |
| H | OH | OH | H | Aesculetin (6,7-Hydroxycumarin) |
| H | H | OH | OH | Daphnetin (7,8-Hydroxycumarin) |
| H | $OCH_3$ | OH | H | Scopoletin (6-Methoxy-7-hydroxycumarin) |
| H | $OCH_3$ | OH | OH | Fraxetin (6-Methoxy-7,8-hydroxycumarin) |
| $OCH_3$ | H | $OCH_3$ | H | Citropten (Limettin) (5,7-Dimethoxycumarin) |
| H | $OCH_3$ | OH | $OCH_3$ | Isofraxidin (7-Hydroxy-6,8-methoxycumarin) |
| $OCH_3$ | OH | $OCH_3$ | H | Fraxinol (6-Hydroxy-5,7-methoxycumarin) |

**Cumarine:** Strukturformeln einfacher Cumarine

on, Benzo-α-pyranon, 1,2-Benzopyron, α-Chromon; $C_9H_6O_2$, Strukturformel: s. Cumarsäure (Abb.); $M_r$ 146.1; Schmp. 69–70 °C; Sdp. 302 °C; D. 0.935; farblose Prismen mit charakterist., anhaltendem, angenehmem Geruch; lösl. in Ethanol, Ether, äther. Ölen, wenig lösl. in Wasser; muss vor Licht geschützt aufbewahrt werden; bestimmt den aromat. Geruch zahlreicher Pflanzen (Waldmeister, Ruchgras, Steinklee, Tonkabohnen u. a.); entsteht biosynthet. aus *o*-Cumarsäure* bzw. ihrem Glucosid (Melilotosid*), synthet. aus Salicylaldehyd, Natriumacetat u. Essigsäureanhydrid; **Off.:** DAB; **Toxikol.:** kreislaufwirksam (gefäßdilatierend), führt zu Kopfschmerz, Übelkeit, Schwindel, schließl. Bewusstlosigkeit u. Atemlähmung; kann Leber- u. Nierenschäden verursachen; **Anw.:** Riechstoff, in der Parfümerie, in der Likörfabrikation, zur Aromatisierung von Tabak, in der Galvanotechnik als Glanzbildner; **Hinweis:** soll wegen kanzerogener Eigenschaften (Tierexperiment) in der Lebensmittelindustrie nicht mehr verwendet werden.

**Cumaron:** Benzo[*b*]furan; $C_8H_6O$; $M_r$ 118.1; D. 1.1; Schmp. −18 °C; farblose ölige Flüss., unlösl. in Wasser, lösl. in org. Lösungsmitteln; **Vork.:** Best. des Steinkohlenteers (s. Pix Lithanthracis; in der bei 175–178 °C übergehenden Fraktion); Strukturelement der Aurone*; **Anw.:** (techn.) Mittels Einwirkung von Schwefelsäure erhält man Cumaronharze, die techn. vielfache Verw. finden, z. B. zur Herst. von Lacken, Klebstoffen, Schallplatten.

**Cumarsäure:** (engl.) *coumaric acid*; *trans*-Formen der *o*- u. *p*-Cumarsäure (*o*- u. *p*-Hydroxyzimtsäure); $C_9H_8O_3$; $M_r$ 164.15; Schmp. 210–213 °C (*p*-Cumarsäure); *o*-Cumarsäure kann zu Cumarinsäure* photoisomerisieren, die zu Cumarinum* lactonisieren kann (s. Abb.).

**Cuminum cyminum** L.: Mutterkümmel; Fam. Apiaceae (Umbelliferae); Mittelmeergebiet; Stpfl. von **Fructus Cumini:** Mutterkümmel, Römischer Kümmel, Kreuzkümmel; **Inhaltsst.:** fettes u.

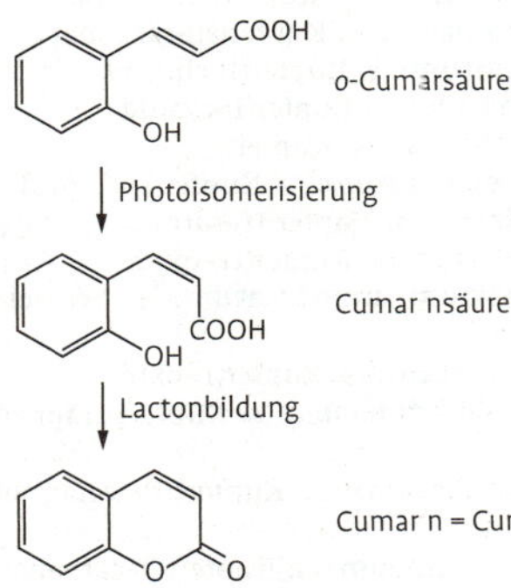


**Cumarsäure**

äther. Öl, Harz, Gummi, Gerbstoffe; **Anw.:** wie Kümmel (s. Carum carvi) als Karminativum* u. als Gewürz.

**Cupressaceae:** Zypressengewächse; Fam. der Ordnung Pinales; **Merkmale: 1.** (biol.) Blätter meist schuppenförmig, gegenständig od. wirtelig angeordnet; Zapfen verholzt, außer bei Gattung Juniperus (dort fleischige Beerenzapfen); **2.** (chem.) äther. Öl (Pinen*, Camphen*, Borneol*, Thymol*, Carvacrol* u. a.); **Gattungen:** Juniperus, Cupressus, Thuja (Lebensbaum), Tetraclinis (Gliederzypresse).

**Cupressus sempervirens** L.: Zypresse; Fam. Cupressaceae; östl. Mittelmeergebiet, Persien, Syrien, Kreta, Zypern u. a.; **Formen:** var. horizontalis (Mill.) Gord. u. var. sempervirens; Stpfl. von **Oleum Cupressi:** Zypressenöl; D. 0.864–0.896; $\alpha_D^{20\,°C}$ +4° bis +31°; lösl. in 90 %igem Ethanol; gelbl., angenehm riechendes, äther. Öl der Blätter u. jungen Zweige; in Deutschland u. Frankreich gewonnene Öle weichen in ihren physik. Eigenschaften voneinander ab. **Best.:** Furfural*, Cymol*, D-α-Pinen*, D-Camphen*, D-Sylvestren*, L-Cadinen*, Ester der Essig-* u. Valeriansäure*, Cedrol (Zypressencampher), Harz; **Anw.: 1.** (med.) Inhalationen bei Husten, bes. Keuchhusten*; **2.** (techn.) in der Parfümerie u. Kosmetik.

**Cupriacetat:** s. Kupfer(II)-acetat.

**Cupriarsenit:** s. Kupferarsenit.

C

**Cuprichlorid:** s. Kupfer(II)-chlorid.

**Cuprinitrat:** s. Kupfer(II)-nitrat.

**Cuprioxid:** s. Kupfer(II)-oxid.

**Cupri sulfas anhydricus:** s. Kupfer(II)-sulfat.

**Cupri sulfas pentahydricus:** s. Kupfer(II)-sulfat.

**Cupri-Verbindungen:** veraltete Bez. für Kupfer(II)-Verbindungen.

**Cuprochlorid:** s. Kupfer(I)-chlorid.

**Cuprocyanid:** s. Kupfer(I)-cyanid.

**Cupron:** s. $\alpha$-Benzoinoxim.

**Cupro-Natrium citricum:** s. Kupfernatriumcitrat.

**Cupro-Verbindungen:** veraltete Bez. für Kupfer(I)-Verbindungen.

**Cuprum:** s. Kupfer.

**Cuprum acetico-arsenicosum:** s. Kupferarsenitacetat.

**Cuprum aceticum:** s. Kupfer(II)-acetat.

**Cuprum aluminatum:** s. Kupferalaun.

**Cuprum arsenicosum:** s. Kupferarsenit.

**Cuprum bichloratum:** s. Kupfer(II)-chlorid.

**Cuprum carbonicum:** s. Kupfer(II)-carbonat.

**Cuprum chloratum:** s. Kupfer(I)-chlorid.

**Cuprum cyanatum:** s. Kupfer(I)-cyanid.

**Cuprum metallicum:** s. Kupfer.

**Cuprum monochloratum:** s. Kupfer(I)-chlorid.

**Cuprum nitricum:** s. Kupfer(II)-nitrat.

**Cuprum oxydatum:** s. Kupfer(II)-oxid.

**Cuprum oxydatum ammoniatum:** s. Schweizer-Reagenz.

**Cuprum oxydulatum:** s. Kupfer(I)-oxid.

**Cuprum phenolsulfonicum:** s. Kupferparaphenolsulfonat.

**Cuprum subaceticum:** s. Kupfer(II)-acetat, basisches.

**Cuprum subcarbonicum:** s. Kupfer(II)-carbonat.

**Cuprum sulfocarbolicum:** s. Kupferparaphenolsulfonat.

**Cuprum sulfuricum:** s. Kupfer(II)-sulfat.

**Cuprum sulfuricum ammoniatum:** s. Tetrammin-kupfer(II)-sulfat.

**Cuprum sulfuricum crudum:** s. Kupfer(II)-sulfat.

**Curaçao-Aloe:** s. Aloe.

**Curare:** Extractum toxiferum americanum; Kurare, Ourari, Urari, Uvari, Woorari, Wurali; Pfeilgift*, das von den Indianern Südamerikas hauptsächl. in den Stromgebieten des Orinokos u. Amazonas in Form des eingedickten schwarzbraunen, in Wasser größtenteils lösl. Extrakts aus Rinden zahlreicher Strychnos- (u. a. Strychnos* toxifera, Strychnos castalnei, Strychnos crevauxii) u. Chondrodendron-Arten (u. a. Chondrodendron* tomentosum) hergestellt wird; **Wirk.:** über die kompetitive Blockade des Acetylcholin*-Rezeptors als stabilisierendes (nicht depolarisierendes) Muskelrelaxans*; vgl. Head-Drop-Einheit; **Formen:** in Bambusröhren in Verw.: **1. Topf- u. Tubo-Curare:** Menispermaceen-Curare; wird hauptsächl. aus Chondrodendron-Arten gewonnen; wirksame Inhaltsst.: monoquartäre Bisbenzylisochinolinalkaloide*, von denen das wichtigste das (+)-Tubocurarin ist (s. Tubocurarinchlorid); **2. Calebassen-Curare:** Loganiaceen-Curare; stammt ausschließl. von Strychnos-Arten (z. B. Strychnos toxifera); extrem giftig; wirksame Inhaltsst.: bisquartäre Bisindolalkaloide hauptsächl. vom Strychnin-Typ, auch vom Yohimbin-Typ; Curarealkaloide i. e. S. sind die muskelrelaxierenden, dimeren Strychninalkaloide mit quartärem C-Atom; wichtigster Vertreter dieser Gruppe: C-Toxiferin I (C steht für Calebassen; s. Toxiferin I), ca. 20-mal giftiger als Tubocurarin; Calebassen-Curare wirkt nur, wenn es direkt ins Blut gelangt (nicht vom Magen aus); wirkt lähmend auf die Muskulatur; Tod erfolgt durch Lähmung des Atemzentrums (nach EB EMD 0.02 g, TMD 0.06 g); Wirk. kann durch Physostigmin* od. Neostigminbromid* u. a. Cholinesterase-Inhibitoren in wenigen Sekunden aufgehoben werden. **Gesch.:** Um 1900 isolierte Böhm Curin (s. Chondrodendron tomentosum) u. Tubocurarin, den eigentl. Wirkstoff. 1935 stellte Harold King (1887–1956) das D-Tubocurarinchlorid (Intocostrin) rein dar, das ab 1942 als Muskelrelaxans* Anw. fand. Vgl. Strophanthus-Arten. **Hom.:** Curare: verordnet z. B. bei Lähmungen, Muskelkrämpfen, Lungenemphysem.

**Curarine:** s. Curare.

**Curcasnüsse:** s. Jatropha curcas (Semen Jatrophae).

**Curcasöl:** s. Jatropha curcas (Oleum Jatrophae).

**Curcin:** s. Jatropha curcas (Semen Jatrophae).

**Curcuma angustifolia Roxb.:** Fam. Zingiberaceae; Vorderindien; C. angustifolia, C. rubescens u. a. Curcuma-Arten sind Stpfl. von **Amylum Curcumae:** Ostindisches Arrowroot, Kurkumastärke; aus dem Rhizom gewonnene Stärke.

**Curcuma domestica:** s. Curcuma longa.

**Curcumae longae rhizoma:** s. Curcuma longa.

**Curcumae xanthorrhizae rhizoma:** s. Curcuma xanthorrhiza.

**Curcuma longa L.:** Curcuma domestica Val.; Gelbwurzel, Kurkuma; Fam. Zingiberaceae; heim. wahrscheinl. in Ostindien, kultiviert in Indien, Südchina u. a. trop. u. subtropischen Gebieten; Stpfl. von **Curcumae longae rhizoma:** Radix Curcumae, Rhizoma Curcumae (longae); Curcumawurzelstock, Gelbwurzelstock, Lange Kurkumawurzel; nach dem Ernten gebrühte u. getrocknete Wurzelstöcke; **Off.:** DAC; Monographie: HMPC, ESCOP, WHO, Kommission E; **Inhaltsst.:** 3–5 % äther. Öl (Best.: s. Abb. 1), 3–5 % Curcuminoide wie Curcumin (s. Abb. 2); ferner Gummi, fettes Öl, 30–40 % Stärke; **Wirk.:** choleretisch, cholekinetisch (wird auf die nicht wasserdampfflüchtigen Curcuminoide zurückgeführt), antihepatotoxisch, antihyperlipidämisch, antiinflammatorisch, antioxidativ; in vitro antitumorös, antimikrobiell; **Anw.: 1.** (med.) bei dyspept. Beschwerden; **2.** (volkstüml.) in Indien z. B. bei Diarrhö, Erkältungen, in Indonesien z. B. bei Lepra, Harnblasen- u. Nierenentzündungen, in China z. B. bei Koliken, entzündl. Hauterkrankungen; Bisdesmethoxycurcumin soll für die choleresehemmende Wirk. verantwortl. sein; **3.** Gewürz (s. Curry); **4.** (techn.) zum Färben; **5.** (analyt.) als Reagenz (s. Curcumapapier).

**Curcumapapier:** Kurkumapapier; mit Curcumin* od. Kurkumatinktur getränktes Filterpapier, das von Basen u. Borsäure* braun gefärbt wird; Emp-

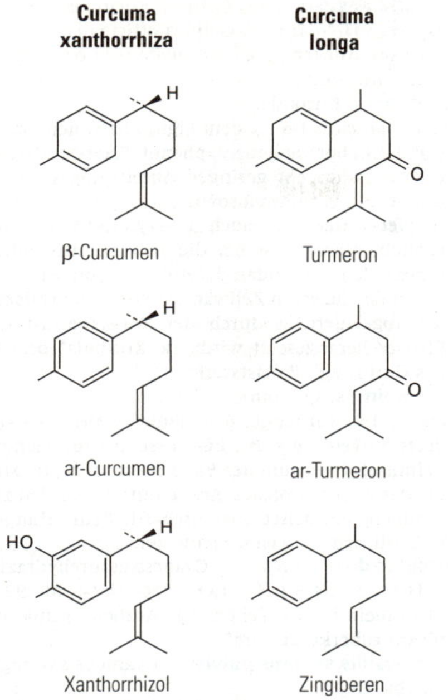


**Curcuma longa** Abb. 1: Best. der äther. Öle in Curcuma-Arten; für den Geruch sind die Tumerone verantwortlich

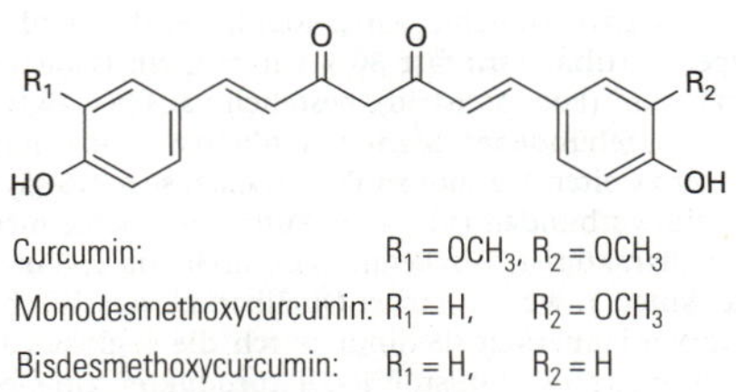


**Curcuma longa** Abb. 2: Curcuminoide

findlichkeit für Kaliumhydroxid* 1:180 000, für Ammoniak* 1:35 000. Curcumin ergibt mit Borsäure **Rosocyanin,** eine im Sauren rot gefärbte Komplexverbindung, deren Farbe im Alkalischen nach Blau umschlägt. Der Nachw. von Borsäure erfolgt in salzsaurer Lösung bei pH 1–2. Wird C. damit befeuchtet u. anschließend getrocknet, wird es nicht mehr gelb, sondern braunrot; anschließend mit (schwachen) Basen betupft, färbt sich das C. (blau)grün bis grünschwarz.

**Curcuma rubescens:** Fam. Zingiberaceae; Vorderindien; **Stpfl. von Amylum Curcumae** (s. Curcuma angustifolia).

**Curcumawurzelstock:** s. Curcuma longa (Curcumae longae rhizoma).

**Curcuma xanthorrhiza** Roxb.: Javanische Gelbwurz; Fam. Zingiberaceae; Malaiische Halbinsel; Stpfl. von **Curcumae xanthorrhizae rhizoma:** Radix Curcumae xanthorrhizae, Rhizoma Curcumae xanthorrhizae, Temoe lawak; Javanische Gelbwurzel; in Scheiben geschnittene, getrocknete Wurzelstöcke; **Off.:** Ph.Eur.6; Monographie: Kommission E; **Inhaltsst.:** nach Ph.Eur. mind. 5.0 % äther. Öl (s. Curcuma longa, Abb. 1 dort; v. a. für choleret. Wirk. verantwortl.) u. mind. 1.0 % Dicinnamoylmethan-Derivate, berechnet als Curcumin*; ferner fettes Öl, Zucker, 30–40 % Stärke; **Wirk.:** s. Curcuma longa; **Anw.:** 1. (med.) bei dyspept. Beschwerden; 2. (volkstüml.) in Indonesien bei Leber- u. Gallenbeschwerden; **Zuber.:** Extr. Curcumae xanthorrhizae.

**Curcuma zedoaria** (Christm.) Roscoe: Amomum latifolium Lam.; Zedoarie, Zitwer; Fam. Zingiberaceae; heim. im Himalaja, in Cochinchina; kultiviert in Sri Lanka u. Vorderindien, bes. Madras, Bombay u. Bengal; Stpfl. von **Rhizoma Zedoariae:** Radix Zedoariae, Zedoariae radix; Zitwerwurzel; **Inhaltsst.:** ca. 1 % äther. Öl (Oleum Zedoariae, s. u.; nach DAB mind. 0.8 %), Curcuminoide, Stärke sowie Zucker; **Wirk.:** choleretisch, spasmolyt., fungizid; **Anw.:** (volkstüml.) z. B. bei dyspept. Beschwerden, Koliken, Krämpfen; in der ind. Ayurveda-Medizin z. B. bei Appetitlosigkeit, Bronchitis, Asthma bronchiale; **Zuber.:** Tinctura* Aloes composita, Tinctura* amara; **Oleum Zedoariae:** Zitwerwurzelöl; durch Destillation aus dem Rhizom gewonnenes, dickflüssiges, grünl., äther. Öl; **Best.:** ca. 48 % Sesquiterpenalkohole, ca. 10 % andere Sesquiterpene* wie Zingiberen (s. Zingiber officinale, Abb. dort), ferner 1,8-Cineol*, Borneol*, D-Campher*, Pinen*; **Anw.:** wie Rhizoma Zedoariae (s. oben), bes. in der Likörindustrie.

**Curcumin:** Kurkumin, Kurkumagelb; Diferuloylmethan; $C_{21}H_{20}O_6$; $M_r$ 368.37; Schmp. 183 °C; orangegelbe Prismen; leicht lösl. in Ether u. Ethanol, wenig lösl. in Benzol, fast unlösl. in Wasser; Farbstoff aus Curcuma* longa; färbt Baumwolle u. Seide direkt gelb; **Anw.:** **1.** Lebensmittelfarbstoff, Indikator (s. Curcumapapier); **2.** Antioxidans*, hemmt die Leukotrien- (s. Leukotriene) u. Prostaglandinsynthese (s. Prostaglandine).

**Curie:** Symbol Ci; nicht mehr anzuwendende Einheit für Radioaktivität*; 1 Ci = $7 \cdot 10^{10}$ Bq; **Gesch.:** Dem Ehepaar Curie (Marie C., poln.-franz. Physikerin, 1867–1934; Pierre C., franz. Physiker, 1859–1906) gelang in Paris aufgrund der Entdeckung der radioaktiven Strahlung* des Urans* durch Becquerel* die Herst. des Radiums*.

**Curine:** s. Curare.

**Curium:** Symbol Cm; $A_r$ 238-251; OZ 96; metall., radioaktives Element; 14 Cm-Isotope sind bekannt; **Gew.:** Beschießung von Plutonium*-239 mit Alphateilchen; vgl. Transurane; **Gesch.:** 1944 entdeckt von G. T. Seaborg.

**Curry:** Curry-Powder; scharf-pikante Gewürzmischung ind. Herkunft; **Best.:** Hauptbestandteile sind Kurkumawurzel (s. Curcuma longa, Curcumae longae rhizoma), Ingwer (s. Zingiber officinale, Zingiberis rhizoma), Pfeffer (s. Piper nigrum, Fructus Piperis nigri), Cardamom (s. Elettaria cardamomum, Cardamomi fructus) u. Zimt (s. Cinnamomum verum, Cinnamomi cortex).

**Curtius-Umlagerung:** Umlagerung von Acylaziden (aus Carbonsäurechloriden u. Natriumazid* entstanden) beim Erhitzen in indifferenten Lösungsmitteln (Benzol* od. Chloroform*) zu Isocyana-

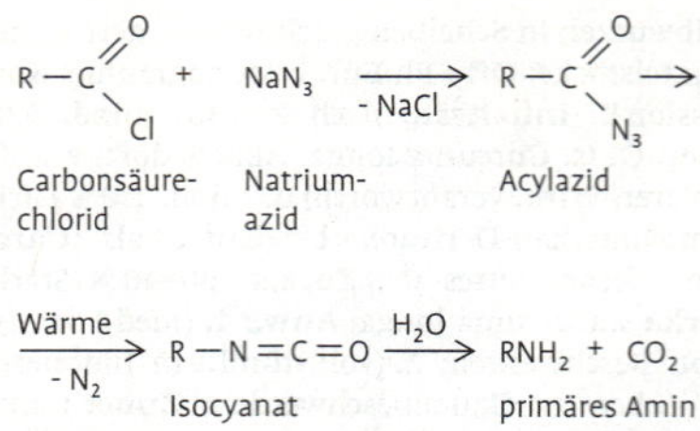


**Curtius-Umlagerung:** Bildung eines Isocyanats bzw. eines primären Amins als Beispiel

ten*; in wässriger Lsg. reagieren die Isocyanate zu primären Aminen* weiter (s. Abb.). In Gegenwart von Alkoholen* erhält man entspr. Urethane*.

**Cuscuta europaea** L.: Cuscuta major, Cuscuta vulgaris; Kleeseide, Hopfenseide, Teufelszwirn; Fam. Convolvulaceae (früher Cuscutaceae); Europa, Asien, Nordafrika; Schmarotzerpflanze; **Inhaltsst.:** Cuscutin (Glykosid), Gerbstoffe, Glucose. Die frühere med. Anw. als Laxans ist obsolet. **Hom.:** Cuscuta europaea: frische, blühende Pflanze.

**Cuscuta major:** s. Cuscuta europaea.

**Cuscuta vulgaris:** s. Cuscuta europaea.

**Cushing-Syndrom:** durch erhöhte Konz. von Hydrocortison* im Plasma gekennzeichnetes Krankheitsbild; **Urs.: 1.** (meist) exogen: iatrogenes C.-S. bei zu hoher Dosierung von Glucocorticoiden* od. Corticotropin* (z. B. Tetracosactid*); die Cushing-Schwelle liegt (interindividuell stark variierend) bei 7.5 mg Prednisolon-Äquivalent täglich. **2.** endogen: **a)** hypophysär-hypothalamisch mit bilateraler Hyperplasie der Nebennierenrinde*; **b)** adrenal durch primäres NNR-Adenom od. -Karzinom; **c)** paraneoplastisch durch Corticotropin- u. CRH-bildenden Tumor (z. B. kleinzelliges Bronchialkarzinom); **Sympt.:** Vollmondgesicht, Stammfettsucht, sog. Büffelhöcker des Nackens, Hirsutismus*, arterielle Hypertonie (in 90 %), blaurote Striae, Osteoporose*, Muskelschwäche, herabgesetzte Glucosetoleranz; bei Kindern Wachstumshemmung, bei Frauen häufig Amenorrhö*, bei Männern Potenzstörung.

**Cuskhygrin:** $C_{13}H_{14}N_2O$, Strukturformel: s. Abb.; $M_r$ 224.34; ölige, mit Wasser mischbare Flüss.; Pyrrolidinalkaloid* in Solanaceae* u. Cocablättern (s. Erythroxylum coca, Folia Cocae); wird durch Säuren u. Basen leicht in Hygrin umgewandelt.

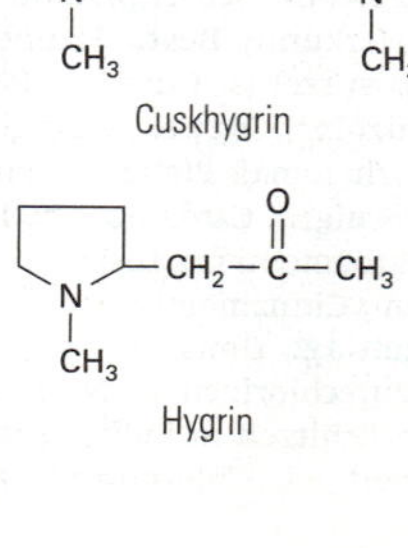


**Cuskhygrin**

**Cusparia angustura:** s. Galipea officinalis.

**Cusparia officinalis:** s. Galipea officinalis.

**CUT:** Abk. für (engl.) ***c**ontent **u**niformity **t**est*; s. content uniformity.

**Cuticula:** s. Kutikula.

**Cutin** (lat. cutis Haut): dem Lignin bzw. dem Suberin* ähnl., hochpolymere, phenol. Ester gesättigter u. (zu einem sehr geringen Anteil) ungesättigter $C_{16}$- u. $C_{18}$-Fettsäuren sowie entspr. 10- u. $\omega$-Hydroxyfettsäuren wie auch Epoxyfettsäuren; hydrophobe Wandsubstanz, die sich mit lipophilen Farbstoffen wie Sudanglycerol* anfärbt; wird auf od. in den äußeren Zellwänden von Epidermiszellen abgelagert, wodurch der Wasserverlust der Pflanze herabgesetzt wird; die Kutikula* besteht aus Cutin. Vgl. Ballaststoffe.

**C-Vitamin:** s. Vitamin C.

**CVMP:** Abk. für (engl.) ***C**ommittee for **M**edicinal **P**roducts for **V**eterinary Use*; EG-Ausschuss für Tierarzneimittel; Gremium der EMA*; setzt sich aus Mitgliedern der nationalen Arzneimittelbehörden zusammen; erarbeitet wissenschaftl. Beurteilungen u. Leitlinien für Tierarzneimittel.

**Cyacetacid** (INN): Cyanessigsäurehydrazid; $C_3H_5N_3O$, NC—$CH_2$—CO—NH—$NH_2$; $M_r$ 99.1; nicht mehr im Handel befindl. Anthelminthikum* u. Antituberkulotikum*.

**Cyamopsidis seminis pulvis:** s. Cyamopsis tetragonoloba (Guar).

**Cyamopsis tetragonoloba** (L.) Taub.: Büschelbohne, Guarbohne; Fam. Fabaceae (Leguminosae); Indien, USA, kultiviert in Brasilien; Stpfl. von **Guar:** Cyamopsidis seminis pulvis Ph.Eur.6; Guar-Gummi, Guarkernmehl, Guar-Mehl; Schleimendosperm; **Inhaltsst.:** fast 80 % Guaran, ein Galactomannan* (Polysaccharid), bestehend aus $\beta$-1,4-glykosid. gebundenen Mannoseeinheiten, wobei mit jeder zweiten Mannoseeinheit Galactose $\alpha$-1,6-glykosid. verbunden ist; dieser Aufbau des Schleimes ist charakterist. für Leguminosenschleim*. **Wirk. u. Anw.: 1.** wegen starker Quellbarkeit u. schlechter Verdaubarkeit (bedingt durch die $\beta$-glykosid. Hauptkette) als Füllstoff in Diätprodukten zur Gewichtsreduzierung; **2.** wegen Verzögerung der Nährstoffresorption zur Unterstützung der Diabetes-Behandlung; **3.** als Verdickungs- u. Geliermittel in Pharmazie u. Lebensmittelindustrie; Guar ermöglicht die Herst. von hochviskosen Kolloiden, wobei die höchste Viskosität in neutralen Lsg. erreicht wird.

**Cyan-:** Bez. für die funktionelle Gruppe* —C≡N in org. Verb.; s. Nitrile.

**Cyan:** s. Magenta.

**7-Cyanacetylaminocephalosporansäure:** s. Cefacetril.

**Cyanamid:** Amid der Cyansäure* od. Nitril der Carbaminsäure*; $H_2N$—CN; $M_r$ 42.0; Schmp. ca. 46 °C; farblose, hygroskop. Kristalle; leicht lösl. in Wasser, Ethanol, Ether; **Darst.: 1.** (techn.) durch Einleiten von Kohlenstoffdioxid* in eine wässrige Suspension von Calciumcyanamid, das aus Calciumcarbid im Stickstoffstrom bei ca. 1000 °C nach dem Frank-Caro-Verfahren gewonnen wird; **2.** aus Cyanhalogeniden u. Ammoniak; **Anw.: 1.** in der Produktion thermostabiler Papiersorten, in der Farbstoffindustrie, als Guanidierungsmittel; **2.** als

Herbizid*; **3.** techn. bedeutend ist Calciumcyanamid (Kalkstickstoff*); **Toxikol.:** sehr stark haut- u. schleimhautreizend, Einnahme od. Inhalation führen zu vorübergehender intensiver Gesichtsröte, Kopfschmerz, Schwindel, gesteigerter Atmung, Tachykardie*, Hypotonie.

**Cyanate:** Salze u. Ester* der Cyansäure* (H—O—C≡N); **Toxikol.:** meist ungiftig.

**Cyanblei:** s. Blei(II)-cyanid.

**Cyaneisenkalium:** s. Kaliumhexacyanoferrat(II).

**Cyanessigsäureethylester:** Cyanessigester, Ethyl-2-cyanacetat; CAS-Nr. 105-56-6; $C_5H_7NO_2$; $M_r$ 113.1; Schmp. −22 °C; Sdp. 205–209 °C (unter Zers.); farblose bis blassgelbe Flüss.; schwer lösl. in Wasser, mischbar mit Ethanol u. Ether; **Anw.:** Reagenz Ph.Eur.6; zur Identitätsprüfung von Menadion (Vitamin* $K_3$).

**Cyanessigsäurehydrazid:** s. Cyacetacid.

**Cyanglykoside:** Blausäureglykoside, Cyanoglykoside, cyanogene Glykoside, Nitriloside; *O*-glykosidifizierte u. damit stabilisierte Cyanohydrine*, die bei enzymat. od. in Gegenwart von Säure ablaufender Hydrolyse die Cyanohydrine u. daraus in Gegenwart von Säure HCN abspalten (s. Tab.); stammen biogenet. von Aminosäuren* ab; **Vork.:** in ca. 2000 Pflanzenarten, auch bei Tieren (Schmetterlinge); bekannte Cyanglykosid-Pflanzen finden sich unter den Rosaceae (Steinobst, Apfel), Fabaceae (Lotus, Trifolium), Linaceae (Linum), Asteraceae u. Euphorbiaceae; bei Liliatae nur solche C., die sich vom Tyrosin ableiten.

**Cyanhydrine:** s. Cyanohydrine.

**Cyanide:** Salze der Cyanwasserstoffsäure (Blausäure*), z. B. Kalium-*, Natrium-*, Calciumcyanid; **Nachw.:** z. B. Pagenstecher*-Schönbein-Cyanidprobe; org. C.: s. Nitrile.

**Cyanidin:** s. Anthocyanidine.

**Cyani flos:** s. Centaurea cyanus.

**Cyanin:** s. Anthocyane.

**Cyankalium:** s. Kaliumcyanid.

**Cyanobacteriota:** s. Cyanophyta.

**Cyanobakterien:** s. Cyanophyta.

**Cyanocobalamin** (INN): s. Vitamin B.

**[$^{57}$Co]Cyanocobalamin:** Cyanocobalamini[$^{57}$Co]; *α*-(5,6-Dimethylbenzimidazol-1-yl)-Cobamid[$^{57}$Co]-cyanid; **Herst.:** Das mit $^{57}$Co radioaktiv markierte Vitamin* $B_{12}$ kann biosynthet. unter Verw. von Streptomyces griseus auf Nährböden, die Cobalt(II)[$^{57}$Co]-Ionen enthalten, hergestellt werden. Man kann auch auf halbsynthet. Weg durch nachträgl. Einbau von Cobalt-57 in das entspr. Cobalamin zur obigen Verb. gelangen. **Zuber.:** Cyanocobalamini[$^{57}$Co] solutio (Solutio Cyanocobalamini[$^{57}$Co], [$^{57}$Co]Cyanocobalamin-Lösung Ph.Eur.6), Cyanocobalamini[$^{57}$Co] capsulae Ph.Eur.6 (Capsulae Cyanocobalamini[$^{57}$Co]); **Anw.:** [$^{57}$Co]Cyanocobalamin wird nur oral entweder in trockener Form (z. B. mit Lactose in Gelatinekapseln) od. als wässrige Lsg. für nuklearmedizin. Zwecke verwendet. Es lässt sich damit eine differentialdiagnost. Abklärung von Vitamin $B_{12}$-Mangelkrankheiten vornehmen. Mit dem Schilling-Test (Harnexkretionstest) lässt sich nachweisen, ob Vitamin $B_{12}$ im Darm in ausreichendem Maße resorbiert wird. Dazu erhält der Patient eine orale Dosis (üblicherweise $10^{-6}$ g) markiertes Cyanocobalamin, 2 Std. später 1 mg nicht markiertes Vitamin $B_{12}$ i. m., das die Ablagerung des radioaktiven Vitamins in der Leber verhindert u. die Ausscheidung durch die Nieren provoziert. Erscheinen im 24-Std.-Harn 10–25 % des zugeführten markierten Vitamins (normale Nierenfunktion vorausgesetzt), gilt die Resorption als normal. Zur weiteren Differenzierung kann bei ungenügender Resorption zusammen mit der Testdosis ein Intrinsic-Faktor- (Abk. IF-)Präparat gegeben werden. Lag der Störung ein endogener IF-Mangel zugrunde, kommt es nun zu einer verbesserten Resorption u. somit zu erhöhter Harnausscheidung. Strahlenexposition: Ganzkörper ca. $16 \cdot 10^{-9}$ Gy/Bq.

**[$^{58}$Co]Cyanocobalamin:** Cyanocobalamini[$^{58}$Co]; mit $^{58}$Co markiertes Vitamin* $B_{12}$; Herst. u. Anw. analog dem $^{57}$Co-markierten Vitamin $B_{12}$ (s. [$^{57}$Co]Cyanocobalamin); Strahlenexposition: Ge-

**Cyanglykoside**
Beispiele

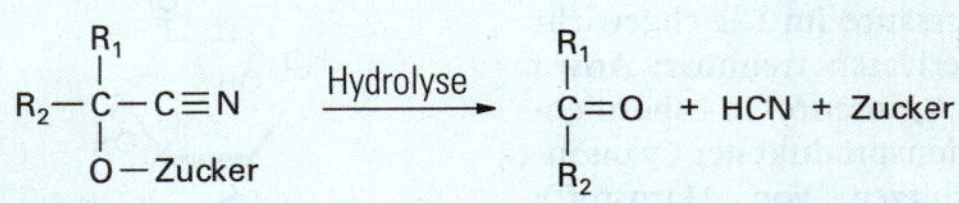


| Cyanglykosid | Präkursor | $R_1$ | $R_2$ | Zucker | Vorkommen |
|---|---|---|---|---|---|
| Linamarin* | L-Valin | $—CH_3$ | $—CH_3$ | *β*-D-Glucose | Linum, Hevea |
| Lotaustralin | L-Isoleucin | $—C_2H_5$ | $—CH_3$ | *β*-D-Glucose | Lotus, Linum |
| Amygdalin* | L-Phenylalanin | $—C_6H_5$ | —H | *β*-D-Gentiobiose | Rosaceae |
| Prunasin* | L-Phenylalanin | $—C_6H_5$ | —H | *β*-D-Glucose | Rosaceae |
| Sambunigrin | D-Phenylalanin | $—C_6H_5$ | —H | *β*-D-Glucose | Sambucus |
| Dhurrin | L-Tyrosin | $—C_6H_4OH$ | —H | *β*-D-Glucose | Poaceae |
| Taxiphyllin | D-Tyrosin | $—C_6H_4OH$ | —H | *β*-D-Glucose | Liliatae |

samtkörper 5.4–40.5 · $10^{-9}$ Gy/Bq; **Zuber.:** Cyanocobalamini[$^{58}$Co] solutio Ph.Eur.6 (Solutio Cyanocobalamini[$^{58}$Co]).

**Cyanocobalamini[$^{57}$Co] capsulae:** s. [$^{57}$Co]Cyanocobalamin.

**Cyanocobalamin-Injektionslösung 0.1 mg/mL:** Cyanocobalamini solutio iniectabilis 0.1 mg/mL, Iniectabile cyanocobalamini 0.1 mg/mL; Gehalt: Ph.Helv., 0.095–0.110 mg Cyanocobalamin je mL; klare, rosarot gefärbte, geruchlose Flüss.; Cyanocobalamin in Lsg. zersetzt sich am Licht u. an der Luft. **Anw.:** s. Vitamin B (Cyanocobalamin).

**Cyanocobalamini[$^{57}$Co] solutio:** s. [$^{57}$Co]Cyanocobalamin.

**Cyanocobalamini[$^{58}$Co] solutio:** s. [$^{58}$Co]Cyanocobalamin.

**Cyanoeisen(II)-säure:** s. Hexacyanoeisen(II)-säure.

**Cyanoglykoside:** s. Cyanglykoside.

**Cyanohydrine:** Cyanhydrine, Oxynitrile; Nitrile* von $\alpha$-Hydroxysäuren*; **Darst.:** Anlagerung von Blausäure* an Aldehyde* u. Ketone*, indem man die Komponenten einfach aufeinander einwirken lässt od. durch Umsetzung der Aldehydhydrogensulfit-Verbindung mit Natrium- od. Kaliumcyanid; **Anw.:** (chem.) wie die Chlorhydrine*, wichtig für org. Synthesen. Vgl. Cyanglykoside.

**Cyanophyta:** Cyanobacteriota, Cyanoprokaryota; Blaualgen, Cyanobakterien; blaugrüne, prokaryot. Organismen ohne Zellkern (wie Eubakterien) u. ohne Chromatophoren*; zur Photosynthese* befähigt; die Farbstoffe sind diffus im Plasma verteilt; können große Zellverbände bilden, daher auch als Blaugrüne Algen od. Blaualgen bezeichnet.

**Cyanoprokaryota:** s. Cyanophyta.

**Cyanquecksilber:** s. Quecksilber(II)-cyanid.

**Cyansäure:** HO—C≡N; $M_r$ 43.0; D. 1.14; Schmp. −86 °C; farblose, tränenreizende Flüssigkeit; die wässrige Lsg. zerfällt über 0 °C sehr rasch in $CO_2$ u. $NH_3$; **Darst:** Erhitzen der Cyanursäure* u. Kondensation der entstehenden Dämpfe in einem Kältebad. Die tautomere Form der C. ist die **Isocyansäure** (HN=C=O). Die Salze der beiden Säuren heißen Cyanate bzw. Isocyanate*. Ein Isomer der C. ist die Knallsäure* (HC≡NO).

**Cyansilber:** s. Silbercyanid.

**Cyanursäure:** 1,3,5-Triazin-2,4,6-triol; $C_3N_3(OH)_3$; $M_r$ 129.1; Schmp. 320–330 °C; farblose Kristalle; mit tautomerer Isocyanursäure im Gleichgewicht u. nur in Form von Derivaten trennbar; **Anw.:** **1.** (chem.) zur Herst. von Cyansäure* in Labormengen (C. ist ein Trimerisationsprodukt der Cyansäure, entsteht beim Erhitzen von Harnstoff); **2.** (techn.) zur Erzeugung von Bleich- u. Desinfektionsmitteln sowie Lackhilfsmitteln.

**Cyanwasserstoff:** s. Blausäure.

**Cyanwasserstoffsäure:** s. Blausäure.

**Cyanzink:** s. Zinkcyanid.

**Cycadopsida:** s. Gymnospermae.

**Cyclacillin:** s. Ciclacillin.

**Cyclamat:** s. Natriumcyclamat.

**Cyclamen europaeum:** s. Cyclamen purpurascens.

**Cyclamen purpurascens Mill.:** Cyclamen europaeum L. auct. non Mill.; Alpenveilchen; Fam. Primulaceae; Mittel- u. Südeuropa; Stpfl. von **Rhizoma Cyclaminis:** Alpenveilchenknollen, Erdbrot, Saubrot; **Inhaltsst.:** Triterpensaponine wie Cyclamin; in der Blüte wohlriechendes äther. Öl, Nerol* u. Farnesol*. Die frühere volkstüml. Anw. bei Gicht, Erkrankungen des rheumat. Formenkreises, Kolik, Obstipation, Zahnschmerzen u. Regelstörungen ist obsolet. **Toxikol.:** stark tox.; bereits bei 0.3 g treten Erbrechen u. Diarrhö auf, bei größeren Dosen Krämpfe, Lähmungen u. Atemlähmung. **Hom.:** Cyclamen europaeum (HAB): frische, unterird. Teile; verordnet z. B. bei Migräne, Dysmenorrhö, Heuschnupfen.

**Cyclandelat** (INN): 3,3,5-Trimethylcyclohexylmandelat; 3,5,5-Trimethylcyclohexyl-$\alpha$-phenyl-$\alpha$-hydroxyacetat; CAS-Nr. 456-59-7; $C_{17}H_{24}O_3$; $M_r$ 276.36; Schmp. 50–53 °C (polymorph); Sdp. 192–194 °C (186.62 Pa); fast unlösl. in Wasser, lösl. ca. 1:1 in Ethanol, ca. 1:2 in Leichtpetroleum; sehr leicht lösl. in Ether, Ethylacetat, Acetonitril, Toluol; nicht mehr im Handel befindl. peripherer Vasodilatator*; wirkt auf die glatte Muskulatur von Blutgefäßen; früher angewendet bei peripheren u. zerebralen Durchblutungsstörungen.

**Cyclite:** s. Cyclitole.

**Cyclitole:** Cyclite, Cyclohexanole; mehrwertige cycl. Alkohole (Zuckeralkohole*), die sich von Cyclohexan ableiten; Strukturformeln: s. Abb.; am bedeutendsten ist *myo*-Inositol* (Hexahydroxocyclohexan), das sich zu ca. 0.8 % in Pflanzen (Trockenmasse) findet. Von *myo*-Inositol gibt es theoret. 9 Stereoisomere; verbreitetes Vork. im Pflanzen- u. Tierreich; das zu *myo*-Inositol stereoisomere Scyllitol (*scyllo*-Inositol) findet sich in Haifischen u. Rochen sowie zus. mit dem Pentahydroxycyclohexan Quercitol* in den Samen bzw. Früchten u. Blättern von Eichen. Charakterist. für Gymnospermen sind Pinitol u. Sequoyitol (ein Isomer des Pinitols, fehlt vollkommen bei Angiospermen) in Zweigen u. Nadeln.

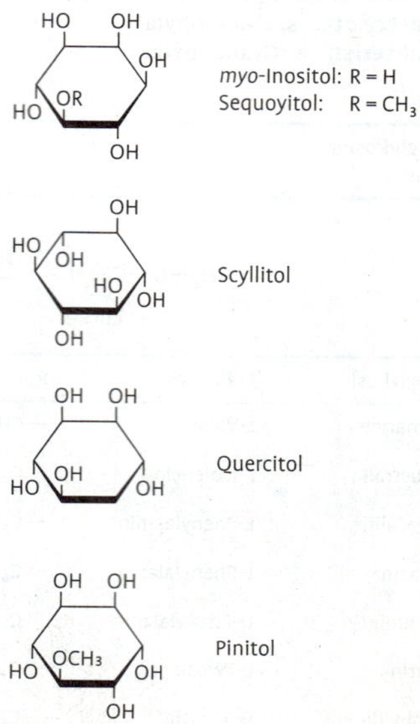


**Cyclitole**

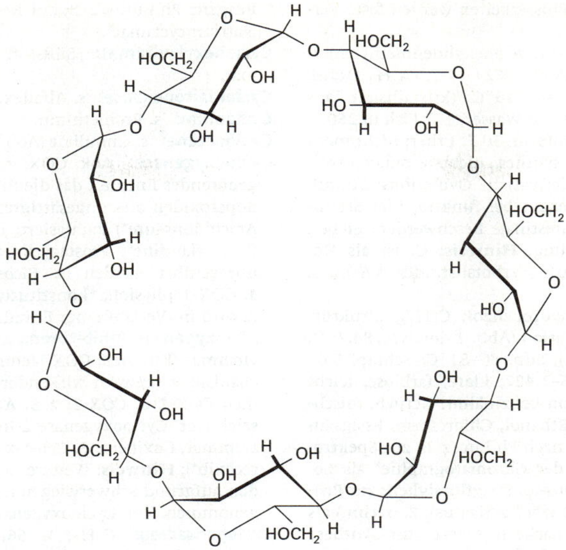

**Cyclodextrine:** *β*-Cyclodextrin

**Cyclizin** (INN): 1-Benzhydryl-4-methylpiperazin; CAS-Nr. 82-92-8; $C_{18}H_{22}N_2$, Strukturformel: s. Abb.; $M_r$ 266.4; Schmp. 106 °C; in Österreich im Handel befindl. Antihistaminikum* (Histamin*-$H_1$-Rezeptoren-Blocker) u. Antiemetikum*; in Deutschland außer Handel; **Cyclizinhydrochlorid:** Cyclizini hydrochloridum Ph.Eur. (in Ph.Eur.6 nicht mehr enthalten); CAS-Nr. 303-25-3; $C_{18}H_{23}ClN_2$; $M_r$ 302.85; Schmp. 285 °C; weißes, krist. Pulver, schwer lösl. in Wasser u. Ethanol, unlösl. in Ether. **Dos.:** p. o. 0.05 g/4–6 h, max. 0.2 g/24 h; bei Reisekrankheit: Einnahme 30 min vor Abreise; Kinder 6–12 Jahre: 0.025 g/6–8 h, max. 0.075 g/d (Ph.Eur.Komm.).

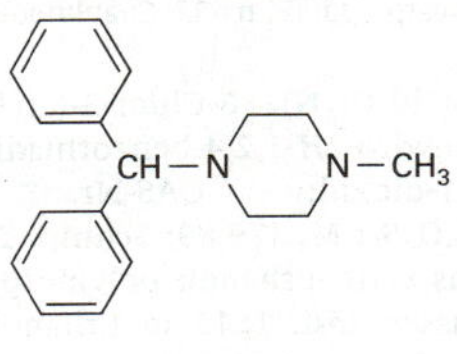

**Cyclizin**

**Cycloadditionen:** s. Reaktionen, konzertierte.

**Cycloalkane:** veraltet Naphthene; $C_nH_{2n}$; gesättigte cycl. Kohlenwasserstoffe*, z. B. Cyclohexan*.

**cyclo-AMP:** cAMP; s. Adenosinphosphate.

**Cyclobarbital** (INN): Hexemalum, Acidum cyclohexenylethylbarbituricum, Cyclohexenylethylbarbitursäure; 5-(1-Cyclohexenyl)-5-ethylbarbitursäure; CAS-Nr. 52-31-3; $C_{12}H_{16}N_2O_3$; $M_r$ 236.26; Schmp. 171–174 °C (polymorph); lösl. 1 : 800 in Wasser, 1 : 4 in Ethanol, 1 : 20 in Chloroform, 1 : 15 in Ether, in Lsg. aus Alkalihydroxiden u. -carbonaten; $pK_S$ 7.6 (20 °C); nicht mehr im Handel befindl. Barbiturat*; unterliegt dem Betäubungsmittelgesetz* (Anlage II); **Off.:** ÖAB; früher angewendet als Schlafmittel* (Durchschlafmittel) u. Sedativum*; Wirkungsdauer 6–8 h; Nachwirkungen in den folgenden Tag hinein selten. **Cyclobarbital-Calcium:** Cyclobarbitalum calcicum Ph.Eur., Calcium cyclohexenylethylbarbituricum; cyclohexenylethylbarbitursaures Calcium; CAS-Nr. 143-76-0; $C_{24}H_{30}CaN_4O_6$; $M_r$ 510.6; weißes od. schwach gelbl., krist. Pulver; lösl. in ca. 200 T. Wasser, fast unlösl. in Ethanol, Chloroform.

**1,1-Cyclobutandicarbonsäure:** s. Carboplatin.

**Cyclobutyrol** (INN): *α*-Ethyl-1-hydroxycyclohexanessigsäure; 2-(1-Hydroxycyclohexyl)butansäure; CAS-Nr. 512-16-3; $C_{10}H_{18}O_3$; $M_r$ 186.24; Schmp. 81–82 °C (kristallisiert aus Ether, Petrolether); Sdp. 164 °C (3.2 kPa), Sdp. 167–170 °C (2.1 kPa); $d_4^{18.8}$ 1.0010; $n_D^{18.8\,°C}$ 1.4680; schwer lösl. in Wasser, Petrolether, sehr leicht lösl. in Alkoholen, Aceton, Dioxan, Chloroform, Ether, vollständig lösl. in wässrigen Basen bei pH 7.5–8; nicht mehr im Handel befindl. Choleretikum*.

**Cyclodextrine:** $(C_6H_{10}O_5)_n \cdot x\,H_2O$; Strukturformel: s. Abb.; beim enzymat. Abbau von Stärke durch Bacillus macerans gebildete ringförmige, *α*-1,4-verknüpfte Oligosaccharide aus 6, 7 od. 8 Glucoseeinheiten (*α*-, *β*- od. *γ*-C.); in dem durch den Ring gebildeten Hohlraum können fremde Moleküle eingeschlossen werden. Diese Einschlussverbindungen* sind auch in Lsg. existent. **Einteilung:** *α*-, *β*- u. *γ*-C. werden nach dem Durchmesser des Hohlraums (0.6, 0.75 u. 0.9–1 nm) unterschieden; **Anw.:** **1.** Analyse (Auftrennung von Stoffgemischen); **2.** NMR-Verschiebungsreagenzien für Kohlenwasserstoffe; **3.** zur Verbesserung der Löslichkeit (Digoxin); **4.** zur Stabilisierung labiler Arzneistoffe (Prostaglandine); **5.** als Schutz vor Unverträglichkeiten; **6.** zum Überdecken von Geruch u. Geschmack; **7.** zur Beeinflussung der Löslichkeiten durch Derivatisierung (z. B. Hydroxypropyl-*β*-

C

cyclodextrin); aus Flüssigkeiten werden feste Verbindungen.

**Cyclofenil** (INN): 4,4′-(Cyclohexylidenmethylen)diphenyldiacetat; CAS-Nr. 2624-43-3; $C_{23}H_{24}O_4$; $M_r$ 364.44; Schmp. 135–136 °C (kristallisiert aus Ethanol); fast unlösl. in Wasser, 1 T. lösl. in 250 T. Ethanol, 2 T. Chloroform, 30 T. Ether; nicht mehr im Handel befindl. synthet., nichtsteroidales Antiestrogen* (Stilbenderivat) u. Ovulations*-Stimulans; früher angewendet bei funktioneller Sterilität; **UAW:** gastrointestinale Beschwerden, Fieber, Eierstockvergrößerung; **Hinweis:** C. ist als Dopingmittel eingestuft (Verbotsliste der WADA; s. Doping).

**Cyclohexan:** Hexahydrobenzol; $C_6H_{12}$, Strukturformel: s. Konformation (Abb. 2 dort); $M_r$ 84.2; D. 0.778–0.779 (20 °C); Sdp. 80–81 °C; Schmp. 5.0–6.5 °C; $n_D^{20\,°C}$ 1.426–1.427; klare, farblose, leicht brennbare Flüss. von benzinähnl. Geruch, mischbar mit 96 %igem Ethanol, Chloroform, Essigsäure; **Anw.:** **1.** (med.) nach Ph.Eur. z. B. zur Spektroskopie*; ferner in der Chromatographie* als Lösungsmittel, Elutions- u. Steigflüssigkeit; zur Prüfung med. Kohle (Carbo* activatus); **2.** (techn.) als Lösungsmittel für Lacke u. Harze, zur Synthese von Cyclohexanol, Cyclohexanon, Adipinsäure, Benzol, ε-Caprolactam; **Toxikol.:** wirkt in größeren Mengen eingeatmet narkotisch; MAK: 1050 mg/m³.

**1,2-Cyclohexandinitrilotetraessigsäure:** *trans*-1,2-Cyclohexandinitrilotetraessigsäure, 1,2-Cyclohexandiamin-*N,N,N′,N′*-tetraessigsäure; CAS-Nr. 87095-89-4; $C_{14}H_{22}N_2O_8 \cdot H_2O$; $M_r$ 364.4; Schmp. ca. 213 °C; weißes krist. Pulver; in Wasser fast unlöslich, löslich in verd. Natronlauge; **Anw.:** Reagenz Ph.Eur.6; zur Reinheitsprüfung von Flucytosin*.

**Cyclohexanhexol:** s. *myo*-Inositol.

**Cyclohexanol:** Hexalin; $C_6H_{11}OH$; $M_r$ 100.2; D. 0.941; Schmp. 25 °C; Sdp. ca. 160 °C; wasserklare Flüss. mit campherähnl. Geruch, mischbar mit den meisten org. Lösungsmitteln; Cyclitol*; **Anw.:** (techn.) Lösungsmittel für Wachse, Öle, Fette, Kautschuk, Acetylcellulose; **Toxikol.:** wirkt leicht schleimhautreizend u. narkotisch, kann Leber- u. Nierenschäden hervorrufen; MAK: 200 mg/m³.

**Cyclohexanole:** s. Cyclitole.

**Cyclohexanon:** $C_6H_{10}O$; $M_r$ 98.14; D. 0.947; Schmp. −26 °C; Sdp. 155.7 °C; farblose Flüss., nach Aceton u. Pfefferminz riechend, lösl. in Ethanol, Ether, Wasser; **Anw.:** (techn.) Lösungsmittel für Celluloid, Acetylcellulose, Fette, Öle, Kautschuk; **Toxikol.:** haut- u. schleimhautreizend, kann Leber u. Niere schädigen; MAK: 200 mg/m³.

**5-(1-Cyclohexenyl)-1,5-dimethylbarbitursäure:** s. Hexobarbital.

**Cyclohexenylethylbarbitursäure:** s. Cyclobarbital.

**Cycloheximid:** Actidion; Antibiotikum* aus Streptomyces griseus, das die Proteinbiosynthese der 80 S-Ribosomen* eukaryot. Zellen hemmt, nicht aber die der Mitochondrien, Chloroplasten u. der 70 S-Ribosomen der Prokaryoten.

**Cyclohexylamin:** CAS-Nr. 108-91-8; $C_6H_{13}N$; $M_r$ 99.2; Schmp. 18 °C; Sdp. 134–135 °C; $n_D^{20\,°C}$ ca. 1.460; farblose Flüss.; lösl. in Wasser, mischbar mit den gebräuchl. org. Lösungsmitteln; **Anw.:** Reagenz Ph.Eur.6; z. B. zur Reinheitsprüfung von Natriumcyclamat*.

**Cyclohexylsulfamat:** Süßstoff*; s. Natriumcyclamat.

**Cyclomaltohexaose:** s. Alfadex.

**Cyclonium:** s. Promethium.

**Cyclooctene:** s. Chiralität (Abb. dort).

**Cyclooxygenase:** Abk. COX; zu den Oxygenasen* gehörendes Enzym*, das die Bildung von cycl. Endoperoxiden aus ungesättigten Fettsäuren* (z. B. Arachidonsäure*) katalysiert, die dann weiter in Prostaglandine*, Prostacycline* u. Thromboxan* übergeführt werden (s. Eicosanoide); **Formen:** **1.** COX-1: physiol., konstitutive Form; **2.** COX-2: wird im Verlauf einer Entzündung induziert.

**Cyclooxygenase-Inhibitoren:** Cyclooxygenase-Hemmer (Kurzbez. COX-Hemmer); Wirkungsmechanismus schwach wirkender Analgetika* (hemmen COX-1 u. COX-2; z. B. Acetylsalicylsäure) u. selektiver Cyclooxygenase-2-Inhibitoren (COX-2-Hemmer, Coxibe; z. B. Celecoxib*, Etoricoxib*, Parecoxib*); **Hinweis:** Weitere COX-2-Hemmer wurden aufgrund schwerwiegender UAW vom Markt genommen. Vgl. Cyclooxygenase.

**Cyclopentadien:** $C_5H_6$; $M_r$ 66.1; D. 0.8; Schmp. −85 °C; Sdp. 41 °C; farblose Flüss., lösl. in Ethanol, Ether, Benzol, unlösl. in Wasser; **Gew:** aus Steinkohlenteer (s. Pix Lithanthracis); **Anw.:** (chem.) zu org. Synthesen von Alkaloiden, Kunstharzen, Sesquiterpenen.

**Cyclopentan-Sesquiterpene:** s. Valeriana officinalis.

**Cyclopenten-Fettsäuren:** ungewöhnl. Fettsäuren* (z. B. Chaulmoograsäure u. Hydnocarpussäure; s. Hydnocarpus kurzii) mit 6–18 C-Atomen u. einem terminalen Cyclopentenring (s. Abb.).

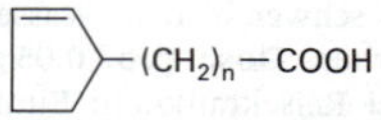


**Cyclopenten-Fettsäuren:** n = 0: Aleprolsäure; n = 4: Aleprestinsäure; n = 6: Aleprylsäure; n = 8: Aleprinsäure; n = 10: Hydnocarpussäure; n = 12: Chaulmoograsäure

**Cyclopenthiazid** (INN): 6-Chlor-3-(cyclopentylmethyl)-3,4-dihydro-2*H*-1,2,4-benzothiadiazin-7-sulfonamid-1,1-dioxid; CAS-Nr. 742-20-1; $C_{13}H_{18}ClN_3O_4S_2$; $M_r$ 379.89; Schmp. 230 °C (kristallisiert aus verd. Ethanol; polymorph); fast unlösl. in Wasser, lösl. 1:12 in Ethanol, 1:600 in Chloroform, lösl. in Aceton, Ether; nicht mehr im Handel befindl. Diuretikum* (Benzothiadiazin); früher angewendet bei Ödemen u. Hypertonie; **UAW:** s. Bendroflumethiazid.

**Cyclopentolat** (INN): (2-Dimethylamino-ethyl-[2-(1-hydroxy-cyclopentyl)-2-phenyl]acetat; α-(1-Hydroxy-1-cyclopentyl)-α-phenyl-essigsäure-β-dimethylaminoethylester; CAS-Nr. 512-15-2; $C_{17}H_{25}NO_3$, Strukturformel: s. Abb.; $M_r$ 291.38; $pK_S$ der konjugierten Säure 7.9; **Wirk.:** Mydriatikum*; **Anw.:** zur diagnost. u. therap. Erweiterung der Pupille (Mydriasis) sowie bei der Refraktionsbestimmung zur Lähmung der Akkommodation (Zykloplegie); **Dos.:** konjunktival Augentropfen 1 %. **Cyclopentolathydrochlorid:** Cyclopentolati hydrochloridum Ph.Eur.; CAS-Nr. 5870-29-1;

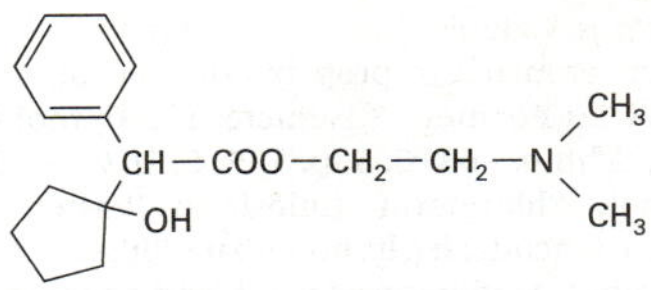

**Cyclopentolat**

$C_{17}H_{26}ClNO_3$; $M_r$ 327.85; Schmp. 135–141 °C; weißes krist. Pulver; sehr leicht lösl. in Wasser, leicht lösl. in Ethanol; **Dos.:** konjunktival, diagnostisch: Kleinkinder, ältere Patienten 1×1 Tr. 0.5 %ige Lösung, Erwachsene, Schulkinder: 1×1 Tr. 1 %ige Lsg., nach 5–10 min wiederholbar; therapeutisch: Kleinkinder, ältere Patienten: 1 Tr. 0.5 %ige Lsg. pro 6–8 h; jüngere Erwachsene: 1 Tr. 1 %ige Lsg. pro 6–8 h.

**Cyclophane:** s. Ansaverbindungen.

**Cyclophosphamid** (INN): Cyclophosphamidum; *(RS)*-2-[Bis(2-chlorethyl)amino]-1,3,2-oxazaphosphinan-2-oxid; CAS-Nr. 50-18-0; $C_7H_{15}Cl_2N_2O_2P$, Strukturformel: s. Abb.; $M_r$ 261.10; Schmp. 41–45 °C; schwer lösl. in Ethanol, Benzol, Ethylenglykol, Tetrachlorkohlenstoff, Dioxan, wenig lösl. in Ether, Aceton, lösl. 40 g/L in Wasser; Derivat von Stickstofflost*; **Wirk.:** Zytostatikum* (Alkylans); **Ind.:** Leukämie, malignes Lymphom* u. versch. solide Tumoren (z. B. Mammakarzinom) sowie bedrohl. verlaufende Autoimmunkrankheiten (vgl. Immunsuppressiva); **Kontraind.:** vorbestehende Knochenmarkschädigung, Harnabflussbehinderung, Zystitis; **UAW:** u. a. Leukopenie, Thrombozytopenie, Anämie, gastrointestinale Störung, Zystitis; **Dos.:** p. o. 0.1–0.15 g/d; Kinder bis 1 Jahr: 10–30 mg/d; Kinder 1–5 Jahre: 30–50 mg/d; Kinder 6–12 Jahre: 50–100 mg/d; parenteral i. v. 600–1000 mg/m² KOF; Kontrolle des Blutbilds erforderl.; zur Prophylaxe Mesna*; HWZ 4–8 h. **Cyclophosphamid-Monohydrat:** Cyclophosphamidum Ph.Eur.; CAS-Nr. 6055-19-2; $C_7H_{15}Cl_2N_2O_2P \cdot H_2O$; $M_r$ 279.10; lösl. in Wasser, sehr leicht lösl. in Ethanol.

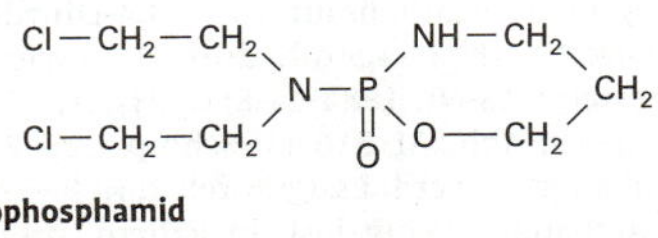

**Cyclophosphamid**

**Cyclopropan:** Trimethylen; CAS-Nr. 75-19-4; $C_3H_6$; $M_r$ 42.08; farbloses, brennbares Gas von charakterist. Geruch; bildet mit Luft od. Sauerstoff explosive Gemische; 1 Volumenteil lösl. in 2.9 Volumenteilen Wasser, sehr leicht lösl. in Ethanol, Ether; **Off.:** ÖAB (bis 1996); die frühere Anw. in Kombination mit Sauerstoff als Inhalationsnarkotikum ist wegen UAW (Bronchospasmus, Herzrhythmusstörung, Einschränkung der Harnausscheidung) u. Explosivität obsolet. Vgl. Narkotika.

**Cyclopyrrolone:** s. Schlafmittel; Zopiclon.

**D-Cycloserin** (INN): (+)-*(R)*-4-Aminoisoxazolidin-3-on; CAS-Nr. 68-41-7; $C_3H_6N_2O_2$; $M_r$ 102.1; weiße krist. amphotere Substanz (pH einer 10 %igen Lsg. 5.7–6.3), leicht lösl. in Wasser; Antibiotikum* aus Streptomyces orchidaceus, Streptomyces garyphalus, Streptomyces lavandulae; nicht mehr im Handel befindl. Antibiotikum, Antituberkulotikum*; früher angewendet bei aktiver Tuberkulose; **UAW:** bei Tagesdosen >1 g ggf. Somnolenz, Schwindel, Sehstörungen. Vgl. Terizidon.

**Cyclosporin:** s. Ciclosporin.

**Cyclothiazid** (INN): 6-Chlor-3,4-dihydro-3-(8,9,10-trinorborn-5-en-2-yl)-2*H*-1,2,4-benzothiadiazin-7-sulfonamid-1,1-dioxid; CAS-Nr. 2259-96-3; $C_{14}H_{16}ClN_3O_4S_2$; $M_r$ 389.91; Schmp. 234 °C (kristallisiert aus verd. Ethanol); fast unlösl. in Wasser, Chloroform, lösl. 1:70 in Ethanol, 1:30 in Methanol, leicht lösl. in Aceton; nicht mehr im Handel befindl. Diuretikum* (Benzothiadiazin); früher angewendet bei Hypertonie u. Ödemen; **UAW:** s. Bendroflumethiazid.

**Cyclotrimethylentrinitramin:** s. Hexogen.

**Cyclovalon** (INN): Divanillalcyclohexanon; 2,6-Divanillylidencyclohexanon; CAS-Nr. 579-23-7; $C_{22}H_{22}O_5$; $M_r$ 366.40; Schmp. 178–179 °C (kristallisiert aus Essigsäure); lösl. in Wasser, Ethanol; nicht mehr im Handel befindl. Cholagogum* u. Choleretikum*.

**Cydonia oblonga** Mill.: Cydonia vulgaris Del.; Quitte; Fam. Rosaceae; heim. in Westasien, überall kultiviert, bes. Süd- u. Mitteleuropa; Stpfl. von **Semen Cydoniae:** Quittenkerne, Quittensamen; **Inhaltsst.:** bis zu 22 % Schleimstoffe (hauptsächl. Pentosane, die bei Hydrolyse Arabinose u. Xylose liefern), ca. 0.4 % Amygdalin*, Emulsin*, 15 % fettes Öl; **Anw.:** **1.** (volkstüml.) z. B. schleimige Mixturen gegen Husten, bei aufgesprungener u. entzündeter Haut (Lippen, Brustwarzen); **2.** Quittenschleim als reizlose, fettfreie Salbengrundlage; **3.** (techn.) Appreturmittel.

**Cydonia vulgaris:** s. Cydonia oblonga.

**Cymarigenin:** s. k-Strophanthidin.

**Cymarin:** s. k-Strophanthin-$\alpha$.

**Cymarol:** Cardenolid mit dem Aglykon k-Strophanthidol; Strukturformel: s. Glykoside, herzwirksame (Tab. 2 dort); **Vork.:** natürl. z. B. im Samen versch. Strophanthus*-Arten (z. B. Strophantus* hispidus, Strophanthus* kombe).

**Cymarose:** 3-Methyldigitoxose; Desoxyhexose; Baustein der herzwirksamen Glykoside* in Strophanthus*-Arten.

**Cymbopogon citratus** (DC.) Stapf: Andropogon citratus DC.; Lemongras; Fam. Poaceae (Gramineae); Heimat unbekannt; weltweit kultiviert, u. a. in Westindien, Sri Lanka, Madagaskar, Java, Tonking; C. citratus u. Cymbopogon* flexuosus sind Stpfl. von **Oleum Andropogonis citrati:** Cymbopogonis citrati aetheroleum; Citronengrasöl, Lemongrasöl, früher Westindisches Lemongrasöl (C. citratus), Ostindisches Lemongrasöl (C. flexuosus); Öl von zitronenartigem Geruch, lösl. in Ethanol; außerordentl. lichtempfindlich; **Best.:** Citral* (70–75 %), Geraniol*, DL-Limonen*, Farnesol*, Nerol* u. a.; **Wirk.:** antibakteriell, sedativ; **Anw.:** **1.** (med.) innerl. bei entzündl. Erkrankungen des Magen-Darm-Trakts sowie im Bereich der Gallenwege; äußerl. als hyperämisierendes Mittel bei Lumbago, Verstauchungen, Erkrankungen des rheumat. Formenkreises; **2.** (techn.) in der Parfümerie.

**Cymbopogon flexuosus** (Nees ex Steud.) W. Wats: Andropogon flexuosus Nees ex Steud.; Cochingras, Malabargras; Fam. Poaceae (Gramineae); heim. in Indien, Burma, Sri Lanka, Thailand; **Stpfl. von Oleum Andropogonis citrati**; s. Cymbopogon citratus.

**Cymbopogonis citrati aetheroleum:** s. Cymbopogon citratus (Oleum Andropogonis citrati).

**Cymbopogon iwarancusa** (Roxb.) Schult.: Andropogon iwarancusa Roxb.; Citronellgras, Zitronellgras; Fam. Poaceae (Gramineae); **Stpfl. von Citronellölen (Ceylontyp)** mit anderer Zusammensetzung als das offizinelle Citronellöl vom Javatyp (s. Cymbopogon winterianus, Citronellae aetheroleum).

**Cymbopogon martini** (Roxb.) W. Wats. **var. motia:** Andropogon schoenanthus; Geraniumgras, Rusagras; Fam. Poaceae (Gramineae); heim. u. kultiviert in Nordindien; Stpfl. von **Oleum Palmarosae:** Oleum Geranii indicum; Indisches Geraniumöl, Palmarosaöl; farbloses bis hellgelbes, rosenartig riechendes äther. Öl; **Gew.:** aus dem Kraut durch Destillation mit Wasserdampf; **Best.:** bis ca. 95 % Geraniol*, aber kein Stearopten (im Unterschied zu Rosae aetheroleum; s. Rosa damascena); **Anw.:** Ersatz bzw. Verfälschung von Rosae aetheroleum.

**Cymbopogon nardus** (L.) W. Wats.: Andropogon nardus L.; Citronellgras; Fam. Poaceae (Gramineae); Indien, Sri Lanka; **Stpfl. von Citronellölen (Ceylontyp)** mit anderer Zusammensetzung als das offizinelle Citronellöl vom Javatyp (s. Cymbopogon winterianus, Citronellae aetheroleum).

**Cymbopogon winterianus** Jowitt: Citronellgras, Wintergras, Zitronellgras; Fam. Poaceae (Gramineae); SO-Asien, Südamerika; nur kultiviert; Stpfl. von **Citronellae aetheroleum:** Oleum Citronellae, Oleum Citronellae javanicum, (irreführend) Oleum Melissae indicum; Citronellöl (Javatyp), Indisches Melissenöl, Zitronellöl; D. 0.881–0.895; $n_D^{20\,°C}$ 1.463–1.475; $\alpha_D^{20\,°C}$ +1.5 bis –4°; blassgelbe bis braungelbe Flüss. mit sehr starkem Geruch nach Citronellal*; **Off.:** Ph.Eur.6, ÖAB, Ph.Helv., DAB; **Inhaltsst.:** Citronellal (geruchsbestimmend), Geraniol*, Eugenol*, Methyleugenol, Citral*, Borneol*, Nerol*, Farnesol* u. a.; **Gehalt:** nach Ph.Eur. (gaschromatograph. Profil) 1.0–5.0 % Limonen*, 30.0–45.0 % Citronellal, 2.0–4.0 % Citronellylacetat, weniger als 2.0 % Neral, weniger als 2.0 % Geranial, 3.0–8.0 % Geranylacetat, 9.0–15.0 % Citronellol*, 20.0–25.0 % Geraniol; **Gew.:** aus dem Kraut durch Destillation mit Wasserdampf; **Zuber.:** Spiritus* Melissae compositus; **Anw.: 1.** (med.) bei innerer Unruhe, nervösen Befindlichkeitsstörungen nach Ausschluss org. Ursachen; **2.** Einreibungen mit verdünntem Öl; **3.** Ersatz für Melissenöl (s. Melissa officinalis); **4.** in der Parfümerie, Geruchskorrigens.

**Cymene:** s. Cymole.

**Cymole:** Cymene; Isopropylmethylbenzol; $C_{10}H_{14}$; $M_r$ 134.21; **Formen:** 3 Isomere: **1. *p*-Cymol** (*p*-Cymen): Schmp. –68 °C; Sdp. 175 °C; D. 0.86; lösl. in Ethanol, Chloroform, unlösl. in Wasser; angenehm riechende, leicht brennbare Flüss.; wichtigstes Isomer; Monoterpen* mit Menthangerüst; Biogenese aus γ-Terpinen, Präkursor von Thymol* u. Carvacrol*; Best. vieler äther. Öle (z. B. Thymian-, Kümmel-, Eukalyptusöl); physiol. dem Toluol* ähnl.; **2. *m*-Cymol:** Schmp. –64 °C; Sdp. 175 °C; **3. *o*-Cymol:** Schmp. –72 °C; Sdp. 178 °C.

**Cymphomandra:** s. Solanum-Alkaloide.

**Cynanchum vincetoxicum:** s. Vincetoxicum hirundinaria.

**Cynara cardunculus** L. **ssp. flavescens** Wilkl.: Cynara scolymus L.; Artischocke; Fam. Asteraceae (Compositae); Mittelmeergebiet, Kanaren, Nordafrika; Stpfl. von **Cynarae folium:** Folia Cynarae; Artischockenblätter; getrocknete ganze od. geschnittene Blätter; **Off.:** Ph.Eur.6; Monographie: ESCOP, Kommission E; **Inhaltsst.:** Mono- u. Dicaffeoylester der Chinasäure*, z. B. Chlorogensäure* (nach Ph.Eur. mind. 0.8 % Chlorogensäure, bezogen auf die getrocknete Droge), 1,5-Dicaffeoylchinasäure, aus der beim Trocknungsprozess Cynarin* entsteht, 0.5–6 % Bitterstoffe* (z. B. Sesquiterpenlacton Cynaropikrin), ferner bis zu 1 % Flavonoide*, Inulin*, Monosaccharide u. a.; **Wirk.:** choleretisch, cholekinetisch, hepatoprotektiv, lipidsenkend; **Anw.: 1.** (med.) bei dyspept. Beschwerden, Funktionsstörungen im Bereich von Leber u. Gallenblase; unterstützend zur Senkung erhöhter Blutfettwerte; **2.** Blütenböden mit den Hüllkelchblättern als Gemüse.

**Cynarae folium:** s. Cynara cardunculus ssp. flavescens.

**Cynara scolymus:** s. Cynara cardunculus ssp. flavescens.

**Cynarin** (INN): 1*O*,3*O*-Bis(3,4-dihydroxycinnamoyl)chinasäure, 1,3-*O*,*O*′-Dicaffeoyl-L-chinasäure, Chinasäure-1,3-dikaffeesäureester, 1*O*,3*O*-Bis(3,4-dihydroxycinnamoyl)-1-L-1,3,4,5-tetrahydroxycyclohexancarbonsäure; 3,4-Dihydroxyzimtsäure-1-carboxy-4,5-dihydroxy-1,3-cyclohexylen-ester; CAS-Nr. 1884-24-8; $C_{25}H_{24}O_{12}$, Strukturformel: s. Abb.; $M_r$ 516.44; Schmp. 225–227 °C (kristallisiert aus verd. Essigsäure); $[\alpha]_D^{25\,°C}$ –59° (c = 2 in Methanol); wenig lösl. in kaltem, besser in kochendem Wasser; lösl. in Eisessig, Alkoholen.

**Cynaropikrin:** s. Cynara cardunculus ssp. flavescens.

**Cynarosid:** s. Luteolin.

**Cynips tinctoria** Hartig: s. Gallen.

**Cynocannosid:** s. Apocynum cannabinum; s. Glykoside, herzwirksame (Tab. 2 dort).

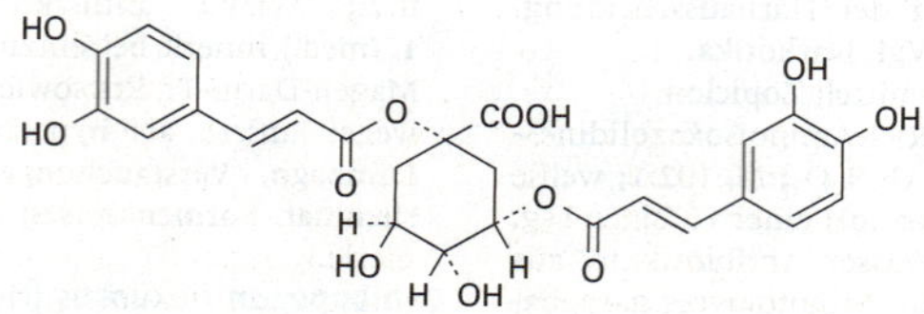


**Cynarin**

C

**Cynoglossophin:** s. Heliosupin.
**Cynoglossum officinale** L.: Hundszunge; Fam. Boraginaceae; gemäßigtes Europa, Sibirien, Nordamerika; Stpfl. von **Radix Cynoglossi:** Hundszungenwurzel; **Inhaltsst.:** Cynoglossin (Alkaloid*), Consolidin (Glykoalkaloid) u. dessen Spaltbase Consolicin, Pyrrolizidinalkaloide* (bis zu 1.4 %) wie Heliosupin*, ferner Bitterstoff Cynoglossidin, Cholin, äther. Öl, Schleimstoffe, Gerbstoffe; **Wirk.:** Cynoglossin wirkt auf wechselwarme Tiere ähnl. wie Curare lähmend, ist aber bei gleichwarmen Tieren u. beim Menschen unwirksam. Die Toxizität verschwindet beim Lagern der Droge. **Anw.:** (volkstüml.) äußerl. bei Wunden u. Ulzera; aufgrund des Gehalts an Pyrrolizidinalkaloiden ist vom Gebrauch der Pflanze u. deren Zuber. dringend abzuraten; Negativmonographie der Kommission E.
**Cynosbata:** s. Rosa canina (Rosae pseudofructus cum fructibus).
**Cynosbati semen:** s. Rosa canina (Semen Cynosbati).
**Cynosbatus:** s. Rosa canina (Hom.).
**Cypermethrin:** [(*RS*)-$\alpha$-Cyano-3-phenoxybenzyl]-(1*RS*)-*cis,trans*-3-(2,2-dichlorvinyl)-2,2-dimethylcyclopropancarboxylat; CAS-Nr. 52315-07-8; $C_{22}H_{19}Cl_2NO_3$; $M_r$ 416.3; **Anw.:** (techn.) Insektizid* (Pyrethroid*); s. Schädlingsbekämpfungsmittel (Tab. dort).
**Cypionat:** s. Cipionat.
**Cyprinin:** s. Protamine.
**Cyprinus barbus:** s. Barbus fluviatilis.
**Cypripedium calceolus** L. **var. pubescens** (Willd.) Correll: Cypripedium pubescens Willd.; Amerikanischer Frauenschuh; Fam. Orchidaceae; östl. Amerika; Stpfl. von **Radix Cypripedii:** Rhizoma Cypripedii; Frauenschuhwurzel, Frauenschuhwurzelstock, Nervenwurzel; **Inhaltsst.:** äther. Öl, Harz, Gerbstoffe; **Anw.:** (volkstüml.) bei nervösen Unruhezuständen, Schlafstörungen. **Hom.:** Cypripedium calceolus var. pubescens (HAB): frische, im Herbst geerntete unterird. Teile; verordnet z. B. bei nervösen Schlafstörungen.
**Cypripedium pubescens:** s. Cypripedium calceolus var. pubescens.
**Cyproheptadin** (INN): 4-(5-Dibenzo[*a,d*]cyclohepten-5-yliden)-1-methylpiperidin; CAS-Nr. 129-03-3; $C_{21}H_{21}N$; $M_r$ 287.39; Schmp. 112.3–113.3 °C (kristallisiert aus verd. Ethanol); **Wirk.:** Serotonin- u. Histamin-Antagonist (Histamin*-$H_1$-Rezeptoren-Blocker); **Ind.:** Allergien, Pruritus, zur Appetitsteigerung; **Kontraind.:** mechan. Stenosen im Magen-Darm-Trakt, akuter Asthmaanfall; **WW:** MAO-Hemmer: Verstärkung der anticholinergen Wirk.; tricycl. Antidepressiva: Harnretention; **UAW:** Sedierung, Mundtrockenheit, Miktionsstörungen, Überempfindlichkeitsreaktion der Haut. **Cyproheptadinhydrochlorid:** Cyproheptadini hydrochloridum Ph.Eur.; Schmp. 260–263 °C (polymorph); weißes bis schwach gelbes, krist. Pulver; schwer lösl. in Wasser, leicht lösl. in Methanol, wenig lösl. in Ethanol; **Dos.:** als Antiallergikum: p. o. Initialdosis 1 × 4 mg/d nach den Mahlzeiten, bei Bedarf bis 4 × 4 mg/d; Kinder 2–6 Jahre: 1(–3) × 2 mg/d; Kinder 7–14 Jahre: 1–3 × 4 mg/d; HWZ 6–9 h.
**Cyproteron** (INN): 6-Chlor-17-hydroxy-1$\alpha$,2$\alpha$-methylenpregna-4,6-dien-3,20-dion; CAS-Nr. 2098-66-0; $C_{22}H_{27}ClO_3$; $M_r$ 374.92; Schmp. 237.5–240 °C (kristallisiert aus Ethylacetat); Progesteronderivat; **Cyproteronacetat:** Cyproteroni acetas Ph.Eur.6; CAS-Nr. 427-51-0; $C_{24}H_{29}ClO_4$; $M_r$ 416.9; Schmp. 210 °C; weißes bis fast weißes, krist. Pulver; sehr leicht lösl. in Dichlormethan, leicht lösl. in Aceton, lösl. in Methanol, wenig lösl. in wasserfreiem Ethanol, praktisch unlösl. in Wasser; **Wirk.:** Antiandrogen*; **Ind.:** s. Antiandrogene; **Kontraind.:** Lebererkrankungen, bekannte od. vermutete maligne Erkrankungen, schwere chron. Depression, vorausgegangene u. bestehende thromboembol. Ereignisse, schwerer Diabetes mellitus mit Gefäßveränderungen, Sichelzellenanämie; **WW:** Veränderung der Glucosetoleranz bei Diabetes mellitus, Verminderung der triebdämpfenden Wirk. durch Alkohol; **UAW:** z. B. Hemmung der Spermatogenese, Gynäkomastie, Müdigkeit, Antriebshemmung, depressive Verstimmung, Leberfunktionsstörung; HWZ 48 ± 10 h.
**Cys:** Abk. für **Cystein***.
**Cystathionin:** *S*-($\beta$-Amino-$\beta$-carboxyethyl)-homocystein; HOOC—CH($NH_2$)—$CH_2$—S—$CH_2$—$CH_2$—CH($NH_2$)—COOH; bei der Biosynthese von Cystein* u. beim Abbau von Methionin* entstehendes Stoffwechselzwischenprodukt (v. a. im Hirn).
**Cystein:** Abk. Cys, C; Cysteinum, $\beta$-Mercaptoalanin, L-$\alpha$-Amino-$\beta$-mercaptopropionsäure; (*R*)-2-Amino-3-mercaptopropionsäure; CAS-Nr. 52-90-4; $C_3H_7NO_2S$, Strukturformel: s. Aminosäuren (Abb. dort); $M_r$ 121.2; Schmp. 220–240 °C (unter Zers.); weißes Pulver von charakterist. Geruch; L-C. ist bei neutralem od. alkal. pH an der Luft instabil, so dass es in wässriger Lsg. sofort zu Cystin* oxidiert wird. **Bedeutung:** (physiol.) opt. aktive, schwefelhaltige, proteinogene Aminosäure, zentrale Verb. im Schwefelstoffwechsel; hat zugleich große Bedeutung in Redoxreaktionen des Organismus. In Proteinen ist die Thiolgruppe —SH, aber auch die Disulfidbindung —S—S— des L-Cystins wichtig für die Proteinstruktur bzw. für die biol. Aktivität. **Cysteinhydrochlorid-Monohydrat:** Cysteini hydrochloridum monohydricum Ph.Eur.6; CAS-Nr. 7048-04-6; $C_3H_8ClNO_2S \cdot H_2O$; $M_r$ 175.62; Schmp. 168–170 °C (unter Zers.); $[\alpha]_D^{20\,°C}$ +5.0 bis +8.0° (c = 5 in Salzsäure, 1 mol/L); weißes krist. Pulver od. farblose Kristalle, leicht lösl. in Wasser, schwer lösl. in Ethanol; **Anw.:** **1.** (med.) Leberschäden, Infektionskrankheiten, zur Wundheilung, in Infusionslösungen; **2.** (techn.) zur Herst. von Cystein-Nährboden I u. II; s. Nährböden.
**Cysteinhydrochlorid-Monohydrat:** s. Cystein.
**Cysteinsäure:** entsteht nach oxidativer Spaltung der Disulfidbrücken* des Cystins* mit Perameisensäure.
**Cystin:** Cystinum Ph.Eur.; L-Cystin, Dicystein, $(Cys)_2$; 3,3′-Dithio-bis(2-aminopropionsäure); $C_6H_{12}N_2O_4S_2$, Strukturformel: s. Aminosäuren (Abb. dort); $M_r$ 240.3; Schmp. 260–261 °C; weißes, krist. Pulver, unlösl. in Wasser u. Ethanol, leicht lösl. in Alkalilaugen u. Mineralsäuren; opt. aktives Disulfid des Cysteins*, entsteht durch Oxidation von 2 L-Cysteinresten; bildet in Proteinen die Di-

sulfidbrücke*; **Anw.:** (med.) bei Eiweißmangelschäden, perniziöser Anämie, in der Dermatologie, in Lebertherapeutika, Infusionslösungen, Anabolika.

**Cystinbrücke:** s. Disulfidbrücke.

**Cystolithen:** an der Innenwand von Zellen stielartige Verdickungen mit traubenförmigen Aggregaten aus Calciumcarbonatkristallen, evtl. auch verkieselt; **Vork.:** v. a. bei Moraceae (z. B. bei Ficus-Arten) u. in den retortenförmigen Epidermishaaren von Cannabis* sativa, Cucurbitaceae u. Acanthaceae.

**Cyt-** (gr.): Zyt-; Vorsilbe mit der Bedeutung Zelle*.

**Cytarabin** (INN): Cytarabinum Ph.Eur., 1-Arabinofuranosylcytosin, Cytosin-Arabinosid; 4-Amino-1-(*β*-D-arabinofuranosyl)-2-1*H*-pyrimidin-2-on; CAS-Nr. 147-94-4; $C_9H_{13}N_3O_5$, Strukturformel: s. Abb.; $M_r$ 243.22; Schmp. 212–213 °C (kristallisiert aus Ethanol 50 %); $[\alpha]_D^{20\,°C}$ +154 bis +160° (c= 1 in Wasser), $[\alpha]_D^{24\,°C}$ +153° (c=0.5 in Wasser); lösl. 1 : 10 in Wasser, schwer lösl. in Ethanol u. Chloroform; **Wirk.:** Zytostatikum* (Antimetabolit*); **Ind.:** Leukämie, maligne Lymphome. Gebräuchl. ist auch Cytarabinhydrochlorid.

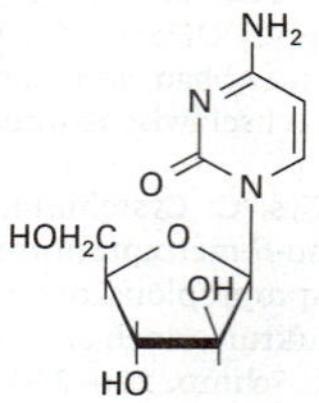


**Cytarabin**

**Cytidin:** Cytosinribosid; 4-Amino-1-*β*-D-ribofuranosyl-2(1*H*)-pyrimidinon; CAS-Nr. 65-46-3; $C_9H_{13}N_3O_5$; $M_r$ 243.22; Schmp. 220–230 °C (unter Zers.; kristallisiert aus Ethanol); $[\alpha]_D^{25\,°C}$ +31° (c= 0.7 in Wasser); leicht lösl. in Wasser, weniger lösl. in Ethanol; Nucleosid*; **Anw.:** (med.) zur unterstützenden Ther. bei Neuritiden u. Myopathien. Gebräuchlich ist Cytidinphosphat.

**Cytidinphosphate:** aus Hefe-Ribonucleinsäure herstellbare phosphorylierte Ribonucleotide (s. Nucleotide), die sich von Cytosin* ableiten; Best. von Coenzymen* zur Biosynthese von Phospholipiden* u. tRNA*; Cytidinmonophosphat (Abk. CMP; Cytidylsäure) enthält eine Phosphatgruppe, Cytidindiphosphat (Abk. CDP) eine Diphosphatgruppe u. Cytidintriphosphat (Abk. CTP) eine Triphosphatgruppe.

**Cytidylsäure:** s. Cytidinphosphate.

**Cytisin:** Sophorin, Baptitoxin, Ulexin; 1,2,3,4,5,6-Hexahydro-1,5-methano-8*H*-pyrido-[1,2-*a*][1,5]diazocin-8-on; CAS-Nr. 485-35-8; $C_{11}H_{14}N_2O$, Strukturformel u. Biogenese: s. Chinolizidinalkaloide; $M_r$ 190.24; Schmp. 153 °C; $[\alpha]_D^{20\,°C}$ −120° (Wasser); farblose Kristalle; lösl. in Wasser (1 : 1.3), Aceton (1 : 13), Ethanol (1 : 3.5), Chloroform (1 : 2.0); **Vork.:** (natürl.) z. B. in Laburnum* anagyroides, Sophora* japonica, Baptisia* tinctoria, Ulex* europaeus; **Wirk.:** dem Nicotin* ähnl.; bei größeren Dosen Erregung, dann Lähmung des ZNS, Blässe inf. von Gefäßverengung, Erhöhung des Blutdrucks, vermehrter Speichelfluss, vermehrte Darmperistaltik; bei stärkeren Intoxikationen Delirien, Bewusstlosigkeit, Krämpfe, Tod inf. Atemlähmung.

**Cytisi scoparii herba:** s. Cytisus scoparius (Sarothamni scoparii herba).

**Cytisus laburnum:** s. Laburnum anagyroides.

**Cytisus scoparius** (L.) Link: Genista scoparia (L.) Lam., Sarothamnus scoparius (L.) Wimm. ex W.D.J. Koch; Besenginster; Fam. Fabaceae (Leguminosae); Mittel- u. Osteuropa, Balkanländer; Stpfl. von **Flores Sarothamni scoparii:** Flores Genistae, Flores Spartii scoparii; Besenginsterblüten, Pfriemblüten; **Inhaltsst.:** 0.004 % Chinolizidinalkaloide* (bezogen auf das Trockengewicht) mit dem Hauptalkaloid L-Spartein* u. Nebenalkaloiden wie Cytisin* u. Genistein-Alkaloid (*α*-Isospartein, Stereoisomeres des Sparteins), Phenylethylaminderivate wie Tyramin* u. Oxytyramin, Bitter- u. Gerbstoffe, äther. Öl, ein Terephthalsäureester, Scoparin (8-C-Glucosylchryseriol) u. a. Flavonoide*; **Anw.:** (volkstüml.) z. B. bei krankhaften Wasseransammlungen, Gicht, Leberleiden; eine therap. Anw. ist nicht vertretbar, Negativmonographie Kommission E; **Sarothamni scoparii herba:** Cytisi scoparii herba, Herba Genistae scopariae, Herba Sarothamni scoparii, Herba Spartii scoparii; Besenginsterkraut; **Off.:** DAC; Monographie: Kommission E; **Inhaltsst.:** die Chinolizidinalkaloide (mind. 0.7 %, berechnet als Spartein) L-Spartein, Genistein, Cytisin, Methylcytisin, Anagyrin u. a., Tyramin u. Oxytyramin, Scoparin, Spuren äther. Öles mit Furfural*; **Anw.:** (med.) bei funktionellen Herz- u. Kreislaufbeschwerden; **Radix Sarothamni scoparii:** Radix Genistae, Radix Spartii scoparii; Besenginsterwurzel; **Inhaltsst.:** s. Sarothamni scoparii herba; **Anw.:** (volkstüml.) z. B. innerl. bei Gelbsucht, rheumat. Beschwerden. **Hom.:** Cytisus scoparius (HAB), Spartium scoparium: frisch abgestreifte Blüten mit anfallenden Blättern ohne Zweigspitzen; verordnet z. B. bei Herzinsuffizienz.

**Cyto-:** s. a. Zyto-.

**Cytochalasin:** gehört zur Gruppe der Cytochalasanen, zytostat. wirksamer Stoffwechselprodukte von Schimmelpilzen; als Inhibitor der Aktin-Polymerisation hemmt es Zellbewegungen, Phagozytose u. Bildung von Spikes. C. bindet spezif. an die wachsenden Enden von Aktinfilamenten (s. Mikrofilament).

**Cytochrom-c-Oxidoreduktase:** s. Cytochromoxidase.

**Cytochrome:** zu den Hämoproteinen* gehörende Gruppe eisenhaltiger, Elektronen übertragender Proteine in aeroben Zellen, die hintereinandergeschaltet in der Atmungskette* den Elektronentransport vom Ubichinon* zum molekularen Sauerstoff bewerkstelligen; fungieren auch als Redoxkatalysatoren bei der Photosynthese*; C. besitzen prosthetische Gruppen*, die Eisenporphyrine (s. Porphyrine) enthalten u. damit dem Hämoglobin* u. Myoglobin* ähneln. Die Elektronenübertragung wird durch den reversiblen Valenzwechsel des zentralen Eisenatoms von Fe(II) zu Fe(III) ermöglicht. **Einteilung:** in Abhängigkeit von den charakterist. Maxima ihrer Lichtabsorptionsspektren in 3 Hauptklassen: **1. Cytochrom-a/a3-Komplex:** ident. mit der Cytochromoxidase*; enthält anstelle des Protoporphyrins Hämin A, das andere Substituentengruppen aufweist; reagiert von allen C. der Atmungskette als einziges direkt mit Sauerstoff; **2. Cytochrom b:** enthält dieselbe prosthet. Gruppe wie Hämoglobin (Eisen(II)-protoporphyrin); hat von den C. der Atmungskette das niedrigste Redoxpotential (zwischen Ubichinon u. Cytochrom c); sehr fest an die Mitochondrienmembran gebunden, kann nur unter Einwirkung von Detergenzien abgelöst werden; **Cytochrom f** ist u. a. in der Chloroplastenmembran von höheren Pflanzen enthalten, wo es mit C. $b_{559}$ beim Elektronentransport in der Photosynthese* mitwirkt. Ebenfalls zum Cytochrom-b-Komplex gezählt wird **Cytochrom*-P-450** mit ungewöhnl. Absorptionsmaximum ($\lambda_{max}$) bei 450 nm. **3. Cytochrom c:** am weitesten verbreitet u. am besten untersucht; zentraler Best. der Atmungskette* in den Mitochondrien; leicht zu extrahieren; von geringer Größe; die Hämgruppe ist über 2 thioetherartige Bindungen an die Cysteinreste des Apoproteinmoleküls gebunden; das Eisenatom ist mit 2 weiteren Resten (Methionin 80 u. Histidin 18) verbunden, die eine Reaktion des Eisens im nativen C. c mit Sauerstoff od. hämkomplexierenden Agenzien (z. B. CO) verhindern. Dagegen sind die C. c-Aggregate biol. inaktiv u. autooxidabel.

**Cytochromoxidase:** Cytochrom-c-Oxidoreduktase, Warburg-Atmungsferment; zu den Oxidoreduktasen gehörendes Enzym*; terminaler Elektronenakzeptor der Atmungskette*; reagiert bei der Zellatmung mit Sauerstoff, kann aber durch $CN^-$ (s. Blausäure) od. CO gehemmt werden; die prosthet. Gruppe ist Hämin A (Cytohämin) mit einer lipophilen $C_{12}$-Seitenkette (Aldehyd- u. Vinylgruppe) am Porphyrinring; im Nativzustand als Komponente eines phospholipidhaltigen Riesenmoleküls fest an die Mitochondrienmembran gebunden, kann nur durch Behandlung mit Detergenzien getrennt werden. Vgl. Cytochrome.

**Cytochrom-P-450:** der b-Gruppe der Cytochrome* angehörende Monooxygenase (s. Oxygenasen) v. a. in den Mikrosomen* von Leber- u. Nebennierenrinde, die an zahlreichen Metabolisierungsreaktionen beteiligt ist, wobei 1 Mol Sauerstoff übertragen wird; von C.-P-450 abhängige Oxidationsreaktionen sind auf die Beteiligung von NADPH, einem Flavinenzym* (NADPH-Cytochrom-P-450-Reduktase) u. anderen Komponenten angewiesen, welche die Elektronen zur Reduktion des $Fe^{3+}$ zum $Fe^{2+}$ im C.-P-450 liefern. Die reduzierte Form bindet molekularen Sauerstoff, von dem ein Molekül auf das Substrat übertragen wird, bildet aber auch Kohlenstoffmonoxidkomplexe, deren Absorptionsmaximum bei 450 nm liegt (daher Name). **Bedeutung: 1.** (physiol.) bedeutende Rolle bei der Metabolisierung von v. a. lipophilen endogenen u. körperfremden Stoffen sowie u. a. bei der Biosynthese von Steroiden*; Metabolisierung erfolgt durch Hydroxylierung, *O*-, *N*- u. *S*-Desalkylierung, *N*-Oxidation*, Dehalogenierung, Sulfoxidation, Desaminierung* u. Epoxidierung. Lipophile Stoffe werden durch C.-P-450 vermittelte Oxidation polarer u. daher besser eliminierbar; sie können aber auch zu tox. Stoffen od. versch. Kanzerogenen* umgewandelt werden. **2.** (pharmak.) Enzymaktivität ist durch Arzneistoffe (z. B. Barbiturate*) induzierbar (Toleranzentstehung). C.-P-450 existiert in versch. Formen mit versch. Substratspezifitäten. Die Konkurrenz von (Arznei-)Stoffen u. endogenen Substraten um das gleiche Enzym ist die Urs. von zahlreichen Sekundärwirkungen von Wirkstoffen (Wirkungsverlängerung u. -verkürzung).

**Cytokine:** s. Zytokine.

**Cytopempsis:** s. Transzytose.

**Cytosin:** Abk. C; 4-Amino-2-hydroxy-pyrimidin; Strukturformel: s. Pyrimidinbasen (Abb. dort); $M_r$ 111.1; Schmp. 320–325 °C; Derivat des Pyrimidins*; als Pyrimidinbase* Baustein der DNA* u. der RNA*.

**Cytosinribosid:** s. Cytidin.

**Cytostatika:** s. Zytostastika.

**CZ:** Abk. für Caprylsäurezahl*.

**Czochralski-Verfahren:** s. Silicium.

# D

**δ** (gr. Kleinbuchstabe delta): **1.** kennzeichnet die Stellung von Substituenten in chem. Verbindungen; **2.** infinitesimale Schreibweise für Funktionen, die keine Zustandsfunktionen sind, z. B. Wärmemenge, Arbeit.

**d:** **1.** Abk. für **d**ies; Tag; **2.** Abk. für **d**exter; rechts; **3.** (physik.) Symbol für relative Dichte*.

**d.:** **1.** Abk. für (lat.) **da***; **2.** Abk. für (lat.) **d**ivide*.

**Δ** (gr. Großbuchstabe Delta): **1.** kennzeichnet die Lage von Doppelbindungen in org. Verbindungen; **2.** Symbol für Differenz.

**D:** **1.** (chem.) Symbol für **D**euterium*; **2.** (chem.) D- kennzeichnet die Konfiguration am asymmetrischen Kohlenstoffatom* (dexter, dextrogyr); s. Fischer-Projektion; **3.** (chem.) Symbol für Asparaginsäure*; **4.** (physik.) Symbol für Diffusionskoeffizient; s. Diffusion; **5.** (physik.) Symbol für Brechwert*; **6.** (physik.) Symbol für Äquivalentdosis; s. Dosimetrie; **7.** Symbol für Dosis*; **8.** (ophthalmolog.) Symbol für Dioptrie*; **9.** (hom.) Symbol für Dezimalpotenz; s. Homöopathie; **10.** röm. quingenti die Zahl Fünfhundert.

**2,4-D:** Abk. für **2,4-D**ichlorphenoxyessigsäure*.

**da:** **1.** Abk. d.; (auf Rezepten) gib. **detur:** (auf Rezepten) es werde gegeben. **2.** Vorsatzzeichen für Deka-*.

**Da:** (physik.) Symbol für Dalton*.

**DA:** Abk. für **D**op**a**min*.

**DAB:** Abk. für **D**eutsches **A**rznei**b**uch; s. Arzneibuch.

**DABCO:** Abk. für 1,4-**D**i**a**za**bic**yclo[2,2,2]**o**ctan; s. Triethylendiamin.

**DAB7-DDR:** s. Arzneibuch (Geschichte).

**Dabigatranetexilat:** 3-[4-[(Hexyloxy-carbonyl)amino-iminomethyl]anilino-methyl]-(1-methyl-1*H*-benzimidazol-5-yl]carbonyl](pyridin-2-yl)amino] propansäureethylester; CAS-Nr. 211915-06-9; $C_{34}H_{41}N_7O_5$, Strukturformel: s. Abb.; $M_r$ 627.73; Schmp. 128–128 °C; logP 3.9 ± 1.0 (berechnet); 2-facher Ester von Dabigatran; Prodrug, das in vivo durch Esterasen* in die aktive Wirkungsform überführt wird; **Wirk.:** Antikoagulans*, direkter Thrombin*-Inhibitor; bindet kompetitiv u. reversibel direkt an freies od. fibringebundenes Thrombin* u. hemmt so die Thrombin-induzierte Thrombozytenaggregation; **Ind.:** Primärprävention venöser Thromboembolie bei Erwachsenen nach elektiver Hüft- od. Kniegelenkersatz-Implantation; **Kontraind.:** akute Blutungen, erhöhtes Blutungsrisiko, Niereninsuffizienz, Leberfunktionsstörungen, Einnahme von Chinidin* u. a.; **WW:** mit Heparinen u. Antikoagulanzien* erhöhte Blutungsneigung; Amiodaron*, Verapamil* u. Clarithromycin* erhöhen als Inhibitoren des P-Glykoproteins (s. MDR-Proteine) die Plasmakonzentration von D. (Substrat dieses Transporterproteins); **UAW:** v. a. Blutung, Anämie; **Dos.:** p. o. Initialdosis 110 mg 1–4 h nach der Operation, an den Folgetagen 1 × 220 mg/d.

**DAC:** Abk. für **D**eutscher* **A**rzneimittel-**C**odex.

**Dacarbacin** (INN): Imidazolcarboxamid; 5-(3,3-Dimethyl-1-triazeno)imidazol-4-carboxamid; CAS-Nr. 4342-03-4; $C_6H_{10}N_6O$; $M_r$ 182.2; Schmp. 204–207 °C; nicht mehr im Handel befindl. Zytostatikum*; früher u. a. bei Melanomen u. Sarkomen an-

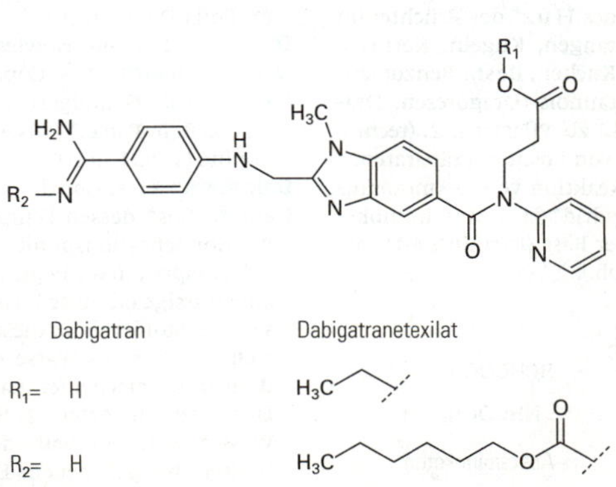


**Dabigatranetexilat**

gewendet; **UAW:** Leukämie, Thrombozytopenie, Übelkeit, Erbrechen; vgl. Nimustin; HWZ 5 h.

**Daclizumab** (INN): CAS-Nr. 152923-56-3; chimärer monoklonaler Antikörper*; **Wirk.:** Bindung an Interleukin-2-Rezeptoren auf aktivierten T-Zellen verhindert die T-Zell-Proliferation; **Ind.:** Immunsuppressivum* zur Prophylaxe akuter Abstoßungsreaktionen nach einer Nierentransplantation, vgl. Basiliximab; **Kontraind.:** Schwangerschaft, Stillzeit; **UAW:** anaphylakt. Reaktion; **Dos.:** i. v. 1 mg/kg KG.

D

**Dactinomycin** (INN): Actinomycin D, Meractinomycin; Chromopeptid-Antibiotikum aus Streptomyces parvullus; CAS-Nr. 50-76-0; $C_{62}H_{86}N_{12}O_{16}$; $M_r$ 1255.47; Schmp. 241.5–243 °C (unter Zers.; kristallisiert aus absolutem Ethanol); $[\alpha]_D^{28\,°C}$ −315° (c = 0.25 in Methanol); lösl. in Ethanol, Propylenglykol, Wasser/Glykol-Mischung; **Wirk.:** hochtox. Antibiotikum mit antineoplast. Eigenschaften; Zytostatikum*; **Ind.:** Wilms-Tumor, Rhabdomyosarkom, Karzinome des Hodens u. des Uterus.

**Dactylopius coccus** Costa: Coccus cacti L.; Scharlachschildlaus, Coccionellaschildlaus, Koschenillelaus, Cochenillelaus, Nopalschildlaus, Kaktusschildlaus; (zoolog.) Fam. Coccidae; Mexiko, Texas, Kalifornien, Kanar. Inseln, Algerien, Java; Schildlaus, die auf dem Koschenillekaktus (Opuntia* cochinellifera) lebt; Lieferant von **Coccionella:** Koschenille, Cochenille, Alkermeskörner; getrocknete, befruchtete Weibchen als Handelsware; **Inhaltsst.:** Der rote Farbstoff (ca. 10 %) ist Carminsäure* (vgl. Carmin). **Anw.:** Färbemittel. **Hom.:** Dactylopius coccus (HAB), Coccus cacti: befruchtete, getrocknete, weibl. Tiere; verordnet z. B. bei Bronchialkatarrh, Harnblasen- u. Nierenbeckenentzündungen.

**Dactylorhiza maculata** (L.) Soó: Orchis maculata L.; Geflecktes Knabenkraut; Fam. Orchidaceae; Europa; eine der **Stpfl. von Tubera Salep** (s. Orchis morio).

**DAD:** Abk. für **D**iodenarray**d**etektor; s. HPLC.

**DADPS:** Abk. für 4,4′-**Diaminodiphenylsulfon**; s. Dapson.

**Daemonorops draco** Bl.: Calamus draco; Fam. Arecaceae (Palmae); Indisch-Malaiische Inseln; Stpfl. von **Resina Draconis** EB: Sanguis Draconis, Gummi Sanguis Draconis; Ostindisches Drachenblut, Palmendrachenblut, Blutharz, Türkenblut; rotes bis dunkelrotbraunes Harz* der Früchte; im Handel in Form von Stangen, Kugeln, Körnern, zwiebelartig geformten Kuchen; **Best.:** Benzoesäureester des Dracoresinotannols (Dragoresen, Dracoalban); **Anw.:** **1.** (med.) zu Pflastern; **2.** (techn.) zu Lacken, zum Färben von kosmet. Präparaten.

**Dakin-West-Reaktion:** Reaktion von α-Aminosäuren* mit Essigsäureanhydrid* zu α-Acetaminoketonen in Gegenwart einer Base (Pyridin*, 4-Dimethylamino-pyridin; s. Abb.).

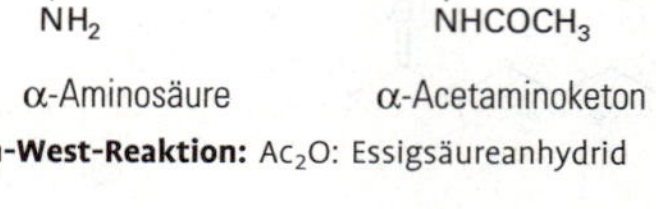


**Dakin-West-Reaktion:** $Ac_2O$: Essigsäureanhydrid

**Dalbavancin** (INN): CAS-Nr. 171500-79-1; $C_{88}H_{100}Cl_2N_{10}O_{28}$; $M_r$ 1816.69; semisynthet. Lipoglykopeptid; nicht im Handel befindl. Glykopeptid*-Antibiotikum; wirksam bei komplizierten Haut- u. Weichteilinfektionen, katheterassoziierte Infektionen; **UAW:** Fieber, Kopfschmerzen, Nausea.

**Dalfopristin** (INN): CAS-Nr. 112362-50-2; $C_{34}H_{50}N_4O_9S$; $M_r$ 690.85; weißes bis gelbl., hygroskop. Pulver; von Pristinamycin abgeleitetes Streptogramin*-Antibiotikum zur parenteralen Anw. in Kombination mit Quinupristin*; **Wirkungsmechanismus:** Hemmung der Proteinsynthese, bakterizid, intra-u. extrazellulär; **Ind.:** Inf. durch grampositive Bakterien; auch wirksam bei den meisten multiresistenten, grampositiven bakt. Erregern von Nosokomialinfektionen; **Dos.:** s. Quinupristin.

**Dalteparin-Natrium** (INN): Dalteparinum natricum Ph.Eur.; CAS-Nr. 9041-08-1; mittlere $M_r$ 6000; Natriumsalz eines niedermolekularen Heparins*; **Herst.:** Depolymerisierung von Heparin aus der Intestinalschleimhaut von Schweinen mit Salpetriger Säure; **Ind.:** postoperative Primärprophylaxe tiefer Venenthrombosen; **Kontraind.:** Operationen am ZNS, Lumbalpunktionen, Spinalanästhesie; **UAW:** Blutungen, leichte Thrombozytopenie; Anstieg von Leberenzymwerten; **Dos.:** s. c. 2500 IE; HWZ 3–5 h nach s. c. Injektion.

**Dalton** (John D., brit. Chemiker u. Physiker, 1766–1844): Symbol Da; nicht mehr anzuwendende, in Physik u. Chemie aber dennoch gebräuchl. Einheit für relative Atom- u. Molekülmassen; insbes. die Massen von Proteinen u. Biopolymeren werden häufig in kDa angegeben; 1 Da = 1 u; s. Atommasseneinheit (u); als Symbole werden manchmal auch amu od. mu für atomic mass unit verwendet.

**Dalton-Gesetz:** Partialdruckgesetz; der Druck einer Mischung versch. idealer Gase ergibt sich aus der Summe der Beiträge aller vorhandenen Gase:
$$p \cdot V = V \cdot (p_1 + p_2 + p_3 \ldots)$$
Jedes Gas übt auf die Gefäßwand den Partialdruck aus, der auftreten würde, wenn dieses ideale Gas allein in dem Gefäß vorhanden wäre.

**Damascenin:** s. Nigella damascena (Semen Nigellae damascenae).

**Damiana:** s. Turnera diffusa var. aphrodisiaca.

**Damianablätter:** s. Turnera diffusa var. aphrodisiaca (Folia Damianae).

**Dammar:** **1.** s. Shorea wiesneri; **2.** s. Copal.

**Dammarabaum:** **1.** s. Copal; **2.** s. Shorea wiesneri.

**Dammaran:** Grundgerüst von Triterpensapogeninen, z. B. in Panax* ginseng; Strukturformel: s. Saponine (Tab. 1 dort).

**Dammarharz:** s. Copal.

**Dampf:** Gas*, dessen Temp. am od. in der Nähe seines Kondensationspunktes, also des Siedepunktes* der entspr. Flüss., liegt; insbes. wird auch die an eine flüssige od. feste Phase* angrenzende Gasphase eines Stoffes als D. dieses Stoffes bezeichnet; besteht das Gas aus Wassermolekülen, also **Wasserdampf**, unterscheidet man je nach Temperatur u. Druck versch. Arten: **1.** Heissdampf: gasförmiges Wasser weit oberhalb der Siedetemperatur des Wassers bei gegebenem Druck; **2.** Trockendampf: gasförmiges Wasser wenig oberhalb der Siedetemperatur; **3.** Sattdampf: gasförmiges Wasser beim Kondensationspunkt ohne Auskondensation; **4.** Nassdampf: feinste auskondensierte Wassertröpfchen, umgeben von gasförmigem Wasser beim Kondensationspunkt (Aerosole*). Im Gegensatz dazu ist Nebel* zwar ebenfalls ein Aerosol, aber weit unterhalb des Siedepunktes u. die Tröpfchen sind umgeben von wasserdampfgesättigter Luft.

**Dampfdichte:** Gasdichte; Quotient aus Masse u. Volumen des Dampfes* (s. Gas); Angabe meist in g/L od. kg/m³. Der Messwert kann mit dem idealen Gasgesetz* auf den Normzustand umgerechnet werden. Die D. eines idealen, undissoziierbaren Gases ist seiner relativen molaren Masse* $M_r$ proportional u. kann zu deren Berechnung benutzt werden.

**Dampfdruck:** Sättigungsdampfdruck; der nur von der Temp. abhängige u. für jede Substanz charakterist. Gleichgewichtsdruck, der sich in einem abgeschlossenen Gefäß in der Gasphase über einer flüssigen od. festen Phase* einstellt; **Wasserdampfdruck:** s. Mollier-h,x-Diagramm.

**Dampfdruckapparat:** s. Autoklav.

**Dampfdruckdiagramm:** Darst. der Dampfdruckkurven (s. Phasendiagramme) einer Substanz od. einer Mischung in Abhängigkeit von der Temp.; s. Polymorphie (Abb. dort).

**Dampfdruckerniedrigung:** durch eine gelöste Substanz wird der Dampfdruck* einer Lsg. gegenüber dem Dampfdruck des reinen Lösungsmittels bei gegebener Temp. herabgesetzt; diese D. ist dem osmot. Druck der Lsg. (s. Osmose) proportional; vgl. Eigenschaften, kolligative.

**Dampfraumanalyse:** s. Headspace-Analyse.

**Dampfsterilisation:** s. Sterilisationsverfahren.

**Danaparoid-Natrium** (INN): Mischung aus Glykosaminoglykanen (84 % Heparansulfat, 12 % Dermatansulfat, 4 % Chondroitinsulfat*); $M_r$ ca. 6000; Antikoagulans* als Alternative zu Heparin*; **Ind.:** Vorbeugung einer tiefen Venenthrombose, wenn Heparin* nicht angewendet werden soll (einschließl. Patienten mit Heparin-induzierter Thrombozytopenie Typ II, Abk. HIT Typ II); Behandlung von thromboembol. Erkrankungen bei Patienten, die eine dringende parenterale Antikoagulation benötigen u. entweder eine HIT Typ II entwickeln od. in der Anamnese aufweisen; **Kontraind.:** Blutungen, schwere Leber- u. Niereninsuffizienz, schwere Hypertonie; **UAW:** erhöhtes Blutungsrisiko, Hämatome; **Dos.:** s.c. 750 Anti-Faktor-Xa-Einheiten 2-mal täglich.

**Danazol** (INN): 17$\alpha$-Pregna-2,4-dien-20-ino[2,3-*d*]isoxazol-17-ol; CAS-Nr. 17230-88-5; $C_{22}H_{27}NO_2$; $M_r$ 337.46; Schmp. 224.4–226.8 °C (kristallisiert aus Aceton); $[\alpha]_D^{25\,°C}$ +7.5° (Ethanol); $[\alpha]_D^{25\,°C}$ +21.9° (Chloroform); Isoxazolderivat des 17$\alpha$-Ethinyltestosterons mit schwach androgen-anabolen, aber relativ starken antigonadotropen Eigenschaften; in Österreich u. der Schweiz im Handel, in Deutschland nicht mehr zugelassen (ggf. individueller Heilversuch); **Ind.:** Endometriose, Mastopathie, hereditäres angioneurot. Ödem; **Kontraind.:** Schwangerschaft, Hyperlipoproteinämie; **UAW:** Virilisierung, Akne, Gewichtszunahme, depressive Verstimmung, irreguläre Menstruationsblutungen, Ödeme; **Dos.:** p.o. 200–800 mg/d in 2–4 ED; Kinder 100–400 mg/d je nach Alter u. Gewicht; HWZ 5 h.

**Dangshen-Glockenwinde:** s. Codonopsis pilosula.

**Dansylchlorid:** Substanz zur Markierung endständiger Aminogruppen bei der Sequenzanalyse* von Peptiden* u. Proteinen*; da die Dansylgruppe (1-Dimethylaminonaphthalin-5-sulfonyl) stark fluoresziert, können Dansylderivate in sehr geringen Mengen nachgewiesen werden.

**Dantrolen** (INN): 1-[5-(4-Nitrophenyl)furfuryliden]amino-hydantoin; CAS-Nr. 7261-97-4; $C_{14}H_{10}N_4O_5$, Strukturformel: s. Abb.; $M_r$ 314.26; Schmp. 279–280 °C (kristallisiert aus wässrigem DMF); Muskelrelaxans*; **Wirk.:** hemmt die Freisetzung von Calcium-Ionen aus dem sarkoplasmat. Retikulum; zusätzl. zentrale Wirk.; **Ind.:** Spasmen infolge von Kinder-, Querschnittlähmung, Multipler Sklerose, Schlaganfall u.a.; bei maligner Hyperthermie*; **Kontraind.:** Lungen- u. Lebererkrankungen, Herzinsuffizienz, Schwangerschaft u. Stillzeit; **WW:** Wirk. wird durch Tranquilizer* verstärkt; **UAW:** Schwindel, Schwäche, Müdigkeit, Diarrhö, Hautjucken, Hautausschläge, Leberfunktionsstörungen, Herzinsuffizienz; HWZ 7–8 h.

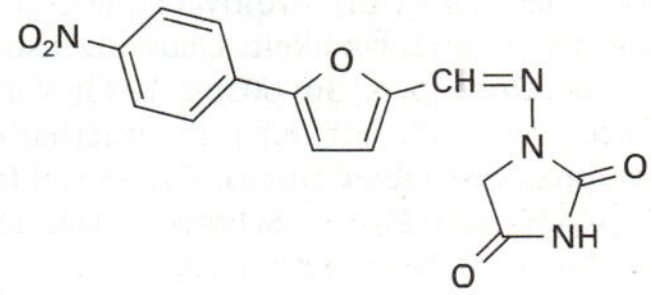


**Dantrolen**

**DAO:** Abk. für **Diaminoxidase***.

**Daphne mezereum** L.: Seidelbast, Kellerhals; Fam. Thymelaeaceae; gemäßigte Zone Europas, Asien; Stpfl. von **Cortex Mezerei:** Seidelbastrinde; **Inhaltsst.:** Diterpenester (Phorbolester*; s. Tumorpromotoren), Mezerein (wirkt ähnl. wie Cantharidin*) u. Daphnetoxin, die über die gesamte Pflanze verteilt vorkommen; ferner versch. Hydroxy- u. Methoxycumarine, z.B. Daphnetin (Strukturformel: s. Cumarine, Abb. dort), bzw. deren Glykoside*, z.B. Daphnin (Daphnetinglucosid); **Anw.:** (volkstüml.) z.B. als hautreizendes, blasenziehendes Mittel in Pflastern u. Salben; bei chron. Hautleiden, Gicht*, Erkrankungen* des rheumat. Formenkreises, missbräuchl. auch als Abortivum*; **Toxikol.:** Rinde ist sehr giftig (aufgrund der enthaltenen Diterpenester); wegen der toxikol. Wirk. ist von der therap. Anw. der Droge abzuraten. **Hom.:** Daphne mezereum (HAB), Mezereum: frische, vor Blütebeginn gesammelte Zweigrinde; verordnet z.B. bei Herpes zoster, Neuralgien.

**Daphnetin:** s. Cumarine (Abb. dort).

**DAPI:** Abk. für **Deutsches* Arzneiprüfungsinstitut**.

**Dapiprazol** (INN): 5,6,7,8-Tetrahydro-3-[2-(4-*o*-tolyl-1-piperazinyl)ethyl]-1,2,4-triazolo[4,3-*a*]pyridin; CAS-Nr. 72822-12-9; $C_{19}H_{27}N_5$, Strukturformel: s. Abb.; $M_r$ 325.46; Schmp. 158–160 °C; Alpha-1-Rezeptoren-Blocker (s. Alpha-Rezeptoren-Blocker) zur top. Anw. am Auge; Miotikum*; **Ind.:** zur Rückbildung (Pupillenverengung) arzneimittelbedingter Pupillenerweiterung (verursacht z.B.

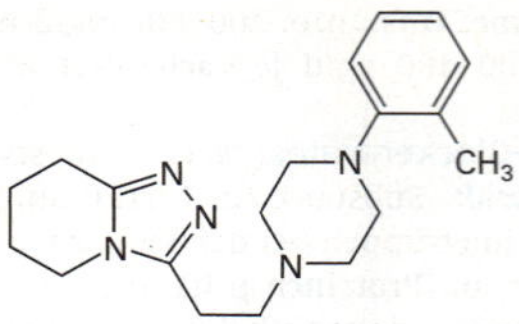

Dapiprazol

durch Mydriatika*); **Kontraind.:** akute Iritis, Schwangerschaft u. Stillzeit; **UAW:** Irritationen am Auge (Juckreiz, Tränenfluss). **Dapiprazolhydrochlorid:** CAS-Nr. 72822-13-0; $C_{19}H_{27}N_5 \cdot HCl$; $M_r$ 361.92; Schmp. 206–207 °C (kristallisiert aus absolutem Ethanol).

**Dapoxetin:** *N,N*-Dimethyl-3-(naphthalen-1-yloxy)-1-phenyl-propan-1-amin; CAS-Nr. 119356-76-2; $C_{21}H_{23}NO$, Strukturformel: s. Abb.; $M_r$ 305.42; logP 5.4 ± 0.3 (berechnet); **Wirk.:** selektiver Serotonin*-Wiederaufnahme-Hemmer, antidepressive Wirk. nur schwach ausgeprägt; **Ind.:** Behandlung der vorzeitigen Ejakulation; Lifestyle*-Präparat; **Kontraind.:** kardiale Vorerkrankungen, Leberfunktionsstörungen, Einnahme eines MAO-Hemmers; **WW:** CYP3A4-Inhibitoren wie Ketoconazol*, Telithromycin*, Erythromycin*; **UAW:** Kopfschmerz, Schwindel, Übelkeit, Diarrhö, Insomnie, Müdigkeit; **Dos.:** p. o. 30–60 mg 1–3 h vor dem Geschlechtsverkehr; nur einmal innerhalb von 24 h. **Dapoxetinhydrochlorid:** CAS-Nr. 119356-77-3; $C_{21}H_{23}NO \cdot HCl$; Schmp. 180–184 °C; $[\alpha]_{25}^{D}$ +131.7° (c = 1 % in Methanol).

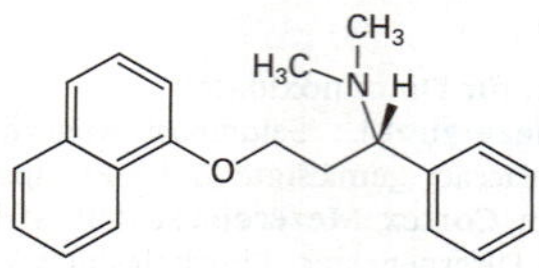

Dapoxetin

**Dapson** (INN): Dapsonum Ph.Eur., Diaphenylsulfon, Diphenason, 4,4′-Sulfonyldianilin; 4,4′-Diaminodiphenylsulfon (Abk. DADPS, DDS); CAS-Nr. 80-08-0; $C_{12}H_{12}N_2O_2S$, Strukturformel: s. Abb.; $M_r$ 248.30; Schmp. 180.5 °C (polymorph); Schmp. 175–176 °C (Kristallform; aus Ethanol 95 %); fast unlösl. in Wasser, wenig lösl. in Ethanol, Methanol; leicht lösl. in Aceton, verd. Salzsäure; $pK_S$ der konjugierten Säure 1; **Wirk.:** Sulfonamid*; Breitband-Bakteriostatikum; Lepramittel; wirkt durch Hemmung der Folsäuresynthese; Hauptanwendung gegen Mycobacterium leprae; **Ind.:** Lepra, Dermatitis herpetiformis, Arthritis rheumatica chronica; **UAW:** Appetitlosigkeit, Schwindel, Kopfschmerzen, allerg. Reaktionen; **Dos.:** p. o. bei Lepra Initialdosis 2 × 25 mg/7 d, dann erhöhen um 25–50 mg/Monat bis max. 2 × 200–400 mg/7 d od. 100 mg/d; HWZ 25–30 h. Hingewiesen sei auch auf Dapson-*N,N′*-digalactosid.

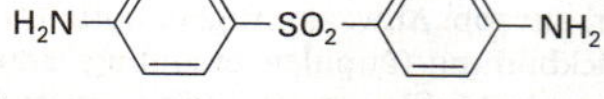

Dapson

**Daptomycin** (INN): N-Decanoyl-L-tryptophyl-L-asparaginyl-L-aspartyl-L-threonylglycyl-L-ornithyl-L-aspartyl-D-alanyl-L-aspartylglycyl-D-seryl-*threo*-3-methyl-L-glutamyl-3-anthraniloyl-L-alanin, $\varepsilon_1$-Lacton; CAS-Nr. 103060-53-3; $C_{72}H_{101}N_{17}O_{26}$; $M_r$ 1620.67; Lipopeptid*-Antibiotikum mit 13 Aminosäuren aus Streptomyces roseosporus; **Wirk.:** bakterizides Antibiotikum*; wirksam ausschließl. gegen grampositive Bakt., einschließl. Methicillin- u. Vancomycin-resistentem u. Vancomycin-intermediär empfindl. Staphylococcus aureus (Abk. MRSA*, VRSA, VISA) sowie VRE*, Anaerobier, Clostridien; enthält hydrophile Bereiche u. eine lipophile Seitenkette; diese interagiert in Gegenwart von Calcium-Ionen mit der Bakterienmembran, dringt in diese ein u. löst eine rasche Depolarisation aus. Nach Oligomerisierung von D. bilden sich Kanäle, durch die Ionen (v. a. Kalium) ausströmen. Die Protein-, DNA- u. RNA-Synthese wird gehemmt u. bewirkt ein schnelles Absterben der Zelle, ohne dass es in größerem Maß zur Lyse kommt. **Ind.:** komplizierte Haut- u. Weichteilinfektionen bei Erwachsenen; Endokarditis (rechtsseitig, infektiös); **UAW:** Pilzinfektionen, Kopfschmerzen, Übelkeit, Erbrechen, Diarrhö, Ausschlag, Reaktionen an der Infusionsstelle, Anstieg der Kreatinkinase; cave: Dosisanpassung bei schwerer Niereninsuffizienz erforderl.; **Dos.:** Haut- u. Weichteilinfektion: 4 mg/kg KG/d i. v.; Endokarditis: 6 mg/kg KG/d i. v.

**Darbepoetin alfa** (INN): (engl.) *new erythropoiesis stimulating protein (Abk. NESP)*; CAS-Nr. 209810-58-2; $C_{800}H_{1300}N_{228}O_{243}S_5$; $M_r$ 18 163.58; rekombinantes Epoetin*, Sequenzlänge 166, mit erhöhtem Kohlenhydratanteil (52 %); enthält 5 stickstoffgebundene Kohlenhydratketten u. einen höheren Sialinsäuregehalt als herkömml., rekombinantes Epoetin; Folge des veränderten Sialinsäuregehalts ist eine etwa 3-mal so lange terminale HWZ von ca. 25.3 h (subkutan 49 h); **Herst.:** in CHO*-K1-Zellen; **Wirk.:** Regulatorprotein der Erythrozytopoese*; Andocken am EPO-Rezeptor auf den erythroiden Vorläuferzellen im Knochenmark; **Ind.:** Anämie bei chron. Niereninsuffizienz u. bei Patienten mit soliden Tumoren nach Chemotherapie; **UAW:** Hypertonie, Kopfschmerzen, Schmerzen an der Einstichstelle, Thrombose des Gefäßzugangs; **Dos.:** bei renaler Anämie s. c., i. v. Startdosis 0.45 µg/kg KG pro Woche; chemotherapeutisch-induzierte Anämie initial 2.25 µg/kg KG pro Woche s. c., nach 4 Wochen Dosiserhöhung auf 4.5 µg/kg KG pro Woche möglich.

**Darifenacin** (INN): (*S*)-1-(2-(2,3-Dihydro-5-benzofuranyl)ethyl)-*α*,*α*-diphenyl-3-pyrrolidineacetamid; CAS-Nr. 133099-04-4; $C_{28}H_{30}N_2O_2$; $M_r$ 507.5; **Wirk.:** selektiver Muscarin-Rezeptor-Antagonist (Rezeptorsubtyp 3, vgl. Parasympatholytika); **Ind.:** zur symptomat. Behandlung von Dranginkontinenz u./od. häufigem Wasserlassen u. verstärktem Harndrang; **UAW:** Obstipation, Mundtrockenheit, trockene Augen, Kopf- u. Bauchschmerzen sowie Übelkeit; **Dos.:** Anfangsdosis 1-mal tägl. 7.5 mg; nach 2 Wochen auf 15 mg steigerbar. Vgl. Solifenacin.

**Darm:** Intestinum; schlauchförmiger Teil des Verdauungskanals zw. Magenausgang u. After;

**Dünndarm:** Intestinum tenue; 4–5 m lang, gliedert sich in den 30 cm langen, bogenförmig verlaufenden Zwölffingerdarm (Duodenum), den Leerdarm (Jejunum) u. den Krummdarm (Ileum). Die gesamte Dünndarmschleimhaut weist eine große Anzahl von Schleimhauterhebungen (Darmzotten) auf, die der Resorption der Nahrungsstoffe dienen. **Dickdarm:** Intestinum crassum; ca. 1.5 m lang; besteht aus dem 6–8 cm langen Blinddarm mit dem 5–8 cm langen Wurmfortsatz (Appendix vermiformis) u. dem Grimmdarm (Kolon). **Mastdarm:** Rektum; ca. 15 cm lang; geht in den Analkanal (Canalis analis) über.

**Darmdekontamination, selektive:** Abk. SDD; gezielte intestinale (Teil-)Dekontamination* durch nicht bzw. kaum gastrointestinal resorbierbare Antiinfektiva (Polymyxine, Neomycin, Tobramycin, Amphotericin B) p. o.; eine der am häufigsten verwendeten Zusammensetzungen enthält 2 % Colistin*, 2 % Tobramycin* u. 2 % Amphotericin* B (Dos.: 4-mal tägl. 100 mg Colistin, 80 mg Tobramycin u. 500 mg Amphotericin B); **Ziel:** selektive Keimreduktion im Magen-Darm-Trakt u. Verhinderung einer sekundären Kolonisierung mit gramnegativen Bakterien, Staphylococcus aureus u. Candida-Arten; durch die geringe Wirksamkeit gegen Anaerobier soll die natürliche Darmflora (z. B. Bacteroides spp.) mögl. wenig beeinträchtigt werden; **Ind.:** Infektionsprophylaxe z. B. vor best. Operationen, Langzeitbeatmung od. als Teil der gnotobiot. Behandlung bei Immunsuppression.

**Darmeinlauf:** s. Klistier.

**Darmentzündung:** s. Enteritis.

**Darmverschluss:** s. Ileus.

**Darreichungsformen:** s. Arzneiformen.

**Darunavir:** Abk. DRV; CAS-Nr. 206361-99-1; $C_{27}H_{37}N_3O_7S$, Strukturformel: s. Abb.; $M_r$ 547.68; Schmp. 74–76 °C; logP 3.8 ± 0.6 (berechnet); **Wirk.:** Virostatikum*, nichtpeptid. HIV*-Protease-Inhibitor (HIV-1-Protease); hemmt die Reifung der viralen Partikel; **Ind.:** bei Infektion mit HIV* als Teil einer antiviralen Kombinationstherapie (immer in Kombination mit niedrig dosiertem Ritonavir*), wenn gegen mind. einen anderen Protease-Inhibitor Resistenzen aufgetreten sind; **Kontraind.:** Leberfunktionsstörungen, Behandlung mit Substanzen, die eine geringe therapeut. Breite besitzen u. Substrate des Cytochrom-P-450-3A4-Isoenzyms der Leber sind (z. B. Rifampicin*, Johanniskraut); Vorsicht bei Sulfonamidallergie; **WW:** versch. WW mit anderen Substanzen aufgrund der Beeinflussung des Leberstoffwechsels; **UAW:** gastrointestinale Störungen, Kopfschmerz, Hypertriglyceridämie, Erschöpfung, Schlaflosigkeit, Erhöhungen von Lipase u./od. Amylase, Hautausschlag; **Dos.:** p. o. zu einer Mahlzeit; antiretroviral vorbehandelte Patienten: 2 × 600 mg/d mit 100 mg Ritonavir; antiretroviral nicht vorbehandelte Patienten: 1 × 800 mg/d mit 100 mg Ritonavir.

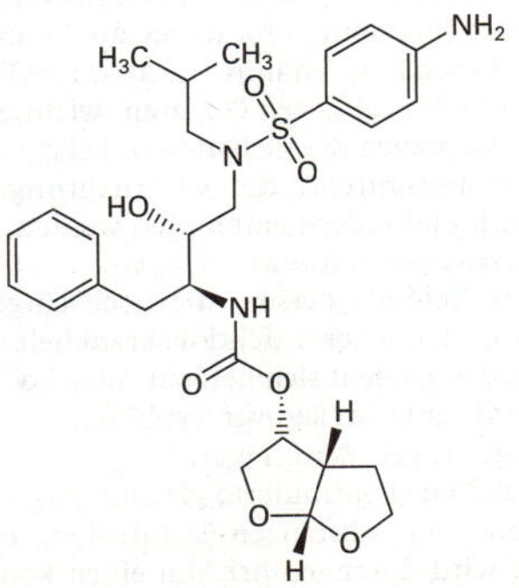


**Darunavir**

**Darzens-Erlenmeyer-Claisen-Kondensation:** Reaktion zur $CH_2$-Kettenverlängerung von Aldehyden* u. Ketonen*; **Prinzip:** $\alpha$-Halogencarbonsäureester (z. B. Chloressigester) lagern sich in Gegenwart von Natriumamid* an die Carbonylverbindung an u. bilden unter Kondensation* Glycidester ($\alpha,\beta$-Epoxycarbonsäureester). Verseifung des Glycidesters u. Ansäuern führt zur therm. instabilen Glycidsäure, die beim Erwärmen unter Abspaltung von Kohlenstoffdioxid* zu einem homologen Aldehyd od. Keton zerfällt (s. Abb.).

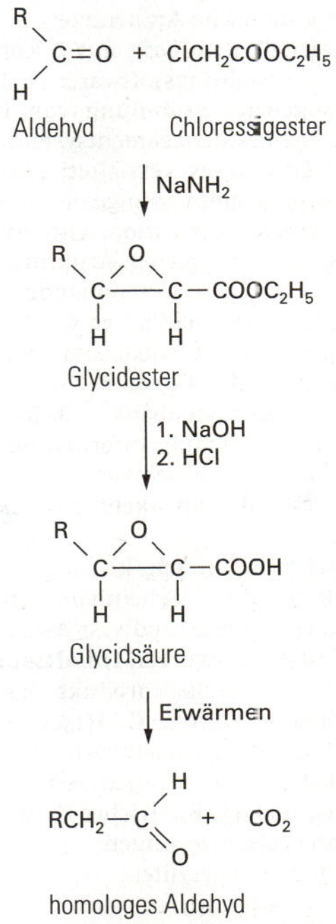


**Darzens-Erlenmeyer-Claisen-Kondensation**

**Darzens-Verfahren:** Methode zur Herst. von Alkylchloriden aus primären u. sekundären Alkoholen* durch Behandlung mit Thionylchlorid* in Gegenwart von Pyridin* (s. Abb.).

**Dasatinib** (INN): 2-{6-[4-(2-Hydroxyethyl)piperazin-1-yl]-2-methylpyrimidin-4-ylamino}thiazol-5-carbonsäure-(2-chlor-6-methylphenyl)amid, N-(2-Chlor-6-methylphenyl)-2-({6-[4-(2-hydroxyethyl) piperazin-1-yl]-2-methylpyrimidin-4-yl}amino)-1,3-thiazol-5-carboxamid; CAS-Nr. 302962-49-8;

$$\underset{\text{Alkohol}}{ROH} + \underset{\text{Thionylchlorid}}{SOCl_2} \xrightarrow{\text{Pyridin}} \underset{\text{Alkylchlorid}}{RCl} + SO_2 + HCl$$

**Darzens-Verfahren**

$C_{22}H_{26}ClN_7O_2S$; $M_r$ 488.01; **Wirk.:** Tyrosinkinase*-Inhibitor zur p. o. Anw.; blockiert v. a. die BCR-ABL-Tyrosinkinase (auch c-kit, PDGF-$\beta$); **Ind.:** chron. myeloische Leukämie (Abk. CML) in der chron. od. akzelerierten Phase od. in der Blastenkrise (bei Resistenz od. Intoleranz gegenüber einer Ther. einschließl. Imatinib*); Philadelphia-Chromosom-positive akute lymphat. Leukämie od. lymphat. Blastenkrise der CML (bei Resistenz od. Intoleranz gegenüber einer vorherigen Ther.); Orphan* Drug; **UAW:** Flüssigkeitsretention (z. B. Pleuraerguss, Ödeme), Knochenmarkdepression, gastrointestinale Beschwerden, Hauttoxizität; Kopfschmerz, Blutungen, Erschöpfung, Dyspnoe; **Dos.:** p. o. 2×70 mg/d.

**DAT:** Abk. für **D**eutsche **A**rznei**t**axe*.

**Datenbank:** (engl.) *data base*; aus 2 Komponenten bestehende Verwaltungssoftware: **1.** Datenbasis: systemat. abgelegte Sammlung von Informationen; **2.** Datenbankmanagementsystem: Software, welche die Datenbasis verwaltet; zusätzl. meist mit Retrievalprogramm zum gezielten Wiederauffinden gesuchter Information; enthält typischerweise große Mengen gleich strukturierter Information. Die einzelnen, untereinander gleich aufgebauten Informationseinheiten werden in Datensätzen gespeichert, die wiederum in Datenfelder untergliedert sind. **Formen: 1.** Faktendatenbank*; **2.** Literaturdatenbank*; **3.** Katalogdatenbank: enthält bibliograph. Informationen zu Werken, die in einer Bibliothek vorhanden sind; med. relevante Katalogdatenbanken: z. B. CATLINE u. MEDIKAT.

**Daten, kritische:** s. Größen, kritische.

**Datisca cannabina** L.: Scheinhanf, Streichkraut; Fam. Datiscaceae; Kreta, Südwest-Asien; Stpfl. von **Akalbir:** Gelbe Hanfwurzel; **Inhaltsst.:** der Farbstoff Datiscin u. das Spaltprodukt Datiscetin: 2′, 3,5,7-Tetrahydroxyflavon; $C_{15}H_{10}O_6$; $M_r$ 286.23; Schmp. 271 °C; gelbe Nadeln; **Anw.:** die Wurzel; in Indien (Lahore) zum Färben von Seide. **Hom.:** Datisca cannabina (HAB): frisches Kraut; verordnet z. B. bei Stoffwechselstörungen.

**Datteln:** s. Phoenix dactylifera.

**Dattelpflaume:** s. Diospyros lotus.

**Dattelpflaumenöl:** s. Diospyros virginiana (Persimonöl).

**Datura arborea** L.: Großer Stechapfel; Fam. Solanaceae; Peru, Chile; **Inhaltsst.:** hauptsächl. L-Scopolamin*.

**Datura sanguinea:** s. Brugmansia spec.

**Datura stramonium** L.: Stechapfel; Fam. Solanaceae; heim. südöstl. Russland, Balkanländer, verwildert in ganz Europa u. Asien; mehrere Varietäten; Stpfl. von **Stramonii folium:** Folia Daturae, Folia Stramonii; Stechapfelblätter, Stramoniumblätter; die getrockneten Blätter mit od. ohne blühende Zweigspitzen, evtl. auch mit vereinzelten Früchten; **Off.:** Ph.Eur.6; **Inhaltsst.:** 0.2–0.5 % Tropanalkaloide*, hauptsächl. L-Hyoscyamin* (nach Ph.Eur. mind. 0.25 % Gesamtalkaloide, berechnet als Hyoscyamin*), daneben etwas Atropin* (Daturin ist ein Gemenge beider Alkaloide), L-Scopolamin* (Menge vom Alter der Pflanze abhängig), Belladonnin, Apoatropin*; bis 7 % Gerbstoff*, Flavonylglykoside, Umbelliferon*, Scopolin*, Spuren äther. Öls; **Anw.:** (med.) früher innerl. als Schlafmittel u. krampfstillendes Mittel (s. Atropin), v. a. bei Asthma, Krampfhusten; Hauptanwendung früher zur Herst. von Asthmazigaretten u. -zigarren, Räuchermitteln, Asthmakraut (s. Folia Stramonii nitrata); die Anw. von Stramoniumblättern ist aufgrund der Risiken nicht zu vertreten (heute nicht mehr in Gebrauch); Negativmonographie Kommission E; **Stramonii pulvis normatus:** Folium Stramonii titratum, Pulvis Stramonii normatus; Eingestelltes Stramoniumpulver, Eingestelltes Stechapfelblatt; $M_r$ 289.4; gepulverte Stramoniumblätter, die, falls erforderl., auf einen Gesamtalkaloidgehalt von 0.23–0.27 % mit Hilfe gepulverter Lactose od. gepulverter Stramoniumblätter mit geringerem Alkaloidgehalt eingestellt werden; Berechnung als Hyoscyamin* u. auf die bei 100–105 °C getrocknete Droge bezogen; **Off.:** Ph.Eur.6; **Herba Stramonii recens:** Stechapfelkraut; das frische, zur Zeit der beginnenden Blüte (Juni) gesammelte Kraut; **Inhaltsst. u. Anw.:** vgl. Stramonii folium; **Semen Stramonii:** Semen Daturae, Stechapfelsamen, Zigeunersamen; **Inhaltsst.:** Hyoscyamin*, Atropin*, Scopolamin* (Gesamtalkaloidgehalt 0.25–0.5 %), 15–20 % fettes Öl; **Zuber.:** früher Tinctura Stramonii Seminis; **Anw.:** zur Alkaloidgewinnung; Negativmonographie Kommission E. **Hom.:** Datura stramonium (HAB): frisches, zur Zeit der Blüte gesammeltes Kraut; verordnet z. B. bei psych. Erkrankungen, Erregungszuständen, Schlafstörungen bei Kleinkindern.

**Datura suaveolens:** s. Brugmansia spec.

**Daucus carota** L.: Möhre, Gelbe Rübe, Karotte; Fam. Apiaceae (Umbelliferae); Mittel- u. Südeuropa; Stpfl. von **Fructus Dauci:** Semen Dauci; Möhrenfrüchte, Möhrensamen, Karottenfrüchte; **Inhaltsst.:** äther. Öl mit Asaron*; **Anw.:** (volkstüml.) harntreibendes u. krampflösendes Mittel; **Radix Dauci:** Mohrrübe, Gelbe Rübe; **Inhaltsst.:** äther. Öl, Phytosterole (s. Sterole), Enzyme, Asparagin*, Lecithin*, Glutamin*, Zucker, Pektinstoffe, $\alpha$-, $\beta$-, $\gamma$-Carotin* (Provitamin A), ferner die Vitamine $B_1$, $B_2$ (s. Vitamin B) u. Vitamin* C; **Anw.:** (volkstüml.) vermifuges Mittel gegen Oxyuren; wichtiger Vitaminträger; wegen des Gehaltes an Pektin als Best. von Nahrungsmitteln, die bei Ernährungsstörungen von Kleinkindern empfohlen werden.

**Daucus visnaga:** s. Ammi visnaga.

**Dauerausscheider:** Person, die noch längere Zeit nach überstandener Infektionskrankheit Erreger ausscheidet; bezieht sich bes. auf Ausscheider* von Salmonella enterica Serovar Typhi u. Paratyphi sowie Shigella; vgl. Keimträger.

**Dauerinfusion:** kontinuierl., gleichmäßige i. v. Applikation* von Substanzen (s. Infusion); **Prinzip:** Eine D. wird durchgeführt, um einen konstanten Wirkstoffspiegel über längere Zeit aufrecht zu er-

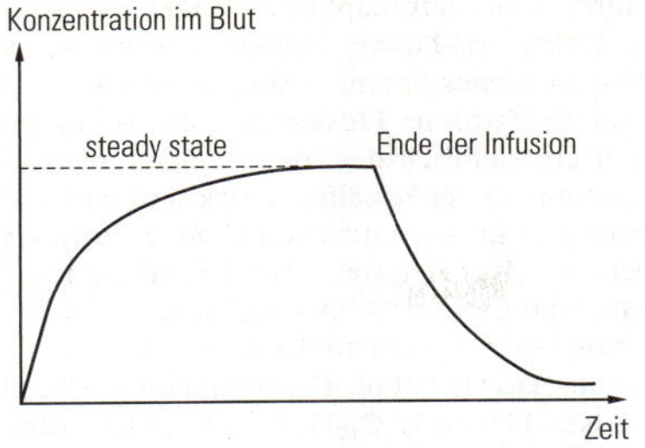


**Dauerinfusion:** Verlauf der Wirkstoffkonzentration im Blut während einer i. v. Dauerinfusion

halten. Sie ergibt eine Plasmakonzentrationskurve*, die anfangs exponentiell ansteigt u. dann auf einem Plateau verläuft (Fließgleichgewicht*, engl. steady state; s. Abb.), da sich Zufuhr u. Elimination die Waage halten. Nach Beendigung der D. sinkt die Plasmakonzentration gemäß der Eliminationsgeschwindigkeit ab. **Hinweis:** Durch eine Initialdosis* (engl. priming dose) erhält man von Beginn an die Konz. des Fließgleichgewichts. Die hierfür erforderl. Dosis errechnet sich durch Multiplikation der angestrebten Konz. im Fließgleichgewicht mit dem Verteilungsvolumen*.

**Dauerkopfschmerz, Arzneimittel induzierter:** Kopfschmerz bei Arzneimittelübergebrauch, Arzneimittel induzierter Kopfschmerz; chronisches Schmerzsyndrom; toxisch bedingter, diffuser Kopfschmerz* an mind. 15 Tagen pro Monat nach langfristiger (mind. 3-monatiger) Einnahme von Analgetika*, Ergotamin* od. anderen Arzneimitteln; **Ther.:** Entwöhnung.

**Daunorubicin** (INN): Rubidomycin; (1*S*,3*S*)-3-Acetyl-1,2,3,4,6,11-hexahydro-3,5,12-trihydroxy-10-methoxy-6,11-dioxo-1-naphthacenyl-3-amino-2,3,6-tridesoxy-$\alpha$-L-lyxo-hexopyranosid; CAS-Nr. 20830-81-3; $C_{27}H_{29}NO_{10}$; $M_r$ 527.51; Antibiotikum aus Streptomyces peuceticus od. Streptomyces coeruleorubidus; **Wirk.:** Zytostatikum*; Anthracyclin*; **Ind.:** akute Leukämie*; **Kontraind.:** Überempfindlichkeit gegenüber Anthracyclinen, kumulative kardiotox. Gesamtdosis für Anthracycline; Stillen; **UAW:** u. a. Kardiotoxizität; **Dos.:** parenteral i. v. 1 mg/kg KG/d über 1 Woche; HWZ 11–27 h. **Daunorubicinhydrochlorid:** Daunorubicini hydrochloridum Ph.Eur.; CAS-Nr. 23541-50-6; $C_{27}H_{30}ClNO_{10}$; $M_r$ 564.0; rotoranges, hygroskop., krist. Pulver; leicht lösl. in Wasser u. Methanol; sehr schwer lösl. in Chloroform; fast unlösl. in Aceton.

**DAV:** Abk. für **D**eutscher **A**potheker-**V**erband; s. Apothekervereine.

**DBP:** Abk. für **Dib**utyl**p**hthalat*.

**DBS:** Abk. für **Dib**rom**s**alicil*.

**DBT:** Abk. für **Dib**enzoyl**t**hiamin; s. Bentiamin.

**DC:** Abk. für **D**ünnschicht**c**hromatographie*.

**DCC:** Abk. für **D**i**c**yclohexyl**c**arbodiimid*.

**DCCC:** Abk. für (engl.) *droplet countercurrent chromatography*; Tröpfchen-Gegenstromchromatographie; spezielle Form der Verteilungschromatographie* zweier nicht mischbarer Flüss. mit Gegenstromverteilung; **Prinzip:** Die stationäre Phase befindet sich in einem senkrecht positionierten Rohr; die mobile Phase fällt od. steigt (je nach Dichte) in kleinen Tröpfchen durch die stationäre Phase. **RLCC** (Abk. für engl. rotating locular countercurrent chromatography): Variante der DCCC mit schräg positioniertem, langsam sich um die eigene Achse drehenden Rohr (Säule). Vgl. Säulenchromatographie.

**DCF:** Abk. für (franz.) **D**énominations **C**ommunes **F**rançaises; s. Freiname.

**DCHA:** Abk. für **D**i**c**yclo**h**exyl**a**min*.

**DDA:** s. Clofenotan.

**DDD:** **1.** Abk. für (engl.) *defined daily dose*; angenommene mittlere tägl. Erhaltungsdosis für die Hauptindikation eines Wirkstoffs bei Erwachsenen; entspricht nicht immer der empfohlenen zugelassenen Dosierung; dient z. B. der Arzneimittelverbrauchsforschung; s. ATC-Klassifikation. Vgl. Dosis. **2.** s. Clofenotan.

**DDE:** s. Clofenotan.

**DDK:** Abk. für **d**ynamische **D**ifferenz**k**alorimetrie; s. DSC.

**DDS:** Abk. für 4,4′-**D**iamino**d**iphenyl**s**ulfon; s. Dapson.

**DDSC:** Abk. für (engl.) *dynamic differential scanning calorimetry*; s. DSC.

**DDT:** Abk. für **D**ichlor-**d**iphenyl-**t**richlorethan; s. Clofenotan.

**DDT-Gesetz:** „Gesetz über den Verkehr mit DDT" vom 7.8.1972, BGBl. I S. 1689, zuletzt geändert am 24.6.1994, BGBl. I S. 1416; verbietet im Interesse des Gesundheitsschutzes die Herst., Einfuhr, Ausfuhr, das Inverkehrbringen, den Erwerb u. die Anw. von Dichlor-diphenyl-trichlorethan (Abk. DDT; s. Clofenotan), seinen Isomeren u. von Erzeugnissen, die unter Zusatz von DDT als Wirkstoff (DDT-Zuber.) hergestellt werden.

**DDVP:** s. Dichlorvos.

**De-:** s. Des-.

**Dead-Stop-Methode:** Biamperometrie; Verfahren der Amperometrie* mit 2 polarisierbaren Platinelektroden; **Prinzip:** bei Anlegen einer geringen konstanten Gleichspannung (bis ca. 100 mV) fließt so lange Strom, wie ein Redoxpaar (z. B. $Fe^{2+}/Fe^{3+}$) in der Lsg. vorliegt, in die die Elektroden tauchen. Der Stromfluss wird unterbrochen, sobald ein Best. des Redoxpaars während der Titration (s. Maßanalyse) aufgebraucht worden ist. Dies zeigt das Erreichen des Äquivalenzpunktes (toter Punkt) an (s. Abb.). Neben Redoxtitrationen sind auch komplexometrische Titrationen u. sogar Fällungsanalysen biamperometrisch detektierbar. **Beispiel:** **1.** Karl*-Fischer-Titration: erst durch das beim Äquivalenzpunkt vorliegende Redoxpaar

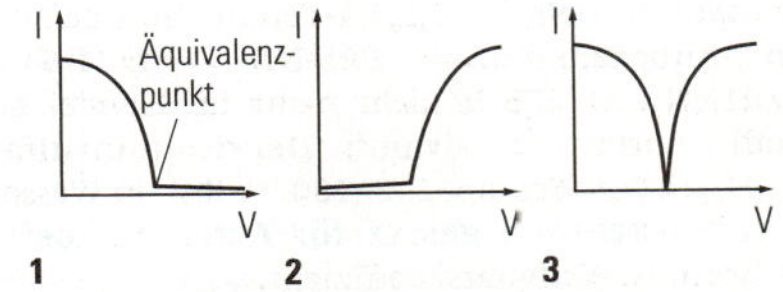


**Dead-Stop-Methode:** I: Stromstärke; V: zugesetztes Volumen an Maßlösung. Eine Polarisation der Elektroden erfolgt ab dem Äquivalenzpunkt (1), bis zum Äquivalenzpunkt (2), nur am Äquivalenzpunkt (3). [9]

Iod/Iodid wird ein steiler Stromanstieg beobachtet (s. Abb., Diagramm 2); dieser Stromfluss muss mind. 30 s anhalten. **2.** Die Titration von Eisen(II) mit Cer(IV) ergibt eine dem Diagramm 3 entspr. Kurve (s. Abb.). Auf beiden Seiten des Äquivalenzpunkts fließt Strom, da sowohl das $Fe^{2+}/Fe^{3+}$-System als auch das $Ce^{4+}/Ce^{3+}$-System reversible Redoxpaare darstellen. Der Punkt an dem kein Strom fließt, zeigt das Verschwinden von $Fe^{2+}$-Ionen an, ohne dass schon überschüssige $Ce^{4+}$-Ionen vorhanden sind. **3.** Die Bestimmung primärer aromatischer Amine mit salpetriger Säure (**Diazotitration**) kann ebenfalls biamperometrisch verfolgt werden. Da hier erst nach dem Äquivalenzpunkt oxidierbare u. reduzierbare Teilchen auftreten erhält man eine dem Diagramm 2 (s. Abb.) entspr. Kurve.

**DEAE-Cellulose:** Kurzbez. für **Diethylaminoethyl**-Cellulose; Substanz, die als stationäre Phase zur Anionenaustauschchromatographie (s. Ionenaustauschchromatographie) von Proteinen* u. RNA* verwendet wird.

**DEAE-D:** Abk. für **Diethylaminoethyldextran***.

**Deanil:** chem. Kurzbez. für 2-(Dimethylamino)-ethyl.

**Deanol** (INN): 2-Dimethylaminoethanol (Abk. DMAE); CAS-Nr. 108-01-0; $C_4H_{11}NO$, Strukturformel: s. Abb.; $M_r$ 89.14; Sdp. 135 °C (101 kPa); $d_4^{20}$ 0.8866; $n_D^{20\,°C}$ 1.43; mischbar mit Wasser, Ethanol, Ether; **Wirk.:** Psychostimulans*; soll ein Präkursor von Acetylcholin* sein u. cholinerge Aktivität besitzen; **Ind.:** umstritten; u. a. psychosomat. Retardierung im Kindesalter, Leistungs-, Koordinations-, Lern- u. Konzentrationsstörungen, psychische u. zentralmotor. Folgen von Schädelhirntraumen, zerebrovaskuläre Erkrankungen; **Kontraind.:** Grand-mal-Epilepsie; **UAW:** Kopfschmerzen, Obstipation, Muskelspannung, Schlaflosigkeit, Hautausschläge, Blutdrucksenkung. **Deanolaceglumat:** $C_{11}H_{22}N_2O_6$; $M_r$ 278.3; lösl. in Wasser. **Deanolacetamidobenzoat:** $C_{13}H_{20}N_2O_4$; $M_r$ 268.3; Schmp. 159–161.5 °C; lösl. in Wasser. **Deanolhydrogensuccinat:** $C_8H_{17}NO_5$, weißes, hygroskop. krist. Pulver, sehr leicht lösl. in Wasser, Ethanol, wenig lösl. in Chloroform, Benzol. Gebräuchl. sind auch Deanolhydrogencarbonat, Deanolcitrat, Deanol-L-hydrogenglutamat u. Deanol-(*R,R*)-hydrogentartrat.

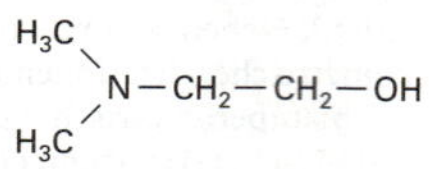

**Deanol**

**Debrisoquin** (INN): 1,2,3,4-Tetrahydro-isochinolin-2-carboxamidin; CAS-Nr. 1131-64-2; $C_{10}H_{13}N_3$; $M_r$ 175.2; nicht mehr im Handel befindl. Antihypertensivum*; **Debrisoquinsulfat:** $C_{20}H_{28}N_6O_4S$; Schmp. 278–280 °C; lösl. in Wasser.

**Debye-Hückel-Grenzgesetz für Aktivitätskoeffizienten:** s. Aktivitätskoeffizient.

**Debye-Kräfte:** s. Bindungskräfte, intermolekulare.

**Debye-Scherrer-Verfahren:** s. Kristallstrukturanalyse.

**Decahydronaphthalin:** s. Decalin.

**Decalin:** Decahydronaphthalin; Dekalin; $C_{10}H_{18}$; $M_r$ 138.3; ***cis*-Form:** Schmp. −43.3 °C; Sdp. 195.7 °C; ***trans*-Form:** Schmp. −30.4 °C; Sdp. 187.3 °C; farblose Flüssigkeit; als Handelsware meist ein Gemisch der *cis-* u. *trans*-Stereoisomere der beiden in der Sesselform verknüpften Cyclohexanringe; vgl. Konformation (Abb. 2 dort); **Anw.:** (techn.) Lösungsmittel (Terpentinölersatz), zur Herst. von Lacken, Bohnerwachsen.

**Decandisäure:** s. Sebacinsäure.

**Decanol:** Decylalkohol, Caprinalkohol; 1-Decanol; CAS-Nr. 112-30-1; $C_{10}H_{22}O$; $M_r$ 158.3; Sdp. ca. 220–235 °C; $n_D^{20\,°C}$ ca. 1.436; viskose Flüss., bei ca. 6 °C erstarrend; prakt. unlösl. in Wasser, lösl. in Ethanol u. Ether; **Anw.:** Reagenz Ph.Eur.6; Referenz für die Gaschromatographie.

**Decansäure:** s. Caprinsäure.

**Decarboxylasen:** zu den Lyasen gehörende Enzyme*, die $CO_2$ aus der COOH-Gruppe von Carbonsäuren* abspalten; **Vertreter:** u. a. Pyruvatdecarboxylase, die Pyruvat* zu Acetaldehyd* decarboxyliert, wobei Thiamindiphosphat (s. Vitamin B, Vitamin $B_1$) als Coenzym* wirkt; DOPA-Decarboxylase (s. DOPA-Decarboxylase-Hemmer).

**Decarboxylierung:** Abspaltung von Kohlenstoffdioxid* aus einer Carbonsäure*, die in die Verbindung mit nächst niedrigerer C-Zahl übergeht; **Formen: 1. enzymkatalysierte** D. durch Decarboxylasen*: z. B. Cystein* → Cysteamin + $CO_2$; biogene Amine* entstehen durch D. von Aminosäuren*. Die oxidative D. von $\alpha$-Ketosäuren (z. B. Pyruvatdehydrogenase) ist mit einer Dehydrierung* verbunden u. wird von $\alpha$-Ketosäure-Dehydrogenasen katalysiert. **2. spontane** D.: z. B. von Acetessigsäure zu Aceton*; i. R. der Ketogenese* kann diese Reaktion auch enzymkatalysiert mit höherer Umsatzgeschwindigkeit ablaufen.

**Decil-Verbindungen:** s. Decyl-Verbindungen.

**Deckblatt:** (bot.) Hochblatt, in dessen Achsel ein Blütenspross steht.

**Deckeln:** s. Bindemittel.

**Decocta:** s. Abkochungen.

**Decoctum Ispaghulae:** s. Plantago ovata (Plantaginis ovatae semen).

**Decoderm®-Basiscreme:** wasserhaltige, nichtion. Komplexemulgatorsalbe (bikohärent, ambiphil) mit einem im Vergleich zu anderen Komplexemulgatorsalben ca. dreifach höheren Gehalt an Emulgatoren*; bikohärenter Mischtyp mit zusammenhängender Wasser- u. Fettphase; aufgrund der Stellung zw. O/W u. W/O-Emulsionssystemen universell einsetzbar u. für jeden Hauttyp geeignet; lässt sich mit Wasser zu einer O/W-Emulsionssalbe u. weiter zu einer stabilen Milch od. mit Fett u. Kohlenwasserstoffen unter Bildung einer stabilen W/O-Emulsionssalbe (ambiphiler Charakter) verdünnen. **Zusammensetzung:** Kohlenwasserstoffe (3 % dickflüssiges Paraffin, 32 % weiße Vaseline), Miglyol® 812-Neutralöl (flüssige mittelkettige Triglyceride*; Träger für Steroide), Emulgatoren (W/O: 9 % Cetylstearylalkohol* u. 3 % Glycerolmonostearat* 40–55 %; nichtion., O/W: 8 % Polysorbat* 40), 0.1 % hochdisperses Siliciumdioxid* (als Stabilisator, Verdickungsmittel; vermindert fettige Eigenschaften), 5 % 1,2-Propylenglykol* (als Lösungsmittel für Wirkstoffe, Feuchthalter, Penetrationsverbesserer; konservierend), 0.2 % Sorbinsäure* (s. Konservierung), Crematest (Geruchsstoff), demineralisiertes Wasser (ca. 40 %). Vgl. Cremes; Zubereitungen zur kutanen Anwendung, halbfeste.

**Decubitex-Polster:** die Blutzirkulation erhöhendes Polster, das mit leicht bewegl. Polystyrol-Kügelchen gefüllt ist; das Polster ist waschbar u. passt sich gut dem Körper des Patienten an. **Anw.:** Dekubitus*-Prophylaxe.

**Decylalkohol:** s. Decanol.

**Decylis oleas:** s. Decyloleat.

**Decyloleat:** Decylis oleas Ph.Eur.6; Mischung aus Decylestern von Fettsäuren, v. a. Ölsäure*; D. 0.860–0.870; Siedebereich 40–60 °C; klare, schwach gelbl. Flüssigkeit; fast unlösl. in Wasser, mischbar mit Dichlormethan, Ethanol u. Petrolether; SZ max. 1.0; IZ 55–70; POZ max. 10; VZ 130–140; in der Fettsäurefraktion mind. 60.0 % Ölsäure, Wasser max. 1.0 %; **Aufbewahrung:** unter Lichtschutz, möglichst vollständig gefüllte Behältnisse; evtl. mit geeignetem Antioxidans*, z. B. Tocopherol (s. Vitamin E) als Stabilisierungsmittel; **Anw.:** als Universalöl, mittlere Spreitwirkung, fettender Effekt; als Emolliens, für Cremes u. Lotionen, wasserfreie Formulierungen; gut auffettende Ölkomponente für Salben, Cremes u. Linimente; gute Haut- u. Schleimhautverträglichkeit. Vgl. Cera liquida.

**Decyl-Verbindungen:** veraltet Decil-Verbindungen; org. Verb. mit 10 C-Atomen in der Kette, z. B. Decanol*.

**deep compartment:** s. Kompartiment.

**Defäkation:** **1.** Reinigung, Klärung von Flüssigkeiten; **2.** Stuhlentleerung, reflektor. über Dehnungssensoren im Rektum, Nervus splanchnicus pelvinus u. Sakralmark u. willkürl. über kortikale Strukturen kontrolliert.

**Defektproteinämie:** meist angeborene pathol. Zusammensetzung der Plasmaproteine* mit fehlender od. zu geringer Bildung bestimmter Komponenten (z. B. Agammaglobulinämie, Analbuminämie); vgl. Dysproteinämie; Paraproteinämie.

**Defektur:** **1. Deutschland:** Kleinherstellung eines Fertigarzneimittels* in der Apotheke im Voraus; geht über den Umfang einer Einzelanfertigung auf Verschreibung od. Kundenwunsch hinaus u. umfasst die Herstellung in einem einheitl. Herstellungsgang, die keine Großherstellung ist. Die Abgabe von Defekturarzneimitteln an den Endverbraucher muss in der herstellenden Apotheke erfolgen. Die Hunderterregel* ist zu beachten. **Vorschriften:** a) Herstellungsprotokoll: erforderl., enthält mind. Bez. u. Arzneiform, Art, Menge, Qualität, Chargenbezeichnung od. Prüfnummer der verwendeten Ausgangsstoffe, die zugrundeliegenden Herstellungsvorschriften, das Herstellungsdatum od. die Chargenbezeichnung, das Verfalldatum, das Namenszeichen des für die Herst. verantwortl. Apothekers; **b)** Prüfprotokoll: teilweise erforderl., umfasst Verfahren, Umfang, Ergebnisse u. Datum der Prüfungen; der prüfende od. die Prüfung beaufsichtigende Apotheker bestätigt mit Datum u. eigenhändiger Unterschrift Prüfungsdurchführung u. Qualität. Von der Prüfung des Arzneimittels kann abgesehen werden, soweit die Qualität durch das Herstellungsverfahren gewährleistet ist. Dies ist im Herstellungsprotokoll zu vermerken. Zur Defektur i. w. S. gehört Durchsicht u. Bestandsaufnahme der Verkaufsartikel, die (in größeren Mengen) in der Apotheke vorrätig gehalten werden; ggf. Veranlassung der Nachbestellung, Bereinigung des Bestandes aufgrund Verfallsdaten u. Verbrauchsfristen. **2. Österreich:** entspr. der Pharmazeutischen Fachkräfteverordnung* ist D. die Ergänzung der Vorräte von an ärztl. Verschreibung gebundenen Arzneien u. Arzneimitteln in der Offizin; darf nur pharmazeut. Fachpersonal überlassen werden. **3. Schweiz:** Das Schweizerische Arzneibuch (Ph.Helv.) umschreibt die Defektur als Herstellung von Arzneimitteln zur Lagerhaltung u. späteren Abgabe i. R. der GMP-Regeln für kleine Mengen z. B. in Spitalapotheken.

**Defensine:** natürl. vorkommende antibiot. wirksame Peptide, die auf ein breites Spektrum von Bakterien u. Pilzen reagieren; kommen in allen tier. Organismen u. höheren Pflanzen vor, Teil der unspezif. Immunabwehr* des Menschen; genauer Wirkungsmechanismus noch unklar.

**Deferasirox:** 4-[3,5-Bis(2-hydroxyphenyl)-1*H*-1,2,4-triazol-1-yl]benzoesäure; CAS-Nr. 201530-41-8; $C_{21}H_{15}N_3O_4$, Strukturformel: s. Abb.; $M_r$ 373.4; Schmp. 260–262 °C; logP 6.4 ± 0.9 (berechnet); **Wirk.:** Eisenchelatbildner (s. Chelatbildner), Antidot*; **Ind.:** chron. transfusionsbedingte Eisenüberladung, wenn Ther. mit Deferoxamin* nicht mögl.; **Kontraind.:** Kombination mit anderen Eisenchelatbildnern, Kreatininclearance <60 mL/min; **WW:** aluminiumhaltige Antacida; Wirkstoffe, die Ulzera verursachen können; **UAW:** Leberfunktionsstörungen, gastrointestinale Blutungen, Ulzera, renale Tubulopathie, Kreatininerhöhung, Kopfschmerz, Diarrhö, Obstipation, Erbrechen, Übelkeit, Bauchschmerzen, Blähungen, Dyspepsie, erhöhte Transaminasen, Exanthem, Juckreiz, Proteinurie; **Dos.:** Initialdosis p. o. 20 mg/kg KG/d.

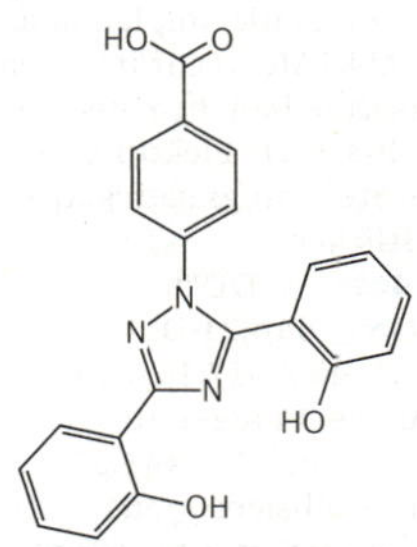


**Deferasirox**

**Deferipron** (INN): 3-Hydroxy-1,2-dimethyl-4-1*H*-pyridon; CAS-Nr. 30652-11-0; $C_7H_9NO_2$, Strukturformel: s. Abb.; $M_r$ 139.15; Schmp. 263–266 °C;

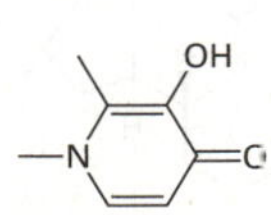


**Deferipron**

logP −0.2 ± 0.8 (berechnet); **Wirk.:** zweizähniger Eisenchelatbildner (s. Chelatbildner), Antidot*; **Ind.:** Eisenüberladung bei Thalassaemia major, wenn Ther. mit Deferoxamin* nicht mögl.; **Kontraind.:** anamnest. belegte rezidivierende Neutropenieschübe od. Agranulozytose; **WW:** mit aluminiumhaltigen Antacida; **UAW:** häufig: Verfärbung des Harns, Übelkeit, abdominale Schmerzen, Erbrechen; schwerwiegend: Agranulozytose, Neutropenie; **Dos.:** p. o. 3 × 25 mg/kg KG/d; TMD 100 mg/kg KG.

**Deferoxamin** (INN): Desferrioxamin; 30-Amino-3,14,25-trihydroxy-3,9,14,20,25-pentaazatriacontan-2,10,13,21,24-penton; CAS-Nr. 70-51-9; $C_{25}H_{48}N_6O_8$, $M_r$ 560.69; Eisenkomplexbildner (s. Chelatbildner); **Anw.:** **1.** (med.) als Deferoxaminmesilat (s. u.) bei akuter Eisenintoxikation, chron. Eisenüberladung des Organismus (Hämosiderose); **2.** (diagnost.) Deferoxamin-Test zur Diagnostik von Eisenspeicherkrankheiten; **Kontraind.:** Schwangerschaft, Niereninsuffizienz; **UAW:** gelegentl. Retinopathien mit Visusstörungen, selten ototox. Sympt., Lungenveränderungen mit akuter respirator. Insuffizienz, allerg. Reaktionen, akute Nierenfunktionsstörungen, selten Thrombozytopenie u. Knochenmarkaplasie; HWZ 1 h. **Deferoxaminmesilat:** Deferoxamini mesilas Ph.Eur.6; $C_{26}H_{52}N_6O_{11}S$; $M_r$ 657; weißes Pulver, leicht lösl. in Wasser, schwer lösl. in Methanol, sehr schwer lösl. in Ethanol. Gebräuchl. ist auch Deferoxaminhydrochlorid.

**Defibrase:** s. Batroxobin.

**Defibrillator:** elektr. Gerät (meist mit EKG-Monitor zur EKG-Analyse) zur Durchbrechung eines z. B. durch Herzrhythmusstörungen* hervorgerufenen Herz-Kreislauf-Stillstands sowie zur elektr. Kardioversion (Wiederherstellung eines normfrequenten Sinusrhythmus); automatisierte externe D. (Abk. AED) können zur Defibrillation durch geschulte Ersthelfer od. Laien verwendet werden. Implantierbare Kardioverter-Defibrillatoren (engl. implantable cardioverter-defibrillator, Abk. ICD; früher auch automatic implantable cardioverter defibrillator, Abk. AICD) zur internen Defibrillation bei Tachykardie bestehen aus einer im rechten Herzen eingebrachten Elektrode u. einem damit verbundenen Steuerungsaggregat; s. Herzschrittmacher, künstlicher.

**defined daily dose:** s. DDD.

**Deflazacort** (INN): 11*β*,21-Dihydroxy-2′-methyl-5′*βH*-pregna-1,4-dieno[17,16-*d*]oxazol-3,20-dion-21-acetat; CAS-Nr. 14484-47-0; $C_{25}H_{31}NO_6$, Strukturformel: s. Abb.; $M_r$ 441.52; Schmp. 255–256.5 °C (kristallisiert aus Aceton/Hexan); $[\alpha]_D^{20\,°C}$ +62.3° (c = 0.5 in Chloroform); $A_{1\%}^{1\,cm}$ 352.5

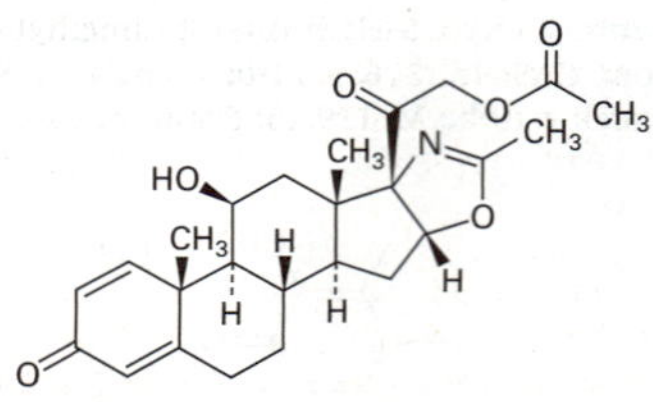

**Deflazacort**

(Methanol); Glucocorticoid*; **Wirk.:** antiphlogist., immunsuppresiv, geringe mineralocorticoide Wirk.; **Ind.:** rheumatoide Arthritis; **Kontraind.:** Magen-Darm-Ulzera, Osteoporose, Diabetes mellitus, Epilepsie; **UAW:** Magen-Darm-Blutungen, herabgesetzte Abwehrreaktionen gegen Infektionen, Kopfschmerz; **Dos.:** p. o. 1 × 6–18 mg/d während des Frühstücks; HWZ 1.1–1.9 h.

**Deformation:** Änderung der Form u./od. des Volumens eines Körpers durch Einwirkung von Kräften; **Einteilung: 1. elastische (reversible) D.:** der Körper nimmt nach Beendigung der Krafteinwirkung wieder seine ursprüngl. Form bzw. sein Volumen an. **2. plastische (irreversible) D.:** nach Beendigung der Krafteinwirkung bleibt die Form- bzw. Volumenänderung bestehen.

**Degarelix:** CAS-Nr. 214766-78-6; synthet. Decapeptid mit mehreren modifizierten D-Aminosäuren ($M_r$ ca. 1690 Da); **Wirk.:** Zytostatikum*, GnRH*-Antagonist; Senkung des Testosteronspiegels; **Ind.:** hormonale Kastration bei fortgeschrittenem testosteronabhängigem Prostatakarzinom; **UAW:** Hitzewallungen, Gewichtszunahme, Schmerzen an der Einstichstelle, Anstieg der Leberenzyme, Anämie, Impotenz, QT-Zeit-Verlängerung; **Dos.:** tief s. c.; Initialdosis 2 × 120 mg, Erhaltungsdosis 1 × 80 mg/Monat, beginnend einen Monat nach Initialdosis.

**degree of polymerisation:** s. DP.

**Dehiszenz** (lat. dehiscere sich klaffend auftun, öffnen, spalten): (bot.) das Öffnen einer Anthere*, Frucht od. eines anderen kapselartigen Organs unter Ausstreuung der darin enthaltenen Fortpflanzungseinheiten.

**Dehnmessstreifen:** Abk. DMS; Dehnungsmessstreifen; Folien mit eingebettetem Widerstandsdraht (s. Abb.), die z. B. zur Ermittlung des Kraft-Weg-Verlaufes bei der Kompression auf einer Tablettenpresse dienen; **Prinzip:** D. werden in Richtung der auftretenden Kraft auf die belasteten Maschinenteile (Tablettenwerkzeuge) geklebt. Durch die auf diese Teile aufgebrachten Kräfte (Pressdruck) werden Stauchungen hervorgerufen, die zu einer Verformung der D. u. in der Folge zu einer Widerstandsänderung führen, die durch eine entspr. Schaltung in elektr. Signale umgewandelt werden kann. Vgl. Hook-Gesetz.

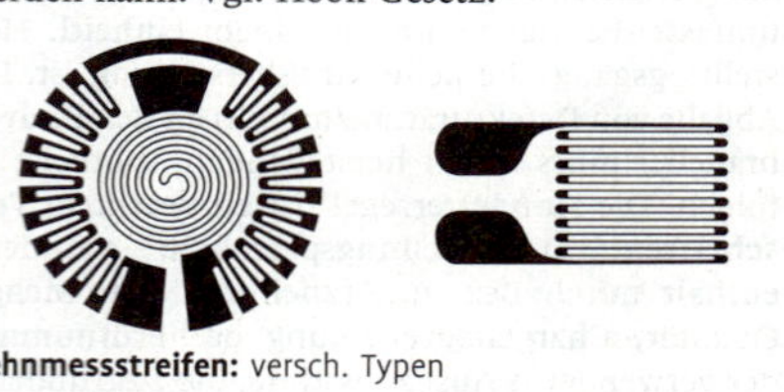

**Dehnmessstreifen:** versch. Typen

**DEHP:** Abk. für **D**i**e**thyl**h**exyl**p**hthalat*.

**Dehydrasen:** s. Dehydrogenasen.

**Dehydratasen:** zu den Lyasen gehörende Enzyme* (z. B. Carboanhydrase*), welche die Abspaltung von Wasser aus org. Substraten katalysieren.

**Dehydratation:** **1.** Hypohydratation; (physiol.) Abnahme des Körperwassers durch gesteigerte renale, gastrointestinale, pulmonale bzw. perkutane Wasserabgabe ohne entspr. Zufuhr od. iatrogen verursacht (therap. Maßnahme od. falsche Infusionstherapie); osmolare Konz. des Extrazellulärraums* wird durch gleichzeitig auftretende $Na^+$-Verluste beeinflusst. Änderungen des Wasser- u. $Na^+$-Bestands erfolgen zunächst extrazellulär. Zum Ausgleich der intra- u. extrazellulären osmolaren Konz. treten dann Wasserverschiebungen auf, die zu Änderungen der entspr. Volumina führen. **Formen: a) isotone** D.: Verlust von Wasser u. $Na^+$ in einem Verhältnis, das der osmolaren Zusammensetzung des Extrazellulärraums entspricht (d. h. Verlust isoton. Flüssigkeit); Vork.: bei Erbrechen*, forcierter Diurese, Diarrhö*, Flüssigkeitssequestration, Blutverlusten u. unzureichender Wasser- u. $Na^+$-Zufuhr; **b) hypertone** D. (**Exsikkose**): Verlust von hypoton. Flüssigkeit (z. B. Schweiß, hypoton. Harn) u. unzureichende Wasserzufuhr; Anstieg der Plasma-$Na^+$-Konzentration; Vork.: bei Fieber, Diabetes* mellitus, Diabetes* insipidus, hyperosmolarem Koma, Verdursten; **c) hypotone** D.: Verlust von hyperton. Flüssigkeit, Salzverlust (v. a. $Na^+$ u. $Cl^-$); Vork.: bei gestörter Osmoregulation, ungenügender NaCl-Zufuhr bzw. überwiegender Zufuhr von freiem Wasser, z. B. Trinken von salzarmer Flüssigkeit bei starkem Schwitzen, Nebennierenrindeninsuffizienz, zentralem Salzverlustsyndrom, Verbrennungen*, Laxanzienabusus*. **Sympt.:** Allen Formen gemeinsam sind Zeichen des Volumenmangels (Abnahme von Herzzeitvolumen u. Blutdruck, u. U. hypovolämischer Schock). Bei 1. u. 2. bestehen trockene Schleimhäute, halonierte Augen, verringerter Hautturgor, Oligurie u. Durst, der jedoch inf. häufig gleichzeitig bestehender zentralnervöser Störungen u. Bewusstseinstrübungen nicht wahrgenommen wird. **2.** Dehydratisierung, Dehydration; (chem.) Wasserentzug, Entwässerung.

**Dehydration:** s. Dehydratation.

**Dehydratisierung:** s. Dehydratation.

**Dehydrierung:** chem. Entziehung von Wasserstoff*; vgl. Oxidation.

**Dehydroandrosteron:** s. DHEA.

**Dehydrobenzperidol:** s. Droperidol.

**7-Dehydrocholesterol:** s. Vitamin D (Provitamin $D_3$).

**Dehydrocholsäure** (INN): Acidum dehydrocholicum, 3,7,12-Trioxocholansäure; CAS-Nr. 81-23-2; $C_{24}H_{34}O_5$; $M_r$ 402.51; Schmp. 237 °C (kristallisiert aus Aceton); $[\alpha]_D^{20\,°C}$ +26° (c = 1.4 in Ethanol); lösl. bei 15 °C: 0.18 g/L Wasser, 3.3 g/L Ethanol, 0.46 g/L Ether, 9.04 g/L Chloroform, 1.04 g/L Benzol, 7.76 g/L Aceton, 7.4 g/L Ethylacetat, 7.42 g/L Eisessig; nicht mehr im Handel befindl. Cholagogum* u. Choleretikum*; früher angewendet bei Obstipation mit Spasmen, auch als Diuretikum*. **Natriumdehydrocholat:** $C_{24}H_{33}NaO_5$; $M_r$ 424.5; frühere Zuber. im ÖAB: Injektionslösung von dehydrocholsaurem Natrium, Injectio Natrii dehydrocholici.

**Dehydrocorticosteron:** Compound A; 21-Hydroxypregn-4-en-3,11,20-trion; CAS-Nr. 72-23-1; $C_{21}H_{28}O_4$; $M_r$ 344.43; Schmp. 178–180 °C; Glucocorticoid*; hochvakuumdestillierbar; **Dehydrocorticosteronacetat:** $C_{23}H_{30}O_5$; Schmp. 179–181 °C.

**Dehydrocortisol:** s. Prednisolon.

**Dehydrocortison:** s. Prednison.

**Dehydrocostuslacton:** s. Laurus nobilis.

**Dehydroepiandrosteron:** s. DHEA.

**Dehydroepiandrosteronsulfat:** s. DHEA.

**Dehydrogenasen:** veraltet Dehydrasen; zu den Oxidoreduktasen gehörende Enzyme* (z. B. Flavinenzyme*, Alkoholdehydrogenase*), welche die Übertragung von Wasserstoff auf Akzeptormoleküle (z. B. NAD*, FAD*) katalysieren.

**Dehydroisoandrosteron:** s. DHEA.

**3-Dehydroretinol:** s. Vitamin A (Vitamin $A_2$).

**Deka-:** Symbol da; gesetzl. Vorsatz für das 10-fache einer Einheit. Beispiel: 1 dag (Dekagramm) = 10 g; vgl. SI-Einheiten.

**Dekalin:** s. Decalin.

**Dekamethonium:** C10; Diiodid, Dibromid od. Dichlorid des Decamethylen-1,10-bis(trimethylammonium); nicht im Handel befindl. Muskelrelaxans*; von stärkerer Wirk. als Curare*, jedoch mit kürzerer Wirkungsdauer.

**Dekantieren:** Abklären; Trennung eines festen Stoffes von einer Flüss. durch Absetzen des Feststoffs u. Abhebern der Flüssigkeit.

**Dekoktorium:** syn. Infundierapparat; Wasserbad, meist elektr. beheizt, in das eine Infundierbüchse eingehängt wird. Es dient zur Herst. von Infusen u. Dekokten; außerdem kann es zur Dampfsterilisation od. als Wasserbad verwendet werden.

**Dekontamination:** Entseuchung; Methoden u. Verfahren zur Behebung einer Kontamination*; **1.** (hygien.-mikrobiol.) Beseitigung einer mikrobiellen Kontamination bei infektgefährdeten Personen mittels ausgewählter Antiinfektiva* (z. B. selektive Darmdekontamination) od. vor bestimmten operativen Eingriffen durch Antiseptika*, Desinfektionsmittel* sowie von Gegenständen, Lebensmitteln, Wasser od. Luft durch Desinfektion*, Sterilisation* u. keimfreie Filtration; **2.** (toxikol.) Entfernen einer innerl. od. äußerl. Kontamination des Körpers mit chem. (Schad-)Stoffen; **3.** (nuklearmed.) Entfernen od. Verringern einer oberflächl. radioaktiven Kontamination von Böden, Räumen, Gegenständen, Lebensmitteln od. Personen.

**Dekubitus:** sog. Durchliegen, Druckgeschwür; durch äußere (längerfristige) Druckeinwirkung mit Kompression von Gefäßen u. lokaler Ischämie hervorgerufene troph. Störung von Geweben (v. a. Haut u. Unterhautgewebe) mit Nekrose, Mazeration, evtl. Infektion; **Vork.:** v. a. bei Immobilität, Bettlägerigkeit, insbes. an Körperstellen, an denen die Haut dem Knochen unmittelbar anliegt, auch unter schlecht sitzenden Prothesen u. zu engen Gipsverbänden.

**dekussiert:** s. Blattstellung.

**delayed release:** s. Retardpräparate.

**Delépine-Reaktion:** Methode zur Synthese primärer Amine* durch Umsetzung reaktionsfähiger org. Halogenverbindungen mit Hexamethylentetramin (Methenamin*) u. nachfolgende saure Hydrolyse des entstandenen quartären Salzes; **Beispiel:** Aus Benzylchlorid entsteht Benzylamin* (s. Abb.).

**Deletion:** Verlust eines interstitiellen od. terminalen Chromosomenstücks od. eines DNA-Abschnitts inf. einer Mutation*; entsteht spontan od. kann experimentell für gentechnolog. Verfahren herbeigeführt werden; der funktionsfähige Origi-

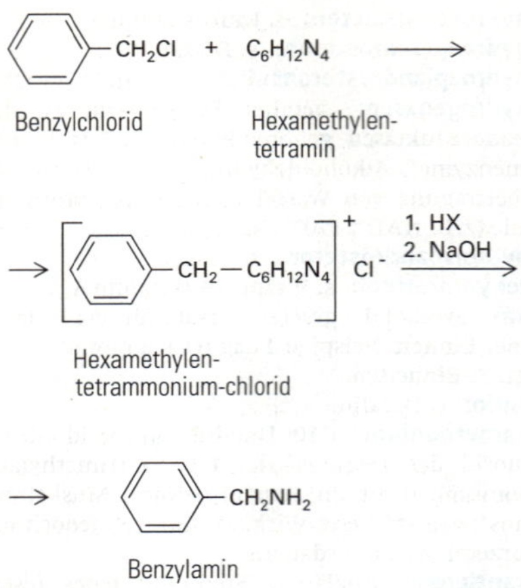


**Delépine-Reaktion**

nalzustand kann durch erneute Mutation nicht wiederhergestellt werden. Vgl. Chromosomenaberrationen.

**Delokalisierung:** Aufhebung einer Zuordnung bestimmter Elektronen zu einzelnen Atomen*, so dass sie sich im Molekül* od. Molekülabschnitten frei bewegen können; in konjugierten ungesättigten Verb. (Verb. mit alternierenden Doppel-* u. Einfachbindungen) gehören die π-Elektronen allen an der Konjugation* beteiligten Atomen. Durch die D. der Elektronen wird die Energie der Verb. im Vergleich mit der hypothet., formal ident. Verb. mit lokalisierten Elektronen herabgesetzt.

**Delphinidin:** $C_{15}H_{11}ClO_7$; $M_r$ 338.7; das Aglykon* von Delphinin*; Strukturformel: s. Anthocyanidine (Tab. dort).

**Delphinin:** **1.** $C_{41}H_{39}ClO_{21}$; Anthocyan*, bestehend aus Delphinidin* (Aglykon*), Glucose* u. Hydroxybenzoesäure; **2.** $C_{33}H_{45}NO_9$; $M_r$ 599.7; ein dem Aconitin* ähnl. Alkaloid*, biogenet. ein Diterpenabkömmling, aus den Samen von Delphinium* staphisagria.

**Delphinium consolida L.:** s. Consolida regalis.

**Delphinium staphisagria L.:** Stephanskraut; Fam. Ranunculaceae; Mittelmeergebiet; Stpfl. von **Semen Staphisagriae:** Semen Pedicularlae; Stephanskörner, Läusekörner, Läusepfeffer; **Inhaltsst.:** Delphinin* (Esteralkaloid, nicht zu verwechseln mit dem Anthocyan* Delphinin in Consolida* regalis), Staphisagrin, Delphisin, Delphinoidin u. a. Alkaloide* (ca. 1.3 %), fettes Öl (bis 35 %), ca. 0.02 % äther. Öl; **Anw.:** (volkstüml.) z. B. als Wurmmittel u. Laxans. **Hom.:** Delphinium staphisagria (HAB), Staphisagria: getrocknete, reife Samen (mind. 1.5 % Alkaloide, berechnet als Delphinin); Konstitutionsmittel; verordnet z. B. bei juckenden Ekzemen, Gerstenkorn, Karies, Stichverletzungen, Prostatitis, vegetativer Dystonie.

**Deltacortison:** s. Prednison.

**Deltahydrocortison:** s. Prednisolon.

**Deltamethrin:** [(*S*)-α-Cyano-3-phenoxybenzyl]-(1*R*,3*R*)-3-(2,2-dibromvinyl)-2,2-dimethylcyclopropancarboxylat; CAS-Nr. 52918-63-5; $C_{22}H_{19}Br_2NO_3$; $M_r$ 505.2; **Anw.:** (techn.) Insektizid (Pyrethroid*); s. Schädlingsbekämpfungsmittel (Tab. dort).

**delta sleep inducing peptide:** s. DSIP.

**Demeclocyclin** (INN): Demethylchlortetracyclinum, 6-Demethyl-7-chlor-tetracyclin; 7-Chlor-4β-dimethylamino-1,4,4a,5,5a,6,11,12a-octahydro-3,6α,10,12,12aβ-pentahydroxy-1,11-dioxo-2-naphthacencarboxamid; CAS-Nr. 127-33-3; $C_{21}H_{21}ClN_2O_8$, Strukturformel: s. Abb.; $M_r$ 464.88; wenig lösl. in Wasser, lösl. in Ethanol 1:200, Methanol 1:40, verd. Salzsäure, Alkalihydroxid- u. Alkalicarbonat-Lösung (amphoterer Stoff); $pK_{S,1}$ 3.3 (konjugierte Säure), $pK_{S,2}$ 7.2 (Säure), $pK_{S,3}$ 9.2 (Säure; 25 °C); **Wirk.:** Tetracyclin* mit breitem Wirkungsspektrum; führt häufiger als andere Tetracycline zu UAW; **Anw.:** nur noch für zahnmedizin. Ind. zugelassen (geringe Resorption); HWZ 10–13 h. **Demeclocyclinhydrochlorid:** Demeclocyclini hydrochloridum Ph.Eur.6, Demeclocyclinum hydrochloricum; CAS-Nr. 64-73-3; $C_{21}H_{22}Cl_2N_2O_8$; $M_r$ 501.3; gelbes krist. Pulver; lösl. bis wenig lösl. in Wasser, schwer lösl. in Ethanol, sehr schwer lösl. in Aceton u. Chloroform, lösl. in Alkalihydroxid- u. Alkalicarbonat-Lösung; $[\alpha]_D^{20\,°C}$ −248 bis −263° (c = 1 in Salzsäure 0.1 mol/L).

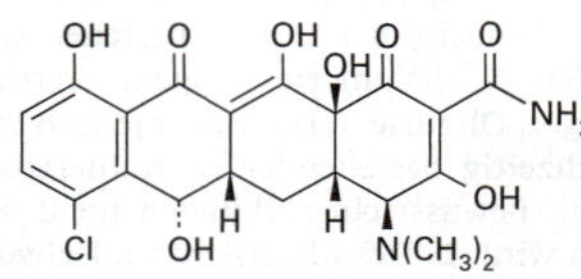


**Demeclocyclin**

**Demenz:** Bez. für i. d. R. über Monate bis Jahre chronisch progredient verlaufende Erkrankung des Gehirns mit Verlust von früher erworbenen kognitiven Fähigkeiten; **Vork.: I. im Erwachsenenalter: 1. primäre** D. (80–90 %): **a)** degenerativ: v. a. Alzheimer*-Krankheit, frontotemporale Demenz, Lewy-Körperchen-Demenz; **b)** vaskulär: v. a. Multiinfarktdemenz u. subkortikale arteriosklerot. Enzephalopathie; **c)** Mischformen (häufig); **2. sekundäre** D.: symptomat. bei anderer zerebraler (z. B. Chorea* Huntington, Parkinson*-Syndrom, Friedreich-Ataxie, Multiple* Sklerose, Creutzfeldt*-Jakob-Krankheit, Hirntumoren), metabolisch-toxischer (z. B. Hyper-, Hypothyreose, Wilson-Krankheit, Alkoholkrankheit) od. infektiöser (z. B. HIV*-Erkrankung, Syphilis*) Erkrankung; **II. im Kindesalter:** z. B. als Heller-Syndrom, bei der infantilen Verlaufsform der Gaucher-Krankheit, bei unbehandelter Phenylketonurie, Gangliosidose $G_{M1}$, Epilepsie*, progressiver Rötelnpanenzephalitis, psychosozialer Deprivation u. a.; **Sympt.:** zunehmende kognitive Störungen, die insbes. das Neugedächtnis, abstraktes Denken, Urteilsfähigkeit, Intelligenz u. Orientierung betreffen; Persönlichkeitsveränderungen, verminderte Affektkontrolle, Störung des Antriebs od. Sozialverhaltens, u. U. psychotische Sympt. (z. B. Halluzinationen od. Wahnideen); i. d. R. ohne quantitative Bewusstseinsstörung*; **Ther.:**

Pharmakotherapie (Antidementiva*), symptomat. Ther. (z. B. Antidepressiva*, Neuroleptika*), Behandlung der Grunderkrankung.

**Demethylchlortetracyclinum:** s. Demeclocyclin.

**Demethylierung:** Abspaltung von Methylgruppen aus org. Verbindungen.

**Demethylimipramin:** s. Desipramin.

**Demjanow-Umlagerung:** Desaminierung* primärer alicycl. Amine* mit salpetriger Säure führt unter Ringerweiterung od. Ringverengung zu einem Gemisch alicycl. Alkohole*; **Beispiel:** Aus Cyclopropylmethylamin od. Cyclobutylamin erhält man ein Gemisch von Cyclobutanol u. Cyclopropylcarbinol (s. Abb.).

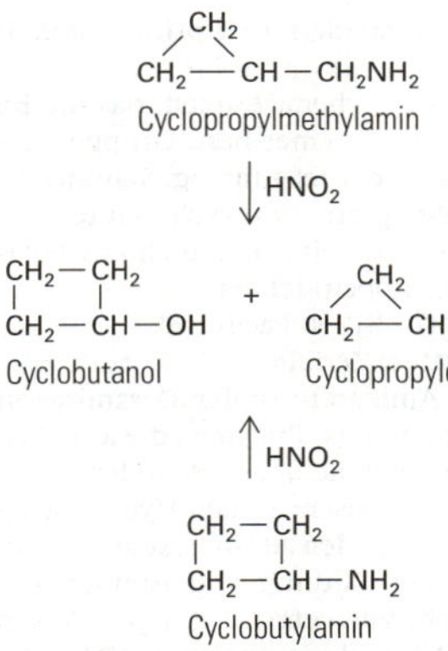


**Demjanow-Umlagerung:** Bildung von Cyclobutanol u. Cyclopropylcarbinol

**Denaturieren:** Vergällen; einen Stoff durch Zusatz eines anderen Stoffes für den Genuss unbrauchbar machen, z. B. Kochsalz durch Zusatz von Eisenoxid; D. von Branntwein, s. Ethanol.

**Dendrit** (gr. dendron Baum): kurzer, zellleibnah verzweigter Zytoplasmafortsatz einer Nervenzelle*, der die Erregung Richtung Zellkörper leitet.

**Dendrobium nobile** Lindl.: Fam. Orchidaceae; China; Heilpflanze, die wie auch D. liwanianum Reichb. u. andere Dendrobium-Arten in der chines. Medizin z. B. als Magenmittel verwendet wird; **Inhaltsst.:** Nobilin, ein mit Angelicasäure* verestertes Sesquiterpenlacton*, Dendrobin u. a. Terpenalkaloide*.

**Dengue-Fieber:** durch das Dengue*-Virus hervorgerufene Infektion, an der nach Angaben der Weltgesundheitsorganisation (WHO*) jährl. etwa 50 Mio. Menschen erkranken; in schweren Fällen treten u. a. hämorrhag. Verlaufsformen auf (z. B. Dengue-hämorrhagisches Fieber; Abk. DHF) od. es kommt zum Dengue-Schock-Syndrom; das Virus wird durch Stechmücken (z. B. Aedes* aegypti) übertragen. **Vork.:** Am stärksten betroffen sind die Gebiete in Südostasien u. der westl. Pazifikregion sowie Afrika, Amerika u. der östl. Mittelmeerraum; in Südostasien ist D.-F. die häufigste Ursache für Todesfälle bei Kindern. **Klinik:** Das Virus lässt sich innerhalb der ersten 3–7 Krankheitstage nachweisen; Antikörper treten erst nach 8–10 Tagen auf. **Ther.:** Man kennt derzeit keine kausale Ther. des D.-F.; es gibt noch keinen Impfstoff. Als fiebersenkendes u. schmerzlinderndes Arzneimittel wird bevorzugt Paracetamol* eingesetzt; vom Einsatz von Salicylaten (s. Salicylsäure) u. Glucocorticoiden* wird abgeraten. **Gesch.:** Die ersten Berichte über D.-F. aus den Jahren 1779/80 stammen aus Asien, Afrika u. Nordamerika. D.-F. wurde lange Zeit als eine gutartig verlaufende Erkrankung von Tropenreisenden (s. Tropenkrankheiten) betrachtet.

**Dengue-Virus:** zu den Flaviviren gehörender Erreger des Dengue*-Fiebers; man unterscheidet die Serotypen* Den-1, Den-2, Den-3 u. Den-4; das D.-V. wird von der Stechmücke Aedes* aegypti, seltener von A. albopictus übertragen.

**Denigés-Reaktionen:** Nachweisreaktionen, die auf den Chemiker Denigés zurückgehen; **1.** Beim Nachw. von Methanol* in Ethanol* wird nach Oxidation zu Formaldehyd* fuchsinschweflige Säure (Schiff*-Reagenz) zur mineralsauren Lsg. gegeben, wobei ein rotviolettes Formaldehyd-Additionsprodukt entsteht. **2.** Der Nachw. von Citronensäure* nach D.-R. erfolgt mit Quecksilber(II)*-sulfat u. Kaliumpermanganat*; es bildet sich eine weiße Fällung.

**Denitrifikation:** s. Nitrifikation.

**Dens** (lat.): Zahn, Zahnfortsatz.

**Densimeter:** s. Dichtebestimmungsmethoden.

**Densitometrie:** Verfahren zur Messung der optischen Dichte* od. Opazität* von Materialien; **Anw.:** Detektionsmethode der Dünnschichtchromatographie*.

**dental:** die Zähne betreffend.

**Dentin** (lat.): Dentinum; Zahnbein; Kernsubstanz des Zahns, welche die Cavitas dentis umgibt; durch höheren Gehalt an org. Bestandteilen (vorwiegend kollagene Fibrillen) weicher als der Zahnschmelz.

**Deoxy-:** s. a. Desoxy-.

**Depilation:** Enthaarung durch chem. oder mechan. Methoden, wobei die Haarwurzel nicht beschädigt wird; vgl. Depilatorien; Epilation.

**Depilationsmittel:** s. Depilatorien.

**Depilatorien:** Depilationsmittel, Enthaarungsmittel; Mittel zur chem. Haarentfernung. Verwendet werden z. B. Alkali- u. Erdalkalisulfide, Mercaptane, Wasserstoffperoxid; s. Depilation.

**Depolarisatoren:** s. Polarisation, elektrochemische.

**Depotarzneimittel:** s. Retardpräparate.

**Depotinsulin:** s. Insulin.

**Depotpenicillin:** s. Penicilline.

**Depressoren:** s. Pressosensoren.

**Depside:** Ester aus 2 (Didepside) od. mehreren Molekülen (z. B. Tridepside) aromat. Hydroxycarbonsäuren (Phenolcarbonsäuren*); **Vork.:** natürl. als Gerbstoffbestandteile u. Flechtensäuren*; z. B. *m*-Galloylgallussäure, Rosmarinsäure*, Chlorogensäure*. Vgl. Depsidone.

**Depsidone:** Depside* mit einer zusätzl. Etherbrücke, z. B. Cetrarsäure*.

**Deptropincitrat** (INNv): Deptropini citras Ph.Eur.6; (1*R*,3*R*,5*S*)-3-(10,11-Dihydro-5*H*-dibenzo[*a*,*d*][7]annulen-5-yloxy)-8-methyl-8-azabicyclo[3.2.1]octan-dihydrohencitrat; CAS-Nr. 2169-75-7; $C_{29}H_{35}NO_8$; $M_r$ 525.6; weißes Pulver, sehr schwer lösl. in Wasser; nicht mehr im Handel befindl. Histamin*-$H_1$-Rezeptoren-Blocker mit anticholinergem Potential.

**depuratus:** f: depurata, n: depuratum; gereinigt (bei Drogen u. Chemikalien).

**Dequaliniumchlorid** (INN): Dequalinii chloridum Ph.Eur.6; 1,1′-(Decan-1,10-diyl)bis(4-amino-2-methylchinolinium)-chlorid; CAS-Nr. 522-51-0; $C_{30}H_{40}Cl_2N_4$, Strukturformel: s. Abb.; $M_r$ 527.60; Schmp. 326 °C (unter Zers.; kristallisiert aus Ethanol); lösl. in Wasser bei 25 °C 1 g/200 mL, lösl. 1:30 in kochendem Wasser, 1:200 in Propylenglykol; Antiseptikum*, Antimykotikum*; **Zuber.:** Dequaliniumchlorid*-Gurgellösung, Soor*-Gel; **Ind.:** Erkrankungen im Mund- u. Rachenbereich (z. B. Soor*, Stomatitis aphtosa, Pharyngitis); bakterielle u. mykot. Infektionen der Haut; Fluor vaginalis bakterieller u. mykot. Genese, Trichomonaden-Infektionen, Erzielung von Keimfreiheit vor gynäkolog. Operationen u. Geburten; **Dos.:** buccal 0.25 mg/3 h; top. 0.4 %ige Salbe; vaginal 0.2 %ig. Gebräuchl. ist auch Dequalinium.

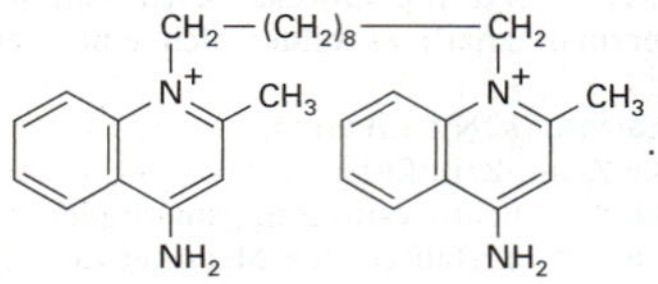


**Dequaliniumchlorid**

**Dequaliniumchlorid-Gurgellösung:** Zusammensetzung: NFA, 0.015 T. Dequaliniumchlorid*, 0.035 T. Benzalkoniumchlorid*, 25.0 T. Sirupus* simplex ad 100 T. destilliertes Wasser; **Anw.:** bei Erkrankungen im Mund- u. Rachenbereich, Candidamykosen, Pharyngitis.

**Derivat:** chemischer Abkömmling; Verb., die sich aus einer chem. Grundsubstanz ableiten od. herstellen lässt; **Beispiel:** Methanol* ist ein Derivat von Methan*.

**Derma** (gr.): Haut.

**Dermatika:** Dermatotherapeutika, Dermatologika; lokal od. system. applizierte Arzneimittel zur Behandlung von Hauterkrankungen. **Beispiele:** Wundbehandlungsmittel*, Antiseborrhoika*, Antipsoriatika*; **Wirkstoffe:** z. B. Antibiotika*, Corticosteroide*, Analgetika*, Lokalanästhetika*, Adstringenzien*, Keratolytika*; bei äußerlicher Anw. spielen neben den Wirkstoffen, auch Hilfsstoffe, Arzneiform u. die Applikationsart eine große Rolle.

**Dermatitis:** Bez. für eine primär die obere Dermis u. Epidermis erfassende, entzündl. Hautreaktion auf chem., physik., mikrobielle od. parasitäre Noxen od. i. R. anderer Hauterkrankungen (z. B. atop. Ekzem, Psoriasis*).

**Dermatologische Magistralrezepturen der Schweiz:** s. Magistralformeln.

**Dermatomykose:** Infektion der Haut, Haare u. Nägel durch Pilze, v. a. Dermatophyten, seltener durch Hefen u. Schimmelpilze; z. B. als Favus*, Trichophytie* od. Candidose*; **Ther.:** lokal: Azolderivate (s. Antimykotika), Amorolfin*, Ciclopirox*, Naftifin*, Terbinafin*; system.: Itraconazol*, Terbinafin, selten Griseofulvin*.

**Dermatose:** allg. Bezeichnung für Hautkrankheit.

**Dermis:** Corium; Lederhaut; zw. Epidermis* u. Subkutis gelegener bindegewebiger Anteil der Haut*; enthält u. a. Nervenfasern mit ihren rezeptor. Endapparaten für Tast-, Druck-, Wärme-, Kälte- u. Schmerzempfindung.

**Dermojet®:** Druckinjektor zur s. c. od. i. c. Applikation von Arzneimitteln; **Anw.:** v. a. in der Neuraltherapie* u. zum Quaddeln.

**Dermorphin:** Opioidpeptid* aus 7 Aminosäuren; selektiver Agonist der $\mu$-Opioid*-Rezeptoren; **Gesch.:** erstmals aus der Haut von südamerikan. Fröschen (Phyllomedusa sauvagei, P. rhodei) isoliert.

**Derris elliptica** (Wall.) Benth: s. Paraderris elliptica.

**Derriswurzel:** s. Paraderris elliptica (Radix Derridis).

**Des-:** De-; Präfix in chem. Namen, das die Entfernung od. das Fehlen einer best. Gruppe od. eines Atoms gegenüber der terminolog. Stammsubstanz bezeichnet; **Beispiel:** Desoxycholsäure ist eine Cholsäure*, bei der eine od. mehrere Hydroxygruppen (Oxygruppen) fehlen.

**Desacetylbaccatin III:** s. Paclitaxel.

**Desaggregation:** s. Zerfall.

**Desamidasen:** Amidasen; zu den Desaminasen* gehörende Hydrolasen (s. Enzyme), die alle C-N-Bindungen mit Ausnahme der in Peptiden* spalten.

**Desaminasen:** Aminasen; zu den Hydrolasen gehörende Enzyme*, die den Aminorest aus Aminoverbindungen unter Bildung von Ammoniak hydrolyt. abspalten; **Vertreter:** u. a. Adenosindesaminase (spaltet Adenosin in Inosin u. $NH_3$), Arginase*, Desamidasen*.

**Desaminierung:** Abspaltung der $NH_2$-Gruppe aus org. Verb., die Aminogruppen enthalten; **Bedeutung:** Biol. bedeutend ist die oxidative D. der Aminosäuren* beim Abbau von Proteinen* im Organismus, wobei Ketosäuren* u. Ammoniak* ($NH_3$) gebildet werden. Ammoniak wird in der Leber zu Harnstoff* umgewandelt u. ausgeschieden.

**Desaturasen:** zu den Oxidasen* gehörende Oxidoreduktasen (s. Enzyme), welche die Umwandlung von gesättigten in ungesättigte Fettsäuren* sowie die Einführung von Doppelbindungen in Carotin* katalysieren; **Vertreter:** z. B. Stearoyl-CoA-Desaturase 1.

**Desensibilisierung:** **1.** Reduktion od. Elimination einer problemat. Reaktion; verhaltenstherapeut. Verfahren zur Reduktion einer Angststörung; **2.** (allergolog.) s. Immuntherapie, spezifische.

**Deserpidin:** s. Rauvolfia serpentina.

**Desferrioxamin:** s. Deferoxamin.

**Desfluran** (INN): (±)-2-(Difluormethoxy)-1,1,1,2-tetrafluorethan; CAS-Nr. 57041-67-5; $C_3H_2F_6O$, Strukturformel: s. Abb.; $M_r$ 168.04; Inhalationsnarkotikum (s. Narkotika); **Wirk.:** durch den niedrigen Blut-Gas-Verteilungskoeffizienten, flutet D. rasch an u. ab; wird nur gering metabolisiert; minimale alveoläre Konzentration (Abk. engl. MAC)

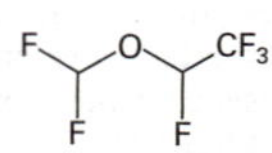


**Desfluran**

6–7.25 %; **UAW:** dosisabhängig: Blutdrucksenkung, Atemdämpfung, Tachykardie; dosisunabhängig: Apnoe, Speichelfluss, Husten, Erbrechen.

**Designerdrogen:** Bez. für halb- u. vollsynthetische Rauschdrogen als Abwandlungen bekannter chem. Substanzen (v. a. Analgetika* u. Weckamine*), die nach molekularen Veränderungen häufig eine drast. Steigerung von Wirk. u. Suchtpotential (s. Arzneimittelabhängigkeit) aufweisen; durch schnelle Wirkstoffveränderungen werden die jeweiligen gesetzl. Verbote (Betäubungsmittelgesetz*) unterlaufen. **Beispiel:** Methylendioxyamphetamine (z. B. Ecstasy*), Lysergsäurediethylamid* (Abk. LSD).

**Desinfektion:** Maßnahme, die durch Abtöten, Inaktivieren od. Entfernen von Mikroorganismen (Bakterien, Viren, Pilze, Protozoen) eine Reduzierung der Keimzahl um mind. 5 Zehnerpotenzen erreicht, damit von dem desinfizierten Material keine Infektion mehr ausgehen kann; Verfahren: s. Desinfektionsverfahren. Vgl. Desinfektion von Ausscheidungen; Sterilisation.

**Desinfektionslösung:** s. Solutio ad desinfectionem.

**Desinfektionsmittel:** Desinfizienzien; zur Desinfektion* geeignete Substanzen; **Einteilung:** entspr. der Liste der vom RKI geprüften u. anerkannten Desinfektionsmittel u. -verfahren, der Desinfektionsliste des Verbunds für angewandte Hygiene bzw. der Liste der von der Deutschen Gesellschaft für Hygiene u. Mikrobiologie geprüften u. als wirksam befundenen Desinfektionsmittel 1. nach dem Wirkungsmechanismus (s. Tab. 1) u. Wirkungsspektrum (s. Abb.); 2. nach dem Anwendungsbereich (s. Tab. 2); nach der Verwendungsart unterscheidet man Grobdesinfektionsmittel (z. B. für Gegenstände), Feindesinfektionsmittel (z. B. zur Händedesinfektion) u. Mittel zur Desinfektion von Raumluft u. Raumoberflächen. **Wirkstoffe:** z. B. Peressigsäure*, Chlor*, Iod*, Formaldehyd*, Glutaral* (Glutaraldehyd), Phenole*, Alkohole*, Chlorhexidin*; **Hauptanforderungen:** **1.** gutes Desinfektionsvermögen bei möglichst weitem

**Desinfektionsmittel** Tab. 1
Einteilung nach Wirkungsmechanismus

| Wirkungsmechanismus | Beispiele |
|---|---|
| eiweißfällende Desinfektionsmittel | Alkohole, Aldehyde, Schwermetallsalze, Amphotenside, Quats |
| ätzende und auflösende Desinfektionsmittel | Säuren und Laugen |
| oxidierende Desinfektionsmittel | Iodpräparate, Chlorpräparate, Peroxide, Persäuren, Kaliumpermanganat |
| Desinfektionsmittel mit Tiefenwirkung auf Bakterienzellen | Phenole, Cresole |

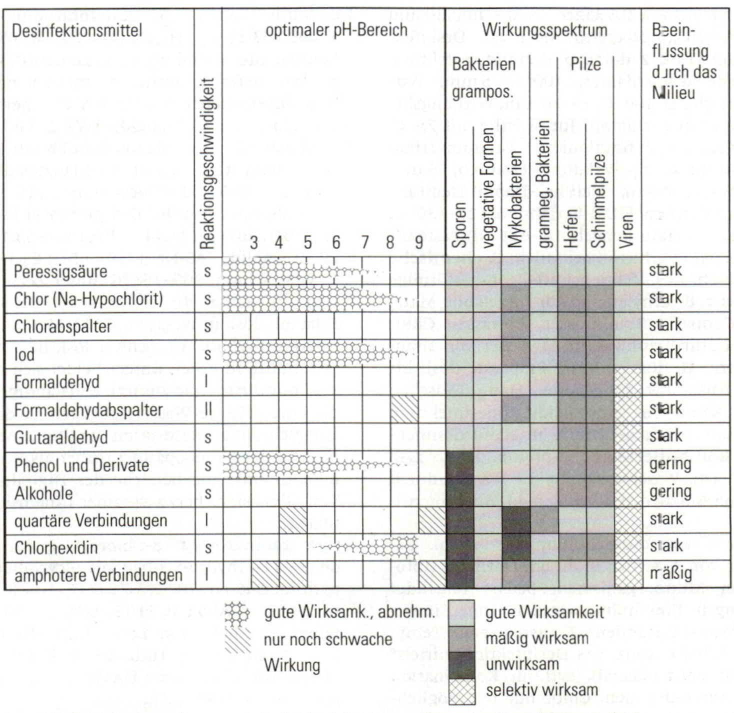


**Desinfektionsmittel:** Wirkungsspektrum u. pH-Abhängigkeit der wichtigsten Desinfektionsmittel

**Desinfektionsmittel** Tab. 2
Einteilung nach Anwendungsbereich

| Wirkung | Anwendungsbereich |
|---|---|
| A | Abtötung von vegetativen Bakterien, Mykobakterien, Pilzen und Pilzsporen |
| B | Inaktivierung von Viren |
| C | Abtötung von Milzbrandsporen |
| D | Abtötung von Sporen der Erreger von Gasbrand und Tetanus (nur im Autoklaven möglich, bei 121 °C, 15 min) |

Wirkungsbereich in relativ geringer Zeit (verbunden mit emulgierender, benetzender Wirk. u. Tiefenwirkung); **2.** gute Verträglichkeit für Haut, Wäsche u. Instrumente (dabei nicht tox., keine Geruchsbelästigung, keine korrodierenden Eigenschaften); **3.** gute Wirtschaftlichkeit.

**Desinfektionsverfahren:** Verfahren zur Desinfektion*; richten sich sowohl nach den zu desinfizierenden Erregern (vegetative Keime, Sporen, Viren) als auch nach dem Desinfektionsgut (Raum, Wäsche, Ausscheidungen, Geräte, Hände, Haut); **Formen: A. mechanische** D.-V.: Händedesinfektion*, Scheuerdesinfektion*, Spüldesinfektion; **B. physikalische** D.-V.: **I.** Strahlen: UV-Licht (Raum, Trinkwasser), nur Oberflächenwirkung; **II.** therm. Verfahren: **1.** trockene Hitze: Verbrennen (Einweggeräte), Abflammen*; **2.** feuchte Hitze: **a)** Auskochen: Zusatz von 0.5 %iger Sodalösung, 30 min (Wäsche), Wirkungsbereich ABC; vgl. Desinfektionsmittel (Tab. 2 dort); **b)** Dampfdesinfektion: strömender Wasserdampf, 100 °C, 5 min, Wirkungsbereich AB; 100 °C, 15–30 min, Wirkungsbereich ABC; mit Sattdampf für Wäsche mit 75 °C, 105 °C evakuiert; **c)** fraktioniertes Vakuumverfahren (Vakuum-Dampf-Vakuum-Verfahren; Kurzbez. VDV-Verfahren), Heißluft-Dampf-Heißluft-Verfahren (Kurzbez. HDH-Verfahren): 120–130 °C, 8–15 min, Wirkungsbereich AB–ABC. **d)** Pasteurisieren*: Kurzzeiterhitzen bei Milch; **C. chemische** D.-V.: durch Desinfektionsmittel*; **I.** gasförmige Präparate: z. B. Ethylenoxid für hitzelabile Materialien, Ozon für Trinkwasser, Abwasser, Chlor (Halogene) für Trinkwasser, Abwässer von Krankenhäusern; **II.** flüss. u. feste Präparate (lösl. bis emulgierbar): Anw. für Hände-, Haut-, Wäsche-, Geräte-, Raum- u. Ausscheidungsdesinfektion; **III.** Aerosole: Flächen-, Raum- u. Händedesinfektion; **D. kombinierte** chem.-physik. D.-V.: z. B. chemo-therm. Waschverfahren für Wäsche durch Zusatz von Aldehyden, Phenolen od. Amphotensiden.

**Desinfektion von Ausscheidungen:** chem. Behandlung von Auswurf, Stuhl od. Harn zur Abtötung von Mikroorganismen; bedarf folgender Festlegung u. Einschränkungen: **1.** lange Einwirkungszeit (6–12 Stunden); **2.** ausreichende Temp. (≥15 °C); **3.** hohe Konz. des Desinfektionsmittels* (möglichst Formaldehyd), evtl. in Kombination mit anderen Aldehyden, Chlor nur bei Möglichkeit der Kontrolle des freien Chlors im Reaktionsgemisch; **4.** keine geformten Anteile im Reaktionsgemisch od. geformte Anteile homogen suspendieren, dabei aber Umgebung u. sich selbst nicht kontaminieren. Vgl. Desinfektion.

**Desinfestation:** s. Entwesung.

**Desinfizienzien:** s. Desinfektionsmittel.

**Desinsektion:** s. Entwesung.

**Desintegration:** s. Zerfall.

**Desipramin** (INN): Demethylimipramin; 10,11-Dihydro-5-(3-methylaminopropyl)-5*H*-dibenz[*b,f*]azepin; CAS-Nr. 50-47-5; $C_{18}H_{22}N_2$, Strukturformel: s. Abb.; $M_r$ 266.37; Sdp. 172–174 °C (2.67 Pa); tricycl. Antidepressivum*; aktiver Metabolit von Imipramin*; **Ind.:** depressive, mit Antriebslosigkeit einhergehende Erkrankungen; **UAW:** s. Antidepressiva; **cave:** mind. 14 d vor Therapiebeginn müssen Monoaminoxidase*-Hemmer abgesetzt werden; **Dos.:** p. o. initial 1–3 × 25 mg/d, n. B. steigern bis 3–4 × 50 mg/d; parenteral i. m. 1–2 × 25 mg, dann umstellen auf p. o. Applikation; HWZ 15–18 h. **Desipraminhydrochlorid:** Desipramini hydrochloridum Ph.Eur.6; CAS-Nr. 58-28-6; $C_{18}H_{23}ClN_2$; $M_r$ 302.8. Schmp. 214–218 °C; weißes, krist. Pulver; lösl. in Wasser u. Ethanol.

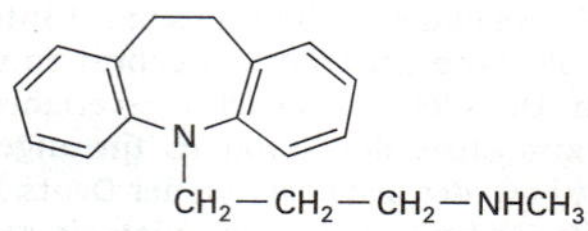


**Desipramin**

**Desirudin** (INN): 63-Desulfohirudin; CAS-Nr. 120993-53-5; $C_{287}H_{440}N_{80}O_{110}S_6$; $M_r$ 6963.5; rekombinantes Hirudin*; Antikoagulans*; **Ind.:** Prophylaxe tiefer Beinvenenthrombosen nach Hüft- u. Kniegelenkoperationen; **UAW:** innere Blutungen; **Dos.:** s. c. 2 × 15 mg/d; HWZ 2–3 h.

**Deslanosid** (INN): Deslanosidum Ph.Eur.6, Desacetyl-lanataglykosid C, Desacetyl-lanatosid C, Deslanosid C; 3*β*-[O-*β*-D-Glucopyranosyl-(1→4)-O-*β*-D-digitoxosyl-(1→4)-O-*β*-D-digitoxosyl-(1→4)-*β*-D-digitoxosyloxy]-12*β*,14-dihydroxy-5*β*,14*β*-card-20(22)-enolid; CAS-Nr. 17598-65-1; $C_{47}H_{74}O_{19}$; $M_r$ 943.11; Schmp. 265–268 °C (unter Zers.; kristallisiert aus Methanol); $[\alpha]_D^{20\,°C}$ +12° (c = 1.084 in 75 % Ethanol); lösl. in Wasser 1 : 5000, Methanol 1 : 200, Ethanol 1 : 2500, sehr schwer lösl. in Chloroform, fast unlösl. in Ether; unterscheidet sich von Digoxin* nur durch eine zusätzl. endständige Glucose, die eine größere Wasserlöslichkeit u. damit eine eingeschränkte Resorption bedingt. **Anw.:** nur noch in der Homöopathie; früher als Koronartherapeutikum*; alle Bereiche der Digitalistherapie. Vgl. Glykoside, herzwirksame; Lanatosid C; Digitoxose.

**Desloratadin** (INN): 8-Chloro-11-(piperidin-4-yliden)-6,11-dihydro-5*H*-benzo[5,6]cyclohepta[1,2-*b*]pyridin; CAS-Nr. 100643-71-8; $C_{19}H_{19}ClN_2$, Strukturformel: s. Abb.; $M_r$ 310.9; Schmp. 153 °C; wirksamer Metabolit von Loratadin*; Histamin*-$H_1$-Rezeptoren-Blocker; **Ind.:** allerg. Rhinitis; chron. idiopathische Urticaria; **UAW:** s. Loratadin; **Dos.:** p. o. 5 mg/d; HWZ 27 h.

**Desmethyldiazepam:** s. Nordazepam.

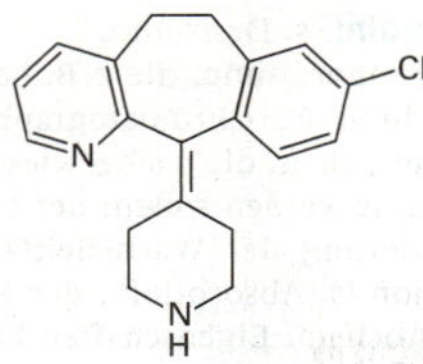

**Desloratadin**

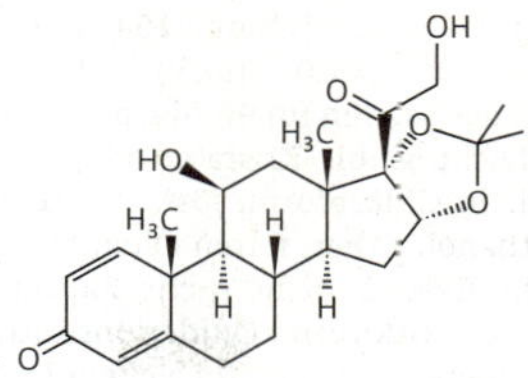

**Desonid**

D

**Desmolasen:** veraltete Bez. für Lyasen (s. Enzyme), die den Abbau des Kohlenstoffgerüsts von org. Verb. katalysieren.

**Desmopressin** (INN): Desmopressinum Ph.Eur.6; Desamino-Cys1-D-Arg8-Vasopressin (Abk. DDAVP); CAS-Nr. 16679-58-6; $C_{46}H_{64}N_{14}O_{12}S_2$; $M_r$ 1069.24; $[\alpha]_D^{25\,°C}$ +85.5° ± 2 (freies Peptid); weißes, lockeres Pulver, lösl. in Wasser, Essigsäure u. Ethanol; synthet. ADH-Analogon*; **Wirk.**: Antidiuretikum*, Hämostatikum*; **Ind.**: zentraler Diabetes* insipidus (Ther. u. Diagnose); **Kontraind.**: habituelle Polydipsie u. krankhaft vermehrte Flüssigkeitsaufnahme, z. B. psychogene Polydipsie od. Polydipsie bei Alkoholkranken; **UAW:** bes. nach übermäßiger Flüssigkeitsaufnahme Gewichtszunahme, Hyponatriämie, Krämpfe, Bewusstseinseinschränkungen; vorübergehende Änderung des Blutdrucks u. der Herzfrequenz, Flush-Phänomen nach Applikation möglich; **WW:** Oxytocin, Clofibrat, Indometacin u. Carbamazepin können die antidiuret. Wirk. verstärken, Glibenclamid kann diese vermindern. Chlorpromazin u. tricycl. Antidepressiva können einen zusätzl. antidiuret. Effekt auslösen u. damit das Risiko der Wasserretention erhöhen. **Dos.:** intranasal 1–2-mal 10–20 µg/d; Kinder 1–2-mal 5–10 µg/d. Gebräuchl. ist auch Desmopressinacetat-Trihydrat u. Desmopressindiacetat. Vgl. Ornipressin; Vasopressin.

**Desmotropie:** veralteter Begriff für Tautomerien*, bei denen eine präparative Trennung der beiden Formen möglich ist.

**Desmotubulus:** lokale Modifikation des endoplasmatischen Retikulums*, die als kompakter Zentralstrang (keine Röhrenstruktur) aus Skleroproteinen* jeden Plasmodesmos* durchzieht; dadurch wird der Raum im Plasmodesmos stark verkleinert u. so der Durchtritt kleiner Moleküle u. Ionen von einer Zelle zur anderen erschwert. Das verbleibende Lumen zwischen D. u. Plasmamembran* kann durch assoziierte Proteine noch weiter verengt werden. In beiden angrenzenden Zellen steht der D. mit dem endoplasmat. Retikulum in Verbindung.

**Desogestrel** (INN): Desogestrelum; 13-Ethyl-11-methylen-18,19-dinor-17$\alpha$-pregn-4-en-20-in-17-ol; CAS-Nr. 54024-22-5; $C_{22}H_{30}O$; $M_r$ 310.48; Schmp. 109–110 °C; synthet. Gestagen*; **Ind.**: hormonale Kontrazeption* (in Kombination mit einem Estrogen*); **Kontraind., WW u. UAW:** s. hormonale Kontrazeption. Vgl. Etonogestrel.

**Desonid** (INN): Desfluortriamcinolon-acetonid; 11$\beta$,21-Dihydroxy-16$\alpha$,17-dimethylmethylendioxy-1,4-pregnadien-3,20-dion; CAS-Nr. 638-94-8; $C_{24}H_{32}O_6$, Strukturformel: s. Abb.; $M_r$ 416.51; Schmp. 274–275 °C (kristallisiert aus Methanol); $[\alpha]_D^{25\,°C}$ +123° (c=0.5 in DMF); in der Schweiz im Handel befindl. nichthalogeniertes schwach wirksames synthet. Glucocorticoid* zur top. Anw.; in Deutschland u. Österreich außer Handel; **Ind.**: mittelschweres u. schweres Ekzem in Gesicht, Intertrigines (Leisten, Achseln, submammär) u. Windelbereich; **Dos.**: topisch: 0.05 %ige Salbe. Vgl. Prednisolon.

**Desorption:** umgekehrter Vorgang der Sorption*. Zw. Sorption u. D. kommt es oft zu Hysterese*; v. a. bei Kapillarkondensation u. Quellung.

**Desoximetason** (INN): 9-Fluor-11$\beta$,21-dihydroxy-16$\alpha$-methyl-1,4-pregnadien-3,20-dion; CAS-Nr. 382-67-2; $C_{22}H_{29}FO_4$, Strukturformel: s. Abb.; $M_r$ 376.47; Schmp. 217 °C (kristallisiert aus Ethylacetat); $[\alpha]_D^{20\,°C}$ +109° (Chloroform); lösl. in Ethanol, Aceton, Chloroform, heißem Ethylacetat; schwer lösl. in Ether, Benzol; unlösl. in Wasser, verd. wässrigen Säuren u. Basen; halogeniertes Glucocorticoid* zur top. Anw.; **Ind.**: Dermatosen; **Kontraind., WW u. UAW:** s. Glucocorticoide; **Dos.**: topisch: 0.25 %ige Salbe.

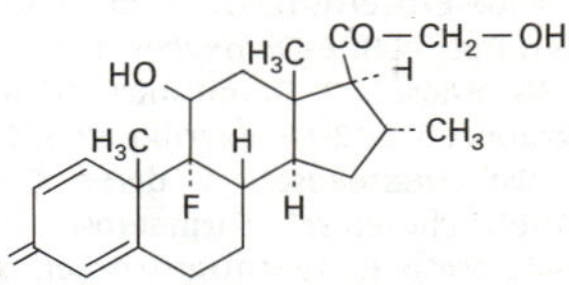

**Desoximetason**

**Desoxy-:** s. a. Deoxy-.

**Desoxyalizarin:** s. Anthrarobin.

**Desoxycholsäure:** s. Gallensäuren.

**Desoxycorticosteron:** s. Desoxycorton.

**Desoxycorticosteronacetat:** s. Desoxycortonacetat.

**Desoxycorticosteronum aceticum:** s. Desoxycortonacetat.

**Desoxycorton** (INN): Abk. DOC; 11-Desoxycorticosteron, 21-Hydroxyprogesteron, Cortexon, Kortexon; Substanz Q nach Reichstein; 21-Hydroxy-4-pregnen-3,20-dion; CAS-Nr. 64-85-7; $C_{21}H_{30}O_3$; $M_r$ 330.45; Schmp. 141–142 °C (kristallisiert aus Ether); $[\alpha]_D^{22\,°C}$ +178° (Ethanol); leicht lösl. in Ethanol, Aceton; in Europa nicht mehr zugelassenes natürl. Mineralocorticoid*; frühere Ind.: primäre (Addison*-Krankheit) u. sekundäre NNR-Insuffizienz; Salzverlustsyndrom bei kongenitalem adrenogenitalem Syndrom (zusätzl. zu Glucocorticoiden*).

**Desoxycortonacetat:** Abk. DOCA; Desoxycortoni acetas Ph.Eur.6, Desoxycorticosteronacetat, Desoxycorticosteronum aceticum, Cortexonacetat; 21-Acetoxy-4-pregnen-3,20-dion; CAS-Nr. 56-47-3;

$C_{23}H_{32}O_4$; $M_r$ 372.5; Schmp. 154–161 °C; $[\alpha]_D^{20\,°C}$ +171 bis +179° (c=1.0 % (m/V) in Dioxan); $A_{1\,\%}^{1\,cm}$ 435 (±10) bei 240 nm (in 96 %igem Ethanol); farblose bis leicht gelbl. Kristalle od. krist. Pulver; leicht lösl. in Chloroform, lösl. in Aceton, wenig lösl. in Ethanol, Ether, fetten Ölen, fast unlösl. in Wasser; in Europa nicht mehr zugelassen; vgl. Desoxycorton; **Inkomp.:** Oxidationsmittel, Basen, Säuren; frühere Ind.: primäre Nebennierenrindeninsuffizienz (Addison*-Krankheit), Schwangerschaftserbrechen.

**Desoxycortoni acetas:** s. Desoxycortonacetat.

**Desoxyhämoglobin:** s. Hämoglobin.

**Desoxyhexosen:** s. Desoxyzucker.

**2′-Desoxy-5-ioduridin:** s. Idoxuridin.

**Desoxyribonucleasen:** s. Nucleasen.

**Desoxyribonucleinsäure:** s. DNA.

**2′-Desoxyribonucleoside:** s. Nucleoside.

**Desoxyribonucleotide:** s. Nucleotide.

**2-Desoxyribose:** zu den Desoxyzuckern* gehörende Aldopentose; Strukturformel: s. Abb.; $M_r$ 134.13; Schmp. 82 °C ($\alpha$-Form), Schmp. 98 °C ($\beta$-Form); Kohlenhydratbestandteil der DNA*.

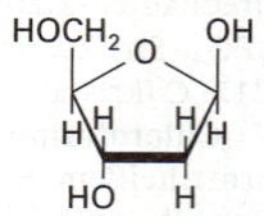


**2-Desoxyribose:** Furanosidform

**Desoxythymidin:** s. Thymidin.

**Desoxyzucker:** Monosaccharide*, bei denen eine od. mehrere Hydroxylgruppen durch Wasserstoff ersetzt sind; **Einteilung: 1.** D. mit endständiger Methylgruppe, z. B. 6-Desoxyhexosen (u. a. Fucose* od. Rhamnose*); **2.** D. mit mittelständiger Methylengruppe, z. B. 2-Desoxyribose*; **3.** 2,6-Didesoxyhexosen (Digitoxose*) u. deren C-3-O-Ether (Cymarose*, Thevetose*, Sarmentose*, Oleandrose*, Digitalose*); **Bedeutung:** Zuckerkomponenten von Glykosiden*, v. a. der herzwirksamen Glykoside*.

**Desphenylalanin-Insulin:** s. Insulindefalan.

**despumare:** abschäumen.

**Destillation:** therm. Verfahren zur Gewinnung od. Reinigung (Rektifikation*) von meist flüssigen Stoffen, die sich unzersetzt in Dampfform überführen lassen; besteht aus dem Verdampfen der Flüssigkeit im Destillierkolben u. der Kondensation* der erhaltenen Dämpfe im Kühler; das Kondensat wird in der Vorlage aufgefangen; Siedeverzug* der Flüssigkeit vermeidet man, indem man z. B. einige Siedesteinchen* in das Destillationsgefäß gibt. Die **fraktionierte Destillation** dient zur Trennung von Gemischen von versch. Sdp. mit Fraktionieraufsätzen* (vgl. Kolonnen). Stoffe, die sich bei ihrem Sdp. zersetzen könnten, werden durch Wasserdampfdestillation* od. **Vakuumdestillation**, also bei vermindertem Druck, destilliert. Hierbei wird der Sdp. gegenüber dem Sdp. bei Atmosphärendruck herabgesetzt. So siedet Nitrobenzol unter 101 kPa bei 205 °C, unter 16 kPa Druck bereits bei 87.8 °C. Vgl. Rotationsverdampfer.

**Destillation, azeotrope:** s. Wassergehaltsbestimmung.

**63-Desulfohirudin:** s. Desirudin.

**Detektor:** Messanordnung, die z. B. bei chromatograph. Verfahren (s. Chromatographie) auf die Substanzen anspricht, die nachgewiesen od. quantitativ bestimmt werden sollen; der Nachw. kann z. B. auf Änderung der Wärmeleitfähigkeit, der Lichtabsorption (s. Absorption), der Fluoreszenz* od. der elektrochem. Eigenschaften beruhen. Vgl. HPLC.

**Detergenzien** (detergens, reinigen): **1.** (wund)reinigende Mittel; vgl. Wundbehandlungsmittel; **2.** s. Tenside.

**Determinante, antigene:** s. Epitop.

**Detomidin** (INN): Detomidinum; 4-(2,3-Dimethylbenzyl)imidazol; CAS-Nr. 76631-46-4; $C_{12}H_{14}N_2$; $M_r$ 186.26; Schmp. 114–116 °C (aus Aceton); **Wirk.:** Agonist am Alpha-2-Rezeptor (s. Sympathomimetika, Alpha-Sympathomimetika); früher als Schlafmittel*, Sedativum* angewendet. **Detomidinhydrochlorid für Tiere:** Detomidini hydrochloridum ad usum veterinarium Ph.Eur.; CAS-Nr. 90038-01-0; $C_{12}H_{15}ClN_2$; $M_r$ 222.72; Schmp. 160 °C; weißes bis fast weißes, hygroskopisches, krist. Pulver, lösl. in Wasser, leicht lösl. in Ethanol, sehr schwer lösl. in Dichlormethan, unlösl. in Aceton; **Anw.:** Sedativum für Tiere.

**Detrusor vesicae** (lat. detrudere fortdrängen): zusammenfassende Bez. für die Muskulatur, welche die Entleerung der Harnblase bewirkt.

**detur:** s. da.

**Deuterium** (gr. deuteros zweiter): Symbol D, Symbol $^2H$, schwerer Wasserstoff; $A_r$ 2.0147; Isotop des Wasserstoffs*; im Wasserstoffgas zu ca. 1 : 6000 enthalten; **Darst.:** durch Elektrolyse von alkalisiertem gewöhnl. Wasser an Nickelelektroden, wobei $H_2$ u. $O_2$ entweichen, während $D_2O$ zurückbleibt u. sich allmähl. anreichert. **Deuteriumoxid:** schweres Wasser, $D_2O$, $^2H_2O$; in minimalen Mengen in gewöhnl. $H_2O$, in Meer-, See-, Flusswasser; $D_2O$ reagiert langsamer als $H_2O$ (s. Tab.).

**Deuterium**
Vergleich einiger charakteristischer Eigenschaften von $D_2O$ und $H_2O$

| physik. Eigenschaft | $D_2O$ | $H_2O$ |
|---|---|---|
| Dichte bei 20 °C | 1.1059 | 0.9982 |
| Temperatur des Dichtemaximums | 11.60 °C | 4.00 °C |
| Schmelzpunkt | 3.82 °C | 0.00 °C |
| Siedepunkt | 101.43 °C | 100.00 °C |

**Deuterium, schweres:** s. Tritium.

**Deuteromycetes:** s. Pilze (Fungi imperfecti).

**Deuteronen:** einfach positiv geladene Atomkerne des Deuteriums*; bestehen aus einem Proton* u. einem Neutron*; Elektronen* fehlen.

**Deutsche Apothekertage:** von der ABDA* durchgeführte Veranstaltung, bei der die Richtlinien der Berufspolitik sowie größere wirtschaftl. u. wissenschaftl. Themen behandelt werden. Dort wird die Lesmüller-Medaille verliehen. Als Ehrungen in besonderen Fällen werden die Scheele-Plakette, die Ehrenmedaille der Deutschen Apotheker (Hans-Meyer-Medaille), die Ehrengabe des Deutschen Apothekerstandes u. die Ehrennadel der Deutschen Apotheker verliehen.

**Deutsche Arzneitaxe:** s. Arzneitaxe.

**Deutsche Pharmazeutische Gesellschaft:** Abk. DPhG; am 6. Nov. 1890 in Berlin gegründeter, eingetragener Verein zur Förderung aller wissenschaftl. Bestrebungen auf dem Gesamtgebiet der Pharmazie; seit 1990 vereinigt mit der Pharmazeutischen Gesellschaft der DDR; Gestaltung der pharmazeutischen Fachzeitschriften* „Pharmazie in unserer Zeit" u. „Archiv der Pharmazie". I. R. der Forschungsförderung werden spezielle Zielgruppen unter den Mitgliedern besonders gefördert od. für besondere Leistungen, z. B. mit der Carl-Mannich-Medaille, ausgezeichnet. Außerdem Vortragsveranstaltungen für Wissenschaft sowie zur Fort- und Weiterbildung.

**Deutscher Apotheker-Verband:** s. Apothekervereine.

**Deutscher Arzneimittel-Codex:** Abk. DAC; als Ergänzung zum amtl. Arzneibuch* von der ABDA* 1986 (DAC86) herausgegebenes Nachtragswerk; aktuelle Ausgabe DAC2009; im DAC werden für die prakt. Pharmazie wesentl. Arzneistoffe, Arzneizuber., Drogen u. Hilfsstoffe in Monographien abgehandelt, die im Arzneibuch (noch) nicht beschrieben sind. Ferner werden eigene Prüfmethoden u. dafür erforderl. Reagenzien beschrieben, sowie Hilfen für die pharmaz. Praxis (z. B. Angaben zu Isotonisierung, Konservierung, eine Tropftabelle, eine Aufstellung über Siebgrößen) gegeben. Der DAC hat im Ggs. zum Arzneibuch* keine Rechtsverbindlichkeit, zählt aber zu den allg. anerkannten Regeln der pharmaz. Wissenschaft u. muss nach § 5 ApBetrO als wissenschaftl. Hilfsmittel in jeder Apotheke vorhanden sein. Dem DAC angeschlossen ist das sog. **NRF*** (Neues Rezeptur-Formularium), eine Sammlung zeitgemäßer Rezepturvorschriften, bearbeitet vom Zentrallaboratorium Deutscher Apotheker unter fachl. Beratung durch die Arzneimittelkommission Deutscher Apotheker. Regelungen dieser Art finden sich auch in anderen Ländern, z. B. in Großbritannien (British Pharmaceutical Codex) u. in den USA (National Formulary, Abk. NF).

**Deutsche Rentenversicherung Bund:** Körperschaft öffentl. Rechts mit Sitz in Berlin; Träger der Rentenversicherung für Angestellte; Nachfolgeorganisation der Bundesversicherungsanstalt* für Angestellte; in ihren Organen, dem Vorstand u. der Vertreterversammlung, sind Vertreter der Arbeitgeber u. der Versicherten parität. vertreten. Vgl. Sozialversicherung.

**Deutsche Rezeptformeln:** s. Magistralformeln; NRF.

**Deutscher Ingwer:** s. Acorus calamus.

**Deutsches Apothekenmuseum:** gegründet 1937 mit Sitz zunächst in München, seit 1957 im Heidelberger Schloss.

**Deutsches Arzneibuch:** s. Arzneibuch.

**Deutsches Arzneiprüfungsinstitut:** Abk. DAPI; Verein Deutsches Arzneiprüfungsinstitut e. V.; Institution der deutschen Apothekerschaft; Vereinszweck ist die gemeinnützige Unterstützung von Institutionen im Gesundheitswesen in Fragen der Prüfung u. Bewertung von Arzneimitteln u. der Arzneimittelversorgung. Schwerpunkt ist, mit nicht personenbezogenen Daten aus Apothekenrechenzentren pharmazeutische, therapiebezogene u. pharmakoepidemiol. Analysen durchzuführen.

**Deutsches Institut für Medizinische Dokumentation und Information:** s. DIMDI.

**DEV:** Abk. für **D**rogen-**E**xtrakt-**V**erhältnis; gibt an, wie viel Droge eingesetzt werden muss, um eine bestimmte Menge Extrakt zu gewinnen; **Beispiel:** Ein DEV von 6–9 : 1 bedeutet, dass aus 6–9 T. Droge mit einem bestimmten Lösungsmittel nach einem validierten Herstellungsverfahren 1 T. Trockenextrakt gewonnen wurde.

**Dewar-Gefäß** (James D., Schottland, 1842–1923): wärmeisolierendes Gefäß zur Aufbewahrung von heißen od. kalten Flüss. (z. B. Thermosflasche); im Labor auch zur Aufbewahrung von verflüssigten Gasen, z. B. Helium od. Stickstoff.

**Dexamethason (INN):** Dexamethasonum Ph.Eur.6, Fluormethylprednisolon; 9-Fluor-11$\beta$,17,21-trihydroxy-16$\alpha$-methyl-1,4-pregnandien-3,20-dion; CAS-Nr. 50-02-2; $C_{22}H_{29}FO_5$, Strukturformel: s. Flumetason (Abb. dort); $M_r$ 392.5; Schmp. 262–264 °C; weißes bis fast weißes, geruchloses, kristallines Pulver; prakt. unlösl. in Wasser, wenig lösl. in Ethanol, schwer lösl. in Dichlormethan; synthet. fluoriertes Glucocorticoid* ohne relevante mineralocorticoide Wirk. (s. Corticosteroide, Tab. dort); **Ind.:** u. a. akutes rheumat. Fieber, rheumatoide Arthritis*, allerg. Erkrankungen, Asthma* bronchiale, akute Leukämie*, maligne Tumoren; **Kontraind., WW u. UAW:** s. Glucocorticoide; **Dos.:** **1.** p. o. zu Beginn 5 mg/d, dann zurückgehend auf 1–1.5 mg/d; **2.** i. m. Depotinjektion 10 mg (als Isonicotinat od. Acetat; für 14 d ausreichend); **3.** intra- od. periartikuläre Injektion 2–4 mg je nach Gelenk; **4.** Augentropfen 0.1 %ig; HWZ 3–5 h. **Dexamethasonacetat:** Dexamethason-21-acetat, Dexamethasoni acetas Ph.Eur.6; CAS-Nr. 1177-87-3 (Monohydrat: CAS-Nr. 55812-90-3); $C_{24}H_{31}FO_6$; $M_r$ 434.5; weißes bis fast weißes, geruchloses, kristallines Pulver; prakt. unlösl. in Wasser, leicht lösl. in Aceton u. Ethanol, schwer lösl. in Dichlormethan. **Dexamethasondihydrogenphosphat-Dinatrium:** Dinatrium-dexamethason-21-dihydrogenphosphat, Dexamethasoni natrii phosphas Ph.Eur.6; CAS-Nr. 2392-39-4; $C_{22}H_{28}FNa_2O_8P$; $M_r$ 516.4; sehr hygroskop. weißes bis fast weißes Pulver; prakt. unlösl. in Dichlormethan, schwer lösl. in Ethanol, leicht lösl. in Wasser. Gebräuchl. sind auch Dexamethason-21-(3,3-dimethylbutyrat), Dexamethason-21-phosphat, Dexamethason-21-diethylaminoacetat, Dexamethason-21-isonicotinat.

**Dexbrompheniramin (INN):** D-2-[4-Bromo-$\alpha$-(2-dimethylaminoethyl)-benzyl]-pyridin; CAS-Nr. 132-21-8; nicht mehr im Handel befindl. Antihistaminikum* (Histamin*-$H_1$-Rezeptoren-Blocker); früher zugelassen in Kombination mit Pseudoephedrin* zur Behandlung von Atemwegserkrankungen (z. B. Erkältungskrankheiten).

**Dexchlorpheniramin (INN):** (+)-*N*,*N*-Dimethyl-[3-(4-chlorphenyl)-3-(2-pyridyl)-propyl]-amin; CAS-

Nr. 25523-97-1; $C_{16}H_{19}ClN_2$; $M_r$ 274.80; **Dexchlorpheniraminmaleat:** Dexchlorpheniramini maleas Ph.Eur.6; CAS-Nr. 2438-32-6; $C_{16}H_{19}ClN_2 \cdot C_4H_4O_4$; $M_r$ 390.9; Schmp. 110–115 °C; lösl. in Wasser; nicht mehr im Handel befindl. Antiallergikum*, Antihistaminikum* (Histamin*-$H_1$-Rezeptoren-Blocker); **UAW:** Beeinflussung des Reaktionsvermögens, Sedierung. Vgl. Dexbrompheniramin.

D

**Dexibuprofen** (INN): s. Ibuprofen.

**Dexketoprofen** (INN): (*S*)-3-benzoyl-*α*-methylbenzenessigsäure; (+)-(*S*)-Enantiomer von racemat. Ketoprofen*; CAS-Nr. 22161-815; $C_{16}H_{14}O_3$, Strukturformel: s. Abb.; $M_r$ 254.3; Schmp. 93 °C; logP 2.8; $pK_S$ ca. 4.2 (berechnet); lösl. in Wasser; **Wirk.:** Analgetikum*, Antirheumatikum*; **UAW:** Dyspepsie, Sodbrennen; vgl. Ibuprofen; **Dos.:** 12.5 mg alle 4–6 h od. 25 mg alle 8 h; Plasmaeiweißbindung 99 %; HWZ 1.65 h.

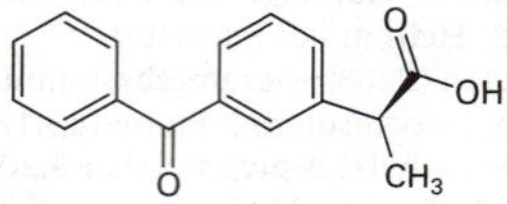

Dexketoprofen

**Dexpanthenol** (INN): Dexpanthenolum Ph.Eur., D-(+)-Pantothenylalkohol; D-(+)-2,4-Dihydroxy-*N*-(3-hydroxypropyl)-3,3-dimethylbutyramid; CAS-Nr. 81-13-0; $C_9H_{19}NO_4$, Strukturformel: s. Abb.; $M_r$ 205.25; $[\alpha]_D^{20\,°C}$ +29.5° (c = 5); $n_D^{20\,°C}$ 1.497; $d_{20}^{20}$ 1.2; klare, hochviskose, etwas hygroskop. Flüssigkeit; leicht lösl. in Wasser, Ethanol, Methanol; schwer lösl. in Ether; Enantiomer von Panthenol; im Organismus Oxidation zu Pantothensäure (s. Vitamin B); **Zuber.:** Unguentum* Dexpantothenoli; Cremor* Dexpantothenoli; Dexpanthenol*-Lösung; **Ind.:** Dermatikum, Wundbehandlung, Förderung der Epithelisierung, Prophylaxe von Hautentzündungen, Bronchitis; **Dos.:** p. o. 500 mg/d; äußerl. 5 %. Vgl. Wundbehandlungsmittel.

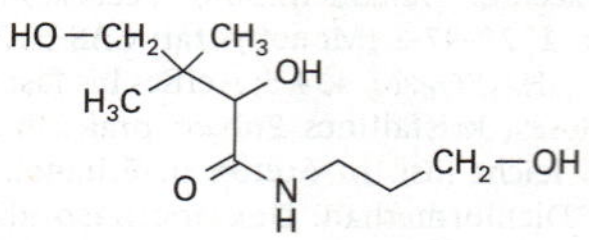

Dexpanthenol

**Dexpanthenol-Lösung:** Solutio Dexpanthenoli; Pantothenylalkohol-Lösung; Zusammensetzung: NRF, 2.5 g Dexpanthenol*, 0.02 g wasserfreie Citronensäure*, 0.05 g Benzoesäure*, gereinigtes Wasser ad 50.0 g; **Darst.:** Benzoesäure wird in 45 g frisch abgekochtem u. auf ca. 60 °C abgekühltem gereinigtem Wasser gelöst. Dexpanthenol u. wasserfreie Citronensäure werden in ein tariertes zweites Gefäß eingewogen u. dazu die erkaltete Benzoesäure-Lsg. filtriert. Nach dem Lösen wird mit frisch abgekochtem u. wieder erkaltetem gereinigtem Wasser auf 50.0 g ergänzt; **Anw.:** Heilungsförderung bei Haut- u. Schleimhautdefekten; **Dos.:** 1–3-mal tägl. auf die erkrankten Stellen; bei Erkrankungen im Hals-Nasen-Rachenraum 20 Tr. in die Nase od. als Aerosol inhalieren; für Mundspülungen zu gleichen Teilen mit Wasser mischen. Vgl. Vitamin B (Pantothensäure); Cremor Dexpantothenoli; Unguentum Dexpantothenoli.

**Dexpantothenoli cremor:** s. Cremor Dexpantothenoli.

**Dexpantothenoli unguentum:** s. Unguentum Dexpantothenoli.

**Dexrazoxan** (INN): (*S*)-(+)-1,2-Bis(3,5-dioxopiperazin-1-yl)propan; CAS-Nr. 24584-09-6; $C_{11}H_{16}N_4O_4$, Strukturformel: s. Abb.; $M_r$ 268.27; Schmp. 193 °C; $[\alpha]_D^{25\,°C}$ +11.35° (c = 5 in DMF); logP −0.4 ± 0.6 (berechnet); *S*-Enantiomer von Razoxan (racem.; nicht therap. eingesetzt); wenig lösl. in Wasser, 0.1 N Salzsäure, schwer lösl. in Ethanol u. Methanol, prakt. unlösl. in unpolaren org. Lösungsmitteln; **Wirk.:** Zytoprotektivum*, Antidot* bei Zytostatikabehandlung mit Anthracyclinen*; entfernt als aktiver Metabolit u. Chelatbildner Fe(III) aus seinem Komplex mit Anthracyclinen u. verhindert so die Bildung von Superhydroxidradikalen, deren erhöhte Konz. in Myokardzellen für die anthracyclininduzierte Kardiotoxizität postuliert wird; **Ind.:** **1.** prophylakt. zur Verhinderung einer Herzschädigung durch Anthracycline; **2.** Antidot bei Extra- od. Paravasation durch Anthracycline; **Kontraind.:** Überempfindlichkeit, Frauen im gebährfähigen Alter ohne Kontrazeptiva, Stillzeit, gleichzeitige Impfung mit Gelbfieberimpfstoff; **WW:** D. kann die chemo- od. radiotherapieinduzierte hämatolog. Toxizität verstärken. **UAW:** Übelkeit, Schmerzen u. Infektionen an der Injektionsstelle, Neutro- u. Thrombozytopenie, Erhöhung der Transaminasen; **Dos.:** **1.** Kardioprotektion bei Anthracyclin-Therapie (i. v.): Dosisverhältnis 1 : 10 – 1 : 20 (Doxorubicin* : Dexrazoxan); **2.** als Antidot (i. v.): Tag 1: 1000 mg/m² KOF, Tag 2: 1000 mg/m² KOF, Tag 3: 500 mg/m² KOF. Gebräuchlich ist auch das Hydrochlorid.

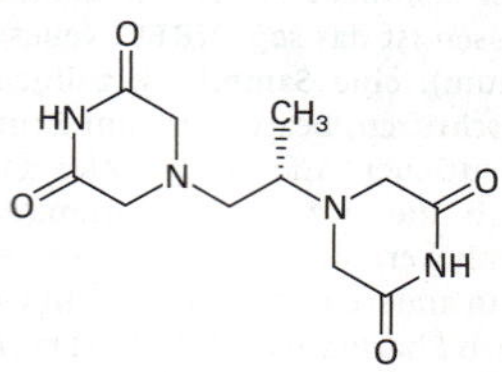

Dexrazoxan

**dexter:** f: dextra, n: dextrum; Abk. d; rechts.

**Dextranase:** zu den Hydrolasen gehörendes Enzym*, das die 1,6-*α*-glykosid. Bindungen von Dextranen* spaltet; **Darst.:** wird aus Penicillium*-Kulturen isoliert; **Anw.:** (med.) Antiplaquemittel*, Kariesprophylaxe (s. Karies).

**Dextrane:** verzweigte Polysaccharide aus D-Glucose* (meist in 1,6-*α*-glykosid. Verknüpfung); Strukturformel: s. Abb.; $M_r$ bis zu 4 Mio.; durch saure Hydrolyse in Bruchstücke gespalten; D. werden aufgrund der starken Verzweigung durch die übl. *α*-Glucosidasen (z. B. Amylase) nicht angegriffen; Abbau durch Dextranase*; **Herst.:** werden von Bakt. (z. B. Leuconostoc mesenteroides, Karies verursachende Streptokokken) als Reservestoff u. Membranbestandteil synthetisiert; **Anw.:** **1.** als Plasmaersatzstoffe (s. Hämotherapie) u. zur Ver-

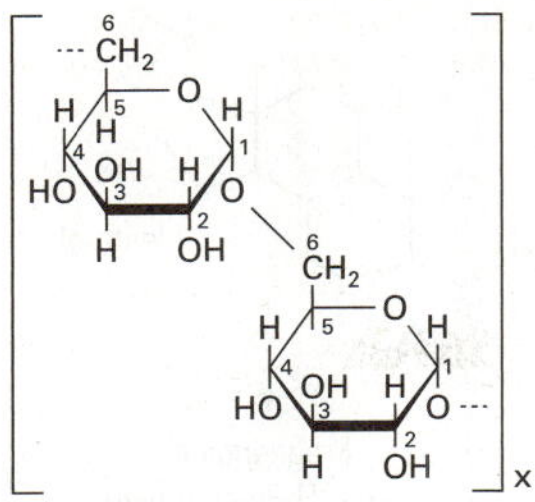

**Dextrane:** Partialstruktur

besserung der Strömungsverhältnisse in Kapillaren bei der Behandlung zerebraler u. peripherer Durchblutungsstörungen; **2.** als Dextran-Gelpartikel in der Gelchromatographie* u. als Hilfsstoff in der pharmaz. Technologie; **3.** Dextran 1 (40, 60, 70) zur Herst. von Parenteralia*: Dextranum 1 (40, 60, 70) ad iniectabile Ph.Eur.; **UAW:** allerg. Reaktionen (können durch Vorinjektion von Dextranen mit geringerer Molmasse, $M_r$ ca. 1000, vermindert werden); bei Überdosierung Gerinnungsstörungen, Nierenfunktionsstörungen.

**Dextranomer** (INN): Dextran-2,3-dihydroxypropyl-2-hydroxy-1,3-propandiylether; CAS-Nr. 56087-11-7; dreidimensional vernetztes Reaktionsprodukt aus der Umsetzung von Dextran* mit Epichlorhydrin*; unlösl. in allen Lösungsmitteln; in Wasser, salzhaltigen u. basischen Lsg. sowie schwachen Säuren stabil; nicht mehr im Handel befindlich; früher angewendet zur Wundreinigung, zur Absorption von Nässe u. kleineren Molekülen aus eiternden Wunden.

**Dextrin:** Dextrinum; Stärkegummi; CAS-Nr. 9004-53-9; Gemisch aus Polysacchariden*; weißes bis gelbl. amorphes* Pulver von schwachem Geruch u. süßl. Geschmack; lösl. in Wasser von 20 °C, leicht lösl. in siedendem Wasser, prakt. unlösl. in Ethanol, Ether, Chloroform; opt. rechtsdrehend; **Gew.:** aus Stärke durch Teilhydrolyse; s. Dextrine; **Off.:** Ph.Eur.6, ÖAB; **Anw.:** Säuglingsernährung, als Diätetikum; zum Einstellen von Trockenextrakten; s. Dextrine.

**Dextrinase:** Endo-1,6-$\alpha$-glucosidase; Isomaltase; zu den Glykosidasen* gehörende Hydrolase (s. Enzyme), die 1,6-$\alpha$-glykosid. Bindungen von Dextrinen* spaltet.

**Dextrine** (lat. dexter rechts): rechtsdrehende Polysaccharide*, die bei saurer Hydrolyse (Säuredextrin), beim therm. (Röstdextrin) od. enzymat. Abbau von Stärke entstehen; wie Stärke aus einer wechselnden Anzahl von Glucose-Molekülen aufgebaut; man unterscheidet u. a. $\alpha$-, $\beta$-, $\gamma$-, $\tau$-, $\sigma$-Dextrin; mit abnehmender Molekülmasse verändert sich die Iodreaktion: Amylodextrine blau, Erythrodextrine rot, die niedermolekularen Achroodextrine geben keine Iodfärbung mehr. Das übl. Handelsdextrin besteht meist aus Achroodextrin, Erythrodextrin u. Stärkezucker. **Darst.:** 1 kg Stärke wird mit 2–4 g konz. Salzsäure vermischt u. nach einiger Einwirkung auf 150 °C erhitzt (in offenen Schalen); **Herst.:** Es eignen sich alle Stärkearten; bevorzugt geht man jedoch von Kartoffel-, Mais- od. Tapiokastärke aus (s. Solanum tuberosum, Solani amylum; Zea mays, Maydis amylum; Manihot esculenta, Amylum Manihot). Verfahren: **1.** Rösten von Stärke bei 160–220 °C; **2.** Einwirkung von Säuren auf Stärke; **3.** Einwirkung von Diastase auf Stärke; **Anw.:** **1.** (pharmaz.) bevorzugter Einsatz von Säuredextrin (s. Dextrin); **2.** (techn.) Einsatz von Röstdextrin u. a. als Klebstoff, zu Appreturen.



**Dextrinum:** s. Dextrin.

**Dextrocamphora:** s. Campher.

**Dextrolichenin:** s. Lichenin.

**Dextromethorphan** (INN): Abk. DMP; (+)-3-Methoxy-*N*-methylmorphinan; CAS-Nr. 125-71-3; Opioid*; **Dextromethorphanhydrobromid:** Dextromethorphani hydrobromidum Ph.Eur.6, Dextromethorphanum hydrobromicum; CAS-Nr. 6700-34-1 (Monohydrat); $C_{18}H_{26}BrNO \cdot H_2O$, Strukturformel: s. Abb.; $M_r$ 370.3; Schmp. ca. 125 °C (unter Zers.); $[\alpha]_D^{20\,°C}$ +28 bis +30° (c = 2 in Salzsäure 0.1 mol/L); weißes, krist. Pulver; wenig lösl. in Wasser, leicht lösl. in Chloroform (Trübung durch Abscheidung von Wassertröpfchen mögl.) u. Ethanol, fast unlösl. in Ether; Antitussivum*; **Ind.:** Reizhusten; **Kontraind.:** Asthma bronchiale, chron. obstruktive Atemwegserkrankung, Pneumonie, Ateminsuffizienz, Atemdepression; **UAW:** Übelkeit, Müdigkeit, Schwindel; **Dos.:** p. o. 3–4 × 15–30 mg/d; TMD 150 mg.

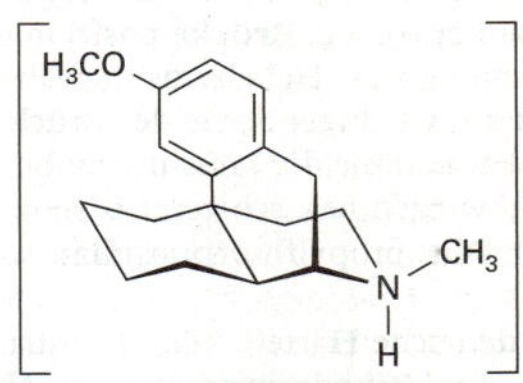

**Dextromethorphan:** Dextromethorphanhydrobromid

**Dextromoramid** (INN): (Kurzbez.) D-Moramid; D-2,2-Diphenyl-3-methyl-4-morpholino-butyryl-pyrrolidin; $C_{25}H_{32}N_2O_2$; $M_r$ 393.55; Schmp. 180–184 °C; $[\alpha]_D^{20\,°C}$ +25.5° (c = 5 in Benzol); weißes Pulver; lösl. in Benzol u. anderen org. Lösungsmitteln, fast unlösl. in Wasser; nicht verschreibungsfähiges, stark wirkendes Analgetikum* (stärker wirkend als Morphin*); unterliegt dem Betäubungsmittelgesetz* (Anlage II); **Dextromoramidhydrogentartrat:** Dextromoramidi tartras Ph.Eur.6, Dextromoramidum bitartaricum; CAS-Nr. 2922-44-3; $C_{29}H_{38}N_2O_8$; $M_r$ 542.6; Schmp. ca. 190 °C (unter leichter Zers.; auch amorph); $[\alpha]_D^{20\,°C}$ +21 bis +23° (c = 5 in Salzsäure 0.1 mol/L); weißes, amorphes od. krist. Pulver; lösl. in Wasser, wenig lösl. in Ethanol.

**Dextronsäure:** s. Gluconsäure.

**Dextropropoxyphen** (INN): (1*S*,2*R*)-1-Benzyl-3-dimethylamino-2-methyl-1-phenylpropyl-propionat; CAS-Nr. 469-62-5; $C_{22}H_{29}NO_2$; $M_r$ 339.48; Schmp. 75–76 °C (kristallisiert aus Petrolether); $[\alpha]_D^{25\,°C}$ +67.3° (c = 0.6 in Chloroform); nicht verschreibungsfähiges starkes Analgetikum* u. Spasmolytikum*; unterliegt dem Betäubungsmittelgesetz* (Anlage II). **Dextropropoxyphenhydrochlorid:** Dextropropoxypheni hydrochloridum Ph.Eur.; CAS-Nr. 1639-60-7; $C_{22}H_{30}ClNO_2$; $M_r$

375.9; Schmp. 164–169 °C; weißes, krist., hygroskop. Pulver; sehr leicht lösl. in Wasser, leicht lösl. in Ethanol. Hingewiesen sei auch auf Dextropropoxyphennapadisilat-Monohydrat. Vgl. Levopropoxyphen.

**Dextrose:** s. Glucose.

**Dextrosi-Electrolyti mixtura:** s. Mixtura Dextrosi-Electrolyti.

D

**Dextrosulfenidol:** s. Thiamphenicol.

**Dextrosum anhydricum:** s. Glucose.

**Dextrosum monohydricum:** s. Glucose.

**Dextrothyroxin-Natrium** (INN): D-Thyroxin-Natrium, Dextrothyroxinum natricum; Natrium-D-3,3′,5,5′-tetraiodthyronin; CAS-Nr. 137-53-1; $C_{15}H_{10}I_4NNaO_4$; $M_r$ 798.86; Natriumsalz des D-Isomers von Thyroxin (s. Schilddrüsenhormone); nicht mehr zugelassener Lipidsenker*; **Wirk.:** Förderung der Bildung von Gallensäuren aus Cholesterol*; früher angewendet bei Hyperlipoproteinämie Typ IIa; **UAW:** Herzrhythmusstörungen, Aufgewühltheit. Vgl. Levothyroxin-Natrium.

**Dezimalpotenzen:** s. Homöopathie.

**Dezimalwaage:** Form der Brückenwaage; Wiegevorrichtung (Waage*), die auf dem Prinzip des ungleicharmigen Hebels beruht; das Verhältnis der Hebelarme ist häufig 10 : 1. Aufgrund des Hebelgesetzes lassen sich mit den übl. Standardgewichten 10-fach größere Massen als mit einer gleicharmigen Waage bestimmen. Die zu bestimmende Masse wird auf einer sog. **Brücke** positioniert. Die bes. Aufhängung des Hebelarms gewährleistet, dass die Last an beliebiger Stelle der Brücke abgelegt werden kann, ohne die Messung zu beeinflussen. **Anw.:** Abwiegen bes. schwerer Lasten.

**DFP:** Abk. für **D**iisopropyl**f**luor**p**hosphat; s. Fluostigmin.

**dH:** Abk. für **d**eutsche **H**ärte(grade); s. Aqua.

**DHA:** **1.** Abk. für **D**i**h**ydroxy**a**ceton*; **2.** Abk. für (engl.) ***D**ocosa**h**exaenoic **a**cid*; Docosahexaensäure; s. Omega-3-Säurenethylester.

**Dhatu** (Sanskrit Gewebe, Bestandteil): im Ayurveda* Bez. für universelle Strukturprinzipien, die der Gestalt u. Funktion aller Zellen, Organe u. Gewebe zugrunde liegen; i. e. S. Bez. für Körpergewebe; Kategorien der Körpergewebe: Rasa (vergleichbar mit Plasma, Lymphe, Essenz von der Verdauung von Nahrung), Rakta (Blut), Mamsa (Muskel), Meda (Fettgewebe), Asthi (Knochen, Knorpel, Stützgewebe), Majja (Nervensystem u. Knochenmark), Shukra (Keimzellgewebe). Durch Ernährung, Heilpflanzen, Yoga, Meditation, Reinigungsverfahren u. a. ayurvedische Heilverfahren kann die Qualität der Dhatus verbessert od. normalisiert werden.

**DHE:** Abk. für **Dih**ydro**e**rgotamin*.

**DHEA:** **1.** Abk. für **D**e**h**ydro**e**pi**a**ndrosteron; Dehydroisoandrosteron, Dehydroandrosteron, Androstenolon; (physiol.) 3β-Hydroxy-androst-5-en-17-on; $C_{19}H_{28}O_2$; in der Zona reticularis der Nebennierenrinde* produzierte Vorstufe der Androgene*, die von peripheren Geweben zu Metaboliten mit Estrogen- u. Testosteronwirkung metabolisiert werden kann; **Biosynthese:** s. Abb.; Veresterung von DHEA mit Schwefelsäure führt zu Dehydroepiandrosteronsulfat (Abk. DHEAS). **Referenzbereich:** Die Nebennieren produzieren tägl. ca. 4 mg

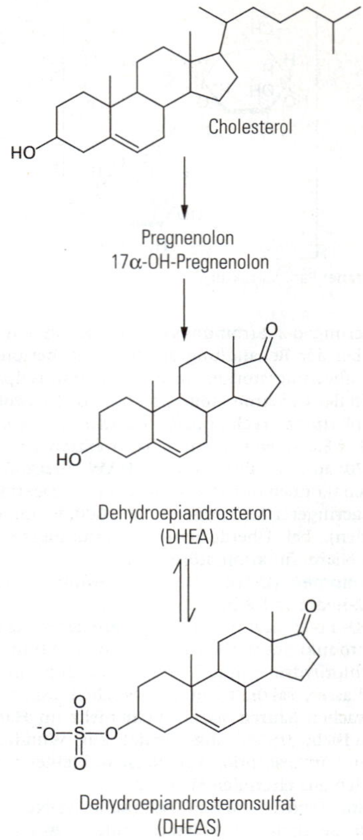


**DHEA**

DHEA u. 25 mg DHEAS. Serumkonzentration von DHEAS: Mann <13.5 µmol/L (<500 µg/dL), Frau <11 µmol/L (<400 µg/dL), über 55 Jahre <8.1 µmol/L (<300 µg/dL); relativ hohe Konz. an DHEA werden im Gehirn erreicht (Neurosteroid). **2.** Prasteron (INN); (pharmak.) CAS-Nr. 53-43-0; $C_{19}H_{28}O_2$; $M_r$ 288.41; Schmp. 140–141 °C (Nadeln); Schmp. 152–153 °C (Blättchen); polymorph; $[\alpha]_D^{18\,°C}$ +10.9° (c = 0.4 % (m/V) in Ethanol); lösl. in Benzol, Ethanol, Ether, wenig lösl. in Chloroform, Petrolether; Anabolikum* mit schwach androgener Wirk.; nur in Kombination mit Estradiolvalerat* im Handel; auch eingesetzt als Prasteronenantat u. Prasteronhydrogensulfat; **Hinweis:** als Dopingmittel eingestuft (Verbotsliste der WADA; s. Doping).

**DHEAS:** Abk. für **D**e**h**ydro**e**pi**a**ndrosteron**s**ulfat; s. DHEA.

**DHFR:** Abk. für **Dih**ydro**f**olat**r**eduktase*.

**DHODH-Inhibitoren:** Hemmstoffe der **Dih**ydro**o**rotat**d**e**h**ydrogenase (Abk. DHODH), die an der Biosynthese von Pyrimidinnucleotiden beteiligt ist. D. wie Leflunomid* hemmen die Proliferation aktivierter T-Lymphozyten u. wirken auf diese Weise immunsuppressiv. D. werden zur Basistherapie bei Erkrankungen des rheumat. Formenkreises eingesetzt; s. Antirheumatika; Antiphlogistika.

**Dhurrin:** s. Cyanglykoside (Tab. dort).

**Di-:** Wortteil mit der Bedeutung 2-fach in der org. chem. Nomenklatur* (s. Abb.); analog bezeichnen Tri- u. Tetra- 3- u. 4-fach ident. Substituenten; vgl. Bi-; Bis-.

**DI:** Abk. für **D**iabetes* **i**nsipidus.

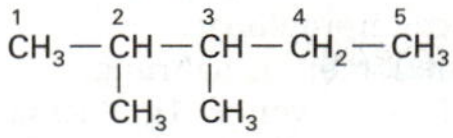

**Di-:** 2,3-Dimethylpentan als Beispiel

**$DI_{50\,\%}$:** s. Dosis infectiosa.

**Diabetes insipidus** (gr. diabet- durchgehen; lat. insapere nicht süß schmecken): Abk. DI; Störung der Diurese durch Verminderung der Wasserreabsorption in den Sammelrohren der Niere u. Ausscheidung großer hypotoner Harnvolumina; **Formen: 1.** D. i. centralis; Urs.: ungenügende od. fehlende Produktion bzw. Sekretion von ADH (s. Vasopressin); **2.** D. i. renalis; Urs.: Defekt der ADH-sensitiven Rezeptoren mit ineffizienter Ausbildung der Wasserkanäle (Aquaporine) in den Sammelrohren; **3.** D. i. in der Schwangerschaft; Urs.: vermehrter ADH-Abbau; **4.** dipsogener D. i.; Urs.: primäre Polydipsie (gesteigertes Durstempfinden u. vermehrte Flüssigkeitsaufnahme); **Sympt.:** Polyurie*, starker Durst, evtl. Dehydratation, bei Kleinkindern evtl. Diarrhö; **Ther.:** D. i. centralis: synthet. ADH-Analogon (Desmopressin*), Korrektur der Wasserbilanz, Behandlung des Grundleidens; D. i. renalis: natriumarme Kost, Korrektur der Wasserbilanz, Hydrochlorothiazid* zur Natriumreduktion im distalen Tubulus, Indometacin* zur Reduktion der glomerulären Filtrationsrate.

**Diabetes mellitus:** Abk. DM; Zuckerkrankheit; Glucosestoffwechselstörung unterschiedl. Ätiologie u. Symptomatik mit relativem od. absolutem Mangel an Insulin* u. Hyperglykämie* als gemeinsame Kennzeichen; **Häufigkeit:** weltweit häufigste endokrine Erkrankung; Prävalenz in Deutschland insgesamt 7.6 % (ca. 6.4 Mio. Menschen) mit kontinuierlich zunehmender Tendenz; **Formen: 1.** (in 5–10 %) D. m. **Typ 1:** zunehmender bis absoluter Insulinmangel inf. immun. bedingter Zerstörung der B-Zellen des Pankreas*, beim Typ 1A immun., T-Lymphozyten-vermittelt; Nachw. von Autoantikörpern gegen Insulin, Glutamatdecarboxylase, Tyrosinphosphatase IA-2; zytoplasmat. Inselzellantikörper sind meist gegen mehrere dieser Antigene gerichtet; Erstmanifestation meist im Kindes-, Jugend- od. frühen Erwachsenenalter; absolute Insulinabhängigkeit, bei Nicht-Verfügbarkeit von Insulin Tod durch Auszehrung u. Ketoacidose*; Mechanismus bei Typ 1B unbekannt; **2.** D. m. **Typ 2:** Folge von Insulinresistenz u. Insulinsekretionsstörung mit Erhöhung der Blutglucose über definierte Grenze, ohne autoimmun. Beeinträchtigung der Inselzellen; relative Insulinresistenz bei Manifestation, im Krankheitsverlauf Erschöpfung der Inselzellfunktion, im Langzeitverlauf Erschöpfung der B-Zellen u. Übergang in absoluten Insulinmangel möglich; geringe Ketoacidoseneigung; polygenet. Prädisposition mit hoher Penetranz; Manifestion im höheren Lebensalter, frühere Manifestation durch Adipositas* u. Bewegungsmangel od. Schwangerschaft als Gestationsdiabetes; **3.** andere Diabetes-Formen, z. B. durch Arzneimittel od. Chemikalien induziert (u. a. Neuroleptika*, insbes. Clozapin* u. Olanzapin*, Pentamidin*, Nicotinsäure*, Glucocorticoide*, Schilddrüsenhormone*, Diazoxid*, $\beta$-adrenerge Agonisten, Thiazide, Phenytoin*, Interferon* alfa; **Sympt.:** Hyperglykämie führt bei Überschreiten der renalen Rückresorptionsrate zu Glucosurie* u. starkem Durst. Dehydratation u. Anstieg der Serumosmolarität können vorübergehende Refraktionsanomalien (Brechungsfehler der Augen) bedingen. Gewichtsabnahme resultiert aus der katabolen Stoffwechsellage u. Dehydratation; allg. Schwäche u. Adynamie von leichter Ausprägung bis zum hyperosmolaren od. ketoacidot. Koma mit Kussmaul-Atmung bei absolutem Insulinmangel; mögl. Folgeerkrankungen sind diabet. Retinopathie, diabet. Nephropathie, diabet. Neuropathie, diabet. Fuß, Cheiroarthropathie (pathol. artikuläre Veränderungen der Handgelenke), Arteriosklerose* u. damit erhöhtes Risiko für Herzinfarkt*, Schlaganfall* u. periphere arterielle Verschlusskrankheit; **Ther.:** Ziel ist eine möglichst normnahe Blutglucoseeinstellung ohne Provokation von leichten od. lebensbedrohlichen schweren Hypoglykämien, abhängig von der Diabetes-Form; **1.** D. m. Typ 1: möglichst Physiologie-naher Einsatz des fehlenden Insulins durch intensivierte konventionelle Insulintherapie, alternativ subkutane Insulininfusionstherapie, alternativ konventionelle Insulintherapie; **2.** D. m. Typ 2: Stufentherapie mit Diät, Lebensstiländerung u./od. Bewegung, orale Antidiabetika*, First-line-Metformin*, später zusätzl. andere orale Antidiabetika, z. B. Sulfonylharnstoffe* od. Glinide, bei Notwendigkeit zusätzl. supportive Insulintherapie, falls nötig, Wechsel auf alleinige Insulintherapie od. Insulintherapie zus. mit Metformin; Modifikation der Stufentherapie bei Kontraindikation.

**Diabetikerdiät:** Kost bei Diabetes* mellitus; umfasst u. a. angemessene Energieaufnahme (Ziel: BMI <25 kg/m²), Fettzufuhr 30–35 % der Energiezufuhr, Eiweißzufuhr 15–20 % der Energiezufuhr (0.8 g/kg KG/Tag), Kohlenhydratzufuhr 50–55 % der Energiezufuhr; eine Pharmakotherapie ist zu berücksichtigen; bevorzugt werden komplexe Kohlenhydrate* u. ballaststoffreiche Nahrungsmittel (s. Ballaststoffe). Eine D. wird aus Lebensmitteln* des allg. Verzehrs hergestellt u. über mind. 6 Mahlzeiten verteilt, diätetische Lebensmittel* für Diabetiker sind kein notwendiger Bestandteil der Diabetikerdiät.

**diabetogen:** eine diabet. Stoffwechsellage auslösend; diabetogene Substanzen sind z. B. Glucagon*, Adrenalin*, Glucocorticoide*, Corticotropin*, STH, TSH u. Thiazide (s. Diuretika). Vgl. Insulin-Antagonisten; Diabetes mellitus.

**Diacetazotol:** s. Diacetylaminoazotoluol.

**Diacetyl:** 2,3-Butandion; einfachstes $\alpha$-Diketon; Strukturformel: s. Diketone (Abb. dort); gelbe, süßl. stechend riechende Flüss.; **Vork.:** in äther. Ölen als Geruchsträger, z. B. in Kuhbutter, Essig, Kaffee u. anderen Lebensmitteln.

**Diacetylaminoazotoluol:** Diacetazotol; 4-Diacetylamino-2′,3-dimethylazobenzol; $C_{18}H_{19}N_3O_2$; $M_r$

309.4; Schmp. 73–76 °C; gelbrotes Pulver von schwach säuerl. Geruch; leicht lösl. in Ether, Chloroform, lösl. in Ethanol 90 % u. in fetten Ölen, wenig lösl. in Vaselin, fast unlösl. in Wasser u. Glycerol; nicht mehr im Handel; früher angewendet zur Epithelisierung größerer Wundflächen, bei Ulcus cruris, Dekubitus, Ekzemen, Verbrennungen.

**Diacetyldioxim:** s. Dimethylglyoxim.

**Diacetylmorphinhydrochlorid:** Diamorphin, Heroin; halbsynthet. Opioid*; grundsätzl. gleiche Wirkungsqualitäten wie Morphin*, jedoch ca. 6-mal wirksamer; Suchtgefahr ebenfalls viel größer; med. Verw. daher ausgeschlossen; nicht verkehrsfähiges Betäubungsmittel* (Betäubungsmittelgesetz*, Anlage I).

**Diacetyltannin-Protein-Silber:** s. Silbereiweiß-Acetyltannat.

**Diacetyltannin-Protein-Silber-Nasentropfen 2.0 % od. 4.0 %:** s. Rhinoguttae.

**O,S-Diacetylthiamin:** s. Acetiamin.

**Diacylglycerole:** Abk. DAG; Triglyceride*, bei denen 2 der 3 Hydroxylgruppen des Glycerols* mit Fettsäuren* verestert sind; können aus Monoacylglycerolen, die bei der Verdauung entstehen, gebildet werden. Ausgehend von Phospholipiden* entstehen Diacylglycerole durch Abspaltung eines Phosphatrests. **Bedeutung:** als zelluläre Signalstoffe Aktivatoren der Proteinkinase* C.

**Diät:** Krankenkost; auf die Bedürfnisse des Patienten u. die Ther. der Erkrankung abgestimmte Ernährung; kann in der Einschränkung der gesamten Ernährung (Reduktionskost, z. B. bei Übergewicht), in der Verminderung bestimmter Anteile (z. B. Nahrungsmittel mit niedrigem glykäm. Index u. fettreduzierte Kost bei Diabetes* mellitus Typ 2, s. Diabetikerdiät; kochsalzarme Diät* bei bestimmten Nierenerkrankungen; fettarme Diät bei Pankreaserkrankungen) od. in der Vermehrung aller (Aufbaukost) od. bestimmter Nahrungsanteile (z. B. proteinreiche Diät bei Kachexie) bestehen. Vgl. Diät, glutenfreie; Diät, lactosearme; Diät, ballaststoffreiche; Diät, lipidsenkende.

**Diät, ballaststoffreiche:** vollwertige Kost mit einem hohen Anteil an Ballaststoffen*, v. a. cellulose- u. hemicellulosereiche Nahrungsmittel wie Vollkornerzeugnisse, Gemüse überwiegend als Rohkost, Frischobst u. Trockenfrüchte; während einer b. D. sollten stark blähende Nahrungsmittel wie Hülsenfrüchte sowie stopfende wie Banane, Schokolade u. Rotwein vermieden werden. Die Ballaststoffe sollten je zur Hälfte in Form von Getreide sowie Obst u. Gemüse eingerechnet werden. Bei Einnahme von Ballaststoffen od. Ballaststoffpräparaten* ist auf eine reichl. Flüssigkeitszufuhr zu achten. Eine sehr ballaststoffreiche Kost kann mit einem Verlust von Mineralstoffen u. Spurenelementen wie Calcium, Eisen u. Zink einhergehen. **Anw.:** Obstipation, Divertikulose.

**Diätetika:** s. Lebensmittel, diätetische.

**Diät, glutenfreie:** Ernährung ohne Gluten* enthaltende Lebensmittel wie Weizen, Gerste, Roggen, Hafer, Dinkel u. deren Produkte; von alkohol. Getränken müssen Korn u. einige Biersorten gemieden werden; erlaubt sind Mais, Reis, Kartoffeln, Hirse, Buchweizen, Tapioka, Quinoa, Sago, Amaranth u. daraus hergestellte Nahrungsmittel sowie speziell hergestellte Weizenstärke mit einem Glutengehalt < 200 ppm; Vorsicht bei vorgefertigten Nahrungsmitteln ohne genaue Definition des Bindemittels sowie bei Trägermitteln von Arzneimitteln; **Anw.:** Zöliakie*.

**Diäth-:** s. a. Dieth-.

**Diaethylstilboestrolum dipropionicum:** s. Diethylstilbestroldipropionat.

**Diät, kochsalzarme:** Ernährung mit reduzierter Kochsalzaufnahme von < 3 g Kochsalz (s. Natriumchlorid) pro Tag bzw. < 1 g Kochsalz pro Tag (streng kochsalzarme Diät); als bes. kochsalzreich (über 1 g Kochsalz/100 g) gelten Pökelwaren, Wurstwaren, Fertiggerichte, Salzgebäck, flüssige Würze, Ketchup; zum Würzen der Speisen sollten Gewürze u. Kräuter statt Kochsalz verwendet werden. **Anw.:** Normalisierung der Hypertonie, Behandlung von Ödemen u. Aszites.

**Diät, lactosearme:** milchfreie Kost, die Lebensmittel mit hohem Lactosegehalt (z. B. Frischkäse, Eiscreme, Fertigsoßen u. Schokolade) vermeidet u. tägl. max. 8–10 g Lactose* zuführt; lactosefrei sind viele Hart-, Schnitt- u. Weichkäse wie Emmentaler, Bergkäse, Parmesan, Brie, Camembert, Schafkäse od. Mozzarella; **Anw.:** primäre od. sekundäre Lactose*-Intoleranz; z. B. im Rahmen einer Zöliakie* od. bei Enteritis* regionalis Crohn.

**Diät, lipidsenkende:** fettarme od. fettmodifizierte u. ballaststoffreiche Ernährung; die Fett- u. Cholesterolzufuhr wird begrenzt, die Nahrungsfette qualitativ geändert (der Anteil der einfach- u. mehrfach ungesättigten Fettsäuren wird erhöht u. gleichzeitig der Anteil der gesättigten Fettsäuren gesenkt), der Anteil komplexer Kohlenhydrate* u. Ballaststoffe* gesteigert u. tier. gegen pflanzl. Fett u. Eiweiß ausgetauscht; **Anw.:** wichtiger Teil der Behandlung von Fettstoffwechselstörungen, Arteriosklerose. Vgl. Lipidsenker.

**Diätsalz:** s. Natriumchlorid.

**DiätV:** Abk. für **Diät**verordnung*.

**Diätverordnung:** Abk. DiätV; „VO über diätetische Lebensmittel*" in Deutschland vom 20.6.1963, BGBl. I S. 415, zuletzt geändert am 19.3.2010, BGBl. I. S. 286; enthält Vorschriften für Lebensmittel, die besonderen Ernährungserfordernissen dienen, wie sie bei Krankheit, Mangelerscheinung, Funktionsanomalie, Überempfindlichkeit gegen einzelne Lebensmittel od. deren Bestandteile sowie während der Schwangerschaft u. Stillzeit als auch beim Säugling u. Kleinkind auftreten.

**Diagnose:** Diagnosis; Schlussfolgerung aus der Symptomkonstellation des Patienten i. S. einer Zuordnung zu bekannten Krankheitsbildern; bei der Wertung mehrerer Beschwerden ist die Bestimmung der Hauptbeschwerde u. des Leitsymptoms von Bedeutung. Eine Differenzierung der Beschwerden erfolgt mit den sog. Fünf-Finger-Fragen nach Dauer, Stärke, Art u. Ort, Beziehung zu Funktionen.

**diagnosis related groups:** s. DRG.

**Diagnostik:** Sammelbez. für Strategien u. Verfahren, die zur ärztl. Untersuchung bei einer Gesundheitsstörung bzw. Beratungsursache angewandt werden; insbes. Anamnese*, körperl., ggf. apparative u. Laboruntersuchungen.

**Diagnostika:** Diagnosemittel; zur Untersuchung des Zustandes u. der Funktion des Organismus verwendete Stoffe. Sie dienen der Krankheitserkennung u. der Verlaufsbeobachtung sowie der Therapiekontrolle u. -steuerung. D. werden außerhalb des Organismus angewendet, peroral od. parenteral appliziert. D. können chem., biochem. od. immunolog. Natur sein. Chem. D. dienen häufig zur Bildung von Farbstoffen mit den zu identifizierenden Stoffen, die dann photometr. gemessen werden, während biochem. D. auf enzymat. Reaktionen beruhen. Zu den immunolog. D. gehören z.B. radioaktiv markierte Immunogene*, die an bestimmte Antikörper gebunden werden (s. Radio-Immunoassay). Mit D. durchgeführte Bestimmungsmethoden sollten bei hoher Spezifität, Genauigkeit u. Nachweisempfindlichkeit schnell durchzuführen u. zu automatisieren sein. **Einteilung:** **1. Stoffwechseldiagnostika:** dienen zur Bestimmung von körpereigenen Stoffen u. Stoffwechselprodukten, werden häufig außerhalb des Organismus angewendet, z.B. Blutglucosebestimmung, Enzym-, Gerinnungs- u. Immundiagnostika; **2. Funktionsdiagnostika:** zur Funktionsprüfung von Organen; v.a. Stoffe, die von den entspr. Organen in bekannter Weise umgesetzt werden, z.B. ACTH zur Nebennieren-Funktionsprüfung, der Galactose-Toleranztest zur Leberfunktionsprüfung, die Kreatinin*-Clearance als Marker der Nierenfunktion; **3. Organdiagnostika:** dazu zählen Röntgenkontrastmittel*, Radiopharmaka* u. Magnetopharmaka* zur Organdarstellung. Mit den Analysen zur Stoffwechsel- u. Funktionsprüfung durch D. beschäftigt sich die klin. Chemie*.

**Diakolation:** Perkolation* nach Breddin; extrahiert wird unter Druck.

**Dialkylether:** s. Ether.

**Dialursäure:** s. Murexid.

**Dialysata:** Dialysate; durch Dialyse gewonnene Fluidextrakte (s. Extracta) aus frischen Pflanzen.

**Dialysator:** s. Osmose.

**Dialyse:** physik. Verfahren zur Abtrennung gelöster Teilchen in Abhängigkeit von ihrer Molekülgröße u. elektr. Ladung mit Hilfe einer semipermeablen Membran*, die nur für Moleküle bis zu einer bestimmten Größe durch freie Diffusion* selektiv permeabel ist; treibende Kraft des Stofftransports ist ein Konzentrationsgefälle zw. den durch die Membran getrennten Flüssigkeitskompartimenten. Zusätzlich können Unterschiede im hydrostat. u. (kolloid-)osmot. Druck (s. Osmose) einen Stoff- od. auch einen Lösungsmitteltransport durch die Membran hervorrufen. **Verw.:** v.a. in der Nephrologie als Prinzip versch. Blutreinigungsverfahren*; s. Hämodialyse. **Vakuumdialyse:** dient zum Einengen größerer Volumina hochmolekularer Lsg., z.B. Proteinlösungen; die Lsg. wird in einen Dialyseschlauch gefüllt u. anschließend unter Vakuum gestellt.

**Dialysebehandlung:** Behandlungsmethode zur Elimination von harnpflichtigen Substanzen, anderen Stoffwechsel(end)produkten u. Wasser aus dem Organismus unter Anw. bestimmter Blutreinigungsverfahren*, insbes. der Hämodialyse* u. Peritonealdialyse*; **Anw.:** bei akutem Nierenversagen*, Intoxikation mit dialysierbaren Substanzen, bei Niereninsuffizienz als Überbrückung bis zu einer Nierentransplantation od. als chron., lebenslange Organersatztherapie; übl. Therapieintervall bei Dauer-Dialyse 3-mal/Woche, bei akutem Nierenversagen u. Entgiftung alle 12–24 h; Durchsatz von ca. 50 L Blut während einer D. von 3–4 h Dauer.

**diamagnetisch:** s. Magnetochemie.

**Diamant:** s. Kohlenstoff.

**Diamantfuchsin:** s. Fuchsin.

**Diamantgrün:** s. Malachitgrün.

**Diamid:** s. Hydrazin.

**Diamine:** aliphat. u. aromat. Verb. mit 2 Aminogruppen ($NH_2$-Gruppen); **Vertreter:** Cadaverin* (Pentamethylendiamin), Putrescin* (Tetramethylendiamin), Hexamethylendiamin*.

**2,4-Diaminoazobenzol:** s. Chrysoidin.

**Diaminobenzole:** s. Phenylendiamine.

**α-Diaminobuttersäure:** s. Lathyrus sativus.

**γ-Diaminobuttersäure:** s. Lathyrus sativus.

**Diaminocapronsäure:** s. Lysin.

**1,2-Diaminoethan:** s. Ethylendiamin.

**Diaminopropylputrescin:** s. Spermin.

**Diaminopyrimidin-Sulfonamid-Kombinationen:** Kombinationen aus Diaminopyrimidin-Derivaten (z.B. Trimethoprim*) u. Sulfonamiden*; **Wirk.:** Diaminopyrimidin-Derivate wirken bakteriostat. durch Hemmung der Folsäurebiosynthese der Mikroorganismen durch Blockade der Reduktion von Dihydro- zu Tetrahydrofolsäure (Folsäure*-Antagonisten), in Kombination mit den ebenfalls bakteriostat. Sulfonamiden aufgrund der 2-fachen Folsäuresynthesehemmung bakterizide Wirk.; Wirkungsspektrum: umfasst nahezu alle pathogenen Keime außer Clostridien, Chlamydien, Rickettsien, Leptospiren, Tuberkelbakterien u. Pseudomonas aeruginosa; allgemein sehr gut wirksam gegen gramnegative Erreger; **Pharmakokinetik:** pharmakokinet. Eigenschaften der kombinierten Substanzen sollten übereinstimmen; gute Resorption; Dos. ist so zu wählen, dass im Organismus das für die Wirk. optimale Verhältnis erzielt wird; **Wirkstoffe:** Co*-trimoxazol; **Ind.:** akute u. chron. Harnwegsinfektionen, Bronchitiden; auch Enteritiden, Wund- u. Gallenwegsinfektionen; **UAW:** s. Trimethoprim; Sulfonamide; **Resistenz:** zunehmend resistente Stämme; Resistenzentwicklung während der Ther. möglich.

**Diaminosäuren:** basische Aminosäuren* mit 2 Aminogruppen ($NH_2$-Gruppen).

**Diaminoxidase:** Abk. DAO; kupferhaltiges Enzym zur oxidativen Desaminierung* von Diaminen*; entstehende Aldehyde werden durch Aldehyddehydrogenase* oxidiert; **Vork.:** v.a. in Leber, Verdauungstrakt sowie in Blut, Plazenta u. Niere; **Funktion:** u.a. Inaktivierung von Histamin* durch Abbau zu Imidazolacetaldehyd u. Imidazolessigsäure.

**Diamminplatin:** s. Carboplatin.

**Diammoniummolybdat:** s. Ammoniummolybdat.

**Diammoniumoxalat-Monohydrat:** s. Ammoniumoxalat.

**Diammoniumphosphat:** s. Ammoniumphosphat, sekundäres.

**Diamorphin:** s. Diacetylmorphinhydrochlorid.

**Dianthrone:** s. Anthracenderivate (Abb. dort).

D

D

**Diantimontrioxid:** s. Antimon(III)-oxid.

**Diapedese:** **1.** Leukodiapedese; gezielte Migration von Leukozyten* (insbes. neutrophile Granulozyten) durch die unverletzte Wand der Kapillaren bei Entzündungen; vermittelt durch Zelladhäsionsmoleküle auf der Oberfläche der Leukozyten u. Endothelzellen der Kapillaren; **2.** Austritt von Erythrozyten* bei starker Blutstauung.

**Diaphenylsulfon:** s. Dapson.

**Diaphoretika:** Sudorifera, Hidrotika; schweißtreibende Arzneimittel; **Wirkstoffe: 1.** z. B. Parasympathomimetika* (z. B. Pilocarpin*, Physostigmin*); **2.** Species* diaphoretica.

**Diaphragma:** **1.** (allg.) Scheidewand; **2.** (anat.) Zwerchfell; **3.** (gyn.) Scheidendiaphragma*; vgl. Kontrazeptiva; **4.** (physik.) **a)** Blende; **b)** bei der Elektrolyse* verwendete poröse Wand, die den Anoden- vom Kathodenraum trennt; **c)** semipermeable Membran, die versch. Flüss. trennt (s. Osmose; Dialyse).

**Diarrhö:** Diarrhoea; Durchfall; mehr als 3 dünnflüssige Stühle pro Tag u. Stuhlmasse >200 g/d (bzw. >10 ml/kg/d); **Einteilung: 1.** nach Verlauf; **a)** akute D.: z. B. Reisediarrhö, Lebensmittelvergiftung; meist wenige Tage andauernd, häufig selbstlimitierend; Ther. i. d. R. symptomatisch; **b)** chron. D.: z. B. Zöliakie*; Dauer >14 Tage (auch chron.-rezidivierend); i. d. R. spezif. Ther. erforderlich; **2. pathophysiol.: a)** osmot. D.: inf. osmot. wirksamer Substanzen im Darm, z. B. bei Maldigestion* u. Malabsorption* (z. B. Lactulose* od. Lactose* bei Lactasemangel) od. alimentär (z. B. Süßstoffe); im Kleinkindalter z. B. durch verringerte Transportkapazität für Fructose*; nachlassend bei Nahrungskarenz; **b)** sekretor. D.: inf. gesteigerter Wasser- u. Ionensekretion bei mangelnder Ionenresorption, Wasser- u. Ionenverlust bei Leckflux-D. durch interepitheliale Barrierestörung des Darms; Vork. u. a. bei infektiöser Gastroenteritis* (z. B. Salmonellose*, Cholera*, Infektion mit Rotavirus*, Brechdurchfall des Säuglings), auch bei neuroendokrinem Tumor; persistiert bei Nahrungskarenz (Ausnahme: Nahrungsmittelallergie*, enterales Gallensäureverlustsyndrom); **c)** entzündl. D.: häufig Mischform von a) u. b); u. a. mukosale Läsion mit Exsudation von Proteinen u. Blut, z. B. bei infektiöser Enteritis* mit v. a. blutigschleimiger D. u. Tenesmen (Shigellose*, Amöbiasis*, Enterokolitis durch Infektion mit Campylobacter* u. a.), auch bei Antibiotika-assoziierter Kolitis*, nichtinfektiös u. a. bei Enteritis* regionalis Crohn u. Colitis* ulcerosa; **d)** D. bei gestörter Motilität: Vork. u. a. bei Reizdarmsyndrom, als Postvagotomiesyndrom od. UAW (z. B. Parasympathomimetika*); **Ther.:** ggf. kausal, symptomat. v. a. durch Substitution von Elektrolyten u. Flüssigkeit (Elektrolyttherapie); vgl. Antidiarrhoika.

**Diastase:** **1.** s. Amylasen; **2.** Maltinum; diastatisches Enzym; i. e. S. zu den Amylasen* gehörendes Enzym* aus Gerstenmalz (s. Maltum), das Stärke (s. Amylum) in Maltose* überführt (1 T. verzuckert bei 40 °C 100 T. Stärke); gelbl. weißes Pulver, trübe lösl. in Wasser; **Anw.:** (med.) bei Dyspepsien.

**Diastaseeinheit:** ungefähres Maß für die Aktivität der Diastase. Nach Schade die Enzymmenge, die 10 mg Stärke bei 40 °C bis zu einem willkürl. festgesetzten Endpunkt (50 % Lichtdurchlässigkeit) abbaut.

**Diastasezahl nach Schade:** Schade-Zahl; gibt an, wie viel Gramm Stärke von in 100 g Honig enthaltener Diastase abgebaut werden.

**Diastereomere:** Diastereoisomere; Stereoisomere*, die sich nicht wie Bild zu Spiegelbild verhalten; haben unterschiedl. chem. u. physik. (z. B. Dichte) Eigenschaften. Vgl. Enantiomere.

**Diastereoselektivität:** s. Stereoselektivität.

**Diastole** (gr. Ausdehnung): die nach der Systole* erfolgende Erschlaffung des Herzmuskels (i. e. S. der Kammer); besteht aus der Entspannungsphase (isovolumetr. Erschlaffung der Herzkammern nach Schluss der Taschenklappen) u. Füllungsphase (Bluteinstrom in die Herzkammern nach Öffnung der Segelklappen). Vgl. Herz.

**Diathermie:** Wärmeerzeugung im Körper durch elektr. Strom, z. B. bei Hochfrequenztherapie (Kurzwellentherapie) zur Schmerzstillung, Elektrokoagulation zur Blutstillung.

**Diathese:** Neigung des Körpers zu bestimmten Krankheiten, z. B. hämorrhagische Diathese*.

**Diathese, hämorrhagische:** vermehrte Blutungsneigung; **Ätiologie:** angeboren (primär); erworben (sekundär), auch iatrogen, z. B. durch Antikoagulanzien* od. Thrombozytenaggregations*-Hemmer; **Sympt.:** z. B. Menorrhagie*, Hypermenorrhö (übermäßig starke Menstruationsblutung bei normaler Dauer), gestörte Blutstillung nach Punktionen u. a. Verletzungen; z. T. spontan auftretende, schwer stillbare Blutungen*.

**Diatomeen:** s. Kieselalgen.

**Diatomeenerde:** s. Kieselgur.

**Diatomeenpelit:** s. Kieselgur.

**Diatomit:** s. Kieselgur.

**Diatrizoesäure:** s. Amidotrizoesäure.

**Diazendiol:** s. Hyposalpetrige Säure.

**Diazepam** (INN): Diazepamum Ph.Eur.; 7-Chlor-2,3-dihydro-1-methyl-5-phenyl-1*H*-1,4-benzodiazepin-2-on; CAS-Nr. 439-14-5; $C_{16}H_{13}ClN_2O$, Strukturformel: s. Abb.; $M_r$ 284.74; Schmp. 130–132 °C; weißes od. gelbes, geruchloses, krist. Pulver mit bitterem Nachgeschmack; sehr schwer lösl. in Wasser, lösl. 1:25 in Ethanol, 1:2 in Chloroform, 1:30 in Ether; Benzodiazepin*; unterliegt dem Betäubungsmittelgesetz* (Anlage III; ausgenommene Zuber.); **Wirk.:** Tranquilizer*, Muskelrelaxans*; **Ind.:** symptomat. Behandlung von akuten u. chron. Spannungs-, Erregungs- u. Angstzuständen; Prämedikation vor chirurg. oder diagnost. Eingriffen; postoperative Medikation; Behandlung von Zuständen mit erhöhtem Muskeltonus (z. B. Tetanus, Status epilepticus); Antidot bei Chloroquin-Intoxikation durch unspezif. Verdrän-

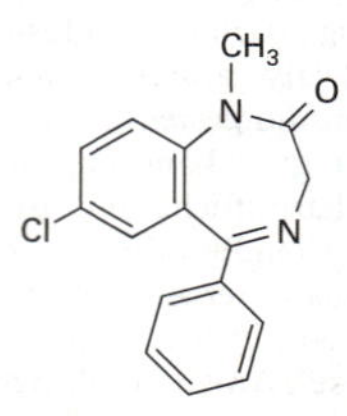


**Diazepam**

gung des Chloroquins* aus seiner Bindung am Myokardgewebe; **WW:** Aufgrund der hohen Plasmaeiweißbindung (95–99 %) von D. kann es zu unvorhersehbaren WW mit z. B. Antikoagulanzien od. herzwirksamen Glykosiden kommen. **UAW:** wie bei anderen Benzodiazepinen*, sie betreffen meist ältere Personen; beobachtet werden dann z. B. Ataxie, Schwindel, Benommenheit, manchmal Kopfschmerzen, Hypotension, Übelkeit, Obstipation, Sehstörungen, Urticaria; evtl. Auftreten von paradoxen Reaktionen (Exzitation, Dysphorie); nach chron. Anw. kann sich eine psych. u. phys. Abhängigkeit entwickeln; das Abhängigkeitspotential ist allerdings geringer als bei anderen Benzodiazepinen; auch die Metaboliten Desmethyldiazepam u. Oxazepam* sind Tranquilizer. **Dos.:** p. o. 2–3 × 2 mg/d bis 5–15 mg/d; parenteral i. m. 10 mg; rektal 5–10 mg; als Antidot i. v. initial 1–2 mg/kg KG, Erhaltungsdosis 0,25 mg/kg KG; Kinder bis 1 Jahr 4 × 50 µg/kg KG/d; Kinder 1–5 Jahre 2 mg/d; Kinder 6–12 Jahre 4 mg/d; HWZ 24–48 h bzw. 50–80 h (Metaboliten).

**Diazepam-Suppositorien:** s. Suppositoria Diazepami.

**1,3-Diazin:** s. Pyrimidin.

**Diazine:** 6-gliedrige heterocycl. Verb. mit 2 N-Atomen im Ring; **Vertreter:** z. B. Pyrimidin*, Pyridazin*, Pyrazin*.

**Diazinon:** *O,O*-Diethy-*O*-(2-isopropyl-6-methylpyrimidin-4-yl)thiophosphat; CAS-Nr. 333-41-5; $C_{12}H_{21}N_2O_3PS$; $M_r$ 304.3; **Wirk.:** Cholinesterase-Inhibitor; **Anw.:** (techn.) Insektizid, Akarizid; s. Schädlingsbekämpfungsmittel (Tab. dort).

**1,2-Diazol:** s. 1*H*-Pyrazol.

**1,3-Diazol:** s. Imidazol.

**Diazoniumsalze:** Salpetrigsäurederivate aromat. Amine*; allg. Formel: $[Ar{-}N{\equiv}N]^+X^-$; Ar: Phenyl ($C_6H_5$, Homologe u. Derivate), $X^-$: Anion; meist leicht lösl. in Wasser, sehr schwer lösl. in Ethanol u. Ether; sehr reaktionsfähige Verb., als Zwischenstufen bei der Synthese einer großen Anzahl aromat. Verb.; **Darst.:** Umsetzung der kalten Lsg. eines aromat. Amins in wässriger Säure mit Natriumnitrit*; **Anw.:** wichtige Ausgangsstoffe für Azofarbstoffe*.

**Diazotitration:** s. Dead-Stop-Methode.

**Diazoverbindungen:** org. Verb. mit der funktionellen Gruppe* $-N{\equiv}N \leftrightarrow {=}N{=}N$ (s. Abb.); vgl. Azoverbindungen.

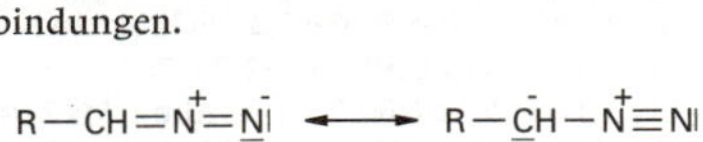


**Diazoverbindungen:** allg. Formel

**Diazoxid** (INN): Diazoxidum Ph.Eur.; 7-Chlor-3-methyl-2*H*-1,2,4-benzothiadiazixin-1,1-dioxid; CAS-Nr. 364-98-7; $C_8H_7ClN_2O_2S$, Strukturformel: s. Abb.; $M_r$ 230.67; Schmp. 330–331 °C (kristallisiert aus verd. Ethanol); lösl. in Ethanol, basischen Lsg., unlösl. in Wasser; **Wirk.:** Antihypoglykämikum*, Anstieg der Blutglucose durch Hemmung der Insulinfreisetzung; **Ind.:** Hypopglykämie versch. Herkunft; **UAW:** sympathomimet. Gegenregulation, daher Herzfrequenz u. Schlagvolumen erhöht; bei Langzeitanwendung Gefahr von Lupus* erythematodes; **Dos.:** p. o. Initialdosis 5 mg/kg KG/d, dann individuell einstellen; Kinder: 15–20 mg/kg KG/d in 2–3 ED geteilt; HWZ 28 h.

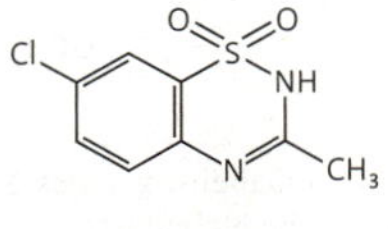


**Diazoxid**

**diazytisch:** s. Spaltöffnungen.

**Dibenzanthron:** s. Violanthron.

**Dibenzazepine:** s. Antidepressiva.

**Dibenzepin** (INN): 10-[2-(Dimethylamino)ethyl]-10.11-dihydro-5-methyl-5*H*-dibenzo[*b,e*][1,4]diazepin-11-on; 5-Methyl-10*β*-dimethylaminoethyl-10.11-dihydro-11-oxo-5*H*-dibenzo[*b,e*][1,4]-diazepin; CAS-Nr. 4498-32-2; $C_{18}H_{21}N_3O$; $M_r$ 295.37; Schmp. 116–117 °C; Sdp. 185 °C (1.33 Pa); nicht mehr im Handel befindl. tricycl. Antidepressivum* vom Imipramin-Typ; **Dibenzepinhydrochlorid:** CAS-Nr. 315-80-0; $C_{18}H_{22}ClN_3O$; $M_r$ 331.8; Schmp. 238 °C; $pK_S$ 8.25; lösl. in Wasser, Ethanol, Chloroform.

**Dibenzo-γ-pyran:** s. Xanthen.

**Dibenzopyrazin:** s. Phenazin.

**Dibenzopyrrol:** s. Carbazol.

**Dibenzoxepine:** s. Antidepressiva.

**Dibenzoylperoxid:** s. Benzoylperoxid.

**Dibenzoylthiamin:** s. Bentiamin.

**Dibenzthion:** s. Sulbentin.

**Diboran:** s. Borane.

**Dibotermin alfa:** rekombinantes, humanes Knochen-Morphogeneseprotein (rhBMP-2) zur Wundbehandlung, das auf eine Matrix aufgetragen implantiert wird; **Wirk.:** regt durch Bindung an Rezeptoren auf der Oberfläche von Mesenchymzellen deren Differenzierung in knochenbildende Osteoblasten an; **Ind.:** zur Anregung der Knochenbildung bei Frakturen; degenerativen Bandscheibenerkrankungen; **Kontraind.:** Anw. bei nicht ausgewachsenen Knochen, Infektion an der Frakturstelle, pathol. Frakturen, Krebserkrankungen; **UAW:** Ödeme, Tachykardie, Kopfschmerzen.

**5,7-Dibrom-8-chinolinol:** s. Broxyquinolin.

**5,5′-Dibrom-o-cresolsulfonphthalein:** s. Bromkresolpurpur.

**Dibromdinitrofluorescein-Natrium:** s. Eosin.

**Dibromethan:** s. Ethylenbromid.

**5,7-Dibrom-8-hydroxychinolin:** s. Broxyquinolin.

**5,5′-Dibromphenolsulfonphthalein:** s. Bromphenolrot.

**Dibromsalicil:** Abk. DBS; 5,5-Dibromsalicyl; Bis(5-bromo-2-hydroxyphenyl)ethandion; $C_{14}H_8Br_2O_4$; Schmp. 212–213 °C; gelbes, krist. Pulver, ohne Geruch u. Geschmack; lösl. in Ethanol, Ether, Aceton, wenig lösl. in Wasser; nicht mehr im Handel befindl. Antiseptikum* u. Antimykotikum*; früher äußerl. Anw. z. B. bei Infektionen mit Staphylokokken.

**Dibromsalicylamid:** 3,5-Dibromsalicylamid; CAS-Nr. 17892-25-0; $C_7H_5Br_2NO_2$; $M_r$ 294.9; Schmp. 167–170 °C (polymorph); weißes, krist. Pulver; fast unlösl. in Wasser, leicht lösl. in verd. Alkalihydroxid-Lsg., lösl. in Ethanol, Aceton, Ether; nicht mehr im Handel befindl. Antiseptikum*, Antimykotikum*.

D

**3,3′-Dibromthymolsulfonphthalein:** s. Bromthymolblau.
**Dibudinat:** Dibudinas; chem. Kurzbez. für 2,6-Di-*tert*-butyl-1,5-naphthalindisulfonat.
**Dibunat:** chem. Kurzbez. für 2,6-Di-*tert*-butyl-1-naphthalinsulfonat.
**Dibutylphthalat:** Abk. DBP; Phthalsäuredibutylester; CAS-Nr. 84-74-2; $C_{16}H_{22}O_4$; $M_r$ 278.3; $d_{20}^{20}$ 1.043–1.048; $n_D^{20\,°C}$ 1.490–1.495; Sdp. ca. 340 °C; klare, farblose bis schwach gefärbte, ölige Flüss.; sehr schwer lösl. in Wasser, mischbar mit Aceton, Ethanol u. Ether; **Anw.:** Repellent*, Weichmacher*; Reagenz Ph.Eur.6.
**Dibutylsebacat:** Sebacinsäuredibutylester; $CH_3$—$(CH_2)_3OOC$—$(CH_2)_8$—$COO(CH_2)_3$—$CH_3$, $M_r$ 314, D. 0.936, Schmp. -5 °C. Weichmacher.
**Dibzoyl:** s. Benzil.
**Dicalciumphosphat:** s. Calciumhydrogenphosphat.
**Dicarbonsäuren:** s. Carbonsäuren.
**Dicentra canadensis:** s. Corydalis formosa.
**Dichasium:** s. Blütenstand.
**Dichlorbenzol:** s. Paradichlorbenzol.
**2,6-Dichlorchinonchlorimid:** *N*,2,6-Trichlor-1,4-benzochinon-4-imin; Gibbs-Reagenz; 2,6-Dichlor-1,4-chinon-4-chlorimid; $C_6H_2Cl_3NO$; $M_r$ 210.4; Schmp. 64–68 °C; blassgelbes od. grünl. gelbes, krist. Pulver, fast unlösl. in Wasser, lösl. in Ethanol u. verd. Alkalihydroxid-Lösungen; **Anw.:** (analyt.) zum Nachw. von Phenol*, als Reagenz auf Vitamin* $B_6$; Reagenz Ph.Eur., z. B. als Sprühreagenz bei der DC-Prüfung von Antioxidanzien* in fetten Ölen.
**Dichlordiethylsulfid:** Senfgas, Lost, S-Lost, Schwefellost, Gelbkreuz; $(CH_2Cl—CH_2)_2S$, Strukturformel: s. Stickstofflost (Abb. dort); Schmp. 14.4 °C; Sdp. 217 °C; D. 1.28; senfölartig riechende Flüssigkeit; wenig lösl. in Wasser, lösl. in Ethanol, Ether, Fetten, Ölen; **Toxikol.:** wurde als Kampfstoff verwendet (Yperit, Gelbkreuz); schwer heilende Wunden an Augen, Haut u. Bronchien; durchdringt Kleider, Leder; **Dekontamination:** u. a. mit Oxidationsmittel (z. B. Chlorkalk* od. Calciumhypochlorit*), alkal. Lösungen u. nichtwässrigen Medien (z. B. Aminoalkoholate), da D. empfindl. gegenüber Oxidationsmitteln ist u. die Hydrolyse einmal gelösten D. sehr schnell verläuft. **Nachw.:** Spuren von D. ergeben auf mit Natrium Pentacyanoamminferrat getränktem Filterpapier blaugrüne Färbung.
**Dichlor-diphenyl-trichlorethan:** s. Clofenotan.
**Dichlordisulfan:** s. Dischwefelchlorid.
**Dichloressigsäure:** CAS-Nr. 79-43-6; $C_2H_2Cl_2O_2$; $M_r$ 128.9; Schmp. -4 °C; Sdp. ca. 193 °C; $d_4^{20}$ ca. 1.566; $n_D^{20\,°C}$ ca. 1.466; farblose Flüss., mischbar mit Wasser, Ethanol u. Ether; **Anw.:** Reagenz Ph.Eur.6.
**1,1-Dichlorethan:** s. Ethylidenchlorid.
**1,2-Dichlorethan:** s. Ethylenchlorid.
**Dichlormethan:** Methyleni chloridum Ph.Eur., Methylenum chloratum; Methylenchlorid; $CH_2Cl_2$; $M_r$ 84.9; D. 1.320–1.322; Sdp. 39–42 °C; $n_D^{20\,°C}$ 1.423–1.425; farblose, chloroformartig riechende Flüss., mischbar mit Aceton, Ethanol, Ether, fetten Ölen, wenig lösl. in Wasser; **Darst.:** Reduktion von Chloroform; durch Chlorierung von Methan; kann Stabilisatoren enthalten (max. 2 % Ethanol, max. 0.03 % 2-Methyl-2-buten); **Anw.:** **1.** (techn.) als Lösungs- u. Fleckenentfernungsmittel, Treibgas*; **2.** (med.) obsolet; früher als Inhalationsanästhetikum; **Toxikol.:** potentiell kanzerogen.
**Dichlorophen** (INN): Di-(5-chlor-2-hydroxyphenyl)-methan, 4,4′-Dichlor-2,2′-methylendiphenol; 2,2′-Dihydroxy-5,5′-dichlordiphenyl-methan; CAS-Nr. 97-23-4; $C_{13}H_{10}Cl_2O_2$, Strukturformel: s. Abb.; $M_r$ 269.12; Schmp. 177–178 °C (kristallisiert aus Toluol); fast unlösl. in Wasser; wenig lösl. in Toluol; lösl. 1 g/1 g Ethanol 95 %, 1 g in weniger als 1 g Ether, in Methanol, Isopropylether, Petrolether; lösl. unter Zers. in Basen; **Anw.:** in Österreich als Antiseptikum*, Antimykotikum*, Anthelminthikum*; in Deutschland außer Handel; **Off.:** ÖAB; **Zuber.:** antimykotischer Spiritus*; **Dos.:** top. als Seife 3.0 %, Salbe 2.0 %, Puder 5 %; p. o. als Anthelminthikum bei Erwachsenen 6 g in geteilten Dosen an 2 od. 3 aufeinanderfolgenden Tagen od. 3 × 2–3 g in 24 h; bei Kindern 2–4 g an 2 od. 3 aufeinanderfolgenden Tagen od. 3 × 1–2 g in 24 h.

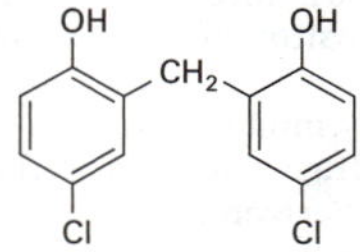

**Dichlorophen**

**Dichlorphenamid:** s. Diclofenamid.
**2,6-Dichlorphenolindophenol-Natrium:** Tillman-Reagenz; $C_{12}H_6Cl_2NNaO_2 \cdot 2\,H_2O$; $M_r$ 326.1; Ph.Eur.6; dunkelgrünes Pulver, leicht lösl. in Wasser u. wasserfreiem Ethanol; **Anw.:** zur titrimetr. Gehaltsbestimmung von Vitamin* C. Die alkal. od. neutrale Lsg. ist blau, die saure violett. Durch Ascorbinsäure wird die Lsg. entfärbt, die Substanz zur farblosen Leukoform reduziert (s. Abb.).
**2,4-Dichlorphenoxyessigsäure:** Abk. 2,4-D; $C_8H_6Cl_3O_2$; $M_r$ 221.4; farblose Kristalle, leicht lösl. in Ethanol, wenig lösl. in Wasser; **Anw.:** Wuchsstoffherbizid (s. Herbizide; Schädlingsbekämpfungsmittel), als Wuchsstoff wirksamer als Heteroauxin (s. Auxine); Entlaubungsmittel (im Vietnamkrieg eingesetzt); zur Ausbildung kernloser Früchte (Tomaten, Zitronen, Apfelsinen usw.) verwendet.
**Dichlortetrafluorethan:** s. Cryofluran.
**Dichlorvos:** Abk. DDVP; *O*-(2,2-Dichlorvinyl)-*O*,*O*-dimethyl-phosphat; CAS-Nr. 62-73-7; $C_4H_7Cl_2O_4P$, Strukturformel: s. Abb.; $M_r$ 220.98; Sdp. 140 °C (2.66 kPa); Löslichkeit in Wasser: 10 g/L; **Wirk. u. Anw.:** Cholinesterase-Inhibitor; Insektizid v. a. im Haushalt gegen Mücken, Ameisen, Küchenschaben; in der Veterinärmedizin als Anthelminthikum; häufig auch in Verb. mit Propoxur*; s. Schädlingsbekämpfungsmittel.

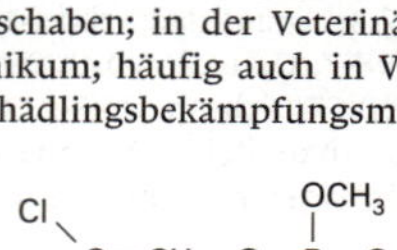

**Dichlorvos**

**Dichotomie:** (bot.) Gabelung eines Pflanzensprosses in 2 gleich starke Nebenäste.

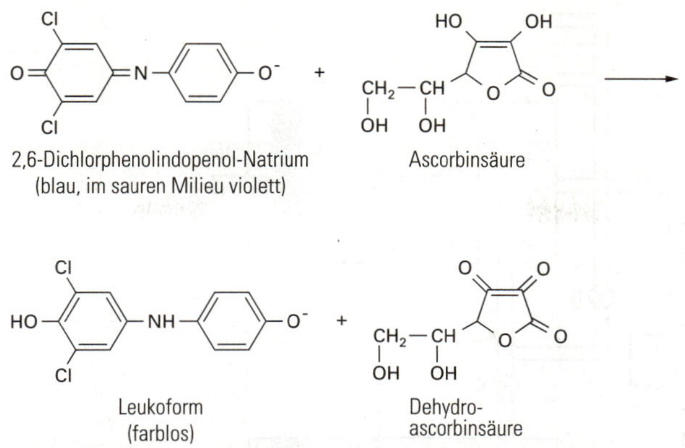


**2,6-Dichlorphenolindophenol-Natrium:** Ascorbinsäure-Nachweis mit 2,6-Dichlorphenolindophenol-Natrium

**Dichroa febrifuga** Lour.: (bot.) Fam. Hydrangeaceae; Tropen, Subtropen, China; **Inhaltsst.:** ca. 0.1 % Chinazolinalkaloide* wie Febrifugin*; **Anw.:** (volkstüml.) Wurzel u. Blätter als Febrifugum (Antipyretikum*); Antimalariamittel in China seit über 2000 Jahren.

**β-Dichroin:** s. Febrifugin.

**Dichroismus:** Eigenschaft anisotroper Stoffe, eine Richtungsabhängigkeit der Lichtabsorption aufzuweisen; parallel u. senkrecht zur opt. Achse des Kristalls polarisiertes Licht wird unterschiedl. stark absorbiert; zusätzl. ist dieser Effekt von der Orientierung des Kristalls abhängig, wodurch beim Drehen des Kristalls Farbverschiebungen beobachtet werden. Vgl. Doppelbrechung.

**Dichromate:** veraltet Bichromate; Salze der Dichromsäure ($H_2Cr_2O_7$), z. B. Kaliumdichromat*; vgl. Chrom.

**Dichromtrioxid:** s. Chrom(III)-oxid.

**Dichte:** Symbol ϱ; Quotient aus der Masse m u. dem Volumen V eines homogenen Stoffes bei einer bestimmten Temp. t; auch als **absolute Dichte** $\varrho_t = m/V$; übl. Einheit: $g/cm^3 = g/mL$ (CGS-System) bzw. kg/L od. $kg/m^3$ (SI-System); **relative (spezifische) Dichte:** Verhältnis der absoluten D. eines Stoffes bei 20 °C zu der des Wassers bei 20 °C ($d^{20}_{20}$) od. 4 °C ($d^{20}_4$). Die Ph.Eur.6 erlaubt die Bestimmung der absolute D. od. relativen D. ($d^{20}_{20}$ od. $d^{20}_4$). Die relative D. gibt im Ggs. zur absoluten D. nur eine Verhältniszahl an u. ist somit dimensionslos. Folgender Wert ergibt sich für die absolute D. des Wassers bei 4 °C:

$\varrho_4(H_2O) = 0.999972\ g/cm^3$

Zur Bestimmung der relativen u. der absoluten D. werden geeichte Pyknometer* verwendet, die bei entspr. Korrektur des Auftriebs in Luft eine Messung bis zur 4. Dezimale erlauben. Dies ist ausreichend, da die Werte für die D. in der Ph.Eur. auf die 3. Dezimale genau angegeben werden. Vgl. Dichtebestimmungsmethoden.

**Dichtebestimmungsmethoden:** physik. Messungen der Dichte z. B. über den Auftrieb od. das Kompensationsgewicht; **1. Aräometer:** Senkwaage, Tauchspindel; Senkspindel zur Bestimmung der Dichte* von Flüssigkeiten; beruht auf dem Prinzip, dass ein schwimmender Körper so tief in eine Flüssigkeit einsinkt, dass die von ihm verdrängte Flüssigkeit ebensoviel wiegt wie er selbst (Auftrieb). Zylindr. geformte Glaskörper (Schwimmer), die unten verdickt u. mit Quecksilber od. Schrot gefüllt sind; im engen Hals befindet sich eine Skala, vielfach auch ein Thermometer. An der Skala (abgelesen wird der Teilstrich, der mit der Flüssigkeitsoberfläche zusammenfällt) kann unmittelbar die relative Dichte od. der Prozentgehalt der Flüssigkeit abgelesen werden. Je geringer die Dichte der Flüssigkeit, desto tiefer sinkt das Aräometer ein. Man unterscheidet A. mit gleichteiliger Skala (Volumeter nach Gay-Lussac, Aräometer nach Baumé (s. Baumé-Grade) u. mit ungleichteiliger Skala (Densimeter), ferner Alkoholmeter*, Saccharometer*, Urometer* u. Laktometer*. Wichtige Richtlinien zum Gebrauch des Aräometers: **a)** absolut trocken u. rein; **b)** langsam eintauchen; **c)** darf nicht an Glaswand anstoßen; **d)** beim Ablesen Meniskus unberücksichtigt lassen; **e)** Temperatur der Flüssigkeit muss berücksichtigt werden; **2. hydrostatische Waage:** Mohr-Westphal-Dichtewaage, Westphal-Waage; Bestimmung der Dichte nach dem archimed. Prinzip (Auftriebsmethode); man bestimmt das bei Eintauchen in die zu untersuchende Flüss. benötigte Kompensationsgewicht bei 20 °C u. dividiert es durch den auf gleiche Weise erhaltenen Wert von Wasser; daraus ergibt sich der Wert für die relative Dichte der Flüssigkeit. Der Luftauftrieb kann unberücksichtigt bleiben. Die Genauigkeit solcher Waagen ist abhängig von der Empfindlichkeit der verwendeten Waage u. vom Volumen der Senkspindel. Eichfähige Volumina der Senkkörper sind 10, 50 od. 100 mL u. Massen von 30, 150 u. 300 g. Die von der Ph.Eur.6 geforderte Genauigkeit der Messergebnisse auf die 3. Dezimale nach dem Komma wird von einem Senkkörper mit 10 mL Volumen meist nicht erreicht. Bei der Dichtemessung von unregelmäßig geformten Festkörpern wird erst die Masse des Körpers an der Luft u. danach in einer erneuten Wägung die Gewichtskraft des ins Wasser eingetauchten Körpes bestimmt. Die Differenz entspricht dem Auftrieb, der auf den Körper ausgeübt wird u. der Gewichtskraft des verdrängten Wassers. Da die Dichte des Wassers 1.0 $g/cm^3$

D

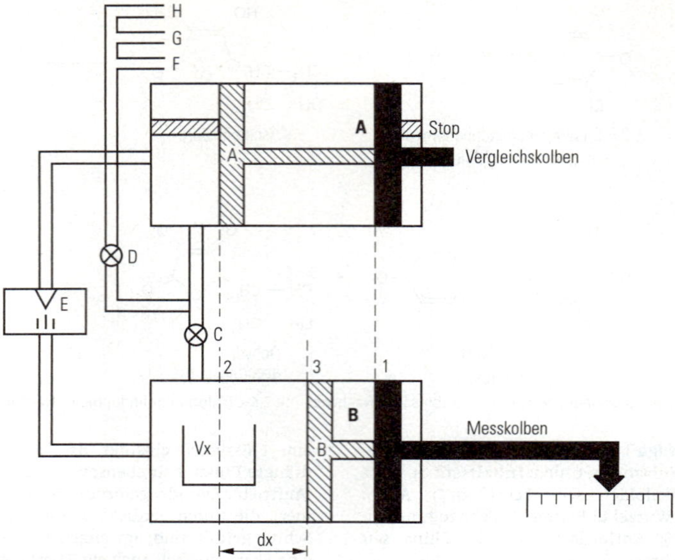


**Dichtebestimmungsmethoden** Abb. 1: schematische Zeichnung des Beckman-Pyknometers (Gasvergleichspyknometer); A: Vergleichskolben; B: Messkolben; C: Verbindungsventil; D: Spülungsventil; E: Druckunterschiedsanzeiger; F: Entlüftung; G: Gasanschluss; H: Vakuumanschluss; dx: Differenz zw. Stellung 2 u. 3; Vx: Behälter mit Probe; 1: Nullstellung

beträgt, lässt sich das Volumen des verdrängten Wassers u. damit des Körpers u. daraus dessen Dichte bestimmen. Hydrostat. Dichtebestimmungen sind nur bei Körpern, die eine höhere Dichte als Wasser besitzen, möglich. **3. Pyknometer:** für Feststoffe u. Flüssigkeiten; beruht auf dem Prinzip der Differenzwägung; je nach Form unterscheidet man z. B. den Flaschentyp von Reischauer od. den Pipettentyp von Lipkin od. Sprengel-Ostwald. Auch Pyknometer, die durch einen Stopfen mit kapillarer Bohrung verschlossen werden, finden Anw., sind jedoch aufgrund der beim Verschließen überlaufenden Flüssigkeit u. der daraus resultierenden Verschmutzung nicht sehr geeignet; auch kann es bei Temperaturdifferenzen zw. Füllen u. Wiegen zum Austritt von Flüss. kommen; zur Ermittlung der Dichte von Festkörpern sind Flaschenpyknometer nicht gut geeignet. **4. digitales Densiometer** mit Schwingungswandler: für Flüssigkeiten u. Gase; temperaturabhängige sehr genaue Dichtebestimmungen (Genauigkeit von 0.0001 g/mL) möglich; die Messungen basieren auf dem Prinzip des Biegeschwingers. Präzisionsdichtemessungen werden mit einem Densiometer durchgeführt, das nach dem Prinzip des schwingenden U-Rohres (enthält die zu untersuchende Flüssigkeit) arbeitet. Aus der Schwingungsdauer u. 2 Konstanten lässt sich die Dichte berechnen. Anw.: zur Messung von Exzeßvolumina flüssiger Mischungen u. zur Messung von zeitabhängigen Konzentrationsänderungen, wie sie bei Diffusionsmessungen in Dialyse- u. Diaphragmazellen od. bei der Kinetik in Flüssigkeiten auftreten. **5. Gasvergleichspyknometer:** bes. zur Bestimmung der Dichte von Festkörpern (Pulvern) geeignet. Besteht aus 2 gleichen, gasdichten Zylindern (Messzylinder u. Referenzkolben), die mit einem Differenzdruckmesser verbunden sind (s. Abb. 1). Durch die in den Messkolben eingebrachte Substanz verringert sich dessen Gasvolumen. Die Volumendifferenz wird mit Hilfe bewegl. Kolben bestimmt, wobei bei Messende keine Druckdifferenz zw. den beiden Zylindern besteht. Das Probengut wird mit einem Inertgas (meist Helium) gespült. Die Bestimmung eignet sich v. a. für poröse Materialien u. bei pulverförmi-

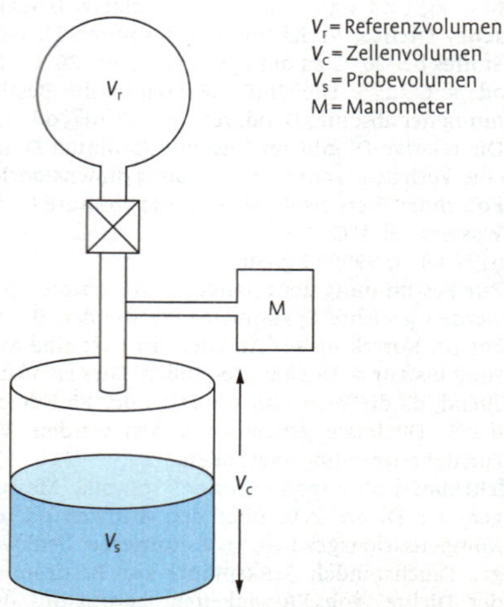


**Dichtebestimmungsmethoden** Abb. 2

gen Stoffen; Genauigkeit: ca. 0.1 $cm^3$ bei einem Messbereich von 0–50 $cm^3$; Ausführung: mechan. od. elektronisch. Nach Ph.Eur.6 besteht das empfohlene Pyknometer ebenso aus einer Prüf- u. Referenzzelle, einem Manometer, jedoch ohne bewegliche Kolben (s. Abb. 2). Aus den ermittelten Messdaten wie Referenzdruck ohne Prüfmaterial $P_r$, Referenzvolumen $V_r$, Zellenvolumen $V_c$, Anfangsdruck $P_i$ u. Enddruck $P_f$ wird das Gasvolumen (Probevolumen $V_s$), das durch das Pulver mit der Masse m verdrängt wird, folgendermaßen berechnet:

$$V_s = V_c - \frac{V_r}{\left(\frac{P_i - P_r}{P_f - P_r} - 1\right)}$$

daraus wird die Dichte ϱ berechnet:

$$\rho = \frac{m}{V_s}$$

vgl. Dichte von Pulvern. **6.** Beim weniger aufwendigen **Luftvergleichspyknometer** wird anstelle von Helium mit Luft gemessen.

**Dichtegradient:** Gradient zur Auftrennung von Makromolekülen* mittels Zentrifugation; die Auftrennung erfolgt innerhalb des Gradienten kontinuierl. von der geringeren Dichte des inneren Endes zur größeren Dichte in Richtung zum äußeren Ende des Zentrifugationsgefäßes. Als Dichtemedien werden v. a. Cäsiumchlorid- u. Saccharoselösungen eingesetzt.

**Dichte, kritische:** s. Größen, kritische.

**Dichte, optische:** Abk. OD; Formelzeichen $D_{opt}$, $D_{vis}$; dekad. Logarithmus der Opazität* (I) eines Druckmediums od. einer photograph. Schicht (z. B. Röntgenfilm); $D_{opt} = \lg I_0/I$. Vgl. Densitometrie.

**Dichteverteilungskurve:** s. Korngrößenanalyse.

**Dichte von Pulvern:** physik. Eigenschaft zur Charakterisierung von Pulvern (s. Pulveres; Pulvertechnologie); unterschieden wird zw. wahrer u. scheinbarer Dichte sowie Schüttdichte u. Stampfdichte. Mit Hilfe der Dichten lassen sich intrapartikuläre Porosität, Zwischenraumporosität u. Gesamtporosität errechnen; s. Porosität. **Wahre Dichte:** Reindichte; Symbol ϱ; temperaturabhängige Stoffkonstante des Feststoffs; Quotient aus Masse u. Volumen eines Feststoffs ohne Poren u. Hohlräume; **Bestimmung: 1.** mit Flüssigkeitspyknometern: durch Verdrängung einer inerten, benetzenden Flüssigkeit, z. B. Wasser, Ethanol, Benzol, Paraffinöl od. Petroleum, durch das im gewählten Dispersionsmittel enthaltene unlösl. Pulver, das durch feine Zerkleinerung keine Hohlräume mehr enthält; **2.** (genauer) mit manometr. Methoden: mit Luft od. besser Gasen (z. B. Helium), die besser als Flüssigkeiten befähigt sind, in feine Poren des zerkleinerten Pulvers (Granulates) einzudringen, ohne adsorbiert zu werden; durch Verpressen der Massen unter sehr hohem Druck kann u. U. auch die wahre Dichte annähernd ermittelt werden; vgl. Dichtebestimmungsmethoden; Fekrumeter. **Scheinbare Dichte:** Rohdichte; Symbol $\varrho_s$; das durch Poren (≤15 μm) bedingte größere Volumen wird berücksichtigt (s. Abb.). Die scheinbare Dichte ist außer bei nicht porösen Feststoffen

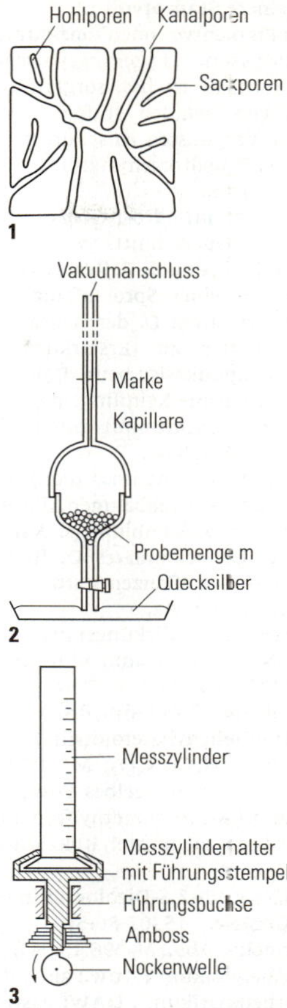


**Dichte von Pulvern:** 1: Darstellung der Poren u. Hohlräume inhomogener Körper; 2: Quecksilberpyknometer nach Higuchi; 3: Stampfvolumeter

numerisch stets kleiner als die wahre Dichte. **Bestimmung:** mit einem speziellen Flüssigkeitspyknometer, dem Quecksilberpyknometer nach Higuchi (s. Abb.); Vorteil: Quecksilber ist inf. seiner hohen Oberflächenspannung bei Normaldruck nicht in der Lage, in Poren mit einem Durchmesser kleiner als 15 μm einzudringen u. die meisten zu untersuchenden Güter sind in Quecksilber unlöslich. Durch Veränderung des Drucks auf Hg lässt sich die Porengrößenverteilung ermitteln (Quecksilberporosimeter). **Schüttdichte:** Symbol $\varrho_b$; Verhältnis der Masse eines Haufwerks in lockerer Schüttung zum Volumen (g/mL); nach Ph.Eur.6 u. DIN 53912 werden 100 g Schüttgut (Pulver od. Granulat) locker in einen 250-mL-Messzylinder eingebracht u. das **Schüttvolumen** $V_b$ abgelesen. Der Reziprokwert ist die Schüttdichte. **Stampfdichte:** Symbol $\varrho_{st}$; Wert, der gemessen wird, wenn man das Schüttgut im 250-mL-Messzylinder mit Hilfe des Stampfvolumeters nach Ph.Eur.6 u. DIN 53194 reproduzierbar aufstößt (s. Abb.); man erhält im Vergleich zur Schüttdichte die größere Stampfdichte bzw. im Vergleich zum Schüttvolumen das kleinere **Stampfvolumen** $V_{st}$. Vgl. Hausner-Faktor; Pigmentvolumenkonzentration.

**dicht verschlossen:** Lagerungsvorschrift* nach Ph.Eur.; der Inhalt ist bes. sorgfältig gegen das Eindringen von fremden Stoffen, Verwitterung, Zerfließen u. Verdunsten zu schützen.

**Dichysterol:** s. Dihydrotachysterol.

**Dickdarm:** s. Darm.

D

**Dickenwachstum, primäres:** (bot.) Zunahme der Länge u. des Querschnitts von Sprossspitzen durch Zellvermehrung u. Zellvergrößerung; während der Entw. einer Sprosspflanze nimmt bei konstantem primärem D. der Achsenumfang des Vegetationspunktes zu (Erstarkungswachstum); der Vegetationspunkt ist beim Embryo* winzig, vergrößert sich beim Keimling, durchläuft dann ein Maximum u. schrumpft anschließend beim Übergang zur Blühphase.

**Dickenwachstum, sekundäres:** (bot.) Stammverdickung bei Nadel- u. Laubbäumen, die auf die Zellteilungen im Sprosskambium (s. Kambium) zurückzuführen ist; sekundäres D. findet auch in den Wurzeln dieser Pflanzen statt.

**Dickextrakte:** s. Extracta.

**Dickungsmittel:** s. Verdickungsmittel.

**Diclazuril** (INN): Diclazurilum ad usum veterinarium Ph.Eur.; Diclazuril für Tiere; (+/-)-(4-Chlorphenyl)[2,6-dichlor-4-(4,5-dihydro-3,5-dioxo-as-triazin-2(3H)-yl)phenyl]acetonitril; CAS-Nr. 101831-37-2; $C_{17}H_9Cl_3N_4O_2$; $M_r$ 407.64; Schmp. 290.5 °C; weißes bis hellgelbes Pulver; unlösl. in Wasser, wenig lösl. in Dimethylformamid; **Anw.:** (veterin.) als Protozoenmittel, Kokzidiose (Prophylaxe).

**Diclofenac** (INN): 2-(2,6-Dichloranilino)phenyl-essigsäure; CAS-Nr. 15307-86-5; $C_{14}H_{11}Cl_2NO_2$, Strukturformel: s. Abb.; $M_r$ 296.15; Schmp. 160 °C; schwaches Analgetikum*; **Anw.:** als Antiphlogistikum*, Antirheumatikum*; **UAW:** gastrointestinale Beschwerden, ulzerogen, tokolytisch. **Diclofenac-Kalium:** Diclofenacum kalicum Ph.Eur.; CAS-Nr. 0015307-81-0; $C_{14}H_{10}Cl_2KNO_2$; $M_r$ 334.25; weißes bis schwach gelbes, krist., schwach hygroskopisches Pulver, wenig lösl. in Wasser, leicht lösl. in Methanol, lösl. in Ethanol, schwer lösl. in Aceton. **Diclofenac-Natrium:** Diclofenacum natricum Ph.Eur.; $C_{14}H_{10}Cl_2NNaO_2$; $M_r$ 318.1; Schmp. ca. 280 °C (unter Zers.); weißes, krist., schwach hygroskop. Pulver; wenig lösl. in Wasser. Vgl. Aceclofenac.

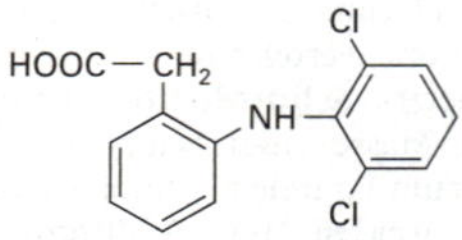


**Diclofenac**

**Diclofenamid** (INN): Dichlorphenamid, 4,5-Dichlorbenzol-1,3-disulfonamid; CAS-Nr. 120-97-8; $C_6H_6Cl_2N_2O_4S_2$; $M_r$ 305.16; Schmp. 235–238 °C (kristallisiert aus DMSO/Wasser; polymorph); fast unlösl. in Wasser, lösl. in Basen, in Ethanol (1:30), schwer lösl. in Ether, leicht lösl. in Pyridin; $pK_{S,1}$ 7.4, $pK_{S,2}$ 8.6; nicht mehr im Handel befindl. Carboanhydrase*-Hemmer; früher p.o. Anw. als Antiglaukomatosum*.

**Dicloxacillin** (INN): (2*S*,5*R*,6*R*)-6-[3-(2,6-Dichlorphenyl)-5-methylisoxazol-4-yl]carbonyl-amino-3,3-dimethyl-7-oxo-4-thia-1-azabicyclo[3.2.0]heptan-2-carbonsäure; CAS-Nr. 3116-76-5; $C_{19}H_{17}Cl_2N_3O_5S$, Strukturformel: s. Abb.; $M_r$ 470.33; Antibiotikum*; **Wirk.:** penicillinasestabiles Isoxazolyl-Penicillin*, säurefest u. wasserlösl.; gut wirksam gegen Penicillinase bildende Staphylokokken; **Dos.:** p.o. 4×0.5 g/d; HWZ 0.5–1 h. **Dicloxacillin-Natrium-Monohydrat:** Dicloxacillinum natricum Ph.Eur.6; CAS-Nr. 13412-64-1; $C_{19}H_{16}Cl_2N_3NaO_5S \cdot H_2O$; $M_r$ 510.3; Schmp. 222–225 °C (unter Zers.); weiße, hygroskop. Kristalle; leicht lösl. in Wasser; lösl. in Methanol u. Ethanol.

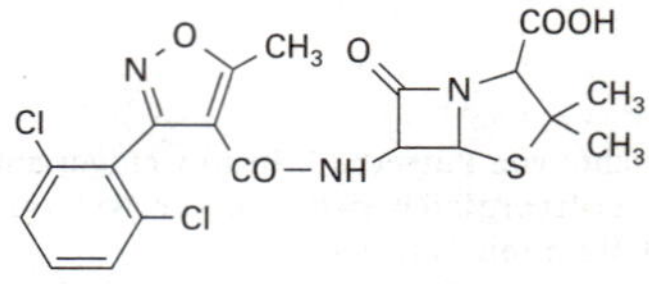


**Dicloxacillin**

**Dicotyledoneae:** s. Dikotyledoneae.

**Dicoumarolum:** s. Dicumarol.

**Dictamnin:** s. Dictamnus albus.

**Dictamnus albus** L.: Diptam; Fam. Rutaceae; Mittel- u. Südeuropa bis zum Kaukasus u. Nordchina; Stpfl. von **Radix Dictamni:** Radix Fraxinellae; Diptamwurzel; **Inhaltsst.:** Furochinolinalkaloide, z. B. Dictamnin, Robustin; äther. Öl, Limonoide, z. B. Limonin*, Dictamdiol, ferner Trigonellin*, Cholin*, Phenolcarbonsäuren*; **Anw.:** (volkstüml.) z. B. zur Entwässerung, gegen Würmer, Krämpfe; **Cortex Dictamni radicis:** Diptamwurzelrinde; **Inhaltsst. u. Anw.:** wie bei Radix Dictamni. **Hom.:** Dictamnus albus, Dictamnus albus e radice: frische Blätter (Tinktur), frisches Kraut od. Wurzel.

**Dictyosom** (gr. dictyon Netz; soma Körper): s. Golgi-Körper.

**Dicumarol:** syn. Dicoumarol; Dicoumarolum, Melitoxin; 3,3'-Methylen-bis(4-hydroxycumarin); CAS-Nr. 66-76-2; $C_{19}H_{12}O_6$, Strukturformel: s. Abb.; $M_r$ 336.3; Schmp. 285–290 °C (polymorph); **Vork.:** entsteht im feuchten Kleeheu (v. a. von Melilotus-Arten, s. Melilotus officinalis) unter Wirk. des Schimmelpilzes* Aspergillus fumigatus aus 4-OH-Cumarin (biogen aus Melilotsäure); **Wirkungsmechanismus:** Verminderung der Blutgerinnung* durch Hemmung der Carboxylierung von versch. Gerinnungsfaktoren in der Leber; Vitamin-K-Antagonist (s. Cumarine); die frühere med. Anw. als Antikoagulans* bei Thrombose* ist obsolet. Derivate von D. (Warfarin*, Phenprocoumon*) werden weiterhin angewendet.

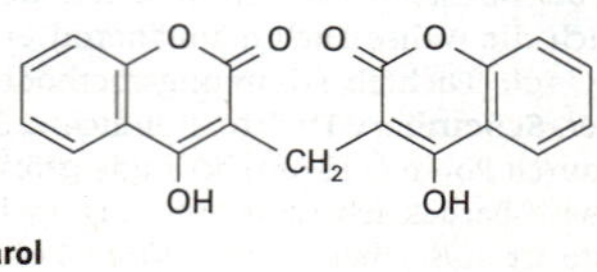


**Dicumarol**

**Dicyclohexylamin:** Abk. DCHA; CAS-Nr. 101-83-7; $C_{12}H_{23}N$; $M_r$ 181.3; Schmp. 0–1 °C; Sdp. 256 °C; $n_D^{20\,°C}$ ca. 1.484; farblose Flüss., wenig lösl. in Wasser, mischbar mit den gebräuchl. org. Lösungsmitteln; **Anw.:** Reagenz Ph.Eur.6.

**Dicyclohexylcarbodiimid:** Abk. DCC; Reagenz zur chem. Synthese von Peptiden* u. Oligonucleotiden* od. zur Blockierung bestimmter Molekülgruppen.

**Dicyclomin:** s. Dicycloverin.

**Dicycloverin** (INN): Dicyclomin, 2-Diethylaminoethyl-1-cyclohexyl-1-cyclohexancarboxylat; Bicyclohexyl-1-carbonsäure-2′-diethylaminoethylester;
CAS-Nr. 77-19-0; $C_{19}H_{35}NO_2$; $M_r$ 309.50; nicht mehr im Handel befindl. Parasympatholytikum*; frühere Anw. als Spasmolytikum* in Kombinationspräparaten zur Lösung von Spasmen im Magen-Darm-Trakt sowie im Bereich der Gallen- u. Harnwege. **Dicycloverinhydrochlorid:** Dicycloverini hydrochloridum Ph.Eur.; CAS-Nr. 67-92-5; $C_{19}H_{36}ClNO_2$; $M_r$ 345.9; polymorphe Kristalle, leicht lösl. in Ethanol.

**Didanosin** (INN): 2′,3′-Didesoxyinosin; CAS-Nr. 69655-05-6; $C_{10}H_{12}N_4O_3$, Strukturformel: s. Abb.; $M_r$ 236.23; Virostatikum*, Purinnucleosid-Analogon (Inosin-Analogon); **Wirk.:** Nucleosid*-Analogon; wird in der Zielzelle zu **Didesoxyadenosintriphosphat** (Abk. ddATP) metabolisiert, welches die reverse Transkriptase* hemmt, die zur Synthese der Provirus-DNA benötigt wird (vgl. Zidovudin); **Ind.:** HIV*-Erkrankung (antivirale Kombinationstherapie*); **UAW:** Diarrhö, akute Bauchspeicheldrüsenentzündung, bei Kindern Depigmentierung der Netzhaut, Diabetes; **Kontraind.:** Nutzen/Riskio-Abwägung bei Schwangerschaft; Phenylketonurie.

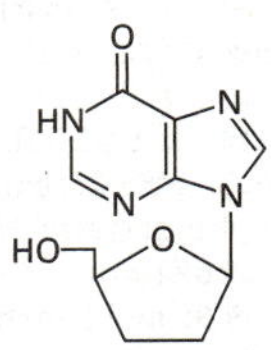


**Didanosin**

**Didesoxyadenosintriphosphat:** s. Didanosin.

**Didesoxyhexosen:** s. Desoxyzucker.

**2′,3′-Didesoxyinosin:** s. Didanosin.

**Didrovaltrat:** s. Valepotriate (Abb. 1 dort).

**Didym:** s. Lanthanoide.

**Didynamie:** (bot.) Zweimächtigkeit, d. h. von 4 Staubblättern* sind 2 länger als die anderen (u. a. bei Lamiaceae*).

**Dieckmann-Reaktion:** basenkatalysierte intramolekulare Cyclisierung von Dicarbonsäureestern zu cycl. *β*-Ketoestern; **Beispiel:** Aus Adipinsäureestern u. Natriumethylat entstehen Cyclopentan-1-on-2-carbonsäureester (s. Abb.).

**Dieffenbachia seguine (Jacq.) Schott:** Caladium seguinum Vent.; Dieffenbachie, Giftaron, Schweigrohr; Fam. Araceae; Westindien, Tropen; die frische Pflanze, die in Europa auch als Topf- u. Zimmerpflanze gehalten wird, ist sehr giftig; **Toxikol.:** Das toxikol. Prinzip ist noch nicht komplett aufgeklärt; wahrscheinl. spielen bei der Giftwirkung die Schießzellen (ampullenförmige Zellen, aus denen ca. 0.25 mm lange Oxalatraphiden herausgeschossen werden können; s. Calciumoxalat) eine entscheidende Rolle. Der Presssaft wirkt hautreizend. **Hom.:** Caladium seguinum: frischer Wurzelstock, Stängel u. Blätter; verordnet z. B. bei Impotenz.

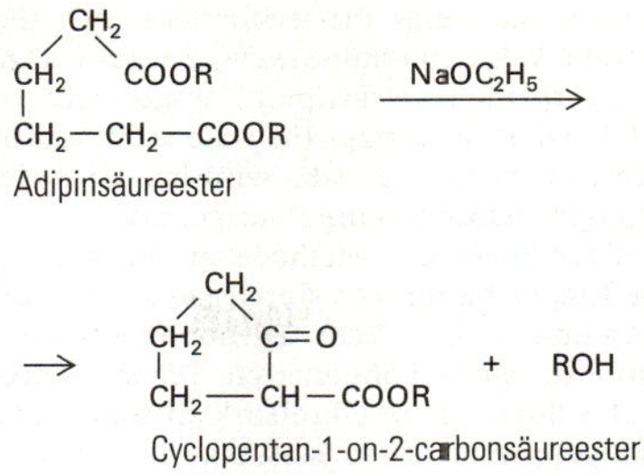


**Dieckmann-Reaktion:** Bildung von Cyclopentan-1-on-2-carbonsäureester

**Dieldrin:** 1,2,3,4,10,10-Hexachlor-6,7-epoxy-1,4,4a,5,6,7,8,8a-octahydro-1,4-*endo*-5,8-exodimethanonaphthalin; CAS-Nr. 60-57-1; $C_{12}H_8Cl_6O$, Strukturformel: s. Abb.; $M_r$ 380.93; in der EU als Wirkstoff von Pflanzenschutzmitteln nicht mehr zugelassenes Schädlingsbekämpfungsmittel* aus der Gruppe der chlorierten Kohlenwasserstoffe; früher angewendet als Insektizid*; s. Aldrin.

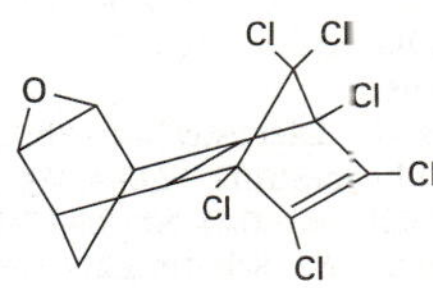


**Dieldrin**

**Dielektrikum:** Nichtleiter.

**Dielektrizitätskonstante:** Abk. DK; Symbol ε; stoffspezif. Konstante, die angibt, um wie viel sich

**Dielektrizitätskonstante**
Beispiele

| Stoff | ε (20 °C) |
|---|---|
| Wasser | 80.4 |
| Methanol | 33.7 |
| Ethanol | 25.7 |
| Glycerol | 43.0 |
| Aceton | 21.4 |
| Ether | 4.3 |
| Salzsäure | 4.6 |
| Olivenöl | 3.1 |
| Dioxan | 2.3 |
| trockene Nichtleiter | 2 – 10 |

die Kapazität eines Plattenkondensators gegenüber dem Vakuum erhöht, wenn zw. seine Platten ein Nichtleiter (Dielektrikum) eingebracht wird; die relative D. $\varepsilon_r$ beträgt für Gase ca. 1; der hohe $\varepsilon_r$-Wert für Wasser (s. Tab.) wird bei der dielektr. Wassergehaltsbestimmung* ausgenutzt.



**Diels-Alder-Reaktion:** Methode zur Herst. 6-gliedriger Ringverbindungen durch [4+2]-Cycloaddition *α,β*-ungesättigter Verb. (Dienophile) an die 1,4-Positionen eines konjugierten Diens; **Beispiel:** Aus 1,3-Butadien u. Akrolein* entsteht 1,2,3,6-Tetrahydrobenzaldehyd (s. Abb.).

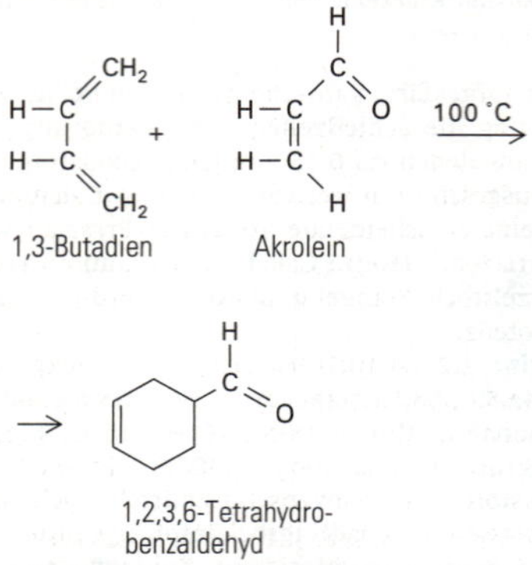


**Diels-Alder-Reaktion:** Bildung von 1,2,3,6-Tetrahydrobenzaldehyd

**Diemalum:** s. Barbital.

**Diene:** s. Alkene.

**Dienestrol** (INN): Dienestrolum Ph.Eur.6, Dienöstrol, Hexadienoestrol; (*E,E*)-4,4′-(1,2-Diethylidenethylen)-diphenol; CAS-Nr. 84-17-3; $C_{18}H_{18}O_2$; $M_r$ 266.32; Schmp. 227–228 °C (kristallisiert aus verd. Ethanol); sublimiert bei 130 °C u. 133 Pa; Schmp. 231–234 °C (Sublimat); leicht lösl. in Ethanol, Methanol, Ether, Aceton, Propylenglykol; lösl. in Chloroform, wässrigen Alkalilösungen, Pflanzenölen (nach Erwärmen); fast unlösl. in Wasser, verd. Säuren; nicht mehr im Handel befindl. synthet. nichtsteroidales Estrogen*; früher lokal angewendet bei postmenopausale atroph. Scheidenentzündungen, bei Haarausfall. **Dienestroldiacetat:** Dienestroli diacetas, Dienestrolum diacetylatum; CAS-Nr. 84-19-5; $C_{22}H_{22}O_4$; $M_r$ 350.4; Schmp. 119–123 °C; weißes, krist. Pulver; unlösl. in Wasser, lösl. in Ether u. Chloroform, schwer lösl. in Ethanol.

**Dienestroldiacetat:** s. Dienestrol.

**Dienstbereitschaft:** **1. Deutschland:** für Apotheken in § 23 Apothekenbetriebsordnung* u. dem Ladenschlussgesetz festgelegt; grundsätzl. sind die Apotheken 24 Stunden am Tag dienstbereit; die heute erreichte Apothekendichte ermöglicht aber für die meisten Apotheken eine von der zuständigen Behörde genehmigte Befreiung von der ständigen D., z. B. für die Dauer der ortsübl. Schließzeiten der Einzelhandelsgeschäfte (z. B. während der Mittagszeit). Das gilt jedoch nicht für die Zeiten, in denen die Apotheke für den Notdienst eingeteilt ist. Die Regelungen zur D. von öffentl. Apotheken erlassen i. d. R. die jeweiligen Landesapothekerkammern. **2. Österreich:** ähnlich geregelt durch die Apothekenbetriebsordnung.

**Diethanolamin:** Diolaminum; Kurzbez. Diolamin; Bis(2-hydroxyethyl)amin, 2,2′-Iminodiethanol; CAS-Nr. 111-42-2; $C_4H_{11}NO_2$; $M_r$ 105.1; Schmp. ca. 28 °C; Sdp. 269–270 °C; viskose, klare, schwach gelbl. Flüss. od. zerfließende Kristalle; sehr leicht lösl. in Wasser, Aceton u. Methanol; **Anw.:** Reagenz Ph.Eur.6; für Puffer pH 10.0.

**Diethylamin:** CAS-Nr. 109-89-7; $C_4H_{11}N$; $M_r$ 73.1; Schmp. −50 °C; Sdp. ca. 55 °C; $d_{20}^{20}$ ca. 0.71; klare, farblose, entflammbare Flüss., stark alkal.; mischbar mit Wasser u. Ethanol; **Anw.:** Reagenz Ph.Eur.6; bas. Zusatz zu Laufmitteln in der Dünnschichtchromatographie*.

**2-Diethylaminoethanol:** 2-Hydroxytriethylamin; CAS-Nr. 100-37-8; $HOCH_2—CH_2—N(C_2H_5)_2$, $C_6H_{15}NO$; $M_r$ 117.19; D. 0.88; Sdp. 163 °C; farblose Flüss.; lösl. in Wasser, Ethanol, Ether, Benzol; **Vork.:** entsteht im Gewebe bei der enzymat. Hydrolyse von Procain*; **Wirk.:** gewebeerweiternd; **Anw.:** **1.** (techn.) zur Herst. von Arzneimitteln (Antihistaminika*, Spasmolytika*, Lokalanästhetika*); **2.** (med.) obsolet; früher u. a. bei hyperkinet. Verhaltensstörungen.

**Diethylaminoethyl-Cellulose:** s. DEAE-Cellulose.

**Diethylaminoethyldextran:** Abk. DEAE-D; CAS-Nr. 9013-34-7; $M_r$ ca. 500; Anionenaustauscherharz, das als pulverförmiges Hydrochlorid vorliegt u. mit Wasser ein Gel bildet; **Anw.:** Reagenz Ph.Eur.6; in der Ionenaustauschchromatographie*.

**2-Diethylaminoethyl-diphenylacetat:** s. Adiphenin.

**2-Diethylaminopropiophenon:** s. Amfepramon.

***N,N*-Diethylanilin:** CAS-Nr. 91-66-7; $C_{10}H_{15}N$; $M_r$ 149.2; Schmp. ca. −38 °C; Sdp. ca. 217 °C; $d_{20}^{20}$ ca. 0.938; $n_D^{20\,°C}$ 1,541–1,543; sehr schwer lösl. in Wasser; **Anw.:** Reagenz Ph.Eur.6; Nachw. von Zink*; Farbstoffsynthese.

**Diethylbarbitursäure:** s. Barbital.

**Diethylcarbamazin** (INN): Carbamazin, 1-Diethylcarbamoyl-4-methyl-piperazin; *N,N*-Diethyl-4-methyl-1-piperazincarboxamid; CAS-Nr. 90-89-1; $C_{10}H_{21}N_3O$; $M_r$ 199.3; nicht mehr im Handel befindl. Anthelminthikum*; frühere Ind.: Filariosen*, Onchozerkose*; **UAW:** häufig Übelkeit, Erbrechen, Kopfschmerzen zu Beginn der Ther.; allerg. Reaktionen. **Diethylcarbamazindihydrogencitrat:** Diethylcarbamazini citras Ph.Eur., Diethylcarbamazinum citricum; CAS-Nr. 1642-54-2; $C_{16}H_{29}N_3O_8$; $M_r$ 391.4; Schmp. 138 °C; weißes, hygroskop. Pulver; sehr leicht lösl. in Wasser, lösl. in Ethanol.

**Diethylendiamin:** s. Piperazin.

**Diethylenglykol:** Diethylenglycol, Diglykol; 2,2′-Oxy-bis-ethanol; CAS-Nr. 111-46-6; $C_4H_{10}O_3$, $HO—(CH_2)_2—O—(CH_2)_2—OH$; $M_r$ 106.12; Sdp. 242–247 °C; $d_{20}^{20}$ ca. 1.118; farblose, viskose u. hygroskop. Flüss.; **Anw.:** (techn.) Kühl- u. Heizbadflüssigkeit sowie als Lösungsmittel für äther. Öle (Parfümerie); mit höheren Fettsäuren verestert ergeben sich gute Emulgatoren u. Gleitmittel; **Toxikol.:** entspr. in seiner Toxizität weitgehend dem Glykol (s. Ethylenglykol); die LD für den Menschen wird auf 1 g/kg KG geschätzt. D. wird zum größeren Teil unverändert ausgeschieden; bei Aufnahme von größeren Mengen kommt es zu Nieren- u. Leberschäden. 1985 wurden beträchtl. Mengen D. in Weinen gefunden, das anstelle von Zucker illegal zugesetzt worden war.

**Diethylenglykolmonoethylether:** Diethylenglycoli monoethylicum aetherum Ph.Eur.6, Ethyldiglykol, Ethoxydiglykol, Carbitol-Solvent; 2-(2-Ethoxyethoxy)ethanol, 2-Hydroxy-2-ethoxydiethylether; CAS-Nr. 111-90-0; $H_5C_2O—CH_2—CH_2—O—CH_2—CH_2OH$, $C_6H_{14}O_3$; $M_r$ 134.18; D. 0.991; $d_{20}^{20}$ 1.429; Sdp. 202 °C; SZ max. 0.1; POZ max. 8.0; Dampfdruck (20 °) 0.1 mmHg; Viskosität (20 °C) 4.5 cP; Fp. 96.1 °C; Verdunstungszahl ca. 1200 (Diethylether = 1); Wassergehalt (Karl*-Fischer-Titration) max. 0.1 Gewichtsprozent; klare, farblose, schwach viskose, hygroskop. Flüssigkeit; mischbar mit Wasser, Aceton u. den meisten org. Lösungsmitteln, nicht mischbar mit Mineralölen; greift Aluminium unter Wasserstoffentwicklung an u. neigt in Gegenwart von Luft zur Peroxidbildung; Lagerung dicht verschlossen, unter Inertgas, <35 °C; **Herst.:** Kondensation von Ethylenoxid* mit Ethanol u. nachfolgender Destillation; **Anw.:** als Lösungsmittel, z. B. in kosmet. Präparaten.

**Diethylenglykolpalmitostearat:** Abk. DEMPS; Diethylenglycoli monopalmitostearas Ph.Eur.6; Gemisch von Mono- u. Diestern des Diethylenglykols mit Stearin-* u. Palmitinsäure*; 45–60 % Monoester, 35–55 % Diester; durch Kondensation von Diethylenglykol mit Stearinsäure 50 pflanzl. od. tierischen Ursprungs hergestellt; Schmp. 43–50 °C; weiße, wachsartige, feste Substanz; prakt. unlösl in Wasser, lösl. in Aceton u. in heißem Ethanol; SZ max. 4.0; IZ max. 3.0; VZ 155–180; **Zusammensetzung:** Vorgaben für die Fettsäurefraktion: Stearinsäure 40.0–60.0 %, Summe der Gehalte an Palmitin- u. Stearinsäure mind. 90.0 %; freies Diethylenglykol max. 2.5 %; **Anw.:** als Stabilisator für Emulsionssalben u. -cremes; guter Emulgator*, der z. B. zus. mit Natriumlaurylsulfat, einem pflanzl. Öl u. Vaseline eine Salbengrundlage liefert, die sehr stabil ist; auch als Fixiermittel für Riechstoffe; **Hinweis:** Lagerung unter Lichtschutz.

**Diethylenoxid:** s. Tetrahydrofuran.

**Diethylentriamin:** s. Colestipol.

**Diethylentriaminpentaessigsäure:** s. Pentetsäure.

**Diethylether:** s. Ether.

***N,N*-Diethylethylamin:** s. Triethylamin.

**Diethylhexylphthalat:** Abk. DEHP; Bis(2-ethylhexyl)-phthalat; CAS-Nr. 117-81-7; $C_{24}H_{38}O_4$; $M_r$ 390.5; $d_{20}^{20}$ ca. 0.98; $n_D^{20\,°C}$ ca. 1.486; Viskosität ca. 80 mPa · s; Schmp. −50 °C; Sdp. 385 °C; farblose, ölige Flüss.; prakt. unlösl. in Wasser, lösl. in org. Lösungsmitteln; **Anw.:** Reagenz Ph.Eur.6; Weichmacher* in Kunststoffen, Farben u. Kosmetika, Zusatzstoff in Schädlingsbekämpfungsmitteln*.

**Diethylmalonylharnstoff:** s. Barbital.

**Diethylmalonylurea:** s. Barbital.

***N,N*-Diethylnicotinamid:** s. Nicethamid.

**Diethylphenylendiaminsulfat:** *N,N*-Diethyl-*p*-phenylendiaminsulfat, *N,N*-Diethyl-1,4-phenylendiammoniumsulfat; CAS-Nr. 6283-63-2; $C_{10}H_{18}N_2O_4S$; $M_r$ 262.3; Schmp. ca. 184–186 °C (unter Zers.); weißes bis schwach gelbl. Pulver; lösl. in Wasser; **Anw.:** Reagenz Ph.Eur.6; zur Bestimmung von Gesamtchlor in Wasser zur Verd. konz. Hämodialyselösungen; **Hinweis:** vor Licht geschützt lagern.

**Diethylphthalat:** Diethylis phthalas Ph.Eur., Phthalsäurediethylester; $C_{12}H_{14}O_4$, $M_r$ 222.2; $d_{20}^{20}$ 1.117–1.121; $n_D^{20\,°C}$ 1.500–1.505; klare, farblose bis schwach gelbe, ölige Flüssigkeit; sehr schwer lösl. in Wasser; mischbar mit Aceton, Ethanol u. Ether; nicht mehr im Handel befindl. Phthalsäureester*; früher angewendet als Repellent*, Weichmacher, Denaturierungsmittel für Ethanol u. in der Parfümerie.

**Diethylpropion:** s. Amfepramon.

**Diethylstilbestrol:** Diethylstilbestrolum Ph.Eur.6, Diaethylstilboestrolum, Stilboestrolum, Stilböstrol, Diethyldihydroxystilben; (*E*)-$\alpha$-$\beta$-Diethylstilben-4,4′-diol; CAS-Nr. 56-53-1; $C_{18}H_{20}O_2$; $M_r$ 268.4; Schmp. 178–180 °C; farblose Kristalle od. krist. Pulver, leicht lösl. in Ethanol, Ether, Methanol, Aceton, wenig lösl. in fetten Ölen, fast unlösl. in Chloroform, Wasser; unter Salzbildung lösl. in Alkalihydroxid-Lsg.; nicht mehr zugelassenes synthet. nichtsteroidales Estrogen*, das als Substitut für steroidale Estrogene u. als postkoitales Kontrazeptivum in Gebrauch war (v. a. in den USA); **UAW:** wirkt kanzerogen bei den weibl. Nachkommen der behandelten Frauen; bei den männl. Nachkommen wurden Gonadenanomalien nachgewiesen. **Diethylstilbestroldimethylether:** Diethylstilbestroli dimethylas, Stilboestrolum dimethylatum; CAS-Nr. 130-79-0; $C_{20}H_{24}O_2$; $M_r$ 296.4; farblose Kristalle; unlösl. in Wasser, schwer lösl. in Ethanol, leicht lösl. in Chloroform. Vgl. Fosfestrol.

**Diethylstilbestroldiphosphat:** s. Fosfestrol.

**Diethylstilbestroldipropionat:** Diaethylstilboestrolum dipropionicum, Diaethylstilboestroli dipropionas, Stilboestrolum dipropionylatum, Stilböstroldipropionat; CAS-Nr. 130-80-3; $C_{24}H_{28}O_4$; $M_r$ 380.5; Schmp. 104–108 °C; farblose Kristalle od. krist. Pulver, leicht lösl. in Ether, Chloroform, Aceton, lösl. in fetten Ölen, wenig lösl. in Ethanol, Methanol, fast unlösl. in Wasser; nicht mehr zugelassen; früher angewendet wie Diethylstilbestrol*.

**Diethylsulfid:** s. Sulfide.

**Diethyl-*m*-toluamid:** s. Repellents.

**Difenoxin** (INN): Diphenoxin, 1-(3-Cyan-3,3-diphenylpropyl)-4-phenylisonipecotinsäure; 1-(3-Cyan-3,3-diphenylpropyl)-4-phenyl-4-piperidincarbonsäure; CAS-Nr. 28782-42-5; $C_{28}H_{28}N_2O_2$; $M_r$ 424.54; Metabolit von Diphenoxylat*; nicht mehr im Handel befindl. Antidiarrhoikum*; **Difenoxinhydrochlorid:** CAS-Nr. 35607-36-4; $C_{28}H_{29}ClN_2O_2$; $M_r$ 461.0; Schmp. 290 °C; gut lösl. in Wasser.

**different:** **1.** in Bezug auf Arzneimittel: wirksam, eingreifend; **2.** allg.: verschieden, ungleich.

**Differentialblutbild:** s. Blutbild.

**Differentialdiagnose:** Alternativdiagnose, die für die Vergabe einer bestimmten Diagnose* geprüft u. ausgeschlossen werden sollte.

**differential scanning calorimetry:** s. DSC.

**Differentialthermoanalyse:** **1.** (engl.) *differential thermal analysis*; Abk. DTA; differentielle Thermoanalyse; Verfahren zur Bestimmung des therm. Verhaltens von Stoffen; **Durchführung:** gemeinsames Aufheizen der Probe u. einer therm. indifferenten Vergleichssubstanz in einem Ofen; Aufzeichnung der Temperaturdifferenz zw. beiden; steigt die Temp. der Probe über od. fällt sie unter diejenige der Vergleichssubstanz, ist dies ein Hinweis auf exo- od. endotherme Veränderungen (z. B. chem. Reaktionen od. Phasenumwandlungen) in der Probe. Eine Weiterentwicklung der DTA ist die DSC*, bei der die entspr. Energiedifferenz gemessen wird. Vgl. Thermoanalyse. **2.** Überbegriff für DSC u. DTA sowie andere differentielle Verfahren der Thermoanalyse*.



**Differenzierung:** Vorgänge, durch die Zellen* od. Gewebe* in einen neuen Funktionszustand überführt werden; **Einteilung: 1.** primäre D.: Zelldetermination; **2.** sekundäre D.: physiol.-morpholog. D. von Geweben.

**Differenzkalorimetrie, dynamische:** s. DSC.

**Diffraktion:** s. Beugung.

**diffus:** zerstreut, ohne bestimmte Grenze, ausgebreitet.

**Diffusion:** mit einem Massetransport verbundener physik. Ausgleichsprozess; **Prinzip:** Teilchen diffundieren inf. ihrer Wärmebewegung (Brown*-Molekularbewegung) von Orten höherer zu solchen niederer Konz., so dass sich die Konzentrationsunterschiede ausgleichen. Die D. führt zur Vermischung von Gasen und Flüssigkeiten u. zum Konzentrationsausgleich zw. Lösungen. Mit ihr ist ein Entropiegewinn verbunden (s. Entropie). **Grundlagen:** Das **1. Diffusionsgesetz nach Fick** beschreibt die Diffusionsgeschwindigkeit in Abhängigkeit von der Kontaktfläche u. dem Konzentrationsgradienten:

$$J = -D\frac{dc}{dx}$$

J: Teilchenstromdichte (mol · $m^{-2}$ · $s^{-1}$); D: Diffusionskoeffizient; dc/dx: Konzentrationsdifferenz pro Wegstrecke. Das **2. Diffusionsgesetz nach Fick** beschreibt im Gegensatz dazu keinen zeitl. konstanten Fluss, sondern instationäre Diffusion:

$$\frac{dc}{dt} = D\frac{d^2c}{dx^2}$$

dc/dt: Teilchenstrom pro Zeiteinheit; D: Diffusionskoeffizient; dc/dx: Konzentrationsdifferenz pro Wegstrecke. Für den **Diffusionskoeffizienten** D (Einheit $m^2/s$) gilt nach der **Stokes-Einstein-Gleichung:**

$$D = \frac{1}{6\pi\eta r} \cdot k \cdot T$$

D: Diffusionskoeffizient; η: Viskosität des umgebenden Mediums; r: Radius der Partikel; k: Boltzmann-Konstante; T: absolute Temperatur. **Bedeutung: 1.** (physiol.) für den Austausch von Gasen (Sauerstoff, Kohlenstoffdioxid*) u. Nährstoffen; **2.** (pharmakokinet.) u. a. für Resorption*, Distribution* u. Elimination* von Wirkstoffen. Vgl. Diffusion, passive; Diffusion, erleichterte; Auflösungsgeschwindigkeit.

**Diffusion, erleichterte:** Carrier* vermittelter Transportmechanismus durch Biomembranen*; die Diffusion* der Moleküle von höherer zu niedrigerer Konz. durch eine Biomembran wird bei der erleichterten Diffusion mit Hilfe von Carriern beschleunigt od. überhaupt erst ermöglicht. Dieser Transportmechanismus ist durch die Beteiligung der Carrier selektiv u. sättigbar. Vgl. Resorption; Transport, aktiver; Diffusion, passive.

**Diffusion, passive:** Diffusion* aufgrund eines Konzentrationsgefälles; wichtigster Mechanismus der Resorption* für viele (v. a. lipophile) Wirkstoffe; **Berechnung:** Übertragen auf die Verhältnisse an einer Biomembran* ergibt sich folgende Differentialgleichung:

$$\frac{dm}{dt} = -D \cdot F \cdot V_k \cdot \frac{c}{d}$$

dm/dt: pro Zeiteinheit diffundierte Wirkstoffmenge; D: Diffusionskoeffizient; F: Kontaktfläche; $V_k$: Verteilungskoeffizient des Wirkstoffs zw. hydrophiler u. lipophiler Phase; c: Konz. des Wirkstoffs (im Donatorkompartiment); d: Dicke der Membran. Da sich die Konz. auf die diffusionsfähigen, undissoziierten Wirkstoffmoleküle bezieht, hängt die Diffusionsgeschwindigkeit nicht nur von der gelösten Menge, sondern bei den meisten Wirkstoffen auch vom pH*-Wert am jeweiligen Resorptionsort (z. B. Dünndarm) u. den Säure-Base-Eigenschaften (s. Säurekonstante; Basenkonstante) der Substanz ab. Der Diffusionskoeffizient (s. Diffusion) ist unter ansonsten konstanten Bedingungen einer Biomembran nur noch von der Größe der diffundierenden Moleküle abhängig. Vgl. Diffusion, erleichterte; Distribution; Kompartimentmodelle.

**Diffusionsgeschwindigkeit:** s. Diffusion.

**Diffusionsgrenzstrom:** s. Polarographie; Voltammetrie.

**Diffusionskoeffizient:** s. Diffusion.

**Diffusionstheorie:** s. Strahlenbiologie.

**Diffusionszelle nach Franz:** s. Franzzelle.

**Diflorason** (INN): 6α,9-Difluor-11β,17,21-trihydroxy-16β-methyl-1,4-pregnadien-3,20-dion; CAS-Nr. 2557-49-5; $C_{22}H_{28}F_2O_5$, Strukturformel: s. Flumetason (Abb. dort); $M_r$ 410.46; fluoriertes Glucocorticoid* für top. Anw.; **Ind.:** Psoriasis*, seborrhoisches Ekzem* des Kopfes, chron. Ekzem; **Kontraind., WW u. UAW:** s. Glucocorticoide; **Dos.:** 1–2-mal/d Lsg. topisch auftragen, bis erkrankte Stellen benetzt sind. Gebräuchl. ist auch Diflorason-17,21-diacetat.

**Diflucortolon** (INN): 6α,9-Difluor-11β,21-dihydroxy-16α-methyl-1,4-pregnadien-3,20-dion; CAS-Nr. 2607-06-9; $C_{22}H_{28}F_2O_4$, Strukturformel: s. Abb.; $M_r$ 394.46; fluoriertes Glucocorticoid* mit starker Wirk. zur top. Anw.; **Ind.:** schwere Dermatosen (z. B. Psoriasis*); **Kontraind., WW u. UAW:** s. Glucocorticoide; **Dos.:** topisch 0.1 %ige Salbe od. Creme; initial 2–3-mal tägl., dann einmal täglich.

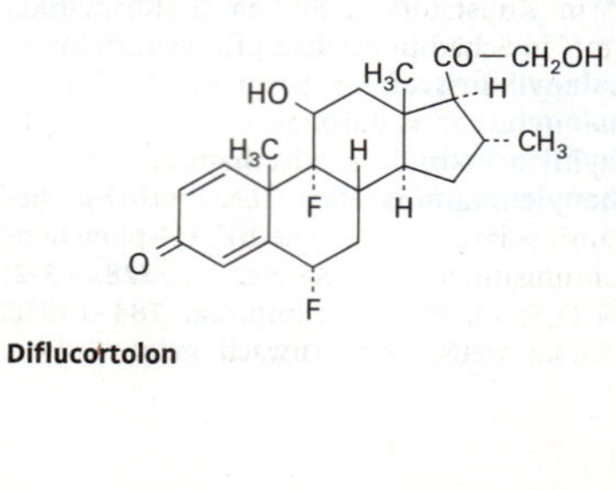


**Diflucortolon**

Gebräuchl. sind auch Diflucortolon-21-pivalat u. Diflucortolon-21-valerat.

**Diflunisal** (INN): Diflunisalum Ph.Eur., 5-(2,4-Difluorphenyl)salicylsäure; 2′,4′-Difluor-4-hydroxy-3-biphenylcarbonsäure; CAS-Nr. 22494-42-4; $C_{13}H_8F_2O_3$; $M_r$ 250.20; Schmp. 210–211 °C; weißes, krist., polymorphes Pulver; fast unlösl. in Wasser, lösl. in Ethanol u. Ether; nicht mehr im Handel befindl. Analgetikum*, Antiphlogistikum*; **UAW:** u. a. gastrointestinale Störungen (Blutungen u. Ulzerationen), Hautausschläge, Kopfschmerzen, Benommenheit.

**Digestion:** **1.** Verdauung; **2.** Extraktion lösl. Inhaltsst. aus Drogen durch Mazeration* bei erhöhter Temp. (meist 30–50 °C); Verbesserung der Wirkstoffausbeute, jedoch können nach dem Abkühlen wieder viele Extraktivstoffe ausfallen. Aufgüsse* u. Abkochungen* können als Sonderform einer D. angesehen werden; Digerieren wird auch zum Trennen eines Gemisches schwer u. leicht lösl. Stoffe benutzt.

**Digestiva:** verdauungsfördernde Mittel.

**Digilanid:** s. Lanatosid C.

**Digitalisblätter:** s. Digitalis purpurea (Digitalis purpureae folium).

**Digitalis ferruginea** L.: Rostfarbener Fingerhut; Fam. Plantaginaceae (früher Scrophulariaceae); Südeuropa, Kleinasien; eine der glykosidreichsten Digitalis-Arten (s. Glykoside); **Inhaltsst.:** Lanatoside A, B, C, D (vgl. Lanatosid C), Strospesid, Verodoxin.

**Digitalis grandiflora** Mill.: Großblütiger Fingerhut; Fam. Plantaginaceae (früher Scrophulariaceae); Ost- u. Mitteleuropa, Kleinasien; enthält ca. 0.0004 % Digitoxin*.

**Digitalis lanatae folium:** s. Digitalis lanata.

**Digitalis lanata** Ehrh.: Wolliger Fingerhut; Fam. Plantaginaceae (früher Scrophulariaceae); Südosteuropa, Balkan; Stpfl. von **Digitalis lanatae folium:** Folia Digitalis lanatae; Blatt des Wolligen Fingerhutes; **Off.:** DAB, ÖAB; **Inhaltsst.:** die herzwirksamen Glykoside (bis zu 1 %; Strukturformeln: s. Glykoside, herzwirksame) Lanatosid (Digilanid) A, B u. C, aus denen bei der Hydrolyse der endständigen Glucose durch eine $\beta$-Glucosidase $\alpha$-Acetyldigitoxin, $\alpha$-Acetylgitoxin u. $\alpha$-Acetyldigoxin entstehen; alkal. Hydrolyse führt zur Abspaltung der Acetylgruppe u. es bilden sich Digitoxin*, Gitoxin u. Digoxin*, die auch in der Pflanze vorkommen. Die Aglykone sind Digitoxigenin (A), Gitoxigenin (B) u. Digoxigenin (C). Weitere Inhaltsst. sind die Glykoside Lanatosid D u. Diginatin (jeweils mit dem Aglykon Diginatigenin, entspricht 16-Hydroxydigoxygenin), Lanatosid E (Aglykon Gitaloxigenin), Steroidsaponine (z. B. Digitonin*) sowie das Enzym Digilanidase. Gesamtgehalt an den über 60 bekannten, herzwirksamen Glykosiden 1 %; davon entfallen ca. 50 % auf Lanatosid A u. Lanatosid* C. **Wirk. u. Anw.:** s. Glykoside, herzwirksame. **Digitalis lanatae pulvis normatus:** Eingestelltes Digitalis-lanata-Pulver; **Off.:** DAB, ÖAB; das Pulver soll einen Wirkwert (geprüft am Meerschweinchen) aufweisen, der dem Gehalt von 0.5 % Digoxin entspricht (DAB).

**Digitalis lanatae pulvis normatus:** s. Digitalis lanata.

**Digitalis-lanata-Pulver, Eingestelltes:** s. Digitalis lanata (Digitalis lanatae pulvis normatus).

**Digitalis lutea** L.: Gelber Fingerhut; Fam. Plantaginaceae (früher Scrophulariaceae); südwestl. Deutschland, Schweiz, westl. Tirol; **Inhaltsst.:** ca. 0.25 % Digitalis-Glykoside (Lanatoside, Strospesid u. a.) u. ca. 0.75 % Saponine*. **Hom.:** Digitalis lutea: frische Blätter.

**Digitalis purpureae folium:** s. Digitalis purpurea.

**Digitalis purpureae pulvis normatus:** s. Digitalis purpurea.

**Digitalis purpurea** L.: Roter Fingerhut; Fam. Plantaginaceae (früher Scrophulariaceae); heim. West- u. Mitteleuropa; Stpfl. von **Digitalis purpureae folium:** Folia Digitalis (purpureae); Digitalisblätter, Fingerhutblätter; zur Blütezeit (Juni–August) gesammelte, getrocknete Laubblätter; es gibt versch. Rassen, z. B. Digitoxin-, Gitoxin-Rasse; **Off.:** Ph.Eur.6; **Inhaltsst.:** herzwirksame Stoffe (bis zu 0.4 %; Strukturformeln: s. Glykoside, herzwirksame), z. B. die genuinen Purpureaglykoside A ($C_{47}H_{74}O_{18}$) u. B ($C_{47}H_{74}O_{19}$), die durch Enzymeinwirkung unter Abspaltung von Glucose in Digitoxin* (A, $C_{41}H_{64}O_{13}$) u. Gitoxin (B, $C_{41}H_{64}O_{14}$) übergehen, die dann durch Hydrolyse noch weiter in die Aglykone* Digitoxigenin (A) u. Gitoxigenin (B), den Desoxyzucker Digitoxose* u. Glucose aufgespalten werden; weitere Inhaltsst. sind die Glykoside Gitaloxin ($C_{42}H_{64}O_{15}$, Aglykon Gitaloxigenin) u. Strospesid (Aglykon Gitoxigenin), ca. 1 % Steroidsaponine (Digitonin*, Gitonin, Tigonin, Natigin), Digitoflavon (Luteolin*) u. a. Flavonoide*, pflanzliche Gerbstoffe*, Enzyme (Digipurpidase), Schleim u. org. Säuren. Während die genuinen Purpurea-Glykoside amorph* sind, kristallisieren die Spaltprodukte Digitoxin, Gitoxin u. Gitalin. Die Hydrolyse durch die entspr. Enzyme tritt nur bei Feuchtigkeit u. mäßiger Wärme ein. Um den ursprüngl. Wirkungswert zu erhalten, müssen die Blätter sorgfältig getrocknet u. vor Feuchtigkeit geschützt aufbewahrt werden. **Gehalt.:** Ph.Eur.6: mind. 0.3 % Cardenolidglykoside, berechnet als Digitoxin u. bezogen auf die getrocknete Droge; **Anw.:** s. Glykoside, herzwirksame. **Digitalis purpureae pulvis normatus:** Folium Digitalis purpureae titratum; Eingestelltes Digitalis-purpurea-Pulver; **Off.:** DAB, ÖAB; **Wirk.:** Das Pulver soll einen Wirkwert (geprüft am Meerschweinchen) aufweisen, der dem Gehalt von 1 % Digitoxin entspricht (DAB). **Gesch.:** Erstmalig im irländ. Meddygon Myddfai, einer Sammlung von Rezepten aus dem 6.–12. Jahrhundert, als foxglove erwähnt; als Diuretikum* 1785 von William Withering (1741–1799) eingeführt, als Herzmittel erst ab Mitte des 19. Jahrhunderts in Gebrauch; der Name Digitalis stammt von Leonhart Fuchs (1542). **Hom.:** Digitalis purpurea (HAB): frische Blätter einjähriger Pflanzen od. die bei Blütenbeginn gesammelten Blätter zweijähriger Pflanzen; verordnet z. B. bei Herzerkrankungen, Prostatahyperplasie.

**Digitalis-purpurea-Pulver, Eingestelltes:** s. Digitalis purpurea (Digitalis purpureae pulvis normatus).

**Digitaloide:** Glykoside mit digitalisähnl. Wirk., jedoch nicht von Digitalis stammend, z. B. Strophanthin*, Adonidin, Neriin*; s. Glykoside, herzwirksame.

**Digitalose:** 6-Desoxy-3-O-methylgalactose, 3-Methyl-D-fucose; $C_7H_{14}O_5$; $M_r$ 178.18; Desoxyzucker*; Best. herzwirksamer Glykoside* aus Digitalis- u. Strophanthus-Arten.

**Digitin:** s. Digitonin.

D

**Digitogenin:** 5α,22α-Spirostan-2α,3β,15β-triol; Steroidsapogenin; Strukturformel: s. Saponine (Tab. 2 dort).

**Digitonin:** Digitoninum; Digitin; $C_{56}H_{92}O_{29}$; $M_r$ 1229; weißes, krist. Pulver, sehr schwer lösl. in Wasser, lösl. in warmem Ethanol u. Essigsäure, unlösl. in Ether u. Chloroform; Steroidsaponin (s. Saponine) aus Digitalis-Arten, das Aglykon* ist Digitogenin*; Gift, das noch in großer Verd. rote Blutkörperchen aufzulösen vermag; **Anw.:** zur quantitativen Bestimmung von Wollwachsalkoholen (s. Wollwachs) u. Cholesterol, mit dem es Komplexverbindungen bildet; auch zum Nachw. von Pflanzenfetten in Tierfetten; vgl. Cholesterol.

**Digitoxigenin:** s. Digitalis lanata (Digitalis lanatae folium); Digitalis purpurea (Digitalis purpureae folium).

**Digitoxin** (INN): Digitoxinum Ph.Eur.6, Digitoxosid; 3,14-Dioxycardenolid-tridigitoxosid-(3); CAS-Nr. 71-63-6; $C_{41}H_{64}O_{13}$, Strukturformel: s. Glykoside, herzwirksame (Tab. 2 dort); $M_r$ 765.0; $[\alpha]_D^{20\,°C}$ +16.5 bis +18.5° (c=2 in Chloroform); weißes, feinkrist. Pulver von sehr bitterem Geschmack; fast unlösl. in Wasser, wenig lösl. in Ethanol u. Chloroform, leicht lösl. in einer Mischung von gleichen Volumenteilen Chloroform u. Methanol; **Vork.:** Glykosid aus Blättern von Digitalis* purpurea u. anderen Digitalis-Arten; **Wirk.:** durch Hemmung der $Na^+/K^+$-ATPase (s. Ionenpumpe) der Kardiomyozyten Zunahme der intrazellulären $Ca^{2+}$-Konzentration; positiv inotrop* u. bathmotrop*, negativ chronotrop* u. dromotrop*; s. Glykoside, herzwirksame; D. wird fast quantitativ resorbiert, hat aber nur eine Abklingquote von 7 %. Plasmaeiweißbindung: 98 %; hepat. u. renale Eliminierung; geringe therapeutische Breite*; Kumulationsgefahr; **Ind.:** Herzinsuffizienz*, Vorhofflimmern; auch zur Dauerbehandlung; **Kontraind.:** Hypokaliämie, gleichzeitige Gabe von Kalium, AV-Block, Kammertachykardie; **UAW:** Herzrhythmusstörungen, Appetitlosigkeit, Übelkeit, Erbrechen, Kopfschmerzen, Müdigkeit; **Dos.:** Sättigungsdosis 0.5–1 mg, Erhaltungsdosis 0.05–0.1 mg; i. v. Beginn mit 0.75–1.2 mg/d; in jedem Fall muss individuell dosiert werden; HWZ 180 h. Vgl. Digoxin.

**Digitoxin-Tropfenflüssigkeit, orale:** Digitoxini guttae orales 0.1 mg/mL, Guttae digitoxosidi 0.1 mg/mL; flüssige Zuber. (Ph.Helv.7; in Ph.Helv.10 nicht mehr enthalten) zur Ther. mit Digitoxin*; Gehalt: 0.09–0.11 mg Digitoxin je mL; **Anw.:** p. o.; s. Digitoxin. Vgl. Zubereitungen zum Einnehmen, flüssige.

**Digitoxose:** 2,6-Didesoxy-ribo-hexose, 2,6-Didesoxy-D-allose; $C_{16}H_{12}O_4$; $M_r$ 148.16; Schmp. 112 °C; charakterist. Desoxyzucker* (Desoxyhexose) der herzwirksamen Glykoside* aus Digitalis-Arten.

**Digitoxosid:** s. Digitoxin.

**Diglykol:** s. Diethylenglykol.

**Digoxin** (INN): Digoxinum Ph.Eur., 12β-Hydroxydigitoxin; CAS-Nr. 20830-75-5; $C_{41}H_{64}O_{14}$, Strukturformel: s. Glykoside, herzwirksame (Tab. 2 dort); $M_r$ 780.96; herzwirksames Glykosid* aus Digitalis* lanata; die orale Resorption liegt bei 70 %, die Abklingquote beträgt 20 %; Plasmaeiweißbindung: 20 %; renale Eliminierung; Wirkungseintritt nach 0.5–2 h; **Ind.:** Herzinsuffizienz (Früh- u. Dauerbehandlung), Vorhofflimmern; **Kontraind.:** Kammertachykardie, Kammerflimmern, AV-Block, Hypokaliämie, gleichzeitige Gabe von Kalium; **UAW:** Herzrhythmusstörungen, Appetitlosigkeit, Übelkeit, Erbrechen, verändertes Farbsehen; **Dos.:** individuell; HWZ 36 h.

**Di huang:** s. Rehmannia glutinosa.

**Dihydralazin** (INN): (Phthalazin-1,4-dihydryl)dihydrazin; CAS-Nr. 484-23-1; $C_8H_{10}N_6$, Strukturformel: s. Abb.; $M_r$ 190.21; Schmp. 180 °C (unter Zers.; kristallisiert aus Wasser); Antihypertensivum*, Vasodilatator*; **Wirk.:** Blutdrucksenkung durch direkte erschlaffende Wirk. am Gefäßmuskel; starker First*-pass-Effekt; **Ind.:** Hypertonie; zur Monotherapie nicht geeignet; übl. Kombinationen mit Beta-Rezeptoren-Blockern u. Diuretika können UAW verringern; **UAW:** Kopfschmerzen, Tachykardie, Hautausschläge; HWZ 4–5 h. **Dihydralazinsulfat:** Dihydralazini sulfas; CAS-Nr. 7327-87-9; $C_8H_{12}N_6O_4S$, $M_r$ 288.3. Schmp. 250–260 °C (unter Zers.); hygroskop.; **Off.:** DAB. **Dihydralazinsulfat-Hydrat:** Dihydralazini sulfas hydricus Ph.Eur.; $C_8H_{12}N_6O_4S \cdot 2.5\,H_2O$; $M_r$ 333.3; gelbes, feinkrist. Pulver; schwer lösl. in Wasser, lösl. in Mineralsäuren, fast unlösl. in Ethanol. **Dihydralazinmesilat:** Dihydralazini mesilas; $C_9H_{14}N_6O_3S$; $M_r$ 286.3; Schmp. ca. 225 °C (unter Zers.); blassgelbes, hygroskop. Pulver; leicht lösl. in Wasser, lösl. in Mineralsäuren, schwer lösl. in Ethanol u. Methanol, fast unlösl. in Aceton u. Ether. **Off.:** Ph.Helv.

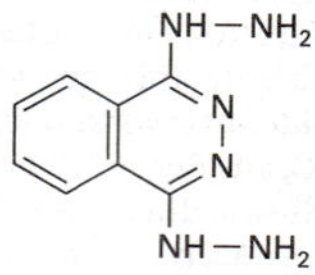


**Dihydralazin**

**Dihydralazinsulfat-Hydrat:** s. Dihydralazin.

**Dihydroampicillin:** s. Epicillin.

**Dihydrocodein** (INN): 7,8-Dihydrocodein; 4,5α-Epoxy-3-methoxy-9a-methyl-6α-morphinanol; CAS-Nr. 125-28-0; $C_{18}H_{23}NO_3$, Strukturformel: s. Abb.; $M_r$ 301.37; Schmp. 112–113 °C (kristallisiert aus Methanol/Wasser); Sdp. 248 °C (2 kPa); Opioid*; Antitussivum*; unterliegt dem Betäu-

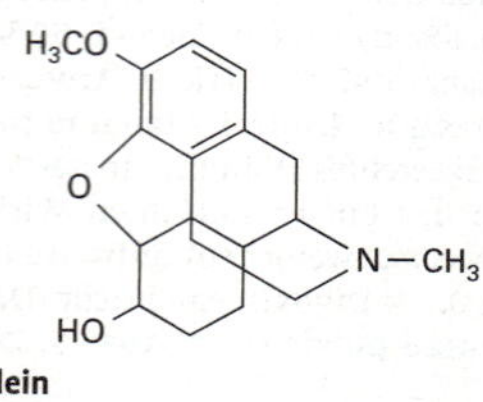


**Dihydrocodein**

bungsmittelgesetz* (Anlage III; in ausgenommenen Zuber. verschreibungspflichtig); **Ind.:** Reizhusten; **UAW:** Suchtgefahr, Obstipation; HWZ 3.3–4.5 h. **Dihydrocodeinhydrogentartrat:** Dihydrocodeini hydrogenotartras Ph.Eur.; Dihydrocodeinbitartrat, Dihydrocodeinum bitartaricum; Dihydrocodein[*R*,*R*-tartrat]; CAS-Nr. 5965-13-9; $C_{22}H_{29}NO_9$; $M_r$ 451.5; Schmp. 190–202 °C (unter Zers.); $[\alpha]_D^{20\,°C}$ –70.0 bis –73° (c = 5 in Wasser); weißes, krist. Pulver von bitterem Geschmack; lösl. in ca. 6 T. Wasser u. ca. 80 T. Ethanol 90 %. Gebräuchl. ist auch Dihydrocodeinhydrochlorid, Dihydrocodeinthiocyanat, Dihydrocodein-Poly(styrol,divinylbenzol)sulfonat. Vgl. Codeinphosphat.

**Dihydrocodeinbitartrat:** s. Dihydrocodein.

**Dihydrocodeinhydrogentartrat:** s. Dihydrocodein.

**Dihydrocodeinon:** s. Hydrocodon.

**Dihydrocodeinonhydrogentartrat:** s. Hydrocodonhydrogentartrat.

**Dihydrocodeinonum bitartaricum:** s. Hydrocodonhydrogentartrat.

**Dihydrodibenzazepine:** s. Antidepressiva.

**Dihydrodibenzocycloheptadiene:** s. Antidepressiva.

**Dihydroergocornin:** $C_{31}H_{41}N_5O_5$; $M_r$ 563.7; Dihydrolysergsäure-Derivat; Anw. in Form von Dihydroergotoxinmesilat*; vgl. Secale cornutum.

**Dihydroergocristin:** CAS-Nr. 17479-19-5, $C_{35}H_{41}N_5O_5$; $M_r$ 611.76; weißes, krist. Pulver; leicht lösl. in Chloroform, lösl. in absolut. Ethanol, Aceton, wenig lösl. in Ether, unlösl. in Wasser; **Dihydroergocristinmesilat:** Dihydroergocristini mesilas Ph.Eur.; CAS-Nr. 24730-10-7; $C_{36}H_{45}N_5O_8S$; $M_r$ 707.8; schwer lösl. in Wasser; **Ind.:** Hirnleistungsstörungen im Alter, Hypertonie bei älteren Patienten; nur in Kombinationen angewendet, z. B. als Komponente von Dihydroergotoxinmesilat*; **Kontraind.:** Herzklappenerkrankung, Hypotonie, Bradykardie; **Dos.:** 2 mg pro Tag verteilt auf 2–3 Einzelgaben. Vgl. Secale cornutum.

**Dihydroergocryptin:** zweifach hydriertes Ergocryptin (vgl. Secale cornutum, Tab. dort); CAS-Nr. 25447-66-9 ($\alpha$-Isomer) bzw. CAS-Nr. 19467-62-0; $C_{32}H_{43}N_5O_5$; $M_r$ 577.7; Ergotalkaloid*; Komponente von Dihydroergotoxinmesilat*. **$\alpha$-Dihydroergocryptinmesilat:** **Wirk.:** Dopamin*-Rezeptor-Agonist; **Ind.:** idiopath. Parkinson*-Syndrom; **Kontraind.:** Psychosen, Hypotonie, Ther. mit Antihypertensiva; **WW:** andere Ergotalkaloide (Ergotismus, s. Secale cornutum); **Dos.:** langsames Aufdosieren; initial 2-mal/d 5 mg, Steigerung auf 30–120 mg/d.

**$\alpha$-Dihydroergocryptinmesilat:** s. Dihydroergocryptin.

**Dihydroergosterol:** s. Vitamin D (Vitamin $D_4$).

**Dihydroergotamin** (INN): Abk. DHE; CAS-Nr. 511-12-6; $C_{33}H_{37}N_5O_5$; $M_r$ 583.7; dihydriertes Peptidalkaloid aus Mutterkorn (Ergotamin, s. Secale cornutum, Tab. dort); farblose Kristalle; sehr schwer lösl. in Ethanol, unlösl. in Wasser; Sympatholytikum* (Alpha*-Rezeptoren-Blocker); **Ind.:** Migräne, arteriosklerot. Kopfschmerzen; als Venen tonisierendes Mittel bei orthostat. Beschwerden (vgl. Venenmittel); **Kontraind.:** periphere Durchblutungsstörungen, Hypertonie, Erkrankungen der Herzkranzgefäße; Schwangerschaft (abortiv) u. Stillzeit; **UAW:** Erbrechen, Übelkeit; **WW:** Makrolid-*Antibiotika u. Tetracycline*; **Dos.:** TMD 2 mg; HWZ 21 h. **Dihydroergotamintartrat:** Dihydroergotamini tartras Ph.Eur.; CAS-Nr. 5989-77-5; $(C_{33}H_{37}N_5O_5)_2 \cdot C_4H_6O_6$; $M_r$ 1317.5; Schmp. 203 °C (unter Zers.); weiße od. farblose Kristalle; sehr schwer lösl. in Wasser; wenig lösl. in Chloroform u. Ethanol. **Dihydroergotaminmesilat:** Dihydroergotamini mesilas Ph.Eur., Dihydroergotaminmethansulfonat, Dihydroergotaminium methansulfonicum; CAS-Nr. 6190-39-2; $C_{34}H_{41}N_5O_8S$; $M_r$ 680; weißes, krist. Pulver; schwer lösl. in Wasser u. Ethanol; wenig lösl. in Chloroform u. Methanol. **Inkomp.:** basische Stoffe. Sterilisation von Lsg. durch Keimfiltration.

**Dihydroergotoxin:** Codergocrin, 9,10-Dihydroergotoxin; ein Gemisch der dihydrierten Peptidalkaloide der Ergotoxingruppe aus Secale* cornutum: Dihydroergocristin*, Dihydroergocryptin* u. Dihydroergocornin*; Anw. als Nootropikum* in Form von Dihydroergotoxinmesilat*.

**Dihydroergotoxinmesilat:** Codergocrini mesilas Ph.Eur., Codergocrinmesilat, Codergocrinum methansulfonicum, Dihydroergotoxin monomethansulfonat, Ergoloidmesilat; CAS-Nr. 8067-24-1; besteht aus gleichen Teilen der Mesilate von Dihydroergocornin* ($C_{32}H_{45}N_5O_8S$, $M_r$ 659.8), Dihydroergocristin* ($C_{36}H_{45}N_5O_8S$, $M_r$ 707.8) sowie $\alpha$- u. $\beta$-Dihydroergocryptin* im Verhältnis 2:1 ($C_{33}H_{47}N_5O_8S$, $M_r$ 673.8); weißes Pulver; schwer lösl. in Wasser, wenig lösl. in Ethanol; **Wirk.:** Nootropikum*; Alpha*-Rezeptoren-Blocker, besitzt nur schwach uteruskontrahierende Wirk. u. führt zu einer deutl. Erhöhung des venösen Gefäßtonus; **Ind.:** Hypertonie, periphere Durchblutungsstörungen; Funktionsstörungen des Gehirns mit zerebraler Abbausymptomatik; **Kontraind.:** Schwangerschaft, Stillzeit. Vgl. Secale cornutum.

**Dihydrofolatreduktase:** Abk. DHFR; zu den Oxidoreduktasen gehörendes ubiquitäres Enzym*, das die Reaktion Dihydrofolsäure + NADPH + $H^+ \rightarrow$ Tetrahydrofolsäure + $NADP^+$ katalysiert; **Bedeutung: 1.** Beteiligung an Synthese von Purin* u. von Serin* aus Glycin*; **2.** kompetitive Hemmung der D. durch Dihydrofolatreduktase*-Inhibitoren (z. B. Methotrexat*, Trimethoprim*); führt zur Verzögerung der DNA-Synthese.

**Dihydrofolatreduktase-Inhibitoren:** Wirkstoffe, die in den Folsäurestoffwechsel von Zellen eingreifen. Trimethoprim* ist ein selektiver Hemmstoff der bakt. Dihydrofolatreduktase* u. wird als Antibiotikum* eingesetzt. Methotrexat* hemmt die Dihydrofolatreduktase eukaryot. Zellen u. wird als Zytostatikum* u. als Basistherapeutikum* bei Erkrankungen des rheumat. Formenkreises eingesetzt.

**Dihydrofollikulin:** s. Estradiol (17$\beta$-Estradiol).

**4,4′-Dihydrofuchson:** s. Aurin.

**Dihydrogentiopikrin:** s. Swerosid.

**Dihydrohydroxycodeinon:** s. Oxycodon.

**Dihydro-hydroxycodeinon-hydrochlorid:** s. Oxycodon.

**2,3-Dihydroinden:** s. Indan.

**Dihydroliponsäure:** s. $\alpha$-Liponsäure.

**9,10-Dihydrolysergsäureverbindungen:** s. Secale cornutum.
**Dihydromethysticin:** s. Piper methysticum (Piperis methystici rhizoma).
**Dihydromorphinon:** s. Hydromorphon.
**Dihydroöstron:** s. Estradiol.
**Dihydroorotat:** Salz der Dihydroorotsäure; wird bei der Synthese von Pyrimidinnucleotiden (s. Nucleotide) aus Carbamoylaspartat gebildet; reagiert weiter zur Orotsäure*.
**Dihydro-oxycodeinonum hydrochloricum:** s. Oxycodon.
**Dihydropyrrol:** s. Pyrrolin.
**Dihydrostilbestrol:** s. Hexestrol.
**Dihydrostreptomycin** (INN): 2,4-Diguanidino-3,5,6-trihydroxycyclohexyl-5-desoxy-2-*O*-(2-desoxy-2-methylamino-α-L-glucopyranosyl)-3-hydroxymethyl-β-L-lyxo-pentanofuranosid; CAS-Nr. 128-46-1; $C_{21}H_{41}N_7O_{12}$; $M_r$ 583.62; aufgrund seiner Toxizität nicht mehr im Handel befindl. Aminoglykosid*-Antibiotikum; früher angewendet als Antituberkulotikum*. Vgl. Streptomycin.
**Dihydrostreptomycinsulfat:** Dihydrostreptomycini sulfas ad usum veterinarium Ph.Eur., Dihydrostreptomycinum sulfuricum; 4-*O*-[2-*O*-(2-Deoxy-2-methylamino-2-L-glucopyranosyl)-5-deoxy-3-C-hydroxymethyl-α-L-lyxofuranosyl]-*N*,*N*-diamidino-D-streptamin-sulfat; CAS-Nr. 5490-27-7; $(C_{21}H_{41}N_7O_{12})_2 \cdot 3\,H_2SO_4$; $M_r$ 1461.4; weißes bis fast weißes Pulver von schwach bitterem Geschmack; leicht lösl. in Wasser, fast unlösl. in Ethanol; $[\alpha]_D^{20\,°C}$ −82 bis −88° (c=2 in Wasser); nicht mehr im Handel befindl. Aminoglykosid*-Antibiotikum; früher angewendet als Antituberkulotikum*; wirkt bakterizid gegen Tuberkelbakterien u. gramnegative Keime (vgl. Streptomycin, aber stärker ototoxisch).
**Dihydrotachysterol** (INN): Dichysterol, Dihydrotachysterin, 24-Methyl-9,10-secocholesta-5,7,22-trien-3β-ol; (5*E*,7*E*,22*E*)-9,10-*Seco*-5,7,22-ergostatrien-3β-ol; CAS-Nr. 67-96-9; $C_{28}H_{46}O$; $M_r$ 398.65; Schmp. 125–127 °C (kristallisiert aus 95 %igem Methanol); $[\alpha]_D^{22\,°C}$ +97.5° (Chloroform); fast unlösl. in Wasser, lösl. 1:20 in Ethanol, 1:0.7 in Chloroform, 1:3 in Ether, 1:50 in Erdnußöl; chem. verwandt mit Calciferol (Vitamin* $D_2$); **Ind.:** Hypoparathyroidismus (idiopath. u. postoperativ; parathyreoprive Tetanie, s. Antitetanika), Pseudohypoparathyroidismus; **Kontraind.:** Hyperventilationstetanie, Hyperkalzämie; **Toxikol.:** geringe therap. Breite; Sympt. der Überdosierung: Appetitlosigkeit, Abgespanntheit, Schwindel, Übelkeit, Erbrechen, Diarrhö, Polyurie, Kopfschmerzen; reversibel erhöhte Calcium- u. Phosphatkonzentration in Serum u. Harn, sowie erhöhte Cholesterolplasmakonzentration; **Dos.:** p. o. 0.125–1.25 mg/d.
**5α-Dihydrotestosteron:** s. Androstanolon.
**Dihydroxyaceton:** Abk. DHA; 1,3-Dihydroxypropanon; CAS-Nr. 96-26-4; $C_3H_6O_3$; $M_r$ 90.1; dreiwertiger Zucker; liegt im kristallinen Zustand im Allg. in dimerer Form vor; geht beim Erhitzen, Schmelzen, Lösen in Wasser od. Ethanol in die monomere Form über; natürl. im menschl. Körper; reagiert (s. Maillard-Reaktion) mit Peptiden u. Aminosäuren der Haut unter Braunfärbung; verantwortl. für Braunfärbung der Zähne; **Off.:** DAC; **Anw.:** als Hautbräunungsmittel* (bes. bei Vitiligo) in 4 %iger Lsg. in Ethanol/Wasser.
**1,2-Dihydroxyanthrachinon:** s. Alizarin.
**3,4-Dihydroxyanthranol:** s. Anthrarobin.
**2,5-Dihydroxybenzoesäure:** s. Gentisinsäure.
**1,2-Dihydroxybenzol:** s. Brenzcatechin.
**1,3-Dihydroxybenzol:** s. Resorcin.
**1,4-Dihydroxybenzol:** s. Hydrochinon.
***p*-Dihydroxybenzol:** s. Hydrochinon.
**Dihydroxybusulfan:** s. Treosulfan.
**1,3-Dihydroxynaphthalin:** 1,3-Naphthalindiol, Naphthoresorcin; CAS-Nr. 132-86-5; $C_{10}H_8O_2$; $M_r$ 160.2; Schmp. ca. 125 °C; krist., meist bräunl. violettes Pulver, leicht lösl. in Wasser u. Ethanol; **Anw.:** Reagenz Ph.Eur.6 auf u. a. Glucuronsäure u. Zucker.
**2,7-Dihydroxynaphthalin:** 2,7-Naphthalindiol, Naphthalin-2,7-diol; CAS-Nr. 582-17-2; $C_{10}H_8O_2$; $M_r$ 160.2; Schmp. ca. 185–190 °C; Nadeln; unlösl. in Wasser, lösl. in Dichlormethan, Ethanol u. Ether; **Anw.:** Reagenz Ph.Eur.6; zur Reinheitsprüfung von Carboxymethylcellulose-Natrium.
**Dihydroxyphenylalanin:** s. Dioxyphenylalanin.
**Dihydroxyphenylaminopropanolum hydrochloricum:** s. Corbadrin (Corbadrinhydrochlorid).
**Dihydroxyphenylethylamin:** s. Dopamin.
**Dihydroxyphthalophenon:** s. Phenolphthalein.
**2,3-Dihydroxypropansäure:** s. Glycerolsäure.
**Dihydroxypropyltheophyllin:** s. Diprophyllin.
**2,4-Dihydroxypyrimidin:** s. Uracil.
**Dihydrozeatin:** s. Zytokinine.
**3,5-Diiod-4-hydroxybenzolsulfonsäure:** s. Sozoiodolsäure.
**Diiodpentoxid:** s. Iod(V)-oxid.
**Diiodtyrosin:** 3,5-Di-iodo-*L*-tyrosin-Dihydrat; Iodgorgosäure; CAS-Nr. 66-02-4 (Anhydrat); $C_9H_9I_2NO_3 \cdot 2\,H_2O$; $M_r$ 469.0 (Anhydrat: $M_r$ 433.0); weißes bis schwach bräunl. Pulver, schwer lösl. in Wasser, 1 T. lösl. in 250 T. Ethanol, leicht lösl. in Alkalihydroxid-Lösungen, Mineralsäuren; iodhaltiges Benzolderivat; **Vork.:** natürl. in der Schilddrüse u. in Rindenkorallen (Gattung Gorgonia); **Bedeutung:** (physiol.) Vorstufe in der Biosynthese der Schilddrüsenhormone* Thyroxin u. Triiodthyronin; **Ind.:** Hypothyreose*.
**Diisobutylketon:** 2,6-Dimethyl-4-heptanon; CAS-Nr. 108-83-8; $C_9H_{18}O$; $M_r$ 142.2; Sdp. ca. 168 °C; $n_D^{20\,°C}$ ca. 1.414; klare farblose Flüss., schwer lösl. in Wasser, mischbar mit den meisten org. Lösungsmitteln; **Anw.:** Reagenz Ph.Eur.6.
**Diisopromin** (INN): *N*,*N*-Diisopropyl-3,3-diphenylpropylamin; CAS-Nr. 5966-41-6; $C_{21}H_{29}N$; $M_r$ 295.45; nicht mehr im Handel befindl. Spasmolytikum*; früher angewendet bei viszeralen Störungen u. als Cholagogum*.
**Diisopropyladipat:** Diisopropylis adipas DAC; $C_{12}H_{22}O_4$; $M_r$ 230.3; klare Flüssigkeit; unlösl.in Wasser, mischbar mit 96%igem Ethanol, fetten Ölen, flüss. Paraffinen; Lipidkomponente für kutane Zwecke.
**Diisopropylether:** s. Isopropylether.
**Diisopropylfluorphosphat:** s. Fluostigmin.
**Dikalii phosphas:** s. Kaliummonohydrogenphosphat.
**Dikaliumclorazepat** (INN): Dikalii clorazepas Ph.Eur.; (3-Carboxy-7-chlor-2,3-dihydro-2-hydro-

xy-5-phenyl-1*H*-1,4-benzodiazepin-2-yl)oxy-kalium; CAS-Nr. 57109-90-7; $C_{16}H_{11}ClK_2N_2O_4$; $M_r$ 408.92; Kaliumsalz von Clorazepat*; leicht lösl. in Wasser, sehr schwer lösl. in Ethanol, fast unlösl. in Ether, Chloroform; Benzodiazepin*; unterliegt dem Betäubungsmittelgesetz* (Anlage III), ausgenommene Zubereitungen: weniger als 50 mg pro abgeteilte Form, weniger als 100 mg Trockensubstanz zur parenteralen Applikation; **Wirk.**: Tranquilizer*; **Ind.**: Behandlung akuter u. chron. Angst-, Spannungs- u. Erregungszustände, Prämediaktion vor diagnost. od. operativen Eingriffen; **Kontraind.**: Arzneimittelabhängigkeit in der Anamnese, Schlafapnoesyndrom, akute Intoxikation mit zentral dämpfenden Substanzen, Myasthenia gravis pseudoparalytica; **UAW:** lange Anw. kann zu Abhängigkeit des Barbiturat-Alkohol-Typs führen, Neigung zum Missbrauch gering; weitere UAW s. Benzodiazepine; HWZ 48 h. Gebräuchl. ist auch Monokaliumclorazepat u. Clorazepat*.

**Dikaliummonohydrogenphosphat:** s. Kaliummonohydrogenphosphat.

**Dikaliumnitrosopentacyanoferrat(II):** s. Kaliumnitroprussid.

**Dikaliumorthophosphat:** s. Kaliummonohydrogenphosphat.

**Dikaryon:** s. Pilze.

**Diketone:** Dione; Ketone mit 2 C=O-Gruppen; **Nomenklatur:** 1,2-D. werden auch als $\alpha$-Diketone (z. B. Diacetyl*), 1,3-D. als $\beta$-Diketone bezeichnet (s. Abb.).

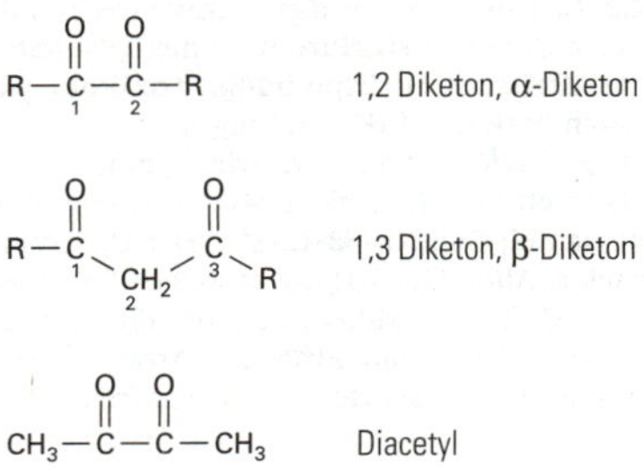


**Diketone**

**Dikieselsäure:** s. Silicium (Kieselsäuren).

**Dikotyledoneae:** Dicotyledoneae, Magnoliatae; Dikotyle, dikotyle Pflanzen; heute in der Systematik nicht mehr verwendete Bez. für zweikeimblättrige Pflanzen; keine phylogenet. Gruppe; vgl. Monokotyledonae; Spermatophytina.

**Dilatation:** Ausdehnung von Substanzen bei Erwärmung bzw. Abkühlung. Die meisten Substanzen dilatieren beim Erwärmen, Wasser jedoch vergrößert sein Volumen bei Abkühlen unter 4 °C u. v. a. beim Gefrieren.

**Dilatometrie:** Bestimmung des Ausdehnungsverhaltens, z. B. Längenänderung $\alpha$ bei Festkörperproben oder Volumenänderung $\gamma$ bei halbfesten Stoffen od. Zubereitungen beim Erwärmen. Bei Phasenübergängen, z. B. Schmelzen, tritt sprunghafte Änderung des Ausdehnungskoeffizienten ein. Bei Mischungen lässt sich so das Schmelzen einzelner Komponenten beobachten, während bei Einzelsubstanzen Übergänge zw. instabilen u. stabilen Modifikationen (s. Polymorphie) erkannt u. untersucht werden können: $\alpha = 1/\Delta t \cdot (L/L_0 - 1)$ bzw. $\gamma = 1/\Delta t\,(V/V_0 - 1)$.

**Dilazep** (INN): 1,4-Bis[3-(3,4,5-trimethoxybenzoyloxy)propyl]perhydro-1,4-diazepin; 3,3′-(Perhydro-1,4-diazepin-1,4-diyl)-dipropyl-bis(3,4,5-trimethoxybenzoat); CAS-Nr. 35898-87-4; $C_{31}H_{44}N_2O_{10}$; $M_r$ 604.70; nicht mehr im Handel befindl. Koronardilatator*, welcher den Abbau von Adenosin* hemmt.

**Dill:** s. Anethum graveolens var. hortorum.

**Dillöl:** s. Anethum graveolens var. hortorum (Oleum Anethi).

**Diltiazem** (INN): *cis*-(+)-5-(2-Dimethylaminoethyl)-2,3,4,5-tetrahydro-2-(4-methoxyphenyl)-4-oxo-1,5-benzothiazepin-3-ylacetat; CAS-Nr. 42399-41-7; $C_{22}H_{26}N_2O_4S$, Strukturformel: s. Abb.; $M_r$ 414.52; **Wirk.**: Calcium*-Antagonist; Antiarrhythmikum* (Klasse IV); Koronardilatator*; **Ind.**: koronare Herzkrankheit (Dauerbehandlung), Hypertonie, Angina pectoris (Prophylaxe); **Kontraind.**: AV-Block II. od. III. Grades, Schock, akuter Herzinfarkt mit Komplikationen, manifeste Herzinsuffizienz, Bradykardie, Schwangerschaft u. Stillzeit; **UAW:** Kopfschmerzen, Müdigkeit, Schwindel, allergische Hautreaktionen, Ödeme; HWZ 4–9 h. **Diltiazemhydrochlorid:** Diltiazemi hydrochloridum Ph.Eur.; $C_{22}H_{27}ClN_2O_4S$; $M_r$ 450.98; Schmp. 213 °C (unter Zers.); weißes, krist. Pulver; leicht lösl. in Wasser, Dichlormethan u. Methanol, schwer lösl. in Ethanol.

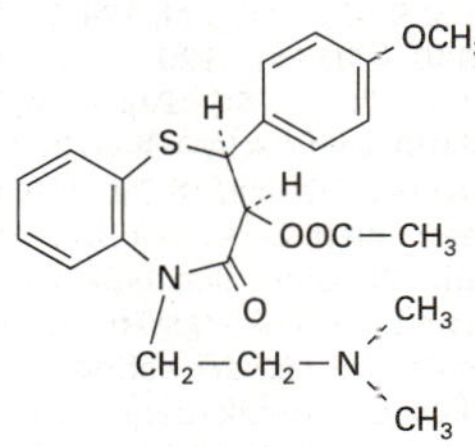

**Diltiazem**

**Dilution:** Verdünnung, die mit flüssigen Stoffen zubereitet wird, z. B. mit Alkohol, Wasser od. Glycerol; vgl. Homöopathie.

**dilutus:** f: diluta, f: dilutum; verdünnt.

**Dim.:** Abk. für **Dim**idium*.

**Dimazeration:** zweifache Mazeration*; **Durchführung:** die vorgeschriebene Drogenmenge wird zunächst mit der Hälfte des Extraktionsmittels u. nach dessen Abtrennung mit der anderen Hälfte mazeriert. **Vorteil:** bessere Wirkstoffausbeute bei Gerbstoffdrogen.

**DIMDI:** Abk. für **D**eutsches **I**nstitut für **M**edizinische **D**okumentation und **I**nformation; zum Geschäftsbereich des Bundesministeriums* für Gesundheit gehörende Behörde mit Sitz in Köln; **Aufgaben: 1.** Bereitstellung von Informationen auf dem Gebiet der Medizin; **2.** Errichtung u. Betrieb von datenbankgestützten Informationssystemen für Arzneimittel u. Medizinprodukte; **3.** Herausgabe amtl. Klassifikationen nach dem Gesundheitsstrukturgesetz (Abk. GSG) u. nach dem Krebsregistergesetz (Abk. KRG); z. B. deutsche Fassung der ATC*-Klassifikation mit definierten Tagesdosen (s. DDD); **4.** Aufbau einer Dokumentation u. eines datenbankgestützten Informationssystems zur gesundheitsökonom. Evaluation med. Verfahren u. Technologien nach dem 2. GKV-Neuordnungsgesetz.

**Dimegluminsalze:** Salze des *N*-Methyl-D-glucamins (Meglumin*); **Anw.:** Röntgenkontrastmittel*.

**Dimenhydrinat** (INN): Dimenhydrinatum Ph.Eur., 2-Benzhydryloxy-*N,N*-dimethylethylamin-8-chlortheophyllinat; Diphenhydramin-8-Chlortheophyllinat, Salz von Diphenhydramin* (Strukturformel: Abb. dort) mit 8-Chlortheophyllin*; CAS-Nr. 523-87-5; $C_{24}H_{28}ClN_5O_3$; $M_r$ 469.96; Schmp. 102–107 °C; leicht lösl. in Ethanol, Chloroform, lösl. in Benzol, in Wasser ca. 3 mg/mL, fast unlösl. in Ether; pH 6.8–7.3 (gesättigte, wässrige Lsg.); Histamin*-$H_1$-Rezeptoren-Blocker; **Ind.:** als Antiemetikum* (z. B. bei Schwindel, Reiseübelkeit); **WW:** Alkohol, Aminoglykosid*-Antibiotika, Psychopharmaka*; **UAW:** Verdauungsbeschwerden, Sedation, Mundtrockenheit, Beeinflussung des Reaktionsvermögens; **Dos.:** p. o. 50 mg/6 h; parenteral i. v. 50 mg, i. m. 100 mg; rektal 3–4 × 150 mg/d. Vgl. Diphenhydramin.

**Dimenhydrinat-Suppositorien:** s. Suppositoria Dimenhydrinati.

**Dimepranol** (INN): s. Inosin Pranobex.

**Dimercaprol** (INN): Dimercaprolum Ph.Eur.6, Dithiopropanol, Dimerkaptopropanol; (engl.) *British Anti Lewisite (Abk. BAL)*; 2,3-Dimercaptopropanol; CAS-Nr. 59-52-9; $C_3H_8OS_2$; $M_r$ 124.21; Sdp. 60 °C (27 Pa), 100 °C (745 Pa), 120 °C (2 kPa), 130 °C (3.3 kPa), 140 °C (5.3 kPa); $n_D^{25\,°C}$ 1.5720; $d_4^{25}$ 1.2385; farblose bis schwach gelbe Flüssigkeit, knoblauchartiger Geruch; 8.7 g lösen sich in 100 mL Wasser unter Zers., lösl. in Pflanzenölen, mischbar mit Ethanol, Benzoesäurebenzylester, Ether, Methanol; pH 5–6.5 (gesättigte Lsg. in Wasser); nicht mehr im Handel befindl. parenterales Antidot* bei Metallintoxikationen (Arsen, Quecksilber, Blei, Gold; s. Chelatbildner) u. Hautantiseptikum; Alternativen: DMPS* (p. o.) bei Metallintoxikationen u. Penicillamin* bei Wilson-Krankheit.

**2,3-Dimercaptopropanol:** s. Dimercaprol.

**Dimercaptopropansulfonsäure:** s. DMPS.

**1,4-Dimethansulfonoxybutan:** s. Busulfan.

**Dimethicone:** s. Dimeticon.

**Dimethinden:** s. Dimetinden.

**Dimethisoquin:** s. Quinisocain.

**Dimethocain** (INN): Larocainhydrochlorid; *p*-Amino-benzoyl-2,2-dimethyl-3-diethyl-amino-propanolhydrochlorid; $C_{16}H_{26}N_2O_2$; $M_r$ 314.7; Schmp. 196–197 °C; weiße Kristalle, leicht lösl. in Wasser u. Ethanol; nicht mehr im Handel befindl. Lokalanästhetikum*.

**Dimethoxymethan:** s. Methylalum.

**2,3-Dimethoxystrychnin:** s. Brucin.

***trans*-2,3-Dimethylacrylsäure:** s. Tiglinsäure.

**Dimethylallyldiphosphat:** s. Terpene.

**Dimethylallylpyrophosphat:** s. Terpene (Abb. dort).

**Dimethylaminoazobenzol:** s. Buttergelb.

**4-Dimethylaminobenzaldehyd:** $C_9H_{11}NO$, $(H_3C)_2N—C_6H_4—CHO$; $M_r$ 149.2; Schmp. ca. 74 °C; weiße bis gelbl. Kristalle, sehr schwer lösl. in Wasser, lösl. in Ethanol, Ether, Chloroform; **Anw.:** **1.** Reagenz Ph.Eur.; zum Nachw. von stickstoffhaltigen Verb., z. B. Ergometrinmaleat, Ergotamintartrat, v. a. Urobilinogen u. Stercobilinogen; in 2 %iger salzsaurer Lsg. als Ehrlich*-Reagenz; zum Nachw. von Haschisch (s. Ghamrawy-Test); in der Chromatographie als Sprühreagenz; **2.** (techn.) zur Synthese von Azofarbstoffen*.

**2-Dimethylaminoethanol:** s. Deanol.

**Dimethylaminophenol:** 4-Dimethylaminophenol (Abk. 4-DMAP), p-Dimethylaminophenol; CAS-Nr. 619-60-3; $C_8H_{11}NO$; $M_r$ 137.18; schnell wirkender Methämoglobinbildner*; **Wirk.:** 4-DMAP bildet Methämoglobin, das Cyanid bindet u. die blockierten Atmungsenzyme regeneriert. **Ind.:** Antidot* bei akuter Intoxikation mit Blausäure, Blausäuresalzen u. Nitrilen; **Kontraind.:** Glukose-6-phosphat-Dehydrogenasemangel; **Antidot:** Toloniumchlorid*. Vgl. Blausäure; Hämoglobin (Hämoglobinderivate).

**Dimethylaniline:** s. Xylidine.

**Dimethylarsinsäure:** s. Kakodylsäure.

**3,3′-Dimethylbenzidin:** s. *o*-Tolidin.

**Dimethylbenzol:** s. Xylol.

**Dimethylbenzolamine:** s. Xylidine.

**1,1-Dimethylbiguanid:** s. Metformin.

**Dimethylcarbinol:** s. Isopropanol.

**Dimethylergometrin:** s. Methysergid.

**Dimethylether:** Methylether; $H_3C—O—CH_3$; $M_r$ 46.07; Schmp. −138 °C; Sdp. −23 °C; farbloses, schwach nach Ether riechendes Gas, 1.6-mal schwerer als Luft; feuergefährl.; Flammpunkt −42.2 °C; **Herst.:** aus Erdgas; **Anw.:** (techn.) Synthese, z. B. von Essigsäure u. Dimethylsulfat; als neuer Kraftstoff in Erprobung. **Toxikol.:** wirkt schwach narkot.; MAK: 1910 mg/m³.

**Dimethylethylcarbinol:** s. Amylenhydrat.

**Dimethylformamid:** Abk. DMF; Ameisensäuredimethylamid; CAS-Nr. 68-12-2; $C_3H_7NO$, Strukturformel: s. Abb.; $M_r$ 73.1; $d_{20}^{20}$ ca. 0.949–0.952; Sdp. ca. 153 °C; klare, farblose, neutrale Flüss.; mischbar mit Wasser u. Ethanol; **Anw.:** Reagenz Ph.Eur.6; Lösungsmittel zur wasserfreien Titration.

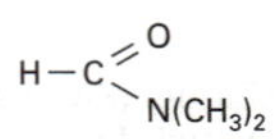

**Dimethylformamid**

**Dimethylfumarat:** s. Fumarsäure.

**Dimethylgelb:** s. Buttergelb.

**Dimethylglyoxim:** Diacetyldioxim; 2,3-Butandiondioxim; CAS-Nr. 95-45-4; $C_4H_8N_2O_2$, Strukturformel: s. Abb.; $M_r$ 116.12; Schmp. ca. 238 °C (unter Zers.); weißes, krist. Pulver, lösl. in Ether, Ethanol, Aceton u. in wässriger alkal. Lsg., in Wasser 0.04 %; **Anw.:** (analyt.) als Tschugaeff-Reagenz in der Analyse, bildet gefärbte Metallkomplexsalze, bes. zum Nachw. von Nickel u. Bismut, zur Ab-

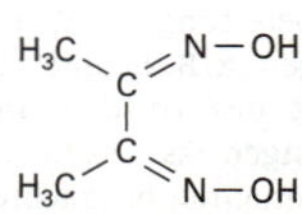

**Dimethylglyoxim**

trennung von Nickel von Cobalt u. vielen anderen Metallen, z. B. Palladium von Zinn, Gold, Rhenium, Iridium. Das Natriumsalz des D. ist leicht lösl. in Wasser u. wird in 1.5 %iger wässriger Lsg. ebenfalls zum Nachw. von Nickel benutzt, vgl. $\alpha$-Benzildioxim.

**2,6-Dimethyl-4-heptanon:** s. Diisobutylketon.

**Dimethylketon:** s. Aceton.

**Dimethyloxychinizin:** s. Phenazon.

**Dimethylphenole:** s. Xylenole.

**Dimethylphthalat:** Phthalsäuredimethylester; $C_6H_4(COOCH_3)_2$; $M_r$ 194.2; D. 1.12; Sdp. 284 °C; farblose, ölige Flüss., sehr schwer lösl. in Wasser, mischbar mit org. Lösungsmitteln; **Anw.:** (techn.) Lösungsmittel, Weichmacher u. Insektenschutzmittel (ein dünner Überzug mit D. schützt die Haut mehrere Stunden lang gegen Insekten); s. Repellents; **Toxikol.:** schleimhaut- u. augenreizend; bei Inhalation Depression des ZNS möglich.

**Dimethylpolysiloxan:** s. Dimeticon.

**Dimethylpyridine:** s. Pyridin.

**Dimethylpyrinden:** s. Dimetinden.

**Dimethylsulfat:** Abk. DMS; Schwefelsäuredimethylester; CAS-Nr. 77-78-1; $(CH_3O)_2SO_2$; $M_r$ 126.13; D. 1.33; Schmp. –32 °C; Sdp. 187–188 °C (unter Zers.); farblose ölige Flüss.; sehr leicht lösl. in Ethanol u. Ether, prakt. unlösl. in Wasser; **Anw.:** (techn.) Methylierungsmittel in der org. Chemie; zur Herst. von Farbstoffen, Vanillin, Phenazon; als Reagenz u. a. auf Eiweiß, Hydroxycholesterol; **Toxikol.:** sehr giftig, reizt Haut u. Atmungsorgane; MAK: 0.05 mg/m³ Luft.

**Dimethylsulfon:** Sulfonyldimethan; CAS-Nr. 67-71-0; $C_2H_6O_2S$; $M_r$ 94.1; Schmp. 108–110 °C; weißes krist. Pulver, leicht lösl. in Wasser, lösl. in Aceton u. Ethanol; **Anw.:** Reagenz Ph.Eur.6; zur Reinheitsprüfung von Dimethylsulfoxid*.

**Dimethylsulfoxid** (INN): Abk. DMSO; CAS-Nr. 67-68-5; $(CH_3)_2SO$; $M_r$ 78.1; klare, hygroskop. Flüssigkeit; mischbar mit Wasser, Ethanol, Ether, Chloroform; **Off.:** Ph.Eur., DAC; **Prüfung:** Reinheitsprüfung mit Dimethylsulfon* (Ph.Eur.6); **Wirk.:** antiphlogist., lokalanästhet., schwach bakterio- u. fungistat., ferner diuret. u. vasodilatorisch; **Anw.:** **1.** (med.) äußerl. als Analgetikum* u. Antiphlogistikum*; Zusatz zu Dermatika zur transdermalen Resorptionsverbesserung; **2.** (techn.) aprot. Lösungsmittel; **Kontraind.:** Anw. am Auge; Anw. in der Schwangerschaft; **UAW:** Brennen der Haut, Erytheme, Blasenbildung, Schwindel, Erbrechen, abdominale Krämpfe auch nach lokaler Applikation.

**Dimethyltryptamin:** s. Piptadenia peregrina (Yopo).

**Dimethyltubocurariniumchlorid** (INN): Dimethyltubocurarinii chloridum, Metocurinchlorid; CAS-Nr. 33335-58-9; $C_{40}H_{48}Cl_2N_2O_6$; $M_r$ 723.74; nicht mehr im Handel befindl. peripheres stabilisierendes Muskelrelaxans*; 2- bis 3-mal wirksamer als Tubocurarinchlorid*.

**Dimethyltyramin:** s. Hordenin.

**1,3-Dimethylxanthin:** s. Theophyllin.

**3,7-Dimethylxanthin:** s. Theobromin.

**Dimeticon:** Dimeticonum Ph.Eur.6, Dimethicone (INCI), Methylsilikonöle; Polydimethylsiloxan, CAS-Nr. 9006–75-9; $(C_2H_6OSi)_n$; Strukturformel:

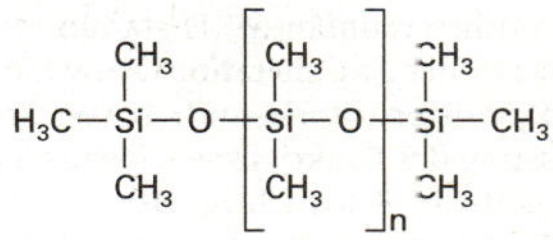

**Dimeticon**

s. Abb.; $n_D^{25\,°C}$ ca. 1.404; D. 0.965–0.970; klare, farblose Flüssigkeit unterschiedl. Viskosität; fast unlösl. in Wasser, sehr schwer lösl. bis fast unlösl. in wasserfreiem Ethanol, mischbar mit Ethylacetat, Ethylmethylketon u. Toluol; flüchtige Best. max. 0.3 %; D. blockiert das Aufweichen u. Austrocknen der Haut, ist prakt. nicht tox.; wird biol. nicht abgebaut. **Herst.:** Hydrolyse u. Polykondensation von Dichlordimethylsilan u. Chlortrimethylsilan; die Typen unterscheiden sich durch die nominale Viskosität, die durch die Nummer beim Substanznamen ausgedrückt wird. Die kinemat. Viskosität von 20–1300 mm²/s bei 25 °C entspr. einem Polymerisationsgrad n = 20–400. D. mit einer nominalen Viskosität von ≤ 50 mm²/s ist nur zur äußerl. Anw. bestimmt. **Zuber.:** z. B. Cremor* Dimeticoni, Dimeticon*-Kapseln 40 od. 80 mg; **Anw.:** **1.** (med.) Antischaummittel*, z. B. bei funktioneller Dyspepsie, als Antidot* bei Intoxikation mit Schaumbildnern (z. B. Waschmittel); in Läusemitteln*; **2.** (techn.) Weichmacher, Verdickungsmittel im Lebensmittelsektor; Herstellung pharmaz. od. kosmetischer Zubereitungen. Vgl. Simeticon.

**Dimeticon-Creme:** s. Cremor Dimeticoni.

**Dimeticon-Kapseln 40 od. 80 mg:** Capsulae Dimeticoni 40 aut 80 mg; Zusammensetzung: DAC, NRF (pro Kapselgröße 1), 0.04 bzw. 0.08 g Dimeticon*, 0.005 bzw. 0.01 g hochdisperses Siliciumdioxid*, leichtes Magnesiumoxid nach Bedarf; **Anw.:** bei Meteorismus*; **Dos.:** 1–2 Kapseln nach den Mahlzeiten u. bei Bedarf vor dem Schlafengehen.

**Dimeticon-Pulver 40 od. 80 mg:** Pulvis Dimeticoni; nicht abgeteiltes Pulver mit ED 40 bzw. 80 mg Dimeticon*; Zusammensetzung: NRF (für 50 Einzeldosen), 2.0 g bzw. 4.0 g Dimeticon, 0.1 g bzw. 0.2 g hochdisperses Siliciumdioxid*, 1.5 g bzw. 3.0 g leichtes Magnesiumdioxid, 0.5 g Orangentrockenaroma, 38.0 g bzw. 35.0 g Sorbitol; **Anw.:** Meteorismus*; **Dos.:** 1–2 Dosierlöffel (1.7 mL Fassungsvermögen) mit etwas Flüss. nach den Mahlzeiten u. bei Bedarf vor dem Schlafengehen.

**Dimetinden** (INN): syn. Dimethinden; Dimethylpyrinden; *N,N*-Dimethyl-2-[3-(*RS*)-1-(pyridin-2-yl)ethyl-1*H*-inden-2-yl]ethanamin; CAS-Nr. 5636-83-9; $C_{20}H_{24}N_2$, Strukturformel: s. Abb.; $M_r$

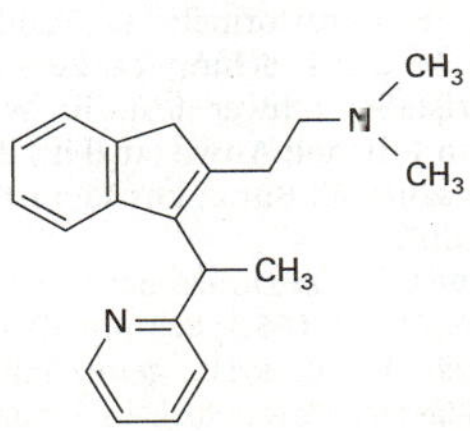

**Dimetinden**

292.41; Antihistaminikum*, Histamin*-$H_1$-Rezeptoren-Blocker der 1. Generation; **Anw.:** als Antiallergikum*, Antipruriginosum*; **UAW:** Sedierung, Beeinflussung des Reaktionsvermögens (cave: Auswirkung auf die Fahrtüchtigkeit), Mundtrockenheit; **WW:** Alkohol u. Psychopharmaka; HWZ 5–7 h. **Dimetindenmaleat:** Demetindeni maleas Ph.Eur.; CAS-Nr. 3614-69-5; $C_{20}H_{24}N_2 \cdot C_4H_4O_4$; $M_r$ 408.5; weißes, krist. Pulver; schwer lösl. in Wasser.

**Dimetotiazin** (INN): *N,N*-Dimethyl-10-(2-dimethylaminopropyl)-2-phenothiazinylsulfonamid; CAS-Nr. 7456-24-8; $C_{19}H_{25}N_3O_2S_2$; $M_r$ 391.56; nicht mehr im Handel befindl. Antihistaminikum* u. Serotonin*-Antagonist; früher angewendet zur Migräneprophylaxe u. als Antianaphylaktikum.

**Dimidium:** Abk. Dim.; (auf Rezepten) die Hälfte.

**Dimorphie:** Polymorphie*, die sich auf 2 Modifikationen beschränkt.

**DIN:** Abk. für **D**eutsches **I**nstitut für **N**ormung; gemeinnütziger Verein mit Sitz in Berlin, der techn. Standards (DIN-Normen) erarbeitet u. unter dem Verbandszeichen DIN herausgibt; vgl. ISO.

**Dinatrii phosphas:** s. Natriummonohydrogenphosphat.

**Dinatrii phosphas anhydricus:** s. Natriummonohydrogenphosphat (wasserfreies Natriummonohydrogenphosphat).

**Dinatrii phosphas dihydricus:** s. Natriummonohydrogenphosphat.

**Dinatrii phosphas dodecahydricus:** s. Natriummonohydrogenphosphat.

**Dinatrii phosphas heptahydricus:** s. Natriummonohydrogenphosphat.

**Dinatriumcromoglicinat:** s. Cromoglicinsäure.

**Dinatrium-dexamethason-21-dihydrogenphosphat:** s. Dexamethason.

**Dinatrium-EDTA:** s. Natriumedetat.

**Dinatriumhydrogenarsenat(V):** Natrium arsenicicum; Natriumarsenat(V), arsensaures Natrium; $Na_2HAsO_4 \cdot 7\,H_2O$; D. 1.72; lösl. in Wasser u. Glycerol, sehr schwer lösl. in Ethanol; **Anw.:** **1.** (techn.) in Holzschutzmitteln; **2.** (med.) obsolet; früher als Anthelminthikum*; in Dermatologika; **Toxikol.:** s. Arsenintoxikation. Vgl. Arsenate.

**Dinatriumhydrogenphosphat:** s. Natriummonohydrogenphosphat.

**Dinatriumorthophosphat:** s. Natriummonohydrogenphosphat.

**Dinatriumpentacyanonitrosylferrat(II)-dihydrat:** s. Nitroprussidnatrium.

**Dinatrium-2,4,5,7-tetraiodfluoresceinat:** s. Erythrosin.

**3,5-Dinitrobenzoesäure:** CAS-Nr. 99-34-3; $C_7H_4N_2O_6$, Strukturformel: s. Kedde-Reaktion (Abb. dort); $M_r$ 212.1; Schmp. ca. 204–208 °C; fast farblose Kristalle; schwer lösl. in Wasser, sehr leicht lösl. in Ethanol; **Anw.:** (analyt.) Reagenz Dinitrobenzoesäure Ph.Eur.6; zur Identitätsprüfung von Digitoxin*.

**1,3-Dinitrobenzol:** *m*-Dinitrobenzol; CAS-Nr. 99-65-0; $C_6H_4N_2O_4$; $M_r$ 168.1; Schmp. 89–91 °C; polymorphe Kristalle od. krist. gelbl. Pulver; prakt. unlösl. in Wasser, schwer lösl. in Ethanol, lösl. in Chloroform; **Anw.:** Reagenz Ph.Eur.6: Dinitrobenzol-Lösung (1 %ig in 96 %igem Ethanol).

***m*-Dinitrobenzol:** s. 1,3-Dinitrobenzol.

**3,5-Dinitrobenzoylchlorid:** CAS-Nr. 99-33-2; $C_7H_3ClN_2O_5$; $M_r$ 230.6; Schmp. 68 °C; gelbes bis grünl. gelbes Pulver; lösl. in Aceton, Ether u. Toluol; Zers. in $H_2O$; **Anw.:** Reagenz Ph.Eur., zum Nachw. von Alkoholen (Ethanol 96 %, Methanol, Menthol).

**4,6-Dinitro-*o*-cresol:** Abk. DNOC; syn. 2-Methyl-4,6-dinitrophenol; $C_7H_6N_2O_5$; $M_r$ 198.1; Schmp. 87 °C; gelbl. Pulver; leicht lösl. in Ether u. Benzol, lösl. in Ethanol, wenig löslich in Wasser; **Anw.:** Schädlingsbekämpfungsmittel*, Herbizid*; **Toxikol.:** hochgiftig; kann über die intakte Haut aufgenommen werden u. zu lokalen Nekrosen u. schweren system. UAW führen; **Gesch.:** wurde unter dem militär. Codenamen Agent Yellow während des Vietnamkriegs als Entlaubungsmittel eingesetzt.

**2,4-Dinitrofluorbenzol:** s. Sanger-Endgruppenanalyse.

**Dinitrogenii oxidum:** s. Lachgas.

**2,4-Dinitrophenol:** 1-Hydroxy-2,4-dinitrobenzol; CAS-Nr. 51-28-5; $C_6H_3(OH)(NO_2)_2$; $M_r$ 184.10; Schmp. 114 °C; gelbes, krist. Pulver; leicht lösl. in Ethanol, Chloroform, Benzol, lösl. in heißem Wasser; **Anw.:** **1.** (techn.) Holzimprägnierung gegen Pilzbefall (0.5 %) sowie in der Farbstoffindustrie; **2.** (analyt.) als Indikator*, Umschlagsbereich: pH 2.6 (farblos) bis pH 4.4 (gelb); zum Nachw. von Kalium- u. Ammoniumionen; **Toxikol.:** sehr giftig; Atmungsketten-Entkoppler, s. Atmungsinhibitor; früher in Abmagerungsmitteln, aufgetretene Vergiftungserscheinungen: Dermatitiden, Schwindel, Erbrechen, Granulozytopenie, Leber- u. Nierenschädigungen, Erblindungen u. Todesfälle; vgl. 4,6-Dinitro-*o*-cresol.

**2,4-Dinitrophenylhydrazin:** CAS-Nr. 119-26-6; $C_6H_6N_4O_4$; $M_r$ 198.1; Schmp. 203–204 °C; orangerote Kristalle, sehr schwer lösl. in Wasser, schwer lösl. in Ethanol; **Anw.:** **1.** (analyt.) zur Bestimmung von Aldehyden u. Ketonen (Bildung gelbl. Hydrazone*); **2.** (techn.) DC-Reagenz; zur Herst. der D.-Schwefelsäure-Lösung (Reagenz DAB); als D.-Reagenz (Ph.Eur.): 0.2 g D. werden in 20 mL Methanol gelöst u. mit 80 mL einer Mischung von gleichen Volumenteilen Salzsäure 25 % u. Essigsäure 30 % versetzt; bei Bedarf frisch herstellen.

**Dinkel:** s. Triticum spelta.

**Dinoprost** (INN): Prostaglandin $F_2\alpha$; (*Z*)-7-[(1*R*,2*R*,3*R*,5*S*)-3,5-dihydroxy-2-(*E*)-(3*S*)-3-hydroxyoct-1-enyl]cyclopentyl-hept-5-enoat; CAS-Nr. 551-11-1; $C_{20}H_{34}O_5$, Strukturformel: s. Prostaglandine (Abb. dort); $M_r$ 354.49; Schmp. 25–35 °C; $[\alpha]_D^{25\,°C}$ +23.5° (c = 1 g/100 mL in Tetrahydrofuran); weißes krist. Pulver od. farblose Kristalle; leicht lösl. in Methanol, absolutem Ethanol, Ethylacetat u. Chloroform, schwer lösl. in Wasser; nicht mehr im Handel befindl. Oxytozikum*; früher angewendet bei postpartalen aton. Blutungen; **UAW:** Übelkeit, Erbrechen, Diarrhö, Hitzewallungen, Schüttelfrost, Kopfschmerz, Schwindel, Fieber, Leukozytose*. Vgl. Dinoproston. **Dinoprosttrometamol (INN):** Dinoprostum trometamolum Ph.Eur.6, (*Z*)-7-[(1*R*,2*R*,3*R*,5*S*)-3,5-dihydroxy-2-(*E*)-

(3S)-3-hydroxyoct-1-enyl]cyclopentyl-hept-5-enoat · 2-Amino-2-(hydroxymethyl)-1,3-propandiol; CAS-Nr. 38562-01-5; $C_{24}H_{45}NO_8$; $M_r$ 475.62; weißes Pulver, sehr leicht lösl. in Wasser, leicht lösl. in Ethanol. Vgl. Trometamol.

**Dinoproston** (INN): Dinoprostonum Ph.Eur.; Prostaglandin $E_2$; (Z)-7-[(1R,2R,3R)-3-Hydroxy-2-(E)-(3S)-3-hydroxyoct-1-enyl]-5-oxocyclopentyl-hept-5-ensäure; CAS-Nr. 363-24-6; $C_{20}H_{32}O_5$, Strukturformel: s. Prostaglandine (Abb. dort); $M_r$ 352.48; Schmp. 66–68 °C; $[\alpha]_D^{26\,°C}$ −61° (c = 1 in Tetrahydrofuran); lösl. 1:1000 in Wasser, lösl. in Ethanol; Oxytozikum*; **Ind.:** Vorbereitung einer operativen Ausräumung des Uterus bei verhaltenem Abort od. Blasenmole, zur Geburtseinleitung, bei aton. Nachblutungen; **UAW:** Übelkeit, Erbrechen, Diarrhö, Schüttelfrost, Fieber, Hitzewallungen, Kopfschmerz, Leukozytose, Krampfanfälle; HWZ 0.6 min. Vgl. Dinoprost; Abortiva.

**Dinor-:** s. Nor-.

**Dioctylnatriumsulfosuccinat:** s. Docusat-Natrium.

**Dioctylphthalat:** s. Phthalsäureester.

**Diodenarraydetektor:** s. HPLC.

**Diodon:** Iodopyracet; Diethanolamin-Salz der α-(1,4-Dihydro-3,5-diiodo-4-oxo-1-pyridyl)-essigsäure; CAS-Nr. 300-37-8; $C_{11}H_{16}I_2N_2O_5$; $M_r$ 510.1; Schmp. 155–157 °C (unter Zers.); lösl. zu 36 % in Wasser, 12 % in Methanol; unlösl. in Aceton, Ether, Chloroform; pH der wässrigen Lsg. 5–8 (von der Konz. abhängig); Säure: $C_7H_5I_2NO_3$; $M_r$ 404.9; nicht mehr im Handel befindl. Röntgenkontrastmittel*; früher angewendet in der Urethrographie u. Hysterosalpingographie.

**diözisch:** s. Blüte (Blütenformen).

**Diolamin:** Diolaminum; chem. Kurzbez. für Diethanolamin*.

**Diole:** chem. Verb. mit 2 OH-Gruppen; s. Alkohole.

**Dionaea muscipula** Ellis: Venusfliegenfalle; Fam. Droseraceae; North u. South Carolina; Carnivore*; Stpfl. von **Herba Dionaeae recens:** frisches Venusfliegenfallen-Kraut; **Inhaltsst.:** Naphthochinon*-Derivate wie Plumbagin*, Polyphenole, Enzyme wie Proteasen*, Phosphatasen* u. Nucleasen* im Sekret der Verdauungsdrüsen der Blattfallen; im Presssaft außerdem saure u. neutrale Peptide sowie freie Aminosäuren; **Anw.:** Der Presssaft wurde früher als sog. Krebsmittel verwendet (die Zulassung entspr. Fertigarzneimittel ist 1988 erloschen).

**Dione:** s. Diketone.

**Dioptrie:** Brechkrafteinheit (Abk. BKE); Symbol dpt (veraltet D, dptr.); außerhalb des SI* zulässige Einheit für den Brechwert* opt. Systeme u. Linsen. Eine Linse von 1 m Brennweite hat den Brechwert D = 1 dpt. Je höher der Brechwert, d. h. die Zahl der D., desto kürzer die Brennweite. Formel: D = 1/f (f = Brennweite in m).

**Dioptrik:** Lehre von der Brechung (Refraktion) des Lichtes; s. Brechungsgesetz, Brechungsindex, Refraktometrie.

**Dioscin:** s. Diosgenin.

**Dioscorea villosa** L.: Zottige Yamswurzel; Fam. Dioscoreaceae; atlant. Nordamerika, vielfach kultiviert; Stpfl. von **Rhizoma Dioscoreae villosae:** (engl.) *Wild Yam Root*; Yamswurzel, Brotwurzel; getrockneter Wurzelstock ohne Wurzeln; frisch von betäubender Wirk. u. bitterem Geschmack; durch Einweichen in Wasser u. durch Kochen wird das Rhizom essbar. **Inhaltsst.:** Saponine* wie Dioscin (s. Diosgenin), harzartiges Dioscorein, ca. 80 % Stärke; **Anw.:** (volkstüml.) z. B. bei Husten*, Erkrankungen* des rheumatischen Formenkreises; als Nahrungsmittel aufgrund des Stärkegehaltes. **Hom.:** Dioscorea villosa (HAB): frischer, nach der Blütezeit gesammelter Wurzelstock; verordnet z. B. bei Koliken der Verdauungsorgane.

**Dioscoreophyllum cumminsii** Diels: Fam. Menispermaceae; West- u. Zentralafrika; Stpfl. von **Serendipity-Beeren:** die Früchte enthalten Monellin, ein Protein ($M_r$ ca. 11 000), ca. 2000–3000-mal süßer als Saccharose*; vgl. Süßmittel.

**Diosgenin:** $C_{27}H_{42}O_3$; $M_r$ 416.61; Steroidsapogenin; Aglykon* von Dioscin, einem Steroidsaponin aus Dioscorea-Arten (z. B. Dioscorea* villosa); in diesen bis zu 10 % enthalten; wichtiges Ausgangsmaterial

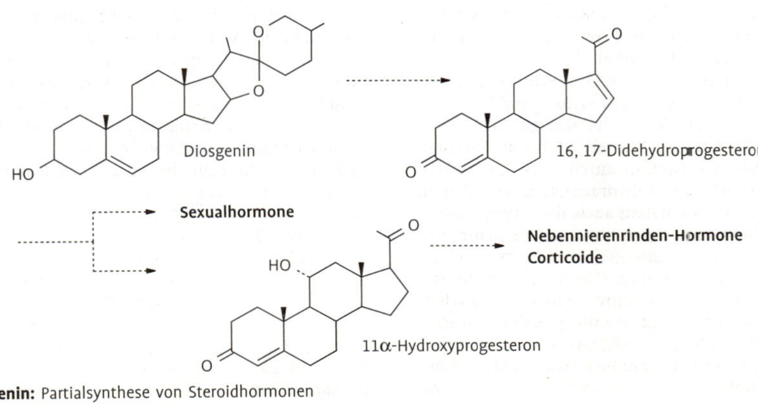


**Diosgenin:** Partialsynthese von Steroidhormonen

für die Partialsynthese der Steroidhormone* (z. B. Nebennierenrinden-Hormone, Sexualhormone*); die Partialsynthese erfolgt durch ein kombiniertes chem. u. mikrobielles Verfahren: s. Abb.

**Diosmin** (INN): Diosminum Ph.Eur., Barosmin, Diosmetin-7-rutinosid; 3′,5,7-Trihydroxy-4′-methoxyflavon-7-rhamnoglucosid; CAS-Nr. 520-27-4; $C_{28}H_{32}O_{15}$ (Strukturformel des Aglykon Diosmetin: s. Flavonoide, Tab. dort); $M_r$ 608.6; Schmp. 283 °C; **Vork.:** Flavonglykosid, z. B. in Barosma-Arten, Conium* maculatum, Capsella* bursa-pastoris; **Ind.:** venöse Insuffizienz (als Venenmittel*); **Dos.:** p. o. bis 600 mg/d.

**Diosphenol:** 2-Hydroxypiperiton, 1-*p*-Menthen-2-ol-3-on; Buccokampfer; 1-Methyl-4-isopropyl-1-cyclohexen-2-ol-3-on; CAS-Nr. 490-03-9; $C_{10}H_{16}O_2$, Strukturformel: s. Abb.; $M_r$ 168.23; Schmp. 83 °C; kaum lösl. in Wasser, besser lösl. in Ethanol, lösl. in Chloroform, Ether, Schwefelkohlenstoff; Wirkstoff aus u. a. Agathosma* betulina.

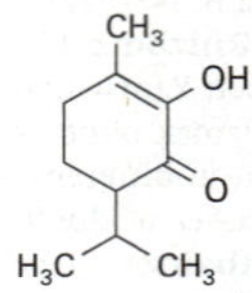


**Diosphenol**

**Diospyros kaki** L.: Fam. Ebenaceae; Mittelmeergebiete, Asien, Kalifornien; Stpfl. von **Kaki-Pflaume: Inhaltsst.:** Die Früchte enthalten im unreifen Zustand Gerbstoffe*. **Anw.:** Obst; (volkstüml.) bei leichten Schilddrüsenerkrankungen.

**Diospyros lotus** L.: Lotuspflaume, Dattelpflaume; Fam. Ebenaceae; Asien, Mittelmeergebiet; die kirschgroßen Früchte des Baumes (zuerst gelb, im reifen Zustand aber blauschwarz) sind ein süßl. schmeckendes Obst mit viel Gerbstoffen; die Wurzeln enthalten Naphthochinone*; D. lotus u. andere D.-Arten sind Stpfl. von **Ebenholz:** sehr hartes u. widerstandsfähiges Holz, z. T. resistent gegen Termiten; schwerer als Wasser; **Inhaltsst.:** Naphthochinon*-Derivate u. Gerbstoffe*. Die frühere med. Anw. (wie Guaiacum* officinale, Guajaci lignum) ist obsolet.

**Diospyros virginiana** L.: Persimone; Fam. Ebenaceae; östl. Nordamerika; die orangefarbigen, 2–3 cm großen Früchte sind essbar; Stpfl. von **Persimonöl:** Dattelpflaumenöl; halbtrocknendes Öl aus den Samen; ähnl. dem Erdnußöl.

**1,4-Dioxan:** $C_4H_8O_2$; $M_r$ 88.11; Schmp. 9–11 °C; Sdp. 100–102 °C; D. 1.031–1.034; $n_D^{20\,°C}$ 1.421–1.424; klare, farblose, charakterist. riechende Flüss., mischbar mit Wasser, 96 %igem Ethanol, Ether; **Herst.: 1.** (techn.) durch Erhitzen von Diethylenglykol* mit dehydratisierenden Mitteln, z. B. $H_2SO_4$; **2.** D. entsteht auch als Nebenprodukt, z. B. bei Ethoxylierungen unter sauren Bedingungen; **Anw.:** (techn.) universelles Lösungsmittel für Cellulose, Wachse, Harze, Öle; als Lösungsmittel zur Molmassenbestimmung; darf wie Ethylenoxid* in kosmet. Produkten nicht vorhanden sein.

**Dioxethedrin** (INN): *N*-Ethyl-3,4-dihydroxynorephedrin; 2-Ethylamino-1-(3,4-dihydroxyphenyl)propanol; CAS-Nr. 497-75-6; $C_{11}H_{17}NO_3$; $M_r$ 211.25; nicht mehr im Handel befindl. Beta-Sympathomimetikum (s. Sympathomimetika); früher als Broncholytikum* angewendet.

**Dioxide:** Oxide* mit 2 Atomen Sauerstoff*, soweit es sich nicht um Hyperoxide* (z. B. $KO_2$) od. Peroxide* (z. B. $CaO_2$) handelt.

**Dioxin: 1.** 1,4-Dioxin; $C_4H_4O_2$; zweifach ungesättigte, sechsgliedrige Ringverbindung mit 2 Sauerstoffatomen. **2.** Bez. für 2,3,7,8-Tetrachlordibenzo-1,4-dioxin, s. TCDD.

**Dioxy-: 1.** Bez. für die Gruppe —O—O— in org. Peroxiden*; **2.** veraltet für Dihydroxy-.

**o-Dioxybenzol:** s. Brenzcatechin.

**2,3-Dioxybernsteinsäure:** s. Weinsäure.

**Dioxygenasen:** s. Oxygenasen.

**Dioxyphenylalanin:** Abk. DOPA; Dihydroxyphenylalanin; 3-Hydroxytyrosin; $C_9H_{11}NO_4$, Strukturformel: s. Abb.; $M_r$ 197.2; L-Form: s. Levodopa; **Bedeutung:** (physiol.) natürl. Aminosäure, Oxidationsprodukt des Tyrosins* (unter Mitwirkung des Enzyms Tyrosinase); DOPA ist Vorstufe bei der Pigmentbildung (Melanine) der Haut u. wichtiges Zwischenprodukt der Adrenalinbiosynthese; es wird durch die DOPA-Decarboxylase zu Dopamin*. Vgl. DOPA-Decarboxylase-Hemmer.

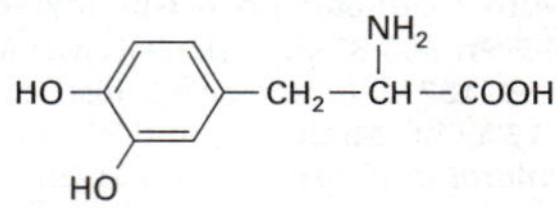


**Dioxyphenylalanin**

**Dipenten:** s. Limonen.

**Dipeptidasen:** s. Proteasen.

**Dipeptide:** s. Peptide.

**Di-Peptidyl-Peptidase-4-Inhibitoren:** s. DPP-4-Inhibitoren.

**Diphenason:** s. Dapson.

**Diphenhydramin** (INN): 2-Benzhydryloxy-*N,N*-dimethylethylamin; 2-Diphenylmethoxy-*N,N*-dimethylethylamin; CAS-Nr. 58-73-1; $C_{17}H_{21}NO$, Strukturformel: s. Abb.; $M_r$ 255.35; Sdp. 150–165 °C (266 Pa); **Diphenhydraminhydrochlorid:** Diphenhydramini hydrochloridum Ph.Eur., Diphenhydraminum hydrochloricum; CAS-Nr. 147-24-0; $C_{17}H_{22}ClNO$; $M_r$ 291.8; Schmp. 166–170 °C; polymorph. weißes, krist. Pulver, wird unter Lichteinfluss langsam dunkel; bitterer Geschmack; 1 g lösl. in 1 mL Wasser, 2 mL Ethanol, 2 mL Chloroform, 50 mL Aceton, sehr schwer lösl. in Benzol, Ether; pH einer 1 %igen Lsg. im Wasser 5.5; Histamin*-$H_1$-Rezeptoren-Blocker; **Wirk.:** Antihistaminikum*; antiemet. u. lokalanästhetisch; **Ind.:** als Sedativum*; Antiemetikum*, Spasmolytikum*; als Antiallergikum p. o. Anw. in Form von Dimenhydrinat*. Gebräuchl. sind u. a. auch Diphenhyd-

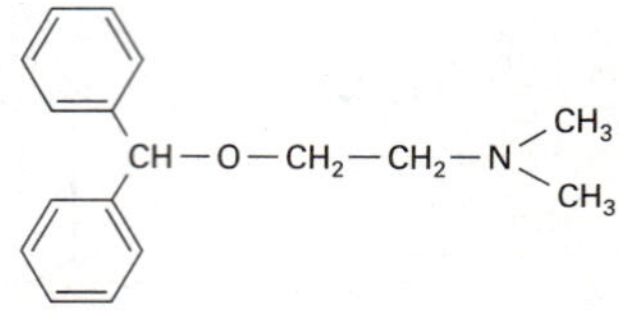


**Diphenhydramin**

raminmesilat, Diphenhydraminmethylbromid u. Diphenhydraminsalicyclat.

**Diphenhydraminhydrochlorid-Kapseln 25 mg:** s. Capsulae Diphenhydramini hydrochlorici 25 mg.

**Diphenoxin:** s. Difenoxin.

**Diphenoxylat** (INN): Ethyl-1-(3-cyan-3,3-diphenylpropyl)-4-phenyl-4-piperidincarboxylat; 1-(3-Cyan-3,3-diphenylpropyl)-4-phenylpiperidin-4-carbonsäureethylester; CAS-Nr. 915-30-0; $C_{30}H_{32}N_2O_2$; $M_r$ 452.57; nicht mehr im Handel befindl. Antidiarrhoikum*; unterliegt dem Betäubungsmittelgesetz* (Anlage II). **Diphenoxylathydrochlorid:** Diphenoxylati hydrochloridum Ph.Eur.; $C_{30}H_{33}ClN_2O_2$; $M_r$ 489.1; Schmp. 220 °C (unter Zers.); weißes, krist. Pulver; sehr schwer lösl. in Wasser, leicht lösl. in Dichlormethan. Vgl. Difenoxin.

**Diphenyl:** s. Biphenyl.

**Diphenylamin:** $(C_6H_5)_2NH$; $M_r$ 169.2; Schmp. 53–54 °C; Sdp. 302 °C; farblose Kristalle, leicht lösl. in Ethanol, Ether, lösl. in Benzol, unlösl. in Wasser; **Vork.:** natürl. in Küchenzwiebeln (Allium* cepa var. cepa); **Darst.:** (der Diphenylamin-Lösung) Reagenz Ph.Eur.: **1.** Lsg. von 0.1 g D. in 100 mL 96 %iger Schwefelsäure; **2.** Lsg. von 1.0 g D. in 100 mL 96 %iger Schwefelsäure; **Anw.:** (analyt.) Redoxindikator in der Cerimetrie u. bei chromatometr. Gehaltsbestimmungen; ferner zum Nachw. von Salpetersäure bzw. Nitraten.

***N,N'*-Diphenylbenzidin:** *N,N'*-Diphenyl-4,4'-diaminobiphenyl; CAS-Nr. 531-91-9; $C_{24}H_{20}N_2$; $M_r$ 336.4; Schmp. ca. 246–250 °C; weißes bis schwach graues, krist. Pulver; prakt. unlösl. in Wasser, schwer lösl. in Aceton u. Ethanol; **Anw.:** (analyt.) Reagenz Ph.Eur.6; zum Nachweis von Nitrat*.

**Diphenylcarbazid:** 1,5-Diphenylcarbonohydrazid; $C_{13}H_{14}N_4O$, $O{=}C(NH{-}NH{-}C_6H_5)_2$; $M_r$ 242.27; Schmp. 162–175 °C; weißes, krist. Pulver, verfärbt sich an der Luft schwach rosa; lösl. in Ethanol, Aceton, Eisessig, wenig lösl. in Wasser, unlösl. in Ether; **Anw.:** (analyt.) in der Analyse zum Nachw. von Chrom, Quecksilber, Magnesium, Chlorid sowie von $H_2O_2$ u. a.; als Indikator* bei der Titration von Eisen.

**1,5-Diphenylcarbazon:** CAS-Nr. 538-62-5; $C_{13}H_{12}N_4O$; $M_r$ 240.3; Schmp. ca. 157 °C (unter Zers.); orangegelbes, krist. Pulver; prakt. unlösl. in Wasser, leicht lösl. in Dichlormethan u. Ethanol; **Anw.:** Reagenz Ph.Eur.6; zur. Herst. von Diphenyl-Quecksilber(II)-chlorid-Reagenz.

**Diphenyldiamin:** s. Benzidin.

**1,2-Diphenylethan:** s. Bibenzyl.

**Diphenylethandion:** s. Benzil.

**Diphenylglykolsäure:** s. Benzilsäure.

**α-Diphenylglyoxim:** s. α-Benzildioxim.

**Diphenylhydantoini Natrium:** s. Phenytoin.

**Diphenylketon:** s. Benzophenon.

**Diphenylmethanon:** s. Benzophenon.

**Diphenylpyralin** (INN): Diphenylpyrilen, Benzhydryl-(1-methyl-4-piperidyl)ether; 4-Diphenylmethoxy-1-methylpiperidin; CAS-Nr. 147-20-6; $C_{19}H_{23}NO$, Strukturformel: s. Abb.; $M_r$ 281.38; anticholinerg wirksamer Histamin*-$H_1$-Rezeptoren-Blocker der 1. Generation; **Ind.:** in fixer Kombination mit Metamfepramon u. Acetylsalicylsäure* zur symptomat. Ther. bei fieberhafter Erkältungs-

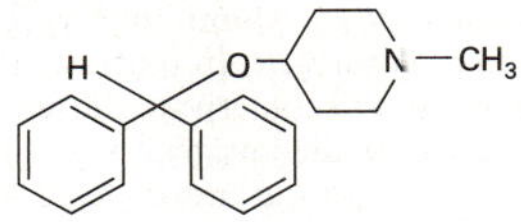

**Diphenylpyralin**

krankheit; **UAW:** Sedierung, Hautreaktionen; **Dos.:** p. o. 3-mal/d 2.5 mg; topisch 1.5 %ige Salbe (in Österreich im Handel). Gebräuchl. ist auch Diphenylpyralinhydrochlorid. Hingewiesen sei auch auf Diphenylpyralin-Poly(styrol,divinylbenzol)sulfonat. Vgl. Piprinhydrinat.

**Diphenylthiocarbazon:** Dithizon; $C_{13}H_{12}N_4S$, Strukturformel: s. Abb.; $M_r$ 256.3; Schmp. 170 °C (unter Zers.); dunkelviolette Nadeln od. schwärzl. Pulver, lösl. in Tetrachlorkohlenstoff, Chloroform, konz. Schwefelsäure, Basen, wenig lösl. in Ethanol u. Ether, unlösl. in Wasser; D. bildet mit Metallen komplexe Verb., die **Metalldithionate**, die in Wasser prakt. unlösl. sind, sich aber in Tetrachlorkohlenstoff, Chloroform, Schwefelkohlenstoff mit charakterist. Farben lösen; **Anw.:** (analyt.) zum Nachw. u. zur quantitativen Bestimmung von Cu, Ag, Pb, Zn, Hg, Bi, Cd, Tl; zur Mikro- u. Spurenanalyse (mit D. lassen sich z. B. Zinkspuren noch in Verd. von $1:50\cdot10^6$ nachweisen).

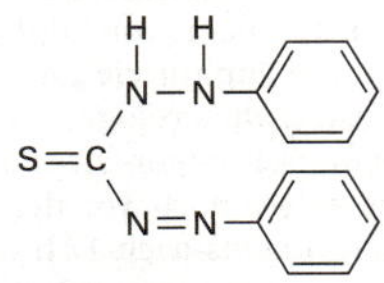

**Diphenylthiocarbazon**

**Diphosphan:** s. Phosphine.

**Diphosphate:** Salze* der Diphosphorsäure (s. Phosphorsäuren).

**Diphosphin:** s. Phosphine.

**Diphosphopyridinnucleotid:** s. NAD.

**Diphosphorsäure:** s. Phosphorsäuren.

**Diphtherie:** akute Infektionskrankheit, die durch Corynebacterium* diphtheriae hervorgerufen wird u. durch die Wirk. der Bakterientoxine gekennzeichnet ist; meist Tröpfchen-, selten Schmierinfektion; Meldepflicht bei Erkrankung u. Tod; **Sympt.:** neben Nasen-, Rachen- u. Kehlkopfdiphtherie (Krupp* mit bellendem Husten u. schwersten Erstickungsanfällen) mit schmutzig weißgelbl. Belägen in Rachenraum u. Atemwegen auch irreversible Schäden an Herz, Nebenniere u. a. Organen; **Ther.:** bei begründetem Verdacht sofortige Gabe von Diphtherie*-Antitoxin u. Benzylpenicillin* od. Erythromycin* (v. a. bei Penicillinallergie); **Proph.:** Isolierung der Kranken; aktive Schutzimpfung mit Diphtherie-Impfstoffen, Auffrischung im Abstand von 10 Jahren. Die Erkrankung hinterlässt zeitl. begrenzte antitox. Immunität.

**Diphtherie-Adsorbat-Impfstoff:** Vaccinum diphtheriae adsorbatum Ph.Eur.6, Vaccinum diphthericum adsorbatum; Toxoidimpfstoff (Diphtherie-Formoltoxoid, Diphtherietoxoid; s. Toxoide); durch Formaldehyd entgiftetes Toxin von Corynebacterium diphtheriae, an ein mineral. Adjuvans

D

(Aluminiumphosphat, Aluminiumhydroxid, Calciumphosphat) adsorbiert, in blutisotonischer Lösung; Phenole u. Phenolderivate dürfen nicht zugesetzt sein, da sie die antigene Wirk. nachteilig beeinflussen; nach Ph.Eur. mind. 30 IE/ED; **Anw.:** Impfprophylaxe bis zum 7. Lebensjahr (hoher Toxoidgehalt nur bis zu diesem Alter gut verträglich); meist als Kombinationsimpfstoff (s. Diphtherie-Tetanus-Pertussis-Adsorbat-Impfstoff; Diphtherie-Tetanus-Adsorbat-Impfstoff) verabreicht.

**Diphtherie-Adsorbat-Impfstoff (reduzierter Antigengehalt):** Vaccinum diphtheriae, antigeniis minutum, adsorbatum Ph.Eur.6; Herst. u. Eigenschaften: s. Diphtherie-Adsorbat-Impfstoff; im Ggs. zu diesem ist der Toxoidgehalt reduziert (nach Ph.Eur. mind. 2 IE/ED u. Nachw. der Verträglichkeit für diese Altersgruppe); **Anw.:** Schutzimpfung gegen Diphtherie ab dem 7. Lebensjahr.

**Diphtherie-Antitoxin:** Immunoserum diphthericum Ph.Eur.6, Immunoserum antidiphthericum; Immunserum*; nach Immunisierung vom Tier gewonnenes Nativserum mit Immunglobulinen gegen das Toxin* von Corynebacterium* diphtheriae; **Voraussetzung:** Gehalt mind. 1000 IE/mL aus Pferdeserum, mind. 500 IE/mL aus Serum anderer Species; Prüfung der Wirksamkeit gegen Diphtherietoxin u. Vergleich mit einem internationalen Standardpräparat von Diphtherie-Antitoxin. **Ind.:** Ther. der Diphtherie*, nach strenger Indikationsstellung, da heterologes Antiserum*; Prophylaxe ungeimpfter exponierter Personen; bei Verdacht muss sofort noch vor dem bakteriellen Nachweis (da frühestens nach 12 h mögl.) anhand der klin. Befunde behandelt werden. Für die Ther. ist eine Verträglichkeitsprüfung auf Allergie notwendig; Behandlung notfalls unter pharmak. Schockprophylaxe.

**Diphtherie-Bacillus:** s. Corynebacterium diphtheriae.

**Diphtherie-Formoltoxoid:** s. Diphtherie-Adsorbat-Impfstoff.

**Diphtherie-Tetanus-Adsorbat-Impfstoff:** Vaccinum diphtheriae et tetani adsorbatum Ph.Eur.6, Vaccinum diphthericum et tetanicum adsorbatum; Abk. DT; Toxoidimpfstoff; enthält Diphtherietoxoid u. Tetanustoxoid an mineral. Adjuvans (Aluminiumphosphat, Aluminiumhydroxid, Calciumphosphat) adsorbiert in blutisotonischer Lösung; Phenole u. Phenolderivate dürfen nicht zugesetzt sein; Diphtherietoxoidgehalt mind. 30 IE/ED; **Anw.:** wegen des hohen Diphtherietoxoidgehalts nur bis zum 7. Lebensjahr. Vgl. Diphtherie-Adsorbat-Impfstoff; Diphtherie-Tetanus-Adsorbat-Impfstoff (reduzierter Antigengehalt).

**Diphtherie-Tetanus-Adsorbat-Impfstoff (reduzierter Antigengehalt):** Vaccinum diphtheriae et tetani, antigeni-o (-is) minutum, adsorbatum Ph.Eur.6; Toxoidimpfstoff, der Diphtherietoxoid u. Tetanustoxoid enthält; Herst. u. Eigenschaften: s. Diphtherie-Tetanus-Adsorbat-Impfstoff; im Ggs. zu diesem ist der Diphtherietoxoidgehalt reduziert (nach Ph.Eur. 2 IE/ED), da bei über 7-Jährigen die Gesamtdosis zu schweren UAW führen kann; s. Diphtherie-Adsorbat-Impfstoff (reduzierter Antigengehalt); **Anw.:** Schutzimpfung (Auffrischung) ab dem 7. Lebensjahr.

**Diphtherie-Tetanus-Pertussis-Adsorbat-Impfstoff:** Abk. DTP, DTaP; Vaccinum diphtheriae, tetani et pertussis adsorbatum Ph.Eur.6, Vaccinum diphthericum, tetanicum et pertussis adsorbatum; Totimpfstoff; bestehend aus Diphtherietoxoid, Tetanustoxoid u. abgetöteten Bordetella-pertussis-Bakterien; die Toxoide* werden aus Toxinen von Corynebacterium diphtheriae u. Clostridium tetani gewonnen u. an ein mineral. Adjuvans (Aluminiumphosphat, Aluminiumhydroxid, Calciumphosphat) in blutisotonischer Lsg. adsorbiert; Phenole, Phenolderivate u. quartäre Ammoniumverbindungen dürfen nicht zugesetzt sein; **Anw.:** wegen des hohen Diphtherietoxoidgehalts nur bis zum 7. Lebensjahr; vgl. Diphtherie-Tetanus-Adsorbat-Impfstoff; Diphtherie-Adsorbat-Impfstoff.

**Diphyllobothrium latum:** s. Fischbandwurm.

**Dipikrylamin:** Aurantia, Kaisergelb; Bis(2,4,6-trinitrophenyl)-amin; CAS-Nr. 131-73-7; $C_{12}H_5N_7O_{12}$; $M_r$ 439.2; Schmp. 244 °C (unter Zers.); gelbes, krist. Pulver; prakt. unlösl. in Wasser, Aceton, Ethanol u. Ether; löst sich in Alkalihydroxid- u. Alkalicarbonat-Lsg. unter Rotfärbung; **Anw.:** Reagenz Ph.Eur.3; in Ph.Eur.6 nicht mehr enthalten; früher zur Wollfärbung; **cave:** Die Substanz ist wie alle Pikrate* in wasserfreier Form hochexplosiv u. daher mit Wasser befeuchtet zu lagern.

**Dipiperon:** s. Pipamperon.

**Dipivefrin** (INN): 4-[1-Hydroxy-2-(methylamino)-ethyl]-1,2-phenylen-dipivalat; CAS-Nr. 52365-63-6; $C_{19}H_{29}NO_5$, Strukturformel: s. Abb.; $M_r$ 351.44; Antiglaukomatosum*, Sympathomimetikum*; **Ind.:** Glaukom (Glaucoma simplex); **Kontraind.:** Engwinkelglaukom. Gebräuchl. ist auch Dipivefrinhydrochlorid.

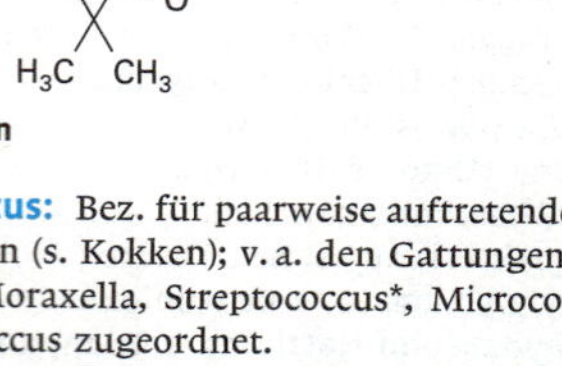

**Dipivefrin**

**Diplococcus:** Bez. für paarweise auftretende Kugelbakterien (s. Kokken); v. a. den Gattungen Neisserien*, Moraxella, Streptococcus*, Micrococcus* u. Peptococcus zugeordnet.

**Diploidie:** Vorliegen des doppelten Chromosomensatzes, z. B. in somat. Zellen (im Ggs. zu Keimzellen); vgl. Haploidie; Polyploidie.

**Dipol:** polare Verb. mit unterschiedl. Ladungsschwerpunkten, z. B. Wassermolekül.

**Dipolmoment:** Symbol $\mu$, $p_i$; Maß für die elektr. Polarität eines Moleküls; tritt auf, wenn die Schwerpunkte der positiven Ladungen der Kerne u. der negativen Ladungen der Elektronen nicht zusammenfallen; unterschieden werden permanentes (μ) u. induziertes D. ($p_i$); Moleküle mit Symmetriezentrum haben kein permanentes D.; das D. ist das Produkt aus Größe (Q) u. Abstand der Ladungen (l): $\mu = Q \cdot l$; es liegt bei Molekülen normalerweise in der Größenordnung von $10^{-30}$ C · m. Früher wurde im CGS-System als Maßeinheit das Debye verwendet: 1 D = $10^{-18}$ elektrostat. Einheiten = 3.335 64 · $10^{-30}$ C · m. Vgl. Polarisation des Lichts.

**Diprobas®-Salbe:** W/O-Creme; Emulsionsgrundlage für die Rezeptur; **Best.:** Vaselinum* album, Paraffinöl (s. Paraffinum liquidum), mikrokristallines Wachs (s. Paraffina microcristallina; höher schmelzend), Ozokerit* (Konsistenzeinstellung), Glycerololeat (W/O-Emulgator, nichtionogen), Wollwachsalkohole (W/O-Emulgator, s. Wollwachs), Isopropylmyristat* (fördert Spreitbarkeit), Glycerol* (emulsionsstabilisierend), Magnesiumsulfat (emulsionsstabilisierend), Benzylalkohol* (Konservierungsmittel), gereinigtes Wasser (30 %; innere Phase). Vgl. Emulsionen.

**Dipropar®:** allergenfreie Paraffin-Kohlenwasserstoff-Salbengrundlage; lipophile Salbe (s. Zubereitungen zur kutanen Anwendung, halbfeste); mit Wasser nur unter Zusatz von geeigneten Emulgatoren mischbar.

**Diprophyllin (INN):** Diprophyllinum Ph.Eur., Dihydroxypropyltheophyllin, Dyphyllin; 7-[(2*RS*)-2,3-Dihydroxypropyl]-1,3-dimethyl-3,7-dihydro-1*H*-purin-2,6-dion; CAS-Nr. 479-18-5; $C_{10}H_{14}N_4O_4$; $M_r$ 254.25; Schmp. 160–163 °C (Modifikation I), Schmp. 150 °C (Modifikation II); Löslichkeit in Wasser (25 °C) 1 : 3, in Ethanol 2 g/100 mL, in Chloroform 1 g/100 mL; pH einer 1 %igen wässrigen Lsg. 6.6–7.3; nicht mehr im Handel befindl. Antiasthmatikum*, Diuretikum* u. Vasodilatator*; **Diprophyllin-dinitrat:** Salpetersäure-Diester des Diprophyllin. Vgl. Theophyllin.

**Dipropionylöstradiol:** s. Estradioldipropionat.

**Diprosicc®:** wasserhaltige, nichtion. Komplexemulgatorsalbe; O/W-Creme; gegenüber kation. Wirk- u. Hilfsstoffen stabil; **Zusammensetzung:** 15 % weißes Vaselin, 6 % dickflüssiges Paraffin, 7.2 % Cetylstearylalkohol* (W/O-Komponente des Komplexemulgators), 2.3 % Cetomacrogol 1000 (Polyoxyethylen(20-24)-Ether mit Cetylstearylalkohol; nichtion. O/W-Komponente des Komplexemulgators), 0.1 % Chlorocresol* (als Konservierungsmittel), 1 % Natriumdihydrogenphosphat u. 3 % Phosphorsäure (85 %ig) als Puffer, 65.5 % Aqua destillata; **Anw.:** als nichtionogene O/W-Salbengrundlage. Vgl. Emulgatoren.

**Diptam:** s. Dictamnus albus.

**Diptamdost:** s. Origanum dictamnus.

**Diptam, Kretischer:** s. Origanum dictamnus (Herba Dictamni cretici).

**Diptamwurzel:** s. Dictamnus albus (Radix Dictamni).

**Diptamwurzelrinde:** s. Dictamnus albus (Cortex Dictamni radicis).

**Dipterocarpus alatus Roxb.:** s. Balsamum Gurjunae.

**Dipterocarpus turbinatus C.F. Gaertner:** s. Balsamum Gurjunae.

**Dipteryx odorata (Aubl.) Willd.:** Fam. Fabaceae (Leguminosae); Venezuela, Guayana, Surinam, Nordbrasilien; D. odorata u. weitere Pflanzen sind Stpfl. von **Semen Tonca:** Faba Tonco, Faba de Tonca, Tonkabohne; 3–5 cm lange, 1–2 cm breite u. ca. 1 cm dicke, schwarze, gerunzelte, an beiden Enden abgerundete Samen, häufig mit kleinen weißen Kristallen bereift; Geruch nach Cumarin, Geschmack bitterl., würzig; kleine braune Bohnen (sog. Parabohnen od. Englische Tonkabohnen) stammen von D. oppositifolia; **Inhaltsst.:** 1–3 % Cumarinum*, fettes Öl (bis 25 %), Gummi, Stärke, Zucker, Sitosterol*, Stigmasterol*, äther. Öl; **Anw.:** Aromatikum (für Tabak u. Spirituosen); Ersatz für Waldmeister.

**Dipyridamol (INN):** Dipyramidolum Ph.Eur., *N,N'*-(4,8-Dipiperidino-pyrimido[5,4-*d*]pyrimidin-2,6-diyl)-bis(2,2'-iminodiethanol); 2,6-Di[di-(2-hydroxymethyl)amino]-4,8-dipiperido[5,4-*d*]pyrimidin; CAS-Nr. 58-32-2; $C_{24}H_{40}N_8O_4$, Strukturformel: s. Abb.; $M_r$ 504.62; Schmp. 163 °C (kristallisiert aus Ethylacetat; polymorph); schwer lösl. in Wasser; lösl. in verd. Säuren mit pH 3.3 od. darunter; sehr leicht lösl. in Methanol, Ethanol, Chloroform; weniger lösl. in Aceton, Benzol, Ethylacetat; **Wirk. u. Anw.:** **1.** Koronartherapeutikum*, Koronardilatator*; Prophylaxe u. Nachbehandlung des Myokardinfarktes; Wirk. erfolgt durch Hemmung der Wiederaufnahme von Adenosin*; **2.** Thrombozytenaggregations*-Hemmer; hemmt die Thrombozytenphosphodiesterase u. verstärkt die aggregationshemmende Wirk. von Adenosin (stimuliert über $A_2$-Rezeptoren die Adenylylcyclase*, was zum Anstieg der cAMP-Konz. in den Thrombozyten führt u. damit zur Hemmung der Thrombozytenaggregation) u. Prostaglandin* $E_1$; wird meist in Kombination mit anderen Antikoagulanzien* angewendet; **Dos.:** retardiertes D.: 2-mal/d 200 mg p. o.; HWZ 0.5–1 h.

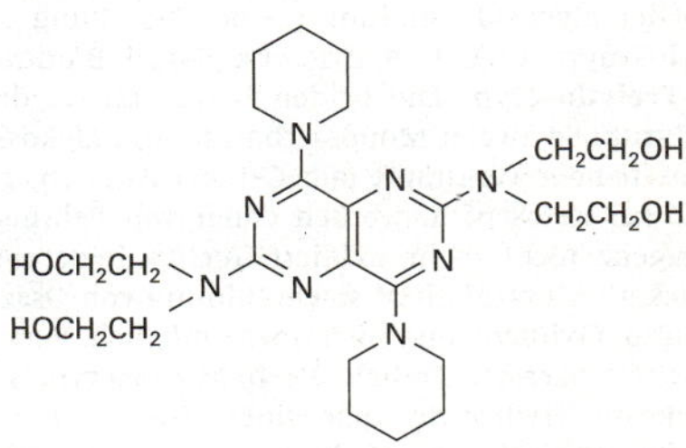


**Dipyridamol**

**Dipyron:** s. Metamizol.

**Direktfarbstoffe:** substantive Farbstoffe, direktziehende Farbstoffe; Farbstoffgruppen, meist Tris- od. höhere Polyazofarbstoffe, die Baumwolle u. Kunstseide direkt färben, d. h. ohne Beizen.

**Direktioselektivität:** Umsetzung, deren kinet. Kontrolle die Reaktion bevorzugt in eine Richtung treibt, z. B. Additionsreaktionen.

**Direkttablettierung:** Herst. von Tabletten (Compressi*) direkt aus Arzneistoffen od. häufiger aus Arzneistoffmischungen mit geeigneten direkt pressbaren Hilfsstoffen ohne bes. Vorbehandlung wie vorausgehende Granulierung (s. Granulate); bes. geeignet bei feuchtigkeits- u. wärmeempfindl.

D

Arzneistoffen. D. ist nur dann ökonomischer als die Verpressung von Granulaten, wenn die eingesetzten Pulver ein geeignetes Kompressionsverhalten* aufweisen. Grobkristalline Substanzen lassen sich leichter komprimieren als sehr feine Pulver. Durch Änderung der Korneigenschaften (Größe, Form, Größenverteilung), durch Einsatz von Trockenbindemitteln, die die Pulverpressung erleichtern, durch Zusatz von Hilfsstoffen (Bindemittel, Fließregulierungsmittel, Formentrennmittel) u. durch maschinelle Einrichtungen (hoher Pressdruck, Füllhilfen) ergeben sich günstige Voraussetzungen für die Direkttablettierung. Als Trockenbindemittel eignen sich spezielle Sorten von Calciumphosphaten, Lactose, Stärke, Stärkehydrolysate, Cellulose, Hexitole, synthet. Polymere.

**Dirithromycin** (INN): Dirithromycinum Ph.Eur.; CAS-Nr. 62013-04-1; $C_{42}H_{78}N_2O_{14}$; $M_r$ 835; weißes, polymorphes Pulver; sehr schwer lösl. in Wasser, sehr leicht lösl. in Methanol; nicht mehr im Handel befindl. Antibiotikum* mit ähnl. Wirkungsspektrum wie Erythromycin*; **UAW:** gastrointestinale Beschwerden, Taubheit.

**Disaccharidasen:** zu den Glykosidasen* gehörende Enzyme*, die Disaccharide* spalten; **Vork.:** v. a. in reifenden Früchten, Mikroorganismen (Hefe) u. in den Dünndarmmukosazellen; **Vertreter:** **1.** $\beta$-D-Fructofuranosidase (Invertase*) der Hefe; **2.** $\alpha$-1,4-Glucosidasen (z. B. Maltase*): hydrolysieren $\alpha$-D-Glucoside*, Maltose*, Saccharose* u. Turanose; **3.** $\beta$-1,4-Glucosidasen (Gentiobiase, Cellobiasen*): hydrolysieren Gentiobiose* u. Cellobiose*; **4.** $\beta$-Galactosidase (Lactase*): hydrolysiert Lactose*.

**Disaccharide:** veraltet Saccharosen; Kohlenhydrate* aus 2 gleich- od. verschiedenartigen, glykosid. verbundenen Monosacchariden*; **Einteilung:** nach **1.** Art der Monosaccharide; **2.** Ringtyp (Furanose, Pyranose); **3.** Stellung der verknüpften OH-Gruppen (oft C-1 u. C-4 od. C-1 u. C-6); **4.** Konfiguration der glykosid. Bindung ($\alpha$- od. $\beta$-Stellung der OH-Gruppe am C-1); **5.** Art der glykosid. Bindung: **a) Trehalosetyp:** Die beiden halbacetal. Hydroxylgruppen zweier Monosaccharide sind glykosid. miteinander verknüpft (am C-1 bei Aldosen, am C-2 bei Ketosen) u. werden daher von Fehling*-Reagenz nicht mehr oxidiert (nichtreduzierende Zucker); Mutarotation* sowie Bildung von Osazonen* u. Oximen* sind nicht mehr möglich. Vertreter: Saccharose*, Trehalose*; **b) Maltosetyp:** Die glykosid. Hydroxylgruppe eines Monosaccharids ist mit einer alkohol. Hydroxylgruppe eines zweiten Monosaccharids verbunden, meist über eine 1,4- od. 1,6-Verknüpfung; sie sind Fehling-positiv (reduzierende Zucker); Vertreter: Maltose*, Cellobiose*, Lactose* u. Gentiobiose*.

**Disalicylsäure:** s. Salsalat.

**Discase:** s. Chymopapain.

**Dische-Reaktion:** Nachweisreaktion für 2-Desoxypentosen (s. Pentosen); **Prinzip:** Mit dem Dische-Reagenz (Diphenylamin*, Eisessig, konzentrierte Schwefelsäure*) bildet sich ein charakterist. blauer Farbstoff.

**Dischwefelchlorid:** Sulfur chloratum; Dischwefeldichlorid, Dichlordisulfan, Schwefelmonochlorid, Chlorschwefel, Schwefelchlorür; CAS-Nr. 10025-67-9; $S_2Cl_2$; $M_r$ 135.03; D. 1.68; Schmp. –76.5 °C; Sdp. 137 °C; rötl. gelbes Öl von erstickendem Geruch, an feuchter Luft rauchend; **Darst.:** Einleiten von Chlor* in geschmolzenen Schwefel*; **Anw.:** Kaltvulkanisieren von Kautschuk*, Herst. von Hochdruckschmiermitteln, Katalysator für Chlorierungsreaktionen.

**Dischwefeldichlorid:** s. Dischwefelchlorid.

**Dischwefelsäure:** Pyroschwefelsäure; CAS-Nr. 7783-05-3; $H_2S_2O_7$; $M_r$ 178.15; Schmp. 36 °C; durchsichtige, krist. Masse; kristallisiert beim Abkühlen aus rauchender Schwefelsäure*, die 18–62 % $SO_3$ enthält, aus; löst sich unter stark exothermer Reaktion in Wasser; gehört zu den stärksten bekannten Säuren; ihre Salze heißen Disulfate bzw. Pyrosulfate.

**Dischwefel(V)-säure:** s. Dithionsäure.

**Disease Management:** umfassender, integrierter, koordinierender u. informationsbasierter Ansatz der Patientenversorgung mit dem Ziel einer kontinuierl. Verbesserung des Verhältnisses zw. Therapiequalität u. Therapiegesamtkosten; wachsende Bedeutung hat das D. M. im Bereich der chron. Arzneimitteltherapie (z. B. bei Diabetikern u. Asthmatikern) u. bei älteren Patienten. Die Umsetzung erfolgt in Disease-Management-Programmen. Diese enthalten z. B. umfassende Behandlungsleitlinien zur med. Versorgung bestimmter Erkrankungen, zu Vorsorgemaßnahmen, Diagnostik u. Verbesserung der Compliance* bei der Arzneimittelbehandlung. Vgl. Pharmakoökonomie.

**Disilan:** s. Silicium (Silane).

**Disk-Elektrophorese:** diskontinuierliche Elektrophorese; Gelelektrophorese*, bei der Gemische von Proteinen* od. Nucleinsäuren* in einer kleinen Säule aus Polyacrylamidgel (dünneres Sammelgel u. dichteres Trenngel) mit Hilfe eines diskontinuierl. pH-Gradienten entlang der Säule in sehr schmale Banden od. Scheibchen aufgetrennt werden; die Methode lässt sich verfeinern, z. B. zur Auftrennung des Proteinspektrums einer Nervenzelle.

**Diskus:** (bot.) Auswuchs des Blütenbodens zw. Staubblättern u. Fruchtknoten, häufig scheibenförmig u. Nektar ausscheidend; vgl. Blüte.

**Disopyramid** (INN): Disopyramidum Ph.Eur., $\alpha$-(2-Diisopropylaminoethyl)-$\alpha$-phenyl-2-pyridin-acetamid; 4-Diisopropylamino-2-phenyl-2-(2-pyridyl)butyramid; CAS-Nr. 3737-09-5; $C_{21}H_{29}N_3O$; $M_r$ 339.47; Schmp. 94.5–95.0 °C (kristallisiert aus Hexan); schwer lösl. in Wasser; nicht mehr im Handel befindl. Antiarrhythmikum* vom Chinidintyp; frühere Ind.: zur Ther. u. Prophylaxe ventrikulärer Arrhythmien; **UAW:** Sedierung, Schwindel, atropinartige Wirkungen (s. Atropin). **Disopyramiddihydrogenphosphat:** Disopyramidi phosphas Ph.Eur.; $C_{21}H_{32}N_3O_5P$; $M_r$ 437.5; lösl. in Wasser, wenig lösl. in Ethanol.

**Dispenser:** Volumenmessgeräte zum schnellen Abmessen von Flüssigkeiten aus Vorratsflaschen (v. a. für Seriendosierungen); D. arbeiten nach dem Saugkolbenprinzip. **Formen:** Es gibt D. mit fix eingestelltem Volumen od. solche, bei denen das gewünschte Dosiervolumen innerhalb des Einstellbereiches stufenlos fixiert werden kann (s. Abb.).

**Dispensieren:** eine Arznei zubereiten u. abgeben.

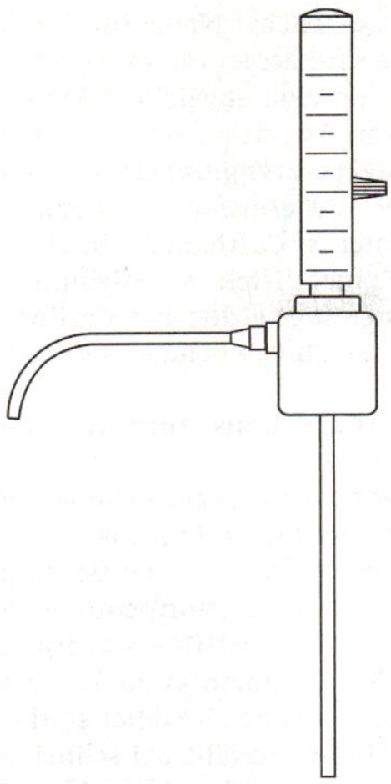

**Dispenser:** mit stufenloser Einstellung des Dosiervolumens

**Dispensierrecht:** s. Hausapotheke.
**Dispensierschere:** s. Pulverschere.
**Dispergens:** s. Dispersion.
**Dispergieren:** technolog. Vorgang bei der Herstellung von Suspensionsarzneiformen (s. Suspensionen); nach Zerkleinerung auf die gewünschte Korngröße werden die Feststoffe zunächst mit einer kleinen Menge des Dispersionsmittels homogen angerieben, dann wird der Rest der Flüssigkeit in Anteilen zugesetzt. Zusätze zur Stabilisierung als Sedimentationsverhinderer od. -verzögerer u. der Einsatz von Maschinen (z. B. Rührstäbe, rotierende Messerkreuze od. Ultra-Turrax-Geräte) sind zweckmäßig. Dabei kommt es im Allg. nur zu einer weitgehenden Verteilung der dispersen Phase. Zur Entaggregierung von Sekundärpartikeln empfiehlt es sich, die Suspension zu homogenisieren. Vgl. Dispersion.
**dispers:** feinverteilt.
**Dispersion:** **1.** feinste Verteilung von miteinander nicht mischbaren Phasen; die disperse Phase (Dispersum) bildet mit dem Dispersionsmittel (Dispergens) das Dispersoid*; vgl. Kolloide. **2.** D. des Lichtes (od. anderer elektromagnet. Wellenerscheinungen): Abhängigkeit der Lichtbrechung (s. Brechungsindex), der opt. Drehung od. anderer physik. Erscheinungen von der Wellenlänge od. Frequenz; **3.** Zerlegung von weißem Licht in farbiges (s. Spektrum).
**Dispersionsgrad:** s. Dispersitätsgrad.
**Dispersionskolloide:** s. Kolloide.
**Dispersitätsgrad:** Dispersionsgrad, Dispersität; Verteilungsgrad bei der Dispersion*, charakterisiert durch die volumenbezogene Oberfläche der dispersen Phase von dispersen Systemen; Merkmal disperser Systeme, die nach der Teilchengröße unterteilt werden in grobdisperse, kolloiddisperse u. molekulardisperse Systeme; biopharmazeut. von Bedeutung für die Wirkstoffabgabe; gibt bei Emulsionen u. Suspensionen Auskunft über die Teilchen- bzw. Tröpfchengröße u. Verteilung der dispersen (inneren) Phase u. damit über die Stabilität der Systeme. Vgl. Kolloide; Korngrößenanalyse.
**Dispersoid:** durch Dispersion* entstandenes disperses System, bestehend aus Dispersum (disperse Phase) u. Dispergens (Dispersionsmittel), von bestimmtem Dispersitätsgrad*; vgl. Kolloide.
**Dispersum:** s. Dispersion.
**Disposition:** Krankheitsbereitschaft; die angeborene od. erworbene Anfälligkeit eines Organismus für Erkrankungen.
**Dispositionsprophylaxe:** Verringerung des Erkrankungsrisikos durch Erhöhung von Resistenz* u. Immunität*; Maßnahmen: Abhärtung, körperl. Training, gesunde Ernährung, geregelte Lebensführung, Genuss- u. Arzneimittelmissbrauch vermeiden, Teilnahme an Schutzimpfungen*, ggf. Chemoprophylaxe*. Vgl. Expositionsprophylaxe.
**Disproportionierung:** Übergang der Elemente einer Verb. von einer mittleren in eine höhere u. eine niedrigere Oxidationsstufe* während einer Redoxreaktion (s. Redoxsystem).
**Dissemination:** Ausbreitung, z. B. von Krankheitserregern.
**Dissertation:** wissenschaftliche Abhandlung zur Erlangung der Doktorwürde.
**Dissimilation:** Abbau u. Verbrauch der durch Assimilation* gewonnenen Energiespeicher (Fette, Stärke); hierbei wird durch Abbau höherer org. Verb. in einfachere Substanzen die Energie frei, die den Lebensprozess in Gang hält. Endprodukte der D. sind z. B. Kohlenstoffdioxid*, Wasser, Harnstoff*, Ammoniak*.
**Dissolutiontest:** Test zur Bestimmung der Freisetzungs- od. Auflösungsgeschwindigkeit* von Wirkstoffen aus festen Arzneiformen*; mit In-vitro-Modellen (s. Liberationsmodelle) ermittelt man eine scheinbare (apparente) Lösungsgeschwindigkeit, die von der wahren (intrinsischen) zu differenzieren ist. **Einteilung:** (s. Abb.) **1.** geschlossene Systeme od. sog. Eintopfmethoden, z. B. Blattrührer-Methode (auch Rührblatt- od. Paddle-Methode), Drehkörbchen-Methode (engl. rotating basket) u. Drehkolben nach Koch; Bechermethode (obsolet); **2.** offene Systeme, bei denen ständig neues Lösungsmittel zugeführt wird. Die hierfür benutzten Durchflusszellen (engl. flow-through cells; s. Abb.) schaffen Sink*-Bedingungen selbst für schwer lösl. Wirkstoffe. Die wichtigsten in den Pharmakopöen (z. B. Ph.Eur.6, Monographie: Wirkstofffreisetzung aus festen Arzneiformen) beschriebenen Tests sind die Blattrührer-, die Drehkörbchen- u. die Durchflusszellen-Methode. Als Auflösungsmedium dienen i. d. R. Wasser, 0.1 normale Salzsäure od. wässrige Puffer, ggf. mit Zusatz eines Tensids, jedoch kein org. Lösungsmittel. Die als **eintauchender Zylinder** (engl. reciprocating cylinder; Auf- u. Abbewegung eines Zylinders zw. 2 Maschendrahtgeflechten) bezeichnete Apparatur erlaubt eine bessere Anpassung an physiolog. Verhältnisse durch Verw. mehrerer versch. Auflösungsmedien. Die Bewertung der Ergebnisse erfolgt über detaillierte Schemata mit drei abgestuften Akzeptanzniveaus (Levels). **Bedeutung:** Der D. hat als stark standardisierter, einfach durchzuführender In-vitro-Test eine weite Ver-

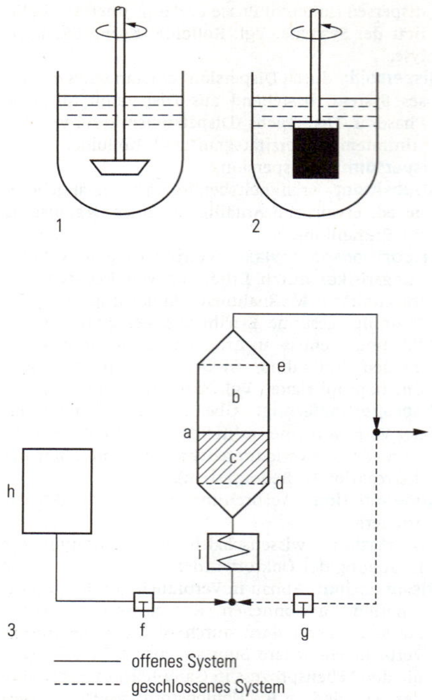


**Dissolutiontest:** 1: Blattrührer-Apparatur; 2: Drehkörbchen-Apparatur; 3: Durchflusszelle (schematisch); a: Zelle; b: Lösungsraum; c: Raum für Füllkörper (z. B. Glaskugeln); d,e: Filter; f,g: Pumpen; h: Temperierung; i: Vorratsbehälter für das Testmedium

breitung in Forschung u. Qualitätskontrolle gefunden. Die Lösungsgeschwindigkeit von Wirkstoffen stellt oftmals den geschwindigkeitsbestimmenden Schritt für die Resorption dar. Vgl. apparent dissolution rate; intrinsic dissolution rate.

**Dissolvenzien:** auflösende, zerteilende Mittel.

**Dissoziation:** Zerlegung von Molekülen* in neutrale Teilchen (Homolyse*) od. in Ionen (Heterolyse*, Ionisation); **Formen: 1.** thermische D.: durch Wärmezufuhr; **2.** photochemische D.: durch Lichtquanten; **3.** elektrolytische D.: s. Ionen; **4.** hydrolytische D.: s. Hydrolyse.

**Dissoziationsgrad:** Maß für den Zerfall eines Moleküls in Bruchstücke (vgl. Ionen; Salze); gibt das Verhältnis an: Anzahl der zerfallenen Moleküle zur Anzahl der Moleküle vor der Dissoziation*.

**Dissoziationskonstante: 1.** D. einer Säure: s. Säurekonstante; **2.** D. einer Base: s. Basenkonstante.

**Dissymmetrie:** veraltete Bez. für eine Eigenschaft von Verb. mit Symmetrieachsen*, jedoch ohne Spiegelebenen*; dissymmetr. Moleküle besitzen kein deckungsgleiches Spiegelbild; bei nichtdissymmetr. Verb. stimmen Bild u. Spiegelbild überein, sie sind achiral. Vgl. Chiralität.

**distal: 1.** (anatom.) weiter vom Rumpf entfernte Teile der Extremitäten; Ggs.: proximal*; **2.** (zahnmedizin.) die auf dem Alveolarbogen von der Mittellinie abgewandte Seite des Zahns.

**Distel:** i. e. S. deutscher Name für die Gattung Carduus (Fam. Asteraceae, ca. 100 Arten); i. w. S. Bezeichnung für eine stachelige, krautige Pflanze, v. a. der Fam. Asteraceae od. Fam. Apiaceae, z. B. **1.** Brachdistel (s. Eryngium campestre L.); **2.** Benediktendistel (Bitterdistel; s. Cnicus benedictus); **3.** Färberdistel (s. Carthamus tinctorius); **4.** Mariendistel (Frauendistel; s. Silybum marianum); **5.** Silberdistel (Wetterdistel; s. Carlina acaulis).

**Distelkraut:** s. Cnicus benedictus (Cnici benedicti herba).

**Distelöl:** s. Carthamus tinctorius (Oleum Carthami).

**Distickstoffdioxid:** s. Stickstoffmonoxid.

**Distickstoffmonoxid:** s. Lachgas.

**Distickstoffpentoxid:** Distickstoffpentaoxid, Stickstoff(V)-oxid, Stickstoffpentoxid, Salpetersäureanhydrid; CAS-Nr. 10102-03-1; $N_2O_5$, $M_r$ 108.01. Schmp. 30 °C; Sublimation ab 32 °C; farblose, an der Luft zerfließende Kristalle; stark oxidierend, sehr unbeständig; zerfällt bei schnellem Erhitzen explosionsartig zu Stickstoffdioxid* u. Sauerstoff*.

**Distickstofftetroxid:** s. Stickstoffdioxid.

**Distigminbromid:** Hexamethylen-bis(*N*-methylcarbaminsäure-3-pyridylester-brommethylat); CAS-Nr. 15876-67-2; $C_{22}H_{32}Br_2N_4O_4$; $M_r$ 576.36; Schmp. 149 °C (unter Zers.); **Wirk.:** Urologikum*; langwirksamer Cholinesterase-Inhibitor, s. Parasympathomimetika (indirekte); **Ind.:** neurogene Blasenentleerungsstörungen mit hypotonem Detrusor; postoperative Darmatonie; Myasthenia* gravis pseudoparalytica; **Kontraind.:** Überempfindlichkeit gegen Brom; Stenosen od. Spasmen des Darmtrakts, der Gallen- od. Harnwege; Asthma bronchiale; **WW:** Anticholinergika, depolarisierende Muskelrelaxanzien, Glucocorticoide, Beta-Rezeptoren-Blocker; **UAW:** Diarrhö, Übelkeit, Erbrechen, Hypersalivation, Schweißausbrüche, Bradykardie, Tränenfluss.

**Distomer:** s. Verhältnis, eudismisches.

**Distribution:** Verteilung; auf Resorption* oder i. v. Applikation* folgende Verteilung des Wirkstoffs* zw. den versch. Flüssigkeitskompartimenten*; in Abhängigkeit von den physikochem. Eigenschaften des Wirkstoffs kann die Verteilung nur im Plasma, im Extrazellularraum* od. im gesamten Extra- u. Intrazellularraum* erfolgen; vgl. Verteilungsvolumen. Wichtige Faktoren, welche die D. eines Wirkstoffs beeinflussen, sind u. a. **1.** Bindung an Plasma- u. Gewebeproteine; vgl. Plasmaproteinbindung; **2.** Schrankenmechanismen des Organismus; s. Blut-Hirn-Schranke; Blut-Liquor-Schranke; Plazentaschranke; **3.** Gewebeaffinität*; **4.** zyklische pharmakokinet. Prozesse, z. B. enterohepatischer Kreislauf* (erneute Verteilung des rückresorbierten Wirkstoffanteils).

**Disulfate:** Disulfate(VI), Pyrosulfate; Salze* der Dischwefelsäure* $H_2S_2O_7$; entstehen durch Erhitzen von Hydrogensulfaten unter Wasserabspaltung; beim Erhitzen über 200 °C gehen sie unter $SO_3$-Abspaltung in Sulfate über.

**Disulfate(IV):** s. Disulfite.

**Disulfate(VI):** s. Disulfate.

**Disulfidbrücke:** Cystinbrücke; Bez. für die kovalente Disulfidbindung —S—S— in Peptiden* u. Proteinen*, die sich durch Oxidation* zw. Thiolgrup-

**Diterpene**
Cyclische Diterpene und ihre Bedeutung

| Bedeutung | Beispiele | Vorkommen |
|---|---|---|
| Antihypertonikum (keine therapeutische Anwendung; obsolet) | Acetylandromedol* | Ericaceae-Arten |
| | Colforsin | Coleus forskohlii |
| Bitterstoff | Carnosol* | u. a. Salvia officinalis |
| | Columbin* | Jateorhiza palmata |
| Chromophor | Retinal | Sehpurpur |
| Harzsäure | Abietinsäure* | Harze, Colophonium |
| | Pimarsäure* | Harze, Colophonium |
| Hormone | Gibberelline* | Pflanzen |
| Insektizid | Ryanodin | Ryania speciosa |
| Pseudoalkaloid | Aconitin* | Aconitum-Arten |
| | Cassain | Erythrophleum-Arten |
| | Taxine*, Paclitaxel* | Taxus-Arten |
| Süßstoff | Steviosid* | Stevia rebaudiana |
| Vitamin | Vitamin* A | Eigelb, Lebertran |



pen ausbildet; hauptverantwortl. für Ausbildung u. Aufrechterhaltung der Sekundärstruktur der Proteine; D.-reiche Proteine sind sehr widerstandsfähig gegen Denaturierungsmittel u. gegen proteolyt. Enzyme*. Die Spaltung der D. kann reduktiv mit Mercaptoethanol*, Dithiothreitol* od. oxidativ (z. B. durch Perameisensäure) erfolgen.

**Disulfide:** s. Sulfide.

**Disulfiram** (INN): Disulfiramum Ph.Eur., Ethyldithiuram, Tetraethylthiuramdisulfid (Abk. TTD); Antabus®; Bis(diethylthiocarbamoyl)-disulfid; CAS-Nr. 97-77-8; $C_{10}H_{20}N_2S_4$, Strukturformel: s. Abb.; $M_r$ 296.54; Schmp. 70 °C; d 1.30; weißes Pulver, geruch- u. geschmacklos; lösl. in Wasser 0.2 g/L, in Ethanol 38.2 g/L, in Ether 71.4 g/L, in Aceton, Benzol, Chloroform, Schwefelkohlenstoff; pH-Wert einer gesättigten wässrigen Lsg. 6–7; **Wirk.:** D. ist ein Hemmer der Aldehyddehydrogenase*, s. Antabus-Effekt. **Ind.:** Alkoholentwöhnung, nur unter ärztl. Kontrolle; zur ambulanten Behandlung aufgrund der schwerwiegenden UAW (s. Wirk.) nicht zu empfehlen; **Kontraind.:** Diabetes mellitus, Herz- u. Kreislaufinsuffizienz; Ther. erst nach mind. 12 h Alkoholabstinenz; **UAW:** Es treten die Symptome einer Acetaldehydintoxikation auf (Atemnot, Tachykardie, Blutdruckanstieg, Kollapsneigung, Angstgefühl, Erbrechen; in hoher Dos. Atemlähmung u. Schock). Vgl. Entwöhnungsmittel.

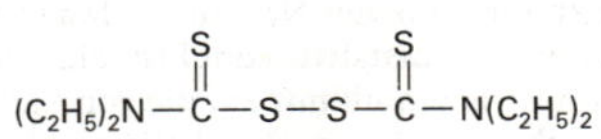

**Disulfiram**

**Disulfite:** Disulfate(IV), Pyrosulfite; entstehen durch Wasserabspaltung aus den Hydrogensulfiten; vgl. Kaliumdisulfit.

**disymmetrisch:** s. Blüte (Blütenformen).

**Dita-Rinde:** s. Alstonia scholaris (Cortex Alstoniae scholaris).

**Diterpene:** formal aus 4 Isopreneinheiten ($C_{20}H_{32}$) aufgebaute Terpene*; Phytol*, ein aliphat. Diterpen, hat als Esterkomponente des Chlorophylls* sowie als Best. von Vitamin* K u. Vitamin* E Bedeutung. Neben einigen Kohlenwasserstoffen u. Alkoholen liegen die cycl. D. überwiegend als Säuren vor u. haben vielfältige biol. Eigenschaften (s. Tab.). Mono- bis tetracycl. Vertreter werden auch nach ihren Grundtypen eingeteilt. Cembran ist monocycl., Labdan bicycl., Pimaran u. Abietan sind tricycl., Kauran, Atisan, Aconan u. Gibberellan sind tetracycl.; Strukturformeln: s. Abb.; Biosynthese: s. Terpene.

**Dithiocarbamate:** Salze u. Ester der Dithiocarbamidsäure od. ihrer Derivate mit Metallen wie Zink (Zineb, s. Abb.) od. Mangan (Maneb); weisen eine relativ geringe Tox. für Säugetiere auf; charakterist. ist der Antabus*-Effekt, d. h. die verminderte Toleranz gegenüber Ethanol; **Anw.:** Vulkanisationsbeschleuniger, Fungizid* (Schädlingsbekämpfungsmittel).

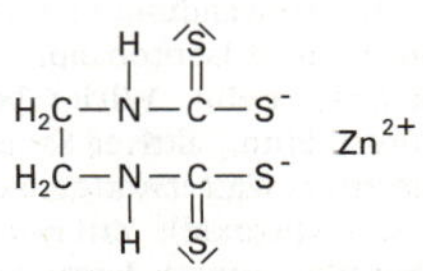

**Dithiocarbamate:** Zineb, Zinksalz der Dithiocarbamidsäure

**6,8-Dithioctansäure:** s. $\alpha$-Liponsäure.

**Dithiol:** 4-Methyl-1,2-benzoldithiol; CAS-Nr. 496-74-2; $C_7H_8S_2$; $M_r$ 156.3; Schmp. ca. 30 °C; weiße, hygroskop. Kristalle; lösl. in Methanol u. Alkalihydroxid-Lsg.; **Anw.:** Reagenz Ph.Eur.6; zur Reinheitsprüfung von Polyvinylchlorid* u. zum Zinn-

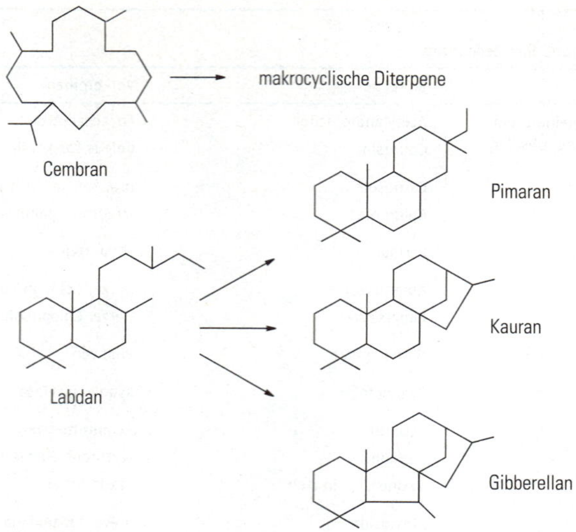


**Diterpene:** einige Strukturtypen cyclischer Diterpene

Nachweis in Technetium[$^{99m}$Tc]-Injektionslösungen.

**Dithionsäure:** Dischwefel(V)-säure, Unterdischwefelsäure; $H_2S_2O_6$; farblose Säure, nur in wässriger Lsg. beständig; stark konz. D. zerfällt in Schwefelsäure* u. Schwefeldioxid*. Die Salze heißen Dithionate.

**Dithiooxamid:** s. Rubeanwasserstoffsäure.

**Dithiothreitol:** Abk. DTT; Cleland-Reagenz; sich formal vom Zuckeralkohol* Threitol ableitende Verb.; besitzt ein sehr niedriges Redoxpotential (s. Redoxsystem) u. ist daher in der Lage, Disulfidbrücken* in sehr kurzer Zeit vollständig zu reduzieren; **Anw.:** zur Spaltung von Disulfidbrücken in Peptiden* u. Proteinen*.

**Dithizon:** s. Diphenylthiocarbazon.

**Dithranol** (INN): Dithranolum Ph.Eur., Cignolin, 1,8,9-Anthratriol; 1,8,9-Anthracentriol; CAS-Nr. 1143-38-0; $C_{14}H_{10}O_3$; $M_r$ 226.2; Schmp. 175–181 °C; gelbes, krist. Pulver; photoinstabil, oxidationsempfindl.; unlösl. in Wasser; schwer lösl. in Ethanol u. Ether; lösl. in Alkalihydroxid-Lsg., Aceton, Chloroform u. fetten Ölen; Antiseptikum, Antipsoriatikum*; üblich ist Salicylsäure-Zusatz als Stabilisator, dennoch sollte D. wasserfrei verarbeitet werden; Wärmeanwendung vermeiden; erhöhte Haltbarkeit in 100 % Isopropanol; beste Freisetzung jedoch aus Vaselin. **Wirk.:** beruht wahrscheinl. auf der Bildung aktiver Sauerstoffspecies (Singulettsauerstoff, Wasserstoffperoxid u. Superoxidradikal, s. Hyperoxid); **Zuber.:** Dithranol*-Salbe; Unguentum* contra verrucas; **Inkomp.:** Wärme, Emulgatoren, prooxidative Substanzen; **Ind.:** top. bei Psoriasis*, in Zuber. gegen Warzen; **Kontraind.:** Psoriasis, die in eine großflächige entzündl. Hautrötung übergeht; eitrige Bläschen am ganzen Körper; **UAW:** Hautbrennen, Augenirritationen.

**Dithranol-Salbe:** Zusammensetzung: NFA, 0.1 T. Dithranol* (Konz. von Dithranol kann bis zu 1 % gesteigert werden), 0.5 T. Salicylsäure*, Vaselinum* album ad 100 T.; **Anw.:** Psoriasis*; **UAW:** Braunfärbung der Haut möglich; **Kontraind.:** Schwangerschaft; **Cave:** Kontakt mit den Augen u. UV-Bestrahlung vermeiden.

**Diurese:** physiol. Ausscheidung von Harn* (0.5–1.0 mL/min).

**Diurese, forcierte:** therap. Verfahren zur beschleunigten renalen Elimination* von nierengängigen tox. Substanzen durch Gabe stark wirksamer Diuretika* (z. B. Furosemid*); erforderl. Infusionstherapie zur Volumen- u. Elektrolytsubstitution unter intensivmed. Kontrolle. Vgl. Osmotherapie; Intoxikation.

**Diuretika:** Substanzen, welche durch Hemmung der renalen Rückresorption von v. a. $Na^+$-, $Cl^-$- u. $HCO_3^-$-Ionen eine erhöhte Ausscheidung dieser Ionen sowie (indirekt) von Wasser bewirken, dadurch das Plasmavolumen senken u. Stauungssymptome verbessern; **Einteilung: 1. Aquaretika:** Wirkstoffe, die ledigl. die Wasserausscheidung erhöhen (es stehen keine Wirkstoffe zur Verfügung, die nach p. o. Gabe eine ausreichende Wirk. aufweisen); **2. Natriuretika:** Wirkstoffe, welche die renale Ausscheidung von $Na^+$-Ionen erhöhen; **3. Saluretika:** Wirkstoffe, welche die renale Ausscheidung von Salzen (Elektrolyten) erhöhen; **Wirkstoffe: 1. Benzothiadiazine:** syn. Thiazide, Disulfonamide; Derivate u. Abwandlungen von Hydrochlorothiazid* sowie Thiazid-Analoga wie z. B. Clopamid*, Mefrusid* (s. Abb.); verhindern die Rückresorption von $Na^+$- u. $Cl^-$-Ionen v. a. im Anfangsteil des distalen Tubulus; die Ausscheidung von $K^+$-Ionen nimmt zu, die von $Ca^{2+}$-Ionen dagegen ab; Gefahr von Hypokaliämie u. Hämokonzentration (Thromben), Erniedrigung der Glucosetoleranz; paradoxe antidiuret. Wirk. bei Diabetes* insipidus; **2. Schleifendiuretika:** z. B. Azosemid*, Bumetamid*, Furosemid*, Piretanid* u. Torasemid*; wirken durch Hemmung der $Na^+$- u.

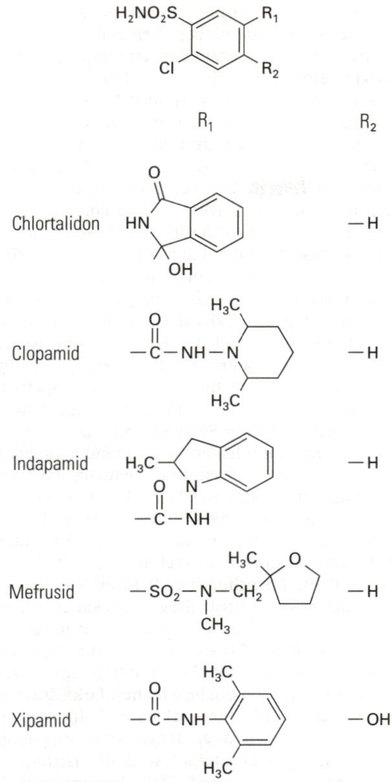


**Diuretika:** Thiazid-Analoga

$Cl^-$-Ionen-Rückresorption im aufsteigenden Teil der Henle*-Schleife; sehr stark wirksam (bis zu 60 L Flüssigkeit in 24 h); bei Ödemen u. akutem Nierenversagen; UAW wie bei Benzothiadiazinen; **3. Aldosteron-Antagonisten:** Spironolacton*, Kaliumcanrenoat*; blockieren die Aldosteron-Rezeptoren in der spätdistalen Tubuluszelle (reversible Hemmung); dadurch kommt es zu einer geringfügigen Erhöhung der Natrium- u. Wasserausscheidung u. zu einer Verminderung der Kaliumausscheidung (werden auch den kaliumsparenden Diuretika zugeordnet, s. u.). Der pH-Wert des Harns steigt durch erhöhte Ausscheidung von $HCO_3^-$-Ionen. Geringer diuret. Effekt; indiziert nur bei Ödemen infolge Hyperaldosteronismus (z. B. Leberzirrhose mit Aszites); Wirk. kann durch Kombination mit Benzothiadiazinen erhöht werden; Gefahr von Hyperkaliämie (v. a. bei Niereninsuffizienz), Gynäkomastie u. Potenzstörungen (Männer), Amenorrhö u. Hirsutismus (Frauen); **4. kaliumsparende Diuretika:** Amilorid*, Triamteren*; verhindern die Natriumresorption in die Tubuluszelle u. dadurch die Kaliumsekretion aus dieser Zelle; auch die Wasserstoffionenkonzentration im Harn nimmt ab. Diese Wirkungen bleiben auch bei Kombination mit anderen Diuretika erhalten; UAW sind Hyperkaliämie (v. a. bei Niereninsuffizienz), evtl. Erbrechen u. megaloblast. Anämie (Triamteren); **5. Osmodiuretika:** z. B. Mannitol* (10–20 %ige Lsg.), Sorbitol*, Harnstoff*; diuret. Wirk. bei i. v. Gabe: die Substanzen werden mit dem osmot. gebundenen Wasser glomerulär filtriert, im Tubulus aber nicht rückresorbiert. Die Ausscheidung von Elektrolyten wird nur wenig erhöht. Anw.: bei Hirnödemen, verhindern Nierenversagen bei Schock; Kontraind.: Anurie; **6. Xanthinderivate:** Coffein*, Theophyllin*, Theobromin*; wirken durch Erhöhung der Nierenmarkdurchblutung (Fähigkeit der Niere zur Harnkonzentrierung nimmt ab), durch positiv inotrope Wirk. (glomeruläre Filtrationsrate nimmt zu) u. durch Hemmung der NaCl-Rückresorption; sehr kurzwirksam, deshalb kaum in der Ther. verwendet; **7. pflanzl. Diuretika:** z. B. Levistici radix, Petroselini radix, Juniperi pseudofructus, Folia Bucco, Ononidis radix, Herniariae herba, Betulae folium (soll keine Reizwirkung auf das Nierenparenchym haben) u. Stigmata Maydis; führen wie die oben erwähnten D. zu Wasser- u. Elektrolytverlusten; **8. Carboanhydrase*-Hemmer:** v. a. zur Glaukom-Ther.; keine therap. Bedeutung als Diuretika; **9. Quecksilberdiuretika:** obsolet; **Ind.:** v. a. bei Ödemen jeder Art u. bei Hypertonie; zur forcierten Ausscheidung von Giften; **Hinweis:** Bei einer Ther. mit D. zur Verminderung hypertoner Zustände muss auf die Störung des Elektrolythaushalts hingewiesen werden. Nierenerkrankungen werden durch D. meist ungünstig beeinflusst, da es durch diese Wirkstoffe im Allg. nicht zu einer Erhöhung der glomerulären Filtrationsrate kommt.

**Divanillalcyclohexanon:** s. Cyclovalon.

**divide** (lat.): Abk. d.; (auf Rezepten) teile. **divide in partes aequales:** teile in gleiche Mengen.

**Divi-Divi:** s. Caesalpinia coriaria.

**Dixyrazin:** 10-[3-(4-$\beta$-Hydroxyethoxyethyl-1-piperazinyl)-2-methyl]-propyl-phenothiazin; 2-(2-{4-[3-(10-Phenothiazinyl)-2-methyl-propyl]-1-piperazinyl}ethoxy)ethanol; CAS-Nr. 2470-73-7; $C_{24}H_{33}N_3O_2S$; $M_r$ 427.60; sehr schwer lösl. in Wasser; lösl. in Alkohol, Essigsäure, Aceton, Chloroform, Ether u. Methanol; nicht mehr im Handel befindl. Neuroleptikum*, Psychosedativum; **UAW:** s. Neuroleptika; vermindertes Reaktionsvermögen.

**Djambu-Blätter:** s. Psidium guajava (Folia Djamboe).

**DK:** Abk. für **D**ielektrizitäts**k**onstante*.

**DKG:** Abk. für **D**osierungs**k**örper**g**ewicht*.

**DL-:** s. Racemat.

**D/L-Nomenklatur:** s. Fischer-Projektion.

**DLVO-Theorie** (entwickelt von **D**erjaguin, **L**andau, **V**erwey u. **O**verbeek): erläutert den Einfluss von Faktoren, die für Koaleszenz- u. Flockungsvorgänge verantwortl. sind. In Systemen mit wässriger Außenphase kommt der elektrostat. Stabilisierung große Bedeutung zu. Hierbei wird die Annäherung zweier Teilchen dadurch erschwert, dass z. B. Emulsionstropfen eine elektr. Ladung verliehen wird. Dies kann z. B. durch die Adsorption geladener Emulgatoren an die Grenzfläche erfolgen. Es bildet sich eine elektr. Doppelschicht aus. Das hieraus resultierende Gleichgewicht aus anziehenden Van-der-Waals-Kräften u. elektrostat. Abstoßungskräften wird durch die DLVO-Theorie beschrieben. Gleichsinnig geladene Partikel stoßen sich gegenseitig ab. Werden sie einander genähert, so wächst ihre potentielle Energie. Je höher ihre Ladung ist, desto schwieriger ist eine Annäherung, d.h. umso effektiver ist die Schutzbarriere. Mit steigendem Elektrolytgehalt der wässrigen Außenphase nimmt die stabilisierende Wirkung der geladenen Grenzfläche eines Emulsionstropfens ab.



**DM:** Abk. für **D**iabetes* **m**ellitus.

**DMAE:** Abk. für 2-**Dim**ethyl**a**mino**e**thanol; s. Deanol.

**4-DMAP:** Abk. für **4-Dim**ethyl**a**mino**p**henol; s. Dimethylaminophenol.

**DMAPP:** Abk. für **Dim**ethyl**a**llyl**p**yro**p**hosphat; s. Terpene.

**DMARD:** Abk. für (engl.) ***d**isease **m**odifiying **a**ntir**h**eumatic **d**rugs*; s. Basistherapeutika.

**DMF:** Abk. für **D**i**m**ethyl**f**ormamid*.

**D-Moramid:** Kurzbez. für Dextromoramid*.

**DMP:** Abk. für **D**extro**m**ethor**p**han*.

**DMPS:** Abk. für **D**i**m**ercapto**p**ropan**s**ulfonsäure; Unithiol; CAS-Nr. 74-61-3; $C_3H_8O_3S_3$; $M_r$ 210.27; weißes bis cremefarbenes Pulver; Schmp. 229 °C; Chelatbildner* mit hoher Affinität zu vielen Schwermetallen; wichtigstes Antidot*; Derivat von Dimercaprol*; **Ind.:** klin. manifeste chron. od. akute Intoxikationen mit Quecksilber*, chron. Intoxikationen mit Blei; Mittel der Wahl bei akuten u. chron. Intoxikationen mit As, Sb, Cr, Co u. Cu; **cave:** bei Intoxikationen mit Eisen- u. Bleiverbindungen: die gebildeten Chelatkomplexe sind nephrotoxisch. **UAW:** gelegentl. Schüttelfrost, Fieber od. Hautreaktionen, in Einzelfällen schwere allerg. Hautreaktionen wie Erythema exsudativum multiforme; **Dos.:** **1.** akute Intoxikationen: p.o. anfängl. 12–24 Hartkapseln mit 100 mg DMPS in ED gleichmäßig über den Tag verteilt; **2.** chron. Intoxikationen: p.o. 3–4 Hartkapseln mit 100 mg DMPS täglich (ED: 1–2 Hartkapseln). Verwendet wird auch das Mononatriumsalz.

**DMS:** **1.** Abk. für **D**i**m**ethyl**s**ulfid; $(CH_3)_2S$; **2.** Abk. für **D**i**m**ethyl**s**ulfat*; **3.** Abk. für **D**erma **M**embran **S**truktur; Bez. für die Membran-Struktur der natürl. Hautbarriere; vgl. DMS-Basiscreme; **4.** Abk. für **D**ermatologische **M**agistralrezepturen der **S**chweiz; s. Magistralformeln; **5.** Abk. für **D**ehn**m**ess**s**treifen*.

**DMS-Basiscreme:** halbfeste Arzneiform mit den gleichen chem. und physik. Eigenschaften wie die Membran-Struktur der natürl. Hautbarriere (Derma Membran Struktur); eine durch Hochdruckhomogenisierung hergestellte emulgatorfreie Creme, die den Verlust natürl. Barrierestoffe aus dem Stratum corneum verhindert u. trockene Haut pflegt.

**DMSO:** Abk. für **D**i**m**ethyl**s**ulf**o**xid*.

**DMT:** Abk. für N,N-**D**i**m**ethyl**t**ryptamin; s. Piptadenia peregrina.

**DNA:** Abk. für (engl.) ***d**eoxyribo**n**ucleic **a**cid*; Desoxyribonucleinsäure (Abk. DNS), Thymusnucleinsäure; aus Desoxyribonucleotiden (s. Nucleotide) aufgebautes Biopolymer* (Nucleinsäure*), das in allen lebenden Zellen* u. in einigen Viren* als Speicher für die genet. Information dient; die meisten DNA besitzen eine extrem hohe molare Masse. Von einer Species zur anderen bestehen bedeutsame Unterschiede in Basenzusammensetzung u. Sequenz. **Aufbau:** Ein Mononucleotid der DNA besteht aus Phosphorsäure* u. 2-Desoxyribose*, das mit einer der 4 Basen Adenin*, Guanin*, Cytosin* u. Thymin* N-glykosid. verknüpft ist. In der DNA höherer Organismen ist Cytosin teilweise durch 5-Methylcytosin ersetzt. Die Verknüpfung der Mononucleotide zu einer unverzweigten Polynucleotidkette erfolgt über 3′,5′-Phosphodiesterbrücken. Zwei rechtsdrehende Polynucleotidketten sind aufgrund der Basenpaarung* in Form einer Doppelhelix (Duplex) um eine imaginäre Achse gewunden (Doppelhelixmodell nach Watson u. Crick, 1953). Aufgrund der Basenpaarung ist die Anzahl der Purinbasen* gleich der Anzahl der Pyrimidinbasen*. Die beiden Stränge der doppelhelikalen DNA sind weder in ihrer Basenzusammensetzung noch in ihrer Sequenz miteinander identisch. Sie sind komplementär zueinander angeordnet u. enthalten in ihrer Basensequenz die komplementäre Information. Die DNA kann in einigen Viren auch als einsträngiges, gewundenes Molekül vorkommen. Sowohl ein- als auch doppelsträngige DNA kann ringförmig ausgebildet sein (zirkuläre DNA in Bakt., Mitochondrien*). Ringförmige DNA kann auch in einer verdrillten (engl. super coiled), überspiralisierten Form als Superhelix (engl. super coil) vorliegen. Da sich (einfacher) Ring u. Superhelix somit nur topolog. unterscheiden, werden sie als Topoisomere bezeichnet. **Lokalisation:** Ca. 95 % der DNA einer eukaryot. Zelle sind im Zellkern* lokalisiert u. an spezif. Proteine gebunden. Diese Nucleoproteine* sind die Grundsubstanz der Chromosomen*. DNA kommt auch in zytoplasmat. Zellorganellen* vor, d.h. in Mitochondrien u. Plastiden* (sog. extrachromosomale DNA). Mitochondriale DNA macht ca. 1–2 % der Gesamt-DNA der Zelle aus, Chloroplasten-DNA bis zu 5 %. Keimzellen enthalten nur 50 % der DNA von Körperzellen. In Bakt. u. Blaualgen, die keinen Zellkern enthalten, ist ringförmige DNA in Kernäquivalenten lokalisiert u. darüber hinaus in extrachromosomalen Komponenten, den Plasmiden* bzw. Episomen. **DNA-Replikation:** Die DNA kann sich selbst ident. reproduzieren (Replikation). In der Natur kommt ausschließl. die semikonservative Replikation vor, d.h., jeder Strang der doppelhelikalen Eltern-DNA dient als Matrize für die Replikation komplementärer Tochterstränge. Auf diese Weise werden 2 Tochterstränge gebildet, die mit der Eltern-DNA ident. sind u. von denen jeder einen Strang aus der Eltern-DNA enthält. Die DNA eukaryot. Chromosomen besteht aus mehreren Replikationseinheiten; die Replikation beginnt also an mehreren Punkten eines DNA-Moleküls. Der Startbereich besteht aus einer Nucleotidsequenz von 100–200 Basenpaaren, der von spezif. Zellproteinen erkannt wird u. den Replikationszyklus an diesem Punkt initiiert. Die biol. DNA-Synthese ist ein enzymat. Prozess, in dem die vier 5′-Nucleosidtriphosphate linear miteinander verknüpft werden. Der Energiebedarf für diesen Polymerisationsvorgang wird durch Pyrophosphatabspaltung gedeckt; an der Reaktion sind DNA*-Polymerasen, DNA-Ligasen u. Nucleasen* beteiligt. Neben der normalen, von DNA abhängigen DNA-Synthese ist auch eine von RNA* abhängige DNA-Synthese beschrieben worden. **Reparatur der DNA:** Zur Wiederherstellung von DNA, die durch chem. u. physik. Faktoren od. durch Fehler bei der Replikation geschädigt worden ist, verfügt die Zelle über ein Enzymsystem, das die defekte Position entfernt (Nuclease), die richtige Polynucleotidfolge synthetisiert (DNA-Polymerase) u. in die entspr. Position der DNA einfügt (Ligase). **Abbau:** In vitalen Zellen wird DNA normalerweise nicht abgebaut; sie ist stabil u. unterliegt keinem Umsatz. In Geweben kommen jedoch versch. DNA-abbauende Enzyme vor, die beim Zelltod od. beim Zellaufschluss zum Abbau der DNA führen (Nucleasen, Desoxyribonuclease, Phosphodiesterasen*). **Bedeutung:** (biol.) Die DNA enthält in ihrer Basensequenz die Information zur Synthese aller Zellproteine (s. Code, genetischer). Der semikonservative Replikationsmechanismus erklärt die Weitergabe der unveränderten Information im Replikationsgeschehen. **cDNA:** Abk. für (engl.) complementary deoxyribonucleic acid; einzel- oder doppelsträngige DNA-Kopie einer RNA*, die durch reverse Transkription* in aufeinander folgenden, in vitro ablaufenden, enzymat. katalysierten Syntheseschritten erhalten wird.

**DNA-Fingerprint-Methode:** gentechnolog. Meth. zum Nachw. von spezif., unveränderbaren, individuellen DNA-Mustern; der sog. genet. Fingerabdruck entspricht dem charakterist. DNA-Profil eines Individuums. **Methode:** DNA* wird aus Zellen gewonnen, die aus Gewebeteilen (z. B. Haut, Speichel, Sperma) stammen; weitere Analyse: **1.** nach Spaltung der DNA mit Restriktionsenzymen*, elektrophoret. Auftrennung u. Hybridisierung* mit geeigneten Gensonden (klonierte od. vervielfältigte, markierte DNA- od. RNA-Fragmente), die repetitive DNA-Sequenzen (sog. Minisatelliten) erkennen, od. **2.** nach Vervielfältigung von 8–15 Abschnitten der DNA mit Hilfe der PCR u. anschließender Analyse kleiner, tandemartiger Wiederholungen einer bestimmten Sequenz (sog. Repeats) der DNA; da die Anzahl der Wiederholungen variabel ist, hat der vervielfältigte Abschnitt eine ganz bestimmte Länge. Diese Länge kann mit Gelelektrophorese* im Agarosegel als einzelne Bande dargestellt werden. **Anw.:** forens. Diagnostik (Vaterschaftstest, Täteridentifikation), taxonom. Einordnung von Mikroorganismen (DNA-Fingerprinting); **Hinweis:** darf in Deutschland nur auf richterl. Beschluss hin erfolgen. Vgl. DNA-Footprint-Methode.

**DNA-Footprint-Methode** (engl. footprint Fußabdruck): Methode zur Lokalisierung von Proteinbindungsstellen an der DNA*; **Methode:** Endmarkierte DNA-Fragmente werden allein od. zus. mit dem interessierenden Protein einer DNA-Strangbruch-Reaktion mittels der Nuclease* DNAase I unterworfen, wobei Proteinbindung die DNA-Spaltung an der entspr. Stelle behindert. Die unterschiedl. langen DNA-Bruchstücke werden über ein Polyacrylamidgel nach ihrer Größe aufgetrennt. Bestimmte Fragmentgrößen im Ansatz mit Protein im Vergleich zum Ansatz ohne Protein fehlen im Fragmentmuster, da das Protein die DNA-Spaltung verhindert hat. Die visualisierte Nucleotidleiter enthält eine Lücke (sog. footprint). Vgl. DNA-Fingerprint-Methode.

**DNA-Gyrase:** s. Gyrase.

**DNA-Methylierung:** 3–6 % der Cytosine* der DNA* von Säugerzellen liegen methyliert vor, meist als 5-Methylcytosin; die Methylgruppen werden von DNA-Methyltransferasen übertragen. Bei der Replikation behält der elterl. Strang die methylierten Basen, während der Tochterstrang unmethyliert vorliegt. Letzterer wird nach der Replikation rasch methyliert. In Wirbeltieren wird v. a. in GC-reichen DNA-Sequenzen methyliert. Im Allg. führt die Methylierung von Genen* zur Repression der Genexpression*; am deutlichsten ist die unterschiedl. Methylierung an Genen zu erkennen, die nur in bestimmten Gewebetypen exprimiert werden.

**DNA-Neukombination:** s. Rekombination.

**DNA-Polymerase:** zu den Transferasen gehörendes Enzym*, das aus Desoxyribonucleotiden (s. Nucleotide) an einer (DNA-)Matrize DNA* synthetisiert; **Bedeutung:** an Replikation* u. Reparatur von DNA beteiligt.

**DNA-Polymerase, reverse:** s. Transkriptase, reverse.

**DNA-Polymerase, RNA-abhängige:** s. Transkriptase, reverse.

**DNA-rekombinationstechnisch hergestellte Produkte:** Producta ab ADN recombinante Ph.Eur.6; durch genet. Modifikationen hergestellte Produkte, bei der die für das benötigte Produkt codierende DNA* gewöhnl. mit Hilfe eines Plasmids* od. viralen Vektors* in einen geeigneten Mikroorganismus od. eine geeignete Zelllinie* eingeführt wird, in denen diese DNA exprimiert (s. Genexpression) u. in Protein übersetzt (s. Translation) wird (s. Gentechnologie); das hergestellte Protein wird durch Aufreinigung aus den Zellen gewonnen. Diese Bestimmungen der Ph.Eur.6 gelten im Zusammenhang mit den jeweiligen einzelnen Arzneibuchmonographien über DNA-rekombinationstechnisch hergestellte Produkte, z. B. Anakinra*, Cetuximab*, Octocog alfa (Blutgerinnungsfaktor* VIII), Insulin* Glargin, Insulin* Detemir, Humaninsulin (s. Insulin), Epoetin*, Somatropin*. Diese Vorschriften betreffen somit im Wesentlichen nur offizinelle Produkte. Sie gelten auch nicht für modifizierte lebende Organismen, die für die direkte Anw. an Mensch u. Tier vorgesehen sind, z. B. als Lebend-Impfstoffe.

**DNA-Rekombinationstechnologie:** s. Gentechnologie.

**DNA-Replikationsenzym:** s. Replikationsenzyme.

**DNA-Sonde:** $^{32}P$-markierte RNA*, cDNA od. synthet. Oligonucleotide*, die zur Markierung von DNA* bei der Southern*-Blotting-Methode dienen.

**DNA-Topoisomerasen:** s. Topoisomerasen.

**DNA-Viren:** s. Virusklassifikation.

**DND:** Abk. für (engl.) *Division of Narcotic Drugs;* Suchtstoffabteilung der Vereinten Nationen mit Sitz in Wien; hat sowohl beratende als auch ausbildende Aufgaben u. unterhält das Suchtstoffla-

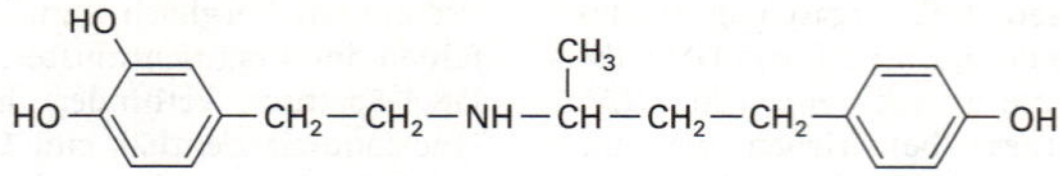

**Dobutamin**



bor der Vereinten Nationen. Vgl. Betäubungsmittelrecht.

**DNOC:** Abk. für 4,6-**Di**nitro*-*o*-**c**resol.

**DNP:** Abk. für (engl.) ***d**endroaspis **n**atriuretic **p**eptide*; s. Peptide, kardiale natriuretische.

**DNS:** Abk. für **D**esoxyribo**n**uklein**s**äure; s. DNA.

**DOB:** Abk. für 2,5-**D**imeth**o**xy-4-**b**romamphetamin; sehr tox., schon in geringer Dosis potentiell tödl.; langwirksames Halluzinogen*; Analogon zu Mescalin*; unterliegt dem Betäubungsmittelgesetz* (Anlage I, nicht verkehrsfähig). Vgl. DOM.

**Dobutamin (INN):** (±)-4-{2-[3-(4-Hydroxyphenyl)-1-methylpropylamino]-ethyl}brenzcatechin; CAS-Nr. 34368-04-2; $C_{18}H_{23}NO_3$, Strukturformel: s. Abb.; $M_r$ 301.39; Sympathomimetikum*; **Wirk.:** Antihypotonikum*; sympathomimet. mit schwacher $\alpha$- u. starker $\beta_1$-Komponente; positiv inotrop wirksam; Wirk. unabhängig von der synapt. Catecholamin-Konz.; greift nicht am Dopamin-Rezeptor an u. beeinflusst nicht, wie z. B. Dopamin*, die Freisetzung von Noradrenalin; kein dopaminerger Effekt auf die Nierendurchblutung; **Ind.:** wenn eine positiv inotrope Behandlung erforderl. ist, für Patienten mit kardialer Dekompensation infolge einer eingeschränkten myokardialen Kontraktilität; **UAW:** Tachykardie, Tachyarrhythmien, Übelkeit, Kopfschmerz, erhöhter Blutdruck, Angina-pectoris-Anfälle. **Dobutaminhydrochlorid:** Dobutamini hydrochloridum Ph.Eur.; Schmp. 185–189 °C (polymorph).

**DOC:** Abk. für **D**esoxy**c**orton*.

**DOCA:** Abk. für **D**esoxy**c**orton**a**cetat*.

**Docetaxel (INN):** (2*R*,3*S*)-*N*-(*tert*-Butoxycarbonyl)-2-hydroxy-3-phenyl-$\beta$-alanin-(4-acetoxy-2$\alpha$-benzoyloxy-5$\beta$,20-epoxy-1,7$\beta$,10$\beta$-trihydroxy-9-oxo-11-taxen-13$\alpha$-yl-ester); CAS-Nr. 114977-28-5; $C_{43}H_{53}NO_{14}$, Strukturformel: s. Abb.; $M_r$ 807.89; Schmp. 232 °C; Zytostatikum* (Taxan); **Herst.:** partialsynthet. aus 10-Desacetylbaccatin III (in Blättern von Taxus* baccata zu 0.02 %); **Wirk.:** wie Paclitaxel* auf die Mikrotubuli, jedoch 2-mal stärker als dieses; v. a. in der S-Phase des Zellzyklus aktiv; Mitosehemmstoff*; **Ind.:** fortgeschrittenes od. metastasierendes Mammakarzinom; nichtkleinzelliges Bronchialkarzinom; metastasierendes, hormonunabhängiges Prostatakarzinom; metastasierendes Adenokarzinom des Magens; fortgeschrittenes Plattenepithelkarzinom; oft zur Kombinationstherapie zus. mit Doxorubicin* u. Cyclophosphamid*; **UAW:** Neutropenie, Anämie, Haarausfall; **Kontraind.:** Schwangerschaft, Stillzeit, schwere Leberfunktionsstörungen, Neutropenie; **Dos.:** parenteral; Monotherapie alle 3 Wochen 100 mg/m² KOF (einstündige i. v. Infusion) od. als Kombinationstherapie 75 mg/m² KOF; HWZ 4 min, 26 min u. 11 h (dreiphasige Kinetik). **Docetaxel-Trihydrat:** CAS-Nr. 148408-66-6; $C_{43}H_{53}NO_{14} \cdot 3\,H_2O$; $M_r$ 861.95.

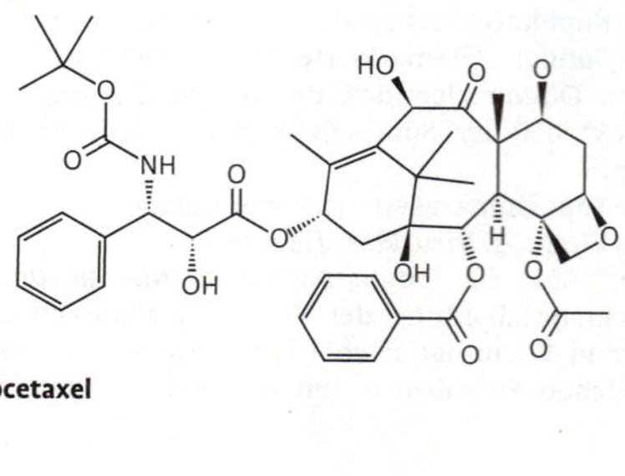

**Docetaxel**

**Dochtwirkung:** Eigenschaft von Hydrophilisierungsmitteln in Tablettenrezepturen, die zur Zerfallsbeschleunigung führt. D. steigert Porosität u. Benetzbarkeit u. erleichtert dadurch das Eindringen von Wasser durch die Poren in das Tabletteninnere.

**Docosahexaensäure:** s. Fettsäuren, essentielle.

**Docosan-1-ol:** *n*-Docosanol, *n*-Docosylalkohol; Behenylalkohol; CAS-Nr. 661-19-8; $C_{22}H_{45}OH$, Strukturformel: s. Abb.; $M_r$ 326.60; D. 70 (ca. 0.82 g/m³); Schmp. 65–72 °C; Sdp. 180 °C; SZ max. 0.2; VZ max. 0.5; IZ max. 1; OHZ 175–180; Wassergehalt max. 0.1 %; in Wasser schwer lösl., leicht lösl. in Ethanol, Methanol, heißem Petrolether, Ether u. Chloroform; **Vork.:** D. u. sein Hauptmetabolit Docosansäure sind endogene Best. der menschl. Zellmembran. **Herst.:** (techn.) durch Reduktion von aus Raps- od. Spermöl hergestellten Erukasäureestern mit Natrium u. anschließender Hydrierung od. durch direkte Hochdruckhydrierung der Ester mit Wasserstoff; **Wirk.:** antiviral gegen viele lipidumhüllte Viren; genauer Mechanismus unbekannt, evtl. Hemmung der Fusion zw. Virus u. Plasmamembran, wodurch intrazelluläre Aufnahme u. Virusreplikation verhindert werden; **Anw.:** **1.** (med.) bei Herpes simplex im Bereich der Lippen; in tox. Hinsicht unbedenklich; **2.** (techn.) Konsistenzgeber in pharmaz. u. kosmet. Zubereitungen; zur Herst. von Cremes, Emulsionen u. Stiften; **Kontraind.:** immunsupprimierte Patienten; **UAW:** trockene Haut, Ausschläge; **Dos.:** Creme 10 %, 5-mal tägl. dünn auftragen über 4–10 d bis zur Abheilung.

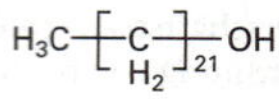

**Docosan-1-ol**

**Docosapentaensäure:** s. Clupanodonsäure.

**Docosenamid:** s. Erucamid.

**Docosensäure:** s. Erucasäure.

**DOCP:** Abk. für **D**esoxy**c**orton**p**ivalat; s. Desoxycorton.

**Docusat-Natrium:** Natrii docusas Ph.Eur.6, Natriumdioctylsulfosuccinat DAC; Natrium dioctylsulfosuccinicum, Dioctylnatriumsulfosuccinat; Natrium[1,4-bis[(2-ethylhexyl)oxy]-1,4-dioxobutan-2-sulfonat, Bis(2-ethylhexyl)oxy-1,4-dioxobutan-2-sulfonsäure, Natrium-Salz; CAS-Nr. 577-11-7; $C_{20}H_{37}NaO_7S$, Strukturformel: s. Abb.; $M_r$ 444.6;

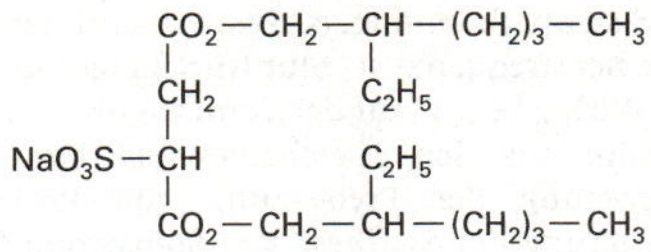


**Docusat-Natrium**

Schmp. 153–157 °C; D. 1.1; weiße, wachsähnl., plast. Substanz; Geruch nach Octanol; Löslichkeit in Wasser: 15 g/L bei 25 °C, 23 g/L bei 40 °C, 30 g/L bei 50 °C, 55 g/L bei 70 °C; sehr gut lösl. in Ethanol, Dichlormethan u. wassermischbaren org. Lösungsmitteln; lösl. in Tetrachlorkohlenstoff, Petrolether, Naphtha, Xylol, Dibutylphthalat, Petroleum, Aceton, Ethanol, Pflanzenölen; Trocknungsverlust max. 4 %; hygroskop. (Lagerung dicht verschlossen); Sulfatasche 15.1–16.3 %; SZ max. 2.5; Oberflächenspannung einer 0.1 %igen Lsg.: $2.87 \cdot 10^{-2}$ N · m$^{-1}$; VZ 240–253; IZ max. 0.25; krit. Mizellbildungskonzentration ca. 0.07 g/100 mL (25 °C); **Gew.**: durch Umsetzung von Octanol mit Maleinsäureanhydrid u. Addition von Natriumhydrogensulfit; **Inkomp.**: Trübung von wässrigen Lsg. bei Zusatz von Elektrolyten; Hydrolyse im alkal. Milieu; **Anw. u. Dos.**: **1.** (med.) als Adjuvans in Laxanzien* zur Stuhlerweichung, auch rektal wirksam; als Cerumenolytikum*; **2.** (pharmaz.) als Emulgator* für O/W-Emulsionssalben; anionenaktives Netzmittel (Tensid*) u. Solubilisator in festen u. flüssigen Darreichungsformen, Weichmacher für Filmüberzüge; in der Tablettenfabrikation zur Erzielung einer besseren Zerfallbarkeit; **WW**: mit zahlreichen anderen Wirkstoffen mögl., da D. die Resorption der Wirkstoffe (u. a. herzwirksame Glykoside, Schleifendiuretika) fördert. Gebräuchl. ist auch Dioctylsuccinatsulfonsäure.

**Dodecylgallat:** s. Gallussäurelaurylester.

**Dodecylis gallas:** s. Gallussäurelaurylester.

***n*-Dokosansäure:** s. Behensäure.

**Dokumentation:** gemäß § 22 Apothekenbetriebsordnung* sind alle Aufzeichnungen, die im Zusammenhang mit Arzneimitteln gemacht werden, mind. bis 1 Jahr nach Ablauf des Verfalldatums u. insgesamt 5 Jahre aufzubewahren; es sind dies z. B. Aufzeichnungen über die Herst., Prüfung, Einfuhr, das Inverkehrbringen, den Rückruf u. die durch Rückruf veranlasste Rückgabe von Arzneimitteln.

**Dolasetron** (INN): Indol-3-carboxylsäure-trans-2,6-methanoctahydro-3-oxo-2*H*-chinolizin-8-ylester; CAS-Nr. 115956-12-2; $C_{19}H_{20}N_2O_3$, Strukturformel: s. Abb.; $M_r$ 324.4; Schmp. 152 °C; logP 2.4; $pK_S$ 7.0 (berechnet); schwer lösl. in Wasser; **Wirk.**: selektiver 5-$HT_3$-Rezeptor-Antagonist (vgl. Serotonin); **Ind.**: als Antiemetikum* bei postoperativer Übelkeit u. Erbrechen sowie bei zytostat. Chemotherapie; **UAW**: u. a. Obstipation, Kopfschmerz, gastrointestinale Beschwerden; **Dos.**: je nach Bedarf u. Anw. 12.5–100 mg i. v. od. 50–200 mg p. o.; HWZ 7–9 h. Verw. findet auch das Mesilat. Vgl. Granisetron; Ondansetron; Tropisetron.

**Dolde:** s. Blütenstand.

**Doldengewächse:** s. Apiaceae.

**Dolichole:** s. Polyprenole.

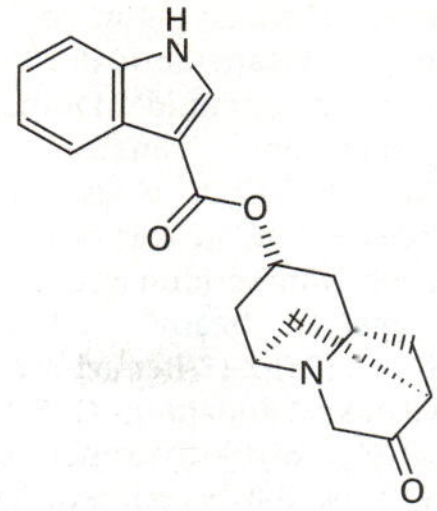


**Dolasetron**

**Dolichos biflorus:** s. Vigna unguiculata.

**Dolichos pruriens:** s. Mucuna puriens (Fructus Stizolobii).

**Dollensamen:** s. Anethum graveolens var. hortorum (Fructus anethi).

**Dollkraut:** s. Conium maculatum (Herba Conii).

**Dollkrautsamen:** s. Conium maculatum (Fructus Conii).

**DOM:** Abk. für 2,5-**D**imethoxy-4-**m**ethylamphetamin; Derivat des Mescalin* mit vielfacher halluzinogener Wirk.; unterliegt dem Betäubungsmittelgesetz* (Anlage I, nicht verkehrsfähig). Vgl. DOB; Halluzinogene.

**Domatium** (lat. Wohnung): Höhle od. Haarbüschel an pflanzl. Organen (z. B. an Blättern*), in denen andere Organismen (z. B. Milben*) leben.

**Domiphenbromid:** Phenododeceniumbromid (INN); *N*-Dodecyl-*N*,*N*-dimethyl-2-phenoxyethylammoniumbromid; CAS-Nr. 538-71-6; $C_{22}H_{40}BrNO$; $M_r$ 414.5; Schmp. 112–113 °C; leicht lösl. in Wasser, Ethanol, Aceton; wässrige Lsg. bilden beim Schütteln einen Schaum; **Anw.**: **1.** (techn.) kationenaktives Tensid*; Hilfsstoff; **2.** (med.) früher als Desinfiziens im Mund- u. Rachenraum.

**Domperidon** (INN): Domperidonum Ph.Eur.6; 5-Chlor-1-{1-[3-(2,3-dihydro-2-oxobenzimidazol-1-yl)propyl]-4-piperidyl}-2(3*H*)-benzimidazolon; CAS-Nr. 57808-66-9; $C_{22}H_{24}ClN_5O_2$, Strukturformel: s. Abb.; $M_r$ 425.92; Schmp. 244–248 °C; weißes Pulver; fast unlösl. in Wasser; Antiemetikum* u. Prokinetikum* (Benzimidazolon-Derivat); **Ind.**: Übelkeit, Erbrechen, epigastr. Völlegefühl, Oberbauchbeschwerden, Regurgitation von Mageninhalt (Zurückströmen von Speisen in die Mundhöhle); **Kontraind.**: prolactinproduzierender Hypophysentumor, gastrointestinale Blutungen, Perforation od. mechan. Obstruktion; **WW**: CYP3A4-Inhibitoren wie Ketoconazol u. Erythromycin bewirken erhöhte Plasmakonzentrationen von D.; **UAW**: erhöhte Prolactinspiegel, Erkrankungen

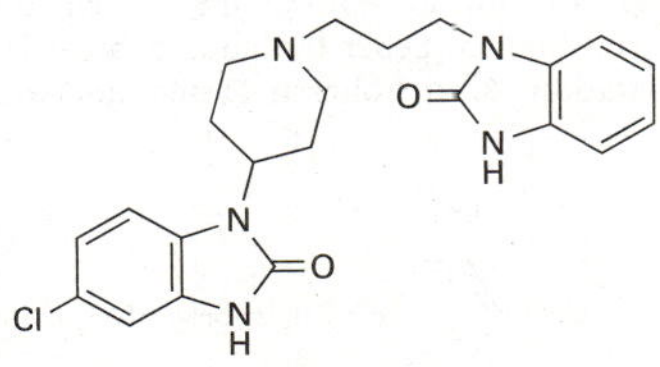


**Domperidon**

des Gastrointestinaltrakts; kaum ZNS-gängig, daher viel weniger extrapyramidale Störungen als bei Ther. mit Metoclopramid*. **Domperidonmaleat:** Domperidoni maleas Ph.Eur.6; $C_{26}H_{28}ClN_5O_6$; $M_r$ 542.0; weißes polymorphes Pulver; sehr schwer lösl. in Wasser u. Ethanol. Gebräuchl. ist auch Domperidonacetat.

D

**Donax arundinaceus** P. Beauv.: s. Arundo donax.

**Donepezil** (INN): (*RS*)-2-(1-Benzyl-4-piperidyl)methyl-5,6-dimethoxy-1-indanon; CAS-Nr. 120014-06-4; $C_{24}H_{29}NO_3$, Strukturformel: s. Abb.; $M_r$ 379.5; logP 4.7; $pK_S$ 8.8 (berechnet); kaum lösl. in Wasser; **Wirk.:** Cholinesterase-Inhibitor, s. Parasympathomimetika (indirekte); **Ind.:** zur symptomat. Behandlung der leichten bis mittelschweren Alzheimer*-Krankheit; **UAW:** im Vergleich zu Tacrin* bessere Verträglichkeit u. keine Hepatotoxizität; evtl. Diarrhö, Übelkeit, Erbrechen; **Dos.:** 5 mg/d p. o.; HWZ ca. 70 h. Vgl. Antidementiva.

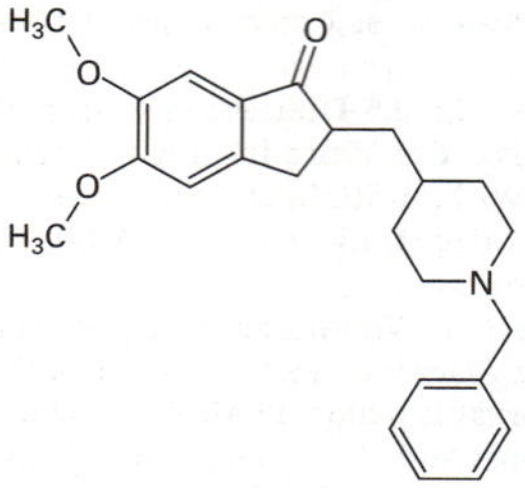


**Donepezil**

**DOPA:** Abk. für **Dioxyphenylalanin***.

**DOPA-Decarboxylase-Hemmer:** Kurzbez. für **Di**oxy**p**henyl**a**lanin-Decarboxylase-Hemmer; Hemmstoffe der peripheren DOPA-Decarboxylase, die den Abbau von L-Dioxyphenylalanin* (Levodopa*) zu Dopamin* katalysiert; **Wirk.:** (therap.) Hemmung des peripheren, nicht aber des zentralen Abbaus von Levodopa*, das so in größerem Ausmaß ins ZNS gelangen u. dort als Dopamin wirken kann; ermöglicht die Reduktion der Levodopa-Dosierung um bis zu 75 %; **Wirkstoffe:** z. B. Carbidopa*, Benserazid*; **Ind.:** als Kombinationstherapie mit Levodopa* bei Parkinson*-Syndrom.

**Dopamin** (INN): Abk. DA; 4-(2-Aminoethyl)brenzcatechin, 3-Hydroxytyramin; Dihydroxyphenylethylamin; CAS-Nr. 51-61-6; $C_8H_{11}NO_2$, Strukturformel: s. Abb.; $M_r$ 153.18; physiol. Catecholamin*; Sympathomimetikum*; **Bedeutung:** (physiol.) Neurotransmitter der dopaminergen Neuronen im ZNS, biosynthet. Vorstufe von Adrenalin*, Noradrenalin* u. Melaninen*; **Wirk.:** **1.** Steuerung der extrapyramidalen Motorik im nigrostriatalen Dopamin-System; **2.** in niedrigen Dosen Stimulation v. a. der Dopamin-Rezeptoren im Bereich von Niere, Darm, Magen, Leber u. dadurch bedingte Gefäßdilatation; **3.** in höheren Dosen überwiegend α- u. β-sympathomimet. (s. Sympathomimetika) u. damit herzfrequenz- u. blutdrucksteigernd (indirekte Wirk., da z. T. auf der Verdrängung von Noradrenalin aus den Speichervesikeln beruhend); **4.** Hemmung der Freisetzung von Prolactin*; **5.** Förderung der Synthese von Somatropin*; Störungen des D.-Transmittersystems: Mangel an dopaminergen Neuronen bedingt das Parkinson*-Syndrom. Eine exzessive Dopaminfreisetzung im limbischen System wird mit Schizophrenie* in Verb. gebracht. **Ind.:** als Dauerinfusion (HWZ 1–3 min) bei Schock (Mittel der 1. Wahl bei kardiogenem Schock), schwerer Hypotonie, drohendem Nierenversagen; **UAW:** Brechreiz u. Erbrechen durch Stimulierung des Brechzentrums, Herzarrhythmien, Tachykardie, zu starke Blutdrucksteigerung bei Überdosierung; **Dos.:** parenteral i. v. Infusion 3 μg/kg KG/min, Dosierungsbereich: 2.5–4.0 μg/kg KG/min; HWZ 1–3 min. **Dopaminhydrochlorid:** Dopamini hydrochloridum Ph.Eur.6; CAS-Nr. 62-31-7; $C_8H_{12}ClNO_2$; $M_r$ 189.6; Schmp. 241 °C (unter Zers.); leicht lösl. in Wasser, lösl. in Ethanol, wenig lösl. in Aceton. Vgl. Dopexamin.

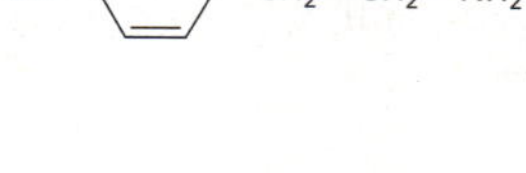


**Dopamin**

**Dopamin-Antagonisten:** Dopamin*-Rezeptoren blockierende Substanzen; **Vertreter:** Neuroleptika*, Prokinetika* wie Metoclopramid*.

**Dopaminhydrochlorid:** s. Dopamin.

**Dopamin-Rezeptor-Agonisten:** Substanzen mit stimulierender Wirk. auf Dopamin*-Rezeptoren; **Einteilung:** **1.** in Ergotalkaloide* (Bromocriptin*, Lisurid*, Metergolin*, Cabergolin*, Pergolid*) u. Nicht-Ergot-Derivate (Ropinirol*, Piribedil*, Pramipexol*, Quinagolid*), Apomorphin*; **2.** nach Rezeptoraffinität; **a)** $D_1$-Rezeptor: v. a. Dopamin (i. v. verabreicht); **b)** $D_2$-Rezeptor: Bromocriptin, Lisurid, Pergolid, Dihydroergocriptin*, Cabergolin, Ropinirol; **c)** $D_3$-Rezeptor (im limb. System u. frontalen Cortex): Pramipexol; **Wirk.:** durchblutungsfördernd an Nieren- u. Mesenterialgefäßen (über $D_1$-Rezeptoren); Dopamin-Ersatz im ZNS bei Parkinson-Syndrom (über $D_2$-Rezeptoren); Sekretionshemmung von Prolactin* über hypophysäre Dopamin-Rezeptoren mit konsekutiver Hemmung von Laktation u. Galactorrhö; Hemmung der STH-Produktion durch Cabergolin bei Akromegalie; **Ind.:** u. a. prolactinbedingte Fertilitätsstörung, prämenstruelles Syndrom, Mastitis u. Abstillen, Mikroprolactinom, Akromegalie, Parkinson-Syndrom; **UAW:** initial Übelkeit, Schwindel, gelegentlich psychomotor. Störungen; bei Ergotalkaloiden Fibrosierung (z. B. kardial-valvulär, daher regelmäßige echokardiograph. Kontrolle erforderlich).

**Dopamin-Rezeptoren:** membranständige, G-Protein gekoppelte Rezeptoren* des zentralen u. peripheren Nervensystems mit Dopamin* als natürl. Liganden*; **Einteilung:** 5 versch. Unterformen ($D_1$–$D_5$); **I.** nach Wirkungsmechanismus: **1.** $D_1$, $D_5$: Stimulation der Adenylylcyclase* über $G_s$; **2.** $D_2$, $D_3$, $D_4$: leichte Hemmung der Adenylylcyclase über $G_i$ u. Öffnen von Kaliumkanälen; **II.** nach Lokalisation: **1. zentrale D.:** **a)** postsynapt.: $D_1$–$D_5$; Wirkungen: Aktivierung GABAerger Neurone ($D_1$); Hemmung cholinerger Neurone ($D_2$), Empfindung von Freude u. Lust ($D_2$ u. $D_4$), Hemmung der Sekretion von Prolactin ($D_2$), Nau-

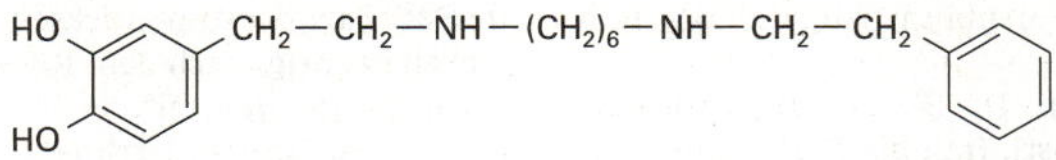

**Dopexamin**

sea u. Emesis ($D_2$); **b)** präsynapt.: Steuerung der Neurotransmitterfreisetzung durch negative Rückkopplung ($D_2$); **2. periphere D.:** **a)** postsynapt.: Dilatation der Gefäße im Bereich des Splanchnikus* (Magen, Darm, Leber usw.) u. in der Niere ($D_1$); Hemmung der Freisetzung von Noradrenalin* u. Aldosteron* ($D_2$); **b)** präsynapt.: wie zentrale präsynapt. Dopamin-Rezeptoren.

**Dopexamin** (INN): CAS-Nr. 86197-47-9; $C_{22}H_{32}N_2O_2$, Strukturformel: s. Abb.; $M_r$ 365.5; **Wirk.:** bes. am Beta-2-Rezeptor sowie an den Dopamin*-Rezeptoren $D_1$ u. $D_2$ (geringere Wirksamkeit als Dopamin*); keine Wirk. an Alpha-Rezeptoren; Abnahme des Gefäßwiderstands (system. u. in der Lunge) durch Erhöhung des renalen Blutflusses; **Ind.:** Akutbehandlung der schweren Herzinsuffizienz; **UAW:** Übelkeit, Erbrechen, Herzarrhythmien.

**Doping:** (nach der Definition des Internationalen Olympischen Komitees) Verwendung von Substanzen aus verbotenen Wirkstoffgruppen u. die Anw. verbotener Methoden (Blutdoping, pharmak., chem. u. physik. Manipulationen) zur unphysiol. Steigerung der Leistungsfähigkeit eines Sportlers; **Einteilung:** nach der Welt Anti-Doping Agentur (Abk. WADA) **1.** Substanzen u. Methoden, die zu allen Zeiten verboten sind (in u. außerhalb von Wettkämpfen): **a)** anabole Substanzen (Anabolika*); **b)** Hormone u. verwandte Substanzen (vgl. Epoetin); **c)** Beta-2-Agonisten (s. Sympathomimetika, Beta-Sympathomimetika); **d)** Hormon-Antagonisten u. -Modulatoren; **e)** Diuretika* u. andere Maskierungsmittel; **f)** Erhöhung des Sauerstofftransfers; **g)** chemische u. physikal. Manipulation; **h)** Gendoping; **2.** im Wettkampf verbotene Wirkstoffe u. Methoden: **a)** Stimulanzien*; **b)** Narkotika*; **c)** Cannabinoide (s. Cannabis sativa); **d)** Glucocorticoide (s. Corticosteroide); **3.** bei bestimmten Sportarten verbotene Wirkstoffe: **a)** Alkohol (s. Ethanol); **b)** Beta*-Rezeptoren-Blocker; die gesundheitl. Gefahren bestehen in der Überwindung physiol. Leistungsgrenzen mit nachfolgenden schweren Zusammenbrüchen u. in den UAW der eingenommenen Substanzen. **Recht: 1. Deutschland:** nach § 6a AMG ist es verboten, dort aufgeführte Arzneimittel zu Dopingzwecken im Sport in den Verkehr zu bringen, zu verschreiben, bei anderen anzuwenden od. in nicht geringen Mengen zu Dopingzwecken bei Menschen zu besitzen; Regelungen im Übereinkommen gegen Doping (Gesetz vom 2. März 1994 zu dem Übereinkommen vom 16. November 1989 gegen Doping, BGBl. 1994 Teil II S. 334); **2. Österreich:** geregelt durch das „Bundesgesetz über die Bekämfung von Doping im Sport (Anti-Doping-Bundesgesetz 2007)", BGBl. I Nr. 30/2007 in der Fassung 2008 u. die „Verordnung über die Grenzmengen verbotener Wirkstoffe nach dem Anti-Doping-Bundesgesetz 2007 (Anti-Doping-Grenzmengenverordnung — ADGMV)", BGBl. II Nr. 243/2009; **3. Schweiz:** geregelt durch das Bundesgesetz über die Förderung von Turnen und Sport (SR 415.0) sowie die Verordnungen über die verbotenen Mittel u. Methoden (Dopingmittelverordnung, SR 415.052.1) bzw. über die Mindestanforderungen bei der Durchführung von Dopingkontrollen (Dopingkontrollverordnung, SR 415.052.2).

**Doppelachäne:** s. Fruchtformen.

**Doppelbindung:** Verbindung zweier Atome* durch 2 Elektronenpaare; obwohl beide Bindungen, die (feste) σ- u. die (weniger feste) π-Bindung, nicht gleichwertig sind, werden sie durch 2 ident. Valenzstriche symbolisiert (C=C). Die π-Bindung ist räuml. ausgedehnter, besitzt eine geringere Elektronendichte u. ist reaktionsfreudiger als die σ-Bindung. Vgl. Dreifachbindung; Bindung, chemische.

**Doppelblindstudie:** s. Studie, klinische.

**Doppelbrechung:** ein Lichtstrahl, der nicht in der Richtung der opt. Achse eines doppelbrechenden einachsigen Kristalls, z. B. eines Kalkspatkristalls, auf diesen trifft, wird in 2 polarisierte Strahlen, den ordentl. u. den außerordentl Strahl (s. Polarisation des Lichtes), zerlegt, deren Schwingungsebenen senkrecht aufeinander stehen; s. Dichroismus.

**Doppelhelix:** s. DNA.

**Doppelkamille:** s. Chamaemelum nobile.

**Doppelsalze:** Salze*, die entstehen, wenn die H-Atome einer Säure durch versch. Metallatome ersetzt werden; **Beispiel:** Kaliumalaun* $KAl(SO_4)_2$.

**Doppelschicht, elektrische:** elektrochemische Doppelschicht; elektr. aufgeladene Schicht an der Grenzfläche zweier Phasen. Ionen, Elektronen od. orientierte Dipole können sich hier bevorzugt in einer Phase anreichern u. entgegengesetzt geladene Ionen od. orientierte Dipole anziehen.

**Doppelverblindung:** s. Verblindung.

**Doppelwasserglas:** s. Kaliumsilicat; Natriumsilicat.

**Doppelzellen:** s. Hybridzellen.

**Doppler-Effekt** (Christian J. D., Physiker, Mathematiker, Wien, Prag, 1803–1853): Dopplerverfahren; Frequenzänderung, die eine am bewegten Objekt (Reflektor) reflektierte Schallwelle durch die Eigenbewegung des Reflektors erfährt. **Anw.:** bildgebende Verfahren; für diagnost. Ultraschallverfahren (Dauerschallverfahren) werden Ultraschallwellen im Frequenzbereich von ca. 2–20 MHz eingesetzt (s. Ultraschall). Der in einen Körper gesendete Ultraschallimpuls wird von Organen u. Geweben teilweise reflektiert bzw. gestreut u. die zum Ultraschallwandler zurückkehrenden Impulsanteile detektiert (Puls-Echo-Verfahren). Zusätzl. lässt sich mittels des D. die Bewegungsgeschwindigkeit u. Bewegungsrichtung von Reflektoren bzw. Streukörpern bestimmen. Die Darst. der gemessenen Bewegungsgeschwindigkeiten u. -richtungen wird bei Farbdoppler-Geräten direkt farbcodiert in die Schnittbilddarstellungen integriert.

**Dorant, Weißer:** s. Marrubium vulgare (Marrubii herba).

**Dorema ammoniacum** D. Don: Fam. Apiaceae (Umbelliferae); nordöstl. Iran bis Turkestan u. Afghanistan, Wüsten östl. des Aralsees u. Südsibirien; Stpfl. von **Ammoniacum:** Gummi Ammoniacum, Gummiresina Ammoniacum, Ammoniakgummi, Armenisches Gummi; der Milchsaft, der entweder spontan od. nach Verwundung durch Insekten aus den Blattstielen ausfließt u. an der Luft erhärtet; lose od. zusammenklebende Körner von bräunl., auf dem frischen Bruch weißl. Farbe; **Inhaltsst.:** 60–70 % Harz (Salicylsäureester), 11 % Gummi*, äther. Öl; **Anw.:** (volkstüml.) zu hautreizenden Pflastern (Emplastrum Lithargyri compositum).

**Doripenem** (INN): (4*R*,5*S*,6*S*)-6-[(*R*)-1-Hydroxyethyl]-4-methyl-7-oxo-3-{(3*S*,5*S*)-5-[(sulfamoylamino)-methyl]pyrrolidin-3-ylthio)-1-azabicyclol [3.2.0]hept-2-en-2-carbonsäure; CAS-Nr. 148016-81-3; $C_{15}H_{24}N_4O_6S_2$; $M_r$ 420.50; **Wirk.:** Breitband-Antibiotikum* aus der Gruppe der Carbapeneme*; **Ind.:** intraabdominale Infektionen, Harnwegs- u. Atemwegsinfektionen; **UAW:** gastrointestinale Beschwerden, Kopfschmerzen; **Dos.:** 3 × 0.5 g/d i. v.

**Doritin®:** halbfette O/W-Emulsionssalbengrundlage; Komplexemulgatorsalbe; anionische/nichtionische hydrophile Creme mit hohem Wasseranteil; aufnahmefähig für hydrophile u. lipophile Substanzen (Ambiphilie), kann Wasser bis zu 30 % u. Elektrolyte bis zu 10 % aufnehmen; **Zusammensetzung:** Cetylstearylalkohol, emulgierender Cetylstearylalkohol (Typ A), emulgierender Cetylstearylalkohol (Typ B), raffiniertes Erdnußöl, Decyloleat, Macrogol-5-cetyloleylether, Ethyl-4-hydroxybenzoat 0.18 %, Kaliumsorbat 0.12 %, Natriummonohydrogenphosphat u. gereinigtes Wasser (ca. 75 %); **Inkomp.:** kation. Wirk- u. Hilfsstoffe, Emulsionsstörer. Vgl. Emulsionen; Zubereitungen zur kutanen Anwendung, halbfeste.

**Dormanz:** Ruheperiode bei Zwiebeln*, Knospen* (Knospenruhe), Samen* (Keimruhe) u. a. Pflanzenorganen, während der das Wachstum aufhört u. erst wieder aufgenommen wird, wenn bestimmte Bedingungen wie ausreichende Feuchtigkeit, richtige Temp. u. Tageslänge erfüllt sind.

**Dormin:** s. Abscisinsäure.

**Dornase alfa:** CAS-Nr. 143831-71-4; $M_r$ 29250.0; rekombinate humane Desoxyribonuclease I (s. Nucleasen); **Herst.:** gentechn. aus einer Ovarialzelllinie des chines. Hamsters; **Wirk.:** spaltet selektiv extrazelluläre DNA, die hochkonzentriert im eitrigen Sekret in den Atemwegen vorhanden ist, u. erniedriegt die Viskosität des Sputums; **Ind.:** als Mukolytikum* bei zystischer Fibrose* von Patienten über 5 Jahren; **UAW:** Pharyngitis, Laryngitis, Juckreiz; **Kontraind.:** Schwangerschaft (sehr strenge Indikationsstellung), Stillzeit; **Dos.:** pulmonale Inhalation 1 × 2500 Einheiten/d (2.5 mg D.). Vgl. Streptodornase.

**Dornen:** spitze, starre, pfriemförmige Gebilde, die durch Umwandlung aus Blättern (z. B. Berberis* vulgaris), Blatt-Teilen, Sprossachsen (z. B. Weißdorn, s. Crataegus*-Arten) od. in seltenen Fällen aus Wurzeln entstehen; vgl. Stacheln.

**dorsal** (lat. dorsum Rückseite, Rücken): zum Rücken gehörig, nach dem Rücken hin liegend, rückseitig; Ggs.: ventral*.

**Dorsch:** s. Gadus morrhua.

**dorsiventral:** s. Blüte (Blütenformen).

**Doryphora decemlineata:** s. Leptinotarsa decemlineata.

**Dorzolamid** (INN): (4*S*,6*S*)-4-(Ethylamino)-5,6-dihydro-6-methyl-4*H*-thieno[2,3-*b*]thiopyran-2-sulfonamid-7,7-dioxid; CAS-Nr. 120279-96-1; $C_{10}H_{16}N_2O_4S_3$, Strukturformel: s. Abb.; $M_r$ 324.43; Antiglaukomatosum*; **Wirkungsmechanismus:** Carboanhydrase*-Hemmer; bei lokaler Applikation am Auge Hemmung der Carboanhydrase* II im Ziliarkörper, dadurch verringert sich die Kammerwasserproduktion u. damit der Augendruck; **Ind.:** erhöhter Augeninnendruck, Offenwinkelglaukom, v. a. als Zusatztherapie zu Beta*-Rezeptoren-Blockern od. als Monotherapie, wenn Sympatholytika kontraindiziert sind; **Kontraind.:** schwere Nieren- u. Leberfunktionsstörungen, Schwangerschaft, Stillzeit; **UAW:** Irritationen u. Entzündungen des Auges, Übelkeit, Müdigkeit; **Dos.:** top. 2 %ige Tropflösung; Monotherapie 3-mal tägl., als Zusatztherapie bei Ther. mit Beta-Rezeptoren-Blockern 2-mal tägl. 1 Tr. in den Bindehautsack des Auges; HWZ 4 Monate (Dauertherapie). Gebräuchl. ist Dorzolamidhydrochlorid. Vgl. Acetazolamid.

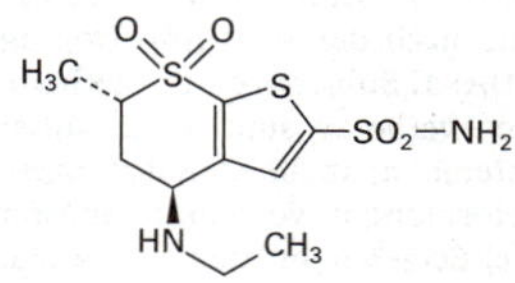


**Dorzolamid**

**dose dumping:** Sturzentleerung; Spontanfreisetzung des Wirkstoffs aus einem transdermalen therapeutischen System*, bei dem die Freigabe des Wirkstoffs über die Permeation durch die Membran kontrolliert wird, aufgrund einer mechan. Beschädigung des Kontrollelements Membran.

**Doshas** (Sanskrit Fehler, Abweichung): im Ayurveda* Bez. für die 3 grundlegende Bioenergien u. Regelprinzipien, die sowohl die äußere Natur als auch die Natur des menschl. Geist-Körper-Systems durchdringen u. steuern sollen: Vata*, Pitta* u. Kapha*; bei Störungen des individuellen dynam. Gleichgewichts der Doshas entstehen psych. u. körperl. Symptome u. ggf. Krankheiten; Ziel der ayurved. Therapie ist die Wiederherstellung od. Aufrechterhaltung eines ungestörten Gleichgewichts von Körper, Geist u. Seele, ausgedrückt durch die Harmonie Tri-Doshas. In Dravya* Guna, der ayurved. Phytotherapie, werden die Heilpflanzen u. Heilsubstanzen u. a. auch nach ihrer Wirkung auf die Doshas kategorisiert.

**Dosieraerosol:** s. Dosierinhalator, treibgashaltiger.

**Dosierinhalator, treibgashaltiger:** (engl.) *metered dose inhaler (Abk. MDI)*; Dosieraerosol; Inhalator mit dem Arzneistoffe in Treibgas dosiert abgegeben werden können; der resorbierbare Anteil eines Aerosols* wird mit einem Impaktor* gemessen; weitere Entwicklungen von D. sind: **1. atemzugaus-**

gelöste Dosierinhalatoren: geben erst nach Unterschreiten eines best. inhalationsbedingten Unterdrucks den vordosierten im Sprühnebel gelösten Wirkstoff frei. Es muss nicht darauf geachtet werden, dass der Druck auf das Dosieraerosol u. die Einatmung zur gleichen Zeit erfolgen. **2. mikroprozessorgesteuertes Inhaliergerät:** Inhalator für wässrige Lösungen; Einzeldosen (25–100 µl) finden in einem Blister* eingeschweißt Verwendung. Ein Atemstrom über einem vorprogrammierten Schwellenwert öffnet den Blister u. vernebelt die Lösung durch feine Poren von 2.51 µm Durchmesser zu einem feinen, gut lungengängigen Aerosol; **Anw.:** zur system. Applikation von Arzneistoffen über die Lunge, zur schnellen Resorption von Arzneistoffen. Vgl. Pulverinhalator; Inhalate.

**Dosier-Nasensprays:** s. Zubereitungen zur nasalen Anwendung.

**Dosierung, allopathische:** s. Allopathie.

**Dosierung nach Körperoberfläche:** s. Dubois-Formel.

**Dosierungsintervall:** Formelzeichen $\tau$; Zeit zw. der Verabreichung von 2 Dosen bei Mehrfachapplikation*; wichtig für die Aufrechterhaltung eines möglichst konstanten Wirkstoffspiegels; **Prinzip:** D. muss umso größer sein, je langsamer der Stoff abgebaut wird. **Relatives D.:** Zeit zw. 2 Dosen bezogen auf die Geschwindigkeit der Elimination*; berechnet als Quotient aus D. durch die Halbwertzeit* der Elimination; ausschlaggebend für den zeitl. Verlauf u. das Ausmaß der Kumulation*. Die Kumulationsneigung ist umso ausgeprägter, je kleiner das relative D. ist. Vgl. Dosierungsschema.

**Dosierungskörpergewicht:** Abk. DKG; adjustiertes Körpergewicht, das zur Berechnung des individuellen Verteilungsvolumens* von Aminoglykosid*-Antibiotika bei adipösen Patienten herangezogen wird; hierbei wird berücksichtigt, dass sich die hydrophilen Aminoglykosid-Antibiotika auch in der Extrazellulärflüssigkeit des Fettgewebes verteilen. Das DKG wird aus dem Idealkörpergewicht* (Abk. IKG) u. dem tatsächl. Körpergewicht (Abk. KG) des Patienten berechnet: $DKG = IKG + 0.4 \cdot (KG - IKG)$.

**Dosierungsschema:** Verabreichungsmuster eines Wirkstoffs bei Mehrfachapplikation*; bei Dauerbehandlung wird meist die Aufrechterhaltung eines konstanten Wirkstoffspiegels angestrebt. Für die richtige Wahl von Dosis* u. Dosierungsintervall* muss auf mögl. Kumulation*, aber auch auf die Compliance* geachtet werden.

**Dosierventil:** s. Aerosolventil.

**Dosimeter:** Gerät zur Messung der Strahlendosis; berufl. strahlenexponierte Personen müssen während der Tätigkeit im Strahlenschutzbereich* stets ein D. in der Art einer Plakette am Körper tragen; **Einteilung:** nach dem Arbeitsprinzip: **1. Ionisationskammer-D.:** Abk. I.-D.; Taschen-D., Stab-D., Durchsicht-D.; besteht aus einem gut isolierten Kondensator, der vor Beginn der Messung aufgeladen wird; gelangt ionisierende Strahlung in das I.-D., werden Ladungsträger erzeugt, die Ladungstransport zwischen Anode u. Kathode sorgen u. so zur mehr od. weniger starken Entladung des Kondensators führen. **2. Film-D.:** enthält einen photograph. Film, dessen Schwärzungsgrad infolge der Strahlung Rückschlüsse auf die Strahlendosis gibt. Die Messergebnisse sind aus techn. Gründen relativ ungenau. **3. Festkörper-D.:** kann die Information über die Strahlendosis in einem festen Körper speichern u. gibt die Messwerte durch geeignete Auslesevorgänge wieder frei. Das Thermolumineszenz-D. (Abk. TLD) z. B. enthält geeignete Thermolumineszenzmaterialien (LiF:Mg,Ti od. $CaSO_4$:Dy u. a.), in denen durch Bestrahlung Elektronen in angeregte Energiezustände versetzt werden u. dort mit großer Wahrscheinlichkeit verbleiben. Bei der Auswertung wird dem Festkörper-D. Energie in Form von Wärme zugeführt. LiF-6, ein LiF-Material mit einem bes. hohen Anteil am Lithiumisotop $^6$Li, wird z. B. auf 210 °C u. $CaSO_4$:Dy auf 200 °C erhitzt. Dadurch fallen die angeregten Elektronen in den energet. tiefer liegenden Grundzustand zurück. Sie geben dabei einen bestimmten Teil der frei werdenden Energie in Form von Lichtquanten ab, die mit geeigneten Geräten gemessen werden können. Die Anzahl der Lichtquanten ist proportional zur eingestrahlten Dosis. Ein Nachteil der Festkörper-D. ist die Löschung der Information bei der Auswertung. **Anw.:** im Strahlenschutz bei der Handhabung offener radioaktiver Stoffe in der Nuklearmedizin, Radiochemie, Radiopharmazie u. Kerntechnik, in Kontrollbereichen beim Umgang mit radioaktiven Stoffen.

**Dosimetrie:** Messung der Dosis* radioaktiver Strahlung (vgl. Radioaktivität) u. von Röntgenstrahlen* mittels Dosimeter*; die ermittelten physik. Größen sollen in möglichst engem Zusammenhang mit der biol. Strahlenwirkung stehen, um eine Dos. (z. B. in der Strahlentherapie) zu ermöglichen od. die Notwendigkeit u. Wirksamkeit des Strahlenschutzes* abzuschätzen. Dosisbegriffe u. Dosiseinheiten: **1. Energiedosis:** Symbol E; Maß für die von einem Material aufgenommene Strahlenenergie; kann im lebenden Gewebe nicht direkt gemessen werden; ergibt sich als Differentialquotient aus der Energie w der Strahlung u. der Masse m des bestrahlten Materials:

$$E = dw/dm$$

Einheiten: 1 Gray (Gy) = 1 J/kg (SI) = 100 rad; 1 rad (rd) = 0.01 Gy = 100 erg/g; **2. Dosisleistung:** Quotient aus Dosis u. Zeit in Gy/s; **3. Ionendosis:** Symbol I; gibt an, wie viele Ionen eine Strahlung in einer bestimmten Masse Luft erzeugt; ist nur für Luft definiert u. gilt für alle ionisierenden Strahlen, ausgenommen Neutronen; Differentialquotient aus der elektr. Ladung der Ionen Q u. der Masse der Luft m:

$$I = dQ/dm$$

Einheiten: Coulomb/kg Luft (C/kg) (SI); 1 R (Röntgen) = 0.000258 C/kg. 1 R entspricht einer Strahlenmenge, die in 1 kg Luft eine Elektrizitätsmenge (Ionen) von 0.000258 Coulomb freisetzt. Das entspricht einer Strahlenmenge, die in 1.293 kg (= 1 $m^3$) Luft $2 \cdot 10^{15}$ Ionenpaare erzeugt, was einer Ladung von $3.3356 \cdot 10^{-4}$ C entspricht; für Luft gilt: 1 R = 8.69 mGy; **4. Äquivalentdosis:** Symbol D; berücksichtigt die biol. Wirksamkeit ionisierender Strahlen u. ist daher für den Strahlen-

schutz wichtig; Produkt aus der Energiedosis E u. einem Qualitätsfaktor q:
$D_q = q \cdot E$
Der Faktor q ist von der Art u. Energie einer Strahlung abhängig. Sein Zahlenwert wurde aus biol. Erkenntnissen festgelegt: Photonen- u. Elektronenstrahlen: q = 1; Alpha-, Protonen-, Deuteronenstrahlung: q = 10; schwere Kerne: q = 20; Neutronen (je nach Energie): q = 2–10; Einheiten: 1 Sievert (Sv) = 1 J/kg (SI); 1 rem = 1 rad · q 1/100 Sv.

**Dosis:** **1.** Abk. D; (pharmak.) verabreichte Menge eines Wirkstoffs*; **a)** Einzeldosis (Abk. ED); **b)** $WD_{50}$ (Wirkdosis; engl. effective dose, Abk. $ED_{50}$): Dosis, die bei 50 % der behandelten Individuen eine bestimmte Wirk. hervorruft; **c)** letale Dosis (Abk. LD*); **d)** Einzelmaximaldosis (Abk. EMD): Maximal-Einzel-Dosis (Abk. MED); Höchstwert einer ED; **e)** Tagesmaximaldosis (Abk. TMD): Maximal-Tages-Dosis (Abk. MTD); Höchstmenge eines Wirkstoffs, die pro Tag einer Person verabreicht werden darf; **f)** Initialdosis*; **g)** Erhaltungsdosis*; **h)** angenommene mittlere Tagesdosis (engl. Defined Daily Dose, Abk. DDD*); **i)** Dosis refracta: verringerte Dosis; **j)** gebräuchliche Einzeldosis (Abk. GED); **k)** gebräuchliche Tagesdosis (Abk. GTD). Vgl. Dosis-Wirkungs-Kurve. **2.** (radiol.) Menge einer verabreichten Strahlung (s. Dosimetrie).

**Dosisindividualisierung:** maßgeschneiderte Dos. von Arzneimitteln für jeden Patienten aufgrund einer messbaren Größe, die mit der Wirk. in einem bekannten Zusammenhang steht; **Grundlage:** Eine Standarddosierung ist auf Grund der biol. Variabilität (wichtige Einflussfaktoren sind Lebensalter, Geschlecht, Metabolismus* sowie genet. Faktoren) nicht für jeden Patienten optimal. **Durchführung:** D. erfolgt z. B. durch Adaptierung nach Körpergewicht, Idealkörpergewicht*, Körperoberfläche od. Organfunktion. Vorteilhaft ist eine Adaptierung mit Feedback-Kontrolle von pharmakodynam. (bei Antidiabetika z. B. Blutglucosekonzentration) od. pharmakokinet. Zielgrößen (z. B. Plasmakonzentration*). Eine Form der pharmakokinet. D. ist das therapeutische Drugmonitoring*. Vgl. Pharmakokinetik.

**Dosis infectiosa:** Abk. DI; $DI_{50\,\%}$; infektiöse Dosis (Abk. ID) eines Virus, die bei 50 % der Testobjekte bzw. -systeme, z. B. Zell-(Abk. ZK) od. Gewebekulturen (Abk. GK) od. Ei (Abk. E), einen Effekt hervorruft; wird je nach Testsystem als $ZKID_{50\,\%}$, $GKID_{50\,\%}$ bzw. $EID_{50\,\%}$ bezeichnet.

**Dosisleistung:** Strahlendosis pro Zeiteinheit; vgl. Dosis; Dosimetrie.

**Dosis-Wirkungs-Kurve:** graph. Darstellung der Beziehung zw. Dosis* (in g/kg KG bzw. in g/70 kg) u. Wirk. eines Pharmakons*; vgl. Konzentrations-Wirkungs-Kurve; Breite, therapeutische.

**Dost:** s. Origanum vulgare.

**Dostenkraut:** s. Origanum vulgare (Origani herba); Origanum onites (Origani herba).

**Dost-Flächensatz:** s. Gesetz der korrespondierenden Flächen.

**Dost, Kretischer:** s. Origanum creticum; Origanum onites.

**Dosulepin** (INN): Dothiepin; (*E*)-3-(6,11-Dihydrodibenzo[*b,e*]thiepin-11-yliden)-*N,N*-dimethylpropan-1-amin; CAS-Nr. 113-53-1; $C_{19}H_{21}NS$, Strukturformel: s. Abb.; $M_r$ 295.45; tricycl. Antidepressivum* vom Amitriptylin*-Typ; **Wirk.:** v. a. anxiolytische u. sedierende Eigenschaften; hemmt die Wiederaufnahme von Serotonin* u. Noradrenalin*; wirkt auch als Antagonist am H1- u. Muscarin-Rezeptor; **Ind.:** Depression; **Kontraind.:** schwere Herzerregungsleitungsstörung, AV-Block III. Grades, akuter Harnverhalt, Prostatahyperplasie, Engwinkelglaukom, paralytischer Ileus; **WW:** u. a. Potenzierung der sedierenden Wirk. in Komb. mit zentral dämpfenden Wirkstoffen; **UAW:** u. a. Obstipation, Mundtrockenheit, initiale Sedation, Müdigkeit, Schwindel, Hypotonie, selten Agranulozytose, QTc-Verlängerung. **Dosulepinhydrochlorid** **(INN):** Dosulepini hydrochloridum Ph.Eur.6; CAS-Nr. 897-15-4; $C_{19}H_{22}ClNS$; $M_r$ 331.92; Schmp. 218–221 °C.

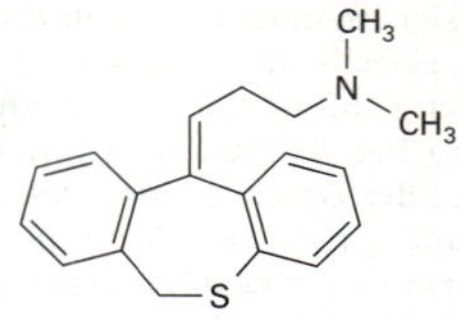

**Dosulepin**

**Dothiepin:** s. Dosulepin.

**Dotter:** s. Ei.

**Down-Regulation:** Abnahme der Rezeptorzahl bei länger dauernder Ther. mit Agonisten* dieses Rezeptors*; z. B. bei der Ther. mit Beta-Sympathomimetika od. Gonadorelin*; führt zu Toleranz*. Vgl. Up-Regulation.

**Doxapram** (INN): 1-Ethyl-4-(2-morpholinoethyl)-3,3-diphenyl-2-pyrrolidinon; CAS-Nr. 309-29-5; $C_{24}H_{30}N_2O_2$, Strukturformel: s. Abb.; $M_r$ 378.50; **Wirk.:** Atmungs- u. ZNS-Stimulans (s. Analeptika, zentrale); **Ind.:** postoperative, pharmak. od. durch chron. Lungenerkrankungen bedingte Atmungsstörungen; **UAW:** Schweißausbruch, Übelkeit, Erbrechen, Niesen, Husten, Hauterscheinungen, Tachykardie, Herzrhythmusstörungen, Fieber, Angst, Unruhe, in hohen Dosen Krämpfe u. zentrale Depression; HWZ 0.1–0.25 h. **Doxapramhydrochlorid-Monohydrat:** Doxaprami hydrochloridum Ph.Eur.; CAS-Nr. 7081-53-0; $C_{24}H_{31}ClN_2O_2 \cdot H_2O$; $M_r$ 433.0; wenig lösl. in Wasser.

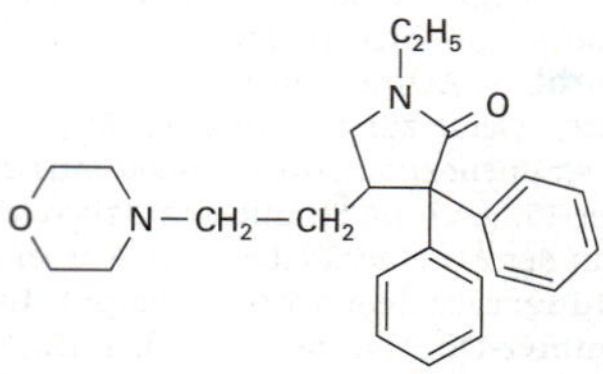

**Doxapram**

**Doxazosin** (INN): 1-(4-Amino-6,7-dimethoxy-2-chinazolinyl)-4-[(2,3-dihydro-1,4-benzodioxin-2-yl)carbonyl]piperazin; CAS-Nr. 74191-85-8; $C_{23}H_{25}N_5O_5$, Strukturformel: s. Abb.; $M_r$ 451.45; **Doxazosinmesilat:** CAS-Nr. 77883-43-3; $M_r$

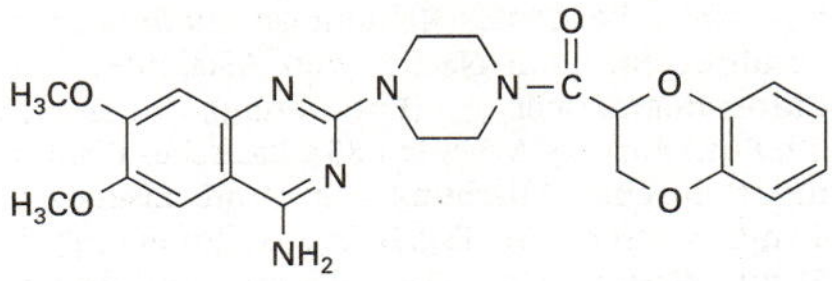

**Doxazosin**

547.6; **Wirk.:** Antihypertensivum*; Urologikum*; selektiver, peripherer u. reversibler Alpha-1-Rezeptoren-Blocker (s. Alpha-Rezeptoren-Blocker); **Ind.:** benigne Prostatahyperplasie, Hypertonie; **Kontraind.:** gastrointestinale od. ösophageale Obstruktion, verringerter Lumendurchmesser des Gastrointestinaltrakts; **WW:** mit PDE 5-Hemmern (s. Phosphodiesterase-Hemmer); **UAW:** orthostat. Dysregulationen (First-Dose-Effekt), Kopfschmerzen; **Dos.:** bei benigner Prostatahyperplasie: p.o. initial 1.2 mg/d, dann auf 2.4–4.8 mg/d erhöhen (1.2 mg Doxazosinmesilat entspr. 1 mg Doxazosin); bei Hypertonie: p.o. initial 4.8 mg/d, nach 4 Wochen auf max. 8.4 mg/d erhöhen; HWZ 22 h.

**Doxepin** (INN): 11-(3-Dimethylamino-propyliden)-6,11-dibenz-[*b,e*]-oxepin; 3-(6,11-Dihydrodibenz[*b,e*]oxepin-11-yliden)-*N,N*-dimethylpropylamin; CAS-Nr. 1668-19-5; $C_{19}H_{21}NO$, Strukturformel: s. Abb.; $M_r$ 279.37; Sdp. 154–157 °C (4 Pa); Schmp. 260–270 °C (26.7 Pa); tricycl. Antidepressivum* vom Amitriptylin*-Typ; **Ind.:** psychovegetative Störungen u. Verstimmungszustände, depressiv überlagerte Organerkrankungen, Angst- u. Erregungszustände sowie Schlafstörungen in Zusammenhang mit Depressionen; Suizidgefahr; Entziehungssymptome nach Absetzen u.a. von Schlafmitteln, Alkohol; **Kontraind.:** bekannte Überempfindlichkeit, Glaukom u. Tendenz zum Harnverhalt; **WW:** Kombination mit anderen Antidepressiva u. Tranquilizern*; **UAW:** u.a. Schläfrigkeit, extrapyramidale Symptome, Schwindel, Insomnie, Agitiertheit, Unruhe, Verwirrtheit, Desorientierung, Halluzinationen, Parästhesien, Ataxie, Krämpfe, Depression, Mundtrockenheit, Obstipation, Hypotonie, Tachykardie, Übelkeit, Erbrechen, Diarrhö, aphtöse Stomatitis u. Appetitlosigkeit; **Dos.:** p.o. als Antidepressivum 50 mg abends, Steigerung bis auf 150 mg möglich; parenteral Infusion i.v. 50 mg 2–3-mal täglich; HWZ 11–19 h bzw. 40 h (Metaboliten). **Doxepinhydrochlorid:** Doxepini hydrochloridum Ph.Eur.; $C_{19}H_{22}ClNO$; das *cis*-/(*Z*)-Isomer (Schmp. 183–186 °C) ist aktiver als das *trans*-/(*E*)-Isomer (Schmp. 192–193 °C).

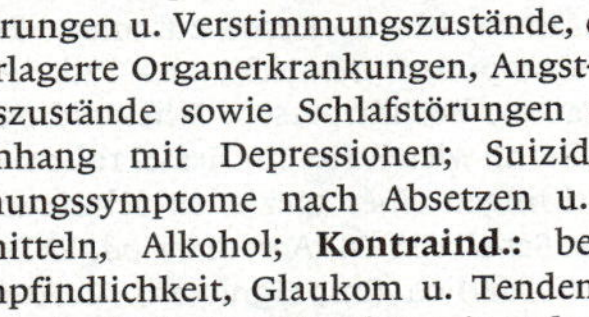

**Doxepin**

**Doxorubicin** (INN): Adriamycin, Hydroxydaunorubicin; (1*S*,3*S*)-3-Glykoloyl-1,2,3,4,6,11-hexahydro-3,5,12-trihydroxy-10-methoxy-6,11-dioxo-1-naphthacenyl-(3-amino-2,3,6-tridesoxy-$\alpha$-L-lyxo-hexopyranosid); CAS-Nr. 23214-92-8; $C_{27}H_{29}NO_{11}$; $M_r$ 543.54; lösl. in Wasser (Hydrolyse); Antibiotikum aus Kulturen einer Mutante von Streptomyces peuceticus var. caesius; **Wirk.:** Zytostatikum*; Anthracyclin*; **Ind.:** Lymphome, Leukämien, solide Tumoren; **Dos.:** parenteral i.v. Infusion 60–75 mg/m² KOF alle 3 Wochen; hämatolog. u. kardiolog. Überwachung erforderl.; HWZ 30–50 h. **Doxorubicinhydrochlorid:** Doxorubicini hydrochloridum Ph.Eur.6; $C_{27}H_{30}ClNO_{11}$; $M_r$ 580; rotoranges, hygroskop., krist. Pulver; lösl. in Wasser.

**Doxorubicin, pegyliertes, liposomales:** Arzneiform, die gegenüber konventionellem Doxorubicin* ein deutl. verändertes pharmakokinet. Verhalten aufweist; verringertes Verteilungsvolumen (ca. 4.1 L versus 254 L), verlängerte HWZ (45.2 Stunden versus 8.7 Stunden), AUC* u. Maximalkonzentration im Plasma deutl. erhöht (609 mg·h/L versus 1 mg·h/L bzw. 12.6 µg/mL versus 3.3 µg/mL). **Wirk.:** Zytostatikum*; Anthracyclin*; **Ind.:** Kaposi-Sarkom, fortgeschrittenes Ovarial- u. Mammakarzinom, Multiples Myelom; **UAW:** im Ggs. zum konventionellen Doxorubicin erst bei deutl. höheren kumulativen Gesamtdosen kongestive Kardiomyopathie; bei akzidenteller Extravasation ist das Risiko schwerwiegender Ulzera als gering einzustufen; häufigste UAW: Hautreaktionen; dosislimitierend: Knochenmarkdepression; relativ selten Alopezie.

**Doxycyclin** (INN): $\alpha$-6-Desoxy-5-hydroxytetracyclin; 4-Dimethylamino-1,4,4a,5,5a,6,11,12a-octahydro-3,5,10,12,12a-pentahydroxy-6-methyl-1,11-dioxo-2-naphthacencarboxamid; CAS-Nr. 564-25-0; $C_{22}H_{24}N_2O_8$, Strukturformel: s. Tetracycline (Abb. dort); $M_r$ 444.43; sehr schwer lösl. in Wasser; wenig lösl. in Ethanol; fast unlösl. in Chloroform u. Ether; als amphotere Verb. leicht lösl. in verd. Säuren u. alkal. Hydroxiden; $pK_{S,1}$ 3.5 (enol. Gruppe), $pK_{S,2}$ 7.7 (enol. Gruppe), $pK_{S,3}$ 9.5 (konjugierte Säure, Dimethylammoniumgruppe); **Wirk.:** Breitband-Antibiotikum; ein Tetracyclin* mit hoher Resorptionsrate bei oraler Gabe u. langer HWZ (15 h bzw. 23 h bei Dauertherapie), breites Wirkungsspektrum; **Ind.:** Mischinfektionen der Luft- u. Harnwege, des GIT; **Dos.:** p.o. am 1. Tag 2×0.1 g/d, folgende Tage 1×0.1 g/d; Kinder am 1. Tag 4 mg/kg KG/d, folgende Tage 2 mg/kg KG/d; parenteral i.v. wie p.o. **Doxycyclin-Hyclat:** Doxycyclini hyclas Ph.Eur.; CAS-Nr. 24390-14-5; $C_{22}H_{25}ClN_2O_8 \cdot 0.5\,C_2H_6O \cdot 0.5\,H_2O$; $M_r$ 512.9; ein Hydrochlorid, Hemiethanolat u. Hemihydrat; gelbes, krist. Pulver; leicht lösl. in Wasser u. Methanol, wenig lösl. in Ethanol, fast unlösl. in Ether u. Chloroform. **Doxycyclin-Monohydrat:** Doxycyclinum monohydricum Ph.Eur.; CAS-Nr. 17086-28-1; $C_{22}H_{24}N_2O_8 \cdot H_2O$; $M_r$ 462.45; gelbes, krist. Pulver, sehr schwer lösl. in Wasser u. Ethanol, lösl. in verd. Mineralsäuren u. Alkalihydroxyd- u. Alkalicarbonat-Lsg. Gebräuchl. ist auch Doxycyclinhydrochlorid (CAS-Nr. 10592-13-9).

**Doxylamin** (INN): Histadoxylamin, Decapryn, 2-[$\alpha$-(2-Dimethylaminoethoxy)-$\alpha$-methylbenzyl]pyridin; *N,N*-Dimethyl-2-[($\alpha$-methyl)-$\alpha$-(2-pyridyl)benzyloxy]ethylamin; CAS-Nr. 469-21-6; $C_{17}H_{22}N_2O$, Strukturformel: s. Abb.; $M_r$ 270.38; Sdp. 137–141 °C (66.7 Pa); Antihistaminikum*, Histamin*-$H_1$-Rezeptoren-Blocker; **Ind.:** als Sedativum* bei Ein- u. Durchschlafstörungen; **Kontra-**

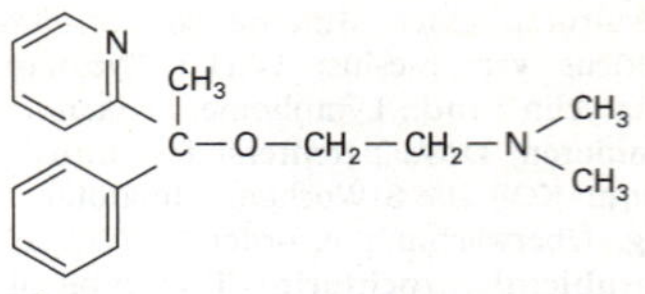

Doxylamin

**ind.:** akuter Asthma-Anfall, Engwinkel-Glaukom, Phäochromozytom, Prostatahyperplasie mit Restharnbildung, Epilepsie, gleichzeitige Einnahme von MAO-Hemmern; **WW:** mit Substanzen mit anticholinerger Wirk. u. zentral dämpfenden Substanzen; **UAW:** u. a. Schwindel, Konzentrationsstörungen, Kopfschmerzen, Benommenheit, verlängerte Reaktionszeit, Schläfrigkeit. **Doxylaminhydrogensuccinat:** Doxylamini hydrogensuccinas Ph.Eur.; CAS-Nr. 562-10-7; $C_{21}H_{28}N_2O_5$; $M_r$ 388.47; Schmp. 103–108 °C; weißes bis fast weißes Pulver; sehr leicht lösl. in Wasser, leicht lösl. in Ethanol; **Dos.:** p. o. 25 mg abends.

**DP:** Abk. für (engl.) ***d**egree of **p**olymerisation;* durchschnittl. Polymerisationsgrad; z. B. bei Cellulose-ketten von Cellulosederivaten.

**DPhG:** Abk. für **D**eutsche* **Ph**armazeutische **G**esellschaft.

**dpi:** Abk. für (engl.) ***d**ots **p**er **i**nch;* Punkte pro Zoll (2.54 cm).

**DPI:** Abk. für (engl.) ***d**ry **p**owder **i**nhaler;* Trockenzerstäubung von pulverförmigen Arzneistoffen; das Pulver wird im Inhalator* freigesetzt u. dabei dispergiert; von der Lungenfunktion des Patienten abhängig. Vgl. Aerosole; Zubereitungen zur Inhalation.

**DPN:** Abk. für **D**i**p**hosphopyridin**n**ucleotid; s. NAD.

**DPP-4-Inhibitoren:** Kurzbez. für Di-Peptidyl-Peptidase-4-Inhibitoren; Inkretinverstärker, Gliptine; orale Antidiabetika*; **Wirk.:** antihyperglykäm. durch Erhöhung der GLP*-1-Konz. über selektive Hemmung der Di-Peptidyl-Peptidase-4 (Abk. DPP 4); Absenkung von postprandialer u. Nüchtern-Blutglucosekonzentration durch kohlenhydratabhängige Stimulation der Insulinsekretion u. Hemmung der Glucagonsekretion sowie Verlangsamung der Magenentleerung; **Wirkstoffe:** Saxagliptin*, Sitagliptin*, Vildagliptin*.

**DPSC:** Abk. für (engl.) ***d**ifference **p**ower **s**canning **c**alorimeter;* s. Kalorimeter.

**dpt:** (physik.) Einheitenzeichen für Dioptrie*.

**Drachenblutbaum:** s. Harungana madagascariensis.

**Drachenblut, Ostindisches:** s. Daemonorops draco (Resina Draconis).

**Drachenkraut:** s. Symplocarpus foetidus.

**Drachenwurz:** s. Dracunculus vulgaris; Polygonum bistorta.

**Drachenwurz, Grüne:** s. Arisaema dracontium.

**Dracontium foetidum:** s. Symplocarpus foetidus.

**Dracunculus vulgaris** Schott: Arum dracunculus L.; Drachenwurz, Schlangenwurz; Fam. Araceae; Südeuropa; **Inhaltsst.:** Scharfstoffe, Stärke (Amylum Ari). **Hom.:** Arum dracunculus: frischer, vor Entw. der Blätter gesammelter Wurzelstock.

**Dragees:** s. Compressi obducti; Dragieren.

**Dragendorff-Reagenz:** Kaliumbismutiodidlösung; Sprühreagenz zum Nachw. von Alkaloiden* auf Chromatogrammen (Rotfärbung); **Herst.:** (Ph.Eur.) Für Lsg. A werden 85 g basisches Bismutnitrat* in einer Mischung von 10 mL Eisessig u. 40 mL Wasser, für Lsg. B 8 g Kaliumiodid* in 20 mL Wasser gelöst. Die eigentl. Sprühlösung wird aus jeweils 5 mL der Lsg. A u. B sowie 20 mL Eisessig gemischt u. mit Wasser auf 100 mL aufgefüllt.

**Dragieren:** lückenloses Überziehen von mechan. ausreichend stabilen, trockenen, staubfreien u. meist rasch in den Verdauungssäften zerfallenden Komprimaten (Drageekerne, z. B. Tabletten, Granulatkörner); die zu überziehenden Tabletten sollen eine runde bis bikonvexe Form mit mögl. niedrigen Stegen besitzen, bes. wenn beim Dragieren die Kerne eine Rollbewegung ausführen müssen. Es wird das Verfahren der Zuckerdragierung od. der Filmdragierung eingesetzt. **Zuckerdragees:** Normaldragees; werden bei Raumtemperatur hergestellt od. häufiger in der Wärme im rotierenden Dragierkessel (s. Abb. 1) durch mehrmalige Zugabe von Zuckerlösungen (Saccharose) u. Puder zu den Kernen u. anschließendes Trocknen (Aufbringen mehrerer Schichten). **Herst.:** Der Vorgang lässt sich im Allg. in 5 Phasen untergliedern: **1. Andecken:** Aufbringen einer Schutzschicht auf den Kern durch mehrere Andeckschichten. Erfolgt mit Andecksirup (50–65 %iger Zuckersirup, evtl. mit Zusätzen) bis die Kerne zusammenkleben u. mit Andeckpuder (Gemische aus Talk, Puderzucker, $CaCO_3$, hochdispersem Siliciumdioxid u. a.) bis die Kerne wieder frei im Kessel rollen. U. U. ist das Aufbringen eines speziellen Schutzüberzuges z. B. aus Schellack, Öl, Acrylharz od. PVP auf den Kern erforderlich (Imprägnieren). **2. Auftragen:** eigentl. Vorgang des Dragierens; wechselweise werden Auftragssirup (evtl. eine Suspension für den schnelleren Aufbau der Hülle) u. Puder aufgetragen u. getrocknet, bis das Gewicht der Drageehülle 30–50 % des Kerngewichtes beträgt. **3. Glätten:** Durch Auftragen von Glättsirup (Zuckerlösung mit Glucosezusatz) in einem Dragierkessel mit glatter Innenwand, entsteht ohne Wärmezufuhr ein glatter, harter Zuckerüberzug (Glasur).

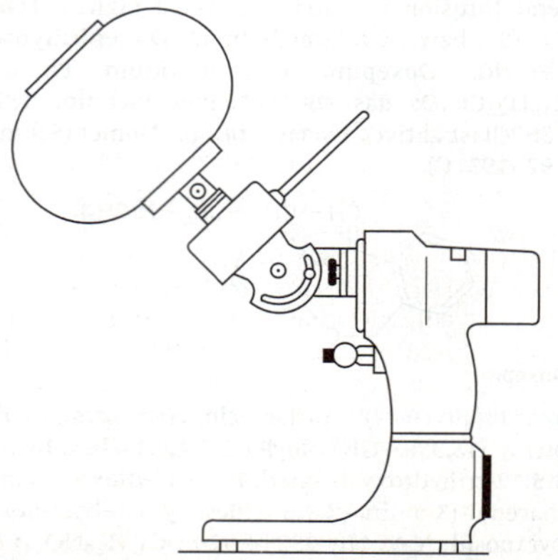

**Dragieren** Abb. 1: Dragierkessel „Stada" nach H. Köhler

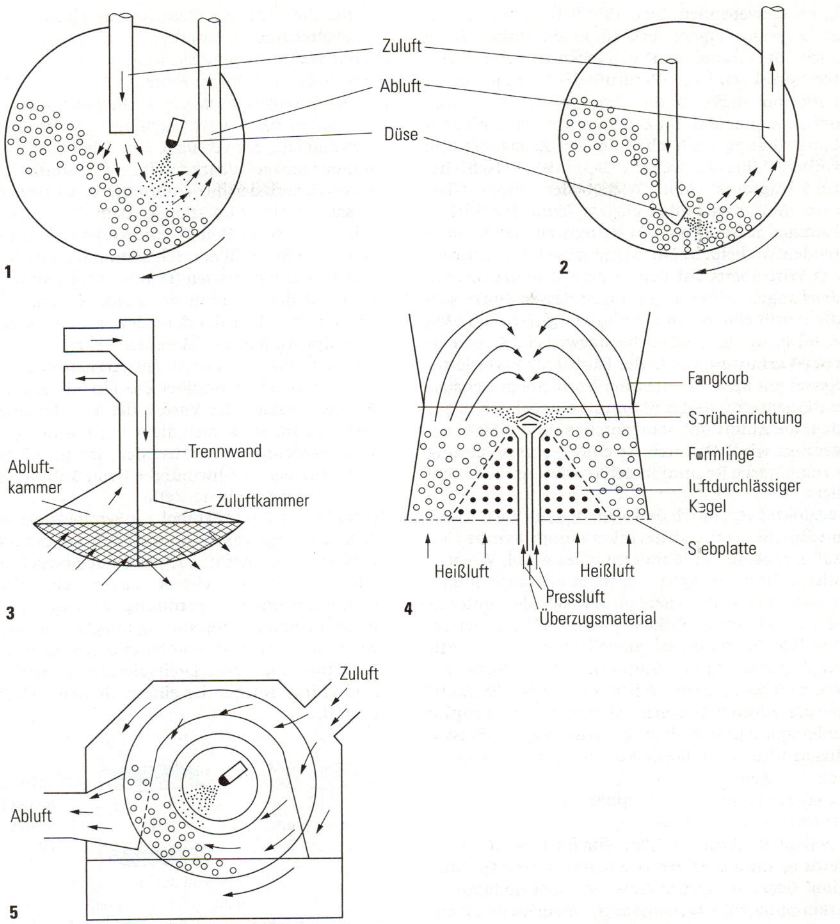


**Dragieren** Abb. 2: versch. Dragierverfahren; 1: Aufsprühverfahren; 2: Tauchrohrverfahren; 3: Tauchschwert (Verw. im Tauchschwertverfahren); 4: Wirbelschicht-Verfahren (Glatt-Verfahren); 5: Accela-cota-Dragierverfahren

**4. Färben:** erfolgt im Allg. mit dem Auftragen (s. o.) durch Zusatz von 1–5 % physiol. unbedenkl. Pigmentfarbstoffe (Eisenoxid, Titandioxid, $CaCO_3$, wasserunlösl. org. Farbstoffe, Farblacke) zum Auftragsirup od. zu viskosen Lsg. von makromolekularen Gelbildnern in stabiler, feindisperser Suspension; **5. Polieren:** erzeugt hochglänzende, vor Luftfeuchte u. -sauerstoff geschützte Dragees in Kesseln mit glatter gewachster Innenwand od. in speziellen Poliertrommeln durch Zusatz von Polierwachs (Wachsmischungen), Polierlösung (gelöste Wachse), Polieremulsion (Fettemulsion mit Talk) od. Poliertalk (Pulvermischung aus Polierfett u. Talk). **Filmdragees:** (s. Filmtabletten) werden durch Kesseldragierung (Aufsprüh-, Tauchrohr-, Tauchschwert- u. Accela-cota-Verfahren) od. das am häufigsten eingesetzte Wirbelschicht-(Luftsuspensions-)Verfahren (Wurster- u. Glatt-Verfahren) hergestellt. **Herst.:** industrielle Verfahren (s. Abb. 2): **1. Aufsprühverfahren:** Warmluft wird in den rotierenden Kessel eingeleitet, die Lacklösung od. -dispersion kontinuierl. auf die Kerne aufgesprüht u. die Lösungsmitteldämpfe abgesaugt. **2. Tauchrohrverfahren:** Ein in das Dragiergut eintauchendes Rohr, an dessen unterem Ende die Sprühdüse angebracht ist, leitet Warmluft zu. Die Zuluft bildet eine Luftblase im Kernbett, in die die Lösung od. Suspension gesprüht wird. **3. Tauchschwertverfahren:** In das Kernbett taucht ein hohler, vertikal in eine Kammer für Zuluft u. eine für Abluft geteilter Tauchkörper ein, dessen unteres Ende für den Austritt der Zuluft u. für die Aufnahme der Abluft stark perforiert ist. Die Sprühdüsen sind seitl. des Tauchschwerts über dem Dragiergut angeordnet. **4. Wirbelschicht-/Wirbelbett-Verfahren:** Überzug der Kerne erfolgt in einer zylindrisch od. konisch geformten Wirbelkammer, die nach unten durch einen Siebboden abgeschlossen ist u. auf dem sich das Dragiergut anfänglich befindet. Durch einen starken, aufwärts gerichteten beheizbaren Luftstrom werden die Kerne hochgewirbelt

u. im schwebenden Zustand mit Überzugsmaterial besprüht; eignet sich in modifizierter Form auch zum Granulieren* u. Trocknen. Beim **Wurster-Verfahren** ist im Zentrum des Wirbelbetts der Luftstrom stärker u. die Kerne sinken außen wieder ab, um neuerl. im Zentrum mit der laminaren Luftströmung nach oben an der Zerstäuberdüse vorbeigeführt zu werden. Beim **Wirbelschicht-Lackdragierer** (Abk. WSLD) der Firma Glatt (Glatt-Verfahren) führt ein am Rand der Wirbelkammer aufsteigender Luftstrom zu einem rotierenden Wirbelbett. Die Kerne sinken im Zentrum des Wirbelbetts auf den in der Mitte des Siebbodens angebrachten Kegel ab, an dessen Spitze sich die Sprüheinrichtung befindet, gleiten an den Rand u. werden wieder hochgewirbelt. **5. Accela-cota-Verfahren:** ein in der Lauffläche perforierter Kessel mit Sprüheinrichtung ist in einem Gehäuse untergebracht, in das Warmluft eingeblasen u. aus dem die Abluft mit Staubanteilen (bis zu 50 %) abgesaugt wird. Dadurch ist eine Prozesssteuerung u. eine starke Reduktion der Trocknungszeit möglich.

**Drakunkulose:** durch den Nematoden Dracunculus medinensis verursachte Erkrankung; **Sympt.:** lokal u. entlang der Wanderung des weibl. Wurmes allerg. Erscheinungen v. a. im subkutanen Bindegewebe der Unterschenkel, seltener der Unterarme; Entzündung, Ulkus; Abszessbildung bei sekundärer Infektion od. unvollständiger Extraktion des Wurmes, Tetanusgefahr; Verkalkung des Wurmes nach seinem Absterben; **Ther.:** Extraktion des adulten Wurmes, Metronidazol*; **Proph.:** Filtrieren od. Abkochen des Trinkwassers, Wasser aus baulich gegen fäkale Kontamination geschützten Brunnen.

**Dranginkontinenz:** s. Harninkontinenz.

**Drastika:** s. Laxanzien.

**Dravaka:** im Ayurveda* Bez. für flüss. Arzneizubereitung, die aus Salzen u. Ksharas* durch Destillation* hergestellt wird; **Anw.:** v. a. bei Abdominalerkrankungen, Meteorismus, Bauchschmerzen, Koliken, Leber- u. Milzerkrankungen.

**Dravya Guna:** ayurvedische Phytotherapie; im Ayurveda* Bez. für die Lehre von den Heilpflanzen u. a. zu Heilzwecken verwendeten natürl. Substanzen; ayurved. Pharmakopöe; als klass. Lehrbuch gilt das **Bhavaprakasha Nighantu**, verfasst ca. 1500 n. Chr. von Bhavamisra (v. a. dadurch bekannt, dass er die Syphilis beschrieben u. erfolgreich behandelt hatte). Die **Ayurvedic Pharmacopoe of India** (aktuelle Fassung von 2005, enthält 418 Monographien) ist ein modernes Werk, das von der Wissenschaftsabteilung des Gesundheitsministeriums in New Delhi für den Bereich Naturheilverfahren (Abk. AYUSH), dem Central Council for Research in Ayurveda and Siddha (Abk. CCRAS), veröffentlicht wurde u. die Ergebnisse naturwissenschaftl. belegter Wirkungen von Pflanzen u. ihrer Inhaltstoffe mit einschließt. Alle Heilsubstanzen (Pflanze, Mineral, Metall od. Tierstoff) werden nach folgenden Kriterien in dieser Reihenfolge kategorisiert: Rasa (Geschmack), Guna* (Eigenschaft), Vipaka (Geschmack nach der Verdauung), Virya (energet. Gesamtwirkung, erwärmend od. kühlend), Prabhava (pharmak. Wirkung, die nicht aus Rasa, Guna, Vipaka u. Virya abgeleitet werden kann).

**Drehachse:** s. Symmetrieachse.

**Drehanode:** s. Röntgenröhre.

**Drehkörbchen-Apparatur:** s. Dissolutiontest.

**Drehkolben nach Koch:** gängiges in vitro-Resorptionsmodell, das versucht eine Übereinstimmung mit der Bioverfügbarkeit eines Wirkstoffes in vivo zu erreichen; der birnenförmige D. ist über einen Ansatz an einen Rotationsverdampfer angeschlossen. Er weist im Kolben eine kreisrunde im Zentrum durchbrochene Scheidewand auf, die 2 gleichvolumige Phasen (Donor- u. Akzeptorphase) während der Rotation des Kolbens trennt; beide Phasen sind über der Scheidewand mit derselben Lipoidphase (entspr. Membranersatz) überschichtet. Der Phasenübertritt des Arzneistoffs erfolgt von der Donorphase über die Lipoidphase in die Akzeptorphase. Der Vorteil des Drehkolbens besteht darin, dass nur die Gleichförmigkeit der Drehbewegung sicherzustellen ist u. nicht die Konstanz der Geschwindigkeit von 3 Rührern wie z. B. bei der Schulman-Zelle.

**Drehspiegelachse:** Symbol $S_n$; Symmetrieelement* 2. Klasse; liegt vor, wenn die Drehung um eine n-zählige Drehachse u. nachfolgende Spiegelung an einer Ebene senkrecht zu dieser Achse die ursprüngl. geometr. Anordnung reproduziert. Drehung u. Spiegelung sind Symmetrieelemente 1. Klasse u. ergeben in Kombination die D. (s. Abb.). Moleküle, die keine Drehspiegelachse enthalten, sind chiral, solche, die eine enthalten, achiral (s. Chiralität).

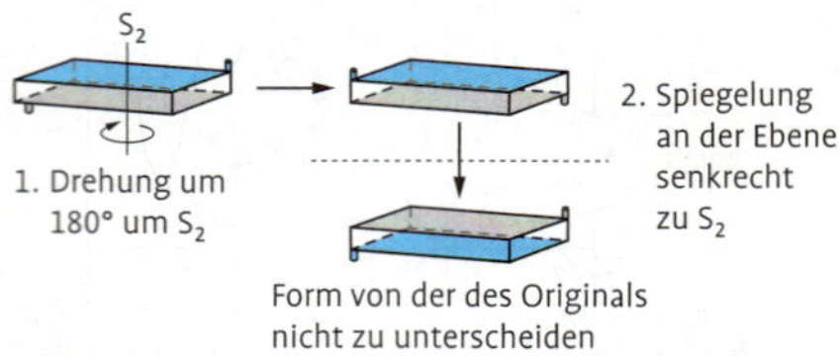


**Drehspiegelachse:** Gegenstand mit einer 2-zähligen Drehspiegelachse $S_2$

**Drehung, optische:** s. Drehung, spezifische.

**Drehung, spezifische:** Symbol $[\alpha]$; Größe der opt. Drehung, die man bei einer Konz. von 1 g einer festen Substanz in 1 mL Lösung bei einer Schichtdicke von 1 dm (10 cm) messen würde; bei der prakt. Messung der s. D. (**Polarimetrie**) sind diese Bedingungen meist nicht realisierbar; es werden v. a. verdünntere Lsg. verwendet. Die Berechnung der s. D. $[\alpha]_D^{20\,°C}$ einer gelösten Substanz beliebiger Schichtdicke l u. Konz. c erfolgt nach der allg. Formel:

$$[\alpha]_D^{20\,°C} = \frac{100 \cdot \alpha}{l \cdot c}$$

l: Schichtdicke in dm; c: Konz. in g/100 mL; $\alpha$: mit dem Polarimeter* abgelesener Winkel in Grad. Die Indizes 20 °C u. D besagen, dass bei 20 °C u. bei der Wellenlänge der D-Linie des Natriumlichtes zu messen ist. **Drehung, optische:** Symbol $\alpha$; bei Flüss. wird häufig nur $\alpha_D^{20\,°C}$ bei einer Schichtdicke von 1 dm angegeben; will man die s. D. einer Flüss. ermitteln, so lautet die Formel:

$$[\alpha]_{D}^{20°C} = \frac{\alpha}{l \cdot d_{20}^{20}}$$

Schichtdicke $l = 1$ dm; $d_{20}^{20}$: relative Dichte*. Die Größe der s. D. wird von zahlreichen Faktoren beeinflusst: **1.** von der Wellenlänge $\lambda$ (in der Praxis werden die Werte meist für die D-Linie des Natriumlichtes, $\lambda = 589.3$ nm, angegeben); **2.** von der Beobachtungstemperatur (in der Praxis meist 20 °C); **3.** vom Lösungsmittel; die Wahl des Lösungsmittels kann nicht nur die Größe, sondern in manchen Fällen auch den Drehsinn beeinflussen; **4.** von der Anzahl der Teilchen im Lichtweg; bei festen od. flüss. Stoffen ist die Größe nur von der Schichtdicke abhängig, bei Lsg. von der Schichtdicke u. der Konzentration. Die s. D. erfordert daher eine zusätzl. Angabe von Konz. u. Lösungsmittel, z. B.: $[\alpha]_{D}^{20\,°C} = +12.09°$ (c = 2 in Wasser). Die Literaturangaben der s. D. erscheinen aber oft sehr unterschiedl., da bei vielen in Lsg. gemessenen Substanzen (z. B. Kohlenhydraten) $[\alpha]_{D}^{20\,°C}$ eine konzentrationsunabhängige Stoffkonstante ist u. daher keine zusätzl. Konzentrationsangabe erfolgt. Bei Wasser als Lösungsmittel verzichtet man manchmal ebenfalls auf die Angabe des Lösungsmittels, z. B.: $[\alpha]_{D}^{20\,°C} = +12.09°$ (c = 2). **Einheiten:** Die s. D. wird meist in Einheiten des CGS-Systems angegeben (Grad · mL · $dm^{-1}$ · $g^{-1}$); im SI-System wird die s. D. $[\alpha_m]_{\lambda}^{t}$ ausgedrückt in Radiant (rad), gemessen bei der Temp. t, der Wellenlänge $\lambda$ u. der Schichtdicke 1 m einer Flüss. od. einer Lsg. der Konz. von 1 kg opt. aktiver Substanz in 1 $m^3$ Lsg. (= rad · $m^2$ · $kg^{-1}$); Umrechnung: $[\alpha_m]_{\lambda}^{t} = [\alpha]_{D}^{20\,°C} \cdot 0.1745$

**Anw.:** Identitäts- u. Reinheitsprüfung einer Substanz (s. Methode, chiroptische), einfaches Mittel zur Bestimmung der Konz. eines opt. aktiven Stoffes; die Konz. c in % (m/V) einer gelösten Substanz kann folgendermaßen berechnet werden:

$$c = \frac{100 \cdot \alpha}{l \cdot [\alpha]_{D}^{20°C}}$$

$\alpha$: Drehwinkel in Grad bei 20 ± 0.5 °C; l: Länge des Polarimeterrohres in dm. Vgl. ORD.

**Drehvermögen, optisches:** s. Aktivität, optische.

**Dreidingmodelle:** s. Molekülmodelle.

**Dreifachbindung:** Verb. zweier Atome durch 3 Elektronenpaare; obwohl die 3 Bindungen nicht gleichwertig sind, werden sie meist durch 3 ident. Valenzstriche symbolisiert (HC≡CH; s. Acetylen). Die D. weist eine hohe Reaktionsfähigkeit auf. Vgl. Doppelbindung; Bindung, chemische.

**Dreifachblindstudie:** s. Studie, klinische.

**Dreifachverblindung:** s. Verblindung.

**Dreifaltigkeitskraut:** s. Viola tricolor.

**Dreikompartimentsystem:** s. Kompartimentmodelle.

**Dreiwalzenmühle:** Dreiwalzenstuhl, Salbenmühle, Salbenmaschine; Gerät zur Homogenisierung bes. von Suspensionssalben u. Pasten zw. gegeneinander laufenden Porzellanwalzen, deren Abstände zueinander verstellbar sind (s. Abb.). Die Walzen rotieren mit geringfügig versch. Geschwindigkeit, um für die Zerstörung von Pulveragglomeraten eine zusätzl. Scherung zu erreichen. Eine weitere Zerkleinerung des dispergierten Stoffes ist mit der D. prakt. nicht mehr möglich.

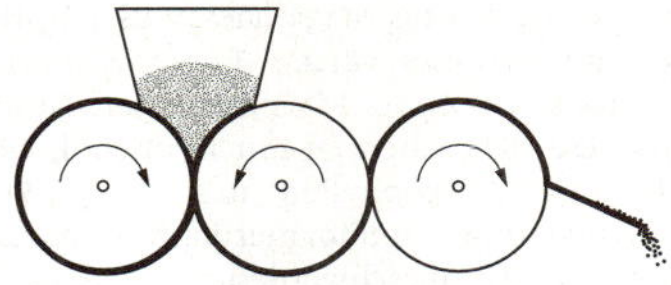

**Dreiwalzenmühle**

**Dreiwegehahn:** Hahn mit 3 Ansatzrohren u. T-förmig durchbohrtem Küken; je nach Stellung des Kükens gibt es 3 Wege für den Durchfluss (s. Abb.).

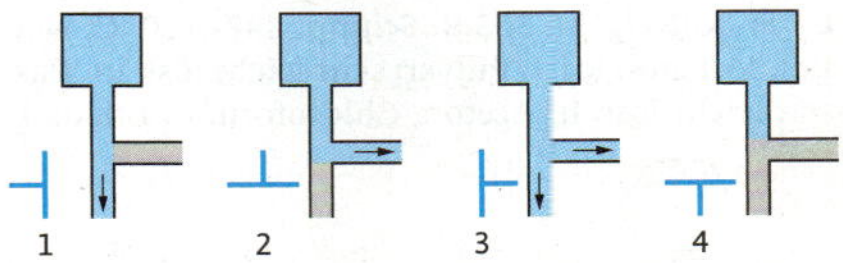


**Dreiwegehahn:** Stellung des Kükens u. die jeweiligen Möglichkeiten des Durchflusses durch die Ansatzrohre (in Pfeilrichtung)

**DRF:** Abk. für **D**eutsche **R**ezeptformeln; s. Magistralformeln; NRF.

**DRG:** Abk. für (engl.) ***d**iagnosis **r**elated **g**roups;* diagnosebezogene Fallgruppen; medizinisch-ökonomisches Klassifikationssystem i. d. R. zur Verteilung staatl. od. versicherungsbezogener Budgets für die stationäre Krankenhausversorgung; in **Deutschland** auf Grundlage der Australian Refined Diagnosis Related Groups (Abk. AR-DRG) Weiterentwicklung zu einem Fallpauschalensystem (German-DRG; Abk. G-DRG) zur Vergütung einzelner Krankenhausfälle (§ 17 b KHG). In diesem Patientenklassifikationssystem wird der einzelne Behandlungsfall nach med. Kriterien (ICD* bzw. der med. Prozeduren, Schweregrad der Erkrankung, Alter des Patienten, Vorliegen von Komplikationen u. Entlassungskriterien) einer der über 1000 DRGs zugeordnet. Behandlungsfälle mit ähnl. Behandlungskosten werden zusammengefasst. Grundlage der leistungsorientierten Vergütung sind die Daten der Kosten- u. Leistungsrechnung u. der med. Dokumentation; die sog. Fallpauschale wird aus dem Basisfallwert (Pauschalbetrag) u. der Einbeziehung des Relativgewichts, welches die Kostenunterschiede der einzelnen DRGs berücksichtigt, ermittelt. Die auf DRG-Fallpauschalen basierende Vergütung von Krankenhausleistungen wurde in Deutschland zum 1.1.2004 verbindlich eingeführt (s. Fallpauschalengesetz). In **Österreich** gibt es seit 1997 die Leistungsorientierte Krankenanstalten-Finanzierung (Abk. LKF), in der nach leistungsbezogenen Diagnosen-Fallgruppen (Abk. LDF) abgerechnet wird. In der **Schweiz** soll ab 2012 flächendeckend das SwissDRG-Fallpauschalensystem zur Abrechnung eingesetzt werden.

**Drimys winteri** J. R. et G. Forst.: Winterrinde; Fam. Winteraceae; heim. Mexiko, durch das ganze westl. Südamerika bis Magalhaesstraße; Stpfl. von **Cortex Winteranus verus:** Echte Winterrinde, Magalhaesischer Zimt, Magellanischer Zimt; **Inhaltsst.:** ca. 10 % äther. Öl mit Drimenol, Drimenin, L-Pinen*, Caryophyllen* u. a., Harz*, Stärke; **Anw.:** (volkstüml.) in Südamerika z. B. bei Zahnschmerzen, Magenbeschwerden.

**Drittparteien-Audits:** s. Audit.

**Drofenin** (INN): Hexahydroadiphenin; $\alpha$-Cyclohexylphenylessigsäure-2-(diethylamino)ethylester; CAS-Nr. 1679-76-1; $C_{20}H_{31}NO_2$, Strukturformel: s. Abb.; $M_r$ 317.48; neurotrop-muskulotropes Spasmolytikum*; in Österreich in fixer Kombination mit Propyphenazon* u. Codeinphosphat* eingesetzt; in Deutschland nicht mehr im Handel. **Drofeninhydrochlorid:** Drofenini hydrochloridum, Hexahydroadipheninhydrochlorid, Hexahydroadiphenini hydrochloridum; CAS-Nr. 548-66-3; $C_{20}H_{32}ClNO_2$; $M_r$ 353.9; Schmp. 147–150 °C; weißes, lockeres, krist. Pulver; sehr leicht lösl. in Wasser, leicht lösl. in Aceton, Chloroform u. Ethanol.

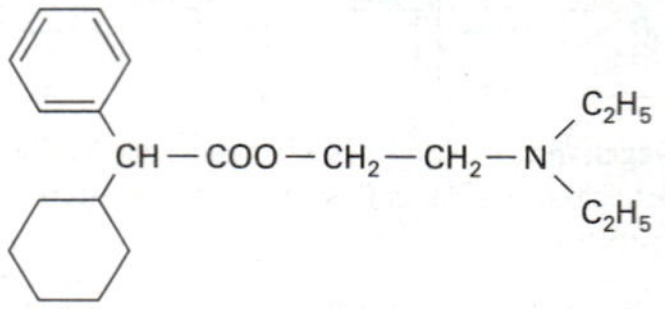


**Drofenin**

**Droge:** **1.** (engl.) *drug*; fachsprachl.: Arzneidroge; im Deutschen bezeichnet man als Droge auch eine (getrocknete) Arzneipflanze od. deren Teile (Wurzel, Rinde, Blätter, Blüten, Samen, Früchte u. Sekrete, z. B. ätherische Öle); im angelsächs. Sprachraum bezeichnet drugs in der Fachsprache generell Arzneimittel. **2.** umgangssprachl. für psychotrope Substanzen*, Rauschdrogen* od. Betäubungsmittel* bzw. Suchtgifte* (Bez. in Österreich); diese Bedeutungsverengung in der Umgangssprache muss beachtet werden, da man keinesfalls Arzneimittel mit Drogen gleichsetzen darf. **3.** I. w. S. pflanzlicher od. tier. Rohstoff.

**Drogenanalyse:** s. Pharmakognosie.

**Drogenauszüge, wässrige:** Zuber., die aus zerkleinerten Pflanzenteilen hergestellt werden u. zum baldigen Verbrauch bestimmt sind. Je nach Art der Herst. unterscheidet man Abkochungen*, Aufgüsse* u. Mazerate*. Das übl. Ansatzverhältnis beträgt 1 T. Droge u. 10 T. Wasser mit Ausnahme verschreibungspflichtiger Drogen, die nur nach Angabe des Verhältnisses in der Verschreibung extrahiert werden dürfen. Wegen der Unsicherheit des Gehaltes an Wirkstoffen u. wegen ihres hohen Gehaltes an vermehrungsfähigen Mikroorganismen entsprechen wässrige Drogenauszüge nicht mehr den Anforderungen, die an eine Arznei gestellt werden; s. GMP.

**Drogen-Extrakt-Verhältnis:** s. DEV.

**Drogenkunde:** s. Pharmakognosie.

**Drogerie:** **1. Deutschland:** Einzelhandelsbetrieb, der v. a. mit Artikeln der Körperpflege, Parfümeriewaren, Fotoartikeln, Kosmetika u. apothekenfreien Arzneimitteln Handel treibt; der Betrieb ist der zuständigen Aufsichtsbehörde, meist Regierungspräsidium, nach den Vorschriften des AMG anzuzeigen. Die Inverkehrgabe von apothekenfreien Arzneimitteln bedarf einer Person mit Sachkenntnis, die ein Drogist* nach abgeschlossener Lehre hat. **2. Österreich:** laut Gewerbeordnung von 1994 in der Fassung 2008 ist das Drogistengewerbe ein reglementiertes Gewerbe; die Gewerbeberechtigung für das Drogistengewerbe erlaubt u. a. den Kleinhandel mit Giften, mit Präparaten, die zur diagnost. Verw. ohne Berührung mit dem menschl. od. tierischen Körper bestimmt sind, mit sterilisiertem Verbandmaterial u. mit Arzneimitteln, die in der Abgrenzungsverordnung aufgelistet sind (s. Apothekenpflicht); **3. Schweiz:** durch die kantonale Gesundheitsbehörde zugelassene Abgabestelle für Arzneimittel, die ohne Rezept erhältl. sind u. den Swissmedic-Verkaufskategorien D od. E sowie in kantonal bewilligten Ausnahmefällen auch C zugeordnet sind (s. Apothekenpflicht); diese umfassen schulmedizin. u. komplementärmedizin. Heilmittel, Tees, Essenzen u. Tinkturen. Neben Arzneimitteln werden insbes. auch Produkte zur Körper- u. Hautpflege, Parfüms, äther. Öle, dekorative Kosmetik, Reformprodukte sowie techn. Produkte für Haushalt u. Garten angeboten. Die Bewilligung zur Führung einer Drogerie wird Personen erteilt, welche die eidgenöss. höhere Fachprüfung für Drogisten* bestanden haben.

**Drogist:** **1. Deutschland:** Lehrberuf mit 3-jähriger Lehrzeit, geregelt durch die Verordnung über die Berufsausbildung zum Drogisten/zur Drogistin vom 2.9.1992 (BGBl. I, S. 1197); **2. Österreich:** Lehrberuf mit 3-jähriger Lehrzeit, Anrechnung bestimmter vorangegangener Ausbildungen möglich, geregelt durch VO über Ausbildungsvorschriften für den Lehrberuf Drogist, BGBl. Nr. 377/1990 in der Fassung 2005; **3. Schweiz:** Fachperson, die berechtigt ist, in Drogerien* Arzneimittel abzugeben u. Konsumenten bei gesundheitl. Beschwerden im Bereich der Selbstmedikation* zu beraten; die Ausbildung umfasst eine 4-jährige Berufslehre in einer Drogerie, die auch den Besuch einer Berufsschule einschließt. Nach einer 2-jährigen berufl. Tätigkeit (Berufspraktikum) kann ein Studium an der höheren Fachschule in Neuenburg absolviert werden, welches nach 2 Jahren mit dem eidgenössischen Diplom abgeschlossen wird. Das Diplom berechtigt zur selbständigen Führung einer Drogerie.

**Droloxifen** (INN): 3-Hydroxytamoxifen; (*E*)-1-[4′-(2-Dimethylaminoethoxy)phenyl]-1-(3′-hydroxyphenyl)-2-phenylbut-1-en; CAS-Nr. 82413-20-5; $C_{26}H_{29}NO_2$, Strukturformel: s. Tamoxifen (Abb. dort); $M_r$ 387.5; Schmp. 162 °C (polymorph); nicht mehr im Handel befindl. Antiestrogen*; früher angewendet bei Mammakarzinom. **Droloxifencitrat:** CAS-Nr. 97752-20-0; $C_{26}H_{29}NO_2 \cdot C_6H_8O_7$; Schmp. 133–139 °C. Bildet auch ein Monohydrat. Vgl. Tamoxifen.

**dromotrop:** die Leitungsgeschwindigkeit der Erregung im Herzmuskel beeinflussend; **1.** positiv dromotrop: Erregungsleitungsfähigkeit steigernd; **2.** negativ dromotrop: Erregungsleitungsfähigkeit senkend; vgl. Glykoside, herzwirksame. Vgl. inotrop; bathmotrop; chronotrop.

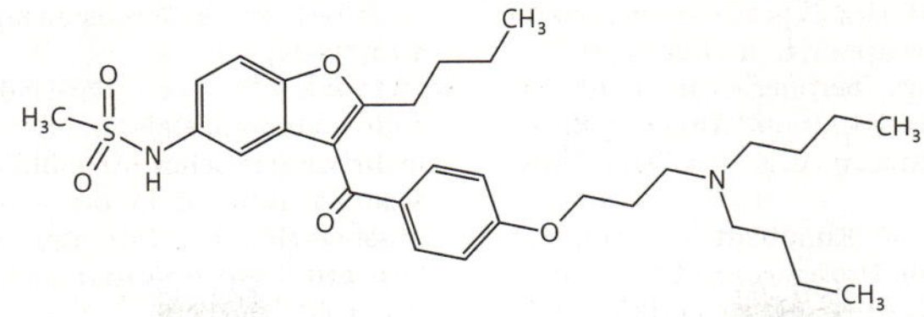

**Dronedaron**



**Dronedaron:** *N*-(2-Butyl-3-[4-(3-dibutylamino-propoxy)-benzoyl]-benzofuran-5-yl)-methansulfonamid; CAS-Nr. 141626-36-0; $C_{31}H_{44}N_2O_5S$, Strukturformel: s. Abb.; $M_r$ 556.77; Schmp. 143 °C; logP 7.4 (berechnet); hellgelbes krist. Pulver; Benzofuran-Derivat; Analogon von Amiodaron* ohne Iod als Substituenten; **Wirk.:** Antiarrhythmikum*; Mehrkanalblocker (blockiert Calcium-, Natrium- u. Kaliumkanäle), wodurch das Aktionspotential des Herzens u. die Refraktärzeit verlängert werden; **Ind.:** nicht permanentes Vorhofflimmern, um dessen Wiederauftreten zu verhindern od. die ventrikuläre Herzfrequenz zu senken; **Kontraind.:** Herzinsuffizienz (NYHA III u. IV), AV-Block, Bradykardie, verlängerte QT-Zeit, schwere Leber- u. Nierenfunktionsstörungen, Ther. mit starken CYP3A4-Inhibitoren, gleichzeitige Anw. von Antiarrhythmika der Klasse I od. III, Schwangerschaft; **WW:** mit Substanzen, die den CYP3A4-Metabolismus beeinflussen (D. wird über CYP3A4 abgebaut); Erhöhung der Konz. von Statinen, Tacrolimus, Sirolimus u. Digoxin; **UAW:** u. a. QT-Zeit-Verlängerung, Bradykardie, Diarrhö, Übelkeit, Erbrechen, Hautausschlag, Juckreiz, Müdigkeit, Asthenie; **Dos.:** 2×400 mg/d; HWZ 25–30 h.

**Droperidol** (INN): Droperidolum Ph.Eur., Dehydrobenzperidol; 1-[1-[3-(*p*-Fluorobenzoyl)propyl]-1,2,3,6-tetrahydro-4-pyridyl]-2-benzimidazolinon; CAS-Nr. 548-73-2; $C_{22}H_{22}FN_3O_2$, Strukturformel: s. Abb.; $M_r$ 379.44; Schmp. 148–149 °C (polymorph); weißes bis fast weißes polymorphes Pulver; logP 3.5 ± 0.7 (berechnet); fast unlösl. in Wasser, lösl. 1:140 in Ethanol, 1:4 in Chloroform, 1:500 in Ether; Butyrophenon; **Wirk.:** Dopamin*-Antagonist; Hemmung dopaminerger Rezeptoren in der Area postrema (Brechzentrum); **Ind.:** Vorbeugung u. Behandlung von Übelkeit u. Erbrechen nach Operationen u. bei postoperativen Morphintherapien; **Kontraind.:** u. a. Kombination mit anderen QT-Zeit-verlängernden Substanzen, Hypokaliämie, Hypomagnesiämie, Bradykardie, Parkinson-Syndrom, Phäochromozytom; **WW:** Arzneimittel, die zu einer QT-Zeit-Verlängerung od. zu extrapyramidalen Störungen führen können; **UAW:** u. a. Benommenheit, vermindertes Reaktionsvermögen, arterielle Hypotonie; cave: kardiale Arrhythmie (erworbenes QT-Syndrom); s. Neuroleptika; **Dos.:** i. v.; Vorbeugung postoperativer Übelkeit: 0.625–1.25 mg 30 min vor Operationsende; Übelkeit, die durch Morphin hervorgerufen wird: 15–50 µg/mg Morphin; TMD 5 mg; HWZ 2 h; **Gesch.:** D. war in den 60er Jahren des 20. Jahrhunderts als Neuroleptikum* im Handel; wurde wegen gefährlicher QT-Zeit-Verlängerung (nur bei hochdosierter Langzeittherapie) vom Markt genommen.

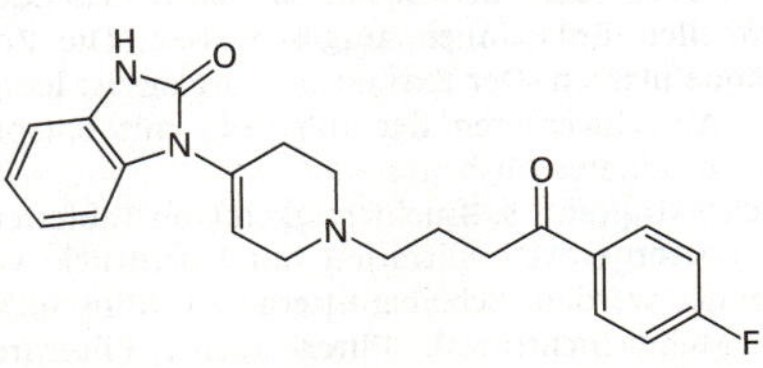

**Droperidol**

**droplet countercurrent chromatography:** s. DCCC.

**Drop-out** (engl. to drop out aufhören, ausfallen): Ausscheiden von Patienten im Verlauf von klinischen Studien* aufgrund von Umzug, Todesfällen, nicht tolerierbaren unerwünschten Wirk. od. Besserung des Krankheitsbildes.

**Dropropizin** (INN): *N*-Phenyl-*N'*-(2,3-dihydroxypropyl)-piperazin; 3-(4-Phenyl-1-piperazinyl)-1,2-propandiol; CAS-Nr. 17692-31-8; $C_{13}H_{20}N_2O_2$, Strukturformel: s. Abb.; $M_r$ 236.30; nichtopioides Antitussivum* mit teilweise zentraler Wirk.; **Ind.:** Reiz- u. Krampfhusten; **Kontraind.:** Anw. bei Kindern unter 12 Jahren, Schwangeren u. in der Stillzeit; Leber- u. Nierenfunktionsstörungen; Herz- u. Kreislauferkrankungen; produktiver Husten; **UAW:** u. a. gastrointestinale Störungen; u. U. kurzfristiger Blutdruckabfall; cave: Beeinflussung des Reaktionsvermögens. Vgl. Levodropropizin.

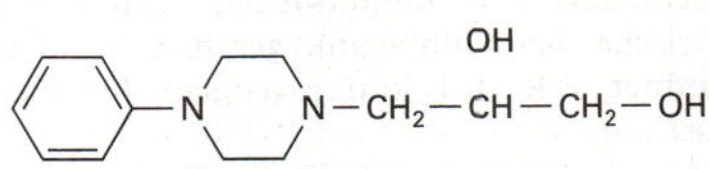

**Dropropizin**

**Drosera anglica:** s. Drosera rotundifolia.

**Drosera-Arten:** s. Sonnentau.

**Drosera burmannii:** s. Drosera rotundifolia.

**Droserae herba:** s. Drosera rotundifolia.

**Drosera intermedia:** s. Drosera rotundifolia.

**Drosera longifolia:** s. Drosera rotundifolia.

**Drosera madagascariensis:** s. Drosera rotundifolia (Hinweis).

**Drosera peltata:** s. Drosera rotundifolia.

**Drosera ramentacea** Burch. ex Harv. et Sond.: Kap-Sonnentau, Afrikanischer Sonnentau; Fam. Droseraceae; Südafrika, Madagaskar; Carnivore*; Stpfl. von **Herba Droserae (ramentaceae):** Sonnentaukraut; anstelle des Krautes von Drosera* rotundifolia im Handel; **Inhaltsst.:** ca. 0.2 % 1,4-Naphthochinonderivate wie Ramentaceon (7-Methyljuglon) u. dessen Dimeres Biramentaceon, Plumbagin u. a.; Strukturformeln: s. *α*-Naphthochinon (Tab. dort); **Wirk.:** expektorierend, sekretolyt., broncholyt., spasmolyt. u. hustenreizstillend; die versch. Wirk. beruhen hauptsächl. auf dem Gehalt an Naphthochinon. **Anw.:** (z. B. als Fluidextrakt; s. Extracta) u. a. bei Bronchitis, Keuchhusten.

**Drosera rotundifolia** L.: (Rundblättriger) Sonnentau, Himmelstau; Fam. Droseraceae; Mitteleuropa, Osteuropa, Grönland, Asien, Nordamerika; Carnivore* (Insektivore); Stpfl. von **Droserae herba:** Herba Droserae, Herba Rorellae, Sonnentaukraut, Sonnenkraut, Herrgottslöffel; Monographie: Kommission E; **Inhaltsst.:** im Sekret der Drüsenhaare Enzyme (Proteinase, Pepsinase), (antibiot. u. spasmolyt. wirkende) 1,4-Naphthochinon-Derivate (ca. 0.5 %) wie Plumbagin, Droseron (Strukturformeln: s. $\alpha$-Naphthochinon, Tab. dort) u. Ramentaceon (7-Methyljuglon); Flavonolglykoside (Aglykone*: Quercetin, Myricetin, Kämpferol); **Anw.: 1.** (med.) bei Krampf- u. Reizhusten; krampflösendes Mittel bei Keuchhusten*; **2.** (volkstüml.) bei Bronchitis*, Asthma* bronchiale, Arteriosklerose*, Tuberkulose* u. Leberleiden; äußerl. bei Augenleiden sowie zur Beseitigung von Warzen (s. Verruca) u. Sommersprossen; **Hinweis: Artenschutz:** nicht mehr im Handel wegen des drast. Rückgangs der Bestände dieser Carnivore (Insektivore) inf. Einschränkung des Lebensraums (Hochmoore), der schwierigen Kultivierung u. der Ausrottung durch Sammeln bzw. wegen des Washingtoner Artenschutzabkommens (trotzdem vom HAB noch vorgeschrieben); dies betrifft auch Drosera anglica Huds. (Drosera longifolia L.; Langblättriger Sonnentau) u. Drosera intermedia Hayne (Drosera longifolia auct. non L.; Mittlerer Sonnentau) mit ähnl. Inhaltsst. wie D. rotundifolia. Anstelle dessen ist das Kraut von Drosera* ramentacea, Drosera madagascariensis DC. u. anderen nicht europäischen, vermutl. bevorzugt asiat. Drosera-Arten wie Drosera burmannii Vahl. od. Drosera peltata Sm. in Willd. (mit ca. 0.6 % Naphthochinon-Derivaten) im Handel. **Hom.:** Drosera rotundifolia (HAB), Drosera: auch von D. intermedia, D. anglica; ganze, frische, bei Blühbeginn gesammelte Pflanze; verordnet z. B. bei krampfartigem Reizhusten, Heiserkeit.

**Droseron:** s. Drosera rotundifolia (Droserae herba); s. $\alpha$-Naphthochinon (Tab. dort).

**Drospirenon** (INN): $6\beta,7\beta,15\beta,16\beta$- Dimethylen-3-oxo-4-pregnen-21,17$\beta$-carbolacton; CAS-Nr. 67392-87-4; $C_{24}H_{30}O_3$, Strukturformel: s. Abb.; $M_r$ 366.5; Schmp. 201 °C; Gestagen* mit milder natriuret. bzw. Wasser ausschwemmender Wirk.; **Ind.:** hormonale Kontrazeption* (in Kombination mit Ethinylestradiol*); **Kontraind., WW u. UAW:** s. Kontrazeption, hormonale; HWZ ca. 20 h.

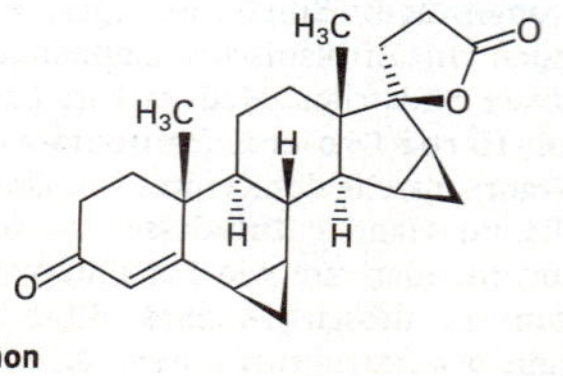


**Drospirenon**

**Drosselbeeren:** s. Sorbus aucuparia (Fructus Sorbi aucupariae).

**Drostanolon** (INN): 17$\beta$-Hydroxy-2$\alpha$-methyl-5$\alpha$-androstan-3-on; CAS-Nr. 58-19-5; $C_{20}H_{32}O_2$; nicht mehr zugelassenes Anabolikum*; frühere Ind.: Mammakarzinom in der Postmenopause; heute missbräuchl. als Dopingwirkstoff angewendet. **Drostanolonpropionat:** Schmp. 126–131 °C (polymorph).

**Drotrecogin alfa** (INN): rekombinantes aktiviertes Protein C (Abk. rhAPC); rekombinante Form des endogenen aktivierten Protein* C (die Serin-Protease ist ein Inhibitor der plasmat. Blutgerinnung); $M_r$ 62 000; Glykoprotein* mit einer schweren u. einer leichten Kette, die über eine Disulfidbrücke verbunden sind; **Wirk.:** antithrombot. durch Inhibition der Faktoren Va u. VIIIa u. indirekt profibrinolyt. durch Hemmung des Plasminogenaktivatorinhibitor-1 (PAI-1); **Ind.:** schwere Sepsis; **UAW:** Blutungen, intrakranielle Hämorrhagie; **Dos.:** i. v. Infusionsrate 24 µg/kg/h über 96 Std.; HWZ in der Initialphase 13 min, danach 1.6 h.

**Druck:** Symbol p; Quotient aus der senkrecht auf eine Fläche einwirkenden Kraft u. der Fläche; **Einheiten:** SI*-Einheit: Pascal* (Pa), $1\,Pa = 1\,N/m^2$ (Newton pro Quadratmeter); weitere gebräuchl. Einheiten: bar ($1\,bar = 10^5\,Pa$), mmHg (Millimeter Quecksilbersäule für den D. von Körperflüssigkeiten in der Medizin, z. B. Blut; $1\,mmHg = 133.322\,Pa$); noch vielfach gebräuchl., im geschäftl. Verkehr aber nicht mehr zugelassene Druckeinheiten: techn. ($1\,at = 1\,kp/cm^2 = 0.980665\,bar = 0.980665 \cdot 10^5\,Pa$) u. physik. Atmosphäre* ($1\,atm = 760\,Torr = 1.01325\,bar = 1.01325 \cdot 10^5\,Pa$); im angelsächs. Raum: pounds per square inch ($1\,psi = 0.06895\,bar = 6895\,Pa$). Die Messung des D. erfolgt z. B. mit Manometern* bzw. (zur Messung des Luftdrucks) mit Barometern*. Vgl. Druck, hydrostatischer; Druck, kolloidosmotischer; Druck, osmotischer.

**Druckentlastungsverfahren:** s. Druckentwesung.

**Druckentwesung:** Pressure-Expansion-Verfahren (Kurzbez. PEX-Verfahren), Druckentlastungsverfahren; umweltfreundliche Alternative zur herkömml. Giftgasbehandlung von Arzneidrogen zum Zwecke der Entwesung* mit Hilfe von $CO_2$; (techn.) vorbereitendes Verfahren zur Extraktion; D. beschädigt od. zerstört Zellmembranen. **Wirk. u. Anw.: 1.** (pharmaz.) Bei der D. werden Schadinsekten (aller Entwicklungsstufen) bei Umgebungstemperatur u. Drücken bis 40 bar abgetötet. **2.** (techn.) Das PEX-Verfahren schaltet die Diffusion durch die Membranen als begrenzenden Schritt der Extraktion aus. Es findet in der Tabak- u. Gewürzindustrie Anwendung. Das Extraktionsgut wird durch kurzzeitiges Behandeln mit einem Gas bei Überdruck bis 35 bar u. anschließendem schnellen Entspannen aufgeschlossen. Die Zellwände platzen. Der Extraktionsvorgang ist ledigl. ein Ausschwemmen der Inhaltsst. mit entsprechend höherer Ausbeute.

**Druckfestigkeit:** s. Bruchfestigkeit (von Tabletten).

**Druckfiltergeräte:** Filtration mit Überdruck; verwendet werden: Scheibenfiltergeräte (Einschicht- u. Mehrschichtfilter), Filterkerzen*, Filterpressen*; **Anw:** bes. geeignet für die Gewinnung eines sterilen Filtrats, für kleine Mengen Filtrationsvorsätze für Injektionsspritzen; für industrielle Produktion nahezu nur Druckfiltern, s. Filtrieren (Druckfiltern).

**Druckfiltration:** Sterilfiltration von Lsg. mit speziellen Filtern u. Überdruck; vgl. Druckfiltergeräte.

**Druckfüllung:** s. Druckgaspackungen.

**Druckgaspackungen:** (engl.) *pressurized packaging*; Zerstäuber, mit dem Wirkstoffe durch Treibmittel (z. B. Kohlenstoffdioxid*, Stickstoff, Hydrofluoralkane) unter Druck von 0.3–0.6 MPa (3–6 bar) durch Drücken des Knopfes des Behälters herausgesprüht werden; heute vorwiegend als Aerosole* bezeichnet; **Aufbau:** D. stellen eine Einheit von Inhalt (zu versprühender Stoff inklusive Treibgase*), Verpackung u. funktionellen Bestandteilen (Ventil, Steigrohr, Sprühaufsatz, Schutzkappe; vgl. Aerosolventil) dar (s. Abb. 1). Sie können aus Metall, Glas, Kunststoff od. einer Kombination dieser Materialien bestehen u. müssen mit dem Inhalt kompatibel sein. Glasbehältnisse müssen mit

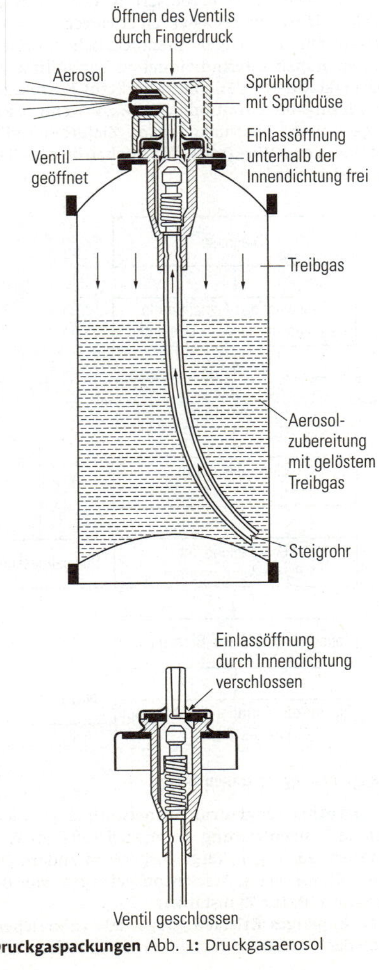

**Druckgaspackungen** Abb. 1: Druckgasaerosol

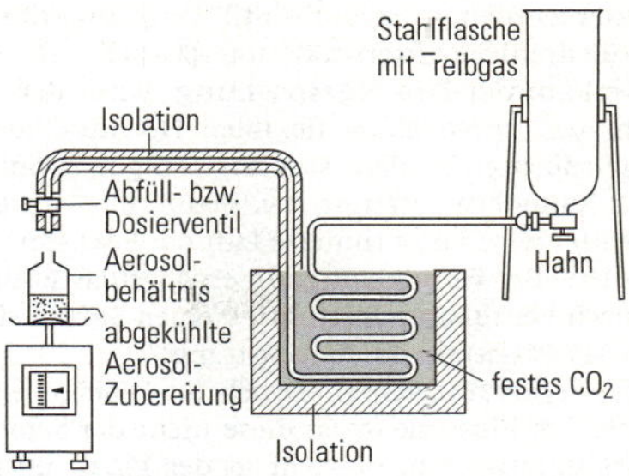

**Druckgaspackungen** Abb. 2: Kaltabfüllung (Abfüllung des abgekühlten u. verflüssigten Treibgases)

Kunststoff ummantelt sein. **Funktionelle Bestandteile:** **1.** Steigrohr: (engl.) dip tube; meist aus flexiblem Polyethylen, dient der Zuführung des Inhalts in das Ventil u. fehlt bei Druckgaspackungen, die mit dem Ventil nach unten betätigt werden; **2.** Sprühkopf: Sprühaufsatz, (engl.) actuator; Aufsatz mit eingearbeiteten Düsen, die dem Sprühstrahl die gewünschte Richtung u. Charakteristik (Feinheitsgrad des Sprühguts, Sprühwinkel) geben; er steckt auf dem Ventilstamm u. gibt auf Druck den Sprühstrahl frei **3.** Schutzkappe: (engl.) cap; schützt das Ventil vor Beschädigung u. unbeabsichtigter Betätigung. **Herst.:** Das Füllen u. Verschließen der D. erfolgt nach 3 Verfahren: Bei der **Kaltabfüllung** (s. Abb. 2) werden das Treibgas od. die Mischungen in durch Abkühlung verflüssigtem Zustand in die mit den Wirkstoffen beschickte D. eingefüllt. Danach wird das Aerosolventil* aufgesetzt u. dicht angepresst. Bevorzugt für kleine Dosen. Zur **Druckfüllung** werden mit Wirkstoff gefüllte, mit Treibgas ausgeblasene u. mit dem Ventil verschlossene D. verwendet. Das komprimierte, verflüssigte Treibgas wird über den eingedrückten Ventilstamm (Ventilschaft, Stem) eingefüllt. Beim **Under-the-cup-Füllverfahren** wird beim Füllen das Ventil umgangen. Die abzufüllenden D. dürfen noch nicht mit dem Ventil verschlossen sein. In einer dichten Kammer werden die D. evakuiert, unter Druck gefüllt, das Ventil aufgesetzt u. durch Verformen des metallenen Ventilträgers unter Verw. einer Dichtung aufgepresst. **Anw.:** **1.** (pharmaz.) Zerstäubung von z. B. Arzneistoffen, Parfüms, Sonnenschutzmitteln, Cremes, Desodoranzien, Haarlacken; **2.** (techn.) für Insektizide, Feuerlöschmittel, Polituren, Kunstharze; **Vorteil:** **1.** anwendungsgerechte, funktionsbereite u. handliche Verpackung einer fertigen Formulierung; **2.** Schutz des Inhalts vor Licht, Sauerstoff, Feuchtigkeit, Verschmutzung u. Mikroorganismen durch den hermet. Abschluss (Verpackung) u. inerte Treibgase; **3.** sehr einfache Bedienung. An die präzise Fertigung u. zuverlässige Funktion der D. werden hohe Ansprüche gestellt. Daher sind umfangreiche Prüfungen der einzelnen Bestandteile vor der Herst. (Druckfestigkeit, Fallstabilität der Behältnisse, Vollständigkeit der Innenschutzlackierung), des Doseninhaltes (Füllmenge) u. des fertigen Produktes (Dichtigkeitstest im Warmwasserbad bei 55 °C, Gehaltseinheitlichkeit, Innendruck, Masseeinheitlichkeit bei

Dosierventilen, s. Aerosolventil, Ventilfunktion u. Sprühstrahlcharakteristik) unerlässlich. In der **Zweikammer-Druckgaspackung** wird der Innenraum durch einen flexiblen Hochdruckpolyethylenbeutel (in dem sich das Füllgut befindet) in 2 Kammern getrennt, zw. Beutel u. Druckgasbehälter wird komprimierte Luft od. Stickstoff deponiert. Bei Ventilbetätigung erzeugt das Füllgut je nach Ventilkopfkonstruktion einen Sprühnebel, Flüssigkeitsstrahl od. Salbenstrang.

**Druck, hydrostatischer:** Druck im Inneren einer ruhenden Flüssigkeit. Ist diese nicht der Schwerkraft unterworfen, herrscht in der Flüss. überall der gleiche hydrostat. Druck.

**Druck, kolloidosmotischer:** onkotischer Druck; osmotischer Druck* einer kolloiden Lösung (makromolekularer Stoffe).

**Druck, kritischer:** s. Größen, kritische.

**Druckluft-Vernebler:** s. Inhalate.

**Druck, onkotischer:** s. Druck, kolloidosmotischer.

**Druck, osmotischer:** Druck, der sich bei der Osmose* aufbaut; der o. D. einer Lösung ist die Druckdifferenz, die sich bei der Osmose im Gleichgewicht gegenüber dem reinen Lösungsmittel einstellen würde. Nach der van't Hoff-Beziehung ist der o. D. ($\pi$) einer Lösung unabhängig von der Art des gelösten Stoffes u. proportional der Konzentration (n/V):

$\pi = i \cdot nRT/V$

n/V: Konzentration (mol/L); R: Gaskonstante; T: absolute Temperatur; i: van't-Hoff-Faktor. Der o. D. wird durch Moleküle u. Elektrolyte (Ionen) u. kolloide Teilchen hervorgerufen. Im van't-Hoff-Faktor ist die Anzahl der aus dem Elektrolyt entstehenden Ionen u. der Dissoziationsgrad $\alpha$ (in Abhängigkeit von der Konz.) enthalten. Die rechner. Ermittlung des o. D. ist oft nicht möglich, weil der Dissoziationsgrad nicht bekannt ist. Den o. D. bestimmt man deshalb meist über die Gefrierpunkterniedrigung*; s. Osmometer.

**Druckrezeptoren:** s. Drucksensoren.

**Drucksensoren:** veraltet Druckrezeptoren; Mechanosensoren* der Haut, die auf Druckstärke (Merkel-Zellen, Tastscheiben), Druckveränderung bei Berührung (Meissner-Tastkörperchen, Sensoren in der Haarwurzel) u. Vibrationen (Vater-Pacini-Lamellenkörperchen) reagieren; vgl. Pressosensoren.

**Drüsen:** s. Organtherapeutika.

**Drüsenhaare:** s. Exkretionsgewebe.

**Drüsenhormone:** s. Hormone (Einteilung).

**Drüsenring:** s. Blüte (Blütenformen).

**Drüsenschuppen:** s. Exkretionsgewebe (Drüsenhaare).

**drug:** s. Droge; Arzneimittel.

**Drug-delivery-Systeme:** Arzneiformen, die bei unterschiedl. Anw. (z. B. lokal, parenteral) für eine mögl. maßgeschneiderte u. sichere Wirkstofffreisetzung (engl. drug delivery) sorgen; darunter fallen Liposomen*, Nanopartikel*, monoklonale Antikörper*, Polymere*, Systeme mit Wirkstofffreisetzung nach Implantation der Arzneiform od. nach oraler Applikation, transdermale, intranasale u. oculare Systeme sowie u. a. der Einsatz elektr. u. elektron. Modulation, bioabbaubare Hydrogele u. Polymere, bioadhäsive Systeme u. perkutane Penetrationsverbesserer.

**drug design:** computer aided drug design (Abk. CADD); computerunterstützte Entw. neuer Arzneistoffe u. Optimierung der Struktur-Wirkungs-Beziehungen auf der Grundlage der physik.-chem. bzw. biochem. Merkmale u. Eigenschaften von Wirkstoff* u. Rezeptor* (s. QSAR).

**Drugmonitoring:** **1.** s. Drugmonitoring, therapeutisches; **2.** s. Prüfung, klinische.

**Drugmonitoring, therapeutisches:** Abk. TDM; Form der pharmakokinet. Dosisindividualisierung*; wiederholte Messung der Plasmakonzentration eines Wirkstoffs zur individuellen Dosisfindung u. zur Therapiekontrolle; **Durchführung:** s. Abb.; die erste Dosierung wird empir. od. adaptiv aufgrund bekannter Einflussfaktoren (z. B. der Nierenfunktion des Patienten) festgelegt. Im Verlauf der Ther. gemessene Plasmakonzentrationen des Wirkstoffs (s. Bioanalytik) sind die Grundlage der Berechnung individueller pharmakokinet. Parameter, die zur Dosierung führen. Das klin. Bild des Patienten sollte bei jeder Dosisanpassung berücksichtigt werden. **Bedeutung:** Ein TDM ist sinnvoll, wenn eine Verbesserung der Wirksamkeit od. Sicherheit der Ther. zu erwarten ist: **1.** bei Wirkstoffen mit enger therapeutischer Breite*; **2.** einer hohen interindividuellen Variabilität der Pharmakokinetik*; **3.** einer (direkten) Korrelation zw. Plasmakonzentration u. Wirk.; **4.** wenn es keine geeigneten pharmakodynam. Zielgrößen gibt. Die Tab. zeigt Wirkstoffe, für die häufig ein TDM praktiziert wird.

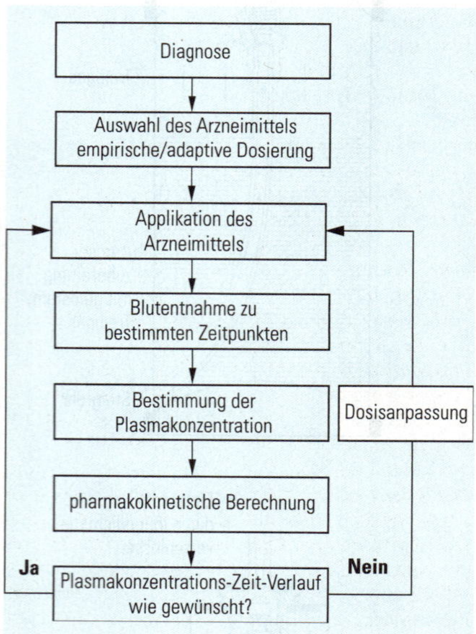


**Drugmonitoring, therapeutisches** [6]

**drug targeting** (engl. drug Arzneistoff; target Ziel): gezielte Konzentrierung des Arzneistoffs am Wirkungsort (Zielorgan, target organ); in andere Organe soll nur wenig Arzneistoff gelangen; von Bedeutung z. B. für Zytostatika.

**Druse:** kugeliges Kristallaggregat aus zahlreichen, spitz nach außen ragenden Einzelkristallen (aus

**Drugmonitoring, therapeutisches**
Wirkstoffe, für die häufig ein therapeutisches Drugmonitoring praktiziert wird (nach Kloft, C. u. Jaehde, U., 2010)

| Substanzklasse | Wirkstoffe |
|---|---|
| Antiarrhythmika | Amiodaron |
| Antiasthmatika | Theophyllin |
| Antibiotika | Aminoglykosid-Antibiotika, Vancomycin |
| Antiepileptika | Carbamazepin, Ethosuximid, Phenobarbital, Phenytoin, Primidon, Valproinsäure |
| herzwirksame Glykoside | Digitoxin, Digoxin |
| HIV-Therapeutika | nichtnucleosidische Reverse-Transkriptase-Inhibitoren, HIV-Protease-Inhibitoren |
| Immunsuppressiva | Ciclosporin, Tacrolimus |
| Psychopharmaka | Amitriptylin, Desipramin, Imipramin, Lithium, Nortriptylin |
| Zytostatika | Busulfan, Methotrexat |

Calciumoxalat*), die um ein Bildungszentrum angeordnet sind; vgl. Kristalle.

**Drusenöl:** s. Traubenkernöl.

**DRV:** Abk. für **Darunavir***.

**Dryobalanops aromatica** Gaertn. f.: Fam. Dipterocarpaceae; Südostasien; Stpfl. von **Borneocampher:** Camphora sumatrensis, Sumatracampher; **Best.:** hauptsächl. D(+)-Borneol*; **Anw.:** wie Campher*; in Ostasien auch zu kultischen Zwecken.

**Dryopteris filix-mas** (L.) Schott: Aspidium filixmas; Wurmfarn; Fam. Dryopteridaceae; nördl. Halbkugel, Europa u. Nordamerika, zirkumpolar; Stpfl. von **Rhizoma Filicis** DAB: Filicis rhizoma (radix), Radix Filicis maris; Wurmfarnwurzel, Farnwurzel, Johanniswurzel, Teufelsklaue; im Herbst gesammelter, von den Wurzeln befreiter, ungeschälter u. unzerschnittener, bei mäßiger Wärme getrockneter Wurzelstock mit den daran sitzenden Blattbasen; Geschmack herb, süßl., kratzend; bei frischen Drogen ist die Bruchfläche grün, bei älteren braun bis braunrot; **Inhaltsst.:** Die Gesamtheit der Phloroglucide wird als Rohfilicin bezeichnet: monomere (Aspidinol, Filicinsäurebutanon), dimere (Albaspidin, Floraspidinol, Flavaspidsäure), trimere Filixsäure (Filicin) u. tetramere Acylphloroglucinole, ferner Filixgerbsäure, etwas fettes u. äther. Öl, Bitterstoffe, Stärke, Schleim, Farbstoffe u. a.; Gehalt nach DAB mind. 8 % Etherextrakt mit 25 % Filixsäure; Strukturformeln: s. Abb. **Anw.: 1.** (veterin.) zur Behandlung von Bandwurm- u. Leberegelerkrankungen bei Rindern, Ziegen u. Schafen; **2.** (med.) obsolet; früher als Bandwurmmittel (gegen Spulwürmer wirkungslos). **Hom.:** Dryopteris filix-mas (HAB), Aspidium filix-mas, Filix: frischer, im Herbst gesammelter, von den Wurzeln befreiter Wurzelstock mit den daran sitzenden Blattbasen.

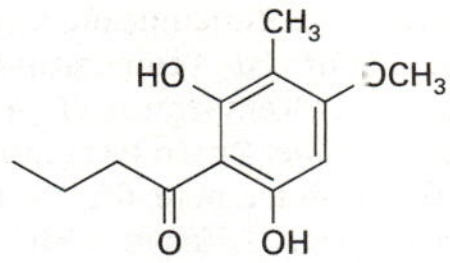

Aspidinol

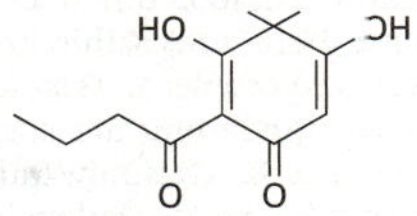

Filicinsäurebutanon

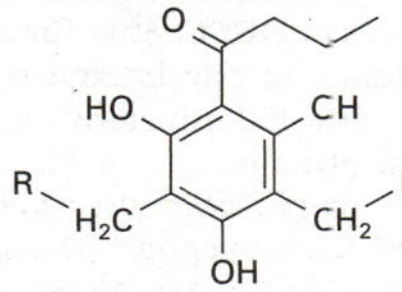

Filixsäure
R = Filicinsäurebutanon

$R-CH_2-R$

Albaspidin
R = Filicinsäurebutanon

**Dryopteris filix-mas:** einige Phloroglucinderivate als Beispiele

**dry powder inhaler:** s. DPI.

**DS:** Abk. für (engl.) *degree of substitution*; s. Substitutionsgrad, mittlerer.

**DSC:** Abk. für (engl.) *differential scanning calorimetry*; differentielle Scanning-Kalorimetrie, differentielle Kalorimetrie; dynamische Differenzkalorimetrie (Abk. DDK); Verfahren der Thermoanalyse* zur Ermittlung von Enthalpieänderungen; **Grundlage:** mit Hilfe der DSC wird die Wärmemenge, die bei einer physikal. od. chemischen Umwandlung eines Stoffes entsteht od. verbraucht wird, bestimmt. Dabei ändert sich die innere Energie dieses Stoffes, die bei konstantem Druck Enthalpie* (H) genannt wird. Vorgänge die zu einer Erhöhung der Enthalpie führen (Schmelzen, Verdampfen, Glasübergang) werden als endotherm*, solche die die Enthalpie erniedrigen (Kristallisation, Adsorption) als exotherm* bezeichnet. **Anw.:** Bestimmung z. B. der Wärmekapazität*, der Schmelzwärme*, des Schmelzverhaltens, der Reinheit, der Reaktionskinetik, der Oxidationsstabilität u. der Polymorphie*; **Durchführung:** Messung der Energiedifferenz zw. einer Probe u. einer Referenz gleicher Temp. bei konstanter od. programmiert sich verändernder Temp.; dabei kommt es durch Phasenänderungen od. exo- bzw. endothermen Reaktionen der Probe zu Enthalpieänderungen (Wärmestrom) u. damit zu Temperaturänderungen ($\Delta T$) gegenüber der Temperatur ($T_{ref}$) der therm. inerten Referenzprobe. Durch Integration der $\Delta T$–$T_{ref}$-Funktion errechnet man die Enthalpieänderung der Probe; vgl. Differentialthermoanalyse. **Temperaturmodulierte DSC:** engl. temperature modulated DSC (Abk. TMDSC); engl. modulated DSC (Abk. MDSC); DSC-Technik, bei der ein lineares Heizprogramm zusätzl. durch mit Sinusfrequenz modulierte Heiz- und Kühlschritte geringfügig überlagert ist; Vorteile: **1.** Trennung von Effekten, die mit der Änderung der spezif. Wärme zusammenhängen (z. B. Glasumwandlung), von anderen Prozessen (z. B. Kristallisation, Zersetzung od. Feuchtigkeitsabgabe); **2.** einfache Messbarkeit spezif. Wärmen (quasi-isotherm); **3.** Trennung von sich überlagernden Schmelz- u. Kristallisationsprozessen. **DDSC:** Abk. für engl. dynamic differential scanning calorimetry; temperaturmodulierte DSC bei Kalorimetern* mit Leistungskompensationsprinzip.

**DSIP:** Abk. für (engl.) *delta **s**leep **i**nducing **p**eptide;* körpereigenes Neuropeptid* (Nonapeptid; Sequenz: Trp-Ala-Gly-Gly-Asp-Ala-Ser-Gly-Glu), das vermutl. den zirkadianen Schlaf-Wach-Rhythmus mitsteuert; **Ind.:** Kausalbehandlung von Schlafstörungen*.

**dT:** Abk. für **D**esoxy**t**hymidin; s. Thymidin.

**DT:** Abk. für **D**iphtherie*-**T**etanus-Adsorbat-Impfstoff.

**DTA:** **1.** Abk. für **d**uldbare **t**ägliche **A**ufnahmemenge; s. ADI-Wert; **2.** Abk. für **D**ifferential**t**hermo**a**nalyse*.

**DTaP:** Abk. für **D**iphtherie*-**T**etanus-**P**ertussis-Adsorbat-Impfstoff.

**dThd:** Abk. für **D**esoxy**thy**mi**d**in; s. Thymidin.

**DTP:** Abk. für **D**iphtherie*-**T**etanus-**P**ertussis-Adsorbat-Impfstoff.

**DTPA:** Abk. für (engl.) ***D**iethylene **t**riamine **p**enta**a**cetic acid*; s. Pentetsäure.

**DTSC:** Abk. für (engl.) ***d**ifference **t**emperature **sc**anning calorimeter*; s. Kalorimeter.

**DTT:** Abk. für **D**i**t**hio**t**hreitol*.

**Dubois-Formel** (Delafield Dubois, Naturwissenschaftler, New York, 1882–1959): Formel zur Berechnung der Körperoberfläche zur individuell besser abgestimmten Dos. von Arzneimitteln (v. a. in der Onkologie);
$\text{KOF}\,[m^2] = \text{Körpergewicht}\,[kg]^{0.425} \cdot \text{Körpergröße}\,[cm]^{0.725} \cdot 0.007184\,[m^2/kg/cm]$.

**Duboisiablätter:** s. Duboisia myoporoides (Folia Duboisiae).

**Duboisia myoporoides R. Br.:** Fam. Solanaceae; Australien, kultiviert in USA; Stpfl. von **Folia Duboisiae:** Duboisiablätter; **Inhaltsst.:** ca. 2 % Alkaloide*, z. B. Hyoscyamin*, Scopolamin* (Hauptalkaloid); **Anw.:** s. Atropa belladonna (Belladonnae folium); zur Gew. von Scopolamin. Vgl. Duboisinsulfat. **Hom.:** Duboisia: frische Blätter.

**Duboisin:** s. Hyoscyamin.

**Duboisinsulfat:** Duboisinum sulfuricum; Sulfat der etherlösl. Gesamtalkaloide von Duboisia* myoporoides; gelblich-weißes, krist. Pulver, leicht lösl. in Wasser u. Ethanol; **Anw.:** (med.) Sedativum, Schlafmittel; äußerl. wie Atropin*; **Dos.:** EMD 0.0015 g, TMD 0.003 g.

**Duboisinum sulfuricum:** s. Duboisinsulfat.

**Dünndarm:** s. Darm.

**Dünnextrakte:** s. Extracta.

**Dünnschichtchromatographie:** Abk. DC; Form der planaren Chromatographie*, die auf Adsorptions- u. Verteilungsprozessen beruht; Adsorbens*: in dünner Schicht aufgetragen auf Glasplatten, Kunststoff- od. Aluminiumfolien; polare od. unpolare Substanzen (Normal- od. Umkehrphase); hohe Trennleistung, einfache Handhabung u. kurze Laufzeiten; außerordentl. hohe Empfindlichkeit (Aminosäuren bis 0.1 µg u. weit geringere Mengen von radioaktiven u. einigen biol. wirksamen Substanzen); z. B. Kieselgur* G. **Anw.:** Trennung von Substanzen, die sowohl in Wasser als auch in der org. Phase zumindest in geringem Maße lösl. sind, durch physik. Eigenschaften od. chem. Reaktionen auf dem Chromatogramm sichtbar gemacht werden können u. weder mit der stationären noch mit der mobilen Phase reagieren (z. B. Aminosäuren* u. andere org. Säuren, Proteine*, Glykoside*, Purine*, Anthocyane*, Steroide*, Antibiotika*, Alkaloide* u. Pterine*); **Durchführung: 1.** eindimensional: aufsteigendes Verfahren mit nur einem Laufmittel (s. Abb.); Aufbringen von 2–10 µL der zu untersuchenden Substanzlösung mit einer Pipette an einer markierten Stelle auf die Platte; nach Eintrocknen der Substanzlösung wird die Platte mit ihrem unteren Ende in das Laufmittel getaucht. Die einzelnen Substanzen werden je nach ihrer Löslichkeit von der mobilen Phase mitgeführt u. getrennt. **2.** zweidimensional: Auftragen des Substanzgemischs in einer Ecke einer quadrat. Platte; nach dem ersten Laufmitteldurchgang mit anschließender Trocknung

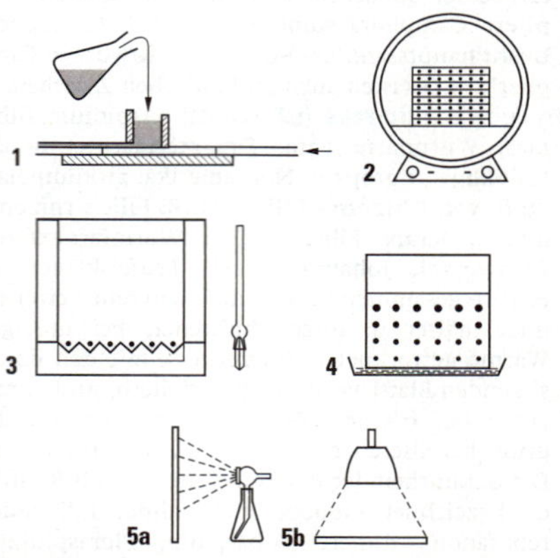


**Dünnschichtchromatographie:** Schema der Dünnschichtchromatographie; 1: Adsorbens, gemischt mit Wasser, wird mit Beschichtungsgerät gleichmäßig auf Platten aufgebracht. 2: Die Schichten werden getrocknet. 3: Die zu untersuchenden Proben werden mit Pipette auf die Schicht aufgetragen. 4: Das Chromatogramm wird „entwickelt“, indem Lösungsmittel in der Schicht aufsteigt. 5: Die getrennten Substanzen werden sichtbar gemacht, z. B. (a) mit Sprühreagenz od. (b) durch UV-Licht.

wird die Platte um 90° gedreht u. es folgt ein zweiter Laufmitteldurchgang. Nach Trocknen dieses Laufmittels finden sich die einzelnen Komponenten als Flecken landkartenartig über die gesamte Fläche der Platte verteilt. Vgl. Reihe, eluotrope. **Detektoren: 1.** Aufsprühen entspr. Reagenzien mit einem Zerstäuber, wodurch die Flecken der einzelnen, vorher farblosen Komponenten farbig hervortreten; **2.** Photometrie*: Ausmessen des entwickelten Chromatogramms mit einem Photometer (photoelektr. Kolorimeter); graphische Darstellung der Intensitäten; **3.** Densitometrie*: Ausmessen des entwickelten Chromatogramms mit einem Densitometer u. Bestimmung der opt. Dichten; **4.** Analysenlampe (254 nm od. 365 nm) für fluoreszierende Stoffe; **5.** bei radioaktiven Stoffen: Auflegen des Chromatogramms auf ein Fotopapier; alternativ: Abzählen des Papierstreifens mit einem Geigerzähler (Autoradiographie); **Sonderform: 1. HPTLC** (Abk. für engl. high-performance thin layer chromatography): Weiterentwicklung der DC, wobei die Korngröße der verwendeten Adsorbenzien zw. 3 u. 10 µm liegt; Vorteile: geringere Laufzeiten u. bessere Trennungen; **2. TAS*** (Abk. für Thermomikro-Abtrenn-, Transfer- u. Auftrageverfahren nach Stahl).

**Duff-Reaktion:** Verfahren zur Herst. substituierter aromat. Aldehyde*; **Beispiel:** Aus Phenol* u. Hexamethylentetramin (Methenamin*) entsteht in Gegenwart eines sauren Katalysators durch *ortho*-Formylierung Salicylaldehyd*, aus *N,N*-Dialkylanilin durch *para*-Formylierung *p*-Dialkylamino-benzaldehyd (s. Abb.).

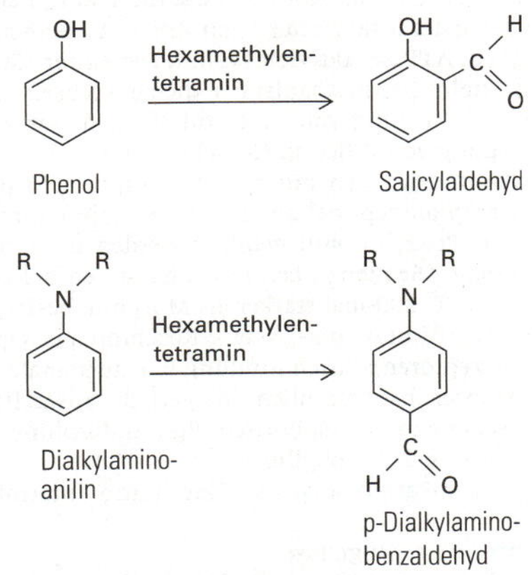


**Duff-Reaktion:** Bildung von Salicylaldehyd u. *p*-Dialkylamino-benzaldehyd

**Duktilität:** s. Zügigkeit.

**Dulcamara:** s. Solanum dulcamara.

**Dulcin:** 4-Ethoxyphenylurea; *p*-Phenetylcarbamid; $C_9H_{12}N_2O_2$, Strukturformel: s. Abb.; $M_r$ 180.11; Schmp. 172–173 °C; farbloses krist. Pulver, wenig lösl. in kaltem Wasser (1:800), lösl. in 50 T. siedendem Wasser, lösl. in 25 T. Ethanol; künstl. Süßstoff*, ca. 200-mal süßer als Saccharose*; erhöht die Süßkraft des Saccharins*; wird nur ausnahmsweise verwendet, kann mitgekocht werden.

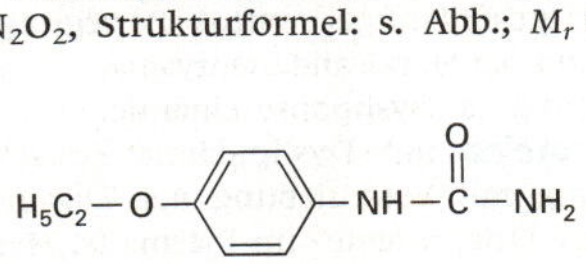

**Dulcin**

**Dulcit:** s. Dulcitol.

**Dulcitol:** Dulcit, Galactitol, Galactit; $CH_2OH(CHOH)_4CH_2OH$; $M_r$ 182.17; Schmp. 189 °C; von Galactose* abgeleiteter, opt. inaktiver Zuckeralkohol*; **Vork.:** in Algen, Pilzen sowie in Saft u. Rinde versch. höherer Pflanzen; **Gew.: 1.** durch Isolierung aus Madagaskar-Manna (Melampyrum nemorosum L., Hain-Wachtelweizen; Fam. Orobanchaceae; verbreitet im europäisch-sibir. Raum); **2.** durch Reduktion von Galactose.

**Duloxetin (INN):** (*S*)-*N*-Methyl-$\gamma$-(1-naphthalenyloxy)-2-thiophenepropanamin; CAS-Nr. 116539-59-4; $C_{18}H_{19}NOS$; $M_r$ 297.4; **Wirk.:** Antidepressivum*; zentral wirksamer, kombinierter Serotonin (5-HT)- u. Noradrenalin (NA)-Wiederaufnahmehemmer; **Ind.:** diabet. Polyneuropathie; Belastungsinkontinenz bei Frauen (engl. stress urinary incontinence; Abk. SUI); Depression; **Kontraind.:** Leberinsuffizienz; **WW:** mit Fluvoxamin*, Ciprofloxacin*, Enoxacin*; mit irreversiblen Monoaminoxidase*-Hemmern wie Tranylcypromin* sowie mit anderen Antidepressiva (SSRI, Trizyklika), Triptanen od. Tramadol*; cave: Serotoninsyndrom*; **UAW:** Übelkeit, Schlaflosigkeit, trockener Mund, Müdigkeit, Obstipation; **Dos.:** Belastungsinkontinenz: 2-mal tägl. 40 mg.

**Dumping-Syndrom:** Symptomkomplex gastrointestinaler Beschwerden mit Störung der Kreislauffunktion u. Hauterscheinungen, bei dem es zu einer Sturzentleerung von flüssiger u. fester Nahrung in den Dünndarm kommt; kann nach allen Formen der Magenoperation auftreten.

**Dunkelreaktionen:** s. Photosynthese; Calvin-Zyklus.

**Duodenum:** s. Darm.

**Duolite:** Gruppe von Ionenaustauschern* auf Kunstharzbasis.

**Duplex:** s. DNA.

**Duplextabletten:** Dragees, welche die Depotdosis enthalten u. mit weiteren Schichten, die die Initialdosis enthalten, überzogen sind.

**Dural:** s. Duraluminium.

**Duraluminium:** Dural, Ergal; Aluminiumlegierung mit **1.** 5 % Kupfer*, 0.5 % Magnesium*, 0.5 % Mangan* od. **2.** 2.5–5.5 % Kupfer, bis 1.2 % Mangan, 0.2–2 % Magnesium, 0.2–1 % Silicium* od. in anderer Zusammensetzung; die Legierungen zeichnen sich durch bes. Korrosionsfestigkeit u. Härte aus u. werden von Seewasser nicht angegriffen.

**Durchdringungskomplexe:** s. Komplexverbindungen.

**Durchdringungsvermögen:** Eindringtiefe; Begriff für die Beurteilung des sterilisierenden Agens bei der Sterilisation*, z. B. feuchte Hitze, trockene Hitze, Gase, Strahlen.

**Durchdrückpackung:** s. Blister.

**Durchfall:** s. Diarrhö.

**Durchfluss-Refraktometer:** s. Refraktometer.

**Durchflusszelle:** s. Dissolutiontest.

**Durchlässigkeit:** s. Transmission.

**Durchlasszelle:** Endodermiszelle der Wurzel*, die dünnwandig bleibt u. ihren Caspary*-Streifen behält, während die angrenzenden Endodermiszellen dicke Sekundärwände bilden.

**Durchstechstopfen:** s. Vials.

**Durchstichflasche:** s. Vials.

**Duroharze:** s. Epoxidharze.

**Duromere:** Duroplaste; Sammelbegriff für alle härtbaren Kunststoffe, die beim Erwärmen auf bestimmte Temp. oder nach Zugabe von Katalysatoren meist unter Druck in die gewünschte Form (Platten, Formteile) gebracht werden u. dabei die Moleküle irreversibel räuml. eng vernetzen (durch Polykondensation*, Polyaddition* od. Polymerisation*) u. in einen unlösl. Zustand übergehen (Härtung); die gehärteten Erzeugnisse besitzen in allen Temperaturbereichen unterhalb des Zersetzungspunktes hohe mechan. Festigkeit (Härte, Sprödigkeit) bei gleichzeitiger guter thermischer u. chem. Beständigkeit, erweichen u. schmelzen nicht beim Erwärmen bis zum Zersetzungspunkt u. sind unlöslich. Zu den D. gehören v. a. Pheno- u. Aminoplaste*, Epoxidharze u. ungesättigten Polyester.

**Duroplaste:** s. Duromere.

**Durrha-Durrha:** s. Sorghum bicolor.

**Dust:** s. Camellia sinensis (Schwarztee).

**Dutasterid** (INN): *N*-[2,5-bis(trifluormethyl)phenyl)-3-oxo-4-aza-5-$\alpha$-androst-1-en-17$\beta$-carboxamid; CAS-Nr. 164656-23-9; $C_{27}H_{30}F_6N_2O_2$, Strukturformel: s. Abb.; $M_r$ 528.5; Schmp. 245 °C; **Wirk.**: Urologikum*; 5$\alpha$-Reduktase*-Hemmer wie Finasterid*, jedoch stärkere Wirksamkeit; **Ind.**: benigne Prostatahyperplasie*; **Kontraind.**: Leberinsuffizienz; cave: nicht zugelassen für Frauen u. Kinder (D. verhindert die Ausbildung der äußeren Geschlechtsorgane männl. Föten; vgl. Finasterid); **UAW:** s. Finasterid; **Dos.**: p. o. 0.5 mg/d.

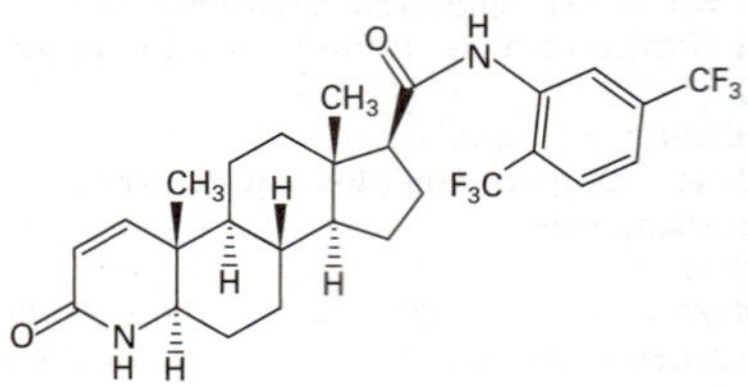

Dutasterid

**Duwock:** s. Equisetum palustre.

**D-Wert:** Dezimalreduktionszeit, Destruktionswert; Zeit, die ein Sterilisationsverfahren* benötigt, um die Keimzahl um den Faktor 10 zu reduzieren; abhängig vom betreffenden Erregertyp u. vom verwendeten Verfahren; bezieht sich auf die eingesetzte Temp., die Gasmenge od. die Strahlendosis. Vgl. F-Wert; $F_0$-Wert; Z-Wert.

**Dy:** (chem.) Symbol für Dysprosium*.

**Dydrogesteron** (INN): 6-Dehydro-retro-progesteron, Isopregnenon; 9$\beta$,10$\alpha$-Pregna-4,6-dien-3,20-dion; CAS-Nr. 152-62-5; $C_{21}H_{28}O_2$, Strukturformel: s. Abb.; $M_r$ 312.44; Schmp. 169–170 °C (kristallisiert aus Aceton u. Hexan); $[\alpha]_D^{25\,°C}$ –484.5° (Chloroform); unlösl. in Wasser, 1 T. lösl. in 52 T. Ethanol, 17 T. Aceton, 2 T. Chloroform, 140 T. Ether, 40 T. Methanol, 180 T. fetten Ölen; Gestagen* ohne estrogene od. androgene Eigenschaften;

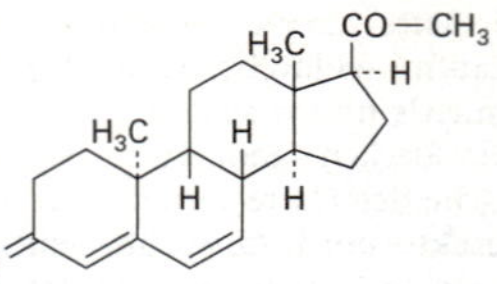

Dydrogesteron

**Ind.**: Dysmenorrhö*, Endometriose*, Infertilität inf. Corpus-luteum-Insuffizienz, habitueller od. drohender Abort; **Kontraind.**: s. Gestagene; außerdem Hypercholesterolämie, Stillzeit; **WW u. UAW:** s. Gestagene; **Dos.**: p. o.; abhängig von der Ind. 5–30 mg/d als ED od. in geteilten Dosen; HWZ 18 h. Vgl. Progesteron.

**dyn:** Einheit der Kraft* im CGS-System; durch die SI*-Einheit Newton* (N) abgelöst; 1 dyn = 1 g·cm·$s^{-2} = 10^{-5}$ N.

**Dynamit:** Glyceroltrinitrat*; Herst.: durch Gelatinieren des Glyceroltrinitrats mit Collodiumwolle wird Gelatine-D. erzeugt u. der Gehalt an Sprengöl durch Zugabe von Natriumnitrat, Holzmehlen u. anderen Zusätzen variiert (Sprenggelatine; vgl. Cellulosenitrat); **Gesch.**: D. wurde 1867 von Alfred Nobel (1833–1896) erfunden. Ursprüngl. durch Aufsaugen in Kieselgur* in eine feste Form gebracht (ca. 75 % Glyceroltrinitrat, 24.5 % gebranntes Kieselgur als Aufsaugmasse u. 0.5 % Natriumcarbonat* als Stabilisator); später verwendete man als Aufsaugmasse Mischungen von Natriumnitrat* u. Holzmehl, die selbst explodierten u. die Wirk. verstärkten.

**Dynein:** Protein* ($M_r$ 400 000), das die sog. Dyneinfortsätze der Mikrotubuli* von Zilien* u. Geißeln* bildet u. ATPase-Aktivität besitzt; Dyneinfortsätze vermitteln Gleitmechanismen, die zu wechselseitiger Verschiebung von Mikrotubuli u. damit zur Bewegung von Zilien u. Geißeln führen.

**Dynorphine** (gr. dynamis Macht): Gruppe sehr potenter Opioidpeptide* aus 17 od. 18 Aminosäuren, die aus Prodynorphin gebildet werden u. als N-terminale Sequenz Leu-Enkephalin enthalten; **Wirk.**: z. T. 200-mal stärker als Morphin; besitzen gewisse Affinität zu μ-, δ- u. κ-Rezeptoren (s. Opioid-Rezeptoren); durch Bindung v. a. an spinale κ-Rezeptoren hauptsächlich analgetisch; zusätzlich v. a. sedierend u. dysphorisch. Vgl. Endorphine.

**Dyphyllin:** s. Diprophyllin.

**Dysbasia intermittens:** s. Claudicatio intermittens.

**Dysenterie:** s. Shigellose.

**Dysfunktion, erektile:** s. Erektionsstörung.

**Dyskinesie** (gr. dyskinetos schwer zu bewegen): **1.** Dyskinesia; Bez. für Bewegungsstörungen, die häufig hyperkinetisch (z. B. Chorea*, Athetose) u. meist pharmak. induziert sind (z. B. durch Levodopa* od. Neuroleptika*); **2.** Form der myokardialen (regionalen) Wandbewegungsstörung mit paradoxer (gegenläufiger) systol. Bewegung in der Herzwand bei Herzwandaneurysma.

**Dyslipidämie:** s. Dyslipoproteinämie.

**Dyslipoproteinämie:** Dyslipidämie; Fettstoffwechselstörung mit Verschiebung der Zusammensetzung der Lipoproteine* im Plasma (s. Hyperlipoproteinämien; Hypolipoproteinämie); i. e. S. Hypertriglyceridämie mit verminderter HDL- u. erhöhter LDL-Konz. bei Insulinresistenz i. R. des metabol. Syndroms.

**Dysmelie:** Störung in der Extremitätenentwicklung während der sensiblen Phase (29.–46. Tag der Schwangerschaft) durch exogene Noxen (Sauerstoffmangel, Pharmaka u. a.); je nach Zeitpunkt u. Wirkungsdauer entstehen unterschiedl. Fehlbildungen.

**Dysmenorrhö:** schmerzhafte Menstruation* (z. T. kolik- bzw. wehenartig); **Urs.:** **1.** organisch: z. B. Endometriose*, Tumor, Entzündung, Zervixstenose, Uterusfehlbildung, genitale Hypoplasie, Intrauterinpessar (s. Pessar); **2.** funktionell: v. a. hormonale u. vegetative Störungen, chron. fokales Schmerzsyndrom im kleinen Becken.

**Dyspepsie:** s. Brechdurchfall des Säuglings.

**Dysphania ambrosioides:** s. Chenopodium ambrosioides var. ambrosioides.

**Dysphania anthelmintica:** s. Chenopodium ambrosioides var. anthelminticum.

**Dyspnoe** (gr. dyspnoos schwer atmend): subjektiv unangenehme (erschwerte) Atemtätigkeit, z. B. Anstrengung (Erschöpfung), Kurzatmigkeit od. Atemnot; i. d. R. mit sichtbar verstärkter Atemarbeit, z. B. Einsatz der Atemhilfsmuskeln, Einsinken bestimmter Körperpartien während der Inspiration, erhöhte Atemfrequenz, vertiefte Atmung, Einnahme einer aufrechten Oberkörperhaltung; **Urs.:** Ateminsuffizienz unterschiedl. Genese; z. B. pulmonal (respirator. Insuffizienz inf. Diffusions- od. Ventilationsstörung), tracheal bzw. laryngeal (Obstruktion durch Krupp*, Tumor, sehr große Struma, Fremdkörper), Hypoxie* (z. B. kardialer Genese bei Herzinsuffizienz* od. durch Anämie*), metabol. (z. B. Kussmaul-Atmung), zerebral (zentrale Atemdepression) od. muskulär (periphere Atemlähmung); **Ther.:** kausal u. ggf. symptomat. (Sauerstoffgabe, Beatmung).

**Dysprosium:** Symbol Dy; CAS-Nr. 7429-91-6; $A_r$ 162.50; OZ 66; D. 8.550; Schmp. 1409 °C; Sdp. 2558 °C; silbrig glänzendes, 2-, 3- u. 4-wertiges, zu den Lanthanoiden* gehörendes Metall*; gegen Luft bei Raumtemperatur stabil; löst sich leicht in Mineralsäuren; **Vork.:** im Monazit u. Bastnäsit; **Darst.:** Reduktion von $DyF_3$ mit Calcium*; **Anw.:** in Kontrollstäben bei Kernreaktoren zur Messung des Neutronenflusses; **Gesch.:** erstmals 1886 von Paul-Emile Lecoq de Boisbaudran (1838–1912) nachgewiesen; die Reindarstellung gelang erst nach 1950 durch Einsatz von Ionentauschern.

**Dysproteinämie:** quantitative Verschiebung in der Zusammensetzung der physiol. Plasmaproteine*; **Vork.:** z. B. bei akuter Entzündung Vermehrung der Alphaglobuline, bei Leberzirrhose der Gammaglobuline; Dyslipoproteinämie: s. Papierelektrophorese (Abb. dort). Vgl. Defektproteinämie; Paraproteinämie.

**Dystonie:** Dystonia; fehlerhafter Tonus, z. B. von Muskeln u. Gefäßen.

**Dystonie, neurovegetative:** Störung von Funktionen des vegetativen Nervensystems* inf. (multifaktoriell bedingter) Dysregulation vegetativer Zentren im Diencephalon.

**Dystrophie:** **1.** mit schweren Funktionsstörungen einhergehende pathol. Veränderungen von Zellen, Geweben u. Organen unterschiedl. Ätiologie; **2.** leichte Verlaufsform einer chron. Ernährungsstörung bei Säuglingen mit fließendem Übergang zur Atrophie*; **Urs.:** **a)** Nahrungsmangel (Unterernährung, Erkrankungen mit häufigem Erbrechen, z. B. hypertrophe Pylorusstenose, chron. rezidivierender Brechdurchfall des Säuglings); **b)** fehlerhafte Ernährung (Milchnährschaden, Eiweißmangeldystrophie); **c)** Störungen der Nahrungsverwertung (z. B. bei zystischer Fibrose*, Kohlenhydratmalabsorption, Fructoseintoleranz u. Zöliakie*); **3.** Hungerdystrophie (syn. Hungerödem) als Folge lang andauernder energet. Unterernährung, oft zus. mit Protein-, Fett-, Vitamin- u. Mineralmangel.

**Dystrophin:** Muskelprotein an der inneren Plasmamembran, über das die kontraktilen Filamente (s. Aktin; Myosin) an das zytoplasmat. Membransystem im Muskelgewebe gebunden sind; ca. 0.002 % der gesamten Muskelproteine; Fehlen des D. verursacht die Duchenne-Muskeldystrophie, eine erbl. Muskelerkrankung, die auf das Fehlen des Duchenne/Becker-Muskeldystrophiegens zurückgeht.

# E

**ε** (gr. Kleinbuchstabe epsilon): **1.** (physik.) Symbol für molaren Absorptionskoeffizienten*; **2.** (physik.) Symbol für Dielektrizitätskonstante*.

**e:** **1.** (mathemat.) Symbol für Euler-Zahl; Basis der natürl. Logarithmen u. ihrer Umkehrfunktion, der Exponentialfunktion; Grenzwert der Folge $(1+1/n)^n$ für $n \to \infty$; e = 2.718 281 828 ...; **2.** (physik.-chem.) Symbol für Elektron*; **3.** (physik.) Symbol für Elementarladung*.

**E:** **1.** (physik.) Abk. für **E**inheit*; **2.** (physik.) Symbol für Energie*; **3.** (physik.) Symbol für Energiedosis; s. Dosimetrie; **4.** (chem.) Abk. für **e**ntgegen; Symbol für die Zuordnung von Doppelbindungsisomeren; s. *E/Z*-Nomenklatur; **5.** (biochem.) Symbol für Glutaminsäure*; **6.** (lebensmitteltechn.) Abk. für **E**-Nummer; s. Lebensmittelzusatzstoffe; **7.** (med.) Abk. für **E**mmetropie; Normalsichtigkeit; **8.** Abk. für Escherichia*.

**E 600:** s. Paraoxon.

**E 605:** s. Parathion.

**$E_A$:** (physik.) Symbol für Aktivierungsenergie*.

**Eadie-Hofstee:** s. Michaelis-Menten-Gleichung.

**Eau de Javelle:** s. Kaliumhypochlorit.

**Eau de Labarraque:** s. Natriumhypochlorit.

**Ebastin** (INN): Ebastinum Ph.Eur.; 4-(4-Benzhydryloxy-piperidin-1-yl)-1-(4-*tert*-butyl-phenyl)-butan-1-on; CAS-Nr. 90729-43-4; $C_{32}H_{39}NO_2$, Strukturformel: s. Abb.; $M_r$ 469.67; logP 8.4; $pK_S$ 8.5 (berechnet); schwer lösl. in Wasser; **Wirk.:** Histamin*-$H_1$-Rezeptoren-Blocker der 2. Generation (gute antiallerg., nicht sedative Wirksamkeit); **Ind.:** Urticaria u. Rhinitis; **UAW:** s. Histamin-$H_1$-Rezeptoren-Blocker; **Dos.:** 10 mg/d p. o., bei schwerer Symptomatik 20 mg; HWZ des aktiven Metaboliten Carebastin 15–19 h.

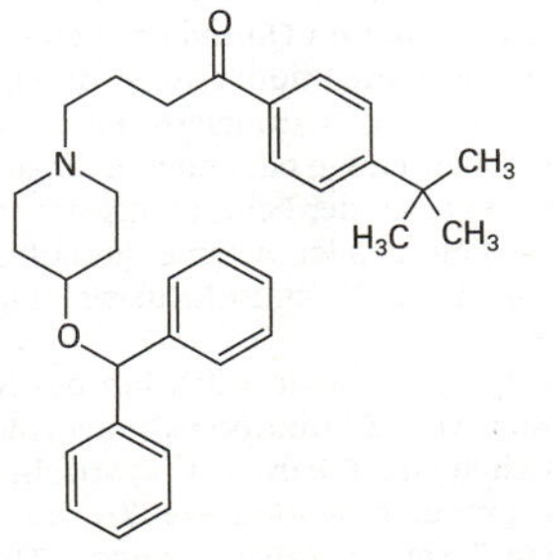


**Ebastin**

**Ebenholz:** s. Diospyros lotus.

**Eberesche:** s. Sorbus aucuparia.

**Eberraute:** s. Artemisia abrotanum.

**Eberwurz:** s. Carlina acaulis.

**Eberwurzel:** s. Carlina acaulis (Carlinae radix).

**EbM:** Abk. für **e**videnz**b**asierte **M**edizin*.

**Ebola-Virus:** RNA-Virus der Fam. Filoviridae, das erstmals 1976 im Gebiet des Ebola-Flusses (Zentralafrika) nachgewiesen wurde; Erreger der Ebola-Viruskrankheit (Letalität 25–90 %).

**Ebonit:** s. Kautschuk.

**Ebullioskopie:** Bestimmung der molekularen Masse aus der Siedepunkterhöhung; vgl. Gefrierpunkterniedrigung.

**Ebur ustum album:** s. Calciumhydrogenphosphat.

**Ebur ustum nigrum:** s. Beinschwarz.

**EBV:** Abk. für **E**pstein*-**B**arr-**V**irus.

**EC:** Abk. für **E**thyl**c**ellulose*.

**Ecballium elaterium** (L.) A. Rich.: Spritzgurke, Eselsgurke; Fam. Cucurbitaceae; Mittelmeergebiet; Stpfl. von **Fructus Ecballii**: Fructus Elaterii; Springgurke; **Inhaltsst.:** Cucurbitacine*; **Anw.:** (volkstüml.) früher als Drastikum (s. Laxanzien), in der gr. Volksheilkunde als Analgetikum* u. als sog. Krebsmittel. **Hom.:** Elaterium: die noch nicht ganz reifen Früchte; verordnet z. B. bei wässriger Diarrhö*, Urticaria*.

**Ecdysone:** Gruppe von Steroidhormonen*, die bei Insekten u. Krebsen (Crustaceen) als Häutungshormone wirken, die aber auch bei Pflanzen (z. B. in Polypodium* vulgare u. Helleborus-Arten) gefunden wurden (daher auch Zooecdysone bzw. Phytoecdysone genannt); Insekten synthetisieren die Verb. aus Cholesterol* u. Phytosterolen, die sie als Vitamine benötigen; *α*-Ecdyson, $C_{27}H_{44}O_6$ (Strukturformel: s. Abb.), wurde als erste dieser Verb. aus der Puppe des Seidenspinners (Bombyx* mori) extrahiert. Vgl. Ecdysteron.

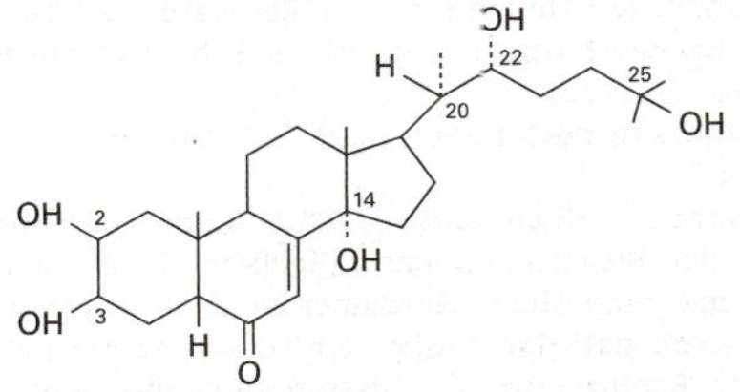


**Ecdysone:** *α*-Ecdyson als Beispiel

**Ecdysteron:** Crustecdyson; 20-Hydroxyecdyson, *β*-Ecdyson; $C_{27}H_{44}O_7$; $M_r$ 480.65; Schmp. 240–242 °C; Häutungshormon (s. Ecdysone), das v. a. in

Pflanzen gefunden wurde, z. B. in Polypodium* vulgaris.

**ECE:** Abk. für (engl.) *endothelin conversion enzyme*; vgl. Endotheline.

**Ecgonin:** Tropan-3$\beta$-ol-2-carbonsäure; $C_9H_{15}NO_3$, Strukturformel: s. Tropanalkaloide (Abb. 1 dort); wichtige Zwischenstufe in der Biosynthese von Tropanalkaloiden, v. a. der Cocaalkaloide (s. Erythroxylum coca, Inhaltsst.); Cocain* ist der Benzylester von 2-Methylecgonin. E. ist kein Rauschgift, wird aber als solches von den Suchtstoff-Vorschriften erfasst; unterliegt dem Betäubungsmittelgesetz* (Anlage II).

E

**Echinacea angustifolia** DC. Cronq.: Brauneria angustifolia Heller; Schmalblättriger Sonnenhut, Igelkopf, Kegelblume; Fam. Asteraceae (Compositae); Nordamerika; Stpfl. von **Echinaceae angustifoliae radix:** Sonnenhutwurzel; die ganzen od. geschnittenen, getrockneten, unterirdischen Teile der Pflanze; **Off.:** Ph.Eur.6; **Inhaltsst.:** Echinacosid, ein Ester der Kaffeesäure (s. Chlorogensäure) mit einem Trisaccharid, das seinerseits glykosid. mit Brenzcatechinethanol verbunden ist (nach Ph.Eur. mindestens 0.5 % Echinacosid bezogen auf Trockengewicht), u. a. Kaffeesäureester, z. B. Cichoriensäure od. Cynarin* (mit Chinasäure*); Polyine* u. Polyene* mit Säureamidfunktion (Alkamide bzw. Alkylamide); Inulin* u. a. Polysaccharide* (v. a. Heteropolysaccharide, sollen auf das Immunsystem wirken); Flavonoide*, Spuren von (nicht tox.) Pyrrolizidinalkaloiden*; Phytomelan*; **Wirk.:** geeignete perorale u. parenterale Zuber. (Presssäfte; s. Succus u. a.) sollen die Zahl der Leukozyten u. der Milzzellen u. somit die Phagozytose steigern; **Anw.:** (volkstüml.) zur Resistenzsteigerung, z. B. bei akuten u. chron. Infektionen, Eiterungen, Entzündungen, bei infizierten Schleimhautwunden; äußerl. bei schlecht heilenden, eitrigen Wunden, Ulcus cruris, Ekzemen u. a. (die therap. Anw. wird von der Kommission E nicht empfohlen); altes indian. Heilmittel bei Schlangenbissen u. Wunden; **UAW:** bei parenteraler Anw. sind allerg. Reaktionen möglich; Verwechslungen bzw. Verfälschungen mit Wurzeln von Echinacea* pallida, Parthenium integrifolium. **Hom.:** Echinacea angustifolia (HAB): frische, blühende Pflanze mit Wurzeln; verordnet z. B. zur Steigerung der Abwehrkräfte, gegen bakt. Infektionen (niedrige Potenzen bis D4).

**Echinaceae angustifoliae radix:** s. Echinacea angustifolia.

**Echinaceae pallidae radix:** s. Echinacea pallida.

**Echinaceae purpureae herba:** s. Echinacea purpurea.

**Echinaceae purpureae radix:** s. Echinacea purpurea.

**Echinacea pallida** (Nutt.) Nutt.: Brauneria pallida Heller; Bleicher Sonnenhut, Igelkopf; Fam. Asteraceae (Compositae); Nordamerika; Stpfl. von **Echinaceae pallidae radix:** Radix Echinaceae pallidae, Echinaceawurzel, Blasser-Sonnenhut-Wurzel; die ganzen od. geschnittenen, getrockneten, unterirdischen Teile der Pflanze; **Off.:** Ph.Eur.6; Monographie: HMPC, ESCOP, WHO, Kommission E; **Inhaltsst.:** in den Wurzeln 0.2–2 % äther. Öl mit Monoterpenen* u. Sesquiterpenen* (Humulan- u. Germacranderivate) sowie Ketoalkeninen u. Hydroxyketoalkeninen (jeweils 14–17 C-Atome); Kaffeesäurederivate (s. Chlorogensäure), z. B. Echinacosid (nach Ph.Eur. mindestens 0.2 % Echinacosid bezogen auf das Trockengewicht); Phytomelan*; **Wirk.:** stimuliert in vitro die Phagozytose* menschl. Granulozyten u. führte bei Patienten mit grippalem Infekt zu einer deutl. Besserung gegenüber einer Placebogruppe; **Anw.:** Ethanolextrakt zur unterstützenden Therapie grippaler Infekte.

**Echinacea purpurea** (L.) Moench: Roter Sonnenhut; Fam. Asteraceae (Compositae); Nordamerika; Stpfl. von **Echinaceae purpureae herba:** Herba Echinaceae purpureae, Purpursonnenhutkraut; ganze od. geschnittene, getrocknete, oberird. Teile der Pflanze; **Off.:** Ph.Eur.6; Monographie: HMPC, ESCOP, WHO, Kommission E; **Inhaltsst.:** Kaffeesäurederivate (s. Chlorogensäure), wie z. B. Caftarsäure und Cichoriensäure (nach Ph.Eur. mind. 0.1 % Caftarsäure und Cichoriensäure bezogen auf das Trockengewicht), Flavonoide*, 0.1–0.3 % äther. Öl, Polyine*, Alkamide u. Polysaccharide*; **Wirk.:** Förderung der Wundheilung, Steigerung der Granulozytenphagozytose; **Anw.:** (med.) innerl. zur unterstützenden Behandlung rezidivierender Infektionen im Bereich der Atemwege u. der ableitenden Harnwege; äußerl. bei schlecht heilenden, oberflächl. Wunden; **UAW:** bei parenteraler Anw. sind allerg. Reaktionen möglich. **Echinaceae purpureae radix:** Purpursonnenhutwurzel; ganze od. geschnittene, getrocknete, unterird. Teile der Pflanze; **Off.:** Ph.Eur.6; Monographie: ESCOP; **Inhaltsst.:** Kaffeesäurederivate (s. Chlorogensäure), wie z. B. Caftarsäure, Cichoriensäure (nach Ph.Eur. mind. 0.5 % Caftarsäure und Cichoriensäure bezogen auf das Trockengewicht) und Chlorogensäure* sowie Alkamide, Polyine, Polysaccharide* und geringe Mengen an äther. Öl; **Anw.:** (med.) innerl. zur unterstützenden Behandlung rezidivierender Infekte im Bereich der Atemwege. **Hom.:** Echinacea purpurea (HAB): frisches, blühendes Kraut.

**Echinaceawurzel:** s. Echinacea pallida (Echinaceae pallidae radix).

**Echinocandine:** cyclische Lipopeptide; Substanzklasse fungizider Antimykotika*, welche die Synthese von $\beta$-(1,3)-D-Glucan (wichtiger Best. der Pilzzellwand) hemmen; **Wirkstoffe:** Anidulafungin*, Caspofungin*, Micafungin*.

**Echinococcus:** Gattung der Cestodes*; Adultwürmer sind Parasiten im Dünndarm von Carnivoren (Hund, Fuchs); Infektion erfolgt durch perorale Aufnahme von Bandwurmeiern; Entwicklung zur Finne in Leber, Lunge od. anderen Organen; Erreger beider Formen der Echinokokkose* sind die in Europa vorkommenden Arten E. granulosus (Hundebandwurm) u. E. multilocularis (Fuchsbandwurm).

**Echinokokkose:** perorale Infektion des Menschen durch Eier von Echinococcus*; der Mensch ist Fehlzwischenwirt; **Formen: 1. zystische** E. (Echinococcus granulosus): meist solitäre, bis zu kindskopfgroße Zysten in Leber u. Lunge; Ther.: Zystektomie (einschließl. der Wirtskapsel) nach vorheriger Abtötung der Echinokokken durch intrazyst. Instillation hyperton. Kochsalzlösung; evtl. Leberresektion; bei multiplem Organbefall chemotherapeut. mit Albendazol* od. Mebendazol*; **2. alveoläre** E. (Echinococcus multilocularis): kleinzyst. Hohlräume u. bizarr verzweigte Proliferationsschläuche ohne Ausbildung einer Bindegewebekapsel; infiltrativ destruierende Ausbreitung, meist auf die Leber beschränkt; Ther.: Hemihepatektomie, bei Befall beider Leberlappen Absaugen, Ausbrennen u. Drainage einzelner Zysten, adjuvante Chemotherapie mit Mebendazol od. Albendazol; vgl. Anthelminthika.

**Echium vulgare** L.: Natternkopf; Fam. Boraginaceae; Europa, Vorderasien; Stpfl. von **Radix Echii:** Radix Buglossi agrestis; Natternkopfwurzel; **Inhaltsst.:** Cynoglossin (Pyrrolizidinalkaloid*; s. Cynoglossum officinale), Consolidin (Glykoalkaloid), Allantoin*; **Anw.:** (volkstüml.) Wundheilmittel; bei Epilepsie.

**ECHO-Viren:** Kurzbez. für **e**nteric **c**ytopathogenic **h**uman **o**rphan-Viren; kleine v. a. darmzellschädigende RNA-Viren des Genus Enterovirus* aus der Fam. Picornaviridae*; verursachen unspezif. grippale Infekte, Erkrankungen des Respirationstrakts, Diarrhöen, fieberhafte meningit. od. exanthemat. Prozesse.

**Echtblausalz B:** 3,3′-Dimethoxy-4,4′-biphenylbis(diazonium)-dichlorid; CAS-Nr. 84633-94-3; $C_{14}H_{12}Cl_2N_4O_2$; $M_r$ 339.2; dunkelgrünes, feines Pulver mit gelbl. Verfärbung; die Substanz ist durch Zinkchlorid-Zusatz stabilisiert; lösl. in Wasser; **Anw.:** Reagenz Ph.Eur.6; **Hinweis:** dicht verschlossen, vor Licht geschützt u. zw. 2 u. 8 °C zu lagern.

**Echtrotsalz B:** 2-Methoxy-4-nitrobenzoldiazonium-hydrogen-1,5-naphthalindisulfonat; CAS-Nr. 56315-29-8; $C_{17}H_{13}N_3O_9S_2$; $M_r$ 467.4; orangegelbes Pulver; lösl. in Wasser, schwer lösl. in Ethanol; **Anw.:** Reagenz Ph.Eur.6; **Hinweis:** dicht verschlossen, vor Licht geschützt, zw. 2 u. 8 °C zu lagern.

**E. C.-Nomenklatur:** s. Enzyme.

**E. coli:** Kurzbez. für **E**scherichia* coli.

**Econazol** (INN): Econazolum Ph.Eur.; 1-[2,4-Dichlor-β-(4-chlorbenzyl)oxyl-phenethyl]imidazol; CAS-Nr. 27220-47-9; $C_{18}H_{15}Cl_3N_2O$, Strukturformel: s. Abb.; $M_r$ 381.68; Schmp. 86.8 °C; gut lösl. in polaren Lösungsmitteln; **Wirk.:** Antimykotikum*; fungizid durch Hemmung der Synthese steroidaler Membranbausteine mit nachfolgenden Permeabilitätsstörungen u. Lyse der Zellen; großes Wirkungsspektrum, wirksam gegen Dermatophyten, Hefen u. Schimmelpilze sowie grampositive Bakt.; **UAW:** gastrointestinale Störungen, allerg. Reaktionen nach i. v. Applikation, Tachykardien.

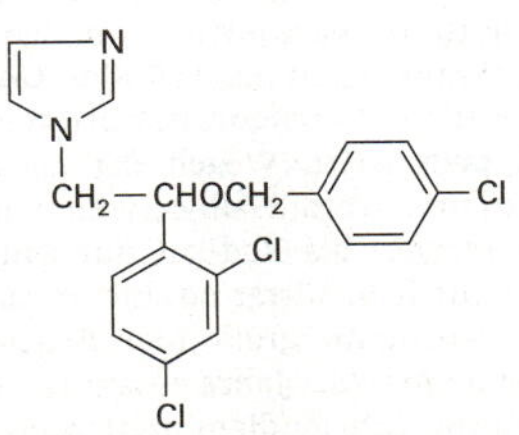


**Econazol**

**Econazolnitrat:** Econazoli nitras Ph.Eur.; CAS-Nr. 68797-31-9; $C_{18}H_{16}Cl_3N_3O_4$; $M_r$ 444.7; Schmp. 161–166 °C; weißes Pulver; sehr schwer lösl. in Wasser, lösl. in Methanol.

**ECOSOC:** Abk. für (engl.) ***Econom**ic and **Soc**ial **Coun**cil;* Wirtschafts- u. Sozialrat der Vereinten Nationen; vgl. Betäubungsmittelrecht.

**Ecothiopatiodid** (INN): (2-Diethoxyphosphinylthioethyl)trimethylammoniumiodid; $C_9H_{23}INO_3PS$, Strukturformel: s. Abb.; $M_r$ 383.2; Schmp. ca. 119 °C (unter Zers.); weißes krist., hygroskop. Pulver; lösl. 1 : 1 in Wasser, 1 : 25 in Ethanol, 1 : 3 in Methanol; kühl u. lichtgeschützt aufzubewahren; nicht mehr im Handel befindl. irreversibler Cholinesterase-Inhibitor (s. Parasympathomimetika, indirekte).

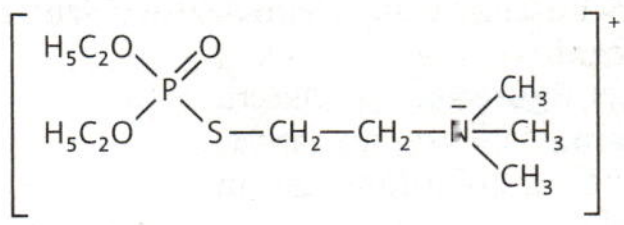


**Ecothiopatiodid**

**Ecstasy:** Bez. für eine Gruppe von Methylendioxyamphetaminen (s. Designerdrogen) wie 3,4-Methylendioxyamphetamin (Abk. MDA), 3,4-Methylendioxy-*N*-methylamphetamin (Abk. MDMA, Strukturformel: s. Abb.) u. 3,4-Methylendioxy-*N*-ethylamphetamin (Abk. MDE); Rauschmittel mit Suchtpotential (sog. Aufputschmittel); MDA untersteht seit 1984, MDMA seit 1986 u. MDE seit 1991 dem Betäubungsmittelgesetz** (Anlage I, nicht verkehrsfähige BtM). **Wirk.:** stimulierend u. enthemmend, wahrscheinl. durch Freisetzung von Serotonin* im Gehirn; s. Amfetamin; Noradrenalin; **Toxikol.:** Tachykardie*, Mundtrockenheit, Schweißausbrüche, Tremor, Hyperthermie, Leberschäden, Rhabdomyolyse; Gefahr von Drogen induzierten Psychosen u. (bei entspr. Vorschädigung) von Herzstillstand od. Schlaganfall* durch Überdosierung.

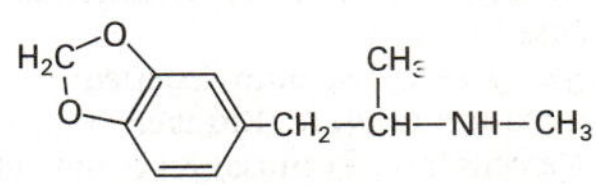


**Ecstasy:** MDMA (3,4-Methylendioxy-*N*-methylamphetamin)

**Ecuelle-Verfahren:** s. Aetherolea (Gew.).

**Eculizumab** (INN): CAS-Nr. 219685-50-4; $M_r$ ca. 148 kDa; rekombinanter, humanisierter monoklonaler Antikörper* (IgG2/4κ-Antikörper) zur i. v. Infusion; **Wirk.:** bindet spezif. an das terminale Komplement-Protein C5 u. verhindert dessen Spaltung u. dadurch die Bindung des terminalen Komplementkomplexes C5b-C9 (Membranangriffkomplex) u. die komplementvermittelte intravaskuläre Hämolyse; **Ind.:** paroxysmale nächtl. Hämoglobinurie; **UAW:** Kopfschmerz, Myalgie, Nasopharyngitis, Sinusitis, Nausea, erhöhte Infektanfälligkeit, grippeähnl. Sympt.; **Dos.:** 600 mg i. v./Woche im 1. Behandlungsmonat, Erhaltungstherapie mit 900 mg i. v. alle 2 Wochen.

**ED:** **1.** Abk. für **E**inzel**d**osis; s. Dosis. **2.** Abk. für **E**lasto**d**ien*.

**EDA-Komplexe:** Kurzbez. für **E**lektronen*-**D**onator-**A**kzeptor-Komplexe.

**Edelgamander:** s. Teucrium chamaedrys.

**Edelgase:** 6 gasförmige chemische Elemente* in der VIII. Hauptgruppe des Periodensystems* der Elemente: Helium* (He), Neon* (Ne), Argon* (Ar), Krypton* (Kr), Xenon* (Xe) u. Radon* (Rn); chem. außerordentl. reaktionsträge; bilden daher nur teilweise (Kr, Xe, Rn) u. nur mit den elektronegativsten Elementen (F, Cl, Br, O, N) chem. Verbindungen. E. besitzen eine mit 8 Elektronen (He: 2 Elektronen) vollbesetzte äußere Elektronenschale. **Vork.:** in Luft (ca. 1 %), Erdgasen (bis 8 % Helium), Mineralien; **Anw.:** zur Füllung von Glühlampen u. Leuchtstoffröhren; He in der Tieftemperaturtechnik; He u. Ar als inerte Schutz- u. Trägergase; Ar als Schutzgas beim elektr. Schweißen; Xe als Narkosegas.

**Edelgaskonfiguration:** s. Oktett.

**Edelkastanie:** s. Castanea sativa.

**Edelkoralle:** s. Corallium rubrum.

**Edelmetalle:** s. Metalle.

**Edelmetallelektrode:** s. Potentiometrie.

**Edelraute:** s. Ruta graveolens.

**Edeltanne:** s. Abies alba.

**Edeltannenöl:** s. Abies alba (Oleum Abietis albae).

**Edeltannenöl, Sibirisches:** s. Abies sibirica (Piceae aetheroleum).

**Edeltannenzapfenöl:** s. Abies alba (Oleum Templini).

**Edestin:** $M_r$ 300 000; hexameres, globuläres Protein* aus Hanfsaat (Cannabis* sativa); jede der 6 Untereinheiten besitzt 2 nicht ident. Polypeptidketten, $M_r$ 27 000 u. $M_r$ 23 000, die durch Disulfidbrücken verknüpft sind. In den USA ist es vorgeschrieben, die Hanfsaat hitzezubehandeln, um einen Missbrauch zu verhindern. Die Rauschwirkung geht dabei verloren und E. wird zerstört. Sehr eng strukturverwandte Proteine kommen auch in Samen einiger Cucurbitaceen wie Cucurbita* pepo vor.

**Edetat:** Kurzbez. für Ethylendiamintetraacetat; s. Edetinsäure.

**Edetinsäure** (INN): Acidum edeticum Ph.Eur., Ethylendiamintetraacetat (Kurzbez. Edetat, Abk. EDTA), Versensäure, Tetrinsäure; Ethylendiamin-*N,N,N',N'*-tetraessigsäure; CAS-Nr. 60-00-4; $C_{10}H_{16}N_2O_8$, Strukturformel: s. Abb.; $M_r$ 292.24; Schmp. 220 °C (unter Zers., kristallisiert aus Wasser); lösl. 0.5 g/L in Wasser bei 25 °C u. in Alkalihydroxid-Lösungen; **Anw.:** **1.** (med.) Chelatbildner* bei Metallintoxikationen (zur Entgiftung werden v. a. die Natrium- u. Calciumsalze eingesetzt), Cobaltsalz bei Blausäureintoxikation ($Co_2$-EDTA, Dicobalt-edetat; s. Blausäure); Salze über internationale Apotheken zu beziehen; cave: tubuläre Nierenschäden durch direkte Metallwirkung inf. Dissoziation der Chelate im Harn; **2.** (pharmaz.) als Konservierungsmittel für Impfstoffe; **3.** (labormedizin.) Kalium-EDTA bei hämatolog. in-vitro Untersuchungen. Gebräuchl. sind auch Dinatrium-edetat-dihydrat, Natriumedetat*, Trinatrium-edetat, Tetranatrium-edetat-dihydrat, Tetranatrium-edetat, Dicalcium-edetat, Dikaliumkupfer(II)-edetat, Calcium-kupfer-edetat-dihydrat, Dikalium-edetat-dihydrat, Edetinsäure-2,2'-iminodiethanol-Salz. Hingewiesen sei auch auf Natrium-feredetat, Natriumcalciumedetat*. Vgl. Antidot.

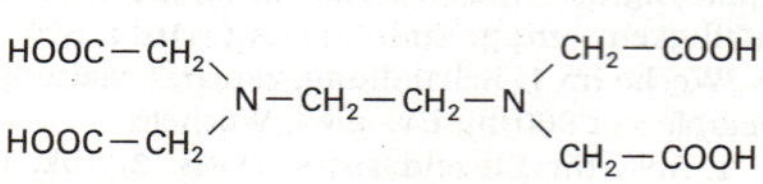


**Edetinsäure**

**EDHF:** Abk. für (engl.) *endothelium* ***d****erived* ***h****yperpolarizing* ***f****actor*; endothelialer hyperpolarisierender Faktor; zu den Autakoiden* gehörender Vasodilatator*; **Wirk.:** Relaxation der glatten Muskulatur von Blutgefäßen durch Hyperpolarisation (Öffnung calciumabhängiger Kaliumkanäle). EDHF entsteht u. a. durch Cytochrom-vermittelte Epoxidierung von Arachidonsäure*.

**Edisilat:** chem. Kurzbez. für 1,2-Ethandisulfonat.

**Edman-Abbau:** Methode zur Ermittlung der Aminosäurensequenz von Peptiden* durch schrittweise Abspaltung der N-terminalen Aminosäure* mittels Phenylisothiocyanat; **Prinzip:** Das gebildete Phenylthioharnstoff-Derivat wird mit Salzsäure zum Phenylthiohydantoin cyclisiert u. gleichzeitig das um eine Aminosäure verkleinerte Peptid erhalten (s. Abb.); das Phenylthiohydantoin wird identifiziert.

**Edrecolomab:** nicht mehr im Handel befindl. muriner monoklonaler Antikörper*, der gegen das 17-1A Zelloberflächenprotein gerichtet ist; früher angewendet zur postoperativen adjuvanten Behandlung des Kolonkarzinoms Stadium Dukes C; 1994 zugelassen, Vertrieb seit August 2000 eingestellt aufgrund des Ergebnisses einer Zwischenanalyse klin. Studien, in der festgestellt wurde, dass Edrecolomab der Standardkombination 5-Fluorouracil u. Calciumfolinat im direkten Vergleich unterlegen war.

**EDRF:** Abk. für (engl.) *endothelium* ***d****erived* ***r****elaxing* ***f****actor*; endothelialer relaxierender Faktor; Stickstoffmonoxid* (NO); zu den Autakoiden* gehörender Vasodilatator* u. Hemmstoff der Thrombozytenadhäsion u. -aggregation; NO wird durch NO-Synthasen (Abk. NOS) aus L-Arginin* (Oxidation der Guanidinogruppe) unter Beteiligung versch. Cofaktoren u. a. im Endothel u. im Gehirn gebildet. Die endothelialen u. neuronalen NO-Synthasen (Abk. eNOS u. nNOS) sind konstitutiv exprimierte Enzyme, während die induzierbare NO-Synthase (Abk. iNOS) in versch. Zellen u. Geweben durch proentzündl. Stimuli induziert wird. **Funktion:** Blutdruckregulation (eNOS), neuronale Kommunikation (nNOS), Infektabwehr (iNOS); **Hinweis:** Die Überproduktion von NO spielt bei pathophysiol. Prozessen wie sept. Schock, chron. Entzündungsprozessen, Arthritis u. neurodegenerativen Erkrankungen eine Rolle. **Gesch.:** NO wurde zuerst von Furchgott beschrieben u. später chem. charakterisiert. Wegen der auch in biol. Flüss. extrem kurzen Halbwertzeit von einigen Sek. (NO reagiert als Radikal mit Sauerstoff u. Wasser zu Nitrit u. Nitrat od. bindet sich an Hämoglobin) wurde die große biol. Bedeutung von NO erst Ende der 80er Jahre erkannt.

**EDTA:** Abk. für **E**thylen**d**iamin**t**etra**a**cetat; s. Edetinsäure.

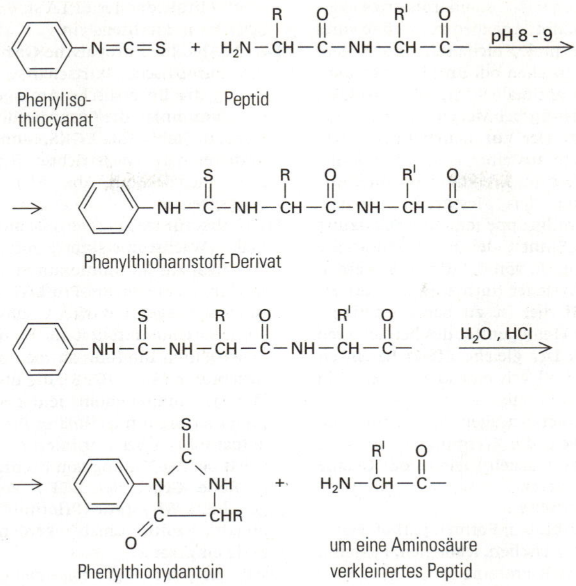


**Edman-Abbau**

**EE:** **1.** Abk. für **E**thinyl**e**stradiol*; **2.** Abk. für **e**nterale **E**rnährung*.

**Efalizumab** (INN): CAS-Nr. 214745-43-4; nicht mehr im Handel befindl. rekombinanter humanisierter monoklonaler Antikörper*, der selektiv an die CD11a-Untereinheit eines Oberflächenproteins der Leukozyten (LFA-1) bindet u. dieses blockiert; **Wirk.:** entzündungshemmend; die T-Zell-Aktivierung wird gehemmt; früher angewendet bei mittelschwerer bis schwerer Psoriasis vulgaris vom Plaque-Typ; **UAW:** asymptomat. Lymphozytose; leichte bis mäßig schwere grippeähnl. Symptome.

**Efavirenz** (INN): (*S*)-6-Chloro-4-(cyclopropylethynyl)-1,4-dihydro-4-(trifluormethyl)-2*H*-3,1-benzoxazin-2-on; CAS-Nr. 154598-52-4; $C_{14}H_9ClF_3NO_2$, Strukturformel: s. Abb.; $M_r$ 315.7; Schmp. 131 °C; logP 4.9; $pK_S$ 7.9 (berechnet); schwer lösl. in Wasser; **Wirk.:** nichtnucleosidischer Reverse*-Transkriptase-Inhibitor; Virostatikum*; **Ind.:** Behandlung der HIV-Infektion; **UAW:** ZNS-Sympt. wie Schwindel u. Schlaflosigkeit, leichte Hautausschläge; **Dos.:** 600 mg/d p. o.; als erste antiretrovirale Substanz nur einmal tägl. (in Kombination mit Protease*-Inhibitoren u./od. Nucleosid*-Analoga) einzunehmen; HWZ 40–55 h.

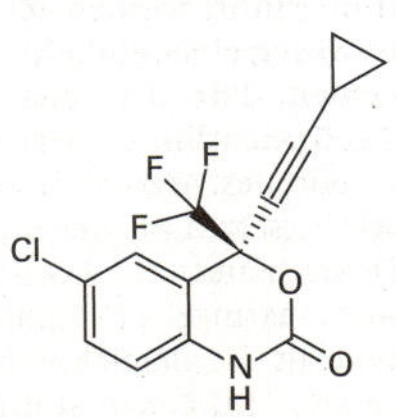


**Efavirenz**

**Efeu:** s. Hedera helix.

**Efeugewächse:** s. Araliaceae.

**Effektgröße:** s. Effektstärke.

**Effekt, induktiver:** elektrostat. Feldwirkung innerhalb eines Moleküls*, die auf der unterschiedl. Elektronegativität* der Atome* einer polaren Atombindung (s. Bindung, chemische) beruht; durch den i. E. werden benachbarte Verb. u. damit die Reaktivität der entspr. Atome beeinflusst. I. E. werden häufig zur Erklärung von org. Reaktionsabläufen herangezogen. Atome od. Atomgruppen, die stärker Elektronen anziehen als Wasserstoff, haben einen –I-Effekt (z. B. Halogene*), elektronenschiebende Gruppen einen –I-Effekt (z. B. Alkylgruppen).

**Effektkinetik:** Analyse des zeitl. Verlaufs der pharmakodynam. Wirkung eines Arzneimittels (z. B. hinsichtl. Wirkungseintritt, -dauer u. -intensität); zur Vorhersage der E. wird das PK/PD*-Modelling herangezogen. Dazu muss neben den pharmakokinet. Daten (Plasmakonzentrationskurve*) der Zusammenhang zw. Plasmakonzentration u. Effekt bekannt sein; vgl. Konzentrations-Wirkungs-Kurve. Dabei kann es sich um einen linearen, loglinearen, sigmoidalen od. „Alles-oder-Nichts"-Zusammenhang handeln. Vgl. Pharmakodynamik; Pharmakokinetik.

**Effekt, nephelauxetischer** (gr. nephéle Nebel, aúxesis Wachstum, Zunahme): in der Komplexchemie die elektrostat. Abstoßungseffekte der um ein Zentralion gruppierten Liganden. Nach der Stärke des Effektes lässt sich eine nephelauxet. Reihe definieren, die v. a. in der Ligandenfeldtheorie* von Bedeutung ist, da sie dazu dient spektroskop. Eigenschaften von Komplexen zu erklären.

**Effektorzellen:** s. Leukozyten.

**Effekt, photoelektrischer:** s. Radioaktivität.

**Effektstärke:** Effektgröße; standardisiertes Vergleichsmaß, das erlaubt, Angaben zur Größe eines Effekts zu machen, prakt. nicht relevante Ergebnisse kenntlich zu machen od. im Planungsstadium einer Studie die optimale Stichprobengröße zu bestimmen; wird häufig bei Metaanalysen* eingesetzt. **Berechnung:** Der zur Beurteilung anstehende Effekt (od. ein aus einer empir. Studie gewonnener Schätzwert des Effekts) wird durch die Standardabweichung der Messgröße (Bezugsgröße) in der Kontrollgruppe (od. eine Schätzung derselben) geteilt. Einheit der E. ist damit die Standardabweichung. E. von 0.2 (0.5, 0.8) werden nach Cohen als schwacher (mittlerer, starker) Effekt bezeichnet. Hierbei ist zu berücksichtigen, dass die E. von der Homogenität des betrachteten Kollektivs abhängt: Der gleiche Effekt hat in einem inhomogenen Kollektiv eine kleinere E. als in einem homogenen Kollektiv.

E

**efferent** (lat. efferre heraustragen): herausführend; z. B. efferente Nerven, die Erregungen vom ZNS zur Peripherie (z. B. Muskeln) leiten, od. Gefäße (Vas efferens); vgl. afferent.

**effervescens:** aufbrausend.

**Effloreszenzen:** Hautblüten; Formen pathol. Hautveränderungen (u. a. Bläschen, Knötchen, Pusteln).

**Efflux-Pumpen:** s. MDR-Proteine.

**Effusion:** Diffusion* zweier Gase durch eine poröse Scheidewand, wobei die Diffusionsgeschwindigkeiten $u_1$ u. $u_2$ der beiden Gase den Wurzeln aus ihren Molekularmassen umgekehrt proportional sind:

$$\frac{u_1}{u_2} = \frac{\sqrt{M_2}}{\sqrt{M_1}}$$

$M_1$, $M_2$: molare Massen der beiden Gase. Der Effekt eignet sich zur Molekularmassenbestimmung u. zur fraktionierten Trennung von Gasen u. Isotopen.

**Eflornithin (INN):** $\alpha$-Difluoromethyl-DL-ornithin; CAS-Nr. 67037-37-0; $C_6H_{12}F_2N_2O_2$, Strukturformel: s. Abb.; $M_r$ 182.17; **Wirk.:** irreversibler Hemmstoff des Enzyms Ornithin-Decarboxylase; hemmt den Haarwuchs; **Ind.:** 1. unerwünschter Haarwuchs (Hirsutismus) im Gesicht bei Frauen (top. Anw.); 2. afrikan. Trypanosomiasis* durch Trypanosoma gambiense (system. Anw.); **Dos.:** system. Anw.: 100 mg/kg KG i. v. alle 6 h für 14 d; **UAW:** Acne.

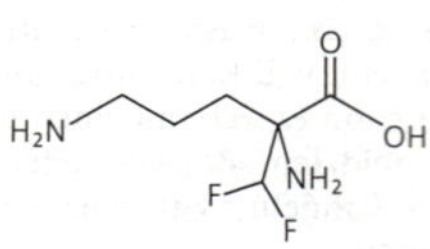


**Eflornithin**

**EFPIA:** Abk. für (engl.) *European Federation of Pharmaceutical Industries and Associations;* Sprachrohr der pharmaz. Industrie in Europa mit Sitz in Brüssel. EFPIA vertritt ca. 2000 Mitgliedsfirmen in den Bereichen Forschung, Entwicklung u. Herst. von Arzneimitteln für den Humanbereich.

**EFTA:** Abk. für (engl.) *European Free Trade Association;* Europäische Freihandelsgemeinschaft mit Sitz in Genf. Mitglieder der EFTA sind Island, Norwegen, Schweiz u. Liechtenstein.

**EG:** 1. Abk. für Europäische Gemeinschaft; umfasst die Europäische Wirtschaftsgemeinschaft (Abk. EWG), die Europäische Atomgemeinschaft (Abk. EA, Euratom) u. die Europäische Gemeinschaft für Kohle u. Stahl (Abk. EGKS, Montanunion); seit Inkrafttreten der Maastrichter Verträge Teil der Europäischen* Union (Abk. EU). 2. Abk. für Erfassungsgrenze*.

**EGF:** Abk. für (engl.) *epidermal growth factor;* epidermaler Wachstumsfaktor*; mitogenes Polypeptid ($M_r$ 6045) aus 53 Aminosäuren, das aus 1200 Aminosäuren langem Prä-Pro-EGF durch Peptidspaltung hervorgeht; **Wirk.:** 1. (physiol.) wachstumsstimulierende Aktivität auf Epidermis- u. Epithelzellen durch Bindung an membranständige EGF-Rezeptoren (Abk. EGFR), die über ihre intrazelluläre Tyrosinkinasedomäne das Signal durch Phosphorylierung intrazellulärer Proteine weiterleiten; 2. (pathol.) Überexprimierung in Krebszellen; spielt bei der Teilung von Krebszellen eine wichtige Rolle. Gegen den EGF-Rezeptor (Abk. EGFR) gerichtete Wirkstoffe (Erlotinib*, Gefitinib*, Cetuximab*, Panitumumab*) werden in der Krebstherapie eingesetzt.

**EGFR:** Abk. für (engl.) *epidermal growth factor receptor;* s. EGF.

**Egg-Drop-Syndrom-'76-Impfstoff (inaktiviert):** Vaccinum morbi partus diminutionis MCMLXXVI inactivatum ad pullum Ph.Eur.6; inaktivierte Vakzine als ölige Emulsion zur Immunisierung gegen das Egg-Drop-Syndrom bei Hühnern; der handelsübliche Impfstoff K VAC EDS enthält eine hohe Konz. des Adenovirus EDS 76 Virus; die Injektion erfolgt s. c. in die Nackenregion.

**EG-Gefahrstoffliste:** Liste der gefährl. Stoffe u. Zuber. nach § 5 der Gefahrstoffverordnung*; entspricht dem Anhang I der Richtlinie 67/548/EWG des Rates vom 16.8.1967, zuletzt geändert durch Richtlinie 99/33/EG vom 10.5.1999; s. EG-Richtlinien; die Liste der ca. 5000 bereits eingestuften gefährl. Stoffe u. Zuber. wird regelmäßig im Bundesanzeiger bekanntgegeben. Sie enthält Informationen über Bez. der Gefahrstoffe, EWG- u. CAS-Nummer, Einstufung u. Kennzeichnung der Stoffe (Gefahrensymbole*, R*-Sätze, S*-Sätze, Angaben zu krebserzeugenden, erbgutverändernden u. fortpflanzungsgefährdenden Eigenschaften (s. Reproduktionstoxizität), Einstufung u. Kennzeichnung der Zuber. von Gefahrstoffen.

**EG-Richtlinien:** (engl.) *EC Directives*; vom europäischen Ministerrat u. der EG-Kommission erlassene verbindl. Richtlinien*; müssen von den nationalen Gesetzgebern innerhalb gegebener Fristen in nationales Recht überführt werden; Ziel der Richtlinien ist die Schaffung eines einheitl. Rechts in den EG-Mitgliedstaaten. Für den pharmaz. Bereich werden seit 1965 Richtlinien erlassen. So gehen z. B. wesentl. Teile des Arzneimittelgesetzes, des Medizinproduktegesetzes od. der Bundes-Apothekerordnung Deutschlands auf EG-Richtlinien zurück. Neben den pharmaz. EG-Richtlinien gibt es auch Richtlinien für die Bereiche Chemikalien (s. Chemikaliengesetz, EG-Gefahrstoffliste) u. Lebensmittel.

**EG-Verordnung:** (engl.) *EC council regulation*; EG-Rechtsnorm, die in jedem Mitgliedstaat in der gleichen Form gilt u. verbindl. ist; eine Transformierung des Regelungsinhaltes in das jeweilige nationale Recht wie bei einer EG*-Richtlinie ist nicht erforderlich.

**EHEC:** Abk. für **E**thyl**h**ydroxy**e**thyl**c**ellulose*.

**Ehrenpreis:** s. Veronica officinalis; Veronica virginica.

**Ehrlich-Reagenz:** Ehrlich-Lösung; Reagenz zum Nachw. von Urobilinogen* u. Stercobilinogen im Harn; **Darst.**: Lsg. von 2 T. 4-Dimethylaminobenzaldehyd* in 98 T. 20 %iger Salzsäure; **Durchführung:** Probe muss in der Kälte ausgeführt werden; positiv: Rotfärbung (Braun- od. Gelbfärbung ist nicht positiv); der Farbstoff muss sich in Chloroform od. Pentanol ausschütteln lassen. Vgl. Gallenfarbstoffe.

**Ei:** **1.** (bot.) Ovium; s. Gameten; **2.** Ovum, Hühnerei; Ei vom Haushuhn, Gallus domesticus; besteht aus der äußeren harten Schale (89–97 % Calciumcarbonat, bis 2 % Magnesiumcarbonat, bis 5 % Calcium- u. Magnesiumphosphat, 1–5 % org. Substanz), die innen mit der hornartigen Schalenhaut bekleidet ist. Es folgt das von der Eihaut umkleidete Eiweiß (Eiklar), bestehend aus 84.7–86.6 % Wasser, 12.0–13.5 % Proteinsubstanz (Ovoalbumin, Ovoglobin), Spuren Fett, Ca, P, K, Na; im Eiweiß eingebettet das Eidotter (Eigelb), umgeben von der Dotterhaut u. gehalten von 2 spiraligen Eiweißschnüren (Chalazae, Hagelschnüre), das eigentl. Ei, mit der Keimscheibe (Hahnentritt) u. dem Keimbläschen. Das Eidotter enthält die für den Keimaufbau nötigen Vorratsstoffe: ca. 16 % Proteine (Phospholipide*, Lecithine*, Ovovitellin, Purinbasen*), 23–30 % Fett, Ca-, Na-, K-, Mg-Phosphate, Eisen, Cholesterol, Enzyme, Vitamine A, $B_1$, $B_2$, bes. reichl. $B_6$, D, E, gelben Farbstoff, Lutein, Spuren Kieselsäure u. ca. 50–51 % Wasser. Der physiolog. Brennwert des Gesamteies beträgt 6.9 kJ/g. Ein normales Hühnerei wiegt 50–70 g; Schale ca. 6 g, Eiweiß ca. 29 g, Dotter ca. 15 g (bei einem 50 g schweren Ei). Die Dichte frischer Eier beträgt 1.08 (sie sinken in 10 %iger Natriumchloridlösung). **Oleum Ovorum:** Eieröl, das fette Öl des Eigelbes, traditionell angewandt bei Entzündungen der Augen u. der Brustwarzen. **Albumen Ovi:** Eiereiweiß. **Albumen Ovi siccum:** getrocknetes Eiereiweiß, Eieralbumin; nach EB das von den Häuten befreite u. bei mäßiger Wärme getrocknete Hühnereiweiß. **Steriles Hühnereiweiß:** zur parenteralen Eiweißtherapie. **Vitellus:** Vitellum Ovi, Eigelb, Eidotter; s. Mixtura Stockesii. Eiersatz besteht meist aus Casein mit einem geringen Zusatz von getrocknetem Eigelb od. aus gefärbtem Casein od. gefärbter Maisstärke (Leim od. Gelatine darf nicht enthalten sein). Enteneier enthalten häufig Enteritisbakterien (Salmonella enteritidis Gärtner) u. müssen vor dem Verzehr 10 min gekocht werden.

**EIA:** Abk. für **E**nzym*-**I**mmuno**a**ssay.

**Eiapparat:** s. Samenbildung.

**Eibe:** s. Taxus baccata; Taxus brevifolia.

**Eibe, Pazifische:** s. Taxus brevifolia.

**Eibisch:** s. Althaea officinalis.

**Eibischblätter:** s. Althaea officinalis (Althaeae folium).

**Eibischsirup:** s. Sirupus Althaeae.

**Eibischtee:** s. Species Althaeae.

**Eibischwurzel:** s. Althaea officinalis (Althaeae radix).

**Eichäpfel:** s. Gallen.

**Eiche:** s. Quercus infectoria; Quercus robur; Quercus petraea; Quercus pubescens; Quercus suber.

**Eichel:** s. Quercus robur (Semen Quercus).

**Eichen:** **1.** Prüfung u. Stempelung (Punzierung) eines Messgerätes (z. B. einer Waage*) od. einer Maßverkörperung (z. B. eines Gewichtstückes) durch die zuständige Eichbehörde. Durch die Prüfung wird festgestellt, ob das der Behörde vorgelegte Gerät die Eichvorschriften erfüllt, durch die Stempelung wird dies beurkundet. **2.** In der Technik wird auch Justieren* u. Kalibrieren* als E. bezeichnet; vgl. Bezugsfunktion.

**Eichenfarnwurzel:** s. Polypodium vulgare (Rhizoma Polypodii).

**Eichengallen:** s. Gallen.

**Eichenrinde:** s. Quercus robur (Quercus cortex).

**Eichenrinde für tierarzneiliche Zwecke:** s. Quercus robur (Quercus cortex ad usum veterinarium).

**Eichfaktor:** Angabe in der pharmaz. Technologie, die für die exakte Dosierung des Wirkstoffs bei der Herst. von Suppositoria* benötigt wird; der E. einer Gießform gibt an, wie viel Gramm einer bestimmten Grundlage die Form genau fasst.

**Eichfrist:** beträgt bei selbsteinspielenden Waagen zwei Jahre, bei Massestücken u. bei nichtselbsteinspielenden Waagen (z. B. Hand- oder Balkenwaagen) vier Jahre. Das Ende der Gültigkeit ist aus dem Stempel der Eichbehörde ersichtlich. Die Eichung ist bis zum Jahresende des angegebenen Jahres gültig. Bei der Herstellereichung kann aus der CE-Kennzeichnung das Jahr der Ersteichung festgestellt werden.

**EichG:** Abk. für **Eich**gesetz*.

**Eichgesetz:** Abk. EichG; dient dem Schutz der Verbraucher u. des Handelsverkehrs u. soll die Messsicherheit im Gesundheits-, Arbeits- u. Umweltschutz u. anderen Bereichen des öffentl. Interesses gewährleisten; **1. Deutschland:** „Gesetz über das Mess- und Eichwesen" in der Fassung vom 23.3.1992, BGBl. I S. 711, zuletzt geändert am 3.7.2008, BGBl. I S. 1185. Die Ermächtigungsnorm für Rechtsverordnungen, um Regelungsinhalte od. Rechtsakte der EG ist umzusetzen. Es wird bestimmt, dass Messgeräte nur in den Verkehr gebracht, in Betrieb genommen, bereitgehalten od. verwendet werden dürfen, wenn sie zugelassen u. geeicht sind, sofern dies zur Gewährleistung der Messsicherheit erforderl. ist. Weiter gilt die Ermächtigung um Maßnahmen vorzuschreiben, durch die eine ausreichende Messsicherheit zu erwarten ist. Der Verordnungsgeber kann dabei insbes. die Wartung von Messgeräten, Kontrolluntersuchungen u. die Teilnahme an Vergleichsmessungen vorschreiben. Der Physikalisch-Technischen Bundesanstalt werden entspr. Aufgaben zugewiesen. Seit 1995 dürfen Medizinprodukte mit Messfunktion, wenn die Medizinprodukte-Richtlinie eingehalten wird, ohne Ersteichung durch eine Eichbehörde verkauft werden. Diese Geräte tragen das CE-Zeichen u. eine vierstellige Kennnummer einer verantwortl. Stelle. Die bisherige Nacheichpflicht nach der Eichverordnung wurde abgelöst durch eine messtechn. Kontrolle nach der Medizinprodukte-Betreiberverordnung. **2. Österreich:** es gilt das Bundesgesetz vom 5.7.1950 (BGBl. Nr. 152/1950) über das Maß- u. Eichwesen („Maß- u. Eichgesetz", Abk. MEG) in der Fassung 2004 mit ähnl. Bestimmungen wie in Deutschland. **3. Schweiz:** es gelten das „Bundesgesetz über das Messwesen" vom 9.6.1977, SR 941.20, u. die Messmittelverordnung vom 15.2.2006, SR 941.210, diese bilden die gesetzl. Basis für das Bundesamt für Metrologie u. Akkreditierung (Abk. METAS). Dieses beaufsichtigt das gesetzl. geregelte Messwesen u. insbes. die Verw. von Messmitteln in den Bereichen Handel, Verkehr, öffentl. Sicherheit, Gesundheit u. Umweltschutz, koordiniert den Gesetzesvollzug durch die kantonalen Eichämter u. privatrechtliche Eichstellen des Schweizerischen Eichdienstes (Service de vérification suisse; Abk. SVS). Es führt Bauartprüfungen u. Zulassungen von eichpflichtigen Messmitteln durch, leitet den SVS u. schließt dessen Referenzmessmittel den nationalen Normalen an. Es bezeichnet die Stellen zur Konformitätsbewertung von Messgeräten u. betreibt selbst eine Stelle für die Prüfung u. Zertifizierung von Messgeräten u. Managementsystemen bei Messgeräteherstellern. Der Betrieb der Schweizerischen Akkreditierungsstelle (Abk. SAS) obliegt dem Staatssekretariat für Wirtschaft (Abk. SECO). Die SAS begutachtet u. akkreditiert die Stellen, die im Bereich Kalibrieren, Prüfen, Inspizieren u. Zertifizieren nach internationalen Anforderungen tätig sind.

**Eichhornia crassipes** (Mart.) Solms-Laub: Eichhornia speciosa Kunth; Wasserhyazinthe; Fam. Pontederiaceae, Ordnung Liliales; Tropen u. Subtropen, bes. Amerika; schwimmende Rosettenpflanze; Stpfl. von **Herba Eichhorniae: Inhaltsst.:** Alkaloide*, Gerbstoffe*, Triterpene*; **Anw.:** (volkstüml.) im Orinokogebiet bei Verdauungsstörungen. **Hom.:** Eichhornia crassipes (HAB): ganze, frische Pflanze; verordnet z. B. bei chron. Pankreaserkrankungen mit Verdauungsschwäche.

**Eichhornia speciosa** Kunth: s. Eichhornia crassipes.

**Eichkurve:** s. Bezugsfunktion.

**Eichordnung:** enthält wesentl. Regelungsinhalte des Eichgesetzes*; gilt in der Form vom 12.8.1988, BGBl. I S. 1657, zuletzt geändert am 13.12.2007, BGBl. I S. 2930; enthält, insbes. mit ihren 23 Anlagen, Einzelheiten über spezielle Vorschriften u. zulässige Fehlergrenzen für die einzelnen Messgerätearten; Messgeräte dürfen in med. Laboratorien nur verwendet werden, wenn sie zugelassen sind u. die Übereinstimmung mit der Zulassung bescheinigt ist. Dies gilt jedoch nicht für Messgeräte, die aufgrund ihrer Merkmale nach der vom Hersteller festgelegten Zweckbestimmung speziell für In-vitro-Untersuchungen zu verwenden sind u. mit einer CE-Kennzeichnung nach dem Medizinproduktegesetz versehen sind.

**Eichung von Waagen:** s. Waagen.

**Eicosanoide:** Sammelbez. für oxygenierte Derivate der Arachidonsäure*, die meist als Mediatorsubstanzen* u. Gewebehormone* wirken u. in Sek. bis Min. wieder inaktiviert werden; **Biosynthese:** Ausgangssubstanzen sind Omega-3- u. Omega-6-Fettsäuren (s. Fettsäuren, essentielle). **1.** Durch Einwirkung der Cyclooxygenase auf Omega-6-Fettsäuren wie Arachidonsäure entstehen in der sog. Arachidonsäurekaskade mit $O_2$ über Endoperoxide (s. Abb.) Prostaglandine*, Thromboxane* u. Prostacycline* mit 2 Doppelbindungen (2-Reihe). Sind Omega-3-Fettsäuren wie Eicosapentaensäure Substrat, bilden sich die entspr. Verb. mit 3 Doppelbindungen (3-Reihe). **2.** Tritt anstelle der Cyclooxygenase 5-Lipoxygenase, werden aus Arachidonsäure über 5-Hydroperoxy-eicosatetraensäure (Abk. 5-HPETE) u. 5-Hydroxy-eicosatetraensäure (Abk. 5-HETE) die versch. Leukotriene*, entweder mit 4 od. 5 Doppelbindungen, synthetisiert (s. Leukotriene, Abb. dort). 12- u. 15-Lipoxygenasen konvertieren Arachidonsäure zu 12-HPETE bzw. 15-HPETE. Die Reduktion der HPETE zu den HETE erfolgt unter dem Einfluss der Glutathionperoxidase*. Vgl. Hormone.

**Eicosansäure:** s. Arachinsäure.

**Eicosapentaensäure:** s. Fettsäuren, essentielle.

**Eicosatetraensäure:** s. Arachidonsäure.

**$EID_{50\,\%}$:** s. Dosis infectiosa.

**Eidetika:** s. Halluzinogene.

**Eidotter:** s. Ei.

**Eieralbumin:** s. Ei.

**Eiereiweiß:** s. Ei.

**Eierfrucht:** s. Solanum melongena.

**Eieröl:** s. Ei.

**Eiersatz:** s. Ei.

**Eierstockentzündung:** s. Oophoritis.

**Eierstock, getrockneter:** s. Organtherapeutika.

**Eifel-Fango:** s. Fango.

**Eigelb:** s. Ei.

**Eigeninduktion:** s. Enzyminduktion.

**Eigenschaften, kolligative:** konzentrationsabhängige Eigenschaften; Eigenschaften, die mit der Anzahl gelöster Moleküle od. Teilchen in Zusammenhang stehen; **Anw.:** Konzentrationsbestimmung; **Beispiel:** osmotischer Druck*, Dampfdruckerniedrigung*, Siedepunkterhöhung u. Gefrierpunkterniedrigung* (Abb. 1 dort).

**Eiklar:** s. Ei.

**Eiko-:** s. a. Eico-.

**Eilecithin:** s. Lecithine.

**Eileiterentzündung:** s. Salpingitis.

**Eimeria:** Gattungsbegriff für wirtsspezif., obligat intrazelluläre Darmparasiten der Tiere (Klasse Sporozoa; s. Protozoen); Erreger der Kokzidiose*.

**Einbeere:** s. Paris quadrifolia.

**Eindampfen:** Einengen; Verdampfen des Lösungsmittels, um eine Lsg. zu konzentrieren od. um die gelöste Substanz (krist.) zu gewinnen; im Ggs. zum Abdampfen* handelt es sich nicht um schwerlösl. Substanzen. Vgl. Abdunsten.

**Eindosenbehältnisse:** Einzeldosisbehältnisse; spezielle Behältnisse für einmalige Verabreichungen eines Wirkstoffs; **Formen: 1.** Glasampullen: üblich bei Injektionslösungen; **2.** Doppelkammerspritzampullen od. Zweikammerspritzen: bestehen z. B. aus einem Vial* mit der Trockensubstanz u. einer Spritzampulle mit dem Lösungsmittel; vor der Injektion wird das Lösungsmittel aus der

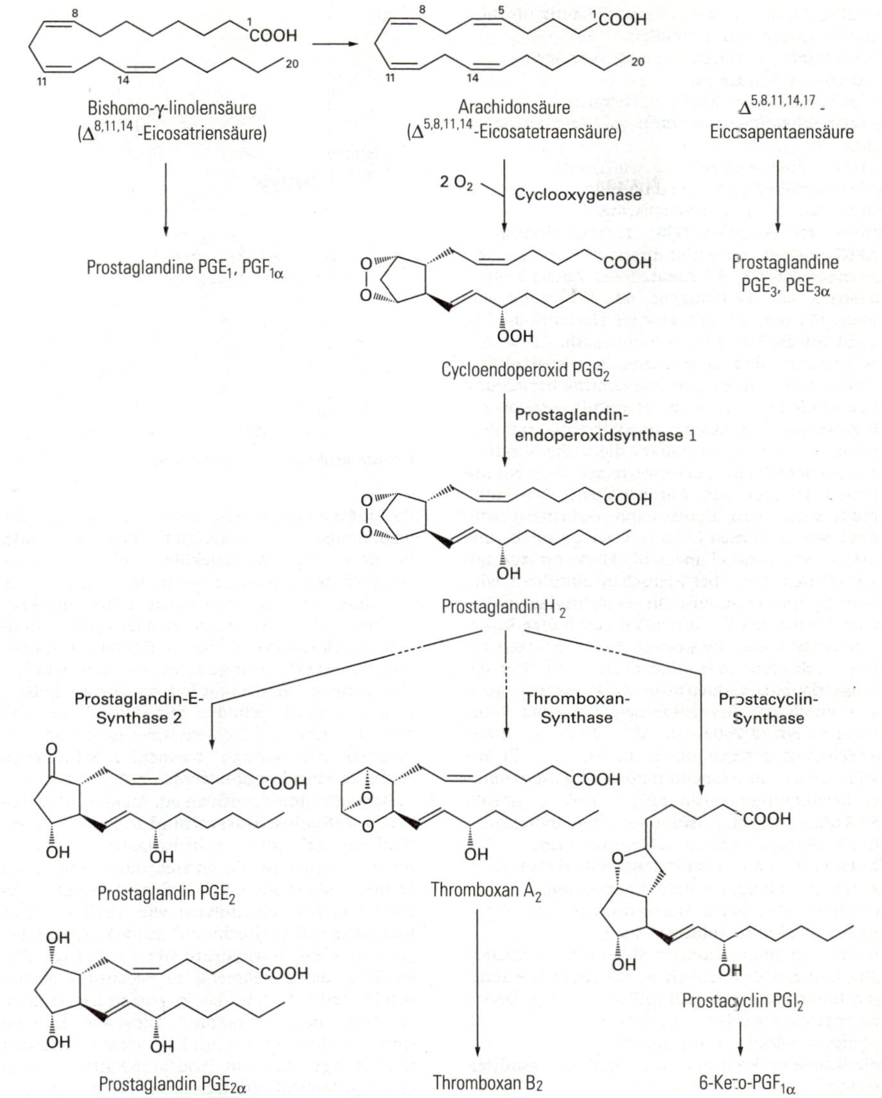


**Eicosanoide:** Biosynthese der Prostaglandine, Thromboxane u. Prostacycline

Spritzampulle in das Vial gedrückt; nach Auflösen der Trockensubstanz wird die Wirkstofflösung in die Spritzampulle zurückgezogen. **3.** Fertigspritzen: Behältnisse u. Vorrichtungen, die nicht nur eine Aufbewahrungs-, sondern zugleich auch Anwendungsfunktion besitzen; sie stellen im Allg. eine Kombination von Glas (Präparatebehälter), Gummi (Kolbenstopfen, Verschluss) u. Metall (Bördelkappe, Kanüle) dar. **4.** Zylinderampullen: Injektionsröhrchen; die Injektionsflüssigkeit befindet sich in einem Glaszylinder, dessen eine Seite durch einen dicken Gummi- od. Kunststoffstopfen verschlossen ist, welcher als Kolben dient. Die andere Seite ist mit einer dünnen Gummi- od. Kunststoffmembran verschlossen, die beim Einsetzen der Ampulle in eine Spezial-Spritzeinrichtung vom hinteren Ende einer Injektionsnadel durchstochen wird. Sie finden bes. in der Zahnmedizin Verwendung. **5.** Einmalspritzen: Einwegspritzen, Wegwerfspritzen; besitzen einen kräftig ausgebildeten Glaszylinder mit einer zusätzl. Fingerauflage sowie einen Stempel u. ermöglichen die Durchführung einer Injektion ohne Spritzengestell; die Injektionskanüle ist wahlweise fest montiert od. aufzustecken. Sie bieten hohe Sicherheit gegenüber Kontaminationsrisiken. **6.** E. aus Niederdruckpolyethylen; in der Ophthalmologie verwendet; hergestellt nach dem Bottle*-pack-Verfahren

(0.25–0.7 ml); **7.** Kunststoffbeutel: häufig für Infusionslösungen. Vgl. Ampullen.

**Eindringtiefe:** s. Durchdringungsvermögen.

**Einengen:** s. Eindampfen.

**Einfachbindung:** s. Bindung, chemische.

**Einfach-Schwefelammonium:** s. Ammoniumsulfid.

**Einfach-Schwefeleisen:** s. Eisen(II)-sulfid.

**Einfachverblindung:** s. Verblindung.

**Einfachzucker:** s. Monosaccharide.

E

**Einfuhr von Arzneimitteln:** **1. Deutschland:** im AMG geregelt; einer Einfuhrerlaubnis bedarf, wer Arzneimittel i. S. § 2 Absatz 1 od. Absatz 2 Nr. 1, Testsera od. Testantigene od. Wirkstoffe, die menschl., tier. od. mikrobieller Herkunft sind u. nicht für die Herstellung homöopath. Arzneimittel bestimmt sind od. gentechn. hergestellte Wirkstoffe, sowie andere zur Arzneimittelherstellung bestimmte Stoffe menschl. Herkunft gewerbs- od. berufsmäßig zur Abgabe an Andere od. zur Weiterverarbeitung aus Ländern, die nicht Mitgliedstaaten der EU od. anderer Vertragsstaaten des Abkommens über den Europäischen Wirtschaftsraum sind, nach Deutschland verbringen will. Auch wer aus diesen Ländern gewerbs- od. berufsmäßig Arzneimittel menschl. Herkunft zur unmittelbaren Anw. bei Menschen einführen will, braucht eine Erlaubnis. Die Einfuhrerlaubnis erteilt das für den Einführenden zuständige Regierungspräsidium. Die gesetzl. Anforderungen für eine Einfuhrerlaubnis sind denen einer Herstellungserlaubnis vergleichbar. **2. Österreich:** geregelt durch das Arzneiwareneinfuhrgesetz 2002, BGBl. I Nr. 28/2002 in der Fassung 2009. **3. Schweiz:** geregelt durch die VO über die Bewilligungen im Arzneimittelbereich („Arzneimittel-Bewilligungsverordnung“, Abk. AMBV, SR 812.212.1); vgl. Ausfuhr von Arzneimitteln.

**Eingangskompartiment:** s. Kompartiment.

**eingestellter Faulbaumrindentrockenextrakt:** s. Extractum Frangulae siccum normatum.

**Eingeweidewürmer:** s. Helminthes.

**einhäusig:** s. Blüte (Blütenformen).

**Einheit:** im Internationales System der Einheiten (SI*) gibt es 7 Basiseinheiten, aus denen alle anderen Einheiten durch Multiplikation u./od. Division abgeleitet werden; s. SI-Einheiten.

**Einheitsmembran:** s. Biomembran.

**Einheitsübereinkommen:** s. Betäubungsmittelrecht.

**Einhorn-Reaktion:** Verfahren zur Herst. von Carbonsäureestern* aus Hydroxylverbindungen mit Carbonsäurechloriden in Gegenwart von Pyridin*; **Beispiel:** Benzoylchlorid* u. Phenol* werden zu Benzoesäurephenylester umgesetzt (s. Abb.).

**EinhÜbk:** Abk. für **Einh**eits**üb**erein**k**ommen; s. Betäubungsmittelrecht.

**Einkompartimentsystem:** s. Kompartimentmodelle.

**Einkorn, Falsches:** s. Chamaelirium luteum.

**Einlagerungsmischkristalle:** s. Mischkristalle.

**Einlauf:** s. Klistier.

**Einmalspritze:** s. Eindosenbehältnisse.

**Einreibungen, flüssige:** s. Linimente.

**Einsalzen:** s. Konservierung (Salzen).

**Einschlusskörperchenkrankheit:** s. Zytomegalie.

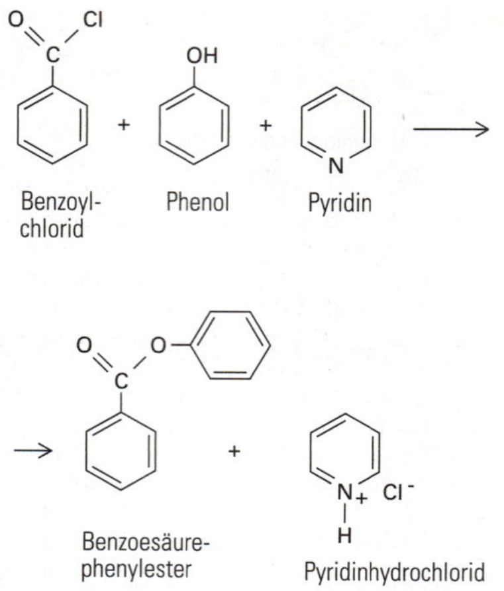


**Einhorn-Reaktion:** Bildung von Benzoesäurephenylester

**Einschlussverbindungen:** aus 2 od. mehreren Molekülkomponenten aufgebaute, krist. Feststoffe, bei denen kleinere Moleküle in die Hohlräume von größeren eingelagert sind; die Partner werden z. B. durch Van-der-Waals-Kräfte (s. Bindungskräfte, intermolekulare) zusammengehalten; **Einteilung:** nach Geometrie der Hohlräume: **1. Kanaleinschlussverbindungen:** werden z. B. von Cyclodextrinen*, Stärke (mit Iod) od. Desoxycholsäure u. Harnstoff* gebildet; mit ihnen lassen sich z. B. unverzweigte Kohlenwasserstoffe von verzweigten wie Isooctan* trennen; **2. Schichteinschlussverbindungen:** werden z. B. von Graphit* u. Bentonit* (mit Paraffinen od. Alkoholen*) gebildet; **3. Käfigeinschlussverbindungen:** Clathrate, Klathrate; kristallisieren in käfigartigen Strukturen u. können in die entstehenden Hohlräume kleinere Moleküle einschließen; Beispiele: Hydrate von Nichtelektrolyten wie $CHCl_3 \cdot 17\,H_2O$, Komplexe von Hydrochinon* mit $SO_2$, $CO_2$, Edelgasen u. a. od. **Gashydrate** wie $Xe \cdot 23\,H_2O$, $Cl_2 \cdot 6\,H_2O$ u. das zunehmend an Bedeutung gewinnende Methanhydrat, das in großen Lagerstätten am Meeresboden vorkommt. Diese sog. Hydrate sind E. u. dürfen nicht mit Hydraten* verwechselt werden; vgl. Warfarin (Warfarin-Natrium-Clathrat). Vgl. Molekülverbindungen.

**Einstein-Beziehung:** s. Energie.

**Einsteinium:** Eka-Holmium; Symbol Es; OZ 99; 3-wertiges Element, 17 Isotope (241–257); **Gew.:** durch Beschuss von Plutonium* mit Neutronen od. durch Einwirkung energiereicher Stickstoffkerne auf $^{238}_{92}U$ (s. Uran).

**Einstoffdüse:** s. Airless-System.

**einwertig:** s. monovalent.

**Einwilligung:** bei der klinischen Prüfung* von Arzneimitteln ist die Einwilligung des Patienten od. Probanden vor der Teilnahme mit wenigen Ausnahmen (z. B. in einer Notfallsituation, wenn Behandlung keinen Aufschub erlaubt u. der Patient nicht einwilligungsfähig ist) eine unabdingbare Voraussetzung; kann nur rechtsgültig zustande kommen, wenn sie durch einen Arzt eingeholt wird, der über Wesen, Bedeutung u. Tragweite der klin. Prüfung aufklärt u. der Patient od. Proband dieses auch verstanden hat. Eine erteilte Einwilligung kann jederzeit widerrufen werden.

**Einzeldosisbehältnisse:** s. Eindosenbehältnisse.

**Einzeldosispackung:** (engl.) *unit dose package*; enthält die zur einmaligen Anw. erforderl. Menge Packgut (Füllgut) u. kann nach Gebrauch nicht wieder verschlossen werden (Einwegpackung).

**Einzelimport von Arzneimitteln:** **1.** Arzneimittel-Import; **Deutschland:** im Ggs. zum allg. Verbringungsverbot für in Deutschland nicht zugelassene Arzneimittel dürfen nach § 73 Absatz 3 AMG Fertigarzneimittel durch Apotheken nach Deutschland importiert werden, wenn sie im Herkunftsland in Verkehr gebracht werden dürfen u. von Apotheken bestellt sind; Apotheken dürfen solche Arzneimittel aber nur auf besondere Bestellung (ärztl. Verschreibung bzw. Kundenwunsch) beziehen, wenn hinsichtl. des Wirkstoffs identische u. der Wirkungsstärke vergleichbare Fertigarzneimittel in Deutschland für die Indikation nicht verfügbar sind. Arzneimittel, die aus Ländern importiert werden, die nicht Mitglied der EG od. des Abkommens über den Europäischen Wirtschaftsraum sind, dürfen grundsätzl. nur auf ärztl. Verschreibung bezogen werden. Über Bezug u. Abgabe von einzeln importierten Arzneimitteln sind nach § 18 ApBetrO in der Apotheke Aufzeichnungen zu führen. Der Einzelimport von Arzneimitteln aus EU- u. EWR-Staaten durch Privatpersonen ist mögl., wenn die Lieferapotheke nach nationalem Recht, das den Versandhandelsvorschriften des ApoG entsprechen muss, dazu befugt ist. **2. Österreich:** geregelt durch das Arzneiwareneinfuhrgesetz 2002, BGBl. I Nr. 28/2002 in der Fassung 2009. **3. Schweiz:** wird als Sonderbewilligung (Bewilligung für den Einsatz u. die Einfuhr eines in der Schweiz nicht zugelassenen Präparates) bezeichnet; Medizinalpersonen, die im Einzelfall über eine entspr. Bewilligung von Swissmedic verfügen, ist es gemäß der VO über die Bewilligungen im Arzneimittelbereich („Arzneimittel-Bewilligungsverordnung“, Abk. AMBV, SR 812.212.1) erlaubt, in kleinen Mengen verwendungsfertige Arzneimittel einzuführen, die in der Schweiz nicht zugelassen sind, sofern dies zur Behandlung eines bestimmten Patienten geboten ist.

**Einzeller:** Organismus, der nur aus einer einzigen Zelle besteht.

**Einzelmaximaldosis:** s. Dosis.

**Einzige Suchtgiftkonvention:** s. Betäubungsmittelrecht.

**Eisen:** Ferrum; Symbol Fe; CAS-Nr. 7439-89-6; $A_r$ 55.847; OZ 26; D. 7.873; Schmp. 1539 °C; Sdp. 3070 °C; 2-, 3-, 6-wertiges Schwermetall*; reines Fe ist silberweiß; an feuchter Luft wird es unter Bildung von Rost ($x\,FeO \cdot y\,Fe_2O_3 \cdot z\,H_2O$) angegriffen; lösl. in verd. Säuren, unlösl. in konz. Säuren (Passivität inf. Bildung einer Oxidschicht); feinstverteiltes Fe ist an der Luft entzündl. (sog. pyrophores Fe); 3 enantiotrope Modifikationen: $\alpha$-(Ferrit), $\gamma$- (Austenit), $\delta$-Fe; **Vork.:** selten gediegen (Meteoreisen, Eisenmeteorit); in der Erdrinde zu ca. 4.7 %, im Gestein, Meer-, Fluss-, Quellwasser; wichtige Eisenerze: Magneteisenstein ($Fe_3O_4$), Roteisenstein ($Fe_2O_3$; s. Eisen(III)-oxid), Brauneisenstein ($2\,Fe_2O_3 \cdot 3\,H_2O$), Spateisenstein ($FeCO_3$), Eisenkies ($FeS_2$); **Bedeutung:** (physiol.) wichtiges essentielles Element für alle Lebewesen; die Unentbehrlichkeit von Fe für jede Form org. Lebens beruht auf seiner Mitwirkung bei Elektronenübertragungsreaktionen (s. Atmungskette). Bei den höher entwickelten vielzelligen Lebewesen wird ferner die Fähigkeit des komplexgebundenen Fe zur reversiblen Bindung molekularen Sauerstoffs ausgenutzt. Der Eisenbestand beim Erwachsenen beträgt insgesamt 3–5 g, davon ca. 65 % im Hämoglobin*. Der tägl. Bedarf eines Erwachsenen beträgt ca. 1–5 mg Fe. Die tägl. Zufuhr an Gesamt-Fe soll 10–15 mg betragen, da nur ein Bruchteil resorbiert wird (Resorption als $Fe^{2+}$; $Fe^{3+}$ wird im Darm zu $Fe^{2+}$ reduziert). Der Eisenverlust des Körpers durch Abschilferung des Darmepithels u. der Haut beträgt ca. 1 mg/d. Bei jeder Blutung geht mit dem Hämoglobin Fe verloren (1 mL Blut enthält 0.5 mg Fe). Die bei der Menstruation ausgeschiedene Eisenmenge wurde mit 10–30 mg Fe/Monat bestimmt. Der Eisenverlust durch Schwangerschaft u. Geburt beträgt ca. 500 mg; durch Stillen gehen 0.5 g/d verloren. Eine gesteigerte Eisenresorption sorgt in diesen Fällen für Ausgleich. **Nachw.:** $Fe^{2+}$ wird z. B. mit Kaliumhexacyanoferrat(III)*, $Fe^{3+}$ mit Kaliumhexacyanoferrat(II)* jeweils als Berliner* Blau nachgewiesen, $Fe^{3+}$ auch als tiefrotes Thiocyanat. Quantitativ kann Fe durch Redoxtitrationen* (Chromatometrie*, Iodometrie*, Manganometrie*, Titanometrie*), Komplexbildungstitrationen* od. Gravimetrie* bestimmt werden. Kolorimetr. wird $Fe^{2+}$ z. B. mit Phenanthrolinhydrochlorid* u. $Fe^{3+}$ als Thiocyanat bestimmt. **Gew.:** Verhüttung der Erze mit Koks im Hochofen (Roheisen enthält über 1.7 %, Stahl unter 1.7 % Kohlenstoff; zahlreiche Legierungen, z. B. Stahl, Chrom-Nickel-Eisen, Spiegeleisen*). Roheisen ist spröde, daher nicht schmiedbar u. schmilzt beim Erhitzen plötzlich. Stahl ist schmiedbar u. beim Schmelzen allmähl. erweichend. **Anw.:** (med.) bei Eisenmangelanämie*, großen Blutverlusten u. z. B. in der Schwangerschaft; zur p. o. Zufuhr werden hauptsächl. Eisen(II)-Salze verwendet, da sie rasch resorbiert werden; i. v. sind Eisen(III)-Komplexe wirksamer. **Toxikol.:** Eisensulfat ($FeSO_4 \cdot 12\,H_2O$) u. die Eisenchloride ($FeCl_2$, $FeCl_3$) wirken in höheren Konz. ätzend. Aus Kaliumhexacyanoferrat(III) ($K_3[Fe(CN)_6]$) kann im Magen Blausäure* (HCN) entstehen. Einnahme von Eisen(II)-sulfat(-Tabletten) in Grammdosen führt zu blutigem Erbrechen, Diarrhö u. Teerstuhl, bes. bei Kindern auch zum Tod. Geschätzte LD: Kleinkinder 3–10 g, Erwachsene 10–50 g; Antidot: Deferoxamin*; **Gesch.:** Fe war bereits im 3. Jahrtausend. v. Chr. in Ägypten u. Kleinasien in Gebrauch. In Europa wurden Hinweise auf Eisenverhüttung um das 5. Jahrhundert v. Chr. gefunden. Die ersten Hochöfen gab es etwa im 14. Jahrhundert. **Hom.:** **1.** Ferrum metallicum (HAB): reduziertes Eisen; Konstitutionsmittel; verordnet z. B. bei Anämie, Migräne, rheumat. Erkrankungen (Schulterbereich), Bronchitis, Fieber, Magenleiden; **2.** Ferrum sidereum (HAB): Eisenmeteorit (schwere Splitter mit schwachem Metallglanz; mind. 75 % Fe).

**Eisen(III)-acetat:** Ferrum aceticum; basisches Ferriacetat, basisches essigsaures Eisenoxid; Zusammensetzung wechselnd, meist $(CH_3COO)_2FeOH$; Gehalt an Eisen ca. 30 %; **Darst.:** Auflösen von Eisenhydroxid in verd. Essigsäure; lässt man diese Lsg. verdunsten, so erhält man **lösl. bas. Eisen(III)-acetat** (Ferrum aceticum solubile), ein rotbraunes Pulver od. Lamellen, lösl. in kaltem Wasser, Ethanol sowie in HCl u. $HNO_3$. Dampft man die Lsg. ein, so erhält man **unlösl. bas. Eisen(III)-acetat** (Ferrum aceticum siccum), ein gelbbraunes Pulver, unlösl. in Wasser; **Anw.:** **1.** (techn.) in der Gerberei; **2.** (med.) früher als Tonikum (Liq. Ferri subacetici, Tct. Ferri acetici Rademacher). **Hom.:** Ferrum aceticum: s. Eisen.

**Eisenammoniumalaun:** s. Ammoniumeisen(III)-sulfat.

**Eisen(III)-ammoniumcitrat:** s. Ammoniumeisen(III)-citrat.

**Eisen(II)-ammoniumsulfat:** s. Ammoniumeisen(II)-sulfat.

**Eisen(III)-ammoniumsulfat:** s. Ammoniumeisen(III)-sulfat.

**Eisen(II)-arsenat:** Ferrum arsenicicum; Ferroarsenat, arsensaures Eisenoxydul; $Fe_2(AsO_4)_3 \cdot 3\,H_2O$; $M_r$ 582.45; Fe-Gehalt 10–12.5 %; gelbgrünes od. gelbbraunes Pulver, unlösl. in Wasser, leicht lösl. in verd. Salzsäure; die frühere med. Anw. bei Tuberculosis cutis luposa u. Krebs ist obsolet.

**Eisen(III)-arsenit:** Ferrum arsenicosum; Ferriarsenit, basisches arsenigsaures Eisenoxid; Zusammensetzung etwa $4\,Fe_2O_3 \cdot As_2O_3 \cdot 5\,H_2O$; **Darst.:** Fällen einer Eisen(III)-acetatlösung mit der Lsg. eines Alkalimetallarsenits. **Hom.:** Ferrum arsenicosum: verordnet z. B. bei Appetitlosigkeit, Anämie, Rekonvaleszenz.

**Eisen, blausaures:** s. Berliner Blau.

**Eisen(II)-bromid:** Ferrum bromatum; Eisenbromür; CAS-Nr. 7789-46-0; $FeBr_2$; $M_r$ 215.65; Schmp. 688 °C; Sdp. 971 °C; hellgrüne, zerfließl. Kristalle; lösl. in Wasser; **Darst.:** Auflösen von Eisenpulver in Bromwasserstoffsäure* od. durch thermische Zers. von Eisen(III)-bromid.

**Eisen(III)-bromid-Lösung:** Ferrum sesquibromatum solutum, Liquor Ferri sesquibromati; Ferribromidlösung; wässrige Lsg. von $FeBr_3$ (CAS-Nr. 10031-26-2); dunkelbraune Flüss.; **Darst.:** Eintragen von Eisenpulver in Brom* unter Wasser.

**Eisenbromür:** s. Eisen(II)-bromid.

**Eisen(II)-carbonat:** Ferrum carbonicum; Ferrocarbonat; $FeCO_3$; grünl. weißes Pulver; nicht stabil, oxidiert an der Luft zu Eisenhydroxid u. wird braun; wird daher mit Zucker verrieben, der das Präparat vor Oxidation schützt; **Vork.:** natürl. als Siderit; **Darst.:** Zusammengießen heißer Lsg. von Eisen(II)*-sulfat u. Natriumhydrogencarbonat*. **Ferrum carbonicum cum Saccharo:** DAB; Ferrum carbonicum saccharatum; zuckerhaltiges Ferrocarbonat, zuckerhaltiges Eisencarbonat; grünl. graues, geruchloses, hygroskop. Pulver, das anfangs süß, dann schwach nach Eisen schmeckt; in Wasser nur teilweise lösl.; Fe-Gehalt 9.5–10 %; **Darst.:** Frisch gefälltes u. ausgewaschenes Eisen(II)-carbonat (s. o.) wird mit Zucker verrieben u. zur Trockne eingedampft. Die frühere med. Anw. zur Eisensubstitution ist obsolet. **Hom.:** **1.** Ferrum carbonicum: Ferrum carbonicum cum Saccharo; **2.** Siderit (HAB): natürl. Mineral (mind. 70 % Eisen(II)-carbonat); verordnet z. B. bei Migräne, Bronchitis; vgl. Eisen.

**Eisencarbonat, zuckerhaltiges:** s. Eisen(II)-carbonat.

**Eisenchinincitrat:** Chininum ferro-citricum; keine einheitliche Verb., sondern ein Gemisch von Chinincitrat mit Eisen(II)- u. Eisen(III)*-citrat; glänzende, dunkelrotbraune Blättchen von bitterem Geschmack, lösl. in Wasser, wenig lösl. in Ethanol; Gehalt: 9–10 % wasserfreies Chinin* u. 21 % Eisen*; **Off.:** ÖAB; **Wirk.:** Tonikum*, Stomachikum*; **Dos.:** 0.05–0.2 g mehrmals täglich.

**Eisen(II)-chlorid:** Ferrum chloratum; Eisen(II)-chlorid-tetrahydrat, Ferrochlorid, Eisenchlorür; CAS-Nr. 13478-10-9; $FeCl_2 \cdot 4\,H_2O$; $M_r$ 198.8; Schmp. 105–110 °C (unter Kristallwasserabgabe); Sdp. 1026 °C; blassgrünes, krist. Pulver, sehr leicht lösl. in Wasser unter Zusatz von einigen Tr. Salzsäure, lösl. in Ethanol; **Darst.:** Auflösen von Eisen* in reiner Salzsäure* u. Eindampfen; **Anw.:** **1.** (techn.) als Reduktionsmittel, Flockungs- u. Sulfidbindungsmittel in der Klärtechnik; **2.** (med.) obsolet; früher zur Eisensubstitution, heute nur noch in Spurenelement-Kombinationen; **Inkomp.:** alkal. Stoffe, Oxidationsmittel, Phosphate. **Ferrum chloratum siccum:** CAS-Nr. 7758-94-3; $FeCl_2$; $M_r$ 126.75; trockenes Eisenchlorür; weißes Pulver, in Wasser fast klar lösl.; **Anw.:** wie Eisen(II)-chlorid-tetrahydrat (s. o.).

**Eisen(III)-chlorid:** Ferri chloridum, Ferri chloridum hexahydricum, Ferrum perchloratum, Ferrum trichloratum, Ferrum sesquichloratum cristallisatum; Eisen(III)-chlorid-hexahydrat, Ferrichlorid, kristallines Eisenchlorid; CAS-Nr. 7705-08-0; $FeCl_3 \cdot 6\,H_2O$; $M_r$ 270.3; Sublimation oberhalb 120 °C; gelbe, krist., sehr hygroskop. Stücke, sehr leicht lösl. in Wasser, Ethanol u. Ether; **Off.:** Ph.Eur.6; **Anw.:** **1.** (med.) als Hämostatikum* u. Ätzmittel in Form von Solutio* Ferri chlorati (Eisen(III)-chlorid-Lsg.); s. Gossypium haemostaticum; **2.** (techn.) chem. Analytik, als Oxidationsmittel in der Textilfärberei, Ätzen von gedruckten Schaltungen; **cave:** Eisen(III)-chlorid-Lsg. koaguliert Eiweiß, daher nicht zur innerl. Anw. geeignet. **Hom.:** Ferrum sesquichloratum, Ferrum muriaticum, Ferrum sesquichloratum solutum (HAB), Liquor Ferri sesquichlorati: wässrige Lsg. von Eisen(III)-chlorid-hexahydrat (47.4–49.8 %); Anw.: s. Eisen.

**Eisenchlorid, basisches:** Ferrum oxychloratum; Eisenoxychlorid; FeOCl; $M_r$ 107.3; enthalten in **1.** Liquor Ferri oxychlorati: Eisenoxychloridlösung; braunrote, klare Flüss.; Eisengehalt ca. 3.5 %; **2.** Liquor Ferri oxychlorati dialysatus; die frühere med. Anw. als Hämostatikum ist obsolet.

**Eisen(III)-chlorid-Lösung:** s. Solutio Ferri chlorati.

**Eisenchloridwatte:** s. Gossypium haemostaticum.

**Eisenchlorür:** s. Eisen(II)-chlorid.

**Eisenchlorür, trockenes:** s. Eisen(II)-chlorid.

**Eisen(III)-citrat:** Ferrum citricum oxydatum; Ferricitrat, Eisen(III)-zitrat, citronensaures Eisenoxid; $FeC_6H_5O_7 \cdot 3\,H_2O$; Gehalt an Fe ca. 20 %; rote Lamellen, leicht lösl. in heißem Wasser; langsam, aber vollständig lösl. in kaltem Wasser, unlösl. in Ethanol; **Anw.**: (med.) zur Eisensubstitution.

**Eisen(II)-cyanwasserstoffsäure:** s. Hexacyanoeisen(II)-säure.

**Eisen(III)-cyanwasserstoffsäure:** s. Hexacyanoeisen(III)-säure.

**Eisen(III)-diphosphat:** Ferrum pyrophosphoricum; Ferripyrophosphat, Eisen(III)-pyrophosphat, pyrophosphorsaures Eisenoxid; $Fe_4(P_2O_7)_3 \cdot 9\,H_2O$; $M_r$ 907.7; Eisengehalt mind. 22 %; weißes Pulver, fast unlösl. in Wasser, lösl. in verd. Salzsäure; die frühere med. Anw. bei Eisenmangelanämie ist obsolet.

**Eisen(III)-diphosphat mit Ammoniumcitrat:** Eisen(III)-pyrophosphat mit Ammoniumcitrat, Ferrum pyrophosphoricum cum Ammonio citrico; Gehalt ca. 15.6 % Eisen*; grünl. gelbe Blättchen, lösl. in Wasser.

**Eisen(II)-disulfid:** s. Eisen(II)-sulfid.

**Eisen-Elixier:** s. Solutio Ferri aromatica.

**Eisenelixir, aromatisches:** s. Elixir Ferri aromaticum.

**Eisen(II)-fumarat:** Ferrosi fumaras Ph.Eur.; CAS-Nr. 141-01-5; $C_4H_2FeO_4$; $M_r$ 169.9; rötl. braunes Pulver, geschmack- u. geruchlos; wenig lösl. in Wasser; **Ind.**: Substitution bei Eisenmangelanämie; **UAW**: gastrointestinale Beschwerden.

**Eisenglanz:** s. Eisen(III)-oxid.

**Eisen(II)-gluconat:** Ferrosi gluconas Ph.Eur., Ferrum gluconicum, Ferrosum gluconicum, Ferrogluconat; $C_{12}H_{22}FeO_{14} \cdot 2\,H_2O$; $M_r$ 482.2; bräunl. Pulver, lösl. in Wasser, sehr schwer lösl. in Ethanol; **Ind.**: Eisenmangelanämien.

**Eisenglycerophosphat:** Ferrum glycerinophosphoricum; Ferriglycerophosphat, glycerinphosphorsaures Eisenoxid; $[C_3H_5(OH)_2OPO_3]_3Fe_2$; gelbl. grüne, glänzende Lamellen od. Pulver, lösl. in Wasser u. verd. Ethanol; Fe-Gehalt 14–15 %; **Darst.**: Auflösen von Eisenhydroxid in Glycerinphosphorsäure; **Ind.**: Eisensubstitution, bei Anämie, Rekonvaleszenz; **Dos.**: 0.1–0.2 g; Kinder 0.05–0.2 g/d.

**Eisen(III)-hexacyanoferrat(II):** s. Berliner Blau.

**Eisenholzbaum:** s. Argania sideroxylon.

**Eisenholzsamenöl:** s. Argania sideroxylon (Oleum Arganiae).

**Eisenhutblätter:** s. Aconitum napellus ssp. napellus (Herba Aconiti).

**Eisenhut, Blauer:** s. Aconitum napellus ssp. napellus.

**Eisenhut, Gelber:** s. Aconitum napellus ssp. napellus (Herba Aconiti; andere Eisenhutarten).

**Eisenhutknollen:** s. Aconitum napellus ssp. napellus (Aconiti tuber).

**Eisenhutkraut:** s. Aconitum napellus ssp. napellus (Herba Aconiti).

**Eisenhuttinktur:** s. Tinctura Aconiti.

**Eisen(III)-hydroxid:** Ferrum oxydatum hydricum, Ferrum oxydatum fuscum; braunes Eisenoxidhydrat; $Fe(OH)_3$; nichtstöchiometr. Mischung von Eisen(III)-oxid-hydraten mit variablen Wassergehalten; rotbraunes Pulver, lösl. in verd. Salzsäure; **Vork.**: in Wiesenerz, Brauneisenerz (Limonit), Gelbeisenerz, Nadeleisenerz (Goethit), allg. als braun färbender Best. in Quellwässern, Gesteinen u. Böden, Hauptkomponente in Rost; **Herst.**: Fällung aus wässriger Eisen(III)-chlorid-Lsg. mit Basen, vorzugsweise Ammoniaklösung; das primäre Fällungsprodukt $Fe_2O_3 \cdot 3\,H_2O$ geht unter partieller Dehydratisierung in wasserärmere Oxidhydrate über. **Anw.**: **1.** (med.) in Form von Dextran-, Saccharose- od. Polymaltose-Komplexen zur parenteralen Eisensubstitution; oral aufgrund gastrointestinaler Unverträglichkeit nicht mehr angewendet; als Antidotum* Arsenici heute ohne Bedeutung, da Arsenintoxikationen prakt. nicht mehr vorkommen; **2.** (techn.) Beize in der Färberei; **Zuber.**: Eisenzucker*.

**Eisen(III)-hydroxid-Dextran-Komplex:** Eisen(III)-hydroxid gebunden an niedermolekulares Dextran*; $M_r$ 5000–7000; **Wirk.**: Antianämikum*; schnelle u. umfassende Anreicherung des Komplexes im Monozyten*-Makrophagen-System (physiol. Eisenspeicher); **Ind.**: intravenöse Behandlung von Eisenmangel; **UAW**: Juckreiz, selten anaphylakt. Reaktionen; **Dos.**: 625–1250 mg, 2–3-mal wöchentl.; HWZ 5 h für zirkulierendes Eisen.

**Eisen(II)-hypophosphit:** s. Eisen(II)-phosphinat.

**Eisen(III)-hypophosphit:** s. Eisen(III)-phosphinat.

**Eisen(II)-iodid:** Ferrum iodatum, Ferroiodid, Eiseniodür, Iodeisen; $FeI_2$; $M_r$ 309.65; graublaue, hygroskop., krist. Masse, nicht haltbar; **Darst.**: durch gegenseitiges Einwirken von Eisenpulver u. Iod* in Wasser u. Eindampfen der Lsg.; früher verwendet in Sirupus Ferri iodati u. Ferrum iodatum saccharatum (Verreibung von Eisen(II)-iodid-Lsg. mit Lactose*). **Hom.**: Ferrum jodatum: verordnet z. B. bei Kindern mit Lymphdrüsenschwellung, Infektion der oberen Atemwege, Anämie.

**Eiseniodür:** s. Eisen(II)-iodid.

**Eisen(III)-kakodylat:** Ferrum kakodylicum; Ferrikakodylat, kakodylsaures Eisenoxid; $[(CH_3)_2AsO_2]_3Fe$; $M_r$ 466.9; gelbl. bis braungelbes Pulver, lösl. in Wasser, fast unlösl. in Ethanol; Gehalt an Arsen* 45–48.5 %; **Darst.**: Umsetzung von Bariumkakodylat mit Eisen(III)*-sulfat. Die früheren med. Anw. bei Eisenmangelanämie sowie in Verbindung mit Arsazetin als Arsen-Eisen-Kuren bei Leishmaniasen* sind obsolet.

**Eisenkies:** s. Eisen(II)-sulfid (Eisen(II)-disulfid).

**Eisenkraut:** **1.** s. Verbena officinalis; **2.** s. Sideritis hirsuta (Herba Sideritidis).

**Eisen(II)-lactat:** Ferrum lacticum DAB, Ferrolactat, milchsaures Eisenoxydul; $[CH_3{-}CH(OH){-}COO]_2Fe \cdot 3\,H_2O$; $M_r$ 288.03; grünl. weiße, aus kleinen nadelförmigen Kristallen bestehende Krusten od. krist. Pulver, lösl. in ca. 40 T. kaltem Wasser u. 12 T. heißem Wasser, sehr schwer lösl. in Ethanol; Gehalt mind. 97.3 % Eisen(II)-lactat (entspr. 18.9 % Fe); **Darst.**: Zusammenbringen von Calciumlactat* u. Eisen(II)-chlorid-Lsg. u. Auskristallisieren; **Ind.**: Eisenmangelanämie.

**Eisenlösung, aromatische:** s. Solutio Ferri aromatica.

**Eisenmangel:** Verminderung des Gesamtkörpereisens (s. Eisen) unter die Norm; **Formen**: **1.** latenter E.: Verminderung des Speichereisens ohne Blutbildveränderungen; Vork.: physiol. nach der Schwangerschaft, pathol. nach Blutverlust; **2.** manifester E.: Störungen der Erythrozytopoese* bei normaler od. verminderter Hämoglobinkonzentration (s. Eisenmangelanämie); **3.** funktioneller E.: unabhängig von der Menge des gespeicherten Eisens steht für die Aufnahme in die Erythroblasten nicht genügend Eisen zur Verfügung; Vork.: z. B. unter Behandlung mit Epoetin* bei renaler Anämie*.

**Eisenmangelanämie:** sideropenische Anämie; Anämie* durch Eisenmangel*; häufigste Form (ca. 80 %) der Anämie; Prävalenz in Europa ca. 5–10 %; **Pathophysiologie:** verzögerte Biosynthese von Häm*; niedriger Gehalt an Hämoglobin* in (aufgrund gestörter Erythrozytopoese*) mikrozytären Erythrozyten*; **Urs.:** **1.** akuter od. chron. Blutverlust, physiol. durch Menstruation, pathol. am häufigsten durch gastrointestinale Blutungen, außerdem Zahnfleisch- u. Nasenbluten sowie durch regelmäßige Blutspenden; **2.** ungenügende Nahrungseisenzufuhr (bei vegetar. Ernährung od. Einnahme eisenkomplexierender Arzneimittel); **3.** erhöhter Eisenbedarf (v. a. im Wachstum, bei Schwangerschaft u. Stillen); **4.** Eisenresorptionsstörung (bei Magenerkrankung, Malabsorptionssyndrom, Diarrhö, nach Magen- u. Darmresektion u. a.); **5.** Eisenverteilungsstörung; **6.** Eisentransport- u. -verwertungsstörung; **Sympt.:** häufig ohne wesentl. Beschwerden inf. Adaptation an chron. Eisenmangel; Manifestation i. d. R. erst nach Verbrauch des als Hämosiderin* u. Ferritin* gespeicherten Eisens* (ca. 20 % des Gesamteisens) mit den typ. Sympt. der Anämie (Müdigkeit, Blässe) u. ggf. der Grunderkrankung; Kopfschmerz, Appetitlosigkeit, Diarrhö, Obstipation u. Flatulenz sowie trockene u. spröde Haut, brüchige Haare u. Nägel, Nasenschleimhautatrophie, Mundwinkelrhagaden, Zungenbrennen, Zungenentzündung mit Papillenatrophie, Schluckbeschwerden, atroph. Gastritis u. leichte Vitiligo*; **Ther.:** **1.** Urs. des Eisenmangels ausschalten; **2.** Ausgleich des Eisendefizits, möglichst oral (2-wertige Eisenverbindungen); parenterale Eisenzufuhr (3-wertige Eisenverbindungen i. v. od. i. m.) nur in Ausnahmefällen. Bluttransfusionen sind selten erforderlich.

**Eisenmeteorit:** s. Eisen.

**Eisenmohr:** Ferrum oxydulatum nigrum, Aethiops martialis (Lemery); Eisenoxyduloxidhydrat, wasserhaltiges Eisen(II,III)-oxid; $Fe_3O_4$, $[FeO \cdot Fe_2O_3 \cdot 4\,H_2O]$; schwarzes, amorphes Pulver, lösl. in Salzsäure; **Vork.:** natürl. als Magneteisenstein; entsteht beim Glühen von Eisen* an der Luft; **Anw.:** (techn.) Druckerfarbe.

**Eisen(II)-monosulfid:** s. Eisen(II)-sulfid.

**Eisen(III)-nitrat:** Ferrum nitricum; Ferrinitrat, salpetersaures Eisenoxid; CAS-Nr. 7782-61-8; $Fe(NO_3)_3 \cdot 9\,H_2O$; $M_r$ 404.0; Schmp. 47 °C; hellviolette, hygroskop. Kristalle, leicht lösl. in Wasser, lösl. in Ethanol mit brauner Farbe; **Darst.:** Auflösen von Eisenpulver in 20–30 %iger Salpetersäure*; **Anw.:** **1.** (techn.) zum Schwarzfärben von Seide, Beize in der Färberei (Eisenbeize), zum Gerben; **2.** (med.) obsolet; früher Adstringens bei Magen- u. Darmblutungen (eiweißfällend).

**Eisen(III)-oxid:** Ferrum oxydatum rubrum; Ferrioxid, (rotes) Eisenoxid; CAS-Nr. 1309-37-1; $Fe_2O_3$; $M_r$ 159.7; Schmp. 1565 °C; rote bis schwarze Kristalle, unlösl. in Wasser; 2 Modifikationen: natürl. Eisen(III)-oxid (Roteisenstein, Hämatit, Rötel, Eisenglanz, Blutstein, Roter Glaskopf) ist paramagnet. $\alpha$-$Fe_2O_3$, ein häufiges Mineral; es entsteht auch aus ferromagnet. $\gamma$-$Fe_2O_3$ beim Erhitzen auf über 300 °C. **Anw.:** (techn.) Malerfarbe (Caput mortum, Colcothar vitrioli, Englisch Rot, Braunrot, Pariser Rot, Pompejanisches Rot) u. Poliermittel (Polierrot); Lebensmittelzusatzstoff* E 172; gemischt mit Aluminiumgrieß (s. Aluminium) zum Thermit-Schweißen. **Hom.:** Hämatit (HAB), Lapis Haematitis: natürl. vorkommendes Mineral mit mind. 90 % Eisen(III)-oxid; verordnet z. B. bei Anämie, Migräne, Fieber; vgl. Eisen.

**Eisenoxid, basisches arsenigsaures:** s. Eisen(III)-arsenit.

**Eisenoxid, basisches essigsaures:** s. Eisen(III)-acetat.

**Eisenoxid, citronensaures:** s. Eisen(III)-citrat.

**Eisenoxid, glycerinphosphorsaures:** s. Eisenglycerophosphat.

**Eisenoxidhydrat, braunes:** s. Eisen(III)-hydroxid.

**Eisenoxid, kakodylsaures:** s. Eisen(III)-kakodylat.

**Eisenoxidphosphat:** s. Eisen(III)-phosphat.

**Eisenoxid, phosphorsaures:** s. Eisen(III)-phosphat.

**Eisenoxid, pyrophosphorsaures:** s. Eisen(III)-diphosphat.

**Eisenoxid, rotes:** s. Eisen(III)-oxid.

**Eisenoxid, salpetersaures:** s. Eisen(III)-nitrat.

**Eisenoxid, schwefelsaures:** s. Eisen(III)-sulfat.

**Eisenoxid, unterphosphorigsaures:** s. Eisen(III)-phosphinat.

**Eisen(II,III)-oxid, wasserhaltiges:** s. Eisenmohr.

**Eisenoxychlorid:** s. Eisenchlorid, basisches.

**Eisenoxydul, arsensaures:** s. Eisen(II)-arsenat.

**Eisenoxydul, milchsaures:** s. Eisen(II)-lactat.

**Eisenoxyduloxid:** s. Magnetit.

**Eisenoxyduloxidhydrat:** s. Eisenmohr.

**Eisenoxydul, phosphorsaures:** s. Eisen(II)-phosphat.

**Eisenoxydul, schwefelsaures:** s. Eisen(II)-sulfat.

**Eisenoxydulsulfat:** s. Eisen(II)-sulfat.

**Eisenoxydul, unterphosphorigsaures:** s. Eisen(II)-phosphinat.

**Eisenpeptonat:** Ferrum peptonatum EB, Ferripeptonat, Peptoneisen; Fe-Gehalt 24–25 %; braune Kristalle; lösl. in Wasser; die frühere Anw. bei Eisenmangelanämie (Liquor Ferri peptonati) ist obsolet.

**Eisen(II)-phosphat:** Ferrum phosphoricum oxydulatum; Ferrophosphat, phosphorsaures Eisenoxydul; $Fe_3(PO_4)_2 \cdot 8\,H_2O$; graublaues Pulver, unlösl. in Wasser u. Ethanol, lösl. in Säuren; **Anw.:** (med.) in der Allopathie obsolet; Schüßler-Salz Nr. 3.

**Eisen(III)-phosphat:** Ferrum phosphoricum oxydatum; Ferriphosphat, Eisenoxidphosphat, phosphorsaures Eisenoxid; $FePO_4 \cdot 4\,H_2O$; $M_r$ 222.9; gelbl. weißes Pulver, unlösl. in Wasser u. Ethanol, lösl. in Säuren; **Darst.:** Zusammengießen von Eisen(III)*-chlorid u. Natriumphosphatlösung u. Trocknen des Niederschlags. Die frühere med. Anw. bei Rachitis ist obsolet. **Hom.:** Ferrum phosphoricum: verordnet z. B. bei Anämie, initialen Fieberzuständen, Bronchitis, Otitis.

**Eisen(II)-phosphinat:** Ferrum hypophosphorosum oxydulatum; Eisen(II)-hypophosphit, Ferrohypophosphit, unterphosphorigsaures Eisenoxydul;

$Fe(H_2PO_2)_2$; grünl. krist. Pulver; sehr leicht zersetzlich.

**Eisen(III)-phosphinat:** Ferrum hypophosphorosum oxydatum; Ferrihypophosphit, Eisen(III)-hypophosphit, unterphosphorigsaures Eisenoxid; $Fe(H_2PO_2)_3$; grauweißes Pulver, fast unlösl. in Wasser; die frühere med. Anw. als Tonikum ist obsolet.

**Eisen(II)-picrat:** $Fe[C_6H_2(NO_2)_3O]_2 \cdot 5\ H_2O$. **Hom.:** Ferrum picrinicum: verordnet z. B. bei benignem Prostatasyndrom, Neurasthenie.

**Eisen(III)-pyrophosphat:** s. Eisen(III)-diphosphat.

**Eisen(III)-pyrophosphat mit Ammoniumcitrat:** s. Eisen(III)-diphosphat mit Ammoniumcitrat.

**Eisenquelle:** natürl. Heilquelle mit mind. 10 mg Fe/kg; **Formen: 1.** Carbonatquellen, oft mit natürl. Kohlensäure (Eisensäuerling*); **2.** Eisensulfatquellen; **Anw.:** Trinkkuren u. Bäder.

**Eisen, reduziertes:** Ferrum reductum DAB, Ferrum hydrogenio reductum; reines Eisen*, im Wasserstoffstrom reduziert; feines, schweres, glanzloses, grauschwarzes Pulver; lösl. in verd. Salz- od. Schwefelsäure unter Entw. von Wasserstoff*; Fe-Gehalt mind. 96.5 %; die frühere med. Anw. bei Eisenmangelanämie ist obsolet.

**Eisen(III)-rhodanid:** s. Eisen(III)-thiocyanat.

**Eisensäuerling:** Mineralquelle mit mind. 10 mg Eisen u. 1 g freiem, gelöstem $CO_2$ pro Liter; meist als Eisenhydrogencarbonat, seltener als Eisen(II)-sulfat; vgl. Eisenquelle.

**Eisen-Schwefel-Cluster:** s. Ferredoxine.

**Eisen(II)-sulfat:** Ferrosi sulfas heptahydricus Ph.Eur.6, Ferrum sulfuricum, Ferrosum sulfuricum heptahydricum; Eisen(II)-sulfat-heptahydrat, Ferrosulfat, Eisenoxydulsulfat, schwefelsaures Eisenoxydul; CAS-Nr. 7782-63-0; $FeSO_4 \cdot 7\ H_2O$; $M_r$ 278.0; krist., hellblaues Pulver (grünl. Färbung durch Eisen(III)-Verunreinigungen); leicht lösl. in Wasser u. Glycerol, unlösl. in Ethanol; färbt sich durch Oxidation in feuchter Luft braun; **Darst.:** Auflösen von Eisen* in Schwefelsäure*; **Anw.: 1.** (med.) z. B. bei Eisenmangelanämie; **2.** (techn.) chem. Analytik, Entschwefelung von Kohle u. Biogas, Klärtechnik. **Ferrum sulfuricum siccatum:** Ferrosi sulfas sesquihydricus, Ferrosum sulfuricum sesquihydricum; getrocknetes Eisen(II)-sulfat, Eisen(II)-sulfat-sesquihydrat; $FeSO_4 \cdot 1.5\ H_2O$; $M_r$ 178.9; weißl. Pulver, das sich langsam in Wasser löst; **Darst.:** Erwärmen von Eisen(II)-sulfat im Wasserbad, bis es 35–36 % seines Gewichts verloren hat; **Anw.:** wie Eisen(II)-sulfat (s. o.). **Ferrum sulfuricum crudum:** Eisenvitriol, grüner Vitriol; grüne Kristalle; **Anw.:** veterin. u. äußerl. zu Eisenbädern. **Hom.:** Ferrum sulfuricum, Ferrum sulfuricum siccatum.

**Eisen(III)-sulfat:** Ferrum sulfuricum oxydatum; Ferrisulfat, schwefelsaures Eisenoxid; CAS-Nr. 10028-22-5 (wasserfrei); CAS-Nr. 15244-10-7 (Nonahydrat); $Fe_2(SO_4)_3$; $M_r$ 399.88; Schmp. 480 °C (unter Zers.); gelbl. weißes, hygroskop. Pulver, schwer lösl. in Wasser u. Ethanol; **Anw.:** (techn.) Klärtechnik, Beizmittel, Darst. von Ammoniumeisen(III)*-sulfat.

**Eisen(II)-sulfid:** Ferrum sulfuratum; Ferrosulfid, Eisen(II)-monosulfid, (Einfach-)Schwefeleisen, Eisensulfür, natürl. Magnetkies; CAS-Nr. 1317-37-9; FeS; $M_r$ 87.9; Schmp. 1195 °C; grauschwarze, blasige Massen; praktisch unlösl. in Wasser; entwickeln mit verd. Salzsäure Schwefelwasserstoff* ($H_2S$); **Vork.:** natürl. als Pyrrhotin; **Darst.:** Erhitzen von Eisenfeilspänen mit Schwefel*; **Anw.:** $H_2S$-Darst. im Labor. **Eisen(II)-disulfid:** natürl. Schwefelkies, Eisenkies, Pyrit; $FeS_2$; $M_r$ 120.0; messinggelbe Kristalle; **Anw.:** (techn.) Gew. von Schwefelsäure*, Sulfitlauge, Eisen(II)*-sulfat, Eisen*. **Hom.:** Pyrit (HAB): natürl. Mineral mit mind. 90 % Eisen(II)-disulfid.

**Eisensulfür:** s. Eisen(II)-sulfid.

**Eisen(III)-thiocyanat:** Ferrum rhodanatum; Ferrirhodanid, Eisen(III)-rhodanid, Ferrisulfocyanid; $[Fe(SCN)_3(H_2O)_3]$; **Darst.:** Zusammengeben einer Eisen(III)-Salzlösung u. einer Thiocyanatlösung ergibt eine blutrote Lösung. **Anw.:** Wegen der außerordentl. Empfindlichkeit dieser Reaktion wird sie zum Nachw. geringster Spuren von Eisen(III)-Ionen benutzt; Beize im Dampffarbendruck.

**Eisenvitriol:** s. Eisen(II)-sulfat (Ferrum sulfuricum crudum).

**Eisen(III)-zitrat:** s. Eisen(III)-citrat.

**Eisenzucker:** Ferri oxidum saccharatum, Ferrum oxydatum cum Saccharo, Ferrum oxydatum saccharatum, Ferrisaccharat; rotbraunes, süß u. schwach nach Eisen schmeckendes Pulver; lösl. in Wasser; Eisen-Gehalt 2.8–3 %; Darst.: DAB, ÖAB, Ph.Helv., durch Vermischen von frisch gefälltem Eisen(III)*-hydroxid mit Zucker; **Anw.:** Tonikum*; Best. von Elixieren zur Ther. von Eisenmangelanämien* (z. B. Solutio* Ferri aromatica).

**Eisenzucker, flüssiger:** Ferri oxidum saccharatum liquidum, Ferrum oxydatum cum Saccharo liquidum; Zusammensetzung: DAC, 145 g Eisen(III)-chlorid-Hexahydrat, 260 g Natriumcarbonat-Decahydrat, 450 g Saccharose, 10 g Kaliumtartrat-Hemihydrat, 50 g Ethanol (90 %ig), Weinsäure u. Wasser nach Bedarf; Gehalt: 2.8–3.1 % elementares Fe; **Anw.:** Best. von Elixieren zur Ther. von Eisenmangelanämien*; **Dos.:** Erwachsene 3-mal/d 1 g; Kinder (6–14 Jahre) 3-mal/d 0.35 g.

**Eisessig:** s. Essigsäure.

**Eisprung:** s. Ovulation.

**Eispunkt:** 0 °C (273.15 K, 32 °F); Fundamentalpunkt der Celsius-Temp.-Skala; Schmp. des Eises, die Gleichgewichtstemperatur zw. Eis u. luftgesättigtem Wasser bei 101.3 kPa (1.013 bar, 760 Torr).

**Eisstein:** s. Natriumhexafluoroaluminat.

**Eiter:** die bei der eitrigen Entzündung abgesonderte Flüss., die neutrophile polymorphkernige Leukozyten* (sog. Eiterkörperchen) u. (durch proteolyt. Enzyme der Leukozyten u. Mikroorganismen) eingeschmolzenes Gewebe enthält; vgl. Exsudat.

**Eiter-:** s. a. Pyo-.

**Eiweißbindung:** s. Proteinbindung.

**Eiweiße:** s. Proteine.

**Eiweißkörper:** s. Proteine.

**Eiweißzellen:** (bot.) bestimmte Phloemparenchymzellen bei Gymnospermae*, die morpholog. u. physiol. eng mit den Siebzellen (s. Siebröhren) verbunden sind; auch Strasburgerzellen genannt (benannt nach dem deutschen Botaniker Eduard Strasburger 1844–1912).

**Ejakulat:** s. Sperma.

**EKA:** Abk. für **E**xpositionsäquivalente für **k**rebserzeugende **A**rbeitsstoffe; Konz. eines krebserzeugenden Arbeitsstoffs bzw. eines seiner Metaboliten im biol. Untersuchungsmaterial (im Allg. Blut od. Harn), die bei ausschließl. inhalativer Aufnahme einer best. Arbeitsstoffkonzentration in der Raumluft entspricht; wurde mit der Novellierung der Gefahrstoffverordnung* 2005 durch BGW* abgelöst. **Hinweis:** werden höhere Konz. im biol. Material bestimmt als der Raumluftkonzentration entsprechen, kommt zusätzl. z. B. resorptive Aufnahme (Haut) in Betracht. Vgl. AGW; TRK.

E

**Eka-Elemente** (sanskrit eins): Bez. des russ. Forschers D. I. Mendelejew für noch nicht entdeckte, aber gemäß Periodensystem* der Elemente zu erwartende chemische Elemente* mit bestimmten chem. u. physik. Eigenschaften; Mendelejew postulierte 1871 z. B. Eka-Aluminium (Gallium*), Eka-Bor (Scandium*) u. Eka-Silicium (Germanium*); später wurde Eka auch für andere neue Elemente verwendet.

**Eka-Erbium:** s. Fermium.

**Eka-Holmium:** s. Einsteinium.

**Eka-Lutetium:** s. Lawrencium.

**Eka-Thulium:** s. Mendelevium.

**Eka-Ytterbium:** s. Nobelium.

**EKG:** Abk. für **E**lektro**k**ardiographie (bzw. Elektrokardiogramm); diagnost. Verfahren zur Registrierung der kardialen Aktionspotentiale* u. Aufzeichnung als Kurven (Elektrokardiogramm) sowohl in Ruhe (Ruhe-EKG) als auch unter Belastung (Belastungs-EKG).

**Eklampsie** (gr. eklampo hervorstrahlen): schwangerschaftsbedingtes Auftreten charakteristischer ton.-klon. Krämpfe mit u. ohne Bewusstseinsverlust im Verlauf einer schweren Präeklampsie (s. Schwangerschaftserkrankungen, hypertensive) od. sehr selten spontan; **Vork.:** Betroffen sind zu 80 % Erstgebärende (bei Mehrlingsschwangerschaften 6-mal häufiger als bei Einlingsschwangerschaften). **Pathologie:** Schädigung v. a. von Gehirn, Niere, Leber (subkapsuläre Blutungen, Leberzellnekrosen) u. Plazenta (hämorrhag. Infarkte); **Urs.:** wahrscheinl. lokale Gefäßverengungen (Stase, Ödem, Fibrinablagerungen); **Sympt.:** Die Anfälle treten zwar oft blitzartig, meist jedoch nicht ohne Prodromalsymptome auf: rascher Blutdruckanstieg mit starkem Kopfschmerz (meist frontal), Flimmern vor den Augen, Doppelt- u. Nebligsehen, ferner Magendruck u. Brechreiz; Klinik: akutes Nierenversagen*, Hirnödem, Thrombosen* u. Blutungen (z. B. Hirnblutung), Plazentainsuffizienz mit Gefährdung des Kindes; **Ther.:** Anfallbehandlung, Magnesiumsulfat, Antihypertensiva*, ggf. Entbindung trotz einer evtl. kindl. Unreife aufgrund des hohen mütterl. Risikos; **Proph.:** regelmäßige Schwangerenvorsorge u. Ther. der arteriellen Hypertonie.

**ekliptisch:** s. Konformation.

**EKO:** Abk. für **E**rstattungs**ko**dex*.

**E-Kohle:** s. Carbo activatus.

***E*-Konfiguration:** s. *E*/*Z*-Nomenklatur.

**Ektoparasit** (gr. ektos außen; parasitos mitspeisend): Außenparasit; auf der Körperoberfläche einer anderen Species lebender Parasit*; bes. blutsaugende Arthropoden*; Ggs. Endoparasit*.

**Ektoplasma:** s. Protoplasma.

**Ektosporen:** s. Exosporen; Sporen.

**Ektotoxine:** s. Toxine.

**Ekzem:** Bez. für eine nicht kontagiöse Entzündungsreaktion der Haut mit Juckreiz; **Einteilung:** **1.** nach **Verlauf:** **a)** akutes E. mit Rötung, Ödem, Bläschen, Blasen, Erosionen u. Krusten; **b)** chron. E. mit Schuppung, Lichenifikation, Hyperkeratosen, Rhagaden; **2.** nach **auslösenden Faktoren:** **a)** exogenes E.: Kontaktekzem* (allerg. od. tox. bedingt); **b)** endogenes E.: u. a. atopisches, dyshidrotisches, mikrobielles, nummuläres, seborrhoisches Ekzem.

**EL:** **1.** Abk. für **E**ss**l**öffel; s. Volumenangaben, empirische; **2.** Abk. für **El**asthan*.

**Elaeis guineensis** Jacq.: Ölpalme; Fam. Arecaceae (Palmae); Tropen; Stpfl. von **Oleum Palmae:** Palmfett, Palmbutter, Palmöl; ein butterartiges, schwach veilchenartig riechendes, dunkelgelbes Fett aus dem Fruchtfleisch; **Inhaltsst.:** Glyceride* der Palmitin-*, Stearin-*, Öl-* u. Linolsäure* sowie freie Fettsäuren* u. Carotin*; **Anw.:** Speisefette sowie zur Kerzen- u. Seifenfabrikation; zur Gewinnung von Carotin; **Palmkernöl:** das aus den Fruchtkernen gewonnene Öl; **Anw.:** Speisefette sowie zur Kerzen- u. Seifenfabrikation.

**Elaeoptene:** s. Aetherolea.

**Elaeosaccharum:** Ölzucker; Mischung von äther. Öl mit Zucker, in der Regel Saccharose; erlaubt die Verarbeitung u. Verabreichung kleiner Mengen an äther. Öl in feindispergierter pulveriger Form; nach ÖAB: 1 Tr. äther. Öl u. 2.0 g Saccharose; **Anw.:** als nicht abgeteiltes Pulver, Geschmackskorrigens u. mild wirkendes Adjuvans, z. B. in Magenpulvern. Wegen der hohen Flüchtigkeit u. Oxidationsempfindlichkeit des äther. Öls ist E. bei Bedarf frisch zuzubereiten. Heute finden äther. Öle meist in Gelatinehüllen mikroverkapselt als rieselfähige, trockene Aromastoffe Verw., s. Mikrokapseln.

**Elaidinprobe:** Test zur Unterscheidung von trocknenden u. nicht trocknenden Ölen; die E. beruht auf der durch Stickoxide ($HNO_3$) bewirkten Umwandlung der aus der Glyceridbindung abgespaltenen flüssigen Ölsäure* (*cis*-Form) in die feste, ihr *trans*-isomere Elaidinsäure*; **Durchführung:** man gibt zu einer Mischung von 10 mL Salpetersäure u. 2 g des zu untersuchenden Öles 1 g Natriumnitrit in kleinen Anteilen u. lässt die Probe an einem kühlen Ort stehen; nach 4–10 h erstarrt dann ein nicht trocknendes Öl (z. B. Ol. Olivarum; vgl. Olea europaea od. Ol. Amygdalarum; vgl. Prunus dulcis) zu einer weißen Masse (trocknende Öle bleiben flüssig, halbtrocknende erstarren teilweise od. bleiben ebenfalls ganz flüssig). Die E. dient auch zur Prüfung von Lebertran* auf Beimischung nicht trocknender Öle; vgl. Fette.

**Elaidinsäure:** *trans*-9-Octadecensäure; $C_{18}H_{34}O_2$; $M_r$ 282.5; D. 0.85; Schmp. 51 °C; Sdp. 225 °C; *trans*-Isomer der Ölsäure*; vgl. Elaidinprobe; **Vork.:** in geringen Mengen in Fetten u. Ölen enthalten.

**Elainsäure:** s. Ölsäure.

**Elaioplasten:** s. Leukoplasten.

**Elaiosom:** (bot.) besonders fett- u. eiweißreiches Gewebeanhängsel an einem Samen*, z. B. bei Viola* tricolor.

**Elaphomyces cervinus** (Pers.) Schröter: Elaphomyces granulatus; Hirschbrunst; Schlauchpilz (s. Pilze) aus der Fam. Elaphomycetaceae; Europa; Stpfl. von **Fungus Cervinus:** Boletus cervinus; Hirschbrunst, Hirschtrüffel; **Inhaltsst.:** Mannitol*, Farbstoff, Salze, Gummi*, Wirkstoff unbekannt; **Anw.:** (veterin.) Brunstmittel für Rinder u. Schweine; **Dos.:** 50–60 g.

**Elaphomyces granulatus:** s. Elaphomyces cervinus.

**Elaps corallinus:** Korallenschlange, Korallenotter; Fam. Elapidae; Tropen; bis 70 cm lange, korallenrot u. schwarz gebänderte Giftschlange*; Lieferant von **Korallenschlangen-Gift: Inhaltsst.:** Adenosintriphosphatase*, L-Aminosäuredehydrogenase; **Wirk.:** auf Kreislauf- u. Nervensystem. **Hom.:** Elaps corallinus: Gift aus den Giftdrüsen; verordnet z. B. bei Lungenerkrankungen, Blutgerinnungsstörungen.

**Elastase:** zu den Proteasen* gehörendes Enzym*, das als Verdauungsenzym* fungiert; wird als Proenzym im Pankreas* gebildet u. durch Trypsinspaltung im Dünndarm zu E. aktiviert. Vgl. Elastin.

**Elaste:** s. Elastomere.

**Elasthan:** Abk. EL; hochelast. Polyurethanfasern; Best. von Kompressionsstrümpfen* u. -binden.

**Elastin:** Skleroprotein*, welches das Hauptprotein der elast. Fasern, Sehnen, Bänder, Bronchien u. Arterienwände ist u. diesen Geweben ihre hohe Elastizität verleiht; **Aufbau:** besteht hauptsächl. aus Polypeptiden mit hohem Gehalt an Glycin*, Alanin* u. Prolin* u. an apolaren Aminosäuren mit isoprenähnlicher Seitenkette wie Valin*, Leucin* u. Isoleucin*. Daneben ist es quervernetzt durch 2 ungewöhnl., im UV-Bereich bläulich fluoreszierende Aminosäurestrukturen, Desmosin u. Isodesmosin, die 4 Lysinseitenketten enthalten u. als Vernetzer wirken. Das 3-dimensionale Netzwerk bedingt außer der Elastizität auch die gelbe Farbe des E., seine Unlöslichkeit in Wasser u. Natronlauge, seine Nichtdenaturierbarkeit durch Hitze u. seine Nichtangreifbarkeit durch Proteasen* (außer Elastase*). Vorläufer des E. ist das Tropo-Elastin, das noch keine Desmosin- od. Isodesmosin-Quervernetzung aufweist.

**Elastodien:** Abk. ED; synthet. Gummi; elastomere vollsynthet. Gummifäden; Best. von Kompressionsstrümpfen* u. -binden.

**Elastomere:** Elaste; bei Raumtemperatur gummielast. Körper (natürl. od. synthetisch) mit räuml. weitmaschig vernetzten Molekülen, die sich oberhalb eines bestimmten Temperaturbereiches zersetzen; können in bestimmten Lösungsmitteln aufquellen. Vgl. Plastomere.

**Elateren:** (bot.) längl., spindelförmige, sterile Zellen mit schraubenförmiger Wandverdickung im Sporangium* des Lebermoos-Sporophyten (s. Bryophytina), die der Sporenausstreuung (s. Sporen*) dienen.

**Elaterin:** s. Cucurbitacine (Cucurbitacin E).

**Elaterium:** s. Ecballium elaterium.

**Elaylchlorid:** s. Ethylenchlorid.

**Elaylum chloratum:** s. Ethylenchlorid.

**Elcatonin** (INN): Carbicalcin, Carbocalcitonin; 1-Butyryl-7-(L-2-aminobutyryl)-26-L-aspartyl-27-L-valyl-29-L-alanylcalcitonin; CAS-Nr. 60731-46-6; $C_{148}H_{244}N_{42}O_{47}$; $M_r$ 3363.82; zum Calcitonin* des Aals analoges synthet. Calcitonin; **Ind.:** s. Calcitonin.

**Electrocortin:** s. Aldosteron.

**Electrolytorum solutio composita:** s. Elektrolytlösung, zusammengesetzte.

**electron capture:** Abk. EC; s. K-Einfang.

**Electuaria:** Latwerge; brei- od. teigförmige Zuber. aus festen, flüssigen od. zähflüssigen Stoffen, die meist eine Stunde am Wasserbad erhitzt werden, um Enzyme zu zerstören; als Feststoffe kommen im Allg. Pflanzenpulver zum Einsatz; als Bindemittel dienen Sirup, Honig, Tamarindenmus od. Pflaumenmus. Latwergen müssen, um ausreichend haltbar zu sein, am besten sterilisiert werden. Alte Arzneiform; selten verwendet.

**Electuarium Sennae:** Electuarium e Senna; Sennalatwerge, Laxiermus; Zusammensetzung: DAB, 1 T. Sennesblätter, 4 T. Zuckersirup, 5 T. gereinigtes Tamarindenmus; **Anw.:** mildes Laxans*.

**Electuarium theriaca:** s. Theriak.

**Elefantenläuse, Ostindische:** s. Semecarpus anacardium (Fructus Anacardii orientalis).

**Elefantenläuse, Westindische:** s. Anacardium occidentale (Fructus Anacardii occidentalis).

**Elefantenohr:** s. Amaryllidaceae.

**Elektroanalyse:** quantitative Bestimmung u. a. von Metallen mit elektrochem. Methoden wie Coulometrie*, Konduktometrie*, Elektrogravimetrie (vgl. Gravimetrie), Polarographie* u. Hochfrequenztitration*.

**Elektrochemie:** Teilgebiet der physikalischen Chemie*, das sich mit dem Zusammenhang chem. u. elektr. Vorgänge befasst.

**Elektrochromatographie, mizellare:** Sonderform der Kapillarelektrophorese*, die eine Kombination aus Elektrophorese* u. Chromatographie* darstellt; **Anw.:** Auftrennung von Analyten nach deren Lipophilie*; **Grundlage:** chromatograph. Verteilung der Analyten zw. den Mizellen (s. Mizellbildungskonzentration, kritische) u. dem Elektrolyten*; polare Analyten bevorzugen die wässrige Phase des Elektrolyten, unpolare die Kohlenwasserstoffphase im Inneren der Mizelle. **Prinzip:** Zusatz von mizellbildenden Substanzen zum Elektrolyten; Mizellbildung oberhalb der kritischen Mizellbildungskonzentration*; meist wandert diese Mizellenphase im elektr. Feld dem elektroosmot. Fluss entgegengerichtet, weshalb sie mit den Analyten optimal in Wechselwirkung treten kann.

**Elektrode:** **1.** elektr. Bauteil für die Elektrolyse* od. Elektrophorese* zur Aufnahme od. Abgabe von Elektronen; **2.** meist stiftförmig ausgeführter u. elektrisch leitender Sensor, der elektrische od. chem. Informationen aus einem Medium in ein elektrisches Signal umwandelt; vgl. Potentiometrie.

**Elektrode, ionensensitive:** Abk. ISE; Elektrode*, die selektiv auf einwertige (Metall-)Kationen anspricht (z. B. auf $Ag^+$-, Alkalimetall- u. $NH_4^+$-Ionen); Funktionsweise wie bei der zur pH-Messung verwendeten Glaselektrode* (vgl. pH-Meter); auf welche Kationen eine ionensensitive Elektrode anspricht, hängt vom Aufbau der aktiven Elektrodenmembran ab (z. B. Kaligläser für $K^+$-sensitive Elektroden). Grenzkonzentration: $10^{-8}$ g/L; **Anw.:** quantitative Bestimmung der Ionen. Vgl. Potentiometrie.

**Elektrodengel:** s. Mucilago ad electrocardiographiam.

**Elektrodialyse:** s. Osmose.

**Elektrofokussierung:** s. Fokussierung, isoelektrische.

**Elektrogravimetrie:** s. Gravimetrie.

**Elektrokardiogramm:** s. EKG.

**Elektrolumineszenz:** s. Lumineszenz.

**Elektrolyse:** durch elektr. Strom hervorgerufene chem. Veränderung in einem Elektrolyt*; **Beispiel:** an Platinelektroden bei Stromdurchgang: Zers. von $H_2O$ zu $H_2$ (Kathode) u. $O_2$ (Anode); Zers. einer $CuSO_4$-Lsg. zu Cu (Kathode) u. $O_2$ (Anode), die gebildete Schwefelsäure verbleibt hier als Sulfat im Elektrolyt. Vgl. Ionen.

**Elektrolyte:** Stoffe wie Salze* u. Säuren*, die in Lsg. od. in geschmolzenem Zustand ganz od. teilweise in Ionen* zerfallen u. daher den elektr. Strom leiten.

**Elektrolyte, amphotere:** s. Stoffe, amphotere.

**Elektrolytlösung, zusammengesetzte:** Electrolytorum solutio composita Ph.Helv.; isotonische Infusions- od. Spüllösung; Zusammensetzung: 8.36 g Natriumchlorid, 0.3 g Kaliumchlorid, 0.15 g Calciumchlorid, Aqua ad iniectabilia ad 1000 mL; Gehalt: 5.2–5.5 g Chlorid-Ionen; in mmol: 1 L Lsg. enthält 143 mmol NaCl, 4 mmol KCl u. 1 mmol $CaCl_2$. Vgl. Natriumchlorid; Ringer-Lösung.

**Elektron:** Negatron; Symbol $e^-$; Elementarteilchen* mit einer negativen elektr. Ladung von $1.6021892 \cdot 10^{-19}$ Coulomb (Elementarladung*), einer Ruhemasse von $0.9109534 \cdot 10^{-27}$ Gramm (1/1836.5 der Masse von Wasserstoffatomen 1.0080), einer relativen Atommasse* $A_r$ von 0.000548 (Atomgewicht) u. einem Radius von ca. $10^{-14}$ m; da der korpuskuläre Charakter der E. nicht alle Erscheinungen erklären kann, wird ihnen auch Wellencharakter zugeschrieben (elektronegative Ladungswolke), da sie ansonsten unter Energieabgabe auf einer spiralförmigen Umlaufbahn allmähl. in den Atomkern stürzen müssten. Das positiv geladene E. heißt Positron*.

**Elektronegativität:** Maß für das Bestreben eines Atoms*, innerhalb eines Moleküls* Elektronen* an sich zu ziehen; ein niedriger Zahlenwert der E. bedeutet ein geringes Bestreben, Elektronen anzuziehen, u. eine große Tendenz, Elektronen abzugeben. Ein hoher Zahlenwert hingegen bedeutet eine große Fähigkeit, Elektronen anzuziehen, u. eine geringe Tendenz, Elektronen abzugeben. Die E. nimmt innerhalb einer Gruppe des Periodensystems* der Elemente von oben nach unten ab u. innerhalb einer Periode von links nach rechts zu.

**Elektronenaffinität:** Energieunterschied zw. dem Grundzustand eines neutralen Atoms* od. Moleküls* u. dem Grundzustand des zugehörigen negativ geladenen Ions*; Maß dafür, wie stark ein Neutralatom od. Neutralmolekül ein zusätzl. Elektron* binden kann.

**Elektronenakzeptor:** Substanz, die als Oxidationsmittel von einer anderen Substanz, dem Elektronendonator*, Elektronen* aufnehmen kann.

**Elektronendonator:** Substanz, die als Reduktionsmittel an eine andere Substanz, den Elektronenakzeptor*, Elektronen* abgeben kann.

**Elektronen-Donator-Akzeptor-Komplexe:** Kurzbez. EDA-Komplexe, Elektronen-Donor-Akzeptor-Komplexe; Molekülverbindungen*, die durch Übertragung von Elektronen* zw. 2 Molekülen* od. einem Molekül u. einem Ion* entstehen; vgl. Säure-Base-Definition; Charge-Transfer-Komplexe.

**Elektroneneinfang:** s. K-Einfang.

**Elektronenmikroskop:** Abk. EM; Mikroskop*, bei dem statt Lichtstrahlen Elektronenstrahlen benutzt werden; **Grundlage: 1.** Nach de Broglie kann jedem bewegten Teilchen (mit der Masse m) eine Welle mit folgenden Eigenschaften zugeordnet werden: Wellenlänge

$\lambda = h/p$

$h$: Planck-Wirkungsquantum; p: relativist. Impuls des Teilchens

$$p = \frac{m \cdot v}{\sqrt{1 - \frac{v^2}{c^2}}}$$

Für Geschwindigkeiten v, die viel kleiner als die Lichtgeschwindigkeit c sind (v <<c), gilt:

$\lambda \approx h/(m \cdot v)$

Im EM werden Elektronen mit 50–100 kV beschleunigt u. besitzen dann so kurze Wellenlängen (bei 100 kV ca. 0.0037 nm), dass die Vergrößerung um 2–3 Zehnerpotenzen gegenüber einem Lichtmikroskop steigt. Die Grenze der Auflösung liegt bei etwa 0.1 nm. **2.** Mit elektrostat. od. elektromagnetischen Linsen kann die Flugbahn der Elektronen so beeinflusst werden, dass (wie beim Lichtstrahl durch die Brechung im Glas) eine abbildende Wirk. entsteht. **Durchführung:** Elektronen können nur im Hochvakuum bestehen, was eine eigene Präparationstechnik der in das Vakuum eingeschleusten Proben erfordert (z. B. können wasserhaltige Präparate nicht benutzt werden). Mit Aufdampftechnik werden daher metall. Abgüsse erstellt; Dicke der Präparate: <1 µm. Die Umwandlung des vergrößerten Elektronenbildes erfolgt mit einem sich im Vakuum befindenden Leuchtschirm; Betrachtung des Bildes durch ein seitl. Fenster. **Einteilung:** nach Art der Elektronenoptik in elektrostat. u. elektromagnetische EM; eingesetzt werden v. a. letztere. **Formen: 1. Durchstrahlungs-EM:** EM, bei dem das Präparat analog zum Lichtmikroskop von Elektronen durchstrahlt wird. **2. Reflexions-EM:** EM, bei dem von der Probe reflektierte Elektronen verwendet werden; für bestimmte Anw. (z. B. zur Beobachtung histolog. Schnitte); völlig andere Bildgeometrie. Sowohl beim Durchstrahlungs-EM als auch beim Reflexions-EM werden die Elektronen auf konventionelle Weise mit einer Glühkathode u. einer Anode erzeugt, bevor sie bildgebend genutzt werden. **3. Emissions-EM:** Feldemissions-EM; Sonderfall eines EM, bei dem das zu untersuchende metall. Präparat selbst zur Elektronen emittierenden Kathode wird. **4. Rasterelektronenmikroskop:** Abk. REM; Weiterentwicklung des EM, bei dem der das Präparat durchdringende Elektronenstrahl nur punktförmig fein ist. Das gesamte Bild entsteht zeitl. nacheinander durch eine magnet. erzeugte, rasterförmige Abtastung. Vorteile dieser Konstruktion: a) wesentl. größere Schärfentiefe; b) der dem einzelnen Bildimpuls entspr. Elektronenstrom kann mit einem Multipler verstärkt werden; das Bild entsteht außerhalb des EM auf einem Monitor.

**Elektronenpaarbindung:** s. Bindung, chemische.

**Elektronenpaare, freie:** einsame Elektronenpaare, nichtbindende Elektronenpaare; 2 Elektronen* mit entgegengesetztem Spin* in einem Orbital*, die bevorzugt an einem Atom* konzentriert sind; sind an der Bildung koordinativer od. kovalenter Bindungen beteiligt (s. Bindung, chemische). Im Unterschied zu den lokalisierten, d. h. bestimmten Atomen zugeordneten f. E. sind delokalisierte f. E. über mehrere Atome verteilt.

**Elektronenschale:** s. Orbital.

**Elektronenspektren:** s. Elektronenspektroskopie.

**Elektronenspektroskopie:** **1.** Sammelbez. für Spektroskopie* im sichtbaren u. ultravioletten Spektralbereich; in diesen Wellenlängenbereichen führt Strahlungsabsorption von Atomen u. Molekülen zu Elektronenübergängen. **Grundlage:** Bei Atomen werden die Elektronen in energet. höhere Atomorbitale angehoben, bei Molekülen finden diese Übergänge aus Orbitalen mit bindendem od. nichtbindendem Charakter in leere energetisch höher liegende Orbitale mit nichtbindenden od. antibindenden Eigenschaften statt (angeregter Zustand des Systems). Nach kurzer Verweilzeit (in der Regel $10^{-9}$–$10^{-8}$ s) kehrt das Elektron unter Energieabgabe in das ursprüngl. Niveau (Grundzustand des Systems) zurück. In jedem Fall handelt es sich um Übergänge zw. diskreten Energieniveaus. Bei jedem Elektronenübergang wird ein Strahlungs-Quant (s. Quantentheorie) ausgesandt:

$h \cdot \nu = E_{nach} - E_{vor}$

h: Planck*-Wirkungsquantum; ν: Frequenz der Strahlung; $E_{nach}$, $E_{vor}$: Elektronenenergie vor bzw. nach dem Elektronensprung; Untersuchungen der dabei auftretenden Strahlungsabsorption od. -emission werden gemeinsam als **Elektronenspektren** bezeichnet. Häufiger findet man den Begriff **optische Spektroskopie**, dieser umfasst neben der UV*-VIS-Spektroskopie (Wellenlängenbereich: 100–400 nm) auch noch die Infrarotspektroskopie* (500 nm bis 50 μm). In diesen Wellenlängenbereichen können alle opt. Phänomene (z. B. Dispersion*, Diffraktion, Reflexion) beobachtet werden. **Einteilung: I.** nach gemessener Strahlungsart: a) Absorptionsspektroskopie: gemessen werden Intensität u. Wellenlänge der absorbierten Strahlung. b) Emissionsspektroskopie u. Fluoreszenzspektroskopie*: gemessen werden Intensität u. Wellenlänge der emittierten Strahlung; vgl. Flammenphotometrie; Röntgenfluoreszenzspektroskopie; **II.** nach Teilchensorte: a) Atomspektroskopie: je nach Beobachtungstechnik: Atomabsorptionsspektroskopie*, Atomemissionspektroskopie, Atomfluoreszenzspektroskopie b) Molekülspektroskopie: Absorptionsspektroskopie, Fluoreszenzspektroskopie. **2.** Elektronenspektroskopie zur chemischen Analyse; engl. Electron Spectroscopy for Chemical Analysis (Abk. ESCA); Methode zur Untersuchung der Oberfläche von Festkörpern; **Prinzip:** Bestrahlung der Oberfläche mit weicher Röntgenstrahlung; Messung der Energie der emittierten Photoelektronen; die Energie entspricht der Differenz zw. Anregungsenergie u. Bindungsenergie der Elektronen. **Anw.:** z. B. zur Untersuchung von Katalysatoroberflächen.

**Elektronenspin:** s. Spinquantenzahl.

**Elektronenspinresonanzsonde:** s. Sonde.

**Elektronentransportkette:** s. Atmungskette.

**Elektronvolt:** Symbol eV; außerhalb des SI* festgelegte, zulässige Einheit für Energieangaben, meist in der Atom- u. Kernphysik; diejenige (kinet.) Energie, die ein Elementarteilchen mit der Elementarladung von $1.602 \cdot 10^{-19}$ C (Coulomb), also ein Elektron od. Proton, besitzt, das eine Potentialdifferenz von 1 Volt durchlaufen hat; Umrechnung: $1\,eV = 1.602 \cdot 10^{-19}$ J ($1.602 \cdot 10^{-12}$ erg, $3.826 \cdot 10^{-20}$ cal); fälschl. auch als Elektronenvolt bezeichnet.

**Elektroosmose:** s. Osmose.

**Elektrophil:** Reagenz mit Tendenz zur Elektronenaufnahme (z. B. Verb. mit Elektronenlücken wie Lewis-Säuren, Kationen od. das Carbenium*-Ion $R_3C^+$), das seine Reaktionspartner bevorzugt an Stellen hoher Elektronendichte angreift (s. Addition, elektrophile; Substitution, elektrophile; vgl. Substitution, nucleophile).

**Elektrophorese** (gr. phero tragen): syn. Ionographie; Verfahren zur analyt. u. präparativen Trennung versch. Substanzgemische im elektr. Gleichstromfeld; **Anw.:** v. a. biochem. Analytik von Proteinen* u. Nucleinsäuren; **Prinzip:** beruht auf der Fähigkeit geladener Partikel, im elektr. Feld zu wandern; Anlegen von Hochspannung ermöglicht die Trennung von Gemischen kleinerer Moleküle (z. B. von Aminosäuren*, Purinen*, Pyrimidinen* od. Lipoiden) aufgrund unterschiedl. Größe u. Ladung. Dabei ist die elektrophoret. Beweglichkeit, d. h. die effektive Wanderungsgeschwindigkeit elektr. geladener Teilchen bezogen auf die Einheit der Feldstärke, ausschlaggebend. **Formen: 1. Trägerelektrophorese:** elektrophoret. Trennung von Substanzgemischen auf einer Trägerschicht; a) Papierelektrophorese*: Papier- od. Celluloseacetat als Träger; b) Gelelektrophorese*: Agarose-, Stärke- u. Polyacrylamidgele als Träger; z. B. PAGE*, SDS*-PAGE (Sonderform); c) Immunelektrophorese*; d) Disk*-Elektrophorese; e) Kapillarelektrophorese*; **2. trägerfreie E.:** elektrophoret. Trennung von Substanzgemischen im freien Pufferfilm, der zw. 2 Glasplatten abwärts fließt; senkrecht zu dieser Strömungsrichtung wird ein über den ganzen

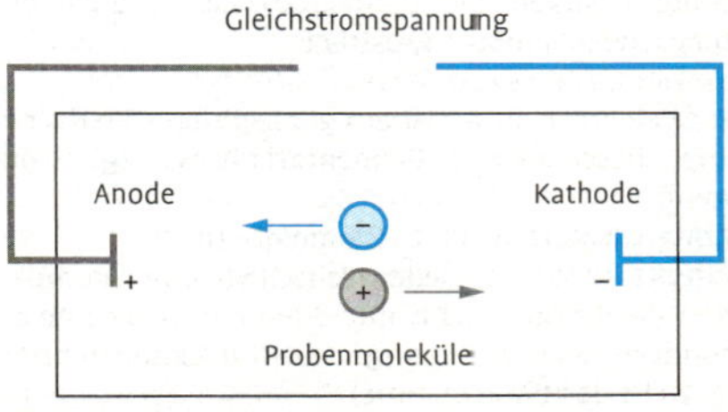


**Elektrophorese**

Bereich gleichbleibendes elektr. Feld angelegt, wodurch die Teilchen entspr. ihrer Ladung mehr od. weniger in Richtung der Elektroden abgelenkt werden (Prinzip: s. Abb.). Anw.: zur Trennung z. B. von Zellgemischen, Zellorganellen* u. Bakterien; Sonderformen: **a)** Kapillarzonenelektrophorese*; **b)** Isotachophorese*; **c)** isoelektrische Fokussierung*; **d)** Kataphorese*.

**Elektrophysiologie:** **1.** (physiol.) Teilgebiet der Physiologie, das sich mit der elektr. Aktivität von Herz, Muskeln, Nerven u. Sinnesorganen befasst; **2.** (kardiolog.) elektr. Herzaktivität; Beurteilung nichtinvasiv u. a. durch Langzeit-EKG, i. R. der Kipptisch-Untersuchung, invasiv mit pharmak. Tests (v. a. mit Atropin*, Adenosin* u./od. Ajmalin*) sowie i. R. der elektrophysiolog. Untersuchung mit Herzkatheterisierung.

**Elektroporation:** Anw. kurzer Pulse eines elekt. Feldes zur verbesserten Wirkstoffpenetration; z. B. bei transdermalen therapeutischen Systemen*. Durch E. werden wässrige Poren in den Lipiddoppelschichten der Haut erzeugt, durch welche Arzneistoffe im gleichen Moment angetrieben durch Elektrophorese u./od. Elektroosmose in erhebl. stärkerem Ausmaß als ohne Strom diffundieren können. Bes. für die Einschleusung von Peptiden interessant.

**Elektrotherapie:** therap. Anw. elektrischen Stroms; **Anw.:** **1.** (physik. Medizin) z. B. Behandlung mit Wechselströmen hoher (Hochfrequenztherapie, ab 300 000 Hz) od. mittlerer (1000–300 000 Hz; z. B. Interferenzstromtherapie) Frequenz, konstant fließendem Gleichstrom (Galvanisation), niederfrequenten Gleichstromimpulsen (Niederfrequenztherapie); **2.** (kardiolog.) Defibrillator*, Kardioversion, künstlicher Herzschrittmacher*, Katheterablation; **3.** (chirurg.) Elektrochirurgie; **4.** (anästhet.) Elektrostimulationsanalgesie; **5.** (psychiatr.) Elektrokrampftherapie.

**Elektrum:** s. Bernstein.

**Elementaranalyse:** Methode zum Nachw. von Elementen u. zur Bestimmung der Atomverhältnisse in org. Verbindungen; v. a. Verbrennungsanalytik; **Anw.:** Bestimmung der Summenformeln von Verbindungen.

**Elementarkörper:** infektiöse Entwicklungsstadien der Chlamydien*; werden durch Endozytose von der Wirtszelle aufgenommen u. innerhalb von Stunden zu nichtinfektiösen Initialkörpern umgewandelt, die sich durch Querteilung vermehren u. wiederum Elementarkörper bilden, die nach Platzen der Wirtszelle andere Zellen infizieren können.

**Elementarladung:** Symbol *e*; die kleinste elektr. Ladung besitzen die Elementarteilchen Elektron* (negativ) u. Proton* (positiv);

$e = 1.602\,177\,33 \cdot 10^{-19}\,C$

Jede elektr. Ladung ist ein ganzzahliges Vielfaches von dieser elektr. Elementarladung. Vgl. Coulomb.

**Elementarmembran:** s. Biomembran.

**Elementarprozess:** jeder Teilschritt einer komplexen Reaktion, nicht nur Elementarreaktionen*, sondern auch Anregungs- u. Konversionsschritte (z. B. in der Photochemie).

**Elementarreaktion:** Reaktion od. Reaktionsschritt einer komplexen Reaktion, bei dem durch Zusammenstoß der Edukte die Produkte entstehen, ohne dass Zwischenprodukte auftreten; komplexe Reaktionen sind eine Abfolge von Elementarprozessen*. Jede E. wird durch das Massenwirkungsgesetz* beschrieben.

**Elementarteilchen:** Bausteine der Atome*; die klass., unteilbaren E. waren die Elektronen* u. die den Kern aufbauenden Nukleonen (Neutronen* u. Protonen*). Durch Einwirkung großer Energiemengen emittieren E. neue Teilchen, ohne selbst zu zerfallen. Heute sind mehrere hundert E. bekannt, von denen nur Photon*, Neutrino*, Elektron u. Proton sowie deren Antiteilchen (Antiphoton, ident. mit Photon; Antineutrino*, Positron* u. Antiproton) stabil sind. Antiteilchen haben gleiche Masse, gleiche mittlere Lebensdauer sowie gleichen Spin* u. Isospin wie die zugeordneten Teilchen. Ihre Quantenzahlen besitzen bei gleichem Betrag aber entgegengesetztes Vorzeichen (z. B. elektr. Ladung, magnet. Moment; vgl. Elementarladung).

**Elementarzelle:** kleinste 3-dimensionale Einheit eines Kristallgitters, die gerade noch alle wesentl. Eigenschaften (Symmetrie, Atomanordnung) des betreffenden Kristallsystems aufweist; s. Kristalle; die Charakterisierung erfolgt durch ein Koordinatensystem mit den Achsen x, y u. z, die in die Richtung der Basisvektoren a, b u. c zeigen u. die Winkel α, β u. γ einschließen (s. Abb.).

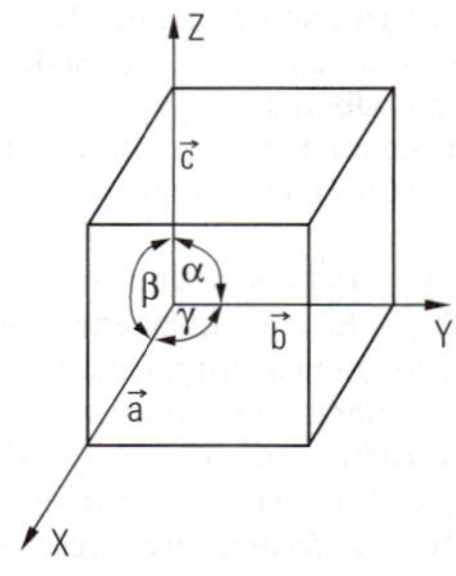


**Elementarzelle:** Achsensystem

**Elemente, chemische:** Stoffe, deren Atome* die gleiche Kernladungszahl (Ordnungszahl*) besitzen; haben alle Atome eines Elements zugleich die gleiche Masse, so liegt ein Reinelement, anderenfalls ein Mischelement vor (s. Isotope). Die Namen der ch. E. werden auch durch **Elementsymbole** (Atomsymbole, chemische Symbole) wiedergegeben, die meist aus den Anfangsbuchstaben ihrer lat. Namen gebildet werden; z. B. H für Wasserstoff* (von Hydrogenium), O für Sauerstoff* (von Oxygenium). Diese dienen auch zur näheren Charakterisierung. So wird die Kernladungszahl am Elementsymbol durch einen links unten angeführten Index angegeben, darüber schreibt man die Massenzahl*; die Ladungszahl eines Elementatoms E wird rechts oben, die Atomzahl darunter angeschrieben:

Massenzahl E Ladungszahl
Kernladungszahl E Atomzahl

So bezeichnet z. B. $^{16}_{8}O_2^{2-}$ ein doppelt negativ geladenes, aus 2 Atomen Sauerstoff der OZ 8 u. der Massenzahl 16 aufgebautes Ion (Peroxid-Ion). Vgl. Periodensystem der Elemente.

**Elemente, galvanische:** galvanische Zellen; Elektrodenanordnungen zur Erzeugung elektr. Ströme durch Umwandlung von chem. Energie* in elektr. Energie; **Anw.:** große Bedeutung als Energiequellen (Batterien od. Akkumulatoren*).

**Elementsymbole:** s. Elemente, chemische.

**Elemi:** s. Canarium luzonicum.

**Elemicin:** s. Asaron.

**Elephantiasis:** unförmiges Anschwellen von Körperteilen (bes. der Extremitäten) infolge chron. Lymphstauung; **Urs.:** **1.** hereditäres Lymphödem; **2.** Lymphgefäßverschluss durch rezidivierendes Erysipel*, z. B. Thrombophlebitis* mit Periphlebitis, durch rezidivierenden Herpes* simplex der Lippen, Lepra* od. lymphat. Filariose*; **3.** Ausschalten der Lymphknoten durch Tumoren, Operation od. ionisierende Strahlung.

**Eletriptan** (INN)**:** (*R*)-3-(1-Methyl-2-pyrrolidinylmethyl)-5-[2-(phenylsulphonyl)ethyl]-1*H*-indol; CAS-Nr. 143322-58-1; $C_{22}H_{26}N_2O_2S$, Strukturformel: s. Abb.; $M_r$ 382.5; logP 3.3; $pK_S$ 10.4 (berechnet); schwer lösl. in Wasser; **Wirk.:** Migränetherapeutikum*; Triptan*; im Vergleich zu Sumatriptan* bessere orale Bioverfügbarkeit u. Wirksamkeit; **Ind.:** Akutbehandlung der Kopfschmerzphase; **UAW:** Schwächegefühl, Müdigkeit, Übelkeit; vgl. Sumatriptan; **Dos.:** 40 mg p. o. bei Bedarf; HWZ ca. 4 h.

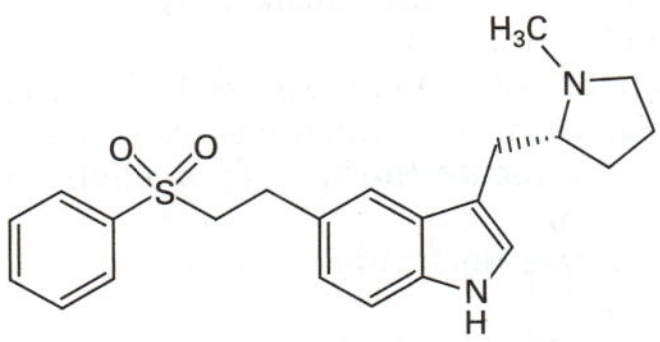

**Eletriptan**

**Elettaria cardamomum** (L.) Maton**:** Elettaria cardamomum (Roxb.) Maton var. minuscula Burkill; Malabarkardamome; Fam. Zingiberaceae; Westküste Vorderindiens, Malabarküste, Sri Lanka, Java, Malaiischer Archipel; Stpfl. von **Cardamomi fructus:** Fructus Cardamomi; Cardamom, Kardamom, Kardamomen, Malabar-Kardamomen; Kapselfrucht mit 3 Fächern; in jedem Fach sind 4–8 sehr harte, ca. 3 mm lange, braune Samen (Semen Cardamomi); zu verwenden sind nur die Samen, gehandelt werden aber die Früchte, da die Fruchtschale die Verdunstung des äther. Öles aus der Samenschale verhindert u. ferner eine Verwechslung (Verfälschung) mit den Samen anderer Elettaria-Arten nicht so leicht mögl. ist, da sich die Früchte deutlicher unterscheiden als die Samen allein; **Off.:** DAC; Monographie: Kommission E; **Inhaltsst.:** Im Samen sind 2–8 % (mind. 4.5 %) äther. Öl, bis 10 % fettes Öl, 20–40 % Stärke, Zucker, Protein, Gummi. **Wirk.:** antimikrobiell, Steigerung der Magensaftsektretion; **Anw.:** **1.** (med.) bei dyspeptischen Beschwerden; **2.** (traditionell) Gewürz (Lebkuchen); **Oleum Cardamomi:** Carsamomi aetheroleum; Kardamomenöl; D. 0.923–0.944; lösl. in 2–5 Volumenteilen Ethanol; äther. Öl der Samen; **Inhaltsst.:** bis 50 % 1,8-Cineol, Borneol*, $\alpha$-Terpineol*, Terpenylacetat, Campher*, Limonen* u. a.; **Anw.:** (volkstüml.) wie die Früchte (Samen).

**Eleutherococci radix:** s. Eleutherococcus senticosus.

**Eleutherococcus senticosus** (Rupr. et Maxim. ex Maxim.) Maxim.**:** Acanthopanax senticosus (Rupr. et Maxim. ex Maxim.) Harms; Teufelsbusch; Fam. Araliaceae; China, Mandschurei; Stpfl. von **Eleutherococci radix:** Radix Eleutherococci; Taigawurzel, Sibirischer Ginseng; getrocknete, ganze od. geschnittene, unterird. Teile der Pflanze; **Off.:** Ph.Eur.6; Monographie: HMPC, ESCOP, WHO, Kommission E; **Inhaltsst.:** geringe Mengen Oleanolsäure*-Glykoside (Eleutheroside, den Hedera-Saponinen ähnl.), Sitosterolglucosid, Lignane*, Cumarine*; nach Ph.Eur. mind. 0.08 % berechnet als Summe der Gehalte von Eleutherosid B und Eleutherosid E.; **Wirk.:** Steigerung der unspezifischen Immunabwehr, adaptogene Effekte; **Anw.:** (med.) wie Ginseng (s. Panax ginseng) als Tonikum zur Stärkung u. Kräftigung bei Ermüdungs- u. Schwächegefühlen, bei nachlassender Leistungs- u. Konzentrationsfähigkeit.

**Elimination:** Evasion; Entfernung einer Substanz aus dem betrachteten Kompartiment*; der Begriff E. umfasst **1.** i. w. S. alle Prozesse, die zu einer Konzentrationsabnahme der Substanz im Blutplasma führen, d. h. Distribution*, Metabolismus* u. Ausscheidung aus dem Körper; **2.** i. e. S. nur die Ausscheidung (Exkretion). **Bestimmung:** Durch Plasmakonzentrationskurven* werden Aussagen über die gesamte E. gewonnen, während Harnausscheidungskurven* nur Aussagen zur Ausscheidung liefern. **Eliminationsmechanismen:** Ausscheidungsmechanismen; **1.** Ausscheidung über die Nieren (renal): Eliminationsmechanismus für die meisten Wirkstoffe; aus dem Blut gelangen sie über die glomeruläre Filtration in den Primärharn* (bei $M_r$ <5000 ungehindert, darüber in abnehmendem Ausmaß). Während manche Substanzen durch tubuläre Rückresorption wieder ins Blut gelangen können (lipophile Substanzen wie z. B. nicht biotransformierte Wirkstoffe), werden andere durch tubuläre Sekretion aktiv ausgeschieden (z. B. Penicilline*). Zur Diagnostik vgl. Clearance; **2.** Ausscheidung über die Leber (biliär): zweitwichtigste Eliminationsmechanismus für Wirkstoffe; nach der Metabolisierung in der Leber werden sie in die Galle und schließlich in den Darm abgegeben. Betrifft insbes. Substanzen mit $M_r$ >500, die häufig zu Glucuroniden* metabolisiert werden (z. B. Digoxin*, Estradiol*); nach Spaltung der Glucuronide können sie im Darm rückresorbiert werden (s. Kreislauf, enterohepatischer); vgl. Metabolismus. **3.** Weitere mögl. Ausscheidungsmechanismen sind: über die Lunge (z. B. Inhalationsnarkotika, s. Narkotika), über die Darmschleimhaut (intestinale E.), über die Haut

(Schweißbildung), über Speichel od. Muttermilch. **Eliminationsgeschwindigkeit:** Die Elimination folgt meist einer Kinetik 1. Ordnung (s. Reaktionsordnung); dann gibt die Geschwindigkeitskonstante der E. $k_e$ an, wie viel von der im Verteilungsvolumen* vorhandenen Substanz pro Zeiteinheit (meist $h^{-1}$) eliminiert wird. Die Geschwindigkeit (im Einkompartimentsystem 1. Ordnung, s. Kompartimentmodelle) berechnet sich über die Plasmakonzentrationskurven*; bei i. v. Injektion direkt aus dem (negativen) Anstieg der Geraden bei halblogarithm. Darstellung, bei extravasaler Applikation* meist durch Extrapolation des terminalen Abfalls der Plasmakonzentrationskurve im halblogarithm. Maßstab (s. Abschälmethode, Flipflop-Kinetik). **Eliminationshalbwertzeit:** $t_{1/2}$; HWZ; Plasmahalbwertzeit; Zeit, in der die Hälfte des Wirkstoffs aus dem Plasma eliminiert wird; ein anschaul. pharmakokinet. Sekundärparameter, der von den Primärgrößen Clearance* u. Verteilungsvolumen* abhängt; wichtig zur Berechnung des Dosierungsintervalls bei Mehrfachapplikation*. Die Eliminationshalbwertzeit ist stets umgekehrt proportional der Geschwindigkeitskonstanten der Elimination. Bei Kinetik 0. Ordnung ist sie darüber hinaus proportional zur Anfangskonzentration $C_0$, bei 1. Ordnung konzentrationsunabhängig u. bei 2. Ordnung umgekehrt proportional zu $C_0$; vgl. Reaktionsordnung (Tab. dort). Häufig weist ein Plasmakonzentrations-Zeit-Verlauf mehrere Phasen (d. h. mehrere HWZ) auf. In diesem Fall ist insbes. die letzte Phase mit der sog. terminalen HWZ von Bedeutung, die sich aus der terminalen Eliminationsgeschwindigkeitskonstanten ($\lambda_z$) ableitet. Streng zu unterscheiden ist die Wirkhalbwertzeit (die Zeit, in der die Wirk. eines Wirkstoffs auf die Hälfte abgefallen ist), da sie häufig nicht mit der Eliminationshalbwertzeit korreliert.

**Elimination, präsystemische:** s. First-pass-Effekt.

**Eliminationsreaktionen, unimolekulare:** s. Reaktionen, konzertierte.

**ELISA:** Abk. für (engl.) *enzyme-linked immuno sorbent assay;* immun. Methode, bei der spezif. Antikörper* (od. Antigene*) gegen das zu bestimmende Antigen (od. Antikörper) an einen Träger (z. B. Cellulose, Polystyrol) gebunden sind; sog. heterogener Enzym*-Immunoassay; nach der Antigen*-Antikörper-Reaktion werden die Immunkomplexe durch einen weiteren Antikörper detektiert. Dieser ist mit einem Enzym gekoppelt u. wird nach Reaktion mit einem chromogenen Substrat photometr. bestimmt.

**Elixier, aromatisches:** s. Elixir aromaticum.

**Elixir** (arab. al iksir, das Wesentliche): Elixier; weingeistige od. weinige Tinkturen (s. Tincturae) mit Zusätzen von z. B. Zucker, Extrakten, äther. Ölen; **Hinweis:** Viele der heute noch gebräuchl. sog. Lebenselixiere stammen aus alchemist. Zeit.

**Elixir ad longam vitam:** s. Tinctura Aloes composita.

**Elixir aromaticum:** aromatisches Elixier; Zusammensetzung: Ph.Helv., 0.1 T. Crocus, 0.15 T. Flos Caryophylli, 0.15 T. Semen Myristicae, 0.2 T. Cortex Cinnamomi werden mit 20 T. Ethanol 6 Tage mazeriert u. der Auszug mit 10 T. Spiritus e Vino, 56 T. Sirupus simplex u. 15 T. Aqua Aurantii floris versetzt; **Anw.:** Stomachikum*; Aromatikum in Mixturen.

**Elixir Aurantii compositum:** Elixir stomachicum Hoffmanni, Elixir viscerale Hoffmanni; Pomeranzenelixier, Hoffmann-Magenelixier; Zusammensetzung: DAB, 20 T. fein zerschnittene Pomeranzenschalen, 4 T. fein zerschnittener Ceylonzimt, 1 T. Kaliumcarbonat, 100 T. Xereswein*, 2 T. Enzianextrakt, 2 T. Wermutextrakt, 2 T. Bitterklee-Extrakt; **Anw.:** bei Magenbeschwerden.

**Elixir Cinchonae:** Chinaelixier; Darst.: Ph.Helv., 0.5 T. Extractum* Cinchonae siccum titratum werden in einer Mischung von 21 T. Ethanol, 30 T. Wasser u. 2.5 T. Glycerol (85 %) gelöst u. mit 10 T. Tinctura* aurantii dulcis u. 36 T. Sirupus* simplex versetzt; **Anw.:** Stomachikum*.

**Elixir e Succo Liquiritiae:** Elixir regis Daniae, Elixir pectoralis; Dänische Königstropfen, Brustelixier; Zusammensetzung: DAB, 40 T. gereinigter Süßholzsaft, 120 T. Wasser, 6 T. Ammoniaklösung* 10 %, 1 T. Anisöl, 1 T. Fenchelöl, 32 T. Ethanol; vgl. Glycyrrhiza glabra; Elixir pectorale; Guttae pectorales Thymi.

**Elixir Ferri aromaticum:** aromatisches Eisenelixier; Darst.: Ph.Helv., einer Lsg. von 7 T. Ferrum oxydatum saccharatum in 65.5 T. Wasser werden 0.5 T. Tinctura* Aurantii dulcis, 0.3 T. Tinctura* aromatica, 15.2 T. Ethanol u. 11.5 T. Saccharose hinzugefügt; **Anw.:** als mildes, angenehm schmeckendes Eisenpräparat bei Anämien; **Dos.:** 3-mal/d 1 TL bis 1 EL.

**Elixir pectorale:** Brust-Elixier; Darst.: Ph.Helv., 0.1 g Aetheroleum Anisi u. 0.1 g Aetheroleum Foeniculi in 16 g Ethanol werden 4 g Solutio Ammonii hydroxydati 10 %, 40 g Extractum* Liquiritiae fluidum u. 40 g Aqua destillata zugesetzt; **Anw.:** Expektorans* bei Bronchialkatarrh. Vgl. Elixir e Succo Liquiritiae.

**Elixir pectoralis:** s. Elixir e Succo Liquiritiae.

**Elixir regis Daniae:** s. Elixir e Succo Liquiritiae.

**Elixir stomachicum Hoffmanni:** s. Elixir Aurantii compositum.

**Elixir viscerale Hoffmanni:** s. Elixir Aurantii compositum.

**Ellagsäure:** Dilacton der Hexahydroxydiphensäure, einer Digallussäure (Strukturformel: s. Abb.); Baustein kondensierter, aber hydrolysierbarer pflanzlicher Gerbstoffe*, die als Ellagitannine od. Ellagen-Gerbstoffe bezeichnet werden.

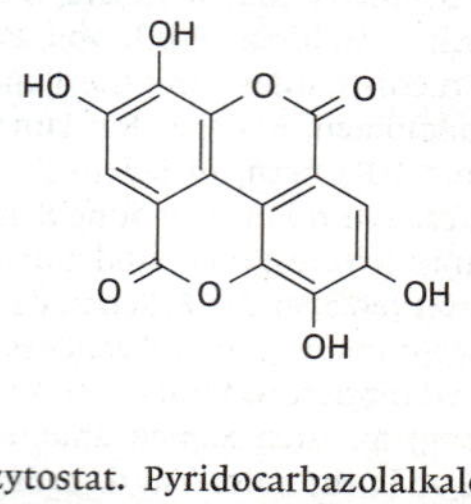


**Ellagsäure**

**Ellipticin:** zytostat. Pyridocarbazolalkaloid (Indolalkaloid*); isoliert aus Ochrosia-Arten (Fam. Apocynaceae). Vgl. Interkalation.

**Elliptizität:** Symbol θ; Maß für die Art der Polarisierung von Strahlung, die bei Messung des Zirku-

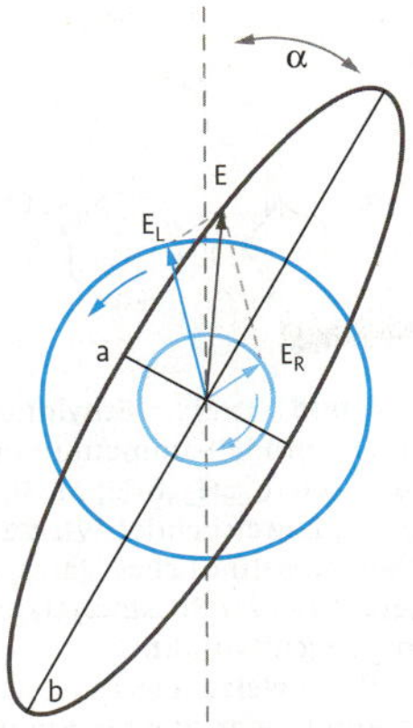


**Elliptizität:** $\vec{E}_L$: elektrischer Feldvektor von linkszirkular polarisiertem Licht, $\vec{E}_R$: elektrischer Feldvektor von rechtszirkular polarisiertem Licht (jeweils nach Durchtritt durch eine optisch aktive Substanz); $\vec{E}$: Summenvektor (Summe der entgegengesetzt rotierenden Vektoren $\vec{E}_L$ u. $\vec{E}_R$); a: kurze Achse der Ellipse, auf der $\vec{E}$ rotiert; b: lange Achse dieser Ellipse; α: Neigung von b zur Ordinate

lardichroismus* nach Durchtritt von linear polarisierter Strahlung durch eine Substanz entsteht; **Grundlage:** Elliptizität entsteht durch unterschiedl. Absorption von links- u. rechtszirkular polarisierter Strahlung (s. Polarisation des Lichtes) im Bereich der Absorptionsbande einer opt. aktiven Substanz (vgl. ORD). Linear polarisiertes Licht ist eine Überlagerung zweier entgegengesetzt zirkular polarisierter Strahlen. Die opt. Drehung resultiert aus der versch. Geschwindigkeit, mit der rechts- u. linkszirkular polarisierte Strahlung sich durch eine opt. aktive Substanz fortpflanzen. Im Bereich einer Absorptionsbande kommt noch die unterschiedl. Absorption für den rechts- u. linkszirkular polarisierten Strahl hinzu. **Berechnung:** Nach dem Durchtritt sind die elektr. Feldvektoren der beiden zirkular polarisierten Strahlen wegen der unterschiedl. Laufzeit in ihrer Phase verschoben u. besitzen wegen der unterschiedl. Absorption ungleiche Intensität (s. Abb.). Durch Addition erhält man den Summenvektor $\vec{E}$ der austretenden Strahlung, der auf dem Umfang einer Ellipse rotiert. Elliptizität wird in Winkelgraden angegeben u. ist definiert als: $\theta = \arctan (a/b)$, wobei a die kurze u. b die lange Achse der Ellipse ist. Es gilt auch: $\theta = \arctan [(\vec{E}_L - \vec{E}_R)/(\vec{E}_L + \vec{E}_R)]$. Die Differenz $\vec{E}_L - \vec{E}_R$ misst man mit einem Dichrographen. Der Winkel α gibt die Neigung der langen Achse der Ellipse zur Ordinate an. Im Grenzfall gleicher Absorption ($\vec{E}_L = \vec{E}_R$) gibt α den Winkel der opt. Drehung an. Ellipsometer, die direkt die Elliptizität messen, sind nicht mehr üblich. Vgl. Aktivität, optische; Drehung, spezifische.

**Elmenrinde:** s. Ulmus minor (Cortex Ulmi).

**Elongasen:** zu den Ligasen gehörende Enzyme*, welche die Bildung von längerkettigen, gesättigten u. ungesättigten Fettsäuren* katalysieren; **Vork.:** in Mitochondrien* u. im endoplasmatischen Retikulum*.

**Elongationsfaktoren:** Abk. EF; GTP-bindende Proteine, die bei der Elongation der Polypeptidketten während der Translation erforderl. sind.

**Eloxieren:** s. Aluminium.

**Eltrombopag** (INN): (Z)-3′-{N′-[1-(3,4-Dimethylphenyl)-3-methyl-5-oxo-1,5-dihydropyrazolyliden]hydrazin}-2′-hydroxybiphenyl-3-3-carbonsäure; $C_{25}H_{22}N_4O_4$; $M_r$ 442.47; **Wirk.:** niedermolekularer Thrombopoetin*-Rezeptor-Agonist; **Ind.:** idiopath. thrombozytopen. Purpura; **UAW:** Kopfschmerzen; **Dos.:** initial 50 mg p. o., Anpassung der Folgedosen (25–75 mg/d) in Abhängigkeit von der Thrombozytenzahl.

**Eltzkraut:** s. Artemisia absinthium (Absinthii herba).

**Eluat:** s. Elution.

**Eluatfaktor:** s. Vitamin B (Folsäure).

**Eluent:** s. Elution.

**Elution** (lat. eluo auswaschen): Herauslösen von sorbierten Substanzen aus Adsorbenzien mit einem geeigneten Eluenten (Elutionsmittel; Flüss. od. Gas); die erhaltene (abtropfende) Lsg. nennt man Eluat. Vgl. Sorption; Reihe, elutrope; Säulenchromatographie.

**Elymus repens:** s. Agropyrum repens.

**EMA:** Abk. für (engl.) *European Medicines Agency*; veraltet EMEA (Abk. für European Medicines Evaluation Agency); Europäische Zulassungsagentur für Arzneimittel mit Sitz in London; 1995 eröffnete Agentur, deren Aktivitäten dem Gesundheitsschutz u. der Gesundheitsförderung der Bürger in den Mitgliedstaaten der EU dienen soll. Über ein zentrales Zulassungsverfahren für Arzneimittel soll der Zugang zu innovativen therap. Möglichkeiten verbessert u. der freie Warenverkehr pharmaz. Präparate innerhalb der EU erleichtert werden. Neben Zulassungsangelegenheiten hat die Agentur noch weitere Aufgaben, z. B. die Koordinierung einzelstaatl. Aktivitäten auf dem Gebiet der Arneimittelsicherheit. Die EMA spielt auch eine wichtige Rolle bei der internationalen Harmonisierung der Zulassungsanforderungen, die sich die Internationale* Harmonisierungskonferenz zum Ziel gesetzt hat. Zu den zentralen Gremien der EMA gehören das ständige Sekretariat mit dem Ausschuss für Arzneispezialitäten (engl. Committee for Medicinal Products for Human Use, Abk. CHMP*) u. dem Ausschuss für Tierarzneimittel (engl. Committee for Medicinal Products for Veterinary Use, Abk. CVMP*); s. Arzneimittelzulassung.

**Emaculatio:** Fleckentfernung (auch die kosmet. Anw.).

**Emanation** (lat. emenatio Ausfluss): Bez. für radioaktive Gase (gasförmige Zerfallsprodukte), die aus den radioaktiven Elementen Radium*, Actinium* u. Thorium* entstehen u. Isotope des Radons* darstellen.

**Embden-Meyerhof-Parnas-Weg:** s. Glykolyse.

**Embolie:** akute Verlegung eines Gefäßlumens durch einen Embolus; **Einteilung:** (pathophysiol.) **1. venöse** E.: Ursprungsort in einer Vene des großen Blutkreislaufs, v. a. im Bereich der unteren Extremitäten; der Embolus führt zu einer Lungenembolie; **2. arterielle** E.: Ursprungsort ist v. a. das sog. linke Herz, seltener Aorta od. große Arterien; häufigste Lokalisationen sind extra- u. intrakranielle Gefäße, Gefäße der unteren Extremität u. viszerale Gefäße; klin. Folgen: ischämischer Schlaganfall*, akuter Arterienverschluss, Mesenterialgefäßverschluss, Nierenembolie; **3. paradoxe** E.: Ursprungsort in einer Vene des großen Blutkreislaufs; der Embolus gelangt z. B. durch ein offenes Foramen ovale (z. B. bei Vorhofseptumdefekt) in Arterien des großen Blutkreislaufs u. führt zu Sympt. der arteriellen Embolie; **4. retrograde** E.: Ursprungsort ist eine große Vene; der Embolus führt zu einer E. in einer kleinen (retrograden) Vene; Urs. ist wahrscheinl. eine partielle Strömungsumkehr des Bluts (z. B. bei intraabdominaler Druckerhöhung). **Formen:** z. B. Thromboembolie, Parenchymembolie, E. durch Bakterien, Gas, Fett, Fruchtwasser, Fremdkörper od. Cholesterolkristalle.

**Embonate:** veraltet Pamoate; chem. Kurzbez. für 4,4′-Methylen-bis[3-hydroxy-2-naphthoate]; Salze der Embonsäure*; **Anw.:** E. bewirken eine Verzögerung der Wirkstofffreigabe von Arzneimitteln (Depotwirkung).

**Embonsäure:** veraltet Pamoasäure; 4,4′-Methylenbis(3-hydroxy-2-naphthoesäure); CAS-Nr. 130-85-8; $C_{23}H_{16}O_6$; $M_r$ 388.4.

**Embryo:** **1.** (med.) Frucht in der Gebärmutter während der Zeit der Organentwicklung (beim Menschen bis zum 3. Monat, danach Fetus* genannt); **2.** (bot.) junge Pflanze im Samen, die sich bis zur Keimung im Ruhestadium befindet; hieraus entsteht im Embryosack* der Samenanlage* der Sporophyt*. Neben den Keimblättern lässt er bereits die Keimwurzel (Radicula) u. den Keimspross (Plumula) erkennen. Vgl. Samenbildung.

**Embryosack:** (bot.) liegt im Nucellus* der Samenanlage* u. enthält neben der Eizelle die 2 Synergiden* u. 3 Antipoden*, wobei es sich um Zellen mit je einem Zellkern* handelt, die an den Polen im Inneren des E. liegen; in der Mitte des E. befindet sich der diploide (s. Diploidie), durch Verschmelzung der beiden Polkerne* gebildete, sekundäre Embryosackkern; vgl. Samenbildung.

**EMD:** Abk. für **E**inzel**m**aximal**d**osis; s. Dosis.

**Emdex®:** Maltodextrin*; hergestellt durch enzymat. Hydrolyse von Stärke mit Amylase*, anschließend gereinigt u. sprühgetrocknet zu einheitl., kugelförmigen, porösen Körnern; besteht aus 92 % Glucose, 5 % Maltose u. 3 % Oligosacchariden; letztere sollen für die Bindefähigkeit des Hilfsstoffs verantwortl. sein. Süßer Geschmack, direkttablettierbares Füll- u. Bindemittel (Zusatz mind. 20 %) zur Herst. von Lutschtabletten.

**EMEA:** Abk. für **E**uropean **M**edicines **E**valuation **A**gency; s. EMA.

**Emedastin** (INN): 1-(2-Ethoxyethyl)-2-(hexahydro-4-methyl-1*H*-1,4-diazepin-1-yl)-1*H*-benzimidazol; CAS-Nr. 87233-61-2; $C_{17}H_{26}N_4O$, Strukturformel: s. Abb.; $M_r$ 302.4; Schmp. 148 °C; **Wirk.:** Histamin*-$H_1$-Rezeptoren-Blocker; geringe Resorption; **Ind.:** symptomat. Behandlung der allerg. Konjunktivitis; **UAW:** Brennen u. Stechen (okulär), Hyperämie; **Dos.:** topisch; Augentropfen 0.5 mg/mL, max. 4 Tr. pro Auge u. Tag.

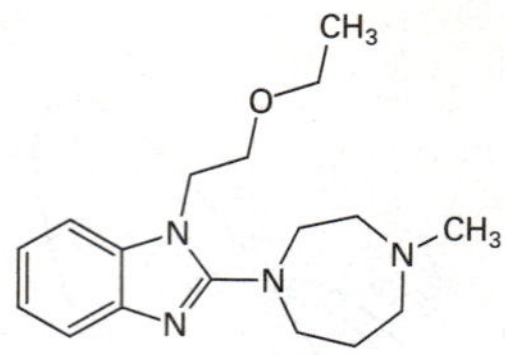


**Emedastin**

**Emeproniumbromid** (INN): Ethyldimethyl(1-methyl-3,3-diphenylpropyl)-ammoniumbromid; CAS-Nr. 3614-30-0; $C_{20}H_{28}BrN$; $M_r$ 362.4; Schmp. 204 °C; wegen unzureichender Wirksamkeit nicht mehr im Handel befindliches Parasympatholytikum*; frühere Anw. als Spasmolytikum*, v. a. bei Spasmen im Urogenitaltrakt.

**Emergenzen:** (bot.) vielzellige Anhangsgebilde, an deren Entstehung nicht nur die Epidermis*, sondern auch tiefer liegende Gewebeteile beteiligt sind, z. B. Stacheln* der Rose.

**Emerson-Effekt:** die Steigerung der photosynthet. Quantenausbeute im Bereich des langwelligen Rotlichts (700 nm) durch Licht kürzerer Wellenlänge (kleiner als 670 nm); der E.-E. beweist, dass an der photosynthet. Sauerstoffentwicklung zwei Photosysteme mit unterschiedl. Pigmentsystemen beteiligt sind.

**Emesis** (gr. emema das Erbrochene): s. Erbrechen.

**Emetika:** Vomitiva, Brechmittel; Substanzen, die Erbrechen auslösen, ohne wesentl. allg. Vergiftungssymptome od. Stoffwechselveränderungen zu bewirken; **Einteilung: 1.** periphere od. Reflexemetika: beeinflussen afferente, in der Magenschleimhaut liegende Fasern des Nervus vagus; z. B. Cephaelis* ipecacuanha bzw. Emetin*; **2.** zentrale Emetika: beeinflussen die chemorezeptive Trigger-Zone der Medulla oblongata, z. B. Apomorphin*, herzwirksame Glykoside* (in tox. Dosis); **Anw.:** zur Magenentleerung bei Intoxikationen, wenn Magenspülung nicht mögl. ist.

**Emetikokathartika:** gleichzeitig Erbrechen u. Diarrhö erzeugende Mittel.

**Emetin:** Methylcephaelin; $C_{29}H_{40}N_2O_4$, Strukturformel: s. Cephaelis ipecacuanha (Abb. dort); $M_r$ 480.63; Schmp. 74 °C; Alkaloid* aus der Wurzel von Cephaelis ipecacuanha; weißes Pulver od. Stücke, leicht lösl. in Ethanol u. Chloroform, wenig lösl. in Wasser; **Anw.:** s. Emetindihydrochlorid.

**Emetindihydrochlorid:** Emetinum hydrochloricum, Emetinum chloratum; CAS-Nr. 316-42-7; $C_{29}H_{40}N_2O_4 \cdot 2\,HCl \cdot x\,H_2O$; $M_r$ 553.6 (wasserfrei); obwohl der Wassergehalt fast linear von der relativen Luftfeuchtigkeit abhängt, schreibt die Ph.Eur. stöchiometr. Hydrate vor; **Emetindihydrochlorid-Heptahydrat:** Emetini hydrochloridum heptahydricum Ph.Eur., Emetinum hydrochloricum heptahydricum; CAS-Nr. 79300-08-6; entspricht dem Wassergehalt bei Lagerung unter fast 100 % relativer Luftfeuchtigkeit. **Emetindihydrochlorid-Pentahydrat:** Emetini hydrochloridum pentahydricum Ph.Eur., Emetinum hydrochloricum pentahydricum; entspricht dem Wassergehalt bei Lagerung unter ca. 80 % relativer Luftfeuchtigkeit; weißes, krist. Pulver, leicht lösl. in Wasser, Ethanol u. Chloroform; lichtempfindlich; **Anw.:** Emetikum*, Expektorans* u. bei Amöbiasis* (Protoplasmagift); **Dos.:** EMD 0.05 g, TMD 0.1 g.

**Emiozytose:** syn. Emiosis; elektronenmikroskop. zu beobachtender Sekretionsvorgang bei in Granulaform gespeicherten Hormonen, z. B. Insulin*, Proinsulin u. Glucagon*; die membranumhüllten Granula wandern zur Zellmembran, die beiden Membranen verschmelzen, die Nahtstelle reißt auf, die Granula werden in den Extrazellularraum sezerniert.

**Emission:** **1.** (physik.) Aussendung von elektromagnet. od. Teilchenstrahlung; **2.** (techn.) Abgabe von festen, flüss., gasförmigen Stoffen, von Energie, Strahlung, Lärm an die Umwelt; vgl. Immission; **3.** (med.) Entleerung (z. B. der Harnblase).

**Emissionsspektrum:** elektromagnet. Wellenspektrum, das nach Anregung (z. B. durch Erhitzen od. Bestrahlen mit energiereicher Strahlung) von Materie abgestrahlt wird u. somit vom Absorptionsspektrum zu unterscheiden ist; durch die Energiezufuhr werden Elektronen von energieärmeren inneren Orbitalen auf energiereichere äußere Orbitale gehoben. Die beim Zurückspringen der Elektronen aus dem angeregten Zustand in ihre ursprüngl. Lage frei werdende Energie wird in Form von Licht ausgestrahlt. Daraus resultiert ein Spektrum mit einer für das Element bzw. Molekül spezif. Charakteristik; durch Auswertung der E. einer Probe erhält man qualitative u. quantitative Aussagen über deren Zusammensetzung od. Struktur. Elemente ergeben Linienspektren, Moleküle Bandenspektren (syn. Molekülspektren) od. Linienbündel (s. Elektronenspektroskopie). **Anw.:** OES*, Fluoreszenzspektroskopie*, Röntgenfluoreszenzspektroskopie*, Raman*-Spektroskopie.

**EMK:** Abk. für **e**lektro**m**otorische **K**raft*.

**Emmenagoga:** s. Gynäkologika.

**Emmetropie:** Normalsichtigkeit; Achsenlänge u. Brechwert des Auges stehen zueinander im richtigen Verhältnis; die aus dem Unendlichen parallel ins Auge einfallenden Strahlen werden in einem auf der Netzhaut liegenden Brennpunkt vereinigt.

**Emodine:** s. Anthrachinone.

**Emollientia:** erweichende Mittel, z. B. warme Umschläge, Fett, Seife, Species* emollientes.

**Empfängnisverhütung:** s. Kontrazeption; Kontrazeptiva.

**Empfehlungsgrad:** (engl.) *level of recommendation*; Empfehlungsstärke, Empfehlungsklasse; hierarchische Ordnung von in Leitlinien* ausgesprochenen Empfehlungen auf der Basis der evidenzbasierten Medizin*; neben der Validität der Einzelstudien werden bei der Einstufung der Empfehlung auch die klin. Relevanz, die Eignung der Maßnahme für das entspr. Patientenkollektiv, die Kosteneffektivität u. der Grundbedarf des Patientenkollektivs berücksichtigt. Es besteht daher nicht immer ein direkter Zusammenhang zw. Evidenzgrad* u. Empfehlungsgrad (s. Abb.). Als Resultat eines Expertenkonsenses kann z. B. eine Empfehlung auch ohne hierarchisch hochstehenden Evidenzgrad einem hohen E. zugeordnet werden, wenn dies die Lösung eines Versorgungsproblems erfordert. Ein Beispiel für ein Klassifizierungsmodell ist die Einteilung des SIGN (Abk. für Scottish Intercollegiate Guidelines Network), das

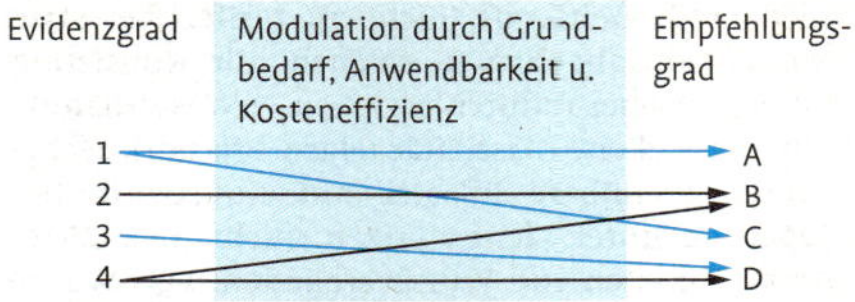


**Empfehlungsgrad:** Einteilung des SIGN (Abk. für Scottish Intercollegiate Guidelines Network)

die Kategorien A bis D mit abnehmendem E. unterscheidet. Immer mehr an Bedeutung gewinnt die Bewertungsmethode der GRADE (Abk. für Grading of Recommendations Assessment, Development and Evaluation), die versucht, die bestehenden Systeme anhand von 4 Kriterien international zu vereinheitlichen: **1.** Evidenz; **2.** Größe des mögl. Nutzens od. Schadens einer Intervention mit der Fokussierung auf patientenrelevante Endpunkte; **3.** damit verbundene Wertvorstellungen; **4.** Ressourcenverbrauch. Nach GRADE werden die Kategorien „high“, „moderate“, „low“ u. „very low“ definiert.

**Empfindlichkeit:** **1.** (instrumentell-analyt.) Bez. für das Verhältnis zw. Detektorsignal u. Konz. des Analyten; die E. ist also die Steigung der Geraden für den Detektorresponse im linearen Bereich eines Detektors* (Steigung der Kalibrationsgeraden). **2.** oft weniger korrekt als Bez. für Erfassungsgrenze* verwendet; **3.** E. von Waagen*.

**Emphysem:** Aufblähung; Ansammlung von Gasen (z. B. als Fäulnisemphysem durch gasbildende Bakt.) od. Luft in ungewöhnl. Maß in bereits lufthaltigen Geweben u. Organen (z. B. Lungenemphysem) od. in Geweben ohne Luftgehalt (z. B. Hautemphysem).

**Emphysema pulmonum:** s. Lungenemphysem.

**Emplastra:** Pflaster; ÖAB, zum äußerl. Gebrauch bestimmte Arzneizubereitung, deren Grundmasse i. d. R. aus Bleisalzen höherer Fettsäuren besteht; neben gelbem Blei(II)-oxid, Ölen u. Fetten finden ggf. auch Wachse, Harze u. Balsame (evtl. unter Zusatz von Wirkstoffen) Verwendung bei der Herstellung. E. sind bei Zimmertemperatur fest u. in der Hand knetbar; beim Erwärmen werden sie flüssig u. können auf eine geeignete Unterlage gestrichen werden. Sie kommen als Tafeln, Stangen od. Stücke von versch. Form in den Handel. **Bedeutung:** früher dermatolog. bedeutend; heute selten eingesetzt (z. B. Emplastrum* Plumbi, obsolet).

**Emplastra adhaesiva:** Collemplastra; Heftpflaster; Ph.Eur. (in Ph.Eur.6 nicht enthalten), dienen als Fixiermittel zum Befestigen von Wundauflagen auf der Haut u. enthalten keine Wirkstoffe; sie bestehen aus einer Klebemasse (stark klebend auf trockener Haut, jedoch ohne Hautschädigung entfernbar), in gleichmäßiger Schicht aufgetragen auf einen Träger aus Gewebe, Vliesstoff od. Kunststofffolie. Die Klebeschicht (z. T. auch bei aufgerollten E. a.) ist mit einer Schutzfolie abgedeckt. E. a. können perforiert, starr, dehnbar od. elast. sein, ferner wasser-, dampf- u. luftdurchlässig od. wasserdicht, jedoch dampfdurchlässig. **Prüfung:** Vorgeschrieben sind nach Ph.Eur. Prüfungen auf

Klebekraft, Reißkraft (nicht zu prüfen bei elast. Emplastra adhaesiva u. solchen mit Kunststofffolie), Wasserundurchlässigkeit, Wasserdampfdurchlässigkeit, Elastizität (elast. Pflaster), Dehnbarkeit (dehnbare Pflaster mit Kunststofffolie). Lagerung unter Lichtschutz u. nicht über 25 °C; **Anw.**: Fixieren von Wundverbänden. Vgl. Wundschnellverband; Emplastra.

**Emplastra transcutanea:** s. Systeme, transdermale therapeutische.

E

**Emplastrum diachylon:** s. Emplastrum Plumbi.

**Emplastrum Lithargyri:** s. Emplastrum Plumbi.

**Emplastrum Plumbi:** Plumbi emplastrum, Emplastrum Lithargyri, Emplastrum diachylon; Bleipflaster; Emplastrum* mit einem Gehalt von mind. 29.0 % u. max. 32.5 % Blei*; grauweiße bis gelbl. Masse; **Darst.**: DAC, 1 T. Blei(II)*-oxid wird in 2 T. Olivenöl (60 °C) dispergiert, unter ständigem Umrühren auf 105–110 °C erhitzt. Durch Zugabe von heißem Wasser in kleinen Anteilen bei 110 °C (max. 120 °C) wird das Pflaster gebildet. Die Pflasterbildung ist abgeschlossen, wenn eine Probe sich in kaltem Wasser kneten lässt ohne zu kleben. Das gebildete Glycerol wird bei 40 °C in Wasser ausgeknetet u. das Emplastrum Plumbi bei 95 °C getrocknet. Lagerung: dicht verschlossen; unter Lichtschutz; max. 1 Jahr lang nach Herstellung; Best. in Unguentum Plumbi oxydati. **Emplastrum Plumbi simplex:** einfaches Bleipflaster, Emplastrum diachylon simplex; Darst.: ÖAB, gleiche Teile Schweineschmalz, Erdnußöl u. fein gepulvertes Bleioxid werden wie unter Emplastrum Plumbi beschrieben zum Pflaster umgesetzt. Die Anw. als Zug- u. Furunkelpflaster ist obsolet.

**Emplastrum Plumbi simplex:** s. Emplastrum Plumbi.

**Emplastrum saponatum:** Seifenpflaster; Herst.: ÖAB, 80 T. einfaches Bleipflaster u. 10 T. weißes Wachs werden zusammengeschmolzen; anschließend wird eine Verreibung von 5 T. Natronseife u. 1 T. Campher in 4 T. Erdnußöl in die halb erkaltete Mischung eingearbeitet; Blei-Gehalt mind. 22.7 und max. 26.5 %.

**Emplastrum saponatum salicylatum:** Salicylseifenpflaster; Herst.: ÖAB, Zusammenschmelzen von 80 T. Seifenpflaster (s. Emplastrum saponatum) u. 10 T. weißem Wachs (Cera alba; s. Wachse), anschließendes Dispergieren von 10 T. fein gepulverter Salicylsäure* in die halb erkaltete Mischung; **Anw.**: v. a. zur Behandlung von Hühneraugen u. Warzen.

**Empleurum serrulatum:** Fam. Rutaceae; Südafrika; Stpfl. von **Empleurum-Blättern:** die Blätter ähneln denen von Agathosma* serratifolia; **Inhaltsst.**: Diosphenol*, Methylnonylketon, Hesperidin*, Diosmin* u. a.; **Anw.**: vielfach (als Verfälschung) der Handelsware Folia Bucco (s. Agathosma betulina) beigemischt.

**Empleurum unicapsulare** (L.f.) **Skeels:** Fam. Rutaceae; Südafrika; Stpfl. von **Empleurum-Blättern:** die Blätter ähneln denen von Agathosma* serratifolia; **Inhaltsst.**: Diosphenol*, Methylnonylketon, Hesperidin*, Diosmin* u. a.; **Anw.**: vielfach (als Verfälschung) der Handelsware Folia Bucco (s. Agathosma betulina) beigemischt.

**Empyem:** Eiteransammlung in präformierter Körperhöhle, z. B. Gallenblasenempyem, Gelenkempyem, Pleuraempyem; **Ther.**: operative Eröffnung, Drainage, Spülung, Antibiotika*.

**empyreumatisch:** durch trockene Destillation od. Verkohlung entstanden, von brenzligem Geruch u. Geschmack.

**Emser Salz, künstliches:** s. Sal anticatarrhale compositum.

**Emtricitabin:** 2′-Deoxy-5-fluor-3′-thiacytidine; *β-L*-(–)-(2*R*,5*S*)-5-Fluor-1-[2-(hydroxymethyl)-1,3-oxathiolan-5-yl]cytosin; CAS-Nr. 143491-57-0; $C_8H_{10}FN_3O_3S$, Strukturformel: s. Abb.; $M_r$ 247.25; Cytosin-Analogon; **Wirk.**: nucleosidischer Reverse*-Transkriptase-Inhibitor; **Ind.**: Behandlung der Infektion mit HIV-1 in Kombination mit anderen antiretroviralen Wirkstoffen; **Kontraind.**: Stillzeit (strenge Indikationsstellung in der Schwangerschaft); **UAW:** u. a. Kopfschmerz, Diarrhö, Übelkeit, erhöhte Kreatinkinase-Werte.

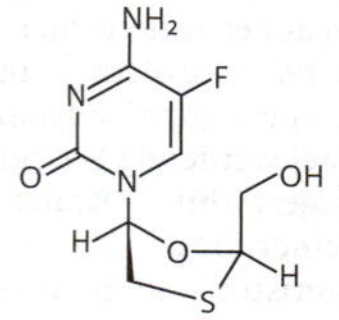


**Emtricitabin**

**Emulgatoren:** molekular lösl. Stoffe mit lyobipolarem Charakter (s. Tenside); je nachdem, ob der hydrophile (wasserlösl.) od. der lipophile (oleophile, öllösl.) Molekülanteil überwiegt, lösen sich E. in einer der beiden untereinander nicht mischbaren Phasen (z. B. Wasser u. Öl) besser, reichern sich orientiert in der Grenzfläche zw. diesen Phasen an, setzen die Grenzflächenspannung herab u. vermögen elast. Emulgatorfilme auszubilden. E. gehören in die große Gruppe der **grenzflächenaktiven Substanzen**, der Tenside*. In Abhängigkeit von den Konzentrationsverhältnissen der Wasser-, Öl- u. Emulgatorphase können kolloidphysik. komplexere Systeme vorliegen (z. B. mizellare Lösungen, flüssig-kristalline Bereiche). E. dienen der Herst. u. Stabilisierung von Emulsionen, Suspensionen u. Salben (abhängig von den Eigenschaften u. der Konz. der Emulgatoren). Sie verringern die nötige Emulgierarbeit, d. h., sie setzen den Energiebedarf durch die Erniedrigung der Oberflächen- bzw. Grenzflächenspannung herab. Der resultierende Emulsionstyp (s. Emulsionen) wird durch den Emulgator u. dessen Affinität (d. h. Löslichkeit) zur äußeren Phase mitbestimmt. **Formen: 1. O/W-Emulgatoren:** u. a. stark hydrophile, schwach alkal. reagierende Alkali- od. Triethanolamin-Salze von Fettsäuren (Seifen), die zur Herst. kosmet. verwendeter Stearatcremes (Tagescremes, vanishing creams) Anw. finden; bilden mit Erdalkalimetall-Ionen jedoch schwer wasserlösl. Seifen (wirken als W/O-Emulgatoren); weitere anion. E. sind Alkylsulfate* der Kettenlänge $C_{12}$ bis $C_{18}$ in Form von Natriumlauryl-, -cetyl- od. -stearylsulfat (s. Natriumcetylstearylsulfat), Alkylsulfonate* u. andere saure Verbindungen u. deren Salze wie saure Saponine u. Cholate. Die Emulgierwirkung wird durch das starke Hydratationsvermögen der Alkali-Kationen am anion. Carboxyl-, Sulfat- od. Sulfonatrest bestimmt. Diese anion. E. können z. B. mit großen org. Arzneistoff-Kationen inkompatibel sein, d. h. schwer lösliche Salze ausbilden. Kationische E. (Invertseifen, z. B. Benzalkoniumchlorid, -bromid, Alkoniumchlorid, Cetrimidum, Cetylpyridiniumchlorid) zeigen diese Inkomp. nicht, werden jedoch nur in Ausnahmefällen eingesetzt, da sie sich physiol. nicht indifferent verhalten (starke Eiweißbindung, antisept. Wirkung). Zu den ionischen E. können auch die amphoteren E. gezählt werden, die im Molekül sowohl anion. als auch kation. Gruppen enthalten (z. B. Betaine, Proteine, Lecithin, Gelatine, Casein u. a.; vgl. Ampholytseifen) u. als O/W- u. W/O-Emulgatoren wirken. Am häufigsten werden nichtionogene E. vom Typ der Ester u. Ether der Polyethylenglykole mit höheren Fettsäuren bzw. Fettalkoholen herangezogen; z. B. Polysorbate*, Polyoxyethylenglycerolmonostearat, weiterhin Polyethylenglykolstearate u. Polyethylenglykolfettalkoholether. Durch Verknüpfung des hydrophilen mit dem lipophilen Molekülanteil über mehrwertige Alkohole lassen sich die amphiphilen Eigenschaften über die Kettenlänge u. die Anzahl der hydrophilen u. lipophilen Anteile in weiten Grenzen verändern. Nichtionogene O/W-E. stellen synthesebedingt Gemische von homologen Verbindungen od. von Anteilen mit abweichendem Veresterungsgrad dar. Im Ggs. zu den ion. E. sind Inkomp. mit phenol. Substanzen zu erwarten. Für stabile O/W-Emulsionssalben benötigt man meist ein Emulgatorgemisch (sog. **Komplexemulgator**) aus O/W-E. u. einem W/O-E. (s. unten). Solche Emulgatorkomplexe bilden einen besonders stabilen Film aus (z. B. emulgierender Cetylstearylalkohol, Kombinationen von nichtion. O/W-E. mit Cetylstearylalkohol od. Glycerolmonostearat; self emulsifying waxes). Zum Nachw. des Emulgatortyps von O/W-E. in Emulsionen bzw. abwaschbaren Salben eignet sich ein Zusatz von 5 %iger Rivanollösung (Brechen des Emulsionssystems bei Anwesenheit eines anion. Emulgators) u. von 5 %iger Tanninlösung (Brechen des Systems bei Anwesenheit von nichtion. E. mit Polyethylenglykolanteil im Molekül). **2. W/O-Emulgatoren:** amphiphile Verbindungen (s. Amphiphilie) mit mäßig hydrophilen, schwach hydratisierten OH-Gruppen u. ausgeprägt lipophilen Gruppen (Kohlenwasserstoffketten od. Sterolgerüst). Zu diesem Emulgatortyp gehören die Wollwachsalkohole (s. Wollwachs), Cholesterol u. die Sorbitanfettsäureester*, deren hydrophiles-lipophiles Gleichgewicht durch Anzahl u. Länge der Fettsäurereste variiert werden kann. Cetylstearylalkohol* u. Glycerolmonostearat sind W/O-E. mit geringerem Emulgiervermögen u. werden überwiegend in Komplexemulgatoren (s. o.) u. zur Verbesserung der Gelstruktur von Fettphasen herangezogen. E. sind in Absorptionsgrundlagen* (vorwiegend Wollwachs, Wollwachsalkohole sowie hydrophile nichtionische u. anion. Tenside) enthalten. Vgl. Quasiemulgatoren.

**Emulgendum:** seltene Bez. für den unlösl. Bestandteil einer Emulsion* (Öl, Harz, Balsam).

**Emulgor:** Emulsionsmaschine; Homogenisierapparat zur Herst. von Emulsionen*.

**Emulsin:** Sammelbezeichnung für die Enzyme der Bitteren Mandeln (s. Prunus dulcis, Semen Amygdalae amarae) u. a. Pflanzen, die Cyanglykoside* enthalten; s. Amygdalin.

**Emulsio ammoniata:** s. Linimentum ammoniatum.

**Emulsio ammoniata-camphorata:** s. Linimentum ammoniato-camphoratum.

**Emulsio Calcis:** s. Linimentum Calcariae.

**Emulsionen** (lat. emulgere, ausmelken; bezieht sich auf Milch, eine natürliche Emulsion): Emulsionen zum Einnehmen Ph.Eur.6, Emulsiones ÖAB, Emulsiones orales Ph.Helv.; E. sind disperse, mehr od. weniger dickflüssige, zur äußerl. od. innerl. Anwendung bestimmte Zuber., die aus 2 od. mehreren ineinander nicht lösl. Flüssigkeiten bestehen, von denen eine wässrig ist; der Tröpfchendurchmesser liegt im Allg. zwischen 1 u. 20 µm, vgl. Mikroemulsionen. **Einteilung:** Liegen 2 miteinander nicht mischbare Flüssigkeiten vor u. handelt es sich um einfache Emulsionssysteme, kann man 2 Typen von Emulsionen unterscheiden: **1. Öl-in-Wasser-Emulsionen** (O/W-E.), bei denen das Öl als innere, offene od. disperse Phase u. das Wasser als äußere od. geschlossene Phase (Dispersionsmittel) vorliegt; **2. Wasser-in-Öl-Emulsionen** (W/O-E.), bei denen das Wasser als innere Phase u. das Öl als äußere Phase vorliegt; grundsätzl. steht W für hydrophile Phasen u. O für lipophile Phasen; komplexe Emulsionssysteme: s. Emulsionen, multiple. E. enthalten i. d. R. zur Erhöhung ihrer Stabilität noch bestimmte, dem Emulsionstyp entspr. **Emulgatoren*** (O/W- bzw. W/O-Emulgatoren), häufig auch viskositätserhöhende Zusätze zur äußeren Phase u. manchmal feinste Feststoffe als Emulsionsförderer (Bentonit, Magnesiumtrisilicat, Magnesiumhydroxid, Aluminiumhydroxid u. a.; erzeugen sog. **Pickering-Emulsionen** od. armierte E.). Der sich bildende Emulsionstyp ist neben der chem. Struktur der eingesetzten Emulgatoren auch vom Volumenverhältnis der Phasen, von der Viskosität der Phasen u. von der Herstellungstechnologie abhängig. Bei peroralen E. handelt es sich gewöhnlich um O/W-Emulsionen. Dabei ist in vielen Fällen das Öl selbst der Wirkstoff od. er ist in der öligen Phase gelöst (Lebertranemulsion, Paraffinemulsion). Injektions- und Infusionszubereitungen sind Öl-in-Wasser-E. mit geeigneter Teilchengröße (Ph.Eur.6). **Herst.: 1. Suspensionsmethode**: kontinentale Methode; Dispergieren des Emulgators in derjenigen Phase, in der er nicht lösl. ist (innere Phase), u. Verarbeiten mit vorerst nur einem Teil der anderen Phase (äußere Phase, in der der Emulgator lösl., zumindest aber benetzbar, ist) bis zur Bildung eines Emulsionskerns (Primäremulsion, Linctus) u. anschließendem Vermischen mit der restl. äußeren Phase; nur für die Verarbeitung mit grenzflächenaktiven Polymeren (aufgrund möglicher Verklumpung) von Interesse; **2. Lösungsmethode**: englische Methode; Auflösen des Emulgators bzw. seiner Bestandteile (aus denen er sich während der Emulgierung bildet) in der äußeren Phase u. anschließendes portionsweises Einemul-

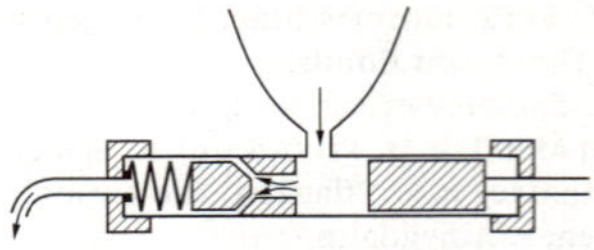

**Emulsionen:** Funktionsprinzip des Düsenhomogenisators

gieren der inneren Phase; die disperse Phase ist so fein zu verteilen u. zu stabilisieren, dass nach der Herst. mind. für einen Zeitraum von 24 h keine Entmischungserscheinungen auftreten u. für einen Zeitraum von 6 Monaten kein Brechen der E. erfolgt. Im Anschluss an die Emulgierung wird die Emulsion mit den übrigen Rezepturbestandteilen gemischt, wobei leicht lösl. Stoffe i. d. R. in einem kleinen, zurückgehaltenen Anteil einer der Flüssigkeiten gelöst u. schwer lösl. mit einer kleinen Menge der Emulsion sorgfältig angerieben werden. E. sind vor der Abgabe u. vor dem Gebrauch zu schütteln. Das Emulgieren wird bei kleineren Ansätzen zunächst durch Rühren in der Reibschale od. Schütteln in geräumigen Flaschen vorgenommen. Zur feineren Dispergierung der inneren Phase, d. h. zur Erhöhung der Stabilität der E. auch für größere Mengen, dienen schnellaufende Rührwerke (z. B. Ultra-Turrax-Geräte), Schüttelmaschinen, Kolloidmühlen, Homogenisiermaschinen (Pressen durch verstellbare Düsen, s. Abb.) od. Ultraschallgeräte. Feindisperse u. haltbare E. sind umso leichter herzustellen (d. h. mit weniger Emulgierarbeit), je stärker die Emulgatoren die Grenzflächenspannung erniedrigen. E. sind physik. instabile Zubereitungen, da die in ihnen verteilten Öltröpfchen zum Zusammenlagern (Agglomerieren) u. zum Aufrahmen* od. zum Absetzen (Sedimentieren) neigen (vgl. Koaleszenz). Zur Aufrechterhaltung des Zerteilungszustandes u. zur Verhinderung ungleichmäßiger Wirkstoffverteilung werden Stabilisatoren, sog. **Quasi-** od. **Pseudoemulgatoren** (z. B. Tragant, Gelatine, Agar-Agar, Alginate, halbsynthet. Celluloseether, Bentonite, Polyacrylsäure, Povidon), eingesetzt. Diese erhöhen die Viskosität u. verzögern od. verhindern das Entstehen von Inhomogenitäten. Unter **Phasenumkehr** (Phaseninversion) versteht man die Vertauschung von innerer u. äußerer Phase, z. B. unter dem Einfluss von Temperaturänderungen (Phaseninversionstemperatur, Abk. PIT) od. Zugabe eines Emulgators vom entgegengesetzten Typ. O/W.-E. sind anfällig gegenüber Mikroorganismen (Bakterien, Schimmelpilze) u. müssen deshalb mit Konservierungsmitteln (meist *p*-Hydroxybenzoesäureester, Sorbinsäure), gegen Verderbnis geschützt werden, vgl. Konservierung. Sofern erforderl., werden auch Antioxidanzien* eingesetzt. **Linimente*** sind zur kutanen Verw. bestimmte Lsg. u. Emulsionen. Auch andere Arzneiformen wie Salben u. Zäpfchen können im physik. Sinne E. darstellen. **Trockenemulsionen** od. Xeroemulsionen (z. B. Trockenmilch) werden durch Zerstäubungstrocknung (Sprühtrocknung*) hergestellt. **Off:** Ph.Eur.6 (den flüssigen Zubereitungen* zum Einnehmen zugeordnet), ÖAB, Ph.Helv.10; **Bestimmung des Emulsionstyps:** zur Vorhersage dient die Bancroft*-Regel, bestimmt wird die Phasenverteilung mit folgende Prüfverfahren: **1. Färbemethode:** Farbstoffe, die in der äußeren Phase lösl. sind, färben die ganze Emulsion einheitlich an. O/W-Emulsionen werden mit wässrigen Lösungen von Methylenblau bzw. Malachitgrün u. W/O-Emulsionen mit einer öligen Lsg. von Sudan III homogen gefärbt. **2. Verdünnungsmethode:** Emulsionen lassen sich nur in der äußeren Phase verdünnen, d. h. O/W-Emulsionen mit Wasser u. W/O-Emulsionen mit lipophilen Flüssigkeiten. **3. Leitfähigkeitsmessung:** Nur O/W-Emulsionen leiten den elektr. Strom. Sicherste Methode zur Ermittlung des Emulsionstyps.

**Emulsionen, multiple:** komplexe Emulsionssysteme, in denen Tröpfchen der dispergierten Phase selber zusätzl. kleinere Tröpfchen enthalten, die sowohl ident. als auch verschieden von der kontinuierl. Phase seien können; m. E. vereinen die Vorteile von W/O-Emulsionen und O/W-Emulsionen in sich, s. Emulsionen. **Formen:** Prinzipiell sind 2 Basisvarianten denkbar. Wasser-in-Öl-in-Wasser (W/O/W) bzw. seltener Öl-in-Wasser-in-Öl (O/W/O). Multiple Emulsionen haben je nach Stabilisierungsmaßnahmen die Tendenz während der Lagerung in einfache Emulsionen umzuschlagen (W/O/W in O/W u. O/W/O in W/O). **Anw. u. Wirk.:** W/O/W-Emulsionen im kosmet. Bereich für die Feuchtigkeitspflege: die äußere wässrige Phase gibt der Haut Feuchtigkeit, die Ölphase pflegt u. schützt vor Feuchtigkeitsverlust u. die Mikro-Wasserteilchen sorgen für eine lang anhaltende Feuchtigkeitsversorgung der Haut. Weiterhin im Lebensmittelbereich (z. B. Leichtmayonnaisen). Vgl. Oleosomen.

**Emulsionsgele:** s. Gelcreme.

**Emulsionsphasenverteilung:** s. Emulsionen (Bestimmung des Emulsionstyps).

**Emulsionspolymerisation:** s. Eudragit; Nanosuspensionen.

**Emulsionssalben:** s. Zubereitungen zur kutanen Anwendung, halbfeste.

**Emulsions-Zinkschüttelmixtur:** s. 18er-Lotio.

**Emulsio Olei Amygdalae:** Mandelöl-Emulsion; Zusammensetzung: ÖAB, 10 T. Mandelöl, 5 T. Gummi* arabicum (enzymfrei), 85 T. gereinigtes Wasser; **Darst.:** O/W-Emulsion mit Hilfe der Suspensionsmethode (s. Emulsionen, Herst.); stets frisch zubereiten u. vor Gebrauch umschütteln; **Anw.:** innerl. als reizlinderndes Mittel bei Darmaffektionen; als Zuber. für öllösl. Wirkstoffe. Vgl. Emulsio oleoso-saccharata; Prunus dulcis.

**Emulsio Olei Jecoris Aselli:** Lebertranemulsion; ÖAB, dickflüssige O/W-Emulsion mit einem Gehalt von mind. 300 IE Vitamin* A pro g Emulsion; **Darst.:** 1 T. Gummi* arabicum (enzymfrei) u. 1 T. Tragant werden mit 8 T. Glycerol (85 %) angerieben, mit 49 T. warmem gereinigtem Wasser (darin 0.01 T. Saccharin-Natrium gelöst) versetzt u. 3 Std. quellen gelassen. Anschließend werden 40 T. Lebertran* (darin 0.01 T. äther. Zimtöl gelöst) einemulgiert u. eine Lsg. von 0.01 T. Gallussäurelaurylester* in 1 T. Ethanol zugesetzt. **Anw.:** Vitamin-A- u. -D-Therapie, GED 20–30 g; vor Gebrauch umschütteln.

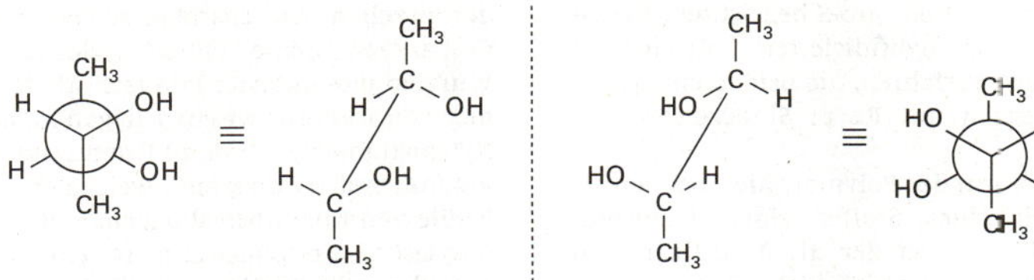


**Enantiomere:** 2,3-Butandiol als Beispiel

**Emulsio Olei Jecoris Aselli composita:** zusammengesetzte Lebertranemulsion; Zusammensetzung: DAB, 400 T. Lebertran*, 5 T. fein gepulvertes arabisches Gummi, 5 T. fein gepulverter Tragant, 1 T. weißer Leim, 5 T. Calciumhypophosphit, 100 T. Zimtwasser, 75 T. Glycerol, 409 T. Wasser, 0.1 T. Saccharin, 0.15 T. Benzaldehyd; Gehalt: 40 % Lebertran; vgl. Emulsio Olei Jecoris Aselli.

**Emulsio Olei Ricini:** Rizinusölemulsion; Darst.: ÖAB, 5 T. Gummi* arabicum (enzymfrei) u. 2 T. Tragant werden mit einer Mischung aus 0.04 T. Vanillin, 1 T. Ethanol u. 40 T. Rizinusöl (s. Ricinus communis, Ricini oleum virginale) angerieben, eine Lsg. von 0.02 T. Saccharin-Natrium in 20 T. gereinigtem Wasser zugegeben u. weitere 32 T. gereinigtes Wasser unter Schütteln hinzugefügt; dickflüssige O/W-Emulsion; stets frisch zubereiten u. vor Gebrauch umschütteln; **Anw.:** mildes, zuverlässig wirkendes Laxans; gebräuchliche Einzeldosis 1–2 EL.

**Emulsio oleoso-saccharata:** gezuckerte Mandelöl-Emulsion; Zusammensetzung: Ph.Helv., 10 T. Mandelöl, 10 T. Gummi* arabicum, 10 T. Orangenblütenwasser, 15 T. Sirupus* simplex u. 55 T. Wasser; **Darst.:** O/W-Emulsion mit Hilfe der Suspensionsmethode (s. Emulsionen, Herst.); stets frisch zubereiten u. vor Gebrauch umschütteln; **Anw.:** s. Emulsio Olei Amygdalae.

**-en:** s. Alkene.

**Enalapril** (INN): (2*S*)-1-(2*S*)-2-{[(1*S*)-1-(Ethoxycarbonyl)-3-phenylpropyl]amino}propanoyl-pyrrolidin-2-carbonsäure; $C_{20}H_{28}N_2O_5$; $M_r$ 376.45; **Wirk.:** Antihypertensivum*, Hemmer des Angiotensin-Converting-Enzyms (ACE*-Hemmer); HWZ 11 h. **Enalaprilmaleat INN:** Enalaprili maleas Ph.Eur.; CAS-Nr. 76095-16-4; $C_{24}H_{32}N_2O_9$; $M_r$ 429.5; Schmp. 143–144.5 °C; lösl. in Wasser, leicht lösl. in Methanol.

**Enantat:** **1.** chem. Kurzbez. für Heptanoat; **2.** internationaler Freiname* für Salze u. Ester der Heptansäure (Oenanthsäure).

**Enanthem:** entzündl. Ausschlag im Bereich der Schleimhäute; vgl. Exanthem.

**Enantiomere:** optische Antipoden, Antimere; Stereoisomere*, die linear polarisiertes Licht um den gleichen Betrag in entgegengesetzte Richtung drehen (s. Aktivität, optische; Polarisation des Lichtes); damit ein Molekül in enantiomeren Formen auftreten kann, dürfen sein Bild u. Spiegelbild nicht deckungsgleich sein (s. Chiralität; Kohlenstoffatom, asymmetrisches; s. Abb.). Das E., das linear polarisiertes Licht nach rechts (im Uhrzeigersinn) dreht, wird mit dem Präfix (+)- versehen, das linksdrehende E. mit (–)- (vgl. Racemat; Racematspaltung). E. unterscheiden sich nicht in allen anderen physik. Eigenschaften, jedoch oft sehr stark in ihrer physiol. u. pharmak. Wirkung (vgl. Enantioselektivität). (+)- u. (–)- lassen keine Aussage über die tatsächl. Konfiguration* zu. Die ursprüngl. Nomenklatur* enantiomerer Formen ging von den beiden spiegelbildl. Glycerolaldehyden als Standardsubstanzen aus. Eindeutig definiert wird die Konfiguration durch die Fischer*-Projektion (bei Kohlenhydraten* u. Aminosäuren*) u. die universelle *R/S**-Nomenklatur. Vgl. Diastereomere; Methode, chiroptische.

**Enantiomerentrennung:** s. Racematspaltung.

**Enantiomorphie:** Stereoisomerie, bei der die Enantiomere* auch in spiegelbildl. Kristallen existieren (enantiomorphe Formen).

**Enantioselektivität:** **1.** Stereoselektivität* einer Reaktion, bei der ein achirales Ausgangsprodukt durch einen chiralen Katalysator (z. B. ein Enzym*) od. Reagenz (z. B. D-Epichlorhydrin*) in ein chirales Produkt überführt wird, das mehrheitl. aus einem der beiden Enantiomere* besteht (enantioselektive asymmetr. Synthese); vgl. Racematspaltung; **2.** unterschiedl. physiol. (pharmakodynam., pharmakokinet., toxikol.) Verhalten von Enantiomeren*; z. B. enantioselektiv wirkende Arzneistoffe.

**Enantiotopie:** Prochiralität; stereochem. Beschreibung eines prochiralen* Atoms, das durch Austausch od. Addition eines 4. Liganden in ein asymmetr. Zentrum (s. Kohlenstoffatom, asymmetrisches) übergehen kann; 2 Liganden mit zueinander spiegelbildl. Umgebung, die sich durch eine Drehspiegelung (s. Drehspiegelachse) ineinander überführen lassen, sind enantiotop; einem angreifenden Reagenz erscheinen die beiden Seiten eines solchen Moleküls wie Bild u. Spiegelbild; aus einer Reaktion entstehen enantiomere Produkte. Die beiden Substituenten werden gemäß der *R/S**-No-

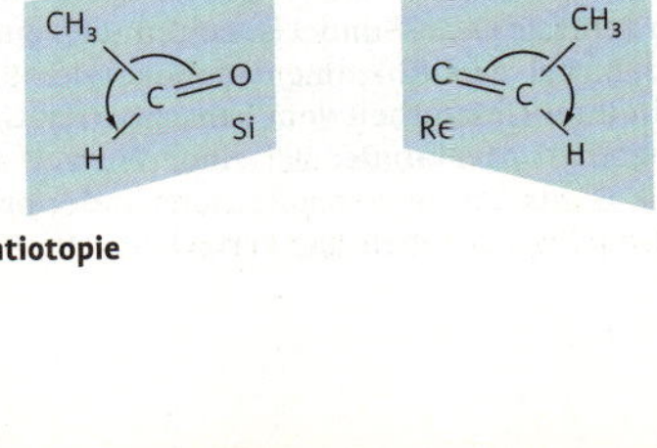


**Enantiotopie**

menklatur mit pro-*R* od. pro-*S* bezeichnet. Bei einem trigonalen, $sp^2$-hybridisierten C-Atom wird auf gleiche Weise verfahren; die beiden enantiotopen Seiten werden mit Re u. Si bezeichnet (s. Abb.).

**Enantiotropie:** Form der Polymorphie*, bei der die Modifikationen eines Stoffes einen Umwandlungspunkt (Temp., bei der die Modifikationen die gleiche freie Enthalpie*, d. h. den gleichen Dampfdruck od. Löslichkeit aufweisen) unter ihrem Schmp. haben. Gibt es unter dem Schmp. keinen Umwandlungspunkt, spricht man von Monotropie*.



**Encephalomyelitis disseminata:** s. Multiple Sklerose.

**Enclomifen** (INN): s. Clomifen.

**Endemie:** ständiges Vork. einer Erkrankung in einem begrenzten Gebiet; vgl. Epidemie.

**endergon:** endergonisch; Bilanz einer Reaktion, für deren Ablauf Energie* zugeführt werden muss, z. B. in Form von Arbeit; vgl. endotherm; exergon; Gibbs-Helmholtz-Gleichung.

**Endhirn:** s. Telencephalon.

**Endiole:** Reduktone; Verb. mit 2 Hydroxylgruppen an 2 doppelt gebundenen C-Atomen (s. Abb.), z. B. Ascorbinsäure (s. Vitamin C); sind außerordentl. leicht oxidierbar (oft schon durch Luftsauerstoff).

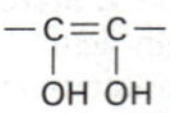


**Endiole**

**Endivie:** s. Cichorium endivia.

**Endoamylase:** s. Amylasen.

**Endocannabinoide:** Derivate der Arachidonsäure*; körpereigene, dem $\Delta^9$-Tetrahydrocannabinol aus Cannabis* sativa ähnl. Stoffe, die über membranständige, G-Protein-gekoppelte Cannabinoid-Rezeptoren ($CB_1$, $CB_2$; Abk. GPCR) an der Regulation vieler physiol. Reaktionen, v. a. in Gehirn u. Immunzellen, beteiligt sind; **Biosynthese:** E. werden aus Membranlipiden (N-Arachidonoyl-Phosphatidylethanolamin bzw. Diacylglycerol*) durch Lipasen (Phospholipase D bzw. Diacylglycerollipase) freigesetzt; **Formen:** Anandamid (Arachidonylethanolamid), 2-Arachidonoylglycerol, Noladinether (2-Arachidonylglycerylether), *N*-Arachidonyl-Dopamin (Abk. NADA), Virodhamin (*O*-Arachidonoylethanolamin); **Wirk.:** Anandamid u. 2-Arachidonylglycerol wirken via $CB_1$-Rezeptor appetitsteigernd, wobei die Rezeptor- u. Agonist-Konz. im Gehirn durch Leptin*, Ghrelin* u. Glucocorticoide* kontrolliert werden; Einfluss auf Wahrnehmung u. Gedankenverarbeitung; E.-Abbauprodukte: endorphinunabhängige, stressinduzierte Analgesie sowie Entzündungshemmung. Vgl. Cannabinoid-Rezeptor-Antagonisten, selektive; Endorphine.

**Endodermis:** (bot.) scheidenförmige Zellenschicht in Wurzeln* u. (bisweilen) auch in Sprossen, die deren zentrale Gefäßbündel (s. Leitbündel) einzeln od. (z. B. bei den Rhizomen monokotyler Pflanzen) in ihrer Gesamtheit vom benachbarten Gewebe abgrenzt; **Merkmale:** Bei einer Wurzel* folgt auf die E. (als der innersten Zellschicht der primären Rinde*) nach innen das Perizykel*. Die Endodermiszellen sind charakterist. gebaut. Sie haben Caspary*-Streifen od. sind (bei der tertiären E. der Wurzeln monokotyler Pflanzen) U-, V- bzw. O-förmig verdickt. Dazwischen liegen vereinzelt (über Xylemsträngen, s. Xylem) Durchlasszellen*.

**Endoenzyme:** **1.** Enzyme*, welche die Substratmoleküle von innen her abbauen, z. B. $\alpha$-Amylase (s. Amylasen), Endonucleasen (s. Nucleasen), Endopeptidasen (s. Proteasen); vgl. Exoenzyme; **2.** veraltete Bez. für Enzyme, die im Zellinneren wirken.

**endogen** (gr. endon drinnen; genesis Entstehung): im Körper selbst entstanden, nicht von außen zugeführt; im Ggs. zu exogen*.

**Endokarditis:** Entzündung der innersten Herzwandschicht (Endokard), die durch entzündl. Veränderungen der Klappensegel zu Herzklappenfehlern führen kann; **Vork.:** zunehmend nach operativem Klappenersatz durch künstl. Herzklappen (<1 Jahr postoperativ meist Infektion durch Plasmakoagulase-negative Staphylokokken, Staphylococcus* aureus, Enterokokken) u. durch Ausweitung invasiver intensivmedizin. Maßnahmen sowie bei i. v. Drogenabhängigkeit (meist Infektion durch Staphylococcus aureus); früher häufig nicht infektiös bei rheumat. Fieber; **Formen: 1. infektiöse** E.: lebensbedrohl. Erkrankung durch (meist bakt.) Infektion des Endokards nach Bakteriämie* (z. B. bei oralchirurg. Eingriff; auch durch alltägl. Interventionen wie Kauen u. Zähneputzen) v. a. bei bestehender Endothelläsion (z. B. Herzklappenfehler); typ. Sympt.: Fieber, Herzgeräusch; **a) akute** E. (Häufigkeit zunehmend): akuter bis foudroyanter Verlauf; Fieber meist über 39 °C, Herzgeräusch kann fehlen, arterielle Embolien* v. a. in Gehirn (Bewusstseinsstörung*, fokal neurolog. Ausfälle), Niere, Milz, Lunge; Erreger: meist Staphylococcus aureus (i. v. Drogenabhängigkeit, Hämodialyse*, Diabetes* mellitus, Immunsuppression), seltener Enterokokken, gramnegative Bakt., Pilze (z. B. Candida-Species); **b) subakute** E. (Häufigkeit abnehmend): protrahierter Verlauf; Fieber um 38 °C bzw. subfebrile Temp., unspezif. Sympt. (Appetitmangel, Gewichtsverlust, Kopfschmerz, Nachtschweiß, Myalgie, Arthralgie), arterielle Embolien in der Haut mit Petechien an Stamm, Extremitäten, retinal u. subkonjunktival am Auge, Herzklappenfehler frühzeitig nachweisbar, Zeichen der Herzinsuffizienz*, Anämie*, Zyanose*, Ikterus*, Milztumor; Erreger: meist vergrünende Streptokokken ohne Gruppenantigen (häufigster Erreger bei E. von Nicht-Drogenabhängigen, meist nach Zahnextraktion), auch Plasmakoagulase-negative Staphylokokken (v. a. assoziiert mit künstl. Herzklappen, meist <1 Jahr postoperativ) u. Enterokokken (meist Enterococcus* faecalis; zunehmend nosokomiale Infektionen mit multiresistenten Enterokokken); **2. nicht-infektiöse** E.; z. B. rheumat. E. mit immun. Beteiligung der Herzklappen bei rheumat. Fieber nach Infektion mit betahämolysierenden Streptokokken der Gruppe A, z. B. nach Tonsillitis*; **Ther.:** u. a. erregerspezif. Antiinfektiva* parenteral bei infektiöser E., Ther. der Grunderkrankung bei nicht-infektiöser E.; ggf. operative Sanierung; **Proph.:** Mundhygiene u. Antibiotikaprophylaxe 30–60 min vor (ggf. bis zu 2 h nach) diagnost. od. therap. Eingriffen, bei denen es transitor. zu einer Bakteriämie kommen kann (z. B. Zahnbehandlung, gingivale Manipulaton, Tonsillektomie, Inzision von Hautabszessen, Herzchirurgie), sowie bei bakt. Infektionen.

**Endokarp:** s. Fruchtformen.

**Endolysine** (gr. endos drinnen, lys zerstören, beseitigen): in Zellen vorkommende Lysine, meist Bakteriolysine; s. Lysozym.

**Endomembransystem:** Gesamtheit aller inneren Membranen (mit Ausnahme der Mitochondrien- u. Plastidenmembran), die ein Kontinuum bilden (Plasmamembran*, Tonoplast, endoplasmatisches Retikulum*, Golgi*-Körper u. Kernhülle*), mit dem endoplasmatischen Retikulum als primärem Bildungsort.

**Endometriose:** Vork. von endometriumähnl. Gewebe außerhalb der physiol. Schleimhautauskleidung der Uterushöhle, das v. a. unter Estrogeneinfluss ähnl. zykl. Veränderungen unterworfen ist wie das Endometrium*; z. T. zusätzlich Estrogenbildung durch Endometrioseherde, womit der Wucherungsprozess unterhalten wird; benigne Erkrankung, organübergreifende Ausbreitung durch infiltratives Wachstum möglich; **Vork.:** im geschlechtsreifen Alter (ca. 6–8 %); Rückbildung nach der Menopause; eine der häufigsten gynäkolog. Erkrankungen, jährlich ca. 40 000 Neuerkrankungen in Deutschland; **Sympt.:** v. a. mit dem Menstruationszyklus assoziierte Schmerzen (Dysmenorrhö*) von zunehmender Intensität; bei Verwachsungen u. fibröser Gewebeorganisation evtl. Dauerschmerzen, bei retrozervikaler E. Kreuzschmerzen u. Dyspareunie, Sterilität, Infertilität; **Ther.:** keine kausale Ther. od. Prävention mögl.; bei isolierten Herden laparoskop. od. konventionelle operative Entfernung, bei diffuser Verbreitung od. Inoperabilität Gestagenmonotherapie, monophasisches orales Kontrazeptivum ohne Pause, GnRH*-Agonisten (z. B. Buserelin*, Goserelin*, Leuprorelin*; mit Begleitmedikation zur Beseitigung hypoestrogener UAW) zur Induktion einer therap. Amenorrhö*; Dauerbehandlung über mind. 6–9 Monate.

**Endometrium:** Gebärmutterschleimhaut; Schleimhaut des Corpus uteri; besteht aus einschichtigem hohem Epithel sowie der gefäß- u. zellreichen Lamina propria aus retikulärem Bindegewebe mit tubulären Drüsen; Einteilung in **Basalis** (Regenerationsschicht, der Muskulatur benachbart) u. **Funktionalis** (den zykl. hormonalen Veränderungen unterworfen). Vgl. Menstruationszyklus.

**Endomid:** [1*R*-(2-*endo*,3-*exo*)]-*N*,*N*,*N'*,*N'*-Tetraethylbicyclo[2.2.1]hept-5-en-2,3-dicarboxamid; CAS-Nr. 4582-18-7; $C_{17}H_{28}N_2O_2$; $M_r$ 292.42; nicht mehr im Handel befindl. Analeptikum*.

**Endonucleasen:** s. Nucleasen.

**Endoparasit** (gr. endos drinnen; parasitos mitspeisend): innerhalb des Organismus (z. B. in Körperhöhlen, im Gewebe u. Blut) einer anderen Species lebender Parasit*; E. des Menschen sind z. B. Protozoen*, Helminthes* u. Arthropoden*. Ggs. Ektoparasit*.

**Endopeptidasen:** s. Proteasen.

**Endophlebitis:** Entzündung des Endothels* einer Vene.

**Endoplasma:** s. Protoplasma.

**Endoprothese:** **1.** (orthopäd.) Gelenkendoprothese; (Teil-)Ersatzstück eines zerstörten Gelenks, das Form u. Funktion übernimmt; meist aus Materialkombinationen bestehend, um die Verankerung (zementiert od. zementfrei) im Knochen zu optimieren u. den Materialabrieb zu minimieren; **Anw.:** v. a. im Bereich von Hüft- u. Kniegelenk; z. B. Totalendoprothese (Abk. TEP) der Hüfte mit alloplast. Ersatz von Kopf u. Pfanne bei Koxarthrose od. Hemiendoprothese (Abk. HEP) mit Ersatz des Hüftkopfs; **2.** (chirurg.) endoskopisch od. transluminal platziertes Kunststoffröhrchen, Tubus* od. Stent* zur Überbrückung od. Drainage bei Stenosen od. Strikturen von Gefäßen od. Ausführungsgängen sezernierender Organe; vgl. Implantate.

**Endorphine:** Kurzbez. für **endo**gene M**orphine**; endogene Opioide*; zu den Opioidpeptiden* gehörende Poly- u. Oligopeptide mit stark analget. morphinähnl. Wirk., die mit Opioid*-Rezeptoren reagieren; können aus Hypophyse* u. Nervensystem isoliert werden; gemeinsames Strukturelement der E. ist die Aminosäurensequenz Tyr-Gly-Gly-Phe, wobei v. a. das terminale Tyrosin* wegen der Ähnlichkeit mit dem hydroxylierten aromat. Ring im Morphinmolekül für die Agonistenwirkung an Opioid-Rezeptoren wichtig zu sein

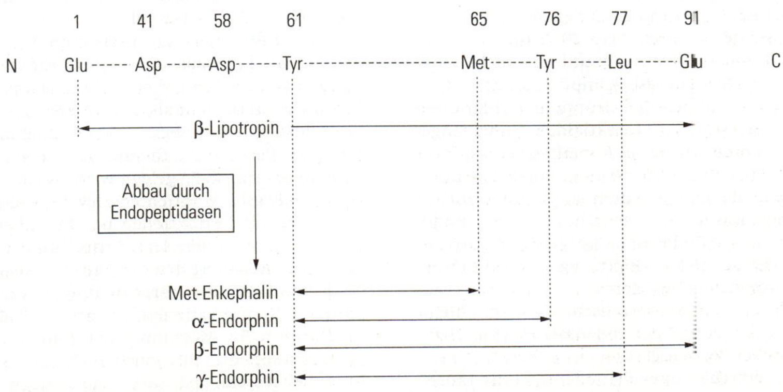


**Endorphine:** β-Lipotropin als Vorstufe der Endorphine [1]

scheint. **Einteilung:** je nach Vorstufe: **1. Enkephaline:** Pentapeptide; Hauptvorstufe ist Prä-Pro-Enkephalin A (v. a. im Nebennierenmark*); wichtigste Vertreter: Met*-Enkephalin u. Leu*-Enkephalin; diese kommen als Teilsequenzen in anderen E. vor. **2. Endorphine** i. e. S.: Polypeptide; Hauptvorstufe ist Prä*-Proopiomelanocortin (Hypophyse); wichtigster u. wirksamster Vertreter: $\beta$-Endorphin (31 Aminosäuren); $\alpha$-, $\beta$- u. $\gamma$-Endorphin sind in der Sequenz 61–91 von $\beta$-Lipotropin* enthalten (s. Abb.); besitzen als N-terminale Sequenz Met-Enkephalin; **3. Dynorphine***: Hauptvorstufe ist Prä-Pro-Enkephalin B (Hypothalamus*); wichtigste Vertreter: Dynorphin A u. B; $\alpha$- u. $\beta$-Neoendorphin enthalten als N-terminale Sequenz Leu-Enkephalin. **Wirk.:** als Neurotransmitter, Neuromodulatoren od. Hormone ($\beta$-Endorphin u. Enkephaline über $\mu$-, Dynorphine u. Leu-Enkephaline über $\kappa$-, Enkephaline über $\delta$-Rezeptoren); Steuerung vegetativer Funktionen durch Aktivierung endorphinerger Neuronen, z. B. **1.** bei Verarbeitung sensor. Afferenzen (analget. Wirkung durch Blockade der Schmerzreizübertragung im Hinterhorn des Rückenmarks; zentrale Modulation der Schmerzempfindung; cave: Berücksichtigung der abnehmenden Endorphinplasmakonzentration im Alter bei Schmerztherapie); **2.** Regulation der Körpertemperatur; **3.** Kontrolle der hypophysären Inkretion; **4.** Steuerung von Antrieb u. Verhalten; **5.** Hemmung der Darmmotilität; **Hinweis:** Die analget. Wirk. kann durch Opioid*-Antagonisten vollkommen aufgehoben werden. Wegen der suchterzeugenden Wirk. können E. aber nicht als Ersatz für starke Analgetika* verwendet werden. **Gesch.:** Als erstes E. wurde 1975 das Pentapeptid Met-Enkephalin entdeckt, das genau der Aminosäurensequenz 61–65 des $\beta$-Lipotropins entspricht.

**Endosmose:** s. Osmose.

**Endosperm:** Nährgewebe des Samens; **Formen:** **1. primäres** E.: haploid, schon vor der Befruchtung gebildet, bei Gymnospermae*; **2. sekundäres** E.: triploid, durch Verschmelzung aus sekundärem Embryosackkern (s. Embryosack) mit einem Spermakern gebildet; nur bei Angiospermae*.

**Endosperm, ruminiertes:** s. Ruminationsgewebe.

**Endosporen:** s. Sporen.

**Endosulfan:** 6,7,8,9,10,10-Hexachlor-1,5,5a,6,9,9a-hexahydro-6,9-methano-2,4,3-benzodioxathiepin-3-oxid; CAS-Nr. 1215-29-7; in der EU als Wirkstoff von Pflanzenschutzmitteln nicht mehr zugelassenes Schädlingsbekämpfungsmittel*; Cyclodien-Insektizid aus der Gruppe der chlorierten Kohlenwasserstoffe (s. Insektizide); früher angewendet als breit wirkendes Kontakt-u. Fraßgift für Arzneipflanzenbau, Ackerbau u. Forst; hat nützlingschonende Eigenschaften u. ist ungefährlich für Bienen. Das techn. E. besteht aus 70 % $\alpha$-Endosulfan u. 30 % $\beta$-Endosulfan. Es wird u. a. zum Endosulfansulfat metabolisiert. Vgl. Schädlingsbekämpfungsmittel (Tab. dort).

**Endothecium:** (bot.) Faserzellschicht (Faserschicht) unter der Epidermis* der Pollensäcke mit mechan. Funktion bei der Entleerung des Pollens*.

**Endothel:** einschichtiges Plattenepithel als Innenauskleidung der Gefäße; vgl. Epithelgewebe.

**Endothelin-Antagonisten:** Antihypertensiva*, die durch Verdrängung des körpereigenen Endothelin-1 von seinen Rezeptoren ($ET_{1A}$- u. $ET_{1B}$) eine Gefäßdilatation u. damit eine (pulmonale) Blutdrucksenkung bewirken; **Wirkstoffe:** Bosentan*, Ambrisentan*, Sitaxentan*; **Ind.:** pulmonale Hypertonie; **UAW:** Flush-Symptomatiken, Ödeme, Hypotonie. Vgl. Endotheline.

**Endotheline:** Abk. ET; vasoaktive Polypeptide mit kurzer HWZ u. lokal begrenzter Wirk.; **Biosynthese:** u. a. in arteriellen Endothelzellen (Autakoid* aus Proendothelin mit 38 Aminosäureresten) durch Konversionsenzyme (engl. endothelin conversion enzymes; Abk. ECE); **Formen:** ET-1 (21 Aminosäurereste), ET-2 u. -3; **Wirk.:** **1.** Blutflussregulation (funktioneller Antagonismus): **a)** Vasokonstriktion (10- bis 100-mal stärker als Angiotensin* II u. Noradrenalin*) durch Bindung an ETA-Rezeptoren glatter Gefäßmuskelzellen; **b)** Vasodilatation über Bindung an ETB-Rezeptoren von Endothelzellen (u. a. durch Freisetzung von Stickstoffmonoxid* u. Prostacyclin*); **2.** Konstriktion der glatten Muskulatur der Atemwege (E. des Bronchialepithels); **3.** evtl. mitogener Effekt auf glatte Muskelzellen u. bestimmte Nierenzellen; **Bedeutung:** **1.** (pharmak.) s. Bosentan; Sitaxentan; Ambrisentan; **2.** (med.) erhöhte Plasmakonzentration bei Hämangioendotheliom, fortgeschrittener Arteriosklerose, Herzinsuffizienz, arterieller od. pulmonaler Hypertonie; genet. ET-3-Defekt z. B. bei Waardenburg-Syndrom Typ IV; **Gesch.:** Mit ET-1 wurde 1988 der erste Vertreter der E. isoliert; später folgten ET-2 u. ET-3.

**Endothelzellen:** (bot.) dünnwandige, polygonale Zellen, die die Ölstriemen (z. B. der Apiaceae*-Früchte) auskleiden.

**endotherm:** endothermisch; Bez. für Prozesse (z. B. chem. Reaktionen, Phasenumwandlungen), die unter Verbrauch von Wärmeenergie ablaufen (negative Wärmetönung); vgl. endergon; exotherm.

**Endotoxine:** s. Toxine.

**Endozytose** (gr. endon innen; kytos Höhle, Zelle): Aufnahme von Makromolekülen u. Partikeln in gelöster (Pinozytose*) od. fester Form (Phagozytose*) in die Zelle durch einen Vesikulationsvorgang (Einstülpung u. Abschnürung) der Zellmembran*; dabei entstehen Endosomen (intrazelluläre Vesikel). Vgl. Exozytose; Transzytose.

**Endpunkt:** s. Titrationsgrad.

**Endpunkt, klinischer:** Eigenschaft od. Variable, die den Gesundheitszustand eines Patienten beschreibt (z. B. Belastbarkeit, Schmerzempfindung, Lebensqualität); dient als quantifizierbare Zielgröße in klinischen Studien*, wobei zunehmend besonderer Wert auf die therap. Beeinflussung patientenrelevanter k. E. gelegt wird. Nach dem IQWiG (2008) gilt als patientenrelevant, wie ein Patient fühlt, seine Funktionen u. Aktivitäten wahrnehmen kann od. überlebt. **Einteilung: 1. harter** k. E.: charakterisiert den endgültigen Ausgang einer Erkrankung, d. h. ihrer Heilung, das Auftreten schwerer Komplikationen od. den Tod; **2. intermediärer** k. E.: Messung einer klin. relevanten Veränderung, die aber noch nicht den späteren Krankheitsverlauf od. den endgültigen Krankheitsausgang widerspiegelt; **3. Surrogat-End-**

**punkt:** Biomarker*, der einen hohen Vorhersagewert für einen harten k. E. aufweist (z. B. Blutdruck als Prädiktor für das Schlaganfallrisiko, Reduktion der Tumorgröße für die Überlebenszeit).

**Endrin:** 1,2,3,4,10,10-Hexachlor-6,7-epoxy-1,4,4a,5,6,7,8,8a-octahydro-1,4-*endo*-5,8-*endo*-dimethanonaphthalin; CAS-Nr. 72-20-8; in der EU als Wirkstoff von Pflanzenschutzmitteln nicht mehr zugelassenes Schädlingsbekämpfungsmittel* aus der Gruppe der chlorierten Kohlenwasserstoffe; früher angewendet als Insektizid*; s. Aldrin.

**Endwirt:** Lebewesen (Tiere, Menschen), in welchen die sexuelle Reifung u. Vermehrung von Parasiten* mit Wirtswechsel (z. B. Helminthes, Protozoen mit Zweiwirtzyklus) stattfindet.

**Enematum:** s. Klistier.

**Energie:** Symbol E; Fähigkeit eines Systems, Arbeit* zu leisten; SI-Einheit: Joule* (J); alle Energieformen, z. B. chem., elektr., potentielle Energie, Wärmestrahlungs- u. Kernenergie sind prinzipiell ineinander umwandelbar; hierbei bleibt (nach der klass. Physik) die Summe aller Energien erhalten (s. Hauptsätze der Thermodynamik). Nach der **Einstein-Beziehung**, $E = m \cdot c^2$, sind Masse m u. Energie ineinander umwandelbar (c = Lichtgeschwindigkeit* im materiefreien Raum).

**Energiedosis:** s. Dosimetrie.

**Energiequanten:** s. Strahlung, elektromagnetische.

**Energiequotient:** Abk. EQ; Quotient aus Energie- bzw. Kalorienzufuhr u. Körpergewicht od. -oberfläche.

**Enfleurage:** Enfleurage-Verfahren, Blütenöl-Extraktionsverfahren; schon in der Antike angewendetes Verfahren zur Gew. von äther. Öl; **Gew.:** Das frische Pflanzenmaterial (i. d. R. Blüten*) wird auf fettbestrichene (Rindertalg od. Schweinefett) Glasplatten gestreut, die in Holzrahmen gespannt sind u. zu Kästen gestapelt werden. Von Zeit zu Zeit werden die Blütenblätter erneuert; das Fett resorbiert das äther. Öl; beide zus. ergeben die Blütenpomade. Reines Öl wird durch Alkoholextraktion gewonnen. **Hinweis:** E. wird bes. bei Pflanzen angewendet, in denen das äther. Öl nicht in eigenen Behältern, sondern diffus verteilt ist (z. B. Rosen- u. Jasminblüten).

**Enfluran** (INN): Ethran; 2-Chlor-1,1,2-trifluorethyl-(difluormethyl)ether; CAS-Nr. 13838-16-9; $C_3H_2ClF_5O$, Strukturformel: s. Abb.; $M_r$ 184.50; Sdp. 56.5 °C (101 kPa); $n_D^{20\,°C}$ 1.3025; $d_{25}^{25}$ 1.5167; mischbar mit org. Flüss. sowie Fetten u. Ölen; **Wirk.:** Inhalationsnarkotikum (s. Narkotika); rascher Wirkungseintritt ohne Excitationsstadium; **UAW:** erhöhte Krampfbereitschaft bei sehr hoher Dosierung.

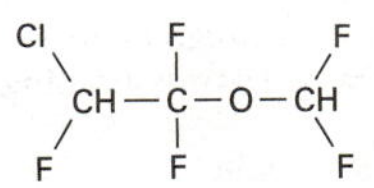

**Enfluran**

**Enfuvirtid:** synthetisches Peptid aus 36 Aminosäuren; CAS-Nr. 159519-65-0; $C_{204}H_{301}N_{51}O_{64}$; **Wirk.:** Virostatikum*; Fusions-Inhibitor, der den Eintritt des HIV-1-Viruskapsids in die menschl. Zielzelle verhindert (Entry*-Inhibitor); **Ind.:** Infektion mit HIV-1 (Anw. in der Kombinationstherapie mit anderen antiretroviralen Wirkstoffen); **UAW:** Reaktionen an der Injektionsstelle, Diarrhö, Übelkeit, Asthenie.

**Engelblumen:** s. Arnica montana (Arnicae flos).

**Engelstrompete:** s. Brugmansia spec.

**Engelsüß:** s. Polypodium vulgare

**Engelwurz:** s. Angelica archangelica.

**Engelwurz, Chinesische:** s. Angelica sinensis.

**Engelwurzel:** s. Angelica archangelica.

**Engelwurz, Sibirische:** s. Angelica dahurica.

**Englische Krankheit:** s. Rachitis.

**Englisches Salz:** s. Magnesiumsulfat-Heptahydrat.

**Englisch Rot:** s. Eisen(III)-oxid.

**Enhancer:** (biochem.) DNA-Sequenzabschnitte im flankierenden Bereich eukaryot. u. viraler Gene*, welche die Effizienz der Transkription* erhöhen; können selbst über Distanzen von einigen Kilobasen aufgrund der räuml. Struktur der DNA ihre Wirk. entfalten; stellen relativ große Elemente von oft mehreren 100 Basenpaaren Länge dar, die unabhängig funktionierende, wiederholte Sequenzbereiche enthalten können; **Wirk.:** Um den E. Wirk. zu verleihen, müssen Proteinfaktoren vorhanden sein, die mit den DNA-Sequenzen spezif. Protein-DNA-Interaktionen eingehen. Dies verändert die Promotorregion (s. Promotor) des regulierten Gens insofern, als die Bindung anderer Transkriptionsfaktoren* od. der DNA-abhängigen RNA*-Polymerase erleichtert wird.

**Enilconazol** (INN): Enilconazolum ad usum veterinarium Ph.Eur.; Enilconazol für Tiere; CAS-Nr. 35554-44-0; $C_{14}H_{14}Cl_2N_2O$; $M_r$ 297.19; klare, gelbl., ölige Flüss. od. feste gelbl. Masse, sehr schwer lösl. in Wasser, leicht lösl. in Ethanol, Methanol, Toluol; Antimykotikum* bei Tieren.

**Enkephalin:** s. Endorphine.

**Enolase:** zu den Hydratasen gehörendes Enzym* der Glykolyse*, das 2 Moleküle 2-Phosphoglycerat durch Wasserabspaltung in Phosphoenolpyruvat (s. Pyruvat) überführt; katalysiert bei der Gluconeogenese* die Reaktion in umgekehrter Richtung.

**Enole:** org. Verb. mit der Gruppe —CH=C(OH)—.

**Enolpyruvat:** s. Pyruvat.

**Enoxacin** (INN): 1-Ethyl-6-fluor-1,4-dihydro-4-oxo-(1-piperazinyl)-1,8-naphthyridin-3-carbonsäure; CAS-Nr. 74011-58-8; $C_{15}H_{17}FN_4O_3$, Strukturformel: s. Abb.; $M_r$ 320.32; **Wirk.:** Chinolon*; **Ind.:** Nieren-, Harnwegs- u. Atemwegsinfektion; **Kontraind.:** Schwangerschaft; **UAW:** Übelkeit, zentralnervöse Störungen, Schwindel; **Dos.:** 400–800 mg/d, nicht länger als 14 Tage.

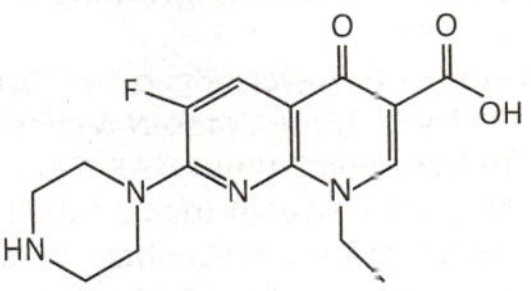

**Enoxacin**

**Enoxaparin-Natrium** (INN): Enoxaparinum natricum Ph.Eur.; Natriumsalz eines niedermolekularen Heparins*; $M_r$ 4000–6000; **Gew.:** alkal. Depolymerisierung des Benzylesters von Heparin aus der Intestinalschleimhaut von Schweinen; **Wirk.:** Antikoagulans*; vgl. Heparin; **UAW:** Blutergüsse, Schleimhautblutungen.

**Enoximon** (INN): 1,3-Dihydro-4-methyl-5-[4-(methylthio)benzoyl]-2*H*-imidazol-2-on; CAS-Nr. 77671-31-9; $C_{12}H_{12}N_2O_2$, Strukturformel: s. Abb.; $M_r$ 248.3; Schmp. 255–258 °C (unter Zers.); **Wirk.:** Phosphodiesterase*-Hemmer mit positiv inotroper u. vasodilator. Wirk.; Koronartherapeutikum*; **Ind.:** kurzzeitige Behandlung einer schweren Herzinsuffizienz; **Kontraind.:** Schwangerschaft u. Stillzeit, Vorsicht bei schweren Leber- u. Nierenerkrankungen; **UAW:** Herzarrhythmien, Hypotonie, gastrointestinale Beschwerden; **Dos.:** 0.5–1.0 mg/kg KG.

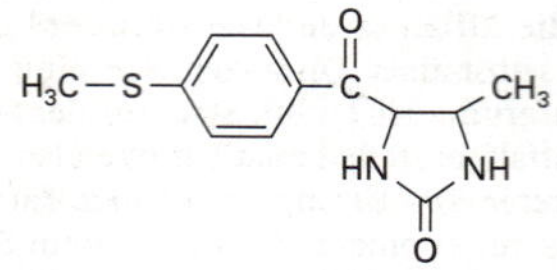

**Enoximon**

**Enoxolon** (INN): Enoxolonum Ph.Eur.6, Acidum glycyrrhetinicum; Glycyrrhetinsäure; CAS-Nr. 471-53-4; $C_{30}H_{46}O_4$, Strukturformel: s. Abb.; $M_r$ 470.68; Schmp. 296 °C; weißes bis fast weißes krist. Pulver, unlösl. in Wasser, lösl. in wasserfreiem Ethanol, wenig lösl. in Dichlormethan; zeigt Polymorphie; Aglykon* von Glycyrrhizin* u. anderen Saponinen*; s. Glycyrrhiza glabra; pentacycl. Triterpensäure, die keine glucocorticoide Aktivität, aber mineralocorticoide Wirk. aufweist; saponinähnl., aber nur schwach hämolyt. wirksam; Best. von Kombipräparaten gegen Erkältungskrankheiten mit zähflüssigem Schleim.

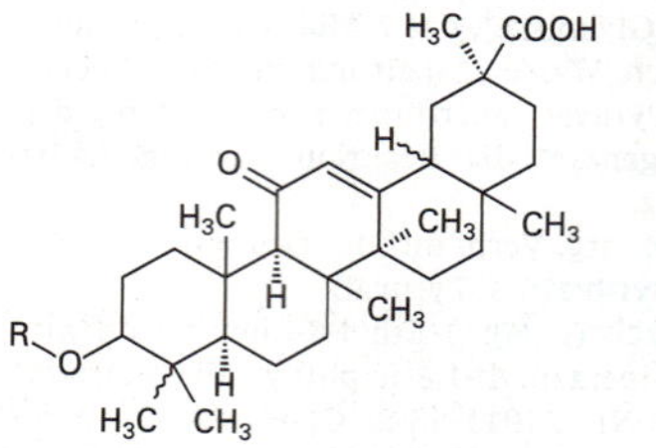


**Enoxolon**

**Enslin-Apparatur:** s. Aufsaugvermögen von Pulvern.

**Enslin-Zahl:** s. Aufsaugvermögen von Pulvern.

**Entacapon** (INN): (*E*)-$\alpha$-Cyano-*N,N*-diethyl-3,4-dihydroxy-5-nitrocinnamamid; CAS-Nr. 130929-57-6; $C_{14}H_{15}N_3O_5$, Strukturformel: s. Abb.; $M_r$ 305.0; Schmp. 155 °C; **Wirk.:** reversibler COMT*-Hemmer, Antiparkinsonmittel*; **Ind.:** Parkinson-Syndrom (zusätzl. zur Levodopa*-Standardtherapie); **Kontraind.:** MAO-Hemmer-Ther., Schwangerschaft, Stillzeit; **UAW:** Dyskinesien, Übelkeit; **Dos.:** 200 mg p. o. gleichzeitig mit jeder Dos. Levodopa/Decarboxylase-Inhibitor; max. 200 mg/d; HWZ 30 min.

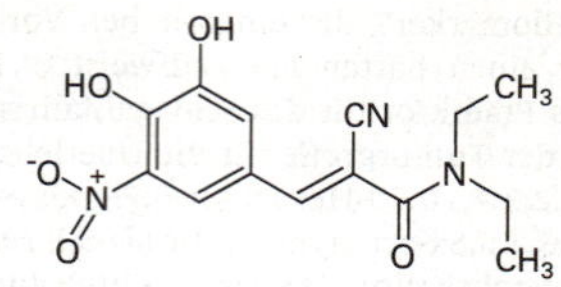

**Entacapon**

**Entamoeba histolytica:** Erreger der Amöbiasis*; **Erscheinungsformen: 1.** vegetative apathogene Darmlumenform (Minutaform), bildet Zysten; **2.** Dauerform od. Zyste, im Stuhl nachweisbar; entsteht aus Minutaform; wird bei Infektion oral übertragen; **3.** vegetative, aus Minutaform hervorgegangene pathogene Gewebeform mit phagozytierten Erythrozyten; nachweisbar im Stuhl Erkrankter sowie in Geschwüren der Darmwand u. selten in Abszessen versch. Organe.

**Ente:** s. Urinflasche.

**Entecavir** (INN): Abk. ETV; 2-Amino-9-[(1*S*,3*R*,4*S*)-4-hydroxy-3-(hydroxymethyl)-2-methylidencyclopentyl]-3*H*-purin-6-on; CAS-Nr. 142217-69-4; $C_{12}H_{15}N_5O_3$, Strukturformel: s. Abb.; $M_r$ 277.29; Schmp. 249–252 °C; logP −1.0 ± 0.4 (berechnet); weißes bis gelbl. Pulver; Guanosin-Nucleosid-Analogon; **Wirk.:** Virostatikum* (Nucleosid*-Analogon), nucleosidischer Reverse*-Transkriptase-Inhibitor; **Ind.:** chronische Hepatitis* B mit kompensierter Leberfunktion bei nachgewiesener aktiver Virusreplikation, kontinuierl. erhöhten ALT-Werten u. aktiver Leberentzündung u. -fibrose; **WW:** ggf. mit Arzneimitteln, die ebenfalls über die Nieren ausgeschieden werden; **UAW:** häufig Übelkeit, Diarrhö, Dyspepsie, Asthenie, Kopfschmerz, Schlaflosigkeit, Schwindel, Müdigkeit, Anstiege von GOT, Amylase u./od. Bilirubin; **Dos.:** p. o. 0.5–1 mg/d.

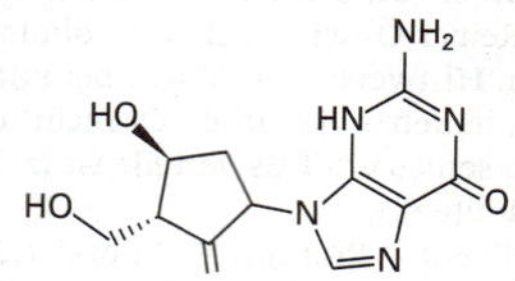

**Entecavir**

**Entenbürzeldrüsenfett, natürliches:** D. 0.8485; EZ 130.2, $n_D^{20\,°C}$ 1.4510; reines Oberflächenfett; gute Spreitung; **Anw.:** nicht okklusiv, daher zur Herst. versch. Präparate zur Behandlung von z. B. Dermatosen geeignet; soll den Fettmantel der menschl. Haut in biol. Weise ergänzen.

**Enteneier:** s. Ei.

**Entenfußbaum:** s. Ginkgo biloba.

**enteral** (gr. enteros Darm): die Eingeweide betreffend.

**Enteramin:** s. Serotonin.

**Enteritis:** Darmentzündung; Entzündung der Dünndarmschleimhaut; Vork. auch i. R. einer infektiösen Gastroenteritis* (mit Beteiligung des Magens) od. Enterokolitis (mit Beteiligung des Dickdarms); **Urs.:** meist Infektion mit Viren (Rota-*, Noro-, Adeno-*, Enteroviren*) od. Bakterien bzw. durch deren Toxine, in gemäßigten Klimazonen am häufigsten mit Salmonella* enterica Serovar Enteritidis; auch Staphylokokken, Streptokokken, Campylobacter*, Escherichia* coli, Yersinia*; nicht selten als Lebensmittelinfektion; weitere Erreger: z. B. Shigella*, Salmonella Serovare Typhi u. Paratyphi, Vibrio* cholerae; **Sympt.:** Diarrhö (je nach Urs. evtl. mit Schleim- od. Blutbeimengung), krampfartige Bauchschmerzen; **Ther.:** symptomat. (v. a. Elektrolyt- u. Flüssigkeitssubstitution), ggf. kausal (z. B. Antibiotika*).

**Enteritis regionalis Crohn:** Enteritis terminalis, Ileitis terminalis; Crohn-Krankheit, Morbus Crohn; meist in Schüben verlaufende, chronisch entzündl. Erkrankung, die alle Abschnitte des Verdauungstrakts erfassen kann; **Häufigkeit:** Inzidenz in Europa 1–6 : 100 000 pro Jahr; meist zw. 15. u. 35. Lebensjahr; **Urs.:** multifaktoriell, immun. Dysregulation, genet. (polygene Disposition), Störung der mikrobiellen Flora, intestinaler Barrieredefekt; **Sympt.:** rechtsseitige u. periumbilikale Bauchschmerzen, Diarrhö, Gewichtsverlust, Fieber, perianale Abszesse u. Fisteln, Subileus; auch extraintestinale Manifestationen; **Ther.:** Glucocorticoide*, Salazosulfapyridin*, Mesalazin*, Antibiotika*, Immunsuppressiva* (Azathioprin*, Methotrexat*), TNF*-Blocker (Infliximab*), enterale Formuladiät; chirurg. sparsame Resektion. Vgl. Colitis ulcerosa.

**Enteritis terminalis:** s. Enteritis regionalis Crohn.

**Enterobacter:** Gattung gramnegativer, peritrich begeißelter, aerober Stäbchenbakterien der Fam. Enterobacteriaceae*; **Vork.:** ubiquitärer Boden-, Wasser- u. Pflanzenkeim; im Intestinaltrakt von Mensch u. Tier; opportunist. Erreger von Harnwegsinfektionen, Pneumonie, Meningitis u. Sepsis.

**Enterobacteriaceae:** Fam. gramnegativer, meist bewegl., fakultativ anaerober Stäbchenbakterien mit großer Stoffwechselaktivität u. Invasinen, Endo- u. Exotoxinen als Pathogenitätsfaktoren; Erreger intestinaler Infektionen, v. a. Nosokomialinfektionen.

**Enterobius vermicularis:** Oxyuris vermicularis, Madenwurm, veraltet Pfriemenschwanz; zu den Nematodes* zählender Darmparasit im untersten Dünn-, Blind- u. Dickdarm. **Oxyurasis:** Enterobiasis; Darminfektion mit E. v.; mit Analpruritus, Stuhldrang, Gewichtsverlust; **Ther.:** Mebendazol*, Albendazol*.

**Enterococcus:** Gattung grampositiver, unbewegl., sporenloser Kokken der Fam. Enterococcaceae; Vork. im Darm von Mensch u. Tier; wichtige humanpathogene **Species:** E. faecalis, E. faecium u. E. durans. Vgl. VRE.

**Enterogastron:** s. GIP.

**Enteroglucagon:** s. GLP.

**Enteropeptidase:** Enterokinase; zu den Proteasen* gehörendes, gastrointestinales Gewebehormon*, das Trypsinogen zu Trypsin* spaltet; besteht aus 2 kovalent gebundenen Glykopeptiden*; **Vork.:** im Sekret der Darmschleimhaut, bes. des Duodenums. Vgl. Hormone, gastrointestinale.

**Enterotoxine:** s. Toxine.

**Enterovirus:** zu den Picornaviridae gehörendes Genus säurestabiler, enteropathogener RNA-Viren; Verbreitung weltweit bei Mensch, Nagern, Schwein, Rind u. versch. Affenarten; Infektionen verlaufen häufig inapparent od. mit v. a. gastrointestinaler Symptomatik; **Einteilung:** Poliomyelitis-Viren (s. Poliomyelitis); Coxsackie*-Viren; ECHO*-Viren; neuere Enterovirusisolate wurden als humane Enteroviren klassifiziert.

**Entflammungspunkt:** s. Flammpunkt.

**Enthaarungsmittel:** s. Depilatorien.

**Enthalpie:** Symbol H; thermodynam. Zustandsfunktion*, die den Wärmeinhalt eines Systems bei konstantem Druck angibt; SI-Einheit: Joule* (J); definiert als Summe der inneren Energie U u. der Volumenarbeit p · V (p: Druck, V: Volumen):

$$H = U + p \cdot V$$

**Reaktionsenthalpie:** Symbol ΔH; Änderung der E. bei isobaren u. isothermen Vorgängen; s. Gibbs-Helmholtz-Gleichung; Temperaturabhängigkeit von H: s. Enthalpie, freie (Abb. dort).

**Enthalpie, freie:** Gibbs-Energie, freie Gibbs-Energie; Symbol G; von Gibbs eingeführte thermodynam. Zustandsfunktion* (Gibbs-Funktion), die durch

$$G = H - T \cdot S$$

definiert ist (T: absolute Temperatur*; S: Entropie*; H: Enthalpie*); graph. Darstellung der Temperaturabhängigkeit von G u. H: s. Abb. **freie Reaktionsenthalpie:** Symbol ΔG; Änderung der f. E. bei isobaren u. isothermen Vorgängen; s. Gibbs-Helmholtz-Gleichung.

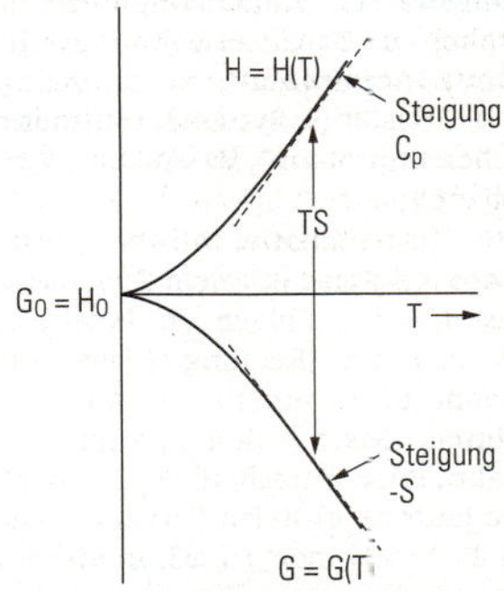


**Enthalpie, freie:** Änderung der Gibbs-Energie G u. der Enthalpie H eines reinen Stoffes mit der Temp. T bei konstantem Druck p (S: Entropie; $C_p$: Wärmekapazität); die Grenzwerte der Steigung der beiden Kurven bei $T \rightarrow 0$ sind Null, so dass $C_p$ und $S \rightarrow 0$, wenn $T \rightarrow 0$ [7]

**Entkeimung:** s. Sterilisation.

**Entkeimungsfiltration:** s. Keimfiltration; Verfahren, aseptische.

**Entomogamie:** s. Bestäubung.

**Entropie:** Symbol S; thermodynam. Zustandsfunktion*, die ein Maß für den thermodynam. Ordnungszustand eines Systems bzw. für die Irreversibilität eines Vorganges in einem abgeschlossenen System darstellt; SI*-Einheit: Joule/Kelvin ($J \cdot K^{-1}$); die Zahl der Anordnungsmöglichkeiten der Moleküle wird als thermodynam. Wahrscheinlichkeit W bezeichnet, welche über die Boltzmann*-Konstante k mit der Entropie in Beziehung steht:

$$S = k \cdot \ln W$$

**Reaktionsentropie:** Symbol ΔS; die Änderung

der E. $\Delta S$ während einer isobaren u. isothermen Reaktion; s. Gibbs-Helmholtz-Gleichung. Reaktionsentropien (Entropiedifferenzen), die bei isothermen u. isobaren Vorgängen (z. B. beim Schmelzen) auftreten, lassen sich leicht ermitteln. Für die Schmelzentropie $\Delta S_f$ (in $kJ \cdot mol^{-1} \cdot K^{-1}$) beim Schmp. $T_f$ (in Kelvin) gilt:

$\Delta S_f = \Delta H_f / T_f$

$\Delta H_f$: molare Schmelzenthalpie in $kJ \cdot mol^{-1}$.

E

**Entry-Inhibitoren:** Sammelbez. für Virostatika*, die das Eindringen von HIV in die Wirtszelle verhindern; **Einteilung:** nach Wirkungsmechanismus in: **1.** Co-Rezeptor-Antagonisten: hemmen selektiv die Bindung an Co-Rezeptoren auf der Wirtszelloberfläche u. verhindert damit das Andocken des Virus; CCR5-Antagonist: Maraviroc*; **2.** Fusions-Inhibitoren: verhindern das Verschmelzen der Virushülle mit der Zellmembran, z. B. Enfuvirtid*; **3.** Attachment-Inhibitoren. Vgl. HIV-Erkrankung.

**Entschäumer:** s. Antischaummittel.

**Entseuchung:** s. Dekontamination.

**Entwesung:** Desinfestation; Maßnahme zur Vernichtung schädl. Kleintiere u. Insekten (Desinsektion), die Gesundheits-, Wohnungs-, Haus-, Lebensmittel-, Vorrats- u. Pflanzenschädlinge sind, z. B. durch trockene Hitze, Clofenotan* od. Druckentwesung*; E. ist keine Desinfektion*; sie richtet sich gegen höher organisierte Lebewesen. Bakt. u. Bakteriensporen werden nicht vernichtet.

**Entwöhnungsmittel:** Anticravingmittel; umfassen u. a. Alkohol- u. Tabakentwöhnungsmittel; z. B. Disulfiram*, Acamprosat*, nicotinhaltige Kaugummis u. Pflaster (s. Systeme, transdermale therapeutische), Bupropion*, Vareniclin*. Vgl. Arzneimittelabhängigkeit.

**Entzündung:** Inflammatio; (Abwehr-)Reaktion des Organismus auf Reize mit dem Ziel, das auslösende Agens u. seine Folgen zu beseitigen; **Urs.:** **1.** physik. u. chem. (Reibung, Druck, Fremdkörper, zu hohe u. zu niedrige Temperatur, Strahlung, Säuren, Basen u. a.); **2.** Mikroorganismen (Viren, Bakt., Pilze, Parasiten) od. Prionen*; **3.** körpereigene (autogene) Reize (Urämie*, Zerfall von Zellen, z. B. bei Tumor*); **Pathogenese:** Immunpatholog. Mechanismen bestimmen Verlauf u. Schwere der E.; der als Antigen* wirkende Reiz löst zelluläre u. humorale Immunreaktionen aus u. aktiviert Komplement* (vgl. Allergie). **I. Lokale Entzündungsreaktionen:** Die direkte Schädigung der Zellen u. Gewebe steht im Vordergrund. Die örtl. Reaktion des Gefäßbindegewebes führt zu lokaler Durchblutungsstörung mit erhöhter Gefäßpermeabilität für Blutplasma (Transsudation) u. Blutzellen (Transmigration, Exsudation) sowie zur Vermehrung stark wachsender ortsständiger Zellen (Proliferation); **1. Durchblutungsstörung: a)** 1. Phase: Verengung der Arteriolen unter Adrenalinausschüttung; Auftreten einer nur wenige Sek. bis Min. dauernden Minderdurchblutung (Blässe); **b)** 2. Phase: Lösung des Arteriolenspasmus unter Einfluss des vegetativen Nervensystems; Auftreten lokaler Blutfülle, der Hyperämie (Rötung); **c)** 3. Phase: Initiation durch Mediatoren*, Verengung der Venolen mit Blutstau (Stase) u. den entspr. Folgen (u. a. Thrombozytenaggregation, Thrombose*, Permeabilitätsstörung, Exsudation, Schwellung); **2. Permeabilitätsstörung: a)** 1. Phase: Einleitung durch Histamin* u. Serotonin*; Dauer von wenigen Minuten; **b)** 2. Phase: Beteiligung anderer Mediatoren (z. B. Kinine*, Anaphylatoxin, Leukotriene*, Prostaglandine*); **3. Blutplasmaexsudation:** Migration v. a. neutrophiler, eosinophiler u. basophiler Granulozyten, Makrophagen u. Lymphozyten (s. Leukozyten) durch Lücken zw. den Gefäßendothelzellen; Verlauf u. Überwindung der E. hängen wesentl. von der **Phagozytoseleistung** ab, an der pathophysiolog. u. chemotakt. wirkende (z. B. Komplementfaktoren) u. phagozytosefördernde Substanzen (z. B. Bakteriotropine*) beteiligt sind. **Lokale Entzündungszeichen** (sog. klass. Entzündungszeichen nach Celsus): Rubor (Rötung), Calor (Hitze), Tumor (Schwellung), Dolor (Schmerz), Functio laesa (gestörte Funktion). **II. Allgemeine Entzündungsreaktionen: 1.** Auslösung von Immunreaktionen; **2.** beschleunigte Bildung von Granulozyten; **3.** Zunahme der Synthese bestimmter Plasmaproteine* (Akute*-Phase-Proteine, z. B. C*-reaktives Protein); **4.** Steigerung des Stoffwechsels (Fieber); **5.** subjektive Beschwerden wie Krankheitsgefühl, Abgeschlagenheit. **Einteilung: 1.** nach zeitl. Ablauf: perakute E., akute E., subakute E., chron. E., subchron. E., rezidivierende E.; **2.** nach Ausbreitung u. Lokalisation: lokalisierte E., generalisierte E., metastasierende E. mit Absiedelung entzündl. Herde; **3.** nach der Morphologie: **a)** exsudative E.: Exsudat steht im Vordergrund; **b)** granulomatöse E.: typ. herdförmige Ansammlung von Zellen ohne od. mit Nekrose; **c)** proliferative E.: Proliferation ortsständiger u. eingewanderter Zellen; Entwicklung von Granulationsgewebe; **Prognose:** abhängig von Art, Stärke u. Dauer des Entzündungsreizes sowie von der lokalen u. allg. Reaktion des Organismus, so dass völlige Wiederherstellung von Gestalt u. Funktion od. chronische E. mit mögl. Streuung od. Narbenbildung folgen.

**E-Nummer:** von der EU festgelegter Code, der sich aus dem Buchstaben E (für Europa) u. einer Zahl zusammensetzt; jede E-Nummer steht für einen einzelnen, zugelassenen Lebensmittelzusatzstoff* (Tab. dort).

**Enuresis:** Bez. für unwillkürl. Einnässen ab 5. Lebensjahr nach Ausschluss organischer Urs.; **Formen: 1.** E. nocturna (sog. Bettnässen): unwillkürl. Reflexmiktion während des Schlafs ohne gleichzeitig vorliegendes Einnässen am Tag, Drangsymptomatik od. rezidivierende Harnwegsinfektion; **2.** E. diurna: unwillkürl. Harnabgang tagsüber; **Urs.:** Reifungsverzögerung der neurogenen Blasenkontrolle, gestörter Tag-Nacht-Rhythmus der Sekretion von ADH, psychosoziale Probleme; **Ther.:** Miktionstraining, apparative Verhaltenstherapie (Klingelsysteme), bei Therapieresistenz Pharmakotherapie mit Desmopressin* od. tricyclischen Antidepressiva*.

**Enzephalitis:** Encephalitis; Entzündung des Gehirns; Entzündung der grauen Substanz (Polioenzephalitis), der weißen Substanz (Leukenzephalitis), evtl. mit Beteiligung der Meningen (Meningoenzephalitis); **Einteilung: 1.** akute Enzephalitis:

**a)** infektiös, z. B. durch Viren (u. a. Herpes*-, Arbo-*, Rhabdo-*, Myxo-*, Enteroviren*), Bakt. (v. a. Staphylococcus* aureus u. Streptokokken, bei Immunsuppression evtl. Listeria* od. Nocardia*), i. R. von Mykosen, Protozoen- u. Wurmerkrankungen; **b)** immun. bedingt als para- od. postinfektiöse E. sowie postvakzinale E.; **c)** paraneoplast. E., meist limbische E.; **d)** unklar (ca. 50 % aller akuten E.): vermutl. nicht nachweisbare virale E.; **2.** chron. Enzephalitis: z. B. bei Slow*-virus-Infektionen, chron. bakt. Infektionen (z. B. Neurosyphilis, chron. Neuroborreliose), system. entzündl. Erkrankung (z. B. chron. Lupus* erythematodes, Sarkoidose) od. immun. bedingt (z. B. Multiple* Sklerose); **Sympt.:** variabel u. unabhängig von Urs.; plötzl. einsetzendes hohes Fieber, Bewusstseinsstörung*, zerebrale Herdstörungen, Kopfschmerz, epilept. Anfälle; **Ther.:** symptomat. u. ggf. kausal (je nach Urs.), z. B. Antibiotika* u. evtl. operative Sanierung der Herzklappe bei bakterieller E. durch sept. Embolie bei Endokarditis*.

**Enzephalomyelitis-Impfstoff für Tiere:** s. Infektiöse-aviäre-Enzephalomyelitis-Lebend-Impfstoff für Geflügel.

**Enzianextrakt:** s. Extractum Gentianae.

**Enziangewächse:** s. Gentianaceae.

**Enziantinktur:** s. Tinctura Gentianae.

**Enziantinktur, eingestellte:** s. Tinctura Gentianae titrata.

**Enziantrockenextrakt, eingestellter:** s. Extractum Gentianae siccum normatum.

**Enzianwurzel:** s. Gentiana lutea (Gentianae radix).

**Enzymaktivität:** wichtiges Hilfsmittel zur Diagnosestellung (s. Enzymdiagnostik) u. zur Verlaufskontrolle von Krankheiten; die Aktivität eines Enzyms* wird in Enzymeinheiten angegeben (s. Anhang, Tab. Physiologische Referenzbereiche); eine internationale Einheit ist die Enzymmenge, welche die Umwandlung von 1 mol Substrat pro Sekunde (bzw. 1 µmol Substrat pro Min.) unter Standardbedingungen (z. B. bei 25 °C, Einhalten eines pH-Optimums u. bei Substratsättigung) katalysiert. Zwei Definitionen sind gebräuchlich: **1.** Eine **Einheit (U, Unit)** ist die Enzymmenge, welche die Umwandlung von 1 µmol Substrat pro Min. katalysiert. **2.** Eine **katalytische Einheit (kat, Katal)** ist die Enzymmenge, welche die Umwandlung von 1 mol Substrat pro Sekunde katalysiert. Für prakt. Zwecke verwendet man bevorzugt Mikro- (µkat), Nano- (nkat) od. Picokatal (pkat). Katal als SI-Einheit ersetzt die bisher übliche Einheit Unit.

1 U = 1/60 µkat (16.67 nkat)

1 nkat = 0.06 U

Ist das Substrat ein Protein, Polysaccharid od. ein anderes Molekül, bei dem mehr als eine Bindung angegriffen werden kann, so tritt in dieser Definition der Begriff 1 µmol bzw. 1 mol Äquivalente der betr. (durch das Enzym veränderten) Gruppe an die Stelle des Ausdruckes 1 µmol bzw. 1 mol Substrat. Als Maß der Reaktion wird die Anzahl der gespaltenen Peptid-* od. Glykosidbindungen genommen u. nicht die Anzahl der vollständig gespaltenen Moleküle. Im Falle einer bimolekularen Reaktion, z. B. A + B = B + C, wird logischerweise 1 µmol Substrat A od. B als Bezugsbasis genommen; nur wenn 2 ident. Substratmoleküle miteinander reagieren (A = B), bezieht sich die Aktivitätsangabe auf 2 µmol Substrat/min bzw. 2 mol Substrat/s. Die Einführung einer internationalen Einheit hat den Vorteil, dass Aktivitäten versch. Enzyme miteinander verglichen werden können. Da sich die Aktivitäten der einzelnen Enzyme auch bei Zugrundelegung der genannten Definition oft beträchtl. unterscheiden, werden Enzymeinheiten auch in Milli- (mU) bzw. Mikro- (µkat) od. Nanoeinheiten (nkat) ausgedrückt. Die **spezifische Aktivität** eines Enzyms bezeichnet die Einheiten/mg bzw. kg Protein (U/mg Protein bzw. µkat/kg Protein). Sie ist ein direktes Maß für die Reinheit des Enzyms. Die **molekulare Aktivität** eines Enzyms gibt die Anzahl der Substratmoleküle (od. der äquivalenten Gruppen) an, die in einer Min. bzw. einer Sekunde von einem Enzymmolekül (bei optimalem Substratangebot) umgesetzt werden. Die **Konzentration** einer Enzymaktivität in Lsg. wird in Einheiten/Volumen (U/L, mU/L bzw. µkat/L) angegeben.

**Enzymdiagnostik:** Fermentdiagnostik; klin.-diagnost. Nutzung der quantitativ-analyt. Bestimmung der Aktivitätsspiegel einer Vielzahl von Enzymen* im Serum; **Prinzip:** beruht auf der Tatsache, dass jeder Zellzerfall, aber auch jede reversible Schädigung der Membranfunktion, zum Austreten zelleigener Substanzen u. damit auch der Enzyme führt, die dann im Serum nachweisbar werden. Die Relation bestimmter Enzyme zueinander u. der Nachw. organspezif. Enzyme geben Hinweise auf die Herkunft aus einem bestimmten Organ. Dabei besteht ein Zusammenhang zw. der Höhe des Anstiegs der Enzymaktivität* u. dem Umfang der Schädigung. Diagnost. relevant ist der Anstieg der Serumenzyme bei Herzinfarkt, akuter u. chron. Hepatitis, bei Muskelerkrankungen.

**Enzyme** (gr. en darin; zyme Hefe, Sauerteig): syn. Fermente; hochmolekulare Proteine*, die als Biokatalysatoren* im lebenden tier. u. pflanzlichen Organismus für die Reaktionen im Primärstoffwechsel* unerlässl. sind u. auch außerhalb des Organismus wirken; die Funktion eines E. ist an die Unversehrtheit seines räuml. Aufbaus gebunden, wobei durch die Anordnung mehrerer benachbarter Aminosäurereste das Aktivitätszentrum gebildet wird. Die an der Reaktion beteiligten Substanzen (Substrate*) werden dort angelagert u. das Produkt nach Ablauf der Reaktion abgelöst. Das Aktivitätszentrum kann auch durch ein Coenzym* mit Nichtproteincharakter repräsentiert sein. Es gibt versch. E., die Metall-Ionen als Cofaktor* benötigen (sog. **Metallproteide** od. Metallenzyme, z. B. eisenhaltige Atmungsenzyme od. kupferhaltige Oxidasen*). E. sind kolloider Natur u. diffundieren nicht durch Membranen; durch neutrale Salze werden sie ausgefällt. Erhitzen auf über 60 °C od. der Zusatz von Schwermetallen, starken Säuren od. Basen macht sie ebenfalls unwirksam, da das Enzymprotein chem. verändert wird. Die E. einer Stoffwechselkette sind meist in bestimmten Zellräumen zusammengefasst (Kompartimentierung), z. B. Atmungskette* in den Mitochondrien*, Glykolyse* im Zytoplasma, Proteinbiosynthese* an den Ribosomen*. Ein E. kann jeweils nur eine der

**Enzyme**
pH-Optimum einiger Enzyme

| Enzym | pH-Optimum |
|---|---|
| Arginase | 9.0 - 9.5 |
| Pankreaslipase | 8 |
| Erepsin | 7.8 |
| Trypsin | 7.8 - 8.7 |
| Urease | 7 |
| Katalase | 7 |
| Pepsin | 1.5 - 1.6 |

für ein Substrat mögl. Reaktionen katalysieren (**Wirkungsspezifität**). E. werden nach dem Substrat bezeichnet, zu dem sie Affinität besitzen, indem an den Stamm des Substratnamens die Endung -ase angehängt wird (z. B. heißt das E., das Maltose spaltet, Maltase*). Setzt ein E. nur ein bestimmtes Substrat um, ist es **substratspezifisch**. Greift ein E. versch., aber ähnl. gebaute Substrate an, bezeichnet man es als **gruppenspezifisch**. Ein Maß für die Affinität zwischen E. u. Substrat (Abhängigkeit der Reaktionsgeschwindigkeit von der Substratkonzentration) ist die Michaelis-Konstante, die mit Hilfe der Michaelis*-Menten-Gleichung empirisch ermittelt werden kann. Die Arbeitsgeschwindigkeit eines E. (z. B. bezogen auf Masse, Volumen od. Stoffmenge) wird durch die Enzymaktivität* (Maßeinheit: Katal) veranschaulicht. Entscheidend für die Enzymaktivität ist u. a. der optimale pH-Bereich (s. Tab.). **Einteilung:** nach Wirkungsspezifität in 6 Hauptklassen; international gültig ist das System der Enzyme Commission (E. C.-Nomenklatur) der International Union of Biochemistry (IUB) von 1972. **1. Oxidoreduktasen:** z. B. $H_2$-übertragende E. (Dehydrogenasen*), Oxygenasen* u. Oxidasen*, Reduktasen*; **2. Transferasen:** übertragen $C_1$-, Aldehyd-, Keto-, Acyl-, Amino-, Glykosyl- u. a. Gruppen, z. B. Transaminasen*, Kinasen*; **3. Hydrolasen:** spalten hydrolyt. Ester-, Ether-, Peptid-*, Glykosid- u. a. Bindungen, z. B. Esterasen*, Phosphatasen*, Glykosidasen*, Proteasen*, Desaminasen*; **4. Lyasen:** spalten vom Substrat unter Bildung von Doppelbindungen Gruppen ab (lösen z. B. folgende Bindungen: C—C, C—O, C—N, C—S), z. B. Dehydratasen*, Decarboxylasen*, od. bewirken die Anlagerung einer Gruppe an eine Doppelbindung (Synthasen); **5. Isomerasen:** katalysieren die Umwandlung isomerer Verbindungen, z. B. Racemasen* u. Epimerasen*, Topoisomerasen*; **6. Ligasen:** veraltet Synthetasen; knüpfen zw. 2 Substraten unter Energieverbrauch (z. B. ATP-Abbau) neue Bindungen (z. B. zw. C—C, C—O, C—N, C—S u. a.), z. B. Carboxylasen*, Phosphorylasen*, Elongasen*; **Gesch.:** Fermentative Vorgänge wie Gärung u. Fäulnis waren wahrscheinl. schon in prähistor. Zeit bekannt; die Natur der Enzymwirkungen erkannte 1834 Jöns Jakob Berzelius (1779–1848). 1815 fand Alexander Marzet (1770–1822) Steapsin u. Lipase, 1817 Heinrich August von Vogel (1778–1867) Emulsin. 1836 isolierte Theodor Schwann (1810–1882) Pepsin aus dem Magensaft, 1894 isolierte Emil Fischer (1852–1919) Maltase u. Lactase, 1897 isolierte Eduard Buchner (1860–1917) Zymase. 1867 gelang Willy Kühne (1837–1900) die erste Reindarstellung von Enzymen. 1911 erkannten Albert Prescott Mathews u. Glenn, dass E. ein Coenzym u. ein Apoenzym enthalten. 1926 stellte James Sumner (1887–1955) das erste krist. Enzym (Urease) dar. 1930 gewann John Howard Northrop (1891–1987) krist. Pepsin u. Trypsin, 1934 Eugen Bamann (1900–1981) u. Laeverenz krist. Lipase. Vgl. Isoenzym; Zymogen.

**Enzymeinheit:** s. Enzymaktivität.

**Enzymhemmung:** s. Enzyminhibition.

**Enzym-Immunoassay:** Abk. EIA; empfindl. u. spezifische immun. Methode zur Bestimmung antigener Substanzen (z. B. Proteine, Hormone, Antikörper, Tumormarker, Viren, Pharmaka) in Flüss. (z. B. Serum) unter Verw. enzymmarkierter spezif. Antikörper* od. Antigene* vom gleichen Typ wie das zu bestimmende Antigen; **Prinzip:** Kombination von Immunoassay* (Antigen*-Antikörper-Reaktion) u. spezif. Enzymreaktionen, z. B. als ELISA*. Vgl. Radio-Immunoassay.

**Enzyminduktion:** verstärkte Enzymsynthese inf. positiver Genregulation* (Transkriptionskontrolle); durch Induktoren wird die mRNA-Synthese (s. Transkription) u. damit die Biosynthese des Enzyms* gesteigert. Bei wiederholter Zufuhr dieser Substanzen kann sich Toleranz* entwickeln u. der Abbau bestimmter Wirkstoffe beschleunigt werden. Die Biotransformation (s. Metabolismus) kann auf diese Weise vom betr. Wirkstoff selbst (Autoinduktion, Eigeninduktion) od. von anderen Wirkstoffen (Fremdinduktion) beeinflusst werden. **Beispiel:** Auslöser der E. können z. B. Hormone*, Zytokine* od. Xenobiotika* sein. Starke E. der Cytochrom*-P-450 abhängigen Monooxygenasen (s. Oxygenasen) wird z. B. durch Phenobarbital* u. polycycl. Chlorkohlenwasserstoffe bewirkt. Weitere Beispiele für Stoffe, die zu E. führen: Barbiturate*, Glutethimid*, Sulfonylharnstoffe*, Rifampicin*, Johanniskrautpräparate.

**Enzyminhibition:** Enzymhemmung; reversible od. irreversible Hemmung der Aktivität von Enzymen* durch kompetitive od. nichtkompetitive Mechanismen (s. Antagonismus) od. durch Überangebot an Substrat (Substrathemmung); **Bedeutung:** Hemmung u. Aktivierung bestimmter Enzyme spielen bei der Steuerung des Stoffwechsels sowie bei der Metabolisierung von Arzneistoffen eine große Rolle. Folgen der Hemmung von Enzymen, die an der Metabolisierung von Arzneistoffen beteiligt sind, können verlängerte HWZ, Erhöhung des Serumspiegels, Wirkungsverstärkung u. -verlängerung sowie eine Verstärkung der UAW u. der Toxizität des Stoffes sein. Arzneimittelinteraktionen* beruhen oft auf diesem Prinzip, z. B. Verstärkung der UAW von Phenytoin* wegen verminderter Verstoffwechselung bei gleichzeitiger Verabreichung von Dicumarol*. Daneben beruht die Wirk. vieler Arzneimittel auf dem Prinzip der E. (s. Enzyminhibitoren).

**Enzyminhibitoren:** Stoffe, die spezif. Enzyme hemmen können; dazu gehören eine große Zahl von Arzneimitteln wie Cholinesterase-Inhibitoren (indirekte Parasympathomimetika*), Carboanhydrase*-Hemmer, Protease*-Inhibitoren, Xanthinoxidase*-Hemmer, HMG*-CoA-Reduktase-Hemmer, Protonenpumpen*-Hemmer. Als E. wirken auch viele Gifte, z. B. Alkylphosphate* u. verschiedene Schwermetalle (z. B. Quecksilber). Vgl. Enzyminhibition.

**Enzymkinetik:** s. Michaelis-Menten-Gleichung.

**Enzymregulation:** Bez. für natürl. Mechanismen, welche die Enzymaktivität* steuern; z. B. Enzyminduktion*, Repression (Hemmung der Enzymexpression auf genet. Ebene), allosterische Effekte (z. B. Rückkopplungshemmung durch Produkte), kovalente Modifikationen (z. B. Acetylierung des Enzyms).

**Enzymsättigung:** Zustand, bei dem alle aktiven Stellen eines Enzyms mit Substrat abgesättigt sind u. somit die maximale Reaktionsgeschwindigkeit erreicht ist. Weitere Zugabe von Substrat kann die Reaktionsgeschwindigkeit nicht mehr erhöhen. Handelt es sich beim Substrat um einen Arzneistoff, der enzymat. Veränderungen unterliegt, kann sich die E. in einer nichtlinearen Dosis/Wirkungs-Beziehung auswirken.

**EO:** Abk. für **E**thylen**o**xid*.

**EOB:** Abk. für (engl.) *end of bombardement;* Endzeitpunkt der Bestrahlung des Targets* bei der Produktion von Radionukliden; vgl. Zerfallskorrektur; EOS.

**EOS:** Abk. für (engl.) *end of synthesis;* Zeitpunkt des Syntheseendes bei der Produktion von radioaktiv markierten Substanzen; vgl. Zerfallskorrektur; EOB.

**Eosin:** **1.** gelbliches E.: Natriumsalz des Tetrabromfluoresceins; $C_{20}H_6Br_4Na_2O_5$; $M_r$ 691.9; Schmp. 295–296 °C; rotes, krist. Pulver, lösl. in Wasser, Ethanol; **Anw.: a)** (techn.) als Farbstoff für Lippenstifte, Lacke, auch für Genussmittel; in der Mikroskopie zur Anfärbung von Präparaten; **b)** (analyt.) als Reagenz; s. Jenner-Eosin-Methylenblau-Lösung; **2.** bläuliches E.: Natriumsalz des Dibromdinitrofluoresceins; $C_{20}H_6Br_2N_2Na_2O_9$; $M_r$ 624.1; rotbraunes, krist. Pulver; **Anw.:** (techn.) zum Färben von Wolle, Baumwolle, Papier, in der Mikroskopie.

**EP:** Abk. für **Ep**oxidharze*.

**Ep.:** s. Erstarrungspunkt.

**EPA:** Abk. für (engl.) *Eicosapentaenoic acid;* Eicosapentaensäure; s. Omega-3-Säurenethylester.

**Epeira diadema:** s. Araneus diadematus.

**Ephedra distachya** L. **ssp. distachya:** Ephedra vulgaris L. C. Rich.; Fam. Ephedraceae; Mittelmeergebiet bis Indien; **Inhaltsst.:** D-Pseudoephedrin* u. wenig L-Ephedrin*. **Hom.: 1.** Ephedra distachya (HAB), Ephedra vulgaris: frische, oberird. Teile; **2.** Ephedra distachya spag. Zimpel (HAB): frisches Kraut.

**Ephedrae herba:** s. Ephedra sinica.

**Ephedra equisetina** Bunge: s. Ephedra sinica.

**Ephedra shennungiana** Tang: s. Ephedra sinica.

**Ephedra sinica** Stapf: Ephedra, Meerträubchen, chines. Ma Huang; Fam. Ephedraceae; China, Tibet, Indomalaiischer Archipel; E. sinica u. andere Ephedra-Arten wie E. equisetina u. E. shennungiana sind Stpfl. von **Ephedrae herba:** Herba Ephedrae; Ephedrakraut, Meerträubelkraut, Ma Huang; die im Herbst gesammelten, jungen Rutenzweige; **Off.:** DAB; Monographie: WHO, Kommission E; **Inhaltsst.:** L-Ephedrin*, D-Pseudoephedrin*, L-Methylephedrin*, D-Methylpseudoephedrin, L-Norephedrin*, D-Norpseudoephedrin* (Gesamtalkaloidgehalt über 1 %), ferner Saponine*, Gerbstoffe*; **Anw.: 1.** (med.) bei Atemwegserkrankungen mit leichtem Bronchospasmus; **2.** (techn.) zur Herst. von Ephedrin*.

**Ephedra vulgaris:** s. Ephedra distachya L. ssp. distachya.

**Ephedrin:** L-(−)-*erythro*-Ephedrin, Phenylmethylaminopropanol; (1*R*,2*S*)-2-Methylamino-1-phenylpropan-1-ol; Strukturformel: s. Ephedrine (Abb. dort); Alkaloid* aus Ephedra-Arten; off. sind: **wasserfreies Ephedrin:** Ephedrinum anhydricum Ph.Eur.; CAS-Nr. 299-42-3; $C_{10}H_{15}NO$; $M_r$ 165.2; Schmp. ca. 38 °C. **Ephedrin-Hemihydrat:** Ephedrinum hemihydricum Ph.Eur.; CAS-Nr. 50906-05-3; $C_{10}H_{15}NO \cdot 0.5\,H_2O$; Schmp. 40–43 °C; weißes, krist. Pulver od. farblose Kristalle, geruchlos od. schwach aromat. Geruch; lösl. in Wasser, Ethanol, Ether, Chloroform, Glycerol, Paraffin u. Vaselinöl. **Anw.:** fast ausschließl. als Ephedrinhydrochlorid*.

**ψ-Ephedrin:** s. Pseudoephedrin.

**Ephedrine:** Phenylalkylaminalkaloide*; natürl. (z. B. in Ephedra-Arten u. Catha* edulis) sind die Diastereomere L-Ephedrin* u. D-Pseudoephedrin* sowie D-Norpseudoephedrin* (s. Abb.); Herst. von L-Norephedrin*, der jeweiligen Enantiomere u. Racemate (z. B. Ephetonin*) erfolgt synthetisch.

**Ephedrinhydrochlorid:** Ephedrini hydrochloridum Ph.Eur., Ephedrinum hydrochloricum, salzsaures Ephedrin; (1*R*,2*S*)-2-Methylamino-1-phenyl-1-propanol-hydrochlorid; CAS-Nr. 50-98-6; $C_{10}H_{16}ClNO$; $M_r$ 201.7; Schmp. 217–220 °C; $[\alpha]_D^{20\,°C}$ −34 bis −35° (c = 5 in Wasser); farblose Kristalle od. weißes, krist. Pulver von bitterem Geschmack; lösl. in 4 T. Wasser, lösl. in Ethanol, sehr schwer lösl. in Chloroform; **Inkomp.:** mit Silbersalzen; **Wirk.:** indirektes Sympathomimetikum* mit schwächerer zentraler Wirk.; **Ind.:** Asthma bronchiale, Husten, Rhinitis, allerg. Erkrankungen wie Heuschnupfen u. a., Kreislaufschwäche; **Dos.:** p. o. 20 mg, EMD 0.1 g, TMD 0.3 g; s. c. 10 mg, EMD 40 mg, TMD 120 mg; Nasentropfen 0.1 %, Nasensalbe 3 %; HWZ 3–6 h; **Zuber.:** Compressi* Ephedrini hydrochlorici. **Racemisches Ephedrinhydrochlorid:** s. Ephetonin; vgl. Norephedrin.

**Ephedrinhydrochlorid-Tabletten:** s. Compressi Ephedrini hydrochlorici.

**Ephedrini racemici hydrochloridum:** s. Ephetonin.

**Ephedrin, salzsaures:** s. Ephedrinhydrochlorid.

**Ephedrin, schwefelsaures:** s. Ephedrinsulfat.

**Ephedrinsulfat:** Ephedrinum sulfuricum, schwefelsaures Ephedrin; CAS-Nr. 134-72-5; $(C_{10}H_{15}ON)_2 \cdot H_2SO_4$; Schmp. 238–245 °C; weiße Kristalle od. krist., polymorphes Pulver, leicht lösl. in Wasser, lösl. in Ethanol; **Wirk., Ind. u. Dos.:** s. Ephedrinhydrochlorid.

E

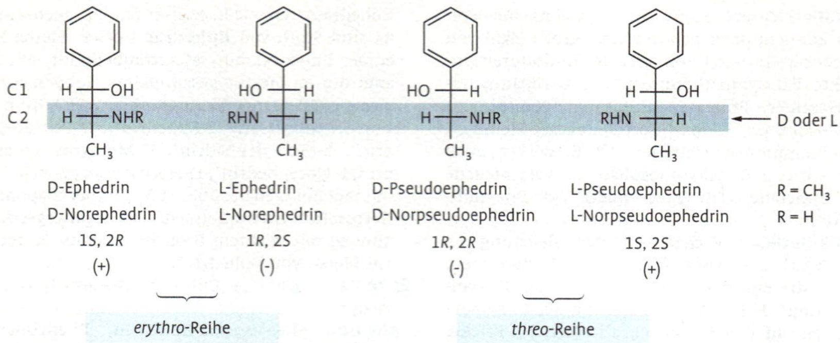


**Ephedrine:** Gegenüberstellung der Ephedrin- u. Norephedrin-Stereoisomeren

**Ephedrinum hydrochloricum:** s. Ephedrinhydrochlorid.

**Ephedrinum sulfuricum:** s. Ephedrinsulfat.

**Ephelides:** hyperpigmentierte Flecken auf lichtexponierter Haut, bes. bei Rotblonden, durch verstärkte Synthese von Melaninen* ohne erhöhte Melanozytenzahl.

**Ephetonin:** Ephedrini racemici hydrochloridum Ph.Eur., Racephedrinhydrochlorid (Abk. REH); salzsaures racem. Ephedrin*; Schmp. 186–188 °C; weißes, krist. Pulver, leicht lösl. in Wasser, lösl. in Ethanol; **Ind. u. Dos.:** s. Ephedrinhydrochlorid.

**Epi-:** Wortteil mit der Bedeutung auf, über, oberhalb, an, in, bei, nach, durch.

**Epicatechin:** s. Catechine.

**Epichlorhydrin:** Chlormethylenoxiran; 1-Chlorpropan-2,3-epoxid; $C_3H_5ClO$; $M_r$ 92.53; DL-Form: Sdp. 117 °C; D. 1.18; stechend riechende, giftige Flüss., wenig lösl. in Wasser, mischbar mit org. Lösungsmitteln; bildet explosive Gemische mit Luft; **Anw.:** (chem.) wegen des reaktiven Oxiranrings für org. Synthesen, z. B. zur Herst. von Epoxidharzen* u. Derivaten von Stärke (absorbable* dusting powder), Dextrinen (Cadexomer*-Iod) u. Dextranen; **Toxikol.:** karzinogen, neurotox., nierenschädigend.

**Epicillin** (INN): Dihydroampicillin, Spectacillin, $\alpha$-Amino-3,6-dihydrobenzylpenicillin, 6-[D-2-Amino-2-(1,4-cyclohexadienyl)acetamido]penicillansäure; 6-[D-2-Amino-2-(1,4-cyclohexadien-1-yl) acetamido]-3,3-dimethyl-7-oxo-4-thia-1-azabicyclo[3.2.0]heptan-2-carbonsäure; CAS-Nr. 26774-90-3; $C_{16}H_{21}N_3O_4S$; $M_r$ 351.43; Schmp. 202 °C (unter Zers.; Hemihydrat); lösl. in Wasser 1:250; nicht mehr im Handel befindl. Antibiotikum*; **Wirk.:** halbsynthet. Penicillin* mit erweitertem Wirkungsspektrum; hemmt neben den benzylpenicillinempfindl. Keimen auch Haemophilus influenzae, Enterokokken u. Listerien; heute obsolet.

**Epidemie** (gr. epidemos im Volk verbreitet): stark gehäuftes, örtl. u. zeitl. begrenztes Vork. einer Erkrankung (v. a. Infektionskrankheiten); vgl. Pandemie; Endemie.

**Epidemiologie:** Wissenschaftszweig, der sich mit der Verteilung von übertragbaren u. nichtübertragbaren Krankheiten u. deren physik., chem., psych. u. sozialen Determinanten u. Folgen in der Bevölkerung befasst.

**Epidermis:** **1.** (bot.) primäres Abschlussgewebe*; äußerste, meist einzellige Schicht von Blättern u. jungen Sproßachsen; schirmt die Pflanze vor äußeren Einwirkungen od. übermäßigem Wasserverlust ab; die Epidermis der Wurzeln hat eine andere Funktion (s. Rhizodermis). **2.** Oberhaut; (med.) gefäßlose, äußerste Schicht der Haut (Kutis) ektodermaler Herkunft; besteht aus mehrschichtigem, verhorntem Plattenepithel (s. Epithelgewebe); Dicke je nach Körperregion 30 µm–4 mm.

**epidural:** auf der Dura mater (harte Hirn- u. Rückenmarkhaut) gelegen.

**Epiduralanästhesie:** s. Periduralanästhesie.

**Epigastrium:** Magengrube, Oberbauch; Bereich zw. Rippenbögen u. Schwertfortsatz des Brustbeins.

**epigyn:** s. Blüte (Blütenteile).

**Epikotyl:** (bot.) oberer Teil der Embryoachse (Keimlingsachse) bzw. erstes Internodium* oberhalb der Kotyledonen*.

**Epikrise** (gr. epikrisis Nachprüfung, Beurteilung): zusammenfassender, krit. Abschlussbericht über den Verlauf einer Erkrankung im Krankenhaus mit Angabe über durchgeführte Anamnesen, Diagnostiken u. Begründung einer Diagnosestellung sowie Empfehlungen zu weiter durchzuführender Therapie.

**Epilation:** Haarentfernung; dauerhaft durch elektr. Verkochung der Haarpapillen (Elektrolyse), temporär mit mechan. od. chem. Verfahren. Vgl. Depilation; Depilatorien.

**Epilepsie:** Fallsucht; paroxysmale Funktionsstörungen des Gehirns inf. exzessiver Entladungen von Neuronen; **Häufigkeit:** Ca. 5 % aller Menschen haben in ihrem Leben einen epilept. Anfall. **Urs.:** i. d. R. Zusammenwirken exogener u. endogener Faktoren; **exogene Faktoren:** Erkrankungen des Gehirns (u. a. Fehlbildung, Trauma, Blutung, Entzündung, Tumor) u. mit einer Funktionsstörung des Gehirns einhergehende Erkrankungen des Gesamtorganismus (z. B. metabol. Störungen wie Hypoglykämie, Intoxikation); **endogene Faktoren:** polygen determinierte Faktoren mit komplexen Erbgängen; Stoffwechselkrankheiten u. Mitochondropathien; **Einteilung:** Klassifikation epilept. Anfälle in lokalisationsbezogene

Anfälle, generalisierte Anfälle (konvulsiv u. nichtkonvulsiv) u. nicht klassifizierbare Anfälle sowie in Epilepsiesyndrome; nosologisch werden unterschieden: **1.** akute symptomat. Anfälle als Reaktion auf einen Reiz (z.B. Schlafentzug) od. als unmittelbares Sympt. einer Erkrankung des Gesamtorganismus od. des Gehirns, z.B. Fieberkrämpfe, posttraumat. Anfälle, Anfälle toxisch-metabolischer Genese (chron. Alkoholkrankheit); **2.** chron. rezidivierende Anfälle (E. i.e.S.) ohne auslösenden akuten Reiz; **3.** Sonderformen: **a)** Status epilepticus: andauernder epilept. Zustand od. Wiederholung von Anfällen, bei denen für mehr als 20 min keine Unterbrechung eintritt; grundsätzl. bei allen Anfallstypen mögl.; **b)** Epilepsia partialis Koževnikow: Anhalten eines fokal-motor. Status epilepticus über Monate bis Jahre; **c)** Anfallserie: Folge von Anfällen ohne andauernde Funktionsstörung zw. den einzelnen Anfällen; **Ther.:** **1.** Akuttherapie im Anfall: v.a. verletzungssichere Lagerung mit Sicherung der Umgebung (z.B. Polstern von scharfen Kanten) u. antikonvulsive Akuttherapie v.a. mit Benzodiazepinen*, ggf. symptomat. Fiebersenkung u.a.; **2.** Dauertherapie zur Anfallsprophylaxe: **a)** Beseitigung der Urs. bei fassbaren Hirnerkrankungen (z.B. Hirntumoren); **b)** Vermeidung charakterist. Auslösefaktoren (Schlafmangel, Stroboskoplicht u.a.); **c)** Langzeittherapie mit Antiepileptika*, durch die 60–70 % der Patienten anfallsfrei werden; **d)** bei fokaler E. u. unzureichender Wirksamkeit der Antiepileptika operative Behandlung; dadurch Anfallsfreiheit bei ca. 50–70 % der pharmakoresistenten Patienten; **e)** Verhaltenstherapie einschließl. Biofeedback.

**Epilobium-Arten:** Weidenröschen; Fam. Onagraceae (Oenotheraceae); Europa; verwendet werden neben **Epilobium angustifolium L.** (Chamaenerion angustifolium (L.) Scop., Schmalblättriges Weidenröschen; oft auch als Verfälschung angesehen) v.a. (unbegründeterweise) die kleinblütigen Arten **Epilobium parviflorum Schreb.** (Kleinblütiges Weidenröschen), **Epilobium montanum L.** (Berg-Weidenröschen), **Epilobium roseum Schreb.** (Rosarotes Weidenröschen), **Epilobium collinum C. C. Gmel.** (Hügel-Weidenröschen); Stpfl. von **Herba Epilobii:** Herba Chamaenerii angustifolii; Weidenröschenkraut; **Inhaltsst.:** Gerbstoffe*, Flavonoide* (z.B. ein Myricetinglucuronid), Schleim, Anthocyane*, Triterpensäuren u. noch (weitgehend) unbekannte Stoffe; **Anw.:** (volkstüml.) bei benignem Prostatasyndrom*; die therap. Wirk. ist jedoch wissenschaftl. nicht gesichert; die Prostaglandinbildung wird beeinflusst.

**Epimerasen:** zu den Isomerasen gehörende Enzyme*, die am Chiralitätszentrum (s. Chiralität) die D- in die L-Form überführen (Epimerisierung; s. Epimere) od. umgekehrt, so dass sich die spezifische Drehung* ändert; **Vertreter:** z.B. UDP-Glucose-4-Epimerase, die UDP-Galactose zu UDP-Glucose epimerisiert.

**Epimere:** Diastereomere* mit mehreren Asymmetriezentren, die sich aber nur an einem von diesen unterscheiden (z.B. Lysergsäure* u. Isolysergsäure od. die Monosaccharide* D-Glucose* u. D- Mannose*).

**Epimestrol** (INN): 3-Methoxyestra-1,3,5(10)-trien-16α,17α-diol; CAS-Nr. 7004-98-0; $C_{19}H_{26}O_3$; $M_r$ 302.42; nicht mehr verkehrsfähiges Estrogen*; früher angewendet bei Infertilität (als Ovulations*-Stimulans) u. Amenorrhö.

**Epinastin** (INN): 1*H*-Dibenz(c,f)imidazo(1,5-α)azepin-3-amino, 9,13β-dihydro- 3-Amino-9,13β-dihydro-1*H*-dibenz(γ,*f*)imidazo(1,5-α)azepine; CAS-Nr. 80012-43-7; $C_{16}H_{15}N_3$, Strukturformel: s. Abb.; **Wirk.:** Histamin*-$H_1$-Rezeptoren-Blocker der 2. Generation; **Ind.:** als Augentropfen zur symptomat. Ther. der saisonalen allerg. Konjunktivitis; **UAW:** lokale Augenreizung, Hyperämie, Ödeme der Bindehaut; Kopfschmerz, Mundtrockenheit, Pruritus*.

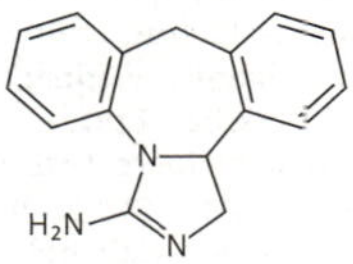


**Epinastin**

**Epinephrin** (INN): s. Adrenalin.

**Epinephrinhydrogentartrat:** s. Adrenalinhydrogentartrat.

**Epinephrin-Injektionslösung 1 mg/mL:** s. Adrenalin-Injektionslösung 1 mg/mL.

**Epiphyse:** **1.** Glandula pinealis, Corpus pineale; Zirbeldrüse (dorsal am Zwischenhirn); Bildungsort von Melatonin*; **2.** Gelenkende; proximal u. distal gelegene Endstücke der langen Röhrenknochen.

**Epiphyt:** (bot.) Organismus, der auf einem anderen wächst, aber nicht auf diesem parasitiert, z.B. Algen*, Flechten (s. Lichenes), Moose (s. Bryophytina), Orchideen (s. Orchidaceae) u. Bromelien.

**Epirubicin** (INN): CAS-Nr. 56420-45-2; $C_{27}H_{29}NO_{11}$; $M_r$ 543.54; Antibiotikum aus Streptomyces peucetius var. caesius; **Wirk.:** Zytostatikum*; Anthracyclin*; HWZ 24–52 h. **Epirubicinhydrochlorid:** Epirubicini hydrochloridum Ph.Eur.; CAS-Nr. 56390-09-1; $C_{27}H_{30}ClNO_{11}$; $M_r$ 578.98; Schmp. 185 °C (unter Zers.); orangerotes Pulver; lösl. in Wasser u. Methanol, schwer lösl. in wasserfreiem Ethanol, unlösl. in Aceton. **Dos.:** parenteral i.v. 60–90 mg/m$^2$ Körperoberfläche als Einzeldosis alle 3 Wochen; Totaldosis: 0.9–1 g/m$^2$ Körperoberfläche.

**Episomen:** Plasmide* in Bakterienzellen, die eigenständig existieren od. in die Bakterien-DNA integriert werden können.

**Epistase:** Geninteraktion, bei der ein Gen* die Ausprägung eines anderen, nicht allelen Gens im Phänotyp* unterdrücken kann; heute oft allg. verwendet als Bez. für Gen-Gen-Interaktionen.

**Epistaxis** (gr. staxo tröpfeln, triefen): Nasenbluten; **Urs.:** **1.** häufig: arterielle Hypertonie*, Behandlung mit Antikoagulanzien* sowie sog. habituelles Nasenbluten v.a. bei Kindern durch lokale Urs. wie Gefäßverletzung im Bereich des Locus Kiesselbachi; **2.** selten: physik. od. chem. Schädigung der Nasenschleimhaut, Trauma (z.B. Schädelbasisfrakturen od. Nasenseptumfrakturen), Nasenfremdkörper, Nasen- u. Nasennebenhöhlentumoren, Nasenrachen-Angiofibrom, E. als Sympt. einer Allgemeinerkrankung bei akuten Infektionskrankheiten (z. B. Typhus, Virusgrippe), Gefäß- u. Kreislauferkrankungen (z. B. Arteriosklerose*), Thrombozytopathie, Vitamin-K-Mangel, Skorbut* u. a.; **Ther.:** Kopfneigung nach vorn zur Prophylaxe von Aspiration u. Blutschlucken, Beruhigung des Patienten, ggf. pharmak. Senkung des Blutdrucks; bei starker E. Nasentamponade, elektro- od. laserchirurg. Verschluss der Blutungsquelle, chirurg. Ligatur od. Embolisation zuführender Gefäße; Ther. der Grunderkrankung.

**Epithelgewebe:** geschlossener Zellverband, der innere od. äußere Körperoberflächen bedeckt u. dem Schutz, dem Stoffaustausch u. der Reizaufnahme dient; **1.** Plattenepithel: **a)** einschichtig, z. B. Peritoneum; **b)** mehrschichtig, unverhornt, z. B. Mundhöhle, Ösophagus, Vagina; verhornt, z. B. Epidermis*; **2.** kubisches Epithel, z. B. Pigmentepithel der Retina, kleinere Drüsenausführungsgänge; **3.** hochprismat. (Säulen-)Epithel: **a)** einschichtig, z. B. Magen, Gallenblase, Darmkanal (mit Mikrovilli), Eileiter u. Uterus (Sekretionsphase) mit Flimmerbesatz; **b)** mehrschichtig (selten), z. B. Fornix conjunctivae; **4.** mehrreihiges Epithel, z. B. Respirationstrakt (mit Flimmerbesatz u. Becherzellen), Nebenhodengang (mit Stereozilien), Samenleiter; **5.** Übergangsepithel: bes. Form des mehrschichtigen Epithels; Auskleidung von Hohlorganen mit veränderl. Ausdehnung: Nierenbecken, Ureter, Harnblase, Anfangsteil der Harnröhre. Vgl. Endothel.

**Epithelkörperchen:** s. Nebenschilddrüsen.

**Epithelschutzvitamin:** s. Vitamin A.

**Epitop:** antigene Determinante; spezif. antigener Ort auf einer Moleküloberfläche, der durch das Paratop* des entspr. Antikörpers* spezif. gebunden wird; vgl. Antigen.

**Eplerenon:** CAS-Nr. 107724-20-9; $C_{24}H_{30}O_6$; **Wirk.:** Diuretikum*, Aldosteron-Antagonist; **Ind.:** Kombinationstherapie mit Beta*-Rezeptoren-Blockern nach Herzinfarkt; **Dos.:** 1 × 25–50 mg/d.

**EPO:** Abk. für **Epo**etin*.

**Epoetin** (INN): Abk. EPO; Erythropoetin, Erythropoietin; CAS-Nr. 11096-26-7; $C_{809}H_{1301}N_{229}O_{240}S_5$; $M_r$ 34 000–39 000; Glykoprotein aus 165 Aminosäuren u. 4 Zuckermolekülen; nicht artspezif. Gewebehormon*, das aus Erythropoetinogen unter dem Einfluss von Erythrogenin (Gewebehormon der Niere) gebildet wird; **Wirk.:** kontrolliert zus. mit anderen CSF* (engl. colony-stimulating factors) die Differenzierung der hämatopoet. Stammzellen des Knochenmarks u. beschleunigt bei Ausschüttung die Erythrozytopoese*; Gewebehypoxie, Zystennieren u. Nierenkarzinom stimulieren die Synthese von E., Niereninsuffizienz führt zu verminderter Ausschüttung. **Rekombinantes humanes EPO:** r-HuEPO; unterschiedl. Glykosilierung gekennzeichnet durch gr. Buchstaben: **1.** Epoetin alfa (INN): CAS-Nr. 113427-24-0; **2.** Epoetin beta (INN): CAS-Nr. 122312-54-3; **3.** Epoetin delta: CAS-Nr. 48363-16-0; **4.** Epoetin gamma: CAS-Nr. 130455-76-4; **5.** Epoetin theta; **6.** Epoetin zeta; **7.** Darbepoetin* alfa: CAS-Nr. 209810-58-2; **8.** Methoxy*-Polyethylenglycol-Epoetin beta; **Ind.:** Antianämikum, z. B. zur Substitution bei Niereninsuffizienz, zur Prävention u. Ther. einer durch chron. Infektion, Tumor- od. Zytostatikatherapie induzierten Anämie*, zur Transfusionsvermeidung, Vorbereitung der Eigenblutspende od. bei fehlender Möglichkeit, kompatible Blutprodukte bereitzustellen (z. B. bei irregulären Antikörpern gegen meist vorhandene Blutgruppenantigene). **Konzentrierte Epoetin-Lösung:** Erythropoietini solutio concentrata Ph.Eur.6, konzentrierte Erythropoetin-Lösung; enthält eine Gruppe nahe verwandter Glykoproteine, die sich hinsichtl. ihrer Aminosäurefrequenz sowie im durchschnittl. Glykosilierungsmuster nicht vom natürl. (urinalen) E. des Menschen unterscheiden; liegt in Konz. von 0.5–10 mg/mL vor; kann Puffersubstanzen u. andere Hilfsstoffe enthalten; Wirksamkeit: mind. 100 000 IE/mg aktiver Substanz.

**Epóna:** s. Virola calophylloidea (Yakée).

**Epoxide:** Alkenoxide, Oxirane; cycl. Ether*, die inf. der starken Spannung des Dreiringsystems sehr reaktionsfähig sind u. wesentl. rascher aufgespalten werden als acycl. u. ungespannte cycl. Ether; **Vork.:** natürl. vorkommende E. sind selten, z. B. Valepotriate*, Violaxanthin*, Fosfomycin*; **Anw.:** in der chem. Synthese weit verbreitet, z. B. Epichlorhydrin*, Ethylenoxid*, Glycidol (2,3-Epoxy-1-propanol).

**Epoxidharze:** Abk. EP; Duroharze; entstehen durch Vernetzung von Epichlorhydrin mit aromat. Hydroxyverbindungen (z. B. Bisphenol*-A) unter Zusatz von Alkalilauge mit geeigneten Härtern (s. Abb.); Verw. für hochbeanspruchte Behälter, Rohrleitungen, als lufttrocknende korrosionsfeste Anstriche, Korrosionsschutzlacke an Tuben u. Dosen (Aushärtung bei ca. 300 °C, Einbrennlackierung).

**Epoxy-:** Bez. der Gruppierung —O— als Überbrückung einer od. mehrerer C—C-Bindungen, z. B. bei Epoxiden*, 1,8-Cineol*, Cantharidin*.

**Eppichbeeren:** s. Sambucus ebulus (Fructus Ebuli).

**Eprazinon** (INN): 3-[4-(*β*-Ethoxyphenethyl)-1-piperazinyl]-2-methyl-propiophenon; CAS-Nr. 10402-90-1; $C_{24}H_{32}N_2O_2$; $M_r$ 380.51; nicht mehr im Handel befindliches Mukolytikum*, Expektorans* u. Antitussivum*.

**Eprosartan** (INN): (*E*)-*α*-[2-Butyl-1-[(4-carboxyphenyl)methyl]-1*H*-imidazol-5-yl]methylen-2-thio-

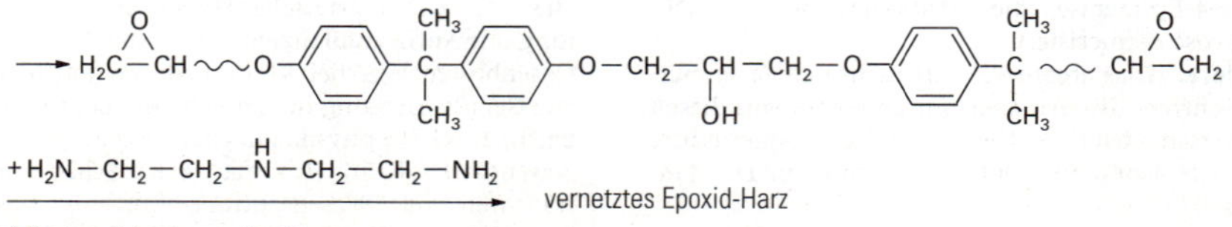


**Epoxidharze:** Schema zur Synthese

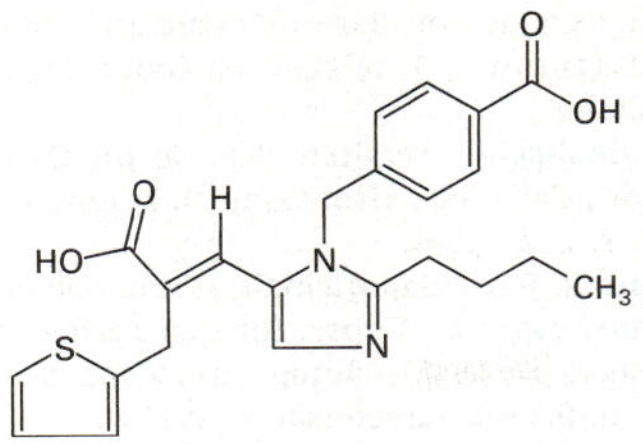

**Eprosartan**

phenpropansäure; CAS-Nr. 133040-01-4; $C_{23}H_{24}N_2O_4S$, Strukturformel: s. Abb.; $M_r$ 424.5; Schmp. 260 °C; logP 5.0; $pK_S$ 3.3; schwer lösl. in Wasser; **Wirk.:** $AT_1$*-Rezeptor-Antagonisten; schlechte Resorption; Bioverfügbarkeit 13 %; Antihypertensivum*; **Ind.:** essentielle Hypertonie; **UAW:** s. Losartan; Valsartan; **Dos.:** 600–800 mg/d p. o.; HWZ 5–9 h.

**Epsomsalz:** s. Magnesiumsulfat-Heptahydrat.

**Epstein-Barr-Virus** (Michael A. E., Pathologe, Bristol, geb. 1921, Murray L. B., Anatom, Ontario, geb. 1908): Abk. EBV; DNA-Virus der Gammasubfamilie der Herpes*-Viren; Erreger der Mononucleosis* infectiosa.

**Eptifibatid** (INN): $N^6$-Amidino-$N^2$-(3-mercaptopropionyl)-L-lysylglycyl-L-$\alpha$-aspartyl-L-tryptophyl-L-prolyl-L-cysteinamid; CAS-Nr. 148031-34-9; $C_{35}H_{49}N_{11}O_9S_2$, Strukturformel: s. Abb.; $M_r$ 832.0; **Wirk.:** Glykoprotein-IIb/IIIa-Antagonist; Hemmung der Thrombozytenaggregation; Antikoagulans*; **Ind.:** Prävention des Myokardinfarkts bei instabiler Angina* pectoris; Anw. in Kombination mit Acetylsalicylsäure* u. Heparin*; **UAW:** Blutungen; **Dos.:** 180 µg/kg als i. v. Bolus, anschließend Dauerinfusion von 2.0 µg/kg/min bis zu 72 h; HWZ 2.5 h.

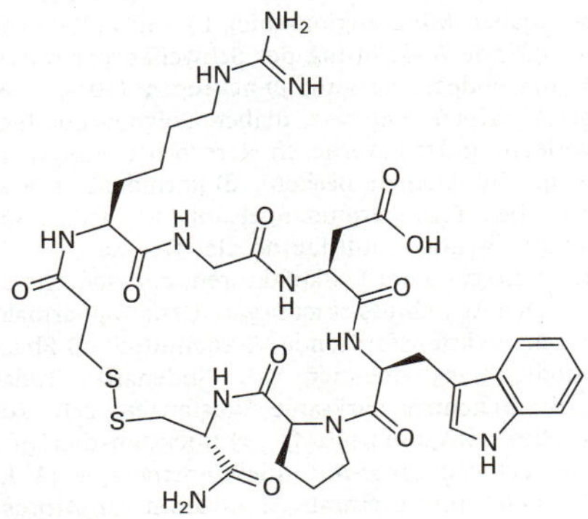

**Eptifibatid**

**Eptotermin alfa** (INN): CAS-Nr. 129805-33-0; rekombinantes osteogenes Protein-1 bzw. BMP-7 (s. TGF); **Herst.:** in Ovarialzellen des chines. Hamsters; **Wirk.:** regt die Bildung von neuem Knochengewebe an; **Ind.:** Spondylolisthese (Wirbelgleiten), wenn eine autologe Transplantation nicht zum Erfolg geführt hat od. nicht durchgeführt werden kann; **Kontraind.:** Autoimmunerkrankungen, aktive Infektionen, Krebserkrankung od. -therapie, Anw. bei Kindern u. Jugendlichen; **UAW:** heterotope Knochenbildung, Pseudarthrose; **Anw.:** wird als Suspension zubereitet u. von einem Chirurgen direkt auf die Oberfläche der beiden betr. Wirbel aufgetragen.

**EQ:** Abk. für Energiequotient*.

**Equilin** (INN): 3-Hydroxyestra-1,3,5(10),7-tetraen-17-on; CAS-Nr. 517-09-9; $C_{18}H_{20}O_2$; $M_r$ 268.3; Schmp. 238–240 °C; lösl. in Alkohol, Aceton, wenig lösl. in Wasser; Estrogen*; **Ind.:** klimakter. Beschwerden; **UAW:** Übelkeit, gastrointestinale Beschwerden.

**Equiseti herba:** s. Equisetum arvense.

**Equisetum arvense** L.: Ackerschachtelhalm, Kannenkraut, Katzenwedel, Schachtelhalm, Scheuerkraut, Zinnkraut; Fam. Equisetaceae; Europa; Stpfl. von **Equiseti herba:** Herba Equiseti, Schachtelhalmkraut, Zinnkraut; besteht aus den getrockneten, sterilen Sprossen der Pflanze; **Off.:** Ph.Eur.6, ÖAB, Ph.Helv.; Monographie: HMPC, Kommission E; **Inhaltsst.:** 8–14 % Kieselsäure (s. Silicium), lösl. Kieselsäure ca. 0.5–1 %, andere anorg. Stoffe (v. a. Kaliumchlorid*); ferner Flavonglykoside (Isoquercitrin, Galuteolin, Equisetrin), Polyensäuren, höhere Dicarbonsäuren (z. B. Equisetolsäure, mit insgesamt 30 C-Atomen), Bitterstoffe*, Harz*, oberflächenaktive Stoffe (z. B. Derivate höherer Fettsäuren; nicht vorhanden sind Saponine*, früher als Equisetonin bezeichnet); nach Ph.Eur. mind. 0.3 % Gesamtflavonoide berechnet als Isoquercitrosid bezogen auf das Trockengewicht; **Zuber:** Species* urologicae; **Anw.:** **1.** (med.) zur Durchspülungstherapie („Aquaretikum") bei bakteriellen u. entzündl. Erkrankungen der ableitenden Harnwege u. bei Nierengrieß; äußerl. zur Behandlung von Wunden, Ekzemen, Erysipel, Bartflechte u. a.; die lösl. Kieselsäure soll zu einer Steigerung der Leukozytentätigkeit führen (evtl. als oral anwendbares Immunstimulans). **2.** (volkstüml.) früher auch bei Lungenleiden, Arteriosklerose, als Hämostyptikum (Presssaft). **Hom.:** Equisetum arvense: frische, im Spätsommer gesammelte Pflanze mit sterilen Stängeln.

**Equisetum hyemale** L.: Großer Schachtelhalm, Winterschachtelhalm; Fam. Equisetaceae; Europa; Stpfl. von **Herba Equiseti majoris:** **Inhaltsst.:** fettes Öl, Kieselsäure (s. Silicium), Zucker; **Anw.:** (volkstüml.) harntreibende Droge. **Hom.:** Equisetum hyemale: frische Pflanze; verordnet z. B. bei Enuresis* nocturna, Reizblase, Nierensteinen (s. Urolith).

**Equisetum palustre** L.: Sumpfschachtelhalm, Duwock; Fam. Equisetaceae; Europa; **Inhaltsst.:** das Hauptalkaloid Palustrin ist für die Giftwirkung verantwortlich.

**Er:** (chem.) Symbol für Erbium*.

**ER:** Abk. für endoplasmatisches Retikulum*.

**Eradikationstherapie:** s. Gastritis.

**ERBB2:** erbB2; s. HER2.

**Erbelkraut:** s. Fragaria vesca (Fragariae folium).

**Erbfaktor:** s. Gen.

**Erbgrind:** s. Favus.

**Erbium** (von Ytterby, dem schwed. Fundort des Minerals Gadolinit): Symbol Er; CAS-Nr. 7440-52-0; $A_r$ 167.26; OZ 68; D. 9.066; Schmp. 1522 °C; Sdp.

2900 °C; silbrig glänzendes, weiches, 3-wertiges, zu den Lanthanoiden* gehörendes Metall*; an der Luft relativ beständig, leicht lösl. in verd. Säuren; Salze u. Salzlösungen sind rosa gefärbt. **Anw.:** (techn.) Herst. von Festkörperlasern, Lichtleitern u. opt. Verstärkern sowie Bauteilen von Mikrowellengeräten, Ferritblasenspeichern; **Gesch.:** Er wurde 1843 als einer der 3 Hauptbestandteile der Yttererden von Carl Gustav Mosander (1797–1858) in Form des unreinen Oxids isoliert. Reines $Er_2O_3$ wurde erst 1905 von Georges Urbain (1872–1938) u. Charles James (1880–1928) hergestellt. 1934 gelang Kelm u. Blommer die Reduktion von $ErCl_3$ mit Kaliumdampf zum metall. Er. Vgl. Yttrium.

**Erbrechen:** Emesis, Vomitus; komplexer Vorgang, bei dem nach Verschluss des Pylorus u. Relaxation von Fundus u. Kardia Magen- (evtl. auch Ösophagus-)Inhalt durch Kontraktionen der Bauch- u. Zwerchfellmuskulatur entleert wird; Koordinierung des Ablaufs durch das Brechzentrum in der Medulla oblongata; **Urs.:** reflektor. bei gastrointestinalen Erkrankungen, Peritonitis*, Meningitis*, erhöhtem Hirndruck, Infektion; sog. Überlauferbrechen durch Stenosen im (oberen) Magen-Darm-Trakt od. bei Insuffizienz des Magenverschlusses (z. B. gastroösophagealer Reflux); induziertes E. bei Essstörungen* od. bei Intoxikation als therap. Maßnahme (s. Emetika). Protrahiertes E. führt durch Verlust von Nahrung, Flüssigkeit u. Elektrolyten (Magensaft, Salzsäure) zu Hunger (Katabolismus, Bildung von Ketonkörpern*), Dehydratation* (Hypovolämie), Hypochloridämie u. Hypokaliämie. **Schwangerschaftserbrechen:** bei ca. 50 % aller Schwangeren in der Frühschwangerschaft auftretend, nahezu typisch in der Frühschwangerschaft; beginnt meist 2–4 Wochen nach Empfängnis u. klingt i. d. R. zwischen 12. u. 16. SSW ab; überwiegend als morgendl. Nüchtern-Erbrechen nach Übelkeit; korreliert mit den ansteigenden $\beta$-HCG-Werten in der Frühschwangerschaft.

**Erbse:** s. Pisum sativum.

**Erbsenstärke:** s. Pisum sativum (Amylum Pisi).

**Erdalkalien:** s. Erdalkalimetalle.

**Erdalkalimetalle:** Erdalkalien; Elemente der 2. Hauptgruppe des Periodensystems* der Elemente: Beryllium*, Magnesium*, Calcium*, Strontium*, Barium*, Radium*; mit Ausnahme von Radium sind alle E. Leichtmetalle.

**Erdanziehung:** s. Schwerkraft.

**Erdatmosphäre:** Gashülle der Erde; **Einteilung:** in Zonen: **1.** Troposphäre: 0–10 km; **2.** Stratosphäre: 10–50 km; **3.** Mesosphäre: 50–100 km; **4.** Thermosphäre: 100–500 km; **5.** Exosphäre: >500 km.

**Erdbeerblätter:** s. Fragaria vesca (Fragariae folium).

**Erdbeere:** s. Fragaria vesca.

**Erdbeerkümmel:** s. Nigella damascena (Semen Nigellae damascenae).

**Erdbeschleunigung:** s. Fallbeschleunigung.

**Erdbirne:** s. Helianthus tuberosus.

**Erdbrot:** s. Cyclamen purpurascens (Rhizoma Cyclaminis).

**Erdefeu:** s. Glechoma hederacea.

**Erden:** hochschmelzende Metalloxide wie $Al_2O_3$ (Tonerde*), BeO od. $TiO_2$; **Formen: 1. saure** E.: Vanadium-, Niob- u. Tantalpentaoxid; **2. alkalische** E.: Oxide von Barium*, Calcium*, Magnesium*, Strontium*; **3. seltene** E.: Oxide der Seltenerdmetalle*.

**Erden, alkalische:** veraltete Bez. für die Oxide von Barium*, Calcium*, Strontium* u. Magnesium*.

**Erdgas:** s. Leuchtgas.

**Erdkraut:** s. Fumaria officinalis (Fumariae herba).

**Erdmann-Reagenz:** Zuber. für den Färbenachweis von Alkaloiden*: Mischung aus 20 mL Schwefelsäure* u. 0.5 mL Salpetersäure* 0.15 %.

**Erdmoos:** s. Lycopodium clavatum.

**Erdnuß:** s. Arachis hypogaea.

**Erdnußöl:** s. Arachis hypogaea (Arachidis oleum raffinatum).

**Erdnußöl, gehärtetes:** s. Arachis hypogaea (Arachidis oleum hydrogenatum).

**Erdöl:** s. Oleum Petrae.

**Erdölbenzin:** s. Benzin.

**Erdpech:** s. Asphalt.

**Erdrauch:** **1.** s. Adlumia fungosa; **2.** s. Fumaria officinalis.

**Erdstrahlung:** s. Strahlung, terrestrische.

**Erdwachs:** s. Ozokerit; Paraffinum solidum.

**ERE:** Abk. für (engl.) *estrogen response element*; s. Estrogen-Rezeptor.

**Erechthites:** s. Pyrrolizidinalkaloide.

**Erektion:** durch den Erektionsreflex (Fremdreflex auf einen mechan., visuellen, olfaktor. od. psychischen Reiz) ausgelöstes Anschwellen u. Aufrichten von Penis bzw. Klitoris; vgl. Erektionsstörungen.

**Erektionsstörung:** erektile Dysfunktion, erektile Impotenz; fehlende Erektion* des Penis bei sexueller Erregung; **Formen: 1.** primäre (immer schon vorhandene) E.; **2.** sekundäre (spontan u. situativ auftretende) E.; **Urs.: 1.** psychogen (häufigste Urs. vorübergehender E.); **2.** org. bedingt (meist Urs. längerfristig bestehender E.; Risikofaktoren sind Diabetes* mellitus, Hyperlipoproteinämie*, Hypertonie* u. Nicotinkonsum); **a)** arteriell (60–70 %; mangelnde Blutzufuhr, z. B. bei Arteriosklerose* od. diabet. Mikroangiopathie); **b)** venös (20–30 %, mangelnde Abdichtung der Schwellkörper durch Myozytendegeneration); **c)** neurogen (10 %, z. B. bei Multipler* Sklerose, diabet. Polyneuropathie, Verletzung der kavernösen Nerven bei Tumorchirurgie im kleinen Becken); **d)** hormonal (1–5 %, z. B. bei Testosteronmangel od. Prolactinerhöhung); häufig multifaktorielle Genese; **Ther.: 1.** Beseitigung der Risikofaktoren; **2.** Psychotherapie nach Ausschluss einer organ. Urs.; **3.** pharmak. durch erektionsfördernde Arzneimittel: **a)** Phosphodiesterase*-Hemmer, z. B. Sildenafil*, Tadalafil*; **b)** zentral wirksame Substanzen, z. B. Yohimbin*, Apomorphin*; **c)** Injektionstherapie, z. B. Schwellkörper-Autoinjektionstherapie (Abk. SKAT) od. intraurethrale Applikation von Alprostadil*; **d)** ggf. chirurg. Intervention (Penisvenenligatur, Vakuumpumpe, Penisprothese).

**Erepsin:** veraltete Bez. für die im Darmsekret vorkommenden Proteasen*, z. B. Aminopeptidasen*, Dipeptidasen, Prolinase*.

**Erfahrungsheilkunde:** Sammelbez. für versch. Verfahren der praktizierten Medizin*, deren Inhalte u. Aussagen sich mehr auf Erfahrung als auf naturwissenschaftlich anerkannte klin. Evaluation u.

Grundlagenforschung stützen; vgl. Komplementärmedizin; Schulmedizin.

**Erfassungsgrenze:** Abk. EG; (engl.) *minimum detectable quantity (Abk. MDQ), limit of detection (Abk. LOD)*; Nachweisgrenze, fälschl. Empfindlichkeit*; Masse eines Stoffes (angegeben in µg), die durch eine bestimmte Analysenmethode gerade noch nachgewiesen werden kann; **Berechnung:** Gelingt z. B. bei einem Stoff mit einer Grenzkonzentration* von $10^{-7}$ der Nachweis mit 0.5 ml Lösung, enthält diese Lösungsmenge $5 \cdot 10^{-8}$ g (0.05 µg) des Stoffes; dies entspricht der EG. Bei anderen Methoden wird in analoger Weise die pro Bestimmung nötige Mindeststoffmenge bestimmt.

**erg:** nicht mehr zulässige Maßeinheit der Energie bzw. Arbeit aus dem CGS-System: 1 erg = 1 dyn · cm = $10^{-7}$ Joule.

**Ergänzungsstoffe:** Nahrungsergänzungsstoffe; Vitamine*, Spurenelemente*, Ballaststoffe*; vgl. Nahrungsergänzungsmittel.

**Ergal:** s. Duraluminium.

**Ergin:** Lysergsäureamid; halluzinogenes Säureamidalkaloid; Strukturformel: s. Secale cornutum (Abb. 2 dort); **Vork.:** Ascomycota (z. B. Claviceps purpurea; s. Pilze) u. Convolvulaceae* (Windengewächse, z. B. Rivea* corymbosa u. Ipomoea* violacea).

**Ergobasin:** s. Ergometrin.

**Ergocalciferol** (INN): s. Vitamin D (Vitamin $D_2$).

**Ergocalciferol-Tropfenflüssigkeit, orale:** Ergocalciferoli guttae orales 15 mg/mL; Lsg. von Ergocalciferol (Vitamin* $D_2$) in einem geeigneten vegetabil. Öl; Gehalt: Ph.Helv., 12.7–17.2 mg Ergocalciferol pro mL; **Anw.:** s. Vitamin D (Vitamin $D_3$).

**Ergocornin:** s. Secale cornutum (Tab. dort).

**Ergocristin:** s. Secale cornutum (Tab. dort).

**Ergocryptin:** Peptidalkaloide; man unterscheidet α-Ergocryptin u. β-Ergocryptin; Strukturformeln: s. Secale cornutum (Tab. dort); Best. von Ergotoxin*.

**Ergolin:** s. Secale cornutum (Abb. 1 dort).

**Ergometer:** Gerät zur Messung körperl. Leistung, mit dem eine dosierbare Belastung vorgenommen werden kann; z. B. Fahrradergometer, Drehkurbelergometer, Laufbandergometer.

**Ergometrin** (INN): Ergobasin, Ergonovin; CAS-Nr. 60-79-7; $C_{19}H_{23}N_3O_2$, Strukturformel: s. Secale cornutum (Abb. 2 dort); $M_r$ 325.41; Säureamidalkaloid aus Secale cornutum; nicht mehr im Handel befindl. Gynäkologikum*; früher angewendet bei verzögerter Lsg. der Plazenta, bei Blutungen nach Lsg. der Plazenta sowie bei mangelnder Rückbildung des Uterus im Wochenbett. **Ergometrinmaleat:** Ergometrini maleas Ph.Eur.; CAS-Nr. 129-51-1; $C_{23}H_{27}N_3O_6$; $M_r$ 441.47; Schmp. 167 °C (Zers.); weißes bis schwach gefärbtes, krist. Pulver, wenig lösl. in Wasser, schwer lösl. in Ethanol, unlösl. in Ether.

**Ergometrinhydrogenmaleat:** Ergometrini maleas Ph.Eur.6, Ergometrinmaleat, Ergometrinum maleicum; CAS-Nr. 129-51-1; $C_{23}H_{27}N_3O_6$; $M_r$ 441.5; weißes, krist. Pulver, lösl. ca. 25 g/L in Wasser; schwer lösl. in Ethanol, prakt. unlösl. in Chloroform u. Ether; **Anw.:** s. Ergometrin.

**Ergometrinmaleat:** s. Ergometrin.

**Ergonin:** s. Secale cornutum (Wirkstoffe).

**Ergonovin:** s. Ergometrin.

**Ergopeptine:** s. Secale cornutum (Tab. dort).

**Ergoptin:** s. Secale cornutum (Tab. dort).

**Ergosin:** s. Secale cornutum (Tab. dort).

**Ergosomen:** s. Polyribosomen.

**Ergostane:** s. Steroide (Tab. dort).

**Ergosterin:** s. Vitamin D (Provitamin $D_2$).

**Ergosterol:** s. Vitamin D (Provitamin $D_2$).

**Ergostin:** s. Secale cornutum (Tab. dort).

**Ergotalkaloide:** Mutterkorn-Alkaloide, Secale-Alkaloide; Gruppe von mehr als 30 Indolalkaloiden* mit Ergolin (Strukturformel: s. Secale cornutum, Abb. 1 dort) als Grundgerüst; **Einteilung: 1.** Lysergsäurealkaloide*; **2.** Clavinalkaloide*.

**Ergotamin** (INN): CAS-Nr. 113-15-5; $C_{33}H_{35}N_5O_5$, Strukturformel: s. Secale cornutum (Tab. dort); $M_r$ 581.65; Schmp. 214–216 °C (unter Zers.); Peptidalkaloid aus Secale* cornutum; unlösl. in Wasser, schlecht lösl. in Benzol, gut lösl. in Chloroform, Pyridin, Eisessig; lösl. in ca. 70 T. Methanol u. 150 T. Ethanol; **Wirk.:** Migränetherapeutikum*, Vasokonstriktor; HWZ 20–34 h.

**Ergotamintartrat:** Ergotamini tartras Ph.Eur., Ergotaminum tartaricum; CAS-Nr. 379-79-3; $C_{70}H_{76}N_{10}O_{16}$; $M_r$ 1313; Schmp. ca. 203 °C (unter Zers.); weißes, krist. Pulver, schwach hygroskop.; lösl. ca. 2 g/L Wasser, schwer lösl. in Ethanol u. Chloroform; wässrige Lsg. trüben sich allmähl. durch Hydrolyse, was durch Zusatz von Weinsäure verhindert werden kann; auch als Dimethanolat (Kristallform mit 2 Mol Methanol pro Mol E.); **Wirk.:** s. Ergotamin; Secale cornutum.

**Ergotismus:** s. Secale cornutum.

**Ergotoxin:** Gemisch aus den Ergopeptinen (Mutterkorn-Peptidalkaloiden) Ergocristin, α- u. β-Ergocryptin sowie Ergocornin; weitere Angaben u. Strukturformeln: s. Secale cornutum (Tab. dort).

**Ergotropie:** s. Sympathikotonie.

**Ergovalin:** s. Secale cornutum (Tab. dort).

**Erhaltungsdosis:** (engl.) *maintenance dose (Abk. MD)*; Dosis, die bei Mehrfachapplikation* eines Wirkstoffs die Aufrechterhaltung einer gewünschten Plasmakonzentration ($C_{Ziel}$) ermöglicht; E. liegt i. d. R. niedriger als die Initialdosis*. **Berechnung:**

$$\frac{MD}{\tau} = \frac{C_{Ziel} \cdot CL}{F}$$

CL: Clearance*; F: Bioverfügbarkeit*; τ: Dosierungsintervall.

**Erhaltungsumsatz:** s. Grundumsatz.

**Erhitzen, fraktioniertes:** Tyndallisieren; Methode zur Sterilisation von Lsg., die nicht über 100 °C erhitzt werden dürfen; **Durchführung:** Zyklen (2- bis 4-mal) von mehrmaligem Erhitzen bei Temp. von 70–80 °C, in den Zwischenzeiten wird eine Auskeimzeit von ca. 26 h zugelassen. Beruht auf der Annahme, dass Sporen, die bei einer geringen Erhitzung nicht abgetötet werden, während einer Zwischenzeit auskeimen u. dann als vegetative Formen bei erneuter Erhitzung geschädigt werden können. Es wird zu den Verfahren mit fragl. Wirksamkeit gezählt. Vgl. Konservierung; Sterilisationsverfahren (feuchte Hitze).

**Ericaceae:** Heidekrautgewächse; Fam. der Ordnung Ericales; überwiegend in gemäßigten u. kalten Re-

E

gionen; Holzpflanzen, Zwergsträucher, ca. 2000 Arten; **Merkmale: 1.** (biol.) Blätter* häufig immergrün, meist wechselständig, ungeteil, oft nadelförmig mit ledriger Konsistenz; Blüten* radiär, 5-zählig; Fruchtknoten ober- od. unterständig; Kapsel, Steinfrucht od. Beere; vgl. Fruchtformen; **2.** (chem.) polymere Phenole* (Catechin-Gerbstoffe), Phenolglucoside (z. B. Arbutin*), Vaciniin (6-Benzoyl-D-glucose); **Gattungen:** z. B. Arctostaphylos, Calluna, Gaultheria, Kalmia, Ledum, Oxydendrum, Rhododendron, Vaccinium.

**Erigeron canadensis:** s. Conyza canadensis.

**Erika:** im Arzneidrogenhandel übliche u. traditionelle Bez. für Herba Callunae; s. Calluna vulgaris.

**Erinnerungswerbung:** Begriff aus dem Heilmittelwerbegesetz. Eine Erinnerungswerbung liegt vor, wenn ausschließl. mit der Bez. eines Arzneimittels od. zusätzl. mit dem Namen, der Firma, der Marke des pharmaz. Unternehmers od. dem Hinweis „Wirkstoff" geworben wird. Weitere Aussagen, die nicht auf die Eigenschaft als Arzneimittel bezogen sind, wie z. B. der Preis, sind möglich.

**Eriobothrya japonica:** s. Mispel (Japanische Mispel).

**Eriochalcit:** s. Kupfer(II)-chlorid.

**Eriochromschwarz T:** Natriumsalz der 3-Hydroxy-4-[1-hydroxy-(2-naphthyl)-azo]-7-nitro-1-naphthalinsulfonsäure; $C_{20}H_{12}N_3NaO_7S$, Strukturformel: s. Abb.; $M_r$ 461.4; bräunl. schwarzes Pulver; **Anw.:** (analyt.) Reagenz für die komplexometr. Maßanalyse (s. Chelate), Umschlagsbereiche: pH <6 (weinrot), pH 8–12 (blau), pH >13 (orange); mit Mg, Cd, Pl, Hg weinrote Komplexsalze.

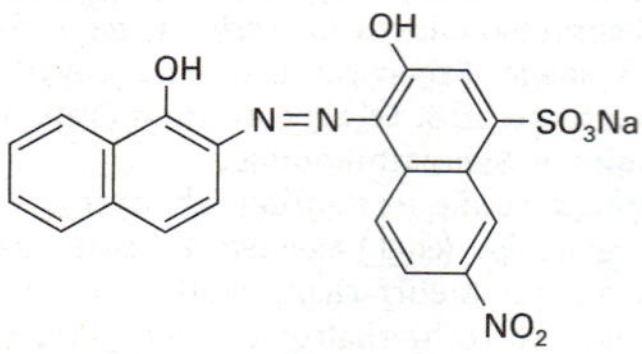


**Eriochromschwarz T**

**Eriodictyol:** 3′,4′,5,7-Tetrahydroxyflavanon; Strukturformel: s. Flavonoide (Tab. dort); z. B. in Eriodictyon* californicum, Lophophytum* leandri; Eriodictin ist das 7-L-Rhamnosid.

**Eriodictyon californicum (Hook. et Arn.) Torr.:** Eriodictyon glutinosum Benth.; Santakraut; Fam. Hydrophyllaceae (molekulargenet. Boraginaceae); Nordamerika, Kalifornien; E. californicum u. weitere Eriodictyon-Arten sind Stpfl. von **Folia Eriodictyonis:** Herba Eriodictyonis, Herba Santa, Folia Santa; Eriodictyonblätter, Santakraut; **Inhaltsst.:** Flavonoide* wie Eriodictyol* u. Homoeriodictyol, Chrysoeriol u. a.; **Anw.:** (volkstüml.) innerl. bei Erkrankungen der oberen Atemwege; äußerl. bei stumpfen Verletzungen. **Hom.:** Eriodictyon californicum (HAB), Herba santa: frisches, blühendes Kraut.

**Eriodictyon glutinosum Benth.:** s. Eriodictyon californicum.

**Erisimin:** s. Helveticosid.

**Erkrankungen des rheumatischen Formenkreises:** Sammelbez. für ätiologisch heterogene Erkrankungen des Stütz- u. Bindegewebes des Bewegungsapparats, häufig mit system. Beteiligung des Bindegewebes innerer Organe; **Formen: 1.** entzündlich-rheumatische Erkrankungen (rheumat. Erkrankungen i. e. S.) mit Immunreaktionen im mesenchymalen Gewebe, z. T. mit Autoimmunphänomenen, z. B. Kollagenosen, Vaskulitiden u. Entzündungen an Gelenken u. Wirbelsäule (z. B. rheumatoide Arthritis*, Spondylitis* ankylosans, rheumatisches Fieber, Psoriasis-Arthritis); **2.** degenerativ-rheumatische Erkrankungen (rheumat. Erkrankungen i. w. S.), gekennzeichnet durch primär regressive Veränderungen an Knorpeln u. Zwischenwirbelscheiben sowie durch reparativen Knochenumbau, z. B. Arthrose*, Spondylosis deformans, Spondylarthrose, Osteochondrose; **3.** extraartikuläre rheumatische Erkrankungen: Weichteilrheumatismus. **Sympt.:** unspezif.; Schmerz, Funktionsbehinderung, Steifigkeit, Deformierung der Gelenke; z. T. Organmanifestation (z. B. an Herz, Gefäßen, Lunge, Leber, Darm, Zentralnervensystem). Vgl. Antirheumatika.

**Erlenmeyerkolben:** pyramidenförmiger Glaskolben mit flachem Boden; vgl. Kolben.

**Erlenmeyer-Plöchl-Azlactonsynthese:** Verfahren zur Herst. von $\alpha$-Aminosäuren*; **Prinzip:** Carbonylverbindungen setzen sich in Gegenwart von Essigsäureanhydrid* mit Acylglycinen zu Azlactonen um, die zu ungesättigten $\alpha$-Acylaminosäuren hydrolysiert werden. Anschließende Hydrierung* führt zu $\alpha$-Aminosäuren (s. Abb.).

**Erlenmeyer-Regel:** besagt, dass 2 Hydroxylgruppen an einem Kohlenstoffatom im Allg. nicht existieren können, da intramolekulare Protonenübergänge stattfinden, die zur Abspaltung von Wasser führen; **Beispiel:** Zerfall der Kohlensäure (s. Abb.).

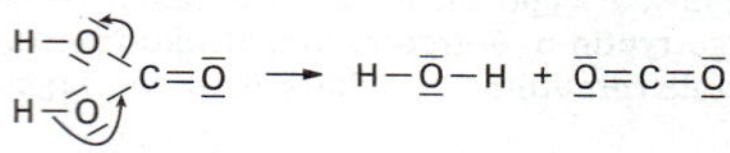


**Erlenmeyer-Regel**

**Erlenrinde:** s. Alnus glutinosa (Cortex Alni).

**Erlotinib (INN):** *N*-(3-Ethinylphenyl)-6,7-bis(methoxyethoxy)chinazolin-4-amin; CAS-Nr. 183321-74-6; $C_{22}H_{23}N_3O_4$, Strukturformel: s. Abb.; $M_r$ 293.45; logP 2.5 ± 1.4 (berechnet); **Wirk.:** Tyrosinkinase*-Inhibitor; hemmt die Proliferation u. Angiogenese u. fördert die Apoptose; bindet hochselektiv u. reversibel an die ATP-Bindungsstelle der intrazellulären Tyrosinkinase-Domäne des EGFR

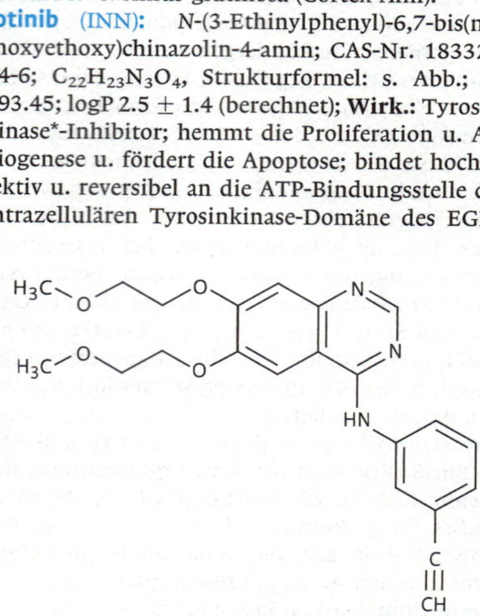


**Erlotinib**

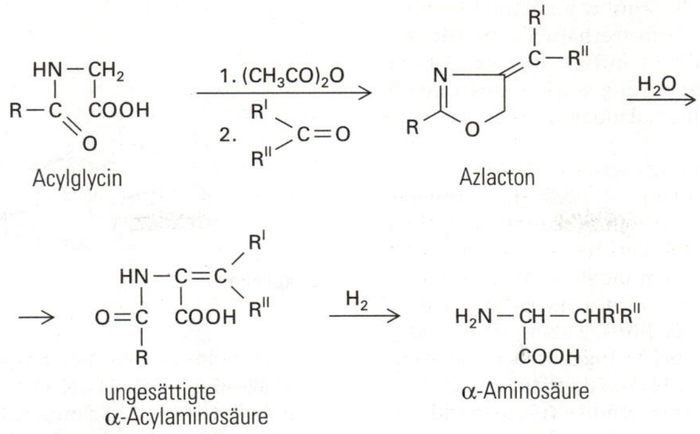


**Erlenmeyer-Plöchl-Azlactonsynthese**

(Abk. für engl. epidermal growth factor receptor; s. EGF) u. hemmt dadurch die Phosphorylierung u. Signaltransduktion; **Ind.:** lokal fortgeschrittenes od. metastasiertes nichtkleinzelliges Bronchialkarzinom nach Versagen von mind. einer onkolog. Chemotherapie, metastasiertes Pankreaskarzinom in Kombination mit Gemcitabin*; **WW:** mit CYP1A2-Inhibitoren (z. B. Ciprofloxacin) u. CYP3A4-Inhibitoren (z. B. Ketoconazol) Erhöhung der Plasmakonzentration von E.; mit starken CYP3A4-Induktoren (z. B. Rifampicin) od. bei starken Rauchern (CYP1A2-Induktion) Verringerung der Plasmakonzentration von E.; **UAW:** Diarrhö, Übelkeit, Erbrechen, Stomatitis, Abdominalschmerz, Rash (syn. Exanthem) inklusive akneähnlicher Dermatitis, Pruritus, trockene Haut, Keratoconjunctivitis sicca, Dyspnoe, Infektionen, Anorexie, Müdigkeit, Husten; **Dos.:** 150 mg p. o./d (Monotherapie), 100 mg p. o./d (Kombinationstherapie).

**Ernährung, alternative:** Ernährungsform mit bevorzugtem od. ausschließl. Verzehr von pflanzl. Lebensmitteln u./od. die Vermeidung von Zusatzstoffen u. übermäßig verarbeiteten Lebensmitteln; s. Vegetarismus; Vollkost, ovolaktovegetabile.

**Ernährung, enterale:** Abk. EE; Ernährungsverfahren, bei dem Nahrung als Trink- od. Sondennahrung über den Gastrointestinaltrakt durch den Mund od. mit Hilfe einer Sonde* zugeführt wird; **Anw.:** bei ungenügender spontaner peroraler Ernährung u. funktionstüchtigem Gastrointestinaltrakt; bei enteraler Sondenernährung über einen Zeitraum von länger als 2–3 Wochen ist die perkutane enterale Gastrostomie (Abk. PEG) das Verfahren der Wahl. **Ziel:** Behandlung einer bestehenden od. drohenden Mangelernährung i. R. einer Ernährungstherapie; ein überlappender od. sequentieller Einsatz mit parenteraler Ernährung* od. eine Ergänzung zur physiol. Ernährung ist möglich. **Hinweis:** Die EE ist (falls keine Kontraindikation besteht) als sicheres physiol. u. ökonomisches Ernährungsverfahren der parenteralen Ernährung vorzuziehen.

**Ernährung, gesunde:** Ernährungsform, die v. a. bedarfsdeckend ist; **Regeln: 1.** vielseitig, aber nicht zu viel: je vielfältiger die Ernährung, desto besser wird der Körper mit lebensnotwendigen Nährstoffen versorgt u. eine Belastung durch unerwünschte Stoffe wie Pestizide u. Schwermetalle in der Nahrung vermindert. **2.** weniger Fett u. fettreiche Lebensmittel; Fett liefert doppelt so viele Joule wie die gleiche Menge an Kohlenhydraten od. Eiweiß. Versteckte Fette sind in Fleisch, Wurst, Eiern, Sahne, Nüssen, Kuchen u. Schokolade enthalten. **3.** würzig, aber nicht salzig; zu viel Salz kann den Blutdruck erhöhen. **4.** wenig Süßes, denn Süßigkeiten verursachen Karies u. zu viel Zucker wird vom Körper in Fett umgewandelt. **5.** viele Vollkornprodukte; sie liefern wichtige Ballaststoffe, Vitamine, Mineralstoffe u. Spurenelemente. **6.** reichl. Obst, Gemüse u. Kartoffeln; **7.** weniger tier. Eiweiß; pflanzl. Eiweiß ist so wichtig wie tier. Eiweiß. Fleisch, Wurst u. Eier enthalten relativ viel Fett, Cholesterol u. Purine. Sie sollten nicht tägl. gegessen werden; eher auf Fisch od. fleischlose Speisen ausweichen. **8.** Der Körper braucht Wasser, aber keinen Alkohol; mindestens 1 1/2 L Wasser am Tag. **9.** häufiger kleinere Mahlzeiten (z. B. 5 pro Tag) essen; große Mahlzeiten belasten die Verdauungsorgane u. machen müde. **10.** schmackhaft u. nährstoffschonend zubereiten; mit wenig Wasser u. Fett kurz garen; Nährstoffe bleiben auf diese Weise erhalten.

**Ernährung, parenterale:** Abk. PE; Ernährungsverfahren, bei dem Flüssigkeit, Makro- (Kohlenhydrate*, Fette*, Proteine*) u. Mikronährstoffe (Vitamine*, Mineralstoffe* einschließl. Spurenelemente*) unter Umgehung des Gastrointestinaltrakts intravenös zugeführt werden; je nach voraussichtl. Dauer der PE erfolgt die Zufuhr peripher- od. zentralvenös. **Anw.:** bei ungenügender spontaner peroraler Ernährung u. nicht funktionstüchtigem Gastrointestinaltrakt; **Ziel:** Behandlung einer bestehenden od. drohenden Mangelernährung i. R. einer Ernährungstherapie; ein überlappender od. sequentieller Einsatz mit enteraler Ernährung* ist möglich. **Hinweis:** Die totale PE (s. TPN) erfordert aufgrund erhöhter Risiken (z. B. Katheterinfektion, Stoffwechselentgleisung) eine restriktive u. strenge Indikationsstellung.

**Ernährungsanamnese:** Erfassung von Art u. Menge der aufgenommenen Nahrung bzw. der Ernährungsgewohnheiten einer Person durch Befragung od. Führen eines Ernährungsprotokolls; aus diesen Angaben kann die Zufuhr an Nährstoffen berechnet u. das Ernährungsverhalten beurteilt werden. **Ziel:** frühzeitige Identifizierung von Patienten mit einer Fehlernährung sowie Einleitung od. Verlaufskontrolle einer adäquaten Ernährungstherapie.

**Ernährung, totale parenterale:** s. TPN.

**Erreger, opportunistische:** fakultativ pathogene Keime, die nur bei Patienten in reduziertem Allgemeinzustand zur Infektion* führen; bes. betroffen sind Patienten mit Immundefekten*, einschließl. verminderter Immunität* u. a. kurz nach Operationen, bei Diabetes mellitus, Tuberkulose, Malignom, Abhängigkeit, bei Frühgeborenen; **Formen:** z. B. Escherichia coli, Mykobakterien, Pneumocystis jiroveci, Toxoplasma gondii, Kryptosporidium, Cryptococcus neoformans, Candida albicans, Zytomegalie-Virus, Herpes-simplex-Virus.

**Erregungsleitungsstörung:** sog. Herzblock; Störung der Erregungsleitung im Erregungsleitungssystem des Herzens; **Einteilung: 1.** Blockierung (Verzögerung bzw. intermittierender od. totaler Ausfall) der Erregungsleitung: meist konsekutiv bradykarde Herzrhythmusstörung*; intraatrial, atrioventrikulär (s. AV-Block), intraventrikulär; **2.** Kreisen der Erregung; **3.** getriggerte Aktivität inf. von frühen od. späten Nachpotentialen.

**Ersatzfasern:** (bot.) verdickte, faserartige, lebende Zellen, die anstelle der Holzfasern (s. Xylem) Funktionen pflanzl. Stützgewebes im Holz der Samenpflanzen erfüllen.

**Erstarrungspunkt:** Abk. Ep.; Gefrierpunkt; diejenige Temp., bei der die Erstarrung während des Temperaturabfalles beginnt; bei einheitl. Substanzen identisch mit dem Schmelzpunkt*; **Bestimmung:** der zu untersuchende Stoff wird in einem Reagenzglas geschmolzen; durch Eintauchen in Wasser, dessen Temp. ca. 5 K niedriger ist als der zu erwartende Ep., wird die Schmelze auf ca. 2 K unter dem Ep. abgekühlt u. anschließend durch Rühren od. durch Einimpfen eines kleinen Kristalls des zu untersuchenden Stoffes zum Erstarren gebracht. Beim Übergang in den. festen Aggregatzustand tritt durch die freiwerdende Schmelzwärme ein vorübergehender Temperaturanstieg ein (Erstarrungswärme). **Erstarrungstemperatur:** die während des Erstarrens beobachtete höchste Temperatur. **Anw.:** Charakterisierung von Fetten, fettähnl. Stoffen, Salbengrundlagen (Cetylstearylalkohol, Hartparaffinen, Vaselinen). Vgl. Thermometer, rotierendes.

**Erstarrungswärme:** s. Erstarrungspunkt; Schmelzwärme.

**Erstattungskodex:** Abk. EKO; vom Hauptverband der österreichischen Sozialversicherungen herausgegebener Arbeitsbehelf für die Verschreibung erstattungsfähiger Arzneimittel; löste 2005 das Heilmittelverzeichnis* ab; beinhaltet in Österreich zugelassene, erstattungsfähige u. lieferbare Arzneispezialitäten*, die eine therap. Wirkung u. einen Nutzen für Patienten annehmen lassen.

**Erstmilch:** s. Kolostrum.

**Erstparteien-Audits:** s. Audit.

**Ertapenem** (INN): (4*R*)-[3(3*S*,5*S*),4*α*,5*β*,6*β*(*R*)]-3-{5-[(3-carboxyphenyl)amino]carbonyl-3-pyrrolidinyl} thio-6-(1-hydroxyethyl)-4-methyl-7-oxo-1-azabicyclo[3.2.0]hept-2-en-2-carboxylsäure; CAS-Nr. 153832-46-3; $C_{22}H_{25}N_3O_7S$, Strukturformel: s. Abb.; $M_r$ 475.52; Schmp. 192 °C; **Wirk.:** Breitband-Antibiotikum* aus der Gruppe der Carbapeneme*; wirksam gegen ein breites Spektrum aerober u. anaerober Bakterien; keine klin. Wirksamkeit gegen Pseudomonas aeruginosa; **Ind.:** intraabdominale u. gynäkolog. Infektionen, Haut- u. Weichteilinfektionen, Harnwegsinfektionen; **UAW:** gastrointestinale Beschwerden, Kopfschmerz; **Dos.:** 1 × 1 g/Tag i. v.; HWZ ca. 4 h. Gebräuchl. ist Ertapenem-Mononatrium.

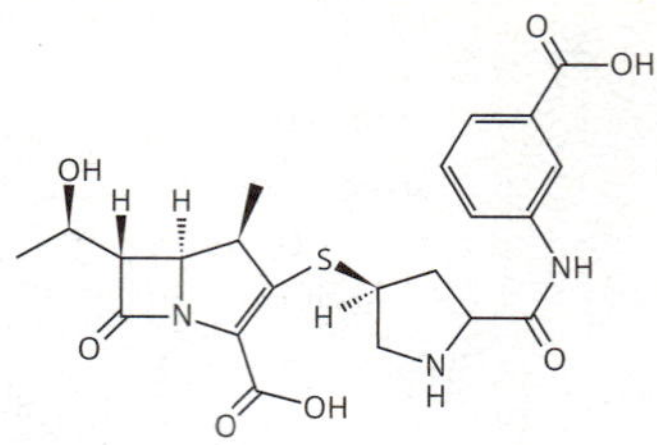

**Ertapenem**

**Erucae semen:** s. Sinapis alba.

**Erucamid:** *Z*-13-Docosenamid; CAS-Nr. 112-84-5; $C_{22}H_{43}NO$; $M_r$ 337.6; Schmp. ca. 70 °C; gelbl. bis weißes Pulver od. Körner; prakt. unlösl. in Wasser, leicht lösl. in Dichlormethan, lösl. in wasserfreiem Ethanol; **Anw.:** Reagenz Ph.Eur.6.

**Erucasäure:** *cis*-13-Docosensäure; $CH_3—(CH_2)_7—CH=CH—(CH_2)_{11}—COOH$; $C_{22}H_{42}O_2$; $M_r$ 338.6; Schmp. 34 °C; Sdp. 255 °C; weiße, amorphe Masse, lösl. in Ethanol u. Ether, unlösl. in Wasser; natürlich als Glycerolester, in Oleum Rapae (s. Brassica napus), im fetten Öl der Senfsamen, im Traubenkernöl* u. Dorschleberöl; die stereoisomere Brassidinsäure (*trans*-13-Docosensäure) kommt nicht natürlich vor.

**Erwinia-Asparaginase:** Crisantaspase; CAS-Nr. 9015-68-3, $M_r$ 138 kDa, Asparaginase* aus Erwinia chrysanthemi; **Wirk.:** Zytostatikum*; HWZ: 10.5 h, deutl. kürzer als die der Asparaginase aus E.coli; **UAW:** häufig allerg. Reaktionen u. hepatotox. Begleiterscheinung.

**Eryngium campestre** L.: Feldmannstreu; Fam. Apiaceae (Umbelliferae); Mittelmeergebiet, Mitteleuropa; Stpfl. von **Herba Eryngii campestris:** Mannstreukraut; **Inhaltsst.:** Saponine*, Gerbstoffe*, äther. Öl; **Anw.:** (volkstüml.) z. B. bei Bronchialkatarrh, Durchspülung bei Entzündungen der ableitenden Harnwege; **Radix Eryngii:** Mannstreuwurzel; **Inhaltsst. u. Anw.:** wie Herba Eryngii.

**Eryngium maritimum** L.: Meerstranddistel; Fam. Apiaceae (Umbelliferae); Nord- u. Ostseeküsten; **Inhaltsst.:** Saponine*. **Hom.:** Eryngium maritimum: frische, blühende Pflanze.

**Eryngium planum** L.: Flachblättriger Mannstreu; Fam. Apiaceae (Umbelliferae); östl. Deutschland bis Südrussland, Transkaukasien, Ural, Altai, Kaschmir; Stpfl. von **Herba Eryngii plani:** Mannstreukraut; **Radix Eryngii:** Mannstreuwurzel; **Inhaltsst. u. Anw.:** s. Eryngium campestre.

**Erysimin:** s. Helveticosid.

**Erysimol:** Cardenolid mit dem Aglykon* k-Strophanthidol; Strukturformel: s. Glykoside, herzwirksame (Tab. 2 dort); natürlich z. B. im Samen einiger Strophanthus*-Arten, z. B. Strophanthus* hispidus, Strophanthus* kombe.

**Erysimosid:** Cardenolid mit dem Aglykon k-Strophanthidin; Strukturformel: s. Glykoside, herzwirksame (Tab. 2 dort); natürl. z. B. im Samen versch. Strophanthus*-Arten (z. B. Strophanthus* hispidus, Strophanthus* kombe) u. in Erysimum-Arten (s. Erysimum cheiri; Erysimum crepidifolium).

**Erysimum cheiri (L.) CR.:** Cheiranthus cheiri L.; Goldlack, Gelbveiglein; Fam. Brassicaceae (Cruciferae); heim. in Mitteleuropa, in Deutschland häufig kultiviert; Stpfl. von **Flores Cheiranthi cheiri:** Goldlackblüten; **Inhaltsst.:** Cheiranthin (Glykosid mit Digitaliswirkung), Cheirolin (Glucosinolat* mit Sulfongruppe im Aglykon), Quercetin*, Isorhamnetin*, Erysimosid*, äther. Öl (im Samen 2 weitere herzwirksame Glykoside*); **Anw.:** (volkstüml.) Kardiakum*, Laxans* u. bei Gelbsucht. **Hom.:** Cheiranthus cheiri (HAB): frische, oberird. Teile blühender Pflanzen.

**Erysimum crepidifolium Rchb.:** Bleicher Schöterich, Gänsesterbekraut, Sterbekraut; Fam. Brassicaceae (Cruciferae); heim. u. kultiviert in Mittel- u. Osteuropa; Stpfl. von **Herba Erysimi:** Schöterichkraut; **Inhaltsst.:** im Kraut sind ca. 1 % (u. mehr) Cardenolide (herzwirksame Glykoside) mit k-Strophanthidin* als Aglykon*, wie Helveticosid* u. Erysimosid* (Strukturformeln: s. Glykoside, herzwirksame, Tab. 2 dort); ferner Glucosinolate*, z. B. Glucoraphanin u. Glucoerysolin; die Samen enthalten ca. 3.5 % Cardenolide; **Anw.:** Gewinnung von Helveticosid*. Auch andere Erysimum-Arten enthalten herzwirksame Glykoside, z. B. Erysimum diffusum, Grauer od. Graublättriger Hederich.

**Erysimum officinale:** s. Sisymbrium officinale.

**Erysipel:** Wundrose; akute Entzündung der Dermis, meist durch betahämolysierende Streptokokken der Gruppe A; Vork. bes. bei Erwachsenen; Eindringen der Erreger über Hautverletzung (Mazeration, Rhagaden in Zwischenzehenräumen od. Gesicht) u. Ausbreitung über Lymphspalten; **Sympt.:** schmerzhafte, scharf begrenzte, ödematöse Rötung mit flammenförmigen Ausläufern u. zentraler Rückbildungstendenz, z. T. mit Blasen, Einblutungen, Nekrose od. Vordringen in die Subkutis; Schwellung regionaler Lymphknoten; hohes Fieber, Schüttelfrost, Leukozytose, erhöhte Blutkörperchensenkung*; **Ther.:** Bettruhe u. Hochlagerung der betroffenen Extremität; bei Bedarf Analgetika*; lokal desinfizierend (Clioquinol*), Mitbehandlung der Eintrittspforte; system. Penicillin* V bzw. G; ggf. Betalactam*-Antibiotikum in Kombination mit Betalactamase*-Inhibitor od. Gabe eines Cephalosporins* (z. B. Cefazolin*); Alternativpräparate bei Penicillinallergie sind Makrolid*-Antibiotika (z. B. Roxithromycin*) od. Clindamycin*; bei Beteiligung gramnegativer Keime Versuch mit Aminopenicillin u. Betalactamase-Inhibitor od. Chinolon*.

**Erysipeloid:** Rotlauf, Schweinerotlauf; hauptsächl. bei Arbeitern in Fleisch-, Geflügel- u. Fischbetrieben vorkommende Infektion mit Erysipelothrix rhusiopathiae im Anschluss an kleine Verletzungen (fast immer Hände od. Unterarme); enterale Infektion ist möglich. **Sympt.:** deutlich abgegrenzte, juckende, bläulichrote, lokale Schwellungen mit Begleitlymphangitis bzw. Lymphadenitis; Generalisation (Sepsis, Endokarditis) u. chron. Verlaufsformen selten; **Ther.:** Penicilline*, evtl. Tetracycline*.

**Erythem:** Erythema; entzündl. Rötung der Haut, bedingt durch Hyperämie; **Erythema migrans:** Tage bis wenige Wochen nach Zeckenstich u. Infektion mit Borrelia* burgdorferi hervorgerufenes, meist von der Stichstelle zentrifugal fortschreitendes Erythem; hellroter, langsam wachsender Ring mit zentraler Abblassung; Leitsymptom der Lyme*-Borreliose.

**Erythema-migrans-Krankheit:** s. Lyme-Borreliose.

**Erythraea centaurium:** s. Centaurium erythraea.

**Erythraea chilensis:** s. Centaurium chilensis.

**Erythrina:** s. Benzylisochinolinalkaloide.

**Erythrina piscipula:** s. Piscidia piscipula.

***meso*-Erythrit:** Erythritol, Erythritum, Erythrol, Phycit, Tetrahydroxybutan; 1,2,3,4-Butantetrol; $C_4H_6(OH)_4$; $M_r$ 122.1; Schmp. 120 °C; Sdp. 330 °C; weiße Kristalle, etwa doppelt so süß wie Saccharose; leicht lösl. in Wasser, wenig lösl. in Ethanol; opt. inaktives Zuckeralkoholderivat von D-Erythrose*; **Vork.:** Inhaltsstoff einiger Flechten (z. B. Rocella* tinctoria), Algen u. Pilze.

**Erythrittetranitrat:** Erythritum tetranitricum, Erythritylis tetranitras; Nitroerythritol, Salpetersäureester des Erythrits, Erythroltetranitrat, Erythrolnitrat; $C_4H_6O_{12}N_4$; $M_r$ 302.08; farblose, explosive Kristalle, lösl. in Ethanol u. siedendem Wasser; nicht mehr im Handel befindl. Vasodilatator*; früher angewendet zur Prophylaxe von Angina pectoris.

**Erythrittetranitrat-Verreibung:** Nitroerythrolum trituratum, Erythritylis tetranitras trituratus; ÖAB, Verreibung von 24.5–26 % Erythrittetranitrat* mit Lactose*; **Anw.:** s. Erythrittetranitrat. Vgl. Pentaerythrittetranitrat-Verreibung.

***erythro*-:** s. Konfiguration, *erythro-/threo-*.

**Erythroblasten:** kernhaltige Vorstufen der Erythrozyten*; während ihrer Entwicklung durch Reifung u. Teilung (s. Erythrozytopoese) wird der Kern pyknot. u. schließl. aus der Zelle als Ganzes ausgestoßen; im Zytoplasma findet gleichzeitig die Hämoglobinbildung statt. **Formen:** Proerythroblasten, Makroblasten, Normoblasten; **Vork.:** **1.** im postfetalen Leben physiol. nur im Knochenmark; **2.** unter pathol. Bedingungen (z. B. extramedulläre Blutbildung, Zerstörung der Knochenmarkstruktur durch Metastasen, bei stark gesteigerter Erythrozytenneubildung nach Blutungen, bei akuten hämolyt. Anämien) auch (peripher) im Blut.

**Erythroblastose:** s. Morbus haemolyticus fetalis; Morbus haemolyticus neonatorum.

**Erythrodextrine:** s. Dextrine.

**Erythrogenin:** s. Epoetin.

**Erythrol:** s. *meso*-Erythrit.

**Erythrolnitrat:** s. Erythrittetranitrat.

**Erythromycin (INN):** Erythromycinum Ph.Eur.; (2*R*,3*S*,4*S*,5*R*,6*R*,8*R*,10*R*,11*R*,12*S*,13*R*)-3-(2,6-Di-

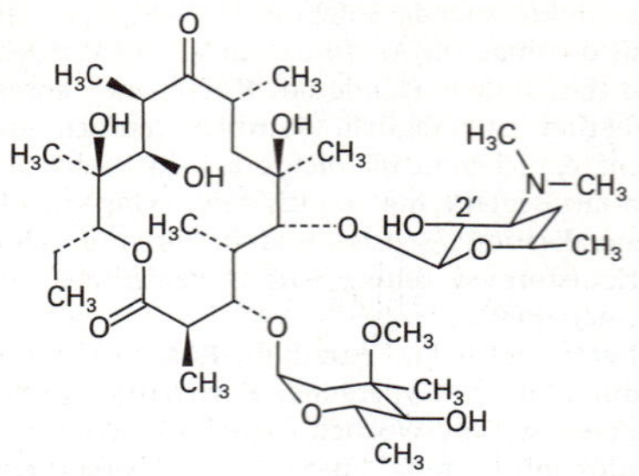


**Erythromycin**

desoxy-3-*C*,3-*O*-dimethyl-*α*-L-ribo-hexopyranosyloxy)-5-(3,4,6-trideoxy-3-dimethylamino-*β*-D-xylo-hexopyranosyloxy)-6,11,12-trihydroxy-2,4,6,8,10,12-hexamethyl-9-oxopentadecan-13-olid; CAS-Nr. 114-07-8 (Erythromycin A); $C_{37}H_{67}NO_{13}$, Strukturformel: s. Abb.; $M_r$ 733.9; Schmp. 190–193 °C; weißes, krist., polymorphes Pulver; lösl. in Wasser 1:1000, schlechter bei höherer Temp.; lösl. in 5 T. Ethanol, Chloroform u. Ether; lösl. in Methanol u. verd. Salzsäure; Makrolid*-Antibiotikum aus Streptomyces-erythreus-Stämmen; Mischung von Erythromycin A mit geringen Anteilen von Erythromycin B u. C; **Wirk.**: Wirkungsspektrum: umfasst v. a. grampositive Keime, daneben auch gramnegative wie Neisseria, Haemophilus influenzae, Bordetella pertussis, einige Rickettsien, Chlamydien u. Spirochäten; **Ind.**: Hauptindikationen: Alternative zu Penicillinen* bei deren Unverträglichkeit; gut verträgl., aber sekundäre Resistenzentwicklung bei längerer Anw. mögl.; dermatolog. (lokal) v. a. bei Akne u. fettiger Haut; **Dos.**: p. o. als Ethylsuccinat (s. u.) 1 g/d; Kinder 30 mg/kg KG/d in 4 ED; bei Niereninsuffizienz keine Dosisreduzierung notwendig; i. v. als Lactobionat od. Glucoheptonat 1–2 g/d; Kinder 20–30 mg/kg KG/d; HWZ 2–3 h. **Erythromycinethylsuccinat:** Erythromycini ethylsuccinas Ph.Eur.; CAS-Nr. 41342-53-4; $C_{43}H_{75}NO_{16}$; $M_r$ 862; weißes, krist. Pulver; fast unlösl. in Wasser, leicht lösl. in Aceton, Chloroform, wasserfreiem Ethanol u. Methanol. **Erythromycinstearat:** Erythromycini stearas Ph.Eur., Erythromycinum stearicum; CAS-Nr. 643-22-1; $C_{55}H_{103}NO_{15}$; $M_r$ 1018; Löslichkeit wie E.-ethylsuccinat (s. o.). **Erythromycinestolat:** Erythromycini estolas Ph.Eur.; CAS-Nr. 3521-62-8; $C_{52}H_{97}NO_{18}S$; $M_r$ 1056; Schmp. 135–140 °C; fast unlösl. in Wasser u. verd. Salzsäure, leicht lösl. in Chloroform u. Ethanol, lösl. in Aceton. **Erythromycinlactobionat:** Erythromycini lactobionas Ph.Eur.; CAS-Nr. 3847-29-8; $C_{49}H_{89}NO_{25}$; $M_r$ 1092.18; Schmp. 145–150 °C; weißes bis schwach gelbes, hygroskopisches Pulver, lösl. in Wasser, leicht lösl. in wasserfreiem Ethanol u. Methanol, sehr schwer lösl. in Aceton u. Dichlormethan, unlösl. in Ether. Ferner werden u. a. verwendet: E.-Glucoheptonat, -Ethylcarbonat, -Propionat.

**Erythrophleum guineense** G. Don: s. Erythrophleum suaveolens.

**Erythrophleum suaveolens** (Guill. et Perrott.) Brenan: Erythrophleum guineense G. Don; Rotwasserbaum; Fam. Fabaceae; Afrika, bes. Sierra Leone; E. suaveolens u. andere Erythrophleum-Arten sind Stpfl. von **Cortex Sassy:** Cortex Erythrophlei; Rotwasserbaumrinde, Sassyrinde; **Inhaltsst.**: Diterpenalkaloide (Hauptalkaloid Cassein), die digitalisartige Wirk. zeigen; **Anw.**: (volkstüml.) Herzmittel; auch Pfeilgift.

**Erythropoese:** s. Erythrozytopoese.

**Erythropoetin:** s. Epoetin.

**Erythropsin:** s. Rhodopsin.

**Erythrose:** $C_4H_8O_4$; $M_r$ 120.1; rechtsdrehend (langsame Mutarotation); süß schmeckende, in der Natur nicht frei vorkommende Aldotetrose (Monosaccharid*); Erwärmen mit Salzsäure ergibt Milchsäure; Fehling*-Reagenz wird in der Kälte langsam reduziert. Erythrose-4-phosphat hat Bedeutung als Intermediärprodukt im Kohlenhydratstoffwechsel*. Vgl. Threose.

**Erythrosin:** Dinatrium-2,4,5,7-tetraiodfluoresceinat; Dinatrium-2-(2,4,5,7-tetraiod-6-oxido-3-oxo-3*H*-xanthen-9-yl)benzoat; CAS-Nr. 16423-68-0; $C_{20}H_6I_4Na_2O_5$, Strukturformel: s. Abb.; $M_r$ 879.9; lösl. in Wasser u. Ethanol; $UV_{max}$ in Wasser 524 nm; in 95 % Ethanol 531 nm; in Säuren kirschrot, in Basen gelbbraun; **Anw.**: als Zahnplaque*-Indikator zur Sichtbarmachung mikrobieller Plaques in der Dentalmedizin; als Gallenblasen-Röntgenkontrastmittel; Farbstoff für Lebensmittel u. Kosmetika; Indikator. Gebräuchl. ist auch Erythrosin-Monohydrat.

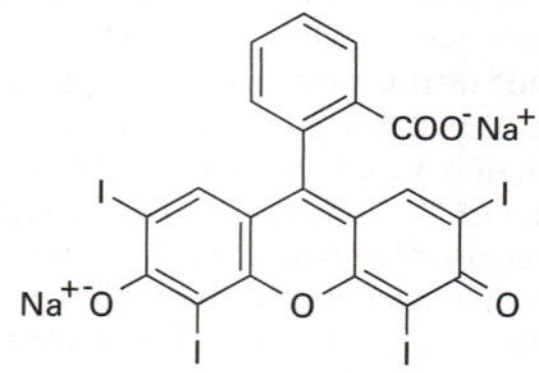


**Erythrosin**

**Erythrotin:** s. Vitamin B (Vitamin $B_{12}$).

**Erythroxylum coca** Lam.: Cocastrauch; Strauch aus der Fam. Erythroxylaceae; heim. u. kultiviert in den Anden von Peru u. Bolivien; kultiviert in Ecuador, Kolumbien, Brasilien, Indien, Java; mehrere Varietäten*; Stpfl. von **Folia Cocae:** Folia Erythroxyli cocae, Cocablätter; Kokablätter; **Inhaltsst.:** 3 Gruppen versch. Alkaloide (0.7–2.5 %): **1.** Derivate von Ecgonin* wie Cocain* (Hauptbestandteil, bis ca. 1 %), Cinnamoylcocain, Benzoylecgonin, *α*- u. *β*-Truxilline* (Cocamine); **2.** Derivate des Tropins* u. Pseudotropins wie (bes. in der auf Java kultivierten Pflanze) Tropacocain*; Biosynthese u. Strukturformeln: s. Tropanalkaloide (Abb. 2 dort); **3.** Hygrin u. Derivate wie Cuskhygrin* (Abb. dort); ferner 0.02–0.13 % äther. Öl (mit Methylsalicylat*), Flavonolglykoside, Chlorogensäure*, Wachs*; **Anw.: 1.** (techn.) hauptsächl. zur Herst. von Cocain*; Folia Cocae unterliegen dem Betäubungsmittelgesetz* (Anlage II); **2.** (volkstüml.) als Genussmittel zum Kauen gemischt mit Kalk (s. Cocaismus). Vgl. Rauschdrogen.

**Erythrozyten:** rote Blutkörperchen; im ungefärbten Blutausstrich bei mikroskop. Untersuchung runde, blasse, scheibenförmige, kernlose Zellen (Durchmesser ca. 8.4 µm), die eine zentrale Aufhellung (Delle) aufweisen; der gesunde Erwachsene besitzt ca. 25 000 Milliarden E. mit ca. 650 g Hämoglobin*. **Entw.:** i. R. der Erythrozytopoese* aus Erythroblasten*; Lebensdauer ca. 120 d; überalterte E. werden in der Milz abgebaut. **Funktion:** Transport von Sauerstoff u. Kohlenstoffdioxid*, Beteiligung an der pH-Regulation des Blutplasmas (s. Blut) durch das Hämoglobin, dessen Gehalt als MCH* angegeben wird. Pathol. Veränderungen betreffen u. a. Anzahl (Anämie*, Polyglobulie*), Größe (Mikro-, Makro-, Anisozytose), Form od. Hämoglobingehalt (Hypo-, Hyperchromie). Vgl. Hämotherapie.

**Erythrozytenkonzentrat:** s. Hämotherapie (Tab. dort).

**Erythrozytopoese:** Erythropoese; Bildung u. Entwicklung der Erythrozyten* i. R. der Hämatopoese*; stimuliert durch Erythropoetin* erfolgt im Knochenmark die Differenzierung von der pluripotenten Stammzelle über kernhaltige Erythroblasten* zu den Erythrozyten. Unter bestimmten **pathol. Bedingungen** z. B. als **1.** gesteigerte E.: z. B. nach Blutverlust u. bei hämolyt. Anämien; **2.** verminderte E.: z. B. bei aplastischen Anämien u. aplastischem Syndrom; **3.** megaloblastische E.: bei Vitamin $B_{12}$- od. Folsäuremangel; **4.** ineffektive E.: z. B. bei Thalassaemia major, sideroachrestischer Anämie, myelodysplast. Syndrom; **5.** extramedulläre E.: z. B. bei Myelofibrose.

**Erythrozytose:** s. Polyglobulie.

**Erzengelwurzel:** s. Angelica archangelica.

**Es:** (chem.) Symbol für Einsteinium*.

**ES:** Abk. für Extrasystolen*.

**ESBL:** Abk. für (engl.) *extended spectrum betalactamase*; erstmals 1988 in die klin. Infektiologie eingeführte Bez. für Betalactamasen* mit erweitertem Wirkungsspektrum; die von einigen gramnegativen Bakt. (E. coli, Klebsiella spp.) produzierten Enzyme vermitteln eine Resistenz* gegenüber Breitspektrum-Cephalosporinen; aktuell ist eine Vielzahl von ESBL produzierenden Bakterienstämmen bekannt, z. B. sind $ESBL_{CARBA}$ gegen alle bisher bekannten Betalactam*-Antibiotika resistent.

**ESCA:** Abk. für (engl.) *Electron Spectroscopy for Chemical Analysis*; s. Elektronenspektroskopie.

**Esche:** s. Fraxinus excelsior; Fraxinus americana; Fraxinus ornus.

**Esche, Amerikanische:** s. Fraxinus americana.

**Eschenblätter:** s. Fraxinus excelsior (Fraxini folium).

**Eschendornblüten:** s. Prunus spinosa (Flores Pruni spinosae).

**Eschenmanna:** s. Fraxinus ornus (Manna).

**Eschenrinde:** s. Fraxinus excelsior (Cortex Fraxini).

**Escherichia** (Theodor Escherich, Arzt, Graz u. Wien, 1857–1911): Gattung gramnegativer, begewegl. od. unbewegl. Stäbchenbakterien der Fam. Enterobacteriaceae*; wichtigste Species: **Escherichia coli** (sog. Kolibakterien); Erreger versch. bakt. Infektionen der Menschen: **1.** extraintestinale Symptomatik: häufigster bakt. Erreger von Harnwegsinfektionen; **2.** intestinale Symptomatik: **a)** enteropathogene E.-c.-Stämme (Abk. EPEC): verursachen die Säuglingsenteritis; **b)** enterotox. E.-c.-Stämme (Abk. ETEC): verursachen choleraähnliche Durchfallerkrankungen (Reisediarrhö) bei Säuglingen, Kindern u. Erwachsenen durch Bildung zweier Enterotoxine; **c)** enteroinvasive E.-c.-Stämme (Abk. EIEC): verursachen shigelloide Durchfallerkrankungen (vgl. Shigellose) v. a. bei Kindern u. Erwachsenen; **d)** enterohämorrhag. E.-c.-Stämme (Abk. EHEC): verursachen hämorrhag. Kolitis u. können bes. bei Kindern das hämolyt.-uräm. Syndrom auslösen; Nachw. von EHEC ist meldepflichtig; E. c. ist sensitiv für Aminopenicilline, Cephalosporine, Chinolone, Co*-trimoxazol.

**Eschscholzia californica** Cham.: Kalifornischer Mohn, Schlafmützchen (Kalifornien); Fam. Papaveraceae; Stpfl. von **Herba Eschscholziae:** Eschscholzienkraut; **Inhaltsst.:** ca. 0.1 % Alkaloide* wie Chelidonin*, *β*- u. *γ*-Homochelidonin, Chelerythrin, Sanguinarin*, Protopin*, ferner Xanthophylle* u. Rutosid* (Flavonglykosid); **Anw.:** (volkstüml.) Unruhezustände, Schlafstörungen; Negativmonographie Kommission E; auch als Zierpflanze.

**Eschscholzienkraut:** s. Eschscholzia californica (Herba Eschscholziae).

**Eschweiler-Clarke-Reaktion:** Methode zur Methylierung primärer od. sekundärer Amine* mit Formaldehyd* u. Ameisensäure*; **Beispiel:** Umsetzung von Dimethylamin zu Trimethylamin* (s. Abb.). Vgl. Leuckart-Wallach-Reaktion.

$$\underset{\text{Dimethylamin}}{(CH_3)_2NH} + \underset{\text{Formaldehyd}}{H_2C{=}O} + \underset{\text{Ameisensäure}}{HCOOH} \longrightarrow \underset{\text{Trimethylamin}}{(CH_3)_3N} + CO_2 + H_2O$$

**Eschweiler-Clarke-Reaktion:** Bildung von Trimethylamin

**Escin:** s. Aescin.

**Escin-Gel:** s. Mucilago Escini.

**Escitalopram** (INN): (*S*)-Citalopram; CAS-Nr. 128196-01-0; $C_{20}H_{21}FN_2O$, Strukturformel: s. Abb.; $M_r$ 324.40; Schmp. 152–153 °C; **Wirk.:** selektiver Serotonin*-Wiederaufnahme-Hemmer; **Ind.:** akute Depressionsphasen, Panikstörung (mit od. ohne Agoraphobie), soziale Angststörung; **Kontraind.:** gleichzeitige Anw. nichtselektiver, irreversibler MAO-Hemmer (Gefahr eines Serotoninsyndroms*), Stillzeit (strenge Indikationsstellung in der Schwangerschaft); **UAW:** insbes. Übelkeit; ferner u. a. Diarrhö, Obstipation, Schlaflosigkeit, Schläfrigkeit, Schwindel, Müdigkeit, Fieber, verminderter Appetit, verminderte Libido, Ejakulationsstörungen, Orgasmusstörungen (bei Frauen).

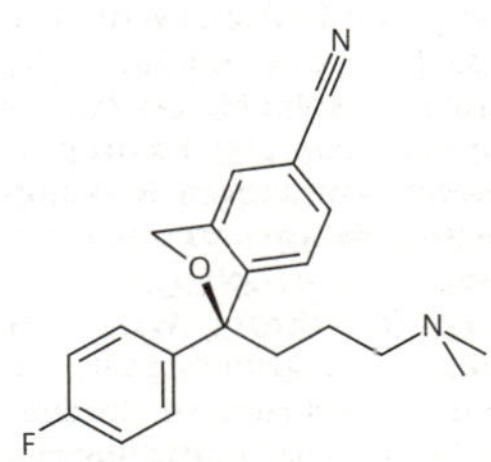


**Escitalopram**

**ESCOP:** Abk. für **E**uropean **S**cientific **C**ooperative **o**n **P**hytotherapy; 1989 gegründeter Zusammenschluss vieler nationaler Fachgesellschaften für Phytotherapie auf der europäischen Ebene; Hauptziel des europäischen Dachverbands sind die Förderung u. Erarbeitung des wissenschaftl. Status u. die Harmonisierung des regulator. Status pflanzlicher Arzneimittel in Europa. Ein Fachkomitee der ESCOP erarbeitet regelmäßig Drogenmonographien; diese enthalten detaillierte Angaben zur jeweiligen Droge, zu Inhaltsstoffen, Pharmakologie, klin. Studien u. Toxikologie. Vgl. HMPC; WHO; Kommission E.

**ESCP:** Abk. für (engl.) ***E****uropean* ***S****ociety of* ***C****linical* ***P****harmacy;* 1979 von Pharmazeuten aus versch. europäischen Ländern gegründete internationale Fachgesellschaft; Ziel der ESCP ist es, den rationalen u. angemessenen Gebrauch von Arzneimitteln u. Medizinprodukten durch den einzelnen Patienten u. die Gesellschaft zu entwickeln u. zu fördern, insbes. durch Förderung der Aus-, Fort- u. Weiterbildung klin. Pharmazeuten (s. Klinische Pharmazie).

**Esculetin:** s. Aesculetin.

**Esculin:** s. Aesculin.

**Esdragol:** s. Methylchavicol.

**Esdragon:** s. Artemisia dracunculus.

**Eselsgurke:** s. Ecballium elaterium.

**Eseresamen:** s. Physostigma venenosum (Semen Calabar).

**Eseridin:** $C_{15}H_{21}N_3O_3$, Strukturformel: s. Abb.; $M_r$ 291.3; Schmp. 132 °C; farblose Kristalle, fast unlösl. in Wasser, lösl. in Ethanol, Ether, Chloroform u. Säuren; Alkaloid* aus den Samen von Physostigma* venenosum; nicht mehr im Handel befindl. indirektes Parasympathomimetikum*; früher angewendet wie Physostigmin*, aber weniger giftig. **Eseridintartrat:** Eseridinum tartaricum; weinsaures Eseridin; $C_{15}H_{21}O_3N_3 \cdot C_4H_6O_6$; farblose Kristalle, lösl. in Wasser u. Ethanol.

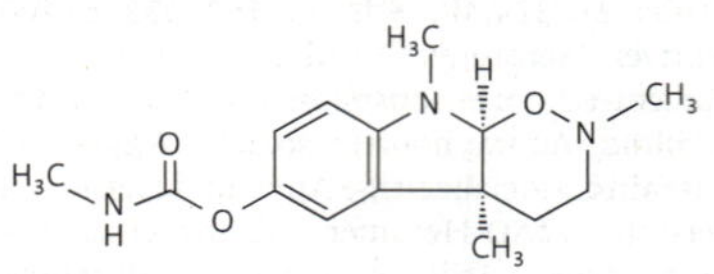

**Eseridin**

**Eserin:** s. Physostigmin.

**Eserinum salicylicum:** s. Physostigminsalicylat.

**Eserinum sulfuricum:** s. Physostigminsulfat.

**Eserolin:** s. Physostigmin.

**Esilat:** chem. Kurzbez. für Ethansulfonat ($H_3C—CH_2—SO_3$).

**Eslicarbazepin:** (*S*)-10-Acetoxy-10,11-dihydro-5*H*-dibenz[*b,f*]azepin-5-carboxamid; $C_{15}H_{14}N_2O_2$, Strukturformel: s. Abb.; $M_r$ 254.29; logP 0.9 ± 0.3 (berechnet); Dibenzazepin; Prodrug, das in vivo durch Esterasen* zur aktiven Wirkungsform hydrolysiert wird; **Eslicarbazepinacetat:** CAS-Nr. 236395-14-5; $C_{17}H_{16}N_2O_3$; $M_r$ 296.33; logP 1.8 ± 0.4 (berechnet); **Wirk.:** Antiepileptikum*; Stabilisierung spannungsabhängiger Natriumkanäle in ihrem inaktiven Zustand, wodurch wiederholte neuronale Entladungen verhindert werden; **Ind.:** Zusatzbehandlung fokaler epilept.

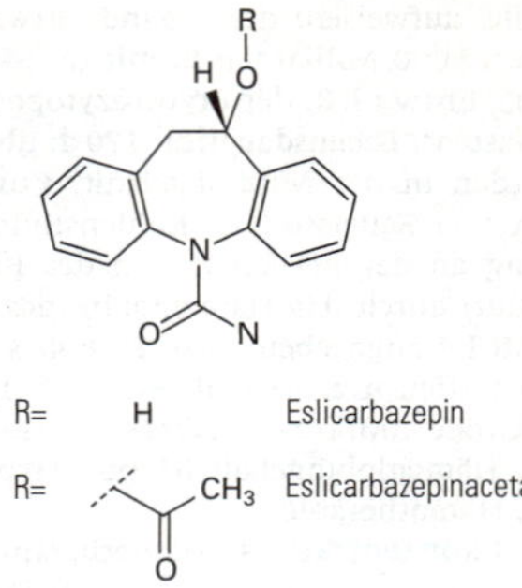


**Eslicarbazepin**

Anfälle mit od. ohne sekundäre Generalisierung; **Kontraind.:** Überempfindlichkeit gegen Carboxamid-Derivate, AV-Block II. u. III. Grades, Leber- od. Niereninsuffizienz; **WW:** hormonale Kontrazeptiva; **UAW:** Schwindel u. Schläfrigkeit; **Dos.:** p. o. Initialdosis: 1 × 400 mg/d, Erhöhung innerhalb von 2 Wochen auf 1 × 800 mg/d; TMD 1200 mg.

**Esmolol:** (+)-Methyl-*p*-[2-hydroxy-3-(isopropylamin)propoxy]hydrocinnamat; (+)-4-[2-Hydroxy-3-[(1-methylethyl)amino]-propoxy]benzenpropancarbonsäuremethylester; CAS-Nr. 84057-94-3; $C_{16}H_{25}NO_4$, Strukturformel: s. Abb.; $M_r$ 295.38; Schmp. 48–50 °C; **Wirk.:** Beta*-Rezeptoren-Blocker, der relativ selektiv an Beta-1-Rezeptoren wirkt; **Ind.:** spezielle Formen von Herzrhythmusstörungen; **UAW:** häufig Blutdruckabfall, gelegentl. Bradykardie, Erbrechen u. Müdigkeit. **Esmololhydrochlorid:** Schmp. 85–86 °C; **Dos.:** zu Beginn 500 µg/kg KG/min; Erhaltungsdosis 50 µg/kg KG/min.

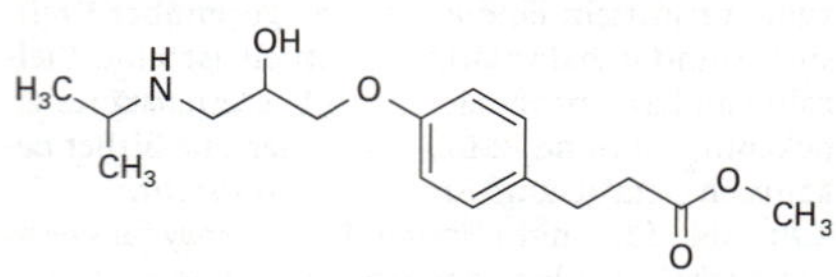

**Esmolol**

**Esocin:** s. Protamine.

**Esomeprazol** (INN): (*S*)-5-Methoxy-2-(4-methoxy-3,5-dimethylpyrid-2-yl)methylsulfinyl-benzimidazol; CAS-Nr. 119141-88-7; $C_{17}H_{19}N_3O_3S$; $M_r$ 345.4; (*S*)-Enantiomer des Racemats Omeprazol* (Abb. dort); **Wirk.:** Protonenpumpen*-Hemmer; **Ind.:** Rezidivprophylaxe nach geheilter Ösophagitis; gastroösophagealer Reflux, zusätzl. bei Eradikation von Helicobacter pylori; **UAW:** Kopf-, Bauchschmerzen, Diarrhö; **Dos.:** 20–40 mg/d.

**Espe, Amerikanische:** s. Populus-Arten.

**Espeletia grandiflora:** Espeletia schultzii Wedd.; Fam. Asteraceae (Compositae); Anden; **Inhaltsst.:** in Blättern u. Blüten: Harz* mit Kauran- u. Kauradienverbindungen; s. Diterpene (Abb. dort). **Hom.:** Espeletia, Espeletia schultzii: Blätter u. Blüten; verordnet z. B. bei Angina* pectoris, Durchblutungsstörungen.

**Espeletia schultzii** Wedd.: s. Espeletia grandiflora.

**Espundia:** s. Leishmaniasen.

**ESR-Sonde:** Kurzbez. für **E**lektronen**s**pin**r**esonanzsonde; s. Sonde.
**Ess-Brech-Sucht:** s. Bulimia nervosa.
**Essences absolues:** s. Aetherolea (Gew.).
**Essences concretes:** s. Aetherolea (Gew.).
**essential oils:** s. Aetherolea.
**essentiell:** **1.** (biol.) wesentl., lebensnotwendig; Kennzeichnung von Stoffen, die für den Körper lebensnotwendig sind, die er aber nicht selbst zu erzeugen vermag, so dass sie von außen (d.h. mit der Nahrung) zugeführt werden müssen; z.B. essentielle Aminosäuren*, essentielle Fettsäuren* sowie Vitamine u. gewisse Spurenelemente. **2.** (med.) ohne erkennbare Ursache (der Entstehung einer Krankheit), vgl. idiopathisch.
**Essenzen:** konz., meist alkoholische Auszüge od. Lösungen von äther. Ölen u. anderen Duftstoffen.
**Essig:** Acetum; klare, farblose bis gelbl. Flüss. von saurem Geschmack u. saurem, leicht aromat. Geruch, die mind. 5 g u. max. 15 g wasserfreie Essigsäure* pro 100 mL enthält; E. entsteht, wenn man verd. alkoholhaltige Flüss. (z.B. Wein, Bier, vergorene Fruchsäfte) dem Luftzutritt aussetzt. Hierbei wird durch Essigbakterien (Acetobacter* aceti) die sog. **Essig-Gärung** bewirkt: Oxidation von Ethanol* zu Essigsäure. Bei einem Gehalt von 15 % Ethanol od. 14 % Essigsäure in der Flüss. sterben die Essigbakterien ab. Flüssigkeiten mit über 15.5 g Essigsäure in 100 mL müssen als Essigsäure bezeichnet werden. **Herst.:** **1.** Schnellessigfabrikation: alkoholhaltige Maische wird mehrmals über mit Essigbakterien besiedelte Buchenholzspäne laufen gelassen. **2.** durch Verdünnen von Essigsäure mit Wasser (übl. Handelsessig), evtl. unter Zusatz von Aromastoffen (Kunstessig); **Prüfung:** auf Schwermetallsalze, Salpeter-, Schwefel- u. Salzsäure (bzw. deren Salze) sowie auf evtl. scharfmachende Zusätze (z.B. Paprika); 10 g des durch Essiggärung gewonnenen E. sollen max. 0.5 g Rückstand hinterlassen, der weder scharf noch bitter schmecken darf u. der beim Glühen eine alkal. reagierende Asche ergeben muss (freie Mineralsäuren). **Einteilung:** nach Handelssorten **1. Gärungsessig:** sind z.B. echter Weinessig, Branntweinessig (Gew. des Alkohols zur Vergärung u.a. aus Kartoffeln, Getreide, Zuckerrüben; Essigsäuregehalt >12 % mögl.), Malzessig, Obstessig; Vorgaben für den Gehalt an wasserfreier Essigsäure in 100 mL: echter Weinessig 6 g, Speise- od. Tafelessig mind. 5 g, Einmachessig mind. 5 g, Doppelessig mind. 7 g, Dreifachessig mind. 10.5 g, Essigsprit (Branntweinessig) mind. 10.5 g, Spritessig (aus Branntweinmaische) mind. 3.5 g. **Echter Weinessig** (Traubenessig) darf nur aus Wein, Traubenmost od. Traubenmaische hergestellt werden. Wird dem Wein Branntweinmaische zugesetzt, so muss das Produkt als sog. Weinessigverschnitt deklariert werden. Die handelsübl. Weinessige bestehen meist aus 1 T. echtem Weinessig u. 4 T. Spritessig. **2. Essigessenz** ist reine od. mit Aromen versetzte, bisweilen auch gefärbte Essigsäure; Gehalt 60–80 % reine Essigsäure; **3.** Kräuter-, Frucht-, Gewürz-, Blütenessige (z.B. Estragon-, Himbeer-, Birnen-, Apfel-, Pflaumen-, Rosenessig) werden durch Ausziehen der Kräuter, Früchte, Gewürze od. Blüten mit E. od. durch das Vermischen von E. (od. Essigsäure) mit Fruchtsäften hergestellt. **4.** Holzessig*; **5.** Bleiessig (Liquor Plumbi subacetici, s. Blei(II)-acetat); **6.** Toilette-Essig ist eine meist leicht gefärbte Mischung von Essigsäure mit äther. Ölen od. sonstigen Aromastoffen (z.B. Ol. Lavandulae 5.0 T., Ol. Rosae 1.0 T., Acidum aceticum 40.0 T., Wasser 434.0 T., Spiritus 500.0 T.). **Hinweis:** E. darf nicht in Metallgefäßen aufbewahrt werden, da die Essigsäure allmählich die Metalle löst (z.B. Zink, Kupfer); auch emaillierte Gefäße sind zu vermeiden. In verdünnten Essigen bilden sich häufig durch Essigälchen od. sonstige Mikroorganismen hervorgerufene Trübungen. Durch kurzes Erwärmen auf 50 °C können diese Mikroorganismen abgetötet werden.
**Essigbakterien:** s. Essig; Acetobacter.
**Essigbaum:** s. Rhus typhina.
**Essigessenz:** s. Essig.
**Essigester:** s. Essigsäureethylester.
**Essigether:** s. Essigsäureethylester.
**Essiggeist:** s. Aceton.
**Essigrose:** s. Rosa damascena (Rosa gallica).
**Essigsäure:** Acidum aceticum, Methancarbonsäure; Ethansäure; $H_3C—COOH$; $M_r$ 60.05; Carbonsäure*; **Vork.:** tritt bei vielen natürl. (enzymat.) Oxidationsprozessen u. im Stoffwechsel als Acetyl*-Coenzym-A (aktivierte Essigsäure) auf; **Darst.:** **1.** trockene Destillation von Holz; s. Holzessig; **2.** Oxidation von Ethanol (Essig-Gärung); **3.** großtechnisch aus Calciumcarbid über Acetylen u. Acetaldehyd als Zwischenprodukte. **Eisessig:** wasserfreie Essigsäure; Schmp. 17 °C; Sdp. 118 °C; D. 1.049–1.051; $pK_S$ 4.76; klare, farblose, ätzende Flüss. von stechendem Geruch od. eisähnl. Kristalle; hygroskop., mischbar mit Wasser, Ethanol, Ether, Chloroform, Glycerin; Dämpfe sind leicht entzündlich. **Essigsäure/Wassergemische:** ihre Dichte steigt bis zu einem E.-Gehalt von 80 % an, sinkt dann wieder; so können Dichten zw. 1.0498 u. 1.0700 zwei Konz. entsprechen. Um den genauen E.-Gehalt festzustellen, titriert man unter Zugabe von Phenolphthaleinlösung* mit 1-molarer Natronlauge (1 mL 1-molare Natronlauge entspr. 60.05 mg $C_2H_4O_2$). E. ist in den versch. Arzneibüchern in unterschiedl. Konz. angeführt: **1. Essigsäure, wasserfreie:** Ph.Eur., Reagenz, mind. 99.6 % (m/m), $C_2H_4O_2$; **2. 99%ige Essigsäure, Acidum aceticum glaciale:** Ph.Eur., Acidum aceticum 99 per centum, Acidum aceticum HAB; **3. 98%ige Essigsäure:** Ph.Eur., Reagenz, Acidum aceticum 98 per centum, Acidum aceticum concentratum ÖAB, konzentrierte E. (enthält 96–100 % E.); **4. 35%ige Essigsäure:** Acidum aceticum ÖAB, Essigsäure; **5. 30%ige Essigsäure :** Ph.Eur., Reagenz, Acidum aceticum 30 per centum Ph.Helv.; **6. 12%ige Essigsäure :** Ph.Eur., Reagenz, Acidum aceticum dilutum ÖAB, verd. Essigsäure; D. 1.037–1.038; **7. 6%ige Essigsäure:** Acetum DAB, Essig; **Anw.:** **1.** (med.) äußerl. als Ätzmittel bei Warzen u. Hühneraugen (konz. E.), zu Umschlägen bei Entzündungen u. Quetschungen (5–6 %ig); als Hyperämisierungsmittel, zu Abreibungen bei Nachtschweiß u. als Antidot bei Laugenverätzungen (1–3 %ig), innerl. als Antidot (1–2 %ig), Antiseptikum (1–5 %ig); **2.** (techn.) zur Herst. von Speiseessig (s. Essig); in großem Um-

fang zur Herst. von Acetylcellulosen, Acetatseide, Farbstoffen u. Arzneimitteln (meist als Essigsäureanhydrid, als Acetylchlorid od. Ester); **Toxikol.:** ätzend bzw. stark ätzend auf Haut u. Schleimhäute ab ca. 30 %; LD (innerl.) ca. 25 g Eisessig; MAK: 10 ppm bzw. 25 mg/m³; **Nachw.: 1.** über den charakterist. Geruch; **2.** nach Neutralisierung mit Natronlauge werden Lsg. von E. u. essigsauren Salzen durch Eisenchloridlösung tiefrot gefärbt; die Färbung verschwindet nach Zusatz von Salzsäure. **Hom.:** Acidum aceticum (HAB): 99 %ige Essigsäure; verordnet z. B. bei Diarrhö, Magengeschwür, Ödemen, starker Schwäche u. Abmagerung.

**Essigsäure, aktivierte:** s. Acetyl-Coenzym A.

**Essigsäureamid:** s. Acetamid.

**Essigsäureanhydrid:** Acidum aceticum anhydricum; Acetanhydrid; $C_4H_6O_3$, $H_3C—CO—O—CO—CH_3$; D. 1.079–1.082; $M_r$ 102.09; Sdp. 136–138 °C; klare, farblose, stechend riechende Flüss., lösl. in Ethanol, Ether, Chloroform, leicht lösl. in heißem Wasser; **Anw.:** (techn.) anstelle von Essigsäure*, zur Acetylierung*.

**Essigsäurebenzylester:** s. Benzylacetat.

**Essigsäurebornylester:** s. Bornylacetat.

**Essigsäurebutylester:** s. Butylacetat.

**Essigsäurechlorid:** s. Acetylchlorid.

**Essigsäureethylester:** Aethylium aceticum, Essigester, Ethylacetat, Ethylethanoat, Ethylis acetas Ph.Eur.; (Essigether, Essigäther u. Aether aceticus sind alte, falsche Bez., da E. chem. kein Ether ist); CAS-Nr. 141-78-6; $CH_3—CO—O—C_2H_5$; $M_r$ 88.1; D. 0.90; Schmp. −82.4 °C; Sdp. 77.1 °C; farblose, leicht entzündbare Flüss. von angenehmem, fruchtigem Geruch; lösl. in Ethanol, Ether, in fetten u. äther. Ölen, wenig lösl. in Wasser; **Darst.:** Destillation von Alkohol, Essigsäure u. konzentrierter Schwefelsäure; **Anw.: 1.** (med.) äußerl. bei Neuralgien u. rheumat. Beschwerden; **2.** (techn.) Lösungsmittel (bei der Herst. von Cellophan, Celluloid, Collodiumwolle, Lacken, Kunstharz), zur Extraktion von Antibiotika; zum Aromatisieren von Likören, Bonbons, Limonaden u. Arzneizubereitungen; **Toxikol.:** MAK: 400 mL/m³ Luft.

**Essigsäuregärung:** s. Gärung.

**Essigsäureisoamylester:** s. Isopentylacetat.

**Essigsäuremethylester:** s. Methylacetat.

**Essigsäurenonylester:** s. Nonylacetat.

**Essigsaure Tonerde:** s. Aluminiumacetat.

**Essigsaure-Tonerde-Gel:** Darst.: NFA, Hydroxyethylcellulose wird in heißem, destilliertem Wasser dispergiert u. 1 Std. quellen gelassen; anschließend wird der Mischung Aluminiumacetat*-tartrat-Lösung zugesetzt u. bis zur vollständigen Quellung (mind. 3 Std.) stehengelassen; **Anw.:** bei Sonnenbrand, Insektenstichen.

**Essig-weinsaure Tonerde:** s. Aluminiumacetattartrat.

**Esslöffel:** s. Volumenangaben, empirische (Tab. dort).

**Essstörungen:** Störungen der Nahrungsaufnahme od. des Körpergewichts ohne organ. Urs., die sich in versch. klin. Bildern manifestieren u. ineinander übergehen können; **Einteilung: 1.** Anorexia* nervosa (restriktiver u. bulimischer Typ); **2.** Bulimia* nervosa (Purging- u. Non-purging-Typ); **3.** nicht näher bezeichnete E.: **a)** Binge-Eating-Störung: subjektiv unkontrollierbare Essanfälle an mind. 2 Tagen pro Woche; im Ggs. zur Bulimia nervosa erfolgt kein Erbrechen od. Fasten, um das Gewicht zu halten; **b)** subsyndromale E. (syn. atypische E.): E. mit klin. Relevanz, bei der nicht alle diagnost. Kriterien der Anorexia nervosa od. Bulimia nervosa erfüllt sind.

**Ester:** Verb., die durch Vereinigung eines Alkohols mit einer Säure unter Wasseraustritt entstehen; mit mehrbasigen Säuren entstehen saure u. neutrale Ester; unterschieden werden E. der Mineralsäuren, z. B. Schwefelsäureethylester, $(C_2H_5)_2SO_4$, u. E. der org. Säuren, z. B. Essigsäureethylester*; E. des Glycerins mit den höheren Fett- u. Ölsäuren sind Fette*; **Anw.:** (techn.) u. a. als Duftstoffe u. Fruchtessenzen, z. B. Bornylacetat*, Buttersäureethylester*.

**Esteralkaloide:** mit Pflanzensäuren veresterte Terpenalkaloide* (z. B. Aconitin*, Paclitaxel*, Veratrum*-Alkaloide) od. von Aminosäuren abgeleitete Alkaloide* (z. B. Pyrrolizidinalkaloide*).

**Esterasen:** Carbonsäureesterasen, Carboxylesterasen; zu den Hydrolasen gehörende Enzyme*, die Ester* sowohl zu spalten als auch zu synthetisieren vermögen; **Vertreter:** z. B. Cholesterolesterase*, Cholinesterasen*, Lipasen*, Phosphatasen*, Phospholipasen*, Sulfatasen*.

**Esterzahl** Ph.Eur.: Abk. EZ; Fettkennzahl*, die angibt, wie viel Milligramm KOH zur Verseifung* der Ester*, die in 1 g äther. Öl, Wachs u. a. vorhanden sind, verbraucht werden; **Berechnung:** Differenz zw. Verseifungszahl* u. Säurezahl*.

**Estolat:** Estolas; chem. Kurzbez. für Propionat-laurylsulfat.

**Estolide:** intermolekular veresterte Hydroxysäuren*, z. B. Milchsäureester (Lactylmilchsäure; s. Milchsäure).

**Estradiol** (INN): syn. Östradiol; Estradiolum, Oestradiolum, Dihydroöstron; stärkstes natürl. vorkommendes Estrogen*; wird v. a. in Granulosa- u. Thekazellen im Ovar gebildet u. reversibel durch eine spezif. Dehydrogenase zu Estron* oxidiert; **Wirk.:** großer Einfluss auf körperl. u. psych. Entwicklung der Frau (u. a. Brustentwicklung, Zyklus, Knochenaufbau, Kollagensynthese); E. ist der Ligand eines zytoplasmat. Rezeptors, der im Zellkern als Transkriptionsfaktor* an der Regulation der Expression zahlreicher Gene beteiligt ist. **17β-Estradiol:** Dihydrofollikulin, Dihydro-Follikelhormon; 1,3,5(10)-Estratrien-3,17β-diol; CAS-Nr. 50-28-2; $C_{18}H_{24}O_2$, Strukturformel: s. Estrogene (Abb. dort); $M_r$ 272.37; Schmp. 173–179 °C (polymorph); $[\alpha]_D^{25\,°C}$ +76 bis +83° (Dioxan); fast unlösl. in Wasser, 1 T. lösl. in 28 T. Ethanol, 17 T. Aceton, 435 T. Chloroform, 150 T. Ether, auch in Dioxan u. Alkalihydroxid-Lösungen, wenig lösl. in fetten Ölen; körpereigenes Follikelhormon; **Ind.:** Substitutionstherapie, z. B. bei primärer Amenorrhö*, verzögertem Pubertätseintritt; bei klimakter. Syndrom u. der damit auftretenden Osteoporose*. **Estradiol-Hemihydrat:** Estradiolum hemihydricum Ph.Eur.6; Oestradiolum hemihydricum; $C_{18}H_{24}O_2 \cdot 0.5\,H_2O$; $M_r$ 281.4; **Ind.:** s. Estradiol. Gebräuchl. sind auch Estradiolbenzoat*, Estradiol-(17β)-17-butyrylacetat, Estradiol-17β-cipionat,

Estradiol-3,17$\beta$-dienantat, Estradiol-17$\beta$-(3-phenylpropionat), Estradiolundecylenat, Estradiolvalerat*, Estradiolenantat. **17$\alpha$-Estradiol:** 1,3,5(10)-Estratrien-3,17$\alpha$-diol; CAS-Nr. 57-91-0; $C_{18}H_{24}O_2$; $M_r$ 272.37; Schmp. 220–225 °C; Reagenz Ph.Eur.6; 5$\alpha$-Reduktase-Hemmer zur top. Anw.; **Ind.:** androgenet. bedingter Haarausfall bei Mann u. Frau. Vgl. Estriol; Polyestradiolphosphat.

**Estradiolbenzoat** (INN): Estradioli benzoas Ph.Eur.6, Oestradiolum benzoylatum, Oestradioli benzoas, Östradiolbenzoat, Benzoylöstradiol; Estradiol-(17$\beta$)-3-benzoat; CAS-Nr. 50-50-0; $C_{25}H_{28}O_3$; $M_r$ 376.50; Schmp. 191–196 °C (kristallisiert aus Ethanol; polymorph); $[\alpha]_D^{20\,°C}$ +57 bis +63° (c = 1 in Dioxan); fast unlösl. in Wasser, 1 T. lösl. in 150 T. Ethanol, 50 T. Aceton, 500 T. Erdnußöl, 5 T. Chloroform, 150 T. Ether, 200 T. Ethyloleat, auch in Dioxan, schwer lösl. in fetten Ölen, unlösl. in Alkalihydroxid-Lösungen; **Ind.:** s. Estradiol; **Dos.:** **1.** p. o. 0.1 mg perlingual; **2.** parenteral i. m. 5 mg/4 d, s. c. 1 × 10 mg zw. 4. u. 7. Zyklustag; HWZ 2–5 d.

**Estradioldipropionat:** Estradioli dipropionas, Oestradiolum dipropionylatum, Oestradiolum dipropionicum, Östradioldipropionat, Dipropionylöstradiol; Estradiol-3,17$\beta$-dipropionat; $C_{24}H_{32}O_4$; $M_r$ 384.5; Schmp. 104–109 °C; $[\alpha]_D^{20\,°C}$ +36 bis +40° (c = 1 in Dioxan); weißes, krist., polymorphes Pulver; fast unlösl. in Wasser, lösl. in Aceton u. Ethanol, wenig lösl. in fetten Ölen; nicht mehr zugelassen; frühere Ind.: s. Estradiol.

**Estradiolundecylat** (INN): Estradioli undecylas, Oestradioli undecylas, Östradiolundecylat; Estradiol-17-undecylat; CAS-Nr. 3571-53-7; $C_{29}H_{44}O_3$; $M_r$ 440.66; Schmp. 108–111 °C (polymorph); $[\alpha]_D^{20\,°C}$ +42° (Chloroform); **Ind.:** s. Estradiol; **Dos.:** parenteral (Depot) i. m. 1 × 0.1 g alle 2–3 Wochen.

**Estradiolvalerat** (INN): syn. Estradiol-17$\beta$-valerianat; Estradioli valeras Ph.Eur.6, Oestradioli valeras, Östradiolvalerat, Östradiolvalerianat; CAS-Nr. 979-32-8; $C_{23}H_{32}O_3$; $M_r$ 356.50; Schmp. 144–145 °C (polymorph); fast unlösl. in Wasser, lösl. in Benzoesäurebenzylester, Dioxan, Methanol, Rizinusöl, wenig lösl. in Erdnußöl u. Sesamöl; **Ind.:** s. Estradiol; **Dos.:** **1.** p. o. 1–2 mg/d; **2.** parenteral i. m. 5–40 mg alle 1–3 Wochen od. 40 mg alle 2–3 Wochen; HWZ 24 h.

**Estradiolvalerianat:** s. Estradiolvalerat.

**Estragol:** s. Methylchavicol.

**Estragon:** s. Artemisia dracunculus.

**Estramustin** (INN): 17$\beta$-Hydroxy-1,3,5(10)estratrien-3-yl-*N*,*N*-bis(2-chlorethyl)carbamat; CAS-Nr. 2998-57-4; $C_{23}H_{31}Cl_2NO_3$, Strukturformel: s. Abb.; $M_r$ 440.41; Schmp. 104–105 °C (kristallisiert aus Benzol/Petrolether); $[\alpha]_D^{20\,°C}$ +50° (in Dioxan); $UV_{max}$ (Ethanol) 270.7, 276.5 nm; **Wirk.:** Zytostatikum* (Alkylans); **Ind.:** fortgeschrittenes hormonrefraktäres Prostatakarzinom (palliativ); **Dos.:** parenteral i. v. 1 × 0.3 g/d 20 Tage lang, dann 2 × 0.45 g/Woche; Kontrolle der Leberfunktion erforderlich. Gebräuchl. sind auch Estramustin-17$\beta$-dihydrogenphosphat, Estramustin-17$\beta$-dihydrogenphosphat-Dinatriumsalz, Estramustin-17$\beta$-dihydrogenphosphat-Megluminsalz.

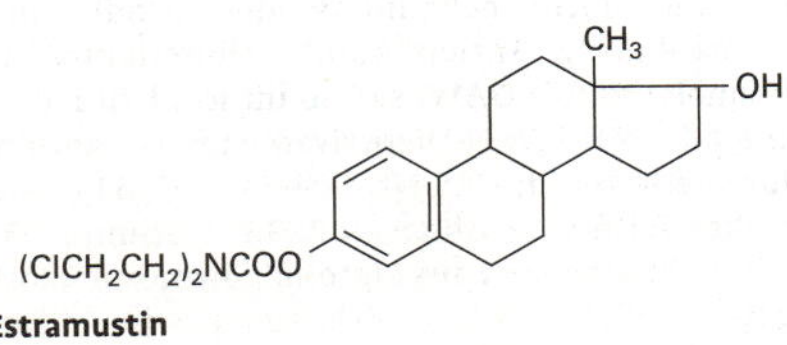


**Estramustin**

**Estrane:** s. Steroide (Tab. dort).

**Estriol** (INN): Estriolum Ph.Eur.6, $\alpha$-Follikelhormonhydrat, Östriol; 1,3,5(10)-Estratrien-3,16$\alpha$,17$\beta$-triol; CAS-Nr. 50-27-1; $C_{18}H_{24}O_3$, Strukturformel: s. Estrogene (Abb. dort); $M_r$ 288.37; Schmp. 282 °C; $[\alpha]_D^{20\,°C}$ +60° bis +65° (c = 0.8 % (m/V) Ethanol); fast unlösl. in Wasser, lösl. in Ethanol (1 : 500), Aceton, Chloroform, Dioxan, Ether, fetten Ölen, leicht lösl. in Pyridin u. in Alkalihydroxid-Lsg.; natürl. vorkommendes Estrogen*; quantitativ wichtigstes Stoffwechselendprodukt von Estradiol* u. Estron* mit schwacher Estrogenwirkung; **Biosynthese:** in der Plazenta; im Fettgewebe durch Aromatisierung des A-Rings von Androstendion; **Ind.:** atroph. Veränderung im Urogenitalbereich inf. Estrogenmangels (topisch); Estrogenersatztherapie (p. o.); vgl. Nomegestrol; **Dos.:** **1.** p. o. 0.25–3 mg/d; **2.** parenteral i. m. 2 × 1 mg/7 d; HWZ 0.5–1 h.

**Estriolsuccinat** (INN): Estrioli succinas, Oestrioli succinas, Östriolsuccinat; CAS-Nr. 514-68-1; $C_{26}H_{32}O_9$; $M_r$ 488.53; nicht mehr zugelassen; frühere Ind.: s. Estradiol.

**Estrogene:** Östrogene, Follikuline, Follikelhormone (Abk. FH); weibl. Sexualhormone (Steroidhormone*) mit Sterangerüst aus 18 C-Atomen u. aromat. A-Ring; **Biosynthese:** bei Frauen v. a. in Graaf-Follikel, Corpus luteum u. Placenta, in geringer Menge (auch bei Männern) in der Nebennierenrinde; bei Männern im Hoden; bei Männern u. Frauen v. a. in Fettgewebe, Leber, Haarfollikeln, Gehirn; s. Abb.; **Abbau:** v. a. in der Leber, zu geringeren Teilen in Haut, ZNS u. Niere; renale Ausscheidung v. a. als Glucuronide*; **Formen:** v. a. Estradiol*, Estron* u. Estriol* (Abnahme der biol. Aktivität in der genannten Reihenfolge jeweils etwa um den Faktor 3); **Wirk.:** **1.** genital: **a)** bei Frauen zusammen mit Gestagenen* Steuerung der Reproduktion, im Allg. zunächst durch E. (Estrogen-Priming), z. B. Follikelreifung, Auslösung der ovulator. Ausschüttung von LH* (positiver Feedback*-Mechanismus, sog. Hohlweg-Effekt), Eitransport, Proliferation des Endometriums in der 1. Zyklushälfte, Zusammensetzung der Uterus- u. Zervixsekrete u. Beschaffenheit des Vaginalepithels; **b)** bei Männern Wachstumsförderung von Prostata u. Samenleitern; **2.** extragenital: s. Tab.; HWZ natürl. E. ca. 60–90 min; **Referenzbereich:** bei Frauen im Harn 4–25 µg/d (15–92 nmol/d); niedrigste Werte zum Zeitpunkt der Menstruation, hohe in Follikelphase; höchste Werte bei Schwangerschaft; **Hinweis:** In Pflanzen, Kohle, Torf, Petroleum u. Asphalt sind Substanzen enthalten, welche die gleichen Wirk. wie E. haben (sog. estrogene Stoffe). Auch zahlreiche künstl. gewonnene estrogene Stoffe haben die gleiche Wirk., obwohl sie chem. eine ganz andere Konstitution haben (keine Steroide), z. B. Derivate des Diethyl-

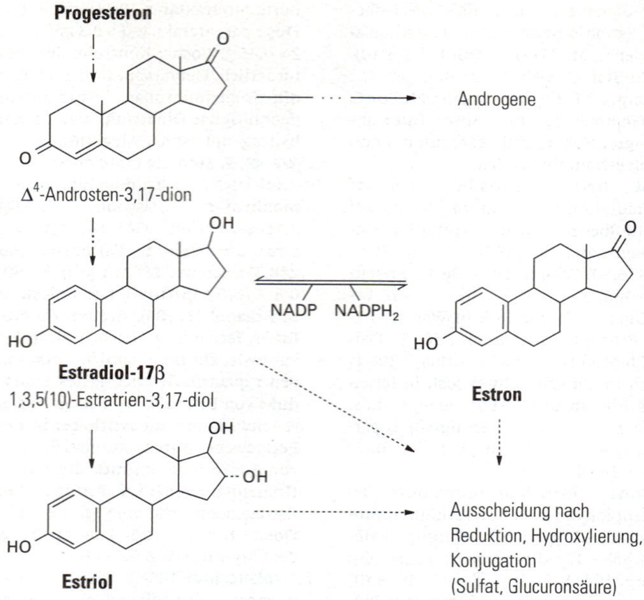


**Estrogene** [1]

stilbestrols*. Vgl. Hormone; Ethinylestradiol; Mestranol.

**Estrogen-Rezeptor:** Steroidhormon-Rezeptor (nukleärer Rezeptor), der die Wirk. der Estrogene* vermittelt; Estrogene binden im Zytoplasma an den E.-R.; es entsteht ein Hormon-Rezeptor-Komplex, der in den Zellkern* wandert u. an eine spezif. DNA-Sequenz, das ERE (engl. estrogen response element), bindet. Der E.-R. besteht aus 595 Aminosäuren.

**Estrogen-Rezeptor-Modulatoren, selektive:** s. SERM.

**Estron** (INN): Östron, Oestronum, 3-Hydroxy-1,3,5(10)-estratrien-17-on; 1,3,5(10)-Estratrien-3-ol-17-on; CAS-Nr. 53-16-7; $C_{18}H_{22}O_2$, Strukturformel: s. Estrogene (Abb. dort); $M_r$ 270.36; Schmp. 251–254 °C (DL-Form, kristallisiert aus Aceton); Schmp. 254–256 °C (natürl. D-Form; kristallisiert aus Aceton; polymorph); $[\alpha]_D^{22\,°C}$ +152° (c=0.995 in Chloroform); fast unlösl. in Wasser, 1 T. lösl. in 250 T. Ethanol, in 50 T. kochendem Ethanol bzw. Aceton bei 50 °C, in 110 T. Chloroform, in 800 T. fetten Ölen, in Dioxan, schwer lösl. in absolutem Ethanol, Ether, Alkalihydroxid-Lsg.; natürl. D-Form lösl. in Wasser bei 25 °C 30 mg/L, in 96 %igem Ethanol bei 15 °C 1 g/25 mL, in kochendem Ethanol 1 g/50 mL, in Aceton bei 15 °C 1 g/50 mL, in kochendem Benzol 1 g/145 mL; lösl. in Pyridin; natürl. vorkommendes Estrogen*; Oxidationsprodukt von Estradiol*; vor der Menopause von geringer Bedeutung (schwächere Wirk. als Estradiol); Hauptestrogen nach der Menopause; zur med. Anw. nicht mehr zugelassen; frühere Ind.: s. Estradiol. **Estrone, konjugierte:** Hauptkomponenten: Natrium[17-oxoestra-1,3,5(10)-trien-3-ylsulfat] u. Natrium[17-oxoestra-1,3,5,(10),7-tetraen-3-ylsulfat]; $C_{18}H_{21}O_5NaS$ bzw. $C_{18}H_{19}O_5NaS$; $M_r$ 372.4 bzw. $M_r$ 370.4.

**ET:** Abk. für **Endotheline***.

**Etacrynsäure** (INN): Acidum etacrynicum Ph.Eur., 2,3-Dichlor-4-(2-ethylacryloyl)phenoxyessigsäure; [2,3-Dichlor-4-(2-methylenbutyryl)phenoxy]-essigsäure; CAS-Nr. 58-54-8; $C_{13}H_{12}Cl_2O_4$; $M_r$ 303.15; Schmp. 121–122 °C; weißes, krist. Pulver; sehr schwer lösl. in Wasser; lösl. 1:1.6 in Ethanol, 1:6 in Chloroform, 1:3.5 in Ether; $pK_S$ 3.5 (20 °C); nicht mehr im Handel befindl. Diuretikum* (Schleifendiuretikum); früher angewendet bei Ödemen; **UAW:** Hypokaliämie, Hypourikämie, Anstieg des Blutglucosespiegels.

**Etafedrin** (INN): Etaphedrin, Nethamin, L-*N*-Ethylephedrin; (1*R*,2*S*)-2-(*N*-Ethyl-*N*-methylamino)-1-phenyl-1-propanol; CAS-Nr. 7681-79-0; $C_{12}H_{19}NO$; $M_r$ 193.28; nicht mehr im Handel befindl. Broncholytikum* u. Sympathomimetikum*; früher angewendet bei Asthma bronchiale. **Etafedrinhydrochlorid:** Schmp. 182–187 °C (polymorph).

**Etamiphyllin** (INN): Etamphyllin, Diaethamiphyllin, Paraphyllin, 7-(2-Diethylaminoethyl)theophyllin; 7-(2-Diethylaminoethyl)-1,2,3,6-tetrahydro-1,3-dimethyl-2,6-purindion; CAS-Nr. 314-35-2; $C_{13}H_{21}N_5O_2$; $M_r$ 279.34; Schmp. 75 °C; sehr leicht lösl. in Wasser, Aceton; schwer lösl. in Ethanol, Ether; nicht mehr im Handel befindl. Antiasthmatikum*, Analeptikum*, Diuretikum* u. Spasmolytikum*; **UAW:** s. Cholintheophyllinat.

**Etamivan** (INN): *N*,*N*-Diethylvanillamid; Vanillinsäurediethylamid; CAS-Nr. 304-84-7; $C_{12}H_{17}NO_3$, Strukturformel: s. Abb.; $M_r$ 223.27; Schmp. 95–95.5 °C (kristallisiert aus Ligroin; polymorph); lösl. 1:100 in Wasser, 1:2 in Ethanol, 1:3 in Aceton,

**Estrogene**
Physiologische Wirkungen

**Blutgerinnung**
- Anstieg der Faktoren I und VIII

**Endometrium**
- Proliferation

**Knochen**
- Förderung des Epiphysenschlusses
- Hemmung der osteoklastären Knochenresorption

**Leber**
- Bildung von Steroidtransportproteinen
- Steigerung der Angiotensinogensynthese

**Mammae**
- Förderung des Wachstums

**Myometrium**
- Erhöhung von Kontraktilität und Ansprechbarkeit auf Oxytocin

**Ovarien**
- Sensibilisierung auf Gonadotropine

**Stoffwechsel**
- allgemein
  - Steigerung von Durchblutung und Zellpermeabilität
  - Natrium- und Wasserretention
  - Stimulation der Proteinsynthese
  - Senkung der Körpertemperatur
- Fette
  - Anstieg von Triglyceriden (vermehrter VLDL-Metabolismus), Cholesterol, HDL und LDL

**Tuben**
- Erhöhung von Motilität und Sekretion

**Vagina**
- Vermehrung der Oberflächenzellen
- Glykogeneinlagerung
- Zunahme des Karyopyknoseindexes

**Zentralnervensystem**
- Wirkung auf Hypothalamus und Hypophyse
  - Steigerung der LH/FSH-Sekretion
  - Hemmung der Sekretion von GnRH
  - Bildung von Endorphinen

**Zervix**
- Weitstellung von Muttermund und Zervikalkanal
- Schleim: vermehrt, klar, spinnbar, Farnkrautphänomen

1:1.5 in Chloroform, 1:50 in Ether; pH einer 1%igen wässrigen Lsg. 5.7–7; Kreislauf- u. Atemanaleptikum mit kurzer Wirkungsdauer; in Österreich als Kombipräparat mit Hexobendin* im

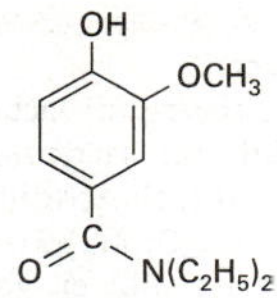

**Etamivan**

Handel, in Deutschland außer Handel; **Ind.:** zur Verbesserung der Durchblutung u. der Stoffwechsellage im Gehirn; **UAW:** s. Nicethamid.

**Etamsylat** (INN): Etamsylatum Ph.Eur., Cyclonamin; Diethylammonium-2,5-dihydroxybenzolsulfonat; CAS-Nr. 2624-44-4; $C_{10}H_{17}NO_5S$; $M_r$ 263.33; Schmp. 125 °C (kristallisiert aus Ethanol); nicht mehr im Handel befindl. Hämostatikum*; früher angewendet zur Ther. u. Prophylaxe von Sickerblutungen der Haut u. der inneren Organe sowie bei Weichteilschwellungen nach Operationen u. Verletzungen.

**Etanercept** (INN): TNF-Rezeptor-Fusionsprotein (s. TNF; TNF-Blocker); $M_r$ ca. 150 000 (934 Aminosäuren); **Ind.:** rheumatoide Arthritis* u. juvenile chron. Arthritis, wenn die Basistherapie., v. a. mit Methotrexat*, unzureichend ist; Psoriasis-Arthritis, Spondylitis* ankylosans, Plaque-Psoriasis; **Kontraind.:** Sepsis, akute Infektionen; **WW:** mit Anakinra u. Abatacept vermehrt schwerwiegende Infektionen; **UAW:** Reaktionen an der Einstichstelle, Infektionsanfälligkeit; **Dos.:** 25 mg 2-mal wöchentl. s. c.; HWZ 70 h.

**Étard-Reaktion:** Verfahren zur Synthese aromat. Aldehyde* durch partielle Seitenketten-Oxidation von Methylgruppen aromatischer Kohlenwasserstoffe* mit Chromylchlorid ($CrO_2Cl_2$) in Schwefelkohlenstoff* ($CS_2$); **Beispiel:** Aus Toluol* wird Benzaldehyd* gebildet (s. Abb.).

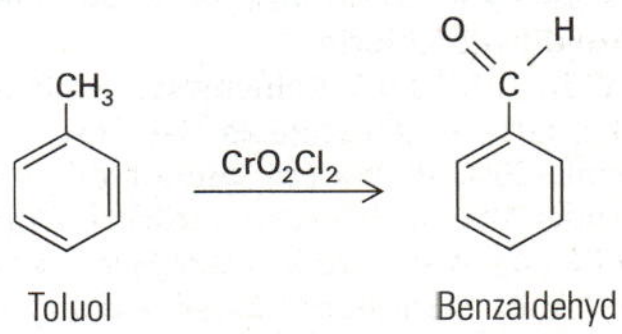

**Étard-Reaktion:** Bildung von Benzaldehyd

**Ethacridin** (INN): 6,9-Diamino-2-ethoxyacridin; CAS-Nr. 442-16-0; $C_{15}H_{15}N_3O$, Strukturformel: s. Abb.; $M_r$ 253.29; Schmp. 226 °C (kristallisiert aus Ethanol 50 %); **Wirk.:** Antiseptikum*, Desinfiziens; **Ind.:** u. a. Wundinfektionen, Angina, Pyodermien, Erysipel, Konjunktivitis, Diarrhö, spast. Obstipation, Harnwegsinfektionen; **Dos.:** p. o. Ther. 3 × 0.1 g/d; zur Prophylaxe 1 × 0.1 g/d; parenteral zur Tiefenantisepsis s. c. 0.05 % in 5 %iger Glucose-Lsg.; topisch Pinselung 2.5 %, Spülung

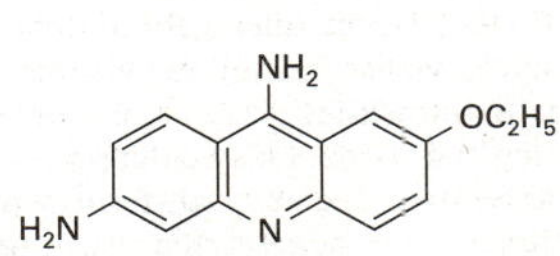

**Ethacridin**

0.03 %, Salbe 0.5 %, Pulver 2.5 %. Gebräuchl. ist auch Ethacridinlactat*.

**Ethacridinlactat:** Ethacridini lactas monohydricus Ph.Eur., Äthacridinum lacticum; 2-Ethoxy-6,9-diaminoacridinlactat (vgl. Acridin); CAS-Nr. 1837-57-6; $C_{18}H_{21}N_3O_4 \cdot H_2O$; $M_r$ 361.4 (wasserfrei: $M_r$ 343.39); gelbes krist. Pulver von bitterem Geschmack, lösl. in Wasser, wenig lösl. in Ethanol; **Ind.:** s. Ethacridin.

**Ethadion:** 3-Ethyl-5,5-dimethyl-2,4-dioxooxazolidin; CAS-Nr. 520-77-4; $C_7H_{11}NO_3$; $M_r$ 157.2; Schmp. 76–77 °C; nicht mehr im Handel befindl. Antiepileptikum*; früher angewendet bei Petit mal u. Absence; **UAW:** Hautausschläge, Schwindel.

**Ethal:** s. Cetylalkohol.

**Ethambutol** (INN): 2,2′-(Ethylendiamino)dibutanol; CAS-Nr. 74-55-5; $C_{10}H_{24}N_2O_2$, Strukturformel: s. Abb.; $M_r$ 204.31; Schmp. 87.5–88.8 °C; p$K_S$ der konjugierten Säure 6.6, 9.5; **Wirk.:** Antituberkulotikum* mit bakteriostat. Wirk. gegen proliferierende Keime; **Ind.:** Kombinationstherapie der Tuberkulose, auch bei therapieresistenten Infektionen durch atyp. Mycobacterien*; **UAW:** Sehstörungen beginnend mit einer Farbsinnstörung; Resistenzentwicklung langsam; **Dos.:** p. o. morgens 25 mg/kg KG/d; parenteral i. m. 25 mg/kg KG/d, Infusion i. v. 25 mg/kg KG/d, Instillation 10 % 1–5 mL; HWZ 3 h. **Ethambutoldihydrochlorid:** Ethambutoli hydrochloridum Ph.Eur.; CAS-Nr. 1070-11-7; $C_{10}H_{26}Cl_2N_2O_2$; $M_r$ 277.2; Schmp. 195–200 °C (polymorph); leicht lösl. in Wasser, lösl. in Ethanol, sehr schwer lösl. in Ether.

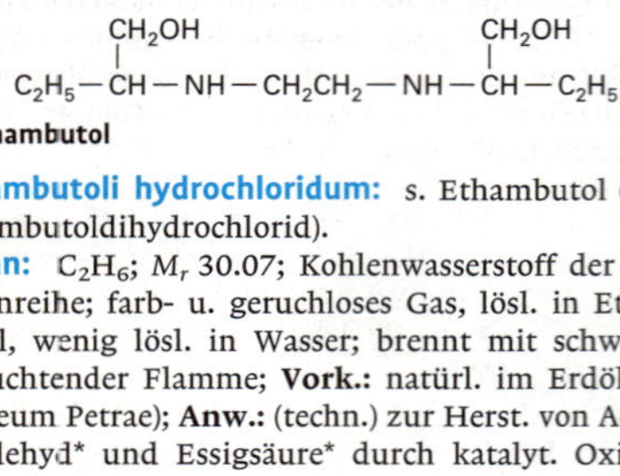

**Ethambutol**

**Ethambutoli hydrochloridum:** s. Ethambutol (Ethambutoldihydrochlorid).

**Ethan:** $C_2H_6$; $M_r$ 30.07; Kohlenwasserstoff der Alkanreihe; farb- u. geruchloses Gas, lösl. in Ethanol, wenig lösl. in Wasser; brennt mit schwach leuchtender Flamme; **Vork.:** natürl. im Erdöl (s. Oleum Petrae); **Anw.:** (techn.) zur Herst. von Acetaldehyd* und Essigsäure* durch katalyt. Oxidation.

**Ethanal:** s. Acetaldehyd.

**Ethandial:** s. Glyoxal.

**Ethandisäure:** s. Oxalsäure.

**Ethandithioamid:** s. Rubeanwasserstoffsäure.

**Ethanol:** Ethanolum anhydricum Ph.Eur., Ethanolum absolutum, Alcohol absolutus, absolutes Ethanol, Ethylalkohol; wasserfreies Ethanol, absoluter Alkohol, absoluter Weingeist; CAS-Nr. 64-17-5; $CH_3CH_2OH$, $C_2H_6O$; $M_r$ 46.07; Schmp. −114.1 °C; Sdp. 78.32 °C; D. 0.7905–0.7938; $n_D^{20\,°C}$ 1.361; Ep. <−130 °C; Gehalt nach Ph.Eur. mind. 99.5 % (V/V); Heizwert 29.68 kJ/g (7.1 kcal); **Herst.:** **1.** Destillation über gebranntem Kalk (s. Calciumoxid), wasserfreiem, geglühtem Kupfersulfat od. Kaliumsulfat*; **2.** Destillation mit Trichlorethylen* od. Benzol als Schleppmittel, wobei zuerst das Wasser azeotrop entfernt wird; nach Abdestillieren des zugesetzten Lösungsmittels bleibt absolutes E. zurück. **Ethanol 96 %:** Ethanolum 96 per centum Ph.Eur., Alkohol, Alcohol aethylicus, Spiritus, Spiritus vini rectificatissimus, Spiritus vini rectificatus, Weingeist; azeotropes Gemisch mit 4.43 % (m/m) Wasser; Gehalt mind. 96.0 u. max. 97.2 % (V/V), entspr. 93.8–95.6 % (m/m); D. 0.804–0.809; Sdp. 78.2 °C; Fp. 9–11 °C; klare, farblose, brennend schmeckende, leicht entzündl. Flüss., die mit schwach bläul., nicht rußender Flamme brennt; mischbar mit Wasser, Ether, Chloroform; beim Vermischen mit Wasser tritt Erwärmung u. Volumenverminderung ein (s. Ethanol-Wasser-Gemische). Vgl. Spiritus dilutus (verdünnter Alkohol); **Darst.:** **1.** Vergärung von Zuckerarten mit Hefe (s. Gärung); techn. fast ausschl. aus Kartoffeln, wobei die Stärke erst durch die Diastase* der zugesetzten, gekeimten Gerste in Maltose* verwandelt u. diese dann durch das Hefeenzym Zymase* vergoren wird. Das vergärfähige Produkt wird als **Maische** u. deren Rückstand als Schlempe* bezeichnet. Aus der vergorenen Maische mit ca. 10 % Alkoholgehalt wird durch Rektifikation* reines E. gewonnen, während das durch Abbau der Aminosäuren entstehende Fuselöl* zurückbleibt. **2.** Synthet. Darst.: **a)** Verseifung* von Ethylschwefelsäure (gewonnen aus Ethen* mit Schwefelsäure); **b)** Anlagerung von $H_2O$ an Acetylen* unter Quecksilbersalz-Katalyse; der gebildete Acetaldehyd* wird katalyt. mit Wasserstoff u. Nickel zu E. reduziert; **c)** aus Ethen durch direkte katalyt. Hydratisierung bei hoher Temp. u. hohem Druck; **Bestimmung:** **1.** Alkoholgehalt in flüssigen (Arznei-)Zubereitungen: Destillation u. Messung der Dichte des Destillats; Destillationsapparatur nach Ph.Eur.: s. Abb.; die Dichtemessung des Destillates erfolgt, wie in Ethanol*-Wasser-Gemischen, mit Aräometer (s. Dichtebestimmungsmethoden) od. mit Hilfe eines Pyknometers*. **2.** Blutalkoholkonzentration: **a)** Widmark-Methode: Oxidation des E. mit Kaliumdichromat* u. anschließende iodometr. Bestimmung; **b)** enzymat., s. ADH-Methode; **c)** gaschromatographisch; **Wirk.:** bakterizid, Sporen werden nicht abgetötet; **Anw.:** **1.** (techn.) umfangreiche Anw. in Pharmazie u. Industrie, in größtem Umfang zur Herst. alkohol. Getränke; Lösungsmittel für Harze, äther. Öle, Wachse, Fettsäuren u. zahlreiche andere Substan-

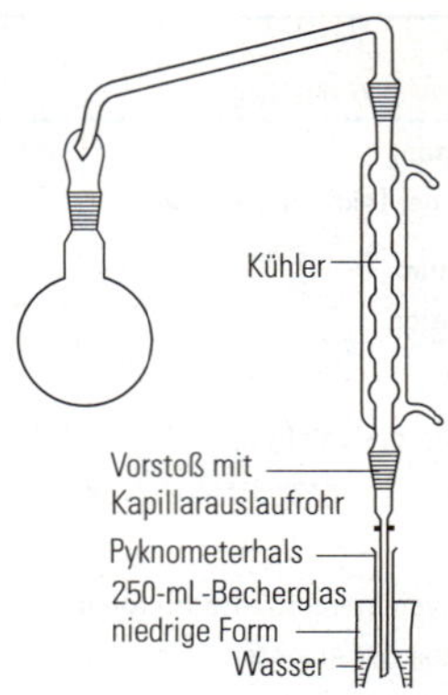


**Ethanol:** Destillationsapparatur (nach Ph.Eur.) zur Bestimmung des Ethanolgehalts

zen; als Konservierungsmittel u. Desinfektionsmittel* (Ethanol 70 %ig); **2.** (med.) als Antidot bei der Intoxikation mit Methanol*; **Abbau:** Die Resorption* erfolgt sowohl im Magen als auch im Dünndarm. Die Resorptionsgeschwindigkeit ist wesentl. vom Füllungszustand des Gastrointestinaltrakts abhängig; nüchtern erfolgt die Resorption in wenigen Minuten. $CO_2$-haltige Getränke beschleunigen die Resorption. Sofort nach der Zufuhr beginnt die Elimination* des E.; 90–96 % werden in den Leberzellen mit Hilfe der Alkoholdehydrogenase* (ADH) über Acetaldehyd* in Essigsäure* umgewandelt. Diese wird überwiegend in $CO_2$ u. $H_2O$ gespalten. Der Abbau erfolgt unabhängig von der Ethanolkonzentration (Reaktion 0. Ordnung, s. Reaktionsordnung) mit einer konstanten Rate: beim Mann 0.1 g/kg KG/h u. bei der Frau 0.085 g/kg KG/h.

Ethanoldosis (in g) = b · V · KG

Das relative Verteilungsvolumen* (V) von E. beträgt beim Mann 0.68 u. bei der Frau 0.55, d. h. dass die Blutalkoholkonzentration (b) beim Menschen stündl. um 0.15 g/kg (Promille, m/m) abnimmt. **Toxikol.:** Die akute Wirkung von E. zeigt sich v. a. am ZNS. Ferner bewirkt E. eine Erweiterung der Hautgefäße (Wärmegefühl, Gefahr der Unterkühlung durch zu große Wärmeverluste) u. durch Hemmung der Vasopressin*-Ausschüttung im Hypophysenhinterlappen eine Steigerung der Diurese. Ab ca. 0.3 µg/mL (Promille, m/V) Blutalkoholkonzentration treten erste Gangstörungen auf (Beeinträchtigung der Kleinhirnfunktionen). Es kommt zunehmend zur Verminderung der Konzentrationsfähigkeit u. der motor. Leistungen mit Verlängerung der Reaktionszeit, Einschränkung der Selbstkritik u. Erhöhung des Selbstbewusstseins. Die anfängl. psychomotor. Erregung geht allmähl. in Antriebslosigkeit über. Ab 2–2.5 ‰ tritt meist Narkose ein. Mit E. lassen sich alle Stadien der Narkose erreichen. Wegen fehlender Steuerbarkeit u. geringer Narkosebreite wird E. nicht als Narkotikum verwendet. Blutwerte von 3.5–5 ‰ gelten als tödl. (entspricht einer aufgenommenen Menge von 200–300 mL). Die Grenze der Fahrtüchtigkeit wurde vom Gesetzgeber mit 0.5 ‰ festgelegt. Die **chronische Alkoholkrankheit** ist gekennzeichnet durch chron. Gastritis* (E. wirkt schleimhautreizend), Fettleber, die in eine Leberzirrhose übergehen kann, Störungen der exokrinen Pankreasfunktion, Polyneuritis (Vitamin $B_1$-Mangel) sowie durch körperl. u. psych. Abhängigkeit. Als Zeichen einer tox. Gehirnschädigung kann es u. a. zum Delirium tremens kommen; vgl. Antabus-Effekt. **Sonderform: 1. Spiritus denaturatus:** denaturierter Weingeist, Brennspiritus, vergällter Branntwein; Ethanolgehalt 92.4 % (m/m), entspricht 95.0 % (V/V). In der Bundesrepublik Deutschland dient seit dem 15.03.1962 Ethylmethylketon* als allg. u. vollständiges Vergällungsmittel: 0.75 L auf 100 L Weingeist. Früheres amtl. Vergällungsmittel war eine Mischung von 9 T. Methanol u. 1 T. Pyridinbasen, die zu 2 % dem Branntwein zugesetzt wurde. Die Verw. von Pyridin als Vergällungsmittel ist obsolet. **2. Sekunda-Sprit:** wenig gereinigtes E., das noch Fuselöle, Säuren u. Aldehyde enthält u. für techn. Zwecke verwendet wird; **3. Ethanolum ketonatum:** Aethanolum ketonatum; Industriesprit; eine Mischung von Ethanol 96 % mit 2 % (m/m) Ethylmethylketon. **Gesch.:** Durch Gärung* erzeugte alkohol. Getränke (Obstwein, Honigwein) waren schon in der Steinzeit bekannt. Aristoteles kannte „brennbare Dämpfe“, die beim Erhitzen aus starken Weinen entwichen. Babylonier u. Griechen kannten den Palmwein u. die Bierherstellung. Alkoholgewinnung im 11. Jahrhundert in Italien (Salerno); Cardanus erwähnt erstmals 1554 reines, absolutes E. (u. Ether). 1787 fand Antoine Laurent Lavoisier (1743–1794), dass bei der Gärung aus Zucker E. u. $CO_2$ entstehen. 1796 erfolgte erstmals die Darst. von absolutem E. durch Johann Tobias Lowitz (1757–1804), Hofapotheker u. Prof. in St. Petersburg.

**Ethanol, aldehydfreies:** reinstes Ethanol* ohne Spuren von Acetaldehyd*; **Darst.:** 1200 mL Ethanol werden mit einer Lsg. von 2 g Silbernitrat in 5 mL Wasser u. einer Lsg. von 5 g KOH in 10 mL Wasser versetzt, einige Tage stehen gelassen, dann filtriert u. destilliert. Die zugesetzten Silber-Ionen werden durch vorhandenes Aldehyd* zu metall. Silber* reduziert. **Anw.:** **1.** (chem.) Reagenz Ph.Eur., z. B. zur Darst. von ethanol. KOH-Lsg.; **2.** (analyt.) zur Gehaltsbestimmung von Dexamethason*.

**Ethanolamin:** Colamin; 2-Aminoethanol, 2-Hydroxyethylamin; CAS-Nr. 141-43-5; $C_2H_7NO$; $M_r$ 61.1; Schmp. ca. 11 °C; Sdp. 171 °C; $d_{20}^{20}$ ca. 1.04; $n_D^{20\,°C}$ ca. 1.454; klare, farblose bis gelbl., viskose Flüss., die schwach nach Ammoniak riecht; wirkt ätzend auf die Schleimhäute; in jedem Verhältnis mischbar mit Wasser, Ethanol, Dichlormethan; **Vork.:** biogenes Amin*, das im Organismus als Spaltungsprodukt von Phospholipiden* u. bei der Decarboxylierung* von Serin* entsteht; **Anw.:** **1.** (techn.) Reagenz Ph.Eur. (in Ph.Eur.6 nicht mehr enthalten); als Puffer, zur Entfernung von $CO_2$ u. $H_2S$ aus Gasgemischen, als Fettsäureester in Tensiden u. als Weichmacher; **2.** (med.) obsolet; früher in Kombination mit Ölsäure zur Behandlung von Varizen.

**Ethanolum ketonatum:** s. Ethanol (Sonderform).

**Ethanol-Wasser-Gemische:** azeotrope Gemische aus Ethanol* mit Wasser nach DAB; **1. Ethanol 90 % (V/V):** 85.7 % (m/m), D. 0.828–0.832; **2. Ethanol 80 % (V/V):** 73.5 % (m/m), D. 0.859–0.862; **3. Ethanol 70 % (V/V):** 62.4 % (m/m), D. 0.887–0.889; **4. Ethanol 60 % (V/V):** 52.1 % (m/m), D. 0.910–0.912; **5. Ethanol 50 % (V/V):** 42.4 % (m/m), D. 0.931–0.932; **6. Ethanol 45 % (V/V):** 37.8 % (m/m), D. 0.941–0.942. Vgl. Azeotrop.

**Ethansäure:** s. Essigsäure.

**Ethanylchlorid:** s. Acetylchlorid.

**Ethaverin** (INN): 6,7-Diethoxy-1-(3′,4′-diethoxybenzyl)isochinolin; CAS-Nr. 486-47-5; $C_{24}H_{29}NO_4$; $M_r$ 395.48; Schmp. 99–101 °C (kristallisiert aus Ethanol/Ether); unlösl. in Wasser, gut lösl. in heißem Ethanol, schlecht lösl. in Ether u. Chloroform; nicht mehr im Handel befindl. Spasmolytikum* (vergleichbar mit Papaverin*); früher angewendet bei supraventrikulären Herzarrhythmien, Spasmen der Koronargefäße u. Angina pectoris.

**Ethazol:** s. Sulfaethidol.

**Ethen:** Ethylen; $H_2C{=}CH_2$; $M_r$ 28.05; Sdp. −101 °C; krit. Temp. +13 °C; süßl. riechendes Gas, brennbar; wenig lösl. in Wasser, lösl. in Ethanol u. Ether; Alken*; bildet mit Sauerstoff (Luft) explosive Gemische; **Anw.:** **1.** (med.) Inhalationsnarkose*; **2.** (techn.) Herst. von Kunststoffen, Schmierstoffen, Waschmitteln; ferner zur Ausreifung unreif geernteter Früchte (z. B. Bananen, Tomaten, Apfelsinen, Zitronen).

**Ethenol:** Äthenol; Vinylalkohol; $CH_2{=}CHOH$.

**Ethenzamid** (INN): 2-Ethoxybenzamid; CAS-Nr. 938-73-8; $C_9H_{11}NO_2$, Strukturformel: s. Abb.; $M_r$ 165.19; Schmp. 132–134 °C; fast unlösl. in kaltem Wasser, schwer lösl. in kochendem Wasser u. Ether, lösl. in Ethanol u. Aceton, leicht lösl. in Chloroform; nur noch als Kombipräparat im Handel befindl. Analgetikum*, Antiphlogistikum* u. Antipyretikum*; **Off.:** DAC, ÖAB.

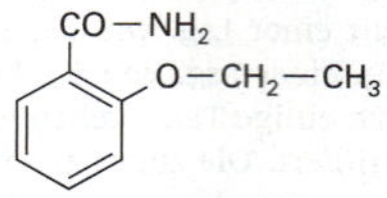

**Ethenzamid**

**Ether:** Äther; allg. Formel: R—O—R; der Ersatz beider H-Atome des Wassers durch Alkylreste führt (formal) zu den Ethern; können auch als Anhydride* der Alkohole* aufgefasst werden, die entstehen, wenn sich 2 gleiche od. versch. Alkohole unter Wasseraustritt verbinden (s. Abb.). Die Reaktivität der E. ist nicht sehr groß. Mit starken Säuren ergeben sie wasserlösl. Dialkyloxoniumsalze. Einige cycl. Ether (bes. 1,4-Dioxan* u. Tetrahydrofuran*) dienen als Lösungsmittel. **Nomenklatur:** Anhängen der Gruppenbez. -ether an den Namen der beiden am O-Atom befindl. Alkylgruppen; sind beide Alkylreste gleich, spricht man von Dialkylethern. E. mit kompliziertem Alkylrest können als Alkoxyderivat des komplizierteren Molekülteils benannt werden (z. B. 3-Ethyl-2-methoxypentan). Ist der Sauerstoff in ein Ringsystem eingebaut, spricht man von einer heterocyclischen Verbindung*. **Ether:** Aether Ph.Eur., Aether aethylicus, Ethylether, Äthyläther; Diethylether; CAS-Nr. 60-29-7; $C_2H_5{—}O{—}C_2H_5$; $M_r$ 74.12; D. 0.714–0.716; Schmp. −113 °C; Sdp. 34–35 °C; klare, farblose, flüchtige Flüss., sehr leicht entzündbar, an Luft u. Licht leicht oxidierend; mischbar mit 90 %igem Ethanol, Chloroform, Benzin, fetten u. äther. Ölen; 100 g Ether nehmen bei 20 °C ca. 1.3 g Wasser auf. MAK 400 cm³/m³ Luft; **Darst.:** Destillation von Ethanol* mit konz. Schwefelsäure* (deshalb früher Schwefelether, Aether sulfuricus, genannt); der rohe Ether ist meist mit etwas Schwefeldioxid verunreinigt. **Cave:** Beim längeren, nicht lichtgeschützten Stehenlassen von E. od. beim Destillieren kann es zur Anreicherung von explosiven Peroxiden* kommen. Etherdämpfe sind schwerer als Luft u. bilden mit atmosphär. Luft ein explosives Gemisch; daher muss das Umfüllen größerer Mengen E. mit größter Vorsicht geschehen. **Anw.:** **1.** (techn.) Lösungs- u. Extraktionsmittel, u. a. von Alkaloiden*, Harzen*, Ölen, Phosphor*, Iod*; **2.** (med.) zur Inhalationsnarkose* sowie zur Lokalanästhesie*; heute kaum noch verwendet, jedoch bei Notoperationen am einfachsten; früher innerl. als Analeptikum* bei Ohnmacht, Kollaps, Hysterie (vgl. Spiritus aethereus); **UAW:** über das parasympath. Nervensystem reflektor. bedingter Atemstillstand (Atropinprämedikation unbedingt nötig), stark ausgeprägte Excitationsphase, Darmatonie; **Vorteil:** keine Beeinflussung des kardiovaskulären Systems, Muskelrelaxation. **Ether zur Narkose:** Aether anaestheticus Ph.Eur., Aether ad narcosim, Aether pro narcosi, Narkoseether; Diethylether, der ein geeignetes, nicht flüchtiges Antioxidans in bestimmter Konz. enthalten kann; Narkoseether ist in braunen, trockenen, fast ganz gefüllten u. gut verschlossenen Flaschen von max. 150 mL Inhalt kühl u. vor Licht geschützt aufzubewahren. **Darst.:** wiederholte Destillation von Ether über Natrium; **Gesch.:** 1540 erstmals von u. a. Valerius Cordus (1515–1544) als Ol. Vitrioli dulce beschrieben; betäubende Wirk. 1818 von Michael Faraday (1791–1867) entdeckt; die zuerst von Horace Wells 1846 angewandte Ethernarkose wurde durch William Thomas Green Morton (1819–1868) in die Ther. eingeführt.

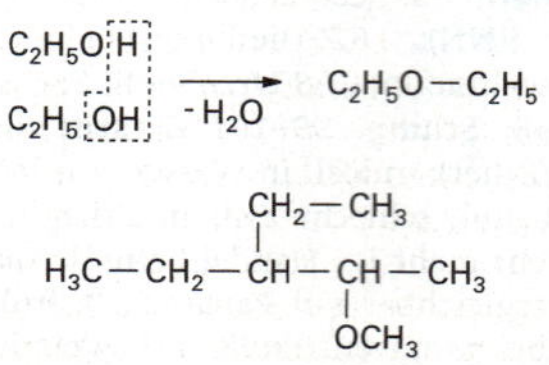

**Ether:** Entstehung durch Verb. zweier Alkohole (oben) u. 3-Ethyl-2-methoxypentan (unten) als Beispiel

**Etheralkohol:** s. Spiritus aethereus.

**Ether butyricus:** s. Buttersäureethylester.

**Ethernarkose:** s. Narkose.

**Etherweingeist:** s. Spiritus aethereus.

**Ethidiumbromid:** 3,8-Diamino-5-ethyl-6-phenylphenanthridiniumbromid; org. Farbstoff, der durch Interkalation in die DNA als Mutagen u. als Inhibitor der DNA-Synthese wirkt. **Anw.:** Detektion von DNA nach Gelelektrophorese durch Fluoreszenz (590 nm) im UV-Licht (Anregungswellenlänge 254 od. 366 nm).

**Ethin:** s. Acetylen.

**Ethinylestradiol** (INN): Abk. EE; syn. Aethinylestradiol, 17α-Ethinyl-estradiol; Ethinylestradiolum Ph.Eur.6; 19-Nor-17α-pregna-1,3,5(10)-trien-20-in-3,17-diol; CAS-Nr. 57-63-6; $C_{20}H_{24}O_2$; $M_r$ 296.39; Schmp. 182–184 °C (wasserfrei), Schmp. 141–146 °C (Hemihydrat); polymorph; $[\alpha]_D^{20\,°C}$ −27.0 bis −30.0° (c = 5 % (m/V) in Pyridin); fast unlösl. in Wasser, lösl. in pflanzl. Ölen u. Alkalihydroxid-Lsg., 1 T. lösl. in 6 T. Ethanol, 4 T. Ether, 5 T. Aceton, 4 T. Dioxan, 20 T. Chloroform; hochwirksames synthet. Estrogen* (potenter als Estradiol*); **Ind.:** s. Estradiol*; in Kombination mit Norgestrel* od. Levonorgestrel*: hormonale Kontrazeption*, klimakter. Beschwerden, Prostatakarzinom, Amenorrhö, habitueller od. drohender Abort, Akne von Frauen; **Dos.:** **1.** bei klimakter. Beschwerden 0.02–0.05 mg/d p. o.; **2.** bei Prostatakarzinom 0.1–2 mg/d p. o.; HWZ ca. 24 h.

**Ethinyltestosteron:** s. Ethisteron.

**Ethion:** *S,S'*-Methylenbis(*O,O*-diethyldithiophosphat); CAS-Nr. 563-12-2; $C_9H_{22}O_4P_2S_4$; $M_r$ 384.5; Cholinesterase-Inhibitor; **Anw.:** (techn.) Akarizid*, Insektizid*; s. Schädlingsbekämpfungsmittel (Tab. dort).

**Ethionamid:** Ethionamidum Ph.Eur.; 2-Ethylthioisonicotinsäureamid; CAS-Nr. 536-33-4; $C_8H_{10}N_2S$, Strukturformel: s. Abb.; $M_r$ 166.25; Schmp. 160–163 °C; gelbl. polymorphe Kristalle, sehr schwer lösl. in Wasser, wenig lösl. in Ethanol; **Wirk.:** Antituberkulotikum*; **Ind.:** pulmonale u. extrapulmonale Tuberkulose; **Kontraind.:** Schwangerschaft; **UAW:** bisweilen Übelkeit, Erbrechen, Kopfschmerzen, Inappetenz; **Dos.:** p. o. Erwachsene 3×500 mg/d, Kinder je nach Alter 15–25 mg/kg KG/d.

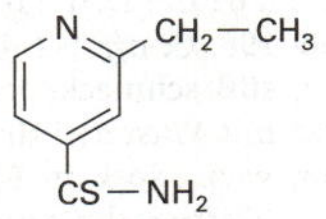


**Ethionamid**

**Ethisteron** (INN): Ethinyltestosteron, Pregneninolon, Pregnin, Ethisteronum; 17-Hydroxy-17*α*-pregn-4-en-20-in-3-on; CAS-Nr. 434-03-7; $C_{21}H_{28}O_2$, Strukturformel: s. Abb.; $M_r$ 312.5; Schmp. 274 °C (unter Zers.); $[\alpha]_D^{20\,°C}$ +29° bis +33° (c = 1 in Pyridin); weißes, krist. Pulver; fast unlösl. in Wasser, wenig lösl. in Pyridin, schwer lösl. in Chloroform, sehr schwer lösl. in Ethanol; nicht mehr zugelassenes synthet. Gestagen*.

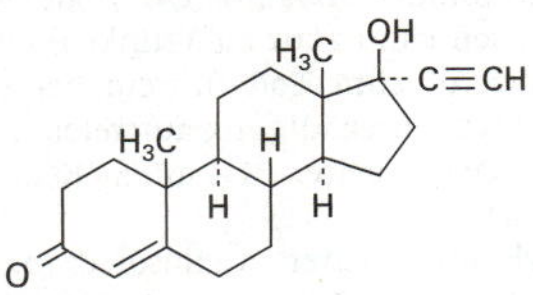


**Ethisteron**

**Ethoform:** s. Benzocain.

**Ethorphin:** s. Etorphin.

**Ethosuximid** (INN): Ethosuximidum Ph.Eur., 2-Ethyl-2-methylsuccinimid; 3-Ethyl-3-methyl-2,5-pyrrolidindion; CAS-Nr. 77-67-8; $C_7H_{11}NO_2$, Strukturformel: s. Abb.; $M_r$ 141.17; Schmp. 64–65 °C (kristallisiert aus Aceton/Ether); weiße, wachsartige Masse od. mikrokrist. Pulver, schwacher eigenartiger Geruch; leicht lösl. in Wasser, Chloroform, Ethanol u. Ether; **Wirk.:** Antiepileptikum*; **Ind.:** bestimmte Formen der Epilepsie (z. B. partielle Anfälle, Myoklonien, Absencen); **UAW:** gastrointestinale Störungen wie Übelkeit, Erbrechen, Appetitlosigkeit, Müdigkeit, Lethargie, Photophobie, Parkinson-Syndrom, Blutbildveränderungen, Änderungen des psych. Verhaltens (Euphorie, Depression, Psychosen); **Dos.:** p. o. initial 2×0.25 g/d, alle 4–7 Tage um 0.25 g steigern bis max. 4×0.25 g/d; Kinder unter 6 Jahren initial 1×0.25 g; HWZ 33–55 h.

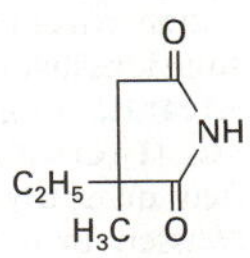


**Ethosuximid**

**Ethoxazorutosid** (INN): 2-Morpholinoethylrutin, 3′,5,7-Trihydroxy-4′-(2-morpholinoethoxy)-4-oxoflaven-3-yl-rutinosid; 2-[3-Hydroxy-4-(2-morpholinoethoxy)phenyl]-5,7-dihydroxy-3-(6-*O*-*α*-L-rhamnopyranosyl-*β*-D-glucopyranosyloxy)-4-chromenon; CAS-Nr. 30851-76-4; $C_{33}H_{41}NO_{17}$; nicht mehr im Handel befindl. Kapillartherapeutikum; früher angewendet bei Durchblutungsstörungen.

**Ethoxyaniline:** s. Phenetidine.

**2-Ethoxybenzamid:** s. Ethenzamid.

**Ethoxydiglykol:** s. Diethylenglykolmonoethylether.

**Ethoxzolamid:** 6-Ethoxy-2-benzothiazolsulfonamid; CAS-Nr. 452-35-7; $C_9H_{10}N_2O_3S_2$; $M_r$ 258.3; Schmp. 188 °C; nicht mehr im Handel befindl. Carboanhydrase*-Hemmer; früher angewendet als Diuretikum* u. zur Glaukomtherapie; **UAW:** s. Acetazolamid.

**Ethran:** s. Enfluran.

**Ethulose:** s. Ethylhydroxyethylcellulose.

**Ethyl-:** Bez. für die Gruppe $—CH_2CH_3$.

**2-Ethyl-2-methylbernsteinsäure:** (*RS*)-2-Ethyl-2-methylbutandisäure; CAS-Nr. 631-31-2; $C_7H_{12}O_4$; $M_r$ 160.2; Schmp. ca. 104–107 °C; **Anw.:** Reagenz Ph.Eur.6; zur Reinheitsprüfung von Ethosuximid*.

**Ethylacetat:** s. Essigsäureethylester.

**Ethylacrylat:** Acrylsäureethylester, Ethylpropenoat; CAS-Nr. 140-88-5; $C_5H_8O_2$; $M_r$ 100.1; Schmp. ca. −71 °C; Sdp. ca. 99 °C; $d_{20}^{20}$ ca. 0.924; $n_D^{20\,°C}$ ca. 1.406; **Anw.:** Reagenz Ph.Eur.6; zum Nachw. von Monomeren in Polyethylacrylat-methylmethacrylat-Dispersion.

**Ethyladrianol:** s. Etilefrin.

**Ethylaldehyd:** s. Acetaldehyd.

**Ethylalkohol:** s. Ethanol.

**Ethylamin:** Aminoethan; $C_2H_7N$, $H_3C—CH_2—NH_2$; $M_r$ 45.08; D. 0.7; Schmp. −84 °C; Sdp. 18 °C; nach Ammoniak* riechende Flüss.; stärker basisch als Ammoniak; **Anw.:** (techn.) in Synthesen von Farbstoffen u. Pharmaka, in versch. techn. Prozessen.

***α*-Ethylbenzylmethanol:** s. Phenylpropanol.

**Ethylbromid:** Aether bromatus, Aethylium bromatum, Bromethan, Bromethyl, Monobromethan; $C_2H_5Br$, $H_3C—CH_2—Br$; $M_r$ 108.98; Sdp. 36–38.5 °C; klare, farblose Flüss., unlösl. in Wasser, mischbar mit Ethanol, Ether, Chloroform; die frühere med. Anw. als lokales Anästhetikum u. als Inhalationsnarkotikum (Rauschnarkose) ist obsolet; **Toxikol.:** MAK: 200 cm³/m³ Luft; cave: Verwechslungen mit dem giftigeren Ethylenbromid*.

**Ethylcellulose:** Abk. EC; Ethylcellulosum Ph.Eur.6; CAS-Nr. 9004-57-3; Ethylether der Cellulose* mit mittlerem Substitutionsgrad* (MS) 2.0–2.6; Ethoxyl-Gehalt 44–51 %; schwer lösl. in Methanol, Ethanol, Ethylacetat, Benzol u. Aceton, lösl. in Dichlormethan u. einer Mischung von 20 g Ethanol u. 80 g Toluol; Sorten mit MS ab 2.0 sind prakt. unlösl. in Wasser, Glycerol u. Propylenglykol; wasserlösl. Typen sind niedrig substituiert (MS <1.5) u. besitzen ähnl. Eigenschaften wie Methylcellulose*; Wassergehalt max. 3 %; thermoplast.; die Viskosität wird mit einer 5 %igen Lsg. in Ethanol/Toluol (20/80) mit dem Kapillarviskosimeter bestimmt. **Inkomp.:** Paraffin; in Lösung stabil; **Herst.:** durch Einwirken von Ethylchlorid auf Alkalicellulose; **Anw.:** als Bindemittel bei der Granulierung (behindert u. U. die Auflösung von Wirkstoffen); Lacküberzug bei Tablettencoating (Retardüberzüge; s. Filmcoating); Verdickungsmittel für flüss. u. halbfeste Arzneiformen.

E

**Ethylchlorid:** Aethylchlorid, Aether chloratus, Aethylium chloratum, Chlorethan, Chlorethyl, Ethylis chloridum, Monochlorethan; $H_3C—CH_2—Cl$, $C_2H_5Cl$; CAS-Nr. 75-00-3; $M_r$ 64.52; D. 0.9214; Schmp. −138.7 °C; Sdp. 12.3 °C (101 kPa), 32.5 °C (203 kPa), 180.5 °C (507 kPa); löslich in Wasser von 20 °C (0.574 g/100 mL), in Ethanol (48.3 g/100 mL), mischbar mit Ether; **Darst.:** Einwirkung von Chlorwasserstoff auf Ethanol; **Off.:** DAB, ÖAB; Lagerung in zugeschmolzenen Glasröhren, Spraydosen od. in Spritz-Ampullen; **Anw.:** (med.) Kälteanästhetikum, Lösungs- u. Treibmittel, nur noch selten als Inhalationsnarkotikum; **UAW:** bei system. Anw. vermehrter Speichelfluss, Bronchitis*, Erregungszustände; **Kontraind.:** (für system. Anw.) Verdacht auf Phäochromozytom*, Herz- u. Lungeninsuffizienz, Leberfunktionsstörungen; **Toxikol.:** MAK: 1000 $cm^3/m^3$ Luft.

**Ethyl-2-cyanacetat:** s. Cyanessigsäureethylester.

**Ethyldiglykol:** s. Diethylenglykolmonoethylether.

**Ethyldimethylmethanol:** s. Amylenhydrat.

**Ethylen:** s. Ethen.

**Ethylenbromid:** Aethylenum bromatum; Ethylendibromid; 1,2-Dibromethan; $CH_2Br—CH_2Br$; $M_r$ 187.89; D. 2.179; Schmp. 10 °C; Sdp. 131.4 °C; farblose, chloroformartig riechende u. brennend schmeckende Flüss.; sehr schwer lösl. in Wasser, mischbar mit Ethanol u. Ether; **Anw.:** **1.** (techn.) als Fungizid* (z. B. in Citrusplantagen) u. als Lösungsmittel für u. a. Harze, Celluloid, Gummi; **2.** (med.) früher bei Epilepsie, Dos. 0.1–0.3 g. **Toxikol.:** Irritation von Augen, Haut u. Schleimhaut; wird durch die Haut resorbiert; bei Inhalation Depression des ZNS, Nieren-, Leberschäden; im Tierexperiment kanzerogen.

**Ethylencarbonsäure:** s. Acrylsäure.

**Ethylenchlorhydrin:** s. Chlorhydrine.

**Ethylenchlorid:** Aethylenum chloratum, Ethylendichlorid, Elaylchlorid, Elaylum chloratum; 1,2-Dichlorethan; $C_2H_4Cl_2$, $ClCH_2—CH_2Cl$; $M_r$ 98.97; D. 1.255; Schmp. −36 °C; Sdp. 83.5–86.0 °C; ölige, farblose, nach Chloroform riechende, sehr leicht entflammbare Flüss. von süßl. brennendem Geschmack; sehr schwer lösl. in Wasser, mischbar mit Ethanol, Aceton, Ether u. Chloroform; **Darst.:** aus Ethylen u. Chlorgas; **Anw.:** **1.** (techn.) Lösungsmittel für Harze, Fette, Kautschuk, Öle; als Schädlingsbekämpfungsmittel; **2.** (med.) obsolet; früher innerl. als Anästhetikum* u. Spasmolytikum*, äußerl. zu Einreibungen; **Toxikol.:** Schleimhautreizungen, Dermatitiden, Leber- u. Nierenschädigung, zentrale Depression; kanzerogen; MAK: 400 $mg/m^3$.

**Ethylendiamin:** 1,2-Diaminoethan, Ethylendiaminum Ph.Eur.; CAS-Nr. 107-15-3; $C_2H_8N_2$, $H_2N—CH_2—CH_2—NH_2$; $M_r$ 60.10; D. 0.9; Schmp. 8.5 °C; Sdp. 116.5 °C; nach Ammoniak riechende, farblose, an der Luft rauchende, hygroskop. Flüss., mischbar mit Wasser u. Ethanol; **Darst.:** aus Ethylenchlorid u. alkohol. Ammoniak; **Anw.:** **1.** (techn.) Schädlingsbekämpfungsmittel, zur Herst. von Kunstharzen u. -wachsen; **2.** (pharmak.) von dieser Verb. leiten sich zahlreiche Antihistaminika* (Histamin*-$H_1$-Rezeptoren-Blocker) ab; vgl. Theophyllin-Ethylendiamin. **Ethylendiamin-Monohydrat:** Ethylendiaminhydrat, Aethylendiaminum hydratum; CAS-Nr. 6780-13-8; Schmp. 10 °C; **Off.:** ÖAB.

**Ethylendiamintetraessigsäure:** s. Edetinsäure.

**Ethylendiamintetraessigsäure-Dinatriumsalz:** s. Natriumedetat.

**Ethylenglykol:** Glykol, Glykolum; Ethan-1,2-diol; $HOCH_2CH_2OH$; $M_r$ 62.07; D. 1.11–1.13; Schmp. −155 °C; Sdp. 196–198 °C; $n_D^{20\,°C}$ 1.430–1.433; farblose, sirupartige, süß schmeckende, giftige Flüssigkeit; mischbar mit Wasser, Ethanol (96 %), mit Glycerol, Aceton, wenig lösl. in Ether u. Benzin; **Anw.:** (techn.) Gefrierschutzmittel; Reagenz Ph.Eur.; in der Kunstharz- u. Celluloseindustrie als Weichmacher; auch zur Raumdesinfektion; von E. leiten sich eine Reihe veretherter u. veresterter Produkte ab, die in kosmetischen u. pharmaz. Produkten Verw. finden, z. B. 2-Methoxyethanol*, Ethylenglykolethylether*. **Cave:** E. darf nicht als Ersatz für Glycerol* zu med. u. kosmet. Zwecken sowie in der Lebensmittelherstellung verwendet werden. **Toxikol.:** Kleine Mengen gelten als unschädl. (25 g wurden oral ohne Vergiftungssymptome vertragen). Die orale Aufnahme großer Dosen kann akut zu Trunkenheit, Krämpfen, Schock u. zum Tod führen; bei Überleben kann eine Nierenschädigung auftreten. Als mittlere letale Dosis gelten 1.4 mL/kg KG. **Antidot:** Fomepizol*.

**Ethylenglykolethylether:** Cellosolve; $M_r$ 90.12; D. 0.931; Schmp. −100 °C; Sdp. 135 °C; **Anw.:** Lösungsmittel, Weichmacher; Reagenz Ph.Eur. Vgl. Ethylenglykol; 2-Methoxyethanol.

**Ethylenglykolmonomethylether:** s. 2-Methoxyethanol.

**Ethylenglykolmonopalmitostearat:** Ethylenglycoli monopalmitostearas Ph.Eur.6; Gemisch von Mono- u. Diestern des Ethylenglykols* mit Stearin-* u. Palmitinsäure*; mind. 50.0 % Monoester, durch Kondensation von Ethylenglykol mit Stearinsäure 50 pflanzl. od. tierischen Ursprungs; weiße, wachsartige, feste Substanz; prakt. unlösl. in Wasser, lösl. in Aceton u. heißem Ethanol; Schmelzbereich 54–60 °C; SZ max. 3.0; IZ max. 3.0; VZ 170–195; **Gehalt:** Stearinsäure 40.0–60.0 %; Summe der Gehalte an Palmitin- u. Stearinsäure mind. 90.0 %; freies Ethylenglykol max. 5.0 %; **Anw.:** Emulsionsstabilisator u. Hilfsemulgator. Dient in Verbindung mit nichtion. od. ionischen Tensiden zur Herst. geschmeidiger, glatter Cremes u. stabiler, dickflüssiger Lotionen vom Typ O/W. Mit E. lassen sich auch Emulsionsshampoos herstellen.

**Ethylenglykolmonostearat:** Ethylglykolstearat; CAS-Nr. 111-60-4; $C_{17}H_{35}COOC_2H_4OH$; ähnelt in seinen Eigenschaften dem Glycerolmonostearat; prakt. unlösl. in Wasser, in der Wärme lösl. in Ethanol, Testbenzin, Toluol u. Paraffinöl; Schmp.

53–59 °C; D. 0.96; $n_D^{20\,°C}$ 1.4411; SZ ca. 3; VZ 170–195; OHZ 200; IZ ca. 3; Monoestergehalt 55–60 %, HLB-Wert 2.7–3.2; **Anw.**: als Emulsionsstabilisator u. Hilfsemulgator; in Verbindung mit hydrophilen Tensiden zur Herst. von stabilen Salben- u. Emulsionssystemen vom Typ O/W.

**Ethylenglykolsalicylat:** Ethylenglycoli salicylas, Glykolmonosalicylat; Salicylsäure-2-hydroxyethylester; CAS-Nr. 87-28-5; $C_9H_{10}O_4$; $M_r$ 182.2; Schmp. ca. 26 °C; Sdp. 169–172 °C (1.6 kPa); $n_D^{20\,°C}$ 1.548–1.551; farblose, ölige Flüss. od. farblose, krist. Masse; schwer lösl. in Wasser, leicht lösl. in Ethanol, Ether, fetten Ölen; **Ind.**: rheumat. Beschwerden, Gelenk- u. Muskelschmerzen; **Dos.**: 5–10 %ig in Salben od. Lösungen. **Zuber.**: Mucilago* Escini.

**Ethylenoxid:** Abk. EO; Oxiran; $C_2H_4O$; Schmp. −111 °C; Sdp. 12.5 °C; nach Ether riechende, giftige Flüss.; lösl. in Wasser, Ethanol, Ether, bildet mit Luft explosive Gemische; **Anw.**: **1.** Schädlingsbekämpfung (T*-Gas); **2.** Sterilisation von med. Geräten, chirurg. Instrumenten, Infusionsbestecken, Entkeimungsfiltern, Behältnis- u. Verschlussmaterialien aus Kunststoff, Behandlung von Produkten, die in gas- u. wasserdampfdurchlässige Folien (Weichpolyethylen, ca. 100 µm dick) eingeschweißt sind. Eine Sterilisation mit Ethylenoxid darf nur erfolgen, wenn kein anderes geeignetes Sterilisationsverfahren zur Verfügung steht (Ph.Eur.6). Bei der Entkeimung von Arzneistoffen kommt es häufig zu unerwünschten Alkylierungsreaktionen. Bei Verw. von niedrigkonzentriertem Ethylenoxidgas ist Überdruck notwendig. Die Wirksamkeit des Verfahrens ist mit Bioindikatoren zu validieren. Verfahrensparameter müssen gemessen u. aufgezeichnet werden. Ethylenoxidrückstände u. -abwandlungsprodukte, insbes. Ethylenchlorhydrin, müssen so weit entfernt worden sein, dass das Sterilisationsgut gefahrlos verwendet werden kann. Die notwendigen Desorptionszeiten sinken unter vermindertem Druck; wegen toxikol. Bedenken Anw. vielfach in Frage gestellt bzw. verboten; **3.** durch Polymerisation gelangt man zu Stoffen (z. B. Fettalkoholethersulfate, ethoxylierte Sorbitanester, Fettalkohol- u. Fettsäureglyceridethoxylate), die als Emulgatoren, Waschmittel, Weichmacher, Kunststoffe, Wachse, Lederöle u. a. Verw. finden. **Toxikol.**: giftig u. kanzerogen beim Einatmen, stark augen- u. schleimhautreizend, bei hohen Konz. Lungenödem.

**Ethylentetrachlorid:** s. Tetrachlorethylen.

**Ethylentrichlorid:** s. Trichlorethylen.

**Ethylenvinylacetat-Copolymere:** Abk. EVA; Poly(ethylen-vinyl-acetat); CAS-Nr. 24937-78-8; Copolymer aus Ethylen (s. Ethen) u. Vinylacetat; prakt. unlösl. in Wasser, lösl. in heißen aromat. Kohlenwasserstoffen; prakt. unlösl. in wasserfreiem Ethanol, Methanol u. Hexan (je nach Polymerisationsgrad); enthält eine definierte Menge von höchstens 25 % Vinylacetat als Material für Behältnisse u. höchstens 30 % als Material für Schläuche; zur Optimierung ihrer chem., physik. und mechan. Eigenschaften wird den Polymeren* eine bestimmte Anzahl von Zusatzstoffen (z. B. Antioxidanzien) mit max. zulässigen Gehaltsangaben zugesetzt; enthält max. 3 verschied. geeignete Antioxidanzien. Die Temp., bei der die Substanz erweicht, verändert sich mit dem Vinylacetat-Gehalt. Sie nimmt von etwa 100 °C bei Gehalten von einigen Prozent bis etwa 70 °C ab bei Gehalten von 30 %. Die Vinylacetatkomponente erhöht die Elastizität u. verbessert: **1.** Witterungsbeständigkeit; **2.** Spannungsrissbeständigkeit; **3.** gummielast. Eigenschaften. Die Chemikalienfestigkeit sinkt gegenüber Polyethylen (s. Polyolefine). **Anw.**: für Dichtungen, Faltenbälge od. Verschlüsse; Ausgangsstoff für Behältnisse u. Schläuche für Infusionslösungen zur totalen parenteralen Ernährung (Ph.Eur.6); Grundlage für die Herst. plastischer Filme, denen hautwirksame Wirkstoffe zugesetzt u. die bei einer Filmstärke von ca. 100 µm insbes. auf die Gesichtshaut aufgelegt werden u. während dieser Kontaktzeit die inkorporierten Wirkstoffe in die Haut permeieren lassen.

**Ethylethanoat:** s. Essigsäureethylester.

**Ethylether:** s. Ether.

**Ethyletiocholan:** s. Pregnan.

**Ethylformiat:** s. Ameisensäureethylester.

**2-Ethyl-1,3-hexandiol:** s. Repellents.

**Ethylhexansäurecetylstearylester:** s. Cetearyloctanoat.

**2-Ethylhexyllauromyristat:** 2-Ethylhexylis lauromyristas DAC, Cera perliquida; Gemisch von Estern* der Laurin-* und Myristinsäure* mit 2-Ethylhexanol; klare, ölige Flüssigkeit; unlösl. in Wasser, mischbar mit Aceton, 96%igem Ethanol, fette Öle, 2-Propanol; Lipidkomponente für äußerl. Anwendung.

**Ethylhydrogenfumarat:** s. Fumarsäure.

**Ethylhydrokuprein:** s. Optochin.

**Ethyl-4-hydroxybenzoat:** s. Ethylis parahydroxybenzoas.

**Ethylhydroxyethylcellulose:** Abk. EHEC; Ethulose; nichtionogener Celluloseether, hergestellt durch gleichzeitiges Einwirken von Ethylenoxid u. Ethylchlorid auf Alkalicellulose; die eingeführten Reste sind Ethyl-, Hydroxyethyl- u. Diethylenglykol-Gruppen; lösl. in kaltem Wasser u. in Gegenwart von Lösungsmitteln, die mit Wasser mischbar sind, in heißem Wasser unlöslich (s. Methylcellulose); geringe Oberflächenaktivität; **Inkomp.**: phenol. Stoffe, Gerbsäuren; **Anw.**: verschieden viskose Typen als Verdickungsmittel (salbenartige Gele in Konz. von 10–15 %), Schaumstabilisierungsmittel, Filmbildner.

**Ethylidenchlorid:** 1,1-Dichlorethan, Aethylidenum chloratum; $C_2H_4Cl_2$, $CH_3{-}CHCl_2$; $M_r$ 98.97; Schmp. −97 °C; Sdp. 57 °C; farblose, nach Chloroform riechende Flüss., sehr leicht lösl. in Ethanol u. Ether, wenig lösl. in Wasser; die frühere med. Anw. als Inhalationsanästhetikum sowie die äußerl. Anw. als Analgetikum* sind obsolet.

**Ethylidendiethylether:** s. Acetale.

**Ethylidenmilchsäure:** s. Milchsäure.

**Ethyliodid:** Aether iodatus, Aethylium iodatum; Monoiodethan, Iodethyl; $C_2H_5I$; $M_r$ 156.0; D. 1.916–1.926; Sdp. 72 °C; farblose, beim Aufbewahren sich braunrot färbende Flüss., sehr schwer lösl. in Wasser, mischbar mit Ethanol, Ether u. Chloroform; die frühere med. Anw. bei Keuchhusten, Bronchitis, Asthma u. die äußerl. Anw. bei Hautaffektionen sind obsolet.

E

**Ethylis acetas:** s. Essigsäureethylester.

**5-Ethyl-5-isoamylbarbitursäure:** s. Amobarbital.

**Ethylis oleas:** s. Ethyloleat.

**Ethylis parahydroxybenzoas** Ph.Eur.6: Ethyl-4-hydroxybenzoat Ph.Eur.6, *p*-Hydroxybenzoesäureethylester, Aethylium *p*-oxybenzoicum, Ethylparaben USP; Nipagin A®, Nipakombin®; 4-Hydroxybenzoesäureethylester; CAS-Nr. 120-47-8; $C_9H_{10}O_3$; $M_r$ 166.2; Schmp. 115–118 °C; weißes, krist., geruch- u. geschmackloses Pulver; sehr schwer lösl. in Wasser (ca. 1.5 : 1000), leicht lösl. in Ethanol, Aceton, Ether; **Inkomp.:** bas. Substanzen (Hydrolyse); Eisen(III)-Salze (Verfärbung); **Anw.:** zur Konservierung* (0.05–0.1 %; pH 4–8) od. als Gemisch der Natrium-Verbindungen (0.05–0.1 %) des Ethyl- (60 %) u. Propylesters (40 %); **Hinweis:** Der Ethyl- u. noch stärker der Propylester (s. Propylis parahydroxybenzoas) sind gegenüber dem Methylester (s. Methylis parahydroxybenzoas) lipophiler u. wirken eher fungizid; vgl. Parabene.

**Ethylis undecylenas:** s. Undecylensäure.

**Ethylium benzoicum:** s. Benzoesäureethylester.

**Ethylium butyricum:** s. Buttersäureethylester.

**Ethylium nitrosum:** s. Salpetrige Säure (Ethylnitrit).

**Ethyllinolat:** (*Z,Z*)-9,12-Octadecadiensäureethylester; CAS-Nr. 544-35-4; Strukturformel: s. Abb.; Dermatikum*; **Ind.:** rauhe, trockene Haut; vgl. Fettsäuren, essentielle.

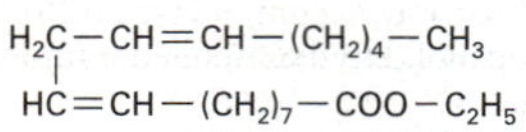

**Ethyllinolat**

**Ethylmethylbutylbarbitursäure:** s. Pentobarbital.

**Ethyl-methylbutyl-thiobarbitursaures Natrium mit Natriumcarbonat:** s. Thiopental-Natrium.

**Ethylmethylketon:** Methylethylketon; 2-Butanon; CAS-Nr. 78-93-3; $C_4H_8O$; $M_r$ 72.1; Schmp. –86 °C; Sdp. 79.6 °C; $d_{20}^{20}$ ca. 0.81; klare, farblose, entflammbare Flüssigkeit; in jedem Verhältnis mischbar mit Wasser, Ethanol u. Ether; **Anw.:** Reagenz Ph.Eur.6; häufig in Laufmitteln in der Dünnschichtchromatographie*; Vergällungsmittel für Branntwein (s. Ethanol), Lösungsmittel.

**Ethylmorphinhydrochlorid:** Ethylmorphini hydrochloridum Ph.Eur., Aethylmorphinum hydrochloricum; 4,5α-Epoxy-3-ethoxy-17-methyl-7-morphinen-6α-ol-hydrochlorid; CAS-Nr. 125-30-4; $C_{19}H_{24}ClNO_3 \cdot 2\,H_2O$; $M_r$ 385.90; Schmp. 122–124 °C; $[\alpha]_D^{20\,°C}$ –102° bis –105° (c = 2.0 in Wasser); weißes, krist. Pulver, geruchlos, von bitterem Geschmack; lösl. in ca. 12 T. Wasser, ca. 25 T. Ethanol (90 %); fast unlösl. in Ether u. Chloroform; nicht mehr im Handel; unterliegt dem Betäubungsmittelgesetz* (Anlage II); früher angewendet bei Husten, Keuchhusten, Asthma bronchiale sowie äußerl. in der Ophthalmologie bei Hornhauttrübungen.

**Ethylmorphinhydrochlorid-Augentropfen:** **1.** Aethylmorphini hydrochloridi oculoguttae, Oculoguttae Aethylmorphini hydrochloridi; obsolete Zuber.; Zusammensetzung: NRF (bis 1991), 2.00 g Ethylmorphinhydrochlorid* (od. entspr. der Gehaltsangabe), 0.60 g Natriumchlorid (Menge abhängig von der verwendeten Menge an Ethylmorphinhydrochlorid), 0.01 g Na-EDTA, 0.01 g Benzalkoniumchlorid, Wasser für Injektionszwecke ad 100.0 g; Gehalt: 1.8–2.2 % Ethylmorphinhydrochlorid (od. ±10 % des deklarierten Gehalts); ein Überschreiten von 2.5 % (als Base) ist gemäß § 1 des Gesetzes über den Verkehr mit Betäubungsmitteln (s. Betäubungsmittelgesetz) nicht zulässig. **2.** Ethylmorphinhydrochlorid-Augentropfen 1 %, 2 %; obsolete Zuber.; Zusammensetzung: NFA, 0.20 T. bzw 0.40 T. Ethylmorphinhydrochlorid, 0.15 T. bzw 0.12 T. Natriumchlorid, 0.002 T. Chlorhexidinacetat, Wasser für Injektionszwecke ad 20 T.; früher angewendet zum Aufhellung von Hornhauttrübungen u. -narben, als okuläres Lymphagogum sowie bei Verätzungen u. Verbrennungen. Vgl. Augentropfen.

**Ethylnitrit:** s. Salpetrige Säure.

**Ethyloleat:** Ethylis oleas Ph.Eur.6, Ölsäureethylester, Aethylium oleinicum; CAS-Nr. 11-62-6; D. 0.866–0.874; ölige Flüssigkeit; unlösl. in Wasser, mischbar mit Ethanol, Ether, fetten Ölen; Viskosität: 5 mPa · s (30 °C); SZ max. 0.5, VZ 177–188; IZ 75–90; POZ max. 10.0; sterilisierbar (1 h bei 150 °C); **Inkomp.:** Kautschuk (Quellung); wird durch Luft bei Lichteinwirkung rascher oxidiert; Lagerung: unter Inertgas, Lichtschutz, mit Antioxidans; **Anw.:** parenteral eingesetztes Lösungsmittel für Steroidhormone, injizierbare Antibiotika u. Vitamine.

**Ethylparaben:** s. Ethylis parahydroxybenzoas.

***o*-Ethylphenol:** s. Phlorol.

**5-Ethyl-5-phenylbarbitursäure:** s. Phenobarbital.

**1-Ethylpiperidin:** $C_7H_{15}N$; $M_r$ 113.2; D. 0.822–0.825; Sdp. 127–130 °C; $n_D^{20\,°C}$ 1.442–1.444; farblose Flüss. von charakterist. Geruch, lösl. in Wasser, mischbar mit Ethanol u. Isoamylacetat; **Anw.:** Reagenz DAB zur Gehaltsbestimmung von Penicillinsalzen.

**Ethylpropenoat:** s. Ethylacrylat.

**Ethylsalicylat:** s. Salicylsäureethylester.

**Ethylundecylenoat:** s. Undecylensäure.

**Ethylurethan:** s. Urethan.

**Etidocain** (INN): (±)-2-(*N*-Ethylpropylamino)-2′,6′-dimethylbutyranilid; CAS-Nr. 36637-18-0; $C_{17}H_{28}N_2O$; $M_r$ 276.42; **Wirk.:** langwirksames Lokalanästhetikum*; in Deutschland nicht mehr zugelassen; **Dos.:** parenteral in der Leitungsanästhesie, s. c. 0.5 %, max. 0.3 g; HWZ 2.6 h.

**Etidronsäure** (INN): Acidum etidronicum; (1-Hydroxyethyliden)diphosphonsäure; CAS-Nr. 2809-21-4; $C_2H_8O_7P_2$, Strukturformel: s. Bisphosphonate (Abb. dort); $M_r$ 206.03; **Ind.:** manifeste postmenopausale Osteoporose*, Verhinderung einer Osteoporose während einer Ther. mit Corticosteroiden*, Ostitis deformans Paget; **Kontraind.:** klinisch manifeste Osteomalazie; **WW:** calcium-, magnesium- u. eisenhaltige Substanzen vermindern die Aufnahme von E.; **UAW:** Schwindel, leichte Diarrhö, gelegentl. Verschlimmerung der Knochenentzündung; **Dos.:** p. o. 20 mg/kg KG/d mind. 6 Monate, aber nicht länger als 12 Monate; HWZ 24 h. Gebräuchl. ist auch Dinatriumetidronat.

**Etifenin** (INN): *N*-(Carboxymethyl)-*N*-{2-(2,6-diethylphenyl)amino-2-oxoethyl}glycin; CAS-Nr. 63245-28-3; $C_{16}H_{22}N_2O_5$; $M_r$ 322.36; **Anw.:** diag-

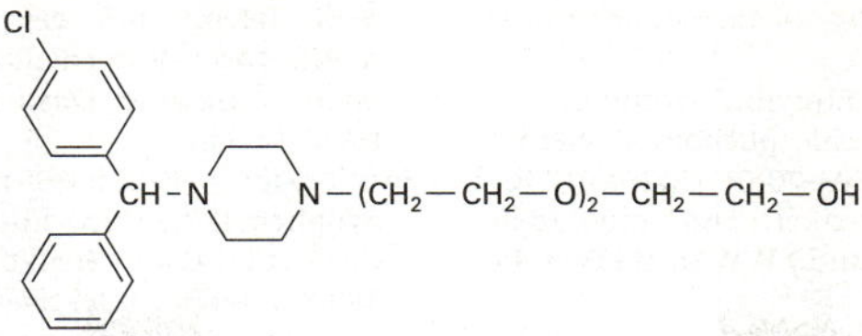


**Etodroxizin**

nost. Hilfsstoff; s. [$^{99m}$Tc]Technetium-Etifenin-Injektionslösung.

**Etilefrin** (INN): Ethyladrianol, α-Ethylaminomethyl-3-hydroxy-benzylalkohol; DL-1-(3′-Hydroxyphenyl)-2-ethylaminoethanol; CAS-Nr. 709-55-7; $C_{10}H_{15}NO_2$, Strukturformel: s. Abb.; $M_r$ 181.23; **Wirk.:** Alpha-Sympathomimetikum, oral anwendbares Antihypotonikum*; lokale Vasokonstriktion, system. Erhöhung des peripheren Gefäßwiderstands u. des Blutdrucks, zusätzl. Erhöhung des Herzminutenvolumens; HWZ 2.5 h; **Ind.:** Hypotonie*, Kreislaufkollaps, hypotone Kreislaufstörungen; **Kontraind.:** Hyperthyreose, Koronarinsuffizienz, Hypertonie, Phäochromozytom*, Ther. mit MAO-Hemmern; **UAW:** Herzklopfen, Tachykardie, Schlaflosigkeit, Unruhe, Magenunverträglichkeit, pectanginöse Beschwerden, ventrikuläre Rhythmusstörungen. **Etilefrinhydrochlorid:** Etilefrini hydrochloridum Ph.Eur.; $C_{10}H_{16}ClNO_2$; $M_r$ 217.7; weißes, krist. Pulver; sehr leicht lösl. in Wasser, lösl. in Ethanol. Hingewiesen sei auch auf (+)-Etilefrin u. Etilefrin-Poly(styrol,divinylbenzol)sulfonat.

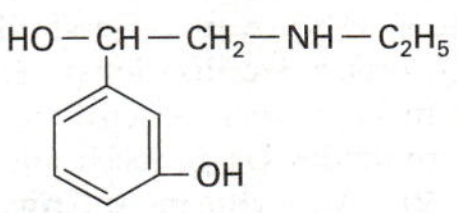


**Etilefrin**

**Etiocholane:** s. Steroide (Tab. dort).

**Etiolierung:** (bot.) Prozesse, die bei Pflanzen zu verstärktem Längenwachstum der Sprossachse, kümmerl. Blattentwicklung u. Fehlen von Chlorophyll* führen; E. tritt bei Pflanzen auf, die im Dunkeln od. bei stark reduziertem Licht herangezogen wurden.

**Etodolac** (INN): Etodolacum Ph.Eur., Etodolsäure; 1,8-Diethyl-1,3,4,9-tetrahydropyrano[3,4-b]indol-1-essigsäure; CAS-Nr. 41340-25-4; $C_{17}H_{21}NO_3$; $M_r$ 287.37; Schmp. 144–150 °C aus Hexan/Chloroform; weißes bis fast weißes, krist. Pulver, unlösl. in Wasser, leicht lösl. in Aceton u. wasserfreiem Ethanol; **Wirk.:** Analgetikum*, nichtsteroidales Antiphlogistikum*; **Dos.:** oral 0.2–0.4 g/6–8 h, max. 1 g/d.

**Etodolsäure:** s. Etodolac.

**Etodroxizin** (INN): 2-(2-{2-[4-(4-Chlor-α-phenylbenzyl)-1-piperazinyl]ethoxy}ethoxy)ethanol; CAS-Nr. 17692-34-1; $C_{23}H_{31}ClN_2O_3$, Strukturformel: s. Abb.; $M_r$ 418.98; Sdp. 250 °C (1.33 Pa); kaum mehr verwendetes Schlafmittel*, Sedativum*; **Etodroxizindihydrogenmaleat:** $C_{31}H_{39}ClN_2O_{11}$; $M_r$ 651.1.

**Etofenamat** (INN): Etofenamatum Ph.Eur.; 2-(2-Hydroxyethoxy)ethyl-*N*-(3-trifluormethylphenyl) anthranilat; CAS-Nr. 30544-47-9; $C_{18}H_{18}F_3NO_4$, Strukturformel: s. Abb.; $M_r$ 369.35; blassgelbe, viskose Flüss., fast unlösl. in Wasser, mischbar mit org. Lösungsmitteln; **Wirk.:** Antiphlogistikum*; Antirheumatikum*; **Dos.:** topisch 5 %iges Gel.

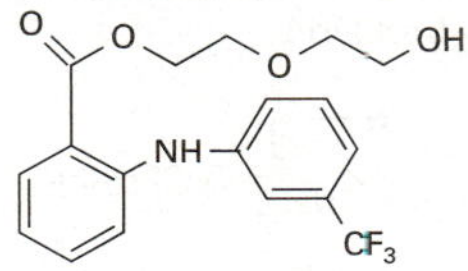


**Etofenamat**

**Etofibrat** (INN): 2-[2-(4-Chlorphenoxy)-2-methylpropionyloxy]ethyl-nicotinat; CAS-Nr. 31637-97-5; $C_{18}H_{18}ClNO_5$, Strukturformel: s. Abb.; $M_r$ 363.80; weißes bis gelbl. krist. Pulver; **Wirk.:** Lipidsenker*; **Off.:** DAC; **Ind.:** erhöhte Serumlipidwerte (Triglyceridämien, Hypercholesterolämien); **Kontraind.:** Gallenblasen-, Leber- u. Nierenerkrankungen, Schwangerschaft; **WW:** Antikoagulanzien*; **UAW:** Übelkeit, Schwindel, Blutdruckabfall; **Dos.:** p. o. 3 × 0.3 g/d; HWZ 16 h (Metaboliten). Vgl. Bezafibrat; Fenofibrat.

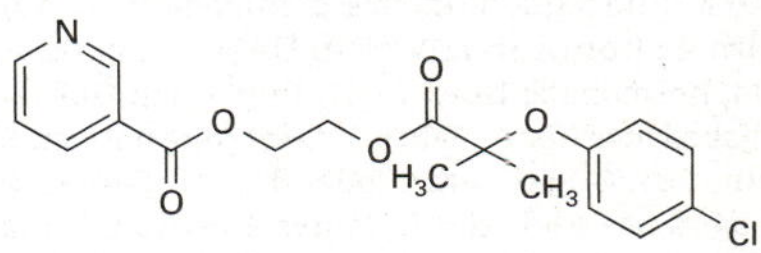


**Etofibrat**

**Etofyllin** (INN): Etofyllinum Ph.Eur.; Hydroxyethyltheophyllin; 7-(2-Hydroxyethyl)-1,3-dimethyl-2,6(1*H*,3*H*)-purindion; CAS-Nr. 519-37-9; $C_9H_{12}N_4O_3$, Strukturformel: s. Abb.; $M_r$ 224.22; Schmp. 163 °C (Modifikation I; polymorph); lösl. in Wasser, schwer lösl. in Ethanol; pH einer 5 %igen wässrigen Lsg. 6.5–7.0; **Wirk.:** Diuretikum*, Kardiotonikum, Muskelrelaxans*; **Kontraind., WW u. UAW:** s. Cholintheophyllinat; **Dos.:** p. o. 2–3 × 0.1 g/d; parenteral (i. m., i. v.) 0.1 g; rek-

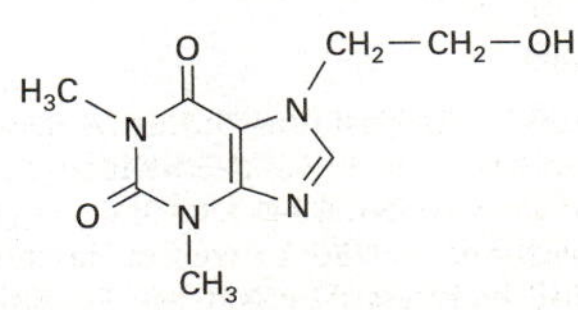


**Etofyllin**

tal 0.25 g; HWZ 4–7 h. Gebräuchl. ist auch Etofyllinnicotinat.

**Etofyllinclofibrat** (INN): Etofyllini clofibras; 2-(7-Theophyllinylethyl)-2-(4-chlorphenoxy)-2-methylpropionat; CAS-Nr. 54504-70-0; $C_{19}H_{21}ClN_4O_5$; $M_r$ 420.85; **Wirk.:** Lipidsenker*; **Ind.:** erhöhte Serumlipidspiegel; **Kontraind., WW u. UAW:** s. Bezafibrat.



**Etomidat** (INN): Etomidatum Ph.Eur.; (+)-Ethyl-1-($\alpha$-methylbenzyl)-5-imidazolylcarboxylat; CAS-Nr. 33125-97-2; $C_{14}H_{16}N_2O_2$, Strukturformel: s. Abb.; $M_r$ 244.29; **Wirk.:** Schlafmittel*, Injektionsnarkotikum (s. Narkotika); **UAW:** Husten, Schluckauf, Myoklonie, Dyskinesien, kurzzeitiger Anstieg von Blutdruck u. Herzfrequenz; **Dos.:** parenteral i. v. 300 µg/kg KG über 30 s; Narkosedauer 4–8 min; keine Muskelrelaxation, Atem- u. Kardiodepression; HWZ 0.5–1.25 h bzw. 4.5 h (Metaboliten). Gebräuchl. sind auch Etomidathydrogensulfat u. Etomidathydrochlorid.

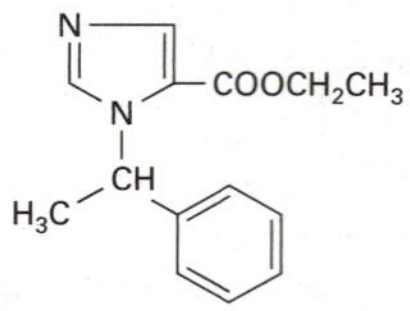


**Etomidat**

**Etonogestrel** (INN): 13-Ethyl-17-hydroxy-11-methylen-18,19-dinor-17$\alpha$-pregn-4-en-20-in-3-on; CAS-Nr. 54048-10-1; $C_{22}H_{28}O_2$, Strukturformel: s. Abb.; $M_r$ 324.5; logP 4.2; $pK_S$ 13.0 (berechnet); schwer lösl. in Wasser; Gestagen*; Metabolit des Desogestrels*, der sich strukturell von Nandrolon* ableitet; **Wirk.:** Hemmung der Ovulation u. Viskositätserhöhung des Zervixschleims; **Ind.:** hormonale Kontrazeption* (z. B. s. c. Implantat od. Vaginalring); **Kontraind., WW u. UAW:** s. Kontrazeption, hormonale; **Dos.:** **1.** s. c. Implantat: Hormonabgabedauer über 3 Jahre; Freisetzungsrate zu Beginn 60–70 µg/d, am Ende des 1. Jahres 35–45 µg/d, am Ende des 2. Jahres 30–40 µg/d u. am Ende des 3. Jahres 25–30 µg/d; **2.** Vaginalring: wird für 3 Wochen eingesetzt, danach entfernt; nach einer Pause von 1 Woche wird ein neuer Vaginalring appliziert; erreichte E.-Serumkonzentration: in der 1. Woche ca. 1700 pg/mL, fällt in der 3. Woche auf ca. 1400 pg/mL ab; Bioverfügbarkeit ca. 100 %.

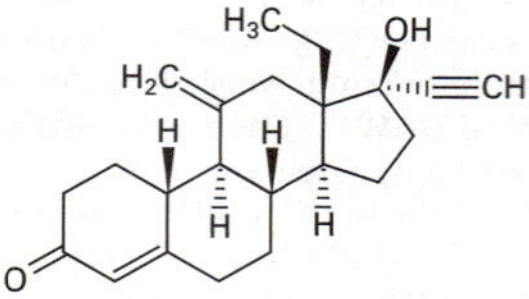


**Etonogestrel**

**Etoposid** (INN): Etoposidum Ph.Eur.; 4′-Desmethylepipodophyllotoxin-9-(4,6-*O*-ethyliden-$\beta$-D-glucopyranosid); CAS-Nr. 33419-42-0; $C_{29}H_{32}O_{13}$; $M_r$ 588.56; Schmp. ca. 250 °C; weißes, krist. Pulver; fast unlösl. in Wasser; Derivat von Podophyllotoxin (s. Podophyllin); **Wirk.:** Zytostatikum*; Mitosegift (Hemmstoff der humanen Topoisomerase* II); **Ind.:** Bronchialkarzinom, Hodgkin-Lymphom, Leukämie; **Dos.:** individuell, oral u. p. o.; HWZ 11.5 h.

**Etoricoxib:** 5-Chlor-6′-methyl-3-(4-(methylsulfonyl)phenyl)-2,3′-bipyridin; CAS-Nr. 202409-33-4; $C_{18}H_{15}ClN_2O_2S$, Strukturformel: s. Abb.; $M_r$ 358.85; **Wirk.:** selektiver Cyclooxygenase-2-Inhibitor (s. Cyclooxygenase-Inhibitoren); Analgetikum*, Antirheumatikum*; **Ind.:** Arthrose, rheumatoide Arthritis, Gichtanfall in der akuten symptomat. Phase mit Schmerzen u. Entzündung; **UAW:** Kopfschmerz, gastrointestinale Beschwerden (Diarrhöe, Übelkeit, Dyspepsie), Müdigkeit u. grippeartige Symptome.

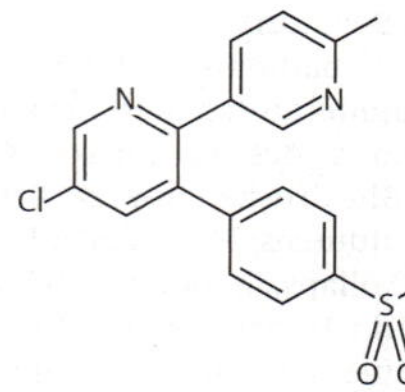


**Etoricoxib**

**Etorphin:** Ethorphin, Propylorvinol; 7,8-Dihydro-7$\alpha$-[1(R)-hydroxy-1methylbutyl]-6,14-endo-ethenomorphin; CAS-Nr. 14521-96-1; $C_{25}H_{33}NO_4$; $M_r$ 411.52; Schmp. 215 °C; nicht mehr im Handel befindl. halbsynthet. Morphinderivat; unterliegt dem Betäubungsmittelgesetz* (Anlage III); ca. 1000-mal wirksamer als Morphin*.

**Etox:** mikrobizides Gasgemisch aus 90 % Ethylenoxid* u. 10 % $CO_2$; **Anw.:** Gassterilisation bei 5.33 kPa (40 Torr); s. Sterilisationsverfahren (Sterilisation mit mikrobiziden Gasen).

**Etoxiat:** mikrobizides Gasgemisch aus 50 % Ethylenoxid* u. 50 % Methylformiat; **Anw.:** Gassterilisation bei 5.33 kPa (40 Torr); s. Sterilisationsverfahren (Sterilisation mit mikrobiziden Gasen).

**Etozolin** (INN): Ethyl-3-methyl-4-oxo-5-piperidino-2-thiazolanylidenacetat; CAS-Nr. 73-09-6; $C_{13}H_{20}N_2O_3S$; $M_r$ 284.39; Schmp. 140 °C (kristallisiert aus Methanol); nicht mehr im Handel befindl. Diuretikum* (Schleifendiuretikum); früher angewendet bei Ödemen; die eigentl. Wirksubstanz ist Ozolinon (entsteht durch Verseifung). **UAW:** s. Etacrynsäure.

**Etravirin:** 4-[6-Amino-5-brom-2-(4-cyanophenyl)amino-4-pyrimidinyloxy]-3,5-dimethyl-benzonitril; CAS-Nr. 269055-15-4; $C_{20}H_{15}BrN_6O$, Strukturformel: s. Abb.; $M_r$ 435.29; Schmp. 265 °C; logP 3.8 ± 1.2 (berechnet); **Wirk.:** Virostatikum*, nichtnucleosidischer Reverse*-Transkriptase-Inhibitor (Abk. NNRTI) ohne Kreuzresistenz zu anderen NNRTI; **Ind.:** HIV-1-Infektion bei antiretroviral vorbehandelten Patienten (Kombinationstherapie mit einem Protease*-Inhibitor u. anderen antiretroviralen Arzneimitteln); **WW:** über CYP3A4, CYP2C9 u. CYP2C19 metabolisierte Arzneimittel; **UAW:** Hautausschläge bis hin zur tox. epidermalen Nekrose (Abk. TEN) mit tödl. Ausgang (bei Verdacht auf schwere Hautausschläge E. sofort absetzen), Diarrhö, Kopfschmerz, Übelkeit, Schwin-

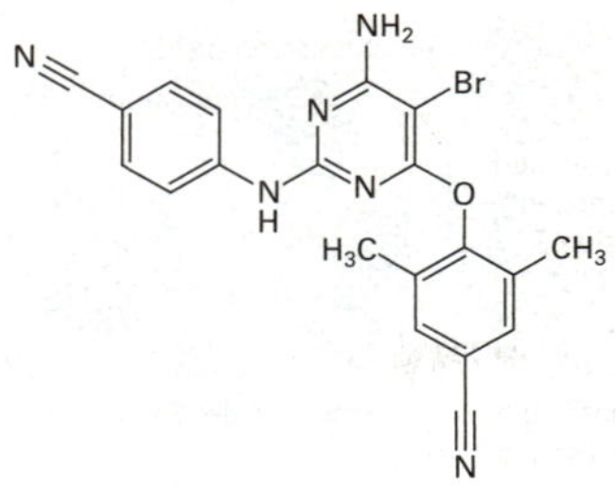

**Etravirin**

del, Konzentrationsschwierigkeiten; **Dos.:** p.o. 2×200 mg/d.

**Etretin:** s. Acitretin.

**Etretinat** (INN): Ethyl-(all-*E*)-9-(4-methoxy-2,3,6-trimethylphenyl)-3,7-dimethyl-2,4,6,8-nonatetraenoat; CAS-Nr. 54350-48-0; $C_{23}H_{30}O_3$; $M_r$ 354.47; nicht mehr im Handel befindl. Dermatotherapeutikum; früher angewendet bei Hyperkeratosen u. Psoriasis; **UAW:** Hautabschälungen, Trockenheit der Mund- u. Nasenschleimhäute, Haarausfall, evtl. Erhöhung der Leberfunktionswerte; wirkt teratogen. Vgl. Acitretin.

**ETV:** Abk. für **Entecavir***.

**Etynodiol** (INN): 19-Nor-17$\alpha$-pregn-4-en-20-in-3$\beta$,17-diol; CAS-Nr. 1231-93-2; $C_{20}H_{28}O_2$; $M_r$ 300.42; nicht mehr zugelassenes synthet. Gestagen* mit stärkerer Wirksamkeit als Progesteron*.

**Eu:** (chem.) Symbol für Europium*.

**EU:** Abk. für Europäische* Union.

**EuAB:** Abk. für **Eu**ropäisches **A**rznei**b**uch*.

**Eucalypti aetheroleum:** s. Eucalyptus globulus.

**Eucalypti folium:** s. Eucalyptus globulus.

**Eucalyptol:** s. 1,8-Cineol.

**Eucalyptolum:** s. 1,8-Cineol.

**Eucalyptus dives:** s. Eucalyptus globulus (Eucalypti aetheroleum).

**Eucalyptus fruticetorum:** s. Eucalyptus globulus (Eucalypti aetheroleum).

**Eucalyptus globulus** Labill.: Eukalyptusbaum, Fieberbaum, Blaugummibaum; Fam. Myrtaceae; heim. in Australien, kultiviert in Südeuropa, Afrika, Mittelmeergebiet; Stpfl. von **Eucalypti folium:** Folia Eucalypti, Eukalyptusblätter; die getrockneten Sichelblätter (Folgeblätter von älteren Bäumen; s. Heterophyllie); **Off.:** Ph.Eur.6; Monographie: WHO, Kommission E; **Inhaltsst.:** 1.5–3.5 % (mind. 2.0 %) äther. Öl, Gerbstoffe* (Angaben über Menge sehr schwankend), 2–4 % Triterpene* (Ursolsäurederivate), Flavonoide*; **Anw.:** **1.** (med.) Erkältungskrankheiten der Atemwege; **2.** (techn.) hauptsächl. aber zur Gewinnung von äther. Öl; **Dos.:** 1–3 g; **Eucalypti aetheroleum:** Oleum Eucalypti; Eukalyptusöl; D. 0.906–0.925; Sdp. 177–179 °C; $\alpha_D^{20\,°C}$ 0 bis +10°; $n_D^{20\,°C}$1.458–1.470; farblose bis gelbl. Flüss. von angenehmem Geruch; äther. Öl aus Eucalyptus-Arten, die vorwiegend 1,8-Cineol* enthalten; das sind neben Eucalyptus globulus z.B.: Eucalyptus fruticetorum F. v. Muell. ex Miq. (Eucalyptus polybractea R.T. Bak.), Eucalyptus smithii R. T. Bak.; zur Gew. von Eukalyptusöl dienen noch zahlreiche andere Eucalyptus-Arten bzw. chem. Rassen; diese Öle unterscheiden sich z.T. stark durch den Phellandren- u. Cineol-Gehalt, einige enthalten auch Piperiton* (v.a. Eucalyptus dives), das zur Herst. von Thymol* verwendet wird, einige enthalten Citral*, Citronellol*, Citronellal*, Geranylacetat u. finden Verw. in der Parfümerie; **Off.:** Ph.Eur.6; Monographie: ESCOP, WHO, Kommission E; **Inhaltsst.:** mind. 70 % 1,8-Cineol* (nach Ph.Eur.6 bestimmt mit Hilfe des Erstarrungspunktes der Molekülverbindung mit *o*-Cresol*); nach Ph.Eur. von Spuren bis 9 % $\alpha$-Pinen*, weniger als 1.5 % $\beta$-Pinen, weniger als 0.3 % Sabinen, weniger als 1.5 % $\alpha$-Phellandren* (wegen unerwünschter Herzwirkung möglichst wenig), von Spuren bis 12 % Limonen, weniger als 0.1 % Campher; **Gew.:** durch Wasserdampfdestillation der Blätter od. der frischen Zweigspitzen; das Rohöl muss wegen der die Atemwege reizenden Aldehyde (Butyl-, Valeryl-, Caprylaldehyd) rektifiziert werden; **Wirk.:** sekretomotorisch, expektorierend, antimikrobiell; **Anw.:** innerl. u. äußerlich bei Erkältungskrankheiten der Atemwege; zur Inhalation bei Bronchialkatarrh, Hautreizmittel zu Einreibungen bei Erkrankungen des rheumat. Formenkreises (früher auch Antihelminthikum*); **Dos.:** 5–20 Tr. mehrmals tägl.; die Elimination des Eukalyptusöls erfolgt auch über die Lunge, so dass unabhängig von der Applikation immer eine desinfizierende u. sekretomotor. Wirk. vorhanden ist; nicht bei Kindern unter 2 Jahren anwenden. **Hom.:** Eucalyptus globulus (HAB): getrocknete Blätter älterer Zweige (mind. 1.5 % äther. Öl); verordnet z.B. bei Bronchitis*, Nierenbeckenentzündung, Grippe*.

**Eucalyptus polybractea:** s. Eucalyptus globulus (Eucalypti aetheroleum).

**Eucalyptus smithii:** s. Eucalyptus globulus.

**EUCAST:** Abk. für (engl.) ***E**uropean **C**ommittee on **A**ntimicrobial **S**usceptibility **T**esting;* ständige Kommission von Experten unter der Schirmherrschaft der Europäischen Gesellschaft für Klinische Mikrobiologie, Teil der EMA* i.R. der Zulassung neuer antimikrobieller Wirkstoffe; **Aufgabe:** u.a. Harmonisierung der Technologie u. Interpretation von In-vitro-Testungen zur Empfindlichkeitsbeurteilung von Erregern auf versch. Antiinfektiva*.

**Eucheuma muricatum** (S.G. Gemelin) Weber van Bosse: Eucheuma denticulatum, Eucheuma spinosum; Fam. Solieriaceae (Rhodophyta); Java, Makassar; dient neben Gelidium- u. Gracilaria-Arten vielfach als zusätzl, aber nicht ganz geeigneter Rohstoff zur Gewinnung von Agar*.

**Euchlorin:** s. Chlorsäure.

**Euchromatin:** Chromatin*, das weniger kondensiert ist als Heterochromatin*; Teil des Genoms*, in dem sich in der Interphase* die aktiven Gene* befinden.

**Eudalin:** zweifach ungesättigter Sesquiterpenkohlenwasserstoff mit der Grundstruktur des Eudesmans; s. Sesquiterpene (Abb. dort).

**Eudesman:** veraltet Selinan; Grundgerüst bicycl. Sesquiterpene* (Abb. dort).

**Eudesmin:** Pinoresinoldimethylether; ein Lignan*.

**Eudesmol:** $\alpha$- u. $\beta$-Eudesmol sind einfach ungesättigte, tertiäre Sesquiterpenalkohole mit der Grundstruktur des Eudesmans; s. Sesquiterpene (Abb. dort).

**Eudesmolid:** Sesquiterpenlacton* mit der Grundstruktur eines bicycl. Sesquiterpens vom Eudalin*-Typ; vgl. Bitterstoffe.

**Eudialyt:** s. Zirconium.

**Eudragit®:** Handelsbez. für Acrylharze (Grundstruktur: s. Abb. 1), die als vollsynthet. Dragierlacke u. Filmbildner, Bindemittel für die Granulierung u. als Gerüststoffe für Retardtabletten verwendet werden; **Gew.:** durch Polymerisation von Acryl- u. Methacrylsäure od. deren Estern (z. B. Butylester od. Dimethylaminoethylester); **Formen:** Die Polymere besitzen eine $M_r \geq 100\,000$. Es stehen die Typen E, L, S, RL, RS als 12.5 %ige org. Lösungen (in Isopropanol/Aceton od. Isopropanol, ohne od. mit Dibutylsebacat u. Natriumlaurylsulfat als Weichmacher; X 12.5) od. lösungsmittelfreie Feststoffe, die Typen NE, L, FS, RL u. RS. als 30 %ige wässrige Acrylharzdispersionen zur Verfügung (X 30 D). **1. Eudragit® E-Typen:** Die Bez. (E: Endlack) bezieht sich auf das Hauptanwendungsgebiet als Endüberzüge mit Schutzfunktion für perorale Arzneiformen (Tabletten, Dragees, Kapseln). Eudragit® Typ E ist ein Kation; Copolymerisat auf der Basis von Dimethylaminoethylmethacrylat u. neutralen Methacrylsäureestern (Poly(butylmethacrylat-co-(2-dimethylaminoethyl)methacrylat-co-methylmethacrylat; 1 : 2 : 1); $M_r$ 150 000; lösl. in polaren org. Lösungsmitteln; unlösl. in Wasser u. Speichel; quillt u. löst sich im sauren Bereich durch Salzbildung; technolog. verwendet in der Filmdragierung als magensaftlösl. Lacküberzug; 5–20 % als Bindemittel für die Granulierung. **2. Eudragit® L- u. -S-Typen:** Die Bez. bezieht sich auf die Löslichkeit im Darmsaft: Eudragit® Typ L: quillt nicht unter pH 5, Auflösung bei pH >5.5 (Duodenum) bzw. 6 (Jejunum), Salzbildung mit Basen; Eudragit® Typ S: quillt nicht unter pH 6.5, Auflösung bei pH >7 (Colon), Salzbildung mit Basen. Es sind anion. Copolymerisate aus Methacrylsäure u. Methacrylsäureestern; Ph.Eur.6: s. Methacrylsäure-Methylmethacrylat-Copolymer (1 : 1), Methacrylsäure-Methylmethacrylat-Copolymer (1 : 2), Methacrylsäure-Ethylacrylat-Copolymer (1 : 1). Eudragit® Typ L enthält 50 %, Eudragit® Typ S ca. 30 % freie Carboxylgruppen; lösl. in polaren org. Lösungsmitteln; unlösl. in Wasser; für die Filmdragierung als **magensaftresistente Überzüge** mit unterschiedl. Löslichkeit verwendet. 5–20 % als Bindemittel für die Granulierung; 10 % Weichmacherzusatz für Überzüge wird empfohlen. **3. Eudragit® FS 30 D:** Poly(methylacrylat-co-methylmethacrylat-co-methacrylsäure) 7 : 3 : 1 ($M_r$ 400 000); **4. Eudragit® RL- u. -RS-Typen:** Die Bez. R steht für retard; RL: unlösliche Filme, hohe Permeabilität, pH-unabhängige Quellung; RS: unlösliche Filme, geringe Permeabilität, pH-unabhängige Quellung;

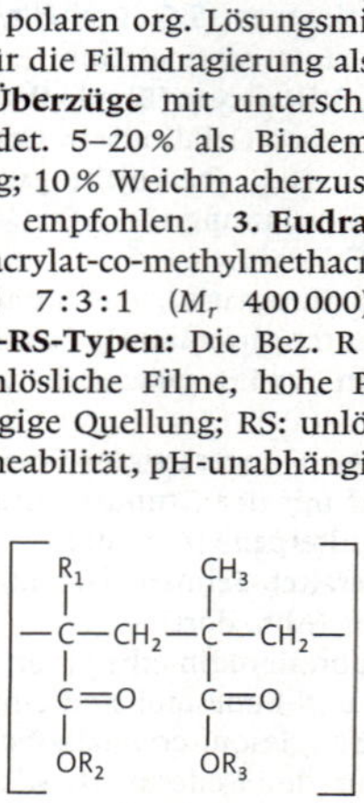

**Eudragit®** Abb. 1: Grundstruktur

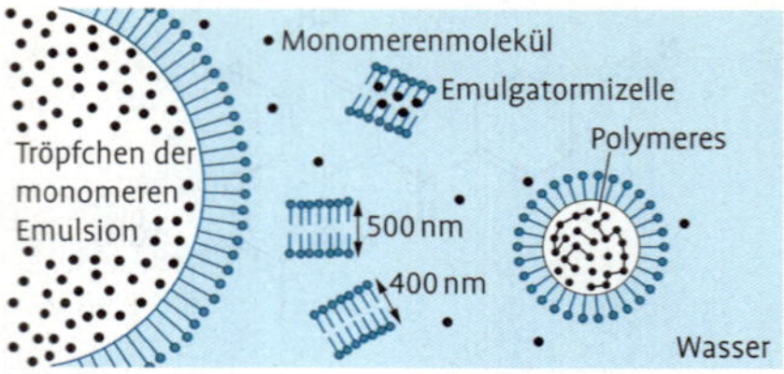

**Eudragit®** Abb. 2: Mechanismus der Emulsionspolymerisation [15]

Copolymerisate aus Acryl- u. Methacrylsäureestern, die z. T. quartäre Ammoniumgruppen enthalten (RS: 5 %, RL: 10 % Trimethylammoniummethacrylatchlorid); Poly(ethylacrylat-co-methylmethacrylat-co-trimethylammonioethylmethacrylatchlorid, Ammoniummethacrylat-Copolymer Ph.Eur.6 (Typ A: 1 : 2 : 0.2 = RL u. Typ B: 1 : 2 : 0.1 = RS); lösl. in Isopropanol/Aceton-Gemisch; quellen in wässrigem Milieu, abhängig vom pH-Wert u. dem Anteil an quartären Gruppen (RL quillt stärker); Anw.: für die Filmdragierung als wasserunlösl. jedoch permeable Filmüberzüge, deren Permeabilität pH-unabhängig ist; zur verzögerten Wirkstofffreigabe (RL-Überzüge sind durchlässiger als RS-Filme); als Bindemittel für die Granulierung; **5. Eudragit® NE 30 D u. L 30 D:** durch **Emulsionspolymerisation** (s. Abb. 2) erhaltene 30 %ige wässrige Dispersionen; milchig weiße, niedrigviskose Flüssigkeiten; mit Wasser in jedem Verhältnis mischbar; Inkomp.: lösl. Elektrolyte u. speziell bei L30D Alkohol (Koagulation der Dispersion). **Eudragit® NE 30 D:** Copolymerisat mit neutralem Charakter auf der Basis von Acrylsäureethylester u. Methacrylsäuremethylester (70 : 30), $M_r$ 800 000; Polyacrylat*-Dispersion 30 % (Ph.Eur, USP/NF); **Eudragit® L 30 D-55:** Methacrylsäure*-Ethylacrylat-Copolymer-(1 : 1)-Dispersion 30 % (Ph.Eur., USP/NF); die wasserunlösl. Lackfilme benötigen keine Weichmacher, sind in Wasser quellbar u. unabhängig vom pH-Wert permeabel (E, RL, RS, NE u. NM sind geeignet für Retardpräparate* vom Substained-release-Typ; für Matrixstrukturen). **Eudragit® L 30 D:** anion. Copolymerisat (50 : 50) auf der Basis von Methacrylsäure u. Acrylsäuremethylester; Weichmacherzusatz erforderlich; durch Salzbildung mit Basen ab pH 5.5 löslich; Anw.: für magensaftresistente, dünndarmlösl. Filmüberzüge; Zusatz für alle Eudragit®-Dispersionen: durch wasserlösl. od. in Wasser quellbare Zusätze lassen sich Quellung u. Permeabilität soweit steigern, dass schnellzerfallende Überzüge entstehen.

**EUFEPS:** Abk. für (engl.) *European Federation for Pharmaceutical Sciences;* 1991 gegründet, um die pharmaz. Wissenschaften u. die Arzneimittelforschung in Europa zu fördern sowie um die wissenschaftl. Interessen u. die Wissenschaftler im Arzneimittelwesen in allen Bereichen zu vertreten.

**Eugenia caryophyllus:** s. Syzygium aromaticum.

**Eugenia jambos:** s. Syzygium jambos.

**Eugenol:** Eugenolum; 2-Methoxy-4-(2-propenyl)-phenol, 4-Allylbrenzcatechin-2-methylether, 4-Allyl-2-methoxyphenol; $C_{16}H_{12}O_2$, Strukturformel:

s. Phenylpropanderivate (Abb. dort); $M_r$ 164.2; D. 1.066–1.069; $n_D^{20\,°C}$ 1.540–1.542; Schmp. −7 bis −9 °C; Sdp. 252 °C; opt. inaktiv; farblose bis schwach gelbl. Flüss. (wird an Luft u. Licht allmähl. dunkler u. dickflüssiger), stark nach Nelkenöl riechend u. sehr scharf schmeckend; leicht lösl. in 70 %igem Ethanol, Ether, Chloroform, Eisessig, prakt. unlösl. in Glycerol; **Off.:** Ph.Eur.6, Ph.Helv.; **Vork.:** Hauptbestandteil des äther. Nelkenöls (Caryophylli floris aetheroleum; s. Syzygium aromaticum) u. anderer äther. Öle wie Bay-, Piment-, Lorbeer-, Kalmus-, Rosen-, Zimtrinden-, Nelkenwurzelöl; **Inkomp.:** Eisen(III)-salze (Verfärbung), oxidierende Stoffe (Zers.); **Anw.:** **1.** (med.) wie Nelkenöl, Anästhetikum* in der Zahnheilkunde, zu Salben gegen Ausschläge (in 10 %iger Konz.); Antiseptikum*; **2.** (techn.) in der Mikroskopie zum Aufhellen der Präparate; in der Parfümerie; in großem Umfang wird E. zur Herst. von Vanillin* verwendet: E. wird zunächst durch Basen in Isoeugenol* umgelagert u. dieses mit Ozon* od. Nitrobenzol* u. Alkali od. $KMnO_4$ zu Vanillin oxidiert.

**Eugenolum:** s. Eugenol.

**Euglena-Test:** Test zur Bestimmung der Serum-Konzentration an Vitamin* $B_{12}$; da Vitamin $B_{12}$ in geringster Konz. ein Wachstumsfaktor für gewisse Mikroorganismen, Bakterien, Grünalgen, Protisten ist, benutzt man Euglena gracilis (zu den Flagellaten gehöriger, grüner, einzelliger Organismus), um Vitamin $B_{12}$ u. die Konz. in der zu untersuchenden Flüss. nachzuweisen.

**Euhydrie:** s. Augentropfen.

**Eukalyptusbaum:** s. Eucalyptus globulus.

**Eukalyptusblätter:** s. Eucalyptus globulus (Eucalypti folium).

**Eukalyptusöl:** s. Eucalyptus globulus (Eucalypti aetheroleum).

**Eukaryoten:** Organismen, deren Zellen* einen echten Zellkern mit Kernhülle, membranbegrenzte Organellen u. Chromosomen besitzen, in denen die DNA mit Proteinen vergesellschaftet ist; vgl. Prokaryoten.

**Euler-Zahl:** s. e.

**Euonymus atropurpurea** Jacq.: Pfaffenhütchen, Spindelbaum, Spillbaum; Fam. Celastraceae; Nordamerika; Stpfl. von **Cortex Evonymi atropurpureae radicis:** Pfaffenhütchen-Wurzelrinde; **Inhaltsst.:** Cardenolide der Digitoxigeninreihe (s. Glykoside, herzwirksame), Tannin*, Furan-β-carbonsäure, Bitterstoff* (Evonimin), Harz*. **Hom.:** Evonymus atropurpureus, Euonymus atropurpureus: frische Rinde der Zweige u. Wurzeln.

**Euonymus europaea** L.: Evonymus europaea; Europäisches Pfaffenhütchen, Spindelbaum; Fam. Celastraceae; heim. Nordamerika; eingeschleppt nach Europa, Asien; Stpfl. von **Pfaffenhütchen-Früchten:** **Inhaltsst.:** in den Samen* sind Alkaloide* (Bitterstoffe*), z. B. Evonin, ferner Evonosid (schwach herzwirksames* Glykosid) u. a. von Digitoxigenin abgeleitete Digitaloide*, Farbstoffe (Carotinoide*), Gerbstoffe*, Phlobaphene*; im fetten Öl der Samen Triacetin* (Glyceroltriacetat); **Anw.:** (volkstüml.) Abkochung der Früchte gegen Krätze u. Ungeziefer; **Toxikol.:** Zweige u. Früchte sind sehr giftig, 30–40 Früchte sollen tödl. sein; bei Vergiftung: Magenspülung, symptomat. Behandlung (z. B. Analeptika*). **Hom.:** Euonymus europaea (HAB), Evonymus europaea: frische, reife Früchte.

**Euosmophore:** s. Gruppen, osmophore.

**Eupaletin:** Flavonolderivat; Strukturformel: s. Flavonoide (Tab. dort).

**Euparin:** 5-Acetyl-6-hydroxy-2-isopropenyl-benzofuran; $C_{13}H_{12}O_3$; Inhaltsst. in Eupatorium-Arten (z. B. Eupatorium* perfoliatum, Eupatorium* cannabinum, Eupatorium* purpureum).

**Eupatoletin:** Flavonolderivat; Strukturformel: s. Flavonoide (Tab. dort).

**Eupatorin:** 3′,5-Dihydroxy-4′,6,7-trimethoxyflavon; Strukturformel: s. Flavonoide (Tab. dort); E. ist z. B. in Eupatorium* perfoliatum u. Orthosiphon* aristatus enthalten.

**Eupatorium cannabinum** L.: Wasserhanf, Wasserdost(en), Lämmerschwanz, Kunigundenkraut; Fam. Asteraceae (Compositae); Europa, Nordafrika, Syrien, Kleinasien, Persien, Westsibirien, Kaukasien; Stpfl. von **Herba Eupatorii cannabini:** Herba Cannabinae aquaticae, Wasserhanfkraut, Kunigundenkraut; **Inhaltsst.:** Eupatoriopicrin (bitteres Glykosid*), Euparin*, Pyrrolizidinalkaloide*, Triterpene*, Gerbstoffe*; **Anw.:** (volkstüml.) z. B. bei Leber- u. Gallenleiden, Wundheilmittel. **Hom.:** Eupatorium cannabinum: frisches, blühendes Kraut.

**Eupatorium perfoliatum** L.: Wasserdost(en); Fam. Asteraceae (Compositae); Nordamerika; Stpfl. von **Herba Eupatorii perfoliati:** Wasserdostenkraut; **Inhaltsst.:** bitter schmeckende Sesquiterpenlactone*, Flavonoide* (u. a. Eupatorin*), Euparin*; **Anw.:** (volkstüml.) z. B. Grippemittel*, Amarum, Diaphoretikum*, unspezif. Immunstimulans*. **Hom.:** Eupatorium perfoliatum (HAB): frisches, bei Blütebeginn gesammeltes Kraut; verordnet z. B. bei grippalen Infekten mit Gliederschmerzen u. Husten*, Migräne*.

**Eupatorium purpureum** L.: Wasserdost; Fam. Asteraceae (Compositae); Nordamerika; **Inhaltsst.:** Euparin*, Sesquiterpene*, die Epoxid- u. Lactongruppierungen enthalten. **Hom.:** Eupatorium purpureum (HAB): frischer, im Herbst gesammelter Wurzelstock; verordnet z. B. bei Reizblase, benignem Prostatasyndrom.

**Euphorbiaceae:** Wolfsmilchgewächse; Fam. der Ordnung Euphorbiales; Kräuter, Sträucher, Bäume u. Stammsukkulente; vorwiegend in trop. Gebieten; **Merkmale:** **1.** (biol.) die (weibl. u. männl.) Blüten* sind sehr unterschiedl. gebaut, oft stark (z. B. bis auf ein Staubblatt*) reduziert u. zu einem Pseudanthium*, als Cyathium bezeichnet, vereinigt; häufig Milchsaft* (mit knochenförmiger Reservestärke) führend (typisch für die größte Gattung, Euphorbia, sind ungegliederte Milchröhren*); ohne Milchsaft z. B. Mercurialis u. Ricinus; auch Gerbstoffschläuche kommen vor; **2.** (chem.) Alkaloide*, cyanogene Verb., im Milchsaft Kautschuk*; in den Samen fettes Öl (z. B. Rizinusöl, s. Ricinus communis), z. T. giftige Lektine* (z. B. Ricin* in Ricinus* communis, Curcin in Jatropha* curcas); **Gattungen:** z. B. Acalypha, Croton, Euphorbia, Hevea, Hippomane, Jatropha, Mallotus, Manihot, Mercurialis, Ricinus, Stillingia.

**Euphorbia cerifera:** s. Candelillawachs.

**Euphorbia cyparissias** L.: Tithymalus cyparissias; Zypressenwolfsmilch; Fam. Euphorbiaceae; Europa, Nordafrika; **Inhaltsst.:** im Milchsaft Euphorbon (N-freies Lacton), ferner bis 15 % Harz, tox. (tumorpromovierende, hautreizende) Diterpene*, ca. 2 % Kautschuk*, Gummi*, Euphorbin; im Kraut Gerbstoffe*, Cholin*; in der Blüte Luteolin*; im Samen fettes Öl; **Anw.:** (volkstüml.) innerl. z. B. als Laxans*; äußerl. als Hautreizmittel; der eingedickte Milchsaft wurde früher auch als Brechmittel verwendet (Scammonium europaeum); **Toxikol.:** Die ganze Pflanze ist, wie andere Euphorbiaceen, stark giftig. Bei Berührung führt sie zu starken Hautentzündungen mit Geschwürbildung, am Auge zu starker Bindehautentzündung, innerl. zu Krämpfen, Erbrechen u. heftiger Diarrhö, Kreislaufschwäche u. Kollaps, Tod nach 2–3 Tagen; bei Vergiftung Entleerung des Magen-Darm-Kanals, schleimhaltige Mittel, Uzara, Analeptika*. **Hom.:** Euphorbia cyparissias (HAB): Zypressenwolfsmilch; ganzes, frisches, blühendes Kraut; verordnet z. B. bei Katarrhen der Atemwege, Magenkolik u. Diarrhö, Ekzemen, Psoriasis; weitere hom. gebräuchl. Euphorbia-Arten: E. amygdaloides, E. corollata, E. esula, E. villosa; alle E.-Arten sind giftig.

**Euphorbia resinifera** Berger: Fam. Euphorbiaceae; Marokko, an den Abhängen des Atlas; Stpfl. von **Euphorbium:** Gummiresina Euphorbium; der eingetrocknete Milchsaft aus Stamm u. Zweigen; unregelmäßige, leicht zerreibbar, gelbl. gelbbraune Stücke, geruchlos u. von brennendem Geschmack; in siedendem Ethanol fast völlig löslich; **Inhaltsst.:** ca. 40 % Euphorbole (Triterpenderivate) u. ca. 40 % Harz*; ferner Kautschuk*, Bitterstoffe*, Säuren; **Anw.:** (veterin.) Rubefaziens*; giftig, reizt stark die Schleimhäute; **Zuber.:** nach DAB: Emplastrum Cantharidum perpetuum, Emplastrum Cantharidum pro usu veterinario. **Hom.:** Euphorbium (HAB): erhärteter Milchsaft; verordnet z. B. Erysipel, Gangrän der Haut, ergänzend zur Schmerztherapie bei Karzinomen.

**Euphorbium:** s. Euphorbia resinifera.

**Euphrasiae herba:** s. Euphrasia officinalis.

**Euphrasia officinalis** L.: Euphrasia rostkoviana, Euphrasia stricta; Augentrost; Fam. Orobanchaceae; Europa; E. officinalis u. andere Euphrasia-Arten sind Stpfl. von **Euphrasiae herba:** Herba Euphrasiae; Augentrostkraut; **Off.:** DAC; **Inhaltsst.:** Iridoidglykoside wie Aucubin*, Catepol u. Euphrosid, sowie u. a. Gerbstoffe*, Bitterstoffe*, äther. Öl; **Anw.:** (volkstüml.) bei Augenleiden, bes. Bindehaut- u. Hornhautentzündungen; bei Husten u. Schnupfen; ferner bei Gelbsucht u. als Magenmittel. **Hom.:** Euphrasia officinalis (HAB), Euphrasia officinalis ferm 33c (HAB): ganze, frische, blühende Pflanze; verordnet z. B. bei Augenentzündungen.

**Euphrasia rostkoviana:** s. Euphrasia officinalis.

**Euphrasia stricta:** s. Euphrasia officinalis.

**Euproctis chrysorrhoea:** s. Goldafter.

**Europäische Arzneimittel-Agentur:** s. EMA.

**Europäische Gemeinschaft:** s. EG.

**Europäisches Arzneibuch:** s. Arzneibuch.

**Europäische Union:** Abk. EU; gegründet im Februar 1992 mit der Unterzeichnung der Maastrichter Verträge (benannt nach der Stadt Maastricht in den Niederlanden) durch die Außen- u. Finanzminister der EG-Staaten (s. EG); nach Ratifizierung durch alle EG-Mitglieder traten die Maastrichter Verträge im November 1993 in Kraft. Ziele der EU ist die Einigung auf polit., wirtschaftl. u. sozialer Ebene u. die enge Zusammenarbeit in der Außen- u. Sicherheitspolitik. Die EU besitzt keine jurist. Persönlichkeit.

**Europäische Zulassungsagentur:** s. EMA.

**European Committee on Antimicrobial Susceptibility Testing:** s. EUCAST.

**European Medicines Agency:** s. EMA.

**European Society of Clinical Pharmacy:** s. ESCP.

**Europium:** Symbol Eu; CAS-Nr. 7440-53-1; $A_r$ 151.96; OZ 63; D. 5.243; Schmp. 826 °C; Sdp. 1439 °C; silbrig glänzendes, zu den Lanthanoiden* gehörendes Metall*; weich u. leicht verformbar; reagiert an der Luft unter Oxidbildung (Selbstentzündung ab 150 °C), mit Wasser unter Hydroxidbildung; leicht lösl. in verd. Mineralsäuren; **Vork.:** Best. der Minerale Monazit u. Bastnäsit; **Herst.:** Reduktion von $Eu_2O_3$ mit Lanthan*; **Anw.:** (techn.) in Moderatorstäben der Kernreaktoren, in der roten Leuchtfarbe* von Fernsehbildschirmen, Dotierung von Leuchtstoffen; **Gesch.:** 1901 erstmals in Form des Oxids $Eu_2O_3$ von Eugène Anatole Demarcay (1852–1903) isoliert.

**Eurotransplant:** Eurotransplant International Foundation; E. ist für Vermittlung und Allokation von Organspendeverfahren in Österreich, Belgien, Deutschland, Luxemburg, den Niederlanden u. Slowenien verantwortlich. Beteiligte an dieser internationalen Kooperation sind die Transplantationszentren, Gewebetypisierungslabors u. Krankenhäuser, in denen Organentnahmen stattfinden. Die wichtigste Aufgabe von Eurotransplant ist die Registrierung der Patienten, die sich für eine Transplantation eignen.

**Euryangium sumbul** Kauffm.: s. Ferula moschata.

**Euscorpius italicus** Herbst: Scorpio italicus Herbst, Scorpio europaeus L.; Europäischer Skorpion; Fam. Chactidae (Ordnung Scorpiones); Südeuropa; Lieferant von **Skorpiongift: Inhaltsst.:** Toxine*, Enzyme* u. Amine*. **Hom.:** Scorpio europaeus: verwendet wird die Tinktur aus dem ganzen, zerriebenen Tier.

**Euspongia officinalis** L.: Meerschwamm; (zoolog.) Fam. Spongiidae; Lieferant von **Spongia marina:** Badeschwamm; das elastisch-weiche, entfleischte, saugfähige Skelett des Meeresschwamms; Hauptgewinnungsgebiete Mittelmeer u. Westindien; **Inhaltsst.:** Spongin, ein Skleroprotein*, das die Aminosäuren Arginin, Glycin, Lysin, Serin, Valin u. Cystin sowie 0.4–0.5 % Brom u. 0.5–1.2 % Iod enthält, ferner als Einlagerungen mikroskop. kleine Kieselsäure- u. Kalkkristalle. **Hom.:** Euspongia officinalis (HAB), Spongia: gerösteter Meerschwamm (mind. 0.4 % Iod); verordnet z. B. bei Heiserkeit mit nächtl., trockenem Husten, Struma*.

**Eutektikum:** inniges feinkristallines Gemenge zweier od. mehrerer (in flüssigem, nicht aber in festem Zustand miteinander mischbarer) Stoffe von konstanter Zusammensetzung u. dem nied-

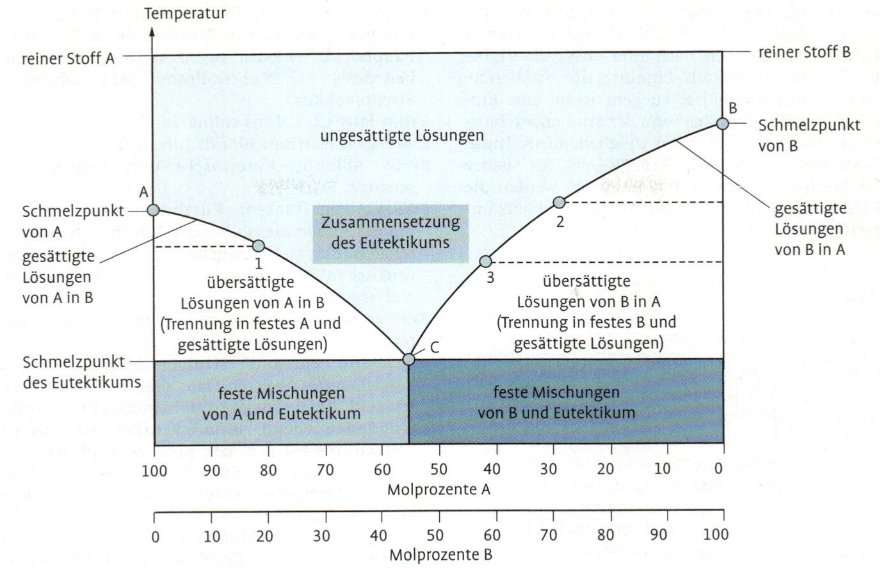


**Eutektikum:** Abscheidung reiner Stoffe ohne Verbindungsbildung im Schmelzdiagramm [15]

rigsten mögl. Schmp. dieses Gemenges; löst man in einer Flüss. A einen Stoff B od. umgekehrt in Flüssigkeit B den Stoff A in steigenden Mengen, so werden die Schmp. je nach dem Gehalt an B od. A sinken. Trägt man die erhaltenen Schmp. in ein Koordinatensystem ein (s. Abb.; Ordinate: Temperatur bzw. Schmp.; Abszisse: Stoffmengenanteil als Molprozente A bzw. B), so erhält man ein Schmelzdiagramm mit 2 abfallenden Kurven, die sich schließl. in einem tiefsten Punkt, dem eutektischer Punkt (C), schneiden. Dies ist der niedrigste mögl. Erstarrungspunkt bzw. Schmp. eines Gemisches aus A u. B. Kühlt man eine Lösung der gleichen Zusammensetzung wie in Punkt 1 ab, scheidet sich beim Erreichen von Punkt 1 festes A ab, bei weiterer Abkühlung bewegt man sich entlang der Kurve A–C, bis am eutektischen Punkt C zusätzl. das Eutektikum ausfällt. Analoges gilt für eine Lsg. der Zusammensetzung 2, bei der beim Abkühlen zunächst festes B ausfällt bis sich auch hier das Eutektikum abscheidet. Unterhalb der Kurven A–C u. B–C liegt das Gebiet der übersättigten Lsg., welche instabil sind. Liegt ein Gemisch vor, dessen Zusammensetzung einem Wert auf Höhe des Punktes 3 entspricht (gestrichelte Linie), aber unterhalb der Kurve B–C liegt, fällt also solange festes B aus, bis die Zusammensetzung dem Schnittpunkt mit der Kurve B–C entspricht.

**Eutomer:** s. Verhältnis, eudismisches.

**Eutrophie:** guter Ernährungszustand des Säuglings; vgl. Dystrophie.

**eV:** (physik.) Einheitenzeichen für Elektronvolt*.

**EVA:** Abk. für Ethylenvinylacetat; s. Ethylenvinylacetat-Copolymere.

**Evakolation:** Perkolation* unter Vakuum.

**Evakuieren:** s. Vakuumapparat; Vakuumpumpen.

**Evaporation:** Verdampfung*, Verdunstung*.

**Evaporationszentrifuge:** Gerät zum schnellen u. schonenden Entfernen von Lösungsmitteln aus zur Schaumbildung neigenden Phasen*; das Lösungsmittel wird bei Niederdruck entfernt. Zur Vermeidung von Gasblasen wird gleichzeitig zentrifugiert.

**Evasion:** (pharmakokinet.) Sammelbez. für alle Prozesse, die zur Verringerung der Wirkstoffkonzentration im Blutplasma führen, umfasst Distribution*, Metabolismus* u. Exkretion (s. Elimination).

**Evawurzel:** s. Gladiolus communis (Bulbus Victorialis rotundae).

**Everolimus** (INN): 42-*O*-(2-hydroxyethyl)-Rapamycin; {1*R*,9*S*,12*S*[1′*R*(1″*S*,3″*R*)]15*R*,16*E*,18*R*,19*R*,21*R*; 23*S*,24*E*,26*E*,28*E*,30*S*,32*S*,35*R*} - 1,18 - Dihydroxy - 12 - {2 - [4 - 2(hydroxyethyl) - 3 - methoxycyclohexyl] - 1-methylethyl}-1,9,30-dimethoxy-15,17,21,23,29, 35-hexamethyl-11,36-dioxa-4-azatricyclo[30.3.1.04,9] - hexatriaconat - 16,24,26,28 - tetraen-2,3,10,14,20-penton; CAS-Nr. 159351-69-6; $C_{53}H_{83}NO_{14}$; $M_r$ 958.25; **Wirk.:** Immunsuppressivum*; chem. unterscheidet sich E. nur in einer Seitenkette des Cyclohexanrings von Sirolimus*; beide hemmen die Proliferation von Antigen-aktivierten T-Lymphozyten; **Ind.:** **1.** Immunsuppression zur Proph. der Transplantatabstoßung nach Nieren- u. Herztransplantation; **2.** fortgeschrittenes Nierenzellkarzinom, bei dem es während od. nach einer gegen VEGF* gerichteten Ther. zu einer Krankheitsprogression kommt; **UAW:** Hyperlipidämie, Leukopenie, Infektionen, Wechselwirkungen mit CYP3A4-Inhibitoren u. -Induktoren; **Dos.:** p. o. **1.** Proph. der Transplantatabstoßung: 2×0.75 mg/d (initial); **2.** Nierenzellkarzinom: 1×10 mg/d.

**evidence based medicine:** s. Medizin, evidenzbasierte.

**Evidenzgrad:** (engl.) *level of evidence*; Evidenzstufe, Evidenzklasse; hierarchische Ordnung externer Evidenz (von Studien) nach ihrer Aussagekraft; beurteilt die grundsätzl. Eignung des Studiendesigns, valide Ergebnisse zu generieren; eine Einschätzung der klin. Relevanz der Studienergebnisse anhand des E. ist nicht möglich. **Einteilung:** Nach Empfehlungen der AHCPR (Abk. für Agency for Health Care Policy and Research) werden die Evidenzgrade I a bis IV nach fallender Evidenz unterschieden (s. Tab.).



**Evidenzgrad**

| Grad | Art der Evidenz |
|---|---|
| I a | wenigstens eine systematische Übersichtsarbeit auf der Basis methodisch hochwertiger kontrollierter, randomisierter Studien |
| I b | wenigstens eine ausreichend große Übersichtsarbeit auf der Basis methodisch hochwertiger kontrollierter, randomisierter Studien; wenigstens eine ausreichend große, methodisch hochwertige randomisierte klinische Studie |
| II a | wenigstens eine hochwertige Studie ohne Randomisierung |
| II b | wenigstens eine hochwertige Studie eines anderen Typs einer quasi-experimentellen Studie |
| III | mehr als eine methodisch hochwertige nicht-experimentelle Studie |
| IV | Meinungen und Überzeugungen von angesehenen Autoritäten (aus klinischer Erfahrung); Expertenkommissionen; beschreibende Studien |

**Evodiae fructus:** s. Evodia rutaecarpa.

**Evodia rutaecarpa (Juss.) Benth.:** chines. Wu zhu yu, Stinkeschenfrüchte; Fam. Rutaceae; Stpfl. von **Evodiae fructus:** eine in der TCM gebräuchl. Fruchtdroge; **Inhaltsst.:** Alkaloide* mit Indolo (2′,3′:3,4)pyrido(2,1-b)chinazolin-Grundgerüst (u. a. Evodiamin, Rutaecarpin) sowie Chinolonalkaloide (u. a. Evocarpin) u. Bitterstoffe wie z. B. Limonin* (=Evodol); **Wirk.:** Rutaecarpin zeigt im Tierversuch eine uterustonisierende Wirkung; Evodiamin wirkt blutdrucksenkend; **Anw.:** in der TCM u. a. bei Erbrechen, Hypertonie, Gastritis, Magenschmerzen.

**Evolution:** **1.** (biol.) Veränderung des Eigenschaftsgefüges von Lebewesen in der Generationenfolge, die sich in Populationen vollzieht. **2.** (chem.) allmähl. Entstehung von Biomolekülen auf der Urerde (vor dem Einsetzen der biol. Evolution) aus den Komponenten der Uratmosphäre u. der Urmeere (Ursuppen).

**Evonymus atropurpurea:** s. Euonymus atropurpurea.

**Evonymus europaea:** s. Euonymus europaea.

**Evosin:** Parmycin; antibiot. wirkendes Gemisch aus Flechten (Usneaceae u. Parmeliaceae; s. Lichenes); hauptsächl. wirksam gegen Mycobacterium* tuberculosis (s. Tuberkulose), Staphylokokken, Streptokokken.

**Evum lens L.:** s. Lens culinaris.

**E-Wert:** s. Natriumchloridäquivalent.

**EWG:** Abk. für Europäische Wirtschaftsgemeinschaft; s. EG.

**EWR-Vertragsstaaten:** Kurzbez. für Vertragsstaaten des Abkommens über den Europäischen Wirtschaftsraum; zu ihnen gehören die Staaten der Europäischen* Union sowie Island, Liechtenstein u. Norwegen.

**examaratus:** f: examarata, f: examaratum; entbittert.

**Exanthem:** entzündl. Hautausschlag auf großen Bereichen der äußeren Haut mit einem bestimmten zeitl. Ablauf (Beginn, Höhepunkt, Ende), währenddessen versch. Effloreszenzen* hervortreten können; die klass. E. der Kindheit sind Masern*, Röteln*, Scharlach*, Exanthema subitum u. Erythema infectiosum acutum. Vgl. Arzneimittelexantheme; Enanthem.

**Exazerbation:** Verschlimmerung, Steigerung, Wiederaufbrechen einer Krankheit, z. B. bei Tuberkulose*.

**Excipial® Hydrocreme:** hydrophile Creme (O/W-Typ); 66 % Wasser, 33 % Lipide; ohne Duftstoffe; **Best.:** gereinigtes Wasser, Paraffinum* liquidum, Ethylhexyl Stearat, Ethylenglykolpalmitat, Glycerylstearat, Cetylpalmitat*, PEG-40-monostearat, Dimeticon*, Steareth-2-PEG-8 Distearat, Triclosan*, Chlorhexidindihydrochlorid*, Natriumedetat*; **Anw.:** zur Regeneration u. Pflege von normaler Haut u. Mischhaut; Rezeptiergrundlage.

**Excipial® Lipocreme:** Fettcreme, lipophile Creme (W/O-Typ); 43 % Wasserphase, 54 % Lipidphase; **Best.:** gereinigtes Wasser, Paraffinum* liquidum, Paraffin, Sorbitan Isostearat, Petrolatum, Sorbitanmonolaurat, PEG-25 Hydrogenated Castor Oil, Ricini oleum hydrogenatum (s. Ricinus communis), Cera Alba (s. Wachse), Polysorbat* 20, Magnesiumsulfat, Stearinsäure*, Triclosan*, Chlorhexidindihydrochlorid*, Amyl Cinnamal, Benzoesäurebenzylester*, Benzylsalicylat, Limonen*, Alpha-Isomethyl Ionone, Parfum; **Anw.:** zur Pflege u. zum Schutz von trockener, empfindl. Haut; Rezeptiergrundlage.

**Excipial® Liposalbe:** ambiphile Fettbase; wasserfreie Absorptionssalbengrundlage mit ambiphilen Eigenschaften nach unterschiedl. Wasserzusatz; **Best.:** Petrolatum, PEG-40 Sorbitanperoleat, PEG-40-stearat, Polysorbat* 80; **Anw.:** als Grundlage für die magistrale Rezeptur (s. Magistralformeln); zur Hautpflege, auch für extrem trockene Haut.

**Excipienten:** s. Hilfsstoffe.

**Exemestan (INN):** 6-Methylenandrosta-1,4-dien-3,17-dion; CAS-Nr. 107868-30-4; $C_{20}H_{24}O_2$, Strukturformel: s. Abb.; $M_r$ 296.4; **Wirk.:** Zytostatikum*; steroidaler Aromatase*-Hemmer; **Ind.:** hormonabhängiges fortgeschrittenes Mammakarzinom mit Progression unter antiestrogener Behandlung bei Frauen nach der Menopause; **WW:** mit estrogenhaltigen Arzneimitteln; **UAW:** u. a.

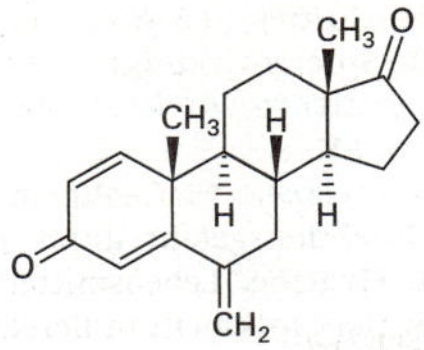

**Exemestan**

Hitzewallung, Übelkeit, Müdigkeit, Schwindel; **Dos.:** 1×25 mg/d p. o. nach dem Essen; HWZ 24 h.

**Exenatide** (INN): CAS-Nr. 141758-74-9; $C_{184}H_{282}N_{50}O_{60}S$; $M_r$ 4186.57; synthet. Form des Peptidhormons Exendin-4 (natürl. Vork. im Speichel der nordamerikan. Krustenechse Heloderma suspectum), dessen Aminosäurensequenz (39 Aminosäuren) dem humanen GLP*-1 weitgehend gleicht; **Wirk.:** Antidiabetikum*; Inkretinmimetikum; Agonismus am GLP-1-Rezeptor; Unterdrückung der Sekretion von Glucagon*, dadurch Verminderung des Glykogenabbaus in der Leber u. Hemmung der Gluconeogenese*, Erleichterung der Freisetzung von Insulin* bei erhöhten Blutglucose-Werten; zudem hemmende Wirk. auf die Magenmotorik, dadurch antihyperglykämisch; hemmender Einfluss auf Appetit u. Essverhalten, daher Gewichtsreduktion im Vergleich zu Insulin-Liberatoren wie Sulfonylharnstoffen* od. Gliniden; **Ind.:** Diabetes mellitus Typ 2 in Kombination mit Metformin* u./od. Sulfonylharnstoff bei unzureichendem Therapieerfolg mit oralen Antidiabetika; **Kontraind.:** Diabetes mellitus Typ 1, Diabetes mellitus Typ 2 mit B-Zell-Versagen; **WW:** durch die verzögerte Magenentleerung v. a. mit Kontrazeptiva u. Antibiotika; **UAW:** v. a. gastrointestinal (Übelkeit, Erbrechen, Diarrhö), Hypoglykämie (bei Kombination mit einem Sulfonylharnstoff), selten Pankreatitis; **Dos.:** s. c. 2×5 µg/d für mind. 1 Monat; danach 2× bis zu 10 µg/d; HWZ 2.4 h. Vgl. Liraglutid.

**exergon:** exergonisch; Bilanz einer Reaktion, bei deren Ablauf Energie* freigesetzt wird; vgl. endergon; exotherm; Gibbs-Helmholtz-Gleichung.

**Exine:** (bot.) äußere, sehr widerstandsfähige Haut des Pollenkorns*; weist artspezif. Oberflächenstrukturen auf (u. a. glatt, gewarzt, stachelig); besteht im Unterschied zur Intine* v. a. aus bestimmten Polyterpenen*, den Sporopolleninen.

**Exitus:** Tod; Exitus letalis: tödl. Ausgang einer Krankheit. Vgl. Mors.

**Exklusivprivilegien:** s. Apothekenwesen.

**Exkrement:** Ausscheidung i. S. von Kot*, Harn*.

**Exkret:** s. Sekret; Exkretionsgewebe.

**Exkretion:** **1.** (pharmakokinet.) s. Elimination; **2.** (bot.) s. Exkretionsgewebe.

**Exkretionsgewebe:** pflanzl. Ausscheidungsgewebe; Exkrete sind Produkte des Sekundärstoffwechsels (vgl. Metaboliten, sekundäre) wie äther. Öle, Calciumoxalat*, Gerbstoffe*, Milchsaft*, Harze*, Phytomelan*, die vom E. gebildet u. dann entweder im Zellraum (s. Idioblast) od. außerhalb von diesem in Interzellularen* (Milchröhren*, Ölgänge, Ölbehälter) od. unter die Cuticula (Drüsenhaare) ausgeschieden werden; eine Unterscheidung zw. pflanzl. Sekreten u. Exkreten ist wenig sinnvoll; **Ölzellen:** Idioblasten* (Ölidioblasten), die äther. Öl akkumulieren; ihre Zellwände sind auf der Innenseite durch eine Korkschicht (s. Phellem) abgedichtet; charakterist. für Lauraceae (z. B. Cinnamomum), Illiciaceae, Myristicaceae, Aristolochiaceae (Asarum), Piperaceae, Arecaceae (Acorus), Zingiberaceae; bei Poaceae lang gestreckt. **Lysigene Ölbehälter:** Exkretzellen degenerieren u. lösen sich auf; charakteristisch z. B. für Rutaceae (z. B. Ruta, Citrus). **Schizogene Ölbehälter:** Ölgänge; Interzellularraum entsteht durch Auflösung der Mittellamelle u. Auseinanderweichen der Exkretzellen (Bildung eines Drüsenepithels); kugelige, schizogene Ölbehälter sind charakterist. für Myrtaceae (z. B. bei Syzygium, Pimenta), Hypericaceae, Cupressaceae (z. B. Juniperus); lang gestreckte schizogene Ölgänge sind charakterist. für Pinaceae, Apiaceae (in Früchten u. Wurzeln), Asteraceae, (z. B. Infloreszenzgewebe, Wurzeln). **Drüsenhaare:** D. liegen an der Oberfläche des Pflanzenkörpers; die Exkretzellen scheiden ihr äther. Öl durch die Zellwand unter die Cuticula ab, die sich dabei etwas von der Zellwand abhebt; charakterist. sind die Drüsenschuppen der Lamiaceae (Labiatendrüsenschuppen) u. Asteraceae (Compositendrüsenschuppen).

**Exkretzellen:** s. Exkretionsgewebe.

**Exoamylase:** s. Amylasen.

**Exocarpium Mali domesticae:** s. Malus domestica.

**Exodermis:** Abschlussgewebe* der Wurzel* nach Verlust der Rhizodermis*.

**Exoenzyme:** **1.** Enzyme*, welche die Substratmoleküle vom Ende her abbauen, z. B. β-Amylase (s. Amylasen), Exonucleasen (s. Nucleasen), Exopeptidasen (s. Proteasen); vgl. Endoenzyme; **2.** früher syn. Bez. für Ektoenzyme.

**exogen** (gr. ex aus, außen; genesis Entstehung): außen entstanden od. entstehend, von außen eingeführt; im Ggs. zu endogen*.

**Exogonium purga:** s. Ipomoea purga.

**Exogonsäure:** s. Glykoretine.

**Exokarp:** s. Fruchtformen.

**Exon:** codierender Bereich eines eukaryot. Gens*, der in der mRNA* repräsentiert ist u. in ein Protein* translatiert wird; versch. Exons sind durch Introns* unterbrochen. Erst auf der Stufe der mRNA-Bildung werden die versch. Exons beim Spleißen* miteinander kombiniert.

**Exon-Intron-Übergang:** Konsensussequenz, die an 5′- u. 3′-Spleißstellen als Signal für das Spleißen von nucleären, Protein codierenden precursor-mRNAs vieler Eukaryoten dient; vgl. Intron.

**Exonucleasen:** s. Nucleasen.

**Exopeptidasen:** s. Proteasen.

**Exophthalmus:** ein- od. beidseitiges Hervortreten des Augapfels aus der Orbita mit Bewegungseinschränkung; **Formen:** **1.** intermittierender E. inf. Varizenbildung; **2.** pulsierender E. durch arteriovenöses Aneurysma* od. Läsion der Arteria carotis interna; **3.** tumorbedingter E.; **4.** Teilsymptom der endokrinen Ophthalmopathie (Autoimmunkrankheit der Augenmuskeln u. des orbitalen Bindegewebes bei Basedow-Krankheit; s. Thyroiditis); **5.** E. bei Verletzungen der Orbita u. des vorderen Schädels; **6.** E. bei retrobulbären Entzündungen (Tenonitis, Zellgewebeentzündung); **7.** E. bei Schädelfehlbildungen; **8.** Scheinexophthalmus bei hochgradiger Myopie* od. kindl. Glaukom*; **9.** E. paralyticus durch äußere Augenmuskellähmung.

**Exosmose:** s. Osmose.

**Exosphäre:** s. Erdatmosphäre.

**Exosporen:** Ektosporen; durch Abschnürung od. Ablösung von Zellen entstandene Keime; s. Sporen.

**exotherm:** exothermisch; Bilanz einer Reaktion, die unter Wärmeabgabe erfolgt (positive Wärmetönung); vgl. endotherm; exergon.

**Exotoxine:** s. Toxine.

**Exozytose:** Export von Substanzen aus Zellen* in Vesikeln od. speziellen Vakuolen (Exosomen), die mit der Zellmembran* verschmelzen u. ihren Inhalt nach außen entleeren; z. B. Antransport von Substanzen in Golgi-Vesikeln (s. Golgi-Körper) für die Zellwandsynthese sowie Freisetzung von Neurotransmittern*; umgekehrte Endozytose*. Vgl. Transzytose.

**Expektoranzien:** Auswurf fördernde Mittel; E. verstärken die physiol. Expektoration durch direkte od. reflektor. Steigerung der Bronchialsekretion od. durch Verringerung der Viskosität des Bronchialsekrets. Die therap. Bedeutung ist umstritten, die Anw. jedoch sehr häufig. Sie sollten im Allg. nicht mit Antitussiva* (indiziert nur bei trockenem Reizhusten) kombiniert werden. **Einteilung:** nach Wirkungsmechanismus: **1. Sekretolytika:** Mukolytika; bewirken eine Verflüssigung des Bronchialsekrets, z. B. anorganische Salze (Ammoniumchlorid), Saponindrogen (Primulae radix, Hedera helix), Acetylcystein*, Ambroxol*, Bromhexin*, Carbocistein*, Guaifenesin*, Dornase* alfa; **2. Sekretomotorika:** verstärken den Abtransport des Bronchialschleims, z. B. Ätherischöl-Drogen (z. B. Eucalypti aetheroleum, Thymi aetheroleum; vgl. Aetherolea, Tab. 1 dort), die auch antibakteriell wirken, u. Kaliumiodid; **3. Broncholytika*:** haben expektorationsfördernde Wirkungskomponenten (z. B. Beta-2-Sympathomimetika); **4. Mucilaginosa:** überziehen die entzündeten Schleimhäute mit einer Schutzschicht: schleimhaltige Drogen (z. B. Althaeae radix, Trigonellae foenugraeci semen sowie Species pectorales u. a. Zuber.; s. Schleimdrogen, Tab. dort).

**Explosion:** chem. außerordentl. schnelle, schlagartig ablaufende Reaktion*, verbunden mit enormer Drucksteigerung durch gebildete heiße Gase.

**Explotab®:** Carboxymethylstärke-Natrium Type A Ph.Eur.6, Sodium Carboxymethyl Starch NF; Natriumglykolat der Kartoffelstärke; CAS-Nr. 9063-38-1; $M_r$ 500 000–1 000 000; ca. 25 % der Glucose-Anteile sind carboxymethyliert; Substitutionsgrad 0.18–0.25 (entspr. den Anforderungen der NF für Sodium Starch Glykolate); weißes Pulver mit mittelmäßigen Fließeigenschaften, der Korngrößenbereich entspricht dem der Kartoffelstärke, mittlere Korngröße 35–45 µm; Wassergehalt (1 h, 105 °C) max. 10 %; Schüttdichte 1.4; Stampfdichte 1.06; Gehalt an Natrium (als Na-Stärkeglykolat) 2.8–4.2 %, an Natriumchlorid max. 7 %; Viskosität 100 mPa · s (2 %ige Lösung); E.-Körnchen nehmen ca. 300 % Wasser auf; Iodreaktion positiv; **Anw.:** Tablettensprengmittel (0.5–8 %; höhere Zusätze verringern die Sprengwirkung).

**Expositionsäquivalente für krebserzeugende Arbeitsstoffe:** s. EKA.

**Expositionsprophylaxe:** Maßnahmen zur Verringerung der Infektionsgefahr durch die Umwelt; z. B. persönl. Hygiene, Lebensmittelhygiene, Beachten der Hygienevorschrift in Bereichen mit Gefahr der Übertragung infektiöser Erkrankungen (Sanitärbereich, Sauna), Desinfektion*, Isolierung von Erkrankten u. deren Kontaktpersonen od. Quarantäne*. Vgl. Dispositionsprophylaxe.

**Expression:** s. Genexpression.

**Expressionsfaktoren:** Phagen od. Plasmide*, die durch Einbau von cDNA-Molekülen (s. DNA) in Vektoren* entstehen u. eine wirkungsvolle Expression der cDNA in Wirtszellen (z. B. E. coli) ermöglichen.

**Exsiccantia:** austrocknende Mittel.

**Exsikkator:** luftdicht abschließbares Glasgefäß zum Trocknen von Chemikalien u. Drogen; gefüllt mit hygroskop. Stoffen, z. B. ungelöschtem Kalk, Orangegel, Calciumchlorid*, geglühtem Natriumsulfat*, Kaliumcarbonat* od. konz. Schwefelsäure*; Gefäßrand u. Deckel sind plangeschliffen u. werden zur Abdichtung mit Vaseline eingefettet. Auch heizbare E. u. Vakuum-E. (s. Abb.) sind in Gebrauch.

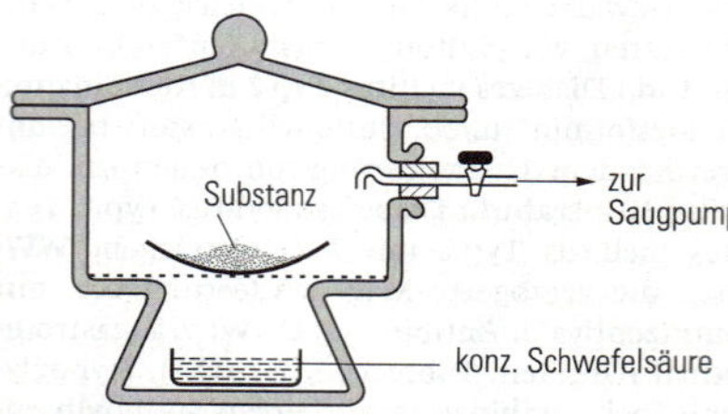


**Exsikkator:** Funktionsprinzip eines Vakuumexsikkators [15]

**Exsikkose:** s. Dehydratation.

**Exstirpation:** operative komplette Entfernung eines (kranken) Organ(teils), z. B. eines gut abgegrenzten Tumors.

**Exsudat** (lat. sudare schwitzen): durch Entzündung* bedingter Austritt von Flüssigkeit u. Zellen aus den Blut- u. Lymphgefäßen; je nach Zusammensetzung serös, serös-eitrig, fibrinös, hämorrhag. od. jauchig. Vgl. Transsudat.

**Extensometer:** s. Spreitung.

**Externa:** äußerl. anzuwendende Arzneimittel, z. B. Salben, Cremes*.

**Extinktion:** früher verwendete Bez. für (Licht-)Absorption*.

**Extinktionskoeffizient:** s. Absorptionskoeffizient.

**Extracta:** Extrakte; Ph.Eur.6; konzentrierte, ggf. auf einen bestimmten Wirkstoffgehalt eingestellte Zuber. aus Drogen*; **Herst.:** Sämtl. Herstellungsvorgänge sind mit Apparaturen aus indifferentem Material, das gegen das Lösungsmittel u. die Drogeninhaltsstoffe beständig ist, durchzuführen. Die Herst. von E. erfolgt entweder durch **Mazeration*** (vgl. Tincturae) od. **Perkolation***. Bei der Extraktherstellung sind auch andere Methoden zulässig, sofern die erhaltenen E. in ihren Kennzahlen u.

sonstigen Eigenschaften mit den durch Perkolation od. Mazeration gewonnenen übereinstimmen. **Einteilung:** nach der Beschaffenheit: **1. Fluidextrakte:** Extracta fluida; werden mit Ethanol od. Mischungen aus Ethanol u. gereinigtem Wasser, so hergestellt, dass 1 T. Ausgangsdroge bzw. getrocknetes tierisches Material 1 T. Fluidextrakt entspricht. Art u. Konz. des verwendeten Extraktionsmittels sind anzugeben. Nach ÖAB werden Fluidextrakte entweder durch Extraktion von Drogen nach dem Perkolationsverfahren od. durch Lösen von Trockenextrakten in einer Mischung von Ethanol u. gereinigtem Wasser hergestellt. Zur Einstellung der Fluidextrakte u. Tinkturen auf einen bestimmten Wirkstoffgehalt dient folgende Formel:

$x = 100 \cdot A/a - F$

F: zu verdünnende Menge Flüssigkeit (in g); A: in F enthaltene Menge Wirkstoffe (in g); a: geforderter Gehalt (in %); x: zuzufügende Menge Lösungsmittel (in g); A reicht zur Bereitung von $100 \cdot A/a$ g Fluidextrakt (bzw. Tinktur); somit muss F mit $(100 \cdot A/a) - F$ g Lösungsmittel verdünnt werden. **2. Dünnextrakte:** Extracta tenua; teilweise eingeengte, aber noch flüssige Extrakte, meist sehr anfällig gegen Mikroorganismen; nicht offizinell; **3. Dickextrakte:** Extracta spissa; zähflüssige Extrakte, Spissumextrakte; durch Einengen erhaltene, zähflüssige od. plast. Massen, mikrobiolog. sehr anfällig; **4. Trockenextrakte:** Extracta sicca; durch Einengen u. Trocknen flüssiger Auszüge unter schonenden Bedingungen hergestellt; meist hygroskop., daher dicht verschlossen über Trockenmittel aufbewahren. Trockenextrakte sind thermoplast., d. h. sie erweichen meist schon bei gelinder Wärmezufuhr u. werden klebrig. Sie müssen daher in kaltem Zustand pulverisiert werden. Es ist zulässig, von Trockenextrakten Verreibungen mit Milchzucker im Verhältnis 1 : 1 vorrätig zu halten. Lsg. von Trockenextrakten dürfen dagegen nicht vorrätig gehalten werden. Um ein Trockenextrakt durch Auflösen des Verdünnungsmittels in der Extraktbrühe einzustellen, ermittelt man dessen Wirkstoffgehalt u. Trockenrückstand u. berechnet das zuzusetzende Verdünnungsmittel (Lactose, Dextrin od. Rohrzucker) unter der Annahme eines durchschnittl. Feuchtigkeitsgehalts von 5 % nach folgender Formel:

$x = 95 \cdot a/b - T$

a: in der Extraktbrühe enthaltene Menge Wirkstoffe (in g); b: geforderter Gehalt (in %); T: Trockenrückstand (in g); x: zuzufügende Menge Verdünnungsmittel (in g); **5. Tinkturen:** s. Tincturae.

**Extractum Absinthii:** Absinthii extractum; Wermutextrakt; Darst.: DAB, durch Extraktion von 2 T. grobgepulvertem Wermut mit einer Mischung von 3 T. Ethanol 96 % u. 12 T. Wasser; **Anw.:** Magenmittel.

**Extractum Alkannae:** s. Alkannin.

**Extractum Aloes:** Aloes extractum; Aloeextrakt; Darst.: ÖAB (bis 1996), durch Heißwasserextraktion von Aloe*; Gehalt mind. 22 % u. max. 33 % Aloin*; lösl. in warmem Wasser, verd. Ethanol od. Ethanol; **Anw.:** chron. Obstipation; cave: bei hohen Dosen Gefahr von Nierenschädigung; **Kontraind.:** Schwangerschaft, Menstruation, bei Hämorrhoiden.

**Extractum Aloes siccum:** Aloetrockenextrakt; Darst.: Ph.Helv.6, durch Mazeration* von Aloe mit Aceton; Gehalt: 18–22 % Aloin*; leicht lösl. in Ethanol (63 %); **Anw.:** s. Extractum Aloes; **Dos.:** gebräuchl. ED 0.05 g, gebräuchl. TD 0.1 g.

**Extractum Aloes siccum normatum:** Aloes extractum siccum normatum, Extractum Aloes titratum; eingestellter Aloetrockenextrakt; Darst.: Ph.Eur.6, aus Aloe* durch Heißwasserextraktion; falls erforderl. mit Saccharose auf einen Gehalt von 19.0–21.0 % Hydroxyanthracen-Derivaten (berechnet als wasserfreies Aloin*) eingestellt; **Anw.:** s. Extractum Aloes.

**Extractum Aurantii amari fluidum:** Aurantii amari extractum liquidum normatum; Bitterorangenfluidextrakt, eingestellter Pomeranzenliquidextrakt, Pomeranzenfluidextrakt; Darst.: **1.** ÖAB, durch Perkolation* von Bitterorangenschale mit verd. Ethanol (Bitterwert* mind. 500; mit verd. Ethanol klar, mit Ethanol u. Wasser trüb mischbar); **2.** Ph.Helv., durch Mazeration* wird mit verd. Ethanol (20%) unter Weinsäurezusatz extrahiert, dann das Filtrat eingedampft u. mit Ethanol 70 % entsprechend verdünnt u. eingestellt (Bitterwirkung mind. 8 u. max. 12 Ph.Helv.-Einheiten; mit Ethanol 96 % trüb, mit Wasser klar mischbar); **Anw.:** Stomachikum*, Aromatikum. Vgl. Citrus aurantium (Aurantii amari epicarpium et mesocarpium).

**Extractum Belladonnae:** Belladonnae extractum; Belladonnaextrakt, Tollkirschenextrakt; Darst.: ÖAB, durch Perkolation* von Tollkirschenblättern mit verdünntem Ethanol; Gehalt: 1.40–1.60 % Alkaloide (berechnet als Hyoscyamin*); braunes, hygroskop., stark bitter schmeckendes Pulver; lösl. in Wasser od. verd. Ethanol, unlösl. in Ethanol 90 %; **Inkomp.:** alkal. Stoffe, Gerbstoffe*, Iod; **Anw.:** Spasmolytikum*; **Dos.:** 0.01–0.025 g; EMD 0.05 g, TMD 0.15 g. Vgl. Atropa belladonna.

**Extractum Belladonnae siccum normatum:** Belladonnae folii extractum siccum normatum Ph.Eur.6; eingestellter Belladonnatrockenextrakt; Herst.: Perkolation* der Blätter von Atropa* Belladonna nach DAB mit Ethanol 70 % (V/V); nach Ph.Helv. mit einer Ethanol-Aceton-Mischung; Ph.Eur.6: Extrakt wird aus der Droge u. Ethanol 70 % nach einem geeigneten Verfahren hergestellt; Gehalt: 1.30–1.45 % (DAB), 0.95–1.05 % (Ph.Helv.), 0.95–1.05 % (Ph.Eur.6) Alkaloide, berechnet als Hyoscyamin*; **Anw.:** s. Extractum Belladonnae.

**Extractum Betae vulgaris:** sprühgetrockneter Saft der Roten Rübe; s. Beta vulgaris ssp. vulgaris var. conditiva.

**Extractum Capsici:** Paprikaextrakt, Cayennepfefferextrakt; Darst.: ÖAB, durch Perkolation* von Paprika bzw. Cayennepfeffer mit Aceton; Gehalt mind. 2.5 % Capsaicin*; viskose rote Flüss.; mit Fetten, fetten Ölen od. Vaselin mischbar; mit Ethanol teilweise, mit Wasser nicht mischbar; **Anw.:** früher bei Verdauungsschwäche, äußerl. als antirheumat. Einreibung. Vgl. Capsicum frutescens.

**Extractum Capsici acris spissum normatum:** eingestellter Cayennepfefferdickextrakt; Herst.: DAC, durch Mazeration od. Perkolation von zerkleinertem Cayennepfeffer mit Ethanol 80 %; Gehalt an Capsaicinoiden: 2.0–2.4 % (berechnet als Capsaicin*); rotbraune, zähflüssige Masse; stark haut- u. schleimhautreizend; vgl. Capsicum frutescens.

**Extractum Capsici fluidum titratum:** Capsici extractum liquidum normatum, eingestellter Cayennepfefferliquidextrakt; Darst.: Ph.Helv., wie Extractum* Capsici; ÖAB, nach dem Abdestillieren des Acetons wird Ethanol (96 %) zur Klärung zugesetzt u. neuerl. eingedampft; Einstellung auf 1.8–2.2 % Capsaicin*; mischbar mit Aceton u. Ethanol 96 %.

E

**Extractum Castaneae fluidum:** Kastanienfluidextrakt; EB, Fluidextrakt aus Roßkastanienblättern (s. Aesculus hippocastanum, Folia Hippocastani); Herst.: Perkolation von grob gepulverten Kastanienblättern mit Ethanol/Wasser (3 : 7); **Anw.:** Durchblutungsstörungen, Varizen*, venöse Stauungen; **Dos.:** 5.0 g.

**Extractum Centaurii:** Tausendgüldenkrautextrakt; Darst.: EB, zweimalige Extraktion aus Centaurii herba (s. Centaurium erythraea) mit heißem Wasser; **Anw.:** Amarum* bei Dyspepsien; **Dos.:** 0.5 g.

**Extractum Chamomillae fluidum:** s. Extractum Matricariae fluidum.

**Extractum Chamomillae fluidum normatum:** s. Extractum Matricariae fluidum normatum.

**Extractum Chinae:** Extractum Cinchonae; Chinaextrakt; Extrakt aus Cinchonae cortex (s. Cinchona pubescens); Darst.: ÖAB, Perkolation* mit einem Ethanol/Wasser-Gemisch unter Zusatz von Ameisensäure* (leicht flüchtig beim Eindampfen); Alkaloid-Gehalt 15.8–16.2 % (berechnet als äquimolekulares Gemisch von Chinin* u. Cinchonin*); **Inkomp.:** alkal. reagierende Stoffe, Eisensalze, Gerbstoffe, Iod, Iodide; **Anw.:** Amarum*; **Dos.:** 0.2 g.

**Extractum Chinae fluidum:** Extractum Cinchonae fluidum; Chinafluidextrakt; Darst.: ÖAB, durch Perkolation* von Cinchonae cortex (s. Cinchona pubescens) mit einem Gemisch aus Ethanol u. gereinigtem Wasser unter Zusatz von Ameisensäure*; Ethanol-Gehalt: mind. 40 % (V/V); Alkaloid-Gehalt: 4.4–4.6 % (berechnet als äquimolekulares Gemisch von Chinin* u. Cinchonin*); **Inkomp.:** s. Extractum Chinae; **Anw.:** s. Extractum Chinae; **Dos.:** 0.5–1.0 g.

**Extractum Chinae fluidum normatum:** s. Extractum Cinchonae fluidum normatum.

**Extractum Chinae spirituosum:** weingeistiger Chinaextrakt; Darst.: DAB, durch Mazeration* von 1 T. grobgepulverter Chinarinde (s. Cinchona pubescens, Cinchonae cortex) mit 10 T. Ethanol (70 %).

**Extractum Cinchonae:** s. Extractum Chinae.

**Extractum Cinchonae fluidum:** s. Extractum Chinae fluidum.

**Extractum Cinchonae fluidum normatum:** Cinchonae extractum fluidum normatum, Extractum Chinae fluidum normatum; eingestellter Chinarindenfluidextrakt; Darst.: Ph.Eur.6, Extraktion aus Cinchonae cortex (s. Cinchona pubescens) mit 30–90 % Ethanol od. mit einer Mischung von verd. HCl, Ethanol (96 %), Glycerol u. Wasser (1 : 2 : 5 : 20 V/V/V/V); **Gehalt:** 4–5 % Gesamtalkaloide (davon 30–60 % vom Chinin-Typ); **Anw.:** s. Extractum Chinae fluidum.

**Extractum Cinchonae siccum titratum:** Cinchonae extractum siccum normatum; eingestellter Chinaextrakt; Darst.: Ph.Helv., Perkolation* von Cinchonae cortex (s. Cinchona pubescens) mit einer Mischung aus Ethanol-Wasser-Ameisensäure (Verhältnis 4.6 : 5.0 : 0.4); Gehalt: 18.0–22.0 % Gesamtalkaloide (berechnet als Mittelwert Chinin* u. Cinchonin*); **Anw.:** s. Extractum Chinae.

**Extractum Colae:** Kolaextrakt; Darst.: ÖAB, Perkolation* von Colae semen (s. Cola nitida) mit einem Ethanol/Wasser-Gemisch; Gehalt: 9.75–10.25 % Gesamtalkaloide; lösl. in Ethanol; **Anw.:** s. Extractum Colae fluidum; **Dos.:** 0.2–0.3 g.

**Extractum Colae fluidum:** Kolafluidextrakt; Darst.: ÖAB2010, durch Auflösen des Trockenextrakts (Extractum* Colae) in einer Mischung aus 39 T. Ethanol u. 46 T. gereinigtem Wasser; Gehalt: 1.4–1.6 % Gesamtalkaloide; Alkohol-Gehalt mind. 48 % (V/V); mit verd. Ethanol klar mischbar; die frühere Anw. als Anregungsmittel bei Abgespanntheit, Appetitlosigkeit u. als Tonikum* ist obsolet. Vgl. Cola nitida.

**Extractum Condurango fluidum:** Condurango extractum liquidum; Kondurangofluidextrakt; Darst.: ÖAB, Ph.Helv., Perkolation* von Condurango cortex (s. Marsdenia condurango) mit einem Ethanol/Wasser-Gemisch (Verhältnis 1 : 3); Glykosid-Gehalt: mind. 0.4 % (m/m); Ethanol-Gehalt mind. 25 % (V/V); mit der gleichen Menge verd. Ethanol klar mischbar; Condurangin fällt in der Wärme aus, daher Extraktion der Droge bei Zimmertemperatur. Anw. früher bei Gastritis u. Appetitlosigkeit.

**Extractum Crataegi fluidum:** Weißdornfluidextrakt; Darst.: DAB, aus Weißdornblättern u. Blüten (s. Crataegus-Arten, Crataegi folium cum flore) u. Ethanol 70 % (V/V), vorzugsweise durch Perkolation*; Flavonoid-Gehalt 0.5 % (berechnet als Hyperosid*); **Anw.:** leichtes Herztonikum.

**Extractum Crataegi folii cum flore siccum:** s. Crataegi folii cum flore extractum siccum.

**Extractum Crataegi siccum normatum:** eingestellter Weißdorntrockenextrakt; Darst.: Ph.Helv., Perkolation* von Weißdornblättern mit Blüten mit einer Mischung aus 2/3 Ethanol u. 1/3 Wasser, mit Lactose auf vorgeschriebenen Gehalt eingestellt; Flavonoid-Gehalt: 0.8–1.2 % (berechnet als Hyperosid*); **Inkomp.:** alkal. reagierende Stoffe, Eisensalze, Säuren; **Anw.:** leichtes Herztonikum. Vgl. Crataegi folii cum flore extractum siccum; Crataegus-Arten.

**Extractum Crategi folii cum flore fluidum quantificatum:** s. Crataegi folii cum flore extractum fluidum quantificatum; Crataegus-Arten (Crataegi folium cum flore).

**Extractum Faecis:** Hefe-Trockenextrakt; DAB, ÖAB, der aus Presshefe (s. Faex) nach Selbstverdauung gewonnene, mit gärunfähiger Trockenhefe versetzte u. zur Trocknung eingedampfte Extrakt; **Anw.:** Hautkrankheiten, Verdauungsbeschwerden; früher Pillengrundmasse.

**Extractum Faecis spissum:** Hefe-Dickextrakt; DAB, der aus entbitterter Bierhefe od. Presshefe (s.

Faex) nach Selbstverdauung gewonnene Dickextrakt.

**Extractum Fellis Bovis:** s. Fel Tauri.

**Extractum Filicis maris:** Extractum filicis siccum; Wurmfarnextrakt, Farnextrakt; früher als Bandwurmmittel angewendeter Extrakt aus Wurmfarnwurzel (s. Dryopteris filix-mas, Rhizoma Filicis) nach Ph.Helv.; vgl. Anthelmintika.

**Extractum filicis siccum:** s. Extractum Filicis maris.

**Extractum Frangulae:** Extractum frangulae siccum; Faulbaumextrakt; Darst.: ÖAB, Perkolation* von Faulbaumrinde (s. Rhamnus frangula, Frangulae cortex) mit verd. Ethanol; Gehalt: mind. 7.5 % Anthracenderivate (berechnet als 1,8-Dihydroxyanthrachinon); in verd. Ethanol klar löslich; **Anw.:** Laxans* bei chron. Obstipation; **Dos.:** 0.2–0.5 g.

**Extractum Frangulae fluidum:** Faulbaumfluidextrakt; Darst.: ÖAB, durch Auflösen von 33 T. Faulbaumextrakt (s. Extractum Frangulae) in 78 T. verd. Ethanol; Gehalt an Anthracenderivaten: mind 2.5% (berechnet als 1,8-Dihydroxyanthrachinon); Ethanol-Gehalt: mind. 50 % (V/V); **Anw.:** Laxans* bei chron. Obstipation; **Dos.:** 0.5–2.0 g. Vgl. Rhamnus frangula (Frangulae cortex).

**Extractum frangulae siccum:** s. Extractum Frangulae.

**Extractum Frangulae siccum normatum:** Frangulae corticis extractum siccum normatum Ph.Eur.6; eingestellter Faulbaumrindentrockenextrakt; Darst.: Ph.Helv., Perkolation* von Frangulae cortex (s. Rhamnus frangula) mit Methanol; nach dem Eindampfen wird mit Saccharose auf den vorgeschriebenen Gehalt eingestellt; Gehalt: 15.0–17.0 % Glucofranguline (berechnet als Glucofrangulin A); Ph.Eur.6, Extrakt wird aus getrockneter zerkleinerter Rinde u. Ethanol (50–80 % V/V) durch ein geeignetes Verfahren hergestellt; **Anw.:** s. Extractum Frangulae.

**Extractum Gentianae:** Enzianextrakt; Darst.: ÖAB, Perkolation* von Enzianwurzel (s. Gentiana lutea, Gentianae radix) mit verd. Ethanol; Bitterwert* mind. 40 000; in verd. Ethanol löslich; **Anw.:** bei Appetitlosigkeit, Dyspepsien; **Dos.:** 0.2 g.

**Extractum Gentianae siccum normatum:** eingestellter Enziantrockenextrakt; Darst.: Ph.Helv., durch Perkolation* von Enzianwurzel (s. Gentiana lutea, Gentianae radix) mit einer Mischung von Ethanol u. Wasser (Verhältnis 2 : 1); mit Saccharose auf einen Bitterwert* von 400–500 Ph.Helv.-Einheiten eingestellt; **Anw.:** s. Extractum Gentianae.

**Extractum Hamamelis liquidum normatum:** eingestellter Hamamelisliquidextrakt; Darst.: Ph.Helv., Perkolation* von Hamamelisblättern (s. Hamamelis virginiana) mit einer Mischung von 1 T. Ethanol 96 % u. 2 T. Wasser; Gehalt: 3.5–4.5 % Gerbstoffe; rotbraune, klare Flüssigkeit; mischbar mit Wasser, in verd. Ethanol löslich; **Anw.:** bei Venenerkrankungen, Hämorrhoiden; Kosmetik; **Dos.:** 1.0–3.0 g.

**Extractum Harpagophyti siccum normatum:** Harpagophyti extractum siccum; Teufelskrallenwurzeltrockenextrakt; Ph.Eur.6, aus Harpagophyti radix (s. Harpagophytum procumbens) durch ein geeignetes Verfahren mit Wasser od. einem wässrig-alkohol. Lösungsmittel (Ethanolkonzentration mind. 95 % V/V) hergestellt; **Gehalt:** mind. 1.5 % Harpagosid (bezogen auf das Trockengewicht); **Wirk.:** entzündungshemmend, schmerzstillend, antiödematös; **Anw.:** (med.) Appetitlosigkeit u. dyspept. Beschwerden; zur unterstützenden Ther. degenerativer Erkrankungen des Bewegungsapparates. Vgl. Harpagophytum zeyheri (Harpagophyti radix).

**Extractum Hippocastani siccum normatum:** s. Hippocastani extractum siccum normatum.

**Extractum Hydrastis fluidum:** Hydrastisfluidextrakt; Fluidextrakt aus den Rhizomen von Hydrastis* canadensis.

**Extractum Hyoscyami:** Bilsenkrautextrakt; DAB, Darst.: aus den Blättern von Hyoscyamus* niger; Gehalt: 0.47–0.55 % Hyoscyamin*; die frühere Anw. als Antineuralgikum u. Antirheumatikum sowie bei spast. Obstipation ist obsolet.

**Extractum Ipecacuanhae:** Ipecacuanhae extractum; Ipecacuanhaextrakt; Darst.: Perkolation* der Wurzel von Cephaelis* ipecacuanhae mit Ethanol 70 %; **Anw.:** selten als Emetikum*, früher auch als Expektorans*.

**Extractum Ipecacuanhae fluidum:** Ipecacuanhae extractum fluidum; Ipecacuanhafluidextrakt, Brechwurzelfluidextrakt; Darst.: DAC, Perkolation* aus 1 T. gepulverter Ipecacuanhawurzel (s. Cephaelis ipecacuanhae) u. Ethanol 70 % n. B.; Alkaloid-Gehalt: 1.9–2.1 % (berechnet als Emetin*); **Anw.:** selten als Emetikum*, früher auch als Expektorans*.

**Extractum Ipecacuanhae fluidum normatum:** s. Ipecacuanhae extractum fluidum normatum.

**Extractum Ipecacuanhae siccum normatum:** eingestellter Ipecacuanhatrockenextrakt, Brechwurzeltrockenextrakt; Darst.: **1.** DAB, nach einem für Trockenextrakte (s. Extracta) beschriebenen Verfahren der Perkolation* von Ipecacuanhae radix (s. Cephaelis ipecacuanha); **2.** Ph.Helv., durch Perkolation* mit einer Mischung von Ethanol, Wasser, Ameisensäure 25 % (48 : 11 : 1); eingestellt durch Verreiben mit Lactose od. Dextrin (DAB) bzw. Mannitol (Ph.Eur.) auf einen Alkaloid-Gehalt von 1.9–2.10 % (DAB) u. 7.5–8.5 % (Ph.Helv.), berechnet als Emetin*. **Anw.:** selten als Emetikum*, früher auch als Expektorans*.

**Extractum Liquiritiae:** Süßholztrockenextrakt, Süßholzextrakt; Darst.: ÖAB, Perkolation* von Liquiritiae radix (s. Glycyrrhiza glabra) mit einer Mischung aus gereinigtem Wasser u. Ammoniak (95 : 5); trüb lösl. in Wasser; **Anw.:** Expektorans* bei Husten; selten bei Spasmen im Gastrointestinaltrakt, Gastritis.

**Extractum Liquiritiae fluidum:** Liquiritiae extractum fluidum, Liquiritiae extractum liquidum; Süßholzfluidextrakt, Süßholzliquidextrakt; Darst.: ÖAB, Ph.Helv., Perkolation* von Liquiritiae radix (s. Glycyrrhiza glabra) mit gereinigtem Wasser u. Ammoniak (95 : 5, ÖAB; 60 : 1, Ph.Helv.) u. nachträgl. Zusatz von Ethanol; Ethanol-Gehalt: mind. 10 % (V/V); klar mischbar mit Wasser od. verd. Ethanol; **Anw.:** s. Extractum Liquiritiae.

**Extractum Liquiritiae fluidum normatum:** Liquiritiae extractum fluidum ethanolicum normatum Ph.Eur.; eingestellter Süßholzfluidextrakt; Darst.:

durch geeignete Verfahren aus pulverisierter Süßholzwurzel (s. Glycyrrhiza glabra, Liquiritiae radix) mit Ethanol 70 %; Gehalt: 4.0–5.0 % Glycyrrhizin*; **Anw.**: s. Extractum Liquiritiae; **Dos.**: 2.5 g.

**Extractum Lupuli:** Hopfenextrakt; Darst.: EB, aus mittelfein zerschnittenen Hopfenzapfen (weibl. Blütenstände) von Humulus* lupulus; **Anw.**: Tagessedativum.

E

**Extractum Malti:** Malzextrakt; wässriger, bis zur Sirupdicke od. zur völligen Trockne eingedampfter Auszug aus Malz (s. Maltum); **Inhaltsst.**: Maltose* (bis zu 70 %), Dextrin* (10–16 %), Glucose* (10–12 %), Eiweiß (4–6 %), daneben Mineralbestandteile, aktive Diastase*, Vitamine; **Anw.**: Kräftigungsmittel bes. für Kinder, bei Husten, Bronchitis; als Geschmackskorrigens.

**Extractum Matricariae fluidum:** Extractum Chamomillae fluidum, Matricariae extractum fluidum Ph.Eur.6; Kamillenfluidextrakt; Herst.: ÖAB, Perkolation* der Blütenköpfchen von Matricaria* recutita mit 250 T. verd. Ethanol, 237.5 T. gereinigtem Wasser u. 12.5 T. Ammoniak; mind. 0.3 % blaues, äther. Öl; Ethanol-Gehalt: mind. 38–53 % (V/V); mit verd. Ethanol klar mischbar; **Anw.**: äußerl. bei Dermatitis, Furunkeln, banalen Wunden, als Badezusatz; innerl. bei leichten Magen-Darm-Katarrhen, Gastritis, Enteritis.

**Extractum Matricariae fluidum normatum:** Extractum Chamomillae fluidum normatum, Matricariae extractum liquidum normatum; eingestellter Kamillenliquidextrakt; Herst.: Ph.Helv., Perkolation* von Blütenköpfchen von Matricaria* recutita mit einer Mischung aus 10 %iger Ammoniak-Lsg., Wasser u. 96 %igem Ethanol (Verhältnis 1 : 19 : 20); Gehalt: 0.12–0.18 % äther. Öl; **Anw.**: s. Extractum Matricariae fluidum.

**Extractum Opii:** Extractum Opii siccum; Opiumextrakt; Gehalt: ÖAB, Ph.Helv., 19.0–21.0 % Morphin*; in Wasser leicht lösl.; s. Opium; **Anw.**: früher bei starken Spasmen im Gastrointestinaltrakt, Gallen- u. Nierenkoliken; Ruhigstellung des Darms bei starken Diarrhöen mit spast. Zuständen; **Dos.**: 0.025–0.05 g; EMD 0.075 g, TMD 0.25 g.

**Extractum Opii siccum normatum:** Opii extractum siccum normatum; eingestellter Opiumtrockenextrakt; Gehalt: Ph.Eur.6, 19.6 %–20.4 % Morphin*, mind. 2 % Codein*, ggf. Einstellung durch Zusatz eines geeigneten Hilfsstoffs (Lactose, Dextrin); vgl. Opium.

**Extractum Passiflorae herbae siccum normatum:** s. Passiflorae herbae extractum siccum normatum.

**Extractum Pini:** fälschl. Fichtennadelextrakt; Darst.: aus dem Rückstand der Kiefernnadelöl-Destillation durch Extraktion mit Wasser u. Einengen; meist noch etwas Zugabe von äther. Öl (Fichtennadelöl); braunschwarzer, kräftig nach Harz riechender, schlecht fließbarer Extrakt, in 10 T. Wasser trübe lösl.; **Anw.**: zu kräftigenden Bädern sowie zu Pinselungen (z. B. gegen Prurigo, Herpes); **Dos.**: ca. 150–500 g auf ein Vollbad. Vgl. Pinus sylvestris

**Extractum Primulae:** Primelextrakt; Darst.: ÖAB, durch Perkolation* von Primulae radix (s. Primula veris) mit einem Gemisch aus Ethanol u. gereinigtem Wasser (1 : 1), mit Ammoniak neutralisiert; lösl. in verd. Ethanol; hämolytischer Index* 9000–11 000; **Anw.**: Expektorans*, früher bei Bronchitiden, Reiz- u. Krampfhusten. Vgl. Sirupus Primulae.

**Extractum Primulae fluidum:** Primelwurzelfluidextrakt, Primelfluidextrakt; Darst.: ÖAB, durch Lösen des Trockenextrakts (s. Extractum Primulae), in einem Gemisch von Ethanol, gereinigtem Wasser u. Glycerol; hämolytischer Index* 2700–3300; Ethanol-Gehalt: mind. 35 % (V/V); **Anw.**: s. Extractum Primulae.

**Extractum Ratanhiae siccum normatum:** eingestellter Ratanhia-Trockenextrakt; Darst.: Ph.Helv., Perkolation* von Ratanhiae radix (s. Krameria triandra) mit 54 %igem Ethanol; eingestellt mit Zucker auf einen Gehalt von 18.0–22.0 % Gerbstoff; **Anw.**: Adstringens* in Pulvern, Kapseln, Tabletten, Salben u. Suppositorien.

**Extractum Rhamni purshianae siccum normatum:** s. Rhamni purshianae extractum siccum normatum.

**Extractum Rhei:** Rhei extractum; Rhabarberextrakt; Darst.: ÖAB, Perkolation* von Rhei radix (s. Rheum officinale) mit Ethanol 70 %; Gehalt: mind. 6.5 % Anthracenderivate* (berechnet als 1,8-Dihydroxyanthrachinon); lösl. in verd. Ethanol; **Anw.**: als Laxans*; in kleinen Dosen als Stomachikum*; **Kontraind.**: (relative) Gicht, Zystitis u. Oxalurie (hoher Oxalsäuregehalt des Extrakts); **Dos.**: 0.3–1.0 g.

**Extractum Rhei siccum normatum:** Rhei extractum siccum normatum; eingestellter Rhabarbertrockenextrakt; Darst.: Ph.Helv., Perkolation* von Rhei radix (s. Rheum officinale) mit Methanol, eingestellt mit Mannitol auf einen Gehalt von 6.5–8.5 % Hydroxyanthracen-Derivate (berechnet als Rhein*); DAB, eingestellt mit Lactose od. Dextrin auf einen Gehalt von 4.0–6.0 % Hydroxyanthracen-Derivate (berechnet als Rhein); **Anw.**: s. Extractum Rhei.

**Extractum Senegae siccum titratum:** Polygalae extractum siccum normatum, eingestellter Senegatrockenextrakt; Darst.: Ph.Helv., Perkolation* von Radix Senegae (s. Polygala senega, Polygalae radix) mit Ethanol 42.5 %; hämolyt. Wirksamkeit 16–24 Ph.Helv.-Einheiten/g; Ammoniakzusatz verbessert die Löslichkeit der Inhaltsstoffe; **Anw.**: als Expektorans*.

**Extractum Sennae folii siccum normatum:** s. Sennae folii extractum siccum normatum.

**Extractum Silybi mariani siccum raffinatum et normatum:** s. Silybi mariani extractum siccum raffinatum et normatum.

**Extractum Thymi fluidum:** Thymi extractum fluidum; Thymianfluidextrakt; Darst.: **1.** DAB, Mazeration* von Thymi herba (s. Thymus vulgaris) mit einer Mischung aus 1 T. Ammoniaklösung* 10 %, 20 T. Glycerol 85 %, 70 T. Ethanol 90 % u. 109 T. Wasser; Gehalt: mind. 0.03 % Phenole* (berechnet als Thymol*); klar mischbar mit Wasser od. der gleichen Menge verd. Ethanol; **2.** ÖAB2010, die Droge wird mit einer Mischung aus Ethanol, gereinigtem Wasser u.Glycerol 85 % (2 : 2 : 1) gleichmäßig durchfeuchtet, anschließend Perkolation* mit einem Gemisch aus Ethanol u. gereinigtem

Wasser (1:4); Ethanol-Gehalt: mind. 33 %; **Anw.:** bei Bronchitis, Pertussis, Reizhusten; selten bei subaziden Gastropathien; für Mundwässer zum Gurgeln bei Gingivitis, Angina, Affektionen der Mundschleimhaut; **Dos.:** p. o. 2.0 g.

**Extractum Thymi fluidum normatum:** Thymi extractum liquidum normatum; eingestellter Thymianliquidextrakt; Darst.: Ph.Helv., Thymi herba (s. Thymus vulgaris) wird mit einer Mischung aus Ethanol 96 %, Wasser u. Glycerol 85 % (2:2:1) gleichmäßig durchfeuchtet, anschließend Perkolation* mit einer Ethanol-Wasser-Mischung (1:5); Gehalt: 0.015–0.025 % wasserdampfflüchtige Phenole* (berechnet als Thymol*); **Anw.:** s. Extractum Thymi fluidum.

**Extractum toxiferum americanum:** s. Curare.

**Extractum Trifolii fibrini:** s. Menyanthes trifoliata (Zuber.).

**Extractum Valerianae siccum:** Valerianae extractum siccum; Baldrianwurzeltrockenextrakt; Darst.: DAB, aus Valerianae radix (s. Valeriana officinalis) mit Ethanol 70 % (V/V) nach einem off. Verfahren; Droge/Extrakt-Verhältnis: 4–7:1; **Anw.:** s. Valeriana officinalis.

**Extrahieren** (lat. extraho): Herauslösen eines od. mehrerer Stoffe aus einem festen od. flüssigen Substanzgemisch (Extraktionsgut) mit einem geeigneten Lösungsmittel (Extraktionsmittel), wobei zw. dem Extraktionsmittel u. den extrahierten Stoffen mögl. keine chem. Reaktionen stattfinden sollen; als Extraktionsmittel benutzt man, je nach Löslichkeit der herauszulösenden Stoffe: Wasser, Alkohol, Ether, Chloroform, Petrolether, Tetrachlorkohlenstoff, Benzol u. a., bisweilen auch warme Fette (s. Aetherolea). Die Extraktion erfolgt durch Mazerieren, zweifach Mazerieren (bei Zimmertemperatur), Digerieren (bei ca. 35–40 °C), Schüttelmazerieren, Turboextrahieren, Ultraschallextrahieren, Infundieren, Perkolieren, Reperkolieren, Ausschütteln im Scheidetrichter od. in kontinuierl. arbeitenden Apparaten (Kolben mit Rückflusskühler, Soxhlet-Extraktionsapparat), in denen das Extraktionsgut mit immer neuem Lösungsmittel ausgezogen wird (s. Abb. 1 u. 2). **Durchführung: 1.** Behandlung des Extraktionsguts mit dem Extraktionsmittel; **2.** Trennung des mit den herausgelösten Stoffen beladenen Extraktionsmittels von dem zurückbleibenden Restgut durch Dekantieren, Filtern, Zentrifugieren; **3.** Trennung des gelösten Stoffes vom Extraktionsmittel durch Destillation od. Verdampfung; **4.** bei festen Rohstoffen Entfernung der Extraktionsmittelreste aus den Rückständen. **Flüssig-Flüssig-Extraktion:** Trennungsmethode, welche die unterschiedl. Löslichkeit von Stoffen in 2 nicht miteinander mischbaren Lösungsmitteln nutzt; Lö-

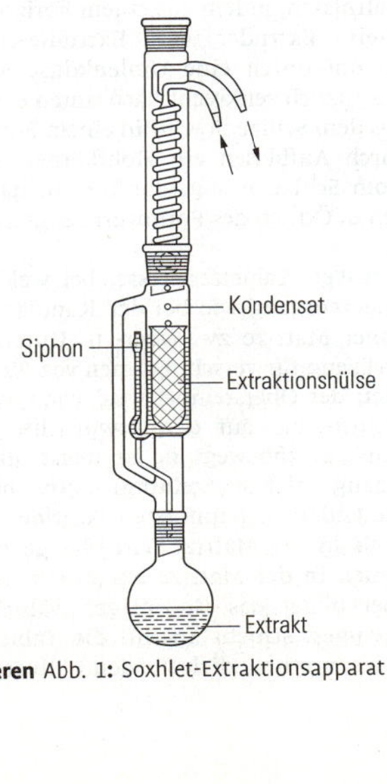


**Extrahieren** Abb. 1: Soxhlet-Extraktionsapparat

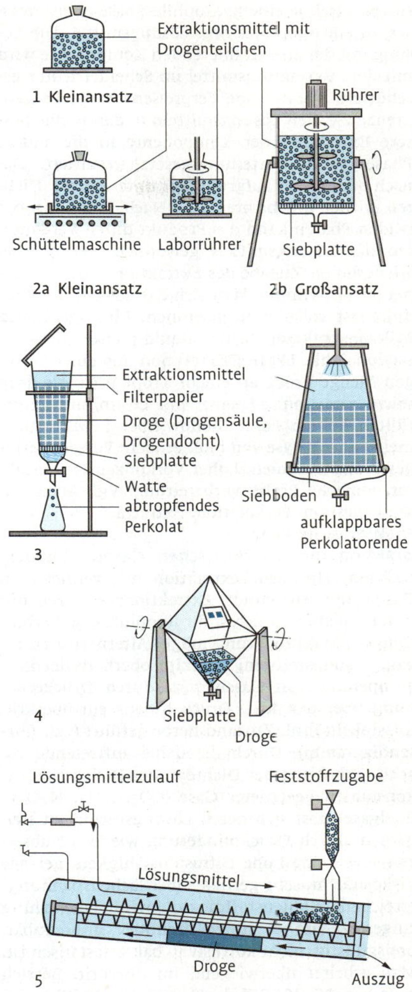


**Extrahieren** Abb. 2: versch. Extraktionsverfahren; 1: ruhende Mazeration; 2: Schüttelmazeration; 3: Perkolation; 4: Kombination von Mazeration u. Perkolation mit kubischer Perkolatoren; 5: Gegenstromextraktion

sungsmittel: je eine hydrophile Phase (meist Wasser) u. ein lipophiles org. Lösungsmittel. Die Lösung mit der zu extrahierenden Komponente wird mit dem Extraktionsmittel im Scheidetrichter geschüttelt, woraus eine Vergrößerung der Phasengrenze zw. den Lösungsmitteln u. damit eine bessere Extraktion der Komponente in die andere Phase (Nernst-Verteilungsgesetz) resultiert. Danach bilden sich aufgrund der unterschiedl. Dichten wieder 2 Schichten aus. Nach Trennung der beiden Phasen kann das Produkt durch Verdampfen des Lösungsmittels gewonnen werden. Bei wiederholter Zugabe des Extraktionsmittels u. erneuter Abtrennung lässt sich das gewünschte Produkt fast vollständig gewinnen. **Flüssig-Flüssig Mikroextraktion:** engl. liquid-phase microextraction (Abk. LPME); Extraktion aus einer geringen Menge Probe an einem Tropfen (single-drop microextraction) od. einer mit Lösungsmittel gefüllten hohlen Faser (hollow-fiber LPME); Anw. meist zur Analyse von biol. Proben; Vorteil: geringes Probenvolumen, hoher Vorkonzentrationsfaktor, einfache Probenvorbereitung. Vgl. Mazeration; Digestion; Perkolation; Extracta.

**Extrakte:** s. Extracta.

**Extraktion mit überkritischen Gasen:** Fluidextraktion; Hochdruckextraktion mit verdichteten Gasen; umweltfreundl. Extraktionsverfahren mit unterschiedl. Gasen bes. für lipophile org. Verbindungen, Fraktionierung mögl.; Alternative zu organ. Lösungsmitteln; **Prinzip:** oberhalb der krit. Temperatur von Gasen wird durch Druckerhöhung über den krit. Druck hinaus ein überkrit. flüssigkeitsähnl. Zustand herbeigeführt (vgl. Phasendiagramm). Durch die dabei auftretende beachtl. Erhöhung der Dichte u. der Dielektrizitätskonstanten geeigneter Gase ($CO_2$, $NH_3$, $N_2O$ u. Edelgase) lässt sich deren Lösungsvermögen steigern u. durch Druckminderung wieder herabsetzen sowie eine hohe Diffusionsfähigkeit, geringe Viskosität* u. sehr geringe Oberflächenspannung* erreichen. Kohlenstoffdioxid* wird bes. häufig eingesetzt, da es umweltfreundl., unbrennbar, preisgünstig, nicht korrosiv u. bakteriostatisch ist. Man arbeitet überwiegend im überkrit. Bereich zwischen 35–40 °C (krit. Temp. von 31 °C) u. im Druckbereich von 7.3–35 MPa. Extrahierbar sind lipophile org. Verb. mit relativ geringer Polarität (Ester, Ether, Lactone) bereits im Druckbereich von 7.0–10 MPa; Verb. mit stark polaren funktionellen Gruppen (OH—, COOH—Gruppen) erschweren die Extrahierbarkeit. Stark polare Substanzen, wie Zucker u. Aminosäuren, sind nicht mehr extrahierbar. Bei Substanzen mit stärkeren Polaritätsunterschieden ist durch Änderung des Druckes eine Fraktionierung möglich. **Anw.:** Gewinnung von Fetten u. fetten Ölen (Sojaöl, Kakaobutter) u. Inhaltsstoffen aus Arzneipflanzen (Kamillenblüten, Baldrianwurzeln, Mohnkapseln), Entcoffeinierung von Kaffee u. Tee, Extraktion von Hopfen u. Entfernung von Pestiziden (z. B. bei Ginsengwurzeln).

**Extraktionskolben:** s. Kolben.

**Extranase:** s. Bromelaine.

**Extrasystolen:** Abk. ES; auf dem Boden einer Erregungsbildungsstörung (gesteigerte od. abnorme Automatie) u./od. Erregungsleitungsstörung (getriggerte Aktivität) entstehende, häufigste Form der Herzrhythmusstörung*, bei der in den regulären Grundrhythmus vorzeitig einzeln od. gehäuft Herzaktionen einfallen; **Vork.:** bei Herzgesunden, kardialer Grunderkrankung, arzneimittelinduziert, bei Elektrolytstörung, Hyperthyreose* u. a.; **Sympt.:** variabel; asymptomat. od. Wahrnehmung verstärkter, meist beschleunigter u. unregelmäßiger Herzaktionen, Belastungsdyspnoe; **Ther.:** nur bei symptomat. ES; Beta*-Rezeptoren-Blocker, Calcium*-Antagonisten vom Nicht-Dihydropyridintyp, evtl. Antiarrhythmika* (nicht bei schwerer kardialer Grunderkrankung).

**extravasal:** extravaskulär; außerhalb eines Gefäßes liegend; aus einem Gefäß heraus.

**extravaskulär:** s. extravasal.

**Extrazellularraum:** Abk. EZR; extrazellulärer Raum; außerhalb der Zelle befindl. Raum, in dem sich die extrazelluläre Flüssigkeit (s. Flüssigkeitskompartimente) befindet; kann weiter in Intra- u. Extravasalraum unterteilt werden.

**Extremwerte:** **1.** höchster u. niedrigster Wert einer Zahlenfolge, z. B. von Messwerten (sog. Ausreißer); **2.** Maxima u. Minima von Funktionen; bei Extremwerten ist die erste Ableitung der Funktion = 0, d. h. die Tangenten an der Kurve der Funktion verlaufen parallel zur x-Achse.

**Extrinsic-Faktor:** s. Vitamin B (Vitamin $B_{12}$).

**Extrudieren:** (engl.) *extrusion moulding*; Strangpressen; Vorgang bei der Verarbeitung von thermoplast. Kunststoffen, wobei die erweichte Masse aus einer Druckkammer durch ein entspr. profiliertes Werkzeug (Strangpresswerkzeug) ins Freie gepresst wird; der **Extruder** ist eine Strangpressmaschine mit einer Schnecke als Förder- u. Plastifizierelement. Pulverförmige Kunststoffe werden auf einem Doppelschnecken-Extruder verarbeitet. Strangpresswerkzeuge sind z. B. Rohrköpfe für Rohre u. Schläuche, Folienblasköpfe für Blasfolien, Breitschlitzdüsen für Platten u. Folien.

**Extrusionsblasen:** (engl.) *blow moulding*; Hohlkörperblasen, Blasformen; Produktion von Kunststoffbehältnissen, indem aus einem horizontal angeordneten Extruder (s. Extrudieren) mit Schlauchkopf durch eine Umlenkdüse kontinuierl. ein Schlauch senkrecht nach unten extrudiert wird. Aus dem Schlauch wird in einem Formwerkzeug durch Aufblasen ein Hohlkörper geformt, dieser vom Schlauch abgeschnitten u. nach dem Abkühlen u. Öffnen des Formwerkzeugs ausgestoßen.

**Exzenterpresse:** Tablettenpresse, bei welcher der Komprimiervorgang wie bei der Rundläuferpresse* in einer Matrize zw. Ober- u. Unterstempel (Presswerkzeug für versch. Formen von Tabletten) stattfindet; der Oberstempel wird von einem Exzenter (einstellbar auf den gewünschten Pressdruck) auf- u. abbewegt u. ist meist allein am Pressvorgang (tiefste Stellung) aktiv beteiligt. Durch Verändern der untersten Position des Unterstempels in der Matrize wird das gewünschte Füllvolumen in der Matrize eingestellt. Der Unterstempel bildet das Gegenlager während des Pressvorganges, schiebt anschl. die Tablette aus der Matrize, um neuerlich für den Füllvorgang in

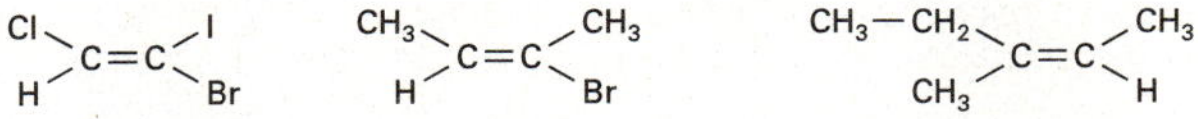


(Z)-1-Brom-2-chlor-1-iodethylen (E)-2-Brom-2-buten (Z)-3-Methyl-2-penten

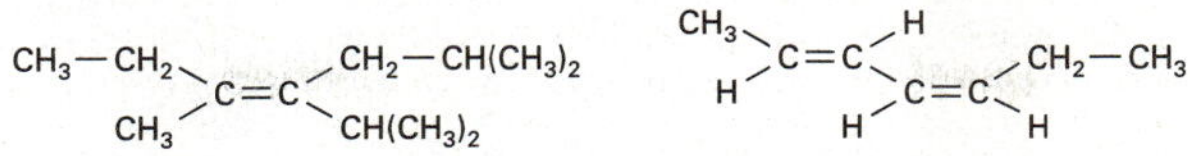


(E)-4-Isopropyl-3,6-dimethyl-3-hepten (E,Z)-2,4-Heptadien

**E/Z-Nomenklatur:** Beispiele

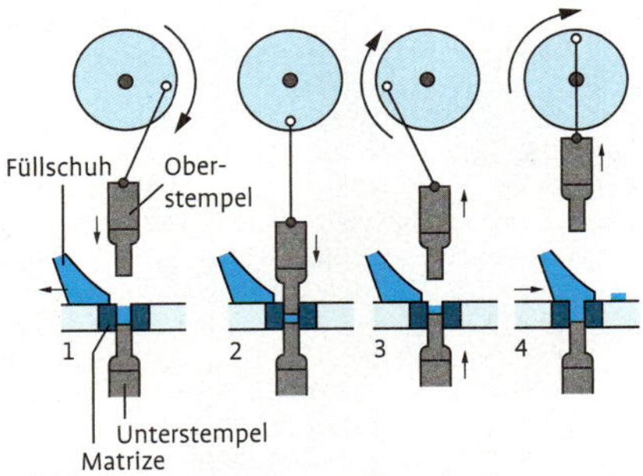


**Exzenterpresse:** Schema des Pressvorgangs

seine tiefste Stellung zurückzufallen (s. Abb.). Die Matrize inklusive Matrizentisch ist fest installiert; der Füllschuh gleitet auf dem Matrizentisch hin u. her u. sorgt für die ständige Neufüllung der Matrize. Die Stundenleistung ist wesentl. geringer (ca. 2000 Tabletten/h) als die der Rundläuferpressen.

**Exzitanzien:** s. Psychostimulanzien.

**EZ:** Abk. für Esterzahl*.

**Ezetimib:** Lipidsenker* aus der Gruppe der Cholesterol-Resorptions-Hemmer; **Wirk.:** selektive Hemmung der intestinalen Resorption von Cholesterol* u. verwandten Phytosterolen am Bürstensaum der Zottenzellen im Dünndarm; **Ind.:** (in Kombination mit Diät) Hypercholesterolämie (i. d. R. zus. mit HMG*-CoA-Reduktase-Hemmern), homozygote familiäre Sitosterolämie (Phytosterolämie: seltene, rezessiv erbl. Störung der Phytosterolaufnahme, wodurch deutlich mehr Nahrungssterole resorbiert werden).

**E/Z-Nomenklatur:** Nomenklatur* zur eindeutigen Benennung von Verb. (v. a. Alkenen*), die mit 3 od. 4 versch. Liganden* substituiert sind; stehen die Liganden höherer Priorität zusammen auf der gleichen Seite, so spricht man von (*Z*)-Konfiguration, befinden sie sich auf entgegengesetzter Seite, so liegt eine (*E*)-Konfiguration vor (s. Abb.).

**EZR:** Abk. für Extrazellularraum*.

# F



**f:** **1.** Vorsatzzeichen für Femto-*; **2.** Symbol für Anzahl der Freiheitsgrade*; **3.** (physik.) Symbol für Brennweite; s. Brennpunkt.

**f.:** Abk. für (lat.) fiat*.

**F:** **1.** (chem.) Symbol für Fluor*; **2.** (biochem.) Symbol für Phenylalanin*; **3.** (physik.-chem.) Abk. für Fusionspunkt; s. Schmelzpunkt; **4.** (physik.) Symbol für Brennpunkt*; **5.** (physik.) Symbol für Kraft*; **6.** (physik.) Symbol für Faraday-Konstante; s. Faraday-Gesetze; **7.** (physik.) Einheitenzeichen für Farad*; **8.** (physik.) Einheitenzeichen für Fahrenheit; s. Fahrenheit-Skala; Thermometer.

**FA:** Abk. für **F**ormulae **A**ustriacae; s. Magistralformeln.

**fab:** Abk. für (engl.) ***f**ragment **a**ntigen **b**inding;* antigenbindendes Fragment (s. Immunglobuline).

**Faba** *(pl Fabae) f*: Bohne.

**Faba Calabaricae:** s. Physostigma venenosum (Semen Calabar).

**Fabaceae:** Leguminosae, Schmetterlingsblütler, veraltet Papilionaceae; Fam. der Ordnung Fabales*; alle Klimazonen; ca. 11 000 Arten (ca. 800 in Europa); Kräuter, Stauden, Holzpflanzen, die z. T. Balsame* liefern (s. Balsamum peruvianum; Balsamum tolutanum); **Merkmale:** **1.** (biol.) Blätter* wechselständig, gefiedert, gefingert, häufig 3-zählig, mit Nebenblättern; Blüten* (Schmetterlingsblüten) 5-zählig, der Kelch zweilippig, die Krone besteht meist aus sog. Fahne, 2 Flügeln u. dem aus 2 verwachsenen Blütenblättern gebildeten Schiffchen; von den 10 Staubblättern sind oft 9 röhrig verwachsen; der Fruchtknoten ist oberständig, einblättrig u. die Frucht meistens eine vielsamige Hülse (s. Fruchtformen); die Fabaceae leben in Symbiose mit Bakt. (Rhizobium; s. Wurzelknöllchen), die zur $N_2$-Fixierung fähig sind, weshalb sie auch auf stickstoffarmen Böden gedeihen; die Samen enthalten meist viel Eiweiß u. Stärke (Bohne, Erbse, Linse) od. Öl (Soja, Erdnuß); **2.** (chem.) Chinolizidinalkaloide* u. a. Alkaloide*, Isoflavone (z. B. Rotenoide*), Saponine*, nichtproteinogene, ungewöhnl. Aminosäuren (z. B. Canavanin*), häufig tox. Proteine (s. Lektine) in den Samen (z. B. Phasin*, Abrin*); **Gattungen:** Abrus, Anagyris, Andira, Anthyllis, Arachis, Aspalathus, Astragalus, Baptisia, Canavalia, Castanospermum, Cyamopsis, Cytisus, Derris, Dipteryx, Galega, Genista, Glycine, Glycyrrhiza, Gymnocladus, Indigofera, Laburnum, Lathyrus, Lens, Lespedeza, Medicago, Melilotus, Mucuna, Myroxylon, Ononis, Phaseolus, Physostigma, Piptadenia, Piscidia, Pisum, Pterocarpus, Robinia, Sophora, Trifolium, Trigonella, Ulex, Vicia.

**Faba de Tonca:** s. Dipteryx odorata (Semen Tonca).

**Fabae Pichurim:** s. Ocotea puchury-major.

**Fabae Sojae:** s. Glycine max (Semen Sojae).

**Faba febrifuga:** s. Strychnos ignatii (Semen Ignatii).

**Fabales:** Pflanzenordnung, welche die 4 Fam. Fabaceae* (Leguminosae, Leguminosen; mit den Unterfamilien Mimosoideae, Faboideae u. a.), Polygalaceae, Quillajaceae u. Surianaceae umfasst; **Merkmale:** (biol.) Kennzeichnend sind häufig Nebenblätter u. ein meist apokarpes Gynoeceum (s. Blüte), das häufig aus nur einem Fruchtblatt besteht. Die Samen besitzen einen großen, im Allg. grünen Embryo.

**Faba Physostigmatis:** s. Physostigma venenosum (Semen Calabar).

**Faba Sancti Ignatii:** s. Strychnos ignatii (Semen Ignatii).

**Fabiana imbricata** Ruiz. et Pav.**:** Fam. Solanaceae; Bolivien, Chile, Peru; Stpfl. von **Herba Fabianae imbricatae:** Herba Pichi-Pichi, Summitates Fabianae; Fabianakraut, Pichi-Pichi-Kraut; **Inhaltsst.:** äther. Öl mit Fabianol, ferner Fabianin (Alkaloid*), Scopoletin*, Fabiatrin; **Anw.:** (volkstüml.) früher z. B. bei Entzündungen der Harnblase, Bettnässen; **Lignum Fabianae:** Lignum Pichi-Pichi; Pichi-Pichi-Holz; **Inhaltsst.:** Fabianin, Fabiatrin; **Anw.:** wie Herba Fabianae imbricatae. **Hom.:** Pichi-Pichi: getrocknete Zweigspitzen; verordnet z. B. bei chron. Harnblasen- u. Prostataentzündung, Bandscheibenschäden.

**Fabianakraut:** s. Fabiana imbricata (Herba Fabianae imbricatae).

**Fachinformation:** **1. Deutschland:** spezielle Gebrauchsinformation eines Arzneimittels für Fachkreise, die der Hersteller eines Fertigarzneimittels auf Anforderung zur Verfügung stellen muss; die F. eines Fertigarzneimittels enthält neben den in der Gebrauchsinformation enthaltenen Informationen u. a. auch Angaben zu pharmak.-toxikol. Eigenschaften, Pharmakokinetik, Bioverfügbarkeit, Notfallmaßnahmen bei Überdosierung. Aufbau u. Inhalt der F. sind in § 11a AMG geregelt. **2. Österreich:** s. Austria-Codex-Fachinformation; **3. Schweiz:** gemäß Arzneimittel-Zulassungsverordnung (Abk. AMZV; SR 812.212.22) muss der Zulassungsinhaber die Arzneimittel-Fachinformation u. -Patienteninformation auf geeignete Weise zur Verfügung stellen; Publikationsorgane: Arz-

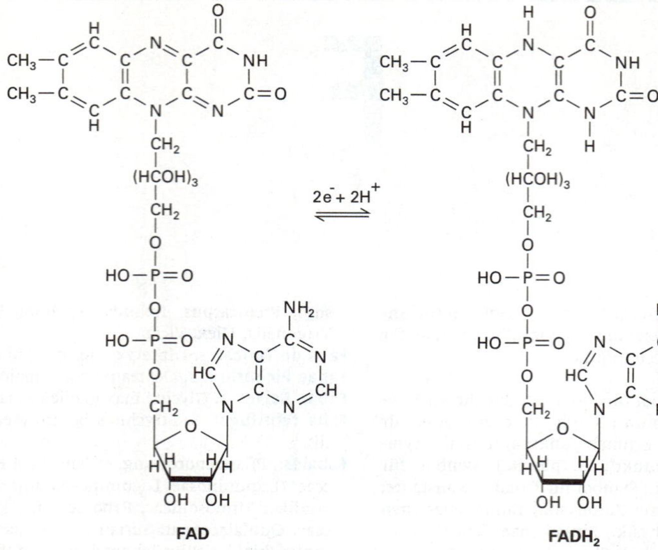


FAD: FAD u. $FADH_2$

neimittel-Kompendium u. Tierarzneimittel-Kompendium.

**Fachkräfte, pharmazeutische:** s. Personal, pharmazeutisches.

**Fachkreise:** nach dem Heilmittelwerbegesetz* (Deutschland) Angehörige der Heilberufe od. des Heilgewerbes, Einrichtungen, die der Gesundheit von Mensch u. Tier dienen, od. sonstige Personen, soweit sie mit Arzneimitteln, Medizinprodukten, Verfahren, Behandlungen, Gegenständen od. anderen Mitteln erlaubterweise Handel treiben od. diese in Ausübung ihres Berufes anwenden; das sind insbes. Ärzte, Zahnärzte, Tierärzte, Apotheker, Heilpraktiker. Die Vorschriften zur Heilmittelwerbung unterscheiden zw. Werbung für Laien u. für Fachkreise. Bei Werbung für Fachkreise müssen im Ggs. zur Laienwerbung u. a. die Zusammensetzung des beworbenen Arzneimittels, UAW*, Kontraindikationen* u. WW genannt werden. Für verschreibungspflichtige Arzneimittel darf nur in Fachkreisen geworben werden.

**fachspaltig:** s. lokulizid.

**Fachzeitschriften, pharmazeutische:** **Deutschland:** Pharmazeutische Zeitung (Abk. PZ; gegründet 1856, jetzt Organ der ABDA*, seit 1988 mit der Wissenschaftsausgabe PZ Wissenschaft); Deutsche Apothekerzeitung (seit 1886), vereinigt mit der Süddeutschen Apothekerzeitung (gegründet 1860) u. der Apotheker-Zeitung (gegründet 1953); Pharmazeutische Zentralhalle für Deutschland (von 1859 bis 1969); Archiv der Pharmazie (seit 1822, vgl. Deutsche Pharmazeutische Gesellschaft); Die Pharmazie (seit 1946); Arzneimittelforschung (seit 1951); Pharmazeutische Rundschau (1959 bis 1973 offizielles Organ des Bundesverbandes Deutscher Apotheker e.V.); Pharmazie in unserer Zeit (seit 1972); Acta Pharmaceutica Technologica (seit 1955, im European Journal of Pharmaceutics and Biopharmaceutics inkorporiert); Die Pharmazeutische Industrie (seit 1933); Krankenhauspharmazie (seit 1979); Arzneitelegramm (seit 1970). **Österreich:** Zeitschrift für Pharmazie (1847 bis 1862); Zeitschrift des Allgemeinen Österreichischen Apothekervereins (1863 bis 1921, seit 1868 vereinigt mit der Pharmazeutischen Post); Wiener Pharmazeutische Wochenschrift (1938 bis 1943); Österreichische Apothekerzeitung (seit 1947); Scientia Pharmaceutica (seit 1932). **Schweiz:** Schweizer Apothekerzeitung (gegründet 1863 als Schweizerische Wochenschrift für Pharmazie, offizielles Informationsorgan des Schweizerischen Apothekervereins); Pharmaceutica Acta Helvetiae (seit 1926 im European Journal of Pharmaceutical Sciences inkorporiert).

**facialis:** zum Gesicht gehörend, Gesichts-.

**Facies:** **1.** Gesicht; Gesichtsteil des Schädels; **F. hippocratica:** Gesichtsausdruck des Sterbenden mit blasser, spitzer Nase, eingesunkenen Augen u. Wangen, graublasser Haut u. kaltem Schweiß auf der Stirn; **2.** (anatom.) Flächen von Organen, Regionen nach ihrer Lage zu angrenzenden Teilen u. Richtungen.

**factitius:** f: factitia, n: factitium; künstlich; z. B. Sal* Carolinum factitium, künstl. Karlsbader Salz.

**Factor VII coagulationis humanus:** s. Blutgerinnungsfaktor VII.

**Factor VIII coagulationis humanus:** s. Blutgerinnungsfaktor VIII.

**Factor IX coagulationis humanus:** s. Blutgerinnungsfaktor IX.

**FAD:** Abk. für Flavinadenindinucleotid; Wirkgruppe (prosthet. Gruppe) vieler Flavinenzyme*; Elektronenakzeptor*; oxidierter (FAD) u. reduzierter ($FADH_2$) Zustand: s. Abb.; Adenosinmonophosphat u. Riboflavinphosphat sind durch eine Pyrophosphatbindung verknüpft. Vgl. Atmungskette.

| Fadenmaterial, chirurgisches | |
|---|---|
| Typ, deutsche Bezeichnung/Handelsname | lateinische Bezeichnung/Arzneibuchbezeichnung |
| **resorbierbares Fadenmaterial** | |
| vollständiger Abbau durch proteolytische Enzyme im Körper | |
| steriles Catgut* (Kollagen aus Submucosa von Säugetieren) | Chorda* resorbilis sterilis Ph.Eur.6 |
| sterile, resorbierbare, synthetische, monofile Fäden | Fila* resorbilia synthetica monofilamenta sterilia Ph.Eur.6 |
| sterile, resorbierbare, synthetische, mehrfädige, geflochtene Fäden | Fila* resorbilia synthetica torta sterilia Ph.Eur.6 |
| **nicht resorbierbares Fadenmaterial** | |
| nicht abbaubar, hohe Reißfestigkeit, oft eingefärbt, kommt auch nichtsteril und im Fadenspender (in fuso) in den Handel | |
| sterile, nicht resorbierbare Fäden | Fila* non resorbilia sterilia Ph.Eur.6 |
| steriler Polyesterfaden | Filum Ethyleni polyterephthalici sterile |
| steriler Polyamid-6-Faden | Filum* polyamidicum-6 sterile Ph.Eur.6 |
| steriler Polyamid-6/6-Faden | Filum* polyamidicum-6/6 sterile Ph.Eur.6 |
| steriler Polypropylenfaden | Filum propylenicum |
| steriler PVDF-Faden | Filum poly(vinyllidenie difluoridurm) Ph.Eur.6 |
| steriler Leinenfaden | Filum* lini sterile Ph.Eur.6 |
| nichtrostender Stahl, Monofilament und Multifilament | Filum* acieie irrubiginibilis monofliamentum/multifilamentum Ph.Eur 6 |

**Fadenmaterial, chirurgisches:** chirurgisches Nahtmaterial* aus Fäden; **Einteilung: 1.** nach **Stärke: a)** nach USP (fadenmaterialabhängige Bez.): Standardfaden des jeweiligen Materials werden immer mit Stärke 1, dickere Fäden des jeweiligen Materials mit dem Vielfachen bezeichnet, z. B. Vicryl-2. Dünnere Fäden des jeweiligen Materials werden mit dem Teilungsfaktor 0 bezeichnet: z. B. Prolene 4-0 = 1/4 des Durchmessers des Standardfadens Prolene. **b)** nach Ph.Eur.6 (metrisches System): Einteilung u. Bez. in 0.1 mm-Schritten für alle Materialien, z. B. Nr. 1 = 0.1 mm Durchmesser; einheitl. Länge: 3.5 m; **2.** nach **Aufbau: a)** monofil (einfädig): glatte Oberfläche, gute Gleitfähigkeit im Gewege; Nachteil: geringe Rutschsicherheit von Knoten; **b)** torta (geflochten, mehrfädig): geschmeidiger, fester Knoten, flexibel u. bruchfest; Nachteil: Docht- u. Sägewirkung; **c)** pseudomonofil (mehrere überzogene Fäden): Eigenschaften wie a) u. b), aber mit minimierten Nachteilen; **3.** nach **Material:** natürlich (Catgut*) u. synthetisch: s. Tab.; F. kommt lose od. im Fadenspender (in fuso; wegen des Kontaminationsrisikos krit. zu bewerten; ad usum veterinarium) zur Anwendung. Catgut bovinen Ursprungs ist im Zuge der BSE-Epidemie verboten worden.

**Fadenmoleküle:** s. Kettenmoleküle.

**Fadenwürmer:** s. Nematodes.

**Fächerblattbaum:** s. Ginkgo biloba.

**Fäden, sterile, nicht resorbierbare:** s. Fila non resorbilia sterilia.

**Fällung:** Ausscheidung einer gelösten Substanz durch Zugabe einer anderen Lsg. od. eines Lösungsmittels.

**Fällungssalben:** s. Pultiformsalben.

**Fällungstitration:** Verfahren der Maßanalyse*, das auf einer Fällungsreaktion beruht; v. a. Argentometrie*.

**Färbekoeffizient:** s. MCH.

**Färbemethode:** Bestimmung der Phasenverteilung, s. Emulsionen.

**Färbemittel:** s. Farbstoffe.

**Färberdistel:** s. Carthamus tinctorius.

**Färberdistelblüten:** s. Carthamus tinctorius (Carthami flos).

**Färberdistelöl:** s. Carthamus tinctorius (Oleum Carthami).

**Färberdistelöl, raffiniertes:** s. Carthamus tinctorius (Carthami oleum raffinatum).

**Färberginster:** s. Genista tinctoria.

**Färberkrapp:** s. Rubia tinctorum.

**Färberkrautwurzel:** s. Alkanna tuberculata (Radix Alkannae).

**Färbermaulbeerbaum:** s. Chlorophora tinctoria.

**Färberröte:** s. Rubia tinctorum.

**Färberwaid:** s. Isatis tinctoria; Indigo.

**Färbung:** Durchtränkung hämatolog., histolog., zytologischer u. bakteriol. Präparate z. B. mit neutralen, sauren od. basischen Farbstoffen; Beseitigung der überschüssigen Farbe durch Auswaschen; auch als Einfach- (Fettfärbung, Methylenblau-Färbung) od. Mehrfachfärbung (Kontrastfärbung); vgl. Gram-Färbung; Giemsa-Färbung. **Färbung von Flüssigkeiten:** nach Ph.Eur. erfolgt die Prüfung der Farbstärke einer Flüss. im Bereich der Farben Braun, Gelb u. Rot durch visuelle Vergleiche mit Referenzlösungen.

**Fäulnis:** Abbau stickstoffhaltiger Substanzen durch bakt. Enzyme; bes. Abbau von Proteinen unter Entwicklung von z. T. stinkenden Gasen u. Verb. (z. B. Indol, Skatol, $NH_3$, $CO_2$, $H_2$, $H_2S$) mit teilweise ausgesprochener Giftwirkung. Vgl. Fäulnisbakterien.

**Fäulnisbakterien:** Bakt., die den Abbau von Proteinen* bewirken (Eiweißfäulnis); verhalten sich antagonist. zu Säurebakterien (vergären Kohlenhydrate) u. Schimmelpilz-Arten (aerobe Vermehrung bei genügender Luftfeuchtigkeit); Hauptvertreter sind aerobe Species von Proteus* u. Pseudomonas*, aerobe (z. B. Bacillus subtilis, Bacillus mesentericus, Bacillus mycoides) sowie anaerobe Sporenbildner (z. B. Clostridium botulinum, Clostridium histolyticum, Clostridium putrificum, Clostridium sporogenes). Vgl. Ptomaine.

F

**Faex:** (engl.) *yeast*; Hefe, Hefepilze, Bärme, Lie; Stpfl.: Saccharomyces cerevisiae Meyen emend. Hansen, Fam. Saccharomycetaceae; Pilze* (Sprosspilze*), die sich hauptsächl. durch Zellsprossung vermehren, Pseudomyzelien bilden u. alkohol. Gärung* verursachen; **Merkmale:** Einzelzellen od. wenigzellige Verbände (die Saccharomycetaceen bilden noch kein echtes Myzel*); nur in Kultur bekannt; es gibt versch. Stämme od. Rassen, die für unterschiedl. Zwecke gezüchtet u. kultiviert werden, z. B.: **1.** Weinhefen, Branntweinhefen (ergeben hohen Ethanolgehalt bei der Gärung); **2.** Bäckerhefe (Backhefe, bewirkt starke Kohlenstoffdioxidentwicklung); **3.** Bierhefe (obergärige u. untergärige), welche neben der Presshefe zur Gewinnung der med. Hefe dient; **Presshefe** (Germ) besteht meist aus entwässerter Bäckerhefe (nicht entwässerte Hefe enthält ca. 70 % Wasser); als Stpfl. für Faex gelten auch Candida* utilis u. Torulahefe*. **Best.:** insgesamt ca. 50 % Proteine, 36 % Kohlenhydrate (Glucane, Mannane), 1–2 % Lecithin, ca. 5 % Fett u. ca. 7–8 % Mineralsalze (davon die Hälfte Phosphate), auf wasserfreie Hefe bezogen; **Inhaltsst.:** **1.** Enzyme*: Invertase*, Maltase*, Amylase* u. a. (früher als Zymase bezeichneter Enzymkomplex, der an der alkohol. Gärung zuckerhaltiger Flüss. beteiligt ist); **2.** Vitamine*: v. a. Vitamin* $B_1$, $B_2$ u. $B_6$, Biotin, Folsäure, Pantothensäure, Nicotinamid, Provitamin $D_2$ (s. Vitamin D), Inositol*, ferner Orotsäure* u. sämtl. essentiellen Aminosäuren*, Glutathion*. **Faex medicinalis (siccata):** medizinische Trockenhefe; hellbräunl., eigenartig (angenehm brotartig) riechendes Pulver, aus toten u. lebenden Zellen bestehend; ausgewaschene, entbitterte, untergärige Bierhefe; nach ÖAB mit Rohrzucker (5 T.) verriebene u. bei 35–40 °C getrocknete Presshefe (100 T.); nach Ph.Helv. auch von Candida utilis, Candida-Hefe (nicht sporenbildender Hefepilz); **Wirk.:** im Wesentl. auf Vitamin-B-Komplex zurückzuführen (s. Vitamin B); ferner hemmt Hefe im Gastrointestinaltrakt u. in der Vagina sowie äußerl. die Entw. unerwünschter Mikroorganismen; antibakt. Prinzip vermutl. komplexes Derivat der Glutarsäure*; **Anw.:** (med.) bei Hautkrankheiten (Akne*, Ekzeme*, Furunkulose); als leichtes Laxans* u. a.; **Dos.:** GED 2.0 g (3-mal tägl.). **Trockenhefe zur Pillenherstellung:** Faex medicinalis pro pilulis ÖAB, Faex desenzymata siccata Ph.Helv.: zur Pillenbereitung darf nur med. Hefe verwendet werden, die 2 Std. lang im Trockenschrank auf 120 °C erhitzt worden ist u. die bei der Gärprobe innerhalb 3 Std. keine Gärung hervorruft; vgl. Pilulae. **Zuber.:** Extractum* Faecis spissum (Hefedickextrakt), Extractum* Faecis (Hefeextrakt).

**Faex medicinalis (siccata):** s. Faex.

**Faex torula:** s. Torulahefe.

**Fäzes:** s. Kot.

**Fagaceae:** Buchengewächse; Fam. der Ordnung Fagales; ca. 900 Arten, davon ca. 30 in Europa; **Merkmale:** **1.** (biol.) anemogame (s. Bestäubung), einhäusige Laubbäume mit eingeschlechtigen Blüten*, männl. Blüten in Kätzchen; die Früchte (s. Fruchtformen) sind einsamige Nüsse ohne Endosperm* mit Cupula (Fruchtbecher). **2.** (chem.) Gerbstoffe*; **Gattungen:** z.B. Castanea, Fagus, Quercus.

**FAGAK:** Abk. für **Fa**milien*- und **G**ehalts**a**usgleichs**k**asse.

**Fagi pix:** s. Fagus sylvatica (Oleum Fagi empyreumaticum).

**Fagopyrismus:** s. Fagopyrum esculentum.

**Fagopyrum esculentum** Moench: Fagopyrum sagittatum Gilib.; Buchweizen, Heidekorn; Fam. Polygonaceae; heim. in Nord- u. Ostasien, kultiviert in Europa; **Inhaltsst.:** in der Blüte u. Samenhülle Naphthodianthronderivate, v. a. Fagopyrin (vgl. Hypericin), als Photosensibilisatoren*, rufen bei Mensch u. Tier Vergiftungserscheinungen (Fagopyrismus) hervor; im Samen Stärke (bis 50 %), fettes Öl (bis 32 %), Eiweiß, Kieselsäure; im Kraut bis zu 6 % Rutosid* (Rutin); **Anw.:** Nahrungsmittel (Samen u. Samenstärke); Rutingewinnung (das Kraut). **Hom.:** Fagopyrum esculentum (HAB): frische, vor der Fruchtreife geerntete Pflanze; verordnet z. B. bei Haut- u. Schleimhauterkrankungen.

**Fagopyrum sagittatum** Gilib.: s. Fagopyrum esculentum.

**Fagopyrum tataricum** (L.) Gaertn.: Tatarischer Buchweizen, Französischer Buchweizen; Fam. Polygonaceae; heim. in Mittelasien, Sibirien, Himalaja; kultiviert in USA; **Anw.:** Rutingewinnung (s. Rutosid) wie Fagopyrum* esculentum, v. a. in USA.

**Fagus sylvatica** L.: Buche, Rotbuche; Fam. Fagaceae; Westeuropa; Stpfl. von **Oleum Fagi silvaticae:** Bucheckernöl; **Anw.:** Speiseöl, in der Margarine- u. Seifenindustrie; Bucheckern (die Samen) enthalten bis zu 45 % fettes Öl u. ca. 23 % Eiweißstoffe; **Oleum Fagi empyreumaticum:** Pix Fagi, Fagi pix; Buchenteer; durch trockene Destillation von Buchenholz gewonnener Teer; dicke, schwarzbraune, nach Kreosot* riechende Flüssigkeit; D. ca. 1.10–1.22; lösl. in Anilin, fast unlösl. in Chloroform u. Ether, etwas lösl. in Terpentinöl; mit Vaselin, Fetten, Rizinusöl mischbar; **Off.:** EB, ÖAB; **Best.:** u. a. Phenole*, Cresole*, Kreosot*, Guajakol*, Paraffine, Fettsäure u. Fettsäureester; durch Ausschütteln mit Natronlauge u. anschließende Destillation erhält man das Kreosot (Buchenholzteerkreosot); **Anw.:** **1.** (volkstüml.) früher innerl. bei Lungentuberkulose; **2.** (veterin.) äußerl. u. a. bei Ekzemen, Klauenseuche; **3.** (techn.) zum sog. Schnellräuchern (s. Konservierung); **Zuber.:** Unguentum* contra scabiem. Vgl. Kreosot.

**Fahamtee:** s. Angraecum fragrans (Folia Faham).

**Fahne:** s. Blüte (Blütenformen).

**Fahrenheit-Skala** (Daniel Gabriel F., deutscher Instrumentenbauer u. Physiker, 1686–1736): Temperaturskala mit den Fundamentalpunkten Schmp. des Eises (32 °F) u. Sdp. des Wassers (212 °F), so dass der Fundamentalbereich in 180 Grade eingeteilt ist; hat nur im angelsächs. Bereich Bedeutung; s. Temperatur; Thermometer.

**Faktendatenbank:** Datenbank* mit Zusammenfassung u. Bewertung der entspr. Literatur von Experten in regelmäßig aktualisierten Monographien in elektron. Form; z. B. Arzneimitteldatenbanken mit Wirkstoffmonographien, die detaillierte Angaben zu Indikationen*, Kontraindikationen*, Pharmakokinetik* u. unerwünschten Wirk. einzelner Wirkstoffe* enthalten. **Beispiel:** ABDA-Datenbank, DrugDex®. Vgl. Literaturdatenbank.

**Faktor, antihämophiler:** s. Blutgerinnungsfaktor VIII.

**Faktoren, alipotrope:** s. Stoffe, lipotrope.

**Faktorenaustausch:** s. Crossing-over.

**Faktor, endothelialer hyperpolarisierender:** s. EDHF.

**Faktor, endothelialer relaxierender:** s. EDRF.

**Faktoren, edaphische** (gr. edapos Grund, Boden): Bodenfaktoren, die das Pflanzenwachstum beeinflussen.

**Faktor, fibrinstabilisierender:** s. Blutgerinnungsfaktor XIII.

**Faktor, koloniestimulierender:** s. CSF.

**Faktor, nukleärer:** s. NFκB.

**Faktor, plättchenaktivierender:** s. PAF.

**Faktor, thrombozytopoesestimulierender:** s. Thrombopoetin.

**Falcarinol:** s. Polyine.

**Falcarinon:** s. Polyine.

**Fallaxrinde:** s. Rhamnus alpinus ssp. fallax.

**Fallbeschleunigung:** Schwerebeschleunigung, Erdbeschleunigung; Symbol g; die Beschleunigung eines im Vakuum fallenden Körpers. Auf der Erde bei 45° geograph. Breite u. auf Meeresniveau gilt: $g = 9.80665\ m/s^2$. Die F. macht sich durch das Gewicht* eines Körpers bemerkbar.

**Fall, dringender:** Regelung in der VO über verschreibungspflichtige Arzneimittel in Deutschland (s. Verschreibungspflicht): wenn telefon. Rücksprache mit dem Arzt, Zahnarzt od. Tierarzt genommen wurde, dürfen in dringenden Fällen Arzneimittel auch ohne Vorlage eines Rezepts durch Apotheken abgebeben werden; ein dringender Fall liegt immer dann vor, wenn die Anw. eines verschreibungspflichtigen Arzneimittels keinen Aufschub erlaubt. Die Verschreibung ist unverzüglich nachzureichen.

**Fall-Kontroll-Studie:** s. Pharmakoepidemiologie.

**Fallkrautblüten:** s. Arnica montana (Arnicae flos).

**Fallpauschalengesetz:** Abk. FPG; Gesetz zur Einführung des Diagnose-orientierten Fallpauschalensystems für Krankenhäuser vom 23.4.2002 (BGBl. I S. 1412); regelt die Einführung eines neuen Abrechnungssystems für die Erstattung der Ausgaben bei der stationären Patientenversorgung; zum 1.1.2003 wurde ein pauschalierendes Entgeltsystems auf freiwilliger Basis eingeführt, das zum 1.1.2004 für nahezu alle Krankenhäuser verbindl. wurde. Jeder stationär aufgenommene Patient wird aufgrund der Diagnose, der Begleiterkrankungen u. dem Verlauf des Krankenhausaufenthaltes einer Gruppe (DRG*) zugeordnet, für die eine entspr. Vergütung vorgesehen ist. Einzelheiten regelt die VO zum Fallpauschalensystem für Krankenhäuser (Abk. KFPV) vom 19.9.2002 (BGBl. I S. 3674).

**Fallpauschalensystem:** s. DRG.

**Fallsteuerung:** s. Case Management.

**Fallsucht:** s. Epilepsie.

**Fallzahl:** Anzahl der Patienten od. Probanden innerhalb einer klinischen Studie*; sollte vor Studienbeginn anhand biometrischer u. med.-wissenschaftl. Aspekte geschätzt werden (s. Fallzahlplanung), um einen Unterschied zw. 2 Behandlungen statist. belegen zu können.

**Fallzahlplanung:** Fallzahlschätzung; Berechnung der notwendigen Teilnehmerzahl einer klinischen Studie*, um einen signifikanten Unterschied zw. Test- u. Vergleichsgruppe nachweisen zu können; **Grundlage:** In die Berechnung gehen Alpha*- u. Beta*-Fehler (Patienten- bzw. Produzentenrisiko) sowie die anhand vorliegender Daten abzuschätzende Standardabweichung (s. Normalverteilung) der Zielgröße ein.

**Faltblattstruktur:** s. Proteine (Abb. dort).

**Falzen:** Zusammenfügen der Ränder dünnwandiger Bleche, wobei sie zunächst so umgebogen werden, dass sie sich ineinanderhaken lassen u. dann zusammengedrückt u. gekröpft werden.

**Famciclovir** (INN): 2-[2-(2-Amino-9H-purin-9-yl)ethyl]-1,3-propandiol-diacetat; CAS-Nr. 104227-87-4; $C_{14}H_{19}N_5O_4$, Strukturformel: s. Abb.; $M_r$ 321.34; Schmp. 102–103 °C; lösl. in Aceton u. Methanol, mäßig lösl. in Wasser, schwer lösl. in Ethanol; **Wirk.:** Virostatikum* (Nucleosid*-Analogon); wird nach p. o. Applikation zum aktiven Metaboliten Penciclovir* metabolisiert; wirkt gegen Herpes* simplex-Viren I u. II, Varicella-Zoster-, Epstein-Barr-, Zytomegalie- u. Hepatitis-B-Viren; **Ind.:** zur Frühbehandlung von akutem Zoster* u. Herpes genitalis; **Kontraind.:** Schwangerschaft u. Stillzeit, Anw. bei Jugendl. unter 18 Jahren, immunsupprimierten Patienten u. Dialysepatienten; **WW:** mit Arzneimitteln, welche die Nierenfunktion beeinflussen; **UAW:** Kopfschmerz u. Übelkeit; **Dos.:** p. o. 3 × 250 mg/d; HWZ 10–20 h.

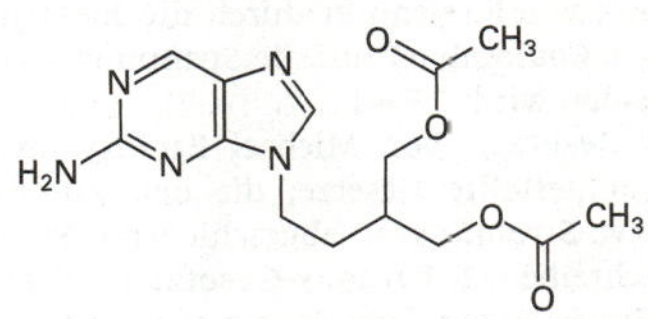


**Famciclovir**

**Familie:** taxonom. Einheit zw. Ordnung (ordo) u. Gattung (genus); bei Tieren u. heterotrophen Protisten endet der Familienname auf -idae, bei allen anderen Organismen, so auch bei Pflanzen u. Pilzen, auf -aceae.

**Familien- und Gehaltsausgleichskasse:** Abk. FAGAK; Wohlfahrtseinrichtung einiger Apothekerkammern in Deutschland, die einen sozialen Ausgleich zw. älteren u. jüngeren in öffentl. Apotheken tätigen pharmaz. Mitarbeitern sowie solchen mit u. ohne Familie bewirken soll. Wurde von den meisten Apothekerkammern durch Nothilfefonds ersetzt, welche die Aufgabe haben, Apothekerinnen, Apothekern sowie deren Witwern, Witwen u. Waisen Unterstützung zu gewähren, wenn sie unverschuldet in wirtschaftl. Not geraten sind.

**Famotidin** (INN): Famotidinum Ph.Eur.; 3-[2-(Diaminomethylenamino)-4-thiazolyl]methylthio-$N^2$-sulfamoylpropamidin; CAS-Nr. 76824-35-6; $C_8H_{15}N_7O_2S_3$, Strukturformel: s. Abb.; $M_r$ 337.43; Schmp. ca. 170 °C (Modifikation I) bzw. Schmp. 162 °C (Modifikation II, jeweils unter Zers.); weißes, krist. Pulver; sehr schwer lösl. in Wasser u. Ethanol, schwer lösl. in Methanol, fast unlösl. in Ether u. Ethylacetat; **Wirk.:** Histamin*-$H_2$-Rezeptoren-Blocker; Ulkustherapeutikum*; **UAW:** geringer als bei den höher zu dosierenden Histamin-$H_2$-Rezeptoren-Blockern; vgl. Cimetidin; **Dos.:** 0.04 g/d; HWZ ca. 3 h.

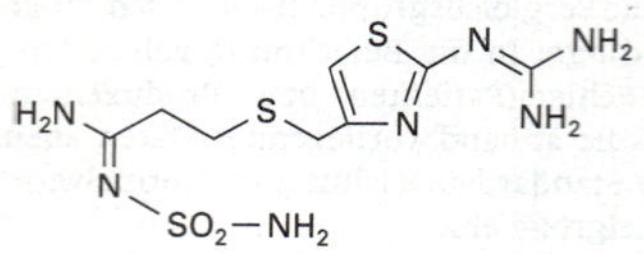


**Famotidin**

**Fango** (ital. Schmutz, Schlamm): Mineralschlamm aus Ablagerungen an Quellen vulkan. Ursprungs (z. B. Eifel-, Pystian-, Abano-F.); bindet getrocknet u. feinpulverisiert Wasser u. Wärme u. wird kalt, körperwarm od. heiß zu Packungen od. Bädern verwendet; **Anw.:** als Analgetikum u. Antiphlogistikum, z. B. bei rheumat. Beschwerden.

**Fannings:** s. Camellia sinensis (Schwarztee).

**Fantaschale:** Patene; ursprüngl. liturgisches Gerät in Form einer Schale od. Tellers aus Edelmetall; heute auch Schale aus Metall, Porzellan od. Kunststoff, die in der Apotheke zur Herst. von Salben dient.

**FAO:** Abk. für (engl.) *Food and Agriculture Organization;* Ernährungs- u. Landwirtschaftsorganisation der UNO mit der Aufgabe, die Erzeugung u. Verteilung von Nahrungsmitteln zu verbessern.

**Farad** (Michael Faraday, engl. Physiker u. Naturphilosoph, 1791–1861): Symbol F; SI*-Einheit für die elektr. Kapazität; ein Kondensator* besitzt die Kapazität von 1 F, wenn er durch die Elektrizitätsmenge 1 Coulomb (C) auf die Spannung 1 Volt (V) aufgeladen wird: 1 F = 1 C/V.

**Faraday-Gesetze:** von Michael Faraday im Jahre 1832 aufgestellte Gesetze, die den Zusammenhang zw. Stromfluss u. abgeschiedener Stoffmenge beschreiben; **1. Faraday-Gesetz:** die abgeschiedene Stoffmenge n bzw. Masse m bei einer Elektrolyse* ist direkt proportional der transportierten elektrischen Ladung Q. **2. Faraday-Gesetz:** Die gleiche Ladung Q scheidet aus versch. Elektrolyten die gleiche Äquivalentmasse (molare Masse M des Elements geteilt durch seine Wertigkeit z) der Stoffe ab. Mit Hilfe dieser Gesetze kann der Stromfluss berechnet werden, der nötig ist, um eine bestimmte Menge eines Stoffes abzuscheiden. Um ein Mol eines einwertigen Ions umzusetzen, benötigt man folgende Ladungsmenge:

$$Q = e \cdot N_A = F$$

*e*: Elementarladung* ($1.602\,177\,33 \cdot 10^{-19}$ C); $N_A$: Avogadro*-Konstante ($6.02214 \cdot 10^{23}$ $mol^{-1}$); F: **Faraday-Konstante** (96 485 C/mol); F ist somit diejenige Ladungsmenge, die pro Mol einfach geladener Ionen bei der Elektrolyse benötigt wird. Für mehrfach geladene Ionen ergibt sich folgende Beziehung:

$$m = \frac{M \cdot Q}{n \cdot F}$$

m: Masse der Substanz in g; M: molare Masse in g/mol; n: Zahl der Ladungen pro Ion. **Anw.:** **1.** zur Quantifizierung bei Elektrolyseverfahren, in der Galvanik wie auch bei elektrochem.-analytischen Techniken; Elektrogravimetrie (s. Gravimetrie); Coulometrie*; **2.** (histor.) zur Bestimmung von Molmassen u. Wertigkeiten von Stoffen.

**Faraday-Konstante:** s. Faraday-Gesetze.

**Faraday-Tyndall-Effekt:** s. Kolloide.

**Farblacke:** Buntpigmente; synthet., wasserunlösliche org. Farbpigmente, die aus wasserlösl. sauren Farbstoffen mit Metallsalzen (Al-, Ca-Salze) ausgefällt od. auf org. Verbindungen in Anwesenheit von geeignetem feinem, unlösl. Substrat (Al-Oxidhydrat, Kieselsäure) aufgezogen werden; neben anorg. Farbpigmenten auch in Kombination mit diesen häufig zur Färbung pharmaz. Präparate, z. B. Tabletten, Dragees, Filmtabletten u. Suppositorien, herangezogen.

**Farbstoffe:** Färbemittel; zur Färbung von Arzneimitteln verwendete Stoffe, die strengen gesetzl. Regelungen unterliegen; je nach den Zielmärkten müssen nationale u./od. internationale Listen der zugelassenen Lebensmittel- od. Arzneimittelfarbstoffe beachtet werden; die bekanntesten Listen sind die FDC (Abk. für Food, Drug and Cosmetic Colors) sowie die DC-Liste (externe Zuber.) der FDA*; es gibt prakt. kaum noch Farbstoffe, die weltweit ohne Einschränkungen zugelassen sind; vgl. Lebensmittelzusatzstoffe. **Formen:** Aus pharmaz.-technolog. Sicht unterscheidet man lösl., nicht lösl. (Pigmente wie Titandioxid, Eisenoxidfarbstoffe u. Aluminiumlacke) sowie natürl. Farbstoffe. Synthet. wasserlösl. Farbstoffe haben meist anion. Charakter. Nichtlösl. Farbstoffe haben den Vorteil, dass sie beim Trocknen von Drageedecken keine scheckigen Überzüge verursachen. Aluminiumlacke werden aus lösl. Farbstoffen durch Bindung an Aluminiumhydroxid erhalten. Natürl. Farbstoffe, z. B. öllösliche Carotinoide od. Chlorophyll, bringen bei der Anw. häufig hohe Stabilitätsprobleme mit sich. **Anw.:** in der Pharmazie zur Identifizierung, als Warnfärbung für nicht zur peroralen Einnahme bestimmte Zuber., zur Homogenitätskontrolle. **Recht:** **1.** Deutschland: für Arzneimittel gilt die Arzneimittelfarbstoffverordnung*; **2.** Österreich: Zusatz von Farbstoffen zu Lebensmitteln u. Verzehrprodukten geregelt durch die „Farbstoffverordnung“ von 1996 in der Fassung 2007; außerdem: „Kosmetik-Farbstoffverordnung“ von 1995 in der Fassung 2007; **3.** Schweiz: geregelt durch Anhang 3 der VO des Schweizerischen Heilmittelinstituts über die Anforderungen an die Zulassung von Arzneimitteln („Arzneimittel-Zulassungsverordnung“, Abk. AMZV, SR 812.212.22).

**Farbstoffe, direktziehende:** s. Direktfarbstoffe.
**Farbstoffe, substantive:** s. Direktfarbstoffe.
**Farfara:** s. Tussilago farfara (Hom.).
**Farfarae folium:** s. Tussilago farfara.
**Farina** (lat.): Mehl.
**Farina Amygdalarum:** s. Prunus dulcis.
**Farina Avenae:** s. Avena sativa.
**Farina Lini:** s. Linum usitatissimum (Placenta Seminis Lini).
**Farinzucker:** nicht gereinigter (nicht raffinierter) Rohrzucker (s. Saccharose); Restprodukt, welches bei der Raffination* des Rübenzuckers entsteht; **Verw.:** von Bäckereien z. B. für Honig- u. Lebkuchen.
**Farne:** s. Pteridophyta.
**Farnesol:** 3,7,11-Trimethyl-2,6,10-dodecatrien-1-ol; $C_{15}H_{26}O$; $M_r$ 222.4; aliphat. Sesquiterpenalkohol; Strukturformel von Farnesyldiphosphat: s. Sesquiterpene (Abb. dort); farbloses, nach Maiglöckchen riechendes Öl; in äther. Ölen z. B. in Tiliae flos, Flores Convallariae (s. Convallaria majalis). **Anw.:** in der Parfümerie.
**Farnesylpyrophosphat:** Zwischenprodukt der Biosynthese der Terpene* (Abb. dort); das Enzym, das zur Bildung des F. in Osteoklasten* führt, ist ein Target für stickstoffhaltige Bisphosphonate*, die u. a. zur Osteoporosetherapie eingesetzt werden.
**Farnextrakt:** s. Extractum Filicis maris.
**Farnhaare:** s. Cibotium barometz (Paleae haemostaticae).
**Farnochinon:** s. Vitamin K (Vitamin $K_2$).
**Farnpflanzen:** s. Pteridophyta.
**Farnwurzel:** s. Dryopteris filix-mas (Rhizoma Filicis).
**Faselrübe:** s. Bryonia alba (Radix Bryoniae).
**Faserbanane:** s. Musa textilis.
**Fasercellulose, gepulverte:** s. Cellulosepulver.
**Faserproteine:** s. Skleroproteine.
**Faserschicht:** s. Endothecium.
**Faserzellschicht:** s. Endothecium.
**fast protein liquid chromatography:** s. HPLC.
**Faszikularkambium:** faszikuläres Kambium; Leitbündelkambium; (bot.) im Ggs. zum interfaszikulären Kambium* innerhalb eines Leitbündels* gelegenes Kambium*.
**Faulbaumextrakt:** s. Extractum Frangulae.
**Faulbaumfluidextrakt:** s. Extractum Frangulae fluidum.
**Faulbaumgewächse:** s. Rhamnaceae.
**Faulbaumrinde:** s. Rhamnus frangula (Frangulae cortex).
**Faulbaumrinde, Amerikanische:** s. Rhamnus purshiana (Rhamni purshianae cortex).
**Favismus:** Bohnenkrankheit; besondere Form des erbl. Glucose*-6-phosphat-Dehydrogenase-Mangels; häufigste Enzym-Mangelerkrankung des Menschen; durch Genuss bestimmter Leguminosen (z. B. von Saubohnen), durch Einatmen von Bohnenblütenstaub od. durch bestimmte Arzneimittel (z. B. Acetazolamid*, Co-trimoxazol*, Metamizol*, Nitrofurantoin*) kommt es bei entspr. genet. disponierten Personen zu einem Mangel an GPDH, der eine schwere hämolyt. Anämie zur Folge hat. **Vork.:** v. a. im Mittelmeerraum, Asien u. Amerika.
**Favorskii-Umlagerung:** Umlagerung von $\alpha$-Halogenketonen zu Carbonsäuren* beim Erhitzen unter basischer Katalyse; **Wallach-Reaktion:** Bildung von Carbonsäuren aus cycl. $\alpha$-Halogenketonen unter Ringverengung; **Beispiel:** 2-Chlor-cyclohexanon liefert Cyclopentan-carbonsäure (s. Abb.).

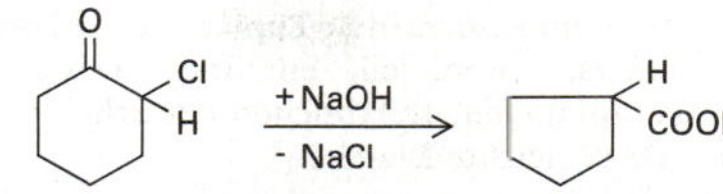


2-Chlor-cyclo-hexanon    Cyclopentan-carbonsäure

**Favorskii-Umlagerung:** Bildung von Cyclopentancarbonsäure

**Favus:** Erbgrind, Kopfgrind; ansteckende, chron. persistierende Pilzinfektion (tiefe Trichophytie*) mit reaktiver narbiger sekundärer Alopezie*, bes. bei Kindern; Erreger: Trichophyton* schönleinii; seltener Trichophyton violaceum u. Microsporum* canis; **Vork.:** v. a. in Südosteuropa, Vorderasien u. Afrika; **Sympt.:** schwefelgelbe, bröckelige, schüsselförmig gedellte Schildchen auf dem behaarten Kopf, penetranter Geruch, narbige Alopezie; **Ther.:** 4 Wochen system. u. lokale Antimykotika* (Itraconazol*, Fluconazol*, Terbinafin*); Wiederholung alle 2 Wochen, bis Kultur negativ. Vgl. Mykosen.
**Fc:** Abk. für (franz.) fragment **c**rystalline; s. Immunglobuline.
**FC:** Abk. für **F**ormularium **C**linicum; s. Magistralformeln.
**FCKW:** Abk. für **F**luor-**C**hlor-**K**ohlen**w**asserstoffe; s. Treibgase.
**FD:** Abk. für Frosch**d**osis*.
**FDA:** Abk. für (engl.) ***F**ood and **D**rug **A**dministration;* Verbraucherschutzorganisation u. Teil des staatl. öffentlichen Gesundheitswesens in den USA mit Sitz in Rockville (Maryland); **Aufgaben:** Förderung u. Schutz der Gesundheit der Bevölkerung; 8 Zentren sind zuständig für die Sicherheit u. Wirkungsweise von Nahrungsmitteln, Arzneimitteln, med. u. radiol. Verfahren, biol. Produkten, Kosmetika, strahlungsemittierenden Geräten sowie veterinärmed. Produkten u. Tierfutter; Entscheidungen der FDA begründen international relevante Standards.
**FDG:** Abk. für 2-[$^{18}$F]**F**luor-2-**d**eoxy-D-**g**lucose; s. [$^{18}$F]Fludesoxyglucose-Injektionslösung.
**Fe:** (chem.) Symbol für Eisen*.
**Febrifugin:** $\beta$-Dichroin; $C_{16}H_{19}N_2O_3$, Strukturformel: s. Abb.; $M_r$ 301.34; Schmp. 140 °C od. 156 °C (polymorph); Chinazolinalkaloid* aus Hydrangea-Arten (Hortensien, Fam. Hydrangeaceae) u. Dichroa* febrifuga.

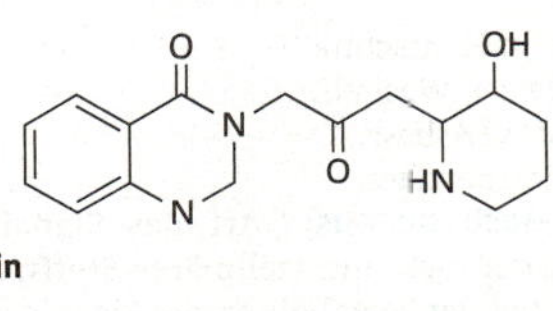


**Febrifugin**

**febril:** fieberhaft.
**Febris:** s. Fieber.
**Febris quotidiana:** s. Quotidiana.
**Febris recurrens:** s. Rückfallfieber.
**Febuprol** (INN): 1-Butoxy-3-phenoxy-2-propanol; CAS-Nr. 3102-00-9; $C_{13}H_{20}O_3$, Strukturformel: s. Abb.; $M_r$ 224.3; farbloses Öl; **Wirk.:** Choleretikum*; **Ind.:** Störungen des Galleflusses u. der Gallenproduktion; **Kontraind.:** Tumoren des Magen-Darm-Trakts, chron. od. entzündl. Leber- u. Darmerkrankungen, 1. Trimenon der Schwangerschaft; **UAW:** leichte Diarrhö.

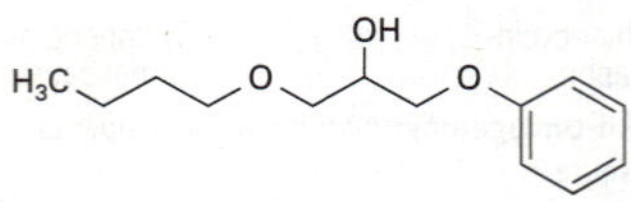


**Febuprol**

**Febuxostat** (INN): 2-(3-Cyano-4-isobutoxy-phenyl)-4-methyl-thiazol-5-carbonsäure; CAS-Nr. 144060-53-7; $C_{16}H_{16}N_2O_3S$, Strukturformel: s. Abb.; $M_r$ 316.38; Schmp. 235–237 °C; logP 3.7 (berechnet); weißes krist. Pulver; 2-Aryl-Thiazol-Derivat; **Wirk.:** Urikostatikum (s. Gichttherapeutika); Hemmung der Xanthinoxidase*, so dass vermehrt Hypoxanthin* u. Xanthin* renal ausgeschieden werden; im Gegensatz zu Allopurinol* keine Hemmung weiterer am Purin- od. Pyrimidinstoffwechsel beteiligter Enzyme; **Ind.:** chron. Hyperurikämie* bei bereits vorhandener Ablagerung von Uratkristallen; **Kontraind.:** ischäm. Herzerkrankung, dekompensierte Herzinsuffizienz, veränderte Schilddrüsenfunktion, gleichzeitige Einnahme von Azathioprin od. Mercaptopurin; **WW:** Anstieg des Theophyllinspiegels; **UAW:** Leberfunktionsstörungen, Diarrhö, Kopfschmerz, Übelkeit, Hautausschlag; in den ersten Tagen der Ther. ggf. Gichtanfall (durch sinkende Serum-Harnsäurespiegel Mobilisierung von Harnsäureablagerungen aus den Geweben); die Ther. darf daher erst nach Abklingen eines akuten Anfalls begonnen u. bei einem Gichtanfall unter Ther. nicht abgesetzt werden. **Dos.:** p. o. 1×80–120 mg/d; zu Beginn der Behandlung wird eine Anfallsprophylaxe mit NSAR od. Colchicin für mind. 6 Monate empfohlen. HWZ 5–8 h.

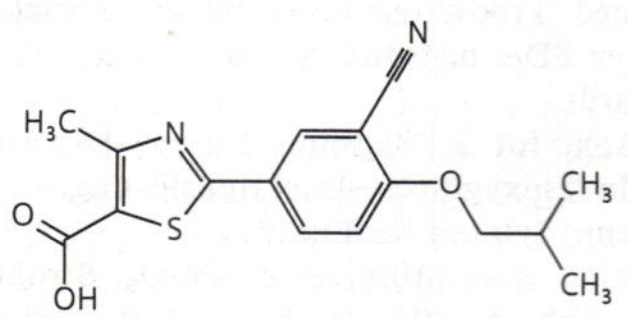


**Febuxostat**

**Federalaun:** s. Asbest.
**Fédération Internationale Pharmaceutique:** s. FIP.
**Federharz:** s. Kautschuk.
**Federwaage:** s. Waagen.
**Federweiß:** s. Asbest.
**Fedia:** s. Valepotriate.
**Feedback-Mechanismus:** Art der Signalübertragung i. R. der biol., intrazellulären Stoffwechselregulation, bei der Metaboliten die Signale sind; ein F.-M. ist eine Kontrollmöglichkeit von Enzymen, die sich auf Enzymaktivität, -synthese u. -abbau erstreckt; als Feedback-Regulation wird eine positive od. negative Rückkopplungskontrolle verstanden: **1. positives** Feedback: z. B. Förderung der Aktivität od. Synthese eines od. mehrerer Enzyme einer Reaktionskette durch ein Endprodukt; **2. negatives** Feedback: irgendwie geartete Endprodukthemmung.
**Fehler 1. Art:** s. Alpha-Fehler.
**Fehler 2. Art:** s. Beta-Fehler.
**Fehlerrechnung:** Verfahren zur Abschätzung der Güte eines Messergebnisses; bei der Bestimmung einer physik. Größe od. der Durchführung einer Analyse kann im Allg. nicht erwartet werden, dass der sich ergebende Wert gleich dem wahren Wert ist. Daher ist es wichtig, einen Hinweis über die Genauigkeit bzw. Zuverlässigkeit der Messergebnisse in Form einer Fehlerangabe anzubringen. Ohne die Angabe des Fehlers ist z. B. die Angabe eines Mittelwerts oft sinnlos. Die F. gilt nur für zufällige Fehler, die mit gleicher Wahrscheinlichkeit positive u. negative Werte annehmen u. mit Hilfe der Statistik abgeschätzt werden können. Sie gilt nicht für systemat. Fehler, verursacht durch immer im gleichen Sinne wirkende Mängel der Messmethode. Sie gilt ebenfalls nicht für persönl. Fehler, die durch die Neigung des Beobachters, immer im gleichen Sinne etwas unkorrekt abzulesen, entstehen können. **Mittelwert** u. **Standardabweichungen:** Wenn n Messungen derselben Größe (z. B. Dichte eines Arzneistoffs) durchgeführt wurden u. alle Einzelmessungen untereinander gleichwertig, d. h. normalverteilt sind, dann ist der wahrscheinlichste Wert der gemessenen Größe der arithmet. Mittelwert:
$\bar{x} = \Sigma x/n$
Die Standardabweichung s lässt sich dann auf folgende Weise berechnen:

$$s = \sqrt{\frac{\Sigma(x-\bar{x})^2}{(n-1)}}$$

Dabei ist zu beachten, dass s nur ein Schätzwert der wahren Standardabweichung σ ist, die aus einer sehr großen, theoret. unendl. Zahl von Einzelmessungen, der Grundgesamtheit, ermittelt wird. Die Standardabweichung ist eine statist. Gütezif-

**Fehlerrechnung** Tab. 1

| Fehler in den Grenzen ±k·σ | statistische Sicherheit P (%) |
|---|---|
| 0.675·σ | 50.00 |
| 1.000·σ | 68.30 |
| 1.640·σ | 90.00 |
| 1.960·σ | 95.00 |
| 3.000·σ | 99.70 |
| 3.290·σ | 99.90 |
| 4.000·σ | 99.99 |

**Fehlerrechnung** Tab. 2
Werte für t und $t/\sqrt{n}$

| Anzahl n der Einzelwerte | 1-σ-Regel P = 68.3 % t | $t/\sqrt{n}$ | 3-σ-Regel P = 99.73 % t | $t/\sqrt{n}$ | P = 95 % t | $t/\sqrt{n}$ | P = 99 % t | $t/\sqrt{n}$ |
|---|---|---|---|---|---|---|---|---|
| (2) | (1.8) | (1.3) | (235.0) | (166.0) | (12.7) | (9.0) | (64.0) | (45.0) |
| 3 | 1.32 | 0.76 | 19.2 | 11.1 | 4.30 | 2.5 | 9.92 | 5.73 |
| 4 | 1.20 | 0.60 | 9.2 | 4.6 | 3.18 | 1.6 | 5.84 | 2.92 |
| 5 | 1.15 | 0.51 | 6.6 | 3.0 | 2.78 | 1.24 | 4.60 | 2.06 |
| 6 | 1.11 | 0.45 | 5.5 | 2.3 | 2.57 | 1.05 | 4.03 | 1.65 |
| 7 | 1.09 | 0.41 | 4.9 | 1.85 | 2.45 | 0.92 | 3.71 | 1.40 |
| 8 | 1.08 | 0.38 | 4.5 | 1.6 | 2.37 | 0.84 | 3.50 | 1.24 |
| 9 | 1.07 | 0.36 | 4.3 | 1.4 | 2.31 | 0.77 | 3.36 | 1.12 |
| 10 | 1.06 | 0.34 | 4.1 | 1.29 | 2.26 | 0.72 | 3.25 | 1.03 |
| 20 | 1.02 | 0.23 | 3.4 | 0.77 | 2.09 | 0.47 | 2.86 | 0.64 |
| 30 | 1.02 | 0.19 | 3.3 | 0.60 | 2.05 | 0.37 | 2.76 | 0.50 |
| 50 | 1.01 | 0.14 | 3.16 | 0.45 | 2.00 | 0.28 | 2.78 | 0.38 |
| 100 | 1.00 | 0.10 | 3.10 | 0.31 | 2.00 | 0.20 | 2.62 | 0.26 |
| 200 | 1.00 | 0.07 | 3.04 | 0.22 | 1.97 | 0.14 | 2.60 | 0.18 |
| >200 | 1.00 | 0.00 | 3.00 | 0.00 | 1.96 | 0.00 | 2.58 | 0.00 |

fer für das Messverfahren u. besagt im Einzelfall ledigl., dass bei einer in der Regel vorliegenden Zufallsverteilung (Normalverteilung*) 68.3 % aller Messwerte innerhalb des Streubereichs von $\pm\sigma$ um den Mittelwert liegen. Will man die Ergebnisse mit einer größeren statist. Sicherheit P angeben, muss der Bereich auf $k \cdot \sigma$ vergrößert werden; P sollte dann immer auch angegeben werden (s. Tab. 1). **Vertrauensbereich des Mittelwerts:** Der Vertrauensbereich (Mutungs- od. Konfidenzintervall/-bereich) des Mittelwerts gibt die Grenzen zu einem gefundenen Wert $\bar{x}$ an, innerhalb derer sich der wahre Wert mit einer gegebenen statist. Sicherheit P befindet. Der Vertrauensbereich VB kann nach der folgenden Gleichung berechnet werden:

$$VB = \pm t \cdot s/\sqrt{n}$$

Der Faktor t (t-Verteilung nach Student, Studentverteilung*) hängt von der gewählten statist. Sicherheit P u. der Anzahl n der Messwerte (bzw. der Freiheitsgrade*) ab; s. Tab. 2. **Darstellung eines Endergebnisses E:** Angabe des Vertrauensbereichs VB:

$$E = \bar{x} \pm VB = \bar{x} \pm s \cdot t/\sqrt{n}$$

Als Maß für den relativen, zufälligen Fehler wird häufig auch der relative VB (prozentuale VB) angegeben.

**Fehler, systematischer:** s. Bias.

**Fehling-Lösung:** s. Fehling-Reagenz.

**Fehling-Reagenz** (Hermann von F., Chemiker, Stuttgart, 1811–1885): Fehling-Lösung; alkal. Kupfertartratlösung zum qualitativen u. quantitativen Nachw. von reduzierenden Kohlenhydraten* u. Aldehyden*, z. B. im Harn*; **Zusammensetzung:** 2 Lsg., die getrennt aufbewahrt u. erst unmittelbar vor der Probe zu gleichen Teilen gemischt werden: **1.** F.-R. I: 7 g reines krist. Kupfersulfat, Wasser ad 100 mL; **2.** F.-R. II: 35 g Kaliumnatriumtartrat*, 10 g Natriumhydroxid*, Wasser ad 100 mL. Die Reaktion beruht auf der Reduktion von Kupferhydroxid, wobei Kupfer(I)*-oxid als feinkörniger gelbroter, kupferroter od. rotbrauner Niederschlag ausfällt. **Modifiziertes Fehling-Reagenz:** nur aus einer Lsg. bestehend; **Zusammensetzung:** 2 g Kupfersulfat, 10 g Triethanolamin*, 5 g Kaliumhydroxid, destilliertes Wasser ad 100 g. Vgl. Silbernitrat-Lösung, ammoniakalische.

**Fehlkorn:** Begriff aus der Siebtechnik (s. Siebanalyse), der Unter- u. Überkorn umfasst; je kleiner die Menge an F., desto schärfer ist die Trennung; die in der Praxis durchgeführten Absiebungen verlaufen nie so vollkommen, dass eine absolute Trennung von Grob u. Fein in Bezug auf die Sieböffnung erfolgt. Der über das Sieb sich bewegende Grobkornanteil (auch Siebrückstand, Siebüberlauf, Siebgrobes genannt) enthält immer noch Feines, sog. **Unterkorn**. Im durch die Sieböffnungen tretenden Feinkorn (auch Siebdurchgang, Siebunterlauf, Siebfeines genannt) finden sich u. U. gröbere Teile, sog. **Überkorn**. Ist der Anteil an Unterkorn zu groß, ist die Siebung als Klassierverfahren ungeeignet. Das Auftreten von Überkorn hat seine Ursache in ungleichmäßiger Kornform. Längl. Partikel können sich während des Siebvorganges aufrichten u. durch eine Sieböffnung fallen. Bes. schwierig abzusieben ist das **Grenzkorn**, das größte Korn, das gerade noch durch die Siebmaschen fällt, auch Trennkorngröße genannt, deren Abmessungen sich denen der Sieböffnungen so sehr nähern, dass es sich festsetzen kann. Vgl. Sieben.

**Feige:** s. Ficus carica (Caricae).

**Feigenbaum:** s. Ficus carica.

**Feigensirup, zusammengesetzter:** s. Sirupus Caricae compositus.

**Feigwarzen:** s. Kondylome.

**Feigwurz:** s. Ranunculus ficaria.

**Feinbürette:** Bürette* von ca. 60 cm Länge, die 10 mL Flüss. fasst u. deren Skala in 1/50 mL unterteilt ist; die Abflussvorrichtung der Feinbürette ist so beschaffen, dass ca. 40 Tr. 1 mL entsprechen.

**Feinstrukturanalyse:** s. Kristallstrukturanalyse.

**Fekrumeter:** Gerät zur Bestimmung des wahren Volumens $V_p$ (s. Porosität) u. folgl. der wahren Dichte (s. Dichte von Pulvern) einer bekannten Masse eines Schüttguts; **Prinzip:** beruht auf dem Boyle*-Mariotte-Gesetz; durch die Pulverprobe in der Messkammer A (Anhängeglas) ist dort die Luftmenge verringert u. die Manometerflüssigkeit in einem angeschlossenen U-Rohr sinkt nicht so stark ab wie bei leerer Messkammer (s. Abb.). Das F. ist vor der 1. Messung mit versch. Mengen Wasser in der Messkammer zu kalibrieren.

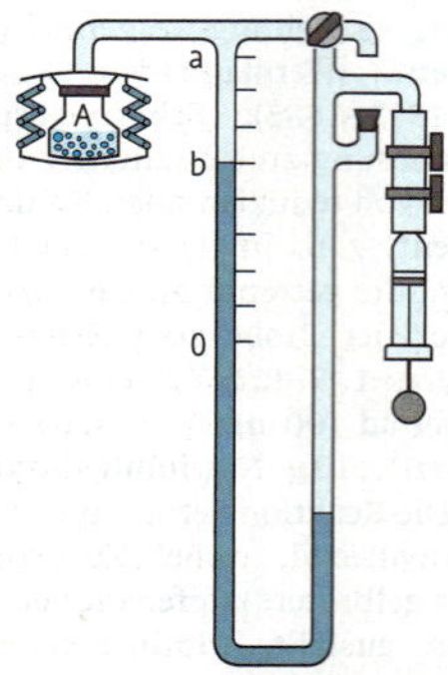


**Fekrumeter:** A: Messkammer (Anhängeglas); a: Spiegel der Manometerflüssigkeit ohne angeschlossene Messkammer; b: Spiegel der Manometerflüssigkeit bei angeschlossener Messkammer mit Pulverprobe; 0: Spiegel der Manometerflüssigkeit bei leerer Messkammer

**Fel:** s. Fel Tauri.

**Felbamat** (INN): 2-Phenyl-1,3-propandioldicarbamat; CAS-Nr. 25451-15-4; $C_{11}H_{14}N_2O_4$, Strukturformel: s. Abb.; $M_r$ 238.24; Antiepileptikum*; **Ind.:** Lennox-Gastaut-Syndrom (Form einer generalisierten Epilepsie*) bei Erwachsenen u. Kindern über 4 Jahren (zur Kombinationsbehandlung); **Kontraind.:** Bluterkrankungen, Leberfunktionsstörungen, Schwangerschaft u. Stillzeit, Patienten unter 4 u. über 65 Jahren; **UAW:** aplast. Anämie, Leberfunktionsstörungen, Übelkeit; **Dos.:** p. o.

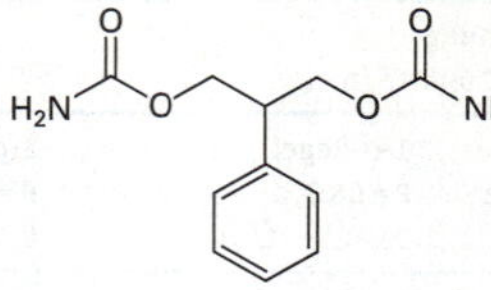


**Felbamat**

über 14 Jahre anfangs 2–3×0.6–1.2 g/d, Steigerung bis max. 3.6 g/d in 3–4 ED; zw. 4 u. 14 Jahren anfangs 2–3×7.5–15 mg/kg KG/d, Steigerung bis max. 45 mg/kg KG/d in 3–4 ED; TMD 3.6 g; HWZ 15–23 h.

**Felbinac** (INN): 1,1-Biphenyl-4-essigsäure; CAS-Nr. 5728-52-9; $C_{14}H_{12}O_2$, Strukturformel: s. Abb.; $M_r$ 212.25; Schmp. 164–165 °C (kristallisiert aus Diethylether); $pK_S$ 3.9; weißes, krist. Pulver; nichtsteroidales Antiphlogistikum*; **Ind.:** topische, symptomat. Behandlung entzündl. Erkrankungen des Bewegungsapparates, Weichteilverletzungen, Arthrosen der Kniegelenke; **Kontraind.:** Schwangerschaft u. Stillzeit; Anw. bei Kleinkindern; **UAW:** lokale Erytheme, Dermatitis; **Dos.:** topisch 3 %iges Gel 2–4-mal tägl. einreiben (entspricht 1–2 g Felbinac); HWZ 10–17 h.

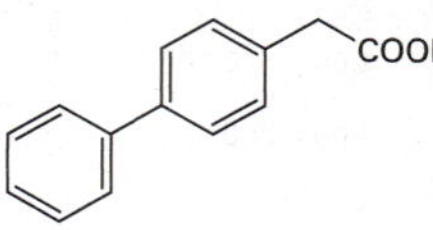


**Felbinac**

**Fel Bovis:** s. Fel Tauri.

**Feldgarbe:** s. Achillea millefolium.

**Feldkamillen:** s. Matricaria recutita (Matricariae flos).

**Feldkümmel:** s. Thymus serpyllum.

**Feldmannstreu:** s. Eryngium campestre.

**Feldmohnblüten:** s. Papaver rhoeas (Papaveris rhoeados flos).

**Feldrittersporn:** s. Consolida regalis.

**Feldthymian:** s. Thymus serpyllum.

**Feldwinde:** s. Convolvulus arvensis.

**Felodipin** (INN): Felodipinum Ph.Eur.; 4-(2,3-Dichlorphenyl)-1,4-dihydro-2,6-dimethyl-3,5-pyridindicarbonsäureethylmethylester; CAS-Nr. 72509-76-3; $C_{18}H_{19}Cl_2NO_4$, Strukturformel: s. Nifedipin (Abb. dort); $M_r$ 384.3; Schmp. 145 °C; weißes, krist. Pulver; fast unlösl. in Wasser, leicht lösl. in Aceton, Ethanol u. Methanol; **Wirk.:** Antihypertensivum*; Calcium*-Antagonist mit langsamer Eliminationsgeschwindigkeit; **UAW:** Beinödeme, Flush, Kopfschmerz; **Dos.:** 1×5 mg/d.

**Felsenmoos:** s. Carrageen.

**Fel Tauri** EB: Tauri fel, Fel Bovis; Rindergalle, Ochsengalle; D. 1.018–1.028 (15 °C); bräunlich grüne, schleimige Flüss. von eigentüml. Geruch u. außerordentl. bitterem Geschmack; vgl. Galle; **Inhaltsst.:** Gallensäuren*, Gallenfarbstoffe* (Bilirubin, Biliverdin), Cholesterol*, Lecithin*, Fette, Harnstoff*, Mineralstoffe [NaCl, $Ca_3(PO_4)_2$, $FePO_4$]; **Formen: 1. Fel Tauri inspissatum:** eingedickte Ochsengalle; **2. Fel Bovis depuratum:** gereinigte Rindergalle; **3. Fel Tauri depuratum siccum:** gereinigte u. getrocknete Ochsengalle,

Extractum Fellis Bovis; **Off.:** ÖAB; 1 T. Extrakt entspricht 10 T. frischer Galle (es sind alle Best. der Galle enthalten, die in konz. Ethanol lösl. sind); **Anw.:** (med.) zur Substitution bei Gallen-, Lebererkrankungen; vielfach in Arzneispezialitäten, zus. mit Verdauungsenzymen; anstelle der Galle werden oft die reinen Gallensäuren eingesetzt, die für die cholagoge Wirk. (s. Cholagoga) der Galle verantwortl. sind; **Dos.:** 0.2–0.5 g. **Hom.:** Fel Tauri (HAB): frische Rindergalle; verordnet z. B. bei Leber- u. Gallenstörungen.

**Felypressin** (INN): Phe2-Lys8-vasopressin; 2-(Phenylalanin)-8-lysinvasopressin; CAS-Nr. 56-59-7; $C_{46}H_{65}N_{13}O_{11}S_2$; $M_r$ 1040.26; synthet. Analogon von Lypressin* (ADH des Schweins) mit stärkerer vasokonstriktorischer als antidiuret. Komponente; **Ind.:** als vasokonstriktorischer Zusatz in fixer Kombination mit Prilocain* i. R. der dentalchirurg. Infiltrations-* od. Leitungsanästhesie*.

**Feminell:** s. Crocus sativus.

**femoral:** zum Oberschenkel gehörend.

**Femto-:** Symbol f; gesetzl. Vorsatz für das $10^{-15}$fache einer Einheit; vgl. SI-Einheiten.

**Femur:** Oberschenkelknochen.

**Fenbendazol** (INN): Fenbendazolum ad usum veterinarium Ph.Eur.; Methyl-5-(phenylthio)-1*H*-benzimidazol-2-ylcarbamat; CAS-Nr. 43210-67-9; $C_{15}H_{13}N_3O_2S$, Strukturformel: s. Abb.; $M_r$ 299.35; weißes Pulver, fast unlösl. in Wasser; **Anw.:** (veterin.) Anthelminthikum* vom Benzimidazoltyp mit guter Wirk. gegen Zestoden u. Nematoden.

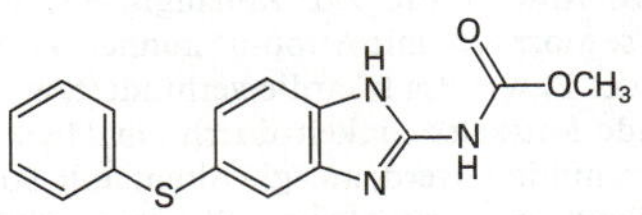

**Fenbendazol**

**Fenbufen** (INN): Fenbufenum Ph.Eur.; 3-(4-Biphenyl-carbonyl)propionsäure; CAS-Nr. 36330-85-5; $C_{16}H_{14}O_3$; $M_r$ 254.29; Schmp. ca. 180 °C (polymorph); nicht mehr im Handel befindl. Analgetikum*, Antiphlogistikum* u. Antirheumatikum*; **UAW:** ähnl. Ibuprofen*.

**Fenchel, Bitterer:** s. Foeniculum vulgare ssp. vulgare var. vulgare.

**Fenchel, Gewöhnlicher:** s. Foeniculum vulgare ssp. vulgare var. vulgare.

**Fenchelholz:** s. Sassafras albidum var. molle (Lignum Sassafras).

**Fenchelholzrinde:** s. Sassafras albidum var. molle (Cortex Sassafras radicis).

**Fenchelöl, Bitteres:** s. Foeniculum vulgare ssp. vulgare var. vulgare (Foeniculi amari fructus aetheroleum).

**Fenchel, Römischer:** s. Foeniculum vulgare ssp. vulgare var. dulce.

**Fenchel, Süßer:** s. Foeniculum vulgare ssp. vulgare var. dulce.

**Fenchelwasser:** s. Aqua Foeniculi.

**Fenchel, Wilder:** s. Foeniculum vulgare ssp. vulgare var. vulgare.

**Fenchon:** **1. D-Fenchon:** (1*S*,4*R*)-1,3,3-Trimethylbicyclo[2.2.1]heptan-2-on; $C_{10}H_{16}O$, Strukturformel: s. Abb.; $M_r$ 152.2; D. 0.947; Schmp. 6 °C; Sdp. 193 °C; farbloses, campherartig riechendes Öl, mit

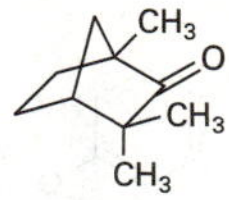

**Fenchon:** D-Fenchon

Campher* isomeres Reagenz Ph.Eur.; natürlich im Fenchelöl (s. Foeniculum vulgare ssp. vulgare var. vulgare, Foeniculi amari fructus aetheroleum); **2. L-Fenchon:** natürl. im Thujaöl (s. Thuja occidentalis, Oleum Thujae).

**Fendilin** (INN): Phenazaxan; 3,3-Diphenyl-*N*-(1-phenylethyl)-propylamin; CAS-Nr. 13042-18-7; $C_{23}H_{25}N$; $M_r$ 315.46; Sdp. 206–210 °C (40 Pa); nicht mehr im Handel befindl. Calcium*-Antagonist; früher angewendet als Koronartherapeutikum* zur Nachbehandlung des Herzinfarkts. **Fendilinhydrochlorid:** Schmp. 192–205 °C (polymorph).

**Fendizoat:** Fendizoas; chem. Kurzbez. für 2-[(6-Hydroxy[1,1′-biphenyl]-3-yl)carbonyl]benzoat.

**Fenetyllin** (INN): 7-{2-[(α-Methylphenethyl)amino]ethyl}theophyllin, *N*-[β-(7-Theophyllinyl)-ethyl]-amphetamin; 1,3-Dimethyl-7-[2-(α-methylphenethylamino)ethyl]-2,6-(1*H*,3*H*)-purindion; CAS-Nr. 3736-08-1; $C_{18}H_{23}N_5O_2$; $M_r$ 341.40; nicht mehr im Handel befindliches Theophyllinderivat von Amfetamin*; unterliegt dem Betäubungsmittelgesetz* (Anlage III); früher angewendet als zentrales Stimulans bei durch schwere Erkrankungen, Schädeltraumen, Alter u. a. bedingten Antriebsstörungen, ferner bei Narkolepsie u. hyperkinet. Verhaltensstörungen bei Kindern; **UAW:** Herzklopfen, Herzrhythmusstörungen, Erregungszustände; Abhängigkeit vom Amfetamin-Typ. **Fenetyllinhydrochlorid:** Schmp. 232–237 °C (polymorph).

**Fenipentol** (INN): α-Butylbenzylalkohol; 1-Phenylpentanol; CAS-Nr. 583-03-9; $C_{11}H_{16}O$, Strukturformel: s. Abb.; $M_r$ 164.25; Sdp. 123–124 °C (1.5996 kPa); $n_D^{20\,°C}$ 1.5112; mischbar mit org. Lösungsmitteln, fast unlösl. in Wasser; **Wirk.:** Choleretikum*, Spasmolytikum*; **Ind.:** Verdauungsbeschwerden, die durch Störungen der Gallensekretion verursacht werden, Störungen der Gallensekretion nach Cholezystektomie, funktionelle Gallenwegsstörungen u. prophylakt. vor reichl. u. fetthaltigen Mahlzeiten; **Kontraind.:** schwere Gallen- u. Lebererkrankungen; **Dos.:** p. o. 3 × 0.2 g/d nach den Mahlzeiten.

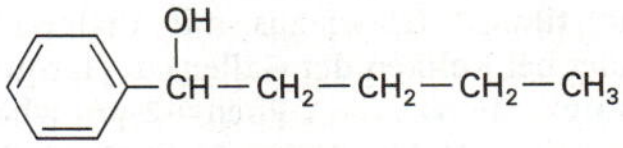

**Fenipentol**

**Fenitrothion:** *O,O*-Dimethyl-*O*-(3-methyl-4-nitrophenyl)thiophosphat; CAS-Nr. 122-14-5; $C_9H_{12}NO_5PS$; $M_r$ 277.2; Cholinesterase-Inhibitor; **Anw.:** (techn.) Insektizid; s. Schädlingsbekämpfungsmittel (Tab. dort).

**Fenofibrat** (INN): Fenofibratum Ph.Eur.; 1-Methylethyl-2-[4-(4-chlorbenzoyl)phenoxy]-2-methylpropionat; CAS-Nr. 49562-28-9; $C_{20}H_{21}ClO_4$, Strukturformel: s. Abb.; $M_r$ 360.84; Lipidsenker*; **Ind.:** Hyperlipoproteinämie; **Kontraind., WW u.**

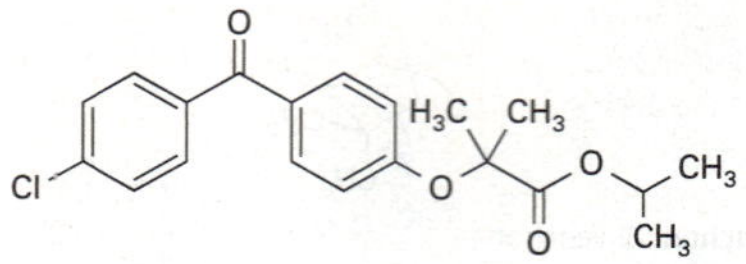

**Fenofibrat**

**UAW:** s. Bezafibrat; **Dos.:** 0.2–0.4 g/d p.o. in 2 Dosen.

**Fenoprofen** (INN): 3-Phenoxyhydratropasäure; (±)-DL-2-(3-Phenoxyphenyl)propionsäure; CAS-Nr. 31879-05-7; $C_{15}H_{14}O_3$; $M_r$ 242.28; Sdp. 168–171 °C (146.66 Pa); $n_D^{25\,°C}$ 1.5742; $pK_S$ 4.5; viskose Flüss.; nicht mehr im Handel befindl. Analgetikum*, Antipyretikum* u. Antiphlogistikum*; **UAW:** s. Ibuprofen; außerdem allerg. Haut-/Schleimhautreaktionen (Stevens-Johnson-Syndrom).

**Fenoterol** (INN): 3,5-Dihydroxy-α-(4-hydroxy-α-methylphenethyl)aminomethyl-benzylalkohol; 1-(3,5-Dihydroxyphenyl)-2-[1-(4-hydroxyphenyl)-2-propyl]amino-ethanol; CAS-Nr. 13392-18-2; $C_{17}H_{21}NO_4$, Strukturformel: s. Abb.; $M_r$ 303.47; **Wirk.:** Beta-2-Sympathomimetikum (s. Sympathomimetika); Broncholytikum*; **Ind.:** spast. Bronchitis u. Asthma bronchiale; als Tokolytikum (s. Gynäkologika); **UAW:** Herzklopfen, Tremor; HWZ 3.2 h. **Fenoterolhydrobromid:** Fenoteroli hydrobromidum Ph.Eur.; $C_{17}H_{22}BrNO_4$; $M_r$ 384.3; weißes, krist. Pulver, lösl. in Wasser u. Ethanol.

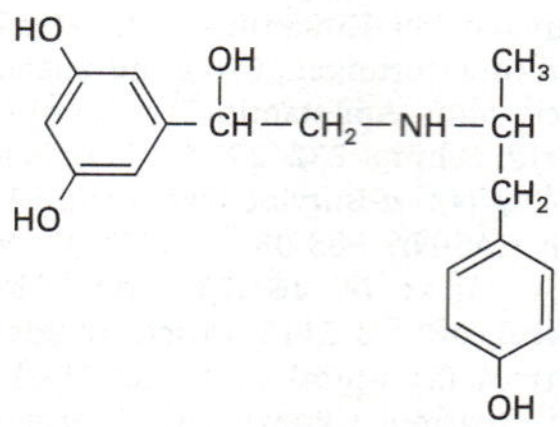

**Fenoterol**

**Fenpiveriniumbromid** (INN): Fenpiverinii bromidum; 1-(3-Carbamoyl-3,3-diphenylpropyl)-1-methylpiperidiniumbromid; CAS-Nr. 125-60-0; $C_{22}H_{29}BrN_2O$; $M_r$ 417.41; Schmp. 177.5–178.5 °C bzw. Schmp. 216–216.5 °C (polymorph); leicht lösl. in Wasser; nicht mehr im Handel befindl. Spasmolytikum*; früher zus. mit Analgetika* angewendet bei Koliken der Gallen- u. Harnwege.

**Fenproporex** (INN): 3-(1-Phenyl-2-propyl)aminopropionitril; CAS-Nr. 15686-61-0; $C_{12}H_{16}N_2$; $M_r$ 188.3; wegen ungünstigem Nutzen-Risiko-Verhältnis nicht mehr im Handel befindl. Appetitzügler*; früher nur in Ausnahmefällen angewendet bei nahrungsbedingtem Übergewicht; unterliegt dem Betäubungsmittelgesetz* (Anlage III; mit Ausnahmen); **UAW:** Suchtgefahr. **Fenproporexhydrochlorid:** Schmp. 145–151 °C (polymorph).

**Fensterglas:** s. Glas.

**Fentanyl** (INN): Fentanylum Ph.Eur.6; N-Phenyl-N-[1-(2-phenylethyl)piperidin-4-yl]propanamid;

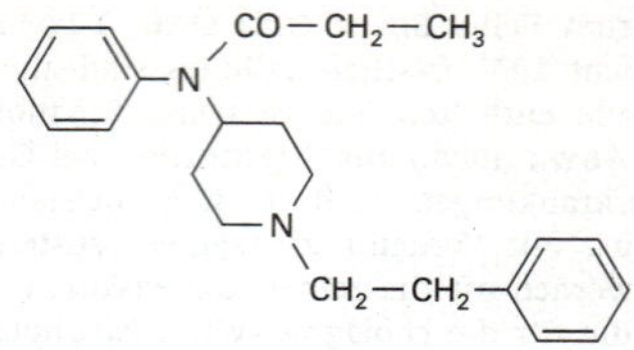

**Fentanyl**

CAS-Nr. 437-38-7; $C_{22}H_{28}N_2O$, Strukturformel: s. Abb.; $M_r$ 336.46; Schmp. 83–84 °C; weiße Körner od. weißes, glänzendes krist. Pulver, geruchlos, bitterer Geschmack; zeigt Polymorphie; synthetisches Morphinderivat; **Wirk.:** ca. 60–100-mal stärker wirkendes Analgetikum* als Morphin*; interagiert v.a. mit κ- u. μ-Rezeptoren (s. Opioid-Rezeptoren); analget. u. atemdepressive Wirk. sehr stark, Wirkungsdauer ca. 30 min; HWZ 2–4 h; unterliegt dem Betäubungsmittelgesetz* (Anlage III); **Ind.:** zur Neuroleptanalgesie* (in Kombination mit einem Neuroleptikum*); Basisanalgetikum in der Allgemein- u. Lokalanästhesie; auch als TTS (s. Systeme, transdermale therapeutische) bei starken Schmerzen; als Nasenspray zur Behandlung von Durchbruchschmerzen bei Erwachsenen, die bereits eine Opioid-Basistherapie gegen chron. Schmerzen erhalten; **Kontraind.:** u.a. Opioidabhängigkeit, schwere Atemstörungen; **WW:** in Kombination mit anderen zentral dämpfenden Arzneimitteln Gefahr der Atemdepression; **UAW:** längere Anw. führt zur Abhängigkeit; weitere UAW s. Morphin; mit Atropin* können vagale Effekte des F. wie Bradykardie verhindert, evtl. auftretende Muskelsteifigkeit durch ein Muskelrelaxans gemildert werden. Vgl. Alfentanil; Sufentanil. **Fentanylcitrat:** Fentanyli citras Ph.Eur.6; CAS-Nr. 990-73-8; $C_{28}H_{36}N_2O_8$; $M_r$ 528.60; Schmp. 152 °C (unter Zers.); weißes bis fast weißes Pulver, lösl. in Wasser, leicht lösl. in Methanol, wenig lösl. in Ethanol; **Dos.:** parenteral, Neuroleptanalgesie, Prämedikation i.m. 78–157 µg 30–60 min vor Anästhesieeinleitung; Dosierung abhängig von angewandter Technik; Allgemeinanästhesie: 2–50 µg/kg KG; Monoanästhetikum: 50–150 µg/kg KG (Ph.Eur.Komm.); **Hinweis: 1.** in der Drogenszene gelegentl. zum Strecken von Heroin (s. Diacetylmorphinhydrochlorid) verwendet; **2.** von F. abgeleitete Designerdrogen sind bis zu 3000-mal potenter als Morphin u. führen rasch zu einer ausgeprägten Euphorie, können aber bereits bei kleinsten Dosen zu einer letalen Atemdepression führen.

**Fentiazac** (INN): 4-(4-Chlorphenyl)-2-phenyl-5-thiazol-essigsäure; CAS-Nr. 18046-21-4; $C_{17}H_{12}ClNO_2S$; $M_r$ 329.8; Schmp. 161–162 °C; farblose Nadeln; nicht mehr im Handel befindl. Antirheumatikum* u. Antiphlogistikum*; **UAW:** gastrointestinale Störungen.

**Fenticlor** (INN): 4,4′-Dichlor-2,2′-thiodiphenol; CAS-Nr. 97-24-5; $C_{12}H_8Cl_2O_2S$, Strukturformel: s. Abb.; $M_r$ 287.18; Schmp. 175 °C (kristallisiert aus Toluol); weißes, geruchloses, krist. Pulver; lösl. in wässrigen NaOH-Lsg., Ethanol, heißem Benzol; fast unlösl. in Wasser; nicht mehr im Handel befindl. Antimykotikum*; früher angewendet bei

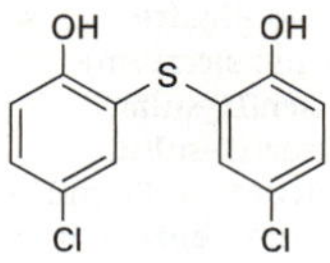


**Fenticlor**

Dermatophyten- u. Candida-Infektionen von Haut u. Schleimhaut; **UAW:** Photosensibilisierung der Haut.

**Fenticonazol** (INN): (±)-1-(2,4-Dichlor-*β*-[4-(phenylthio)benzyloxy]-phenethyl)imidazol; CAS-Nr. 72479-26-6; $C_{24}H_{20}Cl_2N_2OS$, Strukturformel: s. Abb.; $M_r$ 455.40; **Wirk.:** lokales Antimykotikum*; fungistat. u. in hohen Konz. fungizid durch Hemmung der Lanosterol-Demethylase der Pilzzelle; führt zur Einlagerung von Ergosterol u. anderen 14-Methylsterolen statt des physiol. Ergosterols in die Zytoplasmamembran; **Ind.:** Pilzerkrankungen der Haut u. Infektionen durch Dermatophyten u. Hefen; **Kontraind.:** Anw. an der Brust während der Stillzeit, Schwangerschaft; Anw. bei Kleinkindern u. Säuglingen; **UAW:** Erythembildung, Jucken, Brennen; **Dos.:** topisch 2%ige Creme od. Lsg. 1–2×tägl. dünn auf die Haut auftragen. **Fenticonazolnitrat:** Fenticonazoli nitras Ph.Eur.; CAS-Nr. 73151-29-8; $C_{24}H_{20}Cl_2N_2OS \cdot HNO_3$; $M_r$ 518.42; Schmp. 136 °C; weißes, krist. Pulver; leicht lösl. in Dimethylformamid, Ethanol, Methanol, Chloroform; wenig lösl. in Wasser, Ethylether; $pK_s$ 6.54.

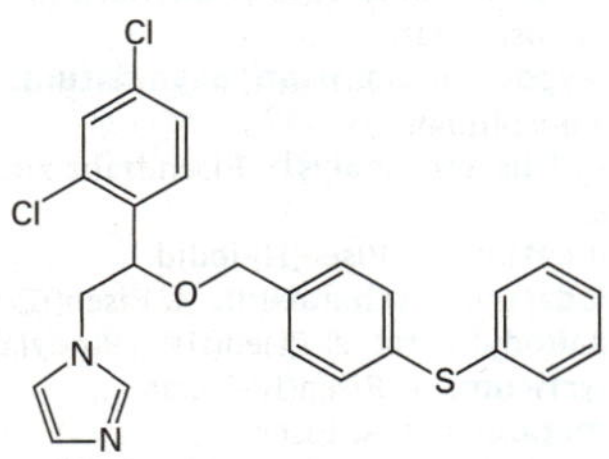


**Fenticonazol**

**Fenton-Reaktion:** Methode zur Herst. von *α*-Ketosäuren* aus *α*-Hydroxysäuren* durch Oxidation mit Wasserstoffperoxid* u. Eisen(II)*-sulfat (Fenton-Reagenz; s. Abb.).

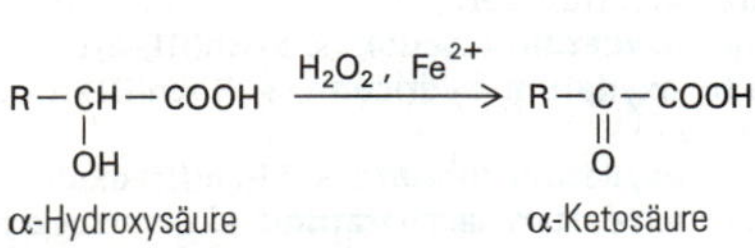


**Fenton-Reaktion**

**Fenvalerat:** [(*RS*)-α-Cyano-3-phenoxybenzyl]-(*RS*)-2-(4-chlorophenyl)-3-methylbutyrat; CAS-Nr. 51630-58-1; $C_{25}H_{22}ClNO_3$; $M_r$ 419.9; **Anw.:** (techn.) Insektizid (Pyrethroid*), Akarizid*; vgl. Schädlingsbekämpfungsmittel (Tab. dort).

**Feprazon** (INN): Prenazon; 4-(3-Methyl-2-butenyl)-1,2-diphenyl-3,5-pyrazolidindion; CAS-Nr. 30748-29-9; $C_{20}H_{20}N_2O_2$; $M_r$ 320.4; Schmp. 156.5 °C; leicht lösl. in Ethanol, Ether, unlösl. in Wasser; nicht mehr im Handel befindl. Antirheumatikum*; **UAW:** gastrointestinale Störungen (Hyperacidität, Aufstoßen), Schwindel.

**Fermentation** (lat. fermentum Sauerteig, Gärung): Fermentierung; durch Enzyme* (Fermente) bewirkte chem. Umwandlung bzw. Zerlegung bestimmter Stoffe (biochem. Reaktionen), speziell Gärung*; bei der F. pflanzl. Stoffe (Tee, Kakao, Tabak, Kaffee usw.) wirken wahrscheinl. in den Pflanzen enthaltene Enzyme u. Mikroorganismen zusammen. Vielfach werden Enzyme künstl. kombiniert, um eine effizientere u. schnellere F. zu erreichen.

**Fermentdiagnostik:** s. Enzymdiagnostik.

**Fermente:** s. Enzyme; Fermentation.

**Fermenter:** techn. Gerät zur Durchführung einer Fermentation*, z. B. für die Aufzucht von spezialisierten Mikroorganismen zur Produktion von therap. Proteinen.

**Fermentierung:** s. Fermentation.

**Fermentum Kefir:** s. Kefir.

**Fermium:** Eka-Erbium; Symbol Fm; OZ 100; 3-wertiges Element, mind. 18 Isotope; **Gesch.:** benannt nach Enrico Fermi [1901–1954]; 1953 entdeckt, 1954 (mit Einsteinium*) bei der Einwirkung von Neutronen auf metall. Plutonium* ($^{239}_{94}Pu$) sowie bei Beschuss von $^{238}_{92}U$ (s. Uran) mit Sauerstoffkernen gewonnen.

**Fernambukholz:** s. Caesalpinia echinata (Lignum Fernambuci).

**Ferrate:** Verb. mit komplexen Anionen u. Eisen* als Zentralatom, z. B. Kaliumhexacyanoferrat(III)* $K_3[Fe(CN)_6]$; i. e. S. die Salze der (hypothet.) Eisensäure $H_2FeO_4$.

**Ferredoxine:** Eisen-Schwefel-Cluster; Eisen-Schwefel-Proteine mit niedriger relativer Molmasse; **Bedeutung:** (physiol.) Elektronenüberträger zw. Enzymsystemen, ohne eigene Enzymaktivität zu besitzen; an zahlreichen Stoffwechselreaktionen beteiligt: **1.** 8-Fe-F. u. 4-Fe-F. nehmen an vielen Elektronenübertragungsprozessen in Photosynthese- u. Gärungsbakterien teil. **2.** 2-Fe-F. haben Bedeutung für Grünalgen u. höhere Pflanzen als Elektronentransferkatalysatoren bei der zykl. u. nichtzykl. Photophosphorylierung*.

**Ferret-Durchmesser:** s. Korngrößenanalyse.

**Ferriacetat, basisches:** s. Eisen(III)-acetat.

**Ferriammoniumcitrat:** s. Ammoniumeisen(III)-citrat.

**Ferriammoniumsulfat:** s. Ammoniumeisen(III)-sulfat.

**Ferri-Ammonium sulfuricum:** s. Ammoniumeisen(III)-sulfat.

**Ferriarsenit:** s. Eisen(III)-arsenit.

**Ferribromidlösung:** s. Eisen(III)-bromid-Lösung.

**Ferrichlorid:** s. Eisen(III)-chlorid.

**Ferrichloridlösung:** s. Solutio Ferri chlorati.

**Ferri chloridum hexahydricum:** s. Eisen(III)-chlorid.

**Ferricitrat:** s. Eisen(III)-citrat.

**Ferricyankalium:** s. Kaliumhexacyanoferrat(III).

**Ferricyanwasserstoffsäure:** s. Hexacyanoeisen(III)-säure.

**Ferriferrocyanid:** s. Berliner Blau.

**Ferriglycerophosphat:** s. Eisenglycerophosphat.

**Ferrihämoglobin:** s. Hämoglobin (Hämoglobinderivate).
**Ferrihämoglobinbildner:** s. Methämoglobinbildner.
**Ferrihypophosphit:** s. Eisen(III)-phosphinat.
**Ferrikakodylat:** s. Eisen(III)-kakodylat.
**Ferrikalium cyanatum rubrum:** s. Kaliumhexacyanoferrat(III).
**Ferrinitrat:** s. Eisen(III)-nitrat.
**Ferrioxid:** s. Eisen(III)-oxid.
**Ferri oxidum saccharatum:** s. Eisenzucker.
**Ferri oxidum saccharatum liquidum:** s. Eisenzucker, flüssiger.
**Ferripeptonat:** s. Eisenpeptonat.
**Ferriphosphat:** s. Eisen(III)-phosphat.
**Ferripyrophosphat:** s. Eisen(III)-diphosphat.
**Ferrirhodanid:** s. Eisen(III)-thiocyanat.
**Ferrisaccharat:** s. Eisenzucker.
**Ferristen:** magnet. Eisenoxidkristalle, die in die Oberfläche von polymeren Teilchen (Albumin*, Silicon*) eingelagert sind; nicht mehr im Handel befindl. Kontrastmittel für die MRT; **UAW:** Obstipation, gelegentl. Erbrechen u. Diarrhö.
**Ferrisulfat:** s. Eisen(III)-sulfat.
**Ferrisulfocyanid:** s. Eisen(III)-thiocyanat.
**Ferritin:** eisenhaltiges Protein*, das sich in Darmschleimhaut, Milz, Knochenmark u. Leber findet u. das durch Anlagerung von 3-wertigem Eisen* an das Protein Apoferritin entsteht (Gehalt ca. 23 % Eisen); **Funktion:** Speicherung u. Abgabe alimentären (mit Nahrung in den Darm gelangten) Eisens; Eisen ist im F. als bas. Eisen(III)-phosphat enthalten; Eisen-Vorrat: 16 % vom gesamten Körperbestand; erniedrigte Werte bei Eisenmangel*. Vgl. Hämosiderin.
**Ferri-Verbindungen:** Eisen(III)-Verbindungen.
**Ferroammoniumsulfat:** s. Ammoniumeisen(II)-sulfat.
**Ferro-Ammonium sulfuricum:** s. Ammoniumeisen(II)-sulfat.
**Ferroarsenat:** s. Eisen(II)-arsenat.
**Ferrocarbonat:** s. Eisen(II)-carbonat.
**Ferrocarbonat, zuckerhaltiges:** s. Eisen(II)-carbonat (Ferrum carbonicum cum Saccharo).
**Ferrochelatase:** in den Mitochondrien* lokalisiertes Enzym* der Hämsynthese, das Eisen in Protoporphyrin-Moleküle (s. Porphyrine) inkorporiert.
**Ferrochlorid:** s. Eisen(II)-chlorid.
**Ferrocyankalium:** s. Kaliumhexacyanoferrat(II).
**Ferrocyanwasserstoffsäure:** s. Hexacyanoeisen(II)-säure.
**Ferrogluconat:** s. Eisen(II)-gluconat.
**Ferrohypophosphit:** s. Eisen(II)-phosphinat.
**Ferroin:** s. Phenanthrolinhydrochlorid.
**Ferroiodid:** s. Eisen(II)-iodid.
**Ferrokalium cyanatum flavum:** s. Kaliumhexacyanoferrat(II).
**Ferrolactat:** s. Eisen(II)-lactat.
**Ferrometrie:** Verfahren der Maßanalyse*, bei dem mit Eisen(II)-Maßlösung titriert wird; dabei wird Fe(II) zu Fe(III) oxidiert. **Anw.:** Bestimmung von Chrom* u. Vanadium*.
**Ferrophosphat:** s. Eisen(II)-phosphat.
**Ferrosi fumaras:** s. Eisen(II)-fumarat.
**Ferrosi gluconas:** s. Eisen(II)-gluconat.
**Ferrosi sulfas heptahydricus:** s. Eisen(II)-sulfat.
**Ferrosi sulfas sesquihydricus:** s. Eisen(II)-sulfat (Ferrum sulfuricum siccatum).
**Ferrosulfat:** s. Eisen(II)-sulfat.
**Ferrosulfid:** s. Eisen(II)-sulfid.
**Ferrosum gluconicum:** s. Eisen(II)-gluconat.
**Ferrosum sulfuricum heptahydricum:** s. Eisen(II)-sulfat.
**Ferrosum sulfuricum sesquihydricum:** s. Eisen(II)-sulfat (Ferrum sulfuricum siccatum).
**Ferro-Verbindungen:** Eisen(II)-Verbindungen.
**Ferrum:** s. Eisen.
**Ferrum aceticum:** s. Eisen(III)-acetat.
**Ferrum arsenicicum:** s. Eisen(II)-arsenat.
**Ferrum arsenicosum:** s. Eisen(III)-arsenit.
**Ferrum borussicum:** s. Berliner Blau.
**Ferrum bromatum:** s. Eisen(II)-bromid.
**Ferrum carbonicum:** s. Eisen(II)-carbonat.
**Ferrum carbonicum saccharatum:** s. Eisen(II)-carbonat.
**Ferrum chloratum:** s. Eisen(II)-chlorid.
**Ferrum chloratum siccum:** s. Eisen(II)-chlorid.
**Ferrum citricum ammoniatum fuscum:** s. Ammoniumeisen(III)-citrat.
**Ferrum citricum ammoniatum viride:** s. Ammoniumeisen(III)-citrat.
**Ferrum citricum oxydatum:** s. Eisen(III)-citrat.
**Ferrum cyanatum:** s. Berliner Blau.
**Ferrum gluconicum:** s. Eisen(II)-gluconat.
**Ferrum glycerinophosphoricum:** s. Eisenglycerophosphat.
**Ferrum hydrogenio reductum:** s. Eisen, reduziertes.
**Ferrum hypophosphorosum oxydatum:** s. Eisen(III)-phosphinat.
**Ferrum hypophosphorosum oxydulatum:** s. Eisen(II)-phosphinat.
**Ferrum in filis pro analysi:** Eisendraht zur chem. Analyse.
**Ferrum iodatum:** s. Eisen(II)-iodid.
**Ferrum iodatum saccharatum:** s. Eisen(II)-iodid.
**Ferrum kakodylicum:** s. Eisen(III)-kakodylat.
**Ferrum lacticum:** s. Eisen(II)-lactat.
**Ferrum metallicum:** s. Eisen.
**Ferrum muriaticum:** s. Eisen(III)-chlorid.
**Ferrum nitricum:** s. Eisen(III)-nitrat.
**Ferrum oxychloratum:** s. Eisenchlorid, basisches.
**Ferrum oxydato-oxydulatum:** s. Magnetit.
**Ferrum oxydatum cum Saccharo:** s. Eisenzucker.
**Ferrum oxydatum cum Saccharo liquidum:** s. Eisenzucker, flüssiger.
**Ferrum oxydatum fuscum:** s. Eisen(III)-hydroxid.
**Ferrum oxydatum hydricum:** s. Eisen(III)-hydroxid.
**Ferrum oxydatum rubrum:** s. Eisen(III)-oxid.
**Ferrum oxydatum saccharatum:** s. Eisenzucker.
**Ferrum oxydulatum nigrum:** s. Eisenmohr.
**Ferrum peptonatum:** s. Eisenpeptonat.
**Ferrum perchloratum:** s. Eisen(III)-chlorid.
**Ferrum phosphoricum oxydatum:** s. Eisen(III)-phosphat.
**Ferrum phosphoricum oxydulatum:** s. Eisen(II)-phosphat.
**Ferrum picrinicum:** s. Eisen(II)-picrat.
**Ferrum pyrophosphoricum:** s. Eisen(III)-diphosphat.

**Ferrum pyrophosphoricum cum Ammonio citrico:** s. Eisen(III)-diphosphat mit Ammoniumcitrat.
**Ferrum reductum:** s. Eisen, reduziertes.
**Ferrum rhodanatum:** s. Eisen(III)-thiocyanat.
**Ferrum sesquibromatum solutum:** s. Eisen(III)-bromid-Lösung.
**Ferrum sesquichloratum cristallisatum:** s. Eisen(III)-chlorid.
**Ferrum sesquichloratum solutum:** s. Eisen(III)-chlorid.
**Ferrum sidereum:** s. Eisen.
**Ferrum sulfuratum:** s. Eisen(II)-sulfid.
**Ferrum sulfuricum:** s. Eisen(II)-sulfat.
**Ferrum sulfuricum crudum:** s. Eisen(II)-sulfat.
**Ferrum sulfuricum oxydatum:** s. Eisen(III)-sulfat.
**Ferrum sulfuricum oxydatum ammoniatum:** s. Ammoniumeisen(III)-sulfat.
**Ferrum sulfuricum siccatum:** s. Eisen(II)-sulfat.
**Ferrum trichloratum:** s. Eisen(III)-chlorid.
**Fertigarzneimittel:** **1. Deutschland:** Nach § 4 Absatz 1 AMG Arzneimittel, die im Voraus hergestellt u. in einer zur Abgabe an den Verbraucher bestimmten Packung in den Verkehr gebracht werden, od. andere zur Abgabe an Verbraucher bestimmte Arzneimittel, bei deren Zubereitung in sonstiger Weise ein industrielles Verfahren zur Anw. kommt od. die, ausgenommen in Apotheken, gewerbl. hergestellt werden; Fertigarzneimittel sind nicht Zwischenprodukte, die für eine weitere Verarbeitung durch einen Hersteller bestimmt sind. **2. Österreich:** F. werden durch das AMG geregelt u. als Arzneispezialität* bzw. apothekeneigene Arzneispezialität bezeichnet.
**Fertignährböden:** vorgefertigte Nährböden* zur In-vitro-Züchtung von Mikroorganismen. **Flüssignährboden:** Nährbouillon, flüss. Kulturmedium aus Fleischextrakt mit Zusatz von peptisch od. tryptisch verdautem Protein, Salzen u. Puffersubstanzen. **Feste Nährböden:** Agarnährböden, Nähragar; Flüssignährböden werden zur Verfestigung mit Agar-Agar, Gelatine od. einem anderen Geliermittel versetzt. Die Mikroorganismen wachsen makroskopisch erkennbar als Kolonien. Durch Zugabe von Hemmsubstanzen, die das Wachstum unerwünschter Begleitbakterien hemmen, kann man selektiv eine Bakterienart züchten (Selektivnährboden). Durch gezielte Zugabe von Zuckerarten, Proteinen u. Aminosäuren ist es möglich, die biochem. Aktivitäten der einzelnen Bakterienarten zu überprüfen u. zu identifizieren (s. Bunte Reihe).
**fertil:** fruchtbar.
**Fertilisation:** Befruchtung einer Eizelle; **In-vitro-Fertilisation:** künstl., außerhalb des Organismus vorgenommene Befruchtung einer Eizelle.
**Fertilitätsvitamin:** s. Vitamin E.
**Ferula assa-foetida** L.: Stinkasant; Fam. Apiaceae (Umbelliferae); Iran, Afghanistan; F. assa-foetida u. a. Ferula-Arten, darunter Ferula narthex Boiss. (Himalaja) u. Ferula jaeschkaena sind Stpfl. von **Gummiresina Asa foetida:** Asant, Stinkasant, Teufelsdreck, Stercus diaboli; der eingetrocknete Milchsaft* der Wurzeln; gelbbraune, lose od. verklebte Körner od. Klumpen mit widerl., knoblauchartigem Geruch; **Best.:** 24–65 % Harz* mit ca. 60 % Estern der Ferulasäure*, ca. 30 % Gummi*, 5–20 % äther. Öl (mit Lauchölen*), Vanillin*, Umbelliferon* u. a. Cumarine*; der starke Geruch ist v. a. auf schwefelhaltige Verb. (Disulfide, z. B. Isobutylpropenyldisulfid) zurückzuführen. **Anw.:** (volkstüml.) früher z. B. bei Hysterie, Krämpfen, Kolik. **Hom.:** Asa foetida (HAB): Gummiharz versch. Ferula-Arten, z. B. F. assa-foetida u. F. foetida (Bunge) Regel; verordnet wird das getrocknete Harz z. B. bei Gastritis* mit Aufstoßen u. eitrigen Entzündungen.
**Ferula foetida:** s. Ferula assa-foetida.
**Ferula galbaniflua** Boiss. et Buhse: s. Ferula gummosa.
**Ferula gummosa** Boiss.: Ferula galbaniflua Boiss. et Buhse; Fam. Apiaceae (Umbelliferae); Iran; F. gummosa u. a. Ferula-Arten sind Stpfl. von **Galbanum:** Gummiresina Galbanum; Galbensaft, Mutterharz; Gummiharz aus den Sektretbehältern der Stängel; walnußgroße, unregelmäßige, harzartige, meist verklebte Körner von bräunlich gelber Farbe u. würzigem Geruch u. Geschmack; **Best.:** ca. 70 % Harz*, ca. 20 % Gummi*, 10–20 % äther. Öl mit Cadinen*, Pinen* u. a.; **Anw.:** (volkstüml.) z. B. bei Erkrankungen* des rheumat. Formenkreises, zu Pflastern.
**Ferula jaeschkaena:** s. Ferula assa-foetida.
**Ferula moschata** (Reinsch) Kozo-Polj.: Ferula sumbul (Kauffm.) Hook. f., Euryangium sumbul Kauffm., Sumbulus moschatus; Fam. Apiaceae (Umbelliferae); Zentralasien, Turkestan; Stpfl. von **Radix Sumbuli:** Sumbulwurzel, (Persische) Moschuswurzel; **Inhaltsst.:** bis 1 % äther. Öl, nach Moschus* riechendes Harz*, Angelicasäure*, Bitterstoffe*, fettes Öl, Umbelliferon* u. a. Hydroxycumarine; **Anw.:** **1.** (volkstüml.) z. B. bei Bronchitis*, Brechdurchfällen; **2.** (techn.) in der Parfümerie als Fixateur. **Hom.:** Sumbulus moschatus: getrocknete Wurzel; verordnet z. B. bei nervösen Herzstörungen.
**Ferula narthex** Boiss.: s. Ferula assa-foetida.
**Ferulasäure:** 4-Hydroxy-3-methoxy-zimtsäure; $C_{10}H_{10}O_4$; $M_r$ 194.18; Schmp. 174 °C (*trans*-Form); **Vork.:** Best. (verestert) von Gummiresina Asa foetida (s. Ferula assa-foetida), von Benzharzen (s. Harze) u. charakterist. Best. der Zellwände der Caryophyllales.
**Ferula sumbul** (Kauffm.) Hook. f.: s. Ferula moschata.
**Ferumoxsil:** MRT*-Kontrastmittel auf Basis von paramagnet. Eisen(II,III)-oxid-Partikeln zur oralen od. rektalen Applikation; **Anw.:** in der abdominalen MRT zur Kontrastierung des Darmlumens; **UAW:** Übelkeit, Diarrhö.
**fervidus** (lat.): siedend, kochend.
**Fesoterodin:** [2-[(3-[Bis(prop-2-yl)amino]-1-phenylpropyl]-4-(hydroxymethyl)phenyl]2-methyl-propansäureester; CAS-Nr. 286930-03-8 (Fesoterodinfumarat); $C_{26}H_{37}NO_3$, Strukturformel: s. Abb.; $M_r$ 411.59; $[\alpha]_D^{24\,°C}$ −16° (c = 5 % in Ethanol); logP 5.1 ± 0.3 (berechnet); **Wirk.:** urolog. Spasmolytikum*; Parasympatholytikum*; wird in vivo wie Tolterodin* zum entsprechenden aktiven 5-Hydroxymethylderivat metabolisiert; **Ind.:** symptomat. Behandlung von erhöhter Harnfrequenz u./od. imperativem Harndrang u./od. Dranginkontinenz bei überaktiver Harnblase bei Erwach-

F

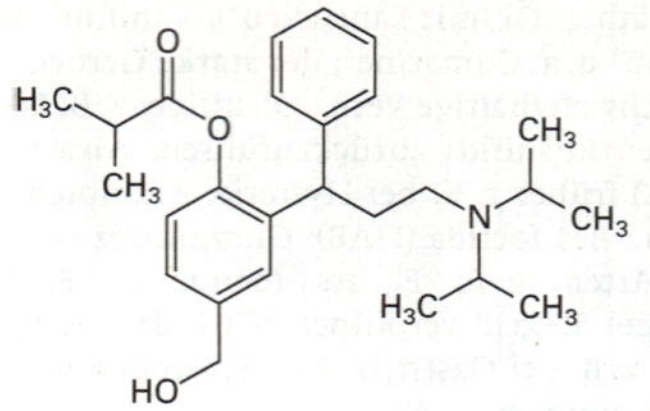

Fesoterodin

senen; **Kontraind.:** Harnretention, Engwinkelglaukom, Myasthenia gravis pseudoparalytica, tox. Megakolon, schwere Colitis ulcerosa, schwere Leberfunktionsstörungen; **WW:** mit CYP3A4-Induktoren wie Carbamazepin*, Rifampicin*, Phenytoin*; **UAW:** u. a. Mundtrockenheit, Obstipation; **Dos.:** p. o. Initialdosis 1×4 mg/d, ggf. Erhöhung auf 1×8 mg/d; TMD 8 mg; volle Wirksamkeit erst nach 2–8 Wochen.

**Festanode:** s. Röntgenröhre.

**Festigkeit fester Arzneiformen, mechanische:** Merkmal fester Arzneiformen, das z. B. durch Abrieb*, Bruchfestigkeit*, Biegefestigkeit od. Härte charakterisiert wird.

**Festigungsgewebe:** (bot.) Stützgewebe; neben dem Turgor* sind für die Festigkeit der Pflanze 2 spezielle Gewebetypen verantwortl.: das aus lebenden Zellen bestehende Kollenchym* u. das aus toten Zellen bestehende Sklerenchym*.

**Festkörper:** Stoffe im festen Aggregatzustand; sie besitzen ein bestimmtes Volumen u. eine bestimmte Form, deren Änderung schwerer durchführbar ist als bei Flüss. (od. Gasen). In krist. F. sind die Bausteine regelmäßig auf Gitterpositionen angeordnet (s. Kristalle). In amorphen F. (z. B. Glas) ist diese Ordnung auf kleine Bereiche beschränkt (Nahordnung). Treten einkomponentige F. in versch. Kristallgittern auf, spricht man von Polymorphie*.

**Festkörper-Dosimeter:** s. Dosimeter.

**Festkörperreaktionen:** Sammelbez. für chem. Reaktionen, bei denen feste Stoffe miteinander reagieren; F. sind Grenzflächenreaktionen. Da eine Durchmischung der reagierenden Moleküle im Ggs. zu Gasen u. Flüss. bei Festkörpern nicht mögl. ist, laufen sie i. d. R. erst bei höherer Temp. ab. Der Transport der Reaktionspartner zu den Grenzflächen* erfolgt durch Diffusion*; Fehlstellen im Kristallgitter* sind dabei von wesentl. Bedeutung. **Beispiel:** Bildung von Spinell aus Zinkoxid* u. Aluminiumoxid*:

$ZnO + Al_2O_3 \rightarrow ZnAl_2O_4$

**Anw.:** F. spielen eine wichtige Rolle bei der Herst. keram. Stoffe.

**Festkörperszintillationszähler:** s. Szintillationszähler.

**Festphasenextraktion:** (engl.) *solid phase extraction (Abk. SPE)*; selektive Isolierung von Substanzen od. Anreicherung von Stoffen aus verd. Lsg., wobei unterschiedl. Wechselwirkungen zw. Sorbens*, Eluent u. Probenmolekülen ausgenutzt werden.

**fetal:** zum Fetus* gehörig.

**Fettabbau:** s. Lipolyse.

**Fettalkohole:** höhere 1-wertige Alkohole mit 8–18 C-Atomen in vorwiegend unverzweigten Ketten aus den entspr. Fettsäuren, z. B. Laurinalkohol, $C_{12}H_{25}OH$, u. Myristylalkohol, $C_{14}H_{29}OH$; die höhermolekularen Alkohole, die hauptsächl. durch Verseifung in Wachsen entstehen, nennt man **Wachsalkohole** (z. B. Cetylalkohol, $C_{16}H_{33}OH$; Cerylalkohol, $C_{26}H_{53}OH$). F. sind neutrale, ölige Flüssigkeiten od. weiche, farblose Massen, leicht lösl. in Ethanol u. Ether, sehr schwer lösl. in Wasser (aber leicht damit emulgierbar). Bei der Sulfonierung der F. mit konz. Schwefelsäure entstehen die **Fettalkoholsulfonate**, die in großem Umfang als Wasch- u. Reinigungsmittel Anw. finden.

**Fettalkoholphosphorsäureester:** Mono-, Di- od. Triester der Phosphorsäure mit Fettalkoholen od. deren Gemische; bei manchen Verbindungen ist der Fettalkohol über eine Ethylenglykolbrücke mit Phosphorsäure verknüpft. **Anw.:** F. sind je nach Zusammensetzung O/W- od. W/O-Emulgatoren; einige W/O-Typen bilden in 2–3 %iger Konz. stabile Emulsionen. Häufig in kosmet. Präparaten.

**Fettalkoholschwefelsäureester:** s. Alkylsulfate.

**Fettbiosynthese:** Triacylglycerolbiosynthese; Biosynthese von Neutralfetten aus Fettsäuren u. Glycerol. Fettsäuren u. Glycerol werden auf getrennten Wegen synthetisiert u. nachfolgend über eine Reihe von Reaktionen miteinander vereinigt (s. Abb.). Dabei werden die Acylreste der Acyl-CoA-Derivate der Fettsäuren auf Glycerolphosphate übertragen. Diese Reaktion wird durch die Glycerolphosphatacyltransferase katalysiert, deren Aktivität bei $C_{16}$- bis $C_{18}$-Fettsäuren am größten ist. Nach Entfernen des Phosphatrestes von 1,2-Diacylglycerophosphat (Phosphatidsäure) kann eine dritte Fettsäure mit Glycerol verestert werden.

**Fette:** Triacylglyceride; Glycerolester gesättigter u. ungesättigter Fettsäuren*; neutrale Verb.; Mono-, Di- u. Triglyceride, wobei die natürl. vorkommenden F. nahezu ausschließl. aus Triglyceridgemischen bestehen; als Begleitstoffe sind Phospholipide*, Sterole*, Triterpene*, Carotinoide*, Tocopherole (s. Vitamin E), aliphat. Alkohole, Fettsäuren, Kohlenwasserstoffe u. andere hydrophobe Substanzen zu finden. Die Fettsäuren der natürl. F. sind fast ausnahmslos unverzweigt mit einer geraden Anzahl von C-Atomen (meist 4–26). In den pflanzl. F. sind die primären Hydroxylgruppen an den C-Atomen 1 u. 3 des Glycerols im Allg. mit gesättigten Fettsäuren verestert, während die Position 2 mit einer ungesättigten Fettsäure besetzt ist. Eine Ausnahme ist Kokosfett, das wie ein tier. Fett ein nahezu vollständig gesättigtes Fett darstellt. Bisher sind ca. 50 versch. Fettsäuren als Esterbestandteile der natürl. F. identifiziert worden. Weit verbreitet sind die gesättigte Palmitin-* ($C_{16}$) u. Stearinsäure* ($C_{18}$) u. die ungesättigte Öl-*, Linol-* u. Linolensäure* (alle $C_{18}$). Bei hydrolyt. Spaltung der F. durch Basen (Verseifung*) od. durch Lipasen* entstehen als Endprodukte Glycerol* u. Fettsäuren bzw. deren als Seifen bezeichnete Alkalisalze. Die F. unterscheiden sich in ihrer Konsistenz. Der Schmelzpunkt der F. hängt von der Natur ihrer Fettsäuren ab. F. mit einem hohen Grad an ungesättigten Fettsäuren sind bei Raumtemperatur flüssig, solche mit einem hohen Grad

F

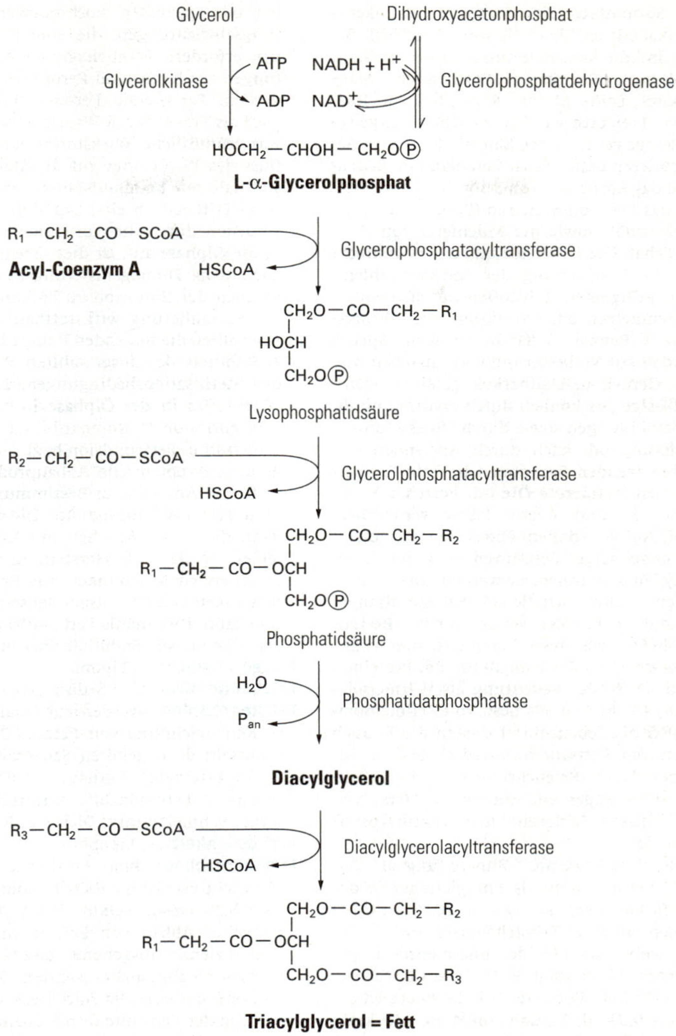


**Fettbiosynthese:** R1, R2, R3: versch. Alkyl- od. Alkenylreste [12]

an gesättigten Fettsäuren fest od. halbfest, da ungesättigte Fettsäuren einen niedrigeren Schmelzpunkt als gesättigte besitzen. Dabei werden die bei Raumtemperatur flüssigen F. als **fette Öle** (Olea pinguia) bezeichnet (ÖAB). Diese werden entspr. ihrer unterschiedl. Tendenz zur autokatalyt. Oxidation in Gegenwart von Sauerstoff in trocknende (z. B. Lein- u. Mohnöl), halbtrocknende (z. B. Erdnuß- u. Rapsöl) u. nicht trocknende Öle (z. B. Olivenöl) unterteilt. Das Trocknen od. Verharzen der fetten Öle beruht auf einer Polymerisation u. Vernetzung mehrfach ungesättigter Fettsäuren durch Sauerstoff-, Peroxy- u. Kohlenstoffbrücken. Pflanzenöle unterliegen, da sie antioxidativ wirkende Tocopherole enthalten, weniger der Autooxidation als tier. Öle. Nach ihrer Herkunft kann man analyt. zw. Pflanzen- u. Tierfetten unterscheiden, da sie als Begleitstoffe unterschiedl. Sterole enthalten: Phytcsterole (s. Sterole) bei Pflanzenfetten, Cholesterol* bei tier. Herkunft. **Pflanzenfette** finden sich weit verbreitet v. a. in Samen, z. B. 40–45 % in Raps, Mohn u. Lein. Oliven enthalten bis zu 25 % Fett. Die wichtigsten **Fruchtfette** sind Palmöl u. Olivenöl; die bedeutendsten **Samenfette** sind Kokosfett, Palmkernfett u. Kakaobutter. Ebenfalls von wirtschaftl. Bedeutung sind die Samenöle von Baumwolle, Mais, Sonnenblumen, Erdnüssen, Sojabohnen, Mandeln, Sesam-, Lein-, Mohn-, Raps-, Senf- u. Ricinussamen. **Tierfette** werden im Unterhautgewebe, im Netzgewebe, in der Bauchhöhle u. im Bereich der Nieren gespeichert. Von ökonom. Bedeutung sind das Körperfett von Schwein, Rind, Schaf u. Gans, das Fett von Seetieren (Robben-, Fischleber- u. Spermöl) sowie die Milchfette von Kuh, Ziege u. Schaf. Die Untersuchung der F. erstreckt sich auf die Bestimmung der Fettkennzahlen*. **Gew.:** aus geeigneten Rohstoffen durch Auspressen, Ausschmelzen od. Extraktion mit Lösungsmitteln (z. B. Benzol od. Trichlorethylen). Speisefette werden zur Verbesserung von Aussehen, Geschmack, Geruch u. Haltbarkeit gereinigt (raffiniert). Flüssige Öle können durch Hydrierung ihrer Doppelbindungen sowie durch Umesterung u. Fraktionierung od. auch durch Abtrennen von niederschmelzenden Fraktionen in feste F. überführt werden (**gehärtete Öle od. Fette**), z. B. für Margarine. F. sind relativ leicht verderblich. Durch Hydrolyse können Fettsäuren freigesetzt werden; ungesättigte Fettsäuren oxidieren leicht zu Aldehyden u. Ketonen, sie werden ranzig. Antioxidanzien*, Schwermetalle od. Sauerstofffänger können diesen Prozess verlangsamen. **Bedeutung:** F. liefern viel mehr Energie (s. Brennwert, physiologischer) als Kohlenhydrate* od. Proteine*. Sie haben im Körper Bedeutung als Wärmeisolator, als Organschutz u. als Best. von Zellmembranen*. Außer als Lebensmittel dienen die F. auch zur Herst. von Fettsäuren, Glycerol, Seifen, Salben, Kerzen, Heiz-, Beleuchtungs- u. Schmiermitteln. Die trocknenden Öle werden zur Herst. von Lacken, Firnissen, Malerfarben u. Textilfarbstoffen verwendet.

**Fettemulsion, parenterale:** Zubereitung als Teil der TPN*. Fette werden als Energieträger in der TPN i. v. in Form von 10 %igen u. 20 %igen O/W-Emulsionen mit einer Tröpfchengröße <<1 µm infundiert, wobei 40–50 % des Energiebedarfs gedeckt werden sollten (tägl. Bedarf eines Erwachsenen ca. 1 g/kg KG). **Vorteile: 1.** hohe Energiedichte (1 g Fett = 9.3 kcal, 1 g Kohlenhydrate = 4.1 kcal); **2.** Verringerung der Kohlenhydratbelastung; **3.** Verringerung der osmot. Belastung; **4.** Möglichkeit der periphervenösen Applikation. Als Ölkomponente höchster Reinheit wird im Allg. Sojaöl verwendet, z. T. im Gemisch mit mittelkettigen Triglyceriden*. **Herst.:** Zur Stabilisierung der hochdispersen F. wird in der Regel Lecithin in einer Konzentration von 1.2 % eingesetzt. Antioxidanzien erhöhen die Stabilität der Präparation. Glycerol od. Xylit dient der Isotonisierung. Bei der Herst. von TPN-Mischungen wird empfohlen, die Fettemulsion als letzte Komponente zuzugeben (geringste Erniedrigung des Zeta*-Potentials). Auf Veränderungen des Dispersitätsgrades im Hinblick auf Autoklavieren sowie bei der Lagerung ist zu achten. Als Dispersionsmedium dient Wasser für Injektionszwecke, dem meist Glucose od. Sorbitol zugesetzt wird. Die Homogenisierung erfolgt mit Ultraschall, Ultra-Turrax, Kolloidmühlen od. speziellen hochtourigen Homogenisierungseinrichtungen, die eine Dispergierung auf den erforderl. Feinheitsgrad gewährleisten. Prüfungen auf Keim- und Pyrogenfreiheit sind erforderlich. Parenterale Fettemulsionen lassen sich auch als Träger für in Wasser schwerlösliche u./od. wasserunlösliche Wirkstoffe einsetzen. Der Einfluss des Wirkstoffes auf die Stabilität der wirkstoffhaltigen Fettemulsion ist im Allg. eher gering. Tritt jedoch eine Destabilisierung der Fettemulsion durch die Aufnahme eines Wirkstoffes in die Ölphase auf, ist dies meistens schon direkt nach dem Homogenisierungsprozess durch ein Brechen der Emulsion zu erkennen. **Zuber.:** Für die Formulierung wirkstoffhaltiger Fettemulsionen sollten die folgenden Punkte beachtet werden: **1.** Stabilität des ausgewählten Wirkstoffes unter den Sterilisationsbedingungen; **2.** Löslichkeit des Wirkstoffes in der Ölphase in der gewünschten Konzentration; **3.** Kompatibilität u. Stabilität von Wirkstoff u. Fettemulsion bzgl. Herstellung u. Lagerung; **4.** potentielle Abbauprodukte des Wirkstoffes; **5.** Analytik zur Bestimmung des Wirkstoffes u. seiner Abbauprodukte. Die physik. Stabilität kann durch das Mischen mit Elektrolyten stark leiden, so dass die Herstellung von kompletten parenteralen Mischungen zur Ernährung in Abhängigkeit von der Zusammensetzung problemat. sein kann. Parenterale Fettemulsionen allein besitzen eine physik. Stabilität über mehrere Jahre.

**Fettgeschwulst:** s. Lipom.

**Fetthenne, Große:** s. Sedum acre (Hom.).

**Fettkennzahlen:** werden zur Qualitätsbeurteilung u. Kennzeichnung von Fetten, Ölen u. Wachsen ermittelt; dazu gehören Säurezahl*, Verseifungszahl*, Esterzahl*, Verhältniszahl*, Buchnerzahl*, Iodzahl*, Peroxidzahl*, unverseifbare Anteile*, ferner Schmelzpunkt, Dichte u. Brechungsindex.

**Fettlöslichkeit:** s. Lipophilie.

**Fettsäureabbau:** biol. Abbauweg für Fettsäuren; der wichtigste ist die $\beta$-Oxidation; weniger Bedeutung haben $\alpha$- u. $\omega$-Oxidation: **1.** $\beta$-Oxidation: stufenweiser Abbau von Fettsäuren, bei dem vom Carboxylende ausgehend jeweils 2 C-Atome als Acetyl-CoA abgespalten werden. Dabei wird das $\beta$-C-Atom oxidiert. Die Initialreaktion ist die Aktivierung der Fettsäure durch Coenzym A mit Hilfe einer Acyl*-CoA-Synthase, ein Vorgang der ATP benötigt. In der Folge werden zur Abspaltung je eines Acetyl-CoA-Restes 4 enzymat. Stufen durchlaufen: **a)** Dehydratation der C-Atome 2 u. 3 durch die FAD-abhängige Acyl-CoA-Dehydrogenase; **b)** Wasseranlagerung an die resultierende 2,3-*trans*-Doppelbindung durch die Enoylhydratase; **c)** Oxidation durch eine $NAD^+$-abhängigen Dehydrogenase; **d)** thioklast. Spaltung des gebildeten $\beta$-Ketoacyl-CoA durch die Thiolase zur Bildung von Acetyl-CoA u. dem um 2 C-Atome verkürzten Fettsäure-CoA-Ester. Dieser kann dann erneut den Zyklus durchlaufen (Fettsäurespirale, s. Abb.). Acetyl-CoA kann über den Tricarbonsäurezyklus* bis zum $CO_2$ weiter oxidiert werden od. auch zu Synthesen verwendet werden. Vollständige Oxidation von einem Molekül Stearinsäure liefert 148 Moleküle ATP (18 C-Atome ergeben neun Acetyl-CoA; ein Acetyl-CoA liefert über den Tricarbonsäu-

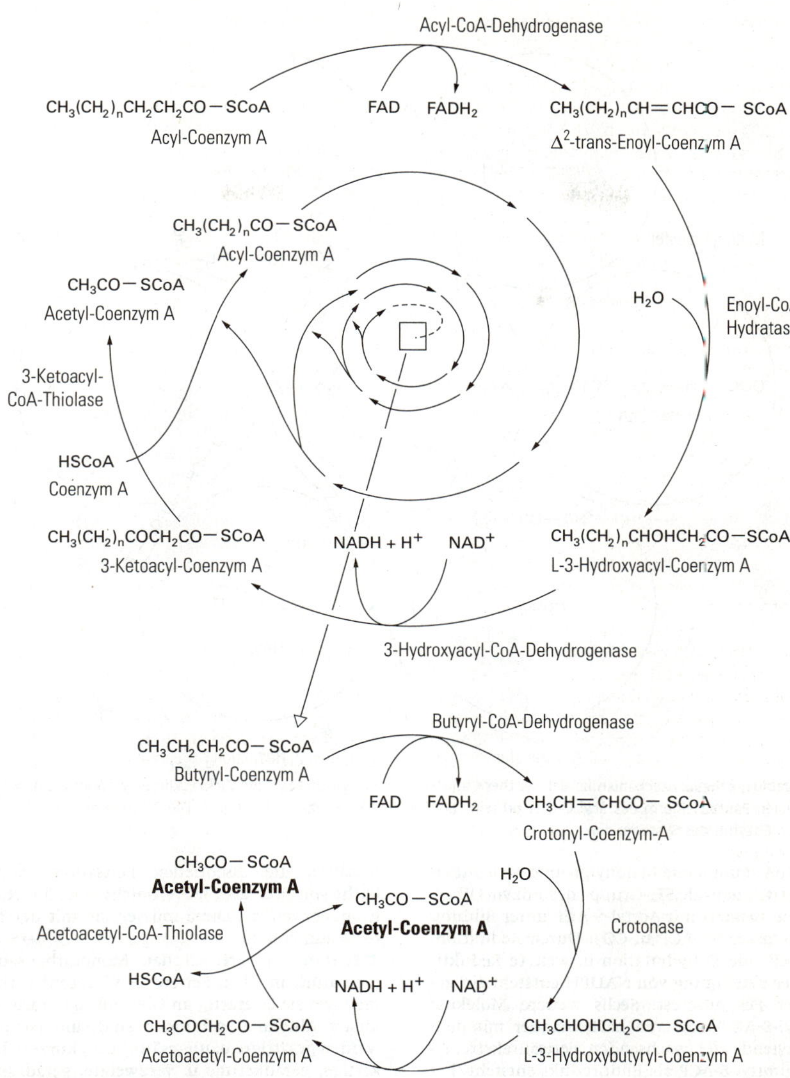


**Fettsäureabbau:** Fettsäurespirale [12]

rezyklus 12 Moleküle ATP; dazu kommen je 5 Moleküle ATP, die bei jedem der 8 $\beta$-Oxidationsschritte gebildet werden). **2.** $\alpha$-Oxidation von Fettsäuren tritt v. a. in keimenden Pflanzensamen auf. Eine Fettsäureperoxidase katalysiert die Decarboxylierung* u. gleichzeitige Bildung des Aldehyds. Der Aldehyd kann entweder durch Oxidation in eine verkürzte Fettsäure od. durch Reduktion in einen Fettalkohol* überführt werden. **3.** $\omega$-Oxidation, die durch tier. od. mikrobielle Enzyme katalysierte Oxidation der endständigen Methylgruppe von Fettsäuren ($\omega$-Stellung). Substrate sind v. a. $C_8$- bis $C_{12}$-Säuren, die über $\omega$-Hydroxyfettsäuren zu Dicarbonsäuren umgewandelt werden.

**Fettsäurebiosynthese:** stufenweiser Aufbau der Fettsäuren* aus Acetyleinheiten; die Synthese der gesättigten, geradzahligen Fettsäuren gliedert sich in die Startreaktion, die Kettenverlängerung u. die Abschlussreaktion. Acetyl*-Coenzym A wird in der Startreaktion auf ein spezif., SH-Gruppen enthaltendes Protein*, das acyl* carrier protein (Abk. ACP), des Multienzymkomplexes der Fettsäuresynthetase* transferiert. Anschließend erfolgt in der Kettenverlängerung ein Malonyltransfer (s. Abb.). Dabei katalysiert die Acetyl*-CoA-Carboxylase den geschwindigkeitsbestimmenden Schritt der F., nämlich die Carboxylierung von Acetyl-CoA zu Malonyl*-Coenzym A. Eine aus Ma-

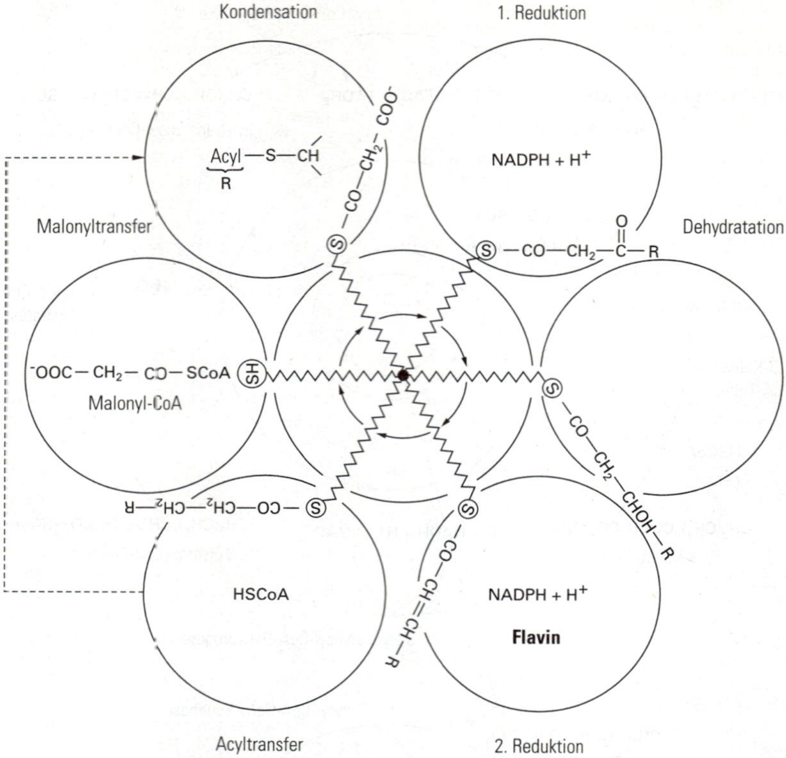


**Fettsäurebiosynthese:** Mechanismus der Synthese an der Fettsäuresynthetase; die Zickzacklinie symbolisiert den beweglichen Pantetheinarm des acyl carrier proteins als Träger der zentralen SH-Gruppe. Die 7 Kreise stellen die einzelnen Enzyme des Systems dar. [12]

lonyl-CoA stammende Malonylgruppe wird auf eine reaktive, zentrale SH-Gruppe des Enzyms übertragen u. reagiert mit Acetyl-S-ACP unter Bildung von Acetoacetyl-S-ACP u. $CO_2$. Durch Reduktion, anschließende Dehydratation u. weitere Reduktion unter Beteiligung von NADPH entsteht ein gesättigter Fettsäurerest. Sechs weitere Moleküle Malonyl-S-ACP reagieren nacheinander mit dem Carboxylende der wachsenden Fettsäurekette, so dass Palmityl-S-ACP als Endprodukt entsteht. Bei der Abschlussreaktion wird die Acylgruppe nicht auf die SH-Gruppe des Multienzymkomplexes übertragen, sondern auf die SH-Gruppe des Coenzyms A. Aus Palmitinsäure* können dann durch Kettenverlängerung Stearinsäure* u. Fettsäuren mit mehr als 18 C-Atomen gebildet werden, entweder durch Reaktion mit Acetyl-CoA in Mitochondrien* od. mit Malonyl-CoA in Mikrosomen*. Bei der Synthese von ungeradzahligen Fettsäuren wird bei der Startreaktion anstelle von Acetyl-CoA Propionyl-CoA am Enzym gebunden. Die einfach ungesättigten Fettsäuren, Palmitoleinsäure u. Ölsäure*, werden aus Palmitin- bzw. Stearinsäure unter Einwirkung von mischfunktionellen Oxygenasen*, die NADPH benötigen, aufgebaut. Diese ungesättigten Fettsäuren sind Vorstufen für mehrfach ungesättigte Fettsäuren. Linolsäure u. Linolensäure, die essentiellen Fettsäuren, können leicht von Pflanzen, jedoch nicht von Säugetieren gebildet werden. Diese müssen sie mit der Nahrung aufnehmen.

**Fettsäuren:** höhere, aliphat. Monocarbonsäuren, die natürl. in Ölen, Fetten* u. Wachsen* vorkommen, wo sie esterartig an Glycerol* od. hochmolekulare Alkohole* gebunden sind; unterschieden werden gesättigte u. ungesättigte F., kurz- u. langkettige, geradkettige u. verzweigte, geradzahlige u. ungeradzahlige. Daneben gibt es F. mit ungewöhnl. Strukturen. Man bezeichnet die F. nach der Art ihres natürl. Vorkommens mit Trivialnamen wie Essigsäure*, Buttersäure* od. Palmitinsäure*; ihre systemat. Namen werden gebildet, indem man der Endung -carbonsäure die Namen der Alkane* vorsetzt, also z. B. Propancarbonsäure für $CH_3CH_2CH_2COOH$ (Buttersäure); Strukturformeln: s. Carbonsäuren (Tab. dort). **Gesättigte Fettsäuren:** allg. Formel: $C_nH_{2n}O_2$; z. B. Ameisen-*, Essig- od. Stearinsäure*; die niedrigen Glieder der Fettsäurenreihe sind leicht bewegl. Flüss. mit stechendem Geruch, mit Wasser leicht mischbar u. können bei gewöhnl. Druck unzersetzt destilliert werden. Die mittleren Glieder von $C_4$ bis $C_9$ besitzen einen widerwärtigen Geruch u. sind nur begrenzt mit Wasser mischbar. Die höheren Glieder (ab $C_{10}$) sind feste, paraffinartige Körper, geruchlos, sie werden von Wasser kaum aufgenommen u. können nur im Vakuum unzersetzt destilliert werden. Natürl. sind die höheren F. weit verbreitet u. können in diesem Sinne tatsächl. als Fettsäuren bezeichnet werden; die natürl. Fette enthalten fast ausschließl. F. mit einer geraden Zahl von C-Atomen. Von ihnen sind Palmitin- u. Stearinsäure am wichtigsten, die als Glycerolester die Hauptbestandteile aller tier. u. pflanzl. Fette sind. Bei der hydrolyt. Spaltung dieser Ester mit Basen (Verseifung*) entstehen die Alkalisalze der F., die Seifen. **Ungesättigte Fettsäuren:** allg. Formel: $C_nH_{2n-x}O_2$ mit einer od. mehreren Doppelbindungen (Anzahl: x); z. B. Ölsäure, Linolsäure, Linolensäure; die meisten ungesättigten F. besitzen *all-cis*-Konfiguration. Sie finden sich v. a. in pflanzl. Ölen u. Fischölen*. **Mehrfach ungesättigte Fettsäuren:** s. Fettsäuren, essentielle. **Fettsäuren mit ungewöhnl. Strukturen:** Weit verbreitet sind Mono- u. Dihydroxy-F. in niederen u. höheren Pflanzen, z. B. die Ricinolsäure, eine 12-Hydroxy-ölsäure. Epoxy-F. sind in Pflanzen der Asteraceen- u. Euphorbiaceen-Familie gefunden worden, z. B. die Vernolsäure, eine 12,13-Epoxyölsäure. Ringsysteme haben z. B. Cyclopenten*-Fettsäuren u. die Sterculiasäure*.

**Fettsäuren, essentielle:** Vitamin F; mehrfach ungesättigte Fettsäuren*, die im Organismus nicht synthetisiert werden können u. daher mit der Nahrung zugeführt werden müssen; werden oft auch nach Anzahl u. Position ihrer Doppelbindungen gekennzeichnet; so bedeutet z. B. die Schreibweise $C_{18}$:2$\omega$-6 (für Linolsäure), dass die Säure 18 C-Atome u. zwei Doppelbindungen aufweist u. dass sich, vom Methylende an gezählt, die erste Doppelbindung am sechsten C-Atom befindet. Von bes. Bedeutung sind die Omega-6-Fettsäuren ($\omega$-6-Fettsäuren), wie die $\gamma$-Linolensäure* u. Linolsäure* als Best. pflanzl. Öle, sowie die Omega-3-Fettsäuren ($\omega$-3-Fettsäuren), die sich in Kaltwasserfischen wie Hering od. Lachs u. den daraus hergestellten Fischölen finden. Die $\alpha$-Linolensäure, $C_{18}$:3$\omega$-3, ist auch im Leinöl (s. Linum usitatissimum) u. im Portulak (s. Portulaca oleracea) enthalten. Der tier. Organismus kann eine ungesättigte Fettsäure vom Methylende bis zur ersten Doppelbindung nicht verändern, so dass diese beiden Reihen auch der Verstoffwechselung entsprechen. Die hoch ungesättigten Fettsäuren mit 20 C-Atomen, z. B. Arachidonsäure* ($C_{20}$:4$\omega$-6), Eicosapentaensäure ($C_{20}$:5$\omega$-3) u. Docosahexaensäure ($C_{22}$:6$\omega$-3), sind Muttersubstanzen der Eicosanoide* (Prostaglandine, Thromboxane, Leukotriene). **Wirk.:** Mangel an e. F. führt zu Hautveränderungen u. Wachstumsstörungen. **Anw.:** bei Ekzemen, Psoriasis, Verbrennungen, Furunkeln sowie in der Kosmetik; Omega-3-Fettsäuren u. die entspr. Fischöle* werden zur Prophylaxe von Herz-Kreislauf-Erkrankungen u. Störungen des Fettstoffwechsels empfohlen (vermutl. günstige Wirk. auf das HDL/LDL-Verhältnis; vgl. Arteriosklerosemittel) u. wirken sich außerdem positiv auf das Krankheitsbild der rheumatoiden Arthritis* aus. Vgl. Triglyceride, mittelkettige.

**Fettsäuresorbitanester:** s. Sorbitanfettsäureester.

**Fettsäurespirale:** s. Fettsäureabbau (Abb. dort).

**Fettsäuresynthetase:** Multienzymkomplex, der aus Hefe, Bakt., Pflanzen u. der Leber versch. Tiere isoliert wurde; besteht aus 7 Enzymen u. dem niedermolekularen acyl* carrier protein; wird durch hydrophobe Wechselwirkungen u. elektrostat. Kräfte stabilisiert. Vgl. Fettsäurebiosynthese.

**Fettstoffwechsel:** i. e. S. Metabolismus der Triglyceride*, i. w. S. syn. für Lipidstoffwechsel; die **Resorption** der Fettsäuren* u. Monoglyceride erfolgt nach Emulgierung u. hydrolyt. Spaltung der Nahrungsfette durch Triglyceridlipasen aus Magen, Dünndarm u. Pankreas im Dünndarm (Verdauung). Fettsäuren mit weniger als 12 C-Atomen werden als freie Fettsäuren an Albumin* gebunden transportiert; Fettsäuren mit 12 od. mehr C-Atomen werden in der Darmschleimhaut mit Monoglyceriden zu Triglyceriden resynthetisiert, als Chylomikronen* über die Lymphe abtransportiert u. im Serum an Lipoproteine* gebunden. Im Fettgewebe werden Triglyceride zus. mit Cholesterolestern gespeichert u. bei Bedarf mobilisiert. Die **Biosynthese** der Fette erfolgt insbes. in Leber, Fettgewebe, Nieren, Lunge u. Milchdrüsen. Die erforderl. Fettsäuren werden aus Acetyl*-Coenzym A, das v. a. aus dem Abbau von Glucose* stammt, synthetisiert (s. Fettsäurebiosynthese). Die beim katabolen **Abbau** der Triglyceride im Fettgewebe (s. Lipolyse) freiwerdenden Fettsäuren unterliegen in fast allen Geweben der $\beta$-Oxidation (s. Fettsäureabbau). Cholesterol* wird in der Leber zu Gallensäuren* abgebaut.

**Fettsucht:** s. Adipositas.

**Fettverderb:** qualitätsmindernder Vorgang; Problem für die Arzneistoffstabilität, da Fette u. Öle wichtige Grund- u. Hilfsstoffe sind; beim F. handelt es sich um ein komplexes Geschehen von chem. Umsetzungen (Hydrolysen, Oxidationen) u. mikrobiol. bzw. biochemischen Vorgängen (s. Abb.). Unter Anwesenheit von Wasser entstehen durch hydrolyt. Spaltung Glycerol u. freie Fettsäuren. Öle u. Fette, insbes. solche mit einem hohen Gehalt an ungesättigten Fettsäuren, unterliegen zudem einer oxidativen Zersetzung, einer zu Beginn radikalisch verlaufenden Autoxidation. Da aber die Peroxide als labile Zwischenprodukte einem weiteren Zerfall unterliegen, sind mit der Peroxidzahl* nur bedingt (v. a. in den Anfangsstadien) Aussagen über das Ausmaß des Verderbs zu erheben. Die durch Molekülabbau weiter entstehenden Endprodukte (v. a. Ketone, Säuren u. Aldehyde geringer Kettenlänge) besitzen einen intensiven Geruch u. Geschmack. In dieser Phase kann zusätzl. ein Molekülaufbau durch Polymerisations- u. Kondensationsvorgänge stattfinden, der zu Verdickung u. Firnisbildung führt. Beim biochem. Abbau greifen fettspaltende Enzyme (Lipoxidasen) spezif. mehrfach ungesättigte Fettsäuren an. Die im Zuge der Lipolyse* entstehenden Spalt- u. Folgeprodukte rufen z. T. Sensibilisierungen u. krankhafte Hautveränderungen hervor. Die Kenntnis der beim Fettverderb ablaufenden Reaktionen ist wichtig zur Lösung von Instabilitätsproblemen von Polyenen (z. B. Vitamin A, Carotine), die aufgrund ihres ähnl. chem. Baues einen analogen Abbau erfahren.

F

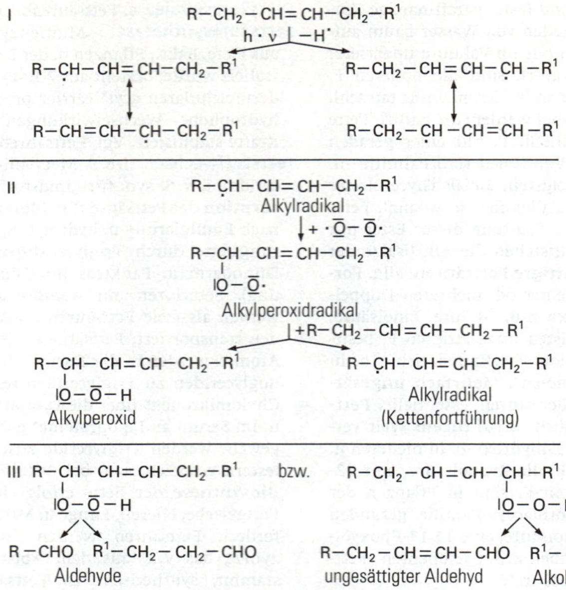


**Fettverderb**

**Fetus:** Bez. für die Frucht im Mutterleib ab dem 61. Gestationstag bis zur Geburt; vgl. Embryo.

**Feuchthaltemittel:** setzen den Dampfdruck des Wassers entscheidend herab u. verhindern so ein zu starkes Austrocknen z. B. von Hydrogelen (Stärkekleister, Cellulosederivate), von Granulaten zur Tablettierung; s. Glycerol, Sorbitol, Ethylenglykol, Propylenglykol.

**Feuchtigkeit:** Flüssigkeit, v. a. Wasser, die an Festkörpern, insbes. Pulvern, sorbiert (s. Wassergehaltsbestimmung; Hygroskopizität; Punkt, hygroskopischer; Trocknen) od. in anderen Flüss. od. Gasen (s. Hygrometer, Luftfeuchtigkeit, Mollier-h,x-Diagramm; Sorptionsisothermen) enthalten ist; je nach Bindungsart unterscheidet man z. B. Haftwasser*, Kapillarwasser*, Quellungswasser*, Hydratwasser*.

**Feuchtigkeit, absolute:** s. Mollier-h,x-Diagramm.

**Feuerblumen:** s. Papaver rhoeas (Papaveris rhoeados flcs).

**Feuerröschen:** s. Adonis aestivalis.

**Feuerröschenkraut:** s. Adonis aestivalis (Herba Adonidis aestivalis).

**Feuerschwamm:** s. Fomes fomentarius (Fungus Chirurgorum).

**Feulgen-Plasmalfärbung:** rotblaue Färbung von Gewebe mit hohem Aldehydanteil nach Reaktion mit fuchsinschwefliger Säure zum Nachw. von Plasmalogenen*.

**Feulgen-Reaktion:** Methode zur Anfärbung von Zellkernen*; heiße 1-normale Salzsäure löst die RNA* aus der Zelle heraus u. setzt die Aldehydgruppen der DNA* frei. Die freien Aldehydgruppen werden mit Schiff*-Reagenz nachgewiesen.

**Fexofenadin:** *α,α*-Dimethyl-4-[1-hydroxy-4-[4-(hydroxydiphenylmethyl)-1-piperidinyl]butyl]

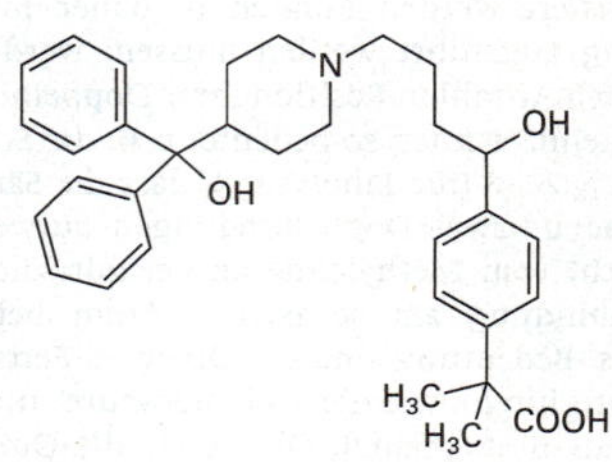


**Fexofenadin**

phenylessigsäure; CAS-Nr. 83799-24-0; $C_{32}H_{39}NO_4$, Strukturformel: s. Abb.; $M_r$ 501.67; Schmp. 142 °C; **Wirk.:** selektiver, nicht sedierender Histamin*-$H_1$-Rezeptoren-Blocker ohne zentralnervöse, anticholinerge od. *α*-adrenerge Wirk.; aktiver Metabolit von Terfenadin*, keine Herzwirkung bei gleichzeitiger Gabe von Chemotherapeutika*; **Ind.:** z. B. Rhinitis* allergica; **Dos.:** p. o. 2×60 mg/d.

**F-Faktor:** Fertilitätsfaktor; episomale DNA bei Bakterien.

**$F_0F_1$-ATPase:** s. ATP-Synthase.

**$F_1$-Generation:** F1-Generation, Filialgeneration; erste Tochtergeneration bei jeder beliebigen Kreuzung zw. 2 Eltern (P); $F_2$ u. $F_3$ sind die zweite bzw. dritte Tochtergeneration.

**FGF:** Abk. für (engl.) ***f****ibroblast* ***g****rowth* ***f****actor*; Fibroblasten-Wachstumsfaktor; Bez. für eine Gruppe zu den Zytokinen* gehörender, einkettiger Proteine hoher Homologie; es sind 23 versch. FGFs (FGF 1–23; $M_r$ 17–34 kDa) bekannt. **Vork.:** in fast allen Geweben; **Funktion:** Signalproteine; beteiligt an Proliferation, Angiogenese, Zelldifferenzierung (insbes. Endothelzellen, glatte Muskelzellen, Fibroblasten).

**FH:** **1.** Abk. für **F**ollikel**h**ormon; s. Estrogene; **2.** Abk. für **F**ormularium* **H**elveticum.

**fiant:** s. fiat.

**fiat** (lat.): Abk. f.; (auf Rezepten) es ist anzufertigen. **fiant:** (auf Rezepten) es sind anzufertigen.

**fiat lege artis** (lat.): Abk. f. l. a.; (auf Rezepten) es möge kunstgerecht angefertigt werden.

**Fibrate:** s. Lipidsenker.

**Fibrillen** (lat. fibrilla Fäserchen): aus 5–10 nm dicken Filamenten bestehende Faserstrukturen; **Formen: 1. intrazellulär:** Tonofibrillen in Epithelgewebe, Myofibrillen in Muskelgewebe, Neurofibrillen in Nervengewebe, Gliafibrillen in Neuroglia; **2. extrazellulär:** Untereinheiten der kollagenen, argyrophilen (syn. retikulären) u. elast. Fasern.

**Fibrin** (lat. fibra Faser, Faserstoff): hochmolekulares, wasserunlösl. Proteinpolymer mit zahlreichen Quervernetzungen; Endprodukt (Faktor Ia) der Blutgerinnung*, das in Anwesenheit von $Ca^{2+}$ aus Fibrinogen* durch proteolyt. Aktivität von Thrombin* entsteht; wird z. B. durch Plasmin* wieder abgebaut (s. Fibrinolyse).

**Fibrini glutinum:** s. Fibrinkleber.

**Fibrinkleber:** Fibrini glutinum Ph.Eur.6; Gewebekleber; konzentriertes (ca. 30-fach) Human-Fibrinogen-Lyophilisat zur Fibrinklebung; **Wirk.:** Bildung eines Fibrinnetzes nach Mischung der beiden Komponenten Fibrinogen* u. Blutgerinnungsfaktor* XIII einerseits u. Thrombin* u. $Ca^{2+}$-Ionen andererseits (Propagationsphase der Blutgerinnung*); **Anw.:** zur intraoperativen Blutstillung, z. B. bei diffuser Gewebeblutung od. Blutung aus parenchymatösen Organen (Milzkapselverletzung, Leberruptur) od. zur Fixation kleiner Knochenfragmente.

**Fibrinogen** (INN): Fibrinogenum humanum Ph.Eur.6; Blutgerinnungsfaktor I; CAS-Nr. 9001-32-5; $M_r$ ca. 340 000 (dimere Form); Blutgerinnung förderndes Globulin im Blut, bestehend aus 3 miteinander durch mehrere Disulfidbrücken verbundenen Peptidketten; **Bedeutung:** (physiol.) v. a. in der Leber gebildetes Glykoprotein*; zählt zu den Akute*-Phase-Proteinen; als Substrat für Thrombin* die Vorstufe von Fibrin* (s. Blutgerinnung); wirkt regulierend bei der Thrombozytenaggregation; **Gew.:** Plasmafraktionierung* aus menschl. Blut; **Anw.:** Substitution bei angeborenem u. erworbenem Fibrinogenmangel; **UAW:** allerg. Reaktionen bis zum Schock, Sensibilisierung, selten Temperaturanstieg, hämolyt. Reaktionen; HWZ 72–96 h.

**Fibrinogenum humanum:** s. Fibrinogen.

**[$^{125}$I]Fibrinogen vom Menschen (gefriergetrocknet):** Fibrinogenum humanum iodinatum[$^{125}$I] cryodesiccatum Ph.Eur.3; sterile, endotoxinfreie Zuber. aus Fibrinogen* vom Menschen, das mit Iod*-125 markiert ist; Fibrinogen vom Menschen wurde kontrolliert aus dem Plasma gesunder Spender hergestellt; die frühere Anw. zur Thrombenlokalisation durch den Radiofibrinogentest ist aufgrund des verbleibenden Sepsisrisikos praktisch bedeutungslos u. aus der Ph.Eur. gestrichen (zuverlässige Thrombenlokalisation mögl. mit hochauflösendem CT od. MRT).

**Fibrinolyse:** proteolyt. Abbau von Fibrin* durch Plasmin*; **Bedeutung:** (physiol.) Aufrechterhaltung des dynam. hämostat. Gleichgewichts durch Neutralisierung der kontinuierl. ablaufenden Blutgerinnung* in Wechselwirkung mit Fibrinolyse*-Inhibitoren; Lösung von Fibrin aus Thromben; pharmak. Aktivierung der F. durch Fibrinolytika*, Hemmung durch Fibrinolyse-Inhibitoren. Vgl. Plasminogenaktivatoren.

**Fibrinolyse-Inhibitoren:** Antifibrinolytika, Fibrinolysehemmstoffe; Hemmstoffe der Fibrinolyse*; **Einteilung: 1.** (physiol.) **a)** intrins. (plasmat.) Antiplasmine (z. B. Alpha-2-Antiplasmin) zur Hemmung der fibrinolyt. Wirkung von Plasmin*; **b)** extrins. (gewebeständige) Plasminogenaktivator-Inhibitoren (s. Plasminogenaktivatoren); **2.** (therap.) Aprotinin* u. synthet. Plasminogenaktivator-Inhibitoren (*p*-Aminomethylbenzoesäure* u. Tranexamsäure*); **Anw.:** v. a. als Antidote bei therap. Fibrinolyse, bei primärer od. sekundärer Hyperfibrinolyse.

**Fibrinolysin:** s. Plasmin.

**Fibrinolytika:** Thrombolytika; therap. Plasminogenaktivatoren*; pharmak. Substanzen, die über eine Aktivierung der Fibrinolyse* wirken; **Wirkstoffe:** z. B. Streptokinase*, Urokinase*, Gewebeplasminogenaktivatoren* (Alteplase*, Reteplase*, Tenecteplase*), APSAC* u. Plasmin*; **Anw.:** Auflösung von intravasalen Thromben od. bei verstärkter Gerinnungsneigung.

**Fibrinschwamm:** durch Einblasen von Luft in Rinderblut ausgefälltes, gewaschenes u. getrocknetes, schwammartiges Fibrin*; **Wirk. u. Anw.:** Aufgrund seines Aufsaugvermögens kann man den F. zum Tamponieren von Wunden (bei chirurg. Eingriffen) verwenden; der F. wird dann vollständig resorbiert.

**Fibroblasten:** Vorstufe der Fibrozyten*; bilden Fibronectin*.

**Fibroblasten-Interferon:** s. Interferone.

**Fibroblasten-Wachstumsfaktor:** s. FGF.

**Fibrom:** benigne mesenchymale Neoplasie, die v. a. aus Bindegewebezellen u. Kollagenfasern besteht; **Vork.:** überall im Körper, häufig als Sehnenscheidenfibrom; auch in Kombination mit anderen Gewebearten, z. B. als Myofibrom, Adenofibrom; maligne Variante: Fibrosarkom.

**Fibronectin:** Glykoprotein* ($M_r$ 450 000); Dimer aus 2 Polypeptidketten, die über 2 Disulfidbrücken* verbunden sind; gehört zu den glykosylierten sog. extrazellulären Matrixproteinen; Oberflächenbestandteil von Bindegewebezellen, das von den Fibroblasten* erzeugt u. abgegeben wird; hat die Fähigkeit, zahlreiche Makromoleküle (z. B. Kollagen*, Fibrinogen*) sowie einige Bakt. zu binden (Molekülkleber) u. spielt eine essentielle Rolle bei der Wundheilung.

**Fibrose:** Vermehrung des Bindegewebes*.

**Fibrose, zystische:** Mukoviszidose; autosomal-rezessiv erbl. Stoffwechselstörung, die in generalisierter Dysfunktion exokriner Drüsen resultiert; **Häufigkeit:** regional unterschiedl., Inzidenz in Europa ca. 1 : 2000 Neugeborene; gehört zu den häufigsten angeborenen Stoffwechselkrankheiten;

**Pathogenese:** noch nicht eindeutig geklärt; das mutierte Gen codiert für einen in der Membran vorwiegend epithelialer Zellen lokalisierten $Cl^-$-Kanal, der aktiv $Cl^-$-Ionen aus der Zelle transportiert. Durch vermehrte Produktion u. erhöhte Viskosität des Sekrets der mukösen Drüsen (Bronchien, Verdauungstrakt) kann es u. a. zu schweren Komplikationen im Bereich der Atemwege, zu Maldigestion u. Malabsorptionssyndrom sowie durch einen erhöhten Elektrolytgehalt des Sekrets von (Schweiß-)Drüsen zu Flüssigkeits- u. Elektrolytverlusten kommen. **Klinik:** meist bereits in der frühen Kindheit keuchhustenähnl. Reizhusten, erhöhte Atemfrequenz, Tachykardie u. Bronchospasmus; gastrointestinale Manifestation häufig mit Anal- od. Rektumprolaps; die erhöhte Viskosität der Galle kann zu gestörtem Gallenabfluss u. im weiteren Verlauf zu einer cholestat. Leberzirrhose führen. Als Folge der zyst. Pankreasfibrose kommt es zur exokrinen Pankreasinsuffizienz mit schwerer Steatorrhö* u. häufigen, voluminösen, übelriechenden Stühlen, bei fortschreitender Fibrosierung auch zur endokrinen Pankreasinsuffizienz mit Diabetes* mellitus. Maldigestion u. Malabsorption können v. a. im Säuglingsalter zu schwerer Dystrophie mit Hypolipoproteinämie*, Ödemen u. Vitaminmangel führen. Das von den mukösen Drüsen der Atemwege verstärkt sezernierte viskose, eiweißreiche Sekret kann durch Verlegung der Lumina der (kleinen) Bronchien Atelektasen verursachen. Eine bakt. Besiedlung des Sekrets ist häufig Urs. für rezidivierende od. chron. Bronchitis*, Peribronchitis, Pneumonie* u. Bronchiektasen. Männl. Infertilität tritt in 98 % der Fälle auf inf. Ductus-deferens-Aplasie beiderseits. **Ther.:** Behandlung der pulmonalen Komplikationen (respirator. Versagen häufigste Todesursache) durch Atemphysiotherapie, Inhalationstherapie mit Beta-2-Sympathomimetika (s. Sympathomimetika), Mukolytika*, rechtzeitige u. gezielte Antibiotikatherapie, nach Ausschöpfung aller sonstigen Therapieoptionen Doppellungentransplantation od. Herz-Lungen-Transplantation. Die Pankreasinsuffizienz kann durch orale Substitution von Pankreasenzymen u. Diät (hochkalor. Ernährungstherapie mit 40 % Fettanteil) ausgeglichen werden, bei Diabetes mellitus Insulintherapie; u. U. Anlage einer PEG-Sonde; antibiot. Intervalltherapie; Choleretika*; evtl. Substitution von Elektrolyten u. fettlösl. Vitaminen; **Prognose:** Ca. 80 % der Patienten erreichen mind. das 30. Lebensjahr.

**Fibrozyten:** spindelförmige Zellen des Bindegewebes mit langen Fortsätzen; bilden sich aus Fibroblasten*.

**Fibula:** Wadenbein; schwächerer der beiden Unterschenkelknochen. Vgl. Tibia.

**Ficaria verna:** s. Ranunculus ficaria.

**Fichte:** s. Picea abies.

**Fichtenharz:** s. Terebinthina (Resina Pini, Galipot).

**Fichtennadelextrakt:** s. Extractum Pini.

**Fichtennadelöl:** s. Picea abies (Piceae aetheroleum); Abies sibirica (Piceae aetheroleum).

**Fichtennadelöl, Schwedisches:** s. Pinus sylvestris (Pini silvestris aetheroleum).

**Fichtennadelöl, Sibirisches:** s. Abies sibirica (Piceae aetheroleum).

**Fichtensprossen:** s. Pinus sylvestris (Turiones Pini).

**Ficin:** Protease*, die ähnl. wie Papain* u. die Bromelaine* durch Cystein* aktiviert wird; **Vork.:** im frischen Milchsaft von Ficus-Arten (Ficus* carica, Ficus lamifolia, Ficus glabrata), Fam. Moraceae; **Wirk.:** 4- bis 10-mal so aktiv wie Papain; **Anw.:** **1.** (med.) ähnl. wie Papain*; zur Bestimmung des Rh-Faktors (s. Blutgruppen); **2.** (techn.) in der Lebensmittelindustrie, zur Herst. kälteresistenten Bieres; in der Leder- u. Textilindustrie.

**Fick-Gesetze** (Adolf E. F., Physiologe, Zürich, Würzburg, 1829–1901): s. Diffusion.

**Ficus carica** L.: Feigenbaum; Fam. Moraceae; Mittelmeergebiet, kultiviert in allen warmen Zonen; Stpfl. von **Caricae:** Carica, Caricae fructus, Pseudofructus caricae; Feige; der getrocknete Fruchtstand (mit den Steinfrüchtchen); s. Fruchtformen; **Off.:** Ph.Helv., EB; **Inhaltsst.:** ca. 50 % Invertzucker*, Fett, org. Säuren, Eiweißstoffe, Vitamin* A, Vitamin* B, Vitamin* C, Vitamin* D u. Enzyme; **Anw.:** Geschmackskorrigens, zu Teemischungen, mildes Laxans*, geröstet zur Herst. von Kaffee-Ersatz (Feigenkaffee); vgl. Ficin.

**Ficus elastica:** s. Kautschuk (Vork.).

**Fieber:** Febris; Erhöhung der Körpertemperatur* als Folge einer Sollwertverstellung im hypothalam. Wärmezentrum* (im Unterschied zur Hyperthermie*); **Einteilung:** bis 38 °C subfebrile Temp., bis 39 °C mäßiges F., über 39 °C hohes F.; F. steigt selten über 41 °C; **Pathogenese:** Sympt. einer Akute*-Phase-Reaktion; Urs. sind Pyrogene* (endogene Pyrogene; z. B. Interleukin*-1) aus aktivierten Phagozyten*, insbes. aus Makrophagen, aber auch aus Tumorzellen; auslösend wirken Infektionen (exogene Pyrogene: Endotoxine; s. Toxine), Zerstörung von Körperzellen (Zerfalls- od. Stoffwechselprodukte z. B. aus Hämatomen, Extravasat, Frakturen, Tumornekrosen, Hirngewebenekrose), Injektion von körperfremdem od. verfremdetem Protein (z. B. bei Eigenblutbehandlung), wobei endogene Pyrogene über eine Kaskade von Prozessen (z. B. Steigerung der Prostaglandinsynthese) zur sog. Sollwertverstellung der Körpertemperatur im Hypothalamus führen. F. kann Abwehrvorgänge des Körpers unterstützen, z. T. über eine Beschleunigung biochem. Reaktionen; vorteilhaften Effekten von mäßigem F. stehen subjektive Beschwerden (Krankheitsgefühl, Inappetenz, Kopfschmerz) u. objektive Nachteile (Katabolismus, Proteolyse von Muskeleiweiß) gegenüber. **Klinik:** Unter Fieberanstieg bei Infektion können Säuglinge u. Kleinkinder mit zerebralen Krampfanfällen (Fieberkrämpfe) reagieren. Bei älteren Kindern wird Fieberanstieg begleitet von Frösteln, kühlen Gliedern u. Kreislaufzentralisation; bei Erwachsenen Schüttelfrost; nach Erreichen der sog. Fieberhöhe gelegentlich Bewusstseins- u. Sinnestrübung (Fieberdelir); Fieberabfall: langsam im Verlauf von Tagen od. schnell im Verlauf von Std., evtl. von Kreislaufdysregulation begleitet; **Formen:** **1.** Continua (Febris continua): meist über 39 °C u. nicht um mehr als 1 °C schwankend während Tagen; z. B. bei Typhus* abdominalis,

Fleckfieber*, Brucellose*, infektiöser Endokarditis*, Virusinfektionen; **2.** remittierendes F. (Febris remittens): stärker schwankend, aber stets über Normaltemperatur; Hinweis auf Lokal- od. Hohlrauminfektionen; z. B. Sinusitis, Harnwegsinfektion, Segmentpneumonie; **3.** intermittierendes F. (Febris intermittens): Fieberspitzen wechselnd mit Unter- od. Normaltemperatur; Hinweis auf pyogene Infektionen, evtl. schubweise Toxin- od. Erregereinschwemmung in das Blut (septisches F., Abszessfieber); **4.** Relapsfieber: kurze Fieberperioden, unterbrochen von einem bis mehreren fieberfreien Tagen; z. B. bei Malaria*, Rückfallfieber*; **Ther.:** unter Erwägung von Nach- u. Vorteilen; kausal (Infektionstherapie, Nekrosenentfernung); symptomatisch (physik. durch Verbesserung von Wärmeabgabe, pharmak. durch Gabe von Antipyretika*).

**Fieberbaum:** **1.** s. Alstonia constricta; **2.** s. Eucalyptus globulus.

**Fieberbläschen:** s. Herpes simplex.

**Fieberklee:** s. Menyanthes trifoliata.

**Fieberkraut:** s. Centaurium erythraea (Centaurii herba).

**Fiebermittel:** s. Antipyretika.

**Fiebermücke:** s. Anopheles.

**Fieberrinde:** s. Cinchona pubescens (Cinchonae cortex).

**Fieberrinde, Australische:** s. Alstonia scholaris (Cortex Alstoniae scholaris).

**Fieberrinde, Falsche:** s. Croton eluteria (Cortex Cascarillae).

**Fieberrinde, Mexikanische:** s. Croton niveus (Cortex Copalchi).

**Fieberteststreifen:** s. Fieberthermometer.

**Fieberthermometer:** Thermometer* mit einem Messbereich von (meist) 35–42 °C (Ausnahme: Frühgeborenenthermometer mit 26–42 °C) u. einer (mind.) in 1/10 °C unterteilten Skala zur Messung der Körpertemperatur* u. evtl. Feststellung von Fieber*; im Allg. elektron. Thermometer mit Infrarotsensor (sog. Infrarotthermometer) od. mit Sensormetall u. Digitalanzeige (sog. Digitalthermometer); **Formen:** (nach Messort) Rektalthermometer, Ohrthermometer, Schnullerthermometer, Stirnthermometer (mit Messfühlern für die Stirn); **Hinweis: 1.** Fieberteststreifen (Kunststofffolie mit temperaturempfindl. Flüssigkristallsystemen), sog. Einmalthermometer, sind ungenau u. nicht eichfähig. **2.** Glasflüssigkeitsthermometer, früher mit Quecksilberfüllung, später mit Gemisch aus Alkohol u. einer Legierung aus Gallium, Indium u. Zinn, sind obsolet.

**Fieberwurzel:** s. Alpinia officinarum (Galangae rhizoma).

**Fiedern:** s. Blattformen.

**Fiehes-Reaktion:** Nachw. von künstl. Invertzucker* in Naturhonig als Reinheitsprobe; **Grundlage:** Künstl. Invertzucker enthält 5-Hydroxymethylfurfural (Abk. 5-HMF), das in stark saurer Lsg. aus Fructose* entsteht. **Durchführung:** 5 g Honig verreibt man mit reinem, wasserfreiem Ether*, gibt den Etherauszug in ein Porzellanschälchen u. lässt ihn verdunsten. Den Rückstand befeuchtet man mit einigen Tr. einer frisch bereiteten Lsg. von 1 g Resorcin* in 100 g rauchender Salzsäure* (D. 1.19 g/mL). Bei Anwesenheit von künstl. Invertzucker tritt eine kirschrote Färbung auf, die auf der Bildung eines roten Xanthenfarbstoffes aus 5-HMF u. Resorcin beruht u. mind. 1 Std. anhalten muss; eine Rosa- od. Orangefärbung, die rasch verschwindet, ist kein ausreichender Nachweis.

**Fila collagenis resorbilia sterilia** DAB1996: sterile, resorbierbare Kollagenfäden; obsoletes resorbierbares chirurgisches Fadenmaterial*; früher angewendet in der Augenheilkunde; die Fäden werden nach Durchmesser (0.01–0.9 mm) u. der damit verbundenen Reißkraft (bis max. 70 N) mit einer Fadennummer (0.1–8) bezeichnet; werden gleichmäßiger als Catgut* resorbiert; **Herst.:** aus Kollagen, welches vorwiegend von Muskelsehnen gesunder Säugetiere stammt (daher obsolet aufgrund der Gefahr einer Creutzfeld-Jakob-Krankheit), durch Extrahieren u. Wiederverfestigen, Sterilisieren; sie dürfen mit chem. Mitteln, wie z. B. Chromsalzen zur Resorptionsverzögerung od. Glycerol zur Erhöhung der Geschmeidigkeit behandelt werden.

**Filamentum:** s. Blüte (Blütenteile).

**Fila non resorbilia sterilia** Ph.Eur.6: Suturamenta chirurgica irresorbilia; sterile, nicht resorbierbare Fäden; nicht resorbierbares, chirurgisches Fadenmaterial*, das im lebenden Organismus nicht abgebaut wird; die Fäden bestehen aus tier., pflanzlichem, metallischem od. synthet. Material u. kommen als zylindr. Monofilamente od. Multifilamente in den Handel. Die Multifilamente sind aus Elementarfasern aufgebaut, die zu einem Faden gedreht od. geflochten sind, evtl. ummantelt. Die Einzelfadenlänge von nicht resorbierbaren Fäden darf 350 cm nicht überschreiten. Die Fäden sind zum einmaligen Gebrauch unmittelbar nach Öffnen der sterilen Packung bestimmt. Eine Imprägnierung zur Verhinderung der Kapillarität ist gestattet, ebenso eine Färbung mit zugelassenen Farbstoffen od. Pigmenten. Anschließend werden die Fäden sterilisiert. **Beispiel:** Filum* bombycis, Filum* lini sterile, Filum* polyamidicum-6/6 sterile. **Fila non resorbilia sterilia in fuso ad usum veterinarium:** sterile, nicht resorbierbare Fäden im Fadenspender für Tiere. Der Faden wird in einem Fadenspender in Verkehr gebracht, der die Sterilität des Fadens sichert, auch wenn nur ein Teil des Fadens entnommen wird.

**Fila resorbilia synthetica monofilamenta sterilia** Ph.Eur.6: sterile, resorbierbare, synthet. Fäden, die aus einem od. mehreren synthet. Polymeren od. Copolymeren bestehen u. im lebenden Organismus resorbiert werden, ohne eine unerwünschte Gewebereaktion hervorzurufen; Monofilamente, die aus vollständig polymerisiertem Material bestehen; **Anw.:** chirurgisches Fadenmaterial* zum Wundverschluss in der Chirurgie; als resorbierbare Fäden halten sie das Gewebe während der Heilungsphase zusammen u. verlieren anschließend ihre Zugfestigkeit durch Hydrolyse.

**Fila resorbilia synthetica torta sterilia** Ph.Eur.6: sterile, resorbierbare, geflochtene, synthet. Fäden; im Unterschied zu Fila* resorbilia synthetica monofilamenta sterilia aus Elementarfasern geflochten; **Anw.:** chirurgisches Fadenmaterial* zum Wundverschluss in der Chirurgie.

**Filariasen:** s. Filariosen.

**Filarien** (lat. filum Faden): Sammelbezeichnung für 8 Arten von Fadenwürmern (Nematoden*), die im Menschen parasitieren können; Tropen u. Subtropen; vermutlich sind über 1 Milliarde Menschen betroffen. Humanpathogen sind: **1.** Wuchereria bancrofti; **2.** Brugia malayi; **3.** Brugia timori; **4.** Loa loa; **5.** Onchocerca volvulus; **6.** Mansonella streptocerca. Nicht humanpathogene Arten sind Mansonella perstans u. Mansonella ozzardi; Entwicklung vom Ei über 4 Larvenstadien (Mikrofilarien) zum adulten (reifen, erwachsenen) Wurm (Makrofilarien); Zwischenwirte u. Überträger sind blutsaugende Insekten; F. besiedeln Lymphsystem u. Bindegewebe des Menschen u. sind die Verursacher gefürchteter Krankheiten wie Elephantiasis* (Wucheria bancrofti u. Brugia malayi), Loiasis* (Loa loa) u. Onchozerkose* (Onchocerca volvulus); Filarieninfektionen werden unter dem Sammelbegriff Filariosen* zusammengefasst.

**Filariosen:** Filariasen; Infektionen mit Filarien*; i. e. S. lymphat. Filariose durch Infektion mit Wuchereria bancrofti, Brugia malayi u. Brugia timori; i. w. S. auch Onchozerkose*, Loiasis* u. Infektion des Menschen mit Tierfilarien; **Ther.**: Doxycyclin* od. Albendazol* als Mono- od. Kombinationstherapie; ggf. chirurg. Vorgehen.

**Filarizidie:** Fähigkeit einer chem. Substanz (**Filarizid**) Filarien* abzutöten.

**Filgrastim:** rekombinanter humaner *N*-L-Methionylgranulozyten-kolonienstimulierender Faktor (Abk. r-met HuG-CSF; s. CSF); CAS-Nr. 143011-72-7; $M_r$ 18803; aus E. coli K12 gentechn. hergestelltes Zytokin*; **Wirk.**: Immunstimulans*; erhöht wie Lenograstim* die Bildung funktionsfähiger neutrophiler Granulozyten u. deren Freisetzung aus dem Knochenmark, gleichzeitig kommt es zum Konzentrationsanstieg von Monozyten im Blut; **Ind.**: zur Verkürzung der Dauer von Neutropenien (Verminderung der Granulozyten im Blut) bei myelosuppressiver Chemotherapie; **UAW**: u. a. Knochen- u. Muskelschmerzen, Miktionsbeschwerden, Blutdruckabfall; **Dos.**: parenteral s. c. 0.5 Mio. Einheiten (entspricht 5 mg)/kg KG; HWZ 3.5 h.

**Filialapotheke:** **1. Deutschland:** seit 1.1.2004 kann der Betreiber einer Apotheke* in Deutschland neben der von ihm persönl. zu leitenden Hauptapotheke bis zu 3 F. besitzen, diese müssen innerhalb desselben od. benachbarten Kreises liegen; für jede F. ist schriftl. ein Verantwortlicher zu benennen, der die Verpflichtungen eines Apothekenleiters hat. Funktion u. Ausstattung müssen einer Vollapotheke entsprechen. Eine Verpachtung durch den Erlaubnisinhaber ist nur in der Gesamtheit Hauptapotheke mit Filialapotheken möglich. **2. Österreich:** Sonderform der Apotheke* in Österreich; nach § 24 des österreich. Apothekengesetzes* kann dem Inhaber einer öffentl. Apotheke auf Antrag der Betrieb einer F. gestattet werden; Voraussetzung: in der Ortschaft ist keine öffentl. Apotheke od. ärztl. Hausapotheke* vorhanden u. Bedarf besteht. Die F. darf nur im Zusammenhang mit der öffentl. Apotheke, für die sie bewilligt wurde, betrieben werden. Die §§ 25–27 des Apothekengesetzes regeln die weiteren Voraussetzungen wie die Dauer der Erlaubnis u. räuml. Erfordernisse. Vgl. Zweigapotheken.

**Filialgeneration:** s. $F_1$-Generation.

**Filicin:** s. Dryopteris filix-mas (Rhizoma Filicis, Inhaltsst.).

**Filicinsäurebutanon:** s. Dryopteris filix-mas (Rhizoma Filicis, Inhaltsst.).

**Filicis rhizoma radix:** s. Dryopteris filix-mas (Rhizoma Filicis).

**Filipendula ulmaria (L.) Maxim.:** Spiraea ulmaria L.; Echtes Mädesüß, Geißbart; Fam. Rosaceae; Mitteleuropa; Stpfl. von **Spiraeae flos:** Flores Spiraeae, Flores Ulmariae; Spierblumen, Mädesüßblüten; **Off.**: DAC; **Inhaltsst.**: 0.3–0.5 % Phenylglykoside, Spiraein u. Gaultherin* mit ihren Aglyka, 0.2 % äther. Öl (mit Salicylsäuremethylester, freier Salicylsäure*, Salicylaldehyd), Spuren von Heliotropin* u. Vanillin*, 1–5 % Flavonoide* wie Spiraeosid, Gerbstoffe*; **Anw.**: bei Erkältungskrankheiten; (volkstüml.) als schweißtreibendes Mittel, bei rheumat. Beschwerden; **Filipendulae ulmariae herba:** Herba Spiraeae ulmariae, Mädesüßkraut, Spierkraut; ganze od. geschnittene, getrocknete blühende Stängelspitzen; **Off.**: Ph.Eur.6; Monographie: ESCOP, Kommission E; **Inhaltsst.**: Salicylaldehyd*, versch. Flavonoide* sowie Ellagitannine; nach Ph.Eur. mind. 0.1 % wasserdampfflüchtige Substanzen (bezogen auf das Trockengewicht); **Anw.**: wie Spiraeae flos. **Hom.**: **1.** Filipendula ulmaria (HAB), Spiraea ulmaria: frische Wurzel; verordnet z. B. bei akutem Muskel- u. Gelenkrheumatismus mit Ödemen. **2.** Filipendula ulmaria ferm 34c (HAB): frisches, blühendes Kraut.

**Filix:** s. Dryopteris filix-mas (Hom.).

**Filixsäure:** s. Dryopteris filix-mas (Rhizoma Filicis, Inhaltsst.).

**Filmcoating:** Coating, Filmdragieren; Aufbringen von Filmüberzügen (Lackierung; meist mit einer Dicke von 40–50 μm) auf feste Arzneiformen wie Tabletten, gewölbte Drageekerne, Kapseln od. Pellets. Die Lackierung erfolgt entweder im Dragierkessel mit Kelle od. Sprühpistole od. im Wirbelbett (vgl. Dragieren). Überzüge aus Eudragit®*, Ethylcellulose* od. Celluloseacetatphthalat* ermöglichen eine Magensaftresistenz od. eine verzögerte Wirkstofffreisetzung (langsame Diffusion durch den Überzug). Vgl. Filmtabletten.

**Film-Dosimeter:** s. Dosimeter.

**Filmdragees:** s. Filmtabletten.

**Filmdragieren:** s. Filmcoating.

**Filmtabletten:** Filmdragees, Lackdragees, Lacktabletten; überzogene, meist schwach gewölbte Tabletten (s. Compressi obducti), deren Überzug aus einer dünnen Lackschicht besteht; durch entspr. Auswahl des Filmüberzugs kann dieser die Freisetzung u. damit die Resorptionsgeschwindigkeit u. den Resorptionsort des Wirkstoffs steuern. Für das Überziehen von Tabletten mit Filmen haben sich heute Sprühmethoden durchgesetzt, die im Dragierkessel, in Vertikaltrommeln od. in Wirbelschichtgeräten angewendet werden. Von den Filmbildnern kommen vorwiegend in Wasser unlösl. makromolekulare Verbindungen zum Einsatz: Cellulosederivate wie Methylhydroxypropylcellulose, Ethylcellulose, Celluloseacetatphthalat, Hydroxypropylmethylcellulosephthalat (die letzten beiden für Magensaftresistenz) u. synthet. Polymere (Polymerisate aus Acrylsäure, Methacrylsäure u. deren Ester). Filmbildner werden als Lösung (in org. Lösungsmitteln) od. vielfach auch als Suspension eingesetzt. Zunehmend werden wässrige Kunststoffdispersionen (kolloide Systeme, gewonnen durch Emulsionspolimerisation) zum Überziehen benutzt. Neben den Filmbildnern benötigt man meist noch weitere Hilfsstoffe wie Hydrophilisatoren (Film wird wasserdurchlässig od. zerfällt in Wasser), Weichmacher (erhöhen Flexibilität u. Elastizität des Films), Tenside (verbessern Benetzungsvermögen u. Spreitbarkeit des Films), Farbstoffe u. Weißpigmente (Farbaufhellung), Geschmackskorrigenzien, Löse- od. Dispersionsmittel (Tensid-, Peptisatorzusatz zum Stabilisieren), Glanz- u. Formentrennmittel. Vgl. Compressi.

**Filmüberzüge:** s. Filmcoating.

**Filter:** s. Filtrieren.

**Filter, elektrostatische:** Anlegen eines elektr. Feldes (hochgespannter Gleichstrom) beim Durchleiten der Luft; Staub u. Mikroorganismen werden an der Niederschlagselektrode abgeschieden; s. Asepsis; Verfahren, aseptische. Vgl. Filtrieren.

**Filter, gehärtete:** s. Filterpapier.

**Filterkerzen:** als Kerzen ausgebildete Keramik- od. Membranfilter*; **Material:** Fasern, harzgebundene Fasern, Baumwolle, Polypropylen, Glasfaser, andere Kunststoffe, Metalle u. keramische Komponenten; **Einteilung:** nach Zusammenstellung u. Aufbau in Oberflächen- u. Tiefenfilter*; Filterfeinheiten (Auswahl): s. Tab.; unterschieden werden gewickelte Faserkerzen in Polypropylen, Baumwolle, Glasfaser, Polytetrafluorethylen u. Nylon* u. therm. gebundene Matrixkerzen (in einem ununterbrochenen Herstellverfahren werden reine Polypropylen-Fasern kontinuierl. extrudiert u. therm. zu einer komplexen Filtermatrix verbunden, mit Mikrofasern u. präziser Herstellungssteuerung erreicht man Filtermerkmale von abgestufter Packdichte, höchster Filterfeinheit u. maximalem Freivolumen durch Millionen von labyrinth. Poren). F. können als Chargenfilter (mehrere Kerzen in einem Filtergehäuse) eingesetzt werden; s. Berkefeld-Filter; Chamberland-Filterkerzen.

**Filtern:** s. Filtrieren.

**Filterpapier:** Charta bibula, Charta biluba; auch Filtrierpapier, Fließpapier; ungeleimtes Papier* mit Poren von ca. 0.005 mm Weite; für quantitative Analysen sind eine bestimmte Saugfähigkeit u. ein bekannter Aschengehalt nötig; dafür wird F. mit destilliertem Wasser hergestellt u. der höchst geringe Aschengehalt durch Auswaschen z. B. mit Salzsäure beseitigt. Durchführung des Filtrierens*: Das F. wird entweder kegelförmig glatt (Filtertüte) od. gefaltet (Faltenfilter) in den Trichter gelegt. Mit dem Faltenfilter ist durch die vergrößerte Oberfläche ein rascheres Filtrieren möglich. Ein kleiner glatter Filter od. ein Watte- od. Gazebausch unter der Filterspitze im Trichter kann ein Zerreißen des Filters bei größeren Flüssigkeitsmengen verhindern. **Gehärtete Filter:** F., die einen Druck von 2–3 Atmosphären aushalten u. wiederholt benutzt werden können; werden in Schwefelsäure-Salpetersäure getaucht (pergamentiert); Anw.: Abtrennung feinster Niederschläge.

**Filterpressen:** Kammerfilterpressen; Druckfiltergeräte* zur Reinigung verunreinigter Flüss. (v. a. Öle u. Wasser) bis auf mehrere µm Korngröße; setzen sich aus mehreren, aneinander gereihten Elementen (Filterplatten) zusammen; **Prinzip:** Die Filterplatten werden unter hohem Druck (bis 600 bar) zusammengepresst, während zw. diesen von innen nach außen die Verunreinigungen (z. B. Schlamm) aus der Flüss. mit 10–20 bar gegen die Filterplatten gepresst werden. Die Verunreinigungen verdichten sich kontinuierl. u. bilden den Filterkuchen. Sind die Kammern der F. nach längerem Gebrauch vollständig mit Filterkuchen gefüllt, wird kaum noch Filtrat gefiltert, muss der Kuchen entfernt werden. **Anw.:** z. B. in der Abwasseraufbereitung, Reinigung von Rapsöl von Samenresten; s. Seitz-Entkeimungsfilter. Vgl. Filtrieren.

**Filtertiegel:** s. Tiegel.

**Filtrat:** s. Filtrieren.

**Filtrat-Faktor:** s. Vitamin B (Pantothensäure).

**Filtration:** s. Filtrieren.

**Filtrieren:** Filtration, Filtern; Trennung eines festen Stoffes von einer Flüssigkeit mit Filtern; die durch das Filter laufende Flüss. heißt Filtrat, der auf dem Filter verbleibende feste Stoff wird als Rückstand bezeichnet (s. Abb.). **Anw.: 1.** zum Sammeln von Feststoffen, die in einer Flüssigkeit

**Filterkerzen**
Material und Feinheit (Auswahl)

| Bezeichnung | Material | Feinheit (µm) |
|---|---|---|
| Wickelfilterkerzen | Polypropylen | 1 – 200 |
| Nominal-Filterkerzen | reines, thermisch gebundenes Polypropylen, lebensmittelecht | 1 – 75 |
| Absolut-Filterkerzen | reines, thermisch gebundenes Polypropylen, lebensmittelecht | 0.8 – 200 |
| Aktivkohle-Filterkerzen | thermisch gebundene Mikrofaser, netzmittelfrei<br>Polypropylenvlies und Polypropylennetz | 1 – 20 |
| Metallgewebepatronen | Edelstahl | 5 – 1000 |

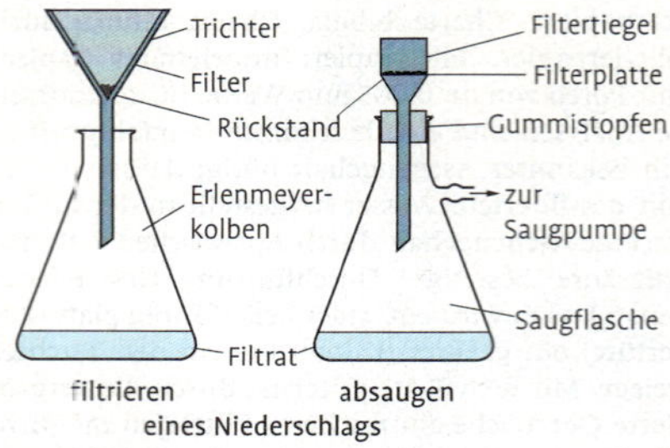


**Filtrieren** [15]

enthalten sind; **2.** um eine Flüssigkeit von festen Bestandteilen zu befreien; **Einteilung: 1.** nach Filterarten: **a)** Filterpapier*; **b)** Membranfilter*; **c)** Tiefenfilter*; **d)** Kombinationsfilter*; **e)** Ultrafilter*; **f)** Zetaplus*-Filter; **g)** Vakuumfiltergeräte*; **h)** Druckfiltergeräte*; **i)** Filtertücher (Koliertücher; s. Kolieren); **j)** Glasfaserfilter: werden in der präparativen u. analyt. Chemie eingesetzt; Vorteil: chem. widerstandsfähig gegenüber nahezu allen Chemikalien (mit Ausnahme von HF), mehrfach verwendbar; **2.** nach Filteraufbau: **a)** Filterkerzen*; **b)** Goochtiegel*; **c)** Scheibenfiltergeräte*; **d)** Filterpressen*; **3.** nach Verfahren: **a) Saugfiltern:** Mit einer Saugpumpe (z. B. Wasserstrahlpumpe*) wird unter dem Filter ein luftleerer Raum erzeugt. Schnelleres F. durch Druck- od. Saugwirkung möglich; im Labor v. a. Anw. von Nutschen*, auf deren Siebplatten ein gehärtetes glattes Filter (s. Filterpapier), ein Stück Gewebe aus Leinen, Perlon od. Nylon* gelegt wird. **b) Druckfiltern:** Das Filtergut wird in geschlossenen Apparaten mit Druckluft durch den Filter gepresst (s. Druckfiltergeräte; Filterpressen). **c) F. mit Filterkerzen*:** Filtriervorrichtungen in Form von Hohlzylindern, bei denen die Flüss. von außen durch die Wandungen dringt, in denen die festen Stoffe festgehalten werden, im inneren Hohlraum hochsteigt u. von da abgesaugt wird. **d) Heißfiltration:** Dabei werden mit Wasser od. Dampf heizbare doppelwandige Trichter eingesetzt; Anw.: z. B. Filtrieren von geschmolzenen Fetten od. Wachsen.

**Filtrierpapier:** s. Filterpapier.

**Filum aciei irrubiginibilis monofilamentum/multifilamentum** Ph.Eur.6: steriler, nicht rostender Stahlfaden mit einer chem. Zusammensetzung nach ISO 5832-1; gewalzter, nicht rostender Stahl, bestehend aus zylindr. glatten Monofilamenten, verdrehten od. geflochtenen Multifilamenten; **Anw.:** nicht resorbierbares, chirurgisches Fadenmaterial*.

**Filum bombycis:** steriler, geflochtener Seidenfaden; Seidenfäden bestehen aus Seidenfibroin*, einem Faserprotein; **Herst.:** durch Flechten einer dem Durchmesser entsprechenden Anzahl ausgekochter Seidenfäden, die durch Abhaspeln der Kokons des Seidenspinners (Bombyx* mori) gewonnen werden; die Seidenfäden dürfen vor der Sterilisation mit zugelassenen Farbstoffen gefärbt werden; **Anw.:** nicht resorbierbares, chirurgisches Fadenmaterial*. **Filum bombycis tortum sterile in fuso ad usum veterinarium Ph.Eur.6:** steriler geflochtener Seidenfaden im Fadenspender für Tiere; vgl. Fila non resorbilia sterila.

**Filum Ethyleni polyterephthalici sterile in fuso ad usum veterinarium:** s. Fadenmaterial, chirurgisches.

**Filum Lini asepticum:** s. Filum lini sterile; Linum usitatissimum.

**Filum lini sterile:** Filum Lini asepticum; steriler Leinenfaden; aus den Bastfasern von Linum* usitatissimum gewonnener Faden; **Herst.:** Fasern von 2.5–5 cm Länge werden zu Bündeln von 30–80 cm zusammengefasst u. zu kontinuierl. Fäden bis zum gewünschten Durchmesser gesponnen. Der Leinenfaden ist im Allg. cremeweiß u. kann mit zugelassenen Farbstoffen gefärbt sein. Anschließend wird er sterilisiert. **Anw.:** nicht resorbierbares, chirurgisches Fadenmaterial*. **Filum lini sterile in fuso ad usum veterinarium Ph.Eur.6:** steriler Leinenfaden im Fadenspender für Tiere; vgl. Fila non resorbilia sterila.

**Filum polyamidicum-6 sterile:** steriler Polyamid-6-Faden; Faden aus gesponnenem Kunststoff, der durch Polymerisation von $\varepsilon$-Caprolactam* hergestellt wird; besteht aus zylindrischen, glatten Monofilamenten, geflochtenen Multifilamenten od. einem leicht verdrehten, mit demselben Material überzogenen Faden, der mit zugelassenen Farbstoffen od. Pigmenten gefärbt werden kann u. anschließend sterilisiert wird; prakt. unlösl. in den übl. org. Lösungsmitteln, wird nicht von verd. 10 %igen Alkalihydroxid-Lsg. (m/V) angegriffen, jedoch von verd. 2 %igen Mineralsäuren (m/V) u. in der Wärme von 98 %iger Essigsäure u. von 70 %iger Ameisensäure (m/m); **Anw.:** nicht resorbierbares, chirurgisches Fadenmaterial*. **Filum polyamidicum-6 sterile in fuso ad usum veterinarium Ph.Eur.6:** steriler Polyamid-6-Faden im Fadenspender für Tiere.

**Filum polyamidicum-6/6 sterile:** steriler Polyamid-6/6-Faden; Faden aus gesponnenem Kunststoff, der durch Polykondensation von Hexamethylendiamin* u. Adipinsäure* hergestellt wird; besteht aus zylindr. glatten Monofilamenten od. einem leicht verdrehten, mit demselben Material überzogenen Faden; kann vor der Sterilisation mit zugelassenen Farbstoffen od. Pigmenten gefärbt werden; prakt. unlösl. in den übl. org. Lösungsmitteln u. wird nicht angegriffen von verd. Alkalihydroxid-Lsg., jedoch von verd. Mineralsäuren u. in der Wärme von 98 %iger Essigsäure u. von 80 %iger Ameisensäure (m/m). **Anw.:** nicht resorbierbares, chirurgisches Fadenmaterial*. **Filum polyamidicum-6/6 sterile in fuso ad usum veterinarium Ph.Eur.6:** steriler Polyamid-6/6-Faden im Fadenspender für Tiere; vgl. Fila non resorbilia sterila.

**Filzlaus:** s. Läuse.

**Finasterid** (INN): Finasteridum Ph.Eur.; *N-tert*-Butyl-3-oxo-4-aza-5$\alpha$-androst-1-en-17$\beta$-carboxamid; CAS-Nr. 98319-26-7; $C_{23}H_{36}N_2O_2$, Strukturformel: s. Abb.; $M_r$ 372.55; Schmp. 252–254 °C; $[\alpha]_D^{20\,°C}$ –59°; weißes, krist. Pulver; leicht lösl. in Chloroform, Dimethylsulfoxid, Ethanol, Methanol, *n*-Propanol, wenig lösl. in Propylenglykol 400, schwer lösl. in Salzsäure (c = 1 mol/L), Natronlauge

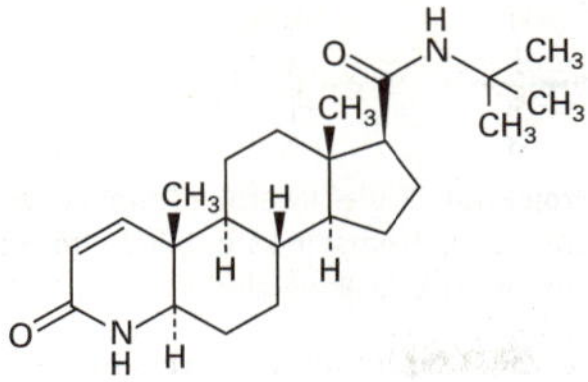

**Finasterid**

(c = 0.1 mol/L) u. Wasser; **Wirk.:** 5$\alpha$-Reduktase-Hemmer; hemmt die Umsetzung von Testosteron* zu 5$\alpha$-Dihydrotestosteron, das die Zellteilungsrate des Prostatagewebes steigert u. an bestimmten Haarfollikeln die Wachstumsphase reduziert; **Ind.:** Alopecia androgenetica in frühen Stadien (in niedriger Dos.); benignes Prostatasyndrom*; **Kontraind.:** Leberinsuffizienz; cave: nicht zugelassen für Frauen u. Kinder (s. Hinweis); **UAW:** gelegentl. Impotenz, verminderte Libido, vermindertes Ejakulationsvolumen, Gynäkomastie; **Dos.:** p. o. 5 mg/d; HWZ 30 d; **Hinweis:** F. führt zu Fehlbildungen der äußeren Geschlechtsorgane männl. Feten, wenn es während der Schwangerschaft eingenommen wird. Frauen, die schwanger od. möglicherweise schwanger sind, sollten daher jeglichen Kontakt mit der Substanz (z. B. mit zerbrochenen Filmtabletten) vermeiden. Selbst der Kontakt mit Sperma eines therapierten Mannes kann schädlich sein.

**Fingerhutblätter:** s. Digitalis purpurea (Digitalis purpureae folium).

**Fingerhut, Gelber:** s. Digitalis lutea.

**Fingerhut, Großblütiger:** s. Digitalis grandiflora.

**Fingerhut, Rostfarbener:** s. Digitalis ferruginea.

**Fingerhut, Roter:** s. Digitalis purpurea.

**Fingerhuttinktur:** s. Tinctura Digitalis lanatae.

**Fingerhut, Wolliger:** s. Digitalis lanata.

**Fingerkraut:** s. Potentilla anserina.

**Fingerkraut, Kriechendes:** s. Potentilla reptans.

**Fingertang:** s. Laminaria.

**Finkelstein-Reaktion:** Umhalogenierungsmethode zur Herst. von Alkyliodiden aus Alkylchloriden od. -bromiden mit Natriumiodid* in Aceton* als Lösungsmittel (s. Abb.).

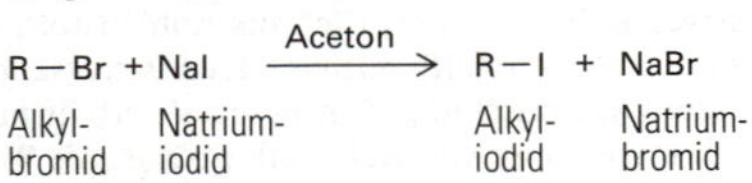


**Finkelstein-Reaktion**

**Finne:** Entwicklungsstufe des Bandwurms, Cestodes*.

**FIP:** Abk. für (franz.) Fédération Internationale Pharmaceutique; International Pharmaceutical Federation; 1912 in Den Haag gegründete internationale pharmaz. Vereinigung, der bereits mehr als 60 Länder angehören; **Ziele** nach Artikel 2 ihres Statuts: die Pharmazie auf internationalem Boden sowohl als Berufsstand als auch als angewandte Wissenschaft zu entwickeln u. die Rolle des Pharmazeuten im Gesundheitswesen auszubauen; Herausgeberin des International Pharmacy Journal. Vgl. GSP; GVP.

**FIR:** Abk. für fernes Infrarot; s. Infrarotstrahlung.

**Firnis:** ein mit Sikkativen* (1–5 %) versetztes trocknendes Öl, meist Leinöl; F. soll, auf eine undurchlässige Fläche gestrichen, innerhalb 12–24 h zu einer festen, elast., nicht klebenden Haut eingetrocknet sein.

**first messenger** (engl. erster Bote): sog. erster Botenstoff der Hormonwirkung; Hormone* u. Neurotransmitter*, deren physiol. Reaktion nach Bindung an spezif. Membranrezeptoren der Zielzelle durch Botenstoffe (second* messenger) im Intrazellularraum vermittelt wird; können selbst nicht in den Intrazellularraum gelangen. **Vertreter:** u. a. viele Gewebehormone* (z. B. Histamin*) u. Peptidhormone (s. Hormone), Catecholamine* u. Acetylcholin*.

**First-pass-Effekt:** Abk. FPE; Effekt der ersten (Leber-)Passage, präsystemische Elimination; Bez. für den Effekt, dass ein Teil der aus dem Gastrointestinaltrakt* resorbierten Wirkstoffmenge bereits bei der ersten Passage der Darmwand u. bes. der Leber metabolisiert od. zurückgehalten wird (s. Metabolismus); dadurch sinkt die Wirkstoffmenge, die in die system. Zirkulation gelangt. Der FPE tritt v. a. nach peroraler Applikation*, z. T. auch nach rektaler Applikation auf. **Grundlage:** Der Effekt folgt, soweit von Enzymen verursacht, der Michaelis*-Menten-Gleichung. Quantitative Angaben erfolgen in Prozent der gegebenen Dosis. **Bedeutung:** Der FPE führt zu einer Herabsetzung der absoluten Bioverfügbarkeit*. Substanzen mit hohem FPE sind z. B. einige Beta*-Rezeptoren-Blocker (z. B. Propranolol*, Metoprolol*), Lidocain* od. Glyceroltrinitrat*.

**Fischbandwurm:** Diphyllobothrium latum; Grubenkopfbandwurm; Dünndarmparasit des Menschen u. fischfressender Säugetiere; **Vork.:** Binnenseegebiete Mitteleuropas, Donaudelta, Ostseeländer, Sibirien u. Wolgabecken, Japan, Nordamerika. **Fischbandwurminfektion:** syn. Diphyllobothriose; durch Genuss des ungekochten, finnenhaltigen Fischfleisches; führt zu Leibschmerzen, Diarrhö u. Appetitlosigkeit; **Ther.:** Niclosamid* od. Praziquantel*; **Proph.:** Vermeidung nicht ausreichend gekochter Fischgerichte, Tiefgefrieren für 24 h bei −18 °C.

**Fischbein, Weißes:** s. Sepia officinalis (Ossa Sepiae).

**Fischblase:** s. Acipenser huso (Ichthyocolla).

**Fischer-Gatsch:** s. Gatsch.

**Fischer-Hepp-Umlagerung:** Umlagerung von sekundären aromat. Nitrosaminen* in alkoholischer Salzsäure* in *p*-Nitrosoarylamine; **Beispiel:** Aus N-Nitroso-N-methylanilin entsteht *p*-Nitroso-N-methylanilin (s. Abb.).

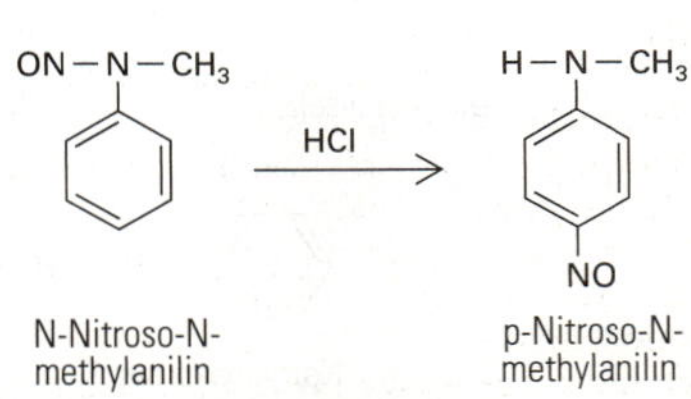


**Fischer-Hepp-Umlagerung:** Bildung von *p*-Nitroso-*N*-methylanilin

**Fischer-Peptidsynthese:** Methode zur Synthese von Peptiden*; **Prinzip:** Ein α-Halogensäurechlorid wird mit einem Aminosäureester umgesetzt u. zur Säure hydrolysiert; anschließend wird mit Ammoniak das α-Halogen gegen eine Aminogruppe ausgetauscht (s. Abb.).

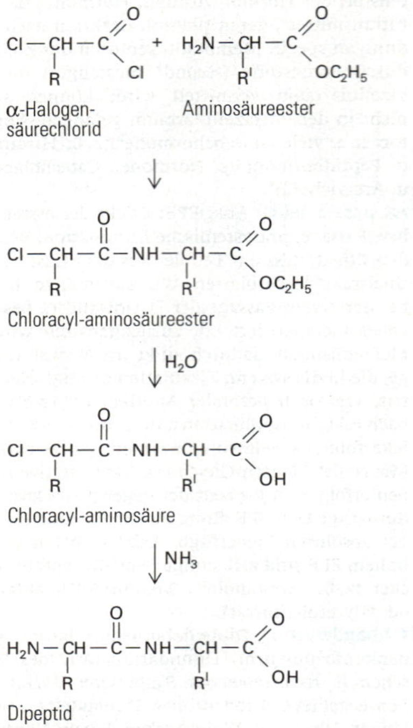

**Fischer-Peptidsynthese**

**Fischer-Phenylhydrazinsynthese:** Methode zur Herst. von Phenylhydrazin*; **Prinzip:** Diazoniumsalze* werden mit überschüssigem Natriumsulfit* bei erhöhter Temp. behandelt, das gebildete Diazosulfonat zum Natriumsalz der Phenylhydrazinsulfonsäure reduziert u. mit Salzsäure* hydrolysiert (s. Abb.).

**Fischer-Projektion:** 2-dimensionale Molekülprojektion zur Definition der Konfiguration*; waagerechte Bindestriche eines zentralen C-Atoms kennzeichnen die vor der Papierebene, senkrechte Bindestriche die hinter der Papierebene befindl. Liganden (s. Abb.). In der F.-P. werden zur Beschreibung der Konfiguration von Enantiomeren*, v. a. von Kohlenhydraten* (s. Monosaccharide) u. Aminosäuren*, die Präfixe D- (lat. dexter rechts) u. L- (lat. laevus links) verwendet; Bezugssubstanz ist Glycerolaldehyd. D- u. L- haben keinen Bezug zur Drehrichtung des linear polarisierten Lichtes (vgl. Polarisation des Lichtes). **Prinzip: 1.** Das Molekül wird so dargestellt, dass sich eine möglichst lange C-Kette mit zumindest einem asymmetrischen Kohlenstoffatom* ergibt; das C-Atom mit der höchsten Oxidationszahl steht oben. **2.** Bei Kohlenhydraten ist das Bezugs-C-Atom für die D/L-Nomenklatur das unterste asymmetr., bei Aminosäuren das oberste asymmetr. C-Atom der gedachten Kette. **3.** Die Konfiguration, in der die OH- bzw. die $NH_2$-Gruppe rechts von der senkrechten Kette liegt, heißt D-Form, die andere L-Form. **Hinweis:** Wegen der gelegentl. Zweideutigkeit der D/L-Nomenklatur wurde für asymmetr. Verb. die *R/S**-Nomenklatur entwickelt.

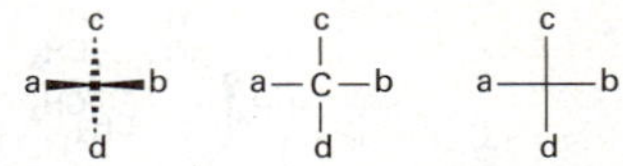
**Fischer-Projektion:** 3 gleichwertige Formulierungen des asymmetrischen C-Atoms; links u. Mitte: Projektionsformeln; rechts: Fischer-Projektion

**Fischer-Speier-Veresterung:** Veresterung von Carbonsäuren* durch Kochen mit überschüssigem Methanol* od. Ethanol* unter saurer Katalyse mit 3 %iger Salzsäure*; **Beispiel:** Aus Essigsäure* u. Ethanol erhält man Essigsäureethylester* (s. Abb.).

$$CH_3COOH + CH_3CH_2OH \xrightarrow{3\,\%ige\ HCl} CH_3COOCH_2CH_3 + H_2O$$

Essigsäure, Ethanol → Essigsäureethylester

**Fischer-Speier-Veresterung:** Bildung von Essigsäureethylester als Beispiel

**Fischer-Tropsch-Verfahren:** Verfahren zur Gew. flüssiger Kohlenwasserstoffe* aus Kohlenstoffmonoxid* u. Wasserstoff* mittels Metallkatalyse; die benötigte Gasmischung (Synthesegas*) erhält man durch Umsetzung von Kohle od. Erdgas mit Was-

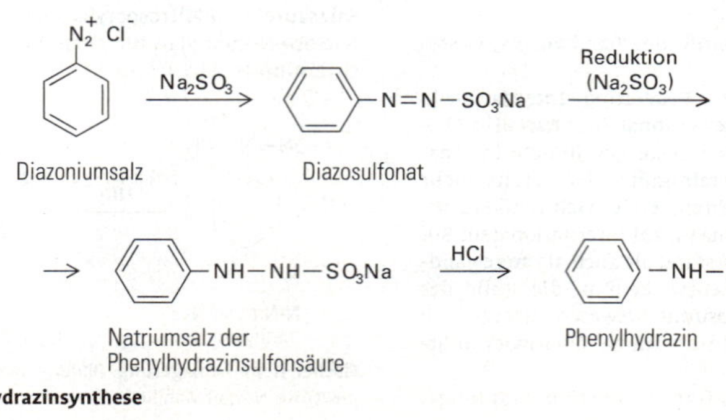

**Fischer-Phenylhydrazinsynthese**

serdampf u. Sauerstoff bei 900 °C. **Gesch.:** Das Verfahren wurde v. a. im 2. Weltkrieg zur Gew. von Kraftstoffen angewendet u. später durch die Gew. aus Erdöl abgelöst. Es gewinnt heutzutage wieder an Bedeutung; insbes. wird die Anw. des Verfahrens bei der Herst. flüssiger Kohlenwasserstoffe aus Biomasse erforscht.

**Fischkörner:** s. Anamirta cocculus (Fructus Cocculi).

**Fischleim:** **1.** Japanischer Fischleim (Vegetabilischer Fischleim); s. Agar; **2.** s. Acipenser huso (Ichthyocolla).

**Fischöle:** **1.** Öle, oft aus dem ganzen Körper von v. a. Kaltwasserfischen; reich an ungesättigten Fettsäuren (bis zu 75 %), v. a. Omega-3-Fettsäuren (s. Fettsäuren, essentielle); **2.** Fischleberöle (s. Lebertran).

**Fischrinde:** s. Piscidia piscipula (Cortex Piscidiae radicis).

**Fisetin:** Flavonolderivat; Strukturformel: s. Flavonoide (Tab. dort).

**Fisole:** s. Phaseolus vulgaris ssp. vulgaris var. vulgaris; Phaseolus vulgaris var. nanus.

**Fissur:** Einriss in Haut od. Schleimhaut (z. B. Rhagade*, Analfissur, Kutisfissur) od. auch Knochen (Haar-Riss).

**Fistel:** **1.** röhrenförmige, mit Granulationsgewebe (Röhrenfistel) od. Epithelgewebe (Lippenfistel) ausgekleidete Verbindung zw. Körperhöhlen bzw. Hohlorganen untereinander (innere F.) od. mit der Körperoberfläche (äußere F.); als angeborene F. meist inf. Persistenz embryonal angelegter Organverbindungen od. als erworbene F. durch Entzündungen, Tumoren, Traumata bzw. Operation verursacht sowie nach Strahlentherapie auftretend; **2.** operativ angelegte Kurzschlussverbindung, z. B. Shunt zur Hämodialyse zw. einer Extremitätenarterie u. -vene, der eine ausreichende Blutentnahme zur Durchführung einer Hämodialyse ermöglicht.

**Fixiernatron:** s. Natriumthiosulfat.

**Fixiersalz:** s. Natriumthiosulfat.

**f. l. a.:** Abk. für (lat.) fiat* lege artis.

**Flachs:** s. Linum usitatissimum.

**Flacourtiaceae:** Fam. der Ordnung Violales; die Vertreter enthalten Cyclopenten*-Fettsäuren.

**Flächendesinfektion:** Scheuerdesinfektion*; erfolgt in allen Krankenhäusern, Lebensmittelbetrieben, pharmaz. Betrieben entweder im Zusammenhang mit einer Infektionskrankheit od. als prophylakt. Maßnahme; bevorzugte Desinfektionsmittel*: Aldehyde, Quats, Alkohole, Phenole, Amphotenside, Aktivchlor, Guanidine (z. B. Desinfektionsmittelliste der Deutschen Gesellschaft für Hygiene und Mikrobiologie, Abk. DGHM).

**Fläche unter der Kurve:** s. AUC; Bateman-Funktion.

**Fläche zwischen den Kurven:** s. ABC.

**Flagellata:** s. Protozoen.

**Flagellen:** extrazelluläre Anhänge (Geißeln*), die um ihre Achse rotieren u. der Fortbewegung dienen; **Vork.:** bei Bakt., eukaryot. Einzellern u. Keimzellen vielzelliger Organismen.

**Flammenphotometrie:** Form der Elektronenspektroskopie*, bei der die Emission* therm. angeregter Atome gemessen wird; Anw. der Atomemissionsspektroskopie (s. Emissionsspektrum); **Durchführung:** Die Probe, die das zu bestimmende Element enthält, wird in einem geeigneten Lösungsmittel gelöst u. in einer Flamme zerstäubt. Das emittierte Licht wird durch ein entspr. Detektorsystem gemessen (s. Spektralphotometer). Als vereinfachte Form der F. wird die Spektralanalyse* eingesetzt. Vgl. Atomabsorptionsspektroskopie.

**Flammpunkt:** Abk. Fp.; Entflammungspunkt; Temp., bei der sich über einer brennbaren Flüss. durch Verdunstung so viel Dampf gebildet hat, dass dieser durch eine angenäherte Flamme entzündet wird, ohne dass die Flüss. brennt; bei etwas höherer Temp., dem Brennpunkt*, entzündet sich die ganze Flüss.; **Anw.:** Prüfung von z. B. Erdöl, Benzin, Schmierölen.

**Flammutoxin:** s. Hämolysine, pilzliche.

**Flanell:** s. Molton.

**Flaschenglas:** s. Glas.

**Flaschenlack:** Siegellack (s. Schellack) od. Celluloselack.

**Flashback:** Rauschzustand (z. B. alptraumartige Bilder, Erinnerungen od. übermächtige Sinneseindrücke, sog. Nachhallerinnerungen), der längere Zeit nach der Einnahme einer psychotropen Substanz* wieder auftritt u. sich nicht von dem durch die psychotrope Substanz ursprüngl. verursachten Rausch unterscheidet; Auftreten bei Missbrauch von Halluzinogenen* od. i. R. einer posttraumat. Belastungsstörung. Vgl. Lysergsäurediethylamid.

**Flatulenz:** Aufblähung des Magens bzw. des Darms (Blähungen) mit reichl. Abgang von Darmgasen (nervös, org. od. nahrungsbedingt).

**Flaumeiche:** s. Quercus pubescens.

**Flavan** (lat. flavus gelb): 2-Phenylchroman; Grundstruktur der Flavonoide* (Tab. dort).

**Flavanole:** **1.** Flavan-3-ole (s. Catechine); **2.** Flavan-3,4-diole (s. Leukoanthocyanidine); Strukturformeln: s. Flavonoide (Tab. dort).

**Flavanone:** farblose Flavonoide*, die sich vom Ringsystem des Flavanons (2,3-Dihydroflavon) ableiten; hydroxylierte Flavanone sind in freier od. glykosid. Form in höheren Pflanzen verbreitet, bes. in den Fam. Rosaceae, Rutaceae u. Asteraceae; Flavanone mit einer Hydroxylgruppe in Position 3 werden Flavanonole genannt (z. B. Taxifolin*); Strukturformeln einiger Vertreter: s. Flavonoide (Tab. dort).

**Flavanonollignane:** Flavanolignane; Kondensationsprodukte aus Flavanonolen od. Flavanolen*, z. B. aus Taxifolin* (2,3-Dihydroquercetin), Coniferylalkohol* od. aus ähnl. Verbindungen; ein Beispiel ist Silibinin*, das in Mariendistelfrüchten enthalten ist, s. Silybum marianum (Silybi mariani fructus).

**Flavedo:** s. Citrus.

**Flavedo Aurantii amari:** s. Citrus aurantium ssp. aurantium (Aurantii amari epicarpium et mesocarpium).

**Flavedo aurantii dulcis recens:** s. Citrus sinensis (Aurantii dulcis flavedo recens).

**Flavedo citri recens:** s. Citrus limon (Limonis flavedo recens).

**Flavinadenindinucleotid:** s. FAD.

**Flavine:** veraltet Lyochrome; gelbe, wasserlösl. Farbstoffe, die sich vom Isoalloxazin ableiten; Riboflavin ist das wichtigste Derivat; Strukturformel: s. Flavinenzyme (Abb. dort); vgl. Vitamin B (Vitamin $B_2$).

**Flavinenzyme:** Flavoproteine; Gruppe weit verbreiteter Oxidoreduktasen (s. Enzyme), die als Wirkgruppe (prosthet. Gruppe) meist FAD* (Flavinadenindinucleotid) od. weniger häufig FMN (Flavinmononucleotid; s. Abb.) aufweisen; das Isoalloxacin-Ringsystem, das Grundgerüst von Riboflavin, wirkt als Redoxsystem. Die Metalloflavinenzyme enthalten zusätzl. Metalle wie Fe, Mg, Cu, Mo. **Formen: 1.** Oxidasen*, z. B. Glucoseoxidase*, Xanthinoxidase*, Aminosäureoxidasen*, Laccase*, Ascorbinsäureoxidase*; **2.** Reduktasen*, z. B. einige Cytochromreduktasen, Glutathionreduktase, Nitratreduktasen*; **3.** Dehydrogenasen*, z. B. Succinatdehydrogenase*, Acyl-CoA-Dehydrogenase, NADH- u. NADPH-Dehydrogenase; der Wasserstoffakzeptor einiger Vertreter dieser Gruppe von F. ist noch nicht bekannt.

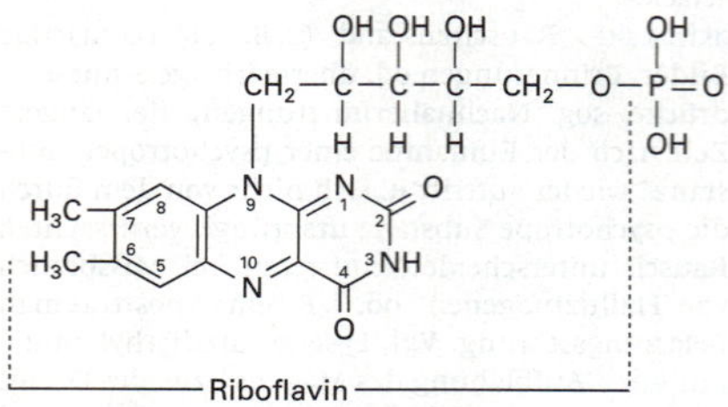


**Flavinenzyme:** Flavinmononucleotid als Beispiel

**Flavinmononucleotid:** s. Flavinenzyme.

**Flavinnucleotide:** s. Flavinenzyme.

**Flavobacterium:** Gelbkeime; Gattung gramnegativer, unbewegl., sporenloser, aerober Stäbchenbakterien der Fam. Flavobacteriaceae; bilden gelben Farbstoff; **Vork.:** weit verbreiteter Wasser- u. Bodenkeim; isoliert aus rohem Fleisch, Milch u. gelegentl. aus Untersuchungsmaterial; med. relevant ist F. meningosepticum, ein seltener Erreger von Meningitis.

**Flavodoxin:** Elektronen übertragendes Protein, das Flavinmononucleotid (s. Flavinenzyme) enthält; ähnl. Ferredoxin*.

**Flavon:** 2-Phenylbenzo-$\gamma$-pyron, 2-Phenylchromon; Strukturformel: s. Flavonoide (Tab. dort); Schmp. 99–100 °C; farblose Nadeln, prakt. unlösl. in Wasser; Grundkörper vieler gelber Blüten- u. Kernholz-Farbstoffe.

**Flavone:** 2-Phenylchromone; Derivate des Flavons*; zus. mit den **Flavonolen** (Derivate des Flavonols) wichtige Pflanzenfarbstoffe, die zu den Flavonoiden* (Tab. dort) gehören; **Merkmale:** Alle Flavone bestehen aus 2 verschieden substituierten Phenylringen sowie dem $\gamma$-Pyronring, der für die typ. Reaktionen der Flavone (z. B. basisches Verhalten u. Salzbildung) verantwortl. ist u. ein System konjugierter Doppelbindungen aufweist. Flavon entsteht durch Dehydrierung aus Flavanon*, während Flavonol durch Dehydrierung aus Flavanonol gebildet wird. Wie andere Flavonoide kommen die meisten Flavone als wasserlösl. Glykoside* vor, z. B. Rutosid*, Hyperosid* u. Quercitrin (Glykoside von Quercetin), Hesperidin*, Morin*, Luteolin*, Kämpferol*, Chrysin*. Sie treten vielfach als Copigmente der Anthocyane* auf. Das Zusammenspiel beider Farbstofftypen erklärt das gleichzeitige Auftreten von Gelb u. Rot in versch. Blüten*.

**Flavonoiddrogen:** Drogen mit hohem Gehalt (ca. 0.5–3 %) an Flavonoiden*, z. B. Birkenblätter (s. Betula pendula), Weißdornblätter u. -blüten (s. Crataegus-Arten), Holunderblüten (s. Sambucus nigra); **Beispiel:** Bes. hoch ist der Gehalt an Flavonoiden im Buchweizen (s. Fagopyrum esculentum) mit ca. 6 % u. in Schnurbaumknospen (s. Sophora japonica) mit ca. 25 % Rutosid* (Rutin). Durch hohen Flavonoidgehalt zeichnen sich auch die Blüten folgender Pflanzen aus: Tilia-Arten (z. B. Tilia* cordata), Gelbes Katzenpfötchen (Helichrysum* arenarium), Ringelblume (Calendula* officinalis), Filipendula-Arten (z. B. Filipendula* ulmaria), Johanniskraut (Hypericum* perforatum), Gartenraute (Ruta* graveolens), Goldrute (Solidago* virgaurea), Arnica* montana, Königskerze (s. Verbascum-Arten), Primula-Arten (z. B. Primula veris). Zum Teil abgewandelte Flavonoide finden sich in Mariendistelfrüchten (s. Silybum marianum), Ginkgoblättern (s. Ginkgo biloba), Hauhechelwurzeln (s. Ononis spinosa), Pomeranzenschalen (s. Citrus aurantium ssp. aurantium); **Anw.:** (med.) Venenmittel*, Spasmolytika*, Diuretika* u. Leberschutzmittel; vgl. Flavonoide u. die einzelnen Stammpflanzen.

**Flavonoide:** veraltet Citrin, Permeabilitäts-Faktor, Permeabilitäts-Vitamin, Faktor P, Vitamin P; weit verbreitete Gruppe von sekundären Pflanzenstoffen* (s. Tab.) mit Phenylchroman-Grundgerüst; nach Stellung des Phenylrestes unterscheidet man zw. Flavanen, Isoflavanen u. Neoflavanen, also den 2-, 3- u. 4-Phenylchroman-Derivaten. Je nach Oxidationsgrad des Pyranringes unterteilt man in Flavone* bzw. Isoflavone (s. Isoflavonoide) u. Flavanone* (2,3-Dihydroflavonderivate). Aus biochem. u. strukturchem. Gründen zählen die Chalkone*, Aurone*, Catechine* (Flavan-3-ole), Anthocyanidine* u. Leukoanthocyanidine* (Flavan-3,4-diole) ebenfalls zu den Flavonoiden. Die Biogenese der Aglyka erfolgt teils über den Shikimiat-, teils über den Polyketid-Weg (s. Aromatenbiosynthese). **Vork.:** fast ausnahmslos in den oberird. Teilen von Blütenpflanzen (s. Flavonoiddrogen), vielfach als gelbe, orange, rote, blaue od. schwarze Farbstoffe für die Färbung von Blüten*, Blättern*, Früchten u. a. Pflanzenteilen verantwortlich. Die meisten F. sind lösl. in Wasser; in der Pflanze liegen F. als *O*- od. (selten) als *C*-Glykoside (Glykosile, z. B. Vitexin* od. in Lespedeza* capitata) vor. Als Kohlenhydratreste treten einfache Hexosen* u. Pentosen* auf, die mono-, aber auch di- u. trisaccharidisch gebunden sein können. Auch diese versch. Glykosidifizierungsmöglichkeiten bedingen eine breite Palette von Flavonoidstrukturen. Bei Aufarbeitung der Drogen können F. auch hydrolysiert werden, so dass die Aglyka vorliegen. Es gibt auch einige lipophile F. wie Scutellareintetramethylether od. Sinensitin* (in Orthosiphon* aristatus), die meist methoxyliert sind. **Wirk. u. Anw.:** F. sind an pflanzl. Oxidoreduktase-Systemen beteiligt, sie wirken als Lichtschutzstoffe u. Phytoalexine. Sie können versch. Enzyme, z. B. die Hyaluronidase*

**Flavonoide**
Grundkörper, Aglyka

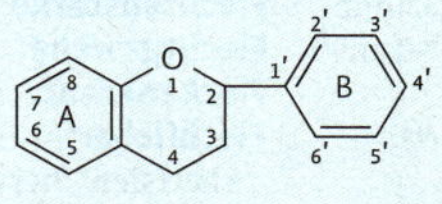


Flavan

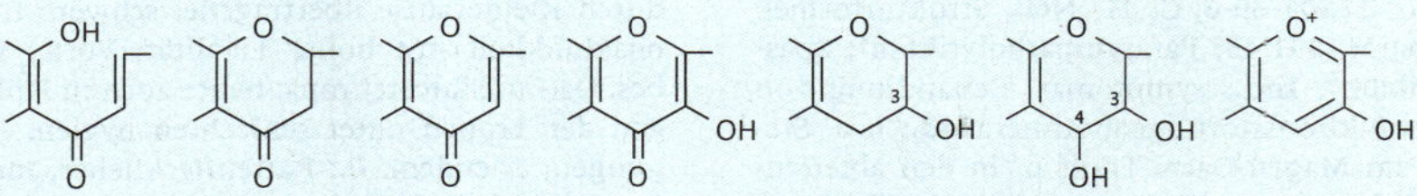


Chalkon Flavanon Flavon Flavonol Catechin Leukoantho-cyanidin Anthocyanidin

| Name | C-3 | C-5 | C-6 | C-7 | C-3′ | C-4′ | C-5′ |
|---|---|---|---|---|---|---|---|
| **Flavanon** | H | H | H | H | H | H | H |
| Eriodictyol | H | OH | H | OH | OH | OH | H |
| Hesperetin | H | OH | H | OH | OH | $OCH_3$ | H |
| Liquiritigenin | H | H | H | OH | H | OH | H |
| Naringenin | H | OH | H | OH | H | OH | H |
| Pinocembrin | H | OH | H | OH | H | H | H |
| **Flavanonol** | OH | H | H | H | H | H | H |
| Taxifolin | OH | OH | H | OH | OH | OH | H |
| **Flavon** | H | H | H | H | H | H | H |
| Apigenin | H | OH | H | OH | H | OH | H |
| Chrysin | H | OH | H | OH | H | H | H |
| Diosmetin | H | OH | H | OH | OH | $OCH_3$ | H |
| Eupatorin | H | OH | $OCH_3$ | $OCH_3$ | OH | $OCH_3$ | H |
| Luteolin | H | OH | H | OH | OH | OH | H |
| Scutellarein | H | OH | OH | OH | H | OH | H |
| Scutellareintetramethylether | H | $OCH_3$ | $OCH_3$ | $OCH_3$ | H | $OCH_3$ | H |
| Sinensitin | H | $OCH_3$ | $OCH_3$ | $OCH_3$ | $OCH_3$ | $OCH_3$ | H |
| **Flavonol** | OH | H | H | H | H | H | H |
| Axillarin | $OCH_3$ | OH | $OCH_3$ | H | OH | OH | H |
| Chrysoplenetin | $OCH_3$ | OH | $OCH_3$ | $OCH_3$ | $OCH_3$ | OH | H |
| Chrysoplenol | $OCH_3$ | OH | $OCH_3$ | $OCH_3$ | OH | OH | H |
| Eupaletin | OH | OH | $OCH_3$ | $OCH_3$ | H | OH | H |
| Eupatoletin | OH | OH | $OCH_3$ | $OCH_3$ | OH | OH | H |
| Fisetin | OH | H | H | OH | H | OH | OH |
| Galangin | OH | OH | H | OH | H | H | H |
| Gossypetin | OH | OH | OH | OH | OH | OH | H |
| Isorhamnetin | OH | OH | H | OH | $OCH_3$ | OH | H |
| Jaceidin | $OCH_3$ | OH | $OCH_3$ | H | $OCH_3$ | OH | H |
| Kämpferol | OH | OH | H | OH | H | OH | H |
| Myricetin | OH | OH | H | OH | OH | OH | OH |
| Patuletin | OH | OH | $OCH_3$ | H | OH | OH | H |
| Quercetagenin | OH | OH | OH | OH | OH | OH | H |
| Quercetin | OH | OH | H | OH | OH | OH | H |
| Rhamnetin | OH | OH | H | $OCH_3$ | OH | OH | H |
| Robinetin | OH | H | H | OH | H | OH | H |
| Spinacetin | OH | OH | $OCH_3$ | H | $OCH_3$ | OH | H |

(daher kapillarabdichtende Wirk., z. B. von Rutinosid u. Hesperidin*), hemmen. Sie wirken als Antioxidanzien*, was ihre „Vitaminwirkung" begründet. In-vitro zeigen sie antivirale u. geringe antibakt. Eigenschaften. **Nachw.:** Wilson*-Tauböck-Reaktion u. Shinoda*-Test.

**Flavonole:** s. Flavone; s. Flavonoide (Tab. dort).

**Flavoproteine:** s. Flavinenzyme.

**Flavoxat** (INN): 2-Piperidinomethyl-3-methyl-4-oxo-2-phenyl-4*H*-1-benzopyran-8-carboxylat; CAS-Nr. 15301-69-6; $C_{24}H_{25}NO_4$, Strukturformel: s. Abb.; $M_r$ 391.45; Parasympatholytikum*; Spasmolytikum*; **Ind.:** symptomat. Behandlung von Blasenfunktionsstörungen; **Kontraind.:** u. a. Stenosen im Magen-Darm-Trakt u. in den ableitenden Harnwegen; **WW:** verminderte Wirkung durch Antacida; **UAW:** u. a. Akkommodationsstörungen, selten Übelkeit; HWZ 3 h bzw. 8 h (Metaboliten). Gebräuchl. ist auch Flavoxathydrochlorid.

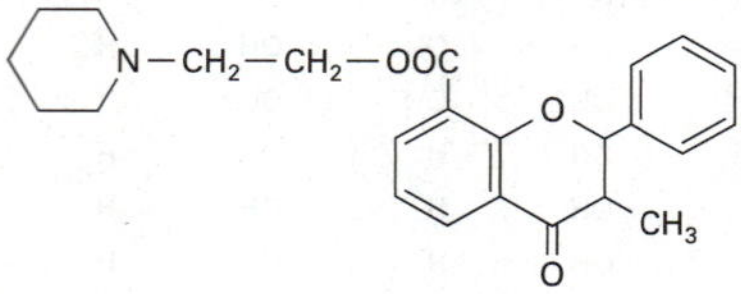


**Flavoxat**

**Flecainid** (INN): (*RS*)-*N*-(Piperidin-2-ylmethyl)-2,5-bis-(2,2,2-trifluorethoxy)benzamid; CAS-Nr. 54143-55-4; $C_{17}H_{20}F_6N_2O_3$, Strukturformel: s. Abb.; $M_r$ 414.36; Antiarrhythmikum* der Klasse IC; **Ind.:** schwere (lebensbedrohl.) tachykarde (supra-)ventrikuläre Herzrhythmusstörungen; **Kontraind.:** u. a. Zustand nach Herzinfarkt, dekompensierte Herzinsuffizienz, schwere Bradykardie; **WW:** evtl. additive negativ inotrope Effekte mit Beta-Rezeptoren-Blockern, Amiodaron, Chinidin; **UAW:** u. a. Schwindel, Übelkeit, Sehstörungen, Kopfschmerz. **Flecainidacetat:** Flecainidi acetas Ph.Eur.6; CAS-Nr. 54143-56-5; $C_{19}H_{24}F_6N_2O_5$; $M_r$ 474.39; weißes, krist., sehr hygroskop. Pulver, lösl. in Wasser.

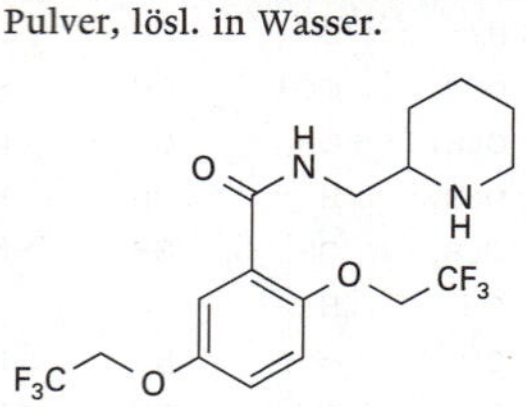


**Flecainid**

**Flechte, Isländische:** s. Cetraria islandica.

**Flechten:** **1.** (dermatolog.) umgangssprachl. Bez. für versch. Dermatosen, z. B. Schuppenflechte (Psoriasis*), Schmetterlingsflechte (chronischer diskoider Lupus* erythematodes), Knötchenflechte (Lichen ruber planus), Dermatomykosen*; **2.** (bot.) s. Lichenes.

**Flechtensäuren:** für Flechten (Lichenes*) charakterist., z. T. bakteriostatisch* wirkende u. bittere Verbindungen; es handelt sich dabei um Depside* od. Depsidone* von Phenolcarbonsäuren* (z. B. Cetrarsäure* in Lichen islandicus, s. Cetraria islandica), Derivate des Orcins* (Dihydroxytoluol) wie Orsellinsäure* od. Dibenzofuranderivate (z. B. Usninsäure*).

**Flechtenstärke:** s. Lichenin.

**Flechtgewebe:** s. Plectenchym.

**Fleckenkraut:** s. Pulmonaria officinalis.

**Fleckfieber:** Infektionskrankheit, die durch Rickettsien* hervorgerufen wird; z. B. **1.** epidem. F.: Läusefleckfieber, klassisches F., Typhus exanthematicus; von Rickettsia prowazekii verursachte u. durch Kleiderläuse übertragene, schwere Infektionskrankheit mit hoher Letalität; Vork.: früher bes. Ost- u. Südosteuropa, heute auch in Höhenlagen der Tropen unter schlechten hygien. Bedingungen; **2.** endem. F.: Rattenfleckfieber, murines F.; von Rickettsia typhi verursachte u. durch den Rattenfloh (Xenopsylla cheopis) übertragene Infektionskrankheit mit milderem Verlauf; Vork.: Tropen u. Subtropen. Vgl. Rickettsiosen; Arthropoden.

**Fleckschierlingskraut:** s. Conium maculatum (Herba Conii).

**Fleischkohle:** s. Carbo activatus.

**Fleischpepton:** s. Peptone.

**Fleischvergiftung:** s. Lebensmittelvergiftung; Ptomaine.

**Fleming, Alexander:** s. Antibiotika (Geschichte).

**Fleroxacin** (INN): 6,8-Difluoro-1-(2-fluoroethyl)-1,4-dihydro-7-(4-methyl-1-piperazinyl)-4-oxo-3-chinolincarbonsäure; CAS-Nr. 79660-72-3; $C_{17}H_{18}F_3N_3O_3$; $M_r$ 369.34; nicht mehr im Handel befindl. Antibiotikum* (Chinolon*); **Wirk.:** hohe Wirksamkeit gegen aerobe gramnegative Keime (v. a. Enterobacteriaceae) u. grampositive Keime wie Staphylokokken; **UAW:** u. a. gastrointestionale Beschwerden, Kopfschmerz, psych. Störungen, Blutbildveränderungen. **Fleroxacinhydrochlorid:** $C_{17}H_{18}F_3N_3O_3 \cdot HCl$; $M_r$ 405.80; Schmp. 269–271 °C (kristallisiert aus Wasser).

**Flieder, Deutscher:** s. Sambucus nigra.

**Flieder, Gewöhnlicher:** s. Syringa vulgaris.

**Fliegen:** Brachycera; Kurzfühler; Insektengruppe aus der Ordnung der Diptera (Zweiflügler) mit meist kurzen, dreigliedrigen Fühlern u. gedrungenem Körperbau; Entwicklung über Ei, Larve (Made), Tönnchenpuppe zur Imago; einige Arten übertragen Infektionskrankheiten, v. a. Tsetse-Fliegen (Gattung Glossina) die Afrikanische Schlafkrankheit (s. Trypanosomiasis), andere sind Erreger der Myiasis*. **Fliegenlarven** können bei kurzzeitiger lokaler Applikation therap. zur Heilung bestimmter chron. Wunden verwendet werden (biochirurg. Wundreinigung). Der wundreinigende Effekt wird mit dem von den Larven ausgeschiedenen Allantoin* bzw. Harnstoff* erklärt.

**Fliegenfängerwurzel:** s. Apocynum androsaemifolium.

**Fliegenholz:** **1.** s. Quassia amara (Lignum Quassiae surinamense); **2.** s. Picrasma excelsa (Lignum Quassiae jamaicense).

**Fliegenmadenkrankheit:** s. Myiasis.

**Fliegenpfeffer:** s. Piper longum (Fructus Piperis longi).

**Fliegenpilz:** s. Amanita muscaria.

**Fliegen, Spanische:** s. Canthariden.

**Fliehkraftmühlen:** s. Mühlen.

**Fließeigenschaften von Schüttgütern:** Fließfähigkeit (Rieselfähigkeit) von Pulvern u. Granulaten, beeinflusst durch die interpartikuläre Reibung; **Prüfung:** durch/mit: **1.** Bestimmung der Fließgeschwindigkeit durch geeignete Düsen (Trichter) nach Ph.Eur.6 mit od. ohne Rohr sowie versch. Winkeln u. Öffnungsdurchmessern; vgl. Auslauftrichter nach Maly; **2.** Kompressibilitätsindex* u. Hausner*-Faktor (Ph.Eur.); **3.** Schüttwinkel (Ph.Eur.; s. Böschungswinkel); **4.** Scherzellen* (Ph.Eur.); **5.** Zugfestigkeitstester*; **6.** Pulverrheometer*.

**Fließgeschwindigkeit von Pulvern:** s. Auslauftrichter nach Maly; Fließeigenschaften von Schüttgütern.

**Fließgleichgewicht:** (engl.) *steady state*; Zustand in einem offenen System, bei dem sich die betreffende Größe nicht ändert, da sich Zufuhr u. Abfluss von Materie u. Energie die Waage halten; nahezu alle im lebenden Körper gemessenen Zustandsgrößen, sowohl auf system. als auch auf zellulärem Niveau, beruhen auf Fließgleichgewichten. Vgl. Enzyme; Kumulation.

**Fließneigungswinkel:** s. Böschungswinkel.

**Fließpapier:** s. Filterpapier.

**Fließpunkt:** Temp., die das Schmelzverhalten von Fetten charakterisiert.

**Fließregulierungsmittel:** (engl.) *glidants*; verbessern in geeigneter Konz. die Rieselfähigkeit pulverförmiger, v.a. kohäsiver Schüttgüter (Beweglichkeit der Pulverteilchen) durch Anlagerung an die Oberfläche der Teilchen (partikulär od. als dünner Film) unter Reduktion der interpartikulären Haftkräfte. Die Folge ist ein gleichmäßigeres Fließen u. eine höhere Abteilgenauigkeit (Dosierungsgenauigkeit), z.B. bei der Tablettenherstellung u. Kapselabfüllung. Als F. eignen sich u.a. hochdisperses Siliciumdioxid, Stärke (getrocknet) u. Metallseifen.

**Flimmerhaare:** s. Zilien.

**Flintglas:** s. Glas.

**Flip-flop-Kinetik:** Sonderfall der Pharmakokinetik*, der auftritt, wenn die Resorption* eines Wirkstoffs langsamer erfolgt als die Elimination*; **Grundlage:** Die halblogarithm. Bateman*-Funktion weist im terminalen Bereich eine Gerade auf, die jedoch von der Resorption bestimmt wird. Somit kann die Elimination nach der Abschälmethode* ermittelt werden. Klarheit gibt der Vergleich mit der Plasmakonzentrationskurve nach i.v. Applikation. **Formen:** **1.** Wirkstoffe mit schneller Elimination, z.B. einige Penicilline* aufgrund tubulärer Sekretion; **2.** Arzneimittel mit langsamer Resorption.

**Flippasen:** spezielle Phospholipid-Translokatoren, die auf der Plasmaseite der Zellmembran* synthetisierte Membranlipide unter Energieaufwand durch den hydrophoben Membranbereich transportieren.

**Flockung:** s. Aufrahmen.

**Floctafenin (INN):** 2,3-Dihydroxypropyl-N-[8-(trifluormethyl)-4-chinolyl]-anthranilat; CAS-Nr. 23779-99-9; $C_{20}H_{17}F_3N_2O_4$; $M_r$ 406.37; Schmp. 179–180 °C (kristallisiert aus Methanol); gelbl. weißes Pulver; lösl. in Ethanol; sehr schwer lösl. in Ether, Chloroform, Dichlormethan; unlösl. in Wasser; nicht mehr im Handel befindl. Analgetikum* u. Antirheumatikum*; **UAW:** gastrointestinale Störungen, Müdigkeit, Schwindel, Kopfschmerz.

**Flöhe:** max. 1–7 mm große Insekten; blutsaugende Arthropoden*, z.T. wichtige Krankheitsüberträger*; **Formen:** **1.** Menschenfloh: pathogene Bedeutung gering; **2.** Hunde- u. Katzenfloh: gehen auch auf den Menschen über, gelegentl. Überträger von Rickettsien*, Zwischenwirt von Bandwürmern; **3.** trop. Rattenfloh: wichtigster Pestfloh; Überträger von Yersinien* auf den Menschen; **4.** nord. Rattenfloh: seltener Pestfloh; **5.** Sandfloh: Blutsauger bei Mensch u. Schwein.

**Flohblume:** s. Stachys officinalis.

**Flohkraut:** s. Mentha pulegium (Herba Pulegii).

**Flohsamen:** s. Plantago afra (Psyllii semen).

**Flohsamen, Indische:** s. Plantago ovata (Plantaginis ovatae semen).

**Flohsamenschalen, Indische:** s. Plantago ovata (Plantaginis ovatae seminis tegumentum).

**Flohwegerich:** s. Plantago afra.

**Flor de Piedra:** s. Lophophytum leandri.

**Florentiner Flasche:** Vorrichtung zur Trennung von Flüssigkeiten, bes. bei der Gewinnung äther. Öle (s. Abb.).

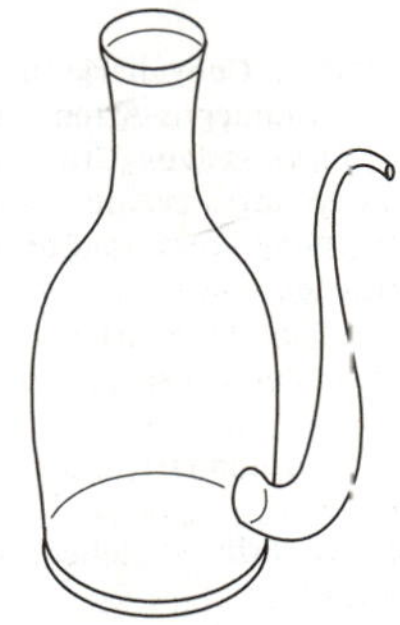

**Florentiner Flasche**

**Florentinum:** s. Promethium.

**Flores:** Abk. Flor.; s. Blüte.

**Flores Acaciae farnesianae:** s. Acacia farnesiana.

**Flores Acaciae germanicae:** s. Prunus spinosa (Pruni spinosae flos).

**Flores Acaciae nostratis:** s. Prunus spinosa (Pruni spinosae flos).

**Flores Achilleae moschatae:** s. Achillea erba-rotta ssp. moschata.

**Flores Alceae:** s. Alcea rosea (Malvae arboreae flos).

**Flores Althaeae:** s. Althaea officinalis.

**Flores Anthos:** s. Rosmarinus officinalis (Flores Rosmarini).

**Flores Anthyllidis vulnerariae:** s. Anthyllis vulneraria (Anthyllidis vulnerariae flos).

**Flores Arnicae:** s. Arnica montana (Arnicae flos).

**Flores Aurantii amari:** s. Citrus aurantium ssp. aurantium (Aurantii amari flos).

**Flores Balaustii:** s. Punica granatum (Flores Granati).

**Flores Bellidis:** s. Bellis perennis.

**Flores Bismalvae:** s. Althaea officinalis (Flores Althaeae).

F

**Flores Brayerae:** s. Hagenia abyssinica (Koso flos).
**Flores Calcatrippae:** s. Consolida regalis.
**Flores Calendulae:** s. Calendula officinalis (Calendulae flos).
**Flores Capparidis:** s. Capparis spinosa.
**Flores Carthami:** s. Carthamus tinctorius (Carthami flos).
**Flores Caryophylli:** s. Syzygium aromaticum (Caryophylli flos).
**Flores Cassiae:** s. Cinnamomum aromaticum.
**Flores Chamomillae hortensis:** s. Chamaemelum nobile (Chamomillae romanae flos).
**Flores Chamomillae majoris:** s. Chamaemelum nobile (Chamomillae romanae flos).
**Flores Chamomillae nobilis:** s. Chamaemelum nobile (Chamomillae romanae flos).
**Flores Chamomillae odorati:** s. Chamaemelum nobile (Chamomillae romanae flos).
**Flores Chamomillae romanae:** s. Chamaemelum nobile (Chamomillae romanae flos).
**Flores Chamomillae vulgaris:** s. Matricaria recutita (Matricariae flos).
**Flores Cheiranthi cheiri:** s. Erysimum cheiri.
**Flores Chrysanthemi cinerariifolii:** s. Tanacetum cinerariifolium (Pyrethri flos).
**Flores Cinae:** s. Artemisia cina (Cinae flos).
**Flores Cinnamomi:** s. Cinnamomum aromaticum (Flores Cassiae).
**Flores Convallariae:** s. Convallaria majalis.
**Flores Crataegi:** s. Crataegus-Arten (Crataegi flos).
**Flores Croci:** s. Crocus sativus (Crocus).
**Flores Cyani:** s. Centaurea cyanus (Cyani flos).
**Flores Delphinii consolidae:** s. Consolida regalis (Flores Calcatrippae).
**Flores Farfarae:** s. Tussilago farfara.
**Flores Genistae:** s. Cytisus scoparius (Flores Sarothamni scoparii).
**Flores Gnaphalii:** s. Antennaria dioica (Antennariae dioicae flos).
**Flores Gnaphalii arenarii:** s. Helichrysum arenarium (Helichrysi flos).
**Flores Graminis:** s. Heublumen.
**Flores Granati:** s. Punica granatum.
**Flores Helianthi annui:** s. Helianthus annuus.
**Flores Helichrysi:** s. Helichrysum arenarium (Helichrysi flos).
**Flores Hibisci sabdariffae:** s. Hibiscus sabdariffa (Hibisci sabdariffae flos).
**Flores Hippocastani:** s. Aesculus hippocastanum.
**Flores Humuli Lupuli:** s. Humulus lupulus (Lupuli flos).
**Flores Hyperici recentes:** s. Hypericum perforatum.
**Flores Koso:** s. Hagenia abyssinica (Koso flos).
**Flores Lamii albi:** s. Lamium album (Lamii albi flos).
**Flores Lavandulae:** s. Lavandula angustifolia ssp. angustifolia (Lavandulae flos).
**Flores Lavandulae romana:** s. Lavandula stoechas (Flores Stoechados arabicae).
**Flores Liliorum:** s. Lilium candidum.
**Flores Lonicerae:** s. Lonicera caprifolium.
**Flores Macidis:** s. Myristica fragrans (Macis).
**Flores Malvae:** s. Malva sylvestris (Malvae sylvestris flos).
**Flores Malvae arboreae:** s. Alcea rosea (Malvae arboreae flos).
**Flores Malvae hortensis:** s. Alcea rosea (Malvae arboreae flos).
**Flores Millefolii:** s. Achillea millefolium (Millefolii flos).
**Flores Naphae:** s. Citrus aurantium ssp. aurantium (Aurantii flos).
**Flores Napi:** s. Brassica napus.
**Flores Paeoniae:** s. Paeonia officinalis (Paeoniae flos).
**Flores Papaveris rhoeados:** s. Papaver rhoeas (Papaveris rhoeados flos).
**Flores Pedis cati:** s. Antennaria dioica (Antennariae dioicae flos).
**Flores Primulae:** s. Primula veris (Primulae flos).
**Flores Pruni spinosae:** s. Prunus spinosa (Pruni spinosae flos).
**Flores Pyrethri:** s. Tanacetum cinerariifolium (Pyrethri flos).
**Flores Rhoeados:** s. Papaver rhoeas (Papaveris rhoeados flos).
**Flores Rosae:** s. Rosa centifolia.
**Flores Rosae benedictae:** s. Paeonia officinalis (Paeoniae flos).
**Flores Rosmarini:** s. Rosmarinus officinalis.
**Flores Sambuci:** s. Sambucus nigra (Sambuci flos).
**Flores Sarothamni scoparii:** s. Cytisus scoparius.
**Flores Sophorae:** s. Sophora japonica.
**Flores Spartii scoparii:** s. Cytisus scoparius (Flores Sarothamni scoparii).
**Flores Spicae:** s. Lavandula latifolia (Oleum Spicae).
**Flores Spiraeae:** s. Filipendula ulmaria (Spiraeae flos).
**Flores Stoechados arabicae purpureae:** s. Lavandula stoechas.
**Flores Stoechados citrinae:** s. Helichrysum arenarium (Helichrysi flos).
**Flores Sulfuris:** s. Schwefel.
**Flores Tanaceti:** s. Tanacetum vulgare.
**Flores Tiliae:** s. Tilia cordata (Tiliae flos).
**Flores Ulmariae:** s. Filipendula ulmaria (Spiraeae flos).
**Flores Verbasci:** s. Verbascum-Arten (Verbasci flos).
**Flores Violae odoratae:** s. Viola odorata.
**Flores Zinci:** s. Zinkoxid, rohes.
**Florideenstärke:** Reservekohlenhydrat der Rotalgen*.
**Florigen:** Blühhormon; hypothet. Pflanzenhormon (vgl. Phytohormone), das die Pflanze zur Blüte bringt.
**Floropipamid:** s. Pipamperon.
**Flos:** s. Blüte.
**Flos Croci:** s. Crocus sativus (Crocus).
**Flotation:** in Flüss. das Aufsteigen von Emulsionströpfchen, die eine geringere Dichte als das Dispersionsmittel aufweisen, aber auch von Feststoffteilchen od. deren Agglomeraten* an die Oberfläche; Ggs. zur Sedimentation (s. Suspensionen); F. in Wasser tritt bei hydrophoben (aerophilen), mit Wasser ungenügend benetzbaren (s. Benetzbarkeit) u. somit schlecht dispergierbaren Pulvern auf, die Luft an der Partikeloberfläche anlagern od. Luft in Agglomeraten einschließen u. daher trotz größerer Dichte aufsteigen. Beispiele für

hydrophobe Substanzen: Schwefel, Graphit, Sulfide, Talk, Magnesiumstearat, Sulfonamide.

**Flowery Orange Pekoe:** s. Camellia sinensis (Schwarztee).

**Fluanison (INN):** Haloanison; 4'-Fluor-4-[4-(2-methoxyphenyl)-1-piperazinyl]butyrophenon; CAS-Nr. 1480-19-9; $C_{21}H_{25}FN_2O_2$; $M_r$ 356.45; Schmp. 73–75 °C (polymorph); lösl. in Chloroform, wenig lösl. in Methanol, schwer lösl. in Ether, fast unlösl. in Wasser; nicht mehr im Handel befindl. Neuroleptikum*; früher angewendet bei psychomotor. Unruhe sowie als Sedativum bei schmerzhaften Erkrankungen, Nervosität u. Einschlafstörungen; **UAW:** s. Neuroleptika; vermindertes Reaktionsvermögen.

**Fluate:** s. Hexafluorokieselsäure.

**Flubendazol (INN):** Flubendazolum Ph.Eur.6, Fluormebendazol; 5-(*p*-Fluorbenzoyl)-2-benzimidazolcarbaminsäuremethylester; CAS-Nr. 31430-15-6; $C_{16}H_{12}FN_3O_3$; $M_r$ 313.3; Schmp. 260 °C; weißes bis fast weißes Pulver, unlösl. in Wasser, Dichlormethan u. Ethanol; zeigt Polymorphie; Breitband-Anthelminthikum* in der Veterinärmedizin; als Humanarzneimittel nicht mehr im Handel; **Wirk.:** hemmt die Glucoseaufnahme in die Parasitenzelle.

**Flucloxacillin (INN):** (2*S*,5*R*,6*R*)-6-[3-(2-Chlor-6-fluorphenyl)-5-methylisoxazol-4-yl]carbonyl-amino-3,3-dimethyl-7-oxo-4-thia-1-azabicyclo[3.2.0]heptan-2-carbonsäure; CAS-Nr. 5250-39-5; $C_{19}H_{17}ClFN_3O_5S$, Strukturformel: s. Abb.; $M_r$ 453.88; Antibiotikum*; **Wirk.:** penicillinasestabiles Isoxazolyl-Penicillin*; säurestabil u. wasserlösl.; gut wirksam gegen Penicillinase (s. Betalactamasen) bildende Staphylokokken; **Dos.:** 3–4×0.5 g/d p. o.; parenteral (i. m., i. v.) 4×0.5 g/d; Kinder 0.03–0.06 g/kg KG/d auf 4 ED verteilt; HWZ 0.7–1 h. **Flucloxacillin-Natrium-Monohydrat:** Flucloxacillinum natricum Ph.Eur.; CAS-Nr. 32214-51-2; $C_{19}H_{16}ClFN_3NaO_5S \cdot H_2O$; $M_r$ 493.9; weiße, hygroskop. Kristalle; leicht lösl. in Wasser u. Methanol.

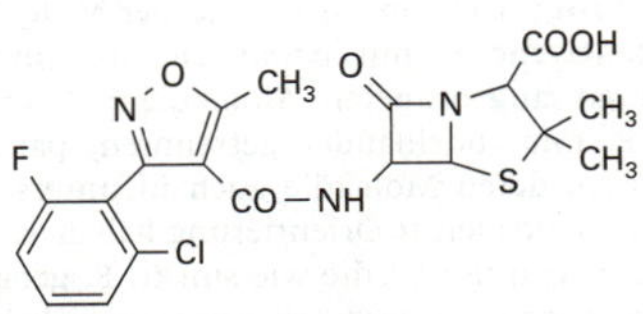


**Flucloxacillin**

**Fluconazol (INN):** 2-(2,4-Difluorphenyl)-1,3-bis(1*H*-1,2,4-triazol-1-yl)-propan-2-ol; CAS-Nr. 86386-73-4; $C_{13}H_{12}F_2N_6O$, Strukturformel: s. Abb.; $M_r$ 306.3; Schmp. 138–140 °C; Breitband-Antimykotikum* zur oralen u. parenteralen Anw.; **Ind.:** v. a. Candidosen; **UAW:** gastrointestinale Beschwerden, Übelkeit; **Dos.:** 1×150 mg.

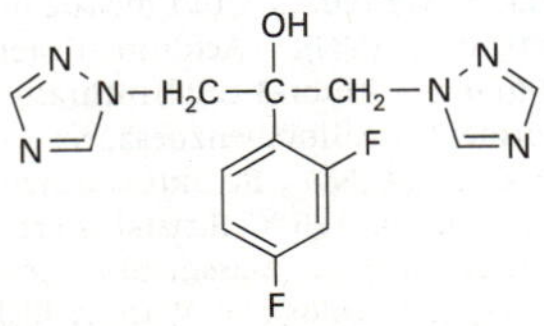


**Fluconazol**

**Flucytosin (INN):** Flucytosinum Ph.Eur.6, 5-Fluorcytosin; 4-Amino-5-fluor-2(1*H*)-pyrimidinon; CAS-Nr. 2022-85-7; $C_4H_4FN_3O$, Strukturformel: s. Abb.; $M_r$ 129.09; Schmp. 295–297 °C (unter Zers.); lösl. in Wasser bei 25 °C 1.5 g/100 mL; schwer lösl. in Ethanol; fast unlösl. in Chloroform, Ether; $pK_{S,1}$ (Säure) 10.71, $pK_{S,2}$ (konjugierte Säure) 2.90; $UV_{max}$ (Salzsäure, 0.1 mol/L): 285 nm (ε 8900); **Wirk.:** Antimykotikum* gegen system. Mykosen; Fungistatikum* mit guter Wirksamkeit gegen Candida u. Cryptococcus neoformans; **Ind.:** v. a. Kryptokokken-Meningitis in Kombination mit Fluconazol* od. Amphotericin* B; **UAW:** häufig gastrointestinale Beschwerden; **Dos.:** parenteral i. v. Infusion 100 mg/kg KG/d; HWZ 3–5.3 h; Darreichungsform zur p. o. Applikation in Deutschland nicht verfügbar.

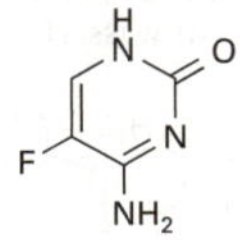


**Flucytosin**

**Fludarabin:** 9-α-D-Arabinofuranosyl-2-fluor-9*H*-purin-6-amin; CAS-Nr. 21679-14-1; $C_{10}H_{12}FN_5O_4$, Strukturformel: s. Abb.; $M_r$ 285.23; Schmp. 260 °C; **Wirk.:** Antimetabolit* (Purinanalogon); ein fluoriertes Vidarabin*; Zytostatikum*; **Ind.:** chron.-lymphat. Leukämie vom B-Zelltyp (als Initialtherapie nur bei fortgeschrittener Erkrankung mit begleitend auftretenden Sympt. od. Hinweisen auf Fortschreiten der Erkrankung); **Kontraind.:** Nierenfunktionsstörungen, hämolyt. Anämie, Schwangerschaft, Stillzeit; **WW:** sehr stark mit Pentostatin*; **UAW:** u. a. Neutropenie, Thrombozytopenie, Anämie, opportunist. Infektionen, periphere Neuropathie, Sehstörungen, gastrointestinale Störungen, Hautausschläge; gelegentl. Tumorzerfallssyndrom. **Fludarabin-5'-dihydrogenphosphat:** Fludarabinphosphat; CAS-Nr. 75607-67-9; $C_{10}H_{13}FN_5O_7P$; $M_r$ 365.2; **Dos.:** i. v. 25 mg/m² KOF/d in Abständen von 28 d jeweils 5 d hintereinander.

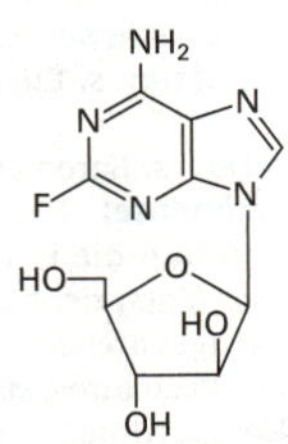


**Fludarabin**

**[18F]Fludesoxyglucose-Injektionslösung** Ph.Eur.6: Fludeoxyglucosi[18F] solutio iniectabilis; sterile Injektionslösung von 2-[18F]Fluor-2-deoxy-D-glucose (Abk. FDG); **Anw.:** Anreicherung in Zellen mit erhöhtem Energiestoffwechsel; wichtiger Tracer* in der PET* für onkolog., neurolog. u. kardiolog. Fragestellungen; s. Fluor-18; vgl. blocked metabolism.

**Fludrocortison** (INN): 9-Fluor-11$\beta$,17,21-trihydroxy-4-pregnen-3,20-dion; CAS-Nr. 127-31-1; $C_{21}H_{29}FO_5$, Strukturformel: s. Abb.; $M_r$ 380.46; Schmp. 260–262 °C (unter Zers.); $[\alpha]_D^{23\,°C}$ +139° (c = 0.55 in 95 %igem Ethanol); lösl. in Wasser 0.14 mg/mL; zu den Mineralocorticoiden* gehörendes synthet. Corticosteroid* (Tab. dort) mit glucocorticoider u. starker mineralocorticoider Wirk.; **Ind.:** schwere arterielle Hypotonie, Addison*-Krankheit, adrenogenitales Syndrom; **Kontraind., WW u. UAW:** s. Mineralocorticoide; **Dos.: 1.** allg. parenteral u. in entzündetes Gewebe 0.3 %; **2.** p. o. Initialdosis 2 × 0.1 mg morgens, 1 × 0.1 mg mittags, dann sinkend auf 2 × 0.1 mg/d; HWZ 1 h bzw. 4.8 h (Metaboliten). **Fludrocortison-21-acetat:** Fludrocortisoni acetas Ph.Eur.6; CAS-Nr. 514-36-3; $C_{23}H_{31}FO_6$; $M_r$ 422.5; Schmp. 233–234 °C (polymorph); weißes, krist. Pulver; fast unlösl. in Wasser, wenig lösl. in wasserfreiem Ethanol.

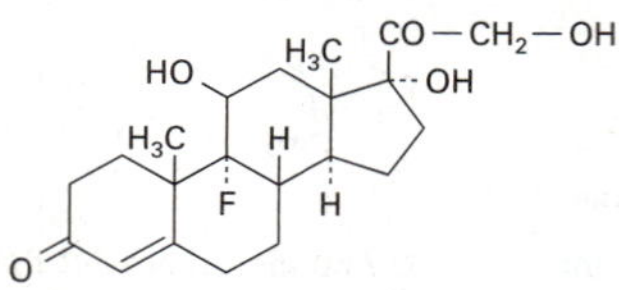

**Fludrocortison**

**Fludroxycortid** (INN): Fluradrenolid; 16$\alpha$,17-Dimethylmethylendioxy-6$\alpha$-fluor-11$\beta$,21-dihydroxy-4-pregnen-3,20-dion; CAS-Nr. 1524-88-5; $C_{24}H_{33}FO_6$; $M_r$ 436.52; Schmp. 247–255 °C (kristallisiert aus Aceton/Hexan; polymorph); $[\alpha]_D^{20\,°C}$ +140° bis +150° (Chloroform); fast unlösl. in Wasser u. Ether, lösl. in Methanol, wenig lösl. in Ethanol, leicht lösl. in Chloroform; nicht mehr zugelassenes halogeniertes Glucocorticoid*; früher angewendet bei Dermatosen.

**Flügel:** s. Blüte (Blütenformen).

**Flügelkanüle:** Metallkanüle mit Kunststoffflügeln; Venenverweilkanüle*, je nach Anwendung mit Hahn od. flexiblem Zuleitungsschlauch, z. B. für den Anschluss einer Infusionspumpe*.

**Flüssig-Flüssig-Extraktion:** s. Extrahieren.

**Flüssigkeiten, anisotrope:** s. Flüssigkristalle.

**Flüssigkeiten, kristalline:** s. Flüssigkristalle.

**Flüssigkeiten, strukturviskose:** s. Rheologie.

**Flüssigkeit, extrazelluläre:** s. Flüssigkeitskompartimente.

**Flüssigkeitsbarometer:** s. Barometer.

**Flüssigkeitskompartimente:** hypothet. Volumenbereiche des Organismus, die in ihrer Summe das Gesamtkörperwasser (entspricht ca. 60 % des Körpergewichts, bei Neugeborenen ca. 75 %) beinhalten; die F. stehen in Beziehung zu den pharmakokinet. Begriffen Kompartiment* u. Verteilungsvolumen*. **Einteilung:** s. Tab.; **1.** Intrazellularraum* (intrazelluläre Flüssigkeit); **2.** Extrazellularraum* (extrazelluläre Flüssigkeit).

**Flüssigkeitsszintillationszähler:** s. Szintillationszähler.

**Flüssigkristalle:** (engl.) *liquid crystals (Abk. LC)*; flüssige Kristalle, kristalline Flüssigkeiten, anisotrope Flüssigkeiten, Mesophasen, mesomorphe Phasen;

**Flüssigkeitskompartimente**

| Flüssigkeitskompartimente | Prozent des Körpergewichts |
|---|---|
| intrazelluläre Flüssigkeit (Abk. IZF) | ca. 33 |
| extrazelluläre Flüssigkeit (Abk. EZF) | ca. 27 |
| davon intravasale Flüssigkeit | 4.3 |
| davon interstitielle Flüssigkeit, leicht zugänglich | 9 |
| davon interstitielle Flüssigkeit, schwer zugänglich | 11 |
| transzelluläre Flüssigkeit (z. B. Magen-, Darmsaft, Augenkammerwasser) | 2.5 |

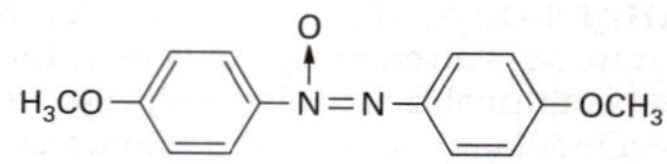

p-Azoxyanisol

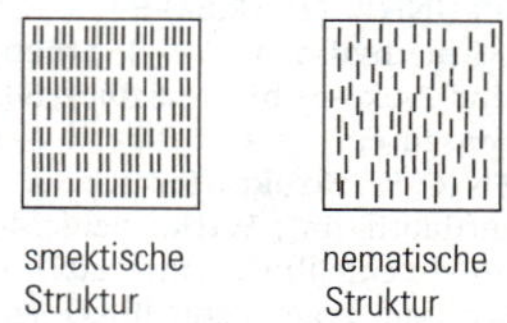


**Flüssigkristalle** [7]

Flüss., die inf. einer sehr regelmäßigen Anordnung der Moleküle* im flüssigen Zustand bestimmte, normalerweise für Kristalle* charakterist. Eigenschaften aufweisen (z. B. Doppelbrechung); zur Bildung von F. neigen v. a. stäbchenförmige org. Verb. wie *p*-Azoxyanisol (s. Abb.). **Einteilung:** nach Ordnungsgrad der Moleküle in **1. nematische** F. mit parallelen, aber nicht in Schichten angeordneten Molekülen; **2. smektische** F. mit voneinander getrennten, parallelen Schichten, deren Moleküle auch in unterschiedl. Schichten die gleiche Orientierung haben (s. Abb.); **3. cholesterische** F., die wie smekt. F. geordnete Schichten haben, deren Orientierung sich jedoch von Schicht zu Schicht etwas ändert. **Anw.:** in großem Umfang für Flüssigkristallanzeigen (engl. liquid crystal displays; Abk. LCD), die den Effekt ausnutzen, dass eine cholester. Flüssigkeitskristallschicht einen Polarisationsfilter darstellt, dessen Sperrrichtung sich beim Anlegen eines elektr. Feldes ändert.

**Flüssig-Mosaik-Modell:** s. fluid mosaic model.

**Flufenaminsäure** (INN): Acidum flufenamicum (INN), N-($\alpha$,$\alpha$,$\alpha$-Trifluor-3-tolyl)anthranilsäure; 2-(3-Trifluormethylanilino)benzoesäure; CAS-Nr. 530-78-9; $C_{14}H_{10}F_3NO_2$, Strukturformel: s. Abb.; $M_r$ 281.24; Schmp. 125 °C (kristallisiert aus 50 % Ethanol; polymorph); blassgelbes, geruchloses, krist. Pulver; fast unlösl. in Wasser; lösl. 1 : 7 in Chloroform, 1 : 3 in Ether, 1 : 4 in Ethanol; **Off.:**

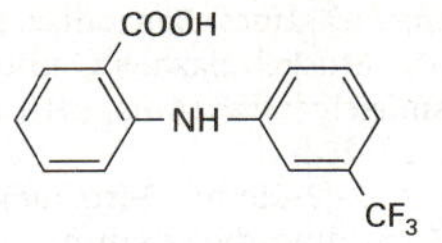

**Flufenaminsäure**

Ph.Eur.6, DAC; **Wirk.:** Antiphlogistikum*, Antirheumatikum*; **Ind.:** unterstützende symptomat. Behandlung von Schmerzen bei entzündl. weichteilrheumat. Erkrankungen; **Kontraind.:** Schwangerschaft, Stillzeit, offene Wunden, Infektionen der Haut; **UAW:** Hauterscheinungen; **Dos.:** 3 %ige Creme, 2- bis 3-mal tägl.; HWZ ca. 2 h.

**Fluid** (fluidus flüssig): flüssiges Mittel, z. B. Einreibung.

**Fluidchromatographie, überkritische:** (engl.) *supercritical fluid chromatography (Abk. SFC)*; spezielle Trenntechnik mit chromatograph. Vorgängen ähnl. denen der Flüssigchromatographie (s. Säulenchromatographie), kombiniert mit den Nachw.-Möglichkeiten der Gaschromatographie*; die mobile Phase ist weder flüssig noch gasförmig, da überkritische Fluide verwendet werden, die komprimierbar wie Gase sind u. gute Lösungsfähigkeiten besitzen. **Detektoren:** weitgehend die der Gaschromatographie; **Gesch.:** Methode seit 1962 bekannt, seit 1982 kommerzielle Geräte.

**Fluide, überkritische:** s. Phasendiagramm.

**Fluidextrakte:** s. Extracta.

**Fluidextraktion:** s. Extraktion mit überkritischen Gasen.

**fluid mosaic model:** Flüssig-Mosaik-Modell; Modell zur Beschreibung von Biomembranen*; demnach besteht die Membran aus einer fluiden Lipid*-Doppelschicht (engl. phospholipid bilayer), in die hinein od. durch die hindurch von beiden Seiten Proteinmoleküle reichen (Lipid-Protein-Mosaikstruktur); die Proteinmoleküle, die auch die Funktion von Carriern* wahrnehmen können, sind nicht regelmäßig angeordnet, können jedoch in Komplexen organisiert sein. Wahrscheinl. ist die Membran unsymmetrisch. Die äußere Oberfläche der Zellmembran* von eukaryot. Zellen* trägt Oligosaccharidketten, die aus den Glykolipiden* u. Glykoproteinen* herausragen (s. Abb.). **Gesch.:** entwickelt 1972 von S. J. Singer und G. L. Nicolson.

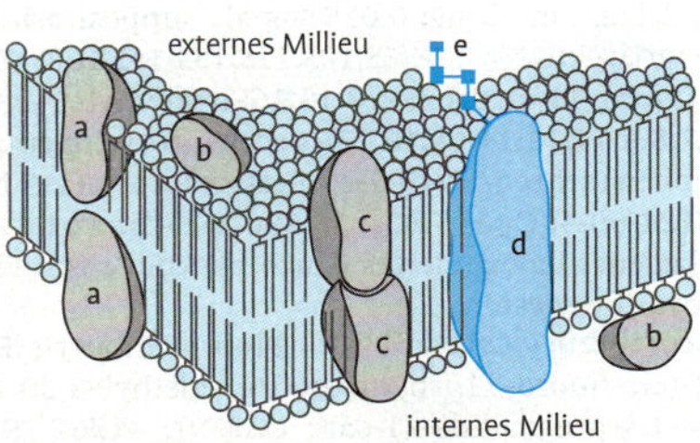

**fluid mosaic model:** Modellvorstellung über die Zellmembran im Querschnitt; a: integrale Membranproteine; b: periphere Membranproteine; c: die Membran durchdringende Proteine mit hydrophoben Wechselwirkungen im Inneren der Membran; d: die Membran durchspannendes Glykoprotein; e: Oligosaccharid

**Flumazenil** (INN): Flumazenilum Ph.Eur.; Ethyl-8-fluor-5-methyl-6-oxo-5,6-dihydro-4*H*-imidazo [1,5-*a*][1,4]benzodiazepin-3-carboxylat; CAS-Nr. 78755-81-4; $C_{15}H_{14}FN_3O_3$, Strukturformel: s. Abb.; $M_r$ 303.29; **Wirk.:** spezif. Benzodiazepin*-Antagonist (Antidot*); hebt die zentralnervösen Effekte auf, die über Benzodiazepin*-Rezeptoren vermittelt werden (z. B. von Diazepam*, jedoch hält der Effekt nur 2–3 h an); Barbiturat-, Meprobamat- u. Alkoholwirkung bleiben unbeeinflusst. **UAW:** Übelkeit, Schwindel, Angst, Herzklopfen. **Flumazenil(*N*-[$^{11}$C]methyl)-Injektionslösung:** Flumazenil(*N*-[$^{11}$C]methyl) solutio iniectabilis Ph.Eur.; Radiodiagnostikum.

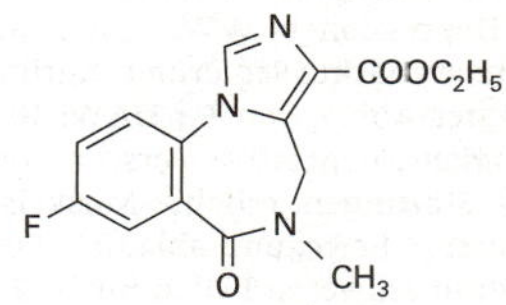

**Flumazenil**

**Flumedroxon** (INN): 17-Hydroxy-6-$\alpha$-trifluormethylpregn-4-en-3,20-dion; CAS-Nr. 15687-21-5; $C_{22}H_{29}F_3O_3$; $M_r$ 398.5; nicht mehr zugelassenes synthet. Gestagen*; Wirk. wie Progesteron*; früher angewendet bei Migräne u. Dysmenorrhö. **Flumedroxonacetat:** 6-$\alpha$-Trifluoromethyl-17-$\alpha$-acetoxipregn-4-en-3,20-dion; CAS-Nr. 987-18-8; $C_{24}H_{31}F_3O_3$; $M_r$ 440.5; Schmp. 206 °C; wenig lösl. in Wasser.

**Flumequin** (INN): Flumequinum Ph.Eur.; 9-Fluor-6,7-dihydro-5-methyl-1-oxo-1*H*,5*H*-pyrido[3,2,1-ij]chinolin-2-carbonsäure; CAS-Nr. 42835-25-6; $C_{14}H_{12}FNO_3$; $M_r$ 261.26; Schmp. 253–255 °C; weißes, mikrokristallines Pulver, unlösl. in Wasser, leicht lösl. in verd. Alkalihydroxid-Lsg., wenig lösl. in Dichlormethan, sehr schwer lösl. in Methanol; nicht mehr im Handel befindl. Chemotherapeutikum* u. Desinfiziens für die Harnwege.

**Flumetason** (INN): 6$\alpha$,9-Difluor-11$\beta$,17,21-trihydroxy-16$\alpha$-methyl-3,20-dioxopregna-1,4-dien; CAS-Nr. 2135-17-3; $C_{22}H_{28}F_2O_5$, Strukturformel: s. Abb.; $M_r$ 410.46; halogeniertes Glucocorticoid*

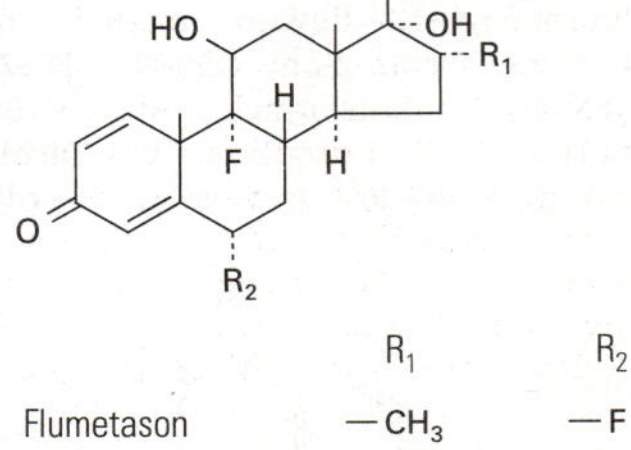


| | $R_1$ | $R_2$ |
|---|---|---|
| Flumetason | — $CH_3$ | — F |
| Dexamethason | ··· $CH_3$ | — H |
| Betamethason | — $CH_3$ | — H |
| Diflorason | — $CH_3$ | ··· F |

**Flumetason:** Derivate

zur top. Anw.; **Ind.:** infizierte Ekzeme; **Kontraind., WW u. UAW:** s. Glucocorticoide; **Dos.:** topisch 0.02 %ige Salbe, Creme, Lotion, Schaum. **Flumetason-21-pivalat:** Flumetasoni pivalas Ph.Eur.6; CAS-Nr. 2002-29-1; $C_{27}H_{36}F_2O_6$; $M_r$ 494.6; weißes krist. Pulver; fast unlösl. in Wasser, lösl. in Aceton u. Dioxan, schwer lösl. in Ethanol u. Ether.

**Flunarizin** (INN): 1-Cinnamyl-4-[bis(4-fluorphenyl)methyl]piperazin; CAS-Nr. 52468-60-7; $C_{26}H_{26}F_2N_2$, Strukturformel: s. Abb.; **Wirk.:** peripherer u. zentraler Vasodilatator*; **Ind.:** symptomat. Behandlung von vestibulärem Schwindel, Prophylaxe bei häufigen u. schweren Migräneanfällen, wenn die Behandlung mit Beta-Rezeptoren-Blockern kontraindiziert ist od. keine ausreichende Wirk. gezeigt hat; **Kontraind.:** Parkinson-Syndrom, Depressionen; **WW:** zentral dämpfende Substanzen: verstärkte Sedierung; Antikonvulsiva: beschleunigter Abbau von F.; **UAW:** Benommenheit, Müdigkeit, depressive Verstimmung, extrapyramidale Störungen, erhöhte Muskelspannung, verlangsamter Bewegungsablauf; **Dos.:** p. o. 1 × 10 mg/d; in schweren Fällen initial 2 × 10 mg/d über 4 Wochen; HWZ 18 d. **Flunarizindihydrochlorid:** Flunarizini hydrochloridum Ph.Eur.6; CAS-Nr. 30484-77-6; $C_{26}H_{28}Cl_2F_2N_2$; $M_r$ 477.42; Schmp. 251.5 °C (aus 2-Propanol/Ethanol); **Dos.:** p. o. 6–12 mg, gewöhnl. abends.

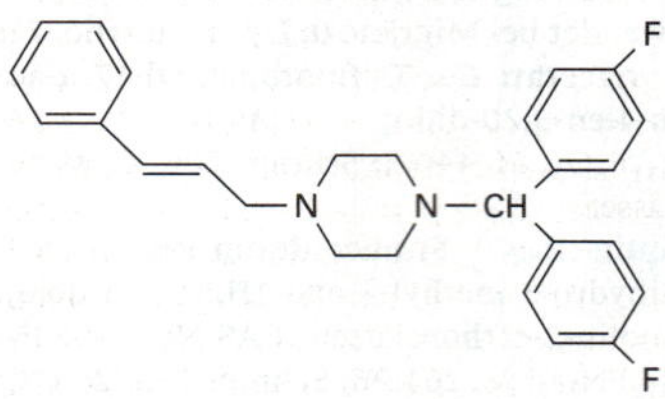


**Flunarizin**

**Flunisolid** (INN): 16α,17-Dimethylmethylendioxy-6α-fluor-11β,21-dihydroxy-1,4-pregnadien-3,20-dion; CAS-Nr. 3385-03-3; $C_{24}H_{31}FO_6$; $M_r$ 434.50; halogeniertes Glucocorticoid* zur top. Anw.; **Ind.:** Rhinitis* allergica; strenge Indikationsstellung, da anwendungsbedingt system. verfügbar; **Kontraind., WW u. UAW:** s. Glucocorticoide. Gebräuchl. ist auch Flunisolidacetat.

**Flunitrazepam** (INN): Flunitrazepamum Ph.Eur.; 5-(2-Fluorphenyl)-1,3-dihydro-1-methyl-7-nitro-2*H*-1,4-benzodiazepin-2-on; CAS-Nr. 1622-62-4; $C_{16}H_{12}FN_3O_3$, Strukturformel: s. Abb.; $M_r$ 313.30; Schmp. 166–167 °C (kristallisiert aus Dichlormethan/Hexan); wenig lösl. in Wasser, sofort lösl. in Ethanol; langwirksames Benzodiazepin*; **Wirk.:** Schlafmittel*, Muskelrelaxans*; unterliegt dem Betäubungsmittelgesetz* (Anlage III; mit Ausnahmen); HWZ 10–20 h.

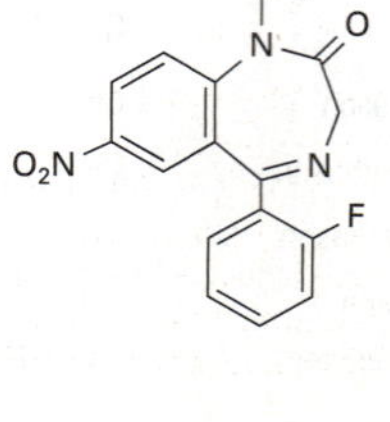


**Flunitrazepam**

**Flunixin** (INN): 2-[2-Methyl-3-(trifluormethyl)phenyl]amino-3-pyridincarboxylsäure; CAS-Nr. 38677-85-9; $C_{14}H_{11}F_3N_2O_2$, Strukturformel: s. Abb.; $M_r$ 296.2; Schmp. 226–228 °C; gebräuchl. ist **Flunixin Meglumin:** F.-Salz mit *N*-Methylglucamin; CAS-Nr. 42461-84-7; $C_{21}H_{28}F_3N_3O_7$; $M_r$ 491.5; Schmp. 136–139 °C; **Anw.:** (veterin.) als Analgetikum*, Antiphlogistikum*; in der Humanmedizin obsolet.

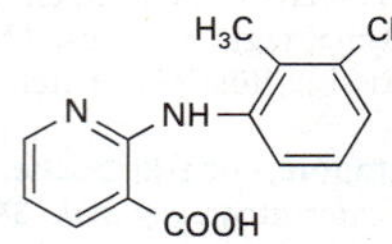


**Flunixin**

**Fluocinolonacetonid** (INN): Fluocinoloni acetonidum Ph.Eur.6; 6α,9α-Difluor-11β,21-dihydroxy-16α,17-isopropylidendioxy-1,4-pregnadien-3,20-dion; CAS-Nr. 67-73-2; $C_{24}H_{30}F_2O_6$; $M_r$ 452.50; Schmp. 265–266 °C (kristallisiert aus Aceton/Hexan); $[\alpha]_D^{20\,°C}$ +92° bis +96° (c = 1 % (m/V) in absolutem Ethanol); unlösl. in Wasser, 1 T. lösl. in 10 T. Aceton, 26 T. absolutem Ethanol, 15 T. Chloroform, in Methanol, wenig lösl. in Propylenglykol, schwer lösl. in Ether, fast unlösl. in Leichtpetroleum; stark wirksames fluoriertes Glucocorticoid* zur top. Anw.; **Ind.:** kleinflächige Dermatosen; **Kontraind., WW u. UAW:** s. Glucocorticoide; **Dos.:** topisch 0.025 %ig als Salbe, Creme, Lotion, Gel. Vgl. Fluocinonid.

**Fluocinonid** (INN): Fluocinolonacetonid-21-acetat; 6α,9α-Difluor-11β,21-dihydroxy-16α,17-isopropylidendioxy-1,4-pregnadien-3,20-dion-21-acetat; CAS-Nr. 356-12-7; $C_{26}H_{32}F_2O_7$; $M_r$ 494.55; Schmp. 308–311 °C (kristallisiert aus Methanol); $[\alpha]_D^{20\,°C}$ +83° (Chloroform); weißes bis schwach gelbes feinkristallines Pulver; fast unlösl. in Wasser, Leichtpetroleum, 1 T. lösl. in 70 T. Ethanol, 10 T. Aceton, 10 T. Chloroform, schwer lösl. in Methanol, sehr schwer lösl. in Ether; halogeniertes Glucocorticoid* zur top. Anw.; **Off.:** DAC; **Ind.:** entzündl. u. allergische Dermatosen; **Kontraind., WW u. UAW:** s. Glucocorticoide; **Dos.:** topisch 0.05 %ig als Salbe, Pinselung; 0.025 %ig als Suppositorium.

**Fluocortin** (INN): 2-[(6*S*,10*S*,11*S*,13*S*,14*S*,16*R*,17*S*)-6-fluoro-11-hydroxy-10,13,16-trimethyl-3-oxo-6,7,8,9,11,12,14,15,16,17-decahydrocyclopenta-[*a*]phenanthren-17-yl]-2-oxo-essigsäure; CAS-Nr. 33124-50-4; $C_{22}H_{27}FO_5$; $M_r$ 390.4; nicht mehr zugelassenes halogeniertes Glucocorticoid*; vgl. Fluocortinbutylester.

**Fluocortinbutylester** (INN): Fluocortinbutyl; Butyl-(6α-fluoro-11β-hydroxy-16α-methyl-3,20-dioxo-1,4-pregnadien-21-oat); CAS-Nr. 41767-29-7; $C_{26}H_{35}FO_5$; $M_r$ 427.56; nicht mehr zugelassenes halogeniertes Glucocorticoid* zur top. Anw.; früher angewendet bei allerg. Rhinokonjunktivitis. Vgl. Fluocortin.

**Fluocortolon** (INN): 6α-Fluor-16α-methyl-1-dehydrocorticosteron; 6α-Fluor-11β,21-dihydroxy-

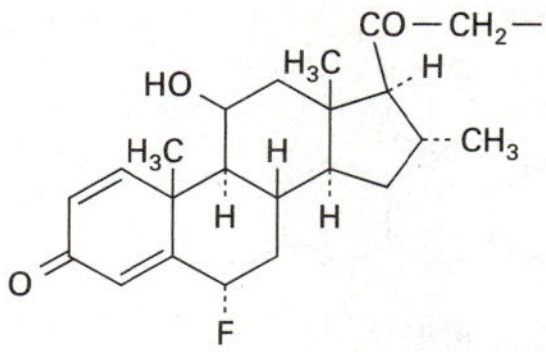

**Fluocortolon**

16α-methyl-1,4-pregnadien-3,20-dion; CAS-Nr. 152-97-6; $C_{22}H_{29}FO_4$, Strukturformel: s. Abb.; $M_r$ 376.47; Schmp. 200–213 °C (polymorph); $[\alpha]_D^{20\,°C}$ +100° (in Dioxan); Löslichkeit 295 mg/L in Wasser (37 °C), 120 mg/L in Ethanol (20 °C), 440 mg/L in Toluol (20 °C); halogeniertes Glucocorticoid* zur system. u. topischen Anw.; **Ind.:** **1.** system.: s. Glucocorticoide; **2.** top. bei Hämorrhoiden*, Proktitis*, Analekzem; **Kontraind., WW u. UAW:** s. Glucocorticoide; **Dos.:** **1.** p. o. Initialdosis 20–100 mg/d, Erhaltungsdosis 5–20 mg/d; bei Kindern 1–2 mg/kg KG; **2.** topisch 0.5 %ige Salbe od. Creme, 0.25 %iges Spray; HWZ 12–24 h. **Fluocortolonpivalat:** Fluocortoloni pivalas Ph.Eur.; CAS-Nr. 29205-06-9; $C_{27}H_{37}FO_5$; $M_r$ 460.59; Schmp. 187 °C; weißes bis fast weißes, krist. Pulver, unlösl. in Wasser, leicht lösl. in Dichlormethan u. Dioxan, wenig lösl. in Ethanol. Gebräuchl. sind auch Fluocortolon-Monohydrat u. Fluocortolon-21-hydrogensulfat-Natriumsalz. Hingewiesen sei auch auf Fluocortolon-21-hexanoat.

**Fluor:** Fluorum; Symbol F; CAS-Nr. 7782-41-4; $A_r$ 18.9984; OZ 9; Schmp. –219.61 °C; Sdp. –188.1 °C; Oxidationszahl: –1; elementar $F_2$; schwach gelbgrünes, sehr giftiges Gas von stechendem Geruch, als Flüss. hellgelb (D. 1.5127); reaktionsfähigstes Element; Halogen*; **Vork.:** F ist ein anisotopes od. Reinelement; natürl. nur in Form von Verb., z. B. im Flussspat ($CaF_2$, Fluorit; s. Calciumfluorid), Kryolith ($Na_3AlF_6$; Natriumhexafluoroaluminat), Apatit*, Topas, ferner in den Knochen u. Zähnen sowie in Pflanzen (z. B. Camellia* sinensis); **Darst.:** Elektrolyse* von wasserfreien Kaliumfluorid-Hydrogenfluoridschmelzen (1 : 1 bis 1 : 3) im Moissan-Verfahren; **Anw.:** **1.** (zahnmedizin.) Der gesunde Zahnschmelz enthält ca. 0.01–0.1 % Fluorid ($F^-$), je nach Schicht des Schmelzes u. exogener $F^-$-Zufuhr. Verminderter Gehalt erhöht die Anfälligkeit für Karies*. Die Wirkungsweise von $F^-$ als Kariesprophylaktikum ist nicht völlig geklärt, doch kommt es zu einer Erhöhung der Säureresistenz des Schmelzes durch Austausch von $OH^-$ gegen $F^-$ im Hydroxylapatit* ($[Ca_3(PO_4)_2]_3 \cdot Ca(OH)_2$). Als eine Art der Kariesentstehung gilt die Schädigung der Zahnhartsubstanzen durch Säuren, die von Bakt. des Zahnplaques* aus Zuckern gebildet werden. Zur Kariesprophylaxe muss Fluorid nicht nur während bestimmter Perioden der Zahnentwicklung, sondern auch laufend nach dem Durchbruch der Zähne zugeführt werden. In letzterem Fall wirkt $F^-$ direkt od. über den Speichel an der Zahnoberfläche. Tägl. Bedarf ca. 1.5 mg $F^-$; Aufnahme mit der Nahrung ca. 0.2–0.5 mg $F^-$/d (Milch, Fisch, Hirse, grünes Gemüse u. a.); Trinkwasser enthält meist $F^-$-Mengen unter 0.2 mg/L (ausgenommen fluorendische Gebiete). Zusätzl. Fluoridgabe durch: **a)** Trinkwasserfluoridierung (WHO-Empfehlung 1975: 1 mg/L; Fluorendemiegebiete bis zu 8 mg $F^-$/L Trinkwasser); wird europaweit nicht durchgeführt; **b)** Fluoridtabletten (z. B. Natrium- od. Calciumfluorid): 6. Lebensmonat bis Ende 2. Lebensjahr (LJ): 0.25 mg/d; 3. u. 4. LJ: 0.50 mg $F^-$/d; 5. LJ: 0.75 mg $F^-$/d; ab 6. LJ: 1 mg $F^-$/d; **c)** Kochsalzfluoridierung (250 mg/kg); **d)** lokale Applikation (z. B. Zahnpasten, Mundwässer). Ausscheidung fast ausschließl. durch die Nieren; **2.** (techn.) Herst. von Uranhexafluorid* zur Isotopenanreicherung u. von Schwefelhexafluorid als Hochspannungsisolator; **Toxikol.:** MAK für Fluor 0.1 mL/m³ (ppm) Luft; **1.** akut: LD* (oral, NaF): 30–60 mg $F^-$/kg KG; **2.** chron.: **a)** therap. Dosen: keine $F^-$-Akkumulation u. keine fluorbedingten Allgemeinerkrankungen bekannt; **b)** höhere Dosen: Fluorose (Osteosklerose, Versteifung von Gelenken); während der Zahnentwicklung kann längere $F^-$-Aufnahme über 2 mg/d zu Schmelzflecken führen (Dentalfluorose). **Nachw.:** **1.** qualitativer Nachw. von Fluoriden durch die ätzende Wirkung auf Glas (Kriechprobe; Ätzprobe): Erhitzen von Fluoriden mit konz. Schwefelsäure* im Reagenzglas; der entstandene Fluorwasserstoff* bildet mit dem Siliciumdioxid* ($SiO_2$) des Glases gasförmiges Siliciumtetrafluorid* ($SiF_4$), wobei das Glas angeätzt wird. **2.** Wassertropfenprobe: Das erzeugte Siliciumtetrafluorid wird in einem hängenden Wassertropfen aufgefangen, der sich durch hydrolytisch gebildete Kieselsäure $Si(OH)_4$ weiß eintrübt. **3.** Die rote Farbe einer Mischung aus Zirconiumnitrat- u. Alizarinsulfonsäure-(3)-Natriumsalz-Lsg. (Alizarin S-Lsg.) verschwindet bei Zugabe von Fluorid-Ionen, da Fluorid das zuvor durch Alizarin S komplex gebundene Zircon(IV)-Ion maskiert. Die erscheinende Gelbfärbung entspricht der Eigenfarbe von Alizarin S. **Gesch.:** 1886 von Henri Ferdinand-Frédérice Moissan (1852–1907) erstmals elektrolyt. dargestellt.

**Fluor-18:** Symbol $^{18}F$; OZ 9; Radionuklid mit einer HWZ von 110 min; zerfällt unter $\beta^+$-Emission (97 %; s. Betazerfall) u. Elektroneneinfang (K*-Einfang) zu Sauerstoff*-18; **Herst.:** am Zyklotron; wichtigste Kernreaktion: $^{18}O(p,n)^{18}F$; **Anw.:** eines der wichtigsten Nuklide zur Markierung von Stoffwechselsubstraten als Tracer* für PET*, v. a. in Verbindung mit dem Konzept des blocked* metabolism.

**Fluorammonium:** s. Ammoniumfluorid.

**Fluorapatit:** s. Phosphor.

**Fluorcalcium:** s. Calciumfluorid.

**Fluorcalciumsilicat:** s. Lapis albus.

**Fluorchinolone:** s. Chinolone.

**Fluor-Chlor-Kohlenwasserstoffe:** s. Treibgase.

**5-Fluorcytosin:** s. Flucytosin.

**1-Fluor-2,4-dinitrobenzol:** s. Mannich-Bestimmung.

**Fluorescein:** Resorcinphthalein; 2-(6-Hydroxy-3-oxo-3*H*-xanthen-9-yl)-benzoesäure; $C_{20}H_{12}O_5$; $M_r$ 332.32; rotes krist. Pulver, fast unlösl. in Wasser, Chloroform u. Ether, lösl. in Ethanol, Eisessig, Alkalihydroxid- u. -carbonatlösungen; die Lsg. zeigen intensiv gelbgrüne Fluoreszenz, die noch in starken Verd. nachweisbar ist (1 : $10^8$); **Formen:** F.

F

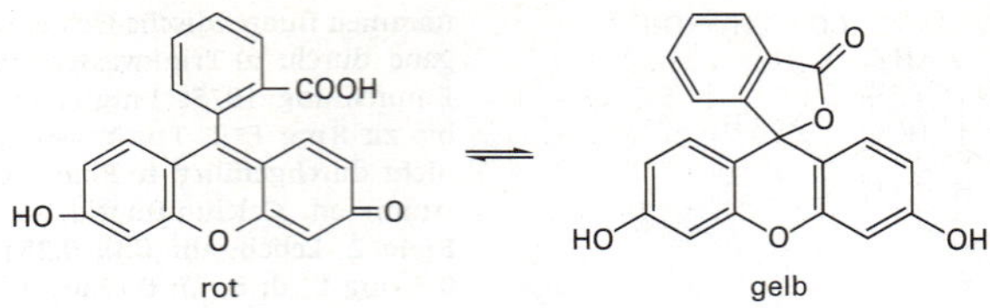


**Fluorescein**

liegt in 2 Formen vor, als stabile rote Kristalle u. als instabile gelbe amorphe Verb.; der letzteren wird die Lactonform zugeschrieben (Strukturformeln: s. Abb.); **Darst.:** Erhitzen von Resorcin mit Phthalsäureanhydrid mehrere Stunden auf ca. 300 °C, Lösen der Schmelze in verd. Natronlauge, Filtrieren u. Ausfällen des F. mit Salzsäure; Reduktion von F. mit Natronlauge u. Zink ergibt Fluorescin; **Anw.:** **1.** (analyt.) med. zur Bestimmung der Kreislaufzeit bei peripheren Durchblutungsstörungen; zur Diagnose von Hornhautdefekten; in der analyt. Chemie als Indikator; zum Nachw. unterird. Wasserläufe; **2.** (techn.) als Farbzusatz für Badetabletten; F. solubile (Uranin): s. Fluoresceinnatrium. **Fluoresceinpapier:** (nach Dr. Zellner): mit F. getränktes schwarzes Papier für den sehr empfindl. Nachw. von Basen, Ammoniak* u. Brom*, bes. in Brunnenwässern.

**Fluoresceindilaurat:** 3′,6′-Dihydroxy-spiro-(phthalan-1,9′-xanthen)-3-on-dilaurat; 1,3-Dihydro-3-oxo-spiro[isobenzofuran-1,9′-xanthen]-3′,6′-ylendilaurat-3,6-bis(lauroyloxy)-9-phenylxanthylium-2-carboxylat; $C_{44}H_{56}O_7$; **Anw.:** Farbstoff, Pankreas-Diagnostikum; **Kontraind.:** akute nekrotisierende Pankreatitis; **UAW:** Blutdrucksenkung.

**Fluoresceinkalium:** Kalium fluoresceinicum; $C_{20}H_{10}K_2O_5$; rotbraunes, metall. glänzendes Pulver; lösl. in Wasser; **Anw.:** (med.) in der Augenheilkunde zur Diagnose von Cornealdefekten (vgl. Cornea).

**Fluoresceinnatrium:** Uranin, Fluoresceinum natricum Ph.Eur.; 2-(6-Hydroxy-3-oxo-3*H*-xanthen-9-yl)-benzoesäure, Dinatriumsalz; CAS-Nr. 518-47-8; $C_{20}H_{10}Na_2O_5$; $M_r$ 376.27; orangerotes, geruchloses Pulver, leicht lösl. in Wasser mit gelbroter Farbe, wenig lösl. in Ethanol; die wässrige Lsg. ist von starker gelbgrüner Fluoreszenz, auch in stärkster Verd. (1 : ca. 40 Mio.); die Fluoreszenz verschwindet beim Ansäuern u. tritt auf Zusatz von Basen wieder auf; **Anw.:** **1.** (med.) zur Diagnose von Cornealdefekten (vgl. Cornea) am Auge (lokal in 2 %iger Lsg., oral 2–3 g), als diagnost. Hilfsmittel bei Gallenblasen- u. Darmoperationen; **2.** (techn.) zur Untersuchung unterird. Wasserläufe, zur Beobachtung von Verunreinigungen durch Abwässer.

**Fluorescin:** Reduktionsprodukt von Fluorescein*; oxidiert leicht zu Fluorescein.

**Fluoreszenz:** Form der Lumineszenz*, bei der durch Lichtenergie angeregte Stoffe diese Energie innerhalb sehr kurzer Zeit ($10^{-7}$ bis $10^{-10}$ s) in Form von gleicher od. längerer Wellenlänge (Stokes-Regel) wieder abgeben; selektives u. sensitives Detektionsprinzip. Vgl. Phosphoreszenz; Fluoreszenzspektroskopie.

**Fluoreszenz-Antikörper-Technik:** s. Immunfluoreszenztest.

**Fluoreszenzmikroskopie:** Auflichtmikroskopie fluoreszierender bzw. fluorochromisierter Objekte (s. Fluorochrom); **Durchführung:** Durch Bestrahlung mit kurzwelligem od. ultraviolettem Licht werden die fluoreszierenden Stoffe angeregt u. strahlen Licht einer längeren Wellenlänge ab. Nach Abfilterung des anregenden Lichtes leuchten die Objekte auf dunklem Hintergrund auf. Vgl. Mikroskop.

**Fluoreszenzpolarisationssonde:** s. Sonde.

**Fluoreszenzspektroskopie:** Fluorimetrie; Form der Elektronenspektroskopie*, die auf der Messung der Fluoreszenz* einer Probe basiert; **Anw.:** z. B. Reinheitsprüfung von Isobutanol; Bestimmung von z. B. Vitamin* $B_1$, Chinin*; **Durchführung:** s. Abb.; die Probe in der Küvette wird mit monochromat. Licht der Anregungswellenlänge durchstrahlt u. dadurch zur Emission angeregt, welche im rechten Winkel bei max. Wellenlänge gemessen wird. Vgl. Röntgenfluoreszenzspektroskopie; Phosphoreszenz; Lumineszenz.

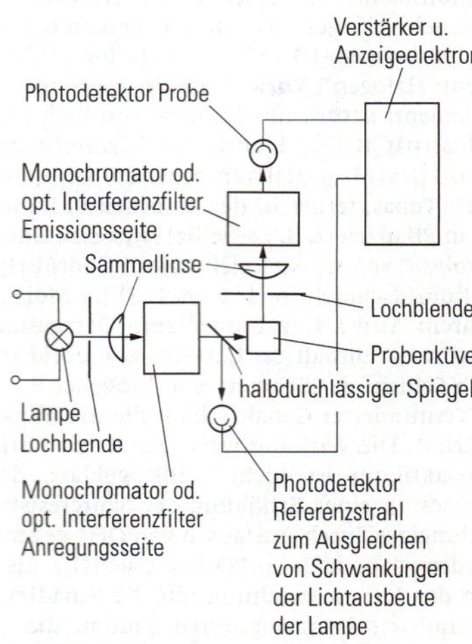


**Fluoreszenzspektroskopie:** Funktionsprinzip des Fluoreszenzspektrophotometers

**Fluor genitalis:** meist unblutiger Ausfluss aus den äußeren weibl. Geschlechtsteilen; **Urs.:** **1.** nichtinfektiös: physiol. (vaginales Transsudat*, abgeschilferte Epithelzellen u. Zervixschleim mit zyklusabhängigen Veränderungen); Fremdkörper, z. B. retinierter Tampon; chemisch, z. B. Kondombeschichtung, Vaginalspülung, Spermizide; Vulvadermatitis; **2.** nicht sexuell übertragene Infektion: bakterielle Vaginose; Mykosen*, insbes. Candidose*; **3.** sexuell übertragene Infektion: Chlamydia trachomatis, Neisseria* gonorrhoeae, Trichomonas* vaginalis.

**Fluoridbehandlung:** s. Fluor; Karies (Kariesprophylaxe).

**Fluoride:** Salze* der Fluorwasserstoffsäure; s. Fluor.

**Fluorimetrie:** s. Fluoreszenzspektroskopie.

**Fluorit:** s. Calciumfluorid.

**Fluorkalium:** s. Kaliumfluorid.

**Fluorkieselsäure:** s. Hexafluorokieselsäure.

**Fluormebendazol:** s. Flubendazol.

**Fluormethylprednisolon:** s. Dexamethason.

**Fluornatrium:** s. Natriumfluorid.

**Fluorochrom:** fluoreszierender Farbstoff zur Bindung an Objekte für die Beobachtung unter dem Fluoreszenzmikroskop (s. Fluoreszenzmikroskopie); **Vertreter:** zur Fluorochromisierung von versch. Objekten: **1.** Acridinorange (s. Acridin), Auramin*: Tuberkelbakterien, Geißeldarstellung; **2.** Berberinsulfat: Spirochaeta recurrentis; **3.** Thioflavin u. Primulin: Thrombozyten, Protozoen, Viren; **4.** Fluoresceinisothiocyanat zur Immunfluoreszenz (s. Immunfluoreszenztest).

**Fluorokieselsäure:** s. Hexafluorokieselsäure.

**Fluorometholon** (INN): 21-Desoxy-6$\alpha$-methyl-9$\alpha$-fluorprednisolon; 9-Fluor-11$\beta$,17-dihydroxy-6$\alpha$-methyl-1,4-pregnadien-3,20-dion; CAS-Nr. 426-13-1; $C_{22}H_{29}FO_4$; $M_r$ 376.47; Schmp. 292–303 °C (kristallisiert aus Aceton); fast unlösl. in Wasser, schwer lösl. in Ethanol, sehr schwer lösl. in Chloroform, Ether; halogeniertes Glucocorticoid* zur top. Anw.; **Ind.:** nichtinfektiöse entzündl. u. allergische Erkrankungen des Auges; **Kontraind., WW u. UAW:** s. Glucocorticoide; **Dos.:** konjunktival 0.1 %ige Augentropfen.

**Fluorose:** s. Fluor (Toxikol.).

**Fluorouracil** (INN): Fluorouracilum Ph.Eur.6; 5-Fluor-2,4(1*H*,3*H*)-pyrimidindion; CAS-Nr. 51-21-8; $C_4H_3FN_2O_2$, Strukturformel: s. Abb.; $M_r$ 130.08; Schmp. 282–283 °C (unter Zers.; kristallisiert aus Wasser od. Methanol/Ether); wenig lösl. in Wasser; schwer lösl. in Ethanol; fast unlösl. in Chloroform, Ether; **Wirk.:** Zytostatikum*, Antimetabolit; **Ind.:** Keratosen, oberflächl. Basaliome, Palliativbehandlung von Mamma-, Rektum-, Kolon-, Magen- u. Ovarialkarzinom; in Kombination mit Salicylsäure zur Ther. vulgärer Warzen der Extremitäten; **Kontraind.:** Knochenmarkdepression, schwere Blutbildveränderungen, schwere Leberfunktionsstörungen, akute Infektionen, schlechter Allgemeinzustand; **WW:** Calciumfolinat verstärkt die Wirk., Brivudin u. Sorivudin die Toxizität, Levamisol die Hepatotoxizität von F.; **UAW:** Myelosuppression, gastrointestinale Störungen, Rötung u. Schwellung der Hände u. Füße; **Dos.:** topisch als Creme, Salbe u. Lsg. nach Behandlungsschema; parenterale i. v. Infusion 12 mg/kg KG/d über 4–5 d, nach 4 Wochen 12 mg/kg KG/7 d; HWZ 0.3 h bzw. 70 h (Metaboliten).

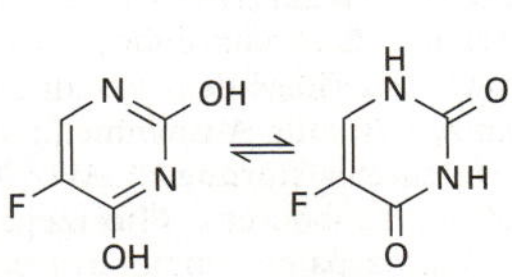

**Fluorouracil**

**Fluorum:** s. Fluor.

**Fluorwasserstoff:** Hydrogenfluorid; CAS-Nr. 7664-39-3; HF; $M_r$ 20.0; Schmp. –83.07 °C; Sdp. 19.6 °C; farbloses Gas od. farblose, rauchende, stark giftige Flüss.; lösl. in Wasser zu Fluorwasserstoffsäure (Flusssäure*; Salze: Fluoride; s. Fluor); wasserfreier F. liegt als Kettenpolymer der allg. Formel $(HF)_x$ vor, i. d. R. als $H_6F_6$; **Darst.:** Erwärmen von Calciumfluorid* ($CaF_2$) mit Schwefelsäure*.

**Fluorwasserstoffsäure:** s. Flusssäure.

**Fluostigmin:** Diisopropylfluorphosphat (Abk. DFP); CAS-Nr. 55-91-4; $(C_3H_7O)_2FPO$; D. 1.055; ölige Flüss.; lösl. in Ethanol u. pflanzl. Ölen, sehr schwer lösl. in Wasser; nicht mehr im Handel befindl. Miotikum*; früher angewendet bei Glaukom* als Augensalbe.

**Fluoxetin** (INN): *N*-methyl-3-(*p*-trifluormethylphenoxy)-3-phenylpropylamin; CAS-Nr. 54910-89-3; $C_{17}H_{18}F_3NO$, Strukturformel: s. Abb.; $M_r$ 309.3; **Wirk.:** Serotonin*-Wiederaufnahme-Hemmer; Antidepressivum*; **WW:** MAO-Hemmer sind mind. 2 Wochen vor Therapiebeginn abzusetzen; **UAW:** Übelkeit, Nervosität, Schlaflosigkeit, Kältegefühl, Mundtrockenheit, Diarrhö; **Dos.:** 1×20 mg/d. **Fluoxetinhydrochlorid:** Fluoxetini hydrochloridum Ph.Eur.; CAS-Nr. 59333-67-4; $C_{17}H_{19}ClF_3NO$; $M_r$ 345.79; Schmp. 155–158 °C (polymorph); weißes bis fast weißes, krist. Pulver, wenig lösl. in Wasser, leicht lösl. in Methanol, wenig lösl. in Dichlormethan; **Dos.:** p. o. 22.4 mg/d, Steigerung auf maximal 2×44.8 mg/d mögl.; Bulimia nervosa: 67.2 mg/d; Zwangsneurose: Initialdosis 22.4 mg/d, nach einigen Wochen Steigerung auf 67.2 mg/d möglich.

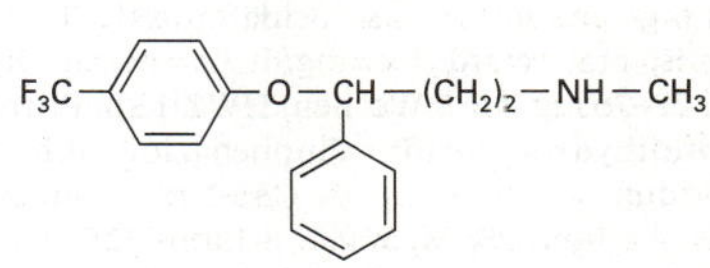

**Fluoxetin**

**Fluoxymesteron** (INN): 9$\alpha$-Fluor-11$\beta$-hydroxy-17$\alpha$-methyltestosteron; 9-Fluor-11$\beta$,17$\beta$-dihydroxy-17-methyl-4-androsten-3-on; CAS-Nr. 76-43-7; $C_{20}H_{29}FO_3$, Strukturformel: s. Abb.; $M_r$ 336.45; Schmp. 270 °C (unter Zers.); $[\alpha]_D^{20\,°C}$ +109° (Ethanol); fast unlösl. in Wasser, 1 T. lösl. in 70 T. Ethanol, 200 T. Chloroform; nicht mehr zugelassenes Anabolikum*; frühere Ind.: männl. Hypogonadismus, Mammakarzinom in der Postmenopause.

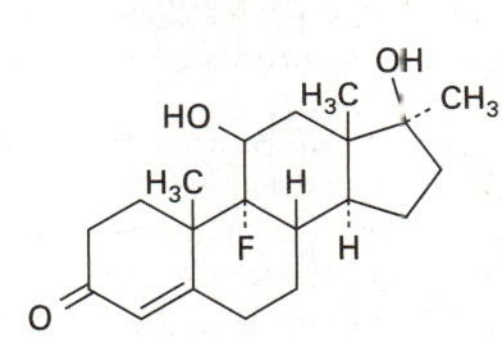

**Fluoxymesteron**

**Flupentixol** (INN): 4-[3-(2-Trifluormethyl-9-thioxanthenyliden)propyl]-1-piperazinethanol;

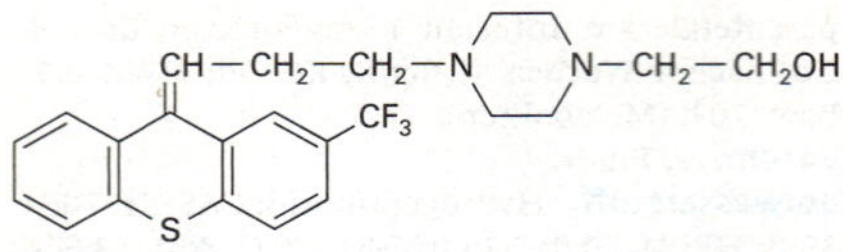

**Flupentixol**

CAS-Nr. 2709-56-0; $C_{23}H_{25}F_3N_2OS$, Strukturformel: s. Abb.; $M_r$ 434.54; **Wirk.:** Neuroleptikum*; **Ind.:** schizophrene Psychosen, Angst- u. Verstimmungszustände; **UAW:** s. Neuroleptika; vermindertes Reaktionsvermögen; **Dos.:** p. o. 1–3 × 1 mg/d, nach Bedarf 3 × 2 mg/d; parenteral i. m. 1 × 20 mg/14–28 d, nach Bedarf bis 60 mg; HWZ 30 h. **Flupentixoldihydrochlorid:** Flupentixoli dihydrochloridum Ph.Eur.; CAS-Nr. 2413-38-9; $C_{23}H_{27}Cl_2F_3N_2OS$; $M_r$ 507.4; weißes bis fast weißes Pulver, sehr leicht lösl. in Wasser, lösl. in Ethanol, unlösl. in Dichlormethan; **Dos.:** p. o. (berechnet als Flupentixol) 2 × 3–9 mg/d, max. 18 mg/d. **Flupentixoldecanoat:** CAS-Nr. 30909-51-4; $C_{33}H_{43}F_3N_2OS$; $M_r$ 588.8; für i. m. Depotpräparate; HWZ 150 h.

**Fluphenazin** (INN): 4-[3-(2-Trifluormethylphenothiazin-10-yl)propyl]-1-piperazinethanol; CAS-Nr. 69-23-8; $C_{22}H_{26}F_3N_3OS$, Strukturformel: s. Abb.; $M_r$ 437.52; Sdp. 268–274 °C (67 Pa), Sdp. 250–252 °C (40 Pa); $pK_S$ der konjugierten Säure 3.90, 8.1 (20 °C); Phenothiazinderivat*; **Wirk.:** Neuroleptikum*; **Ind.:** endogene u. exogene Psychosen, Schizophrenie, Manie, zentrales Erbrechen, Angst- u. Erregungszustände, tranquillierende Ther. bei Erkrankungen wie Gastritis, Magengeschwüren, Angina pectoris; auch in Form von Depotpräparaten; **UAW:** s. Neuroleptika; vermindertes Reaktionsvermögen; **Dos.:** p. o. als Tranquilizer* 1 × 1 mg morgens; als Schlafmittel* 1 × 2 mg abends; oral retard 1 × 3 mg/d; parenteral Depot i. m. 27–75 mg alle 3 Wochen; HWZ 15 h. **Fluphenazindihydrochlorid:** Fluphenazini dihydrochloridum Ph.Eur.; CAS-Nr. 46-56-5; $C_{22}H_{28}Cl_2F_3N_3OS$; $M_r$ 510.4; Schmp. 225 °C bzw. 236 °C (polymorph); weißes, krist. Pulver; hygroskop. u. lichtempfindl.; lösl. in 7 T. Wasser, wenig lösl. in Ethanol. **Fluphenazindecanoat:** Fluphenazini decanoas Ph.Eur.; CAS-Nr. 5002-47-1; $C_{32}H_{44}F_3N_3O_2S$; $M_r$ 591.8; Schmp. 30–32 °C; blassgelborange, viskose Flüss., kristallisiert langsam bei Raumtemperatur; sehr leicht lösl. in Chloroform, Ether, Cyclohexan, Methanol, Ethanol, unlösl. in Wasser; HWZ 80 h. **Fluphenazinenantat:** Fluphenazini enantas Ph.Eur.; CAS-Nr. 2746-81-8; $C_{29}H_{38}F_3N_3O_2S$; $M_r$ 549.7; blassgelbe bis gelborange, viskose Flüss. od. ölige Kristalle; fast unlösl. in Wasser, lösl. in Methanol.

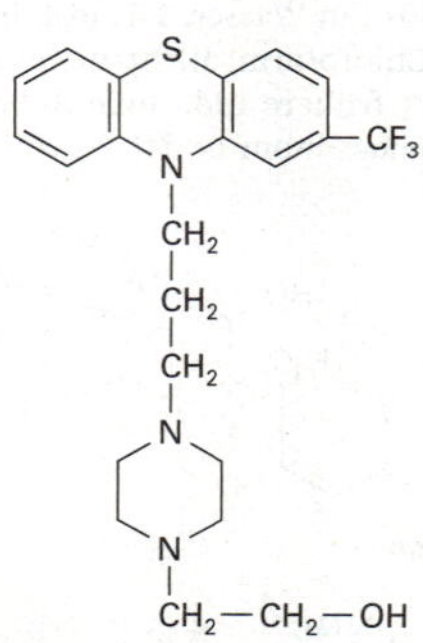

**Fluphenazin**

**Flupirtinmaleat:** Maleinsäuresalz des 2-Amino-6-(4-fluorbenzylamino)-3-pyridylcarbaminsäureethylesters; CAS-Nr. 75507-68-5; $C_{15}H_{17}FN_4O_2 \cdot C_4H_4O_4$; $M_r$ 420.40; Schmp. 176 °C; weißer Feststoff, lösl. in DMSO (20 mg/mL), unlösl. in Wasser; **Wirk.:** zentral wirksames nicht-opioides Analgetikum*; die selektive Öffnung neuronaler spannungsunabhängiger $K^+$-Kanäle bewirkt einen Ausstrom von $K^+$, wodurch sich das Ruhepotential der Nervenzellen stabilisiert u. die Weiterleitung nozizeptiver Signale vermindert wird; **Ind.:** akute u. chron. Schmerzen, z. B. schmerzhafte Muskelverspannungen, Spannungskopfschmerz, Tumorschmerzen, Dysmenorrhö*, Schmerzen nach traumatolog. od. orthopäd. Operationen u. Verletzungen; **Kontraind.:** Myasthenia gravis pseudoparalytica, Tinnitus; **WW:** Alkohol verstärkt die Wirk. von F.; durch hohe Plasmaeiweißbindung WW mit anderen plasmaeiweißgebundenen Substanzen; **UAW:** Müdigkeit, Schwindel, Sodbrennen, Übelkeit, Schlafstörungen, Schweißausbrüche, Appetitlosigkeit, Tremor, Unruhe; **Dos.:** p. o. 3–4 × 100 mg/d, TMD 600 mg; HWZ 7 h.

**Flupredniden** (INN): Fluprednyliden; 9-Fluor-11$\beta$,17,21-trihydroxy-16-methylen-1,4-pregnadien-3,20-dion; CAS-Nr. 2193-87-5; $C_{22}H_{27}FO_5$, Strukturformel: s. Abb.; $M_r$ 390.4; halogeniertes Glucocorticoid* zur top. Anw.; **Ind.:** nichtinfektiöse entzündl. Hauterkrankung, z. B. atopisches Ekzem; **Kontraind., WW u. UAW:** s. Glucocorticoide; **Dos.:** 0.1–1 %ig in Salben, Pasten, Cremes. Gebräuchl. ist auch Flupredniden-21-acetat.

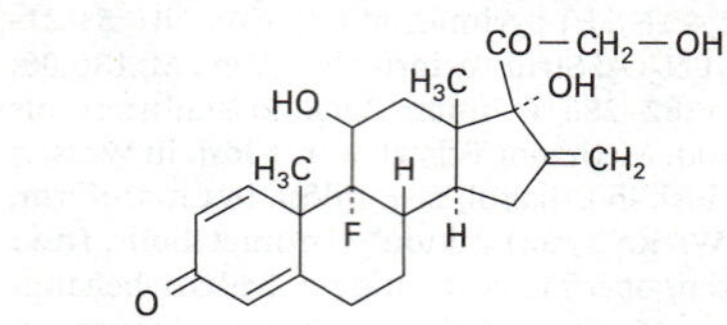

**Flupredniden**

**Fluprednisolon** (INN): 6$\alpha$-Fluorprednisolon; CAS-Nr. 53-34-9; $C_{21}H_{27}FO_5$; $M_r$ 378.4; Schmp. 208–213 °C; nicht mehr im Handel befindl. Glucocorticoid*; **Fluprednisolonacetat:** Schmp. 235–238 °C.

**Fluprednyliden:** s. Flupredniden.

**Fluradrenolid:** s. Fludroxycortid.

**Flurazepam** (INN): 7-Chlor-1-(2-diethylaminoethyl)-5-(2-fluorphenyl)-1,3-dihydro-2*H*-1,4-benzodiazepin-2-on; CAS-Nr. 17617-23-1; $C_{21}H_{23}ClFN_3O$, Strukturformel: s. Abb.; $M_r$ 387.89; **Wirk.:** Benzodiazepin*; Schlafmittel*, Tranquilizer*; unterliegt dem Betäubungsmittelgesetz* (Anlage III; mit Ausnahmen); **Ind.:** Einschlaf- u. Durchschlafstörungen; HWZ 1.5 h bzw. bis zu 100 h (Metaboliten). **Flurazepamhydrochlorid:** Flurazepami monohydrochloridum Ph.Eur.6; $C_{21}H_{24}Cl_2FN_3O$; $M_r$ 424.35; weißes,

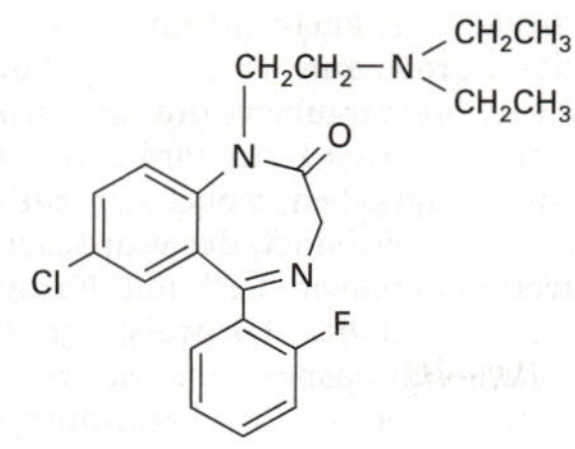

**Flurazepam**

krist. Pulver; sehr leicht lösl. in Wasser. Gebräuchl. ist auch Flurazepamdihydrochlorid.

**Flurbiprofen** (INN): Flurbiprofenum Ph.Eur.; 2-(2-Fluor-4-biphenylyl)propionsäure; CAS-Nr. 5104-49-4; $C_{15}H_{13}FO_2$, Strukturformel: s. Abb.; $M_r$ 244.26; Schmp. 110 °C; schwer lösl. in Wasser; sofort lösl. in vielen org. Lösungsmitteln; **Wirk.**: Analgetikum*, Antiphlogistikum*, Antirheumatikum*; **UAW**: s. Ibuprofen; **Dos.**: 150–200 mg/d verteilt auf mehrere ED, im akuten Schub 300 mg/d; HWZ 3–4 h.

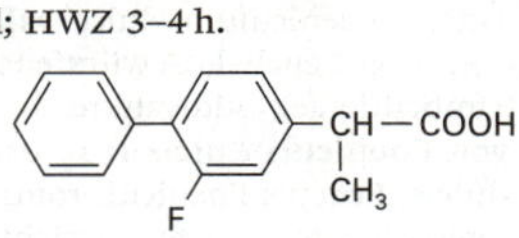

**Flurbiprofen**

**Flush-Syndrom:** s. Karzinoid.

**Fluspirilen** (INN): Fluspirilenum Ph.Eur.; 8-[4,4-Bis(4-fluorphenyl)butyl]-1-phenyl-1,3,8-triazaspiro[4,5]decan-4-on; CAS-Nr. 1841-19-6; $C_{29}H_{31}F_2N_3O$, Strukturformel: s. Abb.; $M_r$ 475.59; Schmp. 189–191 °C (polymorph); leicht lösl. in Chloroform; wenig lösl. in Aceton; schwer lösl. in Ethanol u. Ether; fast unlösl. in Wasser u. Hexan; **Wirk.**: Langzeit-Neuroleptikum (s. Neuroleptika); **Ind.**: Langzeittherapie u. Rezidivprophylaxe bei schizophrenen Psychosen; Angst- u. Spannungszustände, psychosomat. Beschwerden; **UAW**: anfängl. Müdigkeit u. Akkomodationsstörungen, selten Störungen des Menstruationszyklus, weitere UAW: s. Neuroleptika; vermindertes Reaktionsvermögen; **Dos.**: parenteral ambulant i. m. 1×2 mg/7 d; stationär i. m. 1×4 mg/7 d; HWZ 7–14 d.

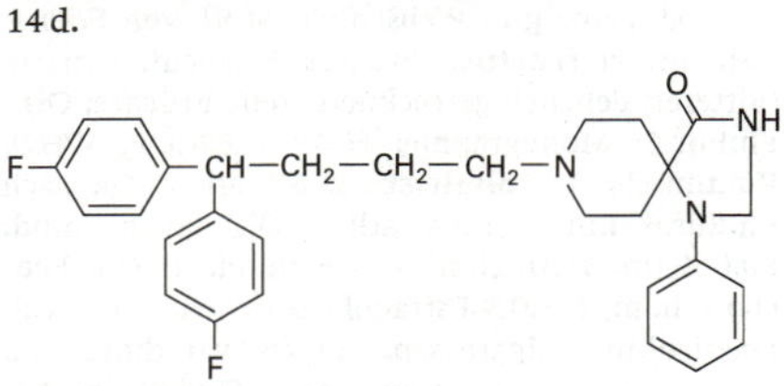

**Fluspirilen**

**Flusskrebs:** s. Astacus fluviatilis.

**Flusssäure:** Acidum hydrofluoricum; Fluorwasserstoffsäure; wässrige Lsg. von Fluorwasserstoff* (HF); farblose, stechend riechende Flüss.; mittelstarke Säure ($pK_S$ 3.2); schwächster Elektrolyt in der Reihe der Halogenwasserstoffsäuren; eine Lsg. von 38.2 % HF in Wasser bildet ein azeotrop siedendes Gemisch (Sdp. 112 °C); F. greift Glas an u. wirkt stark ätzend auf Haut, Schleimhäute u. Bindehaut der Augen (Ausbildung tiefer Nekrosen). F. wird, abhängig von der Konz., entweder in Kunststoffbehältern aus Polytetrafluorethylen* od. in Edelstahlbehältern aufbewahrt. **Anw.**: (techn.) als Ätzmittel in der Glas-, Metall- u. Halbleiterproduktion, Katalysator in der Benzinveredelung, zur Herst. von Aminfluoriden. **Hom.**: Acidum hydrofluoricum (HAB): F. mit mind. 38.0 % HF; verordnet z. B. bei chron. Ekzemen, Karies, Drüsenverhärtungen, Bindegewebeschwäche.

**Flussspat:** s. Calciumfluorid.

**Flutamid** (INN): Flutamidum Ph.Eur.; 2-Methyl-*N*-[4-nitro-3-(trifluormethyl)phenyl]propanamid; CAS-Nr. 13311-84-7; $C_{11}H_{11}F_3N_2O_3$, Strukturformel: s. Abb.; $M_r$ 276.22; Schmp. 111 °C (polymorph); **Wirk.**: Zytostatikum*, Antiandrogen*; HWZ 5–6 h.

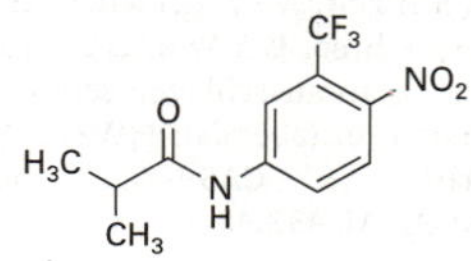

**Flutamid**

**Fluticason:** *S*-(Fluormethyl)-6α,9α-difluor-11β,17α-dihydroxy-16α-methyl-3-oxoandrost-1,4-dien-17β-carbothioat; CAS-Nr. 90566-53-3; $C_{22}H_{27}F_3O_4S$, Strukturformel: s. Abb.; $M_r$ 444.51; **Wirk.**: Glucocorticoid* zur top. Anw.; **Ind.**: Hauterkrankungen wie Psoriasis vulgaris u. Ekzeme; Asthma bronchiale u. chron. obstruktive Lungenerkrankungen (zur Trockeninhalation); **Kontraind.**: u. a. Acne vulgaris, Infektionen der Haut; **UAW**: lokale Hautreaktionen; **Dos.**: topisch 0.05 %ige Creme 2-mal tägl. dünn auf die Haut auftragen auf max. 50 % der KOF; pro Woche max. 150 g einer 0.05 %igen Salbenzubereitung anwenden; zur Trockeninhalation 2-mal tägl. 0.5 mg. **Fluticason-17-propionat:** Fluticasoni propionas Ph.Eur.6; *S*-(Fluormethyl)-6α,9α-difluor-11β,17α-dihydroxy-16α-methyl-3-oxoandrost-1,4-dien-17β-carbothioat-17-propionat; CAS-Nr. 80474-14-2; $C_{25}H_{31}F_3O_5S$; $M_r$ 500.57; Schmp. 272–273 °C (unter Zers.); weißes bis fast weißes Pulver, unlösl. in Wasser, wenig lösl. in Dichlormethan, schwer lösl. in Ethanol; **Wirk.**: Antiallergikum*, Antiasthmatikum*; **Ind.**: chron. obstruktive Lungenerkrankungen; Dauerbehandlung von Asthma bronchiale, allerg. Rhinitis, atop. Ekzem, Psoriasis vulgaris; **Dos.**: **1.** pulmonal, Inhalation: Initialdosis 2×0.1–0.25 mg/d, 2×0.5–1 mg/d bei schwerem Asthma; Kinder >4 Jahre: Initialdosis 2×0.05–0.1 mg/d; **2.** intranasal 1×0.1 mg/d in jedes Nasenloch, steigerbar auf 2×0.1 mg/d in jedes Na-

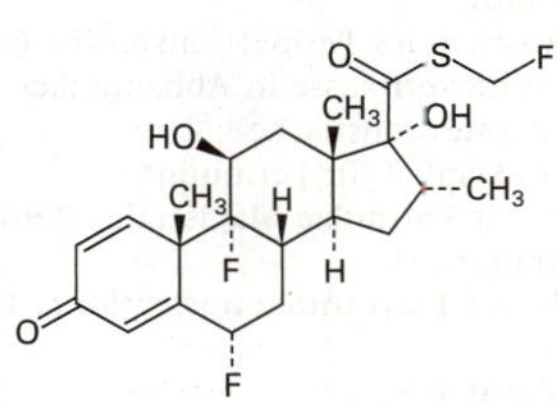

**Fluticason**

senloch; Kinder >4 Jahre: 1/2 Dosis; **3.** topisch als 0.5%ige Creme.

**Flutrimazol** (INN): Flutrimazolum Ph.Eur.6; 1-[(2-Fluorphenyl)(4-fluorphenyl)phenylmethyl]-1*H*-imidazol; CAS-Nr. 119006-77-8; $C_{22}H_{16}F_2N_2$; $M_r$ 346.37; Schmp. 161–166 °C; weißes bis fast weißes Pulver, unlösl. in Wasser, lösl. in Methanol, leicht lösl. in Tetrahydrofuran; in Österreich im Handel befindl. top. Antimykotikum*; in Deutschland außer Handel.

**Fluvastatin** (INN): (±)-(3*R*,5*S*,6*E*)-7-[3-(*p*-Fluorphenyl)-1-isopropyl-2-indolyl]-3,5-dihydroxy-6-heptensäure; CAS-Nr. 93957-54-1; $C_{24}H_{26}FNO_4$, Strukturformel: s. Abb.; $M_r$ 411.47; **Wirk.**: Lipidsenker*; HMG*-CoA-Reduktase-Hemmer; **Ind.**: Hypercholesterolämie (in Verbindung mit Diät); **Kontraind.**: schwere Niereninsuffizienz, Schwangerschaft u. Stillzeit, Anw. bei Kindern u. Jugendliche unter 18 Jahren; **UAW:** u. a. gastrointestinale Beschwerden, Hautausschläge, selten Impotenz; **Dos.**: 40 mg/d p. o. (abends); HWZ 2–3 h. **Fluvastatin-Natrium:** CAS-Nr. 93957-55-2; $C_{24}H_{25}FNNaO_4$; $M_r$ 433.45.

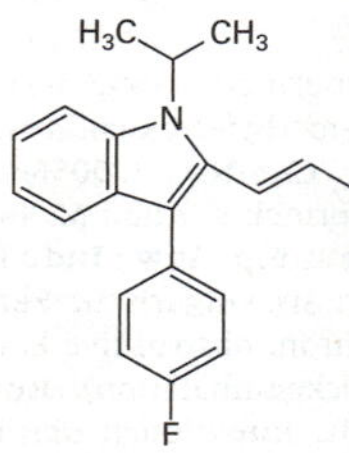


**Fluvastatin**

**Fluvoxamin** (INN): (*E*)-5-Methoxy-1-[4-(trifluormethyl)-phenyl]-1-pentanon-*O*-(2-aminoethyl)oxim; CAS-Nr. 54739-18-3; $C_{15}H_{21}F_3N_2O_2$, Strukturformel: s. Abb.; $M_r$ 318.35; **Wirk.**: Antidepressivum*, Serotonin*-Wiederaufnahme-Hemmer. **Fluvoxaminmaleat:** $C_{19}H_{25}F_3N_2O_6$; Schmp. 119–122 °C (polymorph).

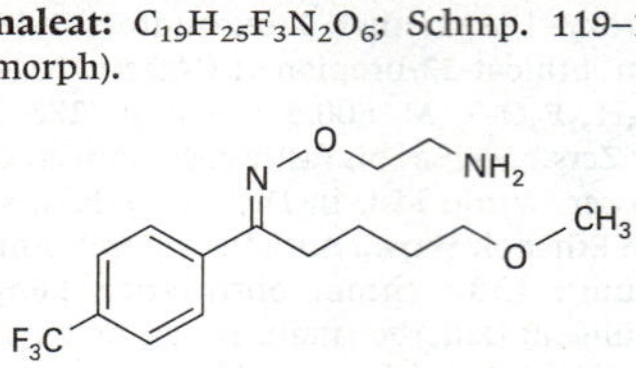


**Fluvoxamin**

**Flux:** Symbol J; Größe, welche die Permeation eines in einem transdermalen therapeutischen System* enthaltenen Wirkstoffs durch die Haut charakterisiert;

$J = A^{-1} \cdot dm/dt$

dm/dt: Anstieg des Permeationsprofils (d. h. freigesetzte Wirkstoffmasse in Abhängigkeit von der Zeit); A: Permeationsfläche.

**Fm:** (chem.) Symbol für Fermium*.

**FMB:** Abk. für **F**ormulae **M**agistrales **B**erolinensis; s. Magistralformeln.

**FMN:** Abk. für **F**lavin**mon**o**n**ucleotid; s. Flavinenzyme.

**Föhre:** s. Pinus sylvestris.

**Föhrensprossen:** s. Pinus sylvestris (Turiones Pini).

**Fölling-Krankheit:** s. Phenylalanin.

**Fölling-Probe:** Probe zum Nachw. von Phenylalanin* u. Phenylbrenztraubensäure im Harn; **Prinzip:** Dem angesäuerten Harn wird eine Eisen(III)-chloridlösung zugegeben, wobei sich ein instabiler, grüner Farbstoff bildet, der wahrscheinl. eine Komplexverbindung von $Fe^{3+}$ mit Phenylbrenztraubensäure darstellt. **Hinweis:** größtenteils durch Tandem-Massenspektrometrie ersetzt.

**Foeniculi amari fructus:** s. Foeniculum vulgare ssp. vulgare var. vulgare.

**Foeniculi amari fructus aetheroleum:** s. Foeniculum vulgare ssp. vulgare var. vulgare.

**Foeniculi aqua:** s. Aqua Foeniculi.

**Foeniculi dulcis fructus:** s. Foeniculum vulgare ssp. vulgare var. dulce.

**Foeniculum dulce:** s. Foeniculum vulgare ssp. vulgare var. dulce.

**Foeniculum vulgare ssp. vulgare var. azoricum** (Mill.) Thell.: Gemüsefenchel, Zwiebelfenchel; Fam. Apiaceae; **Anw.**: Gemüse.

**Foeniculum vulgare ssp. vulgare var. dulce** (Mill.) Batt. et Trab.: Foeniculum dulce Mill.; Süßer Fenchel, Römischer Fenchel, Gewürzfenchel; Fam. Apiaceae (Umbelliferae); Südfrankreich, Südeuropa; Stpfl. von **Foeniculi dulcis fructus:** Fructus Foeniculi dulcis, Fructus Foeniculi romani; Süßer Fenchel; getrocknete, reife Früchte; **Off.**: Ph.Eur.6; Monographie: HMPC; **Gehalt:** nach Ph.Eur. mind. 2.0 % äther. Öl mit mind. 80.0 % (*trans-*)Anethol* u. max. 10.0 % Estragol (Methylchavicol*) sowie max. 7.5 % Fenchon*; **Inhaltsst.**: 1.5–3 % äther. Öl mit 80–95 % *trans*-Anethol u. ca. 1 % Fenchon (daher nicht bitter bis campherartig schmeckend, sondern süß), sehr wenig andere Monoterpene, ca. 20 % fettes Öl, ca. 30 % Eiweiß, Flavonoide*, Furanocumarine* (Spuren); **Anw.**: wie Gewöhnlicher (Bitterer) Fenchel; s. Foeniculum vulgare ssp. vulgare var. vulgare.

**Foeniculum vulgare** Miller **ssp. vulgare var. vulgare:** Foeniculum vulgare ssp. capillaceum (Gilibert) Holmboe var. vulgare; Bitterfenchel, Gewöhnlicher Fenchel, Wilder Fenchel; Fam. Apiaceae (Umbelliferae); heim. im Mittelmeergebiet, westl. Asien; kultiviert in Galizien, Rumänien u. a. südost- u. südeuropäischen Ländern, in Mitteleuropa bei Leipzig u. Weißenfels; Stpfl. von **Foeniculi amari fructus:** Fructus Foeniculi (amari); (Bitterer) Fenchel; getrocknete, reife Früchte; **Off.**: Ph.Eur.6; Monographie: HMPC, ESCOP, WHO, Kommission E; **Inhaltsst.**: 2–6 % äther. Öl, nach Ph.Eur.6 mind. 4.0 % äther. Öl, davon mind. 60.0 % (*trans-*)Anethol* sowie mind. 15.0 % Fenchon* u. max. 5.0 % Estragol (Methylchavicol*; vgl. Foeniculum vulgare ssp. vulgare var dulce); ca. 20 % fettes Öl (mit antioxidativen Stoffen), ca. 5 % Zucker, ca. 20 % Eiweiß, Flavonoide*, Furanocumarine* (Spuren); **Anw.**: **1.** (med.) schleimlösendes, blähungtreibendes Mittel (Fencheltee u. Fenchelhonig, in der Pädiatrie), bei dyspept. Beschwerden, als Expektorans*, bei Katarrhen der oberen Luftwege; **2.** (volkstüml.) zu Augenwässern (Aqua* Foeniculi); **Zuber.**: Pulvis* Liquiritiae compositus, Species* laxantes, Species* majales; **Foeniculi amari fructus aetheroleum:** Oleum Foeniculi amari; Bitteres Fenchelöl; durch Wasserdampfdestillation gewonnenes äther. Öl von Foeniculi amari fructus, farblos, von würzigem Geruch u. Geschmack; D. 0.961–0.972; $\alpha_D^{20\,°C}$ +10° bis +24°; $n_D^{20\,°C}$ 1.528–1.539 (1.548); Ep. nicht unter +5 °C (entspricht einem Gehalt an *trans*-Anethol* von ca. 55 %); **Off.:** Ph.Eur.6, ÖAB, Ph.Helv.; Monographie: HMPC, Kommission E; **Inhaltsst.:** nach Ph.Eur. 55–75 % *trans*-Anethol* (süßer Geschmack), max. 0.5 % *cis*-Anethol, 12–25 % D-(+)-Fenchon* (bitterer u. campherartiger Geschmack), höchstens 6 % Methylchavicol*, 1–10 % *α*-Pinen* sowie u. a. Isoanethol, D-Limonen*, Phellandren, Foeniculin, Camphen*, Anissäure, Anisaldehyd*; **Wirk. u. Anw.:** wie Foeniculi amari fructus; 1 g Öl entspricht ca. 46 Tr.; **Zuber.:** Aqua* carminativa, Aqua* Foeniculi. **Hom.:** **1.** Foeniculum vulgare (HAB), Foeniculum: getrocknete, reife Früchte (mind. 4 % äther. Öl). **2.** Foeniculum vulgare, ethanol. Decoctum (HAB): getrocknete, reife Früchte (mind. 4 % äther. Öl).

**Foenum graecum:** s. Trigonella foenum-graecum.

**foetidus:** f: foetida, n: foetidum; stinkend; z. B. Asa foetida (s. Ferula assa-foetida).

**Fötor:** übler Geruch; **Foetor ex ore:** übler Mund- od. Atemgeruch; **Urs.:** bakt. Abbau von Nahrungsresten, abgeschilferten Epithelien u. Gewebeteilen bei schlecht gereinigten od. kariösen Zähnen, auch bei Schleimhautentzündung (u. a. Gingivitis*, Stomatitis*, Parodontitis*, chron. Tonsillitis*) u. langem Nüchternbleiben; charakterist. Geruch bei bestimmten Erkrankungen, z. B. bei Ketoacidose* (Acetongeruch), hepat. (Geruch nach frischer Leber od. Lehmerde) od. renaler (harnartiger Geruch) Insuffizienz.

**Fokalinfektion:** Herdinfektion; sekundäre Erkrankung, die durch Bakt. verursacht wird und die mit zeitl. Latenz nach einer lokalen Infektion z. B. im Hals-Nasen-Ohren-Bereich auftritt. Erreger u. Toxine gelangen durch septische Metastasierung bzw. schubweise Ausschüttung aus dem Ausgangsherd über den Blutkreislauf zu entfernten Organen u. verursachen dort entzündl. bzw. allerg. Krankheitsprozesse.

**Fokus:** **1.** (physik.) Brennpunkt*. **2.** (med.) Herd, Sitz einer Krankheit; s. Fokalinfektion.

**Fokussierung, isoelektrische:** Abk. IEF; Elektrofokussierung; elektrophoret. Trennung zwitterionischer Verb. (s. Zwitter-Ionen; z. B. Proteine*) aufgrund ihrer unterschiedl. isoelektrischen Punkte* in einem pH-Gradienten; nach Ausbildung des Gradienten wandern die zu trennenden Verb. während der Elektrophorese* entspr. ihrem isoelektrischen Punkt bis zu einer bestimmten Stelle u. werden dort fokussiert. **Anw.:** **1.** Aufkonzentrieren von Proben; **2.** Proteinreinigung (als Sonderform der Kapillarelektrophorese*).

**Folescutol** (INN): 6,7-Dihydroxy-4-(morpholinomethyl)cumarin; 6,7-Dihydroxy-4-(morpholinomethyl)-2*H*-chromen-2-on; CAS-Nr. 15687-22-6; $C_{14}H_{15}NO_5$; $M_r$ 277.28; Schmp. 232 °C (kristallisiert aus 50 %igem Ethanol); nicht mehr im Handel befindl. Vasoprotektor.

**Folgereaktion:** Elementarreaktion, bei der die Edukte (teilweise od. ganz) erst in einer anderen, gleichzeitig ablaufenden Reaktion gebildet werden; z. B. ist bei

$$A \xrightarrow{k_1} B \xrightarrow{k_2} C$$

der 2. Reaktionsschritt B → C eine F. der Reaktion A → B. Jede einzelne Reaktion hat ihre Reaktionsgeschwindigkeitskonstante* (k) u. ihre Reaktionsordnung*. Die Reaktion mit der geringsten Geschwindigkeit ist bestimmend für die Geschwindigkeit des Gesamtablaufs. Vgl. Parallelreaktion.

**Folgeuntersuchungen:** s. Haltbarkeit.

**Folia:** Abk. Fol.; s. Blatt.

**Folia Aconiti:** s. Aconitum napellus ssp. napellus (Herba Aconiti).

**Folia Adhatodae:** s. Adhatoda vasica.

**Folia Adianti:** s. Adiantum capillus-veneris (Herba Capilli veneris).

**Folia Agavae:** **1.** s. Agave americana; **2.** s. Agave sisalana.

**Folia Agrimoniae:** s. Agrimonia eupatoria (Agrimoniae herba).

**Folia Aloysiae:** s. Aloysia citrodora (Verbenae citriodoratae folium).

**Folia Althaeae:** s. Althaea officinalis (Althaeae folium).

**Folia Alypi:** s. Globularia alypum.

**Folia Anthos:** s. Rosmarinus officinalis (Rosmarini folium).

**Folia Aquifoliae:** s. Ilex aquifolium.

**Folia Arctostaphyli:** s. Arctostaphylos uva-ursi (Uvae ursi folium).

**Folia Aurantii:** s. Citrus aurantium ssp. aurantium.

**Folia Balsami palustris:** s. Mentha aquatica (Folia Menthae aquaticae).

**Folia Belladonnae:** s. Atropa belladonna (Belladonnae folium).

**Folia Berberidis:** s. Berberis vulgaris.

**Folia Betulae:** s. Betula pendula (Betulae folium).

**Folia Bismalvae:** s. Althaea officinalis (Althaeae folium).

**Folia Boldo:** s. Peumus boldus (Boldi folium).

**Folia Bucco:** s. Agathosma betulina; Agathosma serratifolia.

**Folia Buxi:** s. Buxus sempervirens.

**Folia Capilli:** s. Adiantum capillus-veneris (Herba Capilli veneris).

**Folia Caricae papayae:** s. Carica papaya.

**Folia Carobae:** s. Jacaranda procera.

**Folia Castaneae:** s. Castanea sativa (Castaneae folium).

**Folia Ceanothi:** s. Ceanothus americanus.

**Folia Cerasi:** s. Prunus cerasus.

**Folia Citronellae:** s. Melissa officinalis (Melissae folium).

**Folia Cocae:** s. Erythroxylum coca.

**Folia Coryli avellanae:** s. Corylus avellana.

**Folia Crataegi:** s. Crataegus-Arten.

**Folia Crataegi cum floribus:** s. Crataegus-Arten (Crataegi folium cum flore).

**Folia Crataegi oxyacanthae:** s. Crataegus-Arten.

**Folia Cynarae:** s. Cynara cardunculus ssp. flavescens (Cynarae folium).

**Folia Damianae:** s. Turnera diffusa var. aphrodisiaca.

**Folia Daturae:** s. Datura stramonium (Stramonii folium).
**Folia Digitalis lanatae:** s. Digitalis lanata (Digitalis lanatae folium).
**Folia Digitalis purpureae:** s. Digitalis purpurea (Digitalis purpureae folium).
**Folia Djamboe:** s. Psidium guajava.
**Folia Duboisiae:** s. Duboisia myoporoides.
**Folia Ebuli:** s. Sambucus ebulus (Herba Ebuli).
**Folia Eriodictyonis:** s. Eriodictyon californicum.
**Folia Erythroxyli cocae:** s. Erythroxylum coca (Folia Cocae).
**Folia Eucalypti:** s. Eucalyptus globulus (Eucalypti folium).
**Folia Faham:** s. Angraecum fragrans.
**Folia Farfarae:** s. Tussilago farfara (Farfarae folium).
**Folia Fragariae:** s. Fragaria vesca (Fragariae folium).
**Folia Fraxini:** s. Fraxinus excelsior (Fraxini folium).
**Folia Gaultheriae:** s. Gaultheria procumbens.
**Folia Ginkgo:** s. Ginkgo biloba (Ginkgo folium).
**Folia Gymnemae sylvestris:** s. Marsdenia sylvestris.
**Folia Hamamelidis:** s. Hamamelis virginiana (Hamamelidis folium).
**Folia Haronga:** s. Harungana madagascariensis.
**Folia Hederae helicis:** s. Hedera helix (Hederae folium).
**Folia Hennae:** s. Lawsonia inermis.
**Folia Hippocastani:** s. Aesculus hippocastanum.
**Folia Hyoscyami:** s. Hyoscyamus niger (Hyoscyami folium).
**Folia Ilicis aquifolii:** s. Ilex aquifolium (Folia Aquifoliae).
**Folia Indigoferae tinctoriae:** s. Indigofera tinctoria.
**Folia Jaborandi:** s. Pilocarpus-Arten.
**Folia Jacarandae:** s. Jacaranda procera (Folia Carobae).
**Folia Juglandis:** s. Juglans regia (Juglandis folium).
**Folia Kalmiae:** s. Kalmia latifolia.
**Folia Laburni:** s. Laburnum anagyroides.
**Folia Lauri:** s. Laurus nobilis.
**Folia Laurocerasi:** s. Prunus laurocerasus.
**Folia Malvae:** s. Malva neglecta (Malvae folium).
**Folia Mate:** s. Ilex paraguariensis.
**Folia Mate tosta:** s. Ilex paraguariensis (Mate folium tostum).
**Folia Matico:** s. Piper angustifolium.
**Folia Melissae:** s. Melissa officinalis (Melissae folium).
**Folia Menthae aquaticae:** s. Mentha aquatica.
**Folia Menthae crispae:** s. Mentha crispa.
**Folia Menthae piperitae:** s. Mentha x piperita (Menthae piperitae folium).
**Foliamenthin:** s. Menyanthes trifoliata.
**Folia Menyanthidis:** s. Menyanthes trifoliata (Menyanthidis trifoliatae folium).
**Folia Millefolii:** s. Achillea millefolium (Millefolii herba).
**Folia Myrti:** s. Myrtus communis.
**Folia Myrti brabantici:** s. Myrica gale.
**Folia Myrtilli:** s. Vaccinium myrtillus (Myrtilli folium).
**Folia Nerii:** s. Nerium oleander (Oleandri folium).
**Folia Nicotianae:** s. Nicotiana tabacum.
**Folia Oleae:** s. Olea europaea (Oleae folium).
**Folia Oleandri:** s. Nerium oleander (Oleandri folium).
**Folia Olivae:** s. Olea europaea (Oleae folium).
**Folia Orthosiphonis (staminei):** s. Orthosiphon aristatus (Orthosiphonis folium).
**Folia Patchouli:** s. Pogostemon cablin.
**Folia Pilocarpi:** s. Pilocarpus-Arten (Folia Jaborandi).
**Folia Pimentae:** s. Pimenta racemosa (Oleum Pimentae acris).
**Folia Piperis betle:** s. Piper betle.
**Folia Psidii pyriferi:** s. Psidium guajava (Folia Djamboe).
**Folia Rhododendri chrysanthi:** s. Rhododendron chrysanthum.
**Folia Rhododendri ferruginei:** s. Rhododendron ferrugineum.
**Folia Rhois toxicodendri:** s. Rhus radicans (Toxicodendron folium).
**Folia Ribis nigri:** s. Ribes nigrum (Ribis nigri folium).
**Folia Roris marini:** s. Rosmarinus officinalis (Rosmarini folium).
**Folia Rosmarini:** s. Rosmarinus officinalis (Rosmarini folium).
**Folia Rubi fruticosi:** s. Rubus fruticosus (Rubi fruticosi folium).
**Folia Rubi idaei:** s. Rubus idaeus (Rubi idaei folium).
**Folia Rutae:** s. Ruta graveolens.
**Folia Salviae:** s. Salvia officinalis (Salviae officinalis folium).
**Folia Salviae trilobae:** s. Salvia triloba (Salviae trilobae folium).
**Folia Sambuci:** s. Sambucus nigra.
**Folia Saniculae:** s. Sanicula europaea (Saniculae herba).
**Folia Santa:** s. Eriodictyon californicum (Folia Eriodictyonis).
**Folia Scopoliae carniolicae:** s. Scopolia carniolica.
**Folia Senecionis vulgaris:** s. Senecio vulgaris (Herba Senecionis vulgaris).
**Folia Sennae:** **1.** s. Cassia angustifolia (Sennae folium); **2.** s. Cassia senna (Sennae folium).
**Folia Spinaciae:** s. Spinacia oleracea.
**Folia Stramonii:** s. Datura stramonium (Stramonii folium).
**Folia Stramonii nitrata:** Asthmakraut; Herst.: DAB, 600 T. Stechapfelblätter (s. Datura stramonium, Stramonii folium) werden mit einer Lsg. von 1 T. Kaliumcarbonat, 4 T. Kaliumchlorat, 200 T. Kaliumnitrat in 400 T. Wasser befeuchtet u. getrocknet; früher angewendet als Asthmamittel.
**Folia Taraxaci:** s. Taraxacum officinale (Taraxaci folium).
**Folia Theae:** s. Camellia sinensis.
**Folia Thujae:** s. Thuja occidentalis (Thujae summitates).
**Folia Thymi:** s. Thymus vulgaris.
**Folia Toxicodendri:** s. Rhus radicans (Toxicodendron folium).
**Folia Trifolii fibrini:** s. Menyanthes trifoliata (Menyanthidis trifoliatae folium).
**Folia Urticae:** s. Urtica-Arten (Urticae folium).

**Folia Uvae ursi:** s. Arctostaphylos uva-ursi (Uvae ursi folium).
**Folia Verbasci:** s. Verbascum-Arten.
**Folia Vitis-idaei:** s. Vaccinium vitis-idaea (Vitis idaeae folium).
**Folia Vitis viniferae:** s. Vitis vinifera ssp. vinifera.
**Folien:** dünne Metall- od. Kunststoffblätter. Metallfolien sind zu dünnem Blech gewalztes Metall (Aluminiumfolie*, Zinnfolie/Stanniol). Kunststofffolien werden durch Gießen, Walzen, Spritzen od. Folienblasen* hergestellt. F. dienen u. a. zur Auskleidung von Behältern u. zu Verpackungszwecken.
**Folien, biaxial gereckte:** s. Recken.
**Folienblasen:** Herst. breiter, dünner, papierähnl. Folien aus thermoplast. Kunststoff auf Folienblasanlagen; über eine Ringschlitzdüse wird ein Schlauch extrudiert, der von innen mit Luft bis zum 5-fachen Durchmesser aufgeblasen u. anschließend gewalzt u. aufgewickelt wird. Eine geeignete Abstimmung von Aufblasverhältnis (Querreckung), Abzugsgeschwindigkeit (Längsreckung) u. Temperaturführung ermöglicht es, die mechanischen Eigenschaften der Folien in gewissem Umfang zu beeinflussen (Schrumpffolien). Vgl. Recken.
**Folinerin:** s. Nerium oleander.
**Folin-Reagenz:** Reagenz zur Wertbestimmung von Pepsin*; Lsg. von Natriumwolframat*, Natriummolybdat*, Phosphorsäure* u. Salzsäure*, Lithiumsulfat u. Brom*; Blaufärbung mit Tyrosin*.
**Folinsäure:** s. Vitamin B (Folsäure).
**Folium:** s. Blatt.
**Folium Bergeniae:** s. Bergenia crassifolia.
**Folium Crataegi cum flore:** s. Crataegus-Arten (Crataegi folium cum flore).
**Folium Digitalis purpureae titratum:** s. Digitalis purpurea (Digitalis purpureae pulvis normatus).
**Folium Hyoscyamii titratum:** s. Hyoscyamus niger (Hyoscyami pulvis normatus).
**Folium Plantaginis:** s. Plantago lanceolata (Plantaginis lanceolatae folium).
**Folium Steviae rebaudianae:** s. Stevia rebaudiana.
**Folium Stramonii titratum:** s. Datura stramonium (Stramonii pulvis normatus).
**Folliculus:** s. Fruchtformen.
**Follikel:** kleiner Schlauch, Bläschen; **1.** Haarbalg; vgl. Follikulitis; **2.** Lymphknötchen (z. B. in der Darmwand); **3.** F. im Eierstock; **4.** kolloidhaltige F. der Schilddrüse u. Nebenschilddrüse; **5.** sekrethaltige F. des Hypophysenmittellappens.
**Follikelhormone:** s. Estrogene.
**Follikelhormonhydrat:** s. Estriol.
**Follikelsprung:** s. Ovulation.
**Follikelstimulierendes-Hormon-Releasing-Hormon:** s. Gonadorelin.
**Follikuline:** s. Estrogene.
**Follikulitis:** meist durch Staphylococcus* aureus verursachte Entzündung des Haarfollikels als gerötetes, schmerzhaftes Knötchen mit zentraler, von einem Haar durchbohrter Pustel; evtl. Ausbreitung der Entzündung auf die Umgebung des Haarfollikels u. Entw. eines Furunkels*.
**Follitropin:** s. FSH.
**Follitropin alpha** (INN): gentechn. hergestelltes FSH*; strukturell nahezu ident. mit Follitropin* beta bei gleicher klin. Wirksamkeit; **Ind., Kontraind. u. UAW:** s. Follitropin beta; Urofollitropin.
**Follitropin beta** (INN): gentechn. hergestelltes FSH*; **Ind.:** weibl. Unfruchtbarkeit bei Anovulation, wenn die Behandlung mit Clomifen* nicht anspricht; künstl. Befruchtung (Induktion multipler Follikel); **Kontraind.:** Ovarial-, Brust-, Uterus-, Hypophysen- u. Hypothalamustumor, Schwangerschaft u. Stillzeit; **UAW:** Überstimulation, leichte Reaktionen an der Injektionsstelle, erhöhtes Risiko für Mehrlingsschwangerschaften; **Hinweis:** höhere Schwangerschaftsraten als mit Urofollitropin*.
**Follow-on Biologics:** s. Biosimilars.
**Follow-up-Stabilität:** s. Haltbarkeit.
**Folsäure:** s. Vitamin B.
**Folsäure-Antagonisten:** Analoga u. Antimetaboliten* der Folsäure (s. Vitamin B); **Einteilung: 1.** Sulfonamide* hemmen die bakt. Biosynthese der Dihydrofolsäure; **2.** Diaminopyrimidin-Derivate (z. B. Trimethoprim*) hemmen die Dihydrofolatreduktase* (s. Diaminopyrimidin-Sulfonamid-Kombinationen; Dihydrofolatreduktase-Inhibitoren); **3.** Methotrexat* (Zytostatikum*). **Antidot:** Calciumfolinat*.
**Fomepizol:** kompetitiver Hemmstoff der Alkoholdehydrogenase* zur i. v. Applikation; **Ind.:** Antidot* bei akuter Intoxikation mit Ethylenglykol*; beim Einsatz als Antidot bei Intoxikationen mit Diethylenglykol u. Methanol handelt es sich um Off*-Label-Use. **UAW:** u. a. Benommenheit, Kopfschmerz.
**Fomes fomentarius** (L.) Fr.: Polyporus fomentarius Fr.; Wundschwamm, Echter Zunderschwamm; Fam. Polyporaceae; Mitteleuropa; Pilz an Laubholzbäumen wie alten Buchen u. Birken; Stpfl. von **Fungus Chirurgorum:** Boletus Chirurgorum, Fungus Quercinus, Fungus Ignarius; Wundschwamm, Blutschwamm, Feuerschwamm; die mittlere Schicht des Fruchtkörpers; **Inhaltsst.:** Fomentarsäure, Mannofucogalactan, Glucuronoglucan; **Anw.: 1.** (volkstüml.) früher (äußerl.) Blutstillungsmittel, (innerl.) bei Blasenleiden; **2.** (techn.) mit Salpeter* (Kaliumnitrat*, früher Natriumnitrat*) getränkt als Feuerschwamm (Fungus Ignarius, Boletus Ignarius praeparatus) od. Zunder.
**Fomes laricis** Jacq.: s. Fomes officinalis.
**Fomes officinalis** Faull.: Polyporus officinalis Fries, Fomes laricis Jacq., Laricifomes officinalis (Vill. Fr.) Kotl. u. Pouz.; Fungus Laricis, Lärchenschwamm; (bot.) Fam. Polyporaceae; Tirol, Schweiz, Ungarn, Südfrankreich, Norditalien sowie Nordrussland, Sibirien, bes. Archangelsk; Pilz, der auf Larix* decidua u. auf Larix sibirica schmarotzt; Stpfl. von **Fungus Laricis:** Laricis fungus; Boletus laricis, Agaricus albus, Lärchenschwamm, Purgierschwamm; der getrocknete Fruchtkörper des Pilzes; **Off.:** EB; **Inhaltsst.:** Agaricinsäure* (bis 18 %), Harz*, Triterpen-, Ricinol-, Oxal-, Phosphor- u. a. Säuren, Gummi*, Wachs*, Bitterstoffe*; **Anw.: 1.** (volkstüml.) als Laxans sowie gegen Erkrankungen des rheumat. Formenkreises, Lungenleiden, Nachtschweiß; **2.** (techn.) Bittermittel in der Likörindustrie. **Hom.:** Laricifomes officinalis (HAB), Boletus laricis: getrockneter, vom Hy-

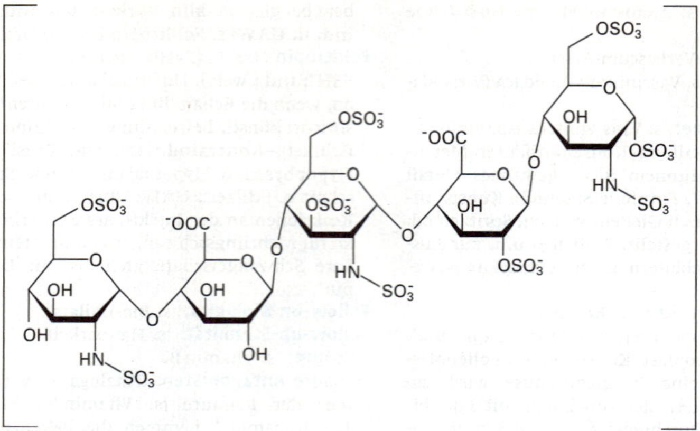


Fondaparinux-Natrium

menium* u. den derben Randschichten befreiter Fruchtkörper*.

**Fominoben** (INN): 3′-Chlor-2′-{*N*-methyl-*N*-(morpholinocarbonyl)methyl-aminomethyl}benzanilid; CAS-Nr. 18053-31-1; $C_{21}H_{24}ClN_3O_3$; $M_r$ 401.89; Schmp. 122.5–123 °C (Base); nicht mehr im Handel befindl. Atemstimulans; früher angewendet bei Atembeschwerden, chron. Bronchitis, akuten Atemstörungen (z. B. postoperativ), akutem Reizhusten; **UAW:** gastrointestinale Beschwerden.

**Fomivirsen:** Fomivirsenum; CAS-Nr. 144245-52-3; Phosphorothioat-Oligonucleotid, 21 Nucleotide 5′-GCG TTT GCT CTT CTT CTT GCG-3′; $C_{204}H_{263}N_{63}O_{114}P_{20}S_{20}$; $M_r$ 6682.9; weißes, hygroskop., amorphes Pulver; Antisense*-Oligonucleotid; **Wirk.:** F. ist komplementär zu einer spezif. Sequenz der mRNA des CMV (s. Zytomegalie); dadurch entsteht sequenzspezif. ein Doppelstrang aus synthet. Oligonucleotid u. RNA, so dass die CMV-Boten-RNA nicht mehr von Ribosomen abgelesen u. von Ribonucleasen abgebaut werden kann; hemmt die CMV-Virusreplikation in vitro etwa 40-fach stärker als Ganciclovir*; **Ind.:** CMV-Retinitis bei HIV*-Erkrankung, als intravitreale* Injektion (vgl. Zytomegalie; Retinitis); **UAW:** Augenentzündungen, erhöhter Augeninnendruck, intraokulare Entzündung, Netzhautablösung, Photophobie, Photopsie, Glaskörpertrübung; **Dos.:** intravitreal 165–330 µg/Auge/Woche.

**Fomocain** (INN): *N*-[3-(4-Phenoxymethylphenyl)propyl]morpholin; CAS-Nr. 17692-39-6; $C_{20}H_{25}NO_2$; $M_r$ 311.4; nicht mehr im Handel befindl. Oberflächenanästhetikum; früher angewendet bei Juckreiz u. Hauterkrankungen. **Fomocainhydrochlorid:** Fomocaini hydrochloridum; $C_{20}H_{26}ClNO_2$; $M_r$ 347.9; weißes, krist. Pulver; leicht lösl. in Wasser, lösl. in Chloroform, schwer lösl. in Ethanol.

**Fondaparinux-Natrium** (INN): CAS-Nr. 114870-03-0; $C_{31}H_{43}N_3Na_{10}O_{49}S_8$, Strukturformel: s. Abb.; $M_r$ 1728.2; sulfatiertes Pentasaccharid, synthet. Heparin-Analogon (5 Zucker des Heparins* als Pharmakophor); **Wirk.:** Antikoagulans*; selektive Hemmung von Faktor Xa; **Anw.:** Prophylaxe thromboembol. Ereignisse, Ther. tiefer Venenthrombosen u. Lungenembolien, bei instabiler Angina pectoris u. Myokardinfarkt; **UAW:** Anämie, Blutungen, Thrombozytopenie; **Dos.:** s. c. 1 × 2.5 mg/d.

**Fonofos:** *O*-Ethyl-*S*-phenyl-(*RS*)-ethyldithiophosphonat; CAS-Nr. 944-22-9; $C_{10}H_{15}OPS_2$; $M_r$ 246.3; **Anw.:** (techn.) Insektizid; s. Schädlingsbekämpfungsmittel (Tab. dort).

**Fontanelle:** Knochenlücke am kindl. Schädel; **1.** große F. zw. Stirn u. Scheitelbein; schließt sich bei 50 % der Kinder zwischen 9. u. 18. (spätestens zwischen 24. u. 27.) Lebensmonat; **2.** kleine F. zw. Scheitel- u. Hinterhauptbein; schließt sich im ersten Vierteljahr post natum; **3.** hintere Seitenfontanelle zw. Schläfen-, Scheitel- u. Hinterhauptbein; schließt sich bis zum 18. Lebensmonat; **4.** vordere Seitenfontanelle zw. Stirn-, Scheitelbein u. großem Keilbeinflügel; schließt sich im 1. Lebensjahr.

**Food and Drug Administration:** s. FDA.

**forensisch** (lat. forum Markt, Gericht): gerichtlich.

**Forest-Plot:** graph. Darst. in einer systematischen Übersichtsarbeit* (evtl. mit integrierter Metaanalyse*), in der die Therapieeffekte u. Konfidenzintervalle (s. Fehlerrechnung) aller eingeschlossenen Studien waagerecht untereinander (ggf. zusam-

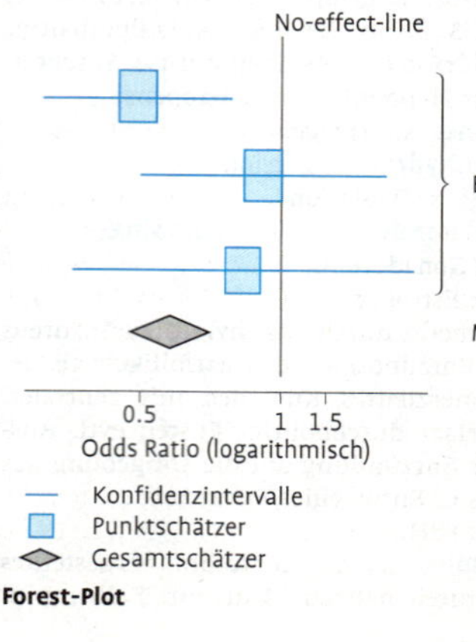


Forest-Plot

men mit dem Ergebnis der Metaanalyse) dargestellt sind (s. Abb.); **Prinzip:** Die in den Einzelstudien berechneten Therapieeffekte (u. a. Odds*-Ratio, relatives Risiko*) werden als Quadrate (sog. Punktschätzer) dargestellt, deren Größe das Gewicht angibt, mit dem die jeweilige Studie in die Metaanalyse eingegangen ist. Die horizontalen Linien stellen die Konfidenzintervalle dar. Der in der Metaanalyse berechnete gemittelte Therapieeffekt wird in Form einer Raute (sog. Gesamtschätzer) dargestellt, dessen Breite dem Konfidenzintervall der Gesamtanalyse entspricht. Als Senkrechte wird eine sog. No-effect-line eingezeichnet, welche die x-Achse bei 1 schneidet (kein Unterschied der betrachteten Ther.). Wird diese No-effect-line horizontal geschnitten, so liegt für die entspr. Studie statist. kein signifikantes Ergebnis vor.

**Formal:** s. Methylalum.

**Formaldehyd:** Formaldehydum; Formalin, Ameisensäurealdehyd, Methanal, Oxymethylen; HCHO; $M_r$ 30.03; D. 0.815; Sdp. −19.2 °C; Schmp. −92 °C; farbloses, stechend riechendes Gas; leicht lösl. in Wasser u. Ethanol, unlösl. in Ether; große Polymerisationsfähigkeit; die im Handel erhältl. Lsg. sind häufig mit Methanol* zur Stabilisierung versetzt. **Darst.:** Dehydrierung von Methanol; **Wirk.:** starkes Antiseptikum*, Protoplasmagift; tötet Milzbrandbazillen (s. Milzbrand) in Verd. 1:2000 innerhalb einer Stunde; **Anw.:** **1.** (med.) in wässriger Lsg. (s. Formaldehydlösung 35 %, Solutio Formaldehydi saponata) u. in seinen polymeren Formen (s. Paraformaldehyd); als Munddesinfiziens in Tablettenform; äußerl. gegen übermäßige Schweißsekretion (2 %ige ethanol. Lsg.); **2.** (techn.) zur Konservierung anatom. Präparate u. Pflanzen; zum Beizen von Saatgetreide (2.5 g/L Wasser); früher zur Raumdesinfektion (heute ersetzt durch Glutaral*); **Toxikol.:** Formaldehyddämpfe sind stark schleimhautreizend (Augen, Atemwege); bei langdauernder Aufnahme Anfälle von Asthma bronchiale durch Sensibilisierung; Trinken von F.-Lsg. führt zur Härtung der betroffenen Schleimhäute u. somit zu schwerer Schädigung des Verdauungstrakts. Durch die stark sensibilisierende Wirk. kann es zu hartnäckigen Ekzemen kommen. F. erwies sich im Tierversuch als karzinogen; wird als kanzerogen für den Menschen eingestuft (KEF*-Gefahrstoff); 10–30 g einer 35 %igen Lsg. gelten als tödl. orale Dosis. MAK-Wert im 8-Std.-Mittel: 0.5 ppm; unverbindl. BGA Eingreifwert für Innenraumluftbelastung: 0.1 ppm.

**Formaldehydi solutio saponata:** s. Solutio Formaldehydi saponata.

**Formaldehydlösung 35 %:** Formaldehydi solutio (35 per centum), Solutio Formaldehydi, Formaldehydi solutio aquosa, Liquor Formaldehydi; Formalin; Ph.Eur.6; CAS-Nr. 50-00-0; wässrige Lsg. von Formaldehyd* mit 9.0–15 % Methanol* (V/V); Gehalt an Formaldehyd: 34.5–38 % (m/m); D. 1.077–1.088; klare, farblose Flüss. von charakterist., stechendem Geruch, die sich beim Aufbewahren (vor Licht geschützt; nicht unter 9 °C, möglichst bei 15–25 °C) trüben kann; mischbar mit Wasser u. Ethanol; in der Lsg. liegt Formaldehyd teils als Hydrat, teils auch als Polymer vor, wobei der Zusatz von Methanol die Bildung schwer lösl. Polymere verhindert. Bei Temp. unter 9 °C ist die Abscheidung von krist. cycl. Trioxymethylen möglich. Dieses braucht nicht abfiltriert zu werden, da das Polymerisat durch langsames Erwärmen wieder zu Formaldehyd depolymerisiert. **Anw.:** als Desinfektionsmittel zur Grobdesinfektion, zur Konservierung histolog. Präparate (Eiweiß wird denaturiert, Gewebestruktur aber nicht zerstört), früher zur Raumdesinfektion; in 2 %ige alkohol. Lsg. als Antihidrotikum; kann hautreizend wirken; **Hinweis:** Wenn Formaldehyd verordnet ist, so ist die Formaldehydlösung abzugeben.

**Formaldehydnatriumsulfoxylat:** Hyraldit, Rongalit C; $HOCH_2—S—ONa \cdot 2\,H_2O$; wasserlösl. Kristalle; **Anw.:** (techn.) Reduktionsmittel bei der Küpenfärberei (s. Indigo).

**Formaldehyd-Schwefelsäure:** Marquis-Reagenz; 2.0 mL Formaldehydlösung 35 % (m/m) mit 100 mL Schwefelsäure* 96 % *R* gemischt; **Anw.:** Reagenz Ph.Eur.6 zur allg. Farbreaktion von Penicillinen* u. Cephalosporinen*, Identitätsprüfung von Morphinalkaloiden u. Opiumtinktur (s. Tinctura Opii).

**Formaldehydseifenlösung:** s. Solutio Formaldehydi saponata.

**Formaldehydum polymerisatum:** s. Paraformaldehyd.

**Formalin:** s. Formaldehydlösung 35 %.

**Formamid:** Ameisensäureamid; $HCO—NH_2$; $M_r$ 45.0; D. 1.133; Schmp. 2.5 °C; Sdp. 210 °C (unter Zers.); farblose, viskose, geruchlose Flüss., mischbar mit Wasser, Ethanol, Methanol, Glycerol, wenig lösl. in Benzol, Chloroform, unlösl. in Ether; löst u. a. Stärke, Tannin, Glucose, Gelatine, Celluloseacetat, Casein sowie viele anorg. Salze; **Anw.:** (techn.) zu org. Synthesen, als Lösungsmittel, zur Analyse.

**Formanilid:** Phenylformamid; $C_7H_7NO$, $C_6H_5—NH—CHO$; $M_r$ 121.14; D. 1.14; farblose bis gelbl. Kristalle, lösl. in Wasser u. Ethanol; die frühere med. Anw. als Hämostatikum* u. Anästhetikum* ist obsolet.

**Formel, empirische:** Summenformel, Bruttoformel, Molekularformel; gibt die quantitative Elementzusammensetzung eines Moleküls* an; **Beispiel:** $NH_3$, $H_2O$. Vgl. Strukturformel.

**Formentrennmittel:** (engl.) *antisticking agents*; Gegenklebemittel; verhindern das Kleben der Tablettiermasse od. der Tablette an den Stempeln u. an der Matrizeninnenwand der Tablettenmaschine. Viele Schmiermittel* sind auch Formentrennmittel. F. u. Schmiermittel, die bes. nach längerem Zumischen einen nichtpartikulären Film um die Teilchen der Tablettiermasse ausbilden, können u. U. die mechan. Eigenschaften von Tabletten in einem unzulässigen Ausmaß verschlechtern. Eingesetzt wird z. B. Talk (Schmiermittel), dessen formentrennende Wirk. gering ist, sich aber durch Imprägnieren mit höheren Fettalkoholen od. Siliconöl deutl. verbessern lässt.

**Formestan (INN):** 4-Hydroxyandrost-4-en-17-dion; CAS-Nr. 566-48-3; $C_{19}H_{26}O_3$; $M_r$ 302.41; nicht mehr im Handel befindl. Zytostatikum* (Aromatase*-Hemmer); früher angewendet bei fortgeschrittenem Mammakarzinom bei Frauen nach der Menopause; **UAW:** u. a. lokale Irritationen an der Injektionsstelle, Haarausfall, Schwindel, Krämpfe.

**Form-, Füll- und Verschließmaschinen:** Maschinen, die Behältnisse kurz vor dem Füllvorgang herstellen, füllen u. sofort verschließen. Vgl. Bottle-pack-Verfahren, Verpackungsmaschinen.

**Formiate:** Salze der Ameisensäure*.

**Formiatverfahren:** s. Kaliumcarbonat.

**Formica rufa** L.: Rote Waldameise; Fam. Formicidae, Ordnung Hymenoptera (Hautflügler), Klasse Insecta; Lieferant von **Sekret: Best.:** ca. 70 % Ameisensäure*, äther. Öl (Markierungssubstanzen), fettes Öl; **Anw.:** früher zur Herst. von Spiritus* Formicarum (DAB), Acidi formici solutio spirituosa; **Ova Formicarum:** Ameisenpuppen; fälschl. Ameiseneier. **Hom.:** Formica rufa (HAB): ungeflügelte Arbeiterameisen mit 90 %igem Ethanol getötet, zerquetscht u. mazeriert; verordnet z. B. bei Muskelrheumatismus, Allergien.

**Formmassen:** ungeformte Erzeugnisse aus Kunststoff, die unter Einwirkung mechan. Kräfte innerhalb eines bestimmten Temperaturbereiches durch spanlose Formung bleibend zu Formteilen* od. Halbzeug geformt werden können. F. werden z. T. vorgeformt (z. B. tablettiert od. granuliert) verarbeitet, ohne dass durch die Verformung ihre plast. Formbarkeit wesentl. beeinträchtigt wird.

**Formocortal** (INN): 3-(2-Chlorethoxy)-16$\alpha$,17-dimethylmethylendioxy-9-fluor-11$\beta$,21-dihydroxy-20-oxo-3,5-pregnadien-6-carbaldehyd-21-acetat; CAS-Nr. 2825-60-7; $C_{29}H_{38}ClFO_8$; $M_r$ 569.07; Schmp. 180–182 °C (kristallisiert aus Ether/Petrolether); $[\alpha]_D^{20\,°C}$ +26° (Chloroform); unlösl. in Wasser u. Ether, lösl. in Ethanol, Aceton, Ethylacetat, Methanol; nicht mehr im Handel befindl. halogeniertes Glucocorticoid*.

**Formoltoxoid:** s. Toxoid.

**Formonitriloxid:** s. Knallsäure.

**Formophthalylsulfacarbamid:** s. Sulfaloxinsäure.

**Formosacampher:** s. Campher.

**Formosulfathiazol:** Polymethylen-Sulfathiazol; CAS-Nr. 13968-86-0; $(C_{10}H_9N_3O_2S_2)_x$; schwer lösl. Kondensationsprodukt aus Formaldehyd* u. Sulfathiazol*; nicht mehr im Handel befindl. Antibiotikum; nicht resorbierbares Sulfonamid*; früher angewendet bei gastrointestinalen Infektionen.

**Formoterol** (INN): ($\alpha$)-*N*-{2-Hydroxy-5-[1-hydroxy-2-[2-(4-methoxyphenyl)-1-methylethyl]amino-ethyl]phenyl}formamid; Gemisch der (–)-(*R,R*)- u. (+)-(*S,S*)-Enantiomere; CAS-Nr. 73573-87-2; $C_{19}H_{24}N_2O_4$, Strukturformel: s. Abb.; $M_r$ 344.41; **Wirk.:** Beta-2-Sympathomimetikum (s. Sympathomimetika); Broncholytikum*, Antiasthmatikum*;

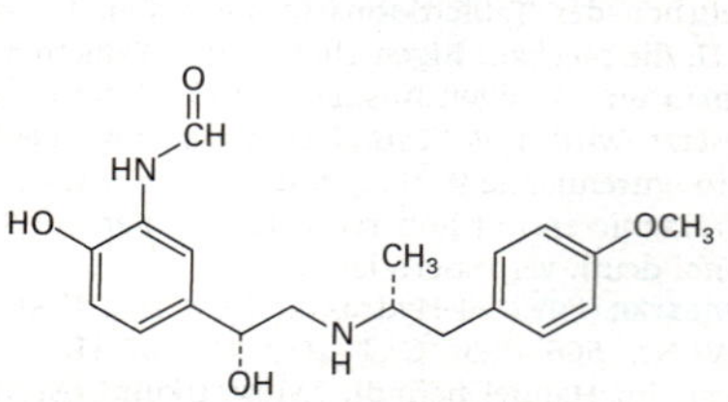

**Formoterol:** (*R,R*)-Enantiomer des Formoterols

**Ind.:** Langzeitbehandlung des schweren Asthma bronchiale; **Dos.:** Inhalation, 19.6 bis max. 39.2 µg/d. **Formoterolfumarat-Dihydrat:** CAS-Nr. 43229-80-7; $C_{19}H_{24}N_2O_4 \cdot 2\,C_4H_4O_4 \cdot 2\,H_2O$; 2 Enantiomerenpaare bilden Racemat A (Schmp. 138–140 °C; kristallisiert aus Isopropanol) u. Racemat B (Schmp. 154–155 °C).

**Formteile:** Teile aus Kunststoff, die aus Formmassen* durch spanlose Formung (Pressen, Spritzpressen od. Spritzgießen) in allseitig geschlossenen Werkzeugen hergestellt werden.

**Formulae Austriacae:** s. Magistralformeln.

**Formulae magistrales Berolinenses:** s. Magistralformeln.

**Formularium Clinicum:** s. Magistralformeln.

**Formularium Helveticum:** Abk. FH; Magistralformeln*, 1984 vom schweizerischen Apotheker-Verein herausgegeben u. 1991 überarbeitet; heilmittelrechtlich nicht anerkannte Sammlung von Formulierungen für die Magistralrezeptur mit dem Ziel, eine Normierung sowohl der Qualität als auch der Verpackungs-u. Abgabeart anzustreben; als Nachfolgewerk der früheren Praescriptiones magistrales (Abk. PM) enthält das FH Ausweichformulierungen für nicht mehr gehandelte Arzneispezialitäten u. Monographien von in Spitälern häufig verwendeten Präparaten. Die FH-Formulierungen bilden eine Ergänzung zu industriellen Arzneimitteln, insbes. für sehr beschränkt haltbare od. individuelle Zuber., die frei von unerwünschten Hilfsstoffen od. Konservierungsmittel sein sollten.

**Formyl-:** Aldehydo-; Bez. für die Gruppe —CH=O in org. Verbindungen.

**Formylchlorid:** s. Chloroform.

**Formylsäure:** s. Ameisensäure.

**Formyltriiodid:** s. Iodoform.

**Formylum tribromatum:** s. Bromoform.

**Formylum trichloratum:** s. Chloroform.

**Foromacidin:** s. Spiramycin.

**Forster-Decker-Reaktion:** Methode zur Herst. sekundärer Amine* durch Kondensation* primärer Amine mit Benzaldehyd*, Addition eines Alkylhalogenids an die gebildeten Iminoverbindungen u. anschließende Hydrolyse* (s. Abb.).

**Forsythiae fructus:** s. Forsythia suspensa.

**Forsythia suspensa** (Thunb.) Vahl: chines. Lian qiao, Hängende Forsythie, Goldglöckchen; Fam. Oleaceae; heim. in Nordchina u. Japan; 2–4 m hoher Baum; Stpfl. von **Forsythiae fructus:** eine Fruchtdroge der TCM*; **Inhaltsst.:** Phenolglykoside (u. a. Forsythosid A), Lignane* (u. a. Phillygenin, Pinoresinol, Matairesinol, Arctigenin), Triterpene* (Betulin- u. Oleanolsäurederivate), cycl. Alkohole*; **Wirk.:** Forsythosid wirkt antibakteriell, Piniresinol u. Piniresinolglucosid hemmen die cAMP-Phosphodiesterase. **Anw.:** in der TCM bei Erkältungskrankheiten, Halsentzündungen, Entzündungen der ableitenden Harnwege.

**Forsythie, Hängende:** s. Forsythia suspensa.

**Fortbildung:** s. Weiterbildung.

**forte** (lat.): stark.

**Fortunella japonica** (Thunb.) Swingle: (molekulargenet.) Citrus japonica Thunb.; Kumquat, Marumi-Kumquat, Japanische Orange; Fam. Rutaceae; Südost-Asien; die Früchte (Durchmesser 2–3 cm,

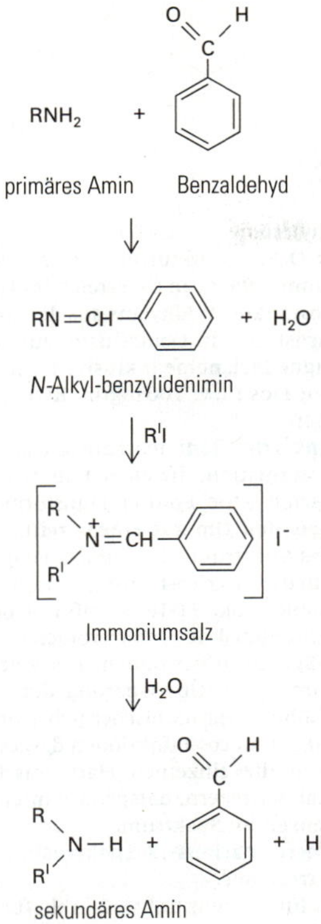


**Forster-Decker-Reaktion**

4–5 Fächer) ähneln in Inhaltsst. u. Geschmack Orangen; sie werden mit der Schale gegessen.

**Forum Pharmazie:** Verein für angestellte Apothekerinnen u. Apotheker in Österreich; gegründet 2000.

**Fosamprenavir** (INN): CAS-Nr. 226700-79-4; $C_{25}H_{36}N_3O_9PS$, Strukturformel: s. Abb.; **Wirk.:** HIV*-Protease-Inhibitor; Prodrug (Phosphatester) von Amprenavir*; **Ind.:** Kombinationstherapie der HIV-1-Infektion in Kombination mit niedrig dosiertem Ritonavir* sowie anderen antiretroviralen Wirkstoffen; **UAW:** s. Amprenavir.

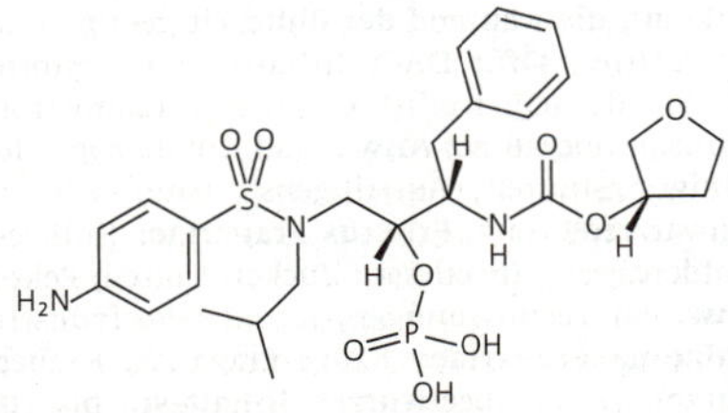

**Fosamprenavir**

**Fosaprepitant** (INN): {3-[(2*R*,3*S*)-2-{(*R*)-1-[3,5-Bis-(trifluormethyl)phenyl]ethoxy}-3-(4-fluorphenyl) morpholin-4-ylmethyl]-5-oxo-2,5-dihydro-[1,2,4] triazol-1-yl}phosphorsäure; $C_{23}H_{22}F_7N_4O_6P$; $M_r$ 1004.83; Prodrug von Aprepitant*; **Wirk.:** Neurokinin*-1-Rezeptor-Antagonist; Antiemetikum*; **Ind.:** durch Zytostatika induziertes Erbrechen; **WW:** F. hemmt während der Ther. CYP3A4, danach kommt es zu einer Induktion von CYP3A4; die Wirk. hormonaler Kontrazeptiva wird verringert, die Wirk. von Glucocorticoiden verstärkt; **UAW:** Kopfschmerz; **Dos.:** 115 mg i. v. 30 min vor Gabe der Chemotherapie.

**Foscarnet-Natrium** (INN): Phosphonomethansäure, Phosphonoameisensäure; Trinatrium-Phosphonoformat; CAS-Nr. 63585-09-1; $CNa_3O_5P$, Strukturformel: s. Abb.; $M_r$ 192.0; Schmp. >250 °C; **Wirk.:** Virostatikum*; wirkt durch direkte Hemmung viraler DNA*-Polymerasen u. reverser Transkriptase*; **Ind.:** erworbene Immunschwäche (HIV*-Erkrankung) u. lebens- u. augenlichtbedrohl. Erkrankungen durch Zytomegalie*-Viren; **Kontraind.:** Behandlung mit Pentamidin*; **WW:** Trimethoprim-Sulfamethoxazol (Senkung der Hämoglobin- u. Thrombozytenkonzentration); **UAW:** Übelkeit, Hautreaktionen, Nierenfunktionsstörungen, Blutbildveränderungen. **Foscarnet-Natrium-Hexahydrat:** Foscarnetum natricum hexahydricum Ph.Eur.6; CAS-Nr. 34156-56-4; $CNa_3O_5P \cdot 6\,H_2O$; $M_r$ 300.07; Schmp. >250 °C; weißes, krist. Pulver, lösl. in Wasser, unlösl. in Ethanol.

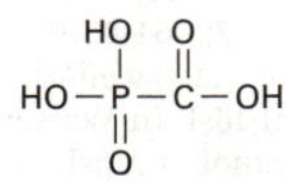

**Foscarnet-Natrium**

**Fosfakol:** s. Paraoxon.

**Fosfestrol** (INN): Diethylstilbestroldiphosphat; *trans*-$\alpha,\beta$-Diethyl-4,4'-stilbendiylbis(dihydrogenphosphat); CAS-Nr. 522-40-7; $C_{18}H_{22}O_8P_2$; $M_r$ 428.32; Schmp. 204–206 °C (unter Zers.; kristallisiert aus verd. Salzsäure); wenig lösl. in Wasser, lösl. in Ethanol u. verd. Laugen; nicht mehr zugelassenes synthet. Estrogen*; HWZ 0.5 h. **Fosfestrol-Natrium:** Fosfestrolum natricum, Fosfestrol-Tetranatriumsalz; CAS-Nr. 23519-26-8; $C_{18}H_{18}Na_4O_8P_2$; $M_r$ 516.2; Schmp. 250 °C (unter Zers.); weißes, krist., hygroskop. Pulver; leicht lösl. in Wasser, fast unlösl. in Ethanol, Ether, Chloroform; früher angewendet als Zytostatikum* bei Prostatakarzinom. Vgl. Diethylstilbestrol.

**Fosfomycin** (INN): Phosphonomycin; (2*R*,3*S*)-3-Methyloxiran-2-yl-phosphonsäure; CAS-Nr. 23155-02-4; $C_3H_7O_4P$, Strukturformel: s. Abb.; $M_r$ 138.06; Schmp. ca. 94 °C; lösl. in Wasser, unlösl. in Ethanol; **Wirk.:** Antibiotikum*; Epoxid-Struktur; chem. mit keinem anderen Antibiotikum verwandt; bakterizide Wirk. durch Hemmung der Zellwandbiosynthese aufgrund eines anderen Mechanismus als bei den Betalactam-Antibiotika; Wirkungsspektrum: Staphylokokken, Gonokok-

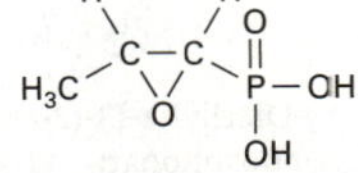

**Fosfomycin**

ken, Haemophilus influenzae, Salmonellen, Shigellen, E. coli, Proteus mirabilis; **Anw.:** Breitband-Antibiotikum, wegen der geringen Resorption nur parenterale Applikation mögl.; **Kontraind.:** Schwangerschaft; **Dos.:** i. v. Kurzinfusion 2–3 × 3–5 g/d; bei Nierenfunktionsstörung Reduktion der Dos.; HWZ ca. 2 h. **Fosfomycin-Dinatrium:** Fosfomycinum natricum Ph.Eur.6; CAS-Nr. 26016-99-9; $C_3H_5Na_2O_4P$; $M_r$ 182.02; weißes bis fast weißes, sehr hygroskopisches Pulver; sehr leicht lösl. in Wasser, wenig lösl. in Methanol, unlösl. in Dichlormethan u. wasserfreiem Ethanol; **Anw.:** Breitband-Antibiotikum; **Dos.: 1.** parenteral: i. v., i. m. Erwachsene, Jugendliche bei empfindl. Erregern 6–9 g/d, bei mäßig empfindl. Erregern 10–15 g/d, die Tagesdosis kann bis 20 g erhöht werden; Kinder 1–12 Jahre (10–40 kg KG): 100–200(–300) mg/kg KG tägl. in 3 Einzeldosen; **2.** oral: 1-mal täglich 3 g (z. B. bei unkomplizierten Harnwegsinfektionen). **Fosfomycin-Calcium-Monohydrat:** Fosfomycinum calcicum Ph.Eur.6; $C_3H_5CaO_4P \cdot H_2O$; $M_r$ 194.15; weißes bis fast weißes Pulver; schwer lösl. in Wasser, unlösl. in Aceton, Dichlormethan u. Methanol; **Anw.:** Breitband-Antibiotikum; **Dos.:** oral Erwachsene 24 g/d aufgeteilt in Einzeldosen, Kinder 40–120 mg/kg KG tägl. (Ph.Eur.Komm.). **Fosfomycinum-Trometamol:** Fosfomycinum trometamol Ph.Eur.; CAS-Nr. 78964-85-9; $C_7H_{18}NO_7P$; $M_r$ 259.23; weißes bis fast weißes, hygroskopisches Pulver, sehr leicht lösl. in Wasser, schwer lösl. in Ethanol u. Methanol, unlösl. in Aceton; **Anw.:** Breitband-Antibiotikum; **Dos.:** oral (berechnet als Fosfomycin) Erwachsene: 1 × 3 g/d, Kinder über 5 Jahre: 1 × 2 g/d.

**Fosinopril:** (4*S*)-4-Cyclohexyl-1-{[(*RS*)-2-methyl-1-(propionyloxy)propoxy]-(4-phenylbutyl)phosphinoylacetyl}-L-prolin; CAS-Nr. 98048-97-6; $C_{30}H_{46}NO_7P$, Strukturformel: s. Abb.; $M_r$ 563.67; **Wirk.:** ACE*-Hemmer, Antihypertensivum*; **Ind.:** essentielle Hypertonie; **Kontraind.:** Schwangerschaft u. Stillzeit, Anw. bei Kindern, primärer Hyperaldosteronismus, Dialyse; **UAW:** gelegentl. Salz- u. Flüssigkeitsmangel, Herzinsuffizienz, Bronchitis; **Dos.:** p. o. 10 mg/d (morgens) u. U. Steigerung bis TMD 40 mg; HWZ 12 h. **Fosinopril-Natrium:** CAS-Nr. 88889-14-9; $C_{30}H_{45}NNaO_7P$; $M_r$ 585.65; Schmp. 149–153 °C; $[\alpha]_D^{20\,°C}$ –24° (c = 1 in Methanol).

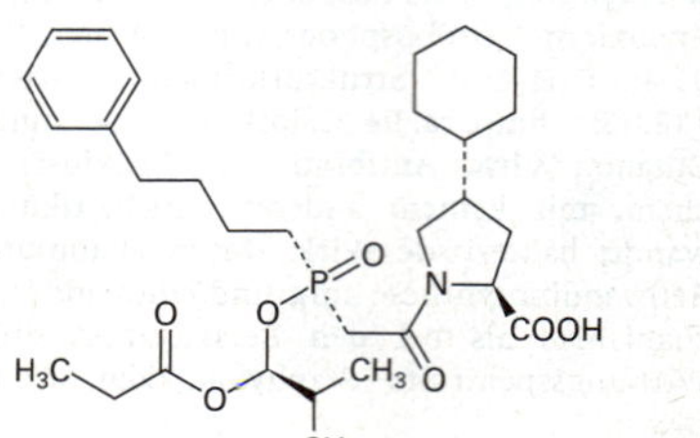


**Fosinopril**

**Fotemustin:** (±)-Diethyl-1-[3-(2-chlorethyl)-3-nitrosoureido]ethyl-phosphonat; {1-[(2-Chlorethyl)nitrosoamino-carbonyl]amino-ethyl}phosphon-

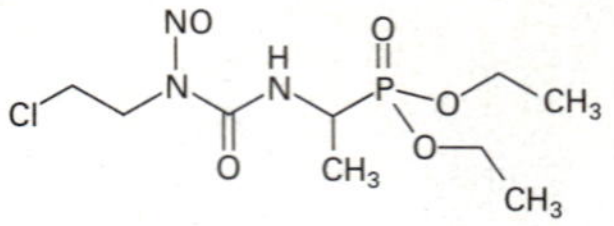


**Fotemustin**

säurediethylester; CAS-Nr. 92118-27-9; $C_9H_{19}ClN_3O_5P$, Strukturformel: s. Abb.; $M_r$ 315.69; Schmp. 85 °C; in Österreich im Handel befindl. Zytostatikum* (Alkylans aus der Gruppe der Nitrosoharnstoffe); in Deutschland außer Handel; **Ind.:** maligne Melanome inklusive Hirn- u. Lebermetastasen; **Dos.:** i. v. 100 mg/m² KOF über mehrere Wochen.

**Fourier-Transformation:** mathemat. Operation; Integraltransformation, die einer Funktion eine andere Funktion (ihre Fourier-Transformierte) zuordnet; **Beispiel:** Um aus einem zeitl. Signalverlauf f(t) das Spektrum* des Signals F(ω) zu erhalten, wird in der Fourier-Transformations-Infrarot-Spektroskopie (Abk. FT-IR; s. Infrarotspektroskopie) aus dem Signal des Interferometers durch F.-T. ein IR-Spektrum gewonnen. Der zeitl. Signalverlauf wird durch Überlagerung der Grundfrequenz u. höherer Harmonischer (Obertöne, s. Frequenz) von sin- u. cos-Funktionen dargestellt. Der Beitrag, den die einzelnen Harmonischen zum zeitl. Signal beisteuern, entspr. der Intensität dieser Frequenzen im Spektrum.

**Fourier-Transformations-IR-Spektroskopie:** s. Infrarotspektroskopie.

**Fp.:** **1.** Abk. für **F**lamm**p**unkt*. **2.** Abk. für Fusions**p**unkt; s. Schmelzpunkt.

**FPE:** Abk. für **F**irst*-**p**ass-**E**ffekt.

**FPG:** Abk. für **F**all**p**auschalen**g**esetz*.

**FPLC:** Abk. für (engl.) ***f**ast **p**rotein **l**iquid **c**hromatography*; s. HPLC.

**Fr:** (chem.) Symbol für Francium*.

**Fragaria piperita** L.: s. Zanthoxylum piperitum.

**Fragaria vesca** L.: (molekulargenet.) Potentilla vesca (L.) Scop.; Walderdbeere, Erdbeere; Fam. Rosaceae; Europa; F. vesca u. F. moschata West. (Moschuserdbeere), F. viridis West. (Hügelerdbeere), F. x ananassa (Duch.) Guedes (Gartenerdbeere) u. andere Fragaria-Arten sowie ihre Hybriden sind Stpfl. von **Fragariae folium:** Folia Fragariae, Herba Fragariae; Erdbeerblätter, Erdbeerkraut, Erbelkraut; die während der Blütezeit gesammelten Laubblätter; **Off.:** DAC; **Inhaltsst.:** Gerbstoffe*, Flavonoide* (Quercetin*, Quercitrin, Kämpferol*), Leukoanthocyanine; **Anw.:** (volkstüml.) sog. Blutreinigungsmittel*, Adstringens*, hauptsächl. als Schwarztee-Ersatz; **Fructus Fragariae:** Erdbeere, Walderdbeere; **Inhaltsst.:** Zucker, Säuren, Pektin; **Anw.:** zu Teemischungen, in der Likörindustrie; **Rhizoma Fragariae:** Radix Fragariae; Erdbeerwurzel, Walderdbeerwurzel; **Inhaltsst.:** bis 10 % Gerbstoffe; **Anw.:** (volkstüml.) Adstringens.

**Fraktionieraufsatz:** Kolonne*, die auf den Siedekolben aufgesetzt wird, um Flüss. mit versch. Siedepunkten bei der Destillation* zu trennen (s. Abb.); **Prinzip:** eine Form des Rückflusskühlers (s. Kühler); F. wird auf den Siedekolben aufgesetzt u. mit dem Kühler verbunden. Ein Thermometer

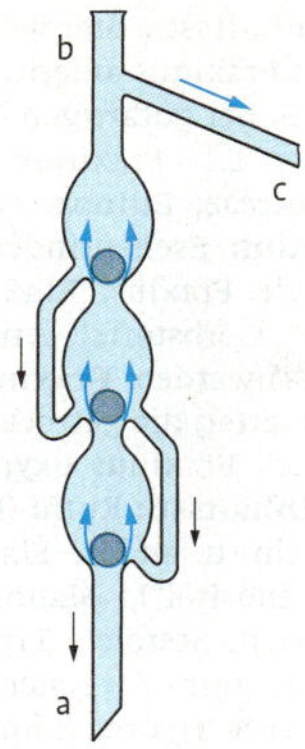


**Fraktionieraufsatz:** a: Ansatz für den Siedekolben; b: Öffnung für das Thermometer; c: Ansatz für den Kühler

wird von oben so eingesetzt, dass es die Temp. des in den Kühler abfließenden Dampfes misst. Bei der Destillation nimmt die Siedetemperatur von unten nach oben ab, die höher siedenden Best. fließen zurück u. oben destilliert die flüchtigere Komponente ab.

**Fraktionierkolben:** Siedekolben mit seitl. Ansatzrohr, an das ein Kühler angeschlossen wird; vgl. Destillation; Kolben.

**Fraktur:** Knochenbruch; Kontinuitätsunterbrechung eines Knochens unter Bildung von Fragmenten.

**frameshift:** Rastermutation; Verschiebung des Leserasters bei der Transkription* durch Insertion* od. Deletion* einer (Punktmutation*) od. mehrerer DNA-Basen; es kommt zum Kettenabbruch od. zu einem funktionsuntüchtigen Genprodukt.

**Framycetin** (INN): Neomycin B; CAS-Nr. 119-04-0; $C_{23}H_{46}N_6O_{13}$, Strukturformel: s. Abb.; $M_r$ 614.66; wasserlöslich; Aminoglykosid*-Antibiotikum aus Streptomyces-Arten; **Ind.:** infektiöse Haut- u. Schleimhauterkrankungen; **UAW:** hohe Oto- u. Nephrotoxizität (daher nur lokale Anw.); **Dos.:** topisch: Puder u. Salbe (2 %) zweimal tägl. od. einmalig als Kegel. **Framycetinsulfat:** Framycetini sulfas Ph.Eur., Framycetinum sulfuricum; $C_{23}H_{46}N_6O_{13} \cdot x\,H_2SO_4$; $[\alpha]_D^{20\,°C}$ +52.5° bis +55.5° (c = 10 in Wasser); weißes, hygroskop. Pulver; leicht lösl. in Wasser, sehr schwer lösl. in Ethanol, fast unlösl. in Aceton, Chloroform u. Ether. Vgl. Neomycin.

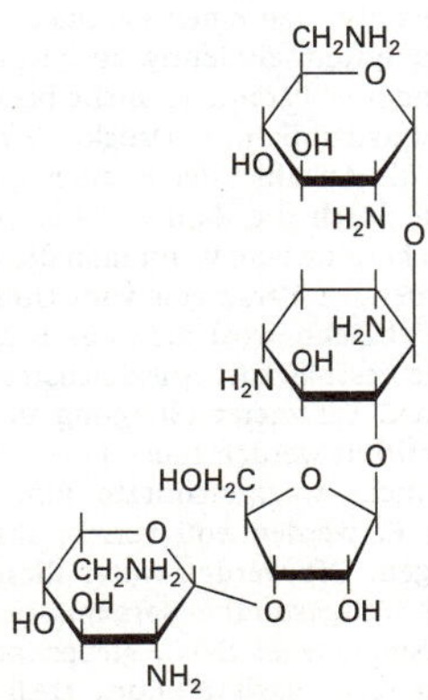


**Framycetin**

**Franciscea uniflora:** s. Brunfelsia uniflora.

**Francisella tularensis:** Pasteurella tularensis; Gattung gramnegativer, unbewegl., kokkoider od. stäbchenförmiger Bakt. (noch keiner Fam. zugeordnet); humanpathogene Species: F. tularensis; verursacht die Tularämie*; Übertragung durch Arthropoden (v. a. Zecken), Inhalation, Ingestion u. Mensch-zu-Mensch-Kontakt.

**Francium:** Symbol Fr; OZ 87; radioaktives, zu den Alkalimetallen* gehörendes Leichtmetall*; mind. 31 Isotope der Massenzahlen 201–231; längstlebiges Isotop mit einer HWZ von 21.8 min ist $^{223}_{87}Fr$; **Gesch.:** 1938 durch Marguerite Perey (1909–1975) als Abzweigungsprodukt der natürl. radioaktiven Actiniumreihe entdeckt.

**Frangula alnus:** s. Rhamnus frangula.

**Frangulae cortex:** s. Rhamnus frangula.

**Frangulae corticis extractum siccum normatum:** **1.** s. Extractum Frangulae siccum normatum; **2.** s. Rhamnus frangula.

**Frangulaemodin:** s. Rhamnus frangula.

**Frangula purshiana:** s. Rhamnus purshiana.

**Frangulin:** s. Rhamnus frangula.

**Franzbranntwein:** s. Spiritus Vini gallici.

**Franzbranntwein-Gel:** Zusammensetzung: NFA, 0.6 T. Carbomer* 940, 1.6 T. 50 %iges Triethanolamin*, Franzbranntwein (s. Spiritus Vini gallici) ad 100 Teile; **Darst.:** Carbomer 940 wird in ca. 10 g Franzbranntwein dispergiert, mit der 50 %igen Triethanolaminlösung versetzt u. 10 min lang quellen gelassen. Der restl. Franzbranntwein wird portionsweise hinzugefügt. **Wirk.:** kühlend, erfrischend, durchblutungsfördernd bei Sportverletzungen, Verspannungen u. Müdigkeit.

**Franzbranntwein-Gel mit Menthol:** Zusammensetzung: NFA, 0.6 T. Carbomer* 940, 1.6 T. 50 %iges Triethanolamin*, Franzbranntwein mit Menthol (Spiritus* Vini gallici cum Mentholo 1 %) ad 100 Teile; **Darst. u. Anw.:** s. Franzbranntwein-Gel.

**Franzosenholz:** s. Guaiacum officinale (Guajaci lignum).

**Franzosenwurzel:** s. Anacyclus pyrethrum (Radix Pyrethri romani).

**Franzzelle:** Diffusionszelle nach Franz; gebräuchlichstes In-vitro-Modell zum Studium des dermalen Wirkstofftransports; **Aufbau:** eine temperierbare Glaskammer mit Rührer, die die Akzeptorflüssigkeit (wässrige Pufferlösung; pH-Wert entspricht dem pH-Wert von Blut) enthält, u. ein exzidiertes Hautstück auf Filtergaze, das die natürl. Penetrationsbarriere simuliert; darauf können top. Zubereitungen* (z. B. Salben, transdermale therapeutische Systeme*) appliziert werden. **Bedeutung:** Das sehr realitätsnahe Modell liefert nach Präparation der versch. Hautschichten u. analyt. Konzentrationsbestimmung wertvolle Aussagen zur Penetrationskinetik u. Eindringtiefe von Substanzen. Vgl. Penetration; Pentrationssalben.

F

**Frasera carolinensis** Walt.: American Columbo; Fam. Gentianaceae; Nordamerika, Virginia; Stpfl. von **Radix Fraserae:** Radix Colombo americana, Radix Colombo falsa, Radix Colombo spuria; Amerikanische Colombowurzel; **Inhaltsst.:** Gerbsäure (s. Tannin), Gentiopicrin, Glucose, Farbstoff; **Anw.:** in USA Ersatz für Radix Colombo (s. Jateorhiza palmata). **Hom.:** Frasera carolinensis: frische, im Oktober u. November gesammelte, 2-jährige od. im März u. April gesammelte, 3-jährige Wurzel; verordnet z. B. bei Obstipation*, Erbrechen*.

**Frauendistel:** s. Silybum marianum.

**Frauendusche:** Gummiball Gr. 7 (Gr. 5 bei Reisedusche) mit Mutterrohr*; **Anw.:** zur Scheidenspülung; auch zur Darmspülung verwendbar mit ca. 5 cm kurzem, dünnerem Darmrohr mit nur einer Öffnung an der Spitze (s. Klistier).

**Frauenfarn:** s. Adiantum capillus-veneris.

**Frauenflachs:** s. Linaria vulgaris.

**Frauenhaar:** s. Adiantum capillus-veneris.

**Frauenjahr:** Bezugsgröße zur Berechnung der Sicherheit versch. Verfahren der Kontrazeption (s. Pearl-Index); vgl. Kontrazeptiva.

**Frauenkondom:** Kombination aus Präservativ* u. Pessar* mit einem inneren Ring, der vor die Portio geschoben wird, einem tütenartigen Polyurethanschlauch u. einem äußeren Ring, der die Labia bedeckt; vgl. Kontrazeptiva.

**Frauenmantel:** s. Alchemilla vulgaris.

**Frauenmantelkraut:** s. Alchemilla vulgaris (Alchemillae herba).

**Frauenmilch:** s. Muttermilch.

**Frauenminze:** s. Hedeoma pulegioides (Herba Hedeomae).

**Frauenschuh, Amerikanischer:** s. Cypripedium calceolus var. pubescens.

**Frauenschuhwurzel:** s. Cypripedium calceolus var. pubescens (Radix Cypripedii).

**Frauenschuhwurzelstock:** s. Cypripedium calceolus var. pubescens (Radix Cypripedii).

**Frauenthermometer:** Thermometer* mit begrenztem Messbereich (36.3–37.5 °C) u. gespreizter Skala zur Messung der Basaltemperatur* in der Scheide; auch als Digitalthermometer erhältlich; **Anw.:** zur sog. natürl. Kontrazeption, weiterentwickelt zum Zykluscomputer*.

**Frauenwurzel:** s. Caulophyllum thalictroides (Radix Caulophylli).

**Fraunhofer-Linien:** dunkle Absorptionslinien im kontinuierl. Sonnenspektrum. F.-L. kommen dadurch zustande, dass die in der Sonnenatmosphäre enthaltenen Elemente, z. B. Na, H, He, O, Ca, die für sie charakterist. Frequenzen des kontinuierl., von der Oberfläche des Sonnenkerns ausgesandten Spektrums absorbieren.

**Fraxin:** 7,8-Dihydroxy-6-methoxycumarin-8-$\beta$-D-glucosid; $C_{16}H_{18}O_{10}$; gelbe, bitter schmeckende Kristallnadeln, in Lsg. blaugrün fluoreszierend; Cumaringlykosid in Fraxinus- u. Aesculus-Arten; F. ergibt bei Hydrolyse mit verd. Säuren Glucose* u. das Aglykon* Fraxetin; Strukturformel: s. Cumarine (Abb. dort).

**Fraxini folium:** s. Fraxinus excelsior.

**Fraxinol:** s. Cumarine (Abb. dort).

**Fraxinus americana** L.: Fraxinus alba Marsh.; Amerikanische Esche, Weißesche; Fam. Oleaceae; Nordamerika; **Inhaltsst.:** Sterole*, Triterpene (s. Terpene). **Hom.:** Fraxinus americana: frische Rinde; verordnet z. B. bei gutartigen Uterustumoren.

**Fraxinus excelsior** L.: Fraxinus excelsa Salisb.; Esche; Fam. Oleaceae; Europa, Nordasien; Stpfl. von **Cortex Fraxini:** Eschenrinde; **Inhaltsst.:** Cumarinderivate wie Fraxin*, Fraxinol, Aesculin*, ferner Mannitol*, Gerbstoffe*; **Anw.:** (volkstüml.) bei rheumat. Beschwerden; **Fraxini folium:** Folia Fraxini, Eschenblätter; die getrockneten Laubblätter; Stpfl. ist auch Fraxinus oxyphylla M. Bieb.; **Off.:** Ph.Eur.6; **Inhaltsst.:** Rutin (Rutosid*), Quercitrin (s. Quercetin) u. andere Flavonoide*, Gerbstoffe*, Inosit (Inositol*), Mannitol*, Iridoide*, Hydroxyzimtsäuren, Sterole*, Triterpene (s. Terpene), äther. Öl mit Terpenen; Gehalt nach Ph.Eur. mind. 2.5 % Hydroxyzimtsäure-Derivate, berechnet als Chlorogensäure* (bezogen auf das Trockengewicht); **Anw.:** (volkstüml.) harntreibendes Mittel, Laxans*, Antipyretikum* u. Rheumamittel. **Hom.:** Fraxinus excelsior: frische Rinde; verordnet z. B. bei Gicht* u. Erkrankungen* des rheumat. Formenkreises.

**Fraxinus ornus** L.: Ornus europaea Pers.; Manna-Esche, Blumenesche; Fam. Oleaceae; Mittelmeergebiet, bes. Sizilien, auch bei Innsbruck u. als Zierpflanze; Stpfl. von **Manna:** Manna canellata; Eschenmanna; der durch Einschnitte in die Rinde gewonnene u. getrocknete Saft (nicht ident. mit dem in der Bibel genannten Manna*); gelbl., innen weiße, krist., runde Stücke, leicht lösl. in Wasser; **Best.:** ca. 40–90 % D-Mannitol*, Glucose*, Fructose*, Mannotriose u. a. Zucker, Harz*, wenig Fraxin*, Schleim; **Off.:** DAC, ÖAB; Monographie: Kommission E; **Anw.:** **1.** (med.) mildes Laxans*, bes. in der Pädiatrie*; **2.** (techn.) auch als Hilfsstoff in der Pharmazie; Nährboden für Bakterienkulturen; **Dos.:** ca. 20 g; **Zuber.:** Siripus* Mannae, Infusum Sennae compositum.

**Fraxiparin:** Calciumsalze der Heparinfraktion aus Schweinemukosa; $M_r$ 4000–5000; nicht mehr im Handel befindl. Antikoagulans* mit langanhaltender Wirk.; **UAW:** Schleimhautblutungen. Vgl. Heparin.

**Free-Wilson-Analyse:** s. QSAR.

**freeze drying:** s. Gefriertrocknung.

**Freiheitsgrade:** **1.** (physik.) unter einem F. eines Systems versteht man einen Parameter, der nötig ist, um das System eindeutig zu bestimmen, der aber die anderen Parameter nicht beeinflusst; in der Thermodynamik u. a. Druck, Temp., Konz.; **2.** (statist.) die Anzahl f der F. einer Zufallsgröße ist gegeben durch die Zahl der frei verfügbaren Messwerte; f ergibt sich, wenn man die Anzahl der zu bestimmenden Parameter vom Umfang n der Stichprobe abzieht; wird z. B. aus 5 Messwerten eine Gerade geschätzt (s. Ausgleichsrechnung), so ist f = 3, da 2 Parameter (Steigung u. Achsenabschnitt) ermittelt werden müssen.

**Freiname:** nicht wortgeschützte Bez. für einen Wirkstoff*; F. werden von versch. Institutionen vorgeschlagen. Oft werden unter diesem Begriff die von der Weltgesundheitsorganisation vergebenen F. verstanden (s. INN). Neben den Arzneibuchnamen (z. B. nach Ph.Eur., DAB, Ph.Helv., ÖAB, USP) sind auch BAN (Abk. für engl. British

Approved Names), DCF (Abk. für franz. Dénominations Communes Françaises) u. USAN (Abk. für engl. United States Adopted Names) gebräuchlich.

**Freisamkraut:** s. Viola tricolor.

**Freisetzung:** s. Wirkstofffreisetzung.

**Fremdbesitz:** Besitz einer Apotheke von einer Firma od. einer Person, die keine Approbation als Apotheker u. kein nach dem Apothekengesetz erlaubtes EG-Apothekerdiplom hat. In Deutschland verboten, auch der Betrieb einer Apotheke ist verwehrt.

**Fremdinduktion:** s. Enzyminduktion.

**Freon 114:** s. Cryofluran.

**Frequenz:** Symbol ν; Zahl der Schwingungen (zeitlich u./od. räumlich period. Vorgänge) pro Sekunde; $\nu = 1/\lambda$ (λ: Wellenlänge der elektromagnetischen Strahlung*); SI-Einheit: $s^{-1}$ bzw. Hertz; die reziproke F. ist die Schwingungsdauer T ($T = 1/\nu$). **Harmonische:** Obertöne einer gegebenen Grundfrequenz; haben ein ganzzahliges Vielfaches der Zahl der Schwingungen pro Sekunde.

**Fresszellen:** s. Phagozyten.

**FRH:** Abk. für **F**ollikel**r**eifungs**h**ormon; s. FSH.

**Friabilität:** s. Abrieb.

**Friedel-Crafts-Acylierung:** Verfahren zur Synthese von Ketonen* durch Acylierung aromat. Verb. mit aliphat. od. aromat. Säurehalogeniden od. Säureanhydriden* in Gegenwart von Aluminiumchlorid* od. Zinkchlorid* als Katalysator; **Beispiel:** Aus Benzol* u. Acetylchlorid* erhält man Acetophenon* (s. Abb.). Vgl. Friedel-Crafts-Alkylierung.

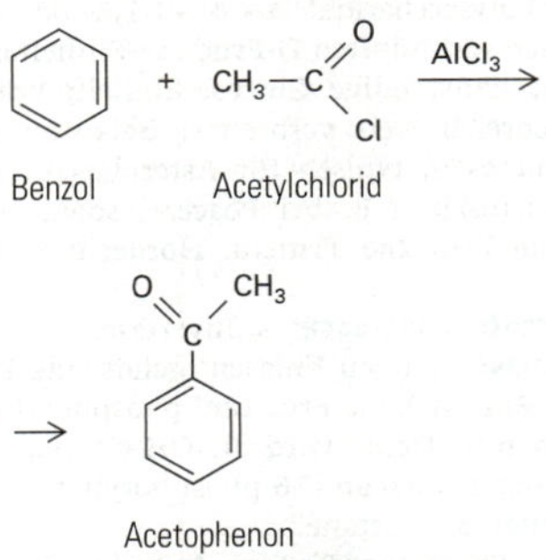


**Friedel-Crafts-Acylierung:** Bildung von Acetophenon als Beispiel

**Friedel-Crafts-Alkylierung:** Verfahren zur Alkylierung aromat. Verb. mit Alkylhalogeniden, Alkenen* od. Alkoholen* in Gegenwart von Aluminiumchlorid* od. Zinkchlorid* als Katalysator; **Beispiel:** Aus Benzol* u. Ethen* entsteht Ethylbenzol (s. Abb.). Vgl. Friedel-Crafts-Acylierung.

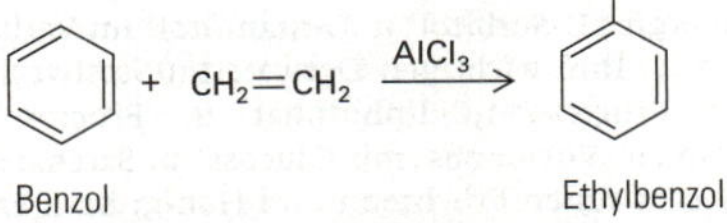


**Friedel-Crafts-Alkylierung:** Bildung von Ethylbenzol

**Fries-Umlagerung:** Verfahren zur Herst. von *o*- u. *p*-Acylphenolen durch Erwärmen der Phenylester aliphat. u. aromat. Carbonsäuren* mit Aluminiumchlorid* od. Zinkchlorid* als Katalysator; unter 100 °C entsteht vorwiegend die *p*-Verb., über 100 °C die *o*-Isomere (s. Abb.).

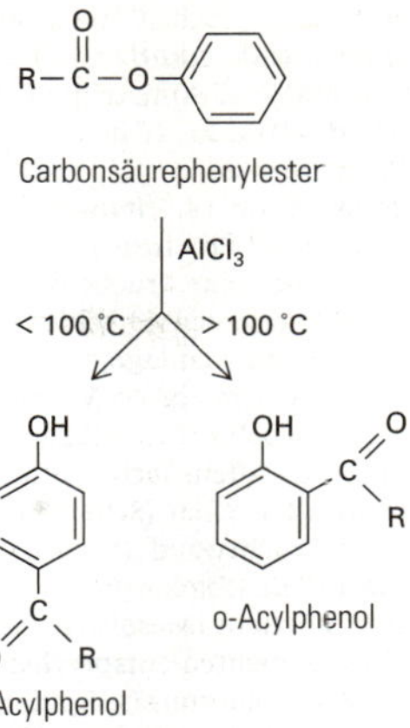


**Fries-Umlagerung**

**Frigen 114:** s. Cryofluran.

**Friktion:** Reibung, Einreibung.

**Frischplasma, gefrorenes:** s. Hämotherapie (Tab. dort).

**Fritillaria imperialis L.:** Kaiserkrone; Fam. Liliaceae; Iran, Afghanistan, Kaukasus, Frankreich; Stpfl. von **Kaiserkronen-Zwiebeln: Inhaltsst.:** ca. 23 % Stärke (Amylum bulbi coronae imperialis, Amylum Fritillariae), Steroidalkaloide*; vgl. Veratrum-Alkaloide; **Anw.: 1.** (volkstüml.) Schmerz- u. Fiebermittel in Ostasien (auch Fritillaria roylii Hook. u. Fritillaria verticillata Willd. var. thimbergii Bak.); **2.** (techn.) in Frankreich zur Stärkegewinnung.

**Fröhde-Reagenz:** Molybdän-Schwefelsäure; **Zuber.:** 5 mg Ammoniummolybdat* werden in 1 mL konz. Schwefelsäure* gelöst. **Anw.:** Nachw. von Alkaloiden*.

**Frondes Thujae:** s. Thuja occidentalis (Thujae summitates).

**Froschdosis:** Abk. FD; früher verwendete biol. Einheit für die Wirk. von herzwirksamen Glykosiden*.

**Froschlöffel, Gewöhnlicher:** s. Alisma plantago-aquatica.

**Frovatriptan** (INN): (6*R*)-5,6,7,8-Tetrahydro-6-methyl-aminocarbazol-3-carboxamid; CAS-Nr. 158747-02-5; $C_{14}H_{17}N_3O$, Strukturformel: s. Abb.; $M_r$ 243.3; logP 0.8; p$K_S$ 10.3; leicht lösl. in Wasser; **Wirk.:** Migränetherapeutikum* (selektiver 5-$HT_1$-Rezeptor-Agonist); Wirkungseintritt erst nach 4 h, jedoch geringes Potential für WW, da F. weder die

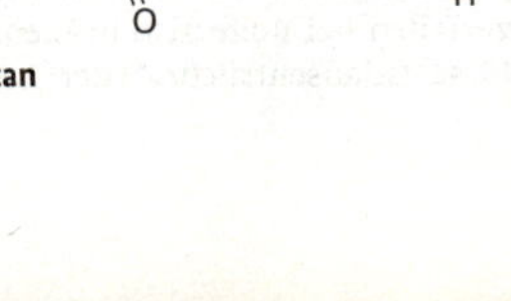

**Frovatriptan**

Monoaminoxidase* noch Cytochrom*-P-450-Isoenzyme hemmt; **Ind.:** Akutbehandlung von Migräneanfällen; **UAW:** s. Sumatriptan; **Dos.:** 2.5 mg p. o. bei Bedarf; HWZ ca. 26 h.

**Frucht:** s. Fruchtformen.

**Fruchtbarkeitsvitamin:** s. Vitamin E.

**Fruchtblatt:** s. Blüte; Fruchtformen.

**Fruchtformen:** (bot.) eine Frucht ist eine Blüte* im Zustand der Samenreife; sie bildet sich nach der Befruchtung der Samenanlage(n)* während der Samenbildung* aus dem durch Verwachsung eines od. mehrerer Karpelle (Fruchtblätter) entstandenen Fruchtknoten allein (echte Früchte) od. zus. mit anderen Blütenteilen (Scheinfrüchte); **Merkmale:** an der Fruchtwand (Perikarp) kann man vielfach eine äußere (Exokarp) bzw. innere (Endokarp) u. eine mittlere (Mesokarp) Schicht unterscheiden; diese Schichten entsprechen der unteren bzw. oberen Blattepidermis (s. Epidermis*) u. dem Mesophyll* der Fruchtblätter u. dienen entsprechend ihrer Ausbildung u. Funktion der Einteilung der Früchte in die verschiedenen Fruchtformen: **I. Einzelfrüchte A. Springfrüchte:** Perikarp trocken, bei der Reife sich öffnend; **1. Balgfrucht** (Folliculus, Balgkapsel): Perikarp aus einem Karpell hervorgegangen, an der Bauchnaht (Verwachsungsnaht) aufspringend; **2. Hülse:** Perikarp ebenfalls aus einem Karpell hervorgegangen, an der Bauch- u. Rückennaht aufspringend (z. B. Fabales*); **3. Schote:** Perikarp aus 2 Karpellen hervorgegangen; zw. den Karpellen bildet sich eine falsche Scheidewand aus u. es entstehen 2 Fächer; Öffnung erfolgt, indem sich die Fruchtblätter von der falschen Scheidewand ablösen; die Samen befinden sich an den Rändern der Scheidewand (z. B. Senf* u. a. Brassicaceae*); man unterscheidet zw. Schote (mind. 3-mal so lang wie breit) u. Schötchen (max. 3-mal so lang wie breit); **4. Kapsel:** Perikarp aus 2 bis mehreren Karpellen hervorgegangen, ein od. mehrfächerig; je nach Öffnungsmechanismus unterscheidet man: **a)** Spaltenkapsel: eine lokulizide Kapsel öffnet sich längs der Mittelrippe der ehemaligen Karpelle (z. B. Iris); eine septizide Kapsel öffnet sich längs der Verwachsungsnähte der ehemaligen Karpelle (z. B. Hypericum); **b)** Porenkapsel (z. B. Papaver, Anthyrrinium majus); **c)** Deckelkapsel (z. B. Hyoscyamus, Anagallis arvensis); **B. Schließfrüchte:** öffnen sich nicht bei der Reife; Frucht bleibt geschlossen; **1.** saftige Schließfrüchte: **a) Beere:** Perikarp fleischig; aus einem bis mehreren Karpellen u. mit einem (z. B. Myristica) bis mehreren Samen (z. B. Trauben, Tomaten, Bananen, Kürbis, Tollkirsche); **b) Steinfrüchte:** Exokarp häutig, Mesokarp fleischig, Endokarp hart (z. B. Prunus, Juglans); **2.** trockene Schließfrüchte: **a) Nuss:** Perikarp hart, meist einsamig; **b) Karyopse:** einsamig, trockenes Perikarp, mit der Samenschale verwachsen; aus oberständigem Fruchtknoten hervorgegangen (z. B. Poales); **c) Achäne:** einsamig, trockenes Perikarp, mit der Samenschale verwachsen; aus unterständigem Fruchtknoten hervorgegangen (z. B. Asterales, Apiaceae); **d) Spaltfrüchte** (Teilfrüchte, Merikarpien): Karpelle lösen sich bei der Fruchtreife voneinander, zerfallen bei Reife also in mehrere Teilfrüchte: Nüsse (Klausenfrüchte* der Lamiaceae), Achänen* (Doppelachänen der Apiaceae); **II. Sammelfrüchte:** zahlreiche freie Früchte gehen aus einem apokarpen Gynoeceum (s. Apokarpie) hervor, die bei Reife wie Einzelfrüchte aussehen u. auch wie Einzelfrüchte abfallen; vielfach ist auch die Blütenachse an der Sammelfruchtbildung beteiligt: man kennt z. B. Sammelsteinfrüchte (z. B. Brombeere, Himbeere), Sammelnussfrüchte (z. B. Erdbeere), Sammelbalgfrüchte (z. B. Sternanis); **III. Fruchtstände:** gehen aus einem Blütenstand hervor; ein Fruchtstand nimmt bei Reife das Aussehen einer Einzelfrucht an u. fällt auch wie eine Einzelfrucht ab (z. B. Maulbeere, Feige).

**Fruchtknoten:** s. Blüte (Blütenteile).

**Fruchtkörper:** geht aus dem Hyphengeflecht vieler Pilze* hervor, welches das Substrat durchwächst; z. B. Ascokarp* bei Ascomycota (Schlauchpilze), Basidiokarp* bei Basidiomycota (Ständerpilze).

**Fruchtmus:** Pulpa; feste od. teigartige Zuber. von zäher Konsistenz zur innerl. Anwendung; hergestellt durch Zerquetschen von Früchten nach Entfernung der harten Bestandteile u. anschließendem Wasserentzug bis zur gewünschten Konsistenz. Heute selten verwendet. Vgl. Tamarindus indica (Pulpa Tamarindorum).

**Fruchtsirupe:** Sirupi*, aus Presssäften mit Zucker hergestellt; Geschmackskorrigens.

**Fruchtstände:** s. Fruchtformen.

**Fruchtträger:** s. Karpophor.

**Fruchtzucker:** s. Fructose.

**Fructane:** Fructosane, Polyfructosane; hochmolekulare Polysaccharide* aus 4–40 1,2- od. 2,6-glykosidisch verknüpften D-Fructose-Einheiten; häufig eine endständige Glucose-Einheit; **Vork.:** im Pflanzenreich weit verbreitet; **Beispiel:** Inulin* (1,2-Fructosan, typisch für Asteridae) u. Phlein* (1,6-Fructosan, z. B. bei Poaceae) sowie die verzweigten Fructane Triticin, Hordecin u. Graminin.

**β-D-Fructofuranosidase:** s. Invertase.

**Fructokinase:** zu den Kinasen* gehörende Transferase (s. Enzyme), die Fructose* phosphoryliert; bei Menschen u. Tieren wird die OH-Gruppe an C-1, bei Pflanzen auch an C-6 phosphoryliert.

**Fructosane:** s. Fructane.

**Fructose:** Fructosum Ph.Eur., Laevulosum; Fruchtzucker, veraltet Linkszucker, Lävulose, natürl. als D-Fructose; CAS-Nr. 57-48-7; $C_6H_{12}O_6$, Strukturformel: s. Abb.; $M_r$ 180.16; Schmp. 103–105 °C; $[\alpha]_D^{20\,°C}$ −135° bis −92° (Wasser); Monosaccharid*; Ketohexose (s. Hexosen); sehr leicht lösl. in Wasser, lösl. in Ethanol, Glycerol, Methanol, schwer lösl. in Ether, Chloroform, Benzol; schmeckt süßer als alle anderen Kohlenhydrate* u. wird von Hefe vergoren; liegt in krist. Form als *β*-Pyranose vor, geht aber Verbindungen als Furanose ein. Reduktion ergibt D-Sorbitol* u. D-Mannitol* im Verhältnis 1 : 1. Ihre wichtigen Derivate im Stoffwechsel sind Fructose*-1,6-diphosphat u. Fructose*-6-phosphat. **Vork.:** zus. mit Glucose* u. Saccharose* in vielen süßen Früchten u. im Honig; Best. zahlreicher Oligosaccharide* (z. B. Saccharose*, Raffinose*, Stachyose*, Planteose* u. Gentianose*) u. versch. Polysaccharide* (z. B. Inulin* u. Lävan); **Anw.:** **1.** (med.) neben Glucose* zur Ther. von Leberintoxikationen, zu Nähr- u. Dauertropfinfusio-

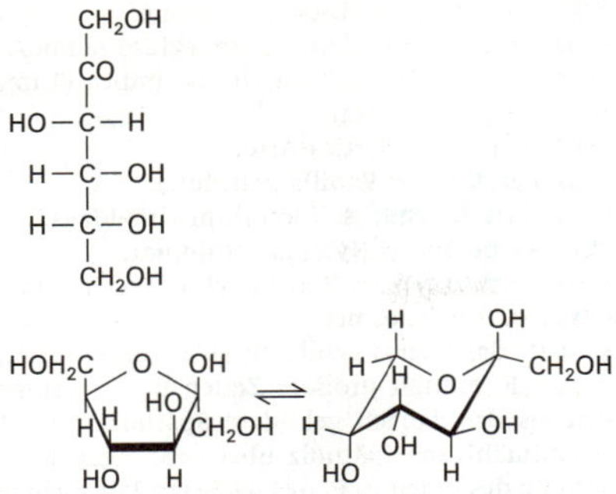

**Fructose:** D-Fructose (oben); β-D-Fructofuranose (unten links) u. β-D-Fructopyranose (unten rechts)

nen bei Hypoglykämien u. bei akuter Alkoholintoxikation; **2.** Süßstoff für Diabetiker, da auch größere Mengen den Blutglucosespiegel nicht wesentl. erhöhen; **Zuber.:** Fructose-Infusionslösung 50 g/L, Fructosi solutio infundibilis 50 g/L (Ph.Helv.); Lävulose-Infusionslösung, Laevulosi solutiones infundibilis, u. Lävulose-Injektionslösung, Laevulosi solutiones iniectabiles (DAC); **Stoffwechsel:** F. wird durch eine Ketohexokinase zu Fructose-1-phosphat phosphoryliert. Fructose-6-phosphat entsteht nur in geringen Mengen. In der Leber wird Fructose-1-phosphat in Dihydroxyacetonphosphat, das direkt in die Glykolyse* mündet, u. in Glycerolaldehyd gespalten, der entweder unter $NAD^+$ u. ATP-Verbrauch in 2-Phosphoglycerolsäure od. in Glycerolaldehyd*-3-phosphat übergeht. Mit diesen beiden Produkten ist der Anschluss an den allg. Kohlenhydratstoffwechsel* gegeben. Die vom Glucoseabbau abweichenden Reaktionen des Fructosestoffwechsels erlauben eine getrennte Regulation beider Prozesse. In der Leber kann F. über den Zuckeralkohol Sorbitol* in Glucose umgewandelt werden.

**Fructose-1,6-diphosphat:** Harden-Young-Ester; Fructosederivat, bei dem die OH-Gruppen an den C-Atomen 1 u. 6 mit Phosphorsäure verestert sind; wichtiges Intermediärprodukt der Glykolyse*.

**Fructosediphosphataldolase:** zu den Lyasen gehörendes, tetrameres Enzym*, das Fructose*-1,6-diphosphat reversibel in die beiden Triosephosphate Dihydroxyacetonphosphat u. D-Glycerol-3-phosphat spaltet; die Reaktion verläuft analog einer Aldolkondensation, daher der Name. Im Gleichgewicht liegen 89 % Fructose-1,6-diphosphat u. 11 % Triosephosphat vor. Von den tier. u. menschl. Organen hat der Skelettmuskel die höchste Aldolaseaktivität, 5-mal so viel wie Gehirn, Leber od. Herzmuskel.

**Fructose-6-phosphat:** Neuberg-Ester; Phosphorsäureester der Fructose* u. Zwischenstufe der Glykolyse*, die entweder durch Isomerisierung aus Glucose*-6-phosphat od. bei der Transketolierung aus Erythrose-4-phosphat entsteht.

**Fructose-6-phosphat-Kinase:** s. Phosphofructokinase.

**β-Fructosidase:** s. Invertase.

**Fructosurie:** nichtdiabetische Melliturie* mit Auftreten von Fructose* im Harn; **Formen:** **1.** benigne autosomal-rezessiv erbl. Stoffwechselanomalie mit Mangel an Ketohexokinase; **2.** symptomatische F. bei schwerer Lebererkrankung nach Aufnahme fructosehaltiger Nahrung.

**Fructus** (lat. Frucht): s. Fruchtformen.

**Fructus Agni casti:** s. Vitex agnus-castus (Agnicasti fructus).

**Fructus Ajowan:** s. Trachyspermum ammi.

**Fructus Alkekengi:** s. Physalis alkekengi.

**Fructus Ammi majoris:** s. Ammi majus.

**Fructus Ammi visnagae:** s. Ammi visnaga (Ammeos visnagae fructus).

**Fructus Amomi:** s. Pimenta dioica (Fructus Pimentae).

**Fructus Anacardii occidentalis:** s. Anacardium occidentale..

**Fructus Anacardii orientalis:** s. Semecarpus anacardium.

**Fructus Anethi:** s. Anethum graveolens var. hortorum.

**Fructus Anisi:** s. Pimpinella anisum (Anisi fructus).

**Fructus Anisi stellati:** s. Illicium verum (Anisi stellati fructus).

**Fructus Anisi vulgaris:** s. Pimpinella anisum (Anisi fructus).

**Fructus Apii graveolentis:** s. Apium graveolens.

**Fructus Aurantii immaturi:** s. Citrus aurantium ssp. aurantium (Aurantii fructus immaturus).

**Fructus Avenae excorticatus:** s. Avena sativa.

**Fructus Belae indicae:** s. Aegle marmelos.

**Fructus Berberidis:** s. Berberis vulgaris (Berberidis fructus).

**Fructus Bruceae:** s. Brucea amarissima.

**Fructus Cannabis:** s. Cannabis sativa (Fructus Cannabis).

**Fructus Capsici:** **1.** s. Capsicum annuum; **2.** s. Capsicum frutescens (Capsici fructus).

**Fructus Capsici frutescentis:** s. Capsicum frutescens (Capsici fructus).

**Fructus Cardamomi:** s. Elettaria cardamomum (Cardamomi fructus).

**Fructus Cardui Mariae:** s. Silybum marianum (Silybi mariani fructus).

**Fructus Carvi:** s. Carum carvi (Carvi fructus).

**Fructus Caryophylli:** s. Syzygium aromaticum (Anthophylli).

**Fructus Cassiae fistulae:** s. Cassia fistula.

**Fructus Cerasi acidi:** s. Prunus cerasus (Fructus Pruni cerasi).

**Fructus Ceratoniae:** s. Ceratonia siliqua (Ceratoniae fructus).

**Fructus Citri:** s. Citrus limon.

**Fructus Cocculi:** s. Anamirta cocculus.

**Fructus Colocynthidis:** s. Citrullus colocynthis.

**Fructus Colocynthidis praeparati:** s. Citrullus colocynthis.

**Fructus Conii:** s. Conium maculatum.

**Fructus Coriandri:** s. Coriandrum sativum (Coriandri fructus).

**Fructus Crataegi:** s. Crataegus-Arten (Crataegi fructus).

**Fructus Crataegi oxyacanthae:** s. Crataegus-Arten (Crataegi fructus).

**Fructus Cubebae:** s. Piper cubeba.

**Fructus Cumini:** s. Cuminum cyminum.

F

**Fructus Cynosbati cum semine:** s. Rosa canina (Rosae pseudofructus cum fructibus).
**Fructus Cynosbati sine semine:** s. Rosa canina (Rosae pseudofructus).
**Fructus Dauci:** s. Daucus carota.
**Fructus Ebuli:** s. Sambucus ebulus.
**Fructus Ecballii:** s. Ecballium elaterium.
**Fructus Elaterii:** s. Ecballium elaterium (Fructus Ecballii).
**Fructus Foeniculi amari:** s. Foeniculum vulgare ssp. vulgare var. vulgare (Foeniculi amari fructus).
**Fructus Foeniculi dulcis:** s. Foeniculum vulgare ssp. vulgare var. dulce (Foeniculi dulcis fructus).
**Fructus Foeniculi romani:** s. Foeniculum vulgare ssp. vulgare var. dulce (Foeniculi dulcis fructus).
**Fructus Fragariae:** s. Fragaria vesca.
**Fructus Helianthi annui:** s. Helianthus annuus.
**Fructus Hordei decorticatus:** s. Hordeum vulgare.
**Fructus Jujubae:** s. Ziziphus jujuba.
**Fructus Juniperi:** s. Juniperus communis (Juniperi pseudofructus).
**Fructus Lauri:** s. Laurus nobilis.
**Fructus Lolii:** s. Lolium temulentum.
**Fructus Luffae:** s. Luffa aegyptiaca.
**Fructus Mali:** s. Malus domestica.
**Fructus Momordicae:** s. Momordica balsamina.
**Fructus Mori:** s. Morus alba.
**Fructus Myrobalani:** s. Terminalia chebula.
**Fructus Myrtilli:** s. Vaccinium myrtillus (Myrtilli fructus).
**Fructus Oleae:** s. Olea europaea.
**Fructus Papaveris immaturi:** s. Papaver somniferum.
**Fructus Pastinacae:** s. Pastinaca sativa.
**Fructus Petroselini:** s. Petroselinum crispum ssp. crispum.
**Fructus Phaseoli sine Semine:** s. Phaseolus vulgaris ssp. vulgaris var. vulgaris (Phaseoli pericarpium).
**Fructus Phellandrii:** s. Oenanthe aquatica.
**Fructus Phytolaccae decandrae:** s. Phytolacca americana.
**Fructus Pimentae:** s. Pimenta dioica.
**Fructus Piperis albi:** s. Piper nigrum.
**Fructus Piperis cayennense:** s. Capsicum frutescens (Capsici fructus).
**Fructus Piperis longi:** s. Piper longum.
**Fructus Piperis nigri:** s. Piper nigrum.
**Fructus Pruni cerasi:** s. Prunus cerasus.
**Fructus Pruni domesticae:** s. Prunus domestica (Fructus Prunorum).
**Fructus Prunorum:** s. Prunus domestica.
**Fructus Rhamni catharticae:** s. Rhamnus catharticus (Rhamni cathartici fructus).
**Fructus Rhamni catharticae recentes:** s. Rhamnus catharticus.
**Fructus Ribis nigri:** s. Ribes nigrum.
**Fructus Rubi idaei:** s. Rubus idaeus.
**Fructus Sabalis serrulatae:** s. Serenoa repens (Sabalis serrulatae fructus).
**Fructus Sambuci:** s. Sambucus nigra.
**Fructus Silybi Mariae:** s. Silybum marianum (Silybi mariani fructus).
**Fructus Sorbi aucupariae:** s. Sorbus aucuparia.
**Fructus Sorborum:** s. Sorbus aucuparia (Fructus Sorbi aucupariae).
**Fructus Stizilobii:** s. Mucuna pruriens.
**Fructus Syzygii jambolani:** s. Syzygium jambos.
**Fructus Tamarindi:** s. Tamarindus indica (Tamarindorum pulpa cruda).
**Fructus Urticae:** s. Urtica-Arten.
**Fructus Vanillae:** s. Vanilla planifolia.
**Fructus Vitis-idaeae:** s. Vaccinium vitis-idaea.
**Fructus Xylopiae:** s. Xylopia aethiopica.
**Fructus Zanthoxyli:** s. Zanthoxylum fraxineum.
**Früchte:** s. Fruchtformen.
**Frühholz:** das zuerst gebildete Holz* eines Jahresringes*; F. enthält größere Zellen u. ist weniger dicht als das danach gebildete Spätholz*; das F. geht allmähl. ins Spätholz über, wohingegen zw. Spätholz des einen u. F. des nächsten Jahresringes stets eine scharfe Grenze besteht (Jahresringgrenze).
**Frühlingsadoniskraut:** s. Adonis vernalis.
**Frühlingsadonisröschen:** s. Adonis vernalis.
**Frühlingsschlüsselblume:** s. Primula veris.
**Frühlingsteufelsauge:** s. Adonis vernalis.
**Frühsommer-Meningoenzephalitis:** s. FSME.
**fruticosus:** (lat.) strauchig, buschig.
**FSF:** Abk. für **f**ibrin**s**tabilisierender **F**aktor; s. Blutgerinnungsfaktor XIII.
**FSH:** Abk. für **f**ollikel**s**timulierendes **H**ormon; Follitropin, Follikelreifungshormon (Abk. FRH), Prolan A; in basophilen Zellen des Hypophysenvorderlappens gebildetes Gonadotropin*; saures (sialinsäurereiches) heterodimeres Glykoprotein* ($M_r$ 34 000; Kohlenhydratanteil 27 %) aus einer unspezif. α-Untereinheit ($M_r$ 10 700, ident. mit denjenigen von Choriongonadotropin*, LH* u. Thyrotrophin*) u. einer spezif. β-Untereinheit ($M_r$ 21 000); Ausscheidung renal; **Regulation:** Steuerung der pulsatilen Freisetzung durch GnRH (Gonadorelin*); Hemmung der FSH-Sekretion durch Inhibine, Progesteron* (Frau) u. Testosteron* (Mann); **Wirk.:** Stimulation der Gonadenentwicklung u. -funktion; **1. bei der Frau:** Regulation des Menstruationszyklus* (zus. mit Estradiol* u. Progesteron); zykl. Ausschüttung fördert Granulosazellwachstum im Tertiärfollikel sowie Glykolyse* u. Proteinbiosynthese* im Ovar; **2. beim Mann:** fördert Spermatogenese, bewirkt Vergrößerung der Samenkanälchen u. Biosynthese von Androgenbindungsprotein in Sertoli-Zellen. Vgl. Follitropin alpha; Follitropin beta; Urofollitropin.
**FSHRH:** Abk. für **F**ollikel**s**timulierendes-**H**ormon-**r**eleasing-**H**ormon; s. Gonadorelin.
**FSME:** Abk. für **F**rüh**s**ommer-**M**eningo**e**nzephalitis; durch Zecken (insbes. Ixodes ricinus) übertragene, im Sommer auftretende Enzephalitis*; **Vork.:** v. a. Süddeutschland, Österreich, Skandinavien, Balkan, Westrussland; **Erreger:** FSME-Virus; s. Arboviren; **Sympt.:** nach grippeähnl. Sympt. fieberfreies Intervall von 1–20 d, dann erneuter Fieberanstieg u. Entwicklung einer Meningitis* (günstige Prognose), Meningoenzephalitis (Letalität ca. 1–2 %, häufig Defektheilung) od. Meningoenzephalomyelitis (häufig Defektheilung); **Proph.:** aktive Immunisierung gefährdeter Personen (Vaccinum encephalitidis ixodibus advectae inactivatum Ph.Eur.6; s. Vakzine); s. Schutzimpfung.

**FST-Komplex:** Hilfsstoffmischung aus **F**ließregulierungs-, **S**chmier- u. (Formen-)**T**rennmittel, s. Gleitmittel.

**FTIR-Spektroskopie:** Kurzbez. für **F**ourier-**T**ransformations-**I**nfra**r**ot-Spektroskopie; s. Infrarotspektroskopie.

**Fuchsbandwurm:** s. Echinococcus.

**Fuchsin:** 3-Methylparafuchsin, Diamantfuchsin; Magenta; 4-[(4-Aminophenyl)-(-4-imino-2,5-cyclohexadien-1-yliden)-methyl]-2-methylanilin; $C_{20}H_{19}N_3$, Strukturformel: s. Abb.; $M_r$ 301.39; ein Triphenylmethan-Farbstoff, techn. hauptsächl. ein Gemisch von F.-Hydrochlorid ($C_{20}H_{20}ClN_3$, $M_r$ 337.9), Parafuchsin-Hydrochlorid ($C_{19}H_{18}ClN_3 \cdot 4\,H_2O$, $M_r$ 395.9) u. geringen Mengen höher methylierter Homologa; grünrote, durchscheinend metall. glänzende Kristalle, lösl. in 96 %igem Ethanol , Isopentanol, Essigsäure, sehr schwer lösl. in Wasser (färbt sich tiefrot); durch Hydratisierung entsteht aus Fuchsin Rosanilin ($C_{20}H_{21}N_3O$); **Off.:** DAC; **Anw.:** **1.** (med.) Antiseptikum* in 0.4- bis 1.0-%iger Lsg. gegen grampositive Bakterien u. einige Pilze (früher: Sol. Castellani); **2.** (techn.) zum Färben von Seide, Wolle, Leder u. tannierter Baumwolle (leuchtend rot, nicht lichtecht); vgl. Schiff-Reagenz.

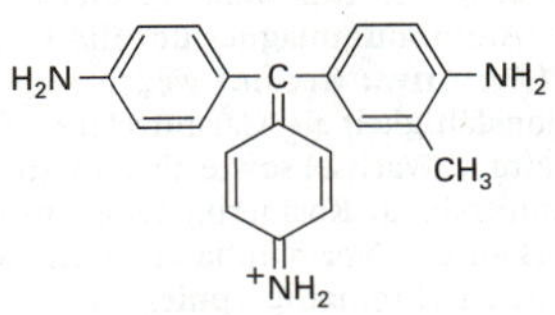


**Fuchsin:** protoniertes Fuchsin

**Fuchsinlösung 0.5 %, ethanolhaltige:** NRF, Zusammensetzung: 10 T. ethanol. Fuchsin-Stammlösung (5 %) u. 20 T. Ethanol (96 %), gereinigtes Wasser ad 100 T.; intensiv rot gefärbt; **Anw.:** Antimykotikum* u. Antiseptikum*.

**Fuchsinlösung 4 %, ethanolische:** Darst.: NRF, 2.0 g Fuchsin* u. 48.0 g 70 %iges Ethanol in einem Iodzahlkolben vor Licht geschützt u. ohne Erwärmen schütteln od. rühren bis das Fuchsin fast vollständig gelöst ist, in das für die Lagerung vorgesehene Gefäß filtrieren; bei Ansatzmengen unter 50 mL das erste Filtrat verwerfen; mind. 6 Monate haltbar; **Anw.:** u. a. früher zur Darst. von Solutio Castellani. Vgl. Fuchsinlösung 0.5 %, ethanolhaltige.

**Fuchsinpapier:** mit alkohol. Fuchsinlösung getränktes Papier; **Anw.:** zum Nachw. von Schwefliger* Säure (Entfärbung).

**Fuchsin-Schwefligsäure:** s. Schiff-Reagenz.

**Fuchskreuzkraut:** s. Senecio hercynicus.

**Fuchslungenkraut:** s. Pulmonaria officinalis (Pulmonariae herba).

**Fucoidine:** heterogene Polysaccharide*, die vorwiegend aus sulfatierter, 1,2-$\alpha$-glykosidisch verknüpfter L-Fucose* bestehen; **Vork.:** Best. der Zellwände von Braunalgen* wie dem Knotentang (Ascophyllum* nodosum) od. dem Blasentang (Fucus* vesiculosus); **Wirk.:** in vitro zeigen F. eine starke Hemmung der Thrombozytenaggregation; im Tierexperiment (Kaninchen) war der antithrombot. Effekt der F. nach i. v. Applikation mit dem von Heparin* vergleichbar.

**Fucose:** L-Fucose; 6-Desoxy-L-galactose; Strukturformel: s. Abb.; $M_r$ 164; Schmp. 140 °C ($\alpha$-Form); $[\alpha]_D^{20\,°C}$ −153° → −76° (Wasser); Desoxyzucker*; **Vork.:** Komponente der Blutgruppensubstanzen A, B u. 0 sowie versch. Oligosaccharide in der Muttermilch, im Blasentang (s. Fucus vesiculosus) u. in Pflanzenschleimen; ferner findet man F. in versch. Glykosiden* u. Antibiotika*; letztere können auch die D-Form enthalten.

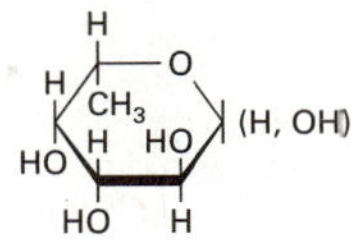


**Fucose**

**Fucosterin:** s. Fucosterol.

**Fucosterol:** Fucosterin; $M_r$ 412.67; Schmp. 124 °C; ein Phytosterol (s. Sterole), das für Braunalgen* charakterist. ist; mögl. Ausgangssubstanz für Steroidsynthesen.

**Fucoxanthin:** mengenmäßig das am meisten verbreitete natürlich vorkommende Carotinoid*; mit einer Epoxy- u. einer Carbonylgruppe, 2 freien u. einer acetylierten Hydroxylgruppe; F. ist ein charakterist. Farbstoff vieler Algen, v. a. der Braunalgen*.

**Fucus:** Tang, Seetang; **1.** s. Fucus serratus (Sägetang); **2.** s. Fucus vesiculosus (Blasentang); **3.** s. Ascophyllum nodosum (Knotentang).

**Fucus crispus:** s. Carrageen.

**Fucus irlandicus:** s. Carrageen.

**Fucus islandicus:** s. Cetraria islandica.

**Fucus quercus marina:** s. Fucus vesiculosus.

**Fucus serratus L.:** Sägetang; Fam. Fucaceae (Braunalgen*); Atlantikküsten Europas u. Kanadas; **Stpfl. von Fucus vel Ascophyllum**; s. Fucus vesiculosus; **Inhaltsst.:** u. a. Alginsäure*, bis 20 % Laminarin*, Mannitol*, Fucose*.

**Fucus vel Ascophyllum:** s. Fucus vesiculosus.

**Fucus vesiculosus L.:** Alga vesiculosa, Fucus quercus marina; Blasentang, Meereiche; Fam. Fucaceae (Braunalgen*); Küsten des Atlantiks, des Stillen Ozeans, der Nord- u. Ostsee; F. vesiculosus, Fucus* serratus u. Ascophyllum* nodosum sind Stpfl. von **Fucus vel Ascophyllum:** Tang; zerkleinerter, getrockneter Thallus; **Off.:** Ph.Eur.6 **Inhaltsst.:** 0.03–0.2 % Iod (z. T. proteingebunden, bezogen auf die getrocknete Droge), 0.015 % Brom, $\beta$-Carotin, carotinoide Farbstoffe wie Fucoxanthin*, Xanthophyll*, bis 30 % Alginsäure*, bis 60 % Fucoidan (ein Membranschleim, ergibt nach Hydrolyse bis 60 % Fucose*), Laminarin*, Trehalose, Glucose, Fructose; **Gehalt:** mind. 0.05 % u. max. 0.1 % Gesamtiod sowie mind. 0.02 % proteingebundenes Iod; **Anw.:** **1.** (volkstüml.) Best. von (nicht empfehlenswerten) Schlankheitspräparaten (Wirk. infolge Stimulation der Schilddrüsentätigkeit, Erhöhung des Grundumsatzes, Stoffwechselsteigerung); bei Arteriosklerose, Struma*; **2.** (techn.) zur Gew. von Alginaten, als Viehfutter u. Düngemittel; **Fucus vesiculosus tostus:** Aethiops vegetabilis; Gerösteter Blasentang, Vegetabilischer Mohr;

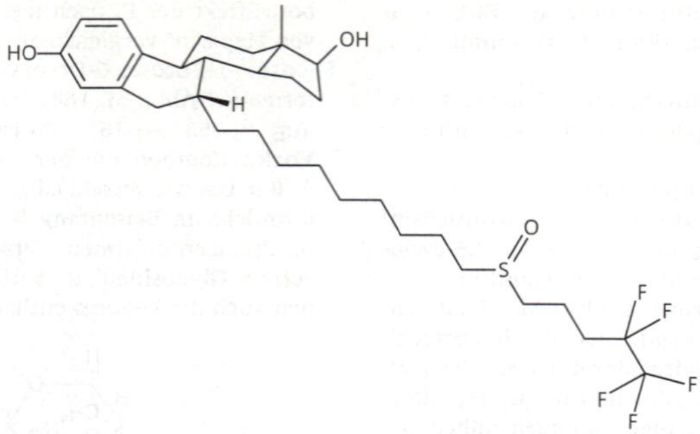


**Fulvestrant**

**Anw.:** (volkstüml.) früher bes. bei Struma. **Hom.:** Fucus vesiculosus: getrockneter, gereinigter Blasentang; verordnet z. B. bei Adipositas*, Struma.

**Fucus vesiculosus tostus:** s. Fucus vesiculosus.

**Füllschuh:** Teil einer Tablettenmaschine zum Füllen des Matrizenfüllraumes. Das Pressgut gelangt vom Fülltrichter über den F. in die Matrizenöffnung. Nach dem Pressvorgang schiebt der F. (aktiv od. passiv) den Pressling über den Matrizentisch in den Ablauf. Je nach Maschinentyp bewegt sich der F. entweder im Rhythmus des Pressvorganges auf dem starren Matrizentisch vor u. zurück (Exzenterpresse*) od. der Matrizentisch gleitet kontinuierl. unter dem unbewegl. F. vorbei (Rundläuferpresse*).

**Fünferregel:** (engl.) *Rule of Five*; 5er-Regel; von Ch. A. Lipinski aufgestellte Regel zur Abschätzung, ob sich ein neuer Wirkstoff zur peroralen Applikation eignet od. mit biopharmazeut. Problemen zu rechnen ist; **Prinzip:** Die Abschätzung erfolgt aufgrund einfacher physikochem. Parameter. Als problemat. gilt eine Überschreitung von mind. 2 der nachfolgenden Grenzwerte: **1.** Molekulargewicht*: 500 g/mol; **2.** Lipophilie*: logP-Wert von 5 (s. Verteilungskoeffizient); **3.** 5 Wasserstoffbrückendonatoren (Summe der OH- u. NH-Gruppen; s. Wasserstoffbrückenbindung); **4.** 10 Wasserstoffbrückenbindungs-Akzeptoren (Summe der O- u. N-Atome). Vgl. Problemarzneistoffe, biopharmazeutische.

**Fütterungsarzneimittel:** Mischung eines konventionellen Mischfutters mit einer speziellen Arzneimittel-Vormischung (s. Arzneimittel-Vormischungen zur veterinärmedizinischen Anwendung); gelten in Deutschland als Arzneimittel, Herstellung u. Vertrieb sind (im Ggs. zu den meisten anderen Mitgliedstaaten der EU) im Arzneimittelgesetz* u. nicht im Bereich des Lebensmittel*-, Bedarfsgegenstände- und Futtermittelgesetzbuchs geregelt.

**Fugu-Gift:** s. Tetrodotoxin.

**Fuligo:** Ruß, Kienruß; reiner, fein verteilter amorpher Kohlenstoff* (C-Gehalt mind. 99 %); **Gew.:** Verbrennung kohlenstoffreicher Substanzen, z. B. Harze, Terpentinöl, Kienholz, bei ungenügendem Luftzutritt; **Anw.:** (techn.) zur Herst. von Tusche u. Druckerschwärze. **Fuligo splendens:** Glanzruß, glänzende Masse, die sich bei Holzfeuerungen absetzt.

**Fullerene:** allotrope Modifikationen (s. Allotropie) des Kohlenstoffs*; hochsymmetrische, z. T. sphärische ($C_{60}$, fußballartig; $C_{70}$), helikale ($C_{76}$) u. andere netzwerkartige Gebilde; **Herst.:** in He-Atmosphäre durch Verdampfen von Kohlenstoff aus Graphitelektroden bei 6000 K im Lichtbogen; **Anw.:** Katalysatormaterial, mit Alkalimetall dotierte F. als Supraleiter.

**Fullererde** (engl. to full walken): Bleicherde; kolloidales Aluminiummagnesiumsilicat (CAS-Nr. 12174-11-7); **Anw.:** (techn.) wegen seiner hohen Adsorptionsfähigkeit als Klärmittel (bes. für Mineralöle, Fette u. Wachse) sowie als Hilfsstoff in Fertigarzneimitteln u. Kosmetik; selten gebrauchtes Adsorbens in der Normalphasenchromatographie (s. Adsorptionschromatographie).

**Fulminate** (lat. fulmen Blitz): Salze* der Knallsäure*; **Vertreter:** u. a. Silberfulminat*, Quecksilberfulminat*.

**Fulminsäure:** s. Knallsäure.

**Fulvestrant (INN):** $7\alpha,17\beta$-{9[(4,4,5,5,5-Pentafluorpentyl)sulfinyl]nonyl}estra-1,3,5(10)-triene-3,17-diol; CAS-Nr. 129453-61-8; $C_{32}H_{47}F_5O_3S$, Strukturformel: s. Abb.; $M_r$ 606.78; **Wirk.:** Antiestrogen* (Estrogen-Rezeptor-Antagonist); **Ind.:** Zweitlinientherapie bei postmenopausalen Frauen mit Estrogen-Rezeptor positivem, lokal fortgeschrittenem od. metastasiertem Mammakarzinom, bei Rezidiv während od. nach adjuvanter Antiestrogentherapie sowie bei Progression der Erkrankung unter einer Antiestrogentherapie; **Dos.:** 5-ml-Fertigspritzen mit 250 mg Wirkstoff 1-mal/Monat intramuskulär.

**Fumarase:** zu den Hydratasen gehörendes Enzym*, das im Tricarbonsäurezyklus* die Wasseranlagerung an die Doppelbindung von Fumarat u. damit die Bildung von L-Malat (Äpfelsäure*) erleichtert; **Formen:** Fumarase I u. II (Isoenzyme); genet. bedingter Mangel an menschl. Fumarase II kann zur Fumarsäureurie u. Neigung zu Myomen führen.

**Fumariae herba:** s. Fumaria officinalis.

**Fumaria fungosa:** s. Adlumia fungosa.

**Fumaria officinalis L.:** Erdrauch, Krätzheil; Fam. Fumariaceae (bzw. Fam. Papaveraceae); Europa, Asien; Stpfl. von **Fumariae herba:** Herba Fumariae; Erdrauchkraut, Erdkraut, Grindkraut; die zur Zeit der vollen Blüte geernteten, getrockneten, ganzen oder zerkleinerten, oberird. Teile; **Off.:**

Ph.Eur.6; Monographie: ESCOP, Kommission E; **Inhaltsst.:** ca. 0.13 % Protopin* (Fumarin) u. a. Isochinolinalkaloide* (nach Ph.Eur. mind. 0.4 % Gesamtalkaloide berechnet als Protopin, bezogen auf das Trockengewicht), ferner Bitterstoffe*, Harz*, Schleim, Flavonoide*, Fumarsäure*; **Wirk.:** spasmolyt. Effekte im oberen Verdauungstrakt u. im Bereich der Gallenwege; **Anw.:** **1.** (med.) krampfartige Beschwerden im Bereich der Gallenblase u. der Gallenwege sowie des Magen-Darm-Traktes; **2.** (volkstüml.) z. B. bei Obstipation, Hautleiden. **Hom.:** **1.** Fumaria officinalis (HAB): frisches, blühendes Kraut. **2.** Fumaria officinalis spag. Krauss (HAB): ganze, frische, blühende Pflanze.

**Fumarprotocetrarsäure:** s. Cetraria islandica (Lichen islandicus).

**Fumarsäure:** Acidum fumaricum, *trans*-Butendisäure; CAS-Nr. 110-17-8; $C_4H_4O_4$; Strukturformel: HOOC—CH=CH—COOH; $M_r$ 116.07; Schmp. 287 °C; D. 1.625; Stereoisomer der Maleinsäure* (*cis*-Butendisäure); farblose Kristalle, die ab ca. 200 °C sublimieren; sehr schwer lösl. in Wasser, Ether, Chloroform u. Benzol, lösl. in Ethanol; Carbonsäure*; **Vork.:** natürl. in vielen Pflanzen, so im Erdrauch (Fumaria* officinalis), in Boletus- u. Agaricus-, Corydalis-Arten, in Cetraria* islandica. F. ist außer im pflanzl. auch im tierischen u. menschl. Stoffwechsel ein wichtiges Zwischenprodukt (vgl. Tricarbonsäurezyklus). **Off.:** DAC; außerdem sind im DAC beschrieben: Dimethylfumarat u. Ethylhydrogenfumarat sowie dessen Calcium-, Magnesium- u. Zinksalz; **Anw.:** (med.) Balneotherapeutikum*, Dermatikum* (als Ester bei Psoriasis); **UAW:** (auch der Salze u. Ester) Nierenschädigungen mit Proteinurie.

**Fumigation:** Räucherung zu Desinfektionszwecken, z. B. Fumigatio Formaldehydi; vgl. Konservierung.

**Functio laesa:** gestörte Funktion; z. B. als Kardinalsymptom einer Entzündung* od. Fraktur*.

**Functional-Food** (engl. funktionelle Lebensmittel): Lebensmittel* mit einer besonderen Zusammensetzung od. Wirkung; haben neben dem Ernährungs- od. Genusszweck eine zusätzl. Funktion, die bei tägl. Verzehr entfaltet wird. Nach einer Arbeitsdefinition der Deutschen Gesellschaft für Ernährung sollen sie „durch Zugabe bestimmter Nährstoffe od. Zutaten spezifische gesundheitsfördernde Wirkungen, Nutzen oder Vorteile bringen"; z. B. Zusatz von Omega-3-Fettsäuren bei Herz-Kreislauf-Erkrankungen, Stärkung des Immunsystems durch Zusatz von Antioxidanzien*, Probiotika* u. Präbiotika* zur Darmgesundheit, Calciumanreicherung zur Förderung der Knochengesundheit. Durch die Bez. sollen sie in der EU von Arzneimitteln* abgegrenzt werden. Diese Produkte dürfen dann keine gesundheitl. vorbeugende Wirk. anzeigen, sondern ledigl. auf eine mögl. Verringerung des Risikos für Erkrankungen hinweisen. Eine lebensmittelrechtl. Definition des Begriffes F.-F. gibt es in Europa nicht, es gelten die allg. Bestimmungen für das Inverkehrbringen von Lebensmitteln. Vgl. Novel-Food.

**Fundamentalpunkte des Thermometers:** physik. sehr genau reproduzierbare Zustände zur Festlegung von Temperaturskalen; s. Thermometer; Celsius-Skala; Eispunkt.

**Fungi:** s. Pilze.

**Fungicidin:** s. Nystatin.

**fungiformis:** pilzförmig.

**Fungi imperfecti:** s. Pilze.

**Fungistatika:** das Wachstum von Pilzen hemmende Mittel; s. Antimykotika.

**Fungizide:** chem. Verb., die Pilze u. deren Sporen abtöten; s. Schädlingsbekämpfungsmittel; **Anw.:** **1.** hauptsächl. präventiv im Pflanzenschutz (fast alle F. wirken im Pflanzenschutz besser vorbeugend als heilend u. sollten deshalb vor einem starken Pilzbefall angewandt werden); daneben wirken sie auch gegen das Wachstum von Schadpilzen auf Lebensmitteln, Textilien, Papier, Holz, Farben; **2.** (therap.) Mittel gegen Pilze, die in der Ther. eingesetzt werden: Antimykotika*. **Einteilung:** (nicht therap. verwendete F.): Je nach Befalls- u. Anwendungsort unterscheidet man Blattfungizide (die Dithiocarbamate* Maneb u. Zineb, anorg. u. org. Kupfersalze u. a.), Bodenfungizide sowie Beizmittel zur Behandlung von Saatgut u. Schalen mancher Früchte (v. a. Citrusfrüchte mit Biphenyl*, Tiabendazol*, Imazalil*, *o*-Phenylphenol u. a.). Zu den anorg. F. gehören Kupferkalkbrühe*, Kupfersodabrühe (Burgunder Brühe; s. Kupferkalkbrühe), fein gemahlener u. Kolloidschwefel u. zu den metallorganischen F. die quecksilberorgan. Saatgutbeizmittel u. die Dithiocarbamate* von Mangan u. Zink. Die meistverwendeten F. sind die metallfreien org. F. wie Chlorphenole, Chlornitrobenzole, Phenylphenole, Phosphorsäureester, Carboxin, Imidazolderivate (Carbendazim*; s. Imidazol), Pyrimidine u. Amine. Vgl. Fungistatika.

**fungös:** schwammig, pilzartig.

**Fungus Cervinus:** s. Elaphomyces cervinus.

**Fungus Chirurgorum:** s. Fomes fomentarius.

**Fungus Cynosbati:** s. Rosa canina.

**Fungus Ignarius:** s. Fomes fomentarius (Fungus Chirurgorum).

**Fungus Laricis:** s. Fomes officinalis.

**Fungus Quercinus:** s. Fomes fomentarius (Fungus Chirurgorum).

**Fungus Secalis:** s. Secale cornutum.

**Funiculus:** **1.** Nabelstrang; (bot.) Stielchen, an dem die Samenanlage* sitzt; **2.** (med.) kleiner Strang; **a)** Funiculus umbilicalis (Nabelstrang); **b)** Funiculus spermaticus (Samenstrang); **c)** Funiculi medullae spinalis (Fasciculus, Rückenmark).

**Funikulitis:** s. Spermatitis.

**Funktion:** (mathemat.) Zuordnung von Elementen einer Menge zu Elementen einer anderen Menge; **Beispiel:** $y = f(x)$; y ist eine abhängige Variable u. x eine unabhängige Variable. Die Gleichung besagt, dass zwischen x u. y eine Beziehung besteht, über die Art der Beziehung wird noch keine Aussage getroffen.

**Funtumia latifolia** Stapf.: Fam. Apocynaceae; Afrika; **Inhaltsst.:** Funtumin (3$\alpha$-Amino-5$\alpha$-pregnan-20-on) u. a. Steroidalkaloide* (Terpenalkaloide*), auch als Funtuminalkaloide bezeichnet, die sich von Pregnan* ableiten.

**2-Furaldehyd:** s. Furfural.

F

**7,6 Furanocumarine**

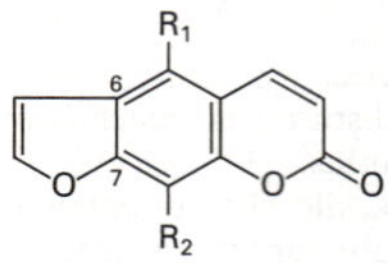


| Furanocumarin | $R_1$ | $R_2$ |
|---|---|---|
| Psoralen | H | H |
| Bergapten | $OCH_3$ | H |
| Ammoidin | H | $OCH_3$ |
| Xanthotoxol | H | OH |
| Isopimpinellin | $OCH_3$ | $OCH_3$ |
| Imperatorin | H | $-OCH_2-CH=C(CH_3)_2$ |
| Isoimperatorin | $-OCH_2-CH=C(CH_3)_2$ | H |
| Oxypeucedanin | $-OCH_2-CH(-O-)C(CH_3)_2$ | H |
| Oxypeucedaninhydrat | $-OCH_2-CH(OH)-CH(OH)(CH_3)_2$ | H |

**7,8 Furanocumarine**

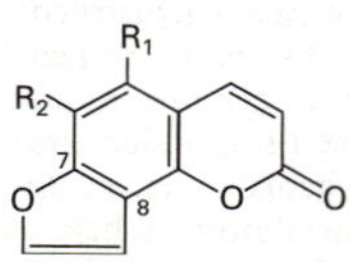


| Furanocumarin | $R_1$ | $R_2$ |
|---|---|---|
| Angelicin | H | H |
| Isobergapten | $OCH_3$ | H |
| Sphondin | H | $OCH_3$ |
| Pimpinellin | $OCH_3$ | $OCH_3$ |

**Furanocumarine:** Übersicht

**Furan:** Furfuran; $C_4H_4O$, Strukturformel: s. Verbindungen, heterocyclische (Abb. dort); $M_r$ 68.07; D. 0.944; Schmp. −85.6 °C; Sdp. 31.3 °C; farblose, chloroformartig riechende Flüss., leicht lösl. in Ethanol u. Ether, unlösl. in Wasser; leicht zersetzbar durch Säuren; färbt mit Salzsäure befeuchteten Fichtenspan grün; **Vork.:** Grundgerüst vieler heterocycl. Verb., z. B. der Furanocumarine*; **Darst.:** aus Furfural*.

**2-Furancarbonsäure:** Brenzschleimsäure; $C_5H_4O_3$; $M_r$ 112.08; Schmp. 133 °C (polymorph); Sdp. 232 °C; farblose Kristalle, gut lösl. in org. Lösungsmitteln u. kochendem Wasser.

**2,5-Furandion:** s. Maleinsäureanhydrid.

**2-Furanmethanol:** s. Furfurylalkohol.

**Furanochromone:** Furochromone; tricycl. Ringsysteme, wobei ein Furanring linear mit Chromon (Benzo-$\gamma$-pyranon; s. Chromen) verknüpft ist; **Vork.:** Fam. Apiaceae; z. B. in Ammi* visnaga (u. a. Khellin*, Visnagin*).

**Furanocumarine:** Furocumarine; tricycl. Ringsysteme, wobei der Furanring entweder linear od. angular mit Cumarinum* (Benzo-$\alpha$-pyranon) verknüpft ist; Strukturformel: (s. Abb.); lineare **7,6-Furanocumarine**, auch als Psoralene bezeichnet, sind Photosensibilisatoren*, v. a. Psoralen*, Bergapten*, Ammoidin* (Xanthotoxin) u. Imperatorin*; vgl. PUVA; Vertreter der angularen **7,8-Furanocumarine** sind z. B. Angelicin*, Isobergapten*, Pimpinellin*; **Vork.:** F. findet man wie auch die einfachen Cumarine* bes. häufig in Apiaceae* (Ammi, Petroselinum, Pimpinella, Angelica, Heracleum u. a.), Rutaceae* (Citrus*, Ruta) u. Fabaceae*. F. zeigen z. T. auch mutagene Wirkung; auch die Aflatoxine* haben Furanocumarinstruktur; vgl. Pyranocumarine.

**Furanogermacrene:** s. Commiphora molmol.

**Furanose:** s. Monosaccharide.

**Furfur:** (lat.) Kleie.

**Furfural** (lat. furfur Kleie): Furfurol, 2-Furaldehyd, Furfuraldehyd, $\alpha$-Furfurylaldehyd; 2-Furancarbaldehyd; $C_5H_4O_2$, Strukturformel: s. Furfurylalkohol (Abb. dort); $M_r$ 96.1; Schmp. −36.5 °C; Sdp. 161.7 °C; D. 1.161; farblose Flüss., leicht lösl. in Ethanol u. Ether, lösl. in Wasser; zerfällt leicht per Disproportionierung* in Furfurylalkohol* u. 2-Furancarbonsäure (Brenzschleimsäurealdehyd; vgl. Cannizarro-Reaktion); **Vork.:** natürl. in Kleie*, Maiskolben (s. Zea mays), Haferschalen (s. Avena sativa) u. Erdnußschalen (s. Arachis hypogaea), auch in Erdölen (s. Oleum Petrae), Rohholzessig (s. Holzessig), Wein (s. Vinum), Cognac; entsteht beim Erhitzen von Kohlenhydraten*; **Darst.:** Destillation von Kleie, Maiskolben, Hafer- od. Erdnußschalen mit verd. Schwefelsäure od. Erhitzen von Pentosen mit Salzsäure; **Anw.:** **1.** (analyt.) Reagenz zum Nachw. von Sesamöl, z. B. in Margarine: Baudouin*-Reaktion (Sesamölreaktion); **2.** (chem.) als Selektivlösungsmittel für org. Synthesen, bei der Herst. von Furanharzen; **Toxikol.:** MAK: 5 mL/m³ Luft.

**Furfuraldehyd:** s. Furfural.

**Furfuralkohol:** s. Furfurylalkohol.

**Furfuran:** s. Furan.

**Furfurylalkohol:** 2-Furanmethanol, Furfuralkohol; $C_5H_6O_2$, Strukturformel: s. Abb.; $M_r$ 98.1; D. 1.13; Sdp. 170–171 °C; gelbl., schwach riechende Flüss., lösl. in Wasser u. Ethanol; **Vork.:** natürl. in Ge-

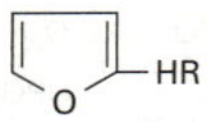

Furfural R = CHO
Furfurylalkohol R = $CH_2OH$

**Furfurylalkohol**

würznelkenöl (s. Syzygium aromaticum) u. im Extrakt aus gebranntem Kaffee (s. Coffea); entsteht durch Reduktion von Furfural*; **Anw.:** (techn.) Lösungs- u. Netzmittel, zur Herst. kalthärtender Kleber; **Toxikol.:** MAK: 200 mg/m$^3$ Luft.

**Furochromone:** s. Furanochromone.

**Furocumarine:** s. Furanocumarine.

**Furoguajacinblau:** s. Guajakprobe.

**Furosemid** (INN): Furosemidum Ph.Eur.6; 4-Chlor-*N*-furfuryl-5-sulfamoylanthranilsäure; CAS-Nr. 54-31-9; $C_{12}H_{11}ClN_2O_5S$, Strukturformel: s. Abb.; $M_r$ 330.77; Schmp. 206 °C (kristallisiert aus wässrigem Ethanol); schwer lösl. in Wasser, Chloroform, Methanol, Dimethylformamid; lösl. in Ethanol 1:75, in Ether 1:850, in Aceton 1:15; p$K_S$ 3.9; **Wirk.:** Saluretikum (Schleifendiuretikum; s. Diuretika); **Ind.:** Ödeme, essentielle Hypertonie*; **Kontraind.:** Nierenversagen mit Anurie, Koma u. Praecoma hepaticum, schwere Hypokaliämie od. -natriämie, Hypovolämie od. Dehydratation; **WW:** Kombination mit Glucocorticoiden, Carbenoxolon, Lakritze od. Laxanzien kann zu verstärkten Kaliumverlusten führen. **UAW:** Abnahme der Glucosetoleranz, Störungen des Elektrolyt- u. Flüssigkeitshaushalts, Thrombozytopenie, Hyperurikämie (Gicht), Juckreiz, Hautreaktionen; **Dos.:** **1.** p. o. zur Ödemtherapie 1×40 mg morgens, bei Erfolglosigkeit nach 6 h 80 mg; nach Mobilisierung der Ödeme 1×40 mg jeden 2. Tag; bei essentieller Hypertonie 1×40 mg/d; Kinder: 1–3 mg/kg KG/d; **2.** parenteral i. v. 40 mg, bei Lungenödem u. U. nach 20 min wiederholbar; HWZ ca. 1 h. Gebräuchl. sind auch Furosemid-2,2′-iminodiethanolsalz u. Furosemid-Natrium.

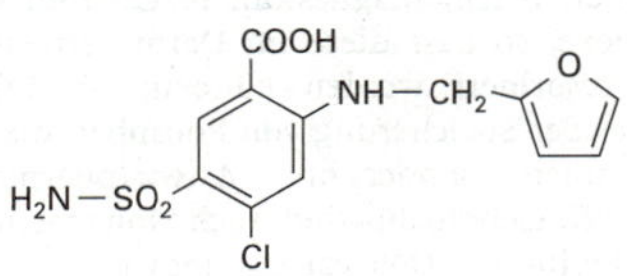


**Furosemid**

**Furostanol-Typ:** s. Saponine.

**Fursultiamin** (INN): Thiamintetrahydrofurfuryldisulfid; *N*-(4-Amino-2-methyl-5-pyrimidinyl)methyl-*N*-[4-hydroxy-1-methyl-2-(tetrahydrofurfuryl)dithio-1-butenyl]formamid; CAS-Nr. 804-30-8; $C_{17}H_{26}N_4O_3S_2$; $M_r$ 398.56; Schmp. 132 °C (unter Zers.); wenig lösl. in Wasser; lösl. in org. Lösungsmitteln u. verd. Mineralsäuren; nicht mehr im Handel befindl. neurotropes Analgetikum*; früher auch zur Vitamin-$B_1$-Ther. angewendet.

**Furunkel:** meist aus einer Follikulitis* hervorgehende akute eitrige Entzündung* eines Haarfollikels u. seiner Talgdrüse; schmerzhafter, bis zu einigen Zentimetern großer, geröteter Knoten mit zentralem Eiterpfropf u. starkem Ödem der Umgebung.

**Fusafungin** (INN): CAS-Nr. 1393-87-9; Schmp. 125–129 °C, stabil bis 180 °C; fast unlösl. in Wasser; lösl. in Glykolen u. Fetten; **Wirk.:** Polypeptid*-Antibiotikum aus Fusarium lateritium u. anderen Fusarium-Arten; wirksam gegen versch. grampositive u. gramnegative Keime sowie Candida albicans; besitzt außerdem antiinflammator. Eigenschaften; **Ind.:** v. a. Infektionen der oberen Atemwege; **Dos.:** Dosieraerosol 0.5 %, bei Anw. im Mund- u. Rachenraum 4×4 Sprühstöße/d, bei nasaler Anw. 4×2 Sprühstöße/d.

**Fusarenon:** s. Mykotoxine (Tab. dort).

**Fusarinsäure:** Fusarsäure; 5-*n*-Butyl-pyridin-2-carbonsäure; $C_{10}H_{13}NO_2$; $M_r$ 179.2; Schmp. 111 °C (99 °C; polymorph); **Gew.:** aus Kulturen des Pilzes Fusarium heterosporum (syn. Gibberella fujikuroi); **Anw.:** **1.** (techn.) im Pflanzenschutz als Welkstoff eingesetzt; **2.** (pharmak.) wegen hemmender Wirk. auf die Dopamin-$\beta$-Hydroxylase von pharmak. Interesse; **Toxikol.:** F. gehört zur Gruppe der Fusariumtoxine (s. Fusarium).

**Fusarium:** zu den Fungi imperfecti gezählte Pilzgattung (s. Pilze); **Bedeutung:** Fusarium-Arten gehören zu den ökonom. wichtigsten mykotoxinproduzierenden Pilzen. Häufiger Verderber von Lebensmitteln u. Rohstoffen; sie infizieren mit unterschiedl. Spezifität schon auf dem Feld od. bei feuchter Lagerung Getreide, Kartoffeln, Mais u. Gemüse. **Toxikol.:** Bildung von Fusariumtoxinen, die beim Menschen Erbrechen, Diarrhö, Kopfschmerz u. schwere Krämpfe bewirken. Fusariumtoxine umfassen eine Gruppe chem. unteschiedl. Toxine: **1.** A- u. B-Trichothecene (mehr als 50 Toxine mit einem gemeinsamen molekularen Grundgerüst, ein tetrazyklisches 12-Epoxytrichothec-9-en-Ringsystem); **2.** Zearalenon u. seine Derivate; **3.** Fumonisine; **4.** Moniliformin; **5.** Fusarin C; **6.** Fusarinsäure*. Vgl. Mykotoxine; Fusafungin.

**Fusariumtoxine:** s. Fusarium; s. Mykotoxine (Tab. dort).

**Fusarsäure:** s. Fusarinsäure.

**Fuselöl:** Gemisch von höheren Alkoholen*, die bei der alkohol. Gärung neben Ethanol* entstehen, hauptsächl. Butanol* u. Pentanol*; gelbl. braune Flüss. mit unangenehmem Geruch.

**Fusidinsäure** (INN): Acidum fusidicum Ph.Eur.; 16$\beta$-Acetoxy-3$\alpha$,11$\alpha$-dihydroxy-29-nor-5$\alpha$,8$\alpha$,9$\beta$,13$\alpha$,14$\beta$-dammara-17(20),24-dien-21-säure; CAS-Nr. 6990-06-3; $C_{31}H_{48}O_6$, Strukturformel: s. Abb.; $M_r$ 516.69; Schmp. 192–193 °C (kristallisiert aus Ether od. Benzol); $[\alpha]_D^{20\,°C}$ −9° (Chloroform); lösl. in Ethanol, Aceton, Chloroform, Pyri-

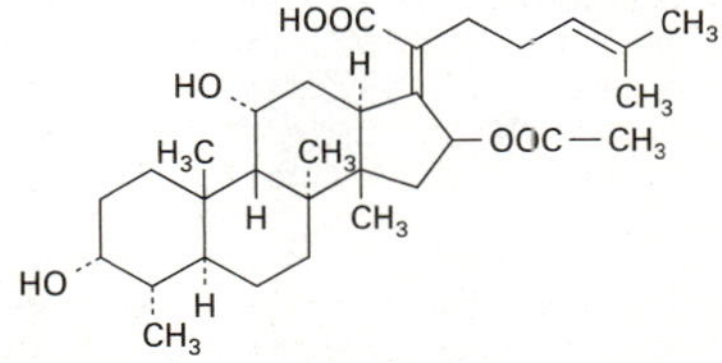


**Fusidinsäure**

din, Dioxan; wenig lösl. in Wasser, Ether, Hexan; $pK_S$ 5.35; Antibiotikum* mit Steroidstruktur aus Fusidium coccineum; **Wirk.:** bakteriostat. wirksam durch Hemmung der Proteinbiosynthese; hemmt Staphylococcus aureus, Corynebacterium diphteriae, versch. Clostridien- u. Neisseria-Stämme; wirksam gegen Mycobacterium tuberculosis; **Ind.:** Hauptindikation: therapieresistente Staphylokokkeninfektionen; Kombination mit Betalactam-Antibiotikum mögl.; **UAW:** allg. gute Verträglichkeit, gastrointestinale Irritationen mögl., Resistenzentwicklung selten; **Dos.:** **1.** p.o. 3×0.5 g/d, in schweren Fällen initial 3×1.0 g für 2 d; **2.** parenteral i.v. Infusion 1.5–2.0 g; Kinder 20 mg/kg KG/d, verteilt auf 2–3 Infusionen; **3.** topisch als Salbe, Gel 2 %, 2- bis 3-mal tägl.; Lsg. für Umschläge u. Spülungen 0.5 %; HWZ 4–6 h. **Natriumfusidat:** Natrii fusidas Ph.Eur.; CAS-Nr. 751-94-0; $C_{31}H_{47}NaO_6$; $M_r$ 538.7; weißes, krist., schwach hygroskop. Pulver; leicht lösl. in Wasser u. Ethanol. Gebräuchl. ist auch u. 2,2′-Iminodiethanolfusidat.

**Fusions-Inhibitoren:** s. Entry-Inhibitor; Enfuvirtid.

**Fusionspunkt:** Abk. Fp.; s. Schmelzpunkt.

**Fußblatt:** s. Podophyllum peltatum.

**Fußpilz:** Tinea pedis; s. Tinea.

**Fustikextrakt:** s. Chlorophora tinctoria (Lignum citrinum).

**Fustikholz:** s. Chlorophora tinctoria (Lignum citrinum).

**fusus:** f: fusa, n: fusum; ausgegossen, geschmolzen.

**Futterkalk:** s. Calciumhydrogenphosphat.

**Futtermittelgesetzbuch:** s. Lebensmittel-, Bedarfsgegenstände- und Futtermittelgesetzbuch.

**F-Wert:** Wert, der allg. den Zeitraum in Min. bezeichnet, der erforderl. ist, um die in einer Suspension vorhandenen Sporen einer bestimmten Mikroorganismenart unter genau festgelegten Bedingungen (z. B. Prozesstemperatur, Strahlendosis) um eine gegebene Anzahl von Zehnerpotenzen in ihrem Endbehältnis abzutöten (Ph.Eur.6); charakterisiert die Gesamtletalität eines Sterilisationsverfahrens*; **Berechnung:** Der F-Wert wird über den dazugehörenden D*-Wert berechnet:
$F = D \cdot (\log N_A - \log N_E)$
$N_A$: Ausgangskeimzahl; $N_E$: Endkeimzahl. Vgl. $F_0$-Wert; Z-Wert.

**$F_0$-Wert:** Wert, der die Vergleichbarkeit der Letalität eines Sterilisationsverfahrens* mit dem Standardverfahren bei 121 °C ermöglicht; der $F_0$-Wert eines Sterilisationsverfahrens mit gesättigtem gespannten Wasserdampf ist die Letalität bezogen auf Mikroorganismen, die einen Z*-Wert von 10 besitzen, bei einer Temp. von 121 °C, der die Zuber. in ihrem Endbehältnis durch das Verfahren ausgesetzt ist. Der Z-Wert ist die erforderl. Temperaturänderung, um den D*-Wert um den Faktor 10 zu ändern. Der **$F_0$-Gesamtwert** eines Verfahrens berücksichtigt die Anheiz- u. Abkühlphasen des Zyklus. Der Wert kann durch Integration der Letalitätsraten unter Berücksichtigung der Zeit von getrennten Temperaturintervallen berechnet werden. Falls eine Dampfsterilisation aufgrund des $F_0$-Konzepts angewendet wird, muss sichergestellt werden, dass ein angemessener Sterilitätssicherheitswert fortlaufend erzielt wird. Zusätzl. zur Validierung des Verfahrens kann eine kontinuierl. strenge mikrobiol. Überwachung während der Routineproduktion erforderl. sein, um zu belegen, dass die mikrobiol. Parameter innerhalb der festgelegten Toleranzen liegen (sterility assurance level, Abk. SAL: $\leq 10^{-6}$). Vgl. F-Wert; D-Wert.

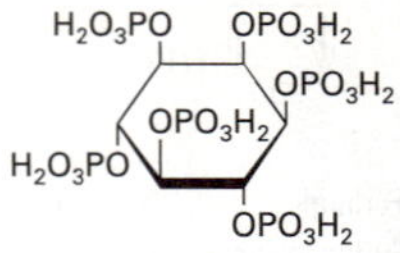

**Fytinsäure**

**Fytinsäure** (INN): Acidum fyticum, *myo*-Inositolhexakis(dihydrogenphosphat), Inositolhexaphosphorsäureester; Phytinsäure; *myo*-Inosithexaphosphat; CAS-Nr. 83-86-3; $C_6H_{18}O_{24}P_6$, Strukturformel: s. Abb.; $M_r$ 660.08; Hexaphosphorsäureester von *myo*-Inositol*; mischbar mit Wasser, 95 %igem Ethanol, Glycerol; lösl. in Wasser, das Ethanol/Ether-Mischungen enthält; sehr schwer lösl. in absolutem Ethanol, Methanol; fast unlösl. in wasserfreiem Ether, Benzol, Chloroform; pH einer 10 %igen wässrigen Lsg.: 0.86; **Wirk.:** bildet mit Phosphat, Eisen, Magnesium u. Calcium unlösl. Komplexe, so dass diese im Darm verbleiben u. nicht resorbiert werden können; bei Pflanzen dient es der Speicherung von Phosphat; die Konz. ist in Samen besonders hoch. **Anw.:** (pharmak.) als Hilfsstoff. Gebräuchl. sind auch Nonanatrium-fytat u. Fytinsäure-Dodecanatriumsalz.

# G



**γ** (gr. Kleinbuchstabe gamma): **1.** alte Bez. für Mikrogramm (µg, $10^{-6}$ g); **2.** (physik.) Symbol für spezifisches Gewicht*.

**g:** **1.** Einheitenzeichen für Gramm*; **2.** (physik.) Symbol für Fallbeschleunigung*; **3.** (physik.) Symbol für osmotischer Koeffizient*.

**G:** **1.** Vorsatzzeichen für Giga-*; **2.** (physik.) Symbol für Freie Gibbs-Energie; s. Enthalpie, freie; **3.** (physik.) Symbol für Gewicht*; **4.** Symbol für Gauge; s. Kanüle; **5.** (biochem.) Symbol für Glycin*; **6.** (biochem.) Symbol für Guanin*.

**Ga:** (chem.) Symbol für Gallium*.

**$GA_3$:** Abk. für **Gibberellin $A_3$; s. Gibberelline.**

**GABA:** Abk. für (engl.) *gamma aminobutric acid*; Gamma-Aminobuttersäure; 4-Aminobuttersäure; $H_2N—CH_2—CH_2—CH_2—COOH$; $M_r$ 103.12; Schmp. 202 °C; nicht proteinogene Aminosäure*; wird durch primäre Decarboxylierung* von Glutaminsäure* mittels Glutaminsäuredecarboxylase im Gamma*-Aminobutyrat-Weg gebildet; der Abbau erfolgt durch Transaminierung zu Bernsteinsäuresemialdehyd u. nachfolgende Oxidation zu Bernsteinsäure* über den Tricarbonsäurezyklus*. GABA ist ein inhibitor. wirkender Neurotransmitter*.

**GABA-Agonisten:** Substanzen, welche über den GABA*-Rezeptor einen Chlorid-Ionen-Kanal stimulieren u. folgl. einen erhöhten Chlorid-Einstrom induzieren, was zur Hyperpolarisation von Nervenzellen führt; zu dieser Gruppe gehören die Benzodiazepine* u. Barbiturate*, deren hypnot. Wirkung durch Angriff an unterschiedl. Bindungsstellen am $GABA_A$-Rezeptorkomplex entsteht.

**Gabapentin** (INN): 1-(Aminomethyl)cyclohexanessigsäure; CAS-Nr. 60142-96-3; $C_9H_{17}NO_2$, Strukturformel: s. Abb.; $M_r$ 171.24; **Wirk.:** Antiepileptikum*; GABA-mimetisch, da mit GABA* strukturverwandt, kann aber im Ggs. zu GABA die Blut-Hirn-Schranke durchdringen; **Ind.:** partielle Anfälle mit od. ohne sekundärer Generalisierung als Zusatztherapie; **UAW:** Müdigkeit, Schwindel, Tremor, Mundtrockenheit; **Dos.:** p. o. Anfangs- u. Erhaltungsdosis am 1. Tag 3×100 mg, am 2. Tag 3×200 mg, am 3. Tag 3×300 mg, ab dem 4. Tag Steigerung bis zu 3×400 mg/d; TMD 2.4 g in 3 ED; HWZ 5–7 h.

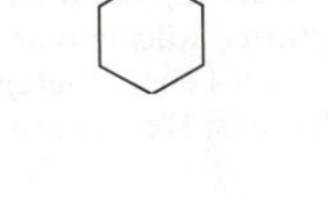


**Gabapentin**

**GABA-Rezeptoren:** Kurzbez. für **G**amma**a**mino**b**uttersäure(-**a**cid)-**R**ezeptoren; Rezeptoren, die durch GABA* aktiviert werden; **Einteilung:** **1.** $GABA_A$-Rezeptor: ligandengesteuerter $Cl^-$-Kanal u. Wirkungsort vieler Schlafmittel* u. Narkotika* (z. B. Benzodiazepine*, Barbiturate*); **2.** $GABA_B$-Rezeptor: vermittelt über G*-Proteine eine verminderte Leitfähigkeit für $Ca^{2+}$-Kanäle u. damit ebenfalls die Hemmung der Nervenzelle (selektiver Agonist z. B. Baclofen*); Aktivierung präsynapt. GABA-R. (Autorezeptoren) führt zu verminderter GABA-Ausschüttung aus dem Axon (präsynapt. Hemmung).

**Gabelmücke:** s. Anopheles.

**Gabriel-Marckwald-Ethyleniminmethode:** Verfahren zur Herst. von Ethylenimin (Aziridin*) aus α-Brom-ethylamin durch Bromwasserstoff-Abspaltung mit Kaliumhydroxid* od. Silberoxid (s. Abb.).

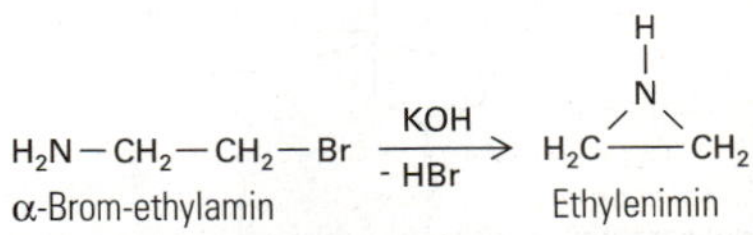


**Gabriel-Marckwald-Ethyleniminmethode**

**Gabriel-Synthese:** Methode zur Herst. primärer Amine* durch Umsetzung eines Alkylhalogenids mit Phthalimidkalium u. Hydrolyse* (sauer od. alkalisch) od. Hydrazinolyse des gebildeten *N*-Alkylphthalimids (s. Abb.).

**Gadobensäure** (INN): Gadolinium(III)-4-carboxy-5,8,11-tris(carboxymethyl)-1-phenyl-komplex; CAS-Nr. 113662-23-0; $C_{22}H_{28}GdN_3O_{11}$, Strukturformel: s. Abb.; $M_r$ 667.7; verwendet als Dimegluminsalz* (G.-Dimeglumin); **Anw.:** paramagnet., leberspezif. MRT*-Kontrastmittel zur Erkennung fokaler Leberläsionen; **UAW:** Hypertonie, Empfindungsveränderungen; **Dos.:** i. v. 0.05 mmol/kg KG.

**Gadobutrol** (INN): Gadolinium(III)-2,2′,2″-(10-((2*R*,3*S*)-1,3,4-trihydroxybutan-2-yl)-1,4,7,10-tetraazacyclododecan-1,4,7-triyl)triacetat; Gemisch der (1*R*,2*S*)- u. (1*S*,2*R*)-Enantiomere; CAS-Nr. 138071-82-6; $C_{18}H_{31}GdN_4O_9$, Strukturformel: s. Abb.; $M_r$ 604.7; **Anw.:** paramagnet. MRT*-Kontrastmittel zur Kontrastverstärkung bei der kranialen u. spinalen MRT; **UAW:** evtl. Schwindel, Übelkeit, Luftnot; **Dos.:** 0.1 mmol/kg KG i. v. als Bolusinjektion.

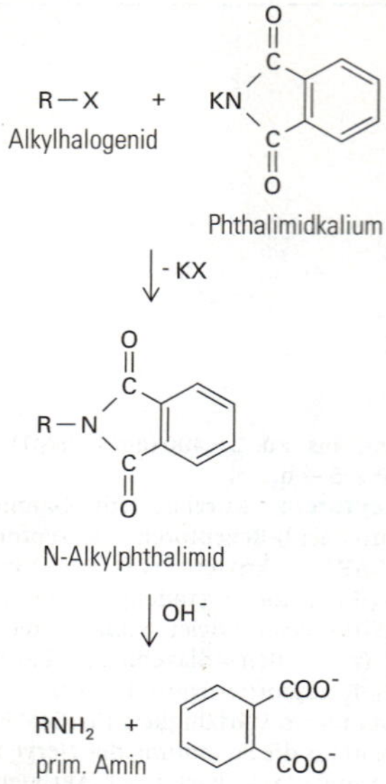


**Gabriel-Synthese**

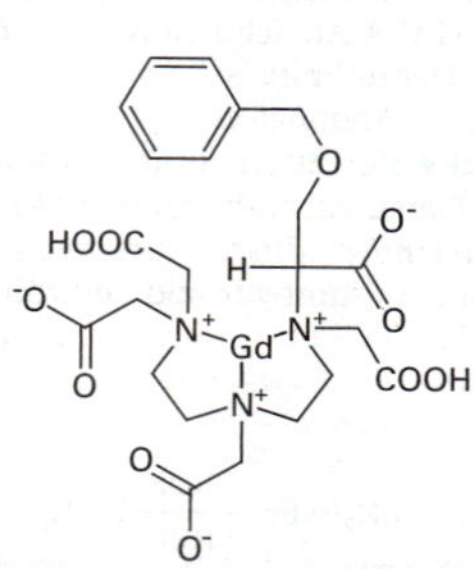


**Gadobensäure**

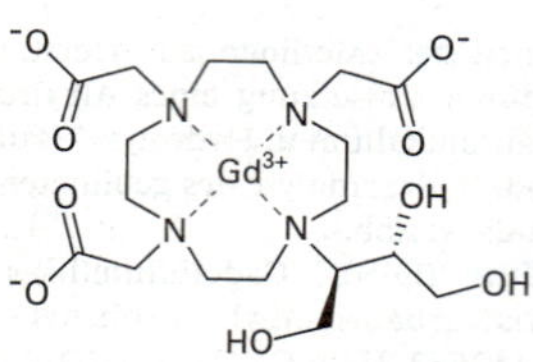


**Gadobutrol**

**Gadodiamid** (INN): Gadolinium(III)-diethylentriaminpentaessigsäure-bismethylamid; Gadolinium(lll)-5,8-bis(carboxymethyl)-11-[2-(methylamino)-2-oxoethyl]-3-oxo-2,5,8,11-tetraazatridecan-13-säure; CAS-Nr. 131410-48-5; $C_{16}H_{26}GdN_5O_8$; $M_r$ 573.66; **Anw.:** paramagnet. MRT*-Kontrastmittel zur Kontrastverstärkung bei der kranialen u. spinalen MRT. Vgl. Magnetopharmaka.

**Gadofosveset:** Hydrogen-[[(8*R*)-8-[bis[(carboxy-*α*O)methyl]amino-*α*N]-3,6-bis[(carboxy-*α*O)methyl]-11-[(4,4-diphenylcyclohexyl)oxy]-11-hydroxy-10-oxa-3,6-diaza-11-phosphaundecansäure-*α*N3,*α*N6,*α*O1]11-oxidato(6-)]-gadolinat; CAS-Nr. 201688-00-8; $C_{33}H_{38}GdN_3O_{14}P \cdot 3\,H$; $M_r$ 891.92; Gadolinium*-haltiges MRT*-Kontrastmittel; **Ind.:** i. v. als Diagnostikum für die kontrastmittelverstärkte Magnetresonanz-Angiographie zur Visualisierung von Gefäßen bei vermuteter od. bekannter Gefäßerkrankung; **UAW:** u. a. Pruritus, Parästhesie, Kopfschmerz, Übelkeit, Vasodilatation.

**Gadolinium:** Symbol Gd; CAS-Nr. 7440-54-2; $A_r$ 157.25; OZ 64; D. 7.900; Schmp. 1312 °C; Sdp. 3262 °C; Oxidationsstufe: +3; silbrig metallisch glänzendes, weiches, duktiles, 3-wertiges, zu den Lanthanoiden* gehörendes Metall*; ferromagnetisch; in trockener Luft beständig, korrodiert aber im Feuchten rasch; gut lösl. in verd. u. konz. Mineralsäuren; **Vork.:** in Gadolinit, Monazit u. Bastnäsit; **Herst.:** Reduktion von Gadoliniumfluorid ($GdF_3$) mit Calcium*; **Anw.: 1.** (med.) Gd-Komplexe als MRT*-Kontrastmittel; **2.** (techn.) in Kontrollstäben für Kernreaktoren u. als Wirt für Lanthanoidphosphore; als Zusatz zu Hochtemperaturstählen; Gadolinium-Yttrium-Granat für Mikrowellengeräte; **Gesch.:** 1880 von Jean Charles Galissard de Marignac (1817–1894) aus der Yttererde* in Form des Oxids isoliert (benannt nach dem finn. Chemiker J. Gadolin, 1760–1852).

**Gadolinium-DTPA:** s. Gadopentetsäure.

**Gadopentetsäure** (INN): Acidum gadopenteticum, Gadolinium-DTPA; Dihydrogen-[*N*,*N*-bis[2-[bis[(carboxy-*α*O)methyl]amino-*α*N]ethyl]glycinato(5-)-*α*N,*α*O]-gadolinat; CAS-Nr. 80529-93-7; $C_{14}H_{20}GdN_3O_{10}$; $M_r$ 547.6; Gadolinium*-Komplex mit Pentetsäure*; **Gadopentetsäure-Dimegluminsalz: Anw.:** paramagnet. MRT*-Kontrastmittel für die Untersuchung des GIT; **UAW:** lokale Wärme- u. Schmerzgefühle.

**Gadoteridol** (INN): 1,4,7,10-Tetraazacyclododecan-1,4,7-triessigsäure,10-(2-hydroxypropyl)-gadolinium-Komplex; CAS-Nr. 120066-54-8; $C_{17}H_{29}GdN_4O_7$, Strukturformel: s. Abb.; $M_r$ 558.69; nichtion. Gadolinium*(III)-Komplex; **Anw.:** MRT*-Kontrastmittel bei der Untersuchung des Gehirns, des Rückenmarks u. des umgebenden Gewebes; **Kontraind.:** Jugendl. unter 18 Jahre, strenge Indikationsstellung während Schwangerschaft u. Stillzeit; **UAW:** u. a. metall. Geschmack, Übelkeit, Hypotonie; **Dos.:** parenteral i. v. 0.1 mmol/kg KG; HWZ 1.57 h.

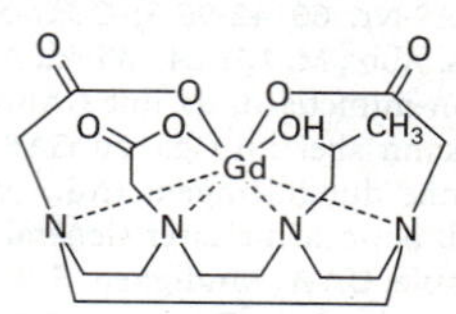


**Gadoteridol**

**Gadotersäure** (INN): Hydrogen-[1,4,7,10-tetraazacyclododecan-1,4,7,10-tetraacetato]gadolinatum; CAS-Nr. 72573-82-1; $C_{16}H_{24}GdN_4O_8 \cdot H$; $M_r$ 558.65; Diagnostikum; Gadolinium*-haltiges MRT*-Kontrastmittel zur i. v. Applikation; **Anw.:** zur Kontrastverbesserung bei MRT zur Darst. von Läsionen des Gehirns, Rückenmarks u. des umgebenden Gewebes, der Leber, Nieren, Lunge, Brust, des Pankreas, Beckens, Herzens sowie des musku-

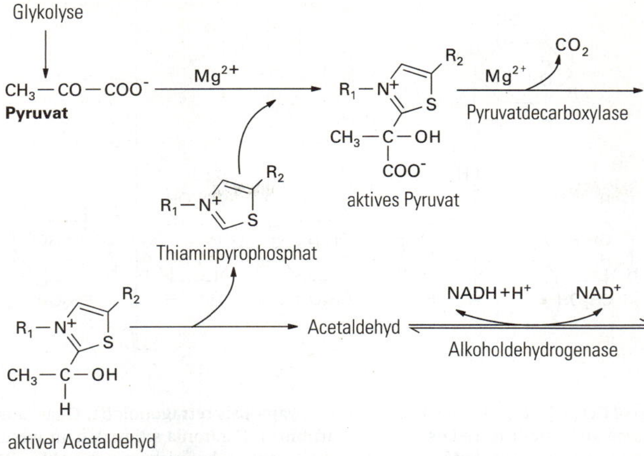


**Gärung:** Bildung von Ethanol aus Pyruvat [12]



loskelettalen Systems, bei MR-Angiographie der Nierenarterien u. der direkten MR-Arthrographie. **UAW:** Wärme- od. Kältegefühl, Schmerzen an der Injektionsstelle, Kopfschmerz, Parästhesien, Übelkeit, Hautreaktionen; **Dos.:** i.v. 0.1 mmol/kg KG. Verwendet wird das Megluminsalz.

**Gadoxetsäure** (INN): Dihydrogen-[*N*-{(2*S*)-2-[Bis(carboxymethyl)amino]-3-(4-ethoxyphenyl)propyl}-*N*-{2-[bis(carboxymethyl)amino]ethyl}glycinato]gadolinsäure; CAS-Nr. 135326-11-3; $C_{23}H_{28}GdN_3O_{11} \cdot 2\,H$; $M_r$ 681.75; Gadolinium*-haltiges, leberspezif. MRT*-Kontrastmittel zur i.v. Applikation; **Anw.:** zur Kontrastverbesserung bei MRT, Detektion u. Charakterisierung von Leberläsionen; **UAW:** Veränderung von Blutwerten, Kopfschmerz, Parästhesie, Benommenheit; **Dos.:** i.v. 0.025 mmol/kg KG. Verwendet wird das Dinatriumsalz.

**Gadus morrhua** L.: Dorsch, Kabeljau; Lieferant des Lebertrans*; junge u. kleinwüchsige Tiere sowie Ostseefische werden im Allg. als Dorsch, größere an der norweg. Küste, den Lofoten u. an der Küste Neufundlands als Kabeljau bezeichnet.

**GÄ:** Abk. für **G**lucose-**Ä**quivalent*.

**Gänseblümchen:** s. Bellis perennis.

**Gänsefingerkraut:** s. Potentilla anserina.

**Gänsefußkraut:** s. Chenopodium ambrosioides var. ambrosioides (Herba Chenopodii ambrosioidis).

**Gänsefußkraut, Wohlriechendes:** s. Chenopodium ambrosioides var. ambrosioides (Herba Chenopodii ambrosioidis).

**Gänsefuß, Stinkender:** s. Trimethylamin.

**Gänsefuß, Wohlriechender:** s. Chenopodium ambrosioides var. ambrosioides.

**Gänsekraut:** s. Artemisia vulgaris (Artemisiae herba).

**Gänsekresse:** s. Capsella bursa-pastoris (Bursae pastoris herba).

**Gänserich:** s. Potentilla anserina.

**Gänsesterbekraut:** s. Erysimum crepidifolium.

**Gärsalz:** Hefenährsalz; sekundäres Ammoniumphosphat* od. dieses enthaltende Gemische; G. wird den Gärflüssigkeiten, bes. Obstwein, zugesetzt, um die Hefezellen mit Stickstoff u. Phosphor zu versorgen u. damit eine kräftigere u. kontinuierl. Gärung herbeizuführen (30–40 g auf 100 L).

**Gärung:** unter der Einwirkung unterschiedl. Enzymsysteme erfolgender Abbau bestimmter org. Verb.; i.e.S. der enzymat. Abbau von Kohlenhydraten*, i.w.S. auch der von Carbonsäuren*, nicht aromat. Aminosäuren*, Purinen* u.a., wobei die beteiligten Enzyme* meist von Mikroorganismen wie Hefezellen, Bakt. od. Schimmelpilzen stammen; **Einteilung: 1. anaerobe** G.: ohne Mitwirkung von Sauerstoff (z.B. alkohol. G., Milchsäuregärung); **2. aerobe** G.: unter Mitwirkung von Sauerstoff (z.B. Citronensäuregärung, Essigsäuregärung). Bestimmte Formen der anaeroben G. dienen zur Gew. von Energie. Bezogen auf die Substrateinheit liefert die G. weitaus weniger Energie als die Atmungskette*. So werden bei der alkohol. G. der Hefezelle pro Molekül Glucose* nur 2 Moleküle ATP gebildet, während bei der vollständigen Oxidation von einem Molekül Glucose 38 Moleküle ATP entstehen. **Alkoholische Gärung:** anaerobe Bildung von Ethanol u. $CO_2$ aus Glucose; am wichtigsten sind die Enzymsysteme von Hefen u. anderen Mikroorganismen. Sie dient den Zellen unter anaeroben Bedingungen zur Energiegewinnung. Ausgangspunkt für die alkohol. G. ist Glucose*-6-phosphat, das durch die Reaktionen der Glykolyse* zu Pyruvat* umgewandelt wird. Pyruvat bildet die Verzweigungsstelle für die letzte Stufe des Kohlenhydratabbaus u. wird durch Pyruvatdecarboxylase zu Acetaldehyd decarboxyliert, das durch Alkoholdehydrogenase* zu Ethanol reduziert wird (s. Abb.). Die alkohol. G. ist die am längsten bekannte u. techn. wichtigste Gärungsform. Die bedeutendsten Substrate sind die Monosaccharide* D-Glucose, D-Fructose*, D-Mannose* u. manchmal D-Galactose*. Vereinzelt können auch die Disaccharide* Saccharose* u. Maltose* sowie das Polysaccharid* Stärke (s. Amylum) als Substrat dienen. **Gesch.:** Die Bruttogleichung der al-

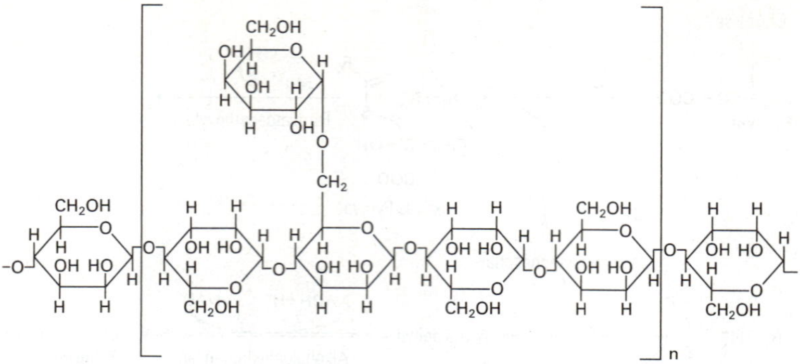

Galactomannane

kohol. Gärung $C_6H_{12}O_6 = 2\,CO_2 + 2\,CH_3{-}CH_2OH$ wurde 1815 von Gay-Lussac aufgestellt (Gay-Lussac-Gleichung). 1857 vertrat Pasteur die Auffassung, dass die alkohol. G. nur von lebenden Organismen ausgeführt werden kann. 1897 widerlegte Buchner diese Annahme. Ihm gelang der Nachw. einer alkohol. G. in einem zellfreien Hefepresssaft. Seine Entdeckung der zellfreien G. war Ausgangspunkt der Enzymchemie. Das abgetrennte, ursprüngl. als einheitl. angenommene Enzymsystem wurde als Zymase* bezeichnet. 1905 wurde von Harden u. Young die Rolle des Phosphats beschrieben. 1912 stellte Neuberg das erste Gärungsschema auf, das 1933 von Embden u. Meyerhof verbessert wurde. **Milchsäuregärung: 1.** Milchgerinnung*; enzymat. Abbau der Lactose* in Milch (süße Molken) zu Milchsäure*, verursacht u. a. durch Lactobacillus lactis; **2.** letzter Schritt der Glykolyse*; Pyruvat* wird durch Lactatdehydrogenase* zu Lactat (Milchsäure) reduziert; **3.** syn. Glykolyse*. **Essigsäuregärung:** Ethanol wird unter Einwirkung von Sauerstoff durch Bakt. der Gattung Acetobacter zu Essigsäure vergoren.

**Gärung, alkoholische:** s. Gärung.

**Gärungsamylalkohol:** s. Pentanol.

**Gärungsbuttersäure:** s. Buttersäure.

**Gärungsessige:** s. Essig.

**GAG:** Abk. für **G**lykosaminoglykane; s. Mukopolysaccharide.

**Gagat** (Gages, Fluss in Kleinasien): Jett, Schwarzer Bernstein, Pechkohle; bitumenreiche schwarze Braunkohle; **Vork.:** in bituminösem Schiefer u. Mergel; **Anw.:** als Schmuck- u. Amulettstein.

**Gagelstrauch:** s. Myrica gale.

**Galactane:** aus D-Galactose* aufgebaute, unverzweigte, hochmolekulare Polysaccharide*, die in den Zellwänden bestimmter Rotalgen-Gattungen (s. Agar; Carrageenan) vorkommen.

**D-Galactarsäure:** s. Schleimsäure.

**Galactit:** s. Dulcitol.

**Galactitol:** s. Dulcitol.

**Galactocerebroside:** Cerebroside (s. Glykolipide), die D-Galactose* als polare Gruppe in $\beta$-glykosid. Bindung tragen.

**Galactomannane:** stark quellfähige, pflanzl. verzweigtkettige Polysaccharide* aus überwiegend Galactose* u. Mannose* (s. Abb.); Hauptvertreter sind Guaran, das den Hauptanteil des Guar-Gummis (s. Cyamopsis tetragonoloba, Guar) ausmacht, u. Carubin (s. Ceratonia siliqua), dem wesentl. Bestandteil des Johannisbrotkernmehls; Derivate sind Carboxymethyl-Carubin u. Carboxymethyl-Guar. Das Verhältnis Mannose zu Galactose liegt bei Johannisbrotbaum-Galaktomannan bei 4 : 1, bei Tara-Galactomannan bei 3 : 1 und bei Guar-Galactomannan bei 2 : 1. Johannisbrotbaum-Galactomannan besitzt weniger seitl. Galactoseabzweige von der Polymannose-Hauptkette als die beiden anderen. **Anw.:** Sprengmittel für die Tablettierung; hohe Anteile von G. führen zur Ausbildung einer Retardmatrix. Die für Tablettenhilfsstoffe erforderl. Stabilität gegen pH- u. enzymbedingte Abbauerscheinungen soll gegeben sein. Gelier- und Verdickungsmittel.

**Galactometer:** Aräometer zur Milchuntersuchung; s. Dichtebestimmungsmethoden.

**Galactosämie:** Galactoseintoleranz; Sammelbez. für angeborene, autosomal-rezessiv erbl. Störungen des Galactosestoffwechsels; **Formen: 1. Typ I:** Mangel an Galactose-1-Phosphaturidyltransferase; Häufigkeit ca. 1 : 50 000; Klinik: inf. Verwertungsstörung der aus Lactose* (in Muttermilch) entstandenen Galactose kommt es bereits in den ersten Lebenstagen zu schweren Hypoglykämien*, Krampfanfällen, lang anhaltendem Icterus* neonatorum, Hepatomegalie, Katarakt*, leichtem Hirnödem mit klin. Zeichen einer Meningitis*; später Ausbildung einer renalen tubulären Insuffizienz mit generalisierter Hyperaminoacidurie, Glucosurie*, Phosphaturie* u. frühzeitig Galactosurie, gelegentl. Diarrhö; **2. Typ II:** Mangel an Galactokinase u. teilweiser Abbau der Galactose zu Dulcitol*; Vork.: gehäuft bei Roma; Klinik: Galactosurie u. sehr hohe Blutgalactosekonzentration (Galactosediabetes), häufig Katarakte, keine Hypoglykämie; **3. Typ III:** Defekt der UDP-Galactose-4-Epimerase (Umwandlung von Galactose in Glucose*); Klinik: selten schwere Verlaufsform; häufiger Epimerase-Defekte mit Katarakt als einzigem klin. Sympt.; **Ther.:** milchfreie Säuglingsnahrung, lebenslang lactose- u. galactosefreie Diät.

**Galactosamin:** Chondrosamin; 2-Amino-2-desoxy-D-galactose; $M_r$ 179.17; Schmp. 185 °C (Hydrochlorid); $[\alpha]_D^{20\,°C}$ +125° bis 98° (Wasser); Aminozucker*; leitet sich von D-Galactose ab, wobei die OH-Gruppe am C-2 durch eine Aminogruppe ersetzt ist; **Vork.:** natürl. meist in Form des *N*-Acetylderivats; Best. einiger Mukopolysaccharide* wie Chondroitinsulfat*, außerdem in Mukoiden*.

**Galactose:** Galactosum Ph.Eur.6; D-Galactose, Lactoglucose, Laktoglucose; CAS-Nr. 59-23-4; $C_6H_{12}O_6$, $M_r$ 180.16; Schmp. 167 °C aus Wasser od. Ethanol; Monosaccharid*; Aldohexose, die in D- u. L-Form vorkommt; **Formen: 1. *α*-Form:** Strukturformel: s. Abb.; $[\alpha]_D^{20\,°C}$ +151° → +80° (Wasser); 1:0.5 in Wasser lösl., Endlöslichkeit in Wasser (25 °C) 68 %; schwer lösl. in Ethanol; **2. *β*-Form:** $[\alpha]_D^{20\,°C}$ +53° → +80° (Wasser); 1:1.7 in Wasser (17 °C) lösl.; **Off.:** DAC, Ph.Helv.; **Vork.:** bes. im Tierreich weit verbreitet; Baustein von Oligosacchariden* (z. B. Lactose*), Cerebrosiden u. Gangliosiden (s. Glykolipide) tier. Nervengewebe; in Pflanzen Best. von Melibiose*, Raffinose*, Planteose* u. Stachyose* sowie der Galactane* (z. B. Agar*); auch als Zuckerkomponente an Glykosiden* beteiligt; wird als Uridindiphosphat (UDP-Galactose) aus UDP-Glucose synthetisiert; **Anw.:** Diagnostikum zur Prüfung der Leberfunktion (vermehrte Ausscheidung zeigt Leberschaden an); **Dos.:** p. o. 1 × 40 g/d (20 %ige Lsg.).

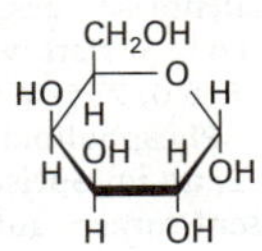

**Galactose:** α-Galactose

**Galactoseintoleranz:** s. Galactosämie.

**β-Galactosidase:** s. Lactase.

**Galactosum:** s. Galactose.

**4-Galactosylsorbitol:** s. Lactitol.

**Galacturonsäure:** $M_r$ 194.14; Schmp. 159 °C; von D-Galactose* abgeleitete Uronsäure*; *α*-Form: $[\alpha]_D^{20\,°C}$ +98° → +50.8° (Wasser); *β*-Form: $[\alpha]_D^{20\,°C}$ +27° → +50.8° (Wasser); Pektine* bestehen zu 40–60 % aus G., die auch Best. anderer pflanzl. Polysaccharide* ist.

**Galaktagoga** (gr. galaktos Milch, ago treiben, fördern): fördern die Milchabsonderung; s. Laktagoga.

**Galambutter:** s. Vitellaria paradoxa (Sheabutter).

**Galanga:** s. Alpinia officinarum (Hom.).

**Galangae rhizoma:** s. Alpinia officinarum.

**Galanga major:** s. Alpinia galanga (Radix Galangae majoris).

**Galangaroot:** s. Alpinia officinarum (Galangae rhizoma).

**Galangin:** 3,5,7-Trihydroxyflavon; Strukturformel: s. Flavonoide (Tab. dort); Flavonolderivat, z. B. in Alpinia* officinarum.

**Galantamin** (INN): (4a*S*,6*R*,8a*S*)-4a,5,9,10,11,12-Hexahydro-3-methoxy-11-methyl-6*H*-benzofuro-[3a,3,2-*e,f*][2]-benzazepin-6-ol; CAS-Nr. 357-70-0; $C_{17}H_{21}NO_3$, Strukturformel: s. Abb.; $M_r$ 287.4; Schmp. 126 °C; logP 2.1; $pK_S$ 14.0; schwer lösl. in Wasser; Alkaloid* aus der Zwiebel des Kaukasischen Schneeglöckchens (Galanthus woronowii, Fam. Amaryllidaceae); **Wirk.:** reversibler Cholinesterase-Inhibitor (s. Parasympathomimetika); zusätzl. Wirk. durch Modulation nicotinerger Acetylcholin-Rezeptoren (Nicotin*-Rezeptoren); **Ind.:** symptomat. Behandlung der leichten bis mittelschweren Alzheimer*-Krankheit; **UAW:** Übelkeit, Erbrechen, Diarrhö; **Dos.:** p. o. Anfangsdosis 8 mg/d, Erhaltungsdosis 16 mg/d; HWZ 7–8 h. **Galantaminhydrobromid:** $C_{17}H_{21}NO_3 \cdot HBr$; $M_r$ 368.3; wenig lösl. in Wasser, fast unlösl. in Ethanol, Chloroform u. Ether. **Wirk.:** reversibler Cholinesterase-Inhibitor; **Ind.:** Myasthenia* gravis pseudoparalytica, Poliomyelitis*, Alzheimer*-Krankheit.

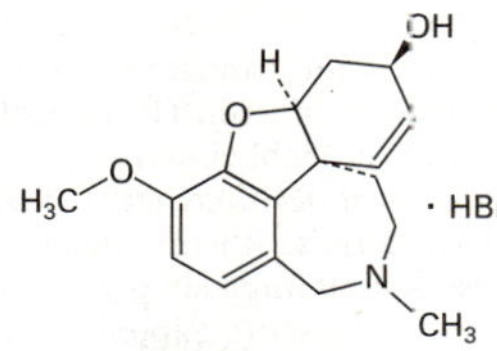

**Galantamin:** Galantaminhydrobromid

**Galanthin:** s. Amaryllidaceen-Alkaloide.

**Galanthus:** s. Amaryllidaceae.

**Galanthus woronowii:** s. Galantamin.

**Galbanum:** s. Ferula gummosa.

**Galbensaft:** s. Ferula gummosa (Galbanum).

**Galegae officinalis herba:** s. Galega officinalis (Herba Galegae officinalis).

**Galega officinalis e seninibus sicc.:** s. Galega officinalis (Hom.).

**Galega officinalis** L.: Geißraute, Geißklee, Suchtkraut; Fam. Fabaceae (Leguminosae); Mittel- u. Südeuropa; Stpfl. von **Herba Galegae officinalis:** Galegae officinalis herba; Geißrautenkraut, Bockskraut; **Inhaltsst.:** Galegin (Isoamylenguanidin, 3-Methyl-but-2-en-guanidin) u. 4-Hydroxygalegin (wirken als Derivate des Guanidins* blutglucosesenkend), Canavanin*, Peganin (ein Chinazolinalkaloid, s. Vasicin), Saponine*, Galuteolin (Glykosid*), Luteolin*, Gerbstoffe*; **Anw.:** (volkstüml.) z. B. bei Diabetes* mellitus, Harnwegsinfektionen; Droge u. Zuber. sind nicht empfehlenswert. **Hom.:** Galega officinalis e seninibus sicc. (HAB): getrocknete, reife Samen.

**Galegin:** s. Galega officinalis (Herba Galegae officinalis).

**Galenik:** Wissenschaft von der Formgebung u. der technolog. Prüfung der Arzneimittel; in der G. wird aus einem Wirkstoff ein Arzneimittel; G. wird auch synonym mit der international übl. Bez. Pharmazeutische* Technologie, die sich aus der eher empir. Galenik entwickelt hat, od. mit dem Unterrichtsfach Arzneiformenlehre* verwendet. **Gesch.:** Galenos, gr. Arzt in Rom (131–201), erweiterte den Arzneischatz um zahlreiche Mittel u. Kombinationen, stellte seine Arzneimittel, die Galenischen Mittel, in eigener sog. Apotheca her u. bewahrte sie in geschlossenen Holzbüchsen auf.

**Galenika:** galenische Mittel; Arzneimittel, die durch Mischungen od. durch einfache pharmaz. Manipulationen hergestellt werden. Als G. gelten z. B. Pulver, Kräutertees, gemischte Pflanzensäfte, Salben, Tinkturen, Extrakte, Latwergen, Pflaster, Mazerationen, Infusa, Schleime; vgl. Galenik.

**Galenit:** s. Bleisulfid.

**Galeopsis ochroleuca:** s. Galeopsis segetum.

**Galeopsis segetum** Neck.: Galeopsis ochroleuca Lam.; Hohlzahn; Fam. Lamiaceae (Labiatae); Mittel- u. Südeuropa; Stpfl. von **Herba Galeopsidis:** Galeopsidis herba; Hohlzahnkraut, Blankenheimer Tee, Liebersche Kräuter; **Off.:** ÖAB, EB; **Inhaltsst.:** Kieselsäure, s. Silicium (bis 0.9 %, davon 0.1–0.2 % lösl. Kieselsäure), ein glykosidischer Bitterstoff*, neutrale u. saure Saponine*, ca. 5–10 % Gerbstoffe*, Zucker, äther. Öl; **Anw.:** (volkstüml.) z. B. bei Lungenleiden, Blutarmut.

**Gale palustris:** s. Myrica gale.

**Galgant:** s. Alpinia officinarum.

**Galgant, Großer:** s. Alpinia galanga.

**Galgantwurzel:** s. Alpinia officinarum (Galangae rhizoma).

G

**Galii lutei herba:** s. Galium verum.

**Galipea officinalis** Hancock: Angustura cusparia, Cusparia angustura, Cusparia officinalis (Wlld.) Engl.; Angosturabaum; Fam. Rutaceae; Südamerika; Stpfl. von **Cortex Angosturae:** Angosturae Cortex; Cortex Cuspariae, (Echte) Angosturarinde; die Rinde von Cusparia febrifuga gilt als Verfälschung; **Inhaltsst.:** ca. 2 % Chinolinalkaloide* (Cusparin, Cusparein, Galipin, Galipoidin); ferner 1–2 % äther. Öl mit Sesquiterpenen* wie Galipol (für Geruch hauptverantwortl.) u. Cadinen*; als Bitterstoff* Angosturin (ein Esterglykosid); **Anw.:** (volkstüml.) als Stomachikum* u. Amarum*; in der Likörindustrie; früher auch Ersatz für Chinarinde (s. Cinchona pubescens); **Zuber.:** Tct. Angosturae. **Hom.:** Galipea officinalis (HAB), Angustura: getrocknete Zweigrinde (mind. 0.6 % äther. Öl); verordnet z. B. bei Erkrankungen des rheumat. Formenkreises, Magen-Darm-Katarrh.

**Galipol:** s. Galipea officinalis (Cortex Angosturae).

**Galipot:** s. Terebinthina (Resina pini).

**Galitzenstein, blauer:** s. Kupfer(II)-sulfat.

**Galitzenstein, weißer:** s. Zinksulfat.

**Galium aparine** L.: Klebendes Labkraut, Klebkraut; Fam. Rubiaceae; Europa, Asien; Stpfl. von **Herba Galii aparinis:** Klebendes Labkraut, Klettenlabkraut; **Inhaltsst.:** s. Galium verum; **Anw.:** (volkstüml.) bei Hautleiden u. als harntreibendes Mittel. **Hom.:** Galium aparine (HAB): frische, oberird. Teile blühender Pflanzen.

**Galium odoratum** (L.) Scop.: Asperula odorata L.; Waldmeister; Fam. Rubiaceae; Europa, Westasien, Nordafrika; Stpfl. von **Asperulae herba:** Herba Asperulae; Herba Matrisilvae, Waldmeisterkraut; **Inhaltsst.:** Cumarinum* (charakterist. Geruch; entsteht aus Melilotosid* durch Hydrolyse beim Verwelken), Asperulosid (Iridoidglykosid); wenig Anthrachinonderivate, Gerbstoffe* (Kaffee*- u. Gallussäure*); **Anw.:** (volkstüml.) als Aromatikum sowie bei Gallen- u. Steinleiden (mit zweifelhafter Wirk.), Hydrops*; frisch zur Bereitung von Waldmeisterbowle (Cumarinum* in größeren Dosen giftig, daher max. 3 g Kraut auf 1 L Bowle). **Hom.:** **1.** Galium odoratum (HAB): frische, vor Blütebeginn gesammelte oberirdische Teile. **2.** Galium odoratum spag. Zimpel (HAB): frische, blühende, oberirdische Teile.

**Galium verum** L.: Käselabkraut; Fam. Rubiaceae; Europa; Stpfl. von **Galii lutei herba:** Herba Galii lutei; Echtes Labkraut, Gelbes Labkraut; das zur Blüte gesammelte, getrocknete Kraut; **Off.:** DAC; **Inhaltsst.:** eine dem Labenzym ähnl. Substanz (bis 10 mg/kg), die Trioxyanthrachinonglykoside Galiosin u. Rubiadinglykosid, die Iridoidglykoside (s. Iridoide) Asperulosid u. Aucubin*, etwas äther. Öl; **Anw.:** **1.** (volkstüml.) harntreibendes Mittel; **2.** (techn.) zur Käsebereitung. **Hom.:** Galium verum: frische, blühende Pflanze.

**Galla:** s. Gallen.

**Gallae chinenses et japonicae:** Chinesische und Japanische Gallen, Zackengallen; Wucherungen, die von der Blattlaus Melaphis chinensis (Aphis chinensis, Schlechtendalia sinensis) an den Zweigspitzen u. Blattstielen von Rhus* chinensis (Rhus semialata Murr.; Gallensumach; Ostasien, bes. China u. Japan) verursacht werden; **Inhaltsst.:** bis zu 80 % Tannin*, Gallussäure*, Fett u. Harz*. Vgl. Gallen.

**Gallae halepensis:** s. Gallen.

**Galläpfel:** s. Gallen.

**Gallae turcicae:** s. Gallen (Hom.).

**Gallapfeltinktur:** s. Tinctura Gallae.

**Gallate:** Gallussäureester; s. Antioxidanzien.

**Galle:** Bilis; Lebersekret (sog. **A-Galle**, gelb, 0.5–1 L/d, 99 % Wasser), das beim Menschen u. einigen Tieren in der Gallenblase* gesammelt u. durch Wasserresorption konzentriert wird (sog. **B-Galle**, grün-braun, pH 5.6–8.0, 75 % Wasser); **Best.:** u. a. Gallensäuren* u. Phospholipide*, die für die Emulgierung der Fette im Speisebrei u. die Aktivierung von Lipasen* sorgen; außerdem körpereigene u. -fremde Substanzen, meist als Glucuronide*, z. B. Gallenfarbstoffe*, Hormone* (Steroide, Insulin) u. Arzneimittel sowie Cholesterol*. Cholecystokinin* bewirkt die Kontraktion der Gallenblase u. Abgabe von G. ins Duodenum. Bei starker Konz. der G. od. Entzündung können sich Gallensteine bilden; vgl. Cholelithiasis; Cholezystitis. Arzneimittel, die einem enterohepatischen Kreislauf* unterliegen, finden sich verstärkt im Gallensekret wieder. Vgl. Cholagoga; Fel Tauri.

**Galleiche:** s. Gallen.

**Gallen:** Gallae halepenses, Gallae quercinae; Galla, Gallae, Galläpfel, Eichäpfel, Eichengallen; Wucherungen an den jungen Trieben der Galleiche (Quercus infectoria Oliv.), verursacht durch Stich u. Eiablage der Gallwespe (Andricus gallaetinctoria, Cynips tinctoria Hartig; östl. Mittelmeergebiet, v. a. Kleinasien); im Handel unterscheidet man Aleppische G. (Aleppogallen), Türkische G., Levantinische G. (Gallae halepensis) u. a., die allesamt aus Kleinasien stammen; Deutsche G. stammen von anderen Wespen u. anderen Eichenarten, ebenso die Serbischen u. Tripolis-Gallen. **Off.:** ÖAB, DAB; **Inhaltsst.:** 60–70 % Tannin* (Gallusgerbsäure, Gallotannin), daneben 3 % Gallussäure*, 2 % Ellagsäure*, 3 % Zucker, 2 % Stärke, Harz*, Gummi, äther. Öl; **Anw.:** **1.** (med.) selten als Adstringens* zu Pinselungen gegen Frostbeulen u. bei Zahnfleischerkrankungen; **2.** (techn.) hauptsächl. zur Gew. von Tannin u. früher zur Herst. von Tinten sowie in der Färberei; **Zuber.:** Tinctura* Gallae (ÖAB); Tinctura Gallarum (DAB). Vgl. Gallae chinenses et japonicae. **Hom.:** Gallae turcicae (HAB): enthalten mind. 20 % mit Hautpulver fällbare Gerbstoffe, berechnet als Pyrogallol*.

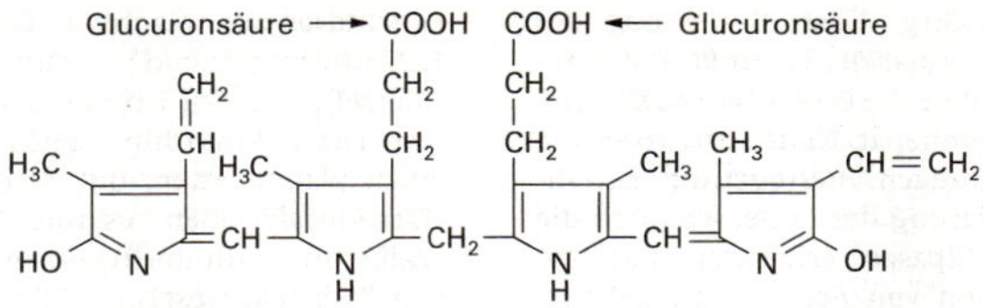


**Gallenfarbstoffe:** Bilirubin als Beispiel

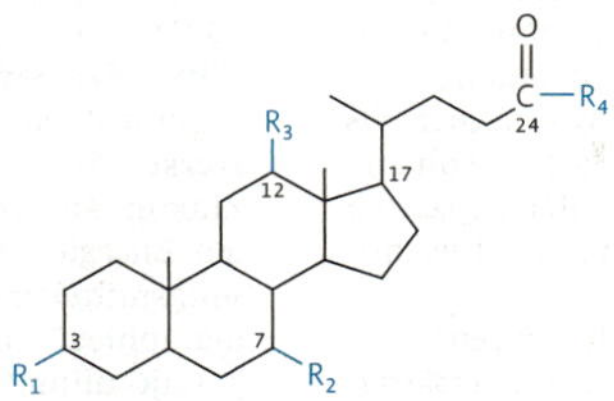

| | $R_1$ | $R_2$ | $R_3$ | $R_4$ |
|---|---|---|---|---|
| Cholansäure | H | H | H | OH |
| Lithocholsäure | OH | H | H | OH |
| Chenodesoxycholsäure | OH | OH | H | OH |
| Desoxycholsäure | OH | H | OH | OH |
| Cholsäure | OH | OH | OH | OH |
| Glykocholsäuren | | | | NH—CH₂—COOH |
| Taurocholsäuren | | | | NH—CH₂—CH₂—SO₃H |

**Gallensäuren**



**Gallenblase:** Vesica biliaris; dünnwandiger, birnenförmiger, mit glatten Muskelfasern durchsetzter Schleimhautsack; Fassungsvermögen 50 mL; **Funktion:** Reservoir für die Galle*, Konz. der Galle u. Ausgleich von Druckschwankungen in den äußeren Gallenwegen.

**Gallen, Chinesische:** s. Gallae chinenses et japonicae.

**Gallenfarbstoffe:** Abbauprodukte von Porphyrinen*, v. a. des Häms*; durch Abspaltung des Protoporphyrinrings des Hämoglobins*, Abspaltung des Globins u. Oxidoreduktion entsteht **Biliverdin** (lat. bilis Galle, viridis grün; $C_{33}H_{34}N_4O_6$; $M_r$ 582.63), das weiter zu **Bilirubin** (lat. ruber rot; $C_{33}H_{36}N_4O_6$; $M_r$ 584.65) reduziert wird. Hellorange bis tiefrote Kristalle, in Lsg. grün mit roter Fluoreszenz im ultravioletten Licht. Bilirubin (s. Abb.) wird v. a. aus dem Hämoglobin alter Erythrozyten* im Monozyten*-Makrophagen-System, in Knochenmark u. Leber gebildet. Bei perniziöser Anämie kann es auch durch Abbau von Myoglobin* u. Cytochromen* entstehen. Bilirubin wird an Serumalbumin gebunden in die Leber transportiert. Es ist in freier Form hochtoxisch. In der Leber wird es freigesetzt, in den Leberzellen konzentriert, mit zwei Glucuronsäurereste konjugiert u. in dieser Form mit der Galle (Farbe) ausgeschieden, wo es z. T. an Lecithin od. Gallenproteine gebunden wird. Im Darm erfolgt durch Darmbakterien die Dekonjugierung u. der Abbau zu Urobilinogen*, Stercobilinogen u. Mesobilirubinogen. Diese farblosen Verbindungen werden zu Stercobilin* u. Urobilin* oxidiert, die den Fäzes (Kot) die braune Farbe geben, u. z. T. auch in Dipyrrole (z. B. Bilileukan u. Bilifuszin) gespalten. Ein kleiner Teil wird rückresorbiert u. gelangt erneut in die Galle (enterohepat. Kreislauf) od. wird über die Niere ausgeschieden (Bestimmung als Urobilinogen).

**Gallen, Indische:** über Bombay exportierte Gallen*.

**Gallen, Japanische:** s. Gallae chinenses et japonicae.

**Gallenkraut, Weißes:** s. Gratiola officinalis (Herba Gratiolae).

**Gallen, Levantinische:** s. Gallen.

**Gallenmittel:** s. Cholagoga.

**Gallensäuren:** wichtige, natürl. vorkommende Steroide*, die von den Leberzellen aus Cholesterol* gebildet werden; biol. bedeutendste Best. der Galle*; 1 L Galle enthält ca. 30 g Gallensäuren. Die meisten G. sind Derivate der 5$\beta$-Cholan-24-säure (Cholansäure), die sich v. a. durch die $\alpha$-Hydroxylgruppen in den Stellungen 3, 7 u. 12 unterscheiden (s. Abb.); fast alle G. besitzen eine 3$\alpha$-Hydroxylgruppe. Die Ringe A u. B des Steroidgerüstes sind *cis*-verknüpft. Die 4 wichtigsten beim Menschen vorkommenden G. sind Cholsäure (3,7,12-Trihydroxycholansäure, mengenmäßig vorherrschend), Desoxycholsäure (3,12-Dihydroxycholansäure), Chenodesoxycholsäure* (3,7-Dihydroxycholansäure) u. Lithocholsäure* (3-Monohydroxycholsäure). Die G. werden in Form von wasserlösl., grenzflächenaktiven Derivaten an die Aminosäuren Glycin* od. Taurin* gebunden, als gepaarte Gallensäuren in den Dünndarm sezerniert u. je nach Aminosäure als Glykocholsäuren (Glycocholsäuren) od. Taurocholsäuren klassifiziert. **Biosynthese:** in der Leber ausgehend von Cholesterol durch 7$\alpha$-Hydroxylierung, Reduktion der Doppelbindung in Stellung 5 u. Epimerisierung in Stellung 3; die $C_{27}$-Seitenkette wird durch $\beta$-Oxidation (s. Fettsäureabbau) verkürzt. Tägl. Produktion beim Menschen 20–30 g. Nach Entleerung der Galle in den Darm werden die G. zu 90 % rückresorbiert u. gelangen (wie die Gallenfarbstoffe) wieder in die Leber (enterohepat. Kreislauf), wo sie die Gallenproduktion anregen. **Bedeutung:** Beteiligung an der Emulgierung der Fette, wodurch die Lipolyse* durch die Lipasen* erleichtert wird, sowie an der Resorption von Fettsäuren*; pH-Verschiebung im Dünndarm; wahrscheinl. Anregung der Peristaltik des Dickdarms u. Hemmung der des Dünndarms; **Anw.:** als Choleretika* u. Cholelitholytika*, z. B. mit Chenodesoxycholsäure* od. der epimeren Ursodesoxycholsäure*; ferner als Ausgangsprodukte für die Partialsynthese von Steroidhormonen*. Die Natriumsalze der gepaarten G., oft Gallensalze (Cholate) genannt, sind wichtige Detergenzien.

G

**Gallensalze:** Cholate; Salze der Gallensäuren*.

**Gallensteine:** Konkrementbildung der (übersättigten) Galle* um einen Kristallisationskern in Gallengängen od. Gallenblase (s. Cholelithiasis), als sog. Solitärstein od. multipel bzw. als Gallengrieß (kleinste G.); **Einteilung:** nach mögl. Best. (Cholesterol*, Calciumcarbonat*, Bilirubin od. Protein): **a)** Cholesterolsteine: v. a. Cholesterolpigmentkalksteine, in ca. 10 % reine Cholesterolsteine (häufig solitär); **b)** Pigmentsteine: v. a. Bilirubinsteine, oft mit Kalkeinlagerungen; **c)** Calciumbilirubinatsteine.

**Gallensumach:** s. Gallae chinenses et japonicae.

**Gallentee:** s. Species cholagogae.

**Gallen, Türkische:** s. Gallen.

**Gallerta saponata camphorata:** Opodeldok; Darst.: ÖAB, 5 T. Schweineschmalz werden mit 2.5 T. konz. Natriumhydroxidlösung u. 2.5 T. Ethanol in der Wärme unter Rückfluss verseift, anschließend werden 75 T. Ethanol (heiß), 6 T. gereinigtes Wasser, 2.5 T. Campher*, 1 T. äther. Rosmarinöl, 0.5 T. äther. Thymianöl u. 5 T. Ammoniak zugesetzt; Ethanol-Gehalt: mind. 70 %; bei Raumtemperatur erstarrt die Mischung zu einer gallertigen, opalisierenden Masse, die sich bei Handwärme verflüssigt; entspr. Zuber. aus dem DAB: Linimentum* saponato-camphoratum; **Anw.:** als Einreibemittel gegen rheumat. Beschwerden.

**Gallerten:** s. Gelatinae; Gele.

**Gallertfestigkeit:** s. Gelatine.

**Gallii[$^{67}$Ga] citratis solutio iniectabilis:** s. [$^{67}$Ga]Gallium-citrat-Injektionslösung.

**Gallium:** Symbol Ga; CAS-Nr. 7440-55-3; $A_r$ 69.72; OZ 31; D. 5.9 (fest); D. 6.1 (flüssig; sog. Dichteanomalie); Schmp. 29.78 °C; Sdp. 2403 °C; weißes, dehnbares, weiches, meist 3-wertiges Metall*; 7 Modifikationen; lösl. in verd. Mineralsäuren u. Laugen; **Vork.:** natürl. nur in sehr geringen Mengen in Zinkblenden; $1.4 \cdot 10^{-3}$ % in der Erdkruste (etwa so häufig wie Blei*); **Herst.:** Schmelzflusselektrolyse von galliumhaltigem Natriumaluminat (Alusuisse-, Alcoa- od. Pechiney-Prozess); hochreines Ga durch Elektrolyse von gereinigtem Galliumchlorid; **Anw.:** **1.** (med.) $^{68}$Ga in der PET-Diagnostik; **2.** (techn.) u. a. wegen seines hohen Sdp. zu Thermometerfüllungen; Ga-Verb. wie GaAs, GaP u. GaN werden als Halbleiter verwendet (z. B. GaP in roten u. grünen, GaN in blauen Leuchtdioden); **Nachw.:** Galliumverbindungen: **1.** Natriumhydroxid* fällt Galliumhydroxid ($Ga(OH)_3$), das im Überschuss des Fällungsmittels lösl. ist. **2.** Mit Chinalizarin* bildet Gallium(III) einen blauvioletten, mit Alizarinsulfonsäure*-(3), Natriumsalz einen rosaroten Farblack. **3.** Morin* ergibt mit Gallium(III) einen grün fluoreszierenden Farblack. **Gesch.:** 1875 von Paul-Emile Lecoq de Boisbaudran (1838–1912) entdeckt; bereits 1871 von Dimitri Iwanowitsch Mendelejev (1834–1907) als Eka-Aluminium vorausgesagt.

**Gallium-67:** Symbol $^{67}$Ga; OZ 31; Radionuklid* des Galliums*; emittiert Gammastrahlen, HWZ 3.26 d; **Herst.:** durch Bestrahlung von Zink* (kann mit Zink-68 angereichert sein) mit Protonen geeigneter Energie; Abtrennung vom Zink durch Lösungsmittelextraktion od. durch Säulenchromatographie; **Anw.:** zur Herstellung von z. B. [$^{67}$Ga]Gallium*-citrat-Injektionslösung für die nuklearmedizin. Entzündungsdiagnostik.

**[$^{67}$Ga]Gallium-citrat-Injektionslösung** Ph.Eur.6: Gallii[$^{67}$Ga] citratis solutio iniectabilis; sterile Lsg. von Gallium*-67 in Form von Gallium(III)-citrat; max. 0.2 % der Gesamtradioaktivität entspricht Gallium-66; kann durch Zugabe von Natriumchlorid u. Natriumcitrat isotonisch gemacht werden u. ein Konservierungsmittel wie Benzylalkohol enthalten; **Anw.:** Diagnostik von Lungenkarzinomen, Abschätzung der Ausbreitung von Lymphomen sowie Lokalisation entzündl. Prozesse.

**Gallopamil** (INN): 5-(3,4-Dimethoxyphenethyl)methylamino-2-isopropyl-2-(3,4,5-trimethoxyphenyl)pentannitril; CAS-Nr. 16662-47-8; $C_{28}H_{40}N_2O_5$; $M_r$ 484.62; **Wirk.:** Koronardilatator*, Calcium*-Antagonist; HWZ 3.5–8 h. Gebräuchl. ist auch Gallopamilhydrochlorid.

**Gallotannine:** s. Gerbstoffe, pflanzliche.

**Gallseife:** mit Ochsengalle (8–10 %) versetzte Kernseife (s. Sapo); **Anw.:** als Waschmittel, u. a. zur Entfernung von fett- u. eiweißhaltigen Flecken.

**Galltropfen:** s. Tinctura amara.

**Gallusgerbsäure:** s. Tannin.

**Gallussäure:** Acidum gallicum; 3,4,5-Trihydroxybenzoesäure; $C_6H_2(OH)_3{-}COOH$; $M_r$ 170.1; Schmp. ca. 240 °C (unter Zers.); farblose bis schwach gelbl. Nadeln od. krist. Pulver, lösl. in Wasser, leicht lösl. in siedendem Wasser, Ethanol, Glycerol, wenig lösl. in Ether; Baustein der hydrolysierbaren pflanzlichen Gerbstoffe* (Gallotannine); **Vork.:** natürl. in Eichenrinden, Kastanienblättern, Galläpfeln, Granatwurzeln, Divi-Divi, Sumach in Form von Tannin*; **Biosynthese:** direkt aus Shikimisäure (s. Aromatenbiosynthese); **Darst.:** Kochen von Tannin mit Salzsäure od. enzymat. Hydrolyse mit Schimmelpilzen (Penicillium glaucum, Aspergillus niger); **Anw.:** **1.** (med.) in Form von Tannin als Antiseptikum*, Adstringens*; **2.** früher als Antioxidans in Ölen u. Fetten, heute in Form seiner Ester in versch. Nahrungsmitteln; **3.** (techn.) zur Herst. von Eisengallustinten (gibt mit Eisensalzen blauschwarze Niederschläge) u. von Farben.

**Gallussäureester:** s. Antioxidanzien.

**Gallussäurelaurylester:** Laurylum gallicum, Dodecylgallat, Dodecylis gallas Ph.Eur.6, Laurylgallat, E 312; Dodecyl(3,4,5-Trihydroxybenzoat); CAS-Nr.

1166-52-5; $C_{19}H_{30}O_5$; $M_r$ 338.4; Schmp. 95–97 °C; polymorph. weißes bis gelbl., schwach fettig anzufühlendes Pulver; unlösl. in Wasser, lösl. in 3 T. Ethanol od. Ether, in 100 T. fettem Öl, schwerlösl. in Dichlormethan; **Anw.:** als Antioxidans* u. antibakteriell wirksam in einer Konz. von 0.001–0.1 %, in Pharmazeutika u. Kosmetika; im Ggs. zu Octylgallat* nicht fungizid; zusätzl. Korrosionshemmstoff für Dosen.

**Gallussäure-*n*-propylester:** s. Propylgallat.

**Galmei:** Sammelbez. für nicht-sulfidische (schwefelfreie) Zinkerze; s. Zink; Zinkcarbonat, basisches.

**Galphimia glauca:** s. Thryallis glauca.

**Galsulfase** (INN): $C_{2529}H_{3843}N_{689}O_{716}S_{16}$; $M_r$ 55.87 kDa; rekombinante Form der humanen N-Acetylgalactosamin-4-Sulfatsulfatase zur i. v. Applikation; **Ind.:** langfristige Enzymersatztherapie bei Mukopolysaccharid-Speicherkrankheit Typ VI (Maroteaux-Lamy-Syndrom); **Kontraind.:** akute fieberhafte Infektion u. Atemwegserkrankung; **UAW:** u. a. Ohrenschmerzen, Bauchschmerzen, Dyspnoe, Infusionsreaktionen (v. a. Fieber, Schüttelfrost/Rigor, Exanthem, Urticaria).

**Galuteolin:** s. Luteolin.

**Gamander:** s. Teucrium chamaedrys.

**Gamanderkraut:** **1.** s. Teucrium montanum; **2.** s. Teucrium marum.

**Gambir:** s. Uncaria gambir.

**Gambir-Catechu:** s. Uncaria gambir (Gambir).

**Gamboge:** s. Garcinia hanburyi (Gutti).

**Gambogia:** s. Garcinia hanburyi (Gutti).

**Gametangiogamie:** (bot.) geschlechtl. Fortpflanzung, bei der es nicht mehr zur Ausbildung von Gameten* kommt, sondern die unter Verschmelzung von vielkernigen Gametangien* stattfindet.

**Gametangium:** (bot.) bei Algen* u. Pilzen* einzelliger, bei Moosen (s. Bryophytina) u. Farnen (s. Pteridophyta) mehrzelliger Behälter, in dem die Gameten* entstehen; Mikrogametangien enthalten männl. Mikrogameten, Makrogametangien weibl. Makrogameten.

**Gameten:** (bot.) reife, haploide Geschlechtszellen (Sexualzellen), also Ei- u. Samenzellen, deren Kerne bei der Befruchtung verschmelzen, wobei eine diploide Zelle, die Zygote*, entsteht; Isogameten sind morpholog. gleich; andernfalls treten Anisogameten auf: der männliche Gamet (Mikrogamet, Spermatozoid) ist kleiner als der weibl. Gamet (Makrogamet oder Ei, Ovium, wenn unbewegl.); dementsprechend wird die Fortpflanzung als Isogamie bzw. als Anisogamie bezeichnet.

**Gametophyt:** (bot.) bei Pflanzen mit Generationswechsel* die haploide (1n), Gameten* bildende Generation.

**Gamma-:** s. a. $\gamma$-.

**Gamma-Aminobuttersäure:** s. GABA.

**Gamma-Aminobutyrat-Weg:** $\gamma$-Aminobutyratweg; Nebenweg bei der oxidativen Decarboxylierung* von $\alpha$-Ketoglutarat im Tricarbonsäurezyklus*; spielt v. a. im Gehirnstoffwechsel eine Rolle. Ca. 25 % des in den Gehirnzellen gebildeten $\alpha$-Ketoglutarats werden in GABA* umgewandelt.

**Gamma Counter:** s. Szintillationszähler.

**Gammaglobuline:** **1.** $\gamma$-Globuline; heterogene, überwiegend Antikörper* enthaltende Fraktion der Globuline* des Plasmas, die (bei bas. pH) in der Elektrophorese* die geringste Wanderungsgeschwindigkeit besitzt u. daher am weitesten kathodenwärts (im Gammabereich) lokalisiert ist; **2.** frühere Bez. für Immunglobuline*.

**Gammaglobulinpräparate:** s. Immunglobulinpräparate.

**Gamma-Hydroxbutyrat:** s. $\gamma$-Hydroxybuttersäure.

**Gammaspektroskopie:** Form der Spektroskopie* zur Identifizierung von Radionukliden* u. zur Abschätzung ihrer Radionuklidreinheit*; **Prinzip:** Grundlage ist die Eigenschaft bestimmter Substanzen (Szintillatoren*), bei Gammabestrahlung infolge der Wechselwirkung mit Atomen des Szintillators Lichtquanten zu erzeugen. Die Lichtausbeute ist korreliert mit der Strahlungsenergie u. -menge. Durch Umwandlung des Lichtes in elektr. Impulse u. Verstärkung des Ausgangsimpulses erhält man ein charakterist. Energiespektrum der Strahlenquelle. Da die Größe des Peaks als Funktion der HWZ abnimmt, lässt sich auch die Zerfallsgeschwindigkeit der Radioaktivität* feststellen. Für hochauflösende G. werden Halbleiterkristalle, meist Germanium*, verwendet; die Gammastrahlung führt zur Anregung von Atomen u. Erzeugung von Impulsen, die zu Signalen verstärkt werden. Vgl. Aktivierungsanalyse.

**Gammastrahlen:** s. Radioaktivität.

**Gammastrahler:** Isotop* bzw. Radionuklid*, das Gammastrahlen aussendet; vgl. Radioaktivität.

**Gammaübergang:** Übergang von einem Energieniveau in ein niedrigeres unter Emission eines Gammaquants beim radioaktiven Zerfall eines Atoms; vgl. Isomerenübergang.

**Gamma-Vinyl-GABA:** s. Vigabatrin.

**Gammazerfall:** radioaktiver Zerfall mit Aussendung von Gammastrahlung; s. Gammaübergang; vgl. Isomerenübergang; Radioaktivität.

**Gamolensäure:** s. Linolensäuren.

**Gamone:** pflanzl. Sexuallockstoffe der weibl. (Gynogamone) od. männl. Geschlechtszellen (Androgamone).

**Ganciclovir** (INN): 9-(1,3-Dihydroxy-2-propoxy) methyl-guanin; CAS-Nr. 82410-32-0; $C_9H_{13}N_5O_4$, Strukturformel: s. Abb.; $M_r$ 255.2; Schmp. 250 °C (unter Zers.); **Wirk.:** Virostatikum* (Nucleosid*-Analogon); **Ind.:** lebens- u. augenlichtbedrohl. Erkrankungen durch Zytomegalie-Virus bei immunsupprimierten Patienten (insbes. bei HIV*-Erkrankung); **UAW:** Fieber, Kopfschmerz, allerg. Reaktionen, Diarrhö, gastrointestinale Beschwerden, Gelenk- u. Muskelschmerzen; potentielles Karzinogen, teratogen. Vgl. Valganciclovir; Aciclovir.

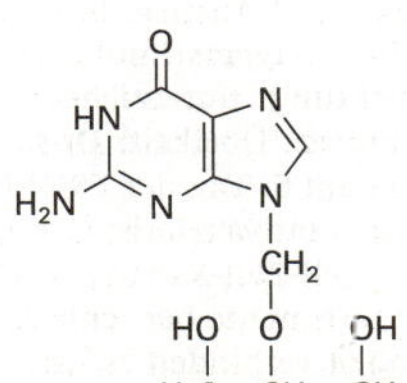


**Ganciclovir**

G

**Ganglien-Blocker:** Ganglioplegika; Pharmaka, welche die Erregungsübertragung an sympath. u. parasympath. Ganglien hemmen; die Blockade erfolgt: **1.** durch Stabilisierung der postsynapt. Membran; **2.** nach initial gesteigerter Erregung durch länger anhaltende Depolarisation der postsynapt. Membran (z. B. durch Nicotin*); früher angewendet bei Hypertonie, peripheren Durchblutungsstörungen, Koronarinsuffizienz, Magen- u. Darmgeschwüren, gewissen Schmerz- u. Krampfzuständen; **UAW:** Blutdruckabfall, Tachykardie, Mundtrockenheit, Atonie von Harnblase, Magen u. Darm; zahlreich, da mit den sympath. gleichzeitig die parasympath. Ganglien blockiert werden. Vgl. Anticholinergika; Antisympathotonika.

**Ganglienzelle:** s. Nervenzelle.

**Ganglion:** **1.** Überbein; einzeln od. multipel vorkommende, von Sehnenscheiden od. Gelenkkapseln ausgehende Gallertzyste; v. a. an der Streckseite des Handgelenks u. am Fußrücken; **2.** Nervenknoten; in den Verlauf peripherer Nerven* eingeschaltete Anhäufung von Nervenzellen*, die zu einer Verdickung des Nervs führt u. von einer Bindegewebekapsel umgeben ist.

**Ganglioplegika:** s. Ganglien-Blocker.

**Ganglioside:** s. Glykolipide.

**Gangrän:** sog. Brand; Form der ischäm. Nekrose* mit Autolyse des Gewebes u. Verfärbung durch Hämoglobinabbau; **Formen: 1. trockene G.** (v. a. an der Körperoberfläche): Nekrose mit Eintrocknen u. Schrumpfen des Gewebes (schwärzl., lederartige Mumifikation) inf. Wasserverlusts; **2. feuchte G.** (sog. Faulbrand): Nekrose mit livider Verfärbung u. Verflüssigung des Gewebes inf. bakt. Stoffwechseltätigkeit (v. a. Anaerobier u. Fäulnisbakterien), evtl. Bakteriennachweis möglich; **Vork.:** an den Extremitäten bei arteriellen Verschlusskrankheiten, diabet. Mikro- u. Makroangiopathie, nach Erfrierung; als Lungengangrän meist in Zusammenhang mit einem Lungenabszess, als sog. Gasgangrän bei Gasbrand*, im Bereich der Mundschleimhaut bei Noma, als Darmgangrän, Uterusgangrän, Fournier-Gangrän; **Ther.:** je nach betroffenem Organ Resektion od. Exstirpation*; bei G. der Gliedmaßen Ruhigstellung, lokal Antiseptika*, evtl. Grenzzonenamputation bzw. operative Entfernung des zerstörten Gewebes.

**Ganirelix** (INN): *N*-acetyl-3-(2-naphthyl)-D-alanyl-*p*-chloro-D-phenylalanyl-3-(3-pyridyl)-D-alanyl-L-seryl-L-tyrosyl-*N*′-(*N*,*N*′-diethylamidino)-D-Lysyl-L-Leucyl-*N*′-(*N*,*N*′-diethylamidino)-L-Lysyl-L-prolyl-D-alaninamid; CAS-Nr. 124904-93-4; $C_{80}H_{113}ClN_{18}O_{13}$; $M_r$ 1570.3; **Wirk.:** Gynäkologikum*; GnRH*-Antagonist; **Ind.:** zur Vermeidung eines vorzeitigen LH*-Anstiegs bei Frauen, die sich einer ovariellen Hyperstimulation i. R. einer künstl. Befruchtung unterziehen; **UAW:** gelegentl. Kopfschmerz, Übelkeit; **Dos.:** 1 × 0.25 ml/d s. c., beginnend am 6. Tag der FSH*-Gabe.

**Ganja:** s. Cannabis sativa (Herba Cannabis indicae).

**gap junctions:** Zell-Zell-Kanäle, welche die zytoplasmat. Kompartimente benachbarter Zellen* direkt miteinander verbinden u. die Zellmembranen* in einem bestimmten Abstand fixieren; **Vork.:** in fast allen tier. Geweben vorhanden, v. a. im Herzmuskel, in Epithel- u. Gliazellen sowie in der Retina; **Bedeutung:** dienen dem Austausch von ungeladenen u. geladenen Substanzen (u. a. org. und anorg. Ionen, Nucleotide*, Aminosäuren*, Wasser, Glucose*) durch Diffusion durch die Kanalporen. Moleküle bis etwa $M_r$ 1500 können gap junctions ungehindert passieren.

**Garantieverschluss:** Garantieverpackung, Originalitätssicherung; Verschlusskonstruktion, bei der beim ersten Öffnen eine irreversible Veränderung eintritt; ist diese leicht erkennbare Beschädigung nicht vorhanden, hat der Verbraucher die Sicherheit, das Produkt in der Originalform, d. h. unversehrt, vor sich zu haben. Einen G. bieten alle Behältnisse, welche mit einem Aufreiß-, Durchdrück-, Abdreh- od. Abbrechverschluss-System ausgerüstet sind, u. die meisten Einzeldosispackungen. Für Behältnisse mit G., die wiederverwendet werden sollen, kommen in Frage: **1.** Schraubverschlüsse aus Metall od. Kunststoff, die einen zusätzl., nur an einzelnen Stegen an der Schraubkappe befestigten Ring (Garantiering, s. Abb.) aufweisen, der unter einem am Flaschenhals angebrachten Wulst angebördelt ist (vgl. Bördeln). Wird die Schraubkappe beim ersten Gebrauch geöffnet, wird der Garantiering von der Kappe getrennt u. bleibt auf dem Flaschenhals zurück (Pilferproof-Verschluss, Anrollverschluss). **2.** Aluminiumkappen mit Aufreißlappen, auf Stopfenverschlüsse aufgesteckt u. angebördelt (Injektionsflaschen). Beim erstmaligen Gebrauch wird der Aufreißlappen entfernt (Capsolutverschluss). **3.** Fest auf der Behältnismündung fixierte Kunststoffsteckverschlüsse, versehen mit einer Aufreißlasche rund um den Verschluss, die zum Öffnen entfernt werden muss.

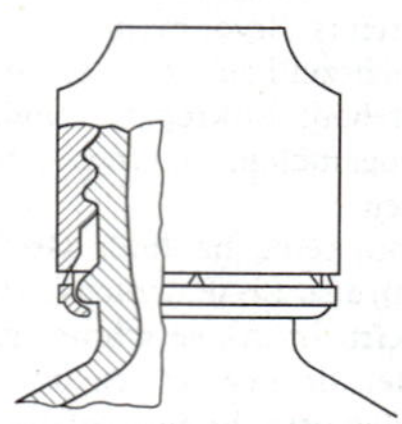

**Garantieverschluss:** Kunststoffverschluss mit angebördeltem Garantiering

**Garcinia hanburyi** Hook.: Gummi-Guttibaum; Fam. Guttiferae; Siam, Kotschinchina, Kambodscha, Sri Lanka, Borneo; die Pflanze ist neben anderen Garcinia-Arten (z. B. G. morella Desr.) Stpfl. von **Gutti:** Gummigut, Gummiresina Gutti, Gambogia, Cambogia, Gummi Cambogiae, Gamboge; das Gummiharz (s. Harze) aus der Rinde des Baumes; gelbe, walzenförmige Stücke od. Klumpen, geruchlos; lösl. in Wasser, Ethanol, Ether; auf Zusatz von Basen färbt sich die gelbe Lsg. dunkelrot; **Inhaltsst.:** ca. 23 % Gummi*, 70–75 % Harz*, das größtenteils aus Garcinolsäure(n) u. Gambogasäure besteht; **Anw.: 1.** (veterin.) als Drastikum, s. Laxans; **2.** (techn.) früher als Farbmittel für Lacke u. Aquarellfarben. **Hom.:** Garcinia (HAB), Gutti: durch Einschnitte in die Rinde versch. Garcinia-

Arten gewonnenes Gummiharz; verordnet z. B. bei Diarrhö.

**Gardjanbalsam:** s. Balsamum Gurjunae.

**Gardschanbalsam:** s. Balsamum Gurjunae.

**Gargarisma:** Gurgelwasser, -mittel zur lokalen Anw.; dürfen nicht geschluckt werden; entweder gebrauchsfertig od. aus Konzentraten, Pulvern od. Tabletten vor Gebrauch mit Wasser zu einer annähernd neutralen Lsg. herzustellen. Vgl. Mundwasser.

**Gargarisma adstringens:** adstringierendes Gurgelmittel; Zusammensetzung: NFA, 10 T. Tinctura* Ratanhiae, 20 T. Tinctura* Chamomillae, 20 T. Tinctura* Salviae; **Anw.:** bei Entzündungen im Mund- u. Rachenraum.

**Gargarisma Chlorhexidini:** Chlorhexidindigluconat-Mundspüllösung, Chlorhexidindigluconat-Gurgellösung; Zusammensetzung (0.1 %, 0.2 %): NRF, 1.33 bzw. 2.66 g einer 20 %igen Chlorhexidindigluconat*-Lsg., 90 g nicht kristallisierende 70%ige Sorbitollösung, 0.5 g Pfefferminz-Farbmittel-Konzentrat „Blau“, gereinigtes Wasser ad 250 g; **Anw.:** zur asept. Spülung in der Mundhöhle; 2- bis 3-mal tägl. spülen.

**Garnierit:** s. Nickel.

**Gartenbohne:** s. Phaseolus vulgaris ssp. vulgaris var. vulgaris.

**Garten-Dill:** s. Anethum graveolens var. hortorum.

**Gartenkresse:** s. Lepidium sativum.

**Gartenkürbis:** s. Cucurbita pepo.

**Gartenlattich:** s. Lactuca sativa.

**Gartenmelde:** s. Atriplex hortensis.

**Gartenquendel:** s. Satureja hortensis (Herba Saturejae).

**Gartenraute:** s. Ruta graveolens.

**Gartenrhabarber:** s. Rheum officinale (Rhei radix).

**Gartensalbei:** s. Salvia officinalis.

**Gartenschierling:** s. Aethusa cynapium.

**Gas:** Aggregatzustand, in dem die Moleküle sich relativ frei bewegen können; Gase füllen das zur Verfügung stehende Volumen gleichmäßig, sind leicht komprimierbar u. zeigen bei konstantem Druck eine starke Abhängigkeit des Volumens von der Temperatur. Gase sind vollständig miteinander mischbar. Ideale Gase verhalten sich gemäß den idealen Gasgesetzen*, während reale Gase z. T. größere Abweichungen von diesen Gesetzen zeigen, die auf Anziehungskräfte zw. den Gasmolekülen od. -atomen bzw. deren Eigenvolumen zurückzuführen sind. Vgl. Aggregatzustände der Stoffe.

**Gas-Adsorption:** s. BET-Gleichung.

**Gasadsorptionschromatographie:** s. Gaschromatographie.

**Gasbrand:** Gasödem, malignes Ödem; schwere Wundinfektion, die durch hochgradige Toxämie* u. ausgedehntes lokales Ödem mit unterschiedl. ausgeprägter Gasbildung charakterisiert ist; **Erreger:** Clostridium* perfringens; **Pathogenese:** entsteht durch direkte Besiedlung von stark verschmutzten, zerstörten u. zerklüfteten traumat. od. chirurg. Wunden durch Clostridium perfringens; Sauerstoffmangel im devitalisierten Wundgewebe, lokale Minderdurchblutung, Schock u. Begleiterkrankungen begünstigen anaerobes Wachstum von Clostridium perfringens. Clostridien bilden $CO_2$ u. starke Exotoxine, insbes. Phospholipase* C u. aktiviertes Perforin*. Diese Toxine zerstören Zellmembranen, führen zu Gerinnungsstörungen mit Thrombosierung der kleinen Gefäße, Hämolyse, Herzversagen mit refraktärer Hypotension u. peripherer Vasodilatation, ähnlich einem sept. Schock, durch Aktivierung einer Zytokinkaskade. **Sympt.:** Ödembildung unter plötzl. sich verstärkendem Wundschmerz, gelb-braune bis blau-schwarze Verfärbung, trüb-braune bis blutige Absonderung u. Gasentwicklung; auf Druck entweichen Gasblasen unter hörbarem Knistern; wenig Eiter, Rötung u. Hitze, kaum Temperaturerhöhung, jedoch beschleunigter Puls, meist fad-süßl. Wundgeruch (Mischinfektion mit Fäulniserregern); **Ther.:** Herbeiführen aerober Wundverhältnisse, Sauerstoff-Überdrucktherapie, Chemotherapie (z. B. Metronidazol, Clindamycin, Benzylpenicillin); ggf. Gasbrand-Antitoxin (Wirksamkeit umstritten, da die lokale Anw. Gewebeschäden bewirken u. damit die Ausbreitung des Gasödems wiederum begünstigen kann): **1.** Gasbrand-Antitoxin (novyi): Gasbrand-Antitoxin oedematiens, Immunoserum gangraenicum (Clostridium novyi) Ph.Eur.6, Immunoserum anticlostridium oedematiens; Immunserum*; Nativserum mit antitox. Globulinen gegen das $\alpha$-Toxin von Clostridium novyi; gewonnen aus dem Serum von Pferden od. anderen Säugetieren; s. Clostridium-novyi-Alpha-Antitoxin für Tiere; **2.** Gasbrand-Antitoxin (perfringens): Immunoserum gangraenicum (Clostridium perfringens) Ph.Eur.6, Immunoserum anticlostridium perfringens; Nativserum mit antitox. Globulinen gegen das $\alpha$-Toxin von Clostridium perfringens; **3.** Gasbrand-Antitoxin (septicum): Immunoserum gangraenicum (Clostridium septicum) Ph.Eur.6, Immunoserum anticlostridium septicum; Nativserum mit antitox. Globulinen gegen das $\alpha$-Toxin von Clostridium septicum; **4.** Gasbrand-Antitoxin (polyvalent): Immunoserum gangraenicum mixtum Ph.Eur.6, Immunoserum anticlostridium mixtum; Mischung aus Antitoxinen (perfringens, novyi, septicum); neutralisiert die von Clostridium novyi, Clostridium perfringens u. septicum gebildeten $\alpha$-Toxine; **Prognose:** Letalität 30–50 %.

**Gasbrand-Antitoxin:** s. Gasbrand.

**Gasbrandbazillen:** s. Clostridium.

**Gasbrand-Impfstoff für Tiere:** s. Clostridium-novyi-(Typ B)-Impfstoff für Tiere; Clostridium-perfringens-Impfstoff für Tiere.

**Gaschromatographie:** Abk. GC; Form der Säulenchromatographie* zur Trennung gasförmiger, leicht flüchtiger u. verdampfbarer Stoffe; die mobile Phase ist ein Gas ($N_2$, $H_2$, Ar od. He); die stationäre Phase, mit der das Trägermaterial imprägniert wird, richtet sich nach dem jeweils vorliegenden Trennproblem. **Formen: 1. Gasadsorptionschromatographie** (engl. gas-solid chromatography, Abk. GSC): Füllung der Trennsäulen mit festen aktiven Adsorbenzien; **2. Gasverteilungschromatographie:** syn. Gasflüssigchromatographie (engl. gas-liquid chromatography, Abk. GLC); flüssige stationäre Phase, die in dünner Schicht auf ein inertes Trägermaterial von sehr gleichmäßiger Korngröße od. an der inneren Wand einer

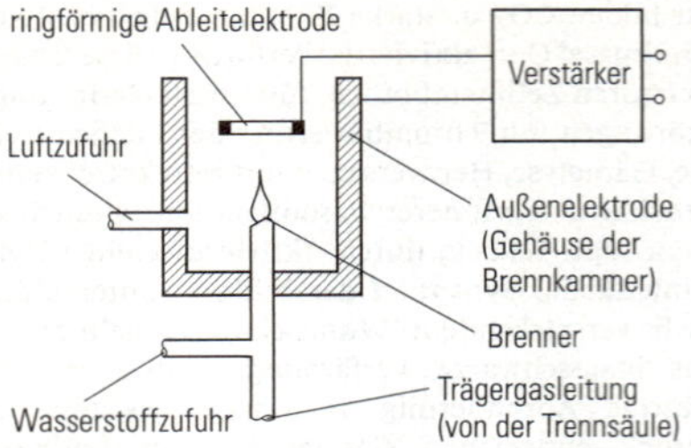


**Gaschromatographie** Abb. 1: Gaschromatographie mit Flammenionisationsdetektor (Abk. FID)



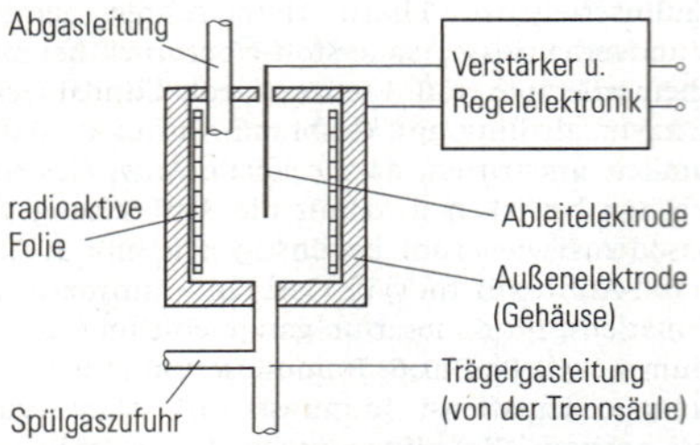


**Gaschromatographie** Abb. 2: Gaschromatographie mit dem Elektroneneinfangdetektor (engl. electron capture detector, Abk. ECD)

langen (25–50 m) Glas- od. Quarzkapillare (Kapillargaschromatographie, Kurzbez. Kapillar-GC) aufgebracht ist. **Durchführung:** Das zu prüfende Gemisch wird mit einer Dosiervorrichtung auf die Säule gegeben, bei konstanter Temp. verdampft u. die Gasphase mit Hilfe eines inerten Trägergases durch die Säule geleitet. Die einzelnen Fraktionen treten zusammen mit dem Trägergas hintereinander aus der Säule aus, werden durch geeignete Detektoren erkannt u. registriert. Die aufgezeichnete Kurve dient zur Ermittlung sowohl der Konz. der einzelnen Fraktionen als auch der qualitativen Zusammensetzung des Prüfgemischs (sog. GC-Headspace; s. Headspace-Analyse). **Detektoren: 1. Flammenionisationsdetektor** (Abk. FID): Eine Wasserstoffflamme erhitzt die Probenkomponenten im Trägergasstrom, die dabei teilweise verbrennen (s. Abb. 1); entstehende therm. Ionen bewirken zw. 2 Elektroden (Potentialdifferenz von 150–300 V) einen Stromfluss von $10^{-5}$ bis $10^{-13}$ A, der als Messsignal einem Verstärker zugeführt wird. Anw.: unspezif. Nachw. von Kohlenwasserstoffverbindungen; **2. thermoion. Detektor** (Abk. TID): Stickstoff selektiver FID (Abk. N-FID); gleiches Funktionsprinzip wie FID; in der Brennkammer befinden sich jedoch Alkalisalzdämpfe, die eine hohe Empfindlichkeit für Stickstoff-, Phosphor- u. Halogenverbindungen bewirken, während die Nachweisempfindlichkeit für reine Kohlenwasserstoffverbindungen gegenüber dem FID stark reduziert ist. **3. Elektroneneinfangdetektor** (engl. electron capture detector, Abk. ECD): schwacher β-Strahler (z. B. $^{63}$Ni od. bei älteren Geräten $^{3}$H) bewirkt Ionisation des Trägergases (s. Abb. 2). Dadurch entsteht zw. 2 Elektroden im

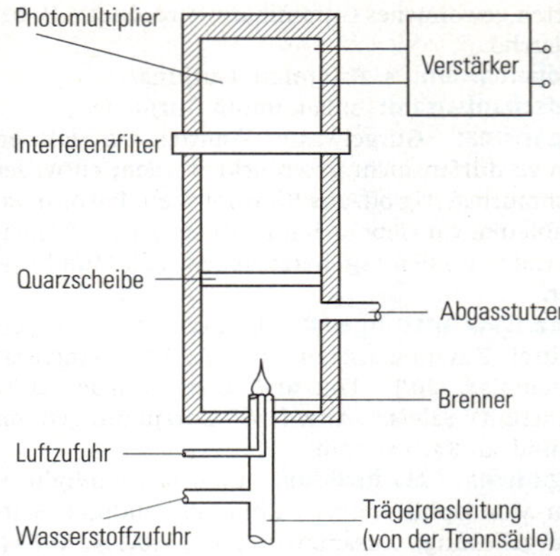


**Gaschromatographie** Abb. 3: Gaschromatographie mit dem Flammenphotometerdetektor (Abk. FPD)

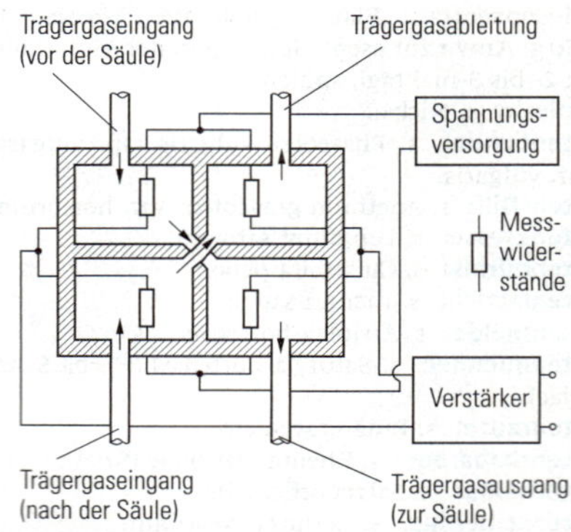


**Gaschromatographie** Abb. 4: Gaschromatographie mit dem Wärmeleitfähigkeitsdetektor (Abk. WLD)

Ruhezustand ein schwacher konstanter Stromfluss, durch die der Trägergasstrom hindurchgeleitet wird. Elektronenaffine Substanzen (z. B. Halogenverbindungen) bewirken eine Schwächung des Stromflusses. Konstanthalten des Stroms durch Erhöhung der Potentialdifferenz; Änderung des Elektrodenpotentials als Messgröße (vgl. K-Einfang); **4. Flammenphotometerdetektor** (Abk. FPD): Nur die bei der Verbrennung der im Trägerstrom enthaltenen schwefel- od. phosphorhaltigen Verb. ausgestrahlten Spektrallinien werden durch ein opt. Interferenzfilter, das für eine für Schwefel od. Phosphor spezif. Wellenlänge durchlässig ist, einem Photomultiplier zur Messung zugeleitet (s. Abb. 3). Am Photomultiplier auftreffende Lichtintensität als Messgröße; Anw.: spezif. Nachw. von Phosphor u. Schwefelverbindungen; **5. Wärmeleitfähigkeitsdetektor** (Abk. WLD): Detektor, dessen Arbeitsweise darauf beruht, dass sich Messwiderstände durch die unterschiedl. Wärmeleitfähigkeit des Trägergases u. der darin enthaltenen Substanzen ändern (s. Abb. 4); die Messwiderstände sind zur sog. Wheatstone-Messbrücke zusammengeschaltet, welche kleine Änderungen des Ohm-Widerstands erfassen kann.

Unspezif. Detektor, arbeitet weitgehend zerstörungsfrei; Anw.: präparative GC; in der analyt. GC v. a. für gepackte Säulen; **6. massenspektrometr. Detektor:** Gaschromatographie-Massenspektrometrie-Detektor (Kurzbez. GC-MS-Detektor); hohe Informationsausbeute u. geringer Substanzbedarf; besonders geeignet für Kapillarsäulen; vgl. Massenspektrometrie.

**Gasdichte:** s. Dampfdichte.

**Gasentwicklungsapparat:** s. Kipp-Apparat.

**Gase, überkritische:** s. Phasendiagramm.

**Gasgesetze, ideale:** Gesetze, die die gegenseitige Abhängigkeit der Zustandsgrößen Druck p, Volumen V, thermodynam. Temp. T u. Stoffmenge n beschreiben; gelten nur dann genau, wenn zw. den Atomen od. Molekülen des Gases keine Anziehungskräfte wirken u. ihr Eigenvolumen vernachlässigt werden kann. **1. Boyle*-Mariotte-Gesetz** für isotherme Vorgänge (T = konstant):

$p \cdot V = \text{konstant}$

**2. Gesetz von Charles u. Gay Lussac** für isobare Vorgänge (p = konstant):

$p/T = \text{konstant}$

**3. ideales Gasgesetz i. e. S.:**

$p \cdot V = n \cdot R \cdot T$

(R: allgemeine Gaskonstante*). Vgl. Gasgesetze, reale.

**Gasgesetze, reale:** Gesetze, die die gegenseitige Abhängigkeit der Zustandsgrößen Druck p, Volumen V, thermodynam. Temp. T u. Stoffmenge n für reale Gase beschreiben u. dabei die Anziehungskräfte zw. den Atomen od. Molekülen (s. Adhäsion; Bindungskräfte, intermolekulare) u. ihr Eigenvolumen berücksichtigen; **Virialansatz:** Funktion steigender Potenzen:

$p \cdot V = n \cdot R \cdot T + n \cdot B \cdot p + n \cdot C \cdot p_2 + \ldots$

(R: allg. Gaskonstante; B,C...: Virialkoeffizienten). **Reales Gasgesetz i. e. S.** (Van-der-Waals-Gleichung):

$$\left(p + \frac{an^2}{V^2}\right) \cdot (V - nb) = nRT$$

a,b: Van-der-Waals-Parameter; a: Korrekturfaktor, der die Anziehungskräfte berücksichtigt (Binnendruck); b: berücksichtigt das Eigenvolumen der Teilchen (Kovolumen). Vgl. Gasgesetze, ideale.

**Gashydrate:** s. Einschlussverbindungen.

**Gaskonstante, allgemeine:** Symbol R; Konstante, die im allg. Gasgesetz (s. Gasgesetze, ideale) u. in vielen anderen physik.-chem. Gleichungen vorkommt; $R = 8.3143\ J \cdot mol^{-1} \cdot K^{-1}$ bzw. $m^3 \cdot Pa \cdot mol^{-1} \cdot K^{-1}$ ($1.985\,82\ cal \cdot mol^{-1} \cdot K^{-1}$) od. $0.083\,143\ L \cdot bar \cdot mol^{-1} \cdot K^{-1}$ ($0.080\,820\,56\ L \cdot atm \cdot mol^{-1} \cdot K^{-1}$); vgl. Boltzmann-Konstante.

**Gasödem:** s. Gasbrand.

**Gasphase:** s. Gas.

**Gassterilisation:** s. Sterilisationsverfahren (Sterilisation mit mikrobiziden Gasen).

**Gastheorie, kinetische:** erklärt des Verhalten von Gasen mit der Modellvorstellung, dass ein Gas aus einer großen Anzahl von Molekülen bzw. Atomen besteht, die weit voneinander entfernt sind u. sich gegenseitig nicht anziehen. Ihr Eigenvolumen ist, verglichen mit dem gesamten Volumen des Gases, vernachlässigbar klein. Die Moleküle (Atome) bewegen sich sehr rasch. Zusammenstöße untereinander u. mit der Wand verlaufen vollkommen elast., d. h. ohne Energieverlust. Bei Temperaturerhöhung vergrößert sich die kinet. Energie der Atome u. Moleküle. Aus der k. G. lassen sich z. B. die idealen Gasgesetze* ableiten.

**Gastricin:** (engl.) *gastricsin*; Pepsin C; dem Pepsin* A sehr ähnl., proteolyt. Enzym* im Magensaft; $M_r$ 31 500; für die Bildung von Paracasein (unlösl. Casein) aus lösl. Casein* verantwortlich; pH-Optimum 3.0.

**Gastrin:** in versch. Formen vorliegendes Oligopeptid mit z. B. 14, 17 od. 34 Aminosäuren; gastrointestinales Gewebehormon*, das in den G-Zellen von Magenantrum u. Duodenum gebildet wird; **Wirk.:** bei Vagusreiz, Dehnung im Bereich des Antrums, pH-Anstieg des Magensafts über 2.5 sowie bei Einwirkung von Proteinabbauprodukten, Alkohol u. Coffein Abgabe von G. an das Blut; **1.** stimuliert im Magen die HCl- u. Pepsinogen-Sekretion; **2.** Tonisierung des unteren Ösophagussphinkters, Anregung der Antrumperistaltik, Pankreas- u. Gallensekretion. Die Gastrinproduktion wird gehemmt durch Secretin*, Übersäuerung des Magens (Autoregulation) sowie Überdehnung; GIP*, GLP*-1 u. Somatostatin* wirken antagonistisch. Vgl. Pentagastrin; Hormone, gastrointestinale.

**Gastritis:** histolog. gesicherte Entzündung* der Magenschleimhaut; **Formen: 1. Typ A** (ca. 5 % aller G.): Autoimmunkrankheit mit Antikörpern gegen Belegzellen u. Intrinsic*-Faktor; Vork. bes. bei Nordeuropäern; diffuse atroph. G. im Bereich von Korpus u. Fundus; führt zu Magensaftmangel u. perniziöser Anämie*; gehäuftes Auftreten zus. mit anderen Autoimmunendokrinopathien (z. B. Hashimoto-Thyroiditis, Addison*-Krankheit, Diabetes* mellitus Typ 1); wahrscheinl. erhöhtes Karzinomrisiko; **2. Typ B** (ca. 80 % aller G.): chron. aktive G., verursacht durch Infektion mit Helicobacter* pylori; in 80 % der Fälle sind Antrum u. Korpus, in jeweils 10 % nur Antrum od. Korpus betroffen; in mehr als 90 % ätiopathogenet. Faktor für die Entstehung eines Magen- od. Zwölffingerdarmgeschwürs; erhöhtes Risiko für die Entw. eines Magenkarzinoms od. MALT-Lymphoms; **3. Typ C** (ca. 10 % aller G.): meist durch alkal. duodenogastr. Gallereflux verursacht; **Sympt.:** bei akuter G. Völlegefühl, Schmerzen, Brechreiz, Übelkeit; bei chron. G. oft keine Beschwerden; **Ther.:** Protonenpumpen*-Hemmer; Eradikationstherapie bei Magen- u. Zwölffingerdarmgeschwür, MALT-Lymphom, Riesenfaltengastritis sowie Kindern u. jungen Erwachsenen mit familiärer Belastung für Magenkarzinome: **1.** Triple-Ther.: Kombination eines Protonenpumpen-Hemmers (z. B. Omeprazol*) mit 2 Antibiotika (Clarithromycin* u. Amoxicillin* bzw. Metronidazol*); **2.** alternativ: z. B. (sog. Quadriple-Ther.) Bismutsalz in Kombination mit einem Protonenpumpen-Hemmer u. 2 Antibiotika (Tetracyclin* u. Metronidazol); vgl. Ulkustherapeutika.

**Gastroenteritis, infektiöse:** Magen-Darm-Katarrh; infektiöse Schleimhautentzündung von Magen (Gastritis) u. Dünndarm (Enteritis), je nach Erreger auch unter Einbeziehung des Dickdarms

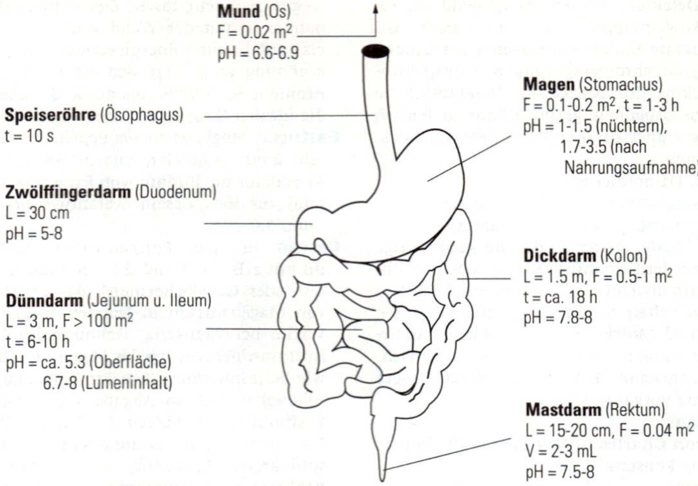


**Gastrointestinaltrakt:** biopharmazeutisch wichtige Einflussgrößen; L: Länge; F: innere Oberfläche; V: durchschnittl. Flüssigkeitsmenge; t: Entleerungszeit; pH: pH-Wert

(Gastroenterokolitis); direkte od. indirekte Übertragbarkeit von Mensch zu Mensch (im Gegensatz zur bakt. Lebensmittelvergiftung*); **Erreger:** meist Viren (v. a. Rotaviren*, Norovirus) od. Bakt. (z. B. Salmonella*, Campylobacter*, Yersinia*, Escherichia* coli, Shigella*); **Sympt.:** plötzl. Beginn mit Bauchschmerzen, Erbrechen u. Diarrhö* sowie evtl. Fieber; häufig selbstlimitierend innerhalb 1–2 (Erbrechen) bzw. 2–7 (Diarrhö) Tagen; **Ther.:** symptomat. (v. a. Glucose-, Elektrolyt- u. Flüssigkeitssubstitution, i. d. R. oral als Rehydratationslösung); ggf. Antibiotika* bei invasiver Infektion mit system. Auswirkungen u./od. Risikofaktoren (Alter, Immunsuppression, Begleitkrankungen).

**Gastrointestinaltrakt:** Abk. GIT; Magen-Darm-Trakt; Sammelbez. für die anat. Strukturen zw. Magenmund u. Anus, s. Abb.; **Bedeutung:** (biopharmazeut.) Bei peroraler Applikation* bestimmen Zustand u. Eigenschaften des GIT in hohem Maße die Resorption* u. z. T. den Metabolismus* von Wirkstoffen.

**Gastrokinetika:** Mittel zur Beschleunigung der Magenentleerung; z. B. Metoclopramid*, Domperidon* u. Bethanecholchlorid*. Vgl. Prokinetika.

**Gasverteilungschromatographie:** s. Gaschromatographie.

**Gatifloxacin** (INN): (*RS*)-1-Cyclopropyl-6-fluor-1,4-dihydro- 8-methoxy-7-(3-methylpiperazin-1-yl)-4-oxo-chinolin-3-carbonsäure; CAS-Nr. 160738-57-8; $C_{19}H_{22}FN_3O_4$; $M_r$ 375.4; logP 1.6; $pK_S$ 8.8 (berechnet); lösl. in Wasser; nicht mehr im Handel befindl. Antibiotikum* (Chinolon*); früher angewendet bei Atemwegs- u. Harnwegsinfektionen; **UAW:** gelegentl. Übelkeit, Erbrechen, Bauchschmerzen.

**Gatsch:** Fischer-Gatsch; weißes, festes Paraffin, das nach dem Fischer*-Tropsch-Verfahren aus Kohlenstoffmonoxid u. Wasserstoff bei einem Druck von 5–20 atm gewonnen wird (Mitteldrucksynthese); **Anw.:** (techn.) durch Oxidation kann G. in feste, gesättigte Fettsäuren umgewandelt werden, die man zu Seifen u. Speisefetten verarbeitet.

**Gatschvaselin:** s. Vaselinum.

**Gattermann-Aldehydsynthese:** Methode zur Herst. aromat. Aldehyde* durch Einführung der Formylgruppe in Phenole* od. Phenolether* mit Blausäure* u. Chlorwasserstoff* in Gegenwart von Aluminiumchlorid* od. Zinkchlorid* als Katalysator; **Beispiel:** Aus Anisol* entsteht Anisaldehyd* (s. Abb.).

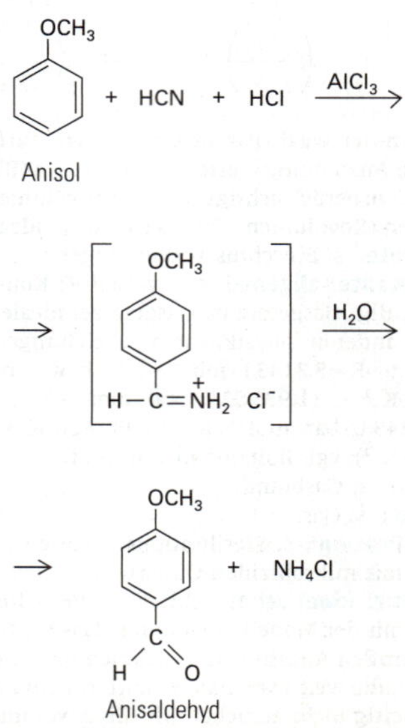


**Gattermann-Aldehydsynthese:** Bildung von Anisaldehyd als Beispiel

**Gattermann-Koch-Reaktion:** Methode zur Einführung der Formylgruppe in Benzol* od. Alkylbenzole mit Hilfe von Kohlenstoffmonoxid* u. Chlorwasserstoff* in Gegenwart von Aluminiumchlorid* od. Kupfer(I)*-chlorid als Katalysator; **Beispiel:** Aus Toluol* entsteht 4-Methyl-benzaldehyd (s. Abb.).

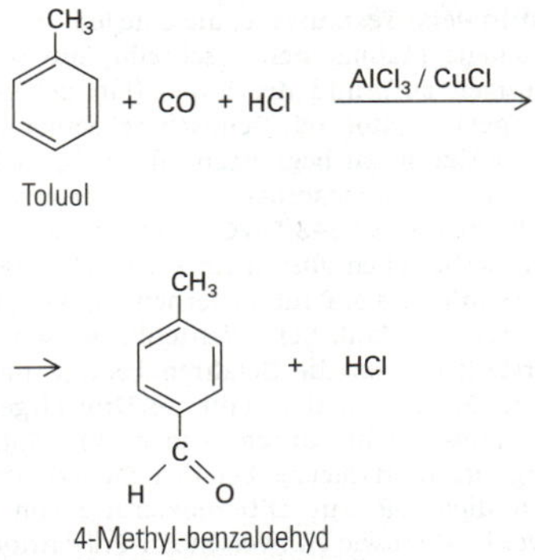


**Gattermann-Koch-Reaktion:** Bildung von 4-Methyl-benzaldehyd als Beispiel

**Gattung:** s. Genus.

***gauche*-:** s. Konformation.

**Gauchheil:** s. Anagallis arvensis.

**Gauge:** s. Kanüle.

**Gaultheriae aetheroleum:** s. Gaultheria procumbens (Oleum Gaultheriae).

**Gaultheriaöl, künstliches:** s. Methylsalicylat.

**Gaultheria procumbens L.:** Amerikanisches Immergrün; Fam. Ericaceae; Nordamerika; Stpfl. von **Folia Gaultheriae:** Wintergrünblätter, Kanadischer Tee; **Inhaltsst.:** bis 0.8 % äther. Öl (Methylsalicylat*), Arbutin*, Gaultherin*, Ericolin (Glykosid*), Gerbsäure (Tannin*); **Anw.:** Genussmittel, zur Gewinnung des äther. Öles; **Oleum Gaultheriae:** Gaultheriae aetheroleum; Gaultheriaöl, Wintergrünöl; D. 1.174–1.187; $\alpha_D^{20\,°C}$ 0° bis −2°; das äther. Öl der Blätter; farblos bis gelbl., von starkem, eigenartigem Geruch u. süßl. Geschmack; **Off.:** EB; **Best.:** bis zu 99 % Methylsalicylat*; **Anw.:** (volkstüml.) bei rheumat. Beschwerden; ferner in der Parfümerie u. Getränkeindustrie; **Dos.:** innerl. 10–20 Tr. in Kapseln od. äußerl. als Einreibung (ca. 20 %) in Salben, Spiritus od. Öl. **Hom.:** **1.** Gaultheria aetheroleum (HAB), Oleum gaultheriae: äther. Öl der frischen Blätter mit mind. 96 % u. max. 98 % Methylsalicylat*. **2.** Gaultheria procumbens: getrocknete Blätter; verordnet z. B. bei Gelenkrheumatismus, Neuralgie.

**Gaultherin:** Monotropitosid, Methylsalicylat-Primverosid; $C_{19}H_{26}O_{12}$; bei Säurehydrolyse (z. B. mit 15 %iger Schwefelsäure*) entsteht jeweils 1 Mol Methylsalicylat*, D-Glucose u. D-Xylose, während enzymat. Hydrolyse Methylsalicylat* u. Primverose* (ein Disaccharid aus Xylose u. Glucose) ergibt; **Vork.:** z. B. in Gaultheria* procumbens, Betula* lenta, Filipendula-Arten.

**Gaumen:** Palatum.

**Gauß-Normalverteilung:** s. Normalverteilung.

**Gay-Lussac-Gasgesetz:** s. Gasgesetze, ideale.

**Gaze:** (engl.) *gauze*; früher Bezeichnung für weitmaschigen Verbandmull*.

**Gazebinde aus Baumwolle:** s. Tamponadebinde.

**Gazebinde aus Baumwolle und Zellwolle:** s. Tamponadebinde.

**G-BA:** Abk. für **G**emeinsamer* **B**undes**a**usschuss.

**GC:** Abk. für **G**as**c**hromatographie*.

**GC box:** Guanin*- u. Cytosin*-reiches Element in Promotoren* u. Enhancern*, das meist 6 dieser Basenpaare umfasst (z. B. GGGCGG); dient als Bindungsstelle für den Transkriptionsfaktor* Sp1 u. ist v. a. im Promotorbereich von Haushaltsgenen hintereinandergeschaltet.

**GC-MS:** Abk. für **G**as**c**hromatographie-**M**assen**s**pektrometrie; s. Gaschromatographie; Massenspektrometrie.

**GCP:** Abk. für **G**ood **C**linical **P**ractice; gute klinische Praxis; internationale Regeln für die Planung, Durchführung u. Dokumentation klin. Forschung, die die Qualität von Daten aus klinischen Studien* u. den Schutz der Versuchspersonen* sicherstellen sollen; die GCP beinhalten Verpflichtungen für Auftraggeber (Sponsor), Inspektoren u. Prüfer sowie die Tätigkeit der Ethik-Kommissionen. Im Zuge der Harmonisierung zw. den USA, Europa u. Japan wurde die ICH-GCP-Guideline E6 als Leitlinie erstellt. Eine europäische GCP-Richtlinie wurde durch entspr. Änderungen im Arzneimittelgesetz sowie durch die GCP-Verordnung in deutsches Recht umgesetzt. Vgl. Prüfung, klinische.

**G-CSF:** Abk. für (engl.) ***g**ranulocyte **c**olony-**s**timulating **f**actor*; s. CSF.

**Gd:** (chem.) Symbol für Gadolinium*.

**GDB:** Abk. für **G**lycerol**d**i**b**ehenat*.

**GDP:** Abk. für **G**uanosin-5′-**d**i**p**hosphat; s. Guanosin.

**GDS:** Abk. für **G**lycerol**d**i**s**tearat*.

**Ge:** (chem.) Symbol für Germanium*.

**Gebärmutterschleimhaut:** s. Endometrium.

**Gebrauch, äußerlicher:** Anw. auf Haut, Haaren oder Nägeln.

**Gebrauchsinformation:** s. Packungsbeilage.

**GED:** Abk. für **ge**bräuchliche Einzel**d**osis; s. Dosis.

**Gedächtniszellen:** s. memory cells.

**Gefäßbündel:** s. Leitbündel.

**Gefäßbündelscheide:** s. Endodermis.

**Gefäße:** (bot.) wasserleitende Zellen, die entweder 1. die Zellquerwände behalten (unechte Gefäße, Tracheiden*) od. 2. die Zellquerwände auflösen u. daher lange Röhren bilden (echte Gefäße, Tracheen); vgl. Leitbündel; verschiedenartige Tüpfel* u. Wandverdickungen sind oft charakterist.; man spricht dann z. B. von Ring-, Spiral-, Schrauben-, Leiter-, Treppen-, Tüpfel-, Hoftüpfel- u. Netzgefäßen (od. -tracheen bzw. -tracheiden).

**Gefäßpflanzen:** Pflanzen, die Gefäße* zum Transport von Wasser u. Assimilaten aufweisen; dazu gehören die Pteridophyta* (Farnpflanzen) u. Spermatophytina* (Samenpflanzen).

**Gefahrensymbole:** nach der Richtlinie 67/548/EWG muss jeder Gefahrstoff mit einem der in Anhang II aufgeführten, schwarz auf orangegelbem Grund gehaltenen Gefahrensymbole gekennzeichnet werden; die Größe der G. richtet sich nach der Größe des Behältnisses bzw. der Verpackung

**Gefahrensymbole** Tab. 1
Abmessungen der Kennzeichnungsetiketten nach Richtlinie 67/548/EWG und GHS

| Rauminhalt der Verpackung (L) | | | Abmessung der Kennzeichnung (mm)[1] | | |
|---|---|---|---|---|---|
| ≤0.25 | | | angemessen (≥1 $cm^2$)[2] | | |
| >0.25 | - | 3.00 | ≥52 | · | 74[2] |
| >3.00 | - | 50.00 | ≥74 | · | 105 |
| >50.00 | - | 500.00 | ≥105 | · | 148 |
| >500.00 | | | ≥148 | · | 210 |

[1]Die Abmessungen nach GHS-Richtlinie entsprechen weitestgehend denen der Richtlinie 67/548/EWG. Abweichende Angaben sind gekennzeichnet.
[2] GHS: Verpackungen <3.00 L: wenn möglich, ≥52 · 74 mm

(s. Tab. 1). Den Gefahrensymbolen zugeordnet sind 10 Kennbuchstaben als Abk. für die Gefahrenbezeichnungen (s. Tab. 2). Zur Vereinfachung des Welthandels u. zum Schutz der menschl. Gesundheit u. der Umwelt wurden i. R. der Vereinten Nationen harmonisierte Kriterien zur Einstufung u. Kennzeichnung von Chemikalien (engl. Globally Harmonised System of Classification and Labelling of Chemicals; Abk. **GHS**) entwickelt. Nach GHS erfolgt die Gefahrenkennzeichnung anhand von: **1. Gefahrenklasse:** Art der physik. Gefahr, der Gefahr für die menschl. Gesundheit od. der Gefahr für die Umwelt; **2. Gefahrenkategorie:** Untergliederung nach Kriterien innerhalb der einzelnen Gefahrenklassen zur Angabe der Schwere der Gefahr; **3. Gefahrenpiktogramm** (s. Tab. 2); **4. Signalwort:** gibt das Ausmaß der Gefahr an, um auf eine potentielle Gefahr hinzuweisen; 2 Gefahrenausmaßstufen: **a)** „Gefahr": Signalwort für schwerwiegende Gefahrenkategorien; **b)** „Achtung": Signalwort für die weniger schwerwiegenden Gefahrenkategorien; **5. Gefahrenhinweis:** Textaussage zu einer bestimmten Gefahrenklasse u. Gefahrenkategorie, die die Art u. ggf. den Schweregrad der von einem gefährl. Stoff od. Gemisch ausgehenden Gefahr beschreibt; **6. Sicherheitshinweis:** Textaussage, die eine (od. mehrere) empfohlene Maßnahmen beschreibt, um schädl. Wirkungen aufgrund der Exposition gegenüber einem gefährl. Stoff od. Gemisch bei seiner Verw. od. Beseitigung zu begrenzen od. zu vermeiden. Die Gefahren- u. Sicherheitshinweise ersetzen die nach Richtlinie 67/548/EWG geltenden R*- u. S*-Sätze. Sie bestehen aus einem Buchstaben (H für Gefahrenhinweis u. P für Sicherheitshinweis) u. einer 3-stelligen Zahl. Bei Gefahrenhinweisen steht die erste Ziffer für die Gefahrenklasse (2: physik. Gefahr; 3: Gesundheitsgefahr; 4: Umweltgefahr; z. B. H204: Gefahr durch Feuer od. Splitter, Spreng- u. Wurfstücke); bei den Sicherheitshinweisen dient sie zur Differenzierung von allg. Hinweisen (1) sowie Hinweisen zur Prävention (2), Reaktion (3), Lagerung (4) u. Entsorgung (5), z. B. P412: Nicht Temperaturen von mehr als 50 °C aussetzen. Die GHS-Kennzeichnung wird mit der Verordnung (EG) Nr. 1272/2008 über die Einstufung, Kennzeichnung und Verpackung von Stoffen und Gemischen vom 16.12.2008 EU-weit eingeführt. Ab dem 1.12.2010 werden Stoffe u. ab dem 1.6.2015 Gemische nach GHS eingestuft, gekennzeichnet u. verpackt. Die VO sieht folgende Übergangsregelungen vor: **1.** Stoffe können bis zum 1.12.2010, Gemische bis zum 1.6.2015 sowohl gemäß Richtlinie 67/548/EWG als auch gemäß GHS eingestuft, gekennzeichnet u. verpackt werden. **2.** Ab dem 1.12.2010 bis zum 1.6.2015 müssen Stoffe sowohl gemäß Richtlinie 67/548/EWG als auch gemäß GHS eingestuft, gekennzeichnet u.

**Gefahrensymbole**
Gegenüberstellung der Gefahrensymbole nach Richtlinie 67/548/EWG und der GHS-Gefahrenpiktogramme

| Gefahrensymbole nach 67/548/EWG | | | |
|---|---|---|---|
| Kenn-zeichnung | Symbol[1] | Bezeichnung | Wirkung |
| E | 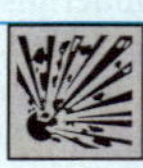 | explosionsgefährlich | Stoffe, die z. B. durch Hitze, Reibung, Schlag oder Initialzündung zur Explosion gebracht werden können |
| F |  | leichtentzündlich (ohne Symbol entzündlich) | Stoffe, deren Gase mit einer Umgebungsluft explosionsfähige Gemische bilden, die bei Anwesenheit einer Zündquelle (z. B. offenes Feuer, heiße Oberfläche, elektrostatische Entladung, Rauchen) leicht entzündet werden können (Flammpunkt unter 21 °C); Stoffe mit einem Flammpunkt zwischen 21 °C und 55 °C werden als entzündlich bezeichnet |
| F+ |  | hochentzündlich | Gase oder Stoffe, deren Dämpfe mit der Umgebungsluft explosionsfähige Gemische bilden, die bei Anwesenheit einer Zündquelle (z. B. offenes Feuer, heiße Oberflächen, elektrostatische Entladung, Rauchen) sehr leicht entzündet werden können (Flammpunkt unter 0 °C und Siedepunkt unter 35 °C) |

verpackt werden. Ausnahme: Stoffe, die vor dem 1.12.2010 in Verkehr gebracht werden u. gemäß Richtlinie 67/548/EWG gekennzeichnet sind, müssen bis 1.12.2012 nicht nach GHS eingestuft, gekennzeichnet u. verpackt werden; Stoffe, die vor dem 1.6.2015 in Verkehr gebracht werden u. gemäß Richtlinie 1999/45/EWG gekennzeichnet sind, müssen bis 1.12.2017 nicht nach GHS eingestuft, gekennzeichnet u. verpackt werden.

**Gefahrstoffrecht:** Gesamtheit der Regelungen, die dem Schutz von Mensch u. Umwelt vor gefährl. Stoffen dienen sollen; **1. Deutschland:** Das G. unterscheidet insbes. das Chemikaliengesetz*, das Gerätesicherheitsgesetz, das Bundesimmissionsschutzgesetz, das Wasserhaushaltsgesetz u. das Abfallgesetz. Auf Verordnungsebene ist geltendes Recht die Gefahrstoffverordnung*, die Chemikalien-Verbotsverordnung, die Betriebssicherheitsverordnung, die Störfallverordnung u. die VO über Anlagen wassergefährdender Stoffe. Anweisungen für die Praxis ergeben sich meist aus den techn. Regeln, welche die VO im einzelnen ausgestalten, so die Technischen Regeln Gefahrstoffe (Abk. TRGS), die Technischen Regeln brennbare Flüssigkeiten (Abk. TRbF), die Technischen Regeln Druckbehälter (Abk. TRB), die Technischen Regeln Druckgase (Abk. TRG) u. die Verwaltungsvorschrift Technische Anleitung Luft (Kurzbez. TA-Luft). **2. Österreich:** geregelt durch das Chemikaliengesetz von 1996, BGBl. Nr. 53/1997, in der Fassung 2006; **3. Schweiz:** geregelt durch die Chemikalien- u. Umweltschutzgesetzgebung; s. Chemikaliengesetz.

**Gefahrstoffverordnung:** Abk. GefStoffV; VO zum Schutz von Mensch u. Umwelt vor stoffbedingten Gesundheitsgefahren; **1. Deutschland:** „VO zum Schutz vor gefährl. Stoffen" in der Fassung vom 23.12.2004, BGBl. I S. 3758, 3759, zuletzt geändert am 18.12.2008, BGBl I S. 2768; regelt den Umgang mit gefährl. Stoffen u. Zuber. einschließl. ihrer Kennzeichnung, Verpackung, Aufbewahrung, Lagerung u. Vernichtung. Die früher in der GefStoffV enthaltenen Verkehrsverbote u. die Vorschriften über den Handel mit gefährl. Stoffen u. Zuber. sind heute in der Chemikalien*-Verbotsverordnung geregelt. Die GefStoffV gilt nicht für Arzneimittel nach § 2 Arzneimittelgesetz*. Die Kennzeichnungspflicht nach § 14 Absatz 5 Apothekenbetriebsordnung* bleibt davon unberührt. Daneben bestehen Regelungen, die den Verkehr mit giftigen Stoffen betreffen od. berühren, z. B. das Chemikaliengesetz*, das Pflanzenschutzgesetz* u. die Pflanzenschutzmittel-Anwendungsverordnung. Die GefStoffV setzt an die Stelle des alten Begriffs Gift den Begriff Gefahrstoff. Das ehemalige Giftbuch* bleibt als Gefahrstoff-Abgabebuch erhalten. Über die Abgabe von sehr giftigen (Gefahrensymbol* $T^+$) u. giftigen (T) Stoffen u. Zuber., aber auch von z. B. Ammonium-, Kalium-, Natriumnitrat sowie Kalium- od. Natriumperchlorat sind Aufzeichnungen (Datum der Abgabe, Art u. Menge des Gefahrstoffs, Verwendungszweck, Name u. Anschrift des Erwerbers, Name des Abgebenden) zu führen. Dabei muss der Erwerber den Empfang durch Unterschrift bestätigen (§ 3 Absatz 3 Chemikalien*-Verbotsverordnung). Bei der Abgabe müssen nach § 5 GefStoffV auf der Verpackung folgende Angaben gemacht werden: **a)** chem. Bez. des Stoffes; **b)** Gefahrensymbole* u. Gefahrenbezeichnungen; **c)** Hinweise auf besondere Gefahren (s. R-Sätze); **d)** Sicherheitsratschläge (s. S-Sätze); **e)** Name, Anschrift u. Telefonnummer des Herstellers, Importeurs od. Vertriebsunternehmers; **f)** zugeordnete EG-Nummern u. ggf. zusätzliche Angaben, z. B. für krebserzeugende, erbgutverändernde u. fortpflanzungsgefährdende Stoffe (s. Reproduktionstoxizität). Hersteller, Importeure u. Inverkehrbringer gefährl. Stoffe müssen nach Artikel 14 Nr. 2.1 Buchstabe b der Richtlinie 1999/45/EG dem gewerbl. Abnehmer ein Sicherheitsda-



Tab. 2

GHS-Gefahrenpiktogramme

| GHS | Piktogramm[2] | Bezeichnung | Gefahrenklasse (Gefahrenkategorie) |
|---|---|---|---|
| GHS01 | 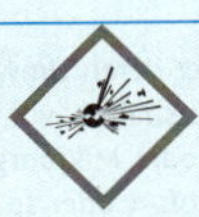 | explodierende Bombe | instabile explosive Stoffe und Gemische; explosive Stoffe/Gemische und Erzeugnisse mit Explosivstoff; selbstzersetzliche Stoffe und Gemische; organische Peroxide |
| GHS02 |  | Flamme | entzündbare Gase (1), Aerosole (1, 2), Flüssigkeiten (1, 2, 3) und Feststoffe (1, 2); selbstzersetzliche Stoffe und Gemische; pyrophore Flüssigkeiten (1) und Feststoffe (1); selbsterhitzungsfähige Stoffe und Gemische (1, 2); bei Berührung entzündbare Gase abgebende Stoffe und Gemische (1, 2, 3); organische Peroxide |
| GHS02 |  | | |

Fortsetzung nächste Seite

Fortsetzung v. S. 685

G

**Gefahrensymbole**

Gegenüberstellung der Gefahrensymbole nach Richtlinie 67/548/EWG und der GHS-Gefahrenpiktogramme

Gefahrensymbole nach 67/548/EWG

| Kennzeichnung | Symbol[1] | Bezeichnung | Wirkung |
|---|---|---|---|
| O | 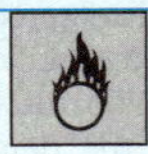 | brandfördernd | Stoffe, die einen Brand ohne Luftzufuhr unterhalten können; meist selbst nicht brennbar, erhöhen aber bei Berührung mit brennbaren Stoffen die Brandgefahr |
| keine direkte Entsprechung | | | |
| C | 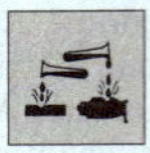 | ätzend | Stoffe, die bei Berührung mit der Haut bzw. den Schleimhäuten zur Zerstörung des Körpergewebes führen können; bleibende Augenschäden sind möglich |
| T |  | giftig | Stoffe, die in geringen Mengen vorübergehende oder bleibende Gesundheitsschäden hervorrufen oder zum Tod führen können |
| T+ |  | sehr giftig | Stoffe, die bereits in sehr kleinen Mengen vorübergehende oder bleibende Gesundheitsschäden hervorrufen oder zum Tod führen können; gehören aufgrund ihrer Gefährlichkeit nur in die Hände von Fachleuten |
| keine direkte Entsprechung | | | |
| keine direkte Entsprechung | | | |
| N | 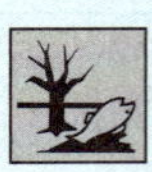 | umweltgefährlich | Stoffe oder Zubereitungen, die selbst oder deren Umwandlungsprodukte die Beschaffenheit des Naturhaushaltes, von Wasser, Boden oder Luft, Klima, Tieren, Pflanzen oder Mikroorganismen derart verändern können, dass dadurch sofort oder später Gefahren für die Umwelt herbeigeführt werden können (Schädigung des Ökosystems) |
| Xn |  | gesundheitsschädlich | Stoffe, die vorübergehende oder bleibende Gesundheitsschäden hervorrufen oder zum Tod führen können |
| Xi | 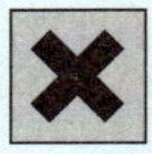 | reizend | Stoffe, die bei Berührung mit der Haut bzw. den Schleimhäuten (z. B. Augen) Entzündungen hervorrufen können; reizen die Atemwege |

[1] schwarz auf orangegelbem Grund; [2] schwarz auf weißem Grund, rot umrandet

GHS-Gefahrenpiktogramme

| GHS | Piktogramm[2] | Bezeichnung | Gefahrenklasse (Gefahrenkategorie) |
|---|---|---|---|
| GHS03 |  | Flamme über einem Kreis | oxidierende Gase (1), Flüssigkeiten (1, 2, 3) und Feststoffe (1, 2, 3) |
| GHS04 | 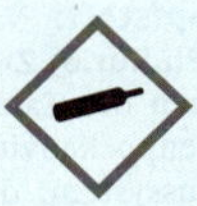 | Gasflasche | Gase unter Druck (verdichtete, verflüssigte, tiefgekühlt verflüssigte oder gelöste Gase) |
| GHS05 |  | Ätzwirkung | auf Metalle korrosiv wirkend (1); hautätzend (1A, 1B, 1C); schwere Augenschädigung (1) |
| GHS06 |  | Totenkopf mit gekreuzten Knochen | akute Toxizität, oral, dermal, inhalativ (1, 2, 3) |
| GHS06 |  | | |
| GHS07 |  | Ausrufezeichen | akute Toxizität, oral, dermal, inhalativ (4); Reizung der Haut (2); Augenreizung (2); Sensibilisierung der Haut (1); spezifische Zielorgan-Toxizität, einmalige Exposition (1); Atemwegsreizungen; narkotisierende Wirkungen |
| GHS08 |  | Gesundheitsgefahr | Sensibilisierung der Atemwege (1); Keimzellmutagenität (1A, 1B, 2); Karzinogenität (1A, 1B, 2); Reproduktionstoxizität (1A, 1B, 2); spezifische Zielorgan-Toxizität, einmalige (1, 2) od. wiederholte (1, 2) Exposition; Aspirationsgefahr (1) |
| GHS09 | 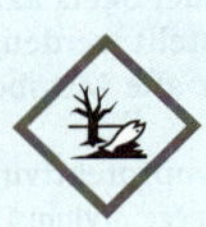 | Umwelt | gewässergefährdend, akut (1) od. chronisch (2) |
| keine direkte Entsprechung | | | |
| keine direkte Entsprechung | | | |

tenblatt in deutscher Sprache nach Maßgabe der Richtlinie 91/155/EWG übermitteln. Dieses muss u. a. folgende Informationen über gefährl. Stoffe enthalten: Name u. Anschrift des Herstellers, chem.-physik. Charakterisierung des Gefahrstoffs (EG-Nummer, CAS-Nummer, Angaben zu physik.-chem. Eigenschaften), Hinweise auf mögl. Gefahren, Erste-Hilfe-Maßnahmen, Maßnahmen zur Brandbekämpfung, Angaben zur Toxikol. u. Ökologie, Hinweise zum Transport u. zur Entsorgung. Vorratsgefäße von Gefahrstoffen müssen ebenfalls entspr. den Vorschriften der GefStoffV gekennzeichnet werden. Mit T+ od. T gekennzeichnete Gefahrstoffe sind unter Verschluss zu lagern. In Apotheken gelten die Kennzeichnungsvorschriften der Apothekenbetriebsordnung* u. des Deutschen Arzneibuchs* (§ 16 Absatz 3 ApBetrO) für vorsichtig zu lagernde (Separanda) u. sehr vorsichtig zu lagernde (Venena) Arzneistoffe. **2. Österreich:** ähnl. geregelt; u. a. durch die Chemikalienverordnung von 1999 in der Fassung 2008, Giftverordnung 2000, Giftliste-Verordnung 2002, Giftliste-Meldeverordnung 1999; **3. Schweiz:** s. Chemikaliengesetz. **Gesch.:** Ansätze eines Giftgesetzes enthält bereits das Medicinaledikt Friedrichs II. (um 1238). Erste gesetzl. Bestimmungen über den Verkehr mit Giften finden sich in der Constitutio Criminalis Carolina (1553). Ein Giftverkaufsbuch (vgl. Giftbuch) wurde bereits durch die Württembergische Medizinalverordnung von 1756 eingeführt.

**Gefahrstoffverzeichnis:** **1. Deutschland:** Nach § 7 Absatz 8 Gefahrstoffverordnung* ist ein Arbeitgeber, in dessen Betrieb mit Gefahrstoffen umgegangen wird, verpflichtet, ein Verzeichnis zu erstellen, das allen betroffenen Mitarbeitern zugänglich sein muss; folgende Angaben zu allen im Betrieb verwendeten Gefahrstoffen müssen darin enthalten sein: Bez. des Gefahrstoffs, Angabe der gefährl. Eigenschaften, Mengenbereiche des Gefahrstoffs im Betrieb, Arbeitsbereiche, in denen mit dem Gefahrstoff umgegangen wird, Verweis auf das jeweilige Sicherheitsdatenblatt. Diese Vorschrift betrifft auch Apotheken im Hinblick auf die vorhandenen Reagenzien, Prüfmittel u. Rezeptur-Arzneistoffe. Die Mindestanforderungen zur Erstellung eines G. sind in der Gefahrstoffverordnung u. in der Technischen Regel für Gefahrstoffe TRGS 222 festgelegt. **2. Österreich:** gemäß Chemikaliengesetz* ist dem Empfänger grundsätzl. bei der 1. Lieferung eines gefährl. Stoffes od. einer gefährlichen Zuber. ein in deutscher Sprache abgefasstes Sicherheitsdatenblatt kostenlos zu übermitteln; es muss dem Empfänger ermöglichen, die notwendigen Maßnahmen für den Gesundheitsschutz, die Sicherheit am Arbeitsplatz u. den Umweltschutz zu ergreifen.

**Gefitinib** (INN): *N*-(3-Chlor-4-fluorphenyl)-7-methoxy-6-[3-(morpholin-4-yl)propoxy]chinazolin-4-amin; CAS-Nr. 184475-35-2; $C_{22}H_{24}ClFN_4O_3$; $M_r$ 446.90; Schmp. 119–120 °C; weißes krist. Pulver, leicht lösl. in Eisessig u. DMSO, schwer lösl. in Methanol u. Ethanol; **Wirk.:** Tyrosinkinase*-Inhibitor des EGFR (s. EGF); **Ind.:** lokal fortgeschrittenes od. metastasiertes nichtkleinzelliges Bronchialkarzinom; **WW:** G. ist Substrat von CYP3A4; zusätzl. zu Warfarin erhöhte Blutungsneigung; **UAW:** Diarrhö, Hautreaktionen; **Dos.:** p. o. 250 mg/d.

**Geflügel-Bronchitis-Impfstoff:** s. Infektiöse-Bronchitis-Lebend-Impfstoff für Geflügel.

**Geflügel-Bursitis-Impfstoff:** s. Infektiöse-Bursitis-Lebend-Impfstoff für Geflügel.

**Geflügel-Enzephalomyelitis-Impfstoff:** s. Infektiöse-aviäre-Enzephalomyelitis-Lebend-Impfstoff für Geflügel.

**Geflügelpest-Lebend-Impfstoff:** s. Newcastle-Krankheit-Lebend-Impfstoff (gefriergetrocknet).

**Geflügelpocken-Lebend-Impfstoff:** Vaccinum variolae gallinaceae vivum Ph.Eur.6; Zuber. aus einem od. mehreren Stämmen des Taubenpocken-, Geflügelpocken- od. Putenpockenvirus; **Herst.:** beruht auf einem Saatvirussystem; die Virussuspensionen werden geerntet u. mit einer geeigneten Stabilisatorlösung verdünnt, danach wird die Mischung gefriergetrocknet.

**Gefrierätztechnik:** Verfahren zur Darst. der Skulptur von Bruchflächen in Zellen* u. Zellmembranen* in der Durchstrahlungs-Elektronenmikroskopie (s. Elektronenmikroskop).

**Gefrierpunkt:** s. Erstarrungspunkt.

**Gefrierpunkterniedrigung:** Gefriertemperaturerniedrigung; alle Lsg. haben einen niedrigeren Gefrierpunkt als die reinen Lösungsmittel, wogegen die Siedepunkte* der Lsg. höher liegen als die der reinen Lösungsmittel; dies ist bedingt durch die Dampfdruckerniedrigung über der Lsg. (s. Abb. 1; vgl. Eigenschaften, kolligative). **Raoult-Gesetz:** Die G. bzw. Siedepunkterhöhung $\Delta t$ ist proportional der Konz. des gelösten Stoffes (Anzahl Mole n pro kg Lösungsmittel) u. umgekehrt proportional seiner Molekülmasse u. dient daher zu deren Bestimmung:

$$\Delta t = E/n$$

Der Proportionalitätsfaktor E beträgt z. B. für Wasser 1.860 (kryoskop. Konstante, Gefrierpunkterniedrigung) bzw. 0.511 K · kg/mol (ebullioskop. Konstante, Siedepunkterhöhung). **Bestimmung:** Neben einem elektron. Osmometer* dient zur Bestimmung der G. (Kryoskopie) sowie auch der Siedepunkterhöhung (Ebullioskopie) der Beckmann-Apparat mit dem Beckmann-Thermometer (s. Abb. 2). Der Nullpunkt der Skala kann willkürl. auf beliebige Temp. eingestellt werden, so dass ein einziges Thermometer für alle Messbereiche ausreicht.

**Gefrierschutzmittel:** s. Kryoprotektivum.

**Gefriertrocknung:** (engl.) *freeze drying*; Lyophilisation, Sublimationstrocknung; bes. schonendes Trocknungs- u. Konservierungsverfahren für thermolabile, hydrolyseempfindl., hochwertige Wirkstoffe (z. B. Antibiotika, Vitamine, Hormone, Blutplasma, Seren, Impfstoffe, Enzyme, Pflanzenteile, Extrakte aus tier. u. pflanzlichem Material, Trockenampullenpräparate, kolloidale Zubereitungen, z. B. Liposomen), aber auch für Nähr- u. Genussmittel (z. B. Milch, Kaffee- u. Teeextrakte, Instantprodukte); **Lyophilisate** (gefriergetrocknete Materialien) sind meist stark hygroskop. u. müssen unter trockener Luft, Inertgas od. unter Vakuum dicht verpackt werden. Für Trockenampullen werden Lyophilisierungsstopfen* verwendet.

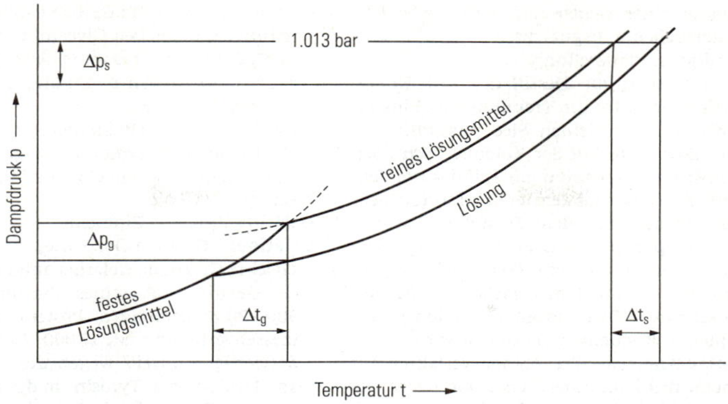


**Gefrierpunkterniedrigung** Abb. 1: $\Delta t_g$: Gefrierpunkterniedrigung; $\Delta t_s$: Siedepunkterhöhung; $\Delta p_s$ u. $\Delta p_g$: Dampfdruckerniedrigung

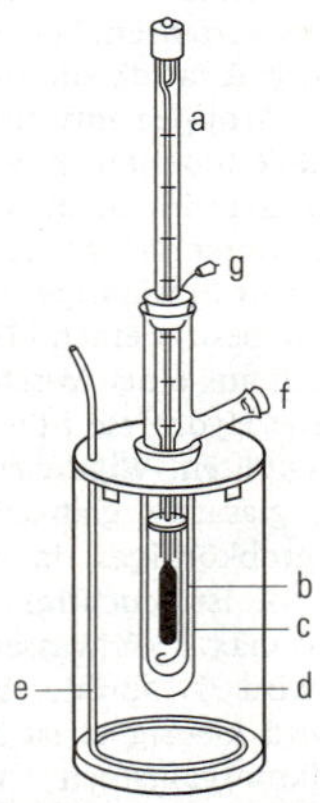


**Gefrierpunkterniedrigung** Abb. 2: Beckmann-Apparat; a: Beckmann-Thermometer; b: Gefriergefäß mit der zu untersuchenden Substanz; c: Luftmantel; d: Glasgefäß mit Kältemischung, die einige Grade unter dem erwarteten Gefrierpunkt liegt; e: Rührer; f: Füllansatz; g: Rührer aus Platindraht zum Durchmischen der Probe

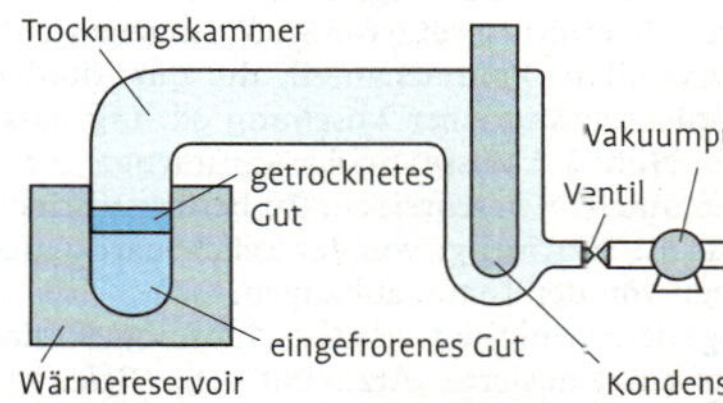


**Gefriertrocknung:** Geräteanordnung zur Primärtrocknung (Entfernung der Hauptmenge des gefrorenen Lösungsmittels durch Sublimation)

**Durchführung:** Die G. läuft in 3 Schritten ab: **1.** Genügend rasches **Einfrieren** des Produkts in dünner Schicht unter Normaldruck je nach Gefrierverhalten auf eine so tiefe Temp. (ca. –50 °C), dass alle flüss. Anteile erstarrt sind (ca. 20 °C unter der eutektischen Temp.; falls diese nicht ermittelbar ist, die z. B. durch Leitfähigkeitsmessung aufgefundene Temp. für vollständiges Gefrieren). Für sterile Lyophilisate werden keimfiltrierte Lsg., keimfreie Geräte, Behältnisse u. Gefriertrocknungsanlagen benötigt. **2. Primärtrocknung:** eigentliche G.; Entfernen der Hauptmenge des gefrorenen Wassers (bzw. eines anderen Lösungsmittels) durch Sublimation* (endothermer Übergang vom festen Zustand direkt in die Dampfphase) im Vakuum mit Hilfe einer Wärmequelle (benötigte Sublimationswärme). Der Wasserdampf über dem Produkt wird durch Trockenmittel od. besser durch Absaugen u./od. durch Kondensation an tiefgekühlten Flächen entfernt; s. Abbildung. Je nach Feststoffanteil des eingesetzten Produkts entsteht dabei ein mehr od. weniger voluminöses, poröses Lyophilisat mit großer Oberfläche, das sich im Falle der späteren Wiederherstellung einer Lsg. rasch u. leicht in gewünschter Konz. auflöst (lyophile Eigenschaft). **3. Sekundärtrocknung:** zur Entfernung des am stärksten gebundenen Wassers (des adsorbierten Wassers) im Vakuum bei einer dem Produkt zumutbaren Temperatur.

**Gefrierverfahren:** s. Konservierung.

**GefStoffV:** Abk. für **Gefahrstoffv**erordnung*.

**Gegenanzeige:** s. Kontraindikation.

**Gegengift:** s. Antidot.

**Gegenklebemittel:** s. Formentrennmittel.

**Gegenmittel:** s. Antidot.

**Gegenprobe:** der von der Behörde zurückgelassene Teil einer amtl. Probe eines Arzneimittels; der Betriebsinhaber erhält damit Gelegenheit, diese Probe durch einen amtl. bestellten Gegenproben-Sachverständigen untersuchen zu lassen u. kann somit den Gegenbeweis stellen. Der Probennehmer muss eine Gegenprobe zurücklassen, wenn nicht ausdrückl. darauf verzichtet wird.

**Gegenproben-Sachverständiger:** amtl. bestellter privater Sachverständiger zur Untersuchung von Arzneimittelproben. Er benötigt die Sachkenntnis als Herstellungs- od. Kontrollleiter nach dem AMG, geeignete Räume u. Einrichtungen für die beabsichtigten Untersuchungen. Er darf die amtl.

Versiegelung einer Gegen- od. Zweitprobe brechen, untersuchen u. begutachten.

**gegenständig:** s. Blattstellung.

**Gegenstromdestillation:** Destillation* mit Kolonne* (Rektifikation), für die Trennung von Flüssigkeitsgemischen mit kleinen Siedepunktdifferenzen. Dem Dampf, der in der Kolonne nach oben steigt, fließt im Gegenstrom ein Teil des Kondensats entgegen. Dabei kondensieren schwererflüchtige Komponenten aus dem Dampf u. leichterflüchtige Komponenten aus dem Kondensat verdampfen. Es ergibt sich ein Trenneffekt, wie er thermodynam. nur durch mehrfache einfache Destillationsschritte (Gleichstromdestillation*) aus Verdampfen u. Kondensieren erreicht wird.

G

**Gegenstromextraktion:** Perkolationsverfahren mit langsamem, aber kontinuierl. Transport der Droge durch z. B. Schnecken od. Schaufeln gegen den Strom des Extraktionsmediums (Menstruum); vgl. Perkolation.

**Gegenwirkung:** s. Antagonismus.

**Gehalt:** chem. allg. Überbegriff für Konzentration* u. Anteil; Verhältnisgröße für Stoffmengenanteil*, Massenanteil u. Volumenanteil; die quantitative Zusammensetzung einer Mischung od. Lsg. lässt sich mit Hilfe der Masse* m, der Stoffmenge* n od. dem Volumen* V beschreiben. Zu berücksichtigen ist, dass die Stoffmenge von der Teilchenart u. das Volumen von der Temp. abhängen.

**Gehaltsgleichförmigkeit:** s. Gleichförmigkeit des Gehalts einzeldosierter Arzneiformen; Gleichförmigkeit einzeldosierter Arzneiformen; content uniformity.

**Gehirnanhangsdrüse:** Hypophyse; s. Hormone.

**Gehirnerschütterung:** s. Commotio cerebri.

**Gehirnhautentzündung:** s. Meningitis.

**Gehirn-Rückenmark-Flüssigkeit:** s. Liquor cerebrospinalis.

**Geierpflanze:** s. Marsdenia condurango.

**Geigenharz:** s. Colophonium.

**Geiger-Müller-Zählrohr:** s. Strahlenmessgeräte.

**Geißbart:** s. Filipendula ulmaria.

**Geißblatt:** s. Lonicera caprifolium.

**Geißblattgewächse:** s. Caprifoliaceae.

**Geißeln:** fadenförmige, ektoplasmat. Organellen, die der Fortbewegung bestimmter Bakterien* u. Protozoen* dienen; Benennung der Bakt. je nach Zahl u. Anordnung der G. als monotrich, amphitrich, lophotrich, peritrich u. atrich. Vgl. Flagellen.

**Geißeltierchen:** s. Protozoen.

**Geißfuß:** s. Aegopodium podagraria.

**Geißfußkraut:** s. Aegopodium podagraria (Herba Aegopodii podagrariae).

**Geißklee:** s. Galega officinalis.

**Geißraute:** s. Galega officinalis.

**Geisteskrankheit:** **1.** (jurist.) Bez. für jede psych. Störung von erhebl. Ausmaß, z. B. für Schizophrenie, u. U. auch für Intelligenzminderung od. Persönlichkeitsstörung; **2.** (engl.) *mental illness*; (psychiatr.) veraltete Bez. für eine pathol. Störung der psych. Funktion, i. e. S. für Psychose* od. (im Gegensatz zu Gemütskrankheit*) Schizophrenie*.

**Gel, antihidrotisches:** s. Mucilago contra hyperhidrosim.

**Gelatinae:** Gallerten; Gelees; halbfeste Arzneizubereitungen, die neben Glycerol u. Wasser aus Gelatine*, Carragen, Tragant (s. Astragalus-Arten, Tragacantha) bestehen u. Zusätze von Arzneistoffen enthalten.

**Gelatinase:** Pepsin B; zu den Proteasen* gehörende Hydrolase (s. Enzyme) im Magensaft; $M_r$ 36 000; an der Hydrolyse von Gelatine* beteiligt; vgl. Pepsin.

**Gelatina Zinci:** s. Zinkleim.

**Gelatine:** Gelatina Ph.Eur.6, Gelatina alba (gebleichte Gelatine), Gelatina animalis, Colla animalis, Gelatin USP, reines Glutin; Leim; CAS-Nr. 9000-70-8; gereinigtes Protein mit breiter Molmassenverteilung ($M_r$ 15 000–250 000); biol. minderwertiges Eiweiß wegen des geringen Gehalts an Methionin* u. Tyrosin* u. des Fehlens von Cystin* u. L-Tryptophan*; Gew. durch partielle Hydrolyse des in Knochen, Bindegewebe, Haut, Sehnen u. Knorpel enthaltenen unlösl. Kollagens* (Zusammensetzung: s. Tab.); **Einteilung:** Unter Verw. von Schweineschwarten entsteht in einem sauren Aufschlussverfahren bei erhöhter Temp. Gelatine vom **Typ A** (acid), die in wässriger Lsg. vorwiegend $NH_3^+$-Gruppen aufweist u. daher einen pH-Wert von 3.8–6.0 besitzt. Aus Rinderknochen u. Häuten erhält man in einem alkal. Aufschlussverfahren bei erhöhter Temp. Gelatine vom **Typ B** (basic). Sie enthält in wässriger Lsg. vorwiegend $COO^-$-Gruppen u. besitzt einen pH-Wert von 5.0–7.6. G. kann auch aus einer Mischung beider Typen bestehen. Die Hydrolyse führt auch zu nicht gelierenden Produkten. **Eigenschaften:** dünne, farblose, elast., glasartig glänzende Blätter od. gelbl. weißes, grobkörniges, in trockener Form stabiles Pulver; G. ist feuchtigkeitsempfindl. u. enthält ca. 12 bis max. 15 % Wasser. Bei zu trockener Lagerung wird G. spröde, bei zu feuchter quillt sie an, wird klebrig u. ist äußerst anfällig gegenüber Mikroorganismen. Gelatinekapseln verhalten sich unter extremen Lagerungsbedingungen ähnlich. G. ist unlösl. in Ethanol u. Ether, löst sich unter 0.5 % in kaltem Wasser, quillt in höherer Konz. (über 0.5 %) in kaltem Wasser um

**Gelatine**
Aminosäurenzusammensetzung

| Aminosäure | Anteil (mol-%) |
|---|---|
| Alanin | 11.2 – 11.7 |
| Arginin | 4.8 – 4.9 |
| Glycin | 33.0 – 33.5 |
| Hydroxyprolin | 9.1 – 9.3 |
| Methionin | 3.6 – 3.9 |
| Prolin | 12.4 – 13.2 |
| Serin | 3.3 – 3.5 |
| Asparaginsäure | 4.6 – 2.9 |
| Sonstige (jeweils) | <3.0 |

das 5–10-fache auf (ohne sich zu lösen) u. löst sich in warmem Wasser unter Quellungserscheinungen zu einer mehr od. weniger viskosen Flüssigkeit mit einer Leitfähigkeit von max. 1 mS · $cm^{-1}$ (1 %), die ab ca. 1 % G. beim Erkalten (unter 35–40 °C) durch teilweise Rückbildung der nativen Konformation des Kollagens zu einer elast. Gallerte erstarrt u. sich bei höheren Temp. wieder verflüssigen lässt (thermoreversible Gelbildung). **Gallertfestigkeit:** Bloom*; üblicherweise Typ A: 75–300 Bloom; Typ B: 75–275 Bloom. Für die Granulierung eignet sich Gelatine mit 150–280 Bloom. Zur Herst. von Hartkapseln* wird G. Typ B mit einem Bloom-Wert von ca. 250 eingesetzt. G. sollte zur Herst. von Vaginalkugeln, Suppositorien u. Zinkleim* ein **Gelbildungsvermögen** von 150–250 g erfüllen. Diese Angabe in g beschreibt, dass unter Verw. eines Gelometers (s. Bloom, Bloom-Zahl Ph.Eur.6) mit einem Stempel von 12.7 mm Durchmesser bei einem bei 10 °C gealterten Gel (6.67 % Gelatine) eine 4 mm tiefe Verformung entsteht. Auch für nicht gelierende G.-Sorten gilt die Reinheitsanforderungen der Ph.Eur.-Monographie. G. ist aufgrund der bas. Aminogruppen u. sauren Carboxylgruppen amphoter. Der **isoionische Punkt** liegt bei Typ A zw. pH 6.0–9.5, bei Typ B zw. pH 4.7–5.6. Am isoionischen (isoelektr.) Punkt haben beide Typen die geringste Löslichkeit (Unterscheidungsmöglichkeit zw. den Typen), unterhalb dieses Punktes sind beide Typen kationenaktiv, oberhalb anionenaktiv. Der Ladungszustand der G., der durch pH-Änderung variiert werden kann, nimmt Einfluss auf die innere Struktur der gelösten G.-Moleküle u. in der Folge auf die Viskosität u. Quellung. G. ist in gequollenem Zustand auch in mehrwertigen Alkoholen löslich (Glycerol, Propylenglykol, Sorbitol). **Inkomp.:** Härtung (Verschlechterung der Löslichkeit bis zur Fällung) durch z. B. Alaun, Formaldehyd, Ethanol, $HgCl_2$, Tannin, Gerbstoffe, 3-wertigen Metallsalze; diese bewirken durch Vernetzung der G. Ausflockung u. Unlöslichkeit. Mischungen von Gelatinelösungen der Typen A u. B sowie hohe Elektrolytkonzentrationen können auch zu Ausflockungen führen (vgl. Herst. von Mikrokapseln*). G. vom Typ B eignet sich nicht zur Verarbeitung saurer od. kation. Arzneistoffe. Typ A ist mit alkal. od. anionischen Stoffen inkompatibel. Kleine Mengen Säuren, Basen, Salze verbessern die Quellung u. Löslichkeit. Durch Zusätze von Erdalkalichloriden, Harnstoff, Thioharnstoff wird der Sol-Gel-Umwandlungspunkt (eine bestimmte Temp. während der Abkühlung) unter die Raumtemperatur herabgesetzt, d. h. es tritt keine Gelbildung mehr ein. Zu langes Erwärmen (über 60 °C, therm. Abbau) od. ein Überschuss an Säure (unter pH 5) od. Alkali hydrolysiert die G. weiter, d. h. die Viskosität u. das Gelbildungsvermögen nehmen ab. **Anw.:** **1.** 1–2 %iger Zusatz beim Granulieren in Form von 2–20 %igen wässrigen Lösungen; **2.** Hüllmaterial bei der Koazervationstechnik (Mikroverkapselung; s. Koazervation); **3.** Umhüllung für ölige od. feste Substanzen (Perlen, Beads), gewonnen mit Sprühtechnik; **4.** Herst. von Hart-* u. Weichkapseln*; **5.** Verdickungsmittel für flüss. u. halbfeste Arzneiformen (z. B. auch in wässrigen Augentropfen), Stabilisator für Emulsionen, als Gelbildner in Hydrogelen, Gallerten, Suppositorien u. Ovula; **6.** Blutplasmaexpander in Form von Derivaten (z. B. Oxypolygelatine*); **7.** Ausgangsmaterial für Nährböden in der Bakteriologie in 12 %iger Konz.; **8.** Bestandteil von Zinkleim*; **9.** selten als lokales Hämostatikum (Kollagenvlies); **Hinweis:** Gelatinelösungen müssen wegen der großen Anfälligkeit gegenüber Mikroorganismen entweder konserviert sein od. frisch bereitet werden. Nach Ph.Eur. sind max. $10^3$ koloniebildende, aerobe Keime je Gramm in der Ausgangsstubstanz erlaubt. Escherichia coli u. Salmonellen dürfen nicht vorhanden sein.

**Gelatine, Chinesische:** s. Agar.

**Gelatinehydrolysat:** s. Kollagenhydrolysat.

**Gelatine, Japanische:** s. Agar.

**Gelatinekapseln:** s. Capsulae; Hartkapseln; Weichkapseln.

**Gelatum basalis hydrophobicum:** s. Basisgel, Hydrophobes.

**Gelatum basalis hydrophobicum emulsificans:** s. Basisgel, Hydrophobes emulgierendes.

**Gelatum polyacrylatum aquosum:** s. Mucilago Polyacrylati cum Aqua.

**Gelatum polyacrylatum cum Isopropanolo:** s. Mucilago Polyacrylati cum Alcohole isopropylico.

**Gelbbeeren:** s. Rhamnus catharticus (Rhamni cathartici fructus).

**Gelbbleierz:** s. Blei.

**Gelbfieber:** akute, fieberhafte Infektionskrankheit, die durch das Gelbfieber-Virus (Flavivirus; s. Arboviren) verursacht wird; Übertragung erfolgt durch Aedes* (Mücken); **Vork.:** im trop. Mittel- u. Südamerika sowie in Afrika südl. der Sahara; **Proph.:** Schutzimpfung (aktive Immunisierung*) mit attenuiertem G.-Virus (Stamm 17D); vgl. Gelbfieber-Lebend-Impfstoff.

**Gelbfieber-Lebend-Impfstoff:** Vaccinum febris flavae vivum Ph.Eur.6; gefriergetrocknete Zuber. des 17D-Stammes des Gelbfiebervirus; gezüchtet in befruchteten Hühnereiern; Antibiotika können zugesetzt werden.

**Gelbholz:** s. Zanthoxylum fraxineum (Cortex Zanthoxyli).

**Gelbholzextrakt:** s. Chlorophora tinctoria (Lignum citrinum).

**Gelbholzrinde:** **1.** s. Rhamnus frangula (Frangulae cortex). **2.** s. Zanthoxylum fraxineum (Cortex Zanthoxyli).

**Gelbildner:** s. Verdickungsmittel; Gele.

**Gelbildungsvermögen von Gelatine:** s. Gelatine.

**Gelbkali:** s. Kaliumhexacyanoferrat(II).

**Gelbkeime:** s. Flavobacterium.

**Gelbkörper:** s. Corpus luteum.

**Gelbkörperhormon:** s. Progesteron.

**Gelbkreuz:** s. Dichlordiethylsulfid.

**Gelborange S:** E 110, Sunsetgelb FCF; gelbrotfärbender Azofarbstoff* (mit Tartrazin* strukturverwandt); säure- und lichtechter Lebensmittelfarbstoff; in zahlreichen Ländern für Lebensmittel u. Arzneimittel zugelassen; **Toxikol.:** Allergen (Asthma, Hautreaktionen); in Langzeitstudien wurden an Mäusen in Hochdosisversuchen substanzspezifische, kanzerogene Wirkungen (Nierentumore) deutlich. Aus diesem Grund ist E 110 in einigen Ländern (Schweden, Norwegen) verboten.

**Gelbsiegel:** s. Lithopone.

**Gelbsucht:** s. Ikterus.

**Gelbveiglein:** s. Erysimum cheiri.

**Gelbwurzel:** s. Curcuma longa.

**Gelbwurzel, Javanische:** s. Curcuma xanthorrhiza (Curcumae xanthorrhizae rhizoma).

**Gelbwurzel, Kanadische:** s. Hydrastis canadensis.

**Gelbwurzelstock:** s. Curcuma longa (Curcumae longae rhizoma).

**Gelbwurz, Javanische:** s. Curcuma xanthorrhiza.

**Gelchromatographie:** Gelpermeationschromatographie (Abk. GPC), Ausschlusschromatographie, Größenausschlusschromatographie, Molekularsiebchromatographie; Form der Chromatographie*, bei der die Trennung der Substanzen nach der Molekülgröße erfolgt; **Anw.:** Isolierung von biol. Material, Bestimmung von Molekülgrößen; **Prinzip:** Trägermaterial aus granulierten Gelen definierter Porengröße (z. B. bestimmte Dextrane*); nur kleine Moleküle können in die Poren diffundieren, so dass ihnen ein größeres Flüssigkeitsvolumen zur Verfügung steht als großen Molekülen, die zur Wanderung nur den Raum zwischen den Gelpartikeln der stationären Phase nutzen können. Elution der Substanzen nach absteigender Molekülmasse; Verteilungskoeffizienten $K_0$ als charakterist. Kenngröße; Berechnung:
$K_0 = t_r - t_0 / t_t - t_0$
$t_r$: Retentionszeit der untersuchten Substanz; $t_0$: Retentionszeit einer vollständig ausgeschlossenen Substanz; $t_t$: Retentionszeit einer vollständig eingeschlossenen Substanz.

**GEL CORDES®:** kristallklares, alkoholfreies Hydrogel (s. Gele) zur dermatolog. Rezeptur; **Zusammensetzung:** gereinigtes Wasser, Poloxamer 407, Propylenglykol* (Schutz gegen mikrobielle Kontamination), Citronensäure* u. Di-Natriumhydrogenphosphat (pH-Wert-Korrektur); frei von Parfümstoffen u. Parabenen*; schwach saurer pH-Wert, gut kombinierbar mit Glucocorticoiden* (pH-Optimum im Sauren). Durch Einarbeiten von Erythromycin* in GEL CORDES® steigt der pH-Wert auf ca. 8.5–9.0; somit ist der Wirkstoff in dem Gel über 8 Wochen stabil. **Anw.:** zur Darst. wirkstoffhaltiger Hydrogele; auch für die Anw. auf der behaarten Kopfhaut geeignet; krümelt nicht u. trocknet die Haut nicht aus.

**Gelcreme:** Emulsionsgele; halbfeste Arzneiform, bei der die wässrige Phase einer O/W-Creme durch Hydrogelbildner gelifiziert ist; z. B. Diclofenac-Natrium Gelcreme; vgl. Zubereitungen zur kutanen Anwendung, halbfeste.

**Gele:** Mucilagines; gelierte Flüssigkeiten; feindisperse Systeme aus mind. 2 Phasen, bei denen die feste disperse Phase im Ggs. zu den flüssigen (verdünnten) kolloiden Lösungen (Sole) u. Suspensionen als zusammenhängendes dreidimensionales Gerüst (Textur, Matrix) vorliegt, in dem die Flüssigkeit bzw. das Gas eingeschlossen ist; beide Phasen durchdringen sich vollständig, d. h. sie sind **bikohärent** (Phasenkohärenz). **Einteilung:** **I.** nach der Art der Verknüpfungskräfte, die für den Aufbau des Gerüstes verantwortlich sind: **1. Hauptvalenzgele:** stellen die stabilsten Gele dar; können nicht in den Sol-Zustand überführt werden; z. B. Kautschuk*, andere Elastomere*, manche Kieselsäuregele; **2. Nebenvalenzgele:** werden durch schwächere intermolekulare Bindungskräfte* zusammengehalten; z. B. Hydrogele* (Salben aus z. B. Cellulosederivaten, Stärken, synthet. Quellstoffen, Bentonit), Organogele (Kohlenwasserstoffgele wie Vaselin, Lipogele* wie natürl. Fette, emulgatorhaltige Emulsionsgele) u. die Polyethylenglykolgele; s. Herst.; **II.** nach Art der Gelbildner: **1. Gallerten:** bes. formstabile G. mit ausgeprägter Elastizität, aufgebaut aus org. Makromolekülen (Gelatine*); eignen sich nicht für Salben; **2. Magma:** häufig Bez. für anorg. G. (z. B. aus Bentonit*, Aluminiumhydroxid*); **III.** nach den Phasen: **1. Xerogele:** Trockengele; gasförmige u. feste Phasen; Herst.: durch Entfernen der mechan. festgehaltenen flüssigen Phase (die flüssige Phase muss flüchtig sein); quellen unter Zugabe eines geeigneten Dispersionsmittels entweder kaum (Silicagel*), nur begrenzt unter Volumenzunahme (z. B. Stärke, Amylum*) od. aber unbegrenzt (z. B. Methylcellulose*); **2. Lyogele:** flüssige u. feste Phasen; nach Ph.Eur.6: **a) lipophile Gele** (Oleogele): im Allg. zusammengesetzt aus flüssigem Paraffin mit Polyethylenen od. fetten Ölen, die mit kolloider Kieselsäure od. Aluminium- od. Zinkseifen geliert werden; **b) hydrophile Gele** (Hydrogele): im Allg. zusammengesetzt aus Wasser, Glycerol od. Propylenglykol; diese werden mit Quellstoffen wie Stärke, Cellulosederivaten, Carbomeren u. Magnesium-Aluminium-Silicaten zu Gelen verarbeitet. **IV.** Gele zur Herst. von Injektionszubereitungen: sterile Gele mit einer geeigneten Viskosität zur Injektion u. verzögerten Freisetzung des Wirkstoffs am Injektionsort. **Eigenschaften:** Die Eigenschaften der Nebenvalenzgele, deren Umwandlung (reversibel od. irreversibel) in Sole (**Peptisation**) u. umgekehrt (**Koagulation**), sind von der Konz., der Teilchengröße u. -form der festen Phase, der Temp., von den Wechselwirkungskräften u. von der Art des Dispersionsmittels abhängig. In den meisten Fällen wird ein kleinerer Teil des Dispersionsmittels an den Feststoff angelagert (Lyosorption, Solvatation). Die größere, aufgrund von mechan. od. thermischen Einflüssen od. selbsttätig durch Verdichtung des Gelgerüsts durch Reifung (Synärese*) zu einem geringen Teil abtrennbare Flüssigkeitsmenge wird durch mechan. Einschluss u. Kapillarwirkung festgehalten. Die meisten Gele besitzen eine Fließgrenze u. weisen darüber ein plast. Fließverhalten auf (z. B. Salben). G. verhalten sich strukturviskos u. zeigen meist thixotropes Verhalten (s. Thixotropie). Sie werden auf rheolog. Verhalten (s. Viskosität), Geliervermögen u. evtl. auf Gallertfestigkeit (s. Gelatine) geprüft. **Herst.:** Die zur **Gelbildung** benötigte Konz. an fester Phase ist u. a. von deren Struktur abhängig. Aus Stoffen mit fadenförmigen Molekülen lassen sich bereits in geringerer Konz. G. herstellen als mit symmetr. geformten Feststoffpartikeln. Infolge des unterschiedl. Aufbaus der Gelbildner existieren versch. Gerüsttypen von Nebenvalenzgelen: **1.** makromolekulare Gelbildner mit Fadenmolekülen bilden ein Linearkolloidgerüst; **2.** plättchenförmige Partikel, z. B. von

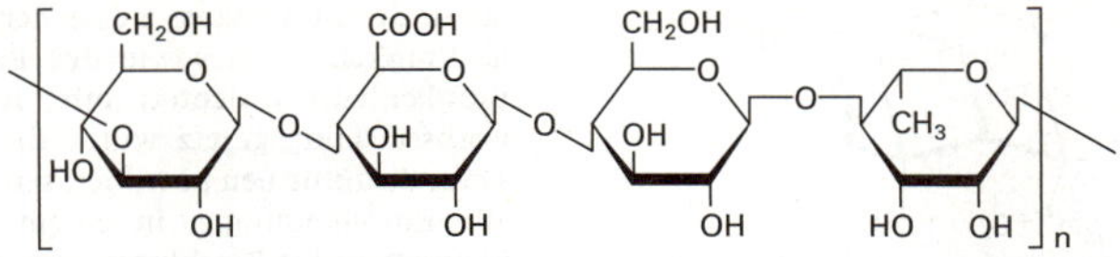


**Gellan:** Tetrasaccharid-Grundeinheit, bestehend aus *β*-D-Glucose, *β*-D-Glucuronsäure u. *β*-L-Rhamnose (2 : 1 : 1)

Bentonit*, ein Laminarkolloidgerüst; **3.** kugelförmige Teilchen, z. B. vom hochdispersen Siliciumdioxid*, ein Sphärokolloidgerüst. Bei unbegrenzter Quellung eines Feststoffes entsteht in geeigneter Konz. ein Gel bzw. durch weiteres Verdünnen isotherm ein Sol. Die zweite Möglichkeit ein Gel (meist ein Xerogel) mit einem solchen Feststoff herzustellen, geht über den durch Erwärmen hervorgerufenen Sol-Zustand. Dabei macht man sich die thermoreversible Umwandlung Sol-Gel der Nebenvalenzgele zunutze. Der Quellstoff wird in geeigneter Konz. in der Wärme kolloidal gelöst u. erstarrt während des Abkühlens zum Gel. Organogele u. Polyethylenglykolgele werden durch Zusammenschmelzen der festen u. flüssigen Phase nach dem Abkühlen erhalten.

**Gelée royale:** Weiselfuttersaft, Bienenköniginnenfuttersaft; Futtersaft, der den Honigbienen (Apis* mellifera) zur Ernährung der Larven u. der Bienenkönigin (Weisel) dient; das Sekret wird von jungen Arbeitsbienen in ihren Kopfdrüsen (Schlund- u. Oberkieferdrüsen) produziert u. besteht zu ca. einem Drittel aus Trockenmasse; **Best.:** 18 % Eiweiß, 5 % Fett, 10–15 % Zucker, Mineralstoffe, Acetylcholin* u. Vitamine* (Vitamin* B, Biotin, Folsäure, Pantothensäure, Vitamin* C, Vitamin* E) sowie Biopterin* u. Neopterin* (wovon im Arbeiterinnenfuttersaft, der sonst gleich zusammengesetzt ist, weniger enthalten ist); **Anw.:** (volkstüml.) z. B. bei Stoffwechselkrankheiten; Stärkungsmittel; äußerl. auch für Kosmetika.

**Gelees:** s. Gelatinae.

**Geleitzellen:** (bot.) lebende Zellen, die die Siebröhren* begleiten; s. Phloem.

**Gelelektrophorese:** Form der Elektrophorese* zur Auftrennung von Gemischen elektr. geladener hochmolekularer Stoffe (bes. Nucleinsäuren*, Proteine* sowie deren Fragmente) über den Molekülsiebeffekt der als Träger verwendeten Agarose- (Nucleinsäuren), Stärke- (Serumproteine) od. Polyacrylamidgele (Proteine); Trennung in zahlreiche Fraktionen; **Prinzip:** Die Wanderungsgeschwindigkeit der Moleküle im elektr. Feld wird sowohl durch ihre Ladungzahl als auch durch ihre Molekülmasse bestimmt; s. SDS-PAGE; Disk-Elektrophorese; PAGE; Pulsed-field-Gelelektrophorese. **Anw.:** Auftrennungen, Molekülmassenbestimmungen v. a. bei SDS*-PAGE (10–250 kDa); **Weiterverarbeitung:** Nach erfolgter Trennung werden z. B. Protein- u. DNA-Banden angefärbt (s. Anfärbetechniken). Zur Konservierung u. Archivierung wird auf eine haltbare Membran geblottet (s. Blot).

**Gelenkplastik:** s. Arthroplastik.

**Gelfiltration:** Verfahren zur Fraktionierung hochmolekularer Substanzen; eingesetzt werden meist unterschiedl. stark quellende, makromolekulare Stoffe in Perlform, die sich durch ihren Vernetzungsgrad voneinander unterscheiden, z. B. modifizierte Polysaccharide (Dextrane). Die versch. Typen trennen jeweils innerhalb eines bestimmten Bereichs der relativen Molmassen (Fraktionierbereich), welcher durch den Quellungsgrad des Gels festgelegt ist. Vgl. Gelchromatographie; Säulenchromatographie.

G

**Gel für Mundschleimhaut, adstringierendes:** Zusammensetzung: NFA, 1.0 T. Rhabarberextrakt (s. Extractum Rhei), 0.2 T. Salicylsäure*, 6.0 T. Ethanol, 1.6 T. Carboxymethylcellulose*-Natrium u. destilliertes Wasser ad 20 T.; **Anw.:** bei Entzündungen des Zahnfleisches u. der Mundschleimhaut, Aphthen, Zahnungsbeschwerden, Druckstellen von Zahnprothesen. Vgl. Gargarisma adstringens.

**Gelidium-Arten:** s. Agar.

**Gellan:** Gellan gum; E 418; CAS-Nr. 71010-52-1; gelierendes, lineares anion. Polysaccharid mit großer Molmasse, ähnl. Carrageenan*, ohne Sulfatgruppen; Strukturformel Tetrasaccharid-Grundeinheit: s. Abb.; leicht lösl. in Wasser; bildet mit 2- u. 1-wertigen Kationen thermoreversible Gele*; **Herst.:** biotechnolog. mit Hilfe von Pseudomonas (Auromonas) elodea; **Anw.:** Stabilisator, Verdickungsmittel; als Ballaststoff wird G. nicht vom Körper aufgenommen, fördert die Verdauung u. wirkt abführend; ähnl. Xanthangummi*.

**Gelometer:** s. Bloom.

**Gelpermeationschromatographie:** s. Gelchromatographie.

**Gelsemin:** Gelseminum; CAS-Nr. 509-15-9; $C_{20}H_{22}N_2O_2$; $M_r$ 322.4; Strukturformel: s. Gelsemium sempervirens (Abb. dort); Schmp. 178 °C; farblose Kristalle, wenig lösl. in Ethanol, Ether, Chloroform, Benzol, Aceton; iridoides Oxindolalkaloid aus Wurzel u. Rhizom von Gelsemium* sempervirens (bisweilen wird auch das Harz* als G. bezeichnet); **Wirk.:** strychninartig, sehr giftig; vgl. Strychnin; früher med. angewendet als Antineuralgikum* (bei Trigeminusneuralgie u. Migräne), Spasmolytikum*.

**Gelsemium sempervirens** (L.) Jaume St.-Hil.: Gelber Jasmin, Giftjasmin; Fam. Gelsemiaceae (früher Loganiaceae); Nord- u. Mittelamerika; Stpfl. von **Rhizoma Gelsemii:** Radix Gelsemii; Gelsemiumwurzelstock, Gelbe Jasminwurzel; **Inhaltsst.:** insgesamt bis ca. 0.5 % Indolalkaloide* mit Yohimbangerüst (z. B. Sempervirin* u. Oxindolalkaloide wie Gelsemin*; s. Abb.), Gelsemicin (Atemzentrum lähmend), Gelsedin u. Gelsemoidin; **Toxikol.:** außerordentl. toxisch; **Anw.:** (volkstüml.) z. B. bei Unruhezuständen, Krämpfen, Erkrankungen des rheumat. Formenkreises; Droge u. Zuber. sind nicht empfehlenswert; Negativmonographie Kom-

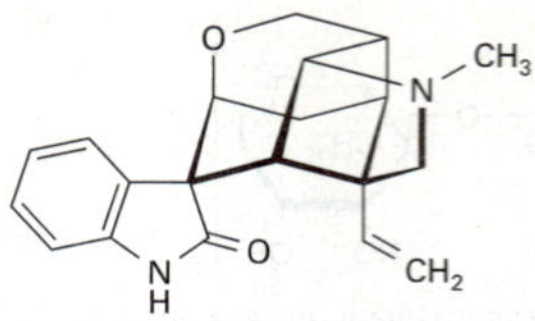

Gelsemin

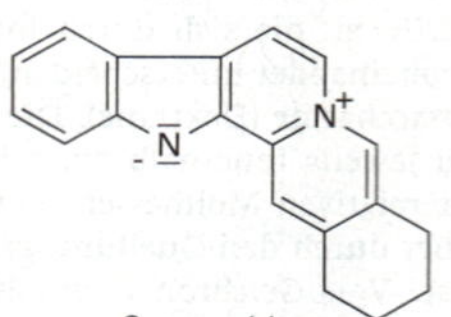

Sempervirin

**Gelsemium sempervirens:** Inhaltsstoffe (Auswahl)

mission E. **Hom.:** Gelsemium sempervirens (HAB), Gelsemium, Gelsemium sempervirens, ethanol. Decoctum (HAB): frischer Wurzelstock; Konstitutionsmittel; verordnet z. B. bei Migräne*, Herzarrhythmie, Augenmuskel-, Harnblasenlähmung, Dysmenorrhö*, Angstsyndrom.

**Gelsemiumwurzelstock:** s. Gelsemium sempervirens (Rhizoma Gelsemii).

**Gel-Sol-Gel-Umwandlung:** s. Thixotropie; Gele.

***gem-*** (lat. geminus Zwilling): Abk. für **gem**inal; Präfix in der org. Nomenklatur* zur Bez. zweier Substituenten am selben Kohlenstoffatom (s. Halogenalkane); vgl. *vic-*.

**Gemcitabin** (INN): 2′-Deoxy-2′,2′-difluorcytidine; 4-Amino-1-(2-deoxy-2,2-difluor-$\beta$-D-ribofuranosyl)pyrimidin-2(1*H*)-on; CAS-Nr. 95058-81-4; $C_9H_{11}F_2N_3O_4$, Strukturformel: s. Abb.; $M_r$ 263.20; **Wirk.:** Zytostatikum*, Nucleosid*-Analogon (Desoxycytidin); Störung der DNA-Synthese; **Ind.:** fortgeschrittenes od. metastasierendes od. auch Fluorouracil*-refraktäres Pankreaskarzinom; **Kontraind.:** Schwangerschaft u. Stillzeit; Anw. bei Kindern; Nieren- u. Leberfunktionsstörungen; **UAW:** u. a. gelegentl. Anämie, Leukopenie; Erbrechen; **Dos.:** parenteral 1 g/m² KOF, als Infusion (30 min); zu Beginn während 7 Wochen einmal wöchentl., dann 1 Woche Pause, anschließend während 3 Wochen einmal wöchentl., dann 1 Woche Pause; HWZ 14 h (Metaboliten).

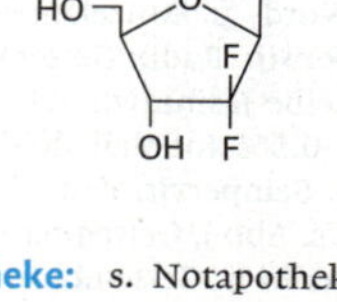

**Gemcitabin**

**Gemeindeapotheke:** s. Notapotheke; Apothekenwesen.

**Gemeinsamer Bundesausschuss:** Abk. G-BA; i. R. des GKV*-Modernisierungsgesetzes am 1.1.2004 als Rechtsnachfolger des Koordinierungsausschusses u. der Bundesausschüsse der Ärzte/Zahnärzte u. Krankenkassen sowie des Bundesausschusses Krankenhaus errichtet; mit dem GKV-Wettbewerbsstärkungsgesetz wurde die sektoral organisierte Struktur neu geordnet; seit 1.7.2008 werden alle Entscheidungen in einem einzigen sektorübergreifenden Beschlussgremium für ambulante, ärztliche u. zahnärztliche sowie stationäre Belange getroffen. **Träger:** Spitzenverband der Krankenkassen, Deutsche Krankenhausgesellschaft, Kassenärztliche Bundesvereinigung (Abk. KBV*) u. Kassenzahnärztliche Bundesvereinigung (Abk. KZBV); **Aufgabe:** Als Gremium der gemeinsamen Selbstverwaltung muss der G-BA konkretisieren, welche ambulanten od. stationären Leistungen ausreichend, zweckmäßig u. wirtschaftlich sind. Hierzu beschließt der G-BA die erforderl. Richtlinien, wobei den besonderen Erfordernissen der Versorgung behinderter od. von Behinderung bedrohter Menschen u. psychisch kranker Menschen Rechnung zu tragen ist. Der G-BA kann dabei die Erbringung u. Verordnung von Leistungen od. Maßnahmen einschränken od. ausschließen, wenn nach dem allgemeinen Stand der med. Erkenntnisse der diagnostische od. therap. Nutzen, die Notwendigkeit od. die Wirtschaftlichkeit nicht nachgewiesen sind. Von den Beschlüssen des G-BA sind alle Versicherten in der GKV betroffen, da die beschlossenen Richtlinien den Charakter untergesetzl. Normen haben. Unterstützt wird der G-BA in seinem gesetzl. Auftrag durch das fachl. unabhängige wissenschaftl. Institut* für Qualität und Wirtschaftlichkeit im Gesundheitswesen. Rechtl. Grundlage: § 90 ff. SGB V. **Richtlinien** des G-BA sind insbes. zu beschließen über: **1.** ärztl. Behandlung; **2.** zahnärztl. Behandlung einschließl. der Versorgung mit Zahnersatz sowie kieferorthopäd. Behandlung; **3.** Maßnahmen zur Früherkennung von Krankheiten; **4.** ärztl. Betreuung bei Schwangerschaft u. Mutterschaft (Mutterschafts-Richtlinien); **5.** Einführung neuer Untersuchungs- u. Behandlungsmethoden; **6.** Verordnung von Arznei-, Verband-, Heil- u. Hilfsmitteln, Krankenhausbehandlung, häusl. Krankenpflege u. Soziotherapie; **7.** Beurteilung der Arbeitsunfähigkeit; **8.** Verordnung von im Einzelfall gebotenen Leistungen zur med. Rehabilitation; **9.** Bedarfsplanung; **10.** med. Maßnahmen zur Herbeiführung einer Schwangerschaft; **11.** Empfängnisverhütung, Schwangerschaftsabbruch u. Sterilisation; **12.** Verordnung von Krankentransporten; **13.** Qualitätssicherung; **14.** spezialisierte ambulante Palliativversorgung; **15.** Schutzimpfungen.

**Gemeprost** (INN): CAS-Nr. 64318-79-2; $C_{23}H_{38}O_5$, Strukturformel: s. Abb.; $M_r$ 394.56; synthet. Prostaglandin-$E_1$-Derivat, wird als Ester appliziert; **Ind.:** zur Zervixdilatation bei der Vorbereitung

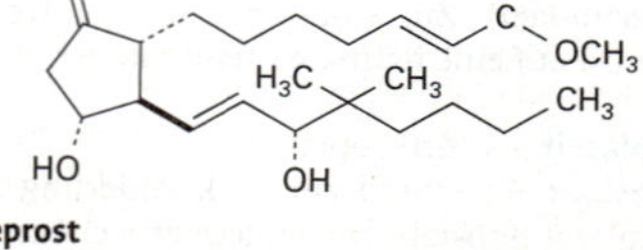

**Gemeprost**

gynäkolog. Eingriffe; **UAW:** Vaginalblutungen, Schmerzen im Bereich des Uterus; **Dos.:** 1 mg 3–6 h vor dem Eingriff (Vaginalzäpfchen).

**Gemfibrozil** (INN): 2,2-Dimethyl-5-(2,5-xylyloxy)-valeriansäure; CAS-Nr. 25812-30-0; $C_{15}H_{22}O_3$, Strukturformel: s. Abb.; $M_r$ 250.4; Schmp. 61 °C; **Wirk.:** Lipidsenker* (Fibrat); **UAW:** Schwindel, Übelkeit, Diarrhö.

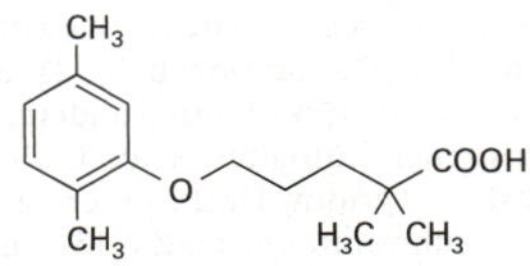


**Gemfibrozil**

**Gemma:** **1.** Knospe. **2.** Edelstein.

**Gemmae Betulae:** s. Betula pendula.

**Gemmae Capparidis:** s. Capparis spinosa (Flores Capparidis).

**Gemmae Pini:** s. Pinus sylvestris (Turiones Pini).

**Gemmae Populi:** s. Populus-Arten.

**Gemmae Sophorae:** s. Sophora japonica (Flores Sophorae).

**Gemtuzumab ozogamicin:** nicht mehr im Handel befindl. humanisierter monoklonaler Antikörper*, der gegen das CD33 Oberflächenprotein von AML-Zellen (s. Leukämie) gerichtet ist; früher angewendet bei akuter myeloischer Leukämie; durch die direkte Kopplung mit einem Zytostatikum* (Calicheamicin*) sollte das Zytostatikum spezif. an die Tumorzellen herangeführt werden. **UAW:** u. a. infusionsbedingte Reaktionen wie Schüttelfrost, Fieber u. Knochenmarkdepression.

**Gemüsefenchel:** s. Foeniculum vulgare ssp. vulgare var. azoricum.

**Gemütskrankheit:** (engl.) *affective illness*; veraltete Bez. für affektive Psychose; früher verwendet im Ggs. zu Geisteskrankheit* als Bez. für eine das Gefühlsleben, nicht aber das Denken betreffende Krankheit; früher auch als Bez. für bipolare affektive Störung u. endogene Depression.

**Gen:** in einem Chromosom* lokalisierter Bereich der DNA*, der die Grundinformationen zur Herst. einer biol. aktiven RNA* enthält; durch Translation* der RNA wird die Bildung eines entspr. funktionellen Proteins induziert. Die Gesamtheit der Gene bezeichnet man als Genotypus (Idiotypus). Auf molekularer Ebene besteht ein G. aus einem DNA-Abschnitt, von dem durch Transkription* eine einzelsträngige RNA-Kopie hergestellt wird, u. zusätzl. DNA-Abschnitten, die an der Regulation dieses Kopiervorgangs beteiligt sind. Nur ein Teil der DNA codiert für definierte RNAs. Der verbleibende DNA-Anteil wird als nichtcodierende DNA bezeichnet u. reguliert die Genexpression* bzw. beeinflusst die Architektur der Chromosomen.

**Gena:** Wange, Backe.

**Gen-Aktivierung:** spezif. Aktivierung der Transkription* einzelner Gene* in Abhängigkeit von Umwelteinflüssen bzw. vom biophysikal. u. biochem. Zustand der Zelle.

**Gen, dominantes:** Gen*, das einen bestimmten Phänotyp* zur Ausbildung bringt, unabhängig davon, welchen allelen Partner es hat; d. h. ein Gen, das die Wirk. seines Allels (des rezessiven Gens*) verdeckt.

**Gendosis:** Anzahl der Kopien eines Gens* in einer Zelle bzw. einem Genom*; u. a. abhängig vom Ploidiegrad*.

**Gen-Duplikation:** Vorgang der Verdoppelung eines bestimmten Gens* auf einer der beiden bei der Replikation* entstehenden Schwesterchromatiden durch ungleiches Crossing*-over, d. h. eine Genmutation; derartige Mutationen können durch eigene Reparaturmechanismen kaum behoben werden u. führen häufig zu angeborenen Defekten, gelten jedoch auch als ein wesentl. Mechanismus der Evolution.

**Generationswechsel:** **1.** (biol.) Entw. eines Lebewesens über versch. Fortpflanzungsarten; häufig verbunden mit Organ- bzw. Wirtswechsel; **2.** (bot.) Entwicklungszyklus, in dem eine haploide (1 n) Generation (der Gametophyt*) Gameten* bildet, die zu Zygoten* verschmelzen, aus denen dann eine diploide (2 n) Generation (die Sporophyten*) hervorgehen; jeder Sporophyt bildet Meiosporen, aus denen neue Gametophyten entstehen. Sehen haploide u. diploide Form gleich aus, spricht man von einem **isomorphen** G.; sind sie deutlich voneinander zu unterscheiden, handelt es sich um einen **heteromorphen** Generationswechsel.

**Generator:** s. Radionuklidgenerator; Röntgengenerator.

**Generatorgas:** Luftgas; Mischung von Stickstoff* (ca. 70 %) u. Kohlenstoffmonoxid* (ca. 25 %); **Darst.:** Einblasen von Luft od. eines Luft/Wasserdampf-Gemischs in glühenden Koks im Winkler-Generator; **Anw.:** Heiz- u. Kraftgas (mittlerer Heizwert: 5 MJ/m$^3$); als Heizgas von Erdgas (s. Leuchtgas) abgelöst.

**generic name:** s. INN.

**Generika:** **1.** Imitationsarzneimittel, Nachahmerpräparate; **Deutschland:** zulassungspflichtige (§ 21 AMG) pharmaz. Produkte bzw. Fertigarzneimittel*, deren Wirkstoff mit dem eines originalen Fertigarzneimittels ident. ist u. die meist unter ihrer Wirkstoffbezeichnung (s. INN) od. anderen warenrechtl. nicht geschützten Bez. in den Handel kommen; vgl. Analogpräparate; Biosimilars. **2. Österreich:** nach AMG ein Arzneimittel mit gleicher qualitativer u. quantitativer Zusammensetzung der Wirkstoffe u. gleicher Arzneiform wie das Referenzarzneimittel, Bioäquivalenz muss nachgewiesen sein; verschiedene Salze, Ester, Isomere u. a. gelten als ein u. derselbe Wirkstoff, es sei denn, ihre Eigenschaften unterscheiden sich erheblich hinsichtlich der Sicherheit od. Wirksamkeit (in diesem Fall sind vom Antragsteller bei der Zulassung ergänzende Daten über Sicherheit u. Wirksamkeit erforderlich).

**Genetik** (gr. genesis Ursprung): Vererbungslehre; Teilgebiet der Biologie*, das sich mit Aufbau u. Funktion von Erbanlagen (Genen*) sowie mit deren Weitergabe an die nächste Generation (Vererbung) beschäftigt; **Gesch.:** 1856–1865 führte der Mönch Gregor Mendel erstmals wissenschaftl. Untersuchungen von Vererbungsvorgängen mit groß angelegten Versuchsreihen durch u. formulierte die später nach ihm benannten Mendel*-Regeln.

**genetischer Code:** s. Code, genetischer.

G

**Genexpression** (lat. exprimere, expressus herausdrücken): Ausprägung des Genotyps, d. h. der genet. Information (Gen*, DNA*), zum Phänotyp eines Organismus od. einer Zelle; i. e. S. Biosynthese von RNA* u. Proteinen*, ausgehend von den genet. Informationen. Die Regulation der G. kann über die Lage des Gens im Chromosom* u. dessen Zugänglichkeit, Transkription*, Translation* u. posttranslationale Modifikation* erfolgen.

**Genine:** s. Glykoside.

**Genippkraut:** s. Achillea erba-rotta ssp. moschata (Herba Ivae moschatae).

**Genistae herba:** s. Genista tinctoria.

**Genista scoparia:** s. Cytisus scoparius.

G

**Genista tinctoria** L.: Spartium tinctorium Roth.; Färberginster; Fam. Fabaceae (Leguminosae); Europa; Stpfl. von **Genistae herba:** Herba Genistae tinctoriae; Färberginsterkraut; **Off.:** DAC; **Inhaltsst.:** ca. 0.33 % Chinolizidinalkaloide* (Cytisin*, *N*-Methylcytisin, Lupanin, Anagyrin*), Gerbstoffe*, äther. Öl; in der Blüte Flavonoide* wie Luteolin* u. Genistein*; **Anw.:** (volkstüml.) harntreibendes Mittel; früher als gelbes Färbemittel. **Hom.:** Genista tinctoria (HAB): blühende, oberird. Pflanzenteile.

**Genistein:** 5,7,4'-Trihydroxyisoflavon; $C_{15}H_{10}O_5$; $M_r$ 270.23; Isoflavonglykosid (s. Isoflavonoide); Aglykon* von Sophorabiosid u. Sophoricosid; s. Sophora japonica.

**Genistein-Alkaloid:** s. Cytisus scoparius (Inhaltsst.).

**Gen-Karte:** Unterteilung eines Genoms*, Gens* od. DNA-Abschnitts in definierte kleinere Abschnitte.

**Gen-Konversion:** Umwandlung eines Allels* in ein anderes während der Rekombination* zw. 2 DNA-Molekülen, auf denen die beiden allelen Formen des betr. Gens liegen.

**Genmanipulation:** s. Gentechnologie.

**Genom:** das gesamte genet. Material eines Organismus, d. h. seine Erbsubstanz.

**Genomorphin:** Morphin-*N*-oxid; $C_{17}H_{19}O_3$—NO; $M_r$ 301.3; weiße Kristalle, fast unlösl. in Chloroform u. Aceton, wenig lösl. in Wasser u. Ethanol, leicht lösl. in Ammoniaklösung; nicht mehr im Handel befindl. starkes Analgetikum*; unterliegt dem Betäubungsmittelgesetz (Anlage I).

**Genotyp:** Genotypus; die für einen Organismus charakterist. Ausstattung mit Erbanlagen (Gene* u. genet. Elemente), die im Zusammenwirken mit Umweltfaktoren den Phänotyp* bestimmen.

**Genregulation:** Veränderung von Art u./od. Geschwindigkeit zellulärer Prozesse durch Kontrolle der Aktivität bestimmter Gene* od. Gruppen funktionell verwandter Gene, um biochem. Reaktionen an gegebene Situationen anzupassen; führt dazu, dass Gene u. Genprodukte nur zu einem bestimmten Zeitpunkt, in bestimmten Zell- od. Gewebetypen od. unter bestimmten physiol. Bedingungen aktiviert (**positive** G., z. B. Enzyminduktion* durch bestimmte Xenobiotika*) od. inaktiviert (**negative** G.) werden. Die Regulation kann auf der Ebene der DNA*, RNA* od. der Proteine* stattfinden.

**Gen, rezessives:** Gen*, dessen Effekt im Phänotyp nicht zum Ausdruck kommt, sondern durch ein dominantes Gen* maskiert wird; heterozygote Organismen, die für ein Merkmal ein rezessives u. ein dominantes Allel besitzen, sind phänotyp. von homozygot dominanten Organismen nicht zu unterscheiden.

**Gen, springendes:** s. Transposon.

**Gentamicin** (INN): Gentamycin; CAS-Nr. 1403-66-3; Schmp. 102–108 °C; $[\alpha]_D^{25\,°C}$ +146° (c = 1 in Wasser); aus Kulturen von Micromonospora purpurea u. M. echinospora isolierter Komplex von Aminoglykosid*-Antibiotika; enthält im Wesentl. die einander sehr ähnl. G.-Fraktionen $C_1$ (25–35 %), $C_{1a}$ (20–31 %) u. $C_2$ (40–45 %), Spuren anderer G.-Komponenten können enthalten sein; leicht lösl. in Wasser; lösl. in Pyridin, DMF, unter Salzbildung in sauren Lösungsmitteln; mäßig lösl. in Methanol, Ethanol, Aceton; fast unlösl. in Benzol, halogenierten Kohlenwasserstoffen; **Wirk.:** Antibiotikum; Standardpräparat der Aminoglykosid-Therapie; gut wirksam gegen Staphylokokken, Enterobacter aerogens, Pseudomonas aeruginosa, Klebsiella pneumoniae, E. coli, Proteus vulgaris; mäßige Wirk. auf Haemophilus influenzae, Gonokokken, Proteus mirabilis, Salmonellen; **Ind.:** Sepsis, Endokarditis, Pneumonie durch gramnegative Erreger, Harnwegsinfektion; **Dos.:** **1.** parenteral (i. m., i. v.) 3 mg/kg KG/d in 1–3 ED, in schweren Fällen bis 5 mg/kg KG/d; **2.** topisch Creme, Puder 2–3 × 0.1 %; **3.** konjunktival Augentropfen, -salbe 2–3 × 0.5 %; HWZ 1.8–2.4 h. **Gentamicinsulfat:** Gentamicini sulfas Ph.Eur., Gentamycin sulfuricum; CAS-Nr. 1405-41-0; weißes Pulver; leicht lösl. in Wasser, unlösl. in Chloroform, Ethanol, Ether.

**Gentechnik:** s. Gentechnologie.

**Gentechnikgesetz:** **1.** Abk. GenTG; **Deutschland:** „Gesetz zur Regelung der Gentechnik" vom 20.6.1990, in der Fassung vom 16.12.1993, BGBl. I S. 2066, zuletzt geändert am 29.7.2009, BGBl. I S. 2542; regelt: **1.** die Durchführung gentechn. Arbeiten in Gewerbe u. Forschung; **2.** die Freisetzung gentechn. veränderter Organismen; **3.** das Inverkehrbringen von Produkten, die solche Organismen enthalten od. aus diesen bestehen; regelt nicht: Anw. gentechn. Verfahren am Menschen. **2. Österreich:** „Gentechnikgesetz" (Abk. GTG) von 1994 in der Fassung 2006; regelt das Arbeiten mit genet. veränderten Organismen, das Freisetzen u. Inverkehrbringen von gentechn. veränderten Organismen u. die Anw. von Genanalyse u. Gentherapie am Menschen. **3. Schweiz:** Bundesgesetz über die Gentechnik im Außerhumanbereich vom 21.3.2003 (Gentechnikgesetz, Abk. GTG, SR 814.91) regelt den Umgang mit gentechnisch veränderten Tieren, Pflanzen u. a. Organismen sowie mit deren Stoffwechselprodukten u. Abfällen; für Erzeugnisse, die aus gentechn. veränderten Organismen gewonnen sind, gelten einzig die Kennzeichnungs- u. Informationsregeln.

**Gentechnologie:** (engl.) *genetic engineering*; Gentechnik, DNA-Rekombinationstechnologie; Teilgebiet der Genetik*, das sich mit der experimentellen Übertragung von Genen* zwischen eukaryot. Zellen u. (meistens) Bakterienzellen befasst; im Vordergrund steht dabei die direkte prakt. Nutzung, z. B. menschl. Protein preiswert herzustellen. So können durch Einführung der passenden

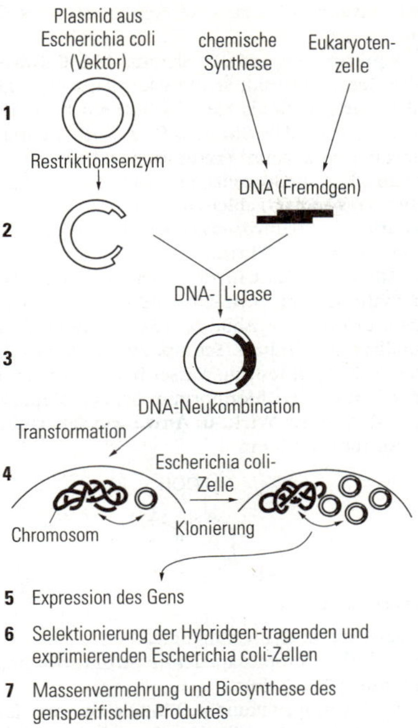


**Gentechnologie:** vereinfachtes Schema

Gene in Bakt. bestimmte therap. Proteine (z. B. monoklonale Antikörper*, Somatostatin*, Somatropin*, Insulin*, Glucagon*, Epoetin* sowie Interferone*, CSF*, Gewebeplasminogenaktivator*, Hepatitis*-B-Impfstoff u. Blutgerinnungsfaktoren) synthetisiert werden (s. DNA-rekombinationstechnisch hergestellte Produkte). Wird dabei die Aminosäurensequenz des exprimierten Gens durch Modifikation der DNA verändert, spricht man von **Genmanipulation. Prinzip:** Als Trägermoleküle (Vehikel bzw. Vektoren*) zur Einschleusung eines Fremdgens (s. Abb.) in Zellen (Gentransfer) können u. a. Viren*, Bakteriophagen* (v. a. bei E. coli als Wirtsbakterium) od. geeignete Plasmide* dienen. Die Vektor-DNA u. die DNA* des Fremdgens werden gleicherweise mit sequenzspezif. Endonucleasen (s. Nucleasen) bzw. Restriktionsenzymen* geschnitten, wobei kohärente (aufeinander abgestimmte) Enden entstehen. Mit Hilfe einer DNA-Ligase werden die isolierten DNA-Fragmente in vitro miteinander verknüpft (Rekombination*, DNA-Neukombination). Nach Einbringen einer so rekombinierten DNA in geeignete Wirtszellen (Transformation) werden diese kultiviert (Klonierung der DNA). Das Produkt wird dann durch Extraktion u. Reinigung gewonnen. Die vor der Aufnahme des Vektors vorliegende Zelle od. der Mikroorganismus wird als Wirtszelle bezeichnet, die im Herstellungsprozess verwendete stabile Verbindung der beiden als Wirt-Vektor-System (s. Organismus, transgener). I. w. S. versteht man unter G. alle Versuche, die sich mit der Veränderung genet. Materials auf einem spezif., vorbestimmten Weg befassen. Mit der Entw. der G. ergeben sich neue Probleme für die Sicherheit u. Gesundheit des Menschen, die strenge Sicherheitsvorkehrungen erfordern u. hohe Anforderungen an die moralische Verantwortung der Wissenschaftler stellen (s. Gentechnikgesetz).

**GenTG:** Abk. für **Gen**technik**g**esetz*.

**Gentherapie:** Therapieform zur Ausschaltung genbedingter Fehlfunktion bzw. Wiederherstellung einer normalen Genfunktion bei Erkrankungen, die durch Elimination od. Bereitstellung eines Proteins zu beeinflussen sind u. für die keine ausreichend effektive andere Behandlungsmethode vorhanden ist; **Ind.: 1.** erbl. Stoffwechselkrankheiten mit bekanntem Gendefekt (z. B. Adenosindesaminasemangel, zystische Fibrose*, familiäre Hypercholesterolämie*): Substitution der fehlerhaften Genfunktion; **2.** Tumoren: **a)** direkt zytotox. od. die Empfindlichkeit für sonst unschädl. Substanzen erhöhende Wirk. des neuen Genprodukts; **b)** Resistenzerhöhung gesunder Zellen bzw. Resistenzerniedrigung von Tumorzellen gegenüber Chemotherapeutika; **c)** Steigerung der Immunantwort mit Erhöhung immunmodulator. Mediatoren bzw. Erhöhung der Antigenität von Tumorzellen (u. a. Erzeugung eines immun. Gedächtnisses für Tumorantigene); **3.** retrovirale Erkrankungen (z. B. AIDS*): u. a. Bildung antiviraler Enzyme; **Prinzip:** Einschleusen genet. Materials mit Vektor* od. durch chem.-physik. Methoden (z. B. Mikroinjektion von DNA*) in eine Zelle u. Bildung des gewünschten Genprodukts; als Vektoren werden gentechn. modifizierte Viren (z. B. Retroviren, Adenoviren, Adeno-assoziierte Viren, Herpes-simplex-Viren Typ 1) od. DNA-tragende Liposomen* eingesetzt. Als Kontrollparameter des Therapieerfolgs dienen genspezif. Funktionsanalysen (z. B. Konz. des therap. intendierten Genprodukts) zus. mit den Verlaufsparametern der Grunderkrankung. **Method. Probleme: 1.** bislang geringe Transfektionseffizienz (max. 10 % der Zielzellen bei retroviralen Vektoren); **2.** unbefriedigende Zellspezifität; **3.** begrenzte Lebensdauer der transfizierten Zellen; **4.** Immunreaktionen gegen Vektoren od. therap. Genprodukt.

**Gentiana-Arten:** s. Gentiana lutea.

**Gentianaceae:** Enziangewächse; Fam. aus der Ordnung Gentianales; ca. 1000 Arten; Kräuter od. Stauden; **Merkmale: 1.** (biol.) meist mit gegenständigen, einfachen, selten 3-zähligen, ungeteilten Blättern*, Blüten* radiär, 5-zählig mit verwachsenen Kron- u. Kelchblättern, einem Staubblattkreis, Fruchtknoten oberständig, zweiblättrig; die Frucht (s. Fruchtformen) ist eine einfächrige Kapsel; bikollaterale Leitbündel* u. intraxyläres Phloem* (nicht bei der nahe verwandten Fam. Menyanthaceae mit den Gattungen Menyanthes u. Nymphoides); **2.** (chem.) Bitterstoffe*, dabei überwiegend Terpene* u. Iridoidglykoside (s. Iridoide), fast immer Loganin*; statt Stärke bei ausdauernden Arten das Trisaccharid Gentianose* als Reservestoff; **Gattungen:** Centaurium, Frasera, Gentiana, Swertia.

**Gentianae radix:** s. Gentiana lutea.

**Gentianae tinctura:** s. Tinctura Gentianae.

G

**Gentianae tinctura normata:** s. Tinctura Gentianae titrata.

**Gentiana lutea** L.: Gelber Enzian; Fam. Gentianaceae; Gebirge Mittel- u. Südeuropas, Kleinasien; Stpfl. von **Gentianae radix:** Radix Gentianae; Enzianwurzel, Bitterwurzel; getrocknete, zerkleinerte unterird. Organe von Gentiana lutea; **Off.:** Ph.Eur.6.; Monographie: HMPC, ESCOP, WHO, Kommission E; frühere Arzneibuchmonographien umfassen auch **Gentiana pannonica Scop.**, Ungar. Enzian; Ostalpen, Böhmerwald; **Gentiana purpurea L.**, Purpurner Enzian; Alpen, Apennin, Südnorwegen; **Gentiana punctata L.**, Gefleckter Enzian Alpen, Balkan; **Gentiana asclepiadea L.**, Schwalbenwurzenzian; Alpen u. a. Gebirge; **Inhaltsst.:** die glykosid. Bitterstoffe* (mit Secoiridoidstruktur) Amarogentin* (0.05 %, Bitterwert $58 \cdot 10^6$, der bitterste Naturstoff; fehlt in G. asclepiadea), Swertiamarin*, Swerosid u. Gentiopikrin* (3 %, Bitterwert: 12 000); ferner Farbstoffe (wie Gentisin*, ein Dihydroxymethoxyxanthon, s. Xanthone), Gentianin*, Gentioflavoside, Gerbstoffe*, bitter schmeckende Zucker (Gentianose*, Gentiobiose*), Saccharose u. a.; Schleim, Pektin; Stärke fehlt. Ph.Eur.6: Extraktgehalt mind. 33 %, Bitterwert mind. 10 000. In G. pannonica, G. punctata u. G. purpurea kommen neben Gentiopikrin u. Amarogentin zusätzlich noch die Bitterstoffe Amaropanin (Bitterwert $20 \cdot 10^6$) u. Amaroswerin (Bitterwert $58 \cdot 10^6$) vor (Strukturformeln: s. Amarogentin, Abb. dort), die in G. asclepiadea ebenfalls fehlen; **Anw.:** (med.) Stomachikum*, Amarum*, Tonikum*; bei Leber- u. Gallenleiden, Appetitlosigkeit, dyspept. Beschwerden wie Völlegefühl, Blähungen; **Zuber.:** Extractum* Gentianae, Species* amaricantes, Gentianae tinctura Ph.Eur.6 (s. Tinctura Gentianae), Tinctura* Absinthii composita, Tinctura* Aloes composita, Tinctura* amara, Tinctura* Chinae composita. **Hom.:** Gentiana lutea (HAB): frische Wurzeln; verordnet z. B. bei Verdauungsstörungen.

**Gentianaviolett B:** s. Methylviolett.

**Gentianin:** $C_{10}H_9NO_2$, ; $M_r$ 175.18; Schmp. 82–83 °C; Pyridinalkaloid*, natürl. in vielen Gentianaceae*-Arten; bildet sich in Anwesenheit von Ammoniumionen leicht aus Gentiopikrin* (s. Abb.).

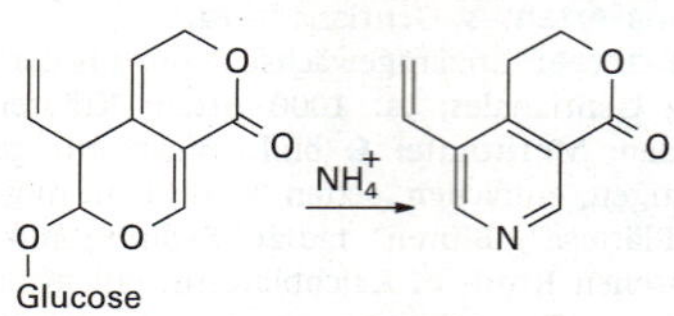


**Gentianin:** Bildung aus Gentiopikrin

**Gentianose:** Schmp. 211 °C; $[\alpha]_D^{20\,°C}$ +33.4° (Wasser); ein nichtreduzierendes Trisaccharid aus 2 Molekülen D-Glucose* u. 1 Molekül D-Fructose*; bitter schmeckend; Reservestoff in den Wurzeln von Gentianaceae*.

**Gentiobiose:** $M_r$ 342.20; reduzierendes Disaccharid*, bei dem 2 Moleküle D-Glucopyranose $\beta$-1,6-glykosid. verknüpft sind; G. unterscheidet sich von Isomaltose* nur durch die $\beta$-glykosid. Bindung anstelle einer $\alpha$-glykosidischen. **Vork.:** natürl. nur in gebundener Form, z. B. in Glykosiden* wie Amygdalin* u. als Esterkomponente des Crocins.

**Gentiopikrin:** $M_r$ 356.32; Schmp. 191 °C (wasserfrei); Gentiopikrosid, Strukturformel: s. Gentianin (Abb. dort); auch als Hemihydrat; ein Iridoidglucosid (s. Iridoide); Bitterstoff*, z. B. in Gentiana* lutea u. Centaurium* erythraea, von dem sich z. B. Swerosid* (Dihydrogentiopikrin) u. Swertiamarin* (Hydroxyswerosid) ableiten.

**Gentisin:** 1,7-Dihydroxy-3-methoxy-9*H*-xanthen-9-on; in Gentiana* lutea.

**Gentisinsäure:** 2,5-Dihydroxybenzoesäure, 5-Hydroxysalicylsäure; CAS-Nr. 490-79-9; $C_7H_6O_4$, Strukturformel: s. Abb.; $M_r$ 154.1; Schmp. 200 °C (Modifikation II) bzw. Schmp. 205 °C (Modifikation I); $pK_S$ 2.93; lösl. in Wasser bei 5 °C ca. 1 : 200; prakt. unlösl. in Chloroform u. Benzol; Metabolit* der Salicylsäure; **Wirk. u. Anw.:** wie Salicylsäure* als Antiphlogistikum*.

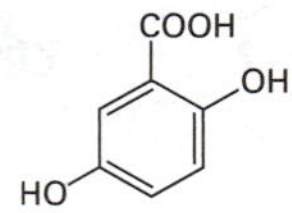


**Gentisinsäure**

**Gentransfer:** s. Gentechnologie.

**Gentrogenin:** Steroidsapogenin; Strukturformel: s. Saponine (Tab. 2 dort).

**Genus:** Gattung; taxonom. Einheit zw. Art* (Species) u. Familie* (Familia); umfasst eine od. mehrere Arten mit bestimmten gemeinsamen Merkmalen (s. Nomenklatur, binäre, vgl. Systematik).

**Genussmittel:** (engl.) *semi-luxury food, stimulant*; Lebensmittel*, die nicht zur Deckung des Energie- u. Nährstoffbedarfs, sondern wegen ihres Geruchs, Geschmacks u./od. ihrer anregenden od. beruhigenden Wirkung verzehrt werden; z. B. alkohol. Getränke (Wein, Spirituosen), Kaffee, Tee; vgl. Lebensmittel-, Bedarfsgegenstände- und Futtermittelgesetzbuch.

**Geoffroyrinde:** s. Andira inermis (Cortex Andirae inermis).

**Geotropismus:** (bot.) Wachstumsbewegung der Pflanzen, die durch die Erdschwerkraft bedingt ist.

**Gepefrin** (INN): (+)-(*S*)-3-(2-Aminopropyl)phenol; CAS-Nr. 18840-47-6; $C_9H_{13}NO$; $M_r$ 151.20; nicht mehr im Handel befindl. Sympathomimetikum* u. Antihypotonikum*.

**Gerätedesinfektion:** Abtöten von Erregern in u. auf Geräten; mit Peressigsäure*: für Viren 0.2 %, 2–4 min Einwirkungszeit; für vegetative Keime u. Sporen 0.01 %, 0.5 bis 1 min Einwirkungszeit; Aldehyde*: 2–3 %, 1 Stunde Einwirkungszeit; Phenole*: 1–4 %, 1 Stunde Einwirkungszeit; auch Kombinationspräparate werden verwendet.

**Geranial:** s. Citral.

**Geraniol:** *trans*-3,7-Dimethyl-2,6-octadien-1-ol; $C_{10}H_{17}OH$; $M_r$ 154.24; D. 0.88; Schmp. unter −15 °C; Sdp. 230 °C; farblose ölige Flüss. von rosenartigem Geruch; lösl. in Ethanol u. Ether, unlösl. in Wasser; oxidiert leicht an der Luft unter Veränderung des Geruchs; ein Monoterpenalkohol, *trans*-Form von Nerol*, isomer mit Linalool*; **Vork.:** G. ist frei od. in Form von Estern in zahlreichen äther. Ölen (s. Aetherolea) enthalten, so im Palmarosaöl (ca. 95 %), im Rosenöl, Neroli-, Geranium-, Citronell-, Jasmin-, Lemongrasöl; **Herst.:** G. kann auch künstl. aus Linalool* od. Citral* hergestellt werden; als Diphosphat (Geranylpyrophosphat, Strukturformel: s. Monoterpene, Abb. dort), wichtiges Zwischenprodukt beim Aufbau der Terpene*; **Anw.:** Grundstoff in der Parfümerie.

**Geraniumaldehyd:** s. Citral.

**Geraniumgras:** s. Cymbopogon martini var. motia.

**Geranium maculatum** L.: Gefleckter Storchenschnabel; Fam. Geraniaceae; Neufundland, Nordamerika; Stpfl. von **Radix Geranii maculati:** Alaunwurzel, Storchschnabelwurzel; **Inhaltsst.:** Gerbstoffe* (bis 30 %), Gallussäure*; **Herba Geranii maculati:** geflecktes Storchschnabelkraut; **Inhaltsst.:** s. o.; **Anw.:** (volkstüml.) z. B. bei Diarrhö*, Hämorrhoiden*. **Hom.:** Geranium maculatum: frischer Wurzelstock.

**Geranium odoratissimum:** s. Pelargonium odoratissimum.

**Geraniumöl:** s. Pelargonium-Arten (Oleum Granii).

**Geraniumöl, Indisches:** s. Cymbopogon martini var. motia (Oleum Palmarosae).

**Geranium robertianum** L.: Fam. Geraniaceae; Europa, Nordamerika u. a.; Stpfl. von **Herba Geranii robertiani:** Herba Ruperti; Ruprechtskraut; **Inhaltsst.:** äther. Öl, Flavonoide*, Geraniin (Bitterstoff*), ca. 5 % Gerbstoffe*, Ellagsäure*; **Anw.:** (volkstüml.) Diarrhö*. **Hom.:** Geranium robertianum (HAB): frische, oberird. Teile der blühenden Pflanze.

**Geranylgeranylpyrophosphat:** s. Terpene (Abb. dort).

**Geranylpyrophosphat:** Geranyldiphosphat, s. Geraniol; Strukturformel: s. Monoterpene (Abb. dort).

**Gerbermyrte:** s. Myrica gale.

**Gerbsäure:** s. Tannin.

**Gerbstoffe:** Stoffe, die tier. Haut in Leder überführen können; dazu gehören (heute für die Ledererzeugung hauptsächl. verwendete) anorgan. Stoffe (Alaun, Chromsalze) u. pflanzl. Substanzen (vgl. Gerbstoffe, pflanzliche), die pharmaz. von Interesse sind. Es handelt sich um Polyhydroxyverbindungen, die mit dem Kollagen* der Haut (Aminosäuren*) in Wechselwirkung treten.

**Gerbstoffe, pflanzliche:** wasserunlösl., schwach sauer reagierende, phenolische Substanzen; $M_r$ 500–3000; Vorkommen v. a. in Pinaceae*, Polygonaceae*, Fagaceae*, Rosaceae*, Ericaceae*, Fabaceae*, Anacardiacaea* u. Lamiaceae*; **Formen:** pflanzl. G. kann man in 4 Hauptgruppen einteilen, wobei es auch Übergänge u. Abweichungen von den Grundmustern gibt: **1. hydrolysierbare** G.: werden bei Behandlung mit verd. Säuren in kleinere Moleküle gespalten; **a)** Gallotannine: ein od. mehrere Gallussäuremoleküle sind mit Zuckern (z. B. Glucose) od. Zuckeralkoholen verestert (s. Abb. 1); anstelle von Gallussäure* (biogenet. Vorstufe ist Shikimisäure, s. Aromatenbiosynthese) können auch dimere (z. B. Galloylgallussäure, ein Depsid*) od. trimere Gallussäuren treten (z. B. Tannin*); **b)** Ellagitannine: Ellagen-Gerbstoffe; Hexahydroxydiphensäure, aus der sich durch

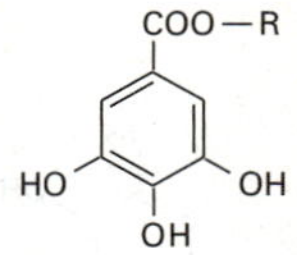

Gallussäure: R = H
Galloyl-β-D-Glucose: R = Glucose

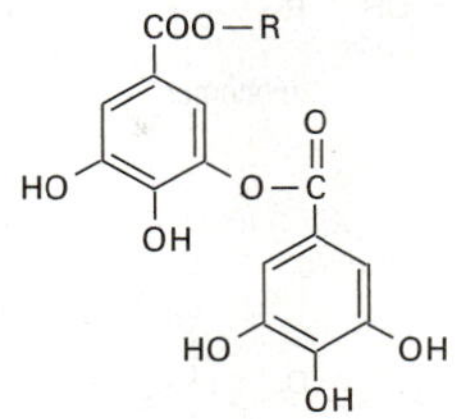

m-Digallussäure: R = H
m-Digalloyl-β-D-Glucose: R = Glucose

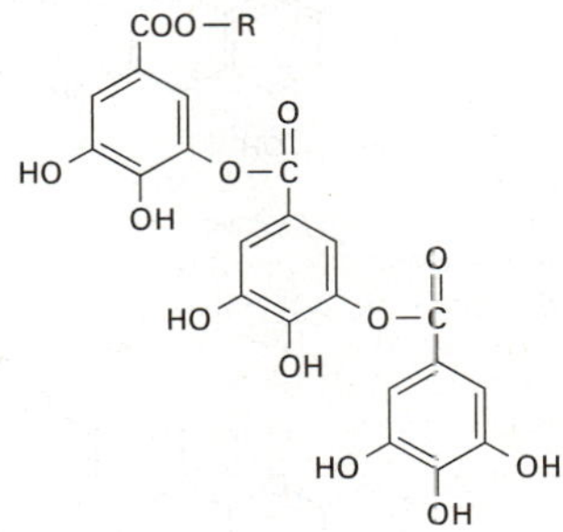

m-Trigallussäure: R = H
m-Trigalloyl-β-D-Glucose: R = Glucose

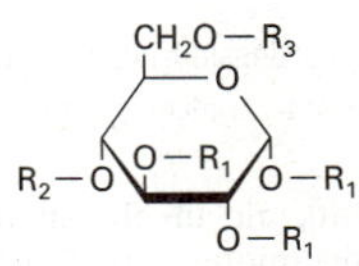

D-Glucose: $R_1 = R_2 = R_3 = H$
Octagalloyl-glucose: $R_1$ = Galloyl, $R_2$ = Digalloyl, $R_3$ = Trigalloyl

**Gerbstoffe, pflanzliche** Abb. 1: hydrolysierbare Gerbstoffe, Gallotannine

Wasseraustritt die (genuin nicht vorhandene) Ellagsäure* bildet, tritt anstelle der Gallussäuren; **2. nicht hydrolysierbare** G.: kondensierte G., Catechingerbstoffe; bei Behandlung mit verd. Säuren kommt es zum einen zur Polymerisation, zum anderen werden Anthocyanidine abgespalten (daher auch als Proanthocyanidine* bezeichnet). Grundbausteine sind hauptsächl. Catechine* wie Catechin u. Isomere (Epicatechin) sowie 4-Hydroxyca-

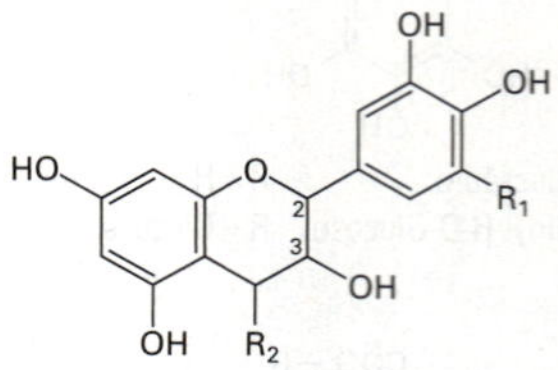

monomer

| | | | Konfiguration | |
|---|---|---|---|---|
| | $R_1$ | $R_2$ | $C_2$ | $C_3$ |
| (+) Catechin | H | H | R | S |
| (+) Gallocatechin | OH | H | R | S |
| (-) Epicatechin | H | H | R | R |
| (-) Epigallocatechin | OH | H | R | R |
| Leukocyanidin | H | OH | | |

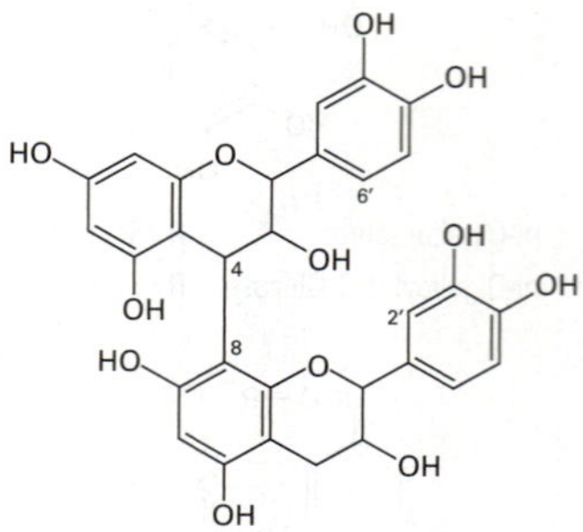

dimer

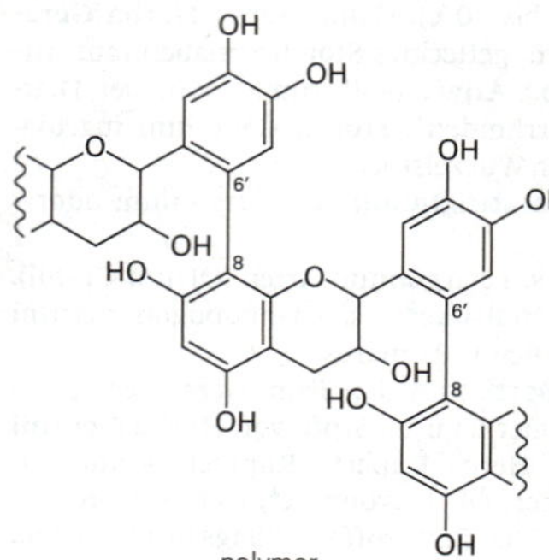

polymer

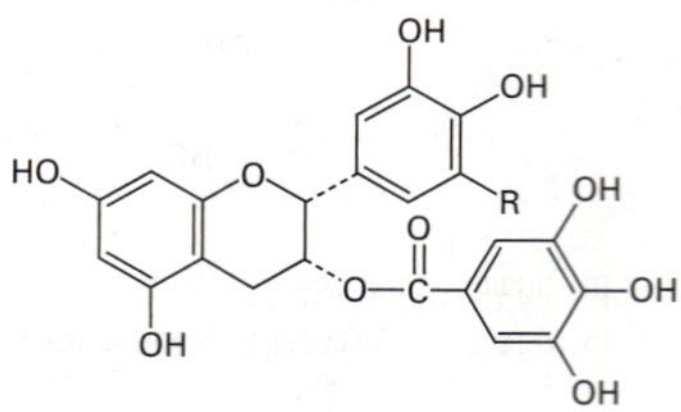

Epicatechin-3-gallat: R = H

Epigallocatechin-3-gallat: R = OH

kondensiert-hydrolysierbar

**Gerbstoffe, pflanzliche** Abb. 2: nicht hydrolysierbare Gerbstoffe

techin (Leucocyanidin), die in oligomere, C—C-verknüpfte Proanthocyanidine* überführt werden (s. Abb. 2). Aus diesen wasserlösl. G. entstehen, v. a. bei der Aufbereitung u. Lagerung von Drogen*, die unlösl., polymeren Gerbstoffrote (Phlobaphene*); **3. komplexe** G.: enthalten Strukturelemente der hydrolysierbaren u. der kondensierten Gerbstoffe; **4. Kaffeesäure- u. Phloroglucin-Derivate:** haben eine schwächere Gerbstoffwirkung; **a)** Depside* u. Depsidone: mit verd. Säuren hydrolysierbare Kaffeesäurederivate wie die Chlorogensäure* od. die Labiatengerbstoffe (Lamiaceengerbstoffe, z. B. Rosmarinsäure*); **b)** Polyhydroxyphenylether: in Algen. **Gerbstoffdrogen:** Arzneidrogen, die wegen ihres Gehalts an Gerbstoffen in der Heilkunde eingesetzt werden (s. Tab.); **Gehaltsbestimmung:** z. B. mit der Hautpulvermethode*, Fällung mit Bleiacetat od. Casein sowie Farbreaktionen (Eisen(III)-Ionen, Wolframphosphorsäure u. a.); **Wirk. u. Anw.:** in der Heilkunde u. Kosmetik v. a. wegen der Eigenschaft der Gerbstoffe, Eiweißstoffe der obersten Gewebeschichten der Schleimhäute u. der Bindegewebe unter Bildung einer zusammenhängenden, fest anhaftenden Membran auszufällen (adstringierender Effekt). Damit wird die Reizempfindung der Nervenendigungen herabgesetzt, d. h. pflanzl. G. wirken reizmildernd, entzündungshemmend u. leicht lokalanästhetisch. Ferner verhindern sie die Resorption tox. Eiweißabbauprodukte u. hemmen die Entw. u. das Eindringen von Bakt. in das Gewebe. Pflanzl. G. entfalten ihre Wirk. sowohl bei innerl. als auch bei äußerl. Anwendung. **Toxikol.:** Überdosierungen wirken schleimhautreizend, Brechreiz auslösend u. bei Resorption leberschädigend.

**Gerbstoffe, synthetische:** Syntane; Herst. (häufig) durch Sulfonierung wasserlösl. Aldehydkondensa-

**Gerbstoffe, pflanzliche**
Beispiele für Gerbstoffdrogen

| Pflanze | Familie | Drogen | Art der Gerbstoffe[1] | Gehalt ca. % |
|---|---|---|---|---|
| Acacia* catechu | Fabaceae | Catechu | C | 40 |
| Agrimonia* eupatoria | Rosaceae | Agrimoniae herba | C und G | 5 |
| Alchemilla* vulgaris | Rosaceae | Alchemillae herba | C und E | 7 |
| Camellia* sinensis | Theaceae | Folia Theae | C | 17 |
| Castanea* sativa | Fagaceae | Castaneae folium | diverse | 9 |
| Fragaria* vesca | Rosaceae | Fragariae folium | G | 5 |
| Hamamelis* virginiana | Hamamelidaceae | Hamamelidis cortex | G | 8 |
| Juglans* regia | Juglandaceae | Juglandis folium | E und G | 5 |
| Krameria* triandra | Krameriaceae | Ratanhiae radix | C | 10 |
| Potentilla* erecta | Rosaceae | Tormentillae rhizoma | C | 17 |
| Potentilla* anserina | Rosaceae | Anserinae herba | G | 6 |
| Pterocarpus* marsupium | Fabaceae | Kino | C | 75 |
| Quercus* infectoria | Fagaceae | Gallae | G | 50 |
| Quercus* robur | Fagaceae | Quercus cortex | C u. a. | 15 |
| Rubus* fruticosus | Rosaceae | Rubi fruticosi folium | G | 8 |
| Sanguisorba* officinalis | Rosaceae | Herba Sanguisorbae | G | 5 |
| Uncaria* gambir | Rubiaceae | Gambir | C | 75 |
| Vaccinium* myrtillus | Ericaceae | Myrtilli fructus | C u. a. | 7 |

[1] **C**atechingerbstoffe, **E**llagitannine, **G**allotannine

tionsprodukte aromat. Grundkörper, z. B. Phenol*, Cresol*, Naphthalin*, Naphthol; synthet. G. wirken eher fällend als gerbend, weshalb sie einen erhebl. Anteil im gegerbten Leder darstellen; **Anw.:** (med.) anstelle natürl. Gerbstoffe, da weniger UAW* (z. B. Allergien) u. keine Polymerisationstendenz.

**Gerbstoffrote:** s. Phlobaphene.

**Geriatrie** (gr. geron Alter, Greis; iatros Arzt): fachübergreifendes Gebiet der Medizin, das Prävention, Diagnostik, Ther. u. Rehabilitation akuter u. chronischer körperl., geistiger u. seelischer alterstypischer Erkrankungen umfasst; wichtige Aspekte der G. sind Assessment, Angehörigenbetreuung, Irreversibilität von Alterungs- u. Krankheitsprozessen, Multimorbidität, Rehabilitation, Demenz sowie Sterbebegleitung. Vgl. Gerontologie.

**Geriatrika:** zur Behandlung von Altersbeschwerden od. Prophylaxe u. Ther. des frühzeitigen Alterns genutzte Arzneimittel, deren Wirksamkeit z. T. zweifelhaft ist (z. B. Procain*); **Zuber.:** v. a. aus Pflanzen; z. B. Ginkgo* biloba, Piper* methysticum, Panax* ginseng, Viscum* album, Allium* sativum, Crataegus*-Arten u. Gelée* royale; **Inhaltsst.:** z. B. Vitamine*, Mineralstoffe*.

**Geriatrische Pharmazie:** bevölkerungsspezif. Ausprägung der Klinischen* Pharmazie; vereint klinisch-pharmaz., geriatrisches u. gerontolog. Fachwissen, um die Arzneimittelversorgung geriatrischer Patienten bezügl. ihrer Effektivität, Sicherheit u. Rationalität stetig zu verbessern.

**Gerinnung:** s. Koagulation; Blutgerinnung.

**Gerinnungsfaktoren:** s. Blutgerinnung; Fibrinogen; Prothrombin; Thrombin; Gewebefaktor; Blutgerinnungsfaktor VII, VIII, IX, XIII.

**Germ:** s. Faex.

**Germacranolid:** Sesquiterpenlacton mit der Grundstruktur eines monocycl., 10-gliedrigen Sesquiterpens vom Germacrantyp; Strukturformeln: s. Sesquiterpenlactone (Abb. dort); s. Sesquiterpene (Abb. dort); vgl. Bitterstoffe.

**Germanium:** Symbol Ge; CAS-Nr. 7440-56-4; $A_r$ 72.59; OZ 32; D. 5.329; Schmp. 947.4 °C; Sdp. 2830 °C; Härte 6 der Härteskala*; grauweißes, sehr sprödes, 2- u. 4-wertiges Halbmetall* mit Halbleitereigenschaft; wird von Salzsäure, Kalilauge u. verd. Schwefelsäure nicht angegriffen; lösl. in alkal. Wasserstoffperoxid-Lsg., konz. heißer Schwefelsäure u. konz. Salpetersäure unter Bildung von Germaniumdioxidhydrat; **Vork.:** in Argyrodit, Canfieldit, Germanit u. Reniérit; **Herst.:** Nebenproduktion der Zink-, Kupfer- u. Bleigewinnung; gefälltes Germaniumsulfid od. -oxid wird in Germaniumchlorid ($GeCl_4$) überführt u. rektifiziert;

Hydrolyse liefert daraus Germaniumdioxid ($GeO_2$), das mit Wasserstoff reduziert wird. **Anw.:** (techn.) als Halbleiter in der Hochfrequenz- u. Detektortechnik; Infrarotlinsen, Lichtwellenleiter, Polymerisationskatalysator (z. B. PET*); **Gesch.:** 1886 von Clemens Winkler (deutscher Chemiker, 1838–1904) in dem sächs. Silbermineral Argyrodit entdeckt; 1871 von Dimitri Iwanowitsch Mendelejev (1834–1907) als Eka-Silicium vorausgesagt.

**Germer:** s. Veratrum album.

**Gerontologie:** Wissenschaft, die sich mit den biol., somatischen, psych. u. sozialen Grundlagen des Alterns beschäftigt; vgl. Geriatrie.

**Gerste:** s. Hordeum vulgare.

**Gerstenkeime:** s. Hordeum vulgare.

**Gerstenmalz:** s. Maltum.

**Gerstenmehl:** s. Hordeum vulgare (Amylum Hordei).

**Gerstenstärke:** s. Hordeum vulgare (Amylum hordei).

**Gerüsteiweiße:** s. Skleroproteine.

**Gerüstmodelle:** s. Molekülmodelle.

**Gerüst-Tabletten:** s. Matrixtabletten.

**Gesamtkörperwasser:** s. Flüssigkeitskompartimente.

**Geschlechtschromosomen:** s. Gonosomen.

**Geschlechtshormone:** s. Sexualhormone.

**Geschlechtskrankheiten:** durch Geschlechtsverkehr übertragene Krankheiten; sog. klassische G. sind Syphilis* (Lues), Gonorrhö* (Tripper), Ulcus molle (weicher Schanker), Lymphogranuloma venereum (venerische Lymphknotenentzündung) u. Granuloma inguinale. Unter dem Begriff STD* sind alle sexuell übertragbaren Erkrankungen zusammengefasst.

**Geschmackskorrigenzien:** Stoffe, die (per)oral einzunehmenden Arzneimitteln od. Roboranzien zugesetzt werden, um den Eigengeschmack von eingearbeiteten Wirk- u. Hilfsstoffen zu verbessern od. weitgehend zu überdecken (maskieren) u. damit die Applikation zu erleichtern (aus Compliancegründen bes. wichtig für Kinder u. ältere Patienten); es handelt sich entweder um natürl. vorkommende Stoffe od. solchen nachgebildete Substanzen, jedoch mit besserer Reproduzierbarkeit u. Stabilität, od. um künstl. Geschmacksstoffe. Meist sind G. auch für Lebensmittel zugelassen. Zur Aromatisierung kommen Sirupus simplex (Zuckersirup), Sirupus* Rubi idaei, Sirupus* Cerasi, äther. Öle (s. Aetherolea), Essenzen*, Aquae* aromaticae, Ölzucker (s. Elaeosaccharum), Fruchtaromen, aromat. Drogenextrakte u. eine fast unbegrenzte Zahl künstl. zusammengesetzter Aromastoffe (Aromen) in Betracht. Zur Geschmacksverbesserung werden auch künstl. Süßmittel* (Süßstoffe*) eingesetzt. Zur Geschmacksmaskierung eignen sich Zusätze von neutral schmeckenden Verdickungsmitteln* (behindern das Geschmacksempfinden), das Abfüllen in Kapselhüllen, überzogene Arzneiformen (z. B. Dragees, Filmtabletten) od. Mikroverkapselung (s. Mikrokapseln) von Wirkstoffkristallen.

**Geschmacksverstärker:** s. Natriumglutamat.

**Geschmackswandler:** s. Synsepalum dulciferum.

**Gesetz der korrespondierenden Flächen:** Dost-Flächensatz; von F. H. Dost formulierte mathemath. Beziehung, nach der die AUC* dem resorbierten Anteil der Dosis proportional u. vom zeitl. Verlauf der Resorption* sowie der Art der Applikation* unabhängig ist; Grundlage für versch. pharmakokinet. Fragestellungen; z. B. für Vergleiche von **1.** versch. Dosierungen des gleichen Wirkstoffs bei gleichem Applikationsweg; **2.** gleichen Dosierungen bei versch. Applikationswegen; **3.** Originalpräparat u. Generikum; **Voraussetzung:** lineare Kinetik* (Elimination* nach 1. Ordnung, kein First*-pass-Effekt).

**Gestagene:** Stoffklasse von natürl. u. synthet. Hormonen* mit z. T. ähnl. Wirkungen wie das physiol. Gelbkörperhormon Progesteron*; leiten sich von Testosteron* od. 17$\alpha$-Hydroxyprogesteron* ab; **Wirk.:** s. Tab.; nahezu alle biol. Effekte werden im Zusammenwirken mit Estrogenen* ausgelöst (abhängig vom Estrogen/Gestagen-Verhältnis u. der zeitl. Abfolge des Zusammenwirkens); Wirk. nur in Organen, deren Zellen spezif. Hormon-Rezeptoren aufweisen; Bedeutung der G. für die Regulation von Reproduktionsvorgängen der weibl. Genitalorgane: Endometriumtransformation, schwangerschaftserhaltende Wirk. (Beeinflussung des Zervikalsekrets, der Spermienkapazitation u. des Eitransports, Einwirkung auf die Beschaffenheit des tubalen u. uterinen Milieus); jedes Gestagen besitzt **Partialwirkungen:** u. a. antiestrogene, estrogene, androgene, antiandrogene Eigenschaften, das Fehlen od. Vorhandensein zentraler Hemmwirkungen (Gonadotropinhemmung), eine negative od. positive Beeinflussung der Nebennierenrindenfunktion; **Ind.:** v. a. zur hormonalen Kontrazeption* (allein od. in Kombination mit Estrogenen), zur Substitutionstherapie in der Postmenopause (in Kombination mit Estrogenen), bei Zyklusstörungen; früher auch bei habituellem Abort (Gefahr der Virilisierung des Fetus) u. bei Mamma- u. Korpuskarzinom; **Kontraind.:** schwere Lebererkrankungen, Lebertumoren, ungeklärte vaginale Blutungen, maligne Tumoren der Brust od. der Genitalorgane, Thrombophlebitis od. thromboembol. Erkrankungen, Hirnblutungen, Porphyrie; **WW:** Barbiturate, Rifampicin, Barbexaclon, Carbamazepin, Phenytoin, Primidon, Antiepileptika, Breitband-Antibiotika (z. B. Ampicillin, Tetracyclin); **UAW:** abhängig von den Partialwirkungen.

**Gestoden** (INN): (17$\alpha$)-13-Ethyl-17-hydroxy-18,19-dinorpregna-14,15-dien-20-yn-3-on; CAS-Nr. 60182-87-3; $C_{21}H_{26}O_2$; $M_r$ 310.42; Gestagen*, das sich strukturell von Levonorgestrel* durch die zusätzl. Doppelbindung zw. C-15 u. C-16 unterscheidet; **Wirk.:** sehr hohe Affinität zum Progesteron-Rezeptor; auch antimineralocorticoid (Kompensation der flüssigkeitsretinierenden Wirk. des Estrogens*); **Ind.:** hormonale Kontrazeption* (in Kombination mit einem Estrogen*); **Kontraind. u. WW:** s. Gestagene; **UAW:** gastrointestinale Beschwerden, Spannungsgefühl in den Brüsten.

**Gestonoroncaproat** (INN): Gestonoroni caproas, 17-Hydroxy-19-norpregn-4-en-3,20-dion-caproat; 3,20-Dioxo-19-norpregn-4-en-17-yl-hexanoat; CAS-Nr. 1253-28-7; $C_{26}H_{38}O_4$; $M_r$ 414.59; Schmp. 123–124 °C; $[\alpha]_D^{20\,°C}$ +13° (Chloroform); nicht mehr

**Gestagene**
Physiologische Wirkungen

| Funktion, Organ | Wirkung |
|---|---|
| Blutgerinnung | Anstieg von Antithrombin III |
| Endometrium | sekretorische Transformation, Glykogeneinlagerung |
| Mammae | Stimulation des tubulo-alveolären Wachstums (synergistisch mit Estrogen und Prolactin) |
| Myometrium | Ruhigstellung (sog. Progesteronblock), Herabsetzung der Ansprechbarkeit auf Oxytocin |
| Ovarien | Verminderung der Ansprechbarkeit auf Gonadotropine |
| Stoffwechsel | allgemein: gesteigerter Energiestoffwechsel; vorübergehend vermehrte Natrium- und Wasserausscheidung; Differenzierung bestimmter Gewebe; Erhöhung der Körpertemperatur<br>Fette: Abfall von Triglyceriden (vermehrter VLDL-Katabolismus) |
| Tuben | Herabsetzung von Motilität und Sekretion |
| Vagina | Massenabschilferung von Oberflächen- und Intermediärzellen, Herabsetzung des Karyopyknose-Index |
| Zentralnervensystem | dosisabhängige Wirkung auf Hypothalamus und Hypophyse: Steigerung der LH-Sekretion, Hemmung der Sekretion von GnRH |
| Zervix | Engerstellung von Muttermund und Zervikalkanal (Schleim: spärlich, zähflüssig) |

zugelassenes synthet. Gestagen*; früher angewendet bei Endometriumkarzinom.

**Gesundheit:** nach einem Postulat der WHO* Zustand vollkommenen körperl., geistigen u. sozialen Wohlbefindens u. nicht allein das Fehlen von Krankheiten u. Gebrechen; vgl. Krankheit.

**Gesundheitsämter:** **Deutschland:** staatl. Landessonderbehörden der unteren Verwaltungsstufe. Die G. gehen auf das „Gesetz über die Vereinheitlichung des Gesundheitswesens" vom 3. 7. 1934 (RGBl I S. 531) mit Durchführungsverordnungen aus dem Jahre 1935 zurück. Sie stehen unter der Leitung eines staatl. Amtsarztes u. sind mit der erforderl. Zahl von Ärzten u. Hilfspersonal besetzt. Ihnen obliegen u. a. die Durchführung der ärztl. Aufgaben der Gesundheitsbildung, der Schulgesundheitspflege u. der Mütter- u. Kinderberatung sowie die amts-, gerichts- u. vertrauensärztl. Tätigkeiten, soweit nicht die med. Dienste zuständig sind; s. Vertrauensarzt. Die Tätigkeit der G. beschränkt sich auf ärztl. Feststellungen u. die Begutachtung. Die Durchführung entspr. Maßnahmen ist Aufgabe der zuständigen Behörden. **Österreich u. Schweiz:** s. Gesundheitswesen.

**Gesundheitsökonomie:** s. Pharmakoökonomie.

**Gesundheitssystem-Modernisierungsgesetz:** Abk. GMG; s. GKV-Modernisierungsgesetz.

**Gesundheitswesen:** Bestandteil der allg. Verwaltung, das aus Gesundheitsbehörden auf versch. Verwaltungsebenen besteht; **1. Deutschland:** Gesundheitsbehörden auf Bundesebene sind das Bundesministerium* für Gesundheit, das Bundesinstitut* für Arzneimittel und Medizinprodukte, das Robert* Koch-Institut, das Bundesinstitut* für gesundheitlichen Verbraucherschutz und Lebensmittelsicherheit, das Bundesinstitut* für Risikobewertung u. das Paul*-Ehrlich-Institut. Die Gesundheitsbehörden auf Landesebene, denen i. d. R. auch die Ausführung von Bundesgesetzen zukommt (Artikel 83 GG) gliedern sich in oberste Landesgesundheitsbehörden, höhere Landesgesundheitsbehörden (Mittelbehörden) u. untere Gesundheitsbehörden. Oberste Landesgesundheitsbehörden sind die Landesgesundheitsministerien. Sie bearbeiten u. a. sämtl. Verwaltungsvorgänge, die für das betreffende Bundesland von grundsätzl. Bedeutung sind u. wirken über den Bundesrat an gesetzgeber. Maßnahmen mit. Sie üben die Dienstaufsicht über nachgeordnete Behörden aus. Die Arbeitsgemeinschaft der leitenden Medizinalbeamten der Länder (Abk. AGLMB) gewährleistet eine bundeseinheitl. Interpretation arzneimittel- u. apothekenrechtl. Vorschriften. Höhere Landesgesundheitsbehörden sind die Regierungspräsidien od. Bezirksregierungen. Bei ihnen liegt die eigentl. Exekutive, v. a. die Überwachung nach dem Arzneimittelgesetz*, dem Apothekengesetz*, dem Heilmittelwerbegesetz*, dem Betäubungsmittelgesetz* u. der Gefahrstoffverordnung*. Auch das Landesprüfungsamt für Medizin u. Pharmazie ist mit Ausnahme von Hessen, wo es der Obersten Landesbehörde (Sozialminister) untersteht, in das Regierungspräsidium eingegliedert. In den Stadtstaaten Bremen, Hamburg u. Berlin sowie in Schleswig-Holstein u. Niedersachsen fehlen die Mittelbehörden. Deren Aufgaben werden vom Senator für Gesundheit bzw. vom Gesundheitsministerium wahrgenommen. Untere Verwaltungsbehörden sind die Landratsämter. Als Landessonderbehörden od. den Landratsämtern zugeordnet sind die staatl. Gesundheitsämter* eingerichtet, die alle Zuständigkeiten auf dem Gebiet des Gesundheitswesens der unteren Verwaltungsstufe innehaben, die Medizinaluntersuchungsämter*, die chem. Landesuntersuchungsanstalten u. die staatl. tierärztl. Untersuchungsämter. 2. **Österreich:** Das G. untersteht hauptsächl. der Kompetenz des Bundes. Zu den wichtigsten histor. Grundlagen gehört das „Reichssanitätsgesetz" (Abk. RSG) von 1867, durch das in Österreich zum 1. Mal das Gesundheitswesen unter zentrale staatl. Aufsicht gestellt wurde. Wegen dieses Gesetzesnamens bezeichnet man in der österreich. Rechtssprache das Gesundheitswesen auch als Sanitätswesen. Aufgrund der Verfassungsordnung ist das Gesundheitswesen in 3 Kompetenzkomplexe aufgegliedert: **a)** Die Länder sind ermächtigt, Gesetze über das Leichen- u. Bestattungswesen, den Gemeindesanitätsdienst u. das Rettungswesen zu beschließen. Sie sind zum Vollzug ihrer eigenen Gesetze verpflichtet. **b)** Dem Bund obliegt die Grundsatzgesetzgebung hinsichtl. der Krankenanstalten (mit Ausnahme der sanitären Aufsicht), des Kurortewesens u. der Ausnutzung der natürl. Heilvorkommen. Die Länder beschließen die dazugehörigen Ausführungsgesetze u. nehmen den Vollzug wahr. **c)** Alle weiteren Angelegenheiten fallen in die Kompetenz des Bundes, z. B. die Aufsicht über die Krankenanstalten, die Kurorte, die gesetzl. Regelung des Ärztewesens, Arzneimittelwesens, Apothekenwesens u. Hebammenwesens, die Erlassung von Impfgesetzen. Für die Angelegenheiten des öffentl. G., deren Vollzug in die Kompetenz des Bundes fallen, ist in Österreich das Bundesministerium für Gesundheit zuständig. Es sind auch eine Reihe von Personalvertretungen, Kommissionen, Beiräten u. Untersuchungsanstalten eingerichtet. Eine wichtige Institution ist der Oberste Sanitätsrat als beratendes u. begutachtendes Organ. Auf Landesebene untersteht der Vollzug in Gesundheitsangelegenheiten entspr. der Verwaltungsordnung entweder dem Landeshauptmann in der mittelbaren Bundesverwaltung od. in Landesangelegenheiten der Landesregierung selbst. Beim Amt jeder Landesregierung besteht ein Landessanitätsrat, der das beratende u. begutachtende Organ zur Unterstützung der entspr. Aufgaben des Landeshauptmannes ist. Am Sitz jeder Bezirksverwaltungsbehörde, also einer Bezirkshauptmannschaft od. dem Magistrat einer Statutarstadt (z. B. Landeshauptstädte), besteht ein Bezirksgesundheitsamt, das unter der verantwortl. Leitung eines Amtsarztes od. Bezirksarztes steht. Zu den Aufgaben des Bezirksarztes od. Amtsarztes gehört auch die Wahrnehmung des staatl. Aufsichtsrechtes über das Apothekenwesen. 3. **Schweiz:** Die Schweiz hat entspr. der föderalist. Staatsordnung eine zentrale Bundesverwaltung u. 26 kantonale Verwaltungen. Das Gesundheitswesen wird teils durch Bundesgesetze, teils durch kantonale Gesetze geregelt. In vielen Fällen sind die Kantone in den Vollzug des Bundesrechts eingebunden. Auf Bundesebene sind im Gesundheitssektor wesentl. Teilbereiche geregelt, z. B. der Verkehr mit Heilmitteln, Betäubungsmitteln, Giften u. Lebensmitteln, die Bekämpfung von Epidemien sowie das Sozialversicherungswesen. Für den Vollzug der Gesundheitsgesetzgebung sind auf Bundesseite vorwiegend das Bundesamt für Gesundheit (Abk. BAG), das Schweizerische Heilmittelinstitut (s. Swissmedic) u. das Bundesamt für Sozialversicherung (Abk. BSV) zuständig. Auf Kantonsseite sind dies die einzelnen Gesundheitsdirektionen bzw. Sanitätsdirektionen mit ihren Fachbehörden. Am 1. Januar 2002 wurden wesentl., bisher unter kantonales bzw. interkantonales Recht fallende Bereiche der Heilmittelkontrolle an den Bund abgetreten. Das Heilmittelgesetz* regelt die Kompetenzausscheidung zw. den Behörden der Kantone u. jenen des Bundes. In die Bundeszuständigkeit (Schweizerisches Heilmittelinstitut) fällt nun u. a. die Arzneimittelzulassung u. die Bewilligung der Herstellungs- u. Großhandelsbetriebe. Die Betriebsinspektionen werden zu einem großen Teil durch akkreditierte Organe der Kantone sichergestellt, die seit dem Jahre 2001 in 4 regionale Kontrollstellen zusammengefasst sind. Für die Inspektionen von Betrieben in den Bereichen immunolog. Arzneimittel, Blut u. Blutprodukte ist Swissmedic zuständig. Weiterhin sind die kantonalen Behörden alleine zuständig für die Überwachung u. die Bewilligung von Herstellungsbetrieben im Bereich Rezeptur u. Defektur sowie im Bereich Detail- u. Versandhandel. Unter die Hoheit der Kantone fallen ebenfalls die Spitalplanung, die Prävention u. die Bewilligung zur Ausübung der Berufe im Gesundheitswesen. Zur Koordination u. Vereinheitlichung der kantonalen Regelungen u. deren Umsetzung, haben sich die Kantone in der Schweizerischen Sanitätsdirektorenkonferenz zusammengeschlossen, welche entsprechende Empfehlungen abgibt. Die ab 1. Juni 2002 in Kraft getretenen bilateralen Verträge mit der EU sehen vor, dass z. B. EU-Medizinaldiplome auch in der Schweiz anerkannt werden können.

**Getreidebranntwein:** s. Spiritus Frumenti.

**Getreidekeimöl:** das aus den Keimen kalt gepresste, fette Öl; Weizenkeime enthalten davon 6–9 %, Roggenkeime 10–12 %, Reiskeime ca. 24 %, Maiskeime 30–50 %. **Weizenkeimöl** enthält ca. 0.15 % Vitamin* E ($\alpha$- u. $\beta$-Tocopherol), ferner die Vitamine* A, $B_1$, $B_2$, $B_6$, Pantothensäure, Provitamine D u. essentielle Fettsäuren* (Vitamin F); SZ 20–30; **Anw.:** in der Vitamin-Therapie (auch veterinär), in Wundsalben, Hautölen, Pudern, Seifen, zu Gesichtspackungen.

**Getreideproteine:** s. Prolamine; Gluteline.

**Geum rivale** L.: Bachnelkenwurz; Fam. Rosaceae; Europa, Asien, Nordamerika; **Inhaltsst. u. Anw.:** ähnl. Geum* urbanum, aber wesentl. weniger Eugenol*. **Hom.:** Geum rivale: frische, blühende Pflanze.

**Geum urbanum** L.: Echte Nelkenwurz, Mauernelkenwurz, Benediktenkraut; Fam. Rosaceae; Europa, Asien, Nordamerika; Stpfl. von **Radix Caryophyllatae:** Rhizoma Caryophyllatae, Radix Gei urbani; Nelkenwurzel, Benediktenwurzel, Allerweltsheilwurzel; **Inhaltsst.:** das Glykosid* Gein, aus dem durch Hydrolyse äther. Öl mit überwiegend Eugenol* entsteht; bis 30 % pflanzliche Gerbstoffe* vom Gallotannintyp, Bitterstoffe*; **Anw.:** (volkstüml.) Antidiarrhoikum* u. Adstringens* bei Schleimhaut- und Zahnfleischentzündung, gelegentl. als Tonikum* u. Stomachikum*. **Hom.:** Geum urbanum (HAB), Geum urbanum, ethanol. Decoct; (HAB): frische, unterird. Teile.

**Gewebe:** Zellverband mit bestimmter Funktion; **1.** bei Pflanzen unterscheidet man u. a. Grund-, Stütz- od. Festigungs-, Leitungs-, Exkretions- u. Abschlussgewebe; **2.** beim tierischen u. menschlichen Körper spricht man von Epithel-, Binde-, Knorpel-, Knochen-, Muskel-, Nervengewebe u. Blut.

**Gewebeaffinität:** Eigenschaft eines Wirkstoffs*, sich aus dem Blut in versch. Gewebe (z. B. Muskel, Fettgewebe) zu verteilen; **Bedeutung:** Eine hohe G. bedingt ein großes Verteilungsvolumen*. Durch die Bindung an Gewebeproteine kann es ferner zu einem Depoteffekt (Depotpräparate, s. Retardpräparate) kommen. Vgl. Distribution.

**Gewebefaktor:** syn. Gewebethromboplastin, Gewebethrombokinase; Blutgerinnungsfaktor III; CAS-Nr. 9035-58-9; $M_r$ ca. 45 kDa; membranständiger Rezeptor, der auf Endothelzellen u. Monozyten (s. Leukozyten) nach geeigneter Stimulation sowie auf vielen Zellen, die normalerweise nicht mit Blut in Kontakt kommen, konstitutiv exprimiert wird, den Komplex aus den Blutgerinnungsfaktoren VII u. VIIa bindet u. so die Blutgerinnung* aktiviert; Stimulation der Expression von G. u. a. durch Mediatorsubstanzen* der Immunantwort (z. B. Zytokine*, Komplementfaktoren, Lipopolysaccharide, Radikale), Viren, Thrombin*, oxidierte LDL; **Vork.:** ubiquitär (bes. hoher Gehalt in Lunge, Gehirn u. Plazenta); **Anw.:** in der Gerinnungsanalytik zur Aktivierung des exogenen Wegs der Blutgerinnung (vgl. Thromboplastinzeit).

**Gewebehormone:** Bez. für Hormone*, die nicht in einer bestimmten Drüse, sondern (z. T. in spezialisierten Zellen) in Körpergeweben gebildet werden; Wirk- u. Bildungsort können nah od. entfernt voneinander liegen. **Vertreter:** z. B. Prostaglandine*, Serotonin*, Histamin*, Bradykinin*, Kallikrein*, Autakoide* u. gastrointestinale Hormone*. Vgl. Mediatorsubstanzen.

**Gewebekallikrein:** s. Kallidinogenase.

**Gewebekleber:** s. Fibrinkleber.

**Gewebekultur:** Verfahren zur Züchtung von Zellen (Zellkultur), Geweben od. Organteilen (Organkultur) in künstl. Nährmedien; **Anw.: 1.** Krebsforschung: Züchtung gesunder od. kranker Gewebezellen, z. B. menschl. Krebsgewebes, zur Prüfung von Zytostatika*; **2.** Mikrobiologie u. Virologie: Züchtung von Viren u. anderen Kleinlebewesen, Zugabe von Virussuspension führt zur Zerstörung der Zellen (zytopathogener Effekt), kann im Neutralisationstest durch Antikörpergabe verhindert werden; **3.** Arznei- u. Nutzpflanzenzucht: Gewebeproben aus Wurzel, Spross od. Blatt werden auf einen Nährboden gebracht, der Kohlenhydrate, anorg. Salze, Vitamine u. Phytohormone* enthält. Es bildet sich ein Kallus*, der zur Herst. von Suspensionskulturen dient od. aus dem durch geeignete Maßnahmen die ganze Pflanze wieder regeneriert werden kann. In Suspensionskulturen teilen sich die Zellen im flüss. Nährmedium besonders schnell, was nach Zugabe der geeigneten Nährstoffe zur Produktion sekundärer Pflanzeninhaltsstoffe genutzt werden kann. Vgl. Gentechnologie.

**Gewebeplasminogenaktivator:** (engl.) *tissue plasminogen activator (Abk. t-PA)*; körpereigenes, menschl. Glykoprotein mit 527 Aminosäuren; $M_r$ ca. 65 000; **Wirk.:** endogenes Fibrinolytikum*; proteolyt. Enzym, das bevorzugt am Fibrin* eines Gerinnsels wirksam wird; wird vorwiegend über die Leber eliminiert; **Anw.:** (med.) zur Wiedereröffnung verschlossener Koronararterien beim akuten Herzinfarkt; gentechn. produzierte G. sind Alteplase*, Reteplase*, Tenecteplase*.

**Geweihbaum:** s. Gymnocladus dioica.

**Gewicht:** Gewichtskraft; Symbol G; die Erdanziehungskraft (Schwerkraft*) auf einen Körper, die sich aus der (ortsabhängigen) Fallbeschleunigung* g u. der Masse m des Körpers ergibt: $G = m \cdot g$; der Begriff G. wird im tägl. u. kaufmänn. Sprachgebrauch häufig fälschlicherweise anstelle von Masse* (vgl. SI-Einheiten) gebraucht.

**Gewichtsanalyse:** s. Gravimetrie.

**Gewichtskonstanz:** s. Massekonstanz.

**Gewicht, spezifisches:** Wichte; Symbol $\gamma$; Verhältnis zw. Gewicht* G u. Volumen V bei einer bestimmten Temp. t: $\gamma = G/V$; Einheit: $N/m^3$, N/L; von geringer Bedeutung, da der Zahlenwert, genau wie die Erdbeschleunigung g, von der geograph. Breite abhängt. Vgl. Dichte.

**Gewichtssatz:** Zusammenstellung herkömml. Gewichte für in Apotheken übl. mechan. Waagen; besteht aus folgenden Gewichten: 1-mal 1 g, 2-mal 2 g, 1-mal 5 g, 1-mal 10 g, 2-mal 20 g, 1-mal 50 g, 1-mal 100 g, 2-mal 200 g, 1-mal 500 g. Milligrammgewichte stehen zusätzl. zur Verfügung u. haben zur besseren Unterscheidung versch. Formen.

**Gewürze:** s. Aetherolea (Tab. 2 dort).

**Gewürz, Englisches:** s. Pimenta dioica (Fructus Pimentae).

**Gewürzkörner:** s. Pimenta dioica (Fructus Pimentae).

**Gewürznelken:** s. Syzygium aromaticum (Caryophylli flos).

**Gewürzsafran:** s. Crocus sativus (Crocus).

**Gewürzsumachwurzelrinde:** s. Rhus aromatica (Rhois aromaticae radicis cortex).

**GF:** Abk. für (engl.) ***g**rowth **f**actor*; s. Wachstumsfaktoren.

**GH:** Abk. für (engl.) ***g**rowth **h**ormone*; s. Somatropin.

**Ghamrawy-Test:** Nachw. von Haschisch (Cannabis* sativa), das beim Erwärmen mit 4-Dimethylaminobenzaldehyd* in schwefelsaurer Lsg. eine Rotfärbung gibt; beim Abkühlen tritt Blaufärbung ein, die rasch verblasst.

**GHB:** Abk. für **G**amma-**H**ydroxy**b**uttersäure; s. $\gamma$-Hydroxybuttersäure.

**Ghrelin:** Kurzbez. für (engl.) ***g**rowth **h**ormone-**rel**easing peptide;* gastrointestinales Gewebehormon* (Peptidhormon), das überwiegend im Magenfundus gebildet wird; vor Nahrungsaufnahme starke Sekretion, danach verringert; **Wirk.:** stimuliert Appetit u. Sekretion von Somatropin*; Antagonist von Leptin*. Vgl. Hormone, gastrointestinale.

**GHRH:** Abk. für (engl.) ***g**rowth **h**ormone **r**eleasing **h**ormone*; s. Somatoliberin.

**Giardia lamblia:** veraltet Lamblia intestinalis; zu den Flagellata (s. Protozoen) zählender Parasit des

Dünndarms von Menschen u. Haustieren, der chron.-rezidivierende Diarrhö verursacht.

**Gibban:** s. Gibberelline (Abb. dort).

**Gibberella fujikuroi:** s. Bakanae-Krankheit.

**Gibberellan:** tetracycl. Diterpengrundgerüst, z. B. von Gibberellinen*; Strukturformel: s. Diterpene (Abb. dort).

**Gibberella zeae:** s. Mykotoxine (Tab. dort).

**Gibberellin-Antagonisten:** Hemmstoffe, die die Wirk. von Gibberellinen* auf Pflanzen hemmen u. deren Wirk. zumindest teilweise durch Gibberelline aufgehoben werden kann; zu den G.-A. zählen z. B. das Phytohormon* Abscisinsäure*, eine Reihe von Retardanzien* wie Chlorcholinchlorid*, Morphaktine*, AMO* 1618, Bernsteinsäuremono-N-dimethylhydrazid sowie andere natürl. Pflanzeninhaltsstoffe, z. B. Tannine*.

**Gibberelline:** eine Gruppe von weit verbreiteten Phytohormonen*, die v. a. das pflanzl. Längenwachstum fördern. Alle ca. 60 bisher bekannten G. leiten sich vom tetracycl. Gibban-Skelett (s. Abb.) ab; neben den freien G. wurden gut wasserlösl., gebundene G. od. Gibberellinkonjugate aus Pflanzen isoliert (G.-glucoside u. -glucoseester); diese stellen wahrscheinl. Transport- u. Vorratsformen der biol. aktiven, freien G. dar. **Wirk.:** Die einzelnen G. weisen in verschiedenen Biotests sehr unterschiedl. Wirksamkeit auf. Als bedeutendste Wirk. der G. ist die Stimulation des Streckungswachstums u. der Zellteilung zu nennen. G. hemmen weiterhin das Wurzelwachstum u. beeinflussen Ruheperioden u. Samenkeimung. Weitere physiol. Effekte der G. betreffen Blütenbildung u. Fruchtwachstum (z. B. Auslösung der Blütenbildung bei Zierpflanzen, Gewinnung großer Früchte). **Gesch.:** Das erste G. wurde 1938 aus dem Pilz Gibberella fujikuroi (Fusarium moniliforme), dem Erreger der Bakanae*-Krankheit, isoliert. Das erste reine Gibberellin, das Gibberellin $A_3$ ($GA_3$, Gibberellinsäure) wurde 1954 gewonnen; heute wird es techn. aus Gibberella fujikuroi-Kulturfiltraten erhalten. Dieser wichtigste Vertreter der G. zeigt in vielen Experimenten die höchste biol. Aktivität.

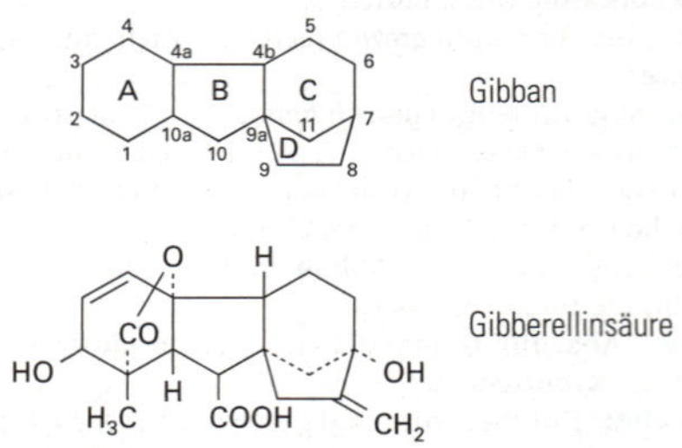


**Gibberelline**

**Gibberellinsäure:** s. Gibberelline.

**Gibbs-Energie:** s. Enthalpie, freie.

**Gibbs-Funktion:** s. Enthalpie, freie.

**Gibbs-Helmholtz-Gleichung:** fundamentale Gleichung der chem. Thermodynamik; ermöglicht z. B. die Berechnung der freien Reaktionsenthalpie ΔG einer Umsetzung (s. Enthalpie, freie); bei konstantem Druck p wird sie auch als **Reaktionsisobare** bezeichnet; für die Änderung zw. 2 Zuständen (z. B. flüssige Phase/krist. Phase od. Produkte/Edukte) lässt sich bei konstanter Temp. T angeben:

$$\Delta H = \Delta G + T \cdot \Delta S(p)$$

Die Reaktionsenthalpie ΔH ist die gesamte mit der Umsetzung verbundene Energieänderung des Systems u. T · ΔS der nicht nutzbare Anteil davon (gebundene Energie; ΔS: Reaktionsentropie); ΔG ist der Anteil, der als Arbeitsleistung (max. Arbeit) gewonnen werden kann. Wird für eine Zustandsänderung ΔG negativ, handelt es sich um eine exergone* Reaktion, die freiwillig abläuft u. Energie freisetzt; ist ΔG positiv, handelt es sich um eine endergone* Reaktion. Im Gleichgewicht zw. 2 Zuständen (z. B. flüssig u. fest beim Schmp.) gilt ΔG = 0, so dass auf diese Weise die mit der Zustandsänderung verbundene Entropieänderung ΔS ermittelt werden kann, wenn ΔH (in diesem Fall die Schmelzwärme) bekannt ist (vgl. Entropie). Die für die **Reaktionsisochore** der entspr. Zustandskurve bei konstantem Volumen V geltende Beziehung lautet

$$\Delta U = \Delta F + T \cdot \Delta S(V)$$

ΔU: Reaktionsenergie; ΔF: freie Reaktionsenergie.

**Gibbs-Phasengesetz:** Phasengesetz, Phasenregel; die Anzahl der Freiheitsgrade* F eines Systems ist:

$$F = K - P + 2$$

K = Anzahl der unabhängigen Best. (Komponenten), P = Anzahl der Phasen*.

**Gicht:** Urikopathie; in akuten Schüben od. primär chron. verlaufende Purinstoffwechselstörung, die durch Abscheidung von Salzen der Harnsäure* an versch. Körperstellen, bes. im Bereich der Gelenke (Arthritis urica), charakterisiert ist; **Formen:** **1. primäre** G.: angeborener Stoffwechseldefekt, meist als renale Ausscheidungsstörung; Vork.: 95 % Männer; exogene (manifestationsfördernde, anfallsauslösende) Faktoren: purinreiche Nahrung, Alkoholkonsum, körperl. Anstrengung, Unterkühlung; **2. sekundäre** G.: **a)** bei Erkrankungen des hämatopoet. Systems (gesteigerter Zelluntergang), bes. bei Polycythaemia vera u. chron. myeloischer Leukämie; **b)** bei Nierenfunktionsstörung (z. B. nach Ther. mit Diuretika* od. Tuberkulosebehandlung mit Pyrazinamid*, selten bei primären Nierenerkrankungen); **Sympt.: 1.** asymptomat. Hyperurikämie*; **2.** akuter Gichtanfall (primäre Gelenkgicht) mit uncharakterist. Sympt.; Beginn meist nachts od. frühmorgens mit heftigen Schmerzen, in 2/3 der Fälle im Großzehengrundgelenk (Podagra), seltener in Sprung- od. Fußwurzelgelenk, Knie (Gonagra), Finger- od. Handgelenk (Chiragra), Schulter- (Omagra) u. Sternoklavikulargelenk. Das betroffene Gelenk ist hochrot, oft teigig geschwollen, heiß u. sehr druckschmerzhaft; u. U. Übergreifen der Entzündung auf die Umgebung, ggf. auch auf Sehnenscheiden u. Faszien; Dauer des Anfalls meist bis zum Morgen, evtl. auch einige Tage; Frösteln u. mäßiges Fieber (38.5–39 °C); in den folgenden Nächten meist Rezidive, u. U. werden mehrere Gelenke nacheinander befallen; **3.** interkrit. Phase: klin. symptomlos bei persistierender Hyperurikämie (Rezidivwahrscheinlichkeit 60 % innerhalb von 10 Jahren); **4.** chron.-tophöse G.: massive extraartikuläre Uratablagerungen; Prädilektionsstellen der Gichttophi sind Nieren, Herz, Ohrknorpel, Augenlider, Nasenflügel, Schleimbeutel, Streckseiten der Ellenbogengelenke; Gelenktophi mit irreversiblen Gelenkdestruktionen; **Ther.:** pharmak. u. nicht pharmak. Maßnahmen entspr. des individuellen Risikoprofils einschließl. Schulung des Patienten; **1.** im Anfall: **a)** p. o. nichtsteroidale Antiphlogistika* (z. B. Indometacin*) u./od. Colchicin*; ggf. intraartikuläre Injektion eines langwirksamen Glucocorticoids*; **b)** Ruhigstellung, feuchte kalte Umschläge; **2.** Dauertherapie der Hyperurikämie als Rezidivprophylaxe: **a)** Urikostatika (Allopurinol*), alternativ Urikosurika (Benzbromaron*); zur Proph. eines akuten Gichtanfalls in den ersten Monaten zus. mit nichtsteroidalem Antiphlogistikum u./od. Colchicin; vgl. Gichttherapeutika; **b)** purinarme Diät; **cave:** hyperurikäm. UAW unterschiedl. Arzneimittel (v. a. Diuretika); bei erforderl. Pharmakotherapie urikosur. Wirkstoffe (z. B. Losartan*, Fenofibrat*) bevorzugen.

**Gichtbeeren:** s. Ribes nigrum (Fructus Ribis nigri).

**Gichtkraut:** s. Gratiola officinalis (Herba Gratiolae); Chimaphila umbellata (Chimaphilae herba).

**Gichtrosenblüten:** s. Paeonia officinalis (Paeoniae flos).

**Gichtrosensamen:** s. Paeonia officinalis (Semen Paeoniae).

**Gichtrosenwurzel:** s. Paeonia officinalis (Radix Paeoniae).

**Gichtrübe:** s. Bryonia alba (Radix Bryoniae).

**Gichttherapeutika:** Sammelbez. für Wirkstoffe, die zur akuten u. dauerhaften Behandlung der Gicht* geeignet sind; **1.** Dauertherapie im symptomfreien Intervall od. bei der chron. Gicht*: **a) Urikosurika:** bewirken eine vermehrte Harnsäureausscheidung durch Hemmung der tubulären Rückresorption; um die Bildung von Harnsäurekristallen in den Tubuli der Niere zu verhindern, wird gleichzeitig viel Flüssigkeit zugeführt u. der pH-Wert des Harns, z. B. mit Kaliumcitrat, erhöht; Wirkstoffe: Probenecid*, Benzbromaron*; **b) Urikostatika:** Xanthinoxidase*-Hemmer führen zu einer verminderten Harnsäurebildung durch kompetitve Hemmung der Xanthinoxidase*, die Hypoxanthin in Xanthin u. weiter in Harnsäure oxidiert; zusätzl. bewirkt die dadurch erhöhte Hypoxanthinkonzentration eine Hemmung der Purinsynthese; Wirkstoffe: z. B. Allopurinol*, Febuxostat*; **2.** im akuten Anfall: **a)** Colchicin*: hemmt die Phagozytoseaktivität der Leukozyten u. damit die Entstehung der Entzündung; **b)** nichtsteroidale Antiphlogistika (s. Analgetika): Phenylbutazon*, Indometacin*; **c)** Glucocorticoide*, z. B. Prednisolon*.

**Giemsa-Färbung** (Gustav G., Chemiker, Hamburg, 1867–1948): histolog. Kontrastfärbung mit Giemsa*-Lösung; **Durchführung:** nach 3-minütiger Fixierung des Präparats mit Methanol Übergießen mit Giemsa-Lsg. (1–2 Tr. auf 1 mL gepuffertes Wasser, pH 6.8–7.2); 20–25 min färben, dann kräftig mit Aqua destillata abspülen u. trocknen lassen.

**Giemsa-Lösung:** Darst.: DAB, 3 T. Azur-II-Eosin u. 0.8 T. Azur II in 250 T. Glycerol bei 60 °C lösen u. nach dem Abkühlen mit 250 T. Methanol vermischen; **Anw.:** Untersuchung des Blutes zur Differenzierung der weißen Blutkörperchen, s. Giemsa-Färbung.

**Giersch:** s. Aegopodium podagraria.

**Gießbecher nach König:** s. Suppositoria.

**Gießen:** Umformverfahren, bei dem Materialien in flüss. Zustand in vorbereitete Hohlräume (Gießformen) gegossen werden, darin erstarren u. so ihre endgültige Form od. eine Form für die nachfolgende Weiterverarbeitung annehmen.

**Gießen von Kunststoffen:** Verfahren zur Herst. von Kunststoff-Formteilen od. -Halbzeug, indem man flüssige, pastöse od. aufgeschmolzene Vorprodukte (Gießharze, vernetzende Elastomere, polymerisierbare Monomere, gelierende PVC-Pasten) in Gießformen durch chem. Umwandlung od. durch Erkalten zu harten bis gummiartig weichen Körpern erstarren lässt. Im **Rotationsguss** fertigt man Hohlkörper (Behälter) aus PVC-Pasten od. PE-Pulver; dabei lässt man die Formen im Heißluftofen mäßig schnell um 2 Achsen rotieren, damit sich das Material gleichmäßig verteilt. Beim **Schleuderguss** (für Rohre) mit schnellrotierenden Formen wird die Gussmasse durch die Fliehkraft an die Formwand gedrückt.

**Gießformverpackung:** zum einmaligen Gebrauch bestimmte Suppositorienverpackung; verwendet werden gezogene, meist vorgeformte Kunststoffgießformen aus PE od. PVC, in die die geschmolzene Zäpfchenmasse direkt eingegossen wird. Die Gießformen dienen nach dem Versiegeln od. Anbringen von Schiebedeckeln als Verpackung (s. Abb.).

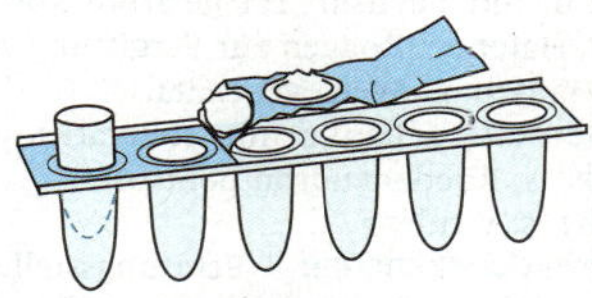

**Gießformverpackung**

**Gießharze:** Reaktionsharze; lösungsmittelfreie, flüssige od. bei leichtem Erwärmen verflüssigbare Kunstharze auf der Basis von z. B. Phenol-, Formaldehyd-, Epoxid- od. ungesättigten Polyesterharzen; lassen sich nach Zusatz von Härtern (wenn notwendig) bei relativ niedrigen Temp. härten.

**Gießkannenschimmel:** s. Aspergillus.

**Gießkannenschimmel, schwarzer:** s. Aspergillus niger.

**Gießverfahren nach Münzel:** s. Suppositoria.

**Giftaron:** s. Dieffenbachia seguine.

**Giftbuch:** **Deutschland:** nach der früheren Giftverordnung waren in einem G. Aufzeichnungen über die Abgabe von Giften zu machen. Es wurde ersetzt durch das Gefahrstoff-Abgabebuch; s. Gefahrstoffverordnung. **Österreich:** Aufzeichnungspflicht von Giften geregelt durch das Chemikaliengesetz* u. die Giftverordnung*.

**Gifte:** Venena, Toxika; G. sind chem. Stoffe, die schon in kleinen Mengen nach Einwirken auf den Organismus zu Schädigungen, Funktionsstörungen od. zum Tod führen können; **Grundlage:** Nach Paracelsus entscheidet die Dosis, ob ein Stoff als Gift wirkt (Sola dosis facit venenum). Das Ausmaß der Giftwirkung kann direkt proportional der jeweils zugeführten Menge sein; bestimmte Stoffe (z. B. herzwirksame Glykoside*) kumulieren allerdings, zeigen also keine lineare Beziehung zw. Wirkungsstärke u. Dosis; vgl. Konzentrations-Wirkungs-Kurve. Die Giftwirkung ist aber auch abhängig von der Applikationsweise sowie von Art, Geschlecht, Alter u. Empfindlichkeit des Organismus; vgl. Toleranz. **Einteilung: 1.** nach der Giftwirkung: **a)** lokal (z. B. Hautschädigung) od. systemisch nach Aufnahme über Schleimhäute, Haut, Lungen od. nach parenteraler Aufnahme; **b)** reversibel od. irreversibel; **c)** akut (oft von der Dosis abhängig) od. chronisch (nach langfristiger Aufnahme geringer Konz. z. B. von Schwermetallen, Pflanzenschutzmitteln); **2.** Außer den exogenen gibt es auch **endogene G.:** Stoffwechselprodukte, die im Organismus entstehen u. zu Gesundheitsschäden führen können, wenn sie nicht vom Körper ausgeschieden od. entgiftet werden. **3.** nach Hauptangriffspunkt im Körper: z. B. Herz-, Blut-, Leber-, Nieren-, Nerven- od. Ätzgifte. Die max. zulässigen Konz. bestimmter Gefahrstoffe am Arbeitsplatz bzw. in der Umwelt werden vom Gesetzgeber bestimmt (s. Gefahrstoffverordnung; AGW). Vgl. Intoxikation.

**Giftefeu:** s. Rhus radicans.

**Giftesche:** s. Chionanthus virginicus.

**Gifteschenwurzelrinde:** s. Chionanthus virginicus (Cortex Chionanthi virginici radicis).

**Gifte, tierische:** s. Zootoxine.

**Giftgetreide:** mit Strychninnitrat* (0.5 %), Thalliumsalzen (s. Thallium) od. gelbem Phosphor getränkte u. mit Fuchsin* rot gefärbte Körner von Weizen, Hafer od. Roggen zur Vergiftung von Ratten u. Mäusen; s. Avena venenata.

**Gifthahnenfuß:** s. Ranunculus sceleratus.

**Gifthonig:** s. Rhododendron ponticum.

**Giftigkeit:** s. Virulenz.

**Giftinformationszentren:** Beratungsstellen zur schnellen Hilfestellung in (akuten) Fällen von Intoxikationen (s. Tab. im Anhang).

**Giftjasmin:** s. Gelsemium sempervirens.

**Giftlattich:** s. Lactuca virosa.

**Giftmehl:** s. Arsen(III)-oxid.

**Giftpetersilienkraut:** s. Conium maculatum (Herba Conii).

**Giftpilze:** s. Pilze.

**Giftprimel:** s. Primelkrankheit.

**Giftschlangen:** von den ca. 3000 Schlangen-Arten sind ca. 400 für den Menschen giftig (s. Schlangengifte); G. gehören in fast allen Fällen zu folgenden Familien: **1.** Fam. Elapidae: Giftnattern, mit starren Frontzähnen, z. B. Cobra-Arten (Brillenschlange, s. Naja naja; Korallenschlange, s. Elaps corallinus); **2.** Fam. Viperidae: Ottern (Eurasien), z. B. Kreuzotter (s. Vipera berus); **3.** Fam. Crotalidae: Grubenottern (Amerika); ihre Frontzähne richten sich beim Biss auf; z. B. Klapperschlangen (Crotalus* horridus u. Crotalus* durissus terrificus), Lanzenotter (s. Bothrops atrox), Malayische Grubenotter (s. Agkistrodon rhodostoma) sowie Lachesis* muta; **Sofortmaßnahmen bei Schlangenbiss:** Druckverband anlegen, Gifttier identifizieren, evtl. Schmerzstillung; vgl. Schlangengift-Immunsera.

**Giftspinnen:** s. Spinnen; Spinnengifte.

**Giftsumach:** s. Rhus radicans.

**Giftsumachblätter:** s. Rhus radicans (Toxicodendron folium).

**Giftverordnung:** **1. Deutschland:** den Giftverkehr in Deutschland betreffende handelsrechl. VO, die 1986 durch die bundeseinheitl. Gefahrstoffverordnung* abgelöst wurde; **2. Österreich:** VO über die Berechtigung zum Erwerb von Giften, die Aufzeichnungspflicht u. über besondere Schutzmaßnahmen beim Verkehr mit Giften (Giftverordnung 2000), BGBl. II Nr. 24/2001, VO zum Chemikaliengesetz*.

**Giftwulstling:.** s. Amanita phalloides.

**Giga-:** Symbol G; gesetzl. Vorsatz für das $10^9$fache einer Grundeinheit; z. B. 1 GW = $10^9$ W (Watt) = 1 Mio. kW (Kilowatt). Vgl. SI-Einheiten.

**Gigartina stellata:** s. Carrageen.

**GIH:** Abk. für (engl.) *growth inhibiting hormone*; s. Somatostatin.

**Gilchrist-Verband:** Trikotschlauchverband, der den Arm fixiert u. den Oberkörper frei lässt zur Ruhigstellung der Schulter; **Anw.:** Schulter-Arm-Verband bei Oberarmschaftfraktur u. Verletzungen od. operativen Eingriffen im Bereich des Schultergürtels.

**Gileadbalsam:** s. Commiphora opobalsamum (Balsamum de Mecca).

**ginger:** s. Zingiber officinale (Radix Zingiberis).

**ginger oil:** s. Zingiber officinale (Oleum Zingiberis).

**Gingerole:** s. Zingiber officinale (Inhaltsst.).

**Gingivitis:** Zahnfleischentzündung; Parodontalerkrankung mit akuter od. chron. Entzündung* des gingivalen Weichgewebes ohne Beteiligung des knöchernen Gewebes; **Formen: 1.** Plaque induzierte G.: ubiquitär vorkommend; Urs.: Plaque, ggf. auch durch system. od. anatom. prädisponierende Faktoren (z. B. Engstand der Zähne) induziert; Sympt.: Anwesenheit von Plaque mit Erkrankungsbeginn am Zahnfleischsaum, Veränderung von Farbe, Kontur u. Temp. des Zahnfleischs; Erkrankung ist reversibel bei Plaqueentfernung; **2.** nicht Plaque induzierte G. (Läsionen): genet. od. infektiös (viral, bakt., mykotisch) bedingte Erkrankung; **Ther.:** professionelle Zahnreinigung, Intensivierung der Mundhygiene.

**Ginkgetin:** s. Bisflavonoide (Abb. dort).

**Ginkgo biloba** L.: Ginkgobaum, Entenfußbaum, Fächerblattbaum; Fam. Ginkgoaceae; Ostasien, kultiviert in Europa; Stpfl. von **Ginkgo folium:** Folia Ginkgo, Folia Ginkgonis; Ginkgoblätter; das ganze oder geschnitte, getrocknete Blatt der Pflanze; **Off.:** Ph.Eur.6; Monographie: ESCOP, WHO, Kommission E; **Inhaltsst.:** ca. 0.3 % Flavonolglykoside (nach Ph.Eur.6 mind. 0.5 % Flavonoide*, berechnet als Flavonolglykoside, bezogen auf das Trockengewicht), z. B. Kämpferol*- u. Quercetinglucorhamnosid (z. T. mit *p*-Cumarsäure* verestert), Bisflavonoide (z. B. Amentoflavon u. Ginkgetin; Strukturformel: s. Bisflavonoide, Abb. dort), ca. 0.2 % Terpenlactone, v. a. Ginkgolide (s. Abb., käfigartig gebaute Diterpenalkohole mit 3 Lactongruppen) u. Bilobalid (ein ungewöhnl. gebauter Sesquiterpenalkohol mit 3 Lactongruppen u. einem Cyclopentanring); ca. 2 % Alkylphenolderivate, sog. Ginkgole u. Ginkgolsäuren (Ginkgolsäure

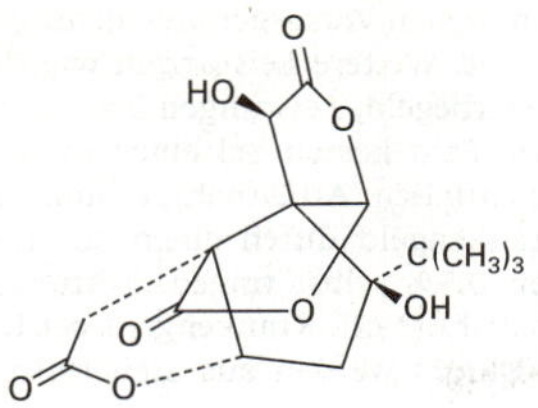

Bilobalid

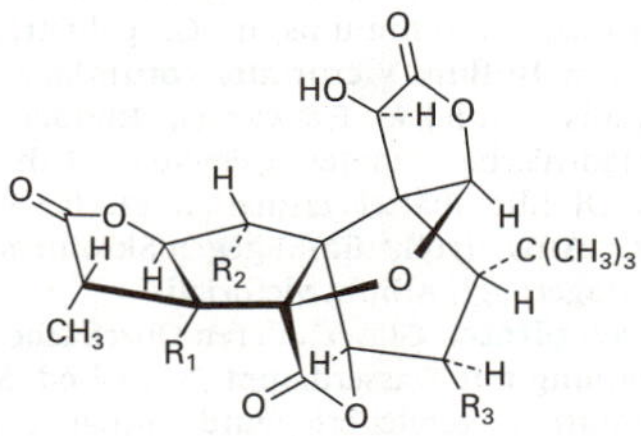

Ginkgolide

| $R_1$ | $R_2$ | $R_3$ | Ginkgolid |
|---|---|---|---|
| OH | H | H | A |
| OH | OH | H | B |
| OH | OH | OH | C |
| OH | H | OH | J |
| H | OH | OH | M |

**Ginkgo biloba**

ist z. B. Salicylsäure mit einer $(CH_2)_7$—CH=CH—$C_6H_{13}$-Seitenkette); **Wirk. u. Anw.:** (alkylphenolfreie) standardisierte Spezialextrakte (z. B. EGb 761 mit 24 % Flavonolglykosiden u. 6 % Terpenlactonen) werden wegen der Verminderung der Plasmaviskosität, der Hemmung der Erythrozyten- u. Thrombozytenaggregation u. damit der gefäßerweiternden u. durchblutungsfördernden Eigenschaften (im peripheren u. zerebralen Bereich) verwendet. Häufig Bestandteil von Geriatrika*; die von der harzig-fleischigen Samenschale befreiten Samen werden in Ostasien ebenfalls als Arzneimittel verwendet. Die Samenschalen enthalten Alkylphenole (hautirritierende Stoffe) sowie tox. 4′-Methoxypyridoxin u. riechen stark ranzig (Buttersäure); **Ginkgo extractum siccum normatum:** Eingestellter Ginkgotrockenextrakt; hergestellt aus den getrockneten Blättern der Pflanze; hellgelbbraune bis gelborange, pulverförmige od. pulverisierbare Masse; Auszugsmittel: 60%iges Aceton (m/m); **Off.:** DAB; **Inhaltsst.:** nach DAB mind. 22.0 % u. höchstens 27.0 % Flavonoide sowie mind. 5 % u. höchstens 7.0 % Terpenlactone, davon 2.8–3.4 % Ginkgolide A, B u. C sowie 2.6–3.2 % Bilobalid. **Hom.:** Ginkgo biloba (HAB), Ginkgo: frische Blätter; verordnet z. B. bei Durchblutungsstörungen, Zerebralsklerose, Schwindel.

**Ginkgoblätter:** s. Ginkgo biloba (Ginkgo folium).

**Ginkgo folium:** s. Ginkgo biloba.

**Ginkgolide:** s. Ginkgo biloba (Abb. dort).

**Ginkgopsida:** s. Gymnospermae.

**Ginseng:** s. Panax ginseng.

**Ginseng, Chinesischer:** s. Panax pseudoginseng var. notoginseng.

**Ginseng radix:** s. Panax ginseng.

**Ginseng, Sibirischer:** s. Eleutherococcus senticosus (Eleutherococci radix).

**Ginsengwurzel:** s. Panax ginseng (Ginseng radix).

**Ginsenoside:** s. Panax ginseng (Ginseng radix).

**Ginster:** **1.** Färberginster, s. Genista tinctoria; **2.** Besenginster, s. Cytisus scoparius; **3.** Stechginster, s. Ulex europaeus; **4.** Auch andere Pflanzen (z. B. der Gattungen Laburnum, Retama, Spartium) werden als Ginster bezeichnet.

**GIP:** Abk. für **g**lucoseabhängiges **i**nsulinotropes **P**olypeptid; veraltet Enterogastron; gastrointestinales Gewebehormon* (Polypeptid aus 43 Aminosäuren) aus K-Zellen des oberen Dünndarms; **Wirk.:** stimuliert Insulinfreisetzung; die früher angenommene Stimulation der HCl-Sekretion des Magens ist nur experimentell auslösbar. Vgl. Hormone, gastrointestinale.

G

**Gips:** s. Calciumsulfat.

**Gipsbinde:** Mullbinde od. Idealbinde* mit Calciumsulfat-Hemihydrat (s. Calciumsulfat) od. Kunststoff (s. Kunststoffverband); **Anw.:** Gipsverband*.

**Gips, gebrannter:** s. Calciumsulfat.

**Gipsverband:** aus gewässerten Gipsbinden* hergestellter, individuell modellierter Stützverband; **Anw.:** zur Fixierung eingerichteter (reponierter) Frakturen*, zur Ruhigstellung nach operativer Versorgung von Frakturen (Osteosynthese) od. Luxationen*.

**Girard-Reagenz P:** Pyridyl-acethydrazidchlorid; $C_7H_{10}ClN_3O$, $[C_5H_5N—CH_2—CO—NH—NH_2]^+Cl^-$; $M_r$ 187.63; weißes bis gelbl., krist. Pulver, fast geruchlos, lösl. in Wasser, Ethanol, Methanol, Eisessig, unlösl. in hydroxylfreien org. Lösungsmitteln; **Girard-Reagenz T:** Trimethylammonium-acethydrazidchlorid; $C_5H_{14}ClN_3O$, $[(CH_3)_3N—CH_2—CO—NH—NH_2]^+Cl^-$; $M_r$ 167.64; weißes bis schwach gelbl., hygroskop. krist. Pulver mit ammoniakal.-fischartigem (Trimethylamin ähnl.) Geruch; leicht lösl. in Wasser, lösl. in Methanol, Ethanol, Eisessig, unlösl. in hydroxylfreien org. Lösungsmitteln; **Anw.:** (chem.) Überführung von Carbonyl*-Verbindungen in Hydrazone*; beide Reagenzien in der analyt. u. präparativen org. Chemie zu Nachw., Isolierung u. Reindarstellung von Verbindungen, die Aldehyd- od. Ketogruppen enthalten, z. B. Ketosteroide, Sexualhormone, Vitamine, Bestandteile äther. Öle.

**GIT:** Abk. für **G**astro**i**ntestinal**t**rakt*.

**Gitaloxin:** s. Glykoside, herzwirksame (Tab. 2 dort); s. Digitalis purpurea (Digitalis purpureae folium).

**Githagenin:** s. Gypsogenin.

**Gitoformat** (INN): Gitoxin-3′,3″,3‴,4‴,16-pentaformiat, Pentaformylgitoxin; CAS-Nr. 10176-39-3; $C_{46}H_{64}O_{19}$; nicht mehr im Handel befindl. herzwirksames Glykosid*; früher angewendet bei Herzinsuffizienz.

**Gitogenin:** Steroidsapogenin; Strukturformel: s. Saponine (Tab. 2 dort).

**Gitonin:** s. Digitalis purpurea (Digitalis purpureae folium).

**Gitoxigenin:** Aglykon von Gitoxin; s. Glykoside, herzwirksame (Tab. 2 dort).

**Gitoxin:** s. Glykoside, herzwirksame (Tab. 2 dort); s. Digitalis purpurea; Digitalis lanata.

**GITS:** Abk. für **g**astro**i**ntestinales **t**herapeutisches **S**ystem; s. OROS®.

**Gitter:** s. Kristallgitter.

**Gitterenergie:** Energie, die bei der Bildung einer kristallisierten Substanz aus ihren Bausteinen (Ionen, Atomen, Molekülen) freigesetzt wird; Einheit kJ/mol; die G. ist aufzuwenden, um den Kristall in seine (unendl. weit voneinander entfernten) Einzelbausteine zu zerlegen. Sie ist deshalb ein Maß für die Kräfte, die den Kristall zusammenhalten u. steigt im Allg. mit zunehmender Härte des Kristalls.

G

**GK:** Abk. für **G**renz**k**onzentration*.

**$GKID_{50\,\%}$:** s. Dosis infectiosa.

**GKV:** Abk. für **G**esetzliche **K**ranken**v**ersicherung.

**GKV-Modernisierungsgesetz:** Kurzbez. für **G**esetzliche **K**ranken**v**ersicherung-Modernisierungsgesetz; Gesundheitssystem-Modernisierungsgesetz (Abk. GMG); „Gesetz zur Modernisierung der gesetzl. Krankenversicherung" vom 14.11.2003, BGBl. I S. 2190; großes gesetzl. Regelwerk zum Umbau der gesetzl. Krankenversicherung u. des Sozialsystems in Deutschland mit Wirkung zum 1.1.2004; erfasst sind u. a. Maßnahmen zur Stärkung der Patientensouveränität, zur Verbesserung der Patientenversorgung, zur Weiterentwicklung der Versorgungsstrukturen (Zulassung von medizin. Versorgungszentren, Integrierter Versorgung, Teilöffnung der Krankenhäuser zur ambulanten Versorgung), zur Neugestaltung der Vergütung im ambulanten Bereich, zur Reform der Organisationsstrukturen, zur Neuordnung der GKV u. ihrer Finanzierung. Wesentl. Veränderungen ergaben sich bei der Versorgung mit Arzneimitteln: **a)** Patentgeschützte Arzneimittel, die keine nennenswerte therap. Verbesserung bewirken, wurden in die Festbetragsregelung mit einbezogen; die Bildung von Festbetragsgruppen wurde erleichtert. **b)** Nicht verschreibungspflichtige Arzneimittel sind grundsätzl. aus der Leistungspflicht der GKV ausgeschlossen, mit Ausnahme bei Verordnungen für Kinder bis zum 12. Lebensjahr, für Jugendliche mit Entwicklungsstörungen u. bei der Behandlungen schwerwiegender Erkrankungen. **c)** Die Arzneimittelpreisverordnung* wurde grundlegend umgestaltet. **d)** Erleichterungen enthält das GMG für die aut* idem-Regelung. **e)** Zulassung des Versandhandels* von Arzneimitteln; **f)** Einschränkung des Mehrbesitzverbots, s. Apothekengesetz. Weitere für Patienten (ab dem 18. Lebensjahr) wichtige Eckpunkte: Die Eigenbeteiligung im Krankenhaus od. einer Anschlussheilbehandlung beträgt 10 Euro pro Tag Aufenthalt bis zum 28. Tag pro Jahr. Bei ambulanter ärztl. od. zahnärztlicher Behandlung wird eine Praxisgebühr von 10 Euro pro Quartal für den erstbehandelnden Arzt/Zahnarzt erhoben, ausgenommen Vorsorge od. Überweisung aus demselben Quartal. Bei allen Leistungen wird grundsätzl. eine Zuzahlung von 10 % erhoben, mindestens jedoch 5 Euro, höchstens 10 Euro. Sehhilfen werden nur noch bis zum 18. Lebensjahr od. bei einer schweren Sehbehinderung erstattet. Seit 2005 wird die Höhe der teilweisen Erstattung von Zahnersatz von in Anspruch genommenen Vorsorgeuntersuchungen abgängig gemacht. Weitere Leistungen wie Entbindungsgeld, Sterbegeld, Leistungen bei einer Sterilisation sowie Fahrtkosten bei einer ambulanten Behandlung entfallen. Arbeitnehmer müssen seitdem das Krankengeld durch einen zusätzl. Beitragssatz von 0.5 % selbst tragen. Mutterschaftsgeld, Haushaltshilfe od. Krankengeld bei Erkrankung eines Kindes werden aus Steuermitteln finanziert.

**Glacies Mariae:** s. Calciumsulfat.

**Gladiolus communis L.:** Fam. Iridaceae; Mittel- u. Südeuropa; G. communis u. G. palustris sind Stpfl. von **Bulbus Victorialis rotundae:** Radix Victorialis rotundae; Evawurzel, Runder Allermannsharnisch, Runde Siegwurz; **Inhaltsst.:** äther. Öl (die Blätter enthalten ca. 0.5 % Vitamin* C); **Anw.:** (volkstüml.) gegen Skrofulose*, Vitaminträger; vgl. Allium victorialis.

**Gläser, vergütete:** Gläser*, deren Oberfläche durch Behandlung mit Wasserdampf, $NH_4Cl$ od. $SO_2$ an Kieselsäure angereichert wurde (quarzglasähnl. Oberfläche); eine Hydrophobisierung erreicht man auch durch Einbrennen von Siliconöl; vgl. Ampullen.

**Glätten:** s. Dragieren.

**Glafenin (INN):** 2,3-Dihydroxypropyl-N-(7-chlor-4-chinolyl)anthranilat; N-(7-Chlor-4-chinolyl)-anthranilsäure-2,3-dihydroxypropylester; CAS-Nr. 3820-67-5; $C_{19}H_{17}ClN_2O_4$; $M_r$ 372.83; Schmp. 166–169 °C (polymorph); weißes od. gelbl., krist. Pulver; fast unlösl. in Wasser; schwer lösl. in Aceton, Ethanol, Ether, Benzol, Chloroform; lösl. in verd. wässrigen Basen u. Säuren; nicht mehr im Handel befindl. Analgetikum*.

**Glandes Quercus excorticatae:** s. Quercus robur (Semen Quercus).

**Glandes Quercus tostae:** s. Quercus robur (Semen Quercus tostum).

**Glandula:** **1.** (anat.) Drüse; **2.** (bot.) Drüsenhaar; s. Exkretionsgewebe.

**Glandulae Lupuli:** s. Humulus lupulus (Lupuli glandula).

**Glandulae parathyreoideae:** s. Nebenschilddrüsen; Organtherapeutika.

**Glandulae Rottlerae:** s. Mallotus philippinensis (Kamala).

**Glandulae suprarenales:** s. Nebenniere; Organtherapeutika.

**Glandulae Thymi siccatae:** s. Organtherapeutika.

**Glandulae Thyreoideae siccatae:** s. Thyreoidea siccata; Organtherapeutika.

**Glandula pinealis:** s. Epiphyse; Organtherapeutika.

**Glandula pituitaria:** s. Hypophyse; Organtherapeutika.

**Glandula thymi:** s. Organtherapeutika.

**Glas:** amorphe, d. h. ohne Kristallisation erstarrte (metastabile), beim Erwärmen nur allmähl. erweichende, unterkühlte Schmelze („eingefrorene Flüssigkeit"), die umso leichter erhalten wird, je langsamer Kristallkeime sich ausbilden u./od. je geringer die Kristallwachstumsgeschwindigkeit ist u. je rascher die Schmelze abgekühlt wird; i. e. S. ist G. ein erstarrtes Schmelzmischprodukt aus sauren Oxiden (z. B. Siliciumdioxid, Bortrioxid, Aluminiumtrioxid od. Phosphorpentaoxid)

u. bas. Oxiden (z. B. Na-, K-, Mg-, Ca-, Pb(II)- od. Zn-oxid). Der Hauptbestandteil des Gemisches ist in der Regel $SiO_2$. Der Gehalt an 1-wertigen Kationen bewirkt eine stärkere Erweichungs- u. Schmelzpunktabsenkung als äquivalente Mengen von 2-wertigen Kationen. Besonders breite Erweichungsintervalle ergeben sich durch den teilweisen Austausch von Silicium gegen Bor, Aluminium od. Phosphor. **Herst.:** Die Rohstoffmischung (Glassatz) wird bei Temperaturen von meist 1000 °C geschmolzen u. bei bis zu 1550 °C geläutert (gereinigt u. rektifiziert). Die Eigenschaft der Glasschmelze, beim Erkalten allmähl. immer zäher zu werden, bis völliges Erstarren eingetreten ist, gestattet die Verarbeitung des Glases durch Biegen (von Glasrohren), Blasen, Auswalzen od. Pressen in Formen. Eine nachträgl. Behandlung der festen Oberfläche erfolgt durch Schleifen, Mattieren od. durch Ätzen mit Flusssäure. Gefärbt wird G. durch Zusätze von Metalloxiden (echte Lösung) od. Metallen (kolloidale Lösung). Eine braune Farbe erhält man durch Fe(III)-oxid u. Braunstein. Trübungsmittel (für Milchglas, Opalglas) sind feinste Teilchen, die im Glas eingelagert werden u. eine andere Lichtbrechung als dieses aufweisen. Verwendet werden Calciumphosphat, Zinndioxid, Kryolith, Titan- od. Zirkoniumdioxid. Zu den getrübten Gläsern gehört auch die Emaille. **Einteilung: 1.** nach Zusammensetzung: **a) Natron-Kalk-Glas:** Normalglas, Fensterglas, Tafelglas, Flaschenglas, Spiegelglas; $Na_2O \cdot CaO \cdot 6\,SiO_2$ (12.9 % $Na_2O$, 11.6 % CaO, 75.5 % $SiO_2$); zur Herst. von Ampullenglas u. Infusionsbehältnissen ungeeignet, da es gegen Wasser u. wässrige Lsg. nur eine geringe Resistenz aufweist (Ionenaustauscherfunktion: Abgabe von $Na^+$ an die Lsg., gleichzeitig Aufnahme von $H^+$ aus der Lsg.; auch $Ca^{2+}$ gegen 2 $H^+$ u. $Ca^{2+}$ gegen 2 $Na^+$ möglich); **b) Kali-Kalk-Glas:** Kaliglas, Kronglas; $K_2O \cdot CaO \cdot 8\,SiO_2$; schwerer schmelzbar als Normalglas; Anw. zu opt. Zwecken; **c) Natron-Kali-Kalk-Glas:** Thüringer Glas, Erweichungstemperatur von 550–600 °C; **d) Bor-Tonerde-Glas** hat durch den Boroxidzusatz einen im Vergleich zu Natron- u. Kali-Glas verringerten Ausdehnungskoeffizienten u. damit eine geringere Empfindlichkeit gegen rasches Erhitzen u. Abkühlen u. eine verbesserte Widerstandsfähigkeit gegen Wasser u. Säuren. Der Aluminiumoxidzusatz setzt die Sprödigkeit herab u. vermindert die Gefahr des Auskristallisierens (Entglasen). Bekannte Gläser mit diesen Eigenschaften sind Duran®-Glas (74.5 % $SiO_2$, 8.5 % $Al_2O_3$, 4.6 % $B_2O_3$, 7.7 % $Na_2O$, 3.9 % BaO, 0.8 % CaO, 0.1 % MgO; Erweichungstemperatur 600–700 °C), Jenaer Glas®, Pyrexglas®, Silexglas®, Resistaglas®, Duraxglas®. Diese Gläser sind zur Aufnahme von Injektions- u. Infusionslösungen geeignet. Für noch höhere Temp. eignet sich das Supremaxglas® (56.4 % $SiO_2$, 20.1 % $Al_2O_3$, 8.9 % $B_2O_3$, 8.7 % MgO, 4.8 % CaO, 0.6 % $K_2O$, 0.6 % $Na_2O$; Erweichungstemperatur über 1000 °C). **e) Kali-Blei-Glas:** Bleikristallglas, Flintglas; starkes Lichtbrechungsvermögen u. hohe Dichte; Zusammensetzung: ca. 62 % $SiO_2$, 6 % $Na_2O$, 8 % $K_2O$ u. 24 % PbO; je nach Bleigehalt unterscheidet man Leichtflint, Flint od. Schwerflint; D. 3.5–4.8; Brechzahl 1.7–1.9. Die Bezeichnung leitet sich von Flint (Feuerstein) ab, der für die Ersthersteilung 1662 von George Ravenscroft als Quarzquelle genutzt wurde; durch weitere Variation bzw. Zusatz neuer Best. gewinnt man Spezialgläser für bes. Aufgaben, z. B. das bis 253 nm UV durchlässige Uviolglas (Ultraviolglas, Bariumphosphatchromglas) mit Zusätzen von Bariumphosphat u. Chromoxid. Zur Absorption von langsamen Neutronen eignet sich neben Boroxid Cadmiumoxid u. Fluorid; zur Absorption von γ-Strahlen Wolframphosphat. **2.** Nach Ph.Eur.6 wird die Qualität von Glasbehältnissen (Ampullen*, Flaschen, Spritzen, Spritzampullen sowie Behältnisse zur Aufnahme von Blut u. Blutprodukten) durch Prüfung auf **hydrolytische Resistenz** ermittelt. Man unterscheidet: **a) Glasart I:** Neutralglas, Borsilicatglas; hohe Resistenz gegen Temperaturschock, große hydrolyt. Resistenz (bedingt durch die Glaszusammensetzung); für Zuber. zur parenteralen Anwendung; **b) Glasart II:** besteht üblicherweise aus Natronkalk-Silicatglas, besitzt aufgrund geeigneter Oberflächenbehandlung große hydrolyt. Resistenz; für saure u. neutrale wässrige Zuber. auch zur parenteralen Anw.; **c) Glasart III:** Natronkalk-Silicatglas; geringe hydrolyt. Resistenz; für nicht wässrige Zuber. zur parenteralen Anw., Pulveres parenterales (mit Ausnahme von Lyophilisaten) u. andere nicht parenterale Zubereitungen; für feste u. einige flüssige od. halbfeste Zuber. zur nicht parenteralen Anwendung. Eine Unterscheidung der Glasarten I u. II erfolgt entweder durch Prüfung der hydrolyt. Resistenz der Behältnisinnenfläche bzw. von pulverisiertem Glas (Grieß-, Glaspulvermethode) od. nach Behandlung mit Flusssäure, aber auch mit Flammen-Atomabsorptionsspektrometrie. Darüber hinaus wird geprüft auf Arsen u. auf Lichtdurchlässigkeit von gefärbten, vor Licht schützenden Glasbehältnissen; Behältnisse für Blut u. Blutprodukten aus Glasart I dürfen nicht wiederverwendet werden. **Glaskeramiken:** zeichnen sich durch hohe Biegezugfestigkeit u. bes. hohe Temperaturwechselbeständigkeit aus; im Ggs. zu den Tonkeramiken gasdicht; **Beispiel:** Cordierit ($2MgO \cdot 2Al_2O_3 \cdot 5SiO_2$), Hochspodumen ($Li_2O \cdot Al_2O_3 \cdot 4SiO_2$), Hocheukryptit ($Li_2O \cdot Al_2O_3 \cdot 2SiO_2$); **Herst.:** aus den Gläsern entspr. Zusammensetzung durch nachträgl. Wärmebehandlung, die zur Teilkristallisation (im Glas eingebettete Mikrokristalle) führt; **Verw.:** für astronom. Spiegel, Mahlkugeln, Haushaltsgeschirr u. Herdkochflächen. Vgl. Gläser, vergütete.

**Glasätztinte:** Lsg. von Ammoniumfluorid* in verd. Schwefelsäure*; im Handel sind Lsg. von Ammoniumhydrogenfluorid* ($NH_4HF_2$).

**Glaselektrode:** ionenselektive Elektrode* aus einem dünnwandigen Spezialglas zur potentiometr. Messungen des pH*-Werts; **Aufbau:** Aus Stabilitätsgründen ist das Glas zur Kugel aufgeblasen (Wandstärke bis zu 1 µm). Diese Glaskugel ist mit einer Pufferlösung bekannten pH-Werts gefüllt (Innenlösung, z. B. pH 7) u. taucht in die zu messende Lösung (Außenlösung) ein (s. Abb.). Die Funktionsweise der Glaselektrode beruht auf Austauschgleichgewichten zw. den Protonen der wässrigen Lösung u. Alkalimetall-Ionen aus der

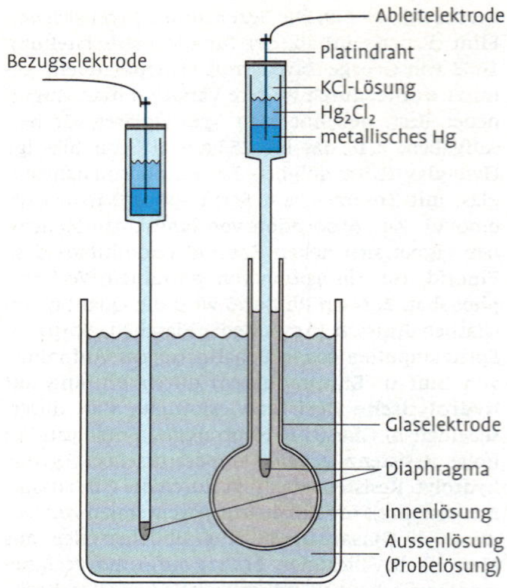


**Glaselektrode:** Glaselektrodenkette; Innenlösung: gepuffert, pH = 7; Bezugs- u. Ableitelektrode: gesättigte Kalomelelektroden

Glasmembran. In Außen- u. Innenlösung taucht je eine Bezugselektrode bzw. Ableitelektrode, z. B. eine gesättigte Kalomelelektrode od. Silber*-Silberchlorid-Elektrode (s. Potentiometrie). Als ionenleitende Verb. zw. den Elektrolytlösungen dient ein Diaphragma (Glasfritte), das die Vermischung der Elektrolytlösung der Bezugselektrode mit der Probelösung verhindert. **Prinzip:** Messkette: Bezugselektrode (Hg/HgCl) → Probelösung (pH = x) → Glasmembran → Innenlösung (pH = 7) → Ableitelektrode (HgCl/Hg); die auftretende Potentialdifferenz E wird durch den an der Glasmembran herrschenden pH-Unterschied bedingt u. ist somit im Idealfall nur vom pH-Wert der Probelösung abhängig:

$$E = \frac{R \cdot T}{F} \cdot ln \frac{(a_{H^+})_{außen}}{(a_{H^+})_{innen}}$$

R: Gaskonstante ($8.3143\,J \cdot mol^{-1} \cdot K^{-1}$); T: Temp. (in Kelvin); F: Faraday-Konstante (96 485 C/mol); $a_H$+: Wasserstoffionen-Aktivität; E sollte gleich 0 sein, wenn Innenlösung u. Probelösung den gleichen pH-Wert besitzen. Ist dies nicht der Fall, spricht man von einem sog. **Asymmetriewert**, der auch vom Alter der Elektrode abhängt. Daher ist eine häufige Kalibrierung der Glaselektrode mit Pufferlösungen (s. Puffer*) bekannter pH-Werte nötig. Das Diffusionspotential am Diaphragma sollte reproduzierbar sein. Es kommt durch Diffusion entlang eines Konzentrationsgradienten an der Grenze zw. den Halbzellen aufgrund der versch. Beweglichkeiten der beteiligten Ionen zustande. **Hinweis:** Zur leichteren Handhabung können beide Bezugselektroden mit der Glaselektrode in einer kombinierten Glaselektrode (Einstabmesskette; s. pH-Meter, Abb. dort) zusammengefasst werden.

**Glasfaserfilter:** s. Filtrieren.

**Glaskeramiken:** s. Glas.

**Glaskopf, Roter:** s. Eisen(III)-oxid.

**Glaspulvermethode:** s. Glas.

**Glasschmalz:** s. Salicornia europaea.

**Glassinterfilter:** Tiefenfilter* ohne Adsorptionseffekt; durch Sintern von Glasgries hergestellte Fritten, die zum Filtrieren mit anschließendem analyt. Wiegen des Rückstands dienen; Nennwert der max. Porenweite zw. <1 u. 200 µm; **Anw.:** Gasverteilung in Flüss., Grobfiltration, präparative Feinfiltration, analyt. Filtration mittelfeiner Niederschläge, analyt. Feinfiltration, Feinstfiltration, Bakterienfiltration.

**Glasübergangstemperatur:** Einfriertemperatur, Transformationstemperatur; Symbol $T_g$; Temperaturbereich, innerhalb dessen sich der Wechsel vom Festkörper zur Flüssigkeit u. umgekehrt mehr od. minder deutl. vollzieht; Eigenschaft amorpher Körper; unterhalb dieser Temp. liegen amorphe Körper als Gläser vor. Sowohl unterkühlte Schmelzen als auch Stoffe im Glaszustand weisen ein isotropes Verhalten auf, d. h. ihre Eigenschaften sind im Gegensatz zu vielen Kristalleigenschaften nicht richtungsabhängig. Der Übergang von der Schmelze in den Glaszustand u. umgekehrt geschieht ohne Phasenänderung. Unterkühlte Schmelze u. Glaszustand sind durch ein größeres Volumen u. durch eine höhere Entropie gekennzeichnet als kristalline. Die G. ist eine charakterist. Kenngröße filmbildender Polymere für das Übergangsstadium zw. kautschukelast. und festem, glasartigem Zustand. Die Mindestfilmbildetemperatur (Abk. MFT) steht im Zusammenhang mit dem $T_g$-Bereich der amorphen Polymere. Die MFT gibt die Temp. an, bei der Filmbildnerpartikel noch eine so hinreichende Plastizität bzw. plast. Fließfähigkeit besitzen, dass Koaleszenz zu einem klaren Film eintreten kann. Besitzen Filmbildnerpartikel diese Eigenschaft bei pharmaz. anwendbaren Temp. noch nicht, müssen Weichmacher zur Absenkung der MFT zugesetzt werden.

**Glatiramer** (INN)**:** CAS-Nr. 028704-27-0; $M_r$ 4700–13 000; synthet. Polypeptid aus L-Glutamin, L-Alanin, L-Tyrosin u. L-Lysin; verwendet wird das Acetatsalz; **Herst.:** Die Polymerisierung erfolgt nach dem Zufallsprinzip, daher muss jede neue Charge auf Wirksamkeit geprüft werden. **Wirk.:** Immunmodulator*; Wirksamkeit mit Interferon* beta vergleichbar; **Ind.:** schubförmig remittierende Multiple* Sklerose; **UAW:** Reaktionen an den Einstichstelle, Postinjektionsreaktionen (Luftnot, Herzjagen, Gefäßerweiterung); **Dos.:** s. c. 20 mg/d.

**Glatt-Verfahren:** s. Dragieren.

**Glaubersalz:** s. Natriumsulfat.

**Glaucin:** D-(+)-Glaucin; 1,2,9,10-Tetramethoxyaporphin; Boldindimethylether; CAS-Nr. 475-81-0; $C_{21}H_{25}NO_4$, Strukturformel: s. Aporphinalkaloide (Abb. dort); $M_r$ 355.42; Schmp. 120 °C; **Vork.:** natürl. in Liriodendron* tulipifera, Glaucium flavum Crantz (Hornmohn, Fam. Papaveraceae) sowie in Dicentra- u. Corydalis-Arten (Fumariaceae).

**Glaucium flavum:** s. Glaucin.

**Glaukom** (gr. glaukos leuchtend, bläulich, grünlich): Glaucom, grüner Star; Sammelbez. für versch. Erkrankungen des Auges, die mit einer vergrößerten Ausbuchtung der Netzhaut im Bereich des Sehnerveneintritts u. meist einer Erhöhung des Augeninnendrucks einhergehen; eine der häufigsten Erblindungsursachen in Industrieländern; **Formen: 1. primäres G. mit offenem Kammerwinkel:** meist in höherem Lebensalter manifest werdende chron. Erkrankung, die unbehandelt zum allmähl. Funktionsverlust des Auges führt; Sympt.: im Anfangsstadium keine Beschwerden, erst im Spätstadium Gesichtsfeldausfälle; meist mäßig erhöhter Augeninnendruck (25–35 mmHg); Ther.: pharmak. Drucksenkung (Beta*-Rezeptoren-Blocker, Parasympathomimetika*, Prostaglandin* $F_{2\alpha}$, Carboanhydrase*-Hemmer, Alpha-2-Rezeptor-Agonisten; vgl. Antiglaukomatosa; Miotika), Laserbehandlung od. fistulierende Operation; ein bereits eingetretener Glaukomschaden ist irreversibel; Proph.: regelmäßige Kontrolle des Augeninnendrucks ab dem 40. Lebensjahr; **2. primäres G. mit verschlossenem Kammerwinkel:** sog. Engwinkelglaukom; i. d. R. akute Form mit anfallartiger starker Erhöhung des Augeninnendrucks auf 50–80 mmHg (sog. Glaukomanfall); Sympt.: im Frühstadium Sehen von Nebeln u. Regenbogenfarben; sehr starke Kopfschmerzen mit Übelkeit bis zum Erbrechen (Vagusreiz), oft Bindehauthyperämie, Hornhautödem, lichtstarre Pupille; Ther.: initial pharmak. Drucksenkung mit Carboanhydrase-Hemmern, dann Iridektomie; **3. sekundäres** G.: Augeninnendruckerhöhung inf. einer anderen Augenerkrankung od. einer Systemerkrankung; Urs.: Neovaskularisation inf. Minderdurchblutung bei Diabetes* mellitus, Zentralarterien- bzw. Zentralvenenverschluss, Verletzung des Kammerwinkelgewebes nach stumpfem od. perforierendem Bulbustrauma, sekundäre Verlegung der Abflusswege durch Stoffwechselprodukte (z. B. bei längerdauernder Cortisoneinnahme) od. Pigment, intraokulare Entzündung od. Tumoren; Ther.: Beseitigung der Urs., sonst wie bei primärem G. mit offenem Kammerwinkel; **4. angeborenes** Glaukom.

**GLC:** Abk. für (engl.) *gas-liquid chromatography*; s. Gaschromatographie.

**GLDH:** Abk. für **Glutamatdehydrogenase***.

**Glechoma hederacea** L.: Gundermann, Gundelrebe, Erdefeu; Fam. Lamiaceae (Labiatae); Europa, Asien; Stpfl. von **Glechomae herba:** Herba Hederae terrestris; Herba Glechomae, Gundelrebenkraut; die während der Blüte gesammelten u. getrockneten oberird. Teile; **Off.:** DAC; **Inhaltsst.:** ca. 0.03–0.06 % äther. Öl, 1–2 % Rosmarinsäure*, Flavonoide*, Triterpensäuren, Hydroxyfettsäure; Gehalt an fällbaren Polyphenolen mind. 0.5 % (berechnet als Pyrogallol*); **Anw.:** (volkstüml.) innerl. bei Magen-Darm-Katarrhen, Diarrhö, Husten; äußerl. bei schlecht heilenden Wunden.

**Gleichförmigkeit der abgegebenen Dosis von Inhalanda** Ph.Eur.6: Prüfung zur Qualitätssicherung von Zubereitungen* zur Inhalation, für flüssige Zuber. in Druckgas-Dosierinhalatoren u. Pulverinhalatoren*; **Durchführung:** Die beiden ähnl. Apparaturen (Ph.Eur.6, je eine für Flüss. u. für Pulver) zur Aufnahme der Dosen (vom Druckgas-Dosierinhalator bzw. Pulverinhalator) müssen die abgegebene Dosis vollständig auffangen können. Sie sind dicht zusammengesetzt aus einem Filterhalter mit Filterscheibe, Sammelrohr, Mundstückadapter u. Vakuumstutzen. Dieser wird mit einem Vakuum erzeugenden System verbunden u. mit einem Durchfluss-Kontrollventil u. einem 2-Wege-Magnetventil versehen. Die Luft wird durch das gesamte System, einschließlich des Filters u. des zu prüfenden Inhalators, mit einer Durchflußrate von 28.3 L/min ± 5 % (bei Pulverinhalatoren 100 L/min ± 5%, Prüf-Durchflussdauer für ein Luftvolumen von 4 L) gesaugt. Sie muss gleichmäßig strömen, um Wirkstoffverluste in die Umgebung zu vermeiden. Der Inhalator entspricht der Prüfung, wenn 9 der 10 Dosen zw. 75–125 % u. alle Dosen zw. 65–135 % (bezogen auf den Durchschnittswert) liegen. Wenn 2 od. 3 Dosen außerhalb der Grenzen von 75–125 % liegen, wird die Prüfung mit 2 weiteren Inhalatoren wiederholt. Höchstens 3 der 30 Dosen dürfen außerhalb der Grenzen von 75–125 % u. keine Dosis darf außerhalb der Grenzen von 65–135 % liegen.

**Gleichförmigkeit der Masse:** s. Gleichförmigkeit einzeldosierter Arzneiformen.

**Gleichförmigkeit der Masse der abgegebenen Dosen aus Mehrdosenbehältnissen** Ph.Eur.6: Prüfung zur Qualitätssicherung von Mehrdosenbehältnissen*, deren Inhalt zur oralen Anw. bestimmt ist (Granulate, Pulver, flüssige Zubereitungen); mit Hilfe der integrierten Dosiervorrichtung werden 20 Einzeldosen nach dem Zufallsprinzip entnommen u. die Einzelmassen sowie die durchschnittl. Masse bestimmt. Höchstens 2 Einzelmassen dürfen um mehr als 10 % u. keine Einzelmasse darf um mehr als 20 % von der durchschnittl. Masse abweichen.

**Gleichförmigkeit der Masse einzeldosierter Arzneiformen:** fälschl. Gleichförmigkeit des Gewichts einzeldosierter Arzneiformen, Massegleichförmigkeit; nach Ph.Eur.6 in begründeten u. zugelassenen Fällen Ersatz-Prüfung bei einzeldosierten Arzneiformen für die Prüfung Gleichförmigkeit* einzeldosierter Arzneiformen: von 20 zufällig nach dem Stichprobenverfahren entnommenen Einheiten werden Einzel- u. Durchschnittsmasse bestimmt; bei Zuber. in Einzeldosisbehältnissen werden Einzel- u. Durchschnittsmasse der Inhalte von 20 Behältnissen bestimmt. Die Einzelmasse von max. 2 Einheiten darf um einen höheren Prozentsatz von der Durchschnittsmasse abweichen, als in der Tabelle (Ph.Eur.6) angegeben ist. Keine Einheit darf um mehr als das Doppelte dieses Prozentbetrags abweichen. Prüfung für **1. Kapseln:** Zur zusätzl. Prüfung werden 20 volle Kapseln einzeln gewogen. Die Kapseln werden vorsichtig geöffnet u. der Inhalt möglichst vollständig entfernt. Die Hüllen werden bei den Weichkapseln* gereinigt. Die Hüllen werden einzeln gewogen u. das Gewicht des Inhalts als Differenz beider Wägungen errechnet. **2. Pulver zur Herst. von Parenteralia:** ergänzend werden 20 entetikettierte, außen gesäuberte u. getrocknete Behältnisse geöffnet u. sofort samt Inhalt gewogen. Nach möglichst vollständigem Entleeren u. notfalls Waschen werden die Behältnisse bis zur Gewichtskonstanz getrocknet u. gewogen. Das Gewicht des Inhalts wird als Differenz beider Wägungen errechnet.

**Gleichförmigkeit der Masse einzeldosierter Arzneiformen**

| Arzneiform | Durchschnittsmasse (mg) | höchstzulässige Abweichungen von der Durchschnittsmasse (%) |
|---|---|---|
| nicht überzogene Tabletten, Filmtabletten | ≤80 | 10 |
| | 80 – 250 | 7.5 |
| | ≥250 | 5 |
| Kapseln, nicht überzogene Granulate und Pulver | <300 | 10 |
| | ≥300 | 7.5 |
| Pulver für Augentropfen | <300 | 10 |
| Pulver für Augenbäder | ≥300 | 7.5 |
| Pulver zur Herstellung von Parenteralia[1] (in Einzeldosisbehältnissen) | >40 | 10 |
| Suppositorien und Vaginalkugeln | ohne Unterscheidung der Massen | 5 |

[1] Wenn die Durchschnittsmasse ≤40 mg ist, wird die Zubereitung nicht dieser Prüfung auf Gleichförmigkeit der Masse, sondern der Prüfung auf Gleichförmigkeit des Gehalts unterzogen.

G

**Gleichförmigkeit des Gehalts:** s. Gleichförmigkeit einzeldosierter Arzneiformen.

**Gleichförmigkeit des Gehalts einzeldosierter Arzneiformen:** Gehaltsgleichförmigkeit; nach Ph.Eur.6 in begründeten u. zugelassenen Fällen Ersatz-Prüfung bei einzeldosierten Arzneiformen für die Prüfung Gleichförmigkeit* einzeldosierter Arzneiformen; die Prüfung wird durchgeführt, um festzustellen, ob Einzelgehalte innerhalb festgesetzter Grenzen liegen, die auf den Durchschnittsgehalt eines Musters bezogen werden. Multivitaminpräparate u. Zuber. aus Spurenelementen werden nicht geprüft. **Prüfung:** von 10 zufällig nach dem Stichprobenverfahren entnommenen Einheiten wird einzeln der Wirkstoffgehalt bestimmt. **Prüfung A:** Tabletten, Pulver zur Herst. von Parenteralia u. Suspensionen zur Injektion entspr. der Prüfung, wenn jeder einzelne Gehalt zw. 85–115 % des Durchschnittsgehalts liegt. Liegt ein Einzelgehalt außerhalb dieser Grenzen, aber überschreitet nicht den Durchschnittsgehalt von 75–125 %, so werden erneut 20 Einheiten untersucht. Deren Gehalt muss zw. 85–115 % liegen, um der Prüfung zu entsprechen. **Prüfung B:** Kapseln, Pulver u. Granulate zur oralen Anw., Suppositorien u. Vaginalzäpfchen entspr. der Prüfung, wenn nur ein Einzelgehalt außerhalb 85–115 % des Durchschnittsgehalts u. keiner außerhalb von 75–125 % liegt. Liegen bis zu 3 Einzelgehalte außerhalb von 85–115 %, aber innerhalb von 75–125 %, so müssen 20 weitere Einheiten einzeln geprüft werden. Die Zuber. entspricht, wenn nicht mehr als 3 Einzelgehalte der 30 Einheiten außerhalb von 85–115 %, aber innerhalb 75–125 % des Durchschnittsgehalts liegen. **Prüfung C:** transdermale Pflaster entspr. der Prüfung, wenn der Durchschnittsgehalt von 10 Pflastern zw. 90–110 % des angegebenen Gehalts u. der Einzelgehalt jedes Pflasters zw. 75–125 % des Durchschnittsgehalts liegt. Vgl. content uniformity.

**Gleichförmigkeit des Gewichts einzeldosierter Arzneiformen:** s. Gleichförmigkeit der Masse einzeldosierter Arzneiformen.

**Gleichförmigkeit einzeldosierter Arzneiformen** Ph.Eur.6: Prüfung, bei der die Abweichung des Istgehalts vom Sollgehalt überprüft wird; dabei drückt der Test den Grad der Gleichförmigkeit der Menge an Wirkstoff in einer bestimmten Anzahl von Einheiten aus. Das kann **1.** mit der hier beschriebenen Gleichförmigkeit des Gehalts (s. u.) od. **2.** der hier beschriebenen Gleichförmigkeit der Masse (s. u.) gezeigt werden (s. Tab.). Die Spezifikationen dieser Prüfung gelten nicht für Suspensionen, Emulsionen od. Gele in Einzeldosisbehältnissen zur kutanen Anwendung. Mind. 30 Einheiten (n) werden ausgewählt. **Kriterien für die Erfüllung** der Prüfung auf Gleichförmigkeit einzeldosierter Arzneiformen: Der Akzeptanzwert (s. u.) der ersten 10 untersuchten Einheiten muss ≤15 sein. Ist er größer, werden weitere 20 Einheiten untersucht. Ist danach der endgültige Akzeptanzwert der 30 Einheiten ≤15 u. kein Einzelgehalt <0.75 M (Referenzwert s. u.) od. >1.25 M, sind die Kriterien noch erfüllt. **Gleichförmigkeit des Gehalts:** engl. Content Uniformity (Abk. CU); beruht auf der Gehaltsbestimmung jeder einzelnen Einheit in einer Stichprobe, um festzustellen, ob jeder einzelne Gehalt innerhalb der festgelegten Grenzen liegt, u. kann in allen Fällen angewendet werden. Die Prüfung CU ist bei allen Arzneiformen erforderl., welche die Voraussetzungen für Gleichförmigkeit der Masse (s. u.) nicht erfüllen. Bei Produkten mit einem Gehalt unter 25 mg od. 25 % kann anstelle der CU die Gleichförmigkeit der Masse überprüft werden, wenn die relative Standardabweichung (Abk. RSD) der Wirkstoffkonzentration in den Einzeldosen ≤2 % beträgt. Die RSD wird aus der Standardabweichung s der Ein-

**Gleichförmigkeit einzeldosierter Arzneiformen**
Anwendung der Prüfungen Gleichförmigkeit des Gehalts (engl. content uniformity; Abk. CU) und Gleichförmigkeit der Masse (engl. mass variation; Abk. MV) auf Darreichungsformen nach Ph.Eur.6

| Darreichungsform | Typ | Sub-Typ | Art der Prüfung nach Dosis und Wirkstoffanteil | |
|---|---|---|---|---|
| | | | ≥25 mg und ≥25 % | <25 mg und <25 % |
| Tabletten | nicht überzogen | | MV | CU |
| | überzogen | Filmtabletten | MV | CU |
| | | andere | CU | CU |
| Kapseln | hart | | MV | CU |
| | weich | Suspensionen, Emulsionen, Gele | CU | CU |
| | | Lösungen | MV | MV |
| feste Zubereitungen in Einzeldosisbehältnissen | mit einzelnen Bestandteilen | | MV | MV |
| | mit mehreren Bestandteilen | im Endbehältnis gefriergetrocknete Lösungen | MV | MV |
| | | andere | CU | CU |
| Lösungen in Einzeldosisbehältnissen | | | MV | MV |
| andere | | | CU | CU |

zelgehalte $x_i$ vom mittleren Gehalt $\overline{X}$ bestimmt u. prozentual auf $\overline{X}$ bezogen.

$$s=\sqrt{\frac{\sum_{i=1}^{n}(x_i-\overline{X})^2}{n-1}} \qquad RSD=\frac{100\cdot s}{\overline{X}}$$

**Durchführung:** Bei festen u. flüssigen Darreichungsformen wird bei 10 Einheiten jeweils der Einzelgehalt analytisch bestimmt u. der **Akzeptanzwert** (engl. acceptance value; Abk. AV) berechnet.

$$AV=|M-\overline{X}|+ks$$

M: **Referenzwert,** der bei einem festgelegten Gehalt T% u. ermitteltem $\overline{X}$ zw. der Abweichung 98.5% u. T% von $\overline{X}$ den Wert $\overline{X}$ einnimmt; für $\overline{X}$<98.5% beträgt M 98.5% u. für $\overline{X}$>T% beträgt M T%; k: Akzeptanzkonstante: 2.4 für n = 10 u. 2.0 für n = 30. Vgl. content uniformity. **Gleichförmigkeit der Masse:** engl. mass variation (Abk. MV); anwendbar auf **1.** Lösungen in Einzeldosisbehältnissen od. Weichkapseln; **2.** feste einzeldosierte Zuber. (inklusive Pulvern, Granulaten u. steriler fester Zuber.); **3.** feste einzeldosierte Zuber. (inklusive steriler fester Zuber.) aus echten Lösungen, im Endbehältnis gefriergetrocknet; **4.** Hartkapseln, nicht überzogene Tabletten od. Filmtabletten mit mind. 25 mg Wirkstoff, dessen Anteil mind. 25% der Masse der Einzeldosis (bei Hartkapseln Masse des Kapselinhalts) ausmacht. Wirkstoffe in geringeren Anteilen müssen der Prüfung CU (Gleichförmigkeit des Gehalts, s. o.) entsprechen. **Durchführung:** Über eine geeignete Wirkstoffgehaltsbestimmung wird A ermittelt (Wirkstoffgehalt in % vom Sollgehalt). Geprüft wird **1.** bei **nicht überzogenen Tabletten od. Filmtabletten** so, dass 10 Tabletten einzeln genau gewogen werden. Der Wirkstoffgehalt jeder Tablette (in % vom Sollgehalt) wird aus der Masse der einzelnen Tabletten u. A berechnet. Der Akzeptanzwert wird berechnet. **2.** Bei **Hartkapseln** u. anderen festen Darreichungsformen werden 10 Kapseln einzeln genau gewogen u. nach vollständigem Entleeren jeweils die Einzelmasse der dazugehörenden Hüllen bestimmt. Dies ermöglicht es, die Einzelmassen der Kapselinhalte zu berechnen. Der Wirkstoffgehalt jedes Kapselinhalts wird aus dessen Einzelmasse u. A berechnet. Der Akzeptanzwert wird berechnet. **3.** Bei **Weichkapseln** werden die einzelnen Weichkapseln genau gewogen u. nach dem Aufschneiden der Inhalt mit Lösungsmittel ausgewaschen. Nach dem Abwiegen jeder dazugehörenden gesäuberten Kapselhülle wird der jeweilige Nettoinhalt berechnet. Der Wirkstoffgehalt jedes Kapselinhalts wird aus dessen Masse u. A berechnet. Der Akzeptanzwert wird berechnet. **4.** Bei **flüssigen Darreichungsformen** werden aus 10 Behältnissen jeweils die üblicherweise zu entnehmenden Mengen einzeln genau gewogen. Der Wirkstoffgehalt jedes Behälterinhalts wird jeweils aus dessen Masse u. A berechnet. Der Akzeptanzwert wird berechnet. Die Berechnung des Akzeptanzwerts erfolgt wie hier unter Gleichförmigkeit des Gehalts beschrieben, wobei jedoch die Gehalte der Einzeldosen durch

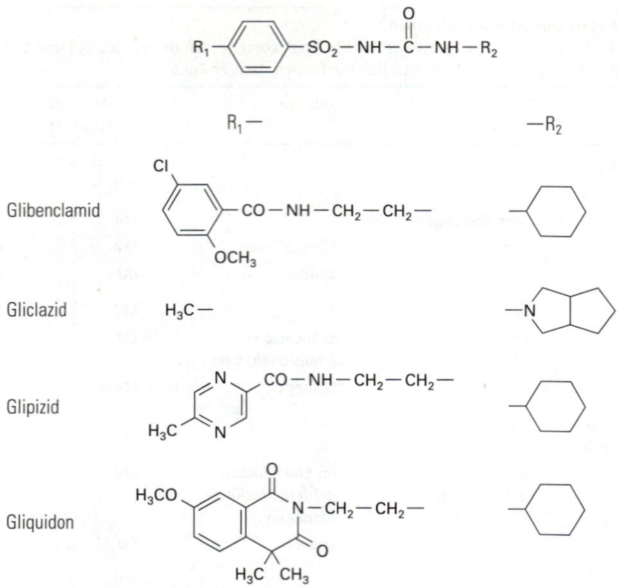


**Glibenclamid:** G. u. strukturverwandte Antidiabetika

die individuell ermittelten Einzelgehalte $x_i$ ersetzt werden. Diese werden wie folgt ermittelt:

$$x_i = w_i \cdot \frac{A}{\bar{W}}$$

$w_i$: die Massen der Einzeldosen; A: Wirkstoffgehalt in % des Sollgehalts; $\bar{W}$: Mittelwert der Einzelmassen. **Hinweis:** Wenn die Abweichung des Mittelwerts vom Sollwert unbedeutend ist, kommen die Ersatzprüfungen (Gleichförmigkeit* der Masse einzeldosierter Arzneiformen, Gleichförmigkeit* des Gehalts einzeldosierter Arzneiformen) zum Einsatz.

**Gleichgewicht:** besteht, wenn die Summe aller auf das System einwirkender Kräfte =0 ist, sich also alle äußeren u. inneren Einflüsse gegenseitig aufheben. Beispiele: mechanisches, chemisches, thermodynam. Gleichgewicht.

**Gleichgewichtsfeuchte fester Füllgüter:** Kennzahl fester Füllgüter für ihre Eignung zur weiteren Verarbeitung; die Gleichgewichtsfeuchte stellt sich in einem geschlossenen Prüfgefäß zw. Pulvern od. Granulaten u. der darüber befindl. Luft (meist 40–60 % relative Feuchte) ein u. wird mit einem Hygrometer gemessen. Die Bestimmung wird bei Raumtemperatur durchgeführt. Die Gleichgewichtsfeuchte des Füllguts u. der Kapselhülle führt zu nachteiligen Wechselwirkungen zw. beiden.

**Gleichgewichtskonstante, thermodynamische:** Symbol K; beschreibt das Verhältnis zw. Konz. der Produkte u. Edukte einer Reaktion im Gleichgewicht; mit Hilfe der G. können freie Standardbildungsenthalpien berechnet werden; vgl. Massenwirkungsgesetz.

**Gleichgewichtslöslichkeit:** s. Phasenlöslichkeitsanalyse.

**Gleichsporigkeit:** s. Homosporie.

**Gleichstromdestillation:** einfache Destillation*, therm. Stofftrennverfahren, bei dem die verdampfte Flüss. im Kühler* kondensiert u. das gesamte Kondensat in die Vorlage geleitet wird. Dampf und Kondensat haben die gleiche Fließrichtung. Vgl. Gegenstromdestillation.

**Gleitmittel:** **1.** Lubrikanzien, Lubricantia; Sammelbez. für pharmaz. Hilfsstoffe, die zu den Fließregulierungsmitteln*, Schmiermitteln* u./od. Formentrennmitteln* gehören u. aus techn. Gründen einer Tablettiermasse zugesetzt werden müssen; **2.** s. Laxanzien; **3.** s. Kathetergleitmittel.

**Gleitreibung:** s. Haftreibung.

**Gliadine:** Prolamine* aus Weizen u. Roggen; enthalten kein Lysin*; vgl. Zöliakie.

**Gliadin-Überempfindlichkeit:** s. Zöliakie.

**Glibenclamid** (INN): Glibenclamidum Ph.Eur., Glybencyclamid; 1-{4-[2-(5-Chlor-2-methoxybenzamido)ethyl]phenylsulfonyl}-3-cyclohexylharnstoff; CAS-Nr. 10238-21-8; $C_{23}H_{28}ClN_3O_5S$, Strukturformel: s. Abb.; $M_r$ 494.00; Schmp. 169–170 °C (kristallisiert aus Ethanol/DMF), Schmp. 172–174 °C (kristallisiert aus Methanol); fast unlösl. in Wasser u. Ether, lösl. in Ethanol 1 : 330, in Chloroform 1 : 36, in Methanol 1 : 250; **Wirk.:** orales Antidiabetikum* (Sulfonylharnstoff* der 2. Generation); **Kontraind., WW u. UAW:** s. Sulfonylharnstoffe; **Dos.:** p.o. Initialdosis 1×2.5 mg/d, dann individuell erhöhen; HWZ 2.5 h.

**Glibornurid** (INN): 1-(2-*endo*-Hydroxy-3-*endo*-bornyl)-3-(4-tolylsulfonyl)harnstoff; CAS-Nr. 26944-48-9; $C_{18}H_{26}N_2O_4S$; $M_r$ 366.48; Schmp. 195–198 °C; $[\alpha]_D^{20\,°C}$ +63.8° (Ethanol); nicht mehr im Handel befindl. orales Antidiabetikum* (Sulfonylharnstoff* der 2. Generation); **UAW:** s. Sulfonylharnstoffe.

**Gliclazid** (INN): Gliclazidum Ph.Eur.; 1-(3-Azabicyclo[3.3.0]oct-3-yl)-3-4-tolylsulfonyl)harnstoff; CAS-Nr. 21187-98-4; $C_{15}H_{21}N_3O_3S$, Strukturformel: s. Glibenclamid (Abb. dort); $M_r$ 323.42; Schmp. 180–182 °C (kristallisiert aus wasserfreiem Ethanol); Sulfonylharnstoff* der 2. Generation; **Wirk.:** orales Antidiabetikum*; **Dos.:** 1×0.08–0.16 g/d morgens; HWZ 12 h.

**Gliederfüßer:** s. Arthropoden.

**Gliederzypresse:** s. Tetraclinis articulata.

**Gliedkraut:** s. Sideritis hirsuta.

**Glimepirid** (INN): *trans*-3-Ethyl-4-methyl-*N*-{4-[3-(4-methylcyclohexyl)ureidosulfonyl]phenethyl}-2-oxo-3-pyrrolincarboxamid; CAS-Nr. 93479-97-1; $C_{24}H_{34}N_4O_5S$, Strukturformel: s. Abb.; $M_r$ 490.62; Schmp. 207 °C; Sulfonylharnstoff* der 3. Generation; **Wirk.:** orales Antidiabetikum*; **UAW:** s. Sulfonylharnstoffe*; **Dos.:** Einstellung des Diabetikers durch den Arzt notwendig; initial 1×1 mg/d, auf max. 6 mg/d erhöhen (Einnahme unmittelbar vor dem Frühstück); HWZ 5–8 h.

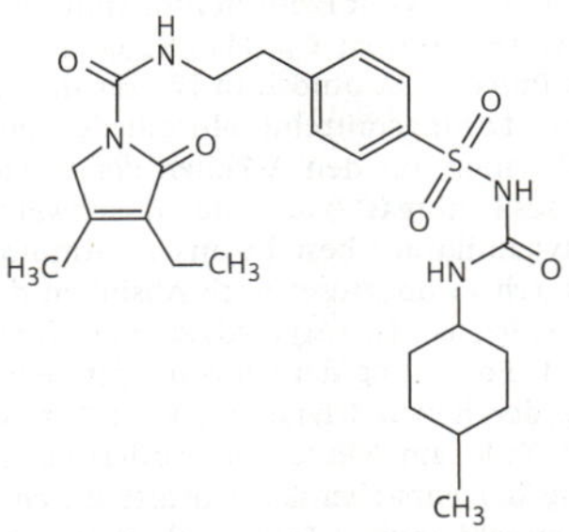

**Glimepirid**

**Glinide:** s. Antidiabetika.

**Gliotoxin:** $C_{13}H_{14}N_2O_4S_2$; fungistat. wirkende Substanz, die aus versch. Pilzen (Aspergillus fumigatus, Cliocladium fimbriatum, Penicillium jenense u. a.) gewonnen wird; **Toxikol.:** $LD_{50}$ (Maus): p. o. 67 mg/kg.

**Glipizid** (INN): Glipizidum Ph.Eur.6, Glydiazinamid; 1-Cyclohexyl-3-({4-[2-(5-methylpyrazin-2-carboxamido)ethyl]phenyl}sulfonyl)harnstoff; CAS-Nr. 29094-61-9; $C_{21}H_{27}N_5O_4S$, Strukturformel: s. Glibenclamid (Abb. dort); $M_r$ 445.55; Schmp. 208–209 °C (krisitallisiert aus Ethanol); fast unlösl. in Wasser, Ethanol u. chlorierten Lsg.; wenig lösl. in Aceton; **Wirk.:** orales Antidiabetikum*, Sulfonylharnstoff* der 2. Generation; **Kontraind., WW u. UAW:** s. Sulfonylharnstoffe; **Dos.:** p. o. 2.5–3.0 mg/d; HWZ 4 h.

**Gliptine:** s. DPP-4-Inhibitoren.

**Gliquidon** (INN): 1-Cyclohexyl-3-{4-[2-(1,2,3,4-tetrahydro-7-methoxy-4,4-dimethyl-1,3-dioxo-2-isochinolyl)ethyl]phenylsulfonyl}harnstoff; CAS-Nr. 33342-05-1; $C_{27}H_{33}N_3O_6S$, Strukturformel: s. Glibenclamid (Abb. dort); $M_r$ 527.6; Sulfonylharnstoff* der 2. Generation; **Wirk.:** orales Antidiabetikum*; **Dos.:** p. o. 1×15 mg/d zu Beginn der Einstellung, n. B. erhöhen um jeweils 15 mg; HWZ 1.5 h.

**Glisoxepid** (INN): 3-(1-Azepanyl)-1-{4-[2-(5-methyl-3-isoxazolylcarboxamido)ethyl]phenylsulfonyl}harnstoff; CAS-Nr. 25046-79-1; $C_{20}H_{27}N_5O_5S$; $M_r$ 449.54; Schmp. 189 °C (kristallisiert aus Ethanol); nicht mehr im Handel befindl. orales Antidiabetikum* (Sulfonylharnstoff* der 2. Generation).

**Glisson-Krankheit:** s. Rachitis.

**Glitazone:** s. Antidiabetika.

**Gln:** Abk. für **Glutamin***.

**Globex-Verfahren:** s. Tropf- oder Blasverfahren.

**Globin:** s. Hämoglobin.

**Globoid:** (bot.) kugeliges Gebilde im Aleuronkorn*, aus Calcium- u. Magnesiumsalzen der Inositphosphorsäure bestehend.

**Globosid:** Glykolipid*; neutrales Ceramid-Oligosaccharid aus Ceramid (s. Glykolipide), Lactose*, Galactose* u. *N*-Acetylgalactosamin; ähnl. den Gangliosiden.

**Globularia alypum** L.: Kugelblumenstrauch; Fam. Plantaginaceae; Mittel- u. Südeuropa; Stpfl. von **Folia Alypi:** Kugelblumenstrauchblätter; **Inhaltsst.:** Iridosidglucoside, Globularin, Catapol, Globularidin u. a., Carbonsäuren, Flavonoide* (z. B. Globulariacitrin), Gerbstoffe* u. der Bitterstoff* Pikroglobularin; **Wirk. u. Anw.:** (volkstüml.) z. B. bei Obstipation, Harnwegsinfektionen; **UAW:** Globularin bewirkt Erbrechen, Koliken, starke Diarrhöen, Kopfschmerz u. Schwindel; Globularetin wirkt in Dosen von 0.1–0.3 g stark abführend u. diuretisch; **Toxikol.:** tox. Symptome treten ab einer Dosis von 0.5 g Globularetin auf.

**Globuli:** **1.** Globuli velati; s. Homöopathie; **2.** s. Globuli vaginales

**Globulin, antihämophiles:** s. Blutgerinnungsfaktor VIII; Blutgerinnungsfaktor IX.

**Globuline:** umfassendste u. heterogenste Gruppe der Serumproteine, die in reinem Wasser unlösl., in verdünnten Salzlösungen jedoch lösl. sind; im Ggs. zu den Albuminen* höhermolekular; **Vork.:** in allen tier. Körperflüssigkeiten (z. B. in Serum, Milch, Plasma); **Funktion:** Transport wasserunlösl. Stoffe (z. B. Lipide* u. Lipochrome*), Hormone* u. Enzyme*, spezif. (Antikörper*) u. unspezif. Immunität, Blutgerinnung*; **Vertreter:** zahlreiche Enzyme, biol. wichtige Proteine u. die meisten Glykoproteine* (z. B. Immunglobuline*); am besten untersucht sind die G. des Plasmas (s. Plasmaproteine), die sich elektrophoret. in die Fraktion der α-, β- u. γ-Globuline auftrennen lassen (s. Papierelektrophorese, Abb. dort).

**γ-Globuline:** s. Gammaglobuline.

**Globuli vaginales:** Suppositoria vaginalia, Ovula, Vagitoria; Vaginalkugeln, Vaginalzäpfchen, Scheidenzäpfchen; einzeldosierte, feste Arzneizubereitungen mit in der Grundmasse gelösten od. feinen, gleichmäßig verteilten Wirkstoffen zur lokalen Behandlung der Vagina (z. B. entzündungshemmend, antiseptisch) od. zur Kontrazeption; die Grundmassen können in Wasser lösl., unlösl. od. in Wasser dispergierbar sein u. entsprechen im Allg. den Grundmassen für Suppositoria* od. Tabletten (s. Compressi). Form (ei-, kugel-, torpedoförmig), Volumen u. Konsistenz sind dem Einführen in die Scheide angepasst. Gewicht zwischen 1 u. 15 g; die Globuli verflüssigen sich in der Vagina mit Hilfe des Vaginalsekrets od. bilden einen Schaum. Zur Benetzung der Vaginalschleimhaut eignen sich v. a. hydrophile Grundlagen mit kurzen Auflösungszeiten, bevorzugt **Glycerol-Gela-**

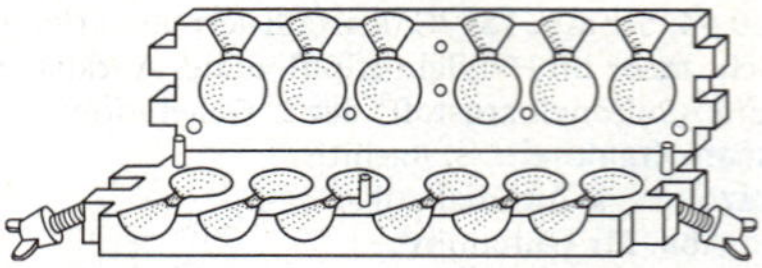

**Globuli vaginales:** Gießform für Globuli vaginales (Vaginalkugeln), an den Einfüllöffnungen entstehen Gusszapfen

tine. **Darst.:** Gemisch aus 1 T. Gelatine*, 2 T. Wasser u. 5 T. Glycerol* (85 %). Die Gelatine lässt man in Wasser quellen, setzt das Glycerol zu, erwärmt bis max. 65 °C zur Lsg., ergänzt das verdunstete Wasser u. mischt durch. In die noch flüssige Masse werden die Wirkstoffe eingearbeitet u. die Mischung in Globuliformen (s. Abb.) ausgegossen; vgl. Suppositoria. Die für die geeignete Konsistenz vorgeschlagene Gelatinekonzentration (12.5 %) muss bei höherem Pulveranteil erniedrigt (bis 7 %) u. bei hygroskop. od. konsistenzerniedrigenden Zusätzen erhöht werden (bis 22 %). Aufgrund der Anfälligkeit gegenüber Mikroorganismen ist bei längerer Lagerung ein geeignetes Konservierungsmittel zuzusetzen. Auch Hartfette* (bes. mit erhöhtem Partialestergehalt), ethoxylierte Partialglyceride u. Polyethylenglykol-Gemische sind als Grundlage geeignet. Schaumbildende G. vaginales haben eine ähnl. Zusammensetzung wie Vaginalbrausetabletten (s. Vaginaltabletten). Abgabe von G. vaginales in geeigneten Folien verpackt; **Off:** in Ph.Eur. unter Zubereitungen* zur vaginalen Anwendung; **Prüfung:** nach Ph.Eur.6 auf Gleichförmigkeit* einzeldosierter Arzneiformen od. auf Gleichförmigkeit* des Gehalts einzeldosierter Arzneiformen u./od. auf Gleichförmigkeit* der Masse einzeldosierter Arzneiformen u. Prüfung der Zerfallszeit (Prüfung nach 60 min; s. Zerfallsprüfung). Vgl. Capsulae; Weichkapseln.

**Glockenbilsenkraut:** s. Scopolia carniolica.

**Glomeromycota:** s. Pilze.

**Glonoinum:** s. Solutio Nitroglyceroli spirituosa; Glyceroltrinitrat.

**Gloriosa superba** L.: Hakenlilie; Fam. Colchicaceae (früher Liliaceae); trop. Afrika u. Asien; Stpfl. von **Tubera Gloriosae:** Gloriosaknollen; **Inhaltsst.:** Colchicin* u. ähnl. Verbindungen; **Anw.:** zur Gewinnung von Colchicin.

**Glossa:** Zunge.

**Glossina:** s. Fliegen; Tsetsefliege.

**Glottis:** stimmbildender, aus den Stimmfalten bestehender Teil des Kehlkopfs*.

**GLP:** **1.** Abk. für (engl.) *glucagon-like peptide*; veraltet Enteroglucagon; gastrointestinales Gewebehormon* (Peptidhormon) mit ähnl. immun. Eigenschaften, aber anderen Wirk. als Glucagon*; nach Nahrungszufuhr Freisetzung aus L-Zellen des Ileums; **Formen: a) GLP-1:** stimuliert in den B-Zellen des Pankreas (Langerhans-Inseln) Synthese u. Sekretion von Insulin*, hemmt Sekretion von Glucagon sowie Magensäuresekretion, Magenentleerung u. Appetit; Abbau durch Di-Peptidyl-Peptidase 4; vgl. Exenatide; Antidiabetika; **b) GLP-2:** stimuliert Wachstum des Darmepithels. Vgl. Hormone, gastrointestinale. **2.** Abk. für (engl.) *Good Laboratory Practice;* vom OECD*-Rat am 12.5.1981 formulierte Grundsätze der Guten Laborpraxis; **Inhalt:** befasst sich mit dem organisator. Ablauf u. den Bedingungen, unter denen Laborprüfungen geplant, durchgeführt u. überwacht werden, sowie mit der Aufzeichnung u. Berichterstattung der Prüfung; **Anw.:** bei Prüfung von Chemikalien, Arzneimitteln u. Pflanzenschutzmitteln, um Daten über deren Eigenschaften u. deren Unbedenklichkeit für die menschl. Gesundheit od. die Umwelt zu gewinnen; neben GMP* u. GCP* ein integraler Best. eines komplexen Qualitätssicherungssystems; **Recht:** Mit den EG-Richtlinien 87/18/EWG, 88/320/EWG u. 90/18/EWG hat die Europäische Gemeinschaft die Anw. der GLP-Grundsätze verbindl. gemacht u. ihre Mitgliedstaaten verpflichtet, diese in nationales Recht zu überführen. Das deutsche Recht berücksichtigt die GLP-Grundsätze im 6. Abschnitt des Chemikaliengesetzes* (§§ 19 a ff.).

**GLP-1-Analoga:** s. Antidiabetika.

**Glu:** Abk. für **Glu**taminsäure*.

**Glucagon** (INN): Glucagonum humanum Ph.Eur.6; CAS-Nr. 16941-32-5; $C_{153}H_{225}N_{43}O_{49}S$; $M_r$ 3482; weißes Pulver, fast unlösl. in Wasser u. den meisten org. Lösungsmitteln; blutglucosesteigerndes Peptidhormon aus den A-Zellen der Langerhans-Inseln des Pankreas* (von Rind od. Schwein); Antihypoglykämikum*; besteht aus 29 Aminosäuren; wird durch Emiozytose* nach Absinken des Blutglucosespiegels (s. Hypoglykämie) freigesetzt; **Wirk.: 1.** Förderung der Gluconeogenese*; **2.** Steigerung der hepat. Glykogenolyse*; **3.** positiv inotrope Wirk. am Herzen; **4.** Förderung der Verwertung der entstehenden Glucose durch direkte (glucoseunabhängige) Insulinsekretion; vgl. GLP; **Ind.:** (diagn.) Glykogenosen; **WW:** Insulin: antagonist. Wirk.; Indometacin: Abschwächung od. Verlust der Wirk. von G. od. paradoxerweise Hypoglykämien; Warfarin: G. kann gerinnungshemmende Wirk. erhöhen. **UAW:** gastrointestinale Beschwerden; **Dos.:** parenteral s. c., i. v., i. m. 0.5–1 mg, nach 20 min wiederholbar (Ph.Eur.Komm.).

**Glucametacin** (INN): 1-(*p*-Chlorbenzoyl)-5-methoxy-2-methylindol-3-ylessigsäureglucosamid; CAS-Nr. 52443-21-7; $C_{25}H_{27}ClN_2O_8$; $M_r$ 519.0; nicht mehr im Handel befindl. Antirheumatikum* u. Antiphlogistikum*.

**Glucane:** s. Hemicellulosen; Homoglykane.

**Glucarpidase** (INN): CAS-Nr. 9074-87-7; rekombinante Carboxypeptidase* G2; **Wirk.:** spaltet den endständigen Glutaminsäure-Rest von Methotrexat* ab u. hebt damit dessen zytotox. Wirkung auf; **Ind.:** Ausscheidungsstörung nach Behandlung mit hochdosiertem Methotrexat; **UAW:** Hautrötung, Schüttelfrost; **Dos.:** 50 E/kg KG i. v.

**Gluceptat:** Gluceptas; chem. Kurzbez. für Glucoheptonat (Salz der Glucoheptonsäure*).

**Glucinium:** s. Beryllium.

**Glucitol:** s. Sorbitol.

**Glucobrassicin:** s. Glucosinolate (Tab. dort).

**Glucoconvallosid:** Cardenolid mit dem Aglykon* k-Strophanthidin*; Strukturformel: s. Glykoside, herzwirksame (Tab. 2 dort); **Vork.:** natürl. z. B. in Convallaria-Arten.

**Glucocorticoide:** Steroidhormone* der Nebennierenrinde* u. deren synthet. Analoga (synthet. Cor-

**Glucocorticoide**
Wirkungen

| Funktion, Organ | Wirkung |
|---|---|
| zentrale Wirkung | Einfluss auf das Gehirn mit Veränderung des Verhaltensmusters |
| Hypothalamus/Hypophyse | negative Rückkopplung mit der Corticotropin-Sekretion |
| Differenzierung | Einfluss auf die Organentwicklung in der Fetalperiode (z. B. Lungendifferenzierung) sowie auf die allgemeine Embryonalentwicklung nach Metabolisierung zu fetalen Estrogenen |
| Stoffwechsel | spezifische Stimulation von Enzymsystemen in der Leber und anderen Organen, z. B. Förderung der Gluconeogenese aus Aminosäuren |
| periphere Gewebe | Hemmung der Synthese von Nucleinsäuren und Proteinen (in Muskulatur, Haut und im lymphatischen System) Induzierung verminderter Glucoseverwertung und erhöhter Lipolyse |
| Membranen | Stabilisierung von Membranen und Lysosomen (bei Dosen >60 mg Methylprednisolon) |

ticosteroide* mit glucocorticoider Wirk.); **Formen:** unterscheiden sich hinsichtl. Wirkungsstärke (s. Corticosteroide, Tab. dort) u. -dauer; **1.** natürl. G.: Hydrocortison* (physiol. wichtigstes G.; Sekretion von 15–40 mg/d), Cortison*, Corticosteron u. 11-Dehydrocorticosteron*; hypothalamisch-hypophysäre Regulation der Synthese u. Sekretion mit ausgeprägtem zirkadianem Rhythmus*: Minimum um Mitternacht u. Maximum zw. 6–8 Uhr morgens (hier 70 % der Hydrocortison-Tagesproduktion); vgl. Corticotropin; **2.** synthet. G.: glucocorticoide Aktivität z. T. mit zusätzl. mineralocorticoider Wirkung (z. B. Prednison*); **Wirk.:** s. Tab.; Induktion der Transkription hormonal gesteuerter Gene im Zellkern; schnelle Wirkung wahrscheinl. z. T. über Membran-Rezeptoren vermittelt, z. T. auf membranstabilisierender Wechselwirkung beruhend; **1.** Induktion der Enzyme der Gluconeogenese*; Förderung des Proteinabbaus (freigesetzte Aminosäuren z. T. Precursoren der Gluconeogenese); **2.** Erhöhung der Lipolyse (permissiver Effekt auf Catecholamine*); **3.** antiphlogist. u. a. durch Hemmung der Phospholipase* $A_2$ (Senkung der zur Biosynthese der Eicosanoide* u. Leukotriene* notwendigen Konz. an Arachidonsäure*) sowie Induktion des Transkriptionsfaktors* NFκB* (aktivierte Transkription u. a. von bestimmten Zytokinen*); **4.** antiallerg., immunsuppressiv u. antiproliferativ; **5.** Erhöhung der Salzsäure-, Pepsinogen- u. Trypsinogensekretion im Magen-Darm-Trakt; **6.** kreislaufstabilisierend in hoher Konz. (verbesserte Mikrozirkulation im Schock): **a)** permissiver Effekt auf die Wirk. von Catecholaminen inf. Vermehrung vasaler Alpha- und Beta-Rezeptoren u. Steigerung der Rezeptoraffinität (u. a. positive Inotropie); zusätzl. Hemmung der Down-Regulation nach längerer Anw. von Sympathomimetika*; **b)** Blutdruckerhöhung durch Steigerung des extrazellulären Volumens (mineralocorticoide Wirk.); **Ind.:** NNR-Insuffizienz (Substitutionstherapie); Autoimmunerkrankungen (z. B. rheumatoide Arthritis*), allerg. Erkrankungen (z. B. anaphylaktischer Schock*, Urticaria*), Blutkrankheit (z. B. Werlhof-Krankheit), Erkrankungen des Magen-Darm-Trakts (z. B. Colitis* ulcerosa), der Leber, der Lungen (z. B. Asthma* bronchiale), der Haut u. Augen; bei Organtransplantation (in Kombination mit Immunsuppressiva*), Malignom (in Kombination mit Zytostatika*); Hirndrucksteigerung bei Hirntumor u. a.; Verabreichung p. o., parenteral u. topisch; **Kontraind.:** system. Anw.: u. a. Magen- u. Zwölffingerdarmgeschwüre (v. a. in Kombination mit NSAR), schwere Osteoporose, Herpesinfektion, Systemmykose, Glaukom, Schädelhirntrauma; **WW:** Estrogene, Inhibitoren von CYP3A4 wie Ketoconazol u. Itraconazol, Induktoren von CYP3A4 wie Rifampicin, Phenytoin, Carbamazepin, Barbiturate, Primidon, Antacida (Magnesium- od. Aluminiumhydroxid), ACE-Hemmer, herzwirksame Glykoside, Cumarinderivate, Saluretika, Laxanzien (Kaliumausscheidung verstärkt), Antidiabetika, nichtsteroidale Antiphlogistika, Salicylate, Indometacin, nicht depolarisierende Muskelrelaxanzien, Atropin, andere Anticholinergika (zusätzl. Augeninnendrucksteigerungen), Praziquantel, Chloroquin, Hydroxychloroquin, Mefloquin, Somatropin, Protirelin, Ciclosporin; **UAW:** bei system. Langzeittherapie: **1.** Suppression der endogenen Hydrocortisonsekretion, Cushing*-Syndrom, Magen- u. Zwölffingerdarmgeschwüre, Ödeme, arterielle Hypertonie, Petechien, Steroidakne, Verschlechterung od. Manifestation eines Diabetes* mellitus, Manifestation einer latenten Epilepsie, Erhöhung der Anfallsbereitschaft bei manifester Epilepsie, Steroidkatarakt, Steroidmyopathie, Steroidosteoporose, erhöhtes Infektionsrisiko; bei top. Langzeittherapie u. a. Hautatrophie, je nach Dosis u. Fläche auch system. Wirk.; **2.** Cortisonentzugssyndrom (u. a. Schwindel, allg. Schwäche, psych. Symptome) bei abruptem Abbruch der Langzeittherapie als Folge der erworbenen NNR-Insuffizienz.

**Glucoerysolin:** s. Glucosinolate (Tab. dort).

**Glucoheptonsäure:** D-Glycero-D-guloheptonsäure; $C_7H_{14}O_8$, Strukturformel: s. Abb.; $M_r$ 226.18; **Herst.:** Addition von Blausäure* an Glucose* u.

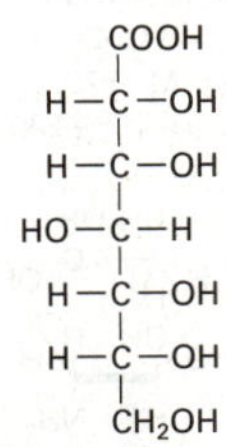


**Glucoheptonsäure**

anschließende Hydrolyse des Cyanohydrins*; **Hinweis:** Stabiler als die freie Säure sind deren Salze, die Glucoheptonate, z. B. Calciumglucoheptonat*.

**Gluconasturtiin:** s. Glucosinolate (Tab. dort); s. Armoracia rusticana; Nasturtium officinale (Nasturtii herba).

**Gluconeogenese:** Glucose-Neubildung; Synthese von Glucose* aus Pyruvat* u. Aminosäuren*; erfolgt nicht durch einfache Umkehrung der Glykolyse*, da unter normalen physiol. Bedingungen die Gleichgewichte für diese Reaktionen energet. recht ungünstig liegen; **Prinzip:** Bei der G. wird Pyruvat direkt od. indirekt über Malat zu Oxalacetat carboxyliert (s. Carboxylierung). Anschließend wird Oxalacetat mittels Phosphoenolpyruvatdecarboxylase zu Phosphoenolpyruvat decarboxyliert u. phosphoryliert. Durch Umkehr der Glykolyse-Reaktion entsteht aus Phosphoenolpyruvat Fructose*-1,6-diphosphat. Die Phosphofructokinase-Reaktion ist nicht reversibel; stattdessen wird eine Phosphatgruppe durch Fructosediphosphatase abgespalten; es entsteht Fructose*-6-phosphat, das zu Glucose*-6-phosphat umgewandelt wird. Bei niedrigem Blutglucosespiegel wird Glucose-6-phosphat mittels Glucose-6-Phosphatase zu Glucose hydrolysiert; sonst wird es direkt zur Synthese von Glykogen* verwendet. **Gesamtreaktion:**

$2\,\text{Pyruvat}\,(2\,CH_3{-}CO{-}COO^-) + 2\,NADH + 4\,H^+$
$+ 6\,ATP \rightarrow \text{Glucose}\,(C_6H_{12}O_6) + 2\,NAD^+ + 6\,ADP$
$+ 6\,P_i$

Die erforderl. Energie wird durch die vollständige Oxidation von 20–30 % des Lactats zu $CO_2$ u. $H_2O$ bereitgestellt. G. aus Aminosäuren* beruht auf deren Umwandlung zu $C_4$-Carbonsäuren (glucoplastische Aminosäuren). Diese können als Zwischenprodukte des Tricarbonsäurezyklus* zu Oxalacetat umgebildet werden. **Vork.:** hauptsächl. in Leber u. Niere; **Bedeutung:** wichtig v. a. bei starkem Lactatanfall durch Muskelarbeit u. bei Hunger zur Aufrechterhaltung der Blutglucosekonzentration; dabei werden v. a. glucoplast. Aminosäuren herangezogen; **Regulation:** Stimulierung der G. durch Glucagon*, Hemmung durch Insulin*.

**Gluconsäure:** Acidum gluconicum; Dextronsäure; Polyhydroxymonocarbonsäure, die aus Glucose* durch Oxidation am C-1 entsteht; analog entsteht aus Glucose*-6-phosphat durch Glucose*-6-phosphat-Dehydrogenase Gluconsäure-6-phosphat, ein Intermediärprodukt des Pentosephosphatzyklus*. **Anw.: 1.** (med.) Salze (Gluconate) wie Calciumgluconat* od. Eisen(II)*-gluconat; **2.** (techn.) als Gerb- u. Beizmittel.

**Glucoraphanin:** s. Glucosinolate (Tab. dort).

**Glucosamin:** D-Glucosamin, Chitosamin, 2-Amino-2-desoxy-D-glucose; 2-Amino-2-desoxy-*β*-D-glucopyranose; CAS-Nr. 4316-24-8; $C_6H_{13}NO_5$, Strukturformel: s. Abb.; $M_r$ 179.17; *α*-D-Glucosamin: Schmp. 88 °C; $[\alpha]_D^{20\,°C}$ +100° → +47.5° (nach 30 min); *β*-D-Glucosamin: Schmp. 110 °C (unter Zers.); $[\alpha]_D^{20\,°C}$ +28° → +47.5° (nach 30 min, Wasser); die *β*-Form ist sehr leicht lösl. in Wasser, lösl. 1 : 38 in kochendem Methanol, wenig lösl. in kaltem Methanol, Ethanol, fast unlösl. in Ether, Chloroform; **Vork.:** natürl. in Chitin*, Mukoiden*, Mukopolysacchariden*; **Darst.:** aus Chitin isoliert od. synthet. hergestellt; **Wirk.:** Antirheumatikum*, Chondroprotektivum*; **Dos.:** p. o. retard 2 × 0.25 g/d; parenteral (i. v., i. m.) 0.4 g/2 d über 4 Wochen. Gebräuchl. sind auch Glucosaminhydrochlorid, Glucosaminhydroiodid u. Glucosaminsulfat.

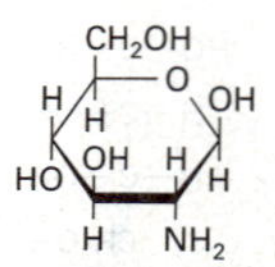


**Glucosamin:** *β*-D-Glucosamin

**Glucose:** Monosaccharid*; Hexose*, die natürl. nur in der D-Konfiguration vorkommt (überwiegend als ringförmige Pyranose in den 2 anomeren Formen *α*-D- u. *β*-D-Glucopyranose); die spiegelbildl. L-Glucose wurde in der Natur nicht nachgewiesen. **D-Glucose:** Dextrose, Saccharum amylaceum; Traubenzucker; CAS-Nr. 50-99-7; $C_6H_{12}O_6$, Strukturformel: s. Abb.; $M_r$ 180.16; *α*-D-Glucose (wasserfrei): Schmp. 146 °C; $[\alpha]_D^{20\,°C}$ +112.2° → +52.7° (c = 10 in Wasser); *β*-D-Glucose: Schmp. 148–155 °C; $[\alpha]_D^{20\,°C}$ +18.7° → +52.7° (c = 10 in Wasser); Schmelzen unter Schwarzfärbung u. Entwicklung des Geruchs nach Karamel; G. liegt als Pyranose in Sesselform (s. Konformation) vor, wobei alle OH-Gruppen in der thermodynam. stabileren *β*-Form äquatorial angeordnet sind. In der *β*-Form sind die OH-Gruppen am C-1 u. C-2 *trans*-ständig, in der *α*-Form *cis*-ständig (OH-Gruppe am C-1 daher axial) angeordnet. In wässriger Lsg. ergibt sich ein Gleichgewicht aus 64 % *β*- u. 36 % *α*-Glucose (s. Mutarotation). Formelschreibweise der Fischer-Projektion: s. Monosaccharide (Abb. 2 dort). Die *β*-Form erhält man aus heißen Lsg. der *α*-Form in Eisessig od. Pyridin. Unter 50 °C kristallisiert das *α*-Diastereomer in Wasser als Monohydrat, in absolutem Ethanol als Anhydrat; lösl. in ca. 1.5 T. Wasser, wenig lösl. in Ethanol (ca. 1 : 50), schwer lösl. in Chloroform, Aceton, Methanol; hygroskop. Punkt 81 % relative Feuchte; **Vork.:** G. gehört zu den am weitesten verbreiteten natürl. vorkommenden org. Verb. u. stellt das wichtigste Monosaccharid des tier. Organismus dar. In freier Form findet man G. in zahlreichen süßen Früchten, in Honig u. Nektar sowie in Blut (bis zu 0.1 %; patholog. vermehrt bei Diabetes* mellitus). G. ist versch. anaeroben u. aeroben Gärungen* zugängl. (z. B. alkohol. Gärung, Milchsäure-, Essigsäure- od. Citronensäuregärung). G. ist ferner Baustein vieler Oligo-* u. Polysaccharide* (Saccharose, Lactose, Maltose, Stärke, Glykogen, Cellulose) sowie der Glykoside; v. a. die Phosphorsäureester der G. sind bes. wichtige Intermediärprodukte des Stoffwechsels. Die aktivierte Form (ADP-G.) spielt bei der Stärkesynthese in Pflanzen eine Rolle; UDP-G. ist der Glucosedonator bei der Synthese vieler Zucker

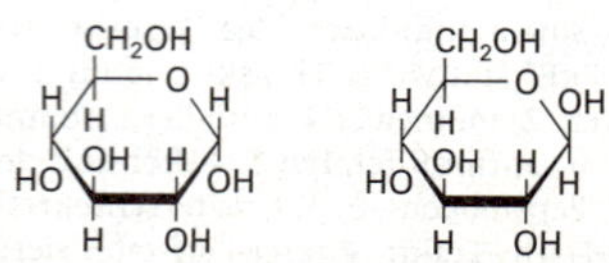


**Glucose:** links *α*-D-, rechts *β*-D-Glucopyranose

(s. Nucleosiddiphosphatzucker). **Gew.:** saure od. enzymat. Hydrolyse von Kartoffel- od. Maisstärke bzw. Cellulose; **Inkomp.:** starke Basen (Braunfärbung), verd. Basen in der Hitze, Vitamin-B-Komplex beim Erwärmen; Aldehydreaktion mit Aminen, Amiden, Aminosäuren, Peptiden u. Proteinen (Braunfärbung); **Wirk.:** Antihypoglykämikum; durch die rasche Resorption der G. steigt der Blutglucosegehalt; dies bewirkt die Sekretion von Insulin* u. eine Hypoglykämie, die von Hungergefühl begleitet wird. **Anw.:** **1.** (med.) parenterale Ernährung, Behandlung u. Prophylaxe der Dehydration, zeitweilige Erhöhung des Blutvolumens, Beseitigung des hypoglykäm. Komas, peroral auch zur Beseitigung von Schwächezuständen, für Mastkuren; **2.** (pharmaz.-technolog.) Füll- u. Bindemittel speziell für Kau-, Lutsch- u. Vaginaltabletten; ferner zum Süßen von Getränken; eine 5.05 %ige Lsg. wasserfreier bzw. 5.51 %ige Lsg. hydratisierter G. ist isoosmot. mit dem Serum. **Glucosum anhydricum Ph.Eur.:** Dextrosum anhydricum, wasserfreie Glucose; Dextrosum anhydricum ad usum parenterale, Glucosum anhydricum ad injectionem, wasserfreie Glucose zur parenteralen Anwendung. **Glucosum monohydricum Ph.Eur.:** Dextrosum monohydricum, Glucose-Monohydrat; Dextrosum monohydricum ad usum parenterale, Glucosum monohydricum ad injectionem, Glucose-Monohydrat zur parenteralen Anwendung; $\alpha$-D-Glucopyranose-Monohydrat; CAS-Nr. 5996-10-1; $C_6H_{12}O_6 \cdot H_2O$; $M_r$ 198.17; Wassergehalt 7.0–9.5 %. Vgl. Stärkesirup; Glucosesirup, sprühgetrockneter.

**Glucose-Äquivalent:** Abk. GÄ; Dextrose-Äquivalent (engl. dextrose equivalent, Abk. DE); Parameter zur Angabe des Hydrolysegrads von Polysacchariden*, z. B. bei der partiellen Hydrolyse* von Stärke (s. Amylum); je höher der Wert, umso vollständiger ist der Abbau zu Glucose* erfolgt; **Bestimmung:** Maßanalyse*; eingestelltes Fehling*-Reagenz wird vorgelegt; Methylenblau-Lsg. dient während der Titration im Sieden als Indikator*. Berechnung:

$$GÄ = \frac{300 \cdot V_0 \cdot 100}{V_1 \cdot M \cdot D}$$

$V_0$: verbrauchte Glucose-Referenzlösung in mL; $V_1$: verbrauchte Lsg. der Prüfsubstanz in mL; M: Einwaage der Prüfsubstanz in g; D: Prozentgehalt an Trockensubstanz in der Prüfsubstanz.

**Glucose, aktive:** s. Nucleosiddiphosphatzucker.

**Glucose-Augentropfen 40 %:** Zusammensetzung: NFA, 8.0 T. Glucose, Wasser für Injektionszwecke ad 20 T.; 4 Wochen nach Herstellung verwendbar (unkonserviert); **Anw.:** zur Abschwellung u. Entquellung der Hornhaut. Vgl. Augentropfen.

**Glucose-Elektrolyt-Mischung:** s. Mixtura Dextrosi-Electrolyti.

**Glucose-Lactat-Zyklus:** s. Cori-Zyklus.

**Glucose-Monohydrat:** s. Glucose (Glucosum monohydricum Ph.Eur.).

**Glucose-Neubildung:** s. Gluconeogenese.

**Glucoseoxidase:** Abk. GOD; zu den Oxidoreduktasen gehörendes Enzym* zum Glucosenachweis; in Pflanzen u. Mikroorganismen (z. B. Aspergillus-Arten) vorkommendes Flavinenzym*, das spezif. die $\beta$-D-Glucose* in Anwesenheit von Sauerstoff zu Gluconolacton oxidiert; das dabei entstehende Wasserstoffperoxid* wird unter dem Einfluss einer Peroxidase* mit einem Chromophor* (z. B. *o*-Toluidin*) umgesetzt. Der dabei entstehende Farbstoff zeigt ein positives Ergebnis an. G. aus Aspergillus stellt ein dimeres Flavoglykoprotein dar (16 % Kohlenhydrate; $M_r$ 160 000; 2 FAD pro Molekül; 2 Untereinheiten mit je $M_r$ 80 000). G. wird durch Quecksilberbenzoat gehemmt.

**Glucose-6-phosphat:** Robinson-Ester; stoffwechselaktives Derivat der D-Glucose*; Schlüsselmolekül im Kohlenhydratstoffwechsel*.

**Glucose-1-phosphat:** Cori-Ester; wird bei der Phosphorolyse von Glykogen* u. Stärke (s. Amylum) gebildet u. durch das Enzym Phosphoglucomutase in Glucose*-6-phosphat umgewandelt.

G

**Glucose-6-phosphat-Dehydrogenase:** Abk. GPDH; zu den Dehydrogenasen* gehörendes Schlüsselenzym des Pentosephosphatzyklus*, das im Tier- u. Pflanzenreich weit verbreitet ist; tetrameres Enzym*; $M_r$ 206 000 (bei Neurospora) bis $M_r$ 240 000 (in Erythrozyten*); seine Dimeren werden durch NADP* zusammengehalten. Das aktive Enzym entsteht aus inaktiven Vorstufen. Beim Menschen sind 50 genet. Varianten der Erythrozyten-GPDH bekannt. Vgl. Favismus.

**Glucosesirup:** s. Stärkesirup.

**Glucosesirup, sprühgetrockneter:** Glucosum liquidum dispersione desiccatum Ph.Eur.6; Trockenglucosesirup, Trockenstärkesirup; Mischung von Glucose*, Di- u. Polysacchariden, die durch partielle Hydrolyse* von Stärke gewonnen wird (s. Stärkesirup); weißes bis fast weißes Pulver od. Körner, schwach hygroskop.; leicht lösl. in Wasser; der Hydrolysegrad, ausgedrückt als Glucose*-Äquivalent, muss mind. 20 % betragen u. darf max. um 10 % von dem in der Beschriftung angegebenen Wert abweichen. Trocknungsverlust max. 6.0 %; max. $10^3$ koloniebildende, aerobe Bakterien u. $10^2$ Pilze je g Substanz; Escherichia coli u. Salmonellen dürfen nicht vorhanden sein. **Anw.:** anstelle von Stärkesirup in Instantprodukten; besser verdaul. als Stärke, daher in Babynahrung; für gepökelte Wurst u. Fleischwaren als Umrötungshilfsmittel.

**Glucosetest:** s. Glucoseoxidase.

**Glucoside:** Glykoside*, die als Zucker nur Glucose* enthalten.

**Glucosinolate:** Senfölglucoside, Thioglucoside; *S*-($\beta$-D-1-Glucopyranosyl)-alkyl- od. -arylalkyl-thiohydroxamsäure-*O*-sulfate); $\beta$-Glucoside von Thiohydroximsäuren bzw. deren Sulfaten; in den meisten Fällen liegen die G. als Kaliumsalze vor, bei Sinalbin* wird das Kation von Sinapin* (Cholinester von Sinapinsäure) gestellt. Enzymat. Hydrolyse der C—S-Bindung bei pH 6–7 durch Myrosinase (eine $\beta$-Thioglucosidase mit Sulfataseaktivität) nach Aktivierung durch Ascorbinsäure u. anschließend eine Art Lossen*-Umlagerung (s. Sinigrin) ergeben Glucose*, Hydrogensulfat u. die freien Isothiocyanate* (Senföle), die antibakteriell wirksam sind (s. Abb. 1). Erfolgt die Hydrolyse im stärker sauren Bereich (pH 3–4), unterbleibt die Umlagerung u. es entstehen ein Nitril*, Schwefel*, Hydrogensulfat u. Glucose. Das einfachste Glucosino-

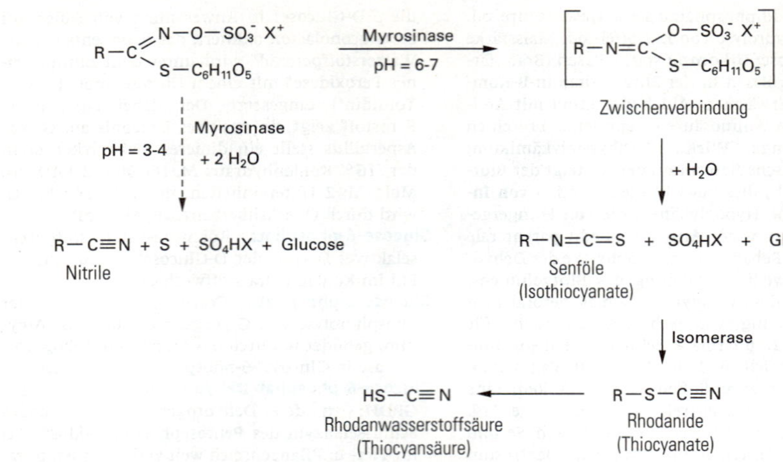


**Glucosinolate** Abb. 1: enzymatischer Abbau (R: Alkyl- od. Arylrest)

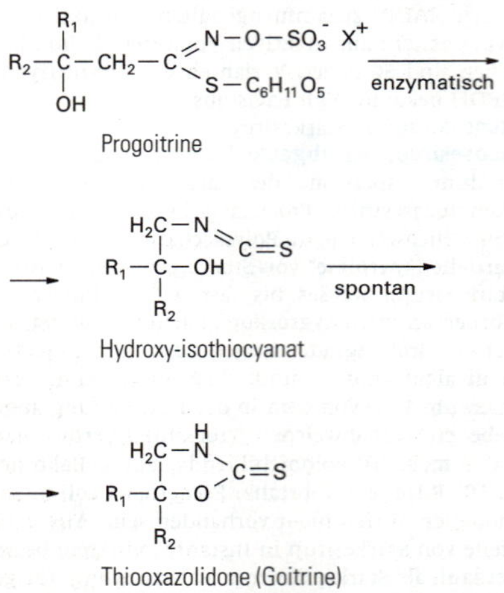


**Glucosinolate** Abb. 2: Bildung von Goitrinen aus Progoitrinen ($R_1$, $R_2$: versch. Reste)

lat ist Glucocaparin, das prakt. in allen Fam. der Capparales vorkommt u. das bei Hydrolyse als Senföl Methylisothiocyanat liefert. Die Myrosinase ist ein komplexes Enzymsystem u. liegt, im Gewebe von den Glucosiden getrennt, in Idioblasten vor. Erst wenn die Gewebestruktur zerstört wird, kann der enzymat. Prozess unter Anwesenheit von Wasser ablaufen. Unter besonderen Bedingungen können aus Glucosinolaten auch Thiocyanate* (Rhodanide) gebildet werden, die wie die Goitrine (s. u.) antithyreotisch (thyreostatisch) wirksam u. somit strumigen (kropfbildend, engl. goitrogen) sind. **Goitrine** (engl.: goiter Kropf) sind Thiooxazolidone (Oxazolidinthione), die infolge einer spontanen Cyclisierung von $\beta$-Hydroxysenfölen entstehen; (s. Abb. 2). Diese liegen genuin ebenfalls in glucosidierter Form vor (z. B. in Kohlarten) u. wurden daher früher als Brassica-Faktoren, heute aber meistens als Progoitrine bezeichnet.

**Vork.:** charakterist. Inhaltsst. der Capparales (Fam. Capparidaceae, Fam. Brassicaceae, Fam. Resedaceae), vereinzelt bei Fam. Tropaeolaceae, Fam. Moringaceae u. Fam. Euphorbiaceae (s. Tab.); **Biosynthese:** der Glucosinolat-Aglyka erfolgt ausgehend von $\alpha$-Aminosäuren über Aldoxime*, in die auf einem noch nicht eindeutig geklärten Weg Schwefel eingebaut wird. Die dabei entstehenden Thiohydroximsäuren werden nun noch vor dem letzten Schritt, dem Einbau der $-OSO_3$-Gruppe, glucosidiert. **Wirk. u. Anw.:** (volkstüml.) wegen der bakteriziden Wirk. der Senföle werden Glucosinolat-Drogen u. Zuber. daraus (Senföle) bei Bronchitiden, als Harnwegsdesinfizientia u. bei grippalen Infekten eingesetzt. Sie wirken cholekinetisch u. fördern die Magensaftsekretion. Äußerl. dienen sie als Scharfstoffe (s. Scharfstoffdrogen) zur Bereitung von Hautreizmitteln*.

**Glucosum liquidum:** s. Stärkesirup.

**Glucosurie:** Glukosurie; erhöhte Ausscheidung von Glucose* im Harn* (über 200 mg/24 h od. 0.8 mmol/L bzw. 15 mg/dL); **Vork.:** v. a. bei Diabetes* mellitus, nach kohlenhydratreicher Mahlzeit, bei Nierenerkrankungen od. pharmak. bedingt. Vgl. Blutzucker.

**(1-D-Glucosylthio)gold:** s. Aurothioglucose.

**Glucotropaeolin:** s. Glucosinolate (Tab. dort); s. Tropaeolum majus (Tropaeoli herba).

**Glucurolacton** (INN): D-Glucuronsäure-$\gamma$-lacton; D-Glucofuranuronsäure-6,3-lacton; CAS-Nr. 63-29-6; $C_6H_8O_6$; $M_r$ 176.12; Schmp. 176–178 °C; $[\alpha]_D^{25\,°C}$ +19.8° (c = 5.19 in Wasser); $d_4^{30}$ 1.76; lösl. in Wasser (26.9 g/100 mL), Methanol (2.8 g/100 mL), Ethanol (0.7 g/100 mL), Eisessig (0.3 g/100 mL); pH einer 10 %igen wässrigen Lsg. 3.5, pH 2.5 nach einer Woche; nicht mehr im Handel; die frühere med. Anw. zur physiol. Entgiftung (Förderung der Glucuronsäure-Synthese) ist obsolet.

**D-Glucuronat-L-Gulonat-Weg:** s. Glucuronatweg.

**Glucuronatweg:** Glucuronat-Xylulose-Zyklus, D-Glucuronat-L-Gulonat-Weg; zykl. Reaktionsweg im Kohlenhydratstoffwechsel*, der für die Synthe-

**Glucosinolate**
Einige Beispiele

| Glucosinolat | Senföl | Vorkommen (Beispiele) | |
|---|---|---|---|
| Sinigrin* | Allyl-isothiocyanat | Brassica* nigra<br>Armoracia* rusticana | Schwarzer Senf<br>Meerrettich |
| Glucotropaeolin | Benzyl-isothiocyanat | Tropaeolum* majus | Kapuzinerkresse |
| Sinalbin* | 4-Hydroxybenzyl-isothiocyanat | Sinapis* alba | Weißer Senf |
| Gluconasturtiin | Phenylethyl-isothiocyanat | Armoracia* rusticana<br>Nasturtium* officinale | Meerrettich<br>Brunnenkresse |
| Glucocochlearin | sekundäres Butyl-isothiocyanat | Cochlearia* officinalis | Löffelkraut |
| Gluconapin | 3-Butenyl-isothiocyanat | Brassica* napus<br>Brassica rapa | Raps<br>Rübsen |
| Glucobrassicin | 3-Indolylmethyl-isothiocyanat | Brassica* oleracea | Kohl-Arten |
| Glucoraphanin | Sulforaphen | Raphanus* sativus<br>Erysimum* crepidifolium | Rettich-Arten<br>Schöterich |
| Glucocheirolin | Methylsulfonylpropyl-isothiocyanat | Erysimum* cheiri | Goldlack |
| Glucoerysolin | Methylsulfonylbutyl-isothiocyanat | Erysimum* crepidifolium | Schöterich |

se u. den Abbau von Ascorbinsäure u. *myo*-Inositol* Bedeutung hat (s. Abb.); **Prinzip:** Glucose* wird in Stellung 6 zu D-Glucuronat oxidiert. Die Reaktion verläuft über UDP-Glucose (s. Nucleosiddiphosphatzucker). Glucuronat dient als Ausgangsstoff für die Synthese von Glucuroniden*. Es wird durch Reduktion zum L-Gulonat abgebaut. Hierbei erfolgt ein Übergang zur L-Konfiguration (das C-6 des Glucuronats bildet das C-1 des L-Gulonats). L-Gulonat gelangt entweder in den Ascorbinsäurestoffwechsel od. wird zu 3-Keto-L-gulonat oxidiert, aus dem unter Decarboxylierung* L-Xylulose entsteht. Xylulose wird zum Zuckeralkohol Xylitol* reduziert, der dann wieder zu D-Xylulose oxidiert wird. Der abermalige Wechsel der Konfiguration erfolgt durch die Bildung des C-5 der D-Xylulose aus dem C-1 des Xylitols. Mit der D-Xylulose, die zu Xylulose-5-phosphat umgewandelt wird, ist der Anschluss zum Pentosephosphatzyklus* hergestellt. Über diesen erfolgt die Regeneration des Glucose*-6-phosphats, der Vorstufe von UDP-Glucose, aus Xylulose-5-phosphat.

**Glucuronat-Xylulose-Zyklus:** s. Glucuronatweg.

**Glucuronide:** Verb. der Glucuronsäure* mit endo- u. exogenen Substanzen; **Bedeutung:** Die Bindung an Glucuronsäure (Glucuronidierung) ist eine wichtige Entgiftungsreaktion in der Leber (vgl. Metabolismus). Neben körperfremden Stoffen (v. a. Arznei- u. Giftstoffen mit Hydroxyl- od. Carboxylgruppen) werden auch körpereigene Stoffe wie Hormone* u. Bilirubin (s. Gallenfarbstoffe) auf diese Weise in eine physiol. inaktive u. wasserlösl. Form gebracht u. können über Harn od. Galle ausgeschieden werden. Die Konjugation mit der auszuscheidenden Substanz erfolgt über die aktivierte Glucuronsäure* (UDP-Glucuronsäure), katalysiert durch die Glucuronyltransferase*.

**Glucuronidierung:** s. Glucuronide.

**Glucuronsäure:** Carbonsäurederivat der D-Glucose*; $M_r$ 194.14; Schmp. 165 °C; $[\alpha]_D^{20\,°C}$ +11.7° → +36.3° (c = 6 in Wasser); Best. der Mukopolysaccharide* (z. B. Hyaluronsäure* u. Chondroitinsulfat*); entsteht im Stoffwechsel aus D-Glucose; **Bedeutung: 1.** bei Tieren in Form von UDP-Glucuronsäure (aktivierte G.) wichtiger Konjugationspartner für körperfremde u. -eigene Stoffe (v. a. von Phenolen), die in Form von Glucuroniden* ausgeschieden werden (Entgiftung; s. Metabolismus); **2.** bei den meisten Tierarten Ausgangsbasis für die Synthese von Ascorbinsäure (außer bei Menschen u. Affen u. wenigen anderen Tieren, die Ascorbinsäure nicht selbst synthetisieren können); s. Glucuronatweg (Abb. dort).

**D-Glucuronsäure-γ-lacton:** s. Glucurolacton.

**Glucuronyltransferase** (lat. transferre übertragen): UDP-Glucuronyltransferase; zu den Transferasen gehörendes Enzym*, das die aktivierte Glucuronsäure* (UDP-Glucuronsäure) mit körpereigenen sowie mit zugeführten Verb. (z. B. Arzneistoffe, Xenobiotika) koppelt; die Addukte werden Glucuronide* genannt. **Bedeutung:** z. B. Phase-II-Reaktion der Biotransformation in der Leber (s. Metabolismus).

**Gluk-:** s. a. Gluc-.

**Glukosurie:** s. Glucosurie.

**Glutae-:** Wortteil mit der Bedeutung Gesäß, Hinterbacke.

**Glutamat:** s. Natriumglutamat.

**Glutamat-Antagonisten:** Stoffe, die durch Hemmung der Glutamat*-Rezeptoren als Antiparkin-

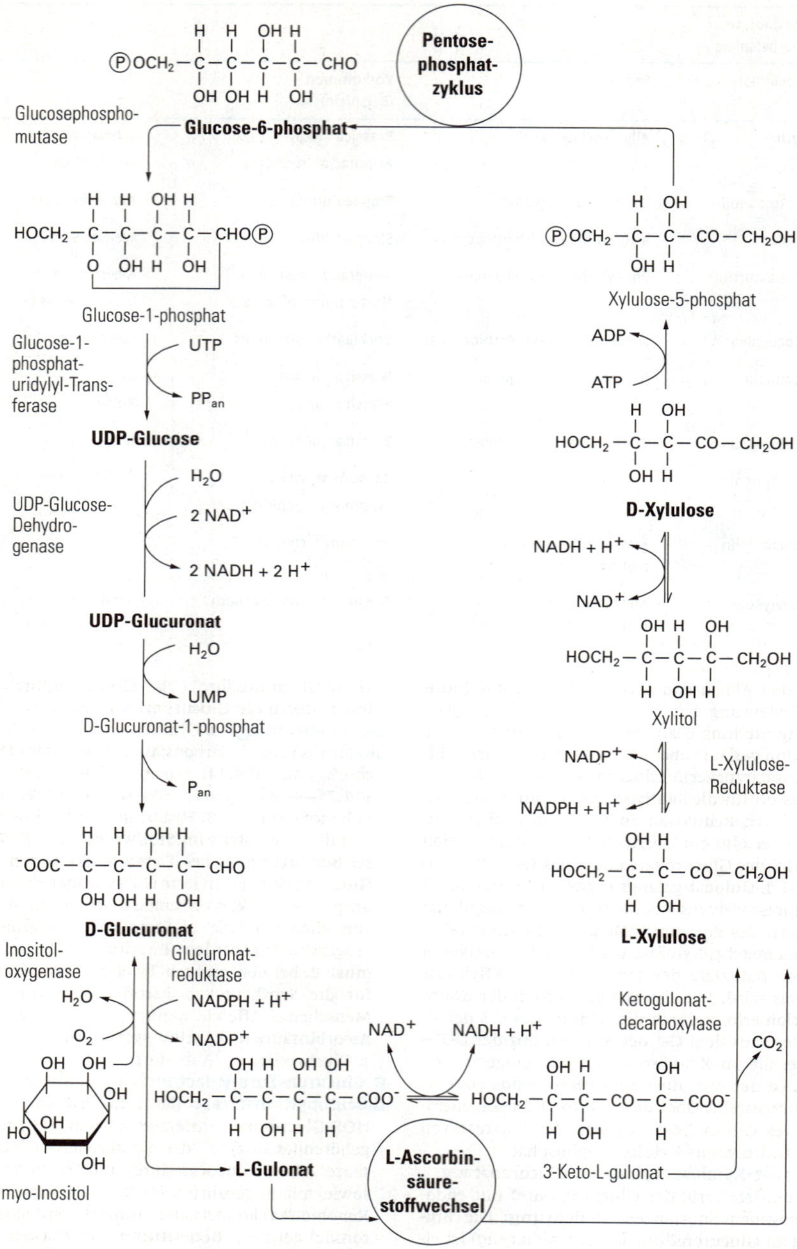


**Glucuronatweg** [12]

sonmittel (z. B. Amantadin*, Budipin*), bei Ohrengeräuschen (Tinnitus), neurodegenerativen Erkrankungen (Riluzol*), Kopfschmerz u. Alkoholentzug (Acamprosat*) eingesetzt werden können.

**Glutamatdehydrogenase:** GLDH; zu den Dehydrogenasen* gehörende Oxidoreduktase (s. Enzyme) in den Mitochondrien*, welche die NAD$^+$-abhängige Dehydrierung von Glutamat zu $\beta$-Ketoglutarat u. Ammoniak katalysiert; katalysiert auch die für die Bildung von Glutamat wichtige Umkehrreaktion.

**Glutamate:** Salze* der Glutaminsäure*.

**Glutamat-Rezeptoren:** über das ganze ZNS verteilte Rezeptoren* für den erregenden Neurotransmitter Glutamat; die versch. Unterklassen erfüllen unterschiedl. Funktionen, z. B. Gedächtnisleistung. Zu den wichtigsten Subtypen der G.-R. zählen die NMDA*-Rezeptoren. Vgl. Glutamat-Antagonisten.

**Glutamin:** Abk. Gln, Q; Laevoglutamid; L-Glutaminsäure-5-amid; CAS-Nr. 56-85-9; $C_6H_{10}N_2O_3$, Strukturformel: s. Aminosäuren (Abb. dort); $M_r$ 146.2; Schmp. 184–185 °C; opt. aktives $\gamma$-Halbamid der Glutaminsäure*; **Bedeutung:** L-Glutamin spielt eine zentrale Rolle im Stickstoffmetabolismus u. ist für das Gehirn ein wichtiger Nährstoff. Da es mit seiner Amidgruppe (wird durch Transamidierung übertragen) an der Biosynthese von Hexosaminen beteiligt ist, fördert es die Regeneration von Mukoiden* u. Darmepithel. **Off.:** DAB; **Anw.:** (med.) wie Glutaminsäure* bei Erschöpfungszuständen, in Infusionslösungen.

**Glutaminase:** zu den Hydrolasen gehörendes Enzym*, das Glutamin* in Ammoniak* u. Glutaminsäure* spaltet.

**Glutaminsäure** (INN): Abk. Glu, E; L-(+)-Glutaminsäure, Acidum glutamicum Ph.Eur.6, Acidum glutaminicum, L-$\alpha$-Aminoglutarsäure, (*S*)-2-Aminoglutarsäure; (*S*)-(+)-2-Aminopentan-1,5-disäure; CAS-Nr. 6899-05-4; $C_5H_9NO_4$, Strukturformel: s. Aminosäuren (Abb. dort); $M_r$ 147.13; Schmp. 247–249 °C (unter Zers.); $[\alpha]_D^{20\,°C}$ +30.5° (c = 1 in Salzsäure 6 mol/L); $d_4^{20}$ 1.538; weißes, krist. Pulver; lösl. in Wasser (g/L): 8.64 (25 °C), 21.86 (50 °C), 55.32 (75 °C), 140.0 (100 °C); fast unlösl. in Methanol, Ethanol, Ether, Aceton, kaltem Eisessig; $pK_{S,1}$ 2.19 (konjugierte Säure), $pK_{S,2}$ 4.25 (Säure), $pK_{S,3}$ 9.67 (Säure); saure, proteinogene Monoaminodicarbonsäure; ihre Salze heißen Glutamate; glucoplast., nichtessentielle Aminosäure; **Vork.:** L-Glu ist in fast allen Proteinen (bes. in Samenproteinen) enthalten. **Bedeutung:** L-Glu nimmt im Stoffwechsel der Aminosäuren eine Schlüsselstellung ein u. ist u. a. der wichtigste Donator der Aminogruppe bei der Transaminierung. Im ZNS wird L-Glu mittels L-Glutaminsäuredecarboxylase zu $\gamma$-Aminobuttersäure (GABA*) decarboxyliert. **Anw.:** **1.** (med.) in Infusionslösungen; früher als Antiepileptikum (obsolet); **2.** (volkstüml.) zur Erhöhung der geistigen Spannkraft u. Leistungsfähigkeit; **3.** (lebensmitteltechn.) Mononatriumglutamat (s. Natriumglutamat), wird in großem Umfang als Geschmacksverstärker verwendet; **Kontraind.:** schwere pathol. Affekt- u. Antriebssteigerung; **UAW:** in hohen Dosen Schlafstörungen u. Unruhe; **Dos.:** p. o. 5–12 g/d in geteilten Dosen; parenteral i. v. 25 g/d als Natriumsalz. Gebräuchl. sind auch Glutaminsäurehydrochlorid*, Kaliumglutamat, Natriumglutamat u. Calciumglutamat.

**Glutaminsäurehydrochlorid:** Acidi glutamici hydrochloridum; CAS-Nr. 138-15-8; $C_5H_{10}ClNO_4$; $M_r$ 183.6; Schmp. 214 °C (unter Zers.); weißes krist. Pulver, leicht lösl. in Wasser; **Anw.:** s. Glutaminsäure; **Off.:** DAB.

**Glutaminsynthetase:** zu den Ligasen gehörendes Enzym*, das in vielen Geweben einschließl. des Gehirns die Umsetzung von Ammoniak* mit Glutamat zu Glutamin* katalysiert.

**Glutaral** (INN): Glutaraldehyd, Glutardialdehyd; 1,5-Pentandial; CAS-Nr. 111-30-8; $C_5H_8O_2$, OHC—$(CH_2)_3$—CHO; $M_r$ 100.1; Sdp. 187 °C; giftige Verb., die aufgrund der Reaktivität ihrer beiden Aldehydgruppen ein wichtiges Ausgangsmaterial bei der Synthese cycl. u. heterocycl. Verbindungen ist; **Anw.:** als Fixativ von biol. Geweben in der Mikroskopie, als unspezif. chem. Quervernetzer von Proteinen* sowie als Desinfektions-* u. Konservierungsmittel (anstelle des früher dazu verwendeten Formaldehyds*).

**Glutaraldehyd:** s. Glutaral.

**Glutardialdehyd:** s. Glutaral.

**Glutarsäure:** Pentandisäure; 1,3-Propandicarbonsäure; $C_5H_8O_4$; $M_r$ 132.11; Schmp. 98 °C; Sdp. 303 °C; Carbonsäure*; **Vork.:** Abbauprodukt von Lysin*.

**Glutathion:** Abk. GSH; $\gamma$-Glutamyl-cysteinyl-glycin; $M_r$ 307.34; Schmp. 190–192 °C (unter Zers.); weiße Kristalle, leicht lösl. in Wasser, unlösl. in Ethanol u. anderen org. Lösungsmitteln; linksdrehendes Tripeptid, das aus je einem Mol der Aminosäuren Glutaminsäure*, Cystein* u. Glycin* besteht; **Vork.:** in fast allen lebenden Zellen, bes. in Hefe, Muskeln u. Leber; kann auch synthet. gewonnen werden; **Bedeutung:** **1.** G. spielt als Sulfhydrylverbindung bei Oxidations- u. Reduktionsprozessen in den Zellen sowie als Aktivator versch. Enzyme eine Rolle: **a)** G. wirkt, z. B. in Anwesenheit von Glutathionperoxidase*, als Reduktionsmittel gegenüber zellschädigenden Peroxiden u. bildet dabei Glutathiondisulfid (Abk. GSSG):

$$2\,GSH + ROOH \rightarrow GSSG + ROH + H_2O$$

GSSG wird durch die NADPH-abhängige GSH*-Reduktase wieder in die SH-Form überführt. **b)** Unter dem Einfluss von Glutathion-S-Transferase bildet GSH Konjugate mit elektrophilen Substanzen (RX): $RX + GSH \rightarrow HX + RSG$. Dieser Reaktion (**Glutathion-Konjugation**) kommt vielfach die Bedeutung einer Entgiftung zu; z. B. können alkylierende Substanzen auf diese Weise inaktiviert werden. An den entstandenen Konjugaten wird dann die Tripeptidkette teilweise hydrolysiert, wobei wasserlösl. Metaboliten wie Mercaptursäuren (Acetylcysteinderivate) entstehen, die eliminiert werden können. **2.** G. senkt den Blutglucosespiegel. **3.** G. scheint eine günstige Wirk. als Strahlenschutzmittel*, z. B. gegen Radium*, zu besitzen.

**Glutathiondisulfid:** s. Glutathion.

**Glutathion-Konjugation:** s. Glutathion.

**Glutathionperoxidasen:** zu den Oxidoreduktasen gehörende Gruppe selenhaltiger Enzyme* (4 Isoformen), die den Abbau von Wasserstoffperoxid* ($H_2O_2$) katalysieren, welches u. a. in den Erythrozyten bei der laufenden Bildung von Methämoglobin (s. Hämoglobin, Hämoglobinderivate) unter Einwirkung von Superoxiddismutasen* entsteht; dabei dient im Ggs. zu unter Katalase* gesteuerten Reaktionen Glutathion* als Wasserstofflieferant. Ferner katalysieren G. auch die Umsetzung anderer Peroxide, z. B. von HPETE zu HETE (s. Eicosanoide).

**Gluteline:** Gruppe einfach gebauter Getreideproteine, z. B. Glutenin (Weizen), Avenin (Hafer), Zeanin (Mais) u. Oryzenin (Reis); bestehen aus bis zu 45 % Glutaminsäure*; unlösl. in Wasser, Salzlösungen

u. 70 %igem Ethanol (im Ggs. zu den Prolaminen*).

**Gluten:** Kleber, Kleberprotein; Getreideprotein, das aus einer Mischung von etwa gleichen Teilen (alkoholunlösl.) Glutelinen* u. (alkohollösl.) Prolaminen* besteht; bewirkt (durch Prolamingehalt) die Backfähigkeit des Mehles. Da G. in Reis fehlt, ist er zum Backen nicht geeignet. Vgl. Zöliakie.

**Glutenin:** s. Gluteline.

**Glutethimid** (INN): Glutethimidum Ph.Eur.; 3-Ethyl-3-phenyl-2,6-piperidindion; CAS-Nr. 77-21-4; $C_{13}H_{15}NO_2$; $M_r$ 217.26; Schmp. 84 °C (kristallisiert aus Ether od. Ethylacetat/Petrolether, DL-Form); leicht lösl. in Ethylacetat, Aceton, Ether, Chloroform, lösl. in Ethanol, Methanol, fast unlösl. in Wasser; nicht mehr im Handel befindl. Schlafmittel* u. Sedativum*; unterliegt dem Betäubungsmittelgesetz* (Anlage II); **UAW:** Übelkeit, Agitiertheit, Hangover, evtl. Überempfindlichkeitsreaktionen, exfoliative Dermatitis; Intoxikation ähnl. Barbituraten; längere Anw. kann zu Abhängigkeit führen.

**Glutin:** s. Gelatine.

**Gly:** Abk. für **Gly**cin*.

**Glyceride:** Ester des Glycerols*.

**Glycerin:** s. Glycerol.

**Glycerin-:** s. a. Glycerol-

**Glycerinphosphorsäure:** s. Glycerolphosphorsäure.

**Glycerinsalbe:** s. Unguentum Glycerini.

**Glycerinseife, flüssige:** s. Sapo glycerinatus liquidus.

**Glyceroguloheptonsäure:** s. Glucoheptonsäure.

**Glycerol** (INN): Glycerin, Glyzerin, Trihydroxypropan, Trioxypropan; 1,2,3-Propantriol; CAS-Nr. 56-81-5; $C_3H_8O_3$, Strukturformel: s. Abb.; $M_r$ 92.09; **Glycerol, wasserfreies:** Glycerolum Ph.Eur., Glycerinum anhydricum, Glycerolum 98 %; Schmp. 17.8 °C; Sdp. 290 °C (101 kPa), 263.0 °C (53 kPa), 240.0 °C (26.6 kPa), 220.1 °C (13.3 kPa), 208.0 °C (8 kPa), 182.2 °C (2.6 kPa), 167.2 °C (1.3 kPa), 153.8 °C (0.7 kPa), 125.5 °C (0.13 kPa); $n_D^{15\,°C}$ 1.4758, $n_D^{20\,°C}$ 1.4746, $n_D^{25\,°C}$ 1.4730; $d_{15}^{15}$ 1.26557, $d_{20}^{20}$ 1.26362, $d_{25}^{25}$ 1.26201; klare, fast farblose, geruchlose, sirupartige, stark hygroskop. Flüss. von süßem Geschmack; mischbar mit Wasser, Ethanol; 1 : 11 in Ethylacetat; 1 : 500 in Ether; unlösl. in Benzol, Chloroform, Tetrachlorkohlenstoff, Schwefelkohlenstoff, Petrolether, Ölen; **Vork.:** G. ist die alkohol. Komponente aller natürl. Fette u. fetten Öle sowie der Phospholipide* (z. B. des Lecithins) u. ist daher von größter Bedeutung beim Aufbau der Nahrung. Es entsteht auch als Nebenprodukt bei der alkohol. Gärung (Wein enthält 0.2–2 % G.) u. beim Abbau der Kohlenhydrate im Organismus. Das entstehende G. wird vom Körper aufgenommen u. vollständig verwertet. **Nachw.:** Beim Erhitzen mit Kaliumhydrogensulfat* entsteht unter Dunkelfärbung das stechend riechende Akrolein*, dessen Dämpfe ein mit Neßler*-Reagenz getränktes Filterpapier schwärzen (Identitätsprüfung). **Darst.:** Spaltung der Fettsäureglycerolester der Fette bei der Seifenherstellung od. durch bes. Vergärung des Zuckers im Protolverfahren, vollsynthet. heute aus Propen (aus Kokereigasen); **Anw.:** (med.) Laxans* (als Mikroklysmen), Otologikum, Hilfsstoff; **Dos.:** rektal Suppositorien 2.0 g mit Seife od. Gelatine; Klysma 5.0 g unverdünnt; p. o. 1–1.5 g/kg KG zur Reduktion des intraokularen Drucks. **Glycerolum (85 per centum) Ph.Eur.:** Glycerol 85 %; $n_D^{20\,°C}$ 1.449–1.455; Wassergehalt 11.5–16.5 %; wird steriles G. 85 % verordnet, so ist nach dem Heißluftverfahren sterilisiertes G. zu verwenden. **Anw.: 1.** (med.) Koronardilatator*, s. Glyceroltrinitrat; **2.** (techn.) Lösungsmittel für zahlreiche org. u. anorganische Stoffe, z. B. Borax, Basen, Alkaloide; als Glyceroltrinitrat* in der Sprengstoffindustrie, in der Textil- u. Kunststoffindustrie, in der Kosmetik, zur Herst. von Schuhcreme, Klebstoffen, Schmiermitteln, Kopiertinten; zur Konservierung von Nahrungsmitteln, zur Füllung von Gasuhren, als Gefrierschutzmittel, Feuchthaltemittel, in der Tabakindustrie. **Austauschstoffe für G.:** nur für techn. Zwecke werden u. a. Ethylenglykol*, Natriumlactat*, Sorbitol*, Methylcellulose* u. 1,2,4-Butantriol* verwendet. Glycerolersatz ist eine farblose, wässrige Lsg. von Calcium- u. Natriumlactat. Unterscheidung von G. u. Glykol (s. Ethylenglykol): letzteres löst Iod mit rotbrauner Farbe, G. wird nur schwach gelb gefärbt; Gentianaviolett färbt Glykol blau, G. wird nicht gefärbt. **Toxikol.:** wenig giftig; große Mengen (ca. 100 mL), v. a. unverdünnt eingenommen, wirken durch Wasserentzug im Magen-Darm-Trakt schleimhautreizend; es können Benommenheit, Nierenschmerzen, blutige Diarrhö u. a. auftreten; **Gesch.:** 1779 von C. W. Scheele (1742–1786) bei der Herst. von Bleipflaster entdeckt; der Name Glycerin stammt von M. E. Chevreul (1786–1889), der erkannte, dass die Fette Glycerolester der Fettsäuren darstellen.

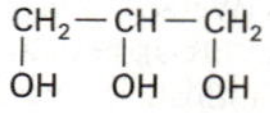

Glycerol

**Glycerola:** glycerolhaltige Zuber. von halbfester Konsistenz; den Salben (s. Zubereitungen zur kutanen Anwendung, halbfeste) zugeordnet.

**Glycerolaldehyd-3-phosphat:** Zwischenprodukt der Glykolyse*, der alkohol. Gärung*, der Gluconeogenese* u. des Calvin*-Zyklus.

**Glyceroldibehenat:** Abk. GDB; Glyceroli dibehenas Ph.Eur.6, Glyceryl Behenate USP; CAS-Nr. 94201-62-4; Gemisch von Diacylglycerolen, hauptsächl. Dibehenoylglycerol, mit unterschiedl. Mengen von Mono- u. Triacylglycerolen; prakt. unlösl. in Wasser, lösl. in Dichlormethan u. teilweise lösl. in heißem Ethanol; Schmp. 65–77 °C; SZ max. 4.0; IZ max. 3.0; VZ 145–165; **Zusammensetzung:** 15.0–23.0 % Monoacylglycerole, 40.0–60.0 % Diacylglycerole u. 21.0–35.0 % Triacylglycerole; freies Glycerol max. 1.0 %; Fettsäuren: Palmitinsäure* max. 3.0 %, Stearinsäure* max. 5.0 %, Arachinsäure* max. 10.0 %, Behensäure mind. 83.0 %, Lignocerinsäure* max. 3.0 %, Erucasäure* max. 3.0 %, Wasser max. 1.0 %; **Herst.:** durch Veresterung von Glycerol* mit Behensäure*; **Anw:** als Gleitmittel für Tabletten, Dragees u. Kapseln (1–3 %ig), für Retardzubereitungen (>10 %ig); in Emulsionssystemen viskositätserhöhend für die Fettphase, verbessert die Hitzestabilität von Emulsionen*.

**Glyceroldistearat**
Fettsäurenzusammensetzung

| Glyceroldistearat | Herstellung durch Veresterung mit | Fettsäurenzusammensetzung (in %) Stearinsäure | Summe der Gehalte an Palmitin- und Stearinsäure |
|---|---|---|---|
| Typ I | Stearinsäure 50 | 40.0–60.0 | ≥90.0 |
| Typ II | Stearinsäure 70 | 60.0–80.0 | ≥90.0 |
| Typ III | Stearinsäure 95 | 80.0–99.0 | ≥96.0 |

**Glyceroldistearat:** Abk. GDS; Glyceroli distearas Ph.Eur.6; CAS-Nr. 1323-83-7; Gemisch von Distearoylglycerol mit unterschiedl. Mengen von Mono- u. Triacylglycerolen; weiße Schuppen od. fettiges Pulver; prakt. unlösl. in Wasser, lösl. in Dichlormethan u. teilweise lösl. in heißem Ethanol; Schmp. 50–60 °C (Typ I u. II), 50–70 °C (Typ III); SZ max. 6.0; IZ max. 3.0; VZ 165–195; **Zusammensetzung:** 8.0–22.0 % Monoacylglycerole, 40.0–60.0 % Diacylglycerole, 25.0–35.0 % Triacylglycerole; Fettsäuren: s. Tab.; freies Glycerol* max. 1.0 %, Wasser max. 1.0 %; **Herst.:** partielle Glycerolyse pflanzl. Öle, die hauptsächl. Triacylglycerole der Palmitin- u. Stearinsäure* enthalten, od. durch Veresterung von Glycerol mit Stearinsäure 50 (Typ I), mit Stearinsaure 70 (Typ II) od. mit Stearinsäure 95 (Typ III). Die Fettsäuren können pflanzl. oder tierischen Ursprungs sein. **Anw.:** 1–3 %ig als Gleitmittel für Tabletten u. Kapseln; in Salben, Cremes u. Lösungen; zur Geschmacksüberdeckung (vgl. Geschmackskorrigenzien), zum Aufbau einer Lipidmatrix (Retardierung*).

**Glycerolersatz:** s. Glycerol.

**Glyceroletherphospholipide:** s. Phospholipide.

**Glycerolformal:** Methylidenglycerol; $C_4H_8O_3$; $M_r$ 104.0; Gemisch von 4-Hydroxymethyl-1,3-dioxolan (1,3-Dioxolan-4-methanol) u. 5-Hydroxy-1,3-dioxan (1,3-Dioxan-5-ol), beides cycl. Formaldehydacetale von Glycerol*; $d_4^{20}$ 1.215; Sdp. 192–195 °C; $n_D^{20\,°C}$ 1.4513; enthält Antioxidanzien; **Darst.:** azeotrope Destillation eines Gemisches von Glycerol, Formaldehydlösung (35%) u. konz. Schwefelsäure mit Benzol; **Anw.: 1.** Lösungsmittel u. -vermittler in Arzneimitteln u. Kosmetika; **2.** in der Veterinärmedizin als Lösungsmittel für Injektionen (z. B. von Sulfadiazin* u. Trimethoprim*), auch zur innerl. Anw. geeignet; **Toxikol.:** geringe Toxizität ($LD_{50}$: 8.6 mL/kg KG, Ratte, p. o. Anw.), wird rasch ausgeschieden; an Ratten wurde eine teratogene Wirk. nachgewiesen.

**Glycerolgel:** Glyceroli mucilago, Mucilago Glyceroli; Darst.: DAC, 4.5 T. Hydroxyethylcellulose* 300 werden mit 30 T. 85 %igem Glycerol* angerieben; unter vorsichtigem Rühren setzt man 65.5 T. frisch abgekochtes u. wieder abgekühltes Wasser zu u. lässt die Mischung aufquellen bis ein klares, farbloses Gel entstanden ist. Konservierung mit max. 0.1 % Sorbinsäure* (in Wasser gelöst) möglich; **Inkomp.:** Phenole*, Gerbstoffe*, Oxidationsmittel. Vgl. Unguentum Glyceroli.

**Glycerol-Gelatine:** s. Globuli vaginales.

**Glyceroli monostearas 40–55:** s. Glycerolmonostearat 40–55 %.

**Glyceroli mucilago:** s. Glycerolgel.

**Glyceroli trinitratis guttae spirituosae:** s. Guttae Nitroglycerini spirituosae.

**Glyceroli trinitratis solutio:** s. Glyceroltrinitrat.

**Glyceroli trinitratis solutio spirituosa:** s. Solutio Nitroglyceroli spirituosa.

**Glycerolmonocaprylat:** Glyceroli monocaprylas Ph.Eur.6, Glycerinmonocaprylat, Glyceryl monocaprylate, Monooctanoin, Monocaprylin; CAS-Nr. 26402-26-6; durch Veresterung von Caprylsäure* (aus Kokos- und Palmkernöl) mit Glycerol* hergestellt; ölig od. weiche Masse; lösl. in Diethylether, n-Hexan, fetten Ölen, Macrogol 400, 96 %igem Ethanol; mit Wasser bilden sich flüssigkristalline Strukturen; mit 20 % Wasser bildet sich eine niedrigviskose Flüssigkeit, mit 50 % Wasser ein transparentes Gel. **Zusammensetzung:** mind. 90 % Caprylsäure; max. 3 % Glycerol; **Typ I:** 45.0–75.0 % Monoacyl-, 20.0–50.0 % Diacyl- u. max. 10.0 % Triacylglycerole; HLB*-Wert bei 6.6; **Typ II:** mind. 80.0 % Monoacyl-, max. 20.0 % Diacyl- u. max. 5.0 % Triacylglycerole; **Off.:** Ph.Eur.6; Mono- and Diglycerides USP; **Verw.:** als Emulgator* u. Coemulgator, Lösungsvermittler, Dispergierhilfsstoff, Weichmacher, Gleitmittel u. Penetrationsbeschleuniger.

**Glycerolmonocaprylocaprat:** Glyceroli monocaprylocapras Ph.Eur.6, Mittelkettige Partialglyceride DAB, Partialglycerida mediocatenalia; CAS-Nr. 91744-32-0, 26402-22-2, 26402-26-6; Gemisch, durch Veresterung von Caprylsäure* u. Caprinsäure* mit Glycerol* hergestellt; ölig od. weiche Masse; unlösl. in Wasser, sehr leicht lösl. in Diethylether, n-Hexan, Petrolether u. Ethanol; mischbar mit Fetten u. fetten Ölen; Schmp. 22–27 °C; SZ max. 2.0; OHZ 310–340; IZ max. 1.0; POZ max. 1.0; VZ 250–280; UA max. 0.5 %; im Vergleich zu den mittelkettigen Triglyceriden* hydrophiler; **Zusammensetzung:** mind. 50.0–90.0 % Caprylsäure u. 10.0–50.0 % Caprinsäure; max. 3 % freies Glycerol; **Typ I:** 45.0–75.0 % Monoacyl-, 20.0–50.0 % Diacyl- und max. 10.0 % Triacylglycerole; **Typ II:** mind. 80.0 % Monoacyl-, max. 20.0 % Diacyl- u. max. 5.0 % Triacylglycerole; **Off.:** Ph.Eur.6; DAB; Mono- and Diglycerides USP; **Verw.:** als Carrier, Solubilisator, Emulgator u. Coemulgator, Penetrationsbeschleuniger u. zur Verbesserung der Bioverfügbarkeit.

**Glycerolmonoisostearat:** Glyceroli monoisostearas; CAS-Nr. 32057-14-0; ein Gemisch von hauptsächl. Monoglyceriden, vorwiegend der Isostearinsäure; **Off.:** DAC; **Anw.:** als Emulgator* für halbfeste u. flüssige Zuber. zur kutanen Anwendung.

G

**Glycerolmonolinoleat:** Abk. GMLO; Glyceroli monolinoleas Ph.Eur.6; Gemisch von Monooleoyl- u. Monolinoleoylglycerol, mit unterschiedl. Mengen von Di- u. Triacylglycerolen; bernsteinfarbene, ölige Flüssigkeit, bei Raumtemperatur teilweise in fester Form; prakt. unlösl. in Wasser, leicht lösl. in Dichlormethan; SZ max. 6.0, IZ 100–140, VZ 160–180; **Zusammensetzung:** 32.0–52.0 % Monoacylglycerole, 40.0–55.0 % Diacylglycerole u. 5.0–20.0 % Triacylglycerol; freies Glycerol max. 6.0 %, Wasser max. 1.0 %; Fettsäure-Zusammensetzung: Palmitinsäure* (4.0–20.0 %), Stearinsäure* (max. 6.0 %), Ölsäure (10.0–35.0 %), Linolsäure* (mind. 50.0 %), Linolensäure* (max. 2.0 %), Arachinsäure* (max. 1.0 %), Eicosensäure (max. 1.0 %); **Herst.:** partielle Glycerolyse pflanzl. Öle, die hauptsächl. Triacylglycerole der Linolsäure enthalten; ein geeignetes Antioxidans kann zugesetzt sein; Lichtschutz erforderlich; **Anw.:** zur Lösungsvermittlung; Emulgator* (W/O), auch für orale Anwendung.

**Glycerolmonooleate:** Abk. GMO; Glyceroli monooleas Ph.Eur.6, Glycerolum monooleicum, Monooleinum; CAS-Nr. 25496-72-4; Gemisch von vorwiegend Monoacylglycerolen höherer, ungesättigter Fettsäuren (v.a. Ölsäure*) mit wechselnden Mengen Di- u. Triacylglycerolen; gelbl., ölige Flüssigkeit od. salbenartige Masse; prakt. unlösl., aber dispergierbar in Wasser, mischbar mit Ethanol, Ether, Chloroform, fetten Ölen od. flüss. Paraffin; VZ 150–175; IZ 65–95; SZ max. 6; POZ max. 12; HLB-Wert 3.3; **Gehalt:** nach Ph.Eur.: 3 Typen, definiert durch den Gehalt an Glycerol-1-fettsäureestern (Monoacylglycerole) von 40, 60 u. 90 %; Monoacylglycerole 32.0–52.0, 55.0–65.0, 90.0–101.0; Diacylgycerole 30.0–50.0, 15.0–35.0, < 10.0; Triacylglycerole 5.0–20.0, 2.0–10.0, < 2.0; freies Glycerol* max. 6.0 %; **Inkomp.:** mit alkal. reagierenden Stoffen (Verseifung); Aufbewahrung dicht u. unter Lichtschutz, geeignetes Antioxidans kann zugesetzt sein; **Anw.:** als Emulgator* für W/O-Salbenemulsionen, z.B. bewirken 5–10 % GMO in Vaselin eine Steigerung der WZ von 10 auf 300–350; als Komplexemulgator in Kombination mit O/W-Emulgatoren; Solubilisator; Komponente für Kapselformulierungen; in Säften, transdermalen Pflastern, Suppositorien, Dragees, Retardkapseln u. Prothesenlack; 2 %iger Zusatz zu Ölen u. Fetten als Antioxidans; spezielle Anw. als Dental-Gel zur Behandlung von Parodontitis: das Gel aus GMO, Sesamöl, Wasser u. darin suspendiertem Metronidazolbenzoat (s. Metronidazol) wird nach dem Einbringen in die Zahnfleischtaschen durch die Körpertemperatur verflüssigt. Dabei erfolgt durch die Aufnahme von Wasser ein Übergang in eine inverse Hexagonal-Phase.

**Glycerolmonostearat 40–55 %:** Abk. GMS; Glyceroli monostearas 40–55 Ph.Eur.6, Glycerolum monostearicum, Monostearinum; CAS-Nr. 31566-31-1; Gemisch von Monoglyceriden der Stearin-* u. Palmitinsäure* mit wechselnden Mengen Di- u. Triglyceriden; enthält 40–55 % Monoglyceride, 30.0–45.0 % Diacylglycerole u. 5.0–15.0 % Triacylglycerole; durch Verw. von Stearinsäure* 50 % (Typ I), 70 % (Typ II) bzw. 95 % (Typ III) für die Herst. (Veresterung) entstehen 3 versch. Typen; max. 6 % freies Glycerol*; weiße, wachsartige Masse; prakt. unlösl. in Wasser, leicht lösl. in Chloroform, lösl. in Ethanol (60 °C), Ether, Benzol; Steigschmelzpunkt 54–66 °C; SZ max. 3; IZ max. 3; VZ 158–177; Wassergehalt max. 1 %; HLB-Wert 3.8; G. hat schwach emulgierende (W/O; s. Emulgatoren), stabilisierende (auf O/W-Emulsionen in ca. 1 %iger Konz.), dispergierende u. plastifizierende Eigenschaften. **Inkomp.:** stärker alkal. reagierende Stoffe (Verseifung); G. ist auch im Handel in selbstemulgierender Form (mit 1–3 %igen Zusätzen von O/W-Emulgatoren wie Na-, K-Seifen, Fettalkoholsulfate, -sulfonate od. Polyoxyethylenmonostearat); **Anw.:** als O/W-Emulgator (Komplexemulgator; vom Typ self emulsifying waxes); konsistenzgebend in Salben u. Cremes; als Gleit- u. Schmiermittel für Tabletten; Zusatz für Retardpräparate. **Emulgierende Glycerolmonostearate:** DAC; Glyceroli monostearates emulsificantes; Zusatz von Fettsäuren-Alkalisalzen (Stearate u. Palmitate) als Emulgatoren*.

**Glycerolnitrat:** s. Glyceroltrinitrat.

**Glycerolphosphatide:** s. Lecithine.

**Glycerolphosphorsäure:** Acidum glycerophosphoricum, Acidum glycerinophosphoricum; Glycerinphosphorsäure, Glycerophosphorsäure, Phosphoglycerinsäure; $C_3H_5(OH_2)O—PO(OH)_2$; farblose Flüss., mischbar mit Wasser u. Ethanol; im Handel in 20-, 25-, 50 %iger Lsg. (zerfällt beim Eindampfen in Glycerol* u. Phosphorsäure); ihre Salze heißen Glycerophosphate (z. B. Calciumglycerophosphat*). **Vork.:** natürl. in den Phospholipiden* (in Kephalinen $\alpha$-G., in den Lecithinen $\beta$-G.); nur in wässrigen Lsg. bekannt; **Darst.:** Einwirken von Phosphor(V)*-oxid auf Glycerol; **Wirk.:** Nervinum*, Tonikum*.

**Glycerolpolyoxyethylen-triricinoleat 35:** s. Macrogol-1500-glyceroltriricinoleat.

**Glycerolsäure:** Glycerinsäure; 2,3-Dihydroxypropansäure; $HOCH_2—CHOH—COOH$; $M_r$ 106.1; farblose, ölige Flüss.; lösl. in Wasser u. Ethanol, unlösl. in Ether; geht beim Erhitzen in Brenztraubensäure* über; **Darst.:** Oxidation von Glycerol* mit $HNO_3$.

**Glycerolsäure-3-phosphat:** 3-Phosphoglycerolsäure; wichtiges Zwischenprodukt bei der alkohol. Gärung* u. der Glykolyse*.

**Glycerolsalbe:** s. Unguentum Glyceroli.

**Glycerol-Seifen-Gele:** formbeständige hygroskop. Gele; Herst.: **1.** ÖAB, NRF (seit 2004), Umsetzung von Natriumcarbonat* (4 T.) u. Stearinsäure* (7 T.) in 100 T. Glycerol* (85 %) unter gelindem Erwärmen; beide Methoden in der USP; **2.** Ph.Helv., DAC/NRF (bis 2004), Auflösen von Natriumstearat* (9 %) in Glycerol (98 %) bei 110–120 °C; **Anw.:** ohne weiteren Zusatz als mildes Laxans* (osmot. Reiz; s. Suppositoria Glyceroli) **Hinweis:** Feuchtigkeitsschutz (Einwickeln in Folie, Eintauchen in geschmolzenes Paraffin) notwendig.

**Glycerol-Suppositorien:** s. Suppositoria Glyceroli.

**Glycerol-Suppositorien für Kinder:** Zusammensetzung: NRF (Ansatzmenge für 10 Suppositorien von ca. 1.5 g), 0.5 g Natriumstearat*, 2.0 g Macrogol* 300, 17.5 g 85 %iges Glycerol*, gereinigtes Wasser ad 20.0 g; **Darst.:** s. Suppositoria Glyceroli; **Anw.:** als Laxans* (stark hygroskopisch).

**Glyceroltriacetat:** s. Triacetin.

**Glyceroltrinitrat:** Abk. GTN; Glycerolnitrat, Nitroglycerin, Nitroglycerinum, Nitroglycerol, Trinitroglycerol, Salpetersäureglycerolester, Trinitrin, Glonoinum; 1,2,3-Propantrioltrinitrat; CAS-Nr. 55-63-0; $C_3H_5N_3O_9$; $M_r$ 227.09; Schmp. 2.8 °C (metastabile Kristallform), Schmp. 13.5 °C (stabile Kristallform); $n_D^{15\,°C}$ 1.474; 1 g lösl. in 800 mL Wasser, 4 g Ethanol, 18 g Methanol, 120 g Schwefelkohlenstoff; mischbar mit Ether, Aceton, Eisessig, Ethylacetat, Benzol, Nitrobenzol, Pyridin, Chloroform, Ethylenbromid, Dichlorethylen; wenig lösl. in Petrolether, Leichtpetroleum, Glycerol, 1:6 in Mandelöl; **Darst.:** langsames Eintragen von Glycerol* in eine Mischung von konz. Schwefelsäure* u. rauchender Salpetersäure* unter Kühlung; cave: äußerst explosiv, evtl. schon beim Erwärmen; unterliegt dem Sprengstoffgesetz; vgl. Dynamit; **Wirk.:** Koronardilatator*; wirkt bei sublingualer Applikation innerhalb 1–2 min; die Wirk. lässt allerdings schon nach 10–30 min nach; führt zu einer Dilatation aller Gefäße u. damit zu einer besseren Blutversorgung des Herzens (Afterload*-Reduktion). Die Retardpräparate sind umstritten, da eine hohe Metabolisierungsrate in der Leber zu kaum wirksamen Plasmakonzentrationen führt. **Ind.:** Angina pectoris; **Kontraind.:** Niereninsuffizienz, Antihypertensiva, Glaukom; **UAW:** Rötungen des Gesichts, Kopfschmerz, gastrointestinale Störungen, Erbrechen, rasche Enzyminduktion; bei Überdosierung reflektor. Tachykardie, Nitratsynkope (Herzstillstand); **Dos.:** p. o. 3–4 × 0.5–1 mg/d; bei Anfällen p. o. od. sublingual 1 × 0.2 mg; oral retard 2 × 2.5 mg/d, n. B. 3–4 × 2.5 mg/d; Dosierspray 0.4 mg/Dos.; rektal 0.8 mg; topisch 3–4-mal tägl. Salbe 2 %; HWZ 2.3 ± 0.6 min. **Glyceroltrinitrat-Lösung:** Glyceroli trinitratis solutio Ph.Eur.; farblose bis schwach gelbe, klare Lsg., mischbar mit Aceton u. wasserfreiem Ethanol; muss stets mit wasserfreiem Ethanol verdünnt werden, um das Abscheiden von Tröpfchen reinen Glyceroltrinitrats in der Lsg. zu verhindern. **Hom.:** Nitroglycerinum (HAB), Glonoinum: 1 %ige Lsg. in Ethanol; verordnet z. B. bei Angina pectoris, Kopfschmerz.

**Glyceroltrinitratlösung, alkoholische:** s. Solutio Nitroglyceroli spirituosa.

**Glyceroltrinitrat-Tropfen, alkoholische:** s. Guttae Nitroglycerini spirituosae.

**Glyceroltripalmitat:** s. Tripalmitin.

**Glycerolum monostearicum:** s. Glycerolmonostearat 40–55 %.

**Glycerophosphate:** Salze* u. Ester* der Glycerolphosphorsäure*.

**Glycerophospholipide:** s. Phospholipide.

**Glycerophosphorsäure:** s. Glycerolphosphorsäure.

**Glycid:** Glycidol, Oxiranmethanol; 2,3-Epoxy-1-propanol; CAS-Nr. 556-52-5; $C_3H_6O_2$; $M_r$ 74.08; D. 1.114; Schmp. −54 °C; Sdp. 163 °C; farblose, klare, geruchlose, nicht süß schmeckende Flüss.; mit Wasser, Alkoholen, Ketonen, Ethern mischbar, lösl. in Benzol, Toluol, unlösl. in Benzin; **Herst.:** z. B. aus Epichlorhydrin* mit Kaliumacetat*; **Wirk.:** fungizid, bakterizid, insektizid; **Anw.:** (techn.) zur Herst. von Glycidestern, Glycidethern (z. B. BADGE*), Tensiden, Kunstharzen; als Konservierungs- u. Sterilisationsmittel; **Toxikol.:** stark haut- u. augenreizend (auch die Dämpfe), wird über die Haut resorbiert; wirkt zunächst erregend, dann lähmend auf das ZNS; wahrscheinl. kanzerogen; MAK 50 ppm.

**Glycidester:** s. Darzens-Erlenmeyer-Claisen-Kondensation.

**Glycin:** Abk. Gly, G; Glycinum, Acidum aminoaceticum; Aminoessigsäure, Glykokoll, Leimsüß, Leimzucker; Ph.Eur.6; CAS-Nr. 56-60-6; $H_2N—CH_2—COOH$, $C_2H_5NO_2$; $M_r$ 75.1; Schmp. 233 °C (unter Zers.); süße, monokline Prismen (aus Ethanol); $pK_{S,1}$ (konjugierte Säure) 2.34, $pK_{S,2}$ 9.60; einfachste proteinogene, glucoplast. Aminosäure*; **Vork.:** natürl. bes. reichlich im Kollagen* u. z. B. als inhibitorischer Neurotransmitter* in glycinergen Neuronen; **Bedeutung:** erfüllt wichtige Stoffwechselfunktionen; das $\alpha$-C-Atom u. der Aminostickstoff werden bei der Biosynthese der Porphyrine* genutzt u. dienen somit auch der Hämbildung für das Hämoglobin*. Durch Methylierung von G. werden Sarkosin* u. Betain* gebildet. **Anw.:** (med.) in Form von 10–20 %igem Puder als Wundheilmittel; zur parenteralen Ernährung; in Kombination mit Antacida*.

**Glycine max (L.) Merr.:** Glycine soja Sieb. et Zucc., Soja hispida Moench; Sojabohne; Fam. Fabaceae (Leguminosae); kultiviert in Ostasien, besonders Mandschurei sowie in Nordamerika; ca. 800 Varietäten; Stpfl. von **Semen Sojae:** Fabae Sojae, Sojabohne; **Best.:** 20 % Fett, 2 % Lecithin*, ca. 40 % Eiweiß, 25–30 % Kohlenhydrate, Vitamine*, Enzyme, Mineralstoffe, Saponin*, Sterole*, Flavonglykoside, Phasin* (Lektin*) sowie ein Bitterstoff*; **Anw.:** Die Sojabohne ist wegen ihres hohen Eiweiß- u. Fettgehalts eine der wichtigsten Weltwirtschaftspflanzen; sie ist der Hauptlieferant für Lecithin*. Sojabohnenmehl dient zur Herst. versch. Lebensmittel, ferner u. a. zur Herst. von Klebstoffen. Sojasaucen werden mit Hilfe bestimmter Aspergillus*-Arten (A. oryzae) hergestellt. Das Sojaeiweiß findet ferner Verw. zur Herst. von Kunstharzen. **Sojae oleum:** Oleum Sojae, Sojaöl; D. 0.919–0.925; SZ max. 0.5; POZ max. 10.0 (für Parenteralia* max. 5.0); UA max. 1.5 %; raffiniertes, fettes, klares, blassgelbes Öl aus den Samen; **Best.:** Glyceride* der Linol-*, Linolen-* u. Ölsäure* (ca. 80 % ungesättigte Fettsäuren), Sterole, Vitamine*, Enzyme; **Off.:** Ph.Eur.6; **Anw.:** Speiseöl, in der Kosmetik sowie für Parenteralia; **Sojae oleum hydrogenatum:** hydriertes Sojaöl (engl. hydrogenated soybean oil (INCI)); CAS-Nr. 8016-70-4; durch Reinigen, Bleichen, Hydrieren u. Desodorieren erhaltenes Öl; prakt. unlösl. in Wasser, leicht lösl. in Dichlormethan u. in Toluol, nach Erwärmen in Petrolether, sehr schwer lösl. in Ethanol; weiße Masse, schmilzt beim Erhitzen zu einer klaren, hellgelben Flüss.; **Best.:** hauptsächl. Triglyceride der Palmitin-* u. Stearinsäure*; **Off.:** Ph.Eur.6; **Anw.:** Salbengrundlage; **Sojae oleum raffinatum:** raffiniertes Sojaöl; D. 0.922, Brechungsindex etwa 1.475, SZ max. 0.5, POZ max. 10.0 (max. 5.0 zur Herst. von Parenteralia); UA max. 1.5 %; durch Extraktion gewonnenes u. raffiniertes fettes Öl, klare, blassgelbe Flüss.; mischbar mit Petrolether, prakt. unlösl. in Ethanol; ein geeignetes Antioxidans* kann zugesetzt sein; **Off.:** Ph.Eur.6; **Sojae lecithinum desoleatum:** entöltes Sojalecithin; aus dem Samen von G. max gewonnenes u. mit Aceton entfettetes Phospholipidgemisch; Hauptkomponenten sind Phosphatidylcholin, Phosphatidylethanolamin u. Phosphatidylinosid; vgl. Phospholipide; **Off.:** DAB; **Gehalt:** mind. 20.0 % u. max. 31.6 % Phosphatidylcholin bezogen auf das Trockengewicht; **Sojae oleum ex parte hydrogenatum:** partiell hydriertes Sojaöl; **Off.:** DAB; **Fettsäurenzusammensetzung:** gesättigte Fettsäuren mit einer Kettenlänge $< C_{14}$ max. 0.1 %, Myristinsäure* max. 0.2 %, Palmitinsäure* 9.0–13.0 %, Palmitoleinsäure (äquivalente Kettenlänge auf Macrogoladipat 16.3) max. 0.3 %, Stearinsäure* 3.0–5.0 %, Ölsäure* (äquivalente Kettenlänge auf Macrogoladipat 18.3) 17.0–30.0 %, Linolsäure* (äquivalente Kettenlänge auf Macrogoladipat 18.9) 48.0–58.0 %, Linolensäure* (äquivalente Kettenlänge auf Macrogoladipat 19.7) 5.0–11.0 %, Arachinsäure* max. 1.0 %, Eicosensäure (äquivalente Kettenlänge auf Macrogoladipat 20.3) max. 1.0 %, Behensäure* max. 1.0%; **Anw.:** Fett-Rohstoff, Nahrungsmittel, für die Herst. injizierbarer Fettemulsionen geeignet; **Hinweis:** Lichtschutz in dem Verbrauch angemessenen, möglichst vollständig gefüllten Behältnissen unter 25 °C.

**Glycin-Succinat-Zyklus:** s. Succinat-Glycin-Zyklus.

**Glycinum:** s. Glycin.

**Glycocholsäuren:** s. Gallensäuren.

**Glycodiazin-Natrium:** s. Glymidin-Natrium.

**Glycolipide:** s. Glykolipide.

**Glycopyrroniumbromid** (INN): 3-($\alpha$-Cyclopentylmandeloyloxy)-1,1-dimethyl-pyrrolidiniumbromid; 3-(Cyclopentylhydroxyphenylacetyl)oxy-1,1-dimethylpyrrolidiniumbromid; CAS-Nr. 596-51-0; $C_{19}H_{28}BrNO_3$, Strukturformel: s. Abb.; $M_r$ 398.36; Schmp. 193–195 °C; **Wirk.:** Parasympatholytikum*, Spasmolytikum*; **Ind.:** vor Operationen zur Herabsetzung des Speichelflusses, der Sekretion in Pharynx, Trachea u. Bronchialsystem, Reduzierung der Magensaftmenge, Vorbereitung auf Narkoseeinleitung u. der Intubation; zum Schutz vor Nebenwirkungen der Parasympathomimetika*, die zur Aufhebung der neuromuskulären Blockade nicht depolarisierender Muskelrelaxanzien* gegeben werden; **Kontraind.:** mechan. Stenosen der Harnwege od. des Magen-Darm-Trakts, Glaukom, Darmatonie, tox. Megakolon, schwere Colitis ulcerosa, Myasthenia gravis pseudoparalytica; **WW:** mit Anticholinergika Verstärkung der Effekte; Verstärkung der tachykarden Wirk. von Beta-Sympathomimetika; **UAW:** Mundtrockenheit, Harnverhalt, Akkomodationsstörungen, Tachykardie, Obstipation; vgl. Atropin (Toxikol.); **Dos.:** Narkoseeinleitung: wiederholt 0.1 mg i. v.; Verhinderung cholinerger Wirk.: 0.2 mg i. v. pro 1 mg Neostigmin od. pro 5 mg Pyridostigmin.

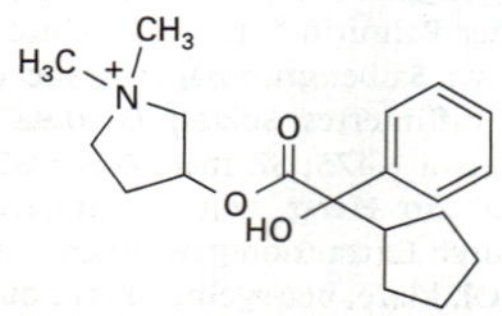


**Glycopyrroniumbromid**

**Glycosmis-Arten:** s. Carbazol.

**Glycylcycline:** Substanzklasse der (Breitband-)Antibiotika*; Derivate der Tetracycline*, die 2 wesentl. Resistenzmechanismen (Efflux u. ribosomale Schutzmechanismen) umgehen; **Wirk.:** **1.** Wirkungsmechanismus: binden 5-mal effektiver als Tetracycline an die 30S-Untereinheit der Ribosomen u. hemmen die Translation der bakt. Proteinbiosynthese; **2.** Wirkungsspektrum: umfasst zahlreiche grampositive, gramnegative, aerobe, anaerobe, atyp. Erreger sowie multiresistente Erreger (z. B. MRSA*); **Wirkstoff:** Tigecyclin*.

**Glycyrrhetinhemisuccinat:** s. Carbenoxolon.

**Glycyrrhetinsäure:** s. Enoxolon.

**Glycyrrhiza glabra** L.: Süßholzstrauch; Fam. Fabaceae (Leguminosae); **Glycyrrhiza glabra var. typica**; heimisch in Südeuropa bis Mittelasien, kultiviert in Italien, Spanien, Südfrankreich; **Glycyrrhiza glabra var. glandulifera**; Südost-Europa, Vorderasien, hauptsächl. Russland; Stpfl. von **Liquiritiae radix:** Radix Liquiritiae; Lakritzenwurzel, Süßholzwurzel, Süßholz; ungeschälte od. geschälte, getrocknete Wurzeln u. Ausläufer von G. glabra u. G. inflata Bat. u. G. uralensis Fisch.; **Off.:** Ph.Eur.6; Monographie: ESCOP, WHO, Kommission E; **Inhaltsst.:** 2–15 % Glycyrrhizin* (nach Ph.Eur. mind. 4.0 % bezogen auf das Trockengewicht; z. T. als Kalium- u. Calciumsalze vorliegend); Mannitol*, Glucose, Saccharose; Flavonglykoside, z. B. Liquiritin (4′,7-Dihydroxyflavanonglucosid, s. Abb.) mit seinem Aglykon, dem spasmolyt. wirkenden Liquiritigenin, das mit Hilfe von Säure (Schwefelsäure) in Isoliquiritigenin (ei-

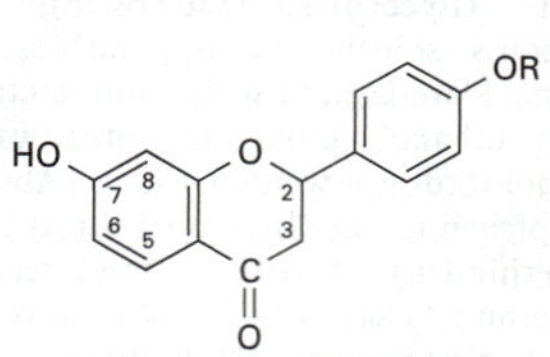


Liquiritin (Liquiritigenin-4'-glucosid)

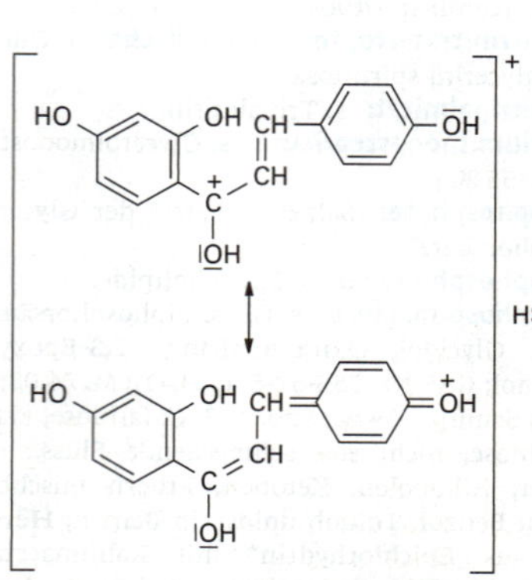


orangerot gefärbtes Kation von Isoliquiritigenin

**Glycyrrhiza glabra:** R: Glucose

nem als Kation roten Chalkonglykosid) überführbar ist; Cumarinderivate, z. B. Umbelliferon* u. Herniarin*; L-Asparagin*, Harz*, Gummi*, 20–30 % Stärke, Bitterstoffe*; **Wirk.:** sekretolyt.-expektorierend, antiphlogistisch, antiulzerogen, antiviral, spasmolytisch; **Anw.:** **1.** (med.) bei Katarrh der oberen Atemwege, Magengeschwür u. als Geschmackskorrigens; **2.** (techn.) hauptsächl. zur Herst. von Succus Liquiritiae; **Liquiritiae extractum fluidum ethanolicum normatum:** eingestellter, ethanolischer Süßholzwurzelfluidexrakt; **Off.:** Ph.Eur.6; **Gehalt:** nach Ph.Eur mind. 3.0 % u. max. 5.0 % Glycyrrhizinsäure; **Zuber.:** Extractum* Liquiritiae, Sirupus* Liquiritiae, Pulvis* Liquiritiae compositus, Pulvis* gummosus, Species* Althaeae, Species* diureticae, Species* pectorales, Elixir* e Succo Liquiritiae; **Succus Liquiritiae:** Liquiritiae succus; Süßholzsaft, Lakritzensaft, Bärensaft; schwarze, harte, glänzende Stangen, die in der Wärme etwas erweichen, beim Bruch scharfkantige Stücke ergeben; **Herst.:** Kochen mit Wasser u. Eindampfen; **Gehalt:** ca. 12–30 % Glycyrrhizin*; **Anw.:** (med.) bei Ulcus ventriculi u. (weniger eindeutig) bei Ulcus duodeni; **Dos.:** 40–60 g/d, in einem Glas Wasser auflösen u. davon stündl. einen Schluck trinken, ab 12. Tag nur noch 12 g/d; Dauer der Kur 3–4 Wochen; **Succus Liquiritiae deglycyrrhizinatus:** deglycyrrhizinierter Succus Liquiritiae; **Anw.:** (med.) bei Magengeschwüren; ohne auf Glycyrrhetinsäure (Enoxolon*) zurückzuführende, mineralocorticoide UAW; **Succus Liquiritiae depuratus:** Gereinigter Süßholzsaft; durch Ausziehen von Süßholzsaft mit Wasser bei Zimmertemperatur u. Eindampfen der filtrierten, klaren Flüss. bereiteter dicker Extrakt; **Off.:** DAB.

**Glycyrrhiza inflata:** s. Glycyrrhiza glabra (Liquiritiae radix).

**Glycyrrhiza uralensis:** Asiatisches Süßholz; Fam. Fabaceae (Leguminosae); Sibirien; Stpfl. von **Liquiritiae radix:** Asiatisches Süßholz (z. B. in Japan); s. Glycyrrhiza glabra .

**Glycyrrhizin:** Glycyrrhizinsäure; Diglucuronid der Glycyrrhetinsäure (s. Enoxolon), ca. 150-mal süßer als Saccharose; s. Glycyrrhiza glabra.

**Glydiazinamid:** s. Glipizid.

**Glykämie:** Bez. für den Glucosegehalt des Blutes (s. Blutzucker); vgl. Hyperglykämie; Hypoglykämie.

**Glykane:** s. Polysaccharide.

**Glykocholsäuren:** s. Gallensäuren.

**Glykogen:** tierische Stärke, Leberstärke; $M_r$ $10^6$–$10^7$; Polysaccharid*, das dem Amylopektin (s. Amylum) der Pflanzenstärke sehr ähnl., jedoch stärker verzweigt u. kompakter ist; weißes, geschmackloses Pulver, das mit Wasser zu einer opalisierenden kolloidalen Lsg. aufquillt; reduziert Fehling*-Reagenz nicht; wird von Iod* rotbraun gefärbt; **Vork.:** in allen tier. Zellen, hauptsächl. in der Leber, ferner in den Muskeln (0.5–2 %) u. im Blutserum (3–70 mg/100 mL); **Bedeutung:** (physiol.) G. dient im Körper als Reservekohlenhydrat u. wird in den Muskeln zur Gew. von Muskelenergie abgebaut (Glykogenolyse). Auch die Zellen der Hefen u. anderer Pilze enthalten G. als Reservestoff anstelle von Stärke. Durch Hydrolyse wird G. zu D-Glucose*, durch Amylase* zu Maltose* abgebaut. Die Glykogensynthase katalysiert die Bildung von G. aus D-Glucose.

**Glykogenolyse:** Abbau von Glykogen*; vgl. Glykolyse.

**Glykogenphosphorylase:** zu den Phosphorylasen* gehörendes, durch Interkonversion reguliertes Enzym* im Glykogenmetabolismus; **1.** Phosphorylase a ist Schlüsselenzym (Transferase) der Glykogenolyse*, das in Leber u. Muskulatur vom nichtreduzierenden Ende von Glykogen* einen Glucoserest auf Phosphat überträgt, so dass Glucose-1-phosphat entsteht. **2.** Phosphorylase b ist die inaktive Form, die in Ph. a überführt wird, wenn sie durch Phosphorylase-b-Kinase phosphoryliert wird; die durch cAMP aktivierte Proteinkinase* A aktiviert zuvor die (inaktive) Phosphorylase-b-Kinase, auf die dabei ebenfalls ein Phosphatrest von ATP übertragen wird. In Muskelzellen ist in Gegenwart hoher AMP-Konzentrationen auch die Ph. b aktiv.

**Glykogensynthase:** s. Glykogen.

**Glykokoll:** s. Glycin.

**Glykol:** s. Ethylenglykol.

**Glykolatweg:** s. Photorespiration.

**Glykole:** s. Alkohole.

**Glykolipide:** Glycolipide, Glykosphingolipide; zu den Lipoiden (s. Lipide) gehörende, phosphorfreie Substanzen, die einen Kohlenhydrat-Anteil enthalten, der glykosid. an Sphingosin* gebunden ist; **Bedeutung:** wichtige Membranbestandteile, v. a. im Nervengewebe; **Einteilung:** **1. Cerebroside:** enthalten Sphingosin, das amidartig mit einer gesättigten $C_{24}$-Fettsäure od. einer entspr. $\alpha$-Hydroxyfettsäure verbunden ist (s. Abb.); charakterist. Best. ist der über die primäre Alkoholgruppe des Sphingosins glykosid. am C-1 gebundene Glucose- od. Galactoserest. Vork.: v. a. im Gehirn (11 % der Trockensubstanz), ferner in Erythrozyten u. Leukozyten sowie in geringer Menge in Leber, Milz, Niere, Nebenniere, Lunge u. Eigelb; Vertreter: in reiner Form isoliert wurden Kerasin (Lignocerinsäure), Phrenosin (Cerebronsäure); Nervon (Nervonsäure), Hydroxynervon (2-Hydroxynervonsäure). Die als **Sulfatide** bezeichneten schwefelhaltigen Cerebroside enthalten am C-6 des Zuckerteils einen esterartig gebundenen Schwefelsäurerest. **2. Ganglioside:** den Cerebrosiden strukturähnlich; Sphingosin ist amidartig mit einem Molekül Fettsäure verbunden; dieses sog. **Ceramid** ist über die primäre Hydroxylgruppe glykosid. mit dem Kohlenhydratteil verknüpft, der sich aus Glucose*, Galactose*, Fucose*, *N*-Acetylgalactosamin od. *N*-Acetylglucosamin (max. 4 Zuckerreste) zusammensetzt. Mit diesem Zuckerteil sind ein od. mehrere Moleküle Sialinsäure (*N*- od. *O*-acylierte Neuraminsäure*) verbunden. Vork.: v. a. in grauer Hirnsubstanz u. Milz, aber auch in Erythrozyten, Leukozyten, Serum, Nieren, Nebennieren u. anderen Organen.

**Glykolmonomethylether:** s. 2-Methoxyethanol.

**Glykolmonosalicylat:** s. Ethylenglykolsalicylat.

**Glykolsäure:** s. Carbonsäuren (Tab. dort).

**Glykolsäurephenylether:** s. Phenoxyessigsäure.

**Glykolum:** s. Ethylenglykol.

**Glykolylharnstoff:** s. Hydantoin.

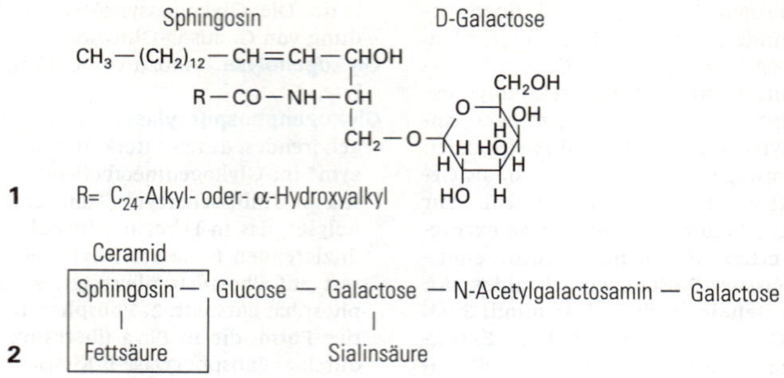


**Glykolipide:** 1: Cerebroside; 2: Hirngangliosid [12]

**Glykolyse:** Embden-Meyerhof-Parnas-Weg; bedeutendster anaerober Abbauweg der Kohlenhydrate* sowohl bei Tieren als auch bei Pflanzen u. Mikroorganismen; **Prinzip:** Von je einem Mol umgesetzter Glucose* werden 150.72 kJ Energie erhalten, die zur Nettosynthese von 2 Mol ATP dienen. Ausgangsmaterial ist Glykogen* od. Stärke (s. Amylum), das zu Glucose*-1-phosphat od. Glucosemonomeren hydrolysiert bzw. phosphoryliert wird. Die G. lässt sich in 4 Phasen unterteilen (s. Abb. 1): **1.** Bildung von 2 Molekülen Triosephosphat (Glycerolaldehyd*-3-phosphat u. Dihydroxyacetonphosphat) aus einem Molekül Hexose unter Verbrauch von 2 Molekülen ATP; **2.** Dehydrierung des Triosephosphats zu 2-Phosphoglycerat; $NAD^+$ wird dabei zu NADH reduziert; ein Mo-

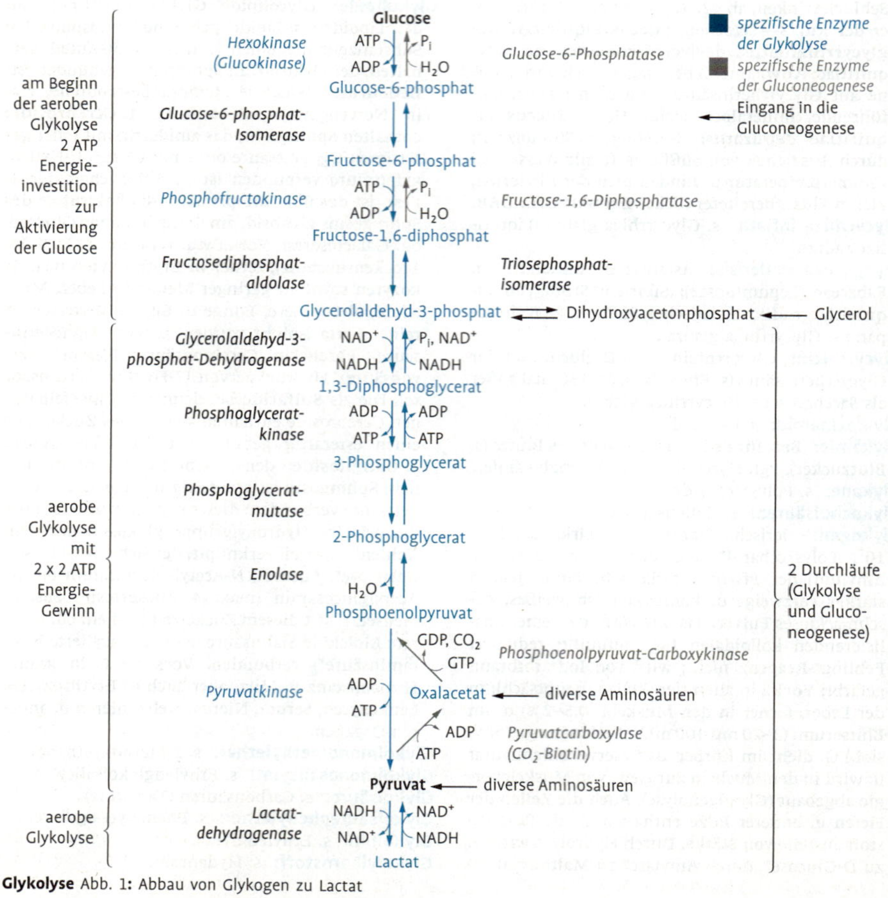


**Glykolyse** Abb. **1:** Abbau von Glykogen zu Lactat

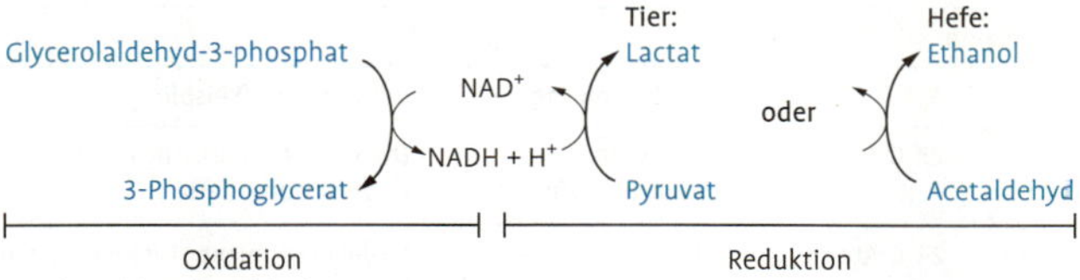


**Glykolyse** Abb. 2: Redoxzyklus der Glykolyse [12]

lekül ATP pro Molekül Triosephosphat wird gewonnen; **3.** Umwandlung des 2-Phosphoglycerats zu Pyruvat* über Phosphoenolpyruvat unter abermaliger ATP-Synthese (mit Hilfe der Pyruvatkinase*); **4.** Reduktion des Pyruvats zur Regeneration von $NAD^+$. Im Muskel wird Pyruvat zu Lactat umgewandelt, in der Hefe unter Decarboxylierung* zu Ethanol (s. Gärung). In aeroben Organismen wird NADH letztlich in der Atmungskette* u. Pyruvat im Tricarbonsäurezylus* oxidiert. Unter anaeroben Bedingungen kann die G. nur durch den Redoxzyklus kontinuierl. gestaltet werden (s. Abb. 2). Bilanz:

Glucose ($C_6H_{12}O_6$) + 2 $P_i$ + 2 ADP → 2 Lactat ($C_3H_6O_3$) + 2 ATP

Ist das Ausgangsmaterial Glykogen, das zu Glucose-1-phosphat abgebaut wird, beträgt die Ausbeute 3 Moleküle ATP pro Molekül Glucose-1-phosphat. **Regulation:** Schlüsselenzym der G. ist die Phosphofructokinase*, die durch hohe Mengen ATP gehemmt u. durch ADP od. AMP aktiviert wird. Das Produkt der Phosphofructokinase-Reaktion, Fructose*-1,6-diphosphat, stimuliert die Aktivität der Pyruvatkinase*. Eine weitere Regulationsmöglichkeit ist durch den Pasteur*-Effekt gegeben.

**Glykopeptid-Antibiotika:** Gruppe von Antibiotika*, welche die Mureinsynthese hemmen u. auf grampositive Keime wirken; **Wirkstoffe:** z. B. Teicoplanin* u. Vancomycin*.

**Glykopeptide:** kleinere Glykoproteine*, welche die Mureinsynthese hemmen u. auf grampositive Keime wirken; z. B. Glykopeptid*-Antibiotika.

**Glykophorine:** Glykoproteine* der Erythrozytenmembran mit einem Kohlenhydratanteil von etwa 60 % der gesamten Molekülmasse; verhindern die Aggregation der Erythrozyten* mit anderen Zellen u. die Adhäsion an Oberflächen wie z. B. Gefäßwänden; die exakte Funktion ist noch ungeklärt.

**Glykoproteide:** s. Glykoproteine.

***p*-Glykoprotein:** s. MDR-Proteine.

**Glykoproteine:** Glykoproteide; Proteinzucker; zu den zusammengesetzten Proteinen* (Proteide*) zählende, in Tier- u. Pflanzenreich weit verbreitete Gruppe; charakterist. für die sezernierten, extrazellulären od. an Oberflächenstrukturen gebundenen Proteine, die von Drüsen od. Zellen abgegeben werden. Hierzu gehören zahlreiche Enzyme*, die meisten Proteohormone, Plasmaproteine*, alle Antikörper*, Komplementfaktoren (s. Komplement), Blutgruppen- u. Schleimsubstanzen u. viele Membranproteine (vgl. Rezeptoren) sowie Lektine*; vgl. Glykopeptide. **Struktur:** kovalente Komplexe aus Polypeptidketten u. meist mehreren kurzen Heterosaccharidketten; die 3 häufigsten Typen sind: **1.** *O*-Glykosidbindung mit OH-Gruppen des Serins* bzw. Threonins* od. mit der OH-Gruppe des Hydroxylysins im Kollagen*; **2.** *N*-Glykosidbindung mit der Amidgruppe des Asparagins* (in den meisten Plasmaproteinen); **3.** Esterglykosidbindung unter Beteiligung der freien COOH-Gruppen der Asparagin- od. Glutaminsäurereste; **Bedeutung:** G. sind aufgrund ihrer hohen Viskosität geeignete Schmier- od. Schutzstoffe (z. B. gegenüber proteolyt. Enzymen) sowie Inhibitoren von Bakt. u. Viren. Sie sind mitverantwortl. für zelluläre Adhäsion u. Kontakthemmung beim Wachstum von Zellen in Gewebekulturen. Sie sind ebenso verantwortl. für die zelluläre Erkennung von Fremdgewebe u. können an der tumorspezif., antigenen Aktivität beteiligt sein. Bei allen erwähnten Glykoproteinfunktionen soll der Kohlenhydratanteil die Rolle eines Erkennungssignals für einen Rezeptor spielen; z. B. bei der Glykoproteinsynthese fungiert der Kohlenhydratanteil als Erkennungssignal zur Sekretion der Glykoproteine.

**Glykoretine:** für den Milchsaft* von Convolvulaceae* charakterist. Esterglykoside mit laxierender Wirkung; G. bestehen aus einer (z. T. auch veresterten) Mono- od. Dihydroxyfettsäure (ca. 12–16 C-Atome), die glykosid. mit einem Oligosaccharid (Bausteine: Glucose, Rhamnose u. a.) verbunden ist, welches seinerseits mit kurzkettigen Fettsäuren (Essig*-, Propion*-, Butter*-, Valeriansäure* u. deren Isomeren) verestert ist (Strukturformel: s. Abb.). Als Hydroxyfettsäuren kommen z. B. in Frage: Jalapinolsäure (11-Hydroxypalmitinsäure), Convolvulinolsäure (3,12-Dihydroxypalmitinsäure), Ipurolsäure (3,11-Dihydroxymyristicinsäure) od. Exogonsäure (3,6,6,8-Diepoxydecansäure).

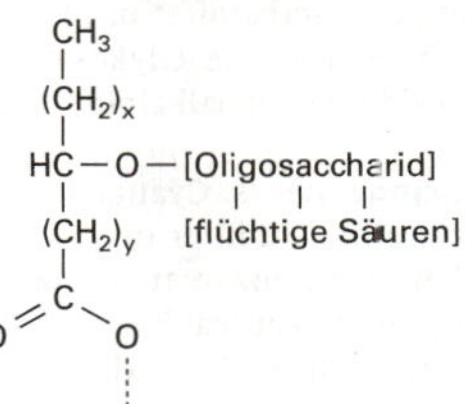


**Glykoretine:** Strukturprinzip

**Glykosaminoglykane:** s. Mukopolysaccharide.

**Glykosidase-Hemmer:** s. Alphaglucosidase-Inhibitoren.

**Glykosidasen:** zu den Hydrolasen gehörende Enzyme*, die glykosid. Bindungen in Kohlenhydraten*, Glykoproteinen* u. Glykolipiden* spalten; keine hohe Spezifität; unterscheiden nur die Art der Bindung (z. B. *O*- od. *N*-glykosidisch) u. die Konfiguration ($\alpha$- od. $\beta$-glykosidisch); **Vertreter:** **1.** $\alpha$-G.: u. a. Amylasen*, Oligo-1,6-Glucosidase, Amylo*-1,6-Glucosidase, Maltase*, Disaccharidasen* u.

| Glykoside, herzwirksame | | | Tab. 1 |
|---|---|---|---|
| Untergruppe | Aglyka | C-17-Lactonring | Vorkommen (Beispiele) |
| Cardenolide | 23 C-Atome | 5 C-Atome, 1-fach ungesättigt | Digitalis, Nerium, Thevetia, Strophanthus, Adonis, Convallaria |
| Bufadienolide | 24 C-Atome | 6 C-Atome, 2-fach ungesättigt | Helleborus (nicht H. niger), Urginea, Bufo |

Hexosidasen*; **2.** *β*-G.: u. a. Cellulasen* u. Invertase*.

**Glykoside:** Gruppe von in der Natur weit verbreiteten org. Verb., in denen die OH-Gruppe am C-Atom 1 (od. 2) der Cyclohalbacetalform von Monosacchariden* mit alkohol. od. phenol. Hydroxylgruppen von Pflanzeninhaltsstoffen od. anderen geeigneten Reaktionspartnern acetalartig (zum Vollacetal) verknüpft ist (meist *β*-glykosidisch); **Formen: 1. Holoside:** Es werden ausschließl. Zuckermoleküle miteinander glykosid. verknüpft. Dabei handelt es sich um Di-*, Tri-, Tetra-, Oligo-* od. Polysaccharide*. **2. Heteroside:** oft Glykosiden gleichgesetzt; saure od. enzymat. Hydrolyse führt zur Spaltung in Zucker u. Nicht-Kohlenhydrat-Anteil, der als Aglykon* od. Genin bezeichnet wird. Anstelle eines Aglykons mit OH-Gruppe(n) können sich auch solche mit Amino- od. Mercapto-Gruppen mit dem Zucker verbinden. Bei Verknüpfung **a)** mit der OH-Gruppe eines anderen Monosaccharids entsteht ein Disaccharid (z. B. Saccharose*); **b)** mit der OH-Gruppe eines Nicht-Kohlenhydrats ein *O*-Glykosid (z. B. Strophanthin*); **c)** mit einer $NH_2$-Gruppe ein N-Glykosid (z. B. Nucleotide*, RNA*, DNA*); **d)** mit einer SH-Gruppe ein *S*-Glykosid (Thioglykosid; z. B. Sinigrin*); **e)** mit einer CH-Gruppe ein *C*-Glykosid (Glykosil; z. B. Vitexin* od. Aloin*). **Nomenklatur:** Man bezeichnet die G. durch Anhängen der Silbe „-id" an den Namen des betreffenden Zuckers, z. B. Glucosid, das Glykosid der Glucose*. **Vertreter:** Zu den G. gehören viele pflanzl. Geruchstoffe (z. B. Cumarine*), Farbstoffe (z. B. Anthocyane*, Flavonglykoside), pflanzliche Gerbstoffe* u. pharmak. wirksame Stoffe (herzwirksame Glykoside*, Saponine*, Anthraglykoside*, Glykoalkaloide, Senfölglykoside u. a.).

**Glykoside, cyanogene:** s. Cyanglykoside.

**Glykoside, genuine:** in ihrer ursprüngl. Form vorliegende, d. h. nicht enzymat. gespaltene Glykoside; z. B. sind die Purpureaglykoside A u. B genuine Glykoside, Digitoxin* u. Gitoxin deren Spaltprodukte; s. Digitalis purpurea.

**Glykoside, herzwirksame:** Herzglykoside; aus Pflanzen gewonnene zuckerhaltige Verbindungen mit Steroidring zur Förderung der Kontraktionskraft der Herzmuskulatur. Neben h. G. aus Convallaria* majalis, Adonis* vernalis, Helleborus* viridis, Urginea* maritima u. Strophanthusglykosiden werden heute fast ausschließl. Digitalisglykoside zur Ther. verwendet. Bedingt durch die komplizierte chem. Struktur (Steroidgerüst mit einem Zuckeranteil) sind h. G. bis heute nicht durch Synthetika ersetzt worden. Es werden jedoch in der Ther. weitgehend Reinglykoside eingesetzt, da sie eine exakte Dosierung erlauben u. eine definierte Wirk., gleichmäßige Resorption sowie gute Haltbarkeit aufweisen. **Vork.:** in Ranunculaceae*, Brassicaceae*, Fabaceae*, Celastraceae, Euphorbiaceae*, Plantaginaceae (in Gattung Digitalis), Apocynaceae*; **Wirkungen: 1.** Steigerung der Kontraktionskraft des Myokards (positiv inotrope Wirk.) u. Vermehrung des Schlagvolumens; **2.** Herabsetzung der Herzschlagfrequenz (negativ chronotrope Wirk.); **3.** Verlangsamung der Erregungsleitung (negativ dromotrope Wirk.); **4.** Steigerung der Erregbarkeit, v. a. der Kammermuskulatur (positiv bathmotrope Wirk.). Als Folge der verstärkten Kontraktion u. damit Senkung des enddiastol. Druckes u. der Vorhofdrücke kommt es zu einer Abnahme der Herzfrequenz. Das vermehrte Schlagvolumen führt zu einer verbesserten Nierendurchblutung u. erhöhten Diurese; ferner wird der venöse Druck vermindert, Ödeme werden abgebaut. **Struktur:** H. G. besitzen ein Steroidgerüst mit 21 C-Atomen (Pregnangerüst), verknüpft mit einem Lactonring am C-17. Bei einem 5-gliedrigen, einfach-ungesättigten *γ*-Lactonring (Butenolidring) spricht man von **Cardenoliden; Bufadienolide** haben einen 6-gliedrigen *δ*-Lactonring mit 2 Doppelbindungen (Cumalinring); s. Tab. 1. Biogenet. Vorstufe der beiden Gruppen ist Pregnenolon*, das durch oxidativen Abbau der Seitenkette von Cholesterol* entsteht. Für die Wirk. der h. G. sind folgende Strukturmerkmale wichtig: **1.** Verknüpfung der Ringe A mit B u. C mit D *cis*, hingegen B u. C *trans*; s. Tab. 2; **2.** *β*-Konfiguration der OH-Gruppe bzw. Glykosidbindung in Stellung 3; **3.** ungesättigter *γ*- od. *δ*-Lactonring in Stellung 17 (*β*-Konfiguration); **4.** *β*-Stellung der OH-Gruppe am C-14; **5.** Zuckerreste (für Verteilung im Organismus entscheidend), bestehend aus Glucose, Rhamnose u. vor allem den charaterist. Desoxyzuckern*: Digitoxose (2,6-Didesoxy-ribohexose), Digitalose (6-Desoxy-3-*O*-methylgalactose, 3-Methyl-D-fucose), Cymarose (3-Methyldigitoxose), Oleandrose (2-Desoxy-3-*O*-methyl-L-rhamnose), Thevetose (6-Desoxy-3-*O*-methylglucose) u. Sarmentose (2,6-Didesoxy-3-*O*-methyl-xylo-hexose). **Wirkungsmechanismus:** Herzwirksame Glykoside hemmen die $Na^+/K^+$-aktivierbare Membran-ATPase (s. Adenosintriphosphatase) des Herzens. Dadurch kommt es im Zellinneren zu einer Erhöhung der Natriumionenkonzentration (s. Ionenpumpe). Die $Ca^{2+}$-Konz. in der Zelle nimmt zu, was zu einer Verbesserung der elektromechan. Kopplung führt. Die fast ausschließl. Wirk. auf das Herz wird damit erklärt, dass sich die h. G. an bestimmte Rezeptorproteine der Herzmuskelmembran binden, wobei Kalium um dieselben Re-

**Glykoside, herzwirksame** Tab. 2

Vergleichende Gegenüberstellung herzwirksamer Glykoside und ihrer Aglyka (Cardenolid-Schema)

**Ringverknüpfung:**

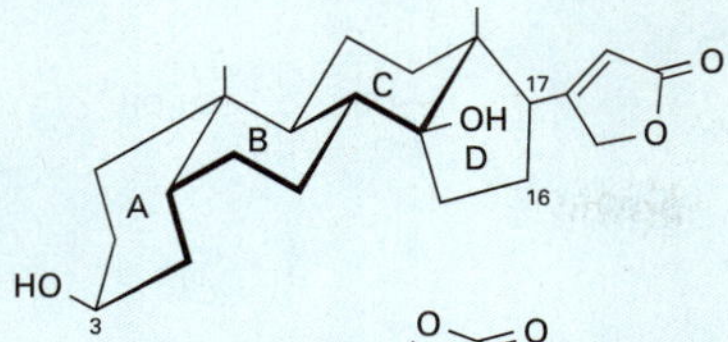


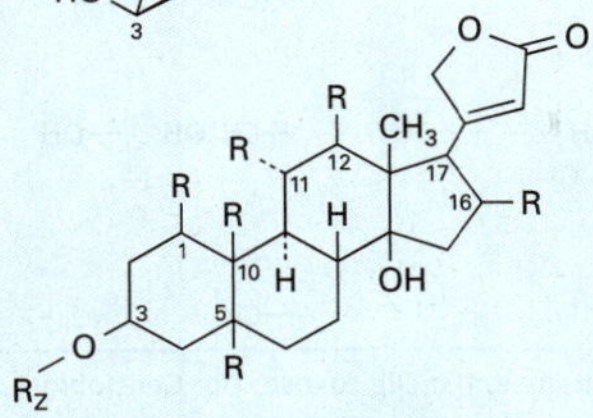


**Substituenten:**

R an C-

| | 1 | 5 | 10 | 11 | 12 | 3 ($R_Z$) |
|---|---|---|---|---|---|---|
| **natürlich vorkommende Glykoside** | | | | | | |
| Digitoxigenin | | | —$CH_3$ | | | |
| Digitoxin | | | | | | —Dx—Dx—Dx |
| Purpureaglykosid A | | | | | | —Dx—Dx—Dx—Gl |
| Lanatosid A | | | | | | —Dx—Dx—Dx(Ac)—Gl |
| Digoxigenin | | | —$CH_3$ | | —OH | |
| Digoxin | | | | | | —Dx—Dx—Dx |
| Lanatosid C | | | | | | —Dx—Dx—Dx(Ac)—Gl |
| Gitoxigenin | | | —$CH_3$ | | | |
| Gitoxin | | | | | | —Dx—Dx—Dx |
| Purpureaglykosid B | | | | | | —Dx—Dx—Dx—Gl |
| Lanatosid B | | | | | | —Dx—Dx—Dx(Ac)—Gl |
| Digitalinum verum | | | | | | —Dl—Gl |
| Gitaloxigenin | | | —$CH_3$ | | | |
| Gitaloxin | | | | | | —Dx—Dx—Dx |
| Glucogitaloxin | | | | | | —Dx—Dx—Dx—Gl |
| Glucoverodoxin | | | | | | Dl—Gl |
| Cannogenin | | | —CHO | | | |
| Peruvosid | | | | | | —Th |
| Thevetin A | | | | | | —Th—Gb |
| Apocannosid | | | | | | —Cy |
| Cynocannosid | | | | | | —Ol |
| Adonitoxigenin | | | —CHO | | | |
| Adonitoxin | | | | | | —Rh |
| k-Strophanthidin | | —OH | —CHO | | | |
| Helveticosid | | | | | | —Dx |
| Erysimosid | | | | | | Dx—Gl |
| Cymarin (k-Strophanthin-$\alpha$) | | | | | | —Cy |
| k-Strophanthin-$\beta$ | | | | | | —Cy $\beta$-Gl |
| k-Strophanthin-$\gamma$ | | | | | | —Cy—$\beta$-Gl—$\alpha$-Gl |
| Convallatoxin | | | | | | —Rh |

Fortsetzung nächste Seite

Fortsetzung v. S. 735

**Glykoside, herzwirksame**
Vergleichende Gegenüberstellung herzwirksamer Glykoside und ihrer Aglyka (Cardenolid-Schema)

| | | | | | | |
|---|---|---|---|---|---|---|
| Convallosid | | | | | | —Rh—Gl |
| Glucoconvallosid | | | | | | —Rh—Gl—Gl |
| Strophanthidol | | —OH | —$CH_2$OH | | | |
| Helveticosol | | | | | | —Dx |
| Erysimol | | | | | | —Dx—Gl |
| Cymarol | | | | | | —Cy |
| Convallatoxol | | | | | | —Rh |
| Convallatoxolosid | | | | | | —Rh—Gl |
| g-Strophanthidin | —OH | —OH | —$CH_2$OH | —OH | | |
| g-Strophanthin (Ouabain) | | | | | | —Rh |
| **halbsynthetische Glykoside** | | | | | | |
| Metildigoxin | | | —$CH_3$ | | —OH | —Dx—Dx—Dx(M) |

(Ac): Acetyl-, Cy: Cymarose, Dl: Digitalose, Dx: Digitoxose, Gb: Gentiobiose, Gl: D-Glucose, (M): 4-Methyl-, Ol: L-Oleandrose, Rh: L-Rhamnose, Th: L-Thevetose

zeptoren konkurriert. Das bedeutet eine erhöhte Empfindlichkeit bei niedrigem Kaliumspiegel; Calciumionen verstärken die Wirkungen der herzwirksamen Glykoside. **Pharmakokinetik:** Alle h. G. wirken pharmakodynam. gleich; hinsichtl. ihrer Resorption, Proteinbindung, Wirkungseintritt u. Elimination unterscheiden sie sich erheblich. Die Resorption ist um so vollständiger, je lipophiler das Molekül ist, was durch Abspaltung von Zuckermolekülen u. Veretherung od. Veresterung von Hydroxylgruppen erreicht werden kann. Die Proteinbindung (Bindung an Plasmaeiweißstoffe) ist um so größer, je kürzer die Zuckerkette u. je kleiner die Zahl der Hydroxylgruppen am Grundgerüst ist. Digitoxin wird bis zu 80 % in der Leber metabolisiert. Digoxin wird zu ca. 80 % u. g-Strophanthin zu 95 % unverändert v. a. renal ausgeschieden. Die enterale Resorption kann u. a. mit Aktivkohle u. Colestyramin* verhindert werden. Bei Leberfunktionsstörungen u. Niereninsuffizienz ist mit einer Kumulation der h. G. zu rechnen. Bei der Dosierung müssen die Vollwirkdosis, die Erhaltungsdosis* u. die Abklingquote* berücksichtigt werden. **Anw.:** alle Formen der Herzinsuffizienz*, tachykarde Arrhythmien (vgl. Antiarrhythmika), Vorhofextrasystolen. **UAW: 1.** gastrointestinale Störungen, Erbrechen; **2.** Benommenheit, Schläfrigkeit, Sehfeldstörungen, Störungen des Farbensehens; **3.** Herzrhythmusstörungen mit Extrasystolen, AV-Block (geringe therap. Breite); **WW:** Gefahr durch Hypokaliämie bei der Gabe von Diuretika*, Laxanzien*, NNR-Hormonen (Corticosteroide*, s. Nebennierenrinde); Thyroxin (s. Schilddrüsenhormone) u. a.; Calciumsalze verursachen eine Wirkungsverstärkung. Kombinationspräparate von h. G. entbehren meist jeder wissenschaftl. Grundlage u. sind abzulehnen. **Nachweisreaktionen: a)** Nachw. des Butenolidringes unter Ausbildung eines Meisenheimer*-Komplexes mit Baljet*-Reagenz od. mit der Kedde*-Reaktion; **b)** Nachw. der 2,6-Didesoxyzucker (Digitoxose) mit der Keller-*Kiliani-Reaktion; **c)** Nachw. des Steroidgerüstes mit Liebermann*-Burchard-Reaktion; **Wertbestimmung:** kann mittels chem. (chromatograph. Auftrennung, z. B. HPLC) od. bevorzugt biol. Methoden erfolgen; eine Korrelation zw. den Methoden gibt es nicht. Die biol. Wertbestimmungsmethoden basieren z. B. auf der Ermittlung der Dosis, die notwendig ist, um bei Fröschen (alte Methode, Froschdosis*), Katzen, Meerschweinchen od. Tauben einen systol. Herzstillstand zu bewirken. Es kann auch direkt die positiv inotrope Wirk. an isolierten intakten Papillarmuskeln (befinden sich an der Innenwand der Herzkammern) eines Versuchstieres gemessen werden. **Gesch.:** s. Digitalis purpurea.

**Glykosile:** s. Glykoside.

**Glykosphingolipide:** s. Glykolipide.

**Glykosylierung:** Ausbildung der Bindung zw. einem Zuckermolekül u. einem zweiten Molekül (Aglykon*, Protein* u. a.), z. B. Übertragung von aktivierten Zuckerresten (Nucleosiddiphosphatzucker*) auf die Aglykone der entspr. Glykoside* unter der katalyt. Wirkung von Glykosyl-Transferasen.

**Glymidin-Natrium** (INN)**:** Glymidinum natricum; Glycodiazin-Natrium; Natriumsalz von *N*-[5-(2-Methoxyethoxy)-2-pyrimidinyl]benzolsulfonamid; CAS-Nr. 3459-20-9; $C_{13}H_{14}N_3NaO_4S$; $M_r$ 331.3; Schmp. 221–226 °C; bildet ein Monohydrat; wenig lösl. in Ethanol, lösl. in Wasser bei 37 °C zu 70.5 %; nicht mehr im Handel befindl. orales Antidiabetikum* (Sulfonylharnstoff* der 1. Generation); **UAW:** s. Sulfonylharnstoffe.

**Glyoxal:** Oxalaldehyd; Ethandial; $C_2H_2O_2$, OHC—CHO; $M_r$ 58.04; Schmp. 15 °C; Sdp. 51 °C; gelbe Kristalle, mit großer Polymerisationsfähigkeit (ähnl. wie Formaldehyd*); einfachster Dialdehyd (s. Aldehyde); **Darst.:** Oxidation von Ethanol od. Glykol mit Salpetersäure; **Anw.:** (techn.) Herst. von Kunststoffen, Kunstfasern, knitterfesten Geweben.

**Glyoxalbishydroxyanil:** 2,2′-(Ethandilydendinitrilo)diphenol; $C_{14}H_{12}N_2O_2$; $M_r$ 240.3; Schmp. ca. 200 °C; lösl. in heißem Ethanol; **Anw.:** Nachw. von Calcium*.

**Glyoxalin:** s. Imidazol.

**Glyoxalsäure:** s. Glyoxylsäure.

**Glyoxylatzyklus:** Krebs-Kornberg-Zyklus; Nebenweg des Tricarbonsäurezyklus* in Mikroorganismen u. Pflanzen, der dem Aufbau von Oxalacetat aus Acetyl*-Coenzym A dient (s. Abb.); Schlüsselenzyme sind Isocitratlyase (Isocitratase), Malatdehydrogenase* u. Malatsynthase. **Bilanz:** 2 Acetyl-CoA + $NAD^+$ + 2 $H_2O$ → Succinat + 2 CoA + NADH + $H^+$
**Bedeutung:** Die Zwischenprodukte des G. fungieren als Ausgangsmaterial versch. Synthesewege. Succinat hat als Vorstufe bei der Gluconeogenese* Bedeutung. Der G. dient Pflanzensämlingen zur Verwertung ihrer Fettreserven u. ermöglicht das Wachstum von Mikroorganismen auf Fettsäuren* od. Essigsäure* als einziger Kohlenstoffquelle. **Hinweis:** Da Isocitratlyase u. Malatsynthase in tier. Organismen fehlen, läuft der G. in Säugetieren nicht ab.

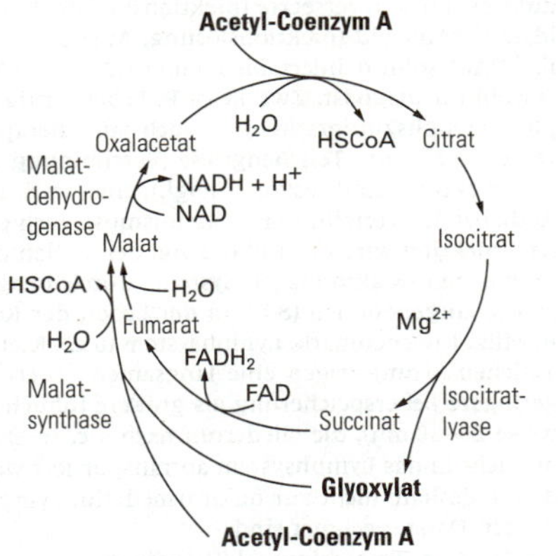


**Glyoxylatzyklus** [12]

**Glyoxylsäure:** Glyoxalsäure; CHO—COOH; Carbonsäure*, die v. a. in unreifen Früchten, Keimpflanzen u. jungen Blättern vorkommt; in bestimmten Pflanzen (z. B. Ahorn, Boretsch, Roßkastanie) liegt G. in Form der Glyoxylsäureureide Allantoin* u. Allantoinsäure vor, die beim Purinabbau entstehen. Im Stoffwechsel entsteht G. durch oxidative Desaminierung od. Transaminierung von Glycin* od. Sarkosin*. G. ist Schlüsselsubstanz im Glyoxylatzyklus*.

**Glyoxylsäurediureid:** s. Allantoin.

**Glyoxysomen:** Microbodies*, die Enzyme* zur Umwandlung von Fetten* in Kohlenhydrate* (z. B. bei der Keimung vieler Samen) enthalten.

**Glyptale:** Kunstharze*, v. a. Phthalat- u. Maleatharze; **Anw.:** (techn.) Rohstoffe für Lacke.

**Glyzerin:** s. Glycerol.

**GM-CSF:** Abk. für (engl.) *granulocyte-macrophage colony-stimulating factor*; s. CSF.

**GMLO:** Abk. für **G**lycerol**m**ono**l**ino**l**eat*.

**GMO:** Abk. für **G**lycerol**m**ono**o**leate*.

**GMP:** **1.** Abk. für **G**ood **M**anufacturing **P**ractice; 1968 von der WHO* herausgegebene Grundregeln für die Herst. von Arzneimitteln u. die Sicherung ihrer Qualität (engl. Draft Requirements for Good Manufacturing Practice in the Manufacture and Quality Control of Drugs and Pharmaceutical Specialities; später überarbeitet als Quality Control of Drugs). Die wesentl. Aussage der GMP-Regeln ist, dass die Qualität in ein Arzneimittel hineinproduziert werden muss u. Kontrollen eine Bestätigung der sachgerechten Herst. sind. Grundlage der GMP-Regeln ist ein funktionierendes Qualitätssicherungssystem. Die EU hat mit einer Richtlinie die Anwendung der GMP-Regeln für die industrielle Arzneimittelherstellung gefordert u. 1992 einen eigenen GMP-Leitfaden mit Leitlinien in Kraft gesetzt. Die Forderung GMP-gemäßer Arzneimittelherstellung ist Grundlage internationaler Übereinkommen zur gegenseitigen Anerkennung pharmaz. Überwachungssysteme u. des WHO*-Zertifikatssystems. **2.** Abk. für **G**uanosin-5′-**mo**no**p**hosphat, s. Guanosin.

**GMS:** Abk. für **G**lycerol**m**ono**s**tearat* 40–55 %.

**Gnadenkraut:** s. Gratiola officinalis (Herba Gratiolae).

**Gnaphalium arenarium:** s. Helichrysum arenarium.

**Gnaphalium dioicum:** s. Antennaria dioica.

**Gnaphalium obtusifolium L.:** Pseudognaphalium obtusifolium (L.) Hilliard et B.L. Burtt, Gnaphalium polycephalum Michx.; Vielköpfiges Ruhrkraut; Fam. Asteraceae (Compositae); Nordamerika; stark aromat. riechende Pflanze, hat nur Röhrenblüten; **Inhaltsst.:** Enolether des Tridecapentain-en u. *cis-trans*-isomere Fünfringenolether, Flavonoide* wie Gnaphalin u. Obtusifolin; **Anw.:** (volkstüml.) als harntreibendes Mittel. **Hom.:** Gnaphalium polycephalum: frische, blühende Pflanze; verordnet z. B. bei Ischias.

**Gnetales:** s. Gymnospermae.

**GnRH:** Abk. für **G**onadotropin-**r**eleasing-**H**ormon; s. Gonadorelin.

**GnRH-Agonisten:** Kurzbez. für **G**onadotropin-**R**eleasing-**H**ormon-Agonisten; synthet. GnRH-Analoga (z. B. Buserelin*, Goserelin*, Leuprorelin*, Nafarelin*, Triptorelin*, Histrelin*) mit stärkerer Wirk. als das natürl. Releasing*-Hormon Gonadorelin*; **Wirk.:** Nach Gabe von GnRH-A. über einige Wochen sinkt inf. Down-Regulation der Hypophyse* die Biosynthese der Gonadotropine* u. folglich der Sexualhormone* auf Kastrationsniveau. **Ind.:** Pubertas praecox, Endometriose*, palliativ bei Mamma- u. Prostatakarzinom; **UAW:** Libidoverlust, Hitzewallungen, selten Schlafstörungen, Gynäkomastie; ggf. Unterdrückung der hypoestrogenen UAW durch zusätzl. Gabe von Estrogen-Gestagen-Kombinationen od. reinen Gestagenen* (sog. Add-back-Therapie).

**GnRH-Antagonisten:** Kurzbez. für **G**onadotropin-**R**eleasing-**H**ormon-Antagonisten; Substanzen mit zu GnRH (s. Gonadorelin) antagonist. Wirk.; **Vertreter:** z. B. Ganirelix*, Abarelix*, Degarelix*, Cetrorelix*; **Wirkungsmechanismus:** kompetitive Hemmung am GnRH-Rezeptor mit dosisabhängiger, sofortiger (ohne Rezeptoraktivierung u. Gonadotropinfreisetzung) Hemmung von Gonadotropinen* u. Sexualsteroiden (Wegfall des Flare-up-Effekts, der Down-Regulation u. der Desensitivisierung); **Ind.:** z. B. ovarielle Hyperstimulation i. R. einer künstl. Befruchtung (z. B. In-vitro-Fertilisation, intrazytoplasmat. Spermieninjektion);

G

pharmak. Absenkung des Testosteronspiegels bei Prostatakarzinom.

**Goa-Baum:** s. Andira araroba.

**Goa-Pulver:** s. Andira araroba (Chrysarobin).

**GOD:** Abk. für **G**lucose**o**xi**d**ase*.

**Götterbaum:** s. Ailanthus altissima.

**Götterbaumrinde:** s. Ailanthus altissima (Cortex Ailanthi).

**Goitrine:** s. Glucosinolate.

**Gold:** Aurum; Symbol Au; CAS-Nr. 7440-57-5; $A_r$ 196.9665; OZ 79; D. 19.3; Schmp. 1063 °C; Sdp. 2660 °C; Härte 2.5–3 der Härteskala*; gelbes, glänzendes, weiches, dehnbares, 1- u. 3-wertiges, seit frühesten Zeiten bekanntes Schwermetall*; außerordentl. widerstandsfähig gegen Luft, Wasser, Säuren u. Basen; lösl. in Königswasser* od. in Kaliumcyanidlösung in Gegenwart von Luftsauerstoff; **Vork.:** natürl. meist gediegen, von Silber* od. anderen Metallen begleitet, in krist. Gesteinen, im Flusssand; größte Goldvorkommen: Südafrika, Australien, Kalifornien, Alaska, Ural; im Meerwasser ca. 0.01–0.044 mg Au/m$^3$; Goldgehalt aller Weltmeere zus. ca. 8 Mio. Tonnen; **Gew.:** Ausschlämmung od. Amalgamierung mit Quecksilber* od. Behandlung der Erze mit Kalium- od. Natriumcyanidlösung bei Luftzutritt; aus Anodenschlämmen von elektrolyt. gereinigten Begleitmetallen (v. a. Kupfer*); **Anw.:** Schmuckstücke, Münzen u. Zahnersatz; Vergoldung; elektr. Kontakte in Mikrochips, Infrarotlaser-Spiegel, Infrarot-Detektoren; der Goldgehalt wird in Karat od. in Tausendsteln (Feingehalt) ausgedrückt: 24 Karat od. 1000/1000 (reines Au), 18 Karat od. 750/1000, 14 Karat od. 585/1000, 12 Karat od. 500/1000, 8 Karat od. 333/1000 Goldgehalt. Wegen seiner Weichheit wird Au in Legierungen (meist mit Silber u. Kupfer) verwendet. Es lässt sich zu Blattgold* von 0.1 µm Dicke auswalzen, das für grünes Licht durchlässig ist. Unechtes Blattgold (Rauschgold), das aus Tombak* besteht, wird von Salpetersäure* leicht gelöst (im Ggs. zu echtem Blattgold). **Toxikol.:** Bei der med. Verwendung org. Goldverbindungen (z. B. bei Erkrankungen des rheumat. Formenkreises) werden in ca. 20–30 % der Fälle tox. Reaktionen beobachtet (u. a. Hautveränderungen, Blutungsneigung, Leber- u. Nierenschäden, Bronchitis). Häufig kommt es zu allerg. Reaktionen mit Thrombozytopenie. **Nachw.:** Goldverbindungen: **1.** Aus Goldsalzlösungen wird durch Metalle u. viele reduzierende Stoffe (z. B. Arsen(III)*-oxid, Schwefeldioxid*, Oxalsäure*) Au als braunes Pulver gefällt. **2.** Schwefelwasserstoff* fällt aus neutralen u. sauren Lsg. schwarzes Gold(I)-sulfid u. Gold(III)-sulfid, lösl. in Königswasser u. Alkalisulfidlösungen. **3.** Zinn(II)-chlorid-Lsg. fällt purpurrote Gemische von Zinnhydroxiden u. kolloidalem Au (Cassius*-Goldpurpur). **Hom.:** **1.** Aurum metallicum (HAB): Herst.: 1 T. Tetrachlorogold(III)-säure in 10 T. Wasser mit 75 T. Eisen(II)*-sulfat versetzt; Konstitutionsmittel*; verordnet z. B. bei Schwindel, Kopfschmerz, Hypertonie, Sklerose, Augenerkrankungen, Erkrankungen des rheumat. Formenkreises, Myokarddegeneration, Depression; **2.** Aurum colloidale: s. Gold, kolloidales.

**Gold-198:** Radiogold, radioaktives Gold; Symbol $^{198}$Au; OZ 79; Radionuklid* mit einer HWZ von 2.7 d; **Herst.:** Bestrahlung von Gold-197 im Kernreaktor mittels (n,γ)-Prozess. Es zerfällt unter Abgabe von Beta- u. Gammastrahlung in das stabile Quecksilber*-198. Bei der Aktivierung von stabilem Gold-197 mit therm. Neutronen entsteht außer Gold-198 über einen weiteren (n,γ)-Prozess gleichzeitig Gold-199, das über einen β⁻, γ-Zerfall (HWZ 3.15 d) in Quecksilber-199 übergeht:

$$^{197}\mathrm{Au}(n,\gamma)\,^{198}\mathrm{Au} \xrightarrow[2.7\mathrm{d}]{\beta^-,\gamma} {}^{198}\mathrm{Hg}$$

$$^{197}\mathrm{Au}(n,\gamma)\,^{198}\mathrm{Au}(n,\gamma)\,^{199}\mathrm{Au} \xrightarrow[3.15\mathrm{d}]{\beta^-,\gamma} {}^{199}\mathrm{Hg}$$

Zur Herst. des Kolloids wurde Goldchlorid (aus metall. Radiogold) mit Ascorbinsäure od. alkal. Glucoselösung reduziert sowie stabilisiert. **Anw.:** (med.) **1.** in der Strahlentherapie als Gold* Seeds; **2.** früher in der Nuklearmedizin als kolloidale, mit Gelatine stabilisierte u. mit unterschiedl. Reduktionsmitteln versetzte Injektionslösung (kolloidale [$^{198}$Au]Gold-Injektionslösung, Auri colloidalis[$^{198}$Au] solutio iniectabilis Ph.Eur.3, bis 1995) sowohl für diagnost. Zwecke (z. B. Leberszintigraphie, Lymphszintigraphie) als auch zur Therapie. Dabei spielte die Teilchengröße (Bestimmung ist nur elektronenmikroskop. mögl.) eine wichtige Rolle bei der Verteilung im Organismus. Nach der i. v. Injektion wird das Kolloid von den Zellen des Monozyten*-Makrophagen-Systems durch Phagozytose aufgenommen (80 % in der Leber, der Rest in Milz, Knochenmark, Lymphsystem u. a.). Kleine Teilchen (5 nm) zeigen eine langsamere u. etwas geringere Leberspeicherung als größere (üblicherweise 20–30 nm), die wiederum nach s. c. Injektion nicht in das Lymphsystem abtransportiert werden u. deshalb nicht zur nuklearmedizin. Lymphknoten-Darst. geeignet sind.

**Goldäther:** s. Tetrachlorogold(III)-säure.

**Goldafter:** Euproctis chrysorrhoea, Bombyx chrysorrhoea; hom. Tinktur. **Hom.:** aus der giftigen Raupe der Fam. Lymantriidae (Trägspinner).

**Goldamalgam:** Mercurius auratus; Amalgam* aus Gold* u. Quecksilber* (1 : 2).

**Goldblume:** s. Calendula officinalis.

**Gold(III)-bromid:** Aurum tribromatum; Auribromid, Goldtribromid; CAS-Nr. 10294-28-7; $AuBr_3$; $M_r$ 436.67; braunschwarzes Pulver, wenig lösl. in Wasser, Ethanol u. Glycerol; lichtempfindlich; **Darst.:** Lösen von Gold* in Brom*. Die frühere med. Anw. bei Epilepsie u. Migräne ist obsolet.

**Goldbronze:** **1.** Muschelgold; echte G.: Verreibung von Blattgold* mit Honiglösung; **2.** unechte G.: Kupfer-Zink-Legierung.

**Gold(III)-chlorid:** Aurum trichloratum; Aurichlorid, Goldtrichlorid; CAS-Nr. 13453-07-1; $AuCl_3$; $M_r$ 303.3; gelbbraune zerfließl. Kristalle, sehr leicht lösl. in Wasser mit braunroter Farbe, wenig lösl. in Ethanol u. Ether; in Salzsäure löst sich $AuCl_3$ mit hellgelber Farbe unter Bildung von Tetrachlorogold(III)*-säure. **Anw.:** **1.** (med.) selten als Ätzmittel; früher bei Syphilis* (obsolet); **2.** (techn.) Fotografie (Goldtonbäder), Galvanotechnik, Herst. keramischer Goldfarbe u. a. Goldverbindungen. **Hom.:** Aurum chloratum (HAB), Aurum muriaticum: mind. 49 % Gold*.

**Gold(III)-chlorid-Chlornatrium:** s. Natriumtetrachloroaurat(III).

**Gold(III)-chlorid-chlorwasserstoffsäure:** s. Tetrachlorogold(III)-säure.

**Goldchlorid-Natrium:** s. Natriumtetrachloroaurat(III).

**Goldfaden:** s. Coptis trifolia.

**Goldfadenwurzel:** s. Coptis trifolia (Radix Coptidis trifoliae).

**Goldglätte:** s. Blei(II)-oxid.

**Goldglöckchen:** s. Forsythia suspensa.

**Goldhaar:** s. Polytrichum commune (Herba Adianti aurei).

**Gold(I)-iodid:** Goldmonoiodid; CAS-Nr. 10294-31-2; AuI; $M_r$ 323.9; gelbes bis gelbl. grünes Pulver, das sich bei Raumtemperatur langsam zersetzt; unlösl. in Wasser, lösl. in Alkaliiodid- u. -cyanidlösungen; entsteht z. B. beim Goldätzen mit $KI/I_2$-Lsg. (4 g KI + 1 g $I_2$ in 40 ml Wasser). **Hom.:** Aurum jodatum (HAB): Gemisch von Gold(I)- u. Gold(III)-iodid.

**Gold(I)-Kaliumcyanid:** s. Kaliumdicyanoaurat(I).

**Gold, kolloidales:** Aurum colloidale; löst sich in Wasser mit tiefblauer bis tiefroter Farbe; **Darst.:** Einwirkung von Reduktionsmitteln (Formaldehyd*, Hydrazinhydrat) auf Gold(III)-chloridlösung od. durch elektr. Zerstäubung. Die frühere med. Anw. mit Eiweißstoffen als Schutzkolloide bei Erkrankungen des rheumat. Formenkreises ist obsolet. **Hom.:** Auri solutio colloidalis (HAB), Solutio Auri colloidalis, Aurum colloidale: kolloide Goldlösung mit mind. 0.15 u. max. 0.20 % Gold*; Herst. aus Natrium tetrachloroauratum; s. Natriumtetrachloroaureat(III).

**Goldkraut:** s. Chelidonium majus (Chelidonii herba).

**Goldlack:** s. Erysimum cheiri.

**Goldlackblüten:** s. Erysimum cheiri (Flores Cheiranthi cheiri).

**Goldlösung, kolloide:** s. Gold, kolloidales.

**Goldmelisse:** s. Monarda didyma.

**Goldmessing:** s. Messing.

**Goldmonoiodid:** s. Gold(I)-iodid.

**Goldorange:** s. Methylorange.

**Goldorange, Japanische:** s. Aucuba japonica.

**Gold, radioaktives:** s. Gold-198.

**Goldregen, Traubiger:** s. Laburnum anagyroides.

**Goldrubin:** s. Cassius-Goldpurpur.

**Goldrute:** s. Solidago virgaurea.

**Goldrute, Kanadische:** s. Solidago gigantea.

**Goldrutenkraut:** s. Solidago virgaurea (Solidaginis virgaureae herba).

**Goldsatinober:** s. Mennige.

**Goldschwefel:** s. Antimon(V)-sulfid.

**Gold Seeds** (engl. seeds Samenkörner): radioaktives, metallisches Gold*-198 in Form kleinerer Stücke von dünnem Golddraht; **Anw.:** interstitielle Tumortherapie (z. B. Kopf-Hals-Tumoren, inoperables Bronchialkarzinom, Prostatakarzinom).

**Goldsiegelwurzel:** s. Hydrastis canadensis (Hydrastidis rhizoma).

**Goldthioglucose:** s. Aurothioglucose.

**Goldtinktur:** s. Tetrachlorogold(III)-säure.

**Goldtribromid:** s. Gold(III)-bromid.

**Goldtrichlorid:** s. Gold(III)-chlorid.

**Goldwurz:** s. Chelidonium majus.

**Goldzinnober:** s. Mennige.

**Golgi-Apparat:** s. Golgi-Körper.

**Golgi-Körper:** Dictyosom (bei Pflanzen); Zellorganell* der Eukaryoten*; besteht aus einer Gruppe flacher, scheibenförmiger, membranumgrenzter Hohlräume (Zisternen), die oft am Rande stern- od. netzförmig sind, u. den Vesikeln, die sich davon abschnüren; **Bedeutung:** dient der Zelle als Sammel- u. Verpackungszentrum u. spielt bei der Sekretion eine Rolle; **Hinweis:** Die Gesamtheit aller G.-K. einer Zelle wird als **Golgi-Apparat** bezeichnet.

**Golimumab** (INN): CAS-Nr. 476181-74-5; $C_{6530}H_{10068}N_{1752}O_{2026}S_{44}$; $M_r$ ca. 146.9 kDa; humaner monoklonaler Antikörper*, der sich gegen TNF*-$\alpha$ richtet; **Ind.:** mittelschwere bis schwere rheumatoide Arthritis* (in Kombination mit Methotrexat* bei Erwachsenen, wenn das Ansprechen auf eine antirheumat. Basistherapie einschließl. Methotrexat unzureichend gewesen ist), Spondylitis* ankylosans; **Kontraind.:** aktive Tuberkulose, schwere Sepsis, opportunist. Infektionen, mittelschwere bis schwere Herzinsuffizienz; **WW:** Abatacept, Anakinra (Infektionsrisiko), Impfungen mit Lebendimpfstoff; **UAW:** Reaktionen an der Injektionsstelle, erhöhte Infektanfälligkeit; **Dos.:** 50 mg s. c. alle 4 Wochen.

**Gomberg-Bachmann-Reaktion:** Verfahren zur Herst. von Diphenylverbindungen aus Diazoniumsalzen* u. aromat. Verb. in wässriger Natronlauge* (s. Abb.).

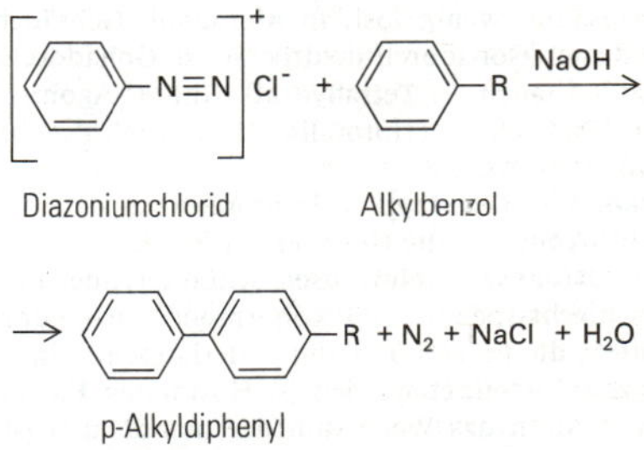


**Gomberg-Bachmann-Reaktion**

**Gomberg-Radikalreaktion:** Bildung freier Radikale* durch Einwirkung von Zink* od. Silber* auf Triarylmethylhalogenide in Benzol*; **Beispiel:** Aus Triphenylmethylchlorid (Tritylchlorid) entstehen Triphenylmethyl-(Trityl)-Radikale (s. Abb.).

**Gombi:** s. Kombé.

**Gonaden** (gr. gone Zeugung, Geburt; aden Drüsen): **1.** Geschlechtsdrüsen, Keimdrüsen; (physiol.) Eierstöcke (Ovarien*) u. Hoden* (Testes); **2.** Keimzellen; (embryol.) Zellen der Keimdrüsen vor der somat. Geschlechtsdifferenzierung.

**Gonadoliberin:** s. Gonadorelin.

**Gonadorelin** (INN): **1.** Gonadoliberin, Gonadotropin-Releasing-Hormon (Abk. GnRH, GRH), Follikelstimulierendes-Hormon-Releasing-Hormon (Abk. FSHRH), Luteinisierendes-Hormon-Releasing-Hormon (Abk. LHRH); (physiol.) im Hypothalamus* gebildetes Releasing*-Hormon, dessen Produktion das Hypothalamus-Hypophysen-System steuert (s. Hypothalamus, Abb. dort); Decapeptid

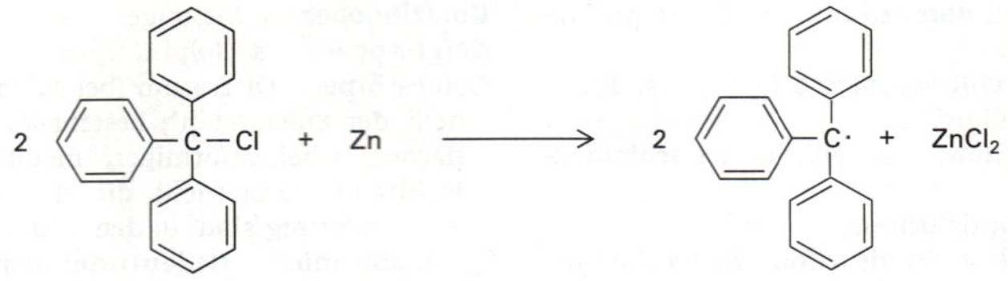

Tritylchlorid Trityl-Radikal

**Gomberg-Radikalreaktion:** Bildung von Trityl-Radikalen als Beispiel

mit Pyroglutaminsäure am N-terminalen Ende; biol. HWZ: 2–10 min; renale Ausscheidung; **Wirk.:** als Neurotransmitter Stimulation der Synthese u. Freisetzung von LH* u. FSH* aus dem Hypophysenvorderlappen; die zykl. pulsatile Sekretion in das Pfortadersystem der Hypophyse* ist Voraussetzung für normale weibl. u. männl. Sexualfunktionen. **2.** Gonadorelinum Ph.Eur.6; (pharmak.) 5-Oxo-L-histidyl-L-tryptophyl-L-seryl-L-tyrosyl-glycil-L-leucil-L-arginyl-L-prolyl-glycinamid; CAS-Nr. 33515-09-2; $C_{55}H_{75}N_{17}O_{13}$; $M_r$ 1182.33; $[\alpha]_D^{25\,°C}$ –50° (c = 1 in 1 %iger Essigsäure); leicht lösl. in Wasser, lösl. in Ethanol; **Ind.:** **1.** (therap.) zur Stimulierung der Ausschüttung von LH u. a. bei Sterilität, Maldescensus testis; **2.** (diagn.) Differenzierung hypothalam., hypophysärer u. gonadaler Störungen; **Dos.:** (diagn.) i. v. 1 × 0.1 mg; HWZ 6 min. **Gonadorelinacetat:** Gonadorelini acetas Ph.Eur.6; $C_{57}H_{79}N_{17}O_{15}$; $M_r$ 1242; weißes bis schwach gelbl. Pulver, lösl. in Wasser u. in 1 %iger Essigsäure, wenig lösl. in Methanol. Gebräuchl. sind auch Gonadorelinhydrochlorid, Gonadorelindiacetat (auch als Tetrahydrat). GnRH*-Agonisten sind Buserelin*, Triptorelin*, Leuprorelin*, Nafarelin*, Triptorelin*.

**Gonadorelin[6-D-Trp]:** s. Triptorelin.

**gonadotrop:** auf die Gonaden wirkend.

**Gonadotropine:** Keimdrüsen stimulierende, nicht geschlechtsspezif. Proteohormone (Glykoproteine*), die im Hypophysenvorderlappen u. in der Plazenta gebildet werden (s. Hormone); **Funktion:** fördern das Wachstum der männl. u. weibl. Keimdrüsen, stimulieren u. steuern endokrine Funktionen; **Vertreter:** FSH*, LH*, Menotropin*, Choriongonadotropin*, Prolactin*. Vgl. Serumgonadotropin.

**Gonadotropin-Releasing-Hormon:** s. Gonadorelin.

**Gonadotropinum chorionicum:** s. Choriongonadotropin.

**Gonadotropinum hypophysicum:** s. Menotropin.

**Gonadotropinum sericum:** s. Serumgonadotropin.

**Gonagra:** s. Gicht.

**Gonane:** s. Steroide.

**Gonarthritis:** Gonitis; Entzündung* des Kniegelenks; **Urs.:** Trauma, aktivierte Arthrose*, Infektion, entzündlich-rheumat. Erkrankung (v. a. reaktivierte Arthritis* u. seronegative Arthritis der Wirbelsäule); bei Jugendlichen u. jungen Erwachsenen auch i. R. einer degenerativen Knorpelveränderung an der Kniescheibe.

**Gone:** s. Meiose.

**Goniometer:** Winkelmessgerät zur Bestimmung des Neigungswinkels zweier Ebenen, z. B. von Kristallflächen; vgl. Kristallstrukturanalyse.

**Goniometerdiffraktometer:** s. Kristallstrukturanalyse.

**Gonitis:** s. Gonarthritis.

**Gonoblennorrhö:** durch Neisseria* gonorrhoeae verursachte eitrige Bindehautentzündung; **Vork.:** häufig bei Neugeborenen, die bei gonorrhoischer Zervizitis der Mutter intrapartal infiziert werden; **Sympt.:** starke Entzündung mit Gefährdung der Hornhaut durch Einschmelzung u. Perforation innerhalb weniger Std.; **Ther.:** i. v. Penicillin* od. Cephalosporine*.

**Gonokokken:** Erreger der Gonorrhö*; s. Neisseria.

**Gonorrhö:** Tripper; häufigste Geschlechtskrankheit; Kontakt- od. Schmierinfektion der Epithelien des Urogenitaltrakts, seltener auch extragenitaler Regionen mit Neisseria* gonorrhoeae; **Klinik:** **1.** genitale G. der Frau: Infektionsrate 80 % nach Kontakt mit infiziertem Partner; in ca. 60 % der Fälle symptomarm; zunächst als untere G. (Zervizitis, Urethritis*, evtl. anorektale Infektion) mit Fluor* genitalis, Brennen bei Miktion u. Entzündung der Bartholin-Drüsen; Weiterentwicklung in obere G. mit Endometritis u. Salpingitis* gonorrhoica; kolikartige Schmerzen, peritonit. Zeichen, hohes Fieber; **2.** genitale G. des Mannes: Infektionsrate 20 % nach Kontakt mit infiziertem Partner; in ca. 30 % symptomarm; Akutsymptome: Brennen der Harnröhre, dann starker, gelbl. grüner, eitriger Urethralausfluss; 10–14 d später Urethritis posterior, Fieber, Sympt. eines grippalen Infekts u. Gelenkschmerzen; **3.** extragenitale Manifestationen: anorektale u. pharyngeale G. mit nur geringen, uncharakterist. Sympt.; relativ selten Gonoblennorrhö*, Gonokokkensepsis, Meningitis*, Arthritis*, Endokarditis*, Hautläsionen; **Ther.:** bei G. ohne Komplikationen einzeitige Behandlung mit Ceftriaxon* i. m., alternativ Spectinomycin* i. m. od. Cefixim*, Ofloxacin* od. Ciprofloxacin* p. o.; bei ausgedehnteren Formen u. U. für mehrere Wochen Cephalosporine*. Vgl. Antigonorrhoika.

**Gonosomen:** Geschlechtschromosomen, Heterochromosomen, Heterosomen, Allosomen; Chromosomen*, von deren Genen* die somat. Geschlechtsentwicklung bestimmt wird (bei Frauen 2 X-Chromosomen, bei Männern 1 X- u. 1 Y-Chromosom); auf dem menschl. Y-Chromosom (ca. 300 Gene) sind bisher nur geschlechtsdeterminierende Gene nachgewiesen, das relativ große X-Chromosom (1300 Gene identifiziert) trägt daneben auch zahlreiche andere Gene.

**Goochtiegel:** kleine Porzellantiegel mit Siebplatte, unter die faseriger, gereinigter Asbest od. Filter-

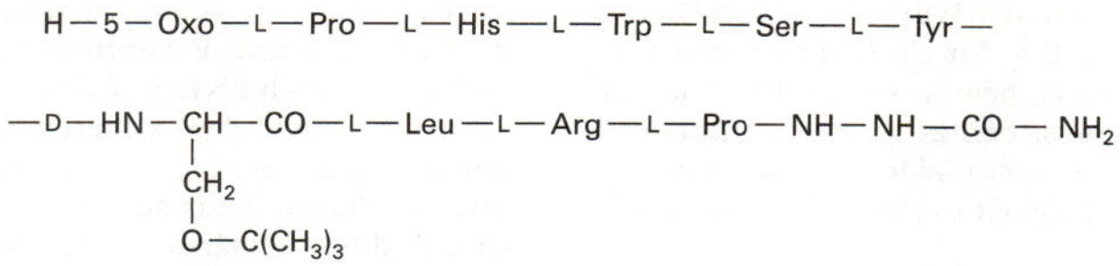

Goserelin

brei gelegt wird; Filtertiegel; **Anw:** quantitatives Sammeln von Niederschlägen. Vgl. Filtrieren.

**Good Clinical Practice:** s. GCP.

**Good Laboratory Practice:** s. GLP.

**Good Manufacturing Practice:** s. GMP.

**Good Storage Practice:** s. GSP.

**Good Validation Practice:** s. GVP.

**Goserelin:** Goserelinum Ph.Eur.6; (engl.) 6-[*O*-(1,1-Dimethylethyl)-D-serin]-10-deglycinamide luteinizing hormone-releasing factor (pig) 2-(aminocarbonyl)hydrazide; CAS-Nr. 65807-02-5; $C_{59}H_{84}N_{18}O_{14}$ (s. Abb.); $M_r$ 1269.4; weißes bis fast weißes Pulver; lösl. in Wasser, verd. Mineralsäuren u. verd. Alkalihydroxid-Lsg., leicht lösl. in Essigsäure; dem Hypothalamus-Decapeptid Gonadorelin* analoges, synthet. Nonapeptid; GnRH*-Agonist; durch chem. Synthese gewonnen u. in der Acetat-Form in Verkehr gebracht; **Ind.:** hormonabhängiges fortgeschrittenes Prostatakarzinom, Mammakarzinom in der Menopause, Endometriose*; **UAW:** initial kurzfristiger Serumtestosteron-Anstieg, Potenzverlust, Schwitzen, Hodenatrophie u. unspezif. Parästhesien, Brustschwellung, leichter Hautausschlag, Blutdruckveränderung (Hypo- od. Hypertonie); **Dos.:** s. c. 1 × 250 µg/d od. 3.6 mg für 28 Tage als Depotform.

**Gossypetin:** Flavonolderivat; Strukturformel: s. Flavonoide (Tab. dort); G. ist z. B. in Hibiscus* sabdariffa enthalten.

**Gossypium:** Baumwolle; Fam. Malvaceae; die Kapselfrüchte enthalten Samen mit 4–6 cm langen Haaren, welche als Baumwolle bezeichnet werden; neben anderen Arten u. Bastarden v. a.: **Gossypium arboreum** L.; wild nicht bekannt, kultiviert in Bengalen; **Gossypium barbadense** L. in 2 Kultursorten: 1. Sea-Island; Westindien, Georgia, nordöstl. Florida; 2. Ägypt. Baumwolle; Ägypten, Zentralasien, Südwesten der USA; **Gossypium herbaceum** L.; heim. wahrscheinl. in Arabien, Kleinasien, kultiviert in Asien, Arabien, Kleinasien, südl. Europa; **Gossypium hirsutum** L.; wild nicht bekannt, kultiviert in versch. Varietäten: 1. Amerikan. Upland-Baumwolle; 2. Mexikan. Baumwolle; 3. Dharwar-Baumwolle in Indien; 4. Hindu-Baumwolle in Ägypten; 5. Amerikan. Varietäten in China u. Afrika; Stpfl. von **Lanugo gossypii absorbens:** Gossypium depuratum; Samenhaare von G.-Arten; s. Verbandwatte; **Best.:** bis 92 % Cellulose*, ca. 0.4 % Fett, 7 % Wasser; **Off.:** Ph.Eur.6; **Anw.:** Verbandmittel, vielfach mit Arzneistoffen imprägniert; **Gossypium depuratum et Cellulosum depuratum** DAB: Lanugo gossypii et cellulosi absorbens; s. Verbandwatte; **Cortex Gossypii radicis:** Baumwollwurzelrinde; stammt hauptsächl. von G. herbaceum; **Inhaltsst.:** tox. Polyphenole z. B. Gossypol*, Gerbstoffe*; **Anw.:** früher zur Blutstillung; **Zuber.:** Extr. Gossypii, Extr. Gossypii fluidum; **Oleum Gossypii:** Baumwollsamenöl, Cottonöl; D. 0.922–0.930; Schmp. −2 °C; bräunl. (raffiniert gelbl.), gereinigtes, geruchloses, fettes Öl der Samen versch. G.-Arten; **Inhaltsst.:** Glyceride der Öl*- (ca. 30 %), Palmitin*-, Linol*- (ca. 45 %) u. Linolensäure*, Gossypol*, hoher Gehalt an Vitamin* E; **Anw.: 1.** (techn.) zur Speiseöl- u. Margarine-Herst. (nach Entfernung von giftigem Gossypol) sowie zur Gewinnung des Vitamins E (Tocopherol); **2.** (med.) bei Vitamin E-Mangelerscheinungen; **Gossypii oleum hydrogenatum:** Hydriertes Baumwollsamenöl; Schmp. 57–70 °C; SZ max. 0.5; POZ max. 5.0; UA max. 1 %; Ni max. 1 ppm; weiße Masse od. weißes Pulver, das beim Schmelzen eine klare, hellgelbe Flüssigkeit ergibt; prakt. unlösl. in Wasser, lösl. in Dichlormethan u. Toluol, sehr schwer lösl. in Ethanol; Lichtschutz; **Best.:** Triglyceride der Palmitin*- u. Stearinsäure*; Fettsäure-Zusammensetzung: gesättigte Fettsäuren mit einer Kettenlänge kleiner als $C_{14}$ max. 0.2 %, Myristinsäure* max. 1.0 %, Palmitinsäure* 19.0–26.0 %, Stearinsäure* 68.0–80.0 %, Ölsäure* u. Isomere max. 4.0 %, Linolsäure* u. Isomere max. 1.0 %, Arachinsäure* max. 1.0 %, Behensäure* max. 1.0 %, Lignocerinsäure* max. 0.5 %; **Off.:** Ph.Eur.6; **Anw.:** i. v. Gabe von Fettemulsionen als Infusion zur künstl. Ernährung; Voraussetzung hoher Reinheitsgrad, niedrige POZ, SZ u. freie Fettsäuren. **Hom.:** Gossypium herbaceum: frische, innere Wurzelrinde; verordnet z. B. bei Schwangerschafts- u. Menstruationsbeschwerden.

**Gossypium depuratum:** s. Verbandwatte; vgl. Gossypium (Lanugo gossypii absorbens).

**Gossypium depuratum et Cellulosum depuratum:** s. Verbandwatte; vgl. Gossypium.

**Gossypium haemostaticum:** Eisenchloridwatte, blutstillende Watte; Darst.: EB, 1000 T. Gossypium depuratum (s. Verbandwatte) werden mit einer Mischung aus 500 T. Solutio* Ferri chlorati u. 1100 T. Wasser gleichmäßig durchtränkt u. getrocknet; **Anw.:** zur Blutstillung. Vgl. Clauden® Watte.

**Gossypium herbaceum:** s. Gossypium (Hom.).

**Gossypol:** $C_{30}H_{30}O_8$, Strukturformel: s. Abb.; $M_r$ 518.54; Schmp. 214, 199 od. 184 °C; polymorph; aufgrund erheblicher Nebenwirkungen (z. B. Libidoverlust, Tumorinitiator auf der Haut von Mäusen) zur med. Anw. nicht zugelassen; **Vork.:** na-

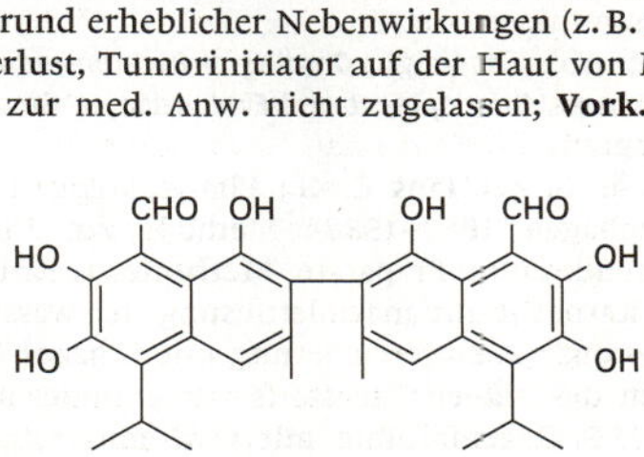

Gossypol

türl. in den Samen u. der Wurzelrinde von Gossypium*-Arten (auch Bez. für ein Gemisch ähnl. Polyphenole); **Wirk.:** G. hemmt versch. Enzyme des Energiestoffwechsels, besitzt zytotox., antioxidative, insektizide u. spermizide Eigenschaften; es hemmt die Beweglichkeit u. Neubildung der Spermien*.

**GOT:** Abk. für **G**lutamat-**O**xalacetat-**T**ransaminase; s. Transaminasen.

**Gottesgnadenkraut:** s. Gratiola officinalis.

**Goudron** (franz. Teer): s. Asphalt.

**Gozzi-Goldsalz:** s. Natriumtetrachloroaurat(III).

***p*-GP:** Abk. für *p*-**G**lyko**p**rotein; s. MDR-Proteine.

**GPC:** Abk. für **G**el**p**ermeations**c**hromatographie; s. Gelchromatographie.

G

**GPDH:** Abk. für **G**lucose*-6-**p**hosphat-**D**e**h**ydrogenase.

**G-Phasen:** s. Zellzyklus.

**GP-IIb/IIIa-Inhibitoren:** Substanzen, welche die Aktivierung von GP-IIb/IIIa-Rezeptoren auf Thrombozyten verhindern; aktivierte (Glykoprotein-) GP-IIb/IIIa-Rezeptoren binden Fibrinogen u. induzieren die Thrombozytenaggregation. Man unterscheidet peptidische GP-IIb/IIIa-Inhibitoren wie Abciximab* u. Eptifibatid* von nichtpeptidischen wie Tirofiban*. **Anw.:** Thrombozytenaggregations*-Hemmer zur Prävention bei drohendem Myokardinfarkt.

**G-Proteine:** Kurzbez. für **G**uaninnucleotide bindende Proteine; GTP-bindende Proteine; bestehen aus einer $\alpha$-, $\beta$- u. $\gamma$-Untereinheit; die $\alpha$-Untereinheit hat eine Bindungsstelle für Guaninnucleotide (s. Guanosin) u. vermag die Hydrolyse von GTP zu GDP zu katalysieren; die $\beta$- u. $\gamma$-Untereinheit binden das Protein an die Zellmembran. Durch Konformationsänderung gehen G-P. in den aktiven Zustand über, wenn GTP gebunden ist, u. werden inaktiv, wenn sie GDP tragen; besitzen häufig intrins. GTPase-Aktivität; **Formen: 1.** Translationsfaktoren mit Beteiligung an ribosomaler Proteinbiosynthese* (z. B. Initiationsfaktor* IF-2 u. Elongationsfaktor* EF-Tu); **2.** heterotrimere G-P., die rezeptorgekoppelt der Zelle Hormon-, Neurotransmitter- u. Lichtsignale vermitteln; Untereinheit $G_\alpha$ (4 Formen: $G_{\alpha s}$, $G_{\alpha i}$, $G_{\alpha q}$, $G_{\alpha 12}$; Abk. s für stimulierend, i für inhibierend), $G_\beta$, $G_\gamma$; **3.** ras*-Proteine zur Kontrolle von Zellproliferation u. -differenzierung; **4.** sog. kleine GTPasen ($M_r$ 20 000–35 000), die intrazelluläre Transportvorgänge in Vesikeln regulieren; **5.** G-P., welche die entstehende Polypeptidkette zum endoplasmatischen Retikulum* dirigieren. Vgl. Rezeptoren; second messenger.

**GPT:** Abk. für **G**lutamat-**P**yruvat-**T**ransaminase; s. Transaminasen.

**GRADE:** Abk. für (engl.) ***G**rading of **R**ecommendations **A**ssessment, **D**evelopment and **E**valuation*; s. Empfehlungsgrad.

**Gram-Färbung** (Hans C. G., Pharmakologe, Arzt, Kopenhagen 1853–1938): Methode zur Einfärbung mikrobiol. Präparate; **Methode: 1.** Färbung mit Karbol*-Gentianaviolettlösung u. wässriger Iodlösung*; **2.** Differenzierung mit Ethanol (Entfernen des blauen Farbstoffs aus gramnegativen Bakt.); **3.** Gegenfärbung mit verdünnter Karbolfuchsinlösung*. **Schnellmethode:** Färbung mit Kristallviolett- u. Gram-Iod-Lsg., Gegenfärbung mit Safraninlösung. **Ergebnis:** Grampositive Bakt. erscheinen durch Fixierung des Farbstoffes in den Mureinschichten der Bakterienwand alkoholbeständig blau gefärbt; bei gramnegativen Bakt. wird der Farbstoff aus der einschichtigen Mureinschicht durch Ethanol wieder herausgelöst, die Bakt. erscheinen durch die Gegenfärbung mit Karbolfuchsin rot; vgl. Gram-Verhalten.

**Gramicidin** (INN): Gramicidinum Ph.Eur.; Antibiotikum* aus Kulturen von Bacillus brevis od. gleiche, auf anderem Weg hergestellte Verbindung; Polypeptidgemisch aus L-Tryptophan, D-Leucin, 2 D-Valin, 2 L-Alanin, Glycin u. Ethanolamin; Schmp. ca. 230 °C; Best. des Tyrothricins*; weißes krist. Pulver; fast unlösl. in Wasser, wenig lösl. in Ethanol; **Anw.:** Polypeptid*-Antibiotikum zur lokalen Behandlung.

**Gramin:** s. Arundo donax (Rhizoma Arundinis donacis).

**Gramineae:** s. Poaceae.

**Graminin:** s. Fructane.

**Graminis rhizoma:** s. Agropyron repens (Graminis rhizoma).

**Gramm:** Symbol g; Einheit der Masse; 1 g = 1/1000 kg (Kilogramm); s. SI-Einheiten.

**Gramm-Äquivalent:** Gramm-Atom, Gramm-Molekül; Menge eines Stoffes, die dessen Äquivalent-*, Atom- od. Molekulargewicht* entspricht, z. B. 1 Gramm-Äquivalent Sauerstoff = 8 g, 1 Gramm-Atom Silber = 107.88 g, 1 Gramm-Molekül $H_2SO_4$ = 98 g; heute ersetzt durch Mol*, die SI*-Einheit für die Stoffmenge*.

**Gramm-Atom:** s. Gramm-Äquivalent.

**Gramm-Molekül:** s. Gramm-Äquivalent.

**Gram-Verhalten:** Eigenschaft von Bakt., die eine Differenzierung mit Hilfe der Gram*-Färbung ermöglicht; **Einteilung: 1.** gramnegativ, z. B. Neisseriaceae, Enterobacteriaceae, Pseudomonadaceae; **2.** grampositiv, z. B. Micrococcaceae, Lactobacillaceae, Corynebacterium, Bacillaceae; **3.** gramlabil (gramvariabel), z. B. ältere Kulturen u. durch Chemotherapie modifizierte Erreger.

**Gran:** Grain; altes Medizinalgewicht, entspr. 0.0609 g.

**Grana** (lat. granum Korn): Strukturen in einem Chloroplasten*, die im Lichtmikroskop wie grüne Körnchen aussehen u. sich im Elektronenmikroskop* als Thylakoidstapel (s. Thylakoide) erweisen; enthalten die Chlorophylle* u. Carotinoide* u. sind Orte der Lichtreaktionen der Photosynthese*.

**Granadilla:** s. Passiflora edulis.

**Grana paradisi:** s. Aframomum melegueta (Semen paradisi).

**Granatapfelbaum:** s. Punica granatum.

**Granatapfelschalen:** s. Punica granatum (Pericarpium Granati).

**Granatillkörner:** s. Croton tiglium (Semen Crotonis).

**Granatrinde:** s. Punica granatum (Cortex Granati).

**Grand mal:** primär od. sekundär generalisierter Anfall mit tonisch-klon. Krämpfen bei Epilepsie*.

**Granisetron** (INN): *endo*-1-Methyl-*N*-(9-methyl-9-aza-bicyclo[3.3.1]non-3-yl)-1*H*-indazol-carboxamid; CAS-Nr. 109889-09-0; $C_{18}H_{24}N_4O$, Strukturformel: s. Abb.; $M_r$ 312.4; **Wirk.:** Antiemetikum*,

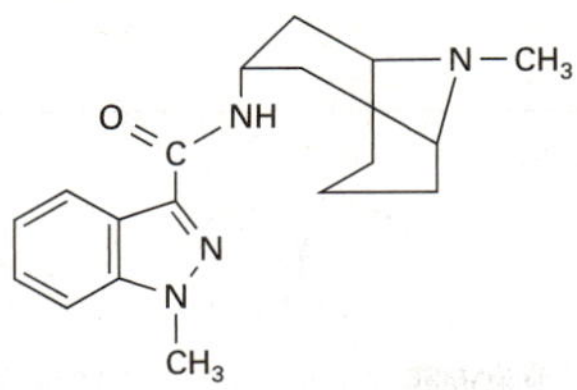

**Granisetron**

Serotonin*-Antagonist (5-$HT_3$-Antagonist); **Ind.:** zytostatikainduziertes Erbrechen; **UAW:** Diarrhö od. Obstipation, Kopfschmerz, Schwindel.

**Granula:** **1.** Körner, Kügelchen aus Saccharose* od. Lactose*, mit Arzneistoffen imprägniert, hauptsächl. für hom. Arzneien (auch Globuli); vgl. Homöopathie. **2.** mikroskop. kleine Körnchen in Zellen, z. B. in Leukozyten (Granulozyten).

**Granulate:** Granulata Ph.Eur.6, Pulveres granulati; zur oralen Einnahme bestimmte feste Arzneizubereitungen od. Zwischenprodukte bei der Herst. von Compressi* u. Hartkapseln*; **Eigenschaften:** G. sind gut rieselfähige körnige Aggregate von Pulvern (mittlerer Durchmesser um 0.6–2 mm u. darüber), die sich aus versch. geformten Granulatkörnern (auch Granula od. Pellets genannt) mit ausreichender mechan. Festigkeit zusammensetzen. Bei der Herst. der Granulate (s. Granulieren) wird ein möglichst enger Korngrößenbereich (ansonsten Entmischungsgefahr in grobe u. feine Anteile) bei annähernd einheitl. geometrischer Form der Körner angestrebt. G. weisen ein definiertes Schütt- u. Fließverhalten auf; die Entmischungstendenz Wirkstoff/Hilfsstoff u. die Neigung zum Zusammenbacken ist gegenüber Pulvern vermindert u. die Benetzbarkeit der Wirk- u. Hilfsstoffe kann verbessert sein. **Formen:** Bei den Granulatkörnern handelt es sich um mehr od. weniger poröse Aggregate pulverförmiger Arzneistoffe u./od. Hilfsstoffe (evtl. zusätzlich Farb- u. Aromastoffe) mit einer meist unebenen u. gezackt aufgerauten Oberfläche. G. mit Instanteigenschaften u. Brausegranulate* eignen sich zur raschen Herst. von Lösungen. Durch Überziehen mit geeigneten Hilfsstoffen (Zucker, Lack) kann die Einnahme weiter erleichtert (Ph.Eur., überzogene Granulate) od. eine Magensaftresistenz (Ph.Eur., magensaftresistente Granulate; vgl. Arzneiformen, magensaftresistente) erzielt werden. Eine veränderte (verlängerte od. verkürzte) Wirkstofffreisetzung wird unter Einsatz von speziellen Hilfsstoffen u. bes. Verfahren hergestellt, um Geschwindigkeit, Zeitpunkt od. Ort der Freisetzung gezielt zu verändern (Ph.Eur., Granulate mit veränderter Wirkstofffreisetzung; vgl. Retardpräparate). G. zur oralen Einnahme sind im Allg. hochdosierte, toxikol. wenig krit. Arzneimittel, die trocken od. in Wasser gelöst bzw. suspendiert eingenommen werden; Mehrdosenzubereitungen werden entweder mit einem Messlöffel od. einem Dispensersystem dosiert; bei Einzeldosiszubereitungen wird jede Dosis in einem Einzelbehältnis (vgl. Sachets) abgepackt. **Prüfung:** Bzgl. der Wirkstoffverteilung, Rieselfähigkeit (Böschungswinkel*), Festigkeit (Abrieb*) u. Wirkstofffreisetzung müssen entspr. Anforderungen gestellt werden. G. zum Tablettieren müssen eine geeignete Korngrößenverteilung (Siebanalyse*), Bindefähigkeit, Plastizität, Feuchtigkeitsgehalt u. Zerfallbarkeit aufweisen. Nach Ph.Eur. müssen Einzeldosiszubereitungen auf Gleichförmigkeit* einzeldosierter Arzneiformen od. in begründeten u. zugelassenen Fällen auf Gleichförmigkeit* des Gehalts einzeldosierter Arzneiformen bei Wirkstoffgehalt unter 2 mg bzw. 2 % u./od. auf Gleichförmigkeit* der Masse einzeldosierter Arzneiformen (ausgenommen überzogene G.) u. Gleichförmigkeit* der Masse der abgegebenen Dosen aus Mehrdosenbehältnissen geprüft werden.

**Granulatum Carbonis:** Carbo adsorbens granulatus; Kohlegranulat; granulierte Aktivkohle (s. Carbo activatus) für die innerl. Anw.; **Darst.:** ÖAB, 100 T. Carbo adsorbens werden mit 20 T. Gummiarabicum-Schleim (s. Mucilago Gummi arabici) verrieben u. mit Wasser n. B. zu einer feuchten Masse verarbeitet, durch ein geeignetes Sieb granuliert u. unter 50 °C getrocknet; feinere Anteile werden abgetrennt. Prüfungen: Adsorptionsvermögen* (Methylenblau) u. Zerfallsprüfung*; **Anw.:** bei Diarrhö u. Intoxikationen; **Dos.:** GED 5–15 g.

**Granulatum simplex ad tabulettas:** Tablettenhilfsgranulat ohne Wirkstoffe, ein Abbaugranulat, Klebstoff- u. z. T. Krustengranulat; **Herst.:** Pharmacopoea Nordica (1963); Befeuchtung einer Amylum Solani/Lactosum-Mischung (7 : 3) mit einer 4 %igen Gelatinelösung (enthält 2 % Glycerol als Feuchthaltemittel), Zerteilung auf die gewünschte Korngröße (Siebe, Lochscheiben) u. Trocknung bei max. 35 °C bis zur Gewichtskonstanz; vgl. Granulieren; **Anw.:** Direktverpressung von zugemischten Wirkstoffen.

**Granulieren:** Überführen von Pulvermischungen in Granulate*, um **1.** bei deren Verw. als selbständige Arzneiform eine bessere Einnahme (weniger staubend) u. eine exaktere Dosierbarkeit zu erreichen od. um **2.** als Zwischenprodukt bei der Kapselfüllung u. Tablettierung unter Verringerung der Oberfläche besser fließende Schüttgüter zu erhalten, die sich im Vergleich zu Pulvern auch zu mechan. festeren Komprimaten verpressen lassen; das G. erfolgt entweder auf trockenem (bei empfindl. Stoffen) od. häufig auf feuchtem Wege, was zu unterschiedl. Bindungsmechanismen führt (s. Abb. 1). **Prinzip: 1. feuchte Herst. von Granulaten:** Vom Prinzip der Bindung her werden unterschieden: **a) Krustengranulate:** Ausbildung von Feststoffbrücken, Kristallkrusten zw. Pulverpartikeln durch Kristallisation teilweise gelöster Pulverbestandteile od. als Lösung zugegebener Hilfsstoffe nach Verdunsten des Wassers, Ethanols od. Isopropanols; **b) Klebstoffgranulate:** Ausbildung von Bindemittelbrücken durch Befeuchtung mit Lösungen meist makromolekularer Stoffe, z. B. Povidon*, Cellulose-Derivate, Gelatine, Stärkekleister; **c) Sintergranulate:** Ausbildung von Feststoffbrücken durch Schmelzen u. anschließendes Erstarren von Bestandteilen der Pulvermischung). Werden Granulate durch direkte Kornvergrößerung aus der Pulvermischung bis zur gewünschten Granulatkorngröße hergestellt, spricht

**Granulieren**
Bindungsmechanismen in Granulaten

**Feststoffbrücken**

1

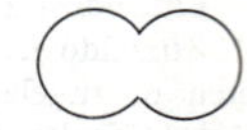

Nach plastischem Fließen, durch Sintern oder Schmelzhaftung unter Druckeinwirkung, bewirkt durch teilweises Schmelzen und Wiedererstarren, eventuell mit nachfolgender chemischer Reaktion
*Beispiel:* **Trockengranulierung**

2

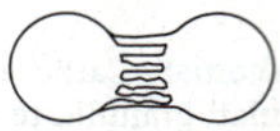

Durch erhärtende Bindemittel beim Eintrocknen von Lösungen polymerer Bindemittel oder Rekristallisation von niedermolekularen Bindemitteln
*Beispiel:* **Feuchtgranulierung**

**Flüssigkeitsbrücken von nicht frei beweglichen Flüssigkeiten**

3 1 2

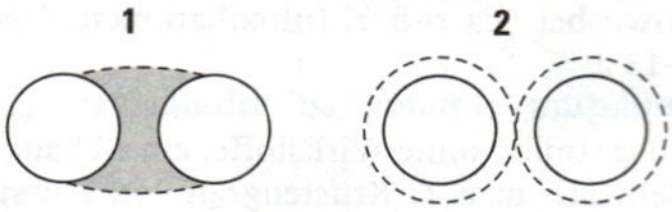

3.1: Brücken aus hochviskosen Bindemitteln können als Vorstufen zu 2 aufgefasst werden. Bindung durch Kohäsionskräfte des Bindemittels
3.2: Dünne Adsorptionsschichten von Flüssigkeiten erhöhen die Kohäsion zwischen den Partikeln durch die Ausfüllung von Unebenheiten
*Beispiel:* **Feuchtgranulierung**

**Flüssigkeitsbrücken von frei beweglichen Flüssigkeiten**

4

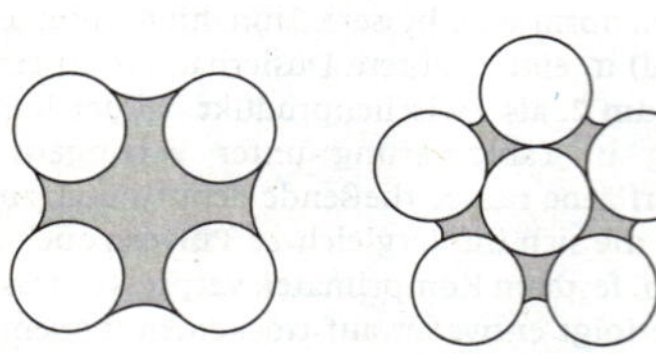

Durch Kapillarflüssigkeiten in ganz oder teilweise ausgefüllten Poren, kapillare Haftkräfte
**Vorstufe bei Feuchtgranulierungen**

**ohne Brücken**

5

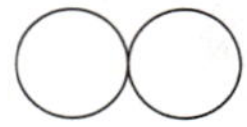

Van*-der-Waals-Kräfte bei sehr engem Abstand der Grenzflächen, geringe Reichweiten von nur etwa 10 nm

6

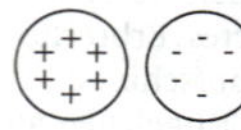

7

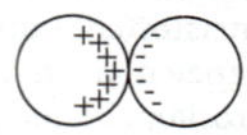

Coulomb*-Kräfte. Elekrostat. Kräfte durch Übertritt von Ladungen, z. B. durch Reibungen bei leitenden Stoffen (6) und bei nicht leitenden (7). Bei letzteren sind die Anziehungskräfte größer, da sich die Ladungen im Kontaktbereich konzentrieren.

8

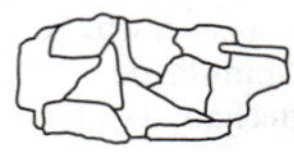

Formschlüssige Packungen durch Verhaken oder Verfilzen von sperrigen oder faserartigen Teilchen unter Druck

**Granulieren** Abb. 1

man von **Aufbaugranulaten;** diese sind i. d. R. von rundl. Form. Zu den aufbauenden Verfahren gehört die Dragierkesselmethode, die ein Mischen der Pulverkomponenten vor u. ein Trocknen der feuchten Granulatkörner nach dem Besprühen mit Granulierflüssigkeit erlaubt. Eine weitere Methode ist das G. in einer leicht geneigten, rotierenden Trommel, durch welche die zu granulierende Pulvermasse kontinuierl. in axiale Richtung wandert u. dabei mit Granulierflüssigkeit besprüht wird. Mit Hilfe nachgeschalteter Siebe wird klassiert u. im Anschluss daran getrocknet. Ein rationelles Verfahren, das bei kontinuierl. Betrieb gleichzeitig klassiert, ist die **Tellergranulierung** (Pelletisierverfahren; s. Abb. 2). Das zu granulierende Pulver wird kontinuierl. über eine Dosiereinrichtung auf einen flachen, mit einem Rand versehenen, in Schräglage rotierenden Teller (Pelletierteller) aufgebracht u. bedüst. Nach Erreichen einer bestimmten Granulatkorngröße läuft das sehr einheitl. kugelige Granulat über den Tellerrand. Die erhaltene Korngröße ist von der Konstruktion des Tellers u. den Granulierbedingungen (Drehzahl, Neigungswinkel, Art u. Menge der Granulierflüssigkeit u. a.) abhängig. Besondere Bedeutung besitzt die **Wirbelschichtgranulierung** (s. Abb. 3).

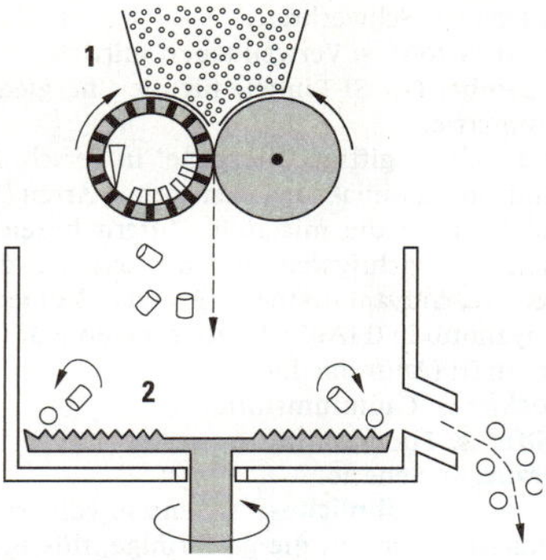


**Granulieren** Abb. 2: Pelletieranlage, bestehend aus einem Lochwalzenkompaktor (1), der aus einem feuchten Pulver Zylindergranulate formt, u. einem Pelletierbehälter mit rotierender Bodenscheibe (2), auf der die Zylindergranulate zu Pellets rolliert werden (Prinzip Marumerizer® u. Spheronizer®)

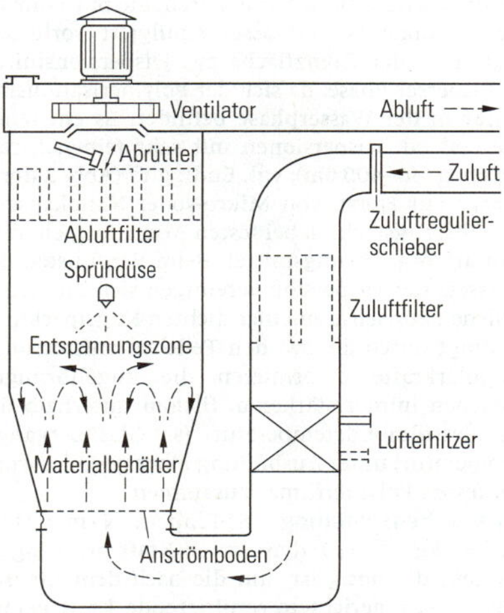


**Granulieren** Abb. 3: Wirbelschichtgranulator [4]

Bei diesem Wirbelbettverfahren (WSG-Verfahren, Wurster-Verfahren) wird die Pulvermischung, die durch einen aufwärts gerichteten Warmluftstrom in Schwebe gehalten wird, im Gleich- od. Gegenstrom besprüht u. getrocknet (Kombination Wirbelschichttrocknung mit Sprühbefeuchtung). Ab einer bestimmten Korngröße der Granulatkörner fallen diese nach unten aus dem Wirbelbett auf den Siebboden. Wird anstelle des Siebbodens ein Konus od. eine Rotorscheibe verwendet (Rotor-Wirbelschichtgranulator), wird im Wirbelbett ein intensiverer Partikelkontakt erreicht; dies führt zu dichteren Granulatstrukturen. Auch mit Hilfe der **Sprühtrocknung*** u. **Sprüherstarrung** können Granulate erhalten werden. Bei der Sprüherstarrungsgranulierung wird im Gerät für die Sprühtrocknung eine Schmelze versprüht u. in Kaltluft erstarren gelassen. Ein weiteres, immer häufiger angewendetes Verfahren ist die **Mischergranulierung.** Es werden Mischer eingesetzt, die mit starren od. rotierenden Einsätzen (Mischarm) versehen sind u. im Idealfall in einem Arbeitsgang mischen, granulieren u. trocknen (besonders schonend u. staubfrei der Vakuum-Rotationsmischtrockner od. der Topogranulator). **Abbaugranulate** erhält man hingegen durch Zerteilung (Desaggregierung) einer gemischten u. befeuchteten Pulvermasse auf die gewünschte Granulatkorngröße u. anschließende Trocknung (an der Luft, im Trockenschrank, in Wirbelschichttrocknern) u. Klassierung (konventionelle Feuchtgranulierung). Die Granulatbildung erfolgt entweder durch Schütteln od. Pressen durch Siebe, Matrizen, Lochscheiben od. Lochwalzen. Lochscheiben- u. Pressgranulate sind stäbchenförmig, lassen sich nachträgl. aber abrunden. Abbaugranulate können auch trocken hergestellt werden. **2. trockene Herst. von Granulaten:** Brikettgranulierung; Herst. stäbchenförmiger Komprimate zw. 2 gegenläufig rotierenden Kompaktierwalzen mit geeigneter Verzahnung. Abbaugranulate erhält man durch Zerkleinerung (Brechen) von auf Tablettenmaschinen od. hydraul. Pressen brikettierten Pulverpresslingen. Der Unterkornanteil wird erneut kompaktiert. Das Kompaktieren kann auch zw. Walzenpressen erfolgen, denen eine Zerkleinerungsvorrichtung folgt (z. B. Stachelwalzen). **3. Thermoplastgranulierung:** Schmelzgranulierung; körniges Thermoplastmaterial wird mit Arzneistoffen vermischt in einer Strangpresse od. einem Schneckenextruder durch einen beheizten Spritzkopf gepresst u. der entstehende Strang zerkleinert. Diese Art der Granulierung wird vorwiegend für Depotarzneiformen benötig.

**Granulom:** knötchenförmige Neubildung aus mononukleären Entzündungszellen u. Epitheloid- od. Riesenzellen als Gewebereaktion auf allergisch-infektiöse od. chron.-entzündliche (resorptive) Prozesse, die einen für bestimmte Erkrankungen relativ charakterist. histol. Aufbau haben kann.

**Granulozyten:** s. Leukozyten.

**Granulozytenkonzentrat:** s. Hämotherapie (Tab. dort).

**Granulozytopenie:** s. Leukopenie.

**Graphit** (gr. graphein schreiben): Graphites (Carbo mineralis), Plumbum falsum, Plumbago; Reißblei, Wasserblei, Pottlot; Modifikation des Kohlenstoffs*; D. 2.1–2.3; Härte 0.5–1 der Härteskala*; verbrennt in reinem Sauerstoff bei ca. 690 °C; plast. verformbar ab 2500 °C; Sublimation ab 3750 °C; kristallisiert hexagonal; **Vork.:** natürl. in grauschwarzen, amorphen, undurchsichtigen Massen, die sich fettig anfühlen u. einen schwachen Metallglanz besitzen; Hauptfundorte sind Sri Lanka, Madagaskar, Kanada, Finnland, Steiermark; im Handel als feines, schwarzgraues, silbriges, unlösl. Pulver; in der Technik verwendet man sog. künstl. Graphit, gewonnen nach dem Acheson-Verfahren durch Erhitzen von Koks in Gegenwart von Silicium* im elektr. Ofen. **Anw.:** (techn.) zur Herst. von Bleistiften, Schmelztiegeln, Schmiermitteln, Graphitelektroden, Graphitstäben u. -kontakten für Schmelzöfen in der Stahlindustrie, Moderator in Kernkraftwerken, Korrosi-

G

onsschutz. **Graphites depuratus:** EB; gereinigter Graphit. **Hom.:** Graphites (HAB): Konstitutionsmittel*; verordnet z. B. bei Verdauungsstörungen, Obstipation, Ekzemen, Gerstenkorn.

**Graphites depuratus:** s. Graphit.

**GRAS:** Abk. für (engl.) *generally recognized as safe*; GRAS-Status; von der FDA* vergebener Status für Substanzen wie z. B. Lebensmittelzusatzstoffe*, die als unbedenklich eingestuft werden.

**Graswurzel:** s. Agropyron repens (Graminis rhizoma).

**Gratiola officinalis e radice:** s. Gratiola officinalis (Hom.).

**Gratiola officinalis L.:** Gottesgnadenkraut; Fam. Plantaginaceae (früher Scrophulariaceae); Mittel- u. Südeuropa, Mittelasien, südl. Nordamerika; Stpfl. von **Herba Gratiolae:** Gottesgnadenkraut, Weißes Gallenkraut, Gnadenkraut, Gichtkraut, Purgierkraut; **Inhaltsst.:** abführend wirkende Cucurbitacine, z. B. Elaterinid (Aglykon Cucurbitacin E, Strukturformel: s. Cucurbitacine), ferner Triterpene* (Gratiosid, Gratiolon) u. Gratiotoxin (digitalisähnl.); **Anw.:** (volkstüml.) Laxans; zur Durchspülungstherapie bei Erkrankungen der ableitenden Harnwege; **Dos.:** ca. 0.2 g. **Hom.:** **1.** Gratiola officinalis (HAB): frisches, blühendes Kraut. **2.** Gratiola officinalis e radice (HAB): frische Wurzeln als ethanol. Decoct; verordnet z. B. bei Diarrhö*.

**Graukalk:** s. Calciumacetat.

**Grauspießglanz:** s. Antimon(III)-sulfid.

**Graveolin:** s. Ruta graveolens (Folia Rutae).

**Gravidität:** s. Schwangerschaft.

**Gravimetrie:** Gewichtsanalyse; Methode der quantitativen Analyse*, bei der die Masse eines einheitl. Stoffes nach Abtrennung von Begleitstoffen durch Wiegen bestimmt wird; die Trennoperation kann erfolgen durch **1.** Fällung mit einem geeigneten Reagenz (s. Durchführung); **2.** einfaches Verdampfen der unerwünschten Begleitstoffe; **3.** Elektrolyse* (sog. Elektrogravimetrie); **4.** Entfernung aller Begleitstoffe bei der Bestimmung des Trockenrückstands, der Asche (vgl. Sulfatasche) u. des Trocknungsverlusts (s. Wassergehaltsbestimmung). **Durchführung:** Sehr häufig wird der zu bestimmende Stoff aus der Analysenlösung unter festgelegten Arbeitsbedingungen durch Zufügen einer geeigneten Reagenzlösung als eine schwer lösl. Verb. gefällt. Der Niederschlag wird abgetrennt u. nach geeigneter Behandlung (z. B. Trocknung mit einem Exsikkator*) direkt ausgewogen; u. U. Umwandlung des Niederschlags in eine einheitl. u. stöchiometrisch eindeutig definierte Wägeform nötig. **Voraussetzung** für die Durchführung: **1.** quantitative Ausfällung; Zugabe des jeweiligen Fällungsreagenzes im Überschuss; der in der Lsg. verbleibende Rest des zu bestimmenden Stoffes muss so klein sein, dass seine Masse unterhalb der Ablesbarkeit der benutzten Analysenwaage liegt. **2.** Der Niederschlag muss eine konstante u. bekannte stöchiometr. Zusammensetzung aufweisen od. in eine Verb. übergeführt werden können, die diese Bedingung erfüllt (sog. Wägeform). **3.** Der Niederschlag muss eine genaue Massenbestimmung zulassen, d. h. er darf sich auf der Waage nicht verändern.

**Gravitation:** s. Schwerkraft.

**gravity duration:** s. Verweildauer, mittlere.

**Gray:** Symbol Gy; SI-Einheit für die Energiedosis; s. Dosimetrie.

**Grayanotoxine:** giftige Diterpene* in versch. Rhododendron-, Kalmia- sowie Leucothoe-Arten (Fam. Ericaceae) u. a., die mit röm. Ziffern bezeichnet werden; die wichtigsten sind die ersten 3 dieser Reihe: **1.** Grayanotoxin I (Acetylandromedol*); **2.** Grayanotoxin II (Anhydroandromedol); **3.** Grayanotoxin III (Andromedol).

**Greenockit:** s. Cadmiumsulfid.

**Greifhilfe:** s. Thomashilfe.

**Greiskraut:** s. Senecio.

**Greiskraut, Gewöhnliches:** s. Senecio vulgaris.

**Grenzfläche:** Flächen, die gasförmige, flüssige od. feste Phasen* voneinander trennen; an G. ändern sich physik. Eigenschaften, z. B. Lichtbrechung od. Wärmeleitfähigkeit, diskontinuierlich.

**Grenzflächenpolymerisation:** Polymerisationsverfahren, bei dem die Wandbildung aus monomeren od. oligomeren Ausgangsstoffen an der Grenzfläche einer W/O-Emulsion erfolgt; die Polymerisation der wasserunlösl. Monomeren, die mit Hilfe eines Emulgators in Wasser emulgiert vorliegen, startet an der Grenzfläche zw. Dispersionsmittel u. disperser Phase, da sich der Polymerisationsinitiator in der Wasserphase befindet. Es entstehen Latices* od. Dispersionen mit sehr feinen Latexteilchen (40–400 nm); vgl. Eudragit® (Abb. 2 dort). **Anw.:** zur Herst. von Mikro- oder Nanokapseln; als Überzugstechnik bei festen Arzneiformen ohne Einsatz org. Lösungsmittel: Beim Verdunsten des Wassers der Dispersion vereinigen sich die Latexteilchen zunächst zu einer dichten Kugelpackung. Bedingt durch die zw. den Teilchen auftretenden Kapillarkräfte deformieren die kugelförmigen Teilchen immer stärker u. fließen unterhalb der Mindestfilmbildetemperatur (s. Glasübergangstemperatur) unter Ausbildung eines geschlossenen rissfesten Polymerfilmes zusammen.

**Grenzflächenspannung:** SI-Einheit: $N \cdot m^{-1}$ ($1\,N \cdot m^{-1} = 1\,kg \cdot s^{-2} = 10^3\,dyn \cdot cm^{-1}$); Kraft pro Längeneinheit, die nötig ist, um die nach dem Inneren einer Phase gerichtete resultierende Kraft gerade aufzuheben; eine Grenzfläche ist die Berührungsfläche zweier miteinander nicht mischbarer Stoffe (Phasen). Liegt eine der beiden Phasen gasförmig vor, so wird die Grenzfläche als Oberfläche bezeichnet, die Spannung entspr. als **Oberflächenspannung**. Diese ist immer größer als die Grenzflächenspannung. Die an der Grenzfläche zw. ungleichartigen Molekülen wirksamen Kohäsionskräfte sind gegenüber denjenigen zw. gleichartigen Molekülen (z. B. im Inneren der Phasen) verschieden. Darauf beruhen Grenzflächenphänomene wie Adsorption*, Kapillarität, Diffusion u. Benetzbarkeit*. Die Moleküle der einen Phase werden an der Grenzfläche von den Molekülen der anderen Phase weniger stark angezogen als von der eigenen Phase (am stärksten ausgeprägt an einer Oberfläche; s. Abb. 1). Im Inneren der Phasen werden die Moleküle nach allen Richtungen durch gleiche Kräfte beansprucht. Dies führt dazu, dass an der Grenzfläche eine Kraft nach dem Inneren jener Phase wirkt, in der stärkere intermolekulare

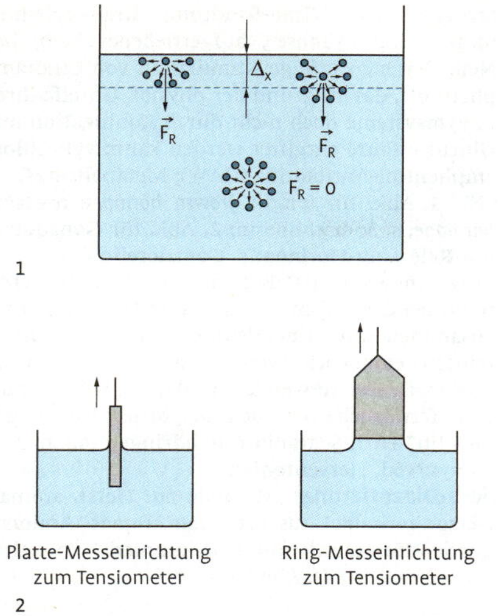


**Grenzflächenspannung** Abb. 1: 1: resultierende Kraft $\vec{F}_R$ auf Oberflächenmoleküle ($\Delta_x$ $10^{-9}$ m); 2: Messung der Grenzflächenspannung mit Tensiometer

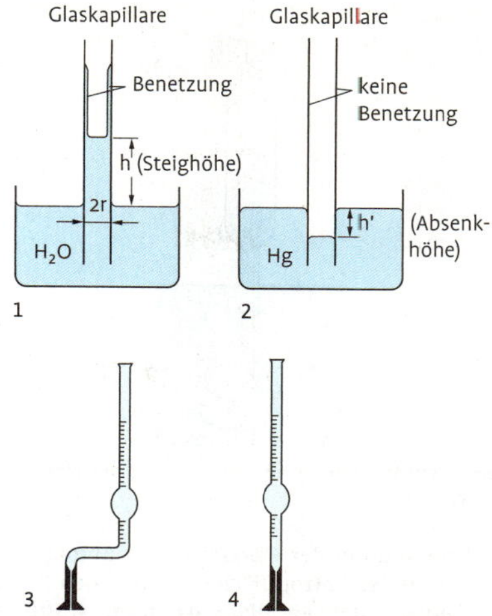


**Grenzflächenspannung** Abb. 2: 1 u. 2: Messung mit Kapillarsteigmethode; 1: Kapillaraszension; 2: Kapillardepression; 3 u. 4: Stalagmometer nach Traube [15]

Kohäsionskräfte wirken, was bei formveränderl. (flüssigen) Phasen zu einer Verkleinerung der Grenzfäche (im Idealfall zur Kugelgestalt) führt. Grenzflächenaktive Stoffe (Emulgatoren*) setzen die G. herab. Dies ist von großer Bedeutung bei der Herst. von Suspensionen (Benetzbarkeit*, Erniedrigung des Kontaktwinkels, Erfolg der Dispergierung) u. Emulsionen (Überwindung der G. bei der Zerteilung der inneren Phase). Da es keine einfache u. bequeme Methode gibt, die Oberflächen- od. Grenzflächenspannung fest/gasförmig bzw. fest/flüssig zu bestimmen, werden in der Folge nur Methoden beschrieben, die sich zur Messung der Oberflächen- od. Grenzflächenspannung flüssig/gasförmig bzw. flüssig/flüssig eignen. Für genauere Messungen ($\pm 0.1$ mN/m) sind thermostatisierte Bedingungen einzuhalten, da die Oberflächenspannung der meisten Flüssigkeiten im Allg. linear mit steigender Temp. abnimmt (Wasser 0 °C: $75.6 \cdot 10^{-3}$ N/m, Wasser 75 °C: $63.5 \cdot 10^{-3}$ N/m). **Messmethoden: 1. Tensiometermethode nach Lecompte du Noüy:** Ringmethode; genaueste u. gebräuchlichste Methode (s. Abb. 1); in die Grenzfläche bzw. auf die Oberfläche wird ein Platin-Iridium-Ring bzw. eine Platin-Iridium-Platte mit definierten Dimensionen eingehängt u. die Kraft, die erforderl. ist, um diesen Ring od. die Platte aus der Grenz- bzw. Oberfläche zu ziehen, über die Verdrillung eines Torsionsdrahts auf einer Kreisscheibe (Verdrillungswinkel) ermittelt. Das Tensiometer wird mit Wasser (Oberflächenspannung $\sigma_{20\,°C} = 72.8 \cdot 10^{-3}$ N/m) geeicht. **2. Kapillarsteigmethode:** Steighöhenmethode; mit dieser Methode können nur Oberflächenspannungen bestimmt werden (s. Abb. 2). Taucht man eine Kapillare in eine Flüss., so steigt die Flüss. im Falle der Benetzung in der Kapillare so hoch (Kapillaraszension), bis das Gewicht der Flüssigkeitssäule ($r^2 \cdot \pi \cdot h \cdot \varrho \cdot g$) der nach oben ziehenden Kraft ($2 \cdot \pi \cdot r \cdot \sigma$) entspricht, wobei r der Radius, h die Höhe der Flüssigkeitssäule, ϱ die Dichte, σ die Oberflächenspannung der Flüss. u. g die Erdanziehung bedeuten. Daraus leitet sich ab:

$\sigma = 0.5\, r \cdot h \cdot \varrho \cdot g$

Sind hingegen die Kohäsionskräfte (zw. gleichartigen Molekülen) in der Flüss. größer als die Adhäsionskräfte zw. den Molekülen der Flüss. u. des Glases der Kapillare, so tritt keine Benetzung ein u. die Flüss. (z. B. Quecksilber) weicht aus der Kapillare zurück (Kapillardepression); vgl. Kapillarität. **3. Stalagmometermethode:** Das Stalagmometer nach Traube ist ein graduiertes Rohr mit einem innen zur Kapillare verengten, außen zu einer horizontalen, kreisrunden, plangeschliffenen Abtropffläche verbreiterten Ausflussende. Zur Ermittlung der Oberflächenspannung lässt man aus diesem Rohr die zu untersuchende Flüss. austropfen bzw. zur Bestimmung der G. die spezif. schwerere Flüss. in die spezif. leichtere Flüss. eintropfen. Je kleiner die Tropfenzahl einer bestimmten Menge abgetropfter Flüss. ist bzw. je schwerere Tropfen sich bilden, desto größer ist die Oberflächen- od. Grenzflächenspannung. Aus der Tropfenzahl Z, der Dichte ϱ der Messflüssigkeit u. der Tropfenzahl des Wassers $Z_W$ als Vergleichsflüssigkeit mit bekannter Oberflächenspannung $\sigma_W$ errechnet sich σ der Messflüssigkeit wie folgt:

$\sigma = Z_W \cdot \varrho \cdot \sigma_W / Z$

od. aus der Tropfenmasse:

$\sigma = m \cdot g / (2 \cdot r \cdot \pi \cdot F)$

m: Masse; g: Erdbeschleunigung; r: Radius der Abtropffläche; F: Korrekturfaktor zur Berücksichtigung des realen Tropfengewichts (<1) nach Harkins u. Brown (ist Tabellen zu entnehmen). Die Grenzflächenspannung γ errechnet sich aus:

$\gamma = V \cdot (\varrho_1 - \varrho_2) \cdot g / (2 \cdot \pi \cdot r \cdot F)$

wobei V das Volumen des Tropfens (errechnet aus dem definierten Volumen des Stalagmometerinhalts dividiert durch die Tropfenzahl) u. r im Ggs.

G

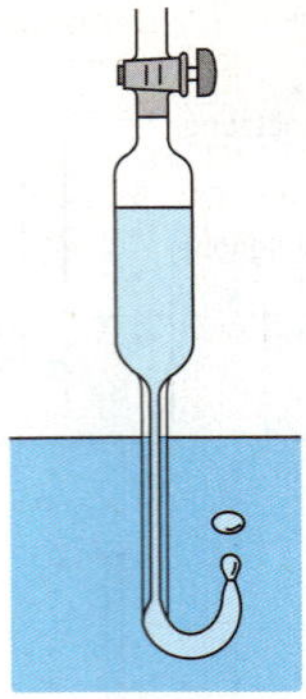

**Grenzflächenspannung** Abb. 3: Messung mit Pipette nach Donnan

zur Bestimmung der Oberflächenspannung nicht den Radius der Abtropffläche, sondern den Radius des Lumens der Kapillare darstellt. **4. Pipette nach Donnan:** ist im Ggs. zum Stalagmometer am Abtropfende nach oben gekrümmt, misst die Grenzflächenspannung (s. Abb. 3); die Tropfen der spezif. leichteren Flüss. treten in Tropfenform aus der Pipette aus u. steigen in der spezif. schwereren Flüss. auf. Je geringer die G., desto größer die Tropfenzahl; s. **Blasendruckmethode.**

**Grenzkohlenwasserstoffe:** s. Alkane.

**Grenzkonzentration:** Abk. GK; Mindestkonzentration eines Stoffes (Einheit kg/L), bei der dieser durch eine bestimmte Analysenmethode gerade noch nachgewiesen werden kann; wird auf das entspr. Lösungsvolumen in L indem 1 kg des Stoffes gelöst ist bezogen. **Beispiel:** 1 kg eines Stoffes ist in $6 \cdot 10^6$ L gelöst. GK dieses Stoffes $= 1/6 \cdot 10^{-6} = 10^{-6.778}$ kg/L. Der negative dekadische Logarithmus der GK wird als **pD-Wert** bezeichnet (6.778 im Beispiel). Vgl. Erfassungsgrenze.

**Grenzkorn:** s. Fehlkorn.

**Grenzleitfähigkeit:** s. Leitfähigkeit, elektrische.

**Grenzwert, biologischer:** s. BGW.

**Grepafloxacin** (INN): (*RS*)-1-Cyclopropyl-6-fluoro-1,4-dihydro-5-methyl-7-(3-methyl-1-piperazinyl)-4-oxo-3-chinolincarbonsäure; CAS-Nr. 119914-60-2; $C_{19}H_{22}FN_3O_3$, Strukturformel: s. Abb.; $M_r$ 359.39; Schmp. 190–192 °C; bildet Dihydrat; **Grepafloxacinhydrochlorid:** CAS-Nr. 161967-81-3; $C_{20}H_{22}ClFN_3O_3$; $M_r$ 395.86; bildet Sesquihydrat; **Wirk.:** Antibiotikum* gegen empfindl. Stämme von Haemophilus influenzae, Streptococcus pneumoniae od. Moraxella catarrhalis; Chinolon*; **UAW:** gastrointestinale Beschwerden, Kopfschmerz, Schwindel, Müdigkeit; **Dos.:** p.o. 400–600 mg/d über 7–10 d; HWZ 10–12 h.

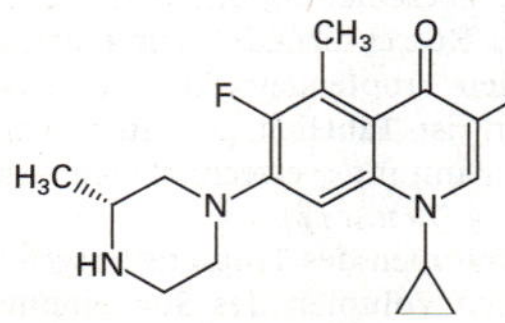


**Grepafloxacin**

**Grey-Syndrom:** Grau-Syndrom; Krankheitsbild (u.a. blasse Zyanose*, aufgetriebener Leib) bei Neugeborenen infolge Kumulation von Chloramphenicol*, das aufgrund der physiol. Unreife ihrer Enzymsysteme noch nicht durch Konjugation mit Glucuronsäure entgiftet werden kann; vgl. Chloramphenicol-Antibiotika (UAW); Metabolismus.

**GRH:** **1.** Abk. für (engl.) ***g**rowth **h**ormone **r**eleasing **h**ormone*; s. Somatoliberin; **2.** Abk. für **G**onadotropin-**R**eleasing-**H**ormon; s. Gonadorelin.

**Grhita:** im Ayurveda* Bez. für eine Arzneizubereitung, bei der Heilpflanzen u. ihre Drogen, häufig zusammen mit Mineralstoffen, in Ghee (Butterreinfett) eingekocht werden; Anw. v.a., wenn die Wirkstoffe der verwendeten Pflanzen u. Mineralien in fettlösliche Gewebe transportiert werden od. die Blut*-Hirn-Schranke durchdringen sollen, z.B. als ayurved. Nerventonika.

**Griess-Diazotierung:** Methode zur Herst. aromat. Diazoniumsalze* aus primären aromat. Aminen* durch Umsetzung mit Natriumnitrit* in kalter wässriger Säure (s. Abb.).

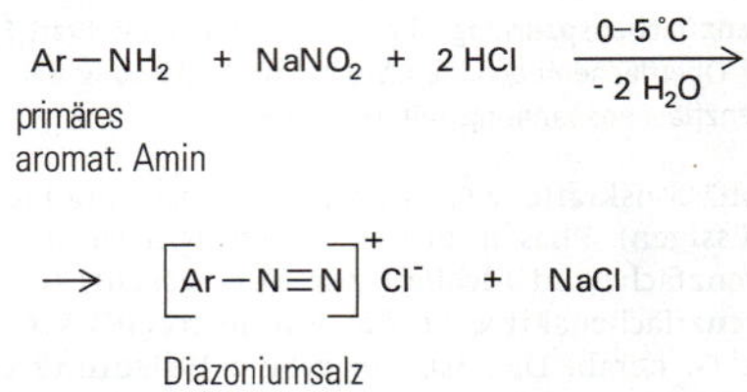


**Griess-Diazotierung**

**Griess-Ilosvay-Probe:** s. Nitritnachweis im Harn.

**Grieswurzel:** **1.** s. Collinsonia canadensis (Radix Collinsoniae canadensis); **2.** s. Chondrodendron tomentosum (Radix Pareirae bravae).

**Grignard-Reaktion** (François Auguste Victor G., 1871–1935): C—C-Knüpfungsreaktion:
1. Addition von Grignard*-Verbindungen (RMgX, X: Halogenid, R: Alkyl) an Carbonylverbindungen: $RMgX + R'R''C{=}O \rightarrow RR'R''C{-}OMgX$;
2. Hydrolyse setzt unter Abspaltung von HOMgX die entspr. Hydroxy-Verb. $RR'R''C{-}OH$ frei (R′,R″: H, Alkyl, OR);
**Anw.:** (chem.) die G.-R. hat für die synthet. org. Chemie außerordentl. Bedeutung, da sich mit ihr zahlreiche Kohlenwasserstoffe, Aldehyde, Ketone, Alkohole, Carbonsäuren, Ether, Phenole u.a. Verb. aufbauen lassen; vgl. Silicone.

**Grignard-Verbindungen:** Magnesiumhalogenalkyle, Alkylmagnesiumhalogenide, magnesiumorganische Verbindungen; allg. Formel: RMgX (X: Halogenid, R: Alkyl); **Darst.:** In vollkommen trockenem Ether* lässt man Halogenalkyle (RX) auf metall. Magnesium* einwirken:
$C_2H_5I + Mg = C_2H_5MgI$
Zugabe von Wasser zersetzt die G.-V.:
$2\,C_2H_5MgI + H_2O = 2\,C_2H_6 + MgO + MgI_2$
**Anw.:** s. Grignard-Reaktion.

**Grindelia robusta** Nutt.: Grindeliakraut; Fam. Asteraceae (Compositae); Nordamerika, Brasilien, Russland; G. robusta u. G. squarrosam (Mittelamerika) sind Stpfl. von **Herba Grindeliae:** Grindeliakraut; **Inhaltsst.:** äther. Öl, Harz mit Grindeliasäure; Grindelanditerpene, Saponine*, Tannin*; **Wirk.:** antimikrobiell, spasmolytisch, entzündungshemmend; **Anw.:** bei Katarrhen der oberen Atemwege. **Hom.:** Grindelia robusta (HAB): getrocknetes, blühendes Kraut; verordnet z. B. bei Asthma* bronchiale, Bronchitis*, Milzschwellung.

**Grindkraut:** **1.** s. Senecio vulgaris; **2.** s. Knautia arvensis; **3.** s. Fumaria officinalis (Fumariae herba).

**Grindometer:** nach Hegman; dient für orientierende Routineuntersuchungen des Feinheitsgrades von Feststoffen in Suspensionssalben (s. Zubereitungen zur kutanen Anwendung, halbfeste); **Durchführung:** Die Salbe wird in eine Rinne eingestrichen, die in Form einer schiefen Ebene mit einer Tiefe von 0–125 μm in einen Metallblock eingefräst u. mit einer entspr. Messskala versehen ist (s. Abb.). Der Überschuss der Salbe wird mit einem scharfen Schaber in einem Zug entfernt. Anhand beginnender Schleifspuren (Partikelgröße entspricht Rinnentiefe) kann die Korngröße der größten Partikel an der Messskala abgelesen werden. **Hinweis:** Längl. Teilchen können sich ausrichten u. werden dann nicht erfasst.

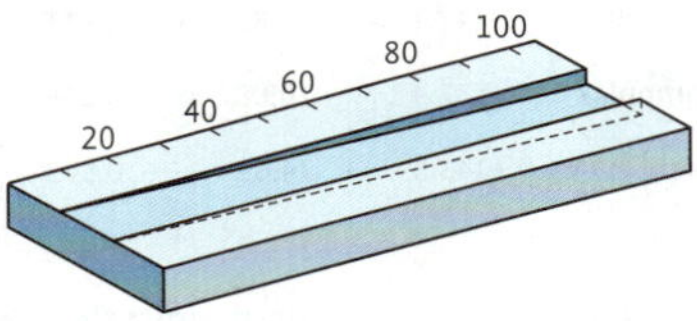


**Grindometer**

**Grippe:** Influenza; Virusgrippe; akute, endemisch, epidemisch od. pandemisch auftretende schwere Infektionskrankheit des Respirationstrakts; **Einteilung:** **1.** nach Art des Auftretens: saisonale u. pandem. Influenza; s. Neue Grippe (Influenza A/H1N1); **2.** nach Herkunft der Erreger: Abgrenzung der aviären Influenza (s. Vogelgrippe); **Erreger:** Influenza*-Virus; **Verbreitung:** weltweit; betroffen sind alle Altersgruppen; selten sporad., meist saisonal epidem. (mit Häufung in den Wintermonaten) u. gelegentl. pandem. Auftreten in Abständen von Jahrzehnten; **Übertragung:** Tröpfcheninfektion, auch durch direkten Kontakt der Hände zu kontaminierten Oberflächen (z. B. Türklinken) u. Hand-Mund/Hand-Nasen-Kontakt (Schmierinfektion); **Inkubationszeit:** 1–4 d; **Sympt.:** plötzl. Beginn mit hohem Fieber (≥38.5 °C), trockener Reizhusten, Muskel- u./od. Kopfschmerzen; weitere Sympt.: Schwäche, Schweißausbrüche, Rachenbeschwerden (Pharyngitis), evtl. Erbrechen, Leibschmerzen u. Diarrhö (sog. Darmgrippe); jedes Organ(system) kann tox. geschädigt werden, was zum Auftreten unterschiedl. Sympt. führen kann: u. a. Hypotonie*, Bradykardie*, Leberschwellung, hämorrhagische Diathese* (Nasenbluten, Bluthusten), Albuminurie* bzw. Hämaturie*, Grippeenanthem u. -exanthem. Bei unkompliziertem Verlauf bilden sich die Erscheinungen nach wenigen (4–8) Tagen zurück; lange Rekonvaleszenz. **Ther.:** symptomatisch (antipyretisch, antiphlogistisch; bei bakt. Superinfektion Antibiotika*; vgl. Grippemittel); bei tox. Verlauf evtl. Rekonvaleszentenserum*, Antiinfluenza-Hyperimmunglobulin, Influenza-wirksame Virostatika (Neuraminidase*-Inhibitoren, Amantadin*); **Proph.:** **1.** Grippe*-Schutzimpfung; **2.** Hygienemaßnahmen: Bedeckung von Mund u. Nase beim Husten/Niesen, sorgfältige Händehygiene; **3.** ggf. Chemoprophylaxe mit Neuraminidase-Inhibitoren od. Amantadin.

**Grippemittel:** Pharmaka, die gegen grippale Infekte u. Erkältungskrankheiten sowie begleitende Symptome (Kopf-, Gliederschmerzen, Kreislaufstörungen, Husten, Schnupfen u. a.) eingesetzt werden; **Wirkstoffe:** **1.** symptomat. Ther.: fiebersenkende Wirkstoffe u. Schmerzmittel aus der Klasse der schwachen Analgetika*; Expektoranzien*, Antitussiva*, Histamin*-$H_1$-Rezeptoren-Blocker, Sympathomimetika*, Rhinologika*; **2.** ursächl. Ther.: Neuraminidase*-Inhibitoren wie Zanamivir* u. Oseltamivir*; Amantadin*, Antiinfluenza-Hyperimmunglobulin (vgl. Hyperimmunglobulin), Interferon*, Vitamin C (in hohen Dosen, auch prophylakt.) u. Immunstimulanzien* (v. a. Echinacea-haltige Präparate). Die Wirksamkeit von Diaphoretika* u. physik. Wärmeapplikation ist nicht erwiesen. Wegen der fehlenden Wirksamkeit von Antibiotika gegen Influenza-Viren ist deren Einsatz nur bei Sekundärinfektionen (z. B. Grippepneumonie) sinnvoll. Immunolog. Maßnahmen: s. Grippeschutzimpfung.

**Grippe-Schutzimpfung:** Impfstoff aus inaktivierten Influenza*-Viren, meist A u. B kombiniert, od. Subunitimpfstoff aus Virusbestandteilen (Spaltimpfstoff) od. Virusantigenbestandteilen; die Impfstämme werden getrennt in Bruteiern von Hühnern gezüchtet u. anschließend inaktiviert u. sollen mit epidemiol. relevanten Erregern möglichst ident. od. nahe verwandt sein. Impfung: möglichst vor Beginn der Influenzasaison; jährl. Wiederimpfung; Impfschutz: ca. 1 Jahr; **Impfstoffe:** **1. Influenza-Impfstoff (inaktiviert):** Vaccinum influenzae ex viris integris praeparatum inactivatum Ph.Eur.6; Totimpfstoff; Vollvirus-Impfstoff; die Inaktivierung erfolgt so, dass die antigenen Eigenschaften erhalten bleiben; **2. Influenza-Spaltimpfstoff aus Oberflächenantigenen (inaktiviert):** Vaccinum influenzae inactivatum ex corticis antigeniis praeparatum Ph.Eur.6; Totimpfstoff; Inaktivierung u. Behandlung erfolgen so, dass die Zuber. hauptsächl. aus Hämagglutinin- u. Neuraminidase-Antigen besteht, ohne die antigenen Eigenschaften zu verändern (Subeinheitenimpfstoff); **3. Influenza-Spaltimpfstoff (inaktiviert):** Vaccinum influenzae inactivatum ex virorum fragmentis praeparatum Ph.Eur.6; Totimpfstoff; Inaktivierung u. Behandlung erfolgen so, dass die Viruspartikel gespalten werden, ohne ihre antigenen Eigenschaften des Hämagglutinin- u. Neuraminidase-Antigens zu verändern; **4. Fluad-Influenza-Impfstoff:** Subunitimpfstoff, der das Adjuvans MF59C.1 zusätzlich enthält; geeignet bei Personen, die ein erhöhtes Risiko für Influenza assoziierte Komplikationen aufweisen. **5. Pandemie-Impfstoffe:** Impfstoffe gegen Neue* Grippe (A/H1N1): **a)** Pandemrix®: Suspension u. Emulsion zur Herstellung einer Emulsion zur Injektion; Spaltimpfstoff (Hämagglutinin), inaktiviert; angezüchtet in Hühnereiern; enthält Adjuvans AS03 (Squalen*, DL-α-Tocopherol, Polysorbat) u. Konservierungsmittel (Thiomersal*); für Kinder ab 6 Monate u. Erwachsene; **b)** Focetria®: Injektionssuspension; Spaltimpfstoff (Hämagglutinin); angezüchtet in Hühnereiern; enthält Adjuvans MF59C.1 (Squalen*, Polysorbat 80, Sorbitan-Trioleat) u. Konservierungsmittel (Thiomersal*); für Kinder ab 6 Monate u. Erwachsene; **c)** Celvapan®: Injektionssuspension; Ganzvirusvakzine (inaktiviert); angezüchtet in Zellkulturen/Verozellen; enthält keine Adjuvanzien u. keine Konservierungsmittel; für Erwachsene.

**Grippe-Virus:** s. Influenza-Virus.

**Griseofulvin** (INN): Griseofulvinum Ph.Eur.; (1′*S*,6′*R*)-7-Chlor-2′,4,6-trimethoxy-6′-methylspiro[benzofuran-2(3*H*),1′-(2)cyclohexen]-3,4′-dion; CAS-Nr. 126-07-8; $C_{17}H_{17}ClO_6$, Strukturformel: s. Abb.; $M_r$ 352.8; Schmp. 218–224 °C; weißes bis schwach gelbes Pulver, im Allg. eine Teilchengröße von max. 5 µm, gelegentl. jedoch über 30 µm; fast unlösl. in Wasser, leicht lösl. in Dimethylformamid u. Tetrachlorethan, schwer lösl. in Ethanol; **Wirk.:** Antimykotikum* zur oralen Anw. (nicht bei Hefe- u. Schimmelpilzinfektionen); die Resorption ist abhängig von der Korngröße. Bei Teilchendurchmessern von 0.8–2.7 µm ist die Resorption um den Faktor 2–3 gegenüber einem Durchmesser von 10–12 µm verbessert. G. wird selektiv in das neugebildete Keratin der Haarwurzel, in die Nagelmatrix u. Epidermis resorbiert, dringt aber erst allmähl. aus den unteren Schichten der Haut an die Oberfläche, weshalb nur bei ausreichend langer Ther. ein Fortschreiten der Pilzerkrankung verhindert werden kann; Latenzzeit 30 d; **Kontraind.:** Leber- u. Nierenschäden, Schwangerschaft; **UAW:** evtl. Magen-Darm-Beschwerden, Kopfschmerz; **Dos.:** 0.5 g/d (Korndurchmesser 2.5 µm), 1 g/d (Korndurchmesser 10–20 µm); HWZ 22 h; **Hinweis:** Ther. sollte durch andere antimykot. Maßnahmen unterstützt werden. **Gesch.:** 1938 aus Kulturlösungen von Penicillium griseofulvum isoliert.

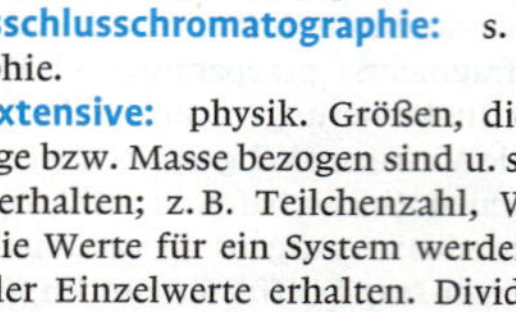


**Griseofulvin**

**griseus:** f: grisea, n: griseum; grau.

**Größenausschlusschromatographie:** s. Gelchromatographie.

**Größen, extensive:** physik. Größen, die auf die Stoffmenge bzw. Masse bezogen sind u. sich daher additiv verhalten; z. B. Teilchenzahl, Volumen*, Masse*; die Werte für ein System werden aus der Summe der Einzelwerte erhalten. Dividiert man eine e. G. durch die Stoffmenge bzw. Masse, erhält man eine intensive Größe*.

**Größen, intensive:** physik., nicht additive Größen, die von der Ausdehnung des Systems unabhängig sind. Beispiele: Temperatur*, Druck*, Lichtabsorptionsmaximum; vgl. Größen, extensive.

**Größen, kritische:** kritische Daten; thermodynam. Sammelbezeichnung für krit. Temp., krit. Druck u. krit. Dichte (s. Tab.); **kritische Temperatur:** Maximaltemperatur, oberhalb derer die Verflüssigung eines Gases durch hohen Druck nicht möglich ist. **kritischer Druck:** Druck, bei dem unter der krit. Temp. die Verflüssigung stattfindet. **kritische Dichte:** am krit. Punkt (d. h. bei der krit. Temp. u. beim krit. Druck) gemessene Dichte; an diesem Punkt ist die Dichte des Dampfes genauso groß wie die der Flüssigkeit. Am krit. Punkt verschwindet die Grenzfläche zw. Flüss. u. Gasphase, da beide Phasen die gleiche Dichte haben u. auch in allen anderen Eigenschaften übereinstimmen. Vgl. Phasendiagramm.

**Größen, kritische**
Übersicht der kritischen Größen einiger Substanzen

| Substanz | kritische Temperatur (°C) | kritischer Druck (bar) | kritische Dichte (g/mL) |
|---|---|---|---|
| Sauerstoff | −118.8 | 78.74 | 0.430 |
| Wasserstoff | −239.9 | 12.55 | 0.031 |
| Stickstoff | −147.1 | 32.85 | 0.311 |
| Ammoniak | +132.4 | 109.8 | 0.236 |
| Chlor | +143.5 | 74.63 | 0.573 |

**Großhandelsvertrieb von Arzneimitteln:** Nach der Richtlinie 2001/83 EG des Europäischen Parlaments u. des Rates ist dies jede Tätigkeit, die in der Beschaffung, der Lagerung, der Lieferung od. der Ausfuhr von Arzneimitteln besteht, mit Ausnahme der Abgabe von Arzneimitteln an die Öffentlichkeit. Die Betriebsverordnung für Arzneimittelgroßhandelsbetriebe regelt in Deutschland Anwendungsbereich, Qualitätssicherungssystem, Personal, Beschaffenheit, Größe u. Einrichtung der Betriebsräume, Umfüllen, Abpacken u. Kennzeichnen von Arzneimitteln, Lagerung, Auslieferung, Dokumentation, Rückrufplan, Rückrufe von Arzneimitteln, Rücknahme von Arzneimitteln, Selbstinspektion, Dienstbereitschaft in Krisenzeiten sowie die Voraussetzungen für den Großhandel mit Tierarzneimitteln.

**Großhandelszuschlag:** in der Arzneimittelpreisverordnung* geregelter Faktor, der zusammen mit dem Herstellerabgabepreis u. dem Apothekenzuschlag in die Ermittlung des Apothekenabgabepreises eingeht; die Zuschläge sind Höchstzuschläge u. dürfen unterschritten, aber nicht überschritten werden.

**growth hormone releasing hormone:** s. Somatoliberin.

**Grubengas:** s. Methan.

**Grubenkopfbandwurm:** s. Fischbandwurm.

**Grubenotter, Malayische:** s. Agkistrodon rhodostoma.

**Grünalgen:** s. Algen.

**Grünfeuer:** s. Bariumnitrat; Bariumchlorat.

**Grünkern:** s. Triticum spelta.

**Grünsiegel:** s. Lithopone.

**Grünspan:** s. Kupfer(II)-acetat, basisches.

**Grünspan, kristalliner:** s. Kupfer(II)-acetat.

**Grützbeutel:** s. Atherom.
**Grundgesamtheit:** s. Stichprobe.
**Grundgewebe:** (bot.) Zellen, deren meist nur schwach verdickte Zellwände aus elast. Celluloseschichten bestehen u. selten verholzt sind; das G. wird in Assimilations-, Durchlüftungs-, Speicher- u. Leitungsgewebe eingeteilt.
**Grundheil:** s. Achillea millefolium.
**Grundlage:** s. Vehikel.
**Grundumsatz:** Abk. GU; Basalumsatz, Erhaltungsumsatz, Ruheumsatz; Energieproduktion, die zur Erhaltung der Organfunktionen notwendig ist, abhängig von Alter, Geschlecht, Körperoberfläche, -gewicht, Hormonfunktion (bes. Schilddrüsenhormone*); zusätzl. Faktoren wie körperl. Tätigkeit, Verdauung, Wärmeregulation führen zur Steigerung des Energieumsatzes; verminderter GU pro kg KG bei akuter Gewichtsabnahme; Erhöhung des GU u. a. bei Schwangerschaft, Fieber, Tumoren, Schilddrüsenüberfunktion, Hunger. Vgl. Brennwert, physiologischer.
**Gruppe, analgophore:** s. Opiate.
**Gruppen, auxochrome:** s. Auxochrome.
**Gruppen, chromophore:** s. Chromophore.
**Gruppen, funktionelle:** Eigenschaften u. reaktives Verhalten prägende Atomgruppen einer meist org. Verbindung (s. Tab.); die funktionelle Gruppe ist der Nichtkohlenwasserstoffteil eines org. Moleküls.
**Gruppen, hydrophobe:** s. Hydrophobie.
**Gruppen, osmophore** (gr. osme Geruch; phores tragen): funktionelle Gruppen* in org. Verb., die für den Geruch der Verb. verantwortl. sind; **Einteilung: 1. Euosmophore** (gr. ey gut): Carbonylgruppen (Aldehyde*, Ketone*), Carbonsäureestergruppen, Ethergruppen, Nitrilgruppen u. Nitrogruppen; **2. Kakosmophore** (gr. kakos schlecht, übel): z. B. Thiole*.
**Gruppe, pharmakophore:** gemeinsames Strukturelement einer Gruppe von Wirkstoffen, das in einer bestimmten räuml. Anordnung für den Angriff dieser Pharmaka an einen bestimmten Rezep-

**Gruppen, funktionelle**
Benennung der wichtigsten funktionellen Gruppen

| Verbindungsklasse | charakteristische Gruppe[1] | Gruppenbezeichnung Präfix | Suffix substitutiv | Suffix radikofunktionell |
|---|---|---|---|---|
| Ammoniumionen | $-NR_3^+$ | Ammonio- | -ammonium | -ammonium |
| Carbonsäuren[1] | —COOH | Carboxy- | -carbonsäure | — |
| Sulfonsäuren | $-SO_3H$ | Sulfo- | -sulfonsäure | — |
| carbonsaure Salze | —COOM[2] | M-Carboxylato-[2] | M-carboxylat | — |
| Carbonsäureester | —COOR | Acyloxy- | (R-)...-carboxylat | Name des Anions |
| Carbonsäurechloride | —CO—Cl | Chlorocarbonyl- | -carbonylchlorid | -carbonylchlorid |
| Carbonsäureamide | $-CO-NH_2$ | Carbamoyl- | -carboxamid | -carboxamid |
| Nitrile[1] | —C≡N | Cyan- | -carbonitril | -cyanid |
| | ≡N | — | -nitril | — |
| Aldehyde[1] | —CH═O | Formyl- | -carbaldehyd | -carbaldehyd |
| | ═O | Oxo- | -al | — |
| Ketone | ═O | Oxo- | -on | — |
| Alkohole | —OH | Hydroxy- | -ol | -hydroxid |
| Thiole | —SH | Sulfanyl- | -thiol | — |
| Amine | $-NH_2$ | Amino- | -amin | -amin |
| Halogen-Verbindungen[3] | —F, —Cl, —Br, —I | Halogen- | — | -halogenid |
| Ether[3] | —O—R | Alkoxy- | — | — |
| | —O— | — | — | -ether |
| Thioether[3] | —S—R | Alkylsulfanyl- | — | — |
| | —S— | — | — | -sulfid |

[1] Für Aldehyde, Carbonsäuren und Nitrile bestehen 2 verschiedene Benennungsmöglichkeiten in Abhängigkeit davon, ob das Gruppen-C-Atom als Bestandteil des Stammsystems oder der funktionellen Gruppe betrachtet wird.
[2] M: Metall;
[3] funktionelle Gruppe, die in der substitutiven Nomenklatur nur durch ein Präfix benannt werden kann

G

tor* verantwortl. ist u. damit die pharmakolog. Wirk. bestimmt; **Beispiel:** Element mit anion. und esterat. Zentrum bei direkten Parasympathomimetika*.

**Gruppe, prosthetische** (gr. prosthesis hinzufügen, Zusatz): in zusammengesetzten Proteinen (Proteiden*) derjenige Teil, der selbst keinen Proteincharakter hat, z. B. das Häm* im Hämoglobin*; die p. G. von Enzymen* nennt man Coenzym*.

**GSC:** Abk. für (engl.) *gas-solid chromatography*; s. Gaschromatographie.

**GSH:** Abk. für Glutathion*.

**GSH-Reduktase:** zu den Reduktasen* gehörende Oxidoreduktase (s. Enzyme), die Elektronen mittels FAD von NADPH + $H^+$ auf oxidiertes Glutathion* (Abk. GSH) überträgt.

**GSP:** Abk. für (engl.) ***G**ood **S**torage **P**ractice*; Empfehlungen der FIP* über zweckmäßige Lagerung u. Transport der in der Arzneimittelherstellung verwendeten Ausgangsmaterialien u. Arzneimittel; orientieren sich an den GMP*-Richtlinien der Weltgesundheitsorganisation (Abk. WHO); beinhalten die Anforderungen an Lagerräume, Lagerungs-, Hygienevorschriften, Vorschriften für die Aufbewahrung von Rohmaterial, Zwischenprodukten u. Verpackungsmaterial, Lagerung u. Transport von Fertigerzeugnissen.

**GSSG:** Abk. für Glutathiondisulfid; s. Glutathion.

**GTD:** Abk. für **g**ebräuchliche **T**agesdosis; s. Dosis.

**GTG:** Abk. für **G**en**t**echnik**g**esetz*.

**GTN:** Abk. für **G**lycerol**tri**ni**t**rat*.

**GTP:** Abk. für **G**uanosin-5′-**tri**phosphat; s. Guanosin.

**GTP-bindende Proteine:** s. G-Proteine.

**GU:** Abk. für **G**rund**u**msatz*.

**Guaiacolum:** s. Guajakol.

**Guaiacum officinale** L.: Guajakbaum; Fam. Zygophyllaceae; Florida, Antillen, Guayana, Venezuela, Kolumbien; G. officinale u. Guaiacum* sanctum sind Stpfl. von **Guajaci lignum:** Lignum Guajaci, Lignum sanctum; Guajakholz, Franzosenholz, Pockholz; **Inhaltsst.:** Harz* (im Kernholz* ca. 25 %, im Splintholz* ca. 3 %), Saponine*, äther. Öl (mit Guajakol*), Spuren von Vanillin*; Monographie: Kommission E; **Anw.: 1.** zur Gew. von Resina Guajaci durch Ausschmelzen des Kernholzes; **2.** (volkstüml.) als Blutreinigungsmittel, bei rheumat. Beschwerden; früher als Antisyphilitikum; **Resina Guajaci:** Guajakharz, Gummi Guajaci; Erweichungstemperatur ca. 90 °C; lösl. in Ethanol, Ether, Pentanol, Chloroform, Alkalilauge; dunkelgrüne bis braunschwarze Masse, auch in haselnußgroßen Körnern od. Tränen im Handel; **Inhaltsst.:** $\alpha$- u. $\beta$-Guajaconsäure (Strukturformel: s. Guajakprobe, Abb. dort), Guajaretsäure (Strukturformel: s. Abb.) u. a. Lignane, Guajakol*, Vanillin*, Spuren Saponin*, äther. Öl; **Anw.:** Antioxidans*; Reagenz (Ph.Eur.6); zum Nachw. von okkultem Blut im Stuhl (s. Guajakprobe); **Zuber.:** Tinctura* Guajaci; **Guajakholzöl:** äther. Öl; **Gew.:** durch Wasserdampfdestillation; **Best.:** hauptsächl. Guajol (Guaiol; Strukturformel: s. Azulene, Abb. 2 dort), aus dem durch Aromatisierung des hydrierten Azulen-Ringsystems dieses Alkohols u. Wasserabspaltung Guajazulen* (ein Analogon von Chamazulen) hergestellt werden kann; Strukturformeln: s. Azulene (Abb. 2 dort). **Hom.:** Guaiacum (HAB): durch Ausschmelzen des Kernholzes gewonnenes Harz von G. officinale u. G. sanctum; verordnet z. B. bei Tonsillitis*, Reizhusten, Gelenkrheumatismus.

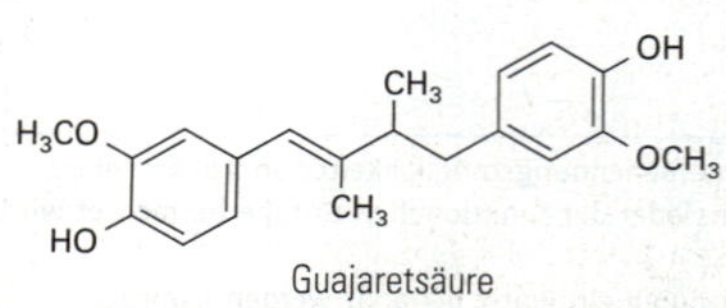


**Guaiacum officinale**

**Guaiacum sanctum** L.: Fam. Zygophyllaceae; Florida, Bahamas, Antillen, Haiti, Yukatan; der Baum G. sanctum u. die verwandte Art G. officinale sind Stpfl. von Guajaci lignum, Resina Guajaci sowie Guajakholzöl; s. Guaiacum officinale.

**Guaian:** Guajan; 7-Isopropyl-1,4-dimethyldecahydroazulen; Grundstruktur bicycl. Sesquiterpene* (s. Abb. dort).

**Guaianolid:** Guajanolid; tricycl. Sesquiterpenlacton* mit Guaian* als Grundstruktur.

**Guaiazulen:** s. Guajazulen.

**Guaifenesin** (INN): Guaifenesinum Ph.Eur., Guajacolum glycerolatum; Guajakolglycerolether; (*RS*)-3-(2-Methoxyphenoxy)propan-1,2-diol; CAS-Nr. 93-14-1; $C_{10}H_{14}O_4$, Strukturformel: s. Abb.; $M_r$ 198.21; Schmp. 88–90 °C (polymorph; kristallisiert aus Ether); Sdp. 215 °C (2.5 kPa); 1 g lösl. in 20 mL Wasser bei 25 °C, besser lösl. in heißem Wasser, leicht lösl. in Ethanol, lösl. in Chloroform, Glycerol, Propylenglykol, DMF, mäßig lösl. in Benzol, fast unlösl. in Petrolether; **Wirk.:** Antiasthmatikum*, Expektorans*, Spasmolytikum*, Sedativum*; **Dos.: 1.** p. o. 2–3 × 0.25 g/d; **2.** parenteral i. v. 2–3 × 2 g/d; **3.** rektal 2–3 × 1 g/d.

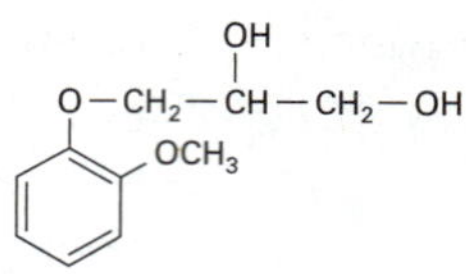


**Guaifenesin**

**Guaiol:** s. Guaiacum officinale (Guajakholzöl).

**Guajaci lignum:** s. Guaiacum officinale.

**Guajacol-:** s. a. Guajakol-.

**Guajacolum:** s. Guajakol.

**Guajacolum benzoicum:** s. Guajakolbenzoat.

**Guajacolum carbonicum:** s. Guajakolcarbonat.

**Guajacolum glycerolatum:** s. Guaifenesin.

**Guajacolum phosphoricum:** s. Guajakolphosphat.

**Guajacolum salicylicum:** s. Guajakolsalicylat.

**Guajacolum valerianicum:** s. Guajakolvalerianat.

**Guajaconsäure:** s. Guaiacum officinale (Resina guajaci); Strukturformel: s. Guajakprobe (Abb. dort).

**Guajakbaum:** s. Guaiacum officinale.

**Guajakharz:** s. Guaiacum officinale (Resina Guajaci).

**Guajakharzlösung 2 %:** Lsg. zum Nachw. von Blut mit der Guajakprobe*; **Darst.:** bei Bedarf 1 T. Guajakharz (s. Guaiacum officinale, Resina Guajaci) in 49 T. absolutem Ethanol lösen.

**Guajakholz:** s. Guaiacum officinale (Guajaci lignum).
**Guajakholzöl:** s. Guaiacum officinale.
**Guajakol:** Guajacolum, Guaiacolum; Guajacol, Brenzcatechinmonomethylether; 2-Methoxyphenol; CAS-Nr. 90-05-1; $C_7H_8O_2$, Strukturformel: s. Abb.; $M_r$ 124.13; D. 1.128; Schmp. 28.2 °C; Sdp. 205 °C; farblose Kristalle od. gelbl., ölige, lichtbrechende Flüss. von würzigem Geruch u. brennendem Geschmack; leicht lösl. in Ethanol, Ether, Schwefelkohlenstoff, Ölen, Glycerol, wenig lösl. in Wasser; **Vork.:** Best. des Kreosots*; **Gew.:** Destillation von Guajakharz u. Buchenholz; **Darst.:** partielle Methylierung von Brenzcatechin*; **Off.:** Ph.Helv.; **Anw.:** **1.** (med.) Antiseptikum*, Antipyretikum*, Expektorans* bei Husten, Bronchialkatarrh, Grippe u. a.; früher auch als zweifelhaftes, viel verwendetes Mittel bei Tbc (obsolet); **2.** (techn.) Herst. von Vanillin*; **Dos.:** 0.1–0.5 g; äußerl. bei Ekzemen, Furunkulose, Erysipel. **Guajacolum liquidum:** EB; flüssiges, fast reines G. (verflüssigt durch kleine Beimengungen anderer Phenole); D. 1.141–1.137; Sdp. 200–205 °C; farblose bis gelbl., klare Flüss., lösl. wie Guajacol; **Dos.:** EMD 0.5 g, TMD 2.5 g.

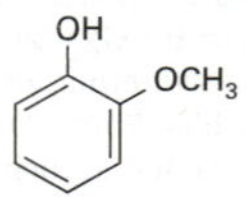


**Guajakol**

**Guajakolbenzoat:** Benzoesäureguajakolester, Guajacolum benzoicum; $C_6H_5$—C(O)—O—$C_6H_4$—$OCH_3$; farblose Kristalle, lösl. in Ethanol, Ether, Chloroform, fast unlösl. in Wasser.
**Guajakolcarbonat:** Guajacolum carbonicum; Kohlensäure-Diguajakolester; $M_r$ 274.28; Schmp. 86–88 °C; weißes, krist. Pulver, leicht lösl. in heißem Ethanol u. Chloroform, wenig lösl. in kaltem Ethanol u. Ether, unlösl. in Wasser; **Darst.:** Einwirkung von Phosgen* auf Guajakol-Natrium; **Dos.:** 0.2–0.5 g.
**Guajakolglycerolether:** s. Guaifenesin.
**Guajakolglycerolethercarbamat:** s. Methocarbamol.
**Guajakolphenylacetat:** 2-Methoxyphenyl-phenylacetat; $C_{15}H_{15}O_4$; $M_r$ 242.3; **Wirk.:** Expektorans* (Sekretolytikum).
**Guajakolphosphat:** Guajacolum phosphoricum; Phosphorsäure-Guajakolester; $PO(OC_6H_4—OCH_3)_3$; $M_r$ 416.35; farblose Kristalle, unlösl. in Wasser, lösl. in Ethanol, Ether, Chloroform, Aceton.
**Guajakolsalicylat:** Guajacolum salicylicum; Salicylsäure-Guajakolester; $C_6H_4(OH)$—CO—O—$C_6H_4$—$OCH_3$; weißes, krist. Pulver, unlösl. in Wasser, lösl. in Ethanol, Ether, Chloroform.
**Guajakolvalerianat:** Guajacolum valerianicum; Valeriansäure-Guajakolester; $C_6H_4(OCH_3)$—O—CO—$C_4H_9$; D. 1.050–1.065; Sdp. 265–280 °C; farblose, ölige Flüss.; **Wirk.:** Expektorans*; **Dos.:** 0.2–1 g; EMD 1 g, TMD 3 g.
**Guajakprobe:** Heller-Almén-Blutprobe, Weber-Deen-Probe; Test zum qualitativen Blutnachweis, z. B. in Fäzes, Harn od. Magensaft; **Prinzip:** Farbreaktion durch Umwandlung von Guajakharz inf. der Peroxidasewirkung des Hämoglobins*; ergibt mit Wasserstoffperoxid in Anwesenheit von Hämoglobin blaue Farbstoffe u. Wasser; die Blaufärbung ist auf chinoides Guajakblau (Furoguajacinblau) zurückzuführen, das sich inf. Oxidation aus $\alpha$-Guajaconsäure bildet (s. Abb.); **Anw.:** v. a. zum Nachweis von okkultem Blut im Stuhl, z. B. als Suchtest mit Testbriefchen. Vgl. Guajakharzlösung 2 %; Guaiacum officinale.
**Guajaktinktur:** s. Tinctura Guajaci.
**Guajan:** s. Guaian.
**Guajaretsäure:** s. Guaiacum officinale (Abb. dort).
**Guajazulen:** Guaiazulen; 7-Isopropyl-1,4-dimethylazulen; CAS-Nr. 489-84-9; $C_{15}H_{18}$; Strukturformel: s. Azulene (Abb. 2 dort); $M_r$ 198.29; Sdp. 165–170 °C; blaue Flüss.; halbsynthet. gewonnenes Azulenderivat; im Unterschied zu Chamazulen ist am C-7 anstelle der Ethylgruppe eine Isopropylgruppe; vgl. Guaiacum officinale; **Wirk.:** Antiphlogistikum* anstelle des (teureren) Chamazulens, Dermatikum*.
**Guajazulensulfonsäure, Natriumsalz:** s. Natriumgualenat.
**Guajol:** s. Guaiacum officinale (Guajakholzöl).
**Guanabenz** (INN): (2,6-Dichlorbenzyliden)aminoguanidin; CAS-Nr. 5051-62-7; $C_8H_8Cl_2N_4$; $M_r$ 231.1; Schmp. 227–229 °C (unter Zers.); nicht mehr im Handel befindl. Antihypertensivum* (zentrales Alpha-Sympathomimetikum; s. Sympathomimetika); **UAW:** Mattigkeit, Schwindel, gelegentl. Übelkeit u. Erbrechen, Sehstörungen, ängstl. u. depressive Verstimmungen, Schlafstörungen, Herzarrhythmien, vermindertes Reaktionsvermögen. **Guanabenzmonoacetat:** CAS-Nr. 23256-50-0; $C_{10}H_{12}Cl_2N_4O_2$; $M_r$ 291.1; Schmp. 192.5 °C (unter Zers.).
**Guanamprazin:** s. Amilorid.
**Guanethidin** (INN): 2-(1-Azocinyl)ethylguanidin; CAS-Nr. 55-65-2; $C_{10}H_{22}N_4$, Strukturformel: s. Abb.; $M_r$ 198.31; **Wirk.:** Antihypertensivum*; **Ind.:** Glaukom*; **Kontraind.:** Phäochromozytom, Schilddrüsenüberfunktion; **WW:** Wirk. tricycl. Antidepressiva u. indirekter Sympathomimetika werden durch G. abgeschwächt. **UAW:** Blutvolumenzunahme durch vermehrte Natrium-Ionen- u.

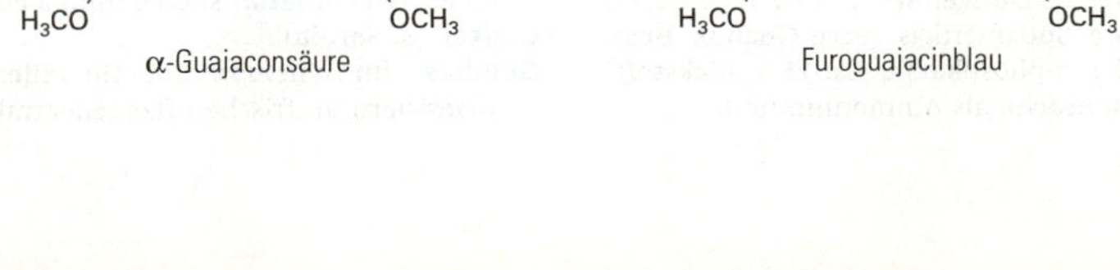


**Guajakprobe**

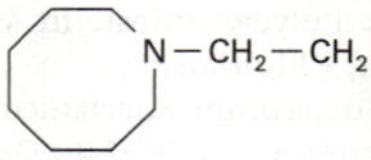

Guanethidin

Wasserretention, Orthostasesyndrom; **Dos.:** Augentropfen, 1–2 %. **Guanethidinmonosulfat:** Guanethidini monosulfas Ph.Eur.6, Guanethidinum monosulfuricum; CAS-Nr. 645-43-2; $C_{10}H_{24}N_4O_4S$; *M*$_r$ 296.4; Schmp. 250 °C (unter Zers.); farbloses, krist. Pulver, leicht lösl. in Wasser, fast unlösl. in Ethanol, Chloroform. **Guanethidinsulfat:** Guanethidini sulfas; CAS-Nr. 60-02-6.

**Guanfacin** (INN): *N*-Amidino-2-(2,6-dichlorphenyl)acetamid; (2,6-Dichlorphenylacetyl)guanidin; CAS-Nr. 29110-47-2; $C_9H_9Cl_2N_3O$; *M*$_r$ 246.1; nicht mehr im Handel befindl. Antihypertensivum*; **Wirk.:** blutdrucksenkende Wirk. durch zentralen u. peripheren Alpha-2-sympathomimet. Rezeptorenbesatz; nachhaltige periphere Vasodilatation; früher angewendet bei Blutdruckkrisen; **UAW:** Sedierung, Bradykardie, Obstipation, starke Reboundphänomene.

**Guanidin:** Iminoharnstoff, Carbamidsäureamidin; $NH{=}C(NH_2)_2$; *M*$_r$ 59.1; weiße hygroskop. Kristalle, leicht lösl. in Ethanol u. Wasser; **Vork.:** Derivate des G. sind u. a. die Aminosäuren Arginin, Kreatin u. Kreatinin; auch in Pflanzen kommen G.-Derivate vor, z. B. in Galega* officinalis; **Gew.:** ursprüngl. durch Oxidation der im Guano vorkommenden Purinbase* Guanin* (Strecker 1861); **Herst.:** heute durch Erhitzen von Kalkstickstoff mit festem Ammoniumnitrat od. Erhitzen von Ammoniumthiocyanat auf ca. 180 °C; **Anw.:** **1.** (techn.) Herst. von Seifen (mit Fettsäuren gibt G. gut emulgierende Seifen), Emulsionen, Kunstharzen, Sprengstoffen; **2.** (med.) G.-Derivate wurden zur Behandlung von Diabetes* mellitus benutzt, heute noch das Biguanidin Metformin*. Andere G.-Derivate sind z. B. das Aminoguanidin-Antihypertensivum Guanabenz* od. das Biguanidin-Antiseptikum Chlorhexidin*.

**Guanin:** Abk. G; 2-Amino-6-hydroxypurin; Strukturformel: s. Abb.; *M*$_r$ 151.1; Schmp. 365 °C; **Vork.:** als Baustein von Nucleinsäuren* weit verbreitet; **Bedeutung:** Best. niedermolekularer Nucleotidcoenzyme u. Ausgangsprodukt für die Biosynthese wichtiger Naturstoffe wie Pterine* u. Vitamine* (z. B. Folsäure u. Riboflavin).

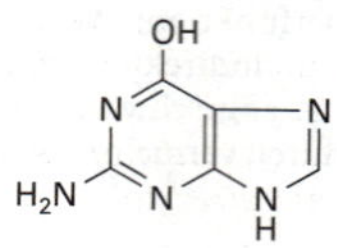

Guanin

**Guaninnucleotide:** s. Guanosin.

**Guano:** Exkremente von Vögeln, bes. der Kormorane; verwendet als Düngemittel; in riesigen Lagern an der Küste Südamerikas (Peru-Guano); **Best.:** 20–30 % Calciumphosphat* u. ca. 15 % Stickstoff*, letzterer hauptsächl. als Ammoniumurat.

**Guanosin:** Nucleosid* aus Guanin* u. Ribose*; Baustein der RNA*; DNA* enthält als Baustein Desoxyguanin (Nucleosid aus Guanin u. Desoxyribose). Die Guaninnucleoside bilden mit Phosphorsäure die Guaninnucleotide (Guanosinphosphate; s. Nucleotide) Guanosin-5′-monophosphat (Abk. GMP; Guanylsäure), Guanosin-5′-diphosphat (Abk. GDP) u. Guanosin-5′-triphosphat (Abk. GTP); analog heißen die Desoxyribonucleotide dGMP, dGDP u. dGTP. **Bedeutung:** **1.** GTP ist als energiereiche Verb. an der Proteinbiosynthese* u. an der Gluconeogenese* beteiligt. **2.** Cycl. Guanosin-3′,5′-monophosphat (Abk. cGMP) spielt als second* messenger eine bedeutende Rolle bei der Signalübertragung von Hormonen u. Neurotransmittern (z. B. Acetylcholin, Prostaglandine, Histamin) in die Zelle; wird aus GTP durch membranständige od. intrazelluläre Guanylatcyclasen gebildet. **Hinweis:** GMP u. dessen Salze dienen auch als Geschmacksverstärker.

**Guanosinphosphate:** s. Guanosin.

**Guanylatcyclase:** s. Guanylylcyclase.

**Guanylhydrazin:** s. Aminoguanidin.

**Guanylsäure:** s. Guanosin.

**Guanylylcyclase:** Guanylatcyclase; zu den Lyasen gehörendes Enzym*, das die Bildung von cGMP aus GTP katalysiert; im Ggs. zur Adenylylcyclase* unterscheidet man zw. einer an die Membran gebundenen u. einer lösl. Form. Die G. reguliert u. a. die cGMP-Spiegel in den Stäbchen* der Retina.

**Guao:** s. Comocladia dentata (Cortex Comocladiae).

**Guar:** s. Cyamopsis tetragonoloba.

**Guaran:** s. Cyamopsis tetragonoloba (Guar).

**Guarana:** s. Paullinia cupana.

**Guaranapaste:** s. Paullinia cupana (Guarana).

**Guaranicum:** s. Coffein.

**Guarbohne:** s. Cyamopsis tetragonoloba.

**Guar-Gummi:** s. Cyamopsis tetragonoloba (Guar).

**Guarkernmehl:** s. Cyamopsis tetragonoloba (Guar).

**Guar-Mehl:** s. Cyamopsis tetragonoloba (Guar).

**Guayava-Blätter:** s. Psidium guayava (Folia Djamboe).

**Guayule:** s. Kautschuk (Vork.).

**Guayulekautschuk:** s. Kautschuk (Vork.).

**Guedel-Schema:** s. Narkose.

**Günsel:** s. Ajuga reptans.

**Günzburg-Reaktion:** empfindl. Nachweis freier Salzsäure* im Magensaft; **Durchführung:** 3–4 Tr. Günzburg-Reagenz werden mit der gleichen Menge filtrierten Mageninhalts in einer Porzellanschale auf dem Wasserbad vorsichtig u. langsam zur Trockne eingedampft. Noch bei einer Konz. von 0.01 % freier Salzsäure entsteht ein roter Spiegel.

**Guerbet-Reaktion:** Verfahren zur techn. Herst. verzweigter primärer Alkohole* durch Erhitzen primärer Alkohole mit Natrium* od. Kupfer* bei erhöhtem Druck, wobei Alkohol-Selbstkondensation erfolgt; **Beispiel:** Aus *n*-Butanol* entsteht 2-Ethyl-hexan-1-ol (s. Abb.).

**Gürtelrose:** s. Zoster.

**Guidelines:** s. Leitlinien; Internationale Harmonisierungskonferenz.

**Guilandina echinata:** s. Caesalpinia echinata.

**Gulitol:** s. Sorbitol.

**Gullikas:** im Ayurveda* Bez. für Pillen, die i. d. R. pulverisierte u. frische Pflanzenextrakte u. Abko-

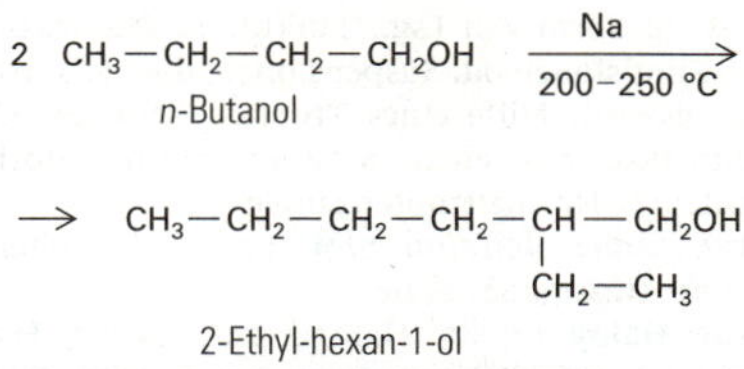


**Guerbet-Reaktion:** Bildung von 2-Ethyl-hexan-1-ol als Beispiel

chungen von Heilpflanzen, häufig auch Milch, Rosenwasser, Ingwersaft u. a. Pflanzensäfte od. natürl. Substanzen enthalten; müssen vor der Einnahme zermahlen werden, da sie i. d. R. sehr hart sind.

**Gulose:** Hexose*; Strukturformel: s. Monosaccharide (Abb. 1 dort).

**Gummen:** s. Gummi.

**Gummi:** **1.** der G. (pl Gummis), s. Kautschuk. **2.** das G. (pl Gummen), viskose Lsg. von Gemischen von Polysacchariden (Heteropolysacchariden, vgl. Polyuronide), die (meist) bei Verletzung von Pflanzen gebildet werden, aus diesen austreten u. an der Luft erstarren.

**Gummi Acaciae:** s. Gummi arabicum.

**Gummi Ammoniacum:** s. Dorema ammoniacum (Ammoniacum).

**Gummi arabicum:** Acaciae gummi, Gummi Acaciae, Gummi senegalense; Akaziengummi, Arabisches Gummi, Kordofangummi, Senegal-Gummi; rundl., weiße bis gelbl. u. bräunl. Stücke, geruchlos, außen matt u. rissig, in kleinmuschelige, leicht irisierende Stücke zerbrechend; langsam lösl. in 2 T. Wasser zu einem klebenden, gelbl., schwach sauer reagierenden Schleim (kolloidale Lsg.); in Ethanol unlösl.; das Gummi bildet sich in der Rinde der Bäume auf natürl. Weise od. nach Einschneiden infolge Vergummung von Cellulose, verursacht wahrscheinl. durch Bakterien; **Vork.:** G. arabicum stammt von mehreren in Afrika heim. Acacia-Arten der Fam. Mimosaceae (Leguminosae), hauptsächl. von Acacia* senegal (L.) Willd. Mittelafrika, von Nubien bis zum Senegal, Ostafrika, Arabien, Belutschistan bis Indien, A. nilotica (L.) Del (A. arabica (Lam.) Willd.) Nilgebiet, A. karroo Hayne (A. horrida auct. non Willd.) Südwestafrika; **Off.:** Ph.Eur.6; **Best.:** hauptsächl. saure Ca-, Mg- u. K-Salze der Arabinsäure, eines verzweigten Polysaccharids, das bei Hydrolyse D-Glucose, L-Arabinose, L-Rhamnose u. Aldobionsäure ergibt, die weiter in D-Galactose u. D-Glucuronsäure zerlegt wird; ferner enthält G. arabicum mehrere oxidierende Enzyme (Oxidase, Peroxidase, Amylase) u. ein dem Emulsin* ähnl. Enzym, ferner etwas Stärke u. Zucker; **Inkomp.:** viele Arzneistoffe; sie werden durch Oxidasen* u. Peroxidasen* inaktiviert, was durch vorheriges Kochen der Gummilösung verhindert werden kann (Gummi* arabicum desenzymaticum). Frische Gummilösung bläut Guajaktinktur (Tinctura* Guajaci, s. Guaiacum officinale), gekochte Gummilösung nicht. **Acaciae gummi dispersione desiccatum:** Gummi arabicum dispersione desiccatum; sprühgetrocknetes Arabisches Gummi; aus einer Lösung von G. arabicum hergestellt; hat den Vorteil der besseren Wasserlöslichkeit (vollständig lösl. in der doppelten Menge an Wasser) u. ist frei von Peroxidasen; **Off.:** Ph.Eur.6; **Zuber.:** Mucilago* Gummi arabici, Pulvis* gummosus, Emulsio* Olei Jecoris Aselli composita; **Anw.:** **1.** (med.) reizmilderndes Mittel (Mucilaginosum*) bei Katarrhen der Atmungswege u. des Darmes sowie als Geschmackskorrigens; **2.** (pharmaz.) als Bindemittel für Emulsionen, Pillen; in Form eines 10–20 %igen Schleims als Bindemittel bei der Tablettenherstellung (Granulierung), beim Andecken von Dragierkernen, für Pastillen; anionenaktiver O/W-Emulgator, auch für Emulsionen zum innerl. Gebrauch, jedoch höhere Konz. erforderl. (über 5 %), in Kombination mit Tragant (s. Astragalus-Arten, Tragacantha) auch in geringeren Konz. verwendet (Entquellung von Tragant); **3.** (techn.) hauptsächl. als Klebstoff sowie in großen Mengen in der Textil- u. Seidenindustrie zum Appretieren, Bindemittel für Wasserfarben u. Tinten, Schutzkolloid für kolloidale Metalllösung, als Verdickungsmittel in der Druckerei.

**Gummi arabicum desenzymatum:** enzymfreies Arabisches Gummi; Darst.: ÖAB, Auflösen von Gummi* arabicum in Wasser (langwierig), anschließend 30 Min. im strömenden Wasserdampf erhitzen (Inaktivierung der Oxidasen* u. Peroxidasen*), unter vermindertem Druck bei 60 °C eindampfen u. fein pulvern; einfacher lässt sich durch Erhitzen mit Ethanol desaktivieren (nicht off.); **Anw.:** als Emulgator*.

**Gummiarabikumbaum:** s. Acacia senegal; Gummi arabicum.

**Gummi, Arabisches:** s. Gummi arabicum.

**Gummi, Armenisches:** s. Dorema ammoniacum (Ammoniacum).

**Gummibaum:** s. Kautschuk (Vork.).

**Gummi Cambogiae:** s. Garcinia hanburyi (Gutti).

**Gummi Cerasorum:** s. Prunus avium var. avium.

**Gummi Copal:** s. Copal.

**Gummi elasticum:** s. Kautschuk.

**Gummi, enzymfreies Arabisches:** s. Gummi arabicum desenzymatum.

**Gummi Guajaci:** s. Guaiacum officinale (Resina Guajaci).

**Gummi-Guttibaum:** s. Garcinia hanburyi.

**Gummiharze:** s. Harze.

**Gummi Kino:** s. Pterocarpus marsupium (Kino).

**Gummilack:** s. Schellack.

**Gummi Ladanum:** s. Ladanum.

**Gummi Mastix:** s. Pistacia lentiscus (Mastix).

**Gummimixtur:** s. Mixtura gummosa.

**Gummi Olibanum:** s. Boswellia bhaw-dajiana (Olibanum).

**Gummi-Opopanax:** s. Commiphora erythraea var. glabrescens (Bisabol-Myrrhe).

**Gummi Opopanax:** s. Opopanax chironium (Opopanax).

**Gummi plasticum:** s. Guttapercha.

**Gummipulver, zusammengesetztes:** s. Pulvis gummosus.

**Gummiresina Ammoniacum:** s. Dorema ammoniacum (Ammoniacum).

**Gummiresina Asa foetida:** s. Ferula assa-foetida.

**Gummiresinae:** s. Harze.

**Gummiresina Euphorbium:** s. Euphorbia resinifera (Euphorbium).
**Gummiresina Galbanum:** s. Ferula gummosa (Galbanum).
**Gummiresina Gutti:** s. Garcinia hanburyi (Gutti).
**Gummiresina Myrrha:** s. Commiphora molmol (Myrrha).
**Gummiresina Olibanum:** s. Boswellia bhaw-dajiana (Olibanum).
**Gummiresina Opopanax:** s. Opopanax chironium (Opopanax).
**Gummi Sanguis Draconis:** s. Daemonorops draco (Resina Draconis).
**Gummi Sapotae:** s. Manilkara zapota.
**Gummischleim:** s. Mucilago Gummi arabici.
**Gummi senegalense:** s. Gummi arabicum.
**Gummi, synthetischer:** s. Elastodien.
**Gummi Tacamahaca:** s. Calophyllum inophyllum (Tacamahaca).
**Gummi Tragacantha:** s. Astragalus-Arten (Tragacantha).
**Gummi Tragacantha indica:** s. Sterculia urens.
**Gummiwurz:** s. Opopanax chironium.
**Gummi Xanthani:** s. Xanthangummi.
**Guna** (Sanskrit Eigenschaft): in der Lehre des Ayurveda* u. im Lehrsystem des Yoga Bez. für **1.** Charaktereigenschaften eines Menschen (Sattva, Rajas, Tamas) u. **2.** physikalische u. a. Eigenschaften von Nahrungsmitteln u. Heilpflanzen; Nahrungsmittel u. Heilpflanzen mit einer bestimmten Eigenschaft (Sattva, Rajas od. Tamas) verstärken bei Einnahme diese Charaktereigenschaft des Menschen. Guna spielt eine wesentl. Rolle in der ayurved. Phytotherapie (Dravya* Guna), die Eigenschaften einer Heilpflanze werden in Gegensatzpaaren beschrieben: z. B. schwer – leicht, ölig – rau, trocken – feucht, kalt – warm.
**Gundelrebenkraut:** s. Glechoma hederacea (Glechomae herba).
**Gundermann:** s. Glechoma hederacea.
**Gurgelmittel:** s. Gargarisma.
**Gurgelmittel, adstringierendes:** s. Gargarisma adstringens.
**Gurjunbalsam:** s. Balsamum Gurjunae.
**Gurke:** s. Cucumis sativus.
**Gurkenbaum:** s. Averrhoa bilimbi.
**Gurkenkraut:** **1.** s. Borago officinalis; **2.** s. Anethum graveolens var. hortorum.
**Gurunuß:** s. Cola nitida (Colae semen).
**Guthrie-Test:** Bluttest zum Nachw. erhöhter Phenylalaninkonzentration im Blut, v. a. bei Phenylketonurie (s. Phenylalanin); als Screening (am 4.–5. Lebenstag) in Deutschland nicht mehr empfohlen (ersetzt durch Tandem-Massenspektrometrie-Screening); **Prinzip:** Blut wird auf einen Agar-Nährboden aufgetragen, dem 2-Thienylalanin zugegeben wurde. Phenylalanin hebt die Hemmwirkung von 2-Thienylalanin auf das Wachstum von Bacillus subtilis auf, so dass der Keim wächst. Die Trübungszone um die Blutprobe, die dem Bakterienwachstum entspricht, ist proportional zur Menge Phenylalanin.
**Gutta:** s. Guttapercha.
**Guttae:** Tropfen; Abk. auf Rezepten gtt.; nach Ph.Helv. sind G. (Tropfflüssigkeiten, Tropfenflüssigkeiten) flüssige Arzneipräparate zur peroralen Verw. in Form von Lsg., Tinkturen, Fluidextrakten, Emulsionen od. Suspensionen, die meist tropfenweise mit Hilfe eines Tropfers (seltener volumenmäßig mit einer Messeinrichtung) dosiert werden; s. Normaltropfenzähler.
**Guttae Cholecalciferoli orales:** s. Colecalciferol-Tropfenflüssigkeit, orale.
**Guttae Haloperidoli:** Haloperidoli guttae; Haloperidol-Tropfen; Zusammensetzung: NRF, 0.06 g Haloperidol*, 0.06 g Milchsäure*, 3.0 g Propylenglykol*, Wasser ad 30 g; **Anw.:** als starkes Neuroleptikum*; **Dos.:** 3-mal tägl. 10–30 Tr. (entspr. 1–3 mg Haloperidol).
**Guttae Kalii iodati:** s. Kaliumiodid-Tropfen 0.05 %.
**Guttae Metoclopramidi:** Metoclopramidi guttae; Metoclopramid-Tropfen; Zusammensetzung: NRF, 0.12 g Metoclopramidhydrochlorid (s. Metoclopramid), 0.03 g Citronensäure-Monohydrat, 0.03 g Saccharin-Natrium, konserviertes Wasser ad 30 g; **Anw.:** als Antiemetikum*; **Dos.:** 3-mal tägl. 25–50 Tr. (entspr. 5–10 mg Metoclopramid).
**Guttae Morphini hydrochlorici 1.0 per centum:** Morphini hydrochlorici guttae 1.0 per centum; Morphinhydrochlorid-Tropfen 1.0 %; Zusammensetzung: NRF, 0.2 g Morphinhydrochlorid*, 0.004 g Natriumedetat*, 0.01 g Natriumdisulfit*, konserviertes Wasser (mit Nipaestern) ad 20 g; **Anw.:** als starkes Analgetikum* bei Tumorschmerzen.
**Guttae Natrii fluorati:** s. Natriumfluorid-Tropfen.
**Guttae Nitroglycerini spirituosae:** Glyceroli trinitratis guttae spirituosae; alkoholische Glyceroltrinitrat-Tropfen; Zusammensetzung: 3.0 g alkohol. Glyceroltrinitratlösung (s. Solutio Nitroglyceroli spirituosa), 17.0 g 70 %iges Ethanol (V/V); **Anw.:** bei akuter Angina* pectoris (Anfälle); **Dos.:** 10–20 Tr. auf Zucker (entspr. 0.33–0.66 mg Glyceroltrinitrat*).
**Guttae ophthalmicae:** s. Augentropfen.
**Guttae pectorales Thymi:** Thymi guttae pectorales; Thymian-Hustentropfen; Zusammensetzung: NRF, Thymianfluidextrakt 10.0 g, Primelwurzelfluidextrakt 2.0 g, Kamillenfluidextrakt 3.0 g, Kaliumcitrat 0.15 g, Brustelixier (s. Elixir e Succo Liquiritiae) ad 30.0 g; **Dos.:** Kinder mehrmals tägl. 5–10 Tr., Erwachsene mehrmals tägl. 10–15 Tropfen.
**Guttapercha** (malaiisch getah Gummi, Pertcha Sumatra): Percha lamellata, Gummi plasticum; Gummi von Sumatra; der koagulierte Milchsaft* versch. Bäume aus der Fam. Sapotaceae, bes. Palaquium-Arten, v. a. Palaquium oblongifolium, Sumatra, Malakka, Borneo u. P. treubii (Banka) sowie Payena-Arten, früher Palaquium gutta; D. 0.960–0.990; Schmp. 150 °C; gelbbraune bis graubraune od. grauweiße Stücke, zäh u. biegsam, bei 45 °C knetbar, bei 60–70 °C formbar, bei 100 °C klebrig; in heißem Wasser erweichend u. knetbar, beim Erkalten wieder erhärtend; lösl. in heißem Chloroform, Benzol, Schwefelsäure, Terpentinöl, Toluol; **Best.:** bis 85 % Gutta $(C_{10}H_{16})_n$ (ein all-*trans*-Polyisopren; zum Vergleich: Kautschuk* ist ein all-*cis*-Polyisopren; vgl. Polyterpene), 10–48 % Harze*, Gerbstoffe*, Farbstoffe; **Anw.:** zu Pflastern, als Guttaperchapapier (Guttapercha lamellata), zu

wasserdichten Verbänden; in Chloroform gelöst (Traumaticinum DAB) zum Verschließen kleiner Wunden, in der Zahnmedizin für u. a. Wurzelkanalfüllungen, provisor. Füllungen, als Abformmasse.

**Guttation** (lat. gutta Tropfen): (bot.) Abgabe von Wassertropfen über die Blätter aufgrund des Wurzeldrucks; diese treten nicht aus den Stomata (Spaltöffnungen*) aus, sondern aus speziellen Öffnungen, die an Spitzen u. Rändern von Blättern* gelegen sind.

**Gutti:** s. Garcinia hanburyi.

**Gutzeit-Reaktion:** Nachweisreaktion für Arsen*; **Prinzip:** In Anwesenheit von Arsen entsteht mit Zink* u. Salzsäure* Arsenwasserstoff* ($AsH_3$), der feuchtes, mit Silbernitrat getränktes Filterpapier braun färbt, da metall. Silber* entsteht.

**GVO:** Abk. für **g**entechnisch **v**eränderter **O**rganismus; s. Organismus, transgener.

**GVP:** Abk. für (engl.) ***G**ood **V**alidation **P**ractice*; von der FIP* erarbeitete Richtlinien für die Validierung der Herstellungsschritte; die Validierung beginnt bei der Produktentwicklung, in der die Verfahrens- u. Prüfvorschriften ausgearbeitet u. erprobt werden. Bei der Produktion müssen v. a. Maschinen u. Produktionsbedingungen validiert werden. Bei Änderung der Zusammensetzung des Verfahrens u. der Ausrüstung ist i. d. R. eine Revalidierung erforderlich. Für Validierung ist der Hersteller verantwortlich.

**Gy:** (physik.) Einheitenzeichen für Gray*.

**Gymnema sylvestre** (Willd.) R.Br.: s. Marsdenia sylvestris.

**Gymnocladus dioica** (L.) K. Koch: Gymnocladus canadensis Lam.; Geweihbaum; Fam. Fabaceae (Leguminosae); östl. Nordamerika, kultiviert in Europa; **Inhaltsst.:** Glykoaraban (gummiartiges Kohlenhydrat), Glucose u. Saccharose, ca. 8 % fettes Öl; **Anw.:** die Samen (enthalten Saponin*) als Kaffeesurrogat (Kentucky Coffee). **Hom.:** Gymnocladus canadensis: frisches, in der Frucht enthaltenes Mark (Schusserfruchtmark).

**Gymnospermae:** Nacktsamige Samenpflanzen, Nacktsamer; (bot.) Samenpflanzen (Spermatophytina*), deren Samenanlagen sich im Ggs. zu den Samenanlagen der Angiospermae* (Bedecktsamer) nicht im geschlossenen Fruchtblattgehäuse befinden; G. bilden daher keine (echten) Früchte; **Einteilung:** G. werden heute in 3 Klassen untergliedert: **1.** Cycadopsida (Palmfarne); **2.** Ginkgopsida (Ginkgo); **3.** Coniferopsida (Nadelbäume), u. a. mit Gnetales.

**Gynäkologie:** Frauenheilkunde; Lehre von den Frauenkrankheiten einschließl. Geburtshilfe.

**Gynäkologika:** Sammelbez. für in der Frauenheilkunde u. Geburtshilfe verwendete Arzneimittel; **Einteilung: 1. Antiabortiva:** Estrogen-Progesteron-Kombination zur Erhaltung einer bedrohten Schwangerschaft; **2. Uterusmittel: a)** Wehenhemmend wirken Tokolytika, die zur Verhinderung einer Frühgeburt verwendet werden, wie Sympathomimetika* (Beta-Sympathomimetika), z. B. Terbutalin*, Hexoprenalin*, Buphenin*. **b)** Wehenauslösend u. uteruskontrahierend wirken Oxytozika wie Oxytocin*, Sulproston* u. a. Prostaglandine*; zur Geburtseinleitung u. zur Tonisierung der Gebärmutter bei Blutungen nach einer Geburt od. Ausschabung; **c)** blutungsstillend wirken Ergotalkaloide* (vgl. Secale cornutum), z. B. Methylergometrin*; **3. Kontrazeptiva*:** z. B. hormonale Kontrazeption*, Pessare*; **4. Vaginaltherapeutika:** zur lokalen Ther. von Infektionen der Scheide; **a)** Antimykotika* (z. B. Clotrimazol*, Nystatin*, Miconazol*); **b)** Antibiotika* (v. a. Sulfonamide, Tetracycline; bei Trichomoniasis Metronidazol*); **c)** Antiseptika* (z. B. Milchsäure, Kamillenextrakte); **d)** Antiphlogistika*; **5. Hormone:** zur Regulierung eines gestörten Zyklus, bei klimakter. Beschwerden, bei hormonsensitiven Neoplasien, zur hormonalen Kontrazeption*; s. Sexualhormone; **6. Antidysmenorrhoika:** bei übermäßig schmerzhaften Menses finden v. a. Analgetika, Spasmolytika, pflanzl. Mischpräparate sowie Organextrakte aus Ovarien tier. Herkunft Verwendung. **7. Klimakteriumtherapeutika:** Hormonsubstitution, daneben symptomat. mit z. B. pflanzl. Extrakten aus Cimicifugae rhizoma (s. Actaea racemosa); **8. Ovulations*-Stimulanzien; 9. Abstillmittel*; 10. Laktagoga*; 11. Emmenagoga:** menstruationsfördernde Mittel; früher u. a. Juniperus* sabina (durch Überdosierung u. missbräuchl. als Abortivum*); vgl. Aetherolea.

**Gynoeceum:** s. Blüte (Blütenteile).

**Gynogamone:** s. Gamone.

**Gynokardiaöl:** s. Hydnocarpus kurzii (Chaulmoograe oleum).

**Gynostegium:** (bot.) durch Verwachsung von Antheren* mit dem Narbenkopf (s. Narbe) entstandenes Gebilde, z. B. bei Fam. Apocynaceae.

**Gynostemium:** (bot.) Staubblätter* u. Griffel (s. Blüte) sind zu einem Säulchen verwachsen, z. B. bei Orchidaceae*.

**Gynotermone:** s. Termone.

**Gypsogenin:** Githagenin; 3$\beta$-Hydroxy-23-oxoolean-12-en-28-säure; $C_{30}H_{46}O_4$; $M_r$ 470.67; Schmp. 274–276 °C; Triterpensapogenin, Strukturformel: s. Saponine (Tab. 1 dort); Aglykon* von Saponinen aus Gypsophyla*-Arten; Saponaria* officinalis; Agrostemma* githago.

**Gypsogensäure:** Triterpensapogenin; Strukturformel: s. Saponine (Tab. 1 dort).

**Gypsophila-Arten:** Fam. Caryophyllaceae; G. paniculata L., Schleierkraut, Osteuropa; G. arrostii, Süditalien, Spanien u. a. G.-Arten sind Stpfl. von **Radix Saponariae alba:** Weiße Seifenwurzel, Levantinische Seifenwurzel, Spanische Seifenwurzel, Russische Seifenwurzel, Ägyptische Seifenwurzel; (Saponariae rubrae radix stammt von Saponaria* officinalis); **Inhaltsst.:** Saponine* (bis 20 %); im Hauptsaponin (Gypsosid A) ist das Aglykon* Gypsogenin* mit Arabinose*, Rhamnose*, Glucose* u. Galactose* verbunden; **Wirk.:** sekretomotorisch, antimikrobiell; **Anw.: 1.** (med.) Katarrhe der oberen Atemwege; **2.** (techn.) zum Waschen; zur Gewinnung von Saponin, auch (neben Quillaja* saponaria) zur Gewinnung von Saponin-Referenzsubstanz (Saponin, Reagenz DAB; z. B. zur DC-Prüfung von Primelwurzel).

**Gyrase:** DNA-Gyrase; zu den Topoisomerasen* (Typ II) gehörende Isomerase (s. Enzyme) bei Prokaryoten*, die durch vorübergehendes Spalten u. Wiederzusammenfügen der DNA-Stränge die schnelle Entspiralisierung des Elternstranges ermöglicht (ca. 4500 Umdrehungen pro min); wichtiges Enzym bei der DNA-Replikation, -Transkription, -Rekombination u. -Reparatur; wird i. R. der Antibiotikatherapie von Chinolonen* gehemmt.

**Gyrase-Hemmer:** s. Chinolone.

G

# H



**h:** **1.** Vorsatzzeichen für Hekto-*; **2.** Symbol für Stunde (lat. hora); **3.** (physik.) Symbol für Planck*-Wirkungsquantum.

**H:** **1.** (chem.) Symbol für Wasserstoff*; **2.** (physik.-chem.) Symbol für Enthalpie*.

**$^{2}$H:** (chem.) Symbol für Deuterium*.

**HA:** Abk. für **H**äm**a**gglutination*.

**HA-1A:** nicht mehr im Handel befindl. humaner monoklonaler IgM-Antikörper (s. Antikörper, monoklonale); **Wirk.:** bindet spezif. an die Lipid-A-Region von Endotoxinen (s. Toxine); früher angewendet bei gramnegativer Bakteriämie insbes. mit sept. Schock; **UAW:** Flush, lokalisierte Urticaria u. Hypotonie.

**Haarausfall:** s. Alopezie.

**Haare:** **1.** (med.) Hautanhangsgebilde; aus Lanugohaaren der Fetalzeit werden nach der Geburt etwas dickere Vellushaare am ganzen Körper u. Terminalhaare im Bereich der behaarten Kopfhaut, der Augenbrauen u. Wimpern sowie sexualhormonabhängig im Bart-, Achsel-, Brust-, Schambereich, im äußeren Gehörgang u. am Naseneingang. **2.** (bot.) s. Trichome.

**Haarentfernungsmittel:** s. Depilatorien.

**Haarhygrometer:** s. Hygrometer.

**HAART:** Abk. für (engl.) ***h**ighly **a**ctive **a**nti**r**etroviral **t**herapy;* hoch aktive antiretrovirale Kombinationstherapie bei HIV*-Erkrankung aus mind. 3 Arzneimitteln; reduziert die HIV-assoziierte Morbidität u. Mortalität signifikant; stringente Einnahmemodalitäten u. erhebl. UAW stellen an den Patienten hohe Anforderungen. Vgl. Kombinationstherapie.

**Haarwuchsmittel:** Mittel, die die Glatzenbildung hemmen u./od. den Haarwuchs stimulieren, z. B. Minoxidil*, Finasterid* od. Aminexil.

**HAB:** Abk. für **H**omöopathisches **A**rznei**b**uch*; vgl. Homöopathie.

**habituell:** gewohnheitsmäßig.

**Habitus:** **1.** (bot.) Aussehen, das Äußere der Pflanze; **2.** (med.) äußere Körperbeschaffenheit eines Menschen; **3.** (physik.) Kristallhabitus; s. Kristallgestalt.

**HACCP-System:** Abk. für (engl.) ***h**azard **a**nalysis and **c**ritical **c**ontrol **p**oints;* Verfahren zur Gewährleistung der Sicherheit von Lebensmitteln u. Kosmetika durch die Anw. folgender Grundsätze; **1.** Gefahrenanalyse für Lebensmittel in den Prozessen eines Lebensmittelunternehmens; **2.** Identifizierung der Punkte in diesen Prozessen, an denen Risiken für Lebensmittel auftreten können (Risikobewertung); **3.** Festlegung, welche dieser Punkte für die Lebensmittelsicherheit kritisch sind (engl. critical control point, Abk. CCP); **4.** Feststellung u. Durchführung wirksamer Prüf- u. Überwachungsverfahren für diese krit. Punkte; **5.** Überprüfung der Gefährdungsanalyse für Lebensmittel, der krit. Kontrollpunkte u. der Prüf- u. Überwachungserfahrungen in regelmäßigen Abständen u. bei jeder Änderung der Prozesse in dem Lebensmittelunternehmen.

**Hachimycin:** Trichomycin; CAS-Nr. 1394-02-1; $C_{61}H_{84}N_2O_{20}$; $M_r$ 1165.3; fast unlösl. in Wasser, Ethanol, Aceton; antimikrobielle Verb. aus Streptomyces hachijoensis; nicht mehr im Handel befindl. Antibiotikum* (mit Polyenstruktur) u. Antimykotikum*; **Wirk.:** wirksam gegen pathogene Pilze u. Hefen einschließl. Aspergillus, Candida, Trichophyten u. Trichomonas vaginalis; früher angewendet bei Candidiasis u. Trichomoniasis (top. Applikation).

**Hadrom:** s. Xylem.

**Häm:** Sammelbez. für Eisen(II)-Protoporphyrin-Komplexe mit Farbstoffcharakter, die als prosthet. Gruppen Best. der Hämoproteine* sind; **Vertreter:** Häm a, Häm b (Eisen(II)-Protoporphyrin IX), Häm c u. a.; **Funktion:** **1.** Sauerstoffbindung (Hämoglobin*, Myoglobin*); **2.** Sauerstofftransport (Hämoglobin); **3.** Sauerstoffübertragung (Monooxygenasen u. Peroxidasen*); **4.** Elektronentransport (Cytochrome*); **Biosynthese:** s. Porphyrine; **Abbau:** s. Gallenfarbstoffe.

**Hämagglutination** (gr. aima Blut, glutos Ballen): Abk. HA; durch Hämagglutinine (z. B. Alloagglutinine*, Lektine*) verursachte sichtbare Verklumpung von Erythrozyten*; **Formen:** **1. direkte** (aktive) HA durch spezif., gegen Oberflächenantigene der Erythrozyten gerichtete Antikörper; **2. indirekte** (passive) HA nach Beladung von Erythrozyten mit einem Antigen durch spezif., gegen das entspr. Antigen gerichtete Antikörper. Die Stärke einer HA wird mit einem Zahlenwert als Titer (Verdünnungsstufe des getesteten Serums, bei der gerade noch eine HA ablesbar ist) angegeben.

**Hämagglutination-Hemmtest:** Abk. HAH; auf der Hemmung einer Hämagglutination* beruhender serolog. Test zum Nachw. von Antikörpern* od. Antigenen*; **Formen:** **1. direkter** HAH, z. B. zum Nachw. neutralisierender Antikörper im Serum* als Nachw. einer viralen Infektion; **2. indirekter** HAH, z. B. zum Nachw. von Antigenen im Serum durch Mischung einer Serumprobe mit einem spezif. Antiserum u. Inkubation mit Testerythrozyten, die mit dem gesuchten Antigen beladen sind.

**Hämagoga:** blutungsfördernde Mittel; die Blutgerinnung hemmende Stoffe, wie z. B. Heparin*, Hirudin*.

**Haemanthus albiflos:** Elefantenohr; s. Amaryllidaceae.

**Hämatein:** s. Hämatoxylin.

**Hämatemesis:** bei frischer Blutung im Bereich des oberen Magen-Darm-Trakts hellrotes, bei Einwirkung von Magensäure durch Bildung von Hämatin* kaffeesatzartiges Bluterbrechen; **Vork.:** z. B. bei Ulcus ventriculi u. Ösophagusvarizenblutung.

**Hämatin:** Ferriprotoporphyrinhydroxid, Hydroxyhämin, neutrales Hämin, Oxyhämin; $C_{34}H_{33}FeN_4O_5$; $M_r$ 633.49; Eisen-(III)-Protoporphyrin-Komplex, in dem eine Koordinationsstelle von $Fe^{3+}$ mit einer Hydroxylgruppe ($OH^-$) besetzt ist; entsteht bei Einwirkung von Salzsäure auf Hämoglobin* (s. Hämatemesis) od. von Basen auf Hämin*; **Vork.:** in Methämoglobin (s. Hämoglobin), Cytochromen*, als prosthet. Gruppe einiger Peroxidasen* u. Monooxygenasen.

**Hämatit:** s. Eisen(III)-oxid.

**Hämatokrit:** Abk. HK; prozentualer Anteil zellulärer Best. am gesamten Blutvolumen (s. Blut), ausgedrückt als Hämatokritwert in Vol.%; beträgt bei Frauen ca. 40 %, bei Männern ca. 45 %.

**Hämatologie:** Spezialgebiet der Inneren Medizin, das sich mit Prophylaxe, Diagnostik u. Ther. von Erkrankungen des Bluts, des blutbildenden Systems u. von Gerinnungsstörungen sowie mit der Erforschung der zugehörigen (patho-)physiol. Grundlagen befasst.

**Hämatom:** Bluterguss; durch Trauma, nach operativem Eingriff od. bei Gerinnungsstörungen auch spontan entstandene tiefgehende (evtl. bis ins Muskelgewebe reichende), massive, meist vorwölbende Blutansammlung im Gewebe od. in einer anatomisch vorgebildeten Körperhöhle; bei längerem Bestehen (nicht resorbiertes od. entlastetes H.) erfolgt eine bindegewebige Umbildung (sog. organisiertes H.).

**Hämatopoese:** **1.** Blutbildung; **embryonale H.:** **a)** mesoblast. Periode: bis Ende des 3. Fetalmonats mit Bildung von Megaloblasten* in den mesenchymalen Blutinseln des Dottersacks u. in den Gefäßsprossen des Embryos; **b)** hepat. Periode: vom 2. Embryonalmonat an (Leberanlage) mit Auftreten von Myeloblasten u. ihren Abkömmlingen; **c)** hepatolienale Periode: ab 4. Fetalmonat auch in Milz u. Thymus; erstmals Granulozyten (s. Leukozyten), Megakaryozyten u. Thrombozyten*; **d)** lienomyelopoet. Periode: ab 6. Fetalmonat in Milz u. Knochenmark; **e)** myelopoet. Periode: ab 6.–7. Monat v. a. im Knochenmark; in Milz, Thymus u. Lymphknoten werden vorwiegend Lymphozyten (s. Leukozyten) gebildet; **2. H. bei Erwachsenen** im Mark der kleinen u. platten Knochen u. der proximalen Enden großer Röhrenknochen (myeloisches System) sowie im lymphat. System; in den sog. Stammzellenspeichern befinden sich diejenigen Zellen, die die nachgeordneten Blutbildungsspeicher beliefern, damit der Zellverlust in den einzelnen Blutzelllinien (Erythro-*, Granulo-, Thrombo-, Lymphozytopoese) durch entspr. Zellneubildung ausgeglichen wird; der Stammzellenbestand wird durch Reduplikation aufrechterhalten. Die undeterminierten Stammzellen besitzen die Fähigkeit, in alle Blutzelllinien auszureifen, ihre Teilungsaktivität ist gering (sog. sleeper cells). Die determinierten Stammzellen sind nur noch eingeschränkt, d. h. in Richtung einer Blutzelllinie, entwicklungsfähig u. füllen die nachgeordneten Proliferationsspeicher auf (sog. feeder cells). Hämatopoetische Stammzellen sind nur in der sog. Stammzellnische funktionsfähig, in der eine Versorgung mit entspr. Wachstumsfaktoren stattfindet. Im Reifungsspeicher reifen die Zelllinien aus u. beliefern den Funktionsspeicher mit funktionsfähigen ausgereiften Zellen (Erythrozyten*, Granulozyten, Lymphozyten, Thrombozyten), die in das Blut ausgeschwemmt werden.

**Hämatoporphyrin:** $C_{34}H_{38}N_4O_6$; $M_r$ 598.68; künstl. Abbauprodukt von Hämoglobin*, Hämin* u. Hämatin*; violette Blättchen, unlösl. in Wasser, lösl. in Ethanol, wenig Ether u. Chloroform, lösl. in Aceton; entsteht durch Addition von $H_2O$ an die ungesättigten Seitenketten (Vinylgruppen) des Protoporphyrins (s. Porphyrine), z. B. bei Einwirkung von konzentrierter Schwefelsäure od. Eisessig-Bromwasserstoff auf Blut od. Hämin.

**Hämatoporphyrin D:** s. Porfimer.

**Hämatorrhö:** s. Blutsturz.

**Hämatoxylin:** $C_{16}H_{14}O_6 \cdot 3\,H_2O$; $M_r$ 356.32; Schmp. 120–140 °C unter Wasserverlust; farblose bis blassgelbl. Kristalle, sehr leicht lösl. in Ethanol, leicht lösl. in Boraxlösung u. heißem Wasser, wenig lösl. in kaltem Wasser u. Ether; Inhaltsst. von Haematoxylum* campechianum (Lignum Campechianum); gibt mit Basen eine tiefpurpurrote Farbe, die an der Luft in Blauviolett umschlägt; oxidiert an der Luft zu rotem Hämatein (Hydroxybrasilein, Oxybrasilein; $C_{16}H_{12}O_6$; braunrote, dunkelgrün metall. glänzende Kristalle). **Anw.:** **1.** als Indikator (s. Hämatoxylinpapier); **2.** als Färbemittel in der Mikroskopie.

**Hämatoxylinpapier:** mit Hämatoxylin*-Lsg. getränktes Filterpapier*; **Anw.:** Nachw. von Ammoniak*, Basen u. den Oxiden von Barium*, Calcium*, Strontium* u. Magnesium* (intensive Rotfärbung inf. Bildung von Hämatein).

**Haematoxylum campechianum L.:** Blutholzbaum; Fam. Fabaceae (Leguminosae); Mexiko, Westindien; Stpfl. von **Lignum Campechianum:** Lignum Haematoxyli, Blauholz, Campecheholz, Blauspäne; hartes, schweres, außen blauschwarzes, innen rotbraunes Holz von schwachem, aber charakterist. Geruch; **Inhaltsst.:** Hämatoxylin* (bis 12 %), das durch Oxidation in das rote Hämatein übergeht, ferner äther. Öl, 10 % Gerbstoffe, Brasilin, Harz, Phlobaphene*; **Anw.:** **1.** (volkstüml.) Adstringens; **2.** (techn.) zur Herst. von Beizen u. Tinten; Blauholzextrakt (Extr. campechianum) ist ein Beizenfarbstoff (bes. für Seide u. Kattun).

**Hämaturie:** pathol. Ausscheidung von Erythrozyten* im Harn; **Urs.:** v. a. Zystitis* u. Urethritis*, benignes Prostatasyndrom, Harnblasenkarzinom; seltener Urolithiasis*, Engstellen im Bereich des Harnblasenausgangs od. der Harnröhre, Glomerulonephritis, andere bakt. od. parasitäre Erkrankungen (z. B. Schistosomiasis*), Malignom von Niere, Nierenbecken, Harnleiter; benigne familiäre Hämaturie.

**Hämiglobin:** s. Hämoglobin (Hämoglobinderivate).

**Hämin:** Ferriprotoporphyrinchlorid; Chlorhämin, salzsaures Hämatin; $C_{34}H_{32}ClFeN_4O_4$; $M_r$ 651.96; Eisen-(III)-Protoporphyrin-Komplex, bei dem eine Koordinationsstelle von $Fe^{3+}$ mit einem Chlorid-Ion ($Cl^-$) besetzt ist; **Bedeutung: 1.** als neutrales Hämin (syn. Hämatin*); **2.** als salzsaures Hämatin Best. der Teichmann-Kristalle, die beim Erwärmen von Hämoglobin* mit Kochsalz u. Eisessig (Teichmann-Häminprobe) entstehen u. zum mikroskop. Blutnachweis geeignet sind.

**Hämochromogene:** Hämochrome; Abbauprodukte von Hämoglobin*, bei denen das Eisen-Ion von Häm* mit Basen od. Proteinen komplexiert ist.

**Hämodiafiltration:** extrakorporales Blutreinigungsverfahren*, bei dem Hämodialyse* u. Hämofiltration* kombiniert werden; **Anw.:** v.a. bei chron. Niereninsuffizienz.

**Hämodiafiltrationslösung:** s. Hämofiltrations- und Hämodiafiltrationslösung.

**Hämodialyse:** Abk. HD; Blutwäsche; extrakorporales Blutreinigungsverfahren* zur Dialysebehandlung*; **Methode:** Das dem Patienten über einen zentralen Gefäßzugang od. Shunt entnommene u. zur Verhinderung der Blutgerinnung heparinisierte Blut (s. Heparin) wird mit Hilfe von Blutpumpen in das „arterielle“ Schlauchsystem des Dialysegeräts gepumpt, durchströmt den Dialysator (sog. künstl. Niere), wo niedermolekulare, harnpflichtige Substanzen entsprechend dem Konzentrationsgefälle zw. Blut u. Spülflüssigkeit durch eine semipermeable Membran das Blut verlassen (s. Dialyse), u. wird über das „venöse“ Schlauchsystem in den Blutkreislauf des Patienten zurückgeleitet.

**Hämodialyselösungen:** Solutiones ad haemodialysim Ph.Eur.6; Elektrolytlösungen mit einer Konz., die annähernd der Elektrolytzusammensetzung des Plasmas entspricht; können zusätzl. Glucose enthalten. Aufgrund der großen verwendeten Mengen werden H. im Allg. durch Verd. konzentrierter Lsg. mit Wasser zum Verdünnen konzentrierter H. (Aqua ad dilutionem solutionum concentratarum ad haemodialysim) mittels automat. Dosiergeräte hergestellt. Zur Einstellung des pH-Wertes werden Acetat- od. Lactat-Konzentrate, saure Konzentrate u. Konzentrate ohne Puffer eingesetzt. Die in den konz. Lsg. vorhandenen Salzmengen sind so bemessen, dass die Ionenkonzentration im Allg. in folgenden Grenzen liegt (Acetat- od. Lactat-Lsg./saure Lsg./Konzentrate ohne Puffer): Natrium: 130–145/80–110/130–145 mmol/L; Kalium: 0–3.0 mmol/L; Calcium: 0–2.0 mmol/L; Magnesium: 0–1.2 mmol/L; Acetat od. Lactat: 32–45/0/0 mmol/L; Essigsäure: 0/2.5–10/0 mmol/L; Chlorid: 90–120/90–120/130–155 mmol/L u. Glucose 0–12.0 mmol/L. **Anw.:** Hämodialyse*. Vgl. Hämofiltrations- und Hämodiafiltrationslösung; Peritonealdialyselösung.

**Hämofiltration:** Abk. HF; extrakorporales Blutreinigungsverfahren*, das zur Elimination harnpflichtiger Substanzen u.a. Stoffwechselendprodukte, zum Flüssigkeitsentzug sowie zur Elimination tox. Substanzen alternativ zur Dialysebehandlung* angewendet wird; **Formen: 1.** kontinuierl. venovenöse H. (Abk. CVVH): Abscheidung eines Ultrafiltrats durch reine Druck- bzw. Ultrafiltration über hochpermeable Membranen (Hämofilter) bei gleichzeitigem Flüssigkeits- u. Elektrolytersatz durch Infusion von Elektrolytlösung (Hämofiltrationslösung; s. Hämofiltrations- und Hämodiafiltrationslösung); **2.** kontinuierl. arteriovenöse H. (Abk. CAVH) unter Zwischenschaltung des Hämofilters zw. eine große Körperarterie u. -vene. **Anw.:** v.a. bei chron. Niereninsuffizienz*, akutem Nierenversagen* sowie bei Intoxikationen*. Vgl. Hämodialyse.

**Hämofiltrations- und Hämodiafiltrationslösungen:** Solutiones ad haemocolaturam haemodiacolaturamque Ph.Eur.6; Elektrolytlösungen zur parenteralen Anw. (s. Hämofiltration; Hämodiafiltration) mit einer Konz. u. Zusammensetzung, die dem Plasma entsprechen; liegen im Allg. in folgenden Grenzen: Natrium 125–150 (130–167) mmol/L, Kalium 0–4.5 (0–4.0) mmol/L, Calcium 1–2.5 mmol/L, Magnesium 0.25–1.5 mmol/L, Acetat u./od. Lactat u./od. Hydrogencarbonat 30–60 (20–167) mmol/L, Chlorid 90–120 (0–147) mmol/L u. Glucose 0–25 mmol/L. Vgl. Hämodialyselösung; Peritonealdialyselösung.

**Hämoglobin:** Abk. Hb; roter Blutfarbstoff; eisenhaltiges, Sauerstoff transportierendes Chromoprotein* der Wirbeltiere; tetrameres Hämoprotein* ($M_r$ 64 500), das Globin als Apoprotein u. 4 Häm* als prosthetische Gruppe* enthält; **Vork.:** v.a. in Erythrozyten*; in geringer Menge auch im Plasma als freies Hb; der Organismus eines Erwachsenen enthält ca. 950 g Hb; Erythroblasten* bilden tägl. ca. 57 g Hb. **Funktion: 1.** Bindung u. Transport von Sauerstoff, der in der Lunge unter Bildung von Oxyhämoglobin aufgenommen u. in den Kapillaren in das Gewebe abgegeben wird; vgl. Bohr-Effekt; **2.** Beteiligung an der pH-Regulation des Blutplasmas; **Abbau:** nach Untergang der Erythrozyten in Zellen des Monozyten*-Makrophagen-Systems; der Protoporphyrinring des Häms wird unter Freisetzung von CO gespalten u. über versch. Schritte zu Bilirubin (s. Gallenfarbstoffe) abgebaut; freiwerdendes Eisen wird weitgehend zur Neubildung von H. verwendet; vgl. Uroerythrin. **Referenzbereich:** Männer: 140–180 g/L Blut; Frauen: 120–160 g/L Blut; **Hämoglobinderivate: 1. Oxyhämoglobin** (auch Oxihämoglobin; $HbO_2$): Anlagerung von je einem Molekül $O_2$ an das Eisenatom des Häms (sog. Oxygenierung des Hb); als **Desoxyhämoglobin** wird H. ohne angelagerten molekularen Sauerstoff bezeichnet. **2. Carboxyhämoglobin** (auch Kohlenoxidhämoglobin; HbCO): Bildung schon bei Vorhandensein kleiner CO-Mengen in der Atemluft, da CO eine ca. 200–300-fach höhere Affinität zu Hb hat als Sauerstoff; Intoxikation: s. Kohlenstoffmonoxid; **3. Methämoglobin** (syn. Hämiglobin, Ferrihämoglobin): geht aus Hb durch Oxidation des 2-wertigen Häm-Eisens zu $Fe^{3+}$ hervor; entsteht tox. z.B. durch Oxidanzien wie Anilin, Sulfonamide, Nitrite (s. Methämoglobinbildner) sowie durch Spontanoxidation in Gegenwart von $O_2$ (daher im Blut physiol. mit einem Anteil von 0.5–2.0 % am Gesamt-Hb nachweisbar); wird durch eine $NADH_2$-abhängige Methämoglobin-Reduktase ständig wieder zu Hb reduziert; **4. Sulfohämoglobin:** enthält an Häm gebundenes Sulfid ($S^{2-}$) u. entsteht nach (langfristiger) Einnahme von Phenacetin, Sulfonamiden u. bei Schwefelwasserstoffintoxikation; **5. Methämoglobincyanid:** anstelle der Hydroxylgruppe des Methämoglobins Cyanidgruppe am 3-wertigen Eisenatom; nicht tox. im Ggs. zur Cyanid-Intoxikation der Enzyme der zellulären Atmungskette (s. Blausäure). Die unter 2. bis 5. genannten Hb-Derivate können keinen Sauerstoff transportieren.

**Hämoglobinometer:** Hämometer; Gerät zur kolorimetr. Bestimmung des Hämoglobingehalts (s. Hämoglobin) des Blutes*.

**Hämoglobinurie:** Ausscheidung von Hämoglobin* im Harn* nach Überschreiten der Bindungskapazität von Haptoglobin; **Urs.:** akute, schwere Hämolyse*, z. B. bei Transfusionszwischenfällen u. hämolyt. Anämien.

H

**Hämogramm:** s. Blutbild.

**Hämokoagulase:** s. Batroxobin.

**Hämolyse:** Auflösung von Erythrozyten* (mit freiem Austritt von Hämoglobin*) inf. Zerstörung ihrer Zellmembran; **Urs.:** z. B. mechan. od. hypoton. Einflüsse bzw. Hämolysine*; **Formen: 1.** physiol. H.: extravasal (90 %) v. a. im blutbildenden Knochenmark sowie in der Milz u. intravasal (10 %) nach ca. 120 d; **2.** pathol. H.: gesteigerte H. bei beschleunigtem Abbau von Erythrozyten, d. h. verkürzter Erythrozytenlebensdauer, z. B. bei hämolyt. Anämien; **3.** H. in vitro: nach Einwirkung oberflächenaktiver Stoffe (z. B. Saponin*), von Hämolysinen, bei Hypo- od. Hypertonie des Mediums, in stark saurem od. alkal. Milieu.

**Hämolysine:** Substanzen, die eine Hämolyse* verursachen; **Einteilung: 1.** Antikörper*, die bei Bindung an Erythrozytenantigen Komplement* aktivieren (sog. Immunhämolysine); **2.** Substanzen, die meist direkt die Erythrozytenmembran schädigen; u. a. bakterielle (z. B. Streptolysine*, $\alpha$-Toxin bei Staphylococcus aureus), pflanzl. (z. B. Saponin*) u. tierische H. (z. B. bestimmte Schlangengifte).

**Hämolysine, pilzliche:** hitzelabile tox. Proteine in Pilzen (u. a. Phallolysin, Flammutoxin, Pleurotolysin*, Rubescenslysin*), die eine Hämolyse* verursachen; **Wirkungsmechanismus:** bilden in der Zytoplasmamembran submikroskop. kleine hydrophile Poren u. bewirken einen Kaliumausstrom aus Erythrozyten sowie einen osmot. Wassereinstrom; **Wirk.:** das hämolyt., gastrointestinale Syndrom äußert sich in Magen- u. Darmbeschwerden, Blässe, Kreislaufkollaps, Tachykardie*, Atemnot sowie Ausscheidung von Hämoglobin* im Harn. **Hinweis:** Pilze sollten grundsätzl. nicht roh verzehrt werden.

**Hämometer:** s. Hämoglobinometer.

**Hämoperfusion:** extrakorporales Blutreinigungsverfahren* unter Verw. von Adsorbenzien (beschichtete Aktivkohle od. Neutralharze) mit einem hohen Adsorptionsvermögen für lipophile u. eiweißgebundene Substanzen; die Adsorbenzien befinden sich als Granula in einer vom Blut perfundierten Hämoperfusionssäule; je geringer Verteilungsvolumen u. Plasmaproteinbindung des Giftstoffs, umso wirkungsvoller die H.; die techn. Durchführung ähnelt der Hämodialyse*. **Anw.:** Methode der Wahl bei schweren exogenen Intoxikationen, z. B. mit Schlafmitteln*, Psychopharmaka*, Digitoxin*, Insektiziden, Pilzgiften.

**Hämophilie:** Bluterkrankheit; erbl. Blutgerinnungsstörung mit vermehrter Blutungsneigung; **Formen: 1.** (i. e. S.) **X-chromosomal-rezessiv** erbl. H. (sog. echte H.): ca. 25–40 % durch Neumutationen ohne Familienanamnese; weibl. Merkmalträger erkranken i. d. R. nicht (Konduktorinnen), haben jedoch in ca. 30 % der Fälle Gerinnungsstörungen unterschiedl. Ausprägung; **a)** Hämophilie A (klass. H.): entsteht durch Mangel an Blutgerinnungsfaktor* VIII; **b)** Hämophilie B (engl. Christmas disease): entsteht durch Mangel an Blutgerinnungsfaktor* IX; **2.** (i. w. S.) **autosomal** erbl. H.: z. B. Stuart-Prower-Defekt, Hypoproakzelerinämie, Hypoprokonvertinämie, von-Willebrand-Jürgens-Syndrom, PTA-Mangelsyndrom; **Symptome:** Blutungstendenz ist Schwankungen unterworfen, im Allg. im Kindesalter ausgeprägter als im Erwachsenenalter; Blutungen fast immer traumatisch verursacht, häufig nach banalem Mikrotrauma durch z. B. Stoß, Zahnextraktion; Gelenkblutungen führen zum sog. Blutergelenk mit erhebl. Bewegungseinschränkungen u. Deformierungen; **Diagnose:** da die meisten Globaltests (Blutungs-, Gerinnungszeit, Quick-Test) normal ausfallen, labordiagnost. Bestimmung von Gerinnungsfaktoren im Blut u. molekulargenet. Nachweis; **Ther.:** langfristige Betreuung sowie Notversorgung akuter Blutungen; Substitution mit gerinnungsaktiven Plasmakonzentraten; bei Hämophilie A Faktor-VIII-Konzentrat (HWZ 6–12 h), bei Hämophilie B Faktor-IX-Konzentrat (HWZ 12–24 h); Risiken der parenteralen Anw. von Plasmakonzentraten: s. Hämotherapie (UAW).

**Haemophilus:** Gattung gramnegativer, sehr kleiner, unbewegl. Stäbchenbakterien der Fam. Pasteurellaceae; obligate Parasiten der Schleimhaut von Mensch u. Tier; Kultur auf Nährböden mit Blut- od. Hämoglobinzusatz, da hämophile Bakt. zur Vermehrung Wachstumsfaktoren aus Blut benötigen; med. relevante **Species:** H. influenzae u. H. ducreyi.

**Haemophilus-Typ-B-Impfstoff (konjugiert):** Vaccinum haemophili stirpe b conjugatum Ph.Eur.6; gereinigtes Kapselpolysaccharid von Haemophilus influenzae Typ b (s. Haemophilus) u. gereinigtes Diphtherietoxoid (Konjugatimpfstoff); **Anw.:** aktive Immunisierung gegen Haemophilus influenzae Typ b bei Kindern ab dem 3. Monat; **Kontraind.:** akute Erkrankungen, Rekonvaleszenz; **UAW:** lokale Reaktionen, Temperaturerhöhung; **Dos.:** parenteral: 0.5 mL (1 Impfdosis) im Abstand von 6–8 Wochen; 3. Dos. einmalig zu Beginn des 2. Lebensjahres; Kinder über 1.5 Jahre erhalten nur eine Dosis.

**Hämoproteine:** ubiquitär vorkommende Chromoproteine, die als Atmungspigmente beim Sauerstofftransport (s. Hämoglobin) u. bei der Sauerstoffspeicherung (s. Myoglobin) beteiligt sind. Als Katalasen u. Peroxidasen dienen sie zur Reduktion der Peroxide, als Cytochrome* zum Elektronentransport zw. Dehydrogenasen u. terminalen Akzeptoren. Als prosthet. Gruppe besitzen sie Eisenporphyrin IX od. Häm, das fest an die Proteinkomponente gebunden ist.

**Hämoptoe:** Aushusten größerer Blutmengen (>50 mL); **Urs.:** Gefäßarrosion od. -ruptur durch Tumor, Lungenkaverne, Aspergillom.

**Hämoptyse:** Aushusten od. Ausspucken von blutig tingiertem Sputum od. geringen Blutmengen (<50 mL), die aus dem Rachen, den Bronchien od. Lungen stammen; **Urs.:** v. a. Tumoren u. Herz-Gefäß-Krankheiten, Infektionen, System- u. Autoimmunkrankheiten.

**Hämorrhagie:** s. Blutung.

**Hämorrhagine:** Proteasen* (z. B. in Schlangengiften*), die relativ spezif. auf die Wände der Gefäße einwirken u. diese zerstören, was zur Bildung von Hämatomen* führt.

**Hämorrhoidalsalbe:** s. Unguentum haemorrhoidale.

**Hämorrhoidal-Suppositorien:** s. Suppositoria haemorrhoidalia.

**Hämorrhoiden:** knotenförmige, durch erhöhten Pressdruck bei Defäkation, Schwangerschaft od. lange sitzende od. stehende Tätigkeit entstehende Erweiterungen der Gefäße (Äste der Arteria rectalis superior bzw. Vena rectalis superior) im arteriell u. venös durchbluteten Schwellkörper im Übergangsbereich zw. Rektum u. Analkanal; **Sympt.:** v. a. Darmblutungen (helles Blut) u. Juckreiz (Pruritus ani), evtl. schleimige Sekretion, dumpfes Druckgefühl, Brennen u. Schmerzen im Rektum; u. U. zusätzl. Analprolaps, Proktitis*, Analekzem u. lokale Ulzerationen; **Ther.:** konservative Stuhlregulierung, Analhygiene, lokal entzündungshemmende Salben u. Suppositorien (s. Hämorrhoidenmittel), ggf. Gewichtsreduktion; operativ u. a. durch Gummibandligatur, Sklerotherapie od. Infrarotkoagulation.

**Hämorrhoidenmittel:** Arzneimittel zur Ther. von Hämorrhoiden*; durch H. können keine Hämorrhoidalknoten beseitigt werden. Ziel einer Ther. mit H. ist es, z. B. Schmerzen, Juckreiz u. Brennen zu beseitigen, die Durchblutung in den Gefäßen zu verbessern, Entzündungen zu beseitigen u. ekzematöse Reaktionen zu verhindern. Lokale Behandlung, meist in Form von Suppositorien (s. Suppositoria haemorrhoidalia), Salben (s. Unguentum haemorrhoidale) od. Cremes; **Wirkstoffe:** u. a. Antiphlogistika* (z. B. Corticosteroide, Azulene), Lokalanästhetika*, Adstringenzien*, Vasokonstriktoren, Gefäße u. Kapillaren abdichtende Stoffe wie Rutosid*, Aescin* (s. Venenmittel), Antikoagulanzien*, antimikrobielle Stoffe, Emollientia*; Alternativen zur Lokaltherapie sind Behandlung mit Venenverödungsmitteln*, Anlegen einer elast. Ligatur*, Infrarotkoagulation, diätet. Maßnahmen (ballaststoffreiche Nahrung, Laxanziengabe bei verhärtetem Stuhl, Alkohol- u. Nicotinverzicht) sowie operative Eingriffe.

**Hämosiderin** (gr. aima Blut; sideros Eisen): wasserunlösl. Eisen-Eiweiß-Verb. mit ca. 37 % Eisenanteil; Abbauprodukt von Ferritin* u. neben diesem Speicherform des Eisens* im Organismus; kein Hämoprotein*; durch die goldgelbe Farbe ist es z. B. in ungefärbten Knochenmarkausstrichen sichtbar. Vgl. Hämosiderose.

**Hämosiderose:** vermehrte Eisenablagerung im Organismus inf. erhöhter Eisenkonzentration im Blut; **Urs.:** hereditär (Hämochromatose); sekundär inf. erhöhter oraler od. parenteraler Eisenzufuhr (bes. Bluttransfusionen* von >100 Erythrozytenkonzentraten), chron. intravasaler Hämolyse*, bei Leberparenchymschaden od. pathol. gesteigerter Eisenresorption im Darm; **Klinik:** Organkomplikationen v. a. in Leber (Leberzirrhose*), auch im endokrinen Pankreas (Diabetes* mellitus) u. Herz (restriktive Kardiomyopathie); **Ther.:** Eisen-Chelat-Bildner (z. B. Deferoxamin*).

**Hämostase:** **1.** (physiol.) Prozess der Beendigung einer Blutung, i. d. R. lokalisiert; **Einteilung:** **I.** nach beteiligten Faktoren; **a)** zellulär: v. a. Endothel u. Thrombozyten*; **b)** humoral (plasmat.): vasokonstriktor. Mediatorsubstanzen*; Faktoren u. Inhibitoren der Blutgerinnung* u. Fibrinolyse*; **II.** nach zeitl. Ablauf (z. T. gleichzeitig u. wechselseitig verstärkend); **a)** primäre H. (sog. Blutstillung): Thrombozytenaggregation u. lokale Vasokonstriktion inf. Wechselwirkung zw. Kollagen des verletzten Gewebes u. Thrombozyten (sowie Thrombin*); **b)** sekundäre H.: Blutgerinnung; **c)** i. w. S. als dritte Phase Fibrinolyse. **2.** (pathophysiol.) Stillstand od. Verminderung der Blutzirkulation, meist lokal.

**Hämostatika:** Hämostyptika, Antihämorrhagika; therap. Substanzen zur Blutstillung; **Einteilung:** **1.** lokal: Fibrinkleber*, Gelatine*, Kollagen*, Vasokonstriktoren (z. B. Adrenalon*), Macrogollaurylether; **2.** system.: Vitamin $K_1$, Fibrinolyse*-Inhibitoren, Gerinnungsfaktoren (s. Blutgerinnung, Tab. dort), Desmopressin*, Terlipressin*, Protaminhydrochlorid*.

**Hämostyptika:** s. Hämostatika.

**Hämotherapie:** Blutersatz; therap. Übertragung (Transfusion) von Vollblut, bestimmten korpuskulären Blutbestandteilen (Erythrozyten, Granulozyten, Thrombozyten) od. speziellen Blutpräparationen (z. B. Gerinnungsfaktoren), i. w. S. auch von Blutplasma, z. B. Plasma vom Menschen (gepoolt, virusinaktiviert; Plasma humanum coagmentatum conditumque ad exstinguendum virum Ph.Eur.6), Humanalbumin, Plasmaproteinlösung, od. Plasmaersatzstoffen; entspr. der Urs. einer Blutarmut (akuter od. chron. Blutverlust, Schock, Bluterkrankungen, Infektionen, Gerinnungsstörungen) sollten gezielt nur die fehlenden Best. des Vollblutes infundiert werden. **Blutprodukte:** Vollblut, das nach Auftrennung in Komponenten unter definierten Temperaturbedingungen aufbewahrt wird; zur Konservierung u. Erhöhung der Lagerfähigkeit erfolgt der Zusatz gerinnungshemmender u. stoffwechselerhaltender Substanzen (s. Stabilisatoren). **Einteilung:** s. Tab.; **Anw.:** je nach Ind. zur Bluttransfusion u. Substitution bestimmter Blutbestandteile z. B. bei Gerinnungsstörungen, leukopen. Krankheitsbildern od. lebensbedrohl. Infektionen; **UAW:** **1. immun. bedingte Transfusionszwischenfälle:** anaphylakt. Reaktion durch Blutgruppenantikörper im Empfängerblut; bei ABNull-Inkompatibilität (s. Blutgruppen); Vorliegen von Antikörpern gegen Rhesus- u. a. Blutgruppenantigene; durch Alloantikörper des Empfängers gegen Leukozyten, Thrombozyten od.

**Hämotherapie**
Auswahl gebräuchlicher Blutprodukte und Blutpräparationen

| Bezeichnung | Lagerungsdauer | Lagerungstemperatur |
|---|---|---|
| leukozytendepletiertes Erythrozytenkonzentrat | 49 Tage (bei In-line-Filtration) | 2–6 °C |
| bestrahltes Erythrozytenkonzentrat | max. 14 Tage nach Bestrahlung | 2–6 °C |
| Einzelspender-Thrombozytenkonzentrat | max. 5 Tage | 20–24 °C; unter ständiger Agitation |
| Thrombozytapheresekonzentrat | max. 5 Tage | 20–24 °C; unter ständiger Agitation |
| gefrorenes Frischplasma | 1 Jahr, nach Auftauen unverzügliche Transfusion | unter −30 °C |
| Granulozytenkonzentrat | max. 3–5 Stunden | 20–24 °C |

H

Plasmabestandteile; Graft-versus-Host-Reaktion bei immunsupprimierten od. immundefizienten Patienten durch Lymphozyten des Spenderbluts; **2. nicht immun. bedingte Transfusionszwischenfälle**: hohes Fieber u. ggf. Schock durch bakt. Pyrogene od. Bakt. im Spenderblut; Übertragung von bakt. od. viralen Infektionen (insbes. HIV-, Hepatitis-C-, Hepatitis-B-Infektion); Hypervolämie durch zu rasche Transfusion zu großer Volumina; Hämolyse von Spendererythrozyten vor der Transfusion. **Plasmaersatzstoffe:** Lsg. aus natürl. od. synthet. Kolloiden; auch als Plasmaexpander bezeichnet, da ihre intravasale Volumenwirkung durch Flüssigkeitseinstrom aus dem Interstitium inf. des hohen kolloidosmot. Drucks größer ist als das infundierte Volumen; **Einteilung: 1.** körpereigene Plasmaersatzstoffe: z. B. Plasmaproteinlösung, Albuminlösung (s. Albuminlösung vom Menschen); **2.** synthet. Plasmaersatzstoffe: Unterscheidung nach Molekulargewicht, kurzer (2–3 h), mittlerer (4 h) od. langer (6–8 h) Verweildauer sowie intravasaler Volumenwirkung; z. B. Dextrane*, Hydroxyethylstärke*, modifizierte Gelatine (s. Oxypolygelatine); **Anw.:** zum raschen Volumenersatz bei Hypovolämie od. Blutverlust; **UAW:** allerg. Reaktionen bis zum anaphylakt. Schock, Störung der Blutgerinnung* durch Verd., Infektionsübertragung (Hepatitis, HIV). **Elektrolytlösungen:** z. B. isoton. Kochsalzlösung (s. Natriumchlorid) od. Ringer*-Lösung; **Anw.:** Ausgleich reiner Flüssigkeitsverluste; off. in Ph.Eur.6 sind Plasma vom Menschen (gepoolt, virusinaktiviert; Plasma humanum coagmentatum conditumque ad exstinguendum virum), Plasma* vom Menschen zur Fraktionierung sowie Albumin- u. Plasmaproteinlösung vom Menschen.

**Händedesinfektion:** Maßnahme zur Vermeidung der manuellen Übertragung von Krankheitserregern; **Formen: 1.** hygien. H.: (erst desinfizieren, dann reinigen) zur Entfernung der auf die Haut gelangten Keime nach Kontakt mit kontaminierten Objekten, infektiösen Personen, Blut u. Exkreten; vorzugsweise sind hierfür Mittel auf Alkoholbasis zu verwenden; **2.** chirurg. H.: (erst reinigen, dann desinfizieren) insbes. vor chirurgischen Eingriffen, Injektionen u. Punktionen. Vgl. Desinfektion; Desinfektionsmittel.

**Hängebirke:** s. Betula pendula.

**Härte des Wassers:** s. Aqua.

**Härteliter:** s. Ionenaustauscher.

**Härten von Kunststoffen:** die durch chem. Reaktionen herbeigeführte Überführung eines weichen od. durch Wärme erweichbaren Zustandes in eine nicht mehr erweich- od. schmelzbare Form. Die gehärteten Produkte sind gegen die Einwirkung von Chemikalien sehr beständig, in org. Lösungsmitteln nicht lösl. u. besitzen eine hohe mechan. Festigkeit. Das Härten beruht auf der Ausbildung räuml. vernetzter Makromoleküle (Vernetzung). Selbsthärtende Harze härten durch Weiterreaktion chem. eingebauter, besonders reaktionsfreudiger Molekülgruppen; dazu gehören z. B. bestimmte Formaldehydkondensate von Phenolen (Phenolharze) u. die Anfangskondensate der Aminoplaste. Auch nicht von alleine härtende Kunstharze können in Verbindung mit einem Härtungsmittel vernetzt werden. Beispiele dafür sind Epoxidharze, Polyurethane u. ungesättigte Polyester. Letztere härten inf. einer durch Peroxide ausgelösten Copolymerisation. Die Härtung tritt entweder durch mehr od. weniger langes Erwärmen auf ca. 80–200 °C (Wärmehärtung, Heißhärtung) od. durch Zusatz von bes. reaktionsfähigen Härtern schon bei Raumtemperatur ein (Kalthärtung, Säurehärtung). Je nach der Reaktivität der Harze (Härtungsneigung), den verwendeten Härtern u. der gewählten Temp. kann der Härtevorgang von wenigen Sekunden bis Tagen dauern. Insbes. Pressmassen (Formmassen*) werden in geschlossenen Formen unter hohem Druck gehärtet. Die nahezu od. völlig drucklos durchgeführte Härtung findet weite Anwendung, z. B. beim Oberflächenschutz als Einbrennlackierung, bei Leim- u. Klebevorgängen u. bei Gießharzen.

**Härteskala:** Mohs-Härteskala; Skala zur Bestimmung der Härte von Mineralien; 10 Härtestufen, von denen jede Stufe die vorhergehende ritzt (s. Tab.); **Gesch.:** 1812 von Friedrich Mohs (1773–1839) aufgestellt.

**Härteskala**

| Härte | Mineral |
|---|---|
| 1 | Talk |
| 2 | Gips, Steinsalz |
| 3 | Kalkspat |
| 4 | Flussspat |
| 5 | Apatit |
| 6 | Feldspat |
| 7 | Quarz |
| 8 | Topas |
| 9 | Korund |
| 10 | Diamant |

**Härte von Tabletten:** Widerstandskraft der Tablettenoberfläche gegen das Eindringen spitzer od. kugelförmiger Dorne; Maß für die Oberflächenfestigkeit von Tabletten. Bei Prüfung wird die der Prüfseite gegenüberliegende Ober- od. Unterseite unterstützt (im Ggs. zum Test auf Biegefestigkeit; s. Biegung). Da Tabletten keine homogene Oberfläche aufweisen, ist die Beurteilung der Härte eher zweifelhaft.

**Härtung von Ölen:** s. Fette.

**Häufigkeitsverteilung:** statist. Darst. od. Angabe der (absoluten od. relativen) Häufigkeit einer zufälligen Variablen. Beispiel: Anzahl gleicher Messwerte in Abhängigkeit vom Messwert. Die graph. Darst. ergibt meist typische Glockenkurven, die symmetr. od. unsymmetrisch (bei schiefen Verteilungen) sein können; s. Normalverteilung; Studentverteilung; Binomialverteilung; Poisson-Verteilung.

**Häutungshormone:** s. Ecdysone.

**Hafer, Gemeiner:** s. Avena sativa.

**Hafergrütze:** s. Avena sativa (Fructus Avenae excorticatus).

**Haferstärke:** s. Avena sativa (Amylum Avenae).

**Hafico-Tinkturenpresse:** s. Tincturae (Abb. dort).

**Hafnium:** Symbol Hf; CAS-Nr. 7440-58-6; $A_r$ 178.49; OZ 72; D. 13.31; Schmp. 2222 °C; Sdp. 4603 °C; leicht schmied-, walz- u. hämmerbares, 4-wertiges Metall*; **Vork.:** natürl. ausschließl. in Begleitung des Zirconiums*, z. B. in Zirkon, Malakon, Alvit u. Hafnon; **Herst.:** aufwändige Abtrennung des chem. ähnl. Zirconiums über Extraktions-, Destillations- u. Ionenaustauscher-Verfahren; Reduktion von Hafniumchlorid ($HfCl_4$) am Magnesiumschwamm (Kroll-Verfahren); **Anw.:** Steuerstäbe in Kernreaktoren, Getter-Substanz (Sauerstoff-Stickstofffänger) für Hochvakuumanlagen; **Gesch.:** 1923 von György de Hevesy (1885–1966) u. Dirk Coster (1889–1950) entdeckt.

**Haftmittel für Zahnersatz:** Medizinprodukte; als haftvermittelnde Substanzen dienen beispielsweise Alginate, Tragant, Carboxymethylcellulose od. andere chem. Polymerbildner. Sie quellen mit dem Speichel u. bilden einen dünnen elast. Film, der die Haftung zw. Prothese u. Kiefer hervorruft. Sie kommen üblicherweise flüssig, als Haftcreme od. Haftpulver in den Verkehr.

**Haftreibung:** in der Schüttguttechnologie Maß für den Widerstand von Haufwerken (Pulveres*, Granulate*), vom Ruhe- in den Fließzustand überzugehen; die geringere **Gleitreibung** (z. T. überlagert durch Rollreibung) hingegen beschreibt die Reibung zw. den Teilchen, die während des Fließens wirksam ist. Haft- u. Gleitreibung können anhand von Fließcharakteristika für das beginnende bzw. stationäre Fließen (erhalten mit geeigneten Fließmessmethoden, s. Scherzellen) ermittelt werden; s. Fließeigenschaften von Schüttgütern. Vgl. Pulvertechnologie.

**Haftschalen:** s. Kontaktlinsen.

**Haftwasser:** Wasser, das sich an der Oberfläche sowie in größeren Hohlräumen im Inneren von Feststoffen befindet. Es ist durch Adhäsion gebunden, jedoch frei beweglich. Ausschlaggebend für das Vorhandensein ist eine gute Benetzbarkeit des Feststoffes (niedrige Grenzflächenspannung); der Dampfdruck des H. entspricht dem des ungebundenen Wassers. Ein Beispiel sind nasse Festkörperoberflächen.

**Hagebutte, entkernte:** s. Rosa canina (Rosae pseudofructus).

**Hagebutten:** s. Rosa canina (Rosae pseudofructus cum fructibus).

**Hagebuttenkerne:** s. Rosa canina (Semen Cynosbati).

**Hagebuttensamen:** s. Rosa canina (Semen Cynosbati).

**Hagebuttenschalen:** s. Rosa canina (Rosae pseudofructus).

**Hagedorn:** s. Crataegus-Arten.

**Hagedornblüten:** s. Crataegus-Arten (Crataegi flos).

**Hagelzucker:** grobkristalliner, weißer Zucker.

**Hageman-Faktor:** Faktor XII der Blutgerinnung* (s. Tab.).

**Hagenia abyssinica (Bruce) J. F. Gmel.:** Brayera anthelmintica, Bankesia abyssinica; Baum aus der Fam. Rosaceae; Abessinien, Kilimandscharo, Usambara-Berge; Stpfl. von **Koso flos:** Flores Koso, Flores Brayerae; Kosoblüten, Kussoblüten; weibl. Blüten; **Off.:** DAB; **Inhaltsst.:** komplexes Gemisch monomerer bis trimerer, durch Methylenbrücken verknüpfter Acylphloroglucinole (s. Phloroglucin); u. a. dimeres Kosotoxin u. trimeres Protokosin, ferner 24 % Gerbstoffe, Gummi, Harz, äther. Öl. Die frühere med. Anw. als Bandwurmmittel (s. Anthelminthika) ist obsolet.

**Hagen-Poiseuille-Gesetz:** s. Kapillarviskosimeter.

**HAH:** Abk. für **Hämagglutination*-Hemmtest.**

**Hahnemann, Samuel** (Meissen, 1755–1843): Arzt, Begründer der Homöopathie*.

**Hahnenfußgewächse:** s. Ranunculaceae.

**Hahnenfuß, Scharfer:** s. Ranunculus acris.

**Hainbutten:** s. Rosa canina (Rosae pseudofructus cum fructibus).

**Haines-Lösung:** Reagenz zum Nachw. von Zucker* im Harn*; Reaktion beruht wie beim Fehling*-Reagenz auf der Reduktion von Kupferhydroxid u. Abscheidung von Kupfer(I)*-oxid; **Darst.: 1.** 2 g Kupfersulfat werden in 15 g Wasser gelöst u. mit 15 g Glycerol u. 150 g 5 %iger Kaliumhydroxidlö-

H

sung versetzt; **2.** Variante nach Pond u. Webster: 5 g Kupfersulfat, 250 mL Glycerol, 20 g Kalium- od. Natriumhydroxid, Aqua destillata ad 1000 g. Das Kupfersulfat wird in Wärme in 250 mL Glycerol u. 250 mL Aqua destillata gelöst, das Alkali getrennt in 200 mL Wasser; die Lsg. werden vereinigt u. mit Aqua destillata zu 1 L aufgefüllt.

**Hainkreuzkraut:** s. Senecio hercynicus.

**Hain-Wachtelweizen:** s. Dulcitol.

**Hakenlilie:** **1.** s. Gloriosa superba; **2.** Crinum amabile; s. Amaryllidaceae.

**Hakenwurm:** s. Ancylostoma.

**Halazuchromreaktion:** s. Valepotriate.

**Halbacetale:** s. Acetale.

**Halbaminale:** Stickstoffanaloge der Halbacetale (s. Acetale); vgl. Aminale.

**Halbantigen:** s. Hapten.

**Halbketale:** s. Acetale.

**Halbkonserven:** s. Konservierung.

**Halbleiterdetektoren:** s. Strahlenmessgeräte.

**Halbmetalle:** versch. Elemente der 3.–6. Hauptgruppe des Periodensystems* der Elemente (Bor*, Silicium*, Germanium*, Arsen*, Antimon*, Selen*, Tellur*, Polonium*); ihre Eigenschaften liegen zw. denen der Metalle* u. Nichtmetalle*.

**Halbreaktion:** Potential* bestimmender Vorgang in einer Halbzelle*.

**Halbschattenapparate:** s. Polarimeter.

**Halbwellenpotential:** s. Polarographie.

**Halbwertdauer:** s. Retardpräparate.

**Halbwertzeit:** **1.** Abk. HWZ; $t_{1/2}$; (allg.) Zeitspanne, in der eine abfallende physik. Größe auf die Hälfte ihres Anfangswerts abgesunken ist; **2.** (radiol.) Unterscheidung von: **a)** physik. HWZ: Zeit, in der die Hälfte der ursprüngl. vorhandenen radioaktiven Atomkerne zerfallen ist; **b)** biol. HWZ: Zeit, in der die Hälfte eines in den Organismus eingebrachten Radionuklids wieder ausgeschieden ist; **c)** effektive HWZ: berücksichtigt die physik. (P) u. die biol. (B) HWZ u. lässt sich nach folgender Formel berechnen:

$HWZ_{eff} = P \cdot B / P + B$

**3.** (pharmakokinet.) Eliminationshalbwertzeit eines Wirkstoffs (s. Elimination).

**Halbzelle:** Teilraum um eine der beiden Elektroden einer elektrochem. Zelle. Eine elektrochem. Redoxreaktion, z. B. $Cu^{2+} + Zn \rightarrow Cu + Zn^{2+}$, kann in die beiden Halbreaktionen $Cu^{2+} + 2\,e^- \rightarrow Cu$ (Reduktion) u. $Zn \rightarrow Zn^{2+} + 2\,e^-$ (Oxidation) geteilt werden. Die Reduktion läuft an der Kathode* ab, die Oxidation an der Anode*. Verbindet man 2 H., so dass ein geschlossener Stromkreis entsteht (Elektroden mit Draht, Elektrolyte über ein Diaphragma od. einen Stromschlüssel), dann laufen die beiden Halbreaktionen ab u. die frei werdende Energie kann als elektr. Arbeit genutzt werden. Wenn die beiden Halbreaktionen reversibel sind, kann man durch Anlegen einer Gegenspannung, die größer als die Potentialdifferenz der beiden H. ist, die Elektrodenvorgänge umkehren; vgl. Akkumulator.

**Halcinonid** (INN): 21-Chlor-9$\alpha$-fluor-11$\beta$-hydroxy-16$\alpha$,17-isopropylidendioxy-4-pregnen-3,20-dion; CAS-Nr. 3093-35-4; $C_{24}H_{32}ClFO_5$; $M_r$ 454.97; Schmp. 264–265 °C (unter Zers.; kristallisiert aus Aceton/Petrolether); $[\alpha]_D^{25\,°C}$ +155° (Chloroform); in der Schweiz im Handel befindl. halogeniertes Glucocorticoid* zur top. Anw.; in Deutschland u. Österreich außer Handel; **Ind.:** Dermatosen; **Dos.:** topisch 1 %ige Salbe, initial 2-mal/d auftragen, dann 1-mal/d.

**Half-change-Methode:** Methode zur Bestimmung der Wirkstofffreisetzung* bei Retardpräparaten*; **Durchführung:** Während der Versuchsdauer wird stündl. die Prüflösung (zu Beginn reiner, künstl. Magensaft von 37 °C, pH ca. 1) zur Hälfte durch einen künstl. Darmsaft (pH-Wert 8.3) ersetzt; Imitation der Verhältnisse im Magen-Darm-Trakt. In den stündl. entnommenen Mengen der Prüflösung wird der gelöste Wirkstoff bestimmt.

**half value duration:** s. Retardpräparate.

**Halide:** s. Halogene.

**Haller-Bauer-Reaktion:** Methode zur Herst. von Trialkylessigsäure aus einem Phenylalkylketon; **Prinzip:** Das Keton* wird mit Alkylhalogenid u. Natriumamid* alkyliert u. dann abgebaut, wobei das Amid der Trialkylessigsäure gebildet wird, das mit salpetriger Säure die Trialkylessigsäure liefert. **Beispiel:** Aus Acetophenon* entsteht *tert*-Butylphenylketon, bevor es zu Trimethylessigsäure abgebaut wird (s. Abb.).

**Halluzinogene:** Psychotomimetika, Psychomimetika, Psychodysleptika, Psycholytika, Psychedelika, Psychotoxika, sog. Eidetika, Phantastika; psychotrope Substanzen*, die illegal konsumiert werden u. je nach Einzelsubstanz Sinneseindrücke verändern (meist extrem verstärken) od. Sinnestäuschungen hervorrufen, mit starken psych. Reizen (euphor. od. dysphorische Stimmungslage) bei meist unverändertem Bewusstsein u. Erinnerungsvermögen; früher zur Erzeugung von Modellpsychosen u. als Hilfsmittel der Psychotherapie verwendet; **Vertreter:** z. B. Mescalin*, DOM*, DOB*, Lysergsäurediethylamid*, Psilocin*, Psilocybin*, Inhaltsstoffe des ind. Hanfs (s. Cannabis sativa).

**Halo:** Untergrundstrahlung; Röntgendiffraktogramm eines amorphen Stoffes, das aus schwachen, sehr breiten Maxima besteht; vgl. Kristallstrukturanalyse.

**Halocarban** (INN): Cloflucarban, 4,4′-Dichlor-3-(trifluormethyl)carbanilid; 1-(4-Chlorphenyl)-3-(4-chlor-3-trifluormethylphenyl)harnstoff; CAS-Nr. 369-77-7; $C_{14}H_9Cl_2F_3N_2O$, Strukturformel: s. Abb.; $M_r$ 349.15; Schmp. 214–215 °C; unlösl. in Wasser, gut lösl. in org. Lösungsmitteln; **Anw.:** Desinfektionsmittel*.

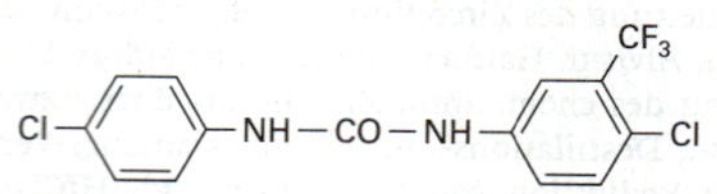


**Halocarban**

**Halofantrin** (INN): 1,3-Dichlor-$\alpha$-[2-(dibutylamin)ethyl]-6-(trifluormethyl)-9-phenanthrenmethanol; 3-(Dibutylamino)-1-[1,3-dichlor-6-(trifluormethyl)-9-phenanthryl]-1-propanol; CAS-Nr. 69756-53-2; $C_{26}H_{30}Cl_2F_3NO$; $M_r$ 500.43; wegen mögl. kardiotox. UAW nicht mehr im Handel befindl. Antimalariamittel*; **Wirk.:** durch Hemmung des erythrozytären Stadiums der Erreger; früher angewendet für die Akuttherapie bei Infek-

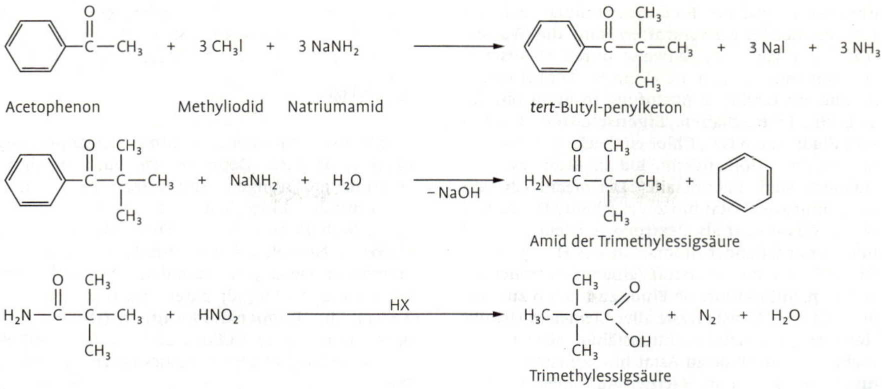


**Haller-Bauer-Reaktion**

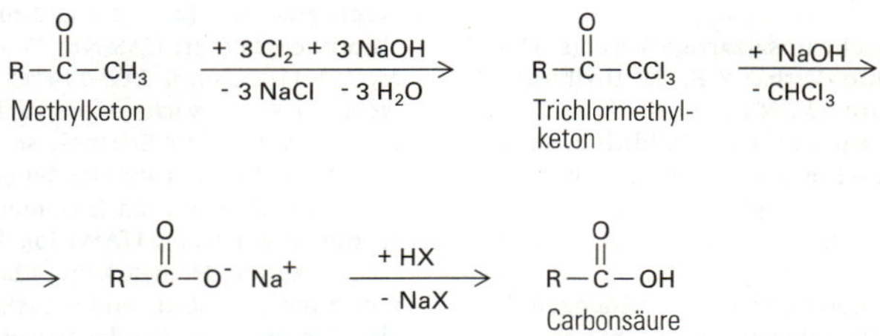


**Haloform-Reaktion**

tionen mit Plasmodium falciparum u. P. vivax (s. Plasmodium), nicht zur Prophylaxe; **UAW:** Übelkeit, Kopfschmerz, Diarrhö u. leichte Hautreaktionen. **Halofantrinhydrochlorid:** Halofantrini hydrochloridum Ph.Eur.6; CAS-Nr. 36167-63-2; Schmp. 93–96 °C (Modifikation I), Schmp. 203–204 °C (Modifikation II); weißes bis fast weißes Pulver, unlösl. in Wasser, leicht lösl. in Methanol, wenig lösl. in Ethanol; zeigt Polymorphie.

**Haloform-Reaktion:** Methode der Oxidation* von Methylketonen durch Halogene* u. Alkalihydroxide zum Alkalisalz einer Carbonsäure* u. Haloform (Trihalogenmethan; s. Abb.); **Beispiel:** Bildung von Iodoform*; **Anw.: 1.** analyt. Nachw. von Methylketonen; **2.** präparativ zur Darst. von Carbonsäuren.

**Halogenalkane:** Halogenderivate der Alkane*; in Wasser unlösl. Verb., deren Reaktivität von den mit Iod* substituierten H. zu den mit Fluor* substituierten abnimmt. **IUPAC:** Der Name des Halogens wird als Präfix dem Namen des Grundkohlenwasserstoffs vorangestellt; sind mehrere funktionelle Gruppen* vorhanden, werden sie in alphabet. Reihenfolge mit Stellungsangabe genannt, z. B. 7-Brom-2-chlor-5-isopropyl-2,7-dimethylnonan. Für die Kennzeichnung der häufig vorkommenden 1,1- u. 1,2-Disubstitutionsprodukte sind auch die alten Präfixe *gem-** u. *vic-** gebräuchl., z. B. 1,1-Dibromethan (*gem*-Dibromethan) bzw. 1,2-Dibromethan (*vic*-Dibromethan; s. Abb.). Häufig verwendete Trivialnamen sind Methylenchlorid für Dichlormethan* u. Chloroform* für Trichlormethan.

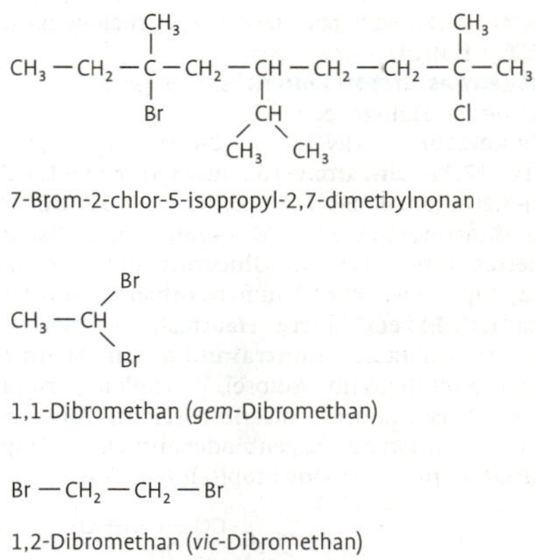


**Halogenalkane:** Beispiele

**Halogene:** Salzbildner, veraltet Haloide; 7. Hauptgruppe des Periodensystems* der Elemente: Fluor*, Chlor*, Brom*, Iod* u. das unbeständige radioaktive Zerfallsprodukt des Urans Astat*; die wässrigen Lsg. der Halogenwasserstoffe heißen **Halogenwasserstoffsäuren** u. deren Salze **Halogenide** (veraltet Halide). Mit Ausnahme der 3 Edelgase Helium, Neon u. Argon bilden alle Elemente des Periodensystems Halogenide, meist in mehreren Oxidationsstufen. Die H. kommen in den Oxidationsstufen −1 (z. B. NaCl), 0 ($Cl_2$), +1 ($ClO^-$), +3 ($ClO_2^-$), +5 ($ClO_3^-$) u. +7 ($ClO_4^-$) vor u. können 1–7 konvalente Bindungen bilden. Bei den **Halogenkohlenwasserstoffen** sind die Wasserstoffatome ganz od. teilweise durch H. ersetzt. Untereinander zeigen die H. große Ähnlichkeiten u. eine gesetzmäßige Abstufung in ihren physik. u. chem. Eigenschaften. **Eigenschaften: 1.** (physik.) Fluor ist ein Gas, Chlor ein leicht zu verflüssigendes Gas, Brom flüssig, Iod u. Astat fest. Die Halogene sind Nichtmetalle*. Der metall. Charakter nimmt zum Astat hin zu. **2.** (chem.) Die Affinität zu Wasserstoff als elektropositivstem Element nimmt mit fallender Atommasse des Halogens zu. Die Affinität zu Sauerstoff (einem elektronegativen Element) nimmt von Fluor zu Iod hin zu. Fluor ist das reaktionsfähigste aller Elemente. Die übrigen H. sind sehr reaktionsfähig, aber in der Richtung von Chlor zu Astat hin zunehmend weniger aktiv als Fluor. **Nachw.:** Auf einem Kupferblech od. -draht erhitzt färben Halogenide die Bunsenbrennerflamme grün bis blaugrün (Beilsteinprobe*).

H

**Halogenide:** unterteilt in salzartige Verb. (s. Halogene) u. kovalente Verb., z. B. Methylbromid* ($CH_3Br$), Chloroform* ($CHCl_3$).

**Halogenierung:** chem. Reaktion* (Addition, Substitution od. Austauschreaktion), bei der eine Halogenverbindung entsteht; vgl. Halogene.

**Halogenkohlenwasserstoffe:** s. Halogene; Halogenalkane.

**Halogensäuren:** Sauerstoffsäuren der Halogenide*; **Vertreter: 1.** HXO: Halogen(I)-säure, hypohalogenige Säure; **2.** $HXO_2$: Halogen(III)-säure, halogenige Säure; **3.** $HXO_3$: Halogen(V)-säure, Halogensäure; **4.** $HXO_4$: Halogen(VII)-säure, Perhalogensäure; X: F, Cl, Br, I.

**Halogenwasserstoffsäuren:** s. Halogene.

**Haloide:** s. Halogene.

**Halometason** (INN): 2-Chlor-6$\alpha$,9-difluor-11$\beta$-,17,21-trihydroxy-16$\alpha$-methylpregna-1,4-dien-3,20-dion; CAS-Nr. 50629-82-8; $C_{22}H_{27}ClF_2O_5$, Strukturformel: s. Abb.; $M_r$ 444.9; synthet. halogeniertes stark wirksames Glucocorticoid* zur lokalen, top. Anw.; wird kaum resorbiert; **Ind.:** Dermatitis*, Ekzem*, allerg. Hautreaktion, Psoriasis* (Kurzzeittherapie); **Kontraind.:** spezif. Hautprozesse (Syphilis, Tuberkulose), Varizellen, periorale Dermatitis, Rosacea, ulcerierte Haut, Anw. auf Schleimhäuten od. Augenbindehaut; **UAW:** Hautatrophie, Juckreiz; **Dos.:** topisch 0.05 %ig.

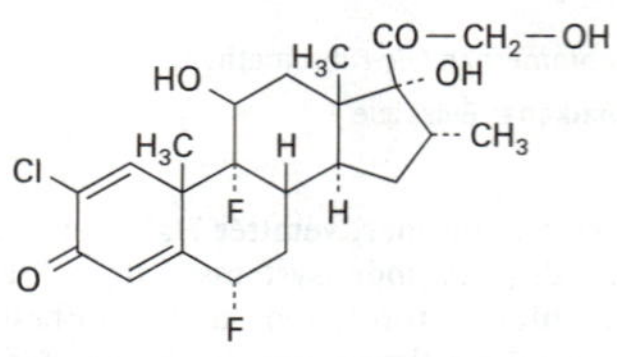


**Halometason**

**Haloperidol** (INN): Haloperidolum Ph.Eur.; 4-[4-(4-Chlorphenyl)-4-hydroxypiperidin-1-yl]-1-(4-fluorphenyl)butan-1-on; CAS-Nr. 52-86-8; $C_{21}H_{23}ClFNO_2$, Strukturformel: s. Abb.; $M_r$ 375.88; Schmp. 149 °C; weißes, krist. Pulver; fast unlösl. in Wasser, schwer lösl. in Ethanol, lösl. in Chloroform, Methanol, Aceton, Benzol, verd. Säu-

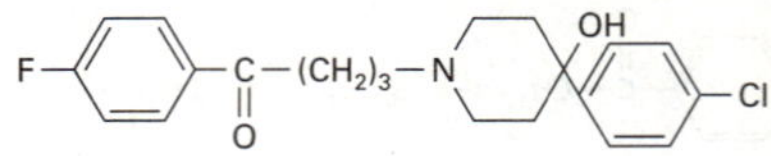


**Haloperidol**

ren; **Wirk.:** Neuroleptikum*; **Ind.:** Schizophrenie, Manien, agitierte Depressionen, auch psychot., emotionale Störungen, Angst, Spannungszustände, zentrales Erbrechen, Entzugserscheinungen bei Alkoholkrankheit u. Drogenabhängigkeit; **UAW:** s. Neuroleptika; vermindertes Reaktionsvermögen; **Dos.:** p. o. ambulant 2–3 × 0.5 mg/d, stationär 2–3 × 1 mg/d; parenteral (i. v., i. m.) 2–3 × 5 mg/d. **Haloperidoldecanoat (INNv):** Haloperidoli decanoas Ph.Eur.; CAS-Nr. 740-50-97-8; $C_{31}H_{41}ClFNO_3$; $M_r$ 530.1; weißes Pulver, unlösl. in Wasser.

**Haloperidoli guttae:** s. Guttae Haloperidoli.

**Haloperidol-Tropfen:** s. Guttae Haloperidoli.

**Haloprogin** (INN): (3-Iod-2-propinyl)-(2,4,5-trichlorphenyl)ether; CAS-Nr. 777-11-7; $C_9H_4Cl_3IO$; $M_r$ 361.41; Schmp. 113–114 °C, Zers. bei 190 °C; weißes od. schwach gelbes, krist. Pulver; leicht lösl. in Methanol, Ethanol, sehr schwer lösl. in Wasser; nicht mehr im Handel befindl. Antimykotikum*; früher u. a. angewendet bei Fadenpilzinfektionen der Haut; **UAW:** lokale Reaktionen wie Hautreizung, Hautjucken, Blasenbildung, Verschlimmerung bestehender Läsionen.

**Halosteroide:** s. Mineralocorticoide.

**Halothan** (INN): Halothanum Ph.Eur.6; 2-Brom-2-chlor-1,1,1-trifluorethan; CAS-Nr. 151-67-7; $C_2HBrClF_3$; $M_r$ 197.39; Sdp. 50.2 °C (101.3 kPa) bzw. 20 °C (31.2 kPa); $n_D^{20\,°C}$ 1.3696; $d_4^{20}$ 1.871; klare, farblose, schwere, nicht entflammbare Flüss. (0.01 % Thymol zugesetzt); lösl. 1 : 400 in Wasser; mischbar mit wasserfreiem Ethanol, Chloroform, Ether, Trichlorethylen, festen u. flüchtigen Ölen; lösl. in Gummi; nicht mehr im Handel befindl. Inhalationsnarkotikum (s. Narkotika); **UAW:** Blutdruckabfall, Atemdepression, Erregungsleitungsstörungen, Gefahr der malignen Hyperthermie*, Gefahr der Leberschädigung durch Abspaltung von Bromid-Ionen bei wiederholter Applikation, Häufung von Spontanaborten bei Krankenhauspersonal, das häufig Halothandämpfen ausgesetzt ist.

**Halphen-Probe:** nach DAB zum Nachw. von Baumwollsamenöl (s. Gossypium, Oleum Gossypii), das Sterculiasäure* u. giftige Polyphenole wie Gossypol* enthält; **Durchführung:** Mit Schwefel gesättigter u. mit Isopentanol versetzter Schwefelkohlenstoff ($CS_2$) ergibt bei Anwesenheit von Baumwollsamenöl eine Rotfärbung.

**Haltbarkeit:** Bez. für die Eigenschaft, dass bis zum Ende der Laufzeit (Verwendbarkeitszeitraum, Zeitspanne zw. Herst. u. Ablauf, ausgedrückt durch Herstell- u. Verfalldatum) eines Präparates die Untersuchungsergebnisse innerhalb der Toleranzgrenzen der Prüfungsvorschriften liegen; der Wirkstoffgehalt eines Arzneimittels soll im Allg. bis zum Ende der Laufzeit 90 % des deklarierten Wertes nicht unterschreiten. Industriell hergestellte Fertigarzneimittel sollen eine Laufzeit von 5 Jahren (mind. 3 Jahre) aufweisen. Bei weniger

**Haltbarkeit**
Stabilitätsoptima ausgewählter dermatologischer Wirkstoffe

| Wirkstoff | Stabilitätsoptimum (pH-Wert) | Bemerkung |
|---|---|---|
| Allantoin* | 6 | |
| Aluminiumchlorid*-Hexahydrat | 2.3 – 3.5 | |
| Betamethason*-17-valerat | 3.5 | zuerst Isomerisierung im stark sauren und alkalischen Milieu; dann Hydrolyse |
| Chloramphenicol* | 2 – 7 | Lösung nur 30 Tage stabil bei Raumtemperatur |
| | 7.4 | in Borat-Puffer |
| Clindamycindihydrogenphosphat (s. Clindamycin) | 3.5 – 6.5 | |
| Clioquinol* | schwach sauer | licht- und feuchtigkeitsempfindlich |
| Clobetasol*-17-propionat | 4 – 6 | Hydrolyse |
| Clotrimazol* | 7 – 8 | |
| Dexpanthenol* | 3 – 7 | |
| Dithranol* | schwach sauer | oxidationsempfindlich: Oxidationsschutz mit Salicylsäure erforderlich |
| Erythromycin* | 8.5 | bei sauren pH-Werten Zersetzung innerhalb weniger Stunden |
| Gentamicinsulfat (s. Gentamicin) | 2 – 14 | Wirkungsoptimum: pH 7.8 |
| Harnstoff* | 6.2 | Lactatpuffer aus dem NRF einsetzen |
| Hydrocortison* | 6 – 7 | photoinstabil in Gegenwart von Metallionen, Sauerstoff und Licht |
| Hydrocortisonacetat | 4.5 | siehe unter Hydrocortison; Hydrolyse |
| Metronidazol* | 5 | |
| Nystatin* | 5 – 7 | lichtempfindlich; wässrige Lösung 1 Woche haltbar bei Kühlschranktemperatur |
| Prednisolon* | 6 – 7 | physikalisch instabil: Kristallbildung in wasserreichen Medien; photoinstabil |
| Prednisolonacetat | 4.5 | Hydrolyse des Esters |
| Tetracainhydrochlorid* | 3 – 4 (–6) | |
| Tretinoin* | 5 | photoinstabil: Licht u. Sauerstoff; Antioxidanzien-Zusatz erforderlich |
| Triamcinolonacetonid* | 7 | |
| Triclosan* | 5 | wirksam im Bereich pH 4–8; pH 5: Bakterizidie (Wirkungsoptimum), pH 8: Bakteriostase |
| Vitamin-A-palmitat (s. Vitamin A) | 4 – 6 | stabiler als das Acetat |

stark wirksamen Wirkstoffen sind Stabilitätszuschläge (bis 10 %) erlaubt. Rezepturmäßig hergestellte Arzneien sollten im Allg. (Ausnahmen: gepulverte Teemischungen mit flüchtigen Best., unkonservierte hydrophile Cremes u. Hydrogele, Anw. jeglicher Art an Auge, Ohr u. Nase, Injektionslösungen, Inhalationslösungen, Spüllösungen) zumindest einige Monate haltbar sein. Die Beachtung der Stabilitätsoptima verwendeter Wirkstoffe (s. Tab.) bei der rezepturmäßigen Herst. kann unwirksame Arzneimittel vermeiden u. führt generell zu qualitativ höherwertigen Produkten mit besserer Haltbarkeit. Arzneimittel können chemischen (durch Hydrolyse, Oxidation, Reduktion, Decarboxylierung*, Veresterung, Polymerisation, Depolymerisation u. a. bedingt; vgl. Inkompatibilität), physikal. (verursacht durch z. B. mechan. Festigkeit von Tabletten, Zerfallszeit, Polymorphie u. Pseudopolymorphie, Bildung von Eutektika, Verdampfen od. Sublimation, Änderung der Korngrößenverteilung, Veränderung der Homogenität in dispersen Systemen) u. mikrobiolog. Veränderungen unterliegen. Der Wirkstoff kann sich zersetzen, in WW mit den Hilfsstoffen od. dem Primärpackmittel treten. Diese Instabilitäten können verstärkt od. ausgelöst werden durch Temperaturbelastung, Wasser, Licht od. Sauerstoff. **Prüfung:** Es muss gewährleistet sein, dass der Verbraucher voll wirksame u. unbedenkl. Arzneimittel erhält. Dazu sind umfangreiche Stabilitätsuntersuchungen (Haltbarkeitstests) mit dem betreffenden Präparat u. evtl. seinen Ausgangs- u. Zwischenprodukten erforderlich. Die Stabilitätsbeurteilung bezieht sich auf den Wirkstoffgehalt, die Reinheit, organolept. wahrnehmbare, physik.-chemische u. ggf. mikrobiologische Eigenschaften. Man unterscheidet zw. Belastungsversuchen, Langzeitprüfungen (Langzeithaltbarkeitstests) u. Folgeuntersuchungen (Follow-up-Stabilität, engl. follow-up-stability). Die Belastungsversuche (Stresstests), bes. unter therm. Belastung (s. Arrhenius-Gleichung), dienen v. a. dazu, möglichst frühzeitig verbindl. Haltbarkeitsfristen ableiten zu können. Die Ergebnisse der Langzeitprüfung bilden die Basis zur Festlegung der Laufzeit. Unter Follow-up-Stabilität versteht man eine Stabilitätsannahme, die man durch stichprobenartige Prüfung des Fertigarzneimittels nach dem Inverkehrbringen absichern will.

**Halterungshilfe:** s. Thomashilfe.

**Hamamelisliquidextrakt, eingestellter:** s. Extractum Hamamelis liquidum normatum.

**Hamamelis virginiana** L.: Virginischer Zauberstrauch, Hamamelis, Hexenhasel, Zauberhasel, Virginische Zaubernuß, Zaubernuß, Zauberstrauch; Fam. Hamamelidaceae; atlant. Nordamerika; Stpfl. von **Hamamelidis folium:** Folia Hamamelidis; Hamamelisblätter; **Off.:** Ph.Eur.6; Monographie: HMPC, ESCOP, WHO, Kommission E; **Inhaltsst.:** 3–10 % pflanzliche Gerbstoffe* (nach Ph.Eur. mind. 3 % Gerbstoffe, berechnet als Pyrogallol* u. bezogen auf die getrocknete Droge), hauptsächl. oligomere Proanthocyanidine* u. wenig *β*- u. *γ*-Hamamelitannin (Ester aus Gallussäure* u. Hamamelose*), ferner Ellagitannine, Flavonglykoside, Saponine*, bis 0.5 % äther. Öl (mit Safrol*, *α*- u. *β*-Jonon*, aliphat. Alkoholen u. Carbonylverbindungen wie Hex-2-enal), Cholin*; **Wirk.:** adstringierend, entzündungshemmend, lokal hämostatisch, antiviral, antioxidativ; **Anw.:** (med.) bei leichten Hautverletzungen, lokalen Entzündungen der Haut u. Schleimhaut, Hämorrhoiden*, Varizen*; **Hamamelidis cortex:** Cortex Hamamelidis; Hamamelisrinde; außen silberweiße, innen braune Rinde; **Off.:** DAC; Monographie: HMPC, ESCOP, WHO, Kommission E; **Inhaltsst.:** neben *β*- auch *α*- u. *γ*-Hamamelitannin, Cholin, Saponin*, Spuren fetten u. äther. Öls; **Gehalt:** mind. 4.0 % mit Hautpulver (s. Hautpulvermethode) fällbare Gerbstoffe (DAC); **Anw.:** (med.) wie die Blätter; Hamamelispräparate aus Rinde u. Blättern kommen auch in Form von Destillaten u. Extrakten innerl. u. äußerl. zur Anw. bei Varizen, lokalen Entzündungen, Phlebitis, Hämorrhoiden sowie in Salben, Hautcremes u. Gesichts- u. Haarwässern. **Hom.:** **1.** Hamamelis virginiana e foliis (HAB): frische Blätter; **2.** Hamamelis virginiana, ethanol. Decoct. (HAB): ethanol. Decoct. der getrockneten Rinde, der Stämme u. Zweige (mind. 2.5 % Pyrogallol); **3.** Hamamelis-Extrakt Hazeline: Destillat aus frischen, im Spätherbst gesammelten blühenden Zweigen; **4.** Hamamelis virginiana (HAB): frische Wurzel u. Zweigrinde; verordnet z. B. bei venösen Blutungen, Hämorrhoiden, Venenentzündungen, Metrorrhagie; **5.** Hamamelis virginiana e cortice et ex summitatibus (HAB): Gemisch aus 1 Teil frischer Zweigrinde u. 2 Teilen frischen Zweigspitzen.

**Hamamelose:** 2-C-Hydroxymethyl-D-ribose; $C_6H_{12}O_6$; $M_r$ 180.16; Monosaccharid-Bestandteil des Gerbstoffs in Hamamelis* virginiana.

**Hammeltalg:** s. Sebum ovile.

**Hammett-Gleichung** (Louis Plack H., amerikan. Chemiker, 1894–1987): Beziehung zur quantitativen Bestimmung des Substituenteneinflusses an aromat. Ringen auf die Reaktivität der Seitenkette:

$\log K - \log K_0 = \varrho \cdot \sigma$

K: Dissoziationskonstante* einer substituierten Benzoesäure*, $K_0$: Dissoziationskonstante der nichtsubstituierten Benzoesäure, $\varrho$: sog. Reaktionskonstante (= 1 für die Dissoziation der Benzoesäure unter normierten Bedingungen), $\sigma$: Substituentenkonstante; ein negatives Vorzeichen der Substitutionskonstante bedeutet elektronenliefernd, ein positives elektronenanziehend (s. Tab.).

**Hammett-Gleichung**
Hammett-σ-Konstanten einiger wichtiger Substituenten

| Substituent | $\sigma_{para}$ | $\sigma_{meta}$ |
|---|---|---|
| $NH_2$ | −0.66 | −0.16 |
| $N(CH_3)_2$ | −0.60 | −0.21 |
| $O^-$ | −0.52 | −0.71 |
| OH | −0.37 | +0.12 |
| $OCH_3$ | −0.27 | +0.12 |
| $C(CH_3)_3$ | −0.20 | −0.10 |
| $CH_3$ | −0.17 | −0.07 |
| H | 0 | 0 |
| F | +0.06 | +0.34 |
| Cl | +0.23 | +0.37 |
| Br | +0.23 | +0.39 |
| COOH | +0.27 | +0.36 |
| $COCH_3$ | +0.50 | +0.38 |
| CN | +0.66 | +0.56 |
| $NO_2$ | +0.78 | +0.71 |

Die Hammet-Gleichung ist u.a. wichtig für QSAR*-Methoden.

**Hancornia speciosa:** s. Kautschuk (Vork.).

**Hand-Refraktometer:** s. Refraktometer.

**Handschuhe:** Hilfsmittel zum Schutz vor Infektion u./od. Verschmutzung; **Formen: 1.** sterile Einmalhandschuhe: Anw. bei allen Maßnahmen, die Asepsis* erfordern, z.B. asept. Verbandwechsel, Katheterismus, Operationen, Untersuchungen; Materialien: Latex, Polyvinylchlorid; **2.** unsterile Einmalhandschuhe: Anw. z.B. bei klin. Untersuchungen, beim Umgang mit körperl. Ausscheidungen, hautaggressiven Substanzen, beim Auftragen von Salben; Materialien: Polyethylen, Vinyl, Latex; **3.** dermatolog. Handschuhe: feingestrickte Baumwollhandschuhe zum Schutz der Hände u.a. unter Einmalhandschuhen (z.B. bei Kontaktekzem) od. aus feuchtigkeits- u. nährstoffhaltigem Gelmaterial bei Salbenbehandlung.

**Handverkauf:** (engl.) *over the counter (Abk. OTC)*; Abgabe von nicht verschreibungspflichtigen Arzneimitteln in Apotheken an den Endverbraucher ohne Mitwirkung eines Arztes; vgl. Over-the-counter-Arzneimittel.

**Hanf:** **1.** Amerikanischer Hanf: s. Apocynum cannabinum; **2.** Indischer Hanf: s. Cannabis sativa (Herba Cannabis indicae); **3.** Manilahanf: s. Musa textilis.

**Hanffrüchte:** s. Cannabis sativa (Fructus Cannabis).

**Hanfkörner:** s. Cannabis sativa (Fructus Cannabis).

**Hanfsamen:** s. Cannabis sativa (Fructus Cannabis).

**Hanfwurzel, Gelbe:** s. Datisca cannabina (Akalbir).

**Hangover:** s. Schlafmittel.

**Hansch-Analyse:** s. QSAR.

**Hansley-Prelog-Stoll-Acyloinkondensation:** Methode zur Synthese makrocycl. $\alpha$-Hydroxyketone (Acyloine*) durch Umsetzung von Dicarbonsäureestern mit flüssigem Natrium* (s. Abb.).

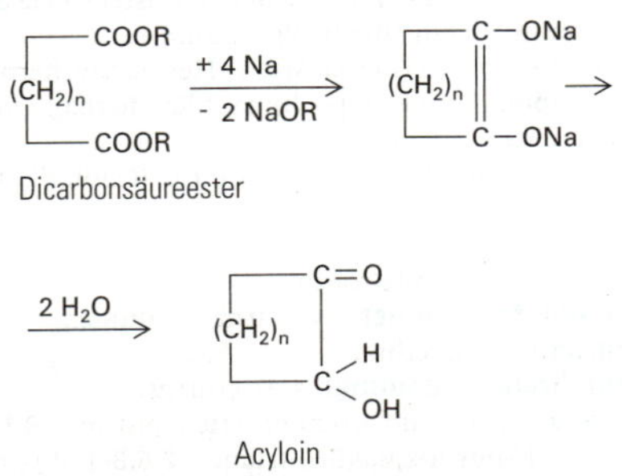


**Hansley-Prelog-Stoll-Acyloinkondensation**

**Hans-Meyer-Medaille:** s. Deutsche Apothekertage.

**H-Antagonisten:** s. Antihistaminika.

**Haploidie** (gr. einfach): Vorliegen eines einfachen Chromosomensatzes, z.B. in Keimzellen od. Gametophyten*; vgl. Diploidie; Polyploidie.

**Haplopappus baylahuen Remy:** Fam. Asteraceae (Compositae); Chile; Stpfl. von **Herba Baylahuen:** Baylahuenkraut; **Inhaltsst.:** äther. Öl, Harz, Gerbstoffe, Flavonoide*; **Anw.:** ausschließl. in der traditionellen indianischen Medizin Chiles u. Argentiniens, z.B. bei Magen-Darm-Beschwerden, Lebererkrankungen. **Hom.:** Haplopappus baylahuen (HAB): getrocknete Blätter; verordnet z.B. bei Hypotonie, Kreislauflabilität, Erschöpfungszuständen.

**Hapten:** veraltet Halbantigen; Substanz mit einer molaren Masse <10 000, die nur gekoppelt an einen hochmolekularen Träger (z.B. Globulin) zu einem (Voll-)Antigen* wird.

**Hapteren:** (bot.) spatelförmige hygroskop. Bänder, die den Schachtelhalmsporen außen ansitzen; dienen der Verbreitung u. gruppenweisen Verkettung der Sporen.

**Harden-Young-Ester:** s. Fructose-1,6-diphosphat.

**Hardwickiabalsam:** s. Balsamum Hardwickiae.

**Hardwickia pinnata:** s. Balsamum Hardwickiae.

**Hardy-Weinberg-Gesetz:** besagt, dass in einer unendl. großen (idealen) Population in Abwesenheit von Kräften, die das Verhältnis zweier Allele A und a stören, das ursprüngl. Verhältnis von dominanten zu rezessiven Allelen von Generation zu Generation konstant bleibt.

**Harmanalkaloide:** Carbolinalkaloide*; Strukturformel: s. Abb.; **Vork.:** z.B. Peganum* harmala, Banisteriopsis* caapi; **Wirk.:** Monoaminoxidase*-Hemmer; in hohen Dosen psychomimetisch; pflanzl. Drogen mit diesen Alkaloiden werden z.B. von Indianern des trop. Amerikas als Rauschmittel verwendet. **Vertreter: 1.** Harmalol: 3,4-Dihydroharmol; **2.** Harman: Passiflorin; $C_{12}H_{10}N_2$; $M_r$ 182.22; **3.** Harmin*; **4.** Harmol: 7-Hydroxyharman.

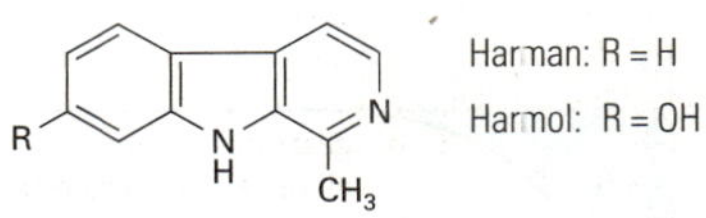


**Harmanalkaloide**

**Harmelraute:** s. Peganum harmala.

**Harmin:** Banisterin, Yagein; 7-Methoxyharman; CAS-Nr. 442-51-3; $C_{13}H_{12}N_2O$; $M_r$ 212.25; farblose Prismen, lösl. in Ethanol, Ether, Chloroform, wenig lösl. in Wasser; Harmanalkaloid*; **Vork.:** Peganum* harmala, Banisteriopsis* caapi; **Anw.:** Die Ureinwohner Südamerikas (Brasilien, Venezuela, Columbien) stellen aus Banisteriopsis-Arten ein Rauschgetränk (Ayahuasca- od. Yage-Trank) her.

**Harmol:** s. Harmanalkaloide.

**Harn:** Urin; über die Nieren durch die Harnwege ausgeschiedene Flüssigkeit, die harnpflichtige Substanzen (v.a. Harnstoff*, Harnsäure*, Kreatin* u. Kreatinin) enthält; dient u.a. zur Regulation des Flüssigkeits-, Elektrolyt- u. Säure-Basen-Gleichgewichts; bei Gesunden klar, bernsteingelb. Frischer H. reagiert leicht sauer (pH 5–7); Alkalisierung durch bakt. Harnstoffspaltung durch Urease*; spezif. Gewicht 1.001–1.035; tägl. Menge 1–1.5 L je nach Trinkmenge, Schweißsekretion u.a. Flüssigkeitsverlusten (z.B. Erbrechen, Diarrhö); Best.: s. Tabelle. Vgl. Primärharn.

**Harnantiseptika:** Urodesinfizienzien; Arzneimittel zur Behandlung von unkomplizierten Harnwegsinfektionen; **Wirkstoffe:** z.B. Methenamin*, Arbutin*.

**Harnausscheidungskurve:** veraltet Harnspiegelkurve; graph. Darstellung der Menge des Wirkstoffs (od. dessen Metaboliten) im Harn gegen die

H

| Harn<br>Hauptbestandteile des 24-Std.-Harns gesunder Erwachsener | | |
|---|---|---|
| Parameter | Referenzwert | |
| Harnstoff | 20 | g |
| Kreatinin | 1.2 – 1.8 | g |
| Gesamtprotein | <150 | mg |
| Albumin | <30 | mg |
| Aminosäuren | 800 | mg |
| Harnsäure | 500 | mg |
| D-Glukose | 70 | mg |
| Ionen | | |
| Natrium | 60 – 200 | mmol |
| Kalium | 30 – 100 | mmol |
| Calcium | 2.5 – 6 | mmol |
| Magnesium | 1 – 10 | mmol |
| Ammonium | 30 – 40 | mmol |
| Chlorid | 120 – 240 | mmol |
| Phosphat | 15 – 30 | mmol |
| Sulfat | 18 – 22 | mmol |

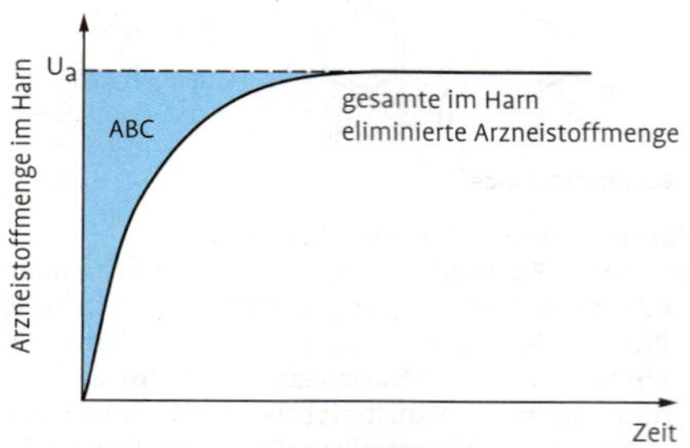


**Harnausscheidungskurve:** kumulative Harnausscheidungskurve

Zeit (kumulativ); **Prinzip:** Die Kurve nähert sich einem Maximalwert an (s. Abb.), welcher der insgesamt in den Harn ausgeschiedenen Menge des Wirkstoffs U entspricht. Die Fläche zwischen den Kurven (s. ABC) ist ein Maß für das Verweilen des Wirkstoffs im Organismus (s. Verweildauer, mittlere). Bei halblogarithm. Auftragung der Differenz von $U_\infty$ u. der zum jeweiligen Zeitpunkt ausgeschiedenen Menge gegen die Zeit erhält man (Voraussetzung: Einkompartimentsystem; s. Kompartimentmodelle; Elimination 1. Ordnung) eine abfallende Gerade, aus deren Anstieg sich die Eliminationskonstante $k_e$ ermitteln lässt; vgl. Sigma-minus-Plot. **Hinweis:** Die Bez. Harnspiegel ist irreführend, da es nicht sinnvoll ist, die Konz. im Harn aufzutragen (wechselnde Volumina).

**Harnblase:** Vesica urinaria; von Schleimhaut mit Übergangsepithel ausgekleidetes muskulöses Hohlorgan; Harnreservoir mit einem physiol. Fassungsvermögen von 300–500 mL.

**Harnblasenentzündung:** s. Zystitis.

**Harnblume:** s. Helichrysum arenarium (Helichrysi flos).

**Harngrieß:** sandkorngroße Harnkonkremente; **Vork.:** u. a. nach Anw. der extrakorporalen Lithotripsie bei Nephrolithiasis. Vgl. Urolith.

**Harn-Indican:** s. Indican.

**Harninkontinenz:** gestörte Reservoirfunktion der Harnblase* mit unwillkürl. Harnabgang; **Formen: 1. Belastungsinkontinenz:** H. bei intraabdominaler Druckerhöhung (z. B. Husten, Niesen, Aufstehen, Gehen); Urs.: Versagen des Verschlussmechanismus der Urethra inf. intrins. Muskelschwäche, Hormonmangels bzw. Insuffizienz der Beckenbodenmuskulatur; Ther.: Beckenbodentraining, lokale od. system. Estrogentherapie, Alpha-Sympathomimetika (s. Sympathomimetika); Elektrostimulation, evtl. operative Rekonstruktion; **2. Dranginkontinenz:** H. mit imperativem Harndrang, häufig kombiniert mit Pollakisurie* u. Nykturie*; Urs.: Harnwegsinfektion, Obstruktion, Fremdkörper, Tumor, Estrogenmangel im Klimakterium, Störungen der Innervation od. Sensorik, häufig psychosomatisch (sog. überaktive Harnblase); Ther.: kausal bei org. Urs.; symptomat. mit Sedativa*, Harnblasentraining, Spasmolytika*, Parasympatholytika* (z. B. Oxybutynin*, Trospiumchlorid*); **3. Reflexinkontinenz:** H. inf. neurogener Detrusorhyperaktivität nach Rückenmarkschädigung (z. B. Querschnittläsion); **4. Überlaufinkontinenz:** H., bei welcher der Harnblasendruck den Harnröhrenverschlussdruck übersteigt; Urs.: A- od. Hypokontraktilität des Musculus detrusor vesicae u./od. Verlegung der Harnröhre; **5. extraurethrale** Inkontinenz: Harnverlust aus anderen Öffnungen als der Urethra, z. B. bei Harnblasen- od. Urogenitalfistel sowie ektop mündendem Ureter. Vgl. Enuresis.

**Harnkraut:** s. Herniaria-Arten (Herniariae herba); Chimaphila umbellata (Chimaphilae herba); Ononis spinosa.

**Harnkrautwurzel:** s. Ononis spinosa (Ononidis radix).

**Harnleiter:** s. Ureter.

**Harnleiterstein:** s. Urolith.

**Harnminutenvolumen:** s. Harnzeitvolumen.

**Harnröhre:** s. Urethra.

**Harnröhrenentzündung:** s. Urethritis.

**Harnsäure:** Acidum uricum; Trioxypurin; 7,9-Dihydro-1*H*-purin-2,6,8(3*H*)-trion, 2,6,8-Trihydroxy-purin; CAS-Nr. 69-93-2; $C_5H_4N_4O_3$; $M_r$ 168.11; D. 1.893; weißes, geruch- u. geschmackloses Pulver; unlösl. in Ethanol, Ether, Chloroform, fast unlösl. in Wasser, sehr leicht lösl. in Alkalilaugen; kommt in Lactim- u. Lactamform vor (s. Abb.); zersetzt sich beim Erhitzen, ohne zu schmelzen, un-

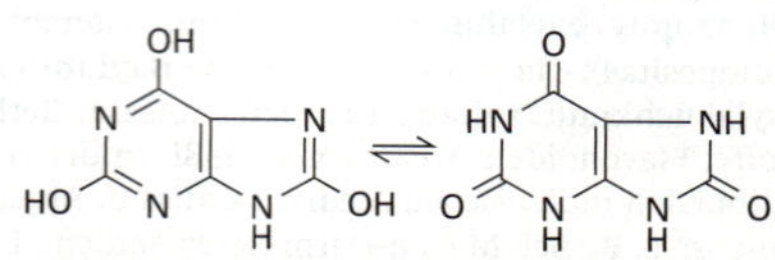

**Harnsäure:** Lactim- (links) u. Lactamform (rechts)

ter Bildung von Blausäure*. Die Salze heißen Urate. **Vork.:** **1.** natürl. als Endprodukt des tier. Eiweißstoffwechsels in den Exkrementen bes. der Vögel u. Reptilien (Guano*), aus denen H. gewonnen wird; im Harn* wird wenig ausgeschieden (s. Harnstoff); der Mensch scheidet tägl. ca. 0.5–1 g H. als Endprodukt des Purinstoffwechsels (s. Purin) aus. **2.** pathol. in den Gichtknoten, Blasen- u. Nierensteinen; **Nachw.:** s. Murexid.

**Harnsediment:** feste Best. des Harns* (z. B. Zellen, Harnzylinder* od. Bakt.), die sich als Bodensatz beim Zentrifugieren od. nach längerem Stehen absetzen u. mikroskop. untersucht werden können.

**Harnsepsis:** s. Urosepsis.

**Harnspiegelkurve:** s. Harnausscheidungskurve.

**Harnstein:** s. Urolith.

**Harnstoff:** Ureum Ph.Eur.6, Urea pura, Carbamidum; Carbamid; CAS-Nr. 57-13-6; $CH_4N_2O$, Strukturformel: s. Harnstoffzyklus (Abb. dort); $M_r$ 60.1; D. 1.335; Schmp. 132–133 °C; farblose, geruchlose, salpeterartig schmeckende Kristalle, leicht lösl. in Wasser u. Ethanol; Diamid der Kohlensäure; beim Erhitzen von H. auf ca. 140 °C bildet sich Biuret*; **Bedeutung:** (physiol.) H. ist das Endprodukt des Eiweißstoffwechsels. Im normalen Tagesharn eines Erwachsenen werden ca. 30 g H. ausgeschieden. Er wird über versch. Stoffwechselwege gebildet: **1.** über den Harnstoffzyklus*; **2.** durch oxidativen Purinabbau; **3.** durch enzymat. Hydrolyse von Arginin* u. anderen Guanidinderivaten; **4.** durch versch. weitere Stoffwechselwege, die weniger bedeutend sind. Mit Hilfe von Urease* (in Pflanzen u. Mikroorganismen) wird H. in Ammoniak u. Kohlenstoffdioxid* zerlegt. **Darst.:** Eindampfen einer wässrigen Lsg. von Ammoniumcyanat; **Herst.:** (techn.) durch Erhitzen von Ammoniak u. Kohlenstoffdioxid bei hohem Druck; **Anw.:** **1.** (med.) Diuretikum* bei Leberzirrhose u. bei Pleuritis; äußerl. als Creme u. a. bei Fischschuppenkrankheit (Ichthyose); eine 10 %ige wässrige Lsg. von H. wirkt bakterizid u. wird in Wundsalben verwendet; die Toxizität von H. für die Haut ist noch nicht vollständig geklärt; als Keratolytikum*; zur Penetrationsförderung, z. B. bei top. Anw. von Glucocorticoiden*; **2.** (kosmet.) zur Hydratation der Haut; **3.** in 6–8-molarer Lsg. als Denaturierungsmittel für Proteine*; **4.** (techn.) Dünger sowie zur Herst. von Harnstoff-Formaldehyd-Kunstharzen (Aminoplaste*); **Gesch.:** Den bereits 1729 von Hermann Boerhaave (1668–1738) im menschl. Harn entdeckten H. stellte 1828 Friedrich Wöhler (1800–1882) synthet. aus Ammoniumcyanat her. Es war die erste künstl. erzeugte org. Substanz aus anorg. Material.

**Harnstoff-Amidohydrolase:** s. Urease.

**Harnstoffharze:** Kunstharze* aus Harnstoff* u. Formaldehyd*.

**Harnstoffsalbe 10 % mit Milchsäure:** Zusammensetzung: NFA, 10.0 T. Harnstoff*, 5.0 T. Milchsäure*, hydrophile Creme ad 100 T.; **Anw.:** bei trockener u. hyperkeratotisch veränderter Haut, bei Ichthyose; unterstützend bei durch Überempfindlichkeit hervorgerufenem Ekzem vom Soforttyp.

**Harnstoffsalbe 10 % mit Natriumchlorid:** Zusammensetzung: NFA, 10.0 T. Harnstoff*, 10.0 T. Natriumchlorid*, hydrophile Creme ad 100 T.; **Anw.:** zur unterstützenden Behandlung von Ichthyose u. Hyperkeratose; bei trockener, rissiger Haut; zur Nachbehandlung abgeklungener Hauterkrankungen.

**Harnstoff, salpetersaurer:** s. Carbamidnitrat.

**Harnstoffzyklus:** Ornithinzyklus; Stoffwechselzyklus (s. Abb.), über den aus Kohlenstoffdioxid*, Ammoniak u. dem Stickstoff der $\alpha$-Aminogruppe der L-Asparaginsäure* Harnstoff* gebildet wird, wobei ATP verbraucht wird; Säugetiere u. auf dem Land lebende Amphibien scheiden den Aminostickstoff als Harnstoff aus. Dieser wird u. a. über den H. gebildet, u. zwar in der Leber u. zu einem kleinen Teil in den Nieren, durch die Wirk. der Arginase* aus Arginin*. Das andere Spaltprodukt ist Ornithin*. Arginin wird aus Ornithin rückgebildet durch Carbamoylierung von Ornithin zu Citrullin* auf Kosten von Carbamoylphosphat. Es folgt die Anlagerung einer von der Asparaginsäure* stammenden Aminogruppe an das Citrullin. Die meisten Fische scheiden ihren Aminostickstoff als Ammoniak aus, der durch Hydrolyse von Glutamin* in den Nieren gebildet wird. Vögel u. auf dem Land lebende Reptilien scheiden ihren Aminostickstoff als Harnsäure* aus.

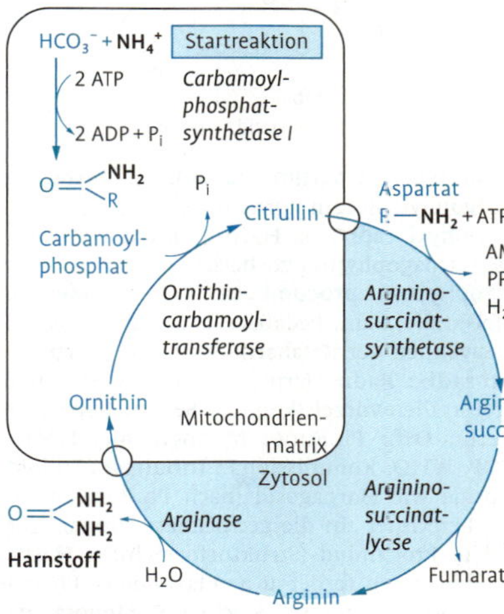


**Harnstoffzyklus**

**Harnvergiftung:** s. Urämie.

**Harnverhalt:** Retentio urinae; Ischurie; Unvermögen, die gefüllte Harnblase* spontan zu entleeren; **Formen:** **1.** i. e. S. akuter H. mit vollständiger Unfähigkeit zu urinieren, schmerzhaftem Harndrang u. sichtbarem Unterbauchtumor; **2.** i. w. S. auch chron. H. mit Bildung von Restharn*, schmerzloser Überlaufinkontinenz u. Harnstauungsniere bei initial erhaltener Miktion od. Harntröpfeln; **Urs.:** **1.** mechan.: z. B. bei benignem Prostatasyndrom, Trauma, Operation, protrahiertem Geburtsverlauf; **2.** neurogen: z. B. Querschnittläsion od. Bandscheibenvorfall; **Ther.:** Einmalkatheterisierung, Katheterableitung od. suprapubische Blasenfistel.

**Harnzeitvolumen:** Harnminutenvolumen; Harnmenge, die pro Minute (Zeiteinheit) ausgeschieden wird; vgl. Clearance.

**Harnzylinder:** zylindr. Gebilde im Harnsediment*, die Eiweißausgüsse der Harnkanälchen der Niere darstellen; man unterscheidet z. B. hyaline Zylinder (glashell), granulierte Zylinder, Wachs-, Epithel-, Erythrozyten-, Leukozyten- u. Fettzylinder.

**Harongabaum:** s. Harungana madagascariensis.

**Haronga madagascariensis:** s. Harungana madagascariensis.

**Harpagid:** bitter schmeckendes Iridoid*; Strukturformel: s. Abb.; **Vork.:** Harpagophytum* procumbens, Scrophularia* nodosa.

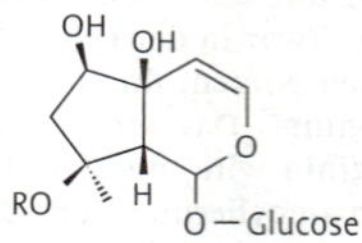


Harpagosid: R = *trans*-Cinnamoyl

Harpagid: R = H

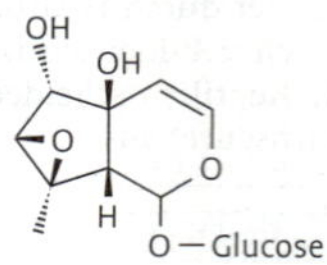


Procumbid

**Harpagid:** Harpagid, Harpagosid, Procumbid

**Harpagophyti extractum siccum:** s. Extractum Harpagophyti siccum normatum.

**Harpagophyti radix:** s. Harpagophytum procumbens; Harpagophytum zeyheri.

**Harpagophytum procumbens** DC. ex Meissn.: Teufelskralle; Fam. Pedaliaceae; Südafrika, Namibia (Savannen der Kalahari); Stpfl. von **Harpagophyti radix:** Radix Harpagophyti (procumbentis); Teufelskrallenwurzel; knollige Sekundärspeicherwurzeln; **Off.:** Ph.Eur.6; Monographie: HMPC, ESCOP, WHO, Kommission E; **Inhaltsst.:** Iridoidglykoside wie Harpagosid (nach Ph.Eur.6 mind. 1.2 %, berechnet auf die getrocknete Droge), Harpagid u. Procumbid (Strukturformeln: s. Harpagid, Abb. dort), ferner u. a. Flavonoide, Phenylethylderivate, Raffinose*, Stachyose*, Monosaccharide; **Wirk.:** entzündungshemmend, schmerzstillend, antiödematös; **Anw.:** (med.) **1.** bei Appetitlosigkeit u. dyspept. Beschwerden; **2.** zur unterstützenden Ther. degenerativer Erkrankungen des Bewegungsapparates; **Zuber.:** Extractum* Harpagophyti siccum normatum. **Hom.:** Harpagophytum procumbens (HAB), Harpagophytum: verordnet z. B. bei Gelenkerkrankungen, Erkrankungen des rheumat. Formenkreises, Gicht.

**Harpagophytum zeyheri** Decne.: Teufelskralle; Fam. Pedaliaceae; Südafrika, Namibia (Savannen der Kalahari); Stpfl. von **Harpagophyti radix:** Radix Harpagophyti (zeyheri); Teufelskrallenwurzel; knollige Sekundärspeicherwurzeln; **Off.:** Ph.Eur.6; **Inhaltsst., Wirk. u. Anw.:** s. Harpagophytum procumbens.

**Harpagosid:** s. Harpagid (Abb. dort).

**Hartbast:** s. Bast.

**Hartcopal:** s. Copal.

**Hartfett:** Adeps solidus Ph.Eur.6, Adeps neutralis; Neutralfett; besteht im Wesentl. aus Triglyceriden* gesättigter Fettsäuren* ($C_{10}$ bis $C_{18}$, überwiegend $C_{12}$, Laurinsäure*) mit einem je nach Sorte kleineren od. größeren Anteil an Mono- u. Diglyceriden (nichtionogene W/O-Emulgatoren); weiße, spröde, fast geruchlose, sich fettig anfühlende Masse; prakt. unlösl. in Wasser, leicht lösl. in Ether, wenig lösl. in Ethanol; geschmolzen bildet H. mit dem gleichen Volumen warmen Wassers bei kräftigem Schütteln eine weiße Emulsion (Partialglyceride); Steigschmelzpunkt 30–45 °C; SZ max. 0.5; OHZ max. 50; IZ max. 3; POZ max. 3; VZ 210–260; UA max. 0.6 %; **Gew.:** i. d. R. aus Kokosfett u. Palmkernöl durch Fettspaltung, fraktionierte Destillation der Fettsäuren, Hydrierung der $C_{10}$- bis $C_{18}$-Fettsäurefraktion u. Veresterung mit Gycerol* im Überschuss, wobei neben Triglyceriden auch Mono- u. Diglyceride entstehen; **Anw.:** halbsynthet. Suppositoriengrundmasse (s. Suppositoria); nach Ph.Eur. für die Herst. von Rektal- u. Vaginalsuppositorien vorgeschrieben (sofern nichts anderes verordnet); gut haltbar (vgl. Fettkennzahlen); kaum Ausbildung metastabiler Modifikationen; durch den Emulgatorgehalt leichte Einarbeitung flüssiger u. fester Anteile u. gute Spreitung im Rektum, hohe Kontraktibilität (keine Trennmittel nötig), neben Standardsorten auch Spezialtypen mit erhöhtem Schmelzbereich (für schmelzpunktdepressive Stoffe u. trop. Länder), mit erhöhtem Partialglyceridgehalt (zur besseren Dispergierung) u. Sorten zur Verarbeitung in Gießautomaten (mit Kühlung); auch in Salben u. Cremes, für Filmtabletten u. Retardierungen.

**Hartgelatinekapseln:** s. Hartkapseln.

**Hartgummi:** s. Kautschuk.

**Hartheu:** s. Hypericum perforatum.

**Hartkapseln:** (engl.) *hard gelatin*; Capsulae operculatae; Hartgelatinekapseln, Steckkapseln; Kapseln (s. Capsulae), die ohne Weichmacherzusätze hergestellt werden; Leerkapseln (Capsularum involucra DAC, Kapselhüllen), die aus Unter- u. Oberteil bestehen u. separat in einem zweiten, völlig unabhängigen Arbeitsgang gefüllt u. verschlossen werden; die einzige in Normgrößen (000 bis 5) gebräuchl. Form ist oblong mit halbkugelig gerundeten Enden. Füllvolumen in mL der Größe 000 (1.37), 00 (0.95), 0 (0.68), 1 (0.50), 2 (0.37), 3 (0.30), 4 (0.21) u. 5 (0.13). Das Füllgut kann einzeln od. kombiniert aus ausreichend fließfähigen (s. Fließeigenschaften von Schüttgütern) pulverförmigen, granulierten, pelletierten od. tablettierten (Mikrotabletten) Anteilen bestehen, aber auch aus thixotrop od. pastös verdickten Flüssigkeiten od. geeigneten Schmelzzubereitungen. Weißopak eingefärbte H. eignen sich zur rezepturmäßigen Verarbeitung alternativ zu den heute obsoleten Pillen, aber auch anstelle von Pulvern od. Tabletten. **Herst.:** H. werden im Ggs. zu den Weichkapseln* nur nach einer einzigen Methode, dem industriellen **Tauchverfahren** hergestellt. Neben Gelatine werden auch andere Materialien (z. B. Hypromellose*) verwendet. Aufbereitung der Gelatinelösung: nach Prüfung der Ausgangsgelatine (Pulver od. Granulat) auf Aussehen, Geruch, Farbe, Korngröße, Löslichkeit, Gelfestigkeit (Bloom*), Viskosi-

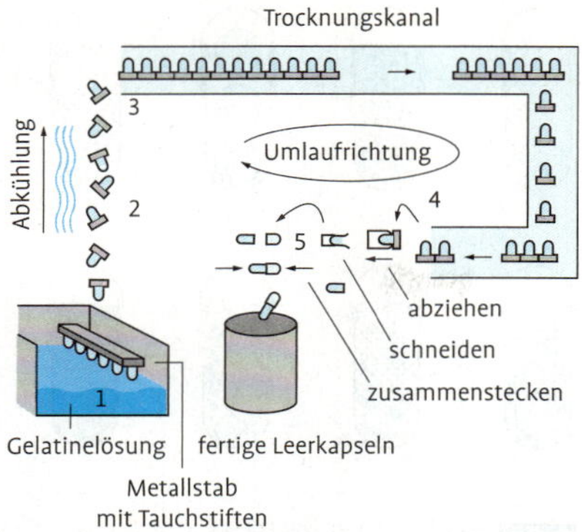


**Hartkapseln** Abb. 1: Herstellung von Hartkapseln nach dem Tauchverfahren (schematisch)

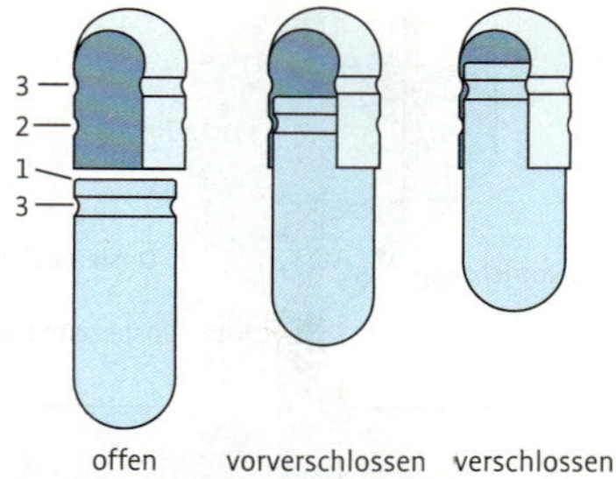


**Hartkapseln** Abb. 2: Coni-Snap®-Kapse mit Snap-Fit®-Verschluss; 1: konischer Gleitrand verhindert Schlitzen der Kapseln u. Eindrücken der Enden; 2: Nocken verhindern vorzeitiges Öffnen; 3: Rillen verriegeln die gefüllte Kapsel

tät, pH-Wert, isoelektrischen Punkt*, Keimgehalt u. chem. Reinheit wird unter Wasserzusatz gelöst, entgast u. evtl. Farbstoff u. Pigment (z. B. für Lichtschutz) zugesetzt. (Aufbereitung für die Herst. der Weichkapseln erfolgt in gleicher Weise, jedoch mit Weichmacherzusatz). In einer vollautomat. Maschine werden Kapselober- u. -unterteile (Kappe u. Boden) nebeneinander durch Eintauchen von Tauchstiften (Docken od. Pins) in die warme Gelatinemasse hergestellt. Danach erfolgen Abkühlen (Erstarren der Gelatine), Trocknen auf 10–12 % Restfeuchte, Abziehen der Hülle von den Docken u. Abschneiden auf die geforderte Länge. Beide Hälften werden zusammengesteckt (vorverschlossen) u. als Leerkapsel ausgeworfen; Schema: s. Abb. 1. Um ein vorzeitiges Öffnen der leeren, vorverschlossenen Kapseln zu verhindern, aber trotzdem eine leichte Trennung beider Hälften vor dem Füllen zu ermöglichen u. einen möglichst dichten u. sicheren Verschluss der gefüllten Kapseln zu gewährleisten, sind H. mit versch. **Verschlussmechanismen** versehen, z. B. Kerben für den Vorverschluss u. einer ringförmigen (od. zahnartigen) Vertiefung im Oberteil, die beim Zusammenschieben in eine Rille (zahnartige Vertiefung) des Unterteils einrastet (Permanentverriegelung), od. ähnlichen Patentverschlüssen wie Coni-Snap®-Kapsel mit Snap-Fit®-Verschluss (s. Abb. 2), Lok®-Caps mit Air-vent®-Verschluss od. Star-Lock®-Verschluss (s. Abb. 3). Der **Füllvorgang** bei H. umfasst folgende Arbeitsschritte: Ordnen, Einsetzen u. Öffnen der Leerkapseln, Dosieren u. Füllen in das Kapselunterteil (versch. Abfüllmethoden s. u.), Aufsetzen des Kapseloberteils u. Verschließen u. Auswerfen der gefüllten u. verschlossenen Kapseln (s. Abb. 4). Die experimentelle Ermittlung des **Sollfüllgewichts** im Rezepturmaßstab kann nach 2 Methoden erfolgen: **1. Messzylindermethode:** DAC (Methode B); das Schüttvolumen der verriebenen Wirkstoffe wird im Messzylinder ermittelt, die geeignete Kapselgröße anhand der vom Kapselhersteller angegebenen od. selbst ermittelten Füllvolumina ausgewählt. Die Wirkstoffmischung wird auf ca. 80 % des berechneten Gesamtvolumens mit weitgehend inertem, gut fließfähigem Füllmittel (Lactose, Mannitol,

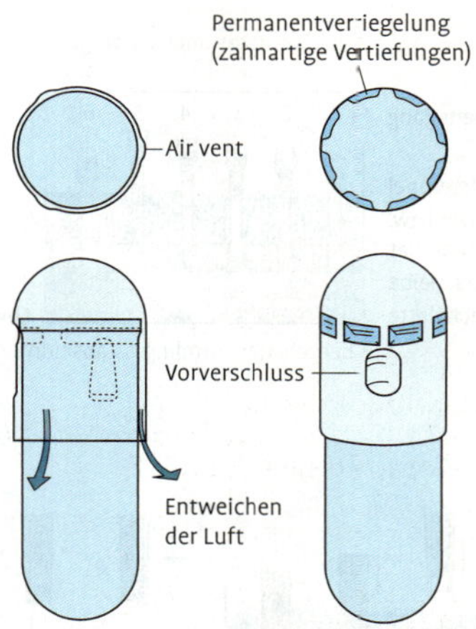


**Hartkapseln** Abb. 3: links: Lok®-Caps mit Air-vent®-Verschluss; rechts: Star-Lock®-Verschluss

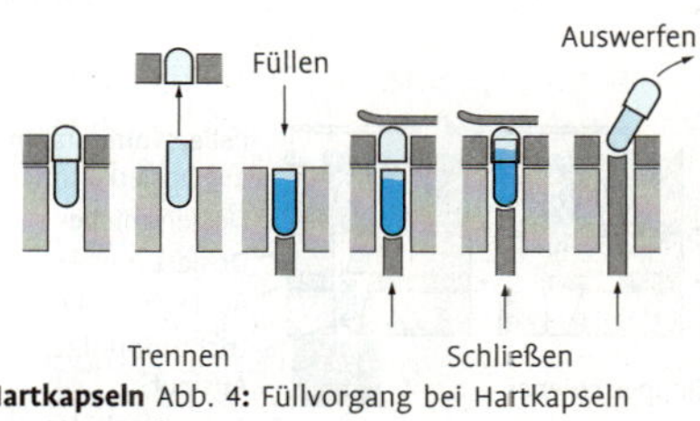


**Hartkapseln** Abb. 4: Füllvorgang bei Hartkapseln (Steckkapseln)

tertiäres Calciumphosphat, evtl. unter Zusatz eines Fließregulierungsmittels*) aufgefüllt. Nach Ph.Eur. wird für die rezepturmäßige Herst. vorzugsweise eine Mischung aus 99.5 % Mannitol* u. 0.5 % hochdispersem Siliciumdioxid* verwendet. Die gesamte Pulvermenge wird homogen gemischt, erneut in den Messzylinder überführt, mit weiterem Füllstoff auf das endgültige Volumen aufgefüllt u. nochmals durchgemischt. **2. Ergän-**

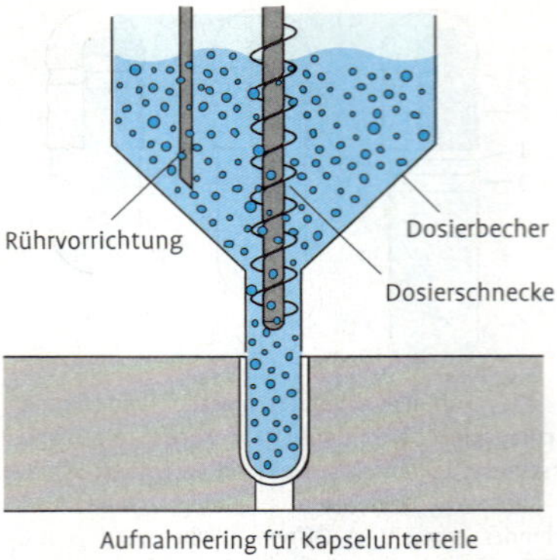


**Hartkapseln** Abb. 5: Hartkapseln: industrielle Abfüllung (Spindeldosierung) von Füllgütern

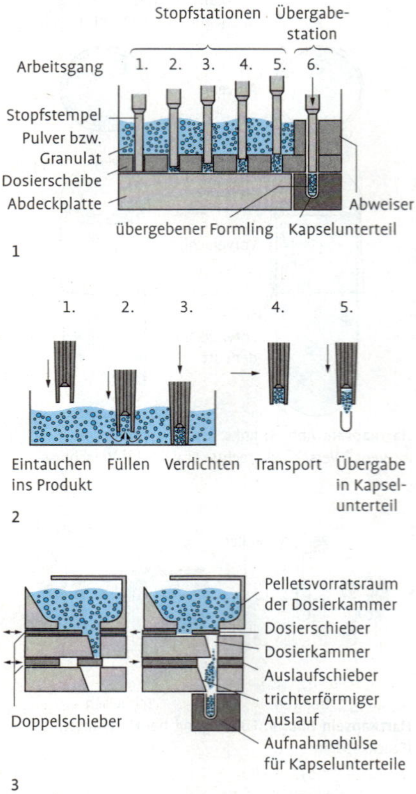


**Hartkapseln** Abb. 6: versch. Dosierungsvorrichtungen für industrielle Hartkapsel-Füllmaschinen; 1: Stopf- u. Dosierscheibenverfahren; 2: Röhrchendosierverfahren; 3: Doppelschieberdosierverfahren

**zungsmethode:** Die verriebenen Wirkstoffe werden in einem Messzylinder mit den Füllstoffen auf ca. 70 % des Endvolumens aufgefüllt, gemischt, in die Kapselunterteile der gewählten Größe gege-

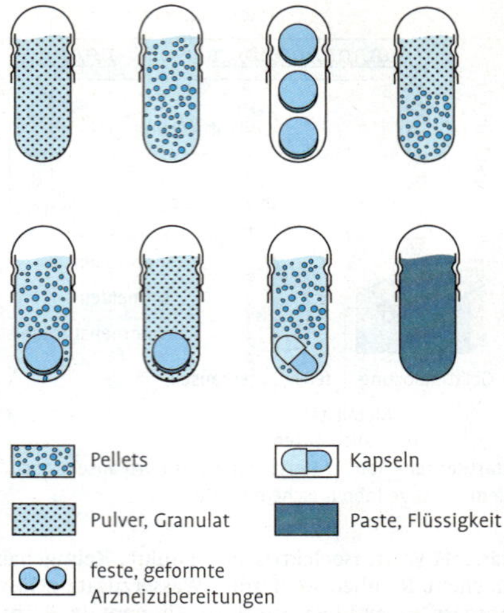


**Hartkapseln** Abb. 7: einige mögliche Kombinationen von versch. pharmazeutischen Formulierungen in Hartkapseln

ben, die Unterteile mit weiterem Füllstoff auf das engültige Volumen aufgefüllt, entleert u. das Pulver nochmals durchmischt (entspr. dem Gießverfahren nach Münzel für die Herst. von Suppositoria*). Die zur Abfüllung einer bestimmten Füllgutmenge erforderl. Kapselgröße ist abhängig vom Abfüllverfahren. Bei H. kommen für rieselfähige Füllgüter folgende **Abfüllmethoden** der Industrie in Frage: **1. direkte Abfüllung** in die Kapselunterteile durch Einrieseln od. Einstreichen (Apothekenrezeptur), evtl. unter Zuhilfenahme von Vibratoren, Stopfvorrichtungen od. Dosierbechern; die früher verbreitete Schnecken- od. Spindeldosierung (s. Abb. 5) wurde größtenteils durch indirekte Dosierverfahren ersetzt. **2. indirekte Abfüllung:** Dosierung u. Abfüllung erfolgt in 2 getrennten Schritten; das Pulver wird außerhalb der Kapselunterteile mit Dosierröhrchen, -zylindern, -scheiben od. -kammern abgeteilt (s. Abb. 6), meist komprimiert u. erst dann in die Kapselunterteile abgefüllt (vgl. Accofil-Verfahren). Geformtes Füllgut (Mikrotabletten, kleine Kapseln; s. Abb. 7) wird mit speziellen Vorrichtungen in die Unterteile eingelegt. In H. können flüssige u. pastöse Füllgüter nach folgenden Verfahren abgefüllt werden: **1. Thixocap-Verfahren:** Um das Herausfließen eines flüssigen lipophilen Wirkstoffs aus der Kapsel zu verhindern, werden Hilfsstoffe zugesetzt, die zu einem thixotrop verdickten Füllgut (Gel) führen. Unter Rühren ist die Masse noch flüssig u. kann exakt dosiert werden. **2. Thermocap-Verfahren:** Ähnl. wie bei der Suppositorienherstellung werden Hilfsstoffe verwendet, die in geschmolzenem Zustand dosiert u. abgefüllt werden können u. anschließend in der Kapsel rasch erstarren. **Sonderform:** Sowohl Weich- als auch Hartkapseln können zur Freisetzungssteuerung des Inhalts (**Kapseln mit modifizierter Wirkstofffreisetzung**) od. zur Erzielung einer Magensaftresistenz (**magensaftresistente Kapseln**) mit geeigneten Filmüberzügen (Celluloseacetatphthalat, Hydroxypropylmethyl-cellulosephthalat, Acrylharzlacke) in Wirbelschichtgeräten od. Dragiertrommeln in Zweistoffverdüsung od. im Airless*-System umhüllt werden. Die Härtung mit Formaldehyd zur Magensaftresistenz führt zu stark nachhärtenden unlöslichen Kapseln u. wird kaum mehr angewendet. Eine modifizierte Wirkstofffreisetzung wird auch erreicht, wenn die Inhaltsstoffe der Kapsel entsprechend überzogen sind. Nach Ph.Eur. ist die angemessene Wirkstofffreisetzung nachzuweisen.

**Hartmann-Lösung:** s. Ringer-Lösung.

**Hartparaffin:** s. Paraffinum solidum.

**Hart-PE:** Kurzbez. für Hart-Polyethylen; s. Polyolefine.

**Harungana madagascariensis** Lam. ex Poir.: Haronga madagascariensis (Lam. ex Poir.) Choisy; Drachenblutbaum, Harongabaum; Fam. Hypericaceae; trop. Afrika, Madagaskar; Stpfl. von **Folia Haronga:** Folia Harunganae; Harongablätter; **Inhaltsst.:** Anthranoide wie Harunganol A, Harunganol B, Madagascarin, Pseudohypericin, Hypericin*, Proanthocyanidine*, Flavonylglykoside, Epicatechin, wenig äther. Öl; **Wirk.:** verdauungsfördernd, antihepatotoxisch, antimikrobiell; **Anw.:** (med.) zur Steigerung der Magensaftproduktion u. des Galleflusses, bei gestörter Pankreasfunktion; **Cortex Haronga:** Cortex Harunganae; Harongarinde; **Inhaltsst. u. Anw.:** wie Folia Haronga; nach Kommission E wird eine Mischung aus Blättern u. Rinde verwendet. **Hom.:** Harungana madagascariensis (HAB): 1 T. getrocknete Blätter u. 2 T. getrocknete Zweigrinde.

**Harze** (lat. resina Harz): feste, amorphe od. zähflüssige Ausscheidungsstoffe vieler Pflanzen (meist Bäume), die entweder spontan od. nach künstl. Verwundung ausfließen u. vielfach erst nach dem Ausfließen erhärten; gelb bis dunkelbraun gefärbte Gemenge verschiedener Substanzen; meist unlösl. in Säuren u. Wasser, lösl. in Ethanol, Ether, Chloroform, äther. Ölen; harzreiche Pflanzenfamilien sind z.B. Pinaceae, Burseraceae, Styracaceae, Apiaceae. **Einteilung: 1.** nach Konsistenz bzw. Genese: **a) Hart-Harze** (Resinae): bei gewöhnl. Temp. hart u. spröde, z.B. Colophonium*, Mastix (s. Pistacia lentiscus), Copal*, Benzoe*, Sandarakharz (s. Tetraclinis articulata, Resina Sandaracae); **b) Weich-Harze** (Balsame*): z.B. Elemi (s. Canarium luzoicum), Terpentin (s. Terebinthina), Copaivabalsam, Perubalsam (s. Balsamum peruvianum), Benzoe* sumatranus; **c) Gummi- od. Schleimharze** (Gummiresinae): z.B. Ammoniacum (s. Dorema ammoniacum), Galbanum (s. Ferula gummosa), Asa foetida (s. Ferula assa-foetida), Gutti (s. Garcinia hanburyi); **d) fossile Harze:** z.B. Bernstein*, Erdwachs (s. Paraffinum solidum), Asphalt*; **2.** nach Best.: **a) Terpenharze:** setzen sich vorwiegend aus Resinolsäuren u. Triterpenalkoholen zusammen; z.B. Colophonium, Dammar (s. Shorea wiesneri), Elemi, Mastix, Olibanum (s. Boswellia bhaw-dajiana); **b) Benzharze:** bestehen zu einem großen Teil aus meist veresterten Phenylpropankörpern wie Coniferylalkohol*, Zimt- u. Ferulasäure*, Lignanen*, Xanthonen* u. Cumarin-Polymerisaten; z.B. Ammoniacum, Perubalsam, Benzoe*, Resina Guajaci (s. Guaiacum officinale); **c) Gummiharze:** bestehen wie z.B. Myrrhe (s. Commiphora molmol) od. Ammoniacum nur etwa zu 1–2 Dritteln aus Terpenharz- u./od. Benzharz-Best.; die übrigen Inhaltsst. sind äther. Öle (s. Aetherolea) u. Polysaccharide*. Demzufolge ist ein Teil dieser Produkte wasserlöslich. **Best.:** chem. gesehen Mischungen, die hauptsächl. aus Terpenen u. aromat. Verb. bestehen (ähnl. wie äther. Öle): **1.** Resinolsäuren (Harzsäuren): hydroaromat. Diterpene u. Triterpene, die sauer reagieren; lösen sich in Alkalilaugen zu Harzseifen, den sog. Resinaten (Metallsalze der Resinolsäuren). Eine der wichtigsten Resinolsäuren ist Abietinsäure*, aus der u. deren Anhydrid zum großen Teil Colophonium besteht. **2.** Resinole (Harzalkohole): Triterpenalkohole (z.B. $\beta$-Amyrin*) u. Phenylpropanderivate*; **3.** Resinotannole: Phenole* od. andere Hydroxyverbindungen mit Gerbstoffcharakter; **4.** Resine: Ester* von Resinolsäuren u. Resinolen, z.B. Coniferylbenzoat*; **5.** Resene: indifferente, amorphe Stoffe, meist O-haltig u. C-reich; **6.** u.a. Gummen, Schleime, äther. Öle, Bitterstoffe.

**Harzgänge:** Harzkanäle; (bot.) mehr od. weniger weite, lang gestreckte Gänge in Rinde u. Holz, die Harze*, Gummiharze od. Balsame* führen; entstehen schizogen u. sind zuweilen mit sezernierenden Epithelzellen ausgekleidet, in denen das Harz gebildet wird. Vgl. Exkretionsgewebe.

**Harzsäuren:** s. Harze (Best.).

**Harzsalbe:** s. Unguentum resinosum.

**Harzseifen:** s. Harze (Best.).

**Haschisch:** s. Cannabis sativa (Herba Cannabis indicae).

**Haselnußblätter:** s. Corylus avellana (Folia Coryli avellanae).

**Haselnußöl:** s. Corylus avellana (Oleum Coryli avellanae).

**Haselnußrinde:** s. Corylus avellana (Cortex Coryli avellanae).

**Haselnußstrauch:** s. Corylus avellana.

**Haselwurz, Europäische:** s. Asarum europaeum.

**Haselwurz, Kanadische:** s. Asarum canadense.

**Hasenlattich:** s. Prenanthes serpentaria.

**Hasenöhrlein:** s. Asarum europaeum.

**Hasenohr, Chinesisches:** s. Bupleurum chinense.

**Hasenpest:** s. Tularämie.

**Hashimoto-Thyroiditis** (Hakaru H., japan. Chirurg, 1881–1934): s. Thyroiditis.

**Hatch-Slack-Kortschak-Zyklus:** Kurzbez. HSK-Zyklus; $C_4$-Säurenzyklus; photosynthet. Reaktionszyklus in $C_4$*-Pflanzen (s. Abb.): das photosynthet. Carboxylierungsenzym ist die Phosphoenolpyruvatcarboxylase, die Phosphoenolpyruvat (Abk. PEP) zu Oxalacetat carboxyliert. Oxalacetat wird durch die NADP-abhängige Malatdehydrogenase zu L-Malat reduziert. L-Malat verlässt die Mesophyllzellen von $C_4$-Pflanzen u. wird in den Gefäßbündelzellen oxidativ zu Pyruvat decarboxyliert. $CO_2$, das einleitend in den Mesophyllzellen als $\beta$-Carboxylgruppe des Oxalacetats fixiert wurde, wird damit wieder frei u. kann über die Reaktionen des Calvin*-Zyklus assimiliert werden. Pyruvat als zweites Reaktionsprodukt gelangt wieder in die Mesophyllzellen, wo es unter ATP-

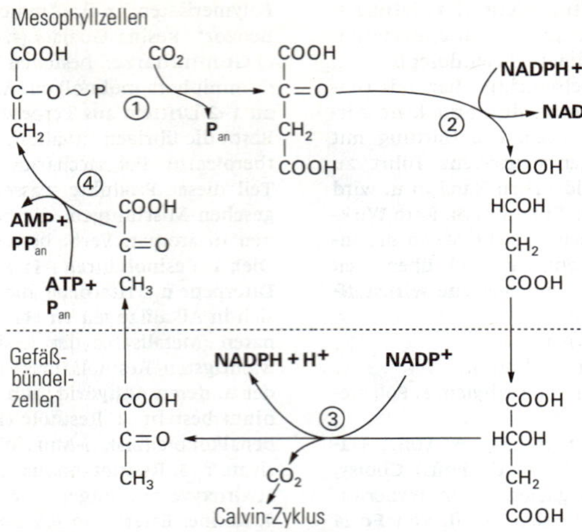


**Hatch-Slack-Kortschak-Zyklus:** 1: Phosphoenolpyruvatcarboxylase; 2: Malatdehydrogenase; 3: Malatdehydrogenase (decarboxylierend); 4: Pyruvatphosphatdikinase [12]

Verbrauch durch die Pyruvatphosphatdikinase in PEP rückverwandelt wird.

**$H^+$-ATPase:** s. Protonenpumpe.

**Haudorn:** s. Ononis spinosa.

**Hauhechel:** s. Ononis spinosa.

**Hauhechelwurzel:** s. Ononis spinosa (Ononidis radix).

**Hauptgruppenelemente:** s. Periodensystem der Elemente.

**Hauptquantenzahl:** Symbol n; Maß für den Kernabstand u. damit für die Energie eines Elektrons* in einem Orbital*; gibt die Gesamtanzahl der vorhandenen Knotenflächen an, einschließl. einer im Unendlichen liegenden. Eine **Knotenfläche** kann als Fläche aufgefasst werden, auf der die Wahrscheinlichkeit, das Elektron anzutreffen, =0 ist. Die H. ist immer ganzzahlig u. positiv. Vgl. Nebenquantenzahl; Orientierungsquantenzahl; Spinquantenzahl.

**Hauptsätze der Thermodynamik:** Der **0. Hauptsatz** lautet: Alle Systeme, die sich mit einem anderen System im therm. Gleichgewicht befinden, stehen auch untereinander im therm. Gleichgewicht. Der **1. Hauptsatz** besagt allgemein, dass die Summe aller Energien* in einem abgeschlossenen System erhalten bleibt; d.h. die Änderung der inneren Energie eines Systems ist gleich der Änderung der Summe aus Arbeit u. Wärme bei einem Austausch mit der Umgebung. Nach dem **2. Hauptsatz** können nur Vorgänge, bei denen die Entropie* eines abgeschlossenen Systems zunimmt, von selbst ablaufen. Der **3. Hauptsatz** sagt, dass der absolute Temperaturnullpunkt (s. Nullpunkt, absoluter) aufgrund der dort verschwindenden Entropie nicht erreichbar ist. Vgl. Thermodynamik.

**Hauptvalenzgele:** s. Gele.

**Hauptwurzel:** s. Wurzel.

**Hausapotheke:** **1.** Vorrat von Arzneimitteln, die in privaten Haushalten vorhanden sind; **2. Deutschland:** ärztl. (Dispensierrecht) u. tierärztl. Abgabestellen (tierärztliche H.), die den Vorschriften des Arzneimittelgesetzes* unterliegen; Rechtsgrundlage für die tierärztliche H. sind v.a. §§ 54, 56a Arzneimittelgesetz u. die VO über Tierärztliche Hausapotheken (Abk. TÄHAV) vom 31.7.1975 in der Fassung vom 20.12.2006. Danach dürfen entgegen dem Apothekenmonopol* Tierärzte Arzneimittel für Tiere vorrätig halten u. an Halter der von ihnen behandelten Tiere abgeben. Die TÄHAV enthält Vorschriften über Erwerb, Herst., Prüfung, Aufbewahrung u. Abgabe von Arzneimitteln in Ausübung des tierärztl. Dispensierrechts. **3. Österreich:** § 29 Apothekengesetz* sieht für prakt. Ärzte die Bewilligung zur Haltung einer ärztl. H. vor; Voraussetzung: der Berufssitz eines Arztes ist von der nächsten öffentl. Apotheke mehr als 6 km entfernt; die H. muss vom Arzt selbst geführt werden; eine Verpachtung ist ausgeschlossen. Hilfskräfte zum selbständigen Dispensieren von Arzneien sind nicht gestattet. Sämtl. Drogen, chem. u. pharmazeutische Präparate sowie sonstige arzneiliche Zuber. dürfen nur aus einer Apotheke im Europäischen Wirtschaftsraum bezogen werden. Die Bewilligung zur Führung einer H. muss u.a. zurückgenommen werden, wenn eine öffentl. Apotheke errichtet wird, die vom Berufssitz des Arztes weniger als 4 km entfernt ist. **4. Schweiz:** syn. Apotheke*.

**Hausen:** s. Acipenser huso.

**Hausenblase:** s. Acipenser huso (Ichthyocolla).

**Hausenblase, Japanische:** s. Agar.

**Hausmannit:** s. Mangan.

**Hausmittel:** traditionell verwendete Behandlungsform; z.B. Tee, Wadenwickel.

**Hausner-Faktor:** Ph.Eur.; Verhältnis Stampfdichte/Schüttdichte (s. Dichte von Pulvern); isometr. u. gut rieselfähige Partikel zeigen keine od. nur sehr geringfügige Unterschiede zw. Stampfdichte u. Schüttdichte u. haben daher einen kleinen Hausner-Faktor. Vgl. Pigmentvolumenkonzentration; Fließeigenschaften von Schüttgütern.

**Hausseife:** s. Sapo domesticus.

**Hausspezialität, unechte:** Fertigarzneimittel*, das für mehrere Apotheken hergestellt u. unter deren

Namen u. unter einer einheitl. Bez. an Verbraucher abgegeben wird; die Zulassung ist nach § 21 Absatz 3 AMG vom Hersteller zu beantragen.

**Haustee:** aus meist einheimischen Drogen (Kräutern) hergestellter Tee*, auch als Hausmittel* eingesetzt; meist verstanden als Ersatz für Schwarztee (s. Camellia sinensis), z. B. Apfelschalen (s. Malus domestica, Exocarpium Mali domesticae), Brombeerblätter (s. Rubus fructicosus, Rubi fruticosi folium), Himbeerblätter (s. Rubus idaeus, Rubi idaei folium), Erdbeerkraut (s. Fragaria vesca, Fragariae folium), Sauerkirschenstiele (s. Prunus cerasus, Stipites Cerasi acidi), Hagebuttenschalen (s. Rosa canina, Rosae pseudofructus), evtl. auch Kakaoschalen (s. Theobroma cacao, Cortex Cacao), Rotbuschtee (s. Aspalathus linearis, Herba Aspalathi), Mate-Tee (s. Ilex paraguariensis).

**Haustorien:** (bot.) Saugorgane zur Nährstoff- u. Wasseraufnahme, z. B. bei parasit. lebenden Pflanzen u. Pilzen.

**Hauswurz:** s. Sempervivum tectorum ssp. tectorum.

**Haut:** oberflächengrößtes Organ des Körpers (1.5–2 $m^2$); **Aufbau: 1.** Kutis: Epidermis* (Oberhaut), Dermis* (Lederhaut); **2.** Tela subcutanea: Subkutis, Unterhautbinde- u. -fettgewebe; s. Abb.; **Funktion:** Schutz (physik., chem., immun.), Wärmeregulation, Aufnahme von Sinnesreizen.

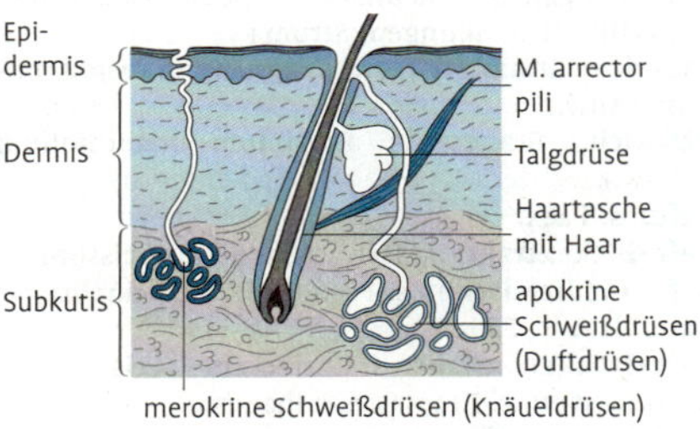


**Haut:** Aufbau; Epidermis u. Dermis bilden zusammen die Kutis. [15]

**Hautblutungen:** Austritt von Blut* aus Gefäßen in Haut* od. Schleimhaut inf. Trauma od. hämorrhagischer Diathese*; **Formen: 1.** punktförmig (bis kleinfleckig): Petechien, Purpura, Vibices; **2.** flächig (bis voluminös): Sugillation, Suffusion, Hämatom*.

**Hautbräunungsmittel:** syn. Selbstbräunungsmittel; kosmetische Mittel*, die ohne Einwirkung von UV-Strahlen eine Hautbräunung hervorrufen; enthalten Wirkstoffe wie Dihydroxyaceton*, die mit den Aminosäuren der Hornschicht unter Braunfärbung reagieren. Der entstehende Farbton ist auf die applizierte Hautstelle begrenzt, nicht abwaschbar, häufig ungleichmäßig verteilt u. bietet keinen Sonnenschutz. Neben Betacarotin, das nach oraler Verabreichung eine gelbl. Verfärbung der Haut v. a. im Gesicht, an Händen u. Füßen bewirkt, werden auch $\alpha$-Naphthochinone*, z. B. Henna (s. Lawsonia inermis) u. Juglon (s. Juglans regia, Juglandis folium) verwendet.

**Hautdesinfektion:** Desinfektion* von Hautstellen vor Impfungen, Injektionen, Blutentnahmen od. Vorbereitung eines Operationsfeldes; Verw. von 70–80 %igem Ethanol, anderen Alkoholen, alkohol. Iodlösung, Iodophoren u. Sepsotinktur.

**Hauteinheitsdosis:** Abk. HED; Röntgenerythemdosis, Hauterythemdosis; Dosis der Röntgenstrahlen* (nach Seitz u. Wintz), die dadurch charakterisiert ist, dass nach Bestrahlung eines Hautfeldes von 6–8 $cm^2$ mit harten Strahlen aus 23 cm Fokus-Haut-Distanz (Abk. FHD) nach 8 Tagen eine leichte Röte, nach 6 Wochen deutl. Bräunung der bestrahlten Hautstelle auftritt; 1 HED = 550 R, gemessen in freier Strahlung für gesunde Haut.

**Hautfaktor:** s. Vitamin B (Biotin).

**Hautfirnis:** s. Vernisium.

**Hautjucken:** s. Pruritus.

**Hautkeime:** Keime, die physiol. auf der Haut des Menschen vorkommen; v. a. Staphylococcus* epidermidis, versch. Species der Gattung Streptococcus*, Corynebacterium* u. Faex*.

**Hautkleber:** flüssiger Klebstoff zum Befestigen von Kompressionsstrümpfen* od. Stomaplatten auf der Haut; Herst.: aus Kunststoffpolymer, z. B. Polyvinylpyrrolidon/Vinylacetat, häufig mit Feuchthalte- od. Pflegemittel.

**Hautpilzerkrankungen:** s. Dermatomykosen.

**Hautpulvermethode:** Methode zur quantitativen Bestimmung von pflanzlichen Gerbstoffen* in Drogen; beruht auf der Bindung von Gerbstoffen an das Kollagen von Hautpulver; gilt für die Bestimmung des Gerbstoffgehalts von Drogen als veraltet. Die H. wird daher häufig mit anderen z. B. photometr. Methoden eingesetzt (z. B. Reduktion von Wolframatophosphorsäure* zu Wolframblau* durch phenol. OH-Gruppen).

**Hautreizmittel:** entzündungsauslösende Arzneimittel zum Auftragen (z. B. als Einreibung od. als Pflaster) auf die Haut; **Einteilung:** in **1.** Haut rötende (Rubefazienzien*); **2.** ableitende (Derivantia, z. B. Senfmehlumschlag); **3.** Gewebeflüssigkeit ziehende (Zugmittel, Suppuranzien od. Epispastika); **4.** Blasen ziehende (Vesikanzien*); **5.** Exanthem erzeugende (Pustulanzien, z. B. Crotonöl, Canthariden) Mittel. Vgl. Scharfstoffdrogen; Reizkörpertherapie.

**Hautschutzsalben:** (engl.) *barrier creams, protective creams*; halbfeste Zubereitungen zum Schutz der Haut gegen unterschiedl. Noxen; gegen schädigende Einflüsse hydrophiler Natur schützen hydrophobe Salbengrundlagen (z. B. Vaselin, Lipogele, Absorptionsbasen); gegen lipophile Noxen sind Hydrogele, Polyethylenglykolsalben u. O/W-Emulsionssalben (s. Zubereitungen zur kutanen Anwendung, halbfeste) geeignet. Als Mittel der Wahl gelten siliconhaltige Salben.

**Hautschutzvitamin:** s. Vitamin B (Biotin).

**HAV:** Abk. für **H**epatitis-**A**-**V**irus; s. Hepatitis-Viren.

**Haverhill-Fieber:** s. Rattenbisskrankheit.

**Hayem-Lösung** (Georges H., franz. Internist, 1841–1933): Zusammensetzung: 5 T. Natriumsulfat*, 1 T. Natriumchlorid* u. 0.5 T. Quecksilber(II)*-chlorid in 200 T. Wasser; **Anw.:** Reagenz, Zählung u. Konservierung der Erythrozyten.

**Hazard-Ratio:** Abk. HR; beschreibt das Verhältnis der Wahrscheinlichkeit für das Eintreten eines Ereignisses in 2 Gruppen, wobei der Zeitpunkt des Auftretens berücksichtigt wird; bei HR = 1 besteht kein Unterschied; ist HR ≠ 1 tritt das betrachtete

H

Ereignis schneller in einer der beiden Gruppen ein. HR wird oft zur Beschreibung der Ergebnisse von Überlebenszeitanalysen* verwendet.

**Hazeline:** s. Hamamelis virginiana (Hom.).

**Hb:** Abk. für **Hämoglobin***.

**HBAg:** Abk. für **Hepatitis-B-Antigen**; s. Hepatitis-Viren.

**HBcAg:** Abk. für **Hepatitis-B-core-Antigen**; s. Hepatitis-Viren.

**HBsAg:** Abk. für **Hepatitis-B-surface-Antigen**; s. Hepatitis-Viren.

**HBV:** Abk. für **Hepatitis-B-Virus**; s. Hepatitis-Viren.

**HCB:** Abk. für **Hexachlorbenzol***.

**HCG:** Abk. für (engl.) ***h**uman **c**horionic **g**onadotropin*; s. Choriongonadotropin.

**HCH:** Abk. für **Hexachlorcyclohexan***.

**HCS:** Abk. für **humanes Chorionsomatotropin**; s. Plazentalactogen.

H

**HCV:** Abk. für **Hepatitis-C-Virus**; s. Hepatitis-Viren.

**Hcy:** Abk. für **Homocystein***.

**HD:** Abk. für **Hämodialyse***.

**HDE:** Abk. für **Head*-Drop-Einheit**.

**HDL:** Abk. für (engl.) ***h**igh **d**ensity **l**ipoproteins*; s. Lipoproteine.

**He:** (chem.) Symbol für Helium*.

**Head-Drop-Einheit:** Abk. HDE; Wirkungseinheit für Curare*; eine HDE entspricht 0.15 mg D-Tubocurarinchlorid*-Pentahydrat.

**Headspace-Analyse:** Dampfraumanalyse; gaschromatograph. Analyse (s. Gaschromatographie) der gasförmigen Phase, die mit einer festen od. flüssigen Probe in einem geschlossenen System im Gleichgewicht steht; **Anw.:** Bestimmung von z. B. Lösungsmittelrückständen (in Wasser, Lebensmitteln od. Arzneistoffen) od. Blutalkohol.

**Head-Zonen:** Hautareale, in denen bei Erkrankungen innerer Organe Hyperästhesie* u. Hyperalgesie* (als viszerokutane Reflexe) auftreten können u. die in ihrer Ausdehnung dem Dermatom entsprechen, das aus demselben spinalen Segment innerviert wird wie das erkrankte Organ; z. B. in die Innenseite des Oberarms ausstrahlende Schmerzen bei koronarer Herzkrankheit*.

**Hebelwaage:** s. Waagen.

**Heber:** i. w. S. Gerät zum Umfüllen von Flüssigkeiten.

**HEC:** Abk. für **Hydroxyethylcellulose***.

**Heckendornblüten:** s. Prunus spinosa (Pruni spinosae flos).

**Heckenrose, Gemeine:** s. Rosa canina.

**Hecogenin:** Steroidsapogenin; Strukturformel: s. Saponine (Tab. 2 dort); z. B. in Agave* sisalana.

**HED:** Abk. für **Hauteinheitsdosis***.

**Hedeoma pulegioides** (L.) Pers.: American Pennyroyal, Pennyroyal; Fam. Lamiaceae; Nordamerika; Stpfl. von **Herba Hedeomae:** Herba Pulegii americana; Frauenminze, Amerikanische Poleiminze; **Inhaltsst.:** 1–3 % äther. Öl, Diosmin*, Gerbstoffe*; **Anw.:** (volkstüml.) z. B. als schweißtreibendes Mittel, zur Gew. des äther. Öls; **Oleum Hedeomae:** Oleum Pulegii americanum; Amerikanisches Poleiöl; $d_{25}^{25}$ 0.92–0.94; $[\alpha]_D^{20\,°C}$ +18–22°; $n_D^{20\,°C}$ 1.482; **Best.:** ca. 50 % (–)-Menthon* u. (+)-Isomenthon, 24 % Pulegon*, 8 % (–)-1-Methylcyclohexan-3-on, Isoheptansäure, L-Limonen*, Dipenten u. a.; **Anw.:** (volkstüml.) z. B. als Aromatikum, schweißtreibendes Mittel.

**Hederagenin:** Triterpensapogenin; Strukturformel: s. Saponine (Tab. 1 dort).

**Hedera helix** L.: Efeu, Eppich; Fam. Araliaceae; Europa; Stpfl. von **Hederae folium:** Hederae helicis folium, Folia Hederae helicis, Herba Hederae helicis; Efeublätter; im Frühjahr geerntete, getrocknete, ganze od. geschnittene Blätter; **Off.:** Ph.Eur.6; Monographie: ESCOP, Kommission E; **Inhaltsst.:** ca. 5 % Triterpensaponinglykoside (höchster Gehalt in den Früchten), z. B. die (neutralen) Bisdesmoside (s. Saponine) Hederacosid C (nach Ph.Eur. mind. 3.0 % bezogen auf die getrocknete Droge) u. B (Aglyka sind Hederagenin u. Oleanolsäure*), aus denen durch Esterhydrolyse die sauren Monodesmoside $\alpha$- u. $\beta$-Hederin entstehen, die wesentl. stärker tox. u. hämolyt. wirken als die genuinen Saponine; ferner Chlorogensäure*, Kaffeesäure, Scopolin*, Rutosid*, Vitamine, Polyine* wie Falcarinol u. a.; **Wirk.:** expektorierend, sekretolyt., mukolyt., spasmolyt.; **Anw.:** **1.** (med.) bei Katarrhen der Atemwege, zur symptomat. Behandlung chron.-entzündl. Bronchialerkrankungen; **2.** (volkstüml.) bei Leber- u. Gallenleiden, Gicht, Erkrankungen des rheumat. Formenkreises. **Hom.:** Hedera helix (HAB): frische, unverholzte Triebe; verordnet z. B. bei Asthma bronchiale, Erkrankungen des rheumat. Formenkreises, Leber- u. Gallenerkrankungen, Struma*.

**Hederich, Graublättriger:** s. Erysimum crepidifolium (Anw.).

**Hederich, Grauer:** s. Erysimum crepidifolium (Anw.).

**Hefe:** s. Faex.

**Hefe-Dickextrakt:** s. Extractum Faecis spissum.

**Hefe, medizinische:** s. Faex (Faex medicinalis).

**Hefepilze:** s. Faex.

**Hefe-Trockenextrakt:** s. Extractum Faecis.

**Heftpflaster:** s. Emplastra adhaesiva.

**Heidekorn:** s. Fagopyrum esculentum.

**Heidekraut:** s. Calluna vulgaris (Herba Callunae).

**Heidekrautgewächse:** s. Ericaceae.

**Heidelbeerblätter:** s. Vaccinium myrtillus (Myrtilli folium).

**Heidelbeeren:** s. Vaccinium myrtillus (Myrtilli fructus).

**Heil aller Schäden:** s. Sanicula europaea.

**HeilBerG:** Abk. für **Heilberufsgesetz**; s. Heilberuf.

**Heilberuf:** akadem. Heilberufe i. e. S.: Arzt, Zahnarzt, Tierarzt u. Apotheker; i. w. S. auch Psychologischer Psychotherapeut, Kinder- u. Jugendlichenpsychotherapeut, Musik- od. Kunsttherapeut u. weitere psychotherapeut. Heilberufe; **Heilberufsgesetze:** Abk. HeilBerG; Gesetze der einzelnen Bundesländer, welche die Angelegenheiten der medizin. Heilberufe regeln; umfassen bundeslandspezifische Regelungen der Berufsvertretungen, der Berufsausübung, der Weiterbildung u. der Berufsgerichtsbarkeit der Ärzte, Zahn- u. Tierärzte, der Apotheker, der Psychologischen Psychotherapeuten u. der Kinder- u. Jugendlichenpsychotherapeuten.

**Heilbuttleberöl:** s. Lebertran.

**Heildolde:** s. Sanicula europaea.

**Heildoldenkraut:** s. Sanicula europaea (Saniculae herba).

**Heilerde:** Ton, Lehm, pulverisierte Moorerde u. a. von wechselnder Zusammensetzung, größtenteils aus Aluminiumsilicat* bestehend; **Wirk.:** beruht innerl. wie äußerl. (in Form eines Breies als Packung) auf Adsorptionsvorgängen, Ionenaustausch u. Wärmekapazität; **Anw.: 1.** (volkstüml.) bei infektiösen Darmerkrankungen, äußerl. u. a. bei Entzündungen, Quetschungen, zu zerteilenden Umschlägen (Lehmpackungen), bei Venenentzündung, Verbrennungen, Ekzemen; **2.** auch in der Kosmetik. Vgl. Ton, weißer.

**Heilmittel:** in der Sozialversicherung solche Mittel zur Behandlung von Krankheiten, die (im Gegensatz zu Arzneimitteln*) v. a. äußerl. angewendet werden (Definition der Gesetzlichen Krankenversicherung), ferner alle ärztl. verordneten Dienstleistungen, die einem Heilzweck dienen od. einen Heilerfolg sichern u. nur von entspr. ausgebildetem Personenkreis erbracht werden dürfen (Definition der Gesetzlichen Unfallversicherung, § 30 SGB VII); z. B. Maßnahmen der physik. u. der Sprach- u. Beschäftigungstherapie.

**Heilmittelgesetz:** Abk. HMG; Bundesgesetz der Schweiz über Arzneimittel u. Medizinprodukte (Heilmittelgesetz, SR 812.21, vom 15.12.2000); trat am 1.1.2002 in Kraft; bei wesentl. Teilen der Heilmittelkontrolle wechselte dabei die Zuständigkeit von den Kantonen zum Bund. Dieser ist seither für das Inverkehrbringen sämtl. Heilmittel, d. h. Blut u. Blutprodukte, Impfstoffe, Arzneimittel chemischen od. biol. Ursprungs, Pflanzenheilmittel, Erzeugnisse der Komplementärmedizin sowie Medizinprodukte verantwortlich. Der Bund schuf, gestützt auf das HMG, als eidgenöss. Kontrollorgan das Schweizerische Heilmittelinstitut (Swissmedic*), welches aus der bisherigen Interkantonalen Kontrollstelle für Heilmittel u. der Facheinheit Heilmittel des Bundesamtes für Gesundheit hervorging. Das HMG u. die darauf basierenden VO regeln im Wesentlichen folgende Belange: **1.** Zulassung von verwendungsfertigen Arzneimitteln* für den Human- u. Veterinärbereich durch Swissmedic u. Ausnahmen von der Zulassungspflicht; **2.** Erteilung der Betriebsbewilligungen für Herstellungs- u. Großhandelsfirmen von Arzneimitteln in verwendungsfertiger u. nicht verwendungsfertiger Form (z. B. pharmaz. Wirkstoffe) sowie für Blutentnahmestellen durch Swissmedic, ferner die Kompetenzausscheidung zw. Swissmedic u. den kantonalen Stellen bei der Durchführung der Inspektionen; **3.** Ein- u. Ausfuhr von Arzneimitteln; **4.** Parallelimporte von Arzneimitteln mit abgelaufenem Patentschutz im Rahmen eines vereinfachten Zulassungsverfahrens; **5.** Abgabe von Arzneimitteln, insbes. die Festlegung der kantonalen Entscheidungskompetenzen; **6.** Versandhandel von ärztl. verschriebenen Arzneimitteln; **7.** Meldepflicht für unerwünschte Wirk. u. Qualitätsmängel durch Fachpersonen des Gesundheitswesens u. Arzneimittelbetriebe; **8.** klin. Versuche.

**Heilmittelverzeichnis:** Abk. HMV; vom Hauptverband der österreichischen Sozialversicherungsträger herausgegebenes Verzeichnis; 2005 durch den Erstattungskodex* abgelöst.

**Heilmittelwerbegesetz: 1. Deutschland:** Gesetz über die Werbung auf dem Gebiet des Heilwesens in der Fassung vom 19.10.1994, BGBl. I S. 3069, zuletzt geändert am 26.4.2006, BGBl. I S. 984; enthält Regelungen über die Werbung für Arzneimittel, Heilverfahren, Medizinprodukte u. kosmet. Mittel (vgl. Kosmetikverordnung) sowie Mittel für die Körperpflege; verbietet die Werbung für Heilmittel nicht, soll aber durch Einschränkung der Werbemöglichkeiten die Gesundheit der Bevölkerung schützen. So enthält es Vorschriften über stets erforderl. Grundinformationen in der Werbung für Arzneimittel, etwa den Namen des Herstellers, die Bez. u. die Zusammensetzung des Arzneimittels, die Anwendungsgebiete, die Auflistung der UAW* u. der Gegenanzeigen. Bei einer Werbung in audiovisuellen Medien besteht darüber hinaus die Verpflichtung, den Satz „Zu Risiken und Nebenwirkungen lesen Sie die Packungsbeilage und fragen Sie Ihren Arzt od. Apotheker" einzublenden; unzulässig ist die Werbung, Arzneimittel auf dem Wege des Teleshoppings zu beziehen. Die Verbote u. Einschränkungen des Gesetzes dienen v. a. dem Zweck, Selbstmedikation u. übermäßigen Arzneimittelkonsum einzuschränken. Irreführende Heilmittelwerbung ist strafbar. Für verschreibungspflichtige Mittel sowie für Arzneimittel, die dafür bestimmt sind, Schlaflosigkeit od. psych. Störungen zu beseitigen od. die Stimmungslage zu beeinflussen, darf nur in Fachkreisen geworben werden. Die Werbung für Betäubungsmittel wird durch das Betäubungsmittelgesetz* verboten od. eingeschränkt (Verbot der Werbung für BtM der Anlage I BtMG; Werbung für BtM der Anlage II u. III nur in Fachkreisen). **2. Österreich:** Werbebeschränkungen für Arzneimittel sind durch das Arzneimittelgesetz geregelt. **3. Schweiz:** Die VO über die Arzneimittelwerbung (Arzneimittel-Werbeverordnung, Abk. AWV, SR 812.212.5) regelt, gestützt auf das Heilmittelgesetz*, die Belange der Fach- u. der Publikumswerbung, insbes. die Werbeeinschränkungen sowie die Abgabe von Mustern an Medizinalpersonen (Ärztemuster*) u. das Publikum.

**Heilpraktiker: 1.** in Deutschland geschützte Berufsbezeichnung für Personen, denen nach Maßgabe der Durchführungsbestimmungen die Erlaubnis erteilt wurde, den Beruf der Heilkunde auszuüben, ohne Arzt zu sein; Rechtsgrundlage ist das **Heilpraktikergesetz** (Abk. HeilprG) vom 17.2.1939, RGBl. I S. 251, zuletzt geändert am 23.10.2001, BGBl. I S. 2702. Unter Ausübung der Heilkunde versteht man alle Tätigkeiten zur Feststellung, Heilung od. Linderung von Krankheiten, Leiden od. Körperschäden bei Menschen. Die Erlaubnis berechtigt nicht zur Behandlung meldepflichtiger Krankheiten, Geburtshilfe, Leichenschau, Verordnung von verschreibungspflichtigen Arzneimitteln u. Betäubungsmitteln u. zur eigenverantwortl. Anw. von Röntgenstrahlen sowie zur Ausübung der Zahnheilkunde u. zur Ausübung der Heilkunde im Umherziehen. **2. Schweiz:** die Voraussetzungen zur Berufsausübung als Heilpraktiker sind kantonal geregelt, eine eidgenöss. Regelung steht zurzeit zur Diskussion.

**HeilprG:** Abk. für **Heilpr**aktikerqesetz; s. Heilpraktiker.

**Heilserum:** s. Immunserum.

**Heilversuch, individueller:** auf den Einzelfall beschränkter Heilversuch (z.B. Off*-Label-Use) bei Therapieresistenz gegenüber den üblicherweise eingesetzten Behandlungsmethoden; setzt eine Nutzen-Risiko-Abwägung auf der Basis wissenschaftl. Erkenntnis mit günstigem Ergebnis voraus; der Arzt übernimmt die Verantwortung für eventuelle Folgen aus der Anw. der nicht zugelassenen Therapie.

**Heilwasser:** im Arzneimittelgesetz (Deutschland) verwendete Bez. für ein Wasser, das aufgrund einer ihm gegebenen Zweckbestimmung nach § 2 Absatz 1 AMG ein Arzneimittel* ist; kommt frei auslaufend mit Anpreisungen zur Vorbeugung, Linderung od. Heilung in Kurbetrieben, meist in Trinkhallen, in den Verkehr od. im Wege eines Fertigarzneimittels, d.h. in Flaschen abgefüllt. Heilwässer sind grundsätzl. freiverkäuflich (apothekenfreies Arzneimittel*). Es handelt sich um mineralisiertes Wasser aus einer od. mehreren unterird. Quellen, das in seiner ursprüngl. Reinheit belassen wird. Behandlungen zur Entschwefelung u. Enteisenung sind meist erforderl. u. zulässig. Wirksame Bestandteile sind die wertbestimmenden Anionen u. Kationen, aus denen die Zweckbestimmung abgeleitet wird. Heilwassergewinnung u. Abfüllung ist Arzneimittelherstellung; Heilwasser in Flaschen als Fertigarzneimittel ist zulassungspflichtig. In Deutschland gibt es eine Richtlinie für die Überwachung von Heilwasserbetrieben u. Heilquellen, die von den Behörden der Bundesländer angewandt wird.

**Heilwurzel:** s. Althaea officinalis (Althaeae radix).

**Heilziest:** s. Stachys officinalis.

**Heimia salicifolia:** s. Rauschdrogen.

**Heinrich, Guter:** s. Chenopodium bonus-henricus.

**Heißaufgüsse:** s. Aufgüsse.

**Heißluftsterilisation:** s. Sterilisationsverfahren (Sterilisation durch Hitze).

**Heißsiegeln:** Verbinden thermoplast., leicht schmelzender Folien (Schmelzschichten) von Packstoffen (z.B. Verbundfolien*) durch Heißpressen. H. wird z.B. zum Schließen von Verpackungen (s. Abb.) häufig verwendet.

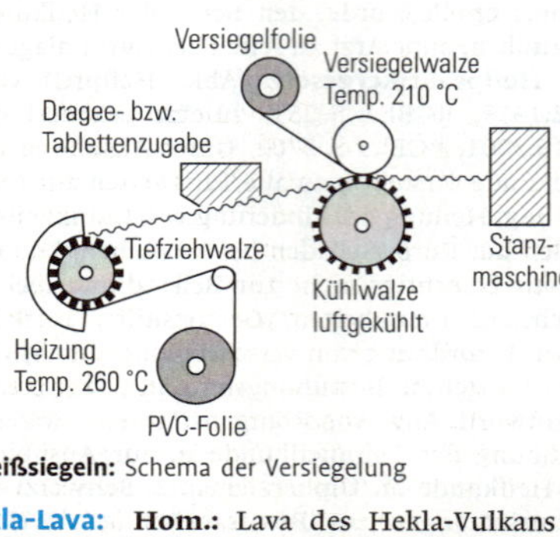


**Heißsiegeln:** Schema der Versiegelung

**Hekla-Lava:** **Hom.:** Lava des Hekla-Vulkans (Island); verordnet z.B. bei Knochenerkrankungen.

**Hekto-:** Symbol h; gesetzl. Vorsatzzeichen für das 100-fache einer Einheit; vgl. SI-Einheiten.

**Helch-Reaktion:** Nachweisreaktion für Pilocarpin*; **Prinzip:** In schwefelsaurer Lsg. bildet sich in Gegenwart von Wasserstoffperoxid*, Chloroform* u. Kaliumdichromat* ein Pilocarpin-Chrompentoxid-Addukt, das die org. Phase blauviolett färbt.

**Helenalin:** s. Arnica montana (Arnicae flos, Inhaltsst.).

**Helenenkrautwurzel:** s. Inula helenium (Helenii rhizoma).

**Helenin:** Heleninum; Alantkampfer; Schmp. 76 °C; Sdp. 192 °C; farblose, nadelförmige Kristalle, leicht lösl. in Ethanol u. Ether, fast unlösl. in Wasser; Best. des äther. Öls von Inula* helenium (Oleum Helenii); Gemisch versch. Alantolactonderivate (Sesquiterpenlactone*), darunter Alantolacton u. Isoalantolacton (Strukturformeln: s. Abb.); **Wirk.:** Der $\gamma$-Lactonring mit der exocyclischen Methylengruppe ist nicht nur für die antibiot. u. anthelminthische, sondern auch für die allergisierende Wirk. (Kontaktekzeme*) der Alantwurzel bedeutsam.

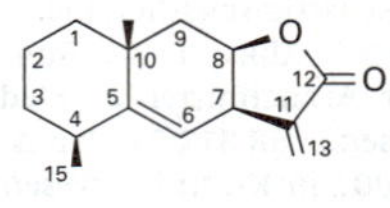


Alantolacton

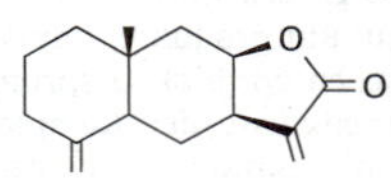


Isoalantolacton

**Helenin**

**Helenkrautwurzel:** s. Inula helenium (Helenii rhizoma).

**Helianthemum canadense** (L.) MICHX.: Cistus canadensis; Kanadisches Sonnenröschen; Fam. Cistaceae; Nordamerika; **Inhaltsst.:** ca. 10 % Gerbstoff. **Hom.:** Cistus canadensis: frische, blühende Pflanze; verordnet z.B. bei Entzündungen der Mund- u. Rachenschleimhaut.

**Helianthi annui oleum raffinatum:** s. Helianthus annuus.

**Helianthin:** s. Methylorange.

**Helianthus annuus** L.: Sonnenblume; Fam. Asteraceae (Compositae); aus Mexiko stammend, überall kultiviert; Stpfl. von **Flores Helianthi annui:** Sonnenblumen; **Inhaltsst.:** Quercimeritrin (Flavonglykosid), Cyanidinmonoglykosid (Anthocyan*), Xanthophyll*, Cholin*, Betain*, Saponine*; **Anw.:** (volkstüml.) Fiebermittel. **Fructus (Semen) Helianthi annui:** Sonnenblumenkerne; **Inhaltsst.:** 40–50 % fettes Öl, Lecithin*, Cholin*, Betain*, Gerbstoffe, 24 % Eiweiß (histidinreich), Saccharose*; **Anw.:** **1.** (volkstüml.) schleimlösendes Mittel; **2.** (techn.) zur Gew. des fetten Öls. **Helianthi annui oleum raffinatum:** Oleum Helianthi annui; Raffiniertes Sonnenblumenöl; hellgelbes bis dunkles fettes Öl aus den reifen Früchten; D. ca. 0.921; SZ bis 0.5; POZ bis 10.0; UA bis 1.5 %; $n_D^{20\,°C}$ 1.474; fast unlösl. in Wasser, mischbar mit Petrolether, schwer lösl. in Ethanol, leicht lösl. in Benzol, Chloroform, Tetrachlorkohlenstoff; ein geeignetes Antioxidans kann zugesetzt sein. **Off.:** Ph.Eur.6; **Gew.:** durch halbes Auspressen od. Extraktion; **Best.:** Ölsäure*, $\alpha$-Linolsäure*, 13 % $\beta$-Linolsäure, ca. 4 % Glycerol*, ca. 9 % gesättigte Säuren (Palmitin-*, Stearin-*, Arachin-*, Linocerinsäure), Carotinoide*, Lecithin* u. a.; nach Ph.Eur. enthält die Fettsäurefraktion 48–74 % Linolsäure, 14–40 % Ölsäure, 4.0–9.0 % Palmitinsäure, 1.0–7.0 % Stearinsäure; **Anw.:** **1.** Füllmaterial für Weichkapseln*; **2.** zur Herst. von Cremes u. Salben; **3.** vorzügl. u. wertvolles Speiseöl, auch zur Herst. von Margarine; **4.** in Seifen- u. Lackindustrie; Lichtschutz in dicht verschlossenen, dem Verbrauch angemessenen, möglichst vollständig gefüllten Behältnissen. **Hom.:** Helianthus annuus (HAB): reife Früchte; verordnet z. B. bei Magenerkrankungen, äußerl. zur Wundbehandlung.

**Helianthus tuberosus** L.: Topinambur, Knollige Sonnenblume, Erdbirne, Jerusalemartischocke; Fam. Asteraceae (Compositae); heim. im nördl. Südamerika, kultiviert in Europa (v. a. Frankreich); **Inhaltsst.:** in den kartoffelähnl. Knollen (im Herbst) 14–20 % Inulin*, 3–5 % Zucker, keine Stärke, ca. 3 % Proteine; **Anw.:** **1.** Nahrungsmittel (in Form von Trockenschnitzel, Mehl u. Malz); **2.** zur Gew. von Inulin; **3.** zur Herst. von Fructose u. Ethanol. **Hom.:** Helianthus tuberosus (HAB): frische, im Spätherbst geerntete Knollen.

**Helicasen:** zu den Hydrolasen gehörende Enzyme*, die unter ATP-Spaltung die Stränge eines Nucleinsäure-Doppelstrangs (s. Nucleinsäuren) entwinden; **Vertreter:** **1.** DNA-H.: gehören zu den Elementen der Replikationsmaschinerie u. kommen im Primosom* vor; **2.** RNA-H.: spielen eine Rolle beim Spleißen*, der Translation* u. beim RNA-Abbau.

**Helichrysi flos:** s. Helichrysum arenarium.

**Helichrysum arenarium** (L.) Moench: Gnaphalium arenarium; Gelbes Katzenpfötchen, Harnblume, Sandstrohblume, Strohblume; Fam. Asteraceae (Compositae); Europa, Vorder- u. Mittelasien; Stpfl. von **Helichrysi flos:** Flores Gnaphalii arenarii, Flores Helichrysi, Flores Stoechados citrinae, Stoechados flos; Gelbe Immortellen, Gelbe Katzenpfötchenblüten, Harnblume, Ruhrkrautblüten, Strohblume; **Off.:** DAC, Ph.Helv.; **Inhaltsst.:** unter 0.05 % äther. Öl, Flavonoide* (nach DAC mind. 0.6 %, berechnet als Hyperosid*), ca. 0.4 % Isosalipurposid (Chalkon*; verantwortl. für die gelbe Farbe der Hüllkelchblätter), Glykoside des Naringenins* (z. B. Helichrysin A, Helichrysin B), Phthalide*, Arenol, Homoarenol (gelb gefärbte Pyranonderivate), geringe Mengen Phenolcarbonsäuren*, Gerbstoffe u. Asteraceen-Bitterstoffe; **Anw.:** (volkstüml.) **1.** bei (chron.) Cholezystitis, Harnblasen- u. Nierenleiden; **2.** Standardzulassung: zur unterstützenden Behandlung von nichtentzündl. Gallenblasenbeschwerden; **3.** in Teemischungen auch als Schmuckdroge. **Hom.:** Gnaphalium arenarium: frische, blühende Pflanzen; verordnet z. B. bei Ischiassyndrom.

**Helicobacter pylori:** veraltet Campylobacter pylori; gramnegatives, spiralig gekrümmtes, mikroaerophiles Bakt., das die Magenschleimhaut kolonisiert u. infiziert; mehrere genet. heterogene Stämme mit unterschiedl. Virulenz sind bekannt; Erreger der Gastritis* (Typ B) u. wesentl. ätiopathogenet. Faktor bei der Entstehung von Ulcus ventriculi u. Ulcus duodeni; es besteht eine pathogenet. Beziehung zw. einer H. p.-Besiedlung u. dem Auftreten von Magenkarzinomen. Vgl. Ulkus; Ulkustherapeutika.

**helikal:** spiralig angeordnetes Molekül, s. Helix.

**Heliosis:** s. Insolation.

**Heliosupin:** Cynoglossophin; $C_{20}H_{31}NO_7$; $M_r$ 397.46; hepatotox. Pyrrolizidinalkaloid* in Boraginaceae; **Vork.:** z. B. in Ochsenzungenkraut (s. Anchusa officinalis, Herba Anchusae) od. in Hundszungenwurzel (s. Cynoglossum officinale, Radix Cynoglossi).

**Heliotropin:** Piperonal, Methylenprotocatechualdehyd; 3,4-(Methylendioxy-)benzaldehyd; $C_8H_6O_3$; $M_r$ 150.1; Schmp. 35–36 °C; Sdp. 263 °C; farblose, heliotropartig riechende Kristalle; leicht lösl. in Ethanol u. Ether, in 70 %igem Ethanol zu 50 %, sehr schwer lösl. in Wasser; färbt sich im Licht u. an der Luft allmählich dunkel; **Vork.:** natürlich u. a. in den äther. Ölen von Filipendula* ulmaria u. Robinia* pseudoacacia; **Anw.:** Lösungsmittel; techn. in der Parfümerie u. als Reagenz.

**Heliotropismus:** s. Phototropismus.

**Heliotropium:** s. Pyrrolizidinalkaloide (Toxikol.).

**Helium:** Symbol He; CAS-Nr. 7440-59-7; $A_r$ 4.00260; OZ 2; D. 0.069; Schmp. −272.1 °C; Sdp. −268.98 °C; Edelgas*; **Vork.:** natürl. in Sonne, Luft (5.2 ppm), Quellgasen, seltenen Erden; ferner als Zerfallsprodukt radioaktiver Stoffe (s. Alphastrahlen); **Herst.:** durch fraktionierte Destillation verflüssigter Luft; **Anw.:** **1.** (med.) mit Sauerstoff* gemischt als sog. Heliumluft für Taucher u. zur Asthmabehandlung; **2.** (techn.) Tieftemperaturtechnik, Schutz- u. Trägergas (z. B. in der Gaschromatographie*), Füllgas von Luftschiffen u. Ballons; **Gesch.:** 1868 von Pierre Jules Cesar Janssen in der Sonnenatmosphäre entdeckt; 1895 von William Ramsay (1852–1916) aus dem Mineral Cleveit isoliert.

**Helix:** spiralige Molekülstruktur, z. B. der Proteine* (α-Helix); Doppelhelix u. Superhelix: s. DNA.

**Helizität:** s. Chiralität.

**Hellebori foetidi rhizoma:** s. Helleborus foetidus.

**Helleborin:** $C_{28}H_{36}O_6$; farblose Kristalle, lösl. in Ethanol, unlösl. in Wasser; Saponinglykosid(gemisch), hauptsächl. aus Steroidsaponinen, z. B. in Helleborus* niger.

**Helleborus foetidus** L.: Stinkende Nieswurz; Fam. Ranunculaceae; Südwest- u. Mitteleuropa; Stpfl. von **Hellebori foetidi rhizoma:** Rhizoma Hellebori foetidi; getrockneter Wurzelstock (Rhizom) mit Wurzeln; **Inhaltsst.:** Steroidsaponingemisch Helleborin* u. Ranuncosid; keine herzwirksamen Glykoside; **Anw.:** wie Helleborus* niger.

**Helleborus niger** L.: Schwarze Nieswurz, Christrose; mehrere Unterarten; Fam. Ranunculaceae; Gebirge Südeuropas, Italien, Balkan, Russland; Stpfl. von **Hellebori nigri rhizoma:** Rhizoma Hellebori nigri, Radix Hellebori nigri; Christrosenwurzel, Nieswurzwurzelstock, Schwarzer Nieswurzwurzelstock, Schwarze Christwurzel, Schneerosenwurzel; **Inhaltsst.:** Steroidsaponingemisch Helle-

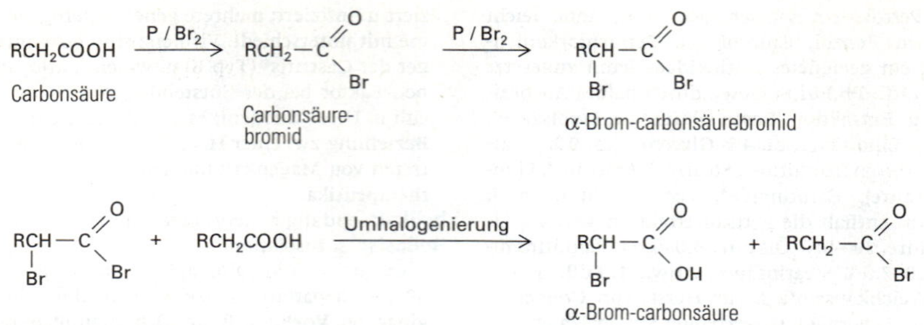


**Hell-Volhard-Zelinsky-Reaktion:** Bildung einer α-Brom-carbonsäure

borin* sowie Protoanemonin*, Aconitsäure*, die Alkaloide Celliamin, Sprintillamin, Sprintillin; Spuren äther. Öles; zum Vork. von herzwirksamen Bufadienoliden existieren sich widersprechende Angaben (kein Nachweis versus Identifizierung von Desglucohellebrin, Hellebrin u. Telocinobufagin); evtl. darauf zurückzuführen, dass auch Rhizome von Helleborus* viridis (Hellebori viridis rhizoma) als Handelsdroge verwendet wurden; **Anw.:** **1.** (med.) wegen des komplexen Wirkungsspektrums nicht mehr eingesetzt; früher bei Herzinsuffizienz, ferner bisweilen als Emetikum*; **2.** (volkstüml.) als Laxans*, Diuretikum u. Anthelminthikum* sowie Abortivum; ferner zu Niespulvern (Schneeberger). Vgl. Veratrum album. **Hom.:** Helleborus: getrockneter Wurzelstock mit anhängenden Wurzeln; verordnet z. B. bei Entzündungen des Gehirns, Nierenentzündung nach Infektionskrankheiten (Scharlach, Masern).

**Helleborus odorus** Waldst. et Kit.: Wohlriechende Nieswurz; Fam. Ranunculaceae; Ost- u. Südeuropa; **Inhaltsst.:** in den unterird. Teilen u. a. Hellebrin*, Sitosterol*, Helleborin*, Helleborein.

**Helleborus trifolia:** s. Coptis trifolia.

**Helleborus viridis** L.: Grüne Nieswurz; Fam. Ranunculaceae; Mitteleuropa; Stpfl. von **Hellebori viridis rhizoma:** Rhizoma Hellebori viridis, Radix Hellebori viridis; Grüner Nieswurzwurzelstock, Grüne Christwurzel, Wrangenwurzel; **Inhaltsst.:** 0.6–1 % Helleborin*, Hellebrin*, Desglucohellebrin u. a. sowie die Alkaloide Celliamin, Sprintillamin u. Sprintillin, ferner Harz, Fett, Farbstoff; **Anw.:** (volkstüml.) z. B. bei Obstipation, Übelkeit, Wurmbefall, zum Erbrechen, zu Niespulvern. **Hom.:** Helleborus viridis: getrockneter Wurzelstock ohne Wurzeln.

**Hellebrin:** $C_{36}H_{52}O_{15}$; $M_r$ 724.82; Schmp. 283–284 °C; farblose Kristalle; Glucorhamnosid des Hellebrigenin, Hauptglykosid in Helleborus* viridis u. Helleborus* odorus; ein Bufadienolid, das in seiner Herzwirksamkeit den Strophanthusglykosiden entspricht; der Unterschied zw. Hellebrigenin u. k-Strophanthidin besteht ledigl. im Lactonring.

**Heller-Almén-Blutprobe:** s. Guajakprobe.

**Hell-Volhard-Zelinsky-Reaktion:** Methode zur Herst. aliphat. α-Halogencarbonsäuren aus den Carbonsäuren* mit Halogen* (Chlor* od. Brom*) u. rotem Phosphor*; das gebildete Carbonsäurehalogenid wird in α-Stellung halogeniert u. dann umhalogeniert (s. Abb.).

**Helminthes** (gr. Wurm): Eingeweidewürmer; Sammelbez. für mehrzellige, endoparasit. Organismen, die 2 völlig versch. Tierstämmen angehören; **1.** Plathelminthes (Plattwürmer): Trematodes* (Saugwürmer), Cestodes* (Bandwürmer); Nemathelminthes (Fadenwürmer): Nematodes*; **2.** die zu den Arthropoden* gehörenden Pentastomida (Zungenwürmer).

**Helminthiasis:** s. Wurmerkrankung.

**Helminthochorton:** s. Alsidium helminthochorton.

**Helmkraut:** s. Scutellaria lateriflora.

**Helmlocktanne:** s. Tsuga canadensis.

**Helonias dioica:** s. Chamaelirium luteum.

**Heloniaswurzel:** s. Chamaelirium luteum (Radix Heloniadis dioicae).

**Helveticosid:** Erysimin, Erisimin, Alleosid A; k-Strophanthidin-digitoxosid; CAS-Nr. 630-64-8; $C_{29}H_{42}O_9$, Strukturformel: s. Glykoside, herzwirksame (Tab. 2 dort); $M_r$ 534.63; Schmp. ca. 157 °C; **Vork.:** natürl. in einigen Erysimum-Arten, z. B. Erysimum* crepidifolium.

**Helveticosol:** Cardenolid mit dem Aglykon k-Strophanthidol; Strukturformel: s. Glykoside, herzwirksame (Tab. 2 dort); **Vork.:** natürl. im Samen versch. Strophanthus*-Arten.

**HEMA:** Abk. für 2-**H**ydroxy**e**thyl**m**eth**a**crylat*.

**Hemeralopie:** s. Nachtsichtigkeit.

**Hemi-:** Wortteil mit der Bedeutung halb, einseitig.

**Hemicellulosen:** aus Aldosen (s. Monosaccharide) aufgebaute hochmolekulare Polysaccharidkomplexe, die neben Cellulose* im verholzten Teil von Pflanzen auftreten; unlösl. in $H_2O$, aber lösl. in verd. Basen; daher wird auch β-Cellulose zu den H. gezählt; bestehen aus β-1,4-glykosid. verknüpften Hexose- od. Pentoseresten u. enthalten vielfach Uronsäuren*; dienen als Gerüstsubstanzen, z. T. als Reservestoffe. Mensch u. Tier können sie nicht verdauen (Ballaststoffe*). Wichtige H. sind Arabane*, Xylane*, Glucane, Galactane*, Fructane* u. Mannane*.

**Hemicholinum:** 2,2′-(1,1′-Biphenyl)-4,4′-diyl-bis(2-hydroxy-4,4-dimethyl-morpholinum-hydroxid); $C_{24}H_{36}N_2O_6$; **Wirk.:** Anticholinergikum*; hemmt Aufnahme des Cholins* in die Nervenzelle u. unterbindet somit die Neusynthese von Acetylcholin*; nur von experimentellem Interesse.

**Hemikranie:** s. Migräne.

**Hemiplegie** (gr. plege Schlag, Stoß): vollständige Lähmung einer Körperhälfte; z. B. infolge eines Schlaganfalls*.

**Hemiterpene:** kleine Gruppe der Terpene*, die aus einer Isopreneinheit ($C_5H_8$) aufgebaut sind; wichtigster Vertreter ist Isopren, das durch Abspaltung von Pyrophosphat aus Isopentenylpyrophosphat (aktivem Isopren) gebildet wird.

**Hemmhof:** unbewachsener Hof innerhalb eines Bakterienrasens, der bei der Bestimmung der Empfindlichkeit (Resistenz*) von Bakt. gegen Antibiotika u. der Prüfung dieser Substanzen in Körperflüssigkeiten (z. B. Blutplasma, Harn) durch die Hemmstoffe entsteht; vgl. Antibiogramm.

**Hemmkonzentration, minimale:** s. MHK.

**Hemmstoffe:** **1.** (bot.) Antagonisten der Wuchsstoffe (Auxine*); vgl. Blastokoline; **2.** s. Inhibitoren.

**Hemmung, kompetitive:** s. Antagonismus.

**Henderson-Hasselbalch-Gleichung:** s. Puffer.

**Henkel-Reaktion:** Verfahren zur techn. Herst. von Terephthalsäure durch Erhitzen von Kaliumphthalat in Gegenwart von Cadmium* u. Ansäuern der abgekühlten Schmelze (s. Abb.).

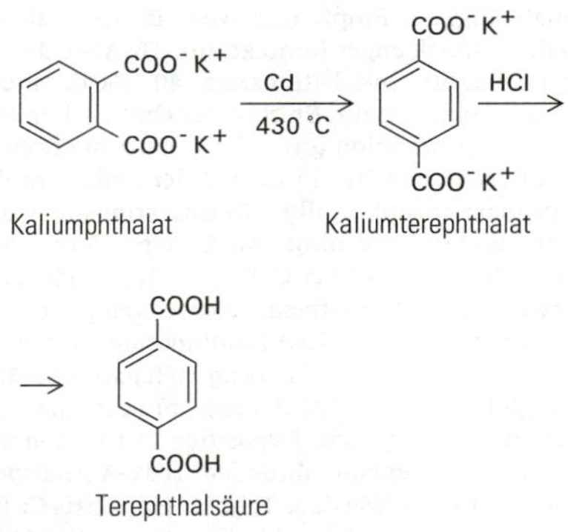


**Henkel-Reaktion**

**Henle-Schleife:** Kanälchenabschnitt, der in den Markstrahlen u. den Pyramiden der Niere verläuft; Best. des Nephrons, der kleinsten funktionellen Einheit der Niere.

**Henna:** s. Lawsonia inermis (Anw.).

**Hennablätter:** s. Lawsonia inermis (Folia Hennae).

**Henry-Gesetz:** beschreibt, dass die Löslichkeit eines Gases in einer Flüss. bei konstanter Temp. proportional dem Partialdruck* des Gases über der Flüss. ist.

**Henry-Konstante:** Symbol $K_B$; Proportionalitätsfaktor zw. dem Partialdruck $p_B$ eines Gases, gelöst in einem Lösungsmittel B, u. seinem Stoffmengenanteil $x_B$ darin (Henry*-Gesetz): $p_B = K_B \cdot x_B$. Das Gesetz gilt für ideal verd. Lsg.; mit steigendem Stoffmengenanteil $x_B$ nehmen die Abweichungen zu; außerdem ist $K_B$ temperaturabhängig.

**HEP:** Abk. für **Hemiendoprothese**; s. Endoprothese.

**HEPA-Filter:** Kurzbez. für (engl.) ***h**igh **e**fficiency **pa**rticulate tie filter*; s. Hochleistungs-Schwebstoff-Filter.

**Hepar** (gr. Leber): **1.** (med.) Hepar siccatum; getrocknete Leber; s. Organtherapeutika; **2.** (chem.) Hepar sulfuris (kalinum); s. Kaliumsulfid; **3.** (hom.) Hepar sulfuris; s. Kalkschwefelleber.

**Heparin** (INN): Heparinum; Glucosamin-*N*-sulfat-, Glucosamin-*O*-sulfat-, Glucuronsäure-*O*-sulfatmukopolysaccharid; Strukturformel: s. Abb.; $M_r$ 6000–25 000 je nach Herkunft u. Präparation; saures, rechtsdrehendes Mukopolysaccharid mit spezif. blutgerinnungshemmenden Eigenschaften; 1 g lösl. in 20 mL Wasser, fast unlösl. in Ethanol, Aceton, Benzol, Chloroform u. Ether; pH einer 1 %igen Lsg. 6.0–7.5; **Vork.:** in Mastzellen u. basophilen Granulozyten versch. Organe (z. B. Lunge u. Leber von Säugetieren) gebildet; **Wirk.: 1.** wirkt als Cofaktor von Antithrombin* III u. verstärkt die inhibitor. Wirk. dieses Alphaglobulins auf die Prothrombinaktivierung u. auf Thrombin*; dadurch kann die Umwandlung von Fibrinogen* in Fibrin* nicht erfolgen; **2.** hemmt die Wirk. von Prothrombinaktivator* u. damit die Umwandlung von Prothrombin in Thrombin; **3.** hemmt die Zusammenlagerung von Thrombozyten; **4.** wirkt hemmend auf die Blutgerinnungsfaktoren V, IX u. XII; **5.** aktiviert die Lipoproteinlipase* (klärfaktoraktivierende Wirk. bei Arteriosklerose); **6.** spielt eine Rolle in der Abwehr von allerg. u. anaphylakt. Reaktionen; **Gew.:** aus biol. Material, z. B. Rinderlungen; **Heparin-Calcium u. Heparin-Natrium:** Heparinum calcicum Ph.Eur.6; CAS-Nr. 37270-89-6; Heparinum natricum Ph.Eur.6; beide Substanzen sind weiße, schwach hygroskop. Pulver, in Wasser leicht löslich. Die Wirksamkeit zur parenteralen bzw. nichtparenteralen Anw. muss mind. 150 IE/mg bzw. mind. 120 IE/mg betragen (berechnet auf die getrocknete Substanz). 1 mg H. entspricht ca. 100–130 IE; als Richtwert gilt, dass ca. 200 IE die Gerinnung von ca. 100 mL Blut in vitro verhindern. **Zuber.:** (früher nach ÖAB81) Heparin-Injektionslösung (Injectio Heparini): sterile Lsg. von H. in isoton. Natriumchlorid-Lösung; **Anw.: 1.** Antikoagulans*; Prophylaxe u. Ther. von Thrombose* u. Thromboembolien, Frühbehandlung von Herzinfarkt, Verbrauchskoagulopathien, Arteriosklerose*; extrakorporaler Kreislauf (künstliche Niere, Herz-Lungen-Maschine); Heparin wirkt sofort nach Applikation (i. v. als Dauerinfusion od. s. c. intermittierend). HWZ 2 h; Kontrolltest: Thrombinzeit* od. Recalcifizierungszeit*; **2.** äußerl. Anw. als Heparin-Natrium-Salben bei oberflächl. Hämatomen u. Thrombophlebitiden, Furunkeln, zur Narbenpflege; **UAW:** (parenteral) Heparin-induzierte Thrombozytopenie, Allergie, Blutung, Anstieg der Transaminasen, Haarausfall, Osteoporose*; **Antidot:** Protamin*; **niedermolekulare Heparine:** Heparina massae molecularis minoris Ph.Eur.6; mittlere $M_r$ <8000; z. B. Certoparin*-Natrium, Dalteparin*-Natrium, Enoxapa-

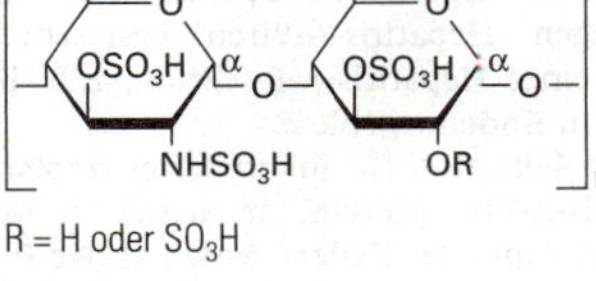


**Heparin**

rin*-Natrium, Nadroparin*-Calcium, Reviparin*-Natrium, Tinzaparin*-Natrium; längere HWZ, höhere biol. Verfügbarkeit u. weniger UAW (u. a. Blutungsneigung) als Heparin; **Anw.:** Thromboseprophylaxe; Haupteinsatzgebiet orthopäd. Chirurgie. Vgl. Blutgerinnung.

**Heparincofaktor:** s. Antithrombine.

**Heparin-Gel 50 000 IE:** s. Mucilago Heparini 50 000 IE.

**Heparinoide:** halbsynthet. Polysaccharid-Schwefelsäureester (z. B. Pentosanpolysulfat*, Mukopolysaccharidpolysulfat), die wie Heparin* gerinnungshemmend wirken; enthalten im Ggs. zu Heparin keinen Stickstoff, sind weniger wirksam u. besitzen eine kleinere therapeutische Breite*. I. w. S. werden auch andere heparinähnl. wirkende Substanzen wie Hirudin* als H. bezeichnet. **Anw.:** wie Heparin, aber vorwiegend äußerl. (in Form von Salben od. Gelen) bei Hämatomen, Prellungen, Luxationen u. a.; Wirksamkeit dieser Anw. umstritten.

H

**Heparprobe:** s. Schwefel.

**Hepar sulfuris:** **1.** (chem.) s. Kaliumsulfid; **2.** (hom.) s. Kalkschwefelleber.

**Hepar sulfuris calcareum:** s. Kalkschwefelleber.

**Hepar sulfuris kalinum:** s. Kaliumsulfid.

**Hepatica nobilis** Gars.: (molekulargenet.) Anemone hepatica L.; Leberblümchen; Fam. Ranunculaceae; Europa, Ostasien, Nordamerika; Stpfl. von **Herba Hepaticae nobilis:** Leberkraut, Leberblümchenkraut; **Inhaltsst.:** Protoanemonin*, Hepatrilobin (Glykosid), Emulsin*, Gerbstoff; **Anw.:** (volkstüml.) Aufguss als Hautreizmittel, als Tonikum u. bei Leberleiden; Protoanemonin reizt Haut u. Schleimhaut. **Hom.:** Hepatica triloba: frische Blätter.

**Hepatica triloba:** s. Hepatica nobilis (Hom.).

**Hepatika:** Hepatoprotektiva, Leberschutzmittel, Lebertherapeutika; zur Ther. u. Prophylaxe von tox. u. infektiösen Leberschäden wie akute od. chronische Hepatitis* od. Leberzirrhose* verwendete Stoffe od. Zuber. einer heterogenen Arzneistoffgruppe mit z. T. zweifelhafter therap. Wirksamkeit; **Wirkstoffe:** u. a. Cholin*, Betain*, Aminosäuren*, Vitamine* (Vitamin E, C, $B_{12}$, Folsäure) u. Antioxidanzien*, Phospholipide* (z. B. Sojabohnenlecithin) sowie Zucker* u. Zuckeralkohole* wie Inosit, Lactitol u. Fructose, hepatotrope Pflanzenstoffe (z. B. Silybum* marianum), Pyrimidin- u. Purinderivate (Orotsäure*, Inosin*), einige Steroidhormone, Immunsuppressiva*, Gallensäuren*. Vgl. Stoffe, lipotrope.

**Hepatitis-A+B-Impfstoff:** s. Hepatitis-Kombinationsimpfstoff.

**Hepatitis-A-Immunglobulin vom Menschen:** Immunoglobulinum humanum hepatitidis A Ph.Eur.6; flüssige od. gefriergetrocknete Zuber. von Immunglobulinen* (v. a. IgG) aus Plasma od. Serum von ausgesuchten Spendern, die Antikörper gegen Hepatitis-A-Viren besitzen; **Anw.:** Proph. einer Hepatitis-A-Infektion, z. B. bei Reisenden in Endemiegebiete.

**Hepatitis-A-Impfstoff:** inaktivierter Impfstoff mit Hepatitis-A-Virusprotein, gezüchtet in Kulturen menschl. diploider Zellen; **Anw.:** aktive Immunisierung gegen Hepatitis-A-Viren; **UAW:** lokale Reaktionen, gelegentl. Fieber, Übelkeit, allerg. Reaktionen; **Dos.:** parenteral; Grundimmunisierung: 2 Impfungen mit je 720 Antigen-Einheiten im Abstand von 4 Wochen od. mind. 2 Wochen i. m. (Oberarm); für Langzeitschutz (bis zu 10 Jahren): 3. Impfung nach 6–12 Monaten.

**Hepatitis, akute:** akute diffuse Entzündung* des Leberparenchyms; klin. meist syn. für a. H. durch Hepatitis*-Viren; **Formen: I.** a. H. durch Hepatitis-Viren: **1. Hepatitis A:** syn. Hepatitis epidemica; Erreger: Hepatitis-A-Virus; häufigste infektiöse a. H. in Deutschland, typ. Reisekrankheit (Mittelmeerraum, Afrika, Südamerika, Orient); die Übertragung erfolgt fäkal-oral (z. B. durch Trinkwasser, Nahrungsmittel); Inkubationszeit 15–45 d; häufig symptomat., niemals chron. Verlauf; Proph.: allg. Hygienemaßnahmen, aktive Immunisierung mit Hepatitis*-A-Impfstoff, Hepatitis*-Kombinationsimpfstoff od. passive Immunisierung mit Hepatitis*-A-Immunglobulin vom Menschen; **2. Hepatitis B:** Erreger: Hepatitis-B-Virus; zweithäufigste infektiöse a. H. in Deutschland; die Übertragung erfolgt sexuell (ca. 50 %, mit hoher Effektivität) sowie parenteral u. perinatal (vertikal); Risikogruppen bzw. -faktoren sind v. a. Drogenabhängige, Empfänger von Blutprodukten, med. Personal, enger Kontakt mit HBsAg-Trägern, Promiskuität; Inkubationszeit 40–160 d, meist asymptomat. Verlauf, Entw. einer chronischen Hepatitis* bei Infektion unter der Geburt in ca. 90 %, im Erwachsenenalter in ca. 5 % der Fälle; Proph.: **a)** primäre Proph.: allg. Desinfektionsmaßnahmen, serolog. Screening von Blutspendern, enge Indikationsstellung bei Gabe von Blutprodukten, Verw. von Präservativen; aktive (Hepatitis*-B-Impfstoff, Hepatitis*-Kombinationsimpfstoff) bzw. passive Immunisierung (Hepatitis*-B-Immunglobulin vom Menschen); **b)** postexpositionelle Proph. nach krit. Exposition mit HBV-haltigem Material: entspr. aktuellem HBV-Antikörper-Titer (Anti-HBs-Wert); s. Tab.; **3. Hepatitis C:** Erreger: Hepatitis-C-Virus; häufigste Form (ca. 90 %) der Transfusionshepatitis; weltweites Vork.; die Übertragung erfolgt v. a. parenteral durch Blutkontakt, selten sexuell; Risikogruppen sind v. a. Drogenabhängige u. Empfänger von Blutprodukten; Infektion durch Organtransplantate ist möglich; Inkubationszeit 2–26 Wochen, meist asymptomat., Entw. einer chron. Hepatitis in 70–80 % der Fälle; Ther.: Interferon alfa (Peginterferon* alfa-2a u. -2b) in Kombination mit Ribavirin*;

**Hepatitis, akute**

| aktueller Anti-HBs-Wert (IE/L) | erforderlich ist die Gabe von: HBV-Impfstoff | Anti-HBV-IgG |
|---|---|---|
| ≥100 | nein | nein |
| 10 – 100 | ja | nein |
| <10 | ja | ja |
| nicht innerhalb von 48 h zu bestimmen | ja | ja |

Proph.: wie bei Hepatitis B, keine Immunisierung mögl.; **4. Hepatitis D:** Erreger: Hepatitis-D-Virus; weltweites Vork., endem. z. B. im Mittelmeerraum, sporad. nur in Hochrisikogruppen (HBsAg-Träger) z. B. in Mittel- u. Nordeuropa; Auftreten nur in Kombination mit Hepatitis-B-Virus-Infektion entweder als Simultaninfektion (häufig; oft unbemerkt) od. als Superinfektion (selten; fast immer chron., meist schwerer Verlauf); Übertragung, Inkubationszeit u. Proph. wie bei Hepatitis B; **5. Hepatitis E:** Erreger: Hepatitis-E-Virus; endem. Vork. in Indien, Nordafrika, Mittel- u. Südamerika; Übertragung, Inkubationszeit u. Infektiosität wie bei Hepatitis A, jedoch schwerer Verlauf bei Infektion während der Schwangerschaft; Ther.: symptomatisch; Proph.: Impfstoff in Entw.; **6. Hepatitis G:** Erreger: Hepatitis-G-Virus; Viruserkrankung, die inzwischen als nicht vorrangig Hepatitis auslösend angesehen wird; **II. a. H. im Rahmen systemischer Infektionskrankheiten** (syn. Begleithepatitis); **a)** viral: v. a. durch Herpes*-Viren (z. B. Mononucleosis* infectiosa, Zytomegalie*), Masern-Viren, Coxsackie*-Viren, Arboviren* (z. B. Gelbfieber*) u. Arenaviren (z. B. Lassafieber); **b)** bakteriell: v. a. Brucellosen*, Leptospirosen* u. Typhus* abdominalis; **c)** parasitär: z. B. Malaria*, Amöbiasis*, Schistosomiasis*; **III. Arzneimittelhepatitis***; **IV. toxische a. H.:** am häufigsten als alkohol. Fettleberhepatitis, seltener durch Umwelttoxine (z. B. Knollenblätterpilz) induziert; **V. a. H. im Rahmen anderer Lebererkrankungen:** z. B. autoimmune Hepatitis, Schub bei Wilson-Krankheit, Tumoren, Stoffwechselkrankheiten; **Sympt.:** meist asymptomat. Verlauf, bes. bei Kindern; Prodromalstadium mit schleichendem Beginn (2–9 d); schweres Krankheitsgefühl, Nausea, Inappetenz, häufig mäßiges Fieber, evtl. Arthralgien, flüchtiges Exanthem, Bradykardie; anschließend Stadium der Organmanifestation (ca. 6–10 Wochen) mit Ikterus* (nur ca. ein Drittel aller Fälle, Risiko steigt mit dem Lebensalter), Juckreiz, Stuhlentfärbung, Dunkelfärbung des Harns, evtl. Leber- u. Milzvergrößerung.

**Hepatitis-B-Antigen:** s. Hepatitis-Viren.

**Hepatitis-B-Immunglobulin vom Menschen:** Immunoglobulinum humanum hepatitidis B Ph.Eur.6; flüssige od. gefriergetrocknete Zuber. von Immunglobulinen* (vorwiegend IgG) aus Plasma od. Serum von ausgesuchten Spendern, die Antikörper gegen Hepatitis-B-Virus besitzen; **Anw.:** Postexpositionsprophylaxe nach Kontakt mit Hepatitis-B-Virus-haltigem infektiösem Material (z. B. Blut, Verletzung mit gebrauchten Kanülen), bei Neugeborenen infizierter Mütter.

**Hepatitis-B-Impfstoff:** Vaccinum hepatitidis B (ADNr) Ph.Eur.6; Zuber., die das nichtinfektiöse Hepatitis-B-Oberflächenantigen (HBsAg, s. Hepatitis-Viren) enthält; das Antigen wird gentechn. erzeugt; **Anw.:** Grundimmunisierung schützt gegen Hepatitis-B u. -D 3–5 Jahre.

**Hepatitis-B-Oberflächenantigen:** s. Hepatitis-Viren.

**Hepatitis, chronische:** diffuse Leberentzündung, die länger als 6 Monate anhält; **Formen: 1.** ch. H.: durch Infektion mit Hepatitis*-Viren; **2.** autoimmune ch. H.: Autoimmunkrankheit mit familiärer Disposition; **3.** toxische ch. H.: induziert durch Alkohol, Arzneimittel (z. B. Isoniazid*, Methyldopa*) od. Gefahrstoffe; **Sympt.:** meist asymptomat. od. wenig spezif. Beschwerden (z. B. Müdigkeit, Leistungsminderung), im entzündl. Schub klin. Bild einer akuten Hepatitis*; im weiteren Verlauf zunehmend Zeichen einer Leberzirrhose*; **Ther.:** allg. Maßnahmen wie bei akuter Hepatitis, antivirale Ther. (chron. Virushepatitis), Immunsuppressiva* u. Glucocorticoide* (autoimmune ch. H.), Lebertransplantation.

**Hepatitis-Impfstoff für Menschen:** s. Hepatitis-A-Impfstoff; Hepatitis-B-Impfstoff; Hepatitis-Kombinationsimpfstoff.

**Hepatitis-Impfstoff für Tiere:** s. Infektiöse-Hepatitis-Lebend-Impfstoff für Hunde (gefriergetrocknet).

**Hepatitis-Kombinationsimpfstoff:** Hepatitis-A+B-Impfstoff; Impfstoff gegen Hepatis A u. B; **Zusammensetzung:** 1 mL Suspension enthält 720 ELISA-Einheiten inaktiviertes Hepatitis-A-Virus u. 20 µg rekombinantes HBsAg-Protein; **Anw.:** bei erhöhtem Risiko für eine Hepatitis-A- u. Hepatitis-B-Infektion; **Dos.:** Grundimmunisierung: 1. Dosis am Tag der Wahl, 2. Dosis nach 4 Wochen, 3. Dosis nach 6 Monaten; Auffrischungsimpfung (wahrscheinl.) nach 5 Jahren.

**Hepatitis-Viren:** Erreger einer beim Menschen auftretenden, ansteckenden Allgemeininfektion, die sich u. a. an der Leber manifestiert (akute Hepatitis*, chronische Hepatitis*); **Einteilung: 1. Hepatitis-A-Virus** (Abk. HAV): Erreger der Hepatitis A; zur Gattung Hepatovirus gehörendes kub. RNA-Virion (∅ 27 nm); **2. Hepatitis-B-Virus** (Abk. HBV): Erreger der Hepatitis B; kub. Virus (∅ 42–45 nm) mit ringförmig doppelsträngiger DNA der Fam. Hepadnaviridae; Struktur: Die äußere Hülle des HBV wird vom Hepatitis-B-Oberflächen(surface)-Antigen (Abk. HBsAg) gebildet; der Innenkörper (core) enthält das Kernantigen HBcAg (∅ 27 nm), dessen krypt. Form (Abk. HBeAg), eine DNA-Polymerase sowie eine Phosphokinase. Es wird vermutet, dass nur komplettes HBV (nicht HBsAg allein) infektiös ist. **3. Hepatitis-C-Virus** (Abk. HCV): Erreger der Hepatitis C; Virus (∅ 50–60 nm) der Fam. Flaviviridae mit hoher Mutagenität, die Urs. für die häufige Chronifizierung von HCV-Infektionen sein könnte; **4. Hepatitis-Delta-Virus** (Abk. HDV): Erreger der Hepatitis D; Virusoid; besteht aus einzelsträngigem, zirkulärem RNA-Genom, das mit dem Hepatitis-Delta-Antigen (Abk. HDAg) komplexiert ist (∅ 19 nm) u. für die Replikation die Hülle von HBV (HBsAg) benötigt (∅ 35 nm); **5. Hepatitis-E-Virus** (Abk. HEV): Erreger der Hepatitis E; klassifiziert als eigene Gattung der Fam. Caliciviridae (∅ 30–34 nm) mit Ähnlichkeit zu HAV; **6. Hepatitis-G-Virus** (Abk. HGV): Erreger der Hepatitis G; Virus der Fam. Flaviviridae mit Ähnlichkeit zu HCV; verursacht nur selten eine Leberentzündung. Versch. Untersuchungen weisen auf die Existenz weiterer Hepatitis-Viren hin. Vgl. Virusklassifikation.

**hepatogen:** in der Leber entstehend, von der Leber ausgehend.

**Hepatoprotektiva:** s. Hepatika.

**Hepatotoxine:** Lebergifte; für die Leber giftige (hepatotox.) Stoffe; **Beispiel: 1.** Arzneimittel: Paracetamol*; **2.** Drogen: Ecstasy*, Ethanol*; **3.** Chemikalien: halogenierte Kohlenwasserstoffe (z. B. Chloroform*); **4.** Pflanzen- od. Pilzgifte: Pyrrolizidinalkaloide*, Aflatoxine*, Amanitatoxine (s. Amanita phalloides).

**Hepta-** (gr.): Präfix für sieben.

**Heptabarb** (INN): Heptabarbital; 5-(1-Cycloheptenyl)-5-ethylbarbitursäure; CAS-Nr. 509-86-4; $C_{13}H_{18}N_2O_3$; $M_r$ 250.29; Schmp. 174 °C (polymorph); sehr wenig lösl. in Wasser; lösl. in alkal. Lsg., 1:30 in Ethanol, 1:20 in Aceton, 1:75 in Chloroform; nicht mehr im Handel befindl. Schlafmittel* u. Sedativum*.

**Heptachlor:** 1,4,5,6,7,8,8-Heptachlor-3a,4,7,7a-tetrahydro-4,7-methanoinden; CAS-Nr. 76-74-8; in der EU als Wirkstoff von Pflanzenschutzmitteln nicht mehr zugelassenes Cyclodien-Insektizid* aus der Gruppe der chlorierten Kohlenwasserstoffe; s. Schädlingsbekämpfungsmittel (Tab. dort); früher angewendet als Fraß- u. Kontaktgift gegen Bodeninsekten; metabolisiert zum Epoxid (Heptachlorepoxid), das ebenfalls als Insektizid wirkt.

H

**Heptadrin:** s. Tuaminoheptan.

**Heptafluorpropan:** s. Hydrofluoralkane.

**Heptaminol** (INN): 6-Amino-2-methyl-2-heptanol; CAS-Nr. 372-66-7; $C_8H_{19}NO$; $M_r$ 145.24; nicht mehr im Handel befindl. Kardiakum* u. Sympathomimetikum*; früher angewendet bei Hypotonie, Altersherz u. zur Unterstützung einer Ther. mit herzwirksamen Glykosiden; **UAW:** Blutdruckerhöhung. **Heptaminolhydrochlorid:** Heptaminoli hydrochloridum Ph.Eur.6; CAS-Nr. 543-15-7; $C_8H_{20}ClNO$; $M_r$ 181.70; Schmp. 178–180 °C; weißes bis fast weißes, krist. Pulver, leicht lösl. in Wasser, Ethanol, unlösl. in Dichlormethan.

**Heptan:** $C_7H_{16}$; $M_r$ 100.2; D. 0.683; Schmp. −90 °C; Sdp. 98.4 °C; aliphat. Kohlenwasserstoff; farblose, leicht brennbare Flüss., lösl. in Ethanol, Ether, Chloroform, Benzol, Tetrachlorkohlenstoff; **Gew.:** Destillation von Erdöl; s. Oleum Petrae; 9 Isomere; **Anw.:** (techn.) Lösungsmittel, Treibstoff.

**1,7-Heptandicarbonsäure:** s. Azelainsäure.

**Heptandisäure:** s. Pimelinsäure.

**1-Hepten:** $\alpha$-Heptylen; $C_7H_{14}$, $CH_3{-}(CH_2)_4{-}CH{=}CH_2$; $M_r$ 98.19; D. 0.69; Schmp. −119.2 °C; Sdp. 93.3 °C; farblose Flüss., brennt mit stark rußender Flamme.

**Heptosen:** aus 7 C-Atomen aufgebaute Aldosen (s. Monosaccharide), z. B. L-glycero-D-manno-heptose; **Hinweis:** Die den Aldoheptosen entspr. Ketoheptosen werden als **Heptulosen** bezeichnet (z. B. D-Mannoheptulose u. D-Sedoheptulose*; deren 7-Phosphate sind im Kohlenhydratstoffwechsel* von Bedeutung).

**Heptyl-:** Bez. für die Gruppe $-C_7H_{15}$.

**2-Heptylamin:** s. Tuaminoheptan.

**$\alpha$-Heptylen:** s. 1-Hepten.

**HER2:** Abk. für (engl.) ***h****uman* ***e****pidermal growth factor* ***r****eceptor-****2***; syn. ERBB2 (erbB2), c-neu; humaner epidermaler Wachstumsfaktor-Rezeptor 2; Überexpression bzw. Mutation u. a. bei Mammakarzinomen; gegen HER2 ist der monoklonale Antikörper Trastuzumab* gerichtet.

**Heracleum sphondylium** L.: Wiesenbärenklau, Bärenklau; Fam. Apiaceae (Umbelliferae); Europa, Asien; Stpfl. von **Heraclei sphondylii herba:** Herba Heraclei sphondylii, Herba Brancae ursinae; Wiesenbärenklaukraut, Bärenklaukraut; **Inhaltsst.:** Furanocumarine*, äther. Öl (in den Früchten bis 3 %) mit *n*-Octylacetat, *n*-Hexylbutyrat u. a.; **Anw.:** (volkstüml.) bei Magen-Darm-Beschwerden. Vgl. Acanthus mollis. **Radix Heraclei (sphondylii):** Heraclei radix; Bärenklauwurzel; **Inhaltsst.:** bis 1 % Furanocumarine (z. B. Pimpinellin*, Isopimpinellin*, Bergapten*), Cumarine* (z. B. Scopoletin*, Umbelliferon*), ätherisches Öl u. Polyine*; **Anw.:** (volkstüml.) bei Verdauungsbeschwerden, Magen- u. Darmkatarrh mit Diarrhö, Geschwüren; die frische Pflanze löst bei Kontakt mit der Haut u. nachfolgender Sonneneinstrahlung eine phototox. Dermatitis aus (s. Photosensibilisatoren).

**Herba:** Kraut; im pharmakognost. Sinne die während od. kurz nach der Blüte gesammelten u. getrockneten oberird. Teile (Stängel, Blätter, Blüten) einer meist krautigen Pflanze, wobei bisweilen auch Teile der Wurzel vorhanden sein können (z. B. Herba Polygalae amarae cum Radicibus); auch die Sprossspitzen strauchartiger Pflanzen werden als H. bezeichnet (z. B. Herba Sabinae, Herba Cannabis). In der Hom. werden das Kraut od. die ganze Pflanze od. bestimmte Teile davon meistens frisch verarbeitet.

**Herba Abrotani:** s. Artemisia abrotanum.

**Herba Absinthii:** s. Artemisia absinthium (Absinthii herba).

**Herba Acalyphae indicae:** s. Alcalypha indica.

**Herba Acanthi:** s. Acanthus mollis.

**Herba Achilleae moschatae:** s. Achillea erba-rotta ssp. moschata (Herba Ivae moschatae).

**Herba Aconiti:** s. Aconitum napellus ssp. napellus.

**Herba Adianti aurei:** s. Polytrichum commune.

**Herba Adonidis aestivalis:** s. Adonis aestivalis.

**Herba Adonidis vernalis:** s. Adonis vernalis (Adonidis herba).

**Herba Aegopodii podagrariae:** s. Aegopodium podagraria.

**Herba Aethusae:** s. Aethusa cynapium.

**Herba Agrimoniae:** s. Agrimonia eupatoria (Agrimoniae herba).

**Herba Ajugae:** s. Ajuga reptans.

**Herba Alchemillae:** s. Alchemilla vulgaris (Alchemillae herba).

**Herba Allii ursini:** s. Allium ursinum (Allii ursini herba).

**Herba Alsines:** s. Stellaria media (Herba Stellariae mediae).

**Herba Ambrosiae:** s. Ambrosia artemisiifolia.

**Herba Anagallidis arvensis:** s. Anagallis arvensis.

**Herba Anagyris:** s. Anagyris foetida.

**Herba Anchusae:** s. Anchusa officinalis.

**Herba Andrographidis:** s. Andrographis paniculata.

**Herba Anemonis nemorosae:** s. Anemone nemorosa.

**Herba Anethi:** s. Anethum graveolens var. hortorum.

**Herba Anserinae:** s. Potentilla anserina (Anserinae herba).

**Herba Antirrhini:** s. Linaria vulgaris (Herba Linariae).
**Herba Apii graveolentis:** s. Apium graveolens.
**Herba Aquilegiae:** s. Aquilegia vulgaris.
**Herba Arenariae rubrae:** s. Spergularia rubra.
**Herba Aristolochiae:** s. Aristolochia clematitis.
**Herba Artemisiae:** s. Artemisia vulgaris (Artemisiae herba).
**Herba Aspalathi:** s. Aspalathus linearis.
**Herba Asperulae:** s. Galium odoratum (Asperulae herba).
**Herba Atriplicis:** s. Atriplex hortensis.
**Herba Ballotae lanatae:** s. Leonurus lanatus.
**Herba Ballotae nigrae:** s. Ballota nigra (Ballotae nigrae herba).
**Herba Basilici:** s. Ocimum basilicum (Basilici herba).
**Herba Baylahuen:** s. Haplopappus baylahuen.
**Herba Beccabungae:** s. Veronica beccabunga.
**Herba Bellidis:** s. Bellis perennis.
**Herba Betonicae:** s. Stachys officinalis.
**Herba Boraginis:** s. Borago officinalis.
**Herba Brancae ursinae:** **1.** s. Heracleum sphondylium (Heraclei sphondylii herba); **2.** s. Acanthus mollis (Herba Acanthi).
**Herba Brassicae marinae:** s. Calystegia soldanella (Herba Soldanellae).
**Herba Buglossi:** s. Anchusa officinalis (Herba Anchusae).
**Herba Bursae pastoris:** s. Capsella bursa-pastoris (Bursae pastoris herba).
**Herba Calendulae:** s. Calendula officinalis (Calendulae herba).
**Herba Callunae:** s. Calluna vulgaris.
**Herba Calthae palustris:** s. Caltha palustris.
**Herba Canchalaguae:** s. Centaurium chilensis.
**Herba Cannabinae aquaticae:** s. Eupatorium cannabinum (Herba Eupatorii cannabini).
**Herba Cannabis indicae:** s. Cannabis sativa.
**Herba Capilli veneris:** s. Adiantum capillus-veneris.
**Herba Cardamines:** s. Nasturtium officinale (Nasturtii herba).
**Herba Cardui benedicti:** s. Cnicus benedictus (Cnici benedicti herba).
**Herba Centaurii:** s. Centaurium erythraea (Centaurii herba).
**Herba Centellae asiaticae:** s. Centella asiatica.
**Herba Cerefolii:** s. Anthriscus cerefolium.
**Herba Cerefolii hispanici:** s. Myrrhis odorata.
**Herba Chamaedrys:** s. Teucrium chamaedrys.
**Herba Chamaedrys aquaticae:** s. Teucrium scordium (Herba Scordii vulgaris).
**Herba Chamaenerii angustifolii:** s. Epilobium-Arten (Herba Epilobii).
**Herba Chelidonii:** s. Chelidonium majus (Chelidonii herba).
**Herba Chelidonii recens:** s. Chelidonium majus.
**Herba Chenopodii ambrosioidis:** s. Chenopodium ambrosioides var. ambrosioides.
**Herba Chimaphilae:** s. Chimaphila umbellata (Chimaphilae herba).
**Herba Chirettae indicae:** s. Swertia chirata.
**Herba Cicutae:** s. Conium maculatum (Herba Conii).
**Herba Cicutae virosae:** s. Cicuta virosa.
**Herba Clematidis:** **1.** s. Clematis recta; **2.** s. Clematis vitalba.
**Herba Cochleariae:** s. Cochlearia officinalis.
**Herba Columbariae:** s. Verbena officinalis (Verbenae herba).
**Herba Conii:** s. Conium maculatum.
**Herba Conii maculati:** s. Conium maculatum (Herba Conii).
**Herba Consolidae:** s. Symphytum officinale (Symphyti herba).
**Herba Consolidae sarracenicae:** s. Solidago virgaurea (Solidaginis virgaureae herba).
**Herba Convallariae:** s. Convallaria majalis (Convallariae herba).
**Herba Convolvuli:** s. Convolvulus arvensis.
**Herba Crataegi:** s. Crataegus-Arten (Crataegi folium cum flore).
**Herba Dentariae:** s. Plumbago europaea (Herba Plumbaginis).
**Herba Dictamni cretici:** s. Origanum dictamnus.
**Herba Dionaeae recens:** s. Dionaea muscipula.
**Herba Dracunculi:** s. Artemisia dracunculus.
**Herba Droserae:** s. Drosera rotundifolia (Droserae herba).
**Herba Droserae ramentaceae:** s. Drosera ramentacea.
**Herba Ebuli:** s. Sambucus ebulus.
**Herba Echinaceae purpureae:** s. Echinacea purpurea (Echinaceae purpureae herba).
**Herba Eichhorniae:** s. Eichhornia crassipes.
**Herba Ephedrae:** s. Ephedra sinica (Ephedrae herba).
**Herba Epilobii:** s. Epilobium-Arten.
**Herba Equiseti:** s. Equisetum arvense (Equiseti herba).
**Herba Equiseti majoris:** s. Equisetum hyemale.
**Herba Ericae:** s. Calluna vulgaris (Herba Callunae).
**Herba Erigeronis canadensis:** s. Conyza canadensis.
**Herba Eriodictyonis:** s. Eriodictyon californicum (Folia Eriodictyonis).
**Herba Eryngii campestris:** s. Eryngium campestre.
**Herba Eryngii plani:** s. Eryngium planum.
**Herba Erysimi:** **1.** s. Erysimum crepidifolium; **2.** s. Sisymbrium officinale.
**Herba Eschscholziae:** s. Eschscholzia californica.
**Herba Eupatoriae:** s. Agrimonia eupatoria (Agrimoniae herba).
**Herba Eupatorii cannabini:** s. Eupatorium cannabinum.
**Herba Eupatorii perfoliati:** s. Eupatorium perfoliatum.
**Herba Euphrasiae:** s. Euphrasia officinalis (Euphrasiae herba).
**Herba Fabianae:** s. Fabiana imbricata.
**Herba Fragariae:** s. Fragaria vesca (Fragariae folium).
**Herba Fumariae:** s. Fumaria officinalis (Fumariae herba).
**Herba Galegae officinalis:** s. Galega officinalis.
**Herba Galeopsidis:** s. Galeopsis segetum.
**Herba Galii aparinis:** s. Galium aparine.
**Herba Galii lutei:** s. Galium verum (Galii lutei herba).
**Herba Genippi veri:** s. Achillea erba-rotta ssp. moschata (Herba Ivae moschatae).

**Herba Genistae scopariae:** s. Cytisus scoparius (Sarothamni scoparii herba).
**Herba Genistae tinctoriae:** s. Genista tinctoria (Genistae herba).
**Herba Geranii maculati:** s. Geranium maculatum.
**Herba Geranii robertiani:** s. Geranium robertianum.
**Herba Glechomae:** s. Glechoma hederacea (Glechomae herba).
**Herba Gratiolae:** s. Gratiola officinalis.
**Herba Grindeliae:** s. Grindelia robusta.
**Herba Hedeomae:** s. Hedeoma pulegioides.
**Herba Hederae helicis:** s. Hedera helix (Hederae folium).
**Herba Hederae terrestris:** s. Glechoma hederacea (Glechomae herba).
**Herba Hepaticae nobilis:** s. Hepatica nobilis.
**Herba Heraclei sphondylii:** s. Heracleum sphondylium (Heraclei sphondylii herba).
**Herba Herniariae:** s. Herniaria-Arten (Herniariae herba).
**Herba Hydropiperis:** s. Polygonum hydropiper (Herba Polygoni hydropiperis).
**Herba Hyoscyami:** s. Hyoscyamus niger (Hyoscyami folium).
**Herba Hyperici:** s. Hypericum perforatum (Hyperici herba).
**Herba Hyssopi:** s. Hyssopus officinalis (Hyssopi herba).
**Herba Iberidis:** s. Iberis amara.
**Herba Ilicis paraguariensis:** s. Ilex paraguariensis (Mate folium tostum).
**Herba Intybi angusti:** s. Lactuca virosa (Herba Lactucae virosae).
**Herba Ivae moschatae:** s. Achillea erba-rotta ssp. moschata.
**Herba Jaceae:** s. Viola tricolor (Violae herba cum floris).
**Herba Knautiae arvensis:** s. Knautia arvensis (Herba Scabiosae).
**Herba Lactucae virosae:** s. Lactuca virosa.
**Herba Lamii albi:** s. Lamium album (Lamii albi herba).
**Herba Lappulae hepaticae:** s. Agrimonia eupatoria (Agrimoniae herba).
**Herba Ledi palustris:** s. Ledum palustre.
**Herba Leontopodii:** s. Alchemilla vulgaris (Alchemillae herba).
**Herba Leonuri cardiacae:** s. Leonurus cardiaca (Leonuri cardiacae herba).
**Herba Leonuri lanati:** s. Leonurus lanatus (Herba Ballotae lanatae).
**Herba Lepidii (recens):** s. Lepidium sativum.
**Herba Lespedezae:** s. Lespedeza capitata.
**Herba Levistici:** s. Levisticum officinale.
**Herba Linariae:** s. Linaria vulgaris.
**Herba Lini cathartici:** s. Linum catharticum.
**Herba Lippiae citriodorae:** s. Aloysia citrodora (Verbenae citriodoratae folium).
**Herbal Medicinal Products Commitee:** s. HMPC.
**Herba Lobeliae:** s. Lobelia inflata.
**Herba Lycopi:** **1.** s. Lycopus europaeus (Lycopi herba); **2.** s. Lycopus virginicus.
**Herba Lycopodii:** s. Lycopodium clavatum.
**Herba Lysimachiae:** s. Lysimachia nummularia.
**Herba Majoranae:** s. Origanum majorana (Majoranae herba).
**Herba Mari veri:** s. Teucrium marum (Herba Teucrii).
**Herba Marrubii:** s. Marrubium vulgare (Marrubii herba).
**Herba Matico:** s. Piper angustifolium (Folia Matico).
**Herba Matricariae:** s. Tanacetum parthenium (Tanaceti parthenii herba).
**Herba Matrisilvae:** s. Galium odoratum (Asperulae herba).
**Herba Medicago sativae:** s. Medicago sativa.
**Herba Meliloti:** s. Melilotus officinalis (Meliloti herba).
**Herba Melissae:** s. Melissa officinalis (Melissae folium).
**Herba Menthae arvensis:** s. Mentha arvensis var. arvensis.
**Herba Mercurialis:** s. Mercurialis annua.
**Herba Millefolii:** s. Achillea millefolium (Millefolii herba).
**Herba Monardae:** s. Monarda didyma.
**Herba Musci clavati:** s. Lycopodium clavatum (Herba Lycopodii).
**Herba Myrti brabantini:** s. Myrica gale (Folia Myrti brabantici).
**Herba Napelli:** s. Aconitum napellus ssp. napellus (Herba Aconiti).
**Herba Nasturtii:** s. Nasturtium officinale (Nasturtii herba).
**Herba Nepetae catariae:** s. Nepeta cataria.
**Herba Ocimi:** s. Ocimum basilicum (Basilici herba).
**Herba Oenanthe crocatae:** s. Oenanthe crocata.
**Herba Oenotherae biennis:** s. Oenothera biennis.
**Herba Origani:** **1.** s. Origanum vulgare (Origani herba); **2.** s. Origanum onites (Origani herba).
**Herba Origani cretici:** s. Origanum creticum.
**Herba Paridis:** s. Paris quadrifolia.
**Herba Parthenii:** s. Tanacetum parthenium (Tanaceti parthenii herba).
**Herba Passiflorae:** s. Passiflora incarnata (Passiflorae herba).
**Herba Patchouli:** s. Pogostemon cablin (Folia Patchouli).
**Herba Petroselini:** s. Petroselinum crispum ssp. crispum.
**Herba Pichi-Pichi:** s. Fabiana imbricata (Herba Fabianae).
**Herba Pirolae umbellatae:** s. Chimaphila umbellata (Chimaphilae herba).
**Herba Plantaginis lanceolatae:** s. Plantago lanceolata (Plantaginis lanceolatae herba).
**Herba Plantaginis majoris:** s. Plantago major.
**Herba Plumbaginis:** s. Plumbago europaea.
**Herba Podagrariae:** s. Aegopodium podagraria (Herba Aegopodii podagrariae).
**Herba Polygalae amarae cum Radicibus:** s. Polygala amara.
**Herba Polygoni avicularis:** s. Polygonum aviculare (Polygoni avicularis herba).
**Herba Polygoni hydropiperis:** s. Polygonum hydropiper.
**Herba Prenanthes serpentariae:** s. Prenanthes serpentaria.
**Herba Ptarmicae:** s. Achillea ptarmica.

**Herba Pulegii:** s. Mentha pulegium.
**Herba Pulegii americana:** s. Hedeoma pulegioides (Herba Hedeomae).
**Herba Pulmonariae:** s. Pulmonaria officinalis (Pulmonariae herba).
**Herba Pulmonariae arboreae:** s. Lobaria pulmonaria (Lichen pulmonarius).
**Herba Pulsatillae:** s. Pulsatilla pratensis.
**Herba Pyrolae umbellatae:** s. Chimaphila umbellata (Chimaphilae herba).
**Herba Rhois toxicodendri:** s. Rhus radicans (Toxicodendron folium).
**Herbarium:** Herbar; Sammlung getrockneter, meist gepresster u. auf Papierbögen geklebter Pflanzen(teile); Herbarbelege dienen **1.** zur Dokumentation neu beschriebener Arten in der Pflanzensystematik; **2.** zum Nachweis von Pflanzenarten an bestimmten Wuchsorten; **3.** zum Vergleich bei unsicheren Bestimmungen.
**Herba Rorellae:** s. Drosera rotundifolia (Droserae herba).
**Herba Rosmarini silvestris:** s. Ledum palustre (Herba Ledi palustris).
**Herba Rubi idaei:** s. Rubus idaeus (Rubi idaei folium).
**Herba Rumicis acetosae:** s. Rumex acetosa (Rumicis acetosae herba).
**Herba Ruperti:** s. Geranium robertianum (Herba Geranii robertiani).
**Herba Rutae:** s. Ruta graveolens.
**Herba Sabinae:** s. Juniperus sabina (Summitates Sabinae).
**Herba Sanguinalis:** s. Verbena officinalis (Verbenae herba).
**Herba Sanguinariae:** s. Capsella bursa-pastoris (Bursae pastoris herba).
**Herba Sanguisorbae:** s. Sanguisorba officinalis.
**Herba Saniculae:** s. Sanicula europaea (Saniculae herba).
**Herba Santa:** s. Eriodictyon californicum (Folia Eriodictyonis).
**Herba Sarothamni scoparii:** s. Cytisus scoparius (Sarothamni scoparii herba).
**Herba Saturejae:** s. Satureja hortensis.
**Herba Scabiosae:** s. Knautia arvensis.
**Herba Scordii vulgaris:** s. Teucrium scordium.
**Herba Scrophulariae:** s. Scrophularia nodosa.
**Herba Sedi acri:** s. Sedum acre.
**Herba Senecionis jacobaeae:** s. Senecio jacobaea.
**Herba Senecionis vulgaris:** s. Senecio vulgaris.
**Herba Serpylli:** s. Thymus serpyllum (Serpylli herba).
**Herba Sideritidis:** **1.** s. Stachys recta; **2.** s. Sideritis hirsuta.
**Herba Solani nigri:** s. Solanum nigrum.
**Herba Soldanellae:** s. Calystegia soldanella.
**Herba Solidaginis giganteae:** s. Solidago gigantea (Solidaginis herba).
**Herba Solidaginis virgaureae:** s. Solidago virgaurea (Solidaginis virgaureae herba).
**Herba Spartii scoparii:** s. Cytisus scoparius (Sarothamni scoparii herba).
**Herba Spigeliae:** s. Spigelia anthelmia.
**Herba Spilanthis oleraceae:** s. Spilanthes oleracea.
**Herba Spiraeae ulmariae:** s. Filipendula ulmaria (Filipendulae ulmariae herba).
**Herba Stellariae mediae:** s. Stellaria media.
**Herba Stramonii recens:** s. Datura stramonium.
**Herba Symphyti:** s. Symphytum officinale (Symphyti herba).
**Herba Tabaci:** s. Nicotiana tabacum (Folia Nicotianae).
**Herba Tanaceti:** s. Tanacetum vulgare.
**Herba Taraxaci:** s. Taraxacum officinale (Taraxaci folium).
**Herba Teucrii:** **1.** s. Teucrium marum; **2.** s. Teucrium montanum; **3.** s. Teucrium polium ssp. polium.
**Herba Teucrii chamaedryos:** s. Teucrium chamaedrys (Herba Chamaedrys).
**Herba (Teucrii) scorodoniae:** s. Teucrium scorodonia.
**Herba Thujae occidentalis:** s. Thuja occidentalis (Thujae summitates).
**Herba Thymi:** s. Thymus vulgaris (Thymi herba).
**Herba Tropaeoli:** s. Tropaeolum majus (Tropaeoli herba).
**Herba Tussilaginis:** s. Tussilago farfara (Farfarae folium).
**Herba Urticae:** s. Urtica-Arten (Urticae herba).
**Herba Verbasci:** s. Verbascum-Arten (Folia Verbasci).
**Herba Verbenae:** s. Verbena officinalis (Verbenae herba).
**Herba Verbenae odoratae:** s. Aloysia citrodora (Verbenae citriodoratae folium).
**Herba Veronicae:** s. Veronica officinalis (Veronicae herba).
**Herba Vincae pervincae:** s. Vinca minor (Vincae minoris herba).
**Herba Violae odoratae:** s. Viola odorata.
**Herba Violae tricoloris:** s. Viola tricolor (Violae herba cum floris).
**Herba Virgaureae:** s. Solidago virgaurea (Solidaginis virgaureae herba).
**Herba Visci albi:** s. Viscum album (Visci albi herba).
**Herbivore:** Pflanzenfresser.
**Herbizide:** Schädlingsbekämpfungsmittel*; chem. Unkrautvertilgungsmittel, die entweder den ganzen Pflanzenwuchs vernichten (Totalherbizide) od. nur bestimmte Schadpflanzen abtöten, ohne die Kulturpflanzen zu schädigen (selektive Herbizide). Die Aufnahme erfolgt entweder durch die Blätter, wobei das Pflanzengewebe lokal zerstört wird (Kontaktherbizide), od. durch das Leitungsgewebe der Pflanzen (system. Herbizide). Zu den ätzenden Totalherbiziden gehören u. a. das schnell wirkende Natriumchlorat, Trichloracetat, Pentachlorphenol* (wird auch zur Konservierung von Holz, Leder u. Farben eingesetzt). Ein mit Totalherbiziden behandelter Boden darf nach einer bestimmten Wartefrist für landwirtschaftl. Zwecke wieder benutzt werden. Wuchsstoffherbizide wie die Phenoxycarbonsäuren 2,4-Dichlorphenoxyessigsäure* u. 2,4,5-Trichlorphenoxyessigsäure*, MCPA u. MCPB bewirken eine Fehlprogrammierung des Pflanzenwuchses. Diese u. andere Mittel werden auch als Erntehilfe eingesetzt (Laubabwurf von Baumwoll- u. Kartoffelpflanzen). Im Arzneipflanzenbau werden z. B. folgende Herbizide eingesetzt: Phenole (Dinoseb, DNOC), Carbamate (Chlorbufam, IPC, Phenmedipham, Preve-

nol), Harnstoffderivate (sog. -urone wie Bromuron u. Linuron), Wuchsstoffe, Amine wie Propanil, Di- u. Triazine sowie Amitrol, quartäre Ammoniumverbindungen (Diquat, Paraquat*) u. Mineralöle (Benzin).

**Herbstholz:** s. Spätholz.

**Herbstzeitlose:** s. Colchicum autumnale.

**Herbstzeitlosenknollen:** s. Colchicum autumnale (Bulbus Colchici).

**Herbstzeitlosensamen:** s. Colchicum autumnale (Colchici semen).

**Herdinfektion:** s. Fokalinfektion.

**hereditär:** erblich.

**Hermaphroditismus:** Intersexus, Zwitterbildung; Bez. für das Auftreten von Anomalien des gonadalen od. genitalen Geschlechts (Intersexualität) bei eindeutig männlichem od. weiblichem chromosomalem Geschlecht od. (äußerst selten) chromosomalen Mosaikbildungen; **Formen: 1. echter H.:** gleichzeitiges Vorhandensein von Ovar- u. Testisgewebe (als Ovarium u. Testis od. als Ovotestis, beidseits od. gemischt) bei normalem männlichem od. weiblichem Karyotyp* bzw. Mosaik (sehr selten); äußeres Genitale u. sekundäre Geschlechtsmerkmale variieren zw. rein männl. u. rein weibl. Ausprägung; **2. Pseudohermaphroditismus:** Vorliegen von Gonadengewebe, das dem chromosomalen Geschlecht entspricht, u. davon abweichendem Erscheinungsbild des Genitale u. der sekundären Geschlechtsmerkmale.

**Herniaria-Arten:** Fam. Caryophyllaceae; u. a. **Herniaria hirsuta L.**, Behaartes Bruchkraut; Süd- u. Mitteleuropa, Asien, Nordafrika; **Herniaria glabra L.**, Kahles Bruchkraut; Europa, Asien, Nordafrika; beide Arten sind Stpfl. von **Herniariae herba:** Herba Herniariae, Bruchkraut, Harnkraut, Tausendkorn; **Off.:** ÖAB, DAC; **Inhaltsst.:** ca. 3 bis über 10 % Triterpensaponine (Bisdesmoside der Medicagensäure, daneben auch der 16-$\alpha$-Hydroxymedicagensäure, Gypsogensäure* als Aglyka; Strukturformeln: s. Saponine, Tab. 1 dort), ca. 0.2–1.2 % Flavonoide, ca. 0.8 % Cumarine* wie Herniarin*, Gerbstoffe, äther. Öl; **Anw.: 1.** (med.) Harnwegsdesinfiziens; **2.** (volkstüml.) als Blutreinigungsmittel; **Zuber.:** Spec. urologicae. **Hom.:** Herniaria glabra (HAB): frisches, blühendes Kraut.

**Herniarin:** 7-Methoxycumarin; Umbelliferonmethylether; Strukturformel: s. Cumarine (Abb. dort).

**Hernie:** Bruch; i. e. S. Verlagerung von Eingeweideteilen (Bruchinhalt) mit sackartiger Ausstülpung des parietalen Bauchfells durch anatom. präformierte Lücken od. Schwachstellen; **Vork.: 1.** angeboren: z. B. unvollständiger Bauchwandschluss od. partiell offener Processus vaginalis peritonei; **2.** erworben: meist durch starke intraabdominale Drucksteigerung (z. B. bei Husten, Obstipation, Schwangerschaft, Heben schwerer Lasten) bei (konstitutioneller od. degenerativer) Bindegewebeschwäche, Narbe u. a.; **Sympt.:** (je nach Lokalisation u. Bruchinhalt) Schwellung (v. a. bei Hustenstoß u. Bauchpresse), Schmerz, Druckempfinden; **Ther.:** operativ durch Hernioplastik.

**Heroin:** s. Diacetylmorphinhydrochlorid.

**Herpes simplex:** Viruserkrankung durch Primärinfektion mit Herpes-simplex-Virus (s. Herpes-Viren) od. durch Reaktivierung von in Nervenzellen persistierenden Viren; **Sympt.:** Juckreiz u. Spannungsgefühl, dann gruppierte Bläschen auf gerötetem Grund, die zu Krusten eintrocknen u. nach 8–10 d narbenlos abheilen; häufig sind regionale Lymphknoten gering geschwollen u. schmerzhaft. H. s. kann in regelmäßigen Abständen wieder auftreten, oft auch am gleichen Ort. **Rezidive** durch Irritation latent infizierter Nervenzellen nach fiebrigen Infekten, Sonnenlichtexposition, Menstruation, Traumata, Magen-Darm-Störungen, auch durch Immunsuppression, hormonale od. psych. Faktoren; **Lokalisation:** meist Lippen od. Vulva bzw. Penis, auch im Gesicht (v. a. Naseneingang), an Wangen, Ohrläppchen, Augenlidern, Conjunctiva, Hornhaut; nicht selten an den Glutäen; **Ther.:** symptomatisch; z. B. mit top. anwendbaren Virostatika* wie Aciclovir*, Foscarnet*-Natrium, Idoxuridin*, Penciclovir* u. Präparaten mit Docosanol, Heparin*, Zinksulfat*-Gel od. Melissa* officinalis, insbes. bei Rezidivneigung bereits im Frühstadium.

**Herpes-Viren:** Herpesviridae; Fam. kub. DNA-Viren mit einer Hüllmembran u. linear-doppelsträngiger DNA (s. Tab.); **Übertragung:** direkte u. indirekte Kontaktinfektion; diaplazentar; einige Herpes-Viren sind in ihren natürl. Wirten od. in Versuchstieren onkogen; **Einteilung: 1.** Alphavirinae: $\alpha$-Herpes-Viren; u. a. Herpes-simplex-Virus (s. Herpes simplex) u. Varicella-Zoster-Virus (s. Varizellen; Zoster); **2.** Betavirinae: $\beta$-Herpes-Viren; u. a. Zytomegalie-Virus bei Mensch (s. Zytomegalie), Nager u. Schwein; **3.** Gammavirinae: $\gamma$-Herpes-Viren; u. a. Epstein*-Barr-Virus; s. Mononucleosis infectiosa.

**Herpes zoster:** s. Zoster.

**Herrgottslöffel:** s. Drosera rotundifolia (Droserae herba).

**Herstellungsprotokoll:** schriftl., vollständige Protokollierung der Herst. einer Arzneimittelcharge, die von der sachkundigen Person mit Datum u. Unterschrift zu versehen ist; damit wird bestätigt, dass das Arzneimittel entspr. der Herstellungsanweisung hergestellt u. mit der vorgeschriebenen Packungsbeilage versehen wurde. Die weiteren Anforderungen an die Dokumentation der Herst. ergeben sich aus dem GMP*-Leitfaden. Auch bei der Herstellung einer Defektur* ist nach § 8 ApBetrO ein H. anzufertigen, das mind. die Bezeichnung u. Darreichungsform des Arzneimittels, Art, Menge, Qualität, Chargenbezeichnung der verwendeten Ausgangsstoffe, Herstellungsvorschrift, Herstellungsdatum od. die Chargenbezeichnung, das Verfalldatum u. die Unterschrift des verantwortl. Apothekers enthält.

**Hertz:** s. Frequenz.

**Herz:** Cor; muskuläres Hohlorgan mit der Aufgabe, durch wechselnde Kontraktion (Systole*) u. Erschlaffung (Diastole*) von Vorhöfen u. Kammern den Blutstrom in den Gefäßen in Bewegung zu halten; unterliegt einem autonomen Erregungsbildungs- u. Erregungsleitungssystem (s. Sinusknoten; AV-Knoten). Seine Tätigkeit wird aber auch durch Sympathikus* u. Parasympathikus* beeinflusst.

**Herzblock:** s. Erregungsleitungsstörung.

**Herpes-Viren**
Humanpathogene Herpes-Viren und deren typische Krankheitsbilder

| Typ | Herpes-Virus | synonym | typische Krankheitsbilder/Bedeutung |
|---|---|---|---|
| HHV-1 | Herpes-simplex-Virus Typ 1 (α-Herpes-Viren) | HSV-1 | Stomatitis aphtosa, ulcerosa; Herpes labialis, nasalis; Keratitis herpetica; Enzephalitis |
| HHV-2 | Herpes-simplex-Virus Typ 2 (α-Herpes-Viren) | HSV-2 | Herpes genitalis, Meningitis; cave: klinische Krankheitsbilder dieser beiden HSV-Typen nicht immer streng getrennt |
| HHV-3 | Varizella-Zoster-Virus (α-Herpes-Viren) | VZV | Varizellen, Zoster; prä- und perinatale Infektionen |
| HHV-4 | Epstein-Barr-Virus (γ-Herpes-Viren) | EBV | Mononucleosis infectiosa, Hepatitis |
| HHV-5 | Zytomegalie-Virus (β-Herpes-Viren) | CMV | Hepatitis; pränatale Erkrankungen mit ZNS-Defekten; bei AIDS: generalisierte Infektionen (Pneumonie, Retinitis, Kolitis); seltener Mononukleose-ähnliche Verläufe |
| HHV-6 | Humanes-Herpes-Virus Typ 6 (β-Herpes-Viren) | HHV-6 | Drei-Tage-Fieber (Exanthema subitum oder Roseola infantum); Mononukleose-ähnliches Syndrom |
| HHV-7 | Humanes-Herpes-Virus Typ 6 (β-Herpes-Viren) | HHV-7 | Erstbeschreibung 1991; Pityriasis rosea (?), unklare Fieberzustände |
| HHV-8 | Humanes-Herpes-Virus Typ 8 (γ-Herpes-Viren) | HHV-8 | Nachweis von Virus-DNA-Sequenzen in Kaposi-Sarkom-Zellen |

**Herzerkrankung, ischämische:** s. Herzkrankheit, koronare.

**Herzgespann:** s. Leonurus cardiaca.

**Herzglykoside:** s. Glykoside, herzwirksame.

**Herzheil:** s. Leonurus cardiaca.

**Herzinfarkt:** Myokardinfarkt, Herzmuskelinfarkt; Nekrose* eines umschriebenen Herzmuskelbezirks; meist akut auftretende lebensbedrohl. Komplikation (akutes Koronarsyndrom) bei koronarer Herzkrankheit* mit typ. klin. Symptomen; **Häufigkeit:** 300–500/100 000 Einwohner pro Jahr in Europa (geograph. Schwankungen); **Urs.:** anhaltende krit. myokardiale Mangeldurchblutung bei Koronarinsuffizienz*, auch durch länger andauernden Koronarspasmus; Manifestation häufig bei od. nach körperl. od. psych. Belastung inf. Steigerung des Sauerstoffbedarfs des Herzmuskels od. durch akute Unterbrechung der Blutversorgung v. a. bei Koronarsklerose* mit akutem thrombot. Koronarverschluss; **Sympt.:** als Leitsymptom retrosternales Druckgefühl mit thorakalem Schmerz u. ausstrahlenden Schmerzen, i. d. R. intensiver als bei Angina* pectoris, länger als 20 min andauernd u. nitrosensibel (Besserung durch organische Nitrate* innerhalb ≤5 min) sowie meist in Kombination mit Angst u. Vernichtungsgefühl; häufig niedriger Blutdruck, kleiner frequenter Puls, Blässe u. kalter Schweiß, vagale Reaktion (häufig bei Hinterwandinfarkt) mit symptomat. Bradykardie*, Übelkeit u. (seltener) Erbrechen; atyp. Schmerz meist bei Patienten mit Lebensalter <40 bzw. >75 Jahre, Diabetes* mellitus sowie bei Frauen, in 30 % der Fälle asymptomat. H.; **Ther.:** **1.** als Erstmaßnahmen Sauerstoffgabe u. i. v. Gaben von Acetylsalicylsäure* u. Heparin*, Glyceroltrinitrat* u. Opioid-Analgetika (Morphin*) sowie Clopidogrel* p. o., möglichst frühzeitige koronare Reperfusionstherapie zur Revaskularisation; ggf. aortokoronarer Bypass; **2.** pharmak. Begleittherapie: Beta*-Rezeptoren-Blocker (v. a. bei Tachykardie* od. arterieller Hypertonie* ohne Herzinsuffizienz*), ACE*-Hemmer (bei verminderter linksventrikulärer Auswurffraktion), Atropin* (bei Bradykardie* u. AV*-Block), ggf. org. Nitrate, Korrektur der Serumkaliumkonzentration in den hochnormalen Bereich, Antiarrhythmika* (Amiodaron*), positiv inotrope Substanzen (Dopamin*, Dobutamin*), Antihypertensiva* (z. B. Urapidil*); eine rezidivprophylakt. Wirkung u. Prognoseverbesserung ist für Acetylsalicylsäure, Beta-Rezeptoren-Blocker, ACE-Hemmer u. HMG*-CoA-Reduktase-Hemmer als Lipidsenker* nachgewiesen, für Dihydropyridine (s. Calcium-Antagonisten) dagegen nachteilige Effekte; **3.** ggf. transvenöser passagerer Herzschrittmacher* (bei Bradykardie, Erregungsleitungsstörung*), intraaortale Ballongegenpulsation (bei kardiogenem Schock); **4.** möglichst Frühmobilisation u. Überführung in eine ambulante Rehabilitation od. evtl. eine Rehabilitationsklinik zur Anschlussheilbehandlung, später evtl. Teilnahme an ambulanten Koronarsportgruppen; **Prognose:** hohe Letalität (ca. 50 %) in Abhängigkeit von Klin. u. Komplikationen (z. B. Kammerflimmern, postinfarzielle Perikarditis*); 2/3 der Todesfälle ereignen sich prästationär, die Hälfte davon in der ersten Stunde nach Infarkt.

**Herzinsuffizienz:** Myokardinsuffizienz, Herzmuskelschwäche; myokardiale Dysfunktion mit der kardialen Unfähigkeit, eine den Anforderungen entspr. Förderleistung zu erbringen; **Häufigkeit:** Inzidenz u. Prävalenz mit Lebensalter zunehmend; zweithäufigste Todesursache in Deutschland; **Einteilung: 1.** nach dem betroffenen Herzabschnitt in Rechts-, Links- od. Globalinsuffizienz; **2.** nach der Stabilität eines durch physiol. u. therap. Mechanismen beeinflussten Gleichgewichts in kompensierte (asymptomat.) u. dekompensierte (symptomat.) H.; **3.** nach dem Verlauf in akute u. chron. H.; **4.** nach dem Schweregrad in Belastungs- (Sympt. nur unter Belastung) od. Ruheinsuffizienz (Sympt. auch in Ruhe); **5.** nach der New York Heart Association (Abk. NYHA) in 4 Schweregrade; **6.** pathophysiolog. in systol. (systol. Dysfunktion mit verminderter Auswurffraktion) u. diastol. H. (diastol. Dysfunktion mit der kardialen Unfähigkeit zur Aufnahme eines adäquaten Blutvolumens, um bei normalen diastol. Drücken ein ausreichendes Schlagvolumen aufzubauen); **Urs.:** koronare Herzkrankheit*, arterielle Hypertonie*, Herzinfarkt*, Kardiomyopathie, angeborener od. erworbener Herzfehler, pulmonale Hypertonie, hämodynam. relevante Herzrhythmusstörung*, Myokarditis*, chron. Perikarditis*, nichtkardiale Urs. (z. B. metabol. oder endokrinolog.); **Ther.:** kausale Ther. der die H. verursachenden Erkrankung sowie **1.** nichtpharmak.: Reduktion bestehender kardiovaskulärer Risikofaktoren sowie Flüssigkeits-, Kochsalz- u. Alkoholrestriktion u. a.; **2.** pharmak.: **a)** Beta*-Rezeptoren-Blocker ohne intrins. sympathomimet. Aktivität (Bisoprolol*, Carvedilol*, Metoprolol*) v. a. bei arterieller Hypertonie, nach Herzinfarkt od. bei diastol. Dysfunktion; **b)** ACE*-Hemmer (alternativ $AT_1$*-Rezeptor-Antagonisten) v. a. bei verminderter linksventrikulärer systol. Funktion u. bei H. i. R. eines Herzinfarkts; **c)** Diuretika* v. a. bei arterieller Hypertonie u. Flüssigkeitsretention sowie zur Vorlastsenkung bei diastol. Dysfunktion u. bei rechtsventrikulärer H. (v. a. Aldosteron-Antagonisten); **d)** herzwirksame Glykoside* v. a. bei tachyarrhythm. Vorhofflimmern (dann zus. mit Antikoagulanzien*), auch bei rechtsventrikulärer H.; **e)** i. v. Gabe von Catecholaminen* od. selektiven Phosphodiesterase*-Hemmern (PDE 3) zur positiven Inotropie nur bei akuter H. od. zur Überbrückung bis zur Herztransplantation; **f)** evtl. organische Nitrate* zur Vorlastsenkung bei diastol. Dysfunktion; **3.** ggf. interventionell u. operativ: intraaortale Ballongegenpulsation, Implantation eines Herzschrittmachers*, implantierbarer Kardioverter-Defibrillator, ventrikuläre Assistenzsysteme (Kunstherz), Herztransplantation.

**Herzklappen, künstliche:** Endoprothesen* zum Ersatz von defekten bzw. degenerierten Herzklappen; **Formen: 1.** Alloprothesen aus Kunststoff: Doppelflügelklappe (z. B. St.-Jude-Medical-Klappe); früher auch als Kippscheibenprothese od. als Kugelklappe; Lebensdauer 20–30 Jahre, langzeitige Einnahme von Antikoagulanzien* erforderl.; **2.** Bioprothesen: **a)** homologe k. H. von Leichen bzw. explantierten Herzen von Herztransplantationsempfängern; **b)** xenogene k. H. von Schweinen od. Rindern (z. B. Ionescu-Shiley- od. Hancock-Klappe); kürzere Lebensdauer (max. 10–15 Jahre), Antikoagulation nur früh postoperativ erforderlich.

**Herzkrankheit, koronare:** Abk. KHK; ischämische Herzerkrankung; Erkrankung uneinheitlicher Ätiologie, die pathophysiolog. durch eine primäre Koronarinsuffizienz gekennzeichnet ist; häufigste Todesursache in Deutschland; **Urs.:** meist Koronarstenose inf. Arteriosklerose* der großen Koronararterien (Koronarsklerose*) od. Mikroangiopathie der kleinen Koronararterienäste, seltener Koronarspasmus, selten dilatative Koronaropathie; kardiovaskuläre Risikofaktoren: z. B. Nicotinkonsum, Hypertonie*, Dyslipoproteinämie*, Diabetes* mellitus, Adipositas*, Bewegungsmangel, Depression; **Klin.:** asymptomat. (latente) KHK (v. a. bei Diabetes mellitus); symptomat. (manifeste) KHK: Angina* pectoris bzw. Akutes Koronarsyndrom (z. B. Herzinfarkt*), Herzinsuffizienz*, Herzrhythmusstörung*, plötzlicher Herztod; **Ther.: 1.** Reduktion der Risikofaktoren; **2.** Pharmakotherapie: **a)** zur Senkung der kardiovaskulären Morbidität: Acetylsalicylsäure* (alternativ od. in Kombination mit Clopidogrel*), Beta*-Rezeptoren-Blocker, ACE*-Hemmer (alternativ $AT_1$*-Rezeptor-Antagonisten), HMG*-CoA-Reduktase-Hemmer; **b)** symptomat.: organische Nitrate*, Molsidomin*, Calcium*-Antagonisten, Ivabradin*; **3.** Revaskularisation durch Herzkatheterisierung, Stentimplantation od. aortokoronaren Bypass; **4.** Herztransplantation; **Prävention:** Reduktion beeinflussbarer kardiovaskulärer Risikofaktoren mit Änderung des Lebensstils (ggf. Gewichtsreduktion, Ernährungsumstellung, regelmäßiges körperl. Training, Nicotinentwöhnung u. a.) kombiniert mit Pharmakotherapie (z. B. HMG-CoA-Reduktase-Hemmer zur signifikanten Prognoseverbesserung der KHK bei Fettstoffwechselstörung, antihypertensive Ther. bei arterieller Hypertonie, strenge Stoffwechseleinstellung bei Diabetes mellitus).

**Herzmittel:** s. Kardiaka.

**Herzmuskelinfarkt:** s. Herzinfarkt.

**Herzmuskelschwäche:** s. Herzinsuffizienz.

**Herzrhythmusstörungen:** Abk. HRST; Bez. für alle Veränderungen der elektr. Herztätigkeit, die durch eine unregelmäßige Abfolge der Erregungen (Arrhythmie), eine Abweichung von der normalen Herzfrequenz (ca. 60–80/min) od. eine Störung des zeitl. Ablaufs der einzelnen Herzaktionen gekennzeichnet sind; **Einteilung: 1.** nach Herzfrequenz: bradykard (s. Bradykardie), tachykard (s. Tachykardie); **2.** nach Entstehungsort (supraventrikulär, ventrikulär) u. Entstehungsmechanismus (Erregungsbildungsstörung, Erregungsleitungsstörung*); **3.** klin. u. a. in chron.-persistierend (anhaltend) u. akut-paroxysmal sowie nach hämodynam. Wirksamkeit; häufigste Form: Extrasystolen*; **Urs.:** funktionelle od. morpholog. Veränderungen des Erregungsleitungssystems durch org. Herzerkrankungen, Elektrolytstörungen, vegetative u. psychosomat. Störungen, Arzneimittel (insbes. herzwirksame Glykoside*, Antiarrhythmika*, Psychopharmaka*), Intoxikation, endokrinolog. Störungen (v. a. der Schilddrüsenfunktion), Elektrounfälle od. Herzverletzungen sowie kongenital; Vork. häufig auch ohne Krankheitswert (v. a. bei Kindern, Jugendlichen,

Sportlern); **Sympt.:** meist asymptomat., häufig als Herzklopfen, Herzrasen (tachykarde HRST) od. Herzstolpern (v. a. Extrasystolen) wahrgenommen, bei hämodynam. wirksamen HRST evtl. Synkope* od. Koronarinsuffizienz (Angina* pectoris, Herzinfarkt*) sowie Herzinsuffizienz*, Schock u. ggf. kardiale Thromboembolien; cave: Herz-Kreislauf-Stillstand; **Ther.:** bei symptomat. HRST; neben Beseitigung ursächl. Faktoren (z. B. Korrektur einer Elektrolytstörung) je nach Form der HRST u. a. pharmak. (z. B. Antiarrhythmika*), elektrisch (Kardioversion, Defibrillation, Katheterablation, passagere Elektrostimulation, Implantation eines künstlichen Herzschrittmachers*).

**Herzschrittmacher:** **1.** (physiol.) Sinusknoten* als Erregungsbildungszentrum des Erregungsleitungssystems; **2.** (kardiolog.) künstl. H. (syn. Pacemaker, Schrittmacher): elektron. Impulsgenerator, dessen Impulse zur Elektrostimulation des Myokards verwendet werden; **Formen: 1. temporärer** k. H.: passagere Elektrostimulation des Herzens mit externem Schrittmacher; der Impulsgeber liegt außerhalb des Körpers (Bettruhe erforderl.); **2. permanenter** k. H.: der Impulsgeber wird operativ in einer Hauttasche im Bereich des rechten Brustmuskels eingesetzt, meist als Demand-Schrittmacher (Bedarfs-Schrittmacher): **a)** Einkammerschrittmacher: nur eine Sonde im Vorhof od. in der Kammer; **b)** Zweikammerschrittmacher: je eine Sonde in Vorhof u. Kammer; auch ICD (Abk. für engl. implantable cardioverter defibrillator), der Tachykardien erkennen u. selbständig mit Elektroschocks behandeln kann (Defibrillation; s. Defibrillator); **Anw.:** z. B. bei Herzrhythmusstörungen* u. pharmakotherapierefraktärer Herzinsuffizienz*.

**HES:** Abk. für **H**ydroxy**e**thyl**s**tärke*.

**Hesperetin:** 3′,5,7-Trihydroxy-4′-methoxy-flavanon; $C_{16}H_{14}O_6$; Flavanonderivat; Strukturformel: s. Flavonoide (Tab. dort); Aglykon des Hesperidins*; farblose Kristalle, unlösl. in Wasser, lösl. in Ethanol u. Ether.

**Hesperidin:** Hesperetin-7-rhamnoglucosid, Hesperetin-7-rutinosid; $C_{28}H_{34}O_{15}$; $M_r$ 610.55; unlösl. in Wasser, Ether, Chloroform, wenig lösl. in Ethanol, lösl. in verd. Alkalilaugen u. in Pyridin; **Vork.:** z. B. in Apfelsinen, Bitterorangen, Zitronen, Paprikaschoten; **Wirk.:** antiödematös; **Anw.:** (med.) bei Venenerkrankungen.

**HETE:** Abk. für **H**ydroxy-**e**icosa**t**etra**e**nsäure; s. Eicosanoide.

**Hetero-** (gr. verschieden, andersartig): Vorsilbe, welche die Uneinheitlichkeit ausdrücken soll; vgl. Homo-.

**Heteroantikörper:** **1.** heterologe Antikörper, Xenoantikörper; gegen artfremde Antigene gerichtete spezif. Antikörper*. **2.** von einer anderen Tierspecies stammende Antikörper.

**Heteroatome:** Nichtkohlenstoffatome (mit Ausnahme von Wasserstoff*), die in org. Ring- od. Kettenverbindungen eingebaut sind, z. B. Stickstoff*, Sauerstoff* od. Schwefel*; vgl. Verbindungen, heterocyclische.

**Heteroauxin:** s. Auxine.

**heterochlamydeisch:** s. Blüte (Blütenteile).

**Heterochromatin:** hoch kondensierte Form des Chromatins*; vgl. Euchromatin.

**Heterochromosomen:** s. Gonosomen.

**Heterocyclen:** s. Verbindungen, heterocyclische.

**heterözisch:** Bez. für Organismen, die 2 Wirtsorganismen zur vollständigen Entwicklung benötigen; z. B. einige Arten von Rostpilzen; **Beispiel:** Der Birnengitterrost (Gymnosporangium sabinae) vollzieht im Laufe seines Entwicklungszyklus einen Wirtswechsel zw. der Birne (Sommerwirt) u. dem Wacholder (Winterwirt).

**heterogen** (gr. eteros verschieden, anders; genesis Entstehung): verschiedenartig; im Ggs. zu homogen*.

**Heteroglykane:** Heteropolysaccharide; verzweigte od. unverzweigte Polysaccharide*, die aus verschiedenartigen Monosacchariden* aufgebaut sind; **Vertreter:** z. B. Chitin*, Pektin*, Pflanzenschleime (s. Schleimstoffe), Gummen (s. Gummi). Vgl. Homoglykane.

**Heterolyse:** Spaltung einer kovalenten Bindung (s. Bindung, chemische), so dass das bindende Elektronenpaar bei einem Spaltprodukt verbleibt u. ein Anion u. ein Kation entstehen; vgl. Homolyse.

**Heterometrie:** s. Nephelometrie.

**heteromorph:** verschiedengestaltig; z. B. heteromorpher Generationswechsel*.

**Heterophyllie:** (bot.) Bez. für das Auftreten völlig versch. aussehender Blätter an einer Pflanze; z. B. Jugend- u. Altersblätter bei Hedera- od. Eucalyptus-Arten. Vgl. Anisophyllie.

**Heteropolysaccharide:** s. Heteroglykane.

**Heteroside:** s. Glykoside.

**Heterosis:** Hybridisierung*, bei der die $F_1$*-Generation eine bessere Wüchsigkeit besitzt als beide Eltern.

**Heterosomen:** s. Gonosomen.

**Heterosporie:** Verschiedensporigkeit; Bez. für das Vorhandensein von zweierlei (geschlechtlich differenzierten) Sporen, Mikro- u. Makrosporen (Megasporen), bei einem Organismus; **Vork.:** bei allen Samenpflanzen u. einigen Farnen. Vgl. Homosporie.

**Heterotheca inuloides** Cass.: Mexikanische Arnika; Fam. Asteraceae (Compositae); Mexiko; enthält keine Sesquiterpenlactone* u. kein Phytomelan*; **Anw.:** v. a. Blüten zur Verfälschung von Arnica* montana.

**Heterotrophie:** Abbauernährung, Umbauernährung; artfremde Ernährung von Mensch u. Tier durch tier. u. pflanzliches Material im Ggs. zu der autotrophen Ernährung der Pflanzen (Photosynthese); **heterotrophe Bakt.** leben vom Abbau org. C- u. N-Verb. (Saprophyten u. Parasiten); vgl. Autotrophie.

**heterozygot:** gemischterbig; Eigenschaft von Organismen, die an demselben Genort ihrer homologen Chromosomen zwei versch. Allele besitzen. Ggs.: homozygot*.

**Heublumen:** Flores Graminis; Blütenstände* versch. Arten der Fam. Poaceae (Gramineen) mit einem je nach Herkunft, Erntezeit u. a. schwankenden Anteil an Haaren von Blütenspelzen (dem Staub); **Inhaltsst.:** Spuren von äther. Öl u. Gerbstoff, Carotine* u. Vitamin D in wechselnden Mengen; Zusammensetzung abhängig von der Art der

H

Gew., dem Zeitpunkt der Ernte u. der Provenienz; **Anw.:** (volkstüml.) Kneippmittel, zu Bädern u. Packungen (feuchtheiße Kompressen) mit schmerzstillender Wirk. bei Erkrankungen des rheumat. Formenkreises, Lumbago u. Erfrierungen; zur Inhalation, für Extrakte u. Salben; **UAW:** Allergien.

**Heufieber:** s. Pollinosis.

**Heusamen:** s. Plantago afra (Psyllii semen).

**Heusamen, Griechischer:** s. Trigonella foenumgraecum (Trigonellae foenugraeci semen).

**Heuschnupfen:** s. Rhinitis allergica.

**Hevea brasiliensis:** s. Kautschuk.

**Hexa-** (gr.): Präfix für sechs.

**Hexachlorbenzol:** Abk. HCB; Perchlorbenzol; CAS-Nr. 118-74-1; $C_6Cl_6$; $M_r$ 284.8; Schmp. 231 °C; Sdp. 323–326 °C; weiße, sublimierbare Nadeln; prakt. unlösl. in Wasser, wenig lösl. in Ethanol, lösl. in Chloroform u. Ether; H. ist aufgrund der früheren Anw. als Fungizid* (z. B. zum Beizen von Getreide) u. wegen der Entstehung bei der Verbrennung versch. Stoffe z. B. in Müll od. Industrieabfall ein ubiquitäres Biozid*, das sich auch in Lebensmitteln u. Muttermilch nachweisen lässt, da es biol. kaum abgebaut wird; s. Schädlingsbekämpfungsmittel (Tab. dort).

H

**Hexachlorcyclohexan:** Abk. HCH; mehrere Isomere; **1.** $\alpha$-HCH: Schmp. 158 °C (aus Ethanol); unlösl. in Wasser; lösl. 1:22.8 in Chloroform bei 15.25 °C; 1:15.4 in Benzol bei 18.25 °C; **2.** $\beta$-HCH: Schmp. 312 °C (aus Ethanol); lösl. 1:775 in Chloroform bei 20 °C; 1:213 in Benzol bei 17.25 °C; **3.** $\gamma$-HCH: Lindan*; Schmp. 112.5 °C; lösl. 1:13.5 in Chloroform bei 20 °C, 1:19 in Ethanol, 1:2 in Aceton, 1:5.5 in Ether, 1:3 in Benzol; unlösl. in Wasser; s. Schädlingsbekämpfungsmittel (Tab. dort).

**Hexachlordisilan:** s. Siliciumhexachlorid.

**Hexachlorethan:** Perchlorethan, Carboneum sesquichloratum, Carboneum trichloratum; $C_2Cl_6$; $M_r$ 236.76; D. 2.091; Schmp. 186.8 °C (sublimiert); weiße, campherähnl. riechende Kristalle od. Pulver, lösl. in Ethanol, Chloroform, Benzol, unlösl. in Wasser; **Off.:** ÖAB; **Anw.:** **1.** (techn.) Ersatz zur Herst. von Celluloid* u. Sprengstoffen, zu Mottenmitteln; **2.** (veterin.) Anthelminthikum*; **Toxikol.:** nieren- u. leberschädigend.

**Hexachlorophen** (INN): 2,2'-Methylen-bis(3,4,6-trichlorphenol); $C_{13}H_6Cl_6O_2$; $M_r$ 406.92; Schmp. 160–164 °C (polymorph); weißes, krist. Pulver, unlösl. in Wasser, lösl. in Aceton, Ether, Ethanol, Vaselin, Lanolin u. in fetten Ölen; wegen eines ungünstigen Nutzen-Risiko-Verhältnisses (Neurotoxizität) nicht mehr im Handel befindl. stark bakterizide Substanz; **Wirk.:** Das Wachstum von Staphylococcus aureus auf Agar wird durch H. noch in einer Verd. von 1:8 Mio. verhindert; früher angewendet zur Desinfektion u. Desodorierung der Haut, in Seifen u. Salben.

**Hexachloroplatin(IV)-wasserstoffsäure:** s. Platin(IV)-chlorid.

**Hexachlorsilan:** s. Siliciumhexachlorid.

**Hexacyanoeisen(II)-säure:** Acidum ferrohydrocyanicum; Ferrocyanwasserstoffsäure, Eisen(II)-cyanwasserstoffsäure, Cyanoeisen(II)-säure; $H_4[Fe(CN)_6]$; $M_r$ 215.95; weißes, krist. Pulver, das sich an der Luft inf. Zers. langsam blau färbt; leicht lösl. in Wasser u. Ethanol, beim Kochen mit verd. Salzsäure entwickelt es Blausäure*; **Herst.:** Einwirkung von Schwefelsäure* auf Blei- od. Bariumhexacyanoferrat(II). Das Kaliumsalz der H. ist das gelbe Blutlaugensalz Kaliumhexacyanoferrat(II)*.

**Hexacyanoeisen(III)-säure:** Ferricyanwasserstoffsäure, Eisen(III)-cyanwasserstoffsäure; $H_3[Fe(CN)_6]$; $M_r$ 214.94; **Herst.:** Einwirkung von Schwefelsäure* auf Blei- od. Bariumhexacyanoferrat(III). Das Kaliumsalz der H. ist das rote Blutlaugensalz Kaliumhexacyanoferrat(III)*.

**Hexacyanoferrate:** Eisen-Cyanid-Komplexe; **Beispiel:** Berliner* Blau.

**Hexadecylphosphocholin:** s. Miltefosin.

***n*-Hexadecylsäure:** s. Palmitinsäure.

**Hexadienoestrol:** s. Dienestrol.

**Hexafluorokieselsäure:** Acidum hydrosiliciofluoricum; Fluorkieselsäure, Fluorokieselsäure, Kieselflusssäure, Kieselfluorwasserstoffsäure, Silicium-Fluorwasserstoffsäure; CAS-Nr. 16961-83-4; $H_2[SiF_6]$; $M_r$ 144.11; D. 1.3; Schmp. 108.5 °C (unter Zers.); in reiner, wasserfreier Form nicht stabil; die handelsübl. wässrige Lsg. ist eine farblose rauchende Flüss. mit stechendem Geruch; beim Abkühlen konz. Lsg. kristallisiert Oxoniumfluorosilicat ($[(H_3O^+)_2[SiF_6]^{2-}]$; Schmp. 19 °C) aus; H. ist wasserdampfflüchtig u. lässt sich durch Einblasen von heißem Wasserdampf aus wässrigen Lsg. abdestillieren. Dieses Prinzip liegt der Fluoridgrenzprüfung nach Ph.Eur.6 zugrunde. In der Wasserdampfphase stellt sich ein reversibles Dissoziationsgleichgewicht ein, in dem H., Tetrafluorosilicat ($SiF_4$) u. Flusssäure* ($H_2F_2$) in konstantem Verhältnis (13:43.5:43.5) zueinander stehen. Die wässrigen Lsg. können in Glasgefäßen aufbewahrt werden, da die Säure Glas nicht angreift. Ihre Salze heißen Hexafluorosilicate od. Silicofluoride; die techn. Produkte bezeichnet man meist als Fluate. **Darst.:** Eintragen von Siliciumdioxid* (Quarzsand) od. Einleiten von Siliciumtetrafluorid* in Flusssäure; **Anw.:** **1.** (chem.) in der Analyse zum Nachw. von Kalium* u. Barium*; in der org. Synthese zur Abspaltung von Silylether-Schutzgruppen; **2.** (techn.) die Säure u. ihre Salze als Holzschutzmittel (s. Holzschutz), als Reinigungsmittel für Kupfer- u. Messinggefäße in Brauereien, zum Säurepolieren von Kristallgläsern sowie zur Entkeimung (in Verd. 1:1 Mio.).

**Hexafluorosilicate:** s. Silicofluoride.

**hexagonal:** s. Kristalle.

**Hexahydroadiphenin:** s. Drofenin.

**Hexahydrobenzol:** s. Cyclohexan.

**Hexahydropyridin:** s. Piperidin.

**Hexahydropyrimidintetron:** s. Alloxan.

**Hexahydroxydiphensäure:** s. Ellagsäure.

**Hexal:** s. Methenamin, saures sulfosalicylsaures.

**Hexalin:** s. Cyclohexanol.

**Hexamethylendiamin:** 1,6-Hexandiamin; $C_6H_{16}N_2$, $H_2N—(CH_2)_6—NH_2$; $M_r$ 116.2; Schmp. 42 °C; Sdp. 205 °C; seidenglänzende Blättchen, lösl. in Wasser u. Ethanol; **Anw.:** (techn.) wichtiger Rohstoff für die Herst. von Nylon*; s. Adipinsäure.

**Hexamethylentetramin:** s. Methenamin.

**Hexamidin** (INN): 4,4'-(Hexamethylendioxy)dibenzamidin; CAS-Nr. 3811-75-4; $C_{20}H_{26}N_4O_2$, Strukturformel: s. Abb.; $M_r$ 354.4; **Wirk.**: lokales Antiinfektivum* mit bakteriziden, bakteriostat. u. fungistat. Eigenschaften; verwendet wird eine 1 %ige Lsg.; **Ind.**: Infektionen der Augen, Ohren, Haut u. Schleimhäute (Mundspülungen). **Hexamidindiisetionat:** Hexamidini diisetionas Ph.Eur.; CAS-Nr. 659-40-5; $C_{24}H_{38}N_4O_{10}S_2$; $M_r$ 607; wenig lösl. in Wasser, schwer lösl. in Ethanol, praktisch unlösl. in Dichlormethan.

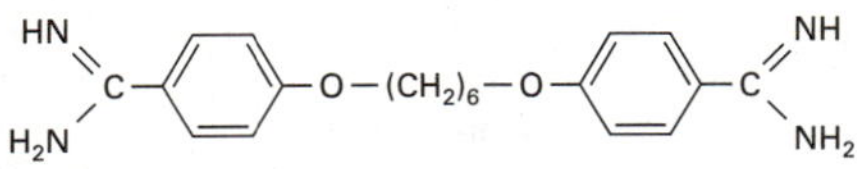

**Hexamidin**

**Hexamin:** s. Methenamin.

**Hexan:** $C_6H_{14}$; $M_r$ 86.17; Sdp. 69 °C; **Vork.**: Best. des Steinkohlenteers (s. Pix Lithanthracis) u. Petroleums (s. Oleum Petrae; Petrolether); **Anw.**: (techn.) als Lösungsmittel.

**1,6-Hexandiamin:** s. Hexamethylendiamin.

**1,6-Hexandicarbonsäure:** s. Suberinsäure.

**Hexandisäure:** s. Adipinsäure.

**Hexanoestrolum:** s. Hexestrol.

**Hexansäure:** s. Capronsäure.

**Hexasilan:** s. Silicium (Silane).

**Hexcarbacholinbromid** (INN): Hexcarbacholini bromidum, Cholin-bromid-hexamethylendicarbamat, *N,N'*-Hexamethylen-bis(*O*-carbamoylcholin) dibromid; *N,N,N,N',N',N'*-Hexamethyl-4,13-dioxo-3,14-dioxa-5,12-diazahexadecamethylendiammonium-dibromid; CAS-Nr. 306-41-2; $C_{18}H_{40}Br_2N_4O_4$; $M_r$ 536.38; Schmp. 174–176 °C (kristallisiert aus Ethanol); nicht mehr im Handel befindl. peripheres, depolarisierendes Muskelrelaxans*; früher aufgrund der langen Wirkdauer (1–2 h) nur bei Tetanus angewendet.

**Hexemalum:** s. Cyclobarbital.

**Hexenbesen:** s. Viscum album.

**Hexenhasel:** s. Hamamelis virginiana.

**Hexenkraut:** **1.** s. Lycopodium clavatum; **2.** s. Hypericum perforatum.

**Hexenmehl:** s. Lycopodium clavatum (Lycopodium).

**Hexenmilch:** s. Lac neonatorum.

**Hexenschuss:** s. Lumbago.

**Hexestrol:** Hexoestrolum, Hexanoestrolum, Dihydrostilbestrol, Synestrol; *meso*-3,4-Di-(*p*-hydroxyphenyl)-hexan; CAS-Nr. 84-16-2; $C_{18}H_{22}O_2$; $M_r$ 270.4; weißes, krist. Pulver; unlösl. in Wasser, leicht lösl. in Ethanol, Ether; nicht mehr zugelassenes synthet. Estrogen*; frühere Ind.: s. Estradiol.

**Hexetidin** (INN): Hexetidinum Ph.Eur.6; 5-Amino-1,3-bis(2-ethylhexyl)-hexahydro-5-methylpyrimidin; CAS-Nr. 141-94-6; $C_{21}H_{45}N_3$, Strukturformel: s. Abb.; $M_r$ 339.59; Sdp. 160 °C (53.3 Pa); $n_D^{20\,°C}$ 1.4668; $d_{20}^{20}$ 0.8889; farblose Flüss. mit schwach aminartigem Geruch; lösl. in Petrolether, Methanol, Benzol, 1 : 10 000 in Wasser, leicht lösl. in Ethanol, Chloroform; **Ind.**: als Desinfektionsmittel*, zur Mundhygiene; zur Verminderung pathol. Keime im Vaginalbereich; **Kontraind.**: Spray: Asthma bronchiale; Vaginaltabletten: erste 3 Monate der Schwangerschaft; **UAW**: Geschmacksirritation (Mund- u. Rachenraum); **Dos.**: Mundspülung 0.1 %, Rachenspray 0.2 %; Vaginaltabletten: 2 × 10 mg/d.

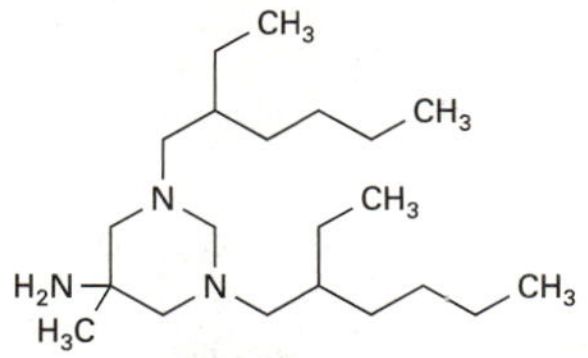

**Hexetidin**

**Hexetylamincitrat:** Hexetylamini citras, Hexetylaminum citricum; DL-2-Diethylaminoethyl-α-cyclohexylbutyrat-dihydrogencitrat; $C_{22}H_{39}NO_9$; $M_r$ 461.6; Schmp. 132–135 °C; weißes, krist. Pulver; lösl. in Wasser, Ethanol; nicht mehr im Handel befindl. Histamin*-$H_1$-Rezeptoren-Blocker; früher angewendet als Spasmolytikum* sowie als Antihistaminikum* bei Erkältungskrankheiten.

**Hexite:** s. Hexitole.

**Hexitole:** Hexite; 6-wertige Alkohole; Kohlenwasserstoffe der allg. Formel $HOCH_2—(CHOH)_4—CH_2OH$ mit 6 OH-Gruppen; Reduktionsprodukte der Hexosen*; sie reduzieren jedoch Fehling*-Reagenz nicht u. sind nicht vergärbar; gut kristallisierende, süß schmeckende Substanzen, z. B. Mannitol*, Sorbitol*.

**Hexobarbital** (INN): Hexobarbitalum Ph.Eur.6, Acidum methylcyclohexenylmethylbarbituricum; 5-(1-Cyclohexenyl)-1,5-dimethylbarbitursäure; CAS-Nr. 56-29-1; $C_{12}H_{16}N_2O_3$; $M_r$ 236.3; Schmp. 143–145 °C; weißes, krist. Pulver, geruchlos, ohne od. mit schwach bitterem Geschmack; leicht lösl. in Chloroform, lösl. in verd. Alkalilaugen unter Salzbildung, wenig lösl. in Ethanol u. Ether, sehr schwer lösl. in Wasser; nicht mehr im Handel befindl. Barbiturat*; früher angewendet als Schlafmittel*. **Hexobarbital-Natrium:** Hexobarbitalum natricum, Natrium methyl-cyclohexenylmethylbarbituricum; CAS-Nr. 50-62-4; $C_{12}H_{15}N_2NaO_3$; $M_r$ 258.3; Schmp. 143–146 °C; weißes, krist., sehr hygroskop. Pulver; sehr leicht lösl. in Wasser u. Ethanol; nicht mehr im Handel; früher angewendet als Injektionsnarkotikum (s. Narkotika).

**Hexobendin** (INN): 4,7-Dimethyl-4,7-diazadecamethylen-bis(3,4,5-trimethoxybenzoat); CAS-Nr. 54-03-5; $C_{30}H_{44}N_2O_{10}$, Strukturformel: s. Abb.; $M_r$ 592.57; Schmp. 75–77 °C; in Österreich im Handel befindl. Koronartherapeutikum*; in Deutschland außer Handel; **Ind.**: Früh- u. Langzeitbehandlung der Koronarinsuffizienz; **Dos.**: p. o. 2–3 × 60 mg/d; parenteral (i. m., i. v.) 5 mg/d, nur in Ausnahmefällen i. v. Infusion von 20 mg in 500 mL Infusionslösung innerhalb 2–4 h. Gebräuchl. ist auch Hexobendindihydrochlorid.

**Hexoestrolum:** s. Hexestrol.

**Hexogen:** Cyclotrimethylentrinitramin; 1,3,5-Trinitro-1,3,5-triazinan; $C_3H_6N_6O_6$; $M_r$ 221.1; **Darst.**: Nitrierung von Methenamin* mit 98 %iger Salpetersäure; **Anw.**: (techn.) hochexplosiver Sprengstoff, z. B. für Torpedos; Nagergift.

**Hexokinase:** zu den Kinasen* gehörende Transferase (s. Enzyme), die den ersten Schritt der Glykoly-

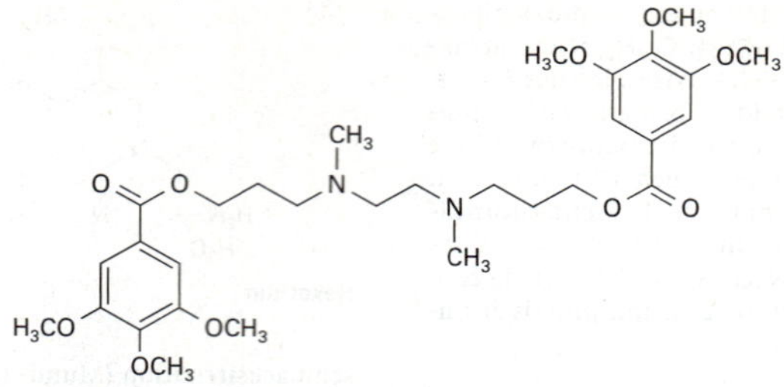

**Hexobendin**

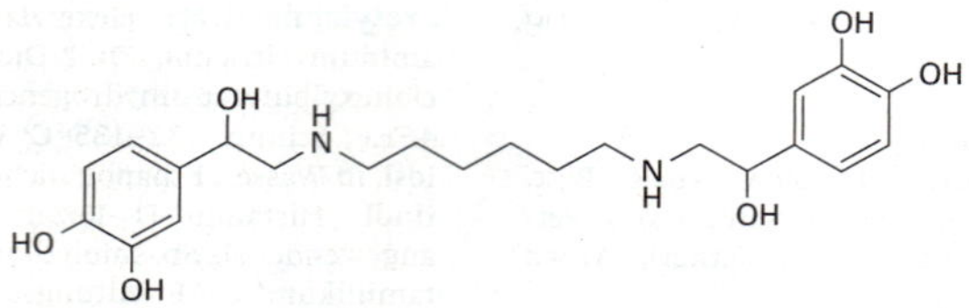

**Hexoprenalin**

se* (Abb. 1 dort), die Phosphorylierung von Glucose* zu Glucose*-6-phosphat, katalysiert.

**Hexoprenalin** (INN): 1,12-Bis(3,4-dihydroxyphenyl)-3,10-diaza-1,12-dodecandiol; CAS-Nr. 3215-70-1; $C_{22}H_{32}N_2O_6$, Strukturformel: s. Abb.; $M_r$ 420.51; Schmp. 162–165 °C (Hemihydrat); in Österreich im Handel befindl. dimeres Isoprenalin*-Derivat; in Deutschland außer Handel; **Wirk.:** Broncholytikum*, Antiasthmatikum*, Tokolytikum (bei drohender Frühgeburt od. operativen Eingriffen am graviden Uterus); selektiv auf Beta-2-Rezeptoren wirksam, lang anhaltender Schutz bei cholinerg bedingten Konstriktionen der Bronchialmuskulatur; **Kontraind.:** starke Blutungen (Vaginalblutungen), tachykarde Arrhythmie, Hyperthyreose, Hypotonie, Myokarditis; **UAW:** Tachykardie, Hyperglykämie, nach i. v. Anw. für wenige Minuten starke Blutdrucksenkung, Brechreiz, Kopfschmerz, Schwindel; **Dos.:** p. o. 2–3 × 0.25 mg/d während od. nach den Mahlzeiten; Dosieraerosol 0.2 mg, wiederholbar nach frühestens 5 min; nicht mehr als 12 ED/d; HWZ 0.5 h. Gebräuchl. sind auch Hexoprenalinsulfat u. Hexoprenalindihydrochlorid.

**Hexosane:** hochmolekulare Polysaccharide*, die zu den Homoglykanen* gehören u. aus Hexosen* bestehen; **Vork.:** in Pflanzen verbreitet; **Vertreter:** u. a. Glucane (bestehen aus Glucose), Fructane*, Mannane* u. Galactane*.

**Hexosemonophosphatweg:** s. Pentosephosphatzyklus.

**Hexosen:** aus 6 C-Atomen aufgebaute Aldosen; bedeutendste Gruppe der Monosaccharide*; werden von gewöhnl. Hefen vergoren; **Vertreter:** Alle mögl. stereoisomeren Aldohexosen (4 asymmetr. C-Atome) sind isoliert bzw. synthetisiert worden. Natürl. sind D-Glucose*, D-Mannose*, D-Galactose* sowie L- u. D-Talose* sowohl als freie Zucker als auch in gebundener Form weit verbreitet. Bes. Bedeutung haben manche phosphorylierten Hexosen. H. sind ebenfalls die beiden 6-Desoxyzucker L-Rhamnose* u. L-Fucose*. **Nachw.:** Beim Erhitzen mit verdünnten Säuren entsteht 5-Hydroxymethylfurfural, das unter Wasseraufnahme in Lävulinsäure u. Ameisensäure* zerfällt. **Hinweis:** Die den Aldohexosen entspr. Ketohexosen werden als **Hexulosen** bezeichnet (natürl. vorkommend z. B. D-Fructose* u. L-Sorbose*).

**Hexosidasen:** zu den Glykosidasen* gehörende Hydrolasen (s. Enzyme), die Glykoside* od. Disaccharide* spalten, die Hexosen* enthalten; **Vertreter:** z. B. Invertase*.

**Hexulosen:** s. Hexosen.

**Hexylresorcin:** Hexylresorcinolum Ph.Eur.6; 4-Hexylbenzol-1,3-diol; CAS-Nr. 136-77-6; $C_{12}H_{18}O_2$; $M_r$ 194.3; Schmp. 67–70 °C (polymorph); weißes, gelbl. od. rötliches, krist. Pulver von sehr schwachem Geruch; sehr leicht lösl. in Ethanol, Ether u. Methanol, leicht lösl. in Olivenöl, Rizinusöl, sehr schwer lösl. in Wasser; nicht mehr im Handel befindl. Anthelminthikum* u. Antiseptikum*; in höheren Konz. Hautirritationen, Haut- u. Schleimhautverätzungen sowie Kontaktdermatitis möglich.

**Hf:** (chem.) Symbol für Hafnium*.

**HFA:** Abk. für **H**ydro**f**luor**a**lkane*.

**HFKW:** Abk. für **H**ydro**f**luor**k**ohlen**w**asserstoffe; s. Hydrofluoralkane.

**Hg:** (chem.) Symbol für Quecksilber*.

**HGB:** Abk. für **H**andels**g**esetz**b**uch.

**HGH:** Abk. für (engl.) ***h**uman **g**rowth **h**ormone*; s. Somatropin.

**HHL:** Abk. für **H**ypophysen**h**inter**l**appen; s. Hypophyse.

**H.I.:** Abk. für **h**ämolytischer **I**ndex*.

**Hibenzat:** chem. Kurzbez. für *o*-(4-Hydroxybenzoyl)-benzoat.

**Hibisci sabdariffae flos:** s. Hibiscus sabdariffa.

**Hibiscus abelmoschus:** s. Abelmoschus moschatus.

**Hibiscus sabdariffa** L.: Sabdariffeibisch, Rama; Fam. Malvaceae; Ägypten, Äthiopien, Nubien, in Indien kultiviert, Sri Lanka, Java, Sumatra; Stpfl. von **Hibisci sabdariffae flos:** Flores Hibisci sabdariffae; Hibiscusblüten, Afrikanische Malvenblüten, Sudantee, Nubiablüten, Karkade, Rosella; fleischige Innen- u. Außenkelche; **Off.:** Ph.Eur.6; **Inhaltsst.:** 15–30 % Pflanzensäuren (u. a. Ascorbin-, Äpfel-*, Wein-*, Citronensäure*), bis zu 28 % Hibiscussäure (Lacton einer Hydroxycitronensäure), Oxalsäure*, Protocatechusäure* (Ph.Eur.6: mind. 13.5 % Säuren, berechnet als Citronensäure), ca. 1–2 % Anthocyane* wie Hibiscin (Delphinidin-3-xylosylglucosid, Delphinidin-3-sambubiosid) als rote u. Flavonoide* wie Gossypetin u. Hibiscetin als gelbe Farbstoffe, ferner Schleimpolysaccharide u. (wenig) Pektine*; **Anw.:** **1.** Aromatikum, zu Erfrischungsgetränken u. Teegemischen; mild laxierend (die org. Säuren sind schwer resorbierbar); **2.** zur Herst. von Lebensmittelfarbstoffen. **Hom.:** Sabdariffa: getrocknete Blüten; verordnet z. B. bei Venenleiden.

**Hidrotika:** s. Diaphoretika.

**Higuchi-Gleichung:** s. Quadratwurzelgesetz nach Higuchi.

**Higuchi-Plot:** s. Quadratwurzelgesetz nach Higuchi.

**Hilfspigmente:** s. Pigmente, akzessorische.

**Hilfsstoffe:** Adjuvanzien, Excipienten; Substanzen, die es ermöglichen, Arzneistoffe in entsprechende Arzneiformen zu überführen; neben der reinen Trägerfunktion als Grundstoff bzw. Grundlage (engl. excipients), die der Arzneiform ihre charakterist. Eigenschaften verleiht (z. B. Vaseline als Salbengrundlage, Hartfett als Zäpfchenmasse), steuern od. optimieren H. in vielen Fällen zusätzl. die Arzneistoffwirkung. Daneben werden H. zur Änderung der äußeren Beschaffenheit wie Farbe, Geruch u. Geschmack, zur Verbesserung der Haltbarkeit sowie für die Entwicklung neuer Arzneiformen eingesetzt. Manche Arzneistoffe erfüllen in geeigneter reduzierter Konz. auch eine Hilfsstofffunktion, z. B. α-Tocopherol, Ascorbinsäure. H. müssen therap. indifferent u. atoxisch sein. Ihre physiol. Unbedenklichkeit (Verträglichkeit, Fehlen von reizenden, karzinogenen, teratogenen u. allergenen Eigenschaften) muss gewährleistet sein. In Abhängigkeit von der Arzneiform ist eine Abwesenheit von Mikroorganismen, zumindest jedoch Keimarmut erforderlich. Weiterhin müssen physik., chemische u. physik.-chemische Unverträglichkeiten (Inkompatibilität*) mit Arzneistoffen, weiteren H. u. den Behältnis- od. Verschlussmaterialien ausgeschlossen sein. H. sollten eine ausreichende chem., physikalische u. mikrobielle Stabilität (Haltbarkeit) aufweisen (Oxidation von Fetten u. Ölen, Ausbleichen von Farbstoffen, Zers. von Aromastoffen, Feuchtigkeitsschutz für Brausezubereitungen, mikrobieller Befall von z. B. Gelatine), Gehalts- bzw. Wertbestimmungen nicht stören u. keine negative Wirkungsbeeinflussung ausüben. Ihr Einfluss auf das Liberations- u. Resorptionsverhalten der Wirkstoffe sollte bekannt sein. Dazu kommen z. T. arzneiform- u. arzneistoffspezif. Aspekte. Für H. gelten ähnl. Reinheitskriterien wie für Wirkstoffe; zu prüfen ist z. B. auf Schwermetalle, Feuchtigkeit, Asche, Keimgehalt u. biol. Verunreinigungen (z. B. Pyrogene in Hilfsstoffen für Iniectabilia*). H. sollten eine definierte chem. Zusammensetzung u. definierte physik. Eigenschaften besitzen, wie z. B. Schmp., Erstarrungspunkt, Viskosität*, pH*-Wert, Korngröße, Kornverteilung, spezif. Drehung, Brechzahl, Säurezahl*, Iodzahl*, Peroxidzahl*, Hydroxylzahl* u. Verseifungszahl*. Je nach **Verwendungszweck** unterscheidet man: **1.** Lösungsmittel, -vermittler, -beschleuniger; **2.** Salzbildner, Salze, Puffersubstanzen; **3.** Viskositäts- u. Konsistenzbeeinflusser (Verdickungsmittel, Sedimentationsverzögerer), Gelbildner (natürl., halbsynthet., synthet. Makromoleküle); **4.** Tenside (Emulgatoren, Solubilisatoren, Benetzer, Antischaummittel, Spreitmittel); **5.** Lipide; **6.** Antioxidanzien, Synergisten, Schutzgase u. Chelatbildner*; **7.** Konservierungsmittel; **8.** Füll- u. Trägerstoffe für feste Arzneiformen, Adsorbens; **9.** Binde- u. Sprengmittel, Zerfallsbeschleuniger; **10.** Gleit- u. Schmiermittel, Formentrennmittel, Fließregulierungsmittel; **11.** Lackier- u. Dragiermittel (Filmbildner, Weichmacher, Antiklebstoffe, Dragiersirupbestandteile, Poliermittel); **12.** Retardierungsmittel; **13.** Farbstoffe u. Pigmente; **14.** Geruchs- u. Geschmackskorrigenzien; **15.** Resorptionsbeschleuniger; **16.** Feuchthaltemittel; **17.** Peptisatoren. Vgl. Vehikel.

**Hilfstaxe:** s. Arzneimittelpreisverordnung.

**HILIC:** Abk. für (engl.) *hydrophilic interaction liquid chromatography*; s. Adsorptionschromatographie.

**Hill-Reaktion:** lichtabhängige Sauerstoffentwicklung mit einem künstl. Oxidationsmittel (Elektronenakzeptor*) bei der Photosynthese*; die natürl. H.-R. ist die Photolyse* des Wassers, das natürl. Hill-Reagenz ist das oxidierte NADP*. **Gesch.:** R. Hill beobachtete diese Reaktion erstmals an belichteten, isolierten Chloroplasten* in Abwesenheit von $CO_2$ u. bei Verw. von Eisen(III)-oxalat als Oxidationsmittel.

**Hilum:** Nabel; (bot.) Ablösungsstelle des reifen Samens vom Nabelstrang.

**Himbeerblätter:** s. Rubus idaeus (Rubi idaei folium).

**Himbeere:** s. Rubus idaeus.

**Himbeersirup:** s. Sirupus Rubi idaei; Rubus idaeus (Sirupus Rubi idaei).

**Himmelsleiter:** s. Polemonium caeruleum.

**Himmelstau:** s. Drosera rotundifolia.

**Hinsberg-Reaktion:** Hinsberg-Test; Test zur Unterscheidung zw. primären u. sekundären Aminen* u. zur Abtrennung von tertiären Aminen mit Hilfe von Benzolsulfonylchlorid (s. Abb.); die aus primären Aminen gebildeten Sulfonamide* sind in verdünnter Natronlauge* lösl., die Sulfonamide der sekundären Amine hingegen unlösl.; tertiäre Amine reagieren nicht mit Benzolsulfonylchlorid.

**Hippeastrum vittatum:** s. Amaryllidaceae.

**Hippocastani extractum siccum normatum** DAB: Extractum Hippocastani siccum normatum; eingestellter Roßkastanientrockenextrakt; Darst.: aus zerkleinerten Roßkastaniensamen (s. Aesculus hippocastanum, Hippocastani semen) mit Ethanol (40–60 %) od. Methanol nach einem für Extracta* geeigneten Verfahren; Gehalt: 16–20 % Triterpensaponine (berechnet als getrocknetes Aescin*); gelbl. bis gelbbraune, pulverförmige od. pulverisierbare Masse; schwach, aber charakterist. riechend; **Anw.:** (med.) Schwellungen bei Verletzungen u. Veneninsuffizienz.

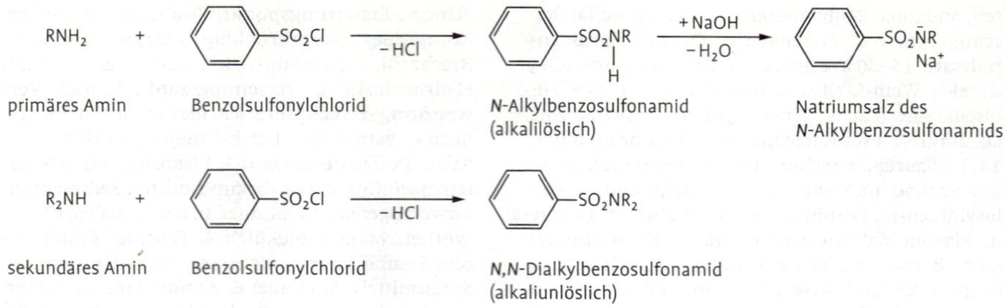


**Hinsberg-Reaktion**

H

**Hippocastani semen:** s. Aesculus hippocastanum.

**Hippoglossi iecoris oleum:** s. Lebertran (Heilbuttleberöl).

**Hippoglossus hippoglossus:** Heilbutt; s. Lebertran (Heilbuttleberöl).

**Hippomane mancinella L.:** Manzanillbaum; Fam. Euphorbiaceae; Tropen; der giftige Milchsaft wurde bzw. wird als Pfeilgift verwendet. Die Berührung der Pflanze ruft Hautblasen hervor. **Inhaltsst.:** Hippomanin A u. B, Harz, Fett. **Hom.:** Mancinella: frische Blätter, Rinde u. Früchte zu gleichen Teilen; verordnet z. B. bei Hautausschlägen.

**Hippophae rhamnoides L.:** Sanddorn; Fam. Eleagnaceae; Europa; **Inhaltsst.:** Beeren: 0.2–0.9 % Vitamin C (je nach Herkunft u. Reifungsgrad) u. andere Vitamine, Äpfelsäure*, Flavonoide*, Xanthophyll*, Physalin, fettes Öl, Mannitol*, Paeoin (Anthocyan); **Anw.:** für Vitamin C-haltige Sirupe u. Säfte; zur Vitaminisierung u. Aromatisierung zahlreicher Lebensmittel u. Verzehrprodukte; Stpfl. von **Sanddornöl: Anw.:** (med.) bei Magengeschwüren u. als Schutz- u. Heilmittel bei Strahlenschäden u. -behandlungen.

**Hippurase:** s. Hippuricase.

**Hippuricase:** Hippurase; zu den Desaminasen* gehörende Hydrolase (s. Enzyme), die Hippursäure* in Glycin* u. Benzoesäure* zerlegt; **Vork.:** natürl. in vielen tier. Organen.

**Hippursäure:** Acidum hippuricum; N-Benzoylglycin, Benzamidoessigsäure; CAS-Nr. 495-69-2; $C_9H_9NO_3$; $M_r$ 179.17; D. 1.371; Schmp. 187–188 °C; leicht lösl. in heißem Wasser u. Ethanol, unlösl. in Benzol; entsteht aus Glycin* u. Benzoesäure*; im menschl. Harn normalerweise nur in Spuren vorhanden; tritt vermehrt nach Genuss von Stoffen auf, die im Organismus Benzoesäure bilden (z. B. Pflaumen, Birnen, Preiselbeeren), sowie bei Eiweißfäulnis.

**Hirnanhangsdrüse:** s. Hypophyse.

**Hirnhautentzündung:** s. Meningitis.

**Hirschbrunst:** s. Elaphomyces cervinus.

**Hirschhorn:** s. Cornu Cervi raspatum.

**Hirschhorngeist:** s. Ammoniaklösung 10 %.

**Hirschhornsalz:** s. Ammoniumcarbonat.

**Hirschkolbensumach:** s. Rhus typhina.

**Hirschminze:** s. Mentha pulegium (Herba Pulegii).

**Hirschtrüffel:** s. Elaphomyces cervinus (Fungus Cervinus).

**Hirse:** s. Sorghum bicolor.

**Hirsutismus:** verstärkte, dem männl. Behaarungstyp entspr. Pubes-, Körper- u. Gesichtsbehaarung bei Frauen durch androgeninduzierte Umwandlung des Vellushaars in Terminalhaar; **Ätiologie: 1.** symptomatisch inf. vermehrter Androgenbildung in den Nebennierenrinden od. Ovarien; pharmak. bedingt, z. B. durch Androgene*, Glucocorticoide*, Corticotropin*, Acetazolamid*, Diazoxid*, Minoxidil*, Phenytoin*, Spironolacton*; **2.** ethnisch, familiär od. idiopathisch inf. gesteigerter Empfindlichkeit der Haarfollikel gegenüber androgenen Reizen od. verstärkter Umwandlung von Testosteron* in das wirksame Dihydrotestosteron im Bereich der Haarwurzeln; **Ther.:** je nach Urs.; Hormontherapie mit Estrogenen* u. Antiandrogenen*; kosmet. Maßnahmen (z. B. Epilation). Vgl. Hypertrichose; Virilisierung.

**Hirtentäschelkraut:** s. Capsella bursa-pastoris (Bursae pastoris herba).

**Hirudin:** Best. im Speichel des Medizinischen Blutegels (Hirudo* medicinalis), der während des Saugaktes abgegeben wird; Polypeptid mit hohem Anteil an Dicarbonsäuren ohne Tryptophan, Methionin u. Arginin, $M_r$ ca. 10 800; **Wirk.:** hemmt die Blutgerinnung* durch spezif. Inhibierung des Thrombins* (im Ggs. zu Heparin* ohne Cofaktor); s. Thrombin-Inhibitoren; **Gew.:** aus Blutegeln od. gentechnologisch; **Anw.:** (med.) äußerl. bei oberflächl. Hämatomen, Thrombophlebitis*, Entzündungen im Bereich von Varizen*; v. a. in Form von Salben u. Gelen.

**Hirudo:** Blutegel; zur Ordnung Hirudinea, Tierstamm Ringelwürmer (Annelida) gehörende Gattung; parasitäre Blutsauger; s. Hirudo medicinalis.

**Hirudo medicinalis L.:** Sanguisuga medicinalis Sav., Sanguisuga officinalis Sav.; Medizinischer Blutegel; Fam. Hirudinidae; Europa, Nordafrika, Kleinasien; stehende Gewässer; zwittriger, bis 20 cm langer Ringelwurm mit Saugnäpfen an beiden Körperenden; saugt bis zu 15 g Blut aus gleichwarmen Tieren od. dem Menschen; kann mehr als ein Jahr hungern u. ca. 25 Jahre alt werden; **Anw.:** (med.) lebend zum Absaugen des Blutes bei Entzündungen (z. B. Arthrose), Förderung der Hautdurchblutung, bei Hämorrhoiden, zur Linderung von Gelenkschmerzen u. Erkrankungen des rheumat. Formenkreises u. a. (Ansetzen am besten im Blutegel-Ansatzglas); getrocknet zur Herst. von Salben (s. Hirudin); Lieferant von Hirudin*.

**Histabutizin:** s. Buclizin.
**Histadoxylamin:** s. Doxylamin.
**Histamin:** 2-(4-Imidazolyl)-ethylamin; $C_5H_9N_3$, Strukturformel: s. Abb.; $M_r$ 114.14; Schmp. 83–84 °C; Sdp. 209–210 °C; leicht lösl. in Wasser u. Ethanol, wenig lösl. in Ether; biogenes Amin*; Gewebehormon*; entsteht bei Decarboxylierung* von L-Histidin* durch Histidindecarboxylase; **Vork.:** in biol. inaktiver Form an Heparin* od. Proteoglykane gebunden in den Granula v. a. der Mastzellen* u. basophilen Leukozyten*; die höchsten Konz. finden sich in Lunge, Haut u. Magen-Darm-Trakt; **Regulation:** Freisetzung nach Kontakt mit einem Allergen (Histaminliberatoren*) führt zur Typ-I-Allergie, z. B. durch bestimmte Arzneimittel (Tubocurarinchlorid*, Suxamethoniumchlorid*, Thiopental*-Natrium, Morphin* u. a. Opiate*, Chloroquin*); **Abbau:** durch **1.** Histamin-*N*-Methyltransferase (Abk. HNMT) zu *N*-Methylhistamin u. über 1-Methylimidazol-(4)-acetaldehyd zu 1-Methylimidazolylessigsäure (v. a. in Niere u. Gehirn); **2.** Monoaminoxidase* (Abk. MAO) u. Diaminoxidase* (Abk. DAO) zu Imidazolylessigsäure (v. a. in Magen u. Darm); **3.** bakt. Acetylase zu Acetylhistamin (durch Darmbakterien); **Wirk.:** über **1.** $H_1$-Rezeptoren: Kontraktion glatter Muskulatur in Darm, Uterus, Bronchien, großen Gefäßen (Ø >80 µm), Dilatation kleiner Gefäße (Hautrötung, Quaddelbildung) u. der Koronargefäße, Endothelkontraktion an Kapillaren u. Venolen (Permeabilitätserhöhung, Hämokonzentration), Adrenalinausschüttung, Schmerzen u. Juckreiz durch Wirk. auf sensible Nervenenden; **2.** $H_2$-Rezeptoren: Stimulation der Magensaftsekretion, positiv inotrope u. chronotrope Wirk. (Tachykardie), Beteiligung an der Dilatation kleiner Gefäße u. der Koronargefäße, Modulation der Freisetzung von Mediatorsubstanzen* aus Mastzellen; **3.** präsynapt. $H_3$-Rezeptoren: Hemmung der Histaminfreisetzung; **4.** $H_4$-Rezeptoren: Eosinophilen-, Lymphozyten- u. Mastzellenchemotaxis; **Ind.:** (diagn.) bronchialer od. oraler Provokationstest u. Positivkontrolle beim Prick*-Test u. Intrakutantest*. **Histamindihydrochlorid:** Histamini dihydrochloridum Ph.Eur.6, Histaminum dihydrochloricum; CAS-Nr. 56-92-9; $C_5H_{11}Cl_2N_3$; $M_r$ 184.1; weißes, krist. Pulver, hygroskop.; sehr leicht lösl. in Wasser, lösl. in Ethanol. **Histaminphosphat:** Histamini phosphas Ph.Eur.6, Histaminum diphosphoricum; CAS-Nr. 51-74-1; $C_5H_{15}N_3O_8P_2H_2O$; $M_r$ 325.2; farblose, längl. prismat. Kristalle; leicht lösl. in Wasser, schwer lösl. in Ethanol. Vgl. Antihistaminika.

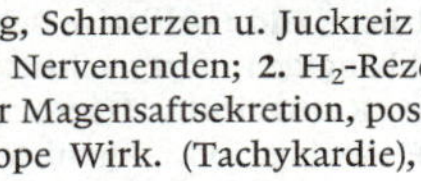


**Histamin**

**Histamin-Antagonisten:** s. Antihistaminika.
**Histaminasen:** Sammelbez. für Enzyme* zum Abbau von Histamin*, z. B. Histamin-*N*-Methyltransferase, Monoaminoxidase*, Diaminoxidase* u. bakterielle Acetylase.
**Histamin-$H_2$-Rezeptoren-Blocker:** Histamin-$H_2$-Rezeptor-Antagonisten, $H_2$-Antihistaminika, $H_2$-Rezeptoren-Blocker, $H_2$-Antagonisten; kompetitive Antagonisten* am Histamin-$H_2$-Rezeptor; **Wirkstoffe:** in ihrer Struktur Histamin* ähnlich, z. B. Cimetidin*, Ranitidin*, Famotidin*, Roxatidinacetat*; **Wirk.:** sekretionshemmend am Magen (verhindern Übersäuerung); die weiteren Faktoren der Säurefreisetzung wie Gastrin* u. Vagus* werden ebenfalls beeinflusst; **Ind.:** Ulkuskrankheiten (s. Ulkustherapeutika); **UAW:** Benommenheit, Kopfschmerz, Magen-Darm-Beschwerden, evtl. Potenzstörungen, Muskelschmerzen. Vgl. Histamin-$H_1$-Rezeptoren-Blocker; Antihistaminika.
**Histamin-$H_1$-Rezeptoren-Blocker:** Histamin-$H_1$-Rezeptor-Antagonisten, $H_1$-Antihistaminika, $H_1$-Rezeptoren-Blocker, $H_1$-Antagonisten; kompetitive Antagonisten* am Histamin-$H_1$-Rezeptor; **Wirkstoffe:** in ihrer Struktur Histamin* ähnlich; meist Derivate des Ethylendiamins*, Ethanolamins* od. Propylamins sowie Phenothiazinderivate*; **Wirk.:** kompetitive Hemmung der $H_1$-Histamin-Rezeptoren; generell antiallerg., gefäßabdichtend, juckreizstillend, lokalanästhetisch, spasmolyt.; **1.** meist sedativ, z. B. Bamipin*, Promethazin*; **2.** weniger sedativ wirken z. B. Terfenadin*, Cetirizin*, Loratadin*, Levocabastin*, Rupatadin*. **3.** gleichzeitig Serotonin hemmend, z. B. Cyproheptadin* u. Ketotifen* (Serotonin fördert wahrscheinl. das Auftreten allerg. Reaktionen; vgl. Serotonin-Antagonisten). **Ind.:** Hautallergosen, Hautjucken, Insektenstiche u. allerg. Rhinitiden (vgl. Antiallergika), ferner Kinetosen (vgl. Antiemetika) sowie Parkinson*-Syndrom (z. B. Orphenadrin*); **Kontraind.:** Schwangerschaft, Glaukom*, bei Kleinkindern Harnblasenhalsadenom; **WW:** zentral dämpfende Pharmaka, Alkohol (Wirkungsverstärkung); **UAW:** u. a. Sedation (cave: Fahrunfähigkeit), Mundtrockenheit (anticholinerge Wirk.), Magen-Darm-Beschwerden, zentralnervöse Störungen. Vgl. Histamin-$H_2$-Rezeptoren-Blocker; Antihistaminika.
**Histaminliberatoren:** Verb., die Histamin* freisetzen können; **Einteilung:** **1.** unspezif. H.: z. B. Triton* X-100, das nur in der experimentellen Pharmakologie Verw. findet; **2.** spezif. H.: z. B. Morphin*, iodhaltige Röntgenkontrastmittel*, Curare*, Thiopental* u. Plasmaexpander (z. B. Dextrane* u. Povidon*); **3.** Freisetzung von Histamin durch eine allerg. Überempfindlichkeitsreaktion vom Typ I (Bindung von Antigenen an präformierte IgE-Antikörper auf der Zellmembran von Mastzellen* od. Granulozyten; Degranulation mit schweren Funktionsstörungen; s. Allergie).
**Histamin-Rezeptoren-Blocker:** s. Antihistaminika.
**Histidase:** Histidinase, L-Histidin-Ammoniak-Lyase; zu den Lyasen gehörendes Enzym*, das Histidin* in Ammoniak* u. Glutaminsäure* spaltet; **Vork.:** natürl. v. a. in der Leber der Wirbeltiere.
**Histidin:** Abk. His, H; Histidinum Ph.Eur., *β*-Imidazolylalanin; (*S*)-2-Amino-3-(imidazol-4-yl)propansäure; CAS-Nr. 71-00-1; $C_6H_9N_3O_2$, Strukturformel: s. Abb.; $M_r$ 155.2; Schmp. 277 °C; weißes, krist. Pulver, lösl. in Wasser; opt. aktive, proteinogene, halbessentielle Aminosäure*; **Vork.:** bes. reichl. im Hämoglobin* enthalten; Baustein von Carnosin* u. Anserin*; **Bedeutung:** Häufig ist L-

**Hitzeresistenz**
Resistenzstufen

| Resistenzstufe | Verfahren | Temperatur (°C) | Zeit (min) | Erreger |
|---|---|---|---|---|
| I | Pasteurisieren | 61.5 | 30 | Mycobakterien |
| | | 72 | 0.25 | pathogene Streptokokken, Poliomyelitisviren |
| II | Erhitzen | 80 | 30 | die meisten vegetativen Bakterien, Hefen, Schimmelpilze, Viren (außer Hepatitis-Viren) |
| III | Kochen | 100 | 5 | Hepatitis-Viren |
| | | 100 | 15 – 30 | Bacillus anthracis-Sporen, die meisten Pilzsporen |
| IV | gespannter Dampf | 105 | 5 | Bacillus anthracis-Sporen |
| V | gespannter Dampf | 121 | 8 – 12 | Bazillen- und Clostridiensporen |
| VI | gespannter Dampf | 134 | ≤360 | hochresistente Sporen aus Fadenagar |

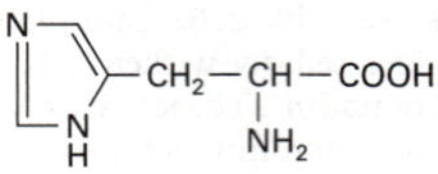

**Histidin**

Histidin am aktiven Zentrum von Enzymproteinen beteiligt u. hat Bedeutung für die Pufferung im physiol. pH-Bereich. In der Leber wird L-H. durch Histidase* über Urocansäure* zu Glutaminsäure* u. Ammoniak* metabolisiert. **Anw.:** (med.) Behandlung von Allergien u. Anämien, in Infusionslösungen zur parenteralen Ernährung. **Histidinhydrochlorid-Monohydrat:** Histidini hydrochloridum monohydricum Ph.Eur.; $C_6H_{10}ClN_3O_2 \cdot H_2O$; $M_r$ 209.6; weißes Pulver, leicht lösl. in Wasser. Vgl. Histamin.

**L-Histidin-Ammoniak-Lyase:** s. Histidase.

**Histidinase:** s. Histidase.

**Histinglucosylceramidase:** s. Imiglucerase.

**Histogramm:** graph. Darst. von Daten, z. B. Messwerten, die gemäß ihrer Häufigkeit gruppiert sind; auf der x-Achse werden die gruppierten Messwerte, auf der y-Achse die Klassenhäufigkeit, d. h. die Anzahl der Einzelwerte der jeweiligen Klassen, aufgetragen; s. Normalverteilung.

**Histologie:** Lehre von den Geweben des Körpers.

**Histon-Deacetylase:** zu den Hydrolasen gehörendes Enzym*, das eine Abspaltung von Acetylresten aus acetylierten Histonen* katalysiert; der Acetylierungsgrad der Histone im Chromatin* unterliegt einem dynam. Gleichgewicht, wobei die Deacetylierung die Aktivierung von Chromatindomänen u./od. die Transkription* von Genen* induziert.

**Histone:** nicht gewebespezif., basische, einfache, niedermolekulare Proteine* der Zellkerne* u. Nucleokapside*; **Vork.:** (natürl.) in allen eukaryot. Organismen u. in einigen Viren; **Bedeutung:** H. bilden reversible Komplexe mit der DNA* (sog. Nucleohistone); ihnen wird eine Rolle als nichtspezif. Genrepressoren zugeschrieben, indem sie durch Konformationsänderungen in der Chromosomenstruktur die Transkription* der DNA unspezif. begrenzen.

**Histopathologie:** Lehre von den unter dem Mikroskop erkennbaren krankhaften Veränderungen der Körpergewebe.

**Histrelin:** CAS-Nr. 76712-82-8; Analogon des Decapeptids GnRH (s. Gonadorelin); $M_r$ ca. 1320 Da; **Wirk.:** GnRH*-Agonist, der nach einer kurzen Phase der Stimulation der Testosteronproduktion diese unterdrückt; **Ind.:** palliative Behandlung des testosteronabhängigen, fortgeschrittenen Prostatakarzinoms; **Kontraind.:** Überempfindlichkeit gegen GnRH-Analoga od. -Agonisten, Anw. bei Frauen u. Kindern; **UAW:** u. a. Hitzewallungen, Gynäkomastie, Impotenz, Müdigkeit, Beschwerden am Anwendungsort; **Dos.:** Implantat (s. c. auf der Innenseite des Oberarms) à 50 mg Histrelinacetat für die Dauer von 12 Monaten.

**Hittorf-Phosphor:** s. Phosphor (Violetter Phosphor).

**Hitzeresistenz:** Resistenz von Mikroorganismen* gegen Hitzeeinwirkung; Resistenzstufen I–VI gegen Pasteurisieren*, Erhitzen, Kochen, gespannten Dampf: s. Tab.; vgl. Sterilisationsverfahren.

**Hitzeschockproteine:** (engl.) *heat-shock proteins*; Abk. HsP; schnell u. koordiniert verstärkt exprimierte Proteine*, mit denen alle pro- u. eukaryot. Zellen* auf einen Hitzeschock (od. anderen Zellstress) reagieren; Abwehrreaktion auf eine plötzliche Temperatur- bzw. Milieuänderung; HsP gewährleisten durch ihre Funktion als Chaperone*, dass auch unter Stressbedingungen zahlreiche zelluläre Prozesse normal ablaufen.

**HIV:** Abk. für (engl.) ***h****uman* ***i****mmunodeficiency* ***v****irus*; humanes Immundefizienzvirus; syn. HI-Virus; vom International Committee of Taxonomy of Viruses 1986 empfohlene einheitl. Bez. für das seit 1983 bekannte Retrovirus aus der Gruppe der Lentiviren (s. Virusklassifikation, Tab. dort), das die HIV*-Erkrankung u. AIDS* verursacht; **Formen:** HIV-1 mit den Subtypen A–I u. den Subtypen HIV-00 („outlier") u. HIV-N („new") sowie HIV-2 (Schwerpunkt des Vork. in Ostafrika); zeigt ausgeprägte genet. Polymorphie*; wird durch übl. Des-

**HIV-Erkrankung**
Zur Therapie zugelassene HIV-Arzneimittel

| Arzneimittelgruppe | Angriffspunkte im Replikationszyklus des HI-Virus | Substanz |
|---|---|---|
| **Entry-Inhibitoren** | | |
| CCR5-Antagonisten | blockieren die Interaktion zwischen humanem CCR5 und HIV-1 gp120, verhindern dadurch den Eintritt von CCR5-tropem HIV-1 in die Körperzellen | Maraviroc* |
| Fusions-Inhibitoren | hemmen die Fusion von HIV-1 mit $CD4^+$ Zellen, verhindern dadurch das Eindringen des Virus in die Wirtszelle | Enfuvirtid* |
| **Reverse-Transkriptase-Inhibitoren** (Abk. RTI) | hemmen das virale Enzym Reverse Transkriptase, blockieren dadurch die für die Virusreplikation notwendige Umschreibung der viralen RNA in DNA | |
| nucleosidische Reverse-Transkriptase-Inhibitoren (Abk. NRTI) | Wirkstoff wird zuerst durch intrazelluläre Phosphorylierung aktiviert und anschließend als falscher Baustein in die DNA eingebaut; dadurch kommt es zum Kettenabbruch und einer Hemmung der DNA-Synthese | Abacavir*, Didanosin*, Emtricitabin*, Lamivudin*, Stavudin*, Zidovudin*; Tenofovir* (Nucleotid*-Analogon) |
| nichtnucleosidische Reverse-Transkriptase-Inhibitoren (Abk. NNRTI) | brauchen keine Aktivierung, binden in Nähe der Substratbindungsstelle für Nucleoside an das Enzym und hemmen so seine Funktion | Efavirenz*, Etravirin*, Nevirapin* |
| **Integrase-Inhibitoren** | hemmen die katalytische Aktivität der HIV-Integrase und verhindern damit die Integration des HIV-Genoms in das Wirtszellgenom | Raltegravir* |
| **HIV-Protease-Inhibitoren** | hemmen die HIV-Protease, dadurch wird das gag-pol-Polyprotein nicht mehr verarbeitet und es entstehen HIV-Partikel mit unreifer Morphologie, die nicht in der Lage sind, einen neuen Infektionskreislauf in Gang zu setzen | Atazanavir*, Darunavir*, Fosamprenavir*, Indinavir*, Lopinavir*, Nelfinavir*, Saquinavir*, Tipranavir*, Ritonavir* |

infektionsmaßnahmen rasch inaktiviert; **Geschichte:** frühere Bez. für HIV (seit 1986 vereinheitlicht): LAV-I (1983 von L. Montagnier beschriebenes humanes Retrovirus, heute HIV-1) sowie HTLV-III (1984 beschriebenes Lentivirus, ident. mit LAV-I).

**HIV-Erkrankung:** durch HIV* ausgelöste Erkrankung, charakterisiert durch einen im Verlauf zunehmenden Immundefekt mit opportunist. Infektion u. spezif. Malignomen im Endstadium AIDS*; **Pathogenese:** Infektion mit HIV-1 (weltweit verbreitet) od. HIV-2 (weitgehend auf Westafrika beschränkt); HIV ist ein Retrovirus mit ausgeprägtem genet. Polymorphismus. Es ist wenig stabil, wird durch übl. Desinfektionsmaßnahmen rasch inaktiviert. Zielzellen: Subpopulation der T-Lymphozyten, die T-Helferzellen (auch CD4-Zellen, CD4-Lymphozyten), sowie Zellen des Monozyten*-Makrophagen-Systems, mukosale Langerhans-Zellen, dendrit. lymphat. Zellen sowie Mikrogliazellen; außerdem CD4-unabhängige Zelleintrittsmechanismen; Makrophagen gelten als Reservoir von HIV im Organismus. Die stets lebenslang persistierende HIV-Infektion führt über Zerstörung infizierter Zellen, Autoimmunphänomene u. Immundysregulation zur Verminderung der zellulären Immunität, insbes. zur Abnahme der T-Helferzellen, die zu charakterist. Erkrankungen durch opportunist. Erreger u. Parasiten sowie zu spezif. Malignomen (Kaposi*-Sarkom) u. Lymphomen führt; der Verlauf der Erkrankung weist große interindividuelle Unterschiede auf, die von der Entw. des AIDS-Vollbilds innerhalb weniger Monate nach der HIV-Infektion bis zu asymptomat. immunkompetenten Verläufen von ≥10 Jahren Dauer reichen. **Infektion:** HIV-Nachw. in lymphat. Gewebe, Blut, Samenflüssigkeit, Vaginalsekret, Speichel, Muttermilch u. a. Körperflüssigkeiten (Aszites, Gelenkergüsse, Liquor cerebrospinalis u. a.) infizierter Personen; Übertragung durch parenterale Inokulation von u. Schleimhautkontakt mit erregerhaltigen Körperflüssigkeiten (außer Speichel), Blut bzw. Blutbestandteilen, d. h. insbes. beim Geschlechtsverkehr, durch Injektion bzw. Transfusionen; Infektiosität des Erregers geringer als die des Hepatitis-B-Virus; prä-, peri- u. postnatale (durch Stillen) Übertragung ist möglich; **Inkubationszeit:** 2–6 Wochen nach HIV-Infektion oft nicht erkanntes mononukleoseartiges Krankheitsbild (akutes retrovirales Syndrom, Serokonversionskrankheit) bei einem Teil der frisch Infizierten, nach dessen Abklingen HIV-Antikörper messbar sind; Entw. eines klin. manifesten Immundefekts kann nach 6 Monaten bis >10 Jahren erfolgen. Es ist davon auszugehen, dass fast alle unbehandelten HIV-Infizierten einen manifesten Immundefekt i. S. einer AIDS-Erkrankung entwickeln. **Klassifikation:** in 3 klin. (A, B, C) u. 3 Laborkategorien (1, 2, 3) nach den Centers for Disease Control; **Ther.:** **1.** HIV-Arzneimittel: s. Tab.; **2.** HIV-Infektion: antivirale Kombinationstherapie*; Initialtherapie meist mit einer Kombination aus 2 nucleosidischen Reverse*-Transkriptase-Inhibitoren (bevorzugt: Tenofovir*/Emtricitabin* od. Abacavir*/Lamivudin*) mit entweder einem nichtnucleosidischen Reverse*-Transkriptase-Inhibitor (bevorzugt: Efavirenz* od. Nevirapin*) od. einem HIV*-Protease-Inhibitor (bevorzugt: mit Ritonavir* geboostert Atazanavir*, Fosamprenavir*, Lopinavir*; ungeboostert Saquinavir*); bei Unverträglichkeit od. Therapieversagen individuelle Anpassung einer Kombination; vgl. HAART; Ziel ist möglichst starke Senkung der Viruslast u. Verbesserung der zellulären Immunität; **3.** Primärprophylaxe opportunist. Infektionen: bei einer Anzahl von T-Helferzellen <200/µl prophylakt. Behandlung gegen Pneumocystis-Pneumonie durch Pneumocystis* jiroveci z. B. mit Pentamidin* od. Pyrimethamin* u. Co-trimoxazol*; Toxoplasmoseschutz mit Dapson*; **4.** Sekundärprophylaxe opportunist. Infektionen: Da opportunist. Erkrankungen bei immundefizienten HIV-Erkrankten auch nach Abklingen der klin. Sympt. häufig erneut auftreten, ist eine prophylakt. Medikation bei folgenden Infektionen zu empfehlen: Pneumocystis-Pneumonie, zerebrale Toxoplasmose*, Zytomegalie-Retinitis, Histoplasmose, Kryptokokkose, atyp. Mykobakteriose; vgl. Antiprotozoenmittel; **5.** psychosoziale Unterstützung unter Einbeziehung von Angehörigen, Bezugspersonen u. Selbsthilfegruppen; **Proph.:** Ein protektiver Impfstoff ist nicht vorhanden, eine passive Immunisierung nicht möglich. **1.** Expositionsprophylaxe: Kontakt mit Blut u. Blutprodukten, Vaginalsekret u. Sperma, Oberfläche der Darmschleimhaut sowie Nadelstichverletzungen vermeiden; HIV-Testung (Antikörper u. z. T. Nucleinsäure) von Blut-, Plasma- u. Organspendern sowie strenge Indikationsstellung bei Transfusionen; HIV-Testung bei Bluttransfusionen u. Ausschluss von Spendern aus Risikogruppen haben eine HIV-Übertragung äußerst unwahrscheinl. gemacht. Bei Sexualkontakten kann die konsequente Verw. von Präservativen das HIV-Infektionsrisiko erheblich vermindern. **2.** Postexpositionsprophylaxe: Bei Stich- od. Schnittverletzungen wird Förderung des Blutflusses durch Druck auf das umliegende Gewebe, antisept. Spülung u. unmittelbar nach der Verletzung beginnende Behandlung mit einer Dreierkombination (Postexpositionsprophylaxe: Tenofovir/Emtricitabin plus Lopinavir) empfohlen. Durch konsequente Behandlung HIV-infizierter Schwangerer u. Neugeborener (u. a. pharmak., Verzicht auf Stillen) lässt sich die Mutter-Kind-Übertragungsrate stark reduzieren. In der Pflege von Patienten mit HIV-Erkrankung bzw. AIDS u. bei der Verarbeitung von Untersuchungsmaterial sind die bei Hepatitis-B-Infektion üblichen Schutzmaßnahmen unbedingt einzuhalten. Die unmittelbare Ansteckungsgefahr auch bei akzidentellen Inokulationen scheint im Vergleich zu Hepatitis B wesentlich geringer zu sein; ein Übertragungsrisiko auf nichtsexuellem Weg ohne unmittelbaren Kontakt mit Körperflüssigkeiten besteht nach heutigem Wissen nicht. **Prognose:** variiert erheblich u. ist abhängig von der virolog. u. immun. Ausgangslage, Koinfektionen, Ther. u. individuellen Faktoren. Konsequente Behandlung der HIV-Infektion sowie die Prophylaxe opportunist. Infektionen führen zu erhebl. Verbesserungen der Lebensqualität u. Verlängerung der Lebenszeit. Wenn unter der Ther. die Viruslast wieder ansteigt, ist von einem Therapieversagen, u. U. von einer Resistenzbildung auszugehen. Insgesamt lässt sich durch einen rechtzeitigen Behandlungsbeginn mit antiviralen Substanzen die Progression der HIV-Erkrankung deutlich verlangsamen u. die Lebenszeit verlängern.

**HIV-Protease-Inhibitoren:** zur Ther. der HIV*-Erkrankung verwendete Protease*-Inhibitoren von peptidähnl. Struktur; durch die Hemmung der HIV-Protease, welche für die Produktion infektiöser HI-Viren wichtig ist, wird das gag-pol-Polyprotein nicht mehr verarbeitet. Es entstehen HIV-Partikel mit unreifer Morphologie (u. a. mit reduzierter Aktivität der reversen Transkriptase*), die nicht in der Lage sind, einen neuen Infektionskreislauf in Gang zu setzen. **Wirkstoffe:** z. B. Atazanavir*, Darunavir*, Fosamprenavir*, Indinavir*, Lopinavir*, Nelfinavir*, Ritonavir*, Saquinavir*, Tipranavir*.

**HK:** Abk. für **H**äm**a**to**k**rit*.

**$H^+/K^+$-ATPase-Inhibitoren:** s. Protonenpumpen-Hemmer.

**HLA-System:** Abk. für (engl.) ***h**uman **l**eukocyte **a**ntigen*; komplexes, autosomal-kodominant erbl. System von Histokompatibilitätsantigenen (sog. Transplantationsantigenen) des Menschen, die auf der Oberfläche fast aller Zellen vorkommen, als Antigen-präsentierende Moleküle von T-Lymphozyten erkannt werden u. daher für die Gewebeverträglichkeit von Transplantaten u. die physiol. Formen der Immunabwehr eine zentrale Bedeutung haben; **Bedeutung: 1.** HLA-Alloantigene auf Transplantaten können als „Nichtselbst" erkannt werden u. eine immun. Abstoßungsreaktion beim Transplantatempfänger verursachen. Vor jeder Transplantation erfolgt zur Gewährleistung einer möglichst weitgehenden HLA-Kompatibilität eine sog. Gewebetypisierung von Spender u. Empfänger. **2.** Versch. HLA-Typen u. bestimmte Erkrankungen sind miteinander assoziiert; diagnost. relevant sind z. B. Typ HLA-B27 bei Spondylitis ankylosans, HLA-B8, -DR3 bei Sjögren-Syndrom, HLA-DR2 bei Narkolepsie*, HLA-DR4 bei rheumatoider Arthritis*, HLA-DR3, -DR7 bei Zöliakie*, HLA-Dw21, -DR3, -DR4 bei Diabetes* mellitus Typ 1 bei Jugendlichen, HLA-B13, -B17, -B27, -Cw6 bei Psoriasis*.

**HLB-Wert:** Abk. für (engl.) ***h**ydrophilic **l**ipophilic **b**alance*; hydrophiler-lipophiler Balance-Wert; Wert zur Beschreibung der hydrophilen/lipophilen (amphiphilen) Eigenschaften nichtionogener Emulgatoren* (allgemein: nichtionogener Tenside); bekanntester Wert ist der HLB-Wert nach Griffin. Der HLB-Wert ermöglicht es, die oberflächenakti-

**HLB-Wert**
Bereiche und Anwendungen

| Bereich | | | Anwendung |
|---|---|---|---|
| 1 | – | 3 | Antischaummittel |
| 3 | – | 6 | W/O-Emulgatoren |
| 6.5 | – | 9 | Netzmittel |
| 8 | – | 18 | O/W-Emulgatoren |
| 12.5 | – | 15 | waschaktive Substanzen |
| 15 | – | 18 | Lösungsvermittler |
| 0 | – | 10 | überwiegend lipophil |
| 10 | – | 20 | überwiegend hydrophil |

ven Stoffe entsprechend ihrem Verwendungszweck zu klassifizieren (s. Tab.). Er ist ein empirisch ermittelter dimensionsloser Zahlenwert zw. 1 u. 20 (20 entspricht einem hydrophilen Anteil von 100 %), der sich aus dem Verhältnis der Molekülmassen des lipophilen u. hydrophilen Anteils im Molekül annähernd errechnen lässt:
$HLB = 20 \cdot (1 - M_0/M)$
$M_0$: Molekülmasse des hydrophoben Anteils, M: Gesamtmolekülmasse des oberflächenaktiven Stoffes. Der HLB-Wert nichtionogener grenzflächenaktiver Ester (z. B. Glycerolmonostearat) lässt sich nach folgender Formel berechnen:
$HLB = 20 \cdot (1 - S/A)$
S: Verseifungszahl des Esters, A: Säurezahl der Fettsäure. Sind S u. A nicht eindeutig bestimmbar u. besteht der hydrophile Teil nur aus Polyethylenglykolen, gilt:
$HLB = E/5$
E: Polyethylenglykolanteil in Gewichtsprozent. HLB-Werte von ionogenen Tensiden u. Substanzen, die Propylenoxid, Stickstoff u. a. enthalten, aber auch von vielen komplexen natürl. Emulgatoren, lassen sich nicht nach den angeführten Formeln ermitteln. Man bestimmt die HLB-Werte experimentell durch Herst. u. Beobachtung einer Reihe von Emulsionen u. bringt sie mit dem Griffin-HLB-System in Einklang. So besitzt Natriumlaurylsulfat im Vergleich zu anderen Tensiden einen „scheinbaren" HLB-Wert von 40. Liegen Mischungen versch. Emulgatoren vor, so können als Orientierungshilfe die HLB-Werte unter Berücksichtigung der Mengenverhältnisse der Komponenten addiert werden. **Hinweis:** Neben der Methode nach Griffin wird der HLB-Wert auch nach anderen Variationen ermittelt, die jedoch ebenfalls Schwächen aufweisen. Es gibt derzeit keine allgemein gültige Methode, um ein optimal stabilisierendes od. solubilisierendes Gemisch grenzflächenaktiver Stoffe mit Sicherheit vorauszubestimmen. **Erforderlicher HLB-Wert:** engl. required HLB; der Wert, den ein Tensid (Emulgator, Emulgatorgemisch) aufweisen muss, um eine bestimmte lipophile Phase mit Wasser optimal dispers u. stabil zu emulgieren. Häufig stimmen der erforderl. HLB-Wert für ein Öl u. der HLB-Wert des für eine stabile Emulsion am besten geeigneten Emulgators (Emulgatorgemisches) nicht überein, da der erforderl. HLB-Wert vom Öl-Wasser-Verhältnis, von der chem. Natur u. Konz. des Emulgators u. von der Art u. der Konz. der in der Wasserphase gelösten Elektrolyte abhängt.

**HMG:** **1.** Abk. für **h**umanes **M**enopausen**g**onadotropin; s. Menotropin; **2.** Abk. für 3-**H**ydroxy-3-**m**ethyl**g**lutarylsäure; s. Terpene (Biosynthese); **3.** Abk. für **H**eil**m**ittel**g**esetz*.

**HMG-CoA-Reduktase:** Kurzbez. für 3-**H**ydroxy-3-**m**ethyl**g**lutaryl-**Co**enzym-**A**-Reduktase; zu den Oxidoreduktasen gehörendes Enzym*; wichtiges Schlüsselenzym bei der Cholesterolbiosynthese (s. Terpene, Abb. dort), das die Reduktion des aus 3 Molekülen Acetyl-CoA gebildeten $\beta$-Hydroxy-$\beta$-methylglutaryl-CoA zu Mevalonsäure katalysiert; wird von HMG*-CoA-Reduktase-Hemmern kompetitiv gehemmt, die daher als Cholesterolsenker therap. Anw. finden.

**HMG-CoA-Reduktase-Hemmer:** Cholesterol-Synthese-Enzym-Hemmer (Abk. CSE-Hemmer), Statine; Stoffe, die durch kompetitive Hemmung der HMG*-CoA-Reduktase die Synthese von Cholesterol hemmen u. daher zum Abfall der intrazellulären Cholesterolkonzentration führen. In der Folge steigt die Anzahl der LDL-Rezeptoren an der Zelloberfläche, wodurch der Abbau der LDL (s. Lipoproteine) aktiviert wird u. die Plasmacholesterolkonzentration sinkt. **Wirkstoffe:** Atorvastatin*, Fluvastatin* (anderer Abbauweg), Lovastatin* (s. Abb.), Pravastatin*, Simvastatin*; **Anw.:** Lipidsenker* der zweiten Wahl, v. a. bei essentieller, familiärer Hypercholesterolämie (s. Hyperlipoproteinämien). Physiol. Hemmer sind in entspr. hoher Konz. das Cholesterol selbst u. Mevalonsäure*. **WW:** Gemfibrozil* (Fibrate), Nicotinsäure*, Ciclosporin*, Makrolidantibiotika, Azol-Antimykotika, Cimetidin* u. a. Cytochrom-344-Hemmer (vgl. Cytochrome); **UAW:** Risiko von Myopathie u. Rhabdomyolyse.

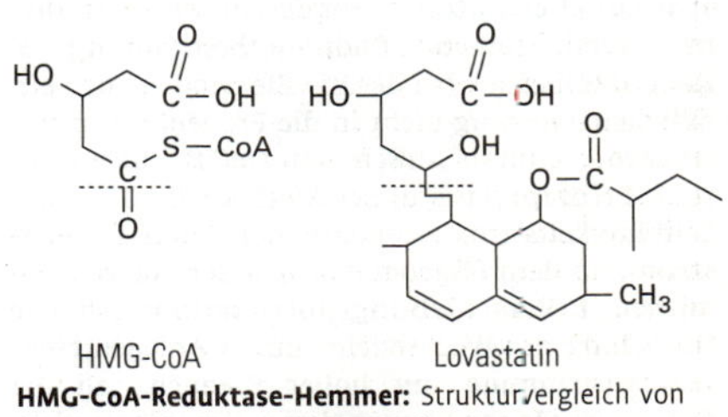


**HMG-CoA-Reduktase-Hemmer:** Strukturvergleich von HMG-CoA u. HMG-CoA-Reduktase-Hemmern (Beispiel: Lovastatin)

**HML:** Abk. für **H**ypophysen**m**ittel**l**appen; s. Hypophyse.

**HMPC:** Abk. für **H**erbal **M**edicinal **P**roducts **C**ommitee; im Jahr 2004 gegründeter Ausschuss für pflanzl. Arzneimittel mit Sitz bei der Europäischen Zulassungsbehörde EMA*; **Aufgabe:** **1.** Erarbeitung von Leitlinien zur Bewertung von Qualität, Wirksamkeit u. Unbedenklichkeit von pflanzl. Arzneimitteln; **2.** Erstellung gemeinschaftl. Pflanzenmonographien (sog. EU-Monographien) im Hinblick auf Zulassung u. Registrierung pflanzlicher Arzneimittel; die Monographien werden in „well established use" (basierend auf entspr. wissenschaftl. Daten, daher geeignet für

H

ein normales Zulassungsverfahren; s. WEU) u. „traditional use“ (ausschließl. basierend auf langjähriger Verw., wissenschaftl. Daten fehlen; geeignet für eine einfache Registrierung) eingeteilt. **3.** Erstellung einer Liste traditioneller pflanzl. Stoffe, Zubereitungen u. Kombinationen daraus zur Verw. in traditionellen pflanzl. Arzneimitteln; die Liste muss für jeden pflanzl. Stoff u. a. das Anwendungsgebiet, die spezif. Stärke u. Dosierung u. den Verabreichungsweg enthalten. Vgl. ESCOP; WHO; Kommission E.

**HMV:** Abk. für **Heilmittelverzeichnis***.

**HNANBV:** Abk. für **Hepatitis-non-A-non-B-Viren**; obsolete Bez. für bestimmte Hepatitis*-Viren als Erreger einer Hepatitis, die nicht durch Hepatitis-A-Virus od. Hepatitis-B-Virus verursacht wird.

**Ho:** (chem.) Symbol für Holmium*.

**Hoang Nau:** s. Strychnos gaultheriana.

**Hochblätter:** s. Blatt.

**Hochdruckextraktion mit verdichteten Gasen:** s. Extraktion mit überkritischen Gasen.

**Hochdruckhomogenisation:** Verfahrensschritt zur Herst. von über einen bestimmten Zeitraum lagerstabilen u. anwendbaren Dispersionen*, ausgehend von grob- od. heterodispersen Emulsionen*/Suspensionen* bzw. großen Liposomen*; eine kontinuierl. Produktion mit hoher Durchsatzleistung ist möglich. Eingesetzt werden Hochdruckhomogenisatoren (Kolben-Spalt-/Kolben-Düsen-Homogenisator) mit einem Druckgradienten von bis zu 4000 bar. Bei der H. von Liposomen kommt es zur Homogenisierung mit gleichzeitiger Reduzierung der Vesikelgröße u. der Vesikellamellarität, was auch durch Druckfiltration, z. B. durch Polycarbonatfilter od. Ultraschall, erreicht wird. **Anw.:** z. B. zur Herst. fester Lipidnanopartikel*.

**Hochdrucksterilisator:** s. Autoklav.

**Hocheukryptit:** s. Glas (Glaskeramiken).

**Hochfrequenztitration:** Sonderfall der Titration mit konduktometr. Endpunktbestimmung (s. Konduktometrie), bei der die Elektroden zur Leitfähigkeitsmessung nicht in die Probenlösung eintauchen, sondern außen am Gefäß angebracht sind; **Prinzip:** Basis dieser Methode ist nicht der Leitfähigkeitsstrom, sondern der **Polarisationsstrom**, zu dem folgende Formen der Polarisation führen: **1. Verschiebungspolarisation:** schnelle Umpolung des Wechselfelds durch Anlegen einer Wechselspannung mit hoher Frequenz an die Elektroden; Ionen können dieser Umpolung nicht folgen, Elektronen u. Kerne werden aber von den entspr. Elektroden angezogen. Führt zu gegenseitiger Verschiebung der beiden Teilchenarten u. damit zu einer Deformation des Moleküls; Verschiebungspolarisation tritt bei allen Molekülen auf. **2. Orientierungspolarisation:** Moleküle, die ein permanentes elektr. Dipolmoment* aufweisen (z. B. Chloroform, Nitrobenzol), orientieren sich in einem äußeren elektr. Feld u. zeigen zusätzl. zur Verschiebungspolarisation auch Orientierungspolarisation. **Aufbau:** Die einem Kondensator* ähnl. Messzelle besteht aus konzentr., zylindrischen Metallelektroden, die an den Außenseiten eines Glasgefäßes angebracht sind (s. Abb.) u. ist Teil eines abstimmbaren elektr. Schwingkreises. Infolge der Veränderung der Energieabsorption durch die Veränderung der Probe verschiebt sich die Eigenfrequenz des Kreises, was direkt gemessen od. durch Zuschalten von Messkondensatoren verfolgt werden kann. Kurvenverlauf nicht vorhersagbar; Äquivalenzpunkt meist an einem scharfen Knick zu erkennen; **Anw.:** versch. Reaktionsformen (einschließl. Neutralisation u. Fällung) können detektiert werden; v. a. bei einer Zusammensetzung der Probenlösung, die die Leitfähigkeitsmessung zw. den eintauchenden Elektroden stören würde; Titrationen in nicht wässrigen Lösungsmitteln.

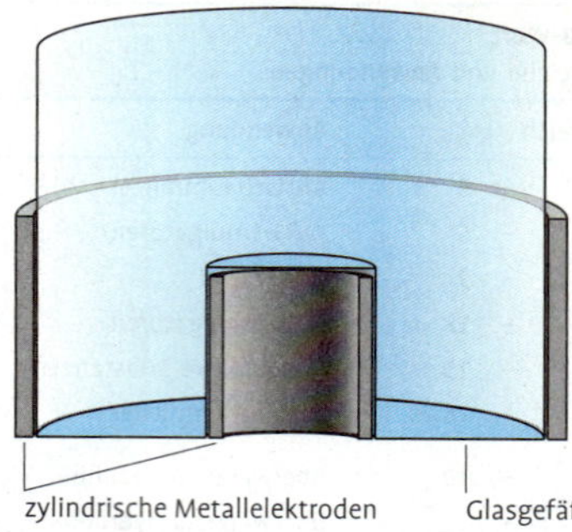


**Hochfrequenztitration:** Messzelle

**Hochfrequenztrocknung:** Trocknung durch Einbringen eines Stoffes in das Wechselfeld eines elektr. Kondensators. Das Trocknungsgut wird durch die elektr. Verschiebungsströme gleichmäßig erwärmt. Die Wärmezufuhr lässt sich durch die Hochfrequenzspannung am Generator od. durch den Luftspalt zw. Gut u. Elektroden regeln.

**Hochleistungsflüssigchromatographie:** s. HPLC.

**Hochleistungs-Schwebstoff-Filter:** (engl.) *high efficiency particulate tie filter (Abk. HEPA-Filter)*; Hosch-Filter; Filter, die sog. reine Räume für das asept. Arbeiten durch Sterilfiltration (s. Keimfiltration) der Luft (Rückhaltevermögen: Teilchen über 0.5 μm) aufrechterhalten; mit Hosch-Filtern gereinigte Luft in turbulenzarmer Verdrängungsströmung wird als laminar air flow bezeichnet. Vgl. Laminarflow-Bank.

**Hochpotenzen:** s. Homöopathie.

**Hochspodumen:** s. Glas.

**Hock-Lang-Synthese:** Verfahren zur techn. Herst. von Phenol* aus Benzol*; **Prinzip:** Benzol wird mit Propen* durch Friedel*-Crafts-Alkylierung zu Isopropylbenzol (Cumol) alkyliert u. durch Oxidation mit Luft zum Cumolhydroperoxid umgesetzt, das anschließend mit Säuren zu Phenol u. Aceton* gespalten wird (s. Abb.).

**Hoden:** Testis, Orchis; paarige männl. Keim- u. endokrine Drüse, die sich im Hodensack befindet; **Funktion:** Spermatogenese (im Keimepithel der Hodenkanälchen); Synthese von Androgenen* (in Leydig-Zwischenzellen);

**Hodenentzündung:** s. Orchitis.

**Höchstgaben von Arzneimitteln:** s. Maximaldosis.

**Höhenformel, barometrische:** s. Luftdruck.

**Höhenstrahlung:** s. Strahlung, kosmische.

**Höllenstein:** s. Silber(I)-nitrat.

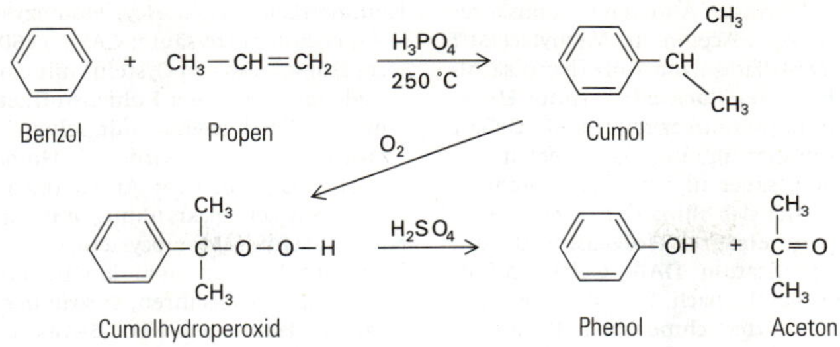


**Hock-Lang-Synthese**

**Hoffmann-Magenelixier:** s. Elixir Aurantii compositum.
**Hoffmannsgeist:** s. Spiritus aethereus.
**Hoffmannstropfen:** s. Spiritus aethereus.
**Hofmann-Abbau:** Methode zur Herst. primärer Amine* durch Erhitzen von Carbonsäureamiden* mit Natronlauge* u. Brom* (s. Abb.); die Reaktion verläuft über ein Isocyanat*; das Produkt enthält ein C-Atom weniger als die Ausgangsverbindung.

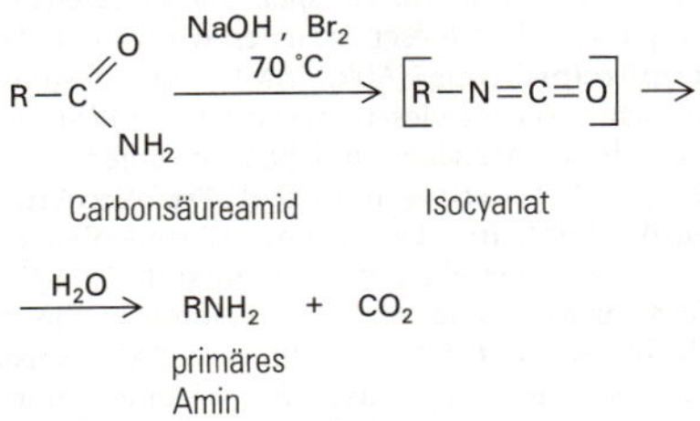


**Hofmann-Abbau**

**Hoftüpfel:** speziell ausgebildete Tüpfel* (mit ventilartiger Funktion) von in Holzpflanzen vorkommenden Gefäßen*; kommen v. a. in den Tracheiden der Coniferopsida (s. Gymnospermae) vor; dort besitzen sie in der Mitte der Schließhaut, die den Tüpfelkanal (Porus) abschließt, eine verdickte Stelle, den Torus.
**Hohlstopfengefäß:** Standgefäß mit eingeschliffenem Glas- od. Kunststoffstopfen, dessen Kopf hohl ist u. zum Füllen mit Blaugel dient.
**Hohlsuppositorien:** Hohlkugeln; längl. od. kugelige Kapseln aus Gelatine od. Kakaobutter, die mit reiner Arzneisubstanz gefüllt u. mit Gelatine bzw. Kakaobutter verschlossen werden; vgl. Arzneiformen.
**Hohlzahnkraut:** s. Galeopsis segetum (Herba Galeopsidis).
**Holarrhena pubescens** (Buch.-Ham.) Wall. ex G. Don: Holarrhena antidysenterica Wall.; Fam. Apocynaceae; Indien, Indochina, West- u. Südafrika; Stpfl. von **Cortex Holarrhenae antidysentericae:** Kurchirinde, Conessirinde; **Inhaltsst.:** Conessin, Conessidin, Kurchicin, Conkurchin (Alkaloide*); **Anw.:** (volkstüml.) z. B. gegen Amöbiasis*.
**Holler:** s. Sambucus nigra.
**Holmium** (lat. Holmia Stockholm): Symbol Ho; CAS-Nr. 7440-60-0; $A_r$ 164.93032; OZ 67; Schmp. 1474 °C; Sdp. 2695 °C; Oxidationsstufe: 3; silbrig weiß glänzendes, duktiles, zu den Lanthanoiden* gehörendes Metall*; an der Luft beständig, schnell lösl. in verd. Säuren; **Vork.:** im Monazit u. Gadolinit; **Darst.:** Reinigung von Holmiumchlorid ($HoCl_3$) od. Holmiumfluorid ($HoF_3$) im Ionenaustauscher* u. anschließende Reduktion des wasserfreien Salzes mit Calcium*; **Anw.:** (techn.) für Polschuhe von Hochleistungsmagneten, Steuerstäbe in Brutreaktoren, Bauteile in Feststofflasern u. medizintechn. Mikrowellen-Geräten; **Gesch.:** 1879 von Per Theodor Cleve (1840–1905) als Oxid aus der Yttererde* gewonnen; Reindarstellung des Oxids gelang erst 1911 durch I. L. Soret u. Homberg.
**Holmiumperchlorat-Lösung:** Lsg. von 40 g/L Holmiumoxid (CAS-Nr. 12055-62-8) in Perchlorsäure-Lsg. (141 g/L); Holmiumsalze sind bräunl. gelb gefärbt; sie haben charakterist. Absorptionsbanden im sichtbaren u. nahen ultravioletten Bereich des Spektrums; **Anw.:** Reagenz Ph.Eur.6; Überprüfung der Wellenlängenskala von Spektralphotometern.
**Holoenzym:** s. Coenzyme.
**Holoside:** s. Glykoside.
**Holozymase:** s. Zymase.
**Holunderbeeren:** s. Sambucus nigra (Fructus Sambuci).
**Holunderblüten:** s. Sambucus nigra (Sambuci flos).
**Holunder, Roter:** s. Sambucus racemosa.
**Holunder, Schwarzer:** s. Sambucus nigra.
**Holz:** **1.** Lignum; (warenkundl.-pharmakognost.) Gewebe aus den Wurzeln od. Sprossen älterer dikotyler Pflanzen od. Coniferopsida, das innerhalb des Kambiums liegt, also mit (relativ wenig) primärem Xylem u. Mark; vgl. Rinde; **2.** (bot.) sekundäres Xylem*; Laubholz besteht aus Holz- u. Markstrahlparenchymzellen, Holzfasern u. Gefäßen*; im Holz der Coniferopsida fehlen Tracheen u. Holzfasern, deren Funktion allein von den Tracheiden übernommen wird. In trop. Hölzern findet man keine Jahresringe* (sichtbarer Wechsel zw. Früh-* u. Spätholz*). Man unterscheidet zw. dem (noch lebenden) Splintholz* u. dem (nur noch der Festigung dienenden inneren) Kernholz*. **3.** (chem.) H. setzt sich aus Cellulose* (ca. 45 %), Hemicellulosen* (ca. 25 %) u. Lignin* (ca. 30 %) zusammen; Lignin ist mit Cellulose (Hemicellulosen) chem. u. physikalisch verbunden; die Einlagerung von Lignin in das Cellulosegerüst wird als Lignifizierung bezeichnet (mikrochem. Nachw. mit Wiesner*-Reagenz).
**Holzessig:** Acetum pyrolignosum; Gemisch von ca. 75 % Wasser, 8–10 % Essigsäure*, 10 % gelöstem

Teer (s. Pix) sowie geringen Anteilen Carbonsäure-Homologa, Methanol*, Aceton* u. Methylacetat*; **Gew.:** trockene Destillation von Holz (hauptsächl. Fichten- u. Buchenholz); **Formen: 1. roher Holzessig:** Acetum pyrolignosum crudum DAB, Gehalt mind. 8.4 % Essigsäure; braune, nach Teer u. Essigsäure riechende, sauer u. etwas bitter schmeckende Flüss., aus der sich allmähl. teerartige Stoffe abscheiden; **2. gereinigter Holzessig:** Acetum pyrolignosum rectificatum DAB, Gehalt mind. 5.4 % Essigsäure; gelbl., nach Teer u. Essigsäure riechende, sauer u. bitter schmeckende Flüss. mit geringen Anteilen Aceton u. Methanol; **Anw.: 1.** (med.) früher als Adstringens u. Desinfiziens, hauptsächl. in der Veterinärmedizin; **2.** (techn.) zur sog. Schnellräucherung (zur Konservierung*).

**Holzgeist:** s. Methanol.

**Holzkohle, gepulverte:** s. Carbo activatus.

**Holzschutz:** Maßnahmen zur Konservierung von geschlagenem Holz u. Bauholz; das Holz soll gegen Angriffe von Pilzen, Bakt. u. Insekten, aber auch gegen Feuer möglichst geschützt sein.

**Holzschutzmittel:** lassen sich in wasserlösl., meist anorg. Mittel (z. B. Hydrogenfluoride, Salze der Hexafluorokieselsäure*, Borverbindungen, Alkaliarsenate) u. ölartige Mittel wie Carbolineum* einteilen. Bessere Holzschutzwirkung haben Lsg. od. Emulsionen, die Insektizide u. Fungizide enthalten. Zu diesen Wirkstoffen gehören org. Phosphorverbindungen, Carbamate, zinn- u. quecksilberorganische Verb., Metallnaphthenate, Polychlorphenole (z. B. das in einigen Ländern nicht mehr zugelassene Pentachlorphenol*) u. die polychlorierten Biphenyle (s. PCB), die stark tox. sind u. zu den globalen Umweltschadstoffen zählen.

**Holzstrahlen:** s. Markstrahlen.

**Holzteer:** s. Pix Pinacearum.

**Holzteil:** s. Xylem.

**Holzterpentinöl:** s. Terebinthina.

**Holzverzuckerung:** s. Cellulose.

**Holzzucker:** s. Xylose.

**Homatropin:** $C_{16}H_{21}NO_3$; $M_r$ 275.33; Schmp. 99 °C; farblose Kristalle, fast unlösl. in Wasser, leicht lösl. in Ethanol, Ether, Chloroform; Tropinester der Mandelsäure*; nicht mehr im Handel befindl. Parasympatholytikum*.

**Homatropinhydrobromid:** Homatropini hydrobromidum Ph.Eur.6, Homatropinum hydrobromicum, bromwasserstoffsaures Homatropin; CAS-Nr. 51-56-9; $C_{16}H_{22}BrNO_3$; $M_r$ 356.3; Schmp. 213–218 °C (unter Zers.); farblose Kristalle od. weißes Pulver, leicht lösl. in Wasser (in ca. 7 T.), wenig lösl. in Ethanol 90 % (in ca. 40 T.); nicht mehr im Handel befindl. Mydriatikum*; früher angewendet wie Atropin*. **Homatropinmethylbromid:** Homatropini methylbromidum Ph.Eur.6; CAS-Nr. 80-49-9; $C_{17}H_{24}BrNO_3$; $M_r$ 370.29; Schmp. 190 °C; weißes, krist. Pulver od. farblose Kristalle, leicht lösl. in Wasser, lösl. in Ethanol, unlösl. in Ether.

**Homerianatee:** s. Polygonum aviculare (Polygoni avicularis herba).

**Homo-** (gr. der Gleiche, ebenderselbe): Vorsilbe, welche die Gleichartigkeit bzw. Ähnlichkeit ausdrücken soll; Präfix, z. B. in der org. Chemie; vgl. Hetero-.

**homochlamydeisch:** s. Blüte (Blütenteile).

**Homocystein:** Abk. Hcy; Homozystein; $\alpha$-Amino-$\gamma$-mercaptobuttersäure; CAS-Nr. 6027-13-0; höheres Homologes von Cystein* mit einer zusätzl. Methylengruppe in der Kohlenstoffkette; steht physiol. im Gleichgewicht mit seinem Dimeren, dem **Homocystin**, u. wird bei Homocystinurie im Harn ausgeschieden; **Anw.:** (med.) zur Behandlung von Lebererkrankungen u. zur Entgiftung.

**Homocystin:** s. Homocystein.

**Homöopathie** (gr. homoion pathos ein ähnliches Leiden): Heilverfahren, begründet 1797 von Dr. Samuel Hahnemann (1755–1843), das Krankheiten mit Arzneimitteln in spezieller Zubereitung (sog. Potenzen) behandelt; Grundlage ist das **Ähnlichkeitsgesetz:** similia similibus curentur. Das bedeutet, eine Krankheit kann durch diejenige Arznei in potenzierter Form geheilt werden, die am gesunden Menschen in hoher Dosis ähnl. Symptome hervorruft, wie sie am Kranken zu beobachten sind. Die Arzneien stammen aus dem gesamten Bereich der Natur (z. B. Mineralien, Pflanzen, Tiergifte); sie werden in einem speziellen Verfahren zubereitet (Potenzierung: Verd. u. Wirkungsverstärkung durch spezielle Zubereitung). Die Wirksamkeit dieser Arzneien wird durch **Arzneimittelprüfung** (Abk. AMP) am gesunden Menschen nachgewiesen, der durch die Einnahme potenzierter Arzneien subjektive u. objektive, reversible Veränderungen erleidet. Das **Arzneimittelbild** beinhaltet das gesamte Wissen über eine Arznei, z. B. bei einer Pflanze Botanik, Toxikologie, Pharmakologie, AMP am Gesunden, klin. Erfahrungen am Patienten. Moderne AMP werden nach strengen wissenschaftl. Studienkriterien durchgeführt (Doppelblindstudie, Randomisierung, Cross-over-Studie; s. Studie, klinische). Für den klinischen Wirkungsnachweis der H. eignen sich nur Outcome-Studien (Vergleich des therap. Gesamterfolgs versch. Verfahren). **Homöopathische Arzneimittel:** Homöopathika, homöopathische Zuber., Praeparationes homoeopathicae; aus Pflanzen- u. Tierdrogen, Mineralien, synthet. Chemikalien od. Organpräparaten nach hom. Vorschriften (früher Paragraphen) in Form von Lösungen, Urtinkturen oder festen Verreibungen hergestellt. Maßgebend für die Herst. von hom. Arzneimitteln ist das **Homöopathische Arzneibuch** (Abk. HAB) 1978 u. seine 5 Nachträge (Best. des DAB) od. das Europäische Arzneibuch (Ph.Eur.), Nachtrag 1999; s. Arzneibuch. **Homöopathische Arzneigrundstoffe** (Ausgangsstoffe) dienen zur Herst. hom. Arzneimittel i. S. des AMG. Pflanzen od. -teile sind frisch od. getrocknet zu verarbeiten; bei Tieren sind die einschlägigen Vorschriften des AMG u. Tierschutzvorschriften zu beachten. Bei tox. Substanzen gelten die entspr. Schutzvorschriften. **Arzneiträger** sind Hilfsstoffe* wie gereinigtes Wasser, Ethanol u. Ethanol/Wasser-Mischungen, Glycerol u. Lactose-Monohydrat. Sie müssen dem Arzneibuch entsprechen u. dienen der Herst. konz. Zubereitungen (z. B. Urtinkturen) od. für die **Potenzierung** (Abfolge von Verdünnung u. Verschüttelung od. Verreibung). **Urtinkturen**, gekennzeichnet durch „TM" (Abk. für Tinctura Materna) od. „∅", sind Mischungen pflanzl. Pressäfte mit Ethanol (od. Wasser, Glycerol) od. Auszüge von Pflanzen od. Tieren, deren Absonderungen od. deren Teile. Die Urtinkturen werden (wie ihre flüssigen Verd.) mit flüssigen Arzneiträgern wie Ethanol versch. Konz. (m/m), Wasser od. Glycerol bereitet. **Potenzierung:** durch stufenweise Verdünnung u. Verschüttelung erhält man aus konz., flüssigen Zuber. Verdünnungen (Dilutionen, Abk. dil.) u. aus festen Zuber. Verreibungen (Triturationen, Abk. trit.). Die jeweilige Potenzierungsstufe wird nach der Dezimalmethode D (D1 = 1 : 10, D2 = 1 : 100) od. der Centimalmethode C (C1 = 1 : 100, C2 = 1 : 10 000) durch schrittweises Verdünnen u. Verschütteln hergestellt; es entstehen D(Dezimal)- od. C(Centesimal)-Potenzen. LM-Potenzen werden in einem speziellen Verfahren (Vorschrift 17 des HAB) hergestellt u. haben einen rechner. Verdünnungsgrad von 1 : 50 000. Q-Potenzen (Quinquagintamillesimal-Potenzen) werden nach Hahnemann Organon § 270 hergestellt; Verdünnungsgrad ebenfalls 1 : 50 000. Arzneipotenzen bis D6/C6 nennt man Tiefpotenzen, von D6/C6 bis D30/C30 mittlere, ab D30/C30 Hochpotenzen. Hochpotenzen ab der D200/C200 bis zur 1000sten, 10 000sten u. 50 000sten Potenz werden ab der C30 als Einglas-Potenzen hergestellt, d. h. die ganze Verdünnungsreihe in einem Gefäß (im Ggs. zur Mehrglasmethode). **Herst.:** **1.** RH-Urtinkturen: Presssäfte werden einem tageszeitl. Warm-Kalt-Rhythmus („**RH**") unterworfen; **2.** spagyrische Urtinkturen nach Zimpel (s. Spagyrik): nach dem Hom. Arzneibuch (HAB1) Urtinkturen, zu deren Gewinnung pflanzl. Material mit Wasser u. Hefe versetzt u. vergoren wird. Danach erfolgt Wasserdampfdestillation in ethanol. Vorlage. Der Destillationsrückstand wird abgepresst, getrocknet u. verascht; die Asche wird zum Destillat gegeben, das nach Filtration die Urtinktur darstellt; Kennzeichnung: **„spag. Zimpel"**; **3.** spagyrische Urtinkturen nach Krauß: nach den Vorschriften des Hom. Arzneibuchs wird Pflanzenmaterial mit Hefe, Wasser u. Saccharose bei 35 °C vergoren. Der vom Presssaft getrennte Pressrückstand wird einer Perkolation mit 85 %igem Ethanol unterworfen. Die Mischung von 2 T. Presssaft, 1 T. Perkolat u. 7 T. 30 %igem Ethanol ergibt die Urtinktur; Kennzeichnung: **„spag. Krauß"**; **4.** spagyrische Urtinkturen: nach dem Hom. Arzneibuch Urtinkturen, zu deren Gewinnung die Pflanzenmasse unter Zusatz von Wasser u. Hefe vergoren u. anschließend auf einen bestimmten Ethanolgehalt eingestellt wird; anschließend wird im Vakuum destilliert, der Rückstand verascht, die heiße Asche mit dem Destillat vermischt, die Mischung erneut bei Normaldruck destilliert, der Rückstand verascht, mit dem Destillat vermischt u. nach 48 h filtriert; Kennzeichnung: **„spag. bidest"**; **5.** wässrige Urtinkturen mit Wärmebehandlung ohne u. mit Fermentation, Bezeichnung z. B. **„ferm 33a"** (nach Vorschrift 33a des HAB) od. **„ferm cum Zinco"** sowie wässrige Urtinkturen mit Kältebehandlung („**K**"). **Hom. Arzneiformen:** **1.** Tabletten (tabl.): werden aus Verreibungen u. max. 10 % Stärke sowie max. 2 % Calciumbehenat od. Magnesiumstearat hergestellt; **2.** Streukügelchen (Globuli velati): mit homöopath. Lsg. imprägnierte Saccharosekügelchen (Globuli sacchari) versch. Größe (1–10; 40–50 Streukügelchen der Größe 5 wiegen 5 g); **3.** Injektionslösung: mit Natriumchlorid isotonisierte, sterile hom. Lsg. ohne Zusatz von Konservierungsmitteln; **4.** flüssige Einreibungen (Externa): mit Ethanol (versch. Konz.) gemischte Urtinkturen od. Lsg. u. Öle (nach versch. Verfahren hergestellt) zum äußeren Gebrauch; Zusatz von 10 % Glycerol erlaubt; **5.** Salben: 10 %ig aus Urtinktur, Dilution od. Trituration hergestellt, Salbengrundlage meist 10 %iger Wollwachsalkohol; jede andere Salbengrundlage ist möglich; **6.** Suppositorien: 10 %ig aus Urtinktur, Dilution od. Trituration mit Hartfett durch Pressen hergestellt, Erhitzen u. Gießen unzulässig; **7.** Augentropfen: sterile, isoton., wässrige Flüss. zur Anw. am Auge, hergestellt durch Potenzieren von flüssigen Zubereitungen; **8.** nach HAB zusätzl.: Mischungen (Komplexmittel*), Nasentropfen u. flüssige weinige Verdünnungen. Vgl. Allopathie.



**Homöopathika:** s. Homöopathie.

**Homöopathisches Arzneibuch:** s. Arzneibuch.

**Homöostase:** Aufrechterhalten eines relativ konstanten inneren Milieus od. Gleichgewichts im Organismus (z. B. Blutkreislauf, Körpertemperatur, Säure-Basen-, Wasser- u. Elektrolythaushalt) mit Hilfe von Regelkreisen zwischen Hypothalamus*, Hormon- u. Nervensystem.

**homogen** (gr.): gleichartig; im Ggs. zu heterogen*.

**Homogenisieren:** fein u. völlig gleichmäßig Machen; das innige Vermischen von Flüss. versch. Dichte, meist mit Hilfe von Rühr- u. Mischmaschinen (Homogenisiermaschine, Homogenisator, z. B. Dreiwalzenmühle*), angewendet bei Emulsionen u. Suspensionen; H. vermeidet eine Entaggregierung von Sekundärpartikeln. Düsen- u. Prallapparaturen dienen dem H. von Emulsionen. Suspensionen werden evtl. durch Ultraschall, am besten durch Kolloidmühlen homogenisiert.

**Homoglykane:** Homopolysaccharide; verzweigte od. unverzweigte Polysaccharide*, die aus gleichartigen Monosacchariden* aufgebaut sind; **Vork.:** in Gemüsen weit verbreitet; **Vertreter:** z. B. Arabane*, Xylane*, Glucane (z. B. Lichenin*), Fructane*, Mannane*, Galactane*, Amylose u. Amylopektin (s. Amylum), Cellulose* u. Glykogen*. Vgl. Heteroglykane.

**homolog** (gr. übereinstimmend): **1.** (chem.) homologe Reihe: org. Verb., die sich nur durch ein bestimmtes Kettenglied unterscheiden; die einzelnen Verb. einer solchen Reihe (homologe Verb.) zeigen ähnl. chemische u. physik. Eigenschaften. **Beispiel:** allg. Summenformel der Alkane*: $C_nH_{2n+2}$; die Glieder dieser homologen Reihe unterscheiden sich stets um $CH_2$ od. ein Vielfaches, z. B. $CH_4$ (Methan), $C_2H_6$ (Ethan), $C_3H_8$ (Propan). **2.** (med.) homologe Organe: Organe, die ihrer Anlage nach gleichen Ursprungs sind, aber ganz versch. Funktionen ausüben u. ganz verschieden gestaltet sein können; **3.** (genet.) homologe Chromosomen: s. Chromosomen.

**Homolyse:** Spaltung einer kovalenten Bindung (s. Bindung, chemische), so dass jedes Spaltprodukt ein ungepaartes Elektron enthält u. 2 Radikale* entstehen; vgl. Heterolyse.

**Homopolymere:** s. Polymere.

**Homopolysaccharide:** s. Homoglykane.
**Homorottlerin:** s. Mallotus philippinensis (Kamala).
**Homorrhizie:** s. Wurzelsystem, homorrhizes.
**Homosporie:** Isosporie; Gleichsporigkeit; Bez. für das Vorhandensein nur einer Sorte Sporen bei einem Organismus; **Vork.:** bei primitiven Gefäßpflanzen, z. B. bei fast allen Farnen. Vgl. Heterosporie.
**Homosulfamidum:** s. Mafenid.
**Homosulfanilamidhydrochlorid:** s. Mafenid (Mafenidhydrochlorid).
**homozygot:** reinerbig; Eigenschaft von Organismen, die an demselben Genort ihrer homologen Chromosomen ident. Allele besitzen. Ggs.: heterozygot*.
**Homozystein:** s. Homocystein.
**Hondurasbalsam:** s. Liquidambar orientalis (Balsamum indicum album).
**Hondurasrinde:** s. Picramnia antidesma (Cortex Cascarae amargae).
**Honduras-Sarsaparille:** s. Smilax regelii.
**Honig:** s. Mel.
**Honigbiene:** s. Apis mellifera.
**Honigklee:** s. Melilotus officinalis (Meliloti herba).
**Honig, Pontischer:** s. Rhododendron ponticum.
**Honigtauhonig:** s. Mel.
**Hook-Gesetz:** gilt für die elast. Verformung von Körpern; die z. B. durch Stauchung hervorgerufene Längenänderung Δl eines elast. Körpers ist direkt proportional seiner Länge l u. der einwirkenden Kraft F u. verhält sich umgekehrt proportional zum Elastizitätsmodul E des Materials u. der Querschnittsfläche A:

$$\Delta l = \frac{F \cdot l}{E \cdot A}$$

In der pharmaz. Technologie wird mit instrumentierten Tablettenmaschinen der Druckverlauf an den Presswerkzeugen durch deren geringe Längenänderungen bei der Kompression (folgen dem Hook-Gesetz) mit aufgeklebten Dehnmessstreifen* gemessen.
**Hopea-Arten:** s. Shorea wiesneri.
**Hopfen:** s. Humulus lupulus.
**Hopfenbittersäuren:** s. Humulon; Lupulon.
**Hopfendrüsen:** s. Humulus lupulus (Lupuli glandula).
**Hopfenextrakt:** s. Extractum Lupuli.
**Hopfen, Griechischer:** s. Origanum creticum.
**Hopfenöl, Spanisches:** s. Origanum creticum (Oleum Origani cretici).
**Hopfenseide:** s. Cuscuta europaea.
**Hopfen, Spanischer:** s. Origanum onites.
**Hopfenzapfen:** s. Humulus lupulus (Lupuli flos).
**Hora** (lat.): Stunde; **hor. un. spat.:** Abk. für **h**orae **un**ius **spat**io; (auf Rezepten) in einstündigen Abständen, stündlich.
**Hordecin:** s. Fructane.
**Hordein:** Kleberprotein der Gerste; s. Prolamine.
**Hordenin:** Dimethyltyramin; β-(4-Hydroxyphenyl)-ethyl-dimethylamin; $C_{10}H_{15}NO$; $M_r$ 165.23; Schmp. 118 °C; Sdp. 173 °C; farblose Kristalle, lösl. in Wasser, Ethanol, Chloroform, Säuren u. Laugen; **Vork.:** in Gerstenkeimen während der Keimung, in falsch gelagertem Hafer u. in Kakteen.
**Hordeolum:** sog. Gerstenkorn; Abszess der Liddrüsen; **Formen: 1. H. externum:** akut-eitrige, bakt. Entzündung der Zeis-Drüsen (Talgdrüsen) od. Moll-Drüsen (Schweißdrüsen); auch multipel bzw. rezidivierend vorkommend (Hordeolosis); **2. H. internum:** eitrige Entzündung der Meibom-Drüsen an der Lidinnenseite; **Ther.:** Wärmeapplikation, evtl. lokal Antibiotika*; ggf. Stichinzision.
**Hordeum vulgare L.:** Hordeum sativum Jess.; Gerste; Fam. Poaceae (Gramineae); kultiviert in Europa, Mittelmeergebiet; H. v. u. Convarietäten sind Stpfl. von **Fructus Hordei decorticatus:** Semen Hordei decorticatum; Geschälte Gerste; **Best.:** ca. 60 % Stärke u. Schleimstoffe sowie ca. 2 % Fett; **Amylum Hordei:** Gerstenstärke, Gerstenmehl; aus den Früchten gewonnene Stärke (s. Amylum, Abb. 1 dort); **Anw.:** (volkstüml.) Gerstenschleim bei entzündl. Magen- u. Darmerkrankungen; **Gerstenkeime: Inhaltsst.:** Die nicht ruhenden, gekeimten Samen enthalten neben Hordenin* reichl. Vitamine*, v. a. Vitamin A, $B_1$, D, E sowie Betain*, Cholin* u. Enzyme. Vgl. Maltum.
**Hormon, adrenocorticotropes:** s. Corticotropin.
**Hormon-Antagonisten:** s. Antihormone.
**Hormon, antidiuretisches:** s. Vasopressin.
**Hormone** (gr. in Bewegung setzen, antreiben): org. Verbindungen, die als interzelluläre Signalstoffe dienen, mit dem Blut in freier od. gebundener Form zu ihren Erfolgsorganen gelangen u. in extrem geringer Konz. ($10^{-12}$ bis $10^{-15}$ mol/mg Gewebe) den Stoffwechsel charakterist. beeinflussen; **Vork.:** in menschl., tierischen u. pflanzl. Organismen (s. Phytohormone); **Regulation:** Die meisten endokrinen Drüsen arbeiten auf das engste zusammen u. bilden ein sehr fein abgestimmtes endokrines System, dem die Hypophyse* als Zentralorgan übergeordnet ist. Regelkreise kontrollieren die komplexen Wechselwirkungen zw. H., hormonabhängigen Metaboliten u. Nervensystem. Inaktivierung der H. enzymat. durch Hydrolyse ihres second* messengers (z. B. cAMP) od. Abbau, z. B. der Proteohormone durch Proteasen*, der Katecholamine durch Monoaminoxidase*, der Steroidhormone durch Oxidation, Reduktion od. i. R. des Metabolismus* zu Glucuroniden od. Sulfaten. **Einteilung: 1.** nach Bildungsort: **a) Drüsenhormone:** Inkrete, glanduläre H.; innere Sekretion (endokrine Drüsen); unmittelbar in das Blut od. die Lymphe abgeschieden; **b) Gewebehormone:** Lokalhormone, aglanduläre H.; von den Geweben ausgeschieden, entfalten ihre Wirk. an dem Ort, an dem sie gebildet werden, od. in seiner nächsten Umgebung; **2.** nach chem. Struktur: **a)** Steroidhormone*; **b)** Peptid- u. Proteohormone, z. B. Oxytocin, Vasopressin, Insulin, Glucagon, Parathormon, Calcitonin u. gastrointestinale H.; entstehen aus Prohormonen; Peptidhormone haben eine geringere relative Molekülmasse als Proteohormone. **c)** von Aminosäuren abgeleitete H.: z. B. Schilddrüsenhormone, Catecholamine*, Histamin, Acetylcholin; **d)** von ungesättigten Fettsäuren abgeleitete H., z. B. Prostaglandine*; **3.** nach Wirkungsmechanismus (s. Tab.): **a)** Bindung an intrazelluläre Hormon-Rezeptoren durch lipophile H.; **b)** Bin-

**Hormone**
Klassifikation nach Wirkungsmechanismus

**Bindung an intrazelluläre Rezeptoren**

Steroidhormone, Schilddrüsenhormone, Calcitriol, Retinsäure, Eicosanoide

**Bindung an Zellmembran-Rezeptoren und Freisetzen eines second messengers**

cAMP

Catecholamine ($\alpha_2$-, $\beta$-adrenerge), Corticotropin, Angiotensin II, Vasopressin, Calcitonin, Choriongonadotropin, CRH, FSH, Glucagon, LH, Melanotropin, Parathormon, Somatostatin, Thyrotrophin

cGMP

atriales natriuretisches Peptid, Stickstoffmonoxid

$Ca^{2+}$ und/oder Inositoltrisphosphat

Acetylcholin, Catecholamine ($\alpha_1$-adrenerge), Angiotensin II, Cholecystokinin, Gastrin, GnRH, Oxytocin, PDGF, TRH, Substanz P

Kinase- oder Phosphatasekaskade

Plazentalactogen, Wachstumsfaktoren (EGF, FGF, IGF, Nervenwachstumsfaktor, PDGF), Epoetin, Insulin, Prolactin, Somatropin

dung an Zellmembran-Rezeptoren u. Freisetzung eines second messengers durch hydrophile H.; **I. H. des Hypothalamus-Hypophysen-Systems:** **A.** H. des Hypophysenvorderlappens (Abk. HVL): **1.** Somatropin*; **2.** Gonadotropine* (s. auch unter Plazentahormone); **a)** FSH*; **b)** LH*; **c)** Prolactin*; **3.** Thyrotrophin*; **4.** Corticotropin*; **5.** Lipotropine*; **6.** Somatostatin*; **B.** H. des Hypophysenmittellappens (Abk. HML): Melanotropine*; **C.** H. des Hypophysenhinterlappens (Abk. HHL): **1.** Vasopressin*; **2.** Oxytocin*; **II. Sexualhormone** (Keimdrüsenhormone): **1.** Androgene*; **2.** Antiandrogene*; **3.** Estrogene*; **4.** Gestagene*; **5.** Plazentahormone*; **6.** Relaxin*; **III. Nebennierenhormone:** **1.** Glucocorticoide*; **2.** Mineralocorticoide*; **3.** Sexualhormone; **IV. H. der Schilddrüse:** **1.** Schilddrüsenhormone*; **2.** Calcitonin*; **V. H. der Nebenschilddrüse:** Parathormon*; **VI. H. der Epiphyse:** Melatonin*; **VII. H. des Thymus***: Polypeptide, z. B. Thymopoietin I u. II, Thymosin; **VIII.** Pankreashormone: Insulin*, Glucagon*; **IX. Gewebehormone***: **1.** gastrointestinale Hormone*; **2.** Kinine*; **3.** Eicosanoide*; **4.** Lymphokine*; **5.** Histamin*; **6.** Serotonin*; **7.** Gewebehormone der Niere: **a)** Renin*; **b)** Angiotensine*; **c)** Epoetin*; **d)** Adrenalin*; **8.** Gewebehormone des ZNS: Neurotransmitter* u. Neurotenside, z. B. Acetylcholin*, GABA*, Serotonin*, Histamin*, Noradrenalin*, Dopamin*, Substanz* P, Opioidpeptide*, DSIP*; **9.** Adipokine*; **10.** Calcitriol*; **11.** Retinsäure (s. Tretinoin); **12.** kardiale natriuretische Peptide*; **13.** Stickstoffmonoxid (EDRF*); **14.** Wachstumsfaktoren*.

**Hormone, aglanduläre:** s. Hormone.

**Hormone, fettmobilisierende:** s. Lipotropine.

**Hormone, gastrointestinale:** im Magen-Darm-Trakt gebildete, an der Verdauung beteiligte Gewebehormone* (Proteohormone); **Vertreter:** Gastrin*, Secretin*, VIP*, GIP*, Motilin*, Cholecystokinin*, Enteropeptidase*, pankreatisches Polypeptid*, GLP-1 u. GLP-2 (s. GLP), Serotonin*, Somatostatin*, Substanz* P, PYY*, Leptin*, Ghrelin*. Vgl. Hormone.

**Hormone, glanduläre:** s. Hormone.

**Hormone, lipotrope:** s. Lipotropine.

**Hormone, Melanozyten stimulierende:** s. Melanotropine.

**Hormone, natriuretische:** s. Peptide, kardiale natriuretische.

**Hormone, pflanzliche:** s. Phytohormone.

**Hormon, follikelstimulierendes:** s. FSH.

**Hormon, lactogenes:** s. Prolactin.

**Hormon, lactotropes:** s. Prolactin.

**Hormon, luteinisierendes:** s. LH.

**Hormon, luteotropes:** s. Prolactin.

**Hormon, parathyreotropes:** s. Parathormon.

**Hormon, somatotropes:** s. Somatropin.

**Hormon, thyreotropes:** s. Thyrotrophin.

**Hormon, zwischenzellstimulierendes:** s. ICSH.

**Hornbast:** s. Keratenchym.

**Hornhaut des Auges:** s. Cornea.

**Hornhautpflaster:** s. Hühneraugenpflaster.

**Hornkleesamen:** s. Trigonella foenum-graecum (Trigonellae foenugraeci semen).

**Hornmohn:** s. Glaucin.

**Hornmoose:** s. Bryophytina.

**Hornprosenchym:** s. Keratenchym.

**Hornsalz:** s. Blei(II)-chlorid.

**Hornstoff:** s. Keratine.

**Horsemint, American:** s. Monarda didyma.

**Hortensie:** s. Febrifugin.

**Hosch-Filter:** s. Hochleistungs-Schwebstoff-Filter.

**Hospitalismus:** Bez. für alle durch cd. während eines Krankenhaus- od. Heimaufenthalts auftretenden Schädigungen; **Urs.:** Ernährungs- od. Pflegefehler, sekundäre Infektionen od. psych. Einwirkungen; **Formen: 1. infektiöser** H.: Auftreten von Nosokomialinfektionen durch Hospitalkeime; begünstigend wirken Selektion u. Ausbreitung multiresistenter Erreger im Krankenhaus durch unkrit. Chemotherapie (v. a. mit Breitband-Antibiotika), ungenügende Händehygiene, Mängel in Raum- u. Medizintechnik, Betriebsorganisation u. Pflegetechnik, höhere Anzahl infektionsanfälliger älterer u. polytraumatisierter Patienten; **2. psychischer** H.: Schädigung, die infolge fehlender affektiver Zuwendung (Deprivation) auftritt; Vork. v. a. bei Säuglingen u. Kleinkindern, auch bei Langzeitpatienten in Krankenhäusern u. Heimen.

**Houben-Hösch-Reaktion:** Methode zur Herst. phenol. Ketone* durch Umsetzung ein- od. mehrwertiger Phenole* od. Phenolether* mit Nitrilen* in Gegenwart saurer Katalysatoren (Salzsäure*, Aluminiumchlorid* od. Zinkchlorid*); **Beispiel:** Aus Phloroglucin* u. Acetonitril* bildet sich ein isolierbares Ketimmoniumchlorid, das mit heißem Wasser zu Phloracetophenon hydrolysiert wird (s. Abb.).

**Houttuynia cordata** Thunb.: chines. Yu xing cao, Houttuyniakraut; Fam. Saururaceae; Südostasien; 15–50 cm hohe Staude; Stpfl. von **Houttuyniae**

H

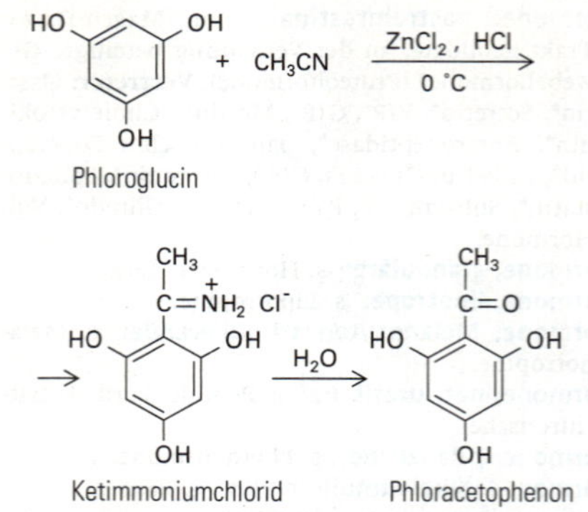


**Houben-Hösch-Reaktion:** Bildung von Phloracetophenon

**herba:** Krautdroge der TCM*; **Inhaltsst.:** äther. Öl, gesättigte u. ungesättigte Fettsäuren, Flavonglykoside (u. a. Afzelin), Aporphinalkaloide* (u. a. Aristolactam A II), Lignane* (u. a. Sesamin); **Wirk.:** äther. Öl: antibakt., antiviral, hemmt die Prostaglandinbiosynthese; **Anw.:** in der TCM bei Infektionen der oberen Atemwege u. der Harnwege.

**HPETE:** Abk. für **H**ydro**p**eroxy**e**icosa**te**traensäure; s. Eicosanoide.

**HPL:** Abk. für (engl.) ***h**uman **p**lacental **l**actogen*; s. Plazentalactogen.

**HPLC:** Abk. für (engl.) ***h**igh-**p**erformance **l**iquid **c**hromatography*; Hochleistungsflüssigchromatographie; Form der Säulenchromatographie*, bei der die stationäre Phase in Edelstahlrohre (Trennsäulen; Länge: 5–30 cm, Innendurchmesser: 0.1–8 mm) gefüllt wird; **Prinzip:** Die mobile Phase wird mit Flussraten von 0.1–5 mL/min durch die Trennsäule gepumpt, wobei sich ein Druck von bis zu 400 bar aufbaut. Mikroprozessorgesteuerte Gradientenmischer können im Verlauf der HPLC variable Mischungen aus 2–4 versch. Elutionsmitteln herstellen (s. Elution). Ein Detektor am Auslass der Säule liefert ein der Substanzmenge äquivalentes elektr. Signal (s. Abb.). **Sonderformen: 1. FPLC** (Abk. für engl. fast protein liquid chromatography): Isolierung von Proteinen mit Ionenaustauschchromatographie* od. Gelfiltration*; **2. LC-MS** (Abk. für engl. liquid chromatography-mass spectrometry): Kopplung der HPLC an die Massenspektrometrie*; Anw. zur Analyse org. u. biochemischer Mischungen; Ermittlung der molaren Masse*, Elementverhältnisse, Strukturaufklärung; Quantifizierung bis in den Spurenbereich möglich; **3. miniaturisierte LC:** Detektoren wie in der HPLC (s. u.) mit entspr. kleiner Durchflusszelle; s. Tab.; **a)** Mikro-LC; **b)** Kapillar-LC; **c)** Nano-LC; Bedeutung hat v. a. die Nano-LC-MS bei der Analyse komplexer org. u. biochemischer Mischungen. **4. Hochgeschwindigkeits-HPLC:** starke Verkürzung der Analysenzeiten bei ähnl. hoher Trennleistung durch höhere Flussraten u. kleinere Trennpartikel bei Rückdruck bis 1000 bar; **Detektoren: 1.** v. a. opt. Detektoren: **a)** photometr. Detektor: gebräuchlichster Detektortyp; mit Durchflussküvette; Absorption bei bestimmter Wellenlänge wird gegen die Zeit registriert; nur für Substanzen geeignet, die bei der verwendeten Wellenlänge Licht absorbieren; sehr zuverlässig; **b)** Diodenarraydetektor (Abk. DAD): Detektor, der in Verb. mit einem Computer die simultane Darstellung des Chromatogramms bei versch. Wellenlängen u. die Aufnahme von Spektren zur Identifizierung der eluierten Substanzen gestattet; besteht aus einer großen Anzahl von Photodioden (meist 255), die in einer kurzen Zeile angeordnet sind; Aufnahme des gesamten opt. Spektrums* durch den Detektor, wobei jede Diode von einem kleinen Teil des opt. Spektrums (meist 1–2 nm) bestrahlt wird. Ein Mikroprozessor subtrahiert die Spektren der verwendeten Lichtquelle u. des Lösungsmittels vom Spektrum der eluierten Probenlösung; nicht so empfindl. wie der photometr. Detektor; **c)** fluoreszenzphotometr. Detektor: sehr selektiver u. außerordentl. empfindlicher Detektor; Funktionsweise analog zum photometr. Detektor; Anw.: Nachw. von fluoreszierenden Substanzen, z. B. Chinin* u. Thiamin im pg-Bereich; **d)** Brechungsindexdetektor (engl. refractive index detector; Abk. RI-Detektor): sehr empfindl. Universaldetektor, der hauptsächl. bei der Chromatographie von Kohlenhydraten* verwendet wird; die Änderungen des Brechungsindex* in der HPLC sind sehr gering (Messbereich: zw. $10^{-4}$ u.

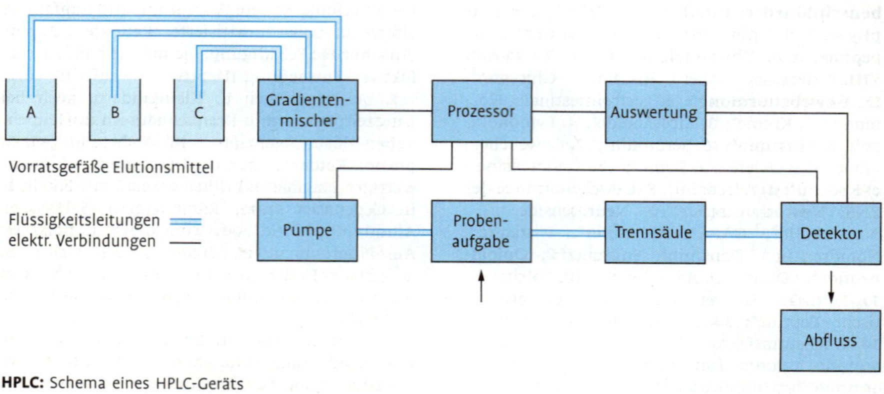


**HPLC:** Schema eines HPLC-Geräts

**HPLC**
Typische Kenngrößen in verschieden dimensionierten HPLC-Anlagen

| Kenngröße | präparative LC | analytische LC | Mikro-LC | Kapillar-LC | Nano-LC |
|---|---|---|---|---|---|
| Flussrate | 5–20 mL/min | 0.5–2 mL/min | 10–50 µL/min | 1–5 µL/min | 20–200 nL/min |
| Durchfluss/h | 1 L | 60 mL | 0.8 mL | 0.1 mL | 6 µL |
| Einspritzvolumen | 1–5 mL | 10–100 µL | 0.1–0.3 µL | ca. 200 nL | ca. 50 nL |
| Korngröße der Trennpartikel | 10–20 µm | 5 µm | 3 µm | 3 µm | 1–3 µm |

$10^{-8}$ Einheiten). RI-Detektoren reagieren daher auf Temperatureinflüsse sehr empfindl. (Temperaturschwankungen während eines Chromatogramms max. $\pm 0.05$ °C); Nachweisgrenze für Substanzen zw. 1 u. 10 µg; **2.** Detektoren, die für spezielle Zwecke adaptiert wurden: z. B. chem. Reaktionsdetektoren, Flammenphotometer, pH*-Meter u. Infrarotspektrometer (s. Infrarotspektroskopie).

**HPMC:** Abk. für 1-[(*S*)-3-**H**ydroxy-2-(**p**hosphono**m**ethoxy)propyl]**c**ytosin; s. Cidofovir.

**HPMCP:** Abk. für **H**ydroxy**p**ropyl**m**ethyl**c**ellulose**p**hthalat; s. Hypromellosephthalat.

**HPTLC:** Abk. für (engl.) ***h**igh-**p**erformance **t**hin **l**ayer **c**hromatography*; s. Dünnschichtchromatographie.

**HPV:** Abk. für **H**uman**p**apilloma**v**irus; s. Papillomavirus.

**HPV-Impfstoffe:** Kurzbez. für **H**uman**p**apillomavirus-Impfstoffe; s. Papillomavirus.

**HR:** Abk. für **H**azard*-**R**atio.

**H-Rezeptoren-Blocker:** s. Antihistaminika.

**HRST:** Abk. für **H**erz**r**hythmu**s**s**t**örungen*.

**HsP:** Abk. für **H**itze**s**chock**p**roteine*.

**H-Substanz:** Kurzbez. für **h**eterogenetische Grundsubstanz; durch den H/h-Genlocus (h rezessiv) determinierte Ausgangssubstanz der Blutgruppenantigene der ABNull-Blutgruppen (s. Blutgruppen); das Gen H codiert wahrscheinl. eine Transferase, die L-Fucose* (als antigene Determinante) auf endständige D-Galactose* verschiedener Disaccharidstrukturen (sog. Precursoren, 4 Typen bekannt) glykosidisch überträgt. Die Nachweisbarkeit des H-Antigens nimmt in der Reihenfolge 0, $A_2$, B, $A_2B$, $A_1$, $A_1B$ ab.

**5-HT:** Abk. für **5-H**ydroxy**t**ryptamin; s. Serotonin.

**5-$HT_{1B/1D}$-Agonisten:** s. Triptane.

**5-$HT_3$-Antagonisten:** s. Serotonin-Antagonisten.

**HTLV:** Abk. für (engl.) ***h**uman **T**-cell-**l**eucemia-**v**irus*; s. HIV.

**5-HTP:** Abk. für **5-H**ydroxy-L-**t**ry**p**tophan; s. Oxitriptan.

**5-$HT_3$-Rezeptoren:** s. Serotonin.

**Hückel-Regel:** cycl. konjugierte, ebene Verb. zeigen aromat. Charakter, wenn die Anzahl der $\pi$-Elektronen $z = 4 \cdot n + 2$ ist, wobei n eine ganze Zahl od. Null ist; Verb. mit $4 \cdot n$ $\pi$-Elektronen sind meist antiaromatisch. Vgl. Verbindungen, aromatische.

**Hüfte:** Coxa.

**Hügel-Weidenröschen:** s. Epilobium-Arten.

**Hühnerauge:** s. Clavus.

**Hühneraugenpflaster:** Form der Hornhautpflaster; lokal anzuwendende Arzneiform gegen Hühneraugen (s. Clavus), die z. B. Salicylsäure* auf einem dem Wundschnellverband* ähnlichen Trägermaterial enthält.

**Hühnerei:** s. Ei.

**Hülse:** (bot.) s. Fruchtformen.

**Hüttenrauch:** s. Arsen(III)-oxid.

**Huflattich:** s. Tussilago farfara.

**Human-:** Wortteil mit der Bedeutung menschlich.

**human chorionic gonadotropin:** s. Choriongonadotropin.

**Humaninsulin:** s. Insulin.

**human menopausal gonadotropin:** s. Menotropin.

**human placental lactogen:** s. Plazentalactogen.

**humidus:** f: humida, n: humidum; feucht.

**Huminsäuren:** Humussäuren; hochmolekulare Polyhydroxycarbonsäuren ($M_r$ 600–1000), die als heterogen aufgebaute Polykondensate ($M_r$ bis 500 000) stark in Wasser quellen u. Schwermetall-Ionen u. versch. andere Stoffe komplex binden können; entstehen beim Abbauprozess von biol. Material im Boden u. sind wesentl. Best. von z. B. Ackerboden, Humus u. bes. Torf (s. Torfmoose); zersetzen sich im Laufe der Zeit an der Luft mit Hilfe von Mikroorganismen zu Kohlenstoffdioxid u. Wasser; ihre Salze heißen Huminate.

**Humor:** Feuchtigkeit.

**Humoralpathologie:** Krankheitslehre, die nach Hippokrates die Entstehung aller Krankheiten auf die fehlerhafte Zusammensetzung des Blutes u. der Körpersäfte (Dyskrasie) zurückführt.

**$\alpha$-Humulen:** $\alpha$-Caryophyllen; monocyclisches Sesquiterpen*; **Vork.:** in vielen äther. Ölen (v. a. von Humulus* lupulus). Vgl. Caryophyllene.

**Humulon:** $\alpha$-Hopfenbittersäure; $C_{21}H_{30}O_5$, Strukturformel: s. Humulus lupulus (Abb. dort); $M_r$ 362.45; aus den Hopfendrüsen (ca. 5 %) isolierter antimikrobieller Stoff (Phytoalexin*); vgl. Lupulon.

**Humulus lupulus** L.**:** Hopfen; Fam. Cannabaceae; Europa, Asien, Nordamerika, in Deutschland v. a. in Bayern kultiviert; 2-jährige, diöz. Schlingpflanze; in Kultur vegetative Vermehrung der weibl. Pflanzen; Stpfl. von **Lupuli glandula:** Glandulae Lupuli; Lupulinum, Hopfendrüse(n); Drüsenschuppen auf der Innenseite der Deckblätter der getrockneten weibl. Blütenstände bzw. der Fruchtstände; **Off.:** ÖAB; **Inhaltsst.:** ca. 50 % Harzsubstanzen, aus denen Humulon* ($\alpha$-Hopfenbittersäure) u. Lupulon* ($\beta$-Hopfenbittersäure) u. ähnl. Acylphloroglucide (s. Abb.) isoliert wurden; sie werden während der Lagerung oxidativ schnell zu den sog. Bittersäuren abgebaut, wobei u. a.

**α-Hopfenbittersäuren**

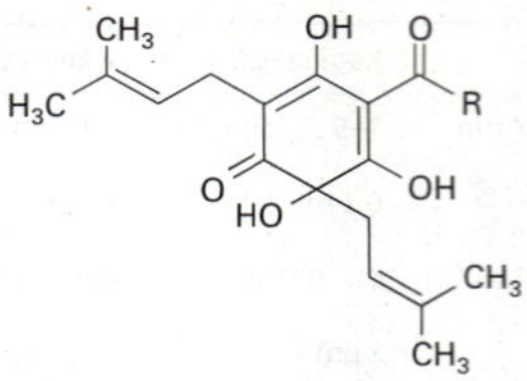


| | R |
|---|---|
| Humulon | $—CH_2—CH(CH_3)_2$ |
| Cohumulon | $—CH(CH_3)_2$ |
| Adhumulon | $—CH(CH_3)—C_2H_5$ |

**β-Hopfenbittersäuren**

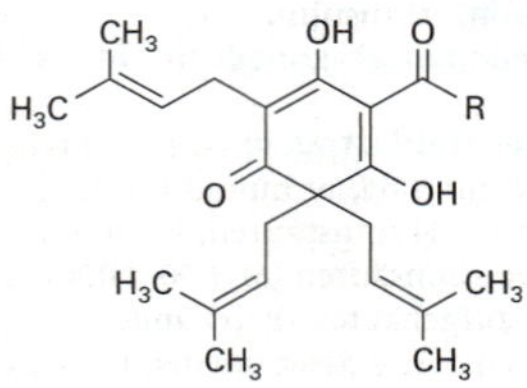


| | R |
|---|---|
| Lupulon | $—CH_2—CH(CH_3)_2$ |
| Colupulon | $—CH(CH_3)_2$ |
| Adlupulon | $—CH(CH_3)—C_2H_5$ |

**Humulus lupulus:** Inhaltsstoffe

(Iso-)Baldriansäure entsteht u. ein baldrian- od. käseartiger Geruch auftritt. Ferner sind enthalten 1–3 % äther. Öl, das u. a. Humulen*, Caryophyllen*, Myrcen* u. Farnesen enthält u. das Aroma bestimmt, jedoch nur eine geringe sedative Wirk. besitzt, sowie am Geschmack mitbeteiligte Gerbstoffe (2–4 % oligomere Procyanidine) sowie u. a. Flavonoide (Derivate von Kämpferol* u. Quercetin*), Cholin*, Asparagin* u. Glucose. **Wirk.:** Die sedative Wirk. ist möglicherweise auf aus Humulon u. Lupulon postmortal entstehendes (bis ca. 0.15 %), aber flüchtiges 2-Methyl-3-buten-2-ol zurückzuführen (vgl. Methylpentynol); Hopfenbitterstoffe haben auch antibiot. u. estrogene Wirkung. **Anw.:** **1.** (med.) bei Unruhe, Angstzuständen, Schlafstörungen; **2.** (techn.) in größtem Umfang in der Brauerei als konservierender u. aromatisierender Zusatz zum Bier; **Dos.:** GED 0.1–1 g; **Zuber.:** Extractum* Lupuli; **Lupuli flos:** Strobuli Lupuli, Lupulus strobuli, Flores Humuli lupuli, Hopfenzapfen; getrocknete weibl. Blütenstände; **Off.:** Ph.Eur.6; Monographie: HMPC, ESCOP, WHO, Kommission E; **Inhaltsst.:** wie Lupuli glandula, jedoch nur ca. 0.3–1.5 % äther. Öl, ca. 15–30 % Harz u. ca. 1 % Flavonoide; nach Ph.Eur. mind. 25 % Extraktgehalt; **Anw.:** **1.** (med.) bei Unruhe u. Angstzuständen sowie Schlafstörungen; **2.** (volkstüml.) als Kräuterkissen bei Schlafstörungen, Teeaufgüsse zur Appetitanregung. **Hom.:** **1.** Lupulinum: Hopfendrüsen; verordnet z. B. bei Schlaflosigkeit, Bläschendermatitis. **2.** Humulus lupulus (HAB), Lupulus: frische, vor der Samenreife gesammelte Fruchtzapfen.

**Humussäuren:** s. Huminsäuren.

**Hundebandwurm:** s. Echinococcus.

**Hunde-Hepatitis-Impfstoff:** s. Infektiöse-Hepatitis-Lebend-Impfstoff für Hunde (gefriergetrocknet).

**Hundemilch:** s. Lac caninum.

**Hunde-Parvovirose-Impfstoff:** s. Parvovirose-Impfstoff (inaktiviert) für Hunde.

**Hunderterregel:** umgangssprachl. Bez. für eine arzneimittelrechtl. Regel, die besagt, dass es der Zulassung eines Arzneimittels nicht bedarf, wenn es zur Anw. beim Menschen bestimmt ist u. aufgrund nachweisl. häufiger ärztl. od. zahnärztlicher Verschreibung in den wesentl. Herstellungsschritten im Rahmen des übl. Apothekenbetriebes in einer Apotheke hergestellt wird. Dabei darf die Menge von bis zu 100 abgabefertigen Packungen an einem Tag nicht überschritten werden u. die Arzneimittel müssen zur Abgabe in der herstellenden Apotheke bestimmt sein.

**Hunde-Staupe-Impfstoff:** s. Staupe-Lebend-Impfstoff für Hunde.

**Hundsgiftgewächse:** s. Apocynaceae.

**Hundspetersilie:** s. Aethusa cynapium.

**Hundspetersilienkraut:** s. Aethusa cynapium (Herba Aethusae).

**Hundsrose:** s. Rosa canina.

**Hundswürger, Hanfartiger:** s. Apocynum cannabinum.

**Hundswurz:** s. Anacamptis pyramidalis.

**Hundszunge:** s. Cynoglossum officinale.

**Hundszungenwurzel:** s. Cynoglossum officinale (Radix Cynoglossi).

**Hunteria eburnea** Pichon: s. Hunteriamin.

**Hunteriamin:** $C_{39}H_{48}N_4O_2$; aus der Wurzel von Hunteria eburnea (Fam. Apocynaceae; trop. Ostafrika) gewonnenes Alkaloid; **Wirk.:** blutdrucksenkend.

**Huperzia selago** (L.) Bernh. ex Schrank et Mart.: Lycopodium selago L.; Tannenbärlapp, Purgierbärlapp, Purgiermoos; zu den Pteridophyta gehörende Art der Fam. Lycopodiaceae; Europa, hauptsächl. Alpen; **Inhaltsst.:** Lycopodin, Selagin u. andere Alkaloide* sowie ein Bitterstoff; **Wirk.:** auf der Haut Entzündungen u. Pusteln; innerl. Erbrechen, Krämpfe u. Bewusstlosigkeit; **Anw.:** (volkstüml.) früher als Drastikum (s. Laxanzien) bei Wurmbefall sowie äußerl. in Abkochung als Antiparasitikum, bes. bei Vieh.

**Husten:** Tussis; forcierte Exspiration gegen die zunächst verschlossene, dann plötzlich geöffnete Glottis; physiol. Schutzreflex (reflektor. Antwort auf Reizung der tracheobronchialen Schleimhaut) bzw. pathol. Symptom; **Einteilung:** **1.** nach Dauer in akut (<3 Wochen) u. chron. (≥3 Wochen; nach WHO); **2.** nach Sekretproduktion in unproduktiven (ohne Sekret; syn. trockener H., sog. Reizhusten) u. produktiven H. (mit Sekret); **Urs.:** entzündl., chem., physik. od. mechan. Reizung der Atemwege; bei akutem H. v. a. viraler grippaler Infekt, akute Bronchitis*, Pneumonie*, Grippe*, akute Exazerbationen einer COPD*; bei chron. H. v. a. chronische Bronchitis, COPD, Asthma* bronchiale, bronchiale Hyperreagibilität, gastroösophageale Refluxkrankheit, chron. Sinusitis; seltener arzneimittelinduziert (z. B. ACE*-Hemmer), psychogen, eosinophile Bronchitis, Keuchhusten*, chron. Linksherzinsuffizienz, Bronchial- od. Lungentumor, Fremdkörperaspiration, sensible Vagusreizung (z. B. im Bereich von Meninges, äußerem Gehörgang, Magen-Darm-Trakt u. Nieren); **Ther.:** bei produktivem H. evtl. Expektoranzien* (nicht evidenzbasiert), bei unproduktivem H. ggf. Antitussiva* (Codein* im Ausnahmefall, cave: Sucht); Ther. der Grunderkrankung.

**Hustenbalsam:** s. Balsamum contra tussim.

**Hustenblocker:** s. Antitussiva.

**Hustenmittel:** s. Expektoranzien; Antitussiva.

**Hustensalbe:** s. Unguentum contra tussim.

**Hustensalbe, milde:** s. Unguentum contra tussim mite.

**Hutpilze:** s. Basidiokarp.

**HVL:** Abk. für **Hypophysenvorderlappen**; s. Hypophyse.

**HWZ:** Abk. für **Halbwertzeit***.

**h,x-Diagramm:** s. Mollier-h,x-Diagramm.

**hyalin:** durchscheinend, glasig; hyaline Zylinder: s. Harnzylinder.

**Hyaline:** s. Mukopolysaccharide.

**Hyaloplasma:** s. Zytosol.

**Hyaluronidase:** Hyaluronidasum; CAS-Nr. 9001-54-1; Enzym*, das Hyaluronsäure* im Körper abbaut; mind. 300 IE H.-Aktivität pro mL Trockensubstanz; **Einteilung:** nach chem. Reaktion: **1.** Hydrolasen, z. B. Hyaluronat-4-glykanohydrolase (Endo-N-acetyl-D-hexosaminidase), Hyaluronat-3-glykanohydrolase (Endo-$\beta$-D-glucuronidase); bauen Hyaluronsäure zu Tetrasacchariden ab; **2.** Lyasen, z. B. Hyaluronatlyase (N-acetyl-D-hexosaminidase); bauen Hyaluronsäure über eine $\beta$-Elimination zu Disacchariden ab; **Vork.: 1.** Hyaluronat-Hydrolasetyp: natürl. in vielen menschl. u. tierischen Organen, v. a. in Hoden u. im Sperma, in der Haut, Milz, Hypophyse, ferner in der Leber, Niere, Lunge, im Ovar, Uterus u. a., auch in Schlangen- u. Insektengiften; **2.** Hyaluronat-Lyasetyp: nur in Bakt.; **Off.:** Ph.Eur.6; **Gew.:** nach Ph.Eur. durch Extraktion aus den Hoden von Säugetieren, z. B. aus Rinderhoden; **Wirk.:** setzt durch Spaltung die Viskosität der Hyaluron-, Mukoitin- u. Chondroitinschwefelsäure, der Hauptbestandteile der interzellulären Kittsubstanz mesodermaler Gewebe (Grundsubstanz), herab, wodurch sich die Permeabilität des Bindegewebes steigert. H. ist auch für den Befruchtungsvorgang wichtig, da durch H. der Verband der das Ei umgebenden Zellschicht gelöst u. dadurch das Eindringen des Samens in die Eizelle ermöglicht wird. Auf die Blutgefäße wirkt H. dilatierend u. permeabilitätssteigernd. **Anw.:** (med.) Resorptionsbeschleunigung subkutaner u. rektaler Infusionen sowie subkutaner u. intramuskulärer Injektionen; bei der Leitungs- u. Infiltrationsanästhesie erfolgt schnellerer Wirkungseintritt; 1 IE = 0.1 mg des internationalen Standards.

**Hyaluronsäure:** Mukopolysaccharid*, das aus Acetylglucosamin u. Glucuronsäure* (1 : 1) aufgebaut ist; stark viskose Substanz; zeigt Thixotropie*; extrem hohes Wasserbindungsvermögen (1 g bindet 6 L Wasser); **Vork.:** wesentl. Best. der interzellulären Kittsubstanz; die Oberfläche des Eies wird durch H. zusammengehalten; außerdem im Glaskörper des Auges u. in der Nabelschnur; **Gew.:** aus Hahnenkämmen od. biotechnolog. in Bakterien. Vgl. Hyaluronidase. **Natriumhyaluronat: Ind.:** trockenes Auge; chirurg. Eingriffe am Auge; intraartikulär bei Schmerzen u. gestörter Gelenkfunktion bei leichten bis mittelschweren Abbauerscheinungen im Kniegelenk; **UAW:** Schmerzen, Rötung u. Schwellung an der Injektionsstelle; **Dos.:** Augentropfen 0.015 %, mehrmals tägl.; intraartikulär 20 mg einmal wöchentl. in das betroffene Gelenk.

**Hybrid:** **1.** Bastard; (bot.) Nachkomme zweier Eltern, die sich in einem od. in mehreren Merkmalen unterscheiden; **2.** (bot.) Nachkomme zweier Varietäten od. Arten.

**Hybridisierung:** **1.** (genet.) Bastardisierung; in der klass. Genetik Kreuzung zweier genet. ungleicher Eltern; **2.** (molekulargenet.) experimentelle Bindung von RNA* an komplementäre einsträngige DNA* od. das Einfügen fremder Gene in die Wirts-DNA; **3.** (chem.) von Linus C. Pauling eingeführtes Konzept zur Beschreibung der Bindungen in Kohlenstoff- u. Übergangsmetallkomplex-Verbindungen; mit der chemischen Bindung* einhergehende Linearkombination von Atomorbitalen am gleichen Atom*; dabei ergeben sich neue Orbitale* (sog. Hybridorbitale; orthogonale, gerichtete Atomorbitale), die für die räuml. Ausrichtung der Bindungen im Molekül* günstiger sind. Das 4-bindige Kohlenstoffatom weist im Grundzustand (s. Abb. 1) die Elektronenkonfiguration $2s^2 2p^2$

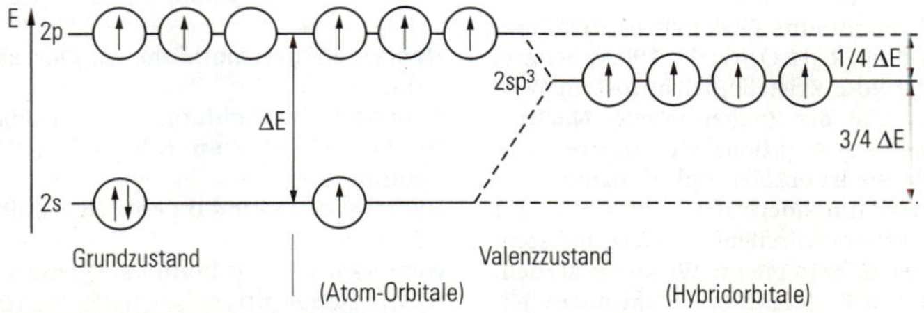


**Hybridisierung** Abb. 1: $sp^3$-Hybridisierung des Kohlenstoffatoms

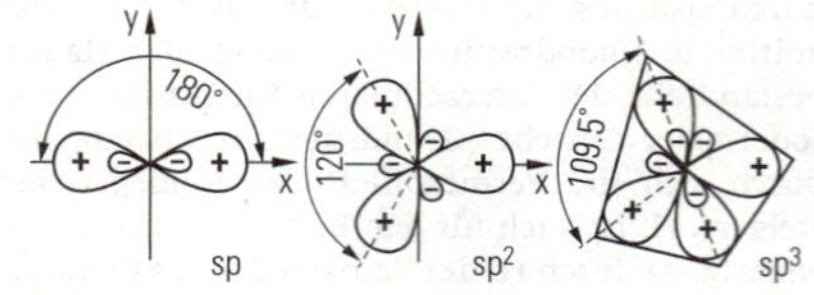


**Hybridisierung** Abb. 2: sp-, $sp^2$- u. $sp^3$-Hybridorbitale

auf, in der nur 2 ungepaarte Elektronen vorhanden sind. Um 4 Bindungen ausbilden zu können, muss es in einen energet. angeregten Zustand überführt werden, indem eines der 2s-Elektronen in das leere 2p-Orbital angehoben (promoviert) wird. In diesem Zustand wären 3 Bindungen des Kohlenstoffs gleichwertig (drei 2p-Elektronen); eine Bindung (2s-Elektron) würde einen geringeren Energiebetrag enthalten. Experimentell werden jedoch keine unterschiedl. Bindungsstärken festgestellt. Vier energet. gleichwertige $sp^3$-Hybridorbitale (Valenzzustand) ergeben sich durch Linearkombination des 2s-Orbitals u. der drei 2p-Orbitale; sie zeigen in die Ecken eines Tetraeders (s. Abb. 2). Eine auf gleiche Weise durchgeführte Linearkombination von einem s- u. einem p-Orbital am gleichen Atom führt zu 2 gleichwertigen (linearen) sp-Hybridorbitalen. Ähnliches gilt für die Bildung von planaren $sp^2$-Hybridorbitalen. Die Orientierung eines Hybridorbitals indiziert die bevorzugte Bindungsrichtung u. erklärt auch Strukturen von Molekülen mit Mehrfachbindungen (z. B. Ethen* u. Ethin) durch den Einsatz von $sp^2$- u. sp-Hybridorbitalen. Die H. ist kein physik. Prozess, sondern eine Transformation der Atomorbitale, die keine Änderung der Gesamtenergie zur Folge hat; sie ist nicht auf s- u. p-Orbitale beschränkt.



**Hybridkonstante:** Makrokonstante; übergeordnete Geschwindigkeitskonstante pharmakokinet. Prozesse, die 2 od. mehr Mikrokonstanten* einschließt; entspricht keinem biol. Vorgang, sondern ergibt sich aus dem jeweiligen pharmakokinet. Rechenmodell (Zweikompartimentsystem; s. Kompartimentmodelle).

**Hybridom:** Zellkultur von Hybridzellen* aus B-Lymphozyten u. Myelomzellen; **Anw.:** z. B. zur Herst. monoklonaler Antikörper* wie Muromonab*-CD3.

**Hybridorbitale:** s. Hybridisierung.

**Hybridzellen:** syn. Doppelzellen, Zwillingszellen; durch Kreuzung genetisch versch. Zelllinien* entstandene Zellen.

**Hyclat:** Hyklat; chem. Kurzbez. für Monohydrochlorid-hemiethanolat-hemihydrat.

**Hydantoin:** Hydantoinum, Glykolylharnstoff; Imidazolidin-2,4-dion; $C_3H_4O_2N_2$; $M_r$ 100.1; Schmp. 220–221 °C; farblose Kristalle, leicht lösl. in Wasser; **Vork.:** u. a. in der Zuckermelasse; **Nachw.:** Zwikker*-Bodendorf-Reaktion; die frühere med. Anw. bei Epilepsie ist obsolet. Vgl. Hydantoine.

**Hydantoine:** Hydantoinderivate; Substanzen mit charakterist. heterocyclischem Fünferringsystem u. hypnotischer u. antiepilept. Wirkung; arzneil. verwendete H.: z. B. Allantoin*, Dantrolen*, Nitrofurantoin*, Phenytoin*.

**Hydathoden:** s. Wasserspalten.

**Hydnocarpus kurzii (King.) Warb.:** Taraktogenos kurzii; Fam. Achariaceae (früher Flacourtiaceae); Indien, Indochina; Stpfl. von **Chaulmoograe oleum:** Oleum Chaulmoograe, Oleum Gynocardiae, Oleum Hydnocarpi; Chaulmoograöl, Gynokardiaöl; fettes Öl der Samen; gelbbraunes, weiches Fett mit krist. Ausscheidungen u. eigenartigem Geruch; **Best.:** bis 50 % Glyceride der Palmitin- u. Arachinsäure, Cyclopenten*-Fettsäuren (Abb. dort) wie Hydnocarpus- u. Chaulmoograsäure (die eigentl. Wirkstoffe), Phytosterole, Eiweißstoffe; **Anw.:** (volkstüml.) früher innerl. u. äußerl. als Spezifikum gegen Lepra sowie bei chron. Hauterkrankungen.

**Hydnocarpussäure:** s. Cyclopenten-Fettsäuren (Abb. dort); s. Hydnocarpus kurzii.

**Hydragoga:** die Wasserausscheidung (Harn, Schweiß, Stuhlgang) vermehrende Mittel.

**Hydralazin (INN):** 1-Hydrazinophthalazin, 1-Phthalazinylhydrazin; CAS-Nr. 86-54-4; $C_8H_8N_4$, Strukturformel: s. Abb.; $M_r$ 160.18; Schmp. 172–173 °C (bei schnellem Erhitzen; kristallisiert aus Methanol); 1 g lösl. in 3 mL Essigsäure (2 mol/L), 12 mL warmem Methanol; $pK_S$ der konjugierten Säure 0.5, 7.1; **Wirk.:** Antihypertensivum*; Blutdrucksenkung ausschließl. durch Senkung des peripheren Gefäßwiderstands (Vasodilatator*), nur sinnvoll in Kombination mit Beta*-Rezeptoren-Blockern u. Diuretika*; starker First*-pass-Effekt; **UAW:** Hautreaktionen, Tachykardie, Lupus erythematodes; **Dos.:** p. o. 0.02–0.1 g/d; HWZ 2–3 h. **Hydralazinhydrochlorid:** Hydralazini hydrochloridum Ph.Eur.; $C_8H_9ClN_4$; $M_r$ 196.6; Schmp. 275 °C (unter Zers.). Vgl. Dihydralazin.

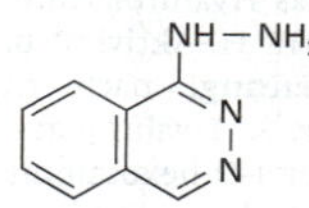


**Hydralazin**

**Hydrangea-Arten:** s. Febrifugin.

**Hydrargillit:** s. Aluminiumhydroxid.

**Hydrargyri amidochloridum:** s. Quecksilber(II)-amidochlorid.

**Hydrargyri chloridum corrosivum:** s. Quecksilber(II)-chlorid.

**Hydrargyri cyanidum:** s. Quecksilber(II)-cyanid.

**Hydrargyri[$^{197}$Hg] dichloridi solutio iniectabilis:** s. [$^{197}$Hg]Quecksilber(II)-chlorid.

**Hydrargyri dichloridum:** s. Quecksilber(II)-chlorid.

**Hydrargyri oxidum rubrum:** s. Quecksilber(II)-oxid, rotes.

**Hydrargyri oxycyanidum:** s. Quecksilberoxycyanid.

**Hydrargyri perchloridum:** s. Quecksilber(II)-chlorid.

**Hydrargyri periodidum:** s. Quecksilber(II)-iodid.

**Hydrargyri sulfidum rubrum:** s. Quecksilber(II)-sulfid, rotes.

**Hydrargyri-Verbindungen:** Quecksilber(II)-Verbindungen.

**Hydrargyrosi chloridum:** s. Quecksilber(I)-chlorid.

**Hydrargyrosi nitras:** s. Quecksilber(I)-nitrat.

**Hydrargyrosis:** s. Quecksilber (Toxikol.).

**Hydrargyrosum nitricum:** s. Quecksilber(I)-nitrat.
**Hydrargyro-Verbindungen:** veraltete Bez. für Quecksilber(I)-Verbindungen.
**Hydrargyrum:** s. Quecksilber.
**Hydrargyrum aceticum oxydatum:** s. Quecksilber(II)-acetat.
**Hydrargyrum aceticum oxydulatum:** s. Quecksilber(I)-acetat.
**Hydrargyrum amidato-bichloratum:** s. Quecksilber(II)-amidochlorid.
**Hydrargyrum ammoniatum:** s. Quecksilber(II)-amidochlorid.
**Hydrargyrum bichloratum:** s. Quecksilber(II)-chlorid.
**Hydrargyrum bichloratum ammoniatum:** s. Quecksilber(II)-amidochlorid.
**Hydrargyrum biiodatum:** s. Quecksilber(II)-iodid.
**Hydrargyrum bromatum:** s. Quecksilber(I)-bromid.
**Hydrargyrum chloratum:** s. Quecksilber(I)-chlorid.
**Hydrargyrum chloratum amidatum:** s. Quecksilber(II)-amidochlorid.
**Hydrargyrum chloratum ammoniatum:** s. Quecksilber(II)-amidochlorid.
**Hydrargyrum chloratum mite sublimatione paratum:** s. Quecksilber(I)-chlorid.
**Hydrargyrum cyanatum:** s. Quecksilber(II)-cyanid.
**Hydrargyrum diiodparaphenolsulfonicum:** s. Quecksilberoxid, diiodparaphenolsulfonsaures.
**Hydrargyrum extinctum:** s. Quecksilber.
**Hydrargyrum iodatum:** s. Quecksilber(I)-iodid.
**Hydrargyrum metallicum:** s. Quecksilber.
**Hydrargyrum nitricum oxydatum:** s. Quecksilber(II)-nitrat.
**Hydrargyrum nitricum oxydulatum:** s. Quecksilber(I)-nitrat.
**Hydrargyrum oleinicum:** s. Quecksilberoleat.
**Hydrargyrum oxycyanatum:** s. Quecksilberoxycyanid.
**Hydrargyrum oxydatum flavum via humida paratum:** s. Quecksilber(II)-oxid, gelbes.
**Hydrargyrum oxydatum rubrum:** s. Quecksilber(II)-oxid, rotes.
**Hydrargyrum oxydulatum nitrico-ammoniatum:** s. Quecksilber, lösliches, nach Hahnemann.
**Hydrargyrum praecipitatum album:** s. Quecksilber(II)-amidochlorid.
**Hydrargyrum rhodanatum:** s. Quecksilber(II)-thiocyanat.
**Hydrargyrum salicylicum:** s. Quecksilbersalicylat.
**Hydrargyrum sozoiodolicum:** s. Quecksilberoxid, diiodparaphenolsulfonsaures.
**Hydrargyrum stibiato-sulfuratum:** s. Aethiops antimonialis.
**Hydrargyrum subcyanatum:** s. Quecksilberoxycyanid.
**Hydrargyrum subsulfuricum:** s. Quecksilber(II)-sulfat, basisches.
**Hydrargyrum sulfocyanatum:** s. Quecksilber(II)-thiocyanat.
**Hydrargyrum sulfuratum nigrum:** s. Quecksilber(II)-sulfid, schwarzes.
**Hydrargyrum sulfuratum rubrum:** s. Quecksilber(II)-sulfid, rotes.
**Hydrargyrum sulfuricum:** s. Quecksilber(II)-sulfat.
**Hydrargyrum sulfuricum basicum:** s. Quecksilber(II)-sulfat, basisches.
**Hydrargyrum sulfuricum oxydulatum:** s. Quecksilber(I)-sulfat.
**Hydrargyrum tannicum oxydulatum:** s. Quecksilber(I)-tannat.
**Hydrastidis rhizoma:** s. Hydrastis canadensis.
**Hydrastin:** Hydrastinum; $C_{21}H_{21}NO_6$; $M_r$ 383.49; Schmp. 132 °C; Phthalidtetrahydroisochinolinalkaloid aus dem Rhizom von Hydrastis* canadensis; weiße, glänzende Kristalle, lösl. in Ethanol, Ether, Chloroform; 8-Methoxyhydrastin ist Noscapin*; oxidative Spaltung von H. führt zu Hydrastinin* u. Opiansäure*.
**Hydrastinhydrochlorid:** Hydrastinum hydrochloricum; salzsaures Hydrastin; $C_{21}H_{22}ClNO_6$; $M_r$ 419.7; weißes bis schwach gelbl., hygroskop., krist. Pulver, leicht lösl. in Wasser u. Ethanol, wenig lösl. in Chloroform, fast unlösl. in Ether; nicht mehr im Handel befindl. Hämostatikum*; früher angewendet bei uterinen Blutungen sowie äußerl. in Salben bei Hämorrhoiden, Akne u. Seborrhö.
**Hydrastinin:** $C_{11}H_{13}NO_3$; Spaltprodukt des Hydrastins*; farblose bis schwach gelbl. Kristalle, sehr schwer lösl. in Wasser, leicht lösl. in Ethanol, Ether, Chloroform; 8-Methoxyhydrastinin ist Cotarnin*.
**Hydrastin, salzsaures:** s. Hydrastinhydrochlorid.
**Hydrastinum:** s. Hydrastin.
**Hydrastinum hydrochloricum:** s. Hydrastinhydrochlorid.
**Hydrastis canadensis** L.: Kanadische Gelbwurzel; Fam. Ranunculaceae; östl. Nordamerika; Stpfl. von **Hydrastidis rhizoma:** Rhizoma Hydrastidis; Kanadische Gelbwurzel, Blutkrautwurzel, Goldsiegelwurzel; getrockneter, ganzer od. geschnittener Wurzelstock mit Wurzeln; **Off.:** Ph.Eur.6; **Inhaltsst.:** Alkaloide wie 1.5–4 % Hydrastin* (nach Ph.Eur. mind. 2.5 % bezogen auf die getrocknete Droge), Berberin* (nach Ph.Eur. mind. 3.0 % bezogen auf die getrocknete Droge), ca. 1 % Canadin (Tetrahydroberberin), Meconin sowie Phytosterole (s. Sterole), Zucker, Harz, Fett; **Anw.:** (med.) Hämostatikum bei uterinen Blutungen, Secale-Ersatz. **Hom.:** Hydrastis canadensis (HAB), Hydrastis: getrockneter Wurzelstock mit Wurzeln; verordnet z. B. bei eitrigen Entzündungen des Nasen-Rachen-Raums, Schleimhautgeschwüren.
**Hydrastisfluidextrakt:** s. Extractum Hydrastis fluidum.
**Hydratation:** Hydration; Anlagerung von Wassermolekülen an gelöste Stoffe wie Ionen od. Kolloide durch Nebenvalenzen. Bei Ionen wird durch H. die Anziehungskraft zw. Anionen u. Kationen herabgesetzt, wodurch das Lösen erst ermöglicht wird; hydrophile Kolloide werden stabilisiert.
**Hydratationswärme:** Hydrationswärme, positive Lösungswärme; beim Lösen wasserfreier Salze können bei der Hydratation* des Kations merkliche Energiemengen frei werden, wenn die Wassermoleküle fest in der Hydrathülle gebunden werden. Diese Verb. kristallisieren meist mit Kristallwasser. Um dieses aus dem Kristall entfernen zu können, muss die H. wieder aufgewendet werden.
**Hydratcellulose:** Produkte aus Cellulose*, welche die gleiche chem. Zusammensetzung aufweisen,

aber im physik. Aufbau verändert wurden; dazu gehören Quellungsprodukte der Cellulose wie Pergamentpapier u. Vulkanfiber sowie die regenerierte Cellulose, die aus Lsg. der Cellulose in Tetramminсuprat(II)-Lsg. od. v. a. aus Viskose* in Form von Spinnfasern, Folien (Zellglas) u. a. wieder ausgefällt wird.

**Hydrate:** zu den Kristallsolvaten* gehörende Stoffe, die Hydratwasser* als Koordinationswasser* od. Strukturwasser* enthalten; können einen stöchiometrischen od. unstöchiometr. Anteil an Wasser besitzen. **Kovalente H.:** Wasser wird chem. in ein Molekül eingebaut; z. B. Acetalbildung. Vgl. Peritektikum.

**Hydratwasser:** Kristallwasser; Wasser, das Strukturelement des Kristallgitters* eines Stoffes ist; durch die starke Bindung ist eine Entfernung nur durch höhere Temp. unter Zerstörung des Kristalls möglich; vgl. Hydrate.

**Hydrazide:** Säurehydrazide, Carbonsäurehydrazide; allg. Formel R—C(O)—NH—$NH_2$, Strukturformel: s. Abb.; feste, kristalline, in Wasser lösl. Verb., die ammoniakal. Silbernitrat-Lsg. reduzieren (s. Isoniazid); mit salpetriger Säure ergeben sie Säureazide (vgl. Azide); **Darst.:** durch Einwirkung von Hydrazin* auf Säurechloride* od. Ester*.

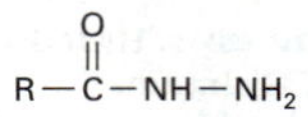

Hydrazide

**Hydrazin:** Diamid; $N_2H_4$, $NH_2$—$NH_2$; $M_r$ 32.05; D. 1.01; Schmp. 1.4 °C; Sdp. 113.5 °C; farblose, rauchende Flüss., lösl. in Wasser u. Ethanol; beim Erhitzen explosiv; starkes Reduktionsmittel, bildet mit Säuren Hydrazoniumsalze; **Darst.:** Oxidation von Ammoniak, z. B. mit Natriumhypochlorit; **Anw.:** (techn.) mit $H_2O_2$ od. flüssigem Sauerstoff als Raketentreibstoff; **Toxikol.:** im Tierversuch kanzerogen.

**Hydrazingelb:** s. Tartrazin.

**Hydraziniumsulfat:** s. Hydrazinsulfat.

**Hydrazinophthalazin:** s. Hydralazin.

**Hydrazinsulfat:** Hydraziniumsulfat; CAS-Nr. 10034-93-2; $H_6N_2O_4S$; $M_r$ 130.1; Schmp. 254 °C (unter Zers.); farblose Kristalle; wenig lösl. in kaltem Wasser, lösl. in Wasser von 50 °C, leicht lösl. in siedendem Wasser, prakt. unlösl. in Ethanol; **Anw.:** Reagenz Ph.Eur.6; Herst. der Opaleszenz-Stammsuspension zur Prüfung auf Klarheit u. Opaleszenz (Trübungsvergleich); starkes Reduktionsmittel.

**Hydrazone:** Reaktionsprodukte von Hydrazin* od. seinen Substitutionsprodukten (z. B. Phenylhydrazin*) mit Aldehyden* od. Ketonen*; Iminoderivate des Hydrazins; allg. Formel: $R_2C$=N—$NH_2$; werden mit wässrigen Säuren zu Hydrazinen u. Carbonylverbindungen hydrolysiert.

**Hydrazoniumsalze:** s. Hydrazin.

**Hydriatrie:** s. Hydrotherapie.

**Hydride:** Verb., die nur aus Wasserstoff* u. einem anderen Element bestehen, z. B. Wasser, Schwefelwasserstoff*, Halogenwasserstoffe.

**Hydrierung:** chem. Anlagerung von Wasserstoff* an org. Verbindungen.

**Hydrinden:** s. Indan.

**Hydrine:** veraltete Bez. für α-substituierte Alkohole; **Beispiel:** Chlorhydrine*, Cyanohydrine*.

**Hydro-:** Wortteil mit der Bedeutung Wasserstoff*.

**Hydrocarbonsäure:** s. Ameisensäure.

**Hydrocerusit:** s. Bleicarbonat, basisches.

**Hydrochinin:** Hydrochininum; $C_{20}H_{26}N_2O_2$; $M_r$ 326.4; farblose Kristalle, leicht lösl. in Ethanol, Ether, Chloroform; **Vork.:** Best. der Chinarinde; **Darst.:** Reduktion von Chinin; **Anw.:** (auch von Hydrochininhydrochlorid) s. Chinin.

**Hydrochinomonobenzylether:** s. Monobenzon.

**Hydrochinon:** *p*-Dihydroxybenzol; 1,4-Dihydroxybenzol; $C_6H_6O_2$; $M_r$ 110.1; D. 1.33; Schmp. 172.3 °C; Sdp. 285 °C; farblose Nadeln; lösl. in Wasser, leicht lösl. in Ethanol, Ether; wässrige Lsg. färben sich an der Luft bräunl. rot (Autoxidation der Phenole); H. reduziert Fehling*-Reagenz u. alkal. Silbersalz-Lsg. unter Bildung von 1,4-Benzochinon (s. Chinone); H. kann Käfigeinschlussverbindungen (s. Einschlussverbindungen) u. mit 1,4-Benzochinon zus. den Komplex Chinhydron* bilden; **Vork.:** natürl. als Glucosid Arbutin* od. Methylarbutin, u. a. in Bärentrauben-, Preiselbeer-, Heidelbeerblättern; **Darst.:** Reduktion von Chinon mit Natriumhydrogensulfit; **Anw.:** **1.** in der Kosmetik zur Depigmentierung der Haut, z. B. bei Sommersprossen (nur auf intakter Haut); als Antioxidans; **2.** (techn.) in der Fotografie als Entwickler, da starkes Reduktionsmittel; **3.** (med.) obsolet; früher als Antiseptikum* u. Antipyretikum*; **Toxikol.:** MAK 2 mg/m³, reizt Haut u. Atemwege; wird im Organismus zum Methämoglobinbildner* 1,4-Benzochinon oxidiert; im Tierversuch kanzerogen.

**Hydrochlorothiazid** (INN): Hydrochlorothiazidum Ph.Eur.; 6-Chlor-7-sulfamoyl-3,4-dihydro-2*H*-1,2,4-benzo-thiadiazin-1,1-dioxid; CAS-Nr. 58-93-5; $C_7H_8ClN_3O_4S_2$, Strukturformel: s. Abb.; $M_r$ 297.75; weißes, krist. Pulver, fast unlösl. in kaltem Wasser, lösl. in heißem Wasser, Ethanol, Aceton, Methanol, verd. Alkalihydroxid-Lösungen; **Wirk.:** perorales Diuretikum* (Saluretikum); HWZ 6–14 h bzw. 13–15 h (Metaboliten).

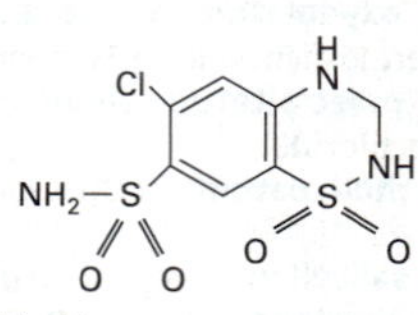

Hydrochlorothiazid

**Hydrocodon** (INN): Dihydrocodeinon; 4,5-Epoxy-3-methoxy-*N*-methyl-6-oxomorphinan; CAS-Nr. 125-29-1; $C_{18}H_{21}NO_3$, Strukturformel: s. Abb.; $M_r$ 299.36; Schmp. 198 °C (kristallisiert aus Ethanol);

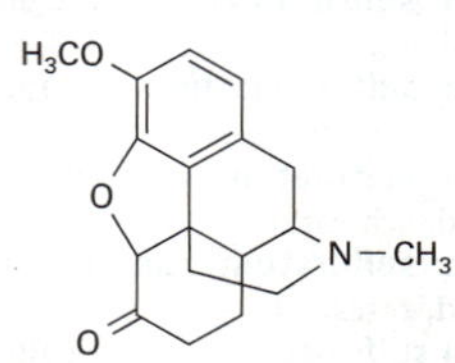

Hydrocodon

lösl. in Ethanol, verd. Säuren, unlösl. in Wasser; $pK_S$ der konjugierten Säure 8.3 (20 °C); **Wirk.:** Opioid*; Antitussivum*; unterliegt dem Betäubungsmittelgesetz* (Anlage III); **Ind.:** starker u. schmerzhafter Husten, soweit dieser zu schweren Komplikationen bzw. lebensbedrohl. Zuständen führen u. durch andere Maßnahmen nicht unterdrückt werden kann; **Kontraind.:** Atemregulationsstörungen, Ateminsuffizienz; Einnahme von MAO-Hemmern <14 d wegen lebensbedrohl. ZNS-Nebenwirkungen; **WW:** Sekretolytika, andere zentral dämpfende Substanzen; **UAW:** Suchtgefahr, Obstipation; **Dos.:** p. o. 2–3 × 5 mg/d; parenteral s. c. 10 mg. Gebräuchl. sind auch Hydrocodonhydrochlorid u. Hydrocodonhydrogentartrat*. Vgl. Dihydrocodein.

**Hydrocodonhydrogentartrat:** Hydrocodoni tartras, Hydrocodeinoni bitartras, Dihydrocodeinonum bitartaricum; Hydrocodeinonbitartrat, Dihydrocodeinonhydrogentartrat; CAS-Nr. 34195-34-1; $C_{22}H_{27}NO_9 \cdot 2.5\,H_2O$; $M_r$ 494.5; $[\alpha]_D^{20\,°C}$ –87.5 bis –90.5° (c = 5 in Wasser); weißes, krist. Pulver von bitterem Geschmack, lösl. in ca. 10 T. Wasser, wenig lösl. in 90 %igem Ethanol; Opioid*; unterliegt dem Betäubungsmittelgesetz* (Anlage III); **Off.:** DAB, ÖAB, Ph.Helv.; **Ind., Kontraind., WW u. UAW:** s. Hydrocodon; **Dos.:** EMD 15 mg, TMD 50 mg. Vgl. Dihydrocodein.

**Hydrocortison (INN):** Hydrocortisonum Ph.Eur.6, 17-Hydroxycorticosteron, Compound F, Cortisol; $11\beta,17\alpha$,21-Trihydroxy-4-pregnen-3,20-dion; CAS-Nr. 50-23-7; $C_{21}H_{30}O_5$, Strukturformel: s. Abb.; $M_r$ 362.5; Schmp. 208–222 °C (polymorph); weißes, geruchloses, krist. Pulver; fast unlösl. in Wasser u. Ether, 1 T. lösl. in 40 T. Ethanol, in 80 T. Aceton; natürl. Glucocorticoid*; im Blutplasma zu 75 % an Transcortin (Alpha-1-Globulin), zu 15 % an Albumin* gebunden u. zu 10 % in freier Form vorhanden; wird leicht aus dem GIT resorbiert; auch gute kutane Resorption. **Ind.:** **1.** Substitutionstherapie: primäre (Addison*-Krankheit) od. chron. NNR-Insuffizienz; **2.** parenteral: Notfälle wie Status Asthmaticus, allerg. Sofortreaktionen mit Laryngospasmus u. Schock; **3.** top.: entzündl. Hauterkrankungen, die einer Ther. mit schwach wirksamen Corticosteroiden bedürfen; **Kontraind., WW u. UAW:** s. Glucocorticoide; **Dos.:** Substitutionstherapie: p. o. 20–30 mg/d; HWZ 1.5 h; top. 0.25–1 %ig; i. v. je nach klin. Situation 10–500 mg; **Gesch.:** 1937 erstmals von Reichstein aus NNR-Extrakten isoliert. **Hydrocortisonacetat:** Hydrocortisoni acetas Ph.Eur.6, Hydrocortisonum acetylatum; CAS-Nr. 50-03-3; $C_{23}H_{32}O_6$; $M_r$ 404.5; Schmp. 220 °C (unter Zers.); weißes, krist. Pulver, fast unlösl. in Wasser, schwer löslich in Chlorofom, Ethanol. **Hydrocortisonhydrogensuccinat:** Hydrocortisoni hydrogenosuccinas Ph.Eur.6; CAS-Nr. 2203-97-6; $C_{25}H_{34}O_8$; $M_r$ 462.54; Schmp. 170–173 °C, 210–214 °C; weißes bis fast weißes, hygroskop. Pulver, unlösl. in Wasser, leicht lösl. in Aceton u. wasserfreiem Ethanol, lösl. in verd. Alkalicarbonat- u. Alkalihydroxid-Lösung. Gebräuchlich sind auch Hydrocortisonbutyrat, -phosphat, -pentanoat, -caprylat.

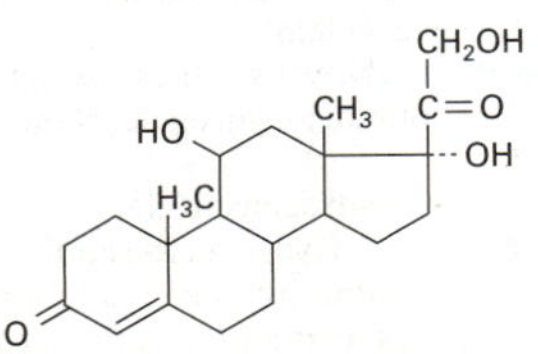

**Hydrocortison**

**Hydrocortisonacetat:** s. Hydrocortison.

**Hydrocortisonacetat-Creme 0.5 od. 1 %:** s. Unguentum Hydrocortisoni acetici 0.5 aut 1.0 per centum.

**Hydrocortison-Creme:** s. Cremor Hydrocortisoni.

**Hydrocortisonhydrogensuccinat:** s. Hydrocortison.

**Hydrocortisoni acetas:** s. Hydrocortison.

**Hydrocortisoni hydrogenosuccinas:** s. Hydrocortison.

**Hydrocortisonum acetylatum:** s. Hydrocortison.

**Hydrocotyle asiatica:** s. Centella asiatica.

**Hydrofluoralkane:** Abk. HFA; Hydrofluorkohlenwasserstoffe (Abk. HFKW); unchlorierte Fluorkohlenwasserstoffe (Abk. FKW), nicht ozonschädlich; Alternative zu den Treibgasen* aus FCKW; eignen sich aufgrund ihrer physikochem. u. toxikologischen Eigenschaften als Treibmittel für Dosieraerosole (s. Dosierinhalator, treibgashaltiger); unterscheiden sich deutl. von FCKW, daher sind andere Rezepturen, Ventile u. Dichtungen sowie eine veränderte Technologie zur Abfüllung erforderlich. **Vertreter:** Tetrafluorethan (HFA 134a) u. Heptafluorpropan (HFA 227).

**Hydrofluorkohlenwasserstoffe:** s. Hydrofluoralkane.

**Hydrogamie:** s. Bestäubung.

**Hydrogele:** meist streichbare, nicht fettende halbfeste Zuber. mit hohem Wassergehalt (ca. 80–90 %) u. Kühleffekt durch Verdunsten des Wassers; **Herst.:** durch begrenzte Quellung von makromolekularen org. (Stärkekleister, Cellulosederivate, Gelatine*, Tragant, Pektin, Alginate u. a.) Substanzen (**Hydrokolloide**) od. anorg. Verbindungen (hochdisperses Siliciumdioxid*, Bentonit*); in Abhängigkeit vom Wassergehalt resultieren unterschiedl. rheolog. Eigenschaften. Mit wenig Wasser werden Gallerten (s. Gelatinae) mit elast. Eigenschaften erhalten. Weitere Wasserzugabe führt zu **Hydrogelsalben** (Systemen mit plast. Verformbarkeit), weitere Wasserzugabe zu verflüssigten Zubereitungen (Hydrosole). Neben Quellstoff u. Wasser enthalten typ. Hydrogelsalben ein Feuchthaltemittel (z. B. Glycerol* od. Sorbitol* gegen Austrocknung, gleichzeitig als Weichmacher) u. ein Konservierungsmittel (gegen mikrobiellen Befall) u. werden am besten in Tuben abgefüllt. Vgl. Gele.

**Hydrogelsalben:** s. Hydrogele.

**Hydrogenbromid:** s. Bromwasserstoff.

**Hydrogencarbonate:** saure Carbonate, primäre Carbonate, veraltet Bicarbonate, doppeltkohlensaure Salze; z. B. Natriumhydrogencarbonat* ($NaHCO_3$), Calciumhydrogencarbonat* ($Ca(HCO_3)_2$); gehen beim Erhitzen unter Abspaltung von $CO_2$ u. Wasser in Carbonate über. H.

H

sind mit Ausnahme von Natriumhydrogencarbonat in Wasser leichter lösl. als Carbonate.

**Hydrogenfluorid:** s. Fluorwasserstoff.

**Hydrogenii peroxidum 3 per centum:** s. Wasserstoffperoxid-Lösung 3 %.

**Hydrogenii peroxidum 30 per centum:** s. Wasserstoffperoxid-Lösung 30 %.

**Hydrogenium:** s. Wasserstoff.

**Hydrogenium peroxidatum:** s. Wasserstoffperoxid.

**Hydrogenium peroxidatum concentratum:** s. Wasserstoffperoxid-Lösung 30 %.

**Hydrogenium peroxidatum dilutum:** s. Wasserstoffperoxid-Lösung 3 %.

**Hydrogenium sulfuratum:** s. Schwefelwasserstoff.

**Hydrogensalze:** saure Salze*, z. B. Natriumhydrogensulfat*.

H

**Hydrogensulfid:** s. Schwefelwasserstoff.

**Hydrogensulfide:** veraltet Sulfhydrate; saure Salze des Schwefelwasserstoffs*, z. B. Kaliumhydrogensulfid*; vgl. Thiole.

**Hydrokolloide:** s. Hydrogele.

**Hydrokolloidmatrix-Tabletten:** Hydrokolloid-Retardtabletten; Depotarzneiform (s. Retardpräparate), die bei der Einnahme nicht zerkleinert werden darf; **Herst.:** durch Vermischen des Wirkstoffs mit über 25 % hydrophilen Quellstoffen (z. B. Cellulosederivate, Stärkederivate, Alginate, Galactomannan, Polyacrylsäure, Gummen, Ethylenglykolmonomethacrylat, Hydroxyethylmethacrylat) u. anschließendes Verpressen; **Prinzip:** Bei Kontakt mit Wasser (Verdauungssäften) wird ein Teil des Wirkstoffs rasch freigesetzt; gleichzeitig wird der Quellstoff hydratisiert, geliert beginnend an der Grenzfläche zu Wasser (Ausbildung einer viskosen Gelbarriere), bis die ganze Matrix durchfeuchtet ist (verklebte, schleimartige Matrix), u. behindert in der Folge die Liberation (Diffusion) des Wirkstoffs. Je nach den Eigenschaften des Schleimstoffs wird dieser langsam von den H.-T. abgelöst od. die Matrix wird in gequollener Form ausgeschieden.

**Hydrokolloid-Retardtabletten:** s. Hydrokolloidmatrix-Tabletten.

**Hydrolasen:** s. Enzyme.

**Hydrolyse:** **1.** Spaltung chem. Verb. unter Wasseraufnahme; formal nimmt ein Spaltprodukt das $OH^-$-, das andere das $H^+$-Ion auf; **2.** hydrolytische Dissoziation*; Bildung von $OH^-$-Ionen in den wässrigen Lsg. von Salzen* schwacher Säuren* mit starken Basen* od. von $H^+$-Ionen in den Lsg. von Salzen starker Säuren mit schwachen Basen; **3.** in der org. Chemie u. a. die Zerlegung von Estern* in Säuren u. Alkohole* (Verseifung*), die Spaltung von Cellulose*, Stärke, Maltose*, Saccharose* u. die Zerlegung von Proteinen*.

**Hydromorphon** (INN): Dihydromorphinon, Laudacon, 4,5-Epoxy-3-hydroxy-*N*-methyl-6-oxomorphinan; 4,5$\alpha$-Epoxy-3-hydroxy-17-methyl-6-morphinanon; CAS-Nr. 466-99-9; $C_{17}H_{19}NO_3$, Strukturformel: s. Abb.; $M_r$ 285.33; Schmp. 266–267 °C (kristallisiert aus Ethanol); $[\alpha]_D^{25\,°C}$ −194° (c = 0.98 in Dioxan); schwer lösl. in Wasser, leicht lösl. in Ethanol, sehr leicht lösl. in Chloroform; **Wirk.:** starkes Analgetikum*; stärker, aber kürzer wirksam als Morphin*; unterliegt dem Betäubungsmittelgesetz* (Anlage III); **UAW:** Abhängigkeit (Morphintyp); Entzugserscheinungen treten früher u. intensiver auf als bei Morphin; weitere UAW wie Morphin*; **Dos.:** p. o. 2–3 × 2.5 mg/d; parenteral s. c. 2–3 × 2 mg/d; rektal 2–3 × 2.5 mg/d; HWZ 1.9–2.5 h. **Hydromorphonhydrochlorid:** Hydromorphoni hydrochloridum, Dihydromorphinonum hydrochloricum; CAS-Nr. 71-68-1; $C_{17}H_{20}ClNO_3$; $M_r$ 321.8; weißes, krist. Pulver; leicht lösl. in Wasser, lösl. in ca. 30 T. Ethanol 96 %; **Off.:** DAB, ÖAB.

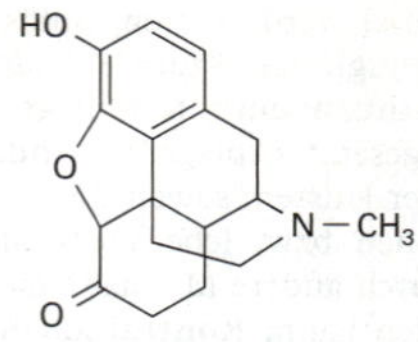

**Hydromorphon**

**Hydronalium:** veraltete Bez. für eine Aluminium*-Legierung mit 7 % (3–12 %) Magnesium* sowie geringen Mengen Mangan*, Silicium*, Zink*, Kupfer*, Nickel* u. a. Metallen; hat eine hohe Korrosionsbeständigkeit, die durch Eloxieren noch erhöht werden kann; **Anw.:** im Schiffbau u. für Beschläge.

**Hydroperoxidasen:** s. Peroxidasen.

**hydrophil:** Wasser liebend; s. Hydrophilie.

**Hydrophile Creme:** s. Unguentum emulsificans nonionicum aquosum.

**Hydrophile Salbe:** s. Unguentum emulsificans.

**Hydrophilie:** syn. Oxophilie; Eigenschaft von Stoffen, die sich entweder in Wasser u. polaren Lösungsmitteln lösen od. gut benetzen lassen (z. B. Calciumcarbonat, Bariumsulfat, Titandioxid); Ggs. zu Lipophilie* u. Hydrophobie*. Vgl. Amphiphilie.

**hydrophob:** Wasser meidend; s. Hydrophobie.

**Hydrophobie** (gr. hydor Wasser; phobos Furcht): **1.** Wasserscheu; (med.) Furcht, Wasser zu trinken, wegen der Erwartung von Schluckkrämpfen; Sympt. bei Tollwut*; **2.** (chem.) Eigenschaft einer Verb., Wasser abzustoßen; Ggs. zu Hydrophilie*. **Hydrophobe Gruppen:** langkettige u. aromat. Kohlenwasserstoffreste; tragen im Verband mit hydrophilen Gruppen (sind dadurch amphiphil) zur Stabilität der Raumstruktur bei, indem sie Mizellen (s. Mizellbildungskonzentration, kritische) bilden u. sich so gegen Wasser abschirmen. Vgl. Lipophilie.

**Hydrophobisierung:** s. Gläser, vergütete.

**Hydrophyten:** Wasserpflanzen; Pflanzen, die ganz od. teilweise unter Wasser leben; vgl. Mesophyten; Xerophyten.

**Hydropiperis herba:** s. Polygonum hydropiper (Herba Polygoni hydropiperis).

**Hydrops:** Wassersucht; i. e. S. vermehrte Flüssigkeitsansammlung in vorgebildeten Höhlen, i. w. S. auch im Gewebe (Ödem*).

**Hydroschweflige Säure:** s. Thioschwefelsäure.

**Hydrosole:** s. Kolloide; Hydrogele; Nanosuspensionen.

**Hydrosulfide:** s. Hydrogensulfide.

**Hydrotalcit** (INN): Hydrotalcit-Tetrahydrat, Aluminium-Magnesium-hydroxid-carbonat-hydrat; Dialuminium-hexamagnesiumcarbonat-hexadecahydroxid-tetrahydrat; CAS-Nr. 12304-65-3;

$CH_{16}Al_2Mg_6O_{19} \cdot 4\,H_2O$, $Mg_6Al_2(OH)_{16}CO_3 \cdot 4\,H_2O$; unlösl. in Wasser; **Wirk.:** Antacidum*; **Dos.:** p. o. 0.5–1 g (entspricht einer Neutralisationskapazität von mind. 13/26 mmol $H^+$), 3- bis 4-mal täglich.

**Hydrotherapie:** Hydriatrie; methodische Anw. von Wasser versch. Temperatur u. Erscheinungsform: fest (Kryotherapie), flüssig (Wasser od. wasserhaltige, kalte od. warme Stoffe) od. als Wasserdampf; **Formen:** z. B. Waschungen, Abklatschung, Wickel u. Auflagen, Packungen, Gussbehandlungen, med. Bäder (Voll- od. Teilbad, z. B. Hand-, Fuß-, Sitzbad; s. Bädertherapie) mit Zusätzen z. B. von Mineralien, Kohlensäure, Sauerstoff (Luftperlbad) od. pflanzl. Auszügen od. mit durch auf- od. absteigende Temp. gesteuertem therm. Wirkungsfaktor.

**Hydrotropie** (gr. hydor Wasser; tropos Wendung): Fähigkeit, Stoffe in Wasser lösl. zu machen, die sonst in Wasser unlösl. od. sehr schwer lösl. sind (z. B. Eiweiße, Phenole, höhere Alkohole); hydrotrope Stoffe heften sich an wasserunlösl. Stoffe u. machen sie auf diese Weise wasserlösl., ohne jedoch eine chem. Verb. mit ihnen einzugehen. Es sind hauptsächl. Alkalisalz-Lsg. bestimmter org. Säuren, die hydrotrop wirken; man nennt sie hydrotrope Lösungen. H. spielt in der Technik z. B. bei der Herst. von Waschmitteln, Netzmitteln (Entspannung des Wassers) u. Emulgatoren sowie bei Extraktionen eine große Rolle. In der physiol. Chemie sind hydrotrope Stoffe wichtig für die Resorption; z. B. wirken Gallensäuren hydrotrop, indem sie sich mit Fettsäuren, Cholesterol, Carotinen u. a. verknüpfen u. so ihre Resorption ermöglichen od. erleichtern; s. Lösungsvermittlung.

**Hydroxamatreaktion:** s. Hydroxamsäuren.

**Hydroxamsäuren:** org. Säuren*, die durch Umsetzung von Carbonsäurederivaten (z. B. Ester*) mit Hydroxylamin* gebildet werden (s. Abb.); können mit Hilfe der Lossen*-Umlagerung in Isocyanate* u. anschließend in Amine* überführt werden. Die **Hydroxamatreaktion** (Hydroxamsäurereaktion) dient zum quantitativen Nachw. von Carbonsäurederivaten. H. ergeben mit Metall-Ionen 5-gliedrige, cycl. Komplexe. Sie spielen beim Eisenstoffwechsel mancher Organismen eine wichtige Rolle. Die braun- bis rotvioletten Eisen(III)-Ringkomplexe lassen sich photometrisch auswerten.

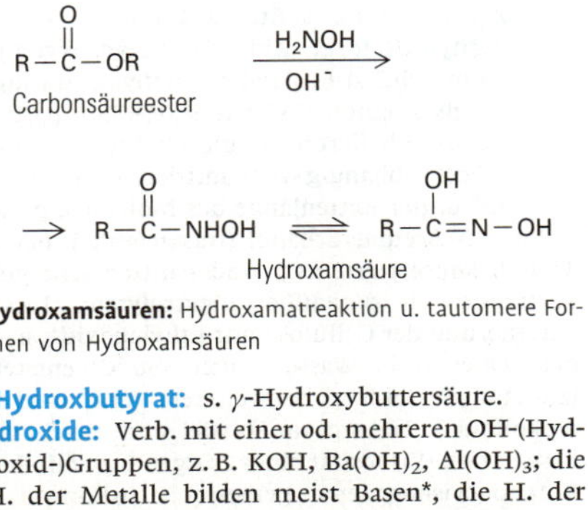


**Hydroxamsäuren:** Hydroxamatreaktion u. tautomere Formen von Hydroxamsäuren

**γ-Hydroxbutyrat:** s. $\gamma$-Hydroxybuttersäure.

**Hydroxide:** Verb. mit einer od. mehreren OH-(Hydroxid-)Gruppen, z. B. KOH, $Ba(OH)_2$, $Al(OH)_3$; die H. der Metalle bilden meist Basen*, die H. der Nichtmetalle Säuren* (z. B. Borsäure*). Einige H., z. B. $Al(OH)_3$, haben amphoteren Charakter (s. Stoffe, amphotere); i. d. R. werden nur basische u. amphotere Metallhydroxide als H. bezeichnet.

**Hydroxocobalamin** (INN): Vitamin $B_{12a}$; $\alpha$-(5,6-Dimethylbenzimidazolyl)-hydroxocobamid; CAS-Nr. 13422-51-0; $C_{62}H_{89}CoN_{13}O_{15}P$; $M_r$ 1346.41; **Ind.:** Vitamin-$B_{12}$-Hypovitaminose; als Antidot: Cyanidfänger, wenn 4-DMAP kontraindiziert ist; **UAW:** Akne, Hautausschläge; **Dos.:** parenteral bei Vitamin-$B_{12}$-Mangel 5 × 1 mg i. m. mit Intervallen von 2–3 d; Erhaltungsdosis 1 mg alle 2 Monate. **Hydroxocobalaminacetat:** Hydroxocobalamini acetas Ph.Eur.6; $C_{64}H_{93}CoN_{13}O_{17}P$; $M_r$ 1406; dunkelrotes, krist. Pulver; sehr hygroskop., zersetzt sich teilweise beim Trocknen; lösl. in Wasser. **Hydroxocobalaminhydrochlorid:** Hydroxocobalamini chloridum Ph.Eur.6; $C_{62}H_{90}ClCoN_{13}O_{15}P$; $M_r$ 1383; Aussehen u. Eigenschaften: s. Hydroxocobalaminacetat. **Hydroxocobalaminsulfat:** Hydroxocobalamini sulfas Ph.Eur.6; $C_{124}H_{180}Co_2N_{26}O_{34}P_2S$; $M_r$ 2791; Aussehen u. Eigenschaften: s. Hydroxocobalaminacetat. Vgl. Vitamin B.

**Hydroxy-:** veraltet Oxy-; Bez. für die einwertige funktionelle Gruppe* —OH; vgl. Hydroxyl-.

**Hydroxyallopurinol:** s. Oxipurinol.

**3-Hydroxyanilin:** s. 3-Aminophenol.

**Hydroxyanthracenglykoside:** s. Anthraglykoside.

**Hydroxyanthraglykoside:** s. Anthraglykoside.

**Hydroxyanthrone:** s. Anthraglykoside.

**2-Hydroxybenzaldehyd:** s. Salicylaldehyd.

**2-Hydroxybenzaldehydoxim:** s. Salicylaldoxim.

**2-Hydroxybenzamid:** s. Salicylamid.

**2-Hydroxybenzoesäure:** s. Salicylsäure.

**p-Hydroxybenzoesäurebutylester:** s. Butyl-4-hydroxybenzoat.

**p-Hydroxybenzoesäureester:** s. Parabene; Konservierung.

**p-Hydroxybenzoesäureethylester:** s. Ethylis parahydroxybenzoas.

**p-Hydroxybenzoesäuremethylester:** s. Methylis parahydroxybenzoas.

**Hydroxybenzoesäuren:** s. Phenolcarbonsäuren.

**p-Hydroxybenzoesäurepropylester:** s. Propylis parahydroxybenzoas.

**p-Hydroxybenzylsenföl:** 4-Hydroxybenzylisothiocyanat; s. Glucosinolate, Sinalbin.

**2-Hydroxybutan:** s. Butanol (*sec*-Butanol).

**β-Hydroxybuttersäure:** veraltet $\beta$-Oxybuttersäure; $C_4H_8O_3$, $H_3C—CH(OH)—CH_2—COOH$; vgl. Ketonkörper.

**γ-Hydroxybuttersäure:** Abk. GHB; 4-Hydroxybutansäure; $C_4H_8O_3$, $HOCH_2—CH_2—CH_2—COOH$; farblose Flüss.; **Wirk.:** analget. u. druckstabilisierend; unterliegt dem Betäubungsmittelgesetz* (Anlage III; mit Ausnahmen). **Natriumoxybat:** Natriumoxybutyrat; $\gamma$-Hydroxbutyrat; $C_4H_7NaO_3$; $M_r$ 127.1; **Anw.:** **1.** i. v. als Anästhetikum*; **2.** p. o. bei Kataplexie bei Erwachsenen mit Narkolepsie; **3.** missbräuchl. oral als Sucht- u. Rauschgift; **UAW:** Schlafstörung, Schwindel, Übelkeit, Kopfschmerz.

**3-Hydroxybutyraldehyd:** s. Aldol.

**Hydroxycarbamid** (INN): Hydroxycarbamidum Ph.Eur., Hydroxyurea; Hydroxyharnstoff; CAS-Nr. 127-07-1; $CH_4N_2O_2$, $H_2N—CO—NH—OH$; $M_r$ 76.06; Schmp. 133–136 °C (kristallisiert aus Etha-

H

nol); leicht lösl. in Wasser u. heißem Ethanol, schwer lösl. in kaltem Ethanol; **Wirk.:** Zytostatikum*; hemmt die Ribonucleosiddiphosphatreduktase; **Ind.:** chron. myeloische Leukämie; Polycythaemia vera u. essentielle Thrombozythämie mit hohem Risiko für thromboembol. Ereignisse; **Kontraind.:** schwere Knochenmarkdepression, Leukopenie, Thrombozytopenie, schwere Anämie; **UAW:** u. a. Knochenmarkdepression, Leukopenie, Megaloblastose, Diarrhö, Obstipation; **Dos.:** p. o.; chron. myeloische Leukämie: 40 mg/kg KG/d, Dos. reduzieren, wenn Thrombozytenzahl zu stark sinkt; Thrombozythämie: 15 mg/kg KG/d; Polycythaemia vera: 15–20 mg/kg KG/d; HWZ 3–4 h.

**4-Hydroxycatechin:** s. Leucocianidol; Catechine.

**8-Hydroxychinolin:** 8-Chinolinol, Chinolin-8-ol, 8-Oxychinolin, Oxin; CAS-Nr. 148-24-3; $C_9H_7NO$, Strukturformel: s. Abb.; $M_r$ 145.15; Schmp. 76 °C; Sdp. 267 °C; farblose Kristallnadeln; leicht lösl. in Ethanol, Aceton, Chloroform, Benzol, Essigsäure, Basen; wenig lösl. in Wasser u. Ether; bildet mit Metallionen Komplexsalze; **Anw.:** **1.** Desinfektionsmittel (8-Hydroxychinolinsulfat* u. 8-Hydroxychinolinsulfat*-Kaliumsulfat); **2.** Nachw. u. quantitative Bestimmung zahlreicher Elemente, bes. von Aluminium, Magnesium sowie von Molybdän, Cadmium, Titan, Kupfer, Bismut, Eisen, Zink; die gebildeten Komplexe können gravimetr. (s. Gravimetrie) od. bromometrisch bestimmt werden.

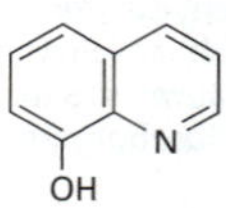


**8-Hydroxychinolin**

**8-Hydroxychinolinsulfat:** Hydroxychinolinum sulfuricum, Chinolinoli sulfas, Oxychinolini sulfas, Oxychinolinsulfat, Bis(8-hydroxychinolin)-sulfat-hydrat; 8-Chinolinolsulfat-Monohydrat; CAS-Nr. 134-31-6; $C_{18}H_{16}N_2O_6S \cdot H_2O$; $M_r$ 406.4; kräftig gelbes Pulver; leicht lösl. in Wasser, wenig lösl. in Glycerol, schwer lösl. in Ethanol u. Chloroform, fast unlösl. in Ether; **Off.:** Ph.Helv.; **Anw.:** als Desinfektionsmittel*, Stabilisierungsmittel für Wasserstoffperoxid* in Haarbehandlungsmitteln.

**8-Hydroxychinolinsulfat-Kaliumsulfat:** Hydroxychinolinium Kalium sulfuricum, Kalii hydroxychinolinii sulfas, Chinolinoli et kalii sulfas, Chinosol, Chinolinolsulfat-Kaliumsulfat; Kaliumhydroxychinolinsulfat; äquimolares Gemisch (physik. Mischung) von 8-Hydroxychinolinsulfat* $(C_9H_7NO)_2 \cdot H_2SO_4 \cdot H_2O$; $M_r$ 406.4; nach ÖAB ohne Kristallwasser) u. Kaliumsulfat ($K_2SO_4$; $M_r$ 174.3); enthält mind. 50.0 u. max. 53.0 % 8-Hydroxychinolin*; gelbes, krist. Pulver, eigenartiger Geruch; lösl. in 2 T. Wasser, teilweise lösl. in Ethanol, unlösl. in Ether; **Off.:** DAB, ÖAB; **Inkomp.:** Schwermetall- u. Erdalkali-Ionen (Bildung schwer lösl. Oxinate), alkal. reagierende u. oxidierende Stoffe, Iod, Iodide, Quecksilber(II)-chlorid, kolloide Silberlösung; **Anw.:** **1.** (med.) als Desinfektions- u. Gurgelmittel (bakteriostat. Wirk. noch in Lsg. 1 : 2000), Antiseptikum*; Antimykotikum*; gegen sekundäre Infektionen bei Ekzemen (0.1 % zur Hautdesinfektion, 0.5–1 % in Hautsalben u. -pudern); Konservierungsmittel in Augentropfen (0.05 %); **2.** (techn.) als Fungizid* im Weinbau. Vgl. Konservierung.

**Hydroxychloroquin** (INN): 7-Chlor-4-[4-(*N*-ethyl-*N*-2-hydroxyethylamino)-1-methylbutylamino]chinolin; 2-{*N*-[4-(7-Chlor-4-chinolylamino)-4-methylbutyl]ethylamino}ethanol; CAS-Nr. 118-42-3; $C_{18}H_{26}ClN_3O$, Strukturformel: s. Abb.; $M_r$ 335.87; Schmp. 89–91 °C (kristallisiert aus Ethylenchlorid); $pK_S$ 5.0, 9.9 (20 °C); **Ind.:** (rheumatoide) Arthritis, Lambliasis, Lupus erythematodes, Malaria (Antimalariamittel* wie Chloroquin*); **Dos.:** p. o. Initialdosis 3 × 0.2 g/d, Erhaltungsdosis 2 × 0.2 g/d; HWZ 52 h. Gebräuchl. ist Hydroxychloroquinsulfat.

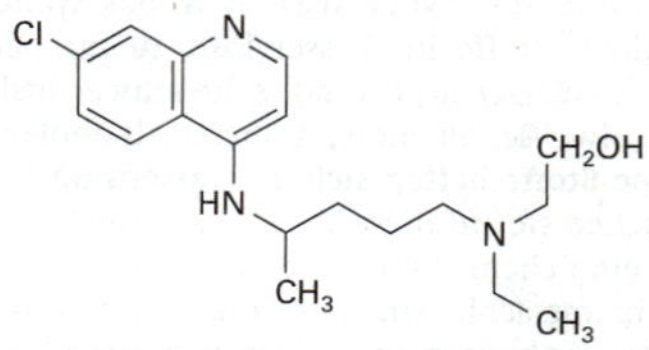


**Hydroxychloroquin**

**1α-Hydroxycolecalciferol:** s. Alfacalcidol.

**25-Hydroxycolecalciferol:** s. Calcifediol.

**3-β-Hydroxycompactinsäure:** s. Pravastatin.

**17-Hydroxycorticosteron:** s. Hydrocortison.

**Hydroxycumarine:** s. Cumarine; 4-Hydroxycumarine: s. Antikoagulanzien.

**Hydroxydaunorubicin:** s. Doxorubicin.

**Hydroxydianthrone:** s. Anthraglykoside.

**12β-Hydroxydigitoxin:** s. Digoxin.

**Hydroxydihydrocodeinonum hydrochloricum:** s. Oxycodon.

**6-Hydroxydopamin:** $C_8H_{11}NO_3$; $M_r$ 169.2; farblose, instabile Substanz; bei 5 °C im Exsikkator* zu lagern; sehr toxisch; **Wirkungsmechanismus:** nach spezif. Aufnahme (über Noradrenalin- u. Dopamin-Wiederaufnahme-Transporter) in noradrenerge u. dopaminerge Neuronen wird 6-Hydroxydopamin nichtenzymat. zu *p*-Chinonen* oxidiert, die zu einer Degeneration dieser Neuronen (chem. Sympathektomie) führen.

**Hydroxy-eicosatetraensäure:** s. Eicosanoide.

***p*-Hydroxyephedrin:** s. Oxilofrin.

**2-Hydroxyethylamin:** s. Ethanolamin.

**Hydroxyethylcellulose:** Abk. HEC; Hydroxyethylcellulosum Ph.Eur.6, Hydroxyaethylcellulosum, Celluloseglykolether; CAS-Nr. 9004-62-0; partiell *O*-(2-hydroxyethylierte) Cellulose*; Eigenschaften im Wesentl. abhängig vom mittleren Substitutionsgrad* u. der Kettenlänge des Moleküls; prakt. unlösl. in Aceton, Ethanol (wasserfrei), Ether u. Toluol; konservierte Lsg. sind haltbar; sehr gute Verträglichkeit gegenüber Elektrolyten; **Herst.:** Veretherung der Cellulose mit Ethylenoxid*; nach dem Quellen in Wasser (auch >50 °C) entsteht langsam ein Gel bzw. bei weiterem Verdünnen eine kolloidale Lösung; im Handel sind versch. viskose Sorten (Viskosität einer 2 %igen Lsg. mit dem Rotationsviskosimeter gemessen). **Inkomp.:** s. Ethylhydroxyethylcellulose; **Verw.:** als Verdickungsmittel u. Stabilisator für Lsg., Suspensionen, Emulsionen; für Hydrokolloidgele; als Bindemittel für Granulate; Gerüstbildner für Retardierung. Vgl. Mucilago Hydroxyethylcellulosi.

**Hydroxyethylcellulosegel:** s. Mucilago Hydroxyethylcellulosi.

**Hydroxyethylcellulosi mucilago:** s. Mucilago Hydroxyethylcellulosi.

**Hydroxyethylis salicylas:** s. Hydroxyethylsalicylat.

**2-Hydroxyethylmethacrylat:** Abk. HEMA; CAS-Nr. 868-77-9; $C_6H_{10}O_3$; $M_r$ 130.14; farblose Flüss.; amphiphile Monomere; **Anw.:** nach der Polymerisierung (durch Wärme, Licht, Radikale) zahnmedizin. als Kitt od. zur Herst. von weichen Kontaktlinsen*.

**Hydroxyethylmethylcellulose:** s. Methylhydroxyethylcellulose.

**Hydroxyethylrapamycin:** s. Everolimus.

**Hydroxyethylsalicylat:** Hydroxyethylis salicylas Ph.Eur.; 2-Hydroxybenzoesäure-2-hydroxyethylester; $C_9H_{10}O_4$; $M_r$ 182.2; fast farblose, geruchlose Flüss.; **Wirk.:** Rubefaziens*, hyperämisierendes Mittel.

**Hydroxyethylstärke:** Abk. HES; Plasmaersatzstoff (s. Hämotherapie) aus Stärkemolekülen; durch Hydroxyethylierung von hochverzweigten Amylopektinen (s. Amylum) wird der schnelle enzymat. Abbau durch die im Serum vorhandene $\alpha$-Amylase* verzögert.

**Hydroxyethyltheophyllin:** s. Etofyllin.

**Hydroxyharnstoff:** s. Hydroxycarbamid.

**5-Hydroxyindol:** 5-Indolol; $C_8N_7NO$; $M_r$ 133.13; Schmp. 105–107 °C; farblose Kristalle; **Vork.:** Grundgerüst biol. wichtiger Substanzen wie Serotonin* u. Melatonin*.

**Hydroxyl-:** Bez. für die OH-Gruppe in org. Verb, die im Verbindungsnamen korrekt mit Hydroxy-* (früher Oxy-) bezeichnet wird, z. B. Hydroxychinolin.

**Hydroxylamin:** Oxyammoniak; $NH_2OH$; $M_r$ 33.03; D. 1.204; Schmp. 33 °C (unter Zers.); Sdp. 56.5 °C (2.9 kPa); farblose, hygroskop. Kristalle, sehr leicht lösl. in Wasser u. Ethanol, sehr schwer lösl. in Ether, Chloroform, Benzin; explosiv; qualitative Bestimmung mit Mangano-* od. Bromometrie*.

**Hydroxylaminhydrochlorid:** Hydroxylaminum hydrochloricum; $[NH_3OH]^+Cl^-$; $M_r$ 69.5; D. 1.67; Schmp. 151 °C; farblose Kristalle, leicht lösl. in Wasser, lösl. in Ethanol u. Glycerol; **Anw.: 1.** (techn.) als Reduktionsmittel, Entwickler, Antioxidans; **2.** (analyt.) als Reagenz Ph.Eur. zum Nachw. von Estern, zur oximtitrimetr. Bestimmung (Oximtitration; vgl. Oxime) von Verb. mit C=O-Gruppen, z. B. in äther. Ölen (s. Aetherolea); **3.** (med.) obsolet; früher bei Hautleiden; **Toxikol.:** sehr giftig.

**Hydroxylapatit:** Calciumphosphathydroxid; $3\,Ca_3(PO_4)_2 \cdot Ca(OH)_2$; biokompatible anorg. Verb. mit hexagonalem Kristallgitter; **Bedeutung:** Hauptbestandteil von Knochen u. (neben Fluorapatit) Zähnen.

**Hydroxylzahl:** Abk. OHZ; Maßzahl zur Charakterisierung von Stoffen mit OH-Gruppen, z. B. von Fetten, Ölen od. Lösungsmitteln; **Bestimmung:** nach Ph.Eur.6; **1.** Acetylierung* von 1 g Substanz u. Messung, wie viel mg Kaliumhydroxid der benötigten Essigsäure äquivalent sind; **2.** Acylierung mit Propionsäureanhydrid, anschließend Zugabe von Anilin u. Titration mit Perchlorsäure in nicht wässrigem Medium, um die Anzahl der gebundenen Propionsäureäquivalente zu bestimmen.

***o*-Hydroxymethylbenzoesäurelacton:** s. Phthalide.

**5-Hydroxymethylfurfural:** s. Invertzucker.

**3-Hydroxy-3-methylglutaryl-Coenzym-A-Reduktase:** s. HMG-CoA-Reduktase.

**4-Hydroxymethylprolin:** s. Prolin.

**Hydroxynervonsäure:** 2-Hydroxy-15-tetracosensäure; $C_{24}H_{46}O_3$; hydroxylierte, ungesättigte Fettsäure*; Best. der Cerebroside (s. Glykolipide).

**Hydroxyphenylalanin:** s. Tyrosin.

**Hydroxyphenylbutazon:** s. Oxyphenbutazon.

***p*-Hydroxyphenylethylamin:** s. Tyramin.

***p*-Hydroxyphenylmethylaminoethanoltartrat:** s. Synephrintartrat.

**2-Hydroxypiperiton:** s. Diosphenol.

**Hydroxypolyethoxydodecan:** s. Polidocanol.

**Hydroxyprogesteron** (INN): 17$\alpha$-Hydroxyprogesteron, Oxiprogesteronum; CAS-Nr. 68-96-2; $C_{21}H_{30}O_3$, Strukturformel: s. Abb.; $M_r$ 330.45; Schmp. 222–223 °C (bei raschem Erhitzen), Schmp. 276 °C (bei langsamem Erhitzen); $[\alpha]_D^{17\,°C}$ +105.6° (c = 1.0417 in Chloroform); natürl. Gestagen*; **Ind.:** s. Hydroxyprogesteroncaproat; **Kontraind., WW u. UAW:** s. Gestagene; **Dos.:** i. m. 250–500 mg/Woche. Gebräuchl. sind auch Hydroxyprogesteronacetat, Hydroxyprogesteronenantat u. Hydroxyprogesteroncaproat*.

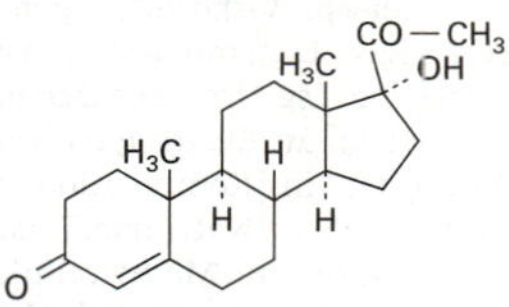


**Hydroxyprogesteron**

**Hydroxyprogesteroncaproat** (INN): Hydroxyprogesteroni caproas; 3,20-Dioxo-4-pregnen-17$\alpha$-ylhexanoat; CAS-Nr. 630-56-8; $C_{27}H_{40}O_4$; $M_r$ 428.59; Schmp. 119–121 °C (kristallisiert aus Isopropylether od. Methanol); $[\alpha]_D^{20\,°C}$ +61° (c = 1 in Chloroform); lösl. in Sesamöl (25–29 mg/mL), in Levulinsäurebutylester (350–400 mg/mL), 1 T. lösl. in 10 T. Ethanol, 0.4 T. Chloroform, 10 T. Ether, unlösl. in Wasser; synthet. Gestagen*; **Ind.:** Corpus-luteum-Insuffizienz bei drohendem od. habituellem Abort, Laparotomie in der Schwangerschaft, Rezidivprophylaxe von dysfunktionellen Blutungen, Polymenorrhö mit verkürzter Corpus-luteum-Phase, anovulator. Zyklus; **Kontraind., WW u. UAW:** s. Gestagene; **Dos.:** parenteral i. m. 1 × 0.25 g/7 d; bei drohendem od. bevorstehendem Abort i. m. 1 × 0.5 g/d bis zum Blutungsstillstand. Vgl. Hydroxyprogesteron.

**Hydroxyprolin:** Abk. Hyp; 4-Hydroxy-L-prolin; Oxyprolin, Oxypyrrolidincarbonsäure; 4-Hydroxypyrrolidin-2-carbonsäure; CAS-Nr. 51-35-4; $M_r$ 113.13; Schmp. 270 °C; wichtige Eiweißaminosäure mit 2 asymmetr. C-Atomen; natürl. Form linksdrehend; **Vork.:** natürl. bes. reichlich im Kollagen*, daneben in geringer Menge 3-Hydroxy-L-prolin. Zur Biosynthese des H. wird Vitamin* C benötigt. Fehlerhafte Synthese von H. ist mitverantwortl. für Skorbut*.

**4-Hydroxypropiophenon:** $C_9H_{10}O_2$, $C_2H_5$—CO—$C_6H_4$—OH; $M_r$ 150.17; Schmp. 149 °C; farblose Kristalle, schwer lösl. in Wasser, lösl. in Ethanol u. Ether; **Anw.:** (med.) wirksam bei Hyperthyreose*.

**α-Hydroxypropylbenzol:** s. Phenylpropanol.

**Hydroxypropylbetadex:** Hydroxypropylbetadexum Ph.Eur.6; CAS-Nr. 128446-35-5; $C_{42}H_{70}O_{35}(C_3H_6O)_7$; 2-Hydroxypropylether von β-Cyclodextrin, partiell substituiertes Betadex*; molare Substitution mind. 0.4 bis max. 1.5 (von 3); leicht lösl. in Wasser u. Propylenglykol; Leitfähigkeit max. 200 μS · $cm^{-1}$ (10 %ige wässrige Lösung); Trocknungsverlust max. 10 % (2 h, 120 °C); max. $10^3$ Bakt. (aerob) u. $10^2$ Pilze (für Parenteralia: max. $10^2$ Bakt. u. $10^2$ Pilze, <10 IE Bakterien-Endotoxine), keine Escherichia coli u. Salmonellen; **Verw.:** s. Cyclodextrine.

**Hydroxypropylcellulose:** Abk. HPC; Hydroxypropylcellulosum Ph.Eur.6, Hyprolose; CAS-Nr. 9004-64-2; partiell hydroxypropylierte Cellulose*, hergestellt aus Alkalicellulose u. Propylenoxid, mit max. 0.6 % Siliciumdioxid*; weißes, hygroskop. Pulver; lösl. in Wasser (<40 °C), Ethanol, Propylenglykol, Methanol, Chloroform u. Essigsäure (98 %) unter Bildung einer kolloidalen Lösung sowie in heißen Schmelzen von Polyethylenglykolen, Glyceriden u. Magen- bzw. Darmsaft; schwer lösl. in Aceton u. Toluol; prakt. unlösl. in heißem Wasser, in aliphat. Kohlenwasserstoffen, Glycerol, Ölen; thermoplast.; versch. Viskositätstypen erhältlich (Test einer 2 %igen Lsg. mit Rotationsviskosimeter*); die wässrige Lsg. ist oberflächenaktiv. **Inkomp.:** hohe Konz. an Elektrolyten (Aussalzen*); erhöhte Viskosität in Kombination mit Carboxymethylcellulose* u. Natriumalginat*, erniedrigte in Kombination mit Methylcellulose*; wässrige Lsg. sind hydrolyseempfindlich. **Anw.:** (pharmaz.) als Bindemittel (2–4 %) bei der Granulierung; Filmbildner bei der Dragierung (5 %ige Lsg. in Dichlormethan od. Isopropanol; Filme mit nur geringer Feuchte- u. Gasdurchlässigkeit, auch ohne Weichmacher flexibel); Verdickungsmittel in halbfesten Zubereitungen; zur Viskositätserhöhung in wässrigen Augentropfen; geeignet für Mikroverkapselung u. Kapselherstellung durch Spritzgussverfahren (s. Spritzgießen).

**Hydroxypropylmethylcellulose:** s. Hypromellose.

**Hydroxypropylmethylcellulosephthalat:** s. Hypromellosephthalat.

**Hydroxypropyltheophyllin:** s. Proxyphyllin.

**6-Hydroxypurin:** s. Hypoxanthin.

**9-Hydroxy-Risperidon:** s. Paliperidon.

**Hydroxysäuren:** veraltet Oxysäuren; org. Säuren*, die außer der Carboxylgruppe —COOH auch die Hydroxygruppe —OH enthalten, z. B. $CH_3CH(OH)COOH$ (Milchsäure*); **Einteilung:** **1.** nach der Anzahl der OH-Gruppen in Mono-, Di- u. Polyhydroxysäuren; **2.** nach der Stellung der OH-Gruppe zur COOH-Gruppe in α-, β-, γ-Hydroxysäuren.

**5-Hydroxysalicylsäure:** s. Gentisinsäure.

**β-Hydroxysenföle:** s. Glucosinolate.

**3-Hydroxytamoxifen:** s. Droloxifen.

**5-β-Hydroxytetracyclin:** s. Oxytetracyclin.

**Hydroxytoluol:** s. Cresol.

**1-Hydroxytriacontan:** s. Myricylalkohol.

**2-Hydroxytriethylamin:** s. 2-Diethylaminoethanol.

**5-Hydroxytryptamin:** s. Serotonin.

**5-Hydroxy-L-tryptophan:** s. Oxitriptan.

**3-Hydroxytyramin:** s. Dopamin.

**Hydroxyzimtsäuren:** **1.** s. Phenolcarbonsäuren; **2.** s. Cumarsäure; Cumarinsäure.

**Hydroxyzin** (INN): 1-*p*-Chlorbenzhydryl-4-[2-(2-hydroxyethoxy)-ethyl]-diethylen-diamin; $C_{21}H_{27}ClN_2O_2$, Strukturformel: s. Abb.; $M_r$ 374.92; **Hydroxyzinhydrochlorid:** Hydroxyzini hydrochloridum Ph.Eur.; $C_{21}H_{29}Cl_3N_2O_2$; $M_r$ 447.8; Schmp. ca. 200 °C (unter Zers.); weißes, krist., hygroskop. Pulver; leicht lösl. in Wasser; **Wirk.:** Sedativum*, Tranquilizer*, Antiemetikum*; HWZ 7–20 h.

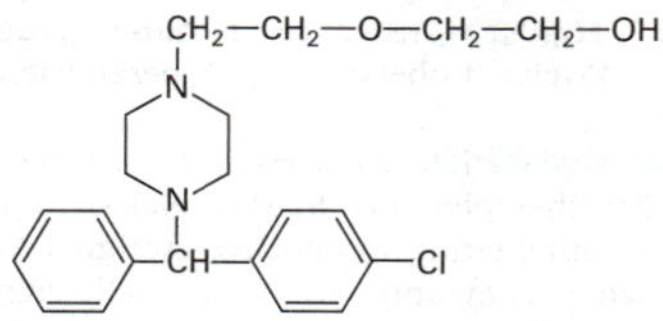

**Hydroxyzin**

**Hydrozele:** sog. Wasserbruch; Ansammlung seröser Flüss. in einer Ausstülpung des Bauchfells durch den Leistenkanal, z. B. als Hydrocele testis bei Neugeborenen;

**Hydrozephalus** (gr. hydor Wasser; kephale Kopf): Wasserkopf; pathol. Erweiterung der Liquorräume; **Urs.:** Störung der Liquorzirkulation: Liquorresorptionsstörung (z. B. postmeningitisch od. nach Subarachnoidalblutung), Liquorpassagestörung (z. B. bei Tumoren, Entzündung, Blutgerinnsel), vermehrte Liquorproduktion (z. B. entzündlich, toxisch), kompensator. Erweiterung der Liquorräume bei primärer Hirnatrophie (z. B. bei frühkindl. Hirnschaden, Enzephalopathie, Enzephalitis, Abszess); **Ther.:** je nach Urs. neurochirurg. mit Ventrikeldrainage, endoskop. Eröffnung eines Hirnventrikels od. wiederholter Lumbalpunktion.

**Hydrozyklon:** Zentrifugalabscheider zum Trennen, Eindicken u. Entwässern fest/flüssiger Mischphasen; **Prinzip:** im Ggs. zur Zentrifuge ohne rotierende Teile; die Suspension strömt unter Druck tangential ein. Im Inneren entsteht so ein radiales Strömungsfeld, in dem die Festteilchen nach unten gerissen werden, während die klare Flüssigkeit oben durch ein Überlaufrohr abfließt.

**Hygiene** (gr. hygieinos gesund, heilsam): med. Fachgebiet, das die Wechselbeziehungen zw. Mensch u. Umwelt, insbes. den Einfluss der Umwelt auf die Gesundheit untersucht, aus ärztl. Sicht wertet u. wissenschaftl. begründete Kriterien, Anforderungen u. Maßnahmen für den Umweltzustand u. das kollektive u. individuelle Verhalten erarbeitet. Ziel ist die primäre Prävention, um Gesundheitsstörungen u. Krankheiten zu verhüten u. zu bekämpfen sowie Wohlbefinden u. Leistungsfähigkeit des Menschen zu erhalten u. zu steigern.

**Hygrin:** s. Cuskhygrin (Abb. dort).
**Hygrometer:** Hygroskop; Gerät zur Bestimmung des Wassergehaltes der Luft; **Typen: 1.** thermometr. Messmethode: **a) Taupunktmessung:** Luft wird so weit abgekühlt, bis der Sättigungsdampfdruck des Wassers erreicht ist u. sich der Tau auf einem Spiegel niederschlägt. Diese Temp. (vgl. Taupunkt) ist ein absolutes Maß für die Luftfeuchtigkeit, die bei der Ausgangstemperatur herrschte. Der Beschlag kann visuell bestimmt od. photoelektr. abgetastet werden. **b) Psychrometrie:** Luft wird an einem mit Wasser benetzten Thermometer vorbeigeleitet, wobei sich die Messoberfläche je nach Feuchtigkeitsgehalt der Luft abkühlt. Die Temperaturdifferenz wird psychrometr. Differenz genannt; sie ist bei feuchter Luft größer als bei trockener. Die Ausgangstemperatur wird mit einem nicht befeuchteten Thermometer bestimmt. **c) Lithiumchlorid-Taupunktmessung:** LiCl nimmt bei feuchter Luft Wasser auf, verflüssigt sich (über 20 % relativer Luftfeuchtigkeit*) u. wird dadurch elektr. leitend; die Leitfähigkeit u. damit die bei einer konstanten Spannung fließende Stromstärke hängen von der Luftfeuchtigkeit ab. Gemessen wird die durch den Stromfluss bewirkte Temperaturerhöhung. **2.** hygroskop. Methode: **a) Haarhygrometer:** beruht auf der Längenänderung von Haaren od. synthet. Fasern in feuchter Luft; muss von Zeit zu Zeit regeneriert (Einwickeln in ein feuchtes Tuch) u. neu geeicht werden (gesättigte Salzlösungen; vgl. Hygrostat); **b) Farbindikatoren:** Substanzen, die ab einem gewissen Wassergehalt ihre Farbe ändern, meist Cobaltsalze; sehr ungenau; **c) elektr. H.:** nutzt die Änderung des Stromwiderstandes bei Feuchtigkeit aus.
**hygroskopisch:** wasseranziehend; s. Hygroskopizität.
**Hygroskopizität:** Eigenschaft von Stoffen, Wasserdampf aus der Luft anzuziehen; stoffspezifisch; Funktion der Oberfläche u. des Kristallgitters* (vgl. Polymorphie) bzw. des Ordnungsgrades (ein Stoff ist amorph hygroskopischer als kristallin); je nach Bindungsart des Wassers unterscheidet man versch. Ursachen (s. Feuchtigkeit). **Beispiel:** Viele wasserfreie Salze, z. B. Calciumchlorid* ($CaCl_2$) od. Magnesiumchlorid* ($MgCl_2$), ferner konz. Schwefelsäure* ($H_2SO_4$) u. Alkalimetallhydroxide wie NaOH u. KOH sind hygroskopisch. **Anw.:** Hygroskop. Stoffe werden als Trocknungsmittel* od. wie Glycerol* u. Sorbitol* als Feuchthaltemittel*, Weichmacher* u. Antistatika* verwendet. Bes. hygroskopisch sind Trockenextrakte (s. Extracta) u. Lyophilisate (s. Gefriertrocknung). **Hinweis:** Feuchtigkeitsempfindl. Stoffe, die mit der Luftfeuchtigkeit chem. reagieren (z. B. $CaO + H_2O \rightarrow Ca(OH)_2$) werden gewöhnl. nicht den hygroskop. Stoffen zugerechnet.
**Hygrostat:** Raum konstanter relativer Luftfeuchtigkeit*; meist werden Exsikkatoren* verwendet, die mit gesättigten Salzlösungen (s. Tab. 1), Glycerol od. Schwefelsäure versch. Konz. (s. Tab. 2) auf eine gewünschte relative Luftfeuchtigkeit eingestellt wurden. Schwefelsäurelösungen versch. Konzentrationen u. Glycerol sind empfindl. gegenüber Änderungen der eingestellten Luftfeuchtigkeiten, z. B. beim kurzzeitigen Öffnen der Hygrostate. Bei gesättigten Lsg. sollte die feste Phase den Flüssigkeitsspiegel überragen od. besser aus feuchten Pulvermassen bestehen.

**Hygrostat** Tab. 1
Relative Luftfeuchtigkeit über einigen gesättigten Lösungen

| feste Phase | relative Luftfeuchtigkeit in Prozent (24 °C) |
|---|---|
| Kaliumhydroxid | 9 |
| Lithiumchlorid | 12 |
| Kaliumacetat | 23 |
| Calciumchlorid | 30 |
| Natriumrhodanid | 36 |
| Kaliumcarbonat | 43 |
| Kaliumrhodanid | 46 |
| Magnesiumnitrat | 53 |
| Ammoniumnitrat | 61 |
| Natriumchlorid | 75 |
| Kaliumchlorid | 84 |
| Kaliumnitrat | 92 |
| Kaliumsulfat | 97 |

**Hygrostat** Tab. 2
Relative Luftfeuchtigkeit über Schwefelsäurelösung

| Schwefelsäure Gewichtsprozent | relative Luftfeuchtigkeit in Prozent (20 °C) |
|---|---|
| 77.6 | 3.2 |
| 60.2 | 19 |
| 50.5 | 37 |
| 45.3 | 47 |
| 39.7 | 58 |
| 33.8 | 70.4 |
| 27.7 | 80.5 |
| 16.1 | 94 |

**Hyklat:** s. Hyclat.
**Hymecromon** (INN): Hymecromonum Ph.Eur., 4-Methyl-umbelliferon, *β*-Methylumbelliferon; 7-Hydroxy-4-methylcumarin; CAS-Nr. 90-33-5; $C_{10}H_8O_3$, Strukturformel: s. Abb.; $M_r$ 176.16;

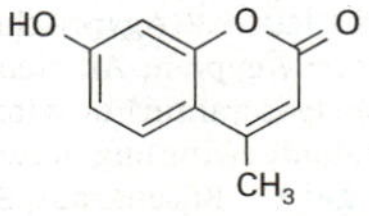

**Hymecromon**

Schmp. 194–195 °C (kristallisiert aus Ethanol); weiße bis gelbl. Kristalle; lösl. in Methanol, Aceton u. Alkalilösungen, schwer lösl. in Ether, Chloroform, fast unlösl. in kaltem Wasser; **Anw.:** **1.** (med.) Spasmolytikum*, Choleretikum*; **2.** zur Fluoreszenzanalyse u. zu Sonnenschutzmitteln (absorbiert UV-Licht); **Kontraind.:** schwere Leber- u. Gallenerkrankungen; **Dos.:** 2–3 × 0.2 g/d p. o.; HWZ 1 h.

**Hymen** (gr. Häutchen, Band): sog. Jungfernhäutchen; Schleimhautfalte am Scheideneingang mit kleiner Öffnung.

**Hymenium:** (bot.) Fruchtschicht eines Ascokarps* od. Basidiokarps*, also eines Fruchtkörpers der Ascomycota bzw. Basidiomycota (s. Pilze); besteht aus sterilen Hyphen (Paraphysen) u. sporentragenden Asci bzw. Basidien.

H

**Hyoscin:** s. Scopolamin.

**Hyoscinbutylbromid:** s. Butylscopolaminiumbromid.

**Hyoscinhydrobromid:** s. Scopolaminhydrobromid.

**Hyoscinhydrochlorid:** s. Scopolaminhydrochlorid.

**Hyoscini hydrobromidum:** s. Scopolaminhydrobromid.

**Hyoscyami folium:** s. Hyoscyamus niger.

**Hyoscyamin:** L-(–)-Hyoscyamin, Hyoscyaminum; L-Atropin, Duboisin; $C_{17}H_{23}NO_3$, Strukturformel: s. Atropin (Abb. dort); $M_r$ 289.36; Schmp. 106–108 °C (polymorph); weiße, verfilzte Nadeln; leicht lösl. in Ethanol, Ether, Chloroform u. verd. Säuren, wenig lösl. in Wasser; L-Tropasäureester von Tropin*; Alkaloid* aus Hyoscyamus-Arten (s. Hyoscyamus niger; Hyoscyamus muticus) u. aus anderen Solanaceae (s. Atropa belladonna; Datura stramonium); nicht mehr im Handel; früher med. angewendet wie Atropin*; **Nachw.:** Vitali*-Reaktion. **Hyoscyaminhydrobromid:** Hyoscyaminum hydrobromicum; bromwasserstoffsaures Hyoscyamin; $C_{17}H_{23}NO_3 \cdot HBr$; Schmp. 152 °C; weiße hygroskop. Kristalle; leicht lösl. in Wasser u. Ethanol. **Hyoscyaminhydrochlorid:** Hyoscyaminum hydrochloricum; chlorwasserstoffsaures Hyoscyamin; $C_{17}H_{23}NO_3 \cdot HCl$; Schmp. 149–151 °C; weiße Kristalle, leicht lösl. in Wasser, lösl. in Ethanol. **Hyoscyaminsulfat:** Hyoscyamini sulfas Ph.Eur.6, Hyoscyaminum sulfuricum; schwefelsaures Hyoscyamin; CAS-Nr. 6835-16-1; $(C_{17}H_{23}NO_3)_2 \cdot H_2SO_4 \cdot 2\,H_2O$; $M_r$ 713; Schmp. ca. 203 °C; $[\alpha]_D^{20\,°C}$ –24° bis –29° (c = 5 in Wasser); weiße, hygroskop. Nadeln; leicht lösl. in Wasser u. Ethanol, wenig lösl. in Ether u. Chloroform.

**Hyoscyamin, bromwasserstoffsaures:** s. Hyoscyamin.

**Hyoscyamin, chlorwasserstoffsaures:** s. Hyoscyamin.

**Hyoscyamin, schwefelsaures:** s. Hyoscyamin.

**Hyoscyami pulvis normatus:** s. Hyoscyamus niger.

**Hyoscyamusblätter:** s. Hyoscyamus niger (Hyoscyami folium).

**Hyoscyamus muticus L.:** Ägyptisches Bilsenkraut; Fam. Solanaceae; Ägypten, Arabien, Persien; enthält 1.2–1.4 % Hyoscyamin* u. wird daher hauptsächl. zur Alkaloidgewinnung verwendet.

**Hyoscyamus niger L.:** Bilsenkraut, Saubohne, Saukraut, Schlafkraut, Tollkraut, Zigeunerkraut; Fam. Solanaceae; Europa (hauptsächl. Balkan), West- u. Nordasien, Nordafrika, in Nordamerika u. Australien eingebürgert; je nach Varietät 1-jähriges (var. annuus) od. 2-jähriges Kraut (var. niger u. var. pallidus); Stpfl. von **Hyoscyami folium** Ph.Eur.: Folia Hyoscyami, Herba Hyoscyami; Bilsenkrautblätter, Hyoscyamusblätter; getrocknete Blätter mit od. ohne blühende Zweigspitzen, evtl. mit vereinzelten Früchten; **Inhaltsst.:** 0.03–0.2 % Alkaloide wie L-Hyoscyamin* (nach Ph.Eur. mind. 0.05 % Gesamtalkaloide, berechnet als Hyoscyamin u. bezogen auf die bei 100–105 °C getrocknete Droge) u. Atropin* (DL-Hyoscyamin), Apoatropin (in alter Droge), L-Scopolamin* u. Atroscin* (DL-Scopolamin), Cuskhygrin*, ferner Cholin* u. Spuren äther. Öls, Gerbstoffe; Solanaceen-Droge mit dem höchsten Scopolamin-Gehalt (entspricht etwa dem Hyoscyamin-Gehalt), daher sedative Wirk.; die frühere med. Anw. als Spasmolytikum u. Narkotikum wie Atropa* belladonna (Belladonnae folium) u. Datura* stramonium (Stramonii folium) sowie bei Asthma bronchiale als Räuchermittel ist obsolet; die Droge bzw. Zuber. werden nicht mehr verordnet. **Hyoscyami pulvis normatus** Ph.Eur.: Folium Hyoscyami titratum; Eingestelltes Bilsenkrautblatt, Eingestelltes Hyoscyamuspulver; gepulverte Hyoscyamusblätter, die, falls erforderl., auf einen Gesamtalkaloidgehalt von 0.05–0.07 % mit Hilfe gepulverter Lactose od. von gepulverten Hyoscyamusblättern mit geringerem Alkaloidgehalt eingestellt wurden; Berechnung als Hyoscyamin; die Anw. ist obsolet; **Semen Hyoscyami:** Bilsenkrautsamen; sehr kleine, 1–1.5 mm lange, nierenförmige, netzgrubige, matt graubräunl. Samen mit weißem Endosperm; **Inhaltsst.:** Hyoscyamin, Scopolamin, Atroscin, Hyoscypicrin (Bitterstoff), fettes Öl (Alkaloidgehalt 0.05–0.3 %); wird nicht mehr verordnet; **Radix Hyoscyami:** Bilsenkrautwurzel; **Inhaltsst.:** wie bei Hyoscyami folium angegeben; **Anw.:** zur Gew. der Alkaloide. **Hom.:** Hyoscyamus niger (HAB): ganze, frische, blühende Pflanze; Konstitutionsmittel; verordnet z. B. bei hochgradiger Erregung mit Halluzinationen, Manie, Hysterie, Lähmung von Schließmuskeln (Harnblase, Darm).

**Hyoscyamuspulver, Eingestelltes:** s. Hyoscyamus niger (Hyoscyami pulvis normatus).

**Hyoscyni hydrobromidum:** s. Scopolaminhydrobromid.

**Hyp-:** Hypo-; Wortteil mit der Bedeutung unter, unterhalb (der Norm).

**Hyp:** Abk. für **Hydroxyprolin***.

**Hypacidität:** s. Subacidität.

**Hypalgesie:** verminderte Schmerzempfindlichkeit; vgl. Analgesie.

**Hypanthium:** Blütenbecher; (bot.) becherförmig emporgewölbtes Receptaculum*.

**Hyper-:** Wortteil mit der Bedeutung über (hinaus), oberhalb; bezeichnet ein Übermaß.

**Hyperacidität:** Übersäuerung des Magensafts*; vgl. Hyperchlorhydrie.

**Hyperämie:** Blutreichtum; Blutüberfüllung eines Organs; **Urs.:** **1.** arteriell bedingt: aktiv, z. B. durch Muskelarbeit od. Gefäßerweiterung bei Entzündung*; **2.** venös bedingt: passiv bei künstl. od. durch Herzinsuffizienz* behindertem Blutabfluss, kollateral bei Verlegung benachbarter Gefäßbahnen.

**Hyperämika:** s. Rubefazienzien.

**Hyperästhesie:** Überempfindlichkeit für Berührungs-, Temperatur- u. Schmerzreize (Hyperalgesie*); i. e. S. nur Berührungsreize.

**Hyperaldosteronismus:** übermäßige Sekretion von Aldosteron* aus der Nebennierenrinde*; führt v. a. zu Hypokaliämie, Hypomagnesiämie, Hypernatriämie, Hyperkaliurie u. nicht respirator. Alkalose mit entspr. klin. Sympt. (paroxysmale Lähmungen, Muskelschmerzen u. -schwäche, Obstipation, Tetanie, Parästhesien, Polyurie, Nykturie u. Proteinurie, Hypervolämie u. Hypertonie); **Formen: 1. primärer** H.: Conn-Syndrom (Nebennierenrindenadenom, -hyperplasie od. -karzinom); klin.: erhöhte Aldosteronspiegel, Hypokaliämie, Hyporeninämie; **2. sekundärer** H.: Folge permanenter Überstimulation der Aldosteronproduktion durch extraadrenale Faktoren, insbes. bei Aktivierung des Renin*-Angiotensin-Aldosteron-Systems (z. B. bei Herzinsuffizienz, Leberzirrhose, Nierenarterienstenose, Erkrankungen des Nierenparenchyms, Phäochromozytom, therap. Anw. von Diuretika*, Laxanzien*, Ovulations*-Hemmern, Beta-2-Sympathomimetika u. a.), Überproduktion von Corticotropin* u. Hyperkaliämie; klin.: erhöhte Aldosteronspiegel, Hyper- od. Hypokaliämie, Hyperreninämie.

**Hyperalgesie:** Überempfindlichkeit für Schmerzreize; Form der Hyperästhesie*.

**Hyperchlorhydrie:** gesteigerte Salzsäureproduktion der Belegzellen der Magenschleimhaut; **Urs.:** vagale od. hormonale Überstimulation bzw. Vermehrung der Belegzellen.

**Hypercholesterolämie:** Hypercholesterinämie; erhöhte Cholesterol*-Konz. im Serum, die ein bedeutsamer Risikofaktor für arteriosklerot. bedingte, kardiovaskuläre Erkrankungen ist.

**Hyperemesis:** sehr starkes Erbrechen*; H. gravidarum: übermäßiges Schwangerschaftserbrechen im ersten Trimenon.

**Hyperfiltration:** s. Umkehrosmose.

**Hyperforin:** stickstofffreies Phloroglucinolderivat, das zu 2–5 % im Johanniskraut (Hypericum* perforatum) vorliegt; die Substanz ist oxidations- u. lichtempfindlich; **Wirk.:** H. u. die strukturanaloge Verbindung Adhyperforin hemmen die synaptosomale Wiederaufnahme der Neurotransmitter GABA*, Dopamin*, L-Glutamat, Noradrenalin* u. Serotonin*.

**Hyperglykämie:** erhöhte Konz. von Glucose* im Blut; **Vork.:** u. a. bei Diabetes* mellitus, Hyperthyreose*, Hypercortisolismus, Phäochromozytom* durch $\beta$-adrenerge Überstimulation od. Akromegalie*, frischem Herzinfarkt*, Schock, Kohlenmonoxidintoxikation, zentralnervösen Störungen (Meningitis*, Schädelhirntrauma, Hirntumoren). Vgl. Blutzucker.

**Hyperhidrose:** generalisierte od. lokale Steigerung der Schweißabsonderung, physiol. zur Wärmeregulation u. während des Klimakteriums; **Formen: 1.** symptomatische H. v. a. bei endokrinolog. (z. B. Hyperthyreose*, Phäochromozytom*) u. neurolog. Erkrankungen (z. B. bei Schädigung des Sympathikus); **2.** mit gleichzeitiger Vermehrung der Talgsekretion (Seborrhö*) v. a. bei Parkinson*-Syndrom; **3.** pharmak. bedingte H. z. B. durch Parasympathomimetika*, Corticosteroide*, Salicylsäure*; **4.** inf. psych. Belastung (Angst, Schmerz, Stress) od. konstitutionell bedingt als Achsel-, Hand- u. Fußschweiß (begünstigt durch enges Schuhwerk); **Ther.:** Behandlung der zugrunde liegenden Störung, Antihidrotika*, evtl. Leitungswasseriontophorese; versuchsweise Lokalinjektion mit Botulinumtoxin.

**Hypericin:** Hypericumrot; Hexahydroxy-dimethylnaphthodianthron; Strukturformel: s. Abb.; roter Farbstoff des Johanniskrauts (Hypericum* perforatum); lösl. in Chloroform mit tiefroter Farbe u. starker Fluoreszenz; starker Photosensibilisator*.

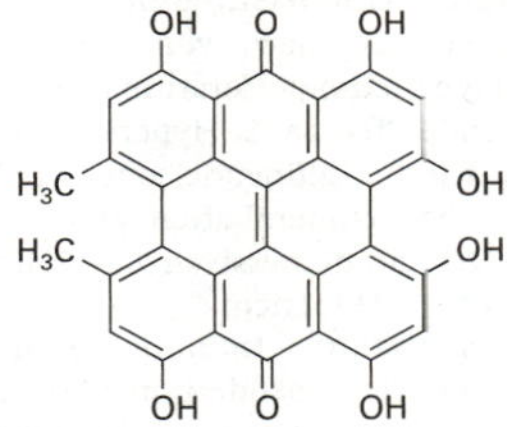


**Hypericin**

**Hypericum perforatum** L.: Echtes Johanniskraut, Hexenkraut, (Tüpfel-)Hartheu; Fam. Hypericaceae (Guttiferae); Europa, Mittelasien, Nordafrika; Stpfl. von **Hyperici herba:** Herba Hyperici; Johanniskraut; Triebspitzen; **Off.:** Ph.Eur.6; Monographie: HMPC, ESCOP, WHO, Kommission E; **Inhaltsst.:** in Gewebelücken die roten Farbstoffe Hypericin* (mind. 0.05 %) u. Pseudohypericin (nach Ph.Eur. mind. 0.08 % Gesamthypericin), Flavonoide wie Hyperosid* u. Quercitrin, Phloroglucine, v. a. Hyperforin u. Adhyperforin, ferner ca. 10 % Procyanidine u. Catechingerbstoffe, Pektin, Cholin, Fett, Phlobaphene (kein Saponin) u. 0.05–1 % äther. Öl mit Terpenen (z. B. $\alpha$-Pinen, Myrcen) u. Sesquiterpenen in schizogenen, kugeligen Exkretbehältern; **Wirk.:** mild antidepressiv; **Anw.: 1.** (med.) bei leichten bis mittelschweren Depressionen (s. Antidepressiva); als Wirkstoff muss der Gesamtextrakt angesehen werden; **2.** (traditional use nach HMPC-Monographie): innerl. bei vorübergehenden geistigen Erschöpfungszuständen sowie zur symptomat. Behandlung leichter Magen-Darm-Beschwerden; äußerl. zur symptomat. Behandlung leichter Entzündungen u. kleinerer Wunden; **3.** (volkstüml.) bei dyspept. Beschwerden, als Wurmmittel; durch das photosensibilisierende Hypericin kann die sog. Lichtkrankheit der Weidetiere hervorgerufen werden (brandblasenähnl. Erkrankungen hellfarbiger Tiere); vgl. Photosensibilisatoren; **WW:** Johanniskraut ist ein starker CYP3A4-Induktor u. kann die Wirksamkeit einiger Arzneimittel (z. B. hormonale Kontrazeptiva, Phenprocoumon, Warfarin) abschwächen. **UAW:** Phototoxizität. **Oleum Hyperici:** Johanniskrautöl; im durchscheinenden Licht rubinrotes, im auffallenden Licht fluoreszierend dunkelrotes bis gelbrotes, aromat. riechendes Öl; zeigt unter der Analysenquarzlampe eine ziegelrote Fluoreszenz; **Herst.:** nach EB: 250 Teile frische Blüten werden zerquetscht, mit 1000 Teilen Olivenöl gemischt u. unter wiederholtem Umschütteln an einem warmen Ort sich selbst überlassen. Dann verschließt man das Gefäß u. lässt es in der Sonne stehen, bis das Öl leuchtend rot geworden ist (ca. 6 Wochen). Danach wird abgepresst, das Öl nach einigem Stehen von der wässrigen Schicht abgehebert, mit 60 Teilen getrocknetem Natriumsulfat getrocknet u. filtriert. **Anw.:** (volkstüml.) innerl. (in starker Verd.) bei Leber- u. Gallenleiden, bei leichten Formen nervöser Störungen u. als allg. Anregungsmittel; äußerl. als Wundöl (wegen Gerbstoffen), bei Hämorrhoiden; ggf. in entspr. Verd. als Zusatz z. B. zu kosmet. Hautölen, Massageölen; **Flores Hyperici recentes:** Frische Johanniskrautblüten; **Inhaltsst.:** ähnl. wie in Hyperici herba; **Anw.:** zur Gew. von Oleum Hyperici. **Hom.: 1.** Hypericum perforatum (HAB): ganze frische, blühende Pflanze; **2.** Hypericum perforatum Rh (HAB): frische, blühende, oberird. Teile; verordnet z. B. bei schmerzhaften Verletzungen von Gehirn u. Nerven, depressiven Zuständen.

**Hypericumrot:** s. Hypericin.

**Hyperimmunglobulin:** Immunglobulinpräparat*, das von selektierten Spendern mit hohen Antikörpertitern gegen bestimmte Krankheitserreger, Bakteriengifte od. humane Rh-positive Erythrozyten gewonnen wird; vgl. Immunserum.

**Hyperin:** s. Hyperosid.

**Hyperkoagulabilität:** vermehrte Gerinnbarkeit des Bluts; kann zu Thrombose*, Embolie* od. Verbrauchskoagulopathie führen; **Urs.:** gesteigerte Aktivierung der Blutgerinnung*, z. B. bei **1.** Überschuss prokoagulator. Blutgerinnungsfaktoren (z. B. Prothrombin*); **2.** Mangel an Hemmstoffen der Blutgerinnung (Antithrombin* III, Protein* C, Protein* S, TFPI*) bzw. Resistenz (meist gegen aktiviertes Protein C); **3.** verminderter Aktivität der Fibrinolyse*; **Vork.: 1.** erworben: u. a. bei Malignom, Entzündung, Trauma (einschließl. Operation, Geburt, Verbrennung), Sepsis* bzw. Schock, Herzinsuffizienz*, nephrot. Syndrom, Antiphospholipid-Syndrom od. als UAW; **2.** kongenital: u. a. Protein-C-, Protein-S-, Antithrombin-Mangel, Resistenz gegen aktiviertes Protein C.

**Hyperlipidämien:** s. Hyperlipoproteinämien.

**Hyperlipoproteinämien:** Hyperlipidämien; Fettstoffwechselstörungen mit erhöhter Konz. bestimmter Lipoproteine* im Serum u. evtl. Verschiebung der Lipoproteinanteile; **Formen: 1. primäre** H.: autosomal erbl. Erkrankung, die nach Fredrickson in die Typen I–V eingeteilt wird; **2. sekundäre** H.: Vork. z. B. bei Diabetes* mellitus, Adipositas*, metabol. Syndrom, biliärer Zirrhose, Pankreatitis*, Cholestase, Hypothyreose*, nephrot. Syndrom, nach Alkoholkonsum, fettreicher Mahlzeit od. pharmak. bedingt, z. B. durch hormonale Kontrazeptiva*; **Ther.:** ggf. Behandlung einer Grundkrankheit, Gewichtsreduktion, Diät, evtl. Lipidsenker* od. Plasmapherese*.

**Hyperlysinämie:** angeborene Stoffwechselstörung, bei der durch einen Mangel an Saccharopin-Dehydrogenase die Lysin*-Konz. im Plasma erhöht ist.

**Hypermangansäure:** s. Permangansäure.

**Hypermetropie:** Übersichtigkeit, Weitsichtigkeit; Form der Fehlsichtigkeit, bei der parallel laufende Strahlen im nicht akkommodierenden Auge hinter der Retina vereinigt werden; **Einteilung: 1.** nach Urs.: **a)** Achsenhypermetropie mit zu kurzer Bulbusachse; **b)** Brechungshypermetropie mit zu geringem Brechwert des opt. Apparats, z. B. bei Abflachung der Hornhaut od. Verlust der Linse; **2.** nach Klinik: **1. latente** H.: erkennbar erst nach Ausschaltung einer kompensatorisch bereits für den Fernblick eingeschalteten Akkommodation*; **2. manifeste** H.: v. a. im Alter inf. abnehmender Akkommodationsfähigkeit; bei fehlender Korrektur Neigung zu Sehstörungen inf. Überanstrengung des Ziliarmuskels sowie zu latentem Einwärtsschielen inf. der relativen Koppelung zwischen Akkommodation u. Konvergenz.

**Hyperosid:** syn. Hyperin; Quercetin-3-$\beta$-D-galactopyranosid, 3-*O*-Galactosyl-quercetin, 2-(3,4-Dihydroxyphenyl)-3-$\beta$-D-galactopyranosyloxy-5,7-dihydroxy-4-chromenon; CAS-Nr. 482-36-0; $C_{21}H_{20}O_{12}$; $M_r$ 464.4; Schmp. ca. 240 °C (unter Zers.); $[\alpha]_D^{20\,°C}$ −8.3° (2 g/L; Pyridin); Absorptionsmaxima bei 259 nm u. 364 nm; Flavonoidglykosid (auch als Hemipentahydrat); hellgelbe Nadeln; lösl. in Methanol; **Vork.:** z. B. in Birkenblättern (s. Betula pendula), Crataegus*-Arten, Johanniskraut (s. Hypericum perforatum), Passionskraut (s. Passiflora incarnata), Holunderblüten (s. Sambucus nigra); **Anw.:** Reagenz Ph.Eur.6.

**hyperosmotisch:** s. isoosmotisch.

**Hyperoxalurie:** Oxalose; Störung des Oxalsäurestoffwechsels, die zur Ablagerung von Calciumoxalatkristallen im Nierengewebe (z. T. auch in anderen Organen) führt; **Urs.:** erbl. Enzymdefekte; Intoxikation mit Oxalsäure* (od. Oxalaten); oft idiopathisch, manchmal nach Genuss von Lebensmitteln mit hohem Oxalsäuregehalt; **Ther.:** Versuch mit großen Mengen Pyridoxalphosphat (s. Vitamin B, Vitamin $B_6$); ggf. Leber- u. Nierentransplantation.

**Hyperoxid:** Hyperoxid-Ion; veraltet Superoxid; $O_2^-$; Zwischenprodukt bei der Reduktion von Sauerstoff zu Wasser, die in Einelektronenschritten zunächst über $O_2^-$ (bzw. $HO_2$, dem Protonenaddukt) erfolgt:

$$O_2 + e^- \leftrightarrows O_2^-$$

Das äußerst giftige $O_2^-$ findet sich in allen Sauerstoff verbrauchenden Zellen; es wird mit Hilfe von Superoxiddismutasen* (korrekt Hyperoxiddismutasen) zersetzt:

$$2\,O_2^- \leftrightarrows O_2 + O_2^{2-}$$

Das Peroxid*-Ion $O_2^{2-}$, ebenfalls einfach ($HO_2^-$) od. zweifach als Wasserstoffperoxid* ($H_2O_2$) protoniert, geht schließlich in Wasser über.

**Hyperoxiddismutase:** s. Superoxiddismutasen.

**Hyperplasie:** Vergrößerung eines Gewebes od. Organs durch Zunahme der Zellanzahl bei unveränderter Zellgröße; **Urs.:** z. B. vermehrte funktionelle Belastung od. hormonale Stimulation; im Ggs. zur Neoplasie* nach Wegfall des entspr. Stimulus reversibel. Vgl. Hypertrophie.

**Hypersekretion:** vermehrte Ausscheidung eines Drüsensekrets, z. B. Magensaft*.

**Hyperserotonismus:** s. Karzinoid.

**Hypertensin:** s. Angiotensine.

**Hypertension:** s. Hypertonie.

**Hyperthermie:** Erhöhung der Körpertemperatur* ohne Sollwertverstellung im hypothalam. Wärmezentrum* (im Ggs. zu Fieber*); **Urs.:** vermehrte Wärmezufuhr od. -bildung od. verminderte Wärmeabgabe. Vgl. Hyperthermie, maligne.

**Hyperthermie, maligne:** selten auftretende (1 : 40 000 bis 1 : 12 000), akute Komplikation einer Narkose* mit extremer Steigerung wärmeproduzierender Stoffwechselvorgänge u. fulminantem Anstieg der Körpertemperatur von ca. 1 °C pro 5 min auf über 43 °C; **Urs.:** wahrscheinl. genet. bedingte Störung des Calciumtransports im Myoplasma; Auslösung bei Prädisponierten meist durch Gabe von Inhalationsanästhetika (s. Narkotika) u. depolarisierend wirkenden Muskelrelaxanzien*.

**Hyperthyreose:** veraltet Thyreotoxikose; Überfunktion der Schilddrüse* mit gesteigerter Produktion u. Sekretion der Schilddrüsenhormone*; **Pathogenese: 1.** Entzündung (s. Thyroiditis): v. a. bei Basedow-Krankheit, aber auch bei subakuter Thyroiditis de Quervain od. akuter Strahlenthyroiditis; **2.** hormonal bedingt; **a)** primäre (thyroidale) H. bei funktioneller Autonomie der Schilddrüse, d. h. der hypophysären TSH-Kontrolle entzogener Schilddrüsenhormonsynthese; **b)** sekundäre H.: vermehrte Sekretion von TSH (s. Thyrotrophin) in der Hypophyse*; **c)** tertiäre H. (selten): hypothalam. Mehrsekretion von Thyrotrophin-Releasing-Hormon; **3.** Neoplasie: **a)** autonomes Adenom der Schilddrüse; **b)** bestimmte Formen des Schilddrüsenkarzinoms, paraneoplast. Syndrom, meist Synthese von TSH(-ähnl. Substanzen); **4.** exogen: durch Iod* induzierte Hyperthyreose; **5.** angeborene (neonatale H.); **Vork.:** oft gleichzeitig mit Funktionsstörung anderer endokriner Drüsen u. des Stoffwechsels (erhöhter Insulinbedarf bei Patienten mit Diabetes* mellitus); **Sympt.: 1.** meist Struma*; **2.** motorisch-psych. Unruhe mit feinschlägigem Tremor, Affektlabilität, Müdigkeit, warm-feuchte Haut, Hyperhidrose*, Hitzeintoleranz, Haarausfall, Muskelschwäche, Osteoporose*, Diarrhö*, Gewichtsabnahme inf. pathol. gesteigerten Stoffwechsels im gesamten Organismus (Hypermetabolismus) trotz Heißhungers; **3.** kardiovaskulär: u. a. Herzklopfen, Tachykardie*, arterielle Hypertonie* (systol.); **4.** Augensymptome i. R. der endokrinen Ophthalmopathie: u. a. Exophthalmus* mit Glanzauge; **Ther.: 1.** pharmak.: Thioharnstoffderivate (s. Thyreostatika) zur Hemmung der Schilddrüsenhormonsynthese; ggf. zusätzl. symptomat. Beta*-Rezeptoren-Blocker; **2.** operativ nach thyreostat. Prämedikation zur Induktion einer Euthyreose; **3.** Radioiodtherapie*.

**hyperton:** s. isotonisch.

**Hypertonie:** arterielle Hypertonie, Hypertonus, Hypertension, sog. Bluthochdruck; pathol. Erhöhung des Blutdrucks* mit konsekutiv erhöhtem kardiovaskulärem Risiko (u. a. Schlaganfall*, koronare Herzkrankheit*, Herzinsuffizienz*); **Einteilung:** nach Blutdruckhöhe (s. Tab.), wobei die Grenzwerte zur Definition der H. dem individuellen kardiovaskulären Risiko des Patienten anzupassen sind, da das kardiovaskuläre Risiko kontinuierl. (exponentiell) mit der Blutdruckhöhe ansteigt (Hypertonietherapie bereits bei hochnormalem Blutdruck mit individuell hohem kardiovaskulären Risiko); **Ätiologie: 1. essentielle** (primäre) H.: Urs. unbekannt, vermutl. multifaktoriell u. polygenet.; 90–95 % der H.; **2. sekundäre** H.: spezif. Urs.; 5–10 % der H.; **a)** renale H.: renalparenchymatöse od. renovaskuläre H. (meist Nierenarterienstenose); **b)** endokrine H.: u. a. Conn-Syndrom, Phäochromozytom*, Cushing*-Syndrom, Akromegalie*, Hyperthyreose*, Hyperparathyroidismus; **c)** pharmak. (u. a. nichtsteroidale Antiphlogistika*, Steroidhormone*, z. B. hormonale Kontrazeptiva*, Ciclosporin*), alimentär (z. B. Glycyrrhizin* der Lakritze) od. durch Rauschmittel (Alkohol, Cocain) induziert; **d)** kardiovaskulär bedingt: z. B. als H. der oberen Körperhälfte bei Aortenisthmusstenose; **e)** Schlafapnoesyndrom; **f)** während der Schwangerschaft als hypertensive Schwangerschaftserkrankung*; **g)** zerebral bedingt inf. Versagens der Blutdruckregulation (insbes. der depressor. Regulationsmechanismen) v. a. bei Schädigung der Pressosensoren im Kreislaufzentrum od. der entspr. Leitungsbahnen; **h)** monogenet. (sehr selten); **Sympt.:** unspezif. u. sehr variabel; u. a. Schwindel, Kopfschmerz, Sehstörungen, häufig auch symptomarm bzw. asymptomat.; Sympt. inf. hypertensiver Endorganschäden u. klin. Manifestation als begleitende kardiovaskuläre Erkrankungen: hypertensive Herzkrankheit u. frühzeitige Entw. einer Arteriosklerose* mit koronarer Herzkrankheit, zerebraler Durchblutungsstörung, Niereninsuffizienz (Schrumpfnieren) u. peripherer arterieller Verschlusskrankheit sowie hypertensive Retinopathie; **Ther.:** Behandlungsin-

**Hypertonie**
Klassifikation von Blutdruckwerten
(Deutsche Hochdruckliga, 2008)

| Klassifikation | Blutdruck (mmHg) systolisch | diastolisch |
|---|---|---|
| optimal | <120 | <80 |
| normal | 120 – 129 | 80 – 84 |
| hochnormal | 130 – 139 | 85 – 89 |
| Hypertonie | | |
| Grad 1 (leicht) | 140 – 159 | 90 – 99 |
| Grad 2 (mittelschwer) | 160 – 179 | 100 – 109 |
| Grad 3 (schwer) | ≥180 | ≥110 |
| isolierte systolische Hypertonie[1] | ≥140 | <90 |
| Grad 1 | 140 – 159 | <90 |
| Grad 2 | 160 – 179 | <90 |
| Grad 3 | ≥180 | <90 |

Bei unterschiedlicher Kategorie des systolischen und diastolischen Blutdrucks gilt die höhere.
[1] besonders hohes kardiovaskuläres Risiko bei sehr niedrigem diastolischem Blutdruck

H

dikation je nach Höhe des individuellen kardiovaskulären Risikos; Behandlungsziel: Reduktion der kardiovaskulären Mortalität, kontrollierte Blutdrucksenkung auf <140/90 mmHg bzw. ggf. <130/80 mmHg (z.B. bei Diabetes* mellitus); **1.** nichtpharmak.: Reduktion beeinflussbarer kardiovaskulärer Risikofaktoren mit Normalisierung des Körpergewichts, Ernährungsumstellung, regelmäßiger körperl. Bewegung (Ausdauersportart); Nicotinverzicht, Alkohol- u. Kochsalzrestriktion; **2.** pharmak.: Antihypertensiva*, insbes. Thiazide (s. Diuretika), Beta*-Rezeptoren-Blocker, Calcium*-Antagonisten, ACE*-Hemmer, $AT_1$*-Rezeptor-Antagonisten; langsam einschleichend dosieren, initial als Monotherapie od. Kombination von 2 niedrigdosierten Antihypertensiva (Kombinationstherapie mit Diuretika od. Kombination aus ACE-Hemmer bzw. $AT_1$-Rezeptor-Antagonist mit Calcium-Antagonist od. von Beta-Rezeptoren-Blocker mit Calcium-Antagonist vom Dihydropyridintyp), später ggf. Erweiterung der initialen Pharmakotherapie um ein Antihypertensivum; Substanzwahl differenziert nach Begleiterkrankung, z.B. bei Diabetes mellitus v.a. ACE*-Hemmer od. $AT_1$-Rezeptor-Antagonisten; **3.** ggf. kausale Ther. bei sekundärer Hypertonie.

**Hypertrichose:** lokalisiert od. generalisiert auftretende, vermehrte Körperbehaarung durch Übergang von Vellushaaren in Terminalhaare; vgl. Hirsutismus.

**Hypertrophie:** Vergrößerung von Geweben od. Organen durch Zunahme des Zellvolumens bei gleichbleibender Zellanzahl; **Urs.:** Anpassung an eine physiol. funktionelle Mehrbelastung (sog. Aktivitätshypertrophie, z.B. Leistungsherz) od. eine pathol. Überlastung (z.B. Herzhypertrophie bei pathol. Volumen- od. Druckbelastung des Herzens); nach Wegfall des Stimulus weitgehend reversibel. Vgl. Hyperplasie.

**Hyperurikämie:** erhöhte Harnsäurekonzentration im Blut (bei Frauen >400 µmol/L, bei Männern >440 µmol/L) mit gehäuftem Auftreten in Industrienationen; prädisponierend für Gicht*; **Urs.:** **1.** Harnsäureüberproduktion: **a)** primär bei Enzymopathie, autosomal-dominant erbl. familiärer Nephropathie u.a. versch. Formen der angeborenen Gicht od. idiopathisch; **b)** sekundär bei exzessiver Purinaufnahme, gesteigertem Nucleotidabbau (myeloproliferative, lymphoproliferative od. hämolyt. Erkrankungen, Psoriasis*), Glykogenose sowie extremer Muskelarbeit; **2.** verringerte Harnsäureausscheidung: z.B. bei chron. Niereninsuffizienz, verminderter tubulärer Uratausscheidung (z.B. bei Ketoacidose*, Lactatacidose), verstärkter Uratreabsorption (z.B. Dehydratation*, Einnahme von Diuretika*) sowie bei arterieller Hypertonie*, Hyperparathyroidismus, Bleinephropathie, Einnahme von Arzneimitteln (z.B. Ciclosporin* A, Pyrazinamid*, Ethambutol*, Salicylate); **Ther.:** bei persistierender H.: **1.** diätetisch durch purinarme Kost, Gewichtsreduktion, Alkoholverzicht; **2.** Urikostatika (Allopurinol*, Febuxostat*) od. Urikosurika (Probenecid*), Vermeidung von Acetylsalicylsäure u. Thiaziddiuretika; s. Gichttherapeutika; **3.** zu Beginn der Ther. nichtsteroidale Antiphlogistika* od. Colchicin*, um das erhöhte Gichtanfallrisiko bei Mobilisierung von Harnsäure* im Gewebe zu minimieren.

**Hypervitaminosen:** s. Vitamine.

**Hypervolämie:** erhöhtes zirkulierendes Blutvolumen bei einem Überschuss an Gesamtkörperwasser; physiol. H. in der Schwangerschaft. Vgl. Isovolämie; Hypovolämie.

**Hyphen:** s. Pilze.

**Hyphomyzeten:** Gruppe myzelbildender Fungi imperfecti, die Schimmelpilze, Dermatophyten u. Pflanzenparasiten umfasst; s. Pilze.

**Hypnagoga:** s. Schlafmittel.

**Hypnose:** durch bestimmte Reize (z.B. verbale Suggestion) hervorgerufener Zustand der Bewusstseinsveränderung mit Einengung der Aufmerksamkeit, Minderung des Realitätsbezugs u. gesteigerter Suggestibilität; **Formen:** **1.** oberflächl. H.: dem Wachzustand ähnl.; komplexe Handlungen mögl. bei gleichzeitiger Senkung von Atem- u. Herzfrequenz u. des Blutdrucks; **2.** tiefe H.: schlafähnl. Zustand (gegenüber dem Schlaf nachweisbar differente EEG-Befunde), oft mit posthypnot. Amnesie*; **Anw.:** als Hypnotherapie z.B. bei Asthma* bronchiale, Ess-* u. Schlafstörungen*, Hypertonie* od. in der Schmerztherapie (Geburtshilfe, Zahnmedizin).

**Hypnotika:** s. Schlafmittel.

**Hypo-:** Hyp-; Wortteil mit der Bedeutung unter, unterhalb (der Norm).

**Hypoalbuminämie:** Verminderung der Konz. von Albumin* im Blut; dadurch bedingte Abnahme des kolloidosmotischen Drucks u. infolgedessen vermehrte Ödembildung; aufgrund geringerer Albuminbindung erhöhte Wirkstoffspiegel möglich (s. Plasmaproteinbindung); **Ther.:** s. Albuminlösung vom Menschen.

**Hypochlorhydrie:** verminderte Salzsäureabsonderung des Magens.

**Hypochlorige Säure:** Unterchlorige Säure; CAS-Nr. 7790-92-3; HOCl; nur in wässrigen Lsg. bekannt; die verd. wässrigen Lsg. der Hypochlorigen Säure sind farblos, die konzentrierten gelbgrünl. mit eigenartigem Geruch; die Lsg. zersetzen sich rasch im Licht (bes. im Sonnenlicht) unter Bildung von Chlorwasserstoff* (HCl) u. $O_2$ bzw. unter Disproportionierung* zu HCl u. Chlorsäure*; HOCl gehört zu den stärksten Oxidations- u. Bleichmitteln. Die Salze heißen Hypochlorite (s. Natriumhypochlorit; Kaliumhypochlorit; Calciumhypochlorit). **Darst.:** Einleiten von Chlor* in Wasser u. Auffangen des gleichzeitig entstehenden HCl mit Quecksilber(II)-oxid od. Lösen von Chlordioxid ($ClO_2$) in Wasser.

**Hypodermis:** (bot.) Zellschicht unter der Epidermis*.

**Hypogeusie:** herabgesetzte Geschmacksempfindung; **Urs.:** Schädigung der Geschmacksnerven durch Trauma, Hirntumoren, Entzündung, toxische od. pharmak. Schädigung.

**Hypoglycin:** s. Blighia sapida.

**Hypoglykämie:** Verminderung der Konz. von Glucose* im Blut unter einen dem jeweiligen Lebensalter entspr. Wert, z.B. für Säuglinge <2.2 mmol/L (<40 mg/dL), für Kinder u. Erwachsene <2.8 mmol/L (<50 mg/dL) im Blutplasma; **Urs.:** u.a. **1.** pharmak.: inadäquate antihyperglykäm.

Ther. (z. B. Insulin*, Sulfonylharnstoffe*) bei Diabetes* mellitus; **2.** gesteigerte Glucoseverwertung, z. B. bei Insulin produzierendem Tumor (Insulinom) u. IGF*-II produzierenden großen Sarkomen od. Karzinomen, bei Neugeborenen diabet. Mütter; **3.** verminderte Glucoseproduktion, z. B. bei Leberfunktionsstörungen, Alkoholintoxikation, Mangel an Insulin-Antagonisten (NNR-Hormone, Glucagon*, Catecholamine*) u. Glykogenosen; **4.** postprandial, z. B. bei Diabetes mellitus (spätpostprandial); **5.** H. bei Fructoseintoleranz, Galactosämie* Typ I, Störungen der $\beta$-Oxidation von Fettsäuren (s. Fettsäureabbau); **Sympt.: 1.** vegetative Sympt. als Ausdruck der adrenergen (sympathikotonen) Gegenregulation: kalter Schweiß, Zittern, Hungergefühl, Herzklopfen, Blässe der Haut, Unruhe, Mydriasis u. a.; Übelkeit, Erbrechen u. Schwächegefühl als parasympathikotone Reaktion; **2.** zentralnervös (neuroglucopenisch): z. B. Kopfschmerz, psych. Veränderung, Koordinationsstörung, Doppelbilder, Ataxie, Konvulsionen, manchmal Apathie, evtl. psychot. Zustand mit Erregtheit u. Wutausbrüchen, evtl. fokale Sympt.; quantitative Bewusstseinsstörung bis hypoglykäm. Schock; **Ther.:** Glucose*, ggf. i. v. mit Injektion von Glucagon*, Sicherung der Vitalfunktionen. Vgl. Antihyperglykämika; Blutzucker.

**hypogyn:** s. Blüte (Blütenteile).

**Hypokinese:** in der (höchsten) Auslenkung (Amplitude) geminderte Willkür- u. Reaktivbewegungen sowie physiol. Mitbewegungen; **Vork.:** bei Erkrankungen des extrapyramidalen Systems (z. B. Parkinson*-Syndrom) u. bei Stirnhirnerkrankungen. Vgl. Akinese; Bradykinese.

**Hypokotyl:** Keimachse; Sprossteil von Samenpflanzen, der sich zw. den Keimblättern u. der Wurzel befindet.

**Hypolipoproteinämie:** Erkrankung mit erniedrigter Konz. der Lipoproteine* im Serum; **Vork.: 1.** primäre, angeborene H.; **2.** sekundäre H. mit erniedrigter Konz. versch. Lipoproteine u. Hypocholesterolämie od. Hypotriglyceridämie z. B. inf. Hungers, Malabsorptionssyndrom, Hyperthyreose*, Lebererkrankung.

**hypoosmotisch:** s. isoosmotisch.

**Hypophosphite:** s. Phosphinsäure.

**Hypophosphorige Säure:** s. Phosphinsäure.

**Hypophyse:** Glandula pituitaria (Kurzbez. Pituitaria), Hypophysis cerebri; Hirnanhangsdrüse; in der Sella turcica (sog. Türkensattel) der knöchernen Schädelbasis lokalisiertes kirschgroßes Organ, das direkt mit dem Hypothalamus* verbunden ist u. mit diesem eine morphol. u. funktionelle Einheit darstellt; **Aufbau: 1.** Hypophysenvorderlappen (Abk. HVL): sog. Adenohypophyse; endokrine Drüse, die mit dem Zwischenhirn über ein spezielles Gefäßsystem verbunden ist; Funktion: Synthese von glandotropen (FSH*, LH*, Thyrotrophin*, Corticotropin*) u. nicht glandotropen Proteohormonen (Somatropin*, Prolactin*, Proopiomelanocortin*); Regulation der Hormonsekretion durch Releasing*-Hormone; **2.** Hypophysenmittellappen (Abk. HML): beim Menschen nur rudimentär angelegt; Funktion: Synthese von Melanotropinen*; **3.** Hypophysenhinterlappen (Abk. HHL): sog. Neurohypophyse; steht über Nervenfasern mit dem Hypothalamus in Verbindung; Funktion: Speicherung u. Freisetzung (durch Exozytose) der im Hypothalamus gebildeten Hormone Oxytocin* u. Vasopressin*. Vgl. Hormone.

**Hypophysis cerebri pars posterior:** Pituitarium posterius; Hypophysenhinterlappen; gereinigter, getrockneter u. gepulverter Hinterlappen der Hypophyse* von Rindern, Schweinen od. Schafen; gelbl. od. graubraunes, amorphes, sehr hygroskop. Pulver, in Wasser teilweise lösl.; obsoletes Organtherapeutikum*; **Off.:** ÖAB (bis 1996). Vgl. Oxytocin.

**Hyposalpetrige Säure:** Untersalpetrige Säure, Diazendiol; CAS-Nr. 14448-38-5; $H_2N_2O_2$; $M_r$ 62.0; farblose, explosive Kristalle, lösl. in Wasser u. Ethanol; 2-basige schwache Säure ($pK_{S,1}$ 7.21, $pK_{S,2}$ 11.54); zeigt *E*/*Z*-Isomerie (s. *E*/*Z*-Nomenklatur); wässrige Lsg. zerfallen in Distickstoffmonoxid (Lachgas*) u. Wasser. **Herst.:** durch Reduktion von Salpetriger* Säure od. Natriumnitrit* mit nascierendem Wasserstoff.

**Hyposensibilisierung:** s. Immuntherapie, spezifische.

**Hyposmie** (gr. hypo herunter, herab; osme Geruch): herabgesetztes Riechvermögen; **Vork.:** z. B. bei Schädelhirntrauma, Entzündung der Hirnnerven, Verlegung der Riechspalte (Polypen, hyperplast. Schleimhaut, Tumoren), Parkinson*-Syndrom, Schleimhauttrockenheit, pharmak. od. toxisch bedingt.

**Hypotension:** s. Hypotonie.

**Hypothalamus** (gr. hypo unter; thalamos kleiner Raum, Kammer): unterhalb des Thalamus* gelegene zentralnervöse Region; Teil des Zwischenhirns; **Funktion: 1.** Regulation des vegetativen Nervensystems (vegetative Zentren): Wärmeregulation, Wach- u. Schlafrhythmus, Blutdruck- u. Atmungsregulation, Nahrungsaufnahme (Hunger- u. Sättigungszentrum, Fettstoffwechsel; s. Leptin), Wasserhaushalt, Sexualfunktion; **2.** endokrin: **a)** über Releasing*-Hormone Steuerung der „-tropen" Hormone des Hypophysenvorderlappens (s. Hypophyse), welche die hormonproduzierenden Drüsen stimulieren (s. Abb.); gleichzeitig Verarbeitung der Informationen von Sinnesorganen, ZNS u. vegetativem Nervensystem, Stoffwechselvorgängen u. vom Endokrinium selbst, die auf die Bildung u. Sekretion von Releasing-Hormonen Einfluss nehmen; **b)** Produktion von Vasopressin* u. Oxytocin*, die im Hypophysenhinterlappen gespeichert u. bei Bedarf direkt in das Blut abgegeben werden.

**Hypothermie:** Unterkühlung, Untertemperatur; erniedrigte Körpertemperatur*; **Formen: 1.** H. bei Kollaps*, Hypothyreose*, Kachexie* u. a.; **2.** akzidentelle H.: Kälteexposition bes. bei Berg- u. Ertrinkungsunfällen, Wärmeverlust perioperativ (Narkose) u. postnatal (Prophylaxe erforderl. bei Neugeborenen, speziell Frühgeborenen) inf. unreifer Wärmeregulation; **3.** kontrolliert (therap.) induzierte H. durch externe od. interne Kühlung (z. B. Infusion* gekühlter Lösung od. extrakorporal im Wärmetauscher der Herz-Lungen-Maschine), konsekutiv Hypometabolismus, Senkung des Sauerstoffverbrauchs u. damit Verlängerung der Ischämietoleranz aller Organe; bes. in der offenen Herzchirurgie, auch in der Neurochirurgie u.

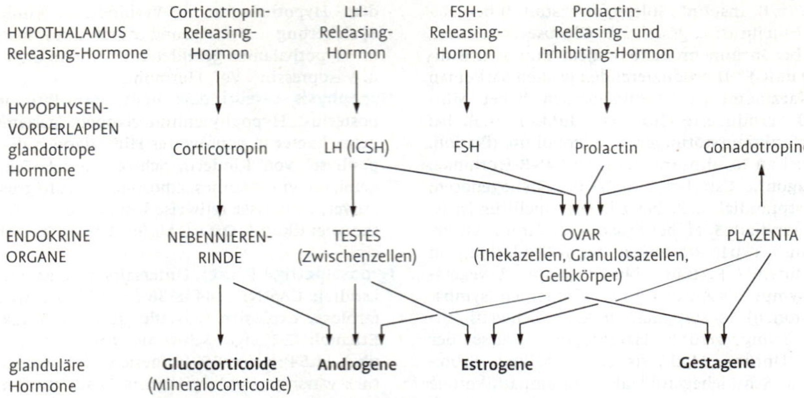


**Hypothalamus:** Kontrolle der Hormone im Hypothalamus-Hypophysen-System [1]

Transplantation (Kühlung der entnommenen Organe durch Perfusionslösung von 4 °C) sowie ggf. nach erfolgreicher Reanimation, bei Neugeborenen nach schwerer Asphyxie*; **Sympt.:** Kältezittern, Kältegefühl (36 °C), psych. Alteration (35–34 °C), Rigor (33 °C), Bewusstseinsverlust, Pupillenerweiterung (30 °C), Kammerflimmern, Asystolie od. andere Herzrhythmusstörungen* (28 °C), Muskelerschlaffung (27 °C), isoelektr. EEG (<18 °C).

**Hypothyreose:** Unterfunktion der Schilddrüse* mit unzureichender Produktion u. Sekretion von Schilddrüsenhormonen*; **Urs.: 1.** angeboren (Neugeborenenhypothyreose); **a)** konnatal (intrauterin erworben): teilreversible bzw. reversible H. inf. Iodmangels bzw. erhöhter Iodaufnahme der Mutter, Einfluss strumigener Substanzen (z. B. Thyreostatika*) od. immunogen bedingt; **b)** kongenital: irreversible H. zusammen mit anderen klin. Sympt. i. R. angeborener Syndrome od. isoliert; z. B. TSH-Rezeptordysfunktion, defekte Schilddrüsenhormonsynthese, Schilddrüsenhormonresistenz einschließl. Iodfehlverwertung, Mangel an TSH (s. Thyrotrophin) od. Thyrotrophin-releasing-Hormon; **2.** postnatal erworben (reversibel): **1.** Entzündung (s. Thyroiditis); **2.** iatrogen: nach Strahlentherapie (z. B. Radioiodtherapie*, externe perkutane Bestrahlung), postoperativ nach Strumektomie bzw. Thyroidektomie; pharmak. (z. B. Thyreostatika); **3.** alimentär: extremer Iodmangel, strumigene Substanzen (z. B. massive Zufuhr von Iod*); **4.** zentrale sekundäre (hypophysäre) bzw. tertiäre (hypothalam.) H., oft in Kombination mit Störungen anderer endokriner Drüsen; **5.** andere (z. B. inf. Schilddrüsentumoren, durch hormonbindende Antikörper); **Sympt.:** Struma* bei primärer H. durch fehlende negative Rückkopplung auf hypophysäre TSH-Sekretion; **1.** Neugeborene: verlängerter Icterus* neonatorum, muskuläre Hypotonie, Trinkfaulheit bei guter Gewichtszunahme, Obstipation, häufig weite Fontanellen; u. U. psychomotor. Behinderung; erste Sympt. meist erst nach ca. 2 Wochen wegen diaplazentar passierter mütterl. Schilddrüsenhormone*; **2.** Kinder: v. a. Störung von Wachstum u. körperl. Entw. (Kleinwuchs mit gedrungenem Körperbau u. kurzen Extremitäten, gestörtes Sprechvermögen (verspätet, Unvermögen), Apathie, herabgesetzte Intelligenz, verzögerte Pubertät; **3.** Erwachsene: **a)** leichte Ermüdbarkeit, körperl. Schwäche mit abgeschwächten Muskeleigenreflexen; evtl. Parästhesie*, Muskelkrämpfe, Schwerhörigkeit; Antriebslosigkeit, Apathie u. a. psych. Störungen einschließlich org. Psychose; **b)** Gewichtszunahme (trotz verminderten Appetits), Obstipation; Kälteintoleranz, kühle, trockene Haut (häufig zusätzlich rau, verdickt u. inf. Carotineinlagerung gelblich gefärbt), heisere, raue, tiefe Stimme, glanzloses, struppiges Haar; Haarausfall, Zyklusstörung, Sterilität; **c)** Myxödem* mit aufgedunsenem Gesicht u. schlitzförmig verschmälerten Augen inf. periorbitalen Ödems, verdickte Lippen, Makroglossie; **d)** arterielle Hypotonie*, Bradykardie*, u. U. Herzdilatation, Perikarderguss; **e)** Zeichen des Hypometabolismus (Hypoglykämie*, niedrige Aktivität der alkalischen Phosphatase* im Serum, Hypercholesterolämie, Anämie inf. Resorptionsstörung von Eisen-Ionen bzw. Cobalamin); **Ther.:** Levothyroxin*-Natrium zur pharmak. Substitution fehlender Schilddrüsenhormone.

**hypoton:** s. isotonisch.

**Hypotonie:** Druck-, Spannungs- od. Tonuserniedrigung; **1. arterielle** H. (syn. Hypotension, Hypotonus): bei Blutdruckmessung unter Ruhebedingung systol. Blutdruck beim Mann <110 mmHg, bei der Frau <100 mmHg u. diastol. <60 mmHg; **Formen: a)** konstitutionelle H. (syn. essentielle od. primäre H.): hypotone Kreislaufregulation mit Kollapsneigung, Hyperhidrose*, kalten Extremitäten, meist Bradykardie* u. Palpitation sowie Neigung zur Hypoglykämie*; Vork.: v. a. bei asthen. Konstitution; **b)** symptomat. (sekundäre) H. u. a. bei Herzinsuffizienz*, Herzinfarkt*, Aortenstenose, Hypophysenvorderlappen- od. Nebennierenrindeninsuffizienz, Myxödem*, paroxysmaler Tachykardie*, Fieber*, Hypovolämie*, Schwangerschaft u. Rekonvaleszenz; **c)** orthostat. H. (syn. Orthostasesyndrom): Störung der orthostat. Regulation mit Blutdruckabfall inf. Blutverschiebung in Beine u. Splanchnikusgebiet beim Übergang vom Liegen od. Hocken zum Stehen; Sympt.: Schwarzwerden vor Augen, Ohrensausen, Schwindel, Synkope* inf. zerebraler Minderperfusion; Vork.: v. a. jüngere Frauen u. Personen mit asthen.-leptosomem Konstitutionstyp sowie bei längerer Immobilisation, Infektion u. endokrinolog. Dysfunktion; **Therapieoptionen:** Antihypotonika*, Sympathomimetika*, Kreislaufmittel*; **2. muskuläre** H. (syn. Muskelhypotonie): herabgesetzter Ruhetonus eines Muskels od. der gesamten Muskulatur (d. h. des Dehnungswiderstands bei passiver Bewegung eines Muskels); Urs.: funktionelle Störungen des extrapyramidalen Systems, des Kleinhirns, der Hinterstrangbahnen des Rückenmarks, des 2. Neurons der Willkürmotorik (Vorderhornzelle u. peripherer Nerv), metabol. (z. B. Rachitis*) od. angeboren.

**Hypotonus:** s. Hypotonie.

**Hypovitaminosen:** s. Vitamine.

**Hypovolämie:** Verminderung der zirkulierenden Blutmenge; **Urs.:** **1.** Blutverluste nach außen, in Körperhöhlen od. Gewebe; **2.** Plasmaverluste, z. B. nach Verbrennungen; **3.** Flüssigkeitsverluste, z. B. inf. von Diarrhö*, Hitzeschäden od. durch Arzneimittel (Diuretika*); **Sympt.:** kleine Blutdruckamplitude, Blutdruckabfall, Pulsanstieg, unzureichende periphere Durchblutung, niedriger zentraler Venendruck, Oligurie. Vgl. Isovolämie; Hypervolämie.

**Hypoxanthin:** Sarkin; 1,7-Dihydro-6*H*-purin-6-on (tautomere Form: Purin-6-ol, 6-Hydroxypurin); CAS-Nr. 68-94-0; $C_6H_4N_4O$, Strukturformel: s. Purinbasen (Abb. 1 dort); $M_r$ 136.11; Zers. bei 150 °C, ohne zu schmelzen; weißes, krist. Pulver od. farblose Kristalle; sehr schwer lösl. in Wasser, unlösl. in Ethanol u. anderen org. Lösungsmitteln, leicht lösl. in Mineralsäuren u. Alkali; **Vork.:** natürl. weit verbreitete Purinbase* in pflanzl. Geweben u. tier. Organen; **Biosynthese:** entsteht im Laufe des aeroben Purinabbaus durch Desaminierung von Adeninverbindungen od. durch Hydrolyse von Inosinverbindungen (bildet mit Ribose* u. Phosphat Inosin*). Die Oxidation von H. durch Xanthinoxidase* führt zu Harnsäure*. **Bedeutung:** Wachstumsfaktor* für manche Mikroorganismen; hebt bei Lactobacillus-Arten die Hemmwirkung von Sulfonamiden* auf.

**Hypoxanthinosin:** s. Inosin.

**Hypoxanthinribosid:** s. Inosin.

**Hypoxie:** verminderter Sauerstoffgehalt in Gewebe od. Blut; **Einteilung:** nach Urs.; **1.** hypoxäm. H.: Erniedrigung des arteriellen Sauerstoffpartialdrucks inf. respiratorischer Insuffizienz od. Aufenthalt in großen Höhen; **2.** anäm. H.: Herabsetzung der $O_2$-Transportkapazität des Bluts durch Verminderung des Hämoglobingehalts (Anämie*) od. durch Beeinträchtigung des $O_2$-Bindungsvermögens (z. B. Kohlenmonoxidintoxikation); **3.** ischäm. od. zirkulator. H.: Beeinträchtigung der Gewebeperfusion inf. von Herzinsuffizienz*, Blutgefäßverschluss u. a.; **4.** zytotox. H.: Blockierung der Zellatmung durch Gifte (Cyanid, Pentachlorphenol*); **Sympt.:** Angst u. Unruhe, Dyspnoe*, Zyanose*, Tachykardie*, Blutdruckanstieg, Verwirrtheit, u. U. Bradykardie*, Herzstillstand.

**Hypoxisknollen:** s. Hypoxis rooperi (Radix Hypoxidis).

**Hypoxis rooperi** Moore: Fam. Hypoxidaceae; Südafrika; Stpfl. von **Radix Hypoxidis:** Tubera Hypoxidis, Hypoxisknollen; Verw. finden Extrakte; **Inhaltsst.:** Kohlenhydrate, Phytosterole wie Sitosterol* u. -glykosid, Norlignane wie Hypoxosid; **Anw.:** (volkstüml.) z. B. bei Prostataerkrankungen, chron. Polyarthritis.

**Hyprolose:** s. Hydroxypropylcellulose.

**Hypromellose:** Hypromellosum Ph.Eur.6, Hydroxypropylmethylcellulose (Abk. HPMC), Methylhydroxypropylcellulosum DAB, Hydroxypropyl Methylcellulose USP; CAS-Nr. 9004-65-3; $M_r$ 10 000–150 000; partiell *O*-methylierte u. *O*-(2-hydroxypropylierte) Cellulose*; gemischter, nichtionogener Ether der Cellulose mit 19–30 % Methoxylgruppen u. 3–12 % Hydroxypropylgruppen; weißes, faseriges od. körniges Pulver; kolloidal lösl. in Wasser bis 60 °C (Lsg. klarer als die mit Methylcellulose*, weniger ungelöste Fasern), in binären u. ternären Gemischen (Ethanol, halogenierte Kohlenwasserstoffe, Ketone), geeignet für den wasserfreien Auftrag einer wasserlösl. Überzugsschicht bei feuchtigkeitsempfindl. Komprimaten; unlösl. in Wasser über 60 °C (je höher der Gehalt an Methoxylgruppen, desto tiefer die Geliertemperatur), unlösl. in Aceton, Ethanol, Chloroform, Ether u. Toluol, lösl. in Mischungen von Dichlormethan u. Ethanol, Methanol od. 2-Propanol, lösl. in Dimethylformamid; pH-Wert 5.0–8.0; Trocknungsverlust max. 5 %; versch. Viskositätstypen sind erhältl. (3–30 000 mPa · s, bezogen auf eine 2 %ige wässrige Lsg.); <600 mPa · s: Kapillarviskosimeter, ≥600 mPa · s: Rotationsviskosimeter; **Herst.:** durch Einwirken von Methylchlorid u. Propylenoxid auf Alkalicellulose; **Inkomp.:** Phenole, Tannin, Ammoniumbituminosulfonat, Oxidationsmittel (bes. bei alkal. pH-Werten), Inaktivierung quartärer Ammoniumsalze (Benzalkoniumchlorid); wässrige Lsg. sind empfindl. gegenüber höheren Elektrolytkonzentrationen. **Anw.:** als Bindemittel für die Tablettierung; für die Filmdragierung (auch ohne Weichmacher); Alternative zu Gelatine* zur Herst. von Steckkapseln (vgl. Hartkapseln), Verdickungsmittel in Augentropfen*; Emulgierhilfs- u. Suspendiermittel sowie Stabilisator in Gelen u. Salben; Klebstoff in Gipsverbänden; Herst. einer wässrigen Lsg.: s. Methylcellulose.

**Hypromellosephthalat:** Hypromellosi phthalas Ph.Eur.6, Hydroxypropylmethylcellulosephthalat (Abk. HPMCP), Hydroxypropylmethylcellulosi phthalas, Methylhydroxypropylcellulosi phthalas, Methylhydroxypropylcellulosephthalat (Abk. MHPCP), Methylhydroxypropylphthalylcellulosum; anion. Cellulosederivat, hergestellt durch Veresterung von Hypromellose* mit Phthalsäureanhydrid*; lösl. in Aceton/Ethanol-, Aceton/Methanol-, Methanol/Dichlormethan-Gemischen (Verhältnis 1 : 1), in Pufferlösungen mit pH >5, prakt. unlösl. in Wasser u. wasserfreiem Ethanol; **Best.:** nach Ph.Eur. (Monoester der Phthalsäure mit Hypromellose): Methoxygruppen, 2-Hydroxypropoxygruppen u. 21.0–35.0 % Phthaloylgruppen, 18.0–25 % Methoxygruppen, 4.0–10.0 % (2-Hydroxy)-propoxygruppen; durch gezielte Veränderung der Mengenverhältnisse der Substituenten werden versch. Typen von Filmbildnern erhalten, die sich bei unterschiedl. pH-Werten lösen, z. B. HPMCP 50 (ab pH 5.0) u. HPMCP 55 (ab pH 5.5). **Anw.:** magensaftresistenter, dünndarmlösl. (ab pH 5.0 od. pH 5.5) Lacküberzug (meist kein Weichmacherzusatz erforderl.; verwendet wird eine 6–8.5 %ige Lsg. in den oben angeführten Lösungsmittelgemischen), vorteilhafter beim Auftragen u. in der Anw. als Celluloseacetatphthalat*; zur Mikroverkapselung; als Bindemittel für die Granulierung.

**Hypsochromie:** Verschiebung der Absorption eines Chromophors* zu kürzeren Wellenlängen durch Auxochrome*; die Elektronenanregung ist durch diese Verschiebung erst bei energiereicherem Licht ausreichend für eine Farbveränderung. Vgl. Bathochromie.

H

**Hypsometer:** s. Barometer.

**Hyraldit:** s. Formaldehydnatriumsulfoxylat.

**Hyssopi aetheroleum:** s. Hyssopus officinalis.

**Hyssopi herba:** s. Hyssopus officinalis.

**Hyssopus officinalis L.:** Ysop, Hyssop; Fam. Lamiaceae (Labiatae); Mittelmeergebiet, Mittelasien; Stpfl. von **Hyssopi herba:** Herba Hyssopi; Ysopkraut, Ispenkraut, Josefskraut; **Inhaltsst.:** 0.3–1 % äther. Öl (Oleum Hyssopi), 5–8 % Gerbstoffe, Harz, Zucker, 3–6 % Diosmin*, 5–6 % Hesperidin* u. a. Flavonoide*; **Anw.: 1.** (volkstüml.) bei Erkältungskrankheiten (wirkt expektorierend u. spasmolyt.), zum Gurgeln; **2.** als Gewürz; **Hyssopi aetheroleum:** Oleum Hyssopi, Ysop-Öl; D. 0.927–0.97; würzig riechendes äther. Öl; sehr schwer lösl. in Ethanol; **Best.:** L-Pinocamphen (50 %), Pinen*, Sesquiterpene*; **Anw.: 1.** (med.) Gurgel- u. Augenwässer; **2.** Gewürzindustrie.

**Hysterese:** Zurückbleiben einer Wirkung hinter dem jeweiligen Wert der sie bedingenden veränderl. Kraft; z. B. Sorptionsisotherme*. **Kolloidchem. H.:** sekundäre Verfestigung von Kolloiden* infolge Abnahme ihrer elektr. Ladung u. dadurch bedingter Verringerung der Hydratation; Alterungsprozess.

**Hyvermectin:** s. Ivermectin.

# I

**I:** **1.** (chem.) Symbol für Iod*; **2.** (chem.) Abk. für **I**soleucin*; **3.** (physik.) Symbol für Ionendosis; s. Dosimetrie; **4.** röm. Zahl für 1.

**i. a.:** **1.** Abk. für **i**ntra**a**rteriell*; **2.** Abk. für **i**ntra**a**rtikulär*.

**iatrogen:** durch den Arzt verursacht, z. B. durch diagnost. od. therap. Maßnahmen.

**Iatrorrhiza palmata:** s. Jateorhiza palmata.

**Ibandronsäure** (INN): [1-Hydroxy-3-(methylpentylamino)propyliden]diphosphonsäure; $C_9H_{23}NO_7P_2$, Strukturformel: s. Bisphosphonate (Abb. dort); **Wirk.:** Calciumstoffwechselregulator; **Ind.:** tumorinduzierte Hyperkalzämie mit u. ohne Metastasen; **Dos.:** je nach Schweregrad der Hyperkalzämie u. der Art des Tumors 1 × 2 mg bzw. 4 mg als i. v. Infusion (ED); HWZ 10–16 h. Gebräuchl. ist Natriumibandronat-Monohydrat.

**Iberis amara** L.: Bitterer Bauernsenf, Bittere Schleifenblume; Fam. Brassicaceae (Cruciferae); Europa; Stpfl. von **Herba Iberidis:** Schleifenblumenkraut; verwendet werden auch die Samen; **Inhaltsst.:** Ibamarin (Mischung bitterer Cucurbitacine*, bes. in den Samen), Flavonole (s. Flavone), Glucoiberin u. a. Glucosinolate*; **Anw.:** (volkstüml.) z. B. als Bittermittel, bei Magen-Darm-Erkrankungen; Iberis amara totalis ist Best. von Fertigarzneimitteln. **Hom.:** Iberis amara (HAB): reife, getrocknete Samen; verordnet z. B. bei Herzerkrankungen.

**Ibogain:** CAS-Nr. 83-74-9; $C_{20}H_{26}N_2O$; $M_r$ 310.42; Schmp. 152–153 °C; farblose Kristalle, unlösl. in Wasser, lösl. in Ethanol, Ether u. Benzol; Indolalkaloid* aus Wurzeln u. Rinden von Tabernanthe iboga Baill., Fam. Apocynaceae, trop. Zonen Westafrikas; **Wirk.:** auf das ZNS; beim Menschen sedierend.

**Ibotensäure:** Pantherin; 5-$\alpha$-Alanyl-3-hydroxyisoxazol; CAS-Nr. 2552-55-8; $C_5H_6N_2O_4$, Strukturformel: s. Amanita muscaria (Abb. dort); $M_r$ 148.11; Schmp. 152 °C; schwer löslich in Wasser; bildet auch ein Monohydrat; $\alpha$-Aminocarbonsäure mit heterocycl. Substituenten Isoxazol, der in Stellung 3 hydroxyliert ist; **Vork.:** natürl. nur in wenigen Amanita-Arten (in Frischpilzen ca. 0.05 %); **Wirk.:** psychotrop, schwach insektizid; gehört zus. mit seinem Decarboxylierungsprodukt Muscimol* zu den Giftstoffen des Fliegenpilzes (Amanita* muscaria).

**Ibritumomab-Tiuxetan, Yttrium-90-markiertes:** CAS-Nr. 206181-63-7; **Wirk.:** Radioimmuntherapeutikum (s. Radioimmuntherapie) zur hochspezif. Applikation von mit der herkömml. Strahlentherapie nicht mögl. Strahlendosen an einen Tumor durch die Kopplung des Betastrahlers Yttrium*-90 an Ibritumomab, einen gegen CD20-Oberflächenantigene gerichteten Antikörper; Schonung des gesunden Gewebes; **Anw.:** Behandlung von einem nach einer Behandlung mit Rituximab* rezidivierenden od. refraktären CD20-positiven follikulären Non-Hodgkin-Lymphom vom B-Zell-Typ.

**Ibuprofen** (INN): Ibuprofenum Ph.Eur.; (*RS*)-2-(4-Isobutylphenyl)propionsäure; CAS-Nr. 15687-27-1; $C_{13}H_{18}O_2$, Strukturformel: s. Abb.; $M_r$ 206.27; Schmp. 74–76 °C; $pK_S$ 4.4; weißes od. fast weißes Pulver od. Kristalle mit charakterist. Geruch; fast unlösl. in Wasser, gut lösl. in den meisten org. Lösungsmitteln; **Wirk.:** Analgetikum*, Antirheumatikum*; **UAW:** u. a. gastrointestinale Störungen, Ulzerationen u. Blutungen im Magen-Darm-Trakt, Kopfschmerz, Schwindel, Ohrensausen, Schlaflosigkeit, Hauterscheinungen, Ödeme, Sehstörungen, Leber- u. Nierenfunktionsstörungen, Agranulozytose, Thrombozytopenie; **Dos.:** p. o. 2–3 × 0.2 g/d, akut 3 × 0.4 g/d; die max. Plasmakonzentration tritt nach 1–2 h auf (entspricht $t_{max}$); HWZ 1.8–3.5 h. Gebräuchl. sind auch Ibuprofen-Aluminium u. Ibuprofen-Lysinsalz. **Dexibuprofen:** (+)-(*S*)-2-(4-Isobutylphenyl)propionsäure; CAS-Nr. 51146-56-6; Schmp. 50 °C; $[\alpha]_D^{20\,°C}$ +64.25° (c = 2 g/dL Dichlormethan); logP 3.7; $pK_S$ 4.4 (berechnet); lösl. in Wasser; (+)-(*S*)-Enantiomer des Racemats; **Wirk.:** Analgetikum*, Antiphlogistikum*; **UAW:** geringer als bei (*RS*)-Ibuprofen; **Dos.:** 600–900 mg/d p. o., verteilt auf 3 ED; Plasmaeiweißbindung 99 %; HWZ 1.8–3.5 h.

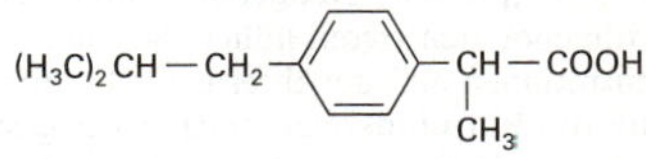


**Ibuprofen**

**i. c.:** Abk. für **i**ntra**c**utan; s. intrakutan.

**Icatibant** (INN): (*R*)-Arginyl-(*S*)-arginyl-(*S*)-prolyl-(2*S*,4*R*)-(4-hydroxyprolyl)glycyl-(*S*)-[3-(2-thienyl)-alanyl]-(*S*)-seryl-(*R*)-[1,2,3,4-tetrahydro-3-isochinolyl]carbonyl]-(2*S*,3a*S*,7a*S*)-[(hexahydroindolin-3-yl) carbonyl]-(*S*)-arginin; $C_{59}H_{89}N_{19}O_{13}S$; $M_r$ 1304.52; synthet. Decapeptid; **Wirk.:** selektiver kompetitiver Bradykinin-$\beta_2$-Rezeptor-Antagonist; **Ind.:** akute Attacke bei erbl. Angioödem; **Kontraind.:** Überempfindlichkeit; relativ: koronare Herzkrankheit, Schlaganfall, Schwangerschaft, Stillzeit; **UAW:** Erythem, Juckreiz an der Injektionsstelle; **Dos.:** s. c. 30 mg.

**ICD:** Abk. für (engl.) *International Statistical Classification of Diseases and Related Health Problems;* internationale statist. Klassifikation der Krankheiten u. verwandter Gesundheitsprobleme; für medizinstatist. Zwecke entwickeltes (bis zu 6-stelliges) Verzeichnis der Diagnosen, Sympt., abnormen Laborbefunde, Verletzungen u. Vergiftungen, der äußeren Urs. von Morbidität u. Mortalität u. auch der Faktoren, die den Gesundheitszustand beeinflussen; einzelne Gruppen sind nach versch. Prinzipien (z. B. Ätiologie, Morphologie, klin. Fächer, Organe, Regionen) eingeteilt. Die ICD wird seit der 6. zehnjährl. Revision in der Verantwortung der WHO weiterentwickelt u. liegt in der 10. Revision (ICD-10) vor; Anw. zur Verschlüsselung von Todesursachen sowie Diagnosen in der Gesetzlichen Kranken- u. Sozialversicherung. Im kurativen u. rehabilitativen Bereich (Morbidität) wird die deutsche Adaptation ICD-10-GM (German Modification) benutzt. Vgl. DRG.

I

**Ice:** Ausdruck in der Drogenszene für bes. reines, durch Umkristallisation gewonnenes Metamfetaminhydrochlorid*.

**ICH:** Abk. für (engl.) *International Conference on Harmonisation of Technical Requirements of Pharmaceuticals for Human Use*; s. Internationale Harmonisierungskonferenz.

**Ichthammolum:** s. Ammoniumbituminosulfonat.

**Ichthyocolla:** s. Acipenser huso.

**Ichthyolum:** s. Ammoniumbituminosulfonat.

**ICI 9073:** s. Polihexanid.

**ICP-OES:** Abk. für (engl.) *inductively coupled plasma optical emission spectrometry*; s. OES.

**ICSH:** Abk. für (engl.) *interstitial cell stimulating hormone;* zwischenzellstimulierendes Hormon; dem LH* entspr. Gonadotropin* beim Mann.

**Icterus neonatorum:** Neugeborenengelbsucht; physiol. Ikterus* inf. vermehrten Anfalls von Bilirubin (s. Gallenfarbstoffe) u./od. verlangsamten Abbaus bei transitor. Unreife der Transport- (u. a. Ligandin) u. Koppelungssysteme (UDP-Glucuronyltransferase; s. Glucuronyltransferase) in der Leber; **Urs.:** passagere Erhöhung des Gesamtbilirubins beim reifen Neugeborenen (v. a. infolge des Anstiegs des unkonjugierten Bilirubins) 2–3 d nach Geburt; Höhepunkt am 4.–5. Lebenstag, langsamer Abfall innerhalb von 2–3 Wochen auf Normwerte (physiol. Neugeborenenikterus; v. a. bei Frühgeborenen treten höhere Serumbilirubinkonzentrationen auf, der Ikterus bleibt länger bestehen); die Bilirubinkonzentration bei gestillten Kindern liegt insgesamt höher als bei anderweitig ernährten, wahrscheinl. aufgrund der hohen Taurinkonzentration der Muttermilch*, welche die Bilirubinrückresorption aus dem Darm begünstigt (Muttermilchikterus). **Ther.:** zur Verhinderung des Kernikterus (Einlagerung von zytotox. wirkendem unkonjugiertem Bilirubin in Nervenzellen des Stammhirns) ggf. Phototherapie od. Austauschtransfusion.

**ID:** Abk. für **i**nfektiöse **D**osis; s. Dosis infectiosa.

**Idarubicin** (INN): Anthracyclin*-Antibiotikum, das sich von Daunorubicin* durch das Fehlen der Methoxygruppe in C4-Position unterscheidet; $C_{26}H_{27}NO_9$, Strukturformel: s. Abb.; $M_r$ 497.5; **Wirk.:** Zytostatikum*; **Ind.:** akute Leukämie, häufig in Kombination mit Cytarabin*; **UAW:** Knochenmarkdepression, Haarausfall, Übelkeit, kardiotox. Reaktionen.

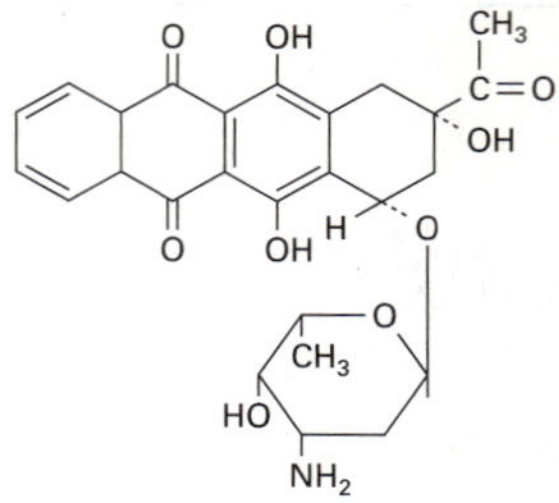

**Idarubicin**

**Idealbinde:** elastische Binde; Verbandmaterial*, nach DIN 61632 aus stark überdrehten Baumwollfäden bestehend; bis max. 33 % Viskosefasern im Schuss erlaubt, meist als Schlingkant-, seltener als Webkantbinde; **Anw.:** Kompressionstherapie, zum Stützen u. Entlasten u. zur Fixierung von Schienen.

**Idealkörpergewicht:** Abk. IKG; Körpergewicht ohne überschüssigen Fettanteil; Abschätzung des IKG erfolgt empirisch, z. B. durch die Formel nach Devine (1974):

Frauen: IKG [kg] = 45.5 kg + 0.91 kg/cm · (Körpergröße [cm] − 152.4 cm)

Männer: IKG [kg] = 50 kg + 0.91 kg/cm · (Körpergröße [cm] − 152.4 cm)

**Bedeutung:** Berechnung des IKG ist wichtig für die Dosisindividualisierung*. Vgl. Body-mass-Index; Dosierungskörpergewicht.

**idealviskos:** s. Viskosität.

**IDEC-C2B8:** s. Rituximab.

**Identitätsreaktion:** chem. Nachweisreaktion, mit deren Hilfe eine gesuchte Substanz erkannt werden kann; häufig in Arzneibüchern gefordert; z. B. Prüfungen auf Natrium-, Magnesium- od. Phosphat-Ionen.

**Idioblast:** (bot.) Zelle, die sich von dem sie umgebenden Zellverband in ihrer Form od. Funktion wesentl. unterscheidet, z. B. Ölzelle, Milchsaftzelle, Schleimzelle, Steinzelle, Asteroskleireide (verzweigte, große Steinzelle), kristallhaltige Zelle u. gerbstoffhaltige Zelle.

**idiopathisch:** ohne erkennbare Urs. entstanden, Urs. nicht nachgewiesen; med. oft gleichbedeutend mit essentiell* gebraucht.

**Idiosomen:** s. Chromosomen.

**Idiosynkrasie:** angeborene Überempfindlichkeit gegenüber bestimmten (exogenen) Substanzen bereits beim ersten Kontakt; **Beispiel:** Iod*, Proteine*, Cocain*, Coffein*; **Urs.:** Enzymdefekt; nicht zu verwechseln mit Allergie*.

**Idiotypus:** s. Gen.

**IDL:** Abk. für (engl.) *intermediate density lipoproteins;* s. Lipoproteine.

**Idose:** Hexose*; Strukturformel: s. Monosaccharide (Abb. 1 dort).

**Idoxuridin** (INN): Idoxuridinum Ph.Eur.6, 2′-Desoxy-5-ioduridin, 5-Iod-2′-desoxyuridin, 5-Iodouracil-3-(2′-desoxy)ribosid; 1-(2-Desoxy-β-D-ribofura-

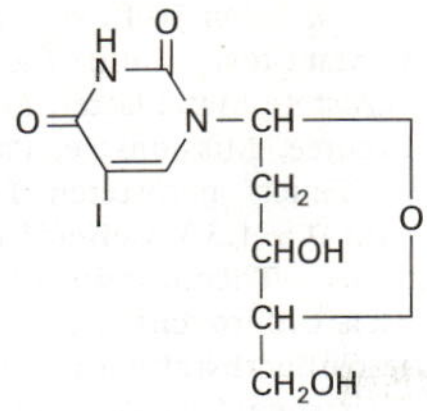

**Idoxuridin**

nosyl)-5-ioduracil; CAS-Nr. 54-42-2; $C_9H_{11}IN_2O_5$, Strukturformel: s. Abb.; $M_r$ 354.12; Schmp. 160 °C (unter Zers.; kristallisiert aus Wasser; schwankende Angaben: 190–195 °C, 240 °C, >175 °C); $[\alpha]_D^{25\,°C}$ +7.4° (c = 0.108 in Wasser); lösl. bei 25 °C: 2.0 mg/mL Wasser, 2.0 mg/mL Salzsäure (0.2 mol/L), 74.0 mg/mL Natronlauge (0.2 mol/L), 4.4 mg/mL Methanol, 2.6 mg/mL Ethanol, 0.014 mg/mL Ether, 0.003 mg/mL Chloroform, 1.6 mg/mL Aceton, 1.8 mg/mL Ethylacetat, 5.7 mg/mL Dioxan; $pK_S$ 8.25; **Wirk.:** Virostatikum*; **Ind.:** herpet. Hornhauterkrankungen, Herpes-simplex-Infektionen der Haut u. des Übergangsepithels; **Dos.:** topisch Salbe 0.2 %, mind. 3-mal täglich.

**Idursulfase:** CAS-Nr. 50936-59-9; $C_{2654}H_{4000}N_{688}O_{774}S_{14}$; $M_r$ ca. 76 kDa; rekombinante Form der Iduronat-2-Sulfatase; **Wirk.:** ersetzt die fehlende od. unzureichend vorhandene Iduronat-2-Sulfatase u. verhindert so die Ansammlung von Mukopolysacchariden*, die ohne das Enzym nicht abgebaut werden können u. zellschädigend sind; **Ind.:** Hunter-Krankheit; Orphan* Drug; **UAW:** u. a. Hautreaktionen, Fieber, Kopfschmerz, Hypertonie, Sodbrennen, Brustschmerzen; **Dos.:** wöchentl. i. v. 0.5 mg/kg KG.

**IE:** **1.** Abk. für **I**nternationale **E**inheit; auch I. E.; Maß für die Wirksamkeit von z. B. Antibiotika, Enzymen od. Hormonen; z. B. diejenige Menge eines Antibiotikums, die in 1 mL Nährmedium das Wachstum eines Testkeims zu hemmen vermag; **2.** Abk. für **I**nsulin**e**inheit; s. Insulin; **3.** Abk. für **I**mmunitäts**e**inheit; s. Antitoxineinheit.

**Iecoris aselli oleum:** s. Lebertran.

**IEF:** Abk. für **i**so**e**lektrische **F**okussierung*.

**IES:** Abk. für β-**I**ndolyl-3-**e**ssig**s**äure; s. Auxine.

**IF:** Abk. für **I**nitiations**f**aktoren*.

**IFA-GmbH:** Kurzbez. für **I**nformationsstelle **f**ür **A**rzneispezialitäten-GmbH; Gesellschafter sind die Bundesvereinigung Deutscher Apothekerverbände (ABDA*), der Bundesverband der Pharmazeutischen Industrie (BPI*) u. der Bundesverband des Pharmazeutischen Großhandels (PHAGRO*); erhebt in einer Datenbank wirtschaftl. u. rechtl. Daten über Arzneimittel u. apothekenübl. Waren; auf Antrag erhalten Hersteller od. Vertreiber für jeden ihrer Artikel eine eindeutige Nummer (Pharmazentralnummer*); diese Identifikationsnummer ist in Wirtschaft, Logistik u. Krankenkassenabrechnung anerkannt.

**IFN:** Abk. für **I**nter**f**ero**n**e*.

**Ifosfamid** (INN)**:** Ifosfamidum Ph.Eur.; 3-(2-Chlorethyl)-2-(2-chlorethyl)amino-tetrahydro-2*H*-1,3,2-oxazaphosphinan-2-oxid; CAS-Nr. 3778-73-2; $C_7H_{15}Cl_2N_2O_2P$, Strukturformel: s. Abb.; $M_r$

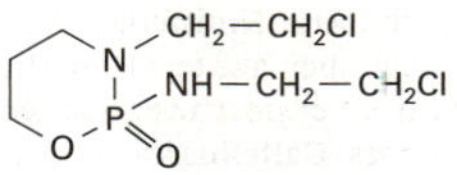

**Ifosfamid**

261.10; weißes bis fast weißes, feines, krist., hygroskop. Pulver, lösl. in Wasser, leicht lösl. in Dichlormethan; **Wirk.:** Zytostatikum* (Alkylans); **Ind.:** u. a. Bronchialkarzinome, Hodentumoren aller histolog. Varianten u. maligne Lymphome; **Dos.:** parenteral 50 mg/kg KG/d i. v. über 5 d, dann 4 Wochen Pause; HWZ 6–8 h bzw. 4–7 h (Metaboliten).

**IfSG:** Abk. für **I**n**f**ektions**s**chutz**g**esetz*.

**Ig:** Abk. für **I**mmun**g**lobulin*.

**IgA:** Abk. für **I**mmun**g**lobulin **A**; s. Immunglobuline (Tab. dort).

**IgD:** Abk. für **I**mmun**g**lobulin **D**; s. Immunglobuline (Tab. dort).

**IgE:** Abk. für **I**mmun**g**lobulin **E**; s. Immunglobuline (Tab. dort).

**Igelkopf:** **1.** s. Echinacea angustifolia. **2.** s. Echinacea pallida.

**IGF:** Abk. für (engl.) ***i**nsulin-like **g**rowth **f**actors;* unter dem Einfluss von Somatropin* in Leber, Niere u. Bindegewebe gebildete Wachstumsfaktoren*, die an der normalen körperl. Entwicklung, aber auch an der Tumorentstehung beteiligt sind; Polypeptide ($M_r$ ca. 7500), strukturell (hohe Sequenzhomologie) u. funktionell dem Insulin* ähnlich (keine Kreuzreaktion); Transport im Plasma proteingebunden (insulin-like growth factor binding protein, Abk. IGFBP); **Formen:** **1.** IGF-I (früher Somatomedin C, 67 Aminosäurereste; in Körperflüssigkeiten zu über 85 % an IGFBP-III gebunden); **2.** IGF-II (früher Somatomedin A, 70 Aminosäurereste); **Wirk.:** über spezif. membranständige Rezeptoren u. a. auf Osteoblasten, Fibroblasten u. Knorpelgewebe (Einbau von Sulfat), Wachstum in Kindheit (IGF-I), Schwangerschaft (IGF-II), anabole Effekte (IGF-I); vgl. Mecasermin.

**IgG:** Abk. für **I**mmun**g**lobulin **G**; s. Immunglobuline (Tab. dort).

**IgM:** Abk. für **I**mmun**g**lobulin **M**; s. Immunglobuline (Tab. dort).

**IgM-Antikörper, humaner monoklonaler:** s. HA-1A.

**Ignatia:** s. Strychnos ignatii (Hom.).

**Ignatiusbohne:** s. Strychnos ignatii (Semen Ignatii).

**IKG:** Abk. für **I**deal**k**örper**g**ewicht*.

**Ikterus:** Gelbsucht; sichtbare hell- bis dunkelgelbe Färbung inf. pathol. Übertritts von Bilirubin (s. Gallenfarbstoffe) zunächst ins Blut (Hyperbilirubinämie) sowie durch das Gefäßendothel in Haut, Schleimhaut, Conjunctiva u. das übrige Körpergewebe mit Bindung z. B. an elast. Fasern; **Einteilung:** **1.** nach Lokalisation der auslösenden Urs.; **a)** **prähepatischer** I.: erhöhte Bilirubinproduktion inf. gesteigerten Abbaus von Häm*; Vork.: v. a. pathol. Hämolyse (bei Neugeborenen z. B. Morbus* haemolyticus neonatorum); **b)** **intrahepatischer** I.: Störung des Bilirubinstoffwechsels von seiner hepatozellulären Aufnahme über die Konjugation bis hin zur Ausscheidung in den Gallekanalikulus; Vork.: Arzneimittelikterus*, intrahepat. Cholestase (z. B. bei akuter Hepatitis*), Icterus* neonatorum u. a.; **c) posthepatischer** I.: mechan. Behinderung des Galleflusses in den Gallengängen (extrahepat. Cholestase).

**IL:** Abk. für **Interleukine***.

**Ile:** Abk. für **Isoleucin***.

**Ileitis terminalis:** s. Enteritis regionalis Crohn.

**Ileostomie:** operative Anlage eines Anus* praeternaturalis im Bereich des Ileums.

**Ileum:** s. Darm.

**Ileus:** lebensbedrohl. Störung der Darmpassage (akutes Abdomen); **Einteilung: 1. mechan.** I.: inf. Darmstenose; Urs.: meist Entzündung od. Tumor, seltener Gallenstein, Kotballen, Mekonium, Würmer, Fremdkörper, auch Kompression des Darms von außen sowie Drehung, Einstülpung od. Brucheinklemmung des Darms; **2. funktioneller** I.: inf. Störung der Darmmotilität; **a)** paralytischer I.: I. durch intestinale Lähmung; Urs.: meist Entzündung (Pankreatitis*, Appendizitis*, Cholezystitis*, Enteritis*, Peritonitis*, basale Pneumonie*), gelegentl. metabol. (z. B. ketoazidot. diabet. Koma, Urämie*, Hypokaliämie), endokrinolog. (z. B. Schwangerschaft), reflektor. (Gallen- od. Nierenkolik, Harnblasenüberdehnung, Wirbelkörperfraktur u. a.), vaskulär (z. B. Mesenterialgefäßverschluss), pharmak. (z. B. Opiate*, Antidepressiva*, Anticholinergika*), neurolog. (z. B. spinaler Schock); **b)** spastischer I.: I. durch krampfartig erhöhten Darmtonus; Vork.: u. a. Intoxikation mit Blei*, Porphyrie, Askariasis; **3. gemischter** I.: häufig bei länger bestehendem mechan. I.; **Sympt.:** akuter Beginn mit: **1.** Aufstoßen, Übelkeit u. Erbrechen (erst Mageninhalt, später gallig, terminal Koterbrechen; abhängig vom Ort des Verschlusses bei mechan. I.); **2.** Störung der Stuhlentleerung (Meteorismus mit Stuhl- u. Windverhalt, evtl. nach initialer Diarrhö); **3.** (kolikartiger) Bauchschmerz; **Ther.:** je nach Urs. kausal (i. d. R. dringliche Operation bei Peritonitis od. Mesenterialgefäßverschluss) unter symptomat. intensivmed. Ther. (v. a. Volumenersatz); zusätzl. symptomat. Ther.: Ableitung von Darminhalt (Magensonde, Darmrohr, koloskop. Dekompression, Sphinkterdehnung), Nahrungskarenz; bei paralyt. I.: Stimulation der intestinalen Peristaltik durch Klistier, Darm- bzw. Schwenkeinlauf sowie pharmak. durch Laxanzien*, Prokinetika* (v. a. Metoclopramid*), Ceruletid*, Parasympathomimetika*, Sympatholytika* u. Anlage eines Periduralkatheters; evtl. Erythromycin* als Prokinetikum.

**Ilex aquifolium** L.: Stechpalme; Fam. Aquifoliaceae; Mittel- u. Südeuropa; Stpfl. von **Folia Aquifoliae:** Folia Ilicis aquifolii; Stechpalmenblätter, Christdornblätter; **Inhaltsst.:** der Bitterstoff* Ilicin, Ilexsäure, Flavonoide*, Gerbstoffe*, Kieselsäure (s. Silicium) u. Zucker; **Anw.:** (volkstüml.) z. B. gegen Fieber, Krämpfe u. Koliken; die (giftigen) Früchte werden/wurden als Laxans* benutzt. **Hom.: 1.** Ilex aquifolium: im Juni gesammelte, frische Blätter; **2.** Ilex aquifolium e foliis siccatis (HAB): getrocknete Blätter.

**Ilex paraguariensis** St.-Hil.: Mate-Teestrauch; Fam. Aquifoliaceae; trop. u. subtropisches Südamerika, Paraguay, Brasilien, kultiviert in Parana; neben anderen Ilex-Arten Stpfl. von **Mate folium tostum:** Folia Mate tosta, Herba Ilicis paraguariensis; Mate, geröstete Mateblätter, Matetee, Paraguaytee, Jesuitentee, Missionstee, Paranatee; die (über offenem Feuer) gerösteten Blätter; **Off.:** DAC; **Inhaltsst.:** 0.5–1.5 % Coffein* (mind. 0.4 % nach DAC), ca. 0.4 % Theobromin* u. wenig Theophyllin*, ca. 12 % Chlorogensäure*, 4–16 % Gallotannine u. Catechingerbstoffe, ca. 0.3 % äther. Öl, Flavonoide*, Triterpene* u. Triterpensaponine (s. Saponine); **Anw.:** (volkstüml.) harntreibendes Mittel, hauptsächl. Genussmittel anstelle des chines. Tees (bes. in Argentinien); **Mate folium viride:** Folia Mate; grüne Mateblätter, Matetee; die vorgerösteten, getrockneten Blätter; **Off.:** DAC; **Inhaltsst.:** mind. 0.6 % Coffein nach DAC, s. oben. **Hom.:** Mate: getrocknete Blätter.

**Illicium anisatum** L.: Illicium religiosum Sieb. et Zucc.; Japanischer Sternanis; Fam. Schisandraceae (früher Illiciaceae); Japan, Korea; **Best.:** Die Früchte (Shikimifrüchte) sind sehr ähnl. den Sternanisfrüchten (s. Illicium verum, Anisi stellati fructus), enthalten aber neben Shikimisäure (Strukturformel: s. Aromatenbiosynthese, Abb. 1 dort) die giftigen Sesquiterpenlactone Anisatin u. Neoanisatin u. kein Anethol*; sie riechen daher nicht nach Anis (früher häufig bis zu 50 % in der übl. Sternaniswa re vorhanden; es ist deshalb Vorsicht geboten). **Toxikol.:** Anisatin u. Neoanisatin sind Chlorid-Ionen-Kanal-Blocker u. wirken als GABA-Antagonisten. Vergiftungssymptome sind u. a. gastrointestinale Reizungen, Erbrechen, Diarrhö, Atemstörungen, Arrhythmien, Krämpfe u. ggf. Atemstillstand.

**Illicium religiosum:** s. Illicium anisatum.

**Illicium verum** Hook. f.: Sternanisbaum; Fam. Schisandraceae (früher Illiciaceae); heim. im südl. u. südwestl. China, hauptsächl. Provinz Kwangtsi, Tongking, Hainan; in manchen Tropengebieten kultiviert; Stpfl. von **Anisi stellati fructus:** Fructus Anisi stellati; Sternanis(früchte), Badian; getrocknete Sammelfrüchte; **Off.:** Ph.Eur.6, ÖAB; Monographie: Kommission E; **Inhaltsst.:** 5–10 % (Ph.Eur.6: mind. 7.0 %, ÖAB: mind. 5.0 %) äther. Öl in Ölzellen des Perikarps, ca. 20 % fettes Öl im Samen (Endosperm*), Shikimisäure (s. Aromatenbiosynthese, Abb. 1 dort) u. Protocatechusäure*; **Anw.:** (med.) Karminativum* u. Aromatikum (ähnl. wie Fructus Anisi von Pimpinella* anisum); bei dyspept. Beschwerden u. Katarrhen der oberen Luftwege; **Hinweis:** Verwechslung mögl. mit den giftigen Shikimifrüchten von Illicium* anisatum; **Anisi stellati aetheroleum:** Oleum Anisi stellati; Sternanisöl; äther. Öl der Früchte; **Off.:** Ph.Eur.6; **Inhaltsst.:** bis 90 % Anethol* u. a. Phenylpropanderivate, darunter Foeniculin (nicht im äther. Öl von Pimpinella anisum) sowie ca. 5 % Monoterpene*; **Gehalt:** nach Ph.Eur. 0.2–2.5 % Linalool*, 0.5–6.0 % Estragol (Methylchavicol*), weniger als 0.3 % $\alpha$-Terpineol, 0.1–0.5 % *cis*-Anethol, 86–93 % *trans*-Anethol, 0.1–0.5 % Anisaldehyd, 0.1–3.0 % Foeniculin; **Anw.:** wie Oleum Anisi (s. Pimpinella anisum); **Anisi aetheroleum:** Oleum Anisi; Anisöl; s. Pimpinella anisum. **Hom.:** Anisum stellatum: getrocknete Früchte.

**Illinium:** s. Promethium.

**Illipe mallabrorum:** Bassia mallabrorum; Fam. Sapotaceae; Malabar, Sri Lanka; zus. mit **I. latifolia** (Roscb.) F. Mueller (Bassia latifolia (Roxb.), Vorderindien bis Himalaja), **Madhuca longifolia** (L.) Macbr. (Bassia longifolia L.) u. **Diploknema-Arten** Stpfl. von **Bassiaöl** u. a. haltbaren Speisefetten: das Fett aus den Samen; **Anw.:** Seifen- u. Kerzenfabrikation; raffiniert in der Margarine- u. Schokoladenindustrie.

**Illurinbalsam:** s. Balsamum Copaivae africanum.

**Ilmenit:** s. Titandioxid.

**Iloprost** (INN): $C_{22}H_{32}O_4$, Strukturformel: s. Abb.; $M_r$ 360.49; chem. stabiles, oral einsetzbares Prostaglandin*; **Wirk.:** Vasodilatator*, Thrombozytenaggregations*-Hemmer; **Ind.:** arterielle Verschlusskrankheiten, Raynaud-Syndrom; **UAW:** Flush, Kopfschmerz, Übelkeit, Schwindel.

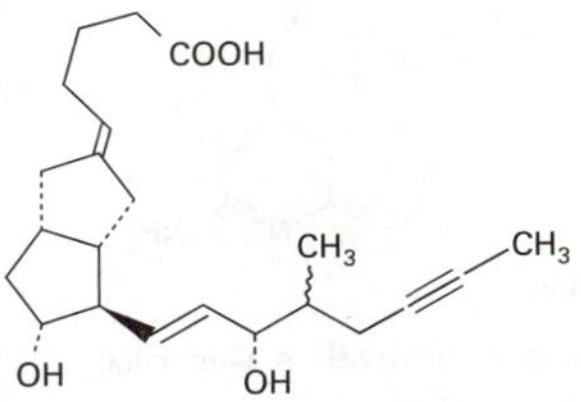


**Iloprost**

**i. m.:** Abk. für intramuskulär*.

**Imatinib** (INN): 4-(4-Methyl-1-piperazinyl)methyl-*N*-[4-methyl-3-[4-(3-pyridinyl)-2-pyrimidinyl]amino-phenyl]benzamid; CAS-Nr. 152459-95-5; $C_{29}H_{31}N_7O$, Strukturformel: s. Abb.; $M_r$ 493.6; logP 1.9; $pK_S$ 13.3 (berechnet); schwer lösl. in Wasser; **Wirk.:** Tyrosinkinase*-Inhibitor; **Ind.:** Philadelphia-Chromosom-positive chron. myeloische u. akute lymphat. Leukämie, gastrointestinale Stromatumoren; **UAW:** häufig Übelkeit, Erbrechen, Knochenmarkdepression, Ödeme, Diarrhö; **Dos.:** je nach Krankheitsstadium 400–800 mg/d p. o.; HWZ 18 h.

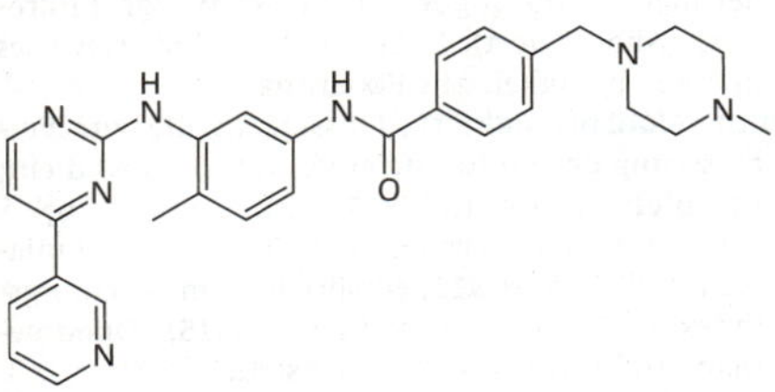


**Imatinib**

**Imazalil:** 1-(2-(2,4-Dichlorphenyl)-2-(2-propenyloxy)-ethyl)-imidazol; $C_{14}H_{14}Cl_2N_2O$; CAS-Nr. 35554-44-0; $M_r$ 297.18; Löslichkeit in Wasser: 1.4 g/L, lösl. in den meisten org. Lösungsmitteln; **Anw.:** system. Fungizid*, Nacherntebehandlungsmittel für Zitrusfrüchte; s. Schädlingsbekämpfungsmittel.

**Imbibition:** Durchtränkung.

**Imidamin:** s. Antazolin.

**Imidapril** (INN): (4*S*)-3-{*N*-(*S*)-1-ethoxycarbonyl-3-phenylpropyl-L-alanyl}-1-methyl-2-oxo-4-imida-

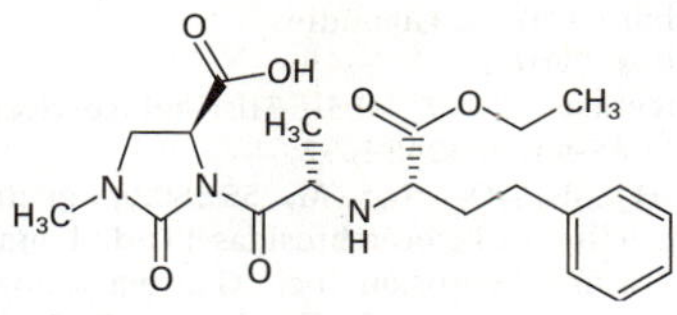


**Imidapril**

zolidincarbonsäure; CAS-Nr. 89371-37-9; $C_{20}H_{27}N_3O_6$, Strukturformel: s. Abb.; $M_r$ 405.4; Schmp. 139 °C; logP 1.1; $pK_S$ 3.5; weißes kristallines Pulver, lösl. in Wasser; **Wirk.:** ACE*-Hemmer; **Ind.:** essentielle Hypertonie*; **Kontraind.:** Schwangerschaft, Stillzeit; **WW:** mit kaliumsparenden Diuretika (z. B. Spironolacton, Triamteren) Anstieg des Kaliumspiegels u. Verringerung der Lithiumausscheidung; durch NSAR kann die Wirk. abgeschwächt werden u. das Risiko für eine Verschlechterung der Nierenfunktion steigt; Erhöhung der blutglucosesenkenden Wirk. von Sulfonamiden; **UAW:** angebl. weniger husteninduzierend als Enalapril*; ferner Schwindel, Müdigkeit; **Dos.:** 5–20 mg/d p. o.; HWZ initial 7–9 h, terminal >24 h. Gebräuchl. ist das Hydrochlorid.

**Imidazol:** Glyoxalin; 1,3-Diazol; $C_3H_4N_2$; Strukturformel: s. Verbindungen, heterocyclische (Abb. dort); $M_r$ 68.1; Schmp. 90 °C; Sdp. 257 °C; farblose Prismen, leicht lösl. in Wasser; **Vork.:** Kernstruktur vieler natürl. u. künstl. Stoffe, z. B. von Pilocarpin*, Histamin*, Histidin*; auch im Ringsystem der Purine* enthalten. **Imidazolderivate:** Chemotherapeutika*, die von Imidazol abgeleitet sind u. gegen Protozoen (z. B. Metronidazol*), Helminthen (z. B. Mebendazol*, Albendazol*), Pilze (z. B. Miconazol*, Ketoconazol*) od. anaerobe Bakt. (z. B. Metronidazol) wirksam sind; Wirkungsmechanismus: Hemmung der Ergosterolbiosynthese.

**4-Imidazolacrylsäure:** s. Urocansäure.

**Imidazolalkaloide:** seltene Alkaloide* mit Imidazol* als Grundgerüst; der wichtigste Vertreter ist **Pilocarpin***; einen Imidazolring enthalten auch Purin* u. die davon abgeleiteten Methylxanthine*; **Biosynthese:** wahrscheinl. über Histamin*.

**Imidazolcarboxamid:** s. Dacarbacin.

**Imidazolderivate:** s. Imidazol.

**Imidazolidin-2,4-dion:** s. Hydantoin.

**Imidazolin-Rezeptor-Agonisten:** Wirkstoffe mit Affinität zu im ZNS liegenden Imidazolin-Rezeptoren; **Wirk.:** blutdrucksenkend; einige Alpha-2-Agonisten (s. Sympathomimetika, Alpha-Sympathomimetika) wie Clonidin* u. Moxonidin* besitzen hohe Affinität zu Imidazolin-Rezeptoren; nach neueren Erkenntnissen soll die blutdrucksenkende Wirk. dieser Substanzen v. a. auf der Aktivierung von Imidazolin-Rezeptoren beruhen.

**Imide:** Säureimide; Stickstoffanaloga der Carbonsäureanhydride*; Verb. mit der Gruppe —CO—NH—CO—, die sich formal durch die Substitution der OH-Funktionen zweier COOH-Gruppen durch —NH— ergeben; aus Dicarbonsäuren können entspr. cycl. Imide gebildet werden, z. B. Succinimid, Phthalimid.

**Imido-:** Präfix für chem. Verb., die eine =NH-Gruppe enthalten.

**Imido-Dipeptidase:** s. Prolidase.

**Imidoharnstoff:** s. Guanidin.

**Imidol:** s. Pyrrol.

**Imiglucerase** (INN): 495-L-Histinglucosylceramidase; CAS-Nr. 154248-97-2; $C_{2532}H_{3843}N_{671}O_{711}S_{16}$; $M_r$ 55 580.0; gentechn. hergestellte $\beta$-Glucocerebrosidase; **Ind.:** langfristige Enzymsubstitution bei Gaucher-Krankheit; **UAW:** evtl. Überempfindlichkeit, z. B. Pruritus, Flush; **Dos.:** initial 60 U/kg KG i. v. alle 2 Wochen. Vgl. Miglustat.

**Imine:** Stickstoffanaloga der Aldehyde* (Aldimine) u. Ketone* (Ketimine; s. Abb.); allg. Formel: $R_2C{=}NH$; bilden sich bei der Umsetzung eines Aldehyds od. Ketons mit Ammoniak* ($NH_3$). Bei der Umsetzung mit primären Aminen* ($NH_2R'$) entstehen Schiff*-Basen (allg. Formel: $R_2C{=}NR'$).

Aldimin Ketimin

**Imine:** Beispiele

**Iminium:** Bez. für ein Kation mit Imin-Struktur (s. Imine).

**Imino-Dipeptidase:** s. Prolinase.

**Iminosäuren:** entstehen durch Dehydrierung aus Aminosäuren u. sind am Aufbau der Proteine beteiligt; allg. Formel R—C(=NH)—COOH.

**Imipenem** (INN): Imipenemum Ph.Eur.6; *N*-Formamidoylthienamycin; CAS-Nr. 64221-86-9; CAS-Nr. 74431-23-5 (Monohydrat); $C_{12}H_{17}N_3O_4S$; $M_r$ 299.34; **Wirk.:** Betalactam*-Antibiotikum aus der Gruppe der Carbapeneme*; Breitband-Antibiotikum mit hoher Wirksamkeit gegen gramnegative u. starker Aktivität gegen grampositive Keime; **Ind.:** komplizierte Harnwegsinfektionen; **Dos.:** 3×1 g/d i. v. in Kombination mit Cilastatin*, da I. in den Tubuluszellen der Nieren durch die Dehydropeptidase I inaktiviert wird; HWZ 1 h.

**Imipramin** (INN): 5-(3-Dimethylaminopropyl)-10,11-dihydro-5*H*-dibenz[*b,f*]azepin; CAS-Nr. 50-49-7; $C_{19}H_{24}N_2$, Strukturformel: s. Abb.; $M_r$ 280.40; Schmp. 172–174 °C (polymorph); Sdp. 160 °C (13.3 Pa, freie Base); $pK_s$ der konjugierten Säure 9.5 (24 °C); **Wirk.:** Thymoleptikum*; tricycl. Antidepressivum*; **Ind.:** Psychosen u. andere depressive Zustände, Alkoholkrankheit, Parkinson-Syndrom, chron. Schmerzzustände; **Dos.:** p. o. 2–3×25 mg/d; parenteral i. m. 25 mg; HWZ 7–26 h bzw. 15 h (Metaboliten). **Imipraminhydrochlorid:** Imipramini hydrochloridum Ph.Eur., Imipraminum hydrochloricum; CAS-Nr. 113-52-0; $C_{19}H_{25}ClN_2$; $M_r$ 316.9; Schmp. 174–175 °C (polymorph); weißes, krist. Pulver, leicht lösl. in Wasser, lösl. in Ethanol, wenig lösl. in Aceton.

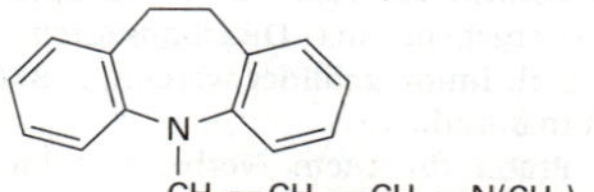

**Imipramin**

**Imiquimod** (INN): 4-Amino-1-isobutyl-1*H*-imidazo[4,5-*c*]quinolin; CAS-Nr. 99011-02-6; $C_{14}H_{16}N_4$, Strukturformel: s. Abb.; $M_r$ 240.3; Schmp. 292 °C; logP 2.6; $pK_S$ 9.0 (berechnet); schwer lösl. in Wasser; **Wirk.:** Immunmodulator*; **Ind.:** lokale Behandlung äußerl. Feigwarzen (s. Kondylome) im Genital- u. Perianalbereich u. kleiner superfizieller Basalzellkarzinome; **Kontraind.:** Immunsuppression; **UAW:** örtl. Hautreizungen; **Dos.:** Feigwarzen: als 5 %ige Creme max. 16 Wochen lang 3-mal wöchentl. in einer dünnen Schicht auf die betr. Hautstelle auftragen u. nach 6–10 h abwaschen; Basalzellkarzinom: als 5 %ige Creme 6 Wochen lang 5-mal wöchentl. dünn auftragen u. nach 8 h abwaschen.

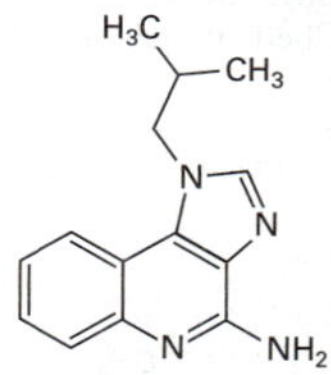

**Imiquimod**

**Imitationsarzneimittel:** s. Generika.

**immaturus:** unreif.

**Immergrün, Amerikanisches:** s. Gaultheria procumbens.

**Immergrün, Kleines:** s. Vinca minor.

**Immergrünkraut:** s. Vinca minor (Vincae minoris herba).

**Immergrün, Tropisches:** s. Catharanthus roseus.

**Immersion:** **1.** Ölimmersion; Verfahren in der Mikroskopie, bei dem der Raum zw. Deckglas u. Objektivfrontlinse mit einer Immersionsflüssigkeit* ausgefüllt wird; führt zu einer Verringerung der Ablenkung der aus dem Deckglas austretenden Lichtstrahlen u. ermöglicht besseres Auflösungsvermögen u. stärkere Vergrößerung; die Verw. von Flüss., die den gleichen Brechungsindex wie das Glas der Linse haben (z. B. Zedernholzöl), bezeichnet man als **homogene Immersion**. Vgl. Mikroskop (Abb. 2 dort). **2.** Eintauchen eines Gewebes in eine Flüssigkeit zur Fixierung.

**Immersionsflüssigkeit:** Flüssigkeit, die zur Verbesserung der Auflösung eines Mikroskops* dient; **Beispiel:** Wasser ($n_D^{20\,°C}$ 1.333), Glycerol ($n_D^{20\,°C}$ 1.470–1.475), Zedernholzöl (s. Juniperus virginiana; $n_D^{20\,°C}$ 1.498–1.512, entspricht dem Brechungsindex von Glas), Anisol ($n_D^{20\,°C}$ 1.515), Diiodmethan ($n_D^{20\,°C}$ 1.749). Vgl. Immersion.

**Immersionsrefraktometrie:** s. Refraktometrie.

**Immission:** durch Emission* entstandene Umweltveränderungen mit potentiell schädl. Wirkung auf Menschen, Tiere u. Pflanzen; maximale Immissionskonzentration; s. MIK.

**Immissionskonzentration, maximale:** s. MIK.

**Immortellen:** **1.** Gelbe I.: s. Helichrysum arenarium (Helichrysi flos); **2.** Weiße od. Rosa I.: s. Antennaria dioica.

**immun** (lat. immunis frei, unberührt): unempfänglich, gefeit; s. Immunität.

**Immunabwehr:** Fähigkeit des Organismus zur spezif. Abwehr von Krankheitserregern durch das Im-

**Immunglobuline**
Einteilung der Immunglobulinklassen des Menschen

| Bezeichnung | Funktion | $M_r$ | S[1] | Vorkommen |
|---|---|---|---|---|
| IgG | Spätantikörper | 150 000 | 7 | Serum, Milch |
| IgM | Frühantikörper | 900 000 | 19 | Serum |
| IgA[2] | Schleimhautbarriere | 160 000 | 7 | Serum, Sekrete |
| | | 385 000 | 11 | |
| IgD | unbekannt | 175 000 | 7 | Serum |
| IgE | Allergie-Antikörper, Reagine | 190 000 | 8 | Serum, Sekrete |

[1] Sedimentationskonstante (s. Svedberg-Einheit);
[2] kommt in monomerer und dimerer Form vor

munsystem* mit Hilfe spezif. Antikörper (humorale I.) u. antigenspezif. zytotox. T-Lymphozyten (zellvermittelte I.); kann aktiv (z. B. Erkrankung, Schutzimpfung) od. passiv (Serumgabe) erworben sein; vgl. Immunität.

**Immunadjuvans:** s. Adjuvans.

**Immunantwort:** immun. Reaktion eines Organismus auf die Zufuhr eines Antigens*; **Formen: 1.** Antikörperbildung (humorale Immunität*); **2.** Bildung von Lymphozyten, die imstande sind, mit dem Antigen spezif. zu reagieren (zellvermittelte Immunität); **3.** Immuntoleranz*. Als **primäre I.** (meist von IgM, dann IgG; s. Immunglobuline) wird der Erstkontakt, als **sekundäre I.** (gesteigerte IgG-Antikörper) die auf erneuten Antigenkontakt erfolgende, i. d. R. durch eine rascher einsetzende, länger anhaltende Antikörperbildung gekennzeichnete Reaktion des Immunsystems* bezeichnet.

**Immundefekt:** (engl.) *immune deficiency*; Immunmangelkrankheit; Störung des Immunsystems*, die zu einer inadäquaten Immunantwort* bei Einwirkung immunogener Reize (s. Immunogen) auf den Organismus führt; **Formen: 1.** primärer (angeborener) I. infolge von Störungen der Entwicklung od. Differenzierung immunkompetenter Zellen, v. a. der Stammzellen im Knochenmark, B- u. T-Lymphozyten; **2.** sekundärer (erworbener) I.: Auftreten bei versch. Erkrankungen (u. a. bei Virusinfektionen, Leukämie, HIV*-Erkrankung, Lymphogranulomatose, Verbrennungen) od. als z. T. erwünschte Folge bestimmter therap. Maßnahmen (Behandlung mit Immunsuppressiva*, Zytostatika*, Strahlentherapie*).

**Immundefizienzvirus, humanes:** s. HIV.

**Immundiffusion:** immun. Verfahren zur qualitativen u. quantitativen Analyse flüssiger antigen- od. antikörperhaltiger Proben, die auf der Ausbreitung von Antigenen* od. Antikörpern* in (Agar-)Gelen u. der sichtbaren Präzipitationsreaktion (s. Präzipitation) von Immunkomplexen in der Äquivalenzzone beruht; **Formen: 1. einfache** I.: Eine Komponente befindet sich in Lösung, die andere im Gelmilieu. **2. doppelte** I.: Die antigen- u. antikörperhaltigen Lösungen sind durch ein Gel getrennt, in das beide Partner hineindiffundieren. Vgl. Immunelektrophorese.

**Immunelektrophorese:** Elektrophorese* u. Immundiffusion* kombinierendes Verfahren zur Identifizierung einzelner Komponenten in komplexen Gemischen, v. a. zur Analyse von Plasmaproteinen; **Durchführung:** Die zu untersuchende Flüss. wird zunächst elektrophoret. in einem Agargel, das auf eine Glasplatte aufgebracht wurde, aufgetrennt. Anschließend lässt man ein geeignetes Antiserum (von Pferd od. Kaninchen) aus einem ausgestanzten Kanal im Agarfilm in Richtung der Proteinfraktionen diffundieren. **Auswertung:** streng lokalisierte Präzipitatlinien (s. Präzipitation) als Ausdruck der Antigen*-Antikörper-Reaktion; typ. Abwandlungen einiger Präzipitatlinien bei bestimmten Erkrankungen.

**Immunfluoreszenztest:** Fluoreszenz-Antikörper-Technik; immun. Methode zum mikroskop. Nachw. von Antigenen od. Antikörpern zur Differenzierung von Zellen u. versch. Gruppen von Immunglobulinen*; **Prinzip:** Nachw. antigener Substanzen in vitro durch Antigen*-Antikörper-Reaktion unter Verw. fluoreszenzmarkierter Antikörper; die fluoreszierenden Immunkomplexe können in der Fluoreszenzmikroskopie* sichtbar gemacht od. durch Fluoreszenzphotometrie quantitativ ausgewertet werden.

**Immunglobuline:** Abk. Ig; Glykoproteine mit gemeinsamer Grundstruktur, die nach Kontakt des Organismus mit einem Antigen* von B-Lymphozyten od. Plasmazellen (s. Immunsystem) gebildet werden u. als Antikörper* in Blut, Gewebeflüssigkeit u. Körpersekreten die Effektormoleküle für die humorale Immunität* darstellen; **Grundstruktur:** bestehen aus 2 großen (H-Ketten, engl. heavy) u. 2 kleinen Polypeptid-Ketten (L-Ketten, engl. light); s. Abbildung. **Immunglobulinfragmente:** entstehen nach Aufspaltung durch proteolyt. Enzyme: **1.** durch Papain* entstehen 2 ident. monovalente **Fab-Fragmente** (antigenbindende Fragmente, die jedoch keine Agglutination od. Präzipitation bewirken) u. ein **Fc-Fragment** (frz. fragment crystalline, für bestimmte biol. Funktionen, z. B. Bindung an zelluläre Rezeptoren u. von Komplementproteinen verantwortlich); **2.** durch Pepsin* entsteht ein bivalentes sog. F(ab')2-Fragment (bewirkt nach Antigenbindung eine Agglutination* od. Präzipitation*) u. neben kleineren

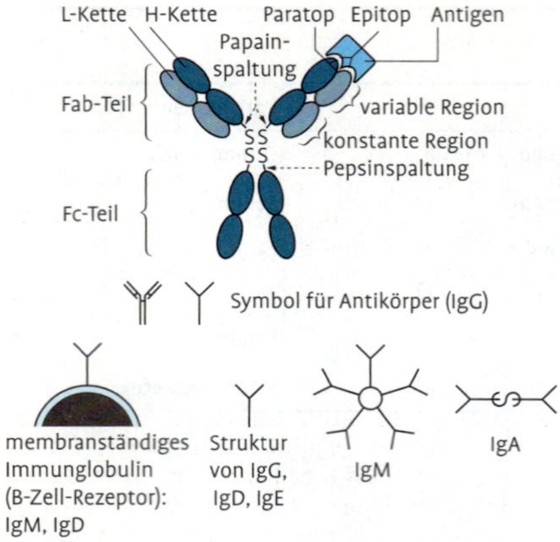


**Immunglobuline:** Grundstruktur [15]

Bruchstücken ein Fc'-Fragment. **Einteilung:** in 5 Klassen nach physikochem., antigenen u. physiol. Eigenschaften der H-Ketten (mit α, δ, ε, γ u. μ bezeichnet): IgA, IgD, IgE, IgG u. IgM; s. Tab.; eine Unterteilung in Subklassen entspr. der Aminosäurensequenz im konstanten Teil ist mögl.; die leichten Ketten werden aufgrund ihrer Primärstruktur u. antigenen Eigenschaften in 2 Typen (κ u. λ) unterteilt u. sind nicht klassenspezifisch. Ig sind aufgrund ihrer Proteinstruktur selbst Antigene.

**Immunglobulinpräparate:** Immunoglobulinum Ph.Eur.6; veraltet Gammaglobulinpräparate; Arzneimittel, die Immunglobuline* als Antikörper* enthalten; **Gew.:** nach dem Cohn-Verfahren (s. Plasmafraktionierung) aus dem Serum od. Plasma von Menschen od. bestimmten Haustieren (bevorzugt des Pferdes), die mit Antigenen Kontakt hatten; **Unterscheidung:** Ph.Eur.6 unterscheidet zw. Immunglobulin* vom Menschen (homologe Antikörper* enthaltend) u. den durch die Immunisierung von Tieren stammenden Immunsera für Menschen (heute weniger bedeutend, enthalten heterologe Antikörper) u. für Tiere (s. Immunserum). Es gibt unspezif. (Immunoglobulinum humanum normale) u. spezif. I., die in bes. Fällen angewendet werden (s. Tab.). I. sind ohne weitere Aufarbeitung nur i. m. applizierbar. Bei i. v. Anw. ist mit schweren anaphylakt. Reaktionen zu rechnen, welche von oligomeren IgG-Aggregaten verursacht werden; vgl. Immunglobulin vom Menschen zur intravenösen Anwendung.

**Immunglobulin vom Menschen:** Immunoglobulinum humanum normale Ph.Eur.6; sterilfiltrierte, flüssige od. gefriergetrocknete Zuber. zur i. m. Injektion; Immunglobulinpräparat*; enthält vorwiegend Immunglobulin* G, andere Proteine können vorhanden sein; **Prüfung:** Die Proteinzusammensetzung wird mittels Zonenelektrophorese geprüft. **Herst.:** aus Plasma gesunder Spender; muss der Arzneibuchmonographie Plasma* vom Menschen zur Fraktionierung entsprechen; **Anw.:** prophylakt. zum Schutz vor versch. Viruserkrankungen, z. B. Hepatitis A (s. Hepatitis, akute; vgl. Hepatitis-A-Immunglobulin vom Menschen; Hepatitis-A-Impfstoff).

**Immunglobulin vom Menschen zur intravenösen Anwendung:** Immunoglobulinum humanum normale ad usum intravenosum Ph.Eur.6; Zuber. zur i. v. Injektion; Immunglobulinpräparat*; bewirkt sofortigen Anstieg des IgG-Spiegels; die i. v. Verträglichkeit wird durch spezielle Verfahren (chem., enzymat. Zusätze) erreicht, die das Fc-Fragment des Moleküls (s. Immunglobuline) ver-

**Immunglobulinpräparate**
Lateinische und deutsche Bezeichnungen nach Ph.Eur.6

| | |
|---|---|
| Immunoglobulinum humanum | aufgeführt unter |
| anti-D | Anti*-D-Immunglobulin vom Menschen |
| anti-D ad usum intravenosum | Anti*-D-Immunglobulin vom Menschen |
| hepatitidis A | Hepatitis*-A-Immunglobulin vom Menschen |
| hepatitidis B | Hepatitis*-B-Immunglobulin vom Menschen |
| hepatitidis B ad usum intravenosum | Hepatitis*-B-Immunglobulin vom Menschen |
| morbillicum | Masern*-Immunglobulin vom Menschen |
| normale | Immunglobulin* vom Menschen |
| normale ad usum intravenosum | Immunglobulin* vom Menschen zur intravenösen Anwendung |
| rabicum | Tollwut*-Immunglobulin vom Menschen |
| rubellae | Röteln*-Immunglobulin vom Menschen |
| tetanicum | Tetanus*-Serum |
| varicellae | Varizellen*-Immunglobulin vom Menschen |
| varicellae ad usum intravenosum | Varizellen*-Immunglobulin vom Menschen |

ändern; weitere Angaben: s. Immunglobulin vom Menschen.

**Immunhyperthyreose:** s. Thyroiditis.

**Immunisierung:** Herbeiführung einer Immunität* des Organismus; **Formen: 1. aktive** I.: erfolgt durch das Überstehen einer Krankheit od. durch künstl. Zufuhr von Immunogenen*, das heißt durch Applikation von lebenden, abgeschwächten, vermehrungsfähigen od. toten Erregern, Toxoiden* bzw. Antigenen der Erreger; Applikation: lokal durch Einreiben auf Haut u. Schleimhäuten, p. o. od. parenteral; s. Schutzimpfung; **2. passive** I.: erfolgt durch Applikation von spezif. Antikörpern* (s. Immunglobulinpräparate; Immunsera für Menschen; Immunsera für Tiere). Die Immunseren können aus aktiv immunisierten Tieren (Pferd, Rind, Hammel) gewonnen werden od. humane Seren (Hyperimmunglobulin*) sein; s. Serumprophylaxe; Serumtherapie; **3. simultane** Durchführung einer aktiven u. passiven I.: z. B. bei Verletzungen bei nicht gegen Tetanus geimpften Personen; das Immunserum verhindert den Ausbruch der Krankheit (passive Immunisierung), der Impfstoff (Toxoidgabe) führt zum Aufbau einer aktiven Immunität.

**Immunität:** Unempfänglichkeit des Organismus für eine Infektion mit pathogenen Mikroorganismen* (antiinfektiöse I.) bzw. Schutz vor der Wirk. mikrobieller Stoffwechselprodukte, pflanzlicher od. tier. Gifte (antitox. Immunität) aufgrund unspezif. Abwehrmechanismen bzw. einer adäquaten Immunantwort* des Immunsystems*; **I. unspezifische** I.: konstitutionelle I., genet. I.; kommt durch versch. physikalische (v. a. Haut-Schleimhaut-Barriere) u. biol. Schutzmechanismen (z. B. antimikrobiell wirksame Enzyme u. a. Substanzen in Zellen, Geweben u. auf Schleimhäuten, Phagozytose, Mikrobizidie, Komplement) zustande u. äußert sich u. a. als natürl. Resistenz* einer Species. **II. spezifische** I.: erworbene I.; wird durch selektiv zu einer immun. Reaktion mit dem entspr. Antigen befähigte spezif. Antikörper* in Körperflüssigkeiten (humorale I.) sowie durch spezif. sensibilisierte T-Lymphozyten, Makrophagen u. a. immunkompetente Zellen (zellvermittelte I.) gewährleistet; **1. aktiv erworbene** spezif. I.: **a)** auf natürl. Weise durch Überstehen einer Infektionskrankheit (postinfektiöse I.); **b)** durch künstl. aktive Immunisierung* (s. Schutzimpfung); **2. passiv erworbene** spezif. I.: **a)** auf natürl. Weise, z. B. durch diaplazentar übertragene Antikörper (Mutter-Kind); **b)** auf künstl. Weise, z. B. durch Antikörpergabe (Applikation von Immunglobulinpräparaten*). Als **angeborene** I. werden alle unspezif. u. spezif. Abwehrmechanismen verstanden, die zur Zeit der Geburt bestehen. Der Begriff der **natürlichen** I. bezieht sich auf das Vorhandensein natürl. Antikörper im Organismus ohne Kontakt zu dem entspr. Antigen (Bildung wahrscheinl. auf kreuzreagierende Antigene in Darmflora u. Nahrung zurückzuführen).

**Immunitätseinheit:** s. Antitoxineinheit.

**Immunmangelkrankheit:** s. Immundefekt.

**Immunmodulation:** Veränderung der Immunantwort* durch versch. Substanzen (Immunmodulatoren*) i. S. einer positiven Unterstützung (Immunstimulation*) od. negativen Beeinflussung (Immunsuppression*); vgl. Immunstimulanzien.

**Immunmodulatoren:** Wirkstoffe mit stimulierender od. hemmender Wirk. auf das Immunsystem*; **1.** körpereigene I.: z. B. Interleukine*, Interferone*, TNF*-$\alpha$ u. CSF*; **2.** körperfremde I.: z. B. Levamisol*, Lenalidomid*, pflanzl. I. (z. B. Echinacea* purpurea), I. aus Organextrakten od. Mikroorganismen (z. B. E. coli, Enterococcus faecalis u. a.). Vgl. Immunstimulanzien; Immunsuppressiva.

**Immunoaffinitätschromatographie:** s. Affinitätschromatographie.

**Immunoassay:** Sammelbez. für die versch. Analysemethoden, die sich zur Bestimmung biol. aktiver Substanzen (z. B. Hormone, Arzneistoffe, Opiate, Proteine) der spezif. Antigen*-Antikörper-Reaktion (Abk. AAR) bedienen; an die Stelle von Vollantigenen können auch Haptene (s. Antigen) treten. Zur quantitativen Bestimmung mittels AAR muss eine gut nachweisbare Markierungssubstanz mit einem Reaktionspartner so gekoppelt werden, dass seine immunolog. Eigenschaften erhalten bleiben (vgl. ELISA; Enzym-Immunoassay; Radio-Immunoassay).

**Immunoblot:** s. Western-Blotting-Methode.

**Immunogen** (gr. genesis Entstehung): Substanz (Antigen*), die zu zellvermittelter od. humoraler Immunität* führt.

**Immunoglobulinum:** s. Immunglobulinpräparate.

**Immunologie** (gr. logos Wort, Lehre): Lehre von den Erkennungs- u. Abwehrmechanismen des Organismus für körperfremde, unter bestimmten Bedingungen auch für körpereigene Substanzen.

**Immunosera ad usum humanum:** s. Immunsera für Menschen.

**Immunosera ad usum veterinarium:** s. Immunsera für Tiere.

**Immunoserum:** s. Immunserum.

**Immunoserum antibotulinicum:** s. Botulismus-Antitoxin.

**Immunoserum botulinicum:** s. Botulismus-Antitoxin.

**Immunozyten:** s. Immunzellen.

**Immunprophylaxe:** prophylakt. Maßnahmen zur Verhinderung eines Krankheitsausbruchs durch aktive u. passive Immunisierung*; vgl. Chemoprophylaxe; Expositionsprophylaxe.

**Immunsera für Menschen:** Immunosera ad usum humanum Ph.Eur.6; Zuber. gereinigter Immunglobuline* aus dem Serum immunisierter Tiere (d. h. Immunglobuline vom Tier; vgl. Immunglobuline vom Menschen); können tier. Gifte od. von Bakt. gebildete Toxine spezif. neutralisieren; geeignete Konservierungsmittel dürfen zugesetzt werden; **Anw.:** zur passiven Immunisierung*; Schutz zeitl. begrenzt, kürzer als nach Gabe von humanen Immunglobulinen; **UAW:** Da diese Zuber. species-heterologe Antikörper (artfremdes Eiweiß für den Menschen) enthalten, kann es bei wiederholter Gabe z. B. zu Serumkrankheit* u. anaphylakt. Schock* kommen. Aus diesem Grund werden die nativen Immunsera z. B. durch Enzymbehandlung von unspezif. Proteinen weitgehend befreit u. als Fermoserum bezeichnet. Vgl. Immunserum (Tab. dort).

I

**Immunsera für Tiere:** Immunosera ad usum veterinarium Ph.Eur.6; Zuber., die Immunglobuline* enthalten, welche die entspr. Antigene* od. Toxine* spezif. neutralisieren können; Zusatz geeigneter Konservierungsmittel ist erlaubt; **Anw.:** passive Immunisierung* des Empfängertiers. Vgl. Immunserum (Tab. dort).

**Immunserum:** Immunoserum Ph.Eur.6; Heilserum; durch natürl. oder künstl. Immunisierung* gewonnenes Antiserum* mit hohem Gehalt (Titer) an spezif. Antikörpern*; der Gehalt wird in Immunisierungs- (Abk. IE) od. Antitoxineinheiten* (Abk. A.E.) angegeben; **Einteilung: 1.** nach Art der Gewinnung: **a)** heterologes I.: Tierserum (z. B. Pferd, Hammel, Rind); **b)** homologes I.: Humanserum (Rekonvaleszentenserum*); **2.** nach Art der Antikörper: **a)** antibakterielle I.; z. B. Tierseren: z. B. Schweinerotlauf-Immunserum ad usum humanum; **b)** antivirale I.; z. B. Humanseren: z. B. Tollwut*-Immunglobulin vom Menschen; **c)** antitox. I.; z. B. Tierseren: z. B. Botulismus*-Antitoxin, Diphtherie*-Antitoxin, Tetanus*-Serum; s. Serum, antitoxisches; **3.** nach Art der Anw.: **a)** Immunsera* für Menschen; **b)** Immunsera* für Tiere; **Off.:** nach Ph.Eur.6 (s. Tab.); **Anw.:** Testseren in der Diagnostik (z. B. Blutgruppenbestimmung, Bakteriendiagnostik); Immunglobulinpräparat* zur Serumprophylaxe* od. zur Serumtherapie*; Hyperimmunglobulin*.

**Immunstimulanzien:** veraltet Paramunitäts-Induktoren; chem. od. biol. Stoffe, die die Aktivität des Immunsystems* (v. a. die Paraimmunität*) erhöhen od. die Immunantwort* auf Antigene* verstärken, wobei sie selbst keine od. nur geringe antigene Wirk. besitzen (vgl. Adjuvans); **Einteilung: 1.** körpereigene I.: versch. Zytokine* wie Interferon*-$\gamma$ u. die Interleukine* 1, 2 u. 6; **2.** körperfremde I.: Bakterienlysate u. hochmolekulare Best. der versch. Mikroorganismen; ferner anorg. Stoffe wie Aluminiumsalze, niedermolekulare synthet. Stoffe wie Levamisol* u. Lektine*, Extrakte aus tier. Organen u. Pflanzen (z. B. Echinacea* purpurea, Mistelpräparate), Impfstoffe mit paraspezifischer Wirk. (s. Paraimmunität). Der therap. Nutzen ist umstritten. Vgl. Immunmodulatoren; Reizkörpertherapie.

**Immunstimulation:** Form der Immuntherapie* zur Aktivierung des Immunsystems*; **Anw.:** zur Förderung der spezif. (z. B. mittels Antigenexposition als aktive Immunisierung*) od. unspezif. Immunabwehr* u. bei Immundefekten*. Vgl. Immunstimulanzien.

**Immunsuppression** (lat. suppressio Unterdrückung): Unterdrückung od. Abschwächung der Immunantwort* eines Organismus; **Vork.: 1.** als Teil der immun. zellulären Regulation des adaptiven Immunsystems; **2.** als Teil der humoralen Immunantwort durch Störungen im Komplementsystem, der Immunglobulinprotektion u. a.; **3.** als Störung des angeborenen Immunsystems (Monozyten/Makrophagen, Enzymdefekte); **4.** (therap.) durch Strahlentherapie* od. pharmak. Wirkstoffe (Immunsuppressiva*) mit dem Ziel, unerwünschte Immunreaktionen auszuschalten; z. B. bei Autoimmunkrankheiten od. nach Transplantation. Vgl. Immundefekt.

**Immunsuppressiva: 1.** i. e. S. Arzneimittel, die immun. Reaktionen unterdrücken bzw. abschwächen; **Einteilung: 1.** nach Herkunft: **a)** chem. Agenzien: Glucocorticoide*, Ciclosporin*, Everolimus*, Pimecrolimus*, Sirolimus*, Tacrolimus*, Temsirolimus*, Zytostatika* (v. a. Cyclophosphamid*, Methotrexat*, Azathioprin*, Mycophenolatmofetil*), Leflunomid* u. a.; **b)** biol. Agenzien: polyklonale u. monoklonale Antilymphozyten-Antikörper (s. Antilymphozytenserum), Antikörper gegen Immunglobulin(regionen), Interleukine od. Interleukin-Rezeptoren, TNF od. TNF-Rezeptoren u. a. (vgl. Antikörper, monoklonale); **2.** nach Selektivität: **a)** selektive I.: z. B. therap. monoklonale

**Immunserum**
Lateinische und deutsche Bezeichnungen der Immunsera nach Ph.Eur.6

| Immunoserum | aufgeführt unter |
|---|---|
| **für Menschen** | |
| botulinicum | Botulismus*-Antitoxin |
| contra venena viperarum europaearum | Schlangengift*-Immunserum (Europa) |
| diphthericum | Diphtherie*-Antitoxin |
| gangraenicum (Clostridium novyi) | Gasbrand*, Gasbrand-Antitoxin (novyi) |
| gangraenicum (Clostridium perfringens) | Gasbrand*, Gasbrand-Antitoxin (perfringens) |
| gangraenicum (Clostridium septicum) | Gasbrand*, Gasbrand-Antitoxin (septicum) |
| gangraenicum mixtum | Gasbrand*, Gasbrand-Antitoxin (polyvalent) |
| tetanicum ad usum humanum | Tetanus-Antitoxin für Menschen (s. Tetanus-Serum) |
| **für Tiere** | |
| clostridii novyi alpha ad usum veterinarium | Clostridium*-novyi-Alpha-Antitoxin für Tiere |
| clostridii perfringentis beta ad usum veterinarium | Clostridium*-perfringens-Beta-Antitoxin für Tiere |
| clostridii perfringentis epsilon ad usum veterinarium | Clostridium*-perfringens-Epsilon-Antitoxin für Tiere |
| tetanicum ad usum veterinarium | Tetanus-Antitoxin für Tiere (s. Tetanus-Serum) |

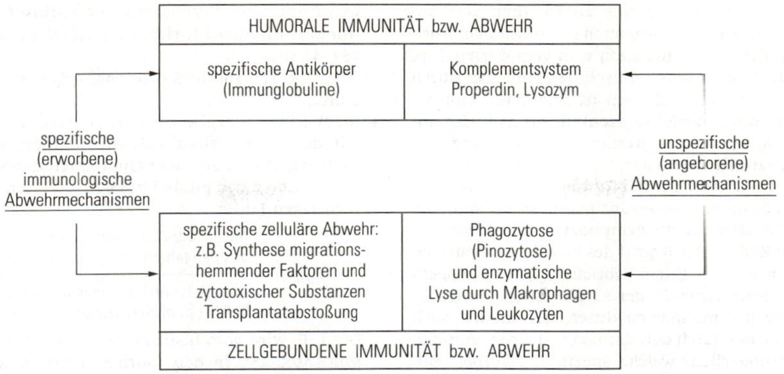


**Immunsystem** Abb. 1: Übersicht über Immunmechanismen u. Abwehrreaktionen des Menschen [1]

Antikörper*; **b)** unspezifische I.: z. B. Glucocorticoide*, Cyclophosphamid*, Azathioprin*; **Ind.**: v. a. Organtransplantation, Autoimmunkrankheiten. **2.** i. w. S. auch andere Agenzien (z. B. ionisierende Strahlen*) mit hemmender Wirkung auf das Immunsystem*; vgl. Immunsuppression.

**Immunsystem:** syn. Immunitätssystem; komplexes funktionelles System (der Vertebraten) zur Erhaltung der Integrität des Körpers durch Abwehr körperfremder Substanzen (Antigen*) u. kontinuierl. Elimination anomaler (z. B. maligne entarteter) Körperzellen (sog. immun. Überwachung); daran sind die Organe des lymphatischen Systems, im gesamten Organismus verteilte Zellen (v. a. Leukozyten, Zellen des Monozyten-Makrophagen-Systems) u. Moleküle (Immunglobuline, Lymphokine) beteiligt. Für die Abwehr (Erkennen, Antworten, Erinnern) körperfremder Strukturen stehen dem Menschen 4 Gruppen von Abwehrmechanismen zur Verfügung (s. Abb. 1); vgl. Immunität. **I. humorale Abwehrmechanismen: 1. unspezif.** humorale Abwehrmechanismen: z. B. Interferone*, Lysozym*, Komplement* u. Properdin; **2. spezif.** humorale Abwehrmechanismen: Antigen*-Antikörper-Reaktion; humorale Faktoren, zirkulierende Immunglobuline*, reagieren spezif. mit Antigenen; die B- u. T-Lymphozyten sind somit nicht nur Träger der spezif. humoralen, sondern auch der zellulären Immunität*; **II. zelluläre Abwehrmechanismen: 1. angeborene** zelluläre Abwehrmechanismen: Fähigkeit von Makrophagen u. Granulozyten (s. Leukozyten), sich Bakt. od. Partikel durch Phagozytose* einzuverleiben u. durch ihre lysosomalen Enzyme aufzulösen; Makrophagen u. Granulozyten sind hierfür mit bes. Erkennungsregionen auf ihrer Zellmembran ausgerüstet; Makrophagen phagozytieren oft die Antigene, bauen sie teilweise ab u. bieten sie dann in geeigneter Form an ihrer Oberfläche den immunkompetenten Lymphozyten an; **2. spezif.** zelluläre Abwehrmechanismen: Ausbildung einer spezif. Immunität des Organismus findet in den lymphoretikulären Organen statt u. ist an lymphoide Zellen gebunden; diese zelluläre Basis der Immunantwort* wird durch 4 Zelltypen gewährleistet: **a)** Stammzelle des Knochenmarkes, deren Reifung von einem Polypeptidhormon der epithelialen Zellen des Thymus stimu-

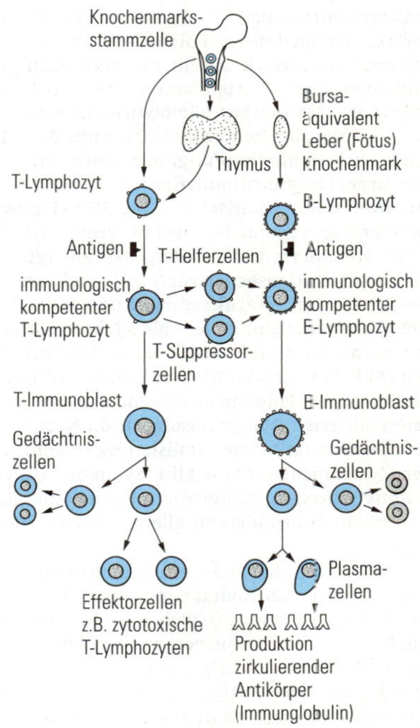


**Immunsystem** Abb. 2: B- u. T-Zellen-System

liert wird u. die folgenden Zellen liefert; **b)** immunkompetente Zelle, die aufgrund zahlreicher Rezeptoren ($2 \cdot 10^4$) an der Oberfläche die Fähigkeit hat, ein Antigen zu erkennen; **c)** sensibilisierte Zelle, hat eine Antigeninformation aufgenommen u. ein Gedächtnis dafür entwickelt (memory cell); **d)** antikörperbildende Zelle, T-Lymphozyt, mit zellständigem Antikörper od. aus den B-Lymphozyten hervorgegangene Plasmazelle, die humorale Antikörper* bildet. Nach den Zelltypen unterscheidet man 2 **zelluläre Immunsysteme**, die durch Mittler (z. B. CD4-positive T-Helferzellen u. CD8-positive T-Suppressorzellen) eng zusammenarbeiten (s. Abb. 2): **1.** T-Zellen-System, thymusabhängiges Immunsystem: etwa 60–70 % der Blutlymphozyten sind T-Lymphozyten. Die thymusabhängigen Lymphozyten reagieren selbst mit dem Antigen u. führen zur Reaktion vom verzögerten Typ. Sie produzieren keine Antikörper, sind aber durch Synthese versch. Faktoren (chemotakt., zytotoxische u. mitogene Substanzen) für die zelluläre Immunität wesentl. u. werden z.T. in Killerzellen umgewandelt (wirksam z.B. gegenüber virusinfizierten od. maligne tranformierten Zellen). **2.** B-Zellen-System, thymusunabhängiges Immunsystem: 10–30 % der Blutlymphozyten des Menschen sind B-Zellen. Der Begriff des B-Zellen-Systems leitet sich von der Bursa Fabricii ab, ein bei Vögeln in der Nachbarschaft der Kloake gelegenes Gebilde. Die B-Lymphozyten differenzieren sich nach Aktivierung durch den Kontakt mit einem Antigen zu Plasmazellen, welche spezif. Antikörper* bilden.

**Immuntherapie:** Beeinflussung immun. Reaktionen (Immunmodulation*) durch therap. od. prophylakt. Maßnahmen; **Formen: 1.** Immunsuppression*; u. a. durch Zufuhr von hochspezif. Immunglobulinen*; **2.** Applikation von Anti-D zur Prophylaxe des Morbus hämolyticus neonatorum od. zur Ther. der Immunthrombopenie; **3.** aktive spezif. (z.B. Schutzimpfung) oder unspezif. (z.B. Interferone) Immunstimulation*.

**Immuntherapie, spezifische:** Abk. SIT; Hyposensibilisierung, veraltet Desensibilisierung; schrittweises Herabsetzen einer allergenspezif. IgE-vermittelten Reaktionsbereitschaft (Allergie* vom Soforttyp) durch regelmäßige, meist über einen längeren Zeitraum (häufig mehr als 3 Jahre) erfolgende s.c. Injektion (Abk. SCIT) od. sublinguale Zufuhr (Abk. SLIT) des auslösenden Allergens* in unterschwelligen, langsam ansteigenden Konz. einer standardisierten Allergenlösung; **Ind.:** Nachw. einer IgE-vermittelten Sensibilisierung in eindeutigem Zusammenhang mit klin. Symptomatik wie Rhinitis* allergica, Rhinokonjunktivitis allergica, leichtem u. kontrolliertem allerg. Asthma* bronchiale.

**Immuntoleranz:** fehlende od. nur partielle Immunantwort* nach Kontakt mit einem bestimmten Antigen* (Tolerogen), wobei die Reaktion gegenüber anderen Antigenen vorhanden ist (im Ggs. zum Immundefekt*). Die I. kann u.a. durch Kontakt mit dem Antigen entstehen, wenn das Immunsystem* noch nicht ausgereift ist (embryonal induzierte I.), od. durch Einwirkung hoher Mengen des Antigens.

**Immunzellen:** immun. kompetente Zellen, immunkompetente Zellen, Immunozyten; Zellen, die zu immun. Reaktionen fähig sind, z.B. T- u. B-Lymphozyten u. Plasmazellen (s. Leukozyten); Makrophagen sind i.e.S. keine I., doch sind sie an der Verarbeitung der Antigene (Zerkleinerung großer Moleküle, Speicherung von antigenem Material) beteiligt; s. Immunsystem.

**Imolamin (INN):** 4-(2-Diethylaminoethyl)-5-imino-3-phenyl-δ2-1,2,4-oxadiazolin; 4-(2-Diethylaminoethyl)-4,5-dihydro-5-imino-3-phenyl-1,2,4-oxadiazol; CAS-Nr. 318-23-0; $C_{14}H_{20}N_4O$; $M_r$ 260.33; Sdp. 165 °C (26.7 Pa); nicht mehr im Handel befindl. Koronartherapeutikum*; **Wirk.:** senkt den Sauerstoffbedarf des Herzmuskels; früher angewendet bei allen Formen der Koronarinsuffizienz. **Imolaminhydrochlorid:** $C_{14}H_{21}ClN_4O$; Schmp. 154–155 °C.

**IMP:** Abk. für **I**nosin-5-**m**ono**p**hosphat; s. Inosinsäure.

**Impact-Faktor:** drückt die mittlere Häufigkeit aus, mit der Artikel einer Zeitschrift zitiert worden sind; ergibt sich aus dem Quotienten der Summe der Zitate u. der publizierten Artikel der beiden vorherigen Jahre:

$$IF_{2009} = \frac{\text{Anzahl der Zitate von Artikeln aus den Jahren 2007/8 im Jahr 2009}}{\text{Anzahl der Artikel, die in den Jahren 2007/8 publiziert wurden}}$$

Der I.-F. wird vom Institute of Scientific Information (Abk. ISI) in den Journal* Citation Reports veröffentlicht. Ein I.-F. von >20 bedeutet, dass ein Artikel, der in den vergangenen 2 Jahren in der betr. Zeitschrift veröffentlicht wurde, im Durchschnitt mehr als 20-mal im darauf folgenden Jahr (Bezugsjahr) zitiert wurde. **Bedeutung:** Der I.-F. gilt als Qualitätsmerkmal einer Zeitschrift. Der Vergleich von Zeitschriften mittels I.-F. muss allerdings kritisch betrachtet werden, da weitere Kriterien (z.B. Fachdisziplin u. Zitierdauer) nicht mit eingehen. **Beispiel:** aus Journal Citation Reports (2007): Archiv der Pharmazie: 1.3; Journal of Biological Chemistry: 5.6; New England Journal of Medicine: 52.6.

**Impaktion:** Depositionsmechanismus; Abscheidung großer u. schneller Teilchen an Gabelungen od. Verengungen, z.B. in der Lunge bei der Applikation von Aerosolen*; I. erfolgt, wenn Partikel od. Tröpfchen den Richtungsänderungen des Luftstromes (60 L/min) nicht folgen können, sondern sich aufgrund ihrer Trägheit u. der einwirkenden Zentrifugalkräfte gradlinig fortbewegen. Partikel über 10 µm werden überwiegend im Mund- u. Rachenraum, im Kehlkopf od. in den oberen Bronchialästen durch I. abgelagert. Deshalb sollte die Teilchengröße bei Sprays für den Nasen-, Mund- od. Rachenraum >30 µm liegen, um zu verhindern, dass Wirkstoffe in die Lunge gelangen. Der optimale Teilchenbereich für die Applikation in den Alveolen hingegen liegt zw. 0.5–5 µm. Vgl. Diffusion; Inhalation.

**Impaktor:** (engl.) *impactor, impinger*; scheidet feste Partikel aus Luft (z.B. Aerosole*) od. anderen Trägergasen ab; das Material (Durchmesser der Teilchen ca. 3–30 µm) wird in mehrere Fraktionen zerteilt (Flüssigkeitsimpaktor, Kaskadenimpaktor) u. die Korngrößenverteilung des Feststoffanteils analysiert; aerodynam. Beurteilung feiner Teilchen gemäß Ph.Eur. u. USP: s. Aerosole. **Anw.:** zur Luftüberwachung, Laboranalytik; Messung des resorbierbaren (lungengängigen) Anteils eines Aerosols (s. Dosierinhalator, treibgashaltiger).

**Impedanzanalyse, bioelektrische:** Abk. BIA; Bioimpedanz-Analyse; Methode zur Erfassung der Zusammensetzung des Körpers bezüglich Körperfettmasse, Magermasse (Differenz aus Körpermasse u. Körperfettmasse) u. Körperwasser; **Prinzip:** Die Methode beruht auf der unterschiedl. elektrischen Leitfähigkeit versch. Körperbestandteile. Aus dem elektrischen Widerstand (Impedanz) des

Körpers, gemessen bei niedriger Spannung u. hoher Frequenz, lässt sich die Körperzusammensetzung unter Berücksichtigung von Körpergewicht, Körperlänge, Alter u. Geschlecht des Probanden berechnen.

**Imperatoria ostruthium:** s. Peucedanum ostruthium.

**Imperatorin:** Ammidin, Marmelosin, Pentosalen; 8-Isoamylenoxypsoralen; $C_{16}H_{14}O_4$, Strukturformel: s. Abb.; $M_r$ 270.27; Schmp. 102 °C; ein Furanocumarin*; **Vork.:** u. a. in Peucedanum* ostruthium, Angelica* archangelica, Aegle* marmelos, Pastinaca* sativa.

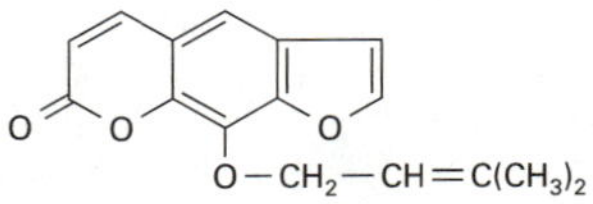


**Imperatorin**

**impermeabel:** undurchlässig; vgl. Osmose.

**Impetigo:** Eiterflechte, Grindflechte; nichtfollikuläre, oberflächl. Pyodermie* mit Blasenbildung; vgl. Erysipel.

**Impfkalender:** Impfprogramm, Impfplan; Empfehlungen der Ständigen Impfkommission (STIKO) zu Standardimpfungen für Säuglinge, Kinder, Jugendliche u. Erwachsene (s. Tab.); umfasst in festgelegter Reihenfolge die empfohlenen Schutzimpfungen* für Säuglinge, Kinder u. Jugendliche mit dem Ziel einer Immunität gegen wichtige Infektionskrankheiten; für Erwachsene u. bestimmte Personengruppen gelten bes. Empfehlungen für Auffrisch- u. Indikationsimpfungen* (z. B. vor Reisen, bei Risikogruppen).

**Impfkommission:** s. STIKO.

**Impfprophylaxe:** Maßnahme zur Verhinderung einer Infektionskrankheit (s. Infektion) durch aktive Immunisierung*; vgl. Serumprophylaxe.

**Impfschutz:** s. Schutzimpfung.

**Impfstoff:** s. Vakzine; vgl. Schutzimpfung.

**Impfstoffe für Menschen:** s. Vakzine.

**Impfstoffe für Tiere:** s. Vakzine.

**Impfstoffe, multipartiale:** Vakzine* aus versch. Stämmen einer Bakterienart.

**Impfung:** **1.** Schutzimpfung*. **2.** Übertragung lebender Mikroorganismen auf Nährmedien.

**impinger:** s. Impaktor.

**Implantate:** **1.** Implantanda; zu den Parenteralia* Ph.Eur.6 gehörende feste, sterile Retardpräparate* geeigneter Größe u. Form, einzeln in sterilen Behältnissen abgefüllt, z. B. kleine Tabletten, die mittels chirurg. Eingriff in versch. Gewebe (meist nach Inzision in das Unterhautgewebe) eingebracht (implantiert) werden, dort eine gute Verträglichkeit aufweisen u. während wenigstens einiger Monate den Wirkstoff allmähl. freigeben; die am häufigsten eingesetzten I. sind Implantationstabletten*, die vollständig absorbiert werden können. Dagegen sind I. mit nicht absorbierbarem Gerüst (Matrix aus Kunststoff) od. Überzug (Kunststoffmembran), welche die Diffusion des Wirkstoffes steuern, nach Abklingen der Wirkung wieder aus dem Gewebe zu entfernen. **Anw.:** hauptsächl. Verabreichung von Hormonen (z. B. Ovulations*-Hemmer, Prostaglandine*), aber auch von Antibiotika*; weitere Möglichkeiten zur Erzielung eines Depoteffektes ergeben sich durch implantierbare therapeutische Systeme (Abk. ITS) wie mit Treibgas gefüllte Miniatur-Infusionspumpen mit einer Abgaberate bis zu 3 mL/d für Zytostatika* u. Morphin* in der Krebstherapie. **2.** Bez. für Stoffe u. Teile aus toter Materie (Kunststoff, Metall, Mineralien), die zur vorübergehenden od. dauerhaften Übernahme von Funktionen in den Körper eingebracht werden; z. B. künstliche Herzklappen*, künstliche Herzschrittmacher*, Gefäßimplantate, Endoprothesen*, Osteosynthesematerialen, Mammaplastiken aus Kunststoff, Zahnersatz.

**Implantation:** Einbringen od. Einpflanzen körperfremder Materialien (Implantate*) in den Organismus; vgl. Transplantation.

**Implantationstabletten:** Parenteraltabletten; sterile, feste, zylindr. Arzneiformen zur subkutanen od. intramuskulären Applikation, die nur aus Wirkstoff od. aus einer Kombination von Wirkstoff u. physiol. abbaubarem Hilfsstoff (z. B. Polymilchsäure*) bestehen u. vollständig absorbiert werden können; **Herst.:** aus sterilem Wirkstoff unter asept. Bedingungen durch starkes Komprimieren od. durch Schmelzen bzw. Sintern; werden in sterilen Einzeldosispackungen* abgegeben; **Beispiel:** in der Britischen Pharmakopöe od. dem Ergänzungsbuch zur USP (National Formulary) Desoxycorticosterone Acetate Pellets (125 mg), Estradiol Pellets (25 mg), Testosterone Pellets (75 mg), Morphin Pellets (75 mg). Vgl. Compressi; Pellets.

**Import von Arzneimitteln:** s. Einfuhr von Arzneimitteln; Einzelimport von Arzneimitteln.

**Impotenz:** Sammelbez. für die Unfähigkeit zur Fortpflanzung (Infertilität, Sterilität) sowie für Störungen der intakten Sexualfunktion bei beiden Geschlechtern (insbes. Erektionsstörungen*).

**Impotenz, erektile:** s. Erektionsstörung.

**Imprägnieren:** s. Dragieren.

**Impuls:** **1.** (physik.) Symbol p; Produkt aus Masse (m) u. Geschwindigkeit (v) eines Körpers: $p = m \cdot v$; der Gesamtimpuls eines abgeschlossenen Systems ist konstant. **2.** (physik.) kurzzeitiges Auftreten od. kurzzeitige Änderung einer physik. Größe (z. B. Spannungsimpuls, Lichtimpuls); entweder als Einzelimpuls od. als Impulsfolge bzw. Impulsgruppenfolge; I. od. Impulsfolgen können aperiodisch auftreten od. eine bestimmte Frequenz haben; Anw. versch. Pulsfolgen u. a. bei Laser- u. NMR*-Spektroskopie.

**Impulsverfahren:** s. Coulter-Counter-Verfahren.

**In:** (chem.) Symbol für Indium*.

**-in:** s. Alkine.

**Inacidität:** s. Anacidität.

**inaktiv:** unwirksam; vgl. Aktivität, optische.

**Inappetenz:** fehlendes Verlangen, z. B. nach Nahrung.

**INCB:** Abk. für (engl.) *International Narcotics Control Board;* Internationale Suchtstoffkontrollbehörde; Institution der Vereinten Nationen mit Sitz in Wien; eingerichtet z. B. zum Vollzug des Einheitsübereinkommens über Suchtstoffe von 1961 (Abk. EinhÜbk., Convention 1961), des Übereinkommens über psychotrope Stoffe von 1971 (Abk. PsychÜbk., Convention 1971) u. des Übereinkom-

**Impfkalender**
Empfehlungen der Ständigen Impfkommission (STIKO, Stand Juli 2009) für Säuglinge, Kinder, Jugendliche und Erwachsene

| Impfstoff/Antigenkombination | Alter in vollendeten Monaten | | | | | | Alter in vollendeten Jahren | | | | |
|---|---|---|---|---|---|---|---|---|---|---|---|
| | Geburt | 2 | 3 | 4 | 11–14 | 15–23 a) | 5–6 a) | 9–11 a) | 12–17 a) | ab 18 | ≥60 |
| Tetanus (T)[1] | | 1. | 2. | 3. | 4. | | A | A | A | A[6] | A[6] |
| Diphtherie (D/d)[1]b) | | 1. | 2. | 3. | 4. | | A | A | A | A[6] | A[6] |
| Pertussis (aP/ap)[1] | | 1. | 2. | 3. | 4. | | A | A | A | A[7] | A[7] |
| Haemophilus influenzae Typ b (Hib)[1] | | 1. | 2. c) | 3. | 4. | | | | | | |
| Poliomyelitis (IPV)[1] | | 1. | 2. c) | 3. | 4. | | | A | A | | |
| Hepatitis B (HB)[1] | d) | 1. | 2. c) | 3. | 4. | | | G | G | | |
| Pneumokokken[2] | | 1. | 2. | 3. | 4. | | | | | | S |
| Meningokokken | | | | | 1. e) ab vollendetem 12. Monat | | | | | | |
| Masern, Parotitis epidemica (Mumps), Röteln (MMR)[3] | | | | | 1. | 2. | | | | | |
| Varizellen[3] | | | | | 1. | 2. | | f) | f) | | |
| Influenza[4] | | | | | | | | | | | S |
| HPV[5] | | | | | | | | | SM | | |

Um die Zahl der Injektionen möglichst gering zu halten, sollten vorzugsweise Kombinationsimpfstoffe verwendet werden. Bei Verwendung von Kombinationsimpfstoffen sind die Angaben des Herstellers zum Impfalter und zu den Impfabständen zu beachten. Zur gleichzeitigen Gabe von Impfstoffen sind die Angaben der Hersteller zu beachten. Der Zeitpunkt der empfohlenen Impfungen wird in Monaten und Jahren angegeben. Die Impfungen sollten zum frühestmöglichen Zeitpunkt erfolgen.

A Auffrischimpfung; zu den Impfabständen bei Verwendung von Kombinationsimpfstoffen, die Td-Antigen beinhalten: in Einzelfällen besteht eine Indikation für einen Pertussis-Impfschutz bei Personen, die kurz zuvor eine Td-haltige Impfung erhielten.

G Grundimmunisierung aller noch nicht geimpften Jugendlichen bzw. Komplettierung eines unvollständigen Impfschutzes

S Standardimpfungen mit allgemeiner Anwendung (Regelimpfung)

SM Standardimpfungen für Mädchen

a) Zu diesen Zeitpunkten soll der Impfstatus unbedingt überprüft und ggf. vervollständigt werden.

b) Ab einem Alter von 5 bzw. 6 Jahren wird zur Auffrischimpfung ein Impfstoff mit reduziertem Diphtherietoxoid-Gehalt (d) verwendet.

c) Bei monovalenter Anwendung bzw. bei Kombinationsimpfstoffen ohne Pertussiskomponente kann diese Dosis entfallen.

d) Bei Neugeborenen von HBsAg-positiven Müttern sollte unmittelbar (innerhalb von 12 Std.) post partum die Immunisierung mit HB-Impfstoff und HB-Immunglobulin durchgeführt werden; Wiederimpfung nach 1 und 6 Monaten; bei Neugeborenen von Müttern mit nicht bekanntem HBsAg-Status wird unabhängig vom Geburtsgewicht ebenfalls unmittelbar post partum die Grundimmunisierung mit HB-Impfstoff begonnen; bei nachträglicher Feststellung der HBsAg-Positivität der Mutter kann beim Neugeborenen innerhalb von 7 Tagen postnatal die passive Immunisierung nachgeholt werden; nach Abschluss der Grundimmunisierung serologische Kontrolle erforderlich.

e) Zur Möglichkeit der Koadministration von Impfstoffen sind die Fachinformationen zu beachten.

f) Standardimpfung für ungeimpfte 9- bis 17-jährige Jugendliche ohne Varizellen-Anamnese

[1] Abstände zwischen den Impfungen mindestens 4 Wochen; Abstand zwischen vorletzter und letzter Impfung mindestens 6 Monate

[2] generelle Impfung gegen Pneumokokken für Säuglinge und Kleinkinder bis zum vollendeten 2. Lebensjahr mit einem Pneumokokken-Konjugatimpfstoff; Standardimpfung für Personen ≥60 Jahre mit Polysaccharid-Impfstoff; Wiederimpfung im Abstand von 5 Jahren nur bei bestimmten Indikationen

[3] Mindestabstand zwischen den Impfungen 4 bis 6 Wochen
[4] jährlich mit dem von der WHO empfohlenen aktuellen Impfstoff
[5] Grundimmunisierung mit 3 Dosen für alle Mädchen im Alter von 12 bis 17 Jahren
[6] jeweils 10 Jahre nach der letzten vorangegangenen Dosis
[7] Alle Erwachsenen sollen die nächste fällige Td-Impfung einmalig als Tdap (bei entsprechender Indikation als Tdap-IPV)-Kombinationsimpfung erhalten.

mens gegen den illegalen Verkehr von Sucht- u. psychotropen Stoffen von 1988 (Convention 1988). Vgl. Betäubungsmittelrecht.

**INCI:** Abk. für (engl.) *International Nomenclature of Cosmetic Ingredients;* internationale, von der COLIPA* entwickelte Nomenklatur für die Angabe der Best. kosmetischer Mittel* auf der Verpackung; alle bei der Herst. verwendeten u. im Fertigprodukt noch vorhandenen Best. müssen mit ihren INCI-Bez. in Reihenfolge abnehmender Konz. aufgeführt werden; Inhaltsstoffe <1 % erscheinen ungeordnet am Ende.

**Incision:** Einschnitt.

**incurabilis** (lat.): inkurabel, unheilbar.

**Indacaterol** (INN): 5-[(*R*)-2-(5,6-Diethyl-indan-2-ylamino)-1-hydroxy-ethyl]-8-hydroxy-1*H*-chinolin-2-on; CAS-Nr. 312753-06-3; $C_{24}H_{28}N_2O_3$, Strukturformel: s. Abb.; $M_r$ 392.50; logP 3.6 (berechnet); weißes Pulver; **Wirk.:** ultra-langwirksames Beta-2-Sympathomimetikum (s. Sympathomimetika) mit hoher intrins. Aktivität; Broncholytikum*; **Ind.:** zur Bronchodilatation i. R. einer Behandlung der COPD* (Stadien II–IV); **Kontraind.:** Asthma bronchiale; **WW:** mit Substanzen, die den Kaliumspiegel senken (z. B. Theophyllin, Steroide, Diuretika wie Furosemid od. Hydrochlorothiazid); Beta-Rezeptoren-Blocker können die Wirk. von I. komplett aufheben; **UAW:** Nasopharyngitis, Husten, Infektionen der oberen Atemwege, Kopfschmerz, Senkung des Kaliumspiegels; **Dos.:** Inhalation: 1 × 150–300 µg/d; Wirkungseintritt nach 5 min, Wirkungsdauer 24 h.

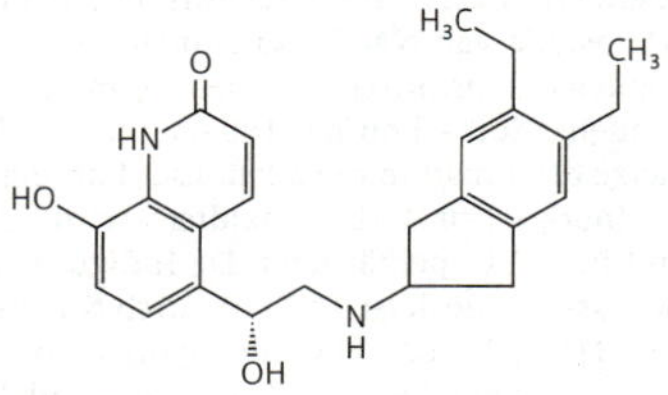

**Indacaterol**

**Indan:** Hydrinden; 2,3-Dihydroindan; $C_9H_{10}$; $M_r$ 118.17; Schmp. −51 °C; Sdp. 177 °C; farblose Flüss., unlösl. in Wasser, mischbar mit apolaren Lösungsmitteln; **Anw.:** (pharmaz.) als Grundkörper von Wirkstoffen.

**Indanazolin** (INN): 2-(4-Indanylamino)-2-imidazolin; CAS-Nr. 40507-78-6; $C_{12}H_{15}N_3$, Strukturformel: s. Abb.; $M_r$ 201.27; in Deutschland im Handel befindl. Alpha-Sympathomimetikum (s. Sympathomimetika) u. Vasokonstriktor*; in Österreich außer Handel; **Ind.:** lokal bei Schnupfen; **Kontraind.:** Rhinitis sicca, Engwinkelglaukom, schwere Hypertonie, Phäochromozytom; **WW:** Tranylcypromin: verstärkte Vasokonstriktion u. Hypertonie; **UAW:** s. Oxymetazolin. **Dos.:** 0.12 %ige Lsg.

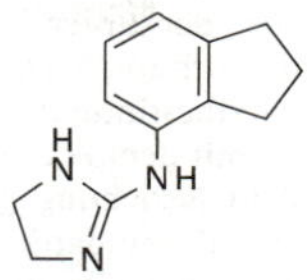

**Indanazolin**

1–3-mal tägl. in jedes Nasenloch sprühen. Gebräuchl. ist auch Indanazolinhydrochlorid.

**Indanthren®:** Handelsbezeichnung für eine große Anzahl sehr licht- u. farbechter Farbstoffe aller Farbstoffklassen, bes. für Anthrachinon-Küpenfarbstoffe; **Gesch.:** Der Name ist aus Indigo* u. Anthracen* zusammengezogen, weil der Entdecker René Bohn (1862–1922) annahm, dass der von ihm im Jahre 1901 zuerst gewonnene I.-Farbstoff, das Indanthren-Blau, ein Analogon des Indigos sei.

**Indanthrendunkelblau:** s. Violanthron.

**Indapamid** (INN): Indapamidum Ph.Eur.; 4-Chlor-N-(2-methyl-1-indolinyl)-3-sulfamoylbenzamid; CAS-Nr. 26807-65-8; $C_{16}H_{16}ClN_3O_3S$, Strukturformel: s. Abb.; $M_r$ 365.84; Schmp. 160–162 °C (kristallisiert aus Isopropanol/Wasser); weißes bis fast weißes Pulver, unlösl. in Wasser, schwer lösl. in Ether, lösl. in Ethanol; **Wirk.:** Diuretikum*, Antihypertensivum*; **Dos.:** 1 × 2.5 g/d p. o.; HWZ 18 h.

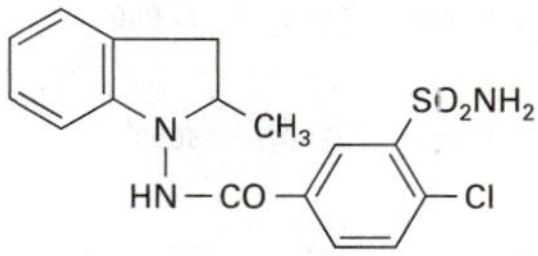

**Indapamid**

**Indazol:** 1,2-Benzodiazol, 1,2-Benzopyrazol; $C_7H_6N_2$; $M_r$ 118.13; Schmp. 147–149 °C; farblose Kristalle, lösl. in heißem Wasser, Ethanol, Ether; **Vork.:** Grundstruktur von Naturstoffen. Vgl. Benzydamin.

**Inden:** Indonaphthen; $C_9H_8$, Strukturformel: s. Abb.; $M_r$ 116.15; D. 0.997; Schmp. −2 °C; Sdp. 182 °C; farbloses Öl; der aromat. Kohlenwasserstoff polymerisiert leicht bereits bei Raumtemperatur u. im Dunkeln; **Vork.:** im Steinkohlenteer (s. Pix Lithanthracis), Erdöl (s. Oleum Petrae) u. in einigen äther. Ölen.

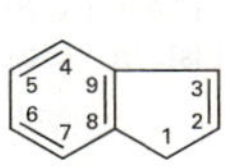

**Inden**

**Index, chemotherapeutischer:** Verhältnis der für den Wirt gerade noch verträgl. Konz. zu der für den Erreger toxischen Konz. eines Chemotherapeutikums*; je größer der ch. I., umso geringer die UAW.

**Index, chronotherapeutischer:** optimale Applikationszeit (Timing) einer Medikation; vgl. Chronopharmakologie.

**Index, hämolytischer:** Abk. H.I.; nach ÖAB reziproker Wert derjenigen Verdünnung von 1 g od. 1 mL eines Wirkstoffs, einer Droge od. einer Arzneizubereitung, bei der unter bestimmten Versuchsbedingungen noch totale Hämolyse* eintritt; dient der Grenzwertbestimmung für Saponine*; der Messwert wird mit dem H.I. des Saponinstandards (S = 30 000) in Beziehung gesetzt, wobei a die Menge des Saponinstandards u. b die Menge des zu prüfenden Materials ist, die totale Hämolyse bewirkt:
H.I. = S · a/b
Die hämolyt. Wirksamkeit wird nach Ph.Helv. auf prinzipiell gleiche Weise festgestellt (s. Tab.). Dabei bedeutet 1 Ph.Helv.-Einheit die hämolyt. Wirksamkeit von 10 mg des Saponinstandards Ph.Helv. Da zwischen H.I. u. therap. Wirksamkeit kein direkter Zusammenhang besteht, verzichtet Ph.Eur. auf die Bestimmung.

**Index, hämolytischer**
Anforderungen des ÖAB (H.I.) und der Ph.Helv.

| Saponin | H.I. | Ph.Helv.-Einheiten/g |
|---|---|---|
| Standardsaponin | 30 000 | 100 |
| Quillajae cortex | ≥3000 | ≥8 |
| Tinctura Quillajae | | 1.5 – 2.5 |
| Primulae radix | ≥3000 | |
| Extractum Primulae | 9000 – 11 000 | |
| Extractum Primulae fluidum | 2700 – 3000 | |
| Sirupus Primulae | 135 – 165 | |
| Tinctura Primulae | 490 – 600 | |
| Polygalae radix | ≥2500 | |
| Sirupus* Senegae | 90 – 110 | 0.2 – 0.4 |
| Herniariae herba | ≥1500 | |

**Index, therapeutischer:** s. Breite, therapeutische.

**Indian Coleus:** s. Coleus forskohlii.

**Indican:** Indikan; 3β-Glucosido-indol; CAS-Nr. 467-60-5; $C_{14}H_{17}NO_6$, Strukturformel: s. Abb.; $M_r$ 295.28; Schmp. ca. 179 °C (Anhydrat) bzw. Schmp. 57 °C (Trihydrat); lösl. in Wasser, Aceton u. Alkohol; Indoxylglucosid der Indigofera-Arten (s. Indigo); farblose Kristalle; **Harn-Indican:** Indoxylsulfat bzw. Kalium-indoxylsulfat (Kaliumsalz der Indoxylschwefelsäure); CAS-Nr. 487-94-5; $C_8H_7NO_4S$; $M_r$ 213.23; Abbauprodukt von Tryptophan*; entsteht bei der Eiweißverdauung durch Darmbakterien (ca. 10 mg/d im Harn); vgl. Indoxylglucuronsäure.

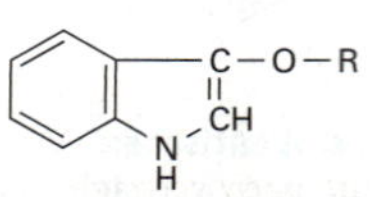


**Indican:** R: $—C_6H_{11}O_5$ bzw. R: $—SO_3K$ (Harn-Indican)

**Indicaxanthin:** s. Betalaine (Vork.).

**Indicum:** s. Indigo.

**indifferent:** ohne (starke) Wirkung, neutral, unbedenklich.

**Indig:** s. Indigo.

**Indigestion:** Verdauungsstörung; s. Maldigestion; Malabsorption.

**Indigo:** Indicum, Indig, Indigoblau, Indigotin; $C_{16}H_{10}O_2N_2$, Strukturformel: s. Abb. (vgl. Indol); $M_r$ 262.26; **Gew.:** Die I. enthaltenden Pflanzen werden einem Gärungsprozess unterworfen. Versch. Indigofera-Arten, bes. Indigofera* tinctoria, sowie der früher in Deutschland kultivierte Färberwaid (s. Isatis tinctoria) enthalten Indican*, das durch Hydrolyse mittels des gleichfalls in den Pflanzen enthaltenen Enzyms Indoxylase in Glucose u. Indoxyl* zerfällt; letzteres oxidiert an der Luft zu Indigo. Natürl. I. besteht bis zu 80 % aus Indigotin, dem eigentl. blauen Farbstoff, sowie aus Indigorot u. Indigobraun. **Synthetischer Indigo:** reines Indigoblau; dunkelblaues Pulver, das beim Reiben kupferrot glänzend wird; sublimiert ab ca. 300 °C (Zers. bei 390 °C), unlösl. in Wasser, Ethanol, Ether, Chloroform, Anilin, Nitrobenzol. **Darst.:** zuerst 1875 von A. von Baeyer durch Einwirkung von NaOH auf Nitrobenzaldehyd u. Aceton; heute nach dem Heumann-Verfahren (1890), bei dem man zunächst aus Anilin u. Chloressigsäure od. aus Anilin, Formaldehyd u. Blausäure Phenylglycin gewinnt, das in der Alkalischmelze Indoxyl liefert. Da diese Reaktion bei zu hoher Temp. ausgeführt werden muss, die einen Teil des gebildeten Indoxyls wieder zerstört, führte Pfleger (1901) anstelle von NaOH Natriumamid ($NaNH_2$) als Kondensationsmittel ein. Dieses ermöglicht eine Kondensation schon bei 180–200 °C. Nach der Schmelze bläst man in die alkal. Lsg. Luft ein, wodurch Indoxyl zu Indigo oxidiert wird. **Anw.:** (techn.) in der Küpenfärberei: Da Indigo in Ethanol u. Wasser unlösl. ist, wird er durch Natriumdithionit ($Na_2S_2O_4$) od. Formaldehydnatriumsulfoxylat* zu Indigoweiß (Dihydroindigo, Leukobase, $C_{16}H_{12}N_2O_2$) reduziert. Die alkal. Lsg. der Leukobase nennt man Küpe u. tränkt damit Wolle od. Baumwolle, die dann der Luft ausgesetzt wird, wodurch die Leukobase auf der Faser wieder zu Indigo oxidiert. Traditionelle Redewendungen, wie Blauer Montag und blaumachen, beziehen sich auf diesen letzten, von erzwungener Untätig-

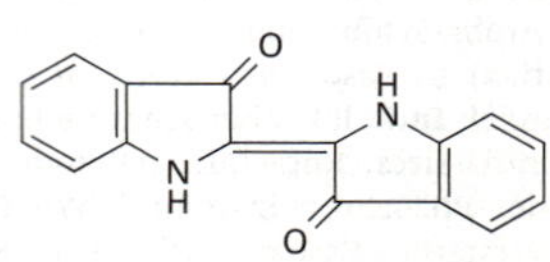


**Indigo**

keit gekennzeichneten Produktionsabschnitt der Indigo-Färberei.

**Indigoblätter:** s. Indigofera tinctoria (Folia Indigoferae tinctoriae).

**Indigoblau:** s. Indigo.

**Indigocarmin:** Natrium indigosulfonicum; indigosulfonsaures Natrium; $C_{16}H_8N_2O_2(SO_3Na)_2$; $M_r$ 466.37; gelbl. Pulver mit Kupferglanz; lösl. in Wasser; **Anw.:** **1.** (techn.) Färbemittel; **2.** (analyt.) gelöst als Reagenz; Best. des blauen Carminpapiers; **Zuber.:** Indigocarmin-Lsg.: 0.2 T. Indigo in 100 T. Wasser, evtl. unter Zusatz von Natriumhydroxid bis zur vollständigen Lösung.

**Indigofera tinctoria** L.: Fam. Fabaceae, Leguminosae; Afrika, in den Tropen vielfach kultiviert; **Stpfl. von Indigo*** u. Stpfl. von **Folia Indigoferae tinctoriae:** Indigoblätter, Reng; vgl. Lawsonia inermis. **Inhaltsst.:** Indican* u. das Enzym Indoxylase; **Anw.:** Herst. von Indigo*. **Hom.:** Indigo: Indigofera tinctoria u. a. Indigoarten; verordnet z. B. bei Ischiassyndrom, Neurasthenie.

**Indigoide:** Indigofarbstoffe, Indigoderivate, die das chromophore System (s. Abb.) des Indigomoleküls (s. Indigo, Abb. dort) enthalten; **Beispiel:** Cibablau, Antiker Purpur.

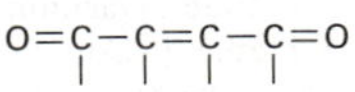

**Indigoide:** chromophores System der Indigoderivate

**Indigotin:** s. Indigo.

**Indigoweiß:** s. Indigo.

**Indigo, Wilder:** s. Baptisia tinctoria.

**Indii[111In] pentetatis solutio iniectabilis:** s. [111In]Indium-Pentetat-Injektionslösung.

**Indikan:** s. Indican.

**Indikation:** Abk. Ind.; Indicatio; Heilanzeige; Kriterium zur hinreichend gerechtfertigten Anw. eines bestimmten (diagnost. od. therap.) Verfahrens od. Arzneimittels; **Formen:** **1.** absolute I.: zwingender Grund, insbes. bei Lebensgefahr (vitale I.); **2.** relative I.: nur bedingte Gefährdung od. alternative Maßnahmen möglich. Vgl. Kontraindikation.

**Indikationsimpfung:** Schutzimpfung*, die für Risikogruppen bei individuell (nicht berufl.) erhöhtem Expositions-, Erkrankungs- od. Komplikationsrisiko sowie zum Schutz Dritter empfohlen wird; z. B. FSME-Impfung bei Personen, die in FSME-Risikogebieten zeckenexponiert sind.

**Indikator:** chem. Stoff, der durch seine Farbe den Zustand eines chem. Systems (z. B. pH-Wert od. Redoxpotential) anzeigt; wird dem System entweder in geringer Konz. zugefügt od. in Form von I.-Papieren od. I.-Stäbchen eingesetzt. **Formen:** **1.** Säure-Base-Indikatoren: z. B. Lackmus*, Phenolphthalein*, Bromkresolgrün*, Bromkresolpurpur*, Bromphenolblau*, Bromphenolrot*, Bromthymolblau*, Malachitgrün*, Metanilgelb*, Methylorange*; **2.** Mischindikatoren: z. B. Methylrot*-Mischindikator-Lösung, Methylorange*-Mischindikator-Lösung, BMP*-Mischindikator-Lösung; **3.** Indikatoren bei der Komplexbildungstitration* u. Fällungstitration* (z. B. $FeCl_3$ bei der Silbertitration); **4.** Tracer* (Radioindikatoren): z. B. $^{3}H$, $^{14}C$, $^{13}N$; **5.** Redox-Indikatoren (s. Redoxsystem): z. B. Ferroin (s. Phenanthrolinhydrochlorid).

**Indikatorelektrode:** s. Potentiometrie.

**Indikator, radioaktiver:** s. Tracer.

**Indinavir** (INN): (2*R*,4*S*)-2-Benzyl-5-[(2*S*)-2-(1,1-dimethylethyl)carbamoyl-4-(3-pyridylmethyl)piperazin-1-yl]-4-hydroxy-*N*-[(1*S*,2*R*)-2-hydroxy-2,3-dihydro-1*H*-inden-1-yl]pentanamid; CAS-Nr. 150378-17-9; $C_{36}H_{47}N_5O_4$, Strukturformel: s. Abb.; $M_r$ 613.8; **Wirk.:** Virostatikum*, HIV*-Protease-Inhibitor; **Ind.:** fortgeschrittene Immunschwäche bei HIV-positiven Erwachsenen (in Kombination mit Reverse-Transkriptase-Hemmern); **Dos.:** 800 mg alle 8 h, vorzugsweise 1 h vor od. 2 h nach einer Mahlzeit, ggf. mit einer fettarmen, leichten Mahlzeit; bei gleichzeitiger Gabe von Ketoconazol* sowie bei leicht- bis mittelgradig eingeschränkter Leberfunktion Dosisreduzierung auf jeweils 600 mg; HWZ 1.8 h. Gebräuchl. ist Indinavirsulfat.

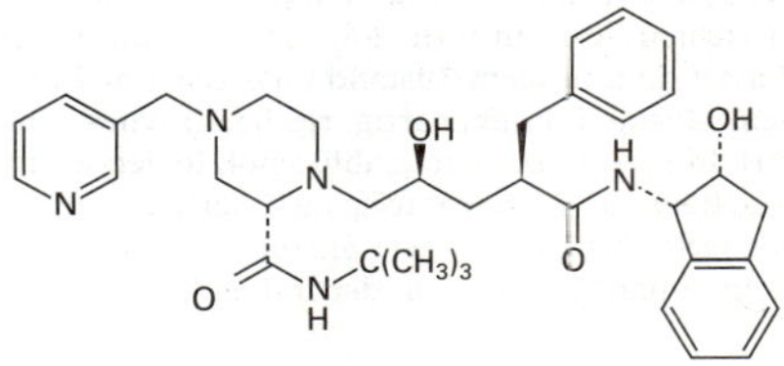


**Indinavir**

**Indisch Gelb:** s. Kaliumhexanitrocobaltat(III).

**Indium:** Symbol In; CAS-Nr. 7440-74-6; $A_r$ 114.82; OZ 49; D. 7.31; Schmp. 156.4 °C; Sdp. 2070 °C; meist 3-wertiges, seltenes, silberweißes, sehr weiches Metall*; **Vork.:** natürl. nur gebunden, v. a. in sulfidischen Erzen ($In_2S_3$; Indiumsulfid, Indit, Roquesit); mit 0.05 ppm in der Erdkruste ähnl. selten wie Silber* u. Quecksilber*; **Herst.:** Nebenprodukt der Zink- u. Bleigewinnung; Elektrolyse von In-Salzen; **Anw.:** **1.** (med.) Verbindungen des Radionuklids $^{111}In$ (Ph.Eur.6) als Tracer für radiodiagnost. Zwecke; **2.** (techn.) Halbleitertechnik, Legierungsbestandteil, Korrosionsschutz, Kalibrierung von Differential-scanning-Kalorimetern (s. DSC); **Nachw.:** Indiumverbindungen: **1.** Natriumhydroxid* fällt Indiumhydroxid ($In(OH)_3$), das im Überschuss des Fällungsmittels lösl. ist. **2.** Mit Chinalizarin* bildet Indium(III) einen blauvioletten, mit Alizarinsulfonsäure*-(3), Natriumsalz einen rosaroten Farblack. **3.** Morin* ergibt mit Indium(III) einen grün fluoreszierenden Farblack. **Gesch.:** 1863 von Ferdinand Reich u. Theodor Richter (1825–1898) in der Freiberger Zinkblende entdeckt.

**[111In]Indium(III)-chlorid-Lösung** Ph.Eur.6: Indii[111In] chloridi solutio; sterile Lsg. von Indiumchlorid in Salzsäure; Zusätze sind nicht erlaubt; **Anw.:** Szintigraphie von Milz u. Knochenmark (selten); Ausgangsstoff für radioaktive Markierung von Antikörpern u. Peptiden; vgl. [111In]Indium-Pentetat-Injektionslösung.

**[111In]Indiumoxinat-Lösung** Ph.Eur.6: Indii[111In]oxini solutio; $C_{27}H_{18}InN_3O_3$; $M_r$ 547.3; sterile Lsg. des Komplexes von Indium*-111 mit 8-Hydroxychinolin*; **Anw.:** Diagnostik von Entzündungsprozessen; Leukozyten u. Thrombozyten des Patienten werden in vitro markiert u. reinjiziert; vgl. [111In]Indium-Pentetat-Injektionslösung.

**[111In]Indium-Pentetat-Injektionslösung** Ph.Eur.6: Indii[111In] pentetatis solutio iniectabilis; sterile, endotoxinfreie Lsg. eines Komplexes von Indium* mit Pentetsäure*; Indium-111 hat eine HWZ von 2.8 d u. emittiert Gamma- u. Röntgenstrahlen; **Herst.:** aus Cadmium* (mit Cadmium-111 od. Cadmium-112 angereichert) durch Bestrahlung mit Protonen geeigneter Energie. Die Lsg. kann Calcium enthalten u. durch Zusatz von Natriumchlorid u. eines geeigneten Puffers isoton. gemacht sein. **Anw.:** in der nuklearmedizin. Liquorraumszintigraphie.

**indiziert:** angezeigt (bei Heilmitteln); s. Indikation.

**Indol:** 2,3-Benzopyrrol; CAS-Nr. 120-72-9; $C_8H_7N$, Strukturformel: s. Abb.; $M_r$ 117.15; D. 1.22; Schmp. 52.5 °C; Sdp. 253–254 °C; Muttersubstanz der Indigogruppe (s. Indigo); glänzende Kristallblättchen; lösl. in Ethanol, Chloroform, Ether, Wasser; in unreinem Zustand unangenehm, in reinem Zustand blumenartig riechend; **Vork.:** natürl. in Jasmin- u. Orangenblütenöl, in den Blüten von Robinia* pseudoacacia, in Zibet*; Grundkörper vieler Naturstoffe wie Skatol*, Bufotenin*, L-Tryptophan*, Indican* u. der Indolalkaloide*.

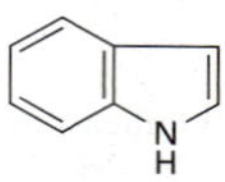

Indol

**Indolalkaloide:** Alkaloide* mit Indol* im Grundgerüst; Einteilung in versch. Gruppen (s. Tab.); **Biosynthese:** aus Tryptophan* bzw. Tryptamin*; in Ergolin (Strukturformel: s. Secale cornutum, Abb. 1 dort) ist Tryptamin noch mit einem Hemiterpenrest verknüpft; **Nachw.:** Eine Reihe von I., v. a. die Lysergsäurealkaloide (s. Ergotalkaloide), sprechen auf das Van*-Urk-Reagenz positiv an. **Iridoide Indolalkaloide:** vielfach durch sehr gute pharmak. Eigenschaften gekennzeichnet; **Biosynthese:** über Strictosidin(-Glucosid) aus Tryptamin u. Secologanin (ein Secoiridoid; s. Iridoide); nach dem Einbau von Secologanin kann das $C_{10}$-Gerüst (evtl. auch Abbau um 1 C) umgelagert werden, was ein Grund für die Vielfalt in dieser größten Gruppe der Alkaloide ist (Strukturformeln: s. Abb.); **Einteilung:** nach ihrer Struktur: **1.** Corynanthe-Strychnos-Typ: mit unverändertem Secologanin-Anteil; z. B. Rauwolfia-Alkaloide (s. Rauvolfia serpentina, Inhaltsst.) u. Strychnos-Alkaloide (im Strychnin* kommen die 2 C-Atome, die den Ring mit der Säureamidgruppe bilden, aus einer Acetateinheit); von diesem Typ leiten sich auch die Cinchona*-Alkaloide ab; **2.** Aspidosperma-Typ: mit abgewandeltem Secologanin-Anteil; z. B. Vindolin, Vincamin* (s. Vinca-Alkaloide); **3.** Iboga-Typ: ebenfalls mit abgewandeltem Secologanin-Anteil; z. B. Ibogain*, Catharanthin (s. Catharanthus roseus); **4.** dimere iridoide Indolalkaloide: sie können symmetr. (z. B. Toxiferin* I; s. Curare) od. unsymmetrisch (z. B. einige Vinca*-Alkaloide) aufgebaut sein.

**Indol-2,3-dion:** s. Isatin.

**indolent** (lat. dolor Schmerz): schmerzunempfindlich, gleichgültig.

**Indolin:** 2,3-Dihydroindol; vgl. Indol.

**5-Indolol:** s. 5-Hydroxyindol.

**Indolylbuttersäure:** synthet. Auxin*.

**β-Indolyl-3-essigsäure:** Abk. IES; pflanzl. Wuchsstoff; natürl. Auxin*.

**Indometacin** (INN): Indometacinum Ph.Eur.; 1-(4-Chlorbenzoyl)-5-methoxy-2-methyl-3-indolylessigsäure; CAS-Nr. 53-86-1; $C_{19}H_{16}ClNO_4$, Strukturformel: s. Abb.; $M_r$ 357.81; Schmp. 155 °C bzw. 162 °C (polymorph); weißes bis gelbbraunes, geruchloses, krist. Pulver; lösl. in Ethanol, Ether, Aceton, Rizinusöl; fast unlösl. in Wasser; **Wirk.:** Antiarthritikum*, Antirheumatikum*; **UAW:** bei 35–50 % der Patienten; bei chron. Applikation häufig gastrointestinale Beschwerden, Ulzerationen im GIT, allerg. Reaktionen, Übelkeit, starke Kopfschmerzen, Verwirrtheitszustände, Aktivierung latenter Infektionen (v. a. bei Kindern), Leukopenie, aplast. Anämie; **Dos.:** p. o. 2–3 × 25 mg/d,

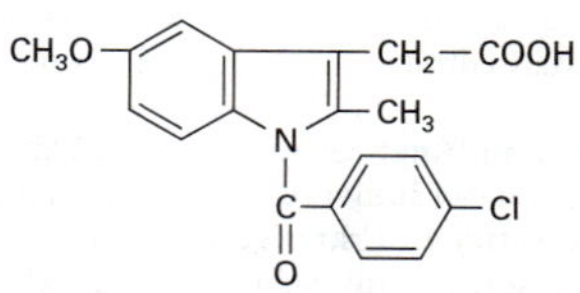

Indometacin

**Indolalkaloide**
Einteilung und Beispiele

| Strukturtyp | typische Vertreter | Vorkommen |
|---|---|---|
| einfache Indolalkaloide | Psilocin, Psilocybin | Mycophyta (Psilocybe etc.) |
| Carbolin | Harmanalkaloide | Zygophyllaceae, Passifloraceae |
| Pyrrolidino-Indol | Physostigmin | Fabaceae |
| Ergolin | Lysergsäurealkaloide | Mycophyta, Convolvulaceae |
| iridoide Indolalkaloide | Rauwolfia-, Vinca-, Strychnos-, Curare-, Cinchona-Alkaloide[1] | Gentianales (Loganiaceae, Apocynaceae, Rubiaceae) |

[1] Die Cinchona*-Alkaloide (China-Alkaloide) haben zwar anstelle des Indolringsystems ein Chinolingrundgerüst, können aber aus biogenetischen Gründen ebenfalls zu den Indolalkaloiden gezählt werden.

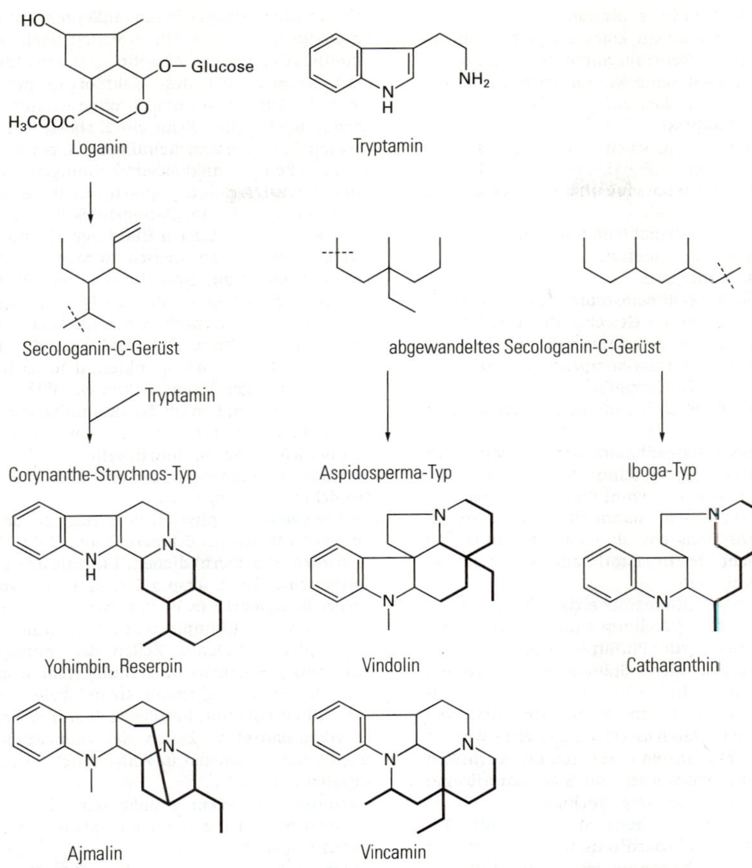


**Indolalkaloide:** Biosynthese u. Strukturtypen iridoider Indolalkaloide (Beispiele, Secologanin-Anteil fett hervorgehoben)

n. B. erhöhen, bis max. 0.2 g/d; rektal 2×50 mg/d; HWZ 5–10 h. Gebräuchl. sind auch Indometacin-Natrium, Indometacin-Meglumin, Indometacin-Natrium-Trihydrat. Vgl. Acemetacin.

**Indonaphthen:** s. Inden.

**Indophenol:** *N*-(4-Hydroxyphenyl)-1,4-benzochinon-imin; $C_{12}H_9NO_2$; $M_r$ 199.21; Schmp. 160 °C; rote bzw. braune Kristalle, lösl. in heißem Wasser.

**Indophenolblau:** Naphtholblau; *N*-(4-Dimethylaminophenyl)-1,4-naphthochinonmonoimin, 4-[[4-(dimethylamino)phenyl]imino]-1-(4*H*)-Naphthalinon; CAS-Nr. 132-31-0; $C_{18}H_{16}N_2O$; $M_r$ 276.3; violettschwarzes Pulver; prakt. unlösl. in Wasser, lösl. in Dichlormethan; **Anw.:** Reagenz Ph.Eur. (in Ph.Eur.6 nicht mehr enthalten); Cytochrom-c-Oxidase-Nachweis zur Identifikation aerober Bakterien.

**Indoramin** (INN): *N*-[1-[2-(1*H*-Indol-3-yl)ethyl]-4-piperidinyl]benzamid; CAS-Nr. 26844-12-2; $C_{22}H_{25}N_3O$, Strukturformel: s. Abb.; $M_r$ 347.46; Schmp. 208–210 °C; **Wirk.:** Antihypertensivum*, peripherer Alpha*-Rezeptoren-Blocker; **WW:** verstärkte Wirk. von sedierenden Pharmaka u. Alkohol; **UAW:** Mattigkeit, Schwindel, Zunahme des

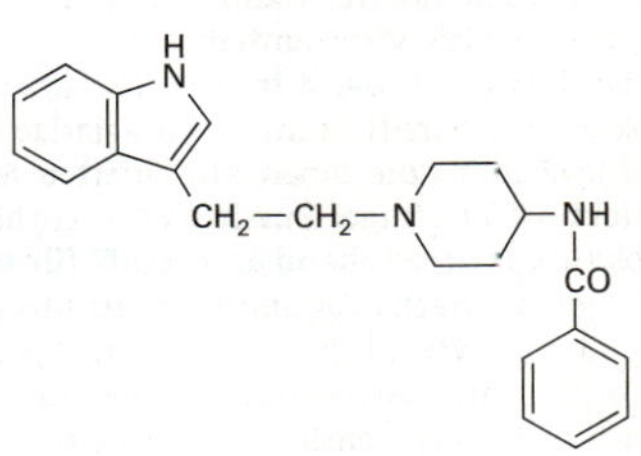


**Indoramin**

KG, Orthostasesyndrom, vermindertes Reaktionsvermögen; HWZ 3.5–15 h. Gebräuchl. ist auch Indoraminhydrochlorid.

**Indoxyl:** $C_8H_7ON$; $M_r$ 133.2; Schmp. 85 °C; Oxidationsprodukt des Indols*; gelbe Kristalle, lösl. in Wasser mit gelbgrüner Fluoreszenz; vgl. Indigo.

**Indoxylglucuronsäure:** mit Indoxyl konjugierte Glucuronsäure; bei der Darmfäulnis gebildetes Indol wird in der Leber zu Indoxyl oxidiert u. zur Entgiftung entweder mit Schwefelsäure zu Indican* od. mit Glucuronsäure zu I. gepaart u. im Harn ausgeschieden.

**Indoxylschwefelsäure:** s. Indican.

**induced fit:** Eigenschaft eines Enzyms, wenn an seinem reaktiven Zentrum durch die Bindung des richtigen Substrats eine Konformationsänderung induziert wird, so dass sich das aktive Zentrum dem Substrat anpasst.

**Indusium:** häutiger Auswuchs der Epidermis* eines Farnblatts (s. Pteridophyta), der sich als Schleier über einen Sorus (Sporangienhaufen) breitet; vgl. Sporangium.

**Industriesprit:** s. Ethanol (Sonderform).

**inert:** reaktionsträge, neutral.

**Inertgase:** s. Schutzgase.

**Infarkt** (lat. infarcire hineinstopfen): Nekrose* eines Organs, Organteils od. Gewebes durch Ischämie* infolge eines akuten Arterienverschlusses bei Fehlen eines den Verschluss kompensierenden Kollateralkreislaufs; z. B. Herzinfarkt*.

**infaust:** ungünstig (z. B. infauste Prognose einer Krankheit).

I

**Infektiöse-Aviäre-Enzephalomyelitis-Lebend-Impfstoff für Geflügel:** Vaccinum encephalomyelitidis infectivae aviariae vivum Ph.Eur.6; Zuber., die einen immunogenen Stamm des Geflügel-Enzephalomyelitis-Virus enthält u. zur Impfung von Geflügel dient; der Impfstoff kann flüssig od. gefriergetrocknet sein.

**Infektiöse-Bovine-Rhinotracheitis-Lebend-Impfstoff für Rinder:** Vaccinum rhinotracheitidis infectivae bovinae vivum Ph.Eur.6; Zuber., die einen od. mehrere attenuierte Stämme des infektiösen bovinen Rhinotracheitis-Virus (bovines Herpes-Virus 1) enthält (IBR-Lebend-Impfstoff); **Herst.**: beruht auf einem Saatvirussystem; das Virus wird in geeigneten Zellkulturen gezüchtet, die geernteten Virussuspensionen werden mit Stabilisatorlösung versetzt u. danach gefriergetrocknet.

**Infektiöse-Bronchitis-Lebend-Impfstoff für Geflügel:** Vaccinum bronchitidis infectivae aviariae vivum Ph.Eur.6, Vaccinum vivum bronchiticum infectivum aviarium; Zuber., die einen od. mehrere lebende, attenuierte Stämme des infektiösen Geflügelbronchitis-Virus enthält.

**Infektiöse-Bursitis-Lebend-Impfstoff für Geflügel:** Vaccinum bursitidis infectivae aviariae vivum Ph.Eur.6; Zuber., die einen attenuierten Stamm des infektiösen Geflügel-Bursitis-Virus enthält.

**Infektiöse-Hepatitis-Lebend-Impfstoff für Hunde (gefriergetrocknet):** Vaccinum hepatitidis contagiosae caninae vivum cryodesiccatum, Vaccinum hepatitidis canis contagiosae cryodesiccatum; in Ph.Eur.6 nicht mehr enthaltene Suspension eines od. mehrerer lebender, attenuierter Stämme des Hunde-Adenovirus; Prüfung der Wirksamkeit durch direkte Belastungsmethode; wurde meist in Form einer Kombinationsimpfung gegen die versch. Hundekrankheiten angewendet.

**Infektion:** Infekt; Übertragung, Haftenbleiben u. Eindringen (Invasion) von Mikroorganismen (Viren, Rickettsien, Bakterien, Pilzen, Protozoen u. a.) in einen Makroorganismus (Pflanze, Tier, Mensch) u. Vermehrung in ihm; Ausgangspunkt für die Entstehung einer Infektionskrankheit*, der von den infektiösen u. pathogenen Eigenschaften (Pathogenität, Virulenz*) des Mikroorganismus wesentl. bestimmt wird; Entstehung u. Verlauf einer Infektionskrankheit hängen außerdem von der Empfänglichkeit bzw. Unempfänglichkeit (Basisimmunität) u. von der Abwehr- u. Überwindungskraft (Immunität*) des Makroorganismus ab; mögl. **Abläufe: 1.** stumme I. ohne Krankheitserscheinungen (stille Feiung); **2.** abortive I. mit leichten Krankheitserscheinungen; **3.** manifeste I. mit klin. deutl. Krankheitserscheinungen; **Einteilung: 1.** nach der Eintrittspforte des Erregers: perkutan, permukös, Inhalationsinfektion; enteral, über eine Wunde; **2.** nach Übertragbarkeit des Erregers: direkte I. von Mensch zu Mensch z. B. als Tröpfcheninfektion, Kontaktinfektion, fliegende Infektion; indirekte I. über Zwischenträger od. -wirte (Vektoren); **3.** nach dem zeitl. Ablauf: foudroyant, akut, chronisch, rezidivierend, latent; **4.** nach ätiolog. Gesichtspunkten, d. h. nach dem Krankheitserreger: Viren-, Bakterien-, Pilz-, Protozoen-Infektionen; **5.** nach der Immunitätslage: opportunist. bei gestörter Immunabwehr; inapparent bei wirksamer Immunabwehr.

**Infektion, aerogene:** Infektion* über die Luft, Tröpfcheninfektion.

**Infektionsabwehr:** physiol. Vorgänge, die der Abwehr von infektiösen Erregern (Viren, Bakt., Pilze, Protozoen, Würmern) dienen; **Einteilung: 1.** sog. Epithelschranke; **2.** unspezif. I. durch Enzyme in Körperflüssigkeiten (z. B. Lysozym*) u. humorale Abwehrsysteme (Komplement*, Properdin) sowie durch phagozytierende Zellen des Monozyten-Makrophagen-Systems u. Granulozyten; **3.** spezif. I. durch Zellen des Immunsystems* (zelluläre Abwehr durch polymorphnukleäre Granulozyten, T- u. B-Lymphozyten, Zellen des mononukleären phagozytären Systems) u. Antikörper* (humorale Abwehr).

**Infektionskrankheiten:** Krankheiten, die durch eine Infektion* entstehen, unabhängig davon, ob sie ansteckend sind od. nicht.

**Infektionsschutzgesetz: 1.** Abk. IfSG; **Deutschland:** „Gesetz zur Verhütung und Bekämpfung von Infektionskrankheiten beim Menschen" vom 20.7.2000, BGBl. I S. 1045, zuletzt geändert am 17.7.2009, BGBl. I S. 2091; ersetzt mit Wirkung vom 1.1.2001 das Bundesseuchengesetz u. enthält Regelungen, die übertragbaren Krankheiten vorbeugen, Infektionen frühzeitig erkennen u. ihre Weiterverbreitung verhindern sollen; **Meldepflicht: 1.** Namentl. sind zu melden der Krankheitsverdacht, die Erkrankung sowie der Tod durch: **a)** Botulismus; **b)** Cholera; **c)** Diphtherie; **d)** humane spongiforme Enzephalopathie (außer familiär-hereditäre Formen); **e)** akute Virushepatitis; **f)** enterohepat. hämolytisch-urämisches Syndrom (Abk. HUS); **g)** virusbedingtes hämorrhagisches Fieber; **h)** Masern; **i)** Meningokokken-Meningitis od. Sepsis; **j)** Milzbrand; **k)** Poliomyelitis (als Verdacht gilt jede schlaffe Lähmung, außer wenn sie traumat. bedingt ist); **l)** Pest; **m)** Tollwut; **n)** Typhus abdominalis/Paratyphus; **o)** Tuberkulose, auch wenn ein bakteriolog. Nachweis nicht vorliegt; zudem bei Behandlungsverweigerung bzw. Behandlungsabbruch von Personen, die an einer behandlungsbedürftigen Tuberkulose leiden; **p)** mikrobiell bedingte Lebensmittelvergiftung (auch im Verdachtsfall) od. akute infektiöse

Gastroenteritis, wenn Personen betroffen sind, die berufl. mit bestimmten Lebensmitteln umgehen; **q)** sonstige bedrohl. Krankheit od. 2 od. mehr gleichartige Erkrankungen, bei denen ein epidemiolog. Zusammenhang wahrscheinlich ist od. vermutet wird, dass eine Gefahr für die Allgemeinheit besteht; **r)** Verdacht einer über das übl. Ausmaß einer Impfreaktion hinausgehenden gesundheitl. Schädigung; **s)** Verletzung eines Menschen durch ein tollwutkrankes od. -verdächtiges od. ansteckungsfähiges Tier sowie die Berührung eines solchen Tieres od. Tierkörpers. **2.** Nicht namentlich u. unverzügl. ist dem Gesundheitsamt das gehäufte Auftreten nosokomialer Infektionen zu melden, bei denen ein epidemiolog. Zusammenhang wahrscheinl. ist od. vermutet wird. Meldepflichtig ist der feststellende Arzt; in Krankenhäusern ist außerdem der leitende Arzt od. der leitende Abteilungsarzt verantwortlich. Inhaltl. Vorgaben zu Meldungen bestehen. **3.** Daneben besteht auch eine Meldepflicht für die Nachweise von Krankheitserregern (z. B. für Untersuchungseinrichtungen), soweit diese auf eine akute Infektion hinweisen. Hier wird die namentl. Meldung von über 47 Krankheitserregern, z. B. FSME-Virus, Hepatitis-A-Virus, Hepatitis-B-Virus, Salmonella typhi u. paratyphi (direkte Nachweise), gefordert sowie die nicht namentl. Meldung des direkten od. indirekten Nachweises folgender Krankheitserreger: **a)** Treponema pallidum; **b)** HIV; **c)** Echinococcus sp.; **d)** Plasmodium sp.; **e)** Rubellavirus (nur bei konnatalen Infektionen); **f)** Toxoplasma gondii (nur bei konnatalen Infektionen). Das IfSG schreibt dem Robert* Koch-Institut eine zentrale Verantwortung als infektionsepidemiolog. Leitstelle zu. **2. Österreich:** Regelungen durch das Epidemiegesetz, BGBl. Nr. 186/1950, in der Fassung 2008, das Tuberkulosegesetz, BGBl. Nr. 127/1968, in der Fassung 2002, u. das AIDS-Gesetz, BGBl. Nr. 728/1993, in der Fassung 2001. **3. Schweiz:** vergleichbare Regelungen, abgedeckt durch das Bundesgesetz über die Bekämpfung übertragbarer Krankheiten des Menschen (Epidemiengesetz, SR 818.101).

**Infektkette:** Übertragungsmodus von Krankheitserregern (Parasiten) bei Infektionskrankheiten (s. Infektion); **Formen: 1.** homogene I.: Übertragung der Erreger von Warmblüter zu Warmblüter; **a)** innerhalb einer Warmblüterart: Tröpfcheninfektion, Kontakt- od. Schmierinfektion; **b)** über mehrere Warmblüterarten: primäre Tierseuchen (Zoonosen*); **2.** heterogene I.: Übertragung der Erreger auf Warmblüter durch Arthropoden*; **a)** auf eine Warmblüterart; **b)** auf mehrere Warmblüterarten.

**infertil:** s. steril.

**Infiltrationsanästhesie:** Form der Lokalanästhesie* mit intrakutaner, subkutaner od. intramuskulärer Infiltration des zu anästhesierenden Areals; **Ind.:** u. a. vor Operation (Umspritzung des Operationsgebiets; sog. Feldblock), z. B. zur Implantation eines künstl. Herzschrittmachers*; **Wirkstoffe:** Verwendet werden v. a. Etidocain*, Lidocain*, Mepivacain*, Procain* u. Bupivacain*. Vgl. Lokalanästhetika.

**Inflammatio:** s. Entzündung.

**Infliximab** (INN): CAS-Nr. 170277-31-3; monoklonaler Antikörper gegen TNF*-$\alpha$ (TNF*-Blocker); **Wirk.:** Immunsuppressivum*; **Ind.:** Enteritis* regionalis Crohn, Colitis* ulcerosa, rheumatoide Arthritis*, Psoriasis-Arthritis, Plaque-Psoriasis, Spondylitis* ankylosans; **Kontraind.:** Sepsis, klin. manifeste Infektion u./od. Abszess; **WW:** Anakinra u. Abatacept erhöhen das Infektionsrisiko; keine Impfung mit Lebendimpfstoffen; **UAW:** allerg. Reaktionen, Dyspnoe, Urticaria, Infektionen; **Dos.:** 5 mg/kg KG als i. v. Infusion über 2 h.

**Infloreszenz:** s. Blütenstand.

**Influenza:** s. Grippe.

**Influenza-Impfstoffe:** s. Grippe-Schutzimpfung.

**Influenza-Impfstoff (inaktiviert) für Pferde:** Vaccinum influenzae equi inactivatum Ph.Eur.6, Pferdeinfluenza-Impfstoff; Suspension eines od. mehrerer inaktivierter Stämme des Pferdeinfluenza-Virus; geeignete Adjuvanzien u. antimikrobielle Konservierungsmittel sind erlaubt.

**Influenza-Virus:** (engl.) *influenza virus*; syn. Grippe-Virus; zur Familie der Orthomyxoviridae* gehörendes RNA-Virus; **Einteilung:** immun. in 3 Haupttypen (A, B, C) u. zusätzl. mehrere Subtypen ($A_0$, $A_1$, $A_2$); gegenwärtig zirkulieren in der menschl. Bevölkerung die Subtypen A/H1N1, A/H3N2 sowie Influenza B; **Vork.: 1.** Influenza-A-Viren: bei Mensch u. Säugern (Schweinen, Pferden); Reservoir sind Vögel, insbes. Wasservögel; menschliche u. aviäre I.-V. unterscheiden sich u. binden sehr spezifisch an unterschiedl. zelluläre Rezeptoren; Schweine haben Rezeptoren sowohl für menschl. als auch für aviäre I.-V.; **2.** Influenza-B-Viren: nur beim Menschen; **Übertragung:** durch Tröpfchen- u. Schmierinfektion; **Bedeutung:** Influenza-A-Viren verursachen bei Mensch u. Tier (v. a. Pferden, Schweinen u. Vögeln) die Grippe* u. Neue* Grippe (Influenza A/H1N1); Typ B führt (nur beim Menschen) zu saisonal-epidem. u. Typ C zu sporad. Erkrankungen. **Infektionsprophylaxe: 1.** Grippe*-Schutzimpfung; Antigenvariabilität verhindert die Entw. eines konstanten allgemein wirksamen Standardimpfstoffs, so dass für jede Influenza-Saison jährl. ein jeweils aktueller Impfstoff gegen die jeweils zirkulierenden Virusvarianten entwickelt werden muss; **2.** u. U. Neuraminidase*-Inhibitoren, Amantadin*.

**Informationsbeauftragter:** nach dem AMG (Deutschland) eine Person, welche ein pharmazeut. Unternehmer beauftragen muss, wenn er ein zulassungspflichtiges Arzneimittel in den Verkehr bringen will, u. welche die Aufgabe der wissenschaftl. Information über das Arzneimittel verantwortl. wahrnimmt; der I. benötigt Sachkenntnis, d. h. ein Zeugnis über ein abgeschlossenes Hochschulstudium der Humanmedizin, Humanbiologie, Veterinärmedizin, Pharmazie, Biologie od. Chemie, u. eine 2-jährige Berufserfahrung od. den Nachw. der Qualifikation als sachkundige Person. Er ist insbes. dafür verantwortl., dass das Verbot der Inverkehrgabe von Arzneimitteln mit irreführender Bez., Angabe od. Aufmachung beachtet wird u. Kennzeichnung, Packungsbeilage, Fachinformation u. Werbung mit dem Inhalt der Zulassung übereinstimmen. Der Informationsbeauftragte ist der Aufsichtsbehörde, auch bei einem

Wechsel, mit dem Nachweis der Sachkenntnis u. der Vorlage eines Führungszeugnisses zu benennen.

**Infra-:** Wortteil mit der Bedeutung unterhalb von, sub-.

**Infrarotspektroskopie:** Kurzbez. IR-Spektroskopie; Form der Schwingungsspektroskopie*, bei der die Absorption einer Probensubstanz im Infrarotbereich (s. Infrarotstrahlung) gemessen wird; Form der Absorptionsspektroskopie; Wellenlängenbereich von 2–50 µm (Wellenzahlbereich $1/\lambda$ = 5000–200 $cm^{-1}$); **Anw.:** z. B. Identitäts- (nach Ph.Eur.6) u. Reinheitsprüfung, Strukturermittlung, Gehaltsbestimmungen, Polymorphieforschung; Infrarot-Spektren werden aufgenommen von Gasen, reinen Flüss. sowie gelösten u. festen Stoffen, z. B. in Kaliumbromid-Matrix (Substanzbedarf ca. 1 mg) od. in Paraffinölsuspension (Substanzbedarf ca. 10 mg); **Grundlage:** Voraussetzung für die Absorption von IR-Strahlung durch Moleküle ist eine Änderung des Dipolmoments* bei der anzuregenden Schwingung. In einem Molekül mit Symmetriezentrum sind diejenigen Schwingungen, die symmetr. zu diesem erfolgen u. daher das Dipolmoment nicht ändern, nicht IR-aktiv, können aber mit Hilfe der Raman*-Spektroskopie detektiert werden. Die Moleküle der Probensubstanz werden durch Absorption von IR-Strahlung zu Valenz- u. Deformationsschwingungen sowie zu Rotationsübergängen angeregt. Die resultierenden Schwingungsspektren sind für jedes Molekül charakteristisch. Der Bereich 1500–500 $cm^{-1}$ dieser Infrarot-Spektren enthält bes. charakterist. Banden (sog. Fingerabdruck- bzw. engl. fingerprint-Bereich). Darüber hinaus besitzen versch. Gruppen von Atomen jeweils typ. Schwingungen nahezu konstanter Frequenz. **Prinzip:** Durchführung mit Infrarotspektrometer: s. Abb.; Lichtquelle (z. B. Siliciumcarbidstab), Monochromator (z. B. Alkalihalogenidprismen od. Reflexionsgitter) u. Detektor mit Verstärker u. Registriergerät (z. B. Schreiber). **Fourier-Transformations-IR-Spektroskopie:** Kurzbez. FTIR-Spektroskopie; Form der IR-Spektroskopie, bei der statt eines Monochromators ein Interferometer eingesetzt wird; das aufgenommene Interferogramm entsteht durch Überlagerung aller IR-Frequenzen der Probe. Durch Fourier*-Transformation kann daraus, ähnlich wie bei der FT-NMR-Spektroskopie (Puls-Fourier-Transformations-Technik; s. NMR-Spektroskopie), das IR-Spektrum errechnet werden. Vorteil: kürzere Messzeit, kein Monochromator erforderlich.

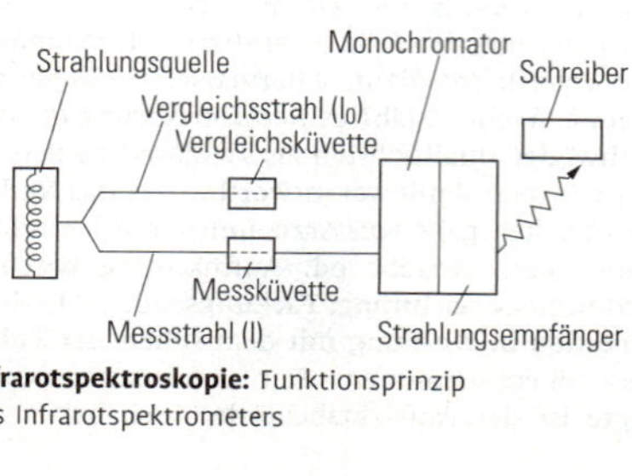


**Infrarotspektroskopie:** Funktionsprinzip des Infrarotspektrometers

**Infrarotstrahlung:** Kurzbez. IR-Strahlung, Ultrarotstrahlung; unsichtbarer, als Wärme wahrgenommener Bereich der elektromagnetischen Strahlung*, der sich in Richtung größerer Wellenlänge (niedrigerer Frequenz) an den roten Bereich des sichtbaren Lichtes anschließt; v. a. Wärmestrahlung; Wellenlängenbereich: 0.8–500 µm; Frequenzbereich: $3 \cdot 10^{11}$ bis $3.8 \cdot 10^{14}$ Hz; **Einteilung: 1.** nahes IR (Abk. NIR): 0.8–2.5 µm; **2.** mittleres IR (Abk. MIR): 2.5–25 µm; **3.** fernes IR (Abk. FIR): 25–500 µm; **Anw.: 1.** (diagnost.) i. R. der Thermographie (bildgebendes Verfahren zur Sichtbarmachung der Wärmestrahlung von Körpern); **2.** (therap.) z. B. bei Infrarotkoagulation od. Wärmetherapie. Vgl. Infrarotspektroskopie.

**Infundibilia:** Infusionszubereitungen; zu den Parenteralia* Ph.Eur.6 gehörende sterile, pyrogen- u. konservierungsmittelfreie wässrige Lsg. od. O/W-Emulsionen, die möglichst blutisotonisch u. zur Verabreichung in größeren Mengen bestimmt sind; müssen klar u. prakt. frei von Schwebeteilchen sein. Emulsionen dürfen keine Phasentrennung zeigen. **Formen: 1. Elektrolytlösungen,** z. B. Solutio* Natrii chlorati isotonica, Ringer*-Lösung, Natriumlactatlösung*, zusammengesetzte Elektrolytlösung*; **2. Kohlenhydratlösungen,** z. B. 5- bzw. 10 %ige Glucose- od. Fructose-Lösung; **3. Plasmaexpander,** z. B. 6- bzw. 10 %ige Dextran-Lösung, Lsg. modifizierter Gelatine; s. Hämotherapie (Plasmaersatzstoffe); **4. Nährinfusionen,** z. B. Lsg. mit Aminosäuren od. Proteinhydrolysaten, Emulsionen von Baumwollsamen- od. Sojaöl, das in sehr feiner Form (unter 1 µm) in Wasser in Anwesenheit von Lecithinen* als Emulgator verteilt vorliegt; **Prüfung:** Die Größe der dispergierten Teilchen muss auf Eignung geprüft werden. Geprüft wird nach Ph.Eur.6 auf Sterilität u. Partikelkontamination (nicht sichtbare Partikel, Bakterien-Endotoxine (s. Toxine) od. Pyrogene*). Ist eine Prüfung auf Bakterien-Endotoxine vorgeschrieben, entfällt die Prüfung auf Pyrogene. Anforderungen an die Behälter: s. Arzneiflasche. **Anw.:** Die Verabreichung erfolgt i. d. R. tropfenweise in die Vene, in bestimmten Fällen auch s. c. (Säuglinge u. Kleinkinder, Erstversorgung von Unfallverletzten zur Schockbekämpfung).

**Infundierapparat:** s. Dekoktorium.

**Infusa:** s. Aufgüsse.

**Infusion:** kontinuierl. Applikation* (i. v., auch epidural, sehr selten intraarteriell od. subkutan) von Flüssigkeiten (>20 mL), meist über einen längeren Zeitraum (im Ggs. zur Injektion*); **Ind.:** i. v. Infusion in der Intensivmedizin zur Wasser-, Elektrolyt-, Blut- od. Nährstoffzufuhr u. -substitution; zur Verabreichung von Arzneimitteln od. Diagnostika*; Bluttransfusion*. Vgl. Dauerinfusion; Instillation.

**Infusionsbesteck:** Kunststoff-Verbindung zw. Infusionsflasche u. -kanüle, bestehend aus Luer-Lock-Anschluss zum Venenkatheter, Rollenklemme, Tropfkammer, bakteriendichtem Luftfilter u. Einstichdorn; vgl. Infusion.

**Infusionspumpe:** elektron. od. mechanisch gesteuerte Pumpe mit digitaler Einstellung zur exakten Einhaltung der Einflussrate einer Infusion* in die Vene; **Formen: 1.** Flüssigkeit wird aus 1 od. 2 eingespannten Spritzen* entnommen; **2.** Flüssigkeit wird aus Infusionsflasche od. -beutel über dem Schlauchsystem in die Vene gepumpt; für mobile Patienten auch im Taschenformat erhältlich.

**Infusionszubereitungen:** s. Infundibilia.

**Infusorienerde:** s. Kieselgur.

**Ingesta:** Gesamtheit der im Verdauungstrakt befindl. Nahrung.

**Ingestion:** Aufnahme eines Stoffes in den Verdauungstrakt mit dem Trinkwasser od. der Nahrung; vgl. Inkorporation.

**Ingrediens:** Bestandteil einer Arznei.

**Ingwer:** s. Zingiber officinale (Zingiberis rhizoma).

**Ingwer, Deutscher:** s. Acorus calamus.

**Ingwergewächse:** s. Zingiberaceae.

**Ingwertinktur:** s. Tinctura Zingiberis.

**Ingwer, Wilder:** s. Asarum canadense.

**INH:** Abk. für **I**so**n**icotinsäure**h**ydrazid; s. Isoniazid.

**Inhalanda:** s. Zubereitungen zur Inhalation.

**Inhalate:** flüssige Zubereitungen zur Inhalation; zu den Zubereitungen* zur Inhalation (Inhalanda, Ph.Eur.6) gehörende Flüssigkeiten; **1.** Zuber. mit hohem Dampfdruck, die sich bei Raumtemperatur verflüchtigen u. mit Luft gemischt über die Atmungsorgane dem Körper zugeführt werden. Zur Erzeugung von Inhalaten werden versch. Geräte als Hilfsmittel eingesetzt, z. B. Dampfinhalatoren für äther. Öle. Dabei werden die wasserdampfflüchtigen Wirkstoffe bzw. ihre Lsg. mit heißem Wasser inhaliert. **2.** Unter I. werden auch echte Aerosole* verstanden, die über einfache Düsenvernebler erzeugt werden. Dabei wird ein kräftiger Luftstrom über die Öffnung eines Kapillarröhrchens geleitet, durch das die Lsg. angesaugt u. vernebelt wird. **a)** Bei Handzerstäubern (s. Abb.) aus Glas (Nebulisator) erzeugt das Zusammendrücken eines Gummiballs den Luftstrom. **b)** Neuere stationäre Geräte sind wirkungsvollere **Druckluftvernebler** nach dem beschriebenen Prinzip der Bernoulli-Gleichung (in idealen Flüssigkeiten od. Gasen ist die Summe aus stat. Druck, dynam. Druck u. Schweredruck konstant u. gleich dem Gesamtdruck), die einen Anteil an feinsten lungengängigen Tröpfchen von 1–5 µm erzeugen können. Inhalate werden auch durch **Ultraschallvernebler*** erzeugt, bei denen ein Piezokristall durch hochfrequente Wechselspannung zu Schwingungen angeregt wird, die auf die Wirkstofflösung übertragen feinste Flüssigkeitströpfchen freisetzen. **3.** flüssige Zuber. in Druckgas-Dosierinhalatoren; s. Aerosole; Druckgaspackung.

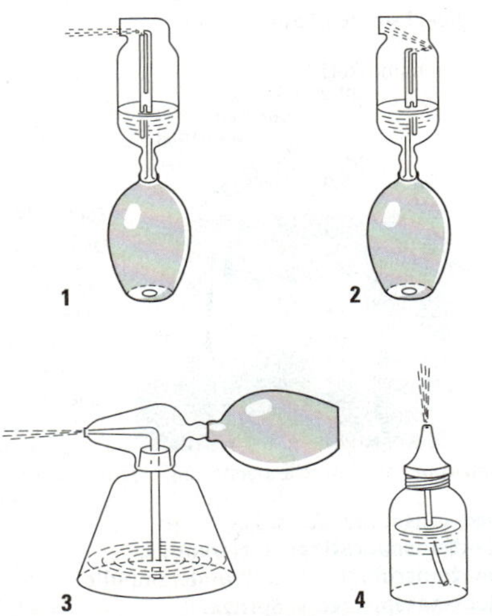

**Inhalate:** versch. Zerstäubertypen; 1–3: Handzerstäuber aus Glas mit Luftstrom; 4: Zerstäuber ohne Luftstrom; die Flüss. wird durch Druck von außen über das Rohr durch eine Düse gepresst u. dadurch vernebelt.

**Inhalatio composita:** zusammengesetzte Inhalationslösung; Zusammensetzung: NRF, 1.0 g Pfefferminzöl, 4.5 g Latschenkiefernöl, 4.5 g Eukalyptusöl; einen Monat lang verwendbar; **Anw.:** als Expektorans*; cave: nicht bei Säuglingen u. Kleinkindern. Vgl. Inhalationsöl.

**Inhalation** (lat. inhalare hauchen): Einatmung; i. e. S. Aufnahme von Gasen, Dämpfen, Aerosolen u. Stäuben in den Respirationstrakt; therapeut. zur top. Applikation von Wirkstoffen genutzt, z. B. Aerosoltherapie*. Vgl. Zubereitungen zur Inhalation; Inhalate.



**Inhalationsaerosol:** s. Aerosole; Inhalate.

**Inhalationsallergie:** durch Einatmen eines Allergens* zustande kommende Allergie*.

**Inhalationskrankheiten:** Krankheiten, die durch Einatmen schädigender Stoffe od. Erreger entstehen.

**Inhalationslösung, zusammengesetzte:** s. Inhalatio composita.

**Inhalationsnarkose:** Durchführung einer Narkose* unter Anw. von Inhalationsanästhetika; s. Narkotika; meist kein alleiniger Einsatz der I. (hohe Narkosegas-Konz. für ausreichende Narkosetiefe erforderl.), sondern Kombination mit anderen Narkotika als balancierte Anästhesie*.

**Inhalationsnarkotika:** s. Narkotika.

**Inhalationsöl:** Zusammensetzung: NFA, 1.0 T. Pfefferminzöl, 9.5 T. Latschenkiefernöl, 9.5 T. Eukalyptusöl; **Anw.:** bei chron. Atemwegserkrankungen, mit denen eine Sekretansammlung u. -stauung einhergeht; **Kontraind.:** akute Krankheitsprozesse; Anw. bei Kindern u. Säuglingen. Vgl. Inhalatio composita.

**Inhalationssalz:** Zusammensetzung: NFA, 49.8 T. Natriumcarbonat-Monohydrat, 49.8 T. Natriumchlorid, 0.4 T. Pfefferminzöl; **Anw.:** bei chron. Atemwegserkrankungen; cave: nicht bei Säuglingen u. Kleinkindern.

**Inhalator:** Inhalationsgerät, Vernebler; Gerät mit unterschiedl. Methoden zur Erzeugung von Aerosolen* zur Inhalation*; bes. feine Aersole (0.5–10 µm) werden durch Compressor based Inhaler Systems (Druckluft) od. Ultrasonic Nebulizers (Ultraschall) erzeugt. Vgl. Inhalate; Dosierinhalator, treibgashaltiger; Pulverinhalator.

**Inhibition:** Hemmung.

**Inhibitoren:** Hemmstoffe; **1.** (pharmak.) s. Antagonist; Antagonismus; **2.** (biochem.) Hemmstoffe enzym- od./u. rezeptorspezifischer Aktivität; s. Enzyme; **3.** (neurolog.) z. B. hemmende Interneurone.

**inhomogen:** ungleichartig; vgl. homogen.

**Iniectabile cyanocobalamini 0.1 mg/mL:** s. Cyanocobalamin-Injektionslösung 0.1 mg/mL.

**Iniectabilia:** Injektionszubereitungen; sterile Lösungen, Emulsionen od. Suspensionen zur parenteralen Applikation (s. Parenteralia), die durch Auflösen, Emulgieren od. Suspendieren der Wirkstoffe u. der evtl. zugesetzten Hilfsstoffe in Aqua* ad iniectabilia, in einer geeigneten sterilen, nicht wässrigen Flüss. od. in einer Mischung der beiden Flüss. hergestellt werden; wässrige I., die unter asept. Bedingungen hergestellt sind u. die in ihren endgültigen, verschlossenen Behältnissen nicht sterilisierbar sind, können ein geeignetes Konservierungsmittel in entspr. Konz. enthalten, es sei denn, die ED liegt über 15 mL od. die Zuber. sind für intrazisternale, epidurale od. intrathekale Verabreichung bestimmt. Diese Zuber. müssen in Einzeldosisbehältnissen abgefüllt werden, deren Volumen genügend groß ist, um die Entnahme u. Verabreichung der angegebenen Dosis zu gewährleisten. **Zusätze:** Zur Verbesserung der Löslichkeit eignen sich Zusätze von z. B. Propylenglykol, Polyethylenglykol 300 (bis 50 %), Ethanol (bis 20 %), Benzylalkohol (bis 6 %, nicht für Kleinkinder) sowie grenzflächenaktive Lösungsvermittler in Konz. von 1–5 %. Zersetzungen chem. instabiler Wirkstoffe werden z. B. verhindert durch die Abwesenheit von Luftsauerstoff (Begasen während der Herst. u. vor dem Verschließen der Behälter mit Inertgas), Zusatz von Antioxidanzien* od. durch die Wahl eines geeigneten pH-Wertes. **Off.:** Ph.Eur.6 (Teil der Parenteralia*); **Anforderungen:** **1.** Wässrige I. in Mehrdosenbehältnissen (vgl. Arzneiflasche) müssen ein geeignetes Konservierungsmittel in entspr. Konz. (0.1 % Chlorocresol, 0.3 % *o*-Cresol, 1 % Benzylalkohol, 0.002 % Phenylquecksilbersalze) enthalten. **2.** I. müssen klar u. prakt. frei von Schwebeteilchen sein. **3.** Bei Emulsionen muss die Größe der dispergierten Teilchen überprüft werden; es darf keine Phasentrennung auftreten; nach dem Schütteln muss die Emulsion homogen aussehen. **4.** Suspensionen können ein Sediment zeigen, das beim Schütteln leicht in Suspension gehen muss. Die Suspension muss genügend lange stabil bleiben, um die Entnahme gleichmäßiger Anteile zu ermöglichen. **Prüfung:** nach Ph.Eur. bei Suspensionen in Einzeldosisbehältnissen auf Gleichförmigkeit* einzeldosierter Arzneiformen od. in begründeten u. zugelassenen Fällen mit einem Wirkstoffgehalt von weniger als 2 mg od. weniger als 2 % der Gesamtmasse auf Gleichförmigkeit* des Gehalts einzeldosierter Arzneiformen sowie auf Bakterien-Endotoxine od. Pyrogene; eine Prüfung auf Bakterien-Endotoxine ersetzt die Prüfung auf Pyrogene. Das Konservierungsmittel u. seine Konz. müssen auf dem Etikett angegeben sein. **Wirk.:** Eine i. v. Injektion wässriger Lösungen bewirkt den schnellsten Wirkungseintritt u. die höchste Plasmakonzentration aller Arzneiformen. Wird eine wässrige Injektionssuspension i. m. appliziert, bildet sie ein Depot z. B. eines schwer lösl. Wirkstoffs im Gewebe, aus dem dieser allmähl. freigesetzt wird. Die Geschwindigkeit der Freisetzung wird durch die Löslichkeit u. die Partikelgröße des Wirkstoffs bestimmt (Kombinationen versch. Partikelgrößen od. von suspendiertem u. gelöstem Wirkstoff zur gezielten Freigabe sind möglich). Öle (Sesamöl, Erdnußöl, Ethyloleat) werden als Lösungsmittel für nicht wasserlösl. Wirkstoffe (z. B. Hormone, Vitamine) verwendet od. wenn ein Depoteffekt gewünscht wird. Diese Lsg. können nur i. m. injiziert werden. Für i. v. Applikationen eignen sich sehr fein dispergierte Emulsionen. Zur Wirkungsverlängerung (Retardierung) eignet sich die i. m. Verabreichung von schwer lösl. Derivaten der Wirkstoffe, von in einem Polymer eingebetteten Wirkstoffen als Suspensionen, von Wirkstoffen in Mikrokapseln od. man wählt Implantate*.

**Initialdosis:** (engl.) *loading dose* (Abk. *LD*); Sättigungsdosis; erste (höhere) Dosis bei Mehrfachapplikation*, um die gewünschte Plasmakonzentration ($C_{Ziel}$) schnell zu erreichen; i. d. R. höher als die folgenden Erhaltungsdosen*; **Berechnung:**

$$LD = \frac{C_{Ziel} \cdot V}{F}$$

F: Bioverfügbarkeit*; V: Verteilungsvolumen*.

**Initiation:** Startreaktion einer chem. Kettenreaktion* od. der Proteinbiosynthese*.

**Initiationscodon:** s. Start-Codon.

**Initiationsfaktoren:** Abk. IF; Proteine*, die als Hilfsfaktoren zur Initiation der RNA-Synthese (s. RNA) u. Proteinbiosynthese* erforderl. sind.

**Injectio Oxytocini:** s. Oxytocin-Injektionslösung.

**Injektion:** Einspritzung; parenterale Applikation* von gelösten od. suspendierten Substanzen unter Umgehung von Körpergrenzflächen (Haut, Schleimhäute) direkt in das Körperinnere; im Ggs. zur Infusion* schnelle Applikationsform; **Formen:** s. Abb.; **1.** intravenöse (i. v.) I.: die Substanz ist sofort systemisch verfügbar; **2.** intramuskuläre (i. m.) od. subkutane (s. c.) I.: verlangsamte Freigabe der Substanz aus einem Depot; **3.** seltenere Applikationsarten: intradermal (i. d., in die Haut), intraarteriell (i. a.), intrakardial (ins Herz) od. intrathekal (in den Liquorraum).

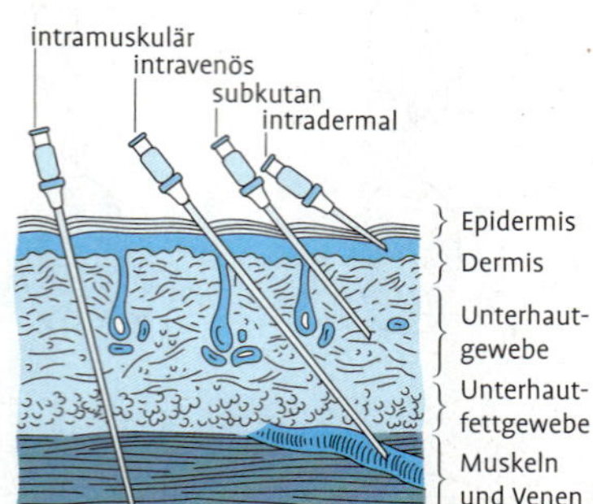


**Injektion:** anatomische Darstellung versch. Verfahren

**Injektionsautomat:** s. Pen.

**Injektionsnarkotika:** s. Narkotika.

**Injektionsröhrchen:** s. Zylinderampulle.

**Injektionsspritze:** s. Spritze.

**Injektionstabletten:** feste Arzneiform, die beim Lösen in Wasser für Injektionszwecke eine klare, sterile u. pyrogenfreie Injektionslösung bildet; als Hilfsstoffe für eine schnelle u. vollkommene Auflösung finden vorwiegend Glucose, Lactose, Saccharose, Sorbitol u. Natriumchlorid Verwendung. Eine Direkttablettierung* ist meist mit Natriumchlorid möglich. Als Gleitmittel dienen ggf. wasserlösl. Macrogole* u. -derivate. I. müssen asept. hergestellt u. in sterile Einzeldosispackungen abgefüllt werden. Vgl. Compressi.

**Injektionszubereitungen:** s. Iniectabilia.

**Inkatee:** s. Tecoma lapacho (Cortex Lapacho).

**Inklusion:** Einschluss von Fremdstoffen in Festkörpern; vgl. Einschlussverbindungen.

**Inkompatibilität:** Unverträglichkeit; unbeabsichtigte pharmakologische u. physiol. Wirkungen einer Arzneizubereitung od. nachteilige, wertmindernde Veränderungen u. unerwünschte WW, die zw. den Bestandteilen, aber auch mit dem Behältnis einer Zuber. bei Herst., Lagerung u. Anw. auftreten können; **Formen: 1. therapeutische I.:** UAW*, unerwünschte Bioverfügbarkeit, Überdosierung, antagonistische u. synergist. Effekte der Wirkstoffe (Arzneimittelinteraktionen*), Allergisierungen, Gewöhnung u. a.; **2. physikalische I.:** Veränderungen der Viskosität bzw. Konsistenz (bei hydrokolloidhaltigen Zuber. durch Ethanol, pH-Änderung, Elektrolyte, Konservierungsmittel, Tenside, andere Hydrokolloide; bei Salben durch versch. Einflüsse), Beeinträchtigung des dispersen Zustandes durch Entmischung, Änderung der Kristallmodifikation, Umkristallisationen (bei Haufwerken, Emulsionen, Emulsionssalben, Suspensionen, Suspensionssalben, Pasten), Änderung der Löslichkeit (Zusatz ungeeigneter Solvenzien, Elektrolyte), Veränderung des Aggregatzustandes (Verflüssigung inf. Ausbildung eines Eutektikums), Bildung von Assoziaten (Molekülkomplexe, Adsorptionskomplexe, Mizellassoziate) durch makromolekulare Stoffe, Adsorbenzien u. Tenside sowie Sorption an Kunststoffe; **3. chemische I.:** u. a. Bildung schwer lösl. Verb. (Fällung schwacher Säuren u. Basen durch Verschiebung des pH, Fällung durch gleichionigen Zusatz, Fällung durch Bildung schwer lösl. Salze) sowie unerwünschte Redox-, Veresterungs- u. Substitutionsreaktionen; vgl. Haltbarkeit (Tab. dort); **4. manifeste I.:** sofort od. nach kurzer Zeit sichtbar od. leicht feststellbar; **5. larvierte I.:** erst nach längerer Zeit erkennbar od. nicht durch Sinnesprüfung wahrnehmbar.

**Inkontinenz:** Incontinentia; Unvermögen, Harn od. Stuhl willkürlich od. reflektor. zurückzuhalten; vgl. Harninkontinenz.

**Inkontinenzhilfsmittel:** Produkte, die Harn* u./od. Kot* aufsaugen od. aufnehmen (z. B. Einlagen, Vorlagen, Inkontinenzhosen, z. B. Pull-ons, Einmal-Harninkontinenzhosen), zur Befestigung von saugfähigen Materialen (z. B. Fixierhose) od. zum Ableiten (Urinalkondom*, Fäkalkollektor) u. Zurückhalten (Analtampons) dienen; **Anw.:** bei Inkontinenz*.

**Inkorporation:** Aufnahme in den Körper; im Strahlenschutz* Aufnahme radioaktiver Substanzen oral, über die Haut od. über die Lunge; besitzt je nach Strahlungsart ein unterschiedl. Gefährdungspotential; insbes. inkorporierte Alphastrahler ergeben eine hohe Strahlendosis; vgl. Radioaktivität; Strahlenschäden.

**Inkrement:** kleine (differentielle) Zunahme einer variablen Größe.

**Inkrete:** s. Hormone.

**Inkretinverstärker:** s. DPP-4-Inhibitoren.

**Inkubationszeit** (lat. incubare brüten): Zeit zw. der Ansteckung (Eindringen des Krankheitserregers in den Körper) bis zum Auftreten der ersten Symptome der Infektionskrankheit*; I. wichtiger Infektionskrankheiten: s. Tabelle.

**inkurabel:** unheilbar.

**INN:** Abk. für (engl.) *International Nonproprietary Name for Pharmaceutical Substances*; Internationaler Freiname für pharmazeutische Substanzen, Kurzname; chem. Kurzbez., die zur Kennzeichnung von Arznei- u. Wirkstoffen* dienen u. von einer Expertenkommission der WHO* erarbeitet werden; am Namen ist die pharmak. Substanzklasse erkennbar; er soll möglichst kurz u. unmissverständl. sein. Die Entw. erfolgt in 2 Schritten: **1. INNp:** proposed INN; zum Gebrauch vorgeschlagener Freiname* (Abk. INNv); **2.** nach Ablauf einer Einspruchsfrist erfolgt die Bekanntgabe des **INNr:** recommended INN; zum Gebrauch empfohlener Freiname.

**Innenrinde:** (bot.) sekundäre Rinde, durch Kambiumtätigkeit (s. Kambium) gebildet; die primäre Rinde wird daher auch Außenrinde genannt; vgl. Rinde.

**Inokulation:** Einbringen (Übertragung, Impfung) von Erreger- od. Zellmaterial in ein Nährmedium od. einen Organismus.

**Inosin** (INN): Hypoxanthinosin, Hypoxanthinribosid; 9-$\beta$-D-Ribofuranosylhypoxanthin; CAS-Nr. 58-63-9; $C_{10}H_{12}N_4O_5$, Strukturformel: s. Abb.; $M_r$ 268.23; Schmp. ab 218 °C (unter Zers.); $\beta$-glykosid. Nucleosid* von D-Ribose* u. Hypoxanthin*; **Vork.:** Zwischenprodukt des Purinstoffwechsels, entsteht durch Dephosphorylierung von Inosinphosphaten (z. B. Inosinsäure*); integriert im Anticodon* bestimmter tRNAs*; freies Inosin v. a. in Fleisch, Fleischextrakten, in Zuckerrüben u. Hefe; **Anw.: 1.** (med.) Aktivator zellulärer Funktionen (z. B. zur Immunstimulation) u. andere nicht gesicherte med. Anw.; **2.** als Nahrungsergänzungsmittel zur Leistungssteigerung (z. B. in Energiegetränken).

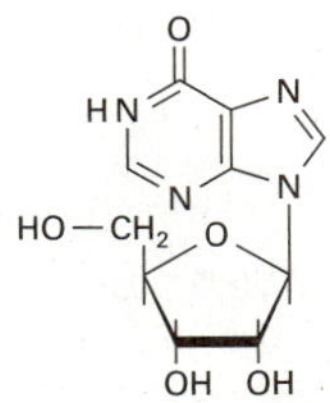


**Inosin**

**Inosin-5-monophosphat:** s. Inosinsäure.

**Inosin Pranobex:** Inosiplex; CAS-Nr. 36703-88-5; $C_{52}H_{78}N_{10}O_{17}$; $M_r$ 1115.3; lösl. in Wasser; Komplex von 3 T. des Salzes der 4-Acetamidobenzoesäure (Acedoben*) mit 1-(Dimethylamino)-2-propanol (Dimepranol) u. 1 T. Inosin*; nicht mehr im Handel befindl. Immunstimulans* ohne belegte Wirksamkeit; früher angewendet bei entzündl. Er-

I

**Inkubationszeit**

Inkubationszeiten einiger wichtiger Infektionskrankheiten

| Infektionskrankheit | Inkubationszeit |
|---|---|
| Abdominaltyphus s. Typhus abdominalis | |
| AIDS | 0.5 – 10 Jahre (?) |
| Amöbiasis s. Ruhr | |
| Blattern s. Pocken | |
| Botulismus | 1 – 3 Tage |
| Cholera asiatica | 3 – 96 Std. |
| Diphtherie | 2 – 7 Tage |
| Erysipel | 1 – 7 Tage |
| Fleckfieber | 12 – 14 (7–21) Tage |
| Gasbrand | 1 – 5 Tage |
| Gehirnentzündung (Encephalitis epidemica) | 2 – 10 Tage |
| Gelbfieber | 3 – 6 Tage |
| Genickstarre (Meningitis cerebrospinalis epidemica) | 1 – 3 Tage |
| Gonorrhö | 1 – 3 Tage |
| Grippe (Influenza) | 1 – 3 Tage |
| Hepatitis epidemica | 15 – 60 Tage |
| homologe Serumhepatitis | 40 – 140 Tage |
| Kala Azar | 3 Wochen bis mehrere Monate |
| Keuchhusten | 7 – 14 Tage |
| Kinderlähmung (Poliomyelitis anterior acuta) | 7 – 14 Tage |
| Lepra | Monate bis Jahrzehnte |
| Lebensmittelvergiftung (bakteriell) | 12 – 72 Std. |
| Lues s. Syphilis | |
| Lungenentzündung (Pneumokokken-Pneumonie) | 5 – 72 Std. |
| Malaria quartana | 3 – 6 Wochen |
| Malaria tertiana | 8 – 20 Tage |
| Malaria tropica | 8 – 12 Tage |
| Masern (Morbilli) | 9 – 14 Tage |
| Maul- und Klauenseuche | 3 – 7 Tage |
| Milzbrand | einige Std. bis 3 Tage |
| Parotitis epidemica | 14 – 21 Tage |
| Papageienkrankheit (Psittakose) | 7 – 14 Tage |
| Paratyphus | 7 – 14 Tage |
| Pest | 2 – 7 Tage |
| Pneumonie s. Lungenentzündung | |
| Pocken (Variola) | 8 – 14 Tage |

**Inkubationszeit**
Inkubationszeiten einiger wichtiger Infektionskrankheiten

| Infektionskrankheit | Inkubationszeit |
|---|---|
| Rattenbissfieber | 7 – 21 Tage |
| Röteln | 12 – 21 Tage |
| Rückfallfieber (Febris recurrens) | 5 – 7 Tage |
| Ruhr, Amöben | 7 – 21 Tage (bis einige Monate) |
| Ruhr, Bakterien | 2 – 7 Tage |
| Scharlach | 1 – 10 Tage |
| Schlafkrankheit | 10 – 20 Tage |
| Syphilis | 14 – 28 Tage |
| Tetanus | 4 – 14 Tage (selten mehrere Monate) |
| Tollwut | 14 – 60 Tage (bis zu 1 Jahr) |
| Tuberkulose | mehrere Wochen |
| Tularämie | 4 Tage |
| Trichinose | 14 – 28 Tage |
| Typhus abdominalis | 7 – 14 Tage |
| Varizellen | 12 – 21 Tage |

krankungen des ZNS; **UAW:** Schwindel, Erbrechen, Magenschmerzen.

**Inosinsäure:** Muskel-Inosinsäure, Inosin-5-monophosphat (Abk. IMP); CAS-Nr. 131-99-7; $C_{10}H_{13}N_4O_8P$; $M_r$ 348.22; Mononucleotid aus Phosphorsäure, D-Ribose* u. Hypoxanthin*; **Biosynthese:** entsteht aus AMP durch Desaminierung u. geht nach Abspaltung von Phosphat in Inosin* über; **Bedeutung:** dient im Stoffwechsel zur Bildung von Purinbasen* (z.B. Adenin*, Guanin*) u. Purinalkaloiden; Best. von tRNA*; **Anw.:** Salze als Geschmacksverstärker ähnl. Natriumglutamat; **Gesch.:** Von J. Liebig im Fleischextrakt nachgewiesen (1847). Vgl. Nucleotide.

**Inosiplex:** s. Inosin Pranobex.

**Inosit:** s. Inositol.

**Inosithexanicotinat:** s. Inositolnicotinat.

**Inositol:** Inosit; cycl. Hexitol (s. Zuckeralkohole) mit 9 Stereoisomeren, wobei nur das *myo*-Inositol* beim Menschen von Bedeutung ist; **Vork.:** Getreide, Früchte, Hefe, Fleisch u. Milch. Vgl. Cyclitole.

***meso*-Inositol:** s. *myo*-Inositol.

***myo*-Inositol:** *myo*-Inosit, veraltet *meso*-Inositol, Bios I; *myo*-(1,2,3,5/4,6)-Cyclohexanhexol; Hexahydroxy-cyclohexan; CAS-Nr. 87-89-8; $C_6H_{12}O_6$; Strukturformel: s. Abb.; $M_r$ 180.16; Schmp. ca. 226 °C; farblose Kristalle von süßl. Geschmack, lösl. in Wasser, wenig lösl. in Ethanol; in freier od. gebundener Form in Tieren u. Pflanzen verbreitetes Cyclitol*; Pflanzenwuchsstoff; wird zur Vitamin-B-Gruppe (s. Vitamin B) gerechnet; wird aus D-Glucose* synthetisiert; **Vork.:** essentieller Best. des Wuchsstoffgemisches Bios der Hefen; kommt außerdem in Gehirnzellen, Augenlinse, Schilddrüse, Muskeln, Lunge u. Leber vor; Best. der Biomembran* (Inosit-Phosphoglyceride; s. Inositolphosphate); bei Ratten u. Mäusen führt ein Mangel zu Haarausfall, Dermatitis, Wachstumsstillstand; tägl. Bedarf beim Menschen ca. 1.5 mg; **Off.:** DAC, ÖAB; **Anw.:** (med.) bei Störungen des Leberstoffwechsels u. bei gewissen Formen von Bindegewebeentzündungen.

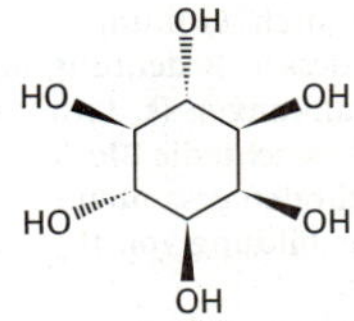


*myo*-Inositol

**Inositolhexaphosphorsäureester:** s. Fytinsäure.

**Inositolnicotinat** (INN): Inositoli nicotinas, Inosithexanicotinat; *myo*-Inosit-hexanicotinsäureester; CAS-Nr. 6556-11-2; $C_{42}H_{30}N_6O_{12}$, Strukturformel: s. Abb.; $M_r$ 810.71; Schmp. 254–254.9 °C (polymorph); weißes bis fast weißes Pulver; fast unlösl. in Wasser, lösl. in verd. Säuren; **Wirk.:** Vasodilatator*, Lipidsenker*; **Ind.:** primäre Hyperlipoproteinämie*, die durch Ernährungsumstellung nicht ausreichend beeinflusst werden kann; **Kontraind.:** Blutungen, Herzinsuffizienz, Herzinfarkt; **WW:** Antidiabetika*; **UAW:** Flush, Schwindel, Dyspepsie, allerg. Reaktionen; **Dos.:** p.o. 2–3×0.4 g/d. Vgl. Xantinolnicotinat.

**Inositolphosphate:** Phosphorsäureester von *myo*-Inositol*; auch Best. von Phosphatidylinositolen

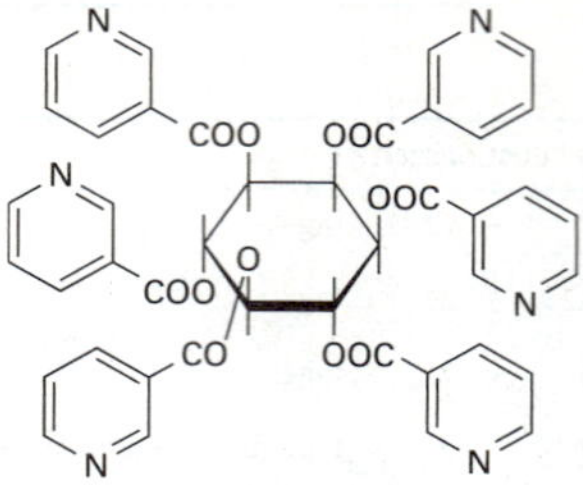

**Inositolnicotinat**

(s. Phospholipide); **Inositoltrisphosphat:** Abk. $IP_3$; D-*myo*-Inositol-1,4,5-trisphosphat; **Biosynthese:** $IP_3$ entsteht aus Phosphatidylinositol-4,5-diphosphat (Abk. $PIP_2$), wenn bestimmte Rezeptoren in der Zellmembran (z. B. für einige Hormone u. Neurotransmitter, u. a. Acetylcholin*, EGF*, Vasopressin*) besetzt werden; **Abbau:** $IP_3$ wird in 3 Stufen zum *myo*-Inositol* abgebaut, wobei die letzte Stufe (Hydrolyse des letzten Phosphorsäuremoleküls) durch *myo*-Inositol-1-phosphatase katalysiert wird; **Bedeutung: 1.** (physiol.) $IP_3$ wird durch Phospholipase* C aktiviert u. ist für die intrazelluläre $Ca^{2+}$-Freisetzung (endoplasmatisches Retikulum) verantwortl., die der Stimulierung der Zelle folgt; dient daher als second* messenger u. a. für Acetylcholin*, Vasopressin* u. Peptidhormone (s. Hormone); **2.** (pharmak.) *myo*-Inositol-1-phosphatase kann durch Lithium* blockiert werden; dies wird mit dessen Bedeutung bei manisch-depressiven Erkrankungen (s. Lithiumsalze) in Zusammenhang gebracht; die Blockierung dieses Enzyms unterbricht den gesamten Inositolmetabolismus, da die Neubildung von $IP_3$ verhindert wird. Vgl. Fytinsäure.

**Inositoltrisphosphat:** s. Inositolphosphate.

**D-*myo*-Inositol-1,4,5-trisphosphat:** s. Inositolphosphate.

**inotrop:** die Schlagstärke od. Kontraktionskraft des Herzmuskels beeinflussend; **1.** positiv inotrop: Pharmaka mit steigernder Wirkung, z. B. herzwirksame Glykoside*, Catecholamine*, Methylxanthine*; **2.** negativ inotrop: Pharmaka mit herabsetzender Wirkung, z. B. Beta*-Rezeptoren-Blocker, bestimmte Calcium*-Antagonisten, Parasympathomimetika*. Vgl. bathmotrop; chronotrop; dromotrop.

**Inprozess-Kontrolle:** Kontrollen während der Produktion eines Arzneimittels zur Überwachung u. Steuerung eines Arbeitsablaufs.

**Input-Kompartiment:** s. Kompartiment.

**INR:** Abk. für (engl.) *international normalized ratio*; s. Thromboplastinzeit.

**Insania:** s. Wahnsinn.

**Insektenblüten, Dalmatinische:** s. Tanacetum cinerariifolium (Pyrethri flos).

**Insektenblume, Dalmatinische:** s. Tanacetum cinerariifolium.

**Insektenblume, Kaukasische:** s. Tanacetum coccineum.

**Insektenblume, Persische:** s. Tanacetum coccineum.

**Insektenpulver:** Dalmatinisches I., Persisches I., Kaukasisches I.; s. Tanacetum cinerariifolium; vgl. Insektizide.

**Insektenvertilgungsmittel:** s. Insektizide.

**Insektenvertreibungsmittel:** s. Repellents.

**Insektenwachs:** s. Wachse (Cera chinensis).

**Insektivoren:** s. Carnivoren.

**Insektizide:** Schädlingsbekämpfungsmittel*, die v. a. gegen Insekten wirken; **Einteilung: 1.** nach Wirkungsmechanismus in Kontakt-, Fraß- u. Atemgifte; Kontaktinsektizide sind am meisten verbreitet; Fraßgifte (anorg. Insektizide) haben wegen ihrer hohen Toxizität gegenüber Menschen u. gleichwarmen Tieren an Bedeutung verloren; **2.** nach chem. Struktur in **a)** chlorierte Kohlenwasserstoffe, z. B. Lindan*, Clofenotan*, Aldrin*, Dieldrin*, Endrin*, Heptachlor*, Endosulfan*, Methoxychlor*; **b)** org. Phosphorverbindungen, z. B. Parathion*, Malathion*, Dichlorvos*; **c)** Carbamate, z. B. Carbaryl*, Propoxur*; **d)** Pyrethroide*, z. B. Permethrin*, Cypermethrin*, Deltamethrin*.

**Inselhormon:** s. Insulin.

**Inselorgan:** s. Langerhans-Inseln.

**Inserenda ophthalmica:** s. Augeninserte.

**Insertion:** Mutation*, die durch Einfügung von Basenpaaren od. Sequenzabschnitten in ein DNA-Molekül hervorgerufen wird; entsteht spontan od. kann experimentell für gentechn. Verfahren herbeigeführt werden. Vgl. Chromosomenaberrationen.

**in silico:** im Computer; bezeichnet Experimente mit computergestützter Simulation biol. Vorgänge; Begriffsbildung: Computer-Chips sind meist auf Basis von Silicium* (engl. silicon) hergestellt.

**in situ:** **1.** Bez. für die natürl., ursprüngl. Position in der Medizin (im Körper) u. Chemie; **2.** (chem.) am Ort entstanden.

**Insolation:** **1.** Sonnenbestrahlung; vgl. Ultraviolettstrahlung; **2.** Heliosis; Sonnenstich; Folge unmittelbarer Einwirkung der Sonnenstrahlen bes. auf den unbedeckten Kopf u. Nacken; **Sympt.:** heftiger Kopfschmerz, Übelkeit, Fieber, Schwindel, Ohrensausen, orthostat. Kollaps; in schweren Fällen Koma u. generalisierte Krämpfe durch Hirndrucksteigerung; **Sofortmaßnahmen:** erhöhte Lagerung des Kopfes, Kopf in kalte, feuchte Tücher hüllen.

**Insomnie:** s. Schlaflosigkeit.

**Inspektionsübereinkommen:** (engl.) *Pharmaceutical Inspection Convention (Abk. PIC)*; am 8.10.1970 von den Mitgliedstaaten der EFTA* abgeschlossenes Übereinkommen zur gegenseitigen Anerkennung von Inspektionen, die die Herst. pharmaz. Produkte betreffen. Das Übereinkommen, dem 18 Vertragsstaaten (Australien, Österreich, Belgien, Dänemark, Finnland, Frankreich, Deutschland, Ungarn, Island, Irland, Italien, Liechtenstein, Norwegen, Portugal, Rumänien, Schweden, Schweiz, Großbritannien) beigetreten waren, ist durch das Gesetz zur PIC vom 10.3.1983 für die Bundesrepublik Deutschland wirksam geworden. Um eine einheitl. Anw. dieses Übereinkommens zu gewährleisten, haben die Mitgliedstaaten den Leitfaden einer guten Herstellungspraxis für pharmaz. Produkte (**PIC-GMP-Leitfaden**) erstellt. Jedem Kapitel des Leitfadens sind die Grundsätze der guten Herstellungspraxis (s. GMP) vorangestellt. Das Inspektionsabkommen PIC wurde 1995 durch PIC/S* abgelöst.

**inspissatus:** f: inspissata, n: inspissatum; eingedickt.

**Instantisierung:** Herstellungsprozess für leicht benetzbare u. sich schnell u. vollständig, ohne Klumpenbildung in Wasser auflösende, hochporöse Pulver od. Granulate. Löslichkeit ist durch die Kapillarwirkung der hochporösen Instantprodukte bedingt. Die I. erfolgt entweder durch Wiederbefeuchtung von im Sprühverfahren (od. durch Walzentrocknung) aus wässrigen Extraktlösungen gewonnenem Pulver u. anschließender Trocknung od. in einem Einphasenprozess durch besondere Sprühtechniken bzw. durch spezielle Vakuumtrocknung. Als Füllmittel dienen Saccharose, Lactose od. Dextrine (50–90 %). Instantextrakte von Arzneipflanzen werden als sog. Pulvertees in den Handel gebracht. In Instanttees von äther. Öldrogen wird wegen der Flüchtigkeit des äther. Öls dieses nachträgl. in Form von Mikrokapseln* zugefügt. Vgl. Sprühtrocknung.

**in statu nascendi:** s. Status nascendi.

**Instillation:** tropfenweise erfolgendes Einbringen von Flüssigkeiten bzw. flüssigen Arzneimitteln in den Organismus (Hohlorgane, Körperhöhlen u. -öffnungen, Blutgefäße, Bindehautsack); z. B. rektal zur Darmreinigung; Tropfklistier. Vgl. Infusion.

**Institut für Qualität und Wirtschaftlichkeit im Gesundheitswesen:** Abk. IQWiG; nach dem GKV*-Modernisierungsgesetz gemäß § 139a SGB V 2004 vom Gemeinsamen* Bundesausschuss nach § 91 SGB V gegründete, fachlich unabhängige Einrichtung zur wissenschaftl. Bewertung des med. Nutzens, der Qualität u. der Wirtschaftlichkeit von i. R. der GKV erbrachten Leistungen; **Aufgabe: 1.** Recherche, Darstellung u. Bewertung des aktuellen med. Wissensstandes zu diagnost. u. therap. Verfahren bei ausgewählten Krankheiten; **2.** Erstellen von wissenschaftl. Ausarbeitungen, Gutachten u. Stellungnahmen zu Fragen der Qualität u. Wirtschaftlichkeit der i. R. der GKV erbrachten Leistungen; **3.** Bewertung evidenzbasierter Leitlinien* für die epidemiolog. wichtigsten Krankheiten; **4.** Empfehlungen zu Disease-Management-Programmen (s. Disease Management); **5.** Bewertung des Nutzens von Arzneimitteln, Bereitstellen von allg. Informationen zur Qualität u. Effizienz in der Gesundheitsversorgung.

**Institut für Wasser-, Boden- und Lufthygiene:** eines der Nachfolge-Institute des ehemaligen Bundesgesundheitsamts* im Geschäftsbereich des Umweltbundesamts; die Aufgaben des Instituts werden heute in versch. Fachgebieten des Umweltbundesamts wahrgenommen.

**Insuffizienz:** Schwäche, ungenügende Leistung eines Organs od. Organsystems; z. B. Herzinsuffizienz*, Leberinsuffizienz, Niereninsuffizienz.

**Insufflatoren:** s. Pulverinhalatoren.

**Insulin (INN):** Inselhormon; CAS-Nr. 9004-10-8; $M_r$ ca. 5800; Schmp. 233 °C (unter Zers.); isoelektr. Punkt pH 5.3–5.35; lösl. in Wasser u. 80 %igem Ethanol sowie schwachen Säuren u. Basen, fast unlösl. bei pH 4.5–7.0 u. in org. Lösungsmitteln; opt. linksdrehend; rhomboedr. Kristalle; in den B-Zellen der Langerhans*-Inseln des Pankreas* gebildetes Proteohormon; biol. HWZ ca. 5–16 min; bei Gesunden ca. 200 µE/mL Gesamtaktivität u. 20 µE/mL freies I. (0.5–1 IE/h basale Insulinsekretionsrate; Insulinkonzentration im Blut nüchtern 5 µE/mL); Insulin-Einheit: 1 IE entspricht 0.035 mg wasserfreiem Insulin. **Struktur:** artspezif. Proteine, bes. reich an Cystin*, Leucin*, Tyrosin*, Glutaminsäure* u. a. (Methionin* fehlt); besteht aus den Polypeptidketten A u. B mit 21 bzw. 30 Aminosäuren*, die durch 2 Disulfidbrücken (zw. A7 u. B7 sowie A20 u. B19) miteinander verbunden sind (s. Abb. 1); A-Kette mit weiterer Brücke zw. Cys 6 u. Cys 11. **Schweineinsulin** unterscheidet sich nur durch den Aminosäurerest B30 (Alanin* statt Threonin*), **Rinderinsulin** zusätzlich durch die Positionen A8 (Alanin statt Threonin) u. A10 (Valin* statt Isoleucin*) von Humaninsulin. Für die biol. Wirk. sind nur die Aminosäuren A1, A5, A19, A21 u. B12, B16, B24, B25, B26 entscheidend (daher Wirk. nicht artspezifisch). **Biosynthese:** ribosomal im endoplasmatischen Retikulum* als Präproinsulin; **1.** Bildung von **Proinsulin** (84 Aminosäuren) aus **Prä-Proinsulin** (107 Aminosäuren) durch posttranslationale Abspaltung des N-terminalen Signalpeptids im Golgi-Apparat; **2.** proteolyt. Spaltung von Proinsulin zu I. durch Abspaltung des Mittelstücks (C-Peptid) im Golgi-Apparat; Speicherung als wasserunlösl. Zinkkomplex (Zinkgehalt 0.3–1.0 %); **Wirk.:** u. a. Blutglucose senkend u. an der Einstellung der normalen Blutglucosekonzentration beteiligt; weitere (v. a. anabole) biol. Wirk.: s. Tab. 1; **Regulation:** Ausschüttung durch nervale (adrenerg v. a. über Beta-2-Rezeptoren) u. hormonale Reize; Stimulation der Biosynthese bei Blutglucosekonzentrationen >2–4 mmol/L; Steigerung der physiol. Insulinsekretion durch Blutglucosekonzentrationen >4–6 mmol/L, Drosselung durch Blutglucoseerabfall; Sekretion durch Glucose* über Hemmung des KATP-Kanals (Kurzbez. für ATP-sensitiver Kaliumkanal); s. Antidiabetika (Sulfonylharnstoffe); Hemmung der Sekretion durch Glucagon* u. Alpha-Sympathomimetika (z. B. Adrenalin*) sowie durch I. selbst; **Abbau:** v. a. durch Glutathion-Insulin-Transhydrogenase (Reduktion der Disulfid-

**Insulin** Tab. 1
Wirkung auf Leber, Muskel- und Fettgewebe

| Aktivierung | Hemmung |
|---|---|
| **Leber** | |
| Glykolyse | Lipolyse |
| Glykogensynthese | Kaliumtransport |
| Proteinbiosynthese | |
| **Muskel- und Fettgewebe** | |
| Glucosetransport | Lipolyse |
| Glykogensynthese | |
| Proteinbiosynthese | |
| Kaliumtransport | |
| Aminosäurentransport | |

I

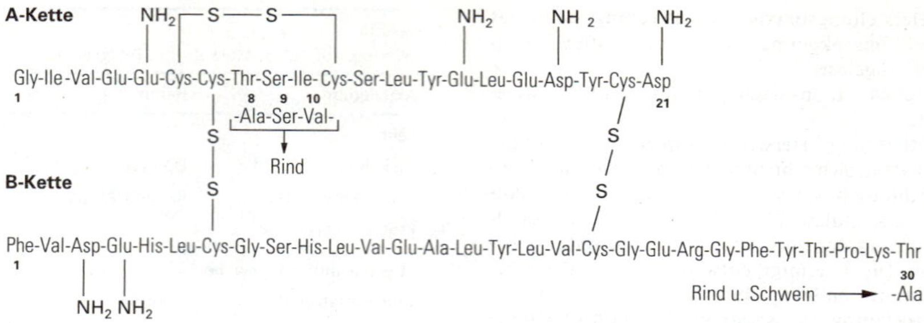


**Insulin** Abb. 1

brücken; Vork. in Leber, Nieren u. Muskeln) u. Insulinase (Protease der Skelettmuskulatur); **Herst.:** (zur therap. Anw.) **1.** Biosynthese durch Gentechnologie*: **a)** Integration der für die A- u. B-Kette von Humaninsulin codierenden cDNA in Plasmide*, Klonierung in Escherichia coli (od. Bacillus subtilis), Kombination der mikrobiell synthetisierten Humaninsulinketten; **b)** rekombinante Synthese von Pro-Humaninsulin durch Hefezellen (Saccharomyces cerevisiae) u. anschließende enzymat. Abspaltung des C-Peptids zu Humaninsulin; **2.** enzymkatalysierte Umwandlung von Schweineinsulin in semisynthet. Humaninsulin (Abk. SHI) durch Austausch des Alaninrests (Position B30) gegen einen Threoninrest; **Reinigung:** früher nur durch mehrfache Kristallisation, heute zusätzl. chromatograph. Reinigungsschritte: **1.** Gelfiltration*: Auftrennung in Fraktion a (antigene Proteine mit hohem Molekulargewicht), Fraktion b (Proinsulin, Zwischenstufe der Insulinbiosynthese, Dimere) u. Fraktion c (hauptsächl. Insulin, weniger als 10 % im Laufe der Herst. entstehende Insulinderivate, z. B. Insulinethylester); Bez. als **Single-peak-Insuline** od. als chromatograph. rein, CR od. CS (C: chromatographiert, R: vom Rind, S: vom Schwein); anschließend **2.** Anionenaustauschchromatographie, nach der auch mit radioimmunolog. Analysemethoden keine Verunreinigungen nachgewiesen werden können; Bez. als **Monokomponenten-Insuline** bzw. **Rare-immunogenum-Insuline; Stabilität u. Aufbewahrung:** alkaliempfindl. in schwach saurer Lsg. u. bei pH 7.0–7.4, aber hinreichend stabil; in stark saurer Lsg. Übergang in inaktive, renaturierbare Fibrillenform; rasche Zerstörung durch Reduktions- u. Oxidationsmittel sowie durch UV-Licht; trocken einige Monate haltbar; Insulinlösungen u. -suspensionen bei Lagerung zw. 2 u. 10 °C einige Jahre, bei Temp. bis zu 25 °C 1–2 Monate haltbar (Begünstigung des auf Desaminierungsprozessen beruhenden Aktivitätsverlusts durch höhere Temp.); Insulinpräparate dürfen nicht gefrieren. Saure Zuber. empfindlicher als neutrale; Lichtschutz erforderlich; bei ordnungsgemäßer Lagerung Verfallsdatum spätestens 2 Jahre nach Herstellungsdatum; **Ind.:** Diabetes* mellitus; **Anw.:** parenteral (v. a. subkutan, ggf. i. v., auch intraperitoneal), da bei oraler Gabe durch Verdauungsenzyme inaktiviert; **Kontraind.:** Hypoglykämie; **WW:** u. a. orale Kontrazeptiva, Corticosteroide, Beta-2-Sympathomimetika; **UAW:** Hypoglykämie, immun. (lokale Allergien, system. Reaktionen, Insulinlipodystrophie), durch primäre Anw. fast vollständig vermeidbar; evtl. Sehstörung, Ödem; Schweineinsulin ist wegen Antikörperbildung zunehmend verdrängt worden durch Humaninsulin; **Gesch.:** 1921 von F. Banting u. Ch. Best isoliert; krist. gewonnen 1926 von J. Abel. **Insuline in der Ph.Eur.6: Insulin:** Insulinum; **1.** Schweineinsulin; $C_{256}H_{381}N_{65}O_{76}S_6$; $M_r$ 5778; **2.** Rinderinsulin; $C_{254}H_{377}N_{65}O_{75}S_6$; $M_r$ 5734; gereinigte, natürl. Substanz aus Rinder- od. Schweinepankreas. **Humaninsulin:** Insulinum humanum; $C_{257}H_{383}N_{65}O_{77}S_6$; $M_r$ 5808; **Herst.:** enzymat. Modifikation von Schweineinsulin od. gentechnolog.; **Zuber.:** Neben den einfachen Insulin-Lsg., deren Wirkungsdauer durch s. c. Applikation gegenüber i. v. Injektion nur in geringem Maße verlängert werden kann, befindet sich eine große Anzahl von Depot- bzw. Verzögerungsinsulinen mit protrahierter Wirk. im Handel. Der Depoteffekt beruht auf einer inf. gezielter Verminderung der Löslichkeit verlangsamten Resorption des I. aus einem s. c. Depot. Um eine verzögerte Insulin-Resorption zu erzielen, kommen folgende Möglichkeiten in Betracht: **1.** Bildung salzartiger Komplexe mit bas. Substanzen; **a)** Protamine*: bas. Polypeptide aus Fischsperma (z. B. Salmin vom Lachs, Skombrin von der Makrele, Clupein vom Hering, Iridin von der Regenbogenforelle); I. bildet mit Protamin in Gegenwart von Zink-Ionen schwer lösl. Komplexe. Verwendet wurden früher **Protamin-Zink-Insuline** (PZ-I.), neutrale Lsg. mit großem Überschuss an Protamin, Wirkungsdauer bis 70 h, schlechte Steuerbarkeit. Heute wird **Neutral-Protamin-Hagedorn(NPH)-I.** (**Isophaninsulin** INN, Insulinum isophanum) bevorzugt. Das sind krist. Komplexe aus isophanen Mengen I. u. Protamin. Unter Isophanie versteht man die Titration einer Insulin-Lsg. bis zum isoelektrischen Punkt*, so dass ein Überschuss an I. od. Protamin in der überstehenden Flüss. vermieden wird. Sie entsprechen hinsichtl. ihrer Pharmakokinetik Intermediärinsulinen; sind in fast allen Kombinationsinsulinen enthalten; **b)** Globin: z. B. Human-Hämoglobin, Bez. im Handelsnamen: HG; **c)** Aminoquinurid*; **2.** Insulin-Zink-Suspension: der Depot-Effekt beruht darauf, dass I. bei Anwesenheit von 80 µg Zink pro 40 IE im neutralen Medium sehr schwer lösl. ist. Suspensionen amorphen I. neigen unter solchen Bedingungen nicht zur Kristallisation. **3.** Insulinderivate: z. B. durch Acylierung von Aminogruppen veränderte I., ha-

**Insulin** Tab. 2
Wirkung nach s. c. Injektion

| Bezeichnung von Präparatetypen | Bezeichnung der Wirkung | beginnt nach (Std.) | ausgeprägt nach (Std.) | klingt ab nach (Std.) |
|---|---|---|---|---|
| reguläres Insulin, Normalinsulin, Altinsulin | schnell | 0.5 | 2 – 3 | 5 – 8 |
| NPH-, Semilente-, Surfen-Insuline | intermediär | 1 | 4 – 8 | 8 – 12 |
| Ultralente-, Long-, Ultratard-Insuline | lang | 2 – 3 | 7 – 24 | 28 – 34 |

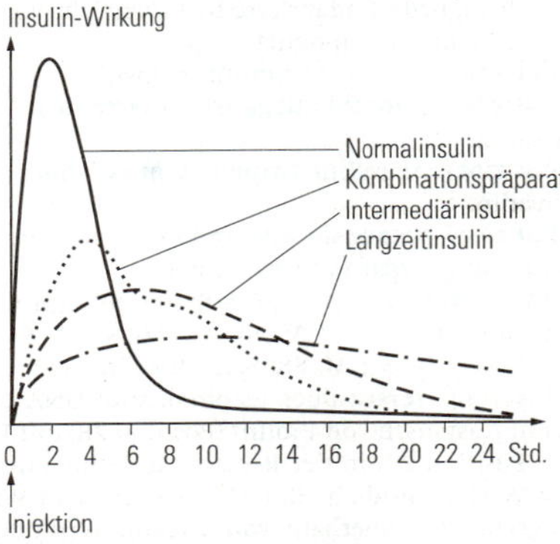


**Insulin** Abb. 2: Zeit-Wirkungsdiagramm versch. Insulinpräparattypen

ben geringe Bedeutung. **Einteilung der Insulinpräparate** nach ihrer Pharmakokinetik (s. Tab. 2; s. Abb. 2): **1. Normalinsuline:** (engl.) *regular insulins*; veraltet Altinsuline; kurzwirksame I.; nicht retardierte I.; I. in saurer (pH 3.0–3.5) od. neutraler Lsg. (pH 7.0–7.4); Wirkungseintritt 15–30 min nach s. c. Injektion, Wirkungsmaximum nach 1–3 h, Wirkungsdauer 5–8 h; Anw.: zu Beginn der Insulintherapie bei Diabetes mellitus Typ 1 u. 2, bei zusätzl. Stoffwechselbelastungen bei Diabetes mellitus Typ 2 (z. B. Infektions- u. a. Erkrankungen), zur Behandlung des diabet. Komas (i. v. Injektion), in Kombination mit Verzögerungsinsulinen zur Deckung des Insulinbedarfs nach der Mahlzeit; **2. Verzögerungs-, Depotinsuline:** a) **Intermediärinsuline:** mittellangwirksame I.; Wirkungseintritt 1–2 h nach s. c. Injektion, Wirkungsmaximum nach 2–6 h; Wirkungsdauer 10–20 h; **b) Langzeitinsuline:** langwirksame I.; Wirkungseintritt 1–4 h nach s. c. Injektion, Wirkungsmaximum 10–30 h nach der Applikation, Wirkungsdauer bis zu 30 u. mehr Std.; ermöglichen, dass stoffwechselstabile Typ-2-Diabetiker mit 1–2 Injektionen pro Tag auskommen können; **3. Kombinationsinsuline:** Mischungen von Normal- u. Verzögerungsinsulinen in unterschiedl. Mengenverhältnissen mit raschem Wirkungseintritt u. mittellanger Wirkungsdauer; meist wird allerdings individuell gemischt. **Insulinzubereitungen in der Ph.Eur.6: 1. Insulinzubereitungen zur Injektion:** Praeparationes insulini iniectabiles Ph.Eur.6; diese Monographie regelt grundsätzl. Herst. u. Prüfung der folgenden Insulinzubereitungen zur Injektion, die wiederum den Vorschriften über Parenteralia* entsprechen müssen. Dabei wird v. a. auch auf die Vorschriften hinsichtl. Insulinum u. Insulinum humanum (s. o.) verwiesen. **2. lösliches Insulin als Injektionslösung:** Insulini solubilis iniectabilium Ph.Eur.6; neutrale Lsg. von Insulinum od. Insulinum humanum; **3. biphasische Insulin-Suspension zur Injektion:** Insulini biphasici iniectabilium Ph.Eur.6; Suspension krist. rhomboedr. Rinderinsulins in einer Lsg. von Schweineinsulin; **4. Insulin-Zink-Kristallsuspension zur Injektion:** Insulini zinci cristallini suspensio iniectabilis Ph.Eur.6; I., das mit einem geeigneten Zinksalz komplexiert ist u. krist. mit einer Teilchengröße über 10 µm, aber selten über 40 µm vorliegt; **5. Insulin-Zink-Suspension zur Injektion:** Insulini zinci suspensio iniectabilis Ph.Eur.6; Mischung von Insulin-Zink-Kristallsuspension u. amorpher Insulin-Zink-Suspension im Verhältnis von 7 : 3; **6. amorphe Insulin-Zink-Suspension zur Injektion:** Insulini zinci amorphi suspensio iniectabilis Ph.Eur.6; I., das mit einem geeigneten Zinksalz komplexiert ist u. aus uneinheitl. geformten Partikeln mit einer Teilchengröße von selten über 2 µm besteht; **7. Isophan-Insulin-Suspension zur Injektion:** Insulini isophani iniectabilium Ph.Eur.6; sterile Suspension eines Komplexes aus Protaminsulfat (od. einem anderen geeigneten Protamin) u. Insulinum od. Insulinum humanum in isophaner Mischung, d. h., dass der Insulin- od. Protaminüberschuss in der überstehenden Flüss. minimal ist; das Verhältnis hängt vom Zinkgehalt ab; Gehalt mind. 0.3 u. max. 0.6 mg Protaminsulfat pro 100 IE Insulin; max. 0.04 mg Zink; **8. biphasische Isophan-Insulin-Suspension zur Injektion:** Insulini isophani biphasici iniectabilium Ph.Eur.6; besteht aus einer sterilen, gepufferten Isophan-Insulin-Suspension in einer Lsg. von I. derselben Art. **Insulin-Analoga: 1.** Insulin* Aspart; **2.** Insulin* Glargin; **3.** Insulin* Lispro; **4.** Insulin* Glulisin; **5.** Insulin* Detemir.

**Insulin als Injektionslösung, lösliches:** s. Insulin.

**Insulin-Analoga:** s. Insulin.

**Insulin-Antagonisten:** Substanzen, die die Wirkung von Insulin* hemmen; z. B. Glucocorticoide*, Wachstumshormon (STH) u. Adrenalin*; i. d. R. werden I. bei einer Hypoglykämie vermehrt ausgeschüttet.

**Insulin Aspart** (INN): 28B-Aspartat-Insulin; CAS-Nr. 116094-23-6; $C_{256}H_{381}N_{65}O_{79}S_6$; Insulin-Analogon (s. Insulin); **Herst.:** gentechn. Austausch von Prolin* (Position 28) gegen Asparaginsäure* in der B-Kette des Humaninsulins; **Wirk.:** Antidiabetikum*; durch den sehr schnellen Wirkungsein-

I

tritt (durch Veränderung der Primärstruktur von Humaninsulin) entfällt der Spritz-Ess-Abstand; sogar postprandiale Applikation ist mögl.; **UAW:** Hypoglykämie, Ödeme.

**Insulin Defalan:** Desphenylalanin-Insulin; durch Abspalten des terminalen Phenylalanins (Aminosäure B1) modifiziertes Insulin*; nicht mehr im Handel befindl. Antidiabetikum*; früher angewendet wie Normalinsuline u. in Kombinationsinsulinen.

**Insulin Detemir:** 29B-(N6-Myristoyl-L-lysin)-30B-de-L-threonin-Humaninsulin; CAS-Nr. 169148-63-4; $C_{267}H_{402}N_{64}O_{76}S_6$; Insulin-Analogon (s. Insulin); **Herst.:** gentechnolog. über rekombinante DNA aus Saccharomyces cerevisiae; Austausch von Threonin* in Position B29 (letzte Aminosäure der B-Kette des Humaninsulins) gegen an Myristinsäure* ($C_{14}$-Fettsäure) gebundenes Lysin*; **Wirk.:** Antidiabetikum*; langwirksames Basalinsulin zur Kombination mit einem mahlzeitenbezogenen schnell- bzw. kurzwirksamen Insulin; die verlängerte Wirkungsdauer (in Abhängigkeit von der Dosis bis zu 24 h) wird durch die starke Selbstassoziation der Moleküle an der Injektionsstelle u. die Albuminbindung über die Fettsäure-Seitenkette des Insulin-Analogons vermittelt. **UAW:** Hypoglykämie, Reaktionen an der Injektionsstelle.

**Insulin Glargin** (INN): 21A-Glycin-30Ba-L-arginin-30Bb-L-arginin-Humaninsulin; CAS-Nr. 160337-95-1; $C_{267}H_{404}N_{72}O_{78}S_6$; $M_r$ 6063.0; Insulin-Analogon (s. Insulin); **Herst.:** gentechnolog. durch Verlängerung der B-Kette des Humaninsulins am Carboxylende (B30) um 2 Argininmoleküle u. Austausch von Asparagin* in Position A21 mit Glycin*; **Wirk.:** Antidiabetikum* mit verlängerter Wirkungsdauer; durch die schlechte Löslichkeit im Subkutangewebe bilden sich Mikropräzipitate, aus denen konstant die Freisetzung in geringer Menge erfolgt. **UAW:** Hypoglykämie, Lipohypertrophie, Reaktionen an der Injektionsstelle; **Dos.:** individuelle Dosierung einmal tägl. (abends, s. c.).

**Insulin Glulisin** (INN): 3B-L-Lysin-29B-L-glutaminsäure-Humaninsulin; CAS-Nr. 207748-29-6; $C_{258}H_{384}N_{64}O_{78}S_6$; Insulin-Analogon (s. Insulin); **Herst.:** gentechnolog. über rekombinante DNA aus E. coli; Austausch der Aminosäuren Asparagin* in Position B3 gegen Lysin* u. Lysin in Position B29 gegen Glutaminsäure*; **Wirk.:** Antidiabetikum* mit schnellem Wirkungseintritt (10–20 min) u. kürzerer Wirkungsdauer; Bioverfügbarkeit etwa 70 %; **UAW:** Hypoglykämie, Reaktionen an der Injektionsstelle.

**Insulini biphasici iniectabilium:** s. Insulin.

**Insulini isophani biphasici iniectabilium:** s. Insulin.

**Insulini isophani iniectabilium:** s. Insulin.

**Insulininfusionssysteme:** Insulinpumpe; elektr. betriebene Pumpsysteme zur kontinuierl. geregelten Dauerinfusion von Insulin* (u. ggf. Glucose*); **Formen: 1. CSII** (Abk. für engl. continuous subcutaneous insulin infusion): subkutane Insulinzufuhr über einen s. c. fixierten flexiblen dünnen Kunststoffkatheter; tragbares batteriebetriebenes I. ohne Glucosesensor (open loop system); **2. GCIIS** (Abk. für engl. glucose-controlled-insulin-infusion-system; syn. closed-loop-system): Insulinzufuhr über i. v. Katheter; besteht aus Glucosesensor zur Messung der Glucosekonzentration im Blut, Rechnereinheit zur Bestimmung der zu verabreichenden Insulindosis u. Insulin-Glucose-Dosiereinheit; **3. CIPII** (Abk. für engl. continuous intraperitoneal insulin infusion): kontinuierl. intraperitoneale Insulininfusion; tragbares batteriebetriebenes I. ohne Glucosesensor (open loop system); **Ind.:** Blutglucoseeinstellung i. S. einer möglichst permanenten Normoglykämie bei Patienten mit insulinpflichtigem Diabetes* mellitus Typ 1; neben der kontinuierl. Insulininfusion ist die steuerbare, bedarfsadaptierte Insulinzufuhr vor u. zu den Mahlzeiten möglich.

**Insulini solubilis iniectabilium:** s. Insulin.

**Insulini zinci amorphi suspensio iniectabilis:** s. Insulin.

**Insulini zinci cristallini suspensio iniectabilis:** s. Insulin.

**Insulini zinci suspensio iniectabilis:** s. Insulin.

**insulin-like growth factors:** s. IGF.

**Insulin Lispro** (INN): 28B-L-Lysin-29B-L-prolin-Humaninsulin; CAS-Nr. 0133107-64-9; $C_{257}H_{383}N_{65}O_{77}S_6$; $M_r$ 5808.41; Insulin-Analogon (s. Insulin); **Herst.:** über rekombinante DNA aus E. coli; Austausch von Prolin* (Position 28) mit Lysin* (Position 29) in der B-Kette des Humaninsulins; **Wirk.:** Antidiabetikum* mit schnellem Wirkungseintritt (innerhalb von 15 min, Wirkungsdauer 2–5 h); weist im Vergleich zu Normalinsulin eine deutlich reduzierte Selbstassoziation auf u. ist dadurch nach s. c. Injektion wesentl. schneller bioverfügbar. **UAW:** Hypoglykämie, Reaktionen an der Injektionsstelle.

**Insulinpen:** Füllfederhalter-ähnl. Injektionsgerät (Pen*), das mit Insulinpatronen befüllt wird; hat in Deutschland die konventionelle Insulinspritze weitgehend ersetzt. Vor Applikation ist für eine gute Durchmischung der Insulinlösung durch mehrmaliges Schwenken des Pens zu sorgen. Die gewünschte Dosis Insulin* wird eingestellt u. die Injektion erfolgt schmerzarm per Knopfdruck aus einer Spritzampulle* (100 IE/mL) über eine extrem feine Nadel. **Vorteile:** stets spritzbereit, exakte Dos., konzentriertere Insulinlösung als bei herkömml. Insulinen (geringere Flüssigkeitsmengen erforderl.). Die gute Stabilität des Insulins bei körpernahem Tragen im Pen sichert eine 3-wöchige Anwendungsmöglichkeit. Desinfektion der Einstichstelle ist nicht erforderlich.

**Insulinpumpe:** s. Insulininfusionssysteme.

**Insulinresistenz:** Stoffwechselzustand mit hohen Insulinwerten trotz normaler od. erhöhter Blutglucosekonzentration aufgrund ineffizienter Interaktion zw. Insulin* u. Insulin-Rezeptor, der zu Mehrbedarf an Insulin (>80 IE/d) bei der Stoffwechseleinstellung des Diabetes* mellitus führt; **Urs.: 1.** neben primären (genet. bedingt; z. B. angeborener Insulin-Rezeptordefekt) auch sekundäre, z. B. bei Bewegungsmangel, fettreicher Ernährung u. (v. a. abdominaler) Adipositas* mit Freisetzung von Mediatoren* wie freien Fettsäuren*, TNF*-$\alpha$ u. Leptin* aus Fettzellen; als Folge entwickelt sich bei Diabetes mellitus (Typ 2) zunächst eine Hyperinsulinämie; **2.** i. R. der Insulintherapie bedingt durch spezif. IgG-Antikörper; **Ther.:** Gewichtsreduktion; Behandlung des Diabetes mellitus.

**Insulinsensitizer:** s. Antidiabetika.

**Insulinspritze:** s. Insulinpen; vgl. Pen; Spritze.

**Insulin-Suspension zur Injektion, biphasische:** s. Insulin.

**Insulinum humanum:** s. Insulin.

**Insulinum isophanum:** s. Insulin (Zuber.).

**Insulin-Zink-Kristallsuspension zur Injektion:** s. Insulin.

**Insulin-Zink-Suspension zur Injektion:** s. Insulin.

**Insulin-Zink-Suspension zur Injektion, amorphe:** s. Insulin.

**Insulinzubereitungen zur Injektion:** s. Insulin.

**Insult, apoplektischer:** s. Schlaganfall.

**Integrase-Inhibitoren:** Virostatika*, welche die katalyt. Aktivität der HIV-Integrase hemmen u. damit die Integration des HIV-Genoms in das Wirtszellgenom verhindern; die Integrase gehört, neben der Protease* u. der reversen Transkriptase*, zu den viruseigenen Schlüsselenzymen im Replikationszyklus von HIV. **Wirkstoffe:** Raltegravir*. Vgl. HIV-Erkrankung.

**Integument:** **1.** (bot.) Hülle der jungen Samenanlage*, die vom Grunde der Samenanlage ringwallartig heranwächst; **2.** (med.) Integumentum, äußere Haut, z. B. Epidermis*, Corium und Tela subkutanea.

**Intensität:** Maß für den Energiefluss; die von Strahlung, z. B. elektromagnet., in Ausbreitungsrichtung transportierte, auf eine Querschnittsfläche bezogene Leistung; SI-Einheit W/m$^2$.

**Intention-to-treat-Analyse:** As-randomized-Analyse; Auswertungsmethode für (randomisierte kontrollierte) klinische Studien*, bei der die Patienten nach ihrer ursprüngl. Gruppenzuteilung analysiert werden, unabhängig davon, ob sie die zugeordnete Therapieform vollständig, partiell od. gar nicht erhalten haben od. ob sie in die alternative Behandlungsgruppe übergewechselt sind; der Behandlungseffekt wird niedriger, aber realistischer eingeschätzt als bei der Per*-protocol-Analyse.

**Interaktion:** s. Arzneimittelinteraktion; Arzneimittel-Nahrungsmittel-Interaktionen.

**intercept:** s. Ausgleichsrechnung.

**Interdigitalmykose:** Pilzinfektion mit Läsionen zw. den Fingern u. Zehen; **Erreger:** Dermatophyten u. Hefen. **Ther.:** lokal Antimykotika*. Vgl. Mykose.

**Interfaszikularräume:** (bot.) Räume zw. den Leitgewebesträngen (sog. Faszikeln) der Sprossachse; mit parenchymat. Grundgewebe gefüllt; vgl. Markstrahlen.

**Interferenz:** **1.** (physik.) Überlagerung von Wellen (z. B. elektromagnet. Wellen); resultiert je nach Phasenlage in Verstärkung od. Abschwächung. **2.** (pharmakokinet.) s. Arzneimittelinteraktion.

**Interferon alfa** (INN): Abk. IFN-$\alpha$; natürl. humanes Interferon*, das aus Leukozyten* von gesunden Wiederholungsspendern (36 h nach der Blutentnahme) nach Prüfung auf Abwesenheit von viralen Partikeln od. Viren hergestellt wurde; nicht mehr im Handel befindl. Virostatikum* u. Immunstimulans*; früher u. a. angewendet bei versch. Leukämieformen u. Karzinomen, Virusinfektionen des Auges u. Hepatitis B; **Formen:** I. alfa-2a, -2b (s. Interferon alfa-2; im Handel); alle rekombiniert human.

**Interferon alfa-2:** Abk. IFN alfa-2; rekombinantes Interferon* alfa-2a (CAS-Nr. 77907-69-8; $M_r$ 19.2 kDa) bzw. alfa-2b (CAS-Nr. 98530-12-2; $M_r$ 19.3 kDa); **Wirk.:** Virostatikum*, Immunstimulans*; **Ind.:** **1.** IFN alfa-2a: progressives, asymptomat. Kaposi-Sarkom bei AIDS; kutanes T-Zell-Lymphom; **2.** IFN alfa-2b: multiples Myelom, follikuläre Lymphome, malignes Melanom, Karzinoid; **3.** IFN alfa-2a u. -2b: Haarzellen-Leukämie; Philadelphia-Chromosom-positive, chron.-myeloische Leukämie, chron. Hepatitis B u. C (in Kombination mit Ribavirin); **UAW:** u. a. schwerwiegende psych. Störungen, Blutdruckabfall, Netzhautveränderungen, Neutropenie, Rötungen an der Injektionsstelle, Grippe-ähnl. Sympt., gastrointestinale Beschwerden, Fieber, Kopfschmerzen, Müdigkeiten, Myalgie, Arthralgie. **Konzentrierte Interferon-alfa-2-Lösung:** Interferoni alfa-2 solutio concentrata Ph.Eur.; mit DNA-Rekombinationstechnik hergestellt; klare, farblose bis schwach gelbliche Flüssigkeit. Vgl. Peginterferon alfa-2a; Peginterferon alfa-2b.

**Interferon alfacon-1** (INN): Consensus-Interferon (Abk. CIFN); CAS-Nr. 118390-30-0; $C_{870}H_{1366}N_{236}O_{259}S_9$; $M_r$ 19567.26; gentechn. hergestelltes, nicht natürl. vorkommendes Interferon*-$\alpha$; Protein aus 166 Aminosäuren; **Struktur:** Die Aminosäurensequenz ist eine Consensussequenz von 14 natürl. vorkommenden $\alpha$-Humaninterferonen des Typs 1, d. h. die Sequenz entspricht den am häufigsten erscheinenden Aminosäuren an jeder Position. CIFN besitzt eine etwa 100-fach höhere Bindungsaffinität an den Interferon-Rezeptor als andere $\alpha$-Interferone. **Wirk.:** Virostatikum*; Bindung an IFN Typ 1-Rezeptor; die virostat. Wirkung beruht auf der Produktion mehrerer antiviral, immunmodulator. u. antiproliferativ wirksamer Genprodukte wie z. B. der 2′,5′-Oligoadenylatsynthetase u. $\beta$-2-Mikroglobulin; **Ind.:** Hepatitis C; **UAW:** Fieber, Müdigkeit, Kopfschmerz, Myalgie; **Dos.:** s. c. 9 µg 3-mal pro Woche.

**Interferon beta** (INN): Abk. IFN-$\beta$; aus Fibroblasten hergestelltes $\beta$-Interferon*; **Wirk.:** Virostatikum*, Immunstimulans*; **Ind.:** schwere, unbeherrschbare virusbedingte Infektionen*; als Gel bei kleinen Feigwarzen (s. Kondylome). Vgl. Interferon beta-1a; Interferon beta-1b.

**Interferon beta-1a:** Abk. IFN-$\beta_{1a}$; rekombinantes Interferon* beta; im Gegensatz zu Interferon* beta-1b mit dem humanen $\beta$-Interferon identisch; **Wirk., Ind. u. UAW:** s. Interferon beta-1b; **Dos.:** 22 µg s. c. 3-mal/Woche.

**Interferon beta-1b:** Abk. IFN-$\beta_{1b}$; 17-L-Serin-2-166-interferon-$\beta_1$; CAS-Nr. 145155-23-3; $M_r$ 18 500; rekombinantes, modifiziertes Interferon* beta; **Wirk.:** Virostatikum*, Immunstimulans*; bindet an die Rezeptoren des humanen IFN-$\beta$ u. hemmt dadurch die Produktion von IFN-$\gamma$ u. TNF-$\alpha$; s. Interferone; **Ind.:** Reduktion von Häufigkeit u. Schweregrad der klin. Schübe von Multipler* Sklerose; **Kontraind.:** Schwangerschaft u. Stillzeit; Depressionen u. Suizidneigung in der Anamnese; Leberinsuffizienz; **UAW:** u. a. lokale

Reaktionen; grippeähnl. Symptome, Bronchospasmen; **Dos.:** parenteral s. c. 8 Mio. IE (0.25 mg) jeden 2. Tag; HWZ bis zu 4 h.

**Interferone:** Abk. IFN; zu den Lymphokinen* (Tab. dort) gehörende, artspezif. Glykoproteine* ($\beta$- u. $\gamma$-Interferone) od. reine Proteine* (meist $\alpha$-Interferone); $M_r$ ca. 13 000; stabil in Temperaturbereichen bis ca. 65 °C, auch in extremen pH-Bereichen zw. 2 u. 10; Bildung erfolgt sehr schnell in menschl. u. tierischen Zellen i. R. der Immunantwort* gegen Infektionen durch Viren*, Bakt. (u. a. Chlamydien*) u. einige Protozoen sowie unter Einfluss zahlreicher antigener od. Zellteilung induzierender Reize (z. B. Lektine*). **Formen: 1. $\alpha$-Interferone:** Abk. INF-$\alpha$; von Leukozyten* gebildet (daher früher auch als Leukozyten-Interferon bezeichnet); die ca. 23 bekannten $\alpha$-I. sind zwar strukturell ähnl., aber in der Primärstruktur nur zu ca. 80 % homolog; bestehen aus 150–172 Aminosäuren; s. Interferon alfa; **2. $\beta$-Interferone:** Abk. INF-$\beta$; von Fibroblasten* gebildet (daher früher als Fibroblasten-Interferon bezeichnet); bestehen aus 166 Aminosäuren; mit $\alpha$-Interferonen besteht noch eine gewisse Strukturähnlichkeit; s. Interferon beta; **3. $\gamma$-Interferone:** Abk. INF-$\gamma$; von T-Lymphozyten u. natürl. Killerzellen gebildet; bestehen aus 146 Aminosäuren, dimer in aktiver Form; von $\alpha$- u. $\beta$-Interferonen strukturell grundverschieden; s. Interferon gamma; **Wirk.:** nicht direkt, sondern über die Bildung einer Zwischensubstanz, des translation inhibitory protein, das die Virusreplikation in der Wirtszelle blockiert; die Bildung des Interferons wird durch Interferoninduktoren angeregt; hierzu werden prakt. alle Viren gerechnet, aber auch bakterielle Endotoxine (s. Toxine), Rickettsia*, Mykoplasmen*, Protozoen*, Pilze, Lektine u. sogar synthet. Verbindungen wie Polyinosin, Polycytidylsäure sowie Propandiamin. IFN-$\alpha$ u. IFN-$\beta$ wirken hauptsächl. antiviral, IFN-$\gamma$ wirkt stärker immunmodulator., abhängig von den Bedingungen stimulierend od. supprimierend. **Herst.:** aus humanen Blutbestandteilen sowie gentechnologisch; **Ind.:** z. B. als Virostatika*, Immunstimulanzien*; z. B. bei schweren Viruserkrankungen wie HIV*-Erkrankung, chronischer Hepatitis* u. metastasierenden Malignomen, bei Keratokonjunktivitis herpetica u. bei Herpes zoster.

**Interferon gamma** (INN): Abk. IFN-$\gamma$; rekombinantes humanes Interferon* aus Leukozyten*; nicht mehr im Handel befindl. Immunstimulans*; früher angewendet bei rheumatoider Arthritis (chron. Polyarthritis). Vgl. Interferon gamma-1b.

**Interferon gamma-1b** (INN): Interferoni gamma-1b solutio concentrata Ph.Eur., konzentrierte Interferon-gamma-1b-Lösung; $N^2$-L-Methionyl-1-139-interferon-$\gamma$; CAS-Nr. 98059-61-1; $M_r$ 16 500; einkettiges Protein aus 140 Aminosäuren; Analogon von Interferon*-$\gamma$; **Wirk.:** Immunstimulans*; steigert die Phagozytose u. Bakterizidie von Monozyten u. Makrophagen; antiproliferative Wirkung ist stärker als die von IFN-$\alpha$ u. -$\beta$; **Ind.:** Verringerung der Häufigkeit von schweren Infektionen bei chron. Granulomatose (Zusatztherapeutikum); **Kontraind.:** Herzerkrankungen, Schwangerschaft u. Stillzeit, Anw. bei Kindern unter 6 Monaten; **WW:** neurotox., hämatotox. od. kardiotoxische Substanzen können die Toxizität von Interferonen in diesen Systemen verstärken; **UAW:** grippeähnl. Sympt., gelegentl. Erbrechen, lokale Irritationen an der Injektionsstelle; **Dos.:** Dauertherapie: KOF >0.5 $m^2$: 50 µg/$m^2$ KOF s. c., KOF <0.5 $m^2$ 1.5 µg/kg KG s. c., jeweils 3-mal pro Woche; HWZ 39 min (i. v.), 3 h (i. m.), 6 h (s. c.).

**Interkalation** (lat. intercalare einschalten): spezielle Wechselwirkung zw. DNA u. planar gebauten Molekülen, die sich zw. benachbarte Basenpaare der DNA-Helix schieben; dadurch wird die Helix so verändert, dass es zu einer fehlerhaften Transkription od. Replikation kommt. Interkalierende Substanzen (Interkalanzien) sind z. B. 3,6-Acridindiamin (vgl. Acridin, Abb. dort) od. Ellipticin*.

**Interkostalfelder:** (bot.) Blattspreite* zw. den Blattrippen, also den größeren Gefäßbündeln (Blattadern, -nerven).

**Interkostalneuralgie:** Neuralgie* eines od. mehrerer Zwischenrippennerven mit Hyper-* od. Hypästhesie in den entspr. Interkostalräumen; **Urs.:** häufig Teilsymptom eines Zosters* sowie u. a. bei Veränderungen an den Rippen (Fraktur, Periostitis), Wirbelsäulenerkrankungen (Spondylitis*, Osteochondrose, Tumor), extramedullären Rückenmarktumoren, Tabes dorsalis, Pleuritis*.

**Interleukine:** Abk. IL; von Leukozyten* sezernierte Signalsubstanzen (Proteine), die zu den Zytokinen* gezählt werden; I., die von Lymphozyten sezerniert werden, gehören zu den Lymphokinen*. **Formen: 1. Interleukin-1** (Abk. IL-1): dem TNF* ähnliche Substanz; wird von Monozyten (s. Leukozyten) u. Makrophagen (s. Phagozyten) gebildet; stimuliert natürl. Killerzellen, T- u. B-Lymphozyten u. wirkt auch als endogenes Pyrogen*; induziert Prostaglandin-Freisetzung, Chemotaxis* u. Tumorzelllyse durch Makrophagen; **2. Interleukin-2** (Abk. IL-2): wird von T-Helferzellen produziert u. aktiviert T-Lymphozyten u. Killerzellen; gentechnolog. hergestelltes rekombinantes IL-2 wurde erfolgreich in der Ther. einiger Krebsarten eingesetzt; **3. Interleukin-3** (Abk. IL-3, auch multi-CSF; s. CSF): fördert die Blutbildung. Man kennt noch weitere Interleukine (IL-4 bis IL-11), die ebenfalls von aktivierten Zellen des Immunsystems gebildet werden u. als Wachstumsfaktoren für Blutzellen od. bei der Koordination der Immunantwort* wirksam sind.

**Intermediärfilamente:** widerstandsfähige, langlebige Proteinfasern, die sich bei vielzelligen Lebewesen im Zytoplasma (s. Protoplasma) befinden u. zur Gestalt u. Stabilität der Zellen* u. Gewebe beitragen (s. Zytoskelett); Durchmesser: 8–12 nm; **Einteilung:** Klasse I: Keratine*, Klasse II: Vimentin*, Klasse III: Neurofilamente*, Klasse IV: Lamine; die Zusammensetzung variiert in versch. Zelltypen.

**Intermediärinsulin:** s. Insulin.

**Intermediärstoffwechsel:** früher in der physiol. Chemie gebräuchl. Bezeichnung für alle Stoffwechselreaktionen, die zw. Nahrungsaufnahme u. Ausscheidung von Exkreten liegen. Im Wesentlichen ist der I. mit dem Primärstoffwechsel* identisch.

**Intermediatinsuline:** Zwischenstufen in der Biosynthese von Insulin*.
**Intermedine:** s. Melanotropine.
**intermolekular:** zw. Molekülen*.
**intern:** innerlich.
**Interna:** innerl. anzuwendende Arzneimittel.
**Internationale Einheit:** s. IE.
**Internationale Harmonisierungskonferenz:** (engl.) *International Conference on Harmonisation of Technical Requirements of Pharmaceuticals for Human Use (Abk. ICH)*; im Jahre 1990 von der EG-Kommission initiierte Konferenz mit dem Ziel, die Zulassungsanforderungen für Arzneimittel in Europa, den USA u. Japan anzugleichen; Vertreter der pharmaz. Industrie u. der Zulassungsbehörden versuchen seither, eine größere Harmonisierung bei der Anw. einschlägiger Leitfäden u. bei den Anforderungen für Arzneimittelzulassungen zu erreichen u. Doppelprüfungen bei Forschung u. Entwicklung zu vermeiden. Dies wird v. a. durch erarbeitete Guidelines erreicht, welche die Bereiche Qualität (Quality Topics, Q), Sicherheit (Safety Topics, S), Wirksamkeit (Efficacy Topics, E) u. übergreifende Themen (Multidisciplinary Topics, M) umfassen. Die ICH-Guidelines sind nach ihrer Verabschiedung als Stand von Wissenschaft u. Technik anzusehen; teilweise sind sie als CPMP/ICH-Guidelines direkt übernommen worden. Wichtige ICH-Guidelines sind z. B. Q7A (GMP for Active Pharmaceutical Ingredients), S6 (Safety Studies for Biotechnological Products), E6 (Good Clinical Practice), M3 (Timing of Pre-clinical Studies in Relation to Clinical Trials).
**Internationales Arzneibuch:** Pharmacopoea Internationalis (Abk. Ph.Int.); internationales Arzneibuch*; aktuelle Ausgabe: Ph.Int.4 von 2008; erscheint seit 1951; Versuche, ein I. A. zu schaffen, gehen auf das Jahr 1874 zurück. 1902 wurde von 19 Nationen eine Konferenz nach Brüssel einberufen, die das 1. internationale Übereinkommen zur Vereinheitlichung der Zusammensetzung starkwirkender Arzneimittel (1906) erarbeitete, dem ein 2. Übereinkommen (1925/1929) mit einem ständigen Sekretariat unter Obhut des Völkerbundes folgte. Die durch den Krieg unterbrochenen Arbeiten wurden nach Artikel 57 der Charta der Vereinten Nationen von der WHO* fortgesetzt. Deutsche Übersetzungen der Pharmacopoea Internationalis Editio prima erschienen 1955, 1957 u. 1960. Die 2. Ausgabe erschien 1967. Die 3. Ausgabe wurde 1979 von der WHO in Genf veröffentlicht u. enthält Volume 1: General methods of analysis. Es folgten 1981 Volume 2: Quality specifications, 1988 Volume 3: Quality specifications, 1994 Volume 4: Tests, methods, and general requirements. Quality specifications for pharmaceutical substances, excipients, and dosage forms, u. 2003 Volume 5: Tests and general requirements for dosage forms. Quality specifications for pharmaceutical substances and tablets. Prakt. Bedeutung konnte das I. A. bisher nicht gewinnen, weil die Normvorschläge der WHO keinen verbindl. Charakter haben. Es wird von Staaten als Normsammlung verwendet, in denen kein nationales od. multinationales Arzneibuch gilt.
**Internationale statistische Klassifikation der Krankheiten und verwandter Gesundheitsprobleme:** s. ICD.
**International Nomenclature of Cosmetic Ingredients:** s. INCI.
**International Pharmaceutical Students Federation:** Abk. IPSF; internationale Studentenvereinigung der Pharmaziestudierenden mit Sitz in Den Haag u. dem Ziel des internationalen Austauschs zw. Pharmaziestudierenden; richtet jährl. in unterschiedl. Ländern einen Kongress aus, der dem Gedankenaustausch u. der Kontaktpflege der nationalen Studentenvereinigungen dient. Über ein Austauschprogramm (Student Exchange Program) wird Pharmaziestudierenden ein bis zu 3 Monate dauerndes Praktikum in einer pharmaz. Einrichtung im Ausland ermöglicht.
**International Statistical Classification of Diseases and Related Health Problems:** s. ICD.
**Interneuronen:** Nervenzellen* im ZNS, deren kurzes Axon die graue Substanz nicht verlässt; **Funktion:** dienen der Erregungssteuerung u. Informationsverarbeitung, indem sie Leitungsbahnen exzitatorisch od. inhibitorisch miteinander verschalten; können auch i. S. einer Rückkopplung auf eine Nervenzelle wirken. Als Transmitter an den Synapsen der I. dienen GABA*, Glycin* u. möglicherweise andere Aminosäuren sowie Catecholamine*.
**Interneuronen-Blocker:** Stoffe, die durch Hemmung der motor. Reizübertragung in den Interneuronen* zu verminderter Muskelspannung u. im Extremfall bei Interneuronengiften (Strychnin*, Tetanustoxin*) zu Lähmungen führen; dazu gehören z. B. Alkohol- u. Glykolderivate mit anxiolyt. Wirk. wie Meprobamat* u. Mephenesin* sowie Benzodiazepine*, die als zentrale Muskelrelaxanzien* verwendet werden.
**Internodien:** (bot.) Sprossabschnitte zw. den Sprossknoten.
**Interphase:** Zeitraum zw. 2 Mitosen* od. Meiosen*, in dem sich die Zelle in der stoffwechselaktiven Arbeitsform befindet.
**Intersexus:** s. Hermaphroditismus.
**interstitial cell stimulating hormone:** s. ICSH.
**Intertrigo:** Wolf; rote, erosive, juckende u. brennende Hautveränderungen in den Körperfalten (unter Brüsten, in Analfalte, am Damm, zw. den Oberschenkeln usw.), oft Rhagaden, durch Reibung, Okklusion u. Mazeration sowie sekundäre Infektion mit Bakterien* u. Candida*; **Vork.:** bes. bei Säuglingen (Windeldermatitis), bei Adipositas* u. Diabetes* mellitus.
**Interzellularen:** (bot.) Freiräume zwischen den Zellen eines Gewebes.
**Interzeption:** postkoitale Kontrazeption, sog. Notfallkontrazeption; Bez. für Maßnahmen zur Schwangerschaftsverhütung nach ungeschütztem Geschlechtsverkehr od. nach Versagen angewandter Kontrazeptiva; **Methoden: 1.** hormonal (Interzeptiva; sog. Pille danach, Postkoitalpille, engl. morning after pill, emergency contraception): enthält meist Gestagene* (z. B. Levonorgestrel*), Antigestagene* u. wegen der UAW nur im Ausnahmefall Östrogen-Gestagen-Kombinationen; Verminderung des natürl. Schwangerschaftsrisikos um das 3–5-fache; Anw. bis max. 72 Stunden nach un-

geschütztem Geschlechtsverkehr zugelassen; Wirkungsmechanismus: nicht vollständig geklärt, vermutl. Hemmung od. Verzögerung der Ovulation; **2.** mechanisch (sog. Spirale danach): Einlegen eines Intrauterinpessars (s. Pessar) bis zu 5 Tage nach der Konzeption (Vorteil gegenüber der hormonalen I.) zur Verhinderung der Nidation (Nidations*-Hemmer); Zuverlässigkeit 99 %; **Recht: 1. Deutschland:** Interzeptiva unterliegen der Rezeptpflicht; **2. Österreich:** Levonorgestrel unterliegt der Rezeptpflicht, aufgrund eines Bescheides vom Bundesamt für Sicherheit im Gesundheitswesen ist jedoch ein Levonorgestrel-haltiges Präparat rezeptfrei erhältl.; **3. Schweiz:** hormonale Interzeptiva rezeptfrei erhältl.; werden ausschließl. nach einem Beratungsgespräch durch den Apotheker od. Arzt abgegeben. Vgl. Kontrazeptiva; Mifepriston.

**Interzeptiva:** s. Interzeption.

**intestinal:** zum Darmkanal gehörend.

**Intestinum:** s. Darm.

**Intimpflegemittel:** alkoholfreie kosmetische Mittel* od. Hautreinigungsmittel für den Genital- u. Analbereich.

**Intine:** (bot.) innere, aus Cellulose* u. Pektin* bestehende Zellschicht von Pollen*; wächst zum Pollenschlauch aus; vgl. Exine.

**Intoleranz:** Unverträglichkeit, mangelnde Widerstandsfähigkeit.

**Intoxikation:** Vergiftung; schädl. Wirkung von Giften*, die in ihrem Ausmaß v. a. von der Art der chem. Substanz, ihrer Toxizität* u. Dosis*, der Einwirkungshäufigkeit u. -dauer sowie von Merkmalen des Patienten (Alter, Vorerkrankungen u. a.) bestimmt wird, sowie das daraus resultierende Krankheitsbild (Toxikose*); **Formen: 1. akute I.:** v. a. durch akzidentelle od. beabsichtigte (z. B. suizidale) Aufnahme von u. a. Arzneimitteln, Haushalts- u. Arbeitsstoffen, Nahrungs- u. Genussmitteln (Lebensmittelvergiftung*), Pflanzen, tier. Giften; **2. chron. I.:** entsteht i. d. R. durch lang andauernde Exposition gegenüber Umweltchemikalien od. Nahrungsgiften od. durch chron. Überdosierung von Arzneimitteln (Kumulation*); **Ther.:** Der Rat eines Giftinformationszentrums* (s. Tab. im Anhang) sollte eingeholt werden. Allg. gilt: **1.** bei akuter I. Aufrechterhaltung der Vitalfunktionen, ggf. Reanimation (cave: Selbstschutzmaßnahmen u. U. erforderlich, z. B. bei Kontaktgiften: Handschuhe, Beatmung über Hilfsmittel); **2.** unspezif. Giftentfernung durch ausgiebiges Spülen mit Wasser (Augen, Haut), in Ausnahmefällen durch Verdünnung oral aufgenommener Substanzen mit Wasser u. anschließend induziertes Erbrechen mit Ipecacuanhasirup (s. Sirupus Ipecacuanhae) od. Kochsalzlösungen (cave: nicht bei I. mit ätzenden od. oberflächenaktiven Substanzen, org. Lösungsmitteln, Krampfgiften od. antiemet. wirksamen Substanzen sowie bei Bewusstlosigkeit, Kreislaufinsuffizienz od. Schwangerschaft) od. durch Magenspülung u. nachfolgende Verabreichung von Aktivkohle (s. Carbo activatus), ggf. von Laxanzien* u. lokal wirksamen Antidoten*; **3.** soweit möglich, spezif. Pharmakotherapie; s. Antidot (Tab. dort); **4.** Beschleunigung der Giftelimination mit forcierter Diurese*, Blutreinigungsverfahren (Hämodialyse*, Hämoperfusion*, Plasmapherese*); ggf. Unterbrechung des enterohepatischen Kreislaufs* (z. B. durch Colestyramin*). Vgl. Autointoxikation.

**Intra-:** Wortteil mit der Bedeutung innerhalb, in, hinein.

**intraarteriell:** Abk. i. a.; in einer Arterie liegend, in eine Arterie hinein; z. B. intraarterielle Injektion*.

**intraartikulär:** Abk. i. a.; im Innern eines Gelenks liegend, in einem od. in ein Gelenk hinein; z. B. intraartikuläre Injektion*.

**intradermal:** s. intrakutan.

**intraglutäal:** innerhalb des Gesäßmuskels, in den Gesäßmuskel hinein; z. B. intraglutäale Injektion*.

**intrakutan:** Abk. i. c.; intracutaneus, intradermal; in der Haut (gelegen), in die Haut (hinein); z. B. intrakutane Injektion*.

**Intrakutantest:** Hauttestung zum Nachw. einer Allergie* durch Auslösung einer urtikariellen Reaktion (Jucken, Erythem, Quaddelbildung) am Testort durch intrakutane Applikation geringer Mengen (max. 0.05 mL) einer wässrigen Antigenlösung. Vgl. Prick-Test.

**intramolekular:** innerhalb von Molekülen*.

**intramuskulär:** Abk. i. m.; intramuscularis; in einen Muskel hinein (z. B. i. m. Injektion*); in einem Muskel gelegen.

**intraperitoneal:** innerhalb des Bauchfells, im Bauchraum; eine intraperitoneale Lage besitzen Organe des Bauch- u. Beckenraums, die an Bauchfellduplikaturen aufgehängt od. allseits von Peritoneum umschlossen sind, z. B. Magen, Milz, Leber, Dünndarm, Colon transversum u. Colon sigmoideum.

**intrathekal:** **1.** innerhalb des Bindegewebes, welches das Follikelepithel der Ovarialfollikel umgibt; **2.** innerhalb der Theca medullae spinalis (Dura mater spinalis, harte Rückenmarkshaut) od. im Liquorraum.

**intratracheal:** in der Luftröhre liegend, in die Luftröhre hinein; z. B. intratracheale Instillation* von pulmonalem Surfactant*.

**intrauterin:** innerhalb der Gebärmutterhöhle liegend, in die Gebärmutterhöhle hinein; z. B. Intrauterinpessar (s. Pessar).

**Intrauterinpessar:** s. Pessar.

**intravasal:** intravaskulär; in ein Gefäß, innerhalb eines Gefäßes.

**Intravasalraum:** s. Kompartiment.

**intravaskulär:** s. intravasal.

**intravenös:** Abk. i. v.; in einer od. in eine Vene, z. B. intravenöse Injektion* od. Infusion*.

**intravitreal:** im Glaskörper des Auges liegend, in den Glaskörper des Auges hinein; z. B. intravitreale Injektion*.

**Intrazellularraum:** Abk. IZR; intrazellulärer Raum; Flüssigkeitsraum innerhalb der Zellmembranen*; zusammenfassender Begriff für einen der fiktiven Verteilungsräume für Stoffe im Organismus; vgl. Flüssigkeitskompartimente.

**intrinsic activity:** **1.** Aktivität, intrinsische; (pharmak.) Fähigkeit eines Pharmakons*, nach Anlagerung an einen Rezeptor* einen spezif. Effekt auszulösen. **2.** (pharmak.) Maß für die max. Wirkungsstärke eines Pharmakons; definiert als der

Quotient α aus dem vom Wirkstoff (Agonist*) max. auslösbaren Effekt u. dem an einem Rezeptor erreichbaren Wirkungsmaximum; α eines vollen Agonisten beträgt somit 1; α eines Antagonisten* ist 0.

**intrinsic dissolution rate:** intrinsische, wahre Lösungsgeschwindigkeit Ph.Eur.6; Größe, die die Lösungsgeschwindigkeit des reinen Wirkstoffs nach der Kompaktierung (theoret. bis zu einem porenfreien Festkörper) unter definierten Bedingungen angibt; vgl. apparent dissolution rate; Dissolutionstest.

**Intrinsic-Faktor:** Apoerythein; Castle-Faktor; mukoproteinartige Verb. in der Magenschleimhaut, welche die Resorption von Vitamin* $B_{12}$ (Extrinsic-Faktor) ermöglicht, indem es mit diesem eine lose, für Darmbakterien jedoch untrennbare Verb. eingeht; **Bedeutung:** (physiol.) Vorhandensein ist notwendig, um eine perniziöse Anämie zu verhindern; **Einheit: 1.** Nach USP entspricht eine Intrinsic-Faktor-Einheit einer Menge eines Präparates von nicht über 300 mg, die zus. mit 15 µg kristallinem Vitamin $B_{12}$ als tägl. Dosis die vollständige Ausheilung der perniziösen Anämie bewirkt. **2.** 1 Apoerythein-Einheit (Abk. A.E.E.) ist die Menge an Intrinsic-Faktor, die 1 µg Vitamin-$B_{12}$-Komplex bindet u. vor Zerstörung schützt.

**Intron:** Abschnitt auf einem eukaryot. Gen, der einen codierenden Bereich (Exon*) unterbricht.

**Intussusceptionswachstum:** Einlagerungswachstum; (bot.) Wachstum der Zellwand*, bei dem sich neu gebildete Cellulose*-Substanz zw. die bereits vorhandene einschiebt.

**Inula helenium L.:** Alant, Helenenkraut; Fam. Asteraceae, Compositae; heim. in Südosteuropa, Vorderasien, kultiviert in Sachsen, England, Holland; Stpfl. von **Helenii rhizoma:** Rhizoma Helenii, Radix Inulae, Radix Enulae; Alantwurzelstock, Alantwurzel, Brustalant, Helenenkrautwurzel, Helenkrautwurzel; **Inhaltsst.:** 1–3 % äther. Öl (nach EB mind. 1.8 %), bis 45 % Inulin*, Pektinstoffe, Bitterstoffe* (Sesquiterpenlactone*), Polyine* u. Triterpene*; **Anw.:** (volkstüml.) z. B. bei Verdauungsstörungen, Erkrankungen der Atemwege; **Oleum Helenii:** Alantöl; äther. Öl; von braunem Öl durchtränkte krist. Masse; **Inhaltsst.:** Alantolacton, Isoalantolacton u. Dihydroisoalantolacton (Sesquiterpene* vom Eudalin- bzw. Eudesman-Typ mit 2-Methylen-γ-lacton-Gruppe, daher allergisierend; Strukturformeln: s. Helenin, Abb. dort); unlösl. in Wasser; **Anw.:** (volkstüml.) z. B. bei Infektionen der ableitenden Harnwege, Erkrankungen der Atemwege. **Hom.:** Inula helenium: frische Wurzel.

**Inulin:** Alantstärke, Kompositenstärke; Schmp. 178 °C; $[\alpha]_D^{20\,°C}$ −40° (c = 2 in Wasser); hochmolekulares pflanzl. Reservekohlenhydrat; gehört zur Gruppe der Fructane* u. ist β-1,2-glykosid. aus ca. 20–30 Fructofuranoseeinheiten aufgebaut (Strukturformel: s. Abb.); das reduzierende Ende der Kette schließt mit Glucose ab; **Vork.:** Reservestoff in den Knollen u. Wurzeln zahlreicher Kompositenarten, z. B. in Alantwurzel (s. Inula helenium, Helenii rhizoma; daher der Name), Dahlienknollen, Topinambur (s. Helianthus tuberosus), Schwarzwurzel (s. Scorzonera hispanica, Radix Scorzonerae); **Anw.: 1.** Nahrungsmittel, lösl. Ballaststoff* (Oligofructosid); **2.** (med.) Diagnostikum (s. Elimination), da Inulin über die Nieren unverändert ausgeschieden wird (also nicht wie Stärke hydrolysiert u. resorbiert wird).

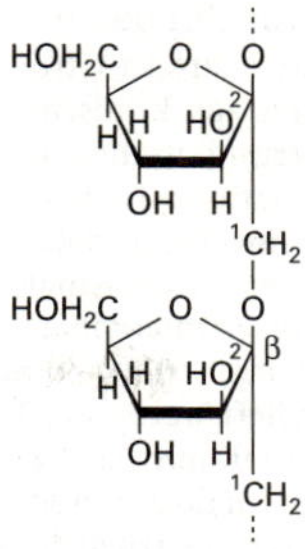

**Inulin:** Partialstruktur

**Invasion: 1.** (pharmakokinet.) Anfluten eines Wirkstoffs am Wirkungsort nach der Applikation*; umfasst die Prozesse der Wirkstofffreisetzung*, Resorption* u. Distribution*. **2.** (med.) Eindringen von Krankheitserregern wie Protozoen*, Helminthes* od. Arthropoden*; vgl. Infektion.

**Inversion: 1.** Umkehrung z. B. des Drehungssinnes von polarisiertem Licht nach Spaltung (Hydrolyse) des Rohrzuckers in Glucose u. Fructose; s. Invertzucker; **2.** Mutation durch die Verdrehung eines Chromosomenabschnitts um 180°; vgl. Chromosomenaberrationen.

**Inversionszentrum:** s. Symmetriezentrum.

**Invertase:** Invertin, Saccharase; β-Fructosidase, β-D-Fructofuranosidase; CAS-Nr. 9001-57-4; $M_r$ 100 000–500 000; zu den Disaccharidasen* gehörende, Saccharose* spaltende Glykosidase* aus Hefe, Pilzen u. höheren Pflanzen; Hefe-Invertase ist ein dimeres Glykoprotein*. Saccharosespaltung invertiert die Drehrichtung polarisierten Lichtes.

**Invertin:** s. Invertase.

**Invertomere:** Konformere, die aus dem Umklappen (Inversion) von chemischen Bindungen* resultieren; die dadurch entstehenden, unterschiedl. Konformationen* werden bei Cyclohexan(derivaten) als Sessel- bzw. Wannenform bezeichnet (s. Konformation, Abb. 2 dort).

**Invertseifen:** s. Ammoniumverbindungen, quartäre.

**Invertzucker:** zu gleichen Teilen aus D-Glucose* u. D-Fructose* bestehendes Gemisch, das bei saurer od. enzymat. Hydrolyse von Saccharose* entsteht; mit der Spaltung der rechtsdrehenden Saccharose kommt es zu einer Umkehr (Inversion) des Drehsinns, da dieser bei der linksdrehenden Fructose stärker ausgeprägt ist als bei der rechtsdrehenden Glucose. Da Bienen das Enzym Invertase* besitzen, besteht Honig (s. Mel) zu 70–80 % aus Invertzucker. Durch Hydrolyse von Saccharose mit Säuren wird Kunsthonig gewonnen, der 0.03–0.2 % 5-Hydroxymethylfurfural enthält (Nachweismöglichkeit auf künstl. Invertzucker: s. Fiehes-Reaktion).

**in vitro** (lat.): im Glas, im Reagenzglas; am isolierten Organ.

**In-vitro/In-vivo-Korrelation:** Verfahren zur Korrelierung von Daten aus In-vitro-Modellversuchen mit In-vivo-Daten aus klinischen Studien*; **Formen:** Klassifizierung nach Aussagekraft in verschiedene Korrelationsniveaus; **Prinzip:** Meist werden In-vitro-Auflösungsdaten (z. B. aus Dissolutiontests*) mit In-vivo-Plasmakonzentrationsdaten (z. B. aus der Momentanalyse*; vgl. Plasmakonzentration) korreliert. Es können sowohl analoge Daten korreliert werden (z. B. mittlere Auflösungszeit* in vitro u. mittlere Verweildauer* in vivo) als auch nicht analoge Daten, z. B. die zum jeweiligen Zeitpunkt in vitro aufgelösten Wirkstoffmengen mit Plasmakonzentrationsdaten wie $C_{max}$ u. AUC*. **Berechnung:** für Einkompartimentsystem: Wagner-Nelson-Methode; für Zweikompartimentsystem: Loo-Riegelman-Methode; s. Resorption; **Bedeutung:** Das Verfahren hilft, Modellversuche möglichst realitätsnah zu planen, ihre Aussagekraft zu erhöhen u. so den Aufwand an Tierversuchen u. klin. Studien zu verringern. **Hinweis:** In-vitro/In-vivo-Korrelationen sind kritisch zu prüfen u. können In-vivo-Studien nicht ersetzen. Vgl. Liberationsmodelle; Kompartimentmodelle.

**in vivo** (lat.): am/im lebenden Organismus.

**Involucrum:** (bot.) Außenkelch, Hüllkelch.

**Inzidenz:** Maß für das Auftreten einer Erkrankung od. eines Merkmals (z. B. UAW*) in einer definierten Population während eines bestimmten Zeitraums; berechnet als Anzahl neuer Fälle im definierten Zeitraum geteilt durch die Gesamtzahl der Personen der betrachteten Bevölkerung. Vgl. Prävalenz.

**Inzisionsfolie:** semipermeabler, hochflexibler, transparenter Klebefolienverband aus Polyacryl u. Polyurethan; **Anw.:** zur Abdeckung des Operationsfeldes od. der Operationswunde; auch zur Fixierung von Schläuchen u. Kanülen; postoperative Wundbeobachtung ist ohne Verbandwechsel möglich.

**Iobenguan[$^{131}$I]:** [3-Iod($^{131}$I)benzyl]guanidin; CAS-Nr. 77679-27-7; $C_8H_{10}[^{131}I]N_3$; $M_r$ 279.21; **Anw.:** als Radiodiagnostikum, Radiotherapeutikum, zur Tumordiagnose; **Kontraind.:** Schwangerschaft, Anw. bei Neugeborenen; **WW:** Verminderung der Aufnahme in Tumoren durch einige Substanzen (z. B. Nifedipin, tricycl. Antidepressiva, Sympathomimetika); **UAW:** Überempfindlichkeitsreaktionen. **[$^{123}$I]Iobenguan-Injektionslösung:** Iobenguani[$^{123}$I] solutio iniectabilis Ph.Eur.6; sterile, klare, farblose bis schwach gelbe Lsg., frei von Bakterien-Endotoxinen; Iod*-123 ist ein Radionuklid* des Iods u. kann durch Protonenbestrahlung von Xenon-124 hergestellt werden; spezif. Radioaktivität mind. 10 GBq Iod-123 je Gramm Iobenguan-Base; HWZ 13.2 h; emittiert Gamma- u. Röntgenstrahlung. **[$^{131}$I]Iobenguan-Injektionslösung für diagnostische Zwecke:** Iobenguani[$^{131}$I] solutio iniectabilis ad usum diagnosticum Ph.Eur.6; sterile, klare, farblose bis schwach gelbe Lsg., frei von Bakterien-Endotoxinen; Iod*-131 ist ein Radionuklid* des Iods u. kann durch Neutronenbestrahlung von Tellur* erhalten werden; spezif. Radioaktivität mind. 20 GBq Iod-131 je Gramm Iobenguan-Base; HWZ 8.04 d; emittiert Beta- u. Gammastrahlen. **[$^{131}$I]Iobenguan-Injektionslösung für therapeutische Zwecke:** Iobenguani[$^{131}$I] solutio iniectabilis ad usum therapeuticum Ph.Eur.6; spezif. Radioaktivität mind. 400 GBq je Gramm Iobenguan-Base.

**[$^{123}$I]Iobenguan-Injektionslösung** Ph.Eur.6: Iobenguani[$^{123}$I] solutio iniectabilis; $^{123}$Iod-Metaiodobenzylguanidin ([$^{123}$I]MIBG); CAS-Nr. 76924-93-1; $C_8H_{10}IN_3$; $M_r$ 275.1; sterile Injektionslösung von 1-(3-[$^{123}$I]Iodbenzyl)-guanidin mit Zusatz von Puffer, Katalysator u. Stabilisatoren; **Anw.:** SPECT*, Neuroblastome bei Kindern; s. Iod-123.

**[$^{131}$I]Iobenguan-Injektionslösung** Ph.Eur.6: Iobenguani[$^{131}$I] solutio iniectabilis; Meta-$^{131}$Iod-Iodobenzylguanidin ([$^{113}$I]MIBG); sterile Injektionslösung von 1-(3-[$^{131}$I]Iodbenzyl)-guanidin mit Zusatz von Puffer, Katalysator u. Stabilisatoren; **Anw.:** Diagnose u. Ther. neuroendokriner Tumoren mit jeweils eigener Monographie in der Ph.Eur. ([$^{131}$I]Iobenguan-Injektionslösung für diagnostische Zwecke, Iobenguani[$^{131}$I] solutio iniectabilis ad usum diagnosticum; [$^{131}$I]Iobenguan-Injektionslösung für therapeutische Zwecke, Iobenguani[$^{131}$I] solutio iniectabilis ad usum therapeuticum).

**Iobenzaminsäure** (INN): Acidum iobenzamicum; 3-(3-Amino-2,4,6-triiod-*N*-phenylbenzamido)propionsäure; *N*-(3-Amino-2,4,6-tri-iodobenzoyl)-*N*-phenyl-*β*-alanin; CAS-Nr. 3115-05-7; $C_{16}H_{13}I_3N_2O_3$, Strukturformel: s. Abb.; $M_r$ 662.03; Schmp. 133–134.5 °C; lösl. in Aceton, Dioxan; wenig lösl. in kaltem Ethanol, Ether, Benzol, Toluol; fast unlösl. in Wasser; lichtgeschützt aufzubewahren; **Anw.:** orales Röntgenkontrastmittel*; **Dos.:** p. o. 3 g am Abend vor der Untersuchung; Kinder 0.05 g/kg KG.

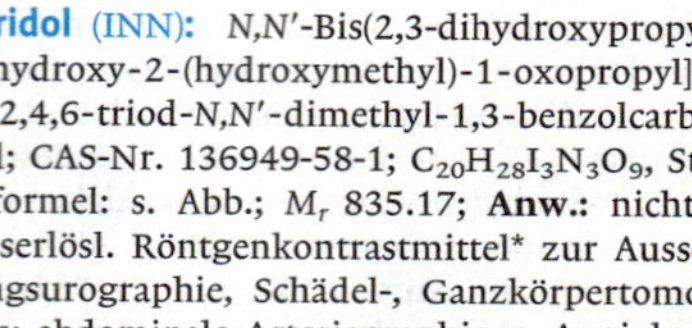


**Iobenzaminsäure**

**Iobitridol** (INN): *N,N'*-Bis(2,3-dihydroxypropyl)-5-[3-hydroxy-2-(hydroxymethyl)-1-oxopropyl]amino-2,4,6-triod-*N,N'*-dimethyl-1,3-benzolcarboxamid; CAS-Nr. 136949-58-1; $C_{20}H_{28}I_3N_3O_9$, Strukturformel: s. Abb.; $M_r$ 835.17; **Anw.:** nichtion., wasserlösl. Röntgenkontrastmittel* zur Ausscheidungsurographie, Schädel-, Ganzkörpertomographie; abdominale Arteriographie u. Angiokardiographie; **Kontraind.:** Myelographie, manifeste Schilddrüsenüberfunktion; **UAW:** Reaktionen an

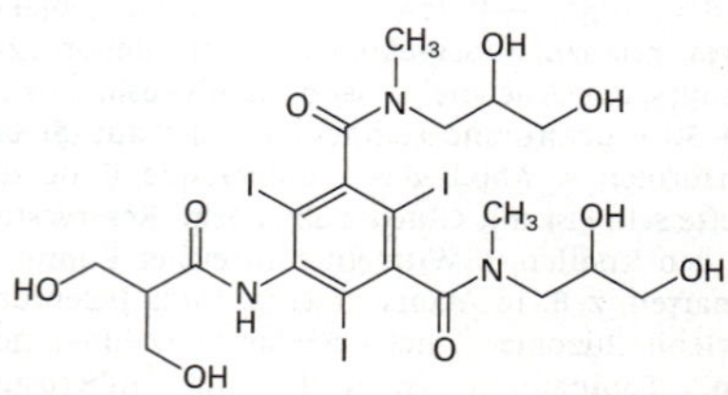


**Iobitridol**

der Injektionsstelle, Schmerzempfindung, Erbrechen.

**Iocarminsäure** (INN): Acidum iocarmicum; 5,5′-(Adipoyldiamino)-bis(2,4,6-triiod-*N*-methylisophthalamidsäure); Dimeglumin iocarmat; CAS-Nr. 10397-75-8; $C_{24}H_{20}I_6N_4O_8$; $M_r$ 1253.85; Schmp. 302 °C (unter Zers., kristallisiert aus DMF); schwer lösl. in Wasser, sehr schwer lösl. in Ethanol, lichtgeschützt aufzubewahren; nicht mehr im Handel befindl. Röntgenkontrastmittel* für die lumbale Myelographie u. Radikulographie.

**Iocetaminsäure** (INN): Acidum iocetamicum; (*RS*)-*N*-Acetyl-*N*-(3-amino-2,4,6-triiodphenyl)-2-methyl-*β*-alanin; 2-[*N*-(3-Amino-2,4,6-triiodophenyl)acetamidomethyl]-propionsäure; CAS-Nr. 16034-77-8; $C_{12}H_{13}I_3N_2O_3$; $M_r$ 613.94; Schmp. 224–225 °C; fast unlösl. in Wasser, etwas lösl. in Ether, Ethanol, Benzol, schwer lösl. in Aceton, Chloroform; nicht mehr im Handel befindl. orales Röntgenkontrastmittel*.

**Iod** (gr. veilchenfarbig): veraltet Jod (Abk. J); Symbol I; CAS-Nr. 7553-56-2; $A_r$ 126.9045; OZ 53; elementar (Iodum Ph.Eur.6): $I_2$; $M_r$ 253.8; D. 4.942; Schmp. 113.5 °C; Sdp. 184.5 °C (mit rotvioletten Dämpfen); Oxidationszahlen: −1, 0, +1, +3, +5, +7; graue, metallisch glänzende, veilchenblaue rhomb. Blättchen von eigenartigem Geruch, die schon bei Raumtemperatur verdampfen; sehr schwer lösl. in Wasser (ca. 1:5500), schwer lösl. in Glycerol (1:200), lösl. in Ethanol (1:9), Ether, Chloroform, Schwefelkohlenstoff, Benzol, Iodwasserstoffsäure, leicht lösl. als Triiodidanion in konz. Lsg. von Iodiden; **Vork.:** natürl. als Iodid in Meerwasser (ca. 0.0002 %), Mineralquellen, Algen, Pflanzen; der menschl. Körper enthält 10–30 mg Iod; empfohlene Zufuhr 0.1–0.15 mg/d; **Darst.:** Auslaugen der Asche von Algen (Fam. Fucaceae; nur noch von geringer Bedeutung) sowie aus Chilesalpeter (Caliche; s. Natriumnitrat) u. Salzsolen aus der Erdöl- u. Erdgasförderung; aus Iodiden u. Iodaten wird in einem mehrstufigen Prozess $I_2$ oxidativ mit Chlorgas freigesetzt. **Wirk.:** essentielles Spurenelement für die Biosynthese der Schilddrüsenhormone*; elementares Iod wirkt bakterizid u. fungizid; Wirk. setzt schnell ein. **Anw.:** (med.) **1.** äußerl. in Form der Iodtinktur (s. Iodlösung, alkoholische; Iodlösung, wässrige) als Antiseptikum* (auch als Iodsalbe mit Povidon* als Trägersubstanz); **2.** innerl. zur Strumaprophylaxe (Zusatz zu Speisesalz ca. 15–20 mg Iodat/kg; Iodid-Tabletten); **3.** Verbindungen der Radionuklide $^{123}I$ u. $^{131}I$ (Ph.Eur.6) für diagnost. u. therap. Zwecke; **Toxikol.: 1.** Lokale Iod-Applikation kann zu allerg. Hautreaktionen mit Juckreiz, Schuppung u. Bläschenbildung führen (vgl. Brom); schwere Überempfindlichkeitsreaktionen sind selten (z. B. Fieber, Schock, Bronchospasmus). Iod-Dämpfe reizen Haut u. Schleimhäute. MAK 0.1 ppm; **2.** Zufuhr hoher Iod-Dosen kann zu **Iodismus** führen: Schnupfen, Konjunktivitis*, Kopfschmerz, Iodnachgeschmack, Bronchitis, Gastroenteritis. Nach Einnahme von Iodsalzen kommt es bisweilen zum Auftreten von Akne an typ. Stelle (Iodakne; klin. Bilder: Erytheme, Urticaria, Blasen, Purpura, Ekzem). **Nachw.:** Iod gibt mit KI/Stärke eine tiefblaue, beim Erwärmen sich reversibel entfärbende Einschlussverbindung. In Schwefelkohlenstoff u. Chloroform löst es sich mit violetter Farbe, in Ethanol, Ether, Ketonen, Iodwasserstoff mit brauner Farbe (Solvatochromie-Effekt). **Gesch.:** 1811 durch den Apotheker Bernard Courtois (1777–1838) entdeckt; erhielt seinen Namen durch Joseph-Louis Gay-Lussac (1778–1850). **Hom.:** Jodum (HAB): Konstitutionsmittel*, verordnet z. B. bei Arteriosklerose, Bronchitis, Krupphusten, Atrophie drüsiger Organe (z. B. Brustdrüse, Schilddrüse, Hoden).

**Iod-123:** Symbol $^{123}I$; OZ 53; Radionuklid* des Iods*; zerfällt unter Elektroneneinfang u. Emission von Gamma- u. Röntgenstrahlen zu stabilem Tellur*-123; HWZ 13.2 h; **Herst.:** z. B. durch Protonenbestrahlung von Iod-127 u. Zerfall des dabei gebildeten Xenon-123; **Anw.:** günstige physik. Eigenschaften für diagnost. Zwecke; die Strahlenexposition ist bedeutend geringer als bei den Iod*-131-Präparaten (wichtig für Anw. bei Kindern); es kann z. B. als Natrium[$^{123}I$]iodid* od. in Form von iodmarkierten Verb. benutzt werden; auch zur Markierung von Granulozyten.

**Iod-125:** Symbol $^{125}I$; OZ 53; Radionuklid* des Iods*; zerfällt unter Elektroneneinfang u. Emission von Gamma- u. Röntgenstrahlen zu stabilem Tellur*-125; HWZ 59 d; **Herst.:** durch Bestrahlung von Xenon*-124 im Kernreaktor über (n,γ)-Prozess, wobei zunächst Xenon-125 (HWZ 17 h) entsteht, das nach Elektroneneinfang unter Gammaemission in Iod-125 übergeht; **Anw.:** s. Natrium[$^{125}I$]iodid.

**Iod-131:** Symbol $^{131}I$; OZ 53; Radionuklid* des Iods*; zerfällt unter Beta- u. Gammaemission in das stabile Xenon-131; HWZ 8.06 d; **Herst.:** Bestrahlung von Tellur*-130 über (n,γ)-Prozess im Reaktor; dabei entsteht zuerst Tellur-131 (HWZ 25 min), das unter Betazerfall in Iod-131 übergeht; die Energie des charakterist. Photons von $^{131}I$ beträgt 0.364 MeV; **Anw.:** v. a. Diagnose von Iodstoffwechselstörungen der Schilddrüse, z. B. mit Natrium[$^{131}I$]iodid*, Natrium[$^{131}I$]iodhippurat*, [$^{131}I$]Iod*-methylnorcholesterol-Injektionslösung.

**Iodacetat:** Reagenz, das zur Modifikation von Cysteinresten in Proteinen* verwendet wird.

**Iodakne:** s. Iod (Toxikol.).

**Iodamid** (INN): Ametriodinsäure; 3-Acetamido-5-acetamidomethyl-2,4,6-triiodbenzoesäure; *α*,5-Diacetamido-2,4,6-triiodo-*m*-tolylsäure; Meglumin iodomid; CAS-Nr. 440-58-4; $C_{12}H_{11}I_3N_2O_4$; $M_r$ 627.93; Schmp. 255–257 °C (kristallisiert aus Essigsäure); lösl. 0.3 g/100 mL Wasser (22 °C); lichtgeschützt aufzubewahren; nicht mehr im Handel befindl. Röntgenkontrastmittel*.

**Iodammonium:** s. Ammoniumiodid.

**Iodate:** Salze* der Iodsäure* ($HIO_3$); **Beispiel:** Kaliumiodat* ($KIO_3$); Natriumiodat* ($NaIO_3$); Calciumiodat* ($Ca(IO_3)_2$); Silberiodat* ($AgIO_3$).

**Iodbarium:** s. Bariumiodid.

**Iodbenzin:** Reagenz; Lsg. von 0.1 g Iod* in 100 mL Petrolether*.

**Iodblei:** s. Blei(II)-iodid.

**Iodcadmium:** s. Cadmiumiodid.

**Iodcalcium:** s. Calciumiodid.

**5-Iod-2′-desoxyuridin:** s. Idoxuridin.

**Iodeisen:** s. Eisen(II)-iodid.

I

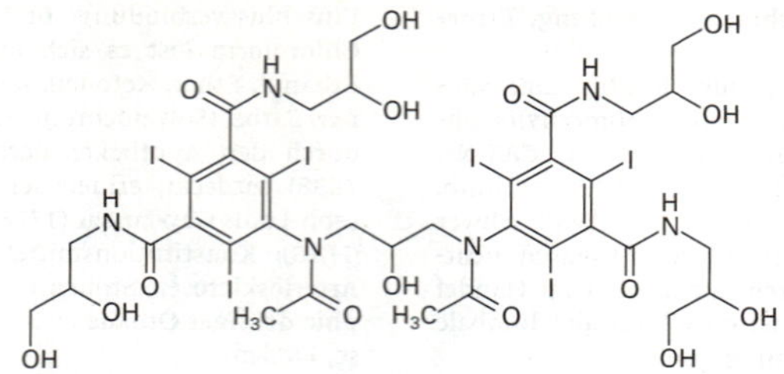

**Iodixanol**

**Iodethyl:** s. Ethyliodid.
**Iodgorgosäure:** s. Diiodtyrosin.
**Iod-hydroxychinolin-sulfonsäure:** Acidum iodoxychinolinsulfonicum; Chiniofonum; 8-Hydroxy-7-iod-chinolin-5-sulfonsäure; $C_9H_6INO_4S$, Strukturformel: s. Abb.; $M_r$ 351.1; DAB schreibt 35.2–36.4 % org. gebundenes Iod vor, berechnet auf die getrocknete Substanz; blassgelbes, fast geruchloses Pulver von schwach bitterem Geschmack, das sich oberhalb 260 °C unter Entw. von Ioddämpfen zersetzt; fast unlösl. in Ether, wenig lösl. in Wasser u. Ethanol, lösl. in verd. Alkalilaugen, Natriumcarbonat- u. Ammoniaklösungen unter Salzbildung; **Anw.: 1.** (techn.) Reagenz auf Eisen(III)- u. Calciumsalze; **2.** (med.) obsolet; früher Antiseptikum u. Desinfektionsmittel zur Behandlung von Wunden, Furunkeln, Eiterungen, bei infektiösen Darmerkrankungen, Amöbiasis, in der Gynäkologie zu Spülungen; **3.** (veterin.) obsolet, früher angewendet bei Aktinomykose der Rinder.



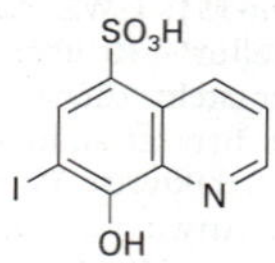

**Iod-hydroxychinolin-sulfonsäure**

**Iodide:** Salze* der Iodwasserstoffsäure*; **Beispiel:** Kaliumiodid* (KI); Natriumiodid* (NaI); Calciumiodid* ($CaI_2$).
**Iodination:** aktiver Transport von Iodid aus dem Blut bzw. Extrazellularraum in die Schilddrüse* zum Zweck der Anreicherung; vgl. Iodisation; Schilddrüsenhormone.
**Iodinations-Hemmer:** s. Thyreostatika.
**Iod-Iodatlösung:** Solutio Iodi iodica, Solutio hypoiodosa; Pregl-Lösung; Zusammensetzung: ÖAB, 3 T. Iod*, 12 T. verdünnte Natronlauge*, 2 T. verd. Salzsäure*, 8 T. Natriumchlorid*, gereinigtes Wasser n. B.; Gesamtgehalt an Iod: 0.29–0.31 %; Gehalt an freiem Iod: 0.04–0.06 %; Gehalt an Natriumiodat*: 0.057–0.064 %.
**Iodipamid:** s. Adipiodon.
**Iodisation:** Bez. für die enzymat. katalysierte Oxidation (Iodidperoxidase) von Iodid zu Iod in Gegenwart von $H_2O_2$ in der Schilddrüse*; vgl. Iodination; Schilddrüsenhormone.
**Iodisations-Hemmer:** s. Thyreostatika.
**Iodismus:** s. Iod (Toxikol.).
**Iodi solutio aquosa 2 per centum:** s. Iodlösung, wässrige.
**Iodi solutio aquosa 5 per centum:** s. Iodlösung, wässrige.
**Iodi solutio ethanolica:** s. Iodlösung, alkoholische.
**Iodixanol** (INN): 5,5′-[(2-Hydroxytrimethylen)bis(acetylimino)]bis[*N,N′*-bis(2,3-dihydroxypropyl)-2,4,6-triiodisophthalamid; 5,5′-[(2-Hydroxy-1,3-propandiyl)bis(acetylimino)]bis(*N,N′*-bis(2,3-dihydroxypropyl)-2,4,6-triiodo-1,3-benzendicarboxamid; CAS-Nr. 92339-11-2; $C_{35}H_{44}I_6N_6O_{15}$, Strukturformel: s. Abb.; $M_r$ 1550.19; Schmp. 240–250 °C; **Anw.:** nichtion., wasserlösl. Röntgenkontrastmittel* zur Angiokardiographie, zerebralen u. abdominalen Angiographie, peripheren Arteriographie, Urographie, Venographie u. zur Kontrastverstärkung bei der CT; HWZ 2 h.
**Iodkalium:** s. Kaliumiodid.
**Iodkaliumstärkepapier:** Kaliumiodidstärkepapier; Filterpapier*, das mit Stärke- u. Kaliumiodidlösung (z. B. Kaliumiodid-Stärke-Lösung R, Ph.Eur.6) getränkt ist; **Anw.:** Nachw. von Ozon*, freien Halogenen* u. Oxidationsmitteln (Blaufärbung). Vgl. Iodzinkstärkepapier.
**Iodkohle:** gekörnte, iodhaltige Aktivkohle (s. Carbo activatus) zum Binden von Quecksilber(dämpfen); **Anw.:** Überschichten des sorgfältig zusammengefegten Quecksilbers* mit einer ca. 1 cm starken Iodkohlenschicht.
**Iodlithium:** s. Lithiumiodid.
**Iodlösung, alkoholische:** Iodi solutio ethanolica, Solutio Iodi spirituosa, Tinctura Iodi; Iodtinktur, ethanolhaltige Iodlösung; Zusammensetzung: **1.** DAB, 2.5 T. Iod*, 2.5 T. Kaliumiodid*, 28.5 T. Wasser, 66.5 T. 90 %iges Ethanol; Iod u. Kaliumiodid werden in 5 T. Wasser gelöst u. nach vollständiger Lsg. mit dem restl. Wasser u. Ethanol gemischt; D. 0.926–0.931; Iod-Gehalt: 2.4–2.7 %, Kaliumiodid-Gehalt: 2.4–2.7 %; **2.** ÖAB, 3 T. Iod, 1.5 T. Kaliumiodid, 3 T. gereinigtes Wasser, 92.5 T. Ethanol, Gehalt an Gesamtiod 3.9–4.1 %, Gehalt an freiem Iod 2.8–3 %; **3.** Ph.Helv., 6.5 T. Iod, 2.5 T. Kaliumiodid, 84.6 T. 96 %iges Ethanol, 6.4 T. gereinigtes Wasser, Iod-Gehalt: 6.4–6.6 %, Kaliumiodid-Gehalt: 2.4–2.6 %; klare, braunrote Flüss., die nach Iod u. Ethanol riecht; **Anw.:** zur Haut- u. Wunddesinfektion; cave: Iodallergie. Vgl. Desinfektionsmittel.
**Iodlösung, wässrige:** Solutio Iodi aquosa, Solutio Lugoli; Lugol-Lösung, Iodiodkalilösung; Zusammensetzung: ÖAB, 1 T. Iod* u. 2 T. Kaliumiodid* in wenig Wasser auflösen (damit sich der IIK-Komplex bildet: $I_2 \cdot KI$ bzw. $K^+I_3^-$) u. dann auf 100 T. Wasser auffüllen; Gesamtgehalt an Iod:

2.4–2.5 %; Gehalt an freiem Iod: 0.9–1 %; Ph.Helv., Iodi solutio aquosa 2 per centum, Solutio iodi aquosa 2 %, Lugol-Lösung 2 %: 2 T. Iod, 4 T. Kaliumiodid, 94 T. gereinigtes Wasser; Gehalt an freiem Iod: 1.95–2.05 %, an Kaliumiodid 3.8–4.2 %; Ph.Helv., Iodi solutio aquosa 5 per centum, Solutio iodi aquosa 5 %, Lugol-Lösung 5 %: 5 T. Iod, 10 T. Kaliumiodid, 85 T. gereinigtes Wasser, Gehalt an freiem Iod: 4.9–5.1 %, an Kaliumiodid: 9.7–10.3 %; klare, bräunl. rote Flüss., die nach Iod riecht; **Anw.:** **1.** (med.) mildes Desinfiziens u. Antimykotikum auf Schleimhäuten (häufig mit Glycerolzusatz); cave: Iodallergie; **2.** zur Gram*-Färbung u. zum Stärke-Nachweis (s. Amylum).

**[$^{131}$I]Iod-methylnorcholesterol-Injektionslösung** Ph.Eur.6: Norcholesteroli iodinati[$^{131}$I] solutio iniectabilis; 19-Norcholest-5(10)-en-3-ol, 6-(iodo-$^{131}$I-methyl)-, (3*β*,6*β*)-; 6*β*-Iodomethyl-19-norcholest-5-[10]-en-3*β*-ol-6-$^{131}$I; 6*β*-Iodomethylcholesterol-$^{131}$I; CAS-Nr. 56897-09-7; $C_{27}H_{45}IO$; $M_r$ 512.6; eine sterile Lösung von 6*β*-[$^{131}$I]Iodmethyl-19-norcholest-5(10)en-3*β*-ol, die einen geeigneten Emulgator (z. B. Polysorbat 80) u. ein geeignetes Konservierungsmittel (z. B. Benzylalkohol) enthalten kann; spezif. Radioaktivität: 3.7–37 GBq/g Iodmethylnorcholesterol; s. Iod-131.

**Iodmonobromidlösung:** 12.7 g Iod* u. 8 g Brom* werden in Eisessig zu 1000 mL gelöst; **Anw.:** zur Bestimmung der Iodzahl*.

**Iodnatrium:** s. Natriumiodid.

**Iodnitrid:** s. Iodstickstoff.

**Iodochlorhydroxyquin:** s. Clioquinol.

**Iodoform:** Iodoformium, Formyltriiodid; Triiodmethan; CAS-Nr. 75-47-8; $CHI_3$; $M_r$ 393.77; D. 4.008; Schmp. ca. 120 °C (unter Zers.); glänzende, zitronengelbe, fettig anzufühlende, hexagonale Kristalle von durchdringendem Geruch; fast unlösl. in Wasser, wenig lösl. in fetten Ölen, lösl. in 70 T. Ethanol, ferner in Ether, Schwefelkohlenstoff, Chloroform, Collodium; **Darst.:** Einwirkung von Iod* u. Alkalilauge auf Ethanol od. Aceton bzw. andere Verbindungen, die eine $CH_3$—CO-Gruppe aufweisen; vgl. Haloform-Reaktion; **Off.:** DAC, ÖAB; **Wirk.:** bakteriostat. u. fäulniswidrig durch eine Spaltung in eiweißhaltigem Gewebe, wobei Iod frei wird; die frühere Anw. als Desinfektionsmittel* ist obsolet. **Gesch.:** I. ist seit 1832 bekannt; seine antisept. Eigenschaften wurden jedoch erst 1879 entdeckt. **Iodoform desodoratum:** RF; Herst. durch Zufügen von 2 Tr. Sassafrasöl auf 10 g I.-Pulver, jedoch wird dadurch der Geruch ledigl. etwas überdeckt, nicht aber beseitigt.

**Iodoform-Reaktion:** eine mit Iod* ausgeführte Haloform*-Reaktion.

**Iodometrie:** Verfahren der Maßanalyse*, bei dem mit $I_2$-Maßlösung titriert wird; $I_2$ wird dabei zu $I^-$ reduziert. Oxidierende Stoffe werden zuerst mit einem Überschuss an $I^-$ zu elementarem $I_2$ reduziert, welches anschließend mit $Na_2S_2O_3$-Maßlösung titriert wird. Reaktion:

$$2\,S_2O_3^{2-} + I_2 \rightarrow S_4O_6^{2-} + 2\,I^-$$

**Anw.:** Bestimmung von Arsen(III)-Verbindungen, Antimon*, Zinn*, Quecksilber*, Kupfer*, Sulfiden*, Sulfiten*, Chloraten*, Bromaten*, Iodaten* u. Wasserstoffperoxid*.

**Iodopate:** Calcium- u. Natriumsalze der 3-[3-(Dimethylaminomethylenamino)-2,4,6-triiodphenyl]-propionsäure; nicht mehr im Handel befindl. Röntgenkontrastmittel* zur Cholecystographie; **UAW:** allerg. Hautreaktionen, gastrointestinale Beschwerden.

**Iodopyracet:** s. Diodon.

**Iodoxaminsäure** (INN): Acidum iodoxamicum; 3,3′-(4,7,10,13-tetraoxahexadecandioyldiamino) bis(2,4,6-triiodobenzoesäure); CAS-Nr. 31127-82-9; $C_{26}H_{26}I_6N_2O_{10}$; $M_r$ 1287.9; nicht mehr im Handel befindl. Röntgenkontrastmittel* zur Cholangiographie u. Cholecystographie.

**Iod(V)-oxid:** Diiodpentoxid; CAS-Nr. 12029-98-0; $I_2O_5$; $M_r$ 333.8; weißes, krist. Pulver od. weiße bis grauweiße Körnchen, hygroskop.; sehr leicht lösl. in Wasser unter Bildung von $HIO_3$; **Anw.:** Reagenz Ph.Eur.6; zur Prüfung auf CO in med. Gasen.

**Iod-Polyvidon:** s. Povidon-Iod.

**Iod, resublimiertes:** Iodum resublimatum; 2-fach sublimiertes, bes. reines Iod*.

**Iodsäure:** Acidum iodicum; CAS-Nr. 7782-68-5; $HIO_3$; $M_r$ 175.9; Schmp. 110 °C (unter Zers.); leicht in Wasser lösl. Kristalle, die bei Lichteinwirkung dunkel werden; unlösl. in Ethanol, Chloroform u. Ether; bei Erhitzen über 220 °C Dehydratisierung zum Anhydrid $I_2O_5$; **Darst.:** Erhitzen von Iod* in rauchender Salpetersäure*, Wasserstoffperoxid*; **Anw.:** **1.** Reagenz zum Nachw. von Morphin*: In wässriger Lsg. scheidet sich Iod ab. **2.** (med.) früher Desinfektionsmittel.

**Iodschwefel:** Iodum sulfuratum, Sulfur iodatum; Schmelze von 1 T. Schwefel* u. 4 T. Iod*; schwarzgrüne, krist. Stücke; **Darst.:** Zusammenschmelzen von gereinigtem Schwefel mit Iod (70–80 % Iod). **Hom.:** Sulfur jodatum (HAB): verordnet z. B. bei Akne, chron. Schleimhaut-, Darm- u. Lymphdrüsenentzündungen.

**Iod-Schwefligsäure-Reagenz:** s. Karl-Fischer-Lösung.

**Iodstärke:** s. Amylum iodatum.

**Iodstickstoff:** Stickstofftriiodid, Iodnitrid, Knallpaste; CAS-Nr. 13444-85-4; $NI_3$; $M_r$ 394.7; das vereinfachend ebenfalls Iodstickstoff genannte Fällungsprodukt aus Iod* u. Ammoniak* (s. Darst.) ist eine schwarze feste Masse aus Stickstofftriiodid-Ammoniak (1:1-Addukt), in trockenem Zustand äußerst explosiv; **Darst.:** in reiner Form durch Reaktion von Bornitrid (BN) mit Iodfluorid (IF) in Trichlorfluormethan bei −30 °C; Zusammenbringen von Iod* mit wässriger od. alkohol. Ammoniaklösung (Iodtinktur + Salmiakgeist).

**Iodtinktur:** s. Iodlösung, alkoholische.

**Iodtinktur, farblose:** s. Tinctura Iodi decolorata.

**Iodtrichlorid:** Iodum trichloratum; CAS-Nr. 865-44-1; $ICl_3$; $M_r$ 233.3; Schmp. 33 °C; Sdp. 77 °C (unter Zers.); Gehalt: 54.4 % Iod*; gelbe bis braunrote, stechend riechende, hygroskop. Kristalle, lösl. in Wasser, Ethanol, Ether, Benzol; **Anw.:** **1.** (techn.) zur Synthese org. Halogenide*; **2.** (med.) obsolet; früher als Antiseptikum u. Desinfektionsmittel in 0.1 %igen Lösungen.

**Iodum pro analysi:** Kurzbez. Iodum p. a., Iod zur Analyse; chlorfreies Iod*.

**Iodum resublimatum:** s. Iod, resublimiertes.

**Iodum sulfuratum:** s. Iodschwefel.

**Iodum trichloratum:** s. Iodtrichlorid.

**Iodwasserstoffsäure:** Acidum hydroiodicum; Reagenz Ph.Eur.6; wässrige Lsg. von Iodwasserstoff (HI; CAS-Nr. 10034-85-2; $M_r$ 127.9); stärkste sauerstofffreie Säure ($pK_S$ −10); das Azeotrop siedet bei 127 °C; handelsüblich ist die 57 %ige Säure. Die Salze heißen Iodide.

**Iodzahl:** Abk. IZ; Maßzahl zur Beschreibung des Gehalts ungesättigter Säuren in Fetten u. Ölen; die IZ gibt an, wie viel g Iod* von 100 g Fett od. Öl gebunden werden; je höher der Gehalt an ungesättigten Fettsäuren* ist, desto höher ist die Iodzahl. Die trocknenden Öle wie Leinöl od. Mohnöl haben eine IZ zw. 120 u. 200, die halbtrocknenden Öle wie Rüböl, Sesamöl u. Maisöl zw. 95 u. 120, die nichttrocknenden Öle unter 95. **Bestimmung: 1.** Methode A nach Ph.Eur.6; das Reagenz besteht aus einer Lsg. von Iod u. Brom* in Essigsäure (99 %); s. Iodmonobromidlösung.

$2\ IBr \leftrightharpoons I_2 + Br_2$ (in apolarem Medium)

$IBr \leftrightharpoons I^+ + Br^-$ (in polarem Medium)

Der zu untersuchende Stoff wird in Essigsäure (99 %) u. Chloroform gelöst. Wasser darf nicht zugegen sein. Nach einer vorgeschriebenen Zeit (zur Vermeidung von Substitutionsreaktionen) wird die Reaktion (Anlagerung von IBr an Doppelbindungen) mit einer KI-Lösung unterbrochen:

$$IBr \rightleftharpoons I^+ + Br^- \xrightarrow{+\,KI} I_2 + K^+ + Br^-$$

Das gebildete Iod wird mit Natriumthiosulfat* titriert; **2.** Methode B nach Ph.Eur.6; das Reagenz besteht aus einer 1.4 %igen Lsg. von Iodmonochlorid in Essigsäure (99 %). Die zu untersuchende Substanz wird in Essigsäure (99 %) mit Cyclohexan* (1 : 1) gelöst, die Umsetzung nach einer vorgeschriebenen Zeit (zur Vermeidung merkl. Substitutionsreaktionen) mit einer KI-Lösung unterbrochen u. das gebildete Iod mit Natriumthiosulfat titriert. **Beispiel:** IZ von Ol. Olivarum: 80–88, Adeps suillus: 46–66, Ol. Arachidis: 83–100, Ol. Ricini: 82–90, Ol. Palmae: 51–58, Butterfett: 30–35, Ol. Cocos: 8–10.

**Iodzahlkolben:** Erlenmeyerkolben* mit eingeschliffenem Glasstöpsel zur Bestimmung der Iodzahl* nach Ph.Eur.6.

**Iodzink:** s. Zinkiodid.

**Iodzinkstärkelösung:** Liquor Amyli cum Zinco iodato; Zinkiodid-Stärke-Lösung; Darst.: Ph.Eur.6, 0.4 g lösl. Stärke u. 2 g Zinkchlorid* werden in 10 mL siedendem Wasser gelöst; der erkalteten Flüss. wird die farblose, unter Erwärmen frisch bereitete Lsg. von 0.1 g Zinkfeile u. 0.2 g Iod* in 1.0 mL Wasser hinzugefügt; anschließend wird die Flüss. zu 100 mL verdünnt u. filtriert; farblose, schwach opalisierende Flüssigkeit; **Anw.:** bis DAB10 zur Reinheitsprüfung von Chloroform* u. Dichlormethan auf freies Chlor; in der Ph.Eur.6 als Reagenz geführt, aber nicht mehr angewendet.

**Iodzinkstärkepapier:** Zinkiodid-Stärke-Papier; Filterpapier*, das mit Iodzinkstärkelösung* getränkt ist; **Anw.:** Nachw. von Ozon*, freien Halogenen* u. Oxidationsmitteln (Blaufärbung). Vgl. Iodkaliumstärkepapier.

**Iod zur Analyse:** s. Iodum pro analysi.

**Iofendylat:** Iophendylat; Mischung der Stereoisomere von Ethyl-10-(4-iodphenyl)-undecanoat; CAS-Nr. 99-79-6; $C_{19}H_{29}IO_2$; $M_r$ 416.3; klare, farblose bis gelbl. viskose Flüss., Dunkelverfärbung an der Luft; wenig lösl. in Wasser, lösl. in 2 T. Ethanol, mischbar mit Chloroform u. Ether; nicht mehr im Handel befindl. Röntgenkontrastmittel*; früher v. a. für die Myelographie angewendet.

**Ioglicinsäure** (INN): Acidum ioglicicum; 5-Acetamido-2,4,6-triiod-*N*-(methylcarbamoylmethyl)-isophthalamidsäure; CAS-Nr. 49755-67-1; $C_{13}H_{12}I_3N_3O_5$; $M_r$ 670.67; nicht mehr im Handel befindl. Röntgenkontrastmittel*.

**Ioglycaminsäure** (INN): Acidum ioglycamicum; *N,N'*-Oxydiacetyl-bis(3-acetamido-2,4,6-triiodobenzsäure); 3,3'-[Oxybis[(1-oxo-2,1-ethanediyl)imino]]bis[2,4,6-triiodo-benzsäure; CAS-Nr. 2618-25-9; $C_{18}H_{10}I_6N_2O_7$; $M_r$ 1127.71; nicht mehr im Handel befindl. Röntgenkontrastmittel* für die Cholecystangiographie.

**Iohexol** (INN): Iohexolum Ph.Eur.; *N,N'*-Bis(2,3-dihydroxypropyl)-5-[*N*-(2,3-dihydroxypropyl)acetamido]-2,4,6-triiodisophthalamid; 5-[*N*-(2,3-Dihydroxypropyl)acetamido]-2,4,6-triiodo-*N,N'*-bis(2,3-dihydroxypropyl)isophthalamid; 5-[Acetyl(2,3-Dihydroxypropyl)amino]-*N,N'*-bis(2,3-dihydroxypropyl)-2,4,6-triiodo-1,3-benzendicarboxamid; CAS-Nr. 66108-95-0; $C_{19}H_{26}I_3N_3O_9$, Strukturformel: s. Abb.; $M_r$ 821.14; weißes bis grauweißes, hygroskop. Pulver; sehr leicht lösl. in Wasser, leicht lösl. in Methanol, unlösl. in Dichlormethan; Mischung von Diastereomeren u. Atropisomeren; **Anw.:** Röntgenkontrastmittel* u. a. zur Urographie, Angiographie, Kontrastverstärkung bei der CT, Myelographie, Kardangiographie u. Darst. von Körperhöhlen.

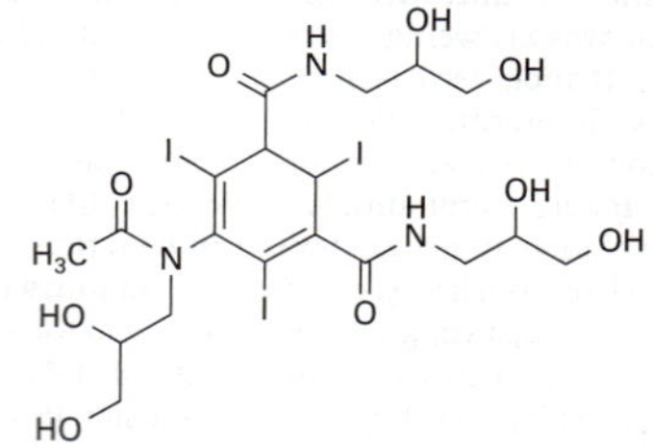


**Iohexol**

**Iomeprol** (INN): *N,N'*-Bis(2,3-dihydroxypropyl)-2,4,6-triiod-5-(*N*-methylglycolamido)isophthalamid; *N,N'*-bis(2,3-dihydroxypropyl)-5-[(hydroxyacetyl)methylamino]-2,4,6-triiod-1,3-benzendicarboxamid; CAS-Nr. 78649-41-9; $C_{17}H_{22}I_3N_3O_8$, Strukturformel: s. Abb.; $M_r$ 777.1; **Anw.:** nichtion.

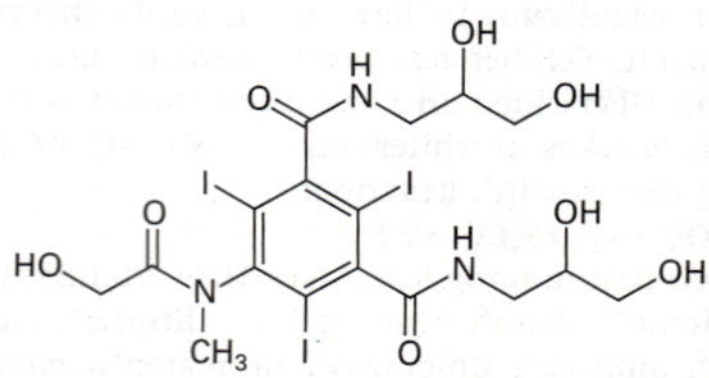


**Iomeprol**

Röntgenkontrastmittel* u. a. zur Infusionsurographie, CT, digitalen Subtraktionsangiographie, Phlebographie, Angiokardiographie; HWZ ca. 109 min.

**Ion-Dipol-Komplexe:** s. Komplexverbindungen.

**Ionen:** elektr. positiv od. negativ geladene Teilchen, wie sie z. B. in Salzen* (z. B. Natriumchlorid*, $Na^+Cl^-$) vorliegen; in Gasen entstehen I. durch Zufuhr von therm. od. elektrischer Energie* od. durch ionisierende Strahlung. Beim Auflösen vieler Verb. in Wasser entstehen durch elektrolyt. Dissoziation* (Ionisation) hydratisierte Ionen. Der Dissoziationsgrad* gibt an, welcher Bruchteil der gelösten Moleküle des Elektrolyten* in Ionen dissoziiert ist, u. drückt damit die Stärke eines Elektrolyten aus. Die Ionenkonzentration bestimmt den osmotischen Druck* einer Flüssigkeit. **Formen: 1. Kationen:** positiv geladene, zur negativen Kathode wandernde Teilchen, z. B. $Na^+$, $Ag^+$, $Ba^{2+}$, $Cu^{2+}$; **2. Anionen:** negativ geladene, zur positiven Anode wandernde Teilchen, z. B. $Cl^-$, $NO_3^-$, $SO_4^{2-}$, $HCO_3^-$, $OH^-$.

**Ionenaktivitätskoeffizient:** Standardpotential*; gibt das Verhältnis von Aktivität zu Konz. des Ions an u. korrigiert die Abweichungen vom idealen Verhalten bei der Elektrodenaktion in einer Halbzelle; idealerweise ist das Standardpotential nur von der Aktivität eines potentialbestimmenden Ions der Elektrolyten abhängig. Bes. bei höheren Konz. kommt es z. T. zu interion. WW.

**Ionenaktivitätskoeffizient, durchschnittlicher:** Symbol $\gamma_\pm$; die Aktivitäten $a_-$ und $a_+$ von Anionen u. Kationen eines Elektrolyten in Lsg. können unterschiedl. sein; zur Berechnung des d. I. wird das Produkt der Aktivitäten a aller Ionen gebildet: $a_\pm = a_+^m \cdot a_-^n$. Die Exponenten m und n geben die stöchiometr. Zahlen der Ionen in Lsg. an. Der d. I. ergibt sich aus dem Verhältnis von Aktivität u. Konz. c:

$\gamma_\pm = a_\pm / c_+^m \cdot c_+^n$.

**Ionenaustauschchromatographie:** Form der Chromatographie*, die auf der unterschiedl. Affinität* der Ionen zum Ionenaustauscher* (stationäre Phase) beruht; die Elution* erfolgt mit wässriger Pufferlösung; Abhängigkeit der Retention der Substanzen u. a. von ihrer Dissoziation*; **Anw.:** Analyse von org. Säuren, Aminosäuren* u. Aminen*, auch von Proteinen*.

**Ionenaustauscher:** anorg. oder org., meist körnchenförmige, aus einem dreidimensionalen, wasserunlösl., aber begrenzt quellbaren Gerüst (gelartiger Charakter) bestehende Polyelektrolyte; in diesem Gerüst sind ionenbildende funktionelle Gruppen enthalten (z. B. $—AlO_3H$, —OH, —COOH, $—SO_3H$, —NH—, $—NH_2$, $—NH_3OH$, $—N(CH_3)_3OH$), deren Ionen ($Na^+$, $H^+$, $OH^-$) reversibel gegen andere Ionen in äquivalenter Menge ausgetauscht werden können. Wichtig für den Austausch ist die elektr. Ladung der Ionen. Sie werden umso leichter vom Austauscher aufgenommen, je größer ihre Ladung ist, u. bei gleicher Ladung umso leichter, je höher ihre Molekülmasse ist. Anorg. Basenaustauscher wie die natürl. Calcium- od. Natrium-Alumosilicate (Ionen als Aluminate gebunden), auch **Zeolithe** genannt, od. besser die künstl. Natrium-Alumosilicate sind zur Enthärtung von Wasser (Austausch von Na- gegen Ca- u. Mg-, aber auch Fe- u. Mn-Ionen) u. für andere Kationenaustauschverfahren geeignet. Auf diesem Wege ist allerdings nur eine partielle Entionisierung des Wassers möglich. Zum Regenerieren wird eine NaCl-Lösung verwendet (reversibler Austausch). Besondere Bedeutung haben die **org. Ionenaustauscher** (Austauscherharze) erlangt. Man gewinnt sie aus polymeren Naturstoffen, z. B. durch Sulfonierung von bituminöser Kohle, Lignin, Kork, Dextrin, od. aber durch Polykondensation von einfach substituierten Phenolen mit Formaldehyd u. Natriumsulfit (Polythiolstyrole) bzw. Polyaminen od. besser durch Mischpolymerisation aus Styrol u. Divinylbenzol mit Hilfe von Dibenzoylperoxid u. anschließender Sulfonierung bzw. Chlormethylierung u. nachfolgender Umsetzung mit einem tertiären Amin u. Natronlauge (Polystyrolharze). Ausgehend von der Methacrylsäure erhält man die Methacrylharze. Die Verw. dieser synthet. I. (Kunstharz-I.) in Form von porösen Kügelchen mit großer innerer Oberfläche erlaubt die Entfernung aller Ionen (Vollentsalzung; s. Aqua purificata). Dabei werden Kationen gegen Protonen (stark saure Kationenaustauscher mit Sulfonsäuregruppen; s. Abb.) u. Anionen gegen Hydroxyl-Ionen (stark bas. Anionenaustauscher mit quartären Ammoniumhydroxidgruppen) ausgetauscht. Der Austausch erfolgt mit diesen künstl. hergestellten I. sehr rasch. Sie besitzen eine hohe Kapazität u. sind gegen chemische u. mechan. Einflüsse recht unempfindlich. Deionisiertes Wasser enthält u. U. Spuren von org. Substanzen aus dem I. u. kann auch mit Bakterien od. Pyrogenen verunreinigt sein (Entkeimung mit einer 0.2 %igen Peressigsäurelösung). **Formen:** Der Ionenaustausch erfolgt am häufigsten nach dem **Säulenverfahren,** wobei man den Austauscher in eine Röhre füllt u. die elektrolythaltige Lösung durchlaufen lässt. Weitere Möglichkeiten sind das **Membranverfahren,** wobei eine semipermeable Wand die Ionen austauscht, od. das **Batchverfahren,** bei dem der Austauscher mit der Elektrolytlösung solange geschüttelt wird, bis ein Gleichgewicht eingetreten ist. Zur Herst. von demineralisiertem Wasser bedient man sich sog. Getrenntbett- od. häufiger Mischbettanlagen. Bei **Getrenntbettanlagen** sind die I. in getrennten Säulen hintereinandergeschaltet. Der Kationenaustausch sollte zuerst erfolgen, da im umgekehrten Fall schwer lösl. Hydroxide (z. B. $Mg(OH)_2$) ausfallen können, die die Poren des Anionenaustauschers verstopfen würden. Nach der Demineralisierung (Deionisation) einer bestimmten Menge Wasser (abhängig von der Kapazität der Austauscheranlage) sind alle Ionen der eingesetzten Austauscher ersetzt u. es erfolgt ein sog. **Salzdurchbruch,** der auf chem. Wege (z. B. Chloridnachweis) od. besser durch Leitfähigkeitsmessungen erkannt werden kann. Die **Kapazität** wird durch die Stoffmenge der Ionen n(eq), die von einem Gramm Austauscher gebunden werden können, häufig auch noch in Härtelitern auf der Basis der Härte des verwendeten Wassers angegeben. Kationenaustauscher werden durch Spülen mit verd. Salzsäure, Anionenaustauscher mit verd. Natronlauge

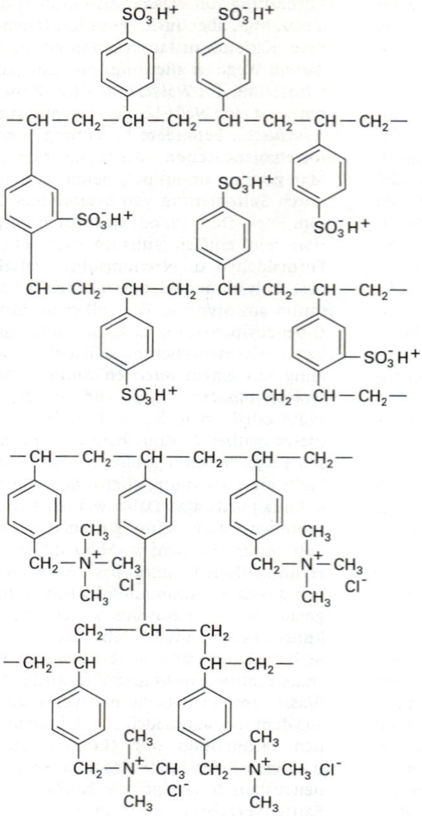

Kationenaustauscher ($H^+$-Form)

Anionenaustauscher ($Cl^-$-Form)

**Ionenaustauscher** [9]



regeneriert u. danach mit reinem Wasser gewaschen. In **Mischbettanlagen** werden Kationen u. Anionen gleichzeitig ausgetauscht. Beide Austauschertypen liegen nebeneinander vor u. beeinflussen sich gegenseitig prakt. nicht, da die meisten funktionellen Gruppen auf der großen inneren Oberfläche der porösen Harzkügelchen sitzen. Die mit beiden Anlagentypen erhaltenen Wasserqualitäten entsprechen dem Ionengehalt nach destilliertem Wasser (Leitfähigkeit kleiner als 10 µS/cm), wobei Mischbettanlagen ein bes. reines Wasser (ca. 0.1–1 µS/cm) erzeugen. Die Regenerierung der I.-Mischungen ist schwieriger, da vor der Behandlung beide Austauschertypen getrennt werden müssen. Das geschieht, indem das Mischbett zuerst mit Lauge versetzt wird u. dabei der Anionenaustauscher regeneriert wird. Bei diesem Prozess quillt er stärker auf als der Kationenaustauscher u. erhält eine geringere Dichte, was beim folgenden Trennverfahren nach dem Aufwirbeln eine langsamere Sedimentation, d.h. eine Trennung beider Austauscher, zur Folge hat. Die Herst. von demineralisiertem Wasser anstelle von destilliertem ist vorteilhaft (geringere Betriebskosten, dauernde Einsatzbereitschaft der Anlage, keine Kesselsteinbildung, Regenerierfähigkeit der I.). **Anw.**: vielfältig; **1.** (med.) I. u. bes. Harzaustauscher finden Anw., z. B. zur Bindung überschüssiger Magensäure, bei Herz-, Nieren- u. Leberleiden, zum Austausch schädl. Natrium- u. Kalium-Ionen sowie zur Isolierung von Gammaglobulin aus dem Blut. Geeignete ionisierbare Arzneistoffe, wie z. B. Dihydrocodeinon, können an I. salzartig gebunden u. im Magen wieder langsam abgespalten werden (Depotwirkung). Kationenaustauscher können in Mengen von 0.5–15 % als Zerfallsbeschleuniger für Tabletten eingesetzt werden. Überdies werden I. verwendet zur Einstellung eines optimalen pH-Wertes, zur Förderung der Antibiotikawirkung, zur Aufnahme von Giften u. zur Geschmacksverbesserung. Auch mikroverkapselte I. werden n. B. verabreicht. **2.** (techn.) Enthärtung u. vollständige Entmineralisierung des Wassers (auch Meerwasser), Beseitigung von Calcium aus der Kuhmilch (für Säuglinge), Entsäuerung von Fruchtsäften, Weinen u. Branntwein, Entsalzung von Zuckersäften u. überall da, wo unerwünschte Ionen durch indifferente Ionen ersetzt werden sollen. I. dienen auch zur Anreicherung von bestimmten Ionen. In der analyt. u. präparativen Chemie verwendet man sie z. B. zur Trennung von Nucleotiden, Aminosäuren, Vitaminen u. Antibiotika, von Isotopen, von Aktinoiden u. Lanthanoiden, zum Austausch von Aldehyden u. Ketonen, zur Analyse von Alkaloiden; vgl. Ionenaustauschchromatographie.

**Ionenbindung:** s. Bindung, chemische.

**Ionendosis:** s. Dosimetrie.

**Ionenfiltrationschromatographie:** Kombination von Ionenaustausch-* u. Gelchromatographie*; **Anw.:** zur Enzymreinigung. Vgl. Chromatographie.

**Ionenkanal:** Bez. für ein integrales Membranprotein, das einen ionenspezif. Kanal (mit ausgeprägter od. fehlender Selektivität für bestimmte Ionen) durch die Zellmembran* od. die Zellorganellmembran bildet (z. B. Calciumkanal, Kaliumkanal, Natriumkanal); **Aufbau:** tetramere Struktur mit 4 ident. Proteinuntereinheiten (Domänen, I–IV) u. zentaler Pore; jede Untereinheit besteht aus 6 Segmenten (α-Helices, S1–S6); Regulierung der Permeabilität z. B. durch Änderungen des Membranpotentials (**spannungsgesteuerter I.**), Hormone od. Neurotransmitter (**ligandengesteuerter I.**; evtl. mit second* messenger); die zytoplasmat. Konz. des entspr. Ions beeinflusst z. B. die Kontraktion von Myofibrillen od. Sekretionsvorgänge; Ansatzpunkt für Pharmakotherapie mit öffnenden od. blockierenden (sog. Kanal-Blocker) Substanzen, z. B. Kalium*-Kanal-Blocker, Ivabradin* od. Calcium*-Antagonisten. Vgl. Ionenpumpe.

**Ionenpaarresorption:** Resorption* ionischer hydrophiler Substanzen im Komplex mit einem Gegenion; Modellvorstellung zur Erklärung der Befunde, dass selbst stark dissoziierte od. ionische Verbindungen (z. B. quartäre Ammoniumverbindungen*) im Verbund mit Gegenionen (z. B. Gallensalze) Biomembranen* überwinden können.

**Ionenprodukt:** Form des Massenwirkungsgesetzes* bei konstanter Konz. der undissoziierten Verb.; Produkt aus den Konz. c der in einer Lsg. enthaltenen Ionen*; das I. bei gesättigten Lsg. schwer lösl. Salze heißt Löslichkeitsprodukt* $K_L$; Beispiel:

$K_L(AgCl) = c(Ag^+) \cdot c(Cl^-) = 10^{-10}\,mol^2/L^2$

Bes. Bedeutung hat das I. des Wassers (**Autoprotolyse-Konstante**; vgl. Autoprotolyse):

$K_W = c(H^+) \cdot c(OH^-)$

Bei 23 °C beträgt $K_W = 10^{-14}\,mol^2/L^2$. Für eine exakte Berechnung muss jeweils anstelle der Konz. c die thermodynam. Aktivität* a berücksichtigt werden. Die Abhängigkeit von $K_W$ von der absoluten Temp. T wird durch die Interpolationsformel von R. A. Robinson angegeben:

$\log K_W = 6.8046 - 4471.33 \cdot T^{-1} - 0.01705 \cdot T$

vgl. Säurekonstante.

**Ionenpumpe:** **1.** (biochem.) Mechanismus, der den aktiven Transport* von Ionen durch Zellmembranen* reguliert; **Formen:** Einer der wichtigsten u. am besten untersuchten derartigen Transportmechanismen ist die $Na^+/K^+$-Austauschpumpe (Natrium/Kalium-Pumpe), die für die unterschiedl. intra- u. extrazellulären Konz. von $Na^+$- u. $K^+$-Ionen verantwortl. ist. Die notwendige Transportenergie wird durch die Spaltung von Adenosintriphosphat verfügbar (katalysiert durch die $Na^+/K^+$-ATPase; s. Adenosintriphosphatase; Adenosinphosphate). Weitere sehr gut charakterisierte Pumpen sind die Protonenpumpen* (z. B. in der Atmungskette), ferner die Natrium-Calcium-Austauschpumpe, die Plasmamembran-Calcium-ATPase u. der Natrium-Chlorid-Symporter. Vgl. Ionenkanal. **2.** (techn.) Spezialpumpe zur Erzeugung von Hochvakuum.

**Ionenstärke:** Symbol I; Funktion der Ionenkonzentration, definiert als die Hälfte der Summe aller Produkte, die sich aus der Molarität* *c* eines jeden in der Lsg. anwesenden Ionentyps *i* mit dem Quadrat seiner Ladung *z* ergibt:

$I = 0.5 \cdot \Sigma(c_i \cdot z_i^2)$

Für eine $CaCl_2$-Lsg. 0.1 mol/L gilt:

$I = 0.5 \cdot (0.1 \cdot 2^2 + 0.2 \cdot 1^2) = 0.3$

Die I. von normalem menschl. Blutplasma beträgt ca. 0.16. Von der I. hängen viele Eigenschaften von Elektrolytlösungen wie Aktivitätskoeffizient*, Löslichkeit schwer lösl. Salze u. Geschwindigkeiten von Ionenreaktionen ab.

**Ionenwertigkeit:** frühere Bez. für die Zahl der Ladungen eines Ions*; ersetzt durch Ladungszahl (s. Oxidationsstufe).

**Ion-Ion-Komplexe:** s. Komplexverbindungen.

**Ionisation:** s. Ionen.

**Ionisationskammer:** s. Strahlenmessgeräte.

**Ionisationskammer-Dosimeter:** s. Dosimeter.

**Ionisierungsenergie:** Energie*, die zum Entfernen eines Elektrons* aus einem Atom* unter Bildung eines positiven Ions* aufgewendet werden muss; entspricht der Energiedifferenz zw. dem Zustand des energetisch höchsten Elektrons im Atom u. dem Zustand eines Elektrons in unendl. Entfernung vom Kern, das also nicht mehr von diesem angezogen wird. Innerhalb einer Periode haben Alkalimetalle* die niedrigste, Edelgase* die höchste Ionisierungsenergie.

**Ionium:** früher gebräuchl. Name für das radioaktive Thoriumnuklid $^{230}_{90}Th$ (s. Thorium); Zerfallsprodukt von $^{234}U$, geht mit einer HWZ von 75 380 Jahren in Radium* über.

**Ionographie:** s. Elektrophorese.

**Ionometer:** Mess- u. Warngerät bei Arbeiten mit Röntgen- u. Radiumstrahlen; vgl. Strahlenmessgeräte; Strahlenschutz.

**Ionone:** s. Jonone.

**Ionophor:** Substanz, die den ungehinderten Transport von Ionen (z. B. $K^+$, $Na^+$, $Ca^{2+}$) durch Membranen gestattet; zu I. gehört auch das Antibiotikum Gramicidin*.

**Ionophorese:** Iontophorese, Jontophorese; Einführung von Wirkstoffen, die als Ionen vorliegen müssen, mit Hilfe von schwachem elektr. Gleichstrom durch die Haut in den Körper; die Ionen dringen dem Stromfluss entsprechend von der Elektrode (Kationen werden unter der positiven u. Anionen unter der negativen Elektrode platziert) in untere Hautschichten ein u. gelangen in den Blutkreislauf. Verw. finden Metallelektroden über einer mit der Wirkstofflösung getränkten Gaze-, Watte- od. Filterpapierschicht. **Anw.:** z. B. bei rheumat. Erkrankungen, wenn der Wirkstoff in ein Gelenk eingetragen werden soll; dermatolog. bei Hyperhidrosis. Vgl. Elektrophorese.

**Iontophorese:** s. Ionophorese.

**Iopamidol** (INN): Iopamidolum Ph.Eur.6; *N,N′*-Bis[2-hydroxy-1-(hydroxymethyl)ethyl]-2,4,6-triiod-5-lactamidoisophthalamid; *N,N′*-Bis(1,3-dihydroxypropan-2-yl)-5-(2-hydroxypropanoylamino)-

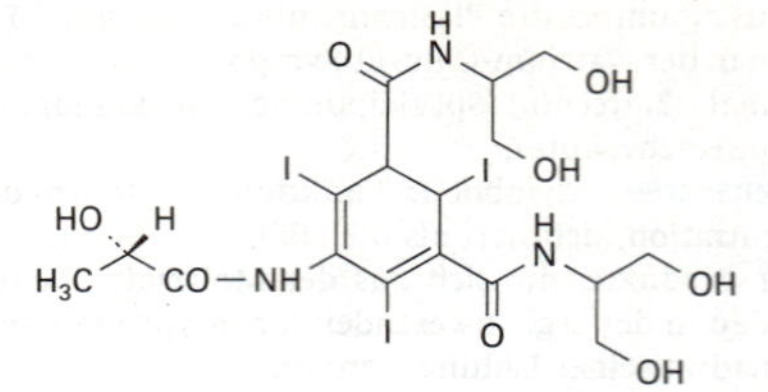

**Iopamidol**

2,4,6-triiodo-benzen-1,3-dicarboxamid; *N,N'*-Bis(2-hydroxy-1-(hydroxymethyl)ethyl)-5-((2-hydroxy-1-oxopropyl)amino)-2,4,6-triiodo-1,3-benzendicarboxamid; CAS-Nr. 62883-00-5; $C_{17}H_{22}I_3N_3O_8$, Strukturformel: s. Abb.; $M_r$ 777.09; weißes bis fast weißes Pulver; leicht lösl. in Wasser, sehr schwer lösl. in Methanol, unlösl. in Dichlormethan u. Ethanol; **Anw.:** Röntgenkontrastmittel* u. a. zur Arteriographie, Angiokardiographie, Phlebographie, Kontrastverstärkung bei CT, Ausscheidungsurographie, Radikulographie u. Myelographie.



**Iopansäure** (INN): Acidum iopanoicum Ph.Eur.6; 3-(3-Amino-2,4,6-triiodphenyl)-2-ethylpropionsäure; 2-(3-amino-2,4,6-triiodobenzyl)butansäure; 3-Amino-$\alpha$-ethyl-2,4,6-triiodohydrocinnamsäure; 3-Amino-$\alpha$-ethyl-2,4,6-triiodo-benzenpropionsäure; 2-Ethyl-3-(3-amino-2,4,6-triiodophenyl)propionsäure; CAS-Nr. 96-83-3; $C_{11}H_{12}I_3NO_2$; $M_r$ 570.93; Schmp. ca. 155 °C (unter Zers.); unlösl. in Wasser; lösl. 1:25 in Ethanol, lösl. in Aceton, Chloroform, Ether, wässrigen Lsg. von Alkalihydroxiden u. -carbonaten; Dunkelverfärbung am Licht; nicht mehr im Handel befindl. Röntgenkontrastmittel* zur Cholecystographie.

**Iopentol** (INN): (±)-*N,N'*-bis(2,3-dihydroxypropyl)-5-[*N*-(2-hydroxy-3-methoxypropyl)acetamido]-2,4,6-tri-iodisophthalamid; 5-[Acetyl(2-hydroxy-3-methylpropyl)amino]-*N,N'*-bis(2,3-dihydroxypropyl)2,4,6-triiodo-1,3-benzendicarboxamid; CAS-Nr. 89797-00-2; $C_{20}H_{28}I_3N_3O_9$, Strukturformel: s. Abb.; $M_r$ 835.16; **Anw.:** Röntgenkontrastmittel* für kraniale u. Ganzkörper-CT, Uro-, Phlebo-, Arterio- u. Angiokardiographie; **Kontraind.:** manifeste Hyperthyreose, Leber- u. Niereninsuffizienz, Schwangerschaft u. Stillzeit, Anw. bei Kindern; **WW:** Interferon-2-Behandlung in den vergangenen 2 Wochen erhöht das Risiko für Spätreaktionen wie grippeähnl. Sympt.; I. kann vorübergehend die Nierenfunktion einschränken, was bei gleichzeitiger Einnahme von Metformin zu einer Lactatacidose führen kann. **UAW:** u. a. Hitzegefühl, Kopfschmerz, Erbrechen; **Dos.:** parenteral 329–768 mg je nach Untersuchungsart (entspricht 150–350 mg Iod); HWZ 2 h.

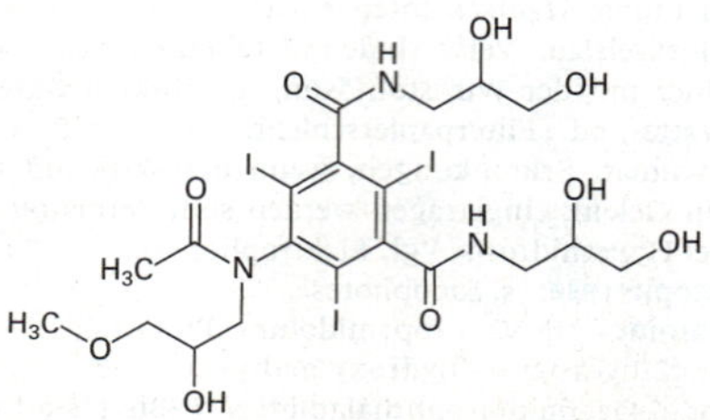

**Iopentol**

**Iophendylat:** s. Iofendylat.

**Iopodate:** s. Natriumiopodat; Calciumiopodat.

**Iopromid** (INN): *N,N'*-Bis(2,3-dihydroxypropyl)-2,4,6-triiod-5-(2-methoxyacetamido)-*N*-methylisophtalamid; CAS-Nr. 73334-07-3; $C_{18}H_{24}I_3N_3O_8$; **Anw.:** Röntgenkontrastmittel* u. a. zur Angiographie, Angiokardiographie, Kontrastverstärkung bei CT, Urographie, Darst. von Körperhöhlen; **UAW:** allerg. Reaktionen.

**Iopronsäure** (INN): 2-[2-(3-Acetamido-2,4,6-triiodphenoxy)ethoxy]methyl-butansäure; 2-[[2-[3-(Acetylamino)-2,4,6-triiodophenoxy]ethoxy]methyl]-butansäure; CAS-Nr. 37723-78-7; $C_{15}H_{18}I_3NO_5$; $M_r$ 673; nicht mehr im Handel befindl. Röntgenkontrastmittel* zur Cholecystographie.

**Iopydol:** 1-(2,3-Dihydroxypropyl)-3,5-diiod-4-pyridon; CAS-Nr. 5579-92-0; $C_8H_9I_2NO_3$; $M_r$ 421.0; Schmp. 161 °C; wenig lösl. in Wasser; nicht mehr im Handel befindl. Röntgenkontrastmittel* für die Bronchographie; früher in Kombination mit Iopydon* verwendet.

**Iopydon** (INN): 3,5-Diiod-4-pyridon; CAS-Nr. 5579-93-1; $C_5H_3I_2NO$; $M_r$ 346.91; Schmp. 321 °C (unter Zers.); fast unlösl. in gewöhnl. Lösungsmitteln; lösl. in Ätzalkalien; nicht mehr im Handel befindl. Röntgenkontrastmittel* zur Bronchographie u. Cystographie; früher in Kombination mit Iopydol* verwendet.

**Iortol:** s. Iotrolan.

**Iosarcol** (INN): 3,5-Diacetamido-2,4,6-triiod-*N*-methyl-*N*-methyl(D-gluco-2,3,4,5,6-pentahydroxyhexyl)carbamoylmethyl-benzamid; CAS-Nr. 97702-82-4; $C_{21}H_{29}I_3N_4O_9$, Strukturformel: s. Abb.; $M_r$ 862.2; logP –2.9; p$K_S$ 11.7 (berechnet); **Anw.:** nichtion. i. v. Röntgenkontrastmittel* zur Ausscheidungsurographie, Phlebographie, Kontrastverstärkung bei der CT, digitalen Subtraktionsangiographie, Urethrozystographie.

**Iotalaminsäure** (INN): Acidum iotalamicum Ph.Eur.6; Iothalaminsäure, Iothalamsäure, Methalaminsäure; 3-(Acetylamino)-2,4,6-triiodo-5-[(methylamino)carbonyl]-benzsäure, 5-Acetylamino-2,4,6-triiodo-*N*-methyl-3-isophthalamsäure; CAS-Nr. 2276-90-6; $C_{11}H_9I_3N_2O_4$, Strukturformel: s. Abb.; $M_r$ 613.94; Schmp. 285 °C (unter Zers.); fast unlösl. in Chloroform, lösl. 1:400 in Wasser, 1:330 in Ethanol, sehr leicht lösl. in Natronlauge; lösl. auch in anderen Alkalihydroxiden; Lichtschutz erforderl.; **Anw.:** Röntgenkontrastmittel*; **Kontraind.:** manifeste Hyperthyreose, akute Pankreatitis, Cholangitis; **WW:** Beta-Rezeptoren-Blocker, Interferone; **UAW:** ggf. allerg. Reaktionen; Beeinflussung der Schilddrüsenfunktion; **Dos.:** parenteral Urographie: i. v. 24–60 %; Spezi-

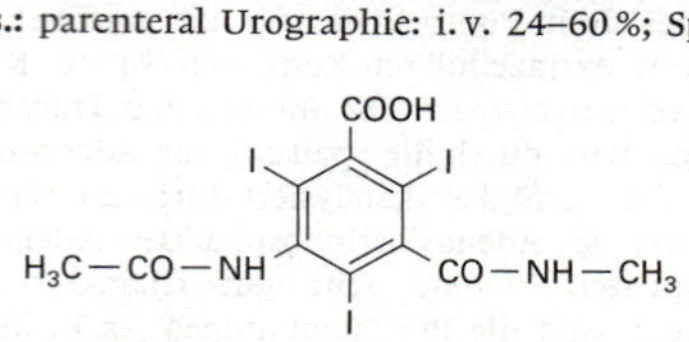

**Iotalaminsäure**

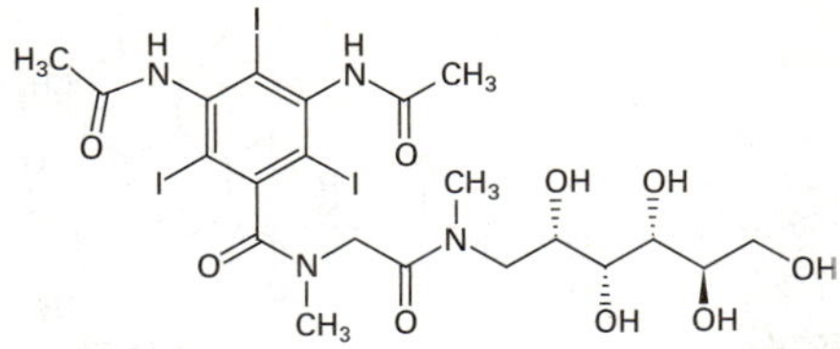

**Iosarcol**

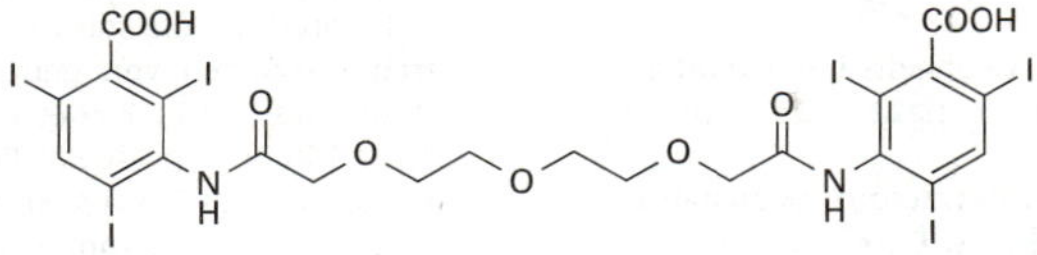

**Iotroxinsäure**

alzwecke wie Sialographie: 80 %; HWZ ca. 1.5 h. Gebräuchl. sind auch Megluminiotalamat u. Natriumiotalamat.

**Iotrolan** (INN): Iortol; CAS-Nr. 79770-24-4; $C_{37}H_{48}I_6N_6O_{18}$; $M_r$ 1626.6; **Anw.:** dimeres, nichtion., hexaiodiertes Röntgenkontrastmittel* (geringe Neurotoxizität) zur Darst. von Körperhöhlen; gute Verträglichkeit durch Isoosmolarität mit Blutplasma; auch konz. Lsg. sind herstellbar; **UAW:** Kopfschmerz, Übelkeit.

**Iotroxinsäure** (INN): Acidum iotroxicum; 3,3′-(1,11-Dioxo-3,6,9-trioxoundecamethylendiamino)-bis(2,4,6-triiodbenzoesäure); CAS-Nr. 51022-74-3; $C_{22}H_{18}I_6N_2O_9$, Strukturformel: s. Abb.; $M_r$ 1215.82; **Anw.:** Röntgenkontrastmittel*; HWZ ca. 1–6 h. Gebräuchl. sind auch Dimegluminiotroxat u. Dinatriumiotroxat.

**Ioversol** (INN): *N,N′*-Bis(2,3-dihydroxypropyl)-5-[*N*-(2-hydroxyethyl)glycolamido]-2,4,6-triiodisophthalamid; CAS-Nr. 87771-40-2; $C_{18}H_{24}I_3N_3O_9$, Strukturformel: s. Abb.; $M_r$ 807.10; **Anw.:** Röntgenkontrastmittel* zur Angiographie, Urographie, Angiokardiographie, CT; **Kontraind.:** manifeste Hyperthyreose, dekompensierte Herzinsuffizienz, Schwangerschaft u. Stillzeit; **WW:** Durch Beeinflussung der Nierenfunktion ist bei Einnahme von Metformin das Auftreten einer Lactatacidose möglich. Beta-Rezeptoren-Blocker können Überempfindlichkeitsreaktionen verstärken. Arzneimittel, welche die Krampfschwelle erniedrigen, sollten, wenn möglich, abgesetzt werden, da I. einen Krampfanfall auslösen kann. **UAW:** Beschwerden seitens des Herz-Kreislauf- u. Nervensystems, Respirations- u. Magen-Darm-Trakts; **Dos.:** parenteral 339–741 mg je nach Untersuchungsart (entspricht 160–350 mg Iod); HWZ 2 h.

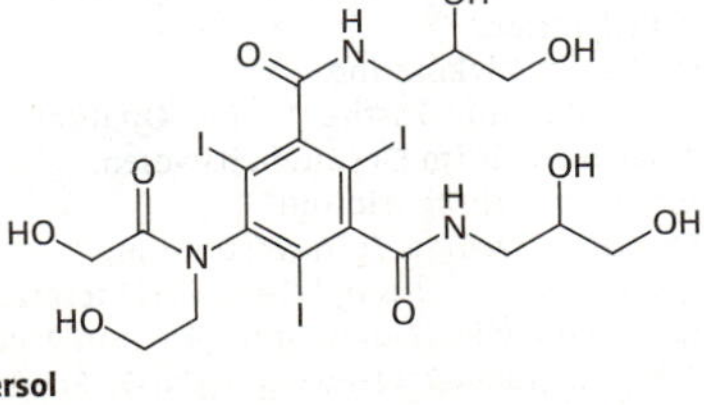

**Ioversol**

**Ioxaglinsäure** (INN): Acidum ioxaglicum Ph.Eur.; *N*-(2-Hydroxyethyl)-2,4,6-triiod-5-{2-[2,4,6-triiod-3-(*N*-methylacetamido)-5-(methylcarbamoyl)benzamido]acetamido}isophthalamidsäure; CAS-Nr. 59017-64-0; $C_{24}H_{21}I_6N_5O_8$, Strukturformel: s. Abb.; $M_r$ 1268.89; weißes bis fast weißes, hygroskop. Pulver; sehr schwer lösl. in Wasser u. Dichlormethan, schwer lösl. in Ethanol, lösl. in verd. Alkalihydroxid-Lösung; **Anw.:** Röntgenkontrastmittel* zur Angiographie u. Urographie; HWZ ca. 1.5 h. Gebräuchl. sind auch Natriumioxaglat u. Megluminioxaglat.

**Ioxitalaminsäure** (INN): Acidum ioxitalamicum; 5-Acetamido-*N*-(2-hydroxyethyl)-2,4,6-triiodisophthalamidsäure; CAS-Nr. 28179-44-4; $C_{12}H_{11}I_3N_2O_5$, Strukturfomel: s. Abb.; $M_r$ 643.9; **Anw.:** Röntgenkontrastmittel* zur Angiographie u. Urographie, das Megluminsalz auch zur Hysterosalpingographie; HWZ ca. 1.5 h. Gebräuchl. sind auch Megluminioxitalat u. Natriumioxitalat.

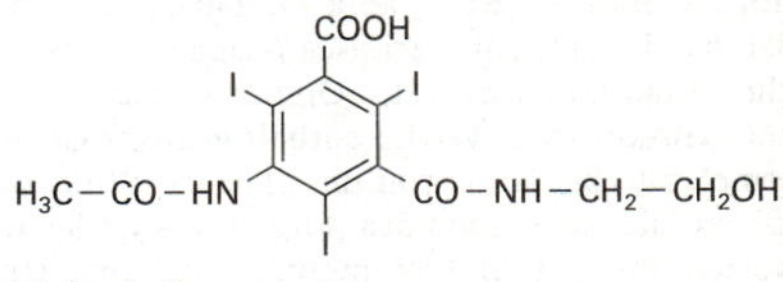

**Ioxitalaminsäure**

**i. p.:** Abk. für intraperitoneal*.

**IP:** Abk. für isoelektrischer Punkt*.

**$IP_3$:** Abk. für Inositoltrisphosphat; s. Inositolphosphate.

**Ipecacuanha:** s. Cephaelis ipecacuanha.

**Ipecacuanhae extractum:** s. Extractum Ipecacuanhae.

**Ipecacuanhae extractum fluidum:** s. Extractum Ipecacuanhae fluidum.

**Ipecacuanhae extractum fluidum normatum** Ph.Eur.6: Extractum Ipecacuanhae fluidum normatum; eingestellter Ipecacuanhafluidextrakt; Darst.: aus Ipecacuanhawurzel (s. Cephaelis ipecacuanhae) nach einem geeigneten Verfahren mit Ethanol (60–80 %, V/V); Gehalt: 1.8–2.2 % Gesamtalkaloide, berechnet als Emedin; **Anw.:** (med.) selten als Emetikum*, früher auch als Expektorans*.

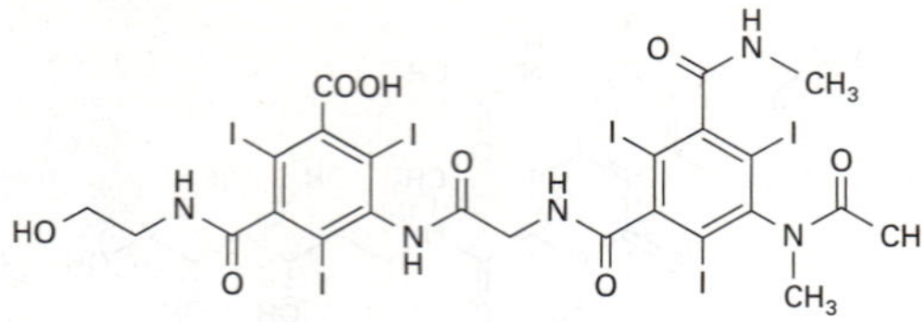


**Ioxaglinsäure**

**Ipecacuanhae pulvis normatus:** s. Cephaelis ipecacuanha.
**Ipecacuanhae radix:** s. Cephaelis ipecacuanha.
**Ipecacuanhae tinctura normata:** s. Tinctura Ipecacuanhae.
**Ipecacuanhaextrakt:** s. Extractum Ipecacuanhae.
**Ipecacuanhafluidextrakt:** s. Extractum Ipecacuanhae fluidum.
**Ipecacuanhafluidextrakt, eingestellter:** s. Ipecacuanhae extractum fluidum normatum.
**Ipecacuanhapulver, eingestelltes:** s. Cephaelis ipecacuanha (Ipecacuanhae pulvis normatus).
**Ipecacuanhasirup:** s. Sirupus Ipecacuanhae.
**Ipecacuanhatinktur:** s. Tinctura Ipecacuanhae.
**Ipecacuanhatinktur, eingestellte:** s. Tinctura Ipecacuanhae.
**Ipecacuanhatrockenextrakt, eingestellter:** s. Extractum Ipecacuanhae siccum normatum.
**Ipecacuanhawurzel:** s. Cephaelis acuminata (Ipecacuanhae radix); Cephaelis ipecacuanha (Ipecacuanhae radix).
**Ipomeamaron:** s. Phytoalexine.
**Ipomoea batatas** (L.) Lam.: Süßkartoffel, Batata; Fam. Convolvulaceae; Zentral- u. Südamerika, kultiviert in Tropen u. Subtropen; Knollen u. Blätter dienen als Nahrungs- u. Futtermittel. Stpfl. von **Amylum Batatae:** Batatenstärke, Brasilianisches Arrowroot; Stärke aus den Knollen; vgl. Amylum (Abb. 1 dort).
**Ipomoea orizabensis** (Pellet) Led. ex Steud.: Fam. Convolvulaceae; Mexiko; Stpfl. von **Radix Scammoniae mexicanae:** Radix Orizabae, Scammoniae mexicanae radix, Stipites Jalapae; Mexikanische Skammoniawurzel, Orizabawurzel; **Off.:** DAC; **Inhaltsst. u. Wirk.:** enthält weniger Glykoretine*, ist aber sonst von der gleichen Wirk. wie Tubera Jalapae (s. Ipomoea purga); **Resina Scammoniae mexicana:** Scammoniae mexicanae resina, Resina Ipomoeae; Mexikanisches Skammoniaharz; **Inhaltsst.:** tox. Scammonin (Glykosid); vgl. Convolvulus scammonia.
**Ipomoea purga** (Wender.) Hayne: Exogonium purga; Jalape; Fam. Convolvulaceae; heim. in den ostmexikan. Kordilleren, kultiviert in Ostindien, auf Sri Lanka u. Jamaika; Stpfl. von **Tubera Jalapae:** Jalapae tuber, Radix Jalapae; Jalapenwurzel, Jalapenknollen, Purgierwurzel; getrocknete Nebenwurzelknollen; **Off.:** ÖAB; **Inhaltsst.:** 2–20 % Harz* (Resina Jalapae, mind. 8 %), ca. 19 % Zucker, Phytosterole (s. Sterole), Mannitol*, Gummi u. Scopoletin*; **Zuber.:** Pilulae Jalapae, Resina Jalapae; die frühere med. Anw. als starkes Laxans* ist obsolet. **Resina Jalapae:** Jalapae resina; Jalapa, Jalapenharz; braune, leicht zerreibl. Stücke, leicht lösl. in Ethanol; SZ max. 28; **Off.:** ÖAB; **Inhaltsst. u. Wirk.:** ca. 55 % Convolvulin (etherunlösl.) u. ca. 7 % Jalapin (etherlösl.), sog. Convolvulaceenharze (s. Glykoretine), die stark laxierend wirken; **Gew.:** durch Ausziehen von gepulverter Jalapenwurzel mit Ethanol (1:6); **Zuber.:** Sapo* jalapinus, Extractum Rhei compositum (DAB); die frühere med. Anw. als starkes Laxans ist obsolet. **Hom.:** Jalapa: getrocknete Wurzelknolle; verordnet z. B. bei Diarrhö, Koliken u. Schlafstörungen bei Kindern.
**Ipomoea turpethum:** s. Operculina turpethum.
**Ipomoea violacea** L.: Ipomoea tricolor Cav.; Fam. Convolvulaceae; Mittelamerika; Stpfl. von **Ololiuqui:** die Samen werden als halluzinogene Rauschdroge* verwendet (Dos. ca. 5 g); vgl. Rivea corymbosa; **Inhaltsst.:** ca. 0.05 % Lysergsäurederivate wie Ergin* (Lysergsäureamid).
**Ipomsäure:** s. Sebacinsäure.
**IPP:** Abk. für **I**so**p**entenyl**p**yrophosphat; s. Terpene (Biosynthese).
**Ipratropiumbromid** (INN): Ipratropii bromidum Ph.Eur.6; (1*R*,3*R*,5*S*,8*R*)-3-[(*RS*)-(3-Hydroxy-2-phenylpropanoyl)oxy]-8-methyl-8-(1-methylethyl)-8-azoniabicyclo[3.2.1.]octan-bromid; $C_{20}H_{30}BrNO_3$; $M_r$ 412.38; Schmp. 230–232 °C; weißer Feststoff, leicht lösl. in Wasser u. Ethanol, hydrolysiert rasch in alkal. Lösungen; **Wirk.:** Parasympatholytikum*; **Ind.:** inhalativ bei chron. obstruktiven Atemwegserkrankungen u. Asthma* bronchiale, p. o. oder i. v. bei Sinusbradykardie, Bradyarrhythmie, Vorhofflimmern mit bradykarder Überleitung; **Kontraind.:** manifestes bzw. Verdacht auf Glaukom, benignes Prostatasyndrom, mechan. Stenosen im Bereich des Magen-Darm-Kanals, Megakolon, Obstipation inf. Darmatonie, tachykarde Herzrhythmusstörungen; **WW:** Verstärkung der anticholinergen Wirk. durch Antiparkinsonmittel, Chinidin, tri- u. tetracycl. Antidepressiva sowie Neuroleptika; gegenseitige Wirkungsabschwächung bei gleichzeitiger Ther. mit Dopamin-Antagonisten (z. B. Metoclopramid); **UAW:** Kopfschmerz, Schwindel; bei system. Applikation u. selten bei inhalativer Applikation Akkomodationsstörungen, Mundtrockenheit, Obstipation, Appetitlosigkeit, Miktionsbeschwerden; **Dos.:** inhalativ 20 µg als ED, TMD 120 µg; p. o. 2–3 × 5–15 mg/d; i. v. 0.5 mg einmalig.
**Iproveratril:** s. Verapamil.
**IPSF:** Abk. für **I**nternational* **P**harmaceutical **S**tudents **F**ederation.
**Ipurolsäure:** s. Glykoretine.
**IQWiG:** Abk. für **I**nstitut* für **Q**ualität und **W**rtschaftlichkeit **i**m **G**esundheitswesen.
**Ir:** (chem.) Symbol für Iridium*.
**IR:** Abk. für **I**nfra**r**ot; s. Infrarotstrahlung.
**Irbesartan** (INN): 2-Butyl-3-{4-[2-(1*H*-tetrazol-5-yl)phenyl]benzyl}-1,3-diazaspiro[4.4]non-1-en-4-on; CAS-Nr. 138402-11-6; $C_{25}H_{28}N_6O$, Struktur-

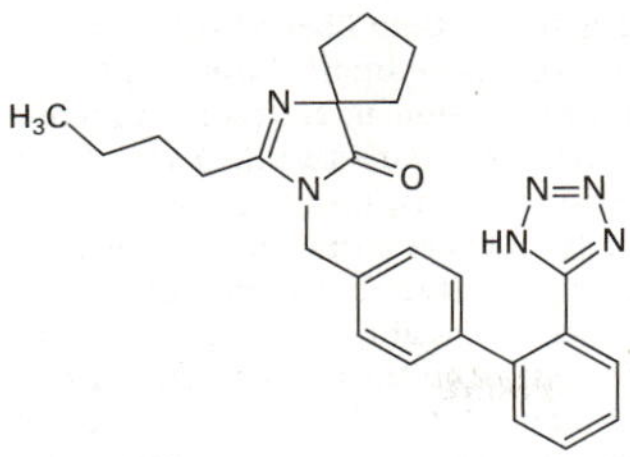

**Irbesartan**

formel: s. Abb.; $M_r$ 428.5; Schmp. 180 °C; logP 4.1; $pK_S$ 4.2 (berechnet); schwer lösl. in Wasser; **Wirk.:** Antihypertensivum*, $AT_1$*-Rezeptor-Antagonist; gute Resorption, Bioverfügbarkeit 60–80 %; **Ind.:** essentielle Hypertonie; **UAW:** Schwindel, Hypotonie, Kopfschmerz; **Dos.:** 150 mg/d p. o.; HWZ 11–15 h.

**Iridaceae:** Schwertliliengewächse; Fam. der Ordnung Liliales; Stauden* mit Knollen*, Zwiebeln* od. Rhizomen*; ca. 1500 Arten, davon ca. 120 in Europa; **Merkmale: 1.** (biol.) Blätter* linealgrasartig od. schwertförmig; Blüten* aus 3 + 3 Perigonblättern zusammengesetzt, oft versch. gebaut; 3 Staubblätter, Fruchtknoten unterständig, dreiblättrig; die Frucht ist eine Kapsel (s. Fruchtformen); **2.** (chem.) häufig Steroidsaponine (s. Saponine), Calciumoxalat* in Form langer Prismen; **Gattungen:** z. B. Crocus, Gladiolus u. Iris.

**Iridium:** Symbol Ir; CAS-Nr. 7439-88-5; $A_r$ 192.22; OZ 77; D. 22.65; Schmp. 2454 °C; Sdp. 4530 °C; Härtegrad 7 der Härteskala*; weißes, glänzendes, sprödes, 3-, 4- od. 6-wertiges Platinmetall*; unlösl. in Säuren u. Königswasser*; **Vork.:** sehr selten (1 ppb in der Erdkruste), feinkörnig gediegen, als Platinbegleiter od. in Osmium-Mineralien; **Anw.: 1.** (med.) Radionuklid* $^{192}Ir$ zur Strahlentherapie; **2.** (techn.) Legierungsbestandteil, Iridium-Platin-Legierung im Ur-Meter/Ur-Kilogramm sowie für chem. Gefäße, die widerstandsfähiger sind als reine Platingefäße; ferner in Injektionsnadeln, Zahnersatzteilen, Füllfederspitzen, Hochtemperatur-Thermoelementen; **Gesch.:** 1804 von Smithon Tennant (1761–1815) entdeckt.

**Iridodial:** Schmp. 90–92 °C; Schlüsselsubstanz beim Aufbau der Iridoide*, die zuerst im Sekret von Ameisen der Gattung Iridomyrmex gefunden wurde; die Dialdehydform steht im Gleichgewicht mit der enol. Halbacetalform (Strukturformel: s. Abb.).

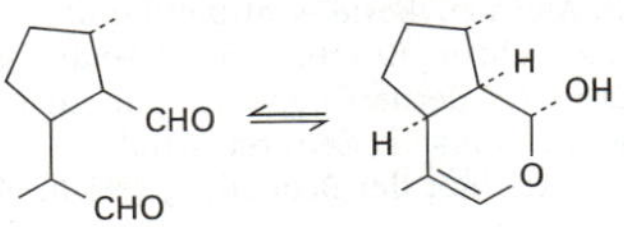

**Iridodial**

**Iridoide:** natürl. vorkommende Substanzen, die **1.** biogenet. Monoterpenderivate (s. Terpene, Struktur) sind; **2.** durch ein (evtl. auch abgewandeltes) Methylcyclopentapyran-Ringsystem gekennzeichnet sind u. **3.** die sich formal von der Halbacetalform des Iridodials* ableiten lassen; im Ggs. zu den meisten anderen Monoterpenen liegen die I. vielfach als wasserlösl. Iridoidglykoside vor (fast immer Glucoside); die genuinen Glykoside sind jedoch oft wenig stabil; sie polymerisieren nach Hydrolyse (enzymat. od. durch Säuren bedingt, Aglyka nicht isolierbar) leicht zu blauen od. blauschwarzen Farbstoffen (I. früher daher auch als Pseudoindicane bezeichnet); **Biosynthese:** Hydroxylierung von Geranylpyrophosphat (Strukturformel: s. Monoterpene, Abb. dort) ergibt 10-Hydroxygeraniol u. durch Isomerisierung das noch offenkettige 10-Hydroxynerol; in weiterer Folge (Ringschluss) bildet sich Iridodial, dessen Enolhalbacetal (Strukturformel: s. Iridodial, Abb. dort) das bicycl. Grundgerüst der I. darstellt; über mehrere Zwischenreaktionen entsteht Loganin*, die Ausgangssubstanz für die versch. Gruppen iridoider Verb; **Strukturtypen: 1. $C_{10}$-Iridoide:** allgemein als Glucoside verbreitet, z. B. Loganin u. Verbenalin; **2. $C_9$-Iridoide:** v. a. bei den Ericales, Lamiales u. Scrophulariales, z. B. Aucubin*, Catalpol* u. Harpagid*; **3. Valepotriate*:** Veresterung der reduzierten Carboxylgruppen u. Ausbildung eines Epoxidrings führt zu dieser in sich geschlossenen Gruppe; sind im Allg. keine Glykoside* u. noch keine Secoiridoide; **4. Secoiridoide:** entstehen durch Aufspaltung des Cyclopentanringes; neuerl. Ringschluss zu einem δ-Lactonring führt z. B. zu den Gentianabitterstoffen (z. B. Gentiopicrosid, Swerosid) od. ergibt die Monoterpenalkaloide*; v. a. bei Dipsacales, Gentianales u. Oleales; **5.** durch Einbeziehung in den Tryptophanstoffwechsel bilden sich auch **iridoide Indolalkaloide***, die bei Gentianales (Apocynaceen, Loganiaceen u. Rubiaceen) auftreten.



**Iridoidglykoside:** s. Iridoide.

**Irinotecan** (INN): (+)-(*S*)-4,11-Diethyl-4,12-dihydro-4-hydroxy-3,14-dioxo-1*H*-pyrano[3′,4′:6,7]indolizino[1,2-*b*]chinolin-9-yl-(1,4′-bipiperidin)-1′-carboxylat; CAS-Nr. 97682-44-5; $C_{33}H_{38}N_4O_6$, Strukturformel: s. Topoisomerase-I-Inhibitoren (Abb. dort); $M_r$ 586.69; Schmp. 222–223 °C; logP 3.8; $pK_S$ 11.0 (berechnet); schwer lösl. in Wasser; **Wirk.:** Zytostatikum* (Topoisomerase*-I-Inhibitor); **Ind.:** fortgeschrittenes, metastasierendes Kolorektalkarzinom bei Nichtansprechen auf Fluorouracil* u. Folinsäure; **Kontraind.:** Darmverschluss, Schwangerschaft, Stillzeit; **UAW:** u. a. verzögerte Diarrhö, Übelkeit, Erbrechen, Anämie, Neutropenie; **Dos.:** 350 mg/m² KOF als i. v. Infusion alle 3 Wochen.

**Iris:** **1.** (anatom.) Regenbogenhaut des Auges; **2.** (bot.) Schwertlilie; Gattung der Fam. Iridaceae; s. Iris germanica; Iris versicolor; **3.** (hom.) s. Iris versicolor.

**Irisbutter:** s. Iris germanica (Oleum Iridis).

**Iris germanica** L.: Schwertlilie; Fam. Iridaceae; **I. germanica var. florentina** Dykes (I. florentina auct. vix L.) u. **I. germanica var. germanica**, heim. im Mittelmeergebiet, kultiviert in der Toskana bei Verona u. in Marokko, sowie **I. pallida** Lam., Norditalien, verwildert in Mitteleuropa, sind Stpfl. von **Rhizoma Iridis:** Radix Iridis, Veilchenwurzel, Iriswurzel, Zahnwurzel; **Off.:** DAB; **Inhaltsst.:** äther. Öl (Oleum Iridis, s. unten); Flavonoide*, v. a. Isoflavone wie Irilon u. Irisolon; mono- u. bicycl. Triterpene*, z. B. Irigermanal;

Schleim; Stärke (bis 50 %); Eiweißstoffe; Gerbstoffe* u. Zucker; **Anw.:** (volkstüml.) Aromatikum, z. B. zu Teemischungen, Zahnpulver u. Zahnpasten; Erkrankungen der Atemwege, (früher) hauptsächl. als Beißwurzel für zahnende Kinder verwendet als Rhizoma (Radix) Iridis tornatum (mundatum) u. Rhizoma (formatum) Iridis pro infantibus; wegen der Verunreinigung u. des günstigen Nährbodens für Mikroorganismen abzulehnen; **Oleum Iridis:** äther. Veilchenwurzelöl, Irisbutter, Irisöl; gelbl. weiße bis gelbl., zieml. feste Masse, stark nach Veilchen riechend; Schmp. 40–50 °C; SZ 204–236; **Inhaltsst.:** u. a. Myristinsäure* (85 %) u. deren Methylester, ca. 12 % Iron* (veilchenähnl. duftend, Gemisch aus $\alpha$-, $\beta$- u. $\gamma$-Iron) als Hauptduftträger, Ölsäure*, Iridinsäure, Furfural*, aromat. u. höhere aliphat. Aldehyde u. Terpene; **Gew.:** Destillation von Rhizoma Iridis, Ausbeute ca. 0.1–0.2 %; zur Gewinnung des Irons werden die Wurzeln mit Benzin, Alkohol od. Butan ausgezogen; **Anw.:** in der Parfümerie. **Hom.:** Iris: frischer, ungeschälter Wurzelstock; verordnet z. B. bei Migräne, Magenbeschwerden, Erkrankungen der Bauchspeicheldrüse.

I

**Iris pallida:** s. Iris germanica.

**Iris versicolor** L.: Buntfarbige Schwertlilie; Fam. Iridaceae; östl. Nordamerika; Stpfl. von **Rhizoma Iridis versicoloris:** Amerikanische Iriswurzel; **Inhaltsst.:** äther. Öl, Gerbstoffe*, Zucker, Harz* u. Spuren von Salicylsäure*; **Anw.:** (volkstüml.) früher als Laxans, bei Nieren- u. Leberaffektionen, bei Migräne. **Hom.:** Iris versicolor (HAB), Iris: frische, unterird. Teile.

**Iriswurzel:** s. Iris germanica (Rhizoma Iridis).

**Iriswurzel, Amerikanische:** s. Iris versicolor (Rhizoma Iridis versicoloris).

**IRMS:** Abk. für (engl.) *isotope ratio mass spectrometry;* s. Massenspektrometrie.

**Irone:** $C_{14}H_{22}O$; Schmp. 144 °C, D. 0.94; ein Gemisch von Methylhomologen der Jonone*; man unterscheidet $\alpha$-, $\beta$- u. $\gamma$-Iron; farbloses Öl, lösl. in Ethanol, unlösl. in Wasser; **Vork.:** Best. des äther. Öles der Veilchenwurzel (s. Iris germanica, Rhizoma Iridis); u. a. auch in Veilchen, Schneeglöckchen, Levkojen u. Seidelbast; **Anw.:** in der Parfümerie.

**irreversibel:** nicht umkehrbar (bei chem. Reaktionen); vgl. reversibel.

**Irrigator:** Spülkanne; Gefäß, aus dem Flüssigkeit durch einen Schlauch unter (je nach Flüssigkeitsmenge u. Höhe der Ablauföffnung) versch. hydrostat. Druck ausfließt; **Anw.:** z. B. zur Darmreinigung; s. Klistier.

**Irritantia:** Reizmittel für die Haut, z. B. Senföl*, Campher*.

**Irrkreis:** s. Circulus vitiosus.

**Irrtumswahrscheinlichkeit:** s. p-Wert.

**IR-Spektroskopie:** Kurzbez. für **I**nfra**r**otspektroskopie*.

**ISA:** **1.** Abk. für **i**ntravenöse **S**ubtraktions**a**ngiographie; **2.** Abk. für **i**ntrinsische **s**ympathomimetische **A**ktivität; s. Beta-Rezeptoren-Blocker.

**Isatin:** Indol-2,3-dion; $C_8H_5NO_2$; $M_r$ 147.13; Schmp. 203.5 °C; gelbrote Kristalle, lösl. in heißem Wasser u. Ether mit rotbrauner Farbe, in Ethanol, Benzol u. Alkalilaugen mit violetter Farbe, die später in Gelb übergeht; I. ist ein Oxidationsprodukt des Indigos*; **Anw.:** **1.** (chem.) Reagenz auf Kupfer-Ionen; **2.** (techn.) Küpenfarbstoff.

**Isatis tinctoria:** Färberwaid; Fam. Brassicaceae (Cruciferae); Europa; s. Indigo.

**Ischämie** (gr. ischein zurückhalten; aima Blut): Verminderung od. Unterbrechung der Durchblutung eines Organs, Organteils od. Gewebes inf. mangelnder arterieller Blutzufuhr, z. B. durch Thrombose*, Embolie*, Gefäßspasmus, Tumoren*; führt zu Hypoxie*, bei längerem Bestehen zu Nekrose*. Vgl. Infarkt.

**Ischialgie:** Schmerzen im Versorgungsbereich des Nervus ischiadicus; s. Ischiassyndrom.

**Ischiassyndrom:** akut od. subakut auftretende radikuläre Reizsymptomatik mit dermatomorientierter Schmerzausstrahlung im Bein, Abschwächung der Muskeleigenreflexe u. Störung der Willkürmotorik; **Urs.:** Reizung bzw. Kompression des Nervus ischiadicus od. seiner Wurzeln (z. B. inf. eines Bandscheibenvorfalls, von Rückenmarktumoren, Tumoren im Bereich des kleinen Beckens; in der Schwangerschaft), Erkrankungen der Wirbelsäule, Neuritis* bei Infektionskrankheiten (z. B. Lepra*, Zoster*), Traumen (auch durch chirurg. Eingriff, z. B. bei Totalendoprothese der Hüfte), Frakturen, Hüftgelenkluxation, unsachgemäße i. m. Injektion sowie i. R. einer Polyneuropathie (z. B. bei Diabetes* mellitus); **Sympt.:** Schmerzen in der Lendengegend, die in das betroffene Bein bis zum Fußaußenrand ausstrahlen, evtl. mit Verstärkung beim Niesen, Husten od. Pressen; typ. Schonhaltung mit leicht angewinkeltem u. außenrotiertem Bein, Bewegungseinschränkung; ggf. motor. Lähmungen; **Ther.:** Flach- od. Stufenlagerung, Analgetika* u. Antiphlogistika*, Massage, Physiotherapie, Elektrotherapie; Nukleotomie bei häufigen, Wochen anhaltenden od. beidseitigen Schmerzen sowie motor. Ausfällen u. Harnblasen- bzw. Rektumstörungen.

**Ischurie:** s. Harnverhalt.

**ISDN:** Abk. für **Is**o**s**orbi**d**di**n**itrat*.

**ISE:** Abk. für **i**onen**s**ensitive **E**lektrode*.

**Isenthalpe:** thermodynam. Bez. für irreversible Zustandsänderung bei der adiabaten Drosselung von Nassdampf, Kurven od. Flächen mit konstantem Wärmeinhalt; s. Mollier-h,x-Diagramm.

**Isepamicin:** *O*-6-Amino-6-desoxy-$\alpha$-D-glucopyranosyl-(1→4)-*O*-[3-desoxy-4-*C*-methyl-3-(methylamino)-$\beta$-L-arabinopyranosyl-(1→6)]-2-desoxy-*N*-[(*S*)-isoseryl]-D-streptamin; CAS-Nr. 58152-03-7; $C_{22}H_{43}N_5O_{12}$; $M_r$ 569.61; nicht mehr im Handel befindl. Aminoglykosid*-Antibiotikum.

**Isethionat:** chem. Kurzbez. für 2-Hydroxyethansulfonat; Salze der Isethionsäure mit einer Base.

**Isländisches Moos:** s. Cetraria islandica.

**Iso-:** Wortteil mit der Bedeutung gleich, ähnlich, z. B. isomer.

**ISO:** Abk. für (engl.) *International Organization for Standardization.* Die ISO erarbeitet Normen (ISO-Normen) mit dem Ziel, den Handel zw. den Staaten zu erleichtern u. ein gegenseitiges Verständnis auf wissenschaftlichem, techn. u. wirtschaftl. Gebiet zu erreichen. International geht das Bestreben dahin, ISO-Normen als nationale Normen (z. B. DIN in Deutschland) zu übernehmen.

**Isoabsinthin:** s. Artabsin (Abb. dort).
**Isoalloxacin:** Grundbaustein der Flavine* u. Flavinnucleotide.
**Isoaminil** (INN): 4-Dimethylamino-2-isopropyl-2-phenylvaleronitril; CAS-Nr. 77-51-0; $C_{16}H_{24}N_2$; $M_r$ 244.37; Sdp. 138–146 °C (399.9 Pa); nicht mehr im Handel befindl. Antitussivum*.
**Isoamygdalin:** s. Amygdalin (Vork.).
**Isoamyl-:** s. Isopentyl-.
**Isoamylacetat:** s. Isopentylacetat.
**Isoamylenguanidin:** s. Galega officinalis (Herba Galegae, Inhaltsst.).
**Isoamylformiat:** s. Ameisensäureisoamylester.
**Isoamylisovalerianat:** s. Isovaleriansäureisoamylester.
**Isoamylnitrit:** s. Salpetrige Säure.
**Isoanethol:** s. Methylchavicol.
**Isoantigen:** s. Alloantigen.
**Isoantikörper:** s. Alloantikörper.
**Isoasaron:** s. Asaron.
**Isoascorbinsäure:** Isovitamin C; $C_6H_8O_6$; $M_r$ 176.12; weiße Kristalle, lösl. in Wasser u. Ethanol; als epimere Verb. der Ascorbinsäure (Vitamin* C) hat sie zwar die gleiche reduzierende Wirk., jedoch nur 5 % der Vitaminaktivität; **Anw.:** (techn.) Konservierung von Lebensmitteln u. Bier.
**Isobaldriansäureisoamylester:** s. Isovaleriansäureisoamylester.
**isobar:** gleichen Druck habend od. ohne Druckänderung ablaufend; vgl. Enthalpie.
**Isobare:** **1.** Verbindungslinie gleichen Drucks (z. B. Luftdrucks). **2.** Atome, die versch. viele Protonen (u. damit unterschiedl. OZ), aber insgesamt gleich viel Nukleonen (gleiche Massenzahl) aufweisen; vgl. Isotope.
**Isobebeerin:** s. Isochondodendrin.
**1,3-Isobenzofurandion:** s. Phthalsäureanhydrid.
**Isobergapten:** angulares Furanocumarin; Strukturformel: s. Furanocumarine (Abb. dort); **Vork.:** natürl. z. B. in der Bibernellwurzel; s. Pimpinella major (Pimpinellae radix).
**D-(–)-Isoborneol:** s. Borneol.
**Isobornylacetat:** s. Bornylacetat.
**Isobutanol:** s. Butanol (*iso*-Butanol).
**Isobutylhydrochlorothiazid:** s. Butizid.
**Isobutylmethylketon:** $C_6H_{12}O$; $M_r$ 100.2; D. 0.80; Sdp. ca. 115 °C; farblose, klare Flüss., schwer lösl. in Wasser, mischbar mit den meisten org. Lösungsmitteln; **Anw.:** (analyt.) Reagenz Ph.Eur., z. B. zum Nachw. von Blei in Zuckern od. Schwermetallen in anorg. Substanzen.
**Isobutylnitrit:** $(H_3C)_2CH—CH_2—O—N{=}O$; $M_r$ 103.12; farblose Flüss., mischbar mit Ethanol, zersetzt sich langsam in Wasser; als Gemisch mit Butylnitrit Best. des missbräuchl. angewendeten berauschenden Schnüffelstoffs Poppers.
**Isochinolin:** 2-Benzazin, 3,4-Benzopyridin, Benzo[*c*]pyridin; $C_9H_7N$, Strukturformel: s. Verbindungen, heterocyclische (Abb. dort); $M_r$ 129.2; D. 1.098; Schmp. 26.4 °C; nach Benzaldehyd riechende, farblose Flüss. od. Kristalle, unlösl. in Wasser; starke Base; **Vork.:** im Steinkohlenteer (s. Pix Lithanthracis) entdeckt; Grundgerüst der Isochinolinalkaloide*.
**Isochinolinalkaloide:** sehr große Gruppe von in höheren Pflanzen vorkommenden Alkaloiden* mit (Tetrahydro-)Isochinolin* als Grundgerüst; **Biogenese:** gewöhnl. mit Hilfe einer Art Mannich-Kondensation aus einem Phenylethylaminderivat u. einer Verb. mit CO-Gruppe über Tetrahydroisochinolinderivate; weitere Veränderungen dieses Gerüsts führen zu folgenden wichtigen Gruppen von Alkaloiden*: Amaryllidaceen*-Alkaloide, Aporphinalkaloide*, Berberin- u. Protopinalkaloide, Benzylisochinolinalkaloide* (z. B. in Papaver-Arten) u. a. Opiumalkaloide (s. Opium), Bisbenzylisochinolinalkaloide* (Curarealkaloide), Benzophenanthridinalkaloide (z. B. in Chelidonium* majus, Chelidonii herba, u. Sanguinaria* canadensis), Phenylethylisochinolinalkaloide (Colchicum-Alkaloide) sowie iridoide Isochinolinalkaloide (z. B. Ipecacuanha-Alkaloide).
**Isochondodendrin:** Isobebeerin; $C_{36}H_{38}N_2O_6$; $M_r$ 594.68; dimeres Benzylisochinolinalkaloid* aus Chondrodendron* tomentosum; die frühere med. Anw. als Spasmolytikum ist obsolet; vgl. Curare.
**isochor:** gleiches Volumen habend od. ohne Volumenänderung ablaufend.
**isochrom:** gleichfarbig.
**Isocitratdehydrogenase:** zu den Dehydrogenasen* gehörende Oxidoreduktase (s. Enzyme), die im Tricarbonsäurezyklus* Isocitrat an der sekundären Hydroxylgruppe oxidiert; katalysiert gleichzeitig die reversible Decarboxylierung* des entstehenden Oxalsuccinats zu $\alpha$-Ketoglutarat; der Wasserstoff wird auf $NAD^+$ od. $NADP^+$ übertragen. I. wird durch ADP allosterisch aktiviert, durch ATP gehemmt u. katalysiert die Reaktion nur in Richtung $\alpha$-Ketoglutarat.
**Isoconazol** (INN): Isoconazolum Ph.Eur.6; (*RS*)-1-[2,4-Dichlor-$\beta$-(2,6-dichlorbenzyloxy)phenethyl]imidazol; CAS-Nr. 27523-40-6; $C_{18}H_{14}Cl_4N_2O$, Strukturformel: s. Abb.; $M_r$ 416.13; Schmp. 111–115 °C; weißes Pulver; fast unlösl. in Wasser; **Wirk.:** Antimykotikum*; wirkt gegen Candida, Dermatophyten u. Schimmelpilze; **Ind.:** Dermatomykosen (in Kombination mit Diflucortolon*); **Dos.:** topisch 1 %ig. **Isoconazolnitrat:** Isoconazoli nitras Ph.Eur.6 (Racemat); $C_{18}H_{15}Cl_4N_3O_4$; $M_r$ 479.1; Schmp. 178–182 °C; sehr schwer lösl. in Wasser u. Ethanol.

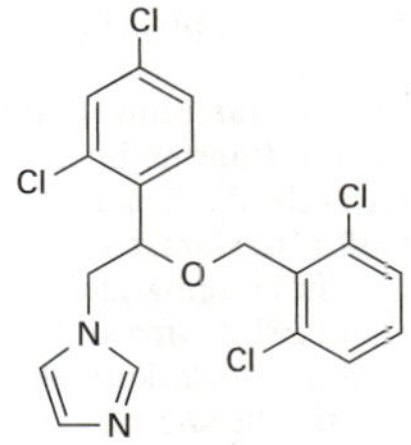


**Isoconazol**

**Isocyanate:** Stickstoffanaloga der Ketene*; allg. Formel: R—N=C=O; können formal als Monoimide des $CO_2$ bezeichnet werden (vgl. Imide); werden leicht von Nucleophilen* am ungesättigten C-Atom angegriffen.
**Isocyanide:** s. Nitrile.
**Isocyansäure:** s. Cyansäure.
**Isocyanwasserstoffsäure:** s. Thiocyansäure.

**isodiametrisch:** Zellen mit annähernd gleichem Durchmesser in alle Richtungen.

**Isoelemicin:** s. Asaron (Vork.).

**Isoenzym:** Isozym; Form eines Enzyms* mit derselben Substratspezifität wie ein anderes Enzym, aber genet. bedingten Unterschieden in der Primärstruktur (Aminosäurensequenz); I. können sich z. B. auch in ihrem isoelektr. Punkt*, in katalyt. Aktivität, Temperaturoptimum, immun. Verhalten u. Verteilungsmuster in versch. Geweben unterscheiden; lassen sich elektrophoret. trennen. Von Glucose*-6-phosphat-Dehydrogenase sind z. B. 50 genet. Varianten bekannt. I. sind der Grund für die unterschiedl. Reaktionen von Einzelpersonen od. ganzen Bevölkerungsgruppen auf gewisse Arzneimittel u. sind Gegenstand der Pharmakogenetik*.

**Isoephedrin:** s. Pseudoephedrin (D-(–)-(1*R*,2*R*)-Pseudoephedrin); vgl. Ephedrin.

**Isoeugenol:** 2-Methoxy-4-propenylphenol; $C_{10}H_{12}O_2$, Strukturformel: s. Phenylpropanderivate (Abb. dort); $M_r$ 164.2.; **Vork.:** natürl. in *trans-* u. *cis-*Form als Best. äther. Öle, z. B. von Asarum* europaeum (Asari radix); auch in Form von Derivaten wie Isoeugenolmethylether (im äther. Öl von Calymi Rhizoma; s. Acorus calamus) od. versch. Estern, z. B. im äther. Öl von Pimpinellae radix (s. Pimpinella major).

**Isoferulasäure:** Strukturformel: s. Phenolcarbonsäuren (Tab. dort).

**Isoflavone:** s. Isoflavonoide.

**Isoflavonoide:** natürl. vorkommende Flavonoide*, die sich vom 3-Phenylchromon herleiten lassen u. sich von den übl. Flavonoiden durch die Stellung ihres Phenylringes (Position 3) unterscheiden; **Biosynthese:** wahrscheinl. aus Flav(an)onderivaten inf. einer Wanderung der Phenylgruppe; **Formen:** Ca. 100 natürlich vorkommende Isoflavone u. ihre strukturell verwandten Verb. wie Isoflavanone u. Isoflavane wurden bisher aus höheren Pflanzen (v. a. aus Fabaceae*) isoliert. Isoflavonoide kommen oft als Glykoside* vor, wobei als Zuckerrest meist Glucose* u. Rhamnose* vorherrschen. **Beispiel:** Genistein* in Genista* tinctoria u. Sophora-Arten (als Glykoside), Ononin u. Trifolirhizin in Ononis* spinosa; ferner das tetracycl. Rotenon* (in Paraderris* elliptica u. Piscidia* piscipula) sowie Pterocarpin*.

**Isofluran** (INN): Isofluranum Ph.Eur.; 1-Chlor-2,2,2-trifluorethyl-difluormethylether; CAS-Nr. 26675-46-7; $C_3H_2ClF_5O$, Strukturformel: s. Abb.; $M_r$ 184.5; Sdp. 48.5 °C; klare, farblose, schwach riechende Flüss.; nicht brennbar; leicht mischbar mit org. Flüss. einschließl. Fetten u. Ölen; **Wirk.:** Inhalationsnarkotikum (s. Narkotika); schneller Wirkungseintritt, ausreichend analget. u. gut muskelrelaxierend, leicht steuerbar, nur geringe Metabolisierung; **UAW:** nur gering kardiodepressiv, jedoch periphere Vasodilatation, Blutdrucksenkung, Atemdepression.

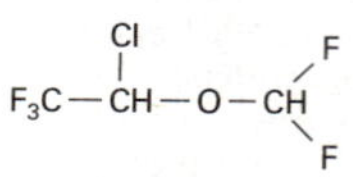


**Isofluran**

**Isofraxidin:** Strukturformel: s. Cumarine (Abb. dort).

**Isogamie:** geschlechtl. Fortpflanzung bei Algen* u. Pilzen*, bei der die verschiedengeschlechtigen Gameten* (od. Gametangien) äußerl. gleich sind; Gegenteil: Anisogamie*.

**Isohydrie:** Bez. für die Angleichung des pH-Werts einer Lsg. an die physiol. Werte von Körperflüssigkeiten; vgl. Augentropfen.

**Isoimperatorin:** lineares Furanocumarin; Strukturformel: s. Furanocumarine (Abb. dort); **Vork.:** z. B. in Wurzelpetersilie (s. Petroselinum crispum, Petroselinum crispum ssp. tuberosum) od. in Meisterwurz (s. Peucedanum ostruthium).

**isoionischer Punkt:** pH-Wert der wässrigen Lösung eines isoionisch eingestellten Ampholyten, z. B. einer Gelatinelösung mit gleichviel ionisierten Amino- u. Carboxyl-Gruppen; entspricht dem isoelektrischen Punkt. Vgl. Kolloide.

**isokolligativ:** Lösungen mit den gleichen kolligativen Eigenschaften*.

**Isokomplex-Heilweise:** s. Spagyrik.

**isokryoskopisch:** physik.-analyt. Begriff für isoosmotisch* u. isotonisch* (in den meisten Fällen), da die Bestimmung des osmot. Druckes einer Lösung in praxi meist über die Erfassung ihrer Gefrierpunkterniedrigung* gegenüber reinem Wasser erfolgt (s. Kryoskopie).

**isolateral:** gleichseitig.

**Isoleucin** Ph.Eur.6: Abk. Ile, I; Isoleucinum; L-$\alpha$-Amino-$\beta$-methylvaleriansäure; CAS-Nr. 73-32-5; $C_6H_{13}NO_2$, Strukturformel: s. Aminosäuren (Abb. dort); $M_r$ 131.2; Schmp. 285–286 °C (Zers.); opt. aktive, aliphat., neutrale, proteinogene Aminosäure; wenig lösl. in Wasser, prakt. unlösl. in Ethanol u. Ether; essentiell u. zugleich gluco- u. ketoplastisch; **Vork.:** in relativ großen Mengen in Hämoglobin*, Edestin*, Casein* u. Serumproteinen sowie in Zuckerrübenmelasse; **Anw.:** (med.) in Infusionslösungen zur parenteralen Ernährung; **Gesch.:** 1904 von F. Ehrlich erstmals aus Zuckerrübenmelasse isoliert.

**Isolichenin:** s. Lichenin.

**Isoliquiritigenin:** s. Glycyrrhiza glabra (Liquiritiae radix, Inhaltsst.).

**Isomalt:** Isomaltum Ph.Eur.; äquimolare Mischung der stereoisomeren Disaccharidalkohole $\alpha$-D-Glucopyranosido-1,6-mannitol u. $\alpha$-D-Glucopyranosido-1,6-sorbitol; **Herst.:** **1.** enzymat. Umlagerung von Saccharose* in Isomaltulose; **2.** Hydrierung der Isomaltulose im Festbettreaktor an Formkörperkatalysatoren (ca. 300 bar Wasserstoffdruck, 80–110 °C); **Anw.:** Süßmittel* (Zuckeraustauschstoff), aufgrund der großen chem. Beständigkeit (inert gegenüber Arzneistoffen, nicht hygroskop.) u. der guten Eignung für Diabetiker als Grundstoff, z. B. für Tabletten u. Dragees.

**Isomaltase:** s. Dextrinase.

**Isomaltose:** ein reduzierendes Disaccharid u. ein Stereoisomeres der Gentiobiose, das $\alpha$-1,6-glykosidisch aus zwei Molekülen D-Glucopyranose aufgebaut ist. I. entsteht beim enzymat. Abbau verzweigter Polysaccharide, z. B. Amylopektin.

**Isomaltulose:** s. Isomalt.

**Isomerasen:** s. Enzyme.

**Isomere:** chem. Verb. mit gleicher quantitativer u. qualitativer Zusammensetzung, die sich in chem., physikalischer u. biol. Hinsicht verschieden verhalten (versch. Dichten, Schmelz- u. Siedepunkte); **Einteilung: 1.** Stereoisomere*; **2.** Strukturisomere*.

**Isomerenübergang:** isomerer Übergang; Vorgang beim radioaktiven Zerfall, wobei der Atomkern in einem energiereicheren Zwischenzustand verbleibt, aus dem er unter Energieabgabe, meist in Form von Gammastrahlung (Gammaübergang*), zum energieärmeren Zustand übergeht; s. Technetium-99m; Kernladungszahl u. Massenzahl des Kerns verändern sich dabei nicht, Ausgangs- u. Endkern sind also Isomere*.

**Isomethepten** (INN)**:** Isometheptdrin, *N*-1,5-Trimethyl-4-hexenylamin; 2-Methylamino-6-methylhept-5-en; CAS-Nr. 503-01-5; $C_9H_{19}N$; $M_r$ 141.25; Sdp. 176–178 °C (101 kPa); Sdp. 58–59 °C (931 Pa); $n_D^{15\,°C}$ 1.4472; fast unlösl. in Wasser, leicht lösl. in Ethanol, Ether, Aceton, Chloroform; nicht mehr im Handel befindl. Sympathomimetikum* u. Spasmolytikum*; früher aufgrund seiner vasokonstriktor. Wirk. bei Migräne angewendet.

**isometrisch: 1.** die gleiche Längenausdehnung beibehaltend. **2.** (med.) Spannungsänderung eines Muskels bei gleichbleibender Länge.

**isomorph:** von gleicher Form, gleichem Äußeren. Beispiel: Stoffe, die chem. verschieden sind, aber in gleicher Kristallform auftreten. Isomorphe Stoffe bilden Mischkristalle*.

**Isonaphthol:** s. 2-Naphthol.

**Isoniazid** (INN)**:** Isoniazidum Ph.Eur., Isonicotinsäurehydrazid (Abk. INH, INAH), Isonicotinoylhydrazinum; Pyridin-4-carbonsäurehydrazid; CAS-Nr. 54-85-3; $C_6H_7N_3O$, Strukturformel: s. Abb.; $M_r$ 137.1; Schmp. 170–174 °C; farb- u. geruchloses krist. Pulver od. farblose Kristalle von leicht süßem, dann bitterem Geschmack, leicht lösl. in Wasser, wenig lösl. in 90 %igem Ethanol, sehr schwer lösl. in Ether u. Chloroform; die trockene Substanz kann durch einstündiges Erhitzen bei 150 °C sterilisiert werden; eine Lsg. (in Kochsalzlösung) durch halbstündiges Erhitzen bei 120 °C; **Wirk.:** Antituberkulotikum*, 0.05–0.1 µg/mL Nährlösung wirken bereits spezif. tuberkulostat.; bakteriostatisch, in hoher Konz. auch bakterizid; **Ind.:** Mittel der Wahl in allen Stoffkombinationen, die zur Behandlung der Tuberkulose eingesetzt werden; rasche Resistenzentwicklung bei Monotherapie, daher nur in Kombinationen mit anderen Antituberkulotika, z. B. Ethambutol*, Streptomycin*, Rifampicin*, 4-Aminosalicylsäure*; **Kontraind.:** Psychosen, Epilepsie, Leber- u. Nierenerkrankungen; unverträgl. mit Alkohol; **UAW:** bei ca. 10 % der Patienten Störungen des zentralen u. peripheren Nervensystems mit Schwindel, Kopfschmerz, Benommenheit u. Neuritiden (durch Gabe von Vitamin $B_6$ od. Glutamin z. T. verhinderbar); gelegentl. Magen-Darm-Störungen, allerg. Reaktionen u. Leberschäden; **Dos.:** 4–5 mg/kg KG p. o. über mehrere ED verteilt; bei tuberkulöser Hirnhautentzündung u. Miliartuberkulose mehrere Tage lang 10 mg/kg KG/d, i. m. 4–5 mg/kg KG/d; TMD 1.5 g; HWZ 1.3 h.

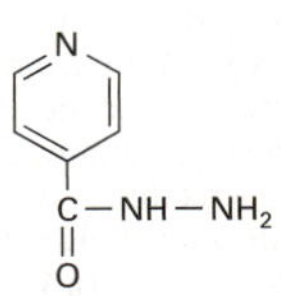


**Isoniazid**

**Isoniazidmethansulfonat:** s. Methaniazid.

**Isonicotinoylhydrazinum:** s. Isoniazid.

**Isonicotinsäurehydrazid:** s. Isoniazid.

**Isonipecain:** s. Pethidin.

**Isonitrile:** s. Nitrile.

**5-Isonitrosobarbitursäure:** s. Violursäure.

**Isooctan:** 2,2,4-Trimethylpentan; $C_8H_{18}$; $M_r$ 114.22; Sdp. 99.3 °C; leicht entflammbare, farblose Flüss., prakt. unlösl. in Wasser, lösl. in absolutem Ethanol, Benzol, Ether; **Anw.:** (analyt.) in der Spektroskopie, zur Bestimmung der Octanzahl* von Treibstoff.

**Isoölsäuren:** ungesättigte Säuren, die bei der Fetthärtung neben der Elaidinsäure* anfallen.

**isoosmotisch:** physik.-chem. Begriff für die gleiche osmot. Wirksamkeit (s. Druck, osmotischer) von Lösungen; die Höhe des osmot. Druckes ist allein von der Anzahl der in Lsg. vorhandenen Teilchen abhängig. Deshalb besteht zw. Lsg. undissoziierter Verb. mit gleicher Molalität Isoosmose, sie sind isoosmotisch. Bei Elektrolytlösungen ist neben der molaren Konz. auch der Dissoziationsgrad für den osmot. Druck entscheidend. Eine Lsg. ist hyperosmot. gegenüber einer verdünnteren u. hypoosmotisch gegenüber einer konzentrierteren Lösung.

**Isopelletierin:** s. Punica granatum (Cortex Granati, Inhaltsst.).

**Isopentenyldiphosphat:** s. Terpene (Biosynthese).

**Isopentyl-:** veraltet Isoamyl-; Bez. für die Gruppe $(H_3C)_2CH{-}(CH_2)_2{-}$.

**Isopentylacetat:** Amylium aceticum, Isoamylacetat, Essigsäureisoamylester; Birnenether; $H_3C{-}COO{-}(CH_2)_2{-}CH(CH_3)_2$; $M_r$ 130.19; D. 0.869–0.872; Sdp. 142.5 °C; farblose Flüss. von birnenartigem Geruch u. Geschmack, lösl. in Ethanol, Ether, Pentanol, Essigsäure, Benzol, sehr schwer lösl. in Wasser; **Anw.: 1.** (techn.) Herst. von Fruchtessenzen, Auflösen von Cellulosenitrat*, Celluloid*, Campher*, Lacken; **2.** (pharmaz.) Reinigung von Penicillin*.

**Isopentylnitrit:** s. Salpetrige Säure (Isoamylnitrit).

**Isophaninsulin** (INN)**:** s. Insulin (Zuber.).

**Isophan-Insulin-Suspension zur Injektion:** s. Insulin.

**Isophan-Insulin-Suspension zur Injektion, biphasische:** s. Insulin.

**Isophthalsäure:** 1,3-Benzoldicarbonsäure; $C_8H_6O_4$; $M_r$ 166.13; farblose Kristalle, schwer lösl. in Wasser; **Anw.:** (techn.) Herst. von Polyestern* u. Kunstharzen*.

**Isopimpinellin:** lineares Furanocumarin; Strukturformel: s. Furanocumarine (Abb. dort); **Vork.:** natürl. z. B. in der Bibernellwurzel; s. Pimpinella major (Pimpinellae radix).

**Isoplethe:** in graph. Darst. Verbindungslinie zw. Orten gleicher Zahlenwerte.

**Isopolysäuren:** anorg. Polysäuren, die durch Kondensation mehrerer gleicher Säuremoleküle entstehen u. daher nur eine Sorte von Zentralatomen enthalten; **Beispiel:** Polykieselsäuren (s. Silicium).

**Isopregnenon:** s. Dydrogesteron.

**Isopren:** 2-Methyl-1,3-butadien; $C_5H_8$; s. Terpene.

**Isopren, aktives:** s. Terpene.

**Isoprenalin** (INN): (3,4-Dihydroxy)-$\alpha$-isopropylaminomethyl-benzylalkohol; DL-1-(3,4-Dihydroxyphenyl)-2-isopropylaminoethanol; CAS-Nr. 7683-59-2; $C_{11}H_{17}NO_3$; $M_r$ 211.24; Schmp. 155.5 °C (kristallisiert aus Ethanol); $pK_S$ der konjugierten Säure 8.64 (20 °C); nicht mehr im Handel befindl. synthet. Catecholamin*; **Wirk.:** Antiasthmatikum*, Broncholytikum* u. Antipruriginosum*; wenig selektives Beta-Sympathomimetikum (s. Sympathomimetika) mit guten broncholyt. Eigenschaften, aber starken $\beta_1$-bedingten kardialen UAW; früher angewendet bei Asthma bronchiale (lokal durch Inhalation). **Levisoprenalin:** L-Form von Isoprenalin; Schmp. 164–165 °C. **Isoprenalinsulfat:** Isoprenalini sulfas Ph.Eur.6; CAS-Nr. 6700-39-6; $C_{22}H_{36}N_2O_{10}S \cdot 2\,H_2O$; $M_r$ 556.6; Schmp. ca. 128 °C (unter Zers.); weißes, krist. Pulver; leicht lösl. in Wasser, sehr schwer lösl. in Ethanol. **Isoprenalinhydrochlorid:** Isoprenalini hydrochloridum Ph.Eur.6; CAS-Nr. 51-30-9; $C_{11}H_{18}ClNO_3$; $M_r$ 247.7; Schmp. 166–170 °C; leicht lösl. in Wasser, wenig lösl. in Ethanol.

**Isoprenoide:** s. Terpene.

**Isoprenregel:** s. Terpene.

**Isopropamidiodid** (INN): $\gamma$-(Aminocarbonyl)-*N*-methyl-*N,N*-bis(1-methylethyl)-$\gamma$-diphenylpropylammoniumiodid; CAS-Nr. 71-81-8; $C_{23}H_{33}IN_2O$; $M_r$ 480.4; Schmp. 198–201 °C (unter Zers.); lichtempfindl.; leicht lösl. in kochendem Wasser, in Methanol, Ethanol, Chloroform, fast unlösl. in Ether; Schmp. der freien Base 84–86 °C; nicht mehr im Handel befindl. Parasympatholytikum* u. Spasmolytikum*.

**Isopropanol:** Alcohol isopropylicus Ph.Eur., Isopropanolum, Isopropylalkohol, Dimethylcarbinol, sekundärer Propylalkohol; 2-Propanol; $C_3H_8O$, $H_3C—CH(OH)—CH_3$; $M_r$ 60.10; D. 0.785; Sdp. 81–83 °C; $n_D^{20\,°C}$ 1.376–1.379; farblose, brennbare Flüss. von acetonähnl. Geruch, mischbar mit Wasser, Ethanol, Ether; **Anw.:** **1.** (analyt.) Reagenz, zur Gehaltsbestimmung von Vitamin-A-Präparaten; **2.** (techn.) als Lösungsmittel, Desinfektionsmittel*, auch in der Parfümerie; in der Chromatographie als Elutions- u. Steigflüssigkeit, in der Mikroskopie als Konservierungs- u. Einbettmittel; als Treibstoffzusatz; **Toxikol.:** I. darf zur innerl. med. Anw. nicht verwendet werden.

**Isopropylalkohol:** s. Isopropanol.

**Isopropylaminophenazon:** Ramifenazon, Isopyrin; 4-(Isopropylamino)-2,3-dimethyl-1-phenyl-3-pyrazolin-5-on; CAS-Nr. 3615-24-5; $C_{14}H_{19}N_3O$; $M_r$ 245.32; Schmp. 80 °C (kristallisiert aus Aceton/Essigsäure); nicht mehr im Handel befindl. Analgetikum*.

**Isopropylantipyrin:** s. Propyphenazon.

**Isopropylchlorid:** Isopropylis chloridum, Isopropylum chloratum; 2-Propylchlorid; 2-Chlorpropan; CAS-Nr. 75-29-6; $C_3H_7Cl$; $M_r$ 78.5; Sdp. 34.5–36.5 °C; farblose, flüchtige Flüss. von angenehm äther. Geruch; leicht entflammbar, brennt mit rußender, grün gesäumter Flamme unter Bildung von Chlorwasserstoff*; schwer lösl. in Wasser, in jedem Verhältnis mischbar mit Ethanol, Ether; **Off.:** ÖAB (bis 1996).

**Isopropylessigsäure:** s. Isovaleriansäure.

**Isopropylether:** Aether isopropylicus, Diisopropylether; 2,2′-Oxy-bis[propan]; $C_6H_{14}O$, $(CH_3)_2HC—O—CH(CH_3)_2$; $M_r$ 102.17; D. 0.7258; Schmp. −86 °C; Sdp. 68.5 °C; farblose, ether. riechende, brennbare Flüss., wenig lösl. in Wasser, mischbar mit Ethanol, Ether, Benzol, Chloroform, Schwefelkohlenstoff; **Anw.:** (techn.) Lösungsmittel für Öle, Fette, in der Lack- u. Gummiindustrie; **Toxikol.:** MAK 500 mL/m³ Luft.

**Isopropylis chloridum:** s. Isopropylchlorid.

**Isopropylmyristat:** Isopropylis myristas Ph.Eur.6, Isopropylum myristicum, Isopropyltetradecanoat, Myristinsäureisopropylester; CAS-Nr. 110-27-0; $H_3C—(CH_2)_{12}—COO—CH(CH_3)_2$, $C_{17}H_{34}O_2$, Gehalt mind. 90 %; $M_r$ 270.5; D. 0.850–0.857; Ep. ca. 5 °C; Sdp. 300 °C; $n_D^{20\,°C}$ 1.434–1.437; farbloses, niedrigviskoses Öl; prakt. unlösl. in Wasser od. Glycerol, lösl. in 3 T. Ethanol, mischbar mit Ether, Chloroform, Petrolether, flüssigem Paraffin, fetten Ölen; Viskosität 5–6 mPa · s; EZ 205.5–210; SZ max. 1.0; VZ 202–212; IZ max. 1; ein flüssiges Wachs*, dem Bürzeldrüsenfett* ähnl.; chem. stabil; sterilisierbar (2 h bei 160 °C); **Inkomp.:** Kautschuk (Quellung, teilweise Auflösung); Kunststoffe, z. B. Nylon*, Polyethylen (Quellung); **Anw.:** (pharmaz.) in Salben u. Emulsionen als hautverträgl., toxikol. unbedenkliches Lösungsmittel (Lösungsvermittler), gutes Spreitungsvermögen; zur Verbesserung der Resorption durch die Haut; Lösungsmittel für diverse Steroidhormone, öllösl. Vitamine, für Antibiotika-Suspensionen, für i. m. Injektionen (kein Zusatz zur Stabilisierung od. Konservierung).

**Isopropylpalmitat:** Isopropylis palmitas Ph.Eur.6, Palmitinsäureisopropylester; $H_3C—(CH_2)_{14}—COO—CH(CH_3)_2$; $C_{19}H_{38}O_2$; $M_r$ 298.5; D. ca. 0.854; $n_D^{20\,°C}$ 1.436–1.440; klare, farblose, ölige Flüssigkeit, ein flüssiges Wachs*; mischbar mit org. Lösungsmitteln, nicht mischbar mit Wasser; Gehalt mind. 90 %; Viskosität 5–10 mPa · s; VZ 183–193; SZ max. 1.0; IZ max. 1.0; **Anw.:** s. Isopropylmyristat.

**Isopropylphenazon:** s. Propyphenazon.

**Isopropyltetradecanoat:** s. Isopropylmyristat.

**Isopropyl-β-D-1-Thiogalactosid:** Abk. IPTG; CAS-Nr. 367-93-1; $C_9H_{18}O_5$; $M_r$ 238.31; synthet. Verb., die aufgrund ihrer strukturellen Ähnlichkeit anstelle von Lactose* an den Lactose-Repressor (s. Repressor) binden kann; da I. jedoch im Ggs. zur Lactose nicht gespalten wird, führt es längerfristig zur Derepression. Häufig zur Induktion von Genen* genutzt, die unter Kontrolle des Operators* des Lactose-Operons (s. Operon) stehen.

**Isopropylum chloratum:** s. Isopropylchlorid.

**Isopsychre:** Kurve od. Fläche gleicher relativer Luftfeuchtigkeit; vgl. Mollier-h,x-Diagramm.

**Isopulegol:** s. Mentha canadensis.

**Isopyrin:** s. Isopropylaminophenazon.

**Isoquercitrin:** s. Quercetin.

**Isorhamnetin:** ein Flavonolderivat; Strukturformel: s. Flavonoide (Tab. dort); **Vork.:** z. B. in Erysimum* cheiri (Flores Cheiranthi cheiri).

**Isorhodanwasserstoffsäureallylester:** s. Allylsenföl.

**Isosafrol:** 1,2-(Methylendioxy)-4-propenylbenzol; $C_{10}H_{10}O_2$; $M_r$ 162.18; farblose Flüss., lösl. in Ethanol, Ether u. Benzol; **Anw.:** in der Riechstoffindustrie zur Geruchsverbesserung von Seifen; vgl. Safrol.

**Isosorbiddinitrat** (INN): Abk. ISDN; Isosorbidi dinitras; 1,4:3,6-Dianhydro-D-glucitol-dinitrat; CAS-Nr. 87-33-2; $C_6H_8N_2O_8$, Strukturformel: s. Abb.; $M_r$ 236.14; Schmp. 70 °C; $[\alpha]_D^{20\,°C}$ +135° (Ethanol); weißes, feines, krist. Pulver, sehr schwer lösl. in Wasser, sehr leicht lösl. in Aceton, wenig lösl. in Ethanol; **Wirk.:** Vasodilatator*; Wirk. fast genauso schnell wie bei Glyceroltrinitrat*, hält jedoch ca. 3 h an; **Ind.:** Ther. u. Prophylaxe des Angina pectoris-Anfalls; Rehabilitationsbehandlung nach Myokardinfarkt; **Dos.:** sublingual 5 mg im Anfall u. zur Kupierung; oral retard 2×20 mg/d; HWZ 0.5–0.7 h bzw. 2–3 (5) h (Metaboliten); **cave:** Unverdünntes I. kann auf Schlag od. bei großer Hitze explodieren; nur kleine Mengen dürfen verwendet werden. **Verdünntes Isosorbiddinitrat:** Isosorbidi dinitras dilutus Ph.Eur.; trockenes Gemisch mit Lactose-Monohydrat od. Mannitol; **Dos.:** **1.** schwere Herzinsuffizienz: p.o. 2–3×10 mg/d, TMD 360 mg; um eine Toleranzentwicklung zu vermeiden, intermittierende Ther. mit 12–14 h-Intervallen ohne Medikation empfehlenswert; **2.** Angina pectoris: 2.5–10 mg sublingual alle 2–3 h. Vgl. Isosorbidmononitrat.

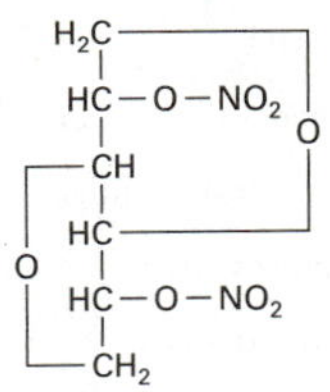


**Isosorbiddinitrat**

**Isosorbidmononitrat** (INN): Isosorbid-5-nitrat; 1,4:3,6-Dianhydro-D-glucitol-5-nitrat; CAS-Nr. 16051-77-7; $C_6H_9NO_6$; $M_r$ 191.1; Metabolit von Isosorbiddinitrat*; weißes bis gelbweißes krist. Pulver, leicht lösl. in Wasser, Aceton, Dichlormethan u. Ethanol; **Ind.:** Langzeitbehandlung koronarer Durchblutungsstörungen, Vorbeugung von Angina-pectoris-Anfällen; **Kontraind.:** akutes Kreislaufversagen, Hypotonie; gleichzeitige Einnahme von selektiven Phosphodiesterase-Hemmern (PDE 5) wie Sildenafil führt zu erhebl. Blutdruckabfall; **WW:** Verstärkung der blutdrucksteigernden Wirk. von Dihydroergotamin; **UAW:** Kopfschmerz (sog. Nitratkopfschmerz), anfangs orthostat. Hypotonie u. Pulsfrequenzanstieg, Schwindel; **Dos.:** p.o. 2×20–40 mg/d, TMD 80 mg; oral retard: max. 240 mg/d (Ph.Eur.Komm.), einschleichend dosieren; HWZ 5 h. **Verdünntes Isosorbidmononitrat:** Isosorbidi mononitras dilutus Ph.Eur.6; trockenes Gemisch mit Lactose-Monohydrat od. Mannitol.

**Isospartein:** s. Cytisus scoparius (Flores Sarothamni scoparii, Inhaltsst.).

**Isospora:** zu den Kokzidien gehörende Sporozoengattung (vgl. Protozoen); Parasiten des Darmepithels bei Mensch u. Karnivoren; Erreger der Kokzidiose*.

**Isosporie:** s. Homosporie.

**Isostere:** Moleküle* mit gleicher Atom- u. Elektronengesamtzahl u. gleichen elektr. Ladungen (z.B. CO u. $N_2$); zeigen ähnl. physikalische u. biol. Eigenschaften, z.B. hinsichtlich Schmelzpunkt u. Siedepunkt, krit. Temp. u. kritischem Druck, Löslichkeit in Wasser. Vgl. Bioisosterie.

**Isotachophorese:** Abk. ITP; Form der trägerfreien Elektrophorese*, die auf unterschiedl. Ionenbeweglichkeiten basiert; **Anw.:** Trennung von z.B. Fettsäuren*, Aminosäuren*, Peptiden* od. Nucleotiden*; **Prinzip:** Die Probe befindet sich zw. einem Leit-Ion (z.B. Natronlauge) mit höherer u. einem Folge-Ion (z.B. Tartrat) mit geringerer Beweglichkeit. Beim Anlegen eines elektr. Feldes bildet sich ein stufenförmiger Feldstärkegradient aus, was zu einer Zonenbildung der Probe zw. dem Leit- u. dem Folge-Ion führt. Nach Einstellung des Gleichgewichts wandern alle Ionen getrennt mit gleicher Geschwindigkeit. Zonen wandern im gleichen Abstand; die Zonenbreite stellt ein Maß für die Menge der Ionenart in einer Zone dar u. kann z.B. über einen Potentialgradienten-Detektor gemessen werden.

**isotherm:** mit gleich bleibender Temp. od. ohne Temperaturänderung; vgl. Enthalpie.

**Isotherme:** Kurve (Verbindungslinie zw. Punkten) od. Fläche gleicher Temperatur; vgl. Mollier-h,x-Diagramm.

**Isothiocyanate:** Senföle; R—N=C=S; Ester der Isothiocyansäure (HNCS; s. Thiocyansäure); meist scharf riechende u. hautreizende Stoffe; nicht flüchtig u. daher geruchlos ist z.B. *p*-Hydroxybenzylsenföl (s. Sinalbin); Bildung durch enzymat. Hydrolyse der natürl. Glucosinolate* (Enzym: Myrosinase, pH-Optimum: ca. 6–7); bei längerer Aufbewahrung bilden I. Oxidations- u. Zersetzungsprodukte, z.B. Thiocyanate*, Schwefelwasserstoff*, Diamine* u. Xanthogenate (s. Xanthogensäure); vgl. Allylsenföl.

**Isothipendyl** (INN): 10-(2-Dimethylaminopropyl)-10*H*-pyrido[3,2-*b*][1,4]benzothiazin; CAS-Nr. 482-15-5; $C_{16}H_{19}N_3S$; $M_r$ 285.41; wegen neuroleptikaähnl. UAW nicht mehr im Handel befindl. Histamin*-$H_1$-Rezeptoren-Blocker; **UAW:** Sedierung, Beeinflussung des Reaktionsvermögens.

**Isotonie:** klin. angestrebter Zustand des osmot. Ausgleichs mit Körperflüssigkeiten i.S. der Isoosmose* (bei Vorliegen echter semipermeabler Membranen, z.B. am Auge); Isoosmose ist nicht immer mit I. gleichzusetzen. Wenn sich die Zellwände der Erythrozyten gegenüber manchen gelösten Stoffen nicht wie semipermeable Membranen verhalten, sind isoosmot. Lsg. gegenüber dem Blut hypotonisch (Hämolysegefahr). Da hyperton. Lösungen besser verträgl. sind, ist es in diesem Fall sinnvoll, Arzneistoffe direkt in physiol. Kochsalzlösung aufzulösen. Dadurch erhält man eine gegenüber dem Blut isotonische bis schwach hypertonische u., allerdings ohne Belang, stärker hyperosmot. Lösung. Die Prüfung der Isotonie erfolgt prakt. immer durch Ermitteln der Gefrierpunkterniedrigung* (s. Eigenschaften, kolligative; s. isotonisch, Tab. 1 dort; s. isotonisch, Tab. 2 dort) einer Lösung gegenüber reinem Wasser. Die Messungen erfolgen mit einem Osmometer*.

**isotonisch:** syn. Bez. im physiol.-klin. Bereich für isoosmotisch*, wenn semipermeable Membranen vorliegen (z.B. am Auge; vgl. Isotonie); eine 0.9 %ige Lsg. von Natriumchlorid* besitzt annähernd den gleichen osmot. Druck wie Blut, Lymphe, Liquor u. Tränenflüssigkeit (6.5–8 bar). Höher konzentrierte Lösungen nennt man **hypertonisch**, niedriger konzentrierte **hypotonisch**. Eine hypoton. Lsg. eines Arzneistoffes A mit dem Gehalt n % kann z.B. durch einen nach folgender Formel berechneten Hilfsstoffzusatz HZ (%) isotonisch gemacht werden:

$HZ = 0.52 - n \cdot \Delta T_A/\Delta T_H.$

Die Werte für $\Delta T_H$ u. $\Delta T_A$ entnimmt man Tab. 1 u. Tab. 2; 0.52 ist die Gefrierpunkterniedrigung* der Tränenflüssigkeit bzw. des Serums gegenüber reinem Wasser in K (Kelvin).

I

**Isotope:** Atomarten (Nuklide*) eines chem. Elements mit der gleichen Anzahl an Protonen (Ordnungszahl*, Kernladungszahl), aber unterschiedl. Neutronenzahl (vgl. Massenzahl); dies führt (im Ggs. zu den Isobaren*) zu unterschiedl. relativen Atommassen. Sämtliche I. haben annähernd ganzzahlige relative Atommassen; die größeren Abweichungen von der Ganzzahligkeit bei vielen Elementen kommen daher, dass diese aus 2 od. mehr I. bestehen. Bekannt sind ca. 300 stabile u. mehr als 1000 instabile Isotope. Durch radioaktiven Zerfall gehen instabile I. in stabile Zustände über (s. Radioaktivität). Nach internationaler Regel (IUPAC) erfolgt die Angabe der Nukleonenzahl (Massenzahl) eines I. links oben neben dem Elementsymbol; die Kernladungszahl steht links unten: ${}^{35}_{17}Cl$ od. ${}^{131}_{53}I$. Im Allg. schriftl. Wiedergabe: Chlor-35 od. ${}^{35}Cl$, Iod-131 od. ${}^{131}I$. **Nachw.:** Der Massenspektrograph (konstruiert 1919 von Francis Will. Aston) nutzt die Ablenkung von Kanalstrahlen im elektr. od. magnet. Feld zur Bestimmung: Die Spektrallinien u. -banden von I. sind

**isotonisch** Tab. 1
Gefrierpunkterniedrigung ($\Delta T_H$) 1 %iger wässriger Lösungen wichtiger Hilfsstoffe gegenüber reinem Wasser in K

| Hilfsstoff | $\Delta T_H$ |
|---|---|
| Borsäure | 0.28 |
| Glucose (Monohydrat) | 0.09 |
| Glucose (wasserfrei) | 0.10 |
| Kaliumchlorid | 0.43 |
| Kaliumnitrat | 0.32 |
| Mannitol | 0.10 |
| Natriumchlorid | 0.58 |
| Natriumnitrat | 0.40 |
| Natriumtetraborat (Decahydrat) | 0.28 |

**isotonisch** Tab. 2
Gefrierpunkterniedrigung ($\Delta T_A$) 1 %iger wässriger Lösungen wichtiger Augenarzneistoffe gegenüber reinem Wasser in K

| Augenarzneistoff | $\Delta T_A$ |
|---|---|
| Aceclidinhydrochlorid | 0.16 |
| Acetylcholinchlorid | 0.19 |
| Adenalonhydrochlorid | 0.12 |
| Aluminiumkaliumsulfat (Dodecahydrat) | 0.08 |
| Antazolinhydrochlorid | 0.11 |
| Ascorbinsäure | 0.10 |
| Atropinsulfat (Monohydrat) | 0.07 |
| Bacitracin | 0.03 |
| Benzylpenicillin-Natrium | 0.10 |
| Benzylalkohol | 0.10 |
| Calciumchlorid (Dihydrat) | 0.30 |
| Calciumchlorid (Hexahydrat) | 0.20 |
| Carbachol | 0.20 |
| Chloramphenicolsuccinat-Natrium | 0.08 |
| Chlortetracyclinhydrochlorid | 0.06 |
| Clonidinhydrochlorid | 0.13 |
| Cocainhydrochlorid | 0.19 |
| Dexamethasonphosphat Dinatrium | 0.10 |
| Dihydrostreptomycinsulfat | 0.03 |
| Diphenhydraminhydrochlorid | 0.12 |
| Ephedrinhydrochlorid | 0.16 |
| Epinephrinhydrogentartrat | 0.11 |
| Ergometrintartrat | 0.09 |
| Ethylmorphinhydrochlorid (Dihydrat) | 0.09 |
| Fluorescein-Natrium | 0.18 |
| Fructose | 0.10 |
| Gerbsäure | 0.02 |
| Guanethidinsulfat | 0.14 |
| Harnstoff | 0.33 |
| Histidinhydrochlorid | 0.15 |
| Hydrocortisonsuccinat-Natrium | 0.09 |
| Hyoscyaminhydrobromid | 0.10 |
| Kaliumdihydrogenphosphat | 0.24 |
| Kaliumiodid | 0.20 |

**isotonisch**
Gefrierpunkterniedrigung ($\Delta T_A$) 1 %iger wässriger Lösungen wichtiger Augenarzneistoffe gegenüber reinem Wasser in K

| Augenarzneistoff | $\Delta T_A$ |
|---|---|
| Kaliummonohydrogenphosphat | 0.26 |
| Kupfersulfat (Pentahydrat) | 0.10 |
| Lidocainhydrochlorid (Monohydrat) | 0.12 |
| Methyltropiniumnitrat | 0.10 |
| Morphinhydrochlorid (Trihydrat) | 0.08 |
| Naphazolinhydrochlorid | 0.14 |
| Naphazolinnitrat | 0.12 |
| Natriumacetat (Trihydrat) | 0.26 |
| Natriumdihydrogenphosphat (Monohydrat) | 0.21 |
| Natriumedetat (Dihydrat) | 0.15 |
| Natriumhydrogencarbonat | 0.38 |
| Natriumiodid | 0.22 |
| Natriumpropionat | 0.35 |
| Natriumsalicylat | 0.21 |
| Natriumthiosulfat (Pentahydrat) | 0.17 |
| Neomycinsulfat | 0.06 |
| Neostigminbromid | 0.12 |
| Oxybuprocainhydrochlorid | 0.11 |
| Oxytetracyclinhydrochlorid | 0.08 |
| Phenylephrinhydrochlorid | 0.19 |
| Physostigminsalicylat | 0.09 |
| Pilocarpinhydrochlorid | 0.14 |
| Pilocarpinnitrat | 0.14 |
| Polymyxin-B-sulfat | 0.05 |
| Prednisolonsuccinat-Natrium | 0.09 |
| Procainhydrochlorid | 0.12 |
| Rescorcinol | 0.16 |
| Saccharose | 0.06 |
| Scopolaminhydrobromid (Trihydrat) | 0.07 |
| Silbereiweiß | 0.05 |
| Silbereiweiß-Acetyltannat | 0.10 |
| Silbernitrat | 0.19 |
| Sulfacetamid-Natrium (Monohydrat) | 0.14 |
| Sulfadiazin-Natrium | 0.13 |
| Tetracainhydrochlorid | 0.11 |
| Tolazolinhydrochlorid | 0.19 |
| Zinksulfat (Heptahydrat) | 0.09 |

ein wenig gegeneinander verschoben. Die Trennung der I. erfolgt hauptsächl. im Trennrohrverfahren* nach Klaus Clusius (1938). Das Diffusionsverfahren beruht darauf, dass leichte Gasteilchen rascher durch eine Membran diffundieren als schwere. Beim Destillationsverfahren schließl. erwärmt man das Isotopengemisch, wobei die leichten I. schneller verdampfen als die schwereren. Nichtstabile I. werden aufgrund der radioaktiven Zerfallstrahlung bestimmt. **Anw.:** Reine I. sind biol. von Wichtigkeit, da man mit ihrer Hilfe den Weg bestimmter Stoffe im Körper mit hochauflösender Massenspektrometrie* bis ins Einzelne verfolgen kann. Die radioaktiven I. (Radionuklide*) ermöglichen die Markierung von Substraten zur Analyse biochem. Prozesse direkt im Körper (in vivo; s. Tracer; PET) od. in Kits (in vitro); vgl. Immunoassay. So dienen Isotope u. a. zum Studium der Assimilation u. Dissimilation, zum Nachw. der Spurenelemente, der Wirkungsweise von Bakt. od. zur Feststellung des Angriffspunktes, der Wirkungsdauer u. der Ausscheidung von Arzneimitteln. In der Nuklearmedizin werden radioaktive I. zur Diagnostik u. Tumortherapie verwendet (vgl. Radioiodtherapie; Radionuklidtherapie; Radioimmuntherapie).

**Isotretinoin** (INN): Isotretinoinum Ph.Eur.6, 13-*cis*-Vitamin-A-Säure, 13-*cis*-Retinsäure; (2*Z*,4*E*,6*E*,8*E*)-3,7-Dimethyl-9-(2,6,6-trimethyl-1-cyclohexenyl)-2,4,6,8-nonatetraensäure; CAS-Nr. 4759-48-2; $C_{20}H_{28}O_2$, Strukturformel: s. Abb.; $M_r$ 300.4; gelbes bis orangegelbes, krist. Pulver; fast unlösl. in Wasser, lösl. in Dichlormethan, schwer lösl. in Ethanol; bes. in Lsg. gegenüber Luft, Wärme u. Licht empfindlich; oral eingesetztes Reservetherapeutikum bei Akne; vgl. Tretinoin; Retinoide.

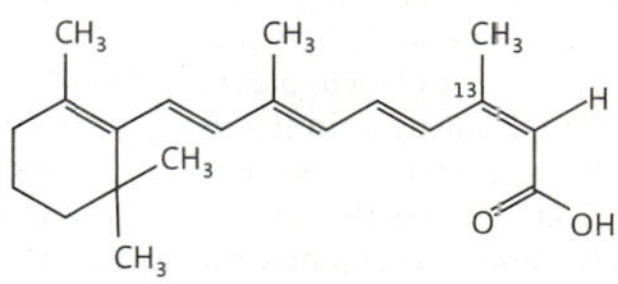


**Isotretinoin**

**Isotropie:** Eigenschaft bestimmter Körper, nach allen Richtungen gleiche physik. Eigenschaften zu besitzen; Vork. bei allen amorphen Körpern, Glas, Flüss. sowie den im kub. System kristallisierenden Stoffen; vgl. Anisotropie.

**Isovaleriansäure:** Acidum isovalerianicum, Acidum isopropylaceticum, Isopropylessigsäure; 3-Methylbuttersäure; $C_5H_{10}O_2$, $(CH_3)_2CH—CH_2—COOH$; $M_r$ 102.13; Schmp. −29.3 °C; Sdp. 177 °C; D. 0.93; ölige, farblose Flüss., die nach Baldrian riecht; **Vork.:** frei in größerer Menge in der Baldrianwurzel (Valeriana* officinalis), verestert in vielen äther. Ölen; **Gew.:** Dampfdestillation od. Auskochen der Baldrianwurzeln mit Soda; vgl. Valeriansäure. **Hom.:** Acidum isovalerianicum (HAB), Acidum valerianicum.

**Isovaleriansäureisoamylester:** Isoamylisovalerianat, Isobaldriansäureisoamylester; $C_{10}H_{20}O_2$; D. 0.858; Sdp. 194 °C; farblose Flüss. von apfelartigem Geruch; **Anw.: 1.** (techn.) zu Fruchtessenzen; **2.** (med.) obsolet; früher als Sedativum*.

**Isovaleriansäurementhylester:** s. Menthylvalerianat.

**Isovaltrat:** s. Valepotriate (Abb. 1 dort).

**Isovanillinsäure:** s. Phenolcarbonsäuren (Tab. dort).

**Isovitamin C:** s. Isoascorbinsäure.

**Isovolämie:** Konstanz des Blutvolumens, i. w. S. auch der Extrazellulärflüssigkeit; die Regulation erfolgt bei Änderungen des zirkulierenden Blutvolumens (vermittelt durch Volumen-Sensoren im Niederdrucksystem, d. h. in Hohlvenen, Pulmonalarterie, Vorhöfen) über Freisetzung von ADH (nichtosmot. Stimulation; s. Vasopressin) u. ANP (s. Peptide, kardiale natriuretische) aus Kardiomyozyten der Vorhöfe. Vgl. Hypovolämie; Hypervolämie.

**Isoxanthopterin:** 2-Amino-4,7-dihydroxypteridin; CAS-Nr. 529-69-1; $C_6H_5O_2$; $M_r$ 179.14; farblose Kristalle; **Vork.:** in Flügeln von Schmetterlingen, in Schleimpilzen (s. Myxomyzeten).

**Isoxsuprin** (INN): 1-(4-Hydroxyphenyl)-2-(1-methyl-2-phenoxyethylamino)propan-1-ol; CAS-Nr. 395-28-8; $C_{18}H_{23}NO_3$; $M_r$ 301.37; Schmp. 103 °C; nicht mehr im Handel befindl. Beta-Sympathomimetikum (s. Sympathomimetika) u. peripherer Vasodilatator*; **UAW:** Herzrhythmusstörungen, Verwirrtheit. **Isoxsuprinhydrochlorid:** Isoxsuprini hydrochloridum Ph.Eur.6; CAS-Nr. 579-56-6; $C_{18}H_{24}ClNO_3$; $M_r$ 337.85; Schmp. 205 °C (Zers.); weißes bis fast weißes, krist. Pulver, wenig lösl. in Wasser u. Ethanol, unlösl. in Dichlormethan u. Ether.

**Isozym:** s. Isoenzym.

**Ispaghula-Samen:** s. Plantago ovata (Plantaginis ovatae semen).

**Ispaghula-Samenschalen:** s. Plantago ovata (Plantaginis ovatae seminis tegumentum).

**Ispenkraut:** s. Hyssopus officinalis (Hyssopi herba).

**Isradipin** (INN): 4-(4-Benzofurazanyl)-1,4-dihydro-2,6-dimethyl-3,5-pyridindicarboxylsäure-methyl-1-methylethyl-ester; CAS-Nr. 75695-93-1; $C_{19}H_{21}N_3O_5$, Strukturformel: s. Abb.; $M_r$ 371.39; **Wirk.:** Calcium*-Antagonist mit vaskulärer Selektivität; **Ind.:** Angina pectoris; Herzinsuffizienz

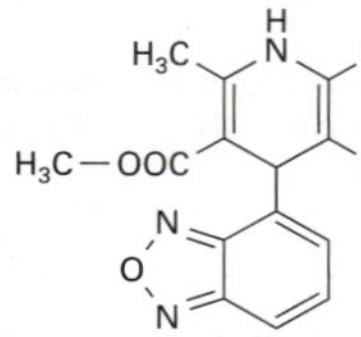

**Isradipin**

(Senkung der Nachlast); **UAW:** Kopfschmerz, Übelkeit; **Dos.:** p. o. 3 × 2.5–7.5 mg/d.

**it.:** Abk. für **it**eratur*.

**Itai-Itai-Krankheit:** s. Cadmium.

**iteratur:** Abk. it.; (auf Rezepten) Erneuerung einer Arzneiverordnung; **iteretur, reiteretur:** es werde wiederholt.

**ITP:** Abk. für **I**so**t**acho**p**horese*.

**Itraconazol** (INN): Itraconazolum Ph.Eur.; 4-[4-[4-[4-[*cis*-2-(2,4-Dichlorphenyl)-2-(1*H*-1,2,4-triazol-1-ylmethyl)-1,3-dioxolan-4-yl]methoxy-phenyl]piperazin-1-yl]phenyl]-2-[(1*RS*)-1-methylpropyl]-2,4-dihydro-3*H*-1,2,4-triazolin-5-on; CAS-Nr. 84625-61-6; $C_{35}H_{38}Cl_2N_8O_4$, Strukturformel: s. Abb.; $M_r$ 705.64; Schmp. 166 °C (kristallisiert aus Toluol); **Wirk.:** oral applizierbares Antimykotikum*, das auch gegen Aspergillus-Arten wirkt; gute Verträglichkeit aufgrund des selektiven Angriffs an der Lanosterol-Demethylase der Pilzzelle; **Kontraind.:** Schwangerschaft, Stillzeit, Lebererkrankungen; **UAW:** gastrointestinale Beschwerden, Kopfschmerz.

**ITS:** Abk. für **i**mplantierbares **t**herapeutisches **S**ystem; s. Implantate.

**IUP:** Abk. für **I**ntra**u**terin**p**essar; s. Pessar.

**IUPAC:** Abk. für (engl.) ***I**nternational **U**nion of **P**ure and **A**pplied **C**hemistry;* Organisation, die u. a. Regeln für die internationale chem. Nomenklatur* aufstellt (IUPAC-Regeln).

**i. v.:** Abk. für **i**ntra**v**enös*.

**Ivablüten:** s. Achillea erba-rotta ssp. moschata (Flores Achilleae moschatae).

**Ivabradin** (INN): 3-{3-[{[(7*S*)-3,4-Dimethoxybicyclo[4.2.0]octa-1,3,5-trien-7-yl]methyl}(methyl)amino]-propyl}-7,8-dimethoxy-1,3,4,5-tetrahydro-2*H*-3-benzazepin-2-on; CAS-Nr. 155974-00-8; $C_{27}H_{36}N_2O_5$, Strukturformel: s. Abb.; $M_r$ 468.6; logP 3.7 ± 0.5 (berechnet); **Wirk.:** Koronartherapeutikum*; Ionen-Kanal-Blocker; wirkungsdosisabhängige Reduktion der Herzfrequenz inf. selektiver Hemmung des If-Stroms (Schrittmacherstrom; unspezif. Kationeneinwärtsstrom, v. a. von $Na^+$, während der spontanen distol. Depolarisation von Sinusknotenzellen); **Ind.:** stabile Angina

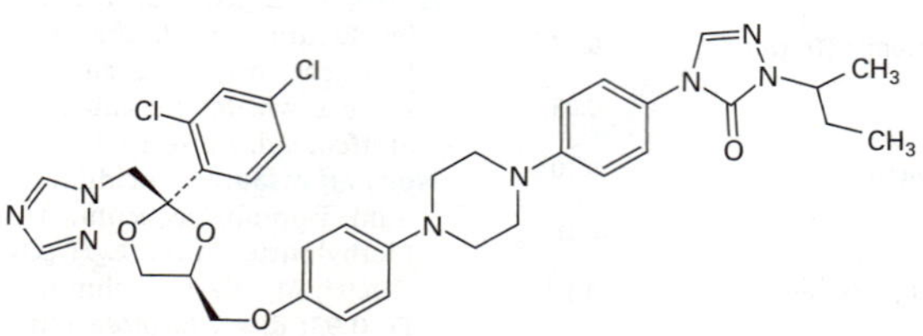

**Itraconazol**

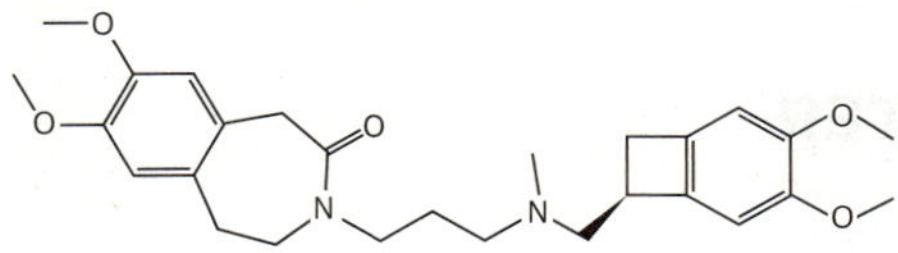

Ivabradin

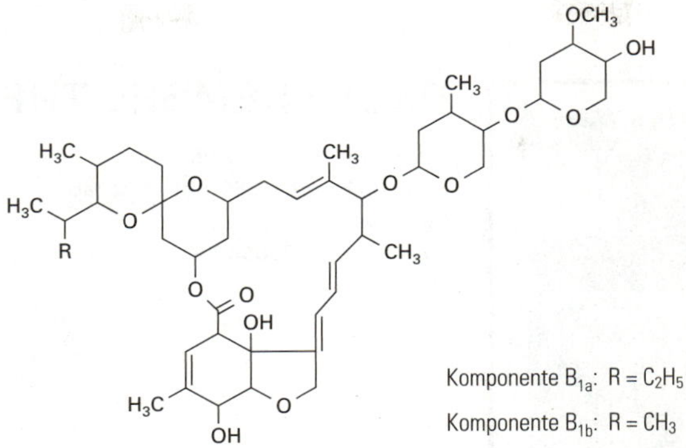


Ivermectin

pectoris (symptomat. Ther. bei normalem Sinusrhythmus u. Kontraind. od. Unverträglichkeit für Beta*-Rezeptoren-Blocker); **Kontraind.:** Ruhebradykardie, schwere arterielle Hypotonie, akuter Herzinfarkt, instabile Angina pectoris, AV- od. SA-Block, Stillzeit, Schwangerschaft; **WW:** QT-Zeit verlängernde Substanzen; starke Konzentrationserhöhung durch CYP3A4-Inhibitoren (z.B. Ketoconazol); Abnahme der Wirksamkeit durch CYP3A4-Induktoren (z.B. Phenytoin); **UAW:** Sehstörung, Herzrhythmusstörung (Bradykardie, AV-Block I. Grades, ventrikuläre Extrasystolen), Kopfschmerz; **Dos.:** p.o. Initialdosis 2×5 mg/d, Erhaltungsdosis (nach 3–4 Wochen) 2×5–7.5 mg/d.

**Ivakraut:** s. Achillea erba-rotta ssp. moschata.

**Ivaöl:** s. Achillea erba-rotta ssp. moschata (Oleum Ivae moschatae).

**Ivarancusawurzel:** s. Vetiveria zizanioides (Radix Vetiveriae).

**Ivermectin** (INN): Ivermectinum Ph.Eur.; Hyvermectin, 22,23-Dihydroavermectin; CAS-Nr. 70161-11-4; Strukturformel: s. Abb.; halbsynthet. Derivat natürl. vorkommender Avermectine*; besteht aus einem Gemisch von ca. 80 % 22,23-Dihydroavermectin $B_{1a}$ (R = -Ethyl, $C_{48}H_{74}O_{14}$) u. weniger als 20 % 22,23-Dihydroavermectin $B_{1b}$ (R = -Methyl, $C_{47}H_{72}O_{14}$); weißes bis gelbl. weißes, krist., schwach hygroskop. Pulver; unlösl. in Wasser, lösl. in Ethanol, leicht lösl. in Dichlormethan; nur noch veterin. angewendetes Makrolid*-Antibiotikum u. Anthelminthikum* (stark filarizide Wirk., v.a. bei Onchozerkose*; s. Filarien).

**IZ:** Abk. für **I**od**z**ahl*.

**IZR:** Abk. für **I**ntra**z**ellular**r**aum*.

I

# J

**J:** **1.** (physik.) Symbol für Joule*; **2.** (chem.) Symbol für Jod; s. Iod.

**J-:** s. a. I-.

**Jaborandiblätter:** s. Pilocarpus-Arten (Folia Jaborandi).

**Jacaranda procera** Spreng.: Jacaranda copaia; Fam. Bignoniaceae; Brasilien; zus. mit anderen Arten, z. B. **Jacaranda caroba** (Vell.) DC, Brasilien, Stpfl. von **Folia Carobae:** Folia Jacarandae; Carobablätter, Karobablätter, Karaibablätter; **Inhaltsst.:** das Alkaloid* Carobin, Carobasäure, Harz* sowie Bitterstoffe*; **Anw.:** (volkstüml.) harntreibendes Mittel.

**Jaceidin:** ein Flavonolderivat; Strukturformel: s. Flavonoide (Tab. dort).

**Jackbohne:** s. Canavalia ensiformis.

**Jacobson-Organ:** s. Organ, vomeronasales.

**Jahresringe:** (bot.) im Stammquerschnitt der Dicotyledoneae* mit bloßem Auge bereits sichtbare ringförmige Grenzen zw. Früh-* u. Spätholz*; **Falscher Jahresring:** eine 2. Zuwachsschicht des Holzes* innerhalb eines Jahres entsteht aufgrund einer Unterbrechung des Wachstums innerhalb einer Vegetationsperiode durch Krankheit, Frost od. Trockenheit u. spätere Wiederaufnahme des Wachstums.

**Jak:** Abk. für **Januskinasen***.

**Jakob-Creutzfeldt-Krankheit:** s. Creutzfeldt-Jakob-Krankheit.

**Jakobskraut:** s. Senecio jacobaea.

**Jakobsleiter:** s. Polemonium caeruleum.

**Jakobslilie:** s. Amaryllidaceae.

**Jalapa:** s. Ipomoea purga (Resina Jalapae).

**Jalapenharz:** s. Ipomoea purga (Resina Jalapae).

**Jalapenknollen:** s. Ipomoea purga (Tubera Jalapae).

**Jalapenseife:** s. Sapo jalapinus.

**Jalapenwurzel:** s. Ipomoea purga (Tubera Jalapae).

**Jalapinolsäure:** s. Glykoretine.

**Jamaika-Bitterholz:** s. Picrasma excelsa (Lignum Quassiae jamaicense).

**Jamaika-Pfeffer:** s. Pimenta dioica (Fructus Pimentae).

**Jamaika-Wurmrinde:** s. Andira inermis (Cortex Andirae inermis).

**Jamala:** s. Mallotus philippinensis (Kamala).

**Jambolanapflaume:** s. Syzygium cumini.

**Jambosa caryophyllus:** s. Syzygium aromaticum.

**Jambosa vulgaris:** s. Syzygium jambos.

**Jambulbaum:** s. Syzygium jambos.

**Jambulfrüchte:** s. Syzygium jambos (Fructus Syzygii jambolani).

**Jambulrinde:** **1.** s. Syzygium cumini (Cortex Syzygii cumini); **2.** s. Syzygium jambos (Cortex Syzygii jambolani).

**Jambulsamen:** **1.** s. Syzygium cumini (Semen Syzygii cumini); **2.** s. Syzygium jambos (Hom.).

**Jambusen:** s. Syzygium jambos (Fructus Syzygii jambolani).

**Janetspritze:** Blasenspritze; Einmalspritze (100 mL) zur Harnblasenspülung mittels Katheter*.

**Januskinasen:** Abk. Jak; zu den Proteinkinasen* (Jak1, Jak2, Jak3 u. Tyk2) gehörende Transferasen (s. Enzyme), die mit Rezeptoren assoziiert sind; enthalten Tyrosinkinase-Domänen, werden von INF-Rezeptoren direkt phosphoryliert u. aktivieren daraufhin Transkriptionsfaktoren* der STAT-Familie.

**Japancampher:** s. Campher.

**Japanholz:** s. Caesalpinia echinata (Lignum Fernambuci).

**Japantang:** s. Laminaria (Laminaria, Anw.).

**Japanwachs:** s. Wachse (Cera japonica).

**Jasmin, Gelber:** s. Gelsemium sempervirens.

**Jasminöl:** s. Jasminum grandiflorum (Oleum Jasmini).

**Jasminum grandiflorum** L.: Fam. Oleaceae; v. a. Südfrankreich, Italien, Marokko, überall kultiviert; zus. mit **J. officinale** L. Stpfl. von **Oleum Jasmini:** Jasminöl; das äther. Öl aus den Blüten; **Best.:** Benzylacetat*, Linalylacetat*, Benzoesäurebenzylester*, Jasmon*, Geraniol*, Nerol*, Eugenol*, Farnesol*, *p*-Creseol u. a.; kommt in versch. Qualitäten in den Handel; **Anw.:** in der Parfümerie.

**Jasminum officinale:** s. Jasminum grandiflorum.

**Jasminwurzel, Gelbe:** s. Gelsemium sempervirens (Rhizoma Gelsemii).

**Jasmolin:** s. Tanacetum cinerariifolium (Pyrethri flos).

**Jasmon:** 3-Methyl-2-(*cis*-2-pentenyl)-2-cyclopenten-1-on; $C_{11}H_{16}O$, Strukturformel: s. Abb.; $M_r$ 164.24; Sdp. 248 °C; gelbl. ölige Flüss., unlösl. in Wasser, lösl. in Ethanol; **Anw.:** in der Parfümindustrie.

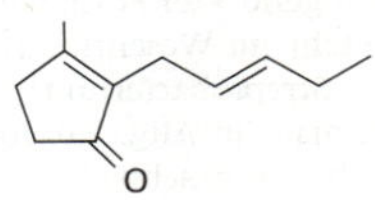


**Jasmon**

**Jateorhiza palmata** (Lam.) Miers: Iatrorrhiza palmata, Jatrorrhiza palmata; Fam. Menispermaceae;

J

trop. Ostafrika, Indien, Südamerika; Stpfl. von **Radix Colombo:** Colombo radix, Radix Kolumbo; Colombowurzel, Kalumbawurzel, Kolombowurzel; **Inhaltsst.:** die Protoberberinalkaloide Jatrorrhizin, Palmatin (Methyljatrorrhizin) u. Columbamin; Diterpenbitterstoffe, z. B. Columbin* (Diterpenlacton), Chasmanthin u. Palmarin (Hydronaphthalinderivate); ferner Schleim, äther. Öl (thymolhaltig) u. Stärke; **Anw.:** (volkstüml.) bei Verdauungsstörungen mit Diarrhö*, dyspeptischen Beschwerden. **Hom.:** Jateorhiza palmata (HAB), Columbo: getrocknete Wurzel.

**Jatropha curcas** L.: Croton purgans; Fam. Euphorbiaceae; trop. Südamerika; Stpfl. von **Semen Jatrophae:** Semen Ricini majoris; Purgierstrauchsamen, Curcasnüsse; die ca. 17 mm langen, eiförmigen Samen; **Inhaltsst.:** 40 % fettes Öl, die tox. Lektine* Curcin I u. II, Diterpenester; **Anw.:** Gewinnung des fetten Öles; **Oleum Jatrophae:** Oleum Ricini majoris; Curcasöl, Purgiernußöl; **Inhaltsst.:** Glyceride der Palmitin*-, Myristin*- u. Curcanolsäure, Diterpenester; **Anw.:** (volkstüml.) als Drastikum (s. Laxanzien; von der Anw. wird dringend abgeraten). **Hom.:** Jatropha curcas: reife Samen; verordnet z. B. bei choleraartigen Brechdurchfällen.

J

**Jatrorrhiza palmata:** s. Jateorhiza palmata.

**Jauert:** s. Joghurt.

**Javatee:** s. Orthosiphon aristatus (Orthosiphonis folium).

**Javelle-Lösung:** s. Kaliumhypochlorit.

**Jejunum:** s. Darm.

**Jelängerjelieber:** s. Lonicera caprifolium.

**Jelley-Refraktometer:** s. Refraktometer.

**Jenner-Eosin-Methylenblau-Lösung:** Darst.: Mischung von 25 mL einer 0.5 %igen Lsg. von Eosin* in Methanol* u. 20 mL einer 0.5 %igen Lsg. von Methylenblau* in Methanol; entspricht May-Grünwald-Färbung; **Anw.:** Reagenz, Färbung der Blutzellen.

**Jerusalemartischocke:** s. Helianthus tuberosus.

**Jervasäure:** s. Chelidonsäure.

**Jerveratrum-Alkaloide:** s. Veratrum-Alkaloide.

**Jervin:** s. Veratrum-Alkaloide.

**Jesuitentee:** **1.** s. Ilex paraguariensis (Mate folium tostum). **2.** s. Chenopodium ambrosioides var. ambrosioides (Herba Chenopodii ambrosioidis).

**Jesuiterbalsam:** s. Balsamum Copaivae.

**Jett:** s. Gagat.

**Joch:** s. Blattformen.

**Jochpilze:** s. Pilze (Zygomycota).

**Jod-:** s. Iod-.

**Jodum:** s. Iod.

**Joghurt** (türk.: ja-urt): Yoghurt, Jugurt, Jauert; ursprüngl. eine durch Impfung warmer Ziegen-, Schaf- od. Büffelmilch mit dem Maja-Ferment (Podkwassa) gewonnene Sauermilch, in der das Casein* in bes. fein geflockter Form vorliegt; das Maja-Ferment besteht im Wesentl. aus Lactobacillus bulgaricus u. Streptobacterium thermophilus. Heute benutzt man im Allg. Kuhmilch, die man etwas eindampft, dann schnell auf ca. 45 °C abkühlt, ca. 5 % des Enzympräparates hinzufügt u. ca. 2.5–3 h bei 45 °C bis zur Gerinnung hält. Dann lagert man das so gewonnene J. 12–14 h lang bei 4–5 °C. J. ist im Ggs. zu Kefir* u. Kumys* fast alkoholfrei. **Anw.:** Magen- u. Darmstörungen, nach (bei) peroraler Antibiotikatherapie.

**Johannisbeerblätter, Schwarze:** s. Ribes nigrum (Ribis nigri folium).

**Johannisbeeren, Schwarze:** s. Ribes nigrum (Fructus Ribis nigri).

**Johannisblume:** s. Arnica montana.

**Johannisbrot:** s. Ceratonia siliqua (Ceratoniae fructus).

**Johannisbrotbaum:** s. Ceratonia siliqua.

**Johannisbrotkerne:** s. Ceratonia siliqua (Semen Ceratoniae).

**Johannisbrotkernmehl:** s. Ceratonia siliqua.

**Johannisbrotmehl:** s. Ceratonia siliqua (Johannisbrotkernmehl).

**Johanniskrautblüten, Frische:** s. Hypericum perforatum (Flores Hyperici recentes).

**Johanniskraut, Echtes:** s. Hypericum perforatum.

**Johanniskrautöl:** s. Hypericum perforatum (Oleum Hyperici).

**Johanniswurzel:** s. Dryopteris filix-mas (Rhizoma Filicis).

**Johimbin:** s. Yohimbin.

**Johore-Ipecacuanha:** s. Cephaelis ipecacuanha.

**Jojobaöl:** s. Simmondsia chinensis (Simmondsiae cera liquida).

**Jonone:** Ionone; $C_{13}H_{20}O$; farblose Flüss., lösl. in Ethanol u. Ether, wenig lösl. in Wasser. Man unterscheidet $\alpha$-, $\beta$- u. $\gamma$-Jonon (Strukturformel $\beta$-Jonon: s. Abb.); $\alpha$-Jonon riecht konz. nach Zedernholz, in starker Verd. nach Veilchen; künstl. J., hergestellt aus Citral* u. Aceton*, besteht aus $\alpha$- u. $\beta$-Jonon; **Vork.:** natürl. in verschiedenen äther. Ölen; **Anw.:** in der Parfümerie, $\beta$-Jonon zur Herst. von Vitamin* A.

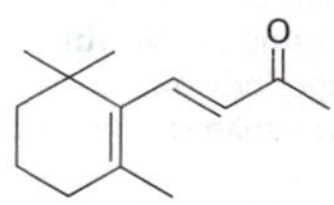


**Jonone:** $\beta$-Jonon als Beispiel; $\alpha$-, $\beta$- u. $\gamma$-Jonon unterscheiden sich durch die Lage der Doppelbindung im Cyclohexanring

**Jontophorese:** s. Ionophorese.

**Josamycin** (INN): Josamycinum Ph.Eur.6; 3-Acetoxy-5-[3,6-didesoxy-4-*O*-(2,6-didesoxy-4-*O*-isovaleryl-3-*C*-methyl-$\alpha$-L-ribo-hexopyranosyl)-3-dimethylamino-$\beta$-D-glucopyranosyloxy]-6-formylmethyl-9-hydroxy-4-methoxy-8-methylhexadecan-10,12-dien-15-olid; CAS-Nr. 16846-24-5; $C_{42}H_{69}NO_{15}$; $M_r$ 828.0; gelbl. weißes, bitter schmeckendes Pulver; gut lösl. in Ethanol, Chloroform u. Ether; in Österreich im Handel befindl. orales Makrolid*-Antibiotikum; in Deutschland außer Handel; **Wirk.:** breites Wirkungsspektrum mit bes. Wirksamkeit gegen Bacteroides fragilis, Staphylokokken, Chlamydien, Mykoplasmen; **UAW:** gastrointestinale Störungen; langsame Resistenzentwicklung; **Dos.:** p. o. 0.6–2 g/d. **Josamycinpropionat:** Josamycini propionas Ph.Eur.6; CAS-Nr. 56111-35-4; $C_{45}H_{73}NO_{16}$; $M_r$ 884.19; weißes bis schwach gelbl., krist. Pulver; unlösl. in Wasser, leicht lösl. in Dichlormethan u. Methanol.

**Josefskraut:** s. Hyssopus officinalis (Hyssopi herba).

**Joule** (James Prescott J., engl. Physiker, 1818–1889): Symbol J; abgeleitete SI*-Einheit für die Arbeit* (vgl. Energie; Enthalpie) u. auch Wärme* (Wärmeeinheit); $1 J = 1 Nm$ (Newtonmeter) $= 1 kg \cdot m^2 \cdot s^{-2} = 1 W \cdot s$ (Wattsekunde) $= 1 V \cdot A \cdot s$.
$1 J = 10^7 erg = 0.238846 cal$ (Kalorien) $= 6.24146 \cdot 10^{18} eV$ (Elektronvolt) $= 2.77777 \cdot 10^{-7} kWh$ (Kilowattstunden) $= 9.86895 L \cdot atm$ (Literatmosphären) bzw. $m^3 \cdot Pa$ (Pascal).

**Journal Citation Reports:** Datenbank, die vom Institute of Scientific Information (Abk. ISI) herausgegeben wird; systemat., objektives Hilfsmittel zur krit. Bewertung internationaler wissenschaftl. Zeitschriften durch Angabe von quantifizierbaren u. statist. Informationen, basierend auf Zitierdaten. Durch die Benennung der zitierenden u. zitierten Zeitschriften werden Einfluss u. Bedeutung jeder Zeitschrift dargestellt. Vgl. Impact-Faktor.

**Juckbohnen:** s. Mucuna puriens (Fructus Stizolobii).

**Jucken:** s. Pruritus.

**Judenkirschen:** s. Physalis alkekengi (Fructus Alkekengi).

**Juglandis folium:** s. Juglans regia.

**Juglans cinerea L.:** Butternuß, Graue Walnuß; Fam. Juglandaceae; Nordamerika; Stpfl. von **Cortex Juglandis cinereae:** (engl.) *butternut bark*; Butternußrinde; innere Wurzelrinde; **Inhaltsst.:** Juglon (s. Juglans regia, Juglandis folium), Tannine* sowie äther. u. fettes Öl; **Anw.:** (volkstüml.) z. B. bei Leberleiden. **Hom.:** Juglans cinerea: im Mai u. Juni gesammelte, frische, innere Rinde der Äste, des Stammes u. der Wurzeln; verordnet z. B. bei Hauterkrankungen mit Leberleiden, Kopfschmerzen.

**Juglans regia L.:** Walnußbaum; Fam. Juglandaceae; heim. in Kleinasien, kultiviert in Mitteleuropa, Nordafrika, Nordamerika, Japan; Stpfl. von **Juglandis folium:** Folia Juglandis; Walnußblätter; **Off.:** DAC; Monographie: Kommission E; **Inhaltsst.:** Juglon (Strukturformel: s. $\alpha$-Naphthochinon, Tab. dort), entsteht aus Hydrojuglonglucosid, nur in frischen Blättern; ferner ca. 6–10 % Gerbstoffe* (Ellagitannine), wenig äther. Öl; nach DAC mind. 2 % (mit Hautpulver fällbare) Gerbstoffe; **Anw.:** **1.** (med.) bei leichten, oberflächl. Entzündungen der Haut; **2.** (volkstüml.) z. B. bei Diarrhö*, chron. Ekzemen; zur Vertreibung von Wanzen u. Läusen. **Cortex Juglandis regiae nucum:** Cortex Juglandis fructus; Walnußschalen; **Inhaltsst.:** in den frischen Schalen $\alpha$- u. $\beta$-Hydrojuglon(glucosid), die wie Juglon der Blätter Haare u. Haut braun färben; Säuren; Emulsin; Zucker; Calciumphosphat u. -oxalat; außerordentl. viel Vitamin* C (bis 1.5 % in frischen Schalen); **Anw.:** (volkstüml.) z. B. bei Vitamin C-Mangelerscheinungen, Karies, Hautausschlägen; die frischen Schalen zu Haarfärbemitteln. **Oleum Juglandis:** Walnußöl; das aus den Kernen ohne Anwendung von Wärme gepresste, hellgelbe bis grünlich gelbe fette Öl; D. 0.920–0.924; IZ 141–153; SZ ≤8, VZ 188–196; **Inhaltsst.:** u. a. Glyceride* der Leinöl-, Öl*- u. Myristinsäure*; **Anw.:** Speiseöl; **Oleum Juglandis nucum infusum:** Walnußschalenöl; das kosmet. verwendete Nußöl, ein mit Arachidis oleum (s. Arachis hypogaea) in der Wärme hergestellter Auszug aus Walnußschalen. **Hom.:** Juglans: frische Fruchtschalen u. Blätter zu gleichen T.; verordnet z. B. bei Acne vulgaris, nässenden Hautekzemen.

**Juglon:** s. Juglans regia (Juglandis folium); Strukturformel: s. $\alpha$-Naphthochinon (Tab. dort).

**Jugurt:** s. Joghurt.

**Jujuben:** s. Ziziphus jujuba (Fructus Jujubae).

**Julapium:** s. Julep.

**Julep:** Julapium; ein im Mittelalter von den Arabern verwendeter, meist mit Zucker, Sirup od. Honig gesüßter Drogenauszug als Kühltrank (Refrigerantium); vgl. Potio.

**Jumella fragrans:** s. Angraecum fragrans.

**Jungfer im Grünen:** s. Nigella damascena.

**Jungfernhäutchen:** s. Hymen.

**Jungfernöl:** s. Olea europaea (Olivae Oleum virginale, Best.).

**Jungfernquecksilber:** s. Quecksilber.

**Juniperi aetheroleum:** s. Juniperus communis.

**Juniperi fructus:** s. Juniperus communis (Juniperi pseudofructus).

**Juniperi pix:** s. Juniperus oxycedrus (Pix Juniperi).

**Juniperi pseudofructus:** s. Juniperus communis.

**Juniperus communis L.:** Wacholder, Machandel, Kranewitt; Fam. Cupressaceae; fast alle Gebiete der gemäßigten u. kalten Zonen der nördl. Halbkugel; Stpfl. von **Juniperi pseudofructus:** Fructus Juniperi, Juniperi fructus, Baccae Juniperi, Pseudofructus Juniperi; Wacholderbeeren, Machandelbeeren, Kaddigbeeren, Kranewittbeeren; getrocknete, reife Beerenzapfen; **Off.:** Ph.Eur.6, ÖAB, Ph.Helv.; Monographie: ESCOP, Kommission E; **Inhaltsst.:** 0.2–2 % (nach Ph.Eur. mind. 1.0 %) äther. Öl, 7 % Invertzucker* (trocken bis 30 %), 3–4 % Catechingerbstoffe (s. Gerbstoffe, pflanzliche), Proanthocyanidine*, Flavonoide*, Harz*, Pektin*, Säuren, Inosit u. Gummi; **Anw.:** **1.** (med.) innerl. bei dyspeptischen Beschwerden; äußerl. bei rheumat. Beschwerden (kontraindiziert bei Nierenentzündung u. Schwangerschaft); vor Anw. Früchte quetschen od. (besser) durch Sieb reiben; vgl. Juniperus oxycedrus (Pix Juniperi); **2.** vielfach auch als Gewürz u. zur Herst. von Spirituosen (Gin, Genever); **Zuber.:** Species* diureticae, Succus Juniperi inspissatus; **Juniperi aetheroleum:** Oleum Juniperi; Wacholderöl, Wacholderbeeröl, ätherisches Wacholderöl; äther. Öl aus den reifen Beerenzapfen (Ph.Helv.: mit einem geeigneten Antioxidans konserviert); farblose bis blassgelbl. Flüss.; D. 0.856–0.876; $\alpha_D^{20\,°C}$ −1 bis −15°; $n_D^{20\,°C}$ 1.472–1.484; **Off.:** Ph.Eur.6, ÖAB, Ph.Helv.; **Inhaltsst.:** ca. 82 % $\alpha$- u. $\beta$-Pinen*, Camphen*, Cadinen* (nicht immer vorhanden), $\alpha$-Terpineol*, Terpinen-4-ol (für diuret. Wirk. verantwortlich, steigert die glomeruläre Filtrationsrate) sowie u. a. Junipen, Stearopten u. Junen; **Wirk.:** diuretisch, choleretisch, antimikrobiell; **Anw.:** (med.) innerl. wie Wacholderbeeren; äußerl. hautreizendes Mittel, zu Einreibungen; **Zuber.:** Spiritus* Juniperi, Spiritus* Angelicae compositus, Unguentum* aromaticum, Unguentum Rosmarini compositum. **Lignum Juniperi:** Wacholderholz; das getrocknete Wurzel-, Stamm- u. Astholz; **Inhaltsst.:** andere Wirkstoffe als in den Scheinfrüchten, ungewöhnl. Diterpene* (Sugiol, Xanthoperol, Communissäure), Sesquiterpene* (Thujopsen, Pygmaein); in der Rinde Longifolin, Gerbstoffe u. Lignane*, u. a. Podophyllotoxin (s. Podophyllin); **Anw.:** (volkstüml.) harn- u. schweißtreibendes Mittel; Blutreinigungsmittel; **Oleum Juniperi e Ligno:** Wacholderholzöl; nach EB das äther. Öl aus dem Holz u. den Zweigen, meist jedoch nur über Wacholderzweige destilliertes Terpentinöl; **Anw.:** (volkstüml.) zu Einreibungen; **Succus Juniperi inspissatus:** Roob Juniperi; Wacholderbeermus, Wacholderbeersaft, Wacholdermus; trübe, braun u. von süßem, würzigem Geschmack, in Wasser nicht klar löslich; **Herst.:** (nach DAB) 1 T. zerquetschte Beeren werden mit 4 T. Wasser übergossen, 12 Std. unter wiederholtem Umrühren stehen gelassen, dann ausgepresst, durchgeseiht u. zu einem dünnen Mus eingedampft; **Anw.:** (volkstüml.) hauptsächl. Roborans (Tonikum*) u. Blutreinigungsmittel. **Hom.:** **1.** Juniperus communis (HAB): frische, reife Beerenzapfen. **2.** Juniperus communis e fructibus siccatis (HAB): reife, getrocknete Beerenzapfen; verordnet z. B. bei Nierenerkrankungen.

**Juniperus oxycedrus** L.: Baumwacholder, Spanische Zeder; Fam. Cupressaceae; Mittelmeergebiet; Stpfl. von **Pix Juniperi** DAB: Juniperi pix, Oleum Cadinum, Oleum Juniperi empyreumaticum; Kaddigöl, Kranewittöl, Wacholderteer; sirupartige, rot- bis schwarzbraune Flüss. von durchdringendem Geruch; lösl. in Chloroform u. Ether, teilweise lösl. in Ethanol u. Petrolether; **Inhaltsst.:** Guajakol*, Cresol* u. a. Phenole*, Cadinen* sowie Harze*; **Gew.:** durch trockene Destillation aus dem Holz u. den Zweigen; **Anw.:** (volkstüml.) bei Beschwerden des rheumat. Formenkreises, Krätze, Flechten u. Ekzemen.

**Juniperus sabina** L.: Sadebaum, Sevenbaum; Fam. Cupressaceae; Mittel- u. Südeuropa, Alpengebiete, Kaukasus, Nordasien, Nordamerika; Stpfl. von **Summitates Sabinae:** Herba Sabinae, Turiones Sabinae; Sabinakraut, Sadebaumkraut, Sadebaumspitzen, Sevenkraut, Sevikraut; **Inhaltsst.:** s. u. (Sabinae herba ad usum veterinarium); **Anw.:** (med.) früher als Emmenagogum (s. Gynäkologika); äußerl. in Salben bei Kondylomen* (nässenden Hautknötchen in der Genitalgegend); **Sabinae herba ad usum veterinarium** Ph.Helv.: Sevikraut für veterin. Zwecke; getrocknete, jüngste Zweigspitzen; **Inhaltsst.:** 3–5 % (Ph.Helv.: mind. 2.0 %) äther. Öl, Lignane, z. B. Savinin (s. Abb.) u. Podophyllotoxin (s. Podophyllin); die frühere veterin. Anw. zum Ablösen der Nachgeburt u. zum Verkalben ist obsolet; **Oleum Sabinae:** Sadebaumöl; äther. Öl aus den Zweigspitzen u. Blättern; farblose bis gelbl. Flüss. von unangenehmem Geruch; D. 0.902–0.925; opt. rechtsdrehend ($\alpha_D^{20\,°C}$ 38–62°); **Inhaltsst.:** Sabinol u. Sabinylacetat (zus. ca. 50 %), ca. 20 % L-Sabinen, D-Sabinen, Cadinen, Citronellol, Linalylacetat, *n*-Decylaldehyd, Terpinen u. Geraniol*; **Anw.:** (med.) wie Summitates Sabinae, EMD 0.2 g, TMD 0.5 g; hauptsächl. äußerl. zu Einreibungen (1 %, davon nicht mehr als 20 g). **Hom.:** Juniperus sabina, Sabina (HAB): frische Zweigspitzen mit Blättern; verordnet z. B. bei Menstruationsstörungen, Gicht, Reizblase, Blutungen in der Schwangerschaft.

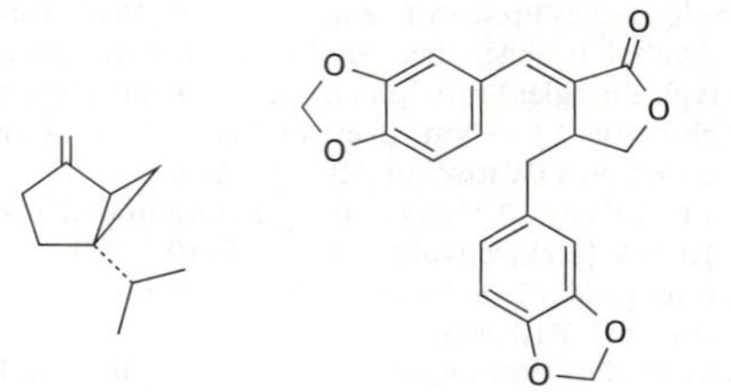

**Juniperus sabina:** Sabinen (links), Savinin (rechts)

**Juniperus virginiana** L.: Virginischer Wacholder, Virginische Zeder; Fam. Cupressaceae; Nordamerika; Stpfl. von **Lignum Cedri:** Zedernholz; **Inhaltsst.:** Harz*, äther. Öl (Borneol*, Terpene*); **Anw.:** (volkstüml.) zu Räucherzwecken; **Oleum Ligni Cedri:** Zedernholzöl; farbloses dickflüssiges Öl; D. 0.943–0.961; $n_D^{20\,°C}$ 1.51 (entspricht dem Brechungsindex von Glas); **Inhaltsst.:** Cedrol (Zedernkampfer) u. Sesquiterpene*; **Gew.:** durch Destillation aus dem Holz; **Anw.:** in der Mikroskopie als Immersionsflüssigkeit*, ferner zum Aufhellen der Präparate; in der Parfümerie.

**Justicia adhatoda:** s. Adhatoda vasica.

**Justieren:** Abgleichen; Einstellen eines Messgeräts (z. B. Uhr) od. einer Maßverkörperung (z. B. Gewichtstück), bis die Ausgangsgröße (z. B. Skalenanzeige) mit dem richtigen Wert übereinstimmt od. die Abweichungen innerhalb des zulässigen Fehlers liegen; erfordert im Ggs. zum Kalibrieren* einen Eingriff, der das Messgerät oft bleibend verändert. **Beispiel:** J. eines elektr. Widerstands durch Ändern der Drahtlänge; J. eines Gewichtstücks durch Einfüllen von Bleischrot. Vgl. Eichen.

**Jute:** s. Corchorus capsularis.

**Jutesamenöl:** s. Corchorus capsularis.

**Juvenilhormone:** die Häutung der Insekten auslösende Stoffe, z. B. Derivate von Farnesol*; vgl. Ecdysone.

**Juwelierborax:** s. Borax, oktaedrischer.

J

# K



**k:** 1. Vorsatzzeichen für Kilo-*; 2. (physik.) Symbol für Boltzmann*-Konstante; 3. (physik.) Symbol für Absorptionskoeffizient*; 4. (physik.-chem.) Symbol für Reaktionsgeschwindigkeitskonstante*.

**K:** 1. (chem.) Symbol für Kalium*; 2. (chem.) Symbol für Lysin*; 3. (thermodynam.) Symbol für Kelvin*; 4. (physik.-chem.) thermodynamische Gleichgewichtskonstante* im Massenwirkungsgesetz*; die Art der Gleichgewichtsreaktion wird durch Indizes bezeichnet, z. B. $K_W$ (Ionenprodukt* des Wassers), $K_S$ (Säurekonstante*), $K_B$ (Basenkonstante*), $K_L$ (Löslichkeitsprodukt*). Vgl. pK.

**Kabeljau:** s. Gadus morrhua.

**Kachektin:** s. TNF.

**Kachexie** (gr. kachexia schlechter Zustand): Kachexia; schwere Form der Abmagerung mit allg. Atrophie*.

**Kadaverin:** s. Cadaverin.

**Kaddigbeeren:** s. Juniperus communis (Juniperi pseudofructus).

**Kaddigöl:** s. Juniperus oxycedrus (Pix Juniperi).

**Kadmium:** s. Cadmium.

**Käfigeinschlussverbindungen:** s. Einschlussverbindungen.

**Kältemischungen:** Mischungen aus Salzen* od. Trockeneis (s. Kohlenstoffdioxid) mit Wasser, Eis od. org. Flüss., die sich bei ihrer Herst. abkühlen; die verwendeten Salze lösen sich unter Wärmeverbrauch. **Zusammensetzung:** s. Tabelle.

**Kämpferol:** 3,4′,5,7-Tetrahydroxyflavon, 4′-Hydroxyapigenin; $C_{15}H_{10}O_6$, Strukturformel: s. Flavonoide (Tab. dort); $M_r$ 286.23; **Vork.:** in zahlreichen Pflanzen, z. B. in Sennesblättern (s. Cassia angustifolia, Sennae folium), in den Blüten von Prunus* spinosa u. in den Früchten von Rhamnus-Arten; meist in Form von Glykosiden, z. B. als 3-Glucosid (vgl. Astragalin).

**Käselabkraut:** s. Galium verum.

**Käsepappel, Große:** s. Malva sylvestris.

**Käsepappel, Kleine:** s. Malva neglecta.

**Kätzchen:** s. Blütenstand.

**Kaffee:** s. Coffea.

**Kaffeebohnen:** s. Coffea (Semen Coffeae).

**Kaffee, coffeinfreier:** s. Coffea.

**Kaffee-Ersatz- u. Zusatzmittel:** s. Coffea.

**Kaffeekohle:** s. Carbo activatus.

**Kaffeelöffel:** s. Volumenangaben, empirische.

**Kaffee, magenschonender:** s. Coffea.

**Kaffeesäure:** 3,4-Dihydroxyzimtsäure; s. Phenolcarbonsäuren (Tab. dort); vgl. Chlorogensäure.

**Kaffeestrauch:** s. Coffea.

**Kaffeezichorie:** s. Cichorium intybus.

**Kaffein:** s. Coffein.

**Kainit:** s. Magnesium.

**Kaiserblau:** Königsblau, Cobaltblau, Smalte, Schmalte; Kalium-Cobalt-Silicat; **Anw.:** Malerfarbe, Färben von Glas u. Keramik.

**Kaisergelb:** s. Dipikrylamin.

**Kältemischungen**

| Temperatursenkung bis | Mischung (Angaben in Gewichtsteilen) |
|---|---|
| −15 °C | 1 T. Ammoniumchlorid + 4 T. Schnee (Eis) oder 1 T. Ammoniumnitrat + 1 T. Wasser |
| −20 °C | 1 T. Kochsalz + 2 T. Schnee (Eis) oder 2 T. verdünnte Salpetersäure + 3 T. Natriumnitrat |
| −25 °C | 5 T. kristallines Calciumchlorid + 3 T. Wasser |
| −30 °C | 2 T. kristallines Calciumchlorid + 1 T. Schnee (Eis) oder 2 T. verdünnte Schwefelsäure + 3 T. Schnee (Eis) |
| −40 °C | 4 T. verdünnte Salpetersäure + 5 T. Ammoniumnitrat + 6 T. Natriumsulfat |
| −50 °C | 3 T. kristallines Calciumchlorid + 2 T. Schnee (Eis) |
| −60 °C | Kohlensäureschnee + Ethylchlorid |
| −82 °C | Kohlensäureschnee + Methylchlorid |
| −100 °C | Kohlensäureschnee + Ethylether (im Vakuum) |

**Kaisergrün:** s. Kupferarsenit-acetat.
**Kaiserkronen-Zwiebeln:** s. Fritillaria imperialis.
**Kaiserling:** s. Amanita caesarea.
**Kajeputbaum:** s. Melaleuca cajuputi.
**Kajeputöl:** s. Melaleuca cajuputi (Cajuputi aetheroleum).
**Kajuputöl:** s. Melaleuca cajuputi (Cajuputi aetheroleum).
**Kakaobaum:** s. Theobroma cacao.
**Kakaobutter:** s. Theobroma cacao (Cacao oleum).
**Kakerlake:** s. Blatta orientalis.
**Kaki-Pflaume:** s. Diospyros kaki.
**Kakodyl:** **1.** Tetramethyldiarsan, Cadet-Flüssigkeit; CAS-Nr. 471-35-2; $(CH_3)_2As{-}As(CH_3)_2$; $M_r$ 209.98; Schmp. –5 °C; Sdp. 163 °C; **2.** Präfix im Namen von Verb., welche die Dimethylarsinogruppe $(CH_3)_2As{-}$ enthalten; s. Kakodylsäure; vgl. Arsine.
**Kakodylsäure:** Acidum kakodylicum; Dimethylarsinsäure, Agent Blue; CAS-Nr. 75-60-5; $(CH_3)_2AsOOH$; $M_r$ 137.99; Schmp. 195–196 °C; weiße, geruchlose Kristalle, leicht lösl. in Wasser u. Ethanol, lösl. in Eisessig, unlösl. in Ether; **Anw.:** **1.** (techn.) Herbizid; zum Waschen elektronenmikroskop. Präparate; **2.** (med.) obsolet; früher gegen Hautkrankheiten. Vgl. Natriumkakodylat.
**Kakosmie:** Täuschung des Riechempfindens, bei der subjektiv alles übel riecht.
**Kakosmophore:** s. Gruppen, osmophore.
**Kakothelin:** Bis-desmethyl-nitrobrucin-hydrat-nitrat; 2,3 Dihydro-4-nitro-2,3-dioxo-9,10-secostrychnidin-10-yl-säure; CAS-Nr. 561-20-6; $C_{21}H_{21}N_3O_7 \cdot HNO_3$; $M_r$ 490.4; Schmp. >300 °C; gelbe, in Wasser wenig lösl. Kristalle; **Anw.:** Redoxindikator u. zum Nachw. von Eisen(II)-, Zinn(II)-, Vanadium(III)-Salzen sowie Thiosulfaten.
**Kaktusschildlaus:** s. Dactylopius coccus.
**Kala-Azar:** s. Leishmaniasen.
**Kalabarbohne:** s. Physostigma venenosum (Semen Calabar).
**Kalabarsamen:** s. Physostigma venenosum (Semen Calabar).
**Kalanchoe daigremontiana** Hamet et Perr. de la Bathie: Bryophyllum daigremontiana (Hamet et Perr. de la Bathie) Berger; Staude, Fam. Crassulaceae; Südwest-Madagaskar; **Inhaltsst.:** leicht zersetzbare, tox. Substanzen.
**Kalander:** **1.** Maschine mit weichen (z. B. aus Baumwolle) od. harten (aus Hartguss od. Stahl), auch heizbaren, gegeneinander rotierenden Walzen; K. dient der Verbesserung der Oberfläche von Papier u. textilen Flächen u. zur kontinuierl. Herst. von Gummiplatten u. Kunststofffolien (0.1–0.8 mm). **2.** (pharmaz.) Maschine zur Polymerextrusion; in einem einstufigen Verfahren wird eine therm. vorplastifizierte (gesinterte) Wirkstoffpolymermischung durch den Spalt achsenparalleler, gegenläufiger, entspr. profilierter beheizter Walzen gegeben; vgl. Extrudieren; zur Herst. von Retardtabletten u. -granulaten mit thermostabilen Arzneistoffen.
**Kalappusöl:** s. Cocos nucifera (Oleum Cocos).
**Kalialaun:** s. Kaliumalaun.
**Kaliaturholz:** s. Pterocarpus santalinus (Lignum Santali rubrum).
**Kali-Blei-Glas:** s. Glas.
**Kali borussicum:** s. Kaliumhexacyanoferrat(II).
**Kalibrieren:** Einmessen; Ermitteln des Zusammenhangs zw. richtigem u. angezeigtem Wert eines Messgerätes; betrifft im Ggs. zum Eichen* nach den gesetzl. Vorschriften mit befristeter Geltungsdauer den nicht eichpflichtigen Bereich im industriellen Messwesen; im Allg. nach den gesetzl. SI*-Einheiten; Dokumentation der Prüfergebnisse in einem Kalibrierschein. Vgl. Justieren.
**Kali causticum fusum:** s. Kaliumhydroxid.
**Kaliglas:** s. Glas.
**Kalihydrat:** s. Kaliumhydroxid.
**Kalii acetas:** s. Kaliumacetat.
**Kalii bromidum:** s. Kaliumbromid.
**Kalii canrenoas:** s. Kaliumcanrenoat.
**Kalii carbonas:** s. Kaliumcarbonat.
**Kalii chloras:** s. Kaliumchlorat.
**Kalii chloridum:** s. Kaliumchlorid.
**Kalii citras:** s. Kaliumcitrat.
**Kalii dihydrogenophosphas:** s. Kaliumdihydrogenphosphat.
**Kalii hydrogenoaspartas hemihydricus:** s. Kaliumhydrogenaspartat-Hemihydrat.
**Kalii hydrogenocarbonas:** s. Kaliumhydrogencarbonat.
**Kalii hydroxidi solutio:** s. Kalilauge.
**Kalii hydroxidum:** s. Kaliumhydroxid.
**Kalii hydroxychinolinii sulfas:** s. 8-Hydroxychinolinsulfat-Kaliumsulfat.
**Kalii iodidi compressi 65 mg:** s. Compressi Kalii iodati 65 mg.
**Kalii iodidi oculoguttae:** s. Kaliumiodid-Augentropfen.
**Kalii iodidum:** s. Kaliumiodid.
**Kalii lactatis solutio:** s. Solutio Kalii lactici.
**Kalii lactatis solutio monomolaris:** s. Solutio Kalii lactici monomolaris.
**Kalii monohydrogenophosphas:** s. Kaliummonohydrogenphosphat.
**Kalii natrii tartras:** s. Kaliumnatriumtartrat.
**Kalii nitras:** s. Kaliumnitrat.
**Kalii orotas:** s. Kaliumorotat.
**Kalii perchloras:** s. Kaliumperchlorat.
**Kalii permanganas:** s. Kaliumpermanganat.
**Kalii phosphas dibasicus:** s. Kaliummonohydrogenphosphat.
**Kalii phosphas monobasicus:** s. Kaliumdihydrogenphosphat.
**Kalii phosphas tribasicus:** s. Kaliumphosphat.
**Kalii sorbas:** s. Kaliumsorbat.
**Kali-Kalk-Glas:** s. Glas.
**Kalilauge:** Solutio Kalii hydroxydati, Kalii hydroxidi solutio, Liquor Kalii caustici; Zusammensetzung: DAB, 15 %ige Kaliumhydroxid-Lösung (KOH ca. 3 mol/L); klare, farblose, geruchlose Flüss., die ätzend wirkt; vgl. Kaliumhydroxid.
**Kalilauge, verdünnte:** Solutio Kalii hydroxydati diluta, Liquor Kalii caustici dilutus; verdünnte Kaliumhydroxidlösung; Zusammensetzung: ÖAB, 115 T. Kaliumhydroxid*, 885 T. gereinigtes Wasser; Gehalt an Gesamtkali: 9.8–10.3 % (berechnet als KOH; ca. 2 mol/L); D. 1.090–1.093; klare, farblose, geruchlose Flüss., die ätzend wirkt; **Anw.:** (med.) äußerl. erweichende Waschungen u. Pinselungen; Herst. von Sapo* kalinus u. Spiritus saponatus.

**Kalisalpeter:** s. Kaliumnitrat.

**Kaliseife:** s. Sapo kalinus.

**Kaliseifengeist:** s. Spiritus Saponis kalini.

**Kaliseifenspiritus:** s. Spiritus Saponis kalini.

**Kalium:** Potassium; Symbol K; CAS-Nr. 7440-09-7; $A_r$ 39.0983; OZ 19; D. 0.86; Schmp. 63.5 °C; Sdp. 753.8 °C; silbriges, wachsweiches, 1-wertiges, zu den Alkalimetallen* gehörendes Leichtmetall*, das an der Luft schnell oxidiert (Aufbewahrung unter Petroleum); reagiert mit Wasser unter Selbstentzündung zu Kaliumhydroxid* u. Wasserstoff*; **Vork.:** in Abraumsalzen*, Meerwasser, Böden u. Gesteinen (ca. 2.4 % K in der Erdkruste); **Bedeutung:** (physiol.) Der menschl. Körper enthält ca. 150 g K; Konz. in den Zellen ca. 160 mmol/L, im Serum u. im interzellulären Raum ca. 4 mmol/L; K ist notwendig zur Steuerung der elektrochem. Prozesse in Nerven u. Muskeln u. des osmot. Drucks in den Zellen sowie als Enzymaktivator (Pyruvatkinase*, Carbamoylphosphatsynthetase). **Darst.:** Elektrolyse* von geschmolzenem Kaliumhydroxid; im MSA-Verfahren (Abk. für engl. Mine Safety Appliances) wird Kaliumchlorid* (KCl) mit Natrium* bei 870 °C reduziert u. entstandenes K abdestilliert. **Anw.:** (techn.) in Form einer Natrium-Kalium-Legierung als Kühlflüssigkeit in schnellen Brütern (Kernreaktoren); in der präparativen org. Chemie; **Nachw.:** Kaliumverbindungen: **1.** Sie färben die nichtleuchtende Flamme violett. **2.** Platinchloridlösung fällt gelbes, krist. Kaliumtetrachloroplatinat ($K_2PtCl_6$), unlösl. in Ethanol. **3.** Weinsäure* im Überschuss fällt krist. Kaliumhydrogentartrat* ($KH(C_4H_4O_6)$). **4.** Fällung mit Tetraphenylborat; **Gesch.:** 1807 von Humphry Davy (1778–1829) entdeckt.

**Kaliumacetat:** Kalii acetas, Kalium aceticum; essigsaures Kalium; CAS-Nr. 127-08-2; $CH_3COOK$; $M_r$ 98.14; D. 1.8; Schmp. 292 °C; weißes, krist., hygroskop. Pulver; sehr leicht lösl. in Wasser, lösl. in Ethanol; **Darst.:** Lösen von Kaliumhydrogencarbonat* in Essigsäure*; **Off.:** Ph.Eur.6; **Anw.: 1.** (med.) Behandlung od. Verhinderung von Kaliummangel, in Lsg. Hämodialyse u. Peritonealdialyse; früher als Diuretikum; **2.** (techn.) Lebensmittelzusatzstoff* E 261, Salzbildner in der Arzneistoffsynthese; **Dos.:** variierend in Vollelektrolyt-Infusionslösungen.

**Kaliumacetatlösung:** s. Solutio Kalii acetici.

**Kalium aceticum:** s. Kaliumacetat.

**Kaliumalaun:** Alumen Ph.Eur.6; Alumen kalicum, Aluminium-Kalium sulfuricum, Kaliumaluminiumsulfat, Aluminiumkaliumsulfat, Alaun, Kalialaun; CAS-Nr. 7784-24-9; $KAl(SO_4)_2 \cdot 12\,H_2O$; $M_r$ 474.40; Schmp. 92.5 °C; farblose, oktaedr. Kristalle od. weißes, krist. Pulver von süßl. adstringierendem Geschmack; lösl. in 9 T. Wasser, leicht lösl. in Glycerol u. verd. Säuren, unlösl. in Ethanol; **Darst.: 1.** Brennen von natürl. Alaunstein; **2.** Aufschließen geglühter Tone u. Bauxite* mit Schwefelsäure*; **3.** Auskristallisieren einer Lsg. von Aluminiumsulfat* u. Kaliumsulfat*; **Anw.: 1.** (med.) äußerl. als Ätzmittel, zur Blutstillung; früher innerl. selten bei Diarrhö u. Darmblutungen; **2.** (techn.) in der Gerberei, als Lebensmittelzusatzstoff* E 522. **Alumen ustum:** gebrannter Alaun; $KAl(SO_4)_2$; $M_r$ 258.12; weiße Krusten od. weißes Pulver, lösl. in 30 T. Wasser; **Anw.: 1.** (med.) als Ätzmittel; **2.** (techn.) zum Klären. **Hom.:** Aluminium-kalium-sulfuricum (HAB), Alumen: verordnet z. B. bei Magen- u. Darmkoliken mit Übelkeit, Obstipation.

**Kaliumaluminat:** $K_2Al_2O_4$; $M_r$ 250.2; weiße Kristalle, lösl. in Wasser, unlösl. in Ethanol; **Herst.:** Zusammenschmelzen von Kaliumhydroxid* u. Aluminiumoxid*; **Anw.:** (techn.) Abdichten von Beton, z. B. im Brücken- u. Tunnelbau.

**Kaliumaluminiumsulfat:** s. Kaliumalaun.

**Kaliumammoniumtartrat:** Kalium-Ammonium tartaricum, Sal ammoniacum tartaricum, Tartarus ammoniatus; Ammoniakweinstein, Weinsteinsalmiak; $KNH_4(C_4H_4O_6) \cdot 0.5\,H_2O$; farblose Kristalle, leicht lösl. in Wasser; **Darst.:** Auflösen von Kaliumhydrogentartrat* u. Ammoniumcarbonat* in 10 %iger Ammoniaklösung; **Anw.:** (med.) Diuretikum*, Laxans*.

**Kalium arsenicosum:** s. Kaliumarsenit.

**Kaliumarsenit:** Kalium arsenicosum; Kaliummetarsenit; CAS-Nr. 10124-50-2; $KAsO_2$; $M_r$ 146.02; ungefähre Zusammensetzung des sauren K.: $KAsO_2 \cdot HAsO_2 \cdot H_2O$; weißes Pulver, leicht lösl. in Wasser, lösl. in Säuren unter Entw. von Arsenwasserstoff*; **Darst.:** In siedende konz. Kaliumcarbonatlösung wird so lange Arsen(III)*-oxid eingetragen, bis die $CO_2$-Entw. aufhört; dann lässt man erkalten, filtriert u. überschichtet das Filtrat mit 96 %igem Ethanol, wobei das Salz sich allmähl. krist. abscheidet. **Hom.:** Kalium arsenicosum: verordnet z. B. bei Psoriasis, Herzerkrankungen; als Ergänzungsmittel in Schüßler-Salzen.

**Kaliumbicarbonat:** s. Kaliumhydrogencarbonat.

**Kalium bicarbonicum:** s. Kaliumhydrogencarbonat.

**Kalium bichromicum:** s. Kaliumdichromat.

**Kaliumbioxalat:** s. Kaliumhydrogenoxalat.

**Kalium bioxalicum:** s. Kaliumhydrogenoxalat.

**Kaliumbiphthalat:** s. Kaliumhydrogenphthalat.

**Kalium biphthalicum:** s. Kaliumhydrogenphthalat.

**Kaliumbismutiodidlösung:** s. Dragendorff-Reagenz.

**Kaliumbisulfat:** s. Kaliumhydrogensulfat.

**Kalium bisulfuricum:** s. Kaliumhydrogensulfat.

**Kalium bitartaricum:** s. Kaliumhydrogentartrat.

**Kaliumbitartrat:** s. Kaliumhydrogentartrat.

**Kalium, blausaures:** s. Kaliumcyanid.

**Kaliumboranat:** s. Kaliumborhydrid.

**Kaliumborhydrid:** Kaliumboranat, Kaliumtetrahydroborat; CAS-Nr. 13762-51-1; $K[BH_4]$; $M_r$ 53.95; Schmp. 500 °C (unter Zers.); farbloses Pulver, lösl. in Wasser, schwer lösl. in Methanol; **Anw.:** wie Natriumborhydrid zur Reduktion von Aldehyden* u. Ketonen*.

**Kaliumbromat:** Kalium bromicum; bromsaures Kalium; CAS-Nr. 7758-01-2; $KBrO_3$; $M_r$ 167.0; D. 3.42; Schmp. 350 °C; ab 370 °C Zers. u. Sauerstoffabspaltung; weiße Kristalle, leicht lösl. in Wasser, prakt. unlösl. in Ethanol; **Darst.:** Auflösen von Brom* in Kalilauge*; **Anw.:** (techn.) Bromatometrie*, Urtitersubstanz (Ph.Eur.6), Einkristall in der Piezoelektrik.

**Kalium bromatum:** s. Kaliumbromid.

**Kalium bromicum:** s. Kaliumbromat.

**Kaliumbromid:** Kalii bromidum, Kalium bromatum; Bromkalium; CAS-Nr. 7758-02-3; KBr; $M_r$ 119.0; Schmp. 732 °C; Sdp. 1435 °C; farblose Kristalle od. weißes, krist. Pulver von scharf salzigem Geschmack; leicht lösl. in Wasser (in ca. 2 T.), wenig lösl. in 90 %igem Ethanol von 20 °C, lösl. in siedendem Ethanol; **Off.:** Ph.Eur.6; **Anw.:** **1.** (techn.) Entwickler in der Fotografie, Tönungslösung, Silberbromidemulsionen; Herst. von Presslingen für die Aufnahme von IR-Spektren; häufig gebrauchtes Reagenz; **2.** (med.) obsolet; früher als Sedativum u. Antiepileptikum; vgl. Ammoniumbromid; **Toxikol.:** s. Bromismus. **Hom.:** Kalium bromatum (HAB): verordnet z. B. bei psych. Erkrankungen, Bronchitis, Akne.

**Kalium, bromsaures:** s. Kaliumbromat.

**Kaliumcanrenoat** (INN): Kalii canrenoas; CAS-Nr. 2181-04-6; $C_{22}H_{29}KO_4$, Strukturformel: s. Abb.; $M_r$ 396.57; Schmp. 149–151 °C; lösl. in Wasser bei od. über pH 8.5; **Wirk.:** Antihypertensivum*, schwach wirksames, kaliumsparendes Diuretikum*, Aldosteron-Antagonist; **Ind.:** primärer Hyperaldosteronismus, Ödeme u./od. Aszites bei sekundärem Hyperaldosteronismus; **Kontraind.:** Hyperkaliämie u. -natriämie, eingeschränkte Nierentätigkeit; **WW:** Acetylsalicylsäure erniedrigt die Wirk. von K.; mit Kaliuretika wird die Kalium sparende Wirk. erhöht; **UAW:** Hyperkaliämie, Impotenz, Stimmveränderungen; **Dos.:** p. o. bei Ödemen 2–4 × 0.1 g/d über 3–6 d, Dauerbehandlung 1 × 0.1 g/d od. 1 × 0.1 g/2 d; parenteral Injektion i. v., Infusion i. v. 0.4 g (Blutkaliumspiegel kontrollieren); HWZ 10–18 h. Gebräuchl. ist auch Canrenoinsäure.

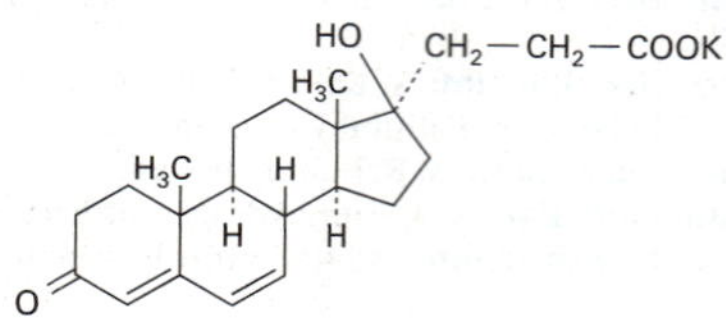

**Kaliumcanrenoat**

**Kaliumcarbonat:** Kalii carbonas, Kalium carbonicum; kohlensaures Kalium; CAS-Nr. 584-08-7; $K_2CO_3$; $M_r$ 138.21; D. 2.4; Schmp. 891 °C; weißes, körniges, hygroskop. Pulver, leicht lösl. in Wasser, unlösl. in Ethanol; verwandelt sich an der Luft unter $CO_2$-Aufnahme langsam in das schwerer lösl. Kaliumhydrogencarbonat*. **Darst.:** Einleiten von $CO_2$ in Kalilauge*; Erhitzen von Kaliumhydrogencarbonat; **Herst.:** Einleiten von $CO_2$ in Kalilauge (Carbonisieren) nach dem Formiatverfahren durch Reaktion von Calciumhydroxidlösung (Kalkmilch), Kaliumsulfat* u. Kohlenstoffmonoxid*. Das intermediäre Kaliumformiat wird oxidativ zu K. calciniert. **Off.:** Ph.Eur.6; **Anw.:** **1.** (med.) äußerl. zur Hautentfettung; früher bei Gicht; **2.** als Reagenz (z. B. Soda-Pottasche-Aufschluss). **Kalium carbonicum crudum:** rohes Kaliumcarbonat, Pottasche; Gehalt: mind. 89.8 % $K_2CO_3$; weißes, körniges, hygroskop. Pulver, leicht lösl. in Wasser; **Gew.:** s. oben u. aus Schlempekohle u. Wollschweiß; früher durch Auslaugen von Holzasche u. Eindampfen in eisernen Töpfen (daher der Name Pottasche); **Anw.:** (techn.) z. B. zur Herst. von Seifen, Gläsern, Kaliwasserglas, Salzen, Farben. **Hom.:** Kalium carbonicum (HAB): getrocknetes Kaliumcarbonat (2. Dezimalverreibung bei Bedarf frisch herzustellen), Konstitutionsmittel*; verordnet z. B. bei Bronchitis, Herzmuskelschwäche, Nebenhöhlenentzündungen, Arthrosen.

**Kaliumcarbonat, rohes:** s. Kaliumcarbonat (Kalium carbonicum crudum).

**Kalium carbonicum:** s. Kaliumcarbonat.

**Kalium carbonicum crudum:** s. Kaliumcarbonat.

**Kalium causticum fusum:** s. Kaliumhydroxid.

**Kaliumchlorat:** Kalii chloras, Kalium chloricum; chlorsaures Kalium; CAS-Nr. 3811-04-9; $KClO_3$; $M_r$ 122.55; D. 2.34; Schmp. 370 °C; Zers. ab 400 °C; farblose, glänzende Kristalle od. krist. Pulver, leicht lösl. in 15 T. Wasser, in 2 T. heißem Wasser, in 130 T. Ethanol; **Darst.:** Umsetzen von Calciumchlorat* mit Kaliumchlorid* od. Elektrolyse* einer Natriumchloridlösung u. nachfolgende Fällung des entstandenen Natriumchlorats* mit Kaliumchlorid; **Anw.:** **1.** (techn.) u. a. Sprengstoffe, Pyrotechnik, Sicherheitszündhölzer; **2.** (med.) obsolet; früher als Gurgelwasser in 2–5 %iger Lsg.; **Toxikol.:** Kaliumchlorat kann zu schweren u. tödl. Intoxikationen führen (Methämoglobinbildner*); LD 5–15 g; **cave:** Vorsicht beim Reiben, Stoßen, Erhitzen mit oxidierbaren Stoffen (Explosionsgefahr). **Hom.:** Kalium chloricum: verordnet z. B. bei Magen- od. Darmentzündung, chron. Nephritis.

**Kalium chloratum:** s. Kaliumchlorid.

**Kalium chloricum:** s. Kaliumchlorat.

**Kaliumchlorid:** Kalii chloridum, Kalium chloratum; Chlorkalium; CAS-Nr. 7447-40-7; KCl; $M_r$ 74.56; Schmp. 773 °C; Sdp. 1500 °C; farblose Kristalle od. weißes, krist. Pulver von salzigem, schwach bitterem Geschmack, lösl. in 3 T. Wasser, unlösl. in Ethanol; **Off.:** Ph.Eur.6; **Anw.:** **1.** (med.) Best. von Vollelektrolytlösungen i. R. der parenteralen Ernährung, Infusionstherapie bei Kaliummangel, z. B. inf. hypochloräm. Alkalose; zus. mit Natriumsalzen in salin. Laxanzien; früher Fiebermittel (Sal febrifugum Sylvii); **2.** Reagenz Ph.Eur.6: 3-molare Lsg. zur Elektrodenfüllung (Potentiometrie*); zur Herst. von Presslingen in der Infrarotspektroskopie*; **3.** (techn.) Darst. anderer Kaliumverbindungen; Düngerzusatz; **cave:** Vorsicht vor Verwechslung mit Kaliumchlorat* ($KClO_3$); auf Rezepten das Wort „chloratum“ ausschreiben. **Hom.:** Kalium chloratum (HAB), Kalium muriaticum: verordnet z. B. bei Entzündungen des Hals-Nasen-Ohren-Bereichs, Bindehautentzündung.

**Kalium, chlorsaures:** s. Kaliumchlorat.

**Kalium-Chromalaun:** s. Chrom(III)-kaliumsulfat.

**Kaliumchromat:** Kalium chromicum flavum; gelbes Kaliumchromat, gelbes chromsaures Kalium, Chromkalium; CAS-Nr. 7789-00-6; $K_2CrO_4$; $M_r$ 194.2; D. 2.74; Schmp. 965 °C; gelbe Kristalle, lösl. in Wasser, unlösl. in Ethanol; ab 670 °C Umwandlung in die rote α-Modifikation; **Herst.:** Umsetzung von Kaliumcarbonat* ($K_2CO_3$) mit Kaliumdichromat* ($K_2Cr_2O_7$); **Anw.:** **1.** (techn.) Färberei, Tintenfabrikation; **2.** (chem.) Maßanalyse, qualitative Analyse (Nachw. von Blei* u. Silber*); **3.** (med.) obsolet; früher innerl. als Emetikum*, äußerl. in

5–10 %igen Lsg. als Verbandwasser bei Geschwüren, Exanthemen; **Toxikol.:** K. wirkt ätzend u. führt zu schlecht heilenden Wunden. Stäube von Cr(VI)-Verbindungen sind lungenkarzinogen. Vgl. Kaliumdichromat.

**Kaliumchromat, gelbes:** s. Kaliumchromat.

**Kaliumchromat, rotes:** s. Kaliumdichromat.

**Kalium chromicum flavum:** s. Kaliumchromat.

**Kalium chromicum rubrum:** s. Kaliumdichromat.

**Kaliumchrom(III)-sulfat:** s. Chrom(III)-kaliumsulfat.

**Kaliumcitrat:** Kalii citras Ph.Eur.6, Kalium citricum; Trikaliumcitrat, citronensaures Kalium, Kaliumzitrat; CAS-Nr. 6100-05-6; $C_3H_4(OH)(COO)_3K_3 \cdot H_2O$; $M_r$ 324.42; farblose, hygroskop. Kristalle od. krist. Pulver, leicht lösl. in Wasser, sehr schwer lösl. in Ethanol, verkohlt beim Erhitzen; **Darst.:** Neutralisieren einer Lsg. von Citronensäure* mit Kaliumhydrogencarbonat*; **Anw.:** (med.) bei Kaliummangel, nicht respirator. Acidose*, zur Nierensteinmetaphylaxe bei Calcium- u. Harnsäuresteinen; **Dos.:** p. o. 0.5–2.0 g mehrmals täglich.

**Kalium citricum:** s. Kaliumcitrat.

**Kalium, citronensaures:** s. Kaliumcitrat.

**Kaliumcobalt(III)-nitrit:** s. Kaliumhexanitrocobaltat(III).

**Kaliumcyanat:** cyansaures Kalium, Kalium cyanicum; KOCN; $M_r$ 81.12; D. 2.05; farblose Kristalle, lösl. in Wasser, unlösl. in Ethanol; **Darst.:** Oxidation von KCN durch Erhitzen an der Luft od. Erwärmen mit Braunstein, Kaliumpermanganat od. Einleiten von Chlor od. Brom in konzentrierte KCN-Lösung; **Anw.:** (techn.) als Herbizid.

**Kalium cyanatum:** s. Kaliumcyanid.

**Kalium cyanicum:** s. Kaliumcyanat.

**Kaliumcyanid:** Kalium cyanatum, Kalium hydrocyanicum; Cyankalium, Zyankalium, blausaures Kalium; CAS-Nr. 151-50-8; KCN; $M_r$ 65.11; D. 1.56; Schmp. 635 °C; Sdp. 1625 °C; weiße, zerfließl. Stücke od. Stäbchen od. grobkörniges Pulver, charakterist. Geruch nach Bittermandeln; leicht lösl. in Wasser, sehr schwer lösl. in Ethanol; Lsg. riechen nach Blausäure* u. zersetzen sich bei längerem Stehen od. Erhitzen zu $NH_3$ u. Kaliumformiat. Mit Säuren (auch mit Magensäure) entweicht Blausäure; an der Luft geht KCN infolge $CO_2$-Einwirkung allmähl. in das ungiftige Kaliumcarbonat* über. **Darst.:** Schmelzen von Kaliumhexacyanoferrat(II)* mit Kaliumcarbonat od. durch Einleiten von Blausäure in Kalilauge sowie nach zahlreichen patentierten Verfahren; **Anw.:** **1.** (techn.) hauptsächl. als Kalium cyanatum crudum in der Fotografie; Galvanisation; Reinigen von Gold* u. Silber* (Cyanidlaugerei); in der org. Synthese zur Darst. von Nitrilen*; **2.** (toxikol.) als Insektizid*; **3.** (med.) obsolet; früher als Sedativum u. Spasmolytikum; **Toxikol.:** KCN ist eines der stärksten Gifte. Die Wirk. beruht auf der Hemmung der intrazellulären Cytochromoxidase*. Akute orale Toxizität: $LD_{50}$ (Ratte) 5 mg/kg KG; akute dermale Toxizität $LD_{50}$ (Ratte): 14–33 mg/kg KG; LD beim Menschen 140 mg; in die Blutbahn gebracht, wirkt es in wesentl. geringerer Dosis tödlich. Daher beim Arbeiten mit KCN äußerste Vorsicht vor kleinsten Verwundungen (z. B. Ritzen durch Glasscherben) sowie beim Zusammenbringen mit Säuren wegen der Freisetzung von Blausäure*. Tod durch innere Erstickung; **Antidot:** künstl. Beatmung, evtl. Überdruckbeatmung; **1.** Hydroxocobalamin* (5 g i. v.) als Mittel der ersten Wahl zur Komplexierung des Cyanids als Cyanocobalamin, anschließend Natriumthiosulfat*-Lösung (10 %ige Lsg., 10–20 mL i. v.) zur Bereitstellung von Schwefeläquivalenten. Cyanid wird durch das Enzym Rhodanese zu Thiocyanat entgiftet. **2.** Alternativ kann durch i. v. Gabe von 4-*N*,*N*-Dimethylaminophenol* (Abk. 4-DMAP) Hämoglobin* zu Methämoglobin oxidiert werden, das in Konkurrenz zur Cytochromoxidase das Cyanid abfängt. **Nachw.:** Cyanid-Ionen bilden mit Eisen(II)*-sulfat in wässriger Lsg. Hexacyanoferrat(II), das mit zugesetztem Eisen(III)*-chlorid Berliner* Blau ergibt.

**Kaliumdichromat:** Kalium dichromicum, Kalium bichromicum, Kalium chromicum rubrum; rotes Kaliumchromat, doppeltchromsaures Kalium, pyrochromsaures Kalium, saures chromsaures Kalium; CAS-Nr. 7778-50-9; $K_2Cr_2O_7$; $M_r$ 294.22; D. 2.7; Schmp. 396 °C (α-Modifikation), Schmp. 89 °C (β-Modifikation); therm. Zers. ab 500 °C; große leuchtend orange Kristalle, die beim Erhitzen zu einer braunroten Flüss. schmelzen; lösl. in 8 T. Wasser, unlösl. in Ethanol; **Darst.:** aus Chromeisenstein* ($FeCr_2O_4$) od. durch Umsetzen von Natriumdichromatlösung mit Kaliumchloridlösung; **Anw.:** **1.** (techn.) Härten anatom. Präparate, Urtiter, Oxidationsmittel; **2.** (med.) obsolet; früher äußerl. als Ätzmittel bei Kondylomen u. syphilit. Geschwüren; **Toxikol.:** K. ist als sehr giftig, brandfördernd, umweltgefährlich, erbgutverändernd, fortpflanzungsgefährdend u. krebserzeugend eingestuft. **Hom.:** Kalium bichromicum (HAB): verordnet z. B. bei chron. Nebenhöhlenentzündungen.

**Kalium dichromicum:** s. Kaliumdichromat.

**Kaliumdicyanoaurat(I):** Aurum-Kalium cyanatum; Kaliumgold(I)-cyanid, Gold(I)-Kaliumcyanid, Kaliumaurocyanid, Kaliumgoldcyanür; CAS-Nr. 13967-50-5; $KAu(CN)_2$; $M_r$ 288.1; weißes, giftiges Pulver; leicht lösl. in Wasser, lösl. in Ethanol, sehr schwer lösl. in Glycerol, unlösl. in Ether; Goldgehalt ca. 68 %; **Anw.:** **1.** (med.) in Epicutantests als Positivkontrolle zur Prüfung auf Goldallergien, z. B. im Zusammenhang mit Zahnbehandlungen (Zahngold); als Therapeutikum obsolet; früher i. v. bei Lungentuberkulose, Tuberculosis cutis luposa u. Syphilis; **2.** (techn.) Galvanotechnik; **Toxikol.:** MAK 2.77 mg Staub/m³ Luft.

**Kaliumdihydrogenphosphat:** Kalii dihydrogenophosphas, Kalii phosphas monobasicus, Kalium dihydrogenphosphoricum, Kalium phosphoricum acidum, Kalium phosphoricum monobasicum; Monokaliumdihydrogenphosphat, Monokaliumphosphat, primäres Kaliumphosphat, einbasisches Kaliumphosphat, saures Kaliumphosphat; CAS-Nr. 7778-77-0; $KH_2PO_4$; $M_r$ 136.1; D. 2.33; Schmp. 253 °C (unter Zers.); farblose Kristalle, leicht lösl. in Wasser, unlösl. in Ethanol; **Darst.:** Auflösen von Kaliumcarbonat* in Phosphorsäure* im Überschuss; **Off.:** Ph.Eur.6; **Anw.:** **1.** (med.) Störungen des Kalium- u. Phosphatstoffwechsels, für Pufferlösungen; früher Laxans*; **2.** (techn.)

Puffersubstanz, Lebensmittelzusatzstoff* E 340. **Hom.:** Kalium phosphoricum (HAB): verordnet z. B. bei Neurasthenie, Erschöpfungszuständen.

**Kalium dihydrogenphosphoricum:** s. Kaliumdihydrogenphosphat.

**Kalium diiodparaphenolsulfonicum:** s. Kalium, diiodparaphenolsulfonsaures.

**Kalium, diiodparaphenolsulfonsaures:** Kalium diiodparaphenolsulfonicum, Kalium sozoiodolicum; Sozoiodol-Kalium; $C_6H_2I_2(OH)SO_3K$; $M_r$ 464.0; farblose Kristalle od. Pulver, wenig lösl. in Wasser, fast unlösl. in Ethanol u. Ether; die frühere med. Anw. als sekretionshemmender u. austrocknender Wundpuder od. in Salben ist obsolet.

**Kaliumdisulfit:** Kalium metabisulfurosum, Kalium pyrosulfurosum; Kaliummetabisulfit, Kaliumpyrosulfit; CAS-Nr. 16731-55-8; $K_2S_2O_5$; $M_r$ 222.3; therm. Zers. ab 150 °C; farblose Kristalle, lösl. in Wasser, unlösl. in Ethanol; Gehalt: mind. 90 %; **Darst.:** Einleiten von Schwefeldioxid* ($SO_2$) in heiße Kaliumsulfitlösung; **Anw.:** (techn.) Reduktionsmittel; Stabilisator u. Antioxidans bei der Most- u. Weinbereitung; Lebensmittelzusatzstoff* E 224.

K

**Kalium, doppeltchromsaures:** s. Kaliumdichromat.

**Kalium, doppeltkohlensaures:** s. Kaliumhydrogencarbonat.

**Kalium, dreibasisches phosphorsaures:** s. Kaliumphosphat.

**Kaliumeisen(II)-cyanid:** s. Kaliumhexacyanoferrat(II).

**Kaliumeisen(III)-cyanid:** s. Kaliumhexacyanoferrat(III).

**Kaliumeisencyanür:** s. Kaliumhexacyanoferrat(II).

**Kalium, essigsaures:** s. Kaliumacetat.

**Kalium-O-ethyldithiocarbonat:** s. Kaliumxanthogenat.

**Kalium ferricyanatum:** s. Kaliumhexacyanoferrat(III).

**Kaliumferricyanid:** s. Kaliumhexacyanoferrat(III).

**Kaliumferricyanid-Lösung:** Zusammensetzung: bei Bedarf ist 1 T. Kaliumferricyanid (zuvor mit Wasser gewaschen) in 19 T. Wasser zu lösen; **Anw.:** Reagenz, entspricht der Kaliumhexacyanoferrat(III)*-Lsg. der Ph.Eur.6, z. B. zum Nachweis von Eisen(II)-Ionen od. in Mischlösung mit $FeCl_3$ zum Nachweis oxidierbarer Substanzen.

**Kaliumferriferrocyanid:** s. Berliner Blau.

**Kalium ferrocyanatum:** s. Kaliumhexacyanoferrat(II).

**Kaliumferrocyanid:** s. Kaliumhexacyanoferrat(II).

**Kalium fluoratum:** s. Kaliumfluorid.

**Kalium fluoresceinicum:** s. Fluoresceinkalium.

**Kaliumfluorid:** Kalium fluoratum; Fluorkalium; CAS-Nr. 7789-23-3; KF; $M_r$ 58.10; D. 2.48; Schmp. 858 °C; Sdp. 1505 °C; weißes, leicht zerfließl., hygroskop., giftiges Pulver, leicht lösl. in Wasser; **Darst.:** Neutralisation von Pottasche ($K_2CO_3$; s. Kaliumcarbonat) mit Flusssäure* u. Eindampfen; **Anw.:** **1.** (med.) Antiseptikum*; **2.** (techn.) Holzkonservierungsmittel, zum Glasätzen, Gärungstechnik.

**Kalium, gelbes chromsaures:** s. Kaliumchromat.

**Kaliumgold(I)-cyanid:** s. Kaliumdicyanoaurat(I).

**Kaliumgoldcyanür:** s. Kaliumdicyanoaurat(I).

**Kaliumhexacyanoferrat(II):** Kalium ferrocyanatum, Ferrokalium cyanatum flavum, Kali zooticum, Kali borussicum; Kaliumeisen(II)-cyanid, Kaliumferrocyanid, Cyaneisenkalium, Ferrocyankalium, Kaliumeisencyanür, gelbes Blutlaugensalz, Gelbkali; CAS-Nr. 14459-95-1; $K_4[Fe(CN)_6] \cdot 3\,H_2O$; $M_r$ 422.41; D. 1.83; Schmp. ab 70 °C (Kristallwasserabgabe); zitronengelbe, nicht giftige Kristalle od. Pulver, sehr leicht lösl. in Wasser, unlösl. in Ethanol u. Ether; die wässrige Lsg. zersetzt sich im Licht allmähl. unter Abscheidung von Eisen(III)*-hydroxid; **Darst.:** Umsetzung von Kaliumcyanidlösung (s. Kaliumcyanid) mit Eisen(II)-Salzlösung (Eisen(II)*-sulfat); **Herst.:** aus der cyanhaltigen Reinigungsmasse der Leuchtgasfabriken; früher durch Glühen stickstoffhaltiger tier. Abfälle (Blut, Horn, Leder, Klauen) mit Kaliumcarbonat* u. Eisenpulver; **Anw.:** **1.** (chem.) Reagenz auf Eisen(III)-Salze u. Kupfersalze; **2.** (techn.) in der Färberei u. Druckerei, Herst. von Berliner* Blau, Härtemittel, zur sog. Blauschönung von Wein, Antibackmittel in Kochsalz, Lebensmittelzusatzstoff* E 536.

**Kaliumhexacyanoferrat(III):** Kalium ferricyanatum, Ferrikalium cyanatum rubrum; Kaliumeisen(III)-cyanid, Kaliumferricyanid, Ferricyankalium, rotes Blutlaugensalz, Rotkali; CAS-Nr. 13746-66-2; $K_3[Fe(CN)_6]$; $M_r$ 329.26; rote, glänzende Kristalle od. Pulver, sehr leicht lösl. in Wasser, unlösl. in Ethanol; die wässrige Lsg. ist unbeständiger als die des Kaliumhexacyanoferrats(II)* u. wirkt durch die spurenweise Abgabe von Blausäure* (bes. im Magen aufgrund der hier vorliegenden Salzsäure) giftig. **Darst.:** Einleiten von Chlor*, Brom* od. Wasserstoffperoxid* ($H_2O_2$) in Kaliumhexacyanoferrat(II)-Lsg.; **Anw.:** **1.** (chem.) Reagenz auf Eisen(III)-Salze; **2.** (techn.) Färbemittel (zur Herst. von Berliner* Blau), Fototechnik, Cyanotypie.

**Kaliumhexahydroxoantimonat(V):** Kalium pyrostibicum; Kaliumpyroantimonat; CAS-Nr. 12208-13-8; $K[Sb(OH)_6]$; $M_r$ 262.9; weißes, krist. Pulver, lösl. in ca. 50 T. Wasser; **Darst.:** **1.** Auflösen von Antimon(V)-oxid in Kaliumhydroxidlösung; **2.** Kaliumhexahydroxoantimonat(V)-Lsg. nach Ph.Eur.6: 2 g K. werden in 95 mL heißem Wasser gelöst, schnell abgekühlt u. eine Lsg. von 2.5 g KOH in 50 mL Wasser u. 1 mL verd. 8.5 %ige NaOH-Lsg. zugefügt, nach 24 h filtriert u. mit Wasser zu 150 mL verdünnt. **Anw.:** Nachw. von Natrium-Ionen, Identitätsprüfungen von Natriumhydrogencarbonat-Tabletten u. Benzylpenicillin-Natrium, Reinheitsprüfungen von Kaliumbromid* (KBr), Kaliumhydrogencarbonat* ($KHCO_3$) u. Kaliumiodid* (KI).

**Kaliumhexanitrocobaltat(III):** Kaliumcobalt(III)-nitrit, Cobaltgelb, Indisch Gelb, Aureolin; CAS-Nr. 13782-01-9; $K_3[Co(NO_2)_6] \cdot 1.5\,H_2O$; $M_r$ 479.30; gelbe Kristalle, schwer lösl. in kaltem Wasser, Zers. in heißem Wasser u. Mineralsäuren, unlösl. in Ethanol; **Anw.:** K. entsteht aus Natriumhexanitrocobaltat(III)* beim Nachw. von Kalium-Ionen; Farbpigment.

**Kalium hydricum:** s. Kaliumhydroxid.

**Kalium hydrocyanicum:** s. Kaliumcyanid.

**Kaliumhydrogenaspartat-Hemihydrat:** Kalii hydrogenoaspartas hemihydricus Ph.Eur.6;

$C_4H_6KNO_4 \cdot 0.5\,H_2O$; $M_r$ 180.2; weißes Pulver, leicht lösl. in Wasser; Kaliumsalz der Asparaginsäure*; **Anw.:** (med.) zus. mit anderen Salzen zur Elektrolyt- u. Spurenelementsubstitution.

**Kaliumhydrogencarbonat:** Kalii hydrogenocarbonas, Kalium bicarbonicum; Kaliumbicarbonat, doppeltkohlensaures Kalium; CAS-Nr. 298-14-6; $KHCO_3$; $M_r$ 100.1; D. 2.17; farblose Kristalle od. weißes, krist. Pulver von salzigem, schwach laugenartigem Geschmack; lösl. in 4 T. Wasser, sehr schwer lösl. in Ethanol; **Darst.:** Einleiten von $CO_2$ in Kaliumcarbonatlösung; **Off.:** Ph.Eur.6; **Anw.:** **1.** (med.) zur Alkalisierung des Harns bei Urolithiasis, zur Nierensteinmetaphylaxe, als Antacidum* bei Refluxösophagitis, in Brausetabletten zur oralen Kaliumsubstitution bei Kaliummangel verschiedener Urs.; auch in Zubereitungen zur Vermeidung einer Hyperkaliämie (Kalium- u. Natrium-Ionen in physiol. Verhältnis); **2.** (techn.) zur Darst. anderer Kaliumsalze, Feuerlöschpulver; **Dos.:** p. o.; Harnalkalisierung: 3×1 g/d; Kaliumsubstitution: 1–3×2–5 g/d; als Antacidum bei Bedarf je 0.2 g.

**Kaliumhydrogenoxalat:** Kalium bioxalicum; Kaliumbioxalat, saures Kaliumoxalat; CAS-Nr. 127-95-7; $KHC_2O_4 \cdot H_2O$; $M_r$ 146.14; weiße Kristalle od. Pulver, wenig lösl. in Wasser u. Ethanol; **Anw.:** (techn.) Entfernen von Tinten- u. Rostflecken, Beize in der Textilindustrie; Poliermittel für Marmor. Vgl. Kaliumtetraoxalat.

**Kaliumhydrogenphosphat:** s. Kaliummonohydrogenphosphat.

**Kaliumhydrogenphthalat:** Kalium biphthalicum; Kaliumbiphthalat; CAS-Nr. 877-24-7; $C_8H_5KO_4$; $M_r$ 204.2; Schmp. 295 °C (unter Zers.); farblose Kristalle od. weißes, krist. Pulver, lösl. in ca. 10 T. Wasser, prakt. unlösl. in Ethanol; **Anw.:** Reagenz Ph.Eur.6, sekundäre Standard-Referenz nach DIN 19266 zur pH-Messung, Urtiter.

**Kaliumhydrogensulfat:** Kalium bisulfuricum; Kaliumbisulfat; CAS-Nr. 7646-93-7; $KHSO_4$; $M_r$ 136.2; Schmp. 195 °C (unter Zers.); farblose, hygroskop. Kristalle, leicht lösl. in Wasser; **Darst.:** Lösen von Kaliumsulfat* in verd. Schwefelsäure*; **Anw.:** **1.** (chem.) Identitätsprüfung von Cyanocobalamin (s. Vitamin B), Glycerol, Glycerolmonostearat; zum sauren Mineralaufschluss; **2.** (techn.) Reinigen von Platintiegeln, Aufschließen schwer lösl. Verbindungen.

**Kaliumhydrogensulfid:** Kaliumhydrosulfid, Kaliumsulfhydrat; KHS; farblose Kristalle; wasserfrei eine gelbl., nach Schwefelwasserstoff* ($H_2S$) riechende Masse, leicht lösl. in Wasser; **Darst.:** Sättigen von KOH mit $H_2S$; **Anw.:** (chem.) in der Analyse zur Trennung von Schwermetallen*.

**Kalium hydrogentartaricum:** s. Kaliumhydrogentartrat.

**Kaliumhydrogentartrat:** Kalium bitartaricum, Kalium hydrogentartaricum, Tartarus depuratus, Cremor Tartari; Kaliumbitartrat, saures weinsaures Kalium, gereinigter Weinstein; CAS-Nr. 868-14-4; $KH(C_4H_4O_6)$; $M_r$ 188.18; Schmp. 250 °C (unter Zers.); weißes, krist. Pulver, wenig lösl. in kaltem Wasser, lösl. in heißem Wasser, leicht lösl. in NaOH, unlösl. in Ethanol; verkohlt beim Erhitzen unter Karamelgeruch; **Vork.:** natürl. in Weinbeeren u. anderen Früchten (Weinstein); scheidet sich bei der Weingärung an den Wänden der Fässer (zus. mit Calciumtartrat) ab; **Darst.:** Reinigung des rohen Weinsteins; **Off.:** Ph.Eur.6; **Anw.:** **1.** (techn.) Färberei, Herst. von Backpulver*, sekundäre Standard-Referenz nach DIN 19266 zur pH-Messung; **2.** (med.) obsolet; früher mildes Diuretikum.

**Kalium hydroperchloricum:** s. Kaliumperchlorat.

**Kaliumhydrosulfid:** s. Kaliumhydrogensulfid.

**Kaliumhydroxid:** Kalii hydroxidum, Kalium hydroxydatum, Kalium hydricum, Kalium causticum fusum, Lapis causticus chirurgorum; kaustisches Kalium, Kalihydrat, Ätzkali; CAS-Nr. 1310-58-3; KOH; $M_r$ 56.11; D. 2.04; Schmp. 360 °C; Sdp. 1324 °C; Gehalt: mind. 85 % KOH; weiße, leicht zerfließende Stücke, Stangen, Tafeln od. Pulver; lösl. in 0.5 T. Wasser, in 2.5 T. Ethanol; **Darst.:** Kochen einer Lsg. von Kaliumcarbonat* mit Calciumhydroxid* od. Elektrolyse* einer wässrigen Lsg. von Kaliumchlorid*; im Handel als K. crudum, depuratum, purum (Alcohole depuratum) u. purissimum (DAC); **Off.:** Ph.Eur.6; **Anw.:** **1.** (hom.) als Causticum* Hahnemanni; **2.** (chem.) als Reagenzien in Ph.Eur.6: ethanol. 2 M KOH-Lsg. (ca. 10 %ig), ethanol. u. carbonatfreie KOH-Lsg. 7 %, ethanol. KOH-Lsg. 3 %, 0.5 M KOH-Lsg. in Ethanol 10 % (V/V); in der Qualität „purissimum" zur Bildung lösl. Kaliumsalze bei der Herst. von Parenteralia*; **3.** (techn.) Herst. von Schmierseife; **Zuber.:** nach DAB verdünnte Kaliumhydroxidlösung (s. Kalilauge, verdünnte), methanolische Kaliumhydroxidlösung*.

**Kaliumhydroxidlösung, methanolische:** DAB: 10.0 g Kaliumhydroxid* werden in 30 mL gelöst u. mit Methanol zu 100 mL verdünnt; **Anw.:** Gehaltsbestimmung von Mariendistelfrüchten.

**Kaliumhydroxidlösung, verdünnte:** s. Kalilauge, verdünnte.

**Kaliumhydroxychinolinsulfat:** s. 8-Hydroxychinolin-Kaliumsulfat.

**Kalium hydroxydatum:** s. Kaliumhydroxid.

**Kalium hyperchloricum:** s. Kaliumperchlorat.

**Kalium hypermanganicum:** s. Kaliumpermanganat.

**Kaliumhypochlorit:** Kalium hypochlorosum; unterchlorigsaures Kalium; CAS-Nr. 7778-66-7; KClO; **Darst.:** Einleiten von Chlor* in Kalilauge* od. Umsetzen von Chlorkalk* mit Pottasche (s. Kaliumcarbonat); nur in Lsg. bekannt als **Liquor Kalii hypochlorosi:** Kaliumhypochloritlösung, Eau de Javelle, Javelle-Lösung; **Anw.:** Bleichen, Desinfektion. Vgl. Natriumhypochlorit.

**Kaliumhypochloritlösung:** s. Kaliumhypochlorit.

**Kalium hypochlorosum:** s. Kaliumhypochlorit.

**Kaliumhypophosphit:** s. Kaliumphosphinat.

**Kalium hypophosphorosum:** s. Kaliumphosphinat.

**Kaliumiodat:** Kalium iodicum; iodsaures Kalium; CAS-Nr. 7758-05-6; $KIO_3$; $M_r$ 214.0; D. 3.9; Schmp. 560 °C; kleine, harte, weiße Kristalle, leicht lösl. in Wasser; **Darst.:** Lösen von Iodsäure* in 10 %iger Kaliumcarbonatlösung; **Anw.:** **1.** Iodierung von Speisesalz (20 ppm); **2.** (chem.) Reagenz Ph.Eur.6, Urtiter; **3.** (med.) obsolet; früher bei Diphtherie.

K

**Kaliumiodatstärkepapier:** Filterpapier*, das mit einer Lsg. von 0.1 T. Kaliumiodat* ($KIO_3$) u. 1 T. lösl. Stärke in 100 T. Wasser getränkt ist; **Anw.:** Reagenz auf reduzierende Substanzen (Blaufärbung).

**Kalium iodatum:** s. Kaliumiodid.

**Kalium iodicum:** s. Kaliumiodat.

**Kaliumiodid:** Kalii iodidum, Kalium iodatum; Iodkalium; CAS-Nr. 7681-11-0; KI; $M_r$ 166.0; D. 3.12; Schmp. 677 °C; Sdp. 1325 °C; farblose, würfelige Kristalle, sehr leicht lösl. in Wasser, lösl. in Ethanol u. Glycerol; **Darst.:** Lösen von Iod* in Kalilauge* unter Erwärmen; hierbei entstehen KI u. Kaliumiodat*; letzteres wird nach Verdampfen der Lsg. u. Schmelzen des Rückstands mit Kohle zu KI reduziert; ferner durch Neutralisieren von Iodwasserstoffsäure* mit Kaliumcarbonat*; **Off.:** Ph.Eur.6; **Anw.:** **1.** (med.) innerl. zur Strumaprophylaxe (0.05 mg tägl.), Prophylaktikum in Hinblick auf die Verhinderung der Einlagerung von radioaktiven Iodisotopen (z. B. Iod-131 nach Reaktorunfällen; s. Compressi Kalii iodidi); früher innerl. als Expektorans*, bei Arteriosklerose u. Syphilis, äußerl. als Unguentum Kalii iodati, in Form von Klistieren, Augenwässern, Inhalationen; **2.** (techn.) Reagenz, z. B. für die Redoxtitration*; **cave:** Bei Darreichung von KI tritt häufig Iodismus (s. Iod) auf. **Hom.:** Kalium iodatum (HAB): verordnet z. B. bei Schnupfen, Bronchialerkrankungen, Hauterkrankungen.

K

**Kaliumiodid-Augentropfen:** Kalii iodidi oculoguttae, Oculoguttae Kalii iodati; Zusammensetzung: DAC (bis 1993), 1.00 g Kaliumiodid* (od. entspr. der Gehaltsangabe; Änderung der Konz. von Borsäure u. Borax u. deren Verhältnis nach Tabelle DAC), 1.06 g Borsäure, 0.10 g Borax, 0.002 g Thiomersal*, Wasser für Injektionszwecke; Gehalt: 0.90–1.10 % Kaliumiodid (od. ±10 % des deklarierten Gehalts); **Darst.:** Die festen Bestandteile werden nacheinander gelöst, mit Wasser ergänzt u. unter asept. Bedingungen in geeignete sterilisierte Behältnisse keimfiltriert. Frisch zubereiten; geforderte Eigenschaften: 250–300 mOsmol/1000 g Wasser, klar u. farblos, pH 6.5–8.0; Beschriftung: Nach Anbruch nur 4 Wochen verwendbar. Konserviert mit 0.002% Thiomersal. **Anw.:** Linsenaufhellung. Vgl. Augentropfen.

**Kaliumiodidlösung:** Zusammensetzung: Ph.Eur.6, Lsg. I: 16.6 %ige Lsg. von Kaliumiodid; Lsg. II: gesättigte Lsg. von Kaliumiodid in kohlenstoffdioxidfreiem Wasser (nicht gelöste Kristalle als Bodenkörper); **Anw.:** Reagenz; Bestimmung der Peroxidzahl*.

**Kaliumiodidstärkepapier:** s. Iodkaliumstärkepapier.

**Kaliumiodid-Tabletten 65 mg:** s. Compressi Kalii iodati 65 mg.

**Kaliumiodid-Tropfen 0.05 %:** Guttae Kalii iodati; Darst.: NRF, 28 g frisch abgekochtes Wasser werden mit 20.0 g 85 %igem Glycerol, 0.25 g Natriumcitrat u. 0.05 g Sorbinsäure versetzt u. unter Erwärmen gerührt, bis sich die Sorbinsäure gelöst hat; in diesem Ansatz werden 0.25 g wasserfreie Citronensäure u. 0.025 g Kaliumiodid* gelöst u. nach dem Erkalten 1 g einer Mischung von 1 T. Orangenflüssigaroma mit 9 T. 70 %igem Ethanol hinzugefügt, mit frisch abgekochtem Wasser auf 50.0 g ergänzt u. falls erforderlich filtriert; **Anw.:** zur Prophylaxe der Iodmangelstruma u. bei Neugeborenenstruma; **Dos.:** Säuglinge unter 6 Monaten mit Neugeborenenstruma: 1-mal tägl. 5–8 Tr.; zur Prophylaxe: 1-mal tägl. 5 Tr., Säuglinge 2 Tr.; ggf. mit etwas Flüss. einnehmen.

**Kalium, iodsaures:** s. Kaliumiodat.

**Kalium-Kanal-Blocker:** Substanzen, die durch Blockade von Kaliumkanälen die Aktionspotentialdauer verlängern; **Anw.:** als Klasse III-Antiarrhythmika*, orale Antidiabetika; **Vertreter:** Sotalol*, Amiodaron*, Sulfonylharnstoffe*.

**Kalium-Kanal-Öffner:** Substanzen, die über eine Eröffnung der ATP-abhängigen $K^+$-Kanäle den $Ca^{2+}$-Einstrom u. damit den Tonus v. a. der glatten Arteriolenmuskulatur vermindern; **Vertreter:** Diazoxid* u. Minoxidil*.

**Kalium, kaustisches:** s. Kaliumhydroxid.

**Kalium, kieselsaures:** s. Kaliumsilicat.

**Kalium, kohlensaures:** s. Kaliumcarbonat.

**Kalium, kreosotsulfonsaures:** Kalium sulfokreosoticum; besteht aus den Kaliumsalzen von Sulfonsäuren* der im Kreosot* enthaltenen Phenole*, bes. aus guajakolsulfonsaurem Kalium (s. Sulfoguaiacol); bräunl. od. graubraunes, schwach nach Kreosot riechendes Pulver, lösl. in Wasser; **Gew.:** aus Kreosot (vgl. Guajacol); die frühere med. Anw. bei Bronchitis u. Lungentuberkulose ist obsolet.

**Kaliumlactatlösung:** s. Solutio Kalii lactici.

**Kaliumlactatlösung, einmolare:** s. Solutio Kalii lactici monomolaris.

**Kaliummetabisulfit:** s. Kaliumdisulfit.

**Kalium metabisulfurosum:** s. Kaliumdisulfit.

**Kaliummetantimonat:** s. Antimonoxid, schweißtreibendes.

**Kaliummetaperiodat:** s. Kaliumperiodat.

**Kaliummetarsenit:** s. Kaliumarsenit.

**Kaliummetasilicat:** s. Kaliumsilicat.

**Kaliummonohydrogenphosphat:** Dikalii phosphas, Kalii monohydrogenophosphas, Kalii phosphas dibasicus, Kalium phosphoricum (bibasicum); Kaliummonophosphat, Dikaliumorthophosphat, Kaliumhydrogenphosphat, sekundäres Kaliumphosphat, zweibasisches Kaliumphosphat, phosphorsaures Kalium; Dikaliummonohydrogenphosphat; CAS-Nr. 7758-11-4; $K_2HPO_4$; $M_r$ 174.18; weißes, hygroskop. Pulver od. Stücke, sehr leicht lösl. in Wasser, sehr schwer lösl. in Ethanol; **Darst.:** Neutralisieren von Kaliumcarbonatlösung mit Phosphorsäure*; **Off.:** Ph.Eur.6; **Anw.:** wie Kaliumdihydrogenphosphat*.

**Kaliummonophosphat:** s. Kaliummonohydrogenphosphat.

**Kalium muriaticum:** s. Kaliumchlorid.

**Kalium, myronsaures:** s. Sinigrin.

**Kalium-Natrium tartaricum:** s. Kaliumnatriumtartrat.

**Kaliumnatriumtartrat:** Kalii natrii tartras, Kalium-Natrium tartaricum, Tartarus natronatus; weinsaures Kalium-Natrium, Rochellesalz, Seignettesalz (nach Elie Seignette, 1632–1698, Apotheker aus La Rochelle); CAS-Nr. 6381-59-5; $C_4H_4KNaO_6 \cdot 4\,H_2O$; $M_r$ 282.20; D. 1.79; Schmelzbereich: 70–80 °C; große, farblose, rhomb. Kristalle, leicht lösl. in Wasser, fast unlösl. in Ethanol; **Darst.:** Sättigen von Kaliumhydrogentartratlösung mit Natriumcarbonat* u. Abdampfen; **Off.:** Ph.Eur.6; **Anw.:** **1.** (techn.) Lebensmittelzusatzstoff* E 337, Reagenz, Hilfskomplexbildner; **2.** (med.) obsolet; früher Diuretikum u. Laxans (DAB: Infusum Sennae compositum; ÖAB: Species* laxantes).

**Kalium-Natrium, weinsaures:** s. Kaliumnatriumtartrat.

**Kalium, neutrales weinsaures:** s. Kaliumtartrat.

**Kaliumnitrat:** Kalii nitras, Kalium nitricum; salpetersaures Kalium, Kalisalpeter, Salpeter, Nitrum; CAS-Nr. 7757-79-1; $KNO_3$; $M_r$ 101.11; D. 2.11; Schmp. 333 °C; farblose, durchsichtige Kristalle od. Pulver; sehr leicht lösl. in Wasser, fast unlösl. in Ethanol; **Vork.:** natürl. im Erdboden, bes. warmer Länder (Ägypten, Indien); **Darst.:** **1.** Umsetzen von Natriumnitrat* mit Kaliumchlorid* u. Natriumcarbonat* in der Siedehitze; das nach fraktionierter Kristallisation anfallende Rohprodukt (Konversionssalpeter) wird weiterer Reinigung unterzogen; **2.** Einwirkung der aus dem Stickstoff* der Luft gewonnenen Stickoxide auf Kalilauge*; **Off.:** Ph.Eur.6; **Anw.:** **1.** (techn.) Pökelsalz, Lebensmittelzusatzstoff* E 252, Pyrotechnik, Herst. von Sprengstoffen, Kältemischungen*, Düngemitteln; **2.** (med.) obsolet; früher Diuretikum, Antipyretikum, Asthmamittel. **Hom.:** Kalium nitricum (HAB): verordnet z. B. bei Nierenerkrankungen, Asthma bronchiale, Ödemen.

**Kalium nitricum:** s. Kaliumnitrat.

**Kalium nitricum fusum:** s. Brunellenstein.

**Kalium nitricum rotulatum:** s. Brunellenstein.

**Kaliumnitrit:** Kalium nitrosum; salpetrigsaures Kalium; CAS-Nr. 7758-09-0; $KNO_2$; $M_r$ 85.1; D. 1.92; Schmp. 441 °C; Gehalt: mind. 90 %; weiße od. schwach gelbl., zerfließl. Stäbchen, sehr leicht lösl. in Wasser; **Darst.:** Einwirkung von Stickoxiden auf Kaliumcarbonatlösung; Schmelzen von Kaliumnitrat* mit Blei*; **Anw.:** **1.** (techn.) Konservierungsmittel, Lebensmittelzusatzstoff* E 249; **2.** (med.) obsolet; früher innerl. bei Angina pectoris, Asthma bronchiale; **Inkomp.:** z. B. Nitrosaminbildung mit sekundären Aminen, Nitrosierung reaktiver Aromaten, Oxidationen.

**Kalium nitro-prussicum:** s. Kaliumnitroprussid.

**Kaliumnitroprussid:** Kalium nitro-prussicum; Dikaliumnitrosopentacyanoferrat(II), Nitroprussidkalium; $K_2[FeNO(CN)_5] \cdot 2\,H_2O$; rote, hygroskop. Kristalle, sehr leicht lösl. in Wasser, lösl. in Ethanol; **Anw.:** Reagenz zum Nachw. von Aceton* im Harn; Reagenz auf Metallsulfide (Violettfärbung).

**Kalium nitrosum:** s. Kaliumnitrit.

**Kaliumorotat:** Kalii orotas; CAS-Nr. 24598-73-0; $C_5H_3KN_2O_4$; $M_r$ 194.2; weißes Pulver, fast unlösl. in org. Lösungsmitteln, schwer lösl. in Wasser, lösl. in verd. Alkalihydroxid-Lösungen; Kaliumsalz der Orotsäure*; **Off.:** DAC; **Ind.:** s. Orotsäure.

**Kaliumoxalat:** Kalium oxalicum (neutrale); neutrales Kaliumoxalat, oxalsaures Kalium; CAS-Nr. 6487-48-5; $(KOOC)_2 \cdot H_2O$; $M_r$ 184.2; Zers. oberhalb 160 °C; farblose Kristalle, lösl. in Wasser; **Vork.:** natürl. im Waldsauerklee; **Darst.:** Neutralisieren einer Oxalsäurelösung mit Kaliumhydrogencarbonatlösung; **Anw.:** (techn.) Fotografie, Galvanoplastik.

**Kaliumoxalat, neutrales:** s. Kaliumoxalat.

**Kaliumoxalat, saures:** s. Kaliumhydrogenoxalat.

**Kaliumoxalat, übersaures:** s. Kaliumtetraoxalat.

**Kalium oxalicum:** Kalium oxalicum neutrale; s. Kaliumoxalat.

**Kalium, oxalsaures:** s. Kaliumoxalat.

**Kalium oxymanganicum:** s. Kaliumpermanganat.

**Kaliumperchlorat:** Kalii perchloras, Kalium perchloricum, Kalium hydroperchloricum, Kalium hyperchloricum, Kalium superchloricum; überchlorsaures Kalium; CAS-Nr. 7778-74-7; $KClO_4$; D. 2.52; Schmp. 610 °C; farblose Kristalle, lösl. in kaltem Wasser, leicht lösl. in heißem Wasser, unlösl. in Ethanol; **Darst.:** anodische Oxidation von Natriumchlorat*, anschließend Ausfällung mit Kaliumchlorid*; therm. Dissoziation von Kaliumchlorat*; **Off.:** Ph.Eur.6; **Anw.:** **1.** (techn.) Pyrotechnik, Fotografie (Zusatz in Sensibilisierungslösungen); **2.** (med.) obsolet; früher bei Malaria.

**Kalium perchloricum:** s. Kaliumperchlorat.

**Kaliumperiodat:** Kaliumtetroxoiodat(VII), Kaliummetaperiodat; CAS-Nr. 7790-21-8; $KIO_4$; $M_r$ 230; Schmp. 582 °C; farblose Kristalle, mäßig lösl. in Wasser; **Darst.:** Oxidation von Kaliumiodat* mit Kaliumperoxodisulfat* in Kaliumhydroxidlösung; **Anw.:** Oxidationsmittel, chem. Analysen.

K

**Kaliumpermanganat:** Kalii permanganas, Kalium permanganicum, Kalium hypermanganicum, Kalium oxymanganicum, Kalium supermanganicum; übermangansaures Kalium, Chamäleon violett; CAS-Nr. 7722-64-7; $KMnO_4$; $M_r$ 158.03; D. 2.7; dunkelviolette, fast schwarze, stahlblau glänzende Prismen, lösl. in 16 T. kaltem, in 3 T. siedendem Wasser mit rotvioletter Farbe; bei Erwärmung >240 °C Zers. unter Sauerstoffentwicklung; mit Salzsäure* entwickelt es Chlor*; Kaliumpermanganatlösung wird von Wasserstoffperoxidlösung, die mit verd. Schwefelsäure angesäuert wurde, unter Sauerstoffentwicklung entfärbt. **Wirk.:** $KMnO_4$ ist ein starkes Oxidationsmittel; im Sauren Reduktion von Mn(VII) zu Mn(II), im Alkalischen von Mn(VII) zu Mn(IV); Lsg. dürfen nicht durch Papier filtriert werden, sondern durch Glaswolle od. Asbest*. Viele org. Stoffe (z. B. Glycerol*, Ethanol*, äther. Öle, Kohlenhydrate*, Acetaldehyd*, Benzaldehyd*) reagieren mit trockenem K. unter Entflammung od. Explosion. K. wirkt zerstörend auf Fäulniserreger u. desodorierend auf Fäulnisprodukte; pathogene Keime werden weniger beeinflusst. 0.05–0.1 %ige Lsg. wirken adstringierend u. antiseptisch. **Darst.:** Durch Umsetzung einer Schmelze aus feinstgemahlenem Braunstein (Mangandioxid*) u. Kaliumhydroxid* mit Luftsauerstoff wird zunächst Kaliummanganat(VI) erzeugt, das anschließend in verdünnter Kaliumhydroxidlösung gelöst u. durch anodische Oxidation in Kaliumpermanganat übergeführt wird. **Off.:** Ph.Eur.6; **Anw.:** **1.** (med.) Desodorans; Spülungen von Wunden, Geschwüren u. Abszessen; Desinfektion des Mund- u. Rachenraums, akute Dermatosen, insbes. bei Sekundärinfektionen, auch bei Mykosen; obsolet als Antidot bei Intoxikationen mit Morphin, Phosphor, Kaliumcyanid, bei Schlangenbissen; **2.** (techn.) zur Trinkwasserdesinfektion; ferner in der Manganometrie*; **Dos.:** äußerl. 1:10 000 verdünnte Lsg.; **Toxikol.:** s. Mangan.

**Kaliumpermanganat-Phosphorsäure:** Zusammensetzung nach Ph.Eur.6: 3 g Kaliumpermanganat* werden in einer Mischung von 15 mL Phosphorsäure 85 % u. 70 mL Wasser zu 100 mL verdünnt; **Anw.:** Grenzprüfung auf Methanol*, Reinheitsprüfung von 96 %igem Ethanol*.

**Kalium permanganicum:** s. Kaliumpermanganat.

**Kaliumperoxodisulfat:** Kalium persulfuricum; Kaliumpersulfat, überschwefelsaures Kalium, Anthion; CAS-Nr. 7727-21-1; $K_2S_2O_8$; $M_r$ 270.3; therm. Zers. oberhalb 100 °C; weiße Kristalle, lösl. in Wasser, unlösl. in Ethanol; **Darst.:** Elektrolyse von Kaliumsulfat* od. Kaliumhydrogensulfat*; **Anw.:** **1.** (techn.) Fotografie (Abschwächer), Bleichmittel, Starter für Radikalkettenpolymerisation, Reagenz; **2.** (med.) obsolet; früher Antiseptikum zu Umschlägen.

**Kaliumpersulfat:** s. Kaliumperoxodisulfat.

**Kalium persulfuricum:** s. Kaliumperoxodisulfat.

**Kaliumphosphat:** Kalii phosphas tribasicus, Kalium phosphoricum tribasicum (neutrale); Trikaliumphosphat, neutrales Kaliumphosphat, tertiäres Kaliumphosphat, dreibasisches phosphorsaures Kalium; CAS-Nr. 7778-53-2; $K_3PO_4$; $M_r$ 212.28; D. 2.56; Schmp. 1340 °C; weißes, zerfließl., körniges Pulver, sehr leicht lösl. in Wasser; **Darst.:** Lösen von Phosphorsäure* in Kaliumcarbonatlösung; **Anw.:** (techn.) Dünger, Reinigungsmittel.

K

**Kaliumphosphat, einbasisches:** s. Kaliumdihydrogenphosphat.

**Kaliumphosphat, neutrales:** s. Kaliumphosphat.

**Kaliumphosphat, primäres:** s. Kaliumdihydrogenphosphat.

**Kaliumphosphat, saures:** s. Kaliumdihydrogenphosphat.

**Kaliumphosphat, sekundäres:** s. Kaliummonohydrogenphosphat.

**Kaliumphosphat, tertiäres:** s. Kaliumphosphat.

**Kaliumphosphat, zweibasisches:** s. Kaliummonohydrogenphosphat.

**Kaliumphosphinat:** Kalium hypophosphorosum; Kaliumhypophosphit, unterphosphorigsaures Kalium; $KPH_2O_2$; $M_r$ 104.2; weiße, zerfließl. Kristallmasse, Blättchen od. Pulver, sehr leicht lösl. in Wasser, lösl. in Ethanol; die frühere med. Anw. bei Knochenerweichung u. Lungenleiden ist obsolet.

**Kalium phosphoricum acidum:** s. Kaliumdihydrogenphosphat.

**Kalium phosphoricum bibasicum:** s. Kaliummonohydrogenphosphat.

**Kalium phosphoricum monobasicum:** s. Kaliumdihydrogenphosphat.

**Kalium phosphoricum tribasicum:** s. Kaliumphosphat.

**Kalium, phosphorsaures:** s. Kaliummonohydrogenphosphat.

**Kaliumpyroantimonat:** s. Kaliumhexahydroxoantimonat(V).

**Kalium, pyrochromsaures:** s. Kaliumdichromat.

**Kalium pyrostibicum:** s. Kaliumhexahydroxoantimonat(V).

**Kaliumpyrosulfit:** s. Kaliumdisulfit.

**Kalium pyrosulfurosum:** s. Kaliumdisulfit.

**Kalium rhodanatum:** s. Kaliumthiocyanat.

**Kaliumrhodanid:** s. Kaliumthiocyanat.

**Kalium, salpetersaures:** s. Kaliumnitrat.

**Kalium, salpetrigsaures:** s. Kaliumnitrit.

**Kalium, saures chromsaures:** s. Kaliumdichromat.

**Kalium, saures weinsaures:** s. Kaliumhydrogentartrat.

**Kalium, schwefelsaures:** s. Kaliumsulfat.

**Kaliumsilicat:** Kalium silicicum (purum); Kaliummetasilicat, kieselsaures Kalium, reines Kaliwasserglas; CAS-Nr. 1312-76-1; $K_2SiO_3$; $M_r$ 154.62; weißes, körniges, hygroskop. Pulver; lösl. in Wasser; **Herst.:** Zusammenschmelzen von reinem Kaliumcarbonat* mit reinem Quarz*; **Anw.:** (techn.) Glas- u. Keramikherstellung; Herst. künstl. Mineralwässer. **Doppelwasserglas:** Mischung von Kalium- u. Natriumwasserglas; s. Natriumsilicat. **Liquor Kalii silicici:** EB; Kalium silicicum solutum; Solutio Kalii silicici; Kaliwasserglas-Lösung; wässrige Lsg. von Kaliumdisilicat ($K_2Si_2O_5$; keine Konzentrationsangabe); $M_r$ 214.38; D. 1.246–1.296; dicke, farblose, klare Flüss.; **Anw.:** **1.** (med.) zur Herst. fester, wasserdichter Verbände; **2.** (techn.) zum Einlegen von Eiern, Herst. von Kitten, feuersicheres Imprägnieren; **Hinweis:** Aufbewahrung in Flaschen mit Kork- od. Kautschukstopfen; die Silicate werden durch $CO_2$ der Luft zu Kieselsäure (schwer lösl.) umgesetzt.

**Kalium silicicum:** s. Kaliumsilicat.

**Kalium silicicum solutum:** s. Kaliumsilicat (Liquor Kalii silicici).

**Kaliumsorbat:** Kalii sorbas Ph.Eur., Kalium sorbinicum; CAS-Nr. 590-00-1; $C_6H_7KO_2$, $H_3C{-}CH{=}CH{-}CH{=}CH{-}COOK$; $M_r$ 150.2; weißes Pulver od. Granulat; leicht lösl. in Wasser u. Propylenglykol, wenig lösl. in Ethanol, unlösl. in fetten Ölen u. Ether; **Anw.:** meist in Kombination mit Sorbinsäure* als Konservierungsmittel.

**Kalium sorbinicum:** s. Kaliumsorbat.

**Kalium sozoiodolicum:** s. Kalium, diiodparaphenolsulfonsaures.

**Kalium stibicum:** s. Antimonoxid, schweißtreibendes.

**Kalium stibyltartaricum:** s. Antimonyl-Kaliumtartrat.

**Kaliumsulfat:** Kalii sulfas, Kalium sulfuricum; schwefelsaures Kalium; CAS-Nr. 7778-80-5; $K_2SO_4$; $M_r$ 174.27; D. 2.67; Schmp. 1069 °C; Sdp. 1689 °C; weiße, harte Kristalle od. krist. Krusten, lösl. in Wasser, unlösl. in Ethanol; **Darst.:** Umsetzen von Kaliumchlorid* mit Magnesiumsulfat; **Off.:** Ph.Eur.6; **Anw.:** **1.** (med.) im Gemisch u. a. mit Natriumsulfat* zu 2 % im Sal* Carolinum factitium enthalten, das als Laxans* angewendet wird; **2.** (techn.) Düngemittel, Glasherstellung, Lebensmittelzusatzstoff* E 515, Best. in Löschpulvern Klasse B u. C. **Hom.:** Kalium sulfuricum (HAB): verordnet z. B. bei chron. Entzündungen der Ohren, Nebenhöhlen, Bronchien.

**Kaliumsulfhydrat:** s. Kaliumhydrogensulfid.

**Kaliumsulfid:** Kalium sulfuratum, Kalium sulfuratum pro balneo, Hepar sulfuris (kalinum); Schwefelleber; CAS-Nr. 1312-73-8; Gemisch von Kaliumpolysulfiden ($K_2S_n$; n = 2–5) u. Kaliumthiosulfat ($K_2S_2O_3$); Schmp. 840 °C ($K_2S$), Schmelzbereich des techn. Gemischs: 200–250 °C; leberbraune, später gelbgrüne Stücke, die schwach nach Schwefelwasserstoff* ($H_2S$) riechen, lösl. in Wasser; **Darst.:** Zusammenschmelzen von Schwefel* mit Kaliumcarbonat*; **Anw.:** (med.) für Bäder bei Hauterkrankungen, Ekzemen, Psoriasis; **Dos.:** 50–100 g auf ein Vollbad unter Zusatz von 50–250 g Gelatine, um den Hautreiz zu mildern.

**Kalium sulfocyanatum:** s. Kaliumthiocyanat.

**Kaliumsulfocyanid:** s. Kaliumthiocyanat.

**Kalium sulfokreosoticum:** s. Kalium, kreosotsulfonsaures.

**Kalium sulfuratum:** s. Kaliumsulfid.

**Kalium sulfuricum:** s. Kaliumsulfat.

**Kalium superchloricum:** s. Kaliumperchlorat.

**Kalium supermanganicum:** s. Kaliumpermanganat.

**Kalium tartaricum:** s. Kaliumtartrat.

**Kalium tartaricum boraxatum:** s. Boraxweinstein.

**Kaliumtartrat:** Kalium tartaricum, Tartarus tartarisatus; neutrales weinsaures Kalium; $K_2C_4H_4O_6 \cdot 0.5\,H_2O$; $M_r$ 235.38; farblose Kristalle od. weißes, krist. Pulver, sehr leicht lösl. in Wasser, wenig lösl. in Ethanol; **Darst.:** Auflösen von Kaliumhydrogentartrat* in einer Kaliumcarbonatlösung u. auskristallisieren lassen; **Off.:** DAC; die frühere med. Anw. als Diuretikum* u. Laxans* ist obsolet.

**Kaliumtetracyanocadmat:** Cadmiumkaliumcyanid; $K_2[Cd(CN)_4]$; $M_r$ 294.6; farblose Kristalle, leicht lösl. in Wasser; **Anw.:** Galvanotechnik.

**Kaliumtetracyanoniccolat(II):** Nickel(II)-kaliumcyanid, Niccolum-Kalium cyanatum; $K_2[Ni(CN_4)] \cdot H_2O$; $M_r$ 258.95; orangegelbe Nadeln, wasserfrei rotgelb, leicht lösl. in Wasser; **Anw.:** Galvanotechnik.

**Kaliumtetrahydroborat:** s. Kaliumborhydrid.

**Kaliumtetraoxalat:** Kalium tetraoxalicum; Kaliumtetroxalat Ph.Eur.6, übersaures Kaliumoxalat, Bitterkleesalz, Sauerkleesalz; CAS-Nr. 6100-20-5; Komplex aus Kaliumhydrogenoxalat* u. Oxalsäure*; $KHC_2O_4 \cdot H_2C_2O_4 \cdot 2\,H_2O$; $M_r$ 254.2; weiße, undurchsichtige Kristalle, wenig lösl. in kaltem Wasser, lösl. in siedendem Wasser, unlösl. in Ethanol; oberhalb 128 °C entweicht Kristallwasser; **Darst.:** Versetzen einer Oxalsäurelösung mit Kaliumhydrogencarbonat*; **Anw.:** Puffersubstanz für Standardpuffer nach DIN 19 266; Entfernen von Rost- u. Tintenflecken. **Kleesalz:** Oxalium EB, Sal Acetosellae; besteht aus einem Gemisch von Kaliumhydrogenoxalat u. K. oder auch nur aus K.; die Bez. Kalium bioxalicum (EB) ist falsch.

**Kalium tetraoxalicum:** s. Kaliumtetraoxalat.

**Kaliumtetroxalat:** s. Kaliumtetraoxalat.

**Kaliumtetroxoiodat(VII):** s. Kaliumperiodat.

**Kaliumthiocyanat:** Kalium rhodanatum, Kalium sulfocyanatum; Kaliumrhodanid, Kaliumsulfocyanid, Rhodankalium, Schwefelcyankalium; CAS-Nr. 333-20-0; KSCN; $M_r$ 97.18; Schmp. 175 °C; farblose, zerfließl., ungiftige Kristalle, leicht lösl. in Ethanol, sehr leicht lösl. in Wasser unter starker Temperaturerniedrigung (bis ca. −34 °C); **Darst.:** Zusammenschmelzen von Kaliumcyanid* u. Schwefel*; **Off.:** ÖAB; **Anw.:** (techn.) Kältemischungen*, Reagenz auf Eisen(III)-Salze (blutrote Färbung) u. Cu(II)-Ionen.

**Kalium, überchlorsaures:** s. Kaliumperchlorat.

**Kalium, übermangansaures:** s. Kaliumpermanganat.

**Kalium, überschwefelsaures:** s. Kaliumperoxodisulfat.

**Kalium, unterchlorigsaures:** s. Kaliumhypochlorit.

**Kalium, unterphosphorigsaures:** s. Kaliumphosphinat.

**Kaliumxanthogenat:** Kalium xanthogenicum; Kalium-*O*-ethyldithiocarbonat, xanthogensaures Kalium; CAS-Nr. 140-89-6; $C_2H_5O \cdot CSSK$; $M_r$ 160.3; Schmelzbereich: 220–250 °C unter Zers.; gelbl. Kristalle, leicht lösl. in Wasser, wenig lösl. in Ethanol, unlösl. in Ether; **Darst.:** Einwirkung von Schwefelkohlenstoff* ($CS_2$) auf ethanol. KOH; **Anw.:** (techn.) Reagenz, Schädlingsbekämpfungsmittel; zur Sulfiderz-Aufbereitung. Vgl. Xanthogensäure.

**Kalium xanthogenicum:** s. Kaliumxanthogenat.

**Kalium, xanthogensaures:** s. Kaliumxanthogenat.

**Kaliumzitrat:** s. Kaliumcitrat.

**Kaliwasserglas-Lösung:** s. Kaliumsilicat (Liquor Kalii silicici).

**Kaliwasserglas, reines:** s. Kaliumsilicat.

**Kali zooticum:** s. Kaliumhexacyanoferrat(II).

**Kalk:** s. Calciumcarbonat.

**Kalkammoniak:** Ammoniak-Stickstoff-Dünger; besteht aus Ammoniumchlorid* ($NH_4Cl$) u. Calciumcarbonat* ($CaCO_3$); Gehalt: ca. 35 % Calciumcarbonat u. ca. 15 % Stickstoff*.

**Kalkammoniumphosphate:** stickstoff- u. phosphorhaltige Düngesalze.

**Kalkammonsalpeter:** Dünger; besteht aus Calciumcarbonat* ($CaCO_3$) u. Ammoniumnitrat* ($NH_4NO_3$); Gehalt: ca. 35 % Calciumcarbonat u. ca. 20 % Stickstoff*.

**Kalkaneus:** Calcaneus; Fersenbein.

**Kalk, doppeltkohlensaurer:** s. Calciumhydrogencarbonat.

**Kalk, gebrannter:** s. Calciumoxid.

**Kalk, gelöschter:** s. Calciumhydroxid.

**Kalkhydrat:** s. Calciumhydroxid.

**Kalkleber:** s. Calciumsulfid.

**Kalkliniment:** s. Linimentum Calcariae.

**Kalkmilch:** s. Calciumoxid.

**Kalksalpeter:** s. Calciumnitrat.

**Kalkschwefelleber:** **Hom.:** Hepar sulfuris (s. Kaliumsulfid), Hepar sulfuris calcareum, Calcium sulfuratum Hahnemanni, Kalkschwefelleber nach Hahnemann: **Herst.:** Gemisch gleicher Teile des feingepulverten weißen Inneren der Austernschalen u. Schwefelblumen wird längere Zeit im geschlossenen Tiegel in Weißglühhitze gehalten, nach dem Erkalten in verschlossenen Gläsern aufbewahrt (1., 2. u. 3. Dezimalverreibung riechen deutl. nach $H_2S$); **Anw.:** Konstitutionsmittel*; verordnet z. B. bei Eiterungen an Haut u. Schleimhäuten, Otitis media, Bronchitis, Verdauungsstörungen.

**Kalkspat:** Calcit; bes. reines Calciumcarbonat* in mineral. Form; D. 2.6–2.8; Härte 3 der Härteskala*; anisotrop; **Anw.:** Dekorations- u. Baumaterial, Zement, Kunstdünger, Erzverhüttung.

**Kalkstein:** s. Calciumcarbonat.

**Kalkstickstoff:** Calciumcyanamid, Calciumcarbimid; CAS-Nr. 156-62-7; $CaNC{\equiv}N$; $M_r$ 80.1; Gehalt: 17–22 % Stickstoff* u. ca. 65 % Calciumcarbonat*; feines, grauschwarzes Pulver; **Darst.:** Einwirkung von Stickstoff auf Calciumcarbid* (Azotierung) im elektr. Ofen bei >1000 °C; **Anw.:** Dünge- u. Pflanzenschutzmittel; Ausgangsstoff für die Synthese von Cyanamid*, Dicyandiamid, Melamin*, Thioharnstoff* od. Guanidinen; **Toxikol.:** giftig; stark erhöhte Alkoholunverträglichkeit (Kalkstickstoffkrankheit; Antidot: Cysteinhydrochlorid); beim Streuen: Schutzbrille, Gesicht u. Hände einfetten, keine offenen Wunden od. kleine Hautrisse im Gesicht u. an den Händen; vgl. Cyanamid.

**Kalkwasser:** s. Solutio Calcii hydroxydati.

**Kallidin:** s. Lysylbradykinin.

**Kallidinogenase** (INN): Gewebekallikrein; CAS-Nr. 9001-01-8; Serinprotease, die durch Abspaltung von Aminosäuren* aus Kallidinogen (Plasmaprotein der $\alpha_2$-Globulinfraktion) Lysylbradykinin* freisetzt; leicht lösl. in Wasser, 50 %igem Ethanol, unlösl. in 95 %igem Ethanol u. gebräuchl. org. Lösungsmitteln; in Österreich im Handel befindl. Vasodilatator*; in Deutschland außer Handel; **Gew.:** aus Pankreas u. Harn von Säugetieren; **Ind.:** zur Erhöhung der Spermatozoenzahl u. -beweglichkeit bei Fertilitätsstörungen des Mannes; **Dos.:** parenteral i. m. bis 80 E./d (Depotinjektion in geteilten Dosen), langsam reduzieren auf bis zu 40 E./Woche; p. o. 3 × 10 E./d.

K

**Kallikrein:** syn. Kininogenin, Kininogenase; Gewebehormon*; Serinprotease, die zu ca. 65 % an hochmolekulares Kininogen gebunden ist u. daraus biol. aktive Kinine* freisetzt; wird z. B. durch Aprotinin* gehemmt. **Vork.:** Blutplasma, Speicheldrüse, Pankreas, Prostata, Harn; **Hinweis:** Anstelle von K. können auch andere Stoffe Kinine freisetzen, z. B. Trypsin*, Plasmin*, Pepsin*, Schlangengifte*, bakterielle Enzyme*. Vgl. Kallidinogenase.

**Kallus:** Callus; **1.** (bot.) Zellwucherung, um eine Wunde am Stamm zu verschließen, meist unter Bildung von Kork; **2.** (med.) Schwiele, Knochenverdickung; **3.** in der Gewebezucht Aggregat von ungeordnet wachsenden Zellen.

**Kalmia latifolia** L.: Berglorbeer; Fam. Ericaceae; Nordamerika; Stpfl. von **Folia Kalmiae:** Berglorbeerblätter; **Inhaltsst.:** Diterpene* vom Grayanotoxin*-Typ (z. B. Lyanol A), Flavonoide*, z. B. Phlorizin*, Hyperosid*; **Anw.:** nur noch homöopathisch. **Hom.:** Kalmia latifolia (HAB), Kalmia: frische Blätter; verordnet z. B. bei Erkrankungen* des rheumat. Formenkreises, Neuralgien*, Myokarditis*.

**Kalmus:** s. Acorus calamus.

**Kalmusöl:** s. Acorus calamus (Calami aetheroleum).

**Kalmustinktur:** s. Tinctura Calami.

**Kalmuswurzelstock:** s. Acorus calamus (Calami rhizoma).

**Kalomel:** s. Quecksilber(I)-chlorid.

**Kalomelelektrode:** s. Potentiometrie.

**Kalorie** (lat. calor Wärme): Symbol cal; frühere Wärmeeinheit, wurde definiert als die Wärmemenge, die nötig ist, um 1 g Wasser um 1 °C (von 14.5 °C auf 15.5 °C) zu erwärmen. 1 cal entspricht der Arbeit von 4.186 Joule. K. dienten auch als Maßstab des menschl. Energieumsatzes (s. Grundumsatz) u. zur Feststellung des Nährwertes der Nahrungsmittel (s. Brennwert, physiologischer).

**Kalorimeter:** Gerät zur Durchführung kalorimetr. Messungen; s. Kalorimetrie; **Formen: 1. Flüssigkeits-K.:** nimmt eine bei einem physik. od. chem. Prozess umgesetzte Wärme in einer Flüss. auf, deren Temperaturänderung gemessen wird; **2. Metall-K.:** nimmt die zu bestimmende Wärmemenge in einem gut leitenden Metallkörper (z. B. Cu, Ag, Al) auf, dessen Temperaturänderung bestimmt wird; **3. Differenz-Temperatur-Scanning-K.:** (engl.) difference temperature scanning calorimeter (Abk. DTSC), Wärmestrom-DSC (s. DSC); Wärmeleitungs-K., bei dem Wärme infolge eines Temperaturgefälles zwischen einer Probe u. einer therm. inerten Referenzsubstanz (z. B. einem Ofen) ausgetauscht wird; gemessen wird die Temperaturdifferenz; s. Differentialthermoanalyse; **4. Differenz-Leistungs-Scanning-K.:** (engl.) difference power scanning calorimeter (Abk. DPSC); Leistungskompensations-DSC; arbeitet mit je einem getrennt regelbaren Ofen für Probe u. Referenzsubstanz. Auf wärmetönende Prozesse in der Probe reagiert die Steuereinheit des Gerätes mit unterschiedl. Zuführung von elektr. Energie zur Aufrechterhaltung der Isothermie zwischen beiden Öfen; gemessen wird die Energieänderung pro Zeiteinheit; s. DSC. **Mikrokalorimeter*** dienen zur Messung sehr geringer Wärmeänderungen.

**Kalorimetrie:** Form der Thermoanalyse* mit Messung der Wärmemenge, die bei physikalischen u. chem. Vorgängen verbraucht wird od. entsteht; die Reaktionspartner werden bei gleicher Temp. gemischt. Die dabei verbrauchte od. abgegebene therm. Energie führt zu einer messbaren Temperaturänderung des Systems. **Anw.:** Bestimmung der Wärmekapazität*; Bestimmung von Reaktions- od. Lösungswärmen. Vgl. DSC; Kalorimeter.

**Kalorimetrie, differentielle:** s. DSC.

**Kalottenmodelle:** s. Molekülmodelle.

**Kaltfüllung:** s. Druckgaspackungen.

**kalt lagern:** kühl lagern; Lagerungsvorschrift* nach Ph.Eur.; Lagerung bei 8–15 °C.

**Kaltlichtleuchtstoffröhren:** Kunststoffröhrchen, die einen Oxalsäureester, einen Fluoreszenzfarbstoff u. in einem Glasröhrchen eingeschmolzen $H_2O_2$ als Oxidationsmittel enthalten; wird das $H_2O_2$ durch Brechen des Glasröhrchens freigesetzt, entsteht bei der Oxidation des Oxalsäureesters Chemilumineszenzlicht, das mehrere Stunden anhält; **Anw.:** Notlichtquelle; vgl. Luminol.

**Kalumbawurzel:** s. Jateorhiza palmata (Radix Colombo).

**Kalyptra:** **1.** Hülle; (bot.) Wurzelhaube*; **2.** (bot.) Haube auf der Sporenkapsel der Moose.

**Kalyx:** Calyx; Kelch; s. Blüte (Blütenteile).

**Kalzinieren:** s. Calcinieren.

**Kalzium-:** s. Calcium-.

**Kamala:** s. Mallotus philippinensis.

**Kambium:** Cambium; (bot.) Bildungsgewebe (Meristem) beim sekundären Dickenwachstum* der Pflanzen; vgl. Faszikularkambium; Kambium, interfaszikuläres.

**Kambium, faszikuläres:** s. Faszikularkambium.

**Kambium, interfaszikuläres:** (bot.) zw. den Leitbündeln* (z. B. der Sprossachse dikotyler Pflanzen) gelegenes Kambium*, das sich vor dem sekundären Dickenwachstum* bildet; vgl. Faszikularkambium.

**Kambrik:** s. Cambric.

**Kameldorn:** s. Manna.

**Kamille, Echte:** s. Matricaria recutita.

**Kamille, Gemeine:** s. Matricaria recutita.

**Kamillen:** s. Matricaria recutita (Matricariae flos).

**Kamillenblüten:** s. Matricaria recutita (Matricariae flos).

**Kamillenfluidextrakt:** s. Extractum Matricariae fluidum.

**Kamillenliquidextrakt, eingestellter:** s. Extractum Matricariae fluidum normatum.

**Kamillenöl:** s. Matricaria recutita (Matricariae aetheroleum).

**Kamillentinktur:** s. Tinctura Chamomillae.

**Kamille, Römische:** s. Chamaemelum nobile.

**Kammerfilterpressen:** s. Filterpressen.

**Kammergesetze:** s. Apothekerkammern.

**Kammersäure:** s. Schwefelsäure.

**Kampfer:** s. Campher.

**Kampferspiritus:** s. Spiritus camphoratus.

**kampylotrop:** s. Samenanlage.

**Kanadabalsam:** s. Balsamum canadense.

**Kanaleinschlussverbindungen:** s. Einschlussverbindungen.

**Kanamycin** (INN): 6-*O*-(3-Amino-3-desoxy-$\alpha$-D-glucopyranosyl)-4-*O*-(6-amino-6-desoxy-$\alpha$-D-glucopyranosyl)-2-desoxy-D-streptamin; CAS-Nr. 59-01-8; $C_{18}H_{36}N_4O_{11}$, Strukturformel: s. Aminoglykosid-Antibiotika (Abb. dort); Antibiotikum* aus Streptomyces kanamyceticus; **Wirk.:** Aminoglykosid*-Antibiotikum, früher Antituberkulotikum*; hemmt die Proteinbiosynthese; wirksam v. a. gegen Staphylokokken, E. coli, Enterobacter aerogenes, Klebsiella pneumoniae; z. T. auch gegen Proteus- u. Serratia-Stämme; **Anw.:** aufgrund der hohen Ototoxizität nur noch lokale Anwendung. **Kanamycinmonosulfat:** Kanamycini monosulfas Ph.Eur., Kanamycinum monosulfuricum; CAS-Nr. 133-92-6; $C_{18}H_{38}N_4O_{15}S \cdot H_2O$; $M_r$ 601; lösl. in 8 T. Wasser, fast unlösl. in Ethanol, Aceton, Chloroform, Ether; Einheit von Kanamycinmonosulfat: 1 IE entspricht 1.232 µg, 1 mg entspricht 750 IE. **Saures Kanamycinsulfat:** Kanamycini sulfas acidus Ph.Eur., Kanamycinum disulfuricum; Form von Kanamycinsulfat, die durch Zugabe von Schwefelsäure zu einer Kanamycinmonosulfat-Lsg. hergestellt u. auf geeignete Weise getrocknet wird; weißes, hygroskop. Pulver; lösl. in ca. 1 T. Wasser, fast unlösl. in Ethanol, Chloroform, Aceton; 1 mg entspricht 670 IE.

**Kanangaöl:** s. Canaga odorata (Oleum Canangae).

**Kandelillawachs:** s. Candelillawachs.

**Kandiszucker:** s. Saccharose (Gew.).

**Kaneel:** s. Cinnamomum aromaticum (Cortex Cinnamomi cassiae).

**Kaneelblüten:** s. Cinnamomum aromaticum (Flores Cassiae).

**Kaneel, Echter:** s. Cinnamomum verum (Cinnamomi cortex).

**Kaninchentest:** In-vivo-Test (Ph.Eur.6) auf Anwesenheit von Pyrogenen* in parenteral zu verwendenden Zuber. (s. Parenteralia); **Prinzip:** parenterale Zufuhr der zu testenden Zuber. bei 3 Kaninchen; **Ergebnis:** Temperaturerhöhung (innerhalb von 3 Std.) in Summe <1.15 K: Test gilt als bestanden; Temperaturerhöhung in Summe >2.65 K: Testsubstanz entspricht nicht den Anforderungen; Werte von 1.15–2.65 K: der Test ist an weiteren Gruppen zu je 3 Kaninchen zu wiederholen; der Test deckt alle bekannten u. noch unbekannte Pyrogene ab, jedoch reagiert das Kaninchen nicht auf alle für den Menschen pyrogenen Stoffe gleichermaßen.

**Kanipfeffer:** s. Xylopia aethiopica (Fructus Xylopiae).

**Kannenkraut:** s. Equisetum arvense.

**Kanthariden:** s. Canthariden.

**Kantharidenkampfer:** s. Cantharidin.

**Kanüle:** Hohlnadel zur Injektion* von Flüss. (z. B. Injektionskanüle) od. Entnahme von Körperflüssigkeiten (z. B. Venenpunktionskanüle); v. a. als Einmalartikel aus rostfreiem V2A-Stahl mit unterschiedl. gefärbtem Kunststoffansatz; **Einteilung:** anhand von Länge u. Durchmesser nach Pravaz (deutsch) od. Gauge (international); Größen u. Farbcodierung: s. Tab.; länger in der Vene verbleibende Kanülen werden als Venenverweilkanülen* (z. B. Flügelkanüle*) bezeichnet.

**Kanukaöl:** s. Kunzea ericoides.

**Kanutillawachs:** s. Candelillawachs.

**kanzerogen:** Krebs erzeugend.

**Kanzerogene:** Substanzen od. Faktoren, die beim Menschen od. im Tierversuch die Inzidenz einer malignen (auch spontan auftretenden) Transformation* erhöhen, die Latenzzeit der Kanzerogenese* verkürzen od. das Spektrum einer malignen Erkrankung in einem Gewebe verändern (erweitern) können; klin. synonym zu Karzinogene verwendet (vgl. karzinogen); können lokal am Einwirkungsort od. nach Resorption system. und z. T. in bestimmten, für die jeweilige Substanz charakterist. Geweben (Organotropie) wirksam werden; **Einteilung: I.** nach K.: **1. chem. K.: a)** org. Verbindungen: z. B. polycyclische Kohlenwasserstoffe*, aromat. Amine, Azofarbstoffe*, Nitrosamine*, Alkylanzien (s. Zytostatika); **b)** anorg. Substanzen: z. B. Asbest*, Nickel* ($Ni^{2+}$-Ionen), Chrom*, Arsen*; **2. natürl. vorkommende K.:** aus Pflanzen u. Pilzen, z. B. Safrol*, $\beta$-Asaron*, Cycasin u. Ochratoxin A (s. Mykotoxine); mikrobielle Produkte, z. B. Patulin*, Griseofulvin*, Aflatoxine*; **3. ionisierende Strahlung:** z. B. Röntgenstrahlen*, Radiumstrahlen (s. Radium) u. Ultraviolettstrahlung*; **4. onkogene Viren; II.** nach Gefahrstoffverordnung* (in der EG*-Gefahrstoffliste unter „Einstufung" als „Carc. Cat." angegeben): **1. Kategorie 1:** Stoffe, die beim Menschen bekanntermaßen krebserzeugend wirken (z. B. Asbest*, Benzidin*, Benzol*); **2. Kategorie 2:** Stoffe, die aufgrund hinreichender Anhaltspunkte als krebserzeugend für den Menschen angesehen werden sollten (z. B. Acrylamid*, Benzo[*a*]pyren*, Ethylenoxid*, Hydrazin*, Ottokraftstoff); **3. Kategorie 3:** Stoffe, die wegen mögl. krebserregender Wirkung beim Menschen Anlass zur Besorgnis geben, über die jedoch nicht genügend Informationen für eine befriedigende Beurteilung vorliegen (z. B. Clofenotan*,

K

**Kanüle**
Normgrößen und Farbcodierung von Einmalkanülen

| Pravaz | Gauge | Außendurchmesser in mm | Länge in mm | Farbe | Verwendung |
|---|---|---|---|---|---|
| — | 19 | 1.10 | 25 | elfenbein | Aufziehkanüle |
| 1 | 20 | 0.90 | 40<br>70 | gelb | i. v., i. m. für dickflüssige Lösungen<br>tief i. m. |
| 2 | 21 | 0.80 | 40<br>50–60 | grün | i. v., i. m.<br>i. m. bei Übergewicht |
| 12 | 22 | 0.70 | 30 | schwarz | s. c., i. m. Oberschenkel |
| 14 | 23 | 0.65 | 30–32 | violett | s. c.; i. m. Oberschenkel |
| 16 | 24 | 0.55 | 25 | enzianblau | s. c. |
| 18 | 25 | 0.45 | 25<br>12 | braun | s. c.<br>Insulin |
| 20 | 27 | 0.42 | 20<br>12–16 | lichtgrau | s. c.<br>Insulin |



Anilin*, Dichlormethan*, Tetrachlorkohlenstoff*, Dieselkraftstoff). Vgl. Tumorpromotoren; Mutagene; Onkogene; AGW.

**Kanzerogenese:** Entstehung einer malignen Erkrankung unter Beteiligung versch. Faktoren (z. B. Kanzerogene*, Hormone, onkogene Viren, genet. bedingte Defekte der Reparatursysteme der DNA, Immundefekte), die nach der sog. Mehrstufenhypothese die Mutation* mehrerer Protoonkogene (s. Onkogene) od. Tumorsuppressorgene benötigt; **Verlauf: 1. Initiation:** Auslösung einer Mutation in einer Zelle u. ihre irreversible molekulare Transformation*, z. B. durch eine kanzerogene Substanz (sog. Initiator); **2. Promotion:** Proliferation der initiierten Zelle, weitere Mutationen u. Bildung von Tumorzellen, die der Vernichtung durch das Immunsystem entgehen; das Zusammenwirken versch. Kanzerogene* (Synkanzerogenese), die Einwirkung von Cokanzerogenen (s. Tumorpromotoren) od. unspezif. Faktoren (Promotoren) kann die K. beschleunigen; **3. Progression:** irreversibler Übergang der präneoplast. in neoplast. Zellen; der Zeitraum zwischen der Transformation einer Zelle u. der Manifestation des Tumors* kann 15–20 Jahre umfassen (Latenzperiode). Die klin. Tumormanifestation kann auch frühzeitig erfolgen, z. B. als Carcinoma in situ, u. U. auch als primär benignes Neoplasma, das maligne entarten kann. Im weiteren Verlauf erfolgen bei malignen Tumoren infiltrierendes Wachstum u. Bildung von Metastasen*.

**Kaolin:** s. Ton, weißer.

**Kaolinit:** s. Ton, weißer.

**Kaolinum ponderosum:** s. Ton, weißer.

**Kap-Aloe:** s. Aloe.

**Kapern:** s. Capparis spinosa (Flores Capparidis).

**Kapernstrauch:** s. Capparis spinosa.

**Kapha:** eines der 3 Doshas* im Geist-Körper-Modell des Ayurveda*; Krankheiten als Ausdruck von übermäßiger Ansammlung von K.: z. B. Wasseransammlungen (u. a. Ödeme, Verschleimungskrankheiten, Schwermütigkeit).

**Kapillärsirup:** s. Stärkesirup.

**kapillar:** haarfein; s. Kapillare.

**Kapillaranalyse:** qualitative analyt. Untersuchungsmethode für gemischte, v. a. homöopath. Lösungen; die Flüss. wird mit Filterpapierstreifen aufgesogen u. anschließend verdunstet. Die gelösten Stoffe scheiden sich meist in der Reihenfolge ihrer Löslichkeit ab u. bilden charakterist. Zonen u. Farbsäume, die verglichen werden (s. Papierchromatographie). **Voraussetzungen:** gleich bleibende Temp., Luftfeuchtigkeit u. gleiche Filterpapiersorte. Vgl. Kapillarität.

**Kapillaraszension:** s. Kapillarität; Grenzflächenspannung.

**Kapillarchromatographie:** s. Gaschromatographie.

**Kapillardepression:** s. Kapillarität.

**Kapillarelektrochromatographie:** (engl.) *capillary electrochromatography (Abk. CEC)*; Kombination von Chromatographie* u. Elektrophorese*; **Prinzip:** Nutzung der Vorteile der Selektivität der Chromatographie u. des elektrophoret. Antriebs; apparativer Aufbau ähnl. der Kapillarelektrophorese*, doch befindet sich in der Kapillare zw. dem Kapillareinlass u. dem Detektorfenster eine stationäre Phase als Trennmedium (z. B. Silica- od. Polymerphasen); Durchführung als Lab*-on-a-Chip möglich.

**Kapillarelektrophorese:** Form der Elektrophorese*, die nicht mit Gel- od. Papierstreifen durchgeführt wird, sondern in Kapillaren*, die das Trennmedium enthalten; **Durchführung:** Die mit Elektrolyt* gefüllte Kapillare (Innendurchmesser: 25–100 µm) verbindet 2 Elektrolytreservoirs. Auftragung der Probe am Kapillareinlass durch kurzzeitigen Tausch von Analyt- u. Elektrolytgefäß; die Komponenten der Probe wandern mit unter-

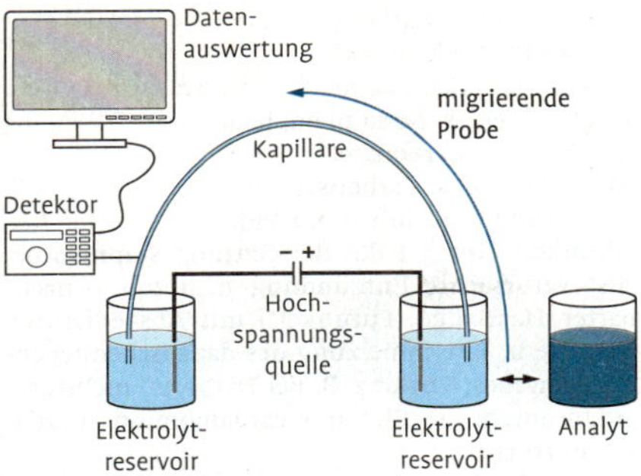


**Kapillarelektrophorese:** Aufbau der Kapillarelektrophorese

schiedl. Geschwindigkeit im elektr. Feld durch die Kapillare. Sie passieren nacheinander das Detektorfenster zur Datenerfassung (s. Abb.). Durch die Ausnutzung des elektroosmot. Flusses können Kationen, Anionen u. Neutralstoffe detektiert werden. Standardmethode ist die Kapillarzonenelektrophorese*. K. ist auch als Lab*-on-a-Chip möglich. **Detektoren:** Verw. von UV*-VIS-Spektroskopie, Fluoreszenz*, Chemilumineszenz (s. Lumineszenz) u. Konduktometrie* zur Detektion; Kopplung mit Massenspektrometrie* möglich; **Vorteil:** geringe Auftragsmenge (5–100 nL), geringe Elektrolytmenge (3–8 mL), durch das spezielle Flussprofil verglichen mit der HPLC* hohe Trennschärfe, Robustheit u. universelle Anwendbarkeit; **Sonderformen:** **1.** Kapillargelelektrophorese*; **2.** Kapillarelektrochromatographie*; **3.** mizellare Elektrochromatographie*.

**Kapillaren:** haardünne Röhrchen; vgl. Blutkapillaren; Kapillarelektrophorese.

**Kapillar-GC:** Kurzbez. für Kapillargaschromatographie; s. Gaschromatographie.

**Kapillargelelektrophorese:** Sonderform der Kapillarelektrophorese*, die mit einer gelgefüllten Kapillare* als Trennmedium arbeitet; **Anw.:** schnelle u. leistungsfähige Alternative zur Gelelektrophorese*; **Prinzip:** Das poröse Gel trennt nach dem Prinzip des Größenausschlusses; vgl. Gelchromatographie.

**Kapillarität:** Bez. für das Phänomen, dass sich eine Flüss. in einem Kapillarrohr (s. Kapillare), das in die Flüss. getaucht wird, höher od. tiefer als die umgebende Flüss. stellt; **Prinzip:** Benetzt die Flüss. die Glaswand des Rohres, steht die Flüss. höher als im Gefäß (Kapillaraszension). Benetzt die Flüss. die Wand nicht, steht sie tiefer (Kapillardepression), z. B. Quecksilber. Je kleiner der Kapillardurchmesser, desto größer der Höhenunterschied der Flüss. innerhalb u. außerhalb des Rohres; die Steighöhe versch. Flüssigkeiten u. Lsg. ist unterschiedlich. Ausbildung eines konkaven* od. konvexen* Meniskus*; die K. beruht auf der Adhäsion* der Flüssigkeitsteilchen an festen Körpern u. ihrer Kohäsion untereinander. Zur genauen Feststellung des Meniskus dient z. B. ein Kontrastclip (s. Bürette, Abb. 1 dort). Vgl. Kapillaranalyse; Grenzflächenspannung.

**Kapillarkondensation:** Art der Sorption*, bei der sich das Sorptiv in den Kapillaren eines Stoffes abscheidet; die Kondensation erfolgt bei umso geringerem Dampfpartialdruck je kleiner der Kapillardurchmesser ist; z. B. kondensiert Wasser in einer Kapillare von 2 nm Durchmesser bereits bei einer relativen Luftfeuchtigkeit von ca. 50 %.

**Kapillarsteigmethode:** s. Grenzflächenspannung.

**Kapillarviskosimeter:** Gerät zur Bestimmung der Viskosität*; nach Ph.Eur.6 wird bei idealviskosen Flüssigkeiten, wenn nicht anders angegeben, mit einem U-förmigen K. nach Ubbelohde (Ubbelohde-Viskosimeter; s. Abb.) bestimmt; nach dem **Hagen-Poiseuille-Gesetz** ist bei laminarer Strömung die Auslaufzeit t der Messflüssigkeit zw. 2 Messmarken aus einer genormten Kapillare direkt proportional ihrer Viskosität* ($\eta$ bzw. $\nu$):

$$\eta = \varrho \cdot k \cdot t$$
$$\nu = k \cdot t$$

$\varrho$: Dichte der Flüssigkeit; k: Gerätekonstante, enthält u. a. die Kapillardimensionen, Länge der Fließstrecke, Druck der Flüssigkeitssäule.

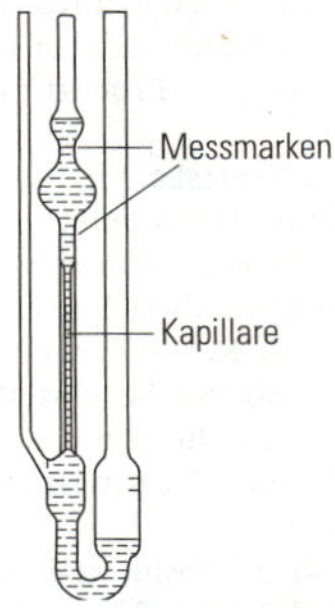


**Kapillarviskosimeter:** Kapillarviskosimeter nach Ubbelohde

**Kapillarwasser:** Haftwasser* in Makrokapillaren über 0.1 µm. Diese werden bei Wasserdampfsättigung od. bei Kontakt mit Wasser gefüllt, Mikrokapillaren kleiner als 0.1 µm hingegen schon bei tieferen relativen Feuchtigkeiten; vgl. Kapillarkondensation.

**Kapillarzonenelektrophorese:** Standardform der Kapillarelektrophorese*; trägerfreie Elektrophorese*, bei der die Kapillare nur mit einem Elektrolyt* u. ggf. beigemengtem Selektor (Substanz, die mit den Analyten unterschiedl. in Wechselwirkung tritt; z. B. Chelatbildner*) gefüllt ist; Auftrennung erfolgt durch unterschiedl. Mobilitäten u. ggf. durch Wechselwirkung mit dem Selektor (z. B. Einschlusskomplexierung).

**Kaplan-Meier-Plot:** s. Überlebenszeitanalyse.

**Kaposi-Sarkom:** Sarcoma idiopathicum multiplex haemorrhagicum; Retikuloangiomatose; bräunlich livide Effloreszenzen im Bereich von Haut u. Bindegewebe; später Beteiligung von Schleimhäuten u. inneren Organen (z. B. Leber, Milz, Knochen, Gehirn). **Ätiologie:** unklar (früher humanes Herpesvirus Typ 8, Abk. HHV-8, gilt heute als nicht spezifisch); **Formen:** **1.** chronisches K.-S.: v. a. bei Männern aus Osteuropa u. Italien nach dem 50. Lebensjahr auftretende sog. klass. Form; **2.** Lymphadenopathie-assoziiertes K.-S.: in Afrika südl. der Sahara gehäuft vorkommende, benigne verlaufende od. aggressive, lymphadenopath. Formen (bes. bei Kindern); **3.** Transplantation-assoziiertes K.-S.: Vork. bei Patienten unter Immunsuppression (z. B. nach Nierentransplantation), teilweise mit Rückbildung nach Absetzen der Ther.; **4.** K.-S. bei Patienten mit HIV*-Erkrankung: deutl. aggressivere Form, oftmals mit Erstlokalisation im Bereich der Mundhöhle u. der Schleimhäute des Magen-Darm-Trakts u. mit Lymphknoten- u. Organbefall; **Ther.:** keine etablierte antivirale Ther.; palliative, lokale Chemo- od. Immuntherapie mit Vinblastin* od. Interferon* alfa-2, Kryo- u. Laserchirurgie, Radiotherapie; bei multifokalem Befall Versuch mit Radio-Chemotherapie (Vinblastin, Doxorubicin*, Daunorubicin* in liposomaler Zubereitung); bei HIV-Erkrankung Kombination von antiretroviraler Ther. (s. HAART) u. Interferon alfa-2; Ther. der Grunderkrankung; symptomat. Therapie.

**Kaprylsäure:** s. Caprylsäure.

**Kapsel:** **1.** (mikrobiol.) extrazelluläre Hülle kapselbildender Bakt., die einen Schutz vor Phagozytose vermittelt; chem. handelt es sich meist um Polysaccharide*; **2.** (bot.) s. Fruchtformen; **3.** (pharmaz.) s. Capsulae.

K

**Kapseln, magensaftresistente:** s. Capsulae; Arzneiformen, magensaftresistente.

**Kapselpulver:** einfachste Form einzeldosierter Arzneimittel, die als gemischtes Pulver in der Apotheke abgegeben wird; K. werden entweder einzeln rezeptiert od. auf einmal hergestellt u. dann einzeln ausgewogen. Anschließend werden sie in Papier-, Stärkemehl- od. Gelatinesteckkapseln abgefüllt; s. Capsulae.

**Kapsid:** Capsid, Viruskapsid; stäbchenförmige od. sphär. Proteinumhüllung der viralen Nucleinsäuren; s. Viren; $M_r$ bis 40 Mio. Dalton; besteht aus zahlreichen, meist ident. Untereinheiten, den Kapsomeren mit $M_r$ 13–60 kDalton.

**Kap-Sonnentau:** s. Drosera ramentacea.

**Kapuzinerkresse:** s. Tropaeolum majus.

**Kapuzinerkressenkraut:** s. Tropaeolum majus (Tropaeoli herba).

**Karaibablätter:** s. Jacaranda procera (Folia Carobae).

**Karambola:** s. Averrhoa carambola (Anw.).

**Karambolabaum:** s. Averrhoa carambola.

**Karamel:** s. Saccharose.

**Karat:** s. Gold.

**Karaya-Gummi:** s. Sterculia urens (Gummi Tragacantha indica).

**Karbide:** s. Carbide.

**Karbinol:** s. Methanol.

**Karbol:** s. Phenol.

**Karbolfuchsin:** Färbemittel für mikroskop. Präparate; s. Karbolfuchsinlösung, verdünnte; Ziehl-Neelsen-Karbolfuchsinlösung.

**Karbolfuchsinlösung, verdünnte:** Zusammensetzung: DAB, 1 T. Ziehl*-Neelsen-Karbolfuchsinlösung, 9 T. Wasser; **Anw.:** Reagenz; Gram*-Färbung.

**Karbol-Gentianaviolettlösung:** Zusammensetzung: 1 T. gesättigte weingeistige Gentianaviolettlösung (s. Methylviolett), 10 T. 2.5 %ige wässrige Lsg. von Phenol*; **Anw.:** Reagenz; Gram*-Färbung.

**Karbolineum:** s. Carbolineum.

**Karbolkalk:** s. Phenolkalk.

**Karbolsäure:** **1.** s. Phenol; **2.** rohe K.: s. Cresol.

**Karbolwasser:** s. Aqua phenolata.

**Karbonate:** s. Carbonate.

**Karbonsäuren:** s. Carbonsäuren.

**Karborundum:** s. Siliciumcarbid.

**Karbunkel:** durch Bakt. der Gattung Staphylococcus* verursachte Entzündung mehrerer benachbarter Haarbälge (Furunkel*) mit Abszedierung, Nekrose u. Einschmelzung des dazwischenliegenden Gewebes; **Vork.:** z. B. bei Diabetes* mellitus.

**Kardamomen:** s. Elettaria cardamomum (Cardamomi fructus).

**Kardia:** Cardia; Mageneingang. Hauptfunktion: gastroösophagealer Verschluss.

**Kardiaka:** Cardiaca, Cardiotonika, Herzmittel; weitläufige Sammelbez. für Substanzen mit Wirkung auf das Herz*; **Einteilung:** **1.** i. e. S. herzwirksame Glykoside*; Antiarrhythmika*, Calcium*-Antagonisten, Catecholamine*, Koronartherapeutika*; **2.** pflanzliche K. mit milder Herzwirkung aus Crataegus*-Arten, Arnica* montana, Ammi* visnaga.

**kardial:** zum Herzen gehörend, das Herz betreffend.

**Kardinalsblume, Blaue:** s. Lobelia siphilitica.

**Kardiolipin:** Diphosphatidylglycerin; Glycerophospholipid (s. Phospholipide), das in versch. Geweben u. v. a. in Membranen der Mitochondrien vorkommt; stellt in Verbindung mit Lecithin* u. Cholesterol* ein hochempfindl. Antigen dar, das charakterist. für das Antiphospholipid-Syndrom (v. a. bei jungen Frauen vorkommendes Krankheitsbild mit Auftreten von Antiphospholipid-Antikörpern, u. a. mit habituellen Aborten, arteriellen u. venösen Verschlusskrankheiten, rezidivierender Thromboseneigung, Hautveränderungen) ist u. in der Syphilisserologie als Reagenz verwendet wird.

**Kardiotoxine:** das Herz schädigende Stoffe; **Beipiel:** v. a. überdosierte herzwirksame Glykoside* u. bestimmte, stark bas. Peptide aus Schlangengiften*.

**Kardioversion:** Rhythmisierung; Maßnahme zur Wiederherstellung eines normfrequenten Sinusrhythmus (Konversion) bei (meist supraventrikulärer) tachykarder Herzrhythmusstörung*; **Formen:** **1.** elektrisch (Kardioversion i. e. S.): extern: transthorakal mit Defibrillator* in Kurznarkose; ggf. intern: über intrakardialen, speziell gefertigten multipolaren Elektrodenkatheter mit extern angeschlossenem Defibrillator; **2.** (pharmak.) Antiarrhythmika* (sog. Rhythmuskontrolle).

**Kardobenedikte:** s. Cnicus benedictus.

**Kardobenediktenkraut:** s. Cnicus benedictus (Cnici benedicti herba).

**Karies** (lat caries Fäulnis): Caries denticum; Zahnkaries; häufigste Zahnerkrankung infolge Störung des lokalen Gleichgewichts zw. entkalkenden u. remineralisierenden Komponenten im Speichel. **Verlauf:** reversibles Frühstadium: Entkalkung des kristallinen Zahnschmelzes durch Säuren, die im bakt. Zahnbelag (Zahnplaque*) aus Zuckern gebildet werden; Fortschreiten der anfangs reversiblen Entkalkung bis zum Einbruch der Zahnhartsubstanzen u. damit Bildung kariöser Defekte. **Kariesprophylaxe:** vorbeugende Maßnahmen zur Verhütung od. Verminderung der Karies. **1.** Verminderung der unvermeidl. tägl. Mikroentkalkungen infolge Säurebildung der Bakt. im Zahnplaque durch gute Mundhygiene mit regelmäßiger Plaqueentfernung, z. B. durch Antiplaquemittel*, u. Beschränkung der Häufigkeit der Zuckeraufnahme; **2.** Unterstützung der Remineralisation durch häufige Fluoridierung; lokal durch Fluoridzahnpasten, Pinseln der Zähne mit fluoridhaltigen Lsg., Lacken od. Gelen; zusätzl. system. Fluoridzufuhr, z. B. Tabletten, Zusatz zu Speisesalz, Milch, Trinkwasser.

**Karitéfett:** s. Vitellaria paradoxa (Sheabutter).

**Karkade:** s. Hibiscus sabdariffa (Hibisci sabdariffae flos).

**Karl-Fischer-Lösung** (Karl F., 1901–1958): Karl-Fischer-Reagenz, Iod-Schwefligsäure-Reagenz; Reagenz für die Karl*-Fischer-Titration zur Bestimmung des Wassergehalts einer Probe; **Zusammensetzung:** Ph.Eur.6, 700 mL wasserfreies Pyridin, 700 mL Ethylenglykolmonomethylether, 220 g Iod, 190 g flüssiges Schwefeldioxid; **Hinweis:** Die handelsüblichen Combi-Titrand-Lösungen enthalten statt Pyridin geruchsärmere Basen wie z. B. Imidazol u. besitzen einen stöchiometrischen Faktor von 5 mg $H_2O$/mL. Vgl. Wassergehaltsbestimmung.

**Karl-Fischer-Titration** (Karl F., 1901–1958): Kurzbez. KF-Titration; maßanalyt. Halbmikromethode (s. Mikroanalyse) zur direkten Bestimmung des Wassergehalts einer Probe; **Prinzip:** Die KF-Titration (1935 entwickelt) basierte auf dem von Bunsen gefundenen Prinzip, dass Iod* (Oxidationsmittel) im Beisein von Wasser durch Schwefeldioxid* reduziert wird:

$$2\,H_2O + SO_2 + I_2 \leftrightarrows H_2SO_4 + 2\,HI$$

Nach heutigen Kenntnissen (Eugen Scholz, 1980) vom Reaktionsablauf wird jedoch in Gegenwart eines geeigneten Alkohols (R—OH) u. einer geeigneten Base (R′—N) 1 mol Wasser mit 1 mol Iod umgesetzt:

$$ROH + SO_2 + R'N \rightarrow [R'NH]SO_3R$$

$$H_2O + I_2 + [R'NH]SO_3R + 2\,R'N \rightarrow [R'NH]SO_4R + 2\,I^- + 2\,R'NH^+$$

**Durchführung:** Die Titration wird mit einer Karl*-Fischer-Lösung durchgeführt. Vor jeder Versuchsreihe sollte der Titer* bestimmt werden, der angibt, wie viel mg Wasser durch 1 mL Titriermittel umgesetzt werden. Mit Störungen ist bei Aldehyden*, Ketonen*, Thiolen*, stark reduzierenden Substanzen sowie stark sauren u. bas. Stoffen zu rechnen. Bestimmung des Endpunkts: visuell (ungenau) od. mit Hilfe der Dead*-Stop-Methode. **Coulometrische Karl-Fischer-Titration:** Das für die Reaktion notwendige Iod wird elektrolyt. erzeugt u. mit dem vorhandenen Wasser quantitativ umgesetzt. Der Stromverbrauch, der zur Erzeugung des Iods aufgewendet werden muss, gilt als direktes Maß für den Wassergehalt der Probe (s. Coulometrie). Vgl. Wassergehaltsbestimmung; Maßanalyse.

**Karlsbader Salz:** s. Sal Carolinum.

**Karlsbader Salz, brausendes:** s. Sal Carolinum factitium effervescens.

**Karlsbader Salz, künstliches:** s. Sal Carolinum factitium.

**Karlsdistelwurzel:** s. Carlina acaulis (Carlinae radix).

**Karmelitergeist:** s. Spiritus Melissae compositus.

**Karmin:** s. Carmin.

**Karminativa:** blähungstreibende Mittel (v. a. bei Säuglingen). **Drogen:** z. B. Menthae piperitae folium, Anisi fructus, Foeniculi amari fructus, Matricariae flos u. a. ätherische Öldrogen bzw. deren äther. Öle (s. Aetherolea). Sie wirken gärungswidrig u. auf die glatte Muskulatur spasmolyt., besitzen z. T. antiphlogistische Eigenschaften u. wirken beruhigend auf die Mobilität des Verdauungstraktes, womit Blähungen (Gasabgang aus Magen od. Enddarm) entgegengewirkt wird. Vgl. Antiflatulenzien.

**Karminrot:** s. Carmin.

**Karminsäure:** s. Carminsäure.

**Karnaubapalme:** s. Copernicia prunifera.

**Karnaubawachs:** s. Wachse (Cera carnauba).

**Karnitin:** s. Carnitin.

**Karobablätter:** s. Jacaranda procera (Folia Carobae).

**Karoben:** s. Ceratonia siliqua (Semen Ceratoniae).

**Karotine:** s. Carotine.

**Karotis:** Carotis, Kopfschlagader; Kurzbez. für Arteria carotis; die große, zum Kopf führende Halsarterie.

**Karotte:** s. Daucus carota.

**Karottenfrüchte:** s. Daucus carota (Fructus Dauci).

**Karpell:** s. Blüte (Blütenteile).

**Karpophor:** (bot.) Fruchtträger, der die Teilfrüchtchen (Merikarpien) der Umbelliferen-Früchte trägt; vgl. Fruchtformen.

**Karthäusertee:** s. Chenopodium ambrosioides var. ambrosioides (Herba Chenopodii ambrosioidis).

**Kartoffel:** s. Solanum tuberosum.

**Kartoffelkäfer, Amerikanischer:** s. Leptinotarsa decemlineata.

**Kartoffelmehl:** s. Solanum tuberosum (Solani amylum).

**Kartoffelrose:** s. Rosa.

**Kartoffelstärke:** s. Solanum tuberosum (Solani amylum).

**Karton:** aus einer od. mehreren zusammengegautschten od. nachträgl. zusammengeklebten Faserstofflagen bestehendes Produkt im Flächengewichtsbereich von ca. 150–450 g/m²; schwerere Qualitäten werden als Pappe bezeichnet. Einseitig gestrichener K. heißt Chromo-Karton. Faltschachtel-K. dient zur Herst. von Verpackungen. Die Bezeichnung Karton ist auch syn. für Schachtel gebräuchlich.

**Kartonagen:** aus Karton, Pappe od. Wellpappe gefertigte Umhüllungen.

**Karunkula:** Caruncula; (bot.) Vergrößerung der Samenschale durch Zunahme des Zellvolumens bei gleichbleibender Zellzahl; (wulstförmige) Auswüchse am Nabel (od. Nabelstrang) der Samen, z. B. bei Rizinussamen, Herbstzeitlosensamen.

**Karyogamie:** Verschmelzung der beiden haploiden Kerne zum diploiden Zygotenkern bzw. Vereinigung der Chromosomenbestände beider Gameten* bei der Befruchtung.

**Karyokinese:** s. Mitose.

**Karyoplasma** (gr. karyon Nuss, Kern; plasma Gebilde): s. Protoplasma.
**Karyopse:** s. Fruchtformen.
**Karyotyp:** Karyogramm; Chromosomenbestand einer Zelle, eines Gewebes od. eines Individuums, definiert durch Chromosomengröße u. -zahl.
**karzinogen:** ein Karzinom* erzeugend.
**Karzinogene:** s. Kanzerogene.
**Karzinoid:** veraltete, klin. jedoch gängige Bez. für ursprünglich im Darm beschriebene u. später auch in anderen Lokalisationen entdeckte Karzinom-ähnliche (langsameres Wachstum u. weniger maligner Verlauf) Tumoren*, die von den enterochromaffinen Zellen des disseminierten neuroendokrinen Systems ausgehen und z. T. Hormone, Neurotransmitter u. a. Substanzen sezernieren; **Karzinoidsyndrom:** Flush-Syndrom, Hyperserotonismus; durch Ausschwemmung vasoaktiver Substanzen bei neuroendokrinem Tumor (Abk. NET) verursachtes Krankheitsbild; Vork.: v. a. bei Tumoren des oberen Dünndarms, erst nach Lebermetastasierung; ausgelöst z. B. durch Nahrungsaufnahme, körperl. Anstrengung u. Palpation der Leber; Klinik: **typisches** K. (verursacht durch Serotonin*): anfallartig auftretende rotblaue Verfärbung des Oberkörpers u. der Extremitäten, verbunden mit Hitzewallungen, Diarrhö, Asthma-ähnl. Bronchokonstriktion, Endokardfibrose sowie Hautveränderungen; **atypisches** K. (verursacht durch Histamin*), je nach Lokalisation des NET mit stark juckenden Effloreszenzen u. erhöhter Prävalenz peptischer Ulzera od. lang anhaltender Flushsymptomatik, Desorientierung, Angst, Tremor, periorbitalen Ödemen, Tränenfluss, Salivation, Hypotonie, Tachykardie, Diarrhö, Dyspnoe, Asthma u. Oligurie; Ther.: Ther. der Grunderkrankung; Somatostatin-Analoga (Octreotid*, Lanreotid*); symptomat., z. B. Cyproheptadin*, Loperamid*, Broncholytika*.
**Karzinom** (gr. karkinos Krebs, Krankheit): Carcinoma; vom Epithelgewebe* ausgehender maligner Tumor*.
**Karzinostatika:** s. Zytostatika.
**Kaschunüsse:** s. Anacardium occidentale (Fructus Anacardii occidentalis).
**Kasein:** s. Casein.
**Kashaya:** syn. Kvatha; im Ayurveda* Bez. für eine Abkochung* (Dekokt) in Wasser; wird entweder gebrauchsfertig in Flaschen abgefüllt od. muss vom Anwender aus der grob zerstoßenen, getrockneten Pflanzendroge od. ihrem Pulver (Churna*) selbst zubereitet werden, i. d. R. durch Herunterkochen auf 1/4 der Ausgangsmenge Wasser; **Anw.:** zur Verstärkung des Wirkpotentials von Heilpflanzen z. B. bei akuten fieberhaften Krankheiten, auch bei Hautkrankheiten, rheumat. Beschwerden, Stoffwechsel- u. Verdauungsstörungen, Atemwegserkrankungen; **Hinweis:** z. T. intensiver u. pflanzentypischer, unangenehmer Geschmack.
**Kaskarillabaum:** s. Croton eluteria.
**Kaskarille:** s. Croton eluteria (Cortex Cascarillae).
**Kaskarillrinde:** s. Croton eluteria (Cortex Cascarillae).
**Kassavamehl:** s. Manihot esculenta (Amylum Manihot).
**Kasseler Gelb:** s. Plumbum chloratum basicum.
**Kassenrabatt:** s. Apothekenabschlag.
**Kassiablüten:** s. Cinnamomum aromaticum (Flores Cassiae).
**Kassiaöl:** s. Cinnamomum aromaticum (Cinnamomi cassiae aetheroleum).
**Kassiterit:** s. Zinn.
**Kastanie, Echte:** s. Castanea sativa.
**Kastanienbaum, Australischer:** s. Castanospermum australe.
**Kastanienblätter:** s. Castanea sativa (Castaneae folium).
**Kastanienfluidextrakt:** s. Extractum Castaneae fluidum.
**Kastanienfrüchte:** s. Castanea sativa.
**Kastanienstärke, Australische:** s. Castanospermum australe.
**Kastoröl:** s. Ricinus communis (Ricini oleum virginale).
**Kastorsamen:** s. Ricinus communis (Semen Ricini).
**Kasuistik:** s. Pharmakoepidemiologie.
**kat:** s. Enzymaktivität.
**Kat:** s. Catha edulis.
**katabol:** zum Abbaustoffwechsel gehörig.
**katabolisieren:** biol. (im Körper) abbauen, u. zwar vollständig od. bis zu im Körper vorhandenen Stoffen; s. Stoffwechsel.
**Katabolismus:** s. Stoffwechsel.
**Katadyn-Verfahren:** Entkeimung von Wasser durch fein verteiltes Silber*; Silber wird entweder direkt dem Wasser zugefügt od. auf Filtermasse (Kies) niedergeschlagen od. Silberelektroden werden in das Wasser eingetaucht, durch das ein schwacher elektr. Strom fließt. Vgl. Sterilisationsverfahren.
**Katal:** s. Enzymaktivität.
**Katalase:** Catalase; CAS-Nr. 9001-05-2; $M_r$ 245 000; Wasserstoffperoxid-Oxidoreduktase (s. Enzyme); Häm-Enzym, das den Abbau von Wasserstoffperoxid* in $H_2O$ u. $O_2$ katalysiert (Methämoglobin; s. Hämoglobin, Hämoglobinderivate) u. bei niedrigen $H_2O_2$-Konz. zudem als Peroxidase* wirkt; alle bisher isolierten K. bestehen aus 4 tetraedrisch angeordneten Untereinheiten ($M_r$ je 60 000) aus jeweils einer Polypeptidkette mit einer Häm-Gruppe als prosthet. Gruppe (Eisen(II)-protoporphyrin-Gruppe); gehören zu den am schnellsten arbeitenden bekannten Enzymen; **Vork.:** in allen tier. u. pflanzlichen Zellen; Isolierung aus Rinderleber.
**Katalyse:** Beschleunigung od. Verzögerung eines chem. Vorgangs durch Substanzen, die meist nur in geringer Menge vorhanden zu sein brauchen u. selbst nicht durch die Reaktion verändert werden (Katalysatoren); Katalysatoren sind z. B. Enzyme* (biol. Katalysatoren) u. viele Metalle in kolloider Form (Silber*, Platin*).
**Katamnese:** Bericht über eine Erkrankung u. ihren Verlauf nach Abschluss der Behandlung; vgl. Epikrise.
**Kataphorese:** Teilreaktion der Elektrophorese* zum Aufbringen kationenaktiver Kolloide* an der Kathode*.
**Kataplasma:** Cataplasma; warmer od. heißer Breiumschlag auf pflanzl. od. mineralischer Basis; auch als Fertigpackung; **Anw.:** Linderung von Schmerzen*.

**Katarakt** (gr. katarrhaktes herabschmettern, herabstürzen): Cataracta; grauer Star; Bez. für jede Trübung der Augenlinse unabhängig von ihrer Urs.; häufigste Form: Altersstar mit Kombination von Rinden- u. Kerntrübung (Sonderform des Altersstars: schwarzer Star mit bräunl. schwarzer Kerntrübung); **Ther.:** bei erhebl. eingeschränkter Sehkraft Staroperation; Ausgleich des postoperativen Fehlens der Linse durch Starglas, Kontaktlinsen* od. Linsenimplantation.

**Katechinamine:** s. Catecholamine.

**Katechu:** 1. s. Acacia catechu (Catechu); 2. s. Uncaria gambir (Catechu).

**Katemfe:** s. Thaumatococcus daniellii.

**Katgut:** s. Catgut.

**Kathartika:** s. Laxanzien.

**Kathepsine:** Cathepsine; zu den Endopeptidasen gehörende Proteasen*, die vornehml. in den Lysosomen* lokalisiert sind; **Formen:** Kathepsine A, B, C, D, E u. L; Kathepsine A–E haben ein pH-Optimum von 2.5–6 u. spalten (mit Ausnahme von D u. E) auch synthet. Substrate mit kleiner Molmasse. Andere K. sind nur im neutralen pH-Bereich wirksam u. spalten ausschließl. Proteine*; sie sind verantwortl. für den Eiweißumsatz in den Zellen, zudem für die Autolyse*.

**Katheter:** röhren- od. schlauchförmiges, starres od. flexibles Instrument zum Einführen in Hohlorgane, Gefäße bzw. präformierte Körperhöhlen; **Anw.:** zur Drainage (Entleerung), Spülung, Probengewinnung, zum Einbringen von Flüss., Untersuchung, Messung u. Überwachung von Körperfunktionen u. Ther.; Anw. als Einmal- od. als Verweilkatheter (syn. Dauerkatheter, Abk. DK) über mehrere Tage bis Wochen, z. B. Blasenkatheter*, Portkathetersystem*; **Merkmale:** 1. Material: Metall, Gummi (Latex), Kunststoff, z. B. Silicon od. Silicolatex; 2. Stärke: Maßeinheit Charrière (1 Charr = 1/3 mm), z. B. Blasenkatheter: Kinder Charr 8, Frauen Charr 12–14, Männer Charr 18–22, bei Ballon-Verweilkatheter Unterscheidung über Farbcodierung mögl., z. B. Charr 8 hellblau, Charr 12 weiß, Charr 14 mittelgrün, Charr 18 rot, Charr 20 gelb, Ch 22 violett; 3. Spitze: z. B. Tiemann-, Mercier- u. Nelaton-Spitze; 4. Länge: z. B. Blasenkatheter 20 cm (Frauen, Kinder), 40 cm (Frauen, Männer); 5. Anzahl u. Anordnung der Öffnungen (Katheteraugen): z. B. ohne Auge: Bougie*; 6. Anzahl der Wege: 2-Wege-Katheter mit Hauptlauf u. Auffüllkanal, 3-Wege-Katheter mit einem zusätzl. Spülkanal; 7. Form: Ballonkatheter mit 2 Lumina u. endständig aufblasbarem Teil (Ballon), z. B. zum Befestigen des Blasenverweilkatheters od. Dehnen einer stenosierten Herzklappe.

**Kathetergleitmittel:** steriles, anästhesierendes, wasserlösliches, sichtklares Gleitgel, welches das Einführen von Kathetern* u. a. Instrumenten in die Harnröhre verbessert; enthält z. B. Hydrogelbildner (z. B. Cellulosederivate), Lidocainhydrochlorid (wirkt lokalanästhet.), Chlorhexidin (wirkt antibakt. gegen viele Bakt., ist aber unwirksam gegen säurefeste Bakt., Sporen, Pilze, Viren; dient der Vermeidung von Sekundärinfektionen der oberen Harnröhre u. Harnblase); verboten sind pflanzl., tierische u. mineral. Fette u. Öle.

**Kathode:** Elektrode, an der die Reduktionsreaktion (s. Reduktion) stattfindet; 1. negativ geladen in einer elektrolyt. Zelle: Minuspol, an dem Elektronen in die benachbarte Phase (Elektrolyt, Gas, Vakuum) übertreten (s. Elektrolyse) u. zu dem positiv geladene Ionen* (Kationen) wandern; 2. positiv geladen in einem galvan. Element (Pluspol). Vgl. Anode.

**Kathodenstrahlen:** Elektronenstrahlen, die aus der Kathode* von Elektronenröhren austreten, sich geradlinig fortpflanzen u. durch elektr. od. magnet. Felder abgelenkt werden können; vgl. Röntgenstrahlen.

**Kathodenzerstäubung:** Herausschlagen von Teilchen atomarer Größe aus einer Kathode* durch den Aufprall positiver Teilchen. **Anw.:** Herst. von Metallüberzügen auf Werkstoffen.

**kationaktiv:** kationenaktiv, kationogen; Eigenschaft bestimmter grenzflächenaktiver Stoffe, in Wasser, org. Lösungsmitteln od. Harzen positive Ionen* zu bilden; vgl. Tenside; Emulgatoren.

**Kationen:** s. Ionen.

**kationenaktiv:** s. kationaktiv.

**Kationenaustauscher:** s. Ionenaustauscher.

**kationogen:** s. kationaktiv.

**Kationseifen:** s. Ammoniumverbindungen, quartäre.

**Kationtenside:** s. Tenside (Abb. dort).

**Katoptrik:** Lehre von der Reflexion (Spiegelung) des Lichtes.

**Katzenbart:** s. Orthosiphon aristatus.

**Katzenblutkraut:** s. Verbena officinalis (Verbenae herba).

**Katzengamander:** s. Teucrium marum.

**Katzenkralle:** s. Uncaria elliptica.

**Katzenkraut:** 1. s. Teucrium marum; 2. s. Nepeta cataria.

**Katzenminze:** s. Nepeta cataria.

**Katzen-Panleukopenie-Impfstoff:** s. Panleukopenie-Impfstoff (inaktiviert) für Katzen.

**Katzenpfötchen:** 1. Gelbes K.: s. Helichrysum arenarium; 2. Weißes od. Rosa K.: s. Antennaria dioica.

**Katzenpfötchenblüten:** s. Antennaria dioica (Antennariae dioicae flos).

**Katzen-Rhinotracheitis-Impfstoff:** s. Rhinotracheitis-Virus-Impfstoff für Katzen.

**Katzenwedel:** s. Equisetum arvense.

**Katzenwurzel:** s. Valeriana officinalis (Valerianae radix).

**kaudal:** schwanzwärts, fußwärts, abwärts liegend; Ggs.: kranial*.

**Kaugummi:** unlösl., kaubares Erzeugnis meist aus Chicle-Gummi (s. Manilkara zapota, Gummi Sapotae); das gereinigte Gummi wird mit Paraffin, Tolubalsam (Balsamum* tolutanum), Perubalsam (Balsamum* peruvianum), Zucker, Zimt, Schokolade, Ingwer u. sonstigen Gewürzen verknetet; auch Crêpekautschuk (s. Kautschuk) u. synthet. Polymere werden zu Kaugummi verarbeitet.

**Kaugummis, wirkstoffhaltige:** Masticabilia gummis medicata Ph.Eur.6; feste Einzeldosiszubereitungen mit einer geschmacksneutralen, knetbaren Gummigrundmasse (natürl. oder synthet. Elastomere); nur zum Kauen bestimmt für die lokale Behandlung von Krankheiten der Mundhöhle, die system. Behandlung nach der Absorption durch die Mundschleimhaut od. aus dem Verdauungstrakt; können Füllstoffe, Weichmacher, Süßungsmittel, Geschmackskorrigenzien, Stabilisatoren, Stoffe zur Erhöhung der Plastizität u. zugelassene Farbmittel enthalten; Herst. durch Verpressen, Erweichen od. Schmelzen der Gummigrundmasse u. Zusetzen der anderen Substanzen; ggf. Aufbringen eines Überzugs zum Schutz vor Feuchtigkeit u. Licht. **Prüfung:** Wirkstofffreisetzung* aus wirkstoffhaltigen Kaugummis; auf Gleichförmigkeit* einzeldosierter Arzneiformen od. in begründeten u. zugelassenen Fällen bei Kaugummis mit weniger als 2 mg od. weniger als 2 % Wirkstoff (bezogen auf die Gesamtmasse) Prüfung auf Gleichförmigkeit* des Gehalts einzeldosierter Arzneiformen (Prüfung A) u./od. bei höher dosierten Kaugummis Prüfung auf Gleichförmigkeit* der Masse einzeldosierter Arzneiformen.

**Kaukapseln:** s. Weichkapseln.

**Kauran:** s. Diterpene.

**Kauri-Butanol-Zahl:** Abk. KBZ; Kennzahl für das Lösungsvermögen flüssiger Lösungsmittel*; Anzahl der verbrauchten mL des zu untersuchenden Lösungsmittels bei Titration einer Lsg. von Kauri-Kopal (s. Copal) in Butanol. Es wird bis zur deutl. Trübung titriert.

K

**Kauricopal:** s. Copal.

**Kaurifichte:** s. Copal.

**Kausalbehandlung:** s. Behandlung, spezifische.

**Kautabletten:** Spezialtabletten, die zerbissen u. ohne Flüssigkeitsaufnahme geschluckt werden können; enthalten Geschmackskorrigenzien, Zucker u. einen hohen Bindemittelanteil. Vgl. Compressi.

**Kautschuk:** Gummi elasticum depuratum, Resina elastica depurata; Cautschuc, Gereinigter Parakautschuk, Caoutschuc, Federharz, Gummi; die Kautschuksubstanz, der zum Gerinnen gebrachte u. gereinigte **Latex** (s. Milchsaft), ist ein unverzweigtes, hochmolekulares Polymerisationsprodukt des Isoprens*, dessen Doppelbindungen im Ggs. zu anderen Polyterpenen *cis*-orientiert sind (Strukturformel: s. Abb.); das Kautschukmolekül besteht aus ca. $10^4$ bis $3 \cdot 10^4$ Isopren-Einheiten; unter K. versteht man stets das nicht vulkanisierte Rohprodukt (Wildkautschuk), während das vulkanisierte Produkt (s. u.) als „der Gummi" bezeichnet wird, im Unterschied zu Pflanzengummiarten, wie z. B. Gummi* arabicum u. Kirschgummi (s. Prunus avium var. avium, Gummi Cerasorum), die als „das Gummi" bezeichnet werden; natürl. K. ist wechselnd zusammengesetzt; nach dem Reinigen entsprechen jedoch alle K.-Arten der allg. Summenformel $(C_5H_8)_n$; **Vork.:** zahlreiche Arten aus den Fam. Euphorbiaceae, Moraceae, Apocynaceae u. Cichoriaceae liefern Kautschuk; die wichtigste Kautschukpflanze ist **Hevea brasiliensis**, ein 10–20 m hoher Baum der Fam. Euphorbiaceae, heim. im trop. Südamerika, Amazonasgebiet; kultiviert auf der Malaienhalbinsel u. auf den Inseln des Malaiischen Archipels, Brasilien, Westafrika, Indien u. Kongo; weitere Lieferanten sind: **1. Manihot glaziovii**, Fam. Euphorbiaceae, heim. u. kultiviert in Brasilien, liefert den Cearakautschuk; **2. Castilla elastica**, Fam. Moraceae, heim. in Zentralamerika, Mexiko, kultiviert in den Tropen; **3. Ficus elastica**, Gummibaum, Fam. Moraceae, heim. in Ostindien, Assam u. Burma, kultiviert in Sumatra, Java u. Penang; **4. Kickxia elastica**, Fam. Apocynaceae, heim. in Westafrika, von der Goldküste bis zum Kongo, dort auch kultiviert sowie in Kamerun u. Indien; **5. Hancornia speciosa**, Fam. Apocynaceae, Bahia, Pernambuco, liefert den Mangabeirakautschuk; **6. Landolphia-Arten**, Fam. Apocynaceae Liberia, Guinea, Zentralkongo; **7. Raphionacme utilis**, Fam. Apocynaceae (früher Asclepiadaceae), Westafrika; **8. Parthenium argentatum**, Guayule, Fam. Asteraceae, Compositae, Mexikan. Hochland, liefert den Guayulekautschuk, der im Ggs. zu den vorgenannten Pflanzen nicht in den Milchröhren, sondern in den Markzellen, Markstrahlen* u. im Holzparenchym gebildet wird; **9. Taraxacum kok-saghyz**, Fam. Asteraceae, Compositae, Russ. Zentralasien. **Gew.:** durch Anschneiden der Rinde; der ausfließende Latex (pro Baum u. Zapfung 20–80 mL) wird in unterschiedl. Verfahren zu Rohkautschuk verarbeitet: **1.** durch Eindicken über stark rauchigem Feuer u. Trocknen bis zu Paraballen; **2.** durch Sprühtrocknung zu Sprühkautschuk; **3.** durch Koagulation*: **a)** mit Ameisen*- od. Essigsäure* sowie Natriumhexafluorosilicat (Plantagenverfahren) waschen u. zu 3 m langen Fellen von Crêpekautschuk auswalzen; **b)** durch Ausflocken in erhitzten Flachpfannen (Räucherverfahren), waschen u. auswalzen zu Platten, den smoked sheets. **Kautschuktypen: I. Parakautschuk:** der von Hevea-Arten stammende Rohkautschuk; er gilt als beste Sorte; Parakautschuk (D. 0.93–0.96) wird bei ca. 145 °C klebrig u. schmilzt bei ca. 180–200 °C; kolloidal lösl. in Benzol, Leichtbenzin, Chloroform, Tetrachlorkohlenstoff, Schwefelkohlenstoff, Ether sowie in Terpentinöl u. Leinöl; **II. Cautschuc DAB:** gereinigter Parakautschuk von Hevea brasiliensis; nach DAB soll 1 g K. in 6 g Petroleumbenzin innerhalb weniger Std. eine gleichmäßige, trübe, dickl. Flüss. ergeben; **Anw.: 1.** (pharmaz.) zur Herst. von Pflastern; **2.** (techn.) zur Herst. von sanitären Gummiwaren u. zahlreichen anderen Gebrauchsgegenständen; **III. vulkanisierter K.:** elastischer, reißfester, dehnbarer u. temperaturbeständiger als Wildkautschuk; man unterscheidet: **1.** Heißvulkanisation: mit Schwefel bei 140–150 °C erhitzter K., wobei auch Füllmaterialien (z. B. Talk, Kaolin u. Kreide) sowie Farbstoffe (z. B. Antimonpentasulfid, Zinnober u. Lithopone) zugesetzt werden; Schwefelgehalt: 1–5 %; bei größerem Schwefelzusatz (25–40 %) u. längerem Erhitzen entsteht der hornartige Hartgummi (Ebonit); **2.** Kaltvulkanisation: Einlegen von Kautschukmaterial für einige Min. in eine Lsg. von Chlorschwe-

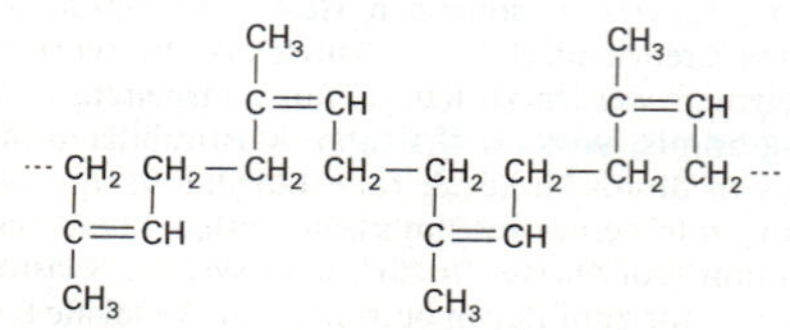

**Kautschuk**

fel in Schwefelkohlenstoff (Benzin, Benzol); **Anw.:** (techn.) fast ausschließl. zur Herst. von Gummigegenständen; diese dürfen nicht zu warm u. nicht zu kalt aufbewahrt werden, am besten in feuchter Luft bei ca. 15 °C; Fette u. Öle verderben den K.; **IV. synthetischer K.:** hergestellt durch Polymerisation von Butadien* (fällt bei der Erdöldestillation an); zum synthet. K. gehören weiterhin Polybutadien, Butadien-Styren-Polymerisate, Butadien-Acrylnitril-Polymerisate, Polychlorbutadien (Chloroprenkautschuk), Polyisopren, Polyisobutylen, Polysulfidkautschuk u. Siliconkautschuk (vgl. Silicone). **Gesch.:** K. (indian. cahutchu) wurde bereits bei den Mayas in Mexiko zu Gummibällen u. Flaschen verarbeitet. 1536 beschrieb Gonzales Fernandez de Oviedo y Valdez (1478–1557) die Eigenschaften des indianischen Kautschuks. 1745 brachte Charles Marie de la Condamine (1701–1774) die ersten Proben nach Europa. 1832 erfand Friedrich Wilhelm Lüderdorf (1801–1860) das Vulkanisieren u. 1840 Charles Goodyear (1800–1860) die Heißvulkanisation. 1909 erfolgte die Synthese des Methylkautschuks aus Dimethylbutadien durch Fritz Hofmann (1866–1956).

**Kavain:** Kawain; (±)-5,6-Dihydro-4-methoxy-6-styryl-2-pyron; CAS-Nr. 500-64-1; $C_{14}H_{14}O_3$, Strukturformel: s. Abb.; $M_r$ 230.25; Schmp. 147 °C (DL-Kavain) bzw. Schmp. 106 °C (D-(+)-Kavain, in Piper methysticum); fast unlösl. in Wasser, sehr wenig lösl. in *n*-Hexan, lösl. in Aceton, Ether u. Methanol; die frühere med. Anw. als Psychostimulans* ist obsolet.

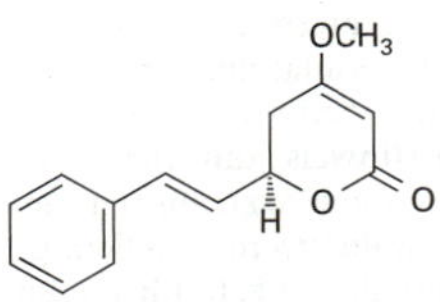

**Kavain**

**Kava-Kava:** s. Piper methysticum (Piperis methystici rhizoma).

**Kavitation:** syn. Hohlsog; Hohlraumbildung in strömenden Flüss. (z. B. an Schiffsschrauben od. Rührern) infolge Entgasung od. Dampfbildung durch örtl. Druckabfall unter den Dampfdruck der Flüssigkeit; das schlagartige Zusammenbrechen der Hohlräume (Implosionen) führt zu lokalen Druckschwankungen von mehreren tausend Bar u. zur Korrosion* der Werkstoffe.

**Kawain:** s. Kavain.

**KBE:** Abk. für **K**olonie**b**ildende **E**inheit; s. Kolonie; Keimzahlbestimmung.

**KBR:** Abk. für **K**omplement**b**indungs**r**eaktion*.

**KBV:** Abk. für **K**assenärztliche **B**undes**v**ereinigung.

**KBZ:** Abk. für **K**auri*-**B**utanol-**Z**ahl.

**Kebuzon** (INN): Cetophenylbutazon, Ketophenylbutazon; 4-(3-Oxobutyl)-1,2-diphenyl-3,5-pyrazolidindion; CAS-Nr. 853-34-9; $C_{19}H_{18}N_2O_3$, Strukturformel: s. Abb.; $M_r$ 322.35; Schmp. 116 °C od. 128 °C (polymorph); in Österreich im Handel befindl. Antirheumatikum*; in Deutschland außer Handel; **UAW:** Nieren- u. Leberschäden; **Dos.:** p. o. 1×0.25–1 g/d; rektal 0.25 g/d.

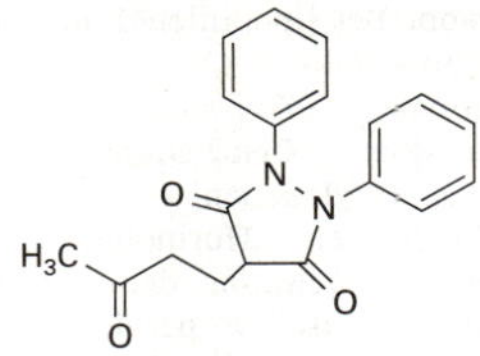

**Kebuzon**

**Kedde-Reaktion:** Nachw. für Cardenolide (s. Glykoside, herzwirksame); **Prinzip:** Mit 3,5-Dinitrobenzoesäure* (s. Abb.) u. Natronlauge* entsteht ein charakterist. Farbkomplex (Meisenheimer*-Komplex).

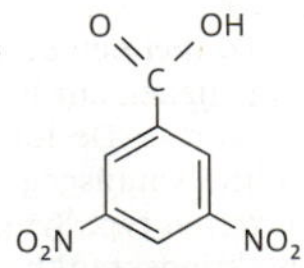

**Kedde-Reaktion:** 3,5-Dinitrobenzoesäure als Reagenz

**Keesom-Kräfte:** s. Bindungskräfte, intermolekulare.

**KEF-Gefahrstoff:** CMR-Gefahrstoff; Sammelbez. für Stoffe mit den Gefährlichkeitsmerkmalen **k**rebserzeugend, **e**rbgutverändernd od. **f**ruchtbarkeitsgefährdend (nach Gefahrstoffverordnung*); auch bezeichnet als cancerogen, mutagen od. reproduktionstoxisch; Einstufung der Stoffe nach europäischen Richtlinien (s. EG-Gefahrstoffliste) u. den Bekanntmachungen des Bundesministeriums für Arbeit u. Soziales; s. Kanzerogene; Mutagene; Reproduktionstoxizität.

**Kefir:** Kefyr, Kephir; durch Kefirferment (Saccharomyces kefir, Candida kefyr) alkohol. vergorene Stutenmilch od. Kuhmilch; unter Arzneikefir versteht man mit Arzneistoffen (z. B. Kaliumiodid, Guajakol) versetzten Kefir; vgl. Kumys; Joghurt.

**Kegelblume:** s. Echinacea angustifolia.

**Kegelpenetration:** s. Penetrometer; Penetrometrie.

**Kegelschliff:** s. Schliffe.

**Kehlkopf:** s. Larynx.

**Keilstrichdarstellung:** stereochem. Darst. eines Moleküls*; die Keilstriche deuten an, dass sich ein Ligand vor der Papierebene befindet; eine gestrichelte Linie symbolisiert einen Liganden hinter der Papierebene (s. Abb.).

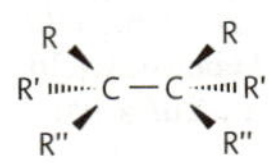

**Keilstrichdarstellung**

**Keiltheorie:** Theorie, die aufgrund des geometr. Baues von Emulgatoren* die Ausbildung von O/W- bzw. W/O-Emulsionen erklärt; bei wasserlösl. Emulgatoren ist der hydrophile Anteil raumfüllend. Dadurch wird die Rundung des Emulgatorfilms in eine bestimmte Richtung erzwungen, d. h., die Ölphase wird leichter in Form von Tröpfchen vom Emulgator umhüllt u. dessen hydrophiler Anteil befindet sich außen; es entsteht eine

O/W-Emulsion. Bei lipophilen Emulgatoren verhält es sich umgekehrt.

**Keim:** s. Embryo.

**Keimbahntherapie:** s. Gentherapie.

**Keimblätter:** s. Kotyledonen.

**Keimdrüsenhormone:** s. Hormone.

**Keimfiltration:** Abtrennung der in Flüssigkeiten (wässrig, ölig) u. Gasen vorhandenen Mikroorganismen mit Hilfe geeigneter Filter; Ziel ist ein steriles Filtrat; **Beispiel:** Einsatz von Membranfiltern* zur Sterilfiltration od. Kombinationsfiltern*; **Hinweis:** für die Abtrennung von Viren sind nur bestimmte Tiefenfilter* mit Adsorptionseffekt sowie Ultrafilter* verwendbar. Vgl. Filtrieren.

**keimfrei:** s. steril.

**Keimöl:** s. Getreidekeimöl.

**Keimruhe:** s. Dormanz.

**Keimträger:** **1.** mit Testkeimen beschickte Materialien zur Austestung; dienen zur Prüfung der Oberflächenwirkung von Desinfektionsmitteln*; **2.** Personen, die ohne vorausgegangene klin. Erkrankung, vor Auftreten typ. Symptome od. nach Genesung von Infektionskrankheiten noch Erreger ausscheiden (z. B. bei Salmonelleninfektion, Shigellose, Poliomyelitis, Scharlach); vgl. Dauerausscheider.

K

**Keimung:** (bot.) Beginn od. Wiederaufnahme des Wachstums von Sporen* u. Samen*.

**Keimungshemmstoffe:** s. Blastokoline.

**Keimwurzel:** s. Radicula.

**Keimzahl:** Anzahl der in einer Maßeinheit (z. B. 1 mL) vorhandenen Keime (v. a. Bakterien); vgl. Keimzahlbestimmung.

**Keimzahlbestimmung:** Messung der Dichte einer Bakteriensuspension; **Methoden: 1.** mikroskop. Direktzählung: **a)** Zählkammerverfahren: Auszählung erfolgt am Mikroskop* bei 400- bis 500-facher Vergrößerung; **b)** mikroskop. Membranfilter-Direktmethode: Anreicherung auf Membranfilter*, Anfärbung der Filterschicht, Auszählung im Mikroskop; **2.** Kulturverfahren: Zählung der Koloniebildenden Einheiten (Abk. KBE), Lebendzellzahl z. B. durch Membranfilterverfahren*, Gussplattenmethode, MPN-Methode (Abk. für engl. most probable number); **3.** physik. Partikelzählmethoden: Messung der Widerstandsänderung im elektr. Feld, Trübungsmessungen mit Fotozellen: **a)** Coulter*-Counter-Verfahren: Widerstandsmessung; **b)** turbidimetr. Methoden; **4.** indirekte Methoden: turbidimetr. u. kolorimetr. Messungen; die Eichung dieser Methoden erfolgt über Direktzählungen. **Anw.:** zur Beurteilung der mikrobiellen Reinheit von Lebensmitteln sowie Rohstoffen u. Fertigprodukten; zur Charakterisierung eines Kulturverlaufs.

**K-Einfang:** (engl.) *electron capture (Abk. EC)*; syn. Elektroneneinfang; Kernreaktion*, die bei Nukliden* auftreten kann, bei denen im Vergleich zur Anzahl der Neutronen* zu viele Protonen* vorliegen; **Prinzip:** Beim K-E. wie beim Betazerfall* reagiert ein Proton des Atomkerns mit einem Elektron* der kernnächsten Elektronenschale (K-Schale; s. Orbitale) unter Bildung eines Neutrons (vgl. Betazerfall). Dabei sinkt die Kernladungszahl um 1, d. h., ein anderes chem. Element wird gebildet. Der leere Platz in der K-Schale wird durch ein Elektron aus einer der äußeren Schalen unter Abstrahlung von Energie aufgefüllt.

**Kelch:** s. Blüte (Blütenteile).

**Kellerhals:** s. Daphne mezereum.

**Keller-Kiliani-Reaktion:** Nachw. von Digitoxose* (2,6-Didesoxyzucker) in Cardenoliden (s. Glykoside, herzwirksame) mit Hilfe von Eisen(III)*-chlorid, Essigsäure* u. Unterschichtung mit konz. Schwefelsäure*; an der Phasengrenze tritt zunächst eine Grün-, dann eine Blaufärbung ein.

**Kelp:** **1.** s. Macrocystis pyrifera; **2.** Varec(h), Asche versch. Seetangarten, z. B. Fucus* vesiculosus, aus der Iod gewonnen wird.

**Kelvin** (Lord K., brit. Physiker, 1824–1907): Symbol K; SI-Basiseinheit der absoluten Temperatur*; Definition: s. SI-Einheiten; vgl. Temperatur, absolute.

**Kendall-Substanz:** (engl.) *Kendall's compound*; **1.** K.-S. A (Compound A): Dehydrocorticosteron*; **2.** K.-S. B (Compound B): Corticosteron (s. Glucocorticoide); **3.** K.-S. E (Compound E): Cortison*; **4.** K.-S. F (Compound F): Hydrocortison*; vgl. Glucocorticoide.

**Kennzeichnungspflicht:** nach § 10 AMG müssen Fertigarzneimittel u. a. mit folgenden Angaben versehen sein: Name od. Firma u. Anschrift des pharmaz. Unternehmers, die Bez. des Arzneimittels, die Zulassungsnummer, die Chargenbezeichnung od. das Herstellungsdatum, die Arzneiform, der Inhalt nach Gewicht, Rauminhalt od. Stückzahl, die Art der Anw., die wirksamen Best. nach Art u. Menge, bei gentechnolog. gewonnenen Arzneimitteln auch die Bez. des bei der Herstellung verwendeten gentechn. veränderten Mikroorganismus, das Verfalldatum, der Hinweis „verschreibungspflichtig“ od. „apothekenpflichtig“, bei Mustern der Hinweis „unverkäufliches Muster“ u. der Hinweis, dass Arzneimittel unzugängl. für Kinder aufbewahrt werden sollen, ggf. besondere Vorsichtsmaßnahmen z. B. für die Entsorgung sowie der Verwendungszweck bei nicht verschreibungspflichtigen Arzneimitteln.

**Kentranthus ruber:** s. Centranthus ruber.

**Kentucky Coffee:** s. Gymnocladus dioica.

**Kephaline:** Cephaline; Phospholipide*, die zus. mit den Lecithinen* die Gruppe der Esterphospholipide bilden, da sie mit Glycerol veresterte Fettsäuren enthalten; während die Lecithine Cholin beinhalten, kommen in den K. Ethanolamin* u. Serin* vor. **Vork.:** neben den Lecithinen in der Hirnsubstanz sowie im Blutserum; **Bedeutung:** als thromboplast. Substanzen an der Auslösung der Gerinnung beteiligt.

**Kephir:** s. Kefir.

**Keramikfilter:** s. Tiefenfilter.

**Kerasin:** s. Glykolipide.

**Keratenchym:** Hornprosenchym, Hornbast; (bot.) unter dem Mikroskop hornartig (glänzend) aussehende Gewebekomplexe aus obliterierten (zusammengedrückten) Zellen, v. a. von Siebröhren* im äußeren Teil der sekundären Rinde*.

**Keratine** (gr. keras Horn): Hornstoffe; unlösl., cystinreiche intrazelluläre Strukturproteine im Epithelgewebe der Landwirbeltiere; die $\alpha$-Keratine kommen v. a. in Epidermis, Pelz, Haar, Wolle, Krallen, Hufen, Hörnern, Schuppen, Schnäbeln u.

Federn vor. Die Grundstruktur der stabilen u. zugleich stark dehnbaren $\alpha$-K. ist eine $\alpha$-Helix ($M_r$ 10 000 bis 50 000), die durch intramolekulare Wasserstoff- u. interhelikale Disulfidbrücken Elastizität u. Festigkeit erhält. Die $\alpha$-K. (z. B. der Haare) können im feuchten Zustand auf das Doppelte ihrer Länge gedehnt werden. Dabei tritt eine Konformationsänderung von der $\alpha$-Helix in eine gestreckte $\beta$-Ketten- od. Faltblattstruktur ein. Eines der wichtigsten $\beta$-K. ist das Seidenfibroin*. K. sind sehr schwer aufspaltbar, werden auch von Proteasen nicht angegriffen u. sind daher ohne Nährwert. **Keratinum:** Keratin für pharmaz. Zwecke; bräunl. gelbes, geruch- u. geschmackloses Pulver od. durchscheinende Lamellen; in Wasser u. verd. Säuren unlösl., lösl. in Eisessig u. verd. Alkalilauge. **Gew.:** aus Federspulen, die man durch Waschen mit Ether-Ethanol entfettet u. von verdaul. Stoffen durch Behandlung mit Pepsin-Salzsäure-Lösung befreit. Diese gereinigten Federspulen werden mit Eisessig ca. 30 h erhitzt, dann filtriert u. die Lsg. auf Sirupdicke eingedampft u. getrocknet. **Anw.:** **1.** (pharmaz.) zum Überziehen von festen Arzneistoffen, zur Herst. magensaftresistenter Dragees, Tabletten, Pillen; die Überzüge werden erst im Darm vom Trypsin gelöst; **2.** in Haarwuchsmitteln.

**keratinocyte growth factor:** s. KGF.

**Keratitis:** Hornhautentzündung des Auges; **Urs.:** häufig Benetzungsstörungen (Keratoconjunctivitis sicca); Infektion mit versch. Bakt., Viren, Pilzen; Verletzung der Oberfläche, Einwirkung von Arzneimitteln od. ätzenden Chemikalien. Vgl. Konjunktivitis.

**Keratolytika:** hornhautlösende Substanzen zur Behandlung von u. a. Schwielen, Verrucae*, Akne; **Wirkstoffe:** z. B. Milchsäure*, Salicylsäure*, Harnstoff*, Benzoylperoxid*; **Zuber.:** z. B. Lösung, Salbe od. Gel (z. B. Mucilago* benzoylperoxidi) od. Pflaster (z. B. Hühneraugenpflaster*).

**Keratose:** Verhornung.

**Kerbel:** s. Anthriscus cerefolium.

**Kerbelkraut:** s. Anthriscus cerefolium (Herba Cerefolii).

**Kermesbeere:** s. Phytolacca americana.

**Kermeswurzel:** s. Phytolacca americana (Radix Phytolaccae decandrae).

**Kernbausteine:** Nukleonen; Protonen* u. Neutronen*; vgl. Elementarteilchen.

**Kernchemie:** s. Nuklearchemie.

**Kernenergie:** Energie, die bei Kernumwandlungen* freigesetzt wird; z. B. beim radioaktiven Zerfall von Nukliden (s. Radioaktivität), bei der Kernspaltung* u. der Kernfusion*.

**Kernfusion:** Verschmelzung von leichten Atomkernen zu schwereren, wobei große Mengen von Energie u. schnellen Neutronen freigesetzt werden; erforderl. sind Temp. von mehreren Millionen Grad Celsius; von zentraler Bedeutung als Energielieferant in Sternen; **Anw.:** (techn.) in der H-Bombe; die Anwendung als Kernreaktor befindet sich im Stadium technolog. Entwicklung.

**Kernholz:** totes, meist dunkel gefärbtes Holz*, in dem kein Wassertransport stattfindet; es ist von (hellem, noch wasserleitendem) Splintholz* umgeben.

**Kernhülle:** Kernmembran; Doppelmembran, die den Zellkern* umhüllt; an vielen Stellen geht die äußere Membran in das endoplasmatische Retikulum* über.

**Kernisomerie:** selten verwendeter Begriff für die Stellungsisomerie am Benzol*-Ring; **Beispiel:** 1,2-, 1,3- u. 1,4-Dichlorbenzol.

**Kernit:** s. Bor.

**Kernkörperchen:** s. Nucleolus.

**Kernkräfte:** Kräfte, die für den Zusammenhalt der Protonen* u. Neutronen* im Atomkern verantwortl. sind; s. Atom; haben Energien in der Größenordnung von MeV, Moleküle bei Raumtemperatur haben Energien von 0.02 eV.

**Kernladungszahl:** s. Ordnungszahl.

**Kernlestee:** s. Rosa canina (Semen Cynosbati).

**Kernmembran:** s. Kernhülle.

**Kern-Overhauser-Effekt:** s. NMR-Spektroskopie.

**Kernproteine:** im Zellkern* vorkommende Proteine* (z. B. Histone*, Transkriptionsfaktoren*), die meist Aufgaben bei DNA-Replikation, -Reparatur, Transkription* u. RNA-Processing haben.

**Kernreaktion:** künstl. Kernumwandlung*; kann durch Beschuss eines Atomkerns mit energiereichen Photonen*, Elementarteilchen*, Atomen* od. Ionen* ausgelöst werden.

**Kernreaktor:** techn. Anlage, die als Neutronenquelle im Forschungsbereich od. zur Energieerzeugung genutzt wird; schwere Atomkerne (Uran*-235, Plutonium*-238) werden nach Neutroneneinfang in kleinere Atomkerne aufgespalten; dabei kommt es zur Freisetzung von Neutronen u. Energie. Die Reaktortypen arbeiten nach unterschiedl. Funktionsprinzipien; Einteilung nach Art des Brennstoffes, des Moderators od. des Kühlmittels. Leistungsreaktoren dienen v. a. der Energiegewinnung. Forschungsreaktoren mit kleiner Leistung werden zur Ausbildung, Entwicklung neuer Reaktorkonzepte od. für Bestrahlungsexperimente genutzt (z. B. für die Nuklidproduktion durch Neutronenbestrahlung). Zu diesem Zweck sind die K. mit versch. Bestrahlungseinrichtungen ausgerüstet (z. B. Kanäle, Neutronenfenster, Rohrpostanlagen). Der Neutronenfluss variiert von $10^{10}$–$10^{16}$ n $cm^{-2}$ $s^{-1}$. Die Leistung bewegt sich etwa zw. 10 kW u. 100 MW.

**Kernresonanzspektroskopie:** s. NMR-Spektroskopie.

**Kernseife:** s. Sapo.

**Kernspaltung:** Zerfall von schweren Atomkernen in kleinere Spaltstücke entweder spontan (s. Radioaktivität) od. durch Einfang eines Neutrons u. Übergang in einen höchst instabilen Kernzustand mit unmittelbarer Kernspaltung.

**Kernspin:** s. Magnetresonanz.

**Kernspinresonanz:** s. Magnetresonanz.

**Kernspinresonanztomographie:** s. MRT.

**Kernteilung, indirekte:** s. Mitose.

**Kernumwandlungen:** Umwandlungen von Atomkernen; **1.** durch äußere Einwirkung ausgelöste K.: Kernreaktionen*; **2.** Umwandlungen von Atomkernen in Kerne anderer Nuklide* bei Zerfall radioaktiver Atomkerne; s. Radioaktivität.

**Kernzerfall:** (engl.) *spontaneous fission*; Atomkerne, die schwerer als Uran* sind, können spontan in andere Atomkerne unter Emission von Neutronen

u. anderer radioaktiver Strahlung zerfallen; vgl. Kernspaltung.

**Kerogen:** s. Ölschiefer.

**Kerosin:** Petroleum; die bei der Erdöldestillation zw. 150 u. 300 °C übergehende Fraktion; vgl. Oleum Petrae; **Anw.:** (techn.) Lösungsmittel, Brenn- u. Treibstoff u. für Beleuchtungszwecke.

**Kerr-Effekt:** opt. Anisotropie* durchsichtiger, nichtkristalliner Substanzen (Gase, Flüss., Gläser) unter dem Einfluss eines elektr. Feldes; Voraussetzung: Die Moleküle der entspr. Substanz sind Dipole*; diese Elementardipole werden unter dem Einfluss des elektr. Feldes parallel ausgerichtet, wodurch makroskop. eine Doppelbrechung des Lichtes auftritt. Dabei wird der einfallende Lichtstrahl in 2 Strahlen zerlegt, deren Schwingungsebenen senkrecht aufeinanderstehen u. deren Ausbreitungsgeschwindigkeit verschieden groß ist. **Gesch.:** 1875 von dem schott. Physiker John Kerr (1824–1907) entdeckt.

**Kerria lacca:** s. Schellack.

**Kerrolsäure:** s. Schellack (Best.).

**Kesseldragierung:** s. Dragieren.

K

**Kesselstein:** Steinkruste, die sich in Kesseln u. Kochtöpfen beim Verdampfen harten Wassers allmähl. absetzt; besteht meist aus Calcium-* u. Magnesiumcarbonat; die die Carbonathärte (s. Aqua) bildenden Salze Calcium-* u. Magnesiumhydrogencarbonat gehen bei Erhitzen in die prakt. unlösl. Carbonate über. Zur Entfernung verwendet man verd. Säuren (z. B. 5 %ige Ameisensäure*, Milchsäure*, Essigsäure*). Enthärtet wird Kesselwasser vor dem Einfüllen mit Kalk/Soda, Natriumphosphat* od. einem Ionenaustauscher*.

**Kessowurzel:** s. Valeriana officinalis var. angustifolia (Radix Valerianae japonicae).

**Kessylalkohol:** s. Valeriana officinalis var. angustifolia (Oleum Valerianae).

**Ketale:** s. Acetale.

**Ketamin** (INN): 2-(2-Chlorphenyl)-2-(methylamino)cyclohexanon; CAS-Nr. 6740-88-1; $C_{13}H_{16}ClNO$, Strukturformel: s. Abb.; $M_r$ 237.74; Schmp. 92–93 °C (kristallisiert aus Pentan/Ether); **Wirk.:** u. a. stereoselektive (stärker durch rechtsdrehendes (*S*)-(+)-Ketamin, syn. Esketamin) Hemmung von NMDA-Rezeptoren; Analgesie; Anästhetikum*, dissoziative Anästhesie mit oberflächl. Bewusstlosigkeit (Katalepsie) bei Spontanatmung u. erhaltenen Schutzreflexen; Broncholytikum*; **Ind.:** **1.** Analgesie bzw. Narkose im Notfall (z. B. Verbrennung od. Polytrauma; cave: nicht bei Schädelhirntrauma); **2.** Analgosedierung; **3.** Narkose: Ileuseinleitung (mit Benzodiazepin*) u. Fortführung; z. B. Kurznarkose für kleine operative Eingriffe; als Mononarkose od. meist in Kombination mit Benzodiazepin; **Kontraind.:** Hypertonie, Herzinsuffizienz, Angina pectoris, Arteriosklerose; **UAW:** sympathomimet. (Anstieg von arteriellem Blutdruck u. Herzfrequenz); Hypersalivation, Hirndrucksteigerung, in der Aufwachphase Alpträume, Halluzinationen u. Dysphorie bei bestehender Amnesie für das Realgeschehen (dissoziative Wahrnehmung; Prophylaxe durch Kombination mit Benzodiazepin); **Dos.:** parenteral i. m. 8 mg/kg KG (6.5–13 mg/kg KG); i. v. 2 mg/kg KG (1–4.5 mg/kg KG); HWZ 2–4 h; **Hinweis:** K. wird missbräuchl. auch als Halluzinogen* verwendet. **Ketaminhydrochlorid:** Ketamini hydrochloridum Ph.Eur.; $C_{13}H_{17}Cl_2NO$; $M_r$ 274.2; Zers. ab 260 °C; weißes, krist. Pulver, leicht lösl. in Wasser u. Methanol, lösl. in Ethanol.

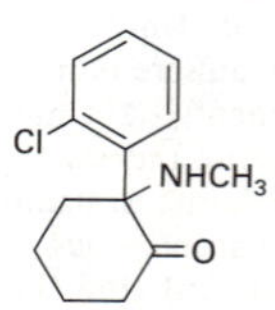


**Ketamin**

**Ketanserin** (INN): 3-{2-[(*p*-Fluorobenzoyl)-1-piperidino]ethyl}-2,4(1*H*,3*H*)-chinazolindion; CAS-Nr. 74050-98-9; $C_{22}H_{22}N_3O_3F$; $M_r$ 395.43; nicht mehr im Handel befindl. Antihypertensivum* u. selektiver Serotonin*-Antagonist (5-$HT_2$-Antagonist); **UAW:** Müdigkeit, Konzentrationsschwäche.

**Ketazolam** (INN): 11-Chlor-8,12b-dihydro-2,8-dimethyl-12b-phenyl-4*H*-[1,3]oxazino[3,2-*d*][1,4]-benzodiazepin-4,7(6*H*)-dion; CAS-Nr. 27223-35-4; $C_{20}H_{17}ClN_2O_3$; $M_r$ 368.82; nicht mehr im Handel befindl. Tranquilizer*; unterliegt dem Betäubungsmittelgesetz* (Anlage III; mit Ausnahmen).

**Ketene:** allg. Formel: $R_1R_2C{=}C{=}O$; entstehen formal durch Abspaltung eines Moleküls Wasser aus einer Carbonsäure*; das einfachste K. ist das durch therm. Zers. von Essigsäure* gebildete Keten (Carbomethylen; s. Abb.). K. sind unbeständige, leicht polymerisierende Verbindungen.

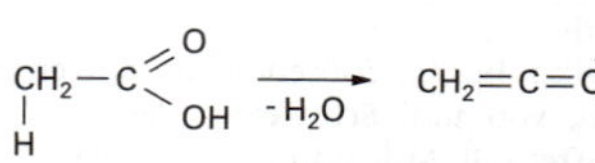


**Ketene:** Bildung von Keten aus Essigsäure

**Ketimin:** s. Imine.

**Ketira-Gummi:** s. Cochlospermum gossypium (Kutira-Gummi).

**Keto-:** s. Ketone.

**Ketoacidose:** durch Ketonkörper* verursachte nicht respirator. Acidose* (s. Ketogenese); **Vork.:** ketoazidot. diabetisches Koma bei Diabetes* mellitus, Hunger, Addison*-Krankheit, bestimmte angeborene Stoffwechselerkrankungen. Vgl. Ketonurie.

**Ketobemidonum:** s. Cetobemidon.

**β-Ketobuttersäure-ethylester:** s. Acetessigsäureethylester.

**Ketocarbonsäuren:** s. Ketosäuren.

**Ketoconazol** (INN): Ketoconazolum Ph.Eur.; (±)-1-Acetyl-4-(4-{[*cis*-2-(2,4-dichlorphenyl)-2-(1-imidazolylmethyl)-1,3-dioxolan-4-yl]-methoxy}phenyl)piperazin; CAS-Nr. 65277-42-1; $C_{26}H_{28}Cl_2N_4O_4$, Strukturformel: s. Abb.; $M_r$ 531.44; weißes Pulver, fast unlösl. in Wasser, lösl. in Methanol, leicht lösl. in Dichlormethan; **Wirk.:** oral u. lokal anwendbares Breitband-Antimykotikum*; Hemmung der Ergosterolsynthese der Pilzzellmembranen, fungistat. ab 0.01 µg/mL; **Ind.:** u. a. Systemmykosen, Candida-Infektionen des Mundes u. des GIT, rezidivierende Vaginalmykosen u. großflächiger Dermatophytenbefall der

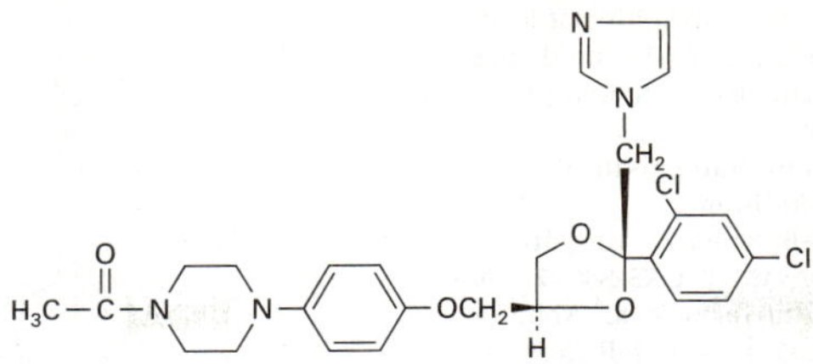

Ketoconazol

Haut; **UAW:** Lebertoxizität; HWZ 2 h bzw. 6–10 h (Metaboliten).

**Keto-Enol-Tautomerie:** s. Tautomerie.

**Ketogenese:** Bildung von Ketonkörpern bei Kohlenhydratmangel od. Störung im Kohlenhydratabbau (z. B. Diabetes mellitus).

**α-Ketoglutaratdehydrogenase-Komplex:** Multienzymkomplex der Mitochondrien*, der aus 3 Teilenzymen besteht, einer FAD-haltigen Dehydrogenase*, einer Decarboxylase* u. einer Transferase (s. Enzyme), die als Transsuccinylase für die Succinatübertragung verantwortl. ist; für diese Übertragung dient ein kovalent über die ε-$NH_2$-Gruppe des Lysins* der Transferaseuntereinheit verbundener Liponsäurerest. Außer ihrer katalyt. Funktion hat die Transferasekomponente auch eine zentrale strukturelle Bedeutung; an ihr lagern sich die beiden anderen Teilenzyme an.

**α-Ketoglutarat-Malat-Carrier:** s. Malat-Aspartat-Shuttle.

**α-Ketoglutarsäure:** Alpha-Ketoglutarsäure, α-Oxoglutarsäure; HOOC—CO—$CH_2$—$CH_2$—COOH; Schmp. 113–114 °C; Ketodicarbonsäure, die einen wichtigen Verzweigungspunkt im Tricarbonsäurezyklus* darstellt; vgl. Ornithin-α-ketoglutarat.

**Ketohexose:** Hexose*, die eine Ketogruppe enthält, z. B. Fructose*; vgl. Monosaccharide.

**Ketolid-Antibiotika:** Ketolide; neue Generation von Antibiotika*, die sich vom Erythromycin* A ableiten; der entscheidende Unterschied liegt in der Keto-Gruppe, welche die L-Cladinose an Position 3 ersetzt; diese Keto-Gruppe bewirkt eine höhere Säurestabilität u. erlaubt eine Bindung an Ribosomen, ohne dass es zu einer Expression der $MLS_B$-Resistenz (MLS: Abk. für Makrolid-Lincosamid-Streptogramin B) in induzierbaren Stämmen kommt. **Wirkstoffe:** Telithromycin* (erstes handelsübl. K.-A., weist eine höhere In-vitro-Potenz gegen Keime wie Moraxella catarrhalis, Haemophilus influenzae od. Streptococcus pyogenes im Vergleich zu Erythromycin auf). Vgl. Makrolid-Antibiotika.

**-keton:** s. Ketone.

**Ketone:** Oxidationsprodukte sekundärer Alkohole*; die charakterist. Carbonylgruppe C=O (Oxogruppe) ist mit 2 Kohlenwasserstoffresten verbunden; entsprechen in ihrem chem. Charakter den Aldehyden*, wirken aber nicht reduzierend; bilden mit Hydroxylamin* unter $H_2O$-Austritt **Ketoxime** u. mit Thiolen* Thioketale. **Einteilung: 1. einfache** K.: beide Alkylgruppen sind gleich, z. B. $CH_3$—CO—$CH_3$ (Dimethylketon, Aceton*); **2. gemischte** K.: die Alkylgruppen unterscheiden sich, z. B. $CH_3$—CO—$C_2H_5$ (Ethylmethylketon*). **Darst.:** Oxidation sekundärer Alkohole; aliphat. K. werden auch aus Säurechloriden* mit cadmiumorganischen Verb. u. aromat. K. aus Säurehalogeniden mit Hilfe der Friedel*-Crafts-Acylierung gewonnen. **IUPAC: 1.** Durch Anhängen des Suffixes -on an den Namen des Stammsystems; die Stellungsbezeichnung mit einer möglichst niedrigen Nummer wird dem Namen der Verb. vorangestellt. **2.** Wenn sich eine ranghöhere funktionelle Gruppe im Molekül befindet, wird die Carbonylfunktion durch die Präfixe Oxo- od. Keto- mit der vorangestellten niedrigstmöglichen Ziffer benannt. **3.** Die Namen der Kohlenwasserstoffreste an der Carbonylgruppe werden in alphabet. Ordnung dem Wortteil -keton vorangestellt.

**Ketonkörper:** Sammelbez. für Verbindungen, die bei Lipolyse u. Abbau ketoplast. Aminosäuren physiol. beim Hungern ca. 12–16 Std. nach der letzten Mahlzeit sowie bei kohlenhydratarmer Ernährung (ketogene Diät) durch Ketogenese* entstehen; Acetessigsäure entsteht bei Spaltung von β-Hydroxymethylglutaryl-CoA u. wird durch β-Hydroxybutyrat-Dehydrogenase zu β-Hydroxybuttersäure* reduziert od. durch Acetoacetat-Decarboxylase zu Aceton* decarboxyliert. **Vork.:** vermehrte pathol. Bildung z. B. bei Insulinmangel (Diabetes* mellitus Typ 1), erhöhter Adrenalin- u. Glucagonkonzentration u. Hunger; **Nachw.:** im Harn durch Legal-Probe; semiquantitativ mit Teststreifen; vgl. Ketonurie.

**Ketonurie:** Ausscheidung von Ketonkörpern* im Harn*; **Vork.:** bes. Diabetes* mellitus Typ 1, lang dauerndes Erbrechen, Hungerzustand od. überwiegende Fetternährung, Fieber, postoperativ, kompensatorisch bei Alkalose.

**Ketopentosen:** s. Pentosen.

**Ketophenylbutazon:** s. Kebuzon.

**Ketoprofen** (INN): Ketoprofenum Ph.Eur., 3-Benzoylhydratropasäure; 2-(3-Benzoylphenyl)propionsäure; CAS-Nr. 22071-15-4; $C_{16}H_{14}O_3$, Strukturformel: s. Abb.; $M_r$ 254.29; Schmp. 94 °C (kristallisiert aus Benzol/Petrolether 3 : 10); weißes, krist. Pulver; fast unlösl. in Wasser, leicht lösl. in Aceton, Dichlormethan u. Ethanol; **Wirk.:** Analge-

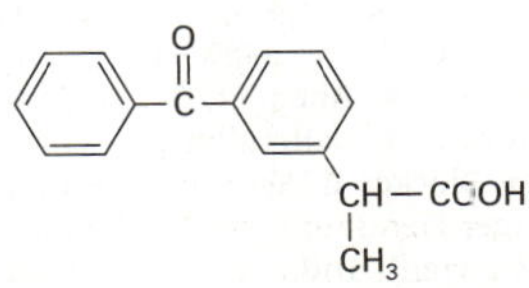

Ketoprofen

K

tikum*, Antirheumatikum*, Antiphlogistikum*; **UAW:** s. Ibuprofen; **Dos.:** 2–3×50 mg/d p.o.; HWZ 1.5–2.5 h. Gebräuchl. ist auch Ketoprofen-Natrium. Vgl. Dexketoprofen.

**α-Ketopropansäure:** s. Brenztraubensäure.

**2-Ketopyrrolidin:** s. 2-Pyrrolidon.

**Ketorolac** (INN): (±)-5-Benzoyl-2,3-dihydro-1*H*-pyrrolo[1,2-*a*]pyrol-carbonsäure; CAS-Nr. 74103-06-3; $C_{15}H_{13}NO_3$, Strukturformel: s. Abb.; $M_r$ 255.27; Schmp. 160–161 °C (kristallisiert aus Ethylacetat/Diethylether); $pK_S$ 3.49; als Analgetikum* nicht mehr im Handel; **Wirk.:** peripher wirkendes Analgetikum mit starker Wirk. (vergleichbar mit der von Morphin*, ohne an Opioid*-Rezeptoren zu binden); antipyret., gering antiphlogist. u. thrombozytenaggregationshemmend. **Ketorolac-Trometamol:** CAS-Nr. 74103-07-4; $C_{15}H_{13}NO_3 \cdot C_4H_{11}NO_3$; $M_r$ 376.41; Ketorolac-Salz mit Trometamol* (1:1); **Ind.:** Prophylaxe u. Ther. nichtinfektiöser postoperativer Entzündungen des Auges nach Kataraktextraktionen mit od. ohne gleichzeitige Implantation einer intraokularen Linse; **Kontraind.:** Empfindlichkeit gegen Acetylsalicylsäure u.a. Prostaglandinsynthese-Hemmer; **WW:** Corticosteroide: verzögerte Wundheilung; **UAW:** Stechen u. Brennen am Auge, örtl. begrenzte allerg. Reaktion, Ödeme des Augenlids, Pruritus; **Dos.:** 0.5 %ige Augentropfen 3-mal tägl., beginnend 24 h vor der Operation über 3–4 Wochen.

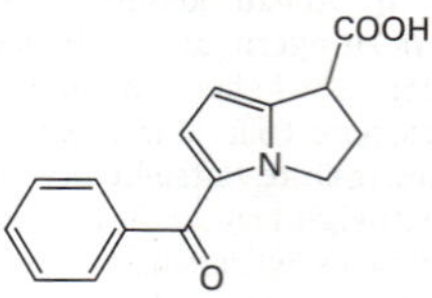


Ketorolac

**Ketosäuren:** syn. Ketonsäuren; Ketocarbonsäuren, Oxocarbonsäuren; zu den Oxosäuren gehörende Carbonsäurederivate mit einer od. mehreren Ketogruppen —CO—; je nach der Stellung der CO-Gruppe unterscheidet man α-, β-, u. γ-Ketosäuren; **Vork.:** entstehen z.T. durch Transaminierung aus Aminosäuren*; **Anw.:** (chem.) die Ester der β-Ketosäuren (β-Ketosäureester), z.B. Acetessigsäureethylester* (β-Ketobuttersäureethylester), haben große Bedeutung für org. Synthesen.

**Ketosen:** s. Monosaccharide.

**17-Ketosteroide:** Abk. 17-KS; 17-Oxosteroide; im Harn ausgeschiedene Metaboliten von Steroidhormonen* mit einer Ketogruppe am C-17; stammen zum größten Teil aus dem Abbau von Hydrocortison*, bei Männern außerdem zu etwa 1/3 aus den Hodenandrogenen, bei Frauen in geringer Menge aus ovariellen Androgenen*. **Vertreter:** z.B. Androsteron*, Androstendion u. Estron*.

**Ketotifen** (INN): 9,10-Dihydro-4-(1-methyl-4-piperidyliden)-4*H*-benzo[4,5]cyclohepta[1,2-*b*]thiophen-10-on; CAS-Nr. 34580-13-7; $C_{19}H_{19}NOS$, Strukturformel: s. Abb.; $M_r$ 309.4; **Wirk.:** Antiasthmatikum*, Antiallergikum*; Histamin*-$H_1$-Rezeptoren-Blocker u. Serotonin*-Antagonist mit gleichzeitiger Hemmung der Freisetzung von Mediatorsubstanzen*; **Ind.:** Asthma bronchiale (Prophylaxe), Bronchitis u. Rhinitis (Langzeitprophy-

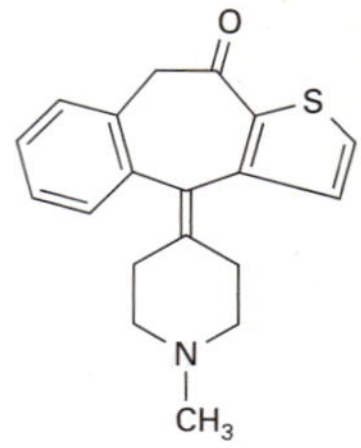


Ketotifen

laxe); chron. Urticaria (lokale Anw.); **Kontraind.:** während der Schwangerschaft u. Laktation nur bei strenger Indikationsstellung; **WW:** Wirk. von Sedativa, Alkohol, Schlafmitteln kann verstärkt werden; **UAW:** Schwindel, stark zentral dämpfend, Mundtrockenheit; HWZ 0.7 h. **Ketotifenfumarat:** Ketotifeni fumaras Ph.Eur.; CAS-Nr. 34580-14-8; $C_{23}H_{23}NO_5S$; $M_r$ 425.50; Schmp. 192 °C (Zers.); weißes bis bräunl. gelbes, feines, krist. Pulver; wenig lösl. in Wasser, schwer lösl. in Methanol, sehr schwer lösl. in Acetonitril; **Dos.:** p.o. 2×1.38 mg/d mit einer Mahlzeit; Erhaltungsdosis 2×2.76 mg/d; Kinder über 2 Jahre: 2×1.38 mg/d.

**Ketoxime:** s. Ketone.

**Kettenmoleküle:** Fadenmoleküle, Linearmoleküle; Sammelbez. für Moleküle* mit Kettenstruktur, in denen Atome od. Atomgruppen durch kovalente Bindungen (s. Bindung, chemische) aneinandergereiht sind; Verzweigungen sind möglich. **Vertreter:** natürliche u. künstl. Polymere*, Makromoleküle*, Amylum*, Polyamide*, Fettsäuren*, Polysulfide*.

**Kettenreaktion:** chem. Reaktion, bei dessen Startreaktion zunächst Radikale* gebildet werden, die mit den Ausgangsstoffen so reagieren, dass neben den Endprodukten weitere Radikale entstehen; eine einmal in Gang gekommene Reaktion kann nun von selbst weiterlaufen (Fortpflanzungsreaktion). Kettenabbruch erfolgt durch Reaktion der Radikale untereinander od. mit dem Reaktionsgefäß. Neben diesen radikal. K. sind auch ionische K. möglich.

**Keuchhusten:** Pertussis; Stickhusten; Infektionskrankheit, die mit charakterist. Hustenanfällen einhergeht; **Erreger:** Bordetella* pertussis; **Übertragung:** Tröpfcheninfektion, postinfektiöse Immunität, lässt innerhalb von Jahrzehnten nach; **Proph.:** Schutzimpfung*.

**Keuchhusten-Impfstoff:** s. Diphtherie-Tetanus-Pertussis-Adsorbat-Impfstoff; Pertussis-Adsorbat-Impfstoff; Pertussis-Impfstoff; Pertussis-Impfstoff, azellulärer.

**Keuchhustentoxin:** s. Pertussistoxin.

**Keuschlamm:** s. Vitex agnus-castus.

**Keuschlammfrüchte:** s. Vitex agnus-castus (Agnicasti fructus).

**KF-Titration:** Kurzbez. für **Karl*-Fischer-Titration**.

**kg:** (physik.) Einheitenzeichen für Kilogramm*.

**KGF:** Abk. für (engl.) *keratinocyte growth factor*; Wachstumsfaktor*, der das Wachstum epithelialer Zellen der Haut, des Nasenrachenraums u. des Gastrointestinaltrakts stimuliert; **Wirk.:** durch Bindung von KGF an KGF-Rezeptor u. Aktivierung der Signaltransduktionskette erhöhte Teilungsrate u. beschleunigter Ersatz an Oberflächengewebe; bei bestehenden Ulzera schnellere Heilung durch verbesserte Ausbildung von Granulationsgewebe. Vgl. Palifermin.

**KH:** Abk. für **K**ohlen**h**ydrate*.

**Khat-Tee:** s. Catha edulis.

**Khellakraut:** s. Ammi visnaga.

**Khellin** (INN): Visammin; 4,9-Dimethoxy-7-methyl-5*H*-furo[3,2-*g*][1]benzopyran-5-on; CAS-Nr. 82-02-0; $C_{14}H_{12}O_5$, Strukturformel: s. Abb.; $M_r$ 260.24; Schmp. 154–155 °C; grünl. weiße Kristallnadeln, unlösl. in Wasser, lösl. in ca. 130 T. Ethanol (95 %) von 25 °C, lösl. in Chloroform, Ether u. verd. Mineralsäuren; Furanochromon* aus den Früchten von Ammi* visnaga; nicht mehr im Handel befindl. Spasmolytikum* u. Koronardilatator*; **Off.:** ÖAB (bis 1996); früher v. a. angewendet bei koronaren Durchblutungsstörungen, Angina pectoris u. Asthma bronchiale. **Hom.:** Khellinum (HAB).

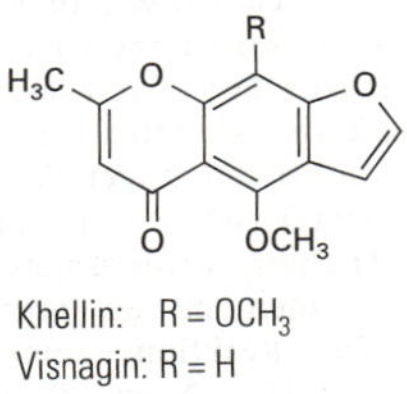


**Khellin**

**Khellinin:** s. Khellosid.

**Khellolglucosid:** s. Khellosid.

**Khellosid** (INN): Khellolglucosid, Khellinin; 7-(β-D-Glucopyranosyloxymethyl)-4-methoxy-5*H*-furo[3,2-*g*][1]benzopyran-5-on; CAS-Nr. 17226-75-4; $C_{19}H_{20}O_{10}$, Strukturformel: s. Abb.; $M_r$ 408.35; Schmp. 179 °C (kristallisiert aus Ethanol); lösl. in Essigsäure, heißem Ethanol, schwer lösl. in heißem Methanol, fast unlösl. in Aceton, Ethylacetat, Chloroform, Ether, kalten Basen; Furanochromonglucosid aus den Früchten von Ammi* visnaga; nicht mehr im Handel befindl. Koronardilatator*; früher angewendet bei Angina pectoris u. Asthma bronchiale; weniger wirksam als Khellin*.

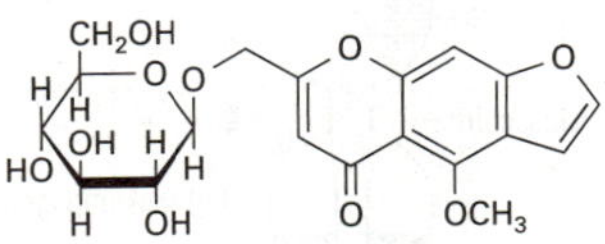


**Khellosid**

**KHK:** Abk. für **k**oronare **H**erz**k**rankheit*.

**Kichererbse, Deutsche:** s. Lathyrus sativus.

**Kickxia elastica:** s. Kautschuk (Vork.).

**Kiefer:** s. Pinus sylvestris.

**Kieferngewächse:** s. Pinaceae.

**Kiefernharz:** s. Terebinthina.

**Kiefernnadelöl:** s. Pinus sylvestris (Pini silvestris aetheroleum).

**Kiefernsprossen:** s. Pinus sylvestris (Turiones Pini).

**Kiefer-Reaktion:** Nachw. von Morphin* mit Kaliumhexacyanoferrat(III)* u. Eisen(III)*-chlorid; **Prinzip:** Morphin reduziert Kaliumhexacyanoferrat(III) zu Kaliumhexacyanoferrat(II)*, das mit Eisen(III)-chlorid Berliner* Blau bildet.

**Kienöl:** s. Terebinthina.

**Kienruß:** s. Fuligo.

**Kieselalgen:** Diatomeae (Diatomales), Diatomeen; ca. 6000 Arten umfassende Klasse (bzw. Ordnung) meist einzelliger Meeresalgen, bei denen Chlorophyll* (ähnl. wie bei den Braunalgen*) durch Xanthophylle* u. Carotinoide* ersetzt ist; in den Zellwänden ist Kieselsäure (s. Silicium) eingelagert; Lieferanten von Kieselgur*; **Diatomeenerde:** s. Kieselgur; vgl. Siliciumdioxid.

**Kieselerde:** s. Kieselgur.

**Kieselfluornatrium:** s. Natriumhexafluorosilicat.

**Kieselfluorwasserstoffsäure:** s. Hexafluorokieselsäure.

**Kieselflusssäure:** s. Hexafluorokieselsäure.

**Kieselgel:** s. Silicagel.

**Kieselgur:** Terra silicea (purificata); Infusorienerde, Kieselerde, Diatomeenerde, Diatomeenpelit, Diatomit, Celit, Novaculit, Bergmehl, Kieselmehl; mikroskop. kleine Gerüstpanzer abgestorbener Kieselalgen*, die zum größten Teil aus amorpher Kieselsäure ($SiO_2$; s. Silicium) bestehen u. eine sehr poröse Struktur aufweisen; enthält ca. 3–12 % Wasser u. geringe Mengen Metalloxide; **Vork.:** fossile Ablagerungen, bes. in der Lüneburger Heide, in Brandenburg, Böhmen, Australien, Kalifornien; das Rohprodukt enthält je nach Herkunft bis 30 % mineral. u. 3–36 % organ. Beimengungen, die in mehrstufigen Reinigungsprozessen entfernt werden (vgl. Tripel). 1 mL reine Kieselgur besteht aus ca. $10^9$ Kieselalgenpanzern. **Anw.:** (techn.) wegen ihres starken Aufnahmevermögens (ca. das 4-fache der eigenen Masse) als vielseitiges Absorbens u. Verpackungsmaterial für Säureballons (Korbflasche, Glasballon); K.-Filtrierhilfsmittel (Reagenz Ph.Eur.6), Entkeimung von Wasser (Berkefeld*-Filter); zur Chromatographie* wird auch bes. gereinigte u. präparierte K. verwendet (s. Kieselgur G; Silicagel); früher zur Herst. von Dynamit.

K

**Kieselgur-Filter:** s. Berkefeld-Filter.

**Kieselgur G:** Reagenz (Ph.Eur.6); mit Salzsäure gereinigte u. geglühte Kieselgur* mit ca. 15 % **G**ips (daher K. G), der die Haftfestigkeit auf Glas gewährleistet; **Anw.:** s. Dünnschichtchromatographie. **Hinweis:** Heute können handelsübliche DC-Phasen auch ohne Gipszusatz hergestellt werden. Vgl. Calciumsulfat.

**Kieselmehl:** s. Kieselgur.

**Kieselsäureanhydrid:** s. Siliciumdioxid.

**Kieselsäure, gefällte:** s. Siliciumdioxid, gefälltes.

**Kieselsäuregel:** s. Silicagel.

**Kieselsäure, hochdisperse:** s. Siliciumdioxid, hochdisperses.

**Kieselsäure, kolloide:** s. Siliciumdioxid, hochdisperses.

**Kieselsäuren:** s. Silicium.

**Kieserit:** s. Schwefel.

**Killerzellen:** s. Leukozyten.

**Kilo-:** Symbol k; gesetzl. Vorsatzzeichen für das 1000-fache einer Einheit; vgl. SI-Einheiten.

**Kilogramm:** Symbol kg; SI-Basiseinheit der Basisgröße Masse; Definition: s. SI-Einheiten.

**Kinasen:** Phosphotransferasen; zu den Transferasen gehörende Enzyme*, welche die Übertragung von Phosphatresten von ATP auf Proteine* katalysieren; **Vertreter:** z. B. Proteinkinasen*.

**Kindbettfieber:** s. Puerperalfieber.

**Kinderlähmung, spinale:** s. Poliomyelitis.

**Kinderlöffel:** s. Volumenangaben, empirische.

**Kinesin:** Protein, das zur Mikrotubuli-Bewegung u. damit zum Organellentransport in der Zelle beiträgt.

**Kinetik:** **1.** (physik.) Bewegungslehre; **2.** (chem.) Beschreibung der Geschwindigkeit chem. Vorgänge; **3.** (pharmakokinet.) s. Pharmakokinetik; **4.** (biochem.) Enzymkinetik (s. Michaelis-Menten-Gleichung).

**Kinetik, lineare:** Modell eines pharmakokinet. Vorgangs, bei dem Proportionalität zw. applizierter Dosis eines Wirkstoffs u. gemessener Plasmakonzentration* besteht; aufgrund der i. d. R. im Verhältnis zum Verteilungsvolumen* niedrigen Dosierung von Pharmaka stellt die lineare Kinetik den Normalfall dar. Die lineare Kinetik kann als Grenzfall einer nichtlinearen Kinetik* (Abb. dort) für kleine Konz. angesehen werden. Vgl. Reaktionsordnung; Pharmakokinetik.

K

**Kinetik, nichtlineare:** Modell eines pharmakokinet. Vorgangs, bei dem keine Proportionalität zw. applizierter Dosis eines Wirkstoffs u. gemessener Plasmakonzentration* besteht; während im unteren Konzentrationsbereich meist eine lineare Kinetik* vorliegt, kann diese bei Erhöhung der Dosis in eine nichtlineare Kinetik übergehen (s. Abb.). **Formen:** **1.** überproportionaler Anstieg der Plasmakonzentration (z. B. bei Sättigung der Gewebebindung, Sättigung von Enzymen des Metabolismus*, Sättigung Carrier* vermittelter Ausscheidungsprozesse); **2.** Abflachung des Anstiegs der Plasmakonzentration u. z. T. Erreichen einer Sättigungskonzentration (z. B. bei verringerter Liberationsgeschwindigkeit, Sättigung aktiver Transportprozesse bei der Resorption*); diese Vorgänge sind als Reaktionen 0., 2. od. gemischter Ordnung (s. Michaelis-Menten-Gleichung; Reaktionsordnung) beschreibbar. Vgl. Pharmakokinetik.

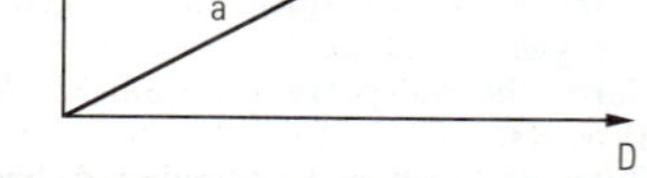


**Kinetik, nichtlineare:** $C_P$: Plasmakonzentration; D: applizierte Dosis; a: Bereich scheinbar linearer Kinetik; b: extrapolierte lineare Kinetik; c, d: nichtlineare Kinetik

**Kinetin:** 6-Furfurylaminopurin; ein Zytokinin*; Vork. in höheren Pflanzen und Hefe.

**Kinetochor:** s. Zentromer.

**Kingiodendron pinnatum:** s. Balsamum Hardwickiae.

**Kinine:** **1.** (physiol.) durch Kallikrein* aus Kininogenen (Plasmaproteine der $\alpha_2$-Globulinfraktion) freigesetzte, zu den Gewebehormonen* zählende, biol. aktive Oligopeptide; **Vertreter:** Hauptvertreter: Bradykinin*, Lysylbradykinin* u. Methylkallidin, ferner Harnkinin, Neurokinin u. Kolostrokinin; proteolyt. Abbau von Bradykinin (zu dem andere K. metabolisiert werden) durch Kininase II (syn. Angiotensin-converting-Enzym); **Wirk.:** (über Aktivierung der Phospholipase* $A_2$ u. Synthese von Prostaglandin* $E_2$) Blutdrucksenkung, Kontraktion u. Relaxation versch. glattmuskulärer Organe (Gefäße, Intestinaltrakt, Bronchien, Uterus), Erhöhung der Gefäßpermeabilität v. a. der Venolen, in 2. Linie der Kapillaren; dadurch an Regulation von Nierendurchblutung, Salz- u. Wasserausscheidung beteiligt. Vgl. Aprotinin. **2.** (bot.) s. Zytokinine.

**Kininogenase:** s. Kallikrein.

**Kininogenin:** s. Kallikrein.

**Kino:** s. Pterocarpus marsupium.

**Kinocilien:** s. Zilien.

**Kipp-Apparat** (Jacobus Petrus K., Apotheker in Delft, 1808–1864): Gasentwicklungsapparat; Apparat zur Herst. u. Entnahme von Gasen für Laborbedarf (z. B. zur Entw. von Wasserstoff* aus Zink* u. Salzsäure*; s. Abb.); bei Öffnung des Hahns an der mittleren Kugel fließt inf. Überdrucks der Flüssigkeitssäule Säure aus der oberen Kugel (Kugel-Trichter) in die untere, bis sie sich mit den Zinkspänen in der mittleren Kugel berührt u. die Reaktion eingeleitet wird: $Zn + HCl \rightarrow ZnCl_2 + H_2$. Nach Schließung des Hahns wird die Säure durch die anhaltende Gasentwicklung in die obere Kugel zurückgedrängt, so dass die Berührung zw. Säure u. Metall unterbrochen wird u. die Gasentwicklung aufhört. Auf gleiche Weise lassen sich Kohlenstoffdioxid* aus Marmor u. HCl, Chlor* aus Chlorkalk* u. HCl, Schwefelwasserstoff* aus Eisensulfid u. HCl herstellen. Die mittlere Kugel enthält stets die feste Substanz, die obere u. untere Kugel die Flüssigkeit.

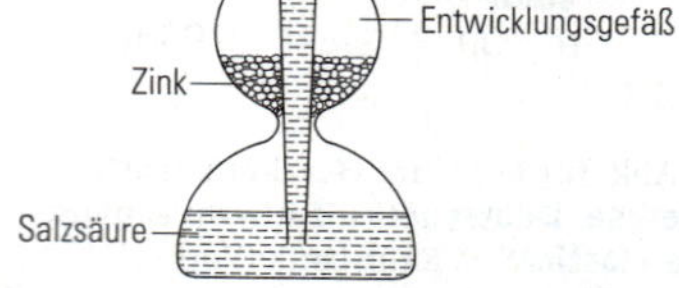


**Kipp-Apparat**

**Kirschblätter:** s. Prunus cerasus (Folia Cerasi).

**Kirsche:** s. Prunus avium var. avium; Prunus cerasus; Prunus padus; Atropa belladonna.

**Kirsche, Westindische:** s. Malpighia punicifolia.

**Kirschgummi:** s. Prunus avium var. avium (Gummi Cerasorum).

**Kirschlorbeer:** s. Prunus laurocerasus.

**Kirschlorbeerwasser:** s. Aqua Laurocerasi.
**Kirschsirup:** s. Sirupus Cerasi.
**Kittharz:** s. Propolis.
**Kiwi:** s. Actinidia chinensis (Kiwifrucht).
**Kjeldahl-Bestimmung** (Johan K., 1849–1900, Chemiker, Kopenhagen): Verfahren zur Stickstoff-Bestimmung, z. B. in Amiden*, Imiden* od. Aminosäuren*; **Prinzip:** Bestimmung des Stickstoffs als Ammonium-Ion; ggf. ist zunächst eine Überführung in Ammonium-Ionen nötig, nach Ph.Eur.6 z. B. durch Aufschluss mit konz. Schwefelsäure u. Kaliumsulfat (mit Kupfer(II)-sulfat u. Selen als Katalysatoren). **Durchführung:** Austreibung der Ammonium-Ionen als gasförmiger Ammoniak* durch Zugabe von Natronlauge im Überschuss u. anschließendes Auffangen in einem Überschuss an Säure; Rücktitration des Überschusses; **Anw.:** z. B. Rest-Stickstoff-Bestimmung im Blutserum od. -plasma (s. Blut); in der Lebensmittelindustrie u. Landwirtschaft zur indirekten Bestimmung des Proteingehalts (Rückschluss auf den Proteingehalt aus dem Gesamtgehalt an Stickstoff; andere stickstoffhaltige Verb. können einen zu hohen Proteingehalt vortäuschen).
**Kjeldahl-Kolben** (Johan K., 1849–1900, Chemiker, Kopenhagen): Kolben* aus schwer schmelzbarem Glas mit langem Hals.
**Klapperschlangenwurzel:** s. Polygala senega (Polygalae radix).
**Klaprothium:** s. Cadmium.
**Klarschmelze:** s. Cremeschmelzverfahren.
**Klasse:** taxonom. Einheit zwischen Abteilung (divisio) u. Ordnung (ordo).
**Klassieren:** Auftrennen eines Schüttgutes durch Sieben od. Sichten in einzelne Fraktionen (Kornklassen) mit engem Korngrößenbereich u. definierten Ober- u. Untergrenzen (Klassengrenzen).
**Klassifizierungssystem, biopharmazeutisches:** (engl.) *biopharmaceutics classification system (Abk. BCS)*; Einteilung von Wirkstoffen nach den für die Resorption* maßgeblichen Parametern Löslichkeit* u. Permeabilität durch Zellmembranen*; **Einteilung: 1.** Klasse I: gute Löslichkeit/gute Permeabilität (z. B. Metoprololtartrat; s. Metoprolol); **2.** Klasse II: schlechte Löslichkeit/gute Permeabilität (z. B. Ketoconazol*); **3.** Klasse III: gute Löslichkeit/schlechte Permeabilität (z. B. Captopril*); **4.** Klasse IV: schlechte Löslichkeit/schlechte Permeabilität (z. B. Hydrochlorothiazid*). **Bedeutung:** wird von Zulassungsbehörden herangezogen, um die Notwendigkeit von Bioäquivalenzstudien (s. Bioäquivalenz) festzulegen. Vgl. Bioverfügbarkeit.
**Klassische-Schweinepest-Lebend-Impfstoff (gefriergetrocknet):** Vaccinum pestis classicae suillae vivum cryodesiccatum Ph.Eur.6; gefriergetrocknete Zuber. aus einem Stamm des Virus der klass. Schweinepest; die Pathogenität für das Schwein geht durch Attenuierung verloren.
**Klathrate:** s. Einschlussverbindungen.
**Klatschmohn:** s. Papaver rhoeas.
**Klatschrosenblüten:** s. Papaver rhoeas (Papaveris rhoeados flos).
**Klatschtest:** s. Vaselinum album.
**Klauenöl:** Rinderklauenöl, Rinderfußöl, Klauenfett, Oleum Pedi Tauri; Schmp. 0–1.5 °C; VZ 189–203; IZ 65–75; weißgelbl., dickflüssiges Öl; fast geruchlos, von geringem, nicht unangenehmem Geschmack; Gewinnung durch Auskochen von Rinder- od. Hammelklauen od. Pferdefüßen; **Pedi tauri oleum raffinatum:** Oleum Pedi Tauri raffinatum, raffiniertes Rinderfußöl; **Off.:** DAC; **Best.:** Öl*-, Stearin*-, Palmitin*-, Linolsäure* u. a.; **Anw.:** Schmiermittel.
**Klausenfrüchte:** einsamige Teilfrüchte der längs u. quer zerfallenden Spaltfrüchte (s. Fruchtformen) von Lamiaceae u. Boraginaceae; Spaltfrüchte gehen aus einem aus 2 Fruchtblättern entstandenen Fruchtknoten hervor.
**Kleberprotein:** s. Gluten.
**Klebkraut:** s. Galium aparine.
**Klebsiella:** Gattung gramnegativer, unbewegl., fakultativ anaerober, bekapselter Stäbchenbakterien der Fam. Enterobacteriaceae* mit 4 Species; **Vork.:** Boden, Wasser, Getreide; Intestinaltrakt von Mensch u. Tier; resistent gegen Penicillin; med. relevant: K. pneumoniae, opportunist. Erreger von Nosokomialinfektionen, Atem- u. Harnwegsinfektionen.
**Klebstoffgranulate:** s. Granulieren.
**Klee:** s. Anthyllis vulneraria; Galega officinalis; Lespedeza capitata; Melilotus officinalis; Menyanthes trifoliata; Trigonella foenum-graecum; Trifolium pratense.
**Kleeblattstruktur:** Sekundärstruktur von tRNA* (Abb. dort).
**Kleesäure:** s. Oxalsäure.
**Kleesalz:** s. Kaliumtetraoxalat.
**Kleeseide:** s. Cuscuta europaea.
**Kleie:** beim Mahlprozess des Getreides auftretende Zelltrümmer des Speicherparenchyms u. Teile der Frucht- u. Samenschale, die vom Mehl* abgetrennt werden; **Inhaltsst.:** Cellulose, Vitamine, Fett, Eiweiß, Stärke (K. sollte als Mühlennachprodukt max. 20 % Stärke enthalten); **Anw.: 1.** Herst. von Ballaststoffe* enthaltenden Nahrungsmitteln (z. B. Kleiebrot); Futtermittel; **2.** (med.) Balneotherapeutikum* zur Reizstillung bei juckenden Hautkrankheiten.
**Kleistothecium:** s. Ascokarp.
**Klette:** s. Arctium-Arten.
**Klettendistelwurzel:** s. Arctium-Arten (Bardanae radix).
**Klettenlabkraut:** s. Galium aparine.
**Klettenwurzel:** s. Arctium-Arten (Bardanae radix).
**Klimakterium** (gr. klimakter krit. Punkt im menschl. Leben): Klimax, sog. Wechseljahre der Frau; durch das Erlöschen der zykl. Ovarialfunktion bedingte Übergangsphase von der vollen Geschlechtsreife bis zum Senium; zentrales Ereignis ist die Menopause (s. Menstruation, Menopause), durchschnittl. im 50.–52. Lebensjahr; **Einteilung:** Prä-, Peri- u. Postmenopause; **Sympt.:** Etwa ein Drittel aller Frauen im K. ist subjektiv symptomfrei; ein Drittel gibt subjektiv vegetative Beschwerden an, bei einem weiteren Drittel erreichen die Beschwerden Krankheitswert: **klimakterisches Syndrom** mit der typischen Trias aus Hitzewallungen, Schwindel, Schweißausbrüchen; daneben auch psychonervöse (Reizbarkeit, Lustlosigkeit, Leistungsabfall, Schlafstörungen*) u. somati-

K

sche (Atrophie des Genitales u. der Brust, Adipositas, Osteoporose*) Störungen.

**Klimax:** s. Klimakterium.

**Klinik:** **1.** Krankenhaus (häufig spezielle Universitätsklinik); **2.** gesamte Symptomatik u. Verlauf einer Erkrankung.

**Klinische Pharmazie:** Disziplin der Pharmazie*, die aufbauend auf pharmaz. naturwissenschaftl. Kenntnissen die Optimierung der Arzneimittelanwendung am u. durch den Patienten zum Inhalt hat; **Ziel:** **1.** Maximierung der Wirksamkeit der Arzneimitteltherapie; **2.** Minimierung der Risiken der Arzneimittelanwendung; **3.** Minimierung der Therapiekosten; **4.** Förderung der Patientenkompetenz in der Arzneimitteltherapie. K. Ph. ist die wissenschaftl. Basis patientenorientierter pharmaz. Dienstleistungen, z. B. auf den Stationen der Krankenhäuser (s. Stationsapotheker) od. in öffentl. Apotheken; vgl. Pharmazeutische Betreuung. Neben dem notwendigen Fachwissen muss eine gute Kommunikation als Grundlage für eine enge Zusammenarbeit zw. Apotheker, Patient, Arzt u. anderen an der Ther. des Patienten beteiligten Berufsgruppen aufgebaut werden. Mit der Novellierung der Approbationsordnung im Jahr 2001 (Deutschland) wurde K. Ph. als Prüfungsfach in den Zweiten Abschnitt der Pharmazeutischen Prüfung aufgenommen. Vgl. Geriatrische Pharmazie.

K

**Klistier:** Enematum, Darmeinlauf; rektales Einbringen einer Flüssigkeit (z. B. Klysma*) in den Mastdarm; **Anw.:** **1.** zur Darmreinigung mit Hilfe von Klistierspritze (birnenförmiger Gummiball mit Hartgummirohr), Darmrohr (10 cm od. 30 cm Länge) od. Einmalklysma (für hohe Einläufe); **2.** als spezielle Applikationsform von Arzneimitteln zur therap. rektalen Instillation zur lokalen od. system. Behandlung; s. Mikroklistier.

**Klon:** Zellklon; Kolonie genet. einheitl. Zellen* od. Mikroorganismen, die sich von einer einzigen Zelle ableiten.

**Klonen:** Herstellung ident. Kopien von DNA-Molekülen, Zellen od. ganzen Organismen; Ausgangspunkt für das K. von Organismen ist eine Eizelle, aus der das genet. Material (die DNA* im Vorkern) entfernt (sog. entkernte Eizelle) u. durch das Erbgut (Zellkern*) einer somatischen Zelle* ersetzt wird.

**Klonierungsvektor:** s. Vektor.

**Klop:** s. Chlorpikrin.

**Klopfhaltewert:** s. Pulveres ad usum dermicum.

**Klysma:** arzneistoffhaltige Flüss., die als Einlauf rektal appliziert wird (s. Klistier); zur Herst. von gebrauchsfertigen K. sind Klistiertabletten im Handel; **Formen:** **1. Makroklysma:** in verformbare Plastikflaschen (100 mL) zum einmaligen Gebrauch abgefüllte, meist mineral. Arzneistofflösungen; **2. Mikroklysma:** in elast. Plastikbehälter (3–5 mL) mit angesetzter Kunststoffkanüle gefüllte wässrige od. ölige Arzneistofflösungen; s. Mikroklistier.

**Klysma phosphati:** Phosphati clysma; Phosphatklysma; Zusammensetzung: NRF, 60 g Natriummonohydrogenphosphat* (Dodecahydrat), 160 g Natriumdihydrogenphosphat*-Dihydrat, 1 g Sorbinsäure, Wasser ad 1000 g; **Anw.:** bei Obstipation; zur Darmreinigung vor Operationen; **Dos.:** 120 g; Abgabe in quetschbarer Klysmaflasche mit Applikationsrohr u. Verschlusshütchen. Vgl. Klysma.

**KM:** Abk. für **K**ontrast**m**ittel*.

**KMK:** Abk. für **k**ritische **M**izellbildungs**k**onzentration*.

**Knabenkraut:** s. Orchis morio.

**Knabenkraut, Geflecktes:** s. Dactylorhiza maculata.

**Knackweide:** s. Salix-Arten.

**Knallgas:** **1.** i. e. S. Gemisch aus 2 Volumenteilen Wasserstoff* ($H_2$) u. 1 Volumenteil Sauerstoff* ($O_2$), das entzündet mit heftigem Knall explodiert, wobei Wasserdampf entsteht; beim **Knallgasgebläse** werden $H_2$ u. $O_2$ getrennt voneinander einer gemeinsamen Austrittsöffnung mittels des Daniell-Hahns zugeführt u. dort entzündet, wobei 3100–3300 °C erreicht werden. **2.** i. w. S. Bez. für alle explosionsfähigen $H_2$/Luft-Gemische ($H_2$-Volumenanteil >4 % u. <75.6 %); vgl. Chlorwasserstoff.

**Knallgaselement:** Brennstoffzelle zur Erzeugung von elektr. Strom durch Reaktion von Wasserstoff* u. Sauerstoff* unter Bildung von Wasser; formal stellt diese Reaktion die Umkehrung der Elektrolyse* des Wassers dar, bei der durch elektr. Strom Wasser in Wasserstoff u. Sauerstoff zerlegt wird. **Gesch.:** 1955 von Francis Thomas Bacon (1904–1992) entwickelt.

**Knallgasgebläse:** s. Knallgas.

**Knallpaste:** s. Iodstickstoff.

**Knallquecksilber:** s. Quecksilberfulminat.

**Knallsäure:** Formonitriloxid, Fulminsäure; CAS-Nr. 506-85-4; HC≡NO; $M_r$ 43.03; isomer mit Cyansäure*; unbeständiges, nach Blausäure* riechendes, stark giftiges Gas; bildet mit Metallen* äußerst explosive Salze, die Fulminate (z. B. Silberfulminat*, Quecksilberfulminat*). **Darst.:** nur in Lsg. durch Reaktion von Natriumfulminat mit Schwefelsäure*.

**Knallsilber:** s. Silberazid; Silberfulminat; Silbernitrat-Lösung, ammoniakalische.

**Knautia arvensis (L.) Coult.:** Scabiosa arvensis L.; Ackerwitwenblume, Ackerskabiose, Grindkraut, Krätzkraut; Fam. Dipsacaceae; Europa; Stpfl. von **Herba Scabiosae:** Herba Knautiae arvensis; Skabiosenkraut, Grindkraut; **Inhaltsst.:** Bitterstoffe*, Gerbstoffe*, Zucker; **Anw.:** (volkstüml.) bei Hautleiden. **Hom.:** Knautia arvensis (HAB): frische, oberird. Teile blühender Pflanzen.

**Knoblauch:** s. Allium sativum.

**Knoblauchgamander:** s. Teucrium scordium.

**Knoblauchtinktur:** s. Tinctura Allii sativi.

**Knochenkohle:** s. Carbo activatus.

**Knochenkohle, gereinigte:** s. Carbo activatus.

**Knochenmark, getrocknetes:** s. Organtherapeutika (Medulla ossium rubra siccata).

**Knochenöl:** durch Auskochen od. durch Extraktion (z. B. mit Trichlorethylen*) gewonnenes, gereinigtes u. gebleichtes Knochenfett, das man ausfrieren lässt; das auch in der Kälte flüssige Öl wurde als Schmiermittel, hauptsächl. für Uhren u. Nähmaschinen, verwendet (ersetzt u. a. durch Paraffinöl; s. Paraffinum liquidum).

**Knochenphosphorsäure:** s. Phosphorsäuren.

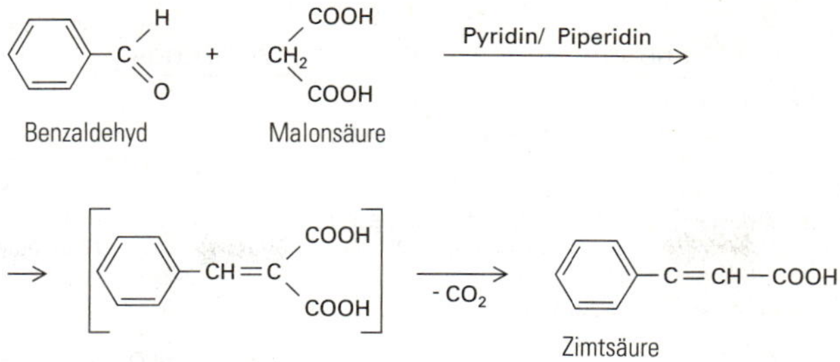


**Knoevenagel-Kondensation:** Bildung von Zimtsäure als Beispiel

**Knochenzellen:** s. Osteozyten.
**Knochenzement:** Zweikomponentenklebesystem auf Basis von Polymethylmethacrylat (s. Polyacrylharze) zur Verankerung von Endoprothesen* u. Auffüllung von Knochendefekten.
**Knöllchenbakterien:** s. Wurzelknöllchen.
**Knöterich:** s. Polygonum amphibium; Polygonum aviculare; Polygonum bistorta.
**Knöterichgewächse:** s. Polygonaceae.
**Knoevenagel-Kondensation:** Methode zur Herst. von $\alpha,\beta$-ungesättigten Säuren durch Umsetzung von Aldehyden* od. Ketonen* mit Malonsäure* od. Malonsäureestern in Gegenwart schwach basischer Katalysatoren (Ammoniak*, primäre od. sekundäre Amine*, Pyridin* mit einer Spur Piperidin*); **Beispiel:** Aus Benzaldehyd* entsteht Zimtsäure* (s. Abb.).
**Knolle:** Tuber; (bot.) aus Wurzel* od. Spross (Rhizom*, Ausläufer) hervorgegangenes Organ, das der Stoffspeicherung dient; **Formen: 1. Sprossknollen:** kurze, fleischig angeschwollene Sprossteile, in denen Reservestoffe gespeichert sind; meist vom Hypokotyl (unterste Sprossachse zwischen Wurzelhals u. Keimblätter) od. höheren Sprossteilen gebildet; z. B. Radieschen, Rote Bete, Kohlrabi; Unterschied zu Rhizomen: dicker u. meist ohne Wurzeln; Kartoffelknollen entstehen durch Anschwellung von Enden der unterird. Seitentriebe (Ausläufer); **2. Wurzelknollen:** meist keulenförmig od. rundl.; im Ggs. zu den Sprossknollen keine Blattreste u. keine Knospen; trotzdem ähneln sie oft Sprossknollen, haben aber eine Wurzelhaube* (z. B. Orchis* morio).
**Knollenblätterpilz, Grüner:** s. Amanita phalloides.
**Knollenblätterpilz, Kegelhütiger:** s. Amanita phalloides (Inhaltsst.).
**Knollenblätterpilzvergiftung:** s. Amanita phalloides (Toxikol.).
**Knollenhahnenfuß:** s. Ranunculus bulbosus.
**Knollenpetersilie:** s. Petroselinum crispum (Petroselinum crispum ssp. tuberosum).
**Knorpelbaum, Behaarter:** s. Chondrodendron tomentosum.
**Knorpelmöhre, Große:** s. Ammi majus.
**Knorpelmoostang:** Knorpeltang; s. Carrageen.
**Knorr-Pyrrolsynthese:** Methode zur Herst. von Pyrrolderivaten durch Doppel-Kondensation eines $\alpha$-Aminoketons mit Carbonylverbindungen, die aktive Methylengruppen enthalten; **Prinzip:** Synthese des $\alpha$-Aminoketons u. Kondensation* können in einem Arbeitsgang erfolgen: Aus Acetessigsäureethylester* entsteht mit salpetriger Säure $\alpha$-Isonitroso-acetessigsäure-ethylester, der mit Zink* u. Eisessig zum $\alpha$-Amino-acetessigsäure-ethylester reduziert u. mit Acetessigsäureethylester zum 2,4-Dimethyl-3,5-dicarbethoxy-pyrrol kondensiert wird. Anschließende Hydrolyse* u. Decarboxylierung* führen zu 2,4-Dimethyl-pyrrol (s. Abb.).
**Knospe:** (bot.) der von Blättern* od. deren Teilen u. Blattanlagen umgebene Sprossvegetationskegel; die Knospenhüllen, die eine derbe Textur besitzen, nennt man Knospenschuppen; der Stellung nach unterscheidet man zwischen der Endknospe u. den Achselknospen, die in den Achseln der Blätter sitzen; Blattknospen enthalten nur Blattanlagen; enthält die K. Anlagen einer od. mehrerer Blüten, so nennt man sie Blütenknospe; enthält sie Anlagen von Blättern u. Blüten, so nennt man sie gemischte Knospe.
**Knospenruhe:** s. Dormanz.
**Knotenfläche:** s. Hauptquantenzahl.
**Knotentang:** s. Ascophyllum nodosum.
**Koagulation:** Gerinnung, Eiweißgerinnung; Ausflockung von Kolloiden (Wechsel von Sol zu Gel); Teilchen einer kolloiden Lösung können sich reversibel od. irreversibel zu größeren Aggregaten (Trübung, Niederschlag, Gel) zusammenschließen (koagulieren); bei feinen suspendierten od. emulgierten Teilchen (Suspension, Emulsion) wird dieser Vorgang Flockung (vgl. Aufrahmen) genannt. Das Überführen von koagulierten Kolloiden in kolloide Lösungen (reversible Koagulation) wird als Peptisation (s. Gele) bezeichnet. Ist dieser Vorgang irreversibel, spricht man von Koaleszenz*. Eine ausreichend gleichsinnige Ladung u. eine starke Solvatschicht (Solvatation, Anlagerung von Lösungsmittelmolekülen) um die Teilchen sowie bei Emulsionen zusätzl. ein elast. u. stabiler Emulgatorfilm wirken der K. u. Koaleszenz entgegen. Vgl. Aussalzen.
**Koagulationsvitamin:** s. Vitamin K.
**Koaleszenz:** Verhalten von tröpfchenförmigen, flüssigen Stoffen, aufgrund unterschiedl. Oberflächenspannungen u. Ladungen Verbindungen unter der Bildung größerer Tropfen einzugehen; **Koaleszenzschutz:** Verhinderung von K. durch Anreicherung von Emulgatormolekülen an der Phasengrenzfläche, die so einen mechan. Schutz bieten. Bes. effektiv ist die Wirkung des Emulgatorfilms, wenn dessen Moleküle bei möglichst großer Packungsdichte fest in der dispersen Phase verankert vorliegen. Eine hohe Elastizität des Films bie-

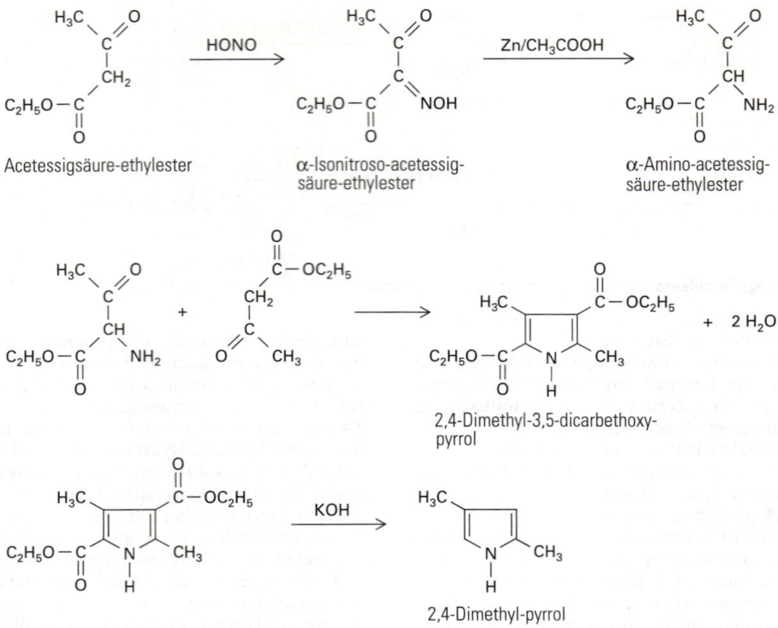


**Knorr-Pyrrolsynthese**

tet auch bei der Kollision von Tropfen Koaleszenzschutz. Alle Maßnahmen, die die kinet. Energie der Tropfen reduzieren od. ein Zusammenstoßen verhindern, schützen ebenfalls vor K.; z.B. Erhöhung der Viskosität, elektrostat., sterische od. elektroster. Stabilisierung. So soll verhindert werden, dass 2 sich annähernde Tropfen einer Emulsion bis in den Bereich der Van-der-Waals-Kräfte gelangen. Vgl. DLVO-Theorie.

**Koazervation:** Koazervierung; Entmischung einer stark solvatisierten Kolloidlösung durch partielle Desolvatation (Verringerung der Löslichkeit) in 2 flüssige, voneinander abgegrenzte Phasen, von denen die eine viele, die andere wenige od. gar keine Kolloidteilchen enthält (vgl. Kolloide); die kolloidreiche Phase mit den dicht zusammengedrängten Teilchen, das **Koazervat,** kann in der Folge ein Gel ausbilden. **Formen: 1. Einfache K.** wird durch Zugabe von Elektrolyten, aber auch Nichtelektrolyten (z.B. Isopropanol), durch pH-Änderung od. Temperaturänderung (Absenken der Temp. des erwärmten Sols; thermische Sol-Gel-Umwandlung; s. Gele) erreicht. **2.** Bei der **komplexen K.** (Komplexkoazervation) bilden 2 versch. geladene Kolloidlösungen (z.B. Gelatinesol mit positiver, arab. Gummisol mit negativer Ladung) durch Vermischen unter Ladungsausgleich eine kolloidreiche Phase (das Koazervat). Die K. nutzt man für Umhüllungen (s. Mikrokapseln).

**Kobalt-:** s. Cobalt-.

**Kobra:** s. Naja naja.

**Kobratoxin:** s. Schlangengifte.

**Kochpunkt:** s. Siedepunkt.

**Kochsalz:** s. Natriumchlorid.

**Kochsalzersatz:** s. Natriumchlorid.

**Kochsalz, iodiertes:** s. Natriumchlorid.

**Kochsalzlösung, physiologische:** s. Solutio Natrii chlorati isotonica.

**Koeffizient, osmotischer:** Symbol g; Faktor, der angibt, um wie viel der gemessene Druck von dem einer idealen Lsg. gleicher Konz. abweicht; er ist ein Maß für die intermolekularen WW, wie Assoziation* u. Dissoziation (s. Dissoziationsgrad) der gelösten Teilchen.

**Kölnisch Wasser:** s. Spiritus coloniensis.

**Koemis Koetjing:** s. Orthosiphon aristatus (Orthosiphonis folium).

**Königin der Nacht:** s. Selenicereus grandiflorus.

**Königsblau:** s. Kaiserblau.

**Königskerze:** s. Verbascum-Arten.

**Königskraut:** s. Ocimum basilicum.

**Königsnelken:** s. Syzygium aromaticum (Anthophylli).

**Königsrinde:** **1.** Gelbe K.: s. Cinchona officinalis (Cortex Chinae calisayae); **2.** Rote K.: s. Cinchona pubescens (Cinchonae cortex).

**Königsrot:** roter Kupfer(I)-oxid-Überzug ($Cu_2O$); **Darst.:** Einwirkung von geschmolzenem Natriumnitrit* ($NaNO_2$) auf Kupfer*.

**Königswasser:** Acidum nitro-hydrochloricum, Acidum chloronitrosum, Aqua regis; Mischung aus 1 T. konz. Salpetersäure* u. 3 T. konz. Salzsäure*; **Anw.:** Auflösung von Gold* u. Platin*; die oxidative Wirk. beruht auf der Bildung von nascierendem Chlor* u. Nitrosylchlorid.

**Köpfchen:** (bot.) s. Blütenstand.

**Köpfchenschimmel:** s. Mucor.

**Körnerlack:** s. Schellack (Gew.).

**Körper, dilatante:** s. Rheologie.

**Körper, idealviskose:** s. Rheologie.

**Körperoberfläche:** Abk. KOF; die von der Haut bedeckte Oberfläche des gesamten Körpers; med. wichtige physiol. Bezugsgröße; wird zur Dosisberechnung bei Wirkstoffen wie Zytostatika* benutzt, unter der nur für wenige Wirkstoffe belegten Annahme, dass die Gesamtclearance (s. Clearance) von der KOF abhängt (vgl. Dosisindividualisierung); Abschätzung der KOF erfolgt häufig nach der Dubois*-Formel. Der Durchschnittswert beträgt 1.73 $m^2$ für Erwachsene.

**Körper, plastische:** s. Rheologie.

**Körper, pseudoplastische:** s. Rheologie.

**Körper, rheopexe:** s. Rheologie.

**Körpertemperatur:** zur Aufrechterhaltung aller Lebensvorgänge notwendige Wärme. Unterschieden werden Kern- u. Oberflächentemperatur. Messung der K. mittels Fieberthermometer* vorzugsweise oral (sublingual, normal ca. 36.7 °C), aber auch rektal (ca. 37 °C), axillar (ca. 36.5 °C) od. vaginal (s. Frauenthermometer); vgl. Fieber.

**Körper, thixotrope:** s. Rheologie.

**Körper, viskoelastische:** s. Rheologie.

**Körperzellen:** s. Zellen, somatische.

**KOF:** Abk. für Körperoberfläche*.

**Koffein:** s. Coffein.

**Kofler-Heizbank:** s. Schmelzpunkt.

**kohärent:** zusammenhängend; **Beispiel: 1.** Kohärente Phase bei dispersen Systemen ist das Dispersionsmittel (äußere Phase), während die innere fein verteilt (dispers) ist. **2.** Kohärente Strahlung ist Strahlung gleicher Wellenlänge (monochromatisch*) u. gleicher Phase* der Photonen. **3.** Bei kohärenter Streuung hat die gestreute Strahlung dieselbe Wellenlänge wie die Primärstrahlung. **4.** Kohärente Kristallgitter zeigen an jedem Ort dieselbe Gitterordnung bzw. besitzen keine Gitterstörungen.

**Kohärenz:** Begriff aus der Optik; kohärente Strahlung besitzt sowohl eine einheitl. Wellenlänge (Monochromasie) als auch eine einheitl. Schwingungsphase; nur kohärente Strahlung zeigt das Phänomen der Interferenz*. Vgl. Strahlung, elektromagnetische.

**Kohäsion:** s. Adhäsion.

**Kohäsionskräfte:** s. Adhäsion.

**Kohlegranulat:** s. Granulatum Carbonis.

**Kohle, Medizinische:** s. Carbo activatus.

**Kohlen:** s. Kohlenstoff.

**Kohlendioxid:** s. Kohlenstoffdioxid.

**Kohlendisulfid:** s. Schwefelkohlenstoff.

**Kohlenhydrat-Drogen:** Drogen*, die größere Mengen Kohlenhydrate* enthalten u. daher bevorzugt in der Heilkunde verwendet werden; **Beispiel:** u. a. die Früchte von Ficus* carica, Tamarindenmus (s. Tamarindus indica), Radix Cichorii (s. Cichorium intybus), Honig (s. Mel) sowie Faserstoffe wie Cellulosum (s. Verbandzellstoff, hochgebleichter); häufig werden auch die reinen Kohlenhydrate verwendet, z. B. Glucose*, Fructose*, Galactose*, Mannitol*, Sorbitol*, Xylitol*, Inositol*, Saccharose*, Lactose*, Amylum*, Inulin*. I. w. S. werden auch Drogen, die Polyuronide* enthalten, z. B. Schleimdrogen*, dazugezählt.

**Kohlenhydrate:** Abk. KH; Saccharide; umfangreiche Klasse von Naturstoffen, die strukturchem. zu den Polyhydroxycarbonylverbindungen (Monooxopolyhydroxyverbindungen) u. deren Derivaten gehören; entsprechen im Allg. der Zusammensetzung $C_n(H_2O)_n$; ursprüngl. als hydratisierte Form des Kohlenstoffs aufgefasst; der Name hat sich erhalten, obwohl er vom chem. Standpunkt falsch ist u. heute auch Verb. zu den K. gezählt werden, die eine abweichende Summenformel aufweisen (u. a. Aldonsäuren*, Uronsäuren*, Desoxyzucker*) od. zusätzl. andere Elemente enthalten (u. a. Aminozucker*, Mukopolysaccharide*). **Vork.:** K. sind in jeder pflanzlichen od. tier. Zelle enthalten u. stellen mengenmäßig den größten Anteil der auf der Erde vorkommenden org. Verb. dar, wobei Stärke (s. Amylum) u. Cellulose* neben anderen Polysacchariden vorherrschen. Sie bilden zus. mit Fetten* u. Proteinen* die org. Nährstoffe für Mensch u. Tier. Ausgangssubstanz für fast alle K. ist Glucose*. Sie entsteht in den grünen Pflanzen aus der Kohlenstoffdioxidassimilation (s. Photosynthese) od. durch Gluconeogenese*. Als Produkte des Primärstoffwechsels unterliegen K. einem ständigen Auf-, Um- u. Abbau (s. Kohlenhydratstoffwechsel). **Einteilung:** nach Molekülgröße in Mono-*, Oligo-* u. Polysaccharide*.

**Kohlenhydratstoffwechsel:** ständiger Auf-, Um- u. Abbau der Kohlenhydrate* im Organismus; **Aufbau:** Pflanzen sind die Hauptproduzenten der Kohlenhydrate in der Natur. Bei der Photosynthese* entstehen durch eine Reihe enzymat. Reaktionen phosphorylierte Monosaccharidderivate, die in freie Zucker hydrolysiert od. in Nucleosiddiphosphatzucker* (z. B. Uridindiphosphatglucose) umgewandelt werden können. Bei der Biosynthese von Polysacchariden* werden die Monosaccharideinheiten durch die Bildung von Nucleotidderivaten aktiviert u. in dieser Form mittels geeigneter Enzyme* auf eine nicht aktivierte, sich verlängernde Polysaccharidkette übertragen. Unter bestimmten Bedingungen können Kohlenhydrate aus ihren Abbauprodukten synthetisiert werden. Ausgangsmaterial für diese Gluconeogenese* sind Lactat u. Aminosäuren*. **Abbau:** Oligo- u. Polysaccharide werden im Organismus hydrolyt. od. phosphorolytisch mittels spezif. Enzyme (Hydrolasen bzw. Phosphorylasen*) metabolisiert. **Umbau:** Die wichtigsten Reaktionen sind **1.** gegenseitige Umwandlungen zw. den polymeren Speicherformen (Glykogen* u. Stärke) u. der monomeren Transport- u. Substratform (Glucose*); **2.** Reaktionen des Kohlenhydratabbaus u. Umwandlung sowie Glykogensynthese; **3.** Reaktionen zur Synthese von Glucose aus Nichtkohlenhydratverbindungen (Aminosäuren, Fette). Dabei kommt Glucose*-6-phosphat eine zentrale Stellung im gesamten K. zu. Unter Vernachlässigung von Seitenwegen (z. B. Glucuronatweg*) ergeben sich für Glucose-6-phosphat 4 Hauptwege: **1.** Glykolyse*; **2.** Glykogensynthese; **3.** Pentosephosphatzyklus*; **4.** enzymat. Hydrolyse* zu freier Glucose. Die Effektivität dieser Hauptwege hängt im tier. Organismus von der Funktion des jeweiligen Gewebes ab. **Ablauf:** Im K. kann man 3 versch. Phasen unterscheiden (s. Abb.): **1. Mobilisierung:** Poly-, Oligo- u. Disaccharide werden zerlegt u. phosphoryliert zu Hexosephosphaten, bes. zu Glucose-6-phosphat. Bei der Verdauung erfolgt die Spaltung durch Hydrolyse.

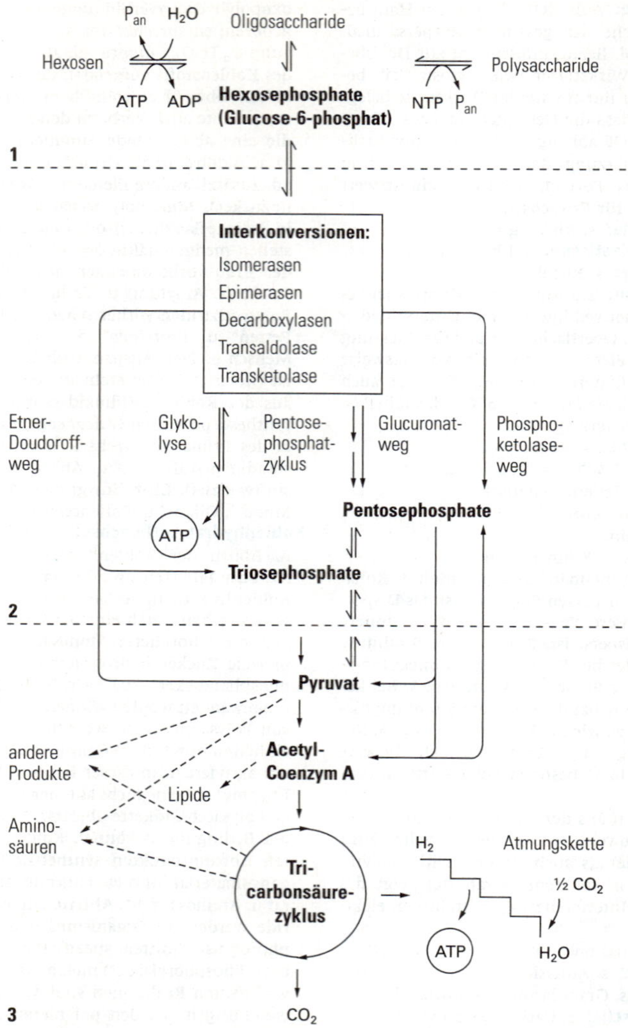


**Kohlenhydratstoffwechsel:** die 3 Phasen des Kohlenhydratstoffwechsels; NTP: Nucleotidtriphosphat [12]

**2. Interkonversionen:** An der gegenseitigen Umwandlung der Monosaccharide sind folgende Reaktionen beteiligt: **a)** Epimerisierung; **b)** Isomerisierung; **c)** Übertragung von $C_3$- (Transaldolierung) u. $C_2$-Bruchstücken (Transketolierung); **d)** Oxidation einer Aldose zur Säure u. nachfolgende Decarboxylierung*. In dieser zweiten Phase des K. werden die Intermediärprodukte der ersten Phase unvollständig abgebaut. Hauptprodukte sind Triosephosphate*. Dabei wird ein Teil der frei werdenden Energie zur Synthese von ATP verwendet. **3. amphibolische Reaktionsketten:** In Form von Pyruvat* u. Acetyl*-Coenzym A fließen die Abbauprodukte des K. in den allg. Stoffwechsel ein. **Regulation:** Der K. ist gekennzeichnet durch enge, über Stoffwechselprodukte vermittelte Wechselbeziehungen zw. den einzelnen Stoffwechselwegen. So wird z. B. die Glykolyse* durch die Enzyme Phosphofruktokinase* u. Pyruvatkinase* kontrolliert. Kontrollfaktoren sind dabei das ADP/ATP-Verhältnis, das $NAD^+$/NADH-Verhältnis, der Citratgehalt u. hormonal gesteuerte Enzymphosphorylierungen. Zwischenprodukte des Pentosephosphatzyklus* wirken hemmend auf das einleitende Enzym der Glykolyse, die Phosphoglucoisomerase, was zu einer Verminderung des glykolyt. Abbaus führt.

**Kohlenmonoxid:** s. Kohlenstoffmonoxid.

**[15O]Kohlenmonoxid** Ph.Eur.6: Carbonei monoxidum[15O]; Mischung von [15O]Kohlenmonoxid mit Trägergas (z. B. Luft); s. Sauerstoff-15; **Anw.:** Darstellung des lokalen Blutflusses mit PET*.

**Kohlenoxid:** s. Kohlenstoffmonoxid.

**Kohlenoxidhämoglobin:** s. Hämoglobin (Hämoglobinderivate).

**Kohlenoxychlorid:** s. Phosgen.

**Kohlensäure:** s. Kohlenstoffdioxid.

**Kohlensäureanhydrid:** s. Kohlenstoffdioxid.

**Kohlensäure-Diguajakolester:** s. Guajakolcarbonat.

**Kohlensäureschnee:** s. Kohlenstoffdioxid.

**Kohlenstoff-11:** Symbol $^{11}C$; Radionuklid des Kohlenstoffs*; HWZ 20.3 min; zerfällt unter $\beta^+$-Emission (99.8 %) u. K*-Einfang zu Bor*-11; **Herst.:** am Zyklotron u. a. durch Bestrahlung von Stickstoff*-14 mit Protonen: $^{14}N(p,\alpha)^{11}C$; **Anw.:** wichtige Rolle in der PET* zur Markierung von Stoffwechselsubstraten; durch Ersatz eines nicht radioaktiven C-Atoms im Molekül keine Änderung der physiol. Eigenschaften; bei Anw. eingesetzte Radioaktivitätsmengen: Massen von $10^{-9}$ g bis $10^{-12}$ g (kurze HWZ); Rezeptorfunktionen im Gehirn sind analysierbar, Stoffwechselfunktionen bleiben durch die Untersuchung unbeeinflusst.

**Kohlenstoff-14:** Symbol $^{14}C$; Radionuklid des Kohlenstoffs*; HWZ 5736 Jahre, zerfällt unter $\beta^-$-Emission zu Stickstoff*-14; entsteht durch WW der kosmischen Strahlung* mit der Atmosphäre über Neutroneneinfang an Stickstoff-14 (n,p-Kernreaktion); das sind 2.4 $^{14}C$-Atome pro s u. $cm^2$ Erdoberfläche. Die Bestimmung der Menge an $^{14}C$ ist Grundlage der wichtigsten Methode zur Altersbestimmung in kohlenstoffhaltigen (insbes. organ.) Substanzen, da in einer abgeschlossenen Probe der $^{14}C$-Gehalt mit der HWZ von $^{14}C$ abklingt. Da in Kernreaktoren* u. durch nukleare Explosionen $^{14}C$ zusätzlich erzeugt wird, ist diese Form der Altersbestimmung zu Datierungen in der Neuzeit gestört. **Herst.:** am Reaktor; **Anw.:** zur Altersbestimmung mit der Radiokarbonmethode*.

**Kohlenstoff:** Carboneum; Symbol C; CAS-Nr. 7440-44-0; $A_r$ 12.011; OZ 6; Schmp. ca. 4000 °C (1.013 bar); Verdampfung im elektr. Flammenbogen; **Formen:** allotrop; **1. Diamant:** kubisch; D. 3.51; Härte 10 der Härteskala*; **2. Graphit***: hexagonal; D. 2.26; Härte 1 der Härteskala; **3. amorpher** K.: Kohle, Carbo, Ruß; D. 1.5–2.3; **4. Fullerene***: $C_{60}$, $C_{70}$, $C_{76}$, $C_{78}$, $C_{82}$, $C_{84}$, $C_{90}$; Graphit ist ein guter elektr. Leiter, während amorpher K. weniger u. Diamant gar nicht leitet. Die 4-wertigen C-Atome können sich ketten- od. ringförmig verbinden (s. Kohlenwasserstoffe). Mit Metallen* vereinigt sich C bei hoher Temp. zu Carbiden*. **Vork.:** eines der meistverbreiteten Elemente; in Carbonaten (Kalkstein, Marmor, Dolomit), in Erdöl, Erdgas, Luft u. in org. Verb.; wesentl. Best. aller tier. u. pflanzlichen Organismen; **Nachw.:** (quantitativ) Oxidation zu Kohlenstoffdioxid* mittels Kupfer(II)*-oxid u. Auffangen der Gase in Kalilauge* (Elementaranalyse) bzw. in Bariumhydroxidlösung. **Kohlen:** fossile, pflanzl. Zersetzungsprodukte, deren C-Gehalt mit steigendem Alter zunimmt u. deren sog. Inkohlung über Torf, Braunkohle u. Steinkohle zum Anthrazit mit 90–96 % C führt. **Ruß:** reinster K. in amorpher Form (C-Gehalt mind. 99 %); s. Fuligo. Durch künstl. Verkohlung von tier. u. pflanzlichen Stoffen gelangt man zu Tier-, Blut-, Knochen- u. Holzkohle (s. Carbo activatus).

**Kohlenstoffatom, asymmetrisches:** asymmetrisches C-Atom; mit 4 versch. Liganden* besetztes C-Atom, das die Asymmetrie des ganzen Moleküls bewirkt; für die 4 Liganden gibt es 2 versch. Anordnungsmöglichkeiten, die sich wie Bild u. Spiegelbild verhalten u. nicht deckungsgleich sind. Die opt. Antipoden dieser Spiegelbildisomere werden als Enantiomere* bezeichnet.

**Kohlenstoffatom, primäres:** primäres C-Atom; Bez. für ein C-Atom, das mit einer Valenz an ein anderes C-Atom gebunden ist, z. B. Ethan ($H_3C—CH_3$); dementsprechend sind sekundäre, tertiäre u. quartäre C-Atome über 2, 3 bzw. 4 Valenzen mit anderen C-Atomen verknüpft.

**Kohlenstoffdioxid:** Carbonei dioxidum, Carboneum dioxydatum; Kohlendioxid, Kohlensäureanhydrid; CAS-Nr. 124-38-9; $CO_2$; $M_r$ 44.01; farbloses, nicht brennbares Gas von säuerl. Geruch u. Geschmack; $CO_2$ sinkt im Vergleich zu Luft aufgrund seiner Dichte (D. 1.9768 g/L; 0 °C, 1.013 bar) zu Boden (z. B. in Gärkellern, Schächten); krit. Temp.: 31.0 °C; krit. Druck: 76.6 bar; krit. Dichte: 0.464 g/mL; 1 L Wasser löst bei 20 °C 0.9 L u. bei 0 °C 1.7 L $CO_2$ von Atmosphärendruck (1.013 bar); $CO_2$ absorbiert im infraroten Bereich des Spektrums, was für den Wärmehaushalt der Erdoberfläche bedeutsam ist. Sichtbare Sonnenstrahlen können von $CO_2$ ungehindert die Erdoberfläche erreichen, während die Wärmeabstrahlung des Bodens durch den $CO_2$-Gehalt der Atmosphäre behindert wird (Treibhauseffekt). **Vork.:** in der Luft zu 0.04 % enthalten, ferner gelöst in zahlreichen Mineralwässern, als Carbonat in vielen Mineralien; **Darst.:** $CO_2$-Gas: Zerlegen von Calciumcarbonat* (Marmor) im Kipp*-Apparat; **Herst.:** **1.** (techn.) Brennen von Carbonaten (Kalkstein, Dolomit) in Kalköfen od. aus $CO_2$-reichen Mineralwässern (Oberlahnstein, Hönnigen); **2.** festes $CO_2$: Beim Ausströmen von flüssigem $CO_2$ aus einer Druckflasche in ein Tuch od. Gefäß bildet sich **festes** $CO_2$ (Kohlensäureschnee, Trockeneis; Kondensationspunkt −78.5 °C, Sublimationsenthalpie 573.2 kJ/g). **Off.:** Ph.Eur.6; **Anw.:** **1.** (med.) Kohlensäureschnee zur Anästhesie (Vereisung) bei kleinen Operationen, Hautleiden; **2.** (pharmaz.) zur Druckentwesung* u. im überkrit. Zustand zur Wirkstoffextraktion (z. B. Coffein*) aus Drogen; **3.** (techn.) Herst. von Mineralwässern; Kälteerzeugung, Feuerlöschgeräte. **Kohlensäure:** CAS-Nr. 463-79-6; $H_2CO_3$; $M_r$ 62.03; nur in Salzform (Carbonate) u. als wässrige Lsg. von $CO_2$ bekannt.

**Kohlenstoffdioxidassimilation:** s. Photosynthesecarboxylierung.

**Kohlenstoffdisulfid:** s. Schwefelkohlenstoff.

**Kohlenstoffisotope:** Bestandteile des natürl. vorkommenden Kohlenstoffs*: Isotope $^{12}C$ (98.9 %), $^{13}C$ (1.1 %) u. Spuren von $^{14}C$; **Verw.:** **1.** $^{14}C$: Kohlenstoff*-14, $\beta^-$-Strahler; Verw. in der Erforschung org. Reaktionsmechanismen sowie zur Altersbestimmung mit der Radiokarbonmethode*; **2.** $^{13}C$: NMR*-Spektroskopie, IRMS (s. Massenspektrometrie).

**Kohlenstoffmonoxid:** Kohlenstoffmonooxid, Kohlenmonoxid; Kohlenoxid; CO; Schmp. −205.06 °C;

Sdp. –191.5 °C; krit. Temp. –140.2 °C; krit. Druck 34.97 bar; etwas leichter als Luft; farb- u. geruchloses, giftiges Gas, das zwar die Verbrennung nicht unterhält, aber selbst mit bläul. Flamme brennt; **Vork.:** entsteht bei ungenügender Verbrennung von Kohlenstoff (z. B. in schlecht ziehenden Öfen); u. a. in Leuchtgas* (ca. 5 %), Wassergas*, Vulkangasen, Auspuffgasen, Tabakrauch enthalten; **Darst.:** **1.** Erwärmen von Ameisensäure* mit Schwefelsäure* (Vorsicht: Ameisensäure langsam in heiße Schwefelsäure tropfen); **2.** (techn.) in Form von Generatorgas* u. Wassergas* bei der Umsetzung von Kohlenstoff mit Luft od. Wasserdampf; **Toxikol.:** sehr giftiges Gas; **Vergiftungsmechanismus:** bindet wie Sauerstoff an das 2-wertige Eisen im Hämoglobin* (Hb); Bildung von Carboxyhämoglobin (HbCO) u. damit Reduktion des für den Sauerstofftransport zur Verfügung stehenden Hämoglobins; die Affinität von CO zu Hb ist ca. 200- bis 300-mal höher als die von $O_2$, d. h., schon bei einem CO-Gehalt der Luft von 0.1 % (entspricht 0.5 % des $O_2$-Gehaltes) entsteht gleichviel HbCO u. $HbO_2$ im Blut. Die Sauerstoffversorgung der Gewebe wird beträchtl. eingeschränkt. **Vergiftungssymptome:** erste Symptome bei Umwandlung von mehr als 10 % des Hb im Blut in HbCO; zuerst Kopfschmerzen, Müdigkeit, Herzklopfen; schließlich Schwindel, Benommenheit, Bewusstlosigkeit; ab ca. 60 % HbCO Koma, Krämpfe u. Atemlähmung; bei über 70 % HbCO kommt es in wenigen Min. zum Tod. Die Haut ist rosafarben, bedingt durch die hellrote Farbe von HbCO. Als Spätschäden sind Herzmuskelnekrosen sowie Epilepsien, Lähmungen u. Parkinsonismus bekannt. **Antidot:** kompetitive Verdrängung von CO durch ein erhöhtes Angebot von $O_2$ möglich; Sauerstoff-Beatmung wichtigste therap. Maßnahme bei Intoxikationen mit CO; vgl. Antagonismus; **Nachw.:** **1.** CO färbt Palladium(II)*-chlorid- od. ammoniakalische Silbernitratlösung schwarz (Metallabscheidung); **2.** in Kohlengruben verwendet man bes. Spürgeräte (nach Auer u. Dräger) od. einen Infrarotdetektor.



**Kohlenstofftetrabromid:** s. Tetrabromkohlenstoff.

**Kohlenstofftetrachlorid:** s. Tetrachlorkohlenstoff.

**Kohlenwasserstoffe:** Abk. KW; Verb. von Kohlenstoff* mit Wasserstoff*; bilden die Grundlage der org. Chemie; **Einteilung:** nach der Anordnung der C-Atome: **I. acyclische** od. **aliphatische** K.: C-Atome sind kettenförmig verbunden; **1.** gesättigte K.: Alkane*; **2.** ungesättigte K.: **a)** Alkene* mit Doppelbindung; Diene mit 2 u. Polyene* mit zahlreichen Doppelbindungen; **b)** Alkine* mit Dreifachbindung; Polyine* mit zahlreichen Dreifachbindungen. Die Kohlenstoffkette kann unverzweigt od. verzweigt (Isoverbindungen) sein. **II. cyclische** K. (Ringverbindungen*): C-Atome sind ringförmig verbunden; **1.** aromatische Kohlenwasserstoffe*; **2.** alicyclische K.: carbocycl. Verb. mit aliphat. Charakter; Cycloalkane*, Cycloalkene (mit einer od. mehreren, nicht aromat. Doppelbindungen), Cycloalkine (mit einer od. mehreren, nicht aromat. Dreifachbindungen).

**Kohlenwasserstoffe, aromatische:** (formal) ungesättigte cycl. Kohlenwasserstoffe* mit (formal) konjugierten Doppelbindungen*; **Einteilung:** **1. carbocyclische** a. K.: der Ring besteht nur aus Kohlenstoffatomen; **2. heterocyclische** a. K.: enthalten außer C-Atomen sog. Heteroatome* wie O, N, S; s. Verbindungen, heterocyclische; **Vertreter:** Benzol*, Toluol*, Xylol*, Naphthalin*. Vgl. Kohlenwasserstoffe, polycyclische aromatische; Verbindungen, aromatische.

**Kohlenwasserstoffe, polycyclische aromatische:** (engl.) *polycyclic aromatic hydrocarbons (Abk. PAH)*; Abk. PAK; aromatische Verbindungen* mit kondensierten Ringsystemen; **Vork.:** entstehen durch unvollständige Verbrennung von org. Material (Holz, Kohle, Benzin, Öl, Tabak, Abfälle) od. Lebensmitteln (Grillen, Braten, Räuchern, Trocknen) u. sind dadurch ubiquitär vertreten; in der Umwelt sind PAK natürl. (z. B. Vulkantätigkeit, Waldbrände) od. anthropogenen Ursprungs (z. B. Autoverkehr, Industrieprozesse, Zigarettenrauch); treten nicht als Einzelkomponente, sondern stets in Gemischen auf; **Vertreter:** Es sind einige Hundert PAK nachgewiesen worden, die mit zunehmendem Molekulargewicht weniger wasserlösl., weniger flüchtig u. stärker lipophil werden; der bekannteste PAK ist Benzopyren*, weitere sind Phenanthren*, Anthracen*, Fluoranthen. **Toxikol.:** Nicht alle PAK sind stark kanzerogen, die meisten fördern aber eine kanzerogene Wirkung anderer Chemikalien. Vgl. Kohlenwasserstoffe, aromatische.

**Kohlenwasserstoffgele:** Carbogele; Gruppe lipophiler pharmaz. Gele*, zu der weißes u. gelbes Vaselinum*, erstarrte Schmelzen aus Paraffinum* solidum u. Paraffinum* liquidum gehören; wasserfreie Salbengrundlagen (s. Zubereitungen zur kutanen Anwendung, halbfeste), weitgehend chem. indifferent u. von hoher Haltbarkeit; Konservierungsmittelzusätze sind nicht erforderlich. Hautareale werden durch K. feuchtigkeitsundurchlässig abgedeckt. Dies bewirkt eine Mazeration des Stratum corneum. Enthaltene Wirkstoffe können meist gut in tiefere Hautschichten penetrieren. **Anw.:** bei chron. Dermatosen.

**Kohlenwasserstoffwachs:** s. Paraffina microcristallina.

**Kohle, vegetabilische:** s. Carbo activatus.

**Kohlrausch-Quadratwurzelgesetz:** beschreibt den Zusammenhang zwischen molarer Leitfähigkeit u. Konz. von wässrigen Lösungen starker Elektrolyte:
$\Lambda = \Lambda_0 - \kappa\sqrt{c}$
Λ: molare Leitfähigeit; $\Lambda_0$: molare Grenzleitfähigkeit extrapoliert auf $c = 0$ mol/L; κ: temperaturabhängige stoffspezif. Konstante; c: Konzentration; die molare Grenzleitfähigkeit lässt sich auch als Summe der Grenzleitfähigkeit von Anionen u. Kationen darstellen. Vgl. Leitfähigkeit, elektrische.

**Kohlrose:** s. Rosa centifolia.

**Kohortenstudie:** s. Pharmakoepidemiologie.

**Koinzidenz:** Zusammentreffen zweier Ereignisse; in der PET*-Messtechnik wird die Eigenschaft des Positroniums* genutzt, in 2 Gammaquanten zu zerfallen, die in einem Winkel von fast 180° auseinanderfliegen. Ringförmig angeordnete Detektoren werden in Koinzidenz geschaltet u. registrieren ein Ereignis immer dann, wenn 2 gegenüberliegende Detektorelemente gleichzeitig einen Gammaimpuls aufzeichnen.

**Kojisäure:** 5-Hydroxy-2-(hydroxymethyl)-4*H*-4-pyron; $C_6H_6O_4$, Strukturformel: s. Abb.; $M_r$ 142.11; Schmp. 152–154 °C; $pK_S$ 7.90, 8.03; gelbl. Kristalle von karamelartigem Geruch; leicht lösl. in Wasser, Ethanol, Aceton, Ethylacetat, wenig lösl. in Ether, Chloroform, Pyridin, prakt. unlösl. in Benzol; **Vork.:** K. ist ein Stoffwechselprodukt von Aspergillus*-Arten (v. a. in Aspergillus oryzae, japan. Koji, Reisschimmel) mit antibiot. Eigenschaften; **Anw.:** (techn.) gibt mit einigen Schwermetallsalzen (z. B. Uran, Eisen, Kupfer) farbige Komplexsalze u. wird daher in der Chromatographie* verwendet.

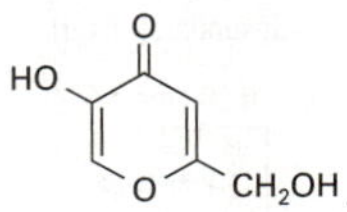


**Kojisäure**

**Kokablätter:** s. Erythroxylum coca (Folia Cocae).
**Kokain:** s. Cocain.
**Kokkelskörner:** s. Anamirta cocculus (Fructus Cocculi).
**Kokken** (gr. kokkos Kern, Kugel): kugelförmige Bakt.; **Einteilung: 1.** nach Lagerung: Einzel-, Diplo-, Ketten- (Strepto-; s. Streptococcus), Tetraden-, Haufen- (Staphylo-; s. Staphylococcus) u. Paketkokken; **2.** nach Gram-Verhalten: **a)** gramnegativ: Gonokokken*, Meningokokken*; **b)** grampositiv: Staphylo-, Strepto-, Pneumokokken (s. Pneumococcus).
**Kokosaldehyd:** s. Abricolin.
**Kokosbutter:** s. Cocos nucifera (Oleum Cocos).
**Kokosfett, raffiniertes:** s. Cocos nucifera (Cocois oleum raffinatum).
**Kokosnußöl:** s. Cocos nucifera (Oleum Cocos).
**Kokospalme:** s. Cocos nucifera.
**Kokzidiose:** Infektionskrankheit durch Kokzidien; i. e. S. von Isospora* belli u. Sarcocystis verursachte Infektion des Dünndarmepithels; meist symptomlos od. mit leichter Diarrhö; selten schwerer Verlauf; opportunist. Infektion bei Immundefekten*; **Ther.:** Co*-trimoxazol.
**Kola:** s. Cola nitida (Hom.).
**Kolaextrakt:** s. Extractum Colae.
**Kolafluidextrakt:** s. Extractum Colae fluidum.
**Kolanuß:** s. Cola nitida (Colae semen).
**Kolasamen:** s. Cola nitida (Colae semen).
**Kolatinktur:** s. Tinctura Colae.
**Kolatur:** s. Kolieren.
**Kolben: 1.** (chem.) Glasgerät zum Arbeiten mit Flüssigkeiten; **Beispiel: a)** Rundkolben mit gewölbtem Boden; **b)** Spitzkolben mit zugespitztem Boden; **c)** Stehkolben mit ebenem Boden; **d)** Erlenmeyerkolben* u. Iodzahlkolben* mit schräger Wand u. flachem Boden; **e)** Extraktionskolben mit weitem Hals; **f)** Kjeldahl*-Kolben mit langem Hals; **g)** Cassiakolben* mit graduiertem, langem Hals; **h)** Messkolben* mit Eichstrich; **i)** Claisenkolben*, Destillierkolben zur Vakuumdestillation; **j)** Siedekolben u. Fraktionierkolben* mit rundem Boden, die direkt beheizt werden können. **2.** (bot.) Ähre mit fleischiger Blütenachse (s. Blütenstand).

**Kolbenbürette:** Bürette*, bei der Maßlösung* nicht durch die Schwerkraft ausfließt, sondern durch einen Kolben aus einem Zylinder in die Probenlösung gedrückt wird (s. Abb.); der Auslauf der K. taucht in die Probenlösung. Kolbenvorschub manuell od. elektr.; Aufzeichnung der Titrationskurve* durch Kopplung an geeignete Registriergeräte (z. B. x,y-Schreiber) möglich; **Anw.:** Bestandteil von Titrierautomaten.

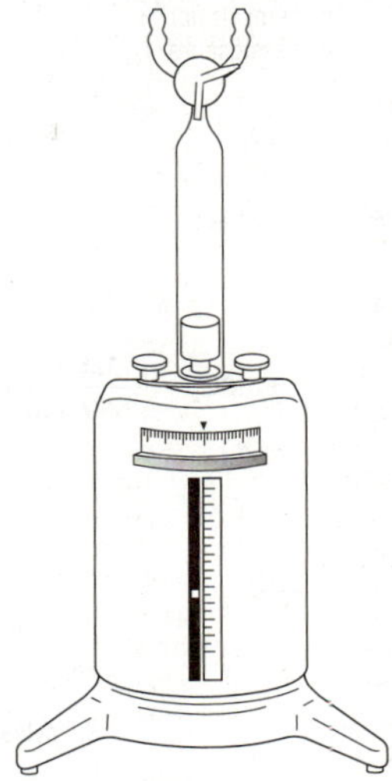

**Kolbenbürette:** elektr. Kolbenvorschub; die Stellung des Hahnes reguliert den Zufluss der Lösung (von rechts) in das Reservoir u. die Abgabe der Lösung (nach links) [9]

**Kolbe-Nitrilsynthese:** Verfahren zur Herst. von Nitrilen* durch nucleophile Substitution* primärer Alkylhalogenide mit Natriumcyanid* in wässriger alkohol. Lsg.; **Beispiel:** Aus *n*-Butylbromid entsteht Valeronitril (s. Abb.).

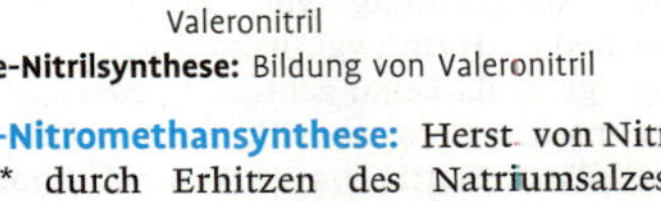


**Kolbe-Nitrilsynthese:** Bildung von Valeronitril

**Kolbe-Nitromethansynthese:** Herst. von Nitromethan* durch Erhitzen des Natriumsalzes der Chloressigsäure mit Natriumnitrit* u. anschließender Wasserdampfdestillation (s. Abb.).
**Kolbenschimmel:** s. Aspergillus.
**Kolben-Spalt-Homogenisator:** s. Nanosuspensionen.
**Kolbe-Schmitt-Reaktion:** Umsetzung von Phenolaten mit Kohlenstoffdioxid* zu aromat. Hydroxysäuren* (Phenolcarbonsäuren*) bei erhöhter Temp. u. erhöhtem Druck; **Beispiel:** Aus Natriumphenolat entsteht Salicylsäure* (s. Abb.).
**Kolchizin:** s. Colchicin.

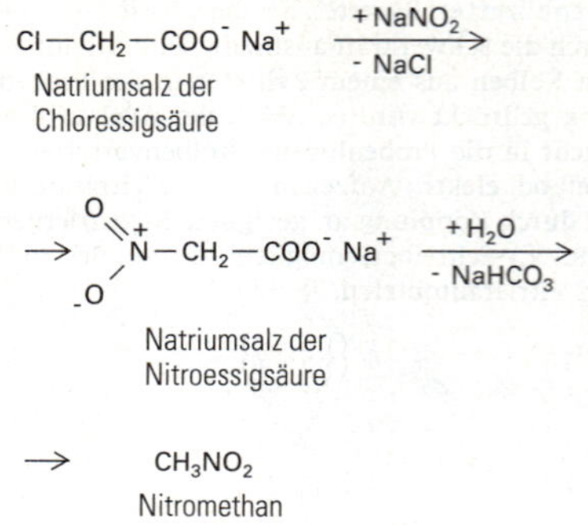


**Kolbe-Nitromethansynthese**

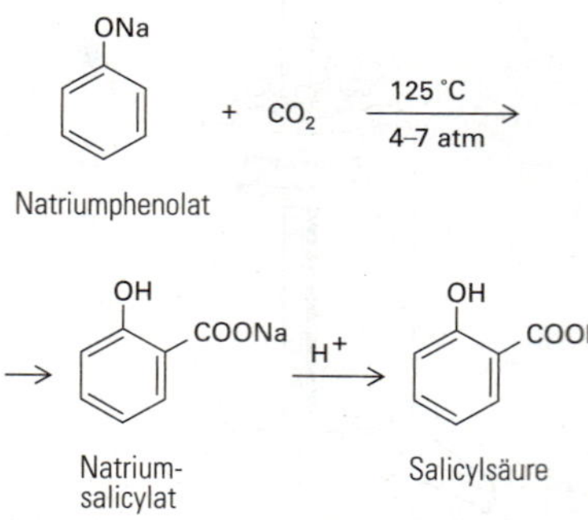


**Kolbe-Schmitt-Reaktion:** Bildung von Salicylsäure

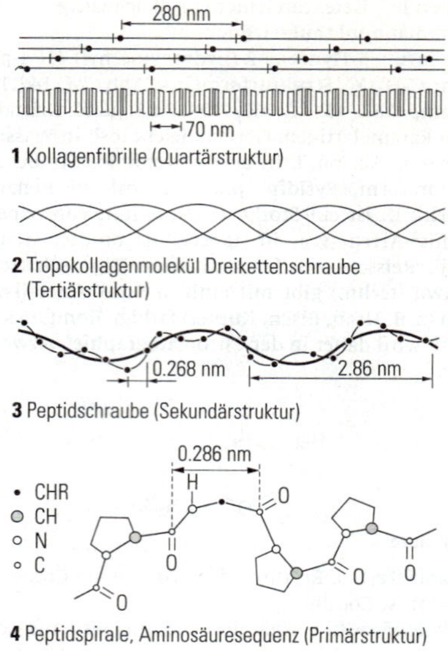


**Kollagen:** Feinstruktur u. chem. Aufbau

**Koleoptile:** (bot.) Keimscheide, Teil des Keimblattes einkeimblättriger Gräser.

**Koleorhiza:** (bot.) Scheide, die die Radicula* (Keimwurzel) des Grasembryos umhüllt.

**Kolibakterien:** s. Escherichia.

**Kolieren:** Durchseihen durch ein Koliertuch, das auf einen Kolierrahmen (Tenakel; ein mit 4 spitzen Nägeln od. Klammern versehener Holzrahmen) gespannt ist; **Kolatur:** das Durchgeseihte.

**Kolitis:** Colitis, Dickdarmkatarrh; Entzündung der Dickdarmschleimhaut; Vork. häufig als Enterokolitis (zusätzl. Entzündung der Dünndarmschleimhaut); **Klin.:** meist mit schleimiger Diarrhö* u. Tenesmus*; vgl. Enteritis; Enteritis regionalis Crohn; Colitis ulcerosa.

**Koliurie:** Ausscheidung von Kolibakterien (s. Escherichia) im Harn*; vgl. Bakteriurie.

**Kollagen** (gr. kolla Leim; gennan erzeugen): Leimbildner; natürl. Gerüsteiweiß; Skleroprotein* der extrazellulären Matrix v. a. in Knorpel, Knochen, Bindegewebe, Sehnen, Lederhaut; am weitesten verbreitetes tier. Protein* (25–30 % des Gesamtproteins); es fehlt Pflanzen u. Mikroorganismen; **Einteilung:** in die Typen I–XIX; **Aufbau:** besteht aus Kollagenfibrillen, die aus Tropokollagenbausteinen aufgebaut sind; Tropokollagen ist ein stäbchenförmiges Molekül, ca. 300 nm lang u. 1.5 nm dick ($M_r$ ca. 360 000). Durch das regelmäßige Auftreten eines Glycins* in jeder dritten Position der 3 linearen Polypeptidketten wird die Ausbildung von linksgängig schraubenförmig angeordneten u. rechtsgängig miteinander zu einer Überschraube (Superhelix) verdrillten Peptidketten ermöglicht (s. Abb.). Wasserstoffbrückenbindungen* zw. den Ketten ergeben eine stabile Struktur. Nach der Anheftung von Kohlenhydrat (Kohlenhydratgehalt des K.: 1–2 %), insbes. an 5-Hydroxylysin, werden die Tropokollagenmoleküle in den Extrazellularraum sezerniert, wo sie sich zu den unlösl. Kollagenfibrillen formieren. Die Tropokollagenmoleküle sind dann Kopf-an-Schwanz zu parallelen Bündeln angeordnet. Das führt zu einem für K. charakterist. Muster aus Querstreifen in Intervallen von ca. 64 nm. Die Aminosäurezusammensetzung des K. ist bei Säugetieren sehr konstant u. unterscheidet sich durch den hohen Prolin- u. Hydroxyprolingehalt von allen anderen Skleroproteinen. Am Aufbau sind hauptsächl. Glycin*, Prolin*, 4-Hydroxyprolin*, Glutaminsäure*, Alanin*, Arginin* u. Asparaginsäure* beteiligt; dagegen fehlen Tyrosin*, Tryptophan* u. Cystin*. Proteolyt. Spaltung erfolgt durch Matrixmetalloproteinasen (z. B. Kollagenase* u. Prolidase*). **Eigenschaften:** Beim Kochen in Wasser geht K. in Glutin od. Leim über. Ein Charakteristikum der K. ist ihre leichte Denaturierbarkeit durch mildes Erwärmen (>65 °C bei Säugern) od. durch bestimmte Salze inf. der Zerstörung der Struktur der Tripelhelix. **Hinweis:** Das erkaltete wasserlösliche Produkt bezeichnet man als Gelatine*.

**Kollagenase:** Clostridiopeptidase A; Sammelbez. für zu den Proteasen* gehörende Metalloproteinasen (Endopeptidasen), die als einzige in der Lage sind, Kollagen* zu niedermolekularen Peptiden* abzubauen; **Gew.:** aus Kulturen von Clostridium histolyticum; **Anw.:** in Dermatika* (zus. mit Chloramphenicol* als Salbe), zur enzymat. Wundreinigung, bei Ulzerationen u. Nekrosen.

**Kollagenfäden, sterile, resorbierbare:** s. Fila collagenis resorbilia sterilia.

**Kollagenhydrolysat:** Gelatinehydrolysat; Polypeptide unterschiedl. Kettenlänge, gewonnen durch gezielte Hydrolyse (chem.-physik. oder biochem.) von tier. Kollagen; $M_r$ 400–30 000; weißl. bis gelbl., hygroskop. Pulver; leicht lösl. in Wasser (20 °C); **Off.:** DAC; **Anw.:** Trockenbindemittel zur Feuchtgranulierung, Stabilisator für Emulsionen u. Suspensionen.

**Kollaps:** plötzl. auftretende, passagere Kreislaufinsuffizienz infolge akuter Verminderung des venösen Blutrückstroms zum Herzen. **Urs.:** funktionelle Kreislaufstörungen*; **Sympt.:** kurzzeitige Bewusstlosigkeit od. Bewusstseinsstörung (vgl. Synkope).

**Kollargol:** s. Silber, kolloides.

**kollateral:** seitl., auf derselben Seite des Körpers befindl., benachbart; Ggs.: kontralateral*; s. Leitbündel.

**Kollenchym:** (bot.) Festigungsgewebe in jungen, noch wachstumsfähigen Pflanzen, dessen lebende Zellen charakterist. Verdickungen der Zellwand aufweisen; vgl. Sklerenchym.

**Kollicoat®:** Handelsbez. für funktionelle, filmbildende Polymere* mit unterschiedl. Struktur; **Anw.:** v. a. Filmüberzüge für feste Arzneiformen, Bindemittel für die Feuchtgranulierung u. Gerüstbildner für Retardtabletten; **Formen: 1. Kollicoat® IR Polyethylenglycol-Polyvinylalkohol Pfropf Copolymer:** Copolymerum macrogolo et alcoholi poly(vinylico) constatum (Ph.Eur.6.7); Macrogol-Polyvinylalkohol-Pfropf-Copolymer; CAS-Nr. 96734-39-3; $M_r$ ca. 45 000 D; weißes, freifließendes Pulver, sehr gut lösl. in Wasser, schwachen Säuren u. Basen, prakt. unlösl. in org. Lösungsmitteln; niedrige Viskosität in Lsg.; hohe Pigmentaufnahmefähigkeit; hohe Flexibilität u. Elastizität; besteht aus ca. 25 % Polyethylenglycol- (kovalent gebundener innerer Weichmacher) u. ca. 75 % Polyvinylalkohol-Einheiten (filmbildende Eigenschaften); kann geringe Mengen hochdisperses Siliciumdioxid* zur Fließregulierung enthalten; Anw.: Befilmung von Tabletten, peroxidfreies Bindemittel in der Feuchtgranulierung, Porenbildner in Kombination mit Retardpolymeren (z. B. Ethylcellulose* od. Polyvinylacetat); **2. Kollicoat® Protect:** Polyethylenglycol-Polyvinylalkohol-Pfropf-Copolymer u. Polyvinylalkohol (ca. 6 : 4); kann geringe Mengen hochdisperses Siliciumdioxid enthalten; Anw.: schnell freisetzende, vor Feuchtigkeit schützende Filmüberzüge; **3. Kollicoat® SR 30 D:** Poly(vinylis acetas) dispersio 30 per centum (Ph.Eur.6); Poly(vinylacetat)*-Dispersion 30 %, wässrige Polyvinylacetat-Dispersion; CAS-Nr. 9003-20-7; $M_r$ ca. 450 000 D; milchig weiße, niedrigviskose, wässrige Flüss. (Latex); mischbar mit Wasser in jedem Verhältnis u. mit org. Lösungsmitteln (1 : 5); unlösl. in schwachen Säuren u. Basen (z. B. im Gastrointestinaltrakt); kann geeignete oberflächenaktive Substanzen (z. B. Natriumdodecylsulfat* u. Povidon*) zur Stabilisierung enthalten; Wirkstofffreisetzung unabhängig vom pH-Wert u. diffusionskontrolliert; Anw.: retardierende Filmüberzug für Pellets u. Granulate, Bindemittel zur Feuchtgranulierung, insbes. zur Herst. von Matrix-Tabletten; Hinweis: vor Frost schützen; **4. Kollicoat® MAE 30 DP:** Acidum methacrylicum et ethylis acrylas polymerisatum 1 : 1 dispersio 30 per centum (Ph.Eur.6); Methacrylsäure*-Ethylacrylat-Copolymer-(1 : 1)-Dispersion 30 %; $M_r$ ca. 250 000; milchig weiße, niedrigviskose, wässrige Flüss. (Latex); mischbar mit Wasser; unlösl. in saurem Milieu, lösl. über pH 5.5 unter Salzbildung; kann geeignete oberflächenaktive Substanzen (z. B. Natriumdodecylsulfat od. Polysorbat* 80) enthalten; Anw.: magensaftresistente Filmüberzüge zur pH-gesteuerten Wirkstofffreisetzung im Duodenum; **5. Kollicoat® MAE 100 P:** Acidum methacrylicum et ethylis acrylas polymerisatum 1 : 1, Typ B (Ph.Eur.6); Methacrylsäure*-Ethylacrylat-Copolymer (1 : 1), teilneutralisiert; $M_r$ ca. 250 000; weißes, freifließendes Pulver; ohne Zugabe von Basen leicht redispergierbar in Wasser, hohe Viskosität von Lsg. in Isopropanol-Wasser-Mischungen; unlösl. im sauren Milieu, lösl. über pH 5.5 unter Salzbildung; kann geeignete oberflächenaktive Substanzen (z. B. Natriumdodecylsulfat od. Polysorbat 80) enthalten; Anw.: magensaftresistente Filmüberzüge zur pH-gesteuerten Wirkstofffreisetzung im Duodenum.

**Kollidine:** Trimethylpyridine; s. Pyridin.

**Kollimator** *m*: Filtervorsatz zur Ortsauflösung bei bildgebenden Messsystemen in der Nuklearmedizin*; besteht aus strahlungsabsorbierendem Material (z. B. Blei, Wolfram) mit Öffnungen; nur die senkrecht zur Bildebene (parallel zur Kollimatoröffnung) einfallenden Strahlen können auf den Detektor gelangen, die übrigen werden absorbiert. Eine Spezialform ist der **Pinhole-Kollimator,** bei dem durch eine einzelne trichterförmige Bohrung ein Vergrößerungseffekt in der Abbildungsebene erreicht wird.

**Kollodium:** s. Collodium.

**Kollodium, elastisches:** s. Collodium elasticum.

**Kollodiumlack:** s. Zaponlack.

**Kolloide:** dispersoide Stoffe, die bei der Osmose* nicht od. nur schwer durch eine semipermeable Membran diffundieren u. die keine echten, sondern kolloidale Lsg. (Sole od. Dispersionen) bilden können, d. h., sie befinden sich in der Flüssigkeit, dem Dispersionsmittel, in äußerst feiner, kolloiddisperser od. kolloidaler Verteilung, wobei die verteilten Moleküle od. Aggregate ($10^3$ bis $10^9$ Atome pro Teilchen) einen Durchmesser von ca. $10^{-4}$ bis $10^{-7}$cm (1 µm–1 nm) haben; disperse Phase u. Dispersionsmittel können sich in verschiedenen Aggregatzuständen befinden (s. Tab.). Die alte Einteilung (nach Graham) in K. (leimartige Stoffe) u. Kristalloide ist nicht mehr aufrechtzuerhalten, da sich gezeigt hat, dass die kolloidalen Lösungen nicht auf einzelne Stoffe beschränkt sind, sondern dass der Zustand (kolloidale Lösung) vom Zerteilungsgrad, dem **Dispersionsgrad,** des gelösten Stoffes abhängt. Kolloidale Lösungen stehen größenmäßig zw. den echten Lsg. u. den Aufschlämmungen (Suspensionen). **Formen: 1.** Nach dem Zerteilungszustand unterscheidet man: **a) molekulardisperse Systeme** (mit Teilchengrößen unter 1 nm): echte Lösungen; die Teilchen (**Amikronen**) sind weder mit freiem Auge noch durch das Mikroskop sichtbar, auch nicht durch das Ultra-

K

**Kolloide**
Arzneiformen als disperse Systeme; Bezeichnungen von Kombinationen verschiedener Aggregatzustände

| disperse Phase | Dispersionsmittel | Bezeichnung |
|---|---|---|
| fest | fest | grobdispers: feste Suspensionen, Suspensionszäpfchen |
| flüssig | fest | grobdispers: feste Emulsionen, Emulsionszäpfchen |
| gasförmig | fest | kolloiddispers: Xerogele, Gelatinefolie<br>grobdispers: Lyophilisate |
| fest | flüssig | kolloiddispers: Gellösungen (Schleime), Dispersionen von Polymernano- und Lipidnanopartikeln<br>grobdispers: Suspensionen, Schüttelmixturen und -pinselungen, Lotionen |
| fest | flüssig/halbfest | grobdispers: Zinkoxidpaste<br>kolloiddispers: Salben, Gallerten, Hydrogelsalben und -zäpfchen, Globuli, Vaselin, Salbengrundlagen (Triglycerid- bzw. PEG-Basis), Aerosil- und Bentonitgel |
| flüssig | flüssig | grobdispers: Emulsionen, Linimente, Mayonnaisen<br>kolloiddipers: Nanoemulsionen (parenteral) |
| gasförmig | flüssig | grobdispers: Schäume |
| fest | gasförmig | grob-kolloiddispers: Staubaerosole, Rauch<br>grobdispers: Pulveraerosole, Inhalate aus Feststoffmikroteilchen |
| flüssig | gasförmig | grob-kolloiddispers: Aerosole, Nebel<br>grobdispers: Inhalate aus Flüssigkeitströpfchen |

K

mikroskop; sie werden weder von Filterpapier noch von semipermeablen Membranen zurückgehalten, diffundieren schnell u. zeigen erhebl. osmot. Druck, starke Siedepunkterhöhung u. Gefrierpunkterniedrigung. **b) kolloiddisperse Systeme** (1–100 nm): kolloidale Lösungen (Lyosole), deren Teilchen (**Submikronen**) zwar nicht mit dem Mikroskop, aber durch den Faraday-Tyndall-Effekt sichtbar gemacht werden können. Der Faraday-Tyndall-Effekt beruht darauf, dass ein einfallender Lichtstrahl in einer echten Lösung unsichtbar bleibt, in einer kolloidalen Lösung jedoch an den suspendierten Partikelchen gestreut wird, so dass in der Lsg. eine leuchtende Trübung (der Tyndall-Kegel) entsteht. Im Ultramikroskop werden die beleuchteten Teilchen einzeln sichtbar (bis 10 nm). Aus kolloidalen Lösungen lässt sich die disperse Phase (der feste Bestandteil) nur durch Membranen vom Dispersionsmittel trennen. Diese Trennung bezeichnet man als Dialyse (vgl. Osmose). **c) grobdisperse Systeme** (Teilchengröße über 0.5 µm; Suspensionen*, Emulsionen*): Die Teilchen (Mikronen) sind z. T. mit freiem Auge sichtbar, laufen nicht durch Papierfilter, diffundieren u. dialysieren nicht. Zwischen den 3 Systemen können keine genauen Grenzen gezogen werden; es erfolgt vielmehr ein allmähl. Übergang von den echten über die kolloidalen Lösungen zu den Suspensionen, der mit einer steten Eigenschaftsveränderung verbunden ist. **Molekülkolloide:** Es liegen Moleküle in kolloider Größe vor (kovalente Bindungen zw. den Atomen). **Mizellkolloide:** Zw. Atomen u. kleineren Molekülen existieren Nebenvalenzkräfte, die zu Mizellen führen. **2.** Man bezeichnet die K. je nach Entstehung als: **a) Dispersionskolloide:** unipolar (Einteilung in lyophile u. lyophobe Sole); werden durch Zerkleinerung von Mikroteilchen gebildet; **b) Assoziationskolloide:** kommen durch Zusammentreten (Mizellbildung) kleinerer Moleküle einer echten Lsg. zustande; z. B. Tenside (lyobipolare Stoffe) in bestimmter Konz. (s. Abb.); **c)** komplexe Systeme: Kombination von 1. u. 2. Dispersionskolloide sind weniger stabil u. neigen zur Koagulation (makroskopische Phasentrennung). Nach dem Dispersionsmittel unterscheidet man u. a.: **a)** Hydrosole (Wasser); **b)** Alkosole (Alkohol); **c)** Organosole (org. Mittel); **d)** Vitreosole (fest); **e)** Aerosole (Luft, Gas); **f)** Etherosole (Ether). In **Solen** sind die Teilchen des dispersen Anteils nicht zusammenhängend u. weitgehend voneinander unabhängig. Man teilt die Sole ein in lyophile u. lyophobe, od., wenn Wasser das Dispersionsmittel ist, in hydrophile u. hydrophobe Sole. **Lyophile (hydrophile) Sole** zeigen große Affinität zw. der dispersen Phase u. dem Dispersionsmittel; vielfach entstehen Bindungen zw. den Teilchen u. dem Dispersionsmittel (Solvatation od. Hydratation). Die Solvatation bedingt stark erhöhte Viskosität u. oft verminderte Oberflächenspannung; die Lösungsmittelmoleküle schieben sich gleichsam zw. die Kolloidteilchen; z. B. Leim, Gelatine, Gummi, Stärke, Eiweiß, Seife. Bei **lyophoben (hydrophoben) Solen** werden die Teilchen der dispersen Phase durch elektr. Kräfte in Lösung gehalten u. zeigen geringe Affinität zum Dispersionsmittel. Lyophobe Sole sind sehr

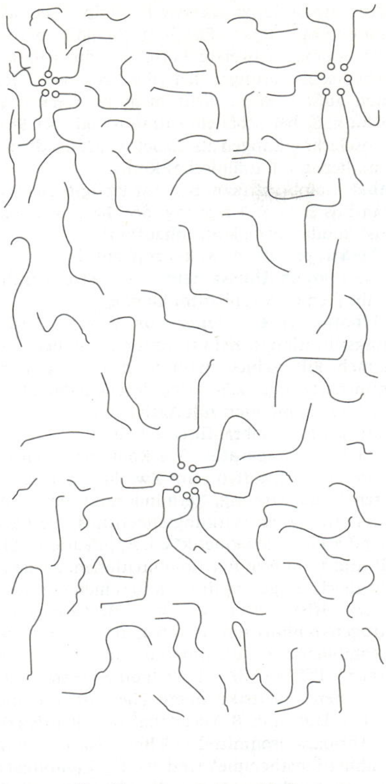


**Kolloide:** Mizellkolloide; verdünnte, ölige Tensidlösung mit inversen Mizellen

empfindl. gegen Ionenzusatz, z. B. führen Elektrolyte od. entgegengesetzt geladene K. zur Ausflockung (Koagulation); z. B. Schwermetallsulfide, Oxide, Farbstoffe. Wichtig für die Stabilität der Lsg. ist die elektr. Ladung. Die Teilchen werden durch den elektr. Strom ähnl. wie die Ionen beeinflusst; sie wandern je nach ihrem Ladungssinn zur Anode od. Kathode (Elektrophorese*, Kataphorese). Bei einer Kompensation der elektr. Ladung der Kolloidteilchen durch Zusatz von Elektrolyten od. entgegengesetzt geladenen Kolloiden koagulieren die Kolloide u. fallen als Gele* aus (Hydrogele, Alkogele usw.); es tritt eine weitgehende gegenseitige Bindung der Teilchen ein (Gallerte). Den Punkt, an dem die elektr. Ladung des Kolloids neutralisiert ist u. es ausflockt, nennt man den **isoelektrischen Punkt***. Sind die Gele wieder in Wasser lösl., so bezeichnet man sie als reversible Gele (Gegenteil: irreversible Gele). K., die einer Ausflockung anderer K. entgegenwirken bzw. sie verhindern, nennt man **Schutzkolloide**, z. B. Casein od. Gelatine. Metallsole, die mit einem solchen Schutzkolloid versehen sind, lassen sich trocknen u. gehen mit Wasser wieder in Lsg., ohne einen Metallniederschlag zu erzeugen (z. B. Collargol, mit Eiweiß-Schutzkolloid versehenes Silber). Kolloidale Lsg. zeigen im Ggs. zu echten Lsg. nur einen außerordentl. geringen osmot. Druck u. eine äußerst geringe Siedepunkterhöhung u. Gefrierpunkterniedrigung, die jedoch messbar sind. **Bedeutung:** Der kolloidale Verteilungszustand ist für das Leben von außerordentlicher Bedeutung: Die Zellmembranen des tierischen u. pflanzl. Körpers, der Zellinhalt, Eiweißstoffe, Cellulose, Stärke u. Milch sind kolloidale Systeme. Ackerboden besteht aus einer Mischung kolloiddisperser Stoffe. K. u. kolloidchemische Vorgänge spielen auch in Nahrungsmitteln, Gelees, in Arzneimitteln, Lacken, Reinigungsmitteln u. a. eine große Rolle. Vgl. Gele; Hydrogele.

**Kolloidmühlen:** s. Mühlen.

**Kolombowurzel:** s. Jateorhiza palmata (Radix Colombo).

**Kolombowurzel, Amerikanische:** s. Frasera carolinensis.

**Kolon:** s. Darm.

**Kolonie:** durch Vermehrung aus einem Einzelkeim entstehende, makroskop. sichtbare Anhäufung von Bakt. nach Aufbringung einer verd. Bakteriensuspension auf einen Nährboden*; **Koloniebildung** ist eine Voraussetzung für diagnost. Verfahren in der Bakteriologie*.

**Kolonne:** turm- od. säulenförmiges Gerät für die Stofftrennung durch Destillation*, Rektifikation* (fraktionierte Destillation), Extraktion (s. Extrahieren), Absorption* od. Adsorption* (s. Chromatographie); **Formen:** Die Ausführung der K. (s. Abb.) hängt von der Art u. Schwierigkeit der Trennung ab, bei der Rektifikation z. B. von der relativen Flüchtigkeit der zu trennenden Komponenten. Die Stofftrennung erfolgt, während das Stoffgemisch die Kolonne passiert. Bei der destillativen Trennung verlässt die leichter flüchtige Komponente zuerst die Kolonne, bei chromatograph. Trennungen jene Komponente, deren Adsorptions- od. Absorptionsvermögen geringer ist. **Anw.:** für die Trennung von Stoffgemischen, in

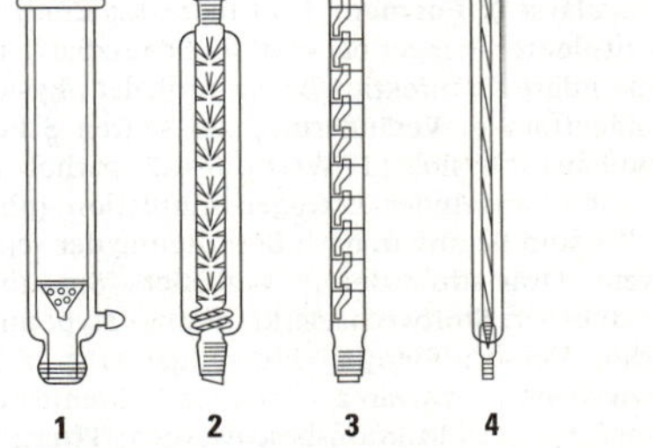


**Kolonne:** 1: Füllkörperkolonne mit Vakuummantel; 2: Vigreux-Kolonne mit Vakuummantel; 3: Siebbodenkolonne; 4: Drehbandkolonne

denen sich die Siedepunkte der Best. nur wenig unterscheiden. Vgl. Fraktionieraufsatz.

**Kolophonium:** s. Colophonium.

**Koloquinthe:** s. Citrullus colocynthis.

**Koloquinthen, gepulverte:** s. Citrullus colocynthis (Fructus Colocynthidis praeparati).

**Kolorimetrie:** Colorimetrie; Analyseverfahren zur quantitativen Bestimmung von gelösten farbgebenden Substanzen durch Vergleichen von Farben mit Hilfe der Lichtabsorption; **Formen: 1. vergleichende K.:** Bestimmung der gesuchten Substanzkonzentration durch Vergleich der Farbtiefe dieser Lsg. mit der einer Vergleichslösung bekannter Konz.; nach dem Lambert-Beer-Gesetz (s. Absorption) haben 2 Lsg. des gleichen Stoffes in versch. Konz. dann die gleiche Lichtabsorption (A), wenn sich die Schichtdicken der Lsg. (d) umgekehrt proportional zu ihren Konz. (c) verhalten:

$A = c \cdot d \cdot \varepsilon$

ε: molarer Absorptionskoeffizient*. Mit bes. Kolorimetern (z. B. Eintauchkolorimeter, die farbige Flüss. mit variabler Schichtdicke enthalten) werden die Schichtdicken der Lsg. so lange verändert, bis beide Lsg. Farbgleichheit aufweisen. **2. absolute K.:** Analyseverfahren, bei dem man den Absorptionskoeffizienten* ermittelt u. danach die Konz. einer Lsg. ohne Vergleichslösung bestimmt; einfacher zu handhaben u. korrekter als die vergleichende Kolorimetrie.

K

**Kolostomie:** operative Anlage einer äußeren Dickdarmfistel; s. Anus praeternaturalis.

**Kolostomiebeutel:** Kunststoffbeutel zum Auffangen von Stuhl u. Gasen am künstl. Darmausgang (Anus* praeternaturalis); die Fixierung erfolgt durch Klebesysteme od. Ringverschluss.

**Kolostrum:** Colostrum, Erstmilch; das bereits während der Schwangerschaft u. reichlicher in den ersten Tagen nach der Entbindung von der weibl. Brustdrüse produzierte Sekret; unterscheidet sich in der Zusammensetzung von der Übergangsmilch u. der reifen Muttermilch* (u. a. durch höheren Proteingehalt) u. enthält die sog. Kolostrumkörperchen (Donné-Körperchen, mit Fett beladene Leukozyten). Die gelbl. Farbe des K. beruht auf dem Carotinoidgehalt.

**Kolpitis:** Vaginitis, Colpitis; akute od. chron. Entzündung der Vagina*, häufig zus. mit Entzündung der Vulva (Vulvovaginitis), durch Pilze (v. a. Candida* albicans), Protozoen (Trichomonas* vaginalis), Bakt. (v. a. Gardnerella vaginalis, aber auch bakt. Mischflora), Viren od. Würmer (Enterobius* vermicularis ); **Formen: 1.** primäre K.: Eindringen virulenter Erreger bei intakter Schutzbarriere; **2.** sekundäre K.: Infektion bei Störung der physiol. Scheidenflora u. Veränderung des sauren Scheidenmilieus (physiol. pH-Wert 3.8–4.2; pathol. ab 4.5) inf. mangelnder Estrogenstimulation (physiol. bis zum Beginn u. nach Beendigung der vegetativen Ovarialfunktion), vaginaler Spülung, Fremdkörper, Stoffwechselerkrankung, Hypermenorrhö, Tumor; **Sympt.:** Fluor* genitalis (z. T. übelriechend), vulvärer Juckreiz, brennende Schmerzen, evtl. Miktionsbeschwerden; **Ther.:** je nach Urs. fast ausschließl. konservativ (z. B. hormonal bei K. im Alter od. antimikrobiell); ggf. Partnerbehandlung; operativ bei koinzidierenden Tumorerkrankungen, Fisteln u. Fremdkörpern.

**Koma:** Coma; schwerste Form der quantitativen Bewusstseinsstörung*, bei der der Betroffene durch äußere Reize nicht mehr zu wecken ist. **Vork.:** z. B. bei Schädelhirntrauma od. bei Stoffwechselerkrankungen als diabet. K. (Coma diabeticum), hepat. od. urämisches Koma.

**Kombé:** Gombi; afrikan. Bez. für Pfeilgift aus Strophanthus-Samen; Ursprung der Bez. Strophanthus* kombe sowie k-Strophanthin*.

**Kombe-Strophanthin:** s. k-Strophanthin.

**Kombe-Strophanthussamen:** s. Strophanthus kombe (Semen Strophanthi kombe).

**Kombinationsfilter:** Filter zur Vor- u. Entkeimungsfiltration (s. Keimfiltration); bestehen aus 2 od. mehr Filterschichten unterschiedl. Materialzusammensetzung; z. B. Cellulosefaser-Membranschichten, kombiniert mit Aktivkohle (s. Carbo activatus); vgl. Membranfilterverfahren.

**Kombinationspräparate:** fixe Kombinationen von mehreren Wirkstoffen zum Zwecke einer verbesserten Hauptwirkung, Verminderung der UAW*, Erweiterung des Wirkungsspektrums, Verbesserung der Pharmakokinetik* od. Applikation*; **Einteilung: 1.** notwendige Kombinationen, bei denen eine gleichzeitige Applikation für einen optimalen therap. Effekt erforderl. ist (z. B. Gestagen u. Estrogenkombination in Ovulations-Hemmern); **2.** Kombinationen, die durch die additiven od. synergist. Effekte der Einzelkomponenten eine wirksamere od. risikoärmere Ther. als Monopräparate erlauben (z. B. Levodopa* plus Benserazid* als Antiparkinsonmittel*); **Ther.:** Nachteile der Kombinationstherapie* sind häufig Komplikationen mit der Pharmakokinetik u. der Verlust der individuellen Dosierbarkeit; deshalb ist die Verabreichung der Einzelwirkstoffe einer fixen Kombination oft vorzuziehen. **Beispiel:** Trimethoprim* u. Sulfamethoxazol* (zur Erweiterung des Behandlungsspektrums auf Protozoen* u. Pilze*); Beta*-Rezeptoren-Blocker u. Diuretika* zur Ther. der Hypertonie.

**Kombinationstherapie:** Therapie mit Kombinationspräparaten* od. Wirkstoffkombinationen; **Antivirale Kombinationstherapie:** Kombination mehrerer Virostatika*, deren Wirkungsmechanismen od. Angriffsorte unterschiedl. sind; Methode zur Vermeidung von Resistenzentwicklung gegen antivirale Therapeutika; **Beispiel:** Kombination von Zidovudin*, Zalcitabin* u. Saquinavir* bei HIV*-Erkrankung (nach dem Auftreten resistenter Virusmutanten wird Zalcitabin durch Didanosin* ersetzt). Vgl. HAART.

**Kombu:** s. Laminaria (Anw.).

**Kombucha:** sog. Teepilz; gelatineartige Masse, die aus einer symbiot. Lebensgemeinschaft versch. Hefepilze (s. Faex) u. Essigsäurebakterien gebildet wird; zur Herst. des Kombuchagetränks wird gezuckerter schwarzer, grüner od. Kräutertee für mehrere Tage mit dem Teepilz angesetzt; **Inhaltsst.:** Glucuron-* u. Milchsäure*, Vitamine der B-Gruppe ($B_1$, $B_2$, $B_3$, $B_6$, $B_{12}$; s. Vitamin B), Vitamin* C, Folsäure sowie Aminosäuren, Enzyme, antibiot. Stoffe u. geringe Mengen Alkohol entstehen durch Gärungs- u. Oxidationsprozesse; **Anw.:**

(volkstüml.) in der asiat. Volksmedizin seit Jahrtausenden als Universalheilmittel bekannt; zur Regeneration des Körpers, Verbesserung des Stoffwechsels, Vitalisierung u. Stärkung der körpereigenen Abwehrkräfte sowie zur positiven Beeinflussung vieler Krankheitsbilder.

**Komedonen:** Comedones, Mitesser; erweiterte, mit Keratin u. Talg gefüllte Haarfollikel; primäre nichtentzündl. Leiteffloreszenz der Akne*.

**Kommabakterien:** veralteter Begriff für gewundene Stäbchen der Gattung Vibrio*; z. B. Vibrio cholerae.

**Kommensalismus:** Zusammenleben zweier artverschiedener Organismen, bei der eine Art (Kommensale) von der Nahrung der anderen Art (Wirt) profitiert, ohne dem Wirt zu schaden od. zu nützen; vgl. Symbiose; Parasiten.

**Kommission E:** selbständige wissenschaftl. Kommission des Bundesinstituts* für Arzneimittel u. Medizinprodukte; in den Jahren von 1978 bis 1995, in denen die K. E sowohl als Aufbereitungs- als auch als Zulassungskommission tätig war, wurde von ihr das weltweit verfügbare wissenschaftl. Erkenntnismaterial von 378 Drogen u. Drogenzubereitungen bewertet. Die Ergebnisse dieser Arbeit wurden in Positiv- u. Negativmonographien niedergelegt. Bei **Negativmonographien** war nach Ansicht der beteiligten Experten das wissenschaftl. Erkenntnismaterial für die beanspruchten Anwendungsgebiete nicht ausreichend od. es bestand gegenüber dem Nutzen ein vielfach größeres Risiko. Die **Positivmonographien** dienten lange Zeit als Grundlage für die Neu- u. Nachzulassung pflanzlicher Arzneimittel. Vgl. HMPC; ESCOP; WHO.

**Kompaktieren:** Trockengranulieren; Verdichten von Pulvern z. B. zwischen 2 gegenläufig rotierenden glatten Kompaktierwalzen zu dichten, zusammengepressten Pulverschichten, die beim Ausstoß zu gröberen Schuppen (Schülpen) od. mit Spezialverzahnung zu stäbchenförmigen Komprimaten zerbrechen (vereinfachtes Granulierverfahren im Vergleich zum übl. Brikettierverfahren); unter K. wird auch das Verdichten von Pulvern in einem Dosierröhrchen während des Abfüllens von Steckkapseln (s. Hartkapseln) auf Hochleistungsmaschinen verstanden. Vgl. Granulieren.

**Kompartiment:** **1.** (pharmakokinet.) fiktiver Raum im Körper, in dem eine Substanz homogen verteilt vorliegt; steht häufig in Beziehung zu morpholog. Räumen wie Blut, anderen Flüssigkeitskompartimenten* od. Geweben; stellt ein vereinfachtes Modell dar. **Formen: a) offenes** Kompartiment: relevantes K.; Kompartiment mit Ausgang (Abfluss); nur offene K. sind pharmakokinet. relevant; Gegenteil: geschlossenes K.; **b) zentrales** Kompartiment: Intravasalraum; intravaskulärer Raum; Bereich der system. Zirkulation; steht mit allen anderen Flüssigkeitskompartimenten u. Geweben im Stoffaustausch; Gewebe, die mit dem Intravasalraum in schnellem Austausch stehen, können zum zentralen K. gerechnet werden; **c) peripheres** Kompartiment: K., aus dem ein Wirkstoff od. Xenobiotikum langsamer heraus- als hineindiffundiert, z. B. Gewebe; **d) tiefes** Kompartiment: (engl.) deep compartment; K., aus dem ein Wirkstoff od. Xenobiotikum wesentl. langsamer heraus- als hineindiffundiert u. sich daher dort anreichert. Urs. ist die Affinität zu bestimmten Geweben aufgrund physikochem. Eigenschaften (z. B. Anreicherung von lipophilen Substanzen im Fettgewebe od. von $Ca^{2+}$-Ionen im Knochen). **e) Eingangskompartiment:** Input-Kompartiment; K., aus dem ein Stoff bei extravasaler Applikation resorbiert wird; muss rechnerisch nicht berücksichtigt werden, wenn der Stoff dieses nur verlässt. Vgl. Kompartimentmodelle. **2.** (anat.) durch Strukturen bzw. Organe des Körpers begrenzter, weitgehend allseits abgeschlossener Raum, z. B. Gefäß-Nerven-Kanal, durch Faszien umschlossene Muskelgruppe (Muskelloge); **3.** Kompartimentierung; (biochem.) Raum innerhalb einer Zelle*, der strukturell v. a. durch Biomembranen* gegen den übrigen Zellraum abgegrenzt ist u. die Enzyme u. Reaktionspartner für biochem. Prozesse enthält; vgl. Kompartiment, periplasmatisches.

**Kompartimentmodelle:** Kompartimentsysteme; Rechenmodelle, bei denen die Verteilung des Wirkstoffs in einem od. mehreren Kompartimenten* dargestellt wird; **Grundlage:** Daten aus Plasmakonzentrations-* u. Harnausscheidungskurve* lassen sich meist durch Ein-, Zwei- od. Dreikompartimentsysteme interpretieren, obwohl der Organismus physiol. ein Multikompartimentsystem ist. Bei i. v. Applikation liegt der Wirkstoff sofort im zentralen Kompartiment vor. Bei extravasaler Applikation* muss die Resorption* ins zentrale Kompartiment berücksichtigt werden. Das Eingangskompartiment (Input-Kompartiment) muss rechner. nicht berücksichtigt werden, wenn der Wirkstoff dieses nur verlässt. **Formen:** s. Abb. 1 u. 2; **1. Einkompartimentsystem:** einfachstes pharmakokinet. Modell; der gesamte Körper wird als ein Flüssigkeitsraum angesehen. Gewebe- od. Flüssigkeitskompartimente* können mit dem zentralen Kompartiment* zusammengefasst werden, wenn der Stoffaustausch ausreichend schnell ist. Die Geschwindigkeitskonstanten von Elimination* ($k_e$) u. Resorption ($k_a$) können (Kinetik 1. Ordnung; s. Reaktionsordnung) aus dem Anstieg der Geraden ermittelt werden, die man aus der halblogarithm. Plasmakonzentrationskurve* durch Extrapolation od. mit Hilfe der Abschälmethode* erhält; vgl. Bateman-Funktion. **2. Zweikompartimentsystem:** Dieses Modell enthält ein peripheres Kompartiment (Gewebe), aus dem der Wirkstoff langsamer wieder herausdiffundiert. Zusätzlich zu Resorption u. Elimination ist ein Verteilungsvorgang zu berücksichtigen. Die mit Hilfe der Abschälmethode gewonnenen Geradenanstiege liefern zunächst die Hybridkonstanten* $\alpha$ u. $\beta$, aus denen sich die eigentl. Geschwindigkeitskonstanten (Mikrokonstanten) $k_a$, $k_d$ u. $k_e$ der überlagerten Einzelprozesse Resorption*, Distribution* u. Elimination* berechnen lassen. **3. Dreikompartimentsystem:** Zusätzl. zu zentralem u. peripherem Kompartiment liegt ein tiefes Kompartiment vor; der Austausch zw. tiefem u. zentralem Kompartiment erfolgt nur sehr langsam. In der halblogarithm. Plasmakonzentrationskurve lassen sich oftmals

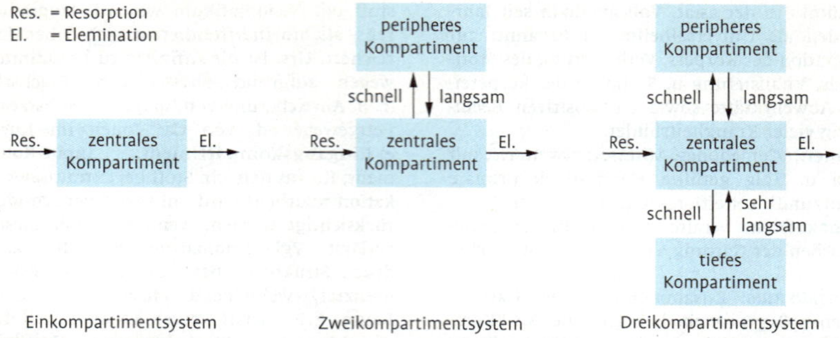


**Kompartimentmodelle** Abb. 1: 1: Einkompartimentsystem; 2: Zweikompartimentsystem; 3: Dreikompartimentsystem; El.: Elimination; Res.: Resorption

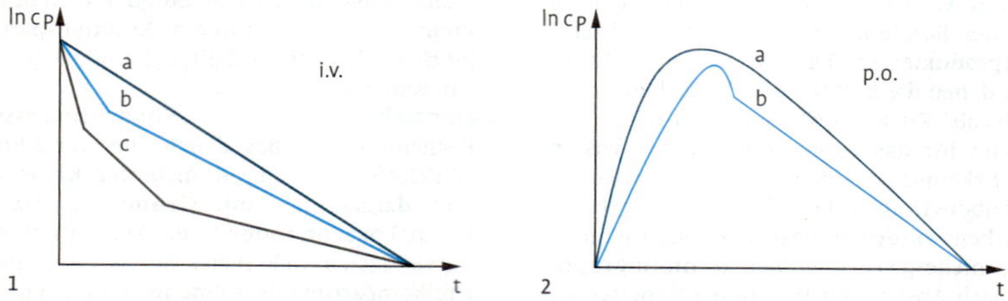


**Kompartimentmodelle** Abb. 2: halblogarithmische Plasmakonzentrationskurven nach intravenöser (links) bzw. peroraler Applikation (rechts); ln $c_P$: natürlicher Logarithmus der Plasmakonzentration; t: Zeit; 1: Einkompartimentsystem; 2: Zweikompartimentsystem; 3: Dreikompartimentsystem

Phasen mit linearem Verlauf unterscheiden, die analog zu den Hybridkonstanten als α-, β- bzw. γ-Phase bezeichnet werden.

**Kompartiment, periplasmatisches:** Spalt zw. der Plasmamembran u. der Zellwand* gramnegativer Bakterien*.

**Kompensationsverfahren:** Messung einer elektr. Spannung, indem der zu messenden Spannung eine variable, aber bekannte Spannung derart gegengeschaltet wird, dass der resultierende Strom verschwindet. **Anw.:** Potentiometrie*.

**Komplement** (lat. complementum Ergänzung, Vervollständigung): (engl.) *complement (Abk. C)*; Komplementsystem; Bez. für die mind. 20 thermolabilen Serumproteine, die bei Säugern das Komplementsystem bilden u. nacheinander aktiviert werden, um eingedrungene Fremdstoffe zu inaktivieren; v. a. im Blut, aber auch in anderen Körperflüssigkeiten nachweisbar. Bei der schrittweisen Aktivierung der insgesamt 9 Faktoren (11 Proteine) entstehen in den einzelnen Stufen biol. aktive Substanzen. Die einzelnen K.-Komponenten werden mit C1–C9 bezeichnet. Diese Zahlen geben mit Ausnahme von C4 auch die Reihenfolge an, in der die K.-Proteine aktiviert werden. C4 reagiert unmittelbar nach C1 (histor. bedingte Nummerierung). Aktivierte Komplementfaktoren sind hochspezif. Proteasen*. **Aktivierung: 1.** klass. Weg, ausgelöst durch $Ca^{2+}$-abhängige Bindung von C1 an die Fc-Region IgG- od. IgM-haltiger Immunkomplexe; Beteiligung von C2, C4, C3; **2.** alternativer Weg, ausgelöst durch IgA- u. IgE-Antikörper, hochmolekulare Polysaccharide von Bakt. u. Pilzen, Zellwandbestandteile von Protozoen u. a. Aktivatoren; Beteiligung von Properdin, Faktor B, D u. C3; **3.** gemeinsame Endstrecke führt zum lyt. Komplex aus C5b, C6, C7, C8, C9; **Wirk.: 1.** Lyse fremder Zellen durch Komplexe, die aus bestimmten Komplementfaktoren gebildet werden; **2.** Aktivierung von Immunzellen durch die bei Spaltung von Komplementproteinen entstehenden Peptide; **3.** Opsonisierung durch Anlagerung des C3 an Antigen-Antikörper-Komplexe, wodurch deren Phagozytose* begünstigt wird; **Anw.:** (diagnost.) i. R. der Serodiagnostik zur Verstärkung serolog. Nachweisreaktionen (s. Komplementbindungsreaktion).

**Komplementärfarben:** 2 Spektralfarben, die zus. weißes Licht ergeben: rot/blaugrün, orange/cyanblau, gelb/indigo, grüngelb/violett, grün/purpur.

**Komplementärmedizin:** (engl.) *complementary medicine, complementary and alternative medicine (Abk. CAM)*; Alternativmedizin, biologische Medizin, Ganzheitsmedizin, holistische Medizin; Bereiche u. Methoden der modernen Medizin, die neben der konventionellen, etablierten, v. a. westlich orientierten Medizin stehen bzw. diese ergänzen; die K. umfasst individuelle diagnost. u. therapeut. Verfahren sowie teilweise systemat. u. umfassende Konzepte von Gesundheit u. Krankheit; Grundlagen bilden versch. Gesichtspunkte von Selbstheilungsvorgängen, deren Anregung u. Förderung, Adaptation, Förderung der Widerstandskräfte u. Autonomie, Empowerment, Reiz-Reaktions-Prinzipien od. Normalisierung; die Zuordnung zu konventionellen bzw. unkonventionellen Bereichen der Medizin ist geschichtlich gesehen flexibel u. kulturabhängig; **Formen:** z. B. anthroposophische Medizin, TCM* (einschließlich Akupunktur* u. Akupressur), Ayurveda*, Naturheilkunde*, vielfältige Verwendung von Arznei- u. Heilpflanzen (Phytotherapie*, Aromatherapie*, Spagyrik* od. Bachblütentherapie), Ernährungstherapien, vielfältige körperorientierte Therapieverfahren (z. B. Entspannungsverfahren, Relaxation u. Visualisierung) od. auch Formen des geistigen Heilens.

**Komplementbindungsreaktion:** Abk. KBR; serolog. Methode zum Nachw. von Antikörpern u. Antigenen, z. B. von Viren mit Hilfe spezif. Antiseren. **Prinzip:** Immunkomplexe binden Komplement*, wenn an der Antigen*-Antikörper-Reaktion Immunglobuline* der Klassen IgG u. IgM beteiligt sind. Der Komplementverbrauch kann mit Hilfe eines standardisierten sog. hämolyt. Systems nachgewiesen u. durch Vergleich mit Seren bekannter Komplementaktivität quantitativ bestimmt werden. Erfolgt keine Antigen-Antikörper-Reaktion im Testsystem, so werden die später hinzugefügten Testerythrozyten unter dem Einfluss des noch unverbrauchten Komplements lysiert (negative KBR); bei Komplementverbrauch infolge Antigen-Antikörper-Reaktion erfolgt keine od. eine abgeschwächte Hämolyse (positive KBR).

**Komplementsystem:** s. Komplement.

**Kompletine:** s. Vitamine.

**Komplex** (lat. complexus Umfassen): **1.** (chem.) Komplexverbindung* od. Komplexsalz*; **2.** (psycholog.) Bez. (C. G. Jung) für Vereinigung mehrerer gefühlsbetonter Vorstellungen, die aus einer Konfrontation von Ich u. Umwelt (psych. Trauma) entstehen u. wegen ihrer negativen Gefühlsqualität häufig aus dem Bewusstsein verdrängt sind; z. B. Mutter-, Vater-, Elektra- u. Ödipus-Komplex.

**Komplexbildner:** s. Chelatbildner.

**Komplexbildungstitration:** Komplexometrie; Form der Maßanalyse*, der eine Komplexbildungsreaktion zugrunde liegt; verwendete Komplexbildner, z. B. Edetinsäure* (Abk. EDTA) u. Nitrilotriessigsäure (Abk. NTA), bilden mit den zu bestimmenden Metallionen sehr stabile Chelate*. Handelsnamen z. B. Titriplex®*, Komplexon® od. Idranal®; **Anw.:** Bestimmung sehr vieler Metalle (z. B. Calcium, Magnesium, Mangan, Kobalt, Nickel, Kupfer, Zink u. Cadmium) sowie der Wasserhärte (s. Aqua). Vgl. Chelatometrie.

**Komplexchemie:** Koordinationslehre; Wissenschaft vom Aufbau u. den Reaktionen der Komplexe*; erste grundlegende Arbeiten aus dem Jahr 1893 stammen von dem Züricher Chemiker Alfred Werner. Eine moderne Theorie der Komplexchemie ist die Ligandenfeldtheorie*, eine Weiterentwicklung der Kristallfeldtheorie. Vgl. Komplexverbindungen.

**π-Komplexe:** s. Pi-Komplexe.

**Komplexemulgatoren:** s. Emulgatoren.

**Komplexkoazervation:** s. Koazervation.

**Komplexmittel:** **Hom.:** Mischung zweier od. mehrerer hom. Einzelmittel in gleichen od. versch. Potenzen; die meisten hom. Fertigarzneimittel sind Komplexmittel; **Anw.:** erfolgt nach klin. Indikationen (z. B. Mittel für Husten, Schnupfen, Verletzungen) u. nicht nach dem Ähnlichkeitsgesetz. Vgl. Homöopathie.

**Komplexmittel, ayurvedische:** Bez. für i. R. der ayurved. Medizin angewendete Arzneimittel, die neben der Hauptpflanze, welche die Wirkrichtung angibt (Pradhana* Dravya) weitere Inhaltsstoffe enthalten, die diese ergänzen od. verstärken, die Stoffumwandlung der Hauptpflanze unterstützen (Samsadhana* Dravya), den Transport zum Wirkorgan verbessern sollen od. als Geschmackskorrigens dienen; Vorteil: aufgrund der Synergie der Substanzen innerhalb des Komplexes kann die Dosierung der einzelnen Droge sehr gering gehalten werden, so dass unerwünschte Wirkungen reduziert od. vermieden werden.

**Komplexometrie:** s. Komplexbildungstitration.

**Komplexsalze:** Salze* mit Metallkomplexen; bei der elektrolyt. Dissoziation bleiben die Ionenkomplexe erhalten; z. B. Kaliumhexacyanoferrat(II)*: $K_4[Fe(CN)_6] \rightarrow 4\,K^+ + [Fe(CN)_6]^{4-}$.

**Komplex, synaptonemaler:** s. Chromosomenpaarung.

**Komplexverbindungen:** Komplexe; chem. Verb. höherer Ordnung, d. h. Verb. von meist versch. Molekülen* od. Ionen* (s. Komplexsalze) zu einer funktionellen Einheit; die chem. Eigenschaften eines Komplexes sind anders als die seiner Bausteine. Man unterscheidet zw. Koordinationsverbindungen (K. im engeren Sinn) u. einer Vielzahl anderer komplexer Molekülverbindungen*. **Koordinationsverbindungen:** bestehen aus einem Zentralteilchen, dem Koordinationszentrum, meist einem Kation aus einem od. mehreren Atomen (häufig Übergangselemente), u. den Liganden (häufig Halogenid-Ionen, $OH^-$ u. $CN^-$ od. $H_2O$, $NH_3$, CO). Die Anzahl der Liganden (zw. 1 u. 12, am häufigsten 4 od. 6) wird als **Koordinationszahl** bezeichnet. **Einteilung:** nach Bindungsverhältnissen in der Reihenfolge zunehmender Stabilität: **1. Anlagerungskomplexe:** a) Ion-Dipol-Komplexe, z. B. viele Solvate (u. a. Hydrate*, Alkoholate*); **b)** Ion-Ion-Komplexe, z. B. $[HgI_4]^{2-}$; **2. Durchdringungskomplexe:** z. B. $[Fe(CN)_6]^{4-}$; **3. Chelatkomplexe:** s. Chelate; **Hinweis:** Zw. Doppelsalzen* u. Koordinationsverbindungen gibt es keine scharfe Grenze. Vgl. Komplexchemie.

**Komponenten:** s. Gibbs-Phasengesetz.

**Kompositen:** s. Asteraceae.

**Kompositenstärke:** s. Inulin.

**Kompresse:** mehrfach gelegter od. gefalteter, z. B. 17- od. 20-fädiger Verbandmull* od. Vliesstoff*; **Formen: 1.** Standard-Kompresse: Schnittkanten nach innen gelegt, beim Aufklappen entsteht nächst größeres Format; **2.** kombinierte K. (Universal-Kompresse): Kern mit stark saugenden Stoffen wie Zellstoff, Vliesstoff od. Watte; **3.** Saug-Kompresse: dreiteilig, zum Abpolstern u. Aufsaugen von stark sezernierenden Wunden; Material: wundfreundl. Hüllvliesstoff, Zellstoff hoher Festigkeit (Tissue-Zellstoff), Fluff (Saugkörper aus Cellulose).

**Kompressibilitätsindex:** Ph.Eur.6; aus dem Schüttvolumen ($V_0$) u. dem Stampfvolumen ($V_f$) eines Pulvers berechneter Wert zur Vorhersage der Fließeigenschaften; **Berechnung:**

$$\text{Kompressibilitätsindex} = 100 \cdot \frac{V_0 - V_f}{V_0}$$

K

vgl. Hausner-Faktor; Fließeigenschaften von Schüttgütern.

**Kompressionsstrumpf:** konfektionell od. maßangefertigter Strumpf (od. Strumpfhose) aus hochelast. Textilfasern zur Prophylaxe u. Ther. von Krampfadern, tiefen Venenthrombosen, Lymphödemen; **Einteilung:** (in Kompressionsklassen) s. Tabelle. Der Kompressionsdruck fällt von unten (Fessel) nach oben (Oberschenkel) ab. Je nach Krankheitsbild variieren die Strumpflängen (Schenkel-, Halbschenkel-, Wadenstrumpf, Socke od. Strumpfhose).

**Kompressionsstrumpf**
Einteilung in Kompressionsklassen

| Kompressionsklassen | Kompressionsdruck kPa | mm Hg | |
|---|---|---|---|
| I | 2.5 | ca. 20 | (18.4–21.2) |
| II | 3.8 | ca. 30 | (25.1–32.1) |
| III | 5.5 | ca. 40 | (36.4–46.5) |
| IV | 8.0 | > 60 | |

**Kompressionsverhalten von Pulvern:** während der Kompression (Zusammenpressung, Verdichtung) mehr od. weniger stark auftretende elast. Verformungen, die bei weiterer Erhöhung des Pressdrucks (wenn möglich) in Abhängigkeit von der Anzahl an Defekten im Kristallaufbau der Pulverpartikel in plast. irreversible Verformungen übergehen; es entstehen dabei Gitterdeformationen, z.B. durch Gleitvorgänge in Kristallen, plast. Fließen in amorphen bzw. viskosen Stoffen sowie Bruchvorgänge. Das Verhalten ist abhängig von den kristallograph. Eigenschaften des Pulvers. Eine überwiegend elast. Verformung bei der Tablettierung ist für den Zusammenhalt des Presslings von entscheidendem Nachteil. Das Kompressionsverhalten (elast., plast.) ist abhängig von **1.** den physik. Eigenschaften der verwendeten Wirk- u. Hilfsstoffe (Teilchengröße, -verteilung, Kristallform, -struktur, -härte, Elastizitätsmodul); **2.** der Aufbereitungstechnik des Pressgutes (Sieben, Granulieren, Trocknen); **3.** den Bedingungen während des Pressvorganges (Typ der Tablettenmaschine, Pressgeschwindigkeit und v.a. Pressdruck).

**Komprimate:** s. Compressi.

**Kondensation:** **1.** (chem.) Reaktion von mind. 2 Molekülen* unter Austritt eines kleineren Moleküls, z.B. Wasser; **2.** (physik.) Verflüssigen von Gasen od. Dämpfen durch Abkühlen od. Komprimieren (Verdichten).

**Kondensator:** 2 durch einen Nichtleiter (Vakuum, Dielektrikum) getrennte Metallplatten od. -folien; befinden sie sich auf unterschiedl. Potential, wird Ladung auf ihnen gespeichert: $Q = C \cdot U$ (Q: Ladung, C: Kapazität des Kondensators, U: Spannung); **Anw.:** Speicherung von elektr. Ladung u. Energie.

**Kondensor:** s. Mikroskop.

**Kondom:** s. Präservativ.

**Kondorliane:** s. Marsdenia condurango.

**Konduktometrie:** Leitfähigkeitsmessung; Untersuchung von Reaktionsabläufen in Lsg. durch Messung der elektrischen Leitfähigkeit*; die Leitfähigkeit ändert sich mit der Konz. freier Ionen. **Anw.:** **1.** Ermittlung von Säurekonstanten*; **2.** Löslichkeitsbestimmung schwer lösl. Salze; **3.** Verfolgung der Kinetik* chem. Reaktionen, bei denen Ionen unterschiedl. Beweglichkeit auftreten; **4.** Reinheitsbestimmung von Wasser (s. Aqua); **Prinzip:** Titration (s. Maßanalyse) mit konduktometr. Endpunktbestimmung (sog. Leitfähigkeitstitration), wobei die Leitfähigkeit in Abhängigkeit vom zugesetzten Volumen der Maßlösung* gemessen wird. Der Endpunkt wird durch einen Knick in der Leitfähigkeitskurve angezeigt (s. Abb.). Vgl. Hochfrequenztitration.

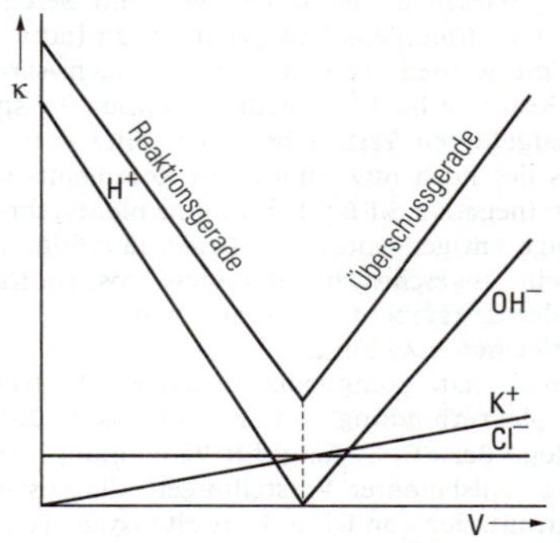


**Konduktometrie:** Titration einer starken Säure mit Natronlauge; κ: Leitfähigkeit; V: zugesetztes Volumen an Natronlauge [9]

**Kondurangofluidextrakt:** s. Extractum Condurango fluidum.

**Kondurangorinde:** s. Marsdenia condurango (Condurango cortex).

**Kondurangowein:** s. Vina medicata.

**Kondylome:** Condyloma; Hyperplasien* des Plattenepithels im Anogenitalbereich. **Formen:** z.B. **1.** Condylomata acuminata (Feigwarzen) durch Infektion mit Papillomaviren; **2.** Condylomata lata durch Infektion mit Treponema pallidum, s. Syphilis.

**Konfektionieren:** Begriff aus der Galenik, der das verkaufsfertige Herrichten von Arzneimitteln beschreibt, z.B. Abfüllen von flüssigen Arzneimitteln in Flaschen, Etikettieren, Sterilisieren, Beigabe von Trockenmittel.

**Konfidenzintervall:** s. Fehlerrechnung.

**Konfiguration:** Position von Atomen od. Atomgruppen im Raum um ein Zentralatom (meist ein asymmetrisches Kohlenstoffatom*) od. an einer C=C-Doppelbindung (*cis-/trans-* bzw. *E/Z**-Nomenklatur; s. Abb.); **Formen:** **1. relative** K.: entspricht den unterschiedl. Anordnungen der Atome in Diastereomeren*, z.B. der K. eines chiralen Molekülfragmentes relativ zu anderen Gruppen im selben Molekül; **2. absolute** K.: legt die räuml. Anordnung der Liganden in einem Molekül fest. Der Begriff K. wird bei der Charakterisierung getrennt isolierbarer Stereoisomeren* benutzt, der

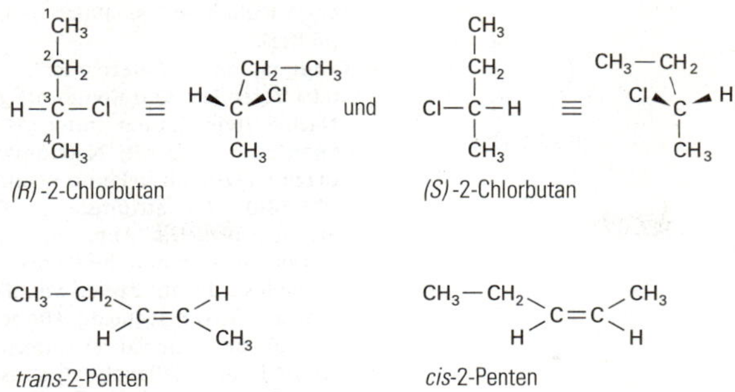


**Konfiguration:** Stereoisomere von 2-Chlorbutan u. *cis-/trans*-Isomere von 2-Penten als Beispiele

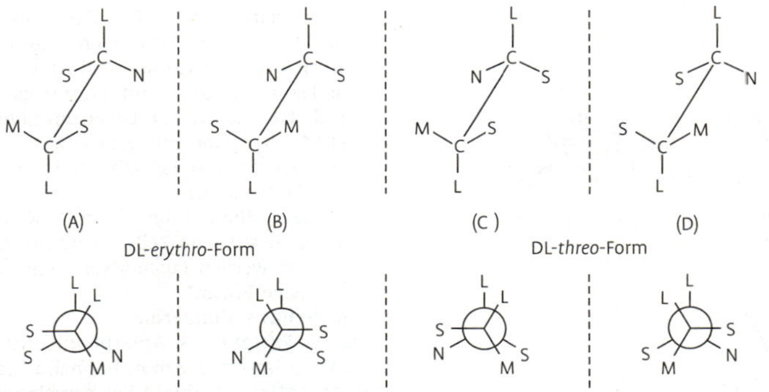


**Konfiguration, *erythro-/threo-*:** oben: anti-Konformation aller Stereoisomeren in der Sägebockdarstellung; unten: jeweils eine der 3 mögl. eklipt. Konformationen des gleichen Stereoisomeren (Newman-Projektion); die Substituenten M u. N sind ähnl., aber nicht identisch.

Begriff Konformation* bei Molekülsystemen, die leicht durch Drehung um eine C—C-Einfachbindung ineinander überführt u. daher im Allg. nicht voneinander getrennt werden können. Für die Wirk. eines Arzneistoffes ist seine K. oft von größter Bedeutung, z. B. bei Beta*-Rezeptoren-Blockern. Vgl. ORD.

**Konfiguration, *erythro-/threo-*:** Diastereomere*, in deren Newman*-Projektion sich Sätze ident. od. vergleichbarer Substituenten in einer der 3 eklipt. Konformationen decken, nennt man *erythro*-Diastereomere; in der Fischer*-Projektion müssen die beiden benachbarten Substituenten der *erythro*-Form auf derselben Seite liegen. Ist die Geometrie der *erythro*-Form nicht gegeben, spricht man von *threo*-Diastereomeren (s. Abb.). **Gesch.:** Historisch leitet sich die Bez. von den Tetrosen Erythrose* u. Threose* ab.

**Konformation:** durch Drehung um eine Einfachbindung veränderbare Gestalt eines Moleküls*, auch wenn inf. nichtbindender Wechselwirkungen dieses Drehvermögen stark beschränkt od. völlig blockiert ist (Atropisomere*); oft sind die einzelnen Konformere (Konformationsisomere) nicht isolierbar (vgl. Konfiguration). Man unterscheidet mehrere charakterist. K. wie gestaffelte (*anti-*) u. eklipt. (*gauche-*, *syn-*) Stellung (s. Abb. 1), die sich in ihrer potentiellen Energie unterscheiden: Im Gleichgewicht sind die weniger sterisch gehinderten K. stärker vertreten. Alicycl. $C_6$-Ringsysteme können wegen des tetraedr. Bindungscharakters ihrer C-Atome nicht eben sein. Durch die Sessel- u. Wannenform wird im Cyclohexan* u. seinen Derivaten die Baeyer*-Spannung verringert. Auch eine eklipt. Stellung aller H-Atome des Ringes u. damit eine erhöhte Pitzer*-Spannung werden in diesen beiden K. vermieden. Die H-Atome bzw. die Substituenten lassen sich in axiale (Abk. a; senkrecht zur fiktiven C-Ringebene stehende) u. in äquatoriale (Abk. e; ungefähr in der fiktiven Ringebene liegende) einteilen. Bei der Wannenform stehen 4 Paare von H-Atomen ekliptisch zueinander. Das führt zu einer Pitzer-Spannung, die diese K. labiler macht als die Sesselform, bei der alle H-Atome bzw. Substituenten gestaffelt sind (s. Abb. 2). Konformationsänderungen führen z. B. bei Enzymen*, Rezeptoren* u. Ionenkanälen* zu Änderungen ihrer biol. Aktivität.

**Konformere:** s. Konformation.

**Konformitätserklärung:** besagt nach dem Medizinprodukterecht, dass die Konformität eines Medizinproduktes mit geltenden Normen in einem Bewertungsverfahren bestätigt wurde; erforderl. für die Verkehrsfähigkeit u. für das Anbringen der CE*-Kennzeichnung.

**Kongestion** (lat. congere, congestus anhäufen): arterielle Blutüberfüllung als Folge von Entzündungsreizen.

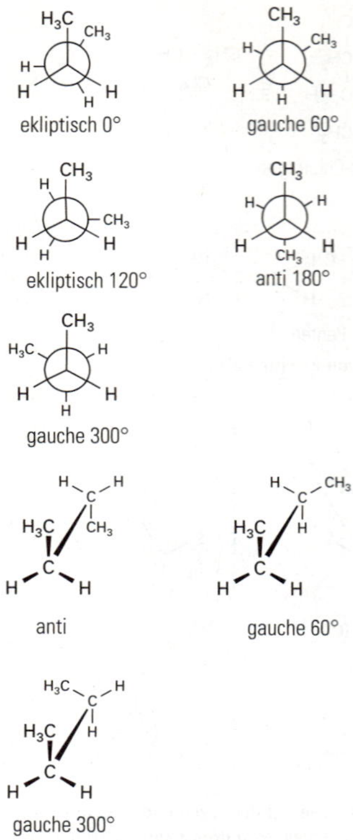


**Konformation** Abb. 1: Butan als Beispiel

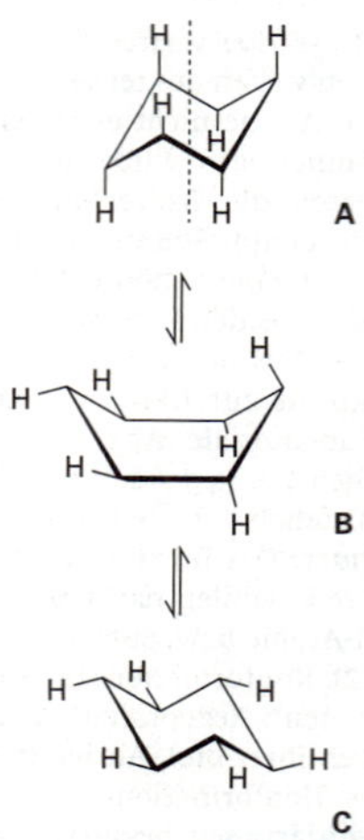


**Konformation** Abb. 2: Cyclohexan als Beispiel für 1. u. 2. Sesselform (A u. C) bzw. Wannenform (B)

**Konglomerat:** **1.** sedimentäres Trümmergestein; **2.** Gemenge aus versch. krist. Substanzen; racemisches K.: s. Racemat.

**Konglutination:** s. Agglutination.

**Kongokaffee:** s. Coffea.

**Kongo-Kubeben:** s. Piper guineense (Aschantipfeffer).

**Kongopapier:** Filterpapier*, das mit einer 0.01 %igen Lsg. von Kongorot* getränkt ist; **Anw.:** Nachw. freier Säuren (unter pH 3 blau).

**Kongorot:** Congorot; Natriumsalz der Benzidindiazo-bis-1-naphthylamin-4-sulfonsäure; CAS-Nr. 573-58-0 (Dinatriumsalz); $C_{32}H_{22}N_6Na_2O_6S_2$, Strukturformel: s. Abb.; $M_r$ 696.67; rotes Pulver, das sich in kaltem u. heißem Wasser mit blutroter Farbe löst, die auf Zusatz von Säuren in Blau umschlägt; **Anw.:** **1.** (med.) Untersuchung des Magensafts auf freie Säure; **2.** (techn.) Färberei; Indikator* in der Maßanalyse*, Umschlagsbereich: pH 3.0 (blauviolett) bis pH 5.2 (rotorange), Titration von Anilin* u. Pyridin*, Nachw. freier Mineralsäuren; **3.** Kongorot-Lsg. 1 : 1000 zur Prüfung der Tribromethanol-Lsg. auf freien Bromwasserstoff*, zum Nachw. von Amyloiden*. **Kongorot purissimum pro injectione:** med. Anw. obsolet; früher als Hämostatikum*, zur Blutmengenbestimmung nach Heilmeyer, zur Leberfunktionsprüfung; als KEF*-Gefahrstoff eingestuft (kanzerogen Kategorie 2, fruchtbarkeitsgefährdend Kategorie 3); bakt. Nährbodenzusatz.

**Konidien:** (bot.) ungeschlechtl. Keimzellen (Sporen*), die aus dem Zellverband losgelöst od. abgeschnürt werden (auch Exosporen genannt), z. B. bei vielen Pilzen*.

**Koniferin:** s. Coniferin.

**Konjac-Extrakte:** s. Amorphophallus konjac.

**Konjacpflanze:** s. Amorphophallus konjac.

**Konjugation:** **1.** (biol.) Verschmelzung des männl. mit dem weibl. Zellkern* bei der Befruchtung*; **2.** (genet.) Zusammentreten homologer Gonosomen* vor der Meiose*; **3.** (chem.) benachbarte Lage von Doppelbindungen* im Molekül, die durch eine Einfachbindung getrennt sind; die $\pi$-Elektronen dieser konjugierten Doppelbindungen sind über alle beteiligten Atome delokalisiert. **4.** (bakt.) Übertragung von genet. Material durch Bildung einer Plasmabrücke zw. der Spenderzelle, die einen sog. Konjugationsfaktor* besitzt, u. der Empfängerzelle; **5.** (biochem.) Biotransformation, bei der ein Wirkstoff od. Metabolit an körpereigene Substanzen gekoppelt wird (Phase-II-Reaktionen); s. Metabolismus.

**Konjugationsfaktor:** extrachromosomale doppelsträngige DNA*, die eine Konjugation verursachen kann, z. B. F*-Faktor, R*-Faktor.

**konjunktival:** Applikation eines Arzneimittels am Bindehautsack des Auges.

**Konjunktivitis:** Conjunctivitis; Bindehautentzündung des Auges; **Urs.:** u. a. chem.-physik. Reize (z. B. Fremdkörper, Verletzungen, Staub), Infektion mit Bakt. od. Viren, Benetzungsstörungen inf. verminderter Tränensekretion, Allergien. Vgl. Keratitis.

**konkav:** ausgehöhlt, nach innen gewölbt; vgl. konvex.

**Konkavlinse:** Zerstreuungslinse; s. Brennpunkt.

**Konnektiv:** s. Blüte (Blütenteile).

**Konservierung:** Verfahren, um ein Produkt (Nahrungs-, Genuss- od. Arzneimittel) über einen langen Zeitraum möglichst unverändert zu erhalten, d. h. um schädigende u. verderbende Einflüsse zu

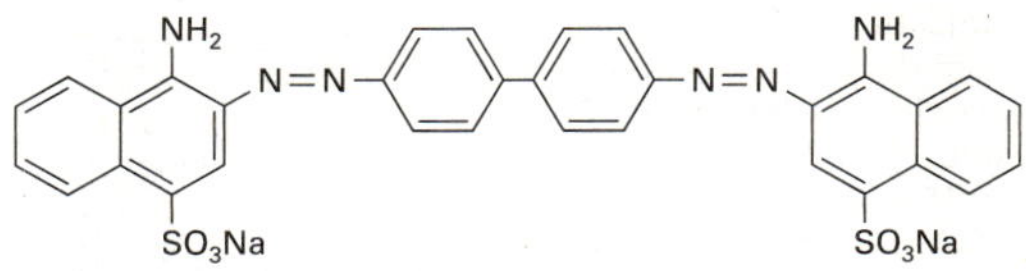

**Kongorot**

vermeiden; produktschädigende Einflüsse: **1. chem.-physik. Einflüsse** wie z. B. Oxidation, Feuchtigkeit, Hydrolyse, Fremdstoffe aus Verpackungsmaterial; **2. mikrobielle Einflüsse** wie z. B. Fäulnis, Gärung, Ranzigwerden, Toxinbildung, Verfärbung, Konsistenzänderung, sichtbarer Befall; **3. enzymat. Einflüsse**. Zur Vermeidung der mikrobiellen Einflüsse durch Abtötung von Mikroorganismen, Ausschalten der Vermehrung u. Verhinderung der Wiederbesiedlung dienen zahlreiche Verfahren: **I. physik. Verfahren: A. therm. Verfahren:** Die Temp. ist einer der wichtigsten äußeren Faktoren, die das Wachstum von Mikroorganismen beeinflussen. Bei niedrigen Temp. kommt das Wachstum völlig zum Stillstand, ohne Abtötung von Mikrooganismen. Enzymat. Prozesse werden ebenfalls gehemmt. Bei höheren Temp. werden Mikroorganismen abgetötet. **1. Anw. von Kälte:** Unterhalb der sog. minimalen Wachstumstemperatur kommt das Wachstum zum Stillstand. Kühle Lagerung bis max. 15 °C, gekühlte Lagerung bei max. 6 °C (Kühlschrank), tiefgekühlte Lagerung bis max. −18 °C (Tiefkühlung). Entscheidend für die Qualität tiefgekühlter Produkte ist ein möglichst schnelles Einfrieren bei sehr tiefen Temp. (Schockfrieren) u. Einhaltung der Tiefkühlkette bei Lagerung u. Transport. Wichtiges Gefrierverfahren ist die Gefriertrocknung*; **2. Anw. von Hitze: a)** Pasteurisieren*: Kurzzeiterhitzung für Produkte, deren Beschaffenheit durch höhere Temp. leidet. Erfasst werden nur bestimmte Keimarten; Einsatz zur Kurzzeitkonservierung von Milch, Bier, Wein, Obstsäften; Herst. von Halbkonserven, Zusatzbehandlung zu asept. Verfahren; **b)** Tyndallisieren: fraktioniertes Erhitzen* von thermolabilen Substanzen; vgl. Sterilisationsverfahren (feuchte Hitze); **c)** Sterilisation*: Abtötung aller Mikroorganismen. Durch Sterilisation entstehen haltbare Produkte (bei Nahrungsmitteln sog. Vollkonserven). Voraussetzung dafür sind geeignete Behältnisse, die gut schließbar u. widerstandsfähig gegen Temp., Druck u. Füllgut sind. Dosen aus verzinntem Blech (Weißblech*) od. mit einem Innenschutz aus Lack (verniert) finden Verwendung. **B. Trocknen:** Durch die Verminderung des Wassergehaltes wird die Vermehrung von Mikroorganismen verhindert. Die mikrobiellen Verhältnisse entsprechen der Kälteanwendung. Techn. angewendet werden Sprüh*- u. Gefriertrocknung* (z. B. Impfstoffe). **C. Bestrahlung:** mit ionisierenden Strahlen (meist γ-Strahlen mittels Radionuklid $^{60}Co$ für Sterilisationszwecke), UV-Strahlen (Pasteurisierung*). Die Anw. von ionisierender Strahlung* bei Lebensmitteln ist in den meisten Ländern verboten bzw. stark eingeschränkt; nur erlaubt, wenn keine anderen Sterilisationsverfahren angewendet werden können. **II. chem. Verfahren: A. Lebensmittel: 1. Salzen:** die Wirkung beruht überwiegend auf Wasserentzug; **2. Pökeln:** Behandlung mit Pökelsalz (Zusatz von Nitrit* od. Nitrat*), die Wirkung beruht überwiegend auf Wasserentzug; **3. Räuchern:** die keimvermindernde od. -hemmende Wirkung beruht auf der mikrobiziden Wirkung der Rauchinhaltsstoffe (z. B. Formaldehyd*, Guajakol*, Cresol*, Phenol*) u. Wasserentzug; **4. Zusatz von Konservierungsmitteln:** Der Zusatz von Konservierungsstoffen bei Lebensmitteln ist in den Lebensmittelgesetzen od. den Konservierungsmittelverordnungen der Länder geregelt. Als Konservierungsstoffe werden z. B. eingesetzt: **a)** Säuren wie Ameisensäure, Essigsäure, Propionsäure, Milchsäure, Citronensäure, Sorbinsäure, (0.01–0.1 %), Benzoesäure u. schwefelige Säure (nur für Wein u. Trockenobst); **b)** *p*-Hydroxybenzoesäurealkylester (z. B. Butyl-4-hydroxybenzoat*), Hexamethylentetramin (s. Methenamin), Biphenyl, *o*-Phenylphenol; **c)** Dimethyl- bzw. Diethyldicarbonat sind heute aufgrund ihrer kanzerogenen UAW verboten. **B. Arzneimittel:** Antimikrobiell wirksame Substanzen, die zur Konservierung von Arzneimitteln, wie Iniectabilia, Augen- u. Nasentropfen, peroralen Liquida, Weichkapseln* sowie Dermatika, eingesetzt werden, gehören versch. chem. Gruppen an. Dementsprechend ist auch ihr Wirkungsspektrum unterschiedlich. Die meisten Konservierungsmittel sind amphiphile Stoffe (s. Tenside), wobei der lipophile Charakter überwiegt. Quartäre Ammoniumverbindungen* sind hingegen sehr gut wasserlösl. mit kationenaktiven Eigenschaften. Die Konservierung von Emulsionssystemen ist wegen der leichten Inaktivierbarkeit der meisten Konservierungsmittel durch deren Lipidlöslichkeit bzw. ihre Einlagerung in Mizellen von Netzmitteln schwierig. Auch die häufig vorkommende Ad- bzw. Absorption an Kautschuk u. Kunststoffen mit Weichmacherzusatz erschwert die Anwendung.

Die wichtigsten **Konservierungsmittel für Arzneizubereitungen: 1.** Cresole (v. a. *o*- u. *p*-Cresol) in 0.2–0.4 %iger Konz. für wässrige Injektionspräparate; bakteriostat. bis bakterizid, weniger wirksam bei pH über 8.5; Inkomp. mit z. B. kationenaktiven Stoffen; **2.** *p*-Chlor-*m*-Cresol (0.1–0.2 %) für Parenteralia, mikrobiostatisch bis mikrobizid, eingesetzt unter pH 8.5, Sorptionsneigung an Elastomere; **3.** Benzylalkohol (1–2 % u. darüber) für wässrige u. ölige kutane, parenterale, z. T. ophthalmologische Arzneizubereitungen; **4.** Phenylethylalkohol (0.7–1.5 %) für wässrige u. ölige Injektionspräparate, Dermatika, Ophthalmologika; nur mikrobiostatisch; **5.** Phenoxyethylalkohol (1–1.5 %) für Dermatika; **6.** Triclosan* (0.3 %) für Dermatika, auch in kosmet. Präparaten; **7.** Chlorbutanol (0.3–0.5 %) für Injektionspräparate, auch für die kutane, nasale u. ophthalmolog. Applikation, bakteriostat. bis bakterizid, instabil über pH 5, adsorbiert stark an Elastomere*; **8.** *p*-Hydroxybenzoesäuremethylester (0.15–0.2 %), -ethylester (0.07 %) u. -propylester (0.03 %), für p. o. Liquida, Weichkapselhüllen, O/W- u. W/O-Emulsionen, Schleime u. Dermatika; meist wird ein Gemisch aus 65 % Methyl- u. 35 % Propylester eingesetzt; weniger wirksam u. instabil über pH 8, bei Emulsionen z. T. höhere Konz. erforderl.; in Kombination mit Benzylalkohol breiteres Wirkungsspektrum; **9.** Benzalkoniumchlorid od. andere quartäre Ammoniumverbindungen (0.002–0.02 %) für Augen-, Nasen- u. Ohrentropfen u. für Schleime (0.1 %, kutan); wegen des kationenaktiven Charakters viele Inkomp.; hohe Sorptionsneigung; im Alkal. bessere Wirksamkeit. Chlorhexidin-diacetat od. -digluconat (0.005–0.01 %) für Augen-, Nasen- u. Ohrentropfen, für Schleime (0.05 %); viele Inkomp., hohe Sorptionsneigung; im Alkalischen bessere Wirksamkeit; wegen der unzureichenden Wirk. oft in Kombination mit Natriumedetat*; **10.** Phenylquecksilber-Verbindungen (Borat, Nitrat, Acetat) (0.002–0.005 %) für Nasen- u. Ohrentropfen, rektale u. vaginale Applikation, auch für ophthalmolog. Zwecke; wirksamer im Alkalischen, Adsorption an Polyethylen u. Elastomere; **11.** Thiomersal (0.002–0.015 %) für Nasen-, Augen- u. Ohrentropfen, wässrige Injektionspräparate; Adsorption an Polyethylen u. Elastomere, instabil im neutralen u. alkal. Bereich, lichtempfindl.; wirkt am besten unter pH 6; **12.** Benzoesäure u. Natriumbenzoat (0.1–0.2 %) für p. o. Liquida; weniger wirksam über pH 4; **13.** Sorbinsäure u. deren Salze (0.1–0.15 %) für p. o. Liquida, Dermatika; weniger über pH 5, oxidationsempfindlich; **14.** Ethanol, 1,2-Propylenglykol (über 15 %), Glycerol (über 30 %) u. Sorbitol (über 70 %) für p. o. Liquida u. Dermatika, meist in Kombination z. B. mit *p*-Hydroxybenzoesäureestern. Sterilen u. inaktivierten Impfstoffen (s. Vakzine) u. Sera* darf nach Ph.Eur.6 mit Ausnahme von gefriergetrockneten Produkten (max. 3% Wasser) u. bei flüssigen Zuber. in Einzeldosisbehältnissen ein geeignetes Konservierungsmittel zugesetzt werden (Organoquecksilberverbindungen, Aminoessigsäure, 2--(Ethylmercurithio)-benzoesäure-Natriumsalz, Phenol u. Formaldehyd). Enthält ein Impfstoff Phenol, so darf die Phenolkonzentration 0.25 % (m/V) nicht überschritten werden. Bei der Herst. von Toxoiden* dürfen im Präparat nicht mehr als 0.02 % (m/V) Formaldehyd verbleiben.

**Konservierungsmittel:** s. Konservierung.

**konsistent:** fest, dickflüssig.

**Konsistometer:** Konsistometer nach Höppler; Viskosimeter* für höherviskose Flüss. ($10^4$–$10^{13}$ mPa · s), dient auch der Bestimmung der Elastizität, Plastizität, Druck- u. Biegefestigkeit sowie der Wärmeformbeständigkeit von solchen Materialien (Hochpolymere, Bitumen, Wachse, Seifen), deren rheolog. Eigenschaften nicht od. nur schwer mit den übl. Viskosimetern (s. Viskosität) bestimmt werden können; mit Hilfe eines Hebelarms u. versch. Gewichte wird eine definierte Belastung G über einen durchbohrten Messkörper mit geeigne-

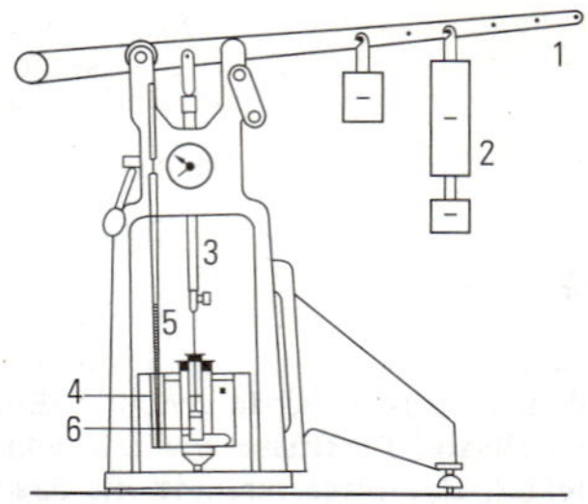


**Konsistometer:** Konsistometer nach Höppler; 1: Hebelarm kurz od. lang, je nach erforderlicher Belastung; 2: Gewichte; 3: Schubstange zum Übertragen der Kraft auf die Messeinrichtungen; 4: Temperiergefäß; 5: Kontrollthermometer; 6: austauschbare Messeinrichtungen

ten Dimensionen auf die in einem zylindr. Gefäß (angepasst an den Messkörper) befindl. Probe ausgeübt (s. Abb.). Die so belastete Substanz entweicht durch die Bohrung nach oben u. der Messkörper sinkt nach der Zeit t eine bestimmte Strecke S ein. Für die Viskosität η gilt (K = Apparatekonstante):

$\eta = G \cdot t \cdot K/S$

vgl. Penetrometer.

**Konstantan:** Kupfer-Nickel-Legierung für elektr. Widerstände u. Thermoelemente*; **Zusammensetzung:** 55–70 % Kupfer*, 30–45 % Nickel*; **Eigenschaften:** Ein Draht aus 55 % Cu u. 45 % Ni besitzt einen 33-mal höheren spezif. Widerstand als reines Cu u. zeigt gleichzeitig fast keine Temperaturabhängigkeit des Widerstands (daher der Name). **Anw.:** in Kombination mit Eisen- od. Kupferdraht als Thermoelement im Bereich −200 bis 700 °C.

**Konstante, ebullioskopische:** Siedepunkterhöhung pro Mol gelöster Substanz; s. Gefrierpunkterniedrigung.

**Konstipation:** s. Obstipation.

**Konstituens:** s. Vehikel.

**Konstitution:** **1.** (chem.) Form der Bindung u. die Reihenfolge der Atome* im Molekül*; vgl. Strukturisomere; **2.** (physiol.) Zustand des menschl. Körpers.

**Konstitutionsformel:** s. Strukturformel.

**Konstitutionsisomere:** s. Strukturisomere.

**Konstitutionsmittel:** **Hom.:** Arzneimittel, die nach dem Ähnlichkeitsgesetz die Konstitution (angeborene od. erworbene Reaktions- u. Regulationsfähigkeit) eines Menschen i. R. seiner genet. Möglichkeiten verbessern; vgl. Homöopathie.

**Kontagiosität:** Ansteckungsfähigkeit; Ansteckungskraft eines Erregers als Voraussetzung für die Fähigkeit zur Infektion*.

**Kontaktekzem:** exogen ausgelöstes Ekzem*; **Formen:** **1. toxisches** K.: Schädigung der Hautbarriere durch Kontakt mit Säuren u. Basen, Mineralölen, org. Lösungsmitteln, oxidierenden u. reduzierenden Substanzen sowie infolge UV-Überdosierung; **2. kumulativ-toxisches** K.: Hautschädigung mit Fissur- u. Rhagadenbildung; die Austrocknung der Haut, bes. durch Wasser, begünstigt eine Kontaktallergie; Vork. z. B. bei Friseuren, Bäckern, Pflegepersonal; **3. allergisches** K.: Allergie* vom Spättyp; durch Kontakt mit einem Allergen erworbene Überempfindlichkeit; häufige auslösende Allergene: z. B. Nickelsulfat, Cobaltchlorid, Kaliumdichromat, *p*-Phenylendiamin, Duftstoffe, Thiurame, Formaldehyd, Perubalsam, Kolophonium, Parabene u. a. Konservierungsstoffe, Wollwachsalkohole, Epoxidharz, Benzocain, Neomycin, Pflanzeninhaltsstoffe (z. B. Latexproteine); **4. aerogenes** K.: Sonderform des K. durch Einwirken allergenpotenter Stäube, Dämpfe od. Gase (u. a. Holzstäube, Terpentin, Friseurchemikalien) auf luftexponierte Hautareale (bes. Gesicht, Hals u. Dekolleté).

**Kontaktinfektion:** Übertragung von Krankheitserregern durch Berührung eines infizierten Menschen od. Tiers od. durch Berührung kontaminierter Gegenstände; vgl. Infektion.

**Kontaktinsektizide:** s. Insektizide.

**Kontaktlinsen:** Kontaktgläser, Haftschalen; der Hornhaut od. dem vorderen Augapfel angepasste durchsichtige Schalen, die aus Kunststoffmaterial, selten aus Glas bestehen. Sie gehören zu den Sehhilfen u. dienen dem Ausgleich von Refraktionsfehlern (Myopie, Hyperopie, Astigmatismus, Keratokonus, Keratoglobus) u. verbessern die Sehschärfe; **Formen: 1. weiche, hydrophile K.:** bestehen aus Copolymeren von 2-Hydroxyethylmethacrylat* (Abk. HEMA) u. N-Vinylpyrrolidon (Abk. NVP) od. Methacrylsäure (Abk. MA) in Form flüssigkeitsreicher, elast. Gele mit hoher mechan. Festigkeit u. Benetzbarkeit sowie hoher Sauerstoffdurchlässigkeit; müssen vor Austrocknung geschützt werden; statt HEMA kann Methylmethacrylat* (Abk. MMA) für die Polymerisation eingesetzt werden. Weiche K. haben gegenüber harten K. ein komfortableres Tragegefühl u. geringeres Verlustrisiko. Sauerstoffdurchlässige K. können über einen längeren Zeitraum getragen werden. **2. harte K.:** formstabile K.; aus Copolymeren von MMA mit fluor- u./od. siliconhaltigen Methacrylaten, aber auch modifiziertem Celluloseacetatbutyrat* (Abk. CAB) gefertigt; 2–7-mal höhere Gasdurchlässigkeit als weiche K., geringer Wassergehalt u. geringeres Infektionsrisiko für die Hornhaut; weniger flexibel als weiche K.; früher aus Polymethylmethacrylat (Abk. PMMA; sauerstoffundurchlässig) gefertigt. Vgl. Kontaktlinsenpflegemittel.

**Kontaktlinsenpflegemittel:** Substanzen, die zur Reinigung, Desinfektion u. Aufbewahrung von Kontaktlinsen* (Schutz vor Austrocknung während des Nichttragens, speziell bei weichen Linsen) u. zur Benetzung von harten Kontaktlinsen (um Reibung zw. Linsen u. Hornhaut herabzusetzen) dienen; die Reinigung erfolgt durch enzymat. Entfernung von Verschmutzungen, die durch Ablagerungen von Proteinen u. Lipiden bedingt sind u. einen Nährboden für Mikroorganismen darstellen; **Off.:** Ph.Helv. Solutiones pro lentibus ophthalmicis, Kontaktlinsenflüssigkeiten (Reinigungs-, Aufbewahrungs-, Spül- u. Benetzungsflüssigkeiten); die Zusammensetzung der einzelnen Lsg. richtet sich in erster Linie nach der Art des Linsenmaterials (s. Kontaktlinsen). Es gelten die gleichen mikrobiellen Reinheitsanforderungen wie bei Augenwässern*. Zur Aufbewahrung dienen konservierte, isotonische, wässrige Lsg.; gebräuchl. Konservierungsmittel sind Chlorhexidindigluconat* u. Thiomersal* sowie Kombinationen untereinander u. mit Natriumedetat*. Eine weitere Möglichkeit der Desinfektion ergibt sich durch den Einsatz von wässriger Wasserstoffperoxid*-Lösung 3 %, wobei nach dem Reinigungsprozess u. vor dem Einsetzen ins Auge der $H_2O_2$-Überschuss mit Brenztraubensäure* ($CO_2$-Entwicklung) entfernt wird.

**Kontaktwinkel:** s. Benetzbarkeit.

**Kontamination** (lat. contaminare besudeln): Verunreinigung, Verschmutzung, Verseuchung; **1.** Belastung der Umwelt mit schädigenden Substanzen; vgl. Schadstoffe; **2.** radioaktive Belastung (z. B. durch Atomkraftwerke, Isotopenlabore); **3.** mikrobielle Belastung von Lebensmitteln, pharmaz. Zuber. u. a.; **4.** Verunreinigung von Arzneimitteln durch andere Stoffe. Vgl. Dekontamination.

**Kontraindikation:** Gegenanzeige; Kriterium, das die Anw. eines diagnost. od. therapeutischen Verfahrens od. eines Arzneimittels bei an sich gegebener Indikation* in jedem Fall verbietet (**absolute** K.) od. nur unter strenger Abwägung sich dadurch ergebender Risiken zulässt (**relative** Kontraindikation).

**kontralateral:** auf der entgegengesetzten Seite, gekreuzt; Ggs.: kollateral*.

**Kontrastclip:** s. Bürette.

**Kontrastmittel:** Abk. KM; bei bildgebenden Verfahren zur Verstärkung von Kontrastunterschieden in den Körper eingebrachte Mittel, insbes. Röntgenkontrastmittel* u. MRT*-Kontrastmittel; zunehmend auch bei Ultraschalldiagnostik angewendet.

**Kontrazeption:** Antikonzeption, Konzeptionsverhütung; Empfängnisverhütung; Methoden: s. Kontrazeptiva.

**Kontrazeption, hormonale:** Sammelbez. für eine Form der Kontrazeption (s. Kontrazeptiva) bei Frauen, die auf der regelmäßigen Wirk. von estrogen- u./od. gestagenhaltigen Präparaten beruht; **Wirkungsmechanismus: 1.** Hypothalamus: Hemmung von Gonadorelin*; **2.** Hypophysenvorderlappen: Hemmung der basalen Sekretion von LH* u. FSH*, Unterdrückung des LH-Gipfels; **3.** Ovar: Hemmung der Follikelreifung, Störung der Steroidbiosynthese; **4.** Tube: Störung des Eitransports; **5.** Endometrium: Phasenverschiebung (Nidations-Hemmung); **6.** Zervixschleim: Mengen- u. Qualitätsänderung (Hemmung der Spermienaszension); nach der Wirkungsweise unterscheidet man h. K. mit (durch sog. **Ovulations-Hemmer**) u. ohne Ovulationshemmung (bei manchen Formen der Minipille); **Formen: 1. Estrogen-Gestagen-Kombinationspräparate:** in Abhängigkeit vom Estrogengehalt Einteilung in Mikropillen (20–30 µg Ethinylestradiol*), niedrig- (<50 µg Ethinylestradiol), mittel- (50 µg Ethinylestradiol) u. hochdosierte (>50 µg Ethinylestradiol) Pillen; Einnahmemodus: 20 od. 21 Tage orale Einnahme (s. Menstruationszyklus), 7 od. 8 Tage Pause (Abbruchblutung); **a)** Einphasenpräparate: gleichbleibende Estrogen-Gestagen-Dosis;
**b)** Zweistufenpräparate: Steigerung der Gestagen-

| Kontrazeption, hormonale<br>Absolute und relative Kontraindikationen |
|---|
| **absolute Kontraindikation** |
| akute und progrediente Lebererkrankung |
| thromboembolische Erkrankungen |
| Mammakarzinom |
| schwer einstellbare Hypertonie |
| hormonabhängiger maligner Tumor |
| schwerer Icterus gravidarum, Pruritus gravidarum oder Herpes gestationis in der Anamnese |
| Otosklerose mit Verschlechterung in vorangegangenen Schwangerschaften |
| Störung der Gallensekretion |
| Sichelzellenanämie |
| schwer einstellbare Hypertriglyceridämie |
| Diabetes mellitus mit Gefäßschäden |
| ungeklärte uterine Blutungen |
| Migräne mit Aura |
| Schwangerschaft |
| **relative Kontraindikation** |
| Nicotinkonsum (Frauen >30 Jahre) |
| Hypertonie |
| Diabetes mellitus |
| Operationen mit erhöhtem Thromboembolierisiko |
| längerfristige Ruhigstellung |
| Myoma uteri |
| Korpus- oder Zervixkarzinom |
| Porphyrie |
| Gallenblasenerkrankung |
| Niereninsuffizienz |
| Herzinsuffizienz |
| Fettstoffwechselstörung |
| vorausgegangene oder bestehende Thrombophlebitiden |
| Raynaud-Syndrom |
| periphere Durchblutungsstörungen |
| Ödeme |

K

dosis in der zweiten Zyklusphase (Sequentialpräparate); **c)** Dreistufenpräparate: Analog zum natürl. Zyklus wird die Estrogendosis in der mittleren Phase vorübergehend erhöht u. die Gestagendosis 2-mal gesteigert bzw. 2-mal verändert. **d)** Zweiphasenpräparate: in der ersten Zyklusphase reines Estrogenpräparat, in der zweiten ein Estrogen-Gestagen-Kombinationspräparat in gleichbleibender Dosis; **2. Minipille** (engl. luteal supplementation): kontinuierl. Zufuhr kleiner Gestagendosen (z. B. 30 µg Levonorgestrel*/d); bei einem Drittel der Frauen tritt weiter eine Ovulation auf; **3. transdermale Pflaster:** tägl. Freisetzung von 150 µg Norelgestromin* u. 20 µg Ethinylestradiol über 3 Wochen (1 Pflaster pro Woche), 4. Woche pflasterfrei (Abbruchblutung); **4. Vaginalring:** tägl. Freisetzung von 120 µg Etonogestrel* u. 15 µg Ethinylestradiol über 3 Wochen, 4. Woche ringfrei (Abbruchblutung); **5. Depotpräparate:** Dreimonatsspritze: parenterale Applikation von Gestagenen*; Wirk. basiert auf kontinuierl. Resorption aus Depot (Medroxyprogesteron*) bzw. auf Speicherung im Fettgewebe aufgrund hoher Lipophilie (Norethisteron*); Monats- u. Wochenpillen haben sich nicht bewährt. **6. Implantate:** kontinuierl. Freisetzung gestagener Wirkstoffe aus subdermal applizierten Kunststoffträgern; Kontrazeptionsschutz über 3–5 Jahre; **7.** hormonfreisetzende **Intrauterinsysteme** (sog. Hormonspirale): Intrauterinpessar mit kontinuierl. Freisetzung eines Gestagens (Levonorgestrel). Neben der zykl. Anw. sind Vaginalring (3 Ringeinlagen mit 63 Ringtagen), transdermale Pflaster, Implantate, i. m. Injektionen u. hormonfreisetzende Intrauterinsysteme auch zur kontinuierl. Anw. (Langzyklen mit jährl. <6 Abbruchblutungen od. Langzeiteinnahme) geeignet. **Zuverlässigkeit:** s. Pearl-Index (Tab. dort); **Kontraind.:** s. Tab.; **WW:** Barbiturate*, Antibiotika* u. bestimmte Antiepileptika* (z. B. Carbamazepin, Oxcarbazepin, Barbexaclon, Phenytoin, Topiramat, Primidon, Felbamat) können die Wirk. hormonaler Kontrazeptiva aufheben. **UAW:** u. a. Gewichtszunahme, Ödeme*, benigne Lebertumoren, tiefe Beinvenenthrombosen, Lungenembolie; bei starken Raucherinnen außerdem Herzinfarkt* u. Subarachnoidalblutungen. Vgl. Nidations-Hemmer; Estrogene.

**Kontrazeptiva:** Antikonzeptiva; empfängnisverhütende Methoden; **Einteilung: 1.** ohne Hilfsmittel: Coitus interruptus u. a. Methoden der natürl. Kontrazeption (Zervixschleimmethode, Basaltemperaturmethode; s. Frauenthermometer; Zykluscomputer); **2.** mechan. Methoden: Präservativ*, Scheidendiaphragma*, Portiokappe, Intrauterinpessar (s. Pessar); **3.** chem. Methoden: Spermizide* in Form von Vaginalschaum, Salben, Lösungen, Globuli* vaginales u. Gelen; auch kombiniert mit mechan. Methoden; **4.** hormonale Kontrazeption*; **5.** operative Methoden: Sterilisation* des Mannes od. der Frau; **Zuverlässigkeit:** s. Pearl-Index. Vgl. Menstruationszyklus.

**Kontrollbereich:** s. Strahlenschutzbereich.

**kontundieren:** zerstoßen, zerquetschen (von Vegetabilien).

**Kontusion:** Prellung, Quetschung durch direkte stumpfe Gewalteinwirkung.

**Konvarietät:** Convarietät; Abk. convar.; (bot.) Kulturpflanzensippe, die mehrere Sortengruppen enthält u. in wichtigen Merkmalen übereinstimmt.

**Konvektion:** Bewegung von Molekülen in Gasen od. Flüss. aufgrund äußerer Kräfte, wie Pumpen od. Rühren (erzwungene K.) bzw. aufgrund von temperaturbedingten Unterschieden in der Dichte (freie K.).

**Konversionssalpeter:** s. Kaliumnitrat.

**konvex:** gewölbt; **bikonvex:** zweiseitig gewölbt. Vgl. konkav.

**Konvexlinse:** Sammellinse; s. Brennpunkt.

**Konvulsionen:** tonisch-klonische Krämpfe*, z. B. infolge von Intoxikationen (s. Konvulsiva) od. bei Epilepsie*; vgl. Antikonvulsiva.

**Konvulsiva:** Krampfgifte; Substanzen, die durch direkte Erregung von Neuronensystemen od. durch Beseitigung hemmender Einflüsse die Aktivität gewisser Zentren im ZNS steigern u. daher die Krampfbereitschaft erhöhen; aufgrund ihrer erregenden Wirk. auf vasomotor. Zentren wurden Konvulsiva z.T. als Analeptika* verwendet. **Einteilung:** nach Angriffsort: **1. Stammhirnkonvulsiva:** z.B. Nicethamid*; stimuliert direkt vegetative Zentren in der Medulla oblongata, während Picrotoxin* die Hemmwirkung der GABA* an den Stammhirnneuronen blockiert. **2. Rückenmarkkonvulsiva:** Strychnin* u. Tetanustoxin*; blockieren den inhibitor. Neurotransmitter Glycin im Rückenmark; bei Überdosierung führen bereits geringe Reize zur gleichzeitigen Kontraktion von Beuge- u. Streckmuskeln bei vollem Bewusstsein.

**Konzentrate zur Bereitung von Injektions- und Infusionszubereitungen:** s. Parenteralia diluenda.

**Konzentration:** Größe, die den Gehalt* eines Best. i (Mengenanteil) in einer Lsg. (Mischung) auf ihr Volumen* V bezieht; **Formen: 1.** Massenkonzentration: $\beta_i = m_i/V$; **2.** Stoffmengenkonzentration*: $c_i = n_i/V$; **3.** Volumenkonzentration: $\sigma_i = V_i/V$.

**Konzentration, minimale bakterizide:** s. MBK.

**Konzentration, minimale effektive :** s. MEC.

**Konzentrationsangaben:** nach Ph.Eur. sind für den Ausdruck Prozent (%) 4 versch. Bez. möglich: **1.** %(m/m) = g Substanz in 100 g Endprodukt; **2.** %(m/V) = g Substanz in 100 mL Endprodukt (z.B. bei flüssigen Injektionspräparaten); **3.** %(V/V) = mL Substanz in 100 mL Endprodukt (20 °C); **4.** %(V/m) = mL Substanz in 100 g Endprodukt (z.B. zur Angabe des Gehalts an äther. Öl in Drogen); die in der Medizin oft verwendete Angabe mg% bedeutet meist mg Substanz in 100 mL Substrat, ist in dieser Form nicht exakt u. sollte vermieden werden. Die K. ppm (parts per million) bedeutet 1 Teil in 1 000 000 Teilen. Promille bedeutet 0.1 % (1 Teil in 1000 Teilen). Weitere K.: Molarität* (s. Stoffmengenkonzentration), Molalität*, Äquivalentkonzentration*. Bei Elektrolytinfusionslösung ist die Angabe mval/L gebräuchlich. Angaben von Internationalen Einheiten (Abk. IE*) sind z.B. für Seren u. Antibiotikalösungen üblich.

**Konzentrations-Wirkungs-Kurve:** graph. Darstellung der Beziehung zw. Konzentration u. Wirk. eines Pharmakons*; **Prinzip:** Die meisten Pharmaka zeigen eine nichtlineare Abhängigkeit der Wirk. von der Plasmakonzentration*, d.h., bei Konzentrationsverdoppelung verdoppelt sich das Wirkungsausmaß nicht. Je nach Maßstab, mit dem die Konz. aufgetragen wird, ergeben sich für diesen Fall folgende Kurven: **1.** Wird die Konz. arithmet. aufgetragen (Abszisse: Konzentration; Ordinate: % des max. mögl. Effekts), so ergibt sich eine Kurve etwa von der Form der Abb. (Kurve 1). Eine erkennbare Wirk. tritt erst nach Überschreiten einer Schwellenkonzentration auf (s. MEC). Bei weiterer Konzentrationserhöhung nimmt das Wirkungsausmaß zunächst rasch zu, dann wird die Zunahme des Wirkungsausmaßes langsamer, bis schließl. das Wirkungsmaximum erreicht wird. Eine weitere Zufuhr des Pharmakons bringt dann keine Steigerung der untersuchten Wirk. mehr mit sich, aber andere Effekte (z.B. UAW) können zunehmen od. neu in Erscheinung treten. **2.** Wird die Konz. in logarithm. Maßstab aufgetragen, so wird die Kurve im mittleren Teil annähernd gerade (s. Abb., Kurve 2). Die Steilheit der Kurve ist ein Maß dafür, wie schnell die Wirk. bei Konzentrationssteigerung zunimmt. Bei steilem Kurvenverlauf führen schon geringe Konzentrationserhöhungen des Pharmakons zu raschem Wirkungsanstieg. Dies erfordert in der Therapie im Vergleich zu flach verlaufenden Kurven sehr feine Konzentrationsabstufungen, die in der Praxis oft nicht durchführbar sind. **Auswertung:** Die 3. Abb. zeigt die Konzentrations-Wirkungs-Kurven von 4 versch. Pharmaka; a u. b sind imstande, gleiche max. Wirk. zu erzeugen, allerdings bei unterschiedl. hohen Konzentrationen. b ist also bei gleicher Dosis schwächer wirksam als a. Aus diesem Wirkungsstärkenvergleich bei einer bestimmten Konzentration darf nur dann geschlossen werden, dass a das insgesamt stärker wirksame Pharmakon ist, wenn die beiden Kurven annähernd parallel verlaufen. Die Pharmaka b u. c zeigen z.B. bei gleicher Dosis jeweils 50 % ihrer max. Wirk., was ohne Kurvenvergleich dazu führen könnte, sie generell als gleich stark wirksam zu bezeichnen. Das maximale Wirkungsausmaß des Pharmakons d ist geringer als bei a od. b. Vgl. Breite, therapeutische; Dosis-Wirkungs-Kurve.

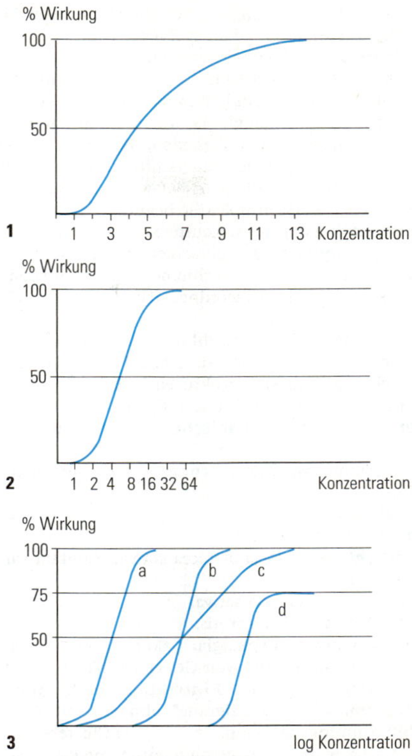


**Konzentrations-Wirkungs-Kurve:** 1 u. 2: häufigste Form; 1: mit arithmet. Abszisse; 2: mit logarithm. Abszisse; 3: 4 versch. Pharmaka im Vergleich (s. Text)

K

**Konzeption:** Empfängnis; Verschmelzung von Eizelle u. Spermium zu einer Zygote*.

**Konzession:** s. Apothekenwesen.

**Kooperativität:** Erhöhung od. Erniedrigung der Affinität* eines Liganden* zum Protein* od. Proteinkomplex (s. Hämoglobin) durch die Bindung eines vorhergehenden Liganden; **Beispiel:** Durch die Anlagerung eines Sauerstoffmoleküls an das tetramere Hämoglobin ($\alpha_2\beta_2$) wird die Bindung weiterer Sauerstoffmoleküle begünstigt.

**Koordinationslehre:** s. Komplexchemie.

**Koordinationswasser:** einzelnen Ionen eines Kristallgitters sind in stöchiometrischem Ausmaß Wassermoleküle zugeordnet (Hydrathülle); z. B. Kationen wie $Mg^{2+}$.

**Koordinationszahl:** Anzahl der Liganden* in einer Komplexverbindung* od. Anzahl der nächsten Nachbarn in Kristallstrukturen (s. Kristalle).

**Kopaivabalsam:** s. Balsamum Copaivae.

**Kopaivabalsam, Afrikanischer:** s. Balsamum Copaivae africanum.

**Kopaivabalsam, Ostindischer:** s. Balsamum Gurjunae.

**Kopal:** s. Copal.

K

**Kopfgrind:** s. Favus.

**Kopfkohl:** s. Brassica oleracea convar. capitata var. capitata.

**Kopfsalat:** s. Lactuca sativa.

**Kopfschlagader:** s. Karotis.

**Kopfschmerz:** Cephalgia; akuter od. chron. Schmerz* im Bereich von Gesicht, Schädel u. oberer Halswirbelsäule; **Einteilung:** nach Ätiol.: **1. primärer** K.: **a)** Migräne* ohne u. mit Aura; **b)** Spannungskopfschmerz; **c)** Cluster-Kopfschmerz u. andere trigemino-autonome K.; **2. sekundärer** K.: zurückzuführen auf **a)** Kopf- u./od. HWS-Trauma; **b)** Gefäßstörungen im Bereich des Kopfes od. Halses, z. B. bei Subarachnoidalblutung, Schlaganfall; **c)** nichtvaskuläre intrakraniale Störungen, z. B. Erhöhung des intrakraniellen Drucks (z. B. durch Raumforderungen wie Hirntumoren), Liquorzirkulationsstörungen (z. B. bei Liquorunterdrucksyndrom, Hydrozephalus); **d)** eine Substanz od. deren Entzug (z. B. Arzneimittel induzierter Dauerkopfschmerz*), Methanol*, Kohlenstoffmonoxid* u. a.; **e)** Infektionskrankheiten (z. B. Enzephalitis, Meningitis); **f)** Störung der Homöostase; **g)** Erkrankungen von Schädel od. Hals, Augen (z. B. Glaukom), Ohren, Nase (z. B. Otitis), Nebenhöhlen, im Mund-Kiefer-Bereich (z. B. Zahnschmerz, Dysfunktion der Kiefergelenke) od. anderen Gesichts- od. Schädelstrukturen; **h)** psychiatr. Störungen; **3. tertiärer** K.: **a)** kraniale Neuralgien u. zentrale Urs. von Gesichtsschmerzen, z. B. Trigeminusneuralgie; **b)** andere K., kraniale Neuralgien, zentrale od. primäre Gesichtsschmerzen.

**Kopfschmerz, Arzneimittel induzierter:** s. Dauerkopfschmerz, Arzneimittel induzierter.

**Kopf-Schwanz-Kondensation:** s. Terpene (Biosynthese).

**Kopfweide:** s. Salix-Arten.

**Kophosis:** s. Taubheit.

**Kopoubohnenwurzel:** s. Pueraria lobata (Puerariae radix).

**Kopr-:** Wortteil mit der Bedeutung Mist, Schmutz, Kot (gr. kopros Kot); z. B. Kopragogum: ein kottreibendes Mittel (z. B. Agar*).

**Kopra:** das getrocknete Fruchtfleisch der Kokosnuß (s. Cocos nucifera).

**Koproporphyrin:** s. Porphyrine.

**Korallenkirsche:** s. Solanum pseudocapsicum.

**Korallenmoos:** s. Alsidium helminthochorton (Helminthochorton).

**Korallenotter:** s. Elaps corallinus.

**Korallenschlange:** s. Elaps corallinus.

**Korallenstrauch:** s. Solanum pseudocapsicum.

**Korallenwurzel:** s. Polypodium vulgare (Rhizoma Polypodii).

**Koralle, Rote:** s. Corallium rubrum.

**Korbblütler:** s. Asteraceae.

**Kordofangummi:** s. Gummi arabicum.

**Koriander:** s. Coriandrum sativum.

**Korianderöl:** s. Coriandrum sativum (Coriandri aetheroleum).

**Korinthen:** s. Vitis vinifera ssp. vinifera (Passulae minores).

**Kork:** **1.** (bot.) s. Phellem; **2.** Lignum suberinum; Flaschenkork; (pharmaz.) Borke* der Korkeiche (s. Quercus suber).

**Korkeiche:** s. Quercus suber.

**Korkholz:** s. Alstonia scholaris (Cortex Alstoniae scholaris, Anw.).

**Korkkambium:** s. Phellogen.

**Korkporen:** s. Lentizellen.

**Korkrinde:** s. Phelloderm.

**Korksäure:** s. Suberinsäure.

**Korksubstanz:** s. Suberin.

**Korkwarzen:** s. Lentizellen.

**Kormus:** Cormus; (bot.) Pflanzenkörper, der in Spross* u. Wurzeln* gegliedert ist; vgl. Thallus.

**Kornblume:** s. Centaurea cyanus.

**Kornea:** s. Cornea.

**Korngrößenanalyse:** Analysemethode zur Feststellung von Korngröße, -verteilung bzw. der Oberfläche von Schüttgütern (Wirkstoffe u. Hilfsstoffe). Diese Eigenschaften sind von entscheidender Bedeutung für deren technolog. Verhalten u. beeinflussen die biopharmaz. Eigenschaften in weiterverarbeiteter Form (in Granulaten, Tabletten, Salben, Zäpfchen, Emulsionen, Suspensionen). Je nach Feinheitsgrad u. Löslichkeit des zu untersuchenden Materials (physik.-chem. Eigenschaften) ist eine geeignete Analysenmethode auszuwählen. **Teilchengrößenbestimmung:** Hierzu dienen Siebanalyse* (geeignet für Schüttgüter über 40 μm), Sichtung* (Schwerkraftsichtung 10–100 μm, Fliehkraftsichtung 2–15 μm), mikroskop. Methoden (Lichtmikroskop 0.5–250 μm, Lanameter*, Elektronenmikroskop 0.001–10 μm), Lichtstreuungsverfahren (0.05–30 μm), Lichtbeugungsverfahren (Diffraktionsverfahren, 1–190 μm), Sedimentationsanalyse* u. Coulter*-Counter-Verfahren (Impulsverfahren). Siebanalyse u. Sichtung werden häufig auch präparativ eingesetzt. Beim **Streulichtverfahren** (engl. light scattering, Lichtstreuungsverfahren) wird die Intensität des an den Einzelteilchen (suspendiert in einem Gas od. einer Flüssigkeit) gestreuten Lichtes, die neben den opt. Eigenschaften des Materials auch von der geo-

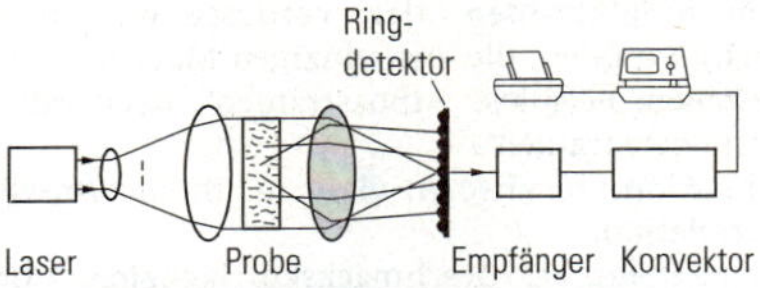


**Korngrößenanalyse** Abb. 1: Schema eines Partikelgrößenmessgerätes nach dem Prinzip der Laserlichtbeugung (malvern particle sizer), Laserdiffraktometer

metr. Größe der Teilchen abhängt, gemessen. Korngrößen- u. Tröpfchengrößenverteilungen von Suspensionen u. Emulsionen in beliebigen Dispersionsmitteln, auch Feststoffverteilung in Gasen, lassen sich auch mit Hilfe der **Lichtbeugungsmessung** (Laserdiffraktometrie) bestimmen. Z. B. beim Cilas Granulometer® wird ein Lichtstrahl aus einem Helium-Neon-Laser durch die Probe geleitet u. die Verteilung der Lichtenergie in den entstandenen Beugungsringen (Auswertung nach Fraunhofer od. Mie), deren Durchmesser umgekehrt proportional der Korngrößen in der Probe sind, gemessen (s. Abb. 1). **Auswertung:** Eine isometr. Kornform erleichtert die K. disperser Feststoffe. Zur Auswertung können die Ergebnisse der K. entweder in Form eines Histogramms, einer Dichteverteilungskurve od. Summenverteilungskurve dargestellt werden od. in ein Normalverteilungs-, Lognormalverteilungs- od. RRSB*-Netz eingetragen (Versuch der Linearisierung der Korngrößenverteilung) u. die gewünschten Körnungsparameter ermittelt werden (s. Abb. 2). Die mikroskop. Methoden erlauben, in einer möglichst repräsentativen u. in monopartikulärer Schicht präparierten Probe neben der Größe der Teilchen auch deren Gestalt u. eine mögl. Agglomeration* zu beurteilen. Das zeitraubende Ausmessen vieler Einzelteilchen für eine hohe Aussagesicherheit u. die Auswertung der Ergebnisse kann von automat. Analysegeräten über ein mikroskop. Bild od. einen Bildschirm ausgeführt werden. Da die Teilchen häufig von der Kugelform abweichen, gibt es versch. Möglichkeiten, den mittleren Korndurchmesser eines Teilchens zu ermitteln: **1.** Ferret-Durchmesser $d_{Fer}$ (Messung der größten Ausdehnung zw. 2 zur Beobachtungsrichtung senkrechten Linien); **2.** Martin-Durchmesser $d_M$ (Messung

K

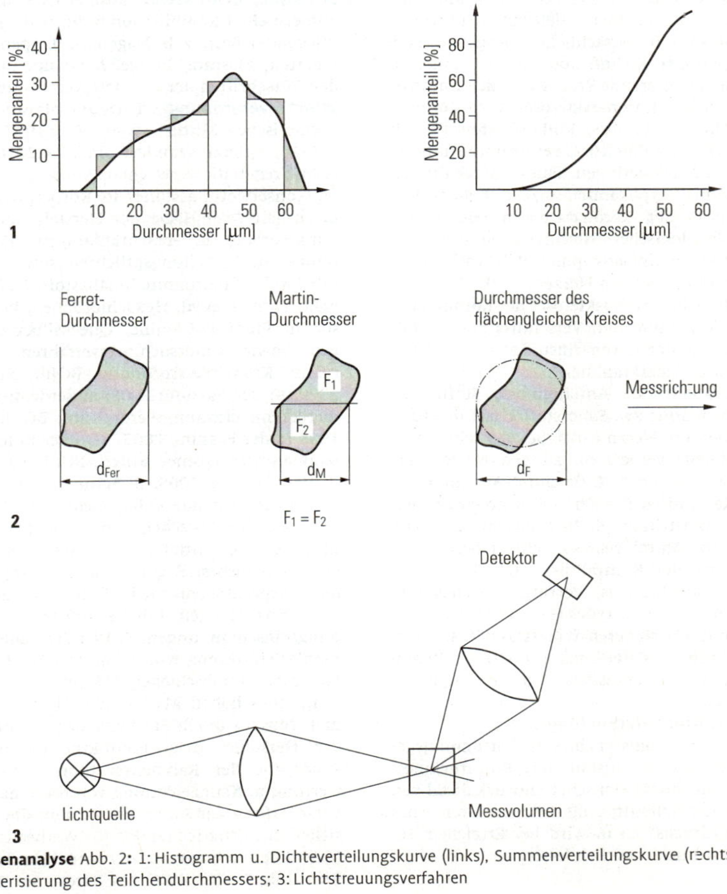


**Korngrößenanalyse** Abb. 2: 1: Histogramm u. Dichteverteilungskurve (links), Summenverteilungskurve (rechts); 2: Charakterisierung des Teilchendurchmessers; 3: Lichtstreuungsverfahren

der die Teilchenflächen halbierenden Linie in Beobachtungsrichtung); **3.** Flächenmessung (Planimetrieren) der Partikel u. Angabe des Durchmessers $d_F$ des flächengleichen (flächenäquivalenten) Kreises.

**Kornrade:** s. Agrostemma githago.

**Kornradesamen:** s. Agrostemma githago (Semen Agrostemmae).

**Korolle:** s. Blüte (Blütenteile).

**Koronarangiographie:** Form der Angiographie* zur röntgenolog. Darst. der Herzkranzgefäße nach Injektion eines Röntgenkontrastmittels*; invasive Methode zur bildl. Darst. u. zur Kontrolle des Zustandes der Koronararterien; Alternative: nicht invasive Spiral-CT.

**Koronararterien:** arterielle Kranzgefäße des Herzens; s. Arterien.

**Koronardilatatoren:** Substanzen, die eine gefäßerweiternde Wirkung, v. a. auf die Herzkranzgefäße, ausüben sollen; Wirk. zweifelhaft, da eine Vasodilatation nur an einem nicht sklerot. Gefäß mögl. ist. Es besteht die Gefahr eines Steal*-Phänomens. **Wirkstoffe:** z. B. Dipyridamol* u. Enoximon*.

K

**Koronarinsuffizienz:** relativ od. absolut unzureichende Koronarperfusion mit konsekutivem Missverhältnis zw. Bedarf des Herzmuskels (unter Belastung, in Ruhe) an energieliefernden Substraten bzw. Sauerstoff u. tatsächlichem Angebot; **Formen: 1. primäre** K.: inf. koronarer Veränderungen (meist stenosierende Prozesse an den Koronararterien*, insbes. Koronarsklerose*, auch Koronarspasmen, Koronarangiitis); klin. Manifestation als koronare Herzkrankheit*; **2. sekundäre** (funktionelle) K.: inf. zu geringen Sauerstoffgehalts des Bluts (Anämie, Hypoxämie), unzureichenden Perfusionsdrucks der Koronararterien (Herzfehler, Schock), rheologischer Störungen od. erhöhten Blutbedarfs (Herzhypertrophie) ohne vorliegende Gefäßveränderungen am Herzen.

**Koronarsklerose:** Arteriosklerose* der Koronararterien* mit Verengung od. Verschluss der Gefäße. Häufigste Urs. der Koronarinsuffizienz* u. damit der koronaren Herzkrankheit*.

**Koronartherapeutika:** Antianginosa; Stoffe, die das Missverhältnis zw. Sauerstoffbedarf u. Sauerstoffangebot im Herzmuskel bei der koronaren Herzkrankheit* verbessern; zu den K. gehören: **1.** organische Nitrate*; **2.** Calcium*-Antagonisten; **3.** Beta*-Rezeptoren-Blocker; **4.** Koronardilatatoren* (Anw. umstritten); **5.** Phytopharmaka; s. Crataegus-Arten; Ammi visnaga. **Wirk.:** beruht auf Erniedrigung der Kontraktilität (2., 3.) u. Frequenz (3.) des Herzens, Verringerung des Füllungsvolumes (s. Vorlast) des Herzens (1., 2.) sowie Reduktion des peripheren Widerstandes (s. Nachlast, 1., 2.) mit der Folge einer erniedrigten Wandspannung des Herzmuskels. Vgl. Antianginosa; Angina pectoris.

**Koronate:** s. Kronenverbindungen.

**Korotkow-Ton:** pulssynchrones Strömungsgeräusch, das bei der auskultator. Blutdruckmessung* bei sinkendem Manschettendruck distal von der Manschette auftritt; zeigt die obere Grenze des systol. Blutdrucks* an u. wird bei Erreichen des diastol. Blutdrucks deutlich leiser.

**Korpuskularstrahlen** (lat. corpusculum Körperchen): Strahlen, die aus winzigen Materieteilchen bestehen. Beispiele: Alphastrahlen*, Betastrahlen, Kathodenstrahlen*.

**Korrelation, in-vitro/in-vivo:** s. In-vitro/In-vivo-Korrelation.

**Korrigenzien:** s. Geschmackskorrigenzien; Corrigentia.

**Korrosion:** nachteilige u. qualitätsvermindernde Veränderung eines Werkstoffes; i. e. S. Oxidation von metall. Werkstoffen; **Formen:** Kontaktkorrosion, metallphysik., chemische, elektrochemische u. mikrobiol. Korrosion.

**Kortexon:** s. Desoxycorton.

**kortikal** (lat. cortex Rinde): von der Gehirnrinde ausgehend, in der Gehirnrinde lokalisiert; kortikalis: Rinden-; subkortikalis: unterhalb der Rinde gelegen.

**Kortikosteroide:** s. Corticosteroide.

**Kortison:** s. Cortison.

**Korund:** s. Aluminiumoxid.

**Korynebakterien:** s. Corynebacterium.

**Koschenille:** s. Dactylopius coccus (Coccionella).

**Koschenillekaktus:** s. Opuntia cochenillifera.

**Kosmetika:** s. Mittel, kosmetische.

**Kosmetika, dekorative:** kosmetische Mittel* mit zumeist einer Kombination farbgebender Stoffe u. pflegender Best., z. B. Nagellack, Lippenstift, Lidschatten, Mascara, Rouge, Make-up; unterliegen den Vorschriften der Kosmetikverordnung*.

**Kosmetikverordnung: 1. Deutschland:** VO über kosmetische Mittel* vom 7.10.1997, BGBl. I S. 2410, zuletzt geändert am 23.4.2010, BGBl. I S. 447; regelt die Verw. chem. Stoffe (u. a. Farbstoffe, Konservierungsstoffe) in Körperpflegemitteln u. enthält Grundsätze der Herstellung, Verwendungsverbote u. -beschränkungen, Kennzeichnungs- u. Mitteilungspflichten sowie Hinweispflichten auf bestimmte Inhaltsstoffe (z. B. Ammoniak, Formaldehyd, Hexachlorophen, Phenol, Resorcin, Fluoride, Amine, Quecksilberverbindungen) sowie Untersuchungsverfahren. **2. Österreich:** Kosmetikverordnung BGBl. Nr. II 375/1999, in der Fassung 2008; außerdem: u. a. Kosmetikkennzeichnungsverordnung BGBl. Nr. 891/1993 in der Fassung 2005, VO über Kontrollmaßnahmen betr. kosmet. Mittel, BGBl. Nr. 168/1996 in der Fassung 2005. **3. Schweiz:** VO über Gebrauchsgegenstände (Abk. GebrV, SR 817.02) u. VO des Eidgenössischen Departements des Innern über kosmet. Mittel (Abk. Vkos, SR 817.23.31); enthalten insbes. Regelungen betr. Angaben auf den Verpackungen sowie Listen der zulässigen bzw. unzulässigen Inhaltsstoffe sowie Anwendungseinschränkungen. **4. EU:** die neue EU-Kosmetik-Verordnung wurde am 24.3.2009 vom EU-Parlament verabschiedet; Hauptziel: Gewährleistung eines hohen Maßes an Sicherheit von kosmet. Mitteln durch Stärkung der Verantwortung der Hersteller (u. a. Produktnotifizierung, Bekanntgabe der Rahmenrezeptur, Sicherheitsbewertung u. Kennzeichnung von Nanomaterialien, Verschärfung der Anforderungen an die Produktsicherheit, Kriterienkatalog für Werbeaussagen) u. Marktüberwachung; aus der aktuell noch gültigen Richtlinie 76/768/EWG des Rates vom 27.7.1976 wird eine EU-Verordnung, die in allen ihren Teilen verbindl. ist; tritt 20 Tage nach Veröffentlichung im EU-Amtsblatt in Kraft u. muss nach einer Übergangsfrist von 42 Monaten in allen EU-Mitgliedstaaten angewendet werden.

**Kosoblüten:** s. Hagenia abyssinica (Koso flos).

**Koso flos:** s. Hagenia abyssinica.

**Kosten-Effektivitäts-Analyse:** s. Pharmakoökonomie (Tab. dort).

**Kosten-Minimierungs-Analyse:** s. Pharmakoökonomie (Tab. dort).

**Kosten-Nutzen-Analyse:** s. Pharmakoökonomie (Tab. dort).

**Kosten-Nutzwert-Analyse:** s. Pharmakoökonomie (Tab. dort).

**Kostuspflanze:** s. Sesquiterpenlactone (Tab. dort).

**Kot:** Fäzes, Exkrement; Stuhl; Ausscheidungsprodukt des Darms; **Zusammensetzung: 1.** körpereigene Substanzen (abgestoßene Epithelien, Verdauungsenzyme, Schleim u. Gallenfarbstoffe*, welche die gelbl. bräunl. Farbe bedingen); **2.** Darmbakterien; **3.** nicht resorbierte Reste der Nahrungsstoffe (Wasser, bakt. Abbauprodukte, von denen v. a. Skatol* u. Indol* den typ. Geruch verursachen). Die stark variierende Menge des K. hängt weitgehend von der Ernährung ab; kleine Mengen (<200 g/d) bei ballaststoffarmer, große bei ballaststoffreicher Ernährung. Vgl. Obstipation; Diarrhö.

**Kotarnin:** s. Cotarnin.

**Kotorinde, Echte:** s. Aniba coto (Cortex Coto verus).

**Kotorinde, Falsche:** s. Aniba pseudocoto (Cortex Paracoto).

**Kotyledonen:** (bot.) Keimblätter; das erste Blatt* od. die ersten Blätter, die am Embryo der Samenpflanzen (s. Spermatophytina) gebildet werden.

**Koxa** (lat. coxa): Hüfte.

**Koxalgie:** Coxalgia; Hüftschmerz, oft bei Koxarthrose u. Koxitis*.

**Koxitis:** Coxitis; Arthritis* des Hüftgelenks (bakt., rheumat. od. als Begleitarthritis im Rahmen von Allgemeininfektionen, sog. flüchtige K.).

**Kp.:** Abk. für **K**och**p**unkt; s. Siedepunkt.

**Kr:** (chem.) Symbol für Krypton*.

**kracken:** s. cracken.

**Krähenauge:** s. Strychnos nux vomica (Strychni semen).

**Krämpfe:** unwillkürl. Muskelkontraktionen. **Formen: 1.** klonische K.: rasch aufeinanderfolgende, kurzdauernde, rhythm. Zuckungen antagonist. Muskeln; **2.** tonische K.: Kontraktion von starker Intensität u. langer Dauer, z. B. bei Tetanus*; **3.** tonisch-klonische K.: als generalisierte K. (Konvulsionen) z. B. bei Epilepsie* (Grand mal), Eklampsie*, Urämie* u. als psychogene K. bei Neurosen*; **4.** lokalisierte K. einzelner Muskeln od. Muskelgruppen: z. B. fokal-motor. epilept. Anfall od. Wadenkrampf.

**Krätze:** s. Scabies.

**Krätzesalbe:** s. Unguentum contra scabiem.

**Krätzheil:** s. Fumaria officinalis.

**Krätzkraut:** s. Knautia arvensis.

**Kräuter:** s. Herba.

**Kräuter, erweichende:** s. Species emollientes.

**Kräuter, gewürzhafte:** s. Species aromaticae.

**Kraft:** Symbol F; Größe, die an ihrer Auswirkung (auf einen Körper) erkennbar ist; statt von Kräften spricht man daher auch von Wechselwirkungen; SI*-Einheit: Newton, $1 N = 1 kg \cdot m \cdot s^{-2}$; früher dyn*; eine auf einen Körper wirkende Kraft bewirkt entweder eine Änderung seines Bewegungszustandes (Kraft = Masse · Beschleunigung) od. dessen elast. od. plast. Deformation; alle Kräfte können auf 4 **Grundkräfte** zurückgeführt werden: **1.** starke Wechselwirkungen: stärkste bekannte Kräfte, führen z. B. zum Zusammenhalt der Hadronen (Neutronen, Protonen) u. somit indirekt zum Zusammenhalt der Atomkerne; Reichweite: sehr kurz; **2.** elektromagnet. Wechselwirkungen: um ca. 2 Zehnerpotenzen schwächer als starke Wechselwirkungen u. als elektromagnetische Strahlung* (z. B. als Licht) präsent; Reichweite: theoret. unbegrenzt; **3.** schwache Wechselwirkungen: um ca. 12 Zehnerpotenzen schwächer als starke Wechselwirkungen; ermöglichen die Umwandlung von Teilchen; verantwortl. für Betazerfall* u. Kernfusion* durch Umwandlung von Protonen in Neutronen; Reichweite: sehr kurz; **4.** Gravitation: schwächste Grundkraft, um ca. 40 Zehnerpotenzen schwächer als starke Wechselwirkungen; überall präsent, wirkt immer anziehend u. lässt sich nicht abschirmen; Reichweite: theoret. unbegrenzt. Vgl. Schwerkraft; Arbeit.

**Kraftaufnehmer, piezoelektrischer:** piezoelektrischer Druckgeber; Teil von Tablettenpressen zur Messung der Presskräfte. Einsatz finden Kristalle (z. B. Quarz, Bariumtitanat), die bei einseitiger Zug- od. Druckbelastung an der Oberfläche durch Kristallgitterverspannungen eine der Belastung proportionale Ladung entstehen lassen (piezoelektr. Druckaufnahme). Diese wird über die an 2 Seiten aufgedampften Elektroden mit einem entsprechenden Messgerät registriert. Solche Kraftaufnehmer sind gegenüber Temperatureinflüssen prakt. unempfindlich.

**Kraft, elektromotorische:** Abk. EMK; reversible Zellspannung; Spannung (Potentialdifferenz) an den Elektroden einer elektrochem. Zelle im stromlosen Zustand; Hintergrund ist die Vorstellung, dass eine chem. Kraft die Ladungstrennung an den Elektroden bewirkt.

**Kraftkonstante:** Maß für die Stärke einer Feder; Quotient aus Kraft* u. Längenänderung (SI-Einheit $Nm^{-1}$); die K. einer chemischen Bindung* (Valenzkraftkonstante) ist ein Maß für die Bindungsstärke.

**Kraftpapier:** Papier hoher Festigkeit aus gebleichtem od. ungebleichtem Sulfatzellstoff.

**Kraft, protonenmotorische:** treibende Kraft, die Protonen* inf. eines z. B. durch die Atmungskette* in der inneren Mitochondrienmembran od. bei der Photosynthese* an der Thylakoidmembran entstandenen elektrochem. Protonengradienten durch eine Membran bewegt u. dabei Energie in Form von ATP bereitstellt (s. Atmungskettenphosphorylierung; Photophosphorylierung).

**Kraftstoffe:** Sammelbegriff für Brennstoffe (meist in flüssiger od. gasförmiger Form), die zum Betrieb von Verbrennungsmotoren benötigt werden.

**Kraftwurz:** s. Petasites hybridus (Petasitidis rhizoma).

**Kraftwurzel:** s. Panax ginseng (Ginseng radix).

**Krallendornwurzel:** s. Uncaria tomentosa.

**Krameria lappacea** (Domb.) Burd. et Simp.: s. Krameria triandra.

**Krameria triandra** Ruiz et Pav.: Krameria lappacea (Domb.) Burd. et Simp.; Payta-Rathiana, Peru-Ratanhia; Fam. Krameriaceae; Strauch in den peruan. Anden; Stpfl. von **Ratanhiae radix:** Radix Ratanhiae, Radix Krameriae; Ratanhiawurzel, Radix Krameriae; getrocknete Wurzeln* der Pflanze ohne Rhizome*; **Off.:** Ph.Eur.6; Monographie: Kommission E; **Inhaltsst.:** 10–15 % Ratanhia-Gerbstoffe (Catechingerbstoff, der hauptsächl. in der Wurzelrinde lokalisiert ist), die bei der Hydrolyse Glucose u. Ratanhiarot (wasserunlösl. u. unwirksam) ergeben; Gerbstoffgehalt nach Ph.Eur.6 mind. 5 %, berechnet als Pyrogallol*, bezogen auf das Trockengewicht; ferner Catechin*, Neolignane (s. Lignane), Stärke, Wachs, Gummi; **Anw.:** **1.** (med.) lokal, bei leichten Entzündungen der Mund- u. Rachenschleimhaut; **2.** (volkstüml.) Adstringens, zu Mund- u. Gurgelwässern, in Zahnpasten (zusammen mit Myrrhe; s. Commiphora molmol), gegen Hämorrhoiden u. Frostschäden; **Zuber.:** Tinctura* Ratanhiae); Extractum* Ratanhiae siccum normatum. **Hom.:** Ratanhia (HAB): getrocknete Wurzel; verordnet z. B. bei Hämorrhoidalbeschwerden mit Obstipation.

K

**Kramperltee:** s. Cetraria islandica (Lichen islandicus).

**Krampfader:** s. Varizen.

**Krampfgifte:** s. Konvulsiva.

**Krampfkraut:** s. Potentilla anserina.

**Krampftropfen:** s. Tinctura Valerianae aetherea.

**Kranewittbeeren:** s. Juniperus communis (Juniperi pseudofructus).

**Kranewittöl:** s. Juniperus oxycedrus (Pix Juniperi).

**kranial:** zum Kopf gehörend, kopfwärts; s. Cranium. Ggs.: kaudal*.

**Krankenhausapotheke:** Funktionseinheit eines Krankenhauses, der die Sicherstellung der ordnungsgemäßen Versorgung von einem od. mehreren Krankenhäusern mit Arzneimitteln obliegt; **1. Deutschland:** Nach § 14 Apothekengesetz ist dem Träger eines Krankenhauses die Erlaubnis zum Betrieb einer K. von der zuständigen Behörde zu erteilen, wenn er die Anstellung eines Apothekers* als Apothekenleiter u. die nach der Apothekenbetriebsordnung* für K. vorgeschriebenen Räume nachweist. Der Inhaber einer Erlaubnis für den Betrieb einer K. ist verpflichtet, zur Versorgung weiterer Krankenhäuser mit Arzneimitteln einen schriftl. Vertrag zu schließen, es sei denn, dass die zu versorgenden Krankenhäuser ebenfalls vom Inhaber der Erlaubnis getragen werden. Ein solcher Versorgungsvertrag muss von der zuständigen Behörde genehmigt werden. **2. Österreich:** Bez. für K. lautet Anstaltsapotheke; ansonsten ähnl. geregelt; gesetzl. Grundlage sind Apothekengesetz u. Apothekenbetriebsordnung.
**3. Schweiz:** Bez. für K. lautet Spitalapotheke. Die Betriebe unterstehen der Aufsicht durch die Kontrollorgane der kantonalen Gesundheitsbehörden. Zur Sicherstellung der GMP*-konformen Herst. im Bereich der Ad-hoc-Herstellung u. Defektur erarbeitete das Schweizerische Heilmittelinstitut Swissmedic zusammen mit kantonalen Partnerbehörden u. Anwenderkreisen die Regeln der Guten Herstellungspraxis für Arzneimittel in kleinen Mengen; sie wurden am 1.7.2005 als Kapitel der Schweizer Pharmakopöe (Ph.Helv.) in Kraft gesetzt. Vgl. Apotheke.

**Krankenkassen:** s. Sozialversicherung (Krankenversicherung).

**Krankenkost:** s. Diät.

**Krankenpflegeartikel:** s. Medizinprodukte.

**Krankenversicherung:** s. Sozialversicherung.

**Krankheit:** Störung der Lebensvorgänge in Organen od. im gesamten Organismus; Folge sind subjektiv empfundene bzw. objektiv feststellbare körperliche, geistige od. seel. Veränderungen. Vgl. Gesundheit.

**Krankheitsüberträger:** Überträger von Krankheitserregern; **Einteilung:** **1.** aktiver K. (Vektor*): als End*- od. Zwischenwirt* fungierender Überträger von Krankheitserregern, die sich in ihm weiterentwickelt od. vermehrt haben; z. B. Stechmücken, Läuse*, Zecken*; vgl. Arthropoden; **2.** passiver K.: Organismus, der Bakt., Viren, Wurmeier u. a. mechan. überträgt (z. B. durch Exkrementabsetzung auf Lebensmittel); vgl. Fliegen.

**Krapp:** s. Rubia tinctorum.

**Krapp-Purpur:** s. Purpurin.

**Krapprot:** s. Alizarin.

**Krappwurzel:** s. Rubia tinctorum (Radix Rubiae tinctorum).

**Krappwurzel, Ostindische:** s. Rubia cordifolia.

**Kratzbeere:** s. Rubus fruticosus.

**Krauseminze:** s. Mentha crispa.

**Krauseminzöl:** s. Mentha crispa (Menthae crispae aetheroleum).

**Krauß, Theodor:** s. Spagyrik.

**Kreatin** (gr. kréas Fleisch): Methylguanidinessigsäure; *N*-(Aminoiminomethyl)-*N*-methylglycin; CAS-Nr. 60-27-5; $C_4H_9N_3O_2$; $M_r$ 131.14; Zwischenprodukt des intermediären Stoffwechsels als Phosphorsäureverbindung in den Muskeln; wird in der Leber aus Arginin* u. Glycin* gebildet u. wird mit Fleischnahrung (auch Fleischbrühe) aufgenommen. Bisweilen wird es im Harn ausgeschieden, meist jedoch als **Kreatinin,** dem Anhydrid von Kreatin; vgl. Kreatinin-Clearance. **Nachw.:** in Blut u. Harn mittels alkal. Pikrinsäurelösung (Baljet*-Reagenz): blutrote Färbung.

**Kreatinin:** s. Kreatin; Kreatinin-Clearance.

**Kreatinin-Clearance:** Clearance* der endogenen Substanz Kreatinin (Stoffwechselprodukt des Kreatins*), die ausschließl. glomerulär filtriert wird u. daher als Marker für die Filtrationsleistung der Niere herangezogen wird; kann über die Messung der Kreatinin-Konz. in Harn u. Serum abgeschätzt werden:

$$CL_{Kr} = \frac{c_{Kr,U} \cdot V_U}{c_{Kr,Sr}}$$

$CL_{Kr}$: Kreatinin-Clearance; $C_{Kr,U}$: Kreatinin-Konz. im Harn; $V_U$: Harnzeitvolumen; $C_{Kr,Sr}$: Kreatinin-Konz. im Serum; außerdem mittels Serumkreatinin-Konz. u. speziellen Formeln (z. B. Cockcroft-Gault, MDRD), die u. a. Körpergewicht od. Alter mit einbeziehen.

**Kreatinurie:** Auftreten von Kreatin* im Harn*; erhöhtes Vork. z. B. bei Muskelerkrankungen, Hyperthyreose*, Diabetes* mellitus Typ 1, Cushing-Syndrom, Akromegalie*; erniedrigt bei Testosteronzufuhr u. Hypothyreose*.

**Krebs:** **1.** (med.) umgangssprachl. Bez. für eine bösartige Geschwulst; man unterscheidet hauptsächl. das Karzinom* (bösartige epitheliale Geschwulst) u. das Sarkom* (bösartige mesenchymale Geschwulst); **2.** Flusskrebs; (zoolog.) s. Astacus fluviatilis.

**Krebsauge:** Lapis cancrorum; Calculi cancrorum, Oculi cancrorum, Krebsstein; die vom Flusskrebs **Astacus* fluviatilis** während seiner Häutungszeit im Magen abgelagerten, linsenförmigen weißen Körperchen, bestehend aus ca. 63 % Calciumcarbonat*, 17 % Calciumphosphat*, Magnesiumphosphat u. Eiweiß; **Anw.:** (volkstüml.) früher zum Entfernen von Fremdkörpern aus den Augen; knochenbildendes Mittel, zu Zahnpulvern, gegen Magensäure u. Sodbrennen.

**Krebs-Kornberg-Zyklus:** s. Glyoxylatzyklus.

**Krebs-Zyklus:** s. Tricarbonsäurezyklus.

**Kreide, natürliche:** **1.** Schlämmkreide: Creta praeparata; s. Calciumcarbonat; **2.** Tafelkreide: Gips; Calciumsulfat* ($CaSO_4 \cdot 2\,H_2O$).

**Kreisbeschleuniger:** s. Teilchenbeschleuniger.

**Kreislauf, enterohepatischer:** zyklischer pharmakokinet. Prozess, der die Ausscheidung einer im Blutkreislauf zirkulierenden Substanz über die Leber in die Galle, von dort in den Darm u. die Rückresorption (meist im terminalen Ileum) in die Pfortader mit Rückführung in die Leber umfasst; **Bedeutung:** Dieser Kreislauf (Leber → Galle → Darm → Pfortader → Leber) betrifft v. a. lipophile Substanzen u. Glucuronide*, die durch Darmbakterien gespalten werden können. Er wird von einigen Substanzen u. U. mehrfach durchlaufen u. kann zur Verlangsamung der biliären Elimination* führen. **Beispiel:** körpereigene Substanzen (z. B. Gallensäuren*, Steroidhormone*) sowie Wirkstoffe (z. B. Digitoxin*, Phenprocoumon*). Vgl. Metabolismus.

**Kreislaufmittel:** Kreislaufanaleptika; Stoffe, die durch peripheren Angriff an der Gefäßmuskulatur od. zentral am Vasomotorenzentrum den Blutkreislauf beeinflussen; werden v. a. zur Blutdruckregulation (Hyper- od. Hypotonie; vgl. Antihypertensiva; Antihypotonika) u. bei Durchblutungsstörungen angewendet (vgl. Mittel, durchblutungsfördernde). **Wirkstoffgruppen:** peripherer Angriff: Vasodilatatoren*, Vasokonstriktoren*, versch. Kardiaka*; zentraler Angriff: Analeptika*.

**Kreislaufstörungen, funktionelle:** passagere od. prolongierte, u. U. anfallartig auftretende Funktionsstörungen des Herz-Kreislauf-Systems ohne nachweisbare org. Erkrankung, häufig psychosomat. u. durch Umwelteinflüsse bedingt. **Formen:** **1.** hyperdynamische funktionelle Kreislaufstörungen: hyperkinetisches Herzsyndrom mit Neigung zu Dauertachykardie, vergrößerter Blutdruckamplitude u. vegetativen Begleitsymptomen; **2.** hypodynamische funktionelle Kreislaufstörungen: Hypotonie*, Synkope*.

**Krempelprozess:** Vorgang bei der Herst. von Watte. Beim K. werden die einzelnen Baumwollfasern auf den sog. Krempeln, einem System von Trommeln u. Walzen, die mit unzähligen kleinen Drahthäkchen bürstenartig bedeckt sind, ausgekämmt u. in die gleiche Richtung gelegt.

**Kremserweiß:** s. Bleicarbonat, basisches.

**Kren:** s. Armoracia rusticana (Radix Armoraciae).

**Kreolin:** s. Creolin.

**Kreosol:** Methylbrenzcatechin; 2-Methoxy-4-methylphenol; CAS-Nr. 93-5-6; $C_8H_{10}O_2$; $M_r$ 138.16; D. 1.092 (25 °C); Sdp. 220 °C; $n_D^{25\,°C}$ 1.5353; farblose bis gelbl. Flüss., etwas lösl. in Wasser, mischbar mit org. Lösungsmitteln; **Vork.:** Best. von Kreosot*.

**Kreosot:** Kreosotum; Buchenholzteerkreosot; Gemisch aus Guajakol*, Kreosol* u. Cresolen; D. 1.075; Sdp. 200–220 °C; klare, schwach gelbl., ölige Flüss., lösl. in Ether, Ethanol, Schwefelkohlenstoff, sehr schwer lösl. in Wasser; **Darst.:** durch Destillation des Buchenholzteers (s. Fagus sylvatica, Oleum Fagi empyreumaticum); die frühere innerl. Anw. als Antiseptikum* bei Lungentuberkulose (Pilulae Kreosoti) ist obsolet. **Hom.:** Kreosotum (HAB): verordnet z. B. bei Folgezuständen von Diabetes (Pruritus*, Gangrän*), Karies*, Schleimhautgeschwüren mit Blutungen, Hyperemesis*.

K

**Kreosotcarbonat:** s. Kreosotum carbonicum.

**Kreosotum carbonicum:** Kreosotcarbonat; Creosotal; zähe, farblose bis gelbe, schwach nach Kreosot* riechende Flüss., lösl. in Ethanol, fetten u. äther. Ölen, unlösl. in Wasser; nach DAB Kohlensäureester der Phenole* des Kreosots; **Darst.:** Einwirkung von Phosgen* auf Kreosot-Natrium; die frühere med. Anw. (wie Kreosot*) ist obsolet.

**Kresalole:** Salicylsäureester der Cresole*.

**Kresol:** s. Cresol.

**Kresolharze:** Kunstharze*; Cresol*-Formaldehyd-Kondensationsprodukt.

***o*-Kresolphthalein:** $C_{22}H_{18}O_4$; $M_r$ 346.4; gelbl. weißes Pulver, lösl. in Ethanol, sehr schwer lösl. in Wasser; **Anw.:** (analyt.) Indikator* in der Maßanalyse; Umschlagsbereich: pH 8.2 (farblos) bis pH 9.8 (rot-lila).

**Kresolpurpur:** *m*-Cresolsulfonphthalein; $C_{21}H_{18}O_5S$; grünl., glänzendes Pulver; lösl. in Ethanol, wenig lösl. in Wasser, unlösl. in Ether; **Anw.:** (analyt.) Indikator*, Umschlagsbereiche: pH 1.2 (rot) bis pH 2.8 (gelb) u. pH 7.4 (gelb) bis pH 9 (purpur).

**Kresol, rohes:** s. Cresol (Cresolum crudum).

**Kresolrot:** *o*-Cresolsulfonphthalein; $C_{21}H_{18}O_5S$; rotbraunes Pulver; leicht lösl. in Ethanol, wenig lösl. in Wasser; **Anw.:** (analyt.) Indikator*, Umschlagsbereiche: pH 0.2 (rot) bis pH 1.8 (gelb) u. pH 7.0 (gelb) bis pH 8.8 (purpur).

**Kresolseife:** s. Sapo Cresoli.

**Kresolseifenlösung:** s. Sapo Cresoli.

**Kresolsulfonsäure:** s. *m*-Cresolsulfonsäure.

**Kresolwasser:** s. Aqua cresolica.

**Kresotinsäure:** Hydroxy-methylbenzol-carbonsäure (*m*-K., *o*-K., *p*-K.); $C_8H_8O_3$; farblose Kristalle, wenig lösl. in Wasser, leicht lösl. in Ethanol, Ether, Chloroform; nicht mehr med. angewendet.

**Kretinismus:** kindl. Entwicklungsstörung durch Mangel an Schilddrüsenhormonen*; **Vork.:** **1. endemisch:** bei Schädigung im Mutterleib durch

Iodmangel bzw. Hypothyreose* der Mutter; überdurchschnittl. häufig in Iodmangelgebieten; postnatal meist hypothyreote Stoffwechsellage des kindl. Organismus; irreparable intrauterine Schädigung u. Entwicklungsverzögerung bes. von ZNS (geistige Behinderung unterschiedl. Grades), Skelett u. a. Organen; **2. sporadisch:** bei anderer intrauterin erworbener Neugeborenenhypothyreose u. kongenitaler angeborener Hypothyreose; meist weniger ausgeprägte intrauterine Entwicklungsstörungen als bei endemischem K.; **Ther.:** postnatale Schilddrüsenhormonsubstitution; **Proph.:** iodiertes Speisesalz (bzw. Trinkwasser) in Iodmangelgebieten.

**Kreuzallergie:** auf einer Kreuzreaktion* beruhende Allergie*, z. B. gegen Penicilline u. Cephalosporine.

**Kreuzbeeren:** s. Rhamnus catharticus (Rhamni cathartici fructus).

**Kreuzblütler:** s. Brassicaceae.

**Kreuzblume:** s. Polygala amara.

**Kreuzblumenkraut, Bitteres:** s. Polygala amara (Herba Polygalae amarae cum Radicibus).

**Kreuzdorn:** s. Rhamnus catharticus.

K

**Kreuzdornbeeren:** s. Rhamnus catharticus (Rhamni cathartici fructus).

**Kreuzdornbeeren, Frische:** s. Rhamnus catharticus (Fructus Rhamni cathartici recentes).

**Kreuzdornbeersirup:** s. Sirupus Rhamni catharticae.

**Kreuzdorngewächse:** s. Rhamnaceae.

**kreuzgegenständig:** s. Blattstellung.

**Kreuzkraut:** s. Senecio; Senecio vulgaris.

**Kreuzkraut, Goldenes:** s. Senecio aureus.

**Kreuzkrautwurzel, Bittere:** s. Polygala amara (Radix Polygalae amarae).

**Kreuzkümmel:** s. Cuminum cyminum (Fructus Cumini).

**Kreuzotter:** s. Vipera berus.

**Kreuzprobe:** serologische Verträglichkeitsprobe; durch Richtlinien der Bundesärztekammer festgelegte Prüfung der serolog. Verträglichkeit von Spender- u. Empfängerblut vor einer Bluttransfusion* (v. a. Erfassung irregulärer Blutgruppenantikörper), die von einem Arzt durchzuführen od. zu beaufsichtigen ist; es wird die Kompatibilität von Spendererythrozyten u. Empfängerserum bzw. -plasma beurteilt (sog. **Majortest**; der früher verwendete sog. Minortest überprüfte die Kompatibilität von Empfängererythrozyten u. Spenderserum); Durchführung als indirekter Antiglobulintest zum Nachw. irregulärer Blutgruppenantikörper; zusätzl. Blutgruppenbestimmung aus dem Patientenblut obligat. Der sog. **eigene Tropfen** erlaubt die Abgrenzung von serolog. Reaktionen zwischen Erythrozyten u. Serum des Empfängers (z. B. bei Vorhandensein von Autoantikörpern); bei unspezif. Autoagglutination (z. B. bei Paraproteinämie, hämolytischer Anämie) ist die Verw. gewaschener Erythrozyten angezeigt. Bei jeder K. ist zur Erfassung von transfusionsrelevanten Antikörpern ein Antikörpersuchtest mitzuführen (Ausnahme: vorausgehender Antikörpersuchtest aus einer Blutprobe, die weniger als 3 Tage zurückliegt).

**Kreuzraute:** s. Ruta graveolens.

**Kreuzreaktion:** immun. Reaktion spezif. Antikörper* bzw. spezif. sensibilisierter T- od. B-Lymphozyten mit heterologen Antigenen* (Fremdsubstanzen mit ähnl. oder ident. Epitopen wie das homologe Antigen); zurückzuführen auf weitgehende strukturelle Ähnlichkeiten zw. dieser Substanz u. dem ursprüngl. Immunogen od. auf das Vork. ident. Strukturen, d. h. auf den Besitz gemeinsamer antigener Determinanten auf beiden Substanzen.

**Kreuzresistenz:** Resistenzentwicklung bei Bakt. nicht nur gegen ein bestimmtes Antibiotikum, sondern auch gegen im Allg. chem. verwandte Antibiotika*; z. B. Kanamycin u. Neomycin; vgl. Resistenz.

**Kreuzspinne:** s. Araneus diadematus.

**Kriebelkorn:** s. Secale cornutum.

**Kriebelkrankheit:** s. Secale cornutum.

**Kriechprobe:** s. Fluor.

**Krimpen:** (engl.) *crimp*; syn. Bördeln; Umbiegen des Gefäßrandes unter Druck; z. B. bei Druckgaspackungen* werden die Deckel gekrimpt.

**Kristalle:** Körper von einer bestimmten regelmäßigen, ihnen eigentüml. Gestalt; Ggs.: amorphe, d. h. gestaltlose Körper; die Kristallform* wird bestimmt durch die Anzahl der Flächen, die unter bestimmten Winkeln gegeneinander geneigt sind; die versch. Kristallformen können in 7 **Kristallsysteme** (kristallograph. Achsensysteme; s. Abb.) eingeteilt werden; als Grundlage dient die Geometrie der Elementarzelle, die das Raumgitter eines K. (Kristallgitter*) aufbaut: **1. kubisches** System: reguläres System; 3 gleichlange Achsen, alle rechtwinklig zueinander (Oktaeder, Würfel; Natriumchlorid*, Kaliumiodid*); **2. hexagonales** System: 4 Achsen, davon 3 gleich lang u. sich in einem Winkel unter 60° schneidend, die vierte länger od. kürzer, senkrecht zur Ebene der 3 anderen (Bergkristall, Quarz*, Kalkspat*); **3. rhomboedrisches** System: 3 gleichlange Achsen, sich alle unter dem gleichen, aber von 90° abweichenden Winkel schneidend; **4. tetragonales** System: 3 Achsen, davon 2 gleich lang, die dritte (Hauptachse) länger od. kürzer, alle rechtwinklig zueinander (Quadratoktaeder, Prisma); **5. orthorhombisches** System: 3 versch. lange Achsen, alle rechtwinklig zueinander (Rhombenoktaeder; Magnesiumsulfat, Kaliumnitrat*); **6. monoklines** System: 3 versch. lange Achsen, davon 2 schiefe, mit der dritten aber rechte Winkel bildend (Glaubersalz, Soda, Gips, Zucker, Borax); **7. triklines** System: 3 versch. lange Achsen, die alle schief aufeinander stehen (Kupfersulfat).

**Kristalle, flüssige:** s. Flüssigkristalle.

**Kristallfeldtheorie:** s. Komplexchemie.

**Kristallform:** **1.** eine polymorphe od. pseudopolymorphe Modifikation, s. Polymorphie; Kristallsolvate. **2.** Gesamtheit aller Kristallflächen, die aus einer Kristallfläche durch Anw. sämtl. Symmetrieoperationen einer Punktgruppe* des Kristalls hervorgehen.

**Kristallgestalt:** im Ggs. zum Begriff Kristallform* bezieht sich die K. auf das äußere Erscheinungsbild eines Kristalls*; unterschieden werden **Kristallhabitus** (z. B. nadelförmig, würfelig, blättchenförmig) u. **Kristalltracht** (Gesamtheit der am

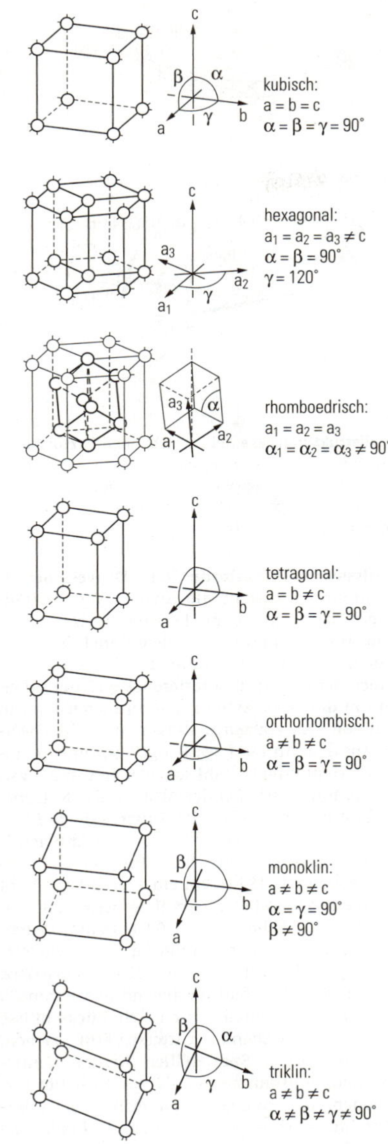


**Kristalle:** die 7 kristallograph. Achsensysteme [8]

Kristall auftretenden Kristallflächen); Kristalle mit unterschiedl. Tracht od. Kristalle mit versch. Kristallgittern* können demnach denselben Kristallhabitus haben.

**Kristallgitter:** regelmäßige, 3-dimensionale Anordnung der Bausteine (Atome, Moleküle, Ionen) eines Kristalls* auf sog. Gitterpositionen od. -plätzen.

**Kristallhabitus:** s. Kristallgestalt.

**Kristallinitätsgrad:** Kristallinitätsindex; prozentualer Anteil krist. Substanz in einer Probe, die sowohl krist. als auch amorphe Teile enthält; ein völlig krist. Stoff besitzt einen K. von 1, bei 50 % amorpher Anteile ist der K. 0.5. Der K. ist das zentrale Interesse der Molekulargalenik*. Vgl. Ordnungsgrad.

**Kristallisation:** Übergang eines Stoffes aus dem flüssigen od. gasförmigen in den festen, krist. Zustand; **Anw.:** Reinigen (s. Umkristallisation) od. Trennen gelöster Substanzen, indem man einen Stoff aus einer heißen gesättigten Lsg. durch Erkalten od. Verdunsten des Lösungsmittels auskristallisieren lässt od. indem man einer Lsg. eine andere Flüss. zusetzt, in der der Stoff unlösl. od. schwer lösl. ist (Ausfällen); vgl. Rekristallisation.

**Kristallit:** sehr kleiner Einzelkristall; vgl. Kristalle.

**Kristallmennige:** s. Mennige.

**Kristallographie:** Wissenschaft, die sich mit den physik.-chem. Eigenschaften von natürl. u. künstlichen Kristallen* beschäftigt; Teilgebiete sind die Kristallgeometrie (Symmetrie u. Struktur von Kristallen), Kristallphysik (Kristalloptik, z. B. Doppelbrechung, Polarisation, Interferenzerscheinungen) u. die Kristallchemie (Zusammenhänge zw. Atomanordnung in Kristallen u. ihrer chem. Zusammensetzung).

**Kristalloide:** veraltete Bez. für kristallisierbare Stoffe, die bei der Osmose* leicht durch die Membran diffundieren. Ggs.: Kolloide*.

**Kristallsoda:** s. Natriumcarbonat (Natriumcarbonat-Decahydrat).

**Kristallsolvate:** kristalline Solvate, Lösungsmitteladdukte; Molekülverbindungen* (Komplexe) aus Feststoffen u. Lösungsmitteln, die zwar (meistens) stöchiometr. definiert, aber mehr od. weniger labil sind. Ist das Lösungsmittel Wasser, werden sie als Hydrate* bezeichnet. Die Fähigkeit, zus. mit Lösungsmitteln zu kristallisieren, wird auch als Pseudopolymorphie bezeichnet (s. Polymorphie).

**Kristallstrukturanalyse:** Feinstrukturanalyse; Verfahren zur Ermittlung der 3-dimensionalen Anordnung von Atomen in Kristallen* mit Hilfe von Strahlen, deren Wellenlängen ungefähr den Atomabständen im Kristallgitter entsprechen (Elektronen-, Neutronen-, Protonen-, Synchrotron- od. Röntgenstrahlen*); **Formen: 1.** Röntgendiffraktion (syn. Röntgenbeugung; s. unten); **2.** Neutronenbeugung* (v. a. für Proben mit leichten Atomkernen); **3.** Untersuchung mit Synchrotronstrahlung: aufgrund sehr hoher Strahlungsintensität v. a. bei kleinen Kristallen u. biol. Proben von Interesse; allen anderen Laborquellen überlegen; schwer zugängl., daher für Routineuntersuchungen ungeeignet; **4.** Untersuchung mit Elektronenstrahlen: aufgrund starker Wechselwirkung mit den Kristallbausteinen u. geringer Eindringtiefe für Routineuntersuchungen ungeeignet; ferner auch strukturbestimmende Methoden wie die NMR*-Spektroskopie (Festkörper-NMR). **Röntgendiffraktion:** engl. X-Ray Diffraction (Abk. XRD); Röntgenbeugung; verbreitetstes Verfahren zur K. unter den Beugungs- u. Interferenzmethoden, bei dem Röntgenstrahlung durch Beugung* u. Interferenz* an den Elektronenwolken der Kristallgitterbausteine zu auswertbaren Bildern (sog. Röntgendiffraktogramme; vgl. Halo) umgesetzt wird (Röntgenfeinstrukturanalyse). Beugungser-

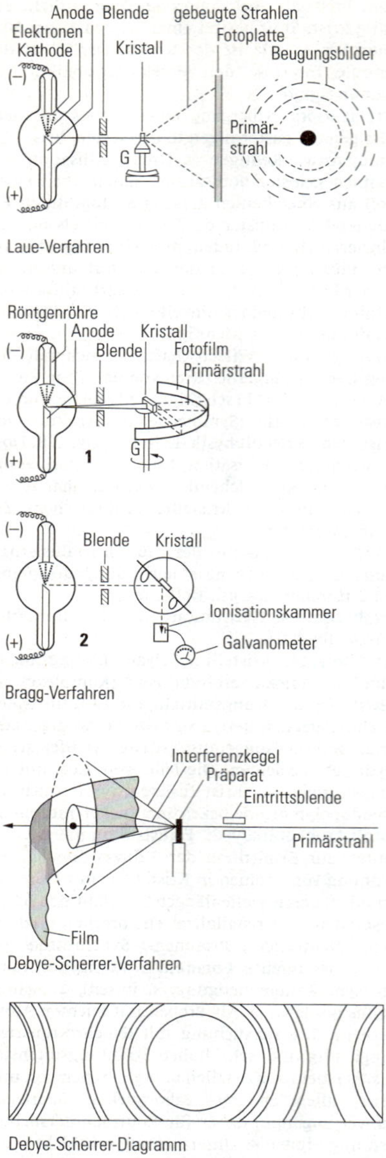


**Kristallstrukturanalyse** Abb. 1: Röntgenbeugungsmethoden

scheinungen werden dabei z. B. fotografisch od. mit Hilfe von Strahlenmessgeräten* (sog. Zählrohren) registriert u. auf mathemat. Wege wird aus den Winkellagen u. Intensitäten der Beugungsreflexe auf die exakte Position der Beugungszentren (Atome des Kristalls) zurückgeschlossen. Grundlage für die Berechnung: Bragg*-Gleichung; **Einteilung:** versch. Verfahren der Röntgendiffraktion: **I.** nach Art der Probenpräparation (s. Abb. 1):

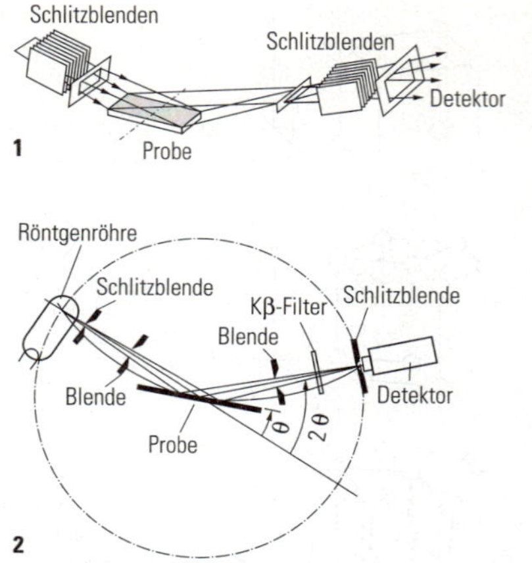


**Kristallstrukturanalyse** Abb. 2: Zählrohrdiffraktometer, Bragg-Brentano-Fokussierungsprinzip; θ: Einfallswinkel (auch Glanz- od. Braggwinkel); Kβ-Filter: für (bestimmte) Röntgenstrahlen; dient zur Monochromatisierung [13]

**1. Pulverkristallmethode** (z. B. Debye-Scherrer-Verfahren): ermöglicht die Analyse von Kristallpulvern, die nach entspr. Präparation mit einem monochromat. Röntgenstrahlenbündel bestrahlt werden. Dabei entstehen durch Reflexion an den Atomen der Kristallite Interferenzkegel, die auf einem um die Probe zylindr. angeordneten Film in Form von typ. konzentr. Ringen abgebildet werden. Aus dem Abstand zw. Beugungsringen u. unreflektiertem Primärstrahl sowie dem Abstand zw. Probe u. Film lässt sich der Abstand der Netzebenen* bestimmen. **2. Einkristallmethode: a)** Laue-Verfahren: älteste Methode der K., entwickelt 1912 vom deutschen Physiker Max von L. (1879–1960, Nobelpreis 1914); ein einziger Kristall wird mit einem gebündelten Strahl weißen Röntgenlichts versch. Wellenlängen (0.01–10 nm) durchstrahlt u. die gebeugte Strahlung auf einem planen fotograf. Film hinter dem Kristall registriert. Aus dem Beugungsbild, bestehend aus symmetr. angeordneten Punkten, lassen sich Rückschlüsse auf die verursachende Gitterstruktur ziehen. Anw.: nur noch in Spezialfällen (Kristallorientierung, Beugungssymmetrie), da zur K. heute v. a. Methoden, die homogene monochromat. Röntgenstrahlung verwenden, dienen. **b)** Bragg-Verfahren: Drehkristallmethode; ein auf einem drehbaren, rechnergesteuerten Tischchen befestigter Kristall wird mit monochromat. Röntgenlicht bestrahlt. Durch Drehung des Kristalls werden die Netzebenen nacheinander in Reflexionsstellung gebracht u. die reflektierte Strahlung auf einem halbkreisförmig angeordneten Film od. meist mit Zählrohren aufgezeichnet. Mit Hilfe der Bragg-Gleichung lassen sich so die Kristallgitterkonstanten errechnen. **II.** nach Art der Registrierung: **1.** Verfahren mit fotograf. Auswertung, z. B. Debye-Scherrer-Verfahren, Laue-Verfahren; **2.** Zählrohrverfahren (z. B. Goniometer- od. Zählrohrdiffraktometer): arbeitet v. a. nach dem Bragg-Brentano-Fokussierungsprinzip (s. Abb. 2); für routinemäßige Aufnahmen sehr gut geeignet. Die Pulverprobe befindet sich in einer Vertiefung eines Kunststoff- od. Metallprobenträgers, der drehbar um eine Achse befestigt ist. Streng monochromat. u. mit Hilfe von Schlitzblenden in parallele Teilstrahlen zerlegte Röntgenstrahlung wird auf dem ebenen Präparat gebeugt u. gelangt nach Passieren von weiteren Schlitzblenden zum Zählrohr (s. Strahlenmessgeräte) od. Szintillationszähler*. Der Detektor bewegt sich mit der doppelten Winkelgeschwindigkeit um die Präparateachse u. registriert nacheinander die gebeugte Strahlung. Die Bewegung des Präparats u. des Zählrohrs laufen synchron mit dem Schreibpapier des Kompensationsschreibers. Anw.: in der Pharmazie zur qualitativen u. quantitativen Bestimmung von kristallinen Arznei- u. Hilfsstoffen, zur Untersuchung auf Polymorphie* sowie zur Prüfung bestimmter Arzneiformen.

**Kristallsystem, quadratisches:** veraltet für tetragonales Kristallsystem; s. Kristalle.

**Kristallsystem, reguläres:** kubisches Kristallsystem; s. Kristalle.

**Kristallsystem, rhombisches:** s. Kristalle.

**Kristalltracht:** s. Kristallgestalt.

**Kristallviolett:** s. Methylviolett.

**Kristallwasser:** s. Hydratwasser.

**Krötengift:** Bufotoxin; s. Bufo bufo.

**Krokoit:** s. Bleichromat.

**Krokus:** s. Crocus sativus (Crocus).

**Krone:** syn. Kronenether; Trivialbezeichnung für makrocycl. Polyether (s. Verbindungen, makrocyclische); der Name geht auf die an eine Krone erinnernde Zickzack-Anordnung der Ringatome zurück (s. Abb.).

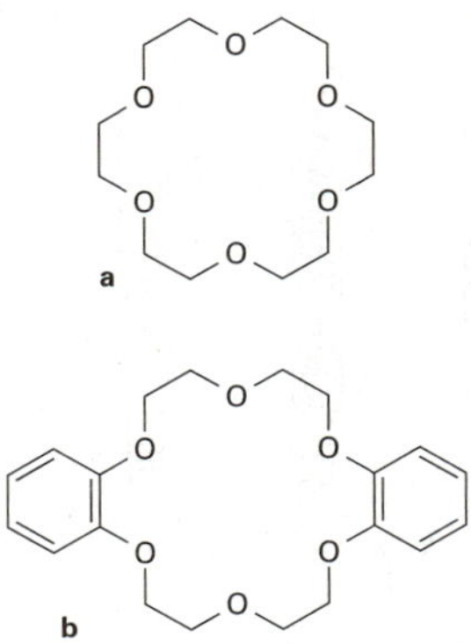

**Krone:** a: [18]Krone-6: 1,4,7,10,13,16-Hexaoxacyclooctadecan; b: Dibenzo-[18]Krone-6: Octahydrodibenzo[*b,k*]-1,4,7,10,13,16-Hexaoxacyclooctadecan

**Kronenblume:** s. Calotropis gigantea.

**Kronenverbindungen:** Koronate; Molekülverbindungen* aus Kronenethern und z. T. selektiv komplex gebundenen Metall-Kationen; in unpolaren Lösungsmitteln führt diese Komplexierung der Kationen zu sehr reaktiven, nicht solvatisierten (sog. nackten) Anionen.

**Kronglas:** s. Glas.

**Kronsbeeren:** s. Vaccinium vitis-idaea (Fructus Vitis-idaeae).

**Kropf:** s. Struma.

**Krotonöl:** s. Croton tiglium (Oleum Crotonis).

**Krotonsamen:** s. Croton tiglium (Semen Crotonis).

**Kruke:** Abgabebehälter aus Porzellan, Glas od. Kunststoff für eine halbfeste Arzneizubereitung.

**Krummdarm:** s. Darm

**Krummholzkiefer:** s. Pinus mugo.

**Krummholzöl:** s. Pinus mugo (Pini pumilionis aetheroleum).

**Krupp:** Croup; bes. bei Säuglingen u. Kleinkindern auftretende Einengung der Atemwege im Bereich des Kehlkopfes mit inspiratorischem Stridor*; **Formen: 1.** echter K.: Kehlkopfentzündung bei Diphtherie*; charakterist. sind Bildung von Pseudomembranen u. Stimmlosigkeit; **2.** andere Kruppsyndrome: s. Pseudokrupp.

**Krustengranulat:** s. Granulieren.

**Kryolith:** s. Natriumhexafluoroaluminat.

**Kryoprotektivum:** Gefrierschutzmittel v. a. zur Konservierung lebender Zellen*; auch für die In-vitro-Fertilisation bei Kälte (Kryokonservierung) verwendet, z. B. Dimethylsulfoxid* (c = 10 %, v/v) od. Glycerol* (c = 10 %, m/v).

**Kryoskopie:** Methode zur Bestimmung der molaren Masse* mittels Gefrierpunkterniedrigung*.

**Kryoskopiekonstante:** s. Osmolalität; Gefrierpunkterniedrigung.

**Kryostat:** s. Thermostat.

**Kryptanden:** Azapolyether; makrocyclische Verbindungen*, die wie Kronenether (s. Krone) aufgebaut sind, jedoch zusätzl. Überbrückungen durch Stickstoffatome aufweisen (s. Abb.). K. sind aufgrund der speziellen Konstitution extrem starke Komplexliganden (s. Komplexverbindung).

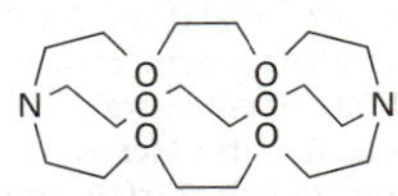

**Kryptanden:** [2.2.2.]-Kryptand (4,7,13,16,21,24-Hexaoxa-1,10-diazabicyclo-[8.8.8.]-hexacosan)

**Kryptate:** Komplexverbindungen* aus Kryptanden* u. ionischen Verb., zumeist einfachen Metallkationen; diese extrem starken Komplexe sind so aufgebaut, dass das Ion in einem durch den Kryptanden gebildeten Hohlraum völlig abgeschirmt

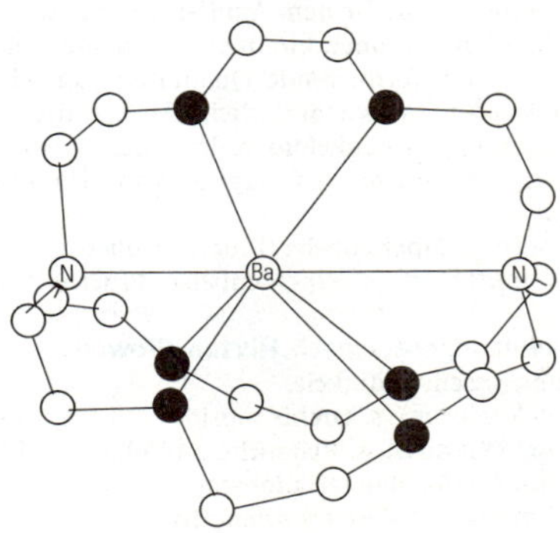

**Kryptate**

K

ist (s. Abb.). Da die Kryptanden ihre apolaren Teile nach außen orientieren, sind solche Komplexe auch in apolaren Lösungsmitteln wie Benzol löslich.

**Kryptoaescin:** s. Aescin.

**Kryptogamen:** blütenlose Sporenpflanzen (im Ggs. zu den Phanerogamen; s. Spermatophytina); zu den K. gehören die Thallophyten* (Schleimpilze, Kieselalgen, Flagellaten, Grünalgen, Braunalgen, Armleuchtergewächse, Algenpilze, höhere Pilze), Bryophyta (Moospflanzen) u. Pteridophyta* (Farnpflanzen, Schachtelhalme, Bärlappe).

**Kryptokokkose:** s. Cryptococcus.

**Krypton:** Symbol Kr; CAS-Nr. 7439-90-9; $A_r$ 83.80; OZ 36; Schmp. −157.2 °C; Sdp. −153.3 °C; Edelgas*; krit. Temp. −63.8 °C; krit. Druck 55.0 bar; krit. D. 0.908 g/cm$^3$; **Vork.:** Best. der Luft (1.08 ppm); **Darst.:** fraktionierte Destillation verflüssigter Luft; **Anw.:** **1.** (med.) $^{81m}$Kr, Ph.Eur.6, zur Lungenszintigraphie; **2.** (techn.) Glühlampen-, Leuchtstoffröhrenfüllung, Laser; **Gesch.:** 1898 von William Ramsay (1852–1916) spektroskop. nachgewiesen.

K

**Krypton-85:** Symbol $^{85}$Kr; OZ 36; Radionuklid* des Kryptons*; kann durch Abtrennung von den anderen Produkten der Uranspaltung erhalten werden; HWZ 10.7 Jahre; emittiert Beta- u. Gammastrahlen; **Zuber.:** sterile, mit Natriumchlorid isotonisierte Injektionslösung (Kryptoni [$^{85}$Kr] solutio iniectabilis Ph.Eur.6, [$^{85}$Kr]Krypton-Injektionslösung); Anw. obsolet; früher zur Darst. der Lungenperfusion, der regionalen myokardialen Perfusion u. der zerebralen Durchblutung.

**Kryptoni[$^{85}$Kr] solutio iniectabilis:** s. Krypton-85.

**Kryptonum[$^{81m}$Kr] ad inhalationem:** s. [$^{81m}$Kr]Krypton zur Inhalation.

**[$^{81m}$Kr]Krypton zur Inhalation** Ph.Eur.6: Kryptonum[$^{81m}$Kr] ad inhalationem; Mischung von Krypton*-81m ($^{81m}$Kr, Gammastrahler, HWZ 13.1 s) mit Trägergas (z. B. Luft); **Herst.:** in einem Radionuklidgenerator* durch Zerfall von Rubidium*-81; **Anw.:** szintigraph. Untersuchung der Lungenventilation.

**Kryptoxanthin:** Serumcarotinoid (s. Carotinoide) mit Provitamin-A-Eigenschaften; vgl. Vitamin A.

**17-KS:** Abk. für **17-Ketosteroide***.

**Ksharas:** im Ayurveda* Bez. für die Aschen von Pflanzen od. Derivate dieser Aschen in lösl. (Drava Kshara) od. kristalliner (Churna Kshara) Form; alkal. Substanzen, die dem Agni*-Element zugeordnet werden, da ihnen brennende, ätzende, abbauende u. transformierende Qualitäten zugeschrieben werden; **Anw.:** äußerlich als Ätzmittel bei Warzen od. Narbenkeloiden, innerlich (vorsichtig dosiert) bei bestimmten Magen-Darm-Erkrankungen.

**Kubeben:** s. Piper cubeba (Fructus Cubebae).

**Kubebenpfeffer:** s. Piper cubeba (Fructus Cubebae).

**Kubikwurzelgesetz nach Hixson-Crowell:** s. Auflösungsgeschwindigkeit.

**Kuckucksblume:** s. Orchis morio.

**Kuckucksstendel:** s. Platanthera bifolia.

**Kudzubohne:** s. Pueraria lobata.

**Küchenschabe:** s. Blatta orientalis.

**Küchenschelle:** s. Pulsatilla pratensis.

**Küchenzwiebel:** s. Allium cepa var. cepa.

**Kühlbrutschrank:** s. Brutschrank.

**Kühler:** Vorrichtung zur Kondensation* von Dämpfen bei der Destillation*; **Formen:** s. Abb.; **1.** Rückflusskühler: Das Kondensat fließt wieder in den Siedekolben zurück (z. B. Kugelkühler). **2.** Produktkühler: Das Kondensat wird in das Auffanggefäß (die Vorlage) abgeleitet; z. B. Liebig-Kühler, Schlangenkühler u. Dimrothkühler (dem Schlangenkühler ähnlich, aber mit höherem Wirkungsgrad, da das Kühlmittel durch die Schlange fließt). **Sonderformen:** Kühlfinger od. mit Kühlmitteln füllbare Städeler-Kühler, die in den Dampfraum eingehängt werden.

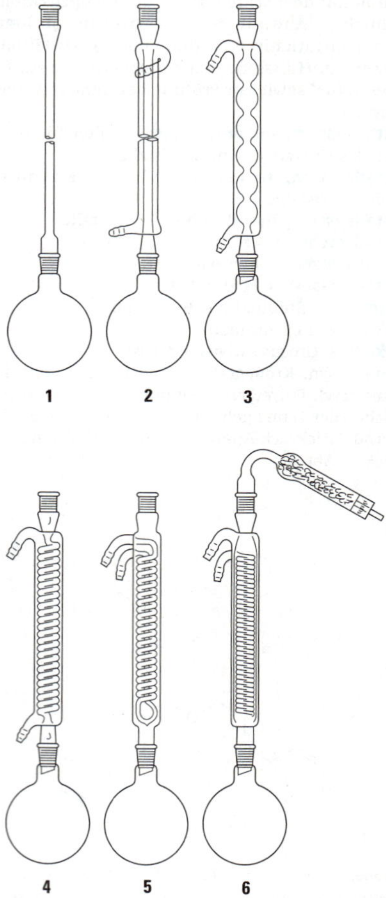


**Kühler:** 1-Liter-Kolben mit 1: Steigrohr (natürl. Länge ca. 1 m); 2: Liebig-Kühler (natürl. Länge mind. 40 cm); 3: Kugelkühler; 4: Schlangenkühler; 5: Dimrothkühler; 6: Intensivkühler u. Trockenrohr

**Kühlkette:** ununterbrochene Kühlung von Arzneimitteln auf den Transportwegen durch Kühlbox u. Akku mit anschließender Lagerung im Kühlschrank bei vorgeschriebener Temperatur; in Deutschland unterliegen z. B. aktive Impfstoffe gegen Hepatitis B, Röteln, Masern, Parotitis epide-

mica, Poliomyelitis, Typhus abdominalis u. Varizellen der Kühlkette.
**kühl lagern:** s. kalt lagern.
**Kühlsalbe:** s. Unguentum leniens.
**Kühlschranktemperatur:** Lagerungsvorschrift* nach Ph.Eur.; entspricht 2–8 °C.
**Kühlverfahren:** s. Konservierung.
**Küken-Antidermatitis-Vitamin:** s. Vitamin B (Pantothensäure).
**Kümmel:** s. Carum carvi.
**Kümmelöl:** s. Carum carvi (Carvi aetheroleum).
**Kümmel, Römischer:** s. Cuminum cyminum (Fructus Cumini).
**Küpenfärberei:** s. Indigo.
**Kürbis:** s. Cucurbita pepo.
**Kürbisgewächse:** s. Cucurbitaceae.
**Kürbiskerne:** s. Cucurbita pepo (Cucurbitae semen).
**Kürbiskernöl:** s. Cucurbita pepo (Oleum Cucurbitae).
**Kürbissamen:** s. Cucurbita pepo (Cucurbitae semen).
**Küvette:** meist kleiner Behälter mit planparallelen Fenstern aus Quarzglas (s. Quarz), Glas* od. Kunststoff; v.a. zur Aufnahme flüssiger od. gasförmiger Substanzen zu Zwecken der Spektroskopie*, Kolorimetrie* od. Photometrie*.
**Kugelblumenstrauch:** s. Globularia alypum.
**Kugelblumenstrauchblätter:** s. Globularia alypum (Folia Alypi).
**Kugelfallviskosimeter:** Viskosimeter zur Bestimmung der dynam. Viskosität* $\eta$ (SI-Einheit: Pa · s) idealviskoser Flüssigkeiten (Ph.Eur.6); gemessen wird die Fallzeit t einer Kugel unter isothermen Bedingungen in einem mit der Prüfflüssigkeit gefüllten Fallrohr zw. den beiden Messmarken. Für den Fallvorgang gilt das Stokes-Gesetz (s. Sedimentationsanalyse). Unter Berücksichtigung einer Gerätekonstante k gilt:

$$\eta = k \cdot (\varrho_K - \varrho_{Fl}) \cdot t$$

$\varrho_K$: Dichte der Kugel; $\varrho_{Fl}$: Dichte der untersuchten Flüssigkeit. Beim K. nach Höppler wird die Kugel durch die Schräglage des Messrohres exakt geführt (s. Abb.). Vgl. Konsistometer.

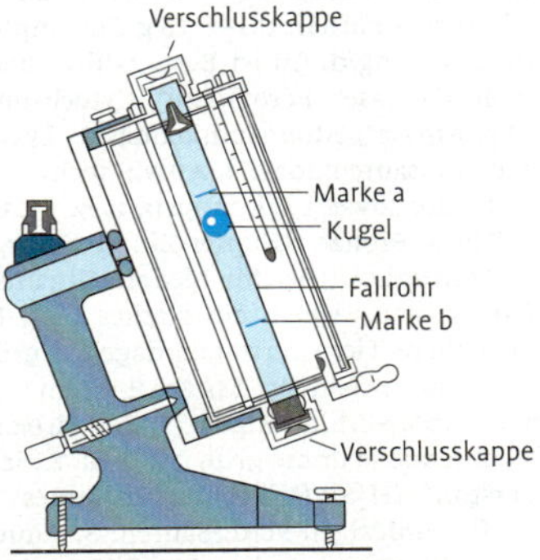


**Kugelfallviskosimeter:** Modell nach Höppler

**Kugelfisch:** s. Tetrodotoxin.
**Kugelkolben:** s. Symplocarpus foetidus.
**Kugelmühlen:** s. Mühlen.
**Kugelstrauch:** s. Caesalpinia bonducella.
**Kugelstrauchsamen:** s. Caesalpinia bonducella (Semen Bonducellae).
**Kuhblume:** s. Taraxacum officinale.
**Kuhhornkleesamen:** s. Trigonella foenum-graecum (Trigonellae foenugraeci semen).
**Kuhmilch:** s. Milch.
**Kuhpocken:** Variola vaccina; akuter pustulöser Hautausschlag bei Kühen durch Kuhpocken*-Virus; beim Melken auf den Menschen übertragbar; gelten seit 1977 als ausgerottet (durch ein gezieltes Impfprogramm der WHO).
**Kuhpockenlymphe:** Inhalt von Pusteln von Kälbern, die mit Kuhpocken* infiziert wurden; histor. Bedeutung: s. Kuhpocken-Virus.
**Kuhpocken-Virus:** Orthopoxvirus bovis; Erreger der Kuhpocken*; s. Pockenviridae; **Gesch.:** hinterlässt beim Menschen postinfektiöse gekreuzte Immunität, die von Jenner erkannt u. 1796 experimentell ausgetestet wurde; Beginn der aktiven Immunisierungsmaßnahmen gegen Pocken*.
**Kuhschelle:** s. Pulsatilla pratensis.
**Kukurut(z):** s. Zea mays.
**Kulturverfahren:** Sammelbez. für zahlreiche unterschiedl. Methoden zur Anzucht von Mikroorganismen*; z. B. **anaerobe** K.: Verfahren zur Züchtung von obligat anaerob* wachsenden Bakt., heute meist im Anaeroben-Topf od. Anaeroben-Schrank; vgl. Brutschrank.
**Kumarin:** s. Cumarinum.
**Kummerfeld-Waschwasser:** s. Aqua cosmetica „Kummerfeld".
**Kumquat:** s. Fortunella japonica.
**Kumulation:** Akkumulation; Anhäufung eines Wirkstoffs bei Mehrfachapplikation*, wenn eine neue Dosis gegeben wird, ehe die vorherige vollständig ausgeschieden ist; **Prinzip:** charakterist. bei langsamer Elimination* (z. B. manche Barbiturate*, Schwermetalle*, Amiodaron*) od. zu kurzem Dosierungsintervall*; die Plasmakonzentration* steigt nach jeder Dosierung schubweise an (s. Abb.) u. nähert sich einem Fließgleichgewicht*. **Berechnung:** Für das Fließgleichgewicht gilt:

$$c_{ss,max} = \frac{c_0}{1 - e^{-k_e \cdot \tau}}$$

$$c_{ss,min} = \frac{c_0 \cdot e^{-k_e \cdot \tau}}{1 - e^{-k_e \cdot \tau}}$$

$c_{ss,max}$: max. Plasmakonzentration im Fließgleichgewicht; $c_{ss,min}$: minimale Plasmakonzentration im Fließgleichgewicht; $c_0$: Anfangskonzentration;

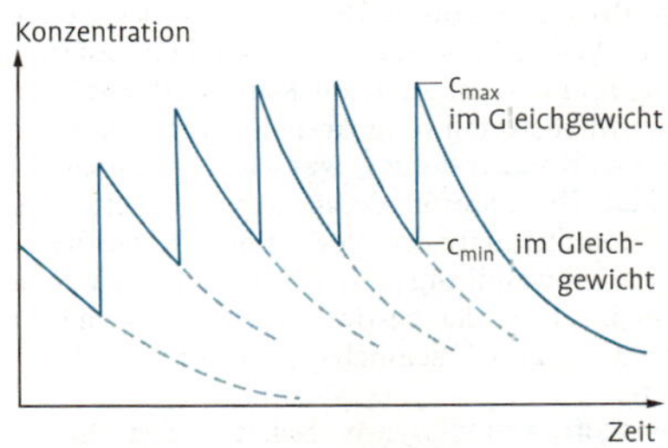


**Kumulation:** Schema der Plasmakonzentrationskurve bei mehrmaliger i. v. Injektion

$k_e$: Geschwindigkeitskonstante der Elimination; τ: Dosierungsintervall. Der **Kumulationsfaktor** (R) gibt an, um wie viel höher die max. Plasmakonzentration im Fließgleichgewicht gegenüber der max. Plasmakonzentration nach Einfachdosierung ($c_{max}$) ist:

$$R = \frac{c_{ss,max}}{c_{max}} = \frac{1}{1 - e^{-k_e \cdot \tau}}$$

**Bedeutung:** zu berücksichtigen bei der Erstellung von Dosierungsschemata*; K. ist v. a. problemat. bei geringer therapeutischer Breite* eines Wirkstoffs (z. B. herzwirksame Glykoside*).

**Kumulationsfaktor:** s. Kumulation.

**Kumys:** mit Bierhefe vergorene Kuhmilch od. Stutenmilch, Alkoholgehalt ca. 3 %, Milchzucker 5–6 %; hauptsächl. in Ostfriesland u. in Sibirien gebräuchlich. Vgl. Kefir; Joghurt.

**Kunigundenkraut:** s. Eupatorium cannabinum.

**Kunstharze:** künstl. hergestellte harzartige Stoffe, die bei Raumtemperatur flüssig, zähflüssig-weich od. fest sein können; in festem Zustand sind sie glasig amorph; in bestimmten Temperaturbereichen erweichen sie od. verflüssigen sich allmähl. im Ggs. zu den härtbaren Harzen, die in der Wärme od. nach Härterzusatz durch Vernetzung unlösl. u. unschmelzbar werden (s. Härten von Kunststoffen). Nicht gehärtete K. sind in bestimmten org. Lösungsmitteln lösl. u. damit verdünnbar. K. werden ähnl. hergestellt wie Kunststoffe*. **Vertreter:** Wichtigste K. sind die durch Polykondensation* gebildeten Phenolharze*, Harnstoffharze*, Melaminharze, Polyesterharze, Alkydharze*, Epoxidharze* u. Ketonharze sowie Silicone* u. die durch Polymerisation* erhaltenen Polyvinylharze* u. Polyacrylharze*. **Anw.:** dienen als Bindemittel in Formmassen, als Gießharze, zur Herst. von Lacken, Klebstoffen u. für Imprägnierungen.

**Kunsthonig:** s. Mel; vgl. Fiehes-Reaktion.

**Kunstrum:** s. Buttersäureethylester.

**Kunstseiden:** frühere Bez. für Fasern aus Celluloseestern* (z. B. Acetatseide*, Celluloseacetat*) od. aus regenerierter Cellulose* (s. Viskosefasern); haben ähnl. physik. Eigenschaften wie die aus Protein* (Seidenfibroin*) aufgebaute Naturseide. K. aus Cellulose besitzen ein größeres Quellvermögen u. sind leichter verdaul. als K. aus Baumwollcellulose, da sie aus kleineren Molekülen aufgebaut sind. Im Ggs. zur Naturseide zeigen K. eine glatte, glasartig glänzende, straffe Oberfläche.

**Kunststoffadditive:** Stoffe, die Kunststoffeigenschaften nach Bedarf beeinflussen; dazu gehören Stabilisatoren, Hilfsstoffe, Weichmacher, Füllstoffe u. Verstärkungsmittel. K. können, sofern sie niedrigmolekular sind, aus Kunststoffprimärpackmitteln austreten u. in Arzneiformen übertreten.

**Kunststoffdispersionen, wässrige:** s. Latices.

**Kunststoffe:** Stoffe, deren wesentl. Bestandteile makromolekulare org. Verb. sind, die synthet. od. durch Abwandlung von Naturstoffen entstehen; sind i. d. R. unter bestimmten Bedingungen von Temp. u. Druck schmelz- u. formbar. Vgl. Polymere.

**Kunststoffpapier:** synthetisches Papier; Bez. für papierähnl. Folien, hergestellt aus einer Mischung von Polystyrol, Kaolin u. Elastomeren mit Niederdruck-Polyethylen; fett- u. wasserunempfindlich, gas- u. aromadicht, chem. beständig sowie schweißbar; **Anw.:** v. a. zur Verpackung, aber auch für spezielle Druckzwecke (u. a. Etiketten, Plakate).

**Kunststoffschweißen:** Verbinden zweier Kunststoffe in plast. Zustand durch Wärme u. Druck mit od. ohne Zugabe von Zusätzen. Man unterscheidet Warmgas-, Heizelement-, Reib-, Hochfrequenz- u. Ultraschallschweißen.

**Kunststoffverband:** Cast; leichter, stabiler, röntgenstrahlendurchlässiger, wasserfester Verband aus Kunststoff wie z. B. Glasfaser, Polyester od. Polypropylen mit Polyurethan-Harz; **Anw.:** zur Ruhigstellung von Körperteilen od. Versorgung von Frakturen; hat gegenüber Gipsverband (s. Gipsbinde) ein geringes Gewicht, ruft aber z. T. Hautunverträglichkeiten hervor.

**Kunstvaselin:** s. Vaselinum.

**Kunzea ericoides (A.Rich.) Thompson:** (engl.) *burgan*; Kanuka; Fam. Myrtaceae; Neuseeland; bis zu 20 m hoher Baum; Stpfl. von **Kanukaöl:** äther. Öl, das aus den Blättern u. Zweigen der Pflanze durch Wasserdampfdestillation gewonnen wird; **Inhaltsst.:** Monoterpene* wie α-Pinen* (ca. 71 %), *p*-Cymol* (ca. 5 %), 1,8-Cineol (3–4 %), Limonen* (1–2 %), γ-Terpinen (ca. 4 %), Terpinen-4-ol* (1 %), Sesquiterpene* wie z. B. Aromadendren (0.5 %), Viridifloren (ca. 1 %), Calamen (ca. 1 %); **Anw.:** (volkstüml.) aufgrund der antisept. Wirk. bei Erkältungskrankheiten u. leichten Hautunreinheiten.

**Kupfer:** Cuprum (metallicum); Symbol Cu; CAS-Nr. 7440-50-8; $A_r$ 63.546; OZ 29; D. 8.93; Schmp. 1083 °C; Sdp. 2595 °C; hellrotes, zähes, dehnbares, 1- u. 2-wertiges Schwermetall*; lösl. in Salpetersäure u. siedender Schwefelsäure; überzieht sich an feuchter Luft mit grünem bas. Kupfer(II)*-carbonat (Patina); **Vork.:** natürl. gediegen od. gebunden, Rotkupfererz ($Cu_2O$), Kupferglanz ($Cu_2S$), Kupferkies ($Cu_2S \cdot Fe_2S_3$), Kupferlasur ($2\,CuCO_3 \cdot Cu(OH)_2$); **Darst.:** **1.** Glühen der Carbonate u. Oxide mit Kohle; **2.** Rösten der Sulfide; **3.** Elektrolyse; **Bedeutung:** (physiol.) Cu ist ein lebenswichtiges Spurenelement*, das für die Blutbildung u. die Bildung von Chlorophyll* essentiell ist. Der menschl. Körper enthält 0.1–0.15 g Cu; empfohlene Zufuhr: 1–3 mg/d. Cu ist Best. zahlreicher Enzyme (z. B. Katalase*, Peroxidase*, Cytochromoxidase*, Tyrosinase*, Monoaminoxidase*, Lysyloxidase, Ascorbinsäureoxidase*). **Anw.:** (techn.) Gefäße u. Apparate sowie Legierungen, z. B. Messing* (Kupfer-Zink), Bronze* (Kupfer-Zinn); elektr. Leitungen; **Toxikol.:** Cu ist für niedere Organismen (z. B. Bakterien u. Algen) ein starkes Gift; Menschen u. höhere Tiere vertragen dagegen größere Mengen ohne Schaden; MAK: 1 mg/m³ Luft; **Nachw.:** Kupferverbindungen: **1.** Sie färben die nicht leuchtende Flamme grün od. blau. **2.** Schwefelwasserstoff* ($H_2S$) fällt braunschwarzes Kupfer(II)-sulfid, unlösl. in verd. Säuren. **3.** Ammoniak* ($NH_3$) fällt grünblaue bas. Kupfer(II)-salze, im Überschuss des $NH_3$ mit tiefblauer Farbe löslich. **4.** Zink* od. Eisen* scheiden metall. Cu ab, das sich auf ihnen als roter Überzug niederschlägt. **5.** Cu bildet mit Natriumdiethyldithiocarbamat* einen braunen Komplex. **6.** Gehaltsbestimmung

K

(Kupferverbindungen): **a)** iodometrisch: Cu(II)-Ionen oxidieren Iodid zu Iod*, das mit Natriumthiosulfat* titriert wird; **b)** Fällungstitration mit Ammoniumthiocyanat*; **Gesch.:** Cu ist seit etwa 5000 v. Chr. bekannt; um diese Zeit gewannen es die Ägypter am Sinai aus Malachit*. Ebenso alt dürfte die Cu-Gew. auf Zypern sein (daher der Name Aes cyprium); erste Cu-Gew. in Deutschland um 960 n. Chr. auf dem Rammelsberg im Harz. Bronze (Kupfer/Zinn) stellten die Sumerer bereits 3000 v. Chr. her. **Hom.:** Cuprum metallicum (HAB): Konstitutionsmittel*; verordnet z. B. bei Krampfneigung der glatten u. quergestreiften Muskulatur, Epilepsie, Asthma bronchiale.

**Kupfer(II)-acetat:** Cuprum aceticum neutrale; Cupriacetat, essigsaures Kupfer, kristalliner Grünspan; CAS-Nr. 6046-93-1; $Cu(CH_3COO)_2 \cdot H_2O$; $M_r$ 199.65; D. 1.882; Schmp. 115 °C; leicht lösl. in Wasser, lösl. in Ethanol u. Glycerol, wenig lösl. in Ether; **Anw.: 1.** (techn.) Farbpigment, Fungizid*, Pyrotechnik (z. B. grünes Bengalisches Feuer); **2.** (med.) obsolet; früher Adstringens u. mildes Ätzmittel. **Hom.:** Cuprum aceticum (HAB): verordnet z. B. bei Angina pectoris, Asthma bronchiale.

**Kupfer(II)-acetat, basisches:** Cuprum subaceticum; Grünspan; $Cu(CH_3COO)_2 \cdot CuO \cdot 6\,H_2O$ (im Handel in wechselnder Zusammensetzung); blaue od. grüne Kristalle, in Wasser teilweise lösl., in verd. Schwefel- u. verd. Essigsäure vollständig löslich; die frühere med. Anw. in Salben u. Pflastern ist obsolet.

**Kupferalaun:** Cuprum aluminatum DAB, Alumen cupricum, Lapis divinus, Lapis ophthalmicus; Augenstein; Darst.: durch Zusammenschmelzen von 16 T. Kupfersulfat, 17 T. Alaun, 16 T. Kaliumnitrat u. 1 T. Campher; hellgrünlich blaue Stücke, Stäbchen od. Pulver, nach Campher riechend, lösl. in Wasser; **Anw.:** mildes Ätzmittel.

**Kupfer(II)-ammoniumsulfat:** s. Tetramminkupfer(II)-sulfat.

**Kupfer, arsenigsaures:** s. Kupferarsenit.

**Kupferarsenit:** Cuprum arsenicosum; Cupriarsenit, arsenigsaures Kupfer; CAS-Nr. 10290-12-7; $Cu_3(AsO_3)_2$; $M_r$ 187.46; gelbgrünes Pulver; unlösl. in Wasser u. Ethanol, lösl. in verd. Säuren; **Anw.: 1.** (techn.) hauptsächl. Malerfarbe (Scheele-Grün ist ein Gemisch von Kupferarsenit mit Kupfer(II)*-carbonat); **2.** (med.) obsolet; früher Antiseptikum u. Insektizid. **Hom.:** Cuprum arsenicosum (HAB): verordnet z. B. bei Gefäßspasmen, Enteritis, Asthma bronchiale, ergänzend bei Urämie.

**Kupferarsenit-acetat:** Cuprum acetico-arsenicosum; essigarsenigsaures Kupfer; $Cu(C_2H_3O_2)_2 \cdot 3\,Cu(AsO_2)_2$; früher als Malerfarbe verwendet (Schweinfurter Grün, Uraniagrün, Kaisergrün); heute wegen seiner Giftigkeit nicht mehr in Gebrauch (s. Arsenintoxikation).

**Kupferblau:** s. Kupfer(II)-carbonat.

**Kupferbleiglanz:** s. Blei.

**Kupfer(II)-carbonat:** Cuprum carbonicum, Cuprum subcarbonicum; basisches Kupfercarbonat; CAS-Nr. 12069-69-1; $CuCO_3 \cdot Cu(OH)_2$; $M_r$ 221.2; grünblaues Pulver, unlösl. in Wasser, lösl. in verd. Säuren u. Ammoniaklösung; **Anw.: 1.** (techn.) Malerfarbe (Azurblau, Lasurblau, Kupferblau); **2.** (med.) obsolet; früher bei Neuralgien.

**Kupfercarbonat, basisches:** s. Kupfer(II)-carbonat.

**Kupfer(I)-chlorid:** Cuprum (mono)chloratum; Cuprochlorid, Kupferchlorür; CAS-Nr. 7758-89-6; CuCl; $M_r$ 99.0; D. 3.53; Schmp. 422 °C; Sdp. 1490 °C (unter Zers.); unlösl. in Wasser u. Ether, lösl. in konz. Salzsäure u. wässriger Ammoniaklösung; **Anw.:** (techn.) in der Bestimmung der chem. Zusammensetzung von Gasen (Gasanalyse) zum Nachw. von Arsen-* u. Antimonwasserstoff; Fett- u. Seifenherstellung, Katalysator, Pyrotechnik.

**Kupfer(II)-chlorid:** Cuprum bichloratum; Cuprichlorid; CAS-Nr. 10125-13-0; $CuCl_2 \cdot 2\,H_2O$; $M_r$ 170.48; blaugrüne, hygroskop. Kristalle; leicht lösl. in Wasser, Ethanol, Aceton; **Vork.:** natürl. als Eriochalcit od. Tholbachit; **Darst.:** Auflösen von Kupfer(II)*-oxid in Salzsäure* u. Eindampfen; **Anw.: 1.** (techn.) Sauerstoffübertrager bei Farbstoffsynthesen; Pyrotechnik (Grünfeuer); **2.** (med.) obsolet; früher Adstringens u. Antimykotikum.

**Kupferchlorür:** s. Kupfer(I)-chlorid.

**Kupfer(I)-cyanid:** Cuprum cyanatum; Cuprocyanid, Kupfercyanür; CAS-Nr. 544-92-3; CuCN; $M_r$ 89.56; Schmp. 473 °C; farblose Kristalle, leicht lösl. in konz. Säuren, Ammoniak, Ammoniaksalzlösung, Alkalicyanidlösung, unlösl. in Wasser; **Anw.:** (techn.) galvan. Verkupferungen.

**Kupfercyanür:** s. Kupfer(I)-cyanid.

**Kupfererz:** s. Malachit.

**Kupfer, essigarsenigsaures:** s. Kupferarsenit-acetat.

**Kupfer, essigsaures:** s. Kupfer(II)-acetat.

**Kupferglanz:** s. Kupfer.

**Kupferkalkbrühe:** Bordelaiser Brühe, Bordeaux-Brühe, Kupfervitriol-Ätzkalk-Lsg.; Mischung von Kalkmilch mit einer Lsg. von Kupfer(II)*-sulfat; **Herst.:** 2 kg Kupfersulfat werden in 50 L Wasser gelöst u. langsam 50 L Kalkmilch aus 1 kg gelöschtem Kalk zugegossen; die K. muss alkal. reagieren; auch mit Zusatz von Schmierseife (1 %) od. Zucker (0.3 %); früher auch mit Arsen (Schweinfurter Grün, Natrium-, Calciumarsenat, 0.1–0.2 %): Arsenkupferkalkbrühe; Burgunder Brühe wird statt mit Kalkmilch mit Soda hergestellt (Kupfer-Soda-Brühe). **Anw.:** als Schädlingsbekämpfungsmittel* im biol. Landbau zum Spritzen gegen Pflanzenschädlinge, bes. gegen Echten u. Falschen Mehltau der Weinreben, Kräuselkrankheit, Blattfallkrankheit.

**Kupferkies:** s. Kupfer.

**Kupferlasur:** s. Kupfer.

**Kupferlegierungen:** s. Kupfer.

**Kupfernatriumcitrat:** Cupro-Natrium citricum; blaugrüne Kristallnadeln, leicht lösl. in Wasser u. Ethanol; Gehalt mind. 10 % Kupfer*; nicht mehr im Handel; früher med. angewendet als Augenwässer.

**Kupfer(II)-nitrat:** Cuprum nitricum; Cuprinitrat, salpetersaures Kupferoxid; CAS-Nr. 10031-43-3; $Cu(NO_3)_2 \cdot 3\,H_2O$; $M_r$ 241.60; Sublimation ab 140 °C; tiefblaue, hygroskop. Kristalle, leicht lösl. in Wasser u. Ethanol; **Darst.:** Auflösen von Kupfer(II)*-oxid in Salpetersäure* u. Eindampfen; **Anw.: 1.** (techn.) Brünieren von Eisen*; Oxidationsmittel in der Farbstoffindustrie, Korrosions-

u. Holzschutz; **2.** (med.) obsolet; früher innerl. u. äußerl. bei Syphilis.

**Kupfer(I)-oxid:** Cuprum oxydulatum; Kupferoxydul; CAS-Nr. 1317-39-1; $Cu_2O$; $M_r$ 143.09; Schmp. 1235 °C; gelbl. bis bräunl. Pulver od. Kristalle; lösl. in Ammoniaklösung, Salzsäure u. verd. Schwefelsäure, unlösl. in Wasser; **Darst.:** **1.** Oxidation von fein verteiltem Kupfer*; **2.** Erwärmen von Kupfer(I)*-chlorid mit Laugen; **3.** Nebenprodukt beim Nachw. von Glucose* mit Fehling*-Reagenz; **Anw.:** (techn.) Pflanzenschutzmittel, Galvanotechnik, Rotfärben von Glas, Schiffsanstriche (Hemmung des Algenwachstums).

**Kupfer(II)-oxid:** Cuprum oxydatum; Cuprioxid; CAS-Nr. 1317-38-0; CuO; $M_r$ 79.54; D. 6.45; Schmp. 1326 °C; schwarzes, amorphes Pulver; leicht lösl. in verd. Salpetersäure, lösl. in konz. Ammoniak, unlösl. in Wasser u. Ethanol; **Vork.:** natürl. als Tenorit; **Darst.:** Glühen von Kupfer(II)*-carbonat; **Anw.:** **1.** (techn.) Elementaranalyse, Herst. von Kupferrubinglas, Farbpigment, Synthese keramischer Supraleiter; **2.** (med.) obsolet; äußerl. früher zur Zerteilung von Geschwüren, innerl. als Wurmmittel.

**Kupferoxidammoniak:** s. Schweizer-Reagenz.

**Kupferoxid-Ammoniak, schwefelsaures:** s. Tetramminkupfer(II)-sulfat.

**Kupferoxid, phenolsulfonsaures:** s. Kupferparaphenolsulfonat.

**Kupferoxid, salpetersaures:** s. Kupfer(II)-nitrat.

**Kupferoxydul:** s. Kupfer(I)-oxid.

**Kupferparaphenolsulfonat:** Cuprum phenolsulfonicum, Cuprum sulfocarbolicum, *p*-phenolsulfonsaures Kupferoxid; $[C_6H_4(OH)SO_3]_2Cu \cdot 5\,H_2O$; hellgrüne Kristalle, lösl. in Ethanol u. Wasser; die frühere äußerl. Anw. als Antiseptikum* zu Umschlägen u. Spülungen ist obsolet.

**Kupferrauch, weißer:** s. Zinksulfat.

**Kupferron:** s. Phenylnitroso-hydroxylammonium.

**Kupferspat:** s. Malachit.

**Kupfer(II)-sulfat:** **1.** Cuprum sulfuricum crudum; rohes Kupfersulfat, roher Kupfervitriol, blauer Galitzenstein, blauer Vitriol; **wasserfreies Kupfer(II)-sulfat:** Cupri sulfas anhydricus; CAS-Nr. 7758-98-7; $CuSO_4$; $M_r$ 159.6; hellgraues bis hellgraugrünes, hygroskop. Pulver, das unter Feuchtigkeitseinfluss blau wird; leicht lösl. in Wasser. **Hom.:** Cuprum sulfuricum (HAB): s. Kupfer. **2. Kupfer(II)-sulfat-Pentahydrat:** Cupri sulfas pentahydricus, Cuprum sulfuricum; CAS-Nr. 7758-99-8; $CuSO_4 \cdot 5\,H_2O$; $M_r$ 249.7; blaue, durchscheinende, wenig verwitternde Kristalle od. blauweißes Pulver, lösl. in Wasser (1:3.5), wenig lösl. in Ethanol; **Off.:** Ph.Eur.6; **Anw.:** **1.** (techn.) 0.5–1 ppm in Wasserreservoirs u. Schwimmbecken zur Verhinderung des Algenwachstums, Schädlingsbekämpfung (Kupferkalkbrühe*), Getreidebeizung, Holzkonservierung, Herst. von Kupferfarben, Galvanotechnik; **2.** (med.) obsolet; früher äußerl. als Ätzmittel, Adstringens in der Wundbehandlung, innerl. als Brech- u. Blutstillungsmittel, Gegenmittel bei akuter Phosphorintoxikation.

**Kupfer(II)-sulfat-Ammoniak:** s. Tetramminkupfer(II)-sulfat.

**Kupfer(II)-sulfat-Pentahydrat:** s. Kupfer(II)-sulfat.

**Kupfersulfat, rohes:** s. Kupfer(II)-sulfat.

**Kupfer(II)-sulfat, wasserfreies:** s. Kupfer(II)-sulfat.

**Kupfervitriol-Ätzkalk-Lösung:** s. Kupferkalkbrühe.

**Kupfervitriol, roher:** s. Kupfer(II)-sulfat.

**Kupferzahl:** die Menge Kupfer* in Gramm, die von den in 100 g getrockneter Watte enthaltenen, reduzierenden Stoffen als Kupfer(I)*-oxid abgeschieden wird; dient zum Nachw. von Faserschädigungen bei Bleichen der Watte u. Feststellung ihrer Güte u. Lagerfähigkeit. Vgl. Verbandwatte.

**Kupferzink-Lösung:** s. Solutio zinco-cuprica composita.

**kupieren:** eine Krankheit am Beginn unterdrücken od. abkürzen.

**Kupipakva Rasayana:** im Ayurveda* Bez. für metall. u. mineral. Arzneistoffe, die durch Eindampfen* gewonnen werden; **Anw.:** bei Mineralmangelzuständen, vener. Krankheiten, Immunschwäche, Psychosen, Diabetes mellitus, Asthma bronchiale, Tuberkulose u. a. chron. und schwer heilbaren Krankheiten.

**Kurare:** s. Curare.

**Kurchirinde:** s. Holarrhena pubescens (Cortex Holarrhenae antidysentericae).

**Kurella-Brustpulver:** s. Pulvis Liquiritiae compositus.

**Kurellapulver:** s. Pulvis Liquiritiae compositus.

**Kurkuma:** s. Curcuma longa.

**Kurkumagelb:** s. Curcumin.

**Kurkumapapier:** s. Curcumapapier.

**Kurkumastärke:** s. Curcuma angustifolia (Amylum Curcumae).

**Kurkumawurzel, Lange:** s. Curcuma longa (Curcumae longae rhizoma).

**Kurkumin:** s. Curcumin.

**Kuru:** in Papua-Neuguinea auftretende Prionkrankheit*; endem. Charakter der Erkrankung ist auf Ingestion infektiösen Materials (Hirngewebe) u. parenterale Übertragung über kontaminierte Hände i. R. der Zubereitung endokannibal. Mahlzeiten zurückzuführen; Inkubation: 2–48 Jahre; **Klin.:** Gangunsicherheit, Dysarthrie, schüttelfrostartiger Tremor (lokale Bez. K.), zerebellare Ataxie, Strabismus, Wesensveränderung, terminal Demenz; **Prognose:** Tod bei Kindern ca. 6–9 Monate, bei Erwachsenen 12 Monate nach Erkrankungsbeginn. Vgl. BSE; Creutzfeldt-Jakob-Krankheit.

**Kurukraut:** s. Picrorhiza kurroa.

**Kurzname:** s. INN.

**Kurzsichtigkeit:** s. Myopie.

**Kurztagpflanzen:** Pflanzen, die erst beim Unterschreiten einer kritischen Tageslänge zur Blüte kommen; blühen im zeitigen Frühjahr od. Herbst; vgl. Langtagpflanzen; Pflanzen, tagneutrale.

**Kurzzugbinde:** dauerelast. Stütz- u. Kompressionsbinde aus Polyamid u. umsponnenen Gummi- od. Polyurethanfäden mit einer Dehnbarkeit <100 %, die starke Tiefenwirkung ausübt; vgl. Langzugbinde.

**Kusauzuknollen:** s. Aconitum napellus ssp. napellus (Herba Aconiti; andere Eisenhutarten).

**Kussoblüten:** s. Hagenia abyssinica (Koso flos).

**kutan:** cutan; die obersten Hautschichten betreffend; die beiden obersten Hautschichten (Corium u. Epidermis) bezeichnet man als Kutis. Vgl. Haut.

**Kutikula:** Cuticula; (bot.) zarte, äußerste Membranlamelle über den Außenwänden der Epidermiszellen (s. Epidermis); vgl. Cutin.

**Kutira-Gummi:** s. Cochlospermum gossypium.

**Kutis:** s. Haut.

**Kuzminit:** s. Quecksilber(I)-bromid.

**Kvatha:** s. Kashaya.

**KW:** Abk. für Kohlenwasserstoffe*.

**K-Wert:** Materialkonstante für polymere Substanzen, die mit deren $M_r$ in engem Zusammenhang steht; **Bedeutung:** Der K-Wert ermöglicht es, zw. den Konzentrationen u. Viskositäten von Lsg. solcher Stoffe eine rechner. Beziehung aufzustellen. Bei gegebener Konz. des gelösten Produkts u. der zugehörigen relativen Viskosität der Lsg. lässt sich der K-Wert aus einer Tabelle ermitteln od. nach Fikentscher berechnen, z. B. in Ph.Eur.6 für Copovidon* nach der Formel:

$$K = \frac{1.5 \log \eta - 1}{0.15 + 0.003c} + \frac{\sqrt{300c \log \eta + (c + 1.5c \ \log \eta)^2}}{0.15c + 0.003c^2}$$

c: Konz. der Substanz in g/100 mL, berechnet auf die trockene Substanz; η: mit dem Kapillarviskosimeter* nach Ubbelohde bestimmte Viskosität der Lsg., bezogen auf die des Wassers.

**kWh:** Einheitenzeichen für Kilowattstunde; abgeleitete Einheit für die Arbeit*. 1 kWh = 3600 kJ (Kilojoule).

**Kybernetik:** Zweig der modernen Naturwissenschaften, der sich mit den Steuerungs- u. Regelungsverhältnissen in Technik u. Biologie befasst. Die K. wurde aus Ergebnissen versch. Disziplinen wie Physiologie u. Ingenieurwissenschaften entwickelt u. hat fächerübergreifende Bedeutung erlangt in technischen, biol. u. soziologischen Forschungsmethoden. Sie führte zur Klärung zahlreicher biol. Vorgänge, z. B. in der Genetik u. bei der Proteinsynthese. **Gesch.:** 1948 von Norbert Wiener (1894–1964) entwickelt.

**Kynurenin:** Zwischenprodukt des Abbaus von L-Tryptophan*; bei Vitamin-$B_6$-Mangel erfolgt kein weiterer Abbau, sondern Ausscheidung als Kynorensäure im Harn.

**Kyphose:** Buckel; nach dorsal konvexe Krümmung der Wirbelsäule, physiol. angedeutet in der Brustwirbelsäule; pathol. verstärkt u. fixiert.

# L

**λ** (gr. Kleinbuchstabe lambda): **1.** (physik.) Symbol für Wellenlänge; s. Strahlung, elektromagnetische. **2.** auch λ(aq); (physik.) Symbol für Äquivalentleitfähigkeit*. **3.** Symbol für Zerfallskonstante*.

**l:** **1.** (physik.-chem.) Symbol für Nebenquantenzahl*; **2.** Symbol für Länge; s. SI-Einheiten; **3.** (chem.) Symbol für linksdrehend bei opt. aktiven Stoffen (veraltet).

**Λ** (gr. Großbuchstabe Lambda): (physik.) Symbol für elektrische Leitfähigkeit*.

**L:** **1.** (chem.) Symbol für die Konfiguration* eines Moleküls; s. Fischer-Projektion; **2.** Einheitenzeichen für Liter*; **3.** (chem.-physik.) Symbol für Löslichkeitsprodukt*; **4.** (chem.-physik.) Symbol für Avogadro*-Konstante; **5.** (biochem.) Symbol für Leucin*; **6.** röm. quinquaginta; die Zahl Fünfzig.

**L.:** Abk. für Carl von **Linné***.

**l. a.:** Abk. für **lege*** **artis**.

**La:** (chem.) Symbol für Lanthan*.

**Lab:** Labferment, Chymosin, Rennin; proteolyt. Enzym* im Magen von Säuglingen u. Kleinkindern (nicht aber Erwachsenen) u. im Labmagen saugender Kälber (vierter Kälbermagen, Abomasus), das Milchgerinnung ohne Mitwirkung von Säuren bewirkt; auch im Magen anderer Säugetiere enthalten sowie in Fischen, Krebsen, Vögeln u. in manchen Pflanzen (Galium verum, Datteln, Feigen), auch in Bakt. u. Hefen; proteolyt. Mechanismus dem Pepsin* ähnl.; aus Prorennin (Prochymosin), der inaktiven Vorstufe ($M_r$ 36 200), bildet sich das aktive Enzym ($M_r$ 30 700), das in Gegenwart von $Ca^{2+}$-Ionen Phosphoamidbindungen von Casein* hydrolysiert (pH-Optimum 4.0); es bilden sich die unlösl. Calciumsalze von Paracasein. **Labpulver:** wird aus zerkleinerten (getrockneten) Kälbermägen extrahiert u. getrocknet; es ist meist so eingestellt, dass 1 g in 30–40 min bei 35–40 °C 100 Liter (1 : 100 000) bis 300 Liter (1 : 300 000) Milch zur Gerinnung bringt; s. Casein. **Labessenz:** Liquor seriparus EB, Molkenessenz; Flüss., die Labferment enthält; Herst.: durch Ausziehen zerkleinerter Kälber-Labmägen mit verd. Salzsäurelösung od. Natriumchloridlösung.

**Labarraque-Lauge:** s. Natriumhypochlorit.

**Labdan:** bicycl. Diterpengrundgerüst; Strukturformel: s. Diterpene (Abb. dort).

**Labdanum:** s. Ladanum.

**Labetalol** (INN): 2-Hydroxy-5-[1-hydroxy-2-(1-methyl-3-phenylpropyl)amino]ethyl-benzamid; CAS-Nr. 36894-69-6; $C_{19}H_{24}N_2O_3$, Strukturformel: s. Abb.; $M_r$ 328.40; in Österreich u. der Schweiz im Handel befindl. Antihypertensivum*; in Deutschland außer Handel; **Wirk.:** Senkung des peripheren Gefäßwiderstands durch gleichzeitige $\beta$- u. $\alpha$-blockierende Wirk.; **UAW:** orthostat. Dysregulation, Übelkeit, Müdigkeit, Gliederschmerzen; **Dos.:** 3 × 0.1 g/d p. o., langsam erhöhen auf 0.6–1.6 g/d; HWZ 4 h. **Labetalolhydrochlorid:** Labetaloli hydrochloridum Ph.Eur.6; $C_{19}H_{25}ClN_2O_3$; $M_r$ 364.9; weißes Pulver; wenig lösl. in Wasser u. Ethanol.

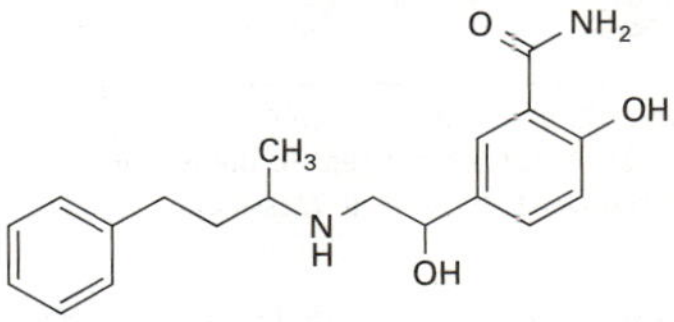

**Labetalol**

**Labferment:** s. Lab.

**Labiatae:** s. Lamiaceae.

**Labiatendrüsen:** s. Exkretionsgewebe.

**Labiatengerbstoffe:** s. Gerbstoffe, pflanzliche (Lamiaceengerbstoffe).

**Labium:** Lippe. **labialis:** zu den Lippen gehörig.

**Labkraut, Echtes:** s. Galium verum (Galii lutei herba).

**Labkraut, Gelbes:** s. Galium verum.

**Labkraut, Klebendes:** s. Galium aparine.

**Lab-on-a-Chip:** Abk. LOC; wenige Quadratzentimeter großer Chip zur Durchführung von Kapillarelektrophorese* u. Kapillarelektrochromatographie*; **Durchführung:** Auftragen von Probenmengen im Femtoliterbereich auf den Chip (s. Abb.); Einstellen des Chips in ein Messgerät; die Probe wird mit Druck od. Spannung durch den Auftragekanal geführt. Im rechten Winkel dazu befindet sich der Trenn- u. Messkanal. Durch Anlegen von Druck od. Spannung entlang dieses Kanals wird aus dem Auftragekanal eine Zone der Probe entnommen, getrennt u. detektiert. **Anw.:** DNA- u. RNA-Analytik; **Vorteil:** Chip im Ganzen auswechselbar, Vermeidung von Totvolumina.

**Laborpraxis, gute:** s. GLP.

**Laborzentrifuge:** s. Zentrifuge.

**Laburnum anagyroides** Medicus.: Cytisus laburnum L., L. vulgare Presl.; Traubiger Goldregen, Bohnenbaum; Fam. Fabaceae (Leguminosae); heim. in Südeuropa, vielfach kultiviert; Stpfl. von **Folia Laburni u. Semen Cytisi laburnum: Inhaltsst.:** in allen Organen das sehr giftige Cytisin* (in den Samen* 1.5–3 %, Blätter* 0.3 %, Blüten*

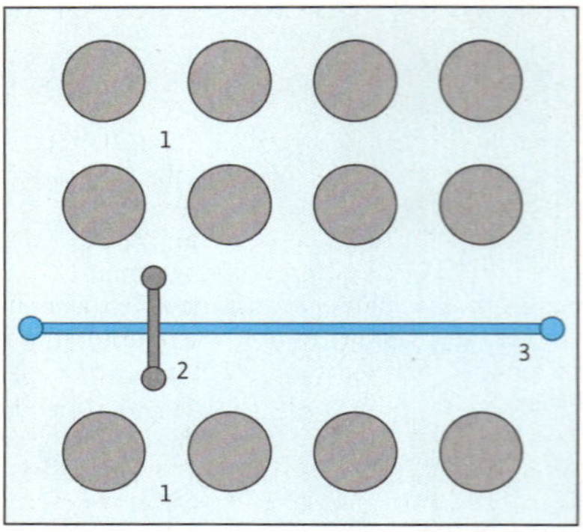


**Lab-on-a-Chip:** schemat. Darstellung des Aufbaus eines Messchips; 1: Ausnehmungen für die Analyten; 2: Auftragekanal; 3: Trenn- u. Messkanal

0.2 %) u. a. Chinolizidinalkaloide*, z. B. das weniger giftige *N*-Methylcytisin; in den Samen Lektine*, Cholin* u. fettes Öl, in den Blüten Violaxanthin* (carotinoider Farbstoff); **Anw.:** (volkstüml.) früher die Blätter als schleimlösendes u. abführendes Mittel; die Samen z. B. bei Obstipation, zum Erbrechen, bei Asthma bronchiale. **Hom.:** Laburnum anagyroides (HAB), Cytisus laburnum: frische Blätter u. Blüten zu gleichen Teilen; verordnet z. B. bei Magen-Darm-Entzündung.

**Lac:** s. Milch.

**Lac Bismuthi:** Magma Bismuthi; Wismutmilch; Aufschwemmung von basischem Bismutcarbonat* u. Bismuthydroxid; Gehalt: 5.6–6.2 % Bismut(III)-oxid ($Bi_2O_3$).

**Lacca:** s. Schellack.

**Lacca alba:** s. Schellack.

**Lacca in baculis:** s. Schellack.

**Laccainsäure:** s. Schellack.

**Lacca Musci:** s. Lackmus.

**Lac caninum:** Hundemilch; Gemisch zu gleichen T. aus frischer Milch* u. 90 %igem Ethanol* (Milcheiweiß wird gefällt). **Hom.:** verordnet z. B. bei Erkrankungen des rheumat. Formenkreises mit Seitenwechsel des Schmerzes, chron. Sinusitis, Migräne.

**Laccase:** Monophenolmonooxygenase; kupferhaltiges Flavinenzym*, das die Oxidation von aromatischen Verbindungen*, insbes. Phenolen* u. Anilinen*, katalysiert.

**Laccifer lacca:** s. Schellack.

**Lacerta agilis:** Zauneidechse; Fam. Lacertidae; Europa; 20–25 cm lange Eidechse. **Hom.:** Lacerta agilis: Tier wird betäubt, zerquetscht u. mit 90 %igem Ethanol mazeriert.

**Lachenknoblauch:** s. Teucrium scordium.

**Lachesis muta** L.: Buschmeister, Sururuku; Fam. Crotalidae; Mittel- u. Südamerika; Giftschlange; der Biss ist tödl.; Best. des Giftes: Hämagglutinine u. Hämolysine*; s. Schlangengifte. **Hom.:** Lachesis mutus (HAB), Lachesis: schonend getrocknetes Schlangengift, Konstitutionsmittel; verordnet z. B. bei Infektionskrankheiten (sept. Prozesse), Abszessen, Venenentzündungen, Gelenkrheumatismus, Dysmenorrhö.

**Lachgas:** Dinitrogenii oxidum Ph.Eur.6, Nitrogenium oxydulatum; Stickstoffoxydul, Stickoxydul; Distickstoffmonoxid; CAS-Nr. 10024-97-2; $N_2O$; $M_r$ 44.01; absolute Dichte 1.9780 g/dm³ (0 °C, 101.3 kPa), relative Dichte gegen Luft 1.5230 (0 °C, 101.3 kPa); Schmp. –90.81 °C; Sdp. –88.5 °C; farbloses, angenehm riechendes u. süßl. schmeckendes Gas; bei 20 °C u. einem Druck von 101.3 kPa löst sich 1 Volumenteil Gas in ca. 1.5 Volumenteilen Wasser; lösl. in Ether u. Ethanol; bei Abkühlung unter den Gefrierpunkt scheidet sich ein Gashydrat der Zusammensetzung [$N_2O \cdot 5.75\,H_2O$] ab. Lachgas ist selbst nicht brennbar, unterhält aber wie Sauerstoff die Verbrennung. **Nachw.: 1.** In Lachgas-Atmosphäre entflammt ein glimmender Holzspan; das Gas ist aber im Ggs. zu Sauerstoff* nicht unter Braunfärbung in Pyrogallol-Lsg. absorbierbar. **2.** mit Infrarotspektroskopie*; **Darst.:** kontrollierte Zers. durch trockenes Erhitzen von Ammoniumnitrat* unterhalb 300 °C; bei Temp. >300 °C kann explosionsartige Zers. zu Stickstoffdioxid* u. Wasserdampf erfolgen; **Wirk.:** stark analget., aber nur schwach narkot.; die analget. Wirk. setzt bereits nach 4–5 Atemzügen ein u. erreicht ihr Maximum innerhalb von 2–3 min. **Anw.: 1.** (med.) v. a. als Zusatz bei kombinierter Narkose; im Gemisch mit mind. 25 % Sauerstoff als Analgetikum* bei Herzinfarkt, in der Geburtshilfe, bei kleinen Operationen (z. B. in der Zahnmedizin); **2.** (techn.) Treibgas in Gaskartuschen zur Aufschäumung z. B. von Rasierschaum u. Milchprodukten (Lebensmittelzusatzstoff* E 942); Treibstoff in Hybridraketenmotoren; in der reaktiven Frontalchromatographie zur Bestimmung katalyt. wirksamer Kupferoberflächen; **Hinweis:** aufgrund leichter Verfügbarkeit (Gaskartuschen) missbräuchl. Verw. als Droge (Entspannung, Euphorie, optische u. akustische Wahrnehmungsveränderungen sowie Verlust des Zeitgefühls); kann psych. Abhängigkeit verursachen; **Gesch.:** 1776 von Joseph Priestley (1733–1804) entdeckt; die narkot. Wirk. erkannte 1799 Humphry Davy (1778–1829); der Zahnarzt Horace Wells (1815–1848) wandte 1844 das Gas erstmals bei Zahnextraktionen an.

**Lachnanthes tinctoria:** Wollnarzisse; Fam. Haemodoraceae; Nordamerika; **Anw.:** (techn.) Färbemittel (Reed Root). **Hom.:** Lachnanthes tinctoria: frische, blühende Pflanze; verordnet z. B. bei Kopfneuralgie, Zervikobrachial-Syndrom.

**Lacidipin** (INN): Diethyl-4-[(*E*)-2-(*tert*-butyloxycarbonyl)vinyl]phenyl-1,4-dihydro-2,6-dimethyl-3,5-pyridindicarboxylat; CAS-Nr. 103890-78-4; $C_{26}H_{33}NO_6$, Strukturformel: s. Abb.; $M_r$ 455.5;

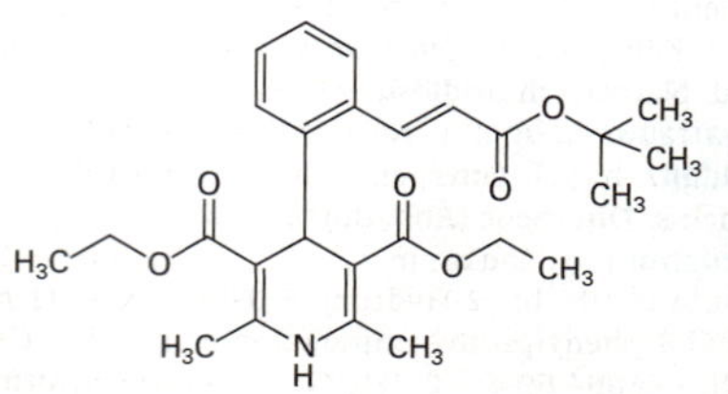

**Lacidipin**

Schmp. 174 °C; in Deutschland u. der Schweiz im Handel befindl. Antihypertensivum*; in Österreich außer Handel; **Wirk.:** langwirksamer Calcium*-Antagonist vom Dihydropyridin-Typ (Wirkungsdauer 24 h inf. langsamer Freisetzung aus den Lipidspeichern der Zellmembran); **Ind.:** Hypertonie*; **UAW:** s. Calcium-Antagonisten; **Dos.:** p. o. 2–4 mg/d morgens.

**Lackbenzin:** Ligroin; s. Benzin.

**Lackdragees:** s. Filmtabletten.

**Lackharz:** s. Schellack.

**Lackmoid:** Resorcinblau; $[C_6H_3(OH)_2][C_6H_2(OH)_3]_2N$; dunkelviolette Lamellen, lösl. in Ethanol, Ether, Aceton, wenig lösl. in Wasser; **Darst.:** Schmelzen von Resorcin* mit Natriumnitrit*; **Anw.:** (analyt.) Indikator* wie Lackmus*, jedoch empfindlicher; Umschlagsbereich: pH 4.4 (rot) bis pH 6.4 (blau).

**Lackmus:** Lacca Musci (Musica); Farbstoff versch. Flechten (s. Lichenes); dunkelblaue Würfel, die beim Erhitzen Ammoniak entwickeln; löst sich in Wasser zu dunkelblauer Flüss., die sich bei Zusatz von Säuren rot u. von Basen wieder blau färbt; **Vork.:** v. a. in Rocella* tinctoria (Felsen mediterraner u. westafrikan. Küsten), Rocella fuciformis (Felsenküsten der Kanaren, Azoren, Mittelmeerküsten, Afrika), Ochrolechia tartarea (auf Steinen u. an Felsen in der gemäßigten Zone); **Herst.:** fast ausschließl. in Holland, indem man die gemahlenen Flechten unter Zusatz von Calciumcarbonat* (Kalk), Kaliumcarbonat* (Pottasche), Ammoniak*, auch Harn*, der Gärung überlässt, bis sich der Farbstoff entwickelt u. dann die Masse mit Kreide od. Calciumsulfat* (Gips) verdickt; **Best.:** versch. Farbstoffe, u. a. Azolitmin*, Erythrolitmin, Spaniolitmin; **Anw.:** (analyt.) als Säure-Base-Indikator (s. Indikator), v. a. als Lackmuspapier u. -tinktur, Umschlagsbereich: pH 4.5 (rot) bis pH 8.3 (blau); als Reagenz; **Zuber.:** wässrige Lackmuslösung (Reagenz DAB): 1 T. L. wird 3-mal mit je 5 T. Alkohol ausgekocht, der Rückstand mit 10 T. Wasser 24 Std. lang bei Zimmertemperatur ausgezogen u. filtriert. Die fertige Indikatorlösung muss vor Licht geschützt aufbewahrt werden, jedoch sollte Luftzutritt gewährleistet sein; man verschließt daher nur mit loser Watte. **Lackmuspapier:** Ph.Eur.; **1.** blaues L.-Papier: mit einer schwach alkal. Lsg. des Lackmusfarbstoffes imprägniertes, saugfähiges Papier zur Prüfung saurer od. neutraler Reaktionen; **2.** rotes L.-Papier: mit einer schwach sauren Lsg. von L. imprägniertes, saugfähiges Papier zur Prüfung auf alkal. od. neutrale Reaktionen.

**Lackmuspapier:** s. Lackmus (Lackmuspapier).

**Lackschildlaus:** s. Schellack.

**Lacksumach:** s. Wachse (Cera japonica).

**Lacktabletten:** s. Filmtabletten.

**Lac Mulierum:** s. Muttermilch.

**Lac neonatorum:** sog. Hexenmilch; milchähnl. Flüss., die sich aus den Brustdrüsen Neugeborener beiderlei Geschlechts auf Druck entleert; **Urs.:** Wirkung mütterl. Hormone.

**lac-Operon:** Kurzbez. für **Lac**tose-Operon; ein etwa 5000 Basenpaare langer Abschnitt auf der DNA von Escherichia coli, der eine Gruppe von drei benachbarten u. gemeinsam regulierten Genen umfasst, die für Enzyme der Lactose-Verwertung codieren.

**Lacosamid:** 2-Acetamido-3-methoxy-*N*-(phenylmethyl)propanamid; CAS-Nr. 175481-36-4; $C_{13}H_{18}N_2O_3$, Strukturformel: s. Abb.; $M_r$ 250.30; Schmp. 142–143 °C (kristallisiert aus Essigsäureethylester); logP 0.4 ± 0.5 (berechnet); $[\alpha]^D_{25}$ 16° (c = 1 % in Methanol); D-Serin-Analogon; **Wirk.:** Antiepileptikum*; Verstärkung der langsamen Inaktivierung von Natriumkanälen, ohne deren schnelle Deaktivierung zu beeinflussen (Hemmung der neuronalen Übererregbarkeit); Bindung an Collapsin-response-mediator-Protein 2, das an Differenzierung u. Wachstum von Nervenaxonen beteiligt ist; **Ind.:** Zusatzbehandlung bei fokalen epilept. Anfällen mit u. ohne sekundäre Generalisierung; **Kontraind.:** atrioventrikulärer (AV-)Block 2. od. 3. Grades; **WW:** PR-Intervall verlängernde Arzneimittel (z. B. Carbamazepin, Lamotrigin, Pregabalin), Antiarrhythmika der Klasse I; starke Enzyminduktoren (z. B. Rifampicin u. Johanniskraut) können die system. Exposition von L. moderat verringern. **UAW:** Schwindel, Übelkeit, Kopfschmerz, Müdigkeit, Doppeltsehen; **Dos.:** p. o. Initialdosis 2 × 50 mg/d, in wöchentl. Schritten um 2 × 50 mg/d steigern, Erhaltungsdosis 2 × 200 mg/d; i. v. 2 × 10 mg/d, jeweils über 15–60 min.



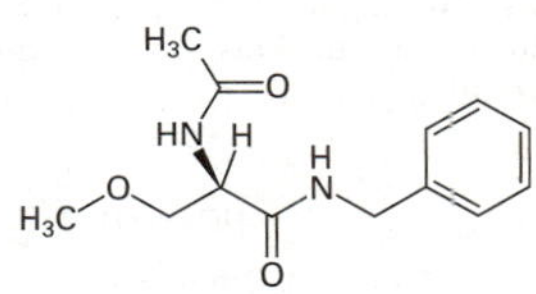


**Lacosamid**

**Lact-:** s. a. Lakt-.

**Lactalbumin:** Laktalbumin; in der Milch* enthaltenes Protein* (bis zu 25 % des Gesamtproteins der Humanmilch); extrem hitzestabil aufgrund reversibler Denaturierung; Best. der Lactosesynthetase; besteht aus 123 Aminosäuren* ($M_r$ 14 176) mit 4 Disulfidbrücken*.

**Lactame:** cycl. Carbonsäureamide*, die beim Erhitzen von $\gamma$-, $\delta$-, $\varepsilon$-Aminosäuren* durch $H_2O$-Abspaltung entstehen u. beim Kochen mit Säuren od. Basen wieder zu den Aminosäuren aufgespalten werden; die Benennung erfolgt analog den Lactonen*. **Anw.:** $\varepsilon$-Caprolactam ist der Ausgangsstoff für Polyamide*.

**Lactase:** $\beta$-Galactosidase; zu den Glykosidasen* gehörende Hydrolase (s. Enzyme), die aus $\beta$-Galactosiden hydrolyt. Galactose* am nicht-reduzierenden Ende abspaltet; zerlegt z. B. Lactose* in Glucose* u. Galactose; **Vork.:** natürl. weit verbreitet (z. B. in Darmsaft, Milchzuckerhefen, Kefirpilzen).

**Lactatdehydrogenase:** Abk. LDH; Milchsäuredehydrogenase; zinkhaltige Oxidoreduktase (s. Enzyme; $M_r$ 100 000–150 000) der Glykolyse*, welche die Reduktion des Pyruvats* zu Lactat katalysiert; absolut spezif. für L-(+)-Lactat; Wasserstoff lieferndes Coenzym* ist NADH. **Anw.:** **1.** zur Diagnose des Herzinfarkts u. der Hepatitis (erhöhter LDH-Spiegel im Blut); **2.** gereinigt in gekoppelten opt. Tests zur Bestimmung anderer Enzyme (z. B. Pyruvatkinase*) u. Metaboliten wie ADP, ATP u. Pyruvat.

**Lactate:** Salze der Milchsäure*.

**Lactit:** s. Lactitol.

**Lactitol:** Lactit, Lactositol, Lactobiosit, 4-Galactosylsorbitol; 4-*O*-*β*-D-Galactopyranosyl-D-glucitol; CAS-Nr. 585-86-4; $C_{12}H_{24}O_{11}$, Strukturformel: s. Abb.; $M_r$ 344.31; bildet auch ein Mono- u. Dihydrat; osmot. wirkendes Laxans*; **Wirk.**: nicht resorbierbares Disaccharid mit struktureller Verwandtschaft u. gleicher pharmakodynam. Wirk. wie Lactulose*; passiert unverändert das Kolon u. wird durch die Dickdarmflora zu Essig-, Propion- u. Buttersäure, Kohlenstoffdioxid, Methan u. Wasserstoff abgebaut (pH sinkt von 6.5 auf 5.6); **Ind.**: Obstipation, hepat. Enzephalopathie; **Kontraind.**: Ileus, künstl. Darmausgang, org. Erkrankungen des GIT, Blut im Stuhl, Elektrolytstörungen, Diarrhö; **UAW:** Flatulenz, Meteorismus, Bauchschmerzen od. -krämpfe, gelegentl. Übelkeit; **Dos.**: p. o. bei Obstipation: Erwachsene 20 g, Kinder 0.25 g/kg KG; Einnahme morgens od. abends mit reichl. Flüssigkeit (400 mL) zu einer Mahlzeit; bei hepat. Enzephalopathie: 0.5–0.7 g/kg KG in 3 ED. **Lactitolmonohydrat:** Lactitoli monohydricum Ph.Eur.; CAS-Nr. 81025-04-9; $C_{12}H_{24}O_{11} \cdot H_2O$; $M_r$ 362.33; **Dos.**: p. o. bei hepat. Enzephalopathie: initial 500 mg/kg KG/d in 4 ED; bei Obstipation: Normdosis 10–20 g/d, Kinder 1 × 0.25 g/kg KG tägl.; Einnahme mit bis zu 400 mL Flüss. (Ph.Eur.Komm.).

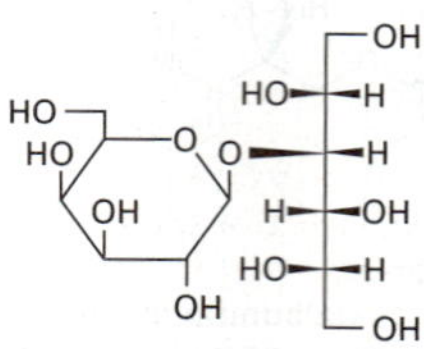

**Lactitol**

**Lactobacillaceae:** Lactobacteriaceae; Fam. von Milchsäurebakterien, morpholog. uneinheitlich, grampositiv; med. relevante Gattungen: Lactobacillus*, Pedicoccus; **Vork.**: **1.** Milch u. deren Produkte (Lactobacillus lactis, bulgaricus, helveticus, brevis; Streptococcus lactis); **2.** intakte u. sich zersetzende Pflanzen (Lactobacillus plantarum, delbrueckii, fermenti); **3.** Darm u. Schleimhäute von Mensch u. Tier (z. B. Lactobacillus acidophilus, Bifidusbacterium bifidus).

**Lactobacillus:** Gattung grampositiver, nicht sporenbildender, anaerober bis fakultativ anaerober Milchsäurebakterien der Fam. Lactobacillaceae*; z. T. mikroaerophile Prokaryoten, die Kohlenhydrate fermentativ abbauen u. meist kokken- od. stäbchenförmiges Aussehen haben; **Species: 1.** L. brevis: unbewegl. Stäbchen, säuretolerant; zur heterofermentativen Gärung (z. B. Sauerkraut); es entsteht Milchsäure, außerdem Ethanol; **2.** L. delbrueckii Beijerinck: unbewegl. Stäbchen, säuretolerant; zur homofermentativen Gärung; s. Milchsäure; **3.** L. acidophilus: obligat anaerobe, mikroaerophile, nicht sporenbildende, grampositive Stäbchen; Bestandteil der physiol. Flora versch. Standorte; häufiger Bestandteil der Probiotika*.

**Lactobacillus bifidus:** s. Bifidus-Faktor.

**Lactobacillus-casein-Faktor:** s. Vitamin B (Folsäure).

**Lactobiose:** s. Lactose.

**Lactobiosit:** s. Lactitol.

**Lactobutyrometer:** in der Lebensmittelchemie verwendetes Glasgerät zur Bestimmung des Fettgehalts der Milch*; **Methode:** Die in das L. eingefüllte Milch wird zus. mit konz. Schwefelsäure* u. Isopentanol auf 65 °C erhitzt. Es erfolgt eine Phasentrennung. Die Mischung wird anschließend zentrifugiert (Vervollständigung der Phasentrennung). An einer speziellen, in das Gerät integrierten Skala wird der Fettgehalt abgelesen.

**Lactoferrin:** s. Siderophiline.

**Lactoflavin:** s. Vitamin B (Vitamin $B_2$).

**Lactoglobulin:** *β*-Lactoglobulin; in der Milch* von Wiederkäuern enthaltenes Protein* (etwa 3.5 g/L in Kuhmilch); besteht aus 2 ident. Polypeptidketten (162 Aminosäuren*; $M_r$ 18 363 pro Kette).

**Lactoglucose:** s. Galactose.

**Lactone:** cycl. Carbonsäureester*; innere Ester von Hydroxycarbonsäuren (s. Abb.); die Ringgröße wird durch gr. Buchstaben entspr. der Position der Hydroxylgruppe, die mit der Carboxylgruppe kondensiert ist, angegeben. Die spannungsfreien 5- u. 6-gliedrigen *γ*- u. *δ*-Lactone kommen in der Natur am häufigsten vor, speziell in Pflanzen.

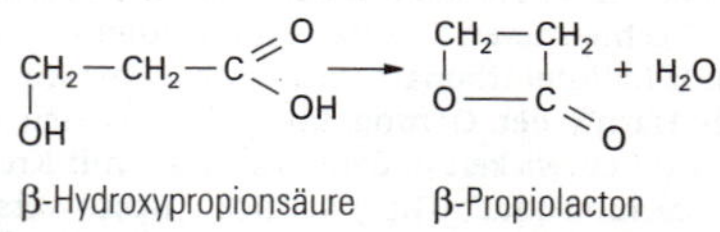


**Lactone:** Bildung eines *β*-Lactons aus *β*-Hydroxypropionsäure

**Lactose:** Saccharum lactis, Lactobiose; Milchzucker; 4-*O*-*β*-D-Galactopyranosyl-D-glucopyranose; CAS-Nr. 63-42-3; $C_{12}H_{22}O_{11}$, kommt in 2 Anomeren vor (*α*- u. *β*-Form; Strukturformel: s. Abb.); $M_r$ 342.3; ein reduzierendes Disaccharid* (Maltosetyp), 1 Molekül Galactose* ist *β*-1,4-glykosidisch mit einem Molekül Glucose* verknüpft, wobei beide Monosaccharidreste als Pyranosen vorliegen (s. Monosaccharide); $[\alpha]_D^{20\,°C}$ +90° (*α*-Form), +35° (*β*-Form) u. nach Ph.Eur.6 +54.4 bis +55.9° (c = 10 in Wasser; Mutarotationsgleichgewicht nach ca. 24 h); **Gew.**: aus der süßen Molke der Kuhmilch (enthält ca. 4.5 % L.) nach Abtrennen des Milchalbumins bei pH 6.2 unter Erhitzen, nach dem Neutralisieren u. Eindicken im Vakuum durch Kristallisation. Bei gewöhnlicher Temp. scheidet sich dabei die (weniger lösliche) wasserhaltige *α*-

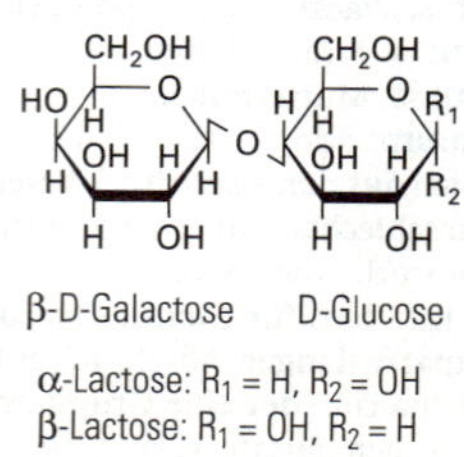


**Lactose**

Form (s. Lactose-Monohydrat), oberhalb 93 °C das wasserfreie β-Isomer (nicht off.) ab. Im Handel ist α-Lactose in vielen Feinheitsgraden als Monohydrat in kristalliner u. sprühgetrockneter (z. T. amorpher) od. wasserfreier Form (wasserfreie α-Lactose) erhältl., die sich in ihren (technolog.) Eigenschaften unterscheiden. **Off.:** Ph.Eur.6; **Inkomp.:** als reduzierender Zucker mit Substanzen mit primären u. z. T. auch sekundären Aminogruppen, Aminen, Aminosäuren, Peptiden (Braunfärbung, Maillard*-Reaktion, bes. in feuchtem Milieu u. in der Wärme; sprühgetrocknete L. ist reaktiver), mit Säuren (Spaltung) u. Nitroglycerol (Zersetzung); L. nimmt leicht Fremdgerüche an. Bei Inkomp. dient in der technolog. Anw. meist Mannitol* als Ersatz. **Anw.:** **1.** (med.) Zusatz zu Säuglingsnährmitteln (s. Säuglingsernährung); mildes Laxans* in Gaben von 9–15 g; **2.** (techn.) für die Tablettierung u. Kapselabfüllung als Füll- u. Bindemittel (Trockengranulierung) u. Adsorbens (für flüssige Arzneistoffe); Tabletten mit hohem L.-Gehalt härten meist nach u. zerfallen schlecht nach längerem Lagern. Sprühgetrocknete u. wasserfreie L. lässt sich gut direkttablettieren, dies gelingt auch mit gewöhnl. grobkristalliner L. evtl. unter Zusatz von hochdispersem Siliciumdioxid*. Verwendet in Pulvermischungen, zum Einstellen eines vorgeschriebenen Wirkstoffgehalts (z. B. Drogenpulver, Extrakte), in homöopath. Zuber. als Füllmittel. **Lactose-Monohydrat:** Lactosum monohydricum Ph.Eur.6; 4-*O*-β-D-Galactopyranosyl-(1→4)-α-D-glucopyranose-Monohydrat; CAS-Nr. 64044-51-5; $C_{12}H_{22}O_{11} \cdot H_2O$; $M_r$ 360.3; Schmp. 201–202 °C (schnell erhitzt); D. 1.53; weißes, krist. od. körniges Pulver von schwach süßem Geschmack; leicht, aber langsam lösl. in Wasser, wenig lösl. in 90 %igem Ethanol, unlösl. in Ether, Chloroform, absolutem Ethanol; kaum hygroskop. (hygroskopischer Punkt* 25 °C, 93 %); Wassergehalt ca. 5 %, setzt sich zusammen aus dem Kristallwasser (entfernbar ab 120 °C) u. dem adsorptiv gebundenen Wasser (ca. 0.1–0.2 %, entfernbar bei 80 °C). ***α*-Lactose:** Lactosum anhydricum; 4-*O*-β-D-Galactopyranosyl-α-D-glucopyranose; Schmp. 222.8 °C; lösl. in 5 T. kaltem u. 2.6 T. siedendem Wasser; geht langsam bei über 70 % relative Luftfeuchte in das Monohydrat über. ***β*-Lactose:** 4-*O*-β-D-Galactopyranosyl-β-D-glucopyranose; Schmp. 252.2 °C; lösl. in 2.2 T. kaltem u. 1.1 T. siedendem Wasser; nimmt erst nahe 100 % relativer Luftfeuchtigkeit Wasser auf, wobei das α-Lactose-Monohydrat gebildet wird.

**Lactose-Intoleranz:** Form der Kohlenhydrat-Malabsorption; angeborene od. erworbene Störung von Kohlenhydrataufnahme od. -abbau; häufig zurückzuführen auf einen Mangel an Lactase*; charakterist. ist osmot. od. durch Gärungsvorgänge bedingte Diarrhö.

**Lactose-Monohydrat:** s. Lactose.

**Lactositol:** s. Lactitol.

**Lactosum anhydricum:** s. Lactose.

**Lactosum monohydricum:** s. Lactose.

**Lactotropin:** s. Prolactin.

**Lactucarium gallicum:** s. Lactuca virosa.

**Lactucarium germanicum genuinum:** s. Lactuca virosa.

**Lactuca sativa** L.: Gartenlattich; als Gemüsepflanze angebaut, Fam. Asteraceae (Compositae); Kopfsalat ist L. sativa var. capitata; **Inhaltsst.:** Äpfelsäure*, Citronensäure*, Oxalsäure*, Lactucerin (Lactucin), Lactucopicrin, α- u. β-Lactucerol, Glukokinine, Eisen, Vitamin* A, $B_1$, $B_2$, C (100 mg/kg), E; äther. Öl.

**Lactuca virosa** L.: Giftlattich; Fam. Asteraceae (Compositae); südwestl. Europa, Nordafrika, Moseltal, Österreich, Russland; Stpfl. von **Herba Lactucae virosae:** Herba Intybi angusti; Giftlattichkraut; **Inhaltsst.:** wie Lactucarium germanicum genuinum (s. u.); **Anw.:** (volkstüml.) z. B. bei Keuchhusten, Reizhusten, als Schlafmittel; **Lactucarium germanicum genuinum:** Deutsches Laktukarium; eingetrockneter Milchsaft; **Inhaltsst.:** 3–10 % der nichtglykosid., für die Giftwirkung verantwortl. Sesquiterpenlacton-Bitterstoffe Lactucin u. Lactucopikrin (*p*-Hydroxyphenylessigsäureester von Lactucin), bis 27 % Lactucerin (Ester), ca. 50 % α- u. β-Lactucerol (Triterpenalkohol), Mannitol*, Oxalsäure*, Äpfelsäure*, Citronensäure*, Kautschuk*, Asparagin*, Harz*; **Anw.:** (volkstüml.) früher als harntreibendes Mittel, bei Hustenreiz, nervösen Erregungen, Neuralgien. **Lactucarium gallicum:** Französisches Laktukarium, stammt von Lactuca* sativa var. capitata. **Hom.:** Lactuca: ganze, frische, blühende Pflanze; verordnet z. B. bei Schlaflosigkeit, Milchmangel der Wöchnerinnen.

**Lactulose** (INN): 4-*O*-β-D-Galactopyranosyl-D-fructose; CAS-Nr. 4618-18-2; $C_{12}H_{22}O_{11}$, Strukturformel: s. Abb.; $M_r$ 342.30; Schmp. 169.0 °C (1 K/min); synthet. Disaccharid; Löslichkeit in Wasser (m/m) bei 30 °C 76.4 %, bei 60 °C 81 %, bei 90 °C > 86 %; **Zuber.:** Lactulose*-Lösung, Lactulose*-Sirup; **Anw.:** **1.** als Laxans* (Anregung der Darmperistaltik), auch für schwangere Frauen u. Diabetiker; **2.** als Hepatikum* (Verhinderung der Ammoniakresorption); **UAW:** bei mittlerer Dos. zu Therapiebeginn leichte abdominale Schmerzen, Meteorismus od. Flatulenz; bei hoher Dos. Nausea, Erbrechen u. Diarrhö mit Elektrolytstörungen; bei langfristiger Einnahme in Dosen, die anhaltend zu dünnen Stühlen führen, Störungen des Wasser- u. Elektrolythaushalts; **Dos.:** 65 g/100 mL Sirup; Obstipation: 1–2 × 10–15 mL/d, Kinder 1–2 × 5–10 mL/d; portokavale Enzephalopathie: einschleichend, initial 3–4 × 10–15 mL/d, auf 3–4 × 30–45 mL/d erhöhen.

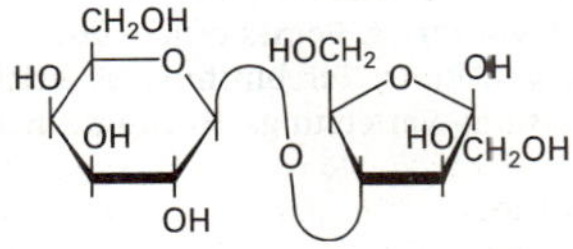


**Lactulose**

**Lactulose-Lösung:** Lactulosi solutio, Solutio Lactulosi; Zusammensetzung: NRF, 0.25 g Erdbeerflüssigaroma in 250.0 g 65 %iger Lösung von Lactulose* (m/V); Ph.Eur.6, 0.25 g Erdbeerflüssigaroma zu 250.0 g Lactulose*-Sirup; die Lsg. enthält außerdem Anteile anderer Zucker (Galactose, Lactose, Epilactose, Tagatose) u. kann ein geeignetes Konservierungsmittel enthalten. Da sie übersättigt ist, können Kristalle vorkommen. **Anw.:** zur Behandlung der portalen system. Enzephalopathie bei schwerer Leberinsuffizienz, als Laxans*, bei chron. Obstipation u. bei Salmonellen-Enteritiden; **Dos.:** Erwachsene verteilt auf mehrere Einzelgaben bis zu 150 mL/d; als Laxans: Kinder 2.5–5 mL, Erwachsene 1–2×5–7.5 mL/d.

**Lactulose-Sirup:** Lactulosum liquidum; Ph.Eur.6, wässrige Lsg. von Lactulose*; Gehalt: mind. 620 g/L Lactulose*; kann ein geeignetes Konservierungsmittel enthalten.

**Lactulosi solutio:** s. Lactulose-Lösung.

**Lactulosum liquidum:** s. Lactulose-Sirup.

**Lactylmilchsäure:** s. Milchsäure.

**Lac vaccinum defloratum:** abgerahmte Kuhmilch. **Hom.:** verordnet z. B. bei Migräne, Schwangerschaftserbrechen, Milchallergie.

**Ladanharz:** s. Ladanum.

**Ladanum:** Labdanum, Ladanharz, Resina Ladanum, Gummi Ladanum; das Harz* versch. Cistus-Arten (Zistrosen), Fam. Cistaceae, z. B. **Cistus incanus** L. **ssp. creticus** (L.) Heyw. (Kreta, Zypern, Naxos, Ägypten, Brasilien), **C. ladanifer** L. (u. a. Spanien, Portugal), **C. laurifolius** L. (SW-Europa, Mittelitalien); dunkelbraunrote bis schwarze, zähe, zwischen den Fingern klebrig werdende Masse od. Stangen von ambraähnl. Geruch u. balsamisch bitterem Geschmack, unlösl. in Wasser, teilweise lösl. in Ethanol; **Inhaltsst.:** Harz*, äther. Öl, Wachs*, Säuren, Gummi*; **Anw.:** zu Pflastern in der Parfümerie u. Kosmetik (als beste Sorte gilt das ägypt. Ladanum).

**LADME:** Abk. für **L**iberation (s. Wirkstofffreisetzung), **A**bsorption (s. Resorption), **D**istribution*, **M**etabolismus*, **E**limination*; das LADME-Modell beschreibt den Weg eines Pharmakons durch den Organismus; Zusammenfassung der pharmakokinet. Prozesse auch unter der Abk. ADME. Vgl. Pharmakokinetik.

**Ladungswert:** s. Oxidationsstufe.

**Ladungszahl:** s. Oxidationsstufe; Elemente, chemische.

**Lähmung:** Paralyse; Oberbegriff für die Minderung (Parese) bzw. den Ausfall (Plegie) der Funktionen eines Körperteils od. Organsystems; i. e. S. (neurolog.) Minderung der motor. Funktionen eines Nervs mit Bewegungseinschränkung bzw. -unfähigkeit (motorische L.).

**Lämmerschwanz:** s. Eupatorium cannabinum.

**Lärche:** s. Larix decidua.

**Lärchengummi:** s. Arabinogalactan.

**Lärchenschwamm:** s. Fomes officinalis.

**Lärchenterpentin:** s. Terebinthina (T. laricina).

**Laesio:** Läsion; Verletzung, Störung einer Funktion.

**Läsion:** s. Laesio.

**Laetril:** s. Amygdalin.

**Läuse:** Anoplura; flügellose, abgeflachte, 1–6 mm große Insekten, die ektoparasitisch (s. Ektoparasit) vom Blut von Säugetieren leben; fast 400 (in Mitteleuropa ca. 20) Arten; die Nissen sind die an Haaren des Wirtes festgeklebten Eier; med. relevant sind 3 nur beim Menschen vorkommende Arten (Menschenläuse, Pediculidae), die Auslöser der Pedikulose u. potentielle Krankheitsüberträger (Rückfallfieber, epidemisches Fleckfieber, wolhynisches Fieber) sind: **1.** Pediculus humanus (P. vestimentorum, P. corporis, P. vestimenti): Kleiderlaus; Überträger von Rickettsien, Borrelia*, Yersinia* (Y. pestis); **2.** Pediculus humanis capitis: Kopflaus; Überträger von Yersinia* (Y. pestis); **3.** Phthirus pubis (P. inguinalis): Filzlaus, Schamlaus; **Bekämpfung:** s. Läusemittel.

**Läusekörner:** s. Delphinium staphisagria (Semen Staphisagriae).

**Läusemittel:** Pedikulizide, Antipedikulosa; Mittel zur Ther. der Pedikulose (Befall durch Filz-, Kleider- od. Kopflaus); **Wirkstoffe:** z. B. Dimeticon*, Allethrin (s. Pyrethroide), Pyrethrumextrakt in geeigneter Zuber., Permethrin*, Neemöl (enthält insektizides Azadirachtin u. verstopft die Atemöffnung der Läuse); darüber hinaus werden (v. a. als Alternative bei Kontraind. od. in der Schwangerschaft) Produkte auf Basis von Kokosöl (verstopft wie Dimeticon die Atemöffnung der Läuse u. führt daher zum Ersticken od. Austrocknen) angewendet. Spülungen mit Essig (z. B. 1 T. 6 %iger Speiseessig auf 2 T. Wasser) lockern nach Einwirkungszeit von mind. 10 Min. die Haftung von Läusen u. Nissen, erleichtern das Auskämmen. **Vorgehen:** variiert je nach L.; **1.** Dimeticon 100 % nach dem Waschen in die Kopfhaare einreiben, nach 10 Min. auswaschen; **2.** Allethrin (in Kombination mit Piperonylbutoxid*) in die Haare einsprühen, 10–30 Min. belassen; **3.** Permethrin in das feuchte Haar einmassieren u. nach 30 Min. auswaschen od. Pyrethrumextrakt einmassieren u. nach 30 Min. ausspülen (bei Kindern limitierte Menge); eine 2. Anw. 8–10 Tage nach Erstbehandlung wird generell empfohlen; Entfernen der Nissen (s. Läuse) mit einem feinen Kamm (Läusekamm), Desinfektion der Kleidungsstücke. Vgl. Antiparasitika.

**Läusepfeffer:** s. Delphinium staphisagria (Semen Staphisagriae).

**Läuserückfallfieber:** s. Rückfallfieber.

**Läusesamen:** s. Schoenocaulon officinale (Semen Sabadillae).

**laevigatus:** f: laevigata, n: laevigatum; geschlämmt, fein zerrieben, geglättet.

**Laevo-:** s. a. Levo-.

**Laevoglutamid:** s. Glutamin.

**Laevomycetin:** s. Chloramphenicol.

**Laevothyroxin-Natrium:** s. Levothyroxin-Natrium.

**Lävulose:** s. Fructose.

**LAF:** Abk. für (engl.) *laminar air flow*; s. Laminarflow-Bank.

**Lagerpflanzen:** s. Thallophyten.

**Lagerungsvorschriften:** nach Ph.Eur. müssen Arzneimittel so gelagert werden, dass sie gegen Substanzverlust sowie Beeinträchtigung der Reinheit u. der Wirksamkeit geschützt sind; Behältnisse, die zur Lagerung von Arzneimitteln dienen, einschließl. der Verschlüsse, müssen so beschaffen sein, dass sie den Inhalt nicht verändern können. **Beispiel:** dicht* verschlossen; luftdicht* verschlossen; vor* Feuchtigkeit geschützt; vor* Licht geschützt; vorsichtig* zu lagern; sehr* vorsichtig zu lagern; tiefgekühlt* lagern; Kühlschranktemperatur*; kalt* lagern; Raumtemperatur*.

**lag-time:** Verzögerungszeit; Zeitspanne, die z. B. bei Auflösungs- od. Plasmakonzentrationskurven* eine Verschiebung der Kurve in Zeitrichtung bedingt; ggf. muss diese Zeitspanne bei den Berechnungsformeln (z. B. bei der mittleren Auflösungszeit*) berücksichtigt werden. **Urs.:** physiologisch (z. B. verzögerte Resorption*) od. galenisch (z. B. verzögerter Zerfall od. Auflösung durch technolog. Maßnahmen). Vgl. Zerfall; Retardpräparate.

**LAK:** Abk. für Landesapothekerkammer; s. Apothekerkammern.

**Laki-Lorand-Faktor:** s. Blutgerinnungsfaktor XIII.

**Lakritze:** s. Glycyrrhiza glabra.

**Lakritzensaft:** s. Glycyrrhiza glabra (Succus Liquiritiae).

**Lakritzenwurzel:** s. Glycyrrhiza glabra (Liquiritiae radix).

**Lakt-:** s. a. Lact-.

**Laktagoga:** die Milchsekretion fördernde Mittel; **Wirkstoffe:** z. B. Prolactin*, Gonadotropine*. Vgl. Gynäkologika.

**Laktalbumin:** s. Lactalbumin.

**Laktation:** Produktion u. Sekretion von Muttermilch* durch die weibl. Brustdrüse.

**Laktations-Hemmer:** s. Abstillmittel.

**Laktodensimeter:** s. Laktometer; Dichtebestimmungsmethoden.

**Laktoferrin:** s. Siderophiline.

**Laktoglucose:** s. Galactose.

**Laktometer:** Laktodensimeter; Senkspindel zur Bestimmung der Dichte von Milch* (Aräometer); s. Dichtebestimmungsmethoden.

**Laktone:** s. Lactone.

**Laktoskop:** Galaktoskop; Apparat zur Prüfung der Durchsichtigkeit von Milch*.

**Laktukarium, Deutsches:** s. Lactuca virosa (Lactucarium germanicum genuinum).

**Laktukarium, Französisches:** s. Lactuca virosa.

**LAL-Test:** Kurzbez. für Limulus-Amöbozyten-Lysat-Test; s. Limulustest.

**Lambert-Beer-Gesetz:** s. Absorption; UV-VIS-Spektroskopie.

**Lamblia intestinalis:** s. Giardia lamblia.

**Lamiaceae:** syn. Labiatae; Lippenblütler; Fam. der Ordnung Lamiales; ca. 3500 Arten, Kräuter, Stauden od. Halbsträucher; **Merkmale: 1.** (biol.) der Stängel ist 4-kantig; die Blätter* kreuzgegenständig od. quirlig; stets zygomorphe Blüten* mit 5 Blütenblättern, von denen 2 die Oberlippe u. 3 die Unterlippe bilden; meistens 4 Staubblätter*, Didynamie*, aus dem oberständigen Fruchtknoten entwickeln sich 4 Klausenfrüchte (s. Fruchtformen); diazyt. Spaltöffnungen*; **2.** (chem.) äther. Öl (bes. Monoterpene* u. Sesquiterpene*), in Drüsenschuppen (Labiatendrüsen; s. Exkretionsgewebe) od. Drüsenhaaren lokalisiert; Bitterstoffe* (Diterpene*) u. pflanzliche Gerbstoffe* (Labiatengerbstoffe); v. a. wegen des äther. Öls werden viele Arten als Gewürz- u. Arzneipflanzen verwendet; **Gattungen:** z. B. Ajuga, Ballota, Coleus, Collinsonia, Galeopsis, Glechoma, Hedeoma, Hyssopus, Lamium, Lavandula, Leonurus, Lycopus, Marrubium, Melissa, Mentha, Monarda, Nepeta, Ocimum, Origanum, Orthosiphon, Perilla, Pogostemon, Rosmarinus, Salvia, Satureja, Scutellaria, Sideritis, Stachys, Teucrium, Thymus.

**Lamiaceengerbstoffe:** s. Gerbstoffe, pflanzliche.

**Lamii albi flos:** s. Lamium album.

**Lamina** (lat. Blatt, dünne Platte, Schicht): **1.** (med.) Schicht, z. B. Lamina epithelialis u. Lamina propria mucosae (s. Schleimhaut); **2.** (bot.) Blattspreite*.

**laminar air flow:** s. Laminarflow-Bank.

**Laminarflow-Bank:** (engl.) *laminar air flow (Abk. LAF)*; Laminarstrombox; reine Werkbank (engl. clean bench); Werkbank mit turbulenzarmer Verdrängungsströmung (ca. 0.45 m/s; s. Abb.), z. B. zur Vermeidung einer Kontamination bei der Prüfung auf Sterilität od. bei der asept. Herst. von Arzneimitteln (z. B. Augentropfen).

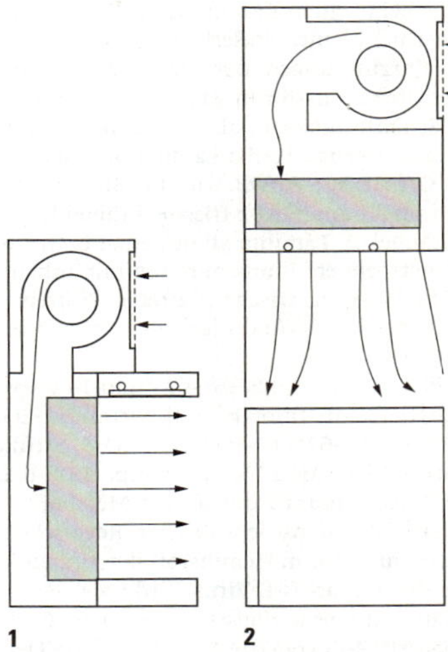


**Laminarflow-Bank:** Abluftreinigung durch HOSCH-Filter; 1: Querstrom; 2: Fallstrom

**Laminaria:** Fam. Laminariaceae (Ordnung Laminariales, zu den Braunalgen* gehörend); **Laminaria hyperborea** (Gunn.) Foslie (L. cloustoni Edm.), Palmentang, u. **Laminaria digitata,** Fingertang (Küsten der Nordsee u. des Atlantiks von Spitzbergen bis Spanien) sind Stpfl. von **Laminaria:** Stipites Laminariae; Laminariastiele; mittlerer, stängelartiger Teil des Thallus* der Alge; **Inhaltsst.:** Alginsäure* 15–47 %, Laminarin* (Polysaccharid, ergibt bei der Hydrolyse mit 1 %iger Salzsäure 96 % Glucose), Mannitol*, Eiweiß, $\beta$-Carotin, Gerbstoffe*, Farbstoffe, Oxalate, Iod (0.5 %), Spuren von Brom; **Anw.: 1.** (techn.) zur Gew. von Alginsäure* u. Alginaten*; Laminariapulver wird z. T. als zerfallsförderndes Füllmittel für Tabletten verwendet; auch andere Laminaria-Arten (z. B. **L. saccharina** (L.) J. V. Lamouroux, Zuckertang, od. **L. japonica** Aresch., Japantang) werden zur Gew. von Alginsäure u. Alginaten verwendet; versch. L.-Arten (z. B. L. japonica) dienen zur Herst. von Kombu (Sammelbegriff für Nahrungsmittel aus Algen; sie enthalten die wichtigsten, für die menschl. Ernährung notwendigen Stoffe); **2.** (med.) obsolet; die zylindr. zugeschnittenen Stiele wurden als Quellstifte benutzt zur Erweiterung von Wundkanälen u. Körperhöhlen; sie quellen bis zum 5-fachen ihres Volumens auf.

**Laminarin:** Polyglucosid aus Braunalgen*, v. a. aus Laminaria*-Arten; man unterscheidet zw. löslichem u. unlöslichem Laminarin.
**Laminarkolloidgerüst:** s. Gele.
**Laminarstrombox:** s. Laminarflow-Bank.
**Lamium album** L.**:** Weiße Taubnessel, Bienensaug; Fam. Lamiaceae (Labiatae); gemäßigtes Eurasien; Stpfl. von **Lamii albi flos:** Flores Lamii albi, Weiße Taubnesselblüten, Weiße Nesselblumen, Weiße Bienensaugblüten; **Off.:** DAC; Monographie: Kommission E; **Inhaltsst.:** Schleim, Gerbstoffe*, Saponin*, äther. Öl., Flavonglykoside, Amine; **Anw.:** **1.** (med.) innerl. bei Katarrhen der oberen Luftwege sowie bei leichten Entzündungen der Mund- u. Rachenschleimhaut; äußerl. bei leichten, oberflächl. Entzündungen der Haut; **2.** (volkstüml.) bei Menstruationsstörungen, Fluor albus sowie gegen Schlaflosigkeit u. als Blutreinigungsmittel; **Lamii albi herba:** Herba Lamii albi, Taubnesselkraut; **Off.:** DAC; **Anw.:** wie die Blüten. **Hom.:** **1.** Lamium album (HAB): frische, blühende Triebe ohne Stängel. **2.** Lamium album ethanol. Infusum (HAB): getrocknete Blumenkronen mit anhängenden Staubblättern; frische Blätter u. Blüten; verordnet z. B. bei Entzündungen des Uterus* u. der Harnblase*.



**Lamivudin** (INN)**:** (2*R*,*cis*)-4-Amino-1-[2-(hydroxymethyl)-1,3-oxathiolan-5-yl]-pyrimidin-2(1*H*)-on; CAS-Nr. 134678-17-4; $C_8H_{11}N_3O_3S$, Strukturformel: s. Abb.; $M_r$ 229.26; Schmp. 160–162 °C; **Wirk.:** Virostatikum*; der aktive Metabolit (Triphosphat) ist ein nucleosidischer Reverse*-Transkriptase-Inhibitor u. Hemmstoff der viralen Polymerase des Hepatitis-B-Virus; **Ind.:** als Teil einer antiviralen Kombinationstherapie* zur Behandlung von HIV*-Erkrankungen; chronische Hepatitis* B; **UAW:** u. a. Übelkeit, Kopfschmerz, Schwächegefühl, Muskelschmerzen, periphere Neuropathien; **Dos.:** 2 × 150 mg/d; HWZ 5–7 h.

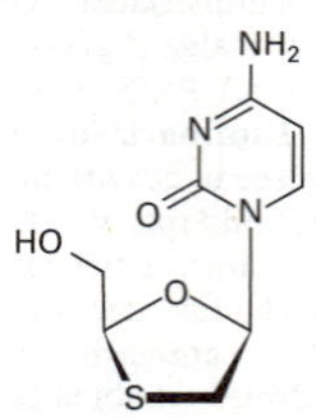


**Lamivudin**

**Lamm, Vegetabilisches:** s. Cibotium barometz.
**Lamotrigin** (INN)**:** 3,5-Diamino-6-(2,3-dichlorphenyl)-1,2,4-triazin; CAS-Nr. 84057-84-1; $C_9H_7Cl_2N_5$, Strukturformel: s. Abb.; $M_r$ 256.10; Schmp. 216–218 °C (kristallisiert aus 2-Propanol); $pK_S$ 5.7; **Wirk.:** Antiepileptikum*; hemmt die exzessive Freisetzung von exzitator. Neurotransmittern wie Glutamat (s. Natriumglutamat) u. Aspartat*; **Ind.:** **1.** Epilepsie, zur Zusatzbehandlung von partiellen u. sekundär generalisierten tonisch-klon. Anfällen; **2.** Prävention depressiver Episoden bei Patienten mit affektiven Psychosen (Phasenprophylaktikum*); **Kontraind.:** Anw. bei Jugendlichen <12 Jahren, Schwangerschaft u. Stillzeit, Leber- u. Nierenfunktionsstörungen; **UAW:** Hautausschläge, Schwindel, Kopfschmerz, Leberschädigung; Stevens-Johnson-Syndrom, Lyell-Syndrom; cave: zur Vermeidung schwerwiegender Hautreaktionen langsam titrieren; **Dos.:** p. o. 1 × 25 mg/d während Woche 1 u. 2, 1 × 50 mg/d in Woche 3 u. 4, Erhaltungsdosis 100–200 mg/d (ggf. aufgeteilt in 2 ED); HWZ 29 h.

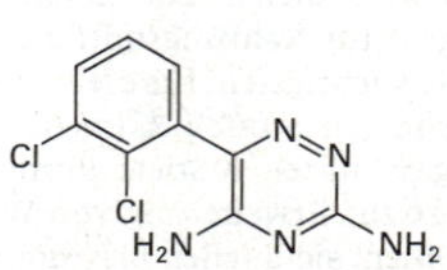


**Lamotrigin**

**Lamoxactam:** s. Latamoxef.
**Lampionblume:** s. Physalis alkekengi.
**Lana:** Wollhaar, Wolle.
**Lanae alcoholes:** s. Wollwachs (Wollwachsalkohole).
**Lanae alcoholum unguentum:** s. Unguentum Alcoholum Lanae.
**Lanae alcoholum unguentum aquosum:** s. Unguentum Alcoholum Lanae aquosum.
**Lanae cera:** s. Wollwachs.
**Lanalcolum:** s. Wollwachs (Wollwachsalkohole).
**Lanameter:** bes. Typ des Projektionsmikroskops; das mikroskop. Bild wird auf eine Mattscheibe mit einer Messskala projiziert; dient zur Durchführung von Korngrößenanalysen*; ursprüngl. zur Bestimmung der Feinheit von Wollhaaren in der Textiltechnik. Vgl. Mikroskop.
**Lana philosophica:** s. Zinkoxid, rohes.
**Lanatosid C** (INN)**:** Celanidum, Digilanid, 12*β*-Hydroxy-lanatosid A; 3*β*-[4-*O*-*β*-D-Glucopyranosyl-4-*O*-(3-*O*-acetyl-*β*-D-digitoxopyranosyl)-4-*O*-*β*-D-digitoxopyranosyl-*β*-D-digitoxopyranosyloxy]-12*β*,14-dihydroxy-5*β*,14*β*-card-20(22)-enolid; CAS-Nr. 17575-22-3; $C_{49}H_{76}O_{20}$, Strukturformel: s. Glykoside, herzwirksame (Tab. 2 dort); $M_r$ 985.10; Schmp. 248–250 °C (unter Zers.; nach Trocknen im Hochvakuum bei 150 °C). $[\alpha]_D^{20\,°C}$ +32.0° bis +35.5° (c = 2 in Methanol); weißes, krist., hygroskop. Pulver; lösl. in Methanol, leicht lösl. in Pyridin, Dioxan, fast unlösl. in Wasser, Chloroform, Ether, Petrolether; natürl. Glykosid aus den Blättern von Digitalis* lanata; Vorstufe für die partialsynthet. herzwirksamen Glykoside*. Die Substanz unterscheidet sich von Acetyldigoxin* nur durch eine zusätzl. Glucose, die als letzte Zuckerkomponente an der acetylierten Digitoxose sitzt. Früher med. angewendet in allen Bereichen der Digitalistherapie (s. Glykoside, herzwirksame), bei Herzinsuffizienz; nicht mehr im Handel. Vgl. Deslanosid.
**Lanatoside:** Glykoside (A–E) aus Digitalis* lanata.
**Landesapothekerkammern:** s. Apothekerkammern.
**Landesapothekerverband:** s. Apothekervereine.
**Landessanitätsrat:** s. Gesundheitswesen.
**Landolphia-Arten:** s. Kautschuk (Vork.).
**Lanette® 16:** s. Cetylalkohol.
**Lanette® E:** s. Natriumcetylstearylsulfat.
**Lanette® N:** s. Cetylstearylalkohol, emulgierender.
**Lanette® O:** s. Cetylstearylalkohol.

**Lanette® SX:** s. Cetylstearylalkohol, emulgierender.

**Langerhans-Inseln:** Inselorgan; endokriner Anteil der Bauchspeicheldrüse (s. Pankreas). **Zelltypen:** **1.** A-Zellen: sezernieren Glucagon*; **2.** B-Zellen: sezernieren Insulin*; **3.** D-Zellen: sezernieren Somatostatin*; **4.** PP-Zellen: sezernieren pankreat. Peptid; die antagonist. wirkenden Hormone Insulin u. Glucagon beeinflussen Energieumsatz u. -verbrauch, eine gestörte Insulinproduktion u. -freisetzung verursacht Diabetes* mellitus.

**Langkapseljute:** s. Corchorus olitorius.

**Langtagpflanzen:** Pflanzen, die erst beim Überschreiten einer kritischen Tageslänge zur Blüte kommen; blühen hauptsächl. im Sommer; vgl. Kurztagpflanzen, Pflanzen, tagneutrale.

**Langzeithaltbarkeitstests:** s. Haltbarkeit.

**Langzeitinsuline:** s. Insulin.

**Langzeitpräparate:** s. Retardpräparate.

**Langzeitprüfung:** s. Haltbarkeit.

**Langzugbinde:** dauerelast. Stütz- u. Kompressionsbinde aus Polyamid u. umsponnenen Gummi- od. Polyurethanfäden mit einer Dehnbarkeit >150 %; cave: nicht über Nacht anlegen (Gefahr des Verschlusses von Endkapillaren). Vgl. Kurzzugbinde.

**Lanolimentum:** s. Unguentum Alcoholum Lanae.

**Lanolin:** **1.** Lanolinum; DAB, Zusammensetzung: 15 T. dickflüssiges Paraffin, 20 T. Wasser u. 65 T. Wollwachs*; VZ 58–69; POZ max. 15; Wasseraufnahmevermögen: 15 g nehmen 17 mL Wasser auf; **Herst.:** geschmolzenes Wollwachs wird mit dem flüssigen Paraffin u. dem frisch aufgekochten u. auf 60 °C abgekühlten Wasser zu einer salbenartigen Masse kaltgerührt (nach 24 h nochmals durchgerührt); aus der salbenartigen Emulsion darf innerhalb von 12 h kein Wasser abgeschieden werden. **2.** Ph.Helv., Zusammensetzung: 10 T. Olivenöl, 20 T. gereinigt. Wasser, 70 T. Wollwachs; Herst.: s. oben. **3.** Lanolinum; syn. Cera Lanae cum Aqua composita; wasserhaltiges Wollwachs nach ÖAB, Zusammensetzung: 10 T. flüssiges Paraffin, 20 T. gereinigtes Wasser, 70 T. Wollwachs; POZ max. 15, Wasserzahl mind. 150; Herst.: s. unter 1; **Anw.:** fetthaltige Schutzsalbe; zur Verarbeitung von Wirkstoffen als Resorptionssalbe*. **4.** USP; international gebräuchl. Bez. für Wollwachs*.

**Lanolinum:** s. Lanolin.

**Lanolinum anhydricum:** s. Wollwachs.

**Lanreotid:** CAS-Nr. 108736-35-2; $C_{54}H_{69}N_{11}O_{10}S_2$; $M_r$ 1096.32; weißes bis schmutzig weißes Pulver; synthet. Analogon von Somatostatin* mit Depotwirkung zur i. m. Anw.; **Ind.:** Akromegalie*, endokrine Tumoren des Gastrointestinaltrakts (z. B. Karzinoide*, Insulinome); **Kontraind.:** Überempfindlichkeit gegenüber L.; **WW:** herabgesetzte intestinale Resorption gleichzeitig angewendeter Arzneimittel; verminderter Ciclosporin-Spiegel; erhöhte Bromocriptin-Bioverfügbarkeit; evtl. Herabsetzung der metabol. Clearance von Substanzen, die über Cytochrom-P450-Enzyme metabolisiert werden, daher andere Arzneimittel, die v. a. über CYP3A4 metabolisiert werden u. einen niedrigeren therapeut. Index besitzen (z. B. Terfenadin) mit Vorsicht anwenden; **UAW:** s. Somatostatin; **Dos.:** Initialdosis: 60 mg alle 28 d, dann je nach Ansprechen anpassen; max. 120 mg alle 28 d; bei Patienten, die gut auf 60 od. 90 mg alle 28 d eingestellt sind, Behandlung mit 120 mg alle 56 od. 42 d möglich.

**Lansoprazol** (INN): 2-Benzimidazoyl-[3-Methyl-4-(2,2,2-trifluorethoxy)-2-pyridyl]methylsulphoxid; CAS-Nr. 103577-45-3; $C_{16}H_{14}F_3N_3O_2S$, Strukturformel: s. Abb.; $M_r$ 369.36; $pK_S$ 8.82; **Wirk.:** Protonenpumpen*-Hemmer; wird in der Belegzelle in die aktive Form des Sulfenamids umgelagert; pH-abhängige Umlagerung (ab pH 4), daher nur in magensaftresistenten Darreichungsformen. **Ind.:** Ulcus ventriculi u. duodeni, NSAR-assoziierter Ulcus ventriculi u. duodeni, Refluxösophagitis; Zollinger-Ellison-Syndrom; **Kontraind.:** gleichzeitige Ther. mit Atazanavir* (erhebl. Reduktion der Verfügbarkeit von Atazanavir); strenge Indikationsstellung während der Schwangerschaft u. der Stillzeit; **UAW:** u. a. Kopfschmerz, selten gastrointestinale Beschwerden; Juckreiz; **Dos.:** Ulcus ventriculi u. duodeni, Refluxösophagitis: p. o. 15–30 mg/d (morgens, 30 min vor einer Mahlzeit); HWZ 1–2 h.

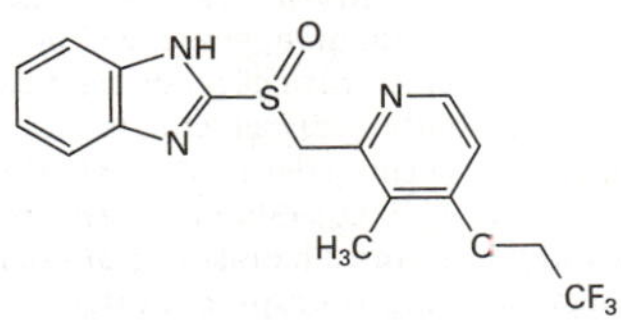


**Lansoprazol**

**Lanthan:** Symbol La; CAS-Nr. 7439-91-0; $A_r$ 138.9055; OZ 57; D. 6.162; Schmp. 920 °C; Sdp. 3457 °C; 3-wertiges Lanthanoid*; 3 Modifikationen; **Vork.:** natürl. nur in chem. Verb. vergesellschaftet mit anderen Lanthanoiden*, hauptsächl. mit Cer* zus. im Cerit, Monazit, Bastnäsit, Orthit; **Darst.:** Lanthanoxid wird zum Fluorid umgesetzt, das mit Calcium* reduziert wird; Nachreinigung durch Umschmelzen; **Anw.:** **1.** (med.) Lanthanchlorid ($LaCl_3$) u. Lanthancarbonat* als phosphatbindende Mittel zur Vermeidung einer Hyperphosphatämie bei Patienten mit chron. Niereninsuffizienz (ED 250–1000 mg); **2.** (techn.) Legierungen, Crack-Katalysatoren, Kathodenmetall.

**Lanthancarbonat** (INN): CAS-Nr. 54451-24-0; $La_2(CO_3)_3$; $M_r$ 457.85; Phosphatbinder; **Wirk.:** reduziert die Resorption von Phosphat aus dem Magen-Darm-Trakt deutl.; nach Freisetzung des Lanthan-Kations aus L. im Magen Bildung des unlösl. Lanthanphosphats u. Ausscheidung über den Stuhl; **Anw.:** p. o. zur Prävention einer Hyperphosphatämie bei Ther. der chron. Niereninsuffizienz durch Hämodialyse od. Peritonealdialyse; **UAW:** Hypokalziämie, abdominale Schmerzen, Obstipation, Diarrhö, Dyspepsie, Blähungen, Übelkeit, Erbrechen.

**Lanthanide:** s. Lanthanoide.

**Lanthanoide:** veraltet Lanthanide; an das Element Lanthan* anschließende 14 Elemente mit den Ordnungszahlen 58–71: Cer*, Praseodym*, Neodym*, Promethium*, Samarium*, Europium*, Gadolinium*, Terbium*, Dysprosium*, Holmium*, Erbium*, Thulium*, Ytterbium* u. Lutetium*; inf. des gleichen Aufbaus der äußeren Elektronenschalen haben die Seltenerdmetalle* (L. + Scandium*, Yt-

L

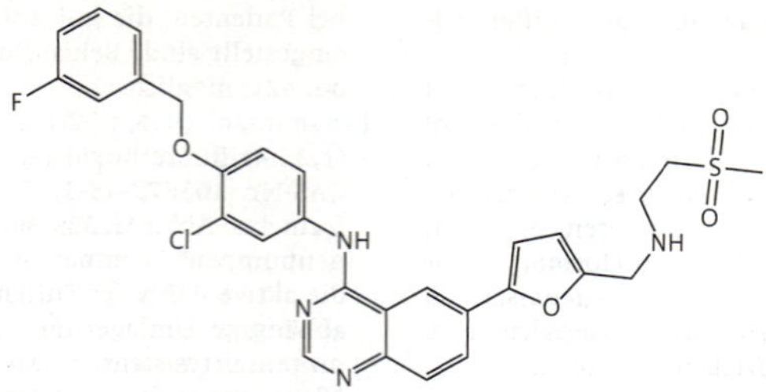

**Lapatinib**

trium*, Lanthan, Actinium*) eine sehr große chem. Ähnlichkeit; weitgehende Isomorphieerscheinungen führen zu gemeinsamen Vorkommen. Sie ähneln sich in ihrem chem. u. physik. Verhalten so sehr, dass sie nur äußerst schwer zu trennen sind. Die L. bilden, soweit sie bisher rein dargestellt werden konnten, graue, weiche Metallmassen, die an der Luft leicht oxidieren u. Wasser unter Hydroxidbildung zersetzen. Sie sind fast alle 3-wertig. Die wichtigsten L.-Minerale sind Monazit (Ce,La,Nd,Th)[$PO_4$] (Südnorwegen) u. Bastnäsit ($M_L$)[F/$CO_3$]. **Gew.:** hauptsächl. aus dem Verwitterungs- u. Ablagerungsprodukt der Minerale, dem Monazitsand (Brasilien, Südindien, Sri Lanka u. USA); die Metalle* werden nach Aufschluss mit Schwefelsäure* (Umwandlung der Sulfate in Oxalate u. Überführung dieser in Oxide) durch fraktionierte Kristallisation gewonnen. **Anw.:** (techn.) Einige L. sind Best. von hochwertigen Permanentmagneten, farbigen Gläsern u. Leuchtstoffen für Farbbildschirme. **Gesch.:** Das erste der L. wurde 1794 von Johan Gadolin (1760–1852) in dem 1788 bei Ytterby in Schweden aufgefundenen Mineral Gadolinit entdeckt u. mit Yttererde bezeichnet. 1803 fand der schwed. Chemiker Jöns Jakob Berzelius (1797–1848) das Cer, das er Ceriterde nannte. Beide Erden hielt man zunächst für einheitl. Stoffe, bis es dem schwed. Chemiker Carl Gustav Mosander (1797–1858) in den Jahren 1839–1843 gelang, die Cerit- u. Yttererde weiter aufzuspalten u. daraus Lanthan, Erbium, Didym u. Terbium zu isolieren. Didym wurde 1885 von Carl Auer von Welsbach (1858–1929) in Praseodym u. Neodym zerlegt. Weitere Entdecker von L. waren u. a. William Crookes (1832–1919), Lars Frederik Nilson (1840–1899) u. Jean Charles Galissard de Marignac (1817–1894).

**Lanugo Cellulosi absorbens:** s. Verbandwatte.

**Lanugo Gossypii absorbens:** s. Verbandwatte.

**Lanzenotter:** s. Bothrops atrox.

**Lapacho:** **1.** s. Tecoma lapacho (Cortex Lapacho); **2.** s. Tabebuia impetiginosa (Cortex Tabebuiae).

**Lapachol:** 2-Hydroxy-3-(3-methyl-2-butenyl)-1,4-naphthochinon; $C_{15}H_{14}O_3$, Strukturformel: s. $\alpha$-Naphthochinon (Tab. dort); $M_r$ 242.27; Schmp. 140 °C; gelbe Prismen; **Vork.:** natürl. in Holzpflanzen, z. B. Bignoniaceae* (u. a. Tabebuia* impetiginosa, Tecoma* lapacho) u. Verbenaceae; **Wirk.:** (wie andere prenylierte Naphthochinone) antimikrobiell, abortiv, teratogen*, blutgerinnungshemmend (vgl. Struktur mit Vitamin* K, Abb. dort), hautirritierend u. mit Antitumorwirkung.

**Laparotomie:** Bauchschnitt; konventionelle operative Eröffnung der Bauchhöhle über einen größeren Schnitt.

**Lapatinib:** *N*-[3-Chlor-4-(3-fluorbenzyloxy)phenyl]-6-{5-[4-(methylsulfonyl)-2-azabutyl]-2-furyl}chinazolin-4-amin; CAS-Nr. 231277-92-2; $C_{29}H_{26}ClFN_4O_4S$, Strukturformel: s. Abb.; $M_r$ 581.06; **Wirk.:** Tyrosinkinase*-Inhibitor, der gegen EGFR1 u. EGFR2 (HER2) gerichtet ist (duale Inhibition); **Ind.:** metastasiertes Mammakarzinom; **WW:** Lapatinib hemmt CYP3A4, CYP2C8 sowie die Transportproteine Pgp, BCRP u. OATP1B1; WW mit Hemmstoffen u. Induktoren dieser Enzymsysteme (auch mit Grapefruitsaft) u. Transportproteine mögl.; Substanzen, die den pH-Wert des Magens erhöhen (Löslichkeit von L. ist pH-abhängig); in Kombination mit Paclitaxel ggf. schwere Neutropenie mit Diarrhö; **UAW:** Diarrhö, Hautreaktionen, kardiale Dysfunktion; **Dos.:** p. o. 1 × 1250 mg/d. Gebräuchlich ist Lapatinibditosilat.

**Lapis** (lat.): Stein.

**Lapis albus:** **Hom.:** Fluorcalciumsilicat, Gneis der Bad Gasteiner Quellen: verordnet z. B. bei Entzündungen u. Tumoren der Lymphknoten u. der Schilddrüse.

**Lapis Calaminaris:** s. Zinkcarbonat, basisches.

**Lapis cancrorum:** s. Krebsauge.

**Lapis causticus chirurgorum:** s. Kaliumhydroxid.

**Lapis divinus:** s. Kupferalaun.

**Lapis Haematitis:** s. Eisen(III)-oxid.

**Lapis infernalis:** s. Silber(I)-nitrat.

**Lapis infernalis mitigatus:** s. Silber(I)-nitrat, salpeterhaltiges.

**Lapis ophthalmicus:** s. Kupferalaun.

**Lapis Prunellae:** s. Brunellenstein.

**Lapis pumicis:** s. Bimsstein.

**Lapis Smiridis:** s. Schmirgel.

**Laplace-Transformation:** Laplace-Operator; mathemat. Hilfsmittel zur Lösung gewöhnl., linearer Differentialgleichungssysteme; **Anw.:** z. B. in der Pharmakokinetik*.

**Lappa major:** s. Arctium-Arten.

**Lappa minor:** s. Arctium-Arten.

**Lappa tomentosa:** s. Arctium-Arten.

**large multilamellar vesicles:** s. Liposomen.

**large unilamellar vesicles:** s. Liposomen.

**Laricifomes officinalis:** s. Fomes officinalis.

**Larix decidua** L.: Larix europaea DC.; Lärche; Fam. Pinaceae; Mitteleuropa; **Stpfl. von Terebinthina laricina**; s. Terebinthina.
**Larix europaea** DC.: s. Larix decidua.
**Larocainhydrochlorid:** s. Dimethocain.
**Laronidase** (INN): $\alpha$-L-Iduronidase; rekombinant gewonnenes Enzym; CAS-Nr. 210589-09-6; $C_{3567}H_{5645}N_{921}O_{1261}$; **Ind.:** Langzeitenzymersatz-Ther. u. Behandlung nicht neurol. Sympt. der Mukopolysaccharidose I (Mukopolysaccharid-Speicherkrankheit Typ I); **UAW:** Reaktionen an der Injektionsstelle, Fieber, Kopfschmerz, katarrhal. Rhinitis.
**Laropiprant:** [4-(4-Chlorbenzyl)-7-fluor-5-(methylsulfonyl)-1,2,3,4-tetrahydrocyclopenta[*b*]indol-3-yl]essigsäure; CAS-Nr. 571170-77-9; $C_{21}H_{19}ClFNO_4S$, Strukturformel: s. Abb.; $M_r$ 435.91; Schmp. 175 °C (kristallisiert aus Dichlormethan/Hexan); logP 3.8 ± 0.8 (berechnet); $[\alpha]_D^{21\,°C}$ −29.3° (c = 1 % in Methanol); **Wirk.:** Lipidsenker*; selektiver Antagonist des Prostaglandin-$D_2$-Rezeptors Subtyp 1 ($DP_1$), der an der Vermittlung des sog. Flushs beteiligt ist; als Kombipräparat mit Nicotinsäure*; die Tabletten bestehen aus 2 Schichten: die erste enthält L. u. löst sich schnell auf, wodurch die Prostaglandin-Rezeptoren blockiert werden; erst danach wird die Nicotinsäure abgegeben. **Ind.:** in Kombination mit Nicotinsäure zur Behandlung von Fettstoffwechselstörungen, um das Auftreten eines Flushs als UAW von Nicotinsäure zu vermeiden; **Dos.:** p. o. Initialdosis 1×20 mg L. u. 1 g Nicotinsäure/d abends; nach 4 Wochen ggf. Erhöhung auf doppelte Dosis.

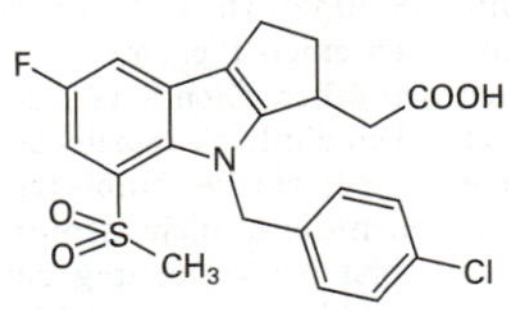


**Laropiprant**

**Larvizide:** Schädlingsbekämpfungsmittel*, die v. a. gegen Larven wirken; Mineralöle u. Teeröle (s. Carbolineum) werden in Form von Emulsionen versprüht, bilden eine dünne, luftundurchlässige Schicht, wodurch die Atemtätigkeit der Insektenlarven u. -eier unterbunden wird. Diese Wirk. kann durch Zusatz von aromat. Nitroverbindungen (Dinitrocresol) noch verstärkt werden.
**Laryngitis:** Kehlkopfentzündung, evtl. in Kombination mit Pharyngitis* auftretend; **Formen: 1. akute** L.: meist viral od. bakteriell bedingt; häufig in Zusammenhang mit Erkrankungen der oberen Atemwege (z. B. Erkältungskrankheiten); Sympt.: Schmerzen, Heiserkeit, Aphonie, Fieber (selten); Ther.: Stimmschonung, Inhalationstherapie, nichtsteroidale Antiphlogistika*, nur in Ausnahmefällen Antibiotika*, bei Ödem Glucocorticoide*; **2. chronische** L.: über Wochen bis Monate persistierende, meist durch ständige Überbeanspruchung der Stimme (Lehrer, Sänger) od. exogene Noxen verursacht, z. B. bei Luftverunreinigung, trockener Luft, Tabakrauch, berufl. Schadstoffexposition; Sympt.: Heiserkeit, Stimmstörung, Globusgefühl, evtl. Husten, seltener Schmerzen; Ther.: Elimination exogener Noxen (Rauchen), nichtsteroidale Antiphlogistika*, Glucocorticoide*, logopäd. Behandlung.
**Laryngitis subglottica:** s. Pseudokrupp.
**Larynx** (gr. larygx Schlund): Kehlkopf; kranialer Teil der Luftröhre mit der Doppelfunktion als Pförtner der unteren Atemwege u. Apparat der Stimmbildung.
**Laser:** Abk. für (engl.) *light amplification by stimulated emission of radiation*, Lichtverstärkung durch stimulierte Aussendung von Strahlung; Geräte od. Materialien, die nach Anregung sehr intensives kohärentes* u. monochromatisches* Licht ausstrahlen; **Formen:** Farbstoff-, Festkörper-, Excimer-, Gas-, Halbleiter- u. freie Elektronen-Laser; **Anw.:** Datenübertragung in Glasfasern, Datenspeicherung auf CD-ROM, DVD u. BD (Abk. für Blueray Disc), Lasermedizin (Augenheilkunde, Dermatologie, Chirurgie), Lithographie, Lichtquelle für Absorptions- u. Emissionsspektroskopie sowie Streumethoden u. Interferometrie, Materialbearbeitung, Schweißen. Vgl. Maser.
**Laserdiffraktometrie:** s. Korngrößenanalyse.
**Lassar-Paste:** s. Pasta Zinci salicylata.
**Lassars ölige Zinkpaste:** s. Pasta Zinci oleosa „Lassar".
**Lasso-Struktur:** Verzweigung, die beim Spleißen* von mRNA-Vorläufern auftritt.
**Lasurblau:** s. Kupfer(II)-carbonat.
**Latamoxef** (INN): Moxalactam, Lamoxactam; (6*R*,7*R*)-7-[2-Carboxy-2-(4-hydroxyphenyl)acetamido]-7-methoxy-3-(1-methyl-5-tetrazolylthiomethyl)-8-oxo-5-oxa-1-azabicyclo[4.2.0]oct-2-en-2-carbonsäure; CAS-Nr. 64952-97-2; $C_{20}H_{20}N_6O_9S$, Strukturformel: s. Abb.; $M_r$ 520.47; Oxa-$\beta$-lactam mit hoher Stabilität gegenüber Betalactamasen; nicht mehr im Handel befindl. Antibiotikum*; früher angewendet zur ungezielten Ther. lebensbedrohender Infektionen durch Anaerobier; **Wirk.:** Cephalosporin* mit erweitertem Wirkungsspektrum; wirksam gegen Bacteroides fragilis, Citrobacter freundii u. Enterobacter cloacae; **UAW:** Alkoholunverträglichkeit durch Hemmung der Acetaldehyddehydrogenase.

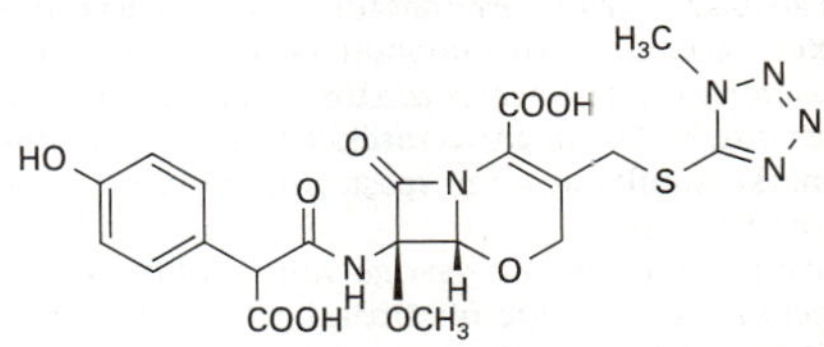


**Latamoxef**

**Latanoprost** (INN): Isopropyl-(*Z*)-7-{(1*R*,2*R*,3*R*,5*S*)-3,5-dihydroxy-2-[(3*R*)-3-hydroxy-5-phenylpentyl]cyclopentyl}-hept-5-enoat; CAS-Nr. 130209-82-4; $C_{26}H_{40}O_5$, Strukturformel: s. Abb.; $M_r$ 432.6; logP 3.7; schwer lösl. in Wasser; Antiglaukomatosum*, Prostaglandin* $F_{2\alpha}$-Analogon; **Ind.:** Glaukom* mit offenem Kammerwinkel, okuläre Hypertension; **Kontraind.:** (relativ) Anw. bei Kindern; u. a. versch. Formen des Glaukoms, entzündl. Prozesse am Auge; perioperativer Einsatz in der Kataraktchirurgie; Aphakie, Pseudophakie mit gerissener Hinterkapsel od. Vorderkammerlinse, Risiko-

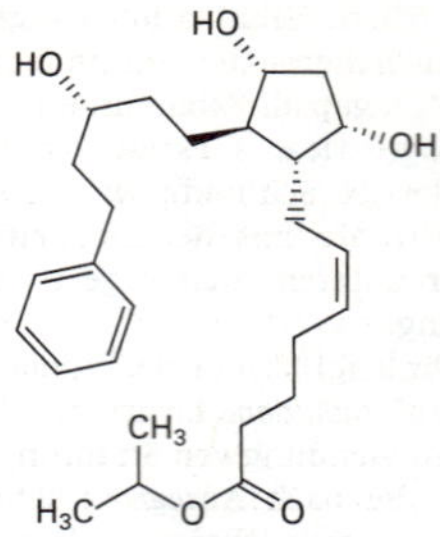

**Latanoprost**

faktoren für ein zystoides Makulaödem, Iritis/Uveitis; Asthma bronchiale; **UAW:** Veränderung der Augenfarbe, Fremdkörpergefühl; im Ggs. zu anderen Ther. angebl. keine system. UAW, insbes. nicht am Herz-Kreislaufsystem; HWZ 17 min. Vgl. Bimatoprost.

**latent** (lat.): verborgen, unbemerkt; ohne erkennbare Symptome verlaufend.

**Latenz:** Verstecktheit; zeitweiliges Verborgensein, z. B. von Krankheiten i. S. einer symptomfreien Zeit.

**Latenzzeit:** **1.** symptomfreie Phase zw. dem Einwirken einer Noxe (Toxin*, Kanzerogen*, ionisierende Strahlung) auf einen Organismus u. dem Auftreten erkennbarer Symptome od. klin. fassbarer Manifestationen (Intoxikation, maligne Tumoren, Strahlenschäden); **2.** von der Nervenleitungsgeschwindigkeit peripherer Nerven abhängiges Zeitintervall zw. Reiz u. Reizantwort (z. B. Muskelkontraktion) bzw. Empfindung (z. B. Schmerz).

**Latex:** s. Milchsaft; Kautschuk.

**Lathyrus sativus** L.: Gemeine Platterbse, Deutsche Kichererbse; Fam. Fabaceae (Leguminosae); Mittelmeergebiet; **Toxikol.:** die Giftigkeit der Kichererbsen (nach Verzehr kann es zu Erkrankungen kommen, die in Indien od. Äthiopien als **Neuro-** bzw. **Osteo-Lathyrismus** bekannt sind) beruht auf dem Vorhandensein seltener, ungewöhnl., für Fabaceae aber typ. Aminosäuren, den **Lathyrogenen**, z. B. $\alpha$-, $\gamma$-Diaminobuttersäure, Canavanin* (werden durch Kochen zerstört). **Hom.:** Lathyrus sativus: reife Samen; verordnet z. B. bei Rückenmarkerkrankungen mit spast. Lähmungen (Multiple* Sklerose).

**Latices** (von Latex): wässrige Kunststoffdispersionen; Ausgangsstoffe für Überzüge* fester Arzneiformen; feine, stabile, wässrige Suspensionen submikroskop., weitgehend kugelförmiger Partikel (Latexteilchen) von 0.01–1 µm Durchmesser; **Herst.:** durch Emulsionspolymerisation (s. Grenzflächenpolymerisation; vgl. Eudragit®, Abb. 2 dort); Vorteil ist die Vermeidung org. Lösungsmittel bei der Überzugsbildung auf festen Arzneiformen durch Einsatz wässriger L. auf Acrylharzbasis. **Verw.:** für die Ausbildung pH-abhängiger Filme aus wässrigen Eudragit-Dispersionen, z. B. Eudragit®* L30D-55, od. pH-unabhängiger Filme aus Eudragit® NE30D; **Inkomp.:** Wässrige Kunststoffdispersionen sind als kolloide Systeme empfindl. gegen äußere Einflüsse (Elektrolyte, pH-Änderungen, org. Lösungsmittel, starke Scherkräfte), die über Koagulation* zur Koaleszenz* führen können. Vor der Überzugsbildung koagulierte Dispersionen sind nicht mehr redispergierbar u. somit unbrauchbar. Emulgator- u. Stabilisatorzusätze wirken derartigen Vorgängen entgegen.

**Latrodectus mactans** Fabr.: Schwarze Witwe; Fam. Araneidae; wärmere Gegenden; giftige Spinne, man unterscheidet mehrere Formen; nur das frische Gift ist proteolyt. wirksam; Gift wirkt neurotrop, setzt Acetylcholin* u. a. Transmitter (Neurotransmitter*) frei (bewirkt u. a. sehr großen Schmerz, Versteifung der Halsmuskulatur). **Hom.:** Latrodectus mactans: Tinktur des zerquetschten Tieres mit 90 %igem Ethanol ; verordnet z. B. bei Angina* pectoris.

**LATS:** Abk. für (engl.) *long acting thyroid stimulator;* Autoantikörper, der agonist. am TSH-Rezeptor wirkt; wirkt länger als Thyrotrophin* u. wird nicht wie dieses im Hypophysenvorderlappen gebildet; unterliegt nicht wie Thyrotrophin einer negativen Rückkopplung, so dass Schilddrüsenwachstum u. -funktion unkontrolliert stimuliert werden u. zur Basedow-Krankheit (s. Thyroiditis) führen.

**Latschenkiefernöl:** s. Pinus mugo (Pini pumilionis aetheroleum).

**Latwerge:** s. Electuaria.

**Laubmoose:** s. Bryophytina.

**Lauchöle:** Bez. für durch Wasserdampfdestillation von Allium-Arten, v. a. deren Zwiebeln, gewinnbare Produkte (in Analogie zu den Senfölen, s. Isothiocyanate), die aus zahlreichen, schwefelhaltigen Komponenten (Sulfide*, Di- u. Polysulfide) bestehen u. sich durch einen typ., oft widerl. Geruch auszeichnen; den äther. Ölen sind sie in Konsistenz u. Flüchtigkeit ähnl., sie haben ebenso bakterizide Eigenschaften; wie die Senföle (vgl. Glucosinolate) liegen auch die L. nicht genuin vor, sondern entstehen erst bei Verletzung des Gewebes durch enzymat. Abbau von geruchlosen, allerdings nicht glykosid. gebundenen Vorstufen (z. B. Alliin*, s. Allium sativum).

**Laudacon:** s. Hydromorphon.

**Laudanum:** s. Opium.

**Laudanum liquidum:** s. Tinctura Opii.

**Laudanum liquidum Sydenhami:** s. Tinctura Opii crocata.

**Lauertaxe:** Große Deutsche Spezialitätentaxe; von der ABDA* herausgegebene Liste der im Handel befindl. Arzneimittel; enthält u. a. Angaben über Hersteller, Darreichungsformen, Packungsgrößen, Preise, Zuzahlungen, Apotheken- bzw. Verschreibungspflicht u. erscheint 2-mal monatl. in einer ergänzten u. geänderten Form.

**Laue-Verfahren:** s. Kristallstrukturanalyse.

**Laufmittel:** s. Chromatographie.

**Laugen:** wässrige Lsg. von Basen od. Ammoniak*, die Hydroxid-Ionen enthalten u. alkal. reagieren; **Mutterlaugen:** Rückstände von Kristallisationen; in der Mineralogie Salzlösung jeder Art. **Ablaugen:** (techn.) Lsg., die Abfallprodukte enthalten, z. B. Sulfitablaugen.

**Laugensalz, flüchtiges:** s. Ammoniumcarbonat.

**Laugenstein:** rohes Natriumhydroxid; feste Mischung aus etwa 3 T. Natriumhydroxid* u. 2 T.

Natriumcarbonat*; **Anw.:** (techn.) z. B. zur Seifenherstellung u. zum Abbeizen von Ölanstrichen.

**Lauraceae:** Lorbeergewächse; Fam. der Ordnung Magnoliales; ca. 2200 Arten; z. T. diözische, trop. u. subtropische Holzpflanzen; **Merkmale:** **1.** (biol.) die Blätter* sind wechselständig, ganzrandig, ledrig, sie besitzen unscheinbare, radiäre, meistens 3-zählige Blüten*; Blütenhülle z. T. noch nicht deutl. in Krone u. Kelch gegliedert; Staubblätter* oft 9 od. 12, der Fruchtknoten ober- bis mittelständig; die Früchte sind Beeren od. Steinfrüchte, oft in den sich weiter entwickelnden Blütenbecher (Cupula) eingebettet, s. Fruchtformen; **2.** (chem.) äther. Öl (Terpene*, Phenylpropanderivate) in Ölzellen*, Isochinolinalkaloide*; **Gattungen:** z. B. Aniba, Cinnamomum, Laurus, Ocotea, Persea, Sassafras.

**Laurate:** Salze der Laurinsäure*.

**Lauri folium:** s. Laurus nobilis (Folia Lauri).

**Lauri fructus:** s. Laurus nobilis (Fructus Lauri).

**Laurilsulfat:** s. Laurylsulfat.

**Laurineencampher:** s. Campher (D-(+)-Campher).

**Laurinsäure:** *n*-Dodecansäure; CAS-Nr. 143-07-7; $CH_3(CH_2)_{10}COOH$; $M_r$ 200.3; Schmp. 44 °C; Sdp. 225 °C (100 mm Hg); farblose Kristallnadeln, lösl. in Ethanol u. Ether, unlösl. in Wasser; Carbonsäure*; **Vork.:** natürl. als Glycerolester im Kokosnußöl (s. Cocos nucifera, Oleum Cocos) u. Lorbeeröl (s. Laurus nobilis, Oleum Lauri), als Cetylester im Walrat.

**Laurinsäurehexylester:** s. Cetiol® A.

**Laurocerasus:** s. Prunus laurocerasus.

**Laurus camphora:** s. Cinnamomum camphora.

**Laurus nobilis** L.: Lorbeer; Fam. Lauraceae; vielleicht heim. in Kleinasien, bes. Mittelmeergebiet; 5–8 m hoher, immergrüner Strauch od. Baum; Stpfl. von **Folia Lauri:** Lauri folium; Lorbeerblätter; **Off.:** EB; **Inhaltsst.:** neben Bitterstoffe* u. Gerbstoffe* 1–3 % äther. Öl (Oleum Lauri aethereum) mit ca. 50 % 1,8-Cineol*, ca. 12 % anderen Monoterpenen* (*α*- u. *β*-Pinen, Citral*, Terpineol* u. a.) u. Sesquiterpenlactonen wie Costunolid u. Dehydrocostuslacton (mit exocycl. Methylengruppen, z. T. verantwortl. für Kontaktallergie, Strukturformeln: s. Abb.), ferner mit Eugenol*, Aceteugenol, Methyleugenol, Laurinsäure* u. a.; **Anw.:** Gewürz (für Sugo, Wildbeize, Essiggurken), Aromatikum; **Fructus Lauri:** Lauri fructus; Baccae Lauri, Lorbeerfrüchte, Lorbeeren; die Steinfrüchte; **Off.:** Ph.Helv.; **Inhaltsst.:** 1–4 % äther. Öl, bis 40 % fettes Öl, Zucker, Stärke; **Anw.:** (volkstüml.) als Amarum*, Gewürz; zur Gewinnung von Oleum Lauri; **Oleum Lauri (expressum):** Lauri oleum; Lorbeeröl, Lorbeerbutter; D. ca. 0.88, Schmp. ca. 36 °C, VZ 198–199, IZ 68–80; das durch Auspressen od. Auskochen gewonnene Fett aus den Früchten; grünes, salbenartiges Gemenge von Fett u. äther. Öl; lösl. in Ether, Benzol, siedendem Ethanol; **Off.:** ÖAB, DAB; **Inhaltsst.:** äther. Öl (ÖAB: mind. 2.5 %), ähnl. dem äther. Öl der Blätter, aber (wahrscheinl.) mit höherem Anteil an Sesquiterpenlactonen, ferner Chlorophyll*, Glyceride* der Laurin-*, Palmitin-*, Linol-* u. Ölsäure*; **Anw.:** **1.** (volkstüml.) z. B. als hautreizende, hyperämisierende Einreibung bei Erkrankungen* des rheumat. Formenkreises, Hautkrankheiten, Furunkeln (cave: Überempfindlichkeit beachten), Krätze; **2.** (veterin.) bei Kolik, als Eutersalbe, Schutzmittel gegen Insekten; **Zuber.:** Unguentum* aromaticum; **UAW:** Kontaktallergien mögl., auch Kreuzallergien zu Asteraceae*.

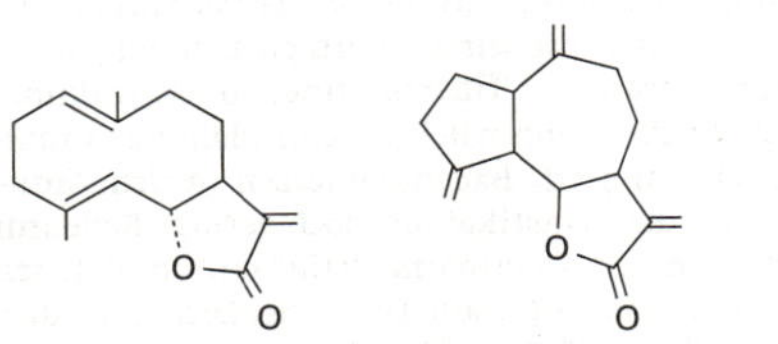


**Laurus nobilis:** allergene Sesquiterpenlactone

**Laurylgallat:** s. Gallussäurelaurylester.

**Laurylsulfat:** Laurilsulfat, Laurilsulfas; chem. Kurzbez. für *n*-Dodecylsulfat.

**Laurylum gallicum:** s. Gallussäurelaurylester.

**Lauth-Violett:** s. Thionin.

**LAV:** **1.** Abk. für **L**andesapotheker**v**erband; s. Apothekervereine; **2.** Abk. für **L**ymph**a**denopathie-assoziiertes **V**irus; s. HIV.

**Lavandin:** s. Lavandula hybrida.

**Lavandinöl:** s. Lavandula hybrida.

**Lavandula angustifolia** Mill. **ssp. angustifolia:** Lavandula officinalis Chaix ex Vill., Lavandula vera DC.; Lavendel; Fam. Lamiaceae (Labiatae); westl. Mittelmeergebiet, Südfrankreich, dort auch kultiviert, ferner kultiviert in Spanien, Nordafrika, England; zahlreiche Varietäten; Stpfl. von **Lavandulae flos:** Flores Lavandulae; Lavendelblüten; noch nicht voll aufgeblühte Blüten* (mit blauem Kelch); **Off.:** Ph.Helv., Ph.Eur.6; Monographie: WHO, ESCOP, Kommission E; **Inhaltsst.:** 1–3 % (nach Ph.Eur. mind. 1.3 %) äther. Öl, Gerbstoffe*, Sterole*, Cumarine*; **Anw.:** **1.** (med.) bei Nervosität, Schlafstörungen, nervösen Herzleiden, nervösen Oberbauchbeschwerden; **2.** (volkstüml.) z. B. bei rheumat. Beschwerden, Migräne; **Lavandulae aetheroleum:** Oleum Lavandulae; Lavendelöl; äther. Öl aus den frischen Blüten od. Blütenständen; farblose bis gelbl. Flüss. von charakterist. Geruch u. von brennendem, schwach bitterem Geschmack; $\alpha_D^{20\,°C}$ –3° bis –11°, $n_D^{20\,°C}$ 1.458–1.464; D. 0.875–0.892; **Off.:** Ph.Eur.6, ÖAB, Ph.Helv.; **Inhaltsst.:** nach Ph.Eur.6 weniger als 1 % Limonen*, weniger als 2.5 % 1,8-Cineol*, 0.1–2.5 % 3-Octanon, weniger als 1.2 % Campher*, 20–45 % Linalool*, 25–46 % Linalylacetat*, 0.1–6 % Terpinen-4-ol*, mehr als 0.2 % Lavandulylacetat, mehr als 0.1 % Lavandulol, weniger als 2 % *α*-Terpineol*, (im franz. Lavendelöl auch L-Lavandulol, D-Citronellol*, Isopentanol, Cuminalkohol); Gehalt an Estern mind. 35 % (ÖAB) bzw. mind. 30 u. max. 60 % (Ph.Helv.), berechnet als Linalylacetat ($C_{12}H_{20}O_2$); Lavendelöl muss besonders sorgfältig gelagert werden; **Anw.:** zu Einreibungen (in Form der Zuber.), in der Parfümerie u. als Repellent; **Zuber.:** Spiritus* Lavandulae, Unguentum* aromaticum, Mixtura oleoso-balsamica, Sol. Formaldehydi saponata. **Hom.:** **1.** Lavandula angustifolia (HAB): frische Blüten; **2.** Lavandula angustifolia e floribus siccatis (HAB): getrocknete Blüten.

**Lavandulae aetheroleum:** s. Lavandula angustifolia ssp. angustifolia.
**Lavandulae flos:** s. Lavandula angustifolia ssp. angustifolia.
**Lavandula hybrida** Reverch.: Lavandin; Fam. Lamiaceae, westl. Mittelmeergebiet, wie Lavandula* angustifolia; Hybride aus L. angustifolia u. Lavandula* latifolia; Stpfl. von **Lavandinöl:** das äther. Öl der Blüten(stände); **Inhaltsst.:** ca. 15–20 % Linalylacetat*, ca. 40–50 % Linalool* einschließl. anderer freier Alkohole, jeweils ca. 5–8 % 1,8-Cineol* u. Campher*, Borneol*; **Anw.:** Ersatz (Verfälschung) für Lavendelöl (s. Lavandula angustifolia ssp. angustifolia, Lavandulae aetheroleum); in der Parfümerie.
**Lavandula latifolia** Medik.: L. spica auct. non L.; Großer Speik, Narde; (Spanien); Stpfl. von **Oleum Spicae:** Speiköl, Spiköl; D. 0.900–0.913; äther. Öl der Blüten (**Flores Spicae**), Gehalt ca. 0.8 %; **Best.:** ca. 15 % L-Linalool* u. Ester* (Linalylacetat* unter 1 %), bis 30 % L-Campher* (im Ggs. zu Oleum Lavandulae (s. Lavandula angustifolia ssp. angustifolia) u. etwa gleich viel od. mehr 1,8-Cineol* sowie Borneol*; **Anw.:** Ersatz für Oleum Lavandulae u. zu Einreibungen.
**Lavandula officinalis:** s. Lavandula angustifolia ssp. angustifolia.

L

**Lavandula spica:** s. Lavendula latifolia.
**Lavandula stoechas** L.: Schopflavendel; Fam. Lamiaceae; Mittelmeergebiet; Stpfl. von **Flores Stoechados arabicae** (purpureae): Flores Lavandulae romana; **Inhaltsst.:** äther. Öl mit Campher* u. D-Fenchon*.
**Lavandula vera:** s. Lavandula angustifolia ssp. angustifolia.
**Lavendelblüten:** s. Lavandula angustifolia ssp. angustifolia (Lavandulae flos).
**Lavendelöl:** s. Lavandula angustifolia ssp. angustifolia (Lavandulae aetheroleum).
**Lavendelspiritus:** s. Spiritus Lavandulae.
**Lawrencium:** Eka-Lutetium; Symbol Lr; OZ 103; mind. 10 Lr-Isotope mit den Massenzahlen 252–261; längstlebiges Isotop: $^{261}$Lr, HWZ 13 min; **Gesch.:** Entdeckung 1961 nach Beschuss eines Gemisches von Californium*-Isotopen mit Borkernen; benannt nach Orlando Lawrence (1901–1958), Erfinder des Zyklotrons.
**Lawson:** 2-Hydroxy-1,4-naphthochinon; Strukturformel: s. $\alpha$-Naphthochinon (Tab. dort); roter, antibiotisch wirksamer Naphthochinonfarbstoff aus Lawsonia* inermis, liegt in der frischen Pflanze in Form der 2-Hydroxynaphthohydrochinonglykoside (Hennoside) vor.
**Lawsonia inermis** L.: Hennastrauch; Fam. Lythraceae; Afrika, Asien, Indien; Stpfl. von **Folia Hennae:** Hennablätter; **Inhaltsst.:** 5–10 % Gerbstoffe*, Lawson*; **Anw.:** (volkstüml.) äußerl. als Adstringens*, Antiseptikum*; innerl. z. B. bei Amöbiasis*, Magengeschwür; die pulverisierten Blätter (Henna) sind ein oriental. Haarfärbemittel u. färben Haare u. Fingernägel rot bis braunschwarz, in Verbindung mit Reng (s. Indigofera tinctoria) blauschwarz.
**Laxanzien** (lat. laxare lockern): Laxativa, Purgativa (lat. purgare reinigen); Abführmittel; Mittel zur Förderung u. Erleichterung der Defäkation (Stuhlentleerung); **Einteilung: 1.** nach der Wirkungsstärke in **a)** Aperitiva (schwach); **b)** Laxanzien (mittelstark); **c)** Kathartika (stark); **d)** Drastika (sehr stark; s. u.); **2.** nach der Wirkungsweise in **a) Gleitmittel:** Docusat*-Natrium (wirkt zusätzl. oberflächenaktiv), Paraffinöl (obsolet; reiner Schmiereffekt, Gefahr von Hypovitaminosen u. Verdauungsstörungen; s. Paraffinum liquidum); **b) Füllmittel u. Quellstoffe:** vergrößern das Volumen des Darminhalts; Ballaststoffe*, können nicht verdaut u. resorbiert werden; z. B. Lini semen, Plantaginis ovatae semen, Weizenkleie, Tragant, Agar; **c) Osmolaxanzien:** osmot. wirkende L.; iso- u. hypoton. Lösungen (schnelle Wirk., Aufweichen der Fäzes) sowie hyperton. Lösungen (langsamer Wirkungseintritt, Gefahr von Thrombosebildung u. Exsikkation) von salinischen L. wie Natriumsulfat-Decahydrat (sog. Glaubersalz, s. Natriumsulfat), Magnesiumsulfat*-Heptahydrat (sog. Bittersalz) od. von Polyhydroxyverbindungen wie z. B. Lactulose* (regt zusätzl. die Darmperistaltik an), Lactose* u. Sorbitol*; Macrogole* (z. B. PEG 3350); **d) hydragog u. antiresorptiv wirkende L.:** wirken stimulierend auf die Darmtätigkeit, da sie die Natrium- u. Wasserresorption vermindern (antiresorptiv) u. gleichzeitig den Einstrom von Ionen u. Wasser in den Darm fördern (hydragog); inaktivieren z. B. die membranständige Natrium/Kalium-ATPase, welche unter Energieverbrauch daran beteiligt ist, die Wassersekretion ins Darmlumen zu verhindern; Vertreter: Anthraglykoside* (z. B. enthalten in Sennae folium u. fructus, Rhei radix, Frangulae cortex, Rhamni purshiani cortex, Aloe*), Rizinusöl (Wirkprinzip beruht auf Ricinolsäure, s. Ricinus communis), Gallensäuren* u. diphenol. L. wie Bisacodyl*, Natriumpicosulfat* u. das obsolete Phenolphthalein* (kann den Harn rosa färben); **e) den Defäkationsreflex auslösende L.:** Glycerol* od. Sorbitol* als Suppositorien od. Mikroklistier*; vgl. Klistier; **3.** nach dem Wirkungsort in Dünndarm- u. Dickdarmmittel (Unterscheidung veraltet, da im Allg. in beiden Darmabschnitten wirkend); **Wirkungseintritt:** Mikroklistiere: nach 5–12 min., Rizinusöl u. salin. L. (s. Osmolaxanzien): nach 2–4 h, alle anderen nach 8 h; **UAW:** Mit Ausnahme der Füllmittel bewirken alle L. bei regelmäßigem Gebrauch teilweise starke Störungen im Elektrolythaushalt; insbes. Kaliumverluste können die Wirk. von herzwirksamen Glykosiden* verstärken u. führen zu verminderter Darmmotilität (Circulus* vitiosus), zum sog. **Laxanzienkolon.** Deshalb muss vor chron. Anw. gewarnt werden; vgl. Laxanzienabusus. Weitere UAW sind schwärzl. Pigmentierung der Dickdarmschleimhaut (Melanosis coli) durch Anthraglykoside*, Fremdkörpergranulome (durch Paraffinöl), Darmentzündungen u. lebensbedrohl. Überempfindlichkeitsreaktionen (durch Phenolphthalein); akut: Blähungen (durch Quellstoffe) od. Bauchschmerzen (durch Anthraglykoside). **Drastika:** nur noch geringe Bedeutung (z. B. in der Veterinärmedizin) od. obsolet; stark abführende Wirk. auf Dünn- u. Dickdarm durch Reizung der Darmschleimhaut u. vermehrte Freisetzung von Mediatorsubstanzen* wie z. B. Histamin; **Wirkstoffe:** Harze von Convolvulaceae* (Ipo-

moea-Arten, Operculina* turpethum) u. von Cucurbitaceae* (Citrullus colocynthis, Bryonia-Arten; früher Ecballium* elaterium); sowie Podophyllum-Arten, Crotonöl (obsolet, s. Croton tiglium, Oleum Crotonis) u. Kalomel (obsolet, s. Quecksilber(I)-chlorid).

**Laxanzienabusus:** missbräuchl. Verwendung von Laxanzien*; oft aufgrund psych. Beschwerden; betrifft v. a. Frauen; **Symptome:** vermehrte Kaliumausscheidung, Verstärkung der Obstipation* (s. Circulus vitiosus), intermittierende Hypokaliämie u. Atrophie der Darmmukosa; Laxanzienkolon, s. Laxanzien (UAW); durch Kaliumverlust können hypokaliämische Lähmungen auftreten; **WW:** Hypokaliämie fördert die Rezeptorbindung der herzwirksamen Glykoside* u. verstärkt so deren Wirkung.

**Laxanzienkolon:** s. Laxanzien (UAW).

**laxieren:** abführen; s. Laxanzien.

**Laxiermus:** s. Electuarium Sennae.

**LC:** 1. Abk. für (engl.) *lethal concentration;* mittlere tödl. Konzentration einer Substanz in der Umgebung eines Lebewesens; **$LC_{50}$:** Konz., bei der 50 % der Versuchstiere eines Kollektivs getötet werden. Vgl. LD. 2. Abk. für (engl.) *liquid chromatography;* Flüssigchromatographie; s. Säulenchromatographie; 3. Abk. für (engl.) *liquid crystals;* s. Flüssigkristalle.

**L-Carnitin:** s. Levocarnitin.

**LCAT:** Abk. für Lecithin-Cholesterol-Acyl-Transferase; s. Lipoproteine.

**LCD:** Abk. für (engl.) *liquid crystal display;* s. Flüssigkristalle.

**LC-MS:** Abk. für (engl.) *liquid chromatography-mass spectrometry;* s. HPLC.

**LD:** 1. Abk. für letale Dosis; tödl. Dosis*; **$LD_{50}$:** Dosis, bei der 50 % der Versuchstiere eines Kollektivs getötet werden; charakterist. Größe bei präklin. Prüfungen von Arzneimitteln. 2. Abk. für (engl.) *loading dose;* s. Initialdosis.

**LDH:** Abk. für Lactatdehydrogenase*.

**LDL:** Abk. für low density lipoproteins; s. Lipoproteine.

**LDL-Rezeptor:** Transmembran-Glykoprotein aus fünf unterschiedl. funktionellen Domänen, das eine wichtige Funktion bei der Regulation des Cholesterolstoffwechsels ausübt. Nach Bindung der Proteinkomponente des LDL (s. Lipoproteine) wird der LDL-Rezeptor-Komplex durch Endozytose aufgenommen. Die LDL-Aufnahme wird über die Dichte der LDL-R. auf der Zellmembran reguliert. Fehlen od. ein Mangel an funktionstüchtigen LDL-R. ist häufig Ursache der familiären Hypercholesterolämie.

**L-Dopa:** s. Levodopa.

**Lea-Zahl:** s. Peroxidzahl.

**Lebend-Impfstoff:** Impfstoff, der abgeschwächte od. virulenzschwache, lebende, vermehrungsfähige Erreger enthält; s. Schutzimpfung.

**Lebensbaum:** s. Thuja occidentalis.

**Lebensbaumspitzen:** s. Thuja occidentalis (Thujae summitates).

**Lebensjahre, qualitätsbereinigte:** s. quality adjusted life years.

**Lebenskraut:** s. Thuja occidentalis (Thujae summitates).

**Lebensmittel:** **1. Deutschland:** Das Lebensmittel*-, Bedarfsgegenstände- und Futtermittelgesetzbuch verweist bei der Definition auf die europäische Verordnung Nr. 178/2002: danach sind L. „alle Stoffe od. Erzeugnisse, die dazu bestimmt sind od. von denen nach vernünftigem Ermessen erwartet werden kann, dass sie in verarbeitetem, teilweise verarbeitetem od. unverarbeitetem Zustand von Menschen aufgenommen werden“; zu den L. zählen auch Getränke, Kaugummi sowie alle Stoffe, einschließl. Wasser, die dem L. bei seiner Herstellung od. Bearbeitung absichtl. zugesetzt werden. Nicht zu den L. gehören Futtermittel, lebende Tiere (soweit sie nicht für das Inverkehrbringen zum menschl. Verzehr hergerichtet worden sind), Pflanzen vor dem Ernten, Arzneimittel, kosmet. Mittel, Tabak u. Tabakerzeugnisse, Betäubungsmittel u. psychotrope Stoffe, Rückstände u. Kontaminanten. **2. Österreich:** das Lebensmittelsicherheits- u. Verbraucherschutzgesetz (Abk. LMSVG) verweist auf die Verordnung (EG) Nr. 178/2002 (s. oben); **3. Schweiz:** Die Begriffe des schweizerischen Lebensmittelrechtes (u. a. Bundesgesetz über Lebensmittel u. Gebrauchsgegenstände, Abk. LMG, SR 817.0), Lebensmittel- u. Gebrauchsgegenständeverordnung (Abk. LVG, SR 817.02) stützen sich weitgehend auf die Definitionen der EU-Verordnungen. **4.** im allg. Sprachgebrauch Nahrungs*- u. Genussmittel* (Speise u. Trank); ausgenommen sind Stoffe, die überwiegend zu anderen Zwecken als zur Ernährung od. zum Genuss verzehrt werden.

**Lebensmittel-, Bedarfsgegenstände- und Futtermittelgesetzbuch:** 1. Abk. LFGB; **Deutschland:** „Lebensmittel-, Bedarfsgegenstände- und Futtermittelgesetzbuch (Lebensmittel- und Futtermittelgesetzbuch — LFGB)“ in der Fassung vom 24.7.2009 (BGBl. I S. 2205), zuletzt geändert am 3.8.2009, BGBl. I S. 2630; ersetzt fast vollständig das Lebensmittel- u. Bedarfsgegenständegesetz (Abk. LMBG) vom 15.8.1974 mit Ausnahme von Tabakerzeugnissen, für die das „Vorläufige Tabakgesetz“ gilt; das LFGB bündelt Vorgaben, die bislang in einer Vielzahl von Gesetzen enthalten waren, damit wurde das deutsche Lebensmittelrecht entspr. der seit 1.1.2005 gültigen Verordnung EG Nr. 178/2002, sog. EU-Basisverordnung, umgestaltet, wichtigste Neuerung ist die Zusammenführung von Lebensmitteln* u. Futtermitteln. Das LFGB umfasst alle Produktions- u. Verarbeitungsstufen u. gilt entlang der gesamten Lebensmittelkette. Unter Einbeziehung der Primärproduktion u. der Futtermittelhersteller wird der Umgang mit Lebensmitteln auf allen Produktions-, Verarbeitungs- u. Vertriebsstufen geregelt; Lebensmittelunternehmer sind verpflichtet, die Rückverfolgbarkeit auf diesen Stufen sicherzustellen. Regelungen sind enthalten für u. a. die Verw. von Lebensmittelzusatzstoffen* u. die Rückverfolgbarkeit von Agrarprodukten. Das LFGB enthält Verordnungsermächtigungen insbes. für Hygienevorschriften u. Maßnahmen zum Schutz der Gesundheit beim Herstellen, Behandeln u. Inverkehrbringen von Lebensmitteln sowie für zulässige Höchstmengen von z. B. Pestizidrückständen sowie Regelungen zum Verkehr mit kosmetischen Mitteln* u.

sonstigen Bedarfsgegenständen (Gebrauchsgegenstände, z. B. Geschirr, Reinigungsmittel, Farben, Spielwaren, Körperpflegemittel, Raumsprays u. Insektizide in Wohnräumen). Ziel des Gesetzes ist es, den Einzelnen u. die Allgemeinheit vor gesundheitl. Gefahren u. vor Täuschungen zu schützen, die mit dem Kauf (od. Verzehr) von Lebensmitteln u. a. Gegenständen des tägl. Bedarfs verbunden sein können. Die grundlegenden Vorschriften zum Gesundheits- u. Täuschungsschutz bleiben in wesentl. Teilen erhalten. **2. Österreich:** ähnl. Regelungen durch das Bundesgesetz über Sicherheitsanforderungen u. weitere Anforderungen an Lebensmittel, Gebrauchsgegenstände u. kosmetische Mittel zum Schutz der Verbraucherinnen u. Verbraucher (Lebensmittelsicherheits- und Verbraucherschutzgesetz, Abk. LMSVG), BGBl. I Nr. 13/2006, in der Fassung 2009 u. das Bundesgesetz über die Herstellung, das Inverkehrbringen u. die Verwendung von Futtermitteln, Vormischungen u. Zusatzstoffen (Futtermittelgesetz, Abk. FMG, 1999, BGBl. I Nr. 139/1999, in der Fassung 1999).

**Lebensmittelbuch:** **1. Deutschland:** nach dem Lebensmittel*-, Bedarfsgegenstände- und Futtermittelgesetzbuch ist das Deutsche Lebensmittelbuch eine Sammlung von Leitsätzen, in denen Herst., Beschaffenheit od. sonstige Merkmale von Lebensmitteln, die für die Verkehrsfähigkeit von Bedeutung sind, beschrieben werden; diese Leitsätze sind keine Gesetzesnormen, haben aber den Charakter vorgefertigter Sachverständigengutachten. Sie beschreiben die Verkehrsauffassung der am Lebensmittelverkehr Beteiligten u. definieren den redl. Handelsbrauch. Die Kommission des Deutschen Lebensmittelbuchs besteht aus Vertretern der Wissenschaft, der Lebensmittelüberwachung, der Verbraucherschaft u. der Lebensmittelwirtschaft. Fachausschüsse erarbeiten Leitsatzentwürfe, die nach Beschlussfassung amtl. veröffentlicht werden. **2. Österreich:** Codex Alimentarius Austriacus; im Lebensmittelsicherheits- u. Verbraucherschutzgesetz verankert; **3. Schweiz:** das L. ist eine, gestützt auf das Bundesgesetz über Lebensmittel u. Gebrauchsgegenstände (Lebensmittelgesetz, Abk. LMG, SR 817.0), veröffentlichte Sammlung von Empfehlungen des Bundesrates; es gibt vor, wie Lebensmittel, Zusatzstoffe u. Gebrauchsgegenstände zu untersuchen u. zu beurteilen sind. Der Bundesrat kann einzelne Empfehlungen als verbindl. erklären.

L

**Lebensmittel, diätetische:** syn. Diätetika; Diätmittel; Lebensmittel*, die für eine bes. Ernährung bestimmt sind u. die sich aufgrund ihrer bes. Zusammensetzung od. des bes. Verfahrens ihrer Herstellung deutl. von den Lebensmitteln des allgemeinen Verzehrs unterscheiden, die sich für den angegebenen Ernährungszweck eignen u. mit dem Hinweis darauf in Verkehr gebracht werden, dass sie für diesen Zweck geeignet sind; enthalten z. B. Eiweiße, Aminosäuren, Vitamine, Elektrolyte, Spurenelemente, Kohlenhydrate, Zuckeraustauschstoffe (s. Süßstoffe), Diätsalz (s. Natriumchlorid) in definierter Zusammensetzung; **Recht:** Zusammensetzung, Herstellung u. Kennzeichnung regelt die Diätverordnung*.

**Lebensmittel, funktionelle:** s. Functional-Food.

**Lebensmittelgesetzbuch:** s. Lebensmittel-, Bedarfsgegenstände- und Futtermittelgesetzbuch.

**Lebensmittelkonservierung:** s. Konservieren.

**Lebensmittel, neuartige:** s. Novel-Food.

**Lebensmittelvergiftung:** Nahrungsmittelvergiftung; Intoxikationserscheinungen infolge Aufnahme verunreinigter, giftiger, zersetzter od. bakt. infizierter Nahrungsmittel; **Urs.:** **1. bakt. Gifte:** häufigste Form der L.; auf bakt. Toxine* od. bestimmte lebende Bakt. (v. a. Staphylococcus* aureus, Salmonellen*) in kontaminierten Nahrungsmittel u. Getränken zurückzuführen; die Infektkette geht häufig von Schlachttieren aus; aber auch andere Nahrungsmittel, v. a. Milch u. Milchprodukte, Salate, Eier bzw. Eipulver, Speiseeis, Obst, Trinkwasser, Fische u. Meeresfrüchte, können kontaminiert sein. Je nachdem, ob die primär durch die bakterielle Inf. verursachten Krankheitssymptome od. die durch Bakterientoxine ausgelösten Intoxikationserscheinungen im Vordergrund stehen, wird zw. Lebensmittelinfektion u. -vergiftung unterschieden; Einteilung oft nicht mögl., z. B. bei Salmonella-Enteritiden, bei denen sich durch Bakt. provozierte Erscheinung u. Toxinwirkung häufig überschneiden; den L. zuzuordnen sind auch die Mykotoxikosen (durch Mykotoxine* hervorgerufene Intoxikationen); . Prophylaxe: vorschriftsmäßige Trinkwasseraufbereitung u. Lebensmittelhygiene (z. B. Pasteurisieren* von Milch, Sterilisieren aller Konserven); **2. natürl. Gifte:** z. B. Pilzvergiftung (s. Pilze), Mutterkornvergiftung (s. Secale cornutum), Intoxikation mit Ptomainen* (z. B. Vergiftung mit fauligem Fleisch); Muschelvergiftung (s. Mytilotoxin, Saxitoxin); **3. chem. Gifte:** bestimmte Metalle wie Blei, Zink, Kupfer, Antimon, Cadmium in den Legierungen der Glasur od. Emaillierung der Kochgeräte u. Töpfe können, insbes. bei Aufbewahrung saurer Lebensmittel, herausgelöst werden u. in diese übergehen (Auslösung von Erbrechen, Diarrhö, Leibkrämpfen kurz nach der Nahrungsaufnahme); unbedenkl. ist die Verwendung von Nickel, Aluminium, Chromnickelstahl od. von anderen amtl. geprüften u. als unschädl. befundenen Legierungen. Verwendung salpetersaurer u. salpetrigsaurer Salze im Lebensmittelverkehr ist verboten (Magen-Darm-Reizungen, Erbrechen u. Diarrhö; u. U. Blutveränderungen u. Herzschädigung); ausgenommen ist Nitritpökelsalz unter bestimmten Bedingungen, s. Konservierung. Vgl. Toxine, marine.

**Lebensmittelzusatzstoffe:** i. S. des Lebensmittel*-, Bedarfsgegenstände- und Futtermittelgesetzbuchs **1.** Stoffe mit od. ohne Nährwert, die i. d. R. weder selbst als Lebensmittel* verzehrt noch als charakterist. Zutat eines Lebensmittels verwendet werden u. die einem Lebensmittel aus technolog. Gründen beim Herstellen od. Behandeln zugesetzt werden, wodurch sie selbst od. ihre Abbau- od. Reaktionsprodukte mittelbar od. unmittelbar zu einem Bestandteil des Lebensmittels werden od. werden können (ausgenommen sind Stoffe, die natürl. Herkunft od. den natürl. Stoffen chemisch gleich sind u. nach allg. Verkehrsauffassung überwiegend wegen ihres Nähr-, Geruchs- od. Ge-

**Lebensmittelzusatzstoffe**
Nach E-Nummern geordnet

| E-Nr. | Bezeichnung | Anw. |
|---|---|---|
| 100 | Kurkumin (Curcumin) | F |
| 101 | i) Riboflavinii<br>ii) Riboflavin-5-phosphat | F |
| 102 | Tartrazin | F |
| 104 | Chinolingelb | F |
| 110 | Sunsetgelb FCF<br>Gelborange S | F |
| 120 | Cochenille, Karminsäure, Karmin | F |
| 122 | Azurubin, Carmoisin | F |
| 123 | Amaranth | F |
| 124 | Cochenillerot A, Ponceau 4R | F |
| 127 | Erythrosin | F |
| 128 | Rot 2G | F |
| 129 | Allurarot AC | F |
| 131 | Patentblau V | F |
| 132 | Indigotin I, Indigokarmin | F |
| 133 | Brillantblau FCF | F |
| 140 | Chlorophylle und Chlorophylline | F |
| 141 | kupferhaltige Komplexe der Chlorophylle und Chlorophylline | F |
| 142 | Grün S | F |
| 150a | einfache Zuckerkulör | F |
| 150b | Sulfitlaugen-Zuckerkulör | F |
| 150c | Ammoniak-Zuckerkulör | F |
| 150d | Ammonsulfit-Zuckerkulör | F |
| 151 | Brillantschwarz BN, Schwarz PN | F |
| 153 | Pflanzenkohle (Carbo medicinalis vegetabilis) | F |
| 154 | Braun FK | F |
| 155 | Braun HT | F |
| 160a | Carotine<br>i) gemischte Carotine<br>ii) Beta-Carotin | F |
| 160b | Annatto, Bixin, Norbixin | F |
| 160c | Paprikaextrakt (Capsanthin, Capsorubin) | F |
| 160d | Lycopin | F |
| 160e | Beta-apo-8′-carotinal | F |
| 160f | Beta-apo-8′-carotinsäure-ethylester | F |
| 161 | Xanthophylle | F |
| 161b | Lutein | F |
| 161g | Canthaxanthin | F |
| 162 | Beetenrot, Betanin | F |
| 163 | Anthocyane | F |
| 170 | Calciumcarbonate<br>i) Calciumcarbonat<br>ii) Calciumhydrogencarbonat | F V |
| 171 | Titandioxid | F |
| 172 | Eisenoxide und -hydroxide | F |
| 173 | Aluminium | F |
| 174 | Silber | F |
| 175 | Gold | F |
| 180 | Litholrubin BK | F |
| 200 | Sorbinsäure | K |
| 201 | Natriumsorbat | K |
| 202 | Kaliumsorbat | K |
| 203 | Calciumsorbat | K |
| 210 | Benzoesäure | K |
| 211 | Natriumbenzoat | K |
| 212 | Kaliumbenzoat | K |
| 213 | Calciumbenzoat | K |
| 214 | Ethyl-*p*-hydroxybenzoat | K |
| 215 | Natriumethyl-*p*-hydroxybenzoat | K |
| 216 | Propyl-*p*-hydroxybenzoat | K |
| 217 | Natriumpropyl-*p*-hydroxybenzoat | K |
| 218 | Methyl-*p*-hydroxybenzoat | K |
| 219 | Natriummethyl-*p*-hydroxybenzoat | K |
| 220 | Schwefeldioxid | A K |
| 221 | Natriumsulfit | A K |
| 222 | Natriumhydrogensulfit | A K |
| 223 | Natriummetabisulfit | A K |
| 224 | Kaliummetabisulfit | A K |
| 226 | Calciumsulfit | A K |
| 227 | Calciumhydrogensulfit | A K |
| 228 | Kaliumhydrogensulfit | A K |
| 230 | Biphenyl (Diphenyl) | K |
| 231 | Orthophenylphenol | K |
| 232 | Natrium-orthophenylphenol | K |

L

*Fortsetzung nächste Seite*

Fortsetzung v. S. 985

**Lebensmittelzusatzstoffe**
Nach E-Nummern geordnet

| E-Nr. | Bezeichnung | Anw. |
|---|---|---|
| 233 | Thiabendazol | K |
| 234 | Nisin | K |
| 235 | Natamycin | K |
| 236 | Ameisensäure | K |
| 237 | Natriumformiat | K |
| 238 | Calciumformiat | K |
| 239 | Hexamethylentetramin | K |
| 242 | Dimethyldicarbonat | K |
| 249 | Kaliumnitrit | K |
| 250 | Natriumnitrit | K |
| 251 | Natriumnitrat | K |
| 252 | Kaliumnitrat | K |
| 260 | Essigsäure | V |
| 261 | Kaliumacetat | V |
| 262 | Natriumdiacetate<br>i) Natriumacetat<br>ii) Natriumhydrogenacetat (Natriumdiacetat) | V |
| 263 | Calciumacetat | V |
| 270 | Milchsäure | A V |
| 280 | Propionsäure | K |
| 281 | Natriumpropionat | K |
| 282 | Calciumpropionat | K |
| 283 | Kaliumpropionat | K |
| 284 | Borsäure | K |
| 285 | Natriumtetraborat (Borax) | K |
| 290 | Kohlenstoffdioxid | V |
| 296 | Apfelsäure | V |
| 297 | Fumarsäure | V |
| 300 | Ascorbinsäure | A |
| 301 | Natriumascorbat | A |
| 302 | Calciumascorbat | A |
| 304 | Fettsäureester der Ascorbinsäure<br>i) Ascorbylpalmitat<br>ii) Ascorbylstearat | A |
| 306 | stark tocopherolhaltige Extrakte | A |
| 307 | $\alpha$-Tocopherol | A |
| 308 | $\gamma$-Tocopherol | A |
| 309 | $\delta$-Tocopherol | A |
| 310 | Propylgallat | A |
| 311 | Octylgallat | A |
| 312 | Dodecylgallat | A |
| 315 | Isoascorbinsäure | A |
| 316 | Natriumisoascorbat | A |
| 320 | Butylhydroxyanisol (BHA) | A |
| 321 | Butylhydroxytoluol (BHT) | A |
| 322 | Lecithin | E |
| 325 | Natriumlactat | A |
| 326 | Kaliumlactat | A |
| 327 | Calciumlactat | A |
| 330 | Citronensäure | A |
| 331 | Natriumcitrate<br>i) Mononatriumcitrat<br>ii) Dinatriumcitrat<br>iii) Trinatriumcitrat | A |
| 332 | Kaliumcitrate<br>i) Monokaliumcitrat<br>ii) Trikaliumcitrat | A |
| 333 | Calciumcitrate<br>i) Monocalciumcitrat<br>ii) Dicalciumcitrat<br>iii) Tricalciumcitrat | A |
| 334 | L-(+)-Weinsäure | A |
| 335 | Natriumtartrate<br>i) Mononatriumtartrat<br>ii) Dinatriumtartrat | A |
| 336 | Kaliumtartrate<br>i) Monokaliumtartrat<br>ii) Dikaliumtartrat | A |
| 337 | Kaliumnatriumtartrat | A |
| 338 | Phosphorsäure | A V |
| 339 | Natriumphosphate<br>i) Mononatriumphosphat<br>ii) Dinatriumphosphat<br>iii) Trinatriumphosphat | A |
| 340 | Kaliumphosphate<br>i) Monokaliumphosphat<br>ii) Dikaliumphosphat<br>iii) Trikaliumphosphat | A |

| | | |
|---|---|---|
| 341 | Calciumphosphate<br>i) Monocalciumphosphat<br>ii) Dicalciumphosphat<br>iii) Tricalciumphosphat | A |
| 350 | Natriummalate<br>i) Natriummalat<br>ii) Natriumhydrogenmalat | V |
| 351 | Kaliummalat | V |
| 352 | Calciummalate<br>i) Calciummalat<br>ii) Calciumhydrogenmalat | V |
| 353 | Metaweinsäure | V |
| 354 | Calciumtartrat | V |
| 355 | Adipinsäure | V |
| 356 | Natriumadipat | V |
| 357 | Kaliumadipat | V |
| 363 | Bernsteinsäure | V |
| 380 | Triammoniumcitrat | V |
| 385 | Calcium-dinatrium-ethylendiamin-tetraacetat (Calcium-dinatrium-EDTA) | V |
| 400 | Alginsäure | S |
| 401 | Natriumalginat | S |
| 402 | Kaliumalginat | S |
| 403 | Ammoniumalginat | S |
| 404 | Calciumalginat | S |
| 405 | Propylenglykolalginat | S |
| 406 | Agar-Agar | S |
| 407 | Carrageen | S |
| 410 | Johannisbrotkernmehl | S |
| 412 | Guarkernmehl | S |
| 413 | Traganth | S |
| 414 | Gummi arabicum | S |
| 415 | Xanthan | S |
| 416 | Karayagummi | S |
| 417 | Tarakernmehl | S |
| 418 | Gellan | S |
| 420 | Sorbitol<br>i) Sorbitol<br>ii) Sorbitolsirup | Z |
| 421 | Mannitol | Z |
| 422 | Glycerol | V |
| 431 | Polyoxyethylen(40)-stearat | E V |
| 432 | Polyoxyethylen-sorbitanmono-laurat (Polysorbat 20) | E |
| 433 | Polyoxyethylen-sorbitanmonooleat (Polysorbat 80) | E |
| 434 | Polyoxyethylen-sorbitanmono-palmitat (Polysorbat 40) | E |
| 435 | Polyoxyethylen-sorbitanmono-stearat (Polysorbat 60) | E |
| 436 | Polyoxyethylen-sorbitantristearat (Polysorbat 65) | E |
| 440 | Pektine<br>i) Pektin<br>ii) amidiertes Pektin | V |
| 442 | Ammoniumsalze von Phosphatid-säuren | S |
| 444 | Saccharoseacetatisobutyrat | |
| 445 | Glycerolester aus Wurzelharz | V |
| 450 | Diphosphate<br>i) Dinatriumdiphosphat<br>ii) Tetranatriumdiphosphat<br>iii) Dikaliumdiphosphat<br>iv) Tetrakaliumdiphosphat<br>v) Dicalciumdiphosphat<br>vi) Calciumdihydrogendiphos-phat | S |
| 451 | Triphosphate<br>i) Pentanatriumtriphosphat<br>ii) Pentakaliumtriphosphat | S |
| 452 | Polyphosphate<br>i) Natriumpolyphosphat<br>ii) Kaliumpolyphosphat<br>iii) Natriumcalciumpolyphosphat<br>iv) Calciumpolyphosphat | S |
| 460 | Cellulose<br>i) mikrokristalline Cellulose<br>ii) Cellulosepulver | S |
| 461 | Methylcellulose | S |
| 463 | Hydroxypropylcellulose | S |
| 464 | Hydroxypropylmethylcellulose | S |
| 465 | Ethylmethylcellulose | S |
| 466 | Carboxymethylcellulose | S |
| 470a | Natrium-, Kalium- und Calcium-salze von Speisefettsäuren | E |

*Fortsetzung nächste Seite*

Fortsetzung v. S. 987

**Lebensmittelzusatzstoffe**
Nach E-Nummern geordnet

| E-Nr. | Bezeichnung | Anw. |
|---|---|---|
| 470b | Magnesiumsalze von Speisefettsäuren | E |
| 471 | Mono- und Diglyceride von Speisefettsäuren | E |
| 472a | Essigsäureester von Mono- und Diglyceriden von Speisefettsäuren | E |
| 472b | Milchsäureester von Mono- und Diglyceriden von Speisefettsäuren | E |
| 472c | Citronensäureester von Mono- und Diglyceriden von Speisefettsäuren | E |
| 472d | Weinsäureester von Mono- und Diglyceriden von Speisefettsäuren | E |
| 472e | Mono- und Diacetylweinsäureester von Mono- und Diglyceriden von Speisefettsäuren | E |
| 472f | gemischte Essig- und Weinsäureester von Mono- und Diglyceriden von Speisefettsäuren | E |
| 473 | Zuckerester von Speisefettsäuren | E |
| 474 | Zuckerglyceride | E |
| 475 | Polyglycerolester von Speisefettsäuren | E |
| 476 | Polyglycerol-polyricinoeat | E |
| 477 | Propylenglykolester von Speisefettsäuren | E |
| 479b | thermooxidiertes Sojaöl mit Mono- und Diglyceriden von Speisefettsäuren | E |
| 481 | Natriumstearoyl-2-lactylat | E |
| 482 | Calciumstearoyl-2-lactylat | E |
| 483 | Stearyltartrat | E |
| 491 | Sorbitanmonostearat | E |
| 492 | Sorbitantristearat | E |
| 493 | Sorbitanmonolaurat | E |
| 494 | Sorbitanmonooleat | E |
| 495 | Sorbitanmonopalmitat | E |
| 500 | Natriumcarbonate<br>i) Natriumcarbonat<br>ii) Natriumhydrogencarbonat<br>iii) Natriumsesquicarbonat | V |
| 501 | Kaliumcarbonate<br>i) Kaliumcarbonat<br>ii) Kaliumhydrogencarbonat | V |
| 503 | Ammoniumcarbonate<br>i) Ammoniumcarbonat<br>ii) Ammoniumhydrogencarbonat | V |
| 504 | Magnesiumcarbonate<br>i) Magnesiumcarbonat<br>ii) Magnesiumhydrogencarbonat | V |
| 507 | Salzsäure | V |
| 508 | Kaliumchlorid | V |
| 509 | Calciumchlorid | V |
| 511 | Magnesiumchlorid | V |
| 512 | Zinn(II)-chlorid | V |
| 513 | Schwefelsäure | V |
| 514 | Natriumsulfate<br>i) Natriumsulfat<br>ii) Natriumhydrogensulfat | V |
| 515 | Kaliumsulfate<br>i) Kaliumsulfat<br>ii) Kaliumhydrogensulfat | V |
| 516 | Calciumsulfat | V |
| 517 | Ammoniumsulfate | V |
| 520 | Aluminiumsulfat | V |
| 521 | Aluminiumnatriumsulfat | V |
| 522 | Aluminiumkaliumsulfat | V |
| 523 | Aluminiumammoniumsulfat | V |
| 524 | Natriumhydroxid | V |
| 525 | Kaliumhydroxid | V |
| 526 | Calciumhydroxid | V |
| 527 | Ammoniumhydroxid | V |
| 528 | Magnesiumhydroxid | V |
| 529 | Calciumoxid | V |
| 530 | Magnesiumoxid | V |
| 535 | Natriumferrocyanid | V |
| 536 | Kaliumferrocyanid | V |
| 538 | Calciumferrocyanid | V |
| 541 | saures Natriumaluminiumphosphat | V |
| 551 | Siliciumdioxid | V |
| 552 | Calciumsilicat | V |

| | | |
|---|---|---|
| 553a | i) Magnesiumsilicat | V |
| | ii) Magnesiumtrisilicat (asbestfrei) | |
| 553b | Talkum (asbestfrei) | V |
| 554 | Natriumaluminiumsilicat | V |
| 555 | Kaliumaluminiumsilicat | V |
| 556 | Calciumaluminiumsilicat | V |
| 558 | Bentonit | V |
| 559 | Aluminiumsilicat (Kaolin) | V |
| 570 | Fettsäuren | V |
| 574 | Gluconsäure | V |
| 575 | Glucono-δ-lacton | V |
| 576 | Natriumgluconat | V |
| 577 | Kaliumgluconat | V |
| 578 | Calciumgluconat | V |
| 579 | Eisen-II-gluconat | V |
| 585 | Eisen-II-lactat | V |
| 620 | Glutaminsäure | G |
| 621 | Mononatriumglutamat | G |
| 622 | Monokaliumglutamat | G |
| 623 | Calciumdiglutamat | G |
| 624 | Monoammoniumglutamat | G |
| 625 | Magnesiumdiglutamat | G |
| 626 | Guanylsäure (Guanosinmonophosphat) | G |
| 627 | Dinatriumguanylat | G |
| 628 | Dikaliumguanylat | G |
| 629 | Calciumguanylat | G |
| 630 | Inosinsäure | G |
| 631 | Dinatriuminosinat | G |
| 632 | Dikaliuminosinat | G |
| 633 | Calciuminosinat | G |
| 634 | Calcium-5′-ribonucleotid | G |
| 635 | Dinatrium-5′-ribonucleotid | G |
| 640 | Glycin und dessen Natriumsalze | G |
| 900 | Dimethylpolysiloxan | V |
| 901 | Bienenwachs, weiß und gelb | V |
| 902 | Candelillawachs | V |
| 903 | Carnaubawachs | V |
| 904 | Schellack | V |
| 912 | Montansäureester | V |
| 914 | Polyethylenwachsoxidate | V |
| 927b | Carbamid | V |
| 938 | Argon | V |
| 939 | Helium | V |
| 941 | Stickstoff | V |
| 942 | Distickstoffmonoxid | V |
| 948 | Sauerstoff | V |
| 950 | Acesulfam K | Z |
| 951 | Aspartam | Z |
| 952 | Cyclohexansulfamidsäure und ihre Na- und Ca-Salze | Z |
| 953 | Isomalt | Z |
| 954 | Saccharin und Salze | Z |
| 957 | Thaumatin | Z |
| 959 | Neohesperidin DC | Z |
| 965 | Maltitol | Z |
| | i) Maltit | |
| | ii) Maltitsirup | |
| 966 | Lactitol | Z |
| 967 | Xylitol | Z |
| 999 | Quillajaextrakt | V |
| 1105 | Lysozym | K |
| 1200 | Polydextrose | V |
| 1201 | Polyvinylpyrrolidon | S |
| 1202 | Polyvinylpolypyrrolidon | V |
| 1404 | oxidierte Stärke | S |
| 1410 | Monostärkephosphat | S |
| 1412 | Distärkephosphat | S |
| 1413 | phosphatiertes Distärkephosphat | S |
| 1414 | acetyliertes Distärkephosphat | S |
| 1420 | acetylierte Stärke | S |
| 1422 | acetyliertes Distärkeadipat | S |
| 1440 | Hydroxypropylstärke | S |
| 1442 | Hydroxypropyldistärkephosphat | S |
| 1450 | Stärkenatriumoctenylsuccinat | S |
| 1505 | Triethylcitrat | V |

Fortsetzung nächste Seite

Fortsetzung v. S. 985

**Lebensmittelzusatzstoffe**
Nach E-Nummern geordnet

| E-Nr. | Bezeichnung | Anw. |
|---|---|---|
| 1518 | Glyceroltriacetat (Triacetin) | V |

[1] Anwendung vorwiegend als:

| | |
|---|---|
| A | Antioxidans oder Synergist |
| E | Emulgator |
| F | Farbstoff |
| G | Geschmacksverstärker |
| K | Konservierungsmittel oder konservierend wirkender Stoff |
| S | Stabilisator, Verdickungsmittel oder Geliermittel |
| V | verschieden (z. B. Antischaummittel, Antiklumpmittel) |
| Z | Zuckeraustauschstoff bzw. Süßmittel (Süßungsmittel) |

schmackswerts od. als Genussmittel verwendet werden); **2.** Mineralstoffe u. Spurenelemente sowie deren Verbindungen außer Kochsalz; **3.** Aminosäuren u. deren Derivate; **4.** Vitamine A u. D sowie deren Derivate; z. B. Antioxidanzien*, Emulgatoren*, Farbstoffe*, Geliermittel, Geschmacksverstärker, Konservierungsmittel, Säuerungsmittel, Süßungsmittel, Verdickungsmittel*. Die Zusatzstoff-Rahmenrichtlinie der EU (89/107/EG vom 21.12.1988, ABl. L 40/27 vom 11.2.1989) sowie der durch die UNO geschaffene (rechtlich nicht verbindliche) „Codex Alimentarius" verzichten auf eine Einbeziehung von Mineralstoffen, Aminosäuren u. Vitaminen. Die Bez. der L. kann auch anhand der **E*-Nummern** angegeben sein (s. Tab.). L. unterliegen dem Verbotsprinzip, das heißt, es sind nur solche Zusatzstoffe erlaubt, die in Positivlisten genannt sind. Ein L. darf nur zugelassen werden, wenn er für die Verbraucher gesundheitl. unbedenkl. ist, eine hinreichende techn. Notwendigkeit besteht u. keine anderen wirtschaftl. u. techn. praktikablen Methoden zur Verfügung stehen u. wenn die Verbraucher durch die Verw. des L. nicht irregeführt werden. Die Verw. der L. regelten die (Global-)Richtlinien 2003/115/EG, 95/2/EG, 94/36/EG. Art, Verwendung, Höchstmengenbegrenzungen u. Kenntlichmachung regelte die Zusatzstoff-Zulassungsverordnung vom 29.1.1998 (BGBl. I S. 230, zuletzt geändert am 30.9.2008, BGBl. I S. 1911). Die **EU-Zusatzstoffverordnung**, VO (EG) Nr. 1333/2008, die die Verw. von L. europaweit einheitl. regelt, trat am 20.1.2009 in Kraft; sie fasst alle Arten von L., einschließl. Farbstoffe u. Süßungsmittel in einem Rechtsakt zusammen.

**Lebensqualität:** (engl.) *quality of life*; Bez. für das mit der subjektiven Bewertung der Lebensbedingungen (z. B. Grad der Demokratisierung, gesellschaftl. Gerechtigkeit, Gesundheit, Wohnbedingungen) verbundene (Wohl-)Befinden von Individuen; WHO definiert Lebensqualität als „Wahrnehmungen von Individuen bezüglich der eigenen Position im Leben im Zusammenhang mit der Kultur u. dem Wertesystem in ihrem jeweiligen Lebensumfeld u. in Beziehung zu ihren Zielen, Erwartungen, Standards u. Sorgen. Das Konzept der L. ist sehr weitreichend u. schließt in komplexer Art u. Weise körperl. Gesundheit, psycholog. Status, Grad an Selbständigkeit, soziale Beziehungen, persönl. Ansichten u. die Beziehung zu wichtigen Umweltmerkmalen eines Individuums ein". Zur Messung der Lebensqualität stehen standardisierte Messinstrumente zur Verfügung: Zur ökonom. Bewertung von Lebensqualität werden quality* adjusted life years eingesetzt. Die **gesundheitsbezogene Lebensqualität** beschreibt die mit Krankheit u. Gesundheit in Zusammenhang stehenden Komponenten der Lebensqualität. Sie umfasst körperl., psych., soziale u. funktionale Dimensionen des Befindens u. des Handlungsvermögens. Gesundheitsbezogene Lebensqualität ist nicht direkt messbar od. zu beobachten, sondern muss indirekt über Indikatoren erfasst werden. Es gibt versch. Instrumente u. Verfahren zur Messung von gesundheitsbezogener L., bei denen man zw. krankheitsspezif. u. krankheitsübergreifenden Instrumenten unterscheidet. Die gesundheitsbezogene Lebensqualität wird u. a. in folgenden Anwendungsbereichen erhoben: **1.** epidemiolog. Untersuchungen (z. B. Beschreibung der Gesundheit bzw. der gesundheitsbezogenen Lebensqualität der Bevölkerung bzw. von Subpopulationen); **2.** Wirksamkeit gesundheitsbezogener Interventionen (z. B. von Präventions- u. Rehabilitationsmaßnahmen, Medikation, Operationen, Disease-Management-Verfahren); **3.** Qualitätsmanagement; **4.** Therapiemonitoring u. -entscheidungen im individuellen Behandlungsfall.

**Leberblümchen:** s. Hepatica nobilis.

**Leberentzündung:** s. Hepatitis

**Leberkraut:** s. Hepatica nobilis (Herba Hepaticae nobilis).

**Leberkraut, Griechisches:** s. Agrimonia eupatoria (Agrimoniae herba).

**Lebermoose:** s. Bryophytina.

**Leberstärke:** s. Glykogen.

**Lebertran:** Iecoris aselli oleum A u. B Ph.Eur.6, Oleum Jecoris (Aselli), Oleum Iecoris, Morrhuae oleum, Oleum Morrhuae; aus frischen od. durch Kälte konservierten Lebern von Gadus-Arten gewonnenes, fettes Öl, das durch Unterkühlen u. Filtration bei 0 °C von den leicht erstarrenden Fettanteilen befreit wird; zur Gew. des Lebertrans (Oleum Jecoris Aselli; Asellus major, alter Name des Dorsches) dient hauptsächl. **Gadus* morrhua** L; hellgelbe bis goldgelbe, leicht fließende, klare, ölige Flüss. von charakterist., höchstens schwach fischartigem, aber nicht ranzigem Geruch u. Geschmack; mischbar mit Ether, Chloroform, Benzin, wenig lösl. in Ethanol; D. 0.917–0.930; $n_D^{20\,°C}$ 1.477–1.484; IZ 150–180, SZ max. 2, VZ 180–197; **Off.:** Ph.Eur.6, ÖAB (bis 1996), Ph.Helv.; **Best.:** ca. 85 % Glyceride* ungesättigter Fettsäuren (wenig $\omega$-3- u. $\omega$-6-Fettsäuren) u. ca. 12–14 % Glyceride gesättigter Fettsäuren; im UA (max. 1.3 %) neben Sterolen* (Cholesterol*, Squalen*) Vitamin* A (mind. 600 IE/g) u. Vitamin* D (mind. 60 IE/g); ferner u. a. Spuren von Iod*, Brom*, Chlor*, Trimethylamin*; Aufbewahrung in sorgfältig gereinigten, trockenen Gefäßen, die bis unter den Stopfen gefüllt sind od. ein indifferentes Gas (z. B. $CO_2$)

enthalten, kühl u. vor Licht geschützt; nur das Standgefäß im Apothekenraum (Offizin) kann L. auch im Anbruch enthalten; frischer L. darf nicht zu älteren Lebertranresten gefüllt werden; **Anw.:** (med.) beruht hauptsächl. auf seinem hohen Gehalt an den Vitaminen A u. D, daher als Roborans (s. Tonika) bei chron. Erkrankungen, Rachitisprophylaxe; in der Rekonvaleszenz, da L. neben seinem hochwirksamen Gehalt an Vitaminen u. Spuren zahlreicher Elemente als leichtverdaul. Fett einen großen Brennwert von 39 kJ/g (9.3 kcal/g) hat; äußerl.: als granulationsförderndes Wundheilmittel, in Salben (10 %); auch in Hämorrhoiden- u. Augensalben; **Dos.:** 5–10 g, 1–2 × tägl. 1 Tee- bis Kinderlöffel; **Zuber.:** Emulsio* Olei Jecoris Aselli; Wund*- und Heilsalbe mit Lebertran. **Heilbuttleberöl:** Oleum Jecoris Hippoglossi, Hippoglossi iecoris oleum; das aus frischen od. durch Kälte konservierten Lebern von **Hippoglossus hippoglossus L.** (Heilbutt) gewonnene fette Öl; der Zusatz von Stabilisatoren ist gestattet; gelbe bis bräunl. gelbe, ölige Flüss. von charakterist., schwach fischartigem, aber nicht ranzigem Geruch u. Geschmack; mischbar mit Ether, Chloroform, Benzin, wenig lösl. in Ethanol; D. 0.919–0.928; IZ 112–155, SZ max. 6, VZ 160–180; UA mind. 7.0 u. max. 22.5 %; **Off.:** DAB, ÖAB (bis 1996); **Best.:** ähnl. L., aber wesentl. mehr Vitamin A (mind. 30 000, wegen Gefahr einer Hypervitaminose max. 50 000 IE/g) u. Vitamin D (mind. 600 IE/g); Aufbewahrung in sorgfältig gereinigten, trockenen Gefäßen, die bis unter den Stopfen gefüllt sind od. ein indifferentes Gas ($CO_2$) enthalten, kühl u. vor Licht geschützt; **Anw.:** (med.) ähnl. L., auch äußerl. in Wundsalben; **Dos.:** TMD 1.0 g (im Allg. 2 × tägl. 5 Tr., Gefahr der Vitamin-A-Hypervitaminose).

**Lebertranemulsion:** s. Emulsio Olei Jecoris Aselli.

**Lebertranemulsion, zusammengesetzte:** s. Emulsio Olei Jecoris Aselli composita.

**Lebertran-Zinkpaste:** s. Pasta Zinci cum Oleo Iecoris Aselli.

**Leberzirrhose** (gr. kirrhos gelb): Cirrhosis hepatis, Schrumpfleber; diffuse chron. Lebererkrankung mit irreversiblem Verlust der physiol. Leberarchitektur durch chron. entzündliche Parenchymdestruktion (Leberzellnekrose) u. regenerative Veränderung der extrazellulären Matrix (progredienter narbig-bindegewebiger Umbau); **Formen:** z. B. alkoholische Fettleberhepatitis, nichtalkoholische Fettleberhepatitis, chron. Hepatitis* B od. C, autoimmune Hepatitis, stoffwechselbedingte L., Leberzirrhose aus unbekannter Ursache; **Klinik:** bei sog. kompensierter L. (ohne Aszites) anfangs Symptome wie bei chron. Hepatitis, u. a. Müdigkeit, Übelkeit, Obstipation, Fettintoleranz, Leberhautzeichen (z. B. Palmarerythem); mit zunehmender Umwandlung der Leber: Einengung der Pfortaderstrombahn (portale Hypertension) u. extrahepat. Kollateralkreislauf (z. B. Ösophagusvarizen, Hämorrhoiden*); Dekompensation u. a. mit Aszites*, bakteriellen Infektionen, Leberfunktionsstörungen, Mangelernährung; **Ther.:** Ursachebekämpfung; symptomatisch Ernährungstherapie, Diuretika*, ggf. Aszitespunktion, Eradikation der Varizen, Senkung des Pfortaderdrucks (nichtselektive Beta*-Rezeptoren-Blocker), Shunt-Operation, Lebertransplantation.

**Leblanc-Soda-Prozess:** s. Natriumcarbonat.

**Lecanora-Arten:** s. Orseille; Manna (Lecanora esculenta).

**Le-Chatelier-Prinzip:** das 1887 von Henry Louis Le Chatelier u. Ferdinand Braun formulierte Prinzip des kleinsten Zwanges besagt: Jede Änderung der Parameter (Druck, Temperatur od. Konzentration der Stoffe) eines sich im Gleichgewicht befindl. Systems löst einen Vorgang aus, der das System wieder in den Gleichgewichtszustand überführt.

**Lecithinalbumin:** s. Lecithine.

**Lecithinasen:** s. Phospholipasen.

**Lecithin-Cholesterol-Acyl-Transferase:** s. Lipoproteine.

**Lecithine:** Lezithine, Glycerolphosphatide; Naturstoffe aus der Gruppe der Glycerophospholipide (s. Phospholipide); Ester der Phosphatidsäure, z. B. mit Cholin (s. Abb.); fett- bis wachsähnliche, bräunl., hygroskop. Masse aus pflanzlichem u. tierischem Material, hauptsächl. in Nervensubstanz, Eigelb, Herz, Blut, Niere, Leber, Sperma; in Pflanzensamen (Sojabohne) u. -knollen. L. sind lösl. in Ethanol, Ether, Chloroform, Glycerol, fetten Ölen; in Wasser quellen L. auf; **Lecithinalbumin:** an Eiweiß gebundenes L., hauptsächl. ein Phosphatidylcholin. **Eilecithin:** Lecithinum ex ovo; Gewinnung nach EB: durch Ausziehen von frischem Eigelb mit Methanol. Gehalt mind. 3 % Phosphor u. 1.7–2 % Stickstoff; vgl. Ei. **Pflanzenlecithin:** Lecithinum vegetabile; Gew. durch Ausziehen von Pflanzensamen (Mais, Erbsen, Lupinen, Weizenkeime, Soja) mit Methanol. **Sojalecithin:** Lecithinum ex soja; Gew. nur aus den Samen von Glycine; Gehalt an reinem L. geringer als bei Eilecithin; besteht zu 40–50 % aus Phosphatidylcholin, zu 10 % aus Colaminkephalin (Phosphatidylethanolamin), zu 5 % aus Inositkephalin (Phosphatidylinosit) u. 1–2 % Serinkephalin. **Off.:** DAB: Entöltes Sojalecithin, Sojae lecithinum desoleatum (s. Glycine max; 20.0–31.6% Phosphatidylcholin; SZ max. 35, IZ 76–85, POZ max. 10); ÖAB: Sojalecithin (IZ 70–90); **Wirk. u. Anw.: 1.** wegen der lipidsenkenden Wirk. (Dos. einige Gramm), ferner als Roborans bei Anämie, Tuberkulose usw.; vgl. Kephaline; **2.** als Emulgator* für innerl. anzuwendende Emulsionen, auch für Emulsionen zu Injektionszwecken. Die mit L. hergestellten Emulsionen sind nur begrenzt stabil, da L. im wässrigen Milieu zu Lysolecithinen hydrolysiert werden (stark hämolysierend). Um eine homogene Emulsion zu erhalten, wird L. zuerst in Ether gelöst u. dieser

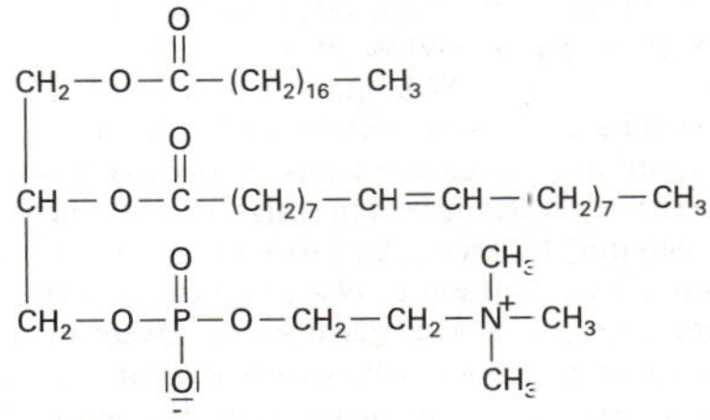

**Lecithine:** Lecithin

nach Zugabe der äußeren Phase auf dem Wasserbad abgedampft. Der amphiphile Charakter von L. ermöglicht die Ausbildung von O/W-, aber auch von W/O-Emulsionen od. Doppelemulsionen (O/W/O bzw. W/O/W). Welche Phasenverteilung sich einstellt, hängt vom Verhältnis der Phasen u. der Zusammensetzung der Ölphase ab. Ein hoher Anteil der Wasserphase führt im Allg. zu einer O/W-Emulsion. Eine nachträgl. Änderung des Verhältnisses beider Phasen führt zu einer umgekehrten Phasenverteilung, einer W/O-Emulsion (Phasenumkehr, Emulsionsumkehr). **Hinweis:** Der Begriff Lecithine wird z. T. als syn. Bez. für Phosphatidylcholin (s. Phospholipide) verwendet.

**Lecithinum ex ovo:** s. Lecithine (Eilecithin).

**Lecithinum ex soja:** s. Lecithine.

**Lecithinum vegetabile:** s. Lecithine.

**Lecksteine:** Salzlecksteine für Tiere aus rohem Stein- od. Viehsalz mit Bindemittel; vgl. Natriumchlorid (Natrium chloratum crudum).

**Lecythis ollaria** Loefl.: Fam. Lecythidaceae (Ordnung Myrtales); trop. Amerika; Stpfl. von **Affennuß:** (engl.) *Monkey nut*; Coco de mono, Sapucajanuß; **Wirk. u. Toxikol.:** s. Selen.

**Lederblume:** s. Ptelea trifoliata.

**Lederhaut:** s. Dermis.

**Lederhaut des Auges:** s. Sklera.

**Ledol:** Porstkampfer; $C_{15}H_{26}O$, Strukturformel: s. Abb.; natürl. im äther. Öl von Ledum* palustre, tricycl. Sesquiterpen*; **Wirk.:** zunächst zentral erregend (rauschartige Zustände, Krämpfe), dann lähmend; **Anw.:** früher als Wanzen- u. Mottenmittel.

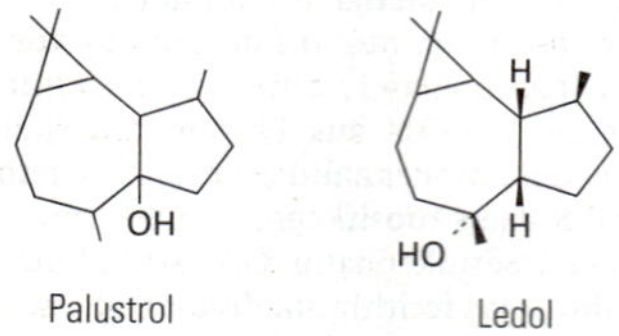


**Ledol:** Inhaltsstoffe von Ledum palustre

**Ledum palustre** L.: (molekulargenet.) Rhododendron tomentosum, Rhododendron palustre; Sumpfporst, Wilder Rosmarin; Fam. Ericaceae; in Nord- u. Mitteleuropa wegen Trockenlegung feuchter Moore stark zurückgehend, Nordamerika, Nordasien; Stpfl. von **Herba Ledi palustris:** Herba Rosmarini silvestris; Sumpfporstkraut, Porschkraut, Wilder Rosmarin, Mottenkraut; **Inhaltsst.:** 0.9–2.6 % (sehr unterschiedl. zusammengesetztes) äther. Öl mit Ledol* (Porstkampfer) u. Palustrol (tricycl. Sesquiterpenalkohole, Strukturformeln: s. Ledol, Abb. dort), worauf die berauschende u. narkot. Wirk. zurückzuführen sein soll (sog. Porstbier der Wikinger); es sind versch. chem. Rassen bekannt; **Anw.:** (volkstüml.) früher z. B. als Narkotikum* u. Expektorans* bei Keuchhusten*, bei rheumat. Beschwerden, missbräuchl. auch als Abortivum* (führt zu Vergiftungen); äußerl.: auf Wunden; als Motten- u. Wanzenmittel. **Hom.:** Ledum palustre (HAB): getrocknete Zweigspitzen; verordnet z. B. bei Insektenstichen, Blutergüssen, Erkrankungen des rheumat. Formenkreises u. Ekzemen.

**LEED:** Abk. für (engl.) *low energy electron diffraction,* niederenerget. Elektronenbeugung; Verfahren zur Strukturanalyse von Werkstoffoberflächen. Langsame, d. h. niederenerget. Elektronenstrahlen werden an den Atomen oberflächennaher Schichten eines Feststoffes gebeugt (s. Kristallstrukturanalyse). Aus dem Beugungsverhalten lassen sich detaillierte Einblicke v. a. in die Kristallstruktur an der Oberfläche u. in die Bindungsverhältnisse adsorbierter Moleküle an der Festkörperoberfläche erlangen.

**Leflunomid** (INN): $\alpha,\alpha,\alpha$-Trifluor-5-methyl-4-isoxazolcarboxy-*p*-toluidid; CAS-Nr. 75706-12-6; $C_{12}H_9F_3N_2O_2$, Strukturformel: s. Abb.; $M_r$ 270.2; Schmp. 165 °C; logP 2.0; $pK_S$ 11.7 (berechnet); schwer lösl. in Wasser; **Wirk.:** Immunsuppressivum*; Hemmung der Proliferation von aktivierten Lymphozyten u. der T-Zell-abhängigen Autoantikörperbildung in B-Lymphozyten; Hemmung der Dihydroorotat-Dehydrogenase (Schlüsselenzym der De-novo-Pyrimidinsynthese); **Ind.:** rheumatoide Arthritis* (Basistherapeutikum*); Psoriasis-Arthritis; **Kontraind.:** schwerer Immundefekt (z. B. AIDS), deutl. eingeschränkte Knochenmarkfunktion od. ausgeprägte Anämie, Leukopenie, Thrombozytopenie od. Neutropenie, die andere Urs. als rheumatoide Arthritis od. Psoriasis-Arthritis haben; schwere Infektionen, mittlere bis schwere Niereninsuffizienz, eingeschränkte Leberfunktion, schwere Hypoproteinämie; Anw. bei Patienten <18 Jahre sowie bei Schwangeren od. Frauen in gebärfähigem Alter ohne Kontrazeption; **UAW:** u. a. leichte Blutdruckerhöhung, gastrointestinale Störungen, Leukopenie, Haarausfall; **Dos.:** 100 mg/d an den ersten 3 d, Erhaltungsdosis 10–20 mg/d p. o.; HWZ ca. 2 Wochen; **Hinweis:** Sowohl während als auch nach Beenden der Ther. (solange Plasmaspiegel des aktiven Metaboliten >0.02 mg/L) muss ein zuverlässiger Empfängnisschutz gewährleistet sein. Vgl. Antirheumatikum.

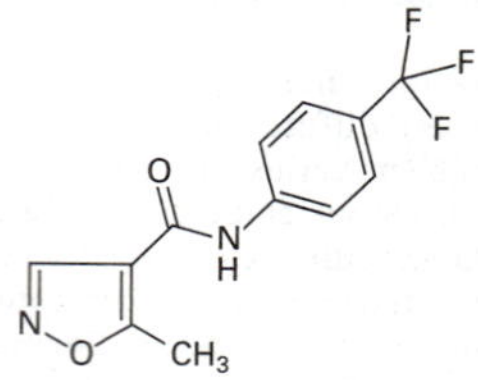


**Leflunomid**

**Legal-Probe** (Emmo L., 1859–1922, Arzt, Breslau): Legal-Reaktion; Nachw. von Aceton* u. Acetessigsäure (z. B. im Harn), die im alkal. Milieu mit Dinatriumpentacyanonitrosylferrat (s. Nitroprussidnatrium) eine Violettfärbung zeigen.

**lege artis:** Abk. l. a.; nach den Regeln der Kunst.

**Legierung:** Metallgemisch, gewonnen durch Zusammenschmelzen versch. Metalle*; stellt entweder die vollständige od. teilweise Lsg. eines Metalls in einem anderen dar; es kann sich aber auch um ein einfaches mechan. Gemenge handeln od. es können Mischkristalle* od. intermetall. Verb. vorliegen. Vielfach werden auch Nichtmetalle* (z. B. Kohlenstoff* od. Silicium*) den L. in kleinen Mengen beigefügt. Durch das Legieren werden die

Eigenschaften der Grundmetalle wesentl. geändert, z. B. hinsichtl. des Schmelzpunkts (der bei einer L. meist wesentl. tiefer liegt als bei den Komponenten), der Festigkeit u. der Widerstandsfähigkeit. Legierungen mit Quecksilber* heißen Amalgame*.

**Legionärskrankheit:** Legionellose; Veteranenkrankheit; schwere Form der Lungenentzündung, die durch Legionella* pneumophila ausgelöst wird; **Sympt.:** Kopf- u. Muskelschmerzen, allg. Krankheitsgefühl, hohes Fieber, Husten, Thoraxschmerzen, Diarrhö, Verwirrtheit; u. U. schwerer Verlauf mit respirator. Insuffizienz u. Nierenversagen, Letalität 15–20 %; **Ther.:** Erythromycin*, evtl. zusätzl. Rifampicin od. Tetracyclin; **Gesch.:** 1976 erstmals beschrieben, als es nach einem Treffen amerikan. Kriegsveteranen in einem Hotel in Philadelphia zu einer Epidemie mit 180 Erkrankten u. 29 Todesfällen gekommen war.

**Legionella pneumophila:** gramnegative, pleomorphe Stäbchenbakterien; **Vork.:** ubiquitär, häufig im Warmwasserbereich od. in Klimaanlagen; Erreger der Legionärskrankheit*.

**Legionellose:** s. Legionärskrankheit.

**Legumelin:** s. Albumine.

**Legumin:** Protein* der Hülsenfrüchte; nach seinen Haupteigenschaften ein Analogon des Caseins* (daher auch als Pflanzencasein bezeichnet).

**Legumina Phaseoli:** s. Phaseolus vulgaris ssp. vulgaris var. vulgaris (Phaseoli pericarpium).

**Leguminosae:** s. Fabaceae.

**Leguminosenschleim:** annähernd einheitl. aus verzweigten Molekülen von D-Galactose* u. D-Mannose* bestehender Pflanzenschleim im Endosperm* der Samen von Fabales*; im Ggs. zu anderen Schleimen geliert eine ca. 0.4 %ige wässrige Lsg. von L. nach geringem Zusatz von Borax (Natriumtetraborat*); wichtige Schleimdrogen* der Fabales sind z. B. Guar (s. Cyamopsis tetragonoloba), Bockshornsamen (s. Trigonella foenum-graecum) u. Johannisbrotkernmehl (s. Ceratonia siliqua).

**Leichengifte:** s. Ptomaine.

**Leichenschau, innere:** s. Sektion.

**Leichtbenzin:** s. Benzin.

**Leichtmetalle:** Metalle* geringer Dichte (bis ca. 3.5–5 $g/cm^3$); **Vertreter:** Alkali-* u. Erdalkalimetalle* (Ausnahme: Radium*), Aluminium*, Scandium*, Yttrium* u. Titan*.

**Leidenfrost-Phänomen** (Johann Gottlieb L., deutscher Arzt u. Physiker, 1715–1794): Flüss. auf stark überhitzten Oberflächen (z. B. flüssige Luft auf einer Tischplatte bei Raumtemperatur od. Wassertropfen auf einer heißen Herdplatte) verdampfen wegen einer sich bildenden u. stark wärmeisolierenden Dampfschicht sehr langsam u. zeigen ein charakterist. Tanzen, da sie auf der Dampfschicht dahinrollen.

**Leim:** s. Gelatine; Kollagen.

**Leimseife:** s. Seifenleim; Sapo.

**Leimsüß:** s. Glycin.

**Leim, Weißer:** s. Gelatine.

**Leimzucker:** s. Glycin.

**Lein:** s. Linum usitatissimum.

**Leinenfaden:** s. Filum lini sterile.

**Leinkraut:** s. Linaria vulgaris (Herba Linariae).

**Leinkuchen:** s. Linum usitatissimum (Placenta Seminis Lini).

**Leinmehl:** s. Linum usitatissimum (Placenta Seminis Lini).

**Leinöl:** s. Linum usitatissimum (Lini oleum virginale).

**Leinölsäure:** s. Linolsäure.

**Leinsamen:** s. Linum usitatissimum (Lini semen).

**Leishmania:** Gattung runder bis ovaler, 2–6 mm großer Flagellaten der Fam. Trypanosomatidae mit mehr als 10 humanpathogenen Arten u. Unterarten; Erreger der Leishmaniasen*.

**Leishmaniasen:** durch Leishmanien* verursachte u. durch Phlebotomen (Sandmücken) übertragene Infektionskrankheiten; **Formen: 1. kutane** L. (syn. Hautleishmaniose, Leishmaniasis cutis, Orientbeule): durch Leishmania tropica, Leishmania major, seltener auch Leishmania donovani verursachte, granulomatöse u. ulzeröse Hautläsionen; Verbreitung: Südeuropa, Vorderer Orient, Asien; Ther. meist nicht erforderlich (Spontanheilung). **2. mukokutane** L. Südamerikas (syn. südamerikan. Haut- u. Schleimhautleishmaniase, Espundia): durch Leishmania brasiliensis verursachte papulo-ulzeröse Läsion im Gesicht; nachfolgend Geschwürbildung mit Zerstörung der Haut, Muskulatur u. des Knorpels im Mund-Nasen-Rachen-Raum; geringe Heilungstendenz; Ther.: Okklusivverbände mit Paromomycin* (u. Methylbezenthoniumchlorid*, in Deutschland, Österreich u. der Schweiz nicht mehr im Handel) als Salbe; system.: Amphotericin B, Antimonverbindungen; **3. kutane** L. Südamerikas (syn. Chiclero-Ulkus): durch Leishmania mexicana verursachte kutane L., ähnl. wie 2., aber meist auf die Ohrmuschel beschränkt; Ther.: wie bei mukokutaner L.; **4. viszerale** L. (syn. Kala-Azar): durch Leishmania donovani verursachte, meist subakut bis chron. verlaufende Allgemeininfektion; Verbreitung: Asien, Afrika, Mittelmeerraum, Südamerika; verläuft unbehandelt fast immer in 6–24 Monaten tödl.; bei rechtzeitiger Ther. gute Prognose. Ther.: 5-wertige Antimonpräparate (Na-Stibogluconat, Meglumin), Amphotericin B, Miltefosin p. o. (1.5–2.5 mg/kg KG/d über 28 d); vgl. Antiprotozoenmittel.

**Leistung:** Symbol P; Differentialquotient aus Arbeit* W u. Zeit t, $dW/dt$; SI*-Einheit: Watt* (W); wird eine Arbeit konstant verrichtet, gilt $P = W/t$.

**Leitbündel:** Gefäßbündel; (bot.) strangförmige Gewebekörper, die die Wasser u. Assimilate leitenden Gefäße Xylem* u. Phloem* in höheren Pflanzen enthalten (s. Abb.); man unterscheidet einfache L., die nur der Wasserleitung dienen, u. zusammengesetzte L.; geschlossene L. besitzen im Ggs. zu offenen L. kein Kambium*; **Formen: 1.** kollaterales L.: Xylem liegt neben dem Phloem; **2.** bikollaterales L.: Xylem in der Mitte, an 2 gegenüberliegenden Seiten je ein Phloem (charakterist. z. B. für Solanaceae, Gentianaceae, Cucurbitaceae); **3.** konzentr. L.: **a)** hadrozentrisch: Holzteil (Hadrom bzw. Xylem) innen, Phloem außen herum (charakterist. für Farne); **b)** leptozentrisch: Siebteil (Phloem bzw. Leptom) innen, Xylem außen herum (charakterist. für Liliatae); **4.** radiäres L.: Xylem zentral u. strahlenförmig, in den Strahlenwinkeln Phloem (in Wurzeln).

L

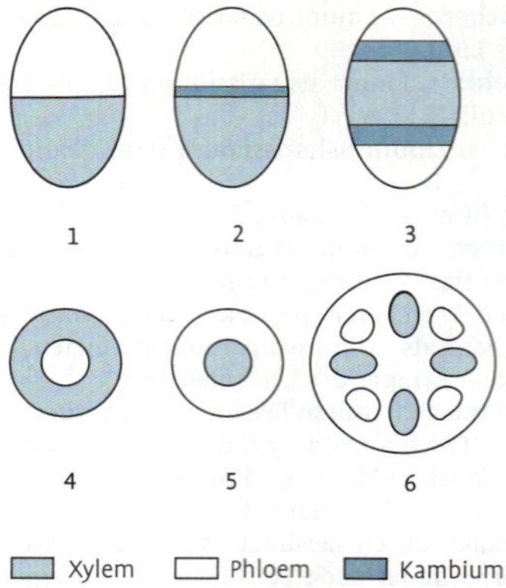


**Leitbündel:** Typen; 1: geschlossen kollateral; 2: offen kollateral; 3: bikollateral; 4: leptozentrisch; 5: hadrozentrisch; 6: radiär

**Leitfähigkeit, elektrische:** veraltet spezifische elektrische Leitfähigkeit, früher elektrischer Leitwert; Symbol $\Lambda$; definiert als Reziprokes des spezif. Widerstandes $\varrho$; SI*-Einheiten: $S \cdot m^{-1}$ (Siemens pro Meter) bzw. $\Omega^{-1} \cdot m^{-1}$; die Messung der e. L. einer Elektrolytlösung kann in einer Leitfähigkeitsmesszelle mit 2 quadrat. Elektroden von genau 1 $cm^2$ Oberfläche u. 1 cm Abstand erfolgen. Der gemessene Leitwert entspricht dann genau der Leitfähigkeit in der übl. Einheit $\Omega^{-1} \cdot cm^{-1}$. Bezieht man die e. L. auf die Stoffmengenkonzentration c der Lsg., erhält man die konzentrationsabhängige **molare Leitfähigkeit** $\Lambda_m(c) = \Lambda/c$; Extrapolation auf $c = 0$ ergibt die **Grenzleitfähigkeit** $\Lambda_0$, die im Kohlrausch*-Quadratwurzelgesetz zur konzentrationsabhängigen Bestimmung der e. L. verwendet wird. **Anw.:** Die Messung der L. dient z. B. in der Maßanalyse* zur Endpunkterkennung (s. Konduktometrie) u. in Wasserentsalzungsanlagen zur Qualitätsüberwachung (Leitfähigkeit in $\Omega^{-1} \cdot cm^{-1}$ bei 25 °C: reines Wasser $6.41 \cdot 10^{-8}$, destilliertes bzw. deionisiertes Wasser $10^{-6}$ bis $10^{-5}$).

**Leitfähigkeitsmessung:** s. Konduktometrie; Emulsionen (Bestimmung des Emulsionstyps).

**Leitfähigkeitstitration:** s. Konduktometrie.

**Leitfähigkeitswasser:** mehrfach destilliertes Wasser höchster Reinheit, mit einer Leitfähigkeit von ca. $0.05 \cdot 10^{-4}\, S \cdot m^{-1}$ bei 18 °C; die Leitfähigkeit von einfach destilliertem Wasser liegt über $1 \cdot 10^{-4}\, S \cdot m^{-1}$.

**Leitlinien:** **1.** (engl.) *guidelines*; (pharmaz.) systemat. entwickelte Ausführungshilfen, z. B. im Bereich der GMP*-gerechten Herstellung von Arzneimitteln (z. B. GMP-Leitlinien bzw. Annexe zum EU-GMP-Leitfaden) od. der GCP*-gerechten Durchführung klinischer Prüfungen* nach Stand von Wissenschaft u. Technik (engl. International Conference on Harmonisation-Good Clinical Practice, Abk. ICH-GCP); **2.** (med.) systemat. entwickelte Entscheidungs- u. Orientierungshilfen über die angemessene Vorgehensweise bei speziellen gesundheitl. Fragestellungen mit dem Ziel, die med. Entscheidungsfindung transparenter zu machen; method. Instrumente zur Erstellung von L. sind u. a. Konsensuskonferenzen, Delphi-Methode, Therapiestudien u. Metaanalysen*. L. sind rechtl. nicht verbindlich u. entbinden somit den Arzt nicht, auf individuelle Anwendbarkeit in jedem speziellen Fall zu prüfen. L. sollen regelmäßig auf ihre Aktualität hin überprüft u. ggf. fortgeschrieben werden. In Deutschland werden gemäß der Arbeitsgemeinschaft der wissenschaftlichen medizinischen Fachgesellschaften (Abk. AWMF) 3 Entwicklungsstufen von Leitlinien unterschieden: **a)** Stufe 1: Empfehlung von Expertengruppen; **b)** Stufe 2: evidenz- oder konsensusbasierte Leitlinie; **c)** Stufe 3: evidenz- u. konsensusbasierte Leitlinie. L. der Stufe 3 stellen lediglich einen kleinen Teil der bestehenden L. dar. Vgl. Evidenzgrad; Empfehlungsgrad; Medizin, evidenzbasierte.

**Leitungsanästhesie:** Form der Regionalanästhesie* mit perineuraler Injektion eines Lokalanästhetikums*; i. e. S. periphere Nervenblockade; Applikation des Lokalanästhetikums einmalig über die Punktionskanüle od. bei Verw. eines Katheters repetitiv od. kontinuierl.; **Formen: 1. zentrale** (rückenmarksnahe) L.: Periduralanästhesie*, Spinalanästhesie*, kombinierte Spinal-Periduralanästhesie; **2. periphere** L.: periphere Nervenblockade (Injektion in unmittelbare Umgebung peripherer Einzelnerven), Paravertebralanästhesie, vegetative Nervenblockade (i. d. R. Sympathikusblockade), Plexusanästhesie; **Anw.:** zur Anästhesie z. B. bei kleinen (peripheren) u. ambulanten Eingriffen, erwünschter Patientenmitarbeit od. erhöhtem Narkoserisiko (Vermeidung einer Narkose*) bzw. i. R. der Schmerztherapie.

**Leitungsgewebe:** (bot.) pflanzl. Gewebe, das hauptsächl. der Beförderung von Wasser, Mineralstoffen u. Assimilaten dient, s. Leitbündel.

**Leitwert, biologischer:** s. BLW.

**Leitwert, elektrischer:** s. Leitfähigkeit, elektrische.

**Lektine:** Glykoproteine*, die in Samen v. a. der Fabaceae* u. Euphorbiaceae* vorkommen (s. Tab.); früher auch als Toxalbumine* od. Phytohämagglutinine bezeichnet (auch tier. L. sind bekannt); charakterist. ist das spezif. Bindungsvermögen gegenüber Kohlenhydraten (lat. legere auswählen). Der Begriff Phytohämagglutinine geht auf die Agglutination* von Erythrozyten* zurück (1888 endeckt). Die polyvalente Natur der Lektin-Proteine ermöglicht die gleichzeitige Bindung an Oberflächen-Kohlenhydrate mehrerer Zellen. Die Stabilität gegenüber Proteinasen erklärt die hohe enterale Toxizität. Die bekanntesten u. am besten untersuchten L. sind Concanavalin* A, Ricin*, Abrin*. **Anw.:** zur Identifizierung von Blutgruppensubstanzen in Körperflüssigkeiten u. z. T. zur Komplexierung von Zytostatika* (Mistellektine; s. Viscum album, Visci albi herba; zur gezielten Bekämpfung von Tumoren; sog. drug targeting), ferner zur Isolierung bzw. Auftrennung von Glykoproteinen u. Glykolipiden (Affinitätschromatographie*).

**Lemna minor L.:** Kleine Wasserlinse; Fam. Araceae (früher Lemnaceae); Europa, Asien, Amerika; **Inhaltsst.:** Flavonoide*, Vitamine* ($B_1$, $B_2$, C), Harz*, Schleim, Gerbstoffe*; **Anw.:** (volkstüml.) z. B. innerl. bei Erkrankungen der oberen Atemwege, äußerl. bei rheumat. Beschwerden. **Hom.:** Lemna

**Lektine**

| Pflanzenart | | Pflanzenfamilie | Zuckerspezifität |
|---|---|---|---|
| Abrus* precatorius | Paternostererbse | Fabaceae | Galactose |
| Arachis* hypogaea | Erdnuß | Fabaceae | Galactose |
| Canavalia* ensiformis | Schwertbohne | Fabaceae | Glucose, Mannose |
| Euonymus* europaea | Pfaffenhütchen | Celastraceae | Galactose |
| Glycine* max | Sojabohne | Fabaceae | Galactose, *N*-Acetylgalactosamin |
| Hordeum* vulgare | Gerste | Poaceae | Galactosamin, Glucosamin, Mannosamin |
| Lens* culinaris | Linse | Fabaceae | Galactose |
| Oryza* sativa | Reis | Poaceae | *N*-Acetylglucosamin |
| Phaseolus lunatus | Limabohne | Fabaceae | *N*-Acetylgalactosamin |
| Phytolacca* americana | Kermesbeere | Phytolaccaceae | — |
| Pisum* sativum | Gartenerbse | Fabaceae | Galactose |
| Ricinus* communis | Rizinus | Euphorbiaceae | Galactose |
| Solanum* tuberosum | Kartoffel | Solanaceae | *N*-Acetylglucosamin |
| Triticum* aestivum | Weizen | Poaceae | *N*-Acetylglucosamin |
| Ulex* europaeus | Stechginster | Fabaceae | L-Fucose |
| Urtica*-Arten | Brennessel | Urticaceae | *N*-Acetylglucosamin |
| Vicia* faba | Saubohne | Fabaceae | Glucose, Mannose |
| Vigna* unguiculata | Helmbohne | Fabaceae | *N*-Acetylglucosamin |

minor (HAB): frische Pflanze; verordnet z.B. bei Nasenpolypen, Schnupfen.

**Lemonal:** s. Citral.

**Lemongras:** s. Cymbopogon citratus.

**Lemongrasöl:** s. Cymbopogon citratus (Oleum Andropogonis citrati).

**Lenalidomid** (INN): (3*RS*)-3-(4-Amino-1-oxo-1,3dihydro-2*H*-isoindol-2-yl)piperidin-2,6-dion; CAS-Nr. 191732-72-6; $C_{13}H_{13}N_3O_3$; $M_r$ 259.26; unterscheidet sich von Thalidomid* durch eine zusätzl. Aminogruppe an Position 4′ u. das Fehlen der Oxofunktion an Position 3′; **Wirk.:** Immunmodulator*; **Ind.:** (in Kombination mit Dexamethason*) multiples Myelom nach mind. einer Ther. (sog. Zweitlinientherapie); **Kontraind.:** v.a. Schwangerschaft, gebärfähige Frauen ohne Kontrazeption; **UAW:** Thrombozytopenie, Neutropenie, Hautreaktionen, gastrointestinale Beschwerden; **Dos.:** 25 mg p.o./d; **Hinweis:** Die Verschreibung darf nur auf einem Sonderrezept, dem sog. T-Rezept zur Verschreibung teratogener Arzneimittel, erfolgen.

**Lendrich-Verfahren:** s. Coffea.

**Lenientia** (lat. leniens lindernd): Linderungsmittel; z.B. Unguentum* leniens.

**Lenograstim** (INN): humanidentischer glykosylierter rekombinanter Granulozyten-Kolonien stimulierender Faktor (rHUG-CSF; vgl. CSF); mit Hilfe von Ovarialzellen des chines. Hamsters (Abk. CHO*) gentechn. hergestelltes Zytokin*; **Wirk. u. Ind.:** s. Filgrastim; **Kontraind.:** gleichzeitige zytotox. Chemotherapie; **UAW:** Knochenschmerzen; **Dos.:** parenteral einmal tägl. 150 µg/m² KOF (entspr. 5 µg/kg KG), beginnend mit dem auf die Chemotherapie folgenden Tag; HWZ 3–4 h.

**Lens culinaris** Medik.: Lens esculenta Moench, Evum lens L.; Linse; Fam. Fabaceae (Leguminosae); kultiviert in Vorderasien, Süd- u. Mitteleuropa; die Samen enthalten 20–45 % Proteine (u.a. proteolyt. Enzyme), ca. 1 % Fett, ca. 60 % Kohlenhydrate (v.a. Amylum Lentis, Linsenstärke) u. werden als Nahrungs- u. Futtermittel eingesetzt.

**Lentinan:** (1→3)-*β*-D-Glucan, das 2 Verzweigungsstellen pro 5 Glucosemoleküle besitzt; die Seitenketten bestehen aus 1→6- u. 1→3-verknüpften Glucoseresten; $M_r$ 1 000 000; Polysaccharid aus dem Speisepilz Lentinus edodes Berk, Fam. Polyporaceae (Basidiomycetae); **Wirk.:** L. ist antibakt. wirksam u. wirkt stimulierend auf das unspezif. Immunsystem; L. wird in Japan auch zus. mit Chemotherapeutika* zur Tumortherapie* eingesetzt; vgl. Schizophyllan.

**Lentizellen:** Korkwarzen, Korkporen, Rindenporen; Durchlassstellen im Korkgewebe (Periderm*) als Ersatz der Spaltöffnungen* der absterbenden Epidermis*.

**Leonorus heterophyllus** Sweet: chines. Yi mu cao, Chinesisches Mutterkraut; Fam. Lamiaceae; 60–

100 cm hohe krautige Pflanze; Stpfl. von **Leonori herba** u. **Leonori fructus:** Drogen der TCM*; **Inhaltsst.:** Leonurin (Ajugol*), Stachydrin, Leonuridin, Benzoesäure*, Rutin (Rutosid*), Stachyose*; **Anw.:** in der TCM bei Menstruationsbeschwerden, Nierenentzündungen, Halsentzündungen.

**Leontice thalictroides:** s. Caulophyllum thalictroides.

**Leonuri cardiacae herba:** s. Leonurus cardiaca.

**Leonurus cardiaca** L.: L. villosus Desf. ex Spreng.; Löwenschwanz, Herzheil, Herzgespann, Wolfstrapp; Fam. Lamiaceae (Labiatae); Europa, Asien; Stpfl. von **Leonuri cardiacae herba:** Herba Leonuri cardiacae, Herzgespannkraut; ganze od. geschnittene, getrocknete, blühende oberird. Teile; **Off.:** Ph.Eur.6; Monographie: Kommission E; **Inhaltsst.:** Iridoide* wie Ajugol* (Leonurin), Diterpene*, Flavonoide* (nach Ph.Eur. mindestens 0.2 % Flavonoide, berechnet als Hyperosid*, bezogen auf das Trockengewicht), 5–8 % Gerbstoffe, wenig äther. Öl (mit Mono*- u. Sesquiterpenen*); **Anw.:** (volkstüml.) z. B. bei nervösen Herzbeschwerden, als Adjuvans* bei Schilddrüsenüberfunktion (zus. mit Lycopus; z. B. Lycopus* europaeus, Lycopi herba; Lycopus* virginicus), bei klimakter. Beschwerden. **Hom.:** Leonurus cardiaca (HAB): frische, blühende, oberird. Pflanzenteile; verordnet z. B. bei Hyperthyreose, funktionellen Herzstörungen.

L

**Leonurus lanatus** L.: Wolfstrapp, Wollige Ballote; Fam. Lamiaceae (Labiatae); heim. Mittelasien, Sibirien, Russland; Stpfl. von **Herba Ballotae lanatae:** Herba Leonuri lanati, Wolliges Wolfstrappkraut, Wolliges Löwenschwanzkraut, Wollige Ballote; **Inhaltsst.:** Bitterstoffe*, ca. 10 % Gerbstoffe*, äther. Öl; **Anw.:** (volkstüml.) z. B. bei rheumat. Beschwerden. **Hom.:** Ballota lanata: getrocknetes, blühendes Kraut; verordnet z. B. bei nervösen Herzbeschwerden.

**Lepa:** auch Lepam; im Ayurveda* Bez. für Pasten aus Heilkräutern, tier. Stoffen od. Mineralien zur externen Applikation; Herst. z. B. aus dem Wurzelbrei einer Pflanze mit Wasser, Milch, Pflanzenöl, Pflanzensaft od. anderen Flüss.; **Anw.:** Hauptindikationen: Auszehrung u. Schwächezustände, Magen-Darm-Krankheiten, Sexualstörungen, Blutkrankheiten, Stoffwechselstörungen, Hautkrankheiten.

**Lepidium sativum** L.: Gartenkresse; Fam. Brassicaceae (Cruciferae); heim. Vorderasien, östl. Mittelmeergebiet; in Mitteleuropa kultiviert u. verwildert; in Indien als Ölpflanze kultiviert; Stpfl. von **Herba Lepidii (recens):** Gartenkressenkraut; **Inhaltsst.:** Glucotropaeolin (s. Glucosinolate), wenig äther. Öl mit Diallyldisulfid (s. Allium sativum); in den Samen bis 60 % fettes Öl (schwach trocknend); **Anw.:** (volkstüml.) wie Nasturtium* officinale, zu Frühjahrskuren.

**Lepidolith:** s. Lithium.

**Lepirudin** (INN): 1-L-Leucin-2-L-threonin-63-desulfohirudin; CAS-Nr. 138068-37-8;
$C_{287}H_{440}N_{80}O_{111}S_6$; aus Hefezellen gewonnenes rekombinantes Hirudin*, bestehend aus 65 Aminosäuren; **Wirk.:** Thrombozytenaggregations*-Hemmer; **Ind.:** heparinassoziierte Thrombozytopenie u. thrombot. Erkrankungen; **UAW:** Blutungen; **Dos.:** je nach Ind. 0.1–0.4 mg/kg KG (i. v. Injektion od. Infusion); HWZ 1.3 h.

**Lepra:** durch Mycobacterium* leprae verursachte Infektionskrankheit der Haut, Schleimhäute u. peripherer Nerven mit Neigung zu troph. u. sensiblen Störungen, Lähmungen u. Verstümmelungen; Vork.: Afrika, Asien, Lateinamerika, Südeuropa; **Ther.:** Dapson*, Clofazimin*, Rifampicin*, i. d. R. als Kombinationsbehandlung; ggf. auch Glucocorticoide*, Thalidomid* u. Infliximab*; bei Verstümmelungen plast. Chirurgie u. Rehabilitationsmaßnahmen; **Proph.:** Impfung mit attenuiertem Mycobacterium leprae möglich.

**Lepramittel:** s. Clofazimin; Dapson; Rifampicin.

**Leprom:** Lepraknoten; vgl. Lepra.

**Leptandra virginica:** s. Veronica virginica.

**Leptin:** zu den Adipokinen* gehörendes Gewebehormon* (167 Aminosäuren; $M_r$ 16 000), das ausschließl. von Fettzellen gebildet wird; die labordiagnost. im Serum nachweisbare L.-Konz. korreliert beim Menschen direkt mit der Masse des Fettgewebes. L.-Rezeptoren finden sich im weißen Fettgewebe, in den Lungen, Nieren, Ovarien u. Leukozyten. **Wirk.:** **1.** appetit- u. gewichtregulierend über die Bindung an einen membranständigen Rezeptor im Hypothalamus*; **2.** Wirk. auf das angeborene u. erworbene Immunsystem; **3.** evtl. Mediatorsubstanz* der Immunsuppression im Hungerzustand; **4.** bei Adipositas* liegt vermutl. ein Fehler bei der Signaltransduktion bzw. eine L.-Resistenz vor; Fehlen von L. bzw. der L.-Rezeptoren bedingt extreme Adipositas mit unstillbarer Esssucht u. weiteren endokrinen Störungen. Vgl. Ghrelin.

**Leptinotarsa decemlineata:** Doryphora decemlineata; Amerikanischer Kartoffelkäfer, Coloradokäfer; Fam. Chrysomelidae; Amerika, Europa; auf Solanaceae* lebender Käfer, 10 mm lang, 6–7 mm breit. **Hom.:** Doryphora decemlineata: das mit 90 %igem Ethanol getötete und zerriebene Tier, verordnet z. B. bei Nierenleiden.

**Leptom:** s. Phloem.

**Leptonen** (gr. leptos dünn, klein): Elementarteilchen* mit halbzahligem Eigendrehimpuls (s. Spinquantenzahl); zu ihnen gehören Neutrinos*, Elektronen*, Myonen* sowie deren Antiteilchen.

**Leptospermum scoparium** Forst. & Forst.: (engl.) *broom tea tree*; Manuka; Fam. Myrtaceae; heim. in Neuseeland; bis zu 2 m hoher Busch; Stpfl. von **Manukaöl:** Neuseeländisches Teebaumöl; äther. Öl aus den Blättern u. Zweigen der Pflanze; **Inhaltsst.:** Monoterpene* wie z. B. $\alpha$-Pinen* (ca. 1 %), Myrcen* (0.5 %), $p$-Cymol* (ca. 0.2 %), 1,8-Cineol (ca. 0.3 %), $\gamma$-Terpinen (ca. 0.7 %), Terpinen-4-ol* (1–2 %); Sesquiterpene* wie z. B. $\beta$-Caryophyllen* (2–3 %), Aromadendren (ca. 2 %), Viridifloren (4–5 %), $\delta$-Cadinen* (ca. 6 %), $\alpha$-Cubeben (4–5 %), $\alpha$-Copaen (6–7 %), Calamen (15–16 %); charakterist. Triketone wie Leptospermon (14–15 %) und Isoleptospermon (3–4 %); **Anw.:** (volkstüml.) aufgrund der antimikrobiellen u. entzündungshemmenden Wirk. bei leichten Hautinfektionen, Hautunreinheiten, Fußpilz.

**Leptospira** (gr. speira Windung): Gattung gramnegativer, bewegl., helikal gewundener Schraubenbakterien der Fam. Leptospiraceae (Ordnung Spi-

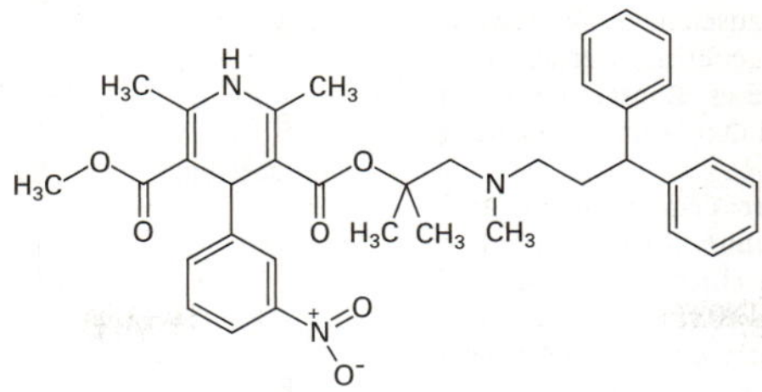

Lercanidipin

rochaetales*); med. relevante **Species:** L. interrogans (versch. Serotypen), Erreger der Leptospirosen*; L. interrogans Serotyp icterohaemorrhagiae wird zur Herst. des Leptospirose*-Impfstoffes für Tiere verwendet.

**Leptospirose-Impfstoff für Tiere:** Vaccinum leptospirosis ad usum veterinarium Ph.Eur.6, Vaccina leptospirae interrogantis ad usum veterinarium; inaktivierte Suspension eines od. mehrerer Serotypen von Leptospira interrogans; in Ph.Eur.6 sind verzeichnet: Leptospirose-Impfstoff (inaktiviert) für Rinder (Vaccinum leptospirosis bovinae inactivatum Ph.Eur.6) u. Leptospirose-Impfstoff (inaktiviert) für Hunde (Vaccinum leptospirosis caninae inactivatum Ph.Eur.6); Adjuvanzien können zugesetzt, der Impfstoff kann auch gefriergetrocknet sein; Inaktivierung physik. od. chemisch, z. B. durch Phenol od. Formaldehyd; **Anw.:** häufig in Kombination mit Impfstoff gegen Staupe, infektiöse Hepatitis u. Tollwut.

**Leptospirosen:** durch Spirochäten der Gattung Leptospira* verursachte Infektionskrankheiten, die mit dem Harn infizierter Tiere übertragen wird; häufig vorkommende, weltweit verbreitete meldepflichtige Zoonosen*; Reservoir sind asymptomat. infizierte Nagetiere; gefährdet sind Menschen beim Schwimmen, Camping u. Bootfahren u. in der Landwirtschaft tätige Personen, Fleischer, Zooangestellte u. Abwasserarbeiter; **Sympt.:** grippeartige Initialphase mit Fieber; nach Organmanifestation Nieren- u. Leberbeteiligung, Meningitis od. Meningoenzephalitis, Myokarditis od. respirator. Syndrom mit Husten u. Luftnot; **Ther.:** möglichst innerhalb der ersten 4 Krankheitstage hochdosiertes Benzylpenicillin* od. Tetracyclin*.

**Lercanidipin** (INN): (*RS*)-2-(3,3-Diphenylpropyl)methylamino-1,1-dimethylethyl-methyl-1,4-dihydro-2,6-dimethyl-4(3-nitrophenyl)pyridin-3,5-dicarboxylat; CAS-Nr. 132866-11-6; $C_{36}H_{41}N_3O_6$, Strukturformel: s. Abb.; $M_r$ 611.7; Schmp. 119 °C; logP 8.1; $pK_S$ 8.4 (berechnet); schwer lösl. in Wasser; **Wirk.:** Calcium*-Antagonist mit langer Wirksamkeit (24 h) inf. Zellmembran-Einlagerung des lipophilen Wirkstoffs; **Ind.:** Hypertonie; **UAW:** s. Calcium-Antagonisten, jedoch angebl. weniger häufig Knöchelödeme; **Kontraind.:** Schwangerschaft, Stillzeit; vgl. Calcium-Antagonisten; **Dos.:** 1 × 10–20 mg/d p. o.; HWZ initial 3–4 h, terminal 8–10 h.

**Lerchensporn, Hohler:** s. Corydalis cava.

**Lerchenspornwurzel:** s. Corydalis cava (Rhizoma Corydalidis).

**Lesmüller-Medaille:** s. Deutsche Apothekertage.

**Lespedeza capitata** Michx.: Buschklee; Fam. Fabaceae; Nordamerika, Nordostasien, Australien; Stpfl. von **Herba Lespedezae:** Buschkleekraut; **Inhaltsst.:** ca. 1% Flavonoide*, hauptsächl. als Glucosile (*C*-Glucoside*), wie Orientin u. Isoorientin (6-Glucosil-luteolin), Proanthocyanidine; **Anw.:** (volkstüml.) bei Nierenleiden, als harntreibendes Mittel.

**Lespedeza sieboldii** Miq: s. Lespedeza thunbergii.

**Lespedeza thunbergii** (DC.) Nakai: Lespedeza sieboldii Miq; Fam. Fabaceae; Nordostasien; **Inhaltsst.:** Flavonoide*. **Hom.:** Lespedeza thunbergii (HAB): frisches, blühendes Kraut.

**letal:** tödlich. **dosis letalis:** letale Dosis (Abk. LD*); tödl. Dosis.

**Letalität:** Tödlichkeit einer bestimmten Erkrankung; **Letalitätsrate:** das Verhältnis der Anzahl der an einer bestimmten Krankheit Verstorbenen zur Anzahl neuer Fälle; vgl. Mortalität.

**Letrozol** (INN): 4,4′-(1*H*-1,2,4-Triazol-1-ylmethylen)bisbenzonitril; CAS-Nr. 112809-51-5; $C_{17}H_{11}N_5$, Strukturformel: s. Abb.; $M_r$ 285.31; Schmp. 181–183 °C; **Wirk.:** Zytostatikum*; Aromatase*-Hemmer; **Ind.:** fortgeschrittenes Mammakarzinom von Frauen in der Postmenopause, die vorher mit Antiestrogenen behandelt wurden; **Kontraind.:** prämenopausaler Hormonstatus; **WW:** keine bekannt; **UAW:** Appetitlosigkeit, erhöhter Appetit, Hypercholesterolämie, Depression, Kopfschmerz, Schwindel, Übelkeit, Erbrechen, Dyspepsie, Obstipation, Diarrhö, Schweißausbrüche, Alopezie, Hautausschlag, Arthralgie, Myalgie, Knochenschmerzen, Osteoporose, Knochenfrakturen, Hitzewallungen, Müdigkeit, Unwohlsein, periphere Ödeme, Gewichtszunahme; **Dos.:** p. o. 1 × 2.5 mg/d; HWZ 2 d. Vgl. Anastrozol.

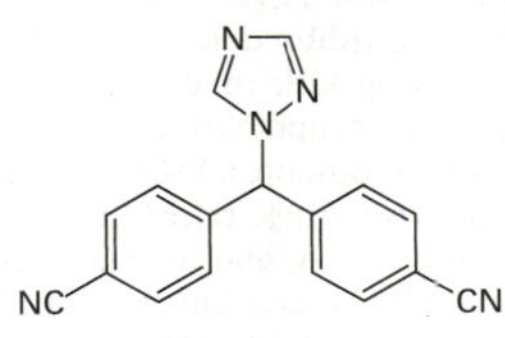

Letrozol

**Letternmetall:** s. Blei.

**Leu:** Abk. für **Leucin***.

**Leuchtbakterien:** Photobakterien; Licht (Bio-, Chemolumineszenz) aussendende, saprophyt. Bakt. (Stäbchen, Kokken, Vibrionen) auf Lebensmitteln, bes. Meeresfischen; der Leuchtvorgang ist als aerober Oxidationsprozess anzusehen (s. Biolumineszenz), die Leuchtstoffe (Luciferine) werden durch Luciferasen auf ein höheres Energieniveau gebracht, dessen Energie bei Oxidation als Licht abgegeben wird.

**Leuchtfarben:** Luminophore; Leuchtstoffe; geglühte Erdalkalisulfide (Calcium-*, Strontium-*, Bariumsulfid*), denen Spuren eines Schwermetallsalzes (z. B. Bismutsulfid) als Aktivator beigemischt sind; haben die Eigenschaft der Chemolumineszenz (s. Lumineszenz), d. h. nach Belichtung im Dunkeln nachzuleuchten od. bei Bestrahlung mit unsichtbaren Strahlen (Röntgen-, Elektronenstrahlen) sichtbares, sog. kaltes Licht auszusenden. **Gesch.:** Der italien. Alchemist Vincenzo Casciarolo stellte 1604 durch Glühen von Schwerspat mit Holzkohle erstmals das als „Bologneser Leuchtstein" bezeichnete Bariumsulfid dar. **Radioaktive Leuchtmassen:** bestanden aus Zinksulfid* od. Zink-Cadmiumsulfid, dem minimale Mengen radioaktiver Substanzen (Radiothorium, Mesothorium) beigemengt waren. Alphastrahlen* regten das Zinksulfid zur Lumineszenz an u. erzeugten dauerndes Leuchten. Heute nicht mehr verwendet. Vgl. Spinthariskop.

**Leuchtgas:** Stadtgas; künstl., meist aus Steinkohle hergestelltes, brennbares Gas, je nach Ausgangsprodukt bestehend aus Wasserstoff* (40–70 %), Methan* (20–30 %), Kohlenstoffmonoxid* (ca. 5 %) sowie weiteren höheren Kohlenwasserstoffen; der Geruch ist durch Senföle u. Thiole* bedingt. **Nachw.:** über das Kohlenstoffmonoxid als bes. tox. Gaskomponente durch Schwarzfärbung von Palladium(II)*-chlorid; **Anw.:** (techn.) vielseitig in Industrie u. Haushalt verwendet; früher für Beleuchtungszwecke (daher Leuchtgas); **Hinweis:** Wegen der unterschiedl. Zusammensetzung der L. u. daraus resultierenden unterschiedl. Brennwerten waren sie als Haushaltsgase nicht ohne Weiteres austauschbar. Entsprechendes gilt für die heute überwiegend aus Erdgas bestehenden Fern- u. Stadtgase. **Erdgas:** kommt im Ggs. zu Leuchtgas natürl. vor u. besteht aus über 90 % Methan sowie Wasserstoff, Stickstoff* u. Kohlenstoffdioxid*.

**Leuchtmassen, radioaktive:** s. Leuchtfarben.

**Leuchtsternwurzel:** s. Aletris farinosa (Rhizoma Aletris farinosae).

**Leuchtstoffe:** s. Leuchtfarben.

**Leucin** Ph.Eur. (gr. leukós weiß): Abk. Leu, L; Leucinum; (*S*)-2-Amino-4-methylvaleriansäure, L-$\alpha$-Aminoisocapronsäure; $C_6H_{13}NO_2$, Strukturformel: s. Aminosäuren (Abb. dort); $M_r$ 131.2; Schmp. 293–296 °C; wenig lösl. in Wasser, prakt. unlösl. in Ethanol u. Ether; opt. aktive, aliphat., neutrale, proteinogene Aminosäure*; **L-Leucin:** essentiell u. ketoplastisch; **Vork.:** bes. reichl. in Serumalbuminen (s. Albumine) u. -globulinen (s. Globuline).

**Leucin-Enkephalin:** s. Leu-Enkephalin.

**Leuckart-Wallach-Reaktion:** Methode der reduktiven Aminierung zur Herst. alkylierter Amine* durch Erhitzen von Ammoniak*, primären od. sekundären Aminen mit Carbonylverbindungen in Gegenwart von Ameisensäure* als Reduktionsmittel; **Beispiel:** Aus einem sekundären entsteht ein tertiäres Amin (s. Abb.). Vgl. Eschweiler-Clarke-Reaktion.

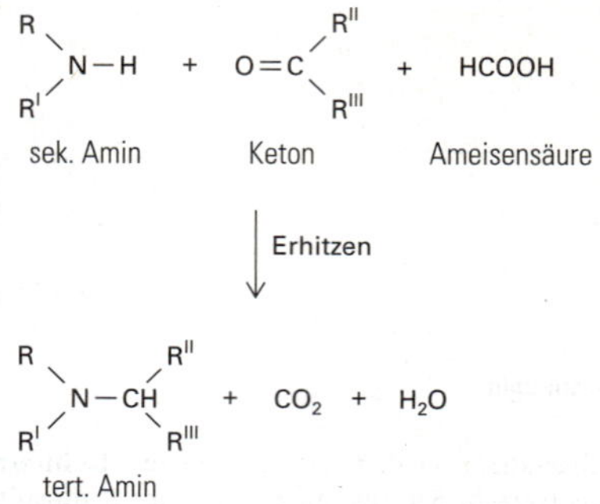

**Leuckart-Wallach-Reaktion:** Bildung eines tertiären Amins als Beispiel

**Leuco-:** s. a. Leuko-.

**Leucocianidol** (INN): Leukocyanidin, Pyknogenol, 4-Hydroxycatechin, Flavan-3,3′,4,4′,5,7-hexol, 2-(3,4-Dihydroxyphenyl)-3,4,5,7-chromantetrol; 3,4,5,7-Tetrahydroxy-2-(3,4-dihydroxyphenyl)-chroman; CAS-Nr. 480-17-1; $C_{15}H_{14}O_7$, Strukturformel: s. Abb.; $M_r$ 306.26. Schmp. >355 °C (kristallisiert aus Ethylacetat/Petrolether); lösl. in Wasser, Ethanol, Aceton; fast unlösl. in Ether, Chloroform, Petrolether; Naturstoff aus der Gruppe der Leukoanthocyanidine* bzw. Catechine*; bildet ein Mono- u. ein Dihydrat.

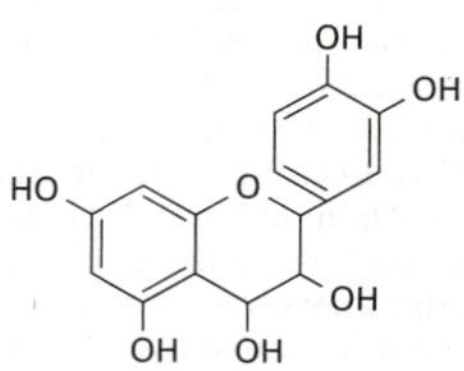
**Leucocianidol**

**Leucocristin:** s. Vincristin.

**Leucojum:** s. Amaryllidaceae.

**Leucopiper:** s. Piper nigrum (Fructus Piperis albi).

**Leucopterin:** Leukopterin; 2-Amino-4,6,7-trihydroxypteridin; $C_6H_5N_5O_3$; $M_r$ 195.14; s. Pterine.

**Leucovorin:** s. Calciumfolinat.

**Leu-Enkephalin:** syn. Leucin-Enkephalin; Tyr-Gly-Gly-Phe-Leu; $C_{28}H_{37}N_5O_7$; $M_r$ 553.62; Schmp. 206 °C (unter Zers.); weiße krist. Substanz; Opioidpeptid*; s. Endorphine.

**Leukämie:** veraltet Leukose; maligne Erkrankung des Knochenmarks durch ungehemmte klonale Proliferation hämatolog. Vorläuferzellen, die im Knochenmark die normale Hämatopoese* u. in anderen Organen die normalen ortsständigen Zellen verdrängen; **Häufigkeit:** Inzidenz in Deutschland: ca. 12 000 pro Jahr; Androtropie; bei Kindern (35 %) häufigste maligne Erkrankung; **Urs.:** genet. Disposition; diskutiert werden viele Faktoren, die das Erkrankungsrisiko möglicherweise erhöhen, v. a. Chemikalien (z. B. Benzol*), ionisierende Strahlung, Zytostatika* u. onkogene Viren (z. B. HTLV I, Epstein*-Barr-Virus); **Einteilung: 1.** nach klin. Spontanverlauf: **a)** akut: unbehandelt i. d. R. innerhalb 1 Monats letal; **b)** chronisch: u. U. unbehandelt mehrere Jahre Überlebenszeit; **2.** nach der entarteten Zellreihe: **a)** lymphatische L.: akute lymphatische L. (Abk. ALL) u. chron. lymphatische L. (Abk. CLL); **b)** myeloische L.: akute myeloische L. (Abk. AML) u. chron. myeloische Leukämie (Abk. CML); **3.** nach Reifegrad in unreifzellige (AML, ALL) u. reifzellige L. (CML, CLL); **4.** nach Anteil der leukäm. Zellen im peripheren Blut: **a)** aleukämische Verlaufsform: keine zirkulierenden Leukämiezellen; **b)** subleukämische Verlaufsform: geringer Anteil Leukämiezellen bei normaler od. erniedrigter Gesamtleukozytenzahl; **c)** leukämische Verlaufsform: hoher Anteil von Leukämiezellen bei i. d. R. zugleich hoher Leukozytenzahl.

**Leukerin:** s. Mercaptopurin.

**Leuko-:** Wortteil mit der Bedeutung weiß.

**Leukoalizarin:** s. Anthrarobin.

**Leukoanthocyanidine:** Leukocyanidine; farblose Flavonoide*, die sich von Flavan-3,4-diol ableiten u. sich durch Zahl u. Stellung ihrer OH-Gruppen voneinander unterscheiden, z. B. Leucocianidol*; natürl. im Pflanzenreich verbreitet, v. a. im Holz*, der Rinde* u. im Perikarp (Pericarpium*), Vorstufen der Anthocyanidine*; die Di-, Oligo- u. Polymeren der L. bilden auch mit ihren Reduktionsprodukten, den Catechinen* (Flavan-3-ole), Polyphenole, die gerbend wirken; vgl. Proanthocyanidine (Procyanidine).

**Leukoblasten:** Vorstufen der Leukozyten*.

**Leukocyanidin:** s. Leucocianidol.

**Leukopenie** (gr. penia Armut): Leukozytopenie; Verminderung der Gesamtanzahl der Leukozyten* auf unter 4000/mm$^3$ Blut, i. d. R. Verminderung insbes. der neutrophilen Granulozyten (Granulozytopenie); **Urs.:** u. a. Bildungsstörung im Knochenmark, vorzeitiger Leukozytenuntergang od. Verteilungsstörung; **Vork.:** z. B. bei toxischer od. physik. Knochenmarkschädigung (z. B. durch Zytostatika, ionisierende Strahlung), Erkrankungen des blutbildenden Systems, Hypersplenismus, reaktiv bei Virusinfektionen, selten bei bakteriellen Infektionskrankheiten (z. B. Typhus, Brucellose).

**Leukoplasten:** (bot.) farblose Plastiden*; dienen der pflanzl. Zelle zur Speicherung von Proteinen (Proteinoplasten), Lipidtröpfchen (Elaioplasten) u. Stärke (Amyloplasten).

**Leukopterin:** s. Leucopterin.

**Leukorrhö:** Weißfluss; vermehrte Bildung von nicht entzündl., weißlichem Scheidensekret; **Vork.:** v. a. bei jungen Mädchen (meist infolge Estrogenmangels); vgl. Fluor genitalis.

**Leukose:** s. Leukämie.

**Leukosin:** s. Albumine.

**Leukotriene:** Abk. LT; Derivate der Arachidonsäure*; aus 5-HPETE gebildete Gruppe körpereigener Substanzen, die als Gewebehormone* wirken; **Biosynthese:** s. Abb.; **Wirk.: 1.** als stark wirksame Lipid-Mediatorsubstanzen entzündlicher od. allerg. Reaktionen, die innerhalb von Sek. nach Stimulation aus einer Vielzahl von Zellen (Granulozyten, Mastzellen) freigesetzt werden; **2.** über Bindung an Leukotrien-Rezeptoren der Zellmembran (vgl. Leukotrien-Rezeptor-Antagonisten) u. a. chemotakt. ($LTB_4$), bronchokonstriktor. ($LTD_4$) u. vasoaktiv ($LTC_4$ u. Metaboliten); **3.** Wechselwirkungen mit Zytokinen* u. Interferonen*; unterschieden werden 2 L.-Rezeptortypen mit je 2 Rezeptorsubtypen: Rezeptoren für Cysteinyl-L. (Kurzbez. $CysLT_1$-, $CysLT_2$-Rezeptor) sowie Rezeptoren für $LTB_4$ (Kurzbez. $BLT_1$-, $BLT_2$-Rezeptor). **Hinweis:** $LTC_4$, $LTD_4$ u. $LTE_4$ wurden früher unter der Bez. slow reacting substance (Abk. SRS) zusammengefasst.

**Leukotrien-Rezeptor-Antagonisten:** Antileukotriene; Substanzen, welche die Bindung der entzündungsfördernden Leukotriene* an ihrem Rezeptor blockieren; man unterscheidet die beiden Rezeptoren für die cysteinhaltigen Leukotriene (CysLT1, CysLT2) von den Rezeptoren für das Leukotrien $B_4$ (BLT1, BLT2). **Wirkstoffe:** Montelukast* (einziger Vertreter in Deutschland) blockiert spezif. u. kompetitiv den CysLT1-Rezeptor u. bewirkt so die Erweiterung der glatten Muskulatur der Bronchien bei asthmat. Anfällen; Zafirlukast* (Schweiz); **Anw.:** Zusatztherapie bei leichtem bis mittelschwerem Asthma* bronchiale (s. Antiasthmatika).

**Leukozyten:** weiße Blutkörperchen; im Ggs. zu Erythrozyten* kernhaltige Blutzellen; **Einteilung: 1. Granulozyten** (60–70 %): polymorphkernig; entspr. der Anfärbbarkeit Einteilung in eosinophile, basophile u. neutrophile Granulozyten; neutrophile Granulozyten sind hauptsächl. für die unspezif. Abwehr (s. Immunsystem) verantwortl., Lebensdauer: 2–3 Tage; HWZ der im Blut zirkulierenden Granulozyten: 6–7 h; **2. Lymphozyten** (20–30 %): von pluripotenten (lymphoiden) Stammzellen im Knochenmark abstammende, in Knochenmark, Lymphknoten, Thymus u. Milz gebildete, ins Blut gelangende u. über die Lymphbahnen rezirkulierende Blutkörperchen mit großem, chromatindichtem, rundem Kern u. wenig basophilem, meist granuliertem Zytoplasma; können im Bereich der postkapillären Venolen aus dem Blut ins Gewebe emigrieren; für spezif. Immunsystem verantwortl.; Lebensdauer um 500 Tage; **a) B-Lymphozyten** (B-Zellen): können sich bei Stimulation durch das entspr. Antigen* zu antikörperbildenden Plasmazellen od. sog. Gedächtniszellen (memory* cells) entwickeln; **b) T-Lymphozyten** (T-Zellen): werden v. a. durch Interleukine* u. bei Kontakt mit Antigenen bzw. Antigen-präsentierenden Zellen aktiviert; Einteilung in ruhende naive T-Lymphozyten ohne Kontakt zu spezif. Antigenen, aktivierte T-Lymphozyten als Effektorzellen (T-Helferzellen) mit Effektorfunktion (z. B. Produktion von Interleukinen od. Zytokinen, Zytotoxizität z. B. durch zytotox. T-Lymphozyten, sog. Killer-Zellen) u. funktionell inaktive memory cells; **3. Monozyten** (2–6 %): die größten mononukleären Zellen im Blut*; sind zur Phagozytose u. Migration befähigt; differenzieren sich nach Auswanderung in versch. Organe od. Gewebe(systeme) zu ortsständigen gewebetyp. Makrophagen.

**Leukozytenultrafiltrat:** standardisiertes, humanes Ultrafiltrat aus Leukozyten* gesunder Blutspender, das ein immunolog. aktives, niedermolekulares Glykopeptidyl-Polynucleotid enthält; **Anw.:** primäre u. sekundäre Immundefekte, therapieresistente Pilz-, Viren-, Protozoen- u. Bakterienin-

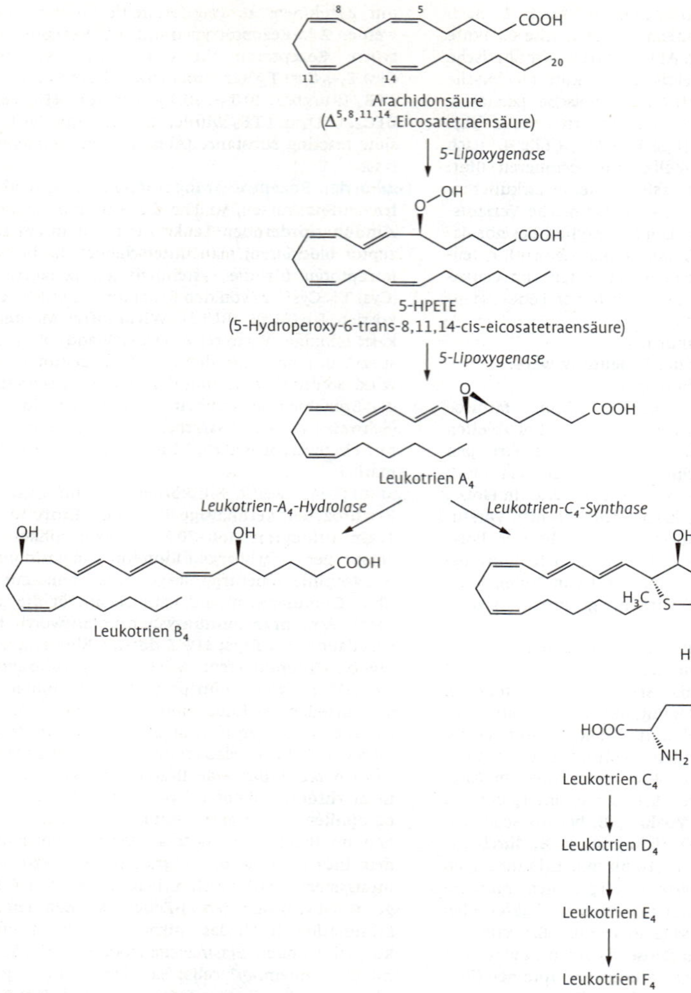


**Leukotriene**

fektionen; **UAW:** allerg. u. pseudoallerg. Reaktionen; **Dos.:** parenteral: Anfangstherapie 1- bis 3-mal wöchentl. 1 Einheit/kg KG (1 Einheit entspricht $10^9$ Leukozyten) i. m., zur Erhaltung 1- bis 3-mal monatl. 1 Einheit/10 kg KG.

**Leukozytopenie:** s. Leukopenie.

**Leukozytose:** Vermehrung der Gesamtanzahl der Leukozyten* auf über 10 000/mm³ Blut; **Vork.:** bei den meisten bakteriell-entzündl. Prozessen, die mit einer akuten (lokalisierten) Entzündung einhergehen, z. B. Appendizitis*, Cholezystitis*; obligat bei chron. myeloischer Leukämie, bei anderen Leukämieformen häufig, aber nicht obligat. Vgl. Leukopenie.

**Leuprorelin** (INN): Leuprorelinum Ph.Eur.6; 5-Oxo-L-propyl-L-histidyl-L-tryptophyl-L-seryl-L-tyrosyl-D-leucyl-L-leucyl-L-arginyl-*N*-ethyl-L-prolinamid; CAS-Nr. 53714-56-0; $C_{59}H_{84}N_{16}O_{12}$; $M_r$ 1209.40; weißes bis fast weißes, hygroskop. Pulver; GnRH*-Agonist; **Ind.:** hormonabhängiges fortgeschrittenes Prostatakarzinom, Endometriose*; **UAW:** s. GnRH-Agonisten. **Leuprorelinacetat:** CAS-Nr. 74381-53-6; $C_{61}H_{88}N_{16}O_{14}$; $M_r$ 1269.5.

**Levacetylmethadol** (INN): (–)-6-Dimethylamino-4,4-diphenyl-3-heptylacetat; CAS-Nr. 1477-40-3; $C_{23}H_{31}NO_2$; $M_r$ 353.5; Schmp. 215 °C; logP 5.5; $pK_S$ 9.4 (berechnet); schwer lösl. in Wasser; synthet. Opioid*; nicht mehr im Handel befindl. Analgetikum*; unterliegt dem Betäubungsmittelgesetz* (Anlage III); früher angewendet zur Substitutionstherapie bei Opiatabhängigkeit, die zuvor mit Levomethadon* behandelt wurde; **UAW:** Asthenie, Rückenschmerzen, Kältegefühl, Ödeme.

**Levallorphan** (INN): (–)-9α-Allylmorphinan-3-ol-hydrogentartrat; (–)-3-*N*-Allyl-hydroxymorphinantartrat; $C_{19}H_{25}NO \cdot C_4H_6O_6$; $M_r$ 433.5; Schmp. 174–177 °C; weißes od. fast weißes, geruchloses, krist. Pulver mit intensiv bitterem Geschmack; nicht mehr im Handel befindl. spezif. Morphin-Antagonist; **Wirk.:** wirkt der Atemdepression entgegen, bei hoher Dosis auch Aufhebung der analget. Wirk. von Morphin*; früher angewendet als Opioid*-Antagonist sowie in der Geburtshilfe zus. mit Pethidin*.

**Levamisol** (INN): (*S*)-2,3,5,6-Tetrahydro-6-phenylimidazo[2,1-*b*]thiazol; CAS-Nr. 14769-73-4; $C_{11}H_{12}N_2S$, Strukturformel: s. Abb.; $M_r$ 204.18; als Humanarzneimittel nicht mehr zugelassenes Anthelminthikum* u. Immunstimulans*; **Ind.:** (veterin.) Befall mit Magen-Darm-Nematoden u. Lungenwürmern bei Rind u. Schaf (Levamisolum ad usum veterinarium Ph.Eur.). **Levamisolhydrochlorid:** Levamisoli hydrochloridum Ph.Eur.6; L-Tetramisolhydrochlorid; (*S*)-(–)-2,3,5,6-Tetrahydro-6-phenyl-imidazo[2,1-*b*]thiazol-hydrochlorid; CAS-Nr. 16595-80-5; $C_{11}H_{13}ClN_2S$; $M_r$ 240.8; Schmp. 227–229 °C; $[\alpha]_D^{20\,°C}$ –123° bis –128° (c=5 in Wasser); weißes, krist. Pulver; leicht lösl. in Wasser u. Methanol, wenig lösl. in Ethanol, fast unlösl. in Ether.

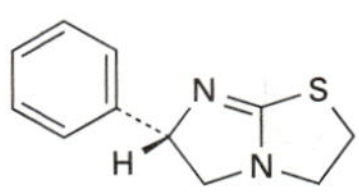

**Levamisol**

**Levarterenol:** s. Noradrenalin.

**Levarterenolbitartrat:** s. Noradrenalinhydrogentartrat.

**Levetiracetam** (INN): (–)-(*S*)-$\alpha$-Ethyl-2-oxo-1-pyrrolidin-acetamid; CAS-Nr. 102767-28-2; $C_8H_{14}N_2O_2$, Strukturformel: s. Abb.; $M_r$ 170.2; logP –0.7; leicht lösl. in Wasser; Antiepileptikum*; Wirkungsmechanismus unbekannt; günstige Pharmakokinetik, rasche u. vollständige Resorption, leichtes Überwinden der Blut-Hirn-Schranke; **Ind.:** Monotherapie partieller Anfälle mit od. ohne Generalisierung bei Patienten ab 16 Jahren mit neu diagnostizierter Epilepsie; Zusatzbehandlung von partiellen Anfällen mit od. ohne sekundäre Generalisierung bei Erwachsenen, Kindern u. Säuglingen ab 1 Monat mit Epilepsie; primär generalisierte tonisch-klon. Anfälle bei Erwachsenen u. Jugendl. ab 12 Jahren mit idiopath. generalisierter Epilepsie; ab 12 Jahren zur Zusatzbehandlung myoklon. Anfälle bei juveniler myoklon. Epilepsie; **Kontraind.:** Schwangerschaft, Stillzeit; **WW:** kaum, da kein Metabolismus über Cytochrom-P-450; **UAW:** Somnolenz, Asthenie, Benommenheit; **Dos.:** p. o. 2×500–1500 mg/d; HWZ 7 ± 1 h.

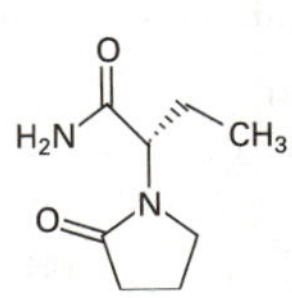

**Levetiracetam**

**levis:** leicht. **levissimus:** sehr leicht.

**Levisoprenalin:** s. Isoprenalin.

**levissimus:** s. levis.

**Levistici radix:** s. Levisticum officinale.

**Levisticum officinale** W.D.J. Koch: Liebstöckel; Fam. Apiaceae (Umbelliferae); wahrscheinl. aus Südeuropa stammend, kultiviert in Deutschland, bes. in Thüringen u. Franken; Stpfl. von **Herba Levistici:** Liebstöckelkraut; **Inhaltsst.:** äther. Öl, Cumarine*; **Anw.:** (volkstüml.) z. B. bei Magen-Darm-Beschwerden; als Gewürz; **Levistici radix:** Radix Levistici; Liebstöckelwurzel; getrocknetes Rhizom und getrocknete Wurzeln, ganz oder geschnitten; **Off.:** Ph.Eur.6, ÖAB, Ph.Helv.; Monographie: Kommission E; **Inhaltsst.:** 0.6–2 % äther. Öl (Ph.Eur.: mind 0.4 %, ÖAB: mind. 0.5 %, Ph.Helv.: mind. 0.30 %) mit Alkylphthaliden, wie z. B. 3-Butylphthalid und weiteren Phthaliden als charakteristische Geruchskomponenten, einfache Cumarine (Cumarin, Umbelliferon*) u. photosensibilisierende Furanocumarine (Bergapten*, Psoralen*), Harz*, Gummi*, Zucker (bis 7 % Invertzucker*, bis 22 % Saccharose*), Äpfelsäure*, Angelicasäure*, Stärke; **Anw.:** **1.** (med.) zur Durchspülung bei entzündlichen Erkrankungen der ableitenden Harnwege u. Nierengries; **2.** in der Likörindustrie (Magenbitter), Gewürz; **Zuber.:** Species* diureticae; **Oleum Levistici:** Liebstöckelwurzelöl; äther. Öl, durch Destillation mit Wasserdampf aus den frischen Wurzeln gewonnen; gelbes bis bräunl. Öl; D. 1.000–1.049, lösl. in 80 %igem Ethanol; **Inhaltsst.:** 50–70 % Alkylphthalide (Strukturformeln: s. Abb.; vgl. Phthalide), davon 30 % 3-Butylphthalid (sog. Maggi-Geruch), ca. 24 % *cis*- u. *trans*-Butylidenphthalid (Ligusticumlacton) sowie *cis*- u. *trans*-Ligustilid, Senkyunolid; außerdem u. a. Phellandren, D-$\alpha$-Terpineol, Carvacrol*, Ester der Essig-, Baldrian- u. Benzoesäure, Sesquiterpene*; v. a. in der frischen Wurzel noch Polyine* (z. B. Falcarindiol); **Anw.:** wie Levistici radix. **Hom.:** **1.** Levisticum: frischer, im Herbst gesammelter Wurzelstock mit anhängenden Wurzeln; **2.** Levisticum officinale ethanol. decoct. (HAB): ethanol. Decoct des getrockneten Wurzelstockes; verordnet z. B. bei Otitis* media.

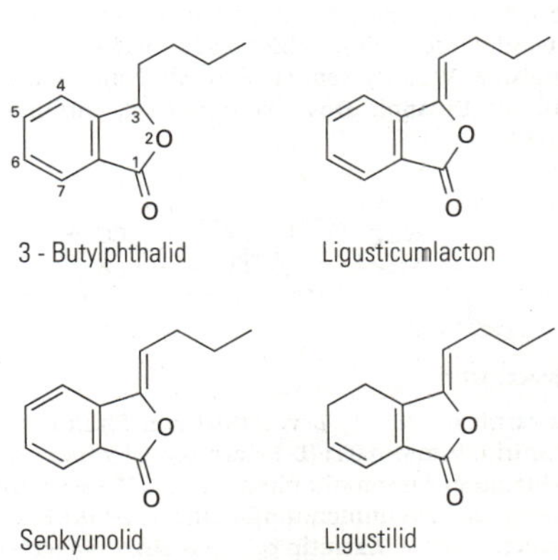


**Levisticum officinale:** Strukturformeln der Alkylphthalide

**Levobunolol** (INN): (–)-5-(3-*tert*-Butylamino-2-hydroxypropoxy)-3,4-dihydronaphthalen-1(2*H*)-on; CAS-Nr. 47141-42-4; $C_{17}H_{25}NO_3$, Strukturformel: s. Beta-Rezeptoren-Blocker (Abb. 1 dort); $M_r$ 291.45; **Wirk.**: Antiglaukomatosum*; Antihypertensivum*, Beta*-Rezeptoren-Blocker; **Ind.**: erhöhter Augeninnendruck, chron. Weitwinkelglaukom; **Kontraind.**: Herzinsuffizienz (NYHA III u. IV), Sinusknotensyndrom, sinuatrialer Block, AV-Block II. u. III. Grades, Bradykardie (<50/min); obstruktive Bronchialerkrankungen, Asthma bronchiale, Ernährungsstörungen der Hornhaut, bronchiale Hyperreagibilität; Anw. bei Kindern; system. allerg. Reaktionen gegen system. od. lokal angewendete Beta-Rezeptoren-Blocker od. andere Bestandteile. Vgl. Propranolol.

**Levobupivacain:** L-(–)-1-butyl-2′,6′-Pipecoloxylidid; CAS-Nr. 27262-47-1; $C_{18}H_{28}N_2O \cdot HCl$, Strukturformel: s. Abb.; $M_r$ 324.89; **Anw.**: als Lokalanästhetikum*, Analgetikum*; **Dos.**: max. ED 150 mg; als Analgetikum max. 18.75 mg/h.

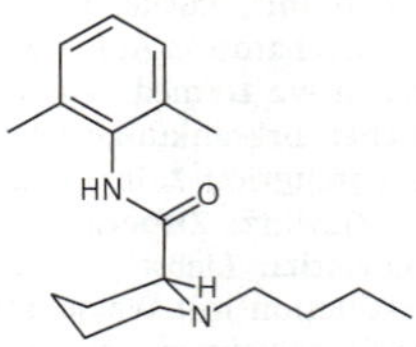

Levobupivacain

**Levocabastin** (INN): (–)-(3*S*,4*R*)-1-[*cis*-4-Cyano-4-(4-fluorphenyl)cyclohexyl]-3-methyl-4-phenyl-4-piperidincarbonsäure; CAS-Nr. 79516-68-0; $C_{26}H_{29}FN_2O_2$, Strukturformel: s. Abb.; $M_r$ 420.53; Histamin*-$H_1$-Rezeptoren-Blocker; **Ind.**: als Antiallergikum* zur symptomat. Behandlung von allerg. Rhinitis u. Konjunktivitis; **UAW:** lokale Reizung der Nasenschleimhaut u. des Auges; **Kontraind.**: 1. Trimenon der Schwangerschaft; bei Glaukom nur mit bes. Vorsicht; **Dos.**: top. 2-mal tägl. 1 Tr. pro Auge (1 Tr. entspr. 7.5 µg L.) bzw. 2 Sprühstöße pro Nasenloch (1 Sprühstoß entspr. 0.1 mg L.); HWZ 35–40 h. **Levocabastinhydrochlorid:** Levocabastini hydrochloridum Ph.Eur.; CAS-Nr. 79547-78-7; $C_{26}H_{29}FN_2O_2 \cdot HCl$; $M_r$ 456.99 (1 mg Levocabastin entspr. 1.08 mg Levocabastinhydrochlorid); weißes bis fast weißes Pulver; unlösl. in Wasser, wenig lösl. in Methanol, schwer lösl. in Ethanol; **Dos.**: konjunktival, intranasal 0.05 %.

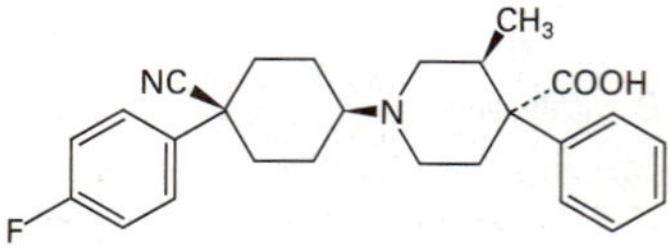

Levocabastin

**Levocarnitin** (INNv): Levocarnitinum Ph.Eur.6; L-Carnitin, Vitamin BT; (L-3-Carboxy-2-hydroxypropyl)trimethylammoniumhydroxid, (3*R*)-3-Hydroxy-4 (trimethylammonium)butanoat; L-(3*R*)-Enantiomer von Carnitin*; CAS-Nr. 541-15-1; $C_7H_{15}NO_3$; $M_r$ 161.20; Schmp. 197–198 °C (aus Ethanol u. Aceton; Zers.); weißes, krist. Pulver od. farblose Kristalle; hygroskop.; leicht lösl. in Wasser, lösl. in warmem Ethanol, unlösl. in Aceton; **Wirk.**: Carrier von Acetyl- u. Acyl-Gruppen durch die Mitochondrienmembran; Vitaminoid* für Insekten (Mehlwurmfaktor); **Ind.**: Substitution dialysebedingter Carnitinverluste; Kardiomyopathie; Carnitin-Defizit; Orphan* Drug; **Dos.**: p. o. 3 × 1 g/d, TMD 5 g; Kinder: 25–100 mg/kg KG/d in mehreren ED; nach Hämodialyse: je 1–2 g (Ph.Eur.Komm.); HWZ 4–5 h.

**Levocetirizin** (INN): (*R*)-2-[2-[4-[(4-chlorophenyl)-phenylmethyl]piperazin-1-yl]ethoxy]essigsäure; CAS-Nr. 130018-77-8; $C_{21}H_{25}ClN_2O_3$, Strukturformel: s. Abb.; $M_r$ 388.9; logP 3.0; $pK_S$ ca. 3.3 (berechnet); schwer lösl. in Wasser; (*R*)-Enantiomer von Cetrizin*; Antiallergikum*, Histamin*-$H_1$-Rezeptoren-Blocker; **Ind.:** Rhinitis* allergica, Urticaria*; **UAW:** Kopfschmerzen, Mundtrockenheit, Müdigkeit, selten Bauchschmerzen; **Dos.:** p. o. 5 mg/d.

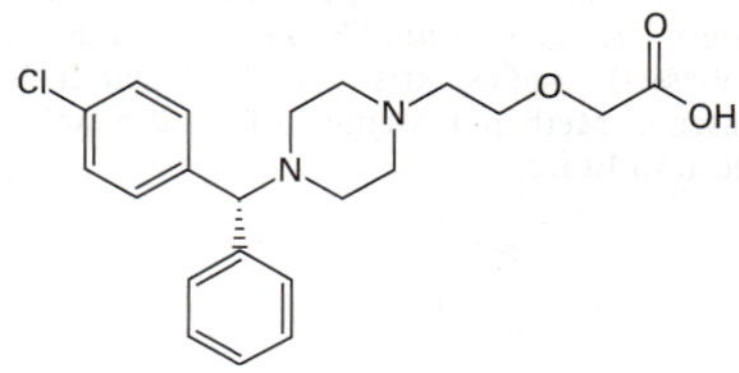

Levocetirizin

**Levodopa** (INN): Levodopum Ph.Eur., L-Dopa; (–)-3-(3,4-Dihydroxyphenyl)-L-alanin; CAS-Nr. 59-92-7; $C_9H_{11}NO_4$, Strukturformel: s. Abb.; $M_r$ 197.19; Schmp. 276–278 °C (unter Zers.); $[\alpha]_D^{13\,°C}$ –13.1° (c = 5.12 in Salzsäure 1 mol/L); weißes, geruchloses, krist. Pulver; sehr gut lösl. in verd. Salzsäure u. Ameisensäure; lösl. 66 mg/40 mL in Wasser, fast unlösl. in Ethanol, Benzol, Chloroform, Ethylacetat; $UV_{max}$ (Salzsäure 1 mol/L) 220.5, 280 nm (log ε 3.79, 3.42); Antiparkinsonmittel*; **Wirk.:** Dopaminsubstitution im ZNS; wirksam gegen Akinese, psych. Störungen, Rigor u. Tremor; **Ind.:** Parkinson*-Syndrom; L. wird zu ca. 95 % bereits durch periphere DOPA-Decarboxylase zu Dopamin* abgebaut, das die Blut-Hirn-Schranke nicht passieren kann; nur ca. 5 % gelangen über einen aktiven Transportmechanismus ins Gehirn; daher Anw. in Kombination mit DOPA*-Decarboxylase-Hemmern (z. B. Benserazid*). **WW:** Wirkungsverminderung durch Vitamin $B_6$, Neuroleptika*; Wirkungssteigerung durch Antidepressiva*; **UAW:** gastrointestinale Störungen (v. a. zu Beginn), Hypotension, orthostat. Kollapsneigung, in 20–30 % der Fälle schwerwiegend, motor. Störungen (Dyskinesen, On-off-Phänomen: plötzl. Verbesserung bzw. Verschlechterung der Motorik mehrmals tägl.), psych. Störungen, z. B. Depressionen, Halluzinationen, Schlaflosigkeit; **Dos.:** in Kombina-

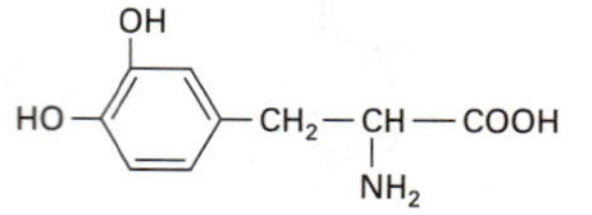


Levodopa

tion mit DOPA-Decarboxylase-Hemmern: p. o. 1 × 0.25 g/d, individuell einstellen bei Steigerung in tägl. Abständen um jeweils 0.25 g, Erhaltungsdosis 2.0–4.0 g/d; HWZ unter 1 h.

**Levodropropizin** (INN): Levodropizinum Ph.Eur.; (2*S*)-3-(4-phenylpiperazin-1-yl)-propan-1,2-diol; CAS-Nr. 99291-25-5; $C_{13}H_{20}N_2O_2$; $M_r$ 236.2; Schmp. 101 °C; (*S*)-Enantiomer von Dropropizin*; weißes bis fast weißes Pulver; schwer lösl. in Wasser u. Ethanol, leicht lösl. in verd. Essigsäure u. Methanol; Antitussivum*; **Ind.:** Reizhusten; **UAW:** gelegentl. gastrointestinale Störungen; **Dos.:** 6 mg/mL Sirup; 1- bis 3-mal tägl.; HWZ 1–2 h.

**Levofloxacin** (INN): (–)-(*S*)-9-Fluor-2,3-dihydro-3-methyl-10-(4-methyl-1-piperazinyl)-7-oxo-7*H*-pyrido[1,2,3-*de*]-1,4-benzoxacine-6-carbonsäure; CAS-Nr. 100986-85-4; $C_{18}H_{20}FN_3O_4$, Strukturformel: s. Abb.; $M_r$ 361.4; Schmp. 226 °C; logP 1.5; $pK_S$ 2.3 (berechnet); leicht lösl. in Wasser; (*S*)-Enantiomer von Ofloxacin*; **Wirk.:** Fluorchinolon-Antibiotikum (s. Chinolone); **Ind.:** u. a. Sinusitis, Bronchitis, Pneumonie; **UAW:** häufig Übelkeit, Diarrhö; vgl. Ofloxacin; **Dos.:** 1–2 × 250–500 mg/d p. o. od. i. v., Behandlungsdauer 7–14 Tage; HWZ 6–8 h.

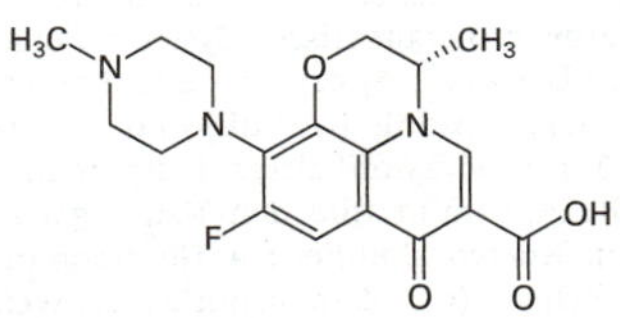

Levofloxacin

**Levomenol** (INN): s. Bisabolol.

**Levomenthol:** s. Menthol.

**Levomepromazin** (INN): *N*-(3-Dimethylamino-2-methylpropyl)-3-methoxyphenothiazin; *N,N*-Dimethyl-[3-(2-methoxy-10-phenothiazinyl)-2-methylpropyl]amin; CAS-Nr. 60-99-1; $C_{19}H_{24}N_2OS$, Strukturformel: s. Abb.; $M_r$ 328.46; Schmp. ca. 126 °C; fast unlösl. in Wasser; wenig lösl. in Ethanol; leicht lösl. in kochendem Ethanol, Chloroform u. Ether; Phenothiazinderivat*; **Wirk.:** Neuroleptikum*; stark dämpfend; **Ind.:** zur Sedierung bei schizophrenen Psychosen, Manien, agitierten Depressionen; bei starken Schmerzen; **UAW:** Akkomodationsstörungen, vermindertes Reaktionsvermögen; vgl. Neuroleptika; HWZ ca. 17 h. **Levomepromazinhydrochlorid:** Levomepromazini hydrochloridum Ph.Eur., Levomepromazinum hydrochloricum; $C_{19}H_{25}ClN_2OS$; $M_r$ 364.9; Schmp. ca. 142 °C bzw. Schmp. ca. 162 °C (polymorph); weißes, krist. Pulver, schwach hygroskop.; leicht lösl. in Wasser, Chloroform u. Ethanol, fast unlösl. in Ether; zersetzt sich bei Luft- u. Lichteinwirkung. **Levomepromazinhydrogenmaleat:** Levomepromazini maleas Ph.Eur.; CAS-Nr. 7104-38-3; $C_{23}H_{28}N_2O_5S$; $M_r$ 444.6; Schmp. 186 °C (unter Zers.); $[\alpha]_D^{20\,°C}$ –7.0 bis –8.5° (c = 50 mg/mL DMF); weißes, krist. Pulver; schwer lösl. in Wasser u. Ethanol, wenig lösl. in Dichlormethan, luft- u. lichtempfindlich. Vgl. Chlorpromazin.

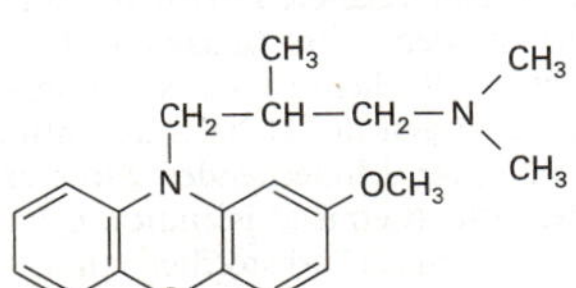

Levomepromazin

**Levomethadon** (INN): (–)-(*R*)-6-Dimethylamino-4,4-diphenyl-3-heptanon; CAS-Nr. 125-58-6; $C_{21}H_{27}NO$; $M_r$ 309.43; starkes Analgetikum*, (*R*)-Enantiomer von Methadon; Opioid*; unterliegt dem Betäubungsmittelgesetz* (Anlage III); **Ind.:** Substitutionstherapie bei Opiat-/Opioidabhängigkeit bei Erwachsenen i. R. eines integrierten Behandlungskonzepts; starke Schmerzen; HWZ 15–60 h. **Levomethadonhydrochlorid:** Levomethadoni hydrochloridum Ph.Eur.6; CAS-Nr. 5967-73-7; $C_{21}H_{28}ClNO$; $M_r$ 345.91; Schmp. 239–242 °C; weißes krist. Pulver, lösl. in Wasser, leicht lösl. in Ethanol. Vgl. Methadonhydrochlorid.

**Levonorgestrel** (INN): Levonorgestrelum Ph.Eur.6, D-Norgestrel; (–)-13-Ethyl-17$\beta$-hydroxy-18,19-dinor-4-pregnen-20-in-3-on; CAS-Nr. 797-63-7; $C_{21}H_{28}O_2$, Strukturformel: s. Abb.; $M_r$ 312.44; Schmp. 239–241 °C (kristallisiert aus Methanol/Chloroform); $[\alpha]_D^{25\,°C}$ –42.5° (in Chloroform), $[\alpha]_D^{20\,°C}$ –30° bis –35° (c = 2 % (m/V) in Chloroform); weißes, krist. Pulver; fast unlösl. in Wasser, wenig lösl. in Dichlormethan; stark wirksames Gestagen*; **Ind.:** hormonale Kontrazeption* (in Kombination mit Ethinylestradiol*); zur Notfallkontrazeption (sog. Pille danach; s. Interzeption); **Kontraind.:** s. Gestagene; **WW:** Verringerung der Wirkstoffspiegel durch Nevirapin, Efavirenz, Griseofulvin, Ritonavir, Nelfinavir, Johanniskraut; **UAW:** benigne Ovarialzysten, depressive Stimmung, Nervosität, verminderte Libido, Kopfschmerz, Bauchschmerzen, Übelkeit, Rückenschmerzen, Schmerzen im Becken, Dysmenorrhö, Vaginalausfluss, Vulvovaginitis (s. Kolpitis), Spannungsgefühl/Schmerzen in der Brust, Gewichtszunahme. Vgl. Norgestrel.

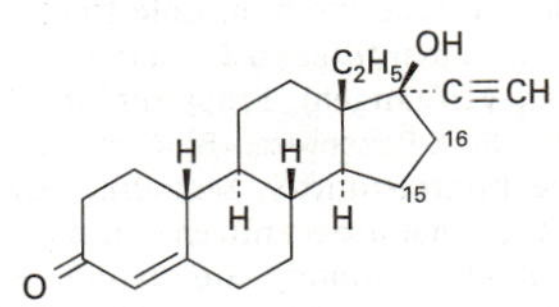

Levonorgestrel

**Levopropoxyphen** (INN): (–)-1-Benzyl-3-dimethylamino-2-methyl-1-phenylpropylpropionat; CAS-Nr. 2338-37-6; $C_{22}H_{29}NO_2$; $M_r$ 339.48; Schmp. 75–76 °C (kristallisiert aus Petrolether); $[\alpha]_D^{25\,°C}$ –68.2° (c = 0.6 in Chloroform); nicht mehr im Handel befindl. Antitussivum*; **UAW:** beeinflusst das Reaktionsvermögen. Vgl. Dextropropoxyphen.

**Levopropylhexedrin** (INN): L-Propylhexedrin, (–)-Hexahydrodesoxyephedrin; (–)-*N*,$\alpha$-Dimethylcyclohexanethylamin; CAS-Nr. 101-40-6 bzw. CAS-Nr. 3595-11-7 (Racemat); $C_{10}H_{21}N$; $M_r$ 155.28; Schmp. 137–138 °C (polymorph); Sdp. 80–81 °C (1.2 kPa); sehr wenig lösl. in Wasser; mischbar mit Ethanol, Chloroform, Ether; lösl. in verd. Säuren;

**Levopropylhexedrinhydrochlorid:** CAS-Nr. 1007-33-6 bzw. CAS-Nr. 6192-98-9 (Racemat); $C_{10}H_{22}NCl$; $M_r$ 339.5; Schmp. 127 °C (unter Zers.); lösl. in Wasser, Ethanol; die frühere Anw. als Sympathomimetikum* u. Appetitzügler* sowie als freie Base im Molekülkomplex mit Phenobarbital* (1:1; Barbexaclon*) bei Epilepsie ist obsolet.

**Levorenin:** s. Adrenalin.

**Levorphanol** (INN): 3-Hydroxy-*N*-methyl-morphinan; (−)-9*a*-Methylmorphinan-3-ol-hydrogentartrat-Dihydrat; $C_{17}H_{23}NO \cdot C_4H_6O_6 \cdot 2\,H_2O$; $M_r$ 443.5; Schmp. 114–117 °C; weißes od. fast weißes, krist. Pulver mit bitterem Geschmack; partialsynthet. Opioid*; nicht verschreibungsfähiges starkes Analgetikum*; unterliegt dem Betäubungsmittelgesetz* (Anlage II); 3- bis 5-mal stärker analget. wirkend als Morphin*; das rechtsdrehende Isomer hat prakt. keine analget. Wirksamkeit.

**Levothyroxin-Natrium** (INN): Laevothyroxin-Natrium, L-Thyroxin-Natrium (Abk. L-$T_4$), Levothyroxinum natricum Ph.Eur.6, Thyroxinum natricum, Thyroxini Natrium; L-*β*-[4-(4-Hydroxy-3,5-diiodphenoxy)-3,5-diiodphenyl]alanin-Natriumsalz; CAS-Nr. 55-03-8; $C_{15}H_{10}I_4NNaO_4$; $M_r$ 798.85; $d_4^{20}$ 2.381; $[\alpha]_D^{20\,°C}$ 16.0 bis 20.0° (c = 2 in einer Mischung aus 1 T. 1-molarer Salzsäure u. 4 T. 96 %igem Ethanol); feines, schwach gefärbtes, krist. Pulver; sehr schwer lösl. in Chloroform, Ether, schwer lösl. in Wasser, besser lösl. in Ethanol, lösl. in Mineralsäuren u. Alkalihydroxid- u. Alkalicarbonat-Lsg.; pH 8.35–9.35 (gesättigte, wässrige Lsg.); Natriumsalz des L-Isomers von Thyroxin (s. Schilddrüsenhormone); Schilddrüsentherapeutikum*; **Ind.:** Hypothyreose*, benigne Struma*, Thyreostatika*-Ther. (nach Erreichen der Euthyreose), Schilddrüsenkarzinom (Suppressions- u. Substitutionstherapie nach Thyroidektomie); **Kontraind.:** unbehandelte NNR- od. Hypophyseninsuffizienz, akuter Myokardinfarkt, akute Myokarditis, akute Pankarditis; **WW:** erhöhte Plasmakonzentration durch Phenytoin, Salicylate, Furosemid (hohe Dos.), Clofibrat; orale Antikoagulanzien (Verlängerung der Prothrombinzeit), Antidiabetika, Colestyramin, Colestipol, Calciumcarbonat, Dicumarol (kann L. aus Plasmaproteinbindungen verdrängen), Propylthiouracil, Glucocorticoide, Beta-Rezeptoren-Blocker, Amiodaron, iodhaltige Kontrastmittel, Sertralin, Chloroquin/Proguanil; Arzneimittel mit enzyminduzierender Wirk. (z. B. Barbiturate*): Steigerung der hepat. Clearance von L.; Estrogene; **UAW:** Sympt. einer Hyperthyreose* bei Überdosierung; HWZ 6–8 d. Gebräuchl. sind auch Levothyroxin (Strukturformel: s. Schilddrüsenhormone, Abb. dort) u. DL-Thyroxin (Thyroxinum ÖAB, bis 1996), das gegenüber der L-Form von schwächerer Wirk. ist. Vgl. Dextrothyroxin-Natrium.

**Lewis:** s. Säure-Base-Definition.

**Leydener Blau:** s. Thenard-Blau.

**Lezithine:** s. Lecithine.

**LFGB:** Abk. für **L**ebensmittel*-, Bedarfsgegenstände- und **F**uttermittel**g**esetz**b**uch.

**LH:** Abk. für **l**uteinisierendes **H**ormon; Prolan B; in basophilen Zellen des Hypophysenvorderlappens gebildetes Gonadotropin* (identisch mit ICSH* beim Mann); artspezif. Glykoprotein* ($M_r$ 28 000, 22 % Kohlenhydratanteil) aus einer unspezif. α-Untereinheit ($M_r$ 10 700, ident. zu der von Choriongonadotropin*, FSH* u. Thyrotrophin*) u. einer spezif. β-Untereinheit ($M_r$ 12 700), die immunogen wirkt u. (nur in Kombination mit der α-Untereinheit) für die biol. Wirkung verantwortlich ist; **Regulation:** Kontrolle der Ausschüttung durch GnRH (Gonadorelin*) sowie Estradiol* u. Progesteron*; Hemmung der Sekretion durch erhöhte Prolactinspiegel; **Wirk.:** (über Hormon-Rezeptoren an Interstitialzellen der Keimdrüsen) **1.** Auslösung von Follikelreifung u. Ovulation*; **2.** Entw. u. Funktion des Corpus* luteum (Synthese von Estrogenen* u. Progesteron*); **3.** beim Mann Wachstum der Leydig-Zwischenzellen des Hodens u. Androgensynthese. Vgl. Menotropin.

**LHRH:** Abk. für **L**uteinisierendes-**H**ormon-**r**eleasing-**H**ormon; s. Gonadorelin.

**Li:** (chem.) Symbol für Lithium*.

**Lian qiao:** s. Forsythia suspensa.

**Liberation:** s. Wirkstofffreisetzung.

**Liberationsmodelle:** In-vitro-Modellsysteme zur Erfassung der Wirkstofffreisetzung*; **Formen:** angewendet werden nach Arzneibuch (Ph.Eur.6): **1.** für feste Arzneiformen: Drehkörbchen-Apparatur, Blattrührer-Apparatur, eintauchender Zylinder, Durchflusszelle, s. Dissolutiontest; **2.** für transdermale therapeutische Systeme*: eine angepasste Blattrührer-Apparatur mit Freisetzungsscheibe (engl. paddle over disk) od. Extraktionszelle; **3.** für wirkstoffhaltige Kaugummis*: eine spezielle Apparatur, die den Kauvorgang durch mechan. Kneten simuliert; **4.** für lipophile feste Arzneiformen (v. a. Suppositoria* u. Weichkapseln*) eine spezielle Durchflusszelle. Vgl. Retardpräparate.

**Liberiakaffee:** s. Coffea.

**Liberine:** s. Releasing-Hormone.

**Libidibi:** s. Caesalpinia coriaria (Divi-Divi).

**Libriform:** Gesamtheit der Holzfasern (Libriformfasern); ca. 50–65 % im Holz*.

**Licaria puchury-major:** s. Ocotea puchury-major.

**Lichenes:** **1.** Flechten; (med.) Dermatomykosen*; **2.** (bot.) symbiot. Organismen, die aus Pilzen* (z. B. Ascomycota, Basidiomycota) u. Algen* (Chlorophyceen) od. Cyanophyta* bestehen; der Pilz ernährt sich von den durch die assimilierenden Algen erzeugten org. Stoffen über seine Hyphen u. Haustorien (Ausstülpungen der Hyphen, die durch die Zellwand der Alge dringen), während der Pilz den Algen Mineralstoffe u. Wasser liefert; L. sind dadurch imstande, auch auf extrem nährstoffarmem Untergrund (Steinen, Felsen u. in Polarländern) zu existieren. Der Pilz vermehrt sich durch Sporen*, die Alge durch Teilung. L. sind in zahlreichen Arten über die ganze Erde verbreitet. Nach ihrer äußeren Form unterscheidet man Krusten-, Faden-, Gallert-, Blatt- u. Strauchflechten; **Anw.:** **1.** wegen des Gehalts an Gallerten u. Flechtenstärke (Lichenin*) als Nahrungs- u. Futtermittel; **2.** wegen des Gehalts an antibiot. wirkenden u. bitter schmeckenden Flechtensäuren* als Arzneimittel (Cetraria* islandica, Lobaria* pulmonaria); **3.** auch als Farbstofflieferant (s. Orseille, Lackmus).

**Lichenin:** Flechtenstärke, Moosstärke; $\beta$-Glucan aus 150–200 D-Glucose-Einheiten; $M_r$ 25 000 bis 30 000; regelmäßige Abfolge von 2 bis 10 (1,4)- u. einem (1,3)-$\beta$-D-Glucopyranosylrest; weißes Pulver, in kochendem Wasser kolloidal lösl., bildet beim Erkalten eine Gallerte; mit Iod keine Blaufärbung; der Cellulose ähnl. Reserve- u. Strukturpolysaccharid; für Menschen unverdaulich; **Vork.:** in vielen Flechten (z. B. Cetraria* islandica, Usnea barbata). **Isolichenin:** Dextrolichenin; $\alpha$-Glucan (für Menschen daher verdaul.) aus ca. 40 D-Glucoseeinheiten, die ebenfalls 1→4 u. 1→3 (im Verhältnis 1:1 bis 1:2) miteinander verknüpft sind; der Amylose ähnlich; lösl. bereits in kaltem Wasser; Blaufärbung mit Iod.

**Lichen islandicus:** s. Cetraria islandica.

**Lichen pulmonarius:** s. Lobaria pulmonaria.

**Licht:** s. Strahlung, elektromagnetische.

**Lichtabsorption:** s. Absorption.

**Lichtatmung:** s. Photorespiration.

**Lichtbeugungsmessung:** s. Korngrößenanalyse.

**Lichtbrechung:** s. Brechungsgesetz.

**Lichtdermatosen:** Photodermatosen; Veränderungen der Haut infolge von Lichteinwirkung, bes. durch Ultraviolettstrahlung*; **Formen: 1.** physiol. Reaktionen der Haut: vermehrte Melaninbildung, Akanthose u. Hyperkeratose sowie Reparatur geschädigter DNA; **2.** akute L. (Dermatitis solaris; sog. Sonnenbrand): Sympt.: ausgeprägte Rötung der Haut, evtl. Blasenbildung, Fieber, später Schuppung der lichtexponierten Hautstellen; phototraumat. Reaktion bei normaler Lichtempfindlichkeit durch Überdosierung von UV-Licht mit nachfolgender Prostaglandinbildung; Ther.: Acetylsalicylsäure* u./od. Corticosteroide*; **3.** chron. L.: Atrophie der Epidermis u. Degeneration des Bindegewebes in der Dermis durch jahrelange übermäßige Sonnenexposition; **4.** phototox. Reaktionen (Phototoxizität): Dermatitis u. länger anhaltende Hyperpigmentierung durch Lichteinwirkung u. externen od. system. Kontakt mit Photosensibilisatoren*, bestimmten Arzneimitteln (Ammoidin*, Resorcin* u. Phenothiazinderivate*, Nalidixinsäure*, Tetracycline* u. a.) sowie Farbstoffen (z. B. Eosin*, Methylenblau*); **5.** photoallerg. Reaktionen (Typ-IV-Allergie) durch photochem. aktivierte Substanzen, z. B. Arzneimittel (Chlorpromazin*, Sulfonamide* u. a.), Lichtschutzfilter in Sonnencremes u. Kosmetika, antibakterielle u. antimykotische Substanzen (bes. Salicylanilide), Duftstoffe (Moschus), opt. Aufheller (Stilbene) u. Cyclamate; Auftreten eines ekzemartigen Bildes nach einer Sensibilisierungsphase; **6.** Lichturticaria (Typ-I-Allergie); **7.** polymorphe L. (sog. Sonnenallergie): überwiegend durch plötzl., intensive UV-A-Bestrahlung ausgelöste, wahrscheinl. immun. bedingte u. oft lebenslang bestehende Hautreaktion, v. a. im Frühjahr; Ther.: Chloroquin*, Corticosteroide*, keine abrupte Sonnenexposition; **8.** genet. bedingte L.; **9.** Dermatosen, bei denen Licht provozierend u. verschlimmernd wirken kann, z. B. Herpes simplex.

**Lichtgeschwindigkeit:** Symbol c; Ausbreitungsgeschwindigkeit elektromagnet. Wellen im materiefreien Raum (Vakuum); beträgt ca. $3 \cdot 10^5\,km \cdot s^{-1}$, exakt: 299 792 458 $m \cdot s^{-1}$ (s. SI-Einheiten); unabhängig von der Frequenz, oberste Grenze aller Geschwindigkeiten. Vgl. Strahlung, elektromagnetische.

**Lichtreaktionen:** s. Photosynthese.

**Lichtschutzfaktor:** (engl.) *sun protection factor (Abk. SPF)*; Abk. LSF; Kennzahl für die Schutzwirkung von Sonnenschutzpräparaten*, gibt das Verhältnis (Q) der Erythemschwellenzeit mit Sonnenschutzmittel zu der Erythemschwellenzeit ohne Sonnenschutzmittel an; LSF 3 bedeutet, dass die Haut mit aufgetragenem Sonnenschutzpräparat 3-mal so lange der Sonne ausgesetzt werden kann wie ungeschützte Haut. Mittel mit Q-Wert <1 sensibilisieren die Haut (s. Photosensibilatoren). Faktoren die den LSF verändern sind u. a. Jahreszeit, Meereshöhe u. geograph. Breite, Schichtdicke des aufgetragenen Präparates, Art der galen. Zubereitung. Der auf Sonnenschutzpräparaten angegebene LSF bezieht sich nur auf UV-B-Strahlen, nicht jedoch auf UV-A-Strahlen, welche Langzeiteffekte auf die Haut haben. Der weltweit einzige Standard zur Bestimmung eines UV-A-Schutzfaktors, der Australische Standard AS 2604:93, fordert von Sonnenschutzpräparaten eine UV-A-Strahlen-Absorption von mind. 90 %.

**Lichtschutzsubstanzen:** UV-Absorber; Stoffe, die energiereiches Licht (v. a. Ultraviolettstrahlung*) ganz od. teilweise absorbieren u. in Wärme umwandeln; sie werden zum Schutz der menschl. Haut od. von techn. Produkten (z. B. Kautschuk, Kunststoffe) vor der schädigenden Einwirkung der Strahlung verwendet. Darunter fallen auch Lichtschutzfilter, sie werden europaweit einheitl. nach Art u. Einsatzmenge geregelt. Voraussetzung für die Absorptionswirkung ist das Vorhandensein anregbarer Elektronen (konjugierte Doppelbindungen, freie Elektronenpaare), die durch die absorbierten UV-Strahlen in höhere Energiezustände gehoben werden u. über mehrere Zwischenstufen auf ihren alten Energiezustand zurückfallen, wobei energieärmeres Licht ausgesandt wird. L. für die Anw. auf der menschl. Haut sollen durch selektives Herausfiltern der UV-B-Strahlen eine Erythembildung (Sonnenbrand) verhindern u. die Gefahr einer Karzinombildung vermindern. **Wirkstoffe: 1.** UV-B-Filter: Absorptionsbereich ca. 280–320 nm; z. B. *p*-Aminobenzoesäure* u. deren Derivate, Salicylsäureester, Zimtsäureester, Anthranilsäureester, 2-Phenylbenzimidazol-5-sulfonsäure, Cumarinderivate (z. B. 7-Hydroxycumarin) u. 3-(4-Methyl-benzyliden)-campher; **2.** UV-A-Filter: Absorptionsbereich ca. 320–400 nm; z. B. Dibenzoylmethan u. dessen Derivate; **3.** Breitbandfilter: Absorptionsbereich ca. 250–380 nm; z. B. Benzophenonderivate wie 2,2′-Dihydroxy-4,4′-dimethoxy-benzophenon, werden häufig für industriellen Lichtschutz verwendet. Vgl. Lichtschutzfaktor; Sonnenschutzpräparate.

**Lichtstreuungsverfahren:** s. Korngrößenanalyse.

**Lidocain** (INN)**:** Lidocainum Ph.Eur., Lignocain; 2-Diethylamino-2′,6′-dimethylacetanilid; CAS-Nr. 137-58-6; $C_{14}H_{22}N_2O$, Strukturformel: s. Lokalanästhetika (Abb. 2 dort); $M_r$ 234.33; Schmp. 68–69 °C (kristallisiert aus Benzol od. Ethanol); Sdp. 180–182 °C (522 Pa), 159–160 °C (266 Pa); unlösl. in Wasser; lösl. in Ethanol, Ether, Benzol, Chloroform, Ölen; $pK_S$ der konjugierten Säure 7.9 (25 °C); **Wirk.:** Koronartherapeutikum, Antiarrhythmikum* (Klasse IB); Lokalanästhetikum* wie Procain*, wirkt jedoch stärker, rascher u. länger anhaltend u. verträgt auch langes Kochen; **Ind.:** **1.** ventrikuläre Extrasystolen u. Tachykardien, bes. bei Herzinfarkt; **2.** zur Infiltrations- u. Oberflächenanästhesie; **UAW:** Euphorie od. Schläfrigkeit, Zuckungen einzelner Muskelfasern, in hohen Dosen: Krämpfe, Dyspnoe, Atemlähmung; **Kontraind.:** Schenkel- od. AV-Block, Leberschädigungen; **WW:** synergist. mit anderen Lokalanästhetika, neuromuskuläre Blockade mit Muskelrelaxanzien verstärkt; **Dos.:** parenteral zur Infiltrationsanästhesie s.c. 0.5 %, zur Leitungsanästhesie s.c. 1 %, zur Oberflächenanästhesie s.c. 4 %, max. 5 mL; bei Herzarrhythmie i.v. 0.05–0.1 g, Infusion i.v. 3 mg/mL; topisch als Gel od. Salbe 2–5 %ig; HWZ 1.8 h bzw. 3.5 h (Metaboliten). Gebräuchl. ist Lidocainhydrochlorid*.

**Lidocainhydrochlorid:** Lidocaini hydrochloridum Ph.Eur., Lidocainum hydrochloricum; 2-Diethylamino-2′,6′-dimethylacetanilid-hydrochlorid; CAS-Nr. 6108-05-0; $C_{14}H_{23}ClN_2O \cdot H_2O$; $M_r$ 288.8; Schmp. 76–79 °C; Schmp. 127–129 °C (Anhydrat); weißes, krist. Pulver; schwach bitter; sehr leicht lösl. in Wasser, leicht lösl. in Ethanol, lösl. in Chloroform; **Zuber.:** Lidocainhydrochlorid*-Zahnfleischgel; **Ind.:** s. Lidocain.

L

**Lidocainhydrochlorid-Zahnfleischgel:** Zusammensetzung: NFA, 0.40 T. Lidocainhydrochlorid*, 0.02 T. Benzalkoniumchlorid*, 0.60 T. Hydroxyethylcellulose*, destilliertes Wasser ad 20 T.; **Darst.:** Die Hydroxyethylcellulose wird in ca. 10 g heißem destilliertem Wasser dispergiert, dann fügt man die Lsg. von Lidocainhydrochlorid u. Benzalkoniumchlorid der restlichen Menge des destillierten Wassers hinzu u. lässt bis zur vollständigen Quellung (mind. 3 h) stehen. **Anw.:** Zahnfleischbeschwerden; schmerzhafte u. entzündl. Erkrankungen des Zahnfleischs u. der Mundschleimhaut.

**Lidoflazin** (INN): 2-{4-[4,4-Bis(4-fluorphenyl)butyl]-1-piperazinyl}-2′,6′-dimethylacetanilid; CAS-Nr. 3416-26-0; $C_{30}H_{35}F_2N_3O$; $M_r$ 491.63; Schmp. 159–161 °C; lösl. unter 0.01 % in Wasser; unter 50 % in Chloroform; erhebl. schlechter lösl. in anderen org. Lösungsmitteln; nicht mehr im Handel befindl. Koronartherapeutikum*; **Wirk.:** Hemmung des Adenosinabbaus; früher angewendet zur Anfallsprophylaxe u. Langzeitbehandlung der Angina pectoris.

**Lidsalben:** halbfeste Zuber. zur Behandlung des erkrankten Augenlids; inf. der Nähe von Binde- u. Hornhaut sind Lidsalben bzgl. galenischer u. mikrobiolog. Anforderungen weitgehend den Augensalben* anzugleichen. Die Mehrheit der Präparate machen Suspensionssalben (s. Zubereitungen zur kutanen Anwendung, halbfeste) aus, die aufgrund der gewünschten streng lokalen Wirkung (keine Penetration durch das Lid hindurch) Vaselin als Grundlage enthalten.

**Lie:** s. Faex.

**Lieben-Reaktion:** Nachw. von Aceton*, das mit Iod* in Gegenwart von Ammoniak* Iodoform* bildet.

**Liebermann-Burchard-Reaktion:** Nachw. von Cholesterol* u. anderen Triterpenen*, v.a. ungesättigten Sterolen*; **Prinzip:** Die in Chloroform* gelöste Probe wird mit Essigsäureanhydrid* versetzt od. direkt in Essigsäureanhydrid gelöst. Nach Zugabe einiger Tr. konz. Schwefelsäure* entsteht ein roter Farbstoff, der rasch über Violett u. Blau nach Grün umschlägt. Vgl. Salkowski-Reaktion.

**Liebersche Kräuter:** s. Galeopsis segetum (Herba Galeopsidis).

**Liebstöckel:** s. Levisticum officinale.

**Liebstöckelwurzel:** s. Levisticum officinale (Levistici radix).

**Liebstöckelwurzelöl:** s. Levisticum officinale (Oleum Levistici).

**Lien:** Milz; lienalis: zur Milz gehörend.

**Lifestyle-Präparate:** Lifestyle-Produkte, Lifestyle-Drogen; Arzneimittel, bei denen die Erhöhung der Lebensqualität im Vordergrund steht; z. B. zur Behandlung der erektilen Dysfunktion, der Anreizung sowie Steigerung der sexuellen Potenz, zur Raucherentwöhnung, zur Reduktion des Körpergewichts od. zur Dämpfung des Appetits, zur Verbesserung des Haarwuchses; nach § 34 SGB V sind diese Arzneimittel von der Versorgung durch die GKV ausgeschlossen. Vgl. Negativliste.

**Life-table-Analyse:** s. Überlebenszeitanalyse.

**Liganden:** **1.** (chem.) elektronisch neutrale Moleküle* od. negativ geladene Ionen*, die um ein Zentralatom od. -ion gebunden sind (s. Komplexverbindungen); **2.** (biochem.) Moleküle, die an bestimmten Stellen makromolekularer Strukturen gebunden sind; z. B. Glykoproteine* (s. Rezeptoren).

**Ligandenfeldtheorie:** quantenchem. Theorie, die v. a. zur Erklärung der physik.-chem. Eigenschaften von Übergangsmetall-Komplexen entwickelt wurde. Sie beschreibt den Einfluss von Liganden auf die Elektronen des Zentralions u. damit zusammenhängende physik. u. chemische Eigenschaften. Sie ist eine Erweiterung der Kristallfeldtheorie, in der der Einfluss der umgebenden Ionen im Kristall rein elektrostat. betrachtet wurde; s. Periodensystem der Elemente; Komplexchemie.

**Ligasen:** s. Enzyme.

**Ligatur:** Ligatura; Unterbindung eines Blut- od. Lymphgefäßes od. eines anderen Hohlorganes. Die **elastische L.** ist die Umschnürung von Gliedmaßen mit Gummischlauch od. -binde zur vorübergehenden Blutleere od. indirekten Blutstillung. Unter Ligaturen versteht man auch die für die Unterbindung verwendeten Behelfe.

**light scattering:** s. Korngrößenanalyse.

**Lign.:** Abk. für **Lignum**; s. Holz.

**Lignane:** (biogenet.) Dimere von Phenylpropanderivaten*, Verknüpfung über das β-C-Atom der $C_3$-Seitenkette; das Kohlenstoffgerüst besteht aus 18 C-Atomen. **Vork.:** in vielen Hölzern, oft wesentl. Best. der Harze*, v. a. der Benzharze; charakterist. z. B. in Sesamöl (s. Sesamum indicum); L. enthaltende Pflanzen finden sich v. a. unter den Cupressaceae (s. Juniperus sabina), Piperaceae (Cubebin in Piper* cubeba), Berberidaceae (Podophyllum-Arten), Zygophyllaceae (s. Guaiacum officinale). **Neolignane:** ebenfalls Dimere von Phenylpropanen, die nicht über das $\beta$-C-Atom miteinander verknüpft sind; **Vork.:** z. B. unter Magnoliaceae, Myristicaceae, Lauraceae, Piperaceae. Vgl. Flavanonollignane.

**Lignin:** Gerüstsubstanz der Pflanzen; neben Cellulose* die mengenmäßig wichtigste org. Substanz; ein hochmolekulares Polymerisat aus versch. komplexen Alkoholen wie Coniferyl*-, Sinapyl- u. *p*-Cumarylalkohol, deren Biogenese über den Shikimisäure-Chorisminsäure-Weg (s. Aromatenbiosynthese) erfolgt; die Mengenverhältnisse der Komponenten können je nach Alter u. (phylogenet.) Abstammung der Pflanze stark variieren; z. B. überwiegt bei den Farnen (Pteridophyta*) u. Coniferopsida (s. Gymnospermae) Coniferylalkohol u. bei den Angiospermae* Sinapylalkohol als Ligninbaustein. Der (mikroskop.) Nachw. erfolgt mit Phloroglucin/Salzsäure (Wiesner*-Reagenz); unter dem Einfluss der Salzsäure kondensieren freie Aldehyd-Gruppen des L. mit Phloroglucin* zu mesomeren Kationen roter Farbstoffe.

**Lignocain:** s. Lidocain.

**Lignocerinsäure:** *n*-Tetrakosansäure; $CH_3(CH_2)_{22}COOH$; $M_r$ 368.6; Schmp. 84 °C; **Vork.:** als Fettsäure Glyceridbestandteil in geringer Konz. (meist unter 3 %) in Samenfetten, Cerebrosiden (s. Glykolipide), Phospholipiden* u. Wachsen.

**Lignum:** s. Holz.

**Lignum Banisteriae:** s. Banisteriopsis caapi.

**Lignum brasiliense rubrum:** s. Caesalpinia echinata (Lignum Fernambuci).

**Lignum Campechianum:** s. Haematoxylum campechianum (Lignum Campechianum).

**Lignum Cedri:** s. Juniperus virginiana.

**Lignum citrinum:** s. Chlorophora tinctoria.

**Lignum Fabianae:** s. Fabiana imbricata.

**Lignum Fernambuci:** s. Caesalpinia echinata.

**Lignum Floridum:** s. Sassafras albidum var. molle (Lignum Sassafras).

**Lignum Guajaci:** s. Guaiacum officinale (Guajaci lignum).

**Lignum Haematoxyli:** s. Haematoxylum campechianum (Lignum Campechianum).

**Lignum Juniperi:** s. Juniperus communis.

**Lignum Muira-puama:** s. Ptychopetalum-Arten.

**Lignum Nyssae:** s. Nyssa sylvatica (Lignum Tupelo).

**Lignum Pichi-Pichi:** s. Fabiana imbricata (Lignum Fabianae).

**Lignum Pterocarpi:** s. Pterocarpus santalinus (Lignum Santali rubrum).

**Lignum Quassiae (jamaicense):** s. Picrasma excelsa.

**Lignum Quassiae (surinamense):** s. Quassia amara.

**Lignum Quebracho:** s. Aspidosperma quebracho-blanco (Quebracho cortex).

**Lignum sanctum:** s. Guaiacum officinale (Guajaci lignum).

**Lignum Santali album (citrinum):** s. Santalum album (Santali albi lignum).

**Lignum Santali rubrum:** s. Pterocarpus santalinus.

**Lignum Sassafras:** s. Sassafras albidum var. molle.

**Lignum suberinum:** s. Quercus suber.

**Lignum Tiliae:** s. Tilia cordata.

**Lignum Tupelo:** s. Nyssa sylvatica.

**Ligroin:** Destillationsprodukt aus rohem Erdöl; s. Oleum Petrae.

**Liguster, Gemeiner:** s. Ligustrum vulgare.

**Ligusticumlacton:** s. Levisticum officinale (Oleum Levistici, Inhaltsst.).

***trans*-Ligustilid:** s. Levisticum officinale (Oleum Levistici, Inhaltsst.).

**Ligustrum vulgare L.:** Gemeiner Liguster, Rainweide, Tintenbeere; Fam. Oleaceae; Europa; Zierpflanze; **Inhaltsst.:** Secoiridoid-Bitterstoff, z. B. Ligustrosid, Oleuropein*; **Toxikol.:** die Beeren gelten als giftig, es fehlen aber zweifelsfreie Belege; beim Verzehr einer od. mehrerer Beeren tritt vereinzelt Unwohlsein, Erbrechen, Diarrhö u. ä. auf; bei Aufnahme von >10 Beeren (v. a. Kinder) primäre Giftentfernung empfohlen.

**Likariöl:** s. Oleum Linaloes.

**Likörwein:** s. Vinum.

**Lilienöl:** **1.** s. Lilium candidum (Oleum Liliorum); **2.** s. Olea europaea (Oleum Olivarum album).

**Lilie, Weiße:** s. Lilium candidum.

**Lilium album:** s. Lilium candidum (Hom.).

**Lilium candidum L.:** Weiße Lilie; Fam. Liliaceae; Syrien, Palästina; Stpfl. von **Flores Liliorum:** Weiße Lilienblüten; **Anw.:** (volkstüml.) gegen Epilepsie; **Inhaltsst.:** Steroidalkaloide*, Saponine*; **Oleum Liliorum:** Lilienöl; Auszug der Lilienblüten mit Olivenöl (1:6); **Anw.:** (volkstüml.) z. B. bei Brandwunden, Geschwüren, Ekzemen, Quetschungen, Erkrankungen des rheumat. Formenkreises. **Hom.:** Lilium album: frische, blühende Pflanze.

**Lilium lancifolium Thunb.:** Lilium tigrinum Ker-Gawl.; Tigerlilie, Große Türkenbundlilie; Fam. Liliaceae; China, Japan; **Inhaltsst.:** Steroidalkaloide*, Saponine*; **Anw.:** (volkstüml.) Zwiebel wird in China u. Japan als Hustenmittel verwendet. **Hom.:** Lilium lancifolium (HAB): frische, blühende Pflanze ohne Zwiebel; verordnet z. B. bei Uteruserkrankungen.

**Lilium tigrinum:** s. Lilium lancifolium.

**Limax ater:** s. Arion empiricorum (Hom.).

**Limettöl:** s. Citrus aurantiifolia (Oleum Limettae).

**Limone:** s. Citrus limon (Fructus Citri).

**Limonelle:** s. Citrus aurantiifolia.

**Limonen:** *p*-Mentha-1,8-dien; Cinen; 1-Methyl-4-(1-methylethenyl)cyclohexen; $C_{10}H_{16}$; $M_r$ 136.2; **Formen: 1. D-Form:** (*R*)-(+)-Limonen; CAS-Nr. 5989-27-5; $[\alpha]_D^{20\,°C}$ +123°; **2. L-Form:** (*S*)-(−)-Limonen; CAS-Nr. 5989-54-8; $[\alpha]_D^{20\,°C}$ −101°; natürl. z. B. in Abies-Arten; **3. Racemat:** DL-Limonen, Dipenten, Carven; natürl. in vielen äther. Ölen: z. B. Bergamottöl (s. Citrus aurantium ssp. bergamia), Citronenöl (s. Citrus limon, Limonis aetheroleum), Dillöl (s. Anethum graveolens var. hortorum, Oleum Anethi), Kümmelöl (s. Carum carvi, Carvi aetheroleum), Pomeranzenöl (s. Citrus aurantium ssp. aurantium), Fichtennadelöl (s. Picea abies, Piceae aetheroleum); s. Abies sibirica, Piceae aetheroleum; Pinus sylvestris, Pini silvestris aetheroleum); angenehm zitronenartig riechende Flüssigkeit; **Anw.:** in der Parfümerie; das Racemat auch als Lösungsmittel in der Lackindustrie.

**Limonenöl:** s. Citrus limon (Limonis aetheroleum).

**Limonette, Saure:** s. Citrus aurantiifolia.

**Limonin:** $C_{26}H_{30}O_8$, Strukturformel: s. Abb.; $M_r$ 470.5; ein Triterpendilacton; als Bitterstoff* zus. mit ähnl. aufgebauten Stoffen (**Limonoide**) auch für den bitteren Geschmack von Quassia* amara sowie von Citrus-Früchten, Citrus* aurantium ssp. aurantium (Aurantii pericarpium), u. a. Rutaceen verantwortlich; **Vork.:** bei den Citrus-Früchten findet sich L. im Flavedo u. in den Samen; es liegt nicht genuin vor, sondern wandelt sich erst im sauren Milieu, z. B. im Saft, zum bitteren Dilacton um.

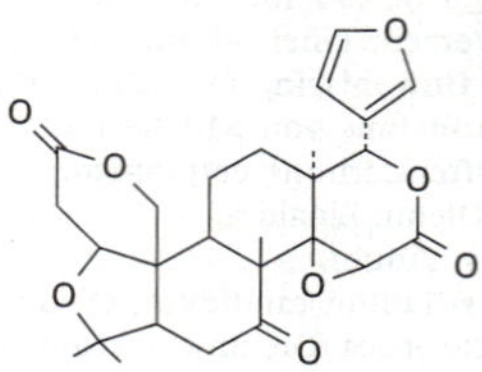

**Limonin**

**Limonis aetheroleum:** s. Citrus limon.
**Limonis flavedo recens:** s. Citrus limon.
**Limonis sirupus:** s. Sirupus Citri.
**Limonis tinctura:** s. Tinctura Citri.
**Limonoide:** s. Limonin.
**Limulustest:** Limulus-polyphemus-Lysat-Test, Limulus-Amöbozyten-Lysat-Test (Kurzbez. LAL-Test); In-vitro-Test auf Anwesenheit von Pyrogenen* u. Endotoxinen (s. Toxine) gramnegativer Bakt. in Zuber.; basiert auf der Tatsache, dass ein wässriger Extrakt von lysierten Amöbozyten aus dem Blut des Pfeilschwanzkrebses (Limulus polyphemus) ein Enzym enthält, das in Gegenwart von sehr kleinen Mengen von Endotoxinen (ca. 0.01–0.14 µg/mL) u. divalenten Kationen (Calcium, Magnesium) aktiviert wird u. zur Bildung eines trüben Proteingels führt. **Ergebnis:** Bei negativem LAL-Test kann mit großer Sicherheit auf Endotoxinfreiheit geschlossen werden.
**Linaloeöl:** s. Oleum Linaloes.
**Linalool:** 2,6-Dimethyl-2,7-octadien-6-ol; CAS-Nr. 78-70-6; $C_{10}H_{18}O$, Strukturformel: s. Abb.; $M_r$ 154.2; mit Geraniol* u. Nerol* isomerer, acycl. Monoterpenalkohol; nach Maiglöckchen riechende, opt. aktive, farblose Flüssigkeit; **Vork.:** in vielen äther. Ölen (z. B. Linaloe-, Koriander-, Bergamotte-, Lavendel-, Rosen-, Zimt-, Thymianöl); **Anw.:** Reagenz Ph.Eur., in der Parfümerie.

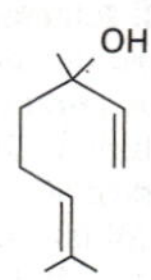


**Linalool**

**Linalylacetat:** Bergamol; 3,7-Dimethyl-1,6-octadien-3-yl-acetat; $C_{10}H_{17}OOCCH_3$; $M_r$ 196.3; mit Ethanol u. Ether mischbare Flüss. mit Bergamottegeruch; Best. des Bergamott- u. Lavendelöls u. a. ätherischer Öle; **Anw.:** in der Parfümerie.
**Linamarin:** Phaseolunatin; 2-($\beta$-D-Glucopyranosyloxy)-2-methylpropannitrol; $C_{10}H_{17}NO_6$, Strukturformel: s. Cyanglykoside (Tab. dort); $M_r$ 247.24; ein Acetoncyanhydringlucosid; farblose Kristalle; lösl. in Wasser, wenig lösl. in Ethanol; **Vork.:** natürl. in Linum* usitatissimum, Phaseolus* lunatus, Hevea brasiliensis.
**Linamentum:** s. Verbandmull.
**Linaria vulgaris** Mill.**:** Antirrhinum linaria; Ackerlein, Frauenflachs, Leinkraut, Gelbes Löwenmaul; Fam. Plantaginaceae (früher Scrophulariaceae); Europa; Stpfl. von **Herba Linariae:** Herba Antirrhini, Leinkraut, Ackerleinkraut, Gelbes Löwenmaulkraut; **Inhaltsst.:** Linarin, Pectolinarin (Flavonglykoside), Peganin (Alkaloid); **Anw.:** (volkstüml.) z. B. als harntreibendes Mittel, gegen Hämorrhoiden; **Zuber.:** Unguentum Linariae, Leinkrautsalbe.
**Lincomycin** (INN)**:** Methyl-6,8-didesoxy-6-(1-methyl-4-propyl-2-pyrrolidincarboxamido)-1-thio-D-*erythro*-$\alpha$-D-galacto-octopyranosid; CAS-Nr. 154-21-2; $C_{18}H_{34}N_2O_6S$; $M_r$ 406.56; lösl. in Methanol, Ethanol, Butanol, Isopropanol, Ethylacetat, *n*-Butylacetat, Amylacetat, Aceton, Methylethylketon, Isopropyl-*n*-butyl-keton, Dichlormethan, Chloroform, 1,2-Dichlorethan; etwas lösl. in Wasser; $pK_S$ der konjugierten Säure 7.5; nicht mehr im Handel befindl. Antibiotikum (Lincosamid*); früher angewendet bei therapieresistenten Infektionen durch Staphylokokken u. andere grampositive Keime; **UAW:** s. Lincosamide; gastrointestinale Störungen bis zur tödl. Enterokolitis möglich. **Lincomycinhydrochlorid:** Lincomycini hydrochloridum Ph.Eur.; CAS-Nr. 7179-49-9; $C_{18}H_{35}ClN_2O_6S \cdot H_2O$; $M_r$ 461.0; Schmp. 145–147 °C; $[\alpha]_D^{25\,°C}$ +137° (Wasser); sehr leicht lösl. in Wasser, schwer lösl. in Ethanol, sehr schwer lösl. in Aceton, fast unlösl. in Chloroform u. Ether.
**Lincomycin-Antibiotika:** s. Lincosamide.
**Lincosamide:** Lincomycin-Antibiotika; kleine Gruppe von Antibiotika* mit gemeinsamem Pyranosid-Grundgerüst, gebildet von Streptomyces lincolnensis; **Wirk.:** Schmalspektrum-Antibiotika; bakteriostat. auf grampositive Erreger (Staphylo-, Strepto- u. Pneumokokken) u. Anaerobier (Clostridien, Actinomyceten, Bacteroides, anaerobe Streptokokken) durch Hemmung der Proteinbiosynthese*; **Pharmakokinetik:** werden nach p. o. Gabe gut resorbiert u. weisen eine hohe Metabolisierungsrate auf; **Wirkstoffe:** Clindamycin*; **Ind.:** therapieresistente Infektionen durch grampositive Keime u. Infektionen durch Anaerobier; **UAW:** gastrointestinale Störungen durch Beeinträchtigung der anaeroben Darmflora, die bis zur tödl. pseudomembranösen Enterokolitis führen können; daher nur nach strenger Indikationsstellung anwenden; sekundäre Resistenzentwicklung mögl.; teilweise Kreuzresistenz mit Makrolid*-Antibiotika.
**Linctus:** **1.** Lecksaft, Looch, Lohoch; alte Bez. für süß schmeckende, sirupartige Arzneiform, die auf die Lippen gestrichen wird; kann auch unlösl. Stoffe suspendiert enthalten. Früher in der Kinderpraxis gebräuchlich. **2.** Emulsionskern, Primäremulsion; s. Emulsionen.
**Lindan** (INN)**:** Lindanum Ph.Eur., $\gamma$-Benzolhexachlorid, $\gamma$-Hexachlorcyclohexan (Abk. HCH); Gammexan; $\gamma$-1,2,3,4,5,6-Hexachlorcyclohexan; CAS-Nr. 58-89-9; $C_6H_6Cl_6$; $M_r$ 290.85; eines der

Isomere von Hexachlorcyclohexan*; nicht mehr im Handel; in der EU als Wirkstoff von Pflanzenschutzmitteln nicht mehr zugelassen; früher angewendet als Antimykotikum, Desinfektionsmittel, Antiparasitikum (gegen Krätzmilben) sowie als Insektizid; wirkt als Kontakt-, Fraß- u. Atemgift in Form von Puder, Emulsionen, Sprühmittel; tödl. für zahlreiche Insekten wie Ameisen, Flöhe, Läuse, Wanzen, Motten, Engerlinge, Drahtwürmer, Silberfische, Fliegen; wirkt auch gegen Borken- u. Rüsselkäfer im Forst, als Holzschutzmittel u. in der Veterinärmedizin gegen Zecken, Räudemilben; **Toxikol.:** auf höhere Organismen im Allg. von geringerer tox. Wirk.; Intoxikation nach Einnahme, Inhalation u. Resorption durch die Haut; akut: Kopfschmerzen, Schwindel, Erbrechen, Diarrhö, Krämpfe, Atemdepression, Kreislaufkollaps; chron.: Leberschäden im Tierexperiment, kanzerogen. LD 150 mg/kg KG; MAK-Wert ca. 0.5 mg/m³. **Hinweis:** Laut EG-Verordnung Nr. 850/2004 über persistente org. Schadstoffe sollte die Herstellung u. Verw. von L. in Europa bis 31.12.2007 eingestellt worden sein.

**Linde:** s. Tilia cordata; Tilia tomentosa.

**Lindenblüten:** s. Tilia cordata (Tiliae flos).

**Lindenholz:** s. Tilia cordata (Lignum Tiliae).

**Lindenholzkohle:** s. Carbo activatus (Carbo Tiliae).

**Linearbeschleuniger:** s. Teilchenbeschleuniger.

**Linearkolloidgerüst:** s. Gele.

**Linearmoleküle:** s. Kettenmoleküle.

**Lineweaver-Burk-Plot:** s. Michaelis-Menten-Gleichung.

**Linezolid** (INN): *N*-[(*S*)-3-(3-Fluor-4-morpholinophenyl)-2-oxo-5-oxazolidinyl]methyl-acetamid; CAS-Nr. 165800-03-3; $C_{16}H_{20}FN_3O_4$, Strukturformel: s. Abb.; $M_r$ 337.4; Schmp. 179 °C; logP –0.9; $pK_S$ 3.9 (berechnet); schwer lösl. in Wasser; **Wirk.:** synthet., bakteriostat. Antibiotikum* aus der Gruppe der Oxazolidinone* gegen grampositive Erreger; Hemmung der bakteriellen Proteinbiosynthese; **Ind.:** nosokomial erworbene Pneumonien, Haut- u. Weichteilinfektionen; **UAW:** evtl. Diarrhö, Übelkeit; **Dos.:** 2×600 mg/d für 10–14 Tage, p. o. od. i. v.; HWZ 5–7 h.

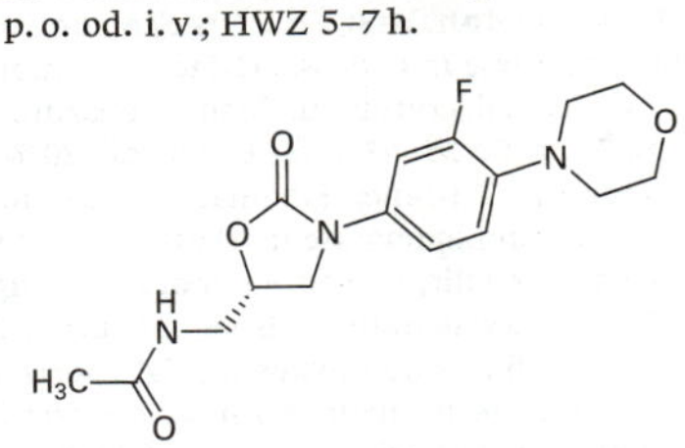


**Linezolid**

**Lingua** (lat.): Zunge. **lingualis:** zur Zunge gehörig.

**Linienspektrum:** s. Emissionsspektrum.

**Linimente:** Linimenta Ph.Eur. (nicht mehr seit 1995); zum äußerl. Gebrauch bestimmte flüssige, halbflüssige, suspensions-, emulsionsartige, gallertige od. bei Körpertemperatur schmelzende homogene Mischungen aus Fetten, fetten Ölen, Seifen, Balsamen u. a. verseifbaren od. emulgierbaren Stoffen; teilweise dadurch hergestellt, dass ein festes Fett durch Zusatz von Flüss. über die Salbenkonsistenz hinaus verdünnt wird; vielfach werden **flüssige Einreibungen** allg. mit Liniment bezeichnet (z. B. eine Auflösung von Campher in Öl od. Campher, Salicylsäure, Methylsalicylat u. äther. u. fette Öle in Ethanol). Ein festes Liniment ist der Opodeldok (s. Linimentum saponato-camphoratum), ein alkohol. Seifengel. **Inkomp.:** Emulsionslinimente sind inkompatibel mit größeren Mengen Ethanol (Flockung des Emulgators, Zerfall der Emulgatormizellen, Brechen der Emulsion*) u. sauer reagierenden Stoffen (bei Seifen als Emulgatoren).

**Liniment, flüchtiges:** s. Linimentum ammoniatum.

**Liniment, Nichtionisches wasserhaltiges:** s. Linimentum nonionicum aquosum.

**Linimentum ammoniato-camphoratum:** Emulsio ammoniata-camphorata; flüchtiges Campher-Liniment; Zusammensetzung: **1.** DAB, 5 T. zerriebener Campher*, 55 T. Erdnussöl, 18 T. Rizinusöl, 22 T. Ammoniakflüssigkeit, 0.1 T. medizinische Seife; **2.** ÖAB, 5 T. Campher, 55 T. Erdnußöl, 15 T. Rizinusöl, 1 T. Ölsäure, 24 T. Ammoniak; der O/W-Emulgator Ammoniumoleat entsteht in situ; **Anw.:** als Antirheumatikum*; Einreibungen.

**Linimentum ammoniatum:** Linimentum volatile, Emulsio ammoniata; flüchtiges Liniment; Zusammensetzung: **1.** DAB, 60 T. Erdnussöl, 18 T. Rizinusöl, 22 T. Ammoniakflüssigkeit, 0.1 T. medizinische Seife; **2.** ÖAB, 60 T. Erdnußöl, 15 T. Rizinusöl, 1 T. Ölsäure, 24 T. Ammoniak; der O/W-Emulgator Ammoniumoleat entsteht in situ; **Anw.:** hautreizende Einreibung.

**Linimentum aquosum:** Wasserhaltiges Liniment SRDAC, NRF; Zusammensetzung: 10.5 T. emulgierender Cetylstearylalkohol* (Typ A), 5 T. 2-Ethylhexyllauromyristat*, 2.5 T. 85 %iges Glycerol*, 0.14 T. Kaliumsorbat*, 0.07 T. wasserfreie Citronensäure*, 81.79 T. gereingtes Wasser; flüssige Grundlage zur kutanen Anw. bei akuten Hauterkrankungen; s. Zubereitungen zur kutanen Anwendung, flüssige. Vgl. Linimente.

**Linimentum Calcariae:** Emulsio Calcis ÖAB; Kalkliniment, Brandliniment; W/O-Emulsion; Zusammensetzung: **1.** DAB, Leinöl u. Kalkwasser zu gleichen Teilen; **2.** ÖAB 45 T. Leinöl (SZ unter 2.8: Zusatz von Ölsäure erforderlich), 5 T. Wollwachs, 50 T. Calciumhydroxidlösung; Ca-Gehalt 0.04 %; der W/O-Emulgator (Calcium-Seifen) entsteht aus den freien Fettsäuren des Leinöls (und u. U. aus der zugesetzten Ölsäure) mit Calciumhydroxid*. Die med. Anw. ist wegen der starken Ätzwirkung des Calciumhydroxids obsolet.

**Linimentum Gaultheriae compositum:** Wintergrünliniment; Darst.: Ph.Helv., 5 T. Methylsalicylat* u. 95 T. Linimentum* Terebinthinae compositum werden unter kräftigem Schütteln gemischt; bei Bedarf frisch zubereiten; **Inkomp.:** s. Linimente; **Anw.:** Einreibung bei Erkrankungen des rheumat. Formenkreises.

**Linimentum nonionicum aquosum:** Nichtionisches wasserhaltiges Liniment DAC, NRF; hydrophile Emulsion*; Zusammensetzung: 10.5 T. nichtionische emulgierende Alkohole*, 5 T. 2-Ethylhexyllauromyristat*, 2.5 T. 85 %iges Glycerol, 0.14 T. Kaliumsorbat, 0.07 T. wasserfreie Citronensäure, 81.79 T. gereinigtes Wasser; flüssige

Grundlage zur kutanen Anw. bei akuten Hauterkrankungen; s. Zubereitungen zur kutanen Anwendung, flüssige. Vgl. Linimente.

**Linimentum salicylatum compositum:** zusammengesetztes Salicylliniment; Zusammensetzung: Ph.Helv., 5 T. Methylium salicylicum werden mit 2 T. Aetheroleum Eucalypti, 2 T. Oleum myristicae aethereum, 2 T. Aetheroleum Salviae, 4 T. Aetheroleum Juniperi u. 20 T. Oleum Ricini gemischt; 2 T. Acidum salicylicum u. 3 T. Camphora werden in 60 T. Ethanol (96 %) gelöst u. beide Mischungen vereinigt; **Anw.:** antirheumat. Einreibung.

**Linimentum saponato-ammoniatum:** flüssiges Seifenliniment; Zusammensetzung: DAB, 1 T. Seifenspiritus, 1 T. Ammoniakflüssigkeit, 2 T. Wasser; **Anw.:** als Hautreizmittel*.

**Linimentum saponato-camphoratum:** Opodeldok; Zusammensetzung: DAB, 40 T. med. Seife (s. Sapo medicatus), 10 T. Campher*, 420 T. Weingeist, 2 T. Thymianöl, 3 T. Rosmarinöl, 25 T. Ammoniakflüssigkeit; entspr. Zuber. des ÖAB: Gallerta* saponata camphorata; **Anw.:** antirheumat. Einreibung. Vgl. Spiritus saponato-camphoratus.

**Linimentum saponato-camphoratum liquidum:** flüssiger Opodeldok; Darst.: Ph.Helv., Verseifen von 7 T. Olivenöl mit 3.15 T. 40 %iger Kaliumhydroxidlösung u. 10 T. Ethanol; anschließend werden 2.2 T. Campher* u. äther. Öle (1 T. Rosmarinöl, 0.5 T. Thymianöl), 38 T. Ethanol, 6.5 T. wässrige Ammoniaklösung* 10 % u. Wasser ad 100 T. zugefügt; entspr. Zuber. des DAB: Spiritus* saponato-camphoratus; **Inkomp.:** Calciumsalze u. sauer reagierende Stoffe; **Anw.:** antirheumat. Einreibung.

L

**Linimentum Terebinthinae compositum:** zusammengesetztes Terpentinliniment; Darst.: Ph.Helv., die Lsg. von 6 T. Kaliseife (s. Sapo kalinus) in 52.5 T. Wasser wird in die Mischung von 4.5 T. Campher*, 20 T. Terpentinöl*, 12.5 T. Olivenöl u. 4.5 T. Ölsäure einemulgiert; dünnflüssige O/W-Emulsion; **Inkomp.:** sauer reagierende Stoffe; **Anw.:** antirheumat. Einreibung. Vgl. Linimentum Gaultheriae compositum.

**Linimentum volatile:** s. Linimentum ammoniatum.

**Liniment, Wasserhaltiges:** s. Linimentum aquosum.

**Linin:** s. Chromatin.

**Lini oleum virginale:** s. Linum usitatissimum.

**Lini semen:** s. Linum usitatissimum.

**Linker:** Bez. für Molekülbestandteile, die größere Molekülfragmente verbinden; **Anw.:** Festphasensynthesen, Affinitätschromatographie*.

**linksdrehend:** s. Aktivität, optische.

**Linksherzinsuffizienz:** s. Herzinsuffizienz.

**Linné, Carl von:** Carolus Linnaeus; Abk. L.; (1707–1778) schwed. Naturforscher; Begründer der modernen biol. Systematik u. der binären Nomenklatur* (Philosophia Botanica, 1751; Systema Naturae, 1758) mit einem Gattungs- und Artnamen.

**γ-Linolensäure:** s. Linolensäuren.

**Linolensäuren:** Octadecatriensäuren; $C_{17}H_{29}COOH$; $M_r$ 278.4; ungesättigte, essentielle Fettsäuren* mit 3 Doppelbindungen; **α-Linolensäure:** (*Z,Z,Z*)-9,12,15-Octadecatriensäure; $C_{18}$:3ω-3-Säure; CAS-Nr. 463-40-1; D. 0.905; farblose Flüssigkeit, leicht lösl. in Ether, lösl. in Ethanol, unlösl. in Wasser; natürl. im Leinöl. **γ-Linolensäure:** Gamma-Linolensäure, Gamolensäure, (*Z,Z,Z*)-6,9,12-Octadecatriensäure; $C_{18}$:3ω-6-Säure; CAS-Nr. 506-26-3; **Vork.:** Samenöle von Borago* officinalis (bis 25 %), Ribes* nigrum (15–19 %), Cannabis* sativa, Oenothera* biennis (bis 9 %) u. in Pilzen*; $\Delta^6$-Desaturase-Produkt von Linolsäure*, biogenet. Präkursor* von Prostaglandinen* mit einer Doppelbindung, z. B. $PGE_1$; **Anw.:** (med.) bei atop. Ekzem.

**Linolsäure:** Leinölsäure; $C_{18}$:2ω-6-Säure; (*Z,Z*)-9,12-Octadecadiensäure; CAS-Nr. 60-33-2; $C_{17}H_{31}COOH$; $M_r$ 280.45; Schmp. 11 °C; Sdp. 230 °C; D. 0.903; eine ungesättigte, essentielle Fettsäure; natürl. als Glycerid im Leinöl (s. Linum usitatissimum), Hanföl (s. Cannabis sativa), Mohnöl (s. Papaver somniferum) sowie im Eilecithin (s. Lecithine) u. Walfett; farbloses bis hellgelbes Öl, lösl. in org. Lösungsmitteln, unlösl. in Wasser.

**Linoxyn:** s. Linum usitatissimum (Oleum Lini virginale).

**Linse:** **1.** (physik.) s. Brennpunkt. **2.** (bot.) s. Lens culinaris.

**Linsenstärke:** s. Lens culinaris.

**Lint:** einseitig aufgerauhtes, weiches, 36-fädiges, 40 cm breites Baumwoll- od. Baumwoll-Zellwollgewebe; **Anw.:** in der Augenheilkunde u. für Salbenverbände (v. a. in England verbreitet).

**Lintner Stärke:** s. Amylum solubile.

**Linum catharticum L.:** Purgierlein; Fam. Linaceae; Europa; Stpfl. von **Herba Lini cathartici:** Purgierleinkraut; **Inhaltsst.:** Linin, Harz*, 2 % Gerbstoffe*, ca. 0.15 % äther. Öl; **Anw.:** (volkstüml.) z. B. als harntreibendes Mittel, bei Obstipation u. Leberleiden.

**Linum usitatissimum L.:** Lein, Flachs; Fam. Linaceae; heim. evtl. westliches Asien, alte Kulturpflanze in allen Erdteilen; Stpfl. von **Filum Lini asepticum:** steriler Leinenfaden; s. Filum lini sterile; **Lini semen:** Semen Lini; Leinsamen; die getrockneten reifen Samen (s. Samenbildung, Abb. 1 dort); dürfen nicht ranzig riechen od. schmecken; **Off.:** Ph.Eur.6; **Inhaltsst.:** ca. 6 % Schleimstoffe* (bei der Hydrolyse in Glucose, Galactose, Arabinose u. Xylose, Galacturon- u. Mannuronsäure gespalten), Pektin*, 35–43 % fettes Öl, ca. 20 % Eiweiß, mehrere Enzyme; Linamarin*, das durch Einwirkung von Linamarase in Blausäure*, Glucose u. Aceton zerfällt, u. Spuren anderer Cyanglykoside* wie Lotaustralin (insgesamt 0.1–1.5 %; Strukturformeln: s. Cyanglykoside, Tab. dort), Zucker; QZ mind. 4 (Ganzdroge) bzw. 4.5 (zerkleinerte Droge); **Anw.:** bei katarrhal. Affektionen jeder Art, als Mucilaginosum, Laxans*, entzündungswidriges u. krampflösendes Mittel, zu Kataplasmen*; die zerkleinerte Droge höchstens 24 Std. lagern; **Placenta Seminis Lini:** Farina Lini; Leinkuchen, Leinmehl; bei der Gew. des Leinöls erhaltene Pressrückstände; **Inhaltsst.:** 10 % Fett, 8 % Schleim, Linamarin*, 0.03 % Blausäure*; **Anw.:** zu Kataplasmen; **Lini oleum virginale:** Oleum Lini, natives Leinöl; aus Leinsamen ohne Anw. von Wärme gepresstes Öl; goldgelbes oder bräunl. bis grüngelbes, schnell trocknendes, fettes Öl, leicht lösl. in Ether, Benzol, Schwefelkohlenstoff, Tetra-

**Lipid-Carrier des Amphotericin B**
Verschiedene Carrier im Vergleich

| Parameter | Amphotericin B (0.6 mg/kg i. v.) | AmBisome® (5 mg/kg i. v.) | Abelcet® (5 mg/kg i. v.) |
|---|---|---|---|
| Form/Struktur | Mizellen | unilamellare Liposomen | bandartige Struktur |
| Lipide | Desoxycholat | HPC/CHOL/DSPG (2 : 1 : 0.8) | DMPC/DMPG (7 : 3) |
| molares Verhältnis des Amphotericin B | 34 % | 10 % | 35 % |
| Größe | <10 nm | 80–120 nm | 1.6–11 µm |
| Halbwertzeit | 10–37 h | 9–41 h | 77–173 h |
| $c_{max}$ | 1.1 µg/mL | 83 µg/mL | 1.7 µg/mL |
| AUC | 17.1 mg · h/L | 555 mg · h/L | 9.5 mg · h/L |
| Verteilungsvolumen | 1.1–4.3 L/kg | 0.11 L/kg | 131 L/kg |

$c_{max}$: maximale Serumkonzentration;
CHOL: Cholesterol; DMPC: Dimyristoylphosphatidylcholin; DMPG: Dimyristoylphosphatidylglycerol;
DSPG: Distearoylphosphatidylglycerol; HPC: hydriertes Phosphatidylcholin

chlorkohlenstoff, Trichlorethylen, Petrolether, sehr schwer lösl. in Ethanol; D. 0.926–0.936; Ep. −16 °C bis −28 °C; $n_D^{20\,°C}$ 1.478–1.485; IZ 170–203; VZ 186–194; SZ max. 4.0; UA max. 2.0 %; **Off.:** ÖAB, Ph.Helv., Ph.Eur.6; **Best.:** hohe Anteile ungesättigter Fettsäuren (s. Fettsäuren, essentielle) wie 35–65 % α-Linolensäure, eine Omega-3-Fettsäure ($C_{18}$:3ω-3), sowie 11–24 % Linolsäure*, 11–35 % Ölsäure*, ferner Palmitin*- u. Stearinsäure* (2–8 %), höchstens 1 % Arachinsäure*, 1 % Palmitoleinsäure; in nördl. Ländern ist das Öl reicher an ungesättigten Fettsäuren; **Anw.: 1.** (med.) als mildes Laxans* u. in der Dermatologie; früher (mit gleichem T. Kalkwasser) als Brandliniment (Linimentum* Calcariae DAB, obsolet) gegen Sonnenbrand; **2.** (techn.) z. B. zur Herst. von Firnissen, Lacken, Schmierseife; **3.** als Speiseöl; das eingetrocknete (oxidierte, polymerisierte) Leinöl heißt Linoxyn; **Zuber.:** Emulsio Calcis (bzw. Linimentum* Calcariae, obsolet), Sapo* kalinus, Solutio Masticis composita; **Oleum Lini album:** Weißes Leinöl; mit Kaliumpermanganat, Natriumsulfit u. Salzsäure gebleichtes Leinöl; **Oleum Lini sulfuratum:** geschwefeltes Leinöl, Schwefelbalsam, Bergöl; **Darst.:** EB; 850 T. Leinöl werden in einem eisernen od. irdenen Gefäß auf ca. 130 °C erhitzt, dann allmähl. mit 150 T. getrocknetem, gereinigtem Schwefel versetzt u. unter ständigem Umrühren weiter erhitzt, bis eine zähe, rotbraune, gleichmäßige Masse entsteht, die in Terpentinöl vollkommen lösl. ist. Die frühere volkstüml. Anw. bei Tuberkulose ist obsolet.

**Liothyronin** (INN): 3′,3,5-Triiodthyronin (Abk. $T_3$); (*S*)-3-[4-(4-Hydroxy-3-iodphenoxy)-3,5-diiodphenyl]alanin; CAS-Nr. 6893-02-3; $C_{15}H_{12}I_3NO_4$, Strukturformel: s. Schilddrüsenhormone (Abb. dort); $M_r$ 651.01; Schmp. 236–237 °C (unter Zers.); $[\alpha]_D^{29.5\,°C}$ +21.5° (c = 4.75 in einer Mischung von 1 T. Salzsäure 1 mol/L u. 2 T. 96 %igem Ethanol); Schilddrüsenhormon*; **Ind.:** Iodmangel-Struma, Myxödem*, Kretinismus*; **Dos.:** p. o. Initialdosis 1–3 × 0.02 mg/d, n. B. langsam erhöhen; HWZ 22 h. **Liothyronin-Natrium:** Liothyronium natricum Ph.Eur.6; CAS-Nr. 55-06-1; $C_{15}H_{11}I_3NNaO_4$; $M_r$ 672.99; weißes bis schwach gefärbtes Pulver; lösl. in verd. Alkalihydroxid-Lsg., schwer lösl. in Ethanol, unlösl. in Wasser; **Dos.:** p. o. Initialdosis 10–25 µg/d, Steigerung um 10–25 µg/d in Abständen von 7–14 d möglich; Erhaltungsdosis 25–100 µg/d (Ph.Eur.Komm.). Gebräuchl. ist auch Liothyroninhydrochlorid. **Hinweis:** Anw. i. d. R. nur in Kombination mit Levothyroxin*-Natrium.

**Lipasen:** veraltet Steapsin; zu den Esterasen* gehörende Hydrolasen (s. Enzyme), die bevorzugt Triglyceride* in freie Fettsäuren* u. Glycerol* od. Monoglyceride hydrolysieren (Lipolyse*); unter bestimmten Voraussetzungen katalysieren L. auch Veresterungsreaktionen; die Anwesenheit von Calcium-Ionen u. Gallensäuren* wirkt aktivierend auf L.; **Vork.:** in Bauchspeicheldrüse, Fettgewebe, Magen u. Leber sowie in einigen Pflanzensamen (z. B. Ricinussamen); **Vertreter:** u. a. **1.** Pankreaslipase: $M_r$ 35 000; benötigt Taurocholsäure*; **2.** Monoglycerol-Lipase: wird in der Darmmukosa produziert u. katalysiert die schnelle Entfernung der dritten u. letzten Fettsäure aus Triglyceriden (vgl. Phospholipasen); **3.** Lipoproteinlipase*; **Anw.:** (techn.) als Biokatalysatoren (Lipolyse- u. Veresterungsreaktionen); Herst. von Seifen, Zusatz zu Waschmitteln, in der Lebensmittelchemie (z. B. Aromabildung im Käse).

**Lipid-Carrier des Amphotericin B:** lipidhaltige Darreichungsformen des Amphotericin* B (s. Tab.) mit deren Hilfe die akute u. subakute Toxizität des Polyen*-Antimykotikums (insbes. Schüttelfrost, Fieber, Nephrotoxizität) reduziert werden kann; **Beispiel: 1.** AmBisome®: unilamellare Liposomen mit geringer Durchschnittsgröße, die länger im Plasma verbleiben als größere Liposomen; vergleichsweise lange Halbwertzeit, Verteilungsvolumen, das dem Intravasalraum (s. Kompartiment) sehr nahe kommt, u. bessere Verträglichkeit; Anw.: manifeste Mykosen*; Dos.: 3 mg/kg/d i. v. (u. mehr); Obergrenze für herkömmliche Arzneiform i. v. 1 mg/kg/d; **2.** Abelcet® (ABLC): Lipid-Carrier, bei dem das Polyen-Antibiotikum in eine bandartige Phospholipid-Struktur eingebettet wurde, Durchschnittsgröße 1.6–11 µm; wahrscheinl. relativ rasche Aufnahme des Komplexes durch Zellen des Monozyten*-Makrophagen-Systems u. so recht geringe Spitzenkonzentration im Plasma u. außerordentl. geringe AUC*; Verträglichkeit geringer als AmBisome® (Vergleichsstudie/Dos. 5 mg/kg i. v.).

**Lipid-Doppelschicht:** (engl.) *phospholipid-bilayer, liquid bilayer*; Bilayer; fluide Grundstruktur von Biomembranen* aus amphiphilen Lipiden, bei der die lipophilen Molekülteile zweier Lipidschichten (Monolayer, Leaflets) einander zugewandt sind u. einen hydrophoben Innenbereich bilden; Aufbau: s. fluid mosaic model; **Funktion u. Anw.: 1.** (biol.) s. Biomembran; **2.** (technolog.) s. Liposomen.

**Lipide** (gr. lípos Fett, Öl): wasserunlösl., org. Substanzen, die sich aus tier. od. pflanzl. Geweben durch unpolare Lösungsmittel wie Chloroform, Ether, Benzol od. Trichlorethylen extrahieren lassen; **Funktion:** u. a. als strukturelle Komponenten von Membranen, als Nährstoffspeicher od. Signalmoleküle; **Einteilung:** in versch. Klassen, die viele, strukturell uneinheitl. Verb. vereinigen: **1.** Fettsäuren (u. deren Derivate); **2.** Neutralfette (Triglyceride*); **3.** Wachse*; **4.** Terpene* (Monoterpene*, Diterpene*, Carotinoide*, Steroide*); **5.** Phospholipide* (Glycerophospholipide, Sphingophospholipide u. davon abgeleitete Glykolipide*). Phospholipide, Wachse u. Terpene werden auch als Lipoide (fettähnl. Substanzen), Glyceride u. Wachse auch als verseifbare Lipide (s. Verseifung), Terpene als nicht verseifbare Lipide bezeichnet.

**Lipidnanopartikel, feste:** (engl.) *solid lipid nanoparticles (Abk. SLN)*; Nanopartikel* aus festen Lipiden* mit einer Partikelgröße von ca. 50–1000 nm, die als Carriersystem (s. Vehikel) eingesetzt werden; vorwiegend werden physiol. Lipide od. Lipide aus physiol. Komponenten (z. B. Glyceride aus körpereigenen Fettsäuren) mit guter Abbaubarkeit in vivo eingesetzt. **Herst.:** Hochdruckhomogenisation* von in Wasser dispergierten Lipiden im geschmolzenen od. festen Zustand (sog. Heiß- bzw. Kalthomogenisation); i. d. R. werden SLN in wäßriger Dispersion durch Tenside* stabilisiert; eine tensidfreie Herstellung ist möglich. Die Wirkstoffe sind in der Lipidmatrix gelöst (feste Lösung) od. dispergiert. SLN können sowohl als wäßrige Dispersion als auch mit Lyophilisation od. Sprühtrocknung als Trockenprodukt formuliert werden. **Vorteil: 1.** Modifikation des Freisetzungsprofils aufgrund der festen Partikelmatrix; **2.** chem. Stabilisierung; **3.** geringe Toxizität der Hilfsstoffe; **4.** industrielle Herstellung über Hochdruckhomogenisation*; **5.** bei top. Anw.: adhäsive Effekte u. Okklusionswirkung; **6.** am Auge: verlängerte Verweilzeit; **7.** bei oraler od. peroraler Applikation: verläßl. Bioverfügbarkeit; **8.** bei i. v. Applikation: Vermeidung von UAW, z. B. kein Einsatz von Lösungsvermittlern; **9.** Möglichkeit des drug targeting.

**Lipidsenker:** Antilipidämika, Antilipämika, Antihyperlipidämika, antilipidämische Substanzen; Wirkstoffe zur Senkung erhöhter Serumlipidspiegel (s. Hyperlipoproteinämien); **Einteilung: 1. HMG*-CoA-Reduktase-Hemmer:** Statine; Mittel der Wahl bei Hypercholesterolämien; hemmen die Cholesterolbiosynthese u. führen in Kombination mit diätetischen Maßnahmen zu einer signifikanten Reduktion des Serum-Cholesterolspiegels; z. B. Simvastatin*, Lovastatin*, Rosuvastatin*; **2. Cholesterol-Resorptions-Hemmer:** Ezetimib*; blockiert die intestinale Cholesterol-Resorption am Bürstensaum der Zottenzellen im Dünndarm; Monotherapie führt zu einer max. Reduktion des Serum-Cholesterolspiegels von ca. 20 %; Kombination mit HMG*-CoA-Reduktase-Hemmern ist sinnvoll, Fixkombination mit Simvastatin im Handel; **3. Fibrate:** Aryloxyalkancarbonsäurederivate; z. B. Bezafibrat*, Fenofibrat*, Etofibrat*, Gemfibrozil*. Wirkungsmechanismus: als PPARα-Agonisten steigern sie die Expression der Lipoproteinlipase* u. vieler, am Fettsäuremetabolismus beteiligter Enzyme, was zur Senkung des Triglyceridspiegels führt; Fibrate senken v. a. den Triglyceridspiegel u. weniger den Cholesterolspiegel u. sollten nur bei strenger Indikationsstellung verschrieben werden. Clofibrat wurde bei Hyperlipidämien des Typs III, IV u. V verabreicht, seine Analogpräparate werden bei Triglyceridämie u. Hypercholesterolämie eingesetzt. **4. Fischöle*:** wirken ebenfalls als PPARα-Agonisten u. senken bei entspr. Dosierung den Triglyceridspiegel; **5. Nicotinsäure*** u. Nicotinylalkohol wirken insbes. bei Hyperlipoproteinämien* vom Typ II; Wirkungsmechanismus: Hemmung der Fettgewebelipolyse, führt zu verminderter Abgabe von Fettsäuren aus dem Fettgewebe, welche in der Leber in geringerem Umfang zu Triglyceriden synthetisiert werden; dies führt zu Abnahme von VLDL u. LDL; auch in Kombination mit Laropiprant* (selektiver Antagonist des Prostaglandin-$D_2$-Rezeptors, Subtyp 1); **6. Ionenaustauscherharze:** z. B. Colestyramin*, Colesevelam*; werden nicht resorbiert; Wirkungsmechanismus: Gallensäuren u. Cholesterol werden z. T. an die Austauscherharze gebunden, Unterbrechung des enterohepat. Kreislaufs*; Folge ist die vermehrte Gallensäuresynthese unter Verbrauch von Cholesterol; Ind. bei Hyperlipidämien vom Typ IIa; **7.** pflanzliche L.: Guar (s. Cyamospsis tetragonaloba), Pektine*, möglicherweise auch Wirkstoffe aus Knoblauch (s. Allium sativum) u. Artischocke (s. Cynara cardunculus ssp. flavescens); ferner essentielle Fettsäuren. Indikation für alle Lipidsenker besteht erst nach erfolgloser diätet. Behandlung (Basistherapie).

**Lipinski's Rule of Five:** s. Fünferregel.

**Lipochrome:** gelbe bis rotviolette Farbstoffe, die zu den Lipoiden (s. Lipide) gehören; **Vertreter:** u. a. Carotinoide*, Lipofuscin u. Chromophane.

**Lipogele:** Salbengrundlagen aus Fettsäuretriglyceriden od. lipophilen Stoffen, z. B. aus flüssigen Wachsen, mit ausgeprägt fettenden Eigenschaften; vgl. Gele.

**Lipoide:** s. Lipide.

**Lipolyse:** Fettabbau; biochem. Hydrolyse der Esterbindung von Triglyceriden* zu Fettsäure* u. Diacylglycerol, das weiter zu Fettsäuren u. Glycerol* abgebaut wird; die Reaktion wird durch Lipasen* katalysiert, die in größeren Mengen in Pankreas, Darmwand u. Leber lokalisiert sind. Glycerol u. Fettsäuren unterliegen weiteren Abbaureaktionen.

**Lipom:** sog. Fettgeschwulst; gutartige, langsam wachsende Fettgewebeneubildung; gelegentl. familiär vorkommend; **Lokalisation:** meist in der Subkutis von Stamm u. Extremitäten.

**Lipomikronen:** s. Chylomikronen.

**α-Liponsäure:** (engl.) *lipoic acid*; Thioctsäure, 6,8-Dithioctansäure, 1,2-Dithiocyclopentan-3-valeriansäure; 5-(1,2-Dithiolan-3-yl)-pentansäure; $C_8H_{14}O_2S_2$; $M_r$ 206.32; ***(RS)*-Liponsäure:** CAS-Nr. 62-46-4; Schmp. 61 °C; Sdp. 265 °C. ***(R)*-Liponsäure/*(S)*-Liponsäure:** Schmp. 46–48 °C; wesentl. Stoffwechselfaktor; aus Leber u. Hefe isoliert; auch synthet. dargestellt; ihre Salze heißen Lipoate. **Vork.:** natürl. *(R)*-L. (D-Form; s. Abb.) in fast allen Lebewesen; beim Mensch ca. 16 µg/L Serum; HWZ 1 h; **Bedeutung:** (physiol.) Dieser einfach gebaute, vitaminartige Stoff kann als cycl. Disulfid u. in der reduzierten, offenkettigen Form als **Dihydroliponsäure** (γ-L.) vorliegen. Durch Redoxreaktionen sind diese beiden Formen rasch ineinander umwandelbar. L. wirkt als eines der Coenzyme bei der oxidativen Decarboxylierung* von Pyruvat* u. anderen α-Ketosäuren. **Ind.:** Parästhesie bei diabet. Polyneuropathie; bei Schwermetallintoxikationen; als Antidot bei Knollenblätterpilzvergiftung (s. Amanita phalloides, Toxikol.) umstritten; **UAW:** sehr selten Magen-Darm-Beschwerden, Veränderung des Geschmacksempfindens. Ferner β-Liponsäure.

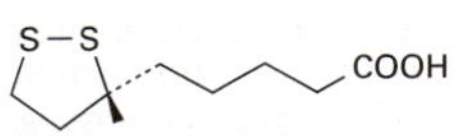


**α-Liponsäure:** *(R)*-α-Liponsäure

**Lipopeptid-Antibiotika:** cyclische Lipopeptide; Substanzklasse der Antibiotika* mit Wirkung ausschließl. gegen grampositive Bakt.; **Wirkstoffe:** Daptomycin*.

**Lipopeptide, cyclische:** s. Echinocandine; Lipopeptid-Antibiotika.

**lipophil:** carbophil; Fett liebend; s. Lipophilie.

**Lipophilie:** Fettlöslichkeit; Eigenschaft von Substanzen, sich in Fetten*, Ölen od. fettähnl. Medien leicht zu lösen; **Bedeutung:** (pharmakokinet.) für die Resorption* eines Wirkstoffs wichtig; Angabe der L. eines Wirkstoffs durch seinen Verteilungskoeffizienten*. Vgl. Hydrophobie; Amphiphilie; Hydrophilie.

**Lipopolysaccharide:** Abk. LPS; hochmolekulare Komplexe aus Lipid A (Phospholipid aus einem Glukosamindisaccharid, das an den Hydroxyl- u. Aminogruppen mit unterschiedl. Fettsäuren verestert ist; tox. Komponente), Kernregion u. Polysacchariden* (immunogene Komponente), die charakterist. Zellwandbestandteile gramnegativer Bakt. (v. a. Enterobacteriaceae*) sind; insbes. die Polysaccharidkomponente variiert stark (führt z. B. bei Salmonellen zur Unterscheidung von mehr als 2000 versch. Serotypen); **Wirk.:** u. a. als Endotoxin, B-Zell-Mitogen u. immun. Adjuvans; vgl. Pyrogene.

**Lipoproteine:** wasserlösl. Protein-Lipid-Komplexe; die Lipide* sind von einer Proteinhülle (Apolipo-

**Lipoproteine**
Charakteristik der Serumlipoproteine

| Eigenschaft | Chylomikronen | very low density lipoproteins (VLDL) | low density lipoproteins (LDL) | high density lipoproteins (HDL) |
|---|---|---|---|---|
| Dichteklasse (g/ml) | ≤0.9 | ≤1.006 | ≤1.063 | ≤1.21 |
| Molekulargewicht | >20 Mio. | >3 Mio. | >2–3 Mio. | >140–360 000 |
| Größe (Durchmesser in nm) | 100 – 1000 | 30 – 70 | 15 – 70 | 7.5 – 10 |
| Konzentration im Nüchternplasma (mg/100 mL) | | | | |
| bei Männern | — | 50 – 150 | 300 – 400 | 250 – 350 |
| bei Frauen | — | 50 – 100 | 250 – 300 | 400 – 500 |
| Zusammensetzung (%) | | | | |
| Eiweiß | 0.8 – 2.5 | 8 – 12 | 20 – 24 | 40 – 80 |
| Phospholipide | 4 – 9 | 16 – 20 | 20 – 24 | 20 – 37 |
| Cholesterol | 0.5 – 1 | 6 – 8 | 7 – 9 | 2 – 7 |
| Cholesterol-Ester | 1 – 2.5 | 12 – 14 | 35 – 40 | 5 – 10 |
| Triglyceride | 87 – 94 | 45 – 55 | 8 – 18 | 1 – 5 |
| Apolipoproteine | A, B, C | A, B, C | B | A |
| elektrophoretische Mobilität | Start | Prä-Beta | Beta | Alpha |

proteine*) umgeben; Serumlipoproteine (syn. Plasmalipoproteine) vermitteln im Blut den Transport von wasserunlösl. Lipiden; sie sind durch Molekülgröße, Lipidzusammensetzung, Proteinanteil sowie durch ihr Verhalten in der Ultrazentrifuge (unterschiedl. Dichte) u. ihre Wanderung im elektr. Feld (Lipoproteinelektrophorese: $\alpha$-, $\beta$-, prä-$\beta$-Lipoproteine) charakterisiert (s. Tab.). **Einteilung: 1. Chylomikronen***; **2. VLDL** (Abk. für engl. very low density lipoproteins; L. sehr geringer Dichte; Lipidanteil: 85–90 %): werden in der Leber gebildet u. unter Mitwirkung von Apoproteinen in das Blut abgegeben; dienen insbes. dem Transport von endogenen Triglyceriden*; tauschen einen Teil ihrer Apoproteine mit HDL aus; nach Abgabe von Fettsäuren* findet ein Übergang in eine IDL-Zwischenstufe (Abk. für engl. intermediate density lipoproteins) u. anschließend zum LDL-Partikel statt (s. Lipoproteinlipase). **3. LDL** (Abk. für engl. low density lipoproteins; L. geringer Dichte; , Lipidanteil: 75 %): werden nach Bindung an den LDL*-Rezeptor durch Endozytose* von peripheren Organen u. Geweben aufgenommen; beim Abbau der LDL-Partikel werden Fettsäuren* u. Cholesterol* freigesetzt u. für die Lipidsynthese der Zelle verfügbar gemacht; ein erhöhter Spiegel an cholesterolreichem LDL wird für die Entstehung von Arteriosklerose u. Herzinfarkt verantwortlich gemacht. **4. HDL** (Abk. für engl. high density lipoproteins; L. hoher Dichte; Lipidanteil: 50 %): nehmen im Stoffwechsel der L. eine zentrale Stellung ein; entstehen aus in der Leber bzw. Mukosazelle des Intestinaltrakts synthetisierten HDL-Vorstufen (Nascent-HDL); sphär. Mizellen von ca. 12 nm Durchmesser. Die HDL-Vorstufe bereitet die Chylomikronen-Vorstufe u. die VLDL-Vorstufe durch Austausch von Apoproteinen u. Lipiden für den weiteren Abbau vor. Bei Kontakt mit peripheren Organen u. Geweben vermag HDL freies membranassoziiertes Cholesterol zu übernehmen u. mit Hilfe der Lecithin-Cholesterol-Acyl-Transferase (Abk. LCAT) in Cholesterolester zu überführen. Die im HDL enthaltenen Cholesterolester werden über die Galle ausgeschieden. Wegen der regulierenden Wirk. auf den Lipoproteinstoffwechsel u. der Fähigkeit zum Abtransport von freiem Cholesterol aus Organen u. Geweben wird dem HDL eine vor Arteriosklerose schützende Wirk. zugesprochen.

**Lipoproteinlipase:** Klärfaktor; zu den Lipasen* gehörende membranständige Esterase* in Endothel-, Leber- u. Fettzellen, die Lipoproteine* (Chylomikronen u. VLDL) durch Hydrolyse* der Triacylglycerolanteile zu IDL u. LDL abbaut; Aktivierung durch Apolipoprotein* CII, CI u. Heparin*; die Bildung der L. wird durch Insulin* induziert.

**Liposomen:** künstl. hergestellte Vesikel, kugelige in sich abgeschlossene Membranlamellen; Assoziate von amphiphilen Lipiden in Wasser, die eine od. mehrere konzentr. angeordnete 5 nm-Doppelschichten (s. Lipid-Doppelschicht, Bilayer) aus Phospholipiden* (Ei- od. Sojalecithin, s. Lecithine), Cholesterol* (Stabilisator) u. Glykolipiden* besitzen, die sich mit wässrigen Zwischenschichten abwechseln; L. trennen einen wässrigen Innenraum von einer äußeren wässrigen Phase ab. Da hydrophile Wirkstoffe in den wässrigen Innenraum, ggf. in die wässrigen Zwischenschichten u. hydrophobe in die Lipidschichten im Bilayer eingebaut werden können, wird die Anwendung als Arzneistoffträger angestrebt. **Formen:** s. Abb.; nach Anzahl der Schichten u. in Abhängigkeit von Größe u. Lamellenzahl unterscheidet man zw. **1. small unilamellar vesicles:** Abk. SUV, Durchmesser <80 nm; **2. large unilamellar vesicles:** Abk. LUV, Durchmesser >80 nm; **3. oligolamellar large vesicles:** Abk. OLV, mit mehreren Lamellen; durch zusätzl. Membranen ist z. B. die Freisetzung des eingelagerten Wirkstoffs verzögert; entstehen als Nebenprodukt bei den meisten Herstellungsmethoden für LUV; **4. multivesicular vesicles:** Abk. MVV, 2 od. mehr Vesikel von einem größeren umschlossen; **5. multilamellar vesicles:** Abk. MLV, Durchmesser <400 nm, mit einer großen Zahl an konzentr. Bilayerschalen; **6. large multilamellar vesicles:** Abk. LMLV, Durchmesser >400 nm, konzentr. Bilayerschalen. **Herst.:** MLV entstehen aus einem aus org. Phospholipid-Lösung (meist Lecithin u. Cholesterol) durch Vakuumtrocknung hergestellten Film durch Schütteln mit wässriger Puffer- bzw. Wirkstofflösung (Hydratisierung). Durch Ultraschallbehandlung von MLV lassen sich die anderen erwähnten Typen herstellen. Auch eine Extrusion von MLV durch Polycarbonatmembranen bestimmter Porengröße (z. B. 100 nm) ergibt unilamellare Liposomen SUV/LUV. Weitere Herstellungsverfahren ergeben sich für SUV durch eine feine Verteilung (Hochdruckhomogenisation*, Solvent-Injection-Methode) von ethanol. Lipoidlösungen im wässrigen Medium bzw. Dispergierung von Lipiden im wässrigen Milieu in Anwesenheit von Tensiden (z. B. Natriumcholat) u. anschließender Entfernung der Tensidmoleküle (Dialyse). **Anw.:** als Transportvehikel (Carrier, s. Vehikel); zur Inkorporierung von z. B. Enzymen, Zytostatika, Steroiden, Insulin, Impfstoffen, Peptiden; die eingeschlossenen Wirkstoffe werden trotz parenteraler (i. m., s. c.) Applikation verzögert freigesetzt u. werden dadurch langsamer metabolisiert bzw. ausgeschieden. L. können wegen der chem. Instabilität der Phospholipide u. der Instabilität der bimolekularen Lipidschichten nicht allgemein eingesetzt werden. Es sind erst wenige Arzneipräparate im Handel (s. Beispiel); hingegen werden seit 1987 liposomale Kosmetika (vorwiegend **Niosomen**, d. h. Liposomen mit synthet. nichtionischen Lipiden; s. NSV) sehr häufig eingesetzt. **Beispiel:** L. mit Econazol u. Heparin zur top. Anw. (L. können das Stratum corneum nicht durchdringen, jedoch durch Veränderung des Feuchtigkeitsgehalts der Haut die Wirkstoffpermeation verbessern); zur i. v. Injektion gegen system. Pilzinfektionen dient ein lyophilisiertes Liposomenpräparat, bei dem Amphotericin* B in die Membranen eingebaut ist, wodurch die Nephrotoxizität deutlich verringert ist; vgl. Lipid-Carrier des Amphotericin B. In liposomaler Form werden die Zytostatika Daunorubicin* u. Doxorubicin* eingesetzt, wodurch die Kardiotoxizität aufgrund der liposomalen Verteilung nach der i. v. Gabe nahezu verschwindet. Röntgen- od. NMR-Kontrastmittel in Liposomen ermöglichen eine

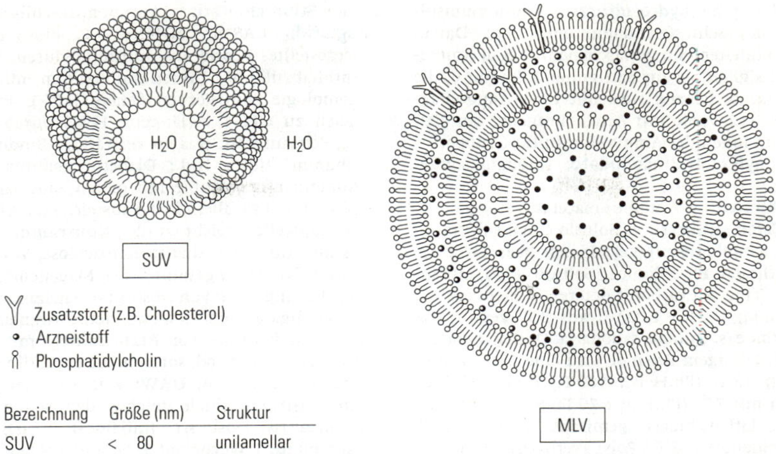


| Bezeichnung | Größe (nm) | Struktur |
|---|---|---|
| SUV | < 80 | unilamellar |
| MLV | < 400 | multilamellar |
| LUV | > 80 | unilamellar |
| LMLV | > 400 | multilamellar |

**Liposomen:** Querschnittschema

verbesserte Darstellung versch. Organe (s. Magnetopharmaka). Leer-Liposomen werden auch als Konzentrate zum Einarbeiten in Dermatika für die Offizin angeboten.

**lipotrop:** die Lipolyse* beschleunigend; s. Stoffe, lipotrope; vgl. Lipotropine.

**Lipotropine:** lipotrope Hormone (Abk. LPH), fettmobilisierende Hormone; Proteohormone im Hypophysenvorderlappen, die aus Proopiomelanocortin* entstehen; **Einteilung: 1. $\beta$-Lipotropin:** 91 Aminosäurereste, $M_r$ 9894 (Schwein); steigert die Lipolyse u. ist Precursor für Endorphine*; **2. $\gamma$-Lipotropin:** Teil des $\beta$-Lipotropins (Aminosäurereste 1–58).

**Lipoxygenase:** s. Eicosanoide.

**Lippe:** Labium.

**Lippenblütler:** s. Lamiaceae.

**Lippia citriodora:** s. Aloysia citrodora.

**Liquibas®:** wässrig/alkohol. Lösung für die magistrale Rezeptur (s. Magistralformeln), speziell geeignet zum Lösen von Erythromycin* (Base); **Best.:** Ethanol (Lösungsmittel), Glycerol* (Lösungsmittel), Hydroxypropylcellulose* (Hydrogelbildner), Kokosfettsäurediethanolamid (Lösungsvermittler), Polysorbat 80 (Lösungsvermittler, Tensid), Propylenglykol* (Lösungsmittel), Wasser gereinigt (Lösungsmittel).

**Liquida ad usum dermicum:** s. Zubereitungen zur kutanen Anwendung, flüssige.

**Liquidambar orientalis** Mill.: Fam. Hamamelidaceae; Kleinasien, Syrien; Stpfl. von **Styrax:** Styrax liquidus, Balsamum styracinum, Balsamum Styrax liquidus, Balsamum Styracis liquidum, Storax, Styrax-Balsam; ein Ausscheidungsprodukt, das sich nach dem Einschneiden im Holzkörper des Baumes bildet; trübe, klebrige, zähe Masse, grau bis braun, benzoeartig riechend, lösl. in Ethanol, Ether, Essigsäureethylester, Aceton, Pentanol, Chloroform; **Best.:** bis 30 % Zimtsäure*, ca. 22 % eines Gemisches mehrerer Zimtsäureester (Cinnamein*), ca. 2 % Vanillin*, Styrol*, Harz*; **Anw.: 1.** (volkstüml.) früher äußerl. bei Hautkrankheiten (Krätze); **2.** (veterin.) gegen Räude; **3.** ferner in der Parfümerie; **Styrax calamitus:** Herst. aus den Pressrückständen bei der Styraxgewinnung, dient ledigl. zu Räucherzwecken; **Balsamum indicum album:** Amerikanischer Styrax, Hondurasbalsam; stammt von **Liquidambar styraciflua** L.; östl. Nord- u. Zentralamerika; **Best.:** wie Styrax von L. orientalis, jedoch ohne Zimtsäureethylester.

**Liquida peroralia:** s. Zubereitungen zum Einnehmen, flüssige.

**liquid crystal displays:** Abk. LCD; s. Flüssigkristalle.

**liquidus:** f: liquida, n: liquidum; flüssig.

**Liquiritiae extractum fluidum:** s. Extractum Liquiritiae fluidum.

**Liquiritiae extractum fluidum ethanolicum normatum:** s. Extractum Liquiritiae fluidum normatum.

**Liquiritiae extractum liquidum:** s. Extractum Liquiritiae fluidum.

**Liquiritiae Radix:** s. Glycyrrhiza glabra; Glycyrrhiza uralensis.

**Liquiritin:** s. Glycyrrhiza glabra (Liquiritiae radix).

**Liquor: 1.** Flüssigkeit; i. e. S. Kurzbez. für Liquor* cerebrospinalis; **2.** im DAB Bez. für verschiedene flüssige Arzneimittel.

**Liquor Aluminii acetici:** s. Aluminiumacetat.

**Liquor Aluminii acetico-tartarici:** s. Aluminiumacetat-tartrat-Lösung.

**Liquor Ammonii acetici:** s. Ammoniumacetatlösung.

**Liquor Ammonii anisatus:** s. Ammoniaklösung, anisölhaltige.

**Liquor Ammonii caustici:** s. Ammoniaklösung 10 %.

**Liquor Ammonii caustici spirituosus:** s. Ammoniaklösung, weingeistige.

L

**Liquor Ammonii hydrosulfurati:** Ammoniumsulfidlösung, Schwefelammonium(lösung); Darst.: **1.** EB, Einleiten von gewaschenem $H_2S$ in Ammoniakflüssigkeit bis zur Sättigung; **2.** Ph.Eur.6, die so gesättigte Lösung wird mit verd. Ammoniak-Lösung 3 : 2 verdünnt; **Anw.:** Reagenz; zur Fällung von Ionen der Ammoniumsulfid-Gruppe.

**Liquor Amyli cum Zinco iodato:** s. Iodzinkstärkelösung.

**Liquor Burowii:** s. Aluminiumacetat.

**Liquor Calcii sulfurati:** s. Solutio Calcii sulfurati.

**Liquor Carbonis detergens:** Liquor Picis Carbonis, Lithanthracis Picis liquor, Solutio Picis Lithanthracis, Tinctura carbonis detergens; Steinkohlenteerlösung; Darst.: **1.** DAC, aus 3 T. gepulverter Seifenrinde (s. Quillaja saponaria, Quillajae cortex) u. 15 T. 70 %igem Ethanol wird eine Tinktur hergestellt; 13 T. (Ph.Helv.: 100 T.) dieser Tinktur werden mit 7 T. (Ph.Helv.: 20 T.) Steinkohlenteer (s. Pix Lithanthracis) gemischt; **2.** ÖAB, 20 T. Steinkohlenteer, 5 T. Polyoxyethylen-80-sorbitanoleat, 75 T. Ethanol; die Lösung wird 7 Tage (Ph.Helv.: 8 Tage) unter häufigem Schütteln stehen gelassen, die überstehende Füssigkeit wird filtriert; klare, dunkelbraune bis rötlich braune Flüss. von charakterist. Geruch; **Anw.:** Hautkrankheiten, Ekzemen; **cave:** Steinkohlenteer ist ein sehr komplexes Gemisch von Phenolen, Aromaten, N-haltigen Verbindungen. Es sind relativ hohe Mengen kanzerogener Kohlenwasserstoffe festgestellt worden. Arbeitsschutzmaßnahmen beachten; die therap. Verw. sollte daher nur in begründeten u. vom Arzt ständig kontrollierten Fällen erfolgen. Vgl. Steinkohlenteersalbe.

**Liquor cerebrospinalis:** Gehirn-Rückenmark-Flüssigkeit; in den 4 Hirnventrikeln u. im Subarachnoidalraum enthaltene Flüss.; Funktion: Schutz des ZNS gegen Stoß u. Druck von außen.

**Liquor chlori:** s. Chlorum solutum.

**Liquor Cresoli saponatus:** s. Sapo Cresoli.

**Liquor Ferri oxychlorati:** s. Eisenchlorid, basisches.

**Liquor Ferri sesquibromati:** s. Eisen(III)-bromid-Lösung.

**Liquor Ferri sesquichlorati:** s. Solutio Ferri chlorati; Eisen(III)-chlorid.

**Liquor Formaldehydi:** s. Formaldehydlösung 35 %.

**Liquor Formaldehydi saponatus:** s. Solutio Formaldehydi saponata.

**Liquor Kalii acetici:** s. Solutio Kalii acetici.

**Liquor Kalii caustici:** s. Kalilauge.

**Liquor Kalii caustici dilutus:** s. Kalilauge, verdünnte.

**Liquor Kalii hypochlorosi:** s. Kaliumhypochlorit.

**Liquor Kalii silicici:** s. Kaliumsilicat.

**Liquor Natrii caustici:** s. Natronlauge.

**Liquor Natrii caustici concentratus:** s. Natronlauge, konzentrierte.

**Liquor Natrii caustici dilutus:** s. Natronlauge, verdünnte.

**Liquor Natrii hypochlorosi:** s. Natriumhypochlorit.

**Liquor Natrii silicici:** s. Natriumsilicat.

**Liquor Picis Carbonis:** s. Liquor Carbonis detergens.

**Liquor Plumbi subacetici:** s. Blei(II)-acetat.

**Liquor seriparus:** s. Lab (Labessenz).

**Liquor Stibii chlorati:** s. Antimon(III)-chlorid.

**Liraglutid:** CAS-Nr. 204656-20-2; biotechnolog. hergestelltes Peptid aus 39 Aminosäuren; **Wirk.:** Antidiabetikum*, Inkretinmimetikum mit 97 % Homologie zum körpereigenen GLP*-1; im Vergleich zu GLP-1 verlängerte HWZ durch einen $C_{16}$-Fettsäurerest, was zu verstärkter Bindung an Albumin* führt; **Ind.:** Diabetes mellitus Typ 2 (Kombinationstherapie mit oralen Antidiabetika, wenn durch sie allein keine ausreichende Blutglucosekontrolle erreicht wurde); **Kontraind.:** Diabetes mellitus Typ 1; diabet. Ketoacidose; **WW:** aufgrund der Verlangsamung der Magenentleerung ggf. Verringerung von Absorptionsausmaß u. -geschwindigkeit oral angewendeter Arzneimittel; Kontrolle bei Gabe von Arzneimitteln mit geringer therap. Breite od. solchen, die enge klin. Überwachung erfordern; **UAW:** v. a. bei Therapiebeginn gastrointestinale Beschwerden, selten akute Pankreatitis; **Dos.:** s. c. Initialdosis 1 × 0.6 mg/d, nach mind. 1 Woche auf 1.2 mg/d erhöhen; TMD 1.8 mg.

**Liriodendron tulipifera** L.: Tulpenbaum; Fam. Magnoliaceae; heim. in Nordamerika, in Mitteleuropa als Parkbaum kultiviert; **Inhaltsst.:** in Holz u. Rinde über 40 Alkaloide*, v. a. Aporphinalkaloide* wie Glaucin* sowie deren Dehydro- u. Oxoderivate, die z. T. als Phytoalexine wirken wie auch (nach Verletzung) vorkommende Lignane* (z. B. Lirionol); Flavonoide*, z. B. Glykoside von Quercetin* u. Kämpferol*; Cumarine* wie Aesculetindimethylether; bis zu 0.2 % äther. Öl (v. a. in der Wurzelrinde) mit Sesquiterpenlactonen* (z. B. die Germacrenolide Costunolid u. Tulipinolid) u. Monoterpenen* (z. B. Ocimen*, $\beta$-Pinen, Bornylacetat* sowie Phellandren u. Limonen*); ferner Chinone* (z. B. 2,6-Dimethoxybenzochinon, Abk. DMBC), cyanogene Verbindungen u. Cyclitole*; **Anw.:** (volkstüml.) die Rinde*, die Wurzelrinde u. das Holz* früher gegen Fieber (Malaria*) u. Hysterie sowie als Tonikum* (wegen des bitteren Geschmacks); **Toxikol.:** einige Inhaltsst. (z. B. Costunolid, DMBC) haben sensibilisierende Eigenschaften; der Umgang mit dem Holz kann zur Tulpenholzallergie führen. **Hom.:** Liriodendron tulipifera: frische Rinde der jungen Zweige.

**Liriosma ovata:** s. Ptychopetalum-Arten (Lignum Muira-puama).

**Lisinopril** (INN): (*S*)-1-[$N^2$-(1-Carboxy-3-phenylpropyl)-L-lysyl]-L-prolin; CAS-Nr. 76547-98-3 (Anhydrat); $C_{21}H_{31}N_3O_5$, Strukturformel: s. Abb.; $M_r$ 405.50; **Wirk.:** Antihypertensivum*; ACE*-Hemmer; **Ind.:** Hypertonie, Herzinsuffizienz, Sekundärprophylaxe nach Herzinfakt; **UAW:** Kopf-

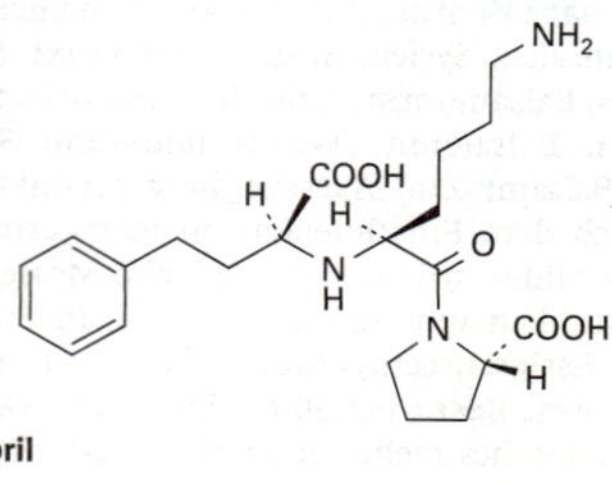


Lisinopril

schmerzen, Reizhusten, Schwindel. **Lisinopril-Dihydrat:** Lisinoprilum dihydricum Ph.Eur.; CAS-Nr. 83915-83-7 (Dihydrat); $C_{21}H_{31}N_3O_5 \cdot 2H_2O$; $M_r$ 441.52; weißes, krist. Pulver; lösl. in Wasser, wenig lösl. in Methanol, unlösl. in Aceton u. wasserfreiem Ethanol; **Dos.:** p. o., Antihypertonikum: Initialdosis 5 mg/d morgens, die Dosis kann auf 10 mg erhöht werden, maximal 40 mg/d; Herzinsuffizienz: Initialdosis 2.5 mg/d morgens, maximal 40 mg/d (Ph.Eur.Komm.).

**Listeria** (Sir Joseph Lister, Chirurg, Glasgow, London, 1827–1912): Gattung grampositiver, peritrich begeißelter, kokkoider Stäbchenbakterien der Fam. Listeriaceae mit Tendenz zur Kettenbildung; **Vork.:** ubiquitär, speziell im Kot von Menschen u. gleichwarmen Tieren, Abwasser, Kompost; Parasit; humanpathogene Species: L. monocytogenes u. L. ivanovii; vgl. Listeriose.

**Listeriose:** durch Listeria monocytogenes hervorgerufene Infektionskrankheit; Zoonose*, die auf den Menschen übertragen werden kann; Übertragung: durch kontaminierte Lebensmittel, fäkal-oral od. direkten Kontakt; v. a. gefährl. durch den diaplazentaren Übertritt der Erreger von infizierten Schwangeren auf das Kind während der letzten Schwangerschaftswochen mit Folge einer Fetopathie (ggf. Tot- od. Frühgeburt; Neugeborene zeigen u. a. Hauteffloreszenzen, Meningoenzephalitis, Atemstörungen, ggf. prolongierte Hyperbilirubinämie des Neugeborenen); **Ther.:** über 14 d Amoxicillin* kombiniert mit Aminoglykosid*-Antibiotika, alternativ Co*-trimoxazol; evtl. zusätzliche Gabe von Rifampicin*.

**Lisurid** (INN): 1,1-Diethyl-3-(9,10-didehydro-6-methyl-8$\alpha$-ergolinyl)harnstoff, 3-(9,10-Didehydro-6-methylergolin-8$\alpha$-yl)-1,1-diethylharnstoff; *N*-(D-6-Methyl-9-ergolen-8$\alpha$-yl)-*N'*,*N'*-diethylharnstoff; CAS-Nr. 18016-80-3; $C_{20}H_{26}N_4O$, Strukturformel: s. Bromocriptin (Abb. dort); $M_r$ 338.46; Schmp. 186 °C (kristallisiert aus Benzol); $[\alpha]_D^{20\,°C}$ +313° (c = 0.60 in Pyridin); halbsynthet. Ergotalkaloid* aus der Reihe der 8$\alpha$-Ergoline (vgl. Bromocriptin, ein 8$\beta$-Ergolin-Derivat); **Wirk.:** Dopamin*-Rezeptor-Agonist, Prolactin*-Hemmer, Serotonin*-Antagonist; Anw. als Antiparkinsonmittel* u. Migränetherapeutikum*; **Ind.:** Parkinson*-Syndrom (Kombination mit Levodopa*), Abstillen, Prolaktinom, Galaktorrhö, Amenorrhö, Akromegalie; **WW:** zentraldämpfend wirkende Arzneimittel: Verstärkung der sedierenden Wirk.; Dopamin-Antagonisten (z. B. Neuroleptika): Abschwächung der Wirk. von L.; vorsichtshalber nach Geburt u. im Wochenbett nicht zus. mit anderen Ergotalkaloiden anwenden; cave bei vorausgegangener od. gleichzeitiger Gabe blutdruckwirksamer Arzneimittel; **UAW:** anfangs gelegentl. Übelkeit, Erbrechen, Müdigkeit, Benommenheit, Schwindelgefühl, Kopfschmerz, Schlafstörungen, Schwitzen, Mundtrockenheit, plötzl. Blutdruckabfall; exzessive Müdigkeit mögl.; **Dos.:** je nach Ind. zw. 0.025 mg/d (Migräneprophylaxe) u. 2 mg/d, auf mehrere Dosen verteilt (Antiparkinsonmittel); HWZ 2–3 h bzw. 10–24 h (Metaboliten). Gebräuchl. ist auch Lisuridhydrogenmaleat.

**Litchibaum:** s. Litchi chinensis.

**Litchi chinensis** Sonn.: Litchibaum, Litchipflaume, Litschipflaume, Lycheepflaume, Lychee; Fam. Sapindaceae; Südchina; die Früchte (als Obst verwendet) bestehen aus einer dünnwandigen, rotbraunen Fruchtschale u. enthalten einen einzigen Samen, der von einem genießbaren, angenehm schmeckenden, weißen (schwarzen, wenn getrocknet), fruchtfleischartigen Samenmantel umgeben ist; **Anw.:** (volkstüml.) in der chines. Volksmedizin die Samen (enthalten eine tox. Aminosäure) gegen Geschwülste; in der ind. Volksmedizin die Blätter bei Tierbissen.

**Liter:** Symbol L; Maßeinheit für Rauminhalte; s. Volumen.

**Literaturdatenbank:** Datenbank* mit Zusammenstellung von Literaturangaben relevant erscheinender Artikel aus Zeitschriften, Kongress- u. Forschungsberichten; es erfolgt keine Aufarbeitung od. Wertung der Artikel. L. können nach Schlagworten u. bibliograph. Angaben durchsucht werden. Im Allg. ist ein Abstract einzusehen. L. sind zumeist elektron. verfügbar. **Beispiel:** Wichtige L. für Medizin u. Naturwissenschaften sind z. B. MEDLINE (US National Library of Medicine), EMBASE® u. SciSearch®. Vgl. Faktendatenbank.

**Lithagoga:** Lithika; harnsteintreibende Mittel; vgl. Urolitholytika.

**Lithanthracis Picis liquor:** s. Liquor Carbonis detergens.

**Lithanthracis pix:** s. Pix Lithanthracis.

**Lithanthrax:** Steinkohle.

**Lithargyrum:** s. Blei(II)-oxid.

**Lithiasis:** Steinleiden; Steinbildung in z. B. Nieren, Gallen- u. Harnblase u. anderen Organen; s. Cholelithiasis; Urolithiasis.

**Lithii carbonas:** s. Lithiumcarbonat.

**Lithii citras:** s. Lithiumcitrat.

**Lithika:** s. Lithagoga.

**Lithionglimmer:** s. Lithium.

**Lithium:** Symbol Li; CAS-Nr. 7439-93-2; $A_r$ 6.941; OZ 3; D. 0.534; Schmp. 180.54 °C; Sdp. 1347 °C; einwertiges, silberweißes, weiches, zu den Alkalimetallen* gehörendes Leichtmetall*; **Vork.:** Das leichteste aller Metalle* kommt natürl. nur gebunden vor, meist als Silicat (Amblygonith, Lithionglimmer, Lepidolith, Petalit). **Darst.:** Schmelzflusselektrolyse von Lithiumchlorid*; **Wirk.:** genauer molekularer Wirkungsmechanismus der Lithiumsalze* (z. B. Lithiumcarbonat*) unbekannt; diskutiert werden Einfluss auf zelluläre Signaltransduktion (über Phosphomonoesterasen u. die Glykogensynthasekinase GSK3β) u. eine sekundäre Modulation der intrazellulären Calciumhomöostase; außerdem Hinweise, dass L. bei Patienten mit bipolarer affektiver Störung durch Neurogenese (Neubildung von Neuronen) eine Zunahme der grauen Substanz bewirkt; Förderung der Harnstoff- u. Harnsäureausscheidung (aber keine Lösung von Harnsäurekonkremente im Körper); **Anw.:** **1.** (med.) zur Langzeittherapie bei manisch-depressiven Psychosen; aufgrund der Hemmung der Adenylylcyclase* in der Ther. bestimmter Fälle von nephrogenem Diabetes insipidus u. in der Hyperthyreose-Therapie bei thyreotox. Krisen; **2.** (techn.) Legierungsbestandteil, Batterien, Kernforschung ($^6$Li); **Nachw.:** **1.** Lithiumverbindungen färben die nichtleuchtende Flamme karmesinrot, das Spektrum dieser Flamme zeigt eine rote Linie. **2.** Fällung als Lithiumphosphat; **Gesch.:** 1818 von Johan August Arfvedson (1792–1841) entdeckt; von Humphry Davy (1778–1829) elektrolyt. dargestellt.

**Lithiumbenzoat:** Lithium benzoicum, benzoesaures Lithium; $C_6H_5COOLi$; $M_r$ 128.0; weißes, krist. Pulver od. dünne, glänzende Schuppen; lösl. in 10 T. Wasser u. 3 T. Ethanol; **Herst.:** Auflösen von Lithiumcarbonat* u. Benzoesäure* in Wasser u. Eindampfen; **Anw.:** als Nukleierungsmittel* bei der Produktion von Polypropylen (s. Polyolefine); früher als Schmiermittel beim Tablettenpressen.

**Lithium benzoicum:** s. Lithiumbenzoat.

**Lithium bromatum:** s. Lithiumbromid.

**Lithiumbromid:** Lithium bromatum; Bromlithium; CAS-Nr. 7550-35-8; LiBr; $M_r$ 86.86; D. 3.46; Schmp. 547 °C; Sdp. 1265 °C; weißes, hygroskop. Pulver, sehr leicht lösl. in Wasser, leicht lösl. in Ethanol; **Darst.:** Umsetzen von Eisen(II)*-bromid mit Lithiumcarbonat*; **Anw.:** **1.** (techn.) Kältemittel in Klimaanlagen, Batterieelektrolyt, Flussmittel; **2.** (med.) obsolet; früher als Sedativum wie Kaliumbromid*.

**Lithiumcarbonat:** Lithii carbonas, Lithium carbonicum; kohlensaures Lithiumcarbonat, kohlensaures Lithium; CAS-Nr. 554-13-2; $Li_2CO_3$; $M_r$ 73.89; D. 2.11; Schmp. 618 °C; Sdp. 1310 °C; weißes, leichtes Pulver, leicht lösl. in verd. Säuren, wenig lösl. in Wasser, sehr schwer lösl. in Ethanol; **Darst.:** aus lithiumhaltigen Mineralien od. durch Fällen von Lithiumsalz*-Lsg. mit Natriumcarbonat*; **Off.:** Ph.Eur.6; **Anw.:** **1.** (med.) bei manisch depressiven Psychosen; s. Lithiumsalze; Lithium; **2.** (techn.) Glasherstellung, Zementzusatz, Flussmittel, Basis zur Herst. anderer Lithiumsalze. **Hom.:** Lithium carbonicum (HAB): verordnet z. B. bei Gicht, Arthritis, Erkrankungen des rheumat. Formenkreises, Nierensteinen.

L

**Lithiumcarbonat, kohlensaures:** s. Lithiumcarbonat.

**Lithium carbonicum:** s. Lithiumcarbonat.

**Lithium chloratum:** s. Lithiumchlorid.

**Lithiumchlorid:** Lithium chloratum; Chlorlithium; CAS-Nr. 7447-41-8; LiCl; $M_r$ 42.4; D. 2.06; Schmp. 606 °C; Sdp. 1360 °C; weiße, würfelförmige Kristalle od. weißes, hygroskop. Pulver, leicht lösl. in Wasser u. Ethanol; **Darst.:** Umsetzen von Lithiumcarbonat* mit Salzsäure*; **Anw.:** **1.** (med.) wie Lithiumcarbonat*; **2.** (techn.) Flussmittel, Kältebäder (bis −70 °C), Batterieelektrolyt.

**Lithiumchlorid-Taupunktmessung:** s. Hygrometer.

**Lithiumcitrat:** Lithii citras Ph.Eur., Lithium citricum; citronensaures Lithium; $C_3H_4OH(COO)_3Li_3 \cdot 4\,H_2O$; $M_r$ 281.9; farblose, hygroskop. Kristalle od. weißes Pulver, lösl. in Wasser u. Ethanol; **Darst.:** Neutralisieren einer Lsg. von Citronensäure* in Wasser mit Lithiumcarbonat*; **Anw.:** (med.) bei manisch depressiven Psychosen; s. Lithiumsalze; Lithium. **Hom.:** Lithium citricum (HAB).

**Lithium citricum:** s. Lithiumcitrat.

**Lithium, citronensaures:** s. Lithiumcitrat.

**Lithium iodatum:** s. Lithiumiodid.

**Lithiumiodid:** Lithium iodatum; Iodlithium; CAS-Nr. 10377-51-2; LiI; $M_r$ 133.85; Schmp. 446 °C; Sdp. 1180 °C; weißes, an der Luft sich gelb färbendes, zerfließl. Pulver od. Stücke, sehr leicht lösl. in Wasser u. Ethanol; **Darst.:** Neutralisieren einer Lsg. von Lithiumcarbonat* mit Iodwasserstoffsäure*; **Anw.:** **1.** (techn.) in der org. Synthese, in Szintillationszählern zur Neutronendetektion; **2.** (med.) früher bei manisch depressiven Psychosen; nicht mehr im Handel; vgl. Lithiumsalze.

**Lithium, kohlensaures:** s. Lithiumcarbonat.

**Lithiumnitrat:** Lithium nitricum; CAS-Nr. 7790-69-4; $LiNO_3$; $M_r$ 68.95; Schmp. 255 °C; farblose, hygroskop. Kristalle, sehr leicht lösl. in Wasser u. Ethanol; **Anw.:** (techn.) Pyrotechnik (Rotfeuer).

**Lithium nitricum:** s. Lithiumnitrat.

**Lithiumsalze:** Salze des Lithiums*, v. a. Lithiumcarbonat*, zur Behandlung der akuten Manie u. zur langfristigen Prophylaxe manisch-depressiver Erkrankungen; **Wirk.:** Soforteffekt: Milderung man. Phasen innerhalb von 6–10 Tagen; Späteffekt: Abnahme der Häufigkeit von man. u. depressiven Phasen nach 9–12 Monaten sichtbar; **Wirkungsmechanismus:** nicht vollständig geklärt (vgl. Lithium); möglicherweise durch Stabilisierung der Affinität zw. Rezeptoren u. Neurotransmittern im ZNS; s. Inositolphosphate; **Kontraind.:** Niereninsuffizienz, schwere Herz- u. Kreislauferkrankungen, Störungen des Natriumhaushalts, Schwangerschaft; **WW:** mit Saluretika verminderte Lithiumausscheidung infolge einer Hyponatriämie im Körper, Gefahr der Überdosierung u. Intoxikation; mit Carboanhydrase*-Hemmern Wirkungsverlust durch gesteigerte Lithiumausscheidung; **UAW:** Muskelschwäche, Durst, leichter Tremor, Diarrhö; geringe therap. Breite. Vgl. Phasenprophylaktika; Antidepressiva; Psychopharmaka.

**Lithocholsäure:** $\alpha$-Hydroxycholansäure; $C_{24}H_{40}O_3$; Strukturformel: s. Gallensäuren (Abb. dort); $M_r$ 376.6; Schmp. 184–186 °C; Gallensäure*, die hexagonale Plättchen od. Prismen bildet; wird aus Chenodesoxycholsäure* durch Darmbakterien gebildet, resorbiert u. gelangt in die Leber; wird nicht rasch an Glycin* od. Taurin* gebunden u. ist relativ lebertoxisch; kann bei der Entstehung von Leberschäden nach Gallenstauungen von Bedeutung sein.

**Lithopone:** weiße, lichtechte u. ungiftige Farbe aus einem Gemisch von Bariumsulfat* u. Zinksulfid*, das in situ durch Umsetzung von Bariumsulfid* u. Zinksulfat* in gemeinsamer Lsg. erhalten wird; mit versch. Zinksulfidgehalt im Handel: Gelbsiegel 15 %, Rotsiegel 30 %, Grünsiegel 40 %, Bronzesiegel 50 %, Silbersiegel 60 %; als weiße Farbe zunehmend von Titandioxid-Pigmenten ersetzt.

**Lithospermsäure:** Depsid aus Dehydrodikaffeesäure u. $\alpha$-Hydroxydihydrokaffeesäure; **Vork.:** in Lithospermum* officinale, anderen Lithospermum-Arten sowie Lycopus-Arten mit antigonadotroper u. antithyreotroper Wirkung.

**Lithospermum officinale L.:** Steinsamen, Steinhirse; Fam. Boraginaceae; Europa bis Sibirien; Stpfl. von **Semen Milii solis:** **Inhaltsst.:** Octadecatetraensäure, Lithospermsäure*, Pyrrolizidinalkaloide*, Scyllit, fettes Öl, Kieselsäure (s. Silicium);

**Wirk.:** die Droge (bzw. Auszüge) soll antigonadotrope u. antithyreotrope Wirkungen aufweisen; **Anw.:** (volkstüml.) z. B. bei Nieren- u. Blasenleiden.

**Lithotripsie:** Zertrümmerung von Konkrementen in Hohlorganen, v. a. bei Nephrolithiasis (s. Urolith) u. Cholelithiasis*; **Verfahren: 1.** extrakorporale Stoßwellenlithotripsie; **2.** instrumentell-invasive perkutane L.; **3.** endoskop. geführte L.; **4.** endoskop. Zertrümmerung von Steinen mit speziellen Zangen od. Körbchen unter endoskop. u. ggf. radiolog. Sicht (mechanische L.).

**Litschipflaume:** s. Litchi chinensis.

**Lizardit:** s. Serpentin.

**Lizenz:** s. Apothekenwesen.

**LLC:** Abk. für (engl.) *liquid-liquid chromatography*; s. Säulenchromatographie (Tab. dort).

**LMBG:** Abk. für **L**ebens**m**ittel- und **B**edarfsgegenständegesetz; s. Lebensmittel-, Bedarfsgegenstände- und Futtermittelgesetzbuch.

**LMLV:** Abk. für (engl.) *large multilamellar vesicles*; s. Liposomen.

**LM-Potenzen:** s. Homöopathie.

**lobär** (gr. lobos Lappen): einen Lappen betreffend; z. B. Lungenlappen.

**Lobaria pulmonaria (L.) Hoffm.:** Baumflechte, Lungenflechte, Lungenmoos; Fam. Stictaceae; Europa, Asien, Amerika, Afrika; Stpfl. von **Lichen pulmonarius:** Herba Pulmonariae arboreae, Sticta pulmonaria; Baummoos, Lungenflechte; der Thallus* der Flechte; **Inhaltsst.:** ca. 3 % Stictinsäure, Norstictinsäure, Gerbstoffe*, Schleim; **Anw.:** (volkstüml.) z. B. bei Lungenleiden. **Hom.:** Lobaria pulmonaria (HAB), Sticta pulmonaria: ganzer getrockneter Thallus; verordnet z. B. bei Bronchitis*, Reizhusten.

**Lobelia inflata L.:** Indianertabak, Aufgeblasene Lobelie; Fam. Campanulaceae; Nordamerika, in Europa kultiviert; Stpfl. von **Herba Lobeliae:** Lobelienkraut, Indianischer Tabak; **Off.:** ÖAB, DAB; **Inhaltsst.:** zahlreiche Alkaloide*, insgesamt bis ca. 0.6 % (ÖAB: mind. 0.3 %, berechnet als Lobelin), Hauptalkaloid Lobelin*, ferner Isolobelin, Lobelidin, Lobelanin, Lobelanidin, Norlobelanin (Brechreiz auslösend) u. Norlobelanidin; Harz*, äther. Öl; die Biogenese der Lobeliaalkaloide (Strukturformeln: s. Abb.) erfolgt aus Lysin u. Phenylalanin; **Wirk.:** Lobelin wirkt als zentrales Atemstimulans; **Anw.:** (volkstüml.) z. B. bei Asthma, Krämpfen, Keuchhusten sowie als Brechmittel; **Zuber.:** Tinctura Lobeliae (obsolet). **Hom.:** Lobelia inflata (HAB): ganze, frische, blühende Pflanze; verordnet z. B. bei Erbrechen, Verdauungsstörungen.

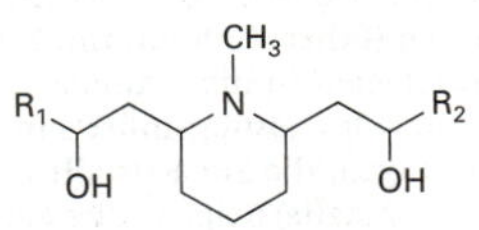

Lobelidiole

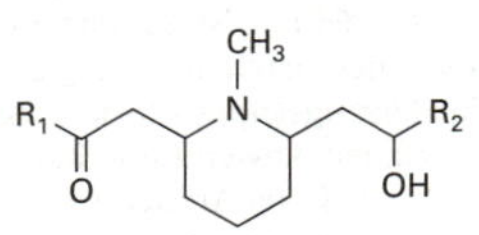

Lobelionole

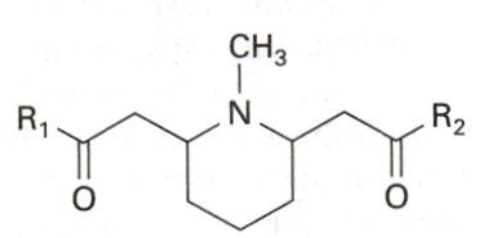

Lobelidione

**Lobelia inflata:** Lobeliaalkaloide: $R_1$ u. $R_2$: $-CH_3$, $-C_2H_5$ od. $-C_6H_5$

**Lobelia siphilitica L.:** Blaue Kardinalsblume; Fam. Campanulaceae; Nordamerika; **Inhaltsst.:** 0.3 % Alkaloide* (kein Lobelin*). **Hom.:** Lobelia syphilitica: frische Pflanze.

**Lobelie, Aufgeblasene:** s. Lobelia inflata.

**Lobelienkraut:** s. Lobelia inflata (Herba Lobeliae).

**Lobelin (INN):** (–)-Lobelin; *cis*-8,10-Diphenyllobelionol; CAS-Nr. 90-69-7; $C_{22}H_{27}NO_2$; $M_r$ 337.47; Schmp. 130–131 °C; $[\alpha]_D^{15\,°C}$ –43° (c = 1, Ethanol); nicht mehr im Handel befindl. Piperidinalkaloid (isoliert von Wieland, 1921), Hauptalkaloid in Lobelia* inflata; früher Anw. als Nicotinentwöhnungsmittel; vgl. Nicotin. **Lobelinhydrochlorid:** (–)-Lobelinhydrochlorid; Lobelini hydrochloridum Ph.Eur., Lobelinum hydrochloricum; $C_{22}H_{28}ClNO_2$; $M_r$ 373.9.

**lobulär:** einzelne Läppchen (bes. eines Lungenlappens) betreffend, läppchenförmig.

**LOC:** Abk. für (engl.) ***L**ab*-**o**n-a-**C**hip*.

**Lochien** (gr. locheia Gebären, Geburt): Wochenfluss; physiol. uterine Wundsekretion nach der Geburt; in den ersten 3–4 Tagen post partum blutig (Lochia cruenta od. Lochia rubra), dann einige Tage bräunl. (Lochia fusca), danach gelbl. (Lochia flava), nach 3 Wochen weißl. (Lochia alba); durch Scheidenbakterien sehr keimhaltig; 6 Wochen post partum ist die Wundheilung im Allg. abgeschlossen.

**Lochkompresse:** s. Augenkompresse.

**Lochnera rosea:** s. Catharanthus roseus.

**Locke-Lösung:** Darst.: 9 g Natriumchlorid, 0.42 g Kaliumchlorid, 0.48 g Calciumchlorid, 0.2 g Natriumhydrogencarbonat, 2 g Glucose-Monohydrat, Aqua ad iniectabilia ad 1000 mL; pH-Wert: 5–7.5; **Anw.:** blutisoton. Lsg. zur Hämotherapie*.

**loculicid:** s. lokulizid.

**LOD:** Abk. für (engl.) ***l**imit **o**f **d**etection*; s. Erfassungsgrenze.

**Lodoxamid (INN):** *N,N'*-(2-Chlor-5-cyan-*m*-phenylen)dioxamsäure; CAS-Nr. 53882-12-5; $C_{11}H_6ClN_3O_6$, Strukturformel: s. Abb.; $M_r$ 311.64; Schmp. 212 °C; **Wirk.:** Antiallergikum* zur top. Anw.; Stabilisator der Mastzellen*, ca. 5000-mal wirksamer als Cromoglicinsäure*; **Ind.:** als Oph-

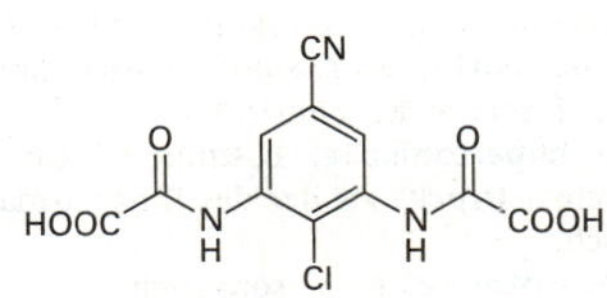

**Lodoxamid**

thalmikum bei allerg. Konjunktivitis; **Dos.**: 4-mal tägl. 1 Tr. (1 mg/mL) in jedes Auge.

**Löffelkraut:** s. Cochlearia officinalis (Herba Cochleariae).

**Loeffler-Methylenblaulösung:** Darst.: 30 mL einer gesättigten Lsg. von Methylenblau* in absolutem Ethanol sind mit einer Mischung von 1 mL einer 1 %igen Kaliumhydroxidlösung u. 99 mL Wasser zu versetzen; zur Gegenfärbung verdünnt man diese Lsg. mit 4–9 T. Wasser. **Anw.**: Reagenz zur Färbung von Bakterien.

**Lösemittel:** s. Lösungsmittel.

**Löslichkeit:** Sättigungslöslichkeit; max. Masse eines Stoffes, die bei einer bestimmten Temp. von einem Lösungsmittel aufgenommen werden kann; die L. eines Stoffes hängt außer von der Temp. u. a. von der Anwesenheit anderer Stoffe ab (s. Lösungsvermittlung, Phasenlöslichkeitsanalyse, Löslichkeitsprodukt); ungefähre Löslichkeitsangaben: s. Tabelle.

**Löslichkeit**
Ungefähre Löslichkeitsangaben bezogen auf Raumtemperatur

| Bezeichnung | Anzahl Volumenteile Lösungsmittel für 1 Masseteil Substanz |
|---|---|
| sehr leicht löslich | <1 |
| leicht löslich | ≥1 – 10 |
| löslich | >10 – 30 |
| wenig löslich | >30 – 100 |
| schwer löslich | >100 – 1000 |
| sehr schwer löslich | >1000 – 10 000 |
| praktisch unlöslich | >10 000 |

**Löslichkeitskoeffizient:** s. Absorptionskoeffizient (Ostwald-Absorptionskoeffizient).

**Löslichkeitsprodukt:** Symbol L od. $K_L$; das L. eines schwer lösl. Salzes* BA ist das Produkt der Stoffmengenkonzentrationen der Kationen $B^+$ u. Anionen $A^-$ eines Salzes in einer gesättigten Lsg.; für die Reaktion

$$BA(fest) \leftrightarrows B^+(gelöst) + A^-(gelöst)$$

ergibt sich als L.:

$$K_L = c(B^+) \cdot c(A^-)$$

Bei konstanter Temp. gilt, dass das Produkt aus den Ionenkonzentrationen über einem Bodensatz konstant ist. Leicht lösl. Salze haben ein großes, schwer lösl. Salze ein kleines Löslichkeitsprodukt.

**Lösung:** **1.** s. Solutio; **2.** Gläser u. manche Legierungen* können als feste Lsg. bezeichnet werden.

**Lösung, antiseptische:** s. Solutio antiseptica.

**Lösungen, feste:** s. Mischkristalle.

**Lösungen, hypertonische:** Lösungen mit höherem osmotischen Druck* als der des Blutplasmas; vgl. isotonisch.

**Lösungen, isotonische:** s. isotonisch.

**Lösungen, orale:** s. Mixturae.

**Lösung, gepufferte:** s. Puffer.

**Lösung, molekulardisperse:** Lsg., in der die Teilchengröße des Gelösten geringer als 1 nm ist; weder Makromoleküle noch Molekülaggregate liegen in der Lsg. vor (s. Kolloide).

**Lösungsenthalpie:** s. Van't-Hoff-Gleichung.

**Lösungsgeschwindigkeit:** s. Auflösungsgeschwindigkeit.

**Lösungsmethode:** s. Emulsionen (Herst.).

**Lösungsmittel:** Solvens; Lösemittel, Menstruum; i. e. S. anorganische u. org. Flüssigkeiten, die andere Stoffe (gasförmig, flüssig od. fest) lösen können; nach Ph.Eur. bedeutet ein L. ohne nähere Bez. Aqua* purificata bzw. der Begriff Lösung eine wässrige Lösung.

**Lösungsmitteladdukte:** s. Kristallsolvate.

**Lösungsmittel, aprotische:** nichtwässrige Lösungsmittel*, die keine ionisierbaren Protonen im Molekül enthalten; können im Allg. keine Wasserstoffbrückenbindungen* bilden u. sind daher nur bedingt in der Lage, Ionen zu solvatisieren. **Formen: 1. apolare** a. L.: z. B. Benzol* u. halogenierte Kohlenwasserstoffe, die eine sehr niedrige Dielektrizitätskonstante* besitzen; **2. polare** a. L.: Lösungsmittel mit höheren Dielektrizitätskonstanten (z. B. Dimethylformamid*), die wegen ihrer Nucleophilie in der Lage sind, v. a. Kationen zu solvatisieren.

**Lösungsmittel, protische:** meist polare Lösungsmittel*, die Protonen* enthalten od. freisetzen können bzw. zur Wasserstoffbrückenbindung* befähigt sind; solvatisieren Ionen* (v. a. Anionen) gut u. besitzen hohe Dielektrizitätskonstanten*; **Vertreter:** z. B. Wasser, Alkohole*, Carbonsäuren*, Amine*.

**Lösungssalben:** halbfeste Arzneiform, bei welcher der Wirkstoff in therap. Konz. in der gewählten Salbengrundlage gelöst ist; durch das Auflösen kann es zu einer mehr od. weniger ausgeprägten Schmelzpunktdepression der Grundlage kommen, die eine Zugabe von Konsistenzerhöhern erforderl. macht. Das Auflösen der Wirkstoffe in org. Lösungsmitteln (Ether, Chloroform, Ethanol u. a.) vor dem Einarbeiten in die Grundlage führt nach dem Verdunsten des Lösungsmittels in L. zu übersättigten Lösungen, die zur Kristallisation (grobe, scharfkantige Kristalle) neigen. Dies kann u. U. bereits durch das gelinde Erwärmen bei der Herst. von L. auch ohne Verw. von Lösungsmitteln eintreten. In diesen Fällen ist es vorteilhafter, Suspensionssalben herzustellen. Die gleiche Problematik gilt für Lösungssuppositorien. Vgl. Zubereitungen zur kutanen Anwendung, halbfeste.

**Lösungstabletten:** feste Arzneiform, welche die Herst. von Lsg. definierter Konz. durch das Auflösen in einer angegebenen Menge Wasser ermöglicht, ohne den Wirkstoff erst abwiegen zu müssen; neben dem Wirkstoff müssen auch alle Hilfsstoffe klar lösl. sein, so z. B. Natriumchlorid u. Lactose, als Gleitmittel Borsäure u. Polyethylenglykol 4000–6000, als Granulierflüssigkeit Alkohol od. Alkohol-Wasser-Mischungen. Ein Sonderfall der L. sind Brausetabletten*, Trinktabletten* u. Injektionstabletten*. Vgl. Compressi.

**Lösungsvermittlung:** Verbesserung der Löslichkeit von Stoffen durch andere. Im Falle wässriger Lsg.

werden Lösungsvermittler als hydrotrope Substanzen bezeichnet. Die L. lässt sich über 4 versch. Mechanismen erklären zw. denen es gewisse Übergänge gibt: **1.** Bildung von Komplexen u. Molekülverbindungen; Einschlusskomplexe mit Cyclodextrinen; **2.** Molekülvariation u. Salzbildung; **3.** Aufnahme schwer lösl. Substanzen in Mizellen amphiphiler Stoffe (s. Tenside); s. Solubilisation; **4.** Cosolvatisierung durch Verbesserungen der Lösungsbedingungen, d. h. strukturelle Änderungen des Lösungsmittels durch Zugabe von hydrotropen Verbindungen als Cosolvenzien (Cosolvenzien von Wasser sind mit Wasser beliebig mischbare org. Lösungsmittel wie Ethanol, Propylenglykol, Polyethylenglykol, Glycerol).

**Lösung, volumetrische:** s. Maßlösung.

**Lötstein:** s. Ammoniumchlorid.

**Löwenblattwurzel:** s. Caulophyllum thalictroides (Radix Caulophylli).

**Löwenmaul, Gelbes:** s. Linaria vulgaris.

**Löwenschwanz:** s. Leonurus cardiaca.

**Löwenschwanzkraut, Wolliges:** s. Leonurus lanatus (Herba Ballotae lanatae).

**Löwenzahn:** s. Taraxacum officinale.

**Löwenzahnblätter:** s. Taraxacum officinale (Taraxaci folium).

**Löwenzahnkraut:** s. Taraxacum officinale (Taraxaci folium).

**Löwenzahnwurzel:** s. Taraxacum officinale (Taraxaci radix).

**Lofepramin** (INN): 4′-Chlor-2-[3-(10,11-dihydro-5*H*-dibenz[*b,f*]azepin-5-yl)propyl]methylaminoacetophenon; CAS-Nr. 23047-25-8; $C_{26}H_{27}ClN_2O$; $M_r$ 418.99; nicht mehr im Handel befindl. tricycl. Antidepressivum* (Imipramin-Typ).

**Loganiaceae:** Loganiengewächse; Fam. der Ordnung Gentianales; ca. 500 Arten; hauptsächl. trop. u. subtrop. Holzpflanzen; **Merkmale: 1.** (biol.) die Blätter* sind gegenständig, ungeteilt; die Blüten* sind radiär, 4–5-zählig, in der Knospenlage gedreht, Kron- u. Kelchblätter verwachsen, ein Staubblattkreis, der Fruchtknoten zweiblättrig, oberständig; die Früchte sind Kapseln, Beeren, seltener Steinfrüchte; s. Fruchtformen; **2.** (chem.) Bitterstoffe* (Iridoidglykoside), Indolalkaloide* (z. B. Strychnin*, Curarealkaloide); **Gattungen:** z. B. Gelsemium, Spigelia, Strychnos.

**Loganiaceen-Curare:** s. Curare.

**Loganin:** $C_{17}H_{26}O_{10}$, Strukturformel: s. Abb.; Schmp. 222–223 °C; ein Iridoidglucosid; enzymat. Spaltung (mit Emulsin*) ergibt das Aglykon* Loganetin; L. u. Loganinsäure (die freie Säure) findet man in Strychnos- u. Menyanthes-Arten; L. ist eine Schlüsselverbindung bei der Biosynthese von Iridoiden* u. von Indolalkaloiden*.

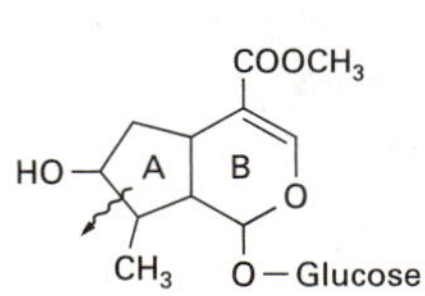


**Loganin**

**Logarithmus, natürlicher:** ist $a^b = c$, dann ist b der Logarithmus von c zur Basis a; ist a = 2.71828182... = e (Euler-Zahl), dann ist b der n. L. von c: c = ln(b); vgl. e.

**lognormal:** eine Lognormalverteilung liegt vor, wenn die logarithmierten Messwerte normalverteilt sind; s. Normalverteilung.

**Lognormalverteilungsnetz:** s. Korngrößenanalyse.

**logP:** s. Verteilungskoeffizient.

**Lohtanninbäder:** für ein Bad wird 1 kg gemahlene Eichenrinde (s. Quercus robur, Quercus cortex) kalt angesetzt u. dann gekocht; früher angewendet bei Muskelrheumatismus.

**Loiasis:** Loa-loa-Infektion; zu den Filariosen* gehörende, durch den Nematoden Loa loa (s. Filarien) verursachte Erkrankung; betroffen sind v. a. das Unterhautbindegewebe (mit allerg. Reaktionen wie Rötung u. juckende, ödematöse Schwellung der Haut) u. die Augenbindehaut; Vork.: trop. Regenwald Afrikas; Übertragung: Bremsen; **Ther.:** Diethylcarbamazin*, Albendazol* od. Ivermectin*; ggf. Gabe von Antihistaminika* u. Prednison* zur Abschwächung allerg. Reaktionen.

**Lokalanästhesie:** Form der Anästhesie* durch Lokalanästhetika* zur temporären, örtl. begrenzten Schmerzausschaltung bei Operation od. Schmerztherapie; i. d. R. postoperativ andauernde Analgesie (Vorteil); im Gegensatz zur Narkose* ohne Einfluss auf das Bewusstsein; **Formen: 1.** Oberflächenanästhesie*; **2.** Infiltrationsanästhesie*; **3.** Regionalanästhesie*.

**Lokalanästhesie, therapeutische:** s. Neuraltherapie.

**Lokalanästhetika:** von Cocain* abgeleitete Substanzen zur Lokalanästhesie*; **Wirk.:** v. a. reversible Blockade der Erregungsleitung in Nervenfasern durch Hemmung neuronaler spannungsabhängiger $Na^+$-Kanäle; **Einteilung: 1.** nach chem. Struktur: **a)** Aminoester: Procain* u. Articain* sowie (nur zur top. Anw.) Benzocain*, Tetracain* (Strukturformeln: s. Abb. 1), Oxybuprocain* (Anw. am Auge) u. Proxymetacain* (Anw. am Auge); Elimination durch plasmat. Cholinesterasen*; **b)** Aminoamide: Lidocain* (u. a. zur top. Anw.), Prilocain*, Mepivacain*, Ropivacain*, Bupivacain* (u. Levobupivacain*), Cinchocain* (Strukturformeln: s. Abb. 2); L. werden meist in Form wasserlösl. Hydrochloride eingesetzt. **2.** nach Wirkungseintritt u. -dauer (kurzwirksam: z. B. Procain; mittellangwirksam: z. B. Mepivacain; langwirksam: z. B. Ropivacain, Bupivacain); ggf. Zusatz von Vasokonstriktoren (z. B. Adrenalin*) zur Verlängerung der Wirkungsdauer; Kontraind.: Anw. in Endarteriengebieten, z. B. Zehen od. Finger, wegen Gefahr einer Gangrän*; **3.** nach Barizität (Dichte der L.-Lö-

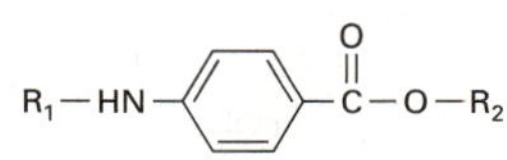


| | $R_1$ | $R_2$ |
|---|---|---|
| Benzocain | –H | $-C_2H_5$ |
| Procain | –H | $-(CH_2)_2-N(C_2H_5)_2$ |
| Tetracain | $-C_4H_9$ | $-(CH_2)_2-N(CH_3)_2$ |

**Lokalanästhetika** Abb. 1: Aminoester

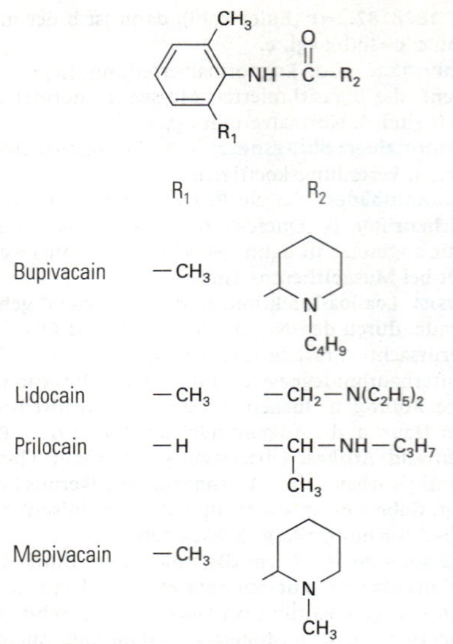


**Lokalanästhetika** Abb. 2: Aminoamid

sung im Verhältnis zur Dichte des Liquor* cerebrospinalis bei 37°C): hyperbar (durch Zusatz von 5–10 %iger Glucose), isobar, hypobar (durch Zusatz von Aqua purificata); vgl. Spinalanästhesie; **4.** nach Applikationsform; z. B. Oberflächenanästhetika (top. Anw.); **Pharmakokinetik:** Die Aktivität von L. ist bei neutralen od. leicht alkal. pH-Werten größer als im Sauren, weil die aktive Base nur wenig dissoziiert ist u. leicht an den Wirkungsort gelangen kann (gute Resorption durch Haut u. Schleimhäute). Bei entzündeten Geweben mit niedrigem pH-Wert wirken L. daher schlechter. Die Ester sind weniger stabil u. werden durch Esterasen in Blut u. Leber schneller abgebaut als die Aminoamide, die v. a. in der Leber metabolisiert werden. **UAW:** u. a. allerg. Reaktion (v. a. Aminoester), Methämoglobinbildung (Prilocain*), bei starker system. Resorption od. akzidenteller intravasaler Injektion zerebrale Krampfanfälle, Koma, Atemstillstand, Störungen des kardialen Erregungsleitungssystems (Ropivacain mit bes. geringer Kardiotoxizität).

**Lokalantibiotika:** Antibiotika* aller Klassen zur lokalen Anwendung.

**Lokalelemente:** galvan. Elemente, die an Kontakten zweier unterschiedl. Metalle bei Zutritt von Wasser od. anderen elektr. leitenden Materialien gebildet werden können; durch den Stromfluss (s. Abb.) vom unedleren zum edleren Metall wird das unedlere wesentl. schneller oxidiert (korrodiert), als wenn es alleine vorliegt; z. B. Weißblech, wenn die Zinnschicht beschädigt wird.

**lokulizid:** (engl.) *loculicid*; fachspaltig; (bot.) Bez. für eine Kapsel (Spaltenkapsel; s. Fruchtformen), die sich durch Aufspringen längs des Mittelnervs der ehemaligen Fruchtblätter öffnet; vgl. Blüte (Blütenteile).

**Lokundjosid:** s. Convallaria majalis (Convallariae herba, Inhaltsst.).

**Lolium temulentum** L.**:** Taumellolch, Schlafweizen, Schwindelhafer; Fam. Poaceae (Gramineae); Europa, Getreidewildkraut; Stpfl. von **Fructus Lolii:** Taumellolchfrüchte; **Inhaltsst.:** die Alkaloide* Lolin (mit Pyrrolizidingerüst), Perlolin u. Temulin (wahrscheinl. Demethyllolin, genuines Vorkommen umstritten), Fett, Gerbstoffe*, Kieselsäure (Silicium*), ein Glykosid* sowie Enzyme; die Früchte (Karyopsen, s. Fruchtformen) sind meist von einem Pilz* befallen, dessen Myzel* sich zwischen Samenschale* u. Endosperm* befindet; die Annahme, dass nur die von diesem Pilz befallenen Pflanze giftig seien, ist nicht gesichert.

**Lomefloxacin** (INN)**:** *(RS)*-1-Ethyl-6,8-difluoro-1,4-dihydro-7-(3-methyl-1-piperazinyl)-4-oxo-3-quinolinecarbonsäure; CAS-Nr. 98079-51-7; $C_{17}H_{19}F_2N_3O_3$, Strukturformel: s. Abb.; $M_r$ 351.4; Schmp. 239 °C; logP 2.3; $pK_S$ 2.4 (berechnet); schwer lösl. in Wasser; **Wirk.:** top. Breitband-Antibiotikum, auch wirksam gegen Clamydien; Chinolon*; **Ind.:** bakt. Konjunktivitis*; **UAW:** selten lokale Reizerscheinungen; **Hinweis:** stärkere Son-

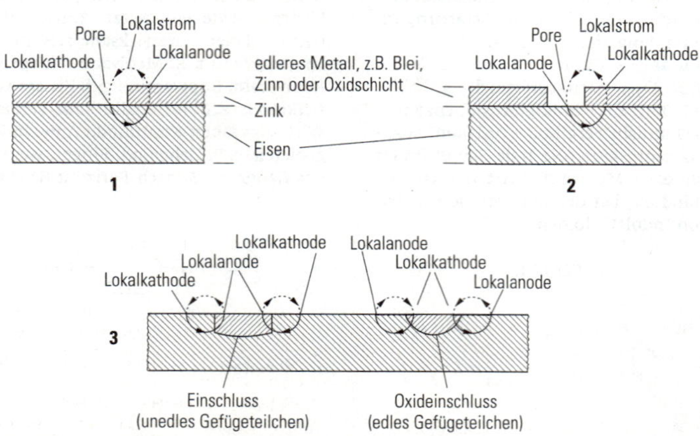


**Lokalelemente:** schemat. Darst. des Lokalstroms bei unedleren (1) u. edleren (2) Überzügen auf Eisen bzw. in Metallflächen mit Fremdbestandteilen (3)

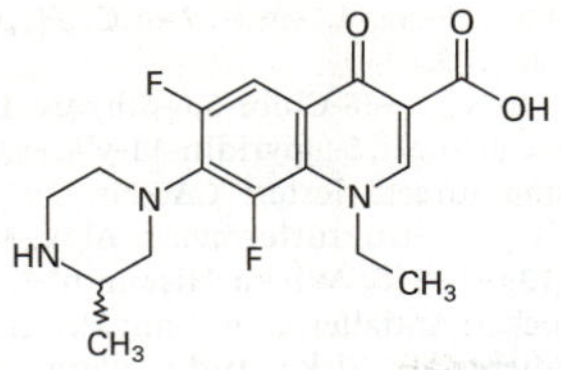

**Lomefloxacin:** *(RS)*-Lomefloxacin

neneinstrahlung meiden; **Dos.:** top. 2- bis 3-mal tägl. 1 Tr. Lsg. pro Auge (Konz. 3 mg/mL).

**Lomustin** (INN): Lomustinum Ph.Eur.; 1-(2-Chlorethyl)-3-cyclohexyl-1-nitrosoharnstoff; CAS-Nr. 13010-47-4; $C_9H_{16}ClN_3O_2$, Strukturformel: s. Abb.; $M_r$ 233.69; unlösl. in Wasser; lösl. in Ethanol; **Wirk.:** Zytostatikum* (Alkylans); **Ind.:** palliative Ther. von Hirntumoren u. Hirnmetastasen anderer Tumoren; fortgeschrittenes Hodgkin-Lymphom, wenn die etablierten Chemotherapie-Schemata nicht mehr wirken; metastasierte maligne Melanome, kleinzelliges Bronchialkarzinom.

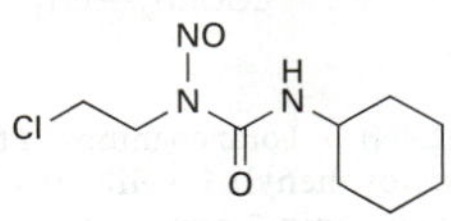

**Lomustin**

**Lonazolac** (INN): 3-(4-Chlorphenyl)-1-phenyl-4-pyrazolylessigsäure; CAS-Nr. 53808-88-1; $C_{17}H_{13}ClN_2O_2$; $M_r$ 312.75; Arylessigsäurederivat; nicht mehr im Handel befindl. Analgetikum (NSAR).

**Lonchocarpus-Arten:** s. Rotenon.

**London-Kräfte:** s. Bindungskräfte, intermolekulare.

**long acting thyroid stimulator:** s. LATS.

**Longitudinalstudie:** s. Pharmakoepidemiologie.

**Longuette:** Verbandmaterial* in Form meist 4-fach gelegter, streifenförmiger Gipsbinden* od. Kunstharzbinden (s. Kunststoffverband) zur partiellen Verstärkung zirkulär angelegter Gipsverbände od. Kunststoffverbände; Breite der Binden: 10, 12, 15 u. 20 cm; Länge: 1, 3, u. 20–25 Meter.

**longus:** f: longa, n: longum; lang.

**Lonicera caprifolium** L.: Geißblatt, Jelängerjelieber; Fam. Caprifoliaceae; Europa; Stpfl. von **Flores Lonicerae:** Geißblattblüten; **Inhaltsst.:** neben phenol. Glykosiden* weitgehend unbekannte Stoffe, wahrscheinl. geringe Mengen (Pseudo-)Alkaloide* u. Saponine* (auch in anderen Lonicera-Arten, z. B. Lonicera xylosteum L., Rote Heckenkirsche); **Anw.:** (volkstüml.) z. B. als harn- u. schweißtreibendes Mittel.

**Looch:** s. Linctus.

**Loo-Riegelman-Methode:** s. Resorption; In-vitro/In-vivo-Korrelation.

**Loperamid** (INN): 4-[4-(4-Chlorphenyl)-4-hydroxypiperidino]-*N*,*N*-dimethyl-2,2-diphenylbutyramid; CAS-Nr. 53179-11-6; $C_{29}H_{33}ClN_2O_2$, Strukturformel: s. Abb.; $M_r$ 477.04; **Wirk.:** Opioid* mit Hemmwirkung auf die Darmperistaltik; einer missbräuchl. Anw. stehen geringe Löslichkeit u. geringe orale Resorption entgegen; **Ind.:** Antidiarrhoikum*; **Kontraind.:** Anw. bei Kindern <2 Jahre; Zustände, bei denen eine Verlangsamung der Darmtätigkeit zu vermeiden ist (z. B. aufgetriebener Leib, Obstipation, Ileus); Diarrhö, die mit Fieber u./od. blutigem Stuhl einhergeht od. die während od. nach Antibiotikaeinnahme auftritt (pseudomembranöse Colitis); Colitis ulcerosa im akuten Schub; bakt. Darmentzündung mit durch die Darmwand eindringenden Erregern (z. B. Salmonellen, Shigellen, Campylobacter); **WW:** Chinidin, Verapamil, Ketoconazol: Auslösung von Anzeichen einer Atemdepression; WW mit Ritonavir mögl.; die Magen- u. Darmtätigkeit dämpfende Arzneimittel (z. B. morphinhaltige Schmerzmittel) können die Wirk. verstärken. **UAW:** Kopfschmerz, selten Müdigkeit, Krämpfe, evtl. Ileus; **Dos.:** p. o. 4 × 2 mg/d; HWZ 11–15 h. **Loperamidhydrochlorid:** Loperamidi hydrochloridum Ph.Eur.; Schmp. 225 °C (unter Zers.); weißes Pulver; schwer lösl. in Wasser, leicht lösl. in Methanol. **Loperamidoxidmonohydrat:** Loperamidi oxidum monohydricum Ph.Eur.; $C_{29}H_{33}ClN_2O_3 \cdot H_2O$; $M_r$ 511.11.

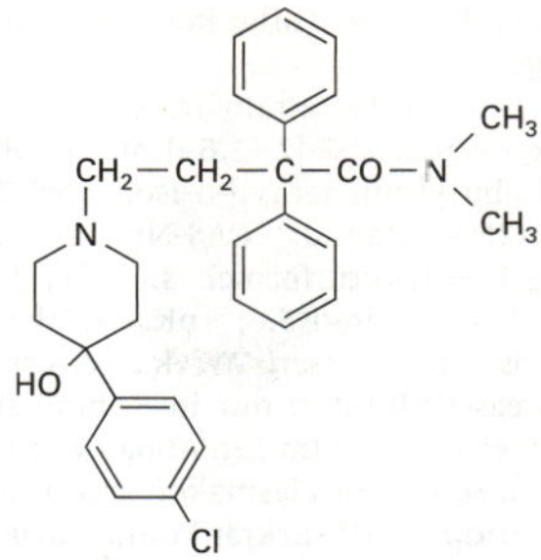

**Loperamid**

**Lophophora williamsii** Lem. ex Salm-Dyck **var. williamsii:** Anhalonium williamsii; Fam. Cactaceae; Mexiko; Stpfl. von **Mescal-Buttons:** Peyotl, Pellote, Schnapsknöpfe; in Scheiben geschnittene, getrocknete Teile des Kaktus; **Inhaltsst.:** zahlreiche Alkaloide*, v. a. das Protoalkaloid (Phenylethylaminderivat) Mescalin* (5–7 %); die Nebenalkaloide (z. B. Pellotin, Lophophorin) haben ein Benzylisochinolingerüst u. sind für die Wirk. ohne Bedeutung; **Wirk.:** Halluzinogen*; Rauschdroge* der Indianer in Mexiko (Mescalinrausch; vgl. Substanzen, psychotrope); früher bisweilen als Schlafmittel angewendet. **Hom.:** Anhalonium: frische Pflanze mit Wurzeln; verordnet z. B. bei psych. Erkrankungen.

**Lophophorin:** s. Lophophora williamsii var. williamsii (Mescal-Buttons).

**Lophophytum leandri** Eichl.: Flor de Piedra, Steinblüte; Fam. Balanophoraceae; in Wäldern des trop. u. subtrop. Amerikas; Schmarotzerpflanze; **Inhaltsst.:** Flavonoid*-Verbindungen (Eriodictyol*, Naringin* u. a.), Leukoanthocyanidine*, Gerb*- u. Bitterstoffe* (in den Knollen*); **Anw.:** Volksheilmittel (getrocknete Knolle) der Indios bei Verdauungsbeschwerden u. Lebererkrankungen. **Hom.:** Lophophytum leandri (HAB), Flor de Piedra: getrocknete Pflanze; verordnet z. B. bei Leber- u.

Gallenerkrankungen, Migräne, Schilddrüsenerkrankungen.

**Lopinavir** (INN): (*αS*)-Tetrahydro-*N*-[(*αS*)-*α*-{(2*S*,3*S*)-2-hydroxy-4-phenyl-3-[2-(2,6-dimethylphenoxy)-acetamido]butyl}phenethyl]-*α*-isopropyl-2-oxopyrimidin-1(2*H*)-acetamid; CAS-Nr. 192725-17-0; $C_{37}H_{48}N_4O_5$, Strukturformel: s. Abb.; $M_r$ 628.9; Schmp. 124 °C; logP 5.6; $pK_S$ 13.9 (berechnet); schwer lösl. in Wasser; **Wirk.:** Virostatikum*, HIV*-Protease-Inhibitor; nur in Kombination mit Ritonavir* erhältlich (um den Abbau von L. zu vermindern u. so dessen Plasmakonzentration zu erhöhen); **Ind.:** HIV*-Erkrankung; **Kontraind.:** schwere Leberfunktionsstörung, zeitgleiche Behandlung mit Substanzen, die eine geringe therap. Breite besitzen u. Substrate des Cytochrom-P-450-3A4-Isoenzyms der Leber sind; **UAW:** Diarrhö, Übelkeit; **Dos.:** 2 × 100 mg/d p. o.; HWZ 5–6 h.

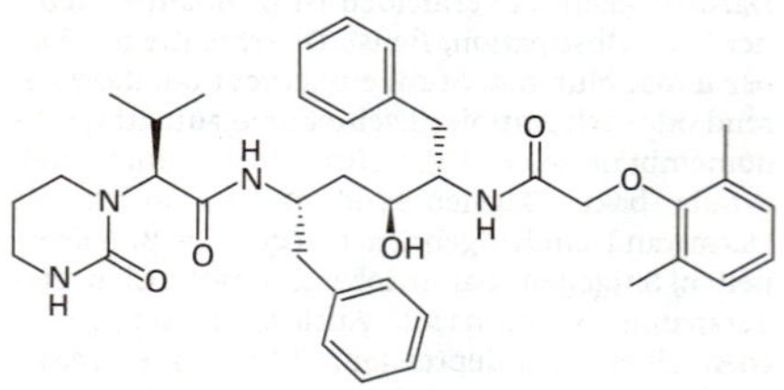

**Lopinavir**

**Loprazolam** (INN): 6-(2-Chlorphenyl)-2,4-dihydro-2-[(4-methyl-1-piperazinyl)methylen]-8-nitro-1*H*-imidazo[1,2-*a*]-[1,4]benzodiazepin-1-on; CAS-Nr. 61197-73-7; $C_{23}H_{21}ClN_6O_3$; $M_r$ 464.91; nicht mehr im Handel befindl. Benzodiazepin*; unterliegt dem Betäubungsmittelgesetz* (Anlage III; mit Ausnahmen); früher angewendet als Sedativum* u. Schlafmittel*; **UAW:** Benommenheit, Schwindelgefühl; beeinträchtigt das Reaktionsvermögen.

**Lopremon:** s. Protirelin.

**Loracarbef** (INN): (6*R*,7*S*)-7[(*R*)-2-Amino-2-phenylacetamido]-3-chlor-8-oxo-1-azabicyclo[4.2.0]oct-2-en-2-carbonsäure; CAS-Nr. 76470-66-1; $C_{16}H_{16}ClN_3O_4$, Strukturformel: s. Abb.; $M_r$ 349.77; in Deutschland im Handel befindl. Cephalosporin*; in Österreich außer Handel; **Wirk.:** entspr. der Wirk. der Cephalosporine der 2. u. 3. Generation, erfasst jedoch Staphylokokken besser; **Ind.:** Infektionen im HNO-Bereich, der tieferen Atemwege, des Weichteilgewebes u. der unteren Harnwege der Frau; **Kontraind.:** Schwangerschaft u. Stillzeit (sorgfältige Nutzen-Risiko-Abwägung); **UAW:** gastrointestinale Störungen, Kopfschmerz, allerg. Hautreaktionen; **Dos.:** p. o. ab 12 Jahren 2 × 200–400 mg/d vor den Mahlzeiten (200 mg L. entspr. 210.3 mg L.-Hydrat); HWZ 1 h. **Loracarbef-Monohydrat:** CAS-Nr. 121961-22-6; $C_{16}H_{16}ClN_3O_4 \cdot H_2O$; $M_r$ 367.79.

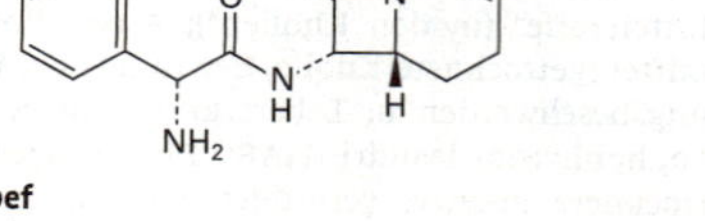

**Loracarbef**

**Loratadin** (INN): 4-(8-Chlor-5,6-dihydro-11*H*-benzo[5,6]cyclohepta[1,2-*b*]pyridin-11-yliden)-1-piperidincarbonsäureethylester; CAS-Nr. 79794-75-5; $C_{22}H_{23}ClN_2O_2$, Strukturformel: s. Abb.; $M_r$ 382.9; Schmp. 134–136 °C; **Wirk.:** Histamin*-$H_1$-Rezeptoren-Blocker; Antiallergikum* mit langer HWZ u. ohne sedierende Wirk.; **Ind.:** allerg. Rhinitis, chron., idiopath. Urticaria; **Kontraind.:** Anw. bei Kindern <30 kg KG, Schwangerschaft; **UAW:** Mundtrockenheit, Kopfschmerz, gastrointestinale Störungen; **Dos.:** p. o. 1 × 10 mg/d. Vgl. Desloratadin.

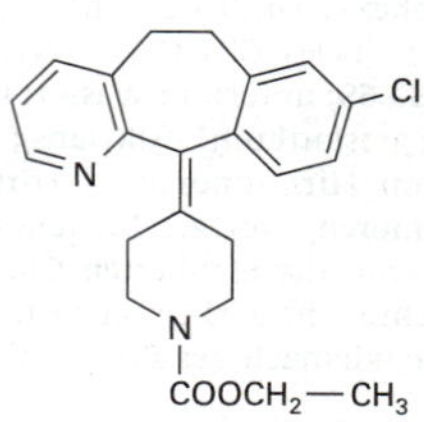

**Loratadin**

**Lorazepam** (INN): Lorazepamum Ph.Eur.6; 7-Chlor-5-(2-chlorphenyl)-1,3-dihydro-3-hydroxy-2*H*-1,4-benzodiazepin-2-on; CAS-Nr. 846-49-1; $C_{15}H_{10}Cl_2N_2O_2$, Strukturformel: s. Abb.; $M_r$ 321.16; Schmp. 166–168 °C; weißes bis fast weißes, krist. Pulver; unlösl. in Wasser, wenig lösl. in Ethanol, Aceton, Eisessig; zeigt Polymorphie; Benzodiazepin*; unterliegt dem Betäubungsmittelgesetz* (Anlage III, ausgenommene Zuber.); **Wirk.:** Tranquilizer*; **Ind.:** symptomat. Kurzzeitbehandlung von Angst-, Spannungs- u. Erregungszuständen u. dadurch bedingten Schlafstörungen; Sedierung vor diagnost. sowie vor u. nach operativen Eingriffen; **Kontraind.:** Arzneimittel-, Drogen- od. Alkoholabhängigkeit in der Anamnese; Anw. bei Kindern u. Jugendl. (Ausnahme: Prämedikation vor chirurg. Eingriffen, Krampfanfälle, Status epilepticus); akutes Engwinkelglaukom; Auftreten eines Angioödems unter Benzodiazepin-Ther.; Anw. in der Geburtshilfe; **WW:** zentralwirksame Arzneimittel u. Alkohol: gegenseitige Wirkungsverstärkung; Wirkungsverstärkung von Muskelrelaxanzien, Analgetika u. Lachgas; WW mit zentral wirkenden Antihypertonika u. Beta-Rezeptoren-Blockern unter Dauerbehandlung; Clozapin: ausgeprägte Dämpfung, übermäßiger Speichelfluss u. Störungen der Bewegungskoordination; Valproinsäure: erhöhte Plasmakonzentration u. verminderte Clearance von L.; Probenecid: schnellere u. ver-

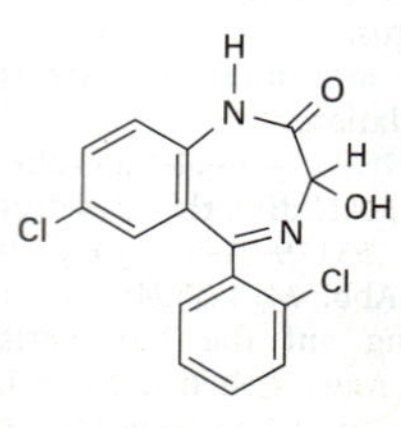

**Lorazepam**

längerte Wirk. von L.; Theophyllin, Aminophyllin: Verminderung der sedierenden Wirk.; **UAW:** Muskelschwäche, Sedierung, Ataxie, Verwirrtheit, Depression, Schwindelgefühl; **Dos.:** p.o. ambulant 0.5–2.5 mg/d, verteilt auf 2–3 ED od. als abendl. ED (Schlafmittel); stationär bis max. 7.5 mg/d; HWZ 13–14 h.

**Lorbeer:** s. Laurus nobilis.

**Lorbeergewächse:** s. Lauraceae.

**Lorbeerkirsche:** s. Prunus laurocerasus.

**Lorbeeröl:** s. Laurus nobilis (Oleum Lauri).

**Lormetazepam** (INN): 7-Chlor-5-(2-chlorphenyl)-2,3-dihydro-3-hydroxy-1-methyl-1*H*-1,4-benzodiazepin-2-on; CAS-Nr. 848-75-9; $C_{16}H_{12}Cl_2N_2O_2$, Strukturformel: s. Abb.; $M_r$ 335.19; Benzodiazepin*; Schlafmittel*; unterliegt dem Betäubungsmittelgesetz* (Anlage III, ausgenommene Zuber.); **Ind.:** symptomat. Behandlung von Schlafstörungen; Prämedikation u. postoperativ bei operativen od. diagnost. Eingriffen; **Kontraind.:** Arzneimittel-, Drogen- u. Alkoholabhängigkeit in der Anamnese; Myasthenia gravis pseudoparalytica; **UAW:** Muskelschwäche, Sedierung, Ataxie, Verwirrtheit, depressive Verstimmung, Schwindelgefühl; HWZ 10–14 h.

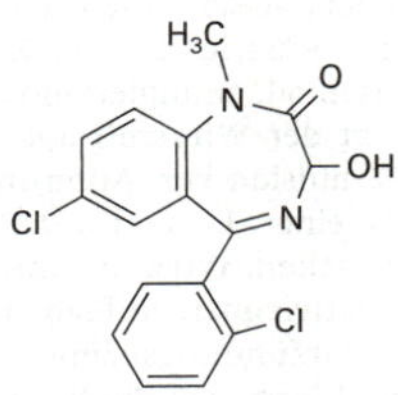

**Lormetazepam**

**Lornoxicam** (INN): Chlorotenoxicam; 6-Chlor-4-hydroxy-2-methyl-*N*-2-pyridinyl-2*H*-thieno-[2,3-*e*]-1,2-thiazin-3-carboxamid-1,1-dioxid; CAS-Nr. 70374-39-9; $C_{13}H_{10}ClN_3O_4S_2$, Strukturformel: s. Abb.; $M_r$ 371.8; Schmp. 225 °C; logP 2.7; p$K_S$ 4.5 (berechnet); schwer lösl. in Wasser; schwaches Analgetikum*, Antirheumatikum*; **Ind.:** aktivierte Arthrose*, rheumatoide Arthritis*; **UAW:** Störungen des GIT u. des ZNS; **Dos.:** initial 12 mg/d auf 2–3 ED verteilt, Erhaltungsdosis max. 16 mg; HWZ 3–4 h, kürzer als bei bisherigen Oxicamen.

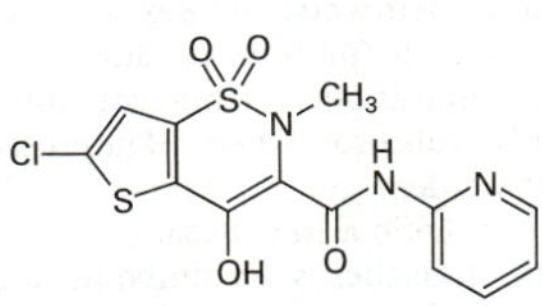

**Lornoxicam**

**Losartan** (INN): 2-Butyl-4-chlor-1-[(*p*-(*o*-1*H*-tetrazol-5-yl)phenyl)benzyl]imidazol-5-methanol; CAS-Nr. 114798-26-4; $C_{22}H_{23}ClN_6O$, Strukturformel: s. Abb.; $M_r$ 422.92; **Wirk.:** $AT_1$*-Rezeptor-Antagonist; **Ind.:** essentielle Hypertonie*; auch bei Herzinsuffizienz* in Kombination mit Diuretika* u. herzwirksamen Glykosiden*; **Kontraind.:** Schwangerschaft u. Stillzeit, Nierenarterienstenose; **UAW:** Schwindel, Hypotonie, Kopfschmerz.

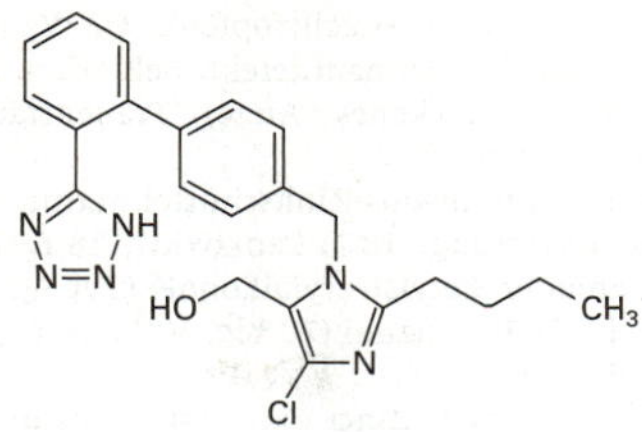

**Losartan**

**Losartan-Kalium:** CAS-Nr. 124750-99-8; $C_{22}H_{22}ClKN_6O$; $M_r$ 461.01; **Dos.:** p. o.; Hypertonie: 50 mg L.-Kalium (entspricht 45.76 mg Lorsatan); Herzinsuffizienz: initial 1 × 12.5 mg/d; Steigerung in wöchentl. Intervallen (12.5 mg/d, 25 mg/d, 50 mg/d) bis zur übl. Erhaltungsdosis (1 × 50 mg/d); HWZ 2 h bzw. 6–9 h (Metaboliten).

**Loschmidt-Konstante** (Joseph L., österreich. Physiker, 1821–1895): Symbol $N_L$; Anzahl der Atome* od. Moleküle* eines idealen Gases pro 1 m³ im Normzustand (273.15 Kelvin, 101 325 Pascal): $N_L$ = 2.686 777 5 · 1025 $m^{-3}$; Beziehung zur Avogadro*-Konstante: $N_L = N_A/2.241\,38 \cdot 10^{-2}\ m^3\ mol^{-1}$.

**Lossen-Umlagerung:** Umlagerung von Hydroxamsäuren* (R—CO—NH—OH) durch Erhitzen in Gegenwart von Phosphor(V)*-oxid in Isocyanate* (R—N=C=O; s. Abb.); durch Hydrolyse erhält man aus diesen um ein C-Atom kürzere primäre Amine* (R—$NH_2$). Unter geeigneten Bedingungen erfolgt diese Umlagerung auch bei Thiohydroxamsäuren (R—C(SH)=N—OH), z. B. bei den Aglyka der Glucosinolate*; es entstehen daraus Isothiocyanate*.

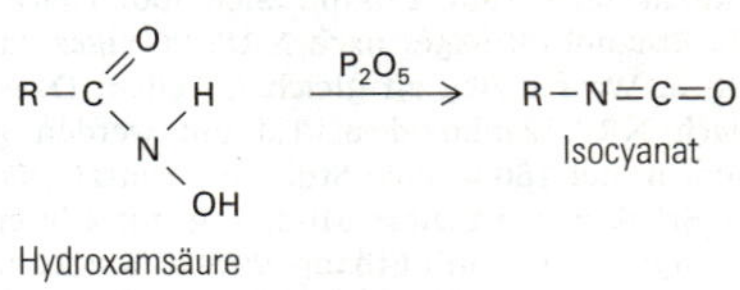


**Lossen-Umlagerung**

**Lost:** s. Dichlordiethylsulfid.

**Lotaustralin:** s. Linum usitatissimum.

**Lote:** zum Löten verwendete Metall-Legierungen; Schmp. 185–1100 °C; **Formen:** **1.** Weichlote: Schmp. unterhalb 450 °C; **2.** Hartlote: Schmp. oberhalb 450 °C.

**Loteprednoletabonat:** CAS-Nr. 82034-46-6; $C_{24}H_{31}ClO_7$, Strukturformel: s. Abb.; **Wirk.:** Corticosteroid* zur top. Anw.; stark entzündungshemmend; **Ind.:** Entzündungen nach operativen Ein-

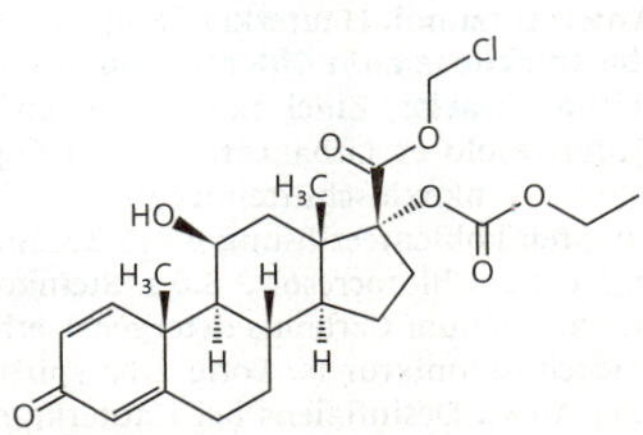

**Loteprednoletabonat**

griffen am Auge (Augentropfen); **UAW:** Kopfschmerz; lokal: Hornhautdefekt, Sekretion, Missempfindung, trockenes Auge, Tränenträufeln, Fremdkörpergefühl.

**18er-Lotio:** Emulsions-Zinkschüttelmixtur NRF, Zusammensetzung: 18 T. Zinkoxid*, 18 T. Talk*, emulgierender Cetylstearylalkohol* (Typ A), 18 T. Glycerol*, 18 T. Ethanol (70 %ig, V/V), 25 T. gereinigtes Wasser.

**Lotio alba aquosa:** Zinci oxidi lotio, Lotio Zinci; wässrige Zinkoxidlotion, Zinkoxidschüttelmixtur; Zusammensetzung: DAC, NRF, 20.0 g Zinkoxid* (Sieb 300), 20.0 g Talkum (Sieb 300), 30.0 g Glycerol 85 %, 30.0 g Wasser; **Darst.:** Zinkoxid u. Talkum werden gemischt u. im Trockenschrank bei 180 °C eine Stunde lang erhitzt. Nach dem Erkalten wird diese Mischung mit Glycerol 85 % angerieben u. nach Zusatz des Wassers zu einer gleichmäßigen, dickflüssigen Suspension verarbeitet. Nach längerem Stehen tritt Sedimentation ein. Beschriftung: Vor Gebrauch zu schütteln. **Anw.:** als flüssige Pudergrundlage; als Grundlage für Schüttelpinselungen mit weiteren Wirkstoffzusätzen; bei Dermatitis, akuten u. chronischen Ekzemen.

**Lotio alba aquosa cum Ammoniumsulfobitolo:** Zinci oxidi lotio cum ammoniumsulfobitolo; Zinkoxidschüttelmixtur mit Ammoniumsulfobitol NRF; Zusammensetzung: 2.5 g Ammoniumbituminosulfonat*, 97.5 g Zinkoxidschüttelmixtur (s. Lotio alba aquosa); **Anw.:** entzündl. Hauterkrankungen.

**Lotio alba spirituosa:** Zinci oxidi lotio spirituosa; ethanolische Zinkoxidschüttelmixtur NRF, Zinkoxidschüttelpinselung NFA; Zusammensetzung: Zinkoxid* (Sieb 300), Talkum (Sieb 300), Glycerol 85 %, Ethanol (90 %iges nach NRF, 96 %iges nach NFA) u. Wasser 20 g zu gleichen Teilen; **Darst.:** **1.** nach NRF: Zinkoxid u. Talkum werden gemischt u. bei 180 °C eine Std. lang erhitzt. Nach dem Erkalten wird diese Mischung mit Glycerol 85 % angerieben u. mit Ethanol 90 % u. Wasser verarbeitet. **2.** nach NFA: Zinkoxid u. Talk werden gemischt u. durch Sieb V (ÖAB) gesiebt, aber nicht erhitzt; weiße, dickflüssige Suspension; gut aufschüttelbar; **Anw.:** akute Hauterkrankungen, z. B. allerg. Kontaktekzeme, Exantheme, Urticaria, Herpes zoster, Juckreiz. Vgl. Zinkoxid-Pinselung, stabilisierte.

**Lotio alba spirituosa cum Ammoniumsulfobitolo:** Zinci oxidi lotio spirtuosa cum Ammoniumsulfobitolo; ethanolische Zinkoxidschüttelmixtur mit Ammoniumsulfobitol NRF; Zusammensetzung: 2.5 g Ammoniumbituminosulfonat*, 97.5 g ethanol. Zinkoxidschüttelmixtur (s. Lotio alba spirituosa); **Anw.:** entzündl. Hauterkrankungen.

**Lotio alba spirituosa cum Chlorcresolo et Liquore Picis Lithanthracis:** Zinci oxidi lotio spirituosa cum Chlorcresolo et Lithanthracis Picis Liquore; ethanolische Zinkoxidschüttelmixtur mit Chlorocresol u. Steinkohlenteerlösung NRF; Zusammensetzung: 0.1 g Chlorocresol*, 5.0 g Steinkohlenteerlösung (s. Liquor Carbonis detergens), ethanol. Zinkoxidschüttelmixtur (s. Lotio alba spirituosa) ad 100 g; **Anw.:** Desinfiziens bei Hauterkrankungen; **cave:** Steinkohlenteer enthält kanzerogene Best.; Arbeitsschutzmaßnahmen beachten; therap. Anw. sollte nur in begründeten u. vom Arzt ständig kontrollierten Fällen erfolgen.

**LOTIO CORDES®:** hautgetönte, fettfreie Schüttelmixtur (flüssige Suspension, s. Lotiones) mit geringer Sedimentationsneigung für die Rezeptur (Rezepturgrundlage); entspricht im Typ der indifferenten Lotio alba; **Best.:** gereinigtes Wasser, Propylenglykol* (sorgt für die mikrobielle Stabilität), Titandioxid*, Maisstärke, Eisenoxide u. Eisenhydroxide, Macrogolglycerolricinoleat*, Macrogol-5-oleylether, emulgierender Cetylstearylalkohol* (Typ A), Natriumhydroxid, Milchsäure; frei von Konservierungsmitteln, Antioxidanzien, Parfümstoffen u. Parabenen; **Anw.:** wie Lotio* alba aquosa; **Hinweis:** Rezepturen mit LOTIO CORDES® können durch Zusatz von Eisenoxiden individuell dunkler getönt werden. Zur Erhöhung der Hautfeuchte lassen sich bis zu 10 % Harnstoff* zusetzen; bei sebostatischem Hautzustand empfiehlt sich die Anreicherung mit ca. 10 % Öl (z. B. Olivenöl, Avocadoöl, Mandelöl). Eine getönte Paste erhält man durch Zugabe von 30 % Feststoff wie Maisstärke u./od. Titandioxid.

**Lotionen:** s. Lotiones.

**Lotiones:** Lotionen; äußerl. anzuwendende, flüssige, wässrige od. wässrig-alkohol. Zubereitungen mit suspendierten od. emulgierten Wirk- u. Hilfsstoffen; oft liegt der Wirkstoff auch suspendiert in einer O/W-Emulsion vor. Aufgrund des hohen Wassergehaltes einer L. sind i. d. R. Konservierungsmittel enthalten. **Wirk. u. Anw.:** L. sind allgemein gut verstreichbar, kühlen u. wirken adstringierend u. entzündungshemmend. Ihre Anw. ist bei großflächigen, entzündl., trockenen bis leicht nässenden Dermatosen u. bei salbenempfindlicher, reizbarer Haut indiziert. **Flüssige Suspensionen:** Schüttelmixturen, Mixtura agitanda, flüssige Puder, Trockenpinselungen; L. mit ca. 50 % Feststoffanteil (z. B. Zinkoxid, Talk, Titandioxid), werden mit dem Pinsel aufgetragen u. wirken leicht austrocknend u. sekretaufsaugend. Ein Zusatz von Glycerol (od. Sorbitollösung, Propylenglykol) verbessert die Haftwirkung der Feststoffe auf der Haut; Beimengungen von Ethanol verstärken die Kühlwirkung u. erhöhen die austrocknende Wirkung. Als sedimentationsbehindernde Stabilisatoren dienen z. B. Bentonit* od. Carboxymethylcellulose*. **Hinweis:** Die Bez. Lotio od. Milch wird häufig auch für flüssige, äußerl. anzuwendende O/W-Emulsionen gebraucht, die bei subakuten bis subchronischen Hauterkrankungen eingesetzt werden.

**Lotio Zinci:** s. Lotio alba aquosa.

**Lotosblume, Indische:** s. Nelumbo nucifera.

**Lotos, Echter:** s. Nelumbo nucifera.

**Lotus-Effekt:** Lotos-Effekt; auf der Oberfläche der Lotus-Blätter (vgl. Nelumbo nucifera) befinden sich winzige, dichtstehende, wachshaltige Papillen*, die verhindern, dass sich auf der Blattoberfläche Schmutzteilchen oder Mikroorganismen dauerhaft anheften können; **Wirkungsmechanismus:** Da die Adhäsionskräfte z. B. zwischen Wasser u. Schmutzpartikeln stärker sind als zwischen Schmutz und Blattoberfläche, werden bei einem Regenguss die Schmutzpartikel (und Mikroorganismen) von der Blattoberfläche vollständig entfernt; dieser sog. Lotus-Effekt wird von der Industrie bei der Herstellung von Fassadenfarben oder Dachziegeln genutzt (selbstreinigende Oberflächen).

**Lotuspflaume:** s. Diospyros lotus.

**Lovastatin** (INN): Lovastatinum Ph.Eur., Mevinolin, 6-*α*-Methylcompactin; (3*R*,5*R*)-7-[(1*S*,2*S*,6*S*,8*S*,8a*R*)-1,2,6,7,8,8a-Hexahydro-2,6-dimethyl-8-[(*S*)-2-methylbutyryloxyl]-1-naphthyl]-3-hydroxyheptan-5-olid; CAS-Nr. 75330-75-6; $C_{24}H_{36}O_5$, Strukturformel: s. HMG-CoA-Reduktase-Hemmer (Abb. dort); $M_r$ 404.55; Schmp. 174.5 °C (unter Stickstoff); **Gew.:** mit Hilfe von Aspergillus terreus; **Wirk.:** Lipidsenker*, HMG*-CoA-Reduktase-Hemmer; **Dos.:** p. o. Initialdosis: 10–20 mg mit dem Essen am Abend, steigerbar in 4-wöchigen Intervallen auf 80 mg in Einzel- od. mehreren Gaben.

**Lowry-Methode:** s. Proteinfärbung.

**LPH:** Abk. für **lip**otrope **H**ormone; s. Lipotropine.

**LPS:** Abk. für **L**ipo**p**oly**s**accaride*.

**Lr:** (chem.) Symbol für Lawrencium*.

**LSC:** Abk. für (engl.) *liquid-solid chromatography*; s. Säulenchromatographie (Tab. dort).

**LSD:** Abk. für **L**yserg**s**äure**d**iethylamid*.

**LSF:** Abk. für **L**ichtschutz**f**aktor*.

**LT:** Abk. für **L**euko**t**riene*.

**LTA:** Abk. für **L**ympho**t**oxin-*α*; s. TNF.

**LTH:** Abk. für **l**actotropes **H**ormon; s. Prolactin.

**Lu:** (chem.) Symbol für Lutetium*.

**Lubricantia:** s. Gleitmittel.

**Lucas-Probe:** Test zur Unterscheidung primärer, sekundärer u. tertiärer Alkohole* mit einer Lsg. von Zinkchlorid* in konz. Salzsäure*; **Prinzip:** Die niederen Alkohole lösen sich alle in dem Reagenz, die Alkylchloride, die sich unterschiedl. rasch bilden, sind hingegen unlöslich. Die Lsg. primärer Alkohole bleibt stundenlang klar, während die Lsg. sekundärer Alkohole innerhalb von 5 min, die der tertiären Alkohole fast augenblickl. durch ausfallendes Alkylchlorid getrübt wird.

**Luciferin-Luciferase-System:** s. Biolumineszenz.

**Lues** (lat. Lues Seuche, Pest): s. Syphilis.

**Luffa aegyptiaca** Mill.: Momordica luffa L.; Schwammkürbis; Fam. Cucurbitaceae; Afrika, Asien; Stpfl. von **Fructus Luffae:** Luffa(schwamm); das Fasernetz der gurkenartigen Früchte (auch von anderen Luffa-Arten); wird als Badeschwamm, Schuh(einlege)sohlen u. a. verwendet.

**Luffa operculata** (L.) Cogn.: Momordica operculata L.; Fam. Cucurbitaceae; Südamerika; **Inhaltsst.:** Saponine*, Cucurbitacine* (Früchte), Bitterstoffe*; **Anw.:** (volkstüml.) z. B. als harntreibendes Mittel, bei Obstipation; vgl. Luffa aegyptiaca. **Hom.:** Luffa operculata (HAB): reife, getrocknete Früchte; verordnet z. B. bei Heuschnupfen, Katarrhen der Nasennebenhöhlen.

**Luffaschwamm:** s. Luffa aegyptiaca.

**luftdicht verschlossen:** Lagerungsvorschrift* nach Ph.Eur.: Lagerung od. Transport in einem für feste, flüssige u. gasförmige Stoffe undurchlässigen Behältnis.

**Luftdruck:** der auf die Flächeneinheit infolge Schwerkraft* ausgeübte Druck* der Luft; wird mit Barometern* gemessen u. meistens in Bar (bar), Millibar (mbar), Pascal (Pa), Hektopascal (hPa) od. Kilopascal (kPa) angegeben; früher auch in Torr bzw. mmHg. Der Gesamtdruck setzt sich aus den Partialdrücken der trockenen Luft u. des enthaltenen Wasserdampfs zusammen (s. Dalton-Gesetz; vgl. Mollier-h,x-Diagramm). Der mittlere L. $p_0$ in Meereshöhe $h_0$ (Normalatmosphärendruck) beträgt 1013.25 mbar (bzw. hPa), mit zunehmender Höhe h nimmt er (exponentiell) ab. Berechnung: mit Hilfe der **barometrischen Höhenformel** (Voraussetzungen: in jeder Höhe gleiche Temp. T u. gleicher Wasserdampfpartialdruck):

$$p = p_0 \cdot e^{-\frac{h-h_0}{r \cdot T}}$$

r beträgt 29.27 m/K u. ist die durch die Molmasse der Luft (29 g/mol) u. die Erdbeschleunigung g (9.806 m/s$^2$) geteilte allgemeine Gaskonstante*.

**Luftfeuchtigkeit:** Wassergehalt der Luft; **1. Absolute L.:** Kilogramm Wasserdampf pro Kubikmeter Luft (kg/m$^3$); **2. Spezifische L.:** Gramm (od. Kilogramm) Wasserdampf pro Kilogramm trockene (od. feuchte) Luft; auch als Mischungsverhältnis bezeichnet; dimensionslos; **3. Relative L.:** Prozentverhältnis des Wasserdampfpartialdrucks zum Sättigungsdampfdruck der Luft bei gleichem Gesamtdruck u. gleicher Temp.; s. Mollier-h,x-Diagramm; vgl. Hygrostat; **4. Physiologische L.:** Verhältnis von vorhandener L. zu einer L., die einer normalen Lungentemperatur (37 °C) entspräche.

**Luftgas:** s. Generatorgas.

**Luftstrahlmühlen:** s. Mühlen.

**Luftstrahlsieb:** s. Siebanalyse.

**Luftvergleichspyknometer:** s. Dichtebestimmungsmethoden.

**Lugol-Lösung:** s. Iodlösung, wässrige.

**Lumazin:** 2,4-Dioxo-1,2,3,4-tetrahydropteridin; $C_6H_4N_4O_2$, Strukturformel: s. Abb.; $M_r$ 164.12; Schmp. 349 °C; gelbe bis orangerote Nadeln; wässrige Lsg. fluoreszieren im Alkalischen grün u. im Sauren blau; vgl. Pterine.

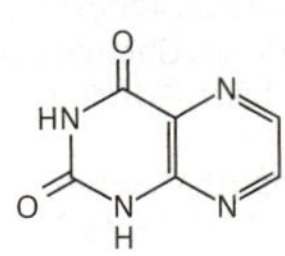


Lumazin

**Lumbago:** akutes lokales Lumbalsyndrom, Hexenschuss; akut auftretender, heftiger pseudoradikulärer Kreuzschmerz ohne Irritation der Wurzeln des Nervus ischiadicus, ausgelöst durch die sensible Eigeninnervation der LWS; **Urs.:** Bandscheibenschaden, Wirbelsäulenaffektionen, Rückenmarktumoren, intraabdominale Tumoren; **Ther.:** hochdosiert Analgetika*, Muskelrelaxanzien*, Bettruhe auf harter Unterlage, lokale Anw. von Wärme od. Kälte. Vgl. Ischiassyndrom.

**lumbal** (lat. lumbus Lende): zur Lende gehörend.

**Lumbalanästhesie:** s. Spinalanästhesie.

**Lumbalpunktion:** Spinalpunktion; Entnahme von Liquor mit einer Hohlnadel, die durch den Zwischenwirbelraum in der Lendengegend in den Rückenmarkskanal geführt wird; **Ind.:** **1.** (diagn.)

z. B. Gew. von Liquor* cerebrospinalis für die Liquordiagnostik bei Verdacht auf Meningitis*, Neurosyphilis od. andere org. Erkrankungen des ZNS; **2.** (therap.) intrathekale Applikation von Arzneimitteln (z. B. Spinalanästhesie*) od. therap. Liquorentnahme (z. B. bei Normaldruckhydrozephalus).

**Lumefantrin** (INN): Lumefantrinum, Benflumetol; (*RS*)-2-(Dibutylamino)-1-(*Z*)-2,7-dichlor-9-(4-chlorbenzyliden)-9*H*-fluoren-4-yl-ethanol; CAS-Nr. 82186-77-4; $C_{30}H_{32}Cl_3NO$, Strukturformel: s. Abb.; $M_r$ 528.95; zählt zur Familie der Arylaminoalkohole, wie z. B. Chinin* od. Mefloquin*; Antimalariamittel*; handelsübl. in Kombination mit Artemether* (Artemether/Lumefantrin 1/6); **Wirk.:** Hemmung der Umwandlung von Häm (tox.) in Hämozoin in der Nahrungsvakuole der Malariaparasiten; zusätzl. Hemmwirkung auf die Nucleinsäure- u. Proteinsynthese der Malaria-Parasiten; **Ind.:** Malaria durch Plasmodium falciparum; **UAW:** Kopfschmerzen, Schwindel, Schlafstörungen, Palpitationen, QTc-Verlängerungen, abdominale Schmerzen, Diarrhö, Erbrechen, Exanthem, Husten, Myalgien; **Hinweis:** aufgrund der hohen Lipophilie empfiehlt sich die Einnahme mit fettreicher Nahrung.

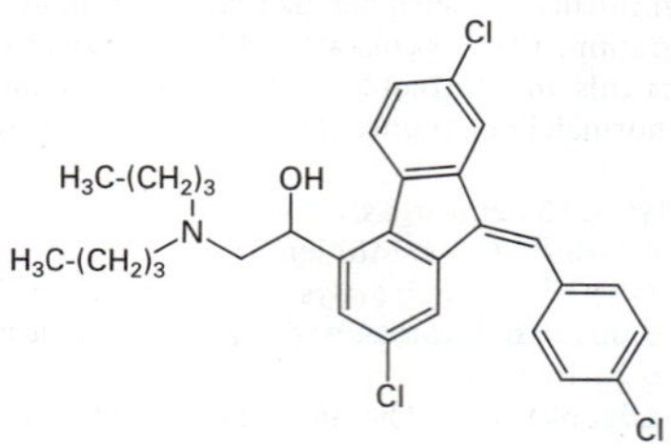


**Lumefantrin**

**Lumineszenz:** Leuchten von Körpern (s. Leuchtfarben) ohne gleichzeitige Temperatursteigerung; hervorgerufen durch Bestrahlung (Photolumineszenz: Phosphoreszenz*, Fluoreszenz*), chem. Umsetzungen (Chemi- od. Chemolumineszenz, Biolumineszenz*) od. elektr. Vorgänge (Elektrolumineszenz).

**Luminol:** 3-Aminophthalsäurehydrazid; $C_8H_7N_3O_2$; $M_r$ 177.16; zeigt bei Oxidation, z. B. mit Wasserstoffperoxid, Natronlauge od. Trikaliumhexacyanoferrat, Chemolumineszenz (s. Lumineszenz); **Anw.:** (techn.) in Kaltlichtleuchtstoffröhren*, als Fluoreszenz- u. Chemolumineszenzindikator; Peroxidase-Reagenz.

**Luminophore:** s. Leuchtfarben.

**Lumiracoxib** (INN): CAS-Nr. 220991-20-8; $C_{15}H_{13}ClFNO_2$, Strukturformel: s. Abb.; $M_r$ 293.7; Schmp. 152–154 °C; logP 2.7 ± 0.4 (berechnet); aufgrund schwerwiegender UAW (Hepatotoxizität) nicht mehr im Handel befindl. selektiver COX-2-Hemmer (s. Cyclooxygenase-Inhibitoren) mit kurzer Plasmahalbwertzeit u. Anreicherung in der Synovia; früher angewendet bei aktivierter Koxarthrose u. Gonarthrose; **UAW:** gastrointestinale Komplikationen wie Blutungen; kardiovaskuläre Probleme wie Herzinfarkt, Schlaganfall; tox. Leberschäden.

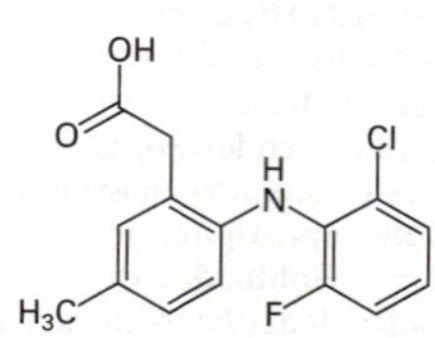


**Lumiracoxib**

**Lumisterol:** s. Vitamin D.

**Lungenblutung:** s. Hämoptyse; Hämoptoe.

**Lungenemphysem:** Emphysema pulmonum; irreversible destruktive Vergrößerung des Luftraums distal der Bronchioli terminales durch Zerstörung von Alveolen* u. Lungensepten; **Urs.:** meist COPD*; selten angeboren (kongenitales lobäres Emphysem), $\alpha_1$-Antitrypsinmangel (s. $\alpha_1$-Antitrypsin).

**Lungenentzündung:** s. Pneumonie.

**Lungenerkrankung, chronisch-obstruktive:** s. COPD.

**Lungenflechte:** s. Lobaria pulmonaria.

**lungengängig:** s. Aerosole.

**Lungenkraut:** s. Pulmonaria officinalis.

**Lungenmoos:** s. Lobaria pulmonaria.

**Lungentuberkulose:** s. Tuberkulose.

**Lupeol:** (3*β*)-Lup-20(29)-en-3-ol; CAS-Nr. 545-47-1; $C_{30}H_{50}O$; $M_r$ 426.73; pentacycl. Triterpenalkohol (ähnl. Betulin*) mit dem Grundgerüst Lupan, ähnl. Oleanan (Strukturformel: s. Saponine, Tab. 1 dort), aber mit 5-gliedrigem Ring E; **Vork.:** natürlich z. B. in Ptychopetalum*-Arten u. insbes. in den Rinden* von Apocynaceae u. Fabaceae.

**Lupinen-Alkaloide:** s. Chinolizidinalkaloide.

**Lupinidin:** s. Spartein.

**Lupinin:** s. Chinolizidinalkaloide.

**Lupuli flos:** s. Humulus lupulus.

**Lupuli glandula:** s. Humulus lupulus.

**Lupulinum:** s. Humulus lupulus (Lupuli glandula).

**Lupulon:** *β*-Hopfenbittersäure; $C_{26}H_{36}O_4$; $M_r$ 414.36; aus den Hopfenblüten (s. Humulus lupulus) gewonnener (ca. 1 %) antimikrobieller Stoff (Phytoalexin*), bes. wirksam gegen grampositive Bakt. u. Mykobakterien; 10-mal wirksamer als Humulon*.

**Lupulus:** s. Humulus lupulus (Hom.).

**Lupus erythematodes:** Sammelbez. für Autoimmunkrankheiten der Haut u. innerer Organe sowie für diaplazentar übertragbare Syndrome. **Ätiologie:** vermutl. genet. HLA-Prädisposition, Viren, Umwelt- u. hormonale Faktoren; **Formen:** **1.** Hautbeteiligung: z. B. akuter u. subakuter kutaner L. e.; **2.** system. Beteiligung: system. L. e.; arzneimittelinduzierter L. e.; **3.** neonatale L.-e.-Syndrome: z. B. kongenitale Erregungsleitungsstörung*.

**Lustgarten-Reaktion:** Nachw. von Chloroform*; **Prinzip:** Blaufärbung der Probe mit warmer Lsg. von *α*-Naphthol in Kalilauge*; beim Ansäuern roter Niederschlag.

**Lutein:** s. Xanthophyll.

**Luteinisierendes-Hormon-Releasing-Hormon:** s. Gonadorelin.

**Luteohormon:** s. Progesteron.

**Luteolin:** 3′,4′,5,7-Tetrahydroxyflavon; Strukturformel: s. Flavonoide (Tab. dort); **Vork.:** natürl. in vielen Pflanzen, z. B. in Achillea* millefolium, Cnicus* benedictus, Digitalis* purpurea, Euphorbia* cyperassias, Galega* officinalis, Genista* tinctoria, Matricaria* recutita, Passiflora* incarnata; vielfach als Glykosid* wie z. B. Galuteolin (5-O-Glucosyl-Luteolin) od. Cynarosid (7-*O*-Glucosyl-Luteolin).

**Luteoskyrin:** s. Mykotoxine (Tab. dort).

**Lutetium** (lat. lutetia Paris): veraltet Cassiopeium (Symbol Cp); Symbol Lu; CAS-Nr. 7439-94-3; $A_r$ 174.967; OZ 71; D. 9.840; Schmp. 1663 °C; Sdp. 3391 °C; 3-wertiges, zu den Lanthanoiden* gehörendes Metall*; **Vork.:** in allen Ytterbium*-Mineralien u. im Monazit; **Anw.:** (techn.) Dotierung bei der Herst. von Ferritblasenspeichern; in PET-Szintillatoren; **Gesch.:** 1907 als Oxid in der Yttererde von Georges Urbain (1872–1938), Carl Auer von Welsbach (1858–1929) u. Charles James (1880–1928) entdeckt.

**luteus:** f: lutea, n: luteum; gelb.

**Lutidine:** Dimethylpyridine; s. Pyridin.

**Lutropin alfa** (INN): CAS-Nr. 9002-67-9; rekombinantes humanes LH*; **Ind.:** in Kombination mit FSH* bei der künstl. Befruchtung zur Stimulation der Follikelreifung bei Frauen mit LH- u. FSH-Mangel; **UAW:** evtl. Kopfschmerz, Somnolenz; **Dos.:** 75 IE zus. mit 75–150 IE FSH/d i. v. oder s. c.; HWZ i. v. initial 1 h, terminal 10–12 h.

**Lutschkapseln:** s. Weichkapseln.

**Lutschtabletten:** Tabletten zur Anw. in der Mundhöhle (s. Compressi), die der Vorbeugung u. lokalen Behandlung von Infektionen des Mund- u. Rachenraumes dienen.

**LUV:** Abk. für (engl.) *large unilamellar vesicles*; s. Liposomen.

**Luxation** (lat. luxare verrenken): Verrenkung; Gelenkverletzung mit vollständiger Diskontinuität der gelenkbildenden Knochenenden.

**Luzerne:** s. Medicago sativa.

**Lyasen:** s. Enzyme.

**Lychee:** s. Litchi chinensis.

**Lycium barbarum** L.: Lycium halmifolium Mill.; Bocksdorn, Teufelszwirn; Fam. Solanaceae; Mittelmeergebiet; **Inhaltsst.:** parasympathikolyt. wirkende, stickstoffhaltige Glykoside*, möglicherweise auch Tropanalkaloide*, Carotinoide*. **Hom.:** Lycium Berberis: frische, blühende Pflanze.

**Lycium Berberis:** s. Lycium barbarum (Hom.).

**Lycium halmifolium Mill.:** s. Lycium barbarum.

**Lycoperdon bovista** Pers.: Calvatia gigantea; Bovist, Stäubling; Fam. Lycoperdaceae; Mitteleuropa; **Inhaltsst.:** Tyrosin*, Lycoperdin, Enzyme. **Hom.:** Bovista: Sporen des reifen Pilzes*; verordnet z. B. bei hämorrhag. Diathese (Blutungsneigung), Dysmenorrhö*.

**Lycopersicin:** s. Tomatin.

**Lycopersicon esculentum:** s. Solanum lycopersicum.

**Lycopersicon lycopersicum:** s. Solanum lycopersicum.

**Lycopi herba:** s. Lycopus europaeus.

**Lycopin:** $C_{40}H_{56}$; $M_r$ 536.85; gelbroter, carotinoider Pflanzenfarbstoff; Biosynthese u. Strukturformel: s. Tetraterpene (Abb. dort); natürl. hauptsächl. in Tomaten (s. Solanum lycopersicum), Hagebutten (s. Rosa canina) u. a.; mit Carotin isomer (vgl. Lipochrome, Carotine); mit konz. Schwefelsäure, Antimontrichlorid u. Trichloressigsäure schlägt die Farbe von Lycopin in Blau um.

**Lycopodium clavatum** L.: Kolbenbärlapp, Bärlapp, Hexenkraut, Erdmoos, Schlangenkraut; Fam. Lycopodiaceae; nahezu weltweit verbreitet, in vielen Gebieten Deutschlands, Österreichs u. der Schweiz unter Naturschutz; Stpfl. von **Herba Lycopodii:** Herba Musci clavati, Bärlappkraut, Schlangenmoos, Schlangenkraut; **Inhaltsst.:** ungewöhnl. Chinolinalkaloide* wie Lycopodin, Clavatin, Lycodolin u. Clavotoxin (Gesamtgehalt ca. 0.1–0.4 %); fettes Öl, Säuren, Harz*, Gummi*; **Anw.:** (volkstüml.) z. B. als harntreibendes Mittel; **Toxikol.:** Herba L. ist giftig; 0.2 g sollen Frösche u. Mäuse unter Lähmungserscheinungen töten; **Lycopodium:** Sporae Lycopodii; Bärlappsporen, Bärlappsamen, Hexenmehl; die reifen Sporen von L. clavatum u. a. L.-Arten; **Off.:** ÖAB, DAB; **Inhaltsst.:** fettes Öl (bis 50 %), Sporonin (20–45 %, ein polymeres Terpen*), Hydroxykaffeesäure u. höhere Fettsäuren, Zucker, Spuren von Alkaloiden*; **Anw.:** (volkstüml.) früher innerlich, z. B. bei Nieren- u. Blasenleiden, Diarrhö*; äußerl. als Wundstreupulver bei nässenden Ekzemen u. juckenden Hautpartien; zur Pillenherstellung in der Apotheke. **Hom.:** Lycopodium clavatum (HAB), Lycopodium: Sporen; Konstitutionsmittel, verordnet z. B. bei chron. Lebererkrankungen mit Verdauungsstörungen, Nieren- u. Gallensteinen, Gicht, Hautkrankheiten.

L

**Lycopodium selago:** s. Huperzia selago.

**Lycopus europaeus** L.: Gemeiner Wolfstrapp, Ufer-Wolfstrapp, Wasserandorn; Fam. Lamiaceae (Labiatae); Mittel- u. Südeuropa; zus. mit Lycopus* virginicus Stpfl. von **Lycopi herba:** Herba Lycopi; Wolfstrappkraut; Monographie: Kommission E; **Inhaltsst.:** Hydroxyzimtsäurederivate (z. B. Ferulasäure*, Rosmarinsäure*), Flavonoide*, Cumarine*, Lamiaceengerbstoffe, Diterpene* u. ca. 0.2 % äther. Öl; **Wirk.:** antigonadotrop u. antithyreotrop (Hemmung der Hormone des Hypophysenvorderlappens); **Anw.:** (med.) bei (leichter) Schilddrüsenüberfunktion mit vegetativ-nervösen Störungen; bei Schmerz- u- Spannungsgefühl der Brüste (Mastodynie). **Hom.:** Lycopus europaeus (HAB): frische, oberird. Teile blühender Pflanzen.

**Lycopus virginicus** L.: Virginischer Wolstrapp, Virginischer Wolfsfuß; Fam. Lamiaceae (Labiatae); Nordamerika, von Kanada bis Florida, Missouri, Nebraska; Stpfl. von **Herba Lycopi:** Inhaltsst. u. Anw. ähnlich Lycopus* europaeus. **Hom.:** Lycopus virginicus (HAB): frisches, blühendes Kraut; verordnet z. B. bei Schilddrüsenerkrankungen.

**Lycorin:** s. Amaryllidaceen-Alkaloide.

**Lycosa:** Fam. Lycosidae; Gattung der giftigen Wolfsspinnen, z. B. Lycosa hispanica, L. tarantula (Tarantel); **Toxikol.:** Lycosatoxine sind zytotoxisch. **Hom.:** Tarantula hispanica: verordnet z. B. bei sexueller Übererregbarkeit, unwillkürl. Muskelzuckungen, Restless-Legs-Syndrom.

**Lyme-Borreliose:** syn. Erythema-migrans-Krankheit; zu den Zeckenborreliosen* gezählte Infektionskrankheit, die erstmals 1976 in Lyme (Connecticut, USA) beobachtet wurde; **Erreger:** Borrelia* burgdorferi; Übertragung durch Zecken (Ixodes ri-

**Lymphokine**
Eigenschaften verschiedener Lymphokine

| Lymphokin | Eigenschaft |
|---|---|
| hautreaktiver Faktor (engl. skin reactive factor, Abk. SRF) | Induktion einer Entzündung und einer mononukleären Zellinfiltration |
| Migrationsinhibitionsfaktor | lokale Immobilisation |
| Makrophagenmigration inhibierender Faktor (Abk. MIF) | von Makrophagen |
| Leukozytenmigration inhibierender Faktor (Abk. LIF) | von mononukleären Zellen |
| Makrophagen aktivierender Faktor (Abk. MAF, evtl. identisch mit IFN-$\gamma$) | Stimulation der Phagozytoseaktivität von Makrophagen und der Abtötung intrazellulärer Mikroorganismen |
| chemotaktischer Faktor (Abk. CF) | Chemotaxis mononukleärer Phagozyten |
| koloniestimulierende Faktoren (Abk. CSF) | Regulation der Proliferation anderer Zellsysteme, Modulation ihrer Funktion |
| mitogene Faktoren (Abk. MF) | Stimulation der DNA-Synthese in nichtsensibilisierten Lymphozyten (T-Helfer-Funktion) |
| Tumor-Nekrose-Faktor $\beta$ (Abk. TNF-$\beta$) | Zerstörung von nichtleukozytären Zielzellen, Tumorhemmung (?) |
| Interferone (IFN-$\alpha$, IFN-$\beta$, IFN-$\gamma$) | Modulation der Immunantwort durch Regulation der Funktion und Aktivität von Lymphozyten (nicht antigenspezifisch), antivirale Eigenschaften (Hemmung der Virusreplikation durch IFN-$\gamma$) |
| Interleukine (IL-1 bis IL-18) | Regulation der Funktion und Aktivität von Lymphozyten (nicht antigenspezifisch) |
| antigenspezifische Helferfaktoren (Abk. $T_HF$) und Suppressorfaktoren (Abk. $T_SF$) | antigenspezifische Regulation der Funktion und Aktivität anderer Lymphozyten (T-Helfer- bzw. T-Suppressor-Funktion) |

cinus, Holzbock), saisonale Häufung im Sommer u. Herbst; Durchseuchung der Zecken regional sehr unterschiedl. (5–60 %); der Zeckenstich bleibt häufig unbemerkt (bis zu 50 % der Erkrankungsfälle); **Verlauf:** das klin. Spektrum umfasst Symptome, die lange als eigenständige Krankheitsbilder unklarer Ätiol. galten; zweiphasiger Verlauf möglich, aber nicht obligat; **1. Stadium I:** unspezif. Allgemeinsymptome (Kopfschmerz, Arthralgie, Myalgie, gastrointestinale Beschwerden, evtl. Fieber) u. Erythema migrans (meist an der Zeckenstichstelle); **2. Stadium II** (bis Monate nach Infektion): Lymphadenosis cutis benigna (Borrelia-Lymphozytom); Karditis; Neuroborreliose; **3. Stadium III** (Monate bis Jahre nach Infektion): oft ohne vorausgehende Frühsymptome; isoliertes od. in variabler Reihenfolge gemeinsames Auftreten von z. B. Lyme-Arthritis; Akrodermatitis chronica atrophicans; chron. Enzephalomyelitis; anderen isolierte Hirnnervenausfälle; fakultativ chron.-rezidivierender Verlauf mit irreversibler Residualsymptomatik; **Ther.:** im Stadium I orale (Doxycyclin* od. Amoxicillin*, alternativ Cefuroxim* od. Makrolid*-Antibiotika), in den Stadien II/III i. v. Antibiotikatherapie (Benzylpenicillin*, liquorgängige Cephalosporine*); prophylakt. Antibiotikagabe nach Zeckenstich ohne Krankheitssymptome ist nicht angezeigt, soweit es sich nicht um bekannte hochendem. Gebiete handelt.

**Lymphe:** klare bis hellgelbe Flüss. aus Lymphplasma u. Lymphozyten (s. Leukozyten); entsteht durch Austritt von Blutplasma (s. Blut) aus Blutkapillaren ins Gewebe (ca. 0.1 L/h); fließt in Gewebespalten u. wird durch bes. Gefäße (Lymphgefäße) über die regionären Lymphknoten wieder dem Blutkreislauf zugeführt; wichtiges Transportsystem im Körper (Nährstoffe, Fremdkörper, Keime); das zirkulierende Volumen ist abhängig von der Höhe des Kapillarblutdrucks u. dem Aktivitätsgrad der Organe (bes. der Muskulatur).

**Lymphoidzellen:** atypische Lymphozyten, Virozyten; lymphozytenähnl. Zellen, die in Größe, Form u. Gestalt variieren; morpholog. zw. Lymphozyten (s. Leukozyten) u. Plasmazellen.

**Lymphokine:** zu den Zytokinen* gehörende sog. Kommunikationsproteine (z. T. Glykoproteine*), die von antigenaktivierten B- u. T-Lymphozyten (s. Leukozyten) produziert u. sezerniert werden u. andere Zellen zur Bildung versch. Enzyme u. a. Faktoren od. zur Proliferation anregen (s. Tab.); vgl. Interferone; Interleukine; Monokine; Wachstumsfaktoren.

**Lymphom, malignes:** maligne Neoplasie des lymphat. Gewebes von Lymphknoten (nodal), Tonsillen, Milz od. anderen Organen; **Vork.:** Inzidenz ca. 13 : 100 000; kontinuierl. jährl. Anstieg der Inzidenzrate mit größter Steigerung bei >60-Jährigen; gehäuft in Zusammenhang mit HIV-Erkrankung; **Einteilung:** in Hodgkin- u. Non-Hodgkin-Lymphome; **Ther.:** in Abhängigkeit von Typ u. Stadium Polychemotherapie (z. B. mit Cyclophosphamid*, Vincristin*, Prednisolon*), evtl. Strahlentherapie*.

**Lymphotoxin:** s. TNF.

**Lymphozyten:** s. Leukozyten.

**Lynestrenol** (INN): Linestrenolum Ph.Eur.6; Lynöstrenol; 19-Nor-17-α-pregn-4-en-20-in-17-ol; CAS-Nr. 52-76-6; $C_{20}H_{28}O$, Strukturformel: s. Abb.; $M_r$ 284.42; Schmp. 158–164 °C (polymorph); $[\alpha]_D^{20\,°C}$ –9.5° bis –11° (c = 3.6 % (m/V) in 96 %igem Ethanol); 1 T. lösl. in 15 T. absolutem Ethanol, 12 T. Aceton, 8 T. Chloroform, 12 T. Ether, fast unlösl. in Wasser; Gestagen*, das sich von Nandrolon* ableitet; **Ind.:** hormonale Kontrazeption* (in Kombination mit einem Estrogenderivat); **Kontraind.:** Leberschäden, nicht abgeklärte Vaginalblutungen, Depressionen; **WW:** Wirkungsminderung mit Aktivkohle, Breitband-Antibiotika, Antiepileptika, Barbituraten, Rifampicin; Antidiabetika (erhöhter Bedarf); **UAW:** urogenitale Blutungen, Regelstörungen, Brustschmerz, Magen/Darm-Beschwerden, Ödeme; HWZ 17–21 h.

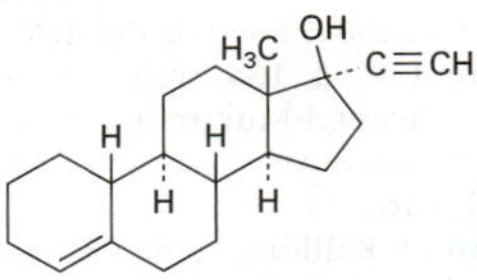


Lynestrenol

**lyobipolar:** s. Tenside.

**Lyochrome:** s. Flavine.

**Lyogel:** s. Gele.

**lyophil:** s. Benetzbarkeit.

**Lyophilisat:** s. Gefriertrocknung.

**Lyophilisation:** s. Gefriertrocknung.

**Lyophilisationsstopfen:** Gefriertrocknungsstopfen; Stopfen, der Behältnisse sowohl unter Vakuum als auch nach Belüften der Lyophilisationskammer mit einem Inertgas (Stickstoff, Argon) innerhalb geeigneter Gefriertrocknungsanlagen dicht verschließt (s. Abb.); der L. wird nach dem Abfüllen der Ausgangslösung für das Lyophilisat so auf den Behälter aufgesetzt, dass dieser noch nicht völlig verschlossen ist. Nach der Gefriertrocknung* wird der Stopfen direkt im Lyophilisator zur Gänze eingedrückt.

**lyophob:** s. Benetzbarkeit.

**Lyosole:** s. Kolloide.

**lyotrop:** sich unter dem Einfluss eines Lösungsmittels verändernd (Stoffeigenschaft), z. B. Ausrichtung von Teilchen (s. Flüssigkristalle).

**Lypressin** (INN): [Lys8]Vasopressin; CAS-Nr. 50-57-7; $C_{46}H_{65}N_{13}O_{12}S_2$; $M_r$ 1056.26; nicht mehr im Handel; früher angewendet als Antidiuretikum* u. Vasokonstriktor; **Zuber.:** Lypressini solutio iniectabilis Ph.Eur., Lypressin-Injektionslösung; **UAW:** Hypertonie, Gefahr eines Herzinfarkts. Vgl. Felypressin; Vasopressin; Argipressin; Ornipressin; Desmopressin.

**Lys:** Abk. für **Lysin***.

**Lyse:** Lösung, Auflösung; z. B. die Auflösung von roten Blutkörperchen nach Zerstörung ihrer Membran od. die Auflösung von Bakterienzellwänden durch lyt. wirkende Enzyme.

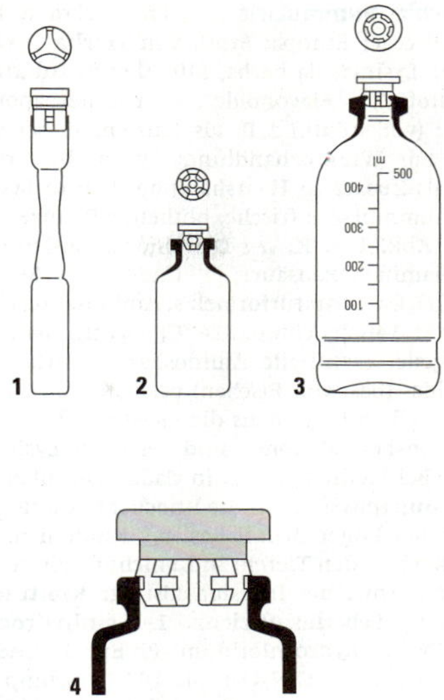


**Lyophilisationsstopfen:** Spezialampulle (1), Injektionsfläschchen (2) u. Infusionsflasche (3) mit Lyophilisationsstopfen; Position des Lyophilisationsstopfens während der Lyophilisation (4)

**Lysergsäure:** $M_r$ 368.32; tetracycl. Indolderivat; wird zu den Ergotalkaloiden* gezählt; Strukturformel u. weitere Angaben: s. Secale cornutum.

**Lysergsäurealkaloide:** therap. wichtige Ergotalkaloide* mit der Grundstruktur des Ergolins (s. Secale cornutum, Abb. 1 dort); **Vork.:** Secale* cornutum.

**Lysergsäureamid:** s. Ergin.

**Lysergsäurediethylamid:** Abk. LSD, LSD-25; Lysergidum; 9,10-Didehydro-*N*,*N*-diethyl-6-methylergolin-8β-carboxamid; $C_{20}H_{25}N_3O$; $M_r$ 323.42; Schmp. 80–85 °C; farblose Kristalle; chem. hergestelltes Derivat der Lysergsäure* (s. Secale cornutum); nicht verkehrsfähiges Betäubungsmittel* (Betäubungsmittelgesetz*, Anlage I); vgl. Designerdrogen; **Wirk.:** Halluzinogen*, partieller Serotonin*-Antagonist; Wirkungseintritt nach 20–60 min, Wirkungsdauer 6–8 h; verursacht schon in geringsten Spuren (0.2 μg/kg KG) schizophrenieähnl. psych. Störungen, führt zu opt. u. akustischen Halluzinationen mit stimmungsabhängigen Farben (depressiv: dunkelgrün, blau; gute Stimmung: rot, hellgrün) u. Verzerrung des Zeitgefühls; rasche Toleranzentwicklung; **Toxikol.:** Entwicklung einer psych., aber keiner körperl. Abhängigkeit; große therap. Breite; Suizidgefahr beim sog. bad-trip od. infolge Selbstüberschätzung; HWZ 70 min; im Tierversuch teratogen. Vgl. Flashback.

**lysigen:** durch Auflösen von benachbarten Zellen gebildet; z. B. lysigene Ölbehälter (u. a. bei Myrtaceae*; s. Exkretionsgewebe).

**Lysimachia herba:** s. Lysimachia nummularia (Herba Lysimachiae).

**Lysimachia nummularia** L.: Pfennigkraut; Fam. Primulaceae; Europa; Stpfl. von **Herba Lysimachiae:** Lysimachia herba, Münzkraut; **Inhaltsst.:** Gerbstoffe*, Flavonoide*, Triterpensaponine; **Anw.:** (volkstüml.) z. B. als Hustentee, bei Diarrhö*, zur Wundbehandlung; Lysimachiaextrakte z. T. als Zusatz in Haarshampoo. **Hom.:** Lysimachia nummularia: frische, blühende Pflanze.

**Lysin:** Abk. Lys, K; $\alpha$-$\varepsilon$-Diaminocapronsäure; (*S*)-2,6-Diaminohexansäure; CAS-Nr. 56-87-1; $C_6H_{14}N_2O_2$, Strukturformel: s. Aminosäuren (Abb. dort); $M_r$ 146.2; Schmp. 224 °C; wichtige bas., proteinogene, essentielle Aminosäure*; **Vork.:** Tier. Proteine* (bes. von Fischen) besitzen einen höheren Anteil an L-Lysin als die meisten pflanzl. Proteine; insbes. Histone* sind reich an Lysin (bis 27 %). Bei Fäulnis geht L. in Cadaverin* über. **Bedeutung:** (physiol.) für die Knochenbildung wichtig; daher hoher Bedarf bes. bei Kindern u. jungen, wachsenden Tieren; **Ind.:** nicht respirator. Alkalose*; Anw. als Infusionslösung; **Kontraind.:** Acidose*, Leberinsuffizienz. **L-Lysinhydrochlorid:** Lysini hydrochloridum Ph.Eur.6; CAS-Nr. 657-27-2; $C_6H_{15}ClN_2O_2$; $M_r$ 182.7; Schmp. ca. 280 °C (unter Zers.); weißes, krist. Pulver; lösl. in Wasser, schwer lösl. in Ethanol. **Lysin-Monohydrat:** Lysinum monohydricum; $C_6H_{14}N_2O_2 \cdot H_2O$; $M_r$ 164.2; **Off.:** DAB.

L

**DL-Lysin-2-(acetyloxy)benzoat (1 : 1):** DL-Lysinmonoacetylsalicylat; CAS-Nr. 34220-70-7; $C_{15}H_{22}N_2O_6$; $M_r$ 326.34; wasserlösl.; Lysinsalz der Acetylsalicylsäure*; **Wirk.:** Analgetikum*, Antirheumatikum*, Thrombozytenaggregations*-Hemmer; angewendet in Form von Injektionen; **UAW:** Blutungen im Magen-Darm-Trakt, Übelkeit, Überempfindlichkeitsreaktionen.

**Lysine:** Verbindungen, die Zellen zersetzen können, z. B. Hämolysine (s. Hämolyse).

**Lysokephalin:** s. Lysophospholipide.

**Lysolecithin:** s. Lysophospholipide.

**Lyso-PAF:** s. PAF.

**Lysophospholipide:** Phospholipide*, von denen ein Acylrest abgespalten wurde; z. B. Lysolecithin (entsteht aus Lecithin* durch die Phospholipasen* $A_1$, $A_2$, B u. LCAT), Lysokephalin; z. T. starke Hämolysine*.

**Lysosomen** (gr. lysis Auflösung; soma Körper, Leib): Zellorganellen* (0.25–0.5 µm), in denen ein niedriger pH-Wert (5–6) vorliegt; entstehen durch Abschnürungen des Golgi-Apparats; **Funktion:** dienen dem intrazellulären Abbau von org. Substanz, indem sie lysosomale Enzyme (u. a. Proteasen*, Lipasen*, Nucleasen* u. Carbohydrasen) bereitstellen, mit denen größere Partikel wie Viren, Bakt. od. entartete Zellen bzw. kleinere Moleküle verdaut werden, die von der Zelle durch Phagozytose* bzw. Pinozytose* aufgenommen worden sind; **Hinweis:** Erbl. lysosomale Defekte führen zu Speicherkrankheiten.

**Lysotypie:** Phagentypisierung; Typendifferenzierung von Bakterienarten mittels spezif. adaptierter, konstanter u. standardisierbarer Bakteriophagen*; **Prinzip:** Untersuchung, durch welche Bakteriophagen die Bakt. lysiert werden, ermöglicht die Typendifferenzierung; u. a. wichtig für epidemiolog. Erhebungen, z. B. Nachw. einer Infektkette bei Salmonella* typhi u. paratyphi od. Staphylococcus* aureus.

**Lysozym:** (engl.) *endolysine*; syn. Muramidase; weitverbreitete Hydrolase (s. Enzyme), die in Pflanzen, Wirbellosen u. Wirbeltieren vorkommt; v. a. in Tränenflüssigkeit, Nasen- u. Darmschleim, Blutplasma u. Muttermilch; in Bakteriophagen*; in bestimmten Leukozyten*; **Wirkungsmechanismus:** L. wirkt bakterizid, indem es die $\beta$-1,4-Bindung zw. *N*-Acetylglucosamin u. *N*-Acetylmuraminsäure von Murein* hydrolysiert. L. besteht aus einer Kette mit 129 Aminosäuren u. 4 Disulfidbrücken mit einer $M_r$ von 14 200–14 600. L. der Bakteriophagen bestehen aus 157 od. 164 Aminosäuren u. stellen entweder Endoacetyl-Muramidasen od. Endoacetyl-Glucosamidasen dar.

**Lyssa:** s. Tollwut.

**Lysylbradykinin:** Kallidin; zu den Kininen* zählendes Gewebehormon*, das ähnl. wie Bradykinin* wirkt.

**Lythri herba:** s. Lythrum salicaria.

**Lythrum salicaria** L.: Blutweiderich; Fam. Lythraceae; Europa, Nordamerika; Stpfl. von **Lythri herba:** Blutweiderichkraut; die ganzen oder geschnittenen, getrockneten, blühenden Zweigspitzen; **Off.:** Ph.Eur.6; **Inhaltsst.:** nach Ph.Eur. im Kraut mind. 5 % Gerbstoffe, berechnet als Pyrogallol*, bezogen auf das Trockengewicht; wenig äther. Öl; **Anw.:** (volkstüml.) z. B. bei Diarrhö*; Adstringens*, als Wundheilmittel.

**Lytika:** Wirkstoffe, die zum Abfall od. zur Aufhebung der Wirk. eines körpereigenen Überträgerstoffs durch Rezeptorblockade od. -hemmung führen; **Beispiel:** Sympatholytika*, Parasympatholytika*, Spasmolytika*, Mukolytika*. Vgl. Antagonist.

**lytisch:** lösend, abfallend.

**Lytta vesicatoria:** s. Canthariden.

**Lyxose:** Pentose*; Strukturformel: s. Monosaccharide (Abb. 1 dort).

# M

μ (gr. Kleinbuchstabe my): **1.** Vorsatzzeichen für Mikro-*; **2.** (physik.) Symbol für Dipolmoment*.

**m:** **1.** Vorsatzzeichen für Milli-*; **2.** (chem.) Symbol für Meta-*; **3.** (chem.) Symbol für Molalität*; **4.** (physik.) Symbol für Meter*; **5.** (physik.) Symbol für Masse*; **6.** (physik.-chem.) Symbol für Orientierungsquantenzahl*.

**m.:** Abk. für (lat.) **mi**sce*.

**M:** **1.** Vorsatzzeichen für Mega-*; **2.** Formelzeichen für **M**etall; **3.** (biochem.) Abk. für **M**ethionin*; **4.** (chem.) Symbol für molare Masse*; $M_r$: relative molare Masse*; **5.** (chem.) Symbol für Molarität* (im angelsächs. Sprachraum); **6.** röm. Zahl für Tausend (mille).

**Macadamiae oleum:** s. Macadamia ternifolia.

**Macadamia ternifolia** F. v. Muell.: Fam. Proteaceae (Silberbaumgewächse); Australien; Stpfl. von **Macadamiae oleum:** Oleum Macadamiae; Makadamiaöl; das durch Pressen gewonnene, fette, z. T. raffinierte Öl der Samen (Makadamianüsse), evtl. unter Zusatz von Stabilisatoren; VZ 190–200; **Off.:** DAC; **Anw.:** Herst. von Haut- u. Körperpflegemitteln.

**Macassarkerne:** s. Brucea amarissima (Fructus Bruceae).

**Maccarstrauch:** s. Cananga odorata.

**Macerata:** s. Mazerate.

**Maceratio:** s. Mazeration.

**Machandelbeeren:** s. Juniperus communis (Juniperi pseudofructus).

**Macis:** s. Myristica fragrans.

**Macisöl:** s. Myristica fragrans (Myristicae fragrantis aetheroleum).

**Maclura tinctoria:** s. Chlorophora tinctoria.

**Macrocystis pyrifera** (L.) C. Ag.: (Giant) Kelp; Fam. Lessoniaceae; Pazifikküsten von Kalifornien, Mexiko; eine Braunalge*, die 50–70 m lang wird; **Inhaltsst.:** 14–21 % Alginsäure* mit 20–40 % Guluronsäure, L-Fucose*, zahlreiche Spurenelemente u. B-Vitamine (s. Vitamin B); **Anw.:** Futtermittel, Herst. von Alginsäure*.

**Macrogolcetylstearylether:** Macrogoli aether cetostearylicus Ph.Eur.6 (Abk. MCSE); Gemisch von Ethern versch. Macrogole* mit linearen Fettalkoholen, hauptsächl. Cetylstearylalkohol*; kann freie Macrogole u. Cetylstearylalkohol enthalten; die Menge Ethylenoxid*, die mit Cetylstearylalkohol reagiert, beträgt 2–33 Einheiten je Molekül (Nominalwert); weiße wachsartige Schuppen. M. mit wenigen Ethylenoxid-Einheiten je Molekül ist prakt. unlösl. in Wasser, lösl. in Dichlormethan u. Ethanol. M. mit einer höheren Anzahl an Ethylenoxid-Einheiten je Molekül ist dispergierbar od. lösl. in Wasser, lösl. in Dichlormethan u. Ethanol. Schmp. 32–52 °C; SZ max. 1.0; IZ max. 2.0; VZ max. 3.0; OHZ: s. Tab.; Wasser max. 3.0 %. **Anw.:** häufig als Emulgator*, Emulsionsstabilisierer.

**Macrogolcetylstearylether**

| Ethylenoxid-Einheiten je Molekül (Nominalwert) | Hydroxylzahl (OHZ) |
|---|---|
| 2 | 150 - 180 |
| 3 | 135 - 155 |
| 5 - 6 | 100 - 134 |
| 10 | 75 - 90 |
| 12 | 67 - 77 |
| 15 | 58 - 67 |
| 20 - 22 | 40 - 55 |
| 25 | 36 - 46 |
| 30 - 33 | 32 - 40 |

**Macrogol-80-cetylstearylether:** s. Macrogolstearylether.

**Macrogole:** Macrogola Ph.Eur.6, Carbowachse, Polyaethylenglycola, Polyäthylenglykole, Polyethylenglykole (Abk. PEG), Polyethylenoxide (Abk. PEO), Polyoxyethylene, Polyoxyethylenglykole, Polyglykole; CAS-Nr. 25322-68-3; Polykondensationsprodukte der allgemeinen Formel $HO—(CH_2—CH_2—O—)_nH$; der Polymerisationsgrad n variiert zw. 3 u. 200 (die der Bez. Polyethylenglykol, PEG od. Macrogol angefügte Zahl, sog. Kennzahl, gibt annähernd die mittlere $M_r$ der Substanz an); **Eigenschaften:** s. Tab. 1; M. sind mäßig hygroskopisch (abnehmend mit zunehmender relativer Molmasse) u. besitzen osmot. Aktivität (durch Einarbeiten von Wasser weitgehend kompensierbar). M. haben sehr gute Lösungseigenschaften in Wasser, Dichlormethan u. Ethanol, jedoch prakt. unlösl. in fetten Ölen u. Mineralölen. Nach Ph.Eur. darf der Wassergehalt bis zu $M_r$ 1000 2 %, darüber 1 % nicht überschreiten. Wird in Macrogolgelen (Kombination flüssiger u. fester M.) ein höherer Wassergehalt angestrebt, ohne die Konsistenz wesentl. zu beeinflussen, eignen sich Zusätze von 1–5 % Cetylalkohol bzw. Cetylstearylalkohol zur Konsistenzverbesserung. **Inkomp.:** M. werden

**Macrogole** Tab. 1
Macrogole der Ph.Eur.

| Macrogol-typ | kinematische Viskosität $mm^2/s$ | dynamische Viskosität mPa·s | Dichte (g/mL) | Erstarrungs-temperatur (°C) | Hydroxylzahl | Masse (g) |
|---|---|---|---|---|---|---|
| 300 | 71 - 94 | 80 - 105 | 1.120 | | 340 - 394 | 1.5 |
| 400 | 94 - 116 | 105 - 130 | 1.120 | | 264 - 300 | 1.9 |
| 600 | 13.9 - 18.5 | 15 - 20 | 1.080 | 15 - 25 | 178 - 197 | 3.5 |
| 1000 | 20.4 - 27.7 | 22 - 30 | 1.080 | 35 - 40 | 107 - 118 | 5.0 |
| 1500 | 31 - 46 | 34 - 50 | 1.080 | 42 - 48 | 70 - 80 | 7.0 |
| 3000 | 69 - 93 | 75 - 100 | 1.080 | 50 - 56 | 34 - 42 | 12.0 |
| 3350 | 76 - 110 | 83 - 120 | 1.080 | 53 - 57 | 30 - 38 | 12.0 |
| 4000 | 102 - 158 | 110 - 170 | 1.080 | 53 - 59 | 25 - 32 | 14.0 |
| 6000 | 185 - 250 | 200 - 270 | 1.080 | 55 - 61 | 16 - 22 | 18.0 |
| 8000 | 240 - 472 | 260 - 510 | 1.080 | 55 - 62 | 12 - 16 | 24.0 |
| 20 000 | 2500 - 3200 | 2700 - 3500 | 1.080 | ≥57 | — | |
| 35 000 | 10 000 - 13 000 | 11 000 - 14 000 | 1.080 | ≥57 | — | |

durch Mikroorganismen nicht angegriffen u. sind nicht empfindl. gegen Elektrolyte, jedoch mit einer großen Anzahl von Stoffen inkompatibel. Die Ethersauerstoffbrücken ebenso wie die endständigen Hydroxylgruppen ermöglichen Wasserstoffbrückenbindungen, Dipolwechselwirkungen bzw. Reaktionen mit zahlreichen Stoffen. M. neigen zu Etherperoxidbildung (besonders in wässriger Lsg.) u. müssen daher vor Licht geschützt und u. U. mit geeignetem Stabilisator aufbewahrt werden, da sonst oxidationsempfindl. Wirkstoffe durch die Etherperoxide zerstört werden. Phenol. Substanzen wie Salicylsäure, Resorcin, Cresol, Thymol od. Tannin werden am Sauerstoffatom des M. gebunden. Dies führt zu teilweisen Inaktivierungen der Wirkstoffe, in höheren Konzentrationen zu Fällungen. Quecksilber- u. Silbersalze werden durch Verunreinigungen mit Aldehyden (Sekundärprodukte der Autoxidation) reduziert, ebenso andere Arzneistoffe. Einige Antibiotika, wie Penicillin u. Bacitracin, werden inaktiviert, bei Einarbeitung von Sulfonamiden können Verfärbungen auftreten. M. lösen versch. Kunststoffpackmaterialien wie Polyethylen, Bakelit, Lacke, PVC, Celluloid, Cellulose-Ester (Membranfilter). Die gleichen Inkomp. treten bei M.-Derivaten (s. Emulgatoren) auf. **Off.:** mittlere $M_r$ 300, 400, 600, 1000, 1500, 3000, 4000, 6000, 20 000, 35 000 nach Ph.Eur.6; DAB, ÖAB, Ph.Helv.; **Macrogole 200, 300, 400, 600:** klare, farblose, mehr od. weniger viskose Flüssigkeiten; PEG 600 kann schon bei 20 °C fest sein. Sie sind in jedem Verhältnis mischbar mit Wasser u. anderen PEG; nicht mischbar mit Gummi arabicum, natürl. Wachsen, mineral. u. pflanzlichen Ölen u. Paraffinen; lösl. in Aceton, 1-wertigen Alkoholen, Estern, Glykolen, Glycerol, Chlorkohlenwasserstoffen, prakt. unlösl. in flüssigen Paraffinen, fetten Ölen u. Fetten; Viskosität: Für Macrogole mit einer mittleren $M_r$ über 400 wird die Viskosität mit einer 50 %igen wässrigen Lösung (m/m) bestimmt; in Abhängigkeit von der Kennzahl liegt sie zw. 45 u. 130 mPa · s bei 25 °C. Die flüssigen M. werden verwendet als Lösungsvermittler für Wirkstoffe in flüssigen bzw. parenteralen (max. 30 %) Arzneiformen; zur Einstellung von Viskosität u. Konsistenz u. als Stabilisator für Emulsionen in flüssigen u. halbfesten Arzneiformen; als Suppositoriengrundmassen u. wassermischbare Salbengrundlagen, üblicherweise als Gemische von PEG 300 od. 400 mit M. von höherer $M_r$ (s. Unguentum Polyethylenglycoli). **Macrogole 1000, 1500, 1540, 1550, 2000, 3000, 3350, 4000, 6000, 8000, 20 000, 35 000:** weiße, geruchlose, je nach $M_r$ vaselin- bis wachsartige Stoffe; Erstarrungstemperatur zw. 35 u. mind. 57 °C; lösl. in Wasser, Methanol, Ethanol, Aceton, Dichlormethan, nicht od. schwer lösl. in Paraffinen, Glycerol, Ethern, Fetten u. fetten Ölen; zu den bei den flüssigen M. beschriebenen Inkompatibilitäten kommen Methyl- u. Ethylcellulose sowie Gelatine hinzu. **Anw.:** Gemische mit flüssigen M. als Salbengrundlagen u. Suppositorienmassen (I–V; s. Tab. 2); Resorptionsvermittler für gelöste od. feinverteilte Wirkstoffe; für feste Arzneiformen als Gleit-, Schmier- u. Bindemittel in 2–15 %iger Konz. (bes. für wasserlösliche Tabletten), bevorzugt PEG 4000 u. 6000; in Dragiersuspensionen; als Filmbildner für Tablettenüberzüge (aufgetragen in alkoholischer Lsg.); Weichmacher für Filmüberzüge; Träger für schwer lösl. Wirkstoffe; in der Kosmetik z. B. in Zahncremes, Lippenstift, Cremes, Seifen, Haarpflegemittel. PEG 3350 wird auch als Osmolaxans eingesetzt.

**Macrogolfettalkoholether:** s. Polyoxyethylenfettalkoholether.

**Macrogolgel:** s. Unguentum Polyethylenglycoli.

| Macrogole Ph.Eur. Macrogolmischungen für Suppositorien | | | | | Tab. 2 |
|---|---|---|---|---|---|
| Macrogol-Typ | I | II | III | IV | V |
| 400 | — | — | 5 % | — | — |
| 1000 | 50 % | 65 % | — | — | 95 % |
| 1500 | — | — | 95 % | 70 % | — |
| 2000 | 50 % | — | — | — | — |
| 2500 | — | 35 % | — | 30 % | 5 % |

| Macrogolglycerolcaprylocaprate | | | | |
|---|---|---|---|---|
| Ethylenoxid-Einheiten je Molekül (Nominalwert) | Macrogoltyp | Viskosität (mPa·s) | Hydroxylzahl (OHZ) | Verseifungszahl (VZ) |
| 4 | 200 | 30 - 50 | 80 - 120 | 265 - 285 |
| 6 | 300 | 60 - 80 | 140 - 180 | 170 - 190 |
| 8 | 400 | 80 - 110 | 170 - 205 | 85 - 105 |

**Macrogol-6-glycerolcaprylocaprat:** Macrogol 6 glyceroli caprylocapras Ph.Eur.6 (Abk. M6GC); Gemisch von Mono- u. Diestern mit Caprylsäure* u. Caprinsäure*; blassgelbe Flüssigkeit; teilweise lösl. in Wasser, leicht lösl. in Glycerol, 2-Propanol, Propylenglykol u. Rizinusöl; Viskosität ca. 145 mPa·s; SZ max. 5.0; OHZ 165–225; VZ 85–105; **Zusammensetzung:** mittlerer Gehalt an Ethylenoxid* 6 Einheiten je Molekül; Zusammensetzung der Fettsäuren: Capronsäure* max. 2.0 %, Caprylsäure 50.0–80.0 %, Caprinsäure 20.0–50.0 %, Laurinsäure* max. 3.0 %, Myristinsäure* max. 1.0 %; Wasser max. 1.0 %; **Herst.:** Ethoxylierung von Glycerol u. Veresterung mit destillierten Kokosnuß- od. Palmkernfettsäuren od. Ethoxylierung von Mono- u. Diglyceriden von Capryl- u. Caprinsäure; **Anw.:** als Emulgierhilfsmittel, meist äußerlich.

**Macrogolglycerolcaprylocaprate:** Abk. MGCC; Macrogolglycerolidorum caprylocapras Ph.Eur.6; Gemische von Mono-, Di- u. Triestern des Glycerols* u. Mono- u. Diestern von Macrogolen mit einer mittleren $M_r$ zw. 200–400; blassgelbe, ölige Flüss.; dispergierbar in heißem Wasser, leicht lösl. in Dichlormethan; D. etwa 1.0; $n_D^{20\,°C}$ ca. 1.4; SZ max. 2.0, POZ max. 6.0; Viskosität (20 ± 0.5 °C), OHZ u. VZ müssen den in der Tab. angegebenen Grenzwerten entsprechen. **Zusammensetzung:** freies Glycerol max. 5.0 %; Fettsäuren: Capronsäure* max. 2.0 %, Caprylsäure* 50.0–80.0 %; Wasser max. 1.0 %; können freie Macrogole enthalten. **Herst.:** partielle Alkoholyse von MCT mit Macrogol; Veresterung von Glycerol u. Macrogol mit Capryl- u. Caprinsäure od. Mischen von Glycerolestern u. Kondensat von Ethylenoxid mit Caprylsäure u. Caprinsäure; **Verw.:** oral in Weichkapseln*; in Mikroemulsionssystemen als Löslichkeitsverbesserer; äußerl. für Gele.

**Macrogolglycerolcocoate:** Abk. MGC; Macrogoli glyceroli cocoates Ph.Eur.6; Gemische von Mono-, Di- u. Triestern von ethoxyliertem Glycerol* mit Fettsäuren pflanzl. Ursprungs; der mittlere Gehalt an Ethylenoxid-Einheiten (EO-Einheiten) je Molekül beträgt 7 od. 23 (Nominalwert). Gelbl., ölige Flüssigkeit; lösl. in Wasser u. Ethanol, prakt. unlösl. in Petrolether (Siedebereich 50–70 °C) für Macrogol-7-glycerolcocoat; lösl. in Wasser u. Ethanol, prakt. unlösl. in Petrolether für Macrogol-23-glycerolcocoat; die relative Dichte von Macrogol-7-glycerolcocoat beträgt etwa 1.05, die von Macrogol-23-glycerolcocoat etwa 1.09. Der Trübungspunkt liegt zwischen 65–85 °C; SZ max. 5.0; IZ max. 5.0; OHZ u. VZ bei 7 EO-Einheiten 170–210 bzw. 85–105 u. bei 23 EO-Einheiten 80–100 bzw. 40–50; **Zusammensetzung:** Die Fettsäurenzusammensetzung entspricht der des Öls aus dem Endosperm von Cocos* nucifera. Capronsäure* max. 1.0 %, Caprylsäure* 5.0–10.0 %, Caprinsäure* 4.0–10.0 %, Laurinsäure* 40.0–55.0 %, Myristinsäure* 14.0–23.0 %, Palmitinsäure* 8.0–12.0 %, Stearinsäure* 1.0–5.0 %, Ölsäure* 5.0–10.0 %, Linolsäure* max. 3.0 %; **Anw.:** als Rückfettungsmittel, wasserlösl. Netzmittel, Solubilisator.

**Macrogolglycerolhydroxystearat:** Abk. MGHS; Macrogolglyceroli hydroxystearas Ph.Eur.6, Polyoxyethylenglycerol-tri-hydroxystearat 40, Glyceroltrihydroxystearat; ethoxyliert mit 7–60 Mole-

| Macrogolglycerolhydroxystearat | | |
|---|---|---|
| Ethylenoxid-Einheiten je Molekül (Nominalwert) | Hydroxylzahl (OHZ) | Verseifungszahl (VZ) |
| 7 | 115 - 135 | 125 - 140 |
| 25 | 70 - 90 | 70 - 90 |
| 40 | 60 - 80 | 45 - 69 |
| 60 | 45 - 67 | 40 - 51 |

M

| Macrogolglycerollaurate | | | | |
|---|---|---|---|---|
| Ethylenoxid-Einheiten je Molekül (Nominalwert) | Macrogoltyp | Tropfpunkt (°C) | Hydroxylzahl (OHZ) | Verseifungszahl (VZ) |
| 6 | 300 | 33 - 38 | 65 - 85 | 190 - 204 |
| 8 | 400 | 36 - 41 | 60 - 80 | 170 - 190 |
| 12 | 600 | 38 - 43 | 50 - 70 | 150 - 170 |
| 32 | 1500 | 42.5 - 47.5 | 36 - 56 | 79 - 93 |

külen Ethylenoxid (Nominalwert); kleine Mengen Macrogolhydroxystearat sowie freie Glykole vorhanden; entsteht durch die Reaktion von hydriertem Rizinusöl mit Ethylenoxid. Mit <10 Einheiten Ethylenoxid je Molekül: gelbl., trübe u. viskose Flüssigkeit; prakt. unlösl. in Wasser, lösl. in Aceton u. dispergierbar in Ethanol. Mit >20 Einheiten Ethylenoxid je Molekül: weiße bis gelbl., dickflüssige bis pastenartige Masse; leicht lösl. in Wasser, Aceton u. Ethanol, prakt. unlösl. in Petrolether. SZ max. 2.0, IZ max. 5.0; OHZ u. VZ: s. Tab.; Wasser max. 3.0 %; **Anw.**: als Emulgatoren, Solubilisatoren; vom Polyoxyethylierungsgrad hängen Löslichkeit u. Phasenverteilung ab.

**Macrogolglycerollaurate:** Abk. MGL; Macrogolglyceridorum laurates Ph.Eur.6; Gemische von Mono-, Di- u. Triestern des Glycerols* u. Mono- u. Diestern von Macrogolen mit einer mittleren $M_r$ zw. 300–1500; wachsartig, fest, blassgelb; dispergierbar in heißem Wasser, leicht lösl. in Dichlormethan; SZ max. 2.0; POZ max. 6.0; OHZ u. VZ: s. Grenzwerte in der Tab.; **Zusammensetzung:** freies Glycerol max. 3.0 %; Wasser max. 1.0 %; Fettsäurenzusammensetzung: Caprylsäure max. 15.0 %, Caprinsäure max. 12.0 %, Laurinsäure 30.0–50.0 %, Myristinsäure 5.0–25.0 %, Palmitinsäure 4.0–25.0 %, Stearinsäure 5.0–35.0 %; **Herst.**: partielle Alkoholyse gesättigter Öle (hauptsächl. Triglyceride der Laurinsäure) mit Macrogol; Veresterung von Glycerol u. Macrogol durch gesättigte Fettsäuren od. Mischen von Glycerolestern u. Kondensat von Ethylenoxid mit Fettsäuren dieser gehärteten Öle; **Anw.**: als rückfettende, vielfach äußerl. eingesetzte Emulgatoren, Solubilisatoren, Schaumverstärker.

**Macrogolglycerollinoleate:** Abk. MGLI; Macrogolglyceridorum linoleates Ph.Eur.6; Gemische von Mono-, Di- u. Triestern des Glycerols* u. Mono- u. Diestern von Macrogol; bernsteinfarbene, ölige Flüssigkeit; bei längerer Lagerung bei 20 °C entstehen Ablagerungen, prakt. unlösl., jedoch dispergierbar in Wasser, leicht lösl. in Dichlormethan; Viskosität bei 40 °C ca. 35 mPa · s; D. ca. 0.95; $n_D^{20\,°C}$ ca. 1.47; SZ max. 2.0; OHZ 45–65; IZ 90–110; POZ max. 12.0; VZ 150–170; Lichtschutz erforderl.; **Zusammensetzung:** freies Glycerol max. 3.0 %; Wasser max. 1.0 %; Fettsäurenzusammensetzung: Palmitinsäure 4.0–20.0 %, Stearinsäure max. 6.0 %, Ölsäure 20.0–35.0 %, Linolsäure 50.0–65.0 %, Linolensäure max. 2.0 %, Arachinsäure max. 1.0 %, Eicosensäure max. 1.0 %; **Herst.**: partielle Alkoholyse von ungesättigtem Öl (hauptsächlich Triglyceride der Linolsäure) mit Macrogolen mit einer $M_r$ zw. 300–400 od. durch Veresterung von Glycerol u. Macrogol mit ungesättigten Fettsäuren od. durch Mischen von Glycerolestern u. Kondensat von Ethylenoxid mit Fettsäuren dieses ungesättigten Öls; **Anw.**: als flüssige Emulgatoren; in Weichkapseln*, Trinklösungen, in Mikroemulsionssystemen, auch äußerl. für flüssige u. halbfeste Zubereitungen.

**Macrogol-20-glycerolmonolaurat:** PEG-20-glycerollaurat, Macrogol-20-glyceroli monolauras, Polyoxyethylenglycerolmonolaurat, Polyoxyethylenglycerolum monolaurinicum, Polyoxyethylenglykol(1000)glycerolmonolaurat; CAS-Nr. 51248-32-9; hauptsächl. Monolaurat des Glycerolmonoethers mit Polyethylenglykol (mittlerer Polymerisationsgrad ca. 20), ein Umsetzungsprodukt von 1 mol Glycerollauraten (hauptsächl. Glycerolmonolaurat) mit 20 mol Ethylenoxid*; ölige Flüssigkeit; HLB*-Wert ca. 16; $d_{20}^{20}$ ca. 1.08; IZ max. 4.0; **Off.**: DAC; weitere Eigenschaften u. Anw.: s. Macrogol-20-glycerolmonostearat. Vgl. Macrogole; Macrogolglycerollaurate.

**Macrogol-20-glycerolmonooleat:** PEG-20-glycerololeat, Macrogol-20-glyceroli monooleas, Polyoxyethylenglycerolmonooleat, Polyoxyethylenglycerolum monooleinicum, Polyoxyethylenglykol(1000)glycerolmonooleat; CAS-Nr. 51192-09-7; hauptsächl. Monooleat des Glycerolmonoethers mit Polyethylenglykol (mittlerer Polymerisationsgrad ca. 20), ein Umsetzungsprodukt von 1 mol Glycerololeaten (hauptsächl. Glycerolmonooleat) mit 20 mol Ethylenoxid*; ölige Flüssigkeit; HLB*-Wert ca. 15; $d_{20}^{20}$ ca. 1.07; IZ 21–27; **Off.**: DAC; weitere Eigenschaften u. Anw.: s. Macrogol-20-glycerolmonostearat. Vgl. Macrogole; Macrogolglycerololeate.

**Macrogol-20-glycerolmonostearat:** Macrogol 20 glyceroli monostearas Ph.Eur.6 Typ I–III (Abk. M-20-GS), PEG-20-glycerolstearat, Macrogol-1000-glyceroli monostearas, Polyoxyethylenglycerolmonostearat, Polyoxyethylenglycerolum monostearinicum, Polyoxyethylenglykol(1000)-glycerolmonostearat; CAS-Nr. 51158-08-8; hauptsächl. Monostearat des Glycerolmonoethers mit Polyethylenglykol (mittlerer Polymerisationsgrad ca. 20), ein Umsetzungsprodukt von 1 mol Glycerolstearaten (hauptsächl. Glycerolmonostearat 40–55) mit 20 mol Ethylenoxid*; Substanzen mit höherem Polymerisationsgrad haben höhere HLB*-Werte (um 16) u. eine niedrigere OHZ u. VZ; halbflüssig; mit Wasser (mind. 40 °C) u. niederen Alkoholen mischbar, prakt. unlösl. in flüssigem Paraffin u. fetten Ölen; HLB-Wert ca. 15; $d_{20}^{20}$ ca. 1.07; SZ max.

2.0; IZ max. 2; OHZ 65–85; POZ max. 6.0; VZ 40–60; Gehalt an Stearinsäure: Typ I: 40.0–60.0 %, Typ II: 60.0–80.0 %, Typ III: 90.0–99.0 %; **Off.**: DAC; **Inkomp.**: s. Polysorbate; **Anw.**: nichtion. O/W-Emulgator in Emulsionen u. Cremegrundlagen (auch ambiphilen Typs), Salben, Augensalben, Gelzubereitungen; Netzmittel; Lösungsvermittler.

**Macrogolglycerololeate:** Abk. MGO; Macrogolglyceridorum oleates Ph.Eur.6; Gemische von Mono-, Di- u. Triestern des Glycerols* u. Mono- u. Diestern von Macrogol; Herst. (Ausgangsprodukt hauptsächl. Triglyceride der Ölsäure) u. Eigenschaften: s. Macrogolglycerollinoleate; IZ 75–95; Lichtschutz erforderl.; **Zusammensetzung:** Fettsäurenzusammensetzung: Palmitinsäure: 4.0–9.0 %, Stearinsäure: max. 6.0 %, Ölsäure: 58.0–80.0 %, Linolsäure: 15.0–35.0 %, Linolensäure: max. 2.0 %, Arachinsäure: max. 2.0 %, Eicosensäure: max. 2.0 %; Wasser max. 1.0 % (Karl-Fischer-Methode); **Anw.**: s. Macrogolglycerollinoleate.

**Macrogolglycerolricinoleat:** Abk. MGR; Macrogolglyceroli ricinoleas Ph.Eur.6; Glycerolricinoleat, ethoxyliert mit 30–50 Molekülen Ethylenoxid (Nominalwert), kleine Mengen Macrogolricinoleat sowie entspr. freie Glykole vorhanden; M. entsteht durch die Reaktion von Rizinusöl (s. Ricinus communis, Ricini oleum virginum) mit Ethylenoxid; gelbe, viskose Flüssigkeit; leicht lösl. in Wasser u. Ethanol, sehr leicht lösl. in Dichlormethan; D. etwa 1.05; Viskosität bei 25 °C zw. 500–800 mPa · s; SZ max. 2.0; OHZ u. VZ: s. Tab.; IZ 25–35; Wasser max. 3.0 %; Lichtschutz erforderl.; Prüfung auf Eignung für Parenteralia mit Farbvergleichslösung; **Anw.**: als Solubilisationsmittel, Emulgatoren* für wässrige Zuber. mit fettlösl. Substanzen (Vitamine, äther. Öle, Wirkstoffe).

**Macrogolglycerolricinoleat**

| Ethylenoxid-Einheiten je Molekül (Nominalwert) | Hydroxylzahl (OHZ) | Verseifungszahl (VZ) |
|---|---|---|
| 30 – 35 | 65 – 82 | 60 – 75 |
| 50 | 48 – 68 | 38 – 52 |

**Macrogolglycerolstearate:** Abk. MGS; Macrogolglyceridorum stearates Ph.Eur.6; Gemische von Mono-, Di- u. Triestern des Glycerols* sowie von Mono- u. Diestern von Macrogolen mit $M_r$ zw. 300–4000; wachsartig, blassgelb; dispergierbar in heißem Wasser u. heißem Paraffinöl, leicht lösl. in Dichlormethan, lösl. in heißem, wasserfreiem Ethanol; SZ max. 2.0; POZ max. 6.0 (Methode A); Abweichung der OHZ max. 15 Einheiten (Methode A), der VZ max. 10 Einheiten vom Nominalwert; **Zusammensetzung:** freies Glycerol max. 3.0 %. Fettsäurenzusammensetzung: Laurinsäure max. 5.0 %, Myristinsäure max. 5.0 %, unterschiedl. Mengen Stearin- u. Palmitinsäure (die Summe beider muss mind. 90.0 % betragen); Wasser max. 1.0 %; **Herst.**: partielle Alkoholyse gesättigter Öle (Triglyceride der Stearinsäure) mit Macrogol; Veresterung von Glycerol u. Macrogol mit gesättigten Fettsäuren od. durch Mischen von Glycerolestern u. Kondensat von Ethylenoxid mit Fettsäuren der hydrierten Öle; **Anw.**: vielfach äußerl. als Emulgatoren, Lösungsvermittler.

**Macrogol-1500-glyceroltriricinoleat:** Macrogol-1500-glyceroli triricinoleas, Polyoxyethylenglyceroltriricinoleat 35, Polyoxyethylenglycerolum triricinoleinicum 35, Polyoxyl-35-Rizinusöl, Poly(oxyethylen)-35-Rizinusöl, Glycerolum polyoxyethylenum-triricinoleinicum 35, Glycerolpolyoxyethylen-triricinoleat 35; CAS-Nr. 61791-12-6; ein Umsetzungsprodukt von Rizinusöl (s. Ricinus communis, Ricini oleum virginum) mit Ethylenoxid*; hauptsächl. Glyceroltriether mit Polyethylenglykol (insgesamt ca. 35 Einheiten), wobei jede dieser 3 Polyethylenglykolketten endständig mit Ricinolsäure verestert ist; gelbe Flüssigkeit; Löslichkeiten: s. Macrogolglycerolhydroxystearat; Viskosität bei 25 °C ca. 750 mPa · s; HLB-Wert ca. 13; $d_{20}^{20}$ ca. 1.05; SZ max. 2; OHZ 65–80; IZ 25–35; VZ 63–73; **Off.**: DAC; prakt. ersetzt durch Macrogolglycerolricinoleat* (Ph.Eur.); **Anw.**: Emulgator* für wasserunlösl., enteral od. parenteral zu applizierende Wirkstoffe; solubilisierend (klare wässrige Lsg. fettlösl. Vitamine); vgl. Macrogol-20-glycerolmonostearat; **UAW:** allerg. Reaktionen.

**Macrogol-15-hydroxystearat:** Macrogoli 15 hydroxystearas Ph.Eur.6; Gemisch aus v. a. Mono- u. Diestern von 12-Hydroxystearinsäure u. Macrogolen*; 15 Mol Ethylenoxid* reagieren mit 1 Mol 12-Hydroxystearinsäure; auch freie Macrogole enthalten (max. 27.0–39.0 %); gelbl., wachsartig; sehr leicht lösl. in Wasser, lösl. in Ethanol, prakt. unlösl. in flüssigem Paraffin; Schmp. ca. 25 °C; SZ max. 1.0; OHZ (Methode A) 90–110; IZ max. 2.0; POZ (Methode A) max. 5.0; VZ 53–63; **Anw.**: als nichtion. Lösungsvermittler (bes. für Parenteralia*).

**Macrogoli unguentum:** s. Unguentum Polyethylenglycoli.

**Macrogollaurylether:** Macrogoli aether laurilicus Ph.Eur.6; Gemisch von Ethern verschiedener Macrogole* v. a. mit Laurylalkohol ($C_{12}H_{26}O$); 1 Mol Laurylalkohol ist mit 3–23 Mol Ethylenoxid* (Abk. EO) verethert; M. mit 3–5 Einheiten EO/Molekül: flüssig, farblos, unlösl. in Wasser u. Petrolether,

**Macrogollaurylether**

| Ethylenoxid-Einheiten pro Molekül | Hydroxylzahl |
|---|---|
| 3 | 165 – 180 |
| 4 | 145 – 165 |
| 5 | 130 – 140 |
| 9 | 90 – 100 |
| 10 | 85 – 95 |
| 12 | 73 – 83 |
| 15 | 64 – 74 |
| 20 – 23 | 40 – 60 |

M

lösl. in Ethanol; M. mit 9–23 Einheiten EO/Molekül: weiß, wachsartig, lösl. in Wasser, Ethanol, unlösl. in Petrolether; SZ max. 1.0; IZ max. 2.0; VZ max. 3.0; OHZ: s. Tab.; **Anw.**: s. Macrogolcetylstearylether. Vgl. Polidocanol.

**Macrogololeat:** Abk. MO; Macrogoli oleas Ph.Eur.6; Gemisch von Mono- u. Diestern hauptsächlich der Ölsäure* (*cis*-9-Octadecensäure) mit Macrogolen*; 1 Mol M. enthält 5–6 od. 10 Mol Ethylenoxid*; viskose Flüssigkeit; dispergierbar in Wasser, lösl. in Ethanol u. 2-Propanol, dispergierbar in Ölen, mischbar mit fetten Ölen u. Wachsen; $n_D^{20\,°C}$ ca. 1.466; SZ max. 2.0; POZ max. 12.0; OHZ, IZ u. VZ: s. Tab.; Ölsäurefraktion 65.0–88.0 %; ein Antioxidans kann zugesetzt werden. **Anw.**: nichtionisches Tensid, äußerl. für halbfeste Zuber., Badezusätze, Softpasten, Lösungen.

**Macrogololeat**

| Fettkennzahl | 5–6 Mol Ethylenoxid | 10 Mol Ethylenoxid |
|---|---|---|
| Hydroxylzahl | 50 - 70 | 65 - 90 |
| Iodzahl | 50 - 60 | 27 - 34 |
| Verseifungszahl | 105 - 120 | 68 - 85 |

M

**Macrogololeylether:** Abk. MOE; Macrogoli aether oleicus Ph.Eur.6; Gemisch von Ethern versch. Macrogole* u. hauptsächl. Oleylalkohol*; enthält Oleylalkohol u. freie Macrogole; 1 Mol Oleylalkohol ist mit 2 bis 20 Mol Ethylenoxid* (Abk. EO) verethert; lichtgeschützt lagern; ein Antioxidans kann zugesetzt werden. **Eigenschaften: 1.** M. mit 2–5 Einheiten EO/Molekül: gelb, flüssig; unlösl. in Wasser u. Petrolether, lösl. in Ethanol; **2.** M. mit 10–20 Einheiten EO/Molekül: weiß, wachsartig; lösl. in Wasser u. Ethanol, unlösl. in Petrolether; SZ max. 1.0; OHZ u. IZ: s. Tab.; POZ max. 10.0; VZ max. 3.0; **Anw.**: Emulgatoren, Lösungsvermittler.

**Macrogololeylether**

| Ethylenoxid-Einheiten pro Molekül | Hydroxylzahl | Iodzahl |
|---|---|---|
| 2 | 158 - 178 | 48 - 74 |
| 5 | 110 - 125 | 48 - 56 |
| 10 | 75 - 95 | 24 - 38 |
| 20 | 40 - 65 | 14 - 24 |

**Macrogolsalbe:** s. Unguentum Polyethylenglycoli.

**Macrogol-40-sorbitolheptaoleat:** Macrogol 40 sorbitoli heptaoleas Ph.Eur.6; Gemisch v. a. von Estern der Ölsäure* u. Sorbitol*, das mit ca. 40 Mol Ethylenoxid* pro Mol Sorbitol ethoxyliert ist; Einsatz für 1 Mol Sorbitol 7 Mol Ölsäure; Nebenprodukt: Fettsäureester des Macrogols; gelbl., viskos (ca. 175 mPa · s bei 25 °C), hygroskopisch; dispergierbar in Wasser, lösl. in Isopropylmyristat u. -palmitat, Mineralölen, fetten Ölen; D. ca. 1.0; SZ max. 12.0; OHZ 22–55; POZ max. 10.0; VZ 90–110; Ölsäure mind. 58.0 %; Lagerung unter Lichtschutz; **Anw.**: als nichtionisches Tensid, Emulgator u. Coemulgator, Spreitungsverbesserer, Lösungsvermittler in Dermatika, 1–5 % in kosmet. Cremes u. Lotionen.

**Macrogolstearat 400:** Macrogoli 400 stearas, Macrogoli 400 monostearas, Polyethylenglykol-400-stearat, Polyaethylenglycolum 400 stearicum, Polyäthylenglykol-400-stearat; [α-Hydro-ω-stearoyloxy-poly(oxyethylen)]n (n ca. 8), CAS-Nr. 9004-99-3; 400 entspricht der mittleren $M_r$ des Polyethylenglykol-Anteils. Gelbl. weiß, salbenartige Konsistenz; in Wasser leicht dispergierbar, jedoch unlösl. in Wasser, leicht lösl. in Chloroform, Ethanol 90 % u. Ether; Tropfpunkt 26–31 °C; SZ. max. 2, OHZ 80–105; VZ 88–98; HLB*-Wert 11.6–12.0. **Off.**: DAB, ÖAB, Ph.Helv.; **Anw.**: nichtion. O/W-Emulgatoren.

**Macrogolstearate:** Macrogoli stearas Ph.Eur.6, Polyethylenglykolstearate, Polyoxyethylenstearate; Polyethylenglykolfettsäureester, Polyoxyethylenfettsäureester, Myrj®; CAS-Nr. 9004-99-3; Gemische von Mono- u. Diestern der Stearinsäure* mit Macrogolen*; Stearinsäure-Gehalt: 40.0–60.0 % (Typ I), 90.0–99.0 % (Typ II); mittlere Polymerlänge: 6–100 Ethylenoxid-Einheiten je Molekül (Nominalwert); weiße, wachsartige Produkte, die mit zunehmender Anzahl der Ethylenoxid-Einheiten bzw. steigender $M_r$ der Polyethylenkomponente (300–4000) besser wasserlösl. u. schlechter fettlösl. werden; M. mit 6–9 Ethylenoxid-Einheiten je Molekül sind prakt. unlösl., jedoch leicht dispergierbar in Wasser u. mischbar mit fetten Ölen u. Wachsen. M. mit 20–100 Ethylenoxid-Einheiten je Molekül sind lösl. in Wasser und prakt. unlösl. in fetten Ölen u. Wachsen; lösl. in Ethanol u. 2-Propanol; HLB-Wert 9–19; SZ max. 2.0; IZ max. 2.0; OHZ u. VZ: s. Tab.; M. können freie Macrogole enthalten. Wasser max. 3.0 %; **Nomenklatur: 1.** nach Ph.Eur.: Angabe der Anzahl der Ethylenoxid-Einheiten, z. B. Polyoxyl(8)-stearat; **2.** Angabe der mittleren $M_r$ des Polyethylenglykol-Anteils, z. B.: Polyoxyl(8)-stearat entspricht Polyethylenglykol-400-stearat (s. Macrogolstearat 400); **Inkomp.**: s. Polysorbate; **Herst.**: Ethoxylierung der Stearinsäure (vgl. Ethylenoxid) od. durch Veresterung von Macrogolen mit Stearinsäure; **Anw.**: als nichtion. O/W-Emulgatoren (s. Emulgatoren) in Cremegrundlagen; als Netzmittel in Lotionen; als Lösungsvermittler; gut verträgl. u. prakt. ungiftig.

**Macrogolstearylether:** Abk. MSE; Macrogoli aether stearylicus Ph.Eur.6; Gemisch von Ethern, die durch Ethoxylierung von Stearylalkohol* gewonnen werden; die Menge Ethylenoxid, die mit Stearylalkohol reagiert hat, beträgt 2–20 Einheiten je Molekül (Nominalwert); weiße, fettige Masse; M. mit 2 Einheiten Ethylenoxid je Molekül ist prakt. unlösl. in Wasser, lösl. in Ethanol unter Erwärmen u. in Dichlormethan. M. mit 10 Einheiten Ethylenoxid je Molekül ist lösl. in Wasser u. Ethanol. M. mit 20 Einheiten Ethylenoxid je Molekül ist

| Macrogolstearate | | | |
|---|---|---|---|
| Ethylenoxid-Einheiten je Molekül (Nominalwert) | Schmelztemperatur (°C) | Hydroxylzahl (OHZ) | Verseifungszahl (VZ) |
| 6 | <RT | 90 - 110 | 85 - 105 |
| 8 - 9 | 26 - 35 | 80 - 105 | 88 - 100 |
| 20 | 33 - 40 | 50 - 62 | 46 - 56 |
| 40 - 50 | 38 - 52 | 23 - 40 | 20 - 35 |
| 100 | 48 - 55 | 15 - 30 | 5 - 20 |

| Macrogolstearylether | |
|---|---|
| Ethylenoxid-Einheiten je Molekül (Nominalwert) | Hydroxylzahl |
| 2 | 150 - 180 |
| 10 | 75 - 90 |
| 20 | 40 - 60 |

lösl. in Wasser, Dichlormethan u. Ethanol. Nach Schmelzen verfestigt sich M. bei etwa 45 °C. SZ max. 1.0; OHZ: s. Tab.; IZ max. 2.0; VZ max. 3.0; Wasser max. 3.0 %; die Substanz kann freie Macrogole u. wechselnde Mengen an freiem Stearylalkohol enthalten; in wässrigem Medium beständig gegen Säuren, Basen, Elektrolyte. **Anw.:** äußerl. als Emulgatoren u. Emulgatorgemische. **Macrogol-80-cetylstearylether:** DAC; Macrogoli-80-aether cetostearylicus; 80 Einheiten Ethylenoxid; in Wasser sehr leicht lösl., in Ethanol leicht lösl.; O/W-Bestandteil von Komplexemulgatoren.

**Macropiper:** s. Piper longum (Fructus Piperis longi).

**Macrosalb-[$^{99m}$Tc]Technetium-Injektionslösung:** s. [$^{99m}$Tc]Technetium-Macrosalb-Injektionslösung.

**Macula:** Fleck; Primäreffloreszenz der Haut, die durch abweichende Färbung charakterisiert ist; vgl. Emaculatio.

**Maculotoxin:** s. Tetrodotoxin.

**Madagaskar-Manna:** s. Dulcitol.

**Madar:** s. Calotropis gigantea.

**Madarwurzelrinde:** s. Calotropis gigantea (Cortex Calotropidis radicis).

**Madelung-Konstante:** für die Berechnung der Gitterenergie* wichtige Konstante, deren Wert nur von der Gittergeometrie abhängig ist. Versch. Substanzen des gleichen Gittertyps haben die gleiche Madelung-Konstante.

**Madenwurm:** s. Enterobius vermicularis.

**Mädesüßblüten:** s. Filipendula ulmaria (Spiraeae flos).

**Mädesüß, Echtes:** s. Filipendula ulmaria.

**Märzenbecher:** s. Amaryllidaceae.

**Märzveilchenwurzelstock:** s. Viola odorata (Violae odoratae rhizome).

**Mäule-Reaktion:** Nachw. von Lignin*, mit Lignin inkrustierten Zellwänden* u. Phenylpropanderivaten* mit OH- u. $CH_3O$-Gruppen; **Durchführung:** Schnitte bzw. das Pulver von Drogen werden für 5 min in eine 1 %ige wässrige Kaliumpermanganatlösung eingebracht. Anschließend wird mit Wasser in einer Nutsche* gewaschen. Dann lässt man 2 min 12.5 %ige Salzsäure einwirken, wäscht nochmals mit Wasser u. gibt schließl. 10 %ige Ammoniaklösung zu. Es kommt zur Rotfärbung der verholzten Wände.

**Mäusedorn:** s. Ruscus aculeatus.

**Mäusedornwurzelstock:** s. Ruscus aculeatus (Rusci aculeati rhizoma).

**Mafenid (INN):** Homosulfamidum, Mesudin, Sulfabenzamin; 4-Aminomethyl-benzolsulfonamid; CAS-Nr. 138-39-6; $C_7H_{10}N_2O_2S$; $M_r$ 186.25; Schmp. 151–152 °C (kristallisiert aus Ethanol); lösl. in verd. Alkalihydroxid-Lsg. u. Säuren; nicht mehr im Handel befindl. Sulfonamid*; früher angewendet zur Vorbeugung u. Behandlung von Infektionen durch Pseudomonas aeruginosa, bei Verbrennungen 2. u. 3. Grades sowie zur Vorbeugung u. Behandlung von Infektionen am Auge. **Mafenidhydrochlorid:** Mafenidi hydrochlorici, Aminomethylbenzolsulfonamidum hydrochloricum; Homosulfanilamidhydrochlorid; $C_7H_{11}ClN_2O_2S$; $M_r$ 222.7; weißes, krist. Pulver; lösl. in 3 T. Wasser, 100 T. Ethanol; **Off.:** ÖAB (bis 1996).

**Magaldrat (INN):** Magaldratum Ph.Eur.; Pentaaluminium-decamagnesium-hentriaconta-hydroxid-bis(sulfat)-n-Hydrat; CAS-Nr. 74978-16-8; $Al_5H_{31}Mg_{10}O_{39}S \cdot n\,H_2O$, $Al_5Mg_{10}(OH)_{31}(SO_4)_2 \cdot n\,H_2O$; $M_r$ 1097; weißes bis fast weißes, krist. Pulver, unlösl. in Wasser u. Ethanol, lösl. in verd. Mineralsäuren; **Wirk.:** Antacidum* (Aluminium-Magnesium-Salz); vgl. Hydrotalcit.

**Magen:** Ventriculus; Organ, das dem eigentl. Verdauungstrakt vorgeschaltet ist. **Funktion:** Produktion des Magensaftes* durch die versch. Drüsen- u. Zellarten der Magenwand, Nahrungsspeicherung mit langsamer Abgabe in den Darm* u. Durchmischung der Nahrung.

**Magen-Darm-Mittel:** übergeordneter Begriff für z. B. Stomachika*, Acida*, Antacida*, Ulkustherapeutika*, Gastrokinetika*, Karminativa*, Laxanzien*, Antidiarrhoika*, Antiemetika*; vgl. Magen- u. Darmtee.

**Magen-Darm-Trakt:** s. Gastrointestinaltrakt.

**Magenelixier:** s. Elixir Aurantii compositum.

**Magengrube:** s. Epigastrium.

**Magensaft:** wässriges Sekret mit einem pH von 1.0–1.5, das von den Magendrüsen produziert

M

wird (1–3 L/d); **Best.**: **1.** Salzsäure*; **2.** proteinspaltende Enzyme (z. B. Pepsin*, Gastricin*); **3.** Intrinsic*-Faktor; **4.** gastrointestinale Hormone*, z. B. Gastrin*; **5.** Mucine*.

**Magensaftresistenz:** s. Arzneiformen, magensaftresistente.

**Magenta:** **1.** s. Fuchsin; **2.** neben Cyan (Blaugrün) u. Gelb eine der 3 Grundfarben in der subtraktiven Farbmischung der Fotografie; **Anw.**: u. a. in der Drucktechnik; CMYK, Abk. für **c**yan, **m**agenta, **y**ellow, **k**ey (von engl. key plate, die schwarz druckende Platte).

**Magentee:** nach NRF werden 6 Teemischungen (Magentee I–VI) unterschieden; **Best.**: Angelikawurzel (s. Angelica archangelica), Enzianwurzel (s. Gentiana lutea), Melissenblätter (s. Melissa officinalis), Pomeranzenschale (s. Citrus aurantium ssp. aurantium), Schafgarbenkraut (s. Achillea millefolium), Tausendgüldenkraut (s. Centaurium erythraea), Wermutkraut (s. Artemisia absinthium), Anis (s. Pimpinella anisum), Fenchel (s. Foeniculum vulgare ssp. vulgare var. vulgare), Korianderfrüchte (s. Coriandrum sativum), Pomeranzenblüten, Rosmarinblätter (s. Rosmarinus officinalis), Salbeiblätter (s. Salvia officinalis), Brombeerblätter (s. Rubus fruticosus), Kornblumenblüten (s. Centaurea cyanus), Zimtrinde (s. Cinnamomum verum), Löwenzahn (s. Taraxacum officinale), Ringelblumenblüten (s. Calendula officinalis); **Anw.**: bei leichteren Magenbeschwerden, zur Appetitanregung; **Dos.**: 1 Tasse frisch bereiteten Tee mäßig warm 30 Min. vor den Mahlzeiten. Vgl. Species amaricantes; Species amaro-aromaticae.

M

**Magen- und Darmtee:** nach NRF werden 12 Teemischungen (Magen- u. Darmtee I–XII) unterschieden; **Best.**: Anis (s. Pimpinella anisum), Fenchel (s. Foeniculum vulgare ssp. vulgare var. vulgare), Korianderfrüchte (s. Coriandrum sativum), Kümmel (s. Carum carvi), Kamillenblüten (s. Matricaria recutita), Pfefferminzblätter (s. Mentha x piperita), Baldrianwurzel (s. Valeriana officinalis), Melissenblätter (s. Melissa officinalis), Malvenblüten (s. Malva sylvestris), Ringelblumenblüten (s. Calendula officinalis), Zimtrinde (s. Cinnamomum verum), Angelikawurzel (s. Angelica archangelica), Kornblumenblüten (s. Centaurea cyanus), Schafgarbenkraut (s. Achillea millefolium), Süßholzwurzel (s. Glycyrrhiza glabra); **Anw.**: Beschwerden wie Völlegefühl, Blähungen u. leichte Magen-Darm-Störungen; nervöse Magen-Beschwerden. Vgl. Species carminativae.

**Magenwein:** s. Vina medicata.

**Magermilch:** s. Milch.

**Magistralformeln** (magister Meister): Formulae magistrales; erprobte ärztl. Vorschriften, u. a. Neues Rezeptur-Formularium (Abk. NRF*), Neues Formularium Austriacum (Abk. NFA*), Formularium* Helveticum (Abk. FH), Formularium Clinicum (Abk. FC, Schweiz), Dermatologische Magistralrezepturen der Schweiz (Abk. DMS); veraltet: Reichsformeln (Abk. RF), Deutsche Rezeptformeln (Abk. DRF, noch begrenzt von Bedeutung), Formulae magistrales Berolinenses (Abk. FMB), Basler Magistralformeln (Abk. BMF), Praescriptiones magistrales (Abk. PM), Formulae Austriacae (Abk. FA).

**Magma:** s. Gele.

**Magma Bismuthi:** s. Lac Bismuthi.

**Magnalium:** Legierung* von Magnesium* mit Aluminium*; **Anw.**: (techn.) in der Pyrotechnik in Funken- u. Glittersätzen; Reduktionsmittel.

**Magnesia alba:** s. Magnesiumcarbonat, leichtes basisches.

**Magnesia carbonica:** s. Magnesiumcarbonat, leichtes basisches.

**Magnesia chlorata:** s. Magnesiumhypochlorit.

**Magnesia citrica effervescens** Ph.Helv.: Magnesii citratis granulatum effervescens, Magnesium citricum effervescens DAB; Magnesiumcitrat-Brausegranulat, brausendes Magnesiumcitrat, Brausemagnesia; Granulat mit einem Gehalt von 2.7–3.6 % Magnesium, 39.0–44.0 % Natriumhydrogencarbonat u. 44.0–52.0 % Citrat-Ionen; **Darst.**: **1.** Ph.Helv., 5 T. bas. Magnesiumcarbonat, 21 T. wasserfreie Citronensäure u. 4 T. Wasser werden nach beendeter Umsetzung bei 80 °C getrocknet u. gesiebt (250), 17 T. Natriumhydrogencarbonat u. 4 T. Saccharose zugemischt u. mit absolutem Ethanol granuliert; **2.** DAB, 5 T. bas. Magnesiumcarbonat, 23 T. Citronensäure, 2 T. Wasser, 17 T. Natriumhydrogencarbonat, 4 T. mittelfein gepulverter Zucker; **Anw.**: als mildes Laxans*.

**Magnesia, gebrannte:** s. Magnesiumoxid.

**Magnesiamischung:** s. Magnesiamixtur.

**Magnesiamixtur:** Magnesiamischung, Magnesiumammoniumchloridlösung; Reagenz DAB zum Nachw. u. zur Bestimmung der Phosphorsäure* sowie zur quantitativen Ausfällung von Arsen*; **Zuber.**: 1 T. Magnesiumchlorid u. 1.4 T. Ammoniumchlorid* sind in einer Mischung von 7 T. Ammoniakflüssigkeit u. 15 T. Wasser zu lösen; nach mehrtägigem Stehen wird die Lsg. filtriert.

**Magnesia muriatica:** s. Magnesiumchlorid-Hexahydrat.

**Magnesia nigra:** s. Mangandioxid.

**Magnesiastäbchen:** dünne, ca. 15 cm lange Stäbchen aus Magnesiumoxid*, die anstelle von Platindraht bei Flammenfärbungen u. bei Reaktionen mit der Borax- od. Phosphorsalzperle verwendet werden.

**Magnesia usta:** s. Magnesiumoxid.

**Magnesii aspartas dihydricus:** s. Magnesiumhydrogenaspartat.

**Magnesii aspartas racemicus tetrahydricus:** s. Magnesiumhydrogenaspartat.

**Magnesii carbonas:** s. Magnesiumcarbonat, leichtes basisches.

**Magnesii carbonas ponderosus:** s. Magnesiumcarbonat, schweres basisches.

**Magnesii chloridum hexahydricum:** s. Magnesiumchlorid-Hexahydrat.

**Magnesii citratis granulatum effervescens:** s. Magnesia citrica effervescens.

**Magnesii glycerophosphas:** s. Magnesiumglycerophosphat.

**Magnesii hydrogencitras hydricus:** s. Magnesiumhydrogencitrat, wasserhaltiges.

**Magnesii hydrogenphosphas trihydricus:** s. Magnesiumhydrogenphosphat.

**Magnesii hydroxidum:** s. Magnesiumhydroxid.

**Magnesii orotas dihydricus:** s. Magnesiumorotat.

**Magnesii oxidum leve:** s. Magnesiumoxid.

**Magnesii oxidum ponderosum:** s. Magnesiumoxid.
**Magnesii peroxidum:** s. Magnesiumperoxid.
**Magnesii phosphas:** s. Magnesiumhydrogenphosphat.
**Magnesii stearas:** s. Magnesiumstearat.
**Magnesii subcarbonas levis:** s. Magnesiumcarbonat, leichtes basisches.
**Magnesii subcarbonas ponderosus:** s. Magnesiumcarbonat, schweres basisches.
**Magnesii sulfas heptahydricus:** s. Magnesiumsulfat-Heptahydrat.
**Magnesii sulfas siccatus:** s. Magnesiumsulfat-Heptahydrat.
**Magnesii trisilicas:** s. Magnesiumtrisilicat.
**Magnesit:** Magnesium carbonicum naturale; Talkspat; Magnesiumcarbonat ($MgCO_3$); Mineral; D. 3.1; Härte 4–4.5 der Härteskala*; **Anw.:** feuerfeste Ziegel; Schmuckstein.
**Magnesium:** Symbol Mg; CAS-Nr. 7439-95-4; $A_r$ 24.305; OZ 12; D. 1.74; Schmp. 650 °C; Sdp. ca. 1100 °C; silberweißes, glänzendes, 2-wertiges, zu den Erdalkalimetallen* gehörendes Leichtmetall*; hämmer- u. walzbar; verbrennt mit blendend weißem Licht zu Magnesiumoxid* (MgO); leicht lösl. in Säuren, unlösl. in Basen; kaltes Wasser greift Mg wegen Ausbildung einer Schutzschicht aus Magnesiumhydroxid* ($Mg(OH)_2$) nur sehr langsam, warmes Wasser schneller an; **Vork.:** natürl. nur gebunden als Magnesit* ($MgCO_3$), Dolomit ($MgCO_3 \cdot CaCO_3$), Talk ($Mg_3Si_4O_{10}(OH)_2$), Meerschaum*, Kainit ($KMgClSO_4 \cdot 3\,H_2O$); in der Erdrinde insgesamt zu 1.9 % enthalten sowie im Meerwasser u. Mineralwässern, auch im Chlorophyll*; **Bedeutung:** (physiol.) Der menschl. Körper enthält ca. 30 g Mg, davon 50–70 % in den Knochenmineralien; tägl. Bedarf: 0.2–0.3 g; Mg spielt im Körper eine wichtige Rolle als Elektrolyt u. als Aktivator vieler Enzyme*, v. a. bei der Biosynthese der DNA* u. RNA*. **Darst.:** Elektrolyse von geschmolzenem wasserfreiem Magnesiumchlorid (Carnallit); **Anw.:** **1.** (med.) u. a. Muskelkrämpfe, Hypomagnesiämie, akuter Herzinfarkt, bestimmte Herzrhythmusstörungen; **2.** (techn.) hauptsächl. in Form von Leichtmetall-Legierungen (Magnalium*, Hydronalium*, Duraluminium*), z. B. beim Flugzeug-, Schiffsbau; ferner in der Pyrotechnik; starkes Reduktionsmittel, u. a. zur Darst. von Grignard*-Verbindungen; Trocknen von Methanol*; früher in der Fotografie als Magnesiumblitzlicht; **Toxikol.:** Erhöhte Mg-Plasmakonzentrationen führen zu peripheren Lähmungen. Bei höheren Werten (ab ca. 0.3 mg/mL; Normalwert ca. 0.025 mg/mL) treten zentrale Lähmungen bis hin zum Atemstillstand auf. Konz. Lsg. des Salzes scheinen durch Reizung der Darmschleimhaut die Resorption zu begünstigen. Mengen von ca. 50 g können tödl. sein. **Nachw.:** Magnesiumverbindungen: **1.** Natronlauge* fällt aus den Lsg. weißes Magnesiumhydroxid, lösl. in Ammoniumsalzlösung. **2.** Natriumcarbonatlösung fällt leichtes basisches Magnesiumcarbonat*, lösl. in Ammoniumsalzlösung. **3.** $Na_2HPO_4/NH_3$-Lsg. fällt weißes Ammoniummagnesiumphosphat*, sehr schwer lösl.; **4.** bei pH 10–11 Fällung als Magnesiumoxinat; eignet sich auch zur gravimetr. Quantifizierung; Ph.Eur.6 nutzt die Bildung des chloroformextrahierbaren ternären Komplexes $RNH_3[Mg(Ox)_3]$ aus $Mg^{2+}$, 8-Hydroxychinolin* u. Butylamin zur kolorimetr. Grenzprüfung; Absorptionsmaximum bei 380 nm; **5.** Gehaltsbestimmung (Mg-Verbindungen): **a)** komplexometr. Titration bei pH 10–11 mit EDTA (s. Edetinsäure) gegen Eriochromschwarz* T; **b)** In der Literatur beschriebene kolorimetr. Verfahren mit Farblackbildnern wie Chinalizarin* sind heutzutage nicht mehr von Bedeutung. **Gesch.:** 1809 von Humphry Davy (1778–1829) erstmals dargestellt. **Hom.:** Magnesium metallicum (HAB), Magnesium.
**Magnesiumacetat:** Magnesium aceticum; essigsaures Magnesium; CAS-Nr. 16674-78-5; $(CH_3COO)_2Mg \cdot 4\,H_2O$; $M_r$ 214.5; D. 1.45; Schmp. 80 °C; farblose, hygroskop. Kristalle, sehr leicht lösl. in Wasser u. Ethanol; **Darst.:** Auflösen von Magnesiumcarbonat in 15 %iger Essigsäure*; **Off.:** Ph.Eur.6; **Anw.:** (med.) wie Magnesiumcitrat*.
**Magnesium aceticum:** s. Magnesiumacetat.
**Magnesium-Aluminium-silicat-hydrat:** s. Almasilat.
**Magnesiumammoniumchloridlösung:** s. Magnesiamixtur.
**Magnesiumammoniumphosphat:** s. Ammoniummagnesiumphosphat.
**Magnesiumaspartat:** $C_4H_5NO_4Mg$; Magnesiumsalz (1 : 1) der Asparaginsäure*; **Anw.:** (med.) nachgewiesener Magnesiummangel, wenn er Urs. für Störungen der Muskeltätigkeit (neuromuskuläre Störungen, Wadenkrämpfe) ist.
**Magnesium asparticum racemicum tetrahydricum:** s. Magnesiumhydrogenaspartat.
**Magnesium, basisch-kohlensaures:** s. Magnesiumcarbonat, leichtes basisches.
**Magnesiumbenzoat:** Magnesium benzoicum; benzoesaures Magnesium; CAS-Nr. 553-70-8; $(C_6H_5COO)_2Mg$; $M_r$ 266.53; weißes Pulver, leicht lösl. in Wasser; **Darst.:** Neutralisieren einer Benzoesäurelösung mit Magnesiumcarbonat; die frühere med. Anw. als Antipyretikum u. Antiarthritikum ist obsolet.
**Magnesium, benzoesaures:** s. Magnesiumbenzoat.
**Magnesium benzoicum:** s. Magnesiumbenzoat.
**Magnesium bromatum:** s. Magnesiumbromid.
**Magnesiumbromid:** Magnesium bromatum; CAS-Nr. 13446-53-2; $MgBr_2 \cdot 6\,H_2O$; $M_r$ 292.2; Schmp. 172 °C; Sdp. 1158 °C; farblose Kristalle, sehr leicht lösl. in Wasser, wenig lösl. in Ethanol; **Vork.:** natürl. im Meerwasser (76 ppm) u. in Abraumsalzen* (Staßfurt); **Anw.:** **1.** (techn.) für org. Synthesen (z. B. Grignard*-Verbindungen); **2.** (med.) obsolet; früher als Sedativum*.
**Magnesiumcarbonat, basisches:** s. Magnesiumcarbonat, leichtes basisches.
**Magnesiumcarbonat, leichtes basisches:** Magnesii carbonas, Magnesii subcarbonas levis, Magnesium carbonicum praecipitatum, Magnesium carbonicum leve, Magnesium subcarbonicum leve, Magnesia carbonica, Magnesia alba; Magnesiumhydroxidcarbonat, basisches Magnesiumcarbonat, basisch-kohlensaures Magnesium; CAS-Nr. 12125-28-9; Zusammensetzung wechselnd: $3\,MgCO_3 \cdot Mg(OH)_2 \cdot 3\,H_2O$ od. $4\,MgCO_3 \cdot Mg(OH)_2 \cdot 5\,H_2O$;

D. 3.04; weißes, sehr leichtes Pulver od. Stücke od. Ziegel, lösl. in $CO_2$-haltigem Wasser u. in Säuren unter $CO_2$-Entweichung, sehr schwer lösl. in Wasser (1:2500); 15 g l. b. M. besitzen ein Füllvolumen von ca. 180 mL. Gehaltsbestimmung unter Umrechnung des Gesamtmagnesiums auf Magnesiumoxid*; der so berechnete MgO-Gehalt liegt bei 40–45 % (Ph.Eur.6). **Darst.:** Umsetzen von Magnesiumsulfat mit Natriumcarbonat* bei ca. 65 °C; bei ca. 90 °C entsteht schweres basisches Magnesiumcarbonat*; **Herst.:** Fällen aus Magnesiumsalzlösungen, wobei als Rohstoffquellen insbes. die Endlaugen der Kaliindustrie, Anschlämmungen von calciniertem Dolomit od. Eindampfrückstände von Meerwasser dienen; **Off.:** Ph.Eur.6; **Zuber.:** Magnesia* citrica effervescens (Ph.Helv.); früher Pulvis Magnesiae cum Rheo (Kinderpulver; DAB6); **Anw.: 1.** (med.) zus. mit Magnesiumoxid in Brausegranulat od. -tabletten zur Magnesiumsubstitution; früher äußerl. zu Zahnpulvern u. Streupuder, innerl. als Antacidum* u. Laxans* (obsolet); **2.** (pharmaz.) vereinzelt als Hilfsstoff in Tabletten od. zur Konsistenzverbesserung in Glycerol-Zäpfchen.

**Magnesiumcarbonat, neutrales:** Magnesium carbonicum neutrale; CAS-Nr. 546-93-0 (wasserfrei); $MgCO_3 \cdot 3\,H_2O$; $M_r$ 138.36; weiße Kristalle, leicht lösl. in $CO_2$-haltigem Wasser; **Vork.:** natürl. als Magnesit* u. Bitterspat; **Darst.:** Auflösen von basischem Magnesiumcarbonat in $CO_2$-haltigem Wasser; **Anw.:** (techn.) Brausepulver, Säureregulator, Trägerstoff, Trennmittel, Lebensmittelzusatzstoff* E 504, feuerfeste Ofenauskleidungen.

**Magnesiumcarbonat, schweres basisches:** Magnesii carbonas ponderosus, Magnesii subcarbonas ponderosus, Magnesium carbonicum praecipitatum ponderosum, Magnesium carbonicum ponderosum, Magnesium subcarbonicum ponderosum; CAS-Nr. 39409-82-0; chem. Eigenschaften: s. Magnesiumcarbonat, leichtes basisches; aber schwereres Pulver; 15 g Substanz nehmen ca. 30 mL ein; **Off.:** Ph.Eur.6; **Anw.: 1.** (med.) zus. mit Calciumcarbonat* od. Algedrat als Antacidum*; **2.** (pharmaz.) vereinzelt als Hilfsstoff in Tabletten. **Hom.:** Magnesium carbonicum (HAB): muss nach HAB dem schweren bas. Magnesiumcarbonat der Ph.Eur.6 entsprechen; Konstitutionsmittel*; verordnet z. B. bei nervenschwachen Personen, Spasmen u. Koliken der glatten Muskulatur, Schleimhauterkrankungen, chron. Darmkatarrhen, Neuralgien.

**Magnesium carbonicum leve:** s. Magnesiumcarbonat, leichtes basisches.

**Magnesium carbonicum naturale:** s. Magnesit.

**Magnesium carbonicum neutrale:** s. Magnesiumcarbonat, neutrales.

**Magnesium carbonicum ponderosum:** s. Magnesiumcarbonat, schweres basisches.

**Magnesium carbonicum praecipitatum:** s. Magnesiumcarbonat, leichtes basisches.

**Magnesium carbonicum praecipitatum ponderosum:** s. Magnesiumcarbonat, schweres, basisches.

**Magnesium chloratum:** s. Magnesiumchlorid-Hexahydrat.

**Magnesium chloratum siccatum:** s. Magnesiumchlorid, getrocknetes.

**Magnesiumchlorid, getrocknetes:** Magnesium chloratum siccatum; CAS-Nr. 7786-30-3 (wasserfrei); Gehalt mind. 60 % wasserfreies $MgCl_2$; weiße Stücke od. Pulver.

**Magnesiumchlorid-Hexahydrat:** Magnesii chloridum hexahydricum; Chlormagnesium; CAS-Nr. 7791-18-6; $MgCl_2 \cdot 6\,H_2O$; $M_r$ 203.33; Schmp. 117 °C; Dehydratisierung beginnt ab 100 °C; farblose, stark hygroskop. Kristalle, sehr leicht lösl. in Wasser, lösl. in Ethanol; **Vork.:** natürl. in Kalisalzlagerstätten in Form von Einfach- u. Doppelsalzen wie Bischofit ($MgCl_2 \cdot 6\,H_2O$), Carnallit ($KCl \cdot MgCl_2 \cdot 6\,H_2O$) u. Tachhydrit ($2\,MgCl_2 \cdot CaCl_2 \cdot 12\,H_2O$); **Darst.:** aus den Mutterlaugen der Kaliumchloridfabrikation od. durch Eintragen von $MgCO_3$ in 25 %ige Salzsäure u. Eindampfen; **Off.:** Ph.Eur.6; **Anw.: 1.** (med.) Best. von Lsg. zur parenteralen Ernährung, Vollelektrolytlösungen; früher innerl. als Laxans u. zu Klistieren (obsolet); **2.** (techn.) Estrichzusatz, Streusalzbeimischung, Lebensmittelzusatzstoff* E 511; zur Herst. von Mineralwässern; **Hinweis:** Wegen besserer industrieller Verarbeitbarkeit wurde ein durch partielle Dehydratisierung des Hexahydrats gewonnenes Magnesiumchlorid-4,5-Hydrat, Magnesii chloridum 4,5-hydricum (Ph.Eur.6), ins Arzneibuch aufgenommen. **Hom.:** Magnesium chloratum (HAB), Magnesia muriatica: Konstitutionsmittel*; verordnet z. B. bei Kopfneuralgien, Leber- u. Gallenerkrankungen mit Obstipation, pubertären Entwicklungsstörungen.

**Magnesiumcitrat:** Magnesii citras (neutrale), Magnesium citricum; neutrales Magnesiumcitrat, citronensaures Magnesium, Magnesiumzitrat; $(C_6H_5O_7)_2Mg_3 \cdot 14\,H_2O$; **Darst.:** Magnesiumoxid* u. Citronensäure mit Wasser anreiben, erhärten lassen u. pulverisieren; **Off.:** Ph.Eur.6; **Anw.:** (med.) (nachgewiesener) Magnesiummangel als Urs. für neuromuskuläre Störungen u. Wadenkrämpfe; **Dos.:** 1830 mg/d (wasserfrei berechnet).

**Magnesiumcitrat-Brausegranulat:** s. Magnesia citrica effervescens.

**Magnesiumcitrat, brausendes:** s. Magnesia citrica effervescens.

**Magnesiumcitrat, neutrales:** s. Magnesiumcitrat.

**Magnesium citricum:** s. Magnesiumcitrat.

**Magnesium citricum effervescens:** s. Magnesia citrica effervescens.

**Magnesium, essigsaures:** s. Magnesiumacetat.

**Magnesiumfluorosilicat:** s. Magnesiumhexafluorosilicat.

**Magnesium, glycerolphosphorsaures:** s. Magnesiumglycerophosphat.

**Magnesiumglycerophosphat:** Magnesii glycerophosphas Ph.Eur.; glycerolphosphorsaures Magnesium; $MgPO_4(C_3H_7O_2)$; weißes Pulver, schwer lösl. in Wasser; **Darst.:** Neutralisieren einer Lösung von Glycerolphosphorsäure* mit Magnesiumcarbonat; die frühere med. Anw. bei Schwächezuständen ist obsolet.

**Magnesiumhalogenalkyle:** s. Grignard-Verbindungen.

**Magnesiumhexafluorosilicat:** Magnesiumfluorosilicat, Magnesiumsilicofluorid; CAS-Nr. 16949-65-8; $MgSiF_6 \cdot 6\,H_2O$; $M_r$ 166.38; weiße Kristalle od. krist. Pulver, leicht lösl. in Wasser; **Anw.:**

(techn.) Härtungsmittel für Mörtel u. Beton; Holzkonservierung (10 %ige Lsg.).

**Magnesiumhydrogenaspartat:** $C_8H_{12}N_2O_8Mg$; Magnesiumsalz (2 : 1) der Asparaginsäure*; **Anw.:** (med.) bei Magnesium-Mangelzuständen, häufig in Kombination mit Kaliumaspartat. **Racemisches Magnesiumhydrogenaspartat-Tetrahydrat:** Magnesii aspartas racemicus tetrahydricus, Magnesium asparticum racemicum tetrahydricum, Magnesium-DL-hydrogenaspartat, Magnesium-bis-[(*RS*)-2-aminohydrogensuccinat]-tetrahydrat; $C_8H_{12}MgN_2O_8 \cdot 4\,H_2O$; $M_r$ 360.6; weißes, krist. Pulver; lösl. in Wasser von 20 °C, leicht lösl. in siedendem Wasser, fast unlösl. in Ethanol; **Off.:** DAB. **Magnesiumhydrogenaspartat-Dihydrat:** Magnesii aspartas dihydricus Ph.Eur.; Magnesium-di[(*S*)-2-aminohydrogenbutan-1,4-dicarbonsäure]-dihydrat; $C_8H_{12}MgN_2O_8 \cdot 2\,H_2O$; $M_r$ 324.5; weißes, krist. Pulver; sehr leicht lösl. in Wasser von 20 °C, fast unlösl. in Ethanol.

**Magnesiumhydrogencitrat, wasserhaltiges:** Magnesii hydrogencitras hydricus, Magnesium hydrogenocitricum hydricum; CAS-Nr. 144-23-0; $(C_6H_6O_7)Mg \cdot 3\,H_2O$; enthält 8–9 % Magnesium*; weißes, hygroskop. Pulver; bis auf geringe Anteile lösl. in Wasser; **Anw.:** (med.) in Kombination mit Magnesiumhydrogenphosphat* bei nachgewiesenem Magnesiummangel als Urs. für neuromuskuläre Störungen u. Wadenkrämpfe. Gebräuchlich ist auch das Pentahydrat.

**Magnesiumhydrogenphosphat:** Magnesii hydrogenphosphas trihydricus, Magnesii phosphas, Magnesium phosphoricum; Magnesiumhydrogenphosphat-Trihydrat, sekundäres Magnesiumphosphat, phosphorsaures Magnesium; CAS-Nr. 7782-75-4; $MgHPO_4 \cdot 3\,H_2O$; $M_r$ 174.4; D. 2.13; Schmp. 550 °C (unter Zers.); bei langsamem Erhitzen Zers. zu Magnesiumdiphosphat ($Mg_2P_2O_7$) ab 205 °C; weißes, krist. Pulver, lösl. in verd. Säuren, schwer lösl. in Wasser; **Vork.:** natürl. als Newberyt; **Herst.:** Fällung aus einer Magnesiumsulfat-Heptahydrat-Lsg. durch Zusatz von Trinatriumphosphat; **Anw.:** (med.) zur oralen Magnesiumsubstitution (in Kombination mit wasserhaltigem Magnesiumhydrogencitrat*); früher als mildes Laxans* (obsolet). **Hom.:** Magnesium phosphoricum (HAB): verordnet z. B. bei Koliken der glatten Muskulatur, Sodbrennen, Krämpfen.

**Magnesiumhydrogenphosphat-Trihydrat:** s. Magnesiumhydrogenphosphat.

**Magnesiumhydroxid:** Magnesii hydroxidum, Magnesium oxydatum hydricum; CAS-Nr. 1309-42-8; $Mg(OH)_2$; $M_r$ 58.34; weißes, amorphes, geruchloses Pulver; in Wasser prakt. unlösl., leicht lösl. in verd. Säuren; die wässrige Suspension zeigt eine alkal. Reaktion gegen Phenolphthalein*. **Vork.:** natürl. als hexagonal kristallisierter Brucit; **Herst.:** aus Restlaugen der Kaligewinnung od. aus Meerwasser u. Solen natürl. od. synthetischer Herkunft durch Ausfällen z. B. mit gebranntem Dolomit; **Off.:** Ph.Eur.6; **Anw.: 1.** (med.) wie Magnesiumoxid*; **2.** (techn.) zur Darst. von Magnesiumoxid durch Calcinieren* bei 500–600 °C; Säureregulator u. Trennmittel; Lebensmittelzusatzstoff* E 528.

**Magnesiumhydroxidcarbonat:** s. Magnesiumcarbonat, leichtes basisches.

**Magnesiumhydroxid-polysilicat:** s. Talk.

**Magnesium hyperoxydatum:** s. Magnesiumperoxid.

**Magnesiumhypochlorit:** Magnesium hypochlorosum, Magnesia chlorata; Chlormagnesia; $Mg(OCl)_2$; $M_r$ 127.2; **Darst.:** Umsetzen von Chlorkalk* mit Magnesiumsulfat; **Anw.: 1.** (med.) nur in Lsg. zur Behandlung von Wunden; **2.** (techn.) Bleichmittel, wie Natriumhypochlorit*.

**Magnesium hypochlorosum:** s. Magnesiumhypochlorit.

**Magnesiumhyposulfit:** s. Magnesiumthiosulfat.

**Magnesiumlactat:** Magnesium lacticum EB, milchsaures Magnesium; $(CH_3CHOHCOO)_2Mg \cdot 3\,H_2O$; $M_r$ 256.4; Gehalt mind. 79 % wasserfreies Magnesiumlactat; weißes, krist. Pulver od. Kristalle, lösl. in Wasser; **Darst.:** Eintragen von (basischem) Magnesiumcarbonat in eine verd. Milchsäurelösung, eindampfen u. auskristallisieren lassen; **Inkomp.:** Carbonate, Phosphate (Fällung); die frühere med. Anw. als mildes Laxans* ist obsolet.

**Magnesium lacticum:** s. Magnesiumlactat.

**Magnesium metallicum:** s. Magnesium.

**Magnesium, milchsaures:** s. Magnesiumlactat.

**Magnesiumnitrat:** Magnesium nitricum; CAS-Nr. 13446-18-9; $Mg(NO_3)_2 \cdot 6\,H_2O$; $M_r$ 256.4; Schmp. 89 °C; farblose, zerfließl. Kristalle, leicht lösl. in Wasser u. Ethanol; **Darst.:** Umsetzung von Magnesiumhydroxid* mit Salpetersäure*; **Anw.:** (techn.) Entwässerung von Salpetersäure, Flüssigdünger zur Blattdüngung.

**Magnesium nitricum:** s. Magnesiumnitrat.

**Magnesiumnitrid:** CAS-Nr. 12057-71-5; $Mg_3N_2$; $M_r$ 100.95; grünl. graues Pulver; **Darst.:** Überleiten von Stickstoff* über erhitztes Magnesiumpulver (600 °C); **Anw.:** (analyt.) Nachw. von Wasser, z. B. in Alkoholkraftstoffen.

**Magnesiumorotat:** Magnesiumorotat-Dihydrat, Magnesii orotas dihydricus, Magnesium oroticum dihydricum; orotsaures Magnesium; Magnesiumsalz der Orotsäure*; CAS-Nr. 27067-77-2; $C_{10}H_6MgN_4O_8 \cdot 2\,H_2O$; $M_r$ 370.5; weißes Pulver; schwer lösl. in Wasser, fast unlösl. in Ethanol; **Off.:** DAC; **Anw.:** (med.) als Schutztherapie gegen Herzinfarkt u. Myokardnekrosen u. Anw. bei Angina pectoris, sofern diese Ind. durch Magnesiummangel verursacht sind; bei Arteriosklerose, Arteriitis, Arteriolitis, Störungen des Lipidstoffwechsels; bei nachgewiesenem Magnesiummangel als Urs. für neuromuskuläre Störungen u. Wadenkrämpfe.

**Magnesium, orotsaures:** s. Magnesiumorotat.

**Magnesiumoxid:** Magnesium oxydatum, Magnesia usta; gebrannte Magnesia, Magnesia; CAS-Nr. 1309-48-4; MgO; $M_r$ 40.31; Schmp. 2852 °C; weißes, feines Pulver, in Wasser fast unlösl., in verd. Säuren unter Salzbildung lösl.; je nach Füllvolumen unterscheidet man zw. einem leichten MgO (**Magnesii oxidum leve** Ph.Eur.6; 15 g nehmen ca. 150 mL ein) u. einem schweren MgO (**Magnesii oxidum ponderosum** Ph.Eur.6; 15 g nehmen ca. 30 mL ein). Für flüssige Arzneimittel u. nicht abgeteilte Pulver ist Magnesii oxidum leve, für feste, abgeteilte Arzneimittel Magnesii oxidum ponderosum zu verwenden. **Vork.:** als Periklas in Vulkangestein (Härte 5.5–6.0 der Härteskala*; D. 3.58); **Darst.:** Erhitzen von Magnesiumcarbonat im Tiegel; **Herst.:** Erhitzen von Magnesiumverbindungen natürl. Ursprungs, z. B. Magnesit, Verdampfungsrückstände von Meerwasser u. Solen; pharmaz. Qualitäten werden ausschließl. aus Magnesiumcarbonat gewonnen, wobei leichtes Magnesiumcarbonat auch leichtes M. ergibt. Entsprechendes gilt für das Oxid mit höherer Dichte. Bei etwa 800 °C entsteht sog. kaustisch gebrannter Magnesit, aus dem durch Entweichen von Kohlenstoffdioxid* bei erhaltener Gerüststruktur ein bes. poröses Material mit hoher Reaktivität entsteht. **Anw.:** **1.** (med.) innerl. als Antacidum* bei Dyspepsien, Sodbrennen, zur oralen Magnesiumsubstitution; äußerl. zu Zahn- u. Streupulvern; **2.** (veterin.) auch als Laxans; **3.** (techn.) in der Lebensmitteltechnologie als Säureregulator u. Trennmittel (Lebensmittelzusatzstoff* E 530); Herst. von Sorelzement für bes. harte Industriefußböden; Magnesiumlieferant in der Dünge- u. Futtermittelindustrie; Sintermagnesia für hitzefeste Auskleidungen von Hochtemperaturöfen; Wasserentkieselung; Adsorbens in der org. Synthese; zum Aufsaugen von Handschweiß bei Turnern u. Extremkletterern.

M

**Magnesium oxydatum:** s. Magnesiumoxid.

**Magnesium oxydatum hydricum:** s. Magnesiumhydroxid.

**Magnesiumperoxid:** Magnesii peroxidum, Magnesium hyperoxydatum, Magnesium peroxydatum 25 %; Magnesiumsuperoxid; CAS-Nr. 1335-26-8; $M_r$ 56.31 ($MgO_2$); Mischung aus Magnesiumperoxid u. Magnesiumoxid*; enthält 22.0–28.0 % $MgO_2$; weißes bis schwach gelbes, amorphes, leichtes Pulver, unlösl. in Wasser u. Ethanol, lösl. in verd. Mineralsäuren; **Darst.:** Fällung aus wässrigen, alkal. Magnesiumsalzlösungen mit konz. Wasserstoffperoxidlösung; **Off.:** Ph.Eur.6, Ph.Helv.; **Anw.:** (med.) äußerl. als Desodorans u. Bleichmittel, in Zahnpasten u. Zahnpulvern, innerl. als Laxans* u. gegen Blähungen.

**Magnesium peroxydatum:** s. Magnesiumperoxid.

**Magnesiumphosphat, sekundäres:** s. Magnesiumhydrogenphosphat.

**Magnesium phosphoricum:** s. Magnesiumhydrogenphosphat.

**Magnesium, phosphorsaures:** s. Magnesiumhydrogenphosphat.

**Magnesiumsalicylat:** Magnesium salicylicum; salicylsaures Magnesium; $Mg(C_6H_4OHCOO)_2 \cdot 4\,H_2O$; $M_r$ 370.6; weißes bis schwach rötl., krist. Pulver; lösl. in Wasser u. Ethanol; **Darst.:** Eintragen von (basischem) Magnesiumcarbonat in eine wässrige Salicylsäurelösung. Die frühere med. Anw. als Antirheumatikum sowie bei Darminfektionen ist obsolet.

**Magnesium salicylicum:** s. Magnesiumsalicylat.

**Magnesium, schwefelsaures:** s. Magnesiumsulfat-Heptahydrat.

**Magnesium, schwefligsaures:** s. Magnesiumsulfit.

**Magnesiumsilicat:** CAS-Nr. 1343-88-0 (wasserfrei); $MgO \cdot SiO_2 \cdot n\,H_2O$; weißes Pulver od. wässriger Brei; **Vork.:** natürl. in vielen Mineralien wie Meerschaum*, Talk*, Asbest*; **Darst.:** entsteht als weißer, gallertartiger Niederschlag beim Fällen von Magnesiumsalzlösung mit Natriumsilicat*; **Anw.:** **1.** (med.) in Wundstreupulvern; **2.** (techn.) Sauerstoffstabilisator in Wasch- u. Bleichmitteln, in der Kunststoffindustrie, Filtermaterial, geruchsbindendes Mittel.

**Magnesiumsilicofluorid:** s. Magnesiumhexafluorosilicat.

**Magnesiumstearat:** Magnesii stearas Ph.Eur.6, Magnesium stearicum, Magnesium stearinicum; CAS-Nr. 557-04-0; Gemisch von Magnesiumsalzen versch. Fettsäuren, hauptsächl. Stearinsäure* ($(C_{17}H_{35}COO)_2Mg$; $M_r$ 591.3) u. Palmitinsäure*($(C_{15}H_{31}COO)_2Mg$; $M_r$ 535.1) mit einem geringen Anteil anderer Fettsäuren; weißes, sehr feines, leichtes, sich fettig anfühlendes Pulver; haftet gut auf der Haut; unlösl. in Wasser, Ethanol, Ether, lösl. in heißem Ethanol, in Benzol; Trocknungsverlust max. 6 %; EP mind. 53 °; SZ 195–210; Grenzwerte für Blei 10.0 ppm, Cadmium 3.0 ppm, Nickel 5.0 ppm; max. $10^3$ koloniebildende, aerobe Keime je Gramm Substanz, Escherichia coli darf nicht vorhanden sein; **Zusammensetzung:** Die Substanz enthält 4.0–5.0 % Mg ($M_r$ 24.30). Die Fettsäurenfraktion enthält mind. 40.0 % Stearinsäure u. mind. 90.0 % als Summe der Stearin- u. Palmitinsäure. **Gew.:** durch Umsetzung von MgO od. $MgCO_3$ mit Ölen u. Fetten unter Spaltung des Glycerids u. Bildung von Metallseifen u. Glycerol; **Inkomp.:** sauer reagierende Stoffe, alkaliempfindl. Stoffe, z. B. Isonicotinsäurehydrazid, Acetylsalicylsäure, Aminophenazon, Aminsalze, Phenacetin, Sulfonamide u. Eisensalze (Zersetzung); **Anw.:** als Formentrenn-, Gleit- u. Schmiermittel* in 0.1–1 %iger Konz. bei der Tablettierung u. Kapselabfüllung; in Pudern zur Verbesserung der Gleit- u. Deckfähigkeit; in Salben als konsistenzerhöhender u. stabilisierender Zusatz zur Fettphase; wirkt an Grenzflächen als fester Emulgator*; bereits in gebräuchl. Konz. kann sich das hydrophobe M. ungünstig auf die Freigabe des Wirkstoffs, den Zerfall u. bes. in Abhängigkeit von der Mischzeit von Tablettiermassen durch partielle Filmbildung auf den Partikeln auf die mechan. Festigkeit der Komprimate auswirken.

**Magnesium stearicum:** s. Magnesiumstearat.

**Magnesium stearinicum:** s. Magnesiumstearat.

**Magnesium subcarbonicum leve:** s. Magnesiumcarbonat, leichtes basisches.

**Magnesium subcarbonicum ponderosum:** s. Magnesiumcarbonat, schweres basisches.

**Magnesium subsulfurosum:** s. Magnesiumthiosulfat.

**Magnesiumsulfat, getrocknetes:** s. Magnesiumsulfat-Heptahydrat.

**Magnesiumsulfat-Heptahydrat:** Magnesii sulfas heptahydricus, Magnesium sulfuricum; schwefelsaures Magnesium, Sal catharticum, Bittersalz, Epsomsalz, Seydlitzsalz, Englisches Salz, Seidschützer Salz; CAS-Nr. 10034-99-8; $MgSO_4 \cdot 7\,H_2O$; $M_r$ 246.49 (wasserfrei: $M_r$ 120.4); pH 5–9.2 (5 %ige wässrige Lsg.); farblose Kristalle; leicht lösl. in Wasser, fast unlösl. in Ethanol, langsam lösl. 1 : 1 in Glycerol; Wasserverlust von 1 $H_2O$ an trockener Luft bei Normaltemperatur, von 4 $H_2O$ bei 70–80 °C, von 5 $H_2O$ bei 100 °C, von 6 $H_2O$ bei 120 °C, allen Wassers bei ca. 250 °C; **Darst.:** aus dem Mineral Kieserit ($MgSO_4 \cdot H_2O$) od. durch Auflösen von Magnesit* ($MgCO_3$) in verd. Schwefelsäure*; **Off.:** Ph.Eur.6; **Anw.:** (med.) innerl. als salin. Laxans*, bei Magnesiummangel sowie bei Frühgeburtsbestrebung; früher als Cholekinetikum (obsolet); **Dos.:** nach Ph.Eur.Komm.: **1.** Darmentleerung: 10–20 g in gewebeisoton. Lsg. (3.3 %); **2.** intraduodenal als Dickdarmlaxans: 10 mL (10–30 %); **3.** parenteral bei Magnesiummangel: i. m., i. v. 1–4 g in 20 %iger Lösung. **Getrocknetes Magnesiumsulfat:** Magnesii sulfas siccatus, Magnesium sulfuricum siccatum; lösl. in ca. 3 T. Wasser, in Ethanol fast unlösl.; **Hom.:** Magnesium sulfuricum: verordnet z. B. bei Erkrankungen der Gallenblase.

**Magnesiumsulfit:** Magnesium sulfurosum; schwefligsaures Magnesium; $MgSO_3 \cdot 6\,H_2O$; $M_r$ 212.46; weißes, krist. Pulver, wenig lösl. in Wasser; **Darst.:** Einleiten von Schwefeldioxid* ($SO_2$) in eine Lsg. von bas. Magnesiumcarbonat.

**Magnesium sulfuricum:** s. Magnesiumsulfat-Heptahydrat.

**Magnesium sulfuricum siccatum:** s. Magnesiumsulfat-Heptahydrat.

**Magnesium sulfurosum:** s. Magnesiumsulfit.

**Magnesiumsuperoxid:** s. Magnesiumperoxid.

**Magnesiumthiosulfat:** Magnesium thiosulfuricum, Magnesium subsulfurosum; Magnesiumhyposulfit, unterschwefligsaures Magnesium; $MgS_2O_3 \cdot 6\,H_2O$; $M_r$ 244.5; D. 1.82; farblose Kristalle, lösl. in Wasser, unlösl. in Ethanol; die früheren med. Anw. als Laxans, Cholagogum u. Muskelrelaxans sowie zur Narkose sind obsolet.

**Magnesium thiosulfuricum:** s. Magnesiumthiosulfat.

**Magnesiumtrisilicat:** Magnesii trisilicas Ph.Eur.6, Magnesium trisilicicum; CAS-Nr. 14987-04-3; wechselnde Zusammensetzung, entspricht etwa $Mg_2Si_3O_8 \cdot x\,H_2O$; Gehalt: mind. 29.0 % Magnesiumoxid* u. mind. 65.0 % Siliciumdioxid*, berechnet auf die geglühte Substanz (Glühverlust: 21–29 %); feines, weißes, geruch- u. geschmackloses Pulver, prakt. unlösl. in Wasser u. Ethanol; wässrige Suspensionen reagieren neutral bis schwach basisch; **Herst.:** Fällung von Magnesiumsalzlösungen (meist Magnesiumchlorid od. -sulfat) mit Alkalisilicat; **Anw.:** (med.) innerl. zus. mit Magnesiumhydroxid*, Magnesiumcarbonat u. Aluminiumhydroxid* als Antacidum*; **Dos.:** p. o. 3–4 × 1 g/d.

**Magnesium trisilicicum:** s. Magnesiumtrisilicat.

**Magnesium, unterschwefligsaures:** s. Magnesiumthiosulfat.

**Magnesiumzitrat:** s. Magnesiumcitrat.

**Magnete:** Sammelbegriff für Formkörper aus magnet. Werkstoffen (Permanentmagnete, Dauermagnete) od. Vorrichtungen wie Spulen, die bei Stromdurchgang ein Magnetfeld aufbauen (Elektromagnete).

**Magneteisenstein:** s. Magnetit; Eisenmohr.

**Magnetit:** Ferrum oxydato-oxydulatum; Eisenoxyduloxid, natürl. Magneteisenstein; Mineral; Eisen(II,III)-oxid ($Fe_3O_4$); D. 5.2; Härte 5.5–6.5 der Härteskala*; **Anw.:** mit 72 % Eisen* wichtigstes Eisenerz, Magnetpigment, Baustoffzusatz. Vgl. Eisenmohr.

**Magnetkies:** s. Eisen(II)-sulfid.

**Magnetochemie:** Teilgebiet der physikalischen Chemie*, das sich mit den magnet. Eigenschaften von Stoffen befasst; aus der Bestimmung des dia- od. paramagnet. Charakters einer Substanz (s. Magnetwaage) lassen sich detaillierte Einblicke in die Elektronenkonfiguration von Verb. gewinnen. **Diamagnetisch** sind alle Stoffe, deren Moleküle* od. Atome* keine ungepaarten Elektronen u. demzufolge auch kein magnet. Moment aufweisen (z. B. alle Edelgase*). **Paramagnetisch** sind alle Stoffe mit ungepaarten Elektronen; ihre Moleküle od. Atome besitzen ein magnet. Moment, stellen also kleine Elementarmagnete dar, die sich in einem äußeren Magnetfeld ausrichten können (s. Abb.). **Anw.:** Besonders wichtig ist die Bestimmung der magnet. Eigenschaften für die Chemie von Komplexverbindungen* od. zur Feststellung der Wertigkeit von Atomen in Molekülen.

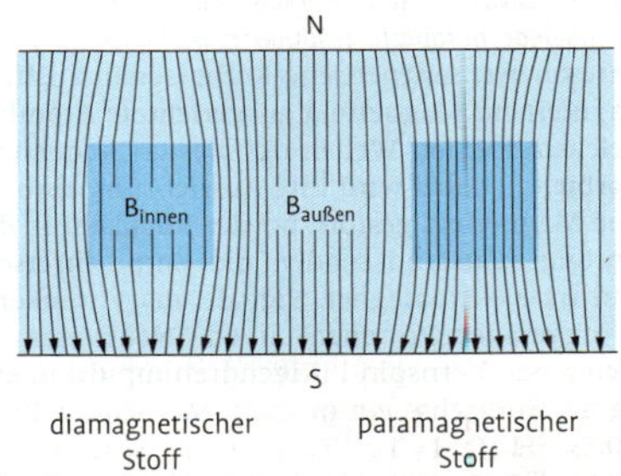


**Magnetochemie:** Verhalten diamagnet. u. paramagnetischer Stoffe im homogenen Magnetfeld, veranschaulicht durch die Dichte von Feldlinien; B: magnet. Induktion (magnet. Kraftflussdichte) [15]

**Magnetopharmaka:** Diagnostika, die in der Lage sind, lokale magnet. Störfelder aufzubauen, u. dadurch bei der MRT* als MRT*-Kontrastmittel eingesetzt werden können; **Wirk.:** Die physik. Wirkung besteht in der magnet. Beeinflussung der Signalintensität. Das diagnost. Potential resultiert aus den lokal unterschiedl. Gewebekonzentrationen; so extravasiert z. B. bei Hirntumoren mit Verletzung der Blut-Hirn-Schranke das Kontrastmittel in die Tumorareale u. ermöglicht die Abgrenzung zum gesunden Gewebe. **T1-Kontrastmittel** führen zur Signalverstärkung, was insbes. der Darst. von Hirntumoren dient. **T2-Kontrastmittel** hingegen führen zur Signalreduktion (z. B. magnet. Nanopartikel, vorwiegend Dextran-stabilisierte Eisenoxide), mit bes. Kristallstruktur od. in Liposomen* eingeschlossen zur selektiven Auslöschung eines Organsignals; dienen z. B. zur Differenzierung von Lebertumoren u. Metastasen. **Wirkstoffe: 1.** T1-Kontrastmittel: Komplexe paramagnetischer Ionen z. B. mit Gadolinium*-Verbindungen wie Gadodiamid*, Gadopentetsäure*, Gadoteridol* u. Mangan$^{2+}$; **2.** T2-Kontrastmittel: z. B. Ferristen*; **Anw.:** es werden folgende therap. Ansätze untersucht: **1.** lokale Anreicherung über externe Magnetfelder; Versuch, Wirksubstanzen, die an superparamagnet. Partikel gekoppelt sind od. gemeinsam in Liposomen eingeschlossen sind, durch externe Magnetfelder im Zielorgan anzureichern od. zu fixieren; **2.** magnet. gesteuerte Freisetzung; Ansatz ist im Wesentl. ein magnet. betätigter Schalter zur Freisetzung von Wirksubstanzen; **3.** magnet. Erwärmung, bei der Magnetpartikel im Zielort physik. od. biol. angereichert werden. Mit Hilfe externer Hochfrequenzfelder kommt es zu einer lokalen Erwärmung mit Temperaturen von über 42.5 °C. Tumorzellen sterben unter diesen Bedingungen ab (Magnetfeld-Ferrit-Hyperthermie). Die Sichtbarmachung des Wirkstoffes od. der Wirkstofffreisetzung im MRT durch Ankopplung an Gadolinium-Chelate od. magnet. Eisenoxidpartikel dient der **Therapiekontrolle**, die sonst nur über radioaktiv markierte Wirkstoffe mit schlechterer Ortsauflösung möglich ist; jedoch fehlt die hohe Stoffwechselselektivität u. -spezifität der Tracer*.

**Magnetquantenzahl:** s. Orientierungsquantenzahl.

**Magnetresonanz:** (engl.) *magnetic resonance (Abk. MR), nuclear magnetic resonance (Abk. NMR)*; Kernspinresonanz, magnetische Kernresonanz; Effekt, dass in einem Magnetfeld ausgerichtete Atomkerne elektromagnet. Wellen definierter Frequenzen absorbieren; dabei wird ihre Ausrichtung zum äußeren Magnetfeld gestört; bei der Rückkehr in den ursprüngl. Zustand senden die Kerne ihrerseits messbare elektromagnet. Signale aus; Atomkerne mit ungerader Protonen- u./od. Neutronenzahl haben einen Kernspin I (Eigendrehimpuls) u. entlang der Spinachse ein magnet. Moment, z. B. $^{1}H$ (I=0.5), $^{2}H$ (D, I=1), $^{13}C$ (I=0.5), $^{14}N$ (I=1), $^{15}N$ (I=0.5), $^{17}O$ (I=2.5), $^{19}F$ (I=0.5), $^{31}P$ (I=0.5), $^{29}Si$ (I=0.5); im Ggs. dazu verfügen Kerne mit gerader Protonen- u. Neutronenzahl über keinen Kernspin u. kein magnet. Moment, z. B. $^{12}C$, $^{16}O$. Die Ausrichtung der magnet. Momente der Kerne mit Kernspin ist normalerweise statist. verteilt; bringt man diese Kerne jedoch in ein äußeres Magnetfeld, so richten sich ihre magnet. Momente parallel bzw. antiparallel zum äußeren Feld aus. Für die Energiedifferenz ΔE (s. Abb.) zw. dem parallelen u. dem antiparallelen magnet. Zustand gilt:

$$\Delta E = \frac{h \cdot \gamma}{2\pi} \cdot H_0 = h \cdot \nu$$

h: Planck-Wirkungsquantum, γ: kernindividuelle Stoffkonstante, gyromagnetisches Verhältnis, $H_0$: stat. Magnetfeld, ν: Resonanzfrequenz. Der Übergang vom parallelen in den antiparallelen Zustand erfordert Energie: E=h · ν; daraus folgt:

$$\nu = \frac{\gamma \cdot H_0}{2\pi}$$

**Anw.: 1.** (chem.) Strukturaufklärung fester, flüssiger od. gasförmiger Stoffe mit der NMR*-Spektroskopie; auch komplizierte Molekülstrukturen wie z. B. Proteine können durch Untersuchung versch. Kerne, Breitbandentkopplung u. 2D-NMR-Spektroskopie aufgeklärt werden; **2.** (med.) MRT*; **Gesch.:** 1946 von Bloch u. Purcell entdeckt.

**Magnetresonanztomographie:** s. MRT.

**Magnetrührer:** s. Rührer.

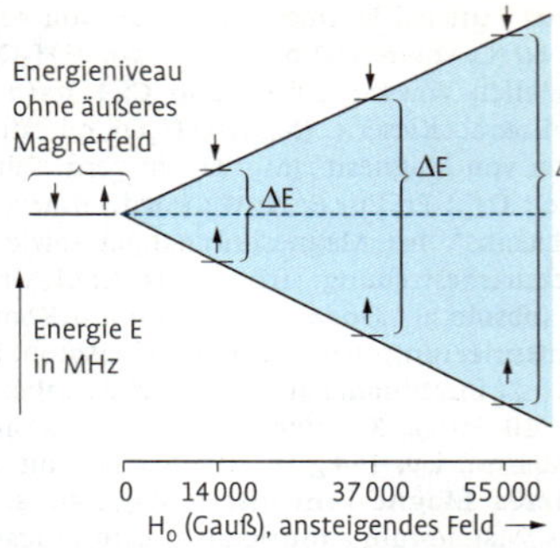


**Magnetresonanz:** Aufspaltung des Spin-Energieniveaus eines Protons als Funktion des äußeren angelegten Magnetfeldes

**Magnetwaage:** magnetische Waage; Messinstrument in der Magnetochemie* zur Bestimmung der magnet. Suszeptibilität*; die Kraft, die auf eine Probe in einem inhomogenen Magnetfeld ausgeübt wird, kann nach zwei ähnl. Methoden von Gouy bzw. Faraday bestimmt werden. Mit der M. wird dabei das Gewicht der Probe mit u. ohne Anwesenheit des Magnetfelds gemessen u. aus der scheinbaren Gewichtsveränderung die Suszeptibilität der Probe ermittelt.

**Magnoflorin:** $C_{20}H_{24}NO_4^+$, Strukturformel: s. Abb.; $M_r$ 342.5; Benzylisochinolinalkaloid*; **Vork.:** u. a. in Berberis* vulgaris, Actaea* spicata, Aristolochia* clematis, Caltha* palustris, Eschscholzia* californica, Hepatica* nobilis.

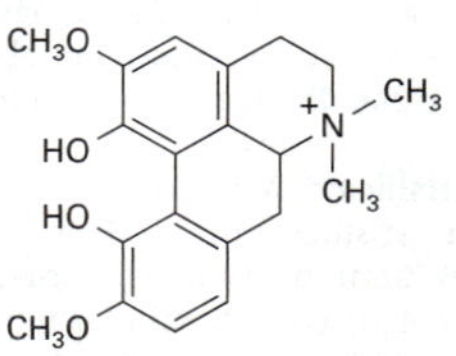


**Magnoflorin**

**Magnoliae grandiflorae cortex:** s. Magnolia grandiflora.

**Magnolia grandiflora** L.: Großblütige Magnolie; Fam. Magnoliaceae; heim. in Nordamerika, kultiviert in Europa; Zierstrauch od. -baum; Stpfl. von **Magnoliae grandiflorae cortex:** Magnolia-grandiflora-Rinde; **Inhaltsst.:** in der Rinde Alkaloide*, z. B. Annonain, Candicin, Magnoflorin*; Lignane*, z. B. Honokiol, Magnolol; **Anw.:** (volkstüml.) z. B. als Aromatikum; bei Erkrankungen* des rheumat. Formenkreises; früher gegen Malaria*. **Hom.:** Magnolia grandiflora: frische Blüten; verordnet z. B. bei Erkrankungen des rheumat. Formenkreises.

**Magnoliatae:** s. Dikotyledoneae.

**Magnolie, Großblütige:** s. Magnolia grandiflora.

**Mahabhutas:** im Ayurveda* Bez. für virtuelle Elemente, die nach der ayurved. Lehre der gesamten Schöpfung, der äußeren Natur u. der inneren Natur des Menschen zugrunde liegen; Bausteine der Natur; die 5 Elemente sind Erde, Wasser, Feuer, Luft u. Raum. Diese formen die Eigenschaften der

3 Doshas*, welche die gesamte äußere Natur u. die innere Natur des Menschen durchdringen u. Ausdruck der Dynamik des Lebens sind.

**Maharishi Ayurveda:** s. Ayurveda.

**Mahlverfahren:** s. Nanosuspensionen.

**Mahonia aquifolium (Pursh) Nutt.:** (molekulargenet.) Berberis aquifolium Pursh; Mahonie; Fam. Berberidaceae; Nordamerika, in Europa Zierpflanze; **Inhaltsst.:** in Stamm- u. Wurzelrinde die Alkaloide* Berberin*, Oxyacanthin, Berbamin (kein Palmatin; vgl. Berberis vulgaris). **Hom.:** Mahonia aquifolium (HAB), Berberis aquifolium: getrocknete Rinde u. Zweigspitzen; verordnet z. B. bei Psoriasis*.

**Ma Huang:** s. Ephedra sinica.

**Maiapfel:** s. Podophyllum peltatum.

**Maiblume:** s. Convallaria majalis.

**Maidis embryonis oleum:** s. Zea mays (Maydis oleum raffinatum).

**Maidorn:** s. Crataegus-Arten.

**Maiglöckchen:** s. Convallaria majalis.

**Maiglöckchenblüten:** s. Convallaria majalis (Flores Convallariae).

**Maiglöckchenkraut:** s. Convallaria majalis (Convallariae herba).

**Maiglöckchenpulver, Eingestelltes:** s. Convallaria majalis (Convallariae pulvis normatus).

**Maiglöckchentinktur:** s. Tinctura Convallariae.

**Maikurtee:** s. Species majales.

**Maillard-Reaktion:** nichtenzymat. Bräunungsreaktion in Arznei- u. Lebensmitteln; **Prinzip:** Die Aminogruppen von Aminosäuren*, Peptiden* od. Proteinen* reagieren mit der glykosid. Hydroxylgruppe (reduzierender) Kohlenhydrate* (z. B. Dihydroxyaceton*). Die Reaktion verläuft über die Bildung von Schiff*-Basen, die zu braunen Pigmenten kondensieren.

**Mairan:** s. Origanum majorana.

**Mairose:** s. Rosa.

**Mais:** s. Zea mays.

**Maisbrand:** s. Ustilago zeae.

**Maische:** s. Ethanol.

**Maisgriffel:** s. Zea mays (Stigmata Maidis).

**Maiskeimöl:** s. Zea mays (Maydis oleum raffinatum).

**Maisöl, raffiniertes:** s. Zea mays (Maydis oleum raffinatum).

**Maisstärke:** s. Zea mays (Maydis amylum).

**Majonäsen:** s. Mayonnaisen.

**Majoran:** s. Origanum majorana.

**Majoranae aetheroleum:** s. Origanum majorana.

**Majoranae herba:** s. Origanum majorana.

**Majorana hortensis:** s. Origanum majorana.

**Majorana onites:** s. Origanum onites.

**Majoranöl:** s. Origanum majorana (Majoranae aetheroleum).

**Majoran, Wilder:** s. Origanum vulgare.

**major tranquilizers:** s. Neuroleptika.

**MAK:** Abk. für **m**aximale **A**rbeitsplatz**k**onzentration; nach altem Gefahrstoffrecht Bez. für die max. Konz. eines schädl. Stoffes am Arbeitsplatz (in geschlossenen Räumen; angegeben in mg/m$^3$), bei deren Einhaltung in 8-Stunden-Schichten die Gesundheit auch bei langfristiger Beschäftigung nicht beeinträchtigt wird; wurde mit der Novellierung der Gefahrstoffverordnung* 2005 durch AGW* abgelöst. Vgl. BGW; MIK.

**Makadamianüsse:** s. Macadamia ternifolia (Macadamiae oleum).

**Makrocyclen:** s. Verbindungen, makrocyclische.

**Makroelemente:** diejenigen chem. Elemente, die von lebenden Organismen (im Ggs. zu den Spurenelementen*) in relativ großer Menge benötigt werden; hierzu gehören Calcium*, Kalium*, Natrium*, Magnesium*, Phosphor*, Schwefel* u. Chlor*.

**Makrogamet:** s. Gameten.

**Makrogametangium:** s. Gametangium.

**Makrokapseln:** s. Capsulae.

**Makroklysma:** s. Klysma.

**Makrokonstante:** s. Hybridkonstante.

**Makrolid-Antibiotika:** Gruppe von Antibiotika*, die aus Streptomyces-Kulturen isoliert werden; das gemeinsame Grundgerüst ist ein makrocycl. Lactonring mit einem od. mehreren glykosid. gebundenen Zuckersubstituenten; **Wirk.:** Schmalspektrum-Antibiotika; bakteriostat. durch Hemmung der Proteinbiosynthese; Wirkungsspektrum: umfasst v. a. grampositive Keime, aber auch z. B. Mycoplasma pneumoniae, Rickettsien u. Chlamydien; **Pharmakokinetik:** p. o. Applikation ist mögl.; **Wirkstoffe:** Azithromycin* (Azalid-Antibiotikum), Clarithromycin*, Erythromycin*, Josamycin*, Roxithromycin*, Spiramycin*; **Ind.:** Mykoplasma- u. Legionellenpneumonie; sexuell übertragbare Erkrankungen, Spiramycin bei Toxoplasmose in der Schwangerschaft; **UAW:** gut verträgl., selten gastrointestinale Beschwerden, Allergien; **Resistenz:** schnelle Resistenzentwicklung; Kreuzresistenz innerhalb der M.-A., teilweise zu Lincosamiden* u. Chloramphenicol*. Weiterentwicklung: Ketolid*-Antibiotika.

**Makrolide:** makrocyclische Verbindungen*, die eine Lacton-Gruppierung im Molekül tragen; pharmaz. am bedeutsamsten sind die Makrolid*-Antibiotika; eng verwandt sind die Ansamycine (s. Ansaverbindungen), die statt der Lacton- eine Lactam-Gruppierung (s. Lactame) tragen.

**Makromoleküle** (gr. makros groß): Moleküle mit einer $M_r > 10\,000$ (nach H. Staudinger); Riesenmoleküle, oft Polymere*; hierzu gehören viele Naturstoffe, u. a. Cellulose*, Pektin*, Kautschuk*, Chitin*, Enzyme* (vgl. Biopolymere) u. zahlreiche Umwandlungsprodukte von Naturstoffen, z. B. vulkanisierter Kautschuk, Cellophan (s. Zellglas) sowie Polymerisations- u. Polykondensationsprodukte wie Buna*, Polystyrol*, Perlon®* u. Nylon*.

**Makrophagen:** s. Leukozyten; Phagozyten.

**Makuladegeneration:** Erkrankung der Macula lutea (gelber Fleck der Retina) meist beider Augen mit fortschreitendem Sehverlust bei Erhalt des peripheren Gesichtsfeldes; **Formen:** juvenile M. (Stargardt-Krankheit) u. altersabhängige M. (senile M., Abk. AMD); **Ther.:** (pharmak.) Pegaptanib*, Ranibizumab*; Bevacizumab* (Off-Label-Use); Laserchirurgie bei begrenzter extrafovealer subretinaler Neovaskularisation, Bestrahlung, photodynam. Ther. mit Verteporfin*, operative Entfernung der Neovaskularisationen u. Makularotation.

**Mal** (franz., aus lat. malum): Krankheit, Übel.

**Mala** (lat.): Wange. **malaris:** zur Wange gehörend.
**Malabargras:** s. Cymbopogon flexuosus.
**Malabarkardamomen:** s. Elettaria cardamomum.
**Malabarkino:** s. Pterocarpus marsupium (Kino).
**Malabar nut leaves:** s. Adhatoda vasica (Folia Adhatodae).
**Malabsorption:** Verdauungsinsuffizienz; Störung der Resorption vom Darmlumen in die Blut- u. Lymphbahn; **Leitsymptome:** je nach mangelndem Nährstoff Gewichtsabnahme (ggf. Mangelgedeihen des Säuglings), Diarrhö/voluminöse, grau glänzende Fettstühle, Bauchschmerzen, Blähungen, Muskelschwäche, Haut- u. Schleimhautveränderungen, Anämie; **Beispiel:** Zöliakie*, Enteritis* regionalis Crohn; vgl. Maldigestion.
**Malachit:** Kupfererz, Kupferspat; $CuCO_3 \cdot Cu(OH)_2$; D. 3.6–4.05; Härte 3.5–4 der Härteskala*; smaragdgrüne, monokline Kristalle od. traubige Massen; **Anw.:** in der Antike als Malerfarbe, heute hauptsächl. Schmuck. **Hom.:** Malachit (HAB): verwendet wird das natürl. Mineral (mind. 95 %).
**Malachitgrün:** Brillantgrün, Bittermandelölgrün, Diamantgrün, Viktoriagrün, Viride nitens; Bis(4-dimethylaminophenyl)-phenylmethyliumchlorid; CAS-Nr. 123333-61-9; $C_{23}H_{25}ClN_2$; $M_r$ 364.9; Triphenylmethanfarbstoff; metall. grün glänzend, gelbe Kristalle od. violettgrünes Pulver; lösl. in Wasser, Ethanol, Methanol, Pentanol mit blaugrüner Farbe; **Off.:** DAC, Ph.Eur.; **Anw.:** **1.** (med.) Antiseptikum*, bei Candidosen, Fuß- u. Handmykosen als 0.5 %ige Lsg. od. Creme; **2.** (analyt.) Indikator* für Titrationen schwacher Basen in Eisessig.
**Malaprade-Reaktion:** Bildung von Aldehyden* bzw. Ketonen* aus 1,2-Glykolen durch oxidative C–C-Spaltung der beiden hydroxylierten Kohlenstoffatome mit Periodsäure (s. Abb.); **Anw.:** in der Chemie der Kohlenhydrate* wichtiges Hilfsmittel zur Strukturaufklärung.

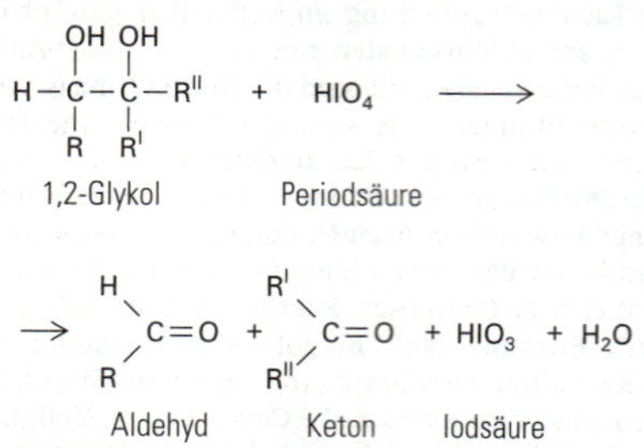


**Malaprade-Reaktion:** Bildung eines Aldehyds u. eines Ketons als Beispiel

**Malaria** (ital. mala aria schlechte Luft): Wechselfieber; Sammelbez. für Infektionen durch Protozoen* der Gattung Plasmodium*, die durch eine Stechmücke (Anopheles*) übertragen werden; **Formen:** **1.** M. tropica: Kurzbez. Tropica; unregelmäßige Fieberanfälle; lebensgefährlich; Erreger Plasmodium falciparum; **2.** M. tertiana: Kurzbez. Tertiana; Fieberanfall an jedem 3. Tag; Erreger Plasmodium vivax, Plasmodium ovale; **3.** M. quartana: Kurzbez. Quartana; Fieberanfall an jedem 4. Tag; selten; Erreger Plasmodium malariae; **Verbreitung:** weltweit in den Tropen und z. T. Subtropen; jährlich erkranken ca. 100 Mio. u. sterben über 1 Mio. Menschen an Malaria. Zunehmende Resistenz der Plasmodien gegen Chemotherapeutika u. der Anopheles-Mücken gegen Insektizide u. durch unzureichende allg. Bekämpfungsmaßnahmen. In Europa zunehmende Zahl importierter M. (Airport-Malaria); endem. Vork. in Europa im Donaudelta u. Teilen der Türkei. **Entwicklungszyklus der Plasmodien:** werden durch die weibl. Stechmücke der Gattung Anopheles übertragen. Durch Mückenstich gelangen die Sporozoiten in die Blutbahn u. suchen die Leberparenchymzellen auf. Dort bilden sie Schizonten od. mehrkernige Plasmodien; P. vivax u. P. ovale entwickeln zusätzl. Wartestadien (Hypnozoiten). Nach der Ruptur der Leberzelle befallen die frei werdenden Merozoiten neuerl. Leberzellen od. Erythrozyten, wo sie sich zu reifen Schizonten weiterentwickeln. Nach Bildung von Merozoiten zerfallen die Erythrozyten, was mit einem Fieberanfall verbunden ist. Einige Merozoiten entwickeln sich zu Gametozyten (geschlechtl. Form). Die Geschlechtsformen werden beim Saugakt von der Mücke aufgenommen. **Klin. Manifestation:** Fieberanfälle, hämolyt. Anämie u. Hypoxie; **Ther.:** Stand-by-Medikation mit Antimalariamitteln*: notfallmäßige Selbstbehandlung (Stand-by-Medikation) mit Artemether*/Lumefantrin*, Atovaquon*/Proguanil*, Chloroquin* u. Mefloquin*; weiterhin wird von der WHO für die Stand-by-Therapie Chinin* (evtl. kombiniert mit Doxycyclin*) genannt. **Proph.:** s. Malariaprophylaxe.
**Malariamücke:** s. Anopheles.
**Malariaprophylaxe:** Maßnahme zur individuellen Verhinderung einer Malaria*; **Formen:** **1.** kontinuierl. **Chemoprophylaxe:** je nach Resistenzentwicklung der Plasmodien in den einzelnen Regionen u. unter Beachtung der Kontraind. ist eine regelmäßige Einnahme von Antimalariamitteln* notwendig (Angaben zur Malariavorbeugung basieren auf Empfehlungen der WHO sowie der Deutschen Gesellschaft für Tropenmedizin u. Internationale Gesundheit, Abk. DTG); **a)** Atovaquon-Proguanil, insbes. für Gebiete mit P. falciparum, bes. bei Resistenzen gegen andere Mittel sowie bei Last-minute-Reisen; **b)** Chloroquin ± Proguanil, Gebiete mit P. vivax, P. ovale, P. malariae sowie mit P. falciparum ohne Chloroquin-Resistenz; **c)** Doxycyclin, Gebiete mit P. falciparum bei Multiresistenzen, speziell gegen Mefloquin, alternativ zu Atovaquon/Proguanil; **d)** Mefloquin, Gebiete mit P. falciparum bei Resistenzen gegen Chloroquin; **2. Expositionsprophylaxe:** zusätzl. Maßnahmen zur Vermeidung von Mückenstichen (Anopheles*-Mücke) sind Moskitonetze, geeignete Kleidung, Insekten abwehrende Substanzen (s. Insect Repellents); **3. Stand-by-Prophylaxe:** Fehlt eine adäquate ärztl. Versorgung, wird bei Malariasymptomen (z. B. Fieber, Kopf-, Gliederschmerzen, Schüttelfrost) eine Notfall-Selbstbehandlung entsprechend der örtl. Plasmodien-Resistenzlage u. der individuellen Anwendungsbeschränkungen mit Chloroquin, Atovaquon-Proguanil, Mefloquin od. Artemether-Lumefantrin durchgeführt.
**malaris:** s. Mala.
**Malassimilation:** verminderte Nährstoffausnutzung; **Formen:** Maldigestion*, Malabsorption*.

**Malat-Aspartat-Shuttle:** indirektes Transportsystem des Reduktionsäquivalents NADH (s. NAD) vom Zytosol* in die Mitochondrien*; **Prinzip:** Die zytosol. Malatdehydrogenase* reduziert Oxalacetat zu Malat unter Verbrauch von NADH. Malat wird im Antiport gegen $\alpha$-Ketoglutarat in das Mitochondrium eingeschleust (**$\alpha$-Ketoglutarat-Malat-Carrier**) u. dort durch die mitochondriale Malathydrogenase wieder in Oxalacetat überführt, wodurch NADH gebildet wird. Zur Regeneration des zytosol. Oxalacetats wird mitochondriales Oxalacetat durch die mitochondriale Aspartataminotransferase in Aspartat überführt. Die Aminogruppe stammt von Glutamat, das in $\alpha$-Ketoglutarat umgewandelt wird u. somit dem $\alpha$-Ketoglutarat-Malat-Carrier zur Verfügung steht. Aspartat wird im Antiport mit Glutamat in das Zytosol transportiert (**Aspartat-Malat-Carrier**) u. dort durch die zytosol. Aspartataminotransferase mit $\alpha$-Ketoglutarat zu Oxalacetat u. Glutamat umgesetzt.

**Malatdehydrogenase:** Abk. MDH; zu den Dehydrogenasen* gehörende Oxidoreduktase (s. Enzyme), welche die reversible Dehydrierung des Malats zu Oxalacetat im Tricarbonsäurezyklus*, Glyoxylatzyklus* u. im Malat*-Aspartat-Shuttle bewirkt, wobei der Wasserstoff auf $NAD^+$ übertragen wird.

**Malate:** Salze der Äpfelsäure*.

**Malatenzym:** zytosol. Enzym*, das die reversible oxidative Decarboxylierung* des Malats zu Pyruvat katalysiert; als Cofaktor* dient $NADP^+$. Eine reduktive Carboxylierung* von Pyruvat zu Malat (in der Umkehrreaktion) erfolgt insbes. in neuronalem Gewebe.

**Malathion:** Malathionum Ph.Eur.; Diethyl-(*RS*)-2-(dimethoxyphosphinodithioyl)butandioat; CAS-Nr. 121-75-5; $C_{10}H_{19}O_6PS_2$, Strukturformel: s. Abb.; $M_r$ 330.36; Schmp. 2.9 °C; Sdp. 156–157 °C (933 Pa); $d_4^{25}$ 1.23; $n_D^{25\,°C}$ 1.4985; begrenzt lösl. in bestimmten Paraffinkohlenwasserstoffen; Petrolether ist lösl. in Malathion zu 35 %; nicht mehr im Handel befindl. org. Thiophosphorsäureverbindung; **Anw.:** **1.** (techn.) Insektizid, Akarizid; wegen der geringen Toxizität gegenüber gleichwarmen Tieren u. dem Menschen in der Land- u. Forstwirtschaft u. gegen die Anopheles-Mücke (s. Malaria) eingesetzt; s. Schädlingsbekämpfungsmittel (Tab. dort); in Deutschland nicht zugelassen; **2.** (med.) obsolet; früher angewendet bei Pedikulose (Läusebefall).

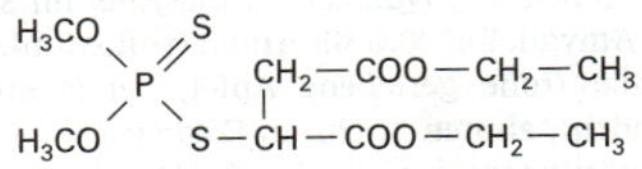


**Malathion**

**Malaxieren:** Durchkneten, z. B. von Pflaster.

**Maldigestion:** Störung der Verdauung in Magen u. Duodenum infolge mangelnder Andauung od. Aufspaltung der Nahrung durch Pankreasenzyme od. Galle. **Urs.:** z. B. Magenresektion, exokrine Pankreasinsuffizienz, fehlende konjugierte Gallensäuren, Allergie* gegenüber versch. Nahrungsmitteln; vgl. Malabsorption.

**Maleate:** Salze od. Ester der Maleinsäure*.

**Maleinsäure:** Acidum maleicum Ph.Eur.6, Acidum maleinicum, (*Z*)-Butendisäure, *cis*-Butendisäure; CAS-Nr. 110-16-7; $C_4H_4O_4$, Strukturformel: HOOC—CH=CH—COOH; $M_r$ 116.1; D. 1.59 (25 °C); Schmp. 131 °C (kristallisiert aus Ethanol od. Benzol); Stereoisomer der thermodynam. stabileren Fumarsäure* (*trans*-Butendisäure); weißes, krist. Pulver, leicht lösl. in Wasser u. Ethanol, lösl. in Ether u. Aceton; Carbonsäure*; **Anw.:** **1.** Hilfsstoff zur Herst. von Salzen (Maleaten), z. B. der Antihistaminika* od. Alkaloide*; **2.** zur Herst. von Kunstharzen*.

**Maleinsäureanhydrid:** 2,5-Furandion; CAS-Nr. 108-31-6; $C_4H_2O_3$; $M_r$ 98.1; Schmp. ca. 51–53 °C; Sdp. 202 °C; weiße Kristalle; lösl. in Wasser unter Bildung von Maleinsäure*, sehr leicht lösl. in Aceton u. Ethylacetat, leicht lösl. in Dichlormethan u. Toluol, lösl. in Ethanol unter Esterbildung, sehr schwer lösl. in Petrolether; **Anw.:** Reagenz Ph.Eur.6; zur Herst. der Maleat-Pufferlösung pH 7.0 u. zur Gehaltsbestimmung von Colecalciferol.

**Maleinsäurehydrazid:** $C_4H_4N_2O_2$; farblose Kristalle, lösl. in heißem Ethanol, wenig lösl. in Ethanol; **Anw.:** als Herbizid* u. Wachstumshemmstoff.

**maligne:** bösartig.

**Malignom:** ungenaue Bez. für bösartigen Tumor*.

**Mallotoxin:** s. Rottlerin.

**Mallotti glandulae:** s. Mallotus philippinensis (Kamala).

**Mallotus philippinensis (Lam.) Muell. Arg.:** Rottlera tinctoria Roxb.; Fam. Euphorbiaceae; Baum im trop. Asien, nordöstl. Australien, Neu-Guinea, Philippinen; Stpfl. von **Kamala:** Glandulae Rottlerae, Mallotti glandulae, Rottlerae glandulae; Jamala; die abgesiebten Drüsen u. Haare der Früchte; leichtes, braunrotes, geruch- u. geschmackloses Pulver; **Best.:** ca. 80 % Harz* (mit teilweise abführender Wirk.), im Harz das giftige Rottlerin* u. ähnl. Acylphloroglucinderivate wie Homorottlerin; ferner Citronensäure*, Gerbsäure (Tannin*), Gummi*, Zucker, Wachs*; **Anw.:** **1.** (veterin.) als Wurmmittel (für Hunde 2–15 g); **2.** (techn.) zum Färben von Seide (Indien); **3.** (volkstüml.) früher gegen Band-, Spul- u. Madenwürmer; äußerl. gegen Hautkrankheiten, Krätze.

**Malnutrition:** Sammelbegriff für Fehl- od. Mangelernährung; **Formen:** **1.** quantitative M. (Dystrophie, Protein-Energie-Mangelsyndrome); **2.** qualitative M. (Eiweißmangeldystrophie, Milchnährschaden; Hypo- u. Avitaminose, s. Vitamine; Spurenelementmangel); **3.** chron.-dyspeptische M. durch Verdauungsinsuffizienz, z. B. bei zystischer Fibrose*; **4.** versch. angeborene od. erworbene Formen der Malabsorption*. Vgl. Maldigestion.

**Malonate:** Salze der Malonsäure*.

**Malonsäure:** Propandisäure; Methandicarbonsäure; HOOC—$CH_2$—COOH; Schmp. 135 °C; weiße Kristalle, leicht lösl. in Wasser u. Ethanol; Carbonsäure*; ihre Salze heißen Malonate. **Vork.:** natürl. im Zuckerrübensaft (s. Beta vulgaris ssp. vulgaris var. altissima); entsteht durch Oxidation von Äpfelsäure*; **Herst.:** aus Chloressigsäure; **Anw.:** (chem.) zu org. Synthesen, zur Herst. von Barbitursäure* u. ihrer Derivate (s. Barbiturate).

**Malonyl-:** Bez. für die von der Malonsäure* abgeleitete Gruppe —OC—$CH_2$—CO—.

**Malonylcarbamid:** s. Barbitursäure.

**Malonyl-CoA:** Kurzbez. für **Malonyl*-Co**enzym **A**.

**Malonyl-Coenzym A:** Kurzbez. Malonyl-CoA; Carboxylierungsprodukt des Acetyl*-Coenzyms A; reagiert mit Acetyl-CoA od. höheren aktivierten Fettsäuren unter $CO_2$-Abspaltung zu $\beta$-Ketosäuren*; es ist somit Ausgangssubstanz der Fettsäurebiosynthese*.

**Malonylharnstoff:** s. Barbitursäure.

**Malonylureid:** s. Barbitursäure.

**Malpighia glabra L.:** s. Malpighia punicifolia.

**Malpighia punicifolia L.:** Malpighia glabra L.; Acerola(kirsche), Barbadoskirsche, Barbados cherry, Westindische Kirsche; Fam. Malpighiaceae (Ordnung Rutales); Mittelamerika; Vitamin* C-reichste Frucht; **Inhaltsst.:** im Fruchtfleisch bis zu 2 % u. im sprühgetrockneten Fruchtsaft bis zu 25 % Ascorbinsäure.

**Maltafieber:** s. Brucella.

**Maltase:** $\alpha$-1,4-Glucosidase; zu den Glykosidasen* (Disaccharidasen*) gehörende Hydrolase (s. Enzyme), die bevorzugt $\alpha$-1,4-glykosid. gebundene D-Glucose-Reste vom nichtreduzierenden Ende aus Oligosacchariden* abspaltet; bevorzugtes Substrat ist Maltose*, die in 2 Moleküle D-Glucose* gespalten wird. **Vork.:** in Darmsaft, Pankreassaft u. Hefe.

**Maltit:** s. Maltitol.

**Maltitol:** Maltitolum Ph.Eur.; Maltit; 4-*O*-$\alpha$-D-Glucopyranosyl-D-sorbitol; CAS-Nr. 585-88-6; $C_{12}H_{24}O_{11}$; $M_r$ 344.3; Schmp. 147 °C; sehr leicht lösl. in Wasser, fast unlösl. in Ethanol u. Ether; Zuckeralkohol; Süßmittel* (Zuckeraustauschstoff); **Herst.:** durch Reduktion von Maltose*; **Wirk.:** Süßkraft gegenüber Saccharose* 0.9. **Maltitol-Lösung:** Maltitolum liquidum Ph.Eur.; klare, farblose, sirupartige Flüssigkeit; mischbar mit Wasser u. Glycerol; wässrige Lsg. einer hydrierten, teilweise hydrolysierten Stärke; enthält mind. 70.0 % (m/m) feste Masse, die hauptsächl. aus einer Mischung von D-Maltitol mit D-Sorbitol u. hydrierten Oligo- u. Polysacchariden besteht.

**Maltitol-Lösung:** s. Maltitol.

**Maltobiose:** s. Maltose.

**Maltodextrin:** Maltodextrinum Ph.Eur.6; CAS-Nr. 9050-36-9; Kohlenhydrat*; Herst.: durch kontrollierte Stärkehydrolyse (Teilhydrolyse mit Säuren od. Enzymen), Reinigung u. Sprühtrocknung; versch. Sorten mit unterschiedl. Anteil an Glucose*, Maltose* u. Polysacchariden*; leicht lösl. in Wasser, Trocknungsverlust max. 6 %; Keime aerob: max. $10^3$ Bakterien u. $10^2$ Pilze/g, keine Escherichia coli u. Salmonellen; der Hydrolysegrad ist am Glucose*-Äquivalent zu erkennen u. beträgt max. 20. Je höher der Glucoseanteil, umso hygroskop. sind die Maltodextrine. **Anw.:** in der Ernährung als Fettersatz durch Einsatz von Maltodextrin-Gelen; als Direkttablettierhilfsstoff, Bindemittel, Füllstoff. Vgl. Dextrine; Amylum.

**Maltol:** 3-Hydroxy-2-methyl-4-pyron; entsteht bei Hitze aus Streptose*; von karamelartigem Geruch; mit Fe(III)-Ionen Violettfärbung; **Anw.:** Lebensmittelzusatz (Geschmacksverstärker), z. B. zu Backwaren; **Vork.:** z. B. in geröstetem Malz (Maltum*), Passiflora* incarnata, Lärchenrinde u. Tannennadeln.

**Maltose:** Malzzucker, Maltobiose; 4-*O*-$\alpha$-D-Glucopyranosyl-D-glucose; $M_r$ 342.3; Schmp. 102–103 °C; $[\alpha]_D^{20\,°C}$ +112° → +130.4° (c = 4 in Wasser); reduzierendes Disaccharid* aus 2 Molekülen $\alpha$-1,4-glykosid. verknüpfter D-Glucose*; beide Glucosereste liegen als Pyranose vor (s. Abb.); mit Cellobiose* stereoisomer; **Eigenschaften:** M. wird durch verd. Säuren od. enzymat. durch Maltase* in 2 Moleküle D-Glucose gespalten. Das Monohydrat von M. kristallisiert aus Wasser od. verd. Ethanol durch Trocknen bei Raumtemperatur im Vakuum über $P_4O_{10}$ ohne Verlust des Kristallwassers. **Vork.:** gehört neben Lactose* u. Saccharose* zu den 3 am häufigsten in der Natur vorkommenden Disacchariden; Grundbaustein von Stärke (s. Amylum) u. Glykogen*; tritt in freier Form in höheren Pflanzen auf; entsteht techn. beim Stärkeabbau durch Einwirkung von Diastase*; **Verw.:** fermentatives Substrat in der Bierbrauerei, Best. von Bienenfutter, Substrat von mikrobiol. Nährböden, allg. Nähr- u. Süßstoff.

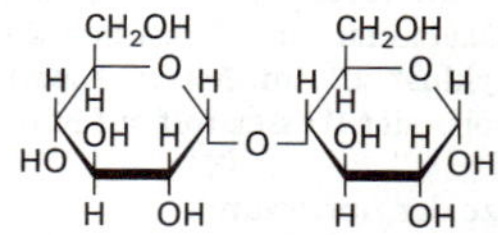


**Maltose**

**Maltum:** Malz, Maltum Hordei, Gerstenmalz; die gekeimten, getrockneten u. von Wurzelkeimen befreiten Getreidefrüchte, hauptsächl. der Gerste; **Best.:** ca. 30 % Zellstoff, 40 % Stärke, 11 % Protein, 10 % Dextrin*, 3 % Zucker, 3 % Mineralstoffe, 2 % Fett, 1 % Diastase*, 0.2 % Hordenin* (wasserlösl. Extraktivstoffe insgesamt ca. 70 %); vgl. Extractum Malti; **Anw.:** als Kaffee-Ersatz (Malzkaffee); s. Coffea (Kaffee-Ersatz- u. Zusatzmittel).

**Malus domestica Borkh.:** Malus sylvestris var. domestica (Borkh.) Mansf., Pyrus malus L.; Apfelbaum; Fam. Rosaceae; weltweit; Stpfl. von **Exocarpium Mali domesticae:** Mali sylvestris pericarpium, Pericarpium Mali domesticae, Cortex Piri mali fructus, Apfelschalen, Apfelfruchtschalen; **Anw.:** (volkstüml.) zu Teemischungen sowie als Ersatz des chines. Tees*; **Fructus Mali:** Apfel; **Inhaltsst.:** in der Apfelschale Pektin* (bis 17 % in der Trockensubstanz), Arabane* u. Galactane*, Äpfel*-, Citronen*-, Bernstein*-, Milchsäure*, Zucker bis 16 %, Gerbstoffe*, Quercetin*, Enzyme; im Samen etwas Amygdalin* (0.6 %); **Anw.:** (volkstüml.) z. B. Apfeldiät (rohe geriebene Äpfel) bei (sommerl.) Diarrhöen*, akuten u. chron. Dyspepsien*, Ernährungsstörungen; v. a. in der Pädiatrie, sowie bei Ekzemen*.

**Malus sylvestris var. domestica:** s. Malus domestica.

**Malvaceae:** Malvengewächse; Fam. der Ordnung Malvales (Columniferae); 1500 Arten; Kräuter od. Holzpflanzen; gemäßigte Zonen u. Tropen; **Merkmale: 1.** (biol.) Blätter* wechselständig, einfach, handförmige Nervatur, häufig behaart; Blüten* radiär, 5-zählig, Kron- u. Kelchblätter frei; häufig mit Außenkelch; Staubblätter zahlreich, Filamente zu einer Röhre mit freistehenden Antheren verwachsen (Columna; systemat. Merkmal); Fruchtknoten oberständig, aus bis zu 50 Fruchtblättern zusammengesetzt; Früchte sind Kapseln od. Spaltfrüchte (s. Fruchtformen); **2.** (chem.) saure Schleimstoffe (in Schleimzellen lokalisiert), cyclopropenoide Fettsäuren (z. B. Sterculiasäure*); **Gattungen:** z. B. Abelmoschus, Alcea, Althaea, Gossypium, Hibiscus, Malva.

**Malvae arboreae flos:** s. Alcea rosea.

**Malvae folium:** s. Malva neglecta.

**Malvae hortensis flos:** s. Alcea rosea (Malvae arboreae flos).

**Malvae sylvestris flos:** s. Malva sylvestris.

**Malvalsäure:** s. Sterculiasäure.

**Malva mauritiana:** s. Malva sylvestris.

**Malva neglecta** Wallr.**:** Wegmalve, Kleine Käsepappel; Fam. Malvaceae; Mittel- u. Südeuropa; zus. mit Malva* sylvestris Stpfl. von **Malvae folium:** Folia Malvae, Malvenblätter; **Off.:** ÖAB, Ph.Helv., DAC; Monographie: Kommission E; **Inhaltsst.:** Gerbstoffe*, Schleim; QZ mind. 8 (ÖAB) bzw. 7 (Ph.Helv., DAC); **Anw.:** (med.) bei Katarrhen der Atemwege u. des Darmes, zu erweichenden Umschlägen (Species* emollientes), bei Schleimhautreizungen im Mund- u. Rachenraum u. damit verbundenem trockenem Reizhusten; **Hinweis:** Malvaceen-Drogen sind häufig von Malvenrost (s. Puccinia malvacearum) befallen.

**Malva sylvestris** L.**:** Große Käsepappel, Roßpappel; Fam. Malvaceae; Mittel- u. Südeuropa, angebaut in Thüringen, Bayern, Belgien; zus. mit **Malva sylvestris ssp. mauritiana** (L.) Ascherson u. Graebner (M. mauritiana L., Algiermalve) Stpfl. von **Malvae sylvestris flos:** Flores Malvae; Malvenblüten, Käsepappelblüten, Roßpappelblüten; **Off.:** ÖAB, Ph.Helv., Ph.Eur.6; Monographie: Kommission E; **Inhaltsst.:** ca. 7 % Schleim (bestehend aus Glucose, Galactose, Rhamnose, Arabinose), Gerbstoffe, Malvin (Anthocyan*); QZ mind. 15 (ÖAB) bzw. mind. 20 (Ph.Helv.); **Anw.:** schleim- u. reizmilderndes Mittel bei Husten, Katarrh, Entzündungen; **Zuber.:** Species* Althaeae, Species* pectorales; **Malvae folium:** s. Malva neglecta. **Hom.:** **1.** Malva sylvestris: frische, blühende Pflanze; **2.** Malva ethanol. Infus (HAB): getrocknete Blätter von M. sylvestris u. M. mauritiana L.

**Malvenblätter:** s. Malva neglecta (Malvae folium).

**Malvenblüten:** s. Malva sylvestris (Malvae sylvestris flos).

**Malvenblüten, Afrikanische:** s. Hibiscus sabdariffa (Hibisci sabdariffae flos).

**Malvengewächse:** s. Malvaceae.

**Malven, Schwarze:** s. Alcea rosea (Malvae arboreae flos).

**malvern particle sizer:** s. Korngrößenanalyse (Abb. 1 dort).

**Malvidin:** s. Anthocyanidine (Tab. dort).

**Malz:** s. Maltum.

**Malzextrakt:** s. Extractum Malti.

**Malzkaffee:** s. Coffea (Kaffee-Ersatz- u. Zusatzmittel).

**Malzzucker:** s. Maltose.

**MammaCare®:** Siliconmodell der weibl. Brust mit versch. Knotentypen; **Anw.:** i. R. der MammaCare®-Methode zum Erlernen der effektiven Selbstuntersuchung der Brust zur Früherkennung von Mammakarzinomen.

**Mammae:** Milchdrüsen; **M. siccatae:** getrocknete Milchdrüsen (s. Organtherapeutika).

**Manakawurzel:** s. Brunfelsia uniflora (Radix Manacae).

**Mancinella:** s. Hippomane mancinella.

**Mandarinenbaum:** s. Citrus reticulata.

**Mandarinenschalenöl:** s. Citrus reticulata (Citri reticulatae aetheroleum).

**Mandel:** s. Tonsilla.

**Mandelate:** Salze der Mandelsäure*.

**Mandelbaum:** s. Prunus dulcis.

**Mandel, Bittere:** s. Prunus dulcis (Semen Amygdalae amarae).

**Mandelin-Reagenz:** frisch zuzubereitende Lsg. von 0.1 %igem Ammoniumvanadat* in konz. Schwefelsäure*; **Anw.:** Färbereaktion zum Nachw. von Alkaloiden*.

**Mandelkleie:** s. Prunus dulcis (Farina Amygdalarum).

**Mandelöl-Emulsion:** s. Emulsio Olei Amygdalae.

**Mandelöl-Emulsion, gezuckerte:** s. Emulsio oleoso-saccharata.

**Mandelöl, Französisches:** s. Prunus persica.

**Mandelöl, natives:** s. Prunus dulcis (Amygdalae oleum virginale).

**Mandelöl, raffiniertes:** s. Prunus dulcis (Amygdalae oleum raffinatum).

**Mandelsäure:** Acidum amygdalicum, Acidum mandelicum, Phenylglykolsäure; DL-2-Hydroxy-2-phenyl-essigsäure; $C_8H_8O_3$, Strukturformel: s. Abb.; $M_r$ 152.2; D. 1.361; Schmp. 119 °C (polymorph); weißes, krist. Pulver von saurem Geschmack; sehr leicht lösl. in Wasser von 100 °C, Ethanol u. Aceton; leicht lösl. in Wasser von 20 °C u. Ether; lösl. in Alkalilaugen u. Ammoniaklösung (unter Salzbildung); wenig lösl. in Chloroform; unlösl. in Petrolether; mit Calciumsalzen gibt M. schwer lösl. Fällungen; **Darst.:** aus Amygdalin* mit Salzsäure (nach Wöhler), synthet. aus Benzaldehydcyanhydrin*; natürl. M. ist linksdrehend, das synthet. Racemat kann durch Überführung in das Cinchoninsalz od. durch bestimmte Schimmelpilze gespalten werden; **Off.:** DAB, ÖAB; **Anw.:** (med.) Harn- u. Gallenantiseptikum, in saurem Medium bakteriostat. u. bakterizid wirkend (Streptokokken, Staphylokokken, Colibakterien); **Toxikol.:** bei längerer Anw. über 14 d können Nierenreizungen auftreten.

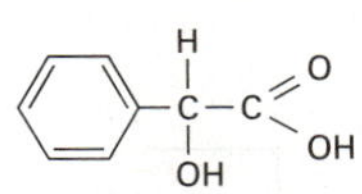


**Mandelsäure**

**Mandelsäurebenzylester:** s. Benzylmandelat.

**Mandelsäureester:** nicht mehr im Handel befindl. Spasmolytika* u. Antirheumatika*; z. B. Benzyl-*, Methyl-, Ethyl-, Isopentenylmandelat.

**Mandelsäurenitril:** s. Benzaldehydcyanhydrin.

**Mandelsäurenitrilgentiobiosid:** s. Amygdalin.

**Mandel, Süße:** s. Prunus dulcis (Semen Amygdalae dulce).

**Mandibula:** Unterkiefer; **mandibularis:** zum Unterkiefer gehörend.

**Mandiokastärke:** s. Manihot esculenta (Amylum Manihot).

**Mandragora autumnalis** Bertol.: s. Mandragora officinarum.

**Mandragora officinarum** L.: Atropa mandragora; Alraun, Weibliche Mandragora; Fam. Solanaceae; Südeuropa, Schweiz, Mittelmeergebiet; Stpfl. von **Radix Mandragorae:** Alraunwurzel; **Inhaltsst.:** L-Hyoscyamin*, Atropin*, L- u. DL-Scopolamin* (Hauptalkaloid), Belladonnin, Cuskhygrin* (Gesamtgehalt an Alkaloiden* 0.3–0.4 %; Mandragorin soll eine Mischung aus ca. 80 % Hyoscyamin u. ca. 20 % Scopolamin sein); Scopolin* u. Scopoletin* (Cumarine*); **Anw.:** (volkstüml.) früher z. B. bei Magengeschwüren, Koliken, Keuchhusten (im Altertum über das Mittelalter bis heute als Zaubermittel: Alraunmännchen). **Mandragora autumnalis Bertol.:** Mittelmeergebiet; wird ähnl. wie M. officinarum verwendet. **Hom.: 1.** Mandragora: frisches Kraut; verordnet z. B. bei Bronchitis*, psychomotor. Erregungszuständen; **2.** Mandragora e radice siccato (HAB): getrocknete Wurzeln von M. officinarum u. M. autumnalis (mind. 0.3 % Hyoscyamin); verordnet z. B. bei Darm-, Leber- u. Bauchspeicheldrüsenerkrankungen, Schwangerschaftserbrechen; **3.** Mandragora, ethanol. Decoct. (HAB).

**Mandragorin:** s. Mandragora officinarum (Radix Mandragorae).

**Mandrin:** Einlagestab aus Metall od. Kunststoff; **Formen: 1.** Einführhilfe für (weiche) Katheter* bzw. Endotrachealtubus (Führungsstab); wird nach Einführen des Katheters bzw. Intubation wieder entfernt; **2.** M. für eingeführte Punktionskanülen (s. Kanüle) als Schutz vor Verlegung des Lumens.

**Mandschurische Aralie:** s. Aralia mandshurica.

**Maneb:** s. Dithiocarbamate.

**Mangafodipir** (INN): Hexhydrogen(oc-6-15)-[[*N*,*N'*-ethylen-bis[*N*-[[3-hydroxy-5-(hydroxymethyl)-2-methyl-4-pyridyl]methyl]glycin]5,5'-bis(phosphato)](8-)]manganat; CAS-Nr. 155319-91-8; $C_{22}H_{30}MnN_4O_{14}P_2$, Strukturformel: s. Abb.; $M_r$ 691.3; **Anw.:** leberspezif. MRT*-Kontrastmittel zur Erkennung von Lebermetastasen od. -karzinomen; **UAW:** Flush, Kopfschmerz, Übelkeit, Erbrechen; **Dos.:** 3.46 mg/kg KG, einmalige i. v. Infusion; HWZ: Mangan 20 min, Ligand 50 min. Gebräuchl. ist das Trinatriumsalz.

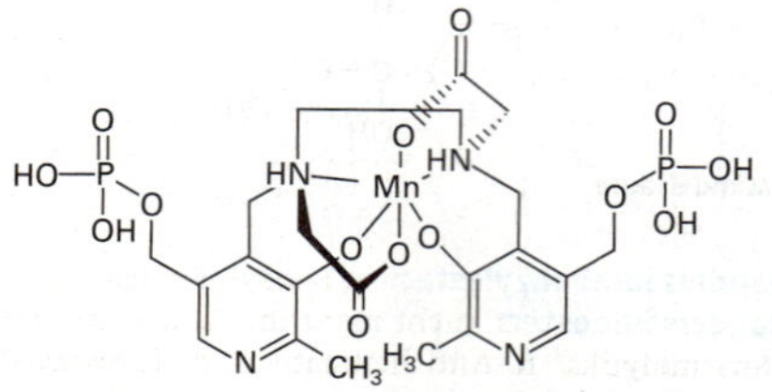

**Mangafodipir**

**Mangan:** Manganum; Symbol Mn; CAS-Nr. 7439-96-5; $A_r$ 54.9380; OZ 25; D. 7.44; Schmp. 1244 °C; Sdp. 2030 °C; Härte 6 der Härteskala*; hellgraues, hartes, sehr sprödes, 2- bis 7-wertiges Schwermetall*; lösl. in Säuren unter Entw. von Wasserstoff*; **Vork.:** natürl. u. a. als Braunstein (Pyrolusit, Mangandioxid*, $MnO_2$), Manganit ($Mn_2O_3 \cdot H_2O$), Manganspat ($MnCO_3$), Hausmannit ($Mn_3O_4$), meist in Verb. mit Eisenerzen; Manganknollen in der Tiefsee; zweithäufigstes Schwermetall; am Aufbau der Erdkruste zu ca. 0.08 % beteiligt; **Bedeutung:** (physiol.) essentielles Spurenelement*, wird mit der tägl. Nahrung in kleinen Mengen aufgenommen; der Bedarf beim Menschen wird auf 3–9 mg/d geschätzt; Mn hat u. a. als Aktivator für versch. Enzyme* Bedeutung. **Darst.:** Reduktion von Mangan(II,IV)-oxid mit Aluminium* (Thermitverfahren); Elektrolyse von Mangan(II)*-sulfat; **Anw.:** nur in Legierungen: Stahleisen (4–5 % Mn), Spiegeleisen (5–20 % Mn), Manganbronzen (20–30 % Mn), Ferromangan (30–90 % Mn); **Toxikol.:** Inhalation von Mangansalzen führt zu Atembeschwerden, Muskelzuckungen, nächtl. Krämpfen; Verschlucken von Kaliumpermanganat* ($KMnO_4$; 1 % u. höhere Konz.) bewirkt Verätzung der Schleimhäute, evtl. schwere Magen-Darm-Schädigungen; LD ca. 10 g. Die Manganintoxikation kann sich entweder in einer hochfieberhaften Lungenentzündung mit evtl. tödl. Ausgang zeigen od. zu vielfältigen neurolog. Störungen führen, u. a. Parkinsonismus, psych. Labilität, Sprachstörungen, periphere Lähmungen. **Nachw.:** Manganverbindungen: **1.** Mangansalzlösungen mit schwefelsaurer Ammoniumperoxodisulfat-Lsg. u. katalyt. Mengen Silber(I)-Ionen versetzt od. mit konz. Salpetersäure* u. etwas Blei(IV)*-oxid aufgekocht färben sich tiefviolett durch Bildung von Permanganat-Ionen. **2.** Ammoniumsulfid* fällt fleischfarbenes Mangansulfid, leicht lösl. in Säuren. **3.** Mit Natriumcarbonat* u. Salpeter erhitzt geben Mangansalze blaugrüne Schmelzen von Natriummanganat ($Na_2MnO_4$), die in verd. Säuren zu Natriumpermanganat ($NaMnO_4$) u. Braunstein disproportionieren. **4.** Alkalilauge fällt weißes Manganhydroxid ($Mn(OH)_2$), das an der Luft inf. Bildung von $Mn(OH)_3$ rasch braun wird. **5.** Gehaltsbestimmung (Mangan(II)-Verbindungen; Mangansalze anderer Manganoxidationsstufen werden zuvor mit $H_2O_2$ reduziert): **a)** komplexometr. bei pH 10 mit EDTA (s. Edetinsäure) gegen Eriochromschwarz* T; **b)** permanganometrisch; **Gesch.:** 1774 von Johan Gottlieb Gahn (1745–1818) entdeckt.

**Mangan(II)-acetat:** Manganum aceticum; Manganoacetat, essigsaures Manganoxydul; CAS-Nr. 7856-78-1; $(CH_3COO)_2Mn \cdot 4\,H_2O$; $M_r$ 245.1; blassrote Kristalle, lösl. in Wasser u. Ethanol; **Darst.:** Auflösen von Mangan(II)*-carbonat in verd. Essigsäure*; **Anw.:** (techn.) Sikkativ* zur Herst. von Firnis (Zusatz zu Leinöl ca. 1–1.5 %); Düngemittel, Katalysator. **Hom.:** Manganum aceticum (HAB): verordnet z. B. bei Anämie, Nephritis, Parkinson-Syndrom.

**Manganate:** Salze der hypothet. Mangansäuren, in denen Mangan* die Oxidationszahlen II–VII aufweisen kann; früher wurden nur die M.(VI) mit dem Anion $MnO_4^{2-}$ als M. bezeichnet. Die M.(VII) heißen Permanganate*.

**Mangan(II)-borat:** Manganum boricum; borsaures Manganoxydul; $MnB_4O_7 \cdot 8\,H_2O$; $M_r$ 354.2; rötl.

Pulver, unlösl. in Wasser u. Ethanol, lösl. in verd. Säuren; **Darst.:** Fällung einer Mangan(II)-sulfat-Lsg. mit Natriumtetraborat*; **Anw.:** (techn.) Sikkativ*.

**Mangan(II)-carbonat:** Manganum carbonicum; kohlensaures Mangan; CAS-Nr. 598-62-9; $MnCO_3$; $M_r$ 114.94; therm. Zers. oberhalb 200 °C; rötl. weißes Pulver, unlösl. in Wasser, leicht lösl. in Säuren; **Vork.:** natürl. als Rhodochrosit od. Manganspat; **Darst.:** Umsetzen von Mangan(II)*-sulfat mit Natriumcarbonat*; **Anw.:** **1.** (techn.) Düngerzusatz; Darst. anderer Mangansalze; Ferrit-Produktion; **2.** (med.) obsolet; früher innerl. bei Chlorose, meist als Beigabe der Eisentherapie.

**Mangan(II)-chlorid:** Manganum chloratum; Manganochlorid, Manganchlorür; CAS-Nr. 13446-34-9; $MnCl_2 \cdot 4\,H_2O$; $M_r$ 197.9; D. 2.0; Schmp. 58 °C; Sdp. 1190 °C; rosarote hygroskop. Kristalle, sehr leicht lösl. in Wasser, lösl. in Ethanol; **Darst.:** Umsetzen von Mangan(II)*-carbonat mit Salzsäure*; **Anw.:** **1.** (med.) in Kombination mit anderen Salzen zur Sicherung des basalen bis leicht erhöhten Bedarfs an Spurenelementen bei längerfristiger parenteraler Ernährung Erwachsener; **2.** (techn.) wie Mangan(II)*-carbonat; ferner als Desinfektionsmittel, Trockenmittel, zur Katalysator-Produktion. **Hom.:** Manganum chloratum (HAB).

**Manganchlorür:** s. Mangan(II)-chlorid.

**Mangancitrat, lösliches:** Manganum citricum solubile; citronensaures Manganoxydul, lösliches Manganzitrat; eine Mischung von Mangancitrat u. Natriumcitrat*; Gehalt 48–52 % wasserfreies Mangancitrat; rötl. Kristalle od. gelbe Lamellen, lösl. in Wasser; die frühere med. Anw. als Tonikum u. Adstringens ist obsolet.

**Mangandioxid:** Manganum dioxydatum, Manganum peroxydatum, Manganum hyperoxydatum, Manganum superoxydatum, Magnesia nigra; Mangan(IV)-oxid, Manganperoxid, Braunstein; CAS-Nr. 1313-13-9; $MnO_2$; $M_r$ 86.9; Gehalt: mind. 76 % (bis 98 %) $MnO_2$; schwere faserig-krist. schwarzgraue Stücke od. schwarzgraues Pulver, unlösl. in Wasser; liefert mit Salzsäure erwärmt Chlor*; **Vork.:** natürl. als Mineral (Pyrolusit, Polianit); in Umbraerden; **Darst.:** Erhitzen von Mangan(II)-nitrat ($Mn(NO_3)_2$); anod. Oxidation von Mangan(II)*-sulfat; **Anw.:** **1.** (techn.) Oxidationsmittel, Chlordarstellung, Kathodenmaterial in Batterien; Reagenz (Nachw. von Alkaloiden*, Chloriden), ferner Entfärbung von Glasschmelzen (sog. Glasmacherseife), Herst. der braunen Glasuren bei Töpferwaren, Pyrotechnik, Streichholzkuppen, Sikkative*, Flockungsmittel bei der Abwasseraufbereitung; **2.** (med.) obsolet; früher innerl. bei Gastralgie, Sodbrennen, Chlorose.

**Mangan, essigsaures:** s. Manganacetat.

**Manganglycerophosphat:** Manganum glycerinophosphoricum; Manganoglycerophosphat; $C_3H_5(OH)_2OPOO_2Mn$; rötl. weißes Pulver, lösl. in Wasser; die med. Anw. ist obsolet.

**Manganhypophosphit:** s. Manganphosphinat.

**Mangan(II)-iodid:** Manganum iodatum; Manganoiodid, Manganiodür; $MnI_2 \cdot 4\,H_2O$; $M_r$ 380.76; gelbl. braune, hygroskop. Kristallmasse, lösl. in Wasser unter Zers.; die frühere med. Anw. bei Skrofulose* ist obsolet.

**Manganiodür:** s. Mangan(II)-iodid.

**Manganit:** s. Mangan.

**Manganite:** Manganate*(IV); Salze[=] der manganigen Säure ($H_2MnO_3$).

**Mangani-Verbindungen:** Mangan(III)-Verbindungen.

**Mangan, kohlensaures:** s. Mangan(II)-carbonat.

**Mangan(II)-lactat:** Manganum lacticum, milchsaures Manganoxydul; Manganolactat; $Mn(CH_3—CHOH—COO)_2 \cdot 3\,H_2O$; $M_r$ 287.1; schwarzrote, glänzende Kristalle od. weißes bis schwach rötl., krist. Pulver, lösl. in Wasser, unlösl. in Ethanol; **Darst.:** Auflösen von Mangan(II)*-carbonat in verd. Milchsäure*. Die frühere innerl. Anw. bei Chlorose ist obsolet.

**Manganoacetat:** s. Mangan(II)-acetat.

**Manganochlorid:** s. Mangan(II)-chlorid.

**Manganoglycerophosphat:** s. Manganglycerophosphat.

**Manganohypophosphit:** s. Manganphosphinat.

**Manganoiodid:** s. Mangan(II)-iodid.

**Manganolactat:** s. Mangan(II)-lactat.

**Manganometrie:** Permanganatometrie; Verfahren der Maßanalyse*, bei dem mit $KMnO_4$-Maßlösung titriert wird; $MnO_4^-$ wird dabei in saurer Lsg. zu $Mn^{2+}$, in neutraler od. alkalischer Lsg. zu $MnO_2$ reduziert. **Anw.:** quantitative Bestimmung von Eisen*, Calcium*, Uran*, Mangan*, Phosphat, Oxalat, Nitrit, Peroxodisulfat, Hydroxylamin* u. Wasserstoffperoxid*.

**Manganosulfat:** s. Mangan(II)-sulfat.

**Mangano-Verbindungen:** Mangan(II)-Verbindungen.

**Mangan(IV)-oxid:** s. Mangandioxid.

**Manganoxydul, borsaures:** s. Mangan(II)-borat.

**Manganoxydul, citronensaures:** s. Mangancitrat, lösliches.

**Manganoxydul, essigsaures:** s. Mangan(II)-acetat.

**Manganoxydul, milchsaures:** s. Mangan(II)-lactat.

**Manganoxydul, schwefelsaures:** s. Mangan(II)-sulfat.

**Manganoxydul, unterphosphorigsaures:** s. Manganphosphinat.

**Manganperoxid:** s. Mangandioxid.

**Manganphosphinat:** Manganum hypophosphorosum; Manganhypophosphit, Manganohypophosphit, unterphosphorigsaures Manganoxydul; $Mn(H_2PO_2)_2 \cdot H_2O$; $M_r$ 203.1; rosarote Kristalle, lösl. in Wasser; **Darst.:** Umsetzen von Mangan(II)*-sulfat mit Calciumphosphinat*.

**Manganspat:** s. Mangan.

**Mangan(II)-sulfat:** Manganum sulfuricum; Manganosulfat, schwefelsaures Manganoxydul, Manganvitriol; CAS-Nr. 10101-68-5; $MnSO_4 \cdot 4\,H_2O$; $M_r$ 223.1; Schmp. 27 °C; blassrote Kristalle, sehr leicht lösl. in Wasser, unlösl. in Ethanol; **Vork.:** natürl. als Mallardit; **Darst.:** Erhitzen von Braunstein mit konz. Schwefelsäure*; **Off.:** Ph.Eur.6 (Monohydrat; CAS-Nr. 10034-96-5); **Anw.:** **1.** (med.) äußerl. als Hämostatikum*, in Salben bei Neuralgien, Hautkrankheiten; in Multimineralstoffpräparaten; früher innerl. bei Galle-Leber-Störungen, Gicht, Ikterus sowie als Laxans (obsolet); **2.** (techn.) Färberei, Holzbeize; **Dos.:** in Multimineralstoffpräparaten als Zusatz zur parenteralen

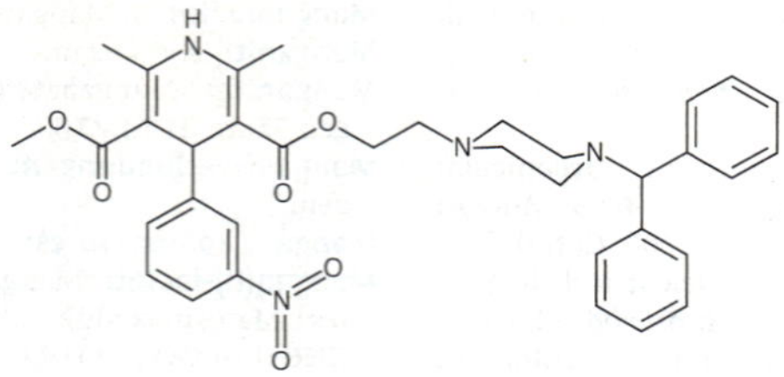

**Manidipin**

Ernährung: 5–125 µmol/d, Kinder 5–50 µmol/d. **Hom.:** Manganum sulfuricum (HAB).

**Manganum:** s. Mangan.

**Manganum aceticum:** s. Mangan(II)-acetat.

**Manganum boricum:** s. Mangan(II)-borat.

**Manganum carbonicum:** s. Mangan(II)-carbonat.

**Manganum chloratum:** s. Mangan(II)-chlorid.

**Manganum citricum solubile:** s. Mangancitrat, lösliches.

**Manganum dioxydatum:** s. Mangandioxid.

**Manganum glycerinophosphoricum:** s. Manganglycerophosphat.

**Manganum hyperoxydatum:** s. Mangandioxid.

**Manganum hypophosphorosum:** s. Manganphosphinat.

M

**Manganum iodatum:** s. Mangan(II)-iodid.

**Manganum lacticum:** s. Mangan(II)-lactat.

**Manganum peroxydatum:** s. Mangandioxid.

**Manganum sulfuricum:** s. Mangan(II)-sulfat.

**Manganum superoxydatum:** s. Mangandioxid.

**Manganvitriol:** s. Mangan(II)-sulfat.

**Manganzitrat, lösliches:** s. Mangancitrat, lösliches.

**Mangifera indica** L.: Mangobaum; Fam. Anacardiaceae; trop. Asien, Afrika, Brasilien; wichtiger Obstbaum der Tropen, Stpfl. der Mangofrucht; **Inhaltsst.:** in der Rinde* sind Gerbstoffe* u. als gelber Farbstoff bis zu 10 % Mangiferin (s. Xanthone) enthalten.

**Mango:** s. Mangifera indica.

**Mangobaum:** s. Mangifera indica.

**Manidipin** (INN): 2-(4-Diphenylmethyl-1-piperazinyl)ethylmethyl-1,4-dihydro-2,6-dimethyl-4-(3-nitrophenyl)-3,5-pyridindicarboxylat; CAS-Nr. 89226-50-6; $C_{35}H_{38}N_4O_6$, Strukturformel: s. Abb.; $M_r$ 610.71; **Wirk.:** Calcium*-Antagonist; leicht diuretisch; **Ind.:** leichte bis mittelschwere Hypertonie*; **Kontraind.:** Überempfindlichkeit gegenüber M., sonstigen Best. od. jedem anderen Dihydropyridin-Präparat; Anw. bei Kindern; instabile Angina pectoris od. nach Herzinfarkt (in den ersten 4 Wochen), nicht behandeltes Herzversagen, schwere Nierenfunktionsstörung (Kreatinin-Clearance <10 mL/min), mäßige bis schwere Leberfunktionsstörung; **WW:** Verstärkung der Wirk. blutdrucksenkender Mittel; M. sollte nicht zus. mit CYP3A4-Inhibitoren verabreicht werden, allg. Vorsicht mit CYP3A4-Substraten; bei gleichzeitiger Anw. von Calcium-Kanal-Blockern mit Digoxin ggf. Erhöhung des Glucosidspiegels; die system. Verfügbarkeit von M. wird durch Grapefruitsaft erhöht. **UAW:** Ödeme, Herzklopfen, Flush, Kopfschmerz, Schwindel; **Dos.:** p. o. 10 mg/d (Hydrochlorid).

**Manihot esculenta** Crantz: Maniok, Cassave; Fam. Euphorbiaceae; Tropen; in allen Tropenländern angebaut; Stpfl. von **Amylum Manihot:** Bahia-Arrowroot, Brasilianisches Arrowroot, Cassava, Kassavamehl, Mandiokastärke, Manihotstärke, Tapiokastärke; Stärke aus den Wurzelknollen; vgl. Amylum (Abb. 1 dort); vor Verw. der Wurzelknollen zu Ernährungszwecken muss das cyanogene Glykosid durch Kochen (Rösten) zerstört werden. **Hom.:** Manihot: Milchsaft der frischen Wurzeln.

**Manihot glaziovii:** s. Kautschuk (Vork.).

**Manihotstärke:** s. Manihot esculenta (Amylum Manihot).

**Manila-Elemi:** s. Canarium luzonicum (Elemi).

**Manilahanf:** s. Musa textilis.

**Manilakopal:** s. Copal.

**Manilkara zapota** (L.) van Royen: Achras zapota; Sapotillbaum; Fam. Sapotaceae; trop. Amerika, bes. Mexiko; Stpfl. von **Gummi Sapotae:** Chicle-Gummi, Sapotillgummi; der eingedickte Milchsaft* (Latex) der Stammrinde; **Inhaltsst.:** 38 % Harz*, ca. 15 % Kautschuk*, ca. 10 % Gummi*, ca. 9 % Stärke; **Anw.:** zur Herst. von Kaugummi* u. chirurg. Material; die Früchte (Breiäpfel) werden auch als Obst verwendet.

**Maniok:** s. Manihot esculenta.

**Manna:** **1.** Manna (cannellata); s. Fraxinus ornus; **2.** Röhrenkassie, Purgierkassie; s. Cassia fistula (Fructus Cassiae fistulae); **3.** Honigtau der Manna-Schildlaus, im Alten Testament (2. Mose 16) Sinnbild des Lebens; **4.** honigtauartige Ausscheidungen vom Mannabaum (Alhagi maurorum Medik., Fam. Fabaceae; Sahara, Kaukasus bis Himalaja); der Kameldorn ist Alhagi pseudalhagi (M.B.) Desv. ex B.A. Keller et Schaparenko; **5.** Teile des Thallus* der Mannaflechte (Lecanora esculenta), eine Flechte der Wüste; **6.** Trehala-Manna; s. Trehalose.

**Manna canellata:** s. Fraxinus ornus (Manna).

**Manna-Esche:** s. Fraxinus ornus.

**Mannane:** weit verbreitete Polysaccharide* (Homoglykane*) im Pflanzenreich in Verb. mit Cellulose* u. anderen Hemicellulosen*; dienen als Reservestoff; bestehen aus D-Mannose* in $\alpha$-1,4-glykosid. Verknüpfung.

**Mannasirup:** s. Sirupus Mannae.

**Mannazucker:** s. Mannitol.

**Mannich-Bestimmung:** Verfahren zur gravimetr. Bestimmung von Morphin* in Opium*; **Prinzip:** 1-Fluor-2,4-dinitrobenzol (s. Abb.) wird mit Mor-

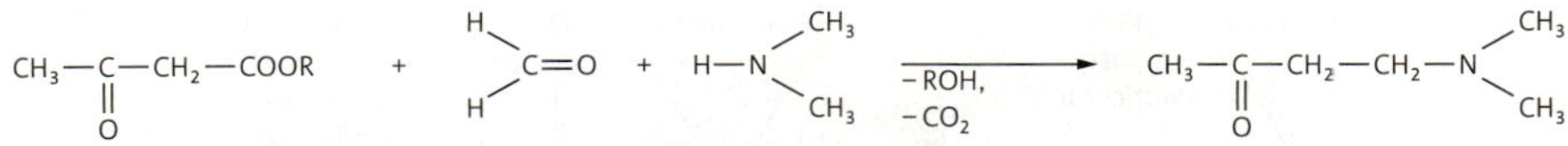

Acetessigsäureethylester Formaldehyd Dimethylamin 1-Dimethylaminobutan-3-on

**Mannich-Reaktion:** Bildung von 1-Dimethylaminobutan-3-on

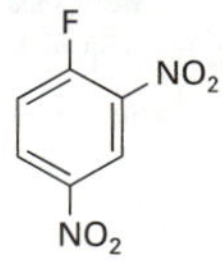

1-Fluor-2,4-dinitrobenzol

**Mannich-Bestimmung**

phin umgesetzt u. gibt einen schwer lösl. 2,4-Dinitrophenylether, der gravimetr. bestimmt wird.

**Mannich-Medaille:** s. Deutsche Pharmazeutische Gesellschaft.

**Mannich-Reaktion** (Carl M., Professor für Pharmazeut. Chemie, Breslau, Karlsruhe, 1877–1947): Aminoalkylierung durch Umsetzung von Carbonylverbindungen, die aktive Methylengruppen enthalten, mit Formaldehyd* u. Ammoniak* bzw. primären u. sekundären Aminen*; **Beispiel:** Aus Acetessigsäureethylester*, Formaldehyd u. Dimethylamin entsteht 1-Dimethylaminobutan-3-on (s. Abb.). **Gesch.:** Mannich arbeitete auf dem Gebiet der präparativen org. Chemie u. der Naturstoffchemie (z. B. herzwirksame Glykoside*, Opiumalkaloide, ätherische Öle; s. Aetherolea).

**Mannitol:** D-Mannitol, Mannitolum Ph.Eur., D-Mannit, Mannitum; Mannazucker; CAS-Nr. 69-65-8; $C_6H_{14}O_6$, Strukturformel: s. Abb.; $M_r$ 182.17; Schmp. 166–167 °C (polymorph); $[\alpha]_D^{20\,°C}$ +23 bis 25° (c = 8 in Wasser mit 2.6 g Natriumtetraborat-Zusatz); weißes, krist. Pulver; 1 g M. ist lösl. in 5.5 mL Wasser, 83 mL Ethanol, 18 mL Glycerol; prakt. nicht hygroskop. (unter 90 % relative Feuchte bei 25 °C max. 0.1 % Wasseraufnahme); sechswertiger Zuckeralkohol, abgeleitet von D-Mannose, isomer mit Sorbitol*; Komplexbildung mit Metallen (z. B. Fe, Al, Cu). **Vork.:** weit verbreitet in Pflanzen, Pflanzensäften sowie in Pilzen (bis 10 %) u. in Algen (in Braunalgen bis 25 %); der Saft der Manna-Esche (Fraxinus* ornus) besteht zu 75 % aus Mannitol. **Anw.:** Zuckerersatz für Diabetiker (Lebensmittelzusatzstoff* E 421); osmot. wirkendes Diuretikum* u. (da schwer resorbierbar) Laxans* (30 g als ED); für Bakteriennährböden; anstelle von Lactose als inertes Füllmittel für Tabletten u. Kapseln; Füll- u. Bindemittel (Adhäsionsmittel) v. a. für Kau-, Sublingual- u. Buccaltabletten; als Träger u. Gerüstbildner (pyrogenfrei) für gefriergetrocknete Präparate zur parenteralen Anwendung. Die gebräuchl. Konz. für Infusions- u. Injektionslösungen liegen zw. 10 u. 25 %. Lsg. über 5 % sind hypertonisch. Parenteral verabreichte Lsg. mit Konz. von 15 % u. darüber bewirken daher ohne Verw. eines speziellen Katheters Venenwandläsionen. M.-Lösungen werden parenteral zur Nierenfunktionsprüfung, zur Anregung der Diurese, zur Prophylaxe des akuten Nierenversagens*, zur Glaukombehandlung u. zur Liquordrucksenkung verwendet. **Zuber.:** nach DAC Mannitol-Infusions- u. -Injektionslösungen, Mannitoli infundibiles solutiones bzw. Mannitoli iniectabiles solutiones.

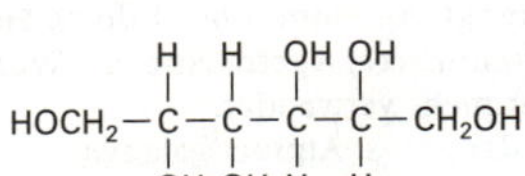

**Mannitol:** D-Mannitol

**D-Mannonsäure:** eine Polyhydroxymonocarbonsäure, entsteht aus Mannose* durch Oxidation am C-1.

**Mannose:** Seminose, Carubinose, natürl. als D-Mannose; $M_r$ 180.16; ***α*-Form:** Strukturformel: s. Abb.; Schmp. 133 °C; $[\alpha]_D^{20\,°C}$ −29.3° → +14.2° (Wasser); ***β*-Form:** Schmp. 132 °C (Zers.); $[\alpha]_D^{20\,°C}$ −17.0° → +14.2° (c = 4 in Wasser); Monosaccharid*; Aldohexose (s. Hexosen); am C-2 epimer mit D-Glucose*; **Vork.:** natürl. selten in freier Form, aber Baustein zahlreicher hochmolekularer Polysaccharide* wie Mannane*, z. B. in Algen, Hefen u. höheren Pflanzen (z. B. in Johannisbrotsamen); Manna, ein Ausscheidungsprodukt der Mannaesche (Fraxinus* ornus), weist einen hohen Gehalt an M. auf. Die aktive Form von M. im Stoffwechsel ist das GDP-Derivat.

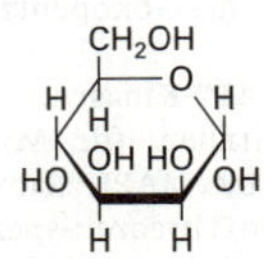

**Mannose**

**Mannstreu, Flachblättriger:** s. Eryngium planum.

**Mannstreukraut:** s. Eryngium campestre (Herba Eryngii campestris); Eryngium planum (Herba Eryngii plani).

**Mannstreuwurzel:** s. Eryngium campestre (Radix Eryngii); Eryngium planum (Radix Eryngii).

**Mannuronsäure:** von D-Mannose* abgeleitete Uronsäure*; $M_r$ 194.1; **Vork.:** Baustein der Alginsäure* (Abb. dort).

**Manometer:** Instrument zur Messung des Druckes* eingeschlossener Gase od. Flüssigkeiten, z. B. des Dampfdruckes in einem Kessel; vgl. Barometer.

**Manteltabletten:** (engl.) *press-coated tablets, dry-coated tablets*; feste Arzneiformen aus einem Kern (Pressling) u. einem ihn lückenlos umgebenden Mantel (s. Abb. 1). Die Kerne werden im Ggs. zur

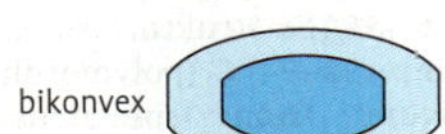


**Manteltabletten** Abb. 1

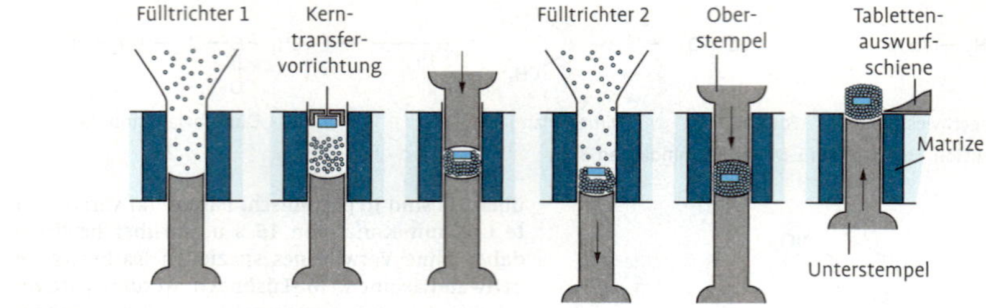


**Manteltabletten** Abb. 2: Herstellung

konventionellen Dragierung (Feuchtdragierung) ohne Anwendung von Feuchtigkeit u. Wärme mittels Spezialpressen auf trockenem Wege ummantelt (Trockendragierung; s. Abb. 2). Durch Einarbeitung eines Teiles des Wirkstoffs in einen leicht zerfallenden Mantel u. des anderen Teiles in den langsam zerfallenden Kern wird die therap. Wirk. deutlich verlängert. Durch Einsatz von mit einem geeigneten Überzug versehenen Kernen bzw. speziellen Granulaten zum Aufpressen des Mantels ist auch eine Retardierung bzw. Magensaftresistenz erreichbar. Vgl. Compressi.

**Mantoux-Spritze:** s. Tuberkulinspritze.

**manuell:** s. Manus.

**Manukaöl:** s. Leptospermum scoparium.

**Manus** (lat.): Hand; **manuell:** mit der Hand.

**Manzanillbaum:** s. Hippomane mancinella.

**MAO:** Abk. für **M**ono**a**mino**o**xidase*.

**MAO-Hemmer:** Kurzbez. für **M**ono**a**mino**o**xidase*-Hemmer.

**MAOP:** Abk. für **M**ethyl-5-**a**mino-4-**o**xo**p**entanoat; s. Methyl-(5-amino-4-oxopentanoat)-hydrochlorid.

**MAPK:** Abk. für **MAP***-**K**inasen.

**MAP-Kinasen:** Kurzbez. für **M**itogen **a**ktivierte **P**roteinkinasen; Abk. MAPK; Sammelbez. für eine Familie von Serin/Threonin-spezif. Proteinkinasen* in versch. zellulären Signalprozessen; **Formen:** **1.** extrazellulär regulierte Kinasen (Abk. ERK); **2.** p38-MAPK; **3.** c-Jun-N-terminale Kinase (Abk. JNK); **Regulation:** Aktivierung durch unterschiedl. extrazelluläre Stimuli über Tyrosinkinase*-Rezeptoren od. auch G-Protein-gekoppelte Rezeptoren; für die volle Aktivität der MAPK ist die duale Phosphorylierung an einem Threonin- u. an einem Tyrosin-Rest notwendig, die jeweils durch nur eine Aminosäure voneinander getrennt sind. MAPK werden von vorgeschalteten MAPK-Kinasen (Abk. MAPKK) u. diese wiederum von MAPKK-Kinasen in Kaskaden aktiviert. **Funktion:** MAPK leiten Signale durch Phosphorylierung weiterer Proteinkinasen od. Transkriptionsfaktoren* weiter u. steuern somit Zellwachstum, Differenzierung u. funktionelle zelluläre Prozesse, aber auch die Apoptose*.

**Maprotilin** (INN): *N*-Methyl-3-(dibenzo[*b*,*e*]bicyclo[2.2.2]octa-2,5-dien-1-yl)propyl-amin; CAS-Nr. 10262-69-8; $C_{20}H_{23}N$, Strukturformel: s. Abb.; $M_r$ 277.41; Schmp. 92–94 °C (polymorph); tetracycl. Antidepressivum*; **Ind.:** Depressionen, Verstimmungszustände u. psychosomat. Beschwerden mit ängstl. Hintergrund; **Kontraind.:** Kombination

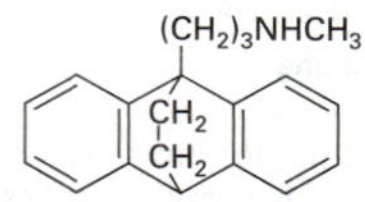

**Maprotilin**

mit MAO-Hemmern, akute Intoxikation mit zentraldämpfenden Arzneimitteln od. Alkohol, akute Delirien, schwere Überleitungsstörungen, akute Manien, unbehandelter erhöhter Augeninnendruck, akuter Harnverhalt, benignes Prostatasyndrom mit Restharnbildung, Pylorusstenose, paralyt. Ileus, schwerwiegende unbehandelte Störung der Blutdruckregulation, akuter Herzinfarkt; Anw. bei Kindern u. Jugendl. (7–18 Jahre); **UAW:** Müdigkeit, Erregungszustände, Kopfschmerz, leichter Tremor, Myoklonien, Schwindelgefühl, Dysarthrie, Parästhesien, Muskelschwäche, Mundtrockenheit, Obstipation, Akkomodationsstörungen, Miktionsstörungen, vermehrtes Schwitzen, allerg. Hauterscheinungen, Gewichtszunahme, sexuelle Störungen, Übelkeit, Erbrechen, abdominale Beschwerden, Sinustachykardie, Palpitationen, EKG-Veränderungen, Synkopen, orthostat. Hypotonie. **Maprotilinhydrochlorid:** Maprotilini hydrochloridum Ph.Eur.; CAS-Nr. 10347-81-6; $C_{20}H_{24}ClN$; $M_r$ 313.9; Schmp. 242–245 °C (Modifikation I), Schmp. 238–242 °C (Modifikation II); weißes bis fast weißes, fein krist. Pulver; leicht lösl. in Methanol, lösl. in Chloroform u. Ethanol, schwer lösl. in Wasser, sehr schwer lösl. in Aceton, fast unlösl. in Ether; **Dos.:** p. o. 3 × 25 mg/d, in schweren Fällen bis 3 × 50 mg/d; HWZ 43 h. Gebräuchl. ist auch Maprotilinmesilat.

**Maracuja:** s. Passiflora edulis.

**Maranta-Arrowroot:** s. Maranta arundinacea (Amylum Marantae).

**Maranta arundinacea** L.: Pfeilwurz; Fam. Marantaceae; heim. in Westindien, kultiviert in den Tropen; **Inhaltsst.:** Die Sprossknollen enthalten ca. 25–27 % Stärke. Stpfl. von **Amylum Marantae:** Marantastärke, Pfeilwurzelmehl, Maranta-Arrowroot, Westindisches Arrowroot; Stärke aus dem Rhizom; das eigentl. Arrowroot der versch. Arzneibücher; vgl. Amylum (Abb. 1 dort). **Hom.:** Maranta arundinacea: getrockneter Wurzelstock; wird nicht mehr verwendet.

**Maranta galanga:** s. Alpinia galanga.

**Marantastärke:** s. Maranta arundinacea (Amylum Marantae).

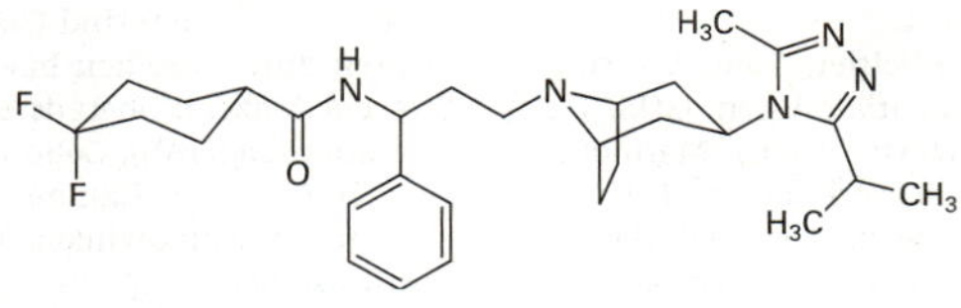


**Maraviroc**

**Maraviroc:** (*S*)-4,4-Difluorcyclohexancarbonsäure-{(1*R*,3*S*,5*S*)-3-[3-(3-isopropyl-5-methyl-[1,2,4]triazol-4-yl)-8-azabicyclo[3.2.1]oct-8-yl]-1-phenylpropyl}amid; CAS-Nr. 376348-65-1; $C_{29}H_{41}F_2N_5O$, Strukturformel: s. Abb.; $M_r$ 513.68; Schmp. 79–81 °C; logP 3.7 ± 0.7 (berechnet); **Wirk.:** Virostatikum*; Hemmung des Chemokin-Rezeptors CCR5 (CCR5-Antagonist); Entry*-Inhibitor, verhindert das Eindringen des HI-Virus in menschl. Zellen; **Ind.:** Kombinationstherapie einer HIV*-Erkrankung bei vorbehandelten Patienten, wenn in einer frischen Blutprobe ausschließl. CCR-5-trope Viren nachgewiesen wurden (sonst keine Wirksamkeit); **WW:** M. ist Substrat von Cytochrom-P450-CYP3A4; Kombination mit Inhibitoren od. Induktoren von CYP3A4 erfordert i. d. R. eine Dosisanpassung. **UAW:** Diarrhö, Kopfschmerz, Leberschäden (erhöhtes Risiko bei bestehender Hepatitis B od. C); **Dos.:** p. o. 2×150–600 mg/d.

**Mareksche-Krankheit-Lebend-Impfstoff:** Vaccinum morbi Marek vivum Ph.Eur.6; Zuber., die einen Herpes-Virus-Stamm enthält, der aus Puten isoliert worden ist.

**Margarine** (gr. margaron Perle, wegen der ursprüngl. milchweißen Farbe): Kunstbutter, eine Wasser-in-Öl-Emulsion; als Rohstoffe dienen pflanzl. Fette (Baumwollsaat-, Mais-, Soja- u. Sonnenblumenöl) u. gehärtete Öle unter Zusatz von Magermilch (Eiweißstoffe, bewirken Schäumen u. Bräunen wie Butter), Farbstoffen (Bixin, Carotine), Vitaminen (A, D, E), Emulgatoren (Lecithin, Casein), Konservierungsmitteln u. Butteraroma (Milch, Diacetyl). Zur Unterscheidung von Butter dient z. B. die Baudouin-Reaktion (s. Sesamum indicum) od. der Nachw. von (nach Vorschrift) zugesetzter Stärke. **Gesch.:** erfunden vom Apotheker Mege-Mouries, Paris 1868, auf Anregung von Napoleon III.

**Mariendistel:** s. Silybum marianum.

**Mariendistelfrüchte:** s. Silybum marianum (Silybi mariani fructus).

**Mariendistelfrüchte-Trockenextrakt, eingestellter gereinigter:** s. Silybi mariani extractum siccum raffinatum et normatum.

**Marienglas:** s. Calciumsulfat.

**Marienkörner:** s. Silybum marianum (Silybi mariani fructus).

**Marienkraut:** s. Teucrium polium ssp. polium.

**Marienmantel:** s. Alchemilla vulgaris.

**Marienmantelkraut:** s. Alchemilla vulgaris (Alchemillae herba).

**Marihuana:** s. Cannabis sativa (Herba Cannabis indicae).

**Mari veri herba:** s. Teucrium marum (Herba Teucri).

**Mark:** (bot.) Grundgewebe* im Zentrum von Sprossachse od. (z. T.) Wurzel, wird vom Leitgewebezylinder umgeben; meist parenchymatisch (s. Parenchym); aus M. entsteht häufig schizogen od. durch Zerreißen eine Markhöhle.

**Markerprotein:** **1.** Protein, dessen Position in Trennsystemen (Gelelektrophorese, Chromatographie) als Bezugspunkt verwendet wird. **2.** Protein, das vorwiegend od. ausschließl. in einer subzellulären Fraktion vorkommt u. damit zur biochem. Charakterisierung u. Reinheitsprüfung der entspr. Fraktion nach Zellaufschluss dient.

**Marketinggesellschaft Deutscher Apotheker mbH:** s. MGDA.

**Markierung, radioaktive:** Einführung eines Radionuklids* in ein Substrat (s. Radiopharmazie); aufgrund der bes. Bedingungen im Bereich der Radiochemie wird i. d. R. ein Synthesevorläufer* hergestellt, der mit dem Radionuklid zum markierten Produkt umgesetzt wird; **Anw.:** radioaktiv markierte Substrate (Tracer*, Radiopharmaka*) in der Medizin, Biochemie u. Pharmakologie.

**Markownikow-Regel:** trifft eine Aussage, welches von 2 mögl. Isomeren* bei einer elektrophilen Addition* an ein unsymmetr. Alken* bevorzugt gebildet wird; die Regel besagt, dass bei der ionisch verlaufenden Anlagerung einer Protonensäure an die C=C-Doppelbindung eines Alkens das Wasserstoffatom der Säure an das wasserstoffreichere Kohlenstoffatom angelagert wird, wobei intermediär das stabilere Carbenium*-Ion entsteht. **Beispiel:** Aus Propen* u. Bromwasserstoffsäure* entsteht vorwiegend 2-Brom-propan u. nicht 1-Brompropan (s. Abb.). **Hinweis:** Bei radikal. Additionen entsteht bei genügender Stabilisierung des intermediären Radikals* bevorzugt das Anti-Markownikow-Produkt.

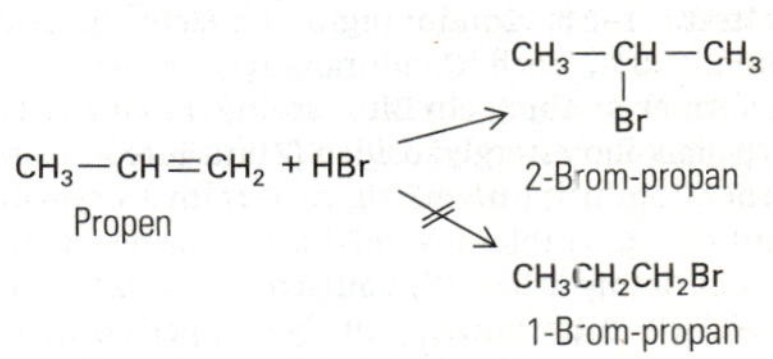


**Markownikow-Regel:** Bildung von 2-Brom-propan als Beispiel

**Markstrahlen:** (bot.) Teile des Grundgewebes*; dienen der Stoffspeicherung u. dem Stofftransport; **primäre M.** bestehen aus eingeengtem primärem Grundgewebe u. reichen vom Mark* bis in die äußersten Teile der primären Rinde*; **sekundäre M.** werden während des sekundären Dickenwachstums* vom Kambium* als Rinden- od. Holzstrahlen gebildet.

**Marmelosfrüchte:** s. Aegle marmelos (Fructus Belae indicae).

**Marmelosin:** s. Imperatorin.

M

**Marmor:** s. Calciumcarbonat.

**Marmota marmota:** Murmeltier; Fam. Sciuridae (Hörnchen, Ordnung Rodentia); Alpen, GUS; Lieferant von **Murmeltierfett:** Adeps Marmotae, Oleum Marmotae; Murmeltierschmalz; Fett der vor dem Winterschlaf erlegten Tiere; Öl, das bei 3–5 °C erstarrt; **Best.:** Glyceride der Linolsäure* u. Linolensäure* (Verhältnis 1:2), Hexadecadiensäure, (wenig) Corticosteroide* (antiphlogistisch* wirksam) u. a. Steroide* (z. B. Progesteron*); **Anw.:** (volkstüml.) bei Gelenkschmerzen, Schmerzen durch Erkrankungen des rheumat. Formenkreises, Erkältungen, Hautkrankheiten.

**Maronen:** s. Castanea sativa (Kastanienfrüchte).

**Marquis-Reagenz:** s. Formaldehyd-Schwefelsäure.

**Marrubii herba:** s. Marrubium vulgare.

**Marrubium vulgare** L.: Weißer Andorn; Fam. Lamiaceae (Labiatae); Zentralasien bis Mittelmeergebiet, Nord- u. Südamerika; Stpfl. von **Marrubii herba:** Herba Marrubii (albi), Andornkraut, Weißer Dorant; getrocknete, ganze od. zerkleinerte oberird. Teile der Pflanze zur Blütezeit; **Off.:** ÖAB, Ph.Eur.6; Monographie: Kommission E; **Inhaltsst.:** nach Ph.Eur. mind. 0.7 % Marrubiin, bezogen auf das Trockengewicht (diterpenoider Bitterstoff* mit Lactonring, dessen Spaltung zu Marrubiinsäure führt; wirkt choleret. u. leicht expektorierend), Bitterwert mind. 3000; 0.05 % äther. Öl, bis 7 % Lamiaceen-Gerbstoffe, Flavon- u. Flavonolglykoside sowie Flavonoidlactate; vgl. Flavone; **Anw.:** **1.** (med.) als Tee* bei Katarrhen der Atmungsorgane, bei Appetitlosigkeit, dyspeptischen Beschwerden; **2.** (volkstüml.) äußerl. bei Hautausschlägen; **Zuber.:** Species* cholagogae. **Hom.:** Marrubium vulgare (HAB), Marrubium album: frische, oberird. Teile blühender Pflanzen.

M

**Marsdenia condurango** Rchb.: Geierpflanze, Kondorliane, Kondurangostrauch; Fam. Apocynaceae (früher Asclepiadaceae); Liane in Südamerika, Kordilleren, Peru, Ecuador, kultiviert in Ostafrika; Stpfl. von **Condurango cortex:** Cortex Condurango, Kondurangorinde, Condurangorinde; Rinde* von Zweigen u. jüngeren Stämmen; **Off.:** ÖAB, Ph.Helv., DAC; Monographie: Kommission E; **Inhaltsst.:** 1–2 % Condurangin (Ph.Helv. u. DAC: mind. 1.8 %, auch Condurangoglykoside; Strukturformel: s. Abb.), ein Bitterstoffgemisch aus Triterpenalkoholesterglykosiden (Zimtsäurederivate); ferner Condurit (ungesättigtes Tetrahydrocyclohexan) u. a. Cyclitole* (ca. 0.7 %), Cumarine*, Flavonoide*, wenig äther. Öl, Kautschuk*, Harz*; **Anw.:** (med.) als Bittermittel, z. B. bei Appetitlosigkeit, zur Anregung der Magensaftsekretion; **Zuber.:** Extractum* Condurango fluidum, Vinum Condurango (s. Vina medicata); Condurangin fällt in der Wärme aus, daher sind Dekokte erst nach dem Erkalten durchzuseihen bzw. anstelle eines Dekoktes ein Mazerat* herzustellen. **Hom.:** Marsdenia condurango (HAB), Condurango: getrocknete Rinde der Zweige u. Stämme; verordnet z. B. bei Rhagaden* der Mundwinkel, subazider Gastritis*, Appetitlosigkeit.

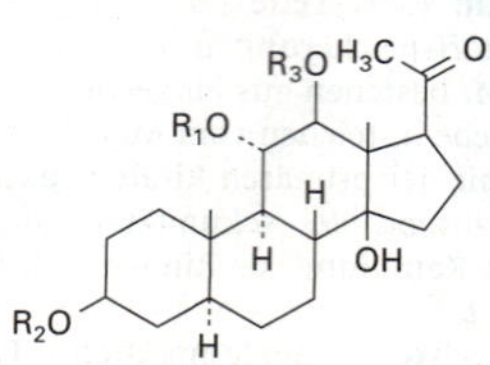


**Marsdenia condurango:** Condurangoglykosid A als Beispiel; $R_1$: Acetyl, $R_2$: Pentaglycosyl, $R_3$: Cinnamoyl

**Marsdenia sylvestris** (Retz.) P. Forst.: Gymnema sylvestre; Fam. Apocynaceae; Westafrika, Australien; Stpfl. von **Folia Gymnemae sylvestris:** Merasingiblätter; **Inhaltsst.:** ca. 6 % Gymnemasäure (Glucosid* von mit kurzkettigen Fettsäuren verestertem Gymnagenin, einem Triterpensapogenin), Gymnamin (Alkaloid*); **Wirk. u. Anw.:** Geschmackskorrigens; Gymnemasäure hebt die Empfindung für bitter u. süß auf.

**Marseiller Seife:** s. Sapo oleaceus.

**Marshall-Säure:** s. Peroxodischwefelsäure.

**Marsh-Probe:** s. Arsen.

**Martin-Durchmesser:** s. Korngrößenanalyse.

**Martinsgelb:** s. Naphtholgelb.

**Marumerizer®:** s. Granulieren (Abb. 2 dort).

**Marumi-Kumquat:** s. Fortunella japonica.

**Marum verum:** s. Teucrium marum (Hom.).

**Maschenweite:** s. Siebe.

**Maser:** Abk. für (engl.) ***m**icrowave **a**mplification by **s**timulated **e**mission of **r**adiation*, Mikrowellenverstärkung durch stimulierte Aussendung von Strahlung; Verstärker für elektromagnetische Strahlung* im Mikrowellenbereich. **Anw.:** Mikrowellen-Präzisionsmessungen, Zeitmessung (Ammoniak-Molekülstrahl-Maser), Signalverstärkung.

**Masern:** akute Virusinfektion, die durch starke katarrhal. Erscheinungen der oberen Atemwege u. durch ein typ. Exanthem gekennzeichnet ist; **Erreger:** Masern-Virus; Übertragung: Tröpfcheninfektion auch über größere Entfernungen (als sog. fliegende Infektion); **Proph.:** aktive Immunisierung mit Masern*-Lebend-Impfstoff; Serumprophylaxe durch humane Immunglobuline bei Patienten mit primärer od. sekundärer Abwehrschwäche (Masern*-Immunglobulin).

**Masern-Immunglobulin vom Menschen:** Immunoglobulinum humanum morbillicum Ph.Eur.6, Immunoglobulinum humanum antimorbillicum; flüssige od. gefriergetrocknete Zuber., die spezif. Antikörper gegen das Masern-Virus enthält; Immunglobulinpräparat*; **Herst.:** aus einem Plasmapool von Personen, die die Masern* überstanden haben od. gegen die Krankheit immunisiert worden sind; **Anw.:** Proph. nach Masernexposition, zur Abschwächung des Krankheitsbildes bei Masernenzephalitis.

**Masern-Lebend-Impfstoff:** Vaccinum morbillorum vivum Ph.Eur.6, Vaccinum morbillorum; gefriergetrocknete Zuber. eines geeigneten, auf Hühnerembryozellen od. anderen geeigneten Zellen gezüchteten, lebenden, attenuierten Masern-Virus-Stammes; keinerlei Zusätze von Konservierungsstoffen erlaubt, da diese die Aktivität des Impfstoffs herabsetzen könnten; unmittelbar vor der Anw. in Lösungsmittel suspendieren; **Anw.:** aktive Immunprophylaxe der Masern, auch als Kombinationsimpfstoff (Masern-Mumps-Röteln-Impfstoff; s. MMR-Schutzimpfung).

**Massaistrauchspitzen:** s. Aspalathus linearis (Herba Aspalathi).

**Massaitee:** s. Aspalathus linearis (Herba Aspalathi).

**Maßanalyse:** Volumetrie, Titrimetrie; Verfahren der quantitativen Analyse, bei dem einer Lsg. des zu bestimmenden Stoffes (Probenlösung, auch Titrand) aus einer Bürette die Lsg. eines Reagenzes (Maßlösung*, auch Titrator) zugesetzt wird; **Prinzip: 1.** Umsetzung des zu bestimmenden Stoffes mit dem Reagenz in einer schnellen, definierten Reaktion; **2.** Berechnung der Masse od. Stoffmenge des zu bestimmenden Stoffes aus der Konz. u. dem zum vollständigen Umsatz (bis zum End- od. Äquivalenzpunkt) erforderl. Volumen der Maßlösung; **3.** Endpunktbestimmung chem. mit Indikatoren* od. physik. über die Messung bestimmter Größen (z. B. elektr. Leitfähigkeit od. Temp.) in Abhängigkeit vom Zusatz an Maßlösung (s. Titrationsgrad; Titrationskurve); **Einteilung: 1.** nach dem zugrunde liegenden Reaktionstyp in Fällungstitration*, Komplexbildungstitration*, Redoxtitration* od. Säure*-Base-Titration; **2.** nach dem in der Maßlösung enthaltenen Reagenz in Acidimetrie, Alkalimetrie (s. Säure-Base-Titrationen), Argentometrie*, Bromatometrie*, Bromometrie*, Cerimetrie (obsolet), Chromatometrie*, Chromometrie*, Coulometrie*, Ferrometrie*, Iodatometrie (obsolet), Iodometrie*, Manganometrie*, Mercurimetrie (obsolet) od. Titanometrie*; **3.** nach der Endpunktbestimmung in Verfahren mit chem. od. physik. Indikation, z. B. Amperometrie*, Dead*-Stop-Methode, Hochfrequenztitration*, Konduktometrie*, Nephelometrie*, Potentiometrie*; kann auch vollautomat. durch einen Titrator durchgeführt werden.

**Maßanalyse, potentiometrische:** s. Potentiometrie.

**Massa Pilularum:** Masse zur Herst. von Pillen (s. Pilulae; obsolet); Trockenhefe zur Pillenherstellung: s. Faex.

**Masse:** Symbol m; fundamentale Eigenschaft der Materie; Ausprägungen: **1. träge** Masse: Kraftwirkung gegen Bewegungsänderung; **2. schwere** Masse: Kraftwirkung im Gravitationsfeld der Erde bzw. anderer Massen (Himmelskörper). Gesetzl. Basiseinheit ist das Kilogramm (kg); s. SI-Einheiten; nach der klass. Physik kann M. weder entstehen noch vergehen. Nach der Einstein-Beziehung, $E = m \cdot c^2$, sind M. u. Energie* E ineinander umwandelbar (c: Lichtgeschwindigkeit* im materiefreien Raum). M. wird im Allg. mit Waagen* gemessen.

**Massegleichförmigkeit:** s. Gleichförmigkeit der Masse einzeldosierter Arzneiformen; Gleichförmigkeit einzeldosierter Arzneiformen.

**Maßeinheiten:** s. SI-Einheiten.

**Massekonstanz:** fälschl. Gewichtskonstanz; Prüfung nach Ph.Eur.6; Trocknen od. Glühen bis zur konstanten Masse; 2 aufeinanderfolgende Wägungen dürfen max. 0.5 mg voneinander abweichen, wenn dazwischen erneut getrocknet bzw. geglüht wurde.

**Masse, molare:** Molmasse, Molekülmasse; Symbol *M*; SI*-Einheit: kg/mol; Quotient aus der Masse* m u. der Stoffmenge* n: $M = m/n$; wird mitunter unkorrekt mit dem Molekulargewicht gleichgesetzt, das jedoch von der Gravitationskraft abhängig ist. Die relative molare Masse* $M_r$ hat den gleichen Zahlenwert wie *M*, ist aber dimensionslos. Durch Division der molaren Masse durch die molare Teilchenzahl (Avogadro*-Konstante) erhält man die absolute Molekülmasse; äquimolekulare Stoffe enthalten die gleiche Molekülzahl.

**Massendefekt:** die Masse eines Atomkerns ist kleiner als die Summe der Massen der ihn aufbauenden Nukleonen (s. Elementarteilchen); diese Massendifferenz wird formal bei der Bildung des Atomkerns aus den Nukleonen frei u. als Energie abgestrahlt (Einstein-Gleichung: $E = m \cdot c^2$; E: Energie, m: Masse, c: Lichtgeschwindigkeit im materiefreien Raum).

**Massenspektrometer:** Massenspektrograph; s. Massenspektrometrie; Isotope.

**Massenspektrometrie:** Abk. MS; Gasphasenchemie im Hochvakuum, bei der Moleküle im Gaszustand durch Energiezufuhr angeregt, ionisiert u. die entstandenen Molekülfragmente anschließend nach ihrem Masse-Ladungs-Verhältnis sortiert werden; nur geringe Probenmengen nötig: 0.1–0.01 mg u. bei Kopplung mit Gaschromatographie* $10^{-5}$ bis $10^{-9}$ g; keine zerstörungsfreie Methode; **Anw.:** Massenbestimmung von Atomen u. Molekülen; Strukturaufklärung von Molekülen; eignet sich bes. zur Kopplung mit chromatograph. Methoden (GC od. HPLC), häufig für Untersuchung von Metaboliten u. in der Lebensmittel- u. Umweltanalytik; **Prinzip:** Aufgrund der Anregung tritt Ionisierung u. anschließend meist Molekülfragmentierung (z. T. gefolgt von Umlagerungen) ein, welche strukturabhängig sind u. im Wesentl. durch chem. Abbaumechanismen bestimmt werden (z. B. McLafferty-Umlagerung von Carbonylverbindungen). Somit entstehen eindeutig reproduzierbare Molekülfragmente. Diese meist einfach positiv geladenen Ionen werden nach Beschleunigung durch ein elektr. Feld nach ihrem Masse/Ladungs-Verhältnis sortiert u. detektiert. Die Massenzahl* u. die relativen Intensitäten ergeben für jede Substanz ein charakterist. Massenspektrum (Beispiel: s. Abb. 1), von dem auf die Struktur der Ausgangsverbindung geschlossen werden kann. Als Hilfsmittel zur Strukturzuordnung in MS-Spektrenbibliotheken gesammelt; Bestimmung der Molekülmasse bei den meisten zu

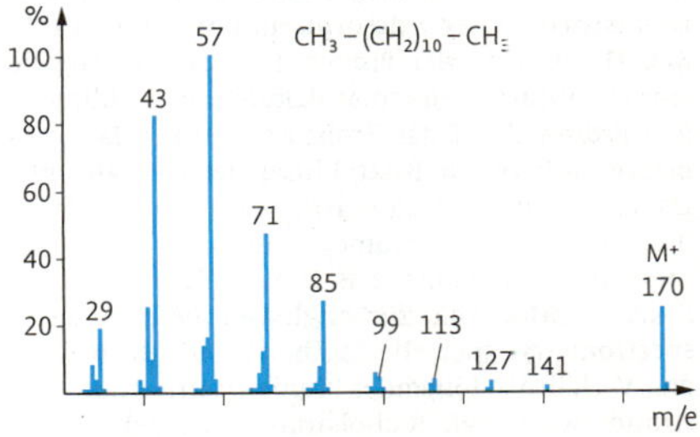


**Massenspektrometrie** Abb. 1: Beispiel Dodekan; $M^+$: Molekül-Ion bei 170 Masseeinheiten; Unterschied zw. den Fragmenten jeweils 14 Masseneinheiten (entspricht der Abspaltung von je einer $CH_2$-Gruppe)

M

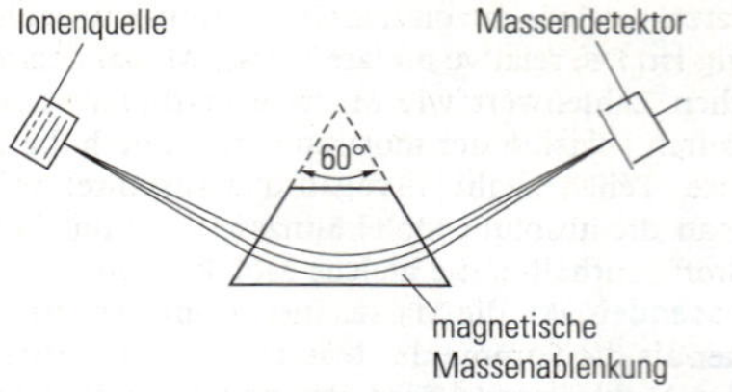


**Massenspektrometrie** Abb. 2: Schema eines einfachen magnetischen Sektorfeldinstruments mit 60° Ablenkung

untersuchenden Substanzen mögl.; **Durchführung:** Arbeiten bei Drücken $<10^{-4}$ Pa, dadurch nur intramolekulare Fragmentierungen u. Umlagerungen; Aufbau eines Massenspektrometers (s. Abb. 2): Ionenquelle mit geeigneter Probenzuführung (evtl. Kopplung an chromatograph. Geräte; s. Gaschromatographie; HPLC), Massenanalysator (Ablenkung der Ionen durch Magnetfelder od. elektr. Felder, Sortierung durch Laufzeit nach Beschleunigung) u. Massendetektor (Registrierung der ankommenden Ionen u. Weiterleitung an die Datenauswertung); **Methoden:** unterschiedl. Ionisationsverfahren: **1.** Elektronenstoßionisation: die Moleküle im Gaszustand werden mit Elektronen, deren Energie ca. 70 eV beträgt, beschossen u. angeregt, dadurch hohe Fragmentvielfalt; **2.** chem. Ionisation (Abk. CI): durch Ladungsübertragung von einem geladenen Molekül eines im Überschuss vorhandenen Reaktandgases (z. B. Methan, Ammoniak), das vorher durch Elektronenstoß ionisiert wurde; dadurch geringe Energieübertragung auf das Molekül u. weniger Fragmente im Massenspektrum; **3.** Felddesorption (Abk. FD): Desorption* positiver Ionen der Probe; diese ist auf eine Metallspitze aufgetragen, die als Anode in einem starken elektr. Feld geschaltet ist; bes. geeignet für polare u. schwer flüchtige Verbindungen; **4.** Ionisation durch Sekundär-Ionen: Sekundär-Ionen-Massenspektrometrie (Abk. SIMS); Erzeugung von Sekundär-Ionen durch Beschuss der Probe mit Primär-Ionen (z. B. Ar-Ionen); **5.** Fast-Atom-Bombardment: Fast-Atom-Bombardment-Massenspektrometrie (Abk. FAB-MS); Einbettung der Probe in eine Matrix (z. B. Glycerol, Thioglycerol) u. Aufbringen auf eine Metallspitze; durch Beschuss der Probe mit neutralen Atomen (z. B. Ar, Xe) entstehen Molekül- u. Fragmentionen; **6.** matrix-assisted laser desorption/ionisation (Abk. MALDI); Einbau der Probenmoleküle in Kristalle von UV-absorbierenden Molekülen; diese übertragen Protonen auf das Probenmolekül u. laden es positiv auf; durch Bestrahlung der Kristalle mit UV-Laser-Puls explosionsartiges Freisetzen der Ionen im Massenspektrometer; geeignet für hochmolekulare Moleküle, z. B. Proteine*, Peptide* od. DNA*. **IRMS:** Abk. für engl. isotope ratio mass spectrometry; spezielle Methode der MS, bei der das Verhältnis folgender Kohlenstoffisotope* bestimmt wird (vgl. Radiokarbonmethode): **1.** $^{13}C/^{12}C$; **2.** $^{14}C/^{12}C$; **Anw.:** Prüfung auf Genuinität äther. Öle (s. Aetherolea).

**Massenwirkungsgesetz:** Abk. MWG; Grundgesetz der Chemie, das besagt, dass bei einer chem. Reaktion das Produkt aus den Konz. der gebildeten Stoffe geteilt durch das Produkt aus den Konz. der Ausgangsstoffe im Gleichgewicht einen konstanten Wert hat; dieser Wert ist unabhängig von der Menge der eingesetzten Stoffe. Die Bildungsreaktion (Hinreaktion) mit der Geschwindigkeitskonstante $k_{hin}$ ist von der Konz. der Ausgangsstoffe (A, B) abhängig. Die Zerfallsreaktion der gebildeten Produkte zu den Ausgangsstoffen (Rückreaktion) mit der Geschwindigkeitskonstante $k_{rück}$ ist von der Konz. der gebildeten Endprodukte (C, D) abhängig. Es stellt sich im geschlossenen System ein dynam. Gleichgewicht mit der Gleichgewichtskonstante K ein:

$$A + B \underset{k_{rück}}{\overset{k_{hin}}{\rightleftharpoons}} C + D$$

$$k_{hin} = c_A \cdot c_B$$
$$k_{rück} = c_C \cdot c_D$$
$$K = k_{hin}/k_{rück} = (c_A \cdot c_B)/(c_C \cdot c_D)$$

Dieses Gleichgewicht stellt sich z. B. auch bei der Dissoziation* von Elektrolyten* ein, wobei in Aktivitäten* a der gebildeten Ionen gerechnet wird (s. Säurekonstante). Die Gleichgewichtskonstante ist reaktionsspezifisch u. von der Temp. abhängig.

**Massenzahl:** Nukleonenzahl, Atommassenzahl; Summe der Protonenzahl u. Neutronenzahl eines Nuklids*.

**Masse, relative molare:** relative Molmasse, relative Molekülmasse; Symbol $M_r$; dimensionslose Summe der relativen Atommassen* aller in einem Molekül* vereinigten Atome*; zahlenmäßig gleich der molaren Masse*.

**Massicot:** s. Blei(II)-oxid.

**Maßkolben:** s. Messkolben.

**Maßliebchen:** s. Bellis perennis.

**Maßlösung:** Titrator, Titrans, Titrant, volumetrische Lösung; veraltet Normallösung; Lsg., die eine Substanz zur Bestimmung in genau bekannter Äquivalentkonzentration* enthält u. zur Durchführung einer Maßanalyse* dient; **Formen: 1.** primäre M.: Urtitersubstanz* als Wirkstoff, aus deren Einwaage direkt die Konz. berechnet werden kann; **2.** sekundäre M.: Wirkstoffgehalt muss analyt. bestimmt werden. Der **Titer** t (auch Faktor) ist nach DIN* der Quotient aus der tatsächl. Konz. c(X) einer Maßlösung u. ihrer angestrebten Konz. $c_{soll}(X)$:

$$t = c(X)/c_{soll}(X)$$

**Beispiel:**
$c_{soll}(X) = 0.1$ mol/L
$t = 1.003$
Die tatsächl. Konz. der Maßlösung beträgt:
$c(X) = 0.1003$ mol/L

**Hinweis:** Die meisten Maßlösungen werden unter Handelsnamen (z. B. Titriplex®*) als fertige Produkte angeboten (s. Komplexbildungstitration).

**Maßsystem, absolutes:** CGS- (Zentimeter-Gramm-Sekunde-) Maßsystem, im amtl. u. geschäftl. Verkehr gesetzl. nicht mehr zugelassen, ersetzt durch SI*. Abgeleitete Einheiten waren dyn für die Kraft (1 dyn = 1 g · cm/s$^2$ = $10^{-5}$ N) u. erg für die Arbeit (1 erg = 1 g · cm$^2$ · s$^{-2}$ = $10^{-7}$ J). Da keine elektr. Basiseinheit definiert war, kam es zu

Zweideutigkeiten bei der Bedeutung der Einheiten.

**Maßzylinder:** s. Messzylinder.

**Mastdarm:** s. Darm

**Masticabilia gummis medicata:** s. Kaugummis, wirkstoffhaltige.

**Masticadienonsäure:** s. Pistacia lentiscus (Mastix).

**Mastiche:** s. Pistacia lentiscus (Mastix).

**Mastichkraut:** s. Teucrium marum.

**Mastigophora:** s. Protozoen.

**Mastitis:** Entzündung der weibl. Brustdrüse mit schmerzhafter Schwellung u. Rötung, evtl. Verhärtung, oft plötzl. Temperaturanstieg; **Vork.:** meist im Wochenbett (s. Puerperium) od. während der Phase der Laktation*; **Ther.:** Hochbinden u. Kühlen der Brust; Oxacillin*, Erythromycin*, ggf. Prolactin-Hemmung durch Dopamin*-Rezeptor-Agonisten.

**Mastix:** s. Pistacia lentiscus.

**Mastixthymian:** s. Thymus mastichina.

**Mastzellen:** Mastozyten; Zellen im Bindegewebe, die v. a. in der Umgebung kleinerer Blutgefäße vorkommen; enthalten in den Granula* Heparin sowie neben Enzymen Histamin*, Serotonin* u. andere Mediatorsubstanzen*, die bei der Antigen*-Antikörper-Reaktion od. bei Zerstörung der Mastzelle freigesetzt werden. **Mastzellstabilisatoren:** z. B. Cromoglicinsäure*, Lodoxamid*, Nedocromil*; dienen als Antiasthmatika*.

**Mastzellstabilisatoren:** s. Mastzellen.

**Masurium:** s. Technetium.

**MAT:** Abk. für (engl.) *mean absorption time*; s. mean times.

**Mateblätter, geröstete:** s. Ilex paraguariensis (Mate folium tostum).

**Mate folium tostum:** s. Ilex paraguariensis.

**Mate folium viride:** s. Ilex paraguariensis.

**Mate-Teestrauch:** s. Ilex paraguariensis.

**Matico:** s. Piper angustifolium.

**Matikoblätter:** s. Piper angustifolium (Folia Matico).

**Mato-Grosso-Ipecacuanha:** s. Cephaelis ipecacuanha.

**Matricariacampher:** s. Campher (L-(–)-Campher).

**Matricaria chamomilla:** s. Matricaria recutita.

**Matricariae aetheroleum:** s. Matricaria recutita.

**Matricariae extractum fluidum:** s. Extractum Matricariae fluidum.

**Matricariae extractum liquidum normatum:** s. Extractum Matricariae fluidum normatum.

**Matricariae flos:** s. Matricaria recutita.

**Matricaria parthenium:** s. Tanacetum parthenium.

**Matricaria recutita (L.):** Chamomilla recutita L. Rauschert, Matricaria chamomilla L.p.p.; Echte Kamille, Gemeine Kamille; Fam. Asteraceae (Compositae); heim. im gemäßigten Eurasien (bis 1000 m), nach Amerika u. Australien verschleppt; in Ostdeutschland eingebürgert; kultiviert v. a. in Ungarn, Böhmen, Rumänien, Russland, Italien, Spanien, Nordafrika (v. a. Ägypten, Marokko), Ostafrika, Argentinien u. Brasilien; Stpfl. von **Matricariae flos:** Flores Chamomillae (vulgaris); Feldkamillen, Kamillen, Kamillenblüten; Ernte kurz nach der Blüte (in Europa Ende April); **Off.:** Ph.Eur.6; Monographie: ESCOP, WHO, Kommission E; **Inhaltsst.:** **1.** ca. 0.3–2 % (3 %) (nach Ph.Eur. mind. 0.4 %, bezogen auf das Trockengewicht) äther. Öl (Hauptträger der Wirk.), hauptsächl. bestehend aus cycl. Sesquiterpenen* (s. u. bei Matricariae aetheroleum); **2.** Flavone*, z. B. Apigenin* (nach Ph.Eur. mind. 0.25 % Gesamt-Apigenin-7-glucosid, bezogen auf das Trockengewicht), Quercetin*, Luteolin* sowie deren 7-*O*-Glucoside (v. a. Apigenin-7-(6″-*O*-acetyl)-glucosid) sowie u. a. lipophile, methoxylierte Flavonoide* (spasmolyt. wirksam); **3.** Cumarine* wie Umbelliferon* u. Herniarin* (schwach spasmolyt. wirksam); **4.** Sesquiterpenlactone* wie Matricin* u. Matricarin; **5.** Cholin, Schleimstoffe u. a.; **Matricariae aetheroleum:** Oleum Chamomillae; ätherisches Öl der Kamille; D. 0.922–0.956; durch Wasserdampfdestillation aus den Blütenköpfchen gewonnenes dickflüssiges, bei niedriger Temp. butterartiges, tief dunkelblaues äther. Öl, dessen Farbe unter dem Einfluss von Licht u. Luft allmähl. in Grün u. Braun übergeht; bitterwürziger Geschmack; Zungen- u. Röhrenblüten liefern v. a. blaues, Blütenböden u. Hüllkelche grünes äther. Öl; blaue Farbe durch Azulene*; **Off.:** ÖAB, Ph.Eur.6, DAB; **Inhaltsst.:** **1.** bis ca. 20 % Azulene* (antiphlogist. Wirk.); nicht ursprüngl. in Kamillenöl enthalten; blaues Chamazulen bildet sich bei der Wasserdampfdestillation aus farblosem Matricin* (Proazulen*) nach Hydrolyse (Abspaltung von Essigsäure), Wasserabspaltung u. Decarboxylierung* (nach Aufspaltung des Lactonrings); Azulene setzen die Pepsinaktivität herab u. wirken antiulzerogen; **2.** 0–50 % Bisabolen-Derivate wie (–)-$\alpha$-Bisabolol* (Levomenol INN), Bisabololoxide u. Bisabolonoxide, die (z. T. stärker als Chamazulen) antiphlogist. wirken; antiulzerogen wirkt v. a. Bisabolol; **3.** En-In-Dicycloether (Polyine*) in *cis*- u. *trans*-Form mit hoher spasmolyt. Wirksamkeit; **4.** Farnesen (acycl. Sesquiterpen*) u. a. Begleitstoffe von geringer Bedeutung; **Gehalt:** nach DAB Farnesen 13–45 %, Bisabololoxid A u. B, Bisabolonoxid zusammen höchstens 45 %, Bisabolol 10–30 %, Chamazulen 3–7 %; **Zuber.:** Matricariae extractum fluidum Ph.Eur.6 (s. Extractum Matricariae fluidum); Tinctura* Chamomillae, Species* carminativae, Species* cholagogae, Species* laxantes, Species* majales; Aqua* carminativa (mit Matricariae aetheroleum); **Wirk.:** Die Flavonglykoside der Blüten sind v. a. für die spasmolyt. Wirk. verantwortlich. Das äther. Öl wirkt entzündungswidrig; nachgewiesen sind auch antibakterielle, fungizide u. wundheilungsfördernde Wirkungen. **Anw.:** Blütenzubereitungen (Kamillenaufguss, Kamillentee u. wässrig-alkohol. Extrakte) u. äther. Öl als entzündungswidrige Mittel bei Verbrennungen, Wunden, Furunkeln, ferner als Karminativum u. Spasmolytikum für den Magen-Darm-Trakt bei Krämpfen u. Koliken u. zu Spülungen bei Haut- u. Schleimhautentzündungen; auch günstige Wirk. auf Hautstoffwechsel mögl.; cave: Aufguss nicht am Auge verwenden (Gefahr einer Bindehautentzündung); **Dos.:** **1.** Teezubereitung: Ca. 3 g Kamillenblüten werden mit heißem Wasser (ca. 150 ml) übergossen, zugedeckt u. nach 5–10 min. durch ein Teesieb filtriert. Innerl. bei Erkrankungen im Magen-Darm-Trakt 3–4-mal/d eine Tasse Tee zw. den Mahlzeiten trinken; bei Entzündungen der Mund- u. Rachenschleimhaut mehrmals tägl. mit frisch bereitetem Tee gurgeln u. spülen. **2.** Aufguss: bei äußerl. Anw. 3–10 %ige Aufgüsse für Umschläge u. Spülungen; **Oleum Chamomillae citratum** EB: Mischung aus gleichen Teilen Kamillenöl u. Zitronenöl. **Hom.:** Chamomilla recutita (HAB), Chamomilla: frische, ganze, blühende Pflanze; Konstitutionsmittel*; verordnet z. B. bei Zahnungsbeschwerden u. Schlaflosigkeit bei Kindern, Blähungskolik, Dysmenorrhö, vegetativer Labilität.

**Matricin:** Proazulen C; blaues Sesquiterpenlacton*, wird in der Hitze u. im Sauren über Chamazulencarbonsäure zu Chamazulen dehydratisiert (Strukturformel: s. Abb.); **Vork.:** z. B. in Kamillen (s. Matricaria recutita).

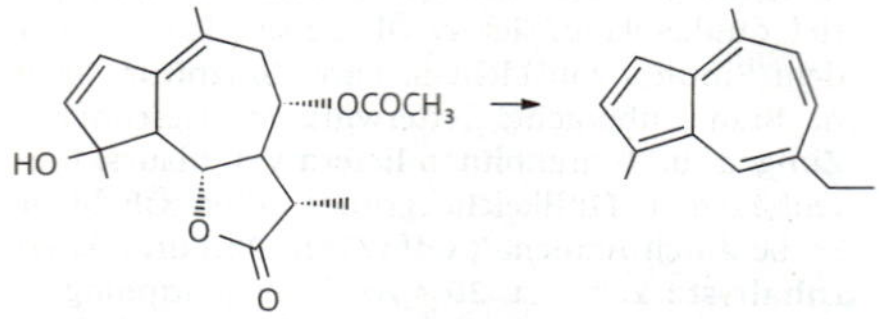


**Matricin:** Abbau zu Chamazulen

**Matrix** (lat. Muttertier, Gebärmutter): **1.** Grundmuster; geordnetes Schema von Werten od. Punkten; **2.** (biol.) Hülle der Chromosomen; vgl. Stroma; **3.** (embryolog.) Keimschicht; **4.** (geburtshilfl.) Mutterboden; **5.** (labormed.) Untersuchungsgut, in dem sich der Analyt befindet; **6.** Vgl. Gele.

**Matrixtabletten:** Gerüst-Tabletten; feste Arzneiform, bei der der gleichmäßig verteilte Wirkstoff aus einem porösen Gerüstkörper (zusammenhängende Matrix) od. durch Poren (heterogene porenhaltige Matrix) od. durch das Matrixmaterial (homogene porenfreie Matrix) eluiert werden kann; M. bewirken eine verzögerte kontinuierl. Wirkstofffreigabe (Retardeffekt; s. Retardpräparate; Quadratwurzelgesetz nach Higuchi). **Herst.:** entweder durch direktes Verpressen wasserlösl. Wirkstoffe mit pulverförmiger, unverdaulicher Plastmasse od. durch Granulierung mit diesem Material u. anschließendes Komprimieren; auch durch Spritzgießen*; die Plastmasse (Cellulosederivate, Wachse, Polyvinylchlorid*, Polyvinylacetat, Polyethylen, Polymere u. Copolymere von Acrylaten u. Methacrylaten; s. Polyacrylharze) bildet nach dem Verpressen od. Extrudieren* die Matrix. Der an der Oberfläche lokalisierte Wirkstoff wird rasch freigesetzt (Initialdosis); der in der Matrix fixierte Wirkstoff wird allmähl. freigesetzt (Depotdosis). Die leere Matrix wird danach unverdaut ausgeschieden.

**Matrize:** Teil des Presswerkzeuges bei Tablettenpressen (s. Exzenterpressen; Rundläuferpressen); die Komprimierung der Tablettiermasse findet in der Matrizenbohrung (Matrizenraum) zw. Ober- u. Unterstempel statt.

**Mattcremes:** s. Stearinsäure.

**Mattsalz:** s. Ammoniumhydrogenfluorid.

**Mauernelkenwurz:** s. Geum urbanum.

**Mauerpfeffer:** s. Sedum acre.

**Mauersalpeter:** s. Calciumnitrat.

**Maulbeerbaum:** s. Morus alba; Morus nigra.

**Maulbeeren:** s. Morus alba (Fructus Mori).

**Maul- und Klauenseuche:** Abk. MKS; Aphthenseuche; fieberhafte Viruserkrankung der Klauentiere (Rind, Schaf, Ziege, Büffel, Wildwiederkäuer, Schwein) mit Bläschen u. Veränderungen (Aphthen) an Schleimhaut u. unbehaarter Haut, bes. im Bereich von Maul u. Klauen; Infektionen des Menschen sind sehr selten; Erreger: Maul- u.-Klauenseuche-Virus; **Proph.:** Schutzimpfung der Tiere; s. Maul- und Klauenseuche-Impfstoff (inaktiviert) für Wiederkäuer.

**Maul- und Klauenseuche-Impfstoff (inaktiviert) für Wiederkäuer:** Vaccinum aphtharum epizooticarium inactivatum pro ruminantibus Ph.Eur.6; flüssige, inaktivierte Zuber. aus einem od. mehreren Typen od. Subtypen des Maul- u. Klauenseuche-Virus; **Herst.:** aus Viren, die entweder durch Züchtung in Rinderzungenepithel od. in Zellkulturen gewonnen werden. Vgl. Maul- und Klauenseuche.

**Maulwurf, Europäischer:** s. Talpa europaea.

**Maxilla:** Oberkiefer.

**Maximaldosis:** Höchstgabe (DAB); im ÖAB amtl. festgesetzte Höchstabgabemenge eines rezepturmäßig verordneten Arzneimittels, das im Arzneibuch beschrieben ist; ist eine höhere Dosis als die festgesetzte Einzelmaximaldosis (Abk. EMD; im DAB: größte Einzelgabe) od. Tagesmaximaldosis (Abk. TMD; im DAB: größte Tagesgabe) auf einem Rezept verschrieben, so darf der Apotheker die Arznei nur dann abgeben, wenn der Arzt durch ein Ausrufezeichen (!) hinter der verordneten Menge u. eine Wiederholung der Menge in Buchstaben zu erkennen gibt, dass die Überschreitung der M. beabsichtigt ist. Soweit nichts anderes angegeben ist, gelten die Maximaldosen nur für Arzneimittel zur oralen Anw. beim Erwachsenen. Das ÖAB enthält z. T. auch Angaben für parenterale u. rektale Anwendung. Vgl. Standgefäß.

**Maximale Arbeitsplatzkonzentration:** s. MAK.

**Maximum-Thermometer:** s. Thermometer.

**Maya-Ferment:** s. Joghurt.

**Maydis amylum:** s. Zea mays.

**Maydis oleum raffinatum:** s. Zea mays.

**Mayer-Reagenz:** Fällungsreagenz für Alkaloide*; **Zuber.:** 1.355 g Quecksilber(II)*-chlorid u. 5.0 g Kaliumiodid* gelöst in 30 mL Wasser; die Lsg. zu 100 mL verdünnt.

**Mayonnaisen:** Majonäsen; überfettete Emulsionen*; hochkonzentrierte O/W-Emulsionen mit einer inneren Phase (Ölphase) bis zu 90 %.

**Mazerate:** Macerata; wässrige Drogenauszüge*, die durch Mazeration* dargestellt werden; **Darst.:** DAB, ÖAB; die Droge wird in der vorgeschriebenen Zerkleinerung mit der angegebenen Menge Wasser von Raumtemperatur übergossen u. unter gelegentl. Umrühren 30 min lang (ÖAB 1 h, Ausnahme Althaeae radix, Lini Semen 30 min) bei Raumtemperatur stehengelassen. Nach dieser Zeit wird der Auszug koliert u. durch Nachspülen auf das vorgeschriebene Gewicht aufgefüllt. Wässrige Auszüge aus Eibischwurzel (s. Althaea officinalis, Althaeae radix) sind aus grob zerschnittener Droge u. wässrige Auszüge von Leinsamen (s. Linum usitatissimum, Lini semen) sind aus unzerkleinerter Droge durch Mazeration* herzustellen.

**Mazeration** (lat. macerare wässern, einweichen): Maceratio; einfachstes Extraktionsverfahren für Drogen; **Durchführung:** Entspr. den Angaben der Ph.Eur.6 für Tincturae* wird zerkleinerte Droge od. tierisches Material mit der vorgeschriebenen Extraktionsflüssigkeit versetzt u. der Ansatz eine angemessene Zeit (mehrere Tage, mehrmals tägl. umschütteln) stehen gelassen. Dabei kommt es zur Gleichgewichtseinstellung zw. den extrahierbaren Stoffen im Zellinneren u. in der Extraktionsflüssigkeit (Beendigung der Diffusion). Anschließend wird der Drogenrückstand von der Extraktionsflüssigkeit getrennt u., falls erforderl., mit Tinkturenpressen (Spindelpressen od. hydraulische Pressen*) ausgepresst. Im letzteren Fall werden die beiden erhaltenen Flüssigkeiten vereinigt, ggf. der Auszug filtriert u. mit der Extraktionsflüssigkeit auf den geforderten Gehalt eingestellt. Diese Vorgehensweise wird auch als Kaltmazeration bezeichnet. **Vorteil:** einfache Apparatur, geringer Arbeitsaufwand; **Nachteil:** Zeitaufwand, Verluste an Inhaltsstoffen durch nicht erschöpfende Extraktion; vgl. Perkolation. Von der M. abgeleitete Extraktionsverfahren: **1.** Dimazeration*; **2.** Digestion*; **3.** Bewegungsmazeration*. Vgl. Drogenauszüge, wässrige; Extrahieren.

**Mazindol** (INN): 5-(4-Chlorphenyl)-3,5-dihydro-2*H*-imidazo[2,1-*a*]isoindol-5-ol; CAS-Nr. 22232-71-9; $C_{16}H_{13}ClN_2O$; $M_r$ 284.74; Schmp. 198–199 °C (kristallisiert aus Aceton-Hexan); nicht mehr im Handel befindl. Appetitzügler*; unterliegt dem Betäubungsmittelgesetz* (Anlage II); früher in Ausnahmefällen bei Übergewichtigkeit angewendet; Gefahr der Abhängigkeit vom Amfetamin*-Typ.

**Mb:** Abk. für **Myoglobin***.

**MBK:** Abk. für **m**inimale **b**akterizide **K**onzentration; geringste Konz. einer Wirksubstanz (Chemotherapeutikum, Antibiotikum, Antiseptikum), die ein Absterben von Bakt. bewirkt; vgl. Bakterizidie; Antibiogramm.

**MC:** Abk. für **M**ethyl**c**ellulose*.

**MCC:** Abk. für (engl.) ***m**icro**c**rystalline **c**ellulose*; s. Cellulose, mikrokristalline.

**MCH:** Abk. für (engl.) ***m**ean **c**orpuscular **h**emoglobin*; $Hb_E$, Färbekoeffizient; Hämoglobingehalt des einzelnen Erythrozyten; verwendet zur Unterscheidung der Anämien*.

**MCPA:** Abk. für (engl.) ***m**ethyl**c**hloro**p**henoxy**a**cetic acid*; s. Methylchlorphenoxyessigsäure.

**MCSE:** Abk. für **M**acrogol**c**etyl**s**tearyl**e**ther*.

**M-CSF:** Abk. für (engl.) ***m**acrophage **c**olony-**s**timulating **f**actor*; s. CSF.

**MCT:** Abk. für (engl.) ***m**edium **c**hain **t**riglyceride*; s. Triglyceride, mittelkettige.

**Md:** (chem.) Symbol für Mendelevium*.

**MD:** Abk. für (engl.) ***m**aintenance **d**ose*; s. Erhaltungsdosis.

**MDA:** s. Ecstasy.

**MDE:** s. Ecstasy.

**MDI:** Abk. für (engl.) ***m**etered **d**ose **i**nhaler*; s. Dosierinhalator, treibgashaltiger.

**MDMA:** s. Ecstasy.

**MDQ:** Abk. für (engl.) ***m**inimum **d**etectable **q**uantity*; s. Erfassungsgrenze.

**MDR-Proteine:** Kurzbez. für **M**ulti**d**rug-**R**esistance-Proteine; Efflux-Pumpen, zellulärer Entgiftungsmechanismus; zu den ABC*-Transportern gehörende, transmembranäre ATP-bindende Proteine, die für die aktive Ausscheidung von Substanzen aus Zellen verantwortl. sind; **Bedeutung:** MDR-P. können (insbes. in Tumoren) überexprimiert sein u. so zur Unwirksamkeit von Pharmaka führen. **Vertreter:** Das bekannteste MDR-P. ist **p-Glykoprotein** (Abk. p-GP), das u. a. in der apikalen Membran von Epithelzellen vorkommt u. die ATP-abhängige Ausschleusung von Xenobiotika* aus Zellen katalysiert. Substrate sind v. a. lipophile Substanzen u. org. Kationen. p-GP wird induziert durch z. B. Johanniskraut (s. Hypericum perforatum). Vgl. MRP-Proteine.

**M.D.S.:** Abk. für **m**isce, **d**a, **s**igna; (auf Rezepten) mische, gib u. bezeichne.

**MDSC:** Abk. für (engl.) ***m**odulated **d**ifferential **sc**anning calorimetry*; s. DSC.

**MDT:** Abk. für (engl.) ***m**ean **d**issolution **t**ime*; s. Auflösungszeit, mittlere.

**ME:** **1.** Abk. für **M**äuse-**E**inheit; **2.** Abk. für **M**ache-**E**inheit.

**mean dissolution time:** s. Auflösungszeit, mittlere.

**mean times:** mittlere Verweildauern; Parameter aus der Momentanalyse*, der das arithmet. Mittel der Verweildauern aller Wirkstoffmoleküle bei einem bestimmten Prozess darstellt; **Grundlage:** Betrachtet man z. B. den Weg eines p. o. als feste Arzneiform applizierten Wirkstoffs, so lassen sich die Prozesse der Auflösung*, Resorption* u. Elimination* als Kette darstellen. **Berechnung:** Die Gesamtverweildauer ergibt sich aus der Addition der Werte der einzelnen Prozesse:

$$MRT = \frac{AUMC}{AUC} = MDT + MAT + MRT_P$$

MRT: mean residence time, Gesamtverweildauer im Organismus; AUMC: area under the moment curve, Fläche unter dem 1. Moment der Plasmakonzentrationskurve; AUC: area under the curve, Fläche unter der Plasmakonzentrationskurve; MDT: mean dissolution time, mittlere Auflösungszeit (in vivo); MAT: mean absorption time, mittlere Resorptionszeit; $MRT_P$: mittlere Verweildauer im Blutplasma. Folgen die Einzelprozesse einer Kinetik 1. Ordnung (s. Reaktionsordnung), so besteht eine reziproke Beziehung zw. der mean time u. der jeweiligen Geschwindigkeitskonstante:

$$MDT = \frac{1}{k_d}$$

$$MAT = \frac{1}{k_a}$$

$$MRT_P = \frac{1}{k_e}$$

$k_d$: Geschwindigkeitskonstante der Auflösung; $k_a$: Geschwindigkeitskonstante der Resorption (Absorption); $k_e$: Geschwindigkeitskonstante der Elimination.

**Meballymal:** s. Secobarbital.

**Mebendazol** (INN): Mebendazolum Ph.Eur.; Methyl-5-benzoyl-2-benzimidazolcarbamat; CAS-Nr. 31431-39-7; $C_{16}H_{13}N_3O_3$, Strukturformel: s. Abb.; $M_r$ 295.30; Schmp. 288.5 °C (kristallisiert aus Essigsäure u. Methanol); sehr schwer lösl. in Wasser u. den meisten org. Lösungsmitteln; Anthelminthikum*; **Wirk.:** hemmt die Tubulin-Polymerisation im Darm der Würmer; dadurch Unterbrechung der Glukoseaufnahme u. verdauungsfördernder Funktionen, führt zur Autolyse; gegen Nematodes* u. Cestodes* wirksam; **Ind.:** in niedriger Dos. bei gastrointestinalem, in hoher Dos. bei system. Wurmbefall (zyst. u. alveoläre Echinokokkose* sowie Trichinose*); **Kontraind.:** Schwangerschaft (teratogen); **UAW:** geringe gastrointestinale Resorption, daher selten Diarrhö, Unterleibsschmerzen; Kopfschmerz, Schwindel.

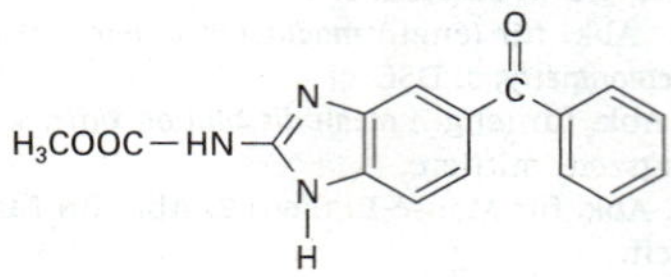


**Mebendazol**

**Mebeverin** (INN): 5-Ethyl-6-methyl-7-(4-methoxyphenyl)-5-azaheptyl-3,4-dimethoxybenzoat; CAS-Nr. 3625-06-7; $C_{25}H_{35}NO_5$, Strukturformel: s. Abb.; $M_r$ 429.54; Schmp. 129–131 °C; Spasmolytikum*; **Ind.:** gastrointestinale Störungen, Reizkolon; p.o. Einnahme 20 min vor den Mahlzeiten; HWZ 2 h. Gebräuchl. ist auch Mebeverinhydrochlorid.

**Mebhydrolin** (INN): 5-Benzyl-1,2,3,4-tetrahydro-2-methyl-1*H*-pyrido[4,3-*b*]indol; CAS-Nr. 524-81-2; $C_{19}H_{20}N_2$; $M_r$ 276.37; Schmp. 95 °C; Sdp. 207–215 °C (133 Pa); fast unlösl. in Wasser, schwer lösl. in Ether, leicht lösl. in Methanol, Ethanol, Aceton, Chloroform; nicht mehr im Handel befindl. Histamin*-$H_1$-Rezeptoren-Blocker; **Mebhydrolin-napadisilat:** Mebhydrolin-1,5-naphthalindisulfonat; $C_{48}H_{48}N_4O_6S_2$; Zers. bei 280 °C; fast unlösl. in Wasser, wenig lösl. in heißem Eisessig, lösl. in heißem Formamid.

**Mebumal:** s. Pentobarbital.

**MEC:** Abk. für (engl.) ***minimal effective concentration***; minimale effektive Konzentration, minimaler wirksamer Plasmaspiegel; Schwellenwert für Wirkstoffe nach dem Alles-oder-Nichts-Prinzip; **Prinzip:** Erst oberhalb der MEC tritt eine Wirkung ein. Eine weitere Steigerung der Dosis bewirkt häufig keine Steigerung der Wirkung mehr (z. B. Antibiotika, Sulfonamide). Vgl. Konzentrations-Wirkungs-Kurve.

**Mecasermin:** CAS-Nr. 68562-41-4; rekombinantes humanes Protein aus 70 Aminosäuren mit 3 Disulfidbrücken; **Wirk.:** Wachstumsfaktor*; Analogon des humanen IGF*-I (Aminosäuresequenz ist ident. mit endogenem IGF-I); Agonist am IGF-I-Rezeptor Typ 1 u. damit Stimulierung u. a. des Körperwachstums; **Ind.:** Langzeitbehandlung von Wachstumsstörungen bei Kindern u. Jugendl. mit schwerem primärem Mangel an IGF-I; **Kontraind.:** i. v. Anw.; aktives Neoplasma od. Verdacht auf Neoplasma; Anzeichen für Tumorwachstum; **UAW:** Hypoglykämie, Wachstum der Thymusdrüse u. der Tonsillen, Kopfschmerz, Hörverlust; **Dos.:** s. c. Initialdosis 2×0.04 mg/kg KG/d, frühestens nach 6 Wochen erhöhen auf max. 2×0.12 mg/kg KG/d.

**Mecetronium etilsulfat:** Ethylhexadecyldimethylammonium-ethylsulfat; $C_{22}H_{49}NO_4S$; $M_r$ 423.69; sehr leicht lösl. in Wasser, Ethanol u. Aceton; im Handel in Kombination mit Propan-1-ol u. Propan-2-ol; **Anw.:** als Tensid*, Desinfektionsmittel*.

**Mechanorezeptoren:** s. Mechanosensoren.

**Mechanosensoren:** veraltet Mechanorezeptoren; Sensoren* in Haut, Muskeln, Sehnen, Gefäßen, Herz, Lunge, Intestinaltrakt u. Harnblase, die auf mechan. Reize (z. B. Druck, Dehnung) ansprechen; vgl. Drucksensoren; Pressosensoren.

**Mechlorethamin:** s. Stickstofflost.

**Mechlorethaminoxid:** s. Stickstoffoxidlost.

**Mecholin:** s. Methacholin.

**Mecke-Reagenz:** Lsg. aus 0.5 %iger seleniger Säure in konz. Schwefelsäure*; **Anw.:** Färbenachweis von Alkaloiden*.

**Meclastin:** s. Clemastin.

**Meclizin:** s. Meclozin.

**Meclocyclin** (INN): 7-Chlor-4-dimethylamino-1,4,4a,5,5a,6,11,12a-octahydro-3,5,10,12,12a-pentahydroxy-6-methylen-1,11-dioxo-2-naphthacencarboxamid; CAS-Nr. 2013-58-3; $C_{22}H_{21}ClN_2O_8$, Strukturformel: s. Abb.; $M_r$ 476.9; Tetracyclin*; **Ind.:** bakt. Infektionen der Haut (lokale Anw. als Meclocyclin-5-sulfohydroxybenzoat).

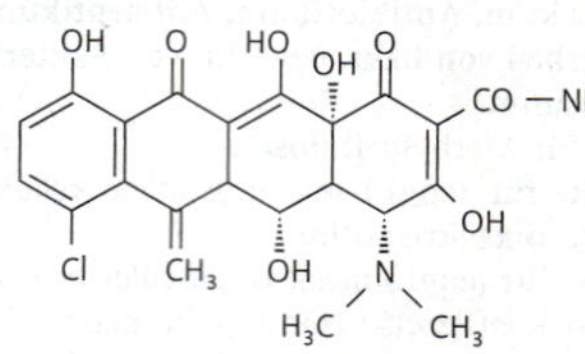


**Meclocyclin**

**Meclofenamsäure** (INN): 2-(2,6-Dichlor-3-methylphenyl)amino-benzoesäure; CAS-Nr. 644-62-2; $C_{14}H_{11}Cl_2NO_2$; $M_r$ 296.15; nicht mehr im Handel befindl. Analgetikum*, Antiphlogistikum* u. Antipyretikum*; **UAW:** Diarrhö, Sodbrennen.

**Meclofenoxat** (INN): Centrophenoxin, $\beta$-Dimethylaminoethyl-4-chlorphenoxyacetat; 4-Chlorphenoxyessigsäure-2-dimethylaminoethylester; CAS-Nr. 51-68-3; $C_{12}H_{16}ClNO_3$; $M_r$ 257.73; nicht mehr im Handel befindl. Psychoregulans; **Wirk.:** soll den zellulären Stoffwechsel bei verminderter

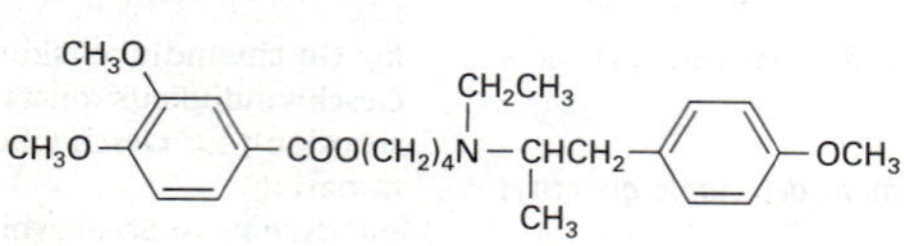


**Mebeverin**

Sauerstoffkonzentration anregen; früher angewendet bei psych. Veränderungen im Alter. **Meclofenoxathydrochlorid:** Schmp. 139 °C (polymorph).

**Mecloprodin:** s. Clemastin.

**Meclozin** (INNv): Meclizin; 1-*p*-Chlorbenzhydryl-4-*m*-methylbenzyl-piperazin, 1-(4-Chlor-*α*-phenylbenzyl)-4-(3-methylbenzyl)piperazin; CAS-Nr. 569-65-3; $C_{25}H_{27}ClN_2$, Strukturformel: s. Abb.; $M_r$ 390.92; Sdp. 230 °C (267 Pa); in der Schweiz im Handel befindl. Antihistaminikum* (Histamin*-$H_1$-Rezeptoren-Blocker) u. Antiemetikum*; in Deutschland u. Österreich außer Handel; **Ind.:** u. a. Übelkeit*, Seekrankheit*, Erbrechen* (auch bei Migräne) u. Schwindel bei zerebraler Arteriosklerose; **UAW:** Sedierung, Mundtrockenheit, Miktionsstörungen, Verdauungsbeschwerden, Beeinflussung des Reaktionsvermögens. **Meclozindihydrochlorid:** Meclozini hydrochloridum Ph.Eur.6 (Racemat); CAS-Nr. 1104-22-9; $C_{25}H_{29}Cl_3N_2$; $M_r$ 463.9; Schmp. 124 °C (unter Zers.); leicht lösl. in Chloroform, Pyridin, fast unlösl. in Wasser, Ether.

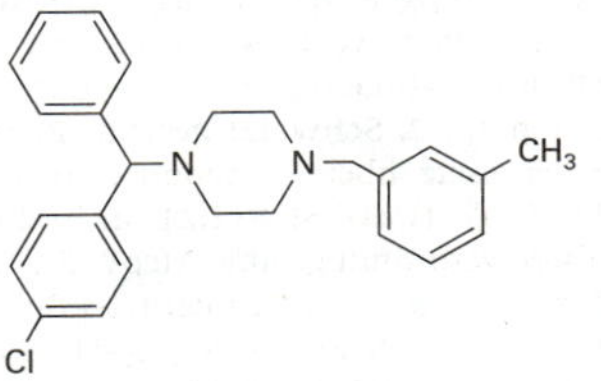


**Meclozin**

**Meconin:** s. Phthalide.

**Meconium** (gr. mekon Mohn): **1.** Opium*; **2.** Kindspech.

**Meconsäure:** Acidum meconicum; Mekonsäure; 3-Hydroxychelidonsäure, Strukturformel: s. Opium (Abb. dort); vgl. Chelidonsäure.

**MED:** Abk. für **M**aximal-**E**inzel-**D**osis; s. Dosis.

**Medazepam** (INN): 7-Chlor-2,3-dihydro-1-methyl-5-phenyl-1*H*-1,4-benzodiazepin; CAS-Nr. 2898-12-6; $C_{16}H_{15}ClN_2$, Strukturformel: s. Abb.; $M_r$ 270.76; Schmp. 95–97 °C (kristallisiert aus Petrolether/Ether); schwach gelbes, krist. Pulver; unlösl. in Wasser, lösl. 1:8 in Ethanol, 1:1 in Chloroform, 1:5 in Ether; Benzodiazepin*; unterliegt dem Betäubungsmittelgesetz* (Anlage III, ausgenommene Zuber.); **Off.:** DAC; **Ind.:** als Tranquilizer*; **Dos.:** p. o. 1–3 × 10 mg/d; HWZ 2–5 h bzw. 50–80 h (Metaboliten). Gebräuchl. ist auch Medazepamhydrochlorid.

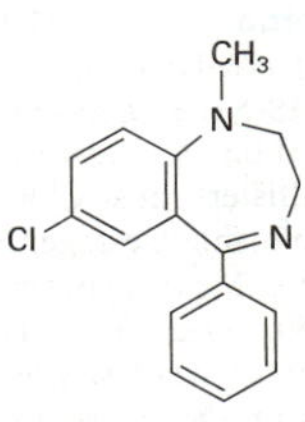


**Medazepam**

**Median:** Zentralwert; statistische Kenngröße für eine Stichprobe*; wird anstelle des Mittelwertes bei schiefen Verteilungen u. Verdacht auf Ausreißer bevorzugt. Der Median $\tilde{x}$ ist bei ungerader Anzahl der nach der Größe geordneten Einzelwerte der mittlere, bei gerader Anzahl das arithmet. Mittel der beiden in der Mitte befindl. Einzelwerte.

**Mediane:** (bot.) die Ebene eines Seitenorgans (z. B. Blatt*, Blüte*), die zugleich die Achse des Hauptgliedes enthält.

**Mediatoren:** **1.** (allg.) Vermittler; **2.** (biochem.) Mediatorsubstanzen*.

**Mediatorsubstanzen:** Mediatorstoffe; Biomoleküle der interzellulären Kommunikation mit para- u. autokriner Wirk.; z. B. Eicosanoide*, Histamin*, Serotonin*, Kinine*, Zytokine*, versch. Komplementfaktoren, lysosomale Faktoren. Vgl. Gewebehormone.

**Medicagensäure:** Triterpensapogenin; Strukturformel: s. Saponine (Tab. 1 dort).

**Medicago sativa** L.: Luzerne, Alfalfa; Fam. Fabaceae; kultiviert in Europa, Asien, Nordafrika, Nordamerika; Stpfl. von **Herba Medicago sativae:** Alfalfakraut; **Inhaltsst.:** Saponine*, Stachydrin, Chinone*, Cumarine*, Flavone*, Proteine (ca. 5 % in den Blättern, ca. 40 % in den Samen), Vitamine*, v. a. der B-Gruppe (s. Vitamin* B) u. Vitamin* A, mineral. Spurenelemente; **Anw.:** Futtermittel, frisch u. getrocknet zur Ergänzung der menschl. Ernährung, u. a. als Roborans (Tonikum*).

**Medigoxin:** s. Metildigoxin.

**Medihaler®:** nicht mehr im Handel befindl. Inhalator*, der Aerosole zur Inhalation erzeugt; außer Handel aufgrund der enthaltenden FCKW u. Wirkstoffinstabilitäten.

**Medikament:** s. Arzneimittel.

**Medikation:** Arzneiverordnung.

**Medikationsfehler:** jedes vermeidbare Ereignis, das zu einer falschen Arzneimittelanwendung führt; kann eine potentielle od. tatsächl. Schädigung des Patienten (z. B. eine UAW*) zur Folge haben. M. umfassen u. a. Verordnungs-, Übertragungs-, Abgabe-, Zubereitungs- u. Verabreichungsfehler. **Beispiel:** Verordnung einer falschen Dos. od. die Abgabe eines Arzneimittels, das nicht verordnet war.

**Medikationsmanagement:** s. Pharmazeutische Betreuung.

**Medikationsprofil:** s. Arzneimittelanwendungsprofil.

**Medikationsprozess:** Bez. für Zusammenhänge u. Abhängigkeiten sämtlicher Vorgänge, die bis zum Einsatz eines Arzneimittels am od. durch den Patienten durchlaufen werden; beginnt mit der Indikationsstellung bzw. der Herst. des Arzneimittels; es folgen Verordnung, Überbringen/Übertragung der Verordnung, Lagerung u. Lieferung des Arzneimittels, Distribution u. Arzneimittelanwendung. Therapiebeobachtung u. -überwachung nach Anw. sowie eine adäquate Dokumentation genannter Prozessschritte können ebenfalls zum M. gezählt werden. Vgl. Arzneimitteltherapiesicherheit.

**Medium** (lat. Mitte): Mittel, das einen Körper umgibt od. in dem eine Substanz sich löst, od. Milieu, in dem eine chem. Reaktion abläuft; **Beispiel:** alkohol., wässriges, saures od. alkal. Medium.

**Medizin:** **1.** Wissenschaft vom gesunden u. kranken Menschen, von den Ursachen, Wirkungen, der Vorbeugung u. Heilung der Krankheiten; **2.** s. Arzneimittel.

**Medizinalborax:** s. Natriumtetraborat.

**Medizinalgewicht:** s. Apothekergewicht.

**Medizinal-Terpentinöl:** s. Terebinthina (Terebinthinae aetheroleum rectificatum).

**Medizinaluntersuchungsämter:** Landessonderbehörden der unteren Verwaltungsstufe in Deutschland (vgl. Gesundheitswesen); befassen sich v. a. mit Untersuchungen auf dem Gebiet der allg. Hygiene (Trinkwasser, Lebensmittel, Seuchenhygiene).

**Medizin, evidenzbasierte:** (engl.) *evidence based medicine*; Abk. EbM; gewissenhafter u. vernünftiger Gebrauch der gegenwärtig besten externen wissenschaftl. Evidenz für Entscheidungen in der Versorgung individueller Patienten; bedeutet die Integration individueller klin. Expertise unter Berücksichtigung der bes. Situation, der Rechte u. Präferenzen der Patienten mit der bestmöglichen externen Evidenz aus systemat. Forschung; das strukturierte Vorgehen der EbM gliedert sich in 5 Schritte: **1.** Übersetzung des klin. Problems in eine beantwortbare Fragestellung; **2.** Literaturrecherche zur Suche nach bestmöglicher externer Evidenz; **3.** Beurteilung der Validität der relevanten Literatur; **4.** Beurteilung der Anwendbarkeit der gewonnenen Erkenntnisse auf den speziellen klin. Fall; **5.** krit. Reflexion der eigenen Vorgehensweise. Die Aussagekraft der in die Entscheidung eingeflossenen externen Evidenz wird mit Hilfe der sog. Evidenzgrade* beurteilt. Vgl. Metaanalyse; Pharmakoepidemiologie; Studie, klinische.

**medizinische Hefe:** s. Faex (F. medicinalis).

**Medizinprodukte:** nach § 3 Absatz 1 Medizinproduktegesetz* alle Instrumente, Apparate, Vorrichtungen, Stoffe u. Zuber. aus Stoffen od. andere Gegenstände einschließl. der für ein einwandfreies Funktionieren des Medizinproduktes eingesetzten Software, die vom Hersteller zur Anw. für Menschen bestimmt sind; werden eingesetzt zur: **1.** Erkennung, Verhütung, Überwachung, Behandlung od. Linderung von Krankheiten; **2.** Erkennung, Überwachung, Behandlung, Linderung od. Kompensierung von Verletzungen od. Behinderungen; **3.** Untersuchung, Ersetzung od. Veränderung des anatom. Aufbaus od. eines physiol. Vorgangs; **4.** Empfängnisregelung. Die Hauptwirkung der M. wird weder durch pharmak. od. immunolog. wirkende Mittel noch durch Metabolismus erreicht, die Wirkung kann aber durch solche Mittel unterstützt werden. Man unterscheidet ca. 400 000 Medizinprodukte, z. B. med. Einmalprodukte, Krankenpflegeartikel, Wundauflagen, chirurg. Nahtmaterial, Herz-Lungen-Maschinen, Röntgengeräte, Labordiagnostika.

**Medizinproduktegesetz:** **1.** Abk. MPG; **Deutschland, Österreich:** in Deutschland seit 1.1.1995 (Gesetz vom 2.8.1994, BGBl. I S. 1963, Neufassung 7.8.2002, BGBl. I S. 3146, zuletzt geändert am 29.7.2009, BGBl. I S. 2326), in Österreich seit 1.1.1997 (BGBl. Nr. 657/1996, in der Fassung BGBl. Nr. 77/2008) in Kraft; mit ihm wurden EU-Richtlinien in nationales Recht umgesetzt; enthält die Anforderungen techn. u. medizinischer Art für Medizinprodukte*, Informations-Anforderungen sowie Betreiber- u. Anwendervorschriften. Ein Beobachtungs- u. Meldesystem ist eingerichtet, das mit vergleichbaren Systemen der anderen Vertragsstaaten des Europäischen Wirtschaftsraumes (EWR) zusammenarbeitet u. der Erfassung u. Abwehr von Risiken aus Medizinprodukten dient. Wenn diese nach europäischem Recht in einem Mitgliedstaat des EWR verkehrsfähig sind, sind sie auch in den anderen Mitgliedstaaten verkehrsfähig (CE*-Kennzeichnung). Für Hersteller, Patienten u. Ärzte ist somit der gesamte europäische Markt der Medizinprodukte verfügbar. Das M. gibt der Eigenverantwortung des verantwortlichen Herstellers/Bevollmächtigten u. U. unter Beteiligung einer privatrechtl. Prüfstelle einen sehr viel größeren Stellenwert als das AMG. Die Hauptaufgaben der Behörden liegen in der Überwachung des Medizinprodukte-Verkehrs sowie in der Abwehr von Risiken. Das Bundesinstitut* für Arzneimittel und Medizinprodukte ist für die Genehmigung klin. Prüfungen sowie die zentrale Erfassung, Auswertung u. Bewertung von Risiken bei Medizinprodukten verantwortlich. Das DIMDI* sammelt Informationen u. hält sie in Datenbanken zur Verfügung. **2. Schweiz:** gesetzl. Regelungen im Bundesgesetz über Arzneimittel u. Medizinprodukte (Abk. HMG, SR 812.21) u. in der Medizinprodukteverordnung (Abk. MepV, SR 812.213).

**Medrogeston** (INN): 6,17-Dimethyl-4,6-pregnadien-3,20-dion; CAS-Nr. 977-79-7; $C_{23}H_{32}O_2$, Strukturformel: s. Abb.; $M_r$ 340.50; Schmp. 144–146 °C (kristallisiert aus Ether; polymorph); $[\alpha]_D^{23\,°C}$ +79° (c = 1 in Chloroform); lösl. in vielen org. Lösungsmitteln, fast unlösl. in Wasser; Gestagen*; **Ind.:** postmenopausale Estrogentherapie, Prävention einer Osteoporose* bei postmenopausalen Frauen mit hohem Frakturrisiko, die eine Unverträglichkeit od. Kontraind. gegen andere zur Osteoporoseprävention zugelassene Arzneimittel aufweisen; jeweils als Kombinationstherapie mit Estrogenen*; **Kontraind., WW u. UAW:** s. Gestagene.

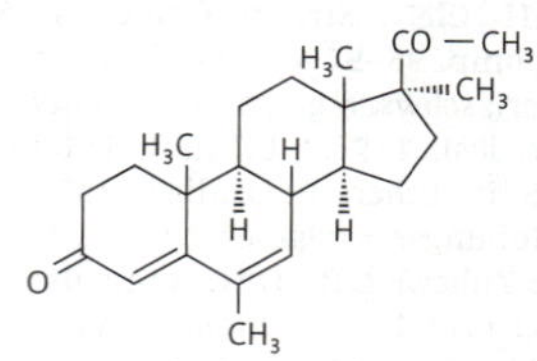


**Medrogeston**

**Medroxyprogesteron** (INN): 17-Hydroxy-6$\alpha$-methylprogesteron; 17$\alpha$-Hydroxy-6$\alpha$-methylpregn-4-en-3,20-dion; CAS-Nr. 520-85-4; $C_{22}H_{32}O_3$, Strukturformel: s. Abb.; $M_r$ 344.48; Schmp. 220–223.5 °C (kristallisiert aus Chloroform); $[\alpha]_D^{25\,°C}$ +75° (in Chloroform); Gestagen*; **Medroxyprogesteronacetat:** Medroxyprogesteroni acetas Ph.Eur.6; CAS-Nr. 71-58-9; $C_{24}H_{34}O_4$; $M_r$ 386.5; Schmp. 207–209 °C; weißes, krist. Pulver; leicht lösl. in Chloroform, lösl. in Aceton, fast unlösl. in Wasser; **Ind.:** Hormonersatztherapie, palliative Hochdosisbehandlung bei metastasierendem Mammakarzinom, fortgeschrittenes Endometri-

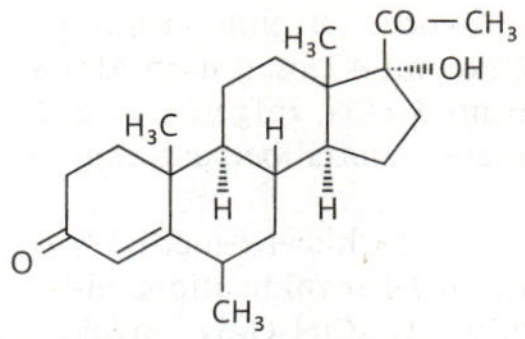


**Medroxyprogesteron**

umkarzinom; als Depot zur hormonalen Kontrazeption von längerer Dauer (3 Monate) nur, wenn andere Methoden nicht vertragen od. orale Kontrazeptiva nicht eingenommen werden können; **Dos.: 1.** zur Hormontherapie (in Kombination mit Estradiolvalerat, evtl. freies Intervall) p. o. 2.5–10 mg/d; **2.** Mammakarzinom: p. o. 300–1000 mg/d; **3.** Endometriumkarzinom: p. o. 300–600 mg/d; **4.** zur hormonalen Kontrazeption tiefe i. m. Injektion (150 mg) in Abständen von 3 Monaten; 1. Injektion während der ersten 5 Zyklustage od. innerhalb von 5 d post partum, bei Stillenden nach der 6. Woche post partum; HWZ 24–50 h (p. o.) bzw. 30–40 d (i. m.).

**Medryson** (INN): 11*β*-Hydroxy-6*α*-methyl-4-pregnen-3,20-dion; CAS-Nr. 2668-66-8; $C_{22}H_{32}O_3$, Strukturformel: s. Abb.; $M_r$ 344.48; Schmp. 155–158 °C; $[\alpha]_D^{20\,°C}$ +189° (in Chloroform); wenig lösl. in Wasser, lösl. in Chloroform, Dichlormethan; nicht mehr zugelassenes, nichthalogeniertes Glucocorticoid* zur top. Anw. am Auge.

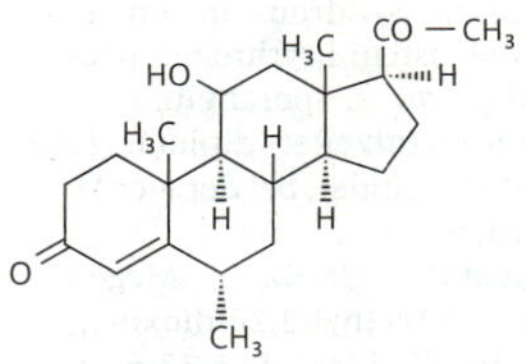


**Medryson**

**Medulla:** Mark; **medullaris:** zum Mark gehörend. M. spinalis: Rückenmark.

**Medulla Sambuci:** s. Sambucus nigra.

**Meereiche:** s. Fucus vesiculosus.

**Meerkohl:** s. Calystegia soldanella.

**Meerkohlkraut:** s. Calystegia soldanella (Herba soldanellae).

**Meerrettich:** s. Armoracia rusticana.

**Meerrettichbaum:** s. Moringa oleifera.

**Meerrettichöl:** s. Armoracia rusticana (Oleum Armoraciae).

**Meersalz:** Sal marinum; durch Verdunsten von Meerwasser (s. Aqua marina) gewonnenes Salz*; **Best.:** Natriumchlorid*, Calciumchlorid*, Magnesiumsulfat, Magnesiumchlorid, Calciumsulfat*, Bromide*, Iodide* u. a.; insgesamt ca. 50 Elemente.

**Meerschaum:** Sepiolith; wasserhaltiges Magnesiumsilicat*; $Mg_4(OH)_2[Si_6O_{15}]$ (Fe-, Al- u. $H_2O$-haltig); D. 2.0; Härte 2–2.5 der Härteskala*; weiße, gelbl., graue od. rötl., undurchsichtige Stücke od. erdige, knollige Massen, leicht schneidbar; spaltet beim Erhitzen unter Bräunung Wasser ab (Bräunung der M.-Pfeifen). **Vork.:** Verwitterungsprodukt des Serpentins, Hauptfundort Eskishehir (Anatolien).

**Meerschwamm:** s. Euspongia officinalis.

**Meerstranddistel:** s. Eryngium maritimum.

**Meerträubchen:** s. Ephedra sinica.

**Meerträubelkraut:** s. Ephedra sinica (Ephedrae herba).

**Meerwasser:** s. Aqua marina.

**Meerwein-Arylierung:** Methode zur Einführung des Arylrests in Alkene* od. *α*,*β*-ungesättigte Carbonylverbindungen durch Umsetzung mit Diazoniumsalzen* in Gegenwart von Kupfer(II)*-chlorid; **Beispiel:** Aus Styrol* entsteht 1,2-Diphenylethylen (s. Abb.).

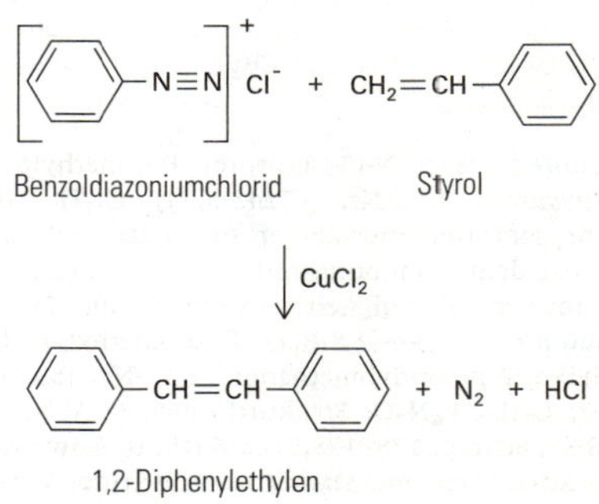


**Meerwein-Arylierung:** Bildung von 1,2-Diphenylethylen

**Meerwein-Ponndorf-Verley-Reduktion:** Methode zur Herst. primärer Alkohole* aus Aldehyden* bzw. sekundärer Alkohole aus Ketonen* durch Reduktion mit Alkoholen in Gegenwart von Aluminiumalkoholat, wobei der reduzierend wirkende Alkohol zum Keton oxidiert u. abdestilliert wird (s. Abb.); **Hinweis:** Die Umkehrung dieser Reaktion wird als Oppenauer*-Oxidation bezeichnet.

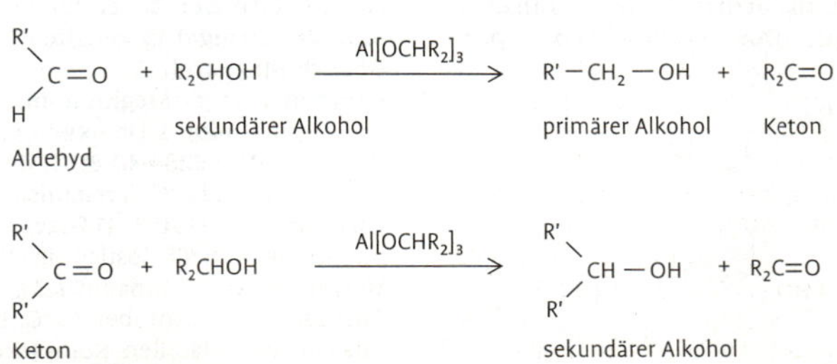


**Meerwein-Ponndorf-Verley-Reduktion**

**Meerzwiebel:** s. Urginea maritima.

**Meerzwiebelpulver, Eingestelltes:** s. Urginea maritima (Scillae pulvis normatus).

**Mefenaminsäure** (INN): Acidum mefenamicum Ph.Eur.6; *N*-(2,3-Xylyl)anthranilsäure; CAS-Nr. 61-68-7; $C_{15}H_{15}NO_2$, Strukturformel: s. Abb.; $M_r$ 241.28; Schmp. 230–231 °C (unter Aufbrausen; polymorph); weißes bis grauweißes, geschmack- u. geruchloses, krist. Pulver; lösl. in Wasser bei pH 7.1 (mg/100 mL): 4.1 (25 °C), 8.0 (37 °C); lösl. in Alkalihydroxid-Lsg., wenig lösl. in Ether, Chloroform, schwer lösl. in Ethanol; $pK_S$ 4.2; $UV_{max}$ 285, 340 nm (Natronlauge 0.1 mol/L); in Österreich u. der Schweiz im Handel befindl. Analgetikum* (Anthranilsäurederivat); in Deutschland außer Handel; **Kontraind.:** Gastritis, Magen-Darm-Ulzera, zu vermeiden bei Epilepsie, cave bei Nieren- u. Leberfunktionsstörungen; **UAW:** gastrointestinale Störungen, Ulzerationen u. Blutungen im Magen-Darm-Trakt, Kopfschmerz, Schwindel, Sehstörungen, Hautreaktionen, Blutbildstörungen; Ther. sollte bei Auftreten von Diarrhö u. Hauterscheinungen beendet werden; **Dos.:** 2–3 × 0.5 g/d p. o.; HWZ 2 h.

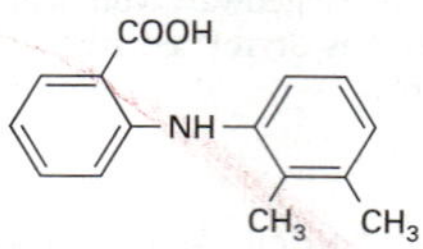


**Mefenaminsäure**

**Mefenorex** (INN): *N*-(3-Chlorpropyl)-$\alpha$-methylphenethylamin; CAS-Nr. 17243-57-1; $C_{12}H_{18}ClN$; nicht verschreibungsfähiger Appetitzügler*; unterliegt dem Betäubungsmittelgesetz* (Anlage II); Gefahr der Abhängigkeit vom Amfetamin*-Typ.

**Mefloquin:** (±)-$\alpha$-[2,8-Bis(trifluoromethyl)-4-chinolyl]-$\alpha$-(2-piperidyl)methanol; CAS-Nr. 53230-10-7; $C_{17}H_{16}F_6N_2O$, Strukturformel: s. Abb.; $M_r$ 378.32; Schmp. 178–178.5 °C; **Wirk. u. Anw.:** Antimalariamittel* mit starker schizontizider Wirk.; gut wirksam gegen Chloroquin*-resistente Plasmodium-falciparum-Stämme; sollte zur Ther. der Malaria* nur noch als Notfallarzneimittel u. zur Malariaprophylaxe* nur bei extrem hohem Malariarisiko verwendet werden; lange HWZ (21 d), so dass die Malariaprophylaxe bereits 1 Woche nach der Rückkehr beendet werden kann. **Mefloquinhydrochlorid:** Mefloquini hydrochloricum Ph.Eur.; CAS-Nr. 51773-92-3; $C_{17}H_{17}ClF_6N_2O$; $M_r$ 414.77; Schmp. 260 °C (unter Zers.); weißes bis schwach gelbes, krist. Pulver; sehr schwer lösl. in Wasser, leicht lösl. in Methanol, lösl. in Ethanol; zeigt Polymorphie; **Dos.:** **1.** Prophylaxe: p. o. 5 mg/kg KG/Woche, Beginn mind. 1 Woche vor Anreise, Ende mit 4 Dosen nach Abreise; **2.** Ther.: p. o. 20–25 mg/kg KG, aufgeteilt in 2–3 Gaben mit 6–8 h Abstand; Notfallbehandlung: p. o. 15 mg/kg KG.

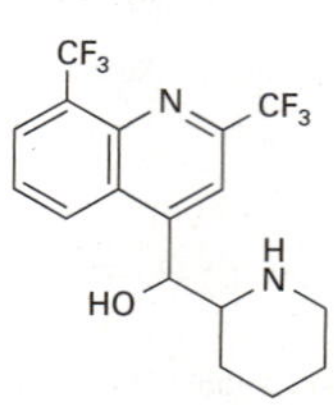


**Mefloquin**

**Mefrusid** (INN): 4-Chlor-$N^1$-methyl-$N^1$-(tetrahydro-2-methylfuryl)-3-benzoldisulfonamid; CAS-Nr. 7195-27-9; $C_{13}H_{19}ClN_2O_5S_2$, Strukturformel: s. Diuretika (Abb. dort); $M_r$ 382.90; Schmp. 148–149 °C; unlösl. in Wasser, lösl. in verd. Natriumhydroxid-Lösung; **Wirk.:** Diuretikum* (Thiazid-Analogon); **Ind.:** in Kombination mit Nifedipin* bei Hypertonie*; **Kontraind., WW u. UAW:** s. Bendroflumethiazid; HWZ 3–12 h.

**Mega-** (gr. megas groß, gewaltig): Symbol M; Vorsilbe für Million; gesetzl. Vorsatz für das $10^6$-fache einer Einheit; vgl. SI-Einheiten.

**Megagametophyt:** weibl. Gametophyt heterosporer Pflanzen (s. Heterosporie); bei Samenpflanzen (Spermatophytina*) im Inneren der Samenanlage gelegen.

**Megallat:** Megallas; chem. Kurzbez. für 3,4,5-Trimethoxybenzoat.

**Megaloblasten** (gr. megas groß, blastos Trieb, Ursprung): abnorme Vorstufen der Megalozyten*; **Vork.:** bei megaloblast. Erythrozytopoese* inf. eines Mangels an Vitamin $B_{12}$ od. Folsäure, bei gestörter Erythrozytopoese u. nach Anw. von Zytostatika*.

**Megalozyten:** leicht ovale, bes. große Erythrozyten*; **Vork.:** bei Vitamin $B_{12}$- u. Folsäuremangel, myelodysplast. Syndrom u. unter Zytostatika*. Vgl. Megaloblasten; Erythrozytopoese.

**Megasporangium:** s. Sporangium.

**Megasporenmutterzelle:** diploide Zelle, in der eine Meiose* stattfindet, bei der vier Megasporen gebildet werden.

**Megestrolacetat** (INN): Megestroli acetas Ph.Eur.6; 6-Methyl-3,20-dioxo-4,6-pregnadien-17$\alpha$-ylacetat; CAS-Nr. 595-33-5; $C_{24}H_{32}O_4$; $M_r$ 384.50; Schmp. 214–216 °C (kristallisiert aus Methanol); $[\alpha]_D^{24\,°C}$ +5° (in Chloroform); lösl. bei 37 °C in Wasser 2 µg/mL, in Plasma 24 µg/mL, 1 T. lösl. in 55 T. Ethanol, 0.8 T. Chloroform, 130 T. Ether, 130 T. Aceton, 130 T. Benzylalkohol, schwer lösl. in nicht flüchtigen Ölen, fast unlösl. in Wasser; Gestagen*; **Ind.:** fortgeschrittenes Mamma- u. Endometriumkarzinom; **Kontraind. u. WW:** s. Gestagene; **UAW:** Gewichtszunahme, Blutdruckanstieg, Obstipation, Übelkeit/Erbrechen, Diarrhö, Sodbrennen, Flatulenz, erhöhte Harnausscheidungsfrequenz, Thrombophlebitis, Thrombose; **Dos.:** **1.** bei Mammakarzinom: p. o. 4 × 40 mg/d od. 1 × 160 mg/d; **2.** bei Endometriumkarzinom: p. o. 80–320 mg/d in geteilten Gaben. Gebräuchl. ist auch Megestrol.

**Meglumin** (INN): Megluminum Ph.Eur.6, *N*-Methyl-D-glucamin; 1-Desoxy-(methylamino)-D-glucitol; CAS-Nr. 6284-40-8; $C_7H_{17}NO_5$; $M_r$ 195.22; Schmp. 126–129 °C (kristallisiert aus Methanol; polymorph); pH 10.5 (1 %ige wässrige Lösung); $pK_S$ 9.5 bei 20 °C; löslich in Wasser ca. 100 g/100 mL bei 25 °C, Ethanol 1.2 g/100 mL bei 25 °C, Ethanol 21 g/100 mL bei 70 °C; bildet mit Säuren Salze u. mit Metallen Komplexe; **Anw.:** **1.** Salze mit Alkylarylsulfonsäuren: wirken als Detergenzien*; **2.** Salze mit 3,5-Diaceto- od. 3-Acetylamido-2,4,6-triiodobenzoesäure: Anw. als Röntgenkontrastmittel*.

**Meglumin-Antimon:** $C_7H_{18}NO_8Sb$; Komplex aus Meglumin* u. Antimon*; nicht mehr im Handel befindl. Antiprotozoenmittel*; früher angewendet bei Leishmaniasen*.

**Mehl:** lat. Farina; besteht aus vollständig zermahlenen Getreidekörnern, enthält also neben Stärkekörnern (s. Amylum) auch Zellenelemente des Speicherparenchyms, der Frucht u. der Samenschalen, die in der Müllerei zum größten Teil als Kleie vom Mehl abgetrennt werden. Der Ausmahlungsgrad des Mehles wird bes. bei Roggen u. Weizen nach Mehltypen bezeichnet, die sich vom Aschengehalt pro kg Mehl (mal 1000) ableiten: Mehltype 574 bedeutet z. B., dass das betr. Mehl einen Aschengehalt von 0.574 % aufweist, bezogen auf die Trockenmasse des Mehles.

**Mehlbeeren:** s. Crataegus-Arten (Crataegi fructus).

**Mehldorn:** s. Crataegus-Arten.

**Mehrdosenbehältnis:** enthält ausreichende Mengen einer Arzneiform für den mehrmaligen Gebrauch.

**Mehrfachapplikation:** Verabreichung eines Wirkstoffs in mehreren Dosen* zur Dauertherapie, i. d. R. mit festgelegter Dosis u. festgelegtem Dosierungsintervall* (s. Dosierungsschema); **Bedeutung:** Ziel ist es, meist durch Gabe einer Initialdosis* u. anschließenden Erhaltungsdosen* möglichst schnell ein Fließgleichgewicht* zu erreichen u. eine zu starke Kumulation* zu vermeiden. **Grundlage:** s. Abb.; ein Maß für die Schwankung zw. max. und minimaler Plasmakonzentration im Gleichgewicht ist die **Peak-trough-Fluktuation:**

$$PTF(\%) = \frac{(c_{ss,max} - c_{ss,min})}{c_{ss,av}} \cdot 100\%$$

PTF: prozentuale Peak-trough-Fluktuation; $c_{ss,max}$: max. Plasmakonzentration im Fließgleichgewicht; $c_{ss,min}$: minimale Plasmakonzentration im Fließgleichgewicht; $c_{ss,av}$: durchschnittl. Plasmakonzentration im Fließgleichgewicht. Bei der Bestimmung der Bioverfügbarkeit* bei M. ist die AUC* für ein Dosierungsintervall gleich der AUC nach Einfachapplikation.

**Mehrschichttabletten:** s. Schichttabletten.

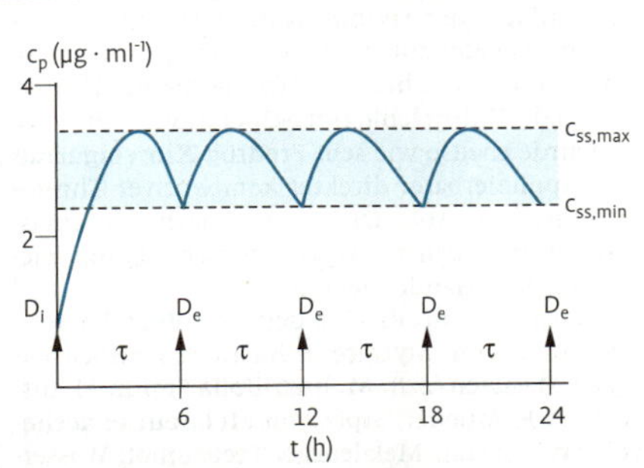


**Mehrfachapplikation:** $c_P$: Plasmakonzentration; $c_{ss,max}$: maximale Plasmakonzentration im Fließgleichgewicht (engl. steady state); $c_{ss,min}$: minimale Plasmakonzentration im Fließgleichgewicht; τ: Dosierungsintervall; $D_i$: Initialdosis; $D_e$: Erhaltungsdosis

**Mehrstoffgemisch:** Gemisch aus mehr als einem Stoff; Arzneimittel, sowohl Mono- als auch Kombinationspräparate, sind im Allg. Mehrstoffgemische.

**Meiose:** Meiosis; syn. Reduktionsteilung; zwei aufeinander folgende Kernteilungen (1. u. 2. Reifeteilung), in deren Verlauf der diploide (2n) Chromosomensatz zum haploiden (1n) reduziert wird u. eine Vermischung u. Verteilung der Gene* erfolgt; Ergebnis der M. sind Gameten* bzw. Sporen höherer Pflanzen. Bei der Befruchtung verschmelzen eine reife mütterl. u. väterl. Keimzelle wieder zu einer diploiden Zelle, der Zygote, aus der das neue Individuum hervorgeht. Die M. beginnt mit der Chromosomenpaarung*. Hierbei kann durch Bruch u. überkreuzte Wiedervereinigung (Crossing*-over) ein Austausch gleichlanger Abschnitte zw. homologen Chromosomen* stattfinden (s. Abb.). Dieser Austausch wird als Rekombination* (Neukombination von Merkmalsanlagen) bezeichnet. In der **1. Reifeteilung** (Meiose I) erfolgt die Spindelbildung mit Trennung gepaarter Chromosomen, in der **2. Reifeteilung** (Meiose II) trennen sich die Chromatiden*; Resultat: 4 haploide, homologe, aber genet. unterschiedl. Keimzellen (**Gone**). Meiose I u. II sind in **4 Phasen** unterteilbar: **1.** Prophase: Kondensation des Chromatins*; **2.** Metaphase: Anordnung der kondensierten Chromosomen in der Äquatorialebene; **3.** Anaphase: Wanderung der Chromosomen/Chromatiden zu den beiden Zellpolen; **4.** Telophase: Bildung der Tochterzellkerne. Die Prophase der Meiose I wird nochmals in 5 Stadien unterteilt (Leptotän, Zygotän, Pachytän, Diplotän, Diakinese), wobei es im Pachytän zum Crossing-over zwischen den beiden homologen Chromosomen kommt. Durch Non-disjunction (Fehlverteilung) homologer Chromosomen kommt es zu Gameten mit über- bzw. unterzähligem Chromosomensatz. Nach Befruchtung entstehen daraus Organismen, die häufig schwere Defekte (z. B. Klinefelter-Syndrom, Down-Syndrom; vgl. Chromosomenaberrationen) aufweisen. Vgl. Mitose.

**Meiran:** s. Origanum majorana (Majoranae herba).

**Meisenheimer-Komplex:** Meisenheimer-Verbindung; Charge*-Transfer-Komplex; Salz, das als Zwischenstufe bei der nucleophilen aromat. Substitution anfällt; farbiges Additionsprodukt des Nucleophils* mit Di- od. Trinitrobenzol bzw. ihren Derivaten; s. Abb.; vgl. Kedde-Reaktion.

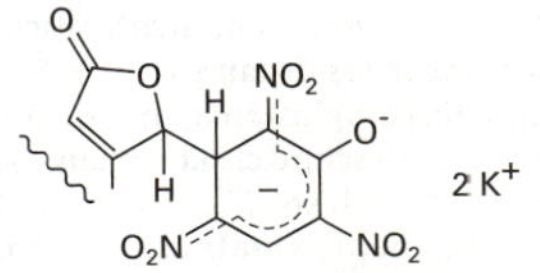

**Meisenheimer-Komplex:** M.-K. aus einem Pikrinsäurederivat u. dem nucleophilen Lactonring der Cardenolide

**Meisterwurz:** s. Peucedanum ostruthium.

**Mekkabalsam, Echter:** s. Commiphora opobalsamum (Balsamum de Mecca).

**Mekonsäure:** s. Meconsäure.

**Mel:** Honig; D. 1.410–1.445; der von der Honigbiene (Apis* mellifera) in Waben abgelagerte, süße

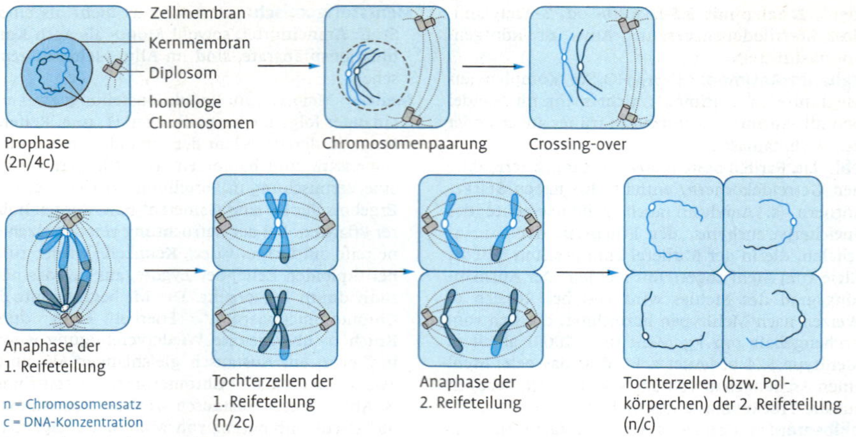


**Meiose:** schematische Darstellung am Beispiel eines homologen Chromosomenpaars (Autosomen)



Stoff; fast weiß (z. B. Rapshonig) bis fast schwarz (z. B. Honigtauhonige von der Weißtanne); in frischem Zustand sirupartig u. durchscheinend; wird beim Stehen dicker, bei Kälte trübe u. kristallisiert z. T. aus (Glucose); zur Wiederverflüssigung sollte Honig nicht über 40 °C erwärmt werden (Gefahr des Verlustes an Aromastoffen, Deaktivierung von Enzymen u. a.); Honig löst sich in Wasser zu einer nicht ganz klaren, opt. aktiven Flüss. von schwach saurer Reaktion. **Bildung:** Der von der Biene aufgenommene Nektar aus Blüten* od. der Honigtau von Blättern* u. Nadeln wird im Bienenvolk zu **Blütenhonig** od. **Honigtauhonig** (Waldhonig) verarbeitet. Nektar ist eine wässrige Lsg. von Saccharose, Glucose u. Fructose. Honigtaue sind zuckerhaltige Insektenausscheidungen an Blättern, v. a. der Linden-, Ahorn-, Kirsch- u. Pflaumenbäume, aber auch von Fichten u. Tannen. Honigtau besteht aus Wasser u. Sacchariden, wie Fructose, Glucose u. Melezitose*. **Off.:** Ph.Eur.6; der für Zuber. verwendete Honig muss der Honigverordnung entsprechen; **Best.:** ca. 20 % Wasser, 70–80 % Invertzucker (22–44 % Glucose, 30–48 % Fructose u. Oligosaccharide), 5–10 % Saccharose, 0.3–2.7 % Eiweißstoffe, 0.1–0.2 % org. Säuren (Ameisen*-, Äpfel*-, Citronensäure*) sowie Enzyme (Amylase, Katalase, Invertase, Glucoseoxidase) u. sog. Inhibine (bakteriostat. wirksame Stoffe, darunter wahrscheinl. Spuren von Wasserstoffperoxid*, Pinocembrin*), Spuren von Vitaminen*, Wachs* u. Pollenkörner*; Trockensubstanz ca. 78–82 %; Asche (hauptsächl. Kaliumphosphat) mind. 0.1 %, max. 0.8 %; **Anw.:** **1.** Geschmackskorrigens, schleimlösendes Mittel; **2.** (volkstüml.) Nerven- u. Herzmittel; äußerl.: Kosmetik; **Qualität:** Die Prüfung von Honig erstreckt sich u. a. auf das Zuckerspektrum (Verfälschungen), den Wassergehalt (Gärungsgefahr), Wärme- u. Lagerungseinflüsse, die Messung des Hydroxymethylfurfurol-Gehaltes u. die Enzymaktivität (s. Diastasezahl), auf Herkunftsbestimmung (Pollenanalyse), Aschegehalt od. elektr. Leitfähigkeit. **Scheiben- od. Wabenhonig:** stammt aus frisch gebauten, unbebrüteten Waben. **Mel depuratum DAB:** Mel despumatum, gereinigter Honig; ein durch Zusatz von Bolus, Erwärmen u. Filtrieren von Eiweißstoffen, Wachs, Schmutz u. a. befreiter Honig. **Kunsthonig:** Invertzuckercreme; ein aus Rohrzucker (Rübenzucker) durch Inversion* (z. B. mit Milch-, Citronen-, Ameisen- u. verd. Salzsäure) u. nachfolgende Aromatisierung hergestelltes Nahrungsmittel als Ersatzprodukt für Naturhonig (1 g Kunsthonig liefert ca. 12.1 kJ); Kunsthonig enthält keine Pollen* u. Proteine, allerdings Hydroxymethylfurfural (s. Invertzucker). **Mel Foeniculi:** Fenchelhonig; s. Foeniculum vulgare. **Mel rosatum EB:** Rosenhonig; Zusammensetzung: Mel depuratum 900 g, Glycerol 100 g, Rosae aetheroleum (s. Rosa damascena) 0.05 g. **Mel rosatum cum Borace EB:** Mel boraxatum, Rosenhonig mit Borax; Zusammensetzung: Mel rosatum mit Zusatz von 10 % Borax. **Oxymel:** Sauerhonig; wird durch Mischen von Honig mit Essigsäure hergestellt.

**Melagatran:** N-{(1R)-2-[(2S)-2-((((4-(aminoiminomethyl)phenyl)methyl)amino)carbonyl)-1-azetidinyl]-1-cyclohexyl-2-oxoethyl}-Glycin; CAS-Nr. 159776-70-2; $C_{22}H_{31}N_5O_4$; nicht mehr im Handel befindl. Antikoagulans*; **Wirk.:** Thrombin*-Inhibitor; kompetitiver, reversibler niedermolekularer direkter Inhibitor der Serinprotease α-Thrombin; früher angewendet zur Prophylaxe venöser thromboembol. Ereignisse bei Patienten nach einer Hüftersatz- od. Kniegelenkersatz-Operation. **Hinweis:** M. wurde ebenso wie sein Prodrug **Ximelagatran** (oral applizierbarer direkter kompetitiver Thrombin-Inhibitor, Abk. ODTI) kurz nach der Zulassung 2005 wegen schwerer Leberschädigung wieder aus dem Handel genommen.

**Melaleuca alternifolia** (Maiden und Betch) Cheel: Teebaum; Fam. Myrtaceae; Australien; neben anderen M.-Arten (z. B. M. linariifolia Smith, M. dissitiflora F. Mueller) Stpfl. von **Melaleucae aetheroleum:** Oleum Melaleucae; Teebaumöl; Wasserdampfdestillat der Blätter (ca. 2 % äther. Öl) u. Zweigspitzen von M. alternifolia, M. linariifolia, M. dissitiflora u. a. Melaleuca-Arten; D. 0.885–0.906; $n_D^{20\,°C}$ 1.475–1.482; $\alpha_D^{20\,°C}$ +5.0° bis +15°; **Off.:** Ph.Eur.6; **Best.:** vom Chemotyp abhängig;

(chromatograph. Profil nach Ph.Eur.) $\alpha$-Pinen* (1–6 %), Sabinen (weniger als 3.5 %), Terpinen-4-ol* (mind. 30 %), 20 % $\gamma$-Terpinen (10–28 %), 10 % $\alpha$-Terpinen (5–13 %), $p$-Cymol* (0.5–12 %), $\alpha$-Terpineol* (1.5–8.0 %), $\Delta^3$-Caren* (max. 0.2 %), Limonen* (0.5–4 %), 1,8-Cineol* (weniger als 15 %), Terpinolen* (1.5–5 %), Myrcen*, Phellandren sowie Sesquiterpene* wie Aromadendren (weniger als 7 %), Viridifloren, $\delta$-Cadinen*; **Anw.:** wegen der antisept., bakteriziden u. fungiziden Wirk. in Dermatologie (z. B. gegen Akne*) u. Kosmetik.

**Melaleuca cajuputi** Powell: Kajeputbaum; Fam. Myrtaceae; Australien, Malaischer Archipel, Hinterindien; zus. mit anderen Varietäten Stpfl. von **Cajuputi aetheroleum:** Oleum cajeputi; Kajeputöl, Kajuputöl; Gew. durch Destillation aus den frischen Blättern; grüne bis blaugrüne Farbe, Geruch nach Eukalyptusöl; D. 0.915–0.931; **Inhaltsst.:** 50–70 % 1,8-Cineol*, L-Pinen*, L-$\alpha$-Terpineol*, Dipenten (s. Limonen), Sesquiterpene*, Sesquiterpenalkohole, Valeraldehyd, Azulen*; **Anw.:** (volkstüml.) als Antiseptikum*, schmerzstillendes Mittel bei Zahn- u. Ohrenschmerzen, Expektorans*; äußerl. bei Erkrankungen* des rheumat. Formenkreises. **Hom.:** Cajeputum: äther. Öl.

**Melaleucae aetheroleum:** s. Melaleuca alternifolia.

**Melaleuca viridiflora** Soland ex Gaertn.: Niaouli-Baum; Fam. Myrtaceae; Nordaustralien, Neukaledonien; Stpfl. von **Niaouli aetheroleum:** Oleum Niaouli, Niaouliöl; Gewinnung durch Destillation aus den frischen Blättern; farblose bis gelbl. Flüss., die stark nach Eucalyptus riecht; **Best.:** 50–60 % 1,8-Cineol*, $\alpha$-Terpineol* u. $\alpha$-Terpineolvaleriansäureester, Nerolidol*; **Anw.:** wegen der ähnlichen Zusammensetzung Anw. wie Cajuputi aetheroleum (s. Melaleuca cajuputi); v. a. aber in Kombinationspräparaten als Expektorans*.

**Melamin:** $C_3H_6N_6$, Strukturformel: s. Abb.; $M_r$ 126.1; Schmp. 354 °C (unter Zers.); Polymerisationsprodukt des Cyanamids* (Cyanurtriamid); monokline, leicht sublimierende Prismen, lösl. in Wasser u. Ethanol; **Darst.:** Erhitzen von Dicyandiamid in einer $NH_3/N_2$-Atmosphäre; **Anw.:** (techn.) M. kondensiert mit Formaldehyd zu **Melaminharzen**, die techn. von großer Bedeutung sind u. zur Herst. von Gebrauchsgegenständen aller Art, Lacken, Gerbstoffen u. Wasserenthärtungsmitteln dienen sowie um Textilien knitterfest zu machen u. zur Herstellung von Schraubverschlüssen für Arzneigläser.

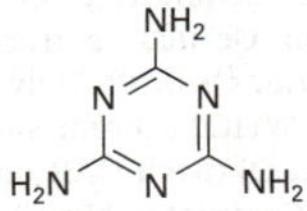


**Melamin**

**Melamin-Formaldehyd-Harze:** s. Melamin; Aminoplaste.

**Melampyrum nemorosum:** s. Dulcitol.

**Melanine:** dunkle Pigmente in Haut, Haaren u. Augen; Aggregate chinoider Indole, die sich u. a. aus Oxidationsprodukten des Tyrosins* zusammensetzen; natürl. weit verbreitet; **Biosynthese:** Monooxygenierung von L-Tyrosin* zu L-Dopa bei gleichzeitiger Oxidation von L-Dopa zu L-Dopachinon (katalysiert durch die Tyrosinase*); anschließend Ringschluss zu L-Dopachrom, Decarboxylierung* zu 5,6-Dihydroxyindol u. oxidative Polymerisation zu Melanin. Vgl. Phenoloxidasen.

**Melanom** (gr. melas schwarz): von Melanozyten ausgehender Tumor* der Haut, seltener der Schleimhaut.

**Melanophorenhormone:** s. Melanotropine.

**Melanosis coli:** s. Laxanzien (UAW).

**Melanotropine:** Intermedine, Melanozyten stimulierende Hormone (Abk. MSH), Melanophorenhormone; CAS-Nr. 9002-79-3; im Hypophysenmittellappen aus Proopiomelanocortin* gebildete Peptidhormone od. Neuropeptide*, deren Sekretion durch Melanotropin-Releasing-Hormon (Abk. MRH) u. Melanotropin-Release-Inhibiting-Hormon (Abk. MIH) gesteuert wird; **Formen:** biol. aktives $\alpha$-MSH (aus 13 Aminosäureresten; ident. mit einer Teilsequenz von Corticotropin*), $\beta$-MSH, $\gamma$-MSH; **Wirk.:** Regulation der Melaninsynthese sowie der Melanozytenexpansion u. Pigmentdispersion in Melanozyten. Vgl. Melatonin.

**Melaphis chinensis:** s. Gallae chinenses et japonicae.

**Melarsoprol** (INN): 2-{4-[(4,6-Diamino-1,3,5-triazin-2-yl)amino]phenyl}-1,3,2-dithiarsolan-4-methanol; CAS-Nr. 494-79-1; $C_{12}H_{15}AsN_6OS_2$; $M_r$ 398.33; graues Pulver; lösl. in Propylenglykol, fast unlösl. in Wasser, kaltem Ethanol u. Methanol; nicht mehr im Handel befindl. Antiprotozoenmittel*; früher angewendet bei Schlafkrankheit (s. Trypanosomiasis).

**Melasma:** s. Chloasma.

**Melasse:** s. Saccharose (Gew.).

**Melatonin:** **1.** neurosekretor. Hormon, das fast ausschließl. in Pinealozyten der Epiphyse* in Abhängigkeit vom Hell-Dunkel-Rhythmus (nachts 10- bis 100-mal mehr) sezerniert wird; **Wirk.:** beteiligt an der Steuerung des zirkadianen Rhythmus* über multisynapt. neuronale Verknüpfungen mit zentralen Schrittmachern im hypothalam. Nucleus suprachiasmaticus; Nachw. weiterer spezif. M.-Rezeptoren in Wärmezentren*, Adenohypophyse, Retina, Blutgefäßen des Gehirns u. in Immunzellen; funktioneller Antagonist der Melanotropine*; **Biosynthese:** aus Serotonin* durch Acetylierung u. Methylierung; **Hinweis:** natürl. Vork. in sehr geringen Mengen auch in Pflanzen, z. B. 1 mg in 2000 kg Bananen; **2.** $N$-[2-(5-Methoxy-1$H$-indol-3-yl)ethyl]acetamid; CAS-Nr. 73-31-4; $C_{13}H_{16}N_2O_2$, Strukturformel: s. Abb.; $M_r$ 232.3; gelbl. Blättchen aus Benzol; Schmp. 116.5–118 °C; logP 1.3 ± 0.6 (berechnet); synthetisierbares Epiphysenhormon; **Wirk.:** Chronobiotikum; Bindung an Melatoninrezeptoren $MT_1$ u. $MT_2$ im Gehirn; HWZ ca. 40 min (daher als Retard-Präparat); **Ind.:** kurzzeitige Behandlung der primären, durch schlechte

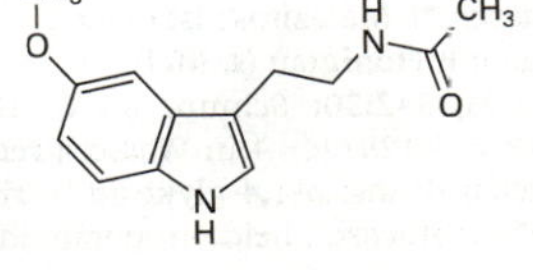


**Melatonin**

M

Schlafqualität gekennzeichneten Insomnie bei Patienten ab 55 Jahren; wegen des vermutl. tiefen Eingriffs von M. in hormonale Regelkreise wird von seiner unkrit. Anw. abgeraten; **WW:** Metabolisierung von M. v. a. über CYP1A-Enzyme; daher WW mit z. B. Fluvoxamin, 5- od. 8-Methoxypsoralen, Cimetidin, Estrogenen, Chinolonen, Carbamazepin u. Rifampicin sowie bei Nicotinkonsum mögl.; Verstärkung der sedierenden Eigenschaften von Benzodiazepinen u. anderen Schlafmitteln; **UAW:** selten Reizbarkeit, Nervosität, Migräne, Benommenheit; wahrscheinl. wachstumsfördernde Wirk. auf maligne Melanome; **Dos.:** p. o. retard 1×2 mg/d, 1–2 h vor dem Zubettgehen. Vgl. Agomelatin.

**Melde:** s. Atriplex hortensis.

**Meldepflicht:** Anzeigepflicht für bestimmte Infektionskrankheiten bzw. übertragbare Krankheiten, auch für anzeigepflichtige Berufskrankheiten; **1. Deutschland:** durch das Infektionsschutzgesetz* geregelt; entspr. dem Arzneimittelgesetz* u. der Apothekenbetriebsordnung* besteht Meldepflicht u. a. für Arzneimittelzwischenfälle u. -risiken sowie Qualitätsmängel; vgl. Stufenplan; **2. Österreich:** M. bezügl. Krankheiten geregelt durch das Epidemiegesetz von 1950 in der Fassung 2008 u. durch das AIDS-Gesetz von 1993 in der Fassung 2001; M. bezügl. UAW, häufig beobachtetem unsachgemäßem Gebrauch u. schwerwiegendem Missbrauch, die nicht vorschriftsmäßige Verw., das Ausbleiben der erwarteten Wirksamkeit sowie Qualitätsmängel von Arzneimitteln ist durch das Arzneimittelgesetz* geregelt; analoge Bestimmungen betreffend Medizinprodukte, geregelt durch das Medizinproduktegesetz*; **3. Schweiz:** für übertragbare Krankheiten des Menschen besteht gemäß dem Epidemiengesetz (Bundesgesetz über die Bekämpfung übertragbarer Krankheiten des Menschen, SR 818.101) eine Meldepflicht an die kantonalen Behörden u. von diesen weiter an das Bundesamt für Gesundheit. Gemäß Heilmittelgesetz* u. der VO über die Arzneimittel (Arzneimittelverordnung, VAM, SR 821.212.12) besteht für Hersteller, Zulassungsinhaber u. für Personen, die Arzneimittel gewerbsmäßig anwenden, eine Meldepflicht für schwerwiegende UAW od. bisher nicht bekannte UAW u. Vorkommnisse sowie für Qualitätsmängel. Die Fachleute sind nach Heilmittelgesetz u. Medizinprodukteverordnung (MepV, SR 812.213) auch verpflichtet, schwerwiegende Vorkommnisse od. Zwischenfälle in Verbindung mit Medizinprodukten zu melden. Das schweizerische Heilmittelinstitut Swissmedic* ist verantwortl. für die zentrale Erfassung der Meldungen.

**Meleguetapfeffer:** s. Aframomum melegueta (Semen Paradisi).

**Melezitose:** Melecitose; Trisaccharid, bestehend aus Glucose* u. dem Disaccharid Turanose (Isomer von Saccharose*); Melezitose ist einer der Best. von Manna* u. von Honigtau (s. Mel).

**Melibiose:** $M_r$ 342.30; Schmp. 85 °C (Dihydrat); $\alpha_D^{20\,°C}$ +112° → +129° (c = 4 in Wasser); reduzierendes Disaccharid* aus $\alpha$-1,4-glykosid. verbundener Galactose* u. Glucose*, beide in pyranoider Form; natürl. in Pflanzensäften, Best. des Trisaccharids Raffinose*.

**Meliloti herba:** s. Melilotus officinalis.

**Melilotin:** s. Melilotus officinalis.

**Melilotinkaffee:** s. Coffea (Kaffee-Ersatz- u. Zusatzmittel).

**Melilotosid:** Glucosid der *o*-Cumarsäure* (sog. gebundenes Cumarin), das als Vorstufe von Cumarin* z. B. in Galium* odoratum od. Melilotus* officinalis vorkommt; nach enzymat. Hydrolyse (z. B. beim Welken) isomerisiert die genuin vorliegende *trans*-Cumarsäure bei UV-Licht zur *cis*-Cumarsäure (Cumarinsäure*), die dann der Cyclisierung (Lactonisierung) zum Cumarin unterliegt.

**Melilotus altissima:** s. Melilotus officinalis.

**Melilotus officinalis** (L.) Pall.**:** Echter u. Hoher Steinklee; Fam. Fabaceae (Leguminosae); Mitteleuropa, Mittelasien; zus. mit Melilotus altissima Stpfl. von **Meliloti herba:** Herba Meliloti, Steinklee, Honigklee, Bärenklee; getrocknete, ganze oder geschnittene oberird. Teile; **Off.:** Ph.Eur.6; Monographie: HMPC, ESCOP, Kommission E; **Inhaltsst.:** nach Ph.Eur. mind. 0.3 % Cumarin*, bezogen auf das Trockengewicht (entsteht aus Melilotosid*; der Cumarinduft tritt erst beim Welken u. Trocknen auf), 0.2 % Melilotin (3,4-Dihydrocumarin), Flavonoide* mit den Aglyka Quercetin* u. Kämpferol*, 0.01 % äther. Öl, Schleim, Harz*, Cholin*; **Wirk.:** entzündungshemmend, spasmolyt., Steigerung der Kapillarresistenz, Beschleunigung der Wundheilung; **Anw.: 1.** (med.) innerlich u. äußerlich bei chron. venöser Insuffizienz wie Schmerzen u. Schweregefühl in den Beinen, nächtl. Wadenkrämpfen u. Juckreiz; äußerl. bei Prellungen, Verstauchungen, oberflächl. Blutergüssen u. Insektenstichen; **2.** (volkstüml.) bei Furunkeln*, Erkrankungen* des rheumatischen Formenkreises; **Zuber.:** Species* emollientes. **Hom.: 1.** Melilotus officinalis (HAB): frische, zur Blütezeit gesammelte, oberird. Teile; **2.** Melilotus officinalis spag. Zimpel (HAB): frische, zur Blütezeit gesammelte, oberird. Teile; verordnet z. B. bei Kopfschmerzen u. Krämpfen bei Kindern, venösem Blutstau.

**Melissae folium:** s. Melissa officinalis.

**Melissa officinalis** L.**:** Melisse, Zitronenmelisse; Fam. Lamiaceae (Labiatae); heim. im Mittelmeergebiet, vielfach kultiviert, z. B. im Ebro-Delta (Spanien), auch in Deutschland; Stpfl. von **Melissae folium:** Folia Melissae, Herba Melissae, Folia Citronellae, Melissenblätter, Zitronenkraut (da von zitronenähnl. Geruch); getrocknete Laubblätter; **Off.:** Ph.Eur.6, ÖAB, Ph.Helv.; Monographie: HMPC, ESCOP, WHO, Kommission E; **Inhaltsst.:** 0.05–0.3 % äther. Öl (nach ÖAB mind. 0.05 %) mit ca. 30 % Citral* (Geranial u. Neral), ca. 40 % (+)-Citronellal, ferner Geraniol*, Linalool* u. Sesquiterpenen* wie z. B. Caryophyllen, ferner nach Ph.Eur. mind. 4 % Hydroxyzimtsäurederivate, berechnet als Rosmarinsäure* (bezogen auf das Trockengewicht), Flavonoide* u. Bitterstoffe*; **Wirk.:** antiviral, beruhigend, spasmolyt., choleretisch; **Anw.:** (med.) bei nervös bedingten Einschlafstörungen, funktionellen Magen-Darm-Beschwerden; vgl. Nepata cataria (Hinweis); **Melissenöl:** Oleum Melissae citratum; im Allg. über Melissenkraut destilliertes Zitronenöl od. **Citronellöl** (aus Cymbopogon* winterianus, Oleum Citronellae), da die Ausbeute an äther. Öl aus Melissa officinalis sehr gering ist; **Zuber.:** Species* sedativae; Spiritus* Melissae compositus (Spir. aromaticus compositus, Karmelitergeist, Melissengeist) wird nicht aus der Droge, sondern mit Oleum Citronellae bereitet.

**Melisse:** s. Melissa officinalis.

**Melissenblätter:** s. Melissa officinalis (Melissae folium).

**Melissengeist:** s. Spiritus Melissae compositus.

**Melissenöl:** s. Melissa officinalis.

**Melissenöl, Indisches:** s. Cymbopogon winterianus (Citronellae aetheroleum).

**Melissylalkohol:** s. Myricylalkohol.

**Melis-Zucker:** ein billiger Zucker, gewonnen aus der zweiten Charge bei der Zuckerfabrikation (1. Produkt: Raffinade); kommt als Platten-, Brot- u. Hutzucker in den Handel.

**Melitose:** s. Raffinose.

**Melitoxin:** s. Dicumarol.

**Melitracen** (INN): 3-(9,10-Dihydro-10,10-dimethylanthracen-9-yliden)-*N,N*-dimethylpropylamin; *N,N*-Dimethyl-3-(10,10-dimethyl-9,10-dihydroanthracen-9-yliden)propylamin; CAS-Nr. 5118-29-6; $C_{21}H_{25}N$, Strukturformel: s. Abb.; $M_r$ 291.42; in Österreich im Handel befindl. tricycl. Antidepressivum* vom Imipramin*-Typ; in Deutschland u. der Schweiz außer Handel; gebräuchl. ist Melitracenhydrochlorid (Schmp. 235–240 °C, polymorph).

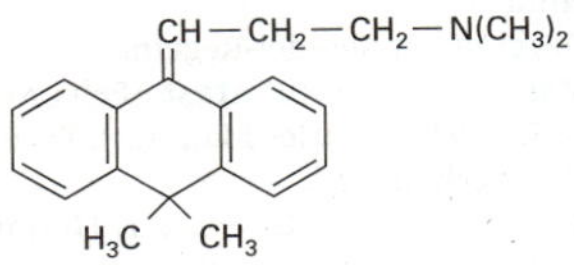


**Melitracen**

**Melittin:** $M_r$ ca. 2900; amphiphiles Polypeptid aus 26 Aminosäuren; Hauptwirkstoff von Apisin*.

**Melliturie:** Ausscheidung von Zuckern mit dem Harn*; i. e. S. Ausscheidung anderer Zucker als der Glucose; z. B. als Pentosurie, Fructosurie, Galactosurie, Lactosurie. Vgl. Glucosurie.

**mellitus** (lat.): honigsüß, z. B. Diabetes* mellitus.

**Melone:** s. Cucumis melo; Citrullus vulgaris.

**Melonenbaum:** s. Carica papaya.

**Melonenbaumblätter:** s. Carica papaya.

**Meloxicam** (INN): 4-Hydroxy-2-methyl-*N*-(5-methyl-2-thiazolyl)-2*H*-1,2-benzothiazin-3-carboxamid-1,1-dioxid; CAS-Nr. 71125-38-7; $C_{14}H_{13}N_3O_4S_2$, Strukturformel: s. Abb.; $M_r$ 351.40; nichtsteroidales Antirheumatikum vom Oxicam-Typ (s. Analgetika); **Ind.:** Arthrose u. Polyarthritis; **Kontraind.:** Asthma bronchiale, Urticaria, Magen- od. Zwölffingerdarmgeschwüre, Schwangerschaft u. Stillzeit, Anw. bei Jugendlichen <15 Jahren; **WW:** andere nichtsteroidale Antirheumatika u. Salicylate, orale Antikoagulanzien, Heparin, Methotrexat*; **UAW:** u. a. Erbrechen, gastrointestinale Störungen, Blutbildstörungen; **Dos.:** p. o. bei akuter Arthrose 7.5 mg/d, bei rheumatoider Arthritis 1 × 15 mg/d, Einnahme zu einer Mahlzeit; HWZ 16–20 h.

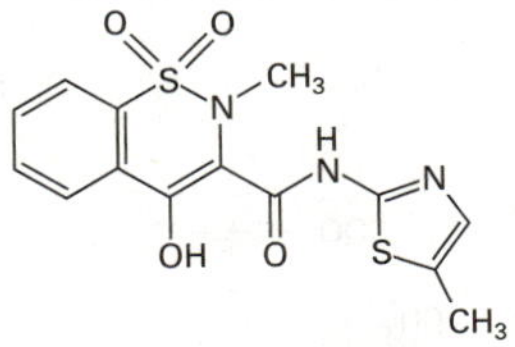


**Meloxicam**

**Melperon** (INN): Methylperonum; 4′-Fluor-4-(4-methylpiperidino)butyrophenon; CAS-Nr. 3575-80-2; $C_{16}H_{22}FNO$, Strukturformel: s. Abb.; $M_r$ 263.37; Neuroleptikum*; **Ind.:** psychomotor. Unruhe, Verwirrtheitszustände im Alter, Schlafstörungen, Erregungszustände bei Psychosen, Alkoholkrankheit, org. bedingte Demenz; **Kontraind.:** Leukopenie, Thrombozytopenie, Leberfunktionsstörungen, 1. Trimenon der Schwangerschaft, Anw. bei Kindern <12 Jahren; **WW:** zentraldämpfende Arzneimittel u. Alkohol: gegenseitige Wirkungsverstärkung; verstärkte Wirk. von Antihypertonika u. Anticholinergika; abgeschwächte Wirk. von Dopamin-Rezeptor-Agonisten; Dopamin-Antagonisten: verstärkte extrapyramidale UAW; tricycl. Antidepressiva: gegenseitige Plasmaspiegelerhöhung; Adrenalin: Blutdruckabfall; Coffein: Wirkungsabschwächung von M.; Resorptionsbeeinflussung durch Kaffee, Tee u. Milch (Bildung schwer lösl. Komplexe); Wirk. von Sympathomimetika, Prolactin-Hemmern, Dopamin, Phenylephrin u. Amphetamin vermindert; **UAW:** s. Neuroleptika; vermindertes Reaktionsvermögen; **Dos.:** p. o. Initialdosis 2–6 × 25 mg/d (Hydrochlorid), Erhaltungsdosis langsam zu steigern auf 2 × 100 mg/d; HWZ 3 h. Gebräuchl. ist auch Melperonhydrochlorid (Schmp. 209–211 °C).

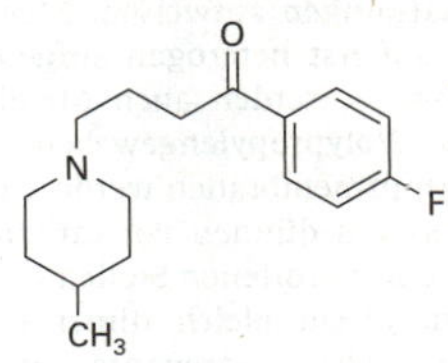


**Melperon**

**Melphalan** (INN): 3-{4-[Bis(2-chlorethyl)amino] phenyl}alanin; CAS-Nr. 148-82-3; $C_{13}H_{18}Cl_2N_2O_2$, Strukturformel: s. Abb.; $M_r$ 305.20; Schmp. 182–183 °C (unter Zers.; solvatisierte Nadeln aus Methanol); $[\alpha]_D^{22\,°C}$ +7.5° (c = 1.33 in Salzsäure 1 mol/L), $[\alpha]_D^{22\,°C}$ –31.5° (c = 0.67 in Methanol); fast unlösl. in Wasser; schwer lösl. in Ethanol; lösl. in verd. Mineralsäuren; 1 : 150 in Methanol; unlösl. in Chloroform, Ether; Derivat von Stickstofflost*; Zytostatikum* (Alkylans); **Ind.:** u. a. multiples Myelom, malignes Melanom; HWZ 1.5–2 h.

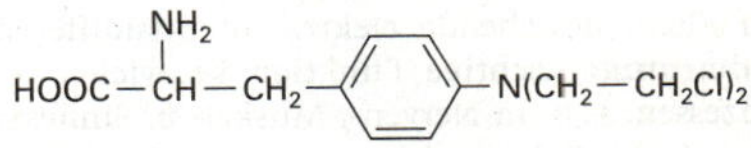


**Melphalan**

**Memantin** (INN): 3,5-Dimethyl-1-adamantanamin; 3,5-Dimethyltricyclo[3.3.1.13.7]decanamin; CAS-Nr. 19982-08-2; $C_{12}H_{21}N$, Strukturformel: s. Abb.;

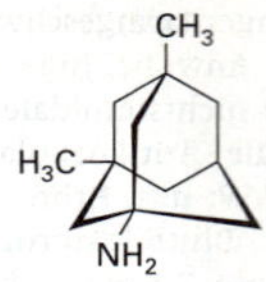

**Memantin**

$M_r$ 179.31; Antidementivum*; **Wirk.**: Glutamat-Modulator (NMDA*-Rezeptor-Antagonist); **Ind.**: moderate bis schwere Demenz bei Alzheimer*-Krankheit; **Kontraind.**: schwere Lebererkrankungen, Verwirrtheitszustände, Schwangerschaft u. Stillzeit; **WW:** verstärkt Wirk. von Barbituraten, Neuroleptika, Anticholinergika; Dosierungsanpassung bei gleichzeitiger Gabe von Dantrolen* u. Baclofen* nötig; **UAW:** Schwindel, Unruhe, Müdigkeit, Kopfschmerz, Mundtrockenheit, vermindertes Reaktionsvermögen; HWZ 65 h. Gebräuchl. ist auch Memantinhydrochlorid.

**Membran** (lat. membrana zarte Haut): dünnes, häutchenartiges Gebilde, Grenzfläche; s. Zellmembran; Biomembran.

**Membranfilter:** dünnschichtiger Oberflächenfilter aus geschäumten Membranen mit Celluloseestern wie Celluloseacetat*, Cellulosenitrat*, regenerierter Cellulose (Cellophan, Zellglas*) sowie anderen Ausgangsprodukten; unterschiedl. Typen durch Material u. Herstellungsverfahren bedingt; bei aus Polytetrafluorethylen* gereckten Membranen u. bei aus Polypropylen od. Polyamid hergestellten Mikrofadenmembranen existieren Strukturen aus Netzen bzw. vernetzten Fäden. Zur Erhöhung der Sicherheit werden häufig Doppelschichtfilter verwendet, die zur größeren mechan. Belastbarkeit Gewebeverstärkungen aufweisen. Membranfilterkerzen sind äußerst heterogen aufgebaut; neben Gerüstsubstanzen werden auch Membranen aus Polyester u. Polypropylengeweben verwendet. **Herst.**: Kernspurmembranen werden durch Neutronenbeschuss von dünnen Polycarbonatfolien u. Herauslösen der getroffenen Stellen im alkal. Ätzbad erhalten; genau gleich dimensionierte, zylindr. Kanäle; niedriger Porenanteil (10 %); **Gesch.**: früher Zsigmondy-Filter; erfunden 1918 von Richard Zsigmondy, Göttingen (Nobelpreis für Chemie 1925, Aufklärung der heterogenen Natur kolloidaler Lösungen). Vgl. Keimfiltration.

**Membranfilterverfahren:** **1.** Methode zur Anreicherung von Mikroorganismen aus Flüssigkeiten; s. Keimzahlbestimmung; **2.** Methode zur Entkeimung thermolabiler, filtrierbarer Zuber.; s. Sterilisation; Keimfiltration.

**Membranlipide:** s. Biomembran.

**Membranmodelle:** s. Resorptionsmodelle.

**Membranpotential:** zw. dem Innern einer Zelle* u. der durch Membranen abgetrennten extrazellulären Flüss. bestehende elektr. Potentialdifferenz; **Bedeutung:** wichtige Funktion bei vielen biol. Prozessen, z. B. in Nerven-, Muskel- u. Sinneszellen; inf. von Reizeinwirkungen treten bei den Zellen reversible Spannungsänderungen auf, die in Form von elektr. Impulsen (s. Aktionspotentiale) entlang der Membran geleitet werden. Auf diese Weise werden Informationsübertragungen des Organismus mit der Umwelt sowie einzelner Teile bzw. Organe untereinander ermöglicht.

**Membranrezeptoren:** s. Rezeptoren.

**Membran, selektiv permeable:** Membran, die außer dem Lösungsmittel auch gelöste Substanzen durchtreten lässt, aber die einzelnen mit unterschiedl. Geschwindigkeit u. viel langsamer als das Lösungsmittel; vgl. Membran, semipermeable.

**Membran, semipermeable:** Membran, die zwar das Lösungsmittel, nicht aber den gelösten Stoff passieren lässt; vgl. Membran, selektiv permeable.

**memory cells:** Gedächtniszellen; langlebige, funktionell ruhende, immunkompetente B- u. T-Lymphozyten (s. Leukozyten), die für das sog. immun. Gedächtnis verantwortl. sind u. nach Kontakt mit einem spezif. Antigen nicht absterben, sondern bei jedem erneuten Antigenkontakt eine schnelle Immunantwort* ermöglichen; vgl. Booster-Effekt.

**Menachinon:** s. Vitamin K (Vitamin $K_2$).

**Menadiol:** s. Vitamin K.

**Menadion:** s. Vitamin K (Vitamin $K_3$).

**Menadion-Natriumbisulfit** (INN): CAS-Nr. 130-37-0; $C_{11}H_9NaO_5S$; $M_r$ 276.24; weiße, hygroskop. Kristalle; Additionsverbindung von Natriumhydrogensulfit* mit 2-Methyl-1,4-naphthochinon; **Wirk. u. Anw.**: s. Vitamin K.

**Mendelevium:** Eka-Thulium; Symbol Md; OZ 101; radioaktives Element; mind. 13 Md-Isotope mit den Massenzahlen 247–252 u. 254–260; längstlebiges Isotop: $^{258}$Md, HWZ 55 d; **Gesch.**: 1955 durch Albert Ghiorso bei α-Beschuss von Einsteinium* entdeckt.

**Mendel-Gesetze:** s. Mendel-Regeln.

**Mendel-Mantoux-Tuberkulintest** (Felix Me., Arzt, Essen, 1862–1925; Charles Ma., Arzt, Paris, 1877–1947): s. Tuberkulintest.

**Mendel-Regeln:** Mendel-Gesetze; **1.** Uniformitätsregel: Nach Kreuzung reinerbiger Eltern, die sich in einem od. mehreren Merkmalen unterscheiden, sind alle Individuen der $F_1$-Generation geno- u. phänotypisch gleich. Bei intermediärem Erbgang ergibt sich der $F_1$-Phänotyp aus einer Kombination der Eltern, bei dominant-rezessivem Erbgang bestimmt der Elternteil mit dem dominanten Allel den Phänotyp*. **2.** Spaltungsregel (Reinheit der Gameten*): Nach Kreuzung von Individuen der $F_1$-Generation kommt es zu einer Merkmalsaufspaltung (Phänotyp) in der $F_2$-Generation in einem bestimmten Zahlenverhältnis (1 : 2 : 1 bei intermediären Erbgängen, 3 : 1 bei dominant-rezessiven Erbgängen). **3.** Autonomie der Merkmale od. freie Kombinierbarkeit der Erbanlagen: Gene*, die auf versch. Chromosomen* liegen, werden unabhängig voneinander vererbt.

**Menglytat** (INN): 1α,4β-4-Menthan-3α-ylethoxyacetat; O-Ethylglykolsäurementhylester; CAS-Nr. 579-94-2; $C_{14}H_{26}O_3$, Strukturformel: s. Abb.; $M_r$

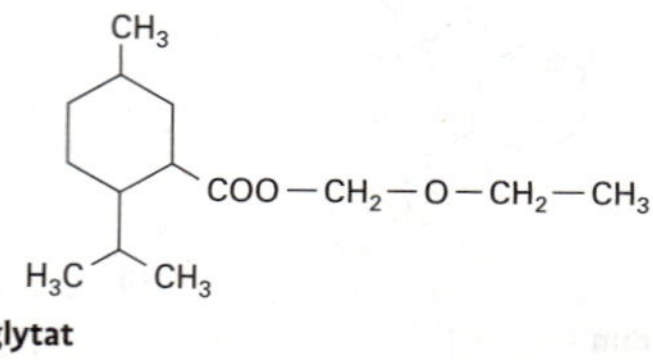

**Menglytat**

242.35; Sdp. 155 °C (2.7 kPa); wenig lösl. in Wasser, lösl. in Ethanol, Ether, Chloroform; nicht mehr im Handel befindl. Desinfektionsmittel*, Antitussivum* u. lokales Analgetikum* (des Respirationstrakts).

**Menière-Krankheit:** Morbus Menière; Symptomenkomplex mit Trias aus Anfällen von Schwindel (mit Übelkeit u. Erbrechen), subjektiven Ohrgeräuschen u. fluktuierender Schwerhörigkeit; **Urs.**: gestörter Regelkreis zw. Produktion u. Rückresorption der Endolymphe des Innenohrs; vaskuläre u. immun. Faktoren werden diskutiert; **Ther.**: **1.** konservativ: im Anfall symptomat. (Antiemetika*, Antivertiginosa*); im Intervall Anfallsprophylaxe mit Betahistin*; bei bereits erhebl. Hörschädigung Versuch der selektiven Ausschaltung des vestibulären Endorgans durch Applikation ototoxischer Arzneimittel (Gentamicin*) in das Mittelohr; **2.** ggf. operativ.

**Meningitis:** Entzündung der Hirn- u. Rückenmarkshäute u. a. mit Fieber, Kopfschmerz, evtl. Bewusstseinsstörung, Krämpfen, ggf. Hirnnervenbeteiligung; meldepflichtige Erkrankung bei Krankheitsverdacht, Erkrankung od. Tod; **Formen: 1. bakterielle** M.: **a)** eitrige (purulente) M. mit Eiteransammlung v. a. über den Großhirnhemisphären; Erreger: u. a. Meningokokken, Pneumokokken, Staphylokokken, Haemophilus influenzae, E. coli, Proteus, Pseudomonas, Salmonellen, Klebsiella, Listeria; **b)** nichteitrige M., meist als sog. Begleitmeningitis i. R. von infektiösen Allgemeinerkrankungen, z. B. Borreliosen*, Brucellosen*, Leptospirosen*, bei Syphilis* u. Tuberkulose*; **2. abakterielle** M.: **a)** virale M.: Erreger: v. a. Coxsackie-Viren, ECHO-Viren, Poliomyelitis-Viren, Mumps-Virus, Enteroviren, Adenoviridae; **b)** M. durch Protozoen, z. B. bei Toxoplasmose*; **c)** M. durch Pilze, z. B. Cryptococcus neoformans; vgl. Mykosen; **d)** M. durch physik. Einwirkung, z. B. nach Strahlenexposition od. Sonnenbestrahlung; **Ther.**: intensivmedizin. Überwachung; bei Erregernachweis spezif. Chemotherapie, bei viraler M. symptomat. Behandlung; bei Verdacht auf bakterielle M. bereits vor dem Ergebnis des Antibiogramms initiale kalkulierte Chemotherapie (Penicillin*, Cephalosporin*).

**Meningokokken:** mögliche Erreger der bakt. Meningitis*; s. Neisseria.

**Meningokokken-Polysaccharid-Impfstoff:** Vaccinum meningococcale polysaccharidicum Ph.Eur.6; besteht aus einem od. mehreren gereinigten Polysacchariden, gewonnen aus geeigneten Stämmen von Neisseria meningitidis der Gruppen A, C, Y u. W 135, die beim Menschen die Bildung genügend hoher Antikörperspiegel hervorrufen; gegen den in Deutschland vorherrschenden Kapseltyp B gibt es keine Schutzimpfung. Der Impfstoff hat sich zur Verhütung von Epidemien bewährt, vermittelt aber keinen vollständigen Schutz (80–90 %).

**Meniskus:** **1.** (chem.) bogenförmige Einsenkung (konkav*) od. Wölbung (konvex*) der Oberfläche von Flüss. in Röhren (s. Kapillarität); **2.** (anat.) scheiben- od. ringförmiger Zwischenknorpel aus Faserknorpel im Kniegelenk.

**Menispermaceae:** Mondsamengewächse; Fam. der Ordnung Ranunculales; ca. 450 Arten; **Merkmale:** **1.** (biol.) halbmondförmige, einsamige Früchte (s. Fruchtformen) u. radiäre, dreizählige Blüten*, 2 bis zahlreiche Staubblätter u. nicht verwachsene Fruchtblätter; diözische, trop. Lianen mit hand- od. schildförmigen Blättern*; **2.** (chem.) monomere u. dimere Benzylisochinolinalkaloide, sesqui- od. diterpenoide Bitterstoffe* mit Lactongruppen; **Gattungen:** z. B. Anamirta, Chondodendron, Dioscoreophyllum, Jateorhiza, Stephania.

**Menispermaceen-Curare:** s. Curare.

**Mennige:** Plumbum oxydatum rubrum, Plumbicum rubrum; Blei(II)-orthoplumbat, Blei(II,IV)-oxid, rotes Bleioxid, Minium; CAS-Nr. 1314-41-6; $Pb_3O_4$; $Pb_2[PbO_4]$; $M_r$ 685.63; D. 9.1; Schmp. 550 °C (unter Zers.); färbt sich bei Erhitzen reversibel dunkelrot (Thermochromie); prakt. unlösl. in Wasser, lösl. in Eisessig, in Salpetersäure unter Bildung von $Pb^{2+}$-Ionen u. Blei(IV)*-oxid; braunschwarzes Blei(IV)-oxid bildet sich auch unter Lichteinwirkung in Mennigeanstrichen. Mit Schwefelwasserstoff* u. Sulfid-Ionen bildet sich schwarzes Blei(II)-sulfid. M. hat als Basis der Korrosionsschutzwirkung sowohl oxidierende als auch reduzierende Eigenschaften, wirkt als Sauerstofflieferant in Kontakt mit brennbaren Stoffen aber eindeutig brandfördernd. **Anw.**: **1.** (techn.) als Rotpigment in Malerfarben unter zahlreichen Bez. (Pariser Rot, Bleirot, Goldsatinober, Goldzinnober, Kristallmennige, Mineralorange, Sandix, Saturnmennige, Saturnrot), in der Keramik- u. Glasherstellung; Dichtmittel zur Oxidationsverhinderung an Kontaktstellen unterschiedl. Metalle im Heizungsbau; als Rostschutzfarbe wird M. nicht mehr verwendet; **2.** (med.) früher zur Herst. von Pflastern u. Salben (Emplastrum fuscum camphoratum).

**Menopause:** s. Menstruation

**Menopausengonadotropin, humanes:** s. Menotropin.

**Menorrhagie:** verlängerte u. verstärkte Menstruation* bei erkennbarem Zyklus; **Urs.**: entzündl. bzw. infektiöse Erkrankungen des Uterus u. der Ovarien, benigne u. maligne Tumoren, hormonale Regulationsstörungen u. internist. Erkrankungen (z. B. Gerinnungsstörungen, Stoffwechselkrankheiten). Vgl. Menstruationszyklus.

**Menotropin:** Gonadotropinum hypophysicum; Urogonadotropin, Urogonadotrophin, humanes Menopausengonadotropin (Abk. HMG); CAS-Nr. 61489-71-2; Gemisch aus hypophysärem FSH* u. LH*; **Gew.**: aus dem Harn von postmenopausalen Frauen durch ein geeignetes Fraktionierungsverfahren mit nachfolgender Ionenaustauschchromatographie*; Aktivität der Substanz mind. 40 IE FSH/mg; Verhältnis LH zu FSH ca. 1 IE zu 1 IE; **Anw.**: z. B. bei Infertilität; Ausgangsmaterial zur Herst. von Urofollitropin*. **Kontraind.**: Frauen: Schwangerschaft, Ovarvergrößerung od. Zysten, gynäkolog. Blutungen unbekannter Urs., Uterus-, Ovar- u. Brusttumoren, primäre Ovarialinsuffizienz; Männer: Prostatakarzinom, Hodentumoren; **UAW:** Überstimulation der Ovarien, Mehrlingsschwangerschaften bei ca. 20 % der behandelten Frauen. Vgl. Choriongonadotropin; Serumgonadotropin.

**Menschenläuse:** s. Läuse.

M

**Menses:** s. Menstruation.
**Mensinga-Pessar:** s. Scheidendiaphragma.
**Menstruation** (lat. menstruus allmonatlich): Menses, monatl. Regelblutung, Periode; mit Blutung einhergehende Abstoßung des Stratum functionale der Gebärmutterschleimhaut (am Anfang eines jeden Menstruationszyklus*) als Hormonentzugsblutung nach ovulator. biphasischem Zyklus; **Menarche:** erstes Auftreten der M. i. R. der Pubertät; in den westl. Industriestaaten zwischen 9. u. 16. Lebensjahr, durchschnittl. mit 12.8 Jahren; Zeitpunkt wird mit beeinflusst von ethnischen, klimat. u. konstitutionellen Faktoren. **Menopause:** Zeitpunkt der letzten spontanen M., der retrospektiv 1 Jahr lang keine weitere ovariell gesteuerte uterine Blutung folgt; meist zwischen 50. u. 52. Lebensjahr; vgl. Klimakterium.
**Menstruationszyklus:** zwischen Menarche u. Menopause (mit Ausnahme von Schwangerschaft) regelmäßig sich wiederholende Veränderungen der Uterusschleimhaut, die bei Ausbleiben der Einnistung einer Blastozyste in eine Menstruation* münden; durchschnittl. Zyklusdauer 28 d; **Regulation:** hormonal durch Hypothalamus-Hypophysen-System (s. Hypothalamus, Abb. dort) u. davon abhängige, untereinander in Wechselbeziehung stehende Ovarialhormone; **Einteilung:** nach zeitl. Verlauf (s. Abb.); **1.** Follikelreifungsphase (1. Zyklusphase): Proliferation der Uterusschleimhaut inf. der durch FSH* u. LH* induzierten Estrogenbildung im reifenden Follikel des Ovars (Reifung weiterer Follikel werden vom jeweils dominanten Follikel mit Inhibinsekretion verhindert); **2.** Ovulation: Follikelsprung nach Anstieg von FSH u. bes. LH etwa am 12.–13. Zyklustag (variabel); **3.** Corpus-luteum-Phase (auch Lutealphase, Sekretionsphase; 2. Zyklusphase): Transformation der Uterusschleimhaut in das prägravide Sekretionsstadium (konstant 14 Tage) durch das vom Corpus* luteum unter LH-Einfluss abgesonderte Progesteron*; bei ausbleibender Befruchtung u. Nidation Absinken der Ovarialhormonproduktion im sich zurückentwickelnden Corpus luteum; **4.** Desquamationsphase (Beginn der 1. Zyklusphase): Abstoßung des Stratum functionale des Endometriums aufgrund des Hormonmangels (Menstruation als Hormonentzugsblutung). Vgl. Ovulation; Basaltemperatur; Kontrazeptiva; Kontrazeption, hormonale; Frauenthermometer.

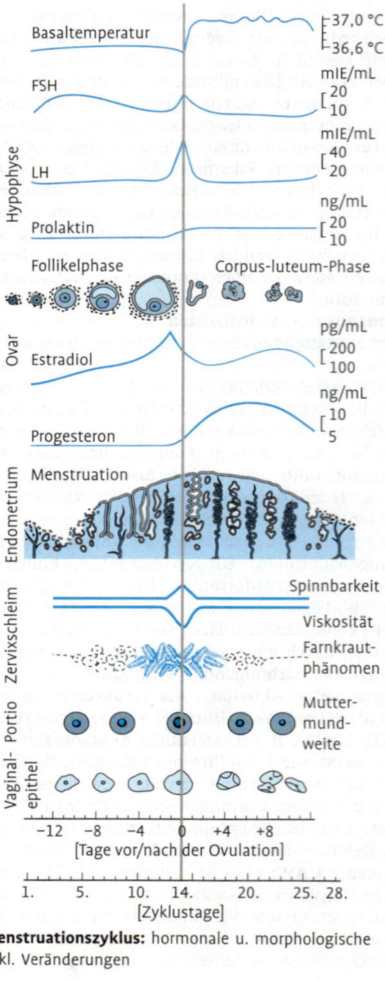

**Menstruationszyklus:** hormonale u. morphologische zykl. Veränderungen

**Menstruum:** s. Lösungsmittel.
**Mensur:** s. Messzylinder.
**Mentha:** Minze; Gattung der Fam. Lamiaceae (Labiatae), ca. 15 Arten, charakterisiert durch eine starke Tendenz zur Bastardisierung; diese ist ursächlich für die im Schrifttum bes. uneinheitl. Bezeichnung der einzelnen M.-Arten u. M.-Bastarde. Die Arten **M. arvensis** (Ackerminze), **M. aquatica** (Wasserminze), **M. longifolia** (Roßminze) u. **M. rotundifolia** (Rundblättrige Minze) sind zum Subgenus Mentha (Menthastrum) zusammengefasst.
**Mentha aquatica L. var. aquatica:** Bachminze, Wasserminze; Fam. Lamiaceae (Labiatae); Europa, Nordafrika; Blütenquirle am Ende des Stängels kopfig gehäuft; Stpfl. von **Folia Menthae aquaticae:** Folia Balsami palustris; Wasserminzenblätter; **Inhaltsst.:** 0.3–0.85 % äther. Öl mit 40–50 % Menthofuran*, $\alpha$- u. $\beta$-Pinen*, Limonen*, Menthol* u. a., ferner ca. 7 % Gerbstoffe*; **Anw.:** (volkstüml.) z. B. bei Magenbeschwerden, gallentreibendes Mittel, Aromatikum, Karminativum*.
**Mentha aquatica L. var. crispa:** s. Mentha crispa.
**Mentha arvensis L. var. arvensis:** Mentha arvensis; Ackerminze; Fam. Lamiaceae (Labiatae); subtrop. u. gemäßigte Zonen; Stpfl. von **Herba Menthae arvensis:** **Inhaltsst.:** uneinheitl. Angaben, angegeben werden: Octanon-3 (evtl. Hauptbestandteil), Pulegon*, Piperiton*, Menthofuran*.
**Mentha arvensis L. var. piperascens Malinv. ex Holmes:** s. Mentha canadensis.
**Menthacampher:** s. Menthol.
**Mentha canadensis L.:** Mentha arvensis L. ssp. canadensis (L.) H. Hara, Mentha arvensis L. var. canadensis (L.) Kuntze, Mentha arvensis L. var. piperascens Malinv. ex Holmes, Mentha arvensis L. var. piperascens Malinv. ex L.H. Bailey, Mentha arvensis L. var. glabrata (Benth) Fern., Mentha ar-

vensis ssp. haplocalyx (Briq.) Briq.; Chinesische Minze, Japanische Minze; Fam. Lamiaceae (Labiatae); nur aus Kulturen bekannt; Japan, Brasilien u. a.; Stpfl. von **Menthae arvensis aetheroleum partim mentholum depletum:** Minzöl; das durch Wasserdampfdestillation aus den frischen, blühenden, oberird. Teilen der Pflanze (u. anschließender teilweiser Abtrennung von Menthol) durch Kristallisation gewonnene ätherische Öl; **Off.:** Ph.Eur.6; **Inhaltsst.:** Gehalt nach Ph.Eur.: Limonen* (1.5–7.0 %), 1,8-Cineol* (max. 1.5 %), Menthon* (17–35%), Isomenthon (5–13 %), Menthylacetat (1.5–7 %), Isopulegol (1–3 %), Menthol* (30–50 %), Pulegon* (max. 2.5 %), Carvon* (max. 2.0 %); das Verhältnis von 1,8-Cineol zu Limonen muss kleiner als 1 sein.

**Mentha cardiaca:** s. Mentha crispa.

**Mentha crispa:** Mentha cardiaca; Krauseminze; Fam. Lamiaceae (Labiatae), Sammelbezeichnung für eine Reihe krausblättriger Mentha-Arten u. Formen (Blätter mit aufgebuckelter Blattspreite*), z. B. **Mentha aquatica** L. **var. crispa** (L.) Benth., Krauseminze, nur aus Kulturen bekannt; **Mentha spicata** L. **var. crispa** (Benth.) Danert; **Mentha longifolia** (L.) Huds. **var. crispa** (Benth.) Danert; Stpfl. von **Folia Menthae crispae:** Krauseminzblätter, Balsamkraut; **Inhaltsst.:** 0.9–2.6 % äther. Öl; **Menthae crispae aetheroleum:** Oleum Menthae crispae, Oleum Menthae viridis, Krauseminzöl, Spearmint-Öl; **Off.:** DAC; **Best.:** ca. 50 % (R)-(–)-Carvon* (im Kümmel ist z. B. (S)-(+)-Carvon), Acetat des Dihydrocuminalkohols u. des Dihydrocarveols (Geruchsträger). Gehalt mind. 55 % Carbonylverbindungen, berechnet als R-Carvon; **Anw.:** Aromatikum, zur Herst. von Kaugummi u. Zahnpasten (Spearmint-Geschmack).

**Menthae crispae aetheroleum:** s. Mentha crispa.

**Menthae piperitae aetheroleum:** s. Mentha x piperita.

**Menthae piperitae aqua:** s. Aqua Menthae piperitae.

**Menthae piperitae folium:** s. Mentha x piperita.

**Mentha longifolia (L.) Huds. var. longifolia:** s. Mentha spicata var. spicata.

**Mentha longifolia var. crispa:** s. Mentha crispa.

***p*-Menthan:** 1-Methyl-4-isopropylcyclohexan; Strukturformel: s. Monoterpene (Abb. dort); D. 0.793; Sdp. ca. 170 °C; farblose, fenchelartig riechende Flüss.; **Darst.:** durch Hydrierung von z. B. *p*-Cymol*, Limonen*, Terpinen.

**Mentha pulegium L.:** Poleiminze; Fam. Lamiaceae (Labiatae); Mittel- u. Südeuropa, Nordamerika; Stpfl. von **Herba Pulegii:** Poleiminzenkraut, Flohkraut, Hirschminze, Poleikraut; **Inhaltsst.:** ca. 1–2 % äther. Öl, ca. 4 % Gerbstoffe*, Flavonylglykoside (Diosmin, Hesperidin*); **Anw.:** ähnl. wie Menthae piperitae folium (s. Mentha x piperita); **Oleum Pulegii:** Oleum Menthae pulegii, Poleiöl; durch Wasserdampfdestillation gewonnenes äther. Öl (hauptsächl. in Südeuropa); gelbe bis rötlich gelbe Flüss. von pfefferminzartigem Geruch; **Best.:** ca. 80 % Pulegon*, ca. 9 % Menthol* u. a. Monoterpene*; **Anw.: 1.** (volkstüml.) z. B. bei Menstruationsstörungen; missbräuchlich zu Abtreibungen; **2.** (techn.) durch Hydrierung kann aus Pulegon Menthol hergestellt werden; **Toxikol.:** Poleiöl hat hepatotox. Eigenschaften.

**Mentha rotundifolia:** s. Mentha spicata var. spicata.

**Mentha spicata L. var. crispa:** s. Mentha crispa.

**Mentha spicata L. var. spicata :** Mentha viridis L., Grüne Roßminze; Hybride aus M. longifolia (L.) Huds. var. longifolia (Roßminze) u. M. rotundifolia (L.) Huds. (M. suaveolens Ehrh., Rundblättrige Minze, Apfelminze); vgl. Mentha x piperita.

**Mentha suaveolens:** s. Mentha spicata var. spicata.

**Mentha viridis:** s. Mentha spicata var. spicata.

**Mentha x piperita L.:** Pfefferminze; Fam. Lamiaceae (Labiatae); Anbaugebiete: Europa, USA, Kanada, Chile, Argentinien, Brasilien, Australien, Japan, Kenia, Tansania, Angola, Marokko; steriler Bastard aus Mentha* aquatica L. u. Mentha* spicata L. var. spicata (M. viridis, Grüne Roßminze); als Hybride kann die Pflanze sortenecht nur vegetativ vermehrt werden; man unterscheidet dunkelgrüne (sog. black mint) Sorten (M. x piperita var. piperita f. piperita oder f. rubescens) u. hellgrüne (sog. white mint) Sorten (M. x piperita var. piperita f. pallescens); Stpfl. von **Menthae piperitae folium:** Folia Menthae (piperitae); Pfefferminzblätter; **Off.:** Ph.Eur.6; Monographie: ESCOP, WHO, Kommission E; **Inhaltsst.:** je nach Sorte 0.5–4 % (nach Ph.Eur. mind. 1.2 % in ganzen u. mind. 0.9 % in geschnittenen Blättern) äther. Öl (Pfefferminzöl), ferner Gerbstoffe*, Flavonglykoside, Triterpensäuren; **Wirk.:** beruht v. a. auf dem äther. Öl mit seinem hohen Mentholgehalt (s. u.), daneben aber auch auf dem Gehalt an Flavonoiden* u. Gerbstoffen; in vitro antibakteriell, antiviral, spasmolytisch, harntreibend, choleretisch; **Anw.: 1.** (med.) bei krampfartigen Beschwerden im Magen-Darm-Bereich sowie der Gallenblase u. Gallenwege; ferner als Geschmacks- u. Geruchskorrigens; **2.** industriell in der Nahrungsmittelbranche zum Würzen u. zur Likörherstellung, außerdem zur Gewinnung von Pfefferminzöl u. Menthol*; **Zuber.:** Species* aromaticae, Species* nervinae; in Kräuterkissen; auf die Abwesenheit von (relativ häufig vorkommendem) Minzrost ist zu achten (Ph.Eur.: max. 10 % braungefleckte Blätter von Puccinia menthae); Sirupus* Menthae piperitae; **Menthae piperitae aetheroleum:** Oleum Menthae; Pfefferminzöl; aus frisch geernteten, blühenden Zweigspitzen gewonnenes äther. Öl; farblose, schwach gelbl. od. gelblich grüne Flüss.; **Off.:** Ph.Eur.6; Monographie: HMPC, ESCOP, WHO, Kommission E; **Inhaltsst.:** Hauptbestandteil ist freies (–)-Menthol neben kleinen Mengen an Stereoisomeren: (+)-Neomenthol, (+)-Isomenthol, (+)-Neoisomenthol; Strukturformeln: s. Menthol (Abb. dort). Für die Geruchsqualität wichtig sind die Mentholester Menthylacetat u. Menthylisovalerianat. Gehalt nach der Ph.Eur. (gaschromatograph. Profil): Limonen* (1–5 %), 1,8-Cineol* (3.5–14 %), Menthon* (14–32 %) Menthofuran* (1–9 %), Isomenthon (1.5–10 %), Menthylacetat (2.8–10 %), Isopulegol (höchstens 0.2 %), Menthol (30–55 %), Pulegon* (max. 4 %), Carvon* (max. 1 %); das Verhältnis des Gehalts von 1,8-Cineol u. Limonen muss mindestens 2 betragen; **Wirk.:** spasmolyt. Wirk. auf den Magen-Darm-Kanal u. die Gallenwege, in vitro antimikrobiell, insektizid, choleretisch; **Anw.:** **1.** (med.) innerl. bei krampfartigen Beschwerden im oberen Gastrointestinaltrakt u. der Gallenwege, Katarrhe der oberen Atemwege, bei Mundschleimhautentzündungen; äußerl. bei Muskel- u. Nervenschmerzen, Spannungskopfschmerz; als Geruchs- u. Geschmackskorrigens (Aromatikum), für Mund- u. Zahnpflegemittel; **2.** (techn.) in der Kosmetik- u. Seifenindustrie u. in der Spirituosenindustrie; **3.** in der Nahrungsmittelbranche für Schokoladen, Süßwaren (Marmeladen u. Gelees) u. zur Kaugummiherstellung; **Zuber.:** Aqua* Menthae piperitae, Aqua* carminativa, Spiritus* Menthae piperitae, Pulvis* dentifricus (cum sapone). **Hom.:** Mentha piperita: frische, blühende Pflanze; verordnet z. B. bei Tracheitis, Bronchitis.

**Menthene:** 6 von Menthan* abgeleitete, ungesättigte Kohlenwasserstoffe mit je einer Doppelbindung; D-3-Menthen (sog. Menthen) entsteht durch $H_2O$-Abspaltung aus Menthol*; natürl. im Thymianöl (s. Thymus vulgaris, Thymi aetheroleum).

**Menthofuran:** scharf schmeckendes Monoterpen*; Strukturformel: s. Abb.; charakterist. Best. von Menthae piperitae aetheroleum (s. Mentha x piperita); geringer Gehalt an M. gilt als Qualitätsmerkmal von hochwertigem u. unverfälschtem Pfefferminzöl.



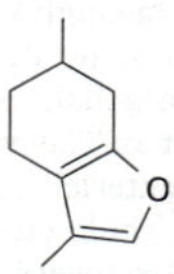


**Menthofuran**

**Menthol:** $C_{10}H_{20}O$; $M_r$ 156.3; M. hat 3 asymmetr. C-Atome; es sind daher 8 Isomere möglich; Strukturformeln: s. Abb.; **Levomenthol:** Levomentholum Ph.Eur., D-(–)-Menthol, Mentholum, Pfefferminz- od. Menthakampfer, D-*p*-Menthan-3-ol, (1*R*,3*R*,4*S*)-*p*-Menthan-3-ol, (–)-(1*R*,2*S*,5*R*)-2-Isopropyl-5-methylcyclohexanol; CAS-Nr. 2216-51-5; D. 0.88; Schmp. 43 °C; Sdp. 212 °C; $[\alpha]_D^{20\,°C}$ –48° bis –51° (c=10 in Ethanol); OHZ 350–360; nichtflüchtige Best. max. 0.1 %; farblose Kristalle von pfefferminzähnl. Geruch, leicht lösl. in Ether, Ethanol, Chloroform, lösl. in fetten u. äther. Ölen sowie in flüssigen Paraffinen, sehr schwer lösl. in Wasser; **Gew.:** z. B. aus dem Minzöl der Japanischen Minze (s. Mentha canadensis). Mit Campher, Thymol u. Borneol bildet M. flüssige Gemische. **Racemisches Menthol:** Mentholum racemicum Ph.Eur., DL-Menthol, (1*R*,3*R*,4*S* u. 1*S*,3*S*,4*R*)-*p*-Menthan-3-ol; CAS-Nr. 1490-04-6; Schmp. 33–37 °C; $[\alpha]_D^{20\,°C}$ –2° bis +2° (c=10 in Ethanol); OHZ u. Löslichkeit wie (–)-Menthol; beim Abkühlen der Schmelze müssen 2 Erstarrungstemperaturen (doppelter Erstarrungspunkt) festzustellen sein; d. h., reines, racem. M. unterliegt beim Abkühlen nach der Kristallisation noch einer polymorphen Umwandlung, was bei Verunreinigung mit Isomeren (über 3 %) nicht mehr festzustellen ist. **Herst.:** hauptsächl. durch Hydrierung von Thymol*; **Wirk.:** D-(–)-M. bewirkt durch Reizung der kälte-

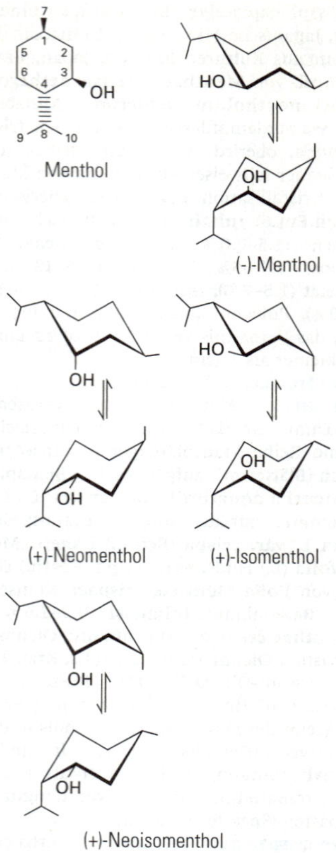


**Menthol**

empfindl. Nervenendigungen auf der Haut ein Kältegefühl, das ca. 10-mal stärker wahrgenommen wird als das von (+)-M. (Neomenthol). Auch die Geruchsintensität ist ca. 3-mal stärker als von (+)-Menthol. **Anw.:** in zahlreichen Arzneispezialitäten; innerl. bei Diarrhö u. Kardialgie, hauptsächl. als Cholagogum* u. Choleretikum*; in Hustenmitteln; äußerl. als Analgetikum* (z. B. in Migränestiften u. zu Einreibungen) sowie Anästhetikum u. juckreizstillendes Mittel (z. B. Balsamum* Mentholi compositum); in Badezusätzen; anstelle von D-(–)-M. darf racem. M. verwendet werden (Ausnahme: zur Herst. von Pulvermischungen). **Kontraind.:** Anw. von M. bei Kleinkindern ist zu vermeiden. Bei Säuglingen, die sehr mentholempfindl. sind, kann M. zu Kehlkopfkrämpfen u. Atemnot (bis hin zum Erstickungstod) führen.

**Mentholbalsam:** s. Balsamum Mentholi compositum.

**Mentholum racemicum:** s. Menthol.

**Mentholum valerianicum:** s. Menthylvalerianat.

**Menthon:** dem Menthol* entsprechendes Keton; Inhaltsst. von z. B. Mentha* canadensis, Mentha* x piperita.

**Menthylvalerianat:** Mentholum valerianicum EB; Isovaleriansäurementhylester; $(CH_3)_2CH—CH_2—CO—O(C_{10}H_{19})$; $M_r$ 240.2; D. 0.897–0.903; EZ

155–170; klare, farblose, ölige Flüss.; leicht lösl. in Ether, Ethanol, Chloroform, sehr schwer lösl. in Wasser; **Darst.:** durch Einwirkung von Isovalerylchlorid auf Menthol; nicht mehr im Handel; früher med. angewendet als Karminativum*, Analeptikum* u. Antiemetikum* bei Seekrankheit. Vgl. Isovaleriansäure.

**Mentum** (lat.): Kinn.

**Mentzelia cordifolia** Dombey: Anguaraté, Angurate; Fam. Loasaceae (Ordnung Violales); Peru; verwendet werden das Kraut, die Zweigspitzen u. die Wurzeln; **Inhaltsst.:** Flavonoide* (Quercetin*, Kämpferol*), Cumarine* (Scopoletin*), Bitterstoffe*, Schleim, Sitosterol*; **Anw.:** Der Tee wird als entzündungshemmendes, spasmolyt. Magen- u. Darmmittel eingesetzt.

**Menyanthes trifoliata** L.: Bitterklee, Biberklee, Fieberklee, Sumpfklee; Fam. Menyanthaceae (früher Gentianaceae); Europa bis Asien u. Nordamerika; Stpfl. von **Menyanthidis trifoliatae folium:** Folia Trifolii fibrini, Folia Menyanthidis, Bitterkleeblätter, Fieberkleeblätter; getrocknete, ganze od. zerkleinerte Blätter; **Off.:** Ph.Eur.6; Monographie: Kommission E; **Inhaltsst.:** Secoiridoid-Bitterstoffe wie Foliamenthin (Strukturformel: s. Abb.), Menthiafolin, 7′,8′-Dihydrofoliamenthin; ferner Swerosid u. Loganin*; bittere Monoterpenalkaloide (zweifelhaft) wie Gentianin* (Abb. dort; vgl. Gentiana lutea) u. Gentianidin; Harz*, Saponine*, 1–7 % Gerbstoffe*, Cholin*, Pektin*, etwas äther. Öl; Bitterwert mind. 3000 (Ph.Eur.6); **Anw.:** **1.** (med.) als Amarum* ähnl. wie andere Bitterdrogen; **2.** (volkstüml.) bei Magen- u. Leberleiden, Gicht, Migräne; als Fiebermittel obsolet; **Zuber.:** Extr. Trifolii fibrini, Species* nervinae, Species* amaricantes, Tinctura* amara. **Hom.:** Menyanthes: frische, bei Blütebeginn gesammelte Pflanze; verordnet z. B. bei Neuralgien, Muskelzucken.

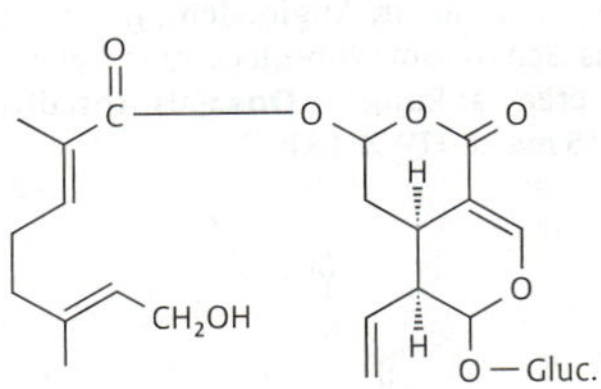


**Menyanthes trifoliata:** Foliamenthin

**Menyanthidis trifoliatae folium:** s. Menyanthes trifoliata.

**Mepacrin** (INN): Chinacrin, Quinacrin; 6-Chlor-9-(4′-diethylamino-1-methylbutylamino)-2-methoxyacridin; CAS-Nr. 83-89-6; $C_{23}H_{30}ClN_3O$; $M_r$ 399.96; nicht mehr im Handel befindl. Antimalariamittel* u. Antikonvulsivum*; früher auch angewendet bei Lichtdermatosen, Taenienbefall u. Giardiasis; **UAW:** Schwindel, Kopfschmerz, milde gastrointestinale Störungen; in hohen Dosen: Übelkeit, Erbrechen, Dermatosen, aplast. Anämie (nach längerer Anw.). **Mepacrinhydrochlorid:** Mepacrin-dihydrochlorid-Dihydrat, Mepacrini hydrochloridum, Mepacrinum hydrochloricum; $C_{23}H_{32}Cl_3H_3O \cdot 2\,H_2O$; $M_r$ 508.9; Schmp. 248 °C (polymorph); Zers. bei 248–250 °C, Abgabe des Kristallwassers ab 110 °C; gelbes, krist. Pulver, geruchlos, bitter; wenig lösl. in Wasser, schwer lösl. in wasserfreiem Ethanol, sehr schwer lösl. in Chloroform, fast unlösl. in Ether; **Off.:** Ph.Eur., ÖAB.

**Mepazin:** s. Pecazinhydrochlorid.

**Meperidin:** s. Pethidin.

**Mephenesin** (INN): 3-(*o*-Tolyloxy)-1,2-propandiol; 3-(2-Methylphenoxy)-1,2-propandiol; CAS-Nr. 59-47-2; $C_{10}H_{14}O_3$; $M_r$ 182.20; Schmp. 68–70 °C (polymorph); leicht lösl. in Ethanol, Propylenglykol, Glykol, Chloroform; 1:85 in Wasser von 20 °C, 1:11 in Ether; Harnstoff u. seine Derivate steigern die Löslichkeit; $UV_{max}$ (0.005 %ige wässrige Lsg.) 270 nm (ε 0.395); nicht mehr im Handel befindl. zentral wirkendes Muskelrelaxans*; früher angewendet bei Muskelspasmen u. spast., hypertonen u. hyperkinet. Zuständen bei Parkinson*-Syndrom, Chorea* u. Tetanus sowie als Tranquilizer* bei Angst- u. Spannungszuständen, Schlaflosigkeit, Alkoholkrankheit u. Status epilepticus; **UAW:** Appetitlosigkeit, Übelkeit, Erbrechen, Leukopenie, allerg. Reaktionen, vermindertes Reaktionsvermögen.

**Mephenoxalon** (INN): 5-(*o*-Methoxyphenoxymethyl)-2-oxazolidinon; CAS-Nr. 70-07-5; $C_{11}H_{13}NO_4$; $M_r$ 223.2; Schmp. 143–145 °C; unlösl. in Wasser; nicht mehr im Handel befindl. Muskelrelaxans*, Tranquilizer* u. Analgetikum*.

**Mephenytoin** (INN): Methylphenylethylhydantoin, Methylhydantoin, Methoin; 5-Ethyl-3-methyl-5-phenyl-2,4-imidazolidindion; CAS-Nr. 50-12-4; $C_{12}H_{14}N_2O_2$, Strukturformel: s. Abb.; $M_r$ 218.25; Schmp. 136–138 °C (polymorph); unlösl. in Wasser; bildet ein wasserlösl. Natriumsalz; in Österreich im Handel befindl. Antiepileptikum*; in Deutschland u. der Schweiz außer Handel; **Off.:** ÖAB; **Ind.:** Epilepsie* (Grand mal, psychomotor. Anfälle); **UAW:** allerg. Reaktionen (z. B. Leukopenie, Fieber), Leberschädigung, Knochenmarkschädigung, aplast. Anämie, Agranulozytose, Lupus erythematodes; weniger ausgeprägt sind gastrointestinale Störungen, Ataxie, Zahnfleischhyperplasie.

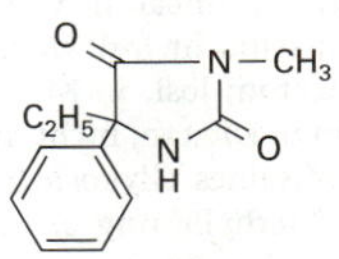


**Mephenytoin**

**Mephitis putorius** Schreb.: Mephitis mephitis L.; Echter Skunk, Nordamerikanisches Stinktier; Fam. Mustalidae; Nordamerika; **Inhaltsst.:** im Sekret: *trans*-2-Buten-1-thiol, 3-Methyl-1-butanthiol u. Methyl-1-(*trans*-2-butenyl)-disulfid (unangenehm riechend); starkes Reizmittel der Schleimhäute. **Hom.:** Mephitis putorius: frisches Sekret der Stinkdrüsen; verordnet z. B. bei Schlaflosigkeit, Neurasthenie (Nervenschwäche), nervösem Asthma.

**Mephobarbital:** s. Methylphenobarbital.

**Mepindolol** (INN): 1-(Isopropylamino)-3-(2-methyl-4-indolyl)oxy-2-propanol; CAS-Nr. 23694-81-7; $C_{15}H_{22}N_2O_2$, Strukturformel: s. Beta-Rezeptoren-Blocker (Abb. 2 dort); $M_r$ 262.34; in Deutschland als Hemisulfat im Handel befindl. nichtselektiver

Beta*-Rezeptoren-Blocker mit intrinsischer sympathomimet. Aktivität; Antihypertensivum*; in Österreich u. der Schweiz außer Handel.

**Mepivacain** (INN): 1-Methyl-pipecolinsäure-2,6-xylidid; 1,2′,6′-Trimethylpiperidin-2-carboxanilid; CAS-Nr. 96-88-8; $C_{15}H_{22}N_2O$, Strukturformel: s. Lokalanästhetika (Abb. 2 dort); $M_r$ 246.34; Schmp. 150–151 °C (kristallisiert aus Ether); **Mepivacainhydrochlorid (INN):** Mepivacaini hydrochloridum Ph.Eur.; $C_{15}H_{23}ClN_2O$; $M_r$ 282.8; Schmp. 255–262 °C (unter Zers.); leicht lösl. in Wasser u. Methanol, 1:10 in Ethanol, wenig lösl. in Chloroform; 4.6 %ige Lsg. ist isoosmot. mit Serum; **Inkomp.:** Basen; lichtgeschützt aufzubewahren; **Anw.:** als Lokalanästhetikum* zur Infiltrations- u. Leitungsanästhesie; **Kontraind.:** schwere Überleitungsstörungen, akut dekompensierte Herzinsuffizienz; **UAW:** Schwindel, Herzrhythmusstörungen; HWZ 3 h.

**Meplatflaschen:** flache Arzneiflaschen* mit Schraubverschluss, die raumsparend sind u. die sich besonders zur Abgabe von flüssigen Fertigarzneimitteln eignen.

**Meprobamat** (INN): Meprobamatum Ph.Eur.6; 2-Methyl-2-propyl-1,3-propandiol-dicarbamat; CAS-Nr. 57-53-4; $C_9H_{18}N_2O_4$; $M_r$ 218.25; Schmp. 104–106 °C (Modifikation I, insgesamt 3 Modifikationen); nicht mehr im Handel befindl. Tranquilizer*; unterliegt dem Betäubungsmittelgesetz* (Anlage II); früher angewendet bei Angst- u. Spannungszuständen nicht psychot. Art, Schlafstörungen, in der Gynäkologie bei Dysmenorrhö; **UAW:** Benommenheit, Schwindel, Ataxie (Vorsicht im Straßenverkehr u. bei Alkoholgenuss); bei längerer Anw. Ausbildung einer psych. Gewöhnung, bei disponierten Personen Sucht; bei Intoxikation: Blutdruckabfall, Koma, starke Rötung der Haut; LD 20.0 g.

**Meproscillarin** (INN): Methylproscillaridin, Proscillaridin-4′-methylether; 14-Hydroxy-3$\beta$-[(4-*O*-methyl-$\alpha$-L-rhamnopyranosyl)oxy]-14$\beta$-buta-4,20,22-trienolid; CAS-Nr. 33396-37-1; $C_{31}H_{44}O_8$; Schmp. 213–217 °C; unlösl. in Wasser u. apolaren Lösungsmitteln; schlecht lösl. in Chloroform, Dichlormethan, Aceton; lösl. in Methanol, Ethanol, Tetrahydrofuran u. Dioxan; nicht mehr im Handel befindl. herzwirksames Glykosid*; **Gew.:** partialsynthet. durch Methylierung an der *para*-ständigen OH-Gruppe der Rhamnose des Proscillaridins*; durch die geringere Wasserlöslichkeit wird es besser resorbiert als Proscillaridin.

**Meptazinol** (INN): 3-(3-Ethyl-1-methyl-perhydroazepin-3-yl)phenol; CAS-Nr. 54340-58-8; $C_{15}H_{23}NO$, Strukturformel: s. Abb.; $M_r$ 233.4; Schmp. 127.5–133 °C; Opioid*; **Wirk.:** stark wirksames Analgetikum* mit antagonistisch-agonistischer Aktivität am Opioid*-Rezeptor; **UAW:** Übelkeit, Erbrechen, Kopfschmerz, sehr selten Atemdepression, Halluzinationen; **Dos.:** i. v. 50–100 mg.

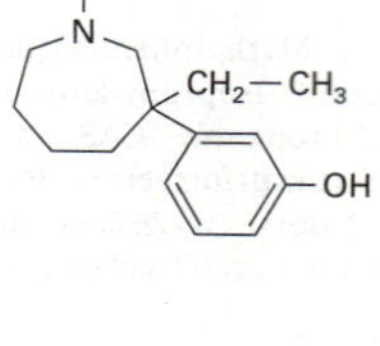


**Meptazinol**

**Mepyramin** (INN): Pyrilamin; *N*-(4-Methoxybenzyl)-*N*′,*N*′-dimethyl-*N*-(2-pyridyl)ethylendiamin; CAS-Nr. 91-84-9; $C_{17}H_{23}N_3O$, Strukturformel: s. Abb.; $M_r$ 285.38; Sdp. 201 °C (166 Pa), 168–172 °C (8 Pa); $n_D^{25\,°C}$ 1.5760–1.5765; in der Schweiz im Handel befindl. Antihistaminikum* (Histamin*-$H_1$-Rezeptoren-Blocker); in Deutschland u. Österreich außer Handel; **Ind.:** als Antiallergikum*, Antiemetikum* u. Antivertiginosum*. **Mepyraminhydrogenmaleat:** Mepyramini maleas Ph.Eur.6, Mepyraminium maleinicum; CAS-Nr. 59-33-6; $C_{21}H_{27}N_3O_5$; $M_r$ 401.5; Schmp. 100–101 °C; weißes, krist. Pulver; sehr leicht lösl. in Wasser, leicht lösl. in Ethanol u. Chloroform. **Mepyramindihydrochlorid:** $C_{17}H_{23}N_3O \cdot 2\,HCl$; Schmp. 143–143.5 °C.

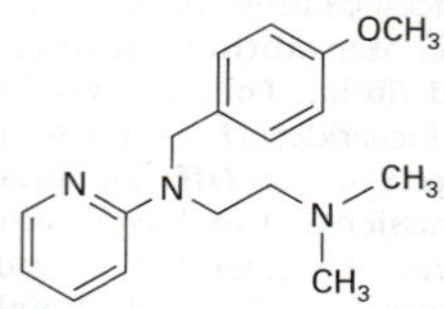


**Mepyramin**

**Mequinol** (INN): *p*-Methoxyphenol; $C_7H_8O_2$; $M_r$ 124.1; nicht mehr im Handel; früher angewendet gegen Sommersprossen u. übermäßige Hautpigmentierung.

**Mequitazin** (INN): 10-(3-Chinuclidinylmethyl)phenothiazin; CAS-Nr. 29216-28-2; $C_{20}H_{22}N_2S$, Strukturformel: s. Abb.; $M_r$ 322.47; in Deutschland im Handel befindl. Histamin*-$H_1$-Rezeptoren-Blocker; in Österreich u. der Schweiz außer Handel; **Ind.:** symptomat. Behandlung allerg. bedingter Erkrankungen wie Rhinitis allergica, Bindehautkatarrh, Nesselsucht, Angioödem, Juckreiz; früher auch als Sedativum* (obsolet); cave bei Patienten mit Lebererkrankungen; **Dos.:** als Antiallergikum p. o. 2×5 mg/d; HWZ 18 h.

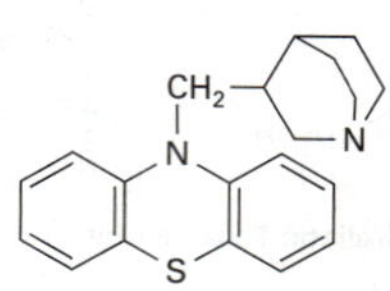


**Mequitazin**

**Meractinomycin:** s. Dactinomycin.

**Merasingiblätter:** s. Marsdenia sylvestris.

**Mercaptamin** (INN): 2-Aminoethanthiol; CAS-Nr. 60-23-1; $C_2H_7NS$, $H_2N{-}CH_2{-}CH_2{-}SH$; $M_r$ 77.2; Schmp. 97 °C; logP 0.03; $pK_S$ 7.9 (berechnet); leicht lösl. in Wasser; verwendet wird das Bitartrat-Salz. **Wirk.:** hemmt die Anhäufung von Cystin*; **Ind.:** Ther. der seltenen, angeborenen Stoffwechselkrankheit nephropath. Cystinose, einer Ansammlung von Cystin in den Lysosomen, die Gewebeschädigung mit Nierenversagen, Kleinwuchs u. weiteren Organschäden verursacht; Orphan* Drug; **Kontraind.:** Überempfindlichkeit gegen Cysteamin od. Penicillamin; **UAW:** sehr häufig: Anorexie, Erbrechen, Übelkeit, Diarrhö, Lethargie,

Pyrexie; häufig: Kopfschmerz, Enzephalopathie, Bauchschmerzen, Atemgeruch, Dyspepsie, Gastroenteritis, anomaler Körpergeruch, Hautausschlag, Asthenie, anormale Leberfunktionstests; **Dos.**: Kinder bis 12 Jahre: 1.3 $g/m^2$ KOF/d (freie Base); Patienten über 12 Jahre: 2 $g/m^2$ KOF/d, jeweils verteilt auf 4 ED.

**Mercaptane:** s. Thiole.

**Mercaptide:** s. Thiole.

**Mercapto-:** s. Thiole.

**β-Mercaptoalanin:** s. Cystein.

**2-Mercaptobenzoesäure:** s. Thiosalicylsäure.

**Mercaptodimethur:** Molluskizid*; vgl. Schädlingsbekämpfungsmittel.

**Mercaptoessigsäure:** s. Thioglykolsäure.

**Mercaptoethanol:** HS—$CH_2$—$CH_2$—OH; Reagenz zur reduktiven, reversiblen Spaltung von Disulfidgruppen in Peptiden* u. Proteinen*; dabei entstehen 2 freie SH-Gruppen pro Disulfidbrücke.

**Mercaptole:** s. Thiole.

**Mercaptopurin** (INN): Abk. 6-MP; Mercaptopurinum Ph.Eur., Leukerin, 6-Purinthiol; 6-Purinthion; CAS-Nr. 6112-76-1 bzw. CAS-Nr. 50-44-3 (Anhydrat); $C_5H_4N_4S \cdot H_2O$, Strukturformel: s. Abb.; $M_r$ 170.2; gelbes, krist. Pulver; fast unlösl. in Wasser u. Ether, schwer lösl. in Ethanol, lösl. in Alkalihydroxid-Lsg.; $pK_{S,1}$ 7.77, $pK_{S,2}$ 11.17; **Wirk.**: Zytostatikum*, Antimetabolit* (Purin-Antagonist); wirkt auch urikostat.; HWZ 1.5 h; **Ind.**: Leukämie.

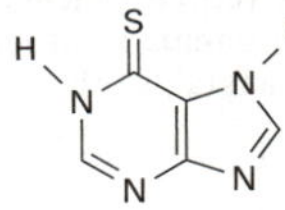

**Mercaptopurin**

**Mercaptursäuren:** s. Glutathion.

**Mercerisierung** (John Mercer, brit. Chemiker, 1791–1866): Veredelungsverfahren (1844) für Cellulosefasern (Baumwolle; s. Gossypium) durch Behandlung mit Basen, wodurch die Baumwolle fester u. glänzender wird u. ein verstärktes Aufnahmevermögen für Farbstoffe u. Feuchtigkeit erhält.

**Mercier-Katheter:** s. Katheter.

**Mercuriacetat:** s. Quecksilber(II)-acetat.

**Mercurialis annua** L.: einjähriges Bingelkraut; Fam. Euphorbiaceae; Europa, Mittelmeergebiet; zus. mit **Mercurialis perennis L.** (Waldbingelkraut, Böser Heinrich) Stpfl. von **Herba Mercurialis:** Bingelkraut; **Inhaltsst.**: Saponine*, Cyanglykoside, Flavonderivate, Methylamin*, sonst weitgehend unbekannt; **Anw.**: (volkstüml.) z. B. als Laxans, bei Appetitmangel, Bronchialkatarrh. **Hom.**: **1.** Mercurialis annua: frisches, blühendes Kraut; **2.** Mercurialis perennis ferm 34c (HAB): frisches, blühendes Kraut.

**Mercurialis perennis L.:** s. Mercurialis annua.

**Mercuriammoniumchlorid:** s. Quecksilber(II)-amidochlorid.

**Mercurichlorid:** s. Quecksilber(II)-chlorid.

**Mercuricyanid:** s. Quecksilber(II)-cyanid.

**Mercuriiodid:** s. Quecksilber(II)-iodid.

**Mercurinitrat:** s. Quecksilber(II)-nitrat.

**Mercurioxid, gelbes:** s. Quecksilber(II)-oxid, gelbes.

**Mercurioxid, rotes:** s. Quecksilber(II)-oxid, rotes.

**Mercurirhodanid:** s. Quecksilber(II)-thiocyanat.

**Mercurisalicylat:** s. Quecksilbersalicylat.

**Mercurisulfat:** s. Quecksilber(II)-sulfat.

**Mercurisulfat, basisches:** s. Quecksilber(II)-sulfat, basisches.

**Mercurisulfid, rotes:** s. Quecksilber(II)-sulfid, rotes.

**Mercurisulfid, schwarzes:** s. Quecksilber(II)-sulfid, schwarzes.

**Mercurius aceticus:** s. Quecksilber(I)-acetat.

**Mercurius auratus:** s. Goldamalgam.

**Mercurius biiodatus:** s. Quecksilber(II)-iodid.

**Mercurius cyanatus:** s. Quecksilber(II)-cyanid.

**Mercurius dulcis:** s. Quecksilber(I)-chlorid.

**Mercurius iodatus flavus:** s. Quecksilber(I)-iodid.

**Mercurius iodatus ruber:** s. Quecksilber(II)-iodid.

**Mercurius iodatus viridis:** s. Quecksilber(I)-iodid.

**Mercurius nitricus oxydulatus:** s. Quecksilber(I)-nitrat.

**Mercurius nitrosus:** s. Quecksilber(I)-nitrat.

**Mercurius praecipitatus albus:** s. Quecksilber(II)-amidochlorid.

**Mercurius praecipitatus flavus:** s. Quecksilber(II)-oxid, gelbes.

**Mercurius praecipitatus niger:** s. Quecksilber, lösliches, nach Hahnemann.

**Mercurius praecipitatus ruber:** s. Quecksilber(II)-oxid, rotes.

**Mercurius solubilis Hahnemanni:** s. Quecksilber, lösliches, nach Hahnemann.

**Mercurius sublimatus corrosivus:** s. Quecksilber(II)-chlorid.

**Mercurius sulfuricus:** s. Quecksilber(II)-sulfat.

**Mercurius vivus:** s. Quecksilber.

**Mercuri-Verbindungen:** Quecksilber(II)-Verbindungen; vgl. Quecksilber.

**Mercuroacetat:** s. Quecksilber(I)-acetat.

**Mercurobromid:** s. Quecksilber(I)-bromid.

**Mercurochlorid:** s. Quecksilber(I)-chlorid.

**Mercuroiodid:** s. Quecksilber(I)-iodid.

**Mercuronitrat:** s. Quecksilber(I)-nitrat.

**Mercurosulfat:** s. Quecksilber(I)-sulfat.

**Mercurotannat:** s. Quecksilber(I)-tannat.

**Mercurothiolatum:** s. Thiomersal.

**Mercuro-Verbindungen:** Quecksilber(I)-Verbindungen; vgl. Quecksilber.

**Merikarpien:** s. Fruchtformen.

**Meristem:** s. Kambium.

**Meristine:** (bot.) die Zellteilung* auslösende Stoffe (z. B. an Wundflächen).

**Merkurialismus:** s. Quecksilber (Toxikol.).

**Merocyanine:** durch Mesomerie* stabilisierte Polymethinfarbstoffe; **Anw.**: (techn.) Sensibilisatoren in der Fotografie, Textilfarbstoffe.

**Meropenem** (INN): (4*R*,5*S*,6*S*)-3-[(3*S*,5*S*)-5-(Dimethylcarbamoyl)-3-pyrrolidinylthio]-6-[(*R*)-1-hydroxyethyl]-4-methyl-7-oxo-1-azabicyclo[3.2.0]hept-2-en-2-carbonsäure-Trihydrat; CAS-Nr. 96036-03-2; $C_{17}H_{25}N_3O_5S \cdot 3\,H_2O$, Strukturformel: s. Abb.; $M_r$ 437.51; **Wirk.**: Betalactam-Antibiotikum aus der Gruppe der Carbapeneme*; muss nicht mit Cilastatin* kombiniert werden, da es durch die Dehydropeptidase I nicht inaktiviert wird (vgl. Imipenem); Breitband-Antibiotikum mit hoher Wirksamkeit gegen gramnegative u. grampositive Kei-

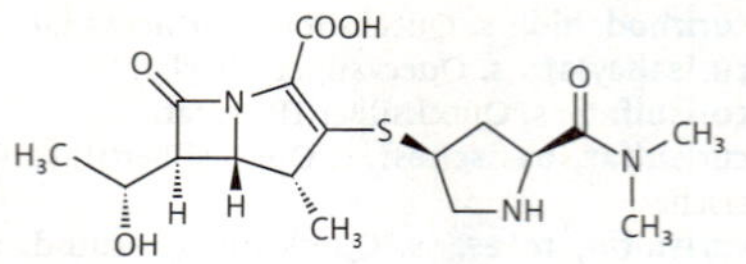

**Meropenem**

me; **Ind.:** schwere Infektionen; **Dos.:** 3×0.5–1 g/d; HWZ 1 h.

**Merrifield-Harze:** (engl.) *Merrifield resins*; Standardträger für die Peptidsynthese an fester Phase u. für die org. Festphasensynthese; können zum Anhängen sowohl von Carbonsäuren* u. Alkoholen* als auch von Thiolen*, Phenolen* u. Aminen* verwendet werden. Die Produkte werden vom Harz* abgespalten, indem man das Harz mit starken Säuren versetzt (z. B. Flusssäure* od. Trifluormethansulfonsäure).

**Merrifield-Peptidsynthese:** Methode zur Synthese von Peptiden* an einem Polystyrolharz; das wachsende Peptid bleibt während der gesamten Synthese am hochmolekularen Träger kovalent gebunden; die Nebenprodukte werden nach jedem Reaktionsschritt ausgewaschen. **Gesch.:** Dieses Verfahren konnte automatisiert werden, so dass 1969 erstmals die Totalsynthese der aus 124 Aminosäureresten zusammengesetzten Ribonuclease (s. Nucleasen) gelang.

**Mersolate:** Alkylsulfonsäuresalze (s. Alkylsulfonate), die keine unlöslichen Kalkseifen bilden; **Herst.:** Sulfochlorierung u. Verseifung höherer Paraffin-Kohlenwasserstoffe (Fischer-Tropsch-Paraffine); **Anw.:** (techn.) in Waschmitteln.

**Mesalazin (INN):** (engl.) *5-Aminosalicylic acid (Abk. 5-ASA)*; 5-Aminosalicylsäure, Mesalazinum Ph.Eur.; CAS-Nr. 89-57-6; $C_7H_7NO_3$; $M_r$ 153.1; Schmp. 280 °C (unter Zers.); Pulver od. Kristalle, fast weiß bis hellgrau od. hellrosa gefärbt; sehr schwer lösl. in Wasser, unlösl. in Ethanol, lösl. in verd. Alkalihydroxid-Lsg. u. verd. Salzsäure; **Wirk.:** Antiphlogistikum*; **Ind.:** v. a. Geschwüre des Dickdarms, z. B. Colitis* ulcerosa u. Enteritis* regionalis Crohn; **UAW:** gastrointestinale Beschwerden; HWZ 0.5–2.4 h bzw. 6–9 h (Metaboliten).

**Mescal:** s. Agave americana; Agave sisalana.

**Mescal-Buttons:** s. Lophophora williamsii var. williamsii.

**Mescalin:** Mezkalin; 3,4,5-Trimethoxyphenylethylamin; CAS-Nr. 54-04-6; $C_{11}H_{17}NO_3$, Strukturformel: s. Abb.; $M_r$ 211.25; Schmp. ca. 36 °C; farblose, ölige Flüssigkeit; lösl. in Wasser, Ethanol, Chloroform, prakt. unlösl. in Ether; Halluzinogen* in Mescal-Buttons (s. Lophophora williamsii var. williamsii); unterliegt dem Betäubungsmittelgesetz* (Anlage I). Vgl. Rauschdrogen.

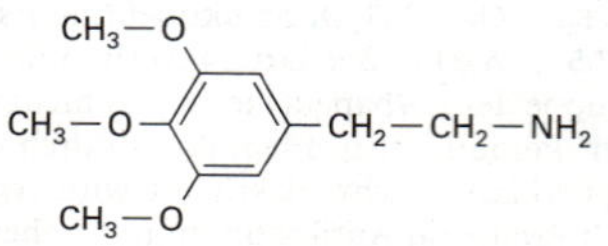

**Mescalin**

**Mesembryanthemum-Arten:** s. Rauschdrogen.

**Mesenchym:** embryonales Bindegewebe, dessen verzweigte Zellen ein lockeres, von Interzellulärflüssigkeit ausgefülltes Schwammwerk bilden; multipotentes Muttergewebe aller Formen von Stütz- u. Bindegeweben, der quergestreiften Muskulatur, fast aller glatten Muskelzellen, der Herzmuskulatur, der Gefäßendothelien u. Blutzellen.

**Mesenterium:** Dünndarmgekröse; Aufhängeband (Peritonealduplikatur) des Jejunums u. Ileums, heftet diese Dünndarmabschnitte an die hintere Bauchwand; zwischen den beiden Bauchfellblättern des M. liegt eine stärkere Bindegewebeschicht, in der (neben Fettmassen) Lymphknoten, Gefäße u. Nerven enthalten sind.

**Mesh:** s. Siebe.

**Mesilat:** Mesylat; chem. Kurzbez. für Methansulfonat.

**Mesna (INN):** Mesnum Ph.Eur.; Natrium-2-mercaptoethansulfonat; CAS-Nr. 19767-45-4; $C_2H_5NaO_3S_2$, $HS—CH_2—CH_2—SO_3Na$; $M_r$ 164.17; **Wirk.:** Zytoprotektivum*; **Ind.:** als Antidot/zur Prophylaxe von Urotoxizität (Hämaturie u. Zystitis) der Oxazaphosphorine* (z. B. Cyclophosphamid*); HWZ 1.5 h.

**Mesnum:** s. Mesna.

**Meso-:** Wortteil mit der Bedeutung mitten, dazwischen, zwischen.

**Mesoform:** Verb. mit mind. 2 gleich substituierten Chiralitätszentren von entgegengesetzter Chiralität*; aufgrund der daraus resultierenden Spiegelebene* ist die M. achiral (s. Abb.).

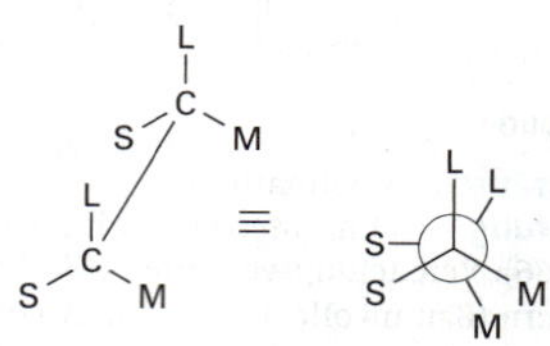

**Mesoform**

**Mesokarp:** (bot.) mittlere Schicht der Fruchtwand; s. Fruchtformen.

**Mesomerie:** chem. Resonanz (von Elektronenschwingungen), die sich über den Bereich zweier benachbarter Atome* hinaus erstreckt u. an der nur die relativ leicht bewegl. π-Elektronen beteiligt sind; das starrere Gerüst der σ-Bindungselektronen wird durch den Konjugationseffekt kaum beeinflusst. Das Molekül* kann durch Grenzformeln beschrieben werden, in denen die π-Elektronen maximal konjugiert vorliegen. Die Grenzformeln werden in der Darst. durch einen Doppel-

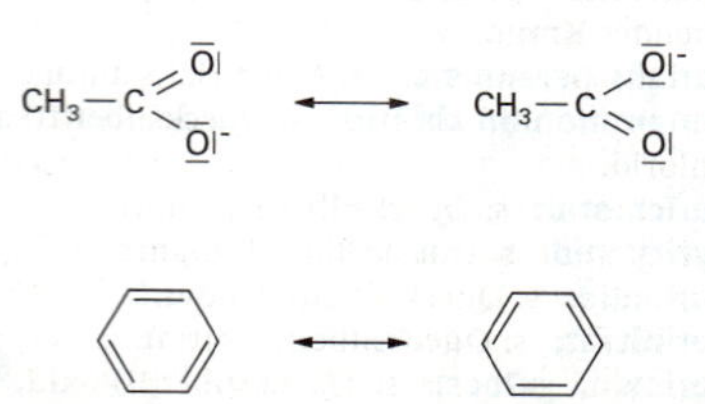

**Mesomerie:** schemat. Darstellung von Acetat (oben) u. Benzol (unten)

pfeil (↔) miteinander verbunden (s. Abb.). Bei Benzol* wird die M. auch durch einen Kreis innerhalb des 6-gliedrigen Ringes symbolisiert. Vgl. Verbindungen, aromatische.

**Mesomorphie:** Zustand der mesomorphen (flüssigkristallinen) Phase; s. Flüssigkristalle.

**Mesonen:** Mesotronen; positiv od. negativ geladene Teilchen; Masse ca. 200-mal größer als die Elektronenmasse, jedoch kleiner als die Protonenmasse; ihre Lebensdauer beträgt nur Millionstel bis Milliardstel Sekunden; sie bewegen sich nahezu mit Lichtgeschwindigkeit*; treten z. B. bei Beschuss von Atomkernen auf. **Gesch.:** 1937 vom US-amerikan. Physiker Carl David Anderson (1905–1991) in der kosmischen Höhenstrahlung entdeckt.

**Mesophasen:** s. Flüssigkristalle.

**Mesophyll:** (bot.) das von der Epidermis* umschlossene Parenchymgewebe der Blattspreite*.

**Mesophyten:** Pflanzen, die an einen Standort mit gemäßigter Feuchtigkeit angepasst sind; Mittelstellung zwischen Hydrophyten* u. Xerophyten*.

**Mesoporphyrin:** s. Porphyrine.

**Mesosomen:** Einstülpungen der Plasmamembran von Prokaryoten*; dienen als Orte spezieller Enzymreaktionen, z. B. der Zellatmung (s. Atmung).

**Mesosphäre:** s. Erdatmosphäre.

**Mesothorium:** Symbol MsTh; histor. Bez. für 2 radioaktive Zerfallsprodukte des Thoriums*; **Mesothorium I** ($^{228}_{88}Ra$, HWZ 6.7 Jahre) geht durch Betazerfall* in **Mesothorium II** ($^{228}_{89}Ac$, HWZ 6.13 h) über; **Gew.:** aus den Rückständen bei der Thoriumfabrikation aus dem Monazitsand; **Anw.:** hauptsächl. zu Leuchtmasse; **Gesch.:** 1907 von Otto Hahn (1879–1968) entdeckt.

**Mesotronen:** s. Mesonen.

**Mesoweinsäure:** s. Weinsäure.

**Mesoxalylharnstoff:** s. Alloxan.

**Mespilus germanica:** s. Mispel (Deutsche Mispel).

**Messenger-RNA:** s. mRNA.

**Messgeräte für radioaktive Strahlung:** s. Strahlenmessgeräte.

**Messgeräte, medizinische:** s. Blutdruckmessgerät; Blutzuckermessgerät; Cholesterolmessgerät; Quick-Wert-Messgerät; Eichgesetz.

**Messing:** Kupfer-Zink-(Aluminium-)Legierung: 55–95 % Kupfer*, 5–45 % Zink*; Rotmessing mit 72–95 % Cu heißt auch Tombak*. Das Symbol CuZn37 steht z. B. für Kupfer mit 37 % Zinkanteil. **Anw.:** z. B. Blechblasinstrumente aus Messing (CuZn30) od. Goldmessing (CuZn15), Draht, Sanitärinstallationen; **Gesch.:** seit dem 3. Jahrtausend v. Chr. aus Assyrien u. Babylonien bekannt, in Palästina um 1400–1000 v. Chr.; ursprüngl. durch Zusammenschmelzen von Kupfer mit Galmei* (Zinkcarbonat); mit elementarem Zink erst seit dem 18. Jahrhundert.

**Messkolben:** Maßkolben; Standkolben mit engem, langem Hals, meist mit Normschliffhülse u. Kunststoffstopfen (s. Abb.), der für eine bestimmte Flüssigkeitsmenge, meist bezogen auf 20 °C, kalibriert (s. Kalibrieren) ist; **Anw.:** v. a. bei der Maßanalyse*; **Prinzip:** Kalibrierung entweder auf Einguss (In) od. auf Ausguss (Ex); die Flüss. wird bis in die Nähe des Eichstrichs am Hals eingegossen. Zur genaueren Ablesung des Menikus* werden die

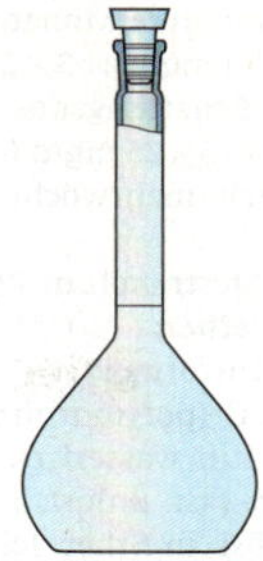

**Messkolben:** M. mit Ablesestreifen [9]

letzten Tropfen mit einer Pipette zugetropft (s. Kapillarität). Vgl. Kolben.

**Messpipette:** s. Pipette.

**Mess- und Eichwesen:** s. Eichgesetz.

**Messzylinder:** Maßzylinder, Mensur; zylindr. od. becherförmiges Glasgefäß mit Graduierung zur Abmessung von Volumina (s. Abb.); wegen des ungünstigen Verhältnisses von Meniskusdurchmesser zu Flüssigkeitsvolumen nicht für genaue Messungen geeignet. Vgl. Mischzylinder.

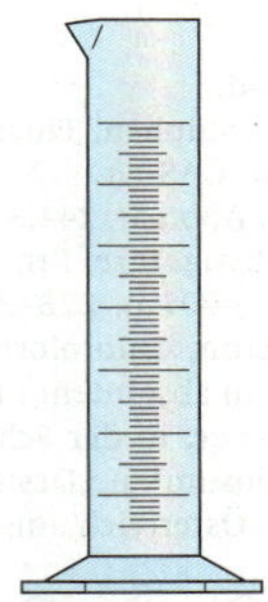

**Messzylinder:** M. zur ungefähren Ablesung von Flüssigkeitsvolumina [9]

**Mesterolon** (INN): Mesterolonum Ph.Eur.6; 17β-Hydroxy-1α-methyl-5α-androstan-3-on; CAS-Nr. 1424-00-6; $C_{20}H_{32}O_2$, Strukturformel: s. Abb.; $M_r$ 304.46; Schmp. 206–211 °C; $[\alpha]_D^{20\,°C}$ +20° bis +24° (c = 2 % (m/V) in Dichlormethan); weißes bis gelbl., krist. Pulver; unlösl. in Wasser, wenig lösl. in Aceton, Ethylacetat u. Methanol; in Österreich im Handel befindl. Androgen*; in Deutschland u. der Schweiz nicht zugelassen; **Ind.:** Beschwerden bei Männern, die nicht auf einem Testosteronmangel beruhen (Leistungsminderung im mittleren u. höheren Lebensalter, Potenzstörungen, Hypogonadismus, Infertilität); **Dos.:** **1.** bei Leistungsminderung: initial 3 × 25 mg/d, anschließend 1–

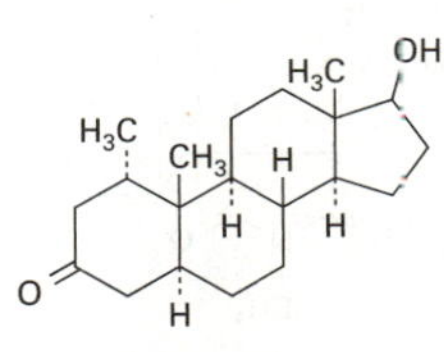


**Mesterolon**

2×25 mg/d über mehrere Monate; **2.** bei Hypogonadismus (Dauertherapie): 3×25–50 mg/d über mehrere Monate; Erhaltungsdosis: 2–3×25 mg/d; **3.** bei Infertilität: 2–3×25 mg/d über ca. 90 d; evtl. Wiederholung nach mehrwöchiger Pause; HWZ 4–6 h.

**Mestranol** (INN): Mestranolum Ph.Eur.6; Ethinylestradiol-3-methylether; CAS-Nr. 72-33-3; $C_{21}H_{26}O_2$, Strukturformel: s. Abb.; $M_r$ 310.4; Schmp. 150–152 °C (polymorph); $[\alpha]_D^{20\,°C}$ –20 bis –24° (c=1 % (m/V) in wasserfreiem Pyridin); weißes, krist. Pulver; fast unlösl. in Wasser, wenig lösl. in Ethanol, lösl. in Ether, leicht lösl. in Chloroform; in Deutschland im Handel befindl. synthet. Estrogen*; in Österreich u. der Schweiz außer Handel; wird demethyliert zu Ethinylestradiol*; **Ind.:** s. Estradiol; **Dos.:** 0.05 mg/d in Kombination mit Chlormadinon*; dosisfreies Intervall beachten.

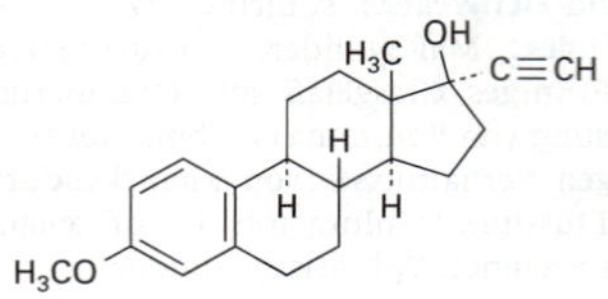


**Mestranol**

**Mesudin:** s. Mafenid.

**Mesulfen** (INN): Mesulphen, Thiantholum; 2,7-Dimethylthianthren; CAS-Nr. 135-58-0; $C_{14}H_{12}S_2$, Strukturformel: s. Abb.; $M_r$ 244.38; Schmp. 123 °C (kristallisiert aus Essigsäure, Ethylacetat od. Ethanol); Sdp. 184 °C (400 Pa), 228–231 °C (1.87 kPa); leicht lösl. in Aceton, Chloroform, Ether, Petrolether, mäßig lösl. in absolutem Ethanol, Ethylacetat, unlösl. in Wasser; in der Schweiz im Handel befindl. Antiscabiosum* u. Desinfektionsmittel*; in Deutschland u. Österreich außer Handel.

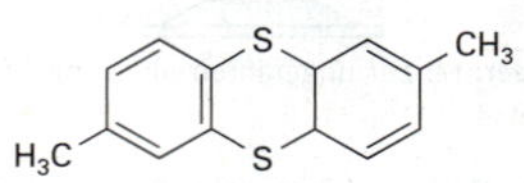


**Mesulfen**

**Mesulphen:** s. Mesulfen.

**Mesulpridum:** s. Tiaprid.

**Mesuximid** (INN): Methsuximid, N,2-Dimethyl-2-phenylsuccinimid; 1,3-Dimethyl-3-phenyl-2,5-pyrrolidindion; CAS-Nr. 77-41-8; $C_{12}H_{13}NO_2$, Strukturformel: s. Abb.; $M_r$ 203.23; Schmp. 52–53 °C (kristallisiert aus verd. Ethanol); Sdp. 121–122 °C (13.3 Pa); leicht lösl. in Methanol, Ethanol; **Wirk.:** Antiepileptikum*; **Ind.:** Epilepsie* (Petit mal, psychomotor. Anfälle); **UAW:** s. Ethosuximid; **Dos.:** p. o. individuell, einschleichend; max. 1.2 g/d; HWZ 1.4–2.6 h bzw. 28–38 h (Metaboliten).

**Mesylat:** s. Mesilat.

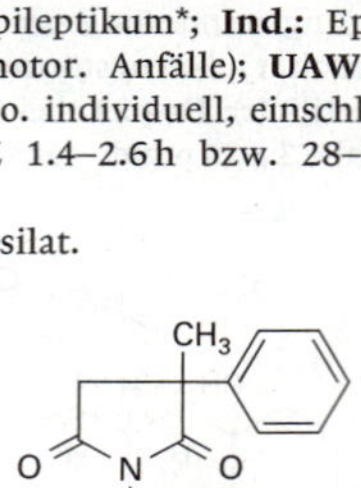


**Mesuximid**

**Met:** **1.** Honigwein; ein durch Vergärung von verd. Honig gewonnenes alkohol. Getränk; eines der ältesten alkohol. Getränke, das schon in der Steinzeit bekannt war; **Herst.:** 15 kg Honig in 50 L Wasser auflösen u. 0.02 % Ammoniumphosphat* (Hefenährsalz) zusetzen. **2.** Abk. für **Met**hionin*.

**Meta:** s. Metaldehyd.

**Meta-:** **1.** Wortteil mit der Bedeutung zwischen, inmitten; **2.** (chem.) Symbol *m*-; Bez. in der Substitutionsisomerie* für die 1,3-Stellung von 2 Substituenten* am Benzolring.

**Metaanalyse:** gemeinsame statist. Analyse der Ergebnisse von 2 od. mehr klin. Studien, die dieselbe Hypothese in ähnl. Art untersucht haben; M. stellen eine Grundlage für die Bewertung von Arzneimitteln u. Therapieregimen dar. Vgl. Cochrane collaboration; Medizin, evidenzbasierte.

**metabolic trapping:** s. blocked metabolism.

**metabolisch** (gr. metabole Veränderung, Umsetzen): im Stoffwechsel entstanden, den Stoffwechsel betreffend.

**Metabolisierung:** s. Metabolismus.

**Metabolismus:** **1.** (allg.) Stoffwechsel*; **2.** (biopharmazeut.) Metabolisierung, Biotransformation; Umwandlung von Wirkstoffen durch Enzymsysteme des Körpers; **Vork.:** Die Metabolisierung erfolgt v. a. in der Leber u. geringfügig in anderen Organen; die wirksamen, weitgehend unspezif. Enzyme* können strukturgebunden an den Membranen des endoplasmatischen Retikulums* (z. B. Monooxygenasen, Glucuronyltransferasen*) od. in den Mitochondrien* sowie strukturungebunden in lösl. Form (z. B. Esterasen*, Amidasen) vorkommen. **Einteilung:** Die Reaktionen der Biotransformation werden unterteilt in: **1. Phase-I-Reaktionen:** Biotransformation, durch die der Wirkstoff oxidativ, reduktiv od. hydrolytisch verändert wird; schafft z. T. die Voraussetzungen für Phase-II-Reaktionen durch Einfügung od. Abänderung funktioneller Gruppen. Beispiel: Hydroxylierung von Pharmaka am Cytochrom*-P-450-System. **2. Phase-II-Reaktionen:** Kopplung (Konjugation*) des Wirkstoffs od. seines Phase-I-Metaboliten mit körpereigenen Substanzen; aus der Kopplung mit z. B. aktivierter Glucuronsäure* (Glucuronidierung; s. Glucuronide), Glycin* od. Schwefelsäure* (Sulfatierung) resultieren i. d. R. hydrophilere, meist saure Konjugate, die rasch ausgeschieden werden können. Bei biliärer Elimination* kann es zur Spaltung u. Rückresorption kommen (enterohepatischer Kreislauf*, z. T. als Phase III bezeichnet). **Bedeutung:** Ziel des M. ist die Umwandlung lipophiler Xenobiotika* in hydrophilere, leichter auszuscheidende Substanzen. Im Allg. erfolgt eine Entgiftung od. ein Wirkungsverlust des Wirkstoffs; der umgekehrte Fall (Giftung, wirksame Metaboliten) kommt z. B. bei Prodrugs* vor. Erfolgt die Metabolisierung bereits vor dem Eintritt in die system. Zirkulation, spricht man von einem First*-pass-Effekt. Viele Arzneimittelinteraktionen* haben ihre Ursache im M., z. B. durch Enzyminduktion* od. Enzyminhibition*. **Hinweis:** Genet. bedingte Unterschiede im Enzymmuster beeinflussen den M. (z. B. schnelle u. langsame Acetylierer).

**Metabolit, aktiver:** s. Prodrug.

**Metaboliten:** Produkte der Biotransformation (s. Metabolismus).

**Metaboliten, sekundäre:** sekundäre Stoffwechselprodukte; pflanzl. Substanzen wie z. B. Pigmente, Alkaloide*, Antibiotika*, Phenole* u. Terpene*, die nur in bestimmten Organen, Geweben u. Zellen gebildet werden, die geeignete Enzyme enthalten; Bildung erfolgt meist nur während bestimmter Entwicklungsphasen der jeweiligen Organismen; s. M. sind Produkte des Sekundärstoffwechsels u. unterscheiden sich von jenen des Primärstoffwechsels* (Grundstoffwechsel); **Funktion:** Viele s. M. sind ohne erkennbare biol. Funktion; einige haben jedoch im Verlauf der Evolution für den jeweiligen Organismus Bedeutung erlangt, z. B. Hormone (s. Phytohormone); andere sind von ökolog. Interesse, indem sie als Lockstoffe (Duft- u. Farbstoffe), als Fraßschutzmittel u. als giftige Abwehrstoffe dienen.

**Metaborsäure:** s. Borsäure.

**Metaclazepam** (INN): 7-Brom-5-(2-chlorphenyl)-2,3-dihydro-2-(methoxymethyl)-1-methyl-1*H*-1,4-benzodiazepin; CAS-Nr. 65517-27-3; $C_{18}H_{18}BrClN_2O$; $M_r$ 393.6; nicht mehr im Handel befindl. Benzodiazepin*; früher angewendet als Tranquilizer*; **UAW:** Müdigkeit, Schwindel, Verwirrtheitszustände.

**Metacresol:** s. *m*-Cresol.

**Metacyclin** (INN): Methacyclin; 6-Methylenoxytetracyclin; CAS-Nr. 914-00-1; $C_{22}H_{22}O_8N_2$; $M_r$ 442.42; Derivat des Oxytetracyclins*; nicht mehr im Handel befindl. halbsynthet. Tetracyclin*-Antibiotikum; Wirkungsspektrum vergleichbar mit Tetracyclin*, aber deutl. langsamere Elimination. **Metacyclinhydrochlorid:** CAS-Nr. 3963-95-9; $C_{22}H_{22}O_8N_2 \cdot HCl$; $M_r$ 478.9; Schmp. ca. 240 °C; lösl. in 65–100 T. Wasser, in 80–300 T. Ethanol; unlösl. in Chloroform u. Ether; 1 g entspricht 0.82 g Base.

**Metaderm:** (bot.) sekundäres Abschlussgewebe* von Pteridophytenrhizomen (vgl. Pteridophyta), das durch Korkeinlagerung in die äußeren Schichten des Grundgewebes der Rhizome* entsteht u. das Periderm* ersetzt (z. B. bei Radix Filicis maris; s. Dryopteris filix-mas); das M. stellt verdickte, axial gestreckte Zellen dar.

**Metakieselsäure:** Acidum silicicum; $(H_2SiO_3)_n$; s. Silicium.

**Metakresol:** s. *m*-Cresol.

**Metaldehyd:** Meta; $(CH_3—CHO)_4$; Polymerisationsprodukt aus Acetaldehyd*; farblose Kristalle; lösl. in heißem Ethanol, unlösl. in Wasser; verbrennt mit bläul. Flamme, ohne zu schmelzen; sublimiert bei 112–115 °C; **Anw.:** fester Brennstoff (Stäbchen, Würfel) u. Molluskizid*.

**Metallamide:** s. Amide.

**Metallarsenide:** s. Arsenide.

**Metallbindung:** s. Bindung, chemische.

**Metallcarbonyle:** s. Carbonyle.

**Metalldithionate:** s. Diphenylthiocarbazon.

**Metalle:** chemische Elemente*, deren Hauptmerkmale Glanz, Undurchsichtigkeit, Verformbarkeit, gute Leitfähigkeit für Wärme u. Elektrizität sowie hohe Festigkeit sind (lediglich Quecksilber* ist flüssig); **Einteilung: 1.** nach chem. Verhalten: **a) Edelmetalle:** verändern sich an der Luft nicht bzw. überziehen sich höchstens mit einer kaum wahrnehmbaren Oxidschicht; zersetzen Wasser nicht; Vork.: in der Natur meist gediegen; z. B. Gold*, Silber*, Platin*, Iridium*; **b) unedle** M.: oxidieren an der Luft od. beim Erhitzen; zersetzen Wasser bei Raumtemperatur od. beim Erhitzen; werden von nichtoxidierenden Säuren angegriffen; Vork.: selten elementar, meist als Oxide, Hydroxide, Carbonate; z. B. Natrium*, Magnesium*, Eisen*; **2.** nach Dichte: **1.** Leichtmetalle*: Dichte $<5\ g/cm^3$; z. B. Kalium*, Magnesium*, Aluminium*, Titan*; **2.** Schwermetalle*: Dichte $>5\ g/cm^3$; z. B. Eisen*, Thallium*, Uran*; das Erdalkalimetall Radium* wird mit einer Dichte von genau 5.0 g/$cm^3$ zu den Schwermetallen gerechnet. **Eigenschaften:** Die Dichte der M. beträgt zw. 0.534 (Lithium*) u. 22.59 (Osmium*), der Schmelzpunkt zw. −38.84 °C (Quecksilber) u. +3422 °C (Wolfram*), der Siedepunkt zw. 356.58 °C (Quecksilber) u. 5660 °C (Wolfram), die Härte zw. 0.5 (Natrium*) u. 7.0 (Iridium) der Härteskala*. Vgl. Halbmetalle; Nichtmetalle.

**Metallelektrode:** s. Potentiometrie.

**Metalloide:** veraltete Bez. für Halbmetalle*, seltener auch für Nichtmetalle*.

**Metallproteide:** s. Enzyme.

**Metamere:** veraltete Bez. für Strukturisomere* einer Verbindungsklasse.

**Metamfetaminhydrochlorid** (INN): Methamphetaminhydrochlorid, Methylamphetaminhydrochlorid, Methamphetamini hydrochloridum, Methamphetaminum hydrochloricum, Phenylmethylaminopropanum hydrochloricum, Phenylmethylaminopropan-hydrochlorid; (*S*)-*N*-Methyl-1-phenyl-2-propanamin-hydrochlorid; CAS-Nr. 51-57-0; $C_{10}H_{16}ClN$, Strukturformel: s. Abb.; $M_r$ 185.7; Schmp. 171–175 °C; $[\alpha]_D^{20\,°C}$ +16.0° bis 18.0° (c = 5 in Wasser); fast weißes, krist. Pulver von bitterem Geschmack; lösl. in ca. 1 T. Wasser, ca. 3 T. Ethanol, ca. 7 T. Chloroform; nicht verschreibungsfähiges indirektes Sympathomimetikum*; Weckamin*; unterliegt dem Betäubungsmittelgesetz* (Anlage II); v. a. illegaler Gebrauch als Aufputschmittel (sog. Meth, Crystal, Crystal Speed; rauchfähige, kristalline Form); vgl. Ice. **Off.:** DAB, ÖAB (bis 1996), Ph.Helv.; früher med. angewendet zur Narkolepsie u. bei hyperaktiven Kindern; **UAW:** Suchtgefahr; Schlafstörungen, Hyperthermie, Dysästhesien, Hypertonie, Tachykardie, Angina pectoris, Kopfschmerz, paranoides Erleben, Autoaggression. Vgl. Amfetamin.

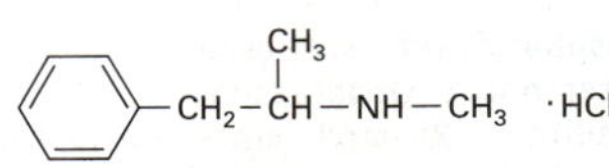


**Metamfetaminhydrochlorid**

**Metamizol** (INNv): Novaminsulfon, Dipyron; (1,5-Dimethyl-3-oxo-2-phenyl-2,3-dihydro-1*H*-pyrazol-4-yl)-*N*-methylamino-methansulfonsäure; CAS-Nr. 50567-35-6; $C_{13}H_{17}N_3O_4S$, Strukturformel: s. Abb.; $M_r$ 311.4; Pyrazolonderivat; **Wirk.:** Analgetikum*, Antipyretikum*, Antirheumatikum*; **Ind.:** u. a. Koliken der Gallen- u. ableitenden Harnwege, Tumorschmerz, hohes Fieber; **Kontraind.:** eingeschränkte Knochenmarkfunkti-

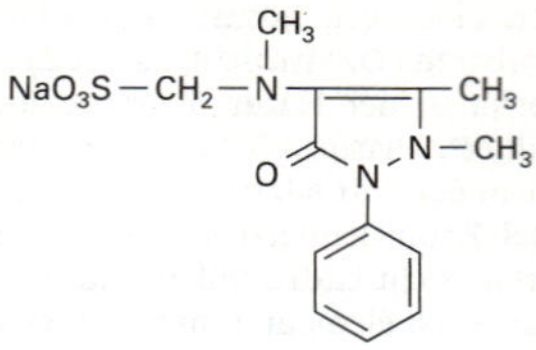

**Metamizol**

on od. Blutbildungsstörungen, hepat. Porphyrie, Mangel an Glucose*-6-phosphat-Dehydrogenase; **WW:** bei gleichzeitiger Behandlung mit Ciclosporin* ggf. Senkung des Ciclosporin-Spiegels; **UAW:** u. a. hämatolog. Reaktionen; cave: Metamizol induzierte Agranulozytose*; hypotensive Reaktionen während od. nach der Anw. bis zum schweren Blutdruckabfall; schnelle i. v. Injektion erhöht das Risiko zusätzlich; HWZ 1.8–4.6 h; **Hinweis:** M.-haltige Kombinationspräparate dürfen in Deutschland seit Mai 1987 wegen schwerwiegender UAW nicht mehr abgegeben werden. **Metamizol-Natrium:** Metamizolum natricum Ph.Eur. (Monohydrat); CAS-Nr. 68-89-3 (wasserfrei), CAS-Nr. 5907-38-0 (Monohydrat); $C_{13}H_{16}N_3NaO_4S \cdot H_2O$; $M_r$ 351.4; weißes, krist. Pulver; sehr leicht lösl. in Wasser, lösl. in Ethanol 90 %. Hingewiesen sei auch auf Metamizol-Calcium u. Metamizol-Magnesium. **Zuber.:** Metamizoli natrici solutio iniectabilis 500 mg/mL, M.-Natrium-Injektionslösung 500 mg/mL; Herst. nach Ph.Helv.: 50.0 T. M.-Natrium, 0.10 T. Natriumthiosulfat, Wasser für Injektionszwecke auf 100.0 T.; Gehalt: 475–525 mg M.-Natrium/mL.

**Metamizoli natrici solutio iniectabilis:** s. Metamizol.

**Metandienon** (INN): Methandrostenolon; nicht mehr im Handel befindl. orales Anabolikum*; wird missbräuchl. als Dopingmittel angewendet.

**Metanilgelb:** Viktoriagelb O, Tropäolin G; 3-(4-Anilinophenylazo)-benzolsulfonsäure-Natriumsalz; CAS-Nr. 587-98-4; $C_{18}H_{14}N_3NaO_3S$, $C_6H_5—NH—C_6H_4—N{=}N—C_6H_4SO_3Na$; $M_r$ 375.4; braungelbes Pulver, lösl. in Wasser u. Ethanol; **Anw.:** Farbstoff; Säure-Base-Indikator (Ph.Eur.6), Umschlagsbereich pH 1.2 (rotviolett) bis pH 2.3 (gelb). Vgl. Indikator.

**Metaphase:** Stadium der Mitose* u. der Meiose*, während dessen sich die Chromosomen* (univalente bzw. bivalente) in der Mitte der Zelle zu einer sternförmigen Figur, der Äquatorialplatte, anordnen.

**Metaphosphorsäuren:** s. Phosphorsäuren.

**Metaproterenol:** s. Orciprenalin.

**Metastabilität:** Zustand eines Pseudogleichgewichts; wenn (chem.) Reaktionen mit extrem kleiner Reaktionsgeschwindigkeit auf ihr Gleichgewicht zulaufen, kann ein metastabiler Zustand existieren; makroskop. lässt sich keine Reaktion feststellen. Ein klass. Beispiel ist die Existenz der allotropen Modifikation des Kohlenstoffs*, des Diamanten, der gegenüber Graphit* thermodynam. instabil ist (vgl. Polymorphie). Auch die Existenz org. Kohlenstoffverbindungen in einer oxidierenden Atmosphäre ist ein metastabiler Zustand; würde sich das chem. Gleichgewicht einstellen, würden alle org. Verb. zu $CO_2$ u. $H_2O$ verbrennen. Durch die Beseitigung der kinet. Hemmung gehen metastabile Zustände in echte Gleichgewichtszustände über (Holz verbrennt an Luft, wenn man es anzündet).

**Metastase** (gr. metastasis Wanderung, Veränderung): **1.** Absiedlung; (allg.) als Folge der Verschleppung belebter Materie (körpereigene Zellen, Bakterien) od. unbelebter Stoffe (Pigment, Kalk) aus primärem Krankheitsherd an anderer Stelle im Organismus entstandener sekundärer Krankheitsherd; **2.** Tochtergeschwulst; i. e. S. Tumormetastase maligner Tumoren* (Karzinom, Sarkom u. a.) durch Absiedlung u. Verschleppung von Tumorzellen.

**Metazinnsäure:** s. Zinn.

**Metembonat:** Metembonas; chem. Kurzbez. für 4,4′-Methylen-bis(3-methoxy-2-naphthoat).

**Met-Enkephalin:** Methionin-Enkephalin; Tyr-Gly-Gly-Phe-Met; $C_{27}H_{35}N_5O_7S$; $M_r$ 573.66; Schmp. 196–198 °C; Nadeln aus Methanol; Opioidpeptid*; s. Endorphine.

**Metenolon** (INN): Methenolon; 17*β*-Hydroxy-1-methyl-5*α*-androst-1-en-3-on; CAS-Nr. 153-00-4; $C_{20}H_{30}O_2$, Strukturformel: s. Abb.; $M_r$ 302.4; nur in homöopath. Kombinationspräparaten im Handel befindl. orales Anabolikum* mit androgener Wirkungskomponente; HWZ 24 h. **Metenolonacetat:** CAS-Nr. 434-05-9; $C_{22}H_{32}O_3$; $M_r$ 344.5; Schmp. 141–143 °C (polymorph).

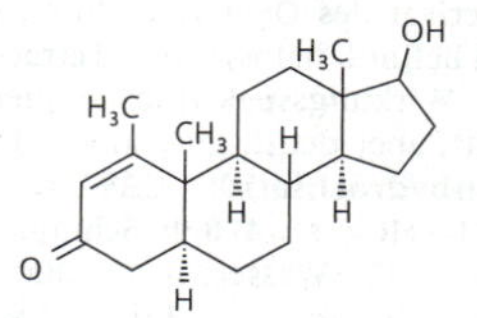

**Metenolon**

**Meteorismus:** Blähsucht; Luft- od. Gasansammlung im Darm od. in der freien Bauchhöhle; **Vork.:** z. B. bei Verdauungsstörungen, Typhus, Ileus, Peritonitis, Leberzirrhose, auch bei Herzinsuffizienz inf. mangelnder Resorption der Darmgase u. bei abnorm schlaffen Bauchdecken sowie bedingt durch bestimmte Nahrungsmittel (Hülsenfrüchte, Kohlgemüse u. a.) u. Arzneistoffe (z. B. Alphaglucosidase*-Inhibitoren wie Acarbose*). Vgl. Antiflatulenzien.

**Meter:** Symbol m; SI-Basiseinheit der Basisgröße Länge; Definition: s. SI-Einheiten.

**metered dose inhaler:** s. Dosierinhalator, treibgashaltiger.

**Metergolin** (INN): {[(8*β*)-1,6-Dimethylergolin-8-yl]methyl}carbamidsäure-phenylmethylester; CAS-Nr. 17692-51-2; $C_{25}H_{29}N_3O_2$, Strukturformel: s. Nicergolin (Abb. dort); $M_r$ 403.5; Schmp. 146–149 °C; lösl. in Ethanol, unlösl. in Wasser; **Wirk.:** Dopamin*-Rezeptor-Agonist, Prolactin*-Hemmer; **Ind.:** u. a. Abstillen, Galaktorrhö, prolactinbedingte Fertilitätsstörung; **Kontraind.:** eingeschränkte Leber- u./od. Nierenfunktion; **UAW:** anfangs gelegentl. leichte Übelkeit, Erbrechen, Kopfschmerz, Schwindel (ggf. zeitweise Dosisverringerung); sehr selten Blutdruckabfall bis hin zum Kreislaufkollaps.

**Metformin** (INN): 1,1-Dimethylbiguanid; CAS-Nr. 657-24-9; $C_4H_{11}N_5$, Strukturformel: s. Abb.; $M_r$ 129.17; $pK_S$ 2.8 (konjugierte Säure) u. 11.5 (32 °C); stark basisch; **Wirk.:** orales Antidiabetikum*; einziges noch verwendetes Biguanidderivat; blutglucosesenkend durch Reduktion der Glucoseresorption, Hemmung der hepat. Gluconeogenese aus Lactat u. der Resynthese von Glykogen; bewirkt insgesamt eine Verlangsamung der Zellatmung; **Ind.:** Diabetes mellitus Typ 2 (v. a. bei übergewichtigen Diabetikern; Senkung des Serum-, Cholesterol- u. Triglyceridspiegels); **Kontraind.:** chron. Lebererkrankungen, reduzierte Nierenfunktion; **UAW:** Diarrhö, Lactatacidose. **Metforminhydrochlorid:** Metformini hydrochloridum Ph.Eur.; $C_4H_{12}ClN_5$; $M_r$ 165.6; Schmp. 222–226 °C; leicht lösl. in Wasser, schwer lösl. in Ethanol.

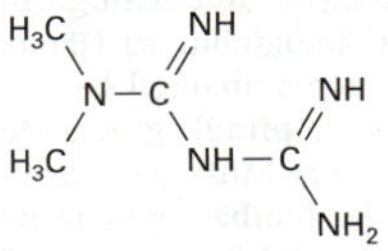

**Metformin**

**Meth:** s. Metamfetaminhydrochlorid.

**Methacholin:** Mecholin, Betacholin; 2-(Acetoxy)-*N,N,N*-trimethyl-1-propanamin-hydroxid; CAS-Nr. 541-12-8; $C_8H_{19}NO_3$; $M_r$ 160.24; in Deutschland im Handel befindl. Parasympathomimetikum*; in Österreich u. der Schweiz außer Handel; im Ggs. zu Acetylcholin* als Salz p. o. wirksam; **Antidot:** Atropin*. **Methacholiniumchlorid:** Acetylmethylcholinchlorid, Methacholini chloridum, Methacholinium chloratum; 2-(Acetyloxy)-*N,N,N*-trimethyl-1-propanaminium-chlorid; CAS-Nr. 62-51-1; $C_8H_{18}ClNO_2$; $M_r$ 195.7; Schmp. 170–173 °C; farblose Kristalle od. weißes, krist. Pulver von schwach aminartigem Geruch; sehr hygroskop.; sehr leicht lösl. in Wasser, leicht lösl. in Ethanol u. Chloroform; **Off.:** DAC; **Anw.:** zur Diagnostik der bronchialen Hyperreaktivität. **Methacholiniumbromid:** CAS-Nr. 333-31-3; $C_8H_{18}BrNO_2$; $M_r$ 240.15; Schmp. 147–149 °C; hygroskop. Kristalle.

**Methacrylsäurederivate:** s. Eudragit®.

**Methacrylsäure-Ethylacrylat-Copolymer (1 : 1):** Acidi methacrylici et ethylis acrylatis polymerisatum 1 : 1 Ph.Eur.6; Polymethacrylsäure-Ethylacrylat (Abk. PMEA); Copolymer von Methacrylsäure u. Ethylacrylat*, dessen $M_r$ etwa 250 000 u. dessen Verhältnis von Carboxyl-Gruppen zu Ester-Gruppen etwa 1 : 1 beträgt; kann geeignete oberflächenaktive Substanzen wie Natriumdodecylsulfat od. Polysorbat 80 enthalten; **Formen: 1.** Typ A: Säureform; **2.** Typ B: teilweise durch NaOH neutralisiert; **Eigenschaften:** Typ A enthält 46.0–50.6 % (m/m) u. Typ B 43.0–48.0 % Methacrylsäure-Einheiten (berechnet auf die getrocknete Substanz); weißes, leicht fließendes Pulver; prakt. unlösl. in Wasser (Typ B dispergierbar) u. in Ethylacetat, leicht lösl. in wasserfreiem Ethanol u. 2-Propanol; M.-E.-C. löst sich leicht in einer Lösung von Natriumhydroxid (40 g/L). **Viskosität** (Rotationsviskosimeter/Schergefälle $10\ s^{-1}$): **1.** Typ A: 100–200 mPa · s einer Lösung von 37.5 g getrocknetem M.-E.-C. in einer Mischung von 7.9 g Wasser u. 254.6 g 2-Propanol; **2.** Typ B: max. 100 mPa · s (Rotationsviskosimeter, Rotor 2, 100 UpM, 23 °C) mit 80 g Substanz 3 h suspendiert in 320 g Wasser; wird 1 mL dieser Lösung (Typ A) od. Suspension (Typ B) auf eine Glasplatte gegossen u. trocknen gelassen, bildet sich ein klarer, spröder Film. Trocknungsverlust max. 5.0 % (6 h bei 100–105 °C); **Anw.:** für magensaftresistente Überzüge zur pH-gesteuerten Wirkstofffreisetzung; Wirkstoffabgabe im Duodenum oberhalb pH 5.5; **Beispiel:** Kollicoat® MAE 100 P (s. Kollicoat®); Eudragit® L100-55 u. L30D-55 (s. Eudragit®).

**Methacrylsäure-Ethylacrylat-Copolymer-(1 : 1)-Dispersion 30 %:** Acidi methacrylici et ethylis acrylatis polymerisati 1 : 1 dispersio 30 per centum Ph.Eur.6; Polymethacrylsäure-Ethylacrylat-Dispersion (Abk. PMEA-D); wässrige Dispersion des Methacrylsäure*-Ethylacrylat-Copolymers (1 : 1); $M_r$ 250 000; undurchsichtige, weiße, schwach viskose Flüssigkeit; mischbar mit Wasser; beim Zusatz von Lösungsmitteln wie Aceton, wasserfreiem Ethanol od. 2-Propanol bildet sich ein Niederschlag, der sich im Überschuss des Lösungsmittels auflöst. Mischbar mit einer Lösung von Natriumhydroxid (40 g/L); anfällig für mikrobielle Kontamination; die Viskosität darf max. 15 mPa · s betragen (Rotationsviskosimeter; Schergefälle $50\ s^{-1}$). M.-E.-C.-D. bildet nach dem Trocknen einen klaren, spröden Film. Der Siebrückstand auf (90) darf getrocknet max. 1.00 % betragen. M.-E.-C.-D. wird 5 h lang bei 110 °C getrocknet. Der Rückstand im Vergleich zum reinen Copolymer muss zw. 28.5 % u. 31.5 % liegen. Keimzahl: max. $10^3$ koloniebildende, aerobe Einheiten je Gramm Substanz, durch Auszählen auf Agarplatten bestimmt; vor Gefrieren schützen; **Anw.:** als Coating-Dispersion zur Herst. magensaftresistenter Überzüge zur pH-gesteuerten Wirkstofffreisetzung; Wirkstoffabgabe im Duodenum oberhalb pH 5.5; **Beispiel:** Kollicoat® MAE 30 DP (s. Kollicoat®); Eudragit® L30D–55 (s. Eudragit®).

**Methacrylsäure-Methylmethacrylat-Copolymer (1 : 1):** Acidi methacrylici et methylis methacrylatis polymerisatum 1 : 1 Ph.Eur.6; Polymethacrylsäuremethylmethacrylat (Abk. PMMA); Copolymer aus Methacrylsäure u. Methylmethacrylat mit einer $M_r$ von ca. 135 000; das Verhältnis von Carboxyl-Gruppen zu Ester-Gruppen beträgt etwa 1 : 1; enthält 46.0–50.6 % (m/m) Methacrylsäure-Einheiten (berechnet auf die getrocknete Substanz); weißes, leicht fließendes Pulver; prakt. unlösl. in Wasser, leicht lösl. in wasserfreiem Ethanol u. 2-Propanol, prakt. unlösl. in Ethylacetat; die Substanz löst sich leicht in einer Lösung von Natriumhydroxid (40 g/L). Viskosität (Rotationsviskosimeter/Schergefälle $10\ s^{-1}$) 50–200 mPa · s einer Lösung von 37.5 g getrocknetem Copolymer in einer Mischung von 7.9 g Wasser u. 254.6 g 2-Propanol; diese Lösung bildet beim Trocknen einen klaren, spröden Film. Trocknungsverlust max. 5.0 % (6 h bei 105 °C); **Anw.:** für magensaftresistente Überzüge zur pH-gesteuerten Wirkstofffreisetzung; die Filme sind unterhalb pH 5 unlösl. u. damit resistent gegenüber Magensaft. Wirkstoffabgabe im Jejunum bis Ileum, oberhalb pH 6.0.

**Methacrylsäure-Methylmethacrylat-Copolymer (1 : 2):** Acidi methacrylici et methylis methacrylatis polymerisatum 1 : 2 Ph.Eur.6; Copolymer von Methacrylsäure u. Methylmethacrylat, dessen $M_r$ etwa 135 000 beträgt; das Verhältnis von Carboxyl-Gruppen zu Ester-Gruppen beträgt etwa 1 : 2; enthält 27.6–30.7 % (m/m) Methacrylsäure-Einheiten (berechnet auf die getrocknete Substanz); weißes, leicht fließendes Pulver; prakt. unlösl. in Wasser, leicht lösl. in wasserfreiem Ethanol u. 2-Propanol, prakt. unlösl. in Ethylacetat; leicht lösl. in einer Lösung von Natriumhydroxid (40 g/L); Viskosität (Rotationsviskosimeter/Schergefälle $10\,s^{-1}$): 50–200 mPa · s einer Lsg. von 37.5 g getrockneter Substanz in einer Mischung von 7.9 g Wasser u. 254.6 g 2-Propanol. Diese Lsg. bildet einen klaren, spröden Film. Trocknungsverlust max. 5.0 % (6 h bei 105 °C); **Anw.:** für magensaftresistente Überzüge zur pH-gesteuerten Wirkstofffreisetzung. Die Filme sind unterhalb pH 5 unlöslich. Wirkstoffabgabe nahe Kolon (pH-Wert >7).

**Methacyclin:** s. Metacyclin.

**Methadon:** s. Levomethadon; Methadonhydrochlorid.

**Methadonhydrochlorid:** Methadoni hydrochloridum Ph.Eur., racemisches Methadonhydrochlorid, Methadonum hydrochloricum, Methadonium chloratum; (+/–)-(*RS*)-6-Dimethylamino-4,4-diphenyl-3-heptan-3-on-hydrochlorid; CAS-Nr. 1095-90-5; $C_{21}H_{28}ClNO$, Strukturformel: s. Abb.; $M_r$ 345.9; Schmp. 233–236 °C; weißes, krist. Pulver, geruchlos, bitterer Geschmack; lösl. in Wasser, leicht lösl. in Ethanol u. Chloroform, fast unlösl. in Ether; starkes Analgetikum*, Opioid*; unterliegt dem Betäubungsmittelgesetz* (Anlage III); **Stereochemie:** (–)-(*R*)-Methadon (s. Levomethadon) wirkt 12-mal stärker analget. u. hustenstillend als (+)-(*S*)-Methadon u. 1.85 bis 1.9-mal stärker als das Racemat. In Handelspräparaten liegt (–)-(*R*)-Methadon vor. **Wirk.:** morphinähnl., länger wirksam als Morphin*, Gewöhnung entsteht langsamer, Entzugserscheinungen milder als bei Morphin; **Zuber.:** M.-Suppositorien, Methadoni hydrochloridi suppositoria Ph.Helv., Suppositoria methadonii chlorati; **Ind.:** **1.** v. a. bei Wundschmerzen, Tumoren, schweren Gelenkveränderungen; für Langzeitanwendung bes. geeignet; **2.** zur Substitution* bei opiatabhängigen Patienten; **UAW:** s. Morphin.



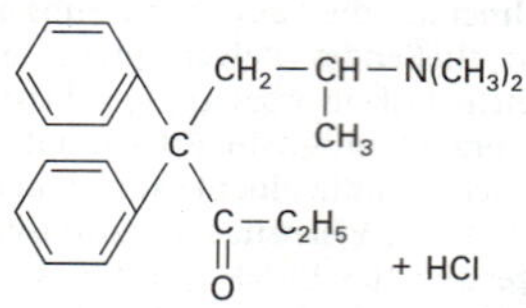


**Methadonhydrochlorid**

**Methämoglobin:** s. Hämoglobin (Hämoglobinderivate).

**Methämoglobinämie:** erhöhte Konz. von Methämoglobin (MetHb; s. Hämoglobin, Hämoglobinderivate); erbl. od. toxisch (s. Methämoglobinbildner) bedingt; **Sympt.:** ab 15–30 % MetHb: Zyanose*, Müdigkeit, Kopfschmerz, Atemnot, Schwindel, Übelkeit, schließl. Bewusstlosigkeit (über 50 % MetHb); ab ca. 60–80 % Anteil am Gesamt-Hämoglobin: innere Erstickung; **Ther.:** **1.** ab einem MetHb-Gehalt über 40 %: Toloniumchlorid* (reduziert NADPH-abhängig Methämoglobin zu Hämoglobin; Dos.: 2–4 mg/kg KG p. o.); alternativ Methylenblau* (Dos.: initial 1–2 mg/kg KG i. v., bei therapeut. Erfolg kann die Injektion nach 4–6 h wiederholt od. ggf. eine entsprechende Dosis oral gegeben werden); bei der Ther. mit Toloniumchlorid u. Methylenblau Blauverfärbung des Patienten; **cave:** Hämolyse möglich; **2.** Ascorbinsäure (Vitamin* C), 1 g/d; keine Behandlung bei erbl. M. möglich.

**Methämoglobinbildner:** syn. Ferrihämoglobinbildner; Substanzen, die Hämoglobin (Hb, 2-wertiges Eisen) in Methämoglobin (MetHb, 3-wertiges Eisen) überführen (s. Hämoglobin, Hämoglobinderivate); das Enzym **Methämoglobin-Reduktase** reduziert Methämoglobin zu Hämoglobin u. hält so den Methämoglobinanteil bei unter 1 %. Säuglinge sind bes. empfindl. gegen Methämoglobinbildner, da bis zur Mitte des ersten Lebensjahres die Aktivität der Methämoglobin-Reduktase noch nicht voll ausgeprägt ist. Die Darmflora des Säuglings hat zudem eine höhere reduzierende Kapazität als die des Erwachsenen. Es kann daher leichter zu Methämoglobinämien* (z. B. durch nitratreiches Brunnenwasser od. stark nitratgedüngtes Gemüse) kommen. Nitrite werden im Blut durch eine sog. gekoppelte Oxidation in Nitrate umgewandelt, wobei zugleich die Wertigkeit von Eisen im Hb erhöht wird. **Beispiel:** **1.** v. a. **anorganische Nitrite:** Vork.: ubiquitär; u. a. als Farbkonservierungsmittel in Fleischwaren; im menschl. Darm werden Nitrite durch mikrobielle Reduktion aus Nitraten gebildet. Salpetersäureester (z. B. Glyceroltrinitrat*, Isosorbiddinitrat*) u. Isoamylnitrit (s. Salpetrige Säure) wirken wie anorg. Nitrite; **2.** **Anilinderivate u. Nitrobenzol***: wirken indirekt als M., da sie im Organismus zuerst in Hydroxylamine (R—NHOH) od. Nitrosoverbindungen (R—NO) umgewandelt werden; **3.** einige **Oxidationsmittel:** z. B. führen Wasserstoffperoxid*, Kaliumpermanganat*, elementares Chlor* ($Cl_2$) u. die Salze der Chlorsäure* ($ClO_3^-$) direkt zu einer Erhöhung der Wertigkeit des Hb-Eisens. $ClO_3^-$ kommt in Zahnpasten, Reinigungs- u. Bleichmitteln vor. **4.** eine Reihe von Arzneimitteln wie Primaquin* u. Salpetersäureester (Wirk. wie anorg. Nitrite). **Toxikol.:** s. Methämoglobinämie. Vgl. Dimethylaminophenol.

**Methalaminsäure:** s. Iotalaminsäure.

**Methamphetaminhydrochlorid:** s. Metamfetaminhydrochlorid.

**Methan:** Methylwasserstoff; Grubengas, Sumpfgas; $CH_4$ (Anfangsglied der Alkane*); D. 0.72; Schmp. –182.6 °C; Sdp. –161.5 °C; krit. Temp. –82.5 °C; krit. Druck 45.5 atm (46.1 bar); farb- u. geruchloses, betäubend-erstickendes Gas, das mit bläul. Flamme verbrennt; in Wasser prakt. unlösl., etwas besser lösl. in Ethanol; **Vork.:** **1.** (geolog.) natürl. in Vulkangasen, in Erdgas (s. Leuchtgas); Gehalt im Grubengas in den Höhlen der Steinkohlenflöze bis zu 90 % (mit Luft gemischt erzeugt es die sog. schlagenden Wetter); unter hohem Druck am Meeresboden als Methan/Wasser-Gashydrat gebunden;

**2.** (biol.) Durch Einwirkung anaerober Bakterien auf org. Stoffe bildet es sich aus dem Bodenschlamm der Sümpfe u. dem Faulschlamm der Abwässer, infolge Zers. von Cellulose auch in den Darmgasen. **3.** (synthet.) Im Leuchtgas* ist es zu ca. 32 %, im Kokereigas zu 23–29 % enthalten. **Gew.:** aus Leuchtgas u. Kokereigas nach dem Linde-Verfahren, aus Erdöl (s. Oleum Petrae) als Nebenprodukt der Crack-Destillation (s. cracken) gewonnen, im Labor durch Zers. von Aluminiumcarbid mit Wasser.

**Methanal:** s. Formaldehyd.

**Methancarbonsäure:** s. Essigsäure.

**Methandicarbonsäure:** s. Malonsäure.

**Methaniazid** (INN): Isoniazidmethansulfonat; CAS-Nr. 13447-95-5; $C_7H_9N_3O_4S$; $M_r$ 231.2; Schmp. 187–189 °C; nicht mehr im Handel befindl. Antituberkulotikum*; vgl. Isoniazid.

**Methanide:** s. Carbide.

**Methanol:** Methanolum, Alcohol methylicus; Methylalkohol, Holzgeist, Carbinol, Karbinol; $CH_3OH$; $M_r$ 32.04; D. 0.790–0.792; Sdp. 64–65 °C; $n_D^{20\,°C}$ 1.328–1.330; klare, farblose, leicht entzündl. Flüss.; mischbar mit Wasser, Aceton, Chloroform, Dichlormethan, Ethanol u. Ether; **Darst.:** aus dem bei der trockenen Destillation gewonnenen Holzessig*; techn.: aus Kohlenstoffmonoxid* od. Synthesegas*; **Off.:** Ph.Eur.; **Anw.:** (techn.) Denaturierung von Ethanol* (Vergällung); Herst. von u. a. Formaldehyd*, Teerfarbstoffen, Lacken, Firnissen; **Toxikol.:** M. ist wesentl. giftiger als Ethanol. 30–100 mL können tödl. sein. Die narkotisierende u. rauscherzeugende Wirk. ist geringer als die von Ethanol. Auch bei äußerl. Anw. kann es zu Vergiftungserscheinungen kommen. M. wird im Körper durch Alkoholdehydrogenase* zu Formaldehyd* u. rasch weiter zu Ameisensäure* oxidiert. Da diese sehr langsam zu $CO_2$ umgesetzt wird, kommt es infolge der Erhöhung der Ameisensäurekonzentration zu einer nicht respirator. Acidose*. Nach oraler Aufnahme (bis 24 h Latenzzeit) treten Kopfschmerzen, Schwindel, Erbrechen, heftige Leibschmerzen, Erregungszustände, Krämpfe u. Koma auf. In ca. 10–15 % der Fälle führt die Intoxikation durch Schädigung der Netzhaut u. der Sehnerven zu irreversibler Erblindung; häufiger sind leichtere Sehdefekte zu beobachten. **Antidot:** Ethanol* (Vergifteten auf eine Blutalkoholkonzentration von ca. 1 ‰ einstellen); die enzymat. Oxidation von M. durch Alkoholdehydrogenase* zu Formaldehyd u. Ameisensäure lässt sich durch Ethanol kompetitiv hemmen. **Hinweis:** Zur Unterscheidung zw. Ethanol u. M. mischt man die zu unterscheidende Flüssigkeit mit Natriumtetraborat* (Borax) u. entzündet das Gemisch. Tritt sofort eine grüne Flammenfärbung auf, so handelt es sich um M., während Ethanol erst nach Zusatz von konz. $H_2SO_4$ eine grüne Flammenfärbung ergibt.

**Methansäure:** s. Ameisensäure.

**Methansulfonsäure:** CAS-Nr. 75-75-2; $H_3C—SO_3H$; $M_r$ 96.1; $d_{20}^{20}$ 1.48; $n_D^{20\,°C}$ 1.430; Sdp. (13 hPa) 167 °C; klare, farblose Flüss., bei ca. 20 °C erstarrend; mischbar mit Wasser, schwer lösl. in Toluol, fast unlösl. in Hexan; **Off.:** DAB; **Anw.:** Reagenz Ph.Eur.6; häufige Anw. in der org. Synthese.

**Methantheliniumbromid** (INN): Methanthelinii bromidum; Xanthen-9-carbonsäure-*β*-diethylaminoethylester-methylbromid; CAS-Nr. 53-46-3; $C_{21}H_{26}BrNO_3$; $M_r$ 420.36; Schmp. 175–176 °C (kristallisiert aus Isopropanol); leicht lösl. in Wasser, Ethanol; fast unlösl. in Ether; pH 5.0–5.5 (2 %ige wässrige Lsg.); $UV_{max}$ (Ethanol) 246 nm, $A_{1\%}^{1\,cm}$ 135; $UV_{max}$ (Ethanol) 282 nm, $A_{1\%}^{1\,cm}$ 69; Parasympatholytikum*; **Ind.:** u. a. Spasmen im GIT, überaktive Harnblase, übermäßiges Schwitzen; **Kontraind.:** Engwinkelglaukom, Harnblasenentleerungsstörungen mit Restharnbildung, mechan. Stenosen im Bereich des Magen-Darm-Kanals, Tachyarrhythmie, Megakolon, akutes Lungenödem, Harnverhalt bei Prostataadenom, Myasthenia gravis pseudoparalytica; **WW:** Amantadin, Chinidin, tri- u. tetracycl. Antidepressiva, Neuroleptika: verstärkte anticholinerge Wirk.; Dopamin-Antagonisten: gegenseitige Abschwächung der Wirk. auf die Motilität des Magen-Darm-Trakts; Verstärkung der anticholinergen Wirk. von Antihistaminika u. Disopyramid sowie der tachykarden Wirk. von Beta-Sympathomimetika; Verzögerung der Absorption gleichzeitig verabreichter Arzneimittel; **UAW:** Abnahme der Schweißdrüsensekretion, zentralnervöse Störungen, Akkommodationsstörungen, Auslösung eines Glaukoms, Mundtrockenheit, Tachykardie, Miktionsbeschwerden; **Dos.:** p. o. 2–3 × 50 mg/d. Gebräuchl. ist auch Methanthelinium-Base.



**Methaqualon** (INN): Methaqualonum Ph.Eur.; 2-Methyl-3-*o*-tolyl-4(3*H*)-chinazolinon; CAS-Nr. 72-44-6; $C_{16}H_{14}N_2O$; $M_r$ 250.29; Schmp. 120 °C; weißes, krist. Pulver; unlösl. in Wasser, lösl. 1 : 12 in Ethanol, 1 : 1 in Chloroform, 1 : 50 in Ether; $pK_S$ der konjugierten Säure 2.54; Chinazolinderivat; nicht mehr im Handel befindl. Sedativum* u. Schlafmittel*; unterliegt dem Betäubungsmittelgesetz* (Anlage II); wird von Drogenabhängigen oft zus. mit Alkohol u. Heroin missbraucht; **UAW:** chron. Anw. (v. a. mit Diphenhydramin*) führt zu körperl. u. psychischer Abhängigkeit; ferner Kopfschmerz, Hangover, Anorexie, Übelkeit, Schwindel, gastrointestinale Störungen, Parästhesien, Mundtrockenheit, Ruhelosigkeit, Schweißausbrüche; HWZ 20–40 h.

**Methenamin** (INN): Methenaminum Ph.Eur., Hexamethylentetramin, Hexamethylentetraminum, Hexamin, Urotropin; 1,3,5,7-Tetraazaadamantan; CAS-Nr. 100-97-0; $C_6H_{12}N_4$, Strukturformel: s. Abb.; $M_r$ 140.2; weißes, krist. Pulver von anfangs süßem, später bitterem Geschmack; beim Erhitzen flüchtig, ohne zu schmelzen, lösl. in 1.5 T. Wasser u. 10 T. Ethanol, leicht lösl. in Chloroform, unlösl. in Ether; verbrennt beim Erhitzen mit gelber, grüngesäumter Flamme; **Darst.:** Einwirkung von $NH_3$ auf Formaldehyd*; **Anw.: 1.** (med.) p. o. zur Proph. von Harnwegsinfektionen bei intermittierender Katheterisierung bzw. Harnblasentraining

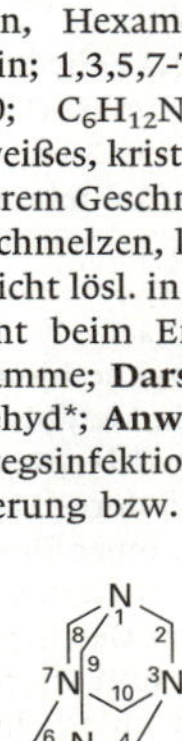

**Methenamin**

bei neurogener Harnblasenstörung; Proph. rezidivierender Harnwegsinfektionen bei intakter Harnblasenfunktion u. intakten anatom. Verhältnissen im Bereich der Niere u. der ableitenden Harnwege (in saurem Harn, pH <5.5, wird aus M. Formaldehyd abgespalten); als Salbe bei starker Schweißabsonderung, speziell bei Fuß-, Hand- u. Achselschweiß; **2.** (veterin.) gegen Geflügelcholera; **3.** (techn.) Härtemittel für Kunststoffe, ferner als Konservierungsmittel in der Kosmetik u. für Nahrungsmittel; **Kontraind.:** system. Anw. bei Lebererkrankungen (M. zerfällt im Magen z. T. unter Bildung von Ammoniak, das bei geschädigter Leber nicht ausreichend schnell abgebaut werden kann); starke Dehydratation, schwere nicht respirator. Acidose, Überempfindlichkeit gegen Formaldehyd, eingeschränkte Nierenfunktion; **UAW:** Bei längerer Anw. u. höherer Dos. ist durch gebildetes Formaldehyd mit gastrointestinalen Störungen, Zystitis, Hämat- u. Proteinurie, Läsionen im Bereich der Niere (durch Natriumhydrogencarbonat verminderbar, aber gleichzeitige Wirkungsabnahme) zu rechnen; cave bei Personen mit Formaldehyd-Kontaktallergie; HWZ 1 h bzw. 8–14 h (Metaboliten). Hingewiesen sei auch auf M.-camphorat, -mandelat, -salicylat u. sulfosalicylsaures Methenamin*.

**Methenamin, anhydromethylencitronensaures:** anhydromethylencitronensaures Hexamethylentetramin; $C_7H_8O_7(CH_2)_6N_4$; $M_r$ 344.2; Schmp. ca. 170 °C (unter Zers.); weiße Kristalle, lösl. in Wasser, fast unlösl. in Ethanol u. Ether; nicht mehr im Handel befindl. Harnblasenantiseptikum; vgl. Methenamin.

**Methenamin, saures sulfosalicylsaures:** saures sulfosalicylsaures Hexamethylentetramin, Hexal; $C_6H_3(OH)(COOH)SO_3H \cdot (CH_2)_6N_4 \cdot H_2O$; $M_r$ 376.3; weißes, krist. Pulver; leicht lösl. in Wasser, lösl. in Ethanol; nicht mehr im Handel; vgl. Methenamin.

**Methenamin, sulfosalicylsaures:** neutrales sulfosalicylsaures Hexamethylentetramin; $C_6H_3(OH)(COOH)SO_3[(CH_2)_6N_4]_2 \cdot H_2O$; $M_r$ 516.4; Schmp. ca. 180 °C (unter Zers.); weißes, krist. Pulver; leicht lösl. in Wasser, lösl. in Ethanol; **Anw.:** (med. u. veterin.) s. Methenamin.

**Methenolon:** s. Metenolon.

**Methicillin-resistenter Staphylococcus aureus:** s. MRSA.

**Methidathion:** *S*-2,3-Dihydro-5-methoxy-2-oxo-1,3,4-thiadiazol-3-ylmethyl-*O,O*-dimethyldithiophosphat; CAS-Nr. 950-37-8; $C_6H_{11}N_2O_4PS_3$; $M_r$ 302.3; Cholinesterase-Inhibitor; **Anw.:** (techn.) Insektizid*, Akarizid*; s. Schädlingsbekämpfungsmittel (Tab. dort).

**Methimazol:** s. Thiamazol.

**Methionamin:** s. Acetylmethionin.

**Methionin** (INN): Abk. Met, M; 2-Amino-4-methylmercaptobutansäure; $C_5H_{11}NO_2S$, Strukturformel: s. Aminosäuren (Abb. dort); $M_r$ 149.2; fast weißes, krist. Pulver od. schuppenförmige Blättchen von schwachem, würzigem Geruch u. lang anhaltendem, süßlich bitterem Geschmack; lösl. in Wasser von 20 °C, leicht lösl. in Wasser von 100 °C, schwer lösl. in Ethanol, fast unlösl. in Ether, lösl. unter Salzbildung in verd. Säuren u. Alkalilaugen; **Bedeutung:** (physiol.) Als essentielle Aminosäure ist (*S*)-Methionin (L-M.) neben Cystein* u. Cystin* der Hauptlieferant von Schwefel* beim Aufbau der Proteine. Es ist außerdem als Adenosylmethionin (s. S-Adenosylmethionin) für die Transmethylierung im intermediären Stoffwechsel von großer Bedeutung. Ein Mangel an M. führt zu schweren Leberparenchymschäden (Leberzirrhose, Leberverfettung). In vielen Pflanzenproteinen begrenzt M. die biol. Wertigkeit. **Darst.:** Synthese nach Strecker über Methylmercaptopropionaldehyd aus Akrolein* u. Methylmercaptan. Da sowohl die D- als auch die L-Form wirksam ist, muss die racem. DL-Form nicht getrennt werden. **Anw.: 1.** (med.) zur Harnansäuerung bei Einsatz von Antibiotika mit Wirkungsoptimum im sauren Harn (pH 4–6; z. B. Ampicillin*, Carbenicillin*, Nalidixinsäure*, Nitrofurantoin*); zur Vermeidung der Steinneubildung bei Phosphatsteinen (Struvit, Carbonatapatit, Brushit), zur Hemmung des Bakterienwachstums; Best. parenteraler Ernährung; **2.** weitere Anw. z. B. als Futtermittelzusatz in der Geflügelaufzucht; M. wird p. o. oder i. v. angewendet; s. c. und i. m. Applikation ist nicht möglich. **Methioninum:** Ph.Eur.6; L-Methionin; CAS-Nr. 63-68-3; Schmp. ca. 270 °C (unter Zers.); $[\alpha]_D^{20\,°C}$ +22.5 bis +24.0° (c = 2 in Salzsäure 25 %). **Racemisches Methionin:** DL-Methioninum Ph.Eur.6; Schmp. 281 °C.

**Methionin, aktives:** s. S-Adenosylmethionin.

**Methionin-Enkephalin:** s. Met-Enkephalin.

**Methioninmethylsulfoniumhydrochlorid:** (racemisches) Methylmethioniniumchlorid, Methylmethioninii (racemici) chloridum, Methylmethioninsulfoniumchlorid, Cabagin, Antiulkus-Faktor; veraltet Vitamin U; (*RS*)-(3-Amino-3-carboxypropyl)dimethylsulfoniumchlorid; CAS-Nr. 1115-84-0 ((*S*)-Form); $C_6H_{14}ClNO_2S$, $[(H_3C)_2S^+—CH_2—CH_2—CH(NH_2)—COOH]\,Cl^-$; $M_r$ 199.7; Schmp. 134 °C (unter Zers.); weißes, hygroskop. Pulver von charakterist. Geruch; sehr leicht lösl. in Wasser; **Vork.:** in Kohlblättern (Brassica-Arten; s. Brassica oleracea); nicht mehr im Handel; früher med. angewendet als Leberschutzstoff u. Ulkustherapeutikum*.

**Methixen:** s. Metixen.

**Methocarbamol** (INN): Guajakolglycerolethercarbamat; 3-(2-Methoxyphenoxy)-2-hydroxypropylcarbamat; CAS-Nr. 532-03-6; $C_{11}H_{15}NO_5$, Strukturformel: s. Abb.; $M_r$ 241.24; Schmp. 92–94 °C (kristallisiert aus Benzol); lösl. 2.5 g/100 mL Wasser (20 °C); lösl. in Ethanol, Propylenglykol; **Wirk.:** Muskelrelaxans*; ähnl. Mephenesin*, aber mit späterem Wirkungseintritt u. längerer Wirkungsdauer nach p. o. Applikation; **Kontraind.:** Kinder <12 Jahren; **UAW:** nach p. o. Applikation: s. Mephenesin, nach i. v. Applikation: evtl. Hypotonie, Bradykardie, Anaphylaxie; **Dos.:** p. o. 4 × 1.5 g/d, dann reduzieren auf 3 × 1.0 g/d.

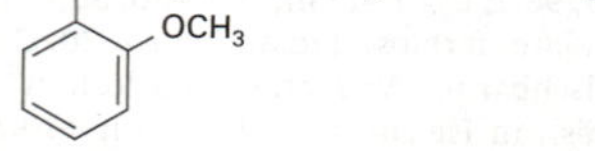

**Methocarbamol**

**Methode, chiroptische:** Form der Spektroskopie*, die für die beiden Enantiomere* einer chiralen Verbindung jeweils Messwerte entgegengesetzten Vorzeichens liefert; z. B. Polarimetrie (s. Drehung, spezifische), ORD* u. Zirkulardichroismus*.

**Methode der kleinsten Quadrate:** s. Ausgleichsrechnung.

**Methode, englische:** s. Emulsionen (Herst.).

**Methode, kontinentale:** s. Emulsionen (Herst.).

**Methode mit offener Kapillare:** s. Steigschmelzpunkt.

**Methoden, invasive:** Bez. für diagnost. u. therap. Verfahren, bei denen ärztl. Instrumentarium (i. w. S. auch ionisierende Strahlung) in den Körper eindringt u. die dadurch mit einem Risiko für die Gesundheit des Betroffenen verbunden sind; z. B. Herzkatheterisierung; dagegen nichtinvasiv: konventionelle EKG-Untersuchung. Vgl. Behandlung, konservative.

**Methoden, statistische:** dienen in der Pharmazie einer strateg. sinnvollen Versuchsplanung bzw. Darst. u. Beurteilung von Untersuchungsergebnissen; Beispiele: Ausgleichsrechnung* (Berechnung von Regressionsgeraden) od. Fehlerrechnung* (Berechnung von Standardabweichung u. Vertrauensbereichen). Vgl. p-Wert; Median; Normalverteilung; Studentverteilung.

**Methohexital** (INN): $\alpha$-($\pm$)-5-Allyl-1-methyl-5-(1-methyl-2-pentinyl)barbitursäure; CAS-Nr. 151-83-7; $C_{14}H_{18}N_2O_3$; $M_r$ 262.32; Schmp. 92–96 °C; sehr schwer lösl in Wasser, schwer lösl. in Ethanol, Chloroform, verd. Basen; Barbiturat*; Injektionsnarkotikum; **Ind.:** kurzdauernde Eingriffe, Narkoseeinleitung u. für Kombinationsnarkosen; **Kontraind.:** s. Barbiturate; **UAW:** hypotone Kreislaufreaktionen, Entzündung der Venenwand, Schmerzen an der Injektionsstelle, parasympathotone UAW wie Atemdepression, Bronchospasmus, Speichelfluss, Schluckauf, Ruhelosigkeit, Angst, Kopfschmerzen, Übelkeit, Hautjucken, Hautausschläge.

**Methoin:** s. Mephenytoin.

**Methomyl:** *S*-Methyl-*N*-[(methylcarbamyl)-oxy]-thioacetimidat; CAS-Nr. 16752-77-5; $C_5H_{10}N_2O_2S$; $M_r$ 162.21; Löslichkeit in Wasser: 57.9 g/L; **Anw.:** system. Insektizid* u. Akarizid*; s. Schädlingsbekämpfungsmittel.

**Methorphinan:** racem. 3-Hydroxy-*N*-methyl-morphinan; s. Levorphanol.

**Methotrexat** (INN): Methotrexatum Ph.Eur., Amethopterin; 4-Desoxy-4-amino-10-methylfolsäure; CAS-Nr. 59-05-2; $C_{20}H_{22}N_8O_5$, Strukturformel: s. Abb.; $M_r$ 454.4; Schmp. 185–200 °C (unter Zers.); gelbes, orangefarbenes, krist. Pulver; unlösl. in Wasser, Ethanol, Ether u. Dichlorethan, lösl. in verd. Alkalihydroxid-Lsg., verd. Carbonatlösungen u. verd. Mineralsäuren; **Wirk.:** Zytostatikum* (Folsäure*-Antagonist); **Ind.:** u. a. Hämoblastosen (z. B. Leukämie), maligne Tumoren, Bronchialkarzinom; Basistherapeutikum* gegen rheumatoide Arthritis; **Dos.:** individuell nach Behandlungsschema; HWZ 3–4 h.

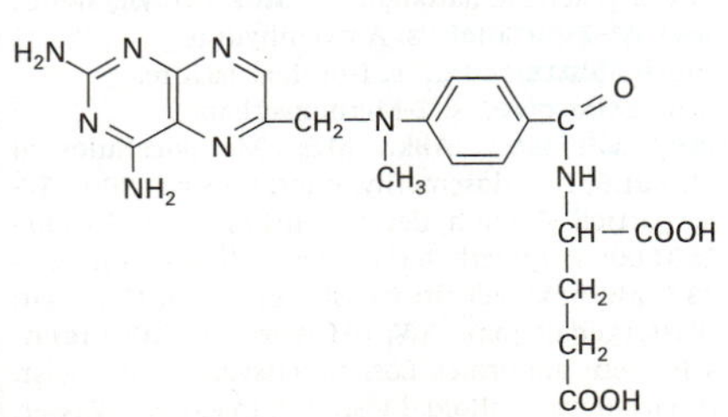

**Methotrexat**

**Methoxaminhydrochlorid** (INN): 2-Amino-1-(2,5-dimethoxyphenyl)-propan-1-ol; CAS-Nr. 61-16-5; $C_{11}H_{18}ClNO_3$; $M_r$ 247.7; Schmp. 212–216 °C; leicht lösl. in Wasser; nicht mehr im Handel befindl. Alpha-Sympathomimetikum (s. Sympathomimetika); früher angewendet als Kreislaufstimulans sowie zur Schleimhautabschwellung bei Rhinitis.

**Methoxsalen:** s. Ammoidin.

**Methoxy-:** Bez. für die Gruppe $CH_3O$—.

**Methoxyanilin:** s. Anisidine.

**7-Methoxy-cephalosporin:** s. Cefoxitin.

**Methoxychlor:** Methoxy-DDT; 1,1,1-Trichlor-2,2-bis(4-methoxyphenyl)-ethan; CAS-Nr. 72-43-5; $C_{16}H_{15}Cl_3O_2$; $M_r$ 345.65; Schmp. 78 u. ca. 87 °C (polymorph); prakt. unlösl. in Wasser; in der EU als Wirkstoff von Pflanzenschutzmitteln nicht mehr zugelassenes Schädlingsbekämpfungsmittel* aus der Gruppe der chlorierten Kohlenwasserstoffe; ähnl. DDT (s. Clofenotan), aber Metabolisierungsgeschwindigkeit deutl. höher; früher angewendet als Insektizid.

**2-Methoxyethanol:** Ethylenglykolmonomethylether, Glykolmonomethylether, Methylcellosolve, Methylglykol; $C_3H_8O_2$, $H_3CO—CH_2—CH_2OH$; $M_r$ 76.09; Sdp. 124 °C; $d_{20}^{20}$ ca. 0.97; $n_D^{20\,°C}$ ca. 1.403; farblose, schwach riechende, giftige Flüss., mischbar mit Wasser (zu ca. 30 %) sowie org. Lösungsmitteln; **Anw.:** (techn.) Lösungsmittel, u. a. für Harze, Celluloseacetat, Cellophan, Acetylcellulose, Collodiumwolle; enthalten z. B. in Lacken (Nagellacke), Holzbeizen, modifizierter Karl*-Fischer-Lösung; Reagenz Ph.Eur.; **Toxikol.:** gesundheitsschädlich bei Einatmen, Verschlucken od. Berührung mit Haut; $LD_{50}$ p. o. 2.37 mg/kg KG (Ratte).

**Methoxyfluran** (INN): (2,2-Dichlor-1,1-difluorethyl)-methyl-ether; CAS-Nr. 76-38-0; $C_3H_4Cl_2F_2O$; $M_r$ 164.97; Schmp. −35 °C; Sdp. 105 °C (101 kPa), 51 °C (13 kPa); $n_D^{20\,°C}$ 1.3861, $n_D^{25\,°C}$ 1.3839; $d_4^{20}$ 1.4226; lösl. 1 : 500 in Wasser; mischbar mit Ethanol, Aceton, Chloroform, Ether, Ölen; lösl. in Gummi; wegen Nephrotoxizität nicht mehr im Handel befindl. Inhalationsnarkotikum (halogenierter Methylethylether; s. Narkotika); **UAW:** Polyurie, Natrium-, Kreatinin- u. Harnstoffretention, Bildung von Oxalatkristallen in den Nierentubuli, Vagusreizung.

**8-Methoxyhydrastin:** s. Noscapin.

**Methoxyhydrastinin:** s. Cotarnin.

**2-Methoxyphenol:** s. Guajakol.

**Methoxyphenylessigsäure:** (*RS*)-2-Methoxy-2-phenylessigsäure; CAS-Nr. 7021-09-2; $C_9H_{10}O_3$; $M_r$ 166.2; Schmp. ca. 70 °C; weißes, krist. Pulver od. weiße bis fast weiße Kristalle; wenig lösl. in Wasser, leicht lösl. in Ethanol u. Ether; **Anw.:** Reagenz Ph.Eur.6; zur Identitätsreaktion auf Natrium; **Hinweis:** kühl zu lagern.

M

**Methoxy-Polyethylenglycol-Epoetin beta** (INN): (engl.) *continuous erythropoietin receptor activator (Abk. CERA)*; pegyliertes rekombinantes Erythropoetin; kovalentes Konjugat aus Epoetin* beta u. linearem Methoxy-Polyethylenglykol; $M_r$ ca. 60 kDa; **Wirk.:** kontinuierl. Erythropoetin-Rezeptor-Aktivator mit verlängerter HWZ (terminale HWZ bei nicht dialysierten Patienten ca. 142 h); **Ind.:** s. Epoetin; **Dos.:** bei bisher nicht (Epoetin-)vorbehandelten Patienten: 0.6 µg/kg KG alle 2 Wochen i. v. od. s. c.; bei vorbehandelten Patienten: 120–360 µg/kg KG s. c. od. i. v. 1-mal monatlich.

**5-Methoxypsoralen:** s. Bergapten.

**8-Methoxypsoralen:** s. Ammoidin.

**Methsuximid:** s. Mesuximid.

**Methyl-:** Bez. für die Gruppe $CH_3$ in org. Verbindungen.

**Methylacetanilid:** Methylacetanilin, Methylantifebrin, Acetmethylanilid; $C_9H_{11}NO$, $C_6H_5$—$N(CH_3)$—CO—$CH_3$; $M_r$ 149.2; Schmp. 102 °C; Sdp. 253 °C; farblose Kristalle, lösl. in Wasser, Ethanol, Ether, Chloroform; **Darst.:** Einwirkung von Acetylchlorid* auf Methylanilin; **Anw.:** **1.** (techn.) in der Celluloidindustrie als Campherersatz; **2.** (med.) obsolet; früher als Antineuralgikum*.

**Methylacetat:** Essigsäuremethylester; $C_3H_6O_2$, $H_3C$—COO—$CH_3$; $M_r$ 74.1; D. 0.932; Sdp. ca. 58 °C; farblose, feuergefährl. Flüss.; Flammpunkt –13 °C; mischbar mit Wasser; **Anw.:** (techn.) Lösungsmittel für Collodium*, Celluloseacetat*, Celluloid*; Ersatz für Aceton*.

M

**Methylaesculetin:** s. Scopoletin.

**Methylal:** s. Methylalum.

**Methylalkohol:** s. Methanol.

**Methylalum:** Methylendimethylether, Methylal, Formal; Dimethoxymethan; $C_3H_8O_2$, $H_3CO$—$CH_2$—$OCH_3$; $M_r$ 76.1; D. 0.86; Schmp. –104.8 °C; Sdp. 42.3 °C; farblose, leichte, brennbare Flüss. von aromat. Geruch; leicht lösl. in Wasser, Ethanol, Ether, fetten u. äther. Ölen; **Darst.:** Destillation eines Gemisches von Methanol*, Mangandioxid* (Braunstein) u. konzentrierter Schwefelsäure*; **Anw.:** **1.** (techn.) als Lösungsmittel; **2.** (med.) obsolet.

**Methylamin:** Aminomethan; $CH_3NH_2$; $M_r$ 31.1; farbloses, nach Ammoniak riechendes Gas, leicht lösl. in Wasser u. Ethanol; **Vork.:** natürlich u. a. in Secale* cornutum, Mercurialis* annua u. perennis, Acorus* calamus, in Heringslake; **Toxikol.:** MAK 25 mL/m³ od. 31 mg/m³.

**Methyl-5-amino-4-oxopentanoat:** s. Methyl-(5-amino-4-oxopentanoat)-hydrochlorid.

**Methyl-(5-amino-4-oxopentanoat)-hydrochlorid:** 5-Aminolävulinsäure-methylester-hydrochlorid; 5-Amino-4-oxovaleriansäure-methylester-hydrochlorid: CAS-Nr. 79416-27-6; $C_6H_{11}NO_3 \cdot HCl$, Strukturformel: s. Abb.; $M_r$ 181.6; Hydrochlorid von Methyl-5-amino-4-oxopentanoat (Abk. MAOP); **Wirk.:** Zytostatikum*;

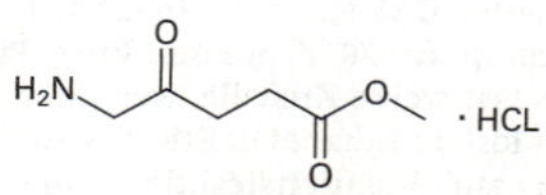

**Methyl-(5-amino-4-oxopentanoat)-hydrochlorid**

wird als Creme appliziert u. anschließend durch lokale Rotlichtbestrahlung von 570–670 nm in die aktive Form **5-Aminolävulinsäure** umgesetzt; Absorption durch die Haut 0.26 %; **Ind.:** photodynam. Ther. von aktin. Keratosen u. Basalzellkarzinomen; **Kontraind.:** Porphyrie; **UAW:** lokale Schmerzen während der Bestrahlung, lokale Phototoxizitätsreaktionen (u. a. Brennen, Krustenbildung, Ödeme); **Dos.:** 160 mg/g Creme in 1 mm dicker Schicht aufgetragen, Behandlung umfasst 2 Sitzungen im Abstand von einer Woche.

**4-(Methylamino)phenolsulfat:** CAS-Nr. 55-55-0; $C_{14}H_{20}N_2O_6S$; $M_r$ 344.4; Schmp. ca. 260 °C; farblose Kristalle; sehr leicht lösl. in kaltem Wasser, schwer lösl. in Ethanol, prakt. unlösl. in Ether; **Anw.:** Reagenz Ph.Eur.6; zur Reinheitsprüfung von Riboflavin-Natriumphosphat (s. Vitamin $B_2$).

**Methylamphetaminhydrochlorid:** s. Metamfetaminhydrochlorid.

**Methylantifebrin:** s. Methylacetanilid.

**Methylarbutin:** Pflanzeninhaltsstoff, häufig zus. mit Arbutin*.

**Methylatropinbromid:** s. Atropinmethylbromid.

**Methylatropini nitras:** s. Atropinmethylnitrat.

**Methylatropiniumnitrat:** s. Atropinmethylnitrat.

**Methylbenactyziumbromid** (INN): Benactyzin methobromid; 2-Diethylaminobenzilat-methobromid; Derivat des Benactyzins; in Österreich im Handel befindl. Sedativum*; in Deutschland u. der Schweiz außer Handel; meist in Kombination mit Benzodiazepinen* verwendet; kaum noch gebräuchlich.

**Methylbenzethoniumchlorid** (INN): Methylbenzethonii chloridum; Benzyl-dimethyl-(2-{2-[4-(1,1,3,3-tetramethylbutyl)tolyloxy]ethoxy}ethyl)-ammoniumchlorid; CAS-Nr. 25155-18-4; $C_{28}H_{44}ClNO_2$; $M_r$ 462.12; Schmp. 161–163 °C; leicht lösl. in Wasser, Ethanol, Cellosolve, Chloroform, heißem Benzol; nicht mehr im Handel befindl. Antiseptikum* u. Desinfektionsmittel*.

**Methylbenzoat:** s. Benzoesäuremethylester.

**Methylbenzol:** s. Toluol.

**2-Methylbenzolsulfonamid:** s. Toluolsulfonamid.

**Methylbrenzcatechin:** s. Kreosol.

**Methylbromid:** Methylium bromatum; Brommethyl, Monobrommethan; CAS-Nr. 74-83-9; $CH_3Br$; $M_r$ 94.95; Sdp. 3.6 °C; farbloses, kaum riechendes, narkot. wirkendes Gas (ca. 4-mal schwerer als Luft); unlösl. in Wasser, mischbar mit Ether, Chloroform, Ethanol; **Anw.:** Schädlingsbekämpfungsmittel*; im Vorratsschutz zur Entwesung von Lagerräumen, Mühlen, Schiffen usw. (in vielen Ländern ist die Anw. verboten); als Bodenbegasungsmittel gegen Nematoden; **Antidot:** Acetylcystein*.

**2-Methyl-2-butanol:** s. Amylenhydrat.

**3-Methylbuttersäure:** s. Isovaleriansäure.

**Methylcellosolve:** s. 2-Methoxyethanol.

**Methylcellulose:** Abk. MC; Methylcellulosum Ph.Eur.6, Cellulosemethylether; CAS-Nr. 9004-67-5; partiell *O*-methylierte Cellulose*; $M_r$ 20 000–150 000; Polymethylether der Cellulose mit 26–33 % Methoxylgehalt; weißl. Pulver od. Granulat; Wassergehalt max. 5 %; pH-Wert 5.0–8.0; **Eigenschaften:** abnormes Löslichkeitsverhalten; meist, je nach Sorte, kolloidal lösl. u. a. in kaltem Wasser, Methanol, Ethanol bis 40 %; je höher der Substitutionsgrad, desto besser ist die Löslichkeit in Wasser-Alkohol-Gemischen; unlösl. in heißem Wasser (über 50 °C), Aceton, Ether, Chloroform, Ethanol über 40 % u. Toluol. Die der Bezeichnung M. angefügte Zahl kennzeichnet Produkte, deren wässrige Lsg. bei gleicher Konz. (üblich sind 2 %) versch. Viskosität aufweisen. Eine höhere Zahl entspricht einer längeren Cellulosekette, höheren relativen Molmasse u. in der Folge einer viskoseren M.-Lösung. Die Viskosität wird mit dem Kapillarviskosimeter* (unter 600 mPa · s) od. mit dem Rotationsviskosimeter* (mind. 600 mPa · s) bestimmt. M. ist in höherer Konz. (5–10 %) plastisch u. thixotrop; es besitzt außerdem emulgierende Eigenschaften. **Herst.:** Behandlung von Alkalicellulose mit Dimethylsulfat bei 50 °C od. Methylchlorid unter Druck. Dabei werden die Celluloseketten mehr od. weniger häufig unterbrochen u. es entstehen M.-Typen mit versch. Viskositätsgraden. Eine charakterist. Konstante der M. ist der **Durchschnittssubstitutionsgrad** (Abk. DS), der die durchschnittl. Anzahl der an einer Glucoseeinheit befindl. Ethergruppen (Methoxygruppen) angibt. Er beträgt z. B. bei Tylose® MH ca. 1.5, bei Tylose® MB ca. 2.0, was einem mittleren Methoxygehalt von ca. 25 bzw. 30 % entspricht. Der **Durchschnittspolymerisationsgrad** (Abk. DP) gibt die durchschnittl. Anzahl der Glucoseeinheiten pro Celluloseether-Molekül an. Bei den Tylose®-Marken MB u. MH beträgt er 200–1000. **Herst. einer Methylcellulose-Lsg.:** Die Hälfte der vorgeschriebenen Menge Wasser wird zum Sieden erhitzt u. die M. eingerührt (Benetzung). Nach kurzer Wartezeit wird die andere Hälfte kalt zugerührt. Für eine möglichst rasche u. vollständige Lsg. empfiehlt sich ein Stehenlassen bei niedrigen Temp., z. B. in Eiswasser. **Inkomp.:** Ethanol über 40 %, Elektrolyte in hoher Konz. (s. Aussalzen), Netzmittel in hoher Konz., Gerbstoffe, Nipaester u. andere phenol. Stoffe; in der Hitze (z. B. bei Sterilisation) Dehydratisierung u. Ausfällung der M., die beim Abkühlen wieder in Lsg. geht (thermoreversible Koagulation); konservierte Lsg. sind stabil; **Anw.:** (pharmaz.) **1.** für die Granulierung, Tablettierung u. Kapselabfüllung als Bindemittel, Trägerstoff, Schutzkolloid, Granuliermittel, Filmbildner; **2.** durch die Viskositätserhöhung u. Grenzflächenaktivität als Dispergier-, Stabilisierungs- u. Verdickungsmittel (Emulsionen, Lotionen, 5–10 % für Salben u. Pasten) geeignet; **3.** faserfreie Sorten für wässrige Ophthalmika (in viskosen Augentropfen*; in Kontaktlinsenpflegemitteln*); **4.** Filmbildner in Sprays, Salben bei Verbrennungen; M. bildet einen durchsichtigen, festen, elast. u. permeablen Film, der gegenüber Fetten, Ölen u. org. Lösungsmitteln beständig ist; **5.** Klebstoff in Gipsverbänden.

**Methylcephaelin:** s. Emetin.

**Methylchavicol:** 1-Allyl-4-methoxybenzol, 1-(*p*-Methoxy-phenyl)prop-2-en, 4-Allylanisol; Isoanethol, Esdragol, Estragol; 1-Methoxy-4-(2-propenyl)-benzol; CAS-Nr. 140-67-0; $C_{10}H_{12}O$, Strukturformel: s. Phenylpropanderivate (Abb. dort); $M_r$ 148.2; Sdp. ca. 216 °C; Flüss., mischbar mit Chloroform u. Ethanol; enthalten z. B. im äther. Öl von Estragon (s. Artemisia dracunculus), in Anisöl (s. Pimpinella anisum); **Anw.:** Reagenz Ph.Eur..

**Methylchlorid:** Chlormethyl, Methylium chloratum; Monochlormethan; $CH_3Cl$; $M_r$ 50.5; Schmp. −97.7 °C; Sdp. −24 °C; farbloses, ether. riechendes Gas, brennt mit grüngesäumter Flamme, lösl. in Ethanol u. Wasser; **Darst.:** aus HCl u. Methanol in Anwesenheit von $ZnCl_2$ od. durch Chlorierung von Methan; **Anw.:** **1.** (med.) wie Ethylchlorid*; **2.** (techn.) als Methylierungsmittel, für Grignard-Synthesen, zur Herst. von Methylcellulose, Farbstoffen, als Kühlmittel; **Toxikol.:** potentiell kanzerogen.

**Methylchlorphenoxyessigsäure:** (engl.) *methylchlorophenoxyacetic acid (Abk. MCPA)*; 2-Methyl-4-chlorphenoxyessigsäure; **Anw.:** als Herbizid* u. Wuchsstoff.

***cis*-2-Methylcrotonsäure:** s. Angelicasäure.

***trans*-2-Methylcrotonsäure:** s. Tiglinsäure.

**Methylcyanid:** s. Acetonitril.

**β-Methyldigoxin:** s. Metildigoxin.

**Methyldinatriumarsenat:** Natrium methylarsinicum; monomethylarsinsaures Natrium; $CH_3AsO(ONa)_2 \cdot 5\,H_2O$; $M_r$ 274.0; farblose Kristalle, leicht lösl. in Wasser, wenig lösl. in Ethanol; die frühere med. Anw. bei Tuberkulose ist obsolet.

**2-Methyl-4,6-dinitrophenol:** s. 4,6-Dinitro-*o*-cresol.



**Methyldopa (INN):** Methyldopum Ph.Eur., 3-Hydroxy-α-methyl-L-tyrosin; L-3-(3,4-Dihydroxyphenyl)-2-methylalanin; CAS-Nr. 555-30-6; $C_{10}H_{13}NO_4$, Strukturformel: s. Abb.; $M_r$ 211.21; Schmp. ca. 300 °C (unter Zers.); $[\alpha]_D^{23\,°C}$ −4.0 ± 0.5° (c = 1 in Salzsäure 0.1 mol/L); lösl. in Wasser 10 mg/mL bei 25 °C u. in verd. Säuren, fast unlösl. in gebräuchl. org. Lösungsmitteln; **Wirk.:** Antisympathotonikum*; Antihypertensivum*; v. a. der Metabolit α-Methylnoradrenalin ist ein starker selektiver Alpha-2-Rezeptor-Agonist (Strukturähnlichkeit zu Noradrenalin*; Verdrängung von Noradrenalin als natürl. Neurotransmitter an den Alpha-2-Rezeptoren). Metabolisierung u. Speicherung erfolgen in den noradrenergen Vesikeln; dadurch wird die Wirk. von Noradrenalin stark vermindert. Durch vorwiegend zentralen Angriff wird der periphere Gefäßwiderstand gesenkt. **Ind.:** hypertensive Schwangerschaftserkrankung*, arterielle Hypertonie*; **UAW:** Müdigkeit, Übelkeit, Potenz- u. Libidoschwäche, Orthostasesyndrom u. Depressionen; nach längerer Applikation Parkinson*-Syndrom ähnl. Symptomatik; HWZ 1.8 h. **Methyldopa-Sesquihydrat:** CAS-Nr. 41372-08-1; $C_{10}H_{13}NO_4 \cdot 1.5\,H_2O$; $M_r$ 238.2. Hingewiesen sei auch auf DL-Methyldopa.

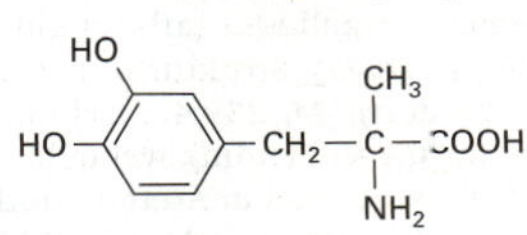


**Methyldopa**

**Methylen-:** Bez. für die Gruppe —$CH_2$— od. =$CH_2$ in org. Verbindungen.

**Methylenblau:** Methylthioninii chloridum Ph.Eur.6, Methylthioniniumchlorid, Methylthioninium chloratum, Methylenum caeruleum, Tet-

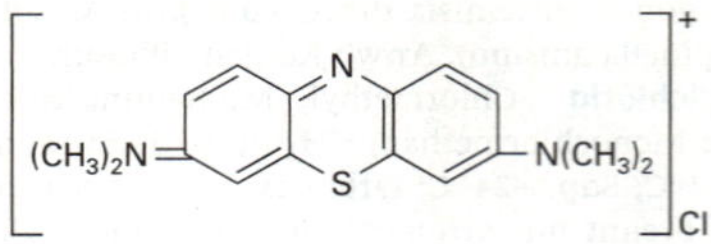


**Methylenblau**

ramethylthioninchlorid; 3,7-Bis(dimethylamino)phenothiazin-5-ium-chlorid; CAS-Nr. 61-73-4; $C_{16}H_{18}ClN_3S$, Strukturformel: s. Abb.; $M_r$ 319.851; dunkelgrüne, bronze glänzende Kristalle od. dunkelgrünes Pulver; lösl. in Wasser (1:25), in Ethanol (1:65), in Chloroform (1:450), unlösl. in Ether; pH 3–4.5 (1 %ige Lsg. in Wasser); Thiazinfarbstoff* (Phenothiazin); nicht im Handel; über internationale Apotheken zu beziehen; **Anw.:** **1.** (med.) Antidot* bei Intoxikationen mit Kohlenstoffmonoxid*, Anilin* u. Blausäure*; vgl. Methämoglobinämie; **2.** (techn.) in der Färberei; als Reagenz (Ph.Eur.6); **Dos.:** als Antidot bei Methämoglobinämie: initial i. v. 1–2 mg/kg KG (1 %ige Lsg.), bei therap. Erfolg ggf. nach 4–6 h wiederholen od. eine entspr. Dosis p. o. verabreichen. **Methylthioniniumchlorid-Hydrat zur extravasalen Anwendung:** enthält pro Mol ca. 3 mol Wasser; **Off.:** DAC. Vgl. Toloniumchlorid.

**Methylenchlorid:** s. Dichlormethan.

**Methylendimethylether:** s. Methylalum.

**3,4-Methylendioxyamphetamin:** s. Ecstasy.

**3,4-Methylendioxy-N-ethylamphetamin:** s. Ecstasy.

**3,4-Methylendioxy-*N*-methylamphetamin:** s. Ecstasy.

**Methylen-Ditannin:** s. Tannoform.

**Methyleni chloridum:** s. Dichlormethan.

**Methylenprednisolon:** s. Prednyliden.

**Methylenprotocatechualdehyd:** s. Heliotropin.

**Methylenum caeruleum:** s. Methylenblau.

**Methylenum chloratum:** s. Dichlormethan.

**Methylephedrin:** *N*-Methylephedrin; 1-Phenyl-2-dimethylaminopropanol; CAS-Nr. 552-79-4; $C_{11}H_{17}NO$; $M_r$ 179.2; Schmp. 64 °C (Racemat) bzw. 87 °C (Enantiomere); lösl. in Wasser, Ethanol, Aceton; **Vork.:** in Ephedrakraut (s. Ephedra sinica, Ephedrae herba). **Methylephedrinhydrochlorid:** $C_{11}H_{18}ClNO$; $M_r$ 215.65; Schmp. 207 °C (Racemat) bzw. 192 °C (Enantiomere); leicht lösl. in Wasser; in der Schweiz im Handel befindl. Sympathomimetikum* mit zentraler Wirk. u. Analeptikum*; in Deutschland u. Österreich außer Handel.

**Methylergometrin** (INN): Methylergobasin, Methylergobrevin, Methylergonovin, *N*-(1-Hydroxy-2-butyl)-lysergamid; 9,10-Didehydro-*N*-(hydroxy-2-butyl)-6-methylergolin-8α-carboxamid; CAS-Nr. 113-42-8; $C_{20}H_{25}N_3O_2$, Strukturformel: s. Bromocriptin (Abb. dort); $M_r$ 339.42; Schmp. 172 °C; $[\alpha]_D^{20\,°C}$ –45° (c = 0.4 in Pyridin); wenig lösl. in Wasser, leicht lösl. in Ethanol u. Aceton; **Methylergometrinhydrogenmaleat:** CAS-Nr. 57342-61-8; $C_{24}H_{29}N_3O_6$; $M_r$ 455.3; Gynäkologikum*; **Ind.:** Blutungen nach Abort, verstärkte postpartale Blutung u. Subinvolutio uteri im Wochenbett bei nicht stillenden Frauen; **Kontraind.:** Überempfindlichkeit gegen andere Ergotalkaloide*, Gefäßerkrankungen, schwere Leberfunktionsstörungen, Hypertonie, Niereninsuffizienz, ischäm. Herzerkrankung, Eröffnungs- u. Austreibungsperiode, postpartal nach Präeklampsie u. Eklampsie; Sepsis, Einleitung der Geburt, Wehenschwäche; **UAW:** Übelkeit, Erbrechen, Abdominalschmerzen bei hoher Dos., Schwindel, Kopfschmerz. Vgl. Secale cornutum.

**Methylether:** s. Dimethylether.

**Methylethylketon:** s. Ethylmethylketon.

**Methylformiat:** s. Ameisensäuremethylester.

**Methylgelb:** s. Buttergelb.

**Methylglucamin:** s. Meglumin.

***N*-Methylglycin:** s. Sarkosin.

**Methylglykol:** s. 2-Methoxyethanol.

**Methylgrün:** [4,4-Bis(dimethylamino)-4-(ethyldimethylammonio)tritylium]; CAS-Nr. 7114-03-6; $C_{27}H_{35}Cl_2N_3$; $M_r$ 472.5; grünes Pulver, lösl. in Wasser, lösl. in 96 %iger Schwefelsäure mit gelber Farbe, die beim Verdünnen mit Wasser nach grün umschlägt; **Anw.:** Reagenz Ph.Eur.6; zur Herst. von Methylgrün-Papier.

**Methylguanidinessigsäure:** s. Kreatin.

**1-Methylhexylamin:** s. Tuaminoheptan.

**Methylhydantoin:** s. Mephenytoin.

**Methyl-4-hydroxybenzoat:** s. Methylis parahydroxybenzoas.

**Methylhydroxyethylcellulose:** Abk. MHEC; Methylhydroxyethylcellulosum Ph.Eur.6, Hydroxyethylmethylcellulose; CAS-Nr. 9032-42-2; partiell methylierte u. hydroxyethylierte Cellulose*; weißl. Pulver od. Granulat; unlösl. in heißem Wasser (>50 °C), Aceton, wasserfreiem Ethanol, Ether u. Toluol; kolloidal lösl. in kaltem Wasser; unterschiedl. viskose Sorten im Handel (Ph.Eur.: Viskosität einer 2 %igen Lsg., Rotationsviskosimeter); Trocknungsverlust 10 %; **Anw.:** als wasserlösl. Umhüllungs- u. Einbettungsmaterial, Binde- u. Verdickungsmittel, Stabilisator; vgl. Methylcellulose.

**Methylhydroxypropylcellulosephthalat:** Abk. MHPCP; s. Hypromellosephthalat.

**Methylhydroxypropylcellulosi phthalas:** s. Hypromellosephthalat.

**Methylhydroxypropylcellulosum:** s. Hypromellose.

**Methylidenglycerol:** s. Glycerolformal.

**β-Methylindol:** s. Skatol.

**Methylisopelletierin:** s. Punica granatum (Cortex Granati, Inhaltsst.).

**Methylisopropylphenol:** s. Thymol.

**Methylisothiocyanat:** s. Glucosinolate.

**Methylis parahydroxybenzoas** Ph.Eur.6: Methyl-4-hydroxybenzoat Ph.Eur.6, *p*-Hydroxybenzoesäuremethylester, Methylium para-oxybenzoicum, 4-Hydroxybenzoesäuremethylester; Methylparaben; CAS-Nr. 99-76-3; $C_8H_8O_3$, Strukturformel: s. Abb.; $M_r$ 152.2; Schmp. –128 °C; weißes, krist. Pulver, schwach brennender Geschmack, leicht anästhesierend; leicht lösl. in Ethanol, Ether, Aceton, lösl. in Chloroform, in 500 T. Wasser von 20 °C,

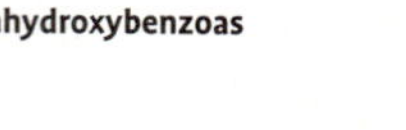


**Methylis parahydroxybenzoas**

16 T. Wasser von 100 °C, sehr schwer lösl. in Petrolether, lösl. in 50 T. Erdnußöl, in Alkalilaugen unter Salzbildung; **Inkomp.:** Wirkungsminderung durch Tenside, Makromoleküle (bes. Polyethylenglykole), Basen, Eisensalze; **Anw.:** zur Konservierung* (fungistat., weniger wirksam gegenüber Bakterien) in 0.1–0.3 %iger Konz.; nicht geeignet für parenterale u. ophthalmolog. Zuber.; in pharmaz. Zuber. häufig im Gemisch mit dem Propylester (z. B. 7 : 3); auch ein Zusatz von Propylenglykol begünstigt die Wirksamkeit. Allergisierende Wirk. möglich. Wirkungsoptimum im Sauren; gebräuchl. ist auch *p*-Hydroxybenzoesäuremethylester-Natrium (Methylis parahydroxybenzoas natricum Ph.Eur.). Vgl. Parabene.

**Methylis salicylas:** s. Methylsalicylat.

**Methylium bromatum:** s. Methylbromid.

**Methylium chloratum:** s. Methylchlorid.

**Methylium formicicum:** s. Ameisensäuremethylester.

**Methylium para-oxybenzoicum:** s. Methylis parahydroxybenzoas.

**Methylium salicylicum:** s. Methylsalicylat.

**7-Methyljuglon:** s. Drosera rotundifolia.

**Methylmaleinsäure:** s. Citraconsäure.

**Methylmethacrylat:** Abk. MMA; Methacrylsäuremethylester, Methyl-2-methylpropenoat; CAS-Nr. 80-62-6; $C_5H_8O_2$; $M_r$ 100.1; Schmp. ca. −48 °C; Sdp. ca. 100 °C; $n_D^{20\,°C}$ ca. 1.414; farblose Flüssigkeit; **Anw.:** Reagenz Ph.Eur.6; z. B. zum Nachw. von Monomeren in Polyethylacrylat-methylmethacrylat-Dispersion.

**Methylmethionin:** s. Brassica oleracea convar. capitata var. capitata.

**Methylmethioniniumchlorid:** s. Methioninmethylsulfoniumhydrochlorid.

**Methylmorphin:** s. Codein.

**Methylnaltrexoniumbromid:** 17-(Cyclopropylmethyl)-4,5a-epoxy-3,14-dihydroxy-17-methyl-6-oxomorphinan-17-ium; CAS-Nr. 73232-52-7; $C_{21}H_{26}BrNO_4$, Strukturformel: s. Abb.; $M_r$ 436.33; N-methyliertes Derivat des zentral u. peripher wirkenden Naltrexons (s. Naltrexonhydrochlorid) mit Bromid als Gegenion; geladenes quartäres Amin, das die Blut-Hirn-Schranke nicht durchqueren kann; **Wirk.:** peripher wirksamer Opioid*-Antagonist (*μ*-Opioid-Rezeptor); **Ind.:** opioidinduzierte Obstipation palliativ behandelter Patienten, wenn andere Laxanzien nicht ausreichen; **Kontraind.:**

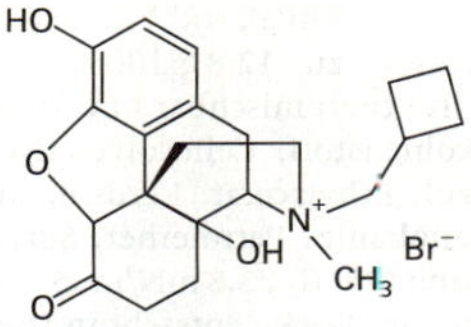


**Methylnaltrexoniumbromid**

bekannter od. vermuteter mechan. gastrointestinaler Verschluss od. akutes chirurg. Abdomen; nicht durch Opioide induzierte Obstipation, schwere Leberfunktionsstörung, dialysepflichtige terminale Nierenfunktionsstörung, Anw. bei Kindern <18 Jahre; **UAW:** Bauchschmerzen, Übelkeit, Diarrhö, Flatulenz; **Dos.:** s. c.; bei 38–61 kg KG 8 mg, bei 62–114 kg KG 12 mg, jeweils jeden 2. Tag.

**Methylnaphthochinon:** s. Vitamin K (Vitamin $K_3$).

**Methylnicotinat:** s. Nicotinsäuremethylester.

**α-Methylnoradrenalin:** s. Corbadrin.

**Methylorange:** Helianthin, Orange III, Goldorange, Tropäolin D; Natriumsalz der 4-(4′-Dimethylamino-phenylazo)-benzol-1-sulfonsäure; CAS-Nr. 547-58-0; $C_{14}H_{14}N_3NaO_3S$, Strukturformel: s. Abb.; $M_r$ 327.34; gelbes Pulver; unlösl. in Ethanol, lösl. in Wasser; in 0.1 %iger wässrig-alkohol. Lsg.; **Anw.:** (analyt.) Säure-Base-Indikator (Ph.Eur.6), Umschlagsbereich: pH 3.1 (rot) bis pH 4.4 (gelb). Vgl. Indikator; Tropäoline.

**Methylorange-Mischindikator-Lösung:** Reagenz Ph.Eur.6; Indikator* mit Umschlagsbereich pH 3.0 (orange) bis pH 4.4 (olivgrün); **Zuber.:** 20.0 mg Methylorange* u. 0.1 mg Bromkresolgrün* werden in 1.0 mL NaOH-Lsg. (c = 0.2 mol/L) gelöst u. mit Wasser auf 100 mL verdünnt. **Anw.:** Gehaltsbestimmung von Carbonaten, Hydrogencarbonaten, Oxiden, Hydroxiden; **Hinweis:** Der analog anwendbare **Tashiro-Indikator** enthält 0.1 % Methylenblau* u. 0.03 % Methylrot* in ethanol. Lösung.

**Methylorthoformiat:** s. Trimethylorthoformiat.

**Methylparaben:** s. Methylis parahydroxybenzoas.

**3-Methylparafuchsin:** s. Fuchsin.

**Methylpentynol** (INN): Methylpentinol, Methylparafynol, Meparfynol; 3-Methyl-1-pentin-3-ol; CAS-Nr. 77-75-8; $C_6H_{10}O$; $M_r$ 98.14; Ep. −30.6 °C; Fp. 38.5 °C; Sdp. 121–122 °C (101.3 kPa), 50 °C

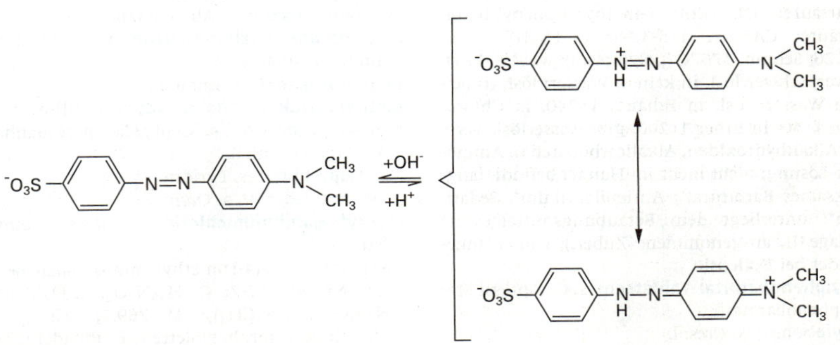


**Methylorange**

(4.9 kPa), 20 °C (0.8 kPa); $n_D^{20\,°C}$ 1.4318; $d_4^{20}$ 0.8688, $d_{20}^{20}$ 0.8721; lösl. zu 12.8 g/100 mL Wasser von 25 °C, lösl. in Ether; mischbar mit Aceton, Benzol, Tetrachlorkohlenstoff, Cellosolve, Cyclohexanon, Diethylglykol, Ethylacetat, Kerosin, Methylethylketon, Ethanolamin, Petrolether, Sojaöl; Oberflächenspannung (25 °C) 23.8 mN/m, 5 %ige wässrige Lsg.: 34.1 mN/m; **Vork.:** entsteht in Hopfendrüsen (s. Humulus lupulus, Lupuli glandula) aus Humulon* u. Lupulon*; nicht mehr im Handel befindl. Sedativum* u. Schlafmittel*; früher angewendet bei Einschlafstörungen. **Methylpentynolcarbamat:** $C_7H_{11}NO$; $M_r$ 141.2; Schmp. 53–56 °C.

**Methylperidol:** s. Moperon.

**Methylperonum:** s. Melperon.

**Methylphenidat** (INN): Methyl-2-phenyl-2-(2-piperidyl)acetat; α-Phenyl-2-piperidinessigsäuremethylester; CAS-Nr. 113-45-1; $C_{14}H_{19}NO_2$, Strukturformel: s. Abb.; $M_r$ 233.30; Schmp. 74–75 °C (kristallisiert aus 50 %igem Ethanol); lösl. in Ethanol, Ethylacetat, Ether; fast unlösl. in Wasser, Petrolether; **Wirk.:** Psychostimulans*, Sympathomimetikum* mit zentral stimulierendem Effekt (Weckamin*); unterliegt dem Betäubungsmittelgesetz* (Anlage III). **Methylphenidathydrochlorid:** Methylphenidati hydrochloridum, Methylphenidatium chloratum; $C_{14}H_{20}ClNO_2$; $M_r$ 269.8; weißes, krist. Pulver; leicht lösl. in Wasser, Chloroform u. Methanol, lösl. in Ethanol, sehr schwer lösl. in Aceton; **Off.:** Ph.Helv.. **Ind.:** ADHS*, hyperkinet. Verhaltensstörungen bei Kindern durch Organerkrankungen, pharmak. bedingte Antriebsstörungen; **UAW:** u. a. Herzrhythmusstörungen, Herzklopfen, Erregungszustände, erhöhte Krampfbereitschaft, Gefahr der Abhängigkeit vom Amphetamin-Typ; HWZ 1–3 h bzw. 7 h (Metaboliten); **Hinweis:** Die Einnahme sollte nicht abends erfolgen.

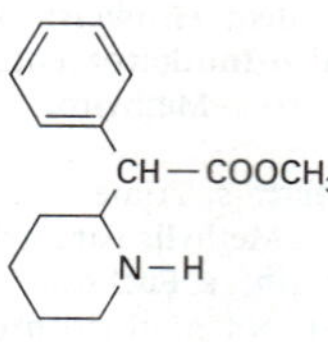


**Methylphenidat**

**Methylphenobarbital** (INN): Methylphenobarbitalum Ph.Eur.6, Acidum methylphenylaethylbarbituricum, Mephobarbital, Methylphenylethylbarbitursäure; DL-5-Ethyl-1-methyl-5-phenyl-barbitursäure; CAS-Nr. 115-38-8; $C_{13}H_{14}N_2O_3$; $M_r$ 246.26; Schmp. 176 °C (polymorph); weißes, krist. Pulver; schwer lösl. in kaltem Wasser; lösl. in heißem Wasser; lösl. in Ethanol 1 : 240, in Chloroform 1 : 40, in Ether 1 : 200; gibt wasserlösl. Verb. mit Alkalihydroxiden, Alkalicarbonaten u. Ammoniak-Lösung; nicht mehr im Handel befindl. langwirksames Barbiturat*; Antiepileptikum*, Sedativum*; unterliegt dem Betäubungsmittelgesetz* (Anlage III, ausgenommene Zuber.); früher angewendet bei Epilepsie.

**Methylphenobarbital-Tabletten:** s. Compressi Methylphenobarbitali.

**Methylphenol:** s. Cresol.

**2-Methylphenol:** *o*-Cresol; s. Cresol.

**3-Methylphenol:** s. *m*-Cresol.

**Methylphenylether:** s. Anisol.

**Methylphenylethylbarbitursäure:** s. Methylphenobarbital.

**Methylphenylethylhydantoin:** s. Mephenytoin.

**Methylphenylketon:** s. Acetophenon.

**1-Methylpiperazin:** CAS-Nr. 74879-18-8; $C_5H_{12}N_2$; $M_r$ 100.2; Sdp. ca. 138 °C; $d_{20}^{20}$ ca. 0.90; $n_D^{20\,°C}$ ca. 1.466; farblose Flüss.; mischbar mit Wasser u. Ethanol; **Anw.:** Reagenz Methylpiperazin Ph.Eur.6.

**Methylprednisolon** (INN): 6α-Methylprednisolon; Methylprednisolonum Ph.Eur.6, Prednilen; 11β,17,21-Trihydroxy-6α-methylpregna-1,4-dien-3,20-dion; CAS-Nr. 83-43-2; $C_{22}H_{30}O_5$, Strukturformel: s. Abb.; $M_r$ 374.46; Schmp. 228–237 °C (polymorph); $[\alpha]_D^{20\,°C}$ +83° (Dioxan); fast unlösl. in Wasser, wenig lösl. in Ethanol, Dioxan, Methanol, sehr schwer lösl. in Ether, schwer lösl. in Aceton, Chloroform; synthet. nichthalogeniertes Glucocorticoid* (s. Corticosteroide, Tab. dort); **Ind.:** s. Glucocorticoide (Ausnahme: nicht bei NNR-Insuffizienz); **Kontraind., WW u. UAW:** s. Glucocorticoide; HWZ 3–3.5 h. **Methylprednisolon-21-acetat:** Methylprednisoloni acetas Ph.Eur.; CAS-Nr. 53-36-1; $C_{24}H_{32}O_6$; $M_r$ 416.5; weißes, krist. Pulver; fast unlösl. in Wasser. **Methylprednisolon-21-hydrogensuccinat:** Methylprednisoloni hydrogensuccinas Ph.Eur.; CAS-Nr. 2921-57-5; $C_{26}H_{34}O_8$; $M_r$ 474.55; weißes bis fast weißes, hygroskop. Pulver; unlösl. in Wasser u. Ether, schwer lösl. in Aceton u. wasserfreiem Ethanol, lösl. in verd. Alkalihydroxid-Lösung. Hingewiesen sei auch auf Methylprednisolon-21-cipionat u. Methylprednisolon-dinatriumphoshat.

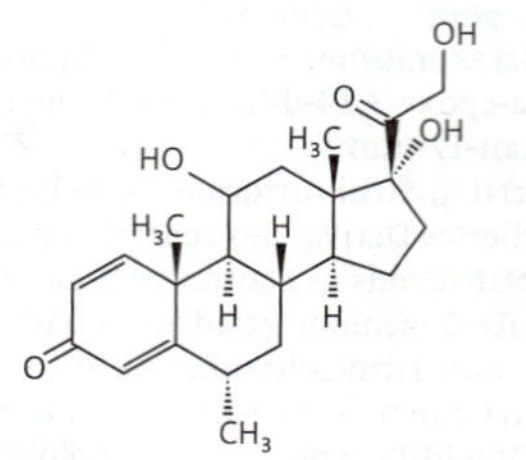


**Methylprednisolon**

**4-Methylprolin:** s. Prolin.

**Methylpromazin:** s. Alimemazin.

**Methylpromethazinmethylsulfat:** s. Thiazinamiummetilsulfat.

**Methylpropanol:** s. Butanol.

**Methylprotokatechualdehyd:** s. Vanillin.

**Methylpsychotrin:** s. Cephaelis ipecacuanha (Johore-Ipecacuanha).

**Methylpyridine:** s. Pyridin.

**5-Methylresorcin:** s. Orcin.

**Methylrosaniliniumchlorid** (INN): s. Methylviolett.

**Methylrot:** 2-(4-Dimethylaminoazo)benzoesäure; CAS-Nr. 493-52-7; $C_{15}H_{15}N_3O_2$, $C_6H_4(COOH)—N{=}N—C_6H_4N(CH_3)_2$; $M_r$ 269.3; Schmp. 181–182 °C; polymorph, violette Kristallnadeln; lösl. in Ethanol u. Essigsäure, unlösl. in Wasser; **Anw.:**

Säure-Base-Indikator, Umschlagsbereich: pH 4.2 (rot) bis pH 6.3 (gelb). Vgl. Indikator.

**Methylrotlösung:** Darst.: Ph.Eur.6, 50 mg Methylrot* werden in einer Mischung von 1.86 mL NaOH-Lsg. (0.1 mol/L) u. 50 mL Ethanol 96 % gelöst; die Lsg. wird mit Wasser zu 100 mL verdünnt; **Anw.:** Indikator*; Umschlagsbereich: pH 4.4 (rot) bis pH 6.0 (gelb).

**Methylrot-Mischindikator-Lösung:** Darst.: Ph.Eur.6, 0.1 g Methylrot* u. 0.05 g Methylenblau* werden in 100 mL Ethanol 96 % gelöst; **Anw.:** Indikator*; Umschlagsbereich: pH 5.2 (rotviolett) bis pH 5.6 (grün); Titration starker od. schwacher Basen mit starken Mineralsäuren; in der Ph.Eur.6 weitgehend durch Phenolphthalein* od. Methylorange* ersetzt. Mischindikatoren folgen dem allg. Prinzip, dass durch additive Farbmischung mit einer stabilen Hintergrundfarbe Kontrastverstärkung erfolgt, die im Fall der M.-M.-L. zusätzl. empfindlicher wird durch einen grauen Mischton am Umschlagspunkt.

**Methylrotnatriumlösung:** $C_{15}H_{12}NaN_3O_2$; Lsg. von 0.05 g Methylrotnatrium (s. Methylrot) in 100 mL Wasser ($CO_2$-frei); **Anw.:** Reagenz, entspricht Methylrotlösung* R der Ph.Eur.6.

**Methylsalicylat:** Methylis salicylas Ph.Eur., Methylium salicylicum, Methylum salicylicum, künstliches Gaultheriaöl, künstliches Wintergrünöl, Salicylsäuremethylester; 2-Hydroxy-benzoesäuremethylester; CAS-Nr. 119-36-8; $C_8H_8O_3$, Strukturformel: s. Abb.; $M_r$ 152.1; D. 1.182–1.187; Sdp. 221–225 °C; farblose od. schwach gelb gefärbte Flüss. von charakterist. u. anhaltendem, starkem, aromat. Geruch; sehr schwer lösl. in Wasser; mischbar mit Ethanol, Chloroform, fetten u. äther. Ölen; **Vork.:** im Pflanzenreich weit verbreitet, meist als Glykosid (Gaultherin*), Hauptbestandteil (96–99 %) des äther. Öls der Blätter von Gaultheria* procumbens u. anderer Gaultheria-Arten sowie des Birkenrindenöls (bis zu 99.8 %); **Darst.:** Sieden von Methanol u. Salicylsäure mit Schwefelsäure; **Inkomp.:** Eisensalze (Verfärbung), alkal. reagierende Stoffe (Verseifung); **Anw.:** äußerl. als Antirheumatikum* in Form von Salben u. Linimenten, als hyperämisierendes Mittel; weitere Anw. in der Parfümerie, als Lichtschutzmittel in Hautcremes, zur Abwehr von Stechmücken; **Toxikol.:** Einnahme obsolet, da M. deutl. toxischer ist als Salicylsäure*; 4 mL u. weniger können für Kinder tödl. sein.

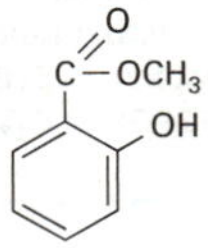

**Methylsalicylat**

**Methylsalicylat-Salbe mit Campher und Menthol:** s. Unguentum hyperaemicum.

**Methylscopolaminiumbromid:** Methylhyosciniumbromid; 6*β*,7*β*-Epoxy-8-methyl-3*α*-hydroxy-1*αH*,5*αH*-tropaminiumbromid-(*S*)-tropat; CAS-Nr. 155-41-9; $C_{18}H_{24}BrNO_4$, Strukturformel: s. Abb.; $M_r$ 398.3; Schmp. 214–217 °C (unter Zers.); leicht lösl. in Wasser, schwer lösl. in Ethanol; nur noch

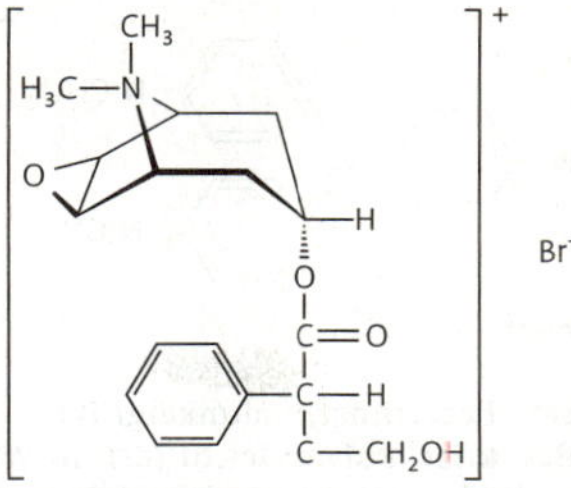

**Methylscopolaminiumbromid**

für experimentell-pharmak. Untersuchungen verwendetes Parasympatholytikum*, Spasmolytikum*, Anticholinergikum*, ohne zentral dämpfende Wirk.; HWZ 12 h.

**Methylsilikonöle:** s. Dimeticon.

**Methylsulfadiazin:** s. Sulfaperin.

**Methyltestosteron** (INN): Methyltestosteronum Ph.Eur.6; 17*β*-Hydroxy-17*α*-methylandrost-4-en-3-on; CAS-Nr. 58-18-4; $C_{20}H_{30}O_2$, Strukturformel: s. Abb.; $M_r$ 302.5; Schmp. 161–166 °C; $[\alpha]_D^{20\,°C}$ +79 bis +85° (c = 1 % in 96 %igem Ethanol); weißes, krist. Pulver; lösl. in Ethanol, Ether u. anderen org. Lsg., fast unlösl. in Wasser; nicht mehr zugelassenes synthet. Androgen*; Anabolikum*.

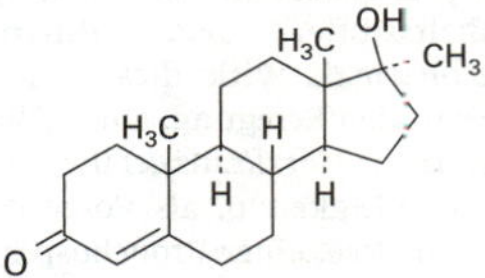

**Methyltestosteron**

**Methyltheobromin:** s. Coffein.

**Methylthioniniumchlorid** (INN): s. Methylenblau.

**Methylthiouracil** (INN): Methylthiouracilum, 6-Methyl-2-thiouracil; 2,3-Dihydro-6-methyl-2-thioxo-4(1*H*)-pyrimidon; CAS-Nr. 56-04-2; $C_5H_6ON_2S$; $M_r$ 142.2; Schmp. 326–331 °C; leicht lösl. in kaltem Wasser, Ethanol u. Ether, weniger gut lösl. in kochendem Wasser; wegen des ungünstigen Nutzen-Risiko-Verhältnisses (UAW-Rate 7–14 %) nicht mehr zugelassenes Thyreostatikum* der Thioharnstoffgruppe; **UAW:** Agranulozytose, Dermatitis, Hepatitis, Thrombozytopenie. Vgl. Propylthiouracil.

**Methylthymolblau:** $C_{37}H_{40}N_2Na_4O_{13}S$; $M_r$ 844.8; bräunl. schwarzes Pulver, leicht lösl. in Wasser, sehr schwer lösl. in Ether; **Anw.:** (analyt.) als Indikator* in der Komplexometrie; s. Chelate.

**α-Methyltyrosin:** s. Metirosin.

**Methylumbelliferon:** s. Hymecromon.

**Methylum salicylicum:** s. Methylsalicylat.

**5-Methyluracil:** s. Thymin.

**Methylviolett:** Methylrosaniliniumchlorid INN, Methylrosanilinii chloridum, Methylrosanilinium chloratum, Gentianaviolett B, Blaues Pyoktanin, Pyoctaninum coeruleum; CAS-Nr. 548-62-9; $C_{25}H_{30}ClN_3$, Strukturformel: s. Abb.; $M_r$ 408.0; Triphenylmethanfarbstoff*, meist ein Gemisch von Penta- u. Hexamethylrosanilinchlorhydrat (reines Hexamethylpararosanilin wird als **Kris-**

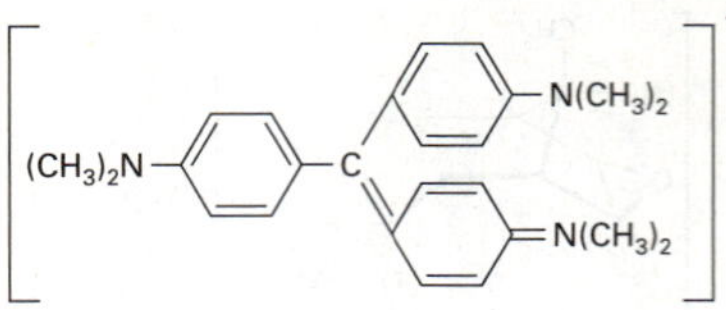

**Methylviolett**

**tallviolett** bezeichnet); dunkelgrünes, metall. glänzendes, krist. Pulver; leicht lösl. in Wasser u. Ethanol mit blauvioletter Farbe sowie in Glycerol u. Chloroform; **Off.:** DAC, ÖAB; **Anw.: 1.** (veterin.) bei Maul- u. Klauenseuche; **2.** (techn.) in der Mikroskopie als Farbstoff (s. Karbol-Gentianaviolettlösung); ferner als Färbemittel für Wolle, Baumwolle, Seide, Tinte, Tintenstifte, Stempelkissen; **3.** (med.) obsolet; früher als Antiseptikum* wie Auramin* in Form von Lsg., Salben, Pudern, Stiften, Tabletten, als Antimykotikum* (vgl. Candidose) zur Pinselung bei Soor u. Schleimhautspülungen sowie innerl. als Anthelminthikum*.

**Methylviologen:** s. Paraquat.

**Methylwasserstoff:** s. Methan.

**Methylxanthine:** *N*-Methylderivate von Xanthin*, biosynthetisiert durch enzymat. Methylierung von freiem Xanthin an N-1, N-3 u./od. N-7 (s. Tab. 1) mit *S*-Adenosyl-L-methionin; **Vork.:** Die natürl. M. Coffein*, Theobromin* u. Theophyllin* sind Pflanzeninhaltsstoffe, syn. **Purinalkaloide. Wirk.:** Die pharmak. Wirk. dieser Purine reichen von einer zentralen Erregung, einer Dilatation der Haut-, Nieren- u. Herzkranzgefäße, einer Steigerung der Herztätigkeit u. als Folge davon einer vermehrten Diurese, einer Bronchospasmolyse bis zur Beeinflussung des Stoffwechsels, u. a. Steigerung der Glykogenolyse u. Lipolyse durch eine Erhöhung von c-AMP (s. Tab. 2). Zur Verbesserung der Wasserlöslichkeit der M. werden zu therap. Zwecken oft auch Molekülverbindungen mit Ethylendiamin* od. Isopropanolamin verwendet od. Alkalibenzoat, -cinnamat, -citrat od. -salicylat zugegeben. Weitere synthet. Derivate sind u. a. 7-Theophyllinacetat, 1-Theobrominacetat (s. Theophyllin; Theobromin), das Salz der Theobrominessigsäure mit Bromocholinphosphat (Antihypertensivum*), Etofyllinclofibrat* (Lipidsenker*), Proxyphyllin* (Broncholytikum*).

**Methylxanthine** Tab. 1

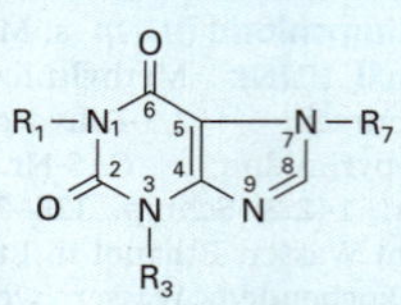

| Substanz | $R_1$ | $R_3$ | $R_7$ |
|---|---|---|---|
| Xanthin | H | H | H |
| Theophyllin | $CH_3$ | $CH_3$ | H |
| Theobromin | H | $CH_3$ | $CH_3$ |
| Coffein | $CH_3$ | $CH_3$ | $CH_3$ |

**Methylxanthotoxol:** s. Ammoidin.

**Methypranol:** s. Metipranolol.

**Methyprylon** (INN): 3,3-Diethyl-5-methyl-2,4-piperidindion; CAS-Nr. 125-64-4; $C_{10}H_{17}NO_2$; $M_r$ 183.26; Schmp. 84.5 °C (polymorph); lösl. in Wasser 1:14, in Ethanol 1:0.7, in Chloroform 1:0.6, in Ether 1:3.5; nicht verschreibungsfähiges Sedativum*; unterliegt dem Betäubungsmittelgesetz* (Anlage II); früher angewendet als Sedativum u. Schlafmittel*; **UAW:** Ataxie, Kopfschmerz, Exzitation, Übelkeit, Erbrechen, Diarrhö, Leukopenie.

**Methysergid** (INN): Dimethylergometrin, *N*-(1-Hydroxymethyl)propyl-1-methyl-D-lysergamid; (8*S*)-9,10-Didehydro-*N*-(1-hydroxymethyl)propyl-1,6-dimethyl-8*β*-ergolincarboxamid; CAS-Nr. 361-37-5; $C_{21}H_{27}N_3O_2$; $M_r$ 353.45; Schmp. 194–196 °C; $[\alpha]_D^{20\,°C}$ −45° (c = 0.5 in Pyridin); nicht mehr im Handel befindl. Serotonin*-Antagonist; früher angewendet bei Migräne* (Intervalltherapie), Karzinoid*, Dumping*-Syndrom; **UAW:** Unruhe, Schlaflosigkeit, Brechreiz, Schwindel, evtl. Halluzinationen, Fibrosen. Vgl. Secale cornutum.

**Methysticine:** s. Piper methysticum (Piperis methystici rhizoma, Inhaltsst.).

**Metildigoxin** (INN): *β*-Methyldigoxin, Medigoxin; 3*β*,12*β*,14*β*-Trihydroxy-5*β*,14*β*-card-20(22)-enolid-3-(4-*O*-methyltridigitoxosid); CAS-Nr. 30685-43-9; $C_{42}H_{66}O_{14}$, Strukturformel: s. Glykoside, herzwirksame (Tab. 2 dort); $M_r$ 794.84; halbsynthet. herzwirksames Glykosid*; chem. ist M. mit *β*-Acetyldigoxin* bis auf die Methylierung der OH-Gruppe am C-4-Atom der endständigen Digitoxose identisch. Durch die Methylierung werden die Lipophilie erhöht u. die Resorption verbessert. Die allg. pharmak. Eigenschaften u. die Anw. sind dem Digoxin* ähnl., der Wirkungseintritt erfolgt jedoch schneller; HWZ 42 h bzw. 36 h (Metaboliten). **Ind.:** Herzinsuffizienz.

**Metipranolol** (INN): Methypranol; 4-(2-Hydroxy-3-isopropylaminopropoxy)-2,3,6-trimethylphenylacetat; CAS-Nr. 22664-55-7; $C_{17}H_{27}NO_4$, Struktur-

**Methylxanthine**
Wirkungsprofile Tab. 2

| Substanz | zentrale Stimulierung | Steigerung der Herzfrequenz und Kontraktibilität | Bronchospasmolyse | Diuresesteigerung |
|---|---|---|---|---|
| Coffein | stark | schwach | schwach | schwach |
| Theophyllin | mittel | stark | stark | stark |
| Theobromin | keine | mittel | mittel | mittel |

formel: s. Beta-Rezeptoren-Blocker (Abb. 2 dort); **Wirk.:** Antiglaukomatosum*, Beta*-Rezeptoren-Blocker zur top. Anw. am Auge; **Ind.:** Glaukom. Gebräuchl. ist auch Metipranololhydrochlorid.

**Metirosin** (INN): Metyrosin, *α*-Methyltyrosin; *α*-Methyl-3-(3-hydroxyphenyl)-alanin; CAS-Nr. 305-96-4; $C_{10}H_{13}NO_3$; $M_r$ 195.21; Tyrosinhydroxylase*-Hemmer; die med. Anw. bei Phäochromozytom zus. mit Alpha*-Rezeptoren-Blockern ist obsolet; zur experimentellen Hemmung der Biosynthese der Catecholamine*.

**Metixen** (INN): Methixen; (*RS*)-1-Methyl-3-(9*H*-thioxanthen-9-yl)methyl-piperidin; CAS-Nr. 4969-02-2; $C_{20}H_{23}NS$, Strukturformel: s. Abb.; $M_r$ 309.47; Sdp. 171–175 °C (9.33 Pa); **Wirk.:** Parasympatholytikum* mit vorwiegend zentraler Wirk.; Antiparkinsonmittel*, hauptsächl. gegen Tremor wirksam; **Ind.:** Parkinson*-Syndrom; **Kontraind.:** Intoxikation mit Alkohol, Schlafmitteln, Analgetika, tricycl. Antidepressiva, Spasmolytika, Antihistaminika, Psychopharmaka; unbehandeltes Engwinkelglaukom, Darmatonie, mechan. Stenosen im Bereich des Magen-Darm-Kanals, Megakolon; **WW:** Schmerzmittel, Schlafmittel, Neuroleptika, Psychopharmaka, Antihistaminika, Antiparkinsonmittel, Spasmolytika: Verstärkung der zentralen u. peripheren UAW; Amantadin, Chinidin, MAO-Hemmer, tricycl. Antidepressiva, Neuroleptika: Verstärkung der anticholinergen Wirk. von M.; Metoclopramid u. ähnliche: Abschwächung der Wirk. auf den Magen-Darm-Trakt; Effekt von Alkohol verstärkt; **UAW:** dosisabhängig; Müdigkeit, Schwindel, Benommenheit, Mundtrockenheit, Akkomodationsstörungen, Magen-Darm-Störungen. **Metixenhydrochlorid:** Metixeni hydrochloridum Ph.Eur.; CAS-Nr. 7081-40-5; $C_{20}H_{24}ClNS \cdot H_2O$; $M_r$ 363.9; Schmp. 216 °C; lösl. in Wasser, Ethanol, Chloroform.

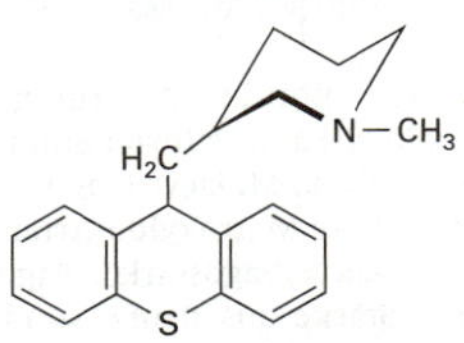


**Metixen:** M. liegt als Gemisch des *R*- u. *S*-Isomers vor

**Metoclopramid** (INN): Metoclopramidum Ph.Eur.; 4-Amino-5-chlor-*N*-(2-diethylaminoethyl)-2-methoxy-benzamid; CAS-Nr. 364-62-5; $C_{14}H_{22}ClN_3O_2$, Strukturformel: s. Abb.; $M_r$ 299.81; Schmp. 145–149 °C (polymorph); **Wirk.:** Erregung von Muscarin*-Rezeptoren durch Freisetzung von Acetylcholin*; Dopamin*-Antagonist; **Anw.:** als Gastrokinetikum* zur Beschleunigung der Magenentleerung (Ulkustherapie, Refluxösophagitis); als zentrales Antiemetikum* (z. B. bei Migräne). **Metoclopramidhydrochlorid:** Metoclopramidi hydrochloridum; CAS-Nr. 7232-21-5; $C_{14}H_{23}Cl_2N_3O_2$; $M_r$ 336.3; Schmp. 183–187 °C (unter Zers.); weißes, krist. Pulver; sehr leicht lösl. in Wasser, leicht lösl. in Ethanol, wenig lösl. in Chloroform. **Metoclopramidhydrochlorid-Monohydrat:** Metoclopramidi hydrochloridum Ph.Eur.; CAS-Nr. 54143-57-6; $C_{14}H_{23}Cl_2N_3O_2 \cdot H_2O$; $M_r$ 354.28; Schmp. 183 °C (unter Zers.); pH 4.5–6 (10 %ige wässrige Lsg.); weißes, krist. Pulver; sehr leicht lösl. in Wasser, leicht lösl. in Ethanol, wenig lösl. in Chloroform. Vgl. Domperidon.

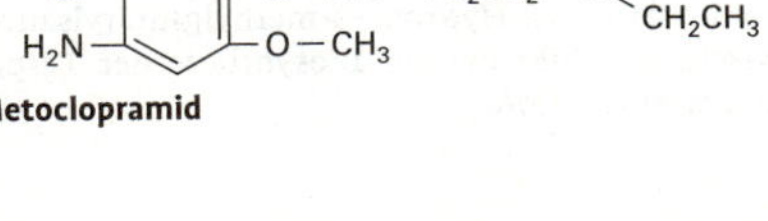


**Metoclopramid**

**Metoclopramidi guttae:** s. Guttae Metoclopramidi.

**Metoclopramid-Tropfen:** s. Guttae Metoclopramidi.

**Metocurinchlorid:** s. Dimethyltubocurarinium-chlorid.

**Metolazon** (INN): 7-Chlor-1,2,3,4-tetrahydro-2-methyl-4-oxo-3-(2-tolyl)-6-chinazolinsulfonamid; CAS-Nr. 17560-51-9; $C_{16}H_{16}ClN_3O_3S$, Strukturformel: s. Abb.; $M_r$ 365.84; Schmp. 267–270 °C (Modifikation I), 222–225 °C (Modifikation II), 218–224 °C (Modifikation III); in Wasser wenig lösl., 50 mg/L (20 °C) bzw. 101 mg/L (38 °C, jeweils Modifikation I), besser lösl. in Basen u. org. Lösungsmitteln; in der Schweiz im Handel befindl. Diuretikum* (Saluretikum; Benzothiadiazin); in Deutschland u. Österreich außer Handel; **Ind.:** Hypertonie*, Ödeme*; **Kontraind.:** Anw. bei Kindern u. in der Stillzeit; Leberkoma, Hypokaliämie, Niereninsuffizienz; **WW:** Antidiabetika, herzwirksame Glykoside, Antihypertensiva, Glucocorticoide; **UAW:** Appetitlosigkeit, Schwäche, Hypokaliämie; HWZ 20 h.

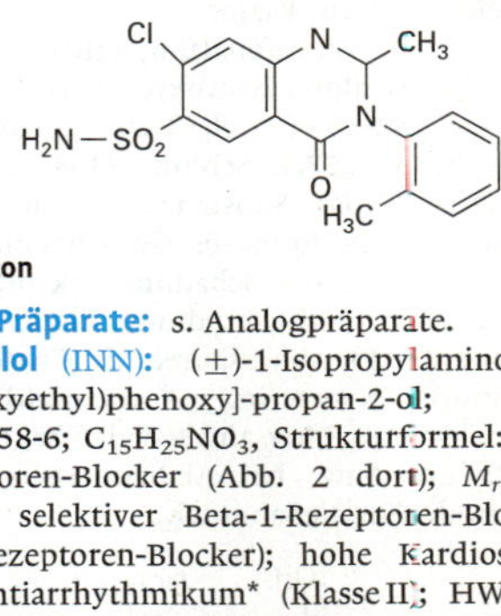


**Metolazon**

**Me-too-Präparate:** s. Analogpräparate.

**Metoprolol** (INN): (±)-1-Isopropylamino-3-[4-(2-methoxyethyl)phenoxy]-propan-2-ol; CAS-Nr. 37350-58-6; $C_{15}H_{25}NO_3$, Strukturformel: s. Beta-Rezeptoren-Blocker (Abb. 2 dort); $M_r$ 267.38; **Wirk.:** selektiver Beta-1-Rezeptoren-Blocker (s. Beta-Rezeptoren-Blocker); hohe Kardioselektivität; Antiarrhythmikum* (Klasse II); HWZ 3–4 h bzw. 8 h (Metaboliten); **Ind.:** Hypertonie*, koronare Herzkrankheit*, Herzrhythmusstörungen*; zur Migräneprophylaxe; **Kontraind.:** Überempfindlichkeit gegenüber anderen Beta-Rezeptoren-Blockern, Schock, AV-Block II. od. III. Grades, Sinusknotensyndrom, sinuatrialer Block, Bradykardie, Hypotonie, Acidose, bronchiale Hyperreagibilität, Spätstadien peripherer Durchblutungsstörungen, gleichzeitige Gabe von MAO-Hemmern, i. v. Applikation von Calcium-Antagonisten vom Verapamil- u. Diltiazem-Typ od. anderen Antiarrhythmika (z. B. Disopyramid; Ausnahme: Intensivmedizin), chron. Herzinsuffizienz (instabil, dekompensiert mit Lungenödem, Hypoperfusion od. Hypotonie), Behandlung mit positiv inotrop wirkenden Beta-Sympathomimetika; **WW:** u. a. Insulin, orale

Antidiabetika: Wirk. verstärkt od. verlängert, Warnzeichen einer Hypoglykämie verschleiert; Antihypertensiva: verstärkter Blutdruckabfall; Antiarrhythmika: kardiodepressive Wirk. addiert; CYP2D6-Hemmstoffe: erhöhter Plasmaspiegel von M.; Clonidin, herzwirksame Glykoside, Reserpin, $\alpha$-Methyldopa, Guanfacin: stärkeres Absinken der Herzfrequenz, Verzögerung der Überleitung; sympathomimet. wirkende Substanzen: beträchtl. Blutdruckanstieg; Adrenalin: verminderte Ansprechbarkeit auf die zur Behandlung der allerg. Reaktion gewöhnl. eingesetzte Adrenalindosis; MAO-Hemmer: überschießende Hypertonie; Rifampicin, Indometacin: blutdrucksenkende Wirk. vermindert; Cimetidin: Wirkungsverstärkung von M.; verminderte Ausscheidung von Lidocain; Narkotika: verstärkte Blutdrucksenkung, Addition der negativ inotropen Wirk.; periphere Muskelrelaxanzien: neuromuskuläre Blockade durch Beta-Rezeptoren-Hemmung verstärkt; Hydralazin u. Alkohol: Erhöhung des Plasmaspiegels von M.; **UAW:** allerg. Hautreaktionen; zentralnervöse Störungen wie Müdigkeit, depressive Verstimmungen, Schwindelgefühl, Verwirrtheit, Kopfschmerz, Alpträume od. verstärkte Traumaktivität, Schlafstörungen, Halluzinationen (insbes. zu Behandlungsbeginn); Parästhesien; vorübergehende Magen-Darm-Beschwerden wie Übelkeit, Erbrechen, Leibschmerzen, Obstipation, Diarrhö; Kältegefühl an den Extremitäten; **Metoprololtartrat:** Metoprololi tartratas Ph.Eur.; $C_{34}H_{56}N_2O_{12}$; $M_r$ 685; weißes, krist., polymorphes Pulver; sehr leicht lösl. in Wasser. **Metoprololsuccinat:** Metoprololi succinas Ph.Eur.; $C_{34}H_{56}N_2O_{10}$; $M_r$ 653; weißes Pulver; leicht lösl. in Wasser.

**Metrifonat** (INN): Metrifonatum; Trichlorfon; Dimethyl[(2,2,2-trichlor-1-hydroxyethyl)phosphonat]; CAS-Nr. 52-68-6; $C_4H_8Cl_3O_4P$, Strukturformel: s. Abb.; $M_r$ 257.4; Schmp. 83–84 °C; $n_D^{20\,°C}$ 1.3439; weiße, krist. Substanz; lösl. in Wasser, leicht lösl. in Chloroform, lösl. in Ethanol; **Anw.:** **1.** (techn.) sehr stark tox. Schädlingsbekämpfungsmittel* (org. Phosphorverbindung); Insektizid aus der Gruppe der Phosphorsäureester (Cholinesterase-Inhibitor); **2.** (veterin.) Anthelminthikum*; **3.** (med.) obsolet; früher angewendet bei Schistosomiasis*; die Anw. bei Alzheimer*-Krankheit wurde erprobt (Studienabbruch).

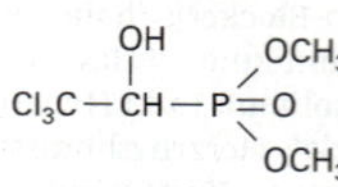

**Metrifonat**

**Metrizamid** (INN): 2-[3-Acetamido-2,4,6-triiod-5-(N-methylacetamido)benzamido]-2-desoxy-D-glucose; CAS-Nr. 31112-62-6; $C_{18}H_{22}I_3N_3O_8$; $M_r$ 789.1; leicht lösl. in Wasser; lichtgeschützt aufbewahren; nicht mehr im Handel befindl. nichtion. Röntgenkontrastmittel* für die Myelographie.

**Metronidazol** (INN): Metronidazolum Ph.Eur.; 2-(2-Methyl-5-nitro-1-imidazolyl)ethanol; CAS-Nr. 443-48-1; $C_6H_9N_3O_3$, Strukturformel: s. Abb.; $M_r$ 171.2; Schmp. 159–163 °C; Löslichkeit bei 20 °C (g/100 mL): 1.0 in Wasser, 0.5 in Ethanol, unter 0.05 in Ether, Chloroform, wenig lösl. in DMF,

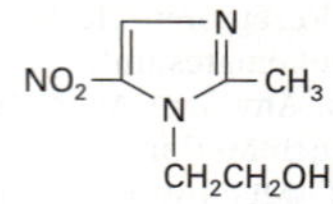

**Metronidazol**

lösl. in verd. Säuren; Antiinfektivum*; **Wirk.:** Nitroimidazol* mit Wirk. auf Anaerobier (Bacteroides u. Fusumbakterien) u. Protozoen (Trichomonas vaginalis, Entamoeba histolytica); **Inkomp.:** lichtempfindl.; Stabilitätsoptimum bei pH 4.6–5.4 (Citrat-Phosphat-Puffer); **cave:** M. hydrolysiert im neutralen u. basischen Milieu zu primären u. sekundären Aminen. Darüber hinaus entstehen eine Hydroxyverbindung u. Nitrit; Gefahr der Bildung kanzerogener Nitrosamine* mit sekundären Aminen. **Ind.:** Infektionen des Urogenitalbereichs, Amöbiasis*; dermatolog.: Rosacea; **Kontraind.:** Erkrankungen des ZNS, Bluterkrankungen, 1. u. 2. Trimenon der Schwangerschaft, Lactation, Metronidazolunverträglichkeit; **UAW:** gastrointestinale Beschwerden, Kopfschmerz, Schwindel, Ataxie, leichte Benommenheit, Hautreaktionen; HWZ 7–8 h bzw. 10 h (Metaboliten). **Metronidazolbenzoat:** Metronidazoli benzoas Ph.Eur.; CAS-Nr. 13182-89-3; $C_{13}H_{13}N_3O_4$; $M_r$ 275.3; weißes, krist. Pulver; fast unlösl. in Wasser, schwer lösl. in Ethanol, leicht lösl. in Dichlormethan. Gebräuchl. sind auch Metronidazolhydrochlorid u. Metronidazolphosphat.

**Metrorrhagie:** unregelmäßige, länger als 14 Tage andauernde, zyklusunabhängige Uterusblutung; **Urs.:** **1.** hormonal (azykl. dysfunktionelle Blutung); **2.** organisch (z. B. Endometritis, Uterusmyom, -polyp od. -karzinom). Vgl. Menorrhagie; Menstruationszyklus.

**Metroxylon rumphii** (Willd.) Mart.: s. Metroxylon sagu.

**Metroxylon sagu** Rottb.: M. rumphii (Willd.) Mart., Sagopalme; Fam. Palmae; Sundainseln, Indien, Sri Lanka; M. s., M. laeve (Sagus laevis, Sagopalme) sowie andere Metroxylon-Arten sind Stpfl. von **Amylum Sagi:** Sagostärke, Sago, Perlsago, Palmenstärke; Stärke aus dem Grundparenchym des Stammes; **Anw.:** Nähr- u. Genussmittel.

**Metyrapon** (INN): 2-Methyl-1,2-di(3-pyridyl)-1-propanon; CAS-Nr. 54-36-4; $C_{14}H_{14}N_2O$; $M_r$ 226.27; Schmp. 50–51 °C (kristallisiert aus Ether, Pentan); lösl. in Wasser 1 : 100, in Ethanol 1 : 3, in Chloroform, verd. Mineralsäuren; nicht mehr im Handel; früher angewendet bei Ödemen u. Hyperaldosteronismus sowie als diagnost. Hilfsstoff (Schilddrüsenfunktion); **UAW:** Übelkeit, Schwindel, Hautallergien.

**Metyrosin:** s. Metirosin.

**Meum athamanticum** Jacq.: Bärenfenchel; Fam. Apiaceae (Umbelliferae); Europa; Stpfl. von **Radix Mei:** Bärwurz, Bärenfenchelwurzel; **Inhaltsst.:** ca. 0.7 % äther. Öl, ca. 28 % Stärke, Zucker, fettes Öl, $\beta$-Sitosterol*; **Anw.:** (volkstüml.) z. B. Aromatikum, Stomachikum.

**Mevaldinsäure:** 3-Hydroxy-3-methylglutarylsäure; Zwischenprodukt bei der Biosynthese der Terpene* aus Acetyl-CoA.

**Mevalonsäure:** Zwischenprodukt bei der Biosynthese der Terpene*.

**Mevastatin** (INN): Compactin; (1*S*,7*S*,8*S*,8a*R*)-1,2,3,7,8,8a-Hexahydro-7-methyl-8-{2-[(2*R*,4*R*)-tetrahydro-4-hydroxy-6-oxo-2*H*-pyran-2-yl]ethyl}-1-naphthyl-(*S*)-2-methylbutyrat; CAS-Nr. 73573-88-3; $C_{23}H_{34}O_5$; $M_r$ 390.52; Schmp. 152 °C; nicht mehr im Handel befindl. Lipidsenker* u. HMG*-CoA-Reduktase-Hemmer.

**Mevinolin:** s. Lovastatin.

**Mexikanische Grippe:** s. Neue Grippe (Influenza A/H1N1).

**Mexiletin** (INN): (*RS*)-1-Methyl-2-(2,6-xylyloxy)ethylamin; CAS-Nr. 31828-71-4; $C_{11}H_{17}NO$, Strukturformel: s. Abb.; $M_r$ 179.27; in Deutschland im Handel befindl. Antiarrhythmikum* (Klasse IB); in Österreich u. der Schweiz außer Handel; wirkt auch lokalanästhet.; **Ind.:** ventrikuläre Extrasystolen* u. Tachykardien*; **Kontraind.:** Hypotonie, Parkinson-Syndrom, Schenkelblock; **WW:** mit Catecholaminen* Verstärkung der system. lokalanästhet. Wirk.; **UAW:** Tremor, Schwindel, Parästhesien, Dermatitiden, Hypotonie, Sehstörungen, Leitungsstörungen, Bradykardie. **Mexiletinhydrochlorid:** Mexiletini hydrochloridum Ph.Eur. (Racemat), $C_{11}H_{18}ClNO$; $M_r$ 215.7; Schmp. 201 °C (polymorph); weißes, krist. Pulver; leicht lösl. in Wasser u. Methanol, wenig lösl. in Dichlormethan, fast unlösl. in Ether.

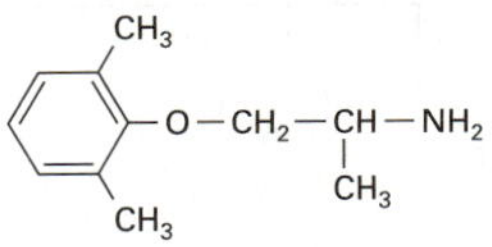


**Mexiletin**

**Mezereum:** s. Daphne mezereum (Hom.).

**Mezlocillin** (INN): Acylureido-Penicillin; (2*S*,5*R*,6*R*)-3,3-Dimethyl-6-{(*R*)-2-[3-(methylsulfonyl)-2-oxo-1-imidazolidin-carboxamido]-2-phenylacetamido}-7-oxo-4-thia-1-azabicyclo[3.2.0]hep tan-2-carbonsäure; CAS-Nr. 51481-65-3; $C_{21}H_{25}N_5O_8S_2$, Strukturformel: s. Abb.; **Wirk.:** Antibiotikum*; Penicillin*; neben grampositiven Erregern werden auch Proteus-, Enterobacter-, Pseudomonas-, Klebsiella-, Serratia- u. Listerienstämme sowie sporenlose Anaerobier u. Bacteroidesarten gehemmt; alle Penicillinase bildenden Keime sind resistent; **Ind.:** Harn-, Gallen- u. Atemwegsinfektion durch gramnegative Erreger; Kombination mit Aminoglykosid-Antibiotikum od. penicillinasestabilem Penicillin bei getrennter Applikation mögl.; **Dos.:** parenteral i. v. 3×2 g/d, schwere Fälle 3×5 g/d, Infusion i. v. 2×10.0 g/d. Gebräuchl. ist Mezlocillin-Natrium-Monohydrat.

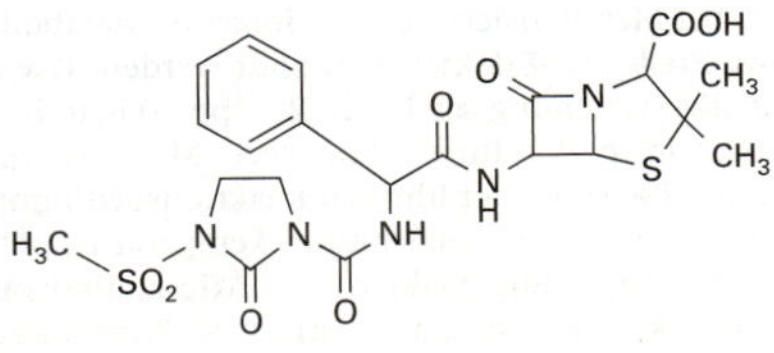


**Mezlocillin**

**MFT:** Abk. für **M**indest**f**ilmbilde**t**emperatur; s. Glasübergangstemperatur.

**Mg:** (chem.) Symbol für Magnesium*.

**MGC:** Abk. für **M**acrogol**g**lycerol**c**ocoate*.

**MGCC:** Abk. für **M**acrogol**g**lycerol**c**aprylo**c**aprate*.

**MGDA:** Abk. für **M**arketing**g**esellschaft **D**eutscher **A**potheker mbH; Unternehmen des Deutschen Apotheker-Verbandes (Abk. DAV, s. Apothekervereine) mit Sitz in Eschborn, das als Vermittler zwischen pharmaz. Industrie u. Apotheke fungiert; Aufgaben: u. a. Stärkung der Selbstmedikation über die Apotheken, Herausstellung der Beratungskompetenz in Apotheken, Sicherung des exklusiven Vertriebswegs Apotheke; unterstützt die Apotheken durch gezielte Marketingmaßnahmen.

**MGHS:** Abk. für **M**acrogol**g**lycerol**h**ydroxy**s**tearat*.

**MGL:** Abk. für **M**acrogol**g**lycerol**l**aurate*.

**MGLI:** Abk. für **M**acrogol**g**lycerol**li**noleate*.

**MGO:** Abk. für **M**acrogol**g**lycerol**o**leate*.

**MGR:** Abk. für **M**acrogol**g**lycerol**r**icinoleat*.

**MGS:** Abk. für **M**acrogol**g**lycerol**s**tearate*.

**MHEC:** Abk. für **M**ethyl**h**ydroxy**e**thyl**c**ellulose*.

**MHK:** Abk. für **m**inimale **H**emm**k**onzentration; geringste Konz. eines mikrobiellen Wirkstoffs (Chemotherapeutikum, Antibiotikum, Antiseptikum, Desinfektionsmittel), die die Vermehrung der Erreger hemmt; vgl. Antibiogramm.

**Mianserin** (INN): 1,2,3,4,10,14b-Hexahydro-2-methyldibenzo[*c*,*f*]pyrazino[1,2-*a*]azepin; CAS-Nr. 24219-97-4; $C_{18}H_{20}N_2$, Strukturformel: s. Abb.; $M_r$ 264.37; tetracycl. Antidepressivum*; **Wirk.:** Antihistaminikum*, Serotonin*-Antagonist; **Ind.:** alle depressiven Erkrankungen; HWZ 17 h. **Mianserinhydrochlorid:** Mianserini hydrochloridum Ph.Eur. (Racemat); $C_{18}H_{21}ClN_2$; $M_r$ 300.8; krist. Pulver; wenig lösl. in Wasser, schwer lösl. in Ethanol, lösl. in Dichlormethan.

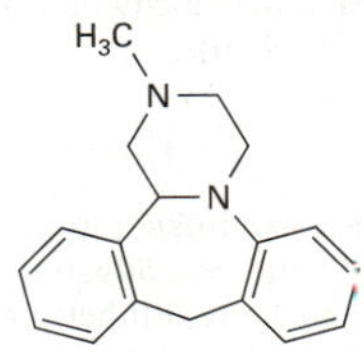


**Mianserin**

**MIBG:** Abk. für **M**eta**i**odo**b**enzyl**g**uanidin; s. [123I]Iobenguan-Injektionslösung; [131I]Iobenguan-Injektionslösung.

**Micafungin** (INN): CAS-Nr. 208538-73-2; $C_{56}H_{71}N_9O_{23}S$; $M_r$ 1270.27; leicht lösl. in Wasser, schwer lösl. in Ethanol; semisynthet. Lipopeptid aus Coleophoma empetri; **Wirk.:** Antimykotikum*, Echinocandin*, wirksam gegen Candida- u. Aspergillusarten; **Ind.:** Candidämie, ösophageale Candidiasis, Prophylaxe von Candida-Infektionen; **UAW:** Nausea, Hautreaktionen, Veränderungen der Leber im Tierversuch; **Dos.:** 100 mg i. v./d (Candidämie), 150 mg i. v./d (ösophageale Candidiasis), 50 mg i. v./d (Prophylaxe).

**Micel:** Verband von Faden- od. Kettenmolekülen versch. Länge mit geordneten (Kristallite) u. ungeordneten Bereichen (amorphe Bereiche, Fehlstellen); in einem makromolekularen Gel vorliegend, z. B. Vaselinum*.

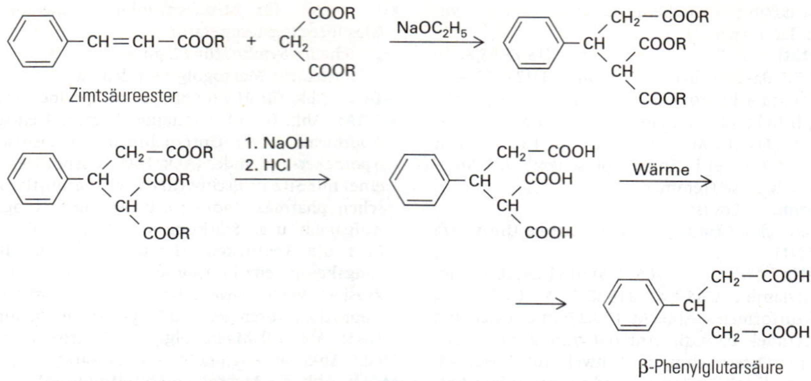


**Michael-Addition:** Bildung von $\beta$-Phenylglutarsäure als Beispiel

**Michael-Addition:** nucleophile Addition* methylen-aktiver Verb. in Gegenwart eines basischen Katalysators (Piperidin*, Natriumalkoholat) an Alkene* mit Elektronenakzeptor-Eigenschaften (z. B. $\alpha,\beta$-ungesättigte Ester*, Ketone* od. Nitrile*); **Beispiel:** Aus Malonsäureester u. Zimtsäureester entsteht ein Reaktionsprodukt, das hydrolysiert u. decarboxyliert werden kann u. eine $\beta$-substituierte Glutarsäure* liefert (s. Abb.).

**Michaelis-Konstante:** s. Michaelis-Menten-Gleichung.

**Michaelis-Menten-Gleichung:** mathemat. Funktion der Enzymkinetik, die die Geschwindigkeit von enzymat. gesteuerten (katalysierten) Reaktionen beschreibt; **Prinzip:** Die M.-M.-G. zeigt, dass die Reaktionsgeschwindigkeit zu Beginn mit zunehmender Substratkonzentration ansteigt u. sich dann einer Maximalgeschwindigkeit annähert (d. h. Sättigung erreicht):

$$\frac{v}{v_{max}} = \frac{S}{k_M + S}$$

v: Reaktionsgeschwindigkeit; $v_{max}$: max. Reaktionsgeschwindigkeit; S: Substratkonzentration; $k_M$: Michaelis-Konstante (Einheit mol/L). **Bestimmung:** Auswertung von Experimenten kann mit linearen Beziehungen erfolgen. Nach **Lineweaver-Burk:**

$$\frac{1}{v} = \frac{k_M}{v_{max}} \cdot \frac{1}{S} + \frac{1}{v_{max}}$$

Nach **Eadie-Hofstee:**

$$v = -k_M \cdot \frac{v}{S} + v_{max}$$

Daneben werden der Scatchard*-Plot u. die Plots nach Hanes u. Hill angewandt. Diagramme mit entsprechender Achsenauftragung lassen die spezif. Parameter $v_{max}$ u. $k_M$ leicht entnehmen (s. Abb. 1). Die durch die Linearisierung verursachte Fehlerverzerrung ist beim Eadie-Hofstee-Plot geringer als beim traditionellen Lineweaver-Burk-Plot u. kann bei modernen nichtlinearen Anpassungen ganz vermieden werden. **Bedeutung:** In der Pharmakokinetik* kann die M.-M.-G. u. a. bei Carrier* vermittelten Transportprozessen (s.

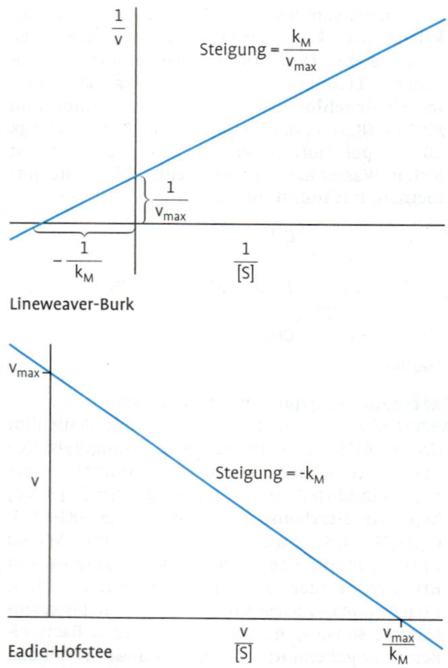


**Michaelis-Menten-Gleichung** Abb. 1: praktische Bestimmung von $k_M$ u. $v_{max}$ bei enzymat. Reaktion nach Lineweaver-Burk u. nach Eadie-Hofstee; v: Reaktionsgeschwindigkeit; $v_{max}$: max. Reaktionsgeschwindigkeit; S: Substratkonzentration; $k_M$: Michaelis-Konstante (Einheit mol/L) [7]

Transport, aktiver; Diffusion, erleichterte) und z. T. bei Metabolisierungsreaktionen (s. Metabolismus; First-pass-Effekt) angewandt werden. I. w. S. gilt die Beziehung auch für Rezeptor-Ligand- u. Plasmaproteinbindung*. **Hinweis:** M.-M.-G. gilt nur bei Konstanz der übrigen Reaktionsbedingungen (z. B. Enzymkonzentration, Temperatur, pH*-Wert). Vgl. Enzymaktivität. **Michaelis-Konstante:** $k_M$; ist für eine bestimmte Enzym-Substrat-Wechselwirkung spezif. u. stellt die Substrat-

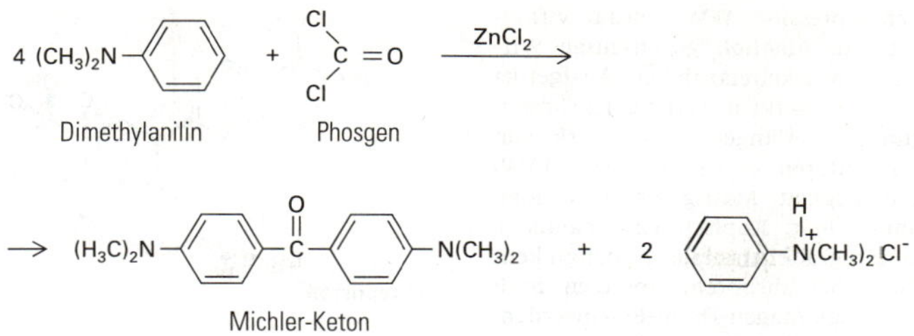


**Michler-Keton**

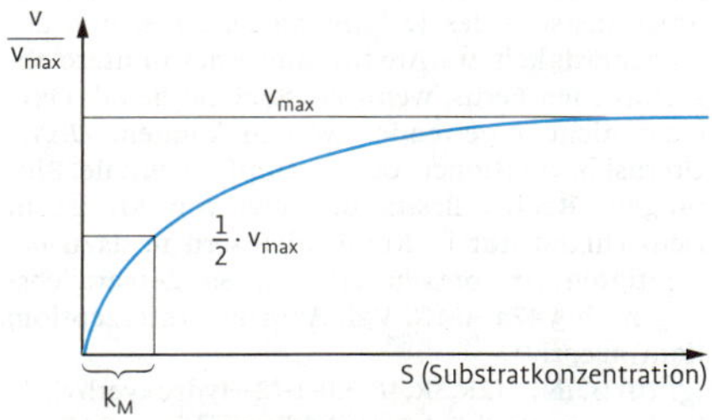


**Michaelis-Menten-Gleichung** Abb. 2

konzentration dar, die zur Erreichung der halbmaximalen Reaktionsgeschwindigkeit erforderlich ist (s. Abb. 2). Je kleiner $k_M$, desto größer ist die Affinität des Enzyms zum Substrat.

**Michler-Keton:** wichtiges Farbstoffzwischenprodukt, das durch Umsetzung von Dimethylanilin mit Phosgen* entsteht (s. Abb.).

**Miconazol** (INN): Miconazolum Ph.Eur. (Racemat); 1-[2,4-Dichlor-β-(2,4-dichlorbenzyloxy)phenethyl] imidazol; CAS-Nr. 22916-47-8; $C_{18}H_{14}Cl_4N_2O$, Strukturformel: s. Abb.; $M_r$ 416.12; Schmp. ca. 83 °C (polymorph); **Wirk.:** (Breitband-)Antimykotikum*, Störung der Pilzmembransynthese; wirksam gegen alle humanpathogenen Pilzarten sowie Trichomonaden; **Ind.:** lokal bei Dermatomykosen wie Haut- u. Genitalmykosen sowie gegen Hefen; Reservemittel bei Systemmykosen; orale Anw. wenig effizient; **UAW:** Allergien, Tachy- u. Stenokardien nach parenteraler Applikation; selten Blutbildveränderungen durch Lösungsvermittler; HWZ 24 h. **Miconazolnitrat:** Miconazoli nitras Ph.Eur., Miconazolum nitricum; CAS-Nr. 22832-87-7; $C_{18}H_{15}Cl_4N_3O_4$; $M_r$ 479.1; Schmp. 178–184 °C; weißes, krist. Pulver; sehr schwer lösl. in Wasser u. Ether, schwer lösl. in Chloroform u. Ethanol.

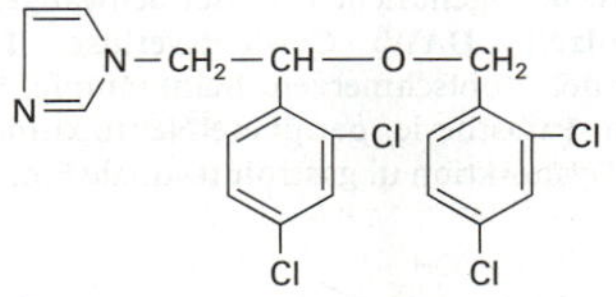

**Miconazol**

**Microbodies:** kugelförmige heterogene Zellorganellen* (Durchmesser: 0.5–1 µm), die von einer einfachen Biomembran* umhüllt sind u. versch. Enzyme* (z. B. Peroxidasen*, Katalase*, Desaturasen*, Uricase*) enthalten; besitzen eine granuläre Grundsubstanz, oft auch kristalline Proteine; sind meist mit ein od. zwei Zisternen des endoplasmatischen Retikulums* assoziiert; **Vertreter:** Peroxisomen*, Glyoxysomen*.

**Micrococcaceae:** Fam. grampositiver, katalasepositiver, fakultativ anaerober Kugelbakterien; med. relevante **Gattungen:** Micrococcus*, Rothia.

**Micrococcus:** Mikrokokken; Gattung grampositiver, unbewegl., aerober Kugelbakterien der Fam. Micrococcaceae; Lagerung in Trauben, Haufen, paarweise od. in kurzen Ketten; mehrere Species; Vork.: ubiquitär v. a. im Boden u. Oberflächenwasser, häufig auf der Haut von Mensch u. Tier; nicht pathogen.

**Microfluidics:** interdisziplinäres Gebiet der Mikrotechnologie von Flüssigkeiten; beschäftigt sich mit der Miniaturisierung von kapillaren Trenntechniken (Kapillarelektrophorese*, Kapillarelektrochromatographie* u. Kapillar-LC, s. HPLC) auf einem Chip, in den winzige Kanäle (Durchmesser im Mikrometerbereich) eingeätzt wurden; z. B. Lab*-on-a-Chip, DNA- u. RNA-Chips zur Genidentifizierung. Vgl. Nanofluidics.

**Microsporum:** Pilzgattung aus der Gruppe der Fungi imperfecti (s. Pilze) mit multizellulären, gelegentl. rauwandigen Makrokonidien am Luftmyzel; Haut- u. Haarpilze bei Menschen u. Haustieren, Erreger der Mikrosporie (bes. bei Kindern).

**Midazolam** (INN): Midazolamum Ph.Eur.6; 8-Chlor-6-(2-fluorphenyl)-1-methyl-4*H*-imidazo[1,5-*a*][1,4]benzodiazepin; CAS-Nr. 59467-70-8; $C_{18}H_{13}ClFN_3$, Strukturformel: s. Abb.; $M_r$ 325.77; Schmp. 158–160 °C; weißes, krist. Pulver; fast unlösl. in Wasser, leicht lösl. in Aceton u. Ethanol; Benzodiazepin*; unterliegt dem Betäubungsmittelgesetz* (Anlage III, ausgenommene Zuber.); **Ind.:** als kurzwirksames Schlafmittel*, zur Narkoseeinleitung; Status epilepticus; **Kontraind.:** Analgosedierung bei schwerer Ateminsuffizienz

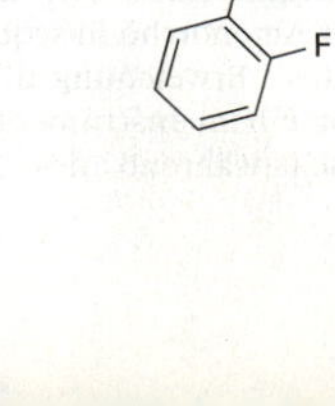

**Midazolam**

M

od. akuter Atemdepression; **WW:** zentral wirksame Arzneimittel u. Alkohol: gegenseitige Wirkungsverstärkung; Muskelrelaxanzien, Analgetika u. Lachgas: Wirk. verstärkt u. verlängert; Cimetidin: Verstärkung u. Verlängerung der Wirk. von M.; CYP3A4-Inhibitoren u. -Induktoren; **UAW:** Müdigkeit, Schläfrigkeit, Mattigkeit, Schwindelgefühl, Benommenheit, Kopfschmerz, paradoxe Reaktionen, anterograde Amnesie, Abhängigkeit, Entzugssyndrom (bei abruptem Absetzen nach Langzeitbehandlung), Magen-Darm-Beschwerden.

**Midodrin** (INN): DL-$N^1$-($\beta$-Hydroxy-2,5-dimethoxyphenethyl)glycinamid; 2-Amino-N-(2,5-dimethoxy-$\beta$-hydroxyphenethyl)acetamid; CAS-Nr. 42794-76-3; $C_{12}H_{18}N_2O_4$, Strukturformel: s. Abb.; $M_r$ 254.29; **Midodrinhydrochlorid:** CAS-Nr. 3092-17-9; $C_{12}H_{19}ClN_2O_4$; $M_r$ 290.7; Schmp. 202–206 °C (Modifikation I; polymorph); Alpha-Sympathomimetikum (s. Sympathomimetika); aktiver Metabolit ist Desglymidodrin; **Ind.:** Hypotonie, Orthostase-Syndrom; **Kontraind.:** Hypertonie, Phäochromozytom*, Koronarinsuffizienz, Hyperthyreose, akute Nephritis, Kombination mit MAO-Hemmern; **UAW:** Bradykardie, pilomotor. Reaktionen, Miktionsbeschwerden, verstärkter Harndrang.



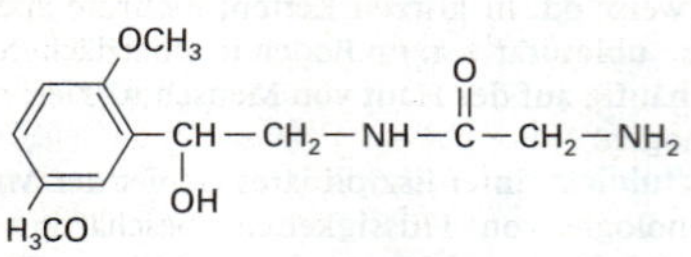

**Midodrin**

**Miesmuschelvergiftung:** s. Mytilotoxin.

**Mifamurtid** (INN): CAS-Nr. 83461-56-7; synthet. Derivat des Muramyldipeptids, eines mykobakteriellen Zellwandbestandteils; **Wirk.:** Immunmodulator*; Aktivierung von Makrophagen u. Monozyten; genauer Wirkungsmechanismus bei Osteosarkomen nicht geklärt; **Ind.:** hochmaligne, nicht metastasierende Osteosarkome bei Kindern ab 2 Jahren, Jugendl. u. jungen Erwachsenen bis 30 Jahren in Kombination mit Zytostatika*, nachdem der Tumor operativ entfernt wurde; Orphan* Drug; **Kontraind.:** Kombination mit Immunsuppressiva (z. B. Ciclosporin) od. hochdosierten NSAR; **UAW:** Anämie, Appetitlosigkeit, Kopfschmerz, Schwindel, Tachykardie, Hypertonie/Hypotonie, Dyspnoe/Tachypnoe, Husten, Erbrechen, Diarrhö/Obstipation, Übelkeit, Myalgie, Arthralgie, Rückenschmerzen, Fieber, Asthenie, Müdigkeit; **Dos.:** 2 mg/m² KOF i. v. 2-mal wöchentl. über 12 Wochen, danach 1-mal wöchentl. über 24 Wochen.

**Mifepriston** (INN): RU 486; 11$\beta$-(4-Dimethylaminophenyl-1)-17$\beta$-hydroxy-17$\alpha$-(prop-1-inyl)estra-4,9-dien-3-on; CAS-Nr. 84371-65-3; $C_{29}H_{35}NO_2$, Strukturformel: s. Abb.; $M_r$ 429.60; Schmp. 194 °C; logP 4.9; $pK_S$ 13.0 (berechnet); schwer lösl. in Wasser; Antigestagen*; **Ind.:** pharmak. Beendigung einer intakten intrauterinen Schwangerschaft bis zum 49. Tag der Amenorrhö in sequentieller Anw. mit Prostaglandin*; Erweichung u. Dilatation der Cervix uteri vor einem instrumentellen Schwangerschaftsabbruch während des 1. Trimenons;

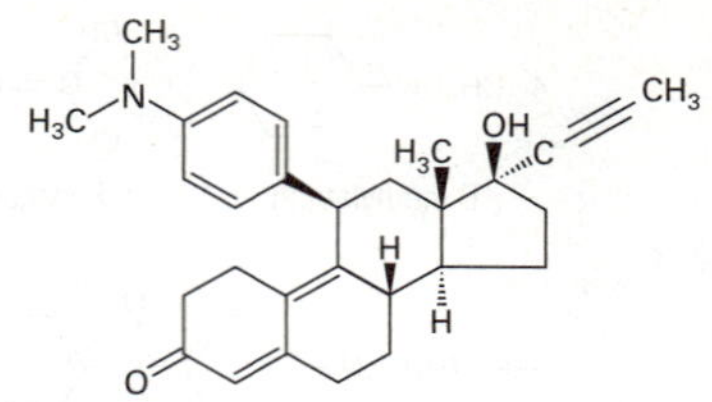

**Mifepriston**

Vorbereitung der Wirk. von Prostaglandin-Analoga bei med. begründetem Schwangerschaftsabbruch (jenseits des 1. Trimenons); Einleitung der Wehentätigkeit zur Ausstoßung eines in utero abgestorbenen Fetus, wenn Prostaglandine od. Oxytocin nicht angewendet werden können; **UAW:** Uteruskontraktionen od. -krämpfe, genitale Blutungen. **Recht:** Besitz u. Anw. von M. ist in Deutschland nur in Krankenhäusern u. dazu berechtigten Arztpraxen erlaubt; Sondervertriebsweg nach § 47a AMG. Vgl. Abortiva; Interzeption; Kontrazeptiva.

**Miglitol** (INN): (2*R*,3*R*,4*R*,5*S*)-1-(2-Hydroxyethyl)-2-(hydroxymethyl)-3,4,5-piperidintriol; CAS-Nr. 72432-03-2; $C_8H_{17}NO_5$, Strukturformel: s. Abb.; $M_r$ 207.2; Schmp. 114 °C; logP −1.4; $pK_S$ 13.7 (berechnet); leicht lösl. in Wasser; Antidiabetikum*; **Wirk.:** Alphaglucosidase*-Inhibitor; stärkere Wirksamkeit als Acarbose*, daher niedrigere Dosierung; **Ind.:** Diabetes* mellitus Typ 2 in Kombination mit einer Diät od. Sulfonylharnstoffen; **Kontraind.:** Schwangerschaft, Stillzeit, Darmerkrankungen; **UAW:** häufig Blähungen, Darmgeräusche u. Diarrhö durch vermehrten Abbau unverdauter Kohlenhydrate im Darm; **Dos.:** zu Therapiebeginn 3 × 50 mg/d p. o.; HWZ 2–3 h.

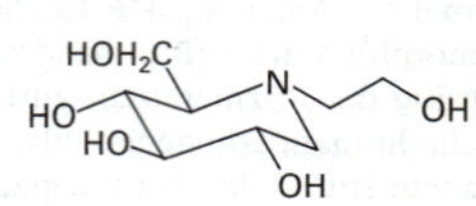

**Miglitol**

**Miglustat:** *N*-(*n*-Butyl)deoxynojirimycin; 1-Butyl-2-(hydroxymethyl)-(2*R*,3*R*,4*R*,5*S*)-3,4,5-piperidintriol; CAS-Nr. 72599-27-0; $C_{10}H_{21}NO_4$, Strukturformel: s. Abb.; $M_r$ 219.3; Schmp. 169–172 °C; **Wirk.:** blockiert die Glucosylceramid-Synthase u. hemmt auf diese Weise die Synthese von Glucocerebrosiden; **Ind.:** leichte bis mittelschwere Formen der Gaucher-Krankheit als Alternative zur Enzymtherapie (s. Imiglucerase); **Kontraind.:** Anw. bei Kindern u. Jugendlichen, in der Schwangerschaft u. Stillzeit; **UAW:** Gewichtsverlust, Tremor, Schwindel, Kopfschmerzen, Beinkrämpfe, Sehstörungen, Parästhesie, periphere Neuropathie, kognitive Dysfunktion u. gastrointestinale Störungen.

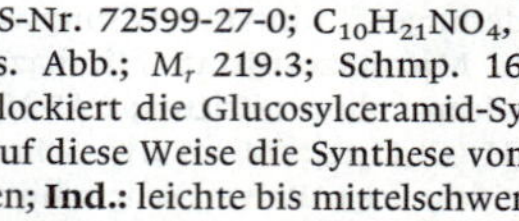

**Miglustat**

**Miglyol®:** s. Triglyceride, mittelkettige.

**Migräne:** anfallartige, oft pulsierende Form der primären Kopfschmerzen, die wiederholt u. meist einseitig auftreten (Hemikranie), in den frühen Morgenstunden beginnen u. Stunden bis Tage andauern können; oft von vegetativen Sympt. (z. B. Inappetenz, Übelkeit, Erbrechen), Licht- u. Lärmscheu, visuellen Sympt. od. neurolog. Ausfällen begleitet; **Ther.:** s. Migränetherapeutika.

**Migränetherapeutika:** Wirkstoffe zur Ther. u. Prophylaxe der Migräne*; **Vertreter: 1.** Migränetherapie: **a)** Triptane*: effektive Wirkstoffgruppe zur Migränetherapie; als spezif. 5-$HT_{1B/1D}$-Agonisten weniger UAW als Ergotalkaloide* (s. u.); Sumatriptan* (als Prototyp), Naratriptan*, Zolmitriptan*; **b)** schwache Analgetika*: z. B. Acetylsalicylsäure*, Paracetamol*; **c)** Ergotalkaloide* (Mutterkorn-Alkaloide): z. B. Dihydroergotamin*; Gefahr des Ergotismus (s. Secale cornutum); **d)** Antiemetika*: z. B. Domperidon*, Metoclopramid*; **2.** Migräneprophylaxe: v. a. Ausschalten anfallfördernder Faktoren, Beta*-Rezeptoren-Blocker.

**Migration** (lat. migratio Wanderung): (med.) Bewegung von Zellen od. Fremdkörpern im Organismus.

**MIK:** Abk. für **m**aximale **I**mmissions**k**onzentration; höchstzulässige Konz. einer Immission* (biol. schädlicher Stoff i. S. einer Luftverunreinigung), die für Lebewesen als noch unbedenkl. Grenzwert gilt; **Bestimmung:** Messung im Freien in Bodennähe (im Ggs. zur MAK*, die für geschlossene Räume galt; abgelöst durch AGW*); der MIK-Wert liegt wesentl. tiefer als der MAK-Wert des betreffenden Stoffes, da auch z. B. Kinder u. Kranke dieser Belastung ausgesetzt sind. Er wird in $mg/m^3$ Luft od. bei Stäuben in $g/m^2$ als Niederschlagsmenge/d angegeben. Man unterscheidet MIK für kurze (0.5 h) u. lange (1 Tag od. 1 Jahr) Einwirkungen.

**Mikro-** (gr. mikros klein, fein): **1.** Symbol μ; gesetzl. Vorsatz für das $10^{-6}$-fache einer Einheit; vgl. SI-Einheiten. **2.** Vorsilbe mit der Bedeutung klein, fein.

**Mikroaerophilie:** Eigenschaft von Mikroorganismen, die ihr Wachstumsoptimum unter reduziertem $O_2$-Gehalt u. einer auf 5–10 % erhöhten $CO_2$-Atmosphäre erreichen (z. B. Neisserien, Brucellen, Listerien); i. e. S. Eigenschaft von Mikroorganismen, die $O_2$-bedürftig sind, allerdings bei herabgesetztem Partialdruck. Vgl. Aerophilie; Aerobier; Anaerobier.

**Mikroanalyse:** qualitative u. quantitative Untersuchung sehr kleiner Probenmengen; **Einteilung: 1.** in Submikroverfahren (<1 μg), Mikroverfahren (1–$10^3$ μg), Halbmakroverfahren ($10^3$–$10^5$ μg) u. Makroverfahren (>$10^5$ μg); **2.** in Halbmikroverfahren ($10^4$–$2.5 \cdot 10^5$ μg) u. Ultramikroverfahren (10–$10^2$ μg).

**Mikroben:** s. Mikroorganismen.

**mikrobiell:** durch Mikroorganismen* hervorgerufen.

**Mikrobiologie:** Wissenschaftszweig, der sich mit den Lebensbedingungen von Mikroorganismen* beschäftigt u. deren (pathol.) Einfluss auf andere Lebewesen sowie mögl. Therapien untersucht.

**Mikrobizidie:** Fähigkeit von Phagozyten*, Mikroorganismen abzutöten; vgl. Bakterizidie; Viruzidie.

**Mikrobürette:** s. Bürette.

**Mikrodosierpumpen:** parenterales Verabreichungssystem für viele Indikationen u. Arzneimittelprotokolle; M. sind klein, handl. u. batteriebetrieben. Sie sind für den ambulanten Langzeiteinsatz bestimmt u. bieten ein Maximum an Komfort. Meist kann eine Flussrate von 1–4000 μL/h (je nach Pumpe u. Parameter) programmiert werden. Viele M. können für kontinuierl. Infusionen, PCA-Boli mit Bolussperrzeiten, intermittierende Therapie u. Chronotherapie eingesetzt werden. Der von der Elektronik angesteuerte Motor treibt über eine Gewindestange den Stopfen in der Ampulle vorwärts, wodurch die Arzneimittellösung ausgeschüttet wird. Der basale Arzneimittelbedarf wird als konstante Rate programmiert. Zusätzl. Bedarf kann per Knopfdruck als Bolus abgerufen werden.

**Mikroeinlauf:** s. Mikroklistier.

**Mikroelemente:** s. Spurenelemente.

**Mikroemulsionen:** kolloide flüssige od. halbfeste einphasige Mehrkomponentensysteme als Wirkstoffträger (s. Vehikel); Flüssigkeitströpfchen mit Durchmessern zw. 30–200 nm; meist transparent mit schwach opaleszierendem Aussehen. Die Bezeichnung kritische (isotrope) Lösung wurde für M. wegen der Ähnlichkeit zu einer Lösung u. einer Emulsion u. des thermodynam. stabilen Charakters geprägt. Arzneistoffe zeigen in M. eine Sättigungslöslichkeit. M. werden wie Nanokapseln*, Solubilisate (mizellare Lösungen; s. Solubilisation) u. Liposomen* zu den hochdispersen Systemen gezählt. Zur Herst. werden neben Wasser u. Öl spezielle Tensidkomplexe (Kombinationen stark hydrophiler u. lipophiler Tenside, d. h. Tensid u. Cotensid) in relativ hoher Konz. benötigt, die die Grenzflächenspannung extrem stark herabsetzen. Je nach Zusammensetzung der M. sind unterschiedl. Temperaturbereiche für die Mikroemulsionsbildung erforderlich. **Anw.:** M. besitzen in der Pharmazie aufgrund der hohen Tensidkonzentration v. a. für die äußerl. Anw. (Kosmetik) eine gewisse Bedeutung. Die Zuber. sind auf der Haut gut verstreichbar u. penetrieren rasch ins Stratum corneum. Es besteht die Möglichkeit der Steuerung der Wirkstofffreigabe durch Wasserzugabe zu Mikroemulsionen. Diese gehen dabei in eine Makroemulsion mit veränderter Wirkstoffabgabe über. Das erste orale Mikroemulsionsprodukt des Marktes war Sandimmun®Optoral in Form einer Weichkapsel*. Ciclosporin wird als Mikroemulsion in der Bioverfügbarkeit verbessert. Diese Verbesserung betrifft höhere u. vor allen Dingen gleichmäßigere Plasmakonzentrationen.

**Mikrofilament:** Aktinfilament; zytoplasmat. Faser, die zu den Hauptbestandteilen des Zytoskeletts* gehört u. somit zur Gestalt u. Stabilität von Zellen vielzelliger Lebewesen beiträgt; besteht aus Aktin* u. hat einen Durchmesser von 7 nm.

**Mikrogamet:** s. Gameten.

**Mikrogametangium:** s. Gametangium.

**Mikrogametophyt:** männl. Gametophyt* heterosporer Pflanzen.

**Mikrographie:** Bez. für das Kleinerwerden der Handschrift (am Zeilenende). **Vork.:** z. B. bei Parkinson*-Syndrom.

**Mikrokalorimeter:** Kalorimeter*, das die Messung sehr geringer Wärmeflüsse zulässt; durch die Anw. exakt thermostatisierter Wasserbäder (Temperaturkonstanz, max. $\pm 0.0001$ K/24 h) wird Isothermie aufrechterhalten. Die von der Probe ausgehende Energieänderung verursacht eine Temperaturdifferenz zum Wasserbad, die dem Wärmefluss proportional ist. Das Rauschen der im Handel befindlichen M. liegt um 40–200 nW u. somit wesentl. niedriger als das leistungsfähiger DSC*-Geräte; daher kann die Probenmenge deutl. reduziert werden. **Anw.:** Stabilitäts- u. Haltbarkeitsuntersuchungen von Wirkstoffen* u. Arzneizubereitungen, Interaktionsstudien von Wirkstoffen mit Nahrungsmitteln, Lymphzellen, Mikroorganismen, Blut od. Hilfsstoffen*; Bestimmung von Reaktionsenergien u. -enthalpien (s. Enthalpie) bzw. Affinitätskonstanten.

**Mikrokapseln:** (engl.) *microcapsules*; partikuläre Wirkstoffträger, die neben den Mikrosphärulen* den Mikropartikeln* zugeordnet sind; unter **Mikroverkapselung** versteht man die Umhüllung feinverteilter flüssiger od. fester Stoffe (interne Phase) mit einem dichten, permeablen od. semipermeablen Mantel aus Gelatine, natürl. od. synthetischen Polymeren od. anderem Material zu kugelförmig od. ellipsoid geformten M. von 1 µm bis ca. 1 mm Durchmesser. Die Kapselgröße ist vom Verfahren abhängig, jedoch relativ einheitlich. Das Gewicht des Mantels kann auf 2–30 % des Kapselgesamtgewichts eingestellt werden. Die Wandbildung wird durch Koazervation*, seltener durch Reaktionen in der Grenzfläche, durch physik. od. mechanische Methoden, durch Sprüheinbettung* od. andere Verfahren erreicht. **Anw.:** Schutz von Wirkstoffen gegen Sauerstoff u. Feuchtigkeit; bei Inkomp. mit anderen Stoffen innerhalb einer Arzneiform; Verwandlung von Flüssigkeiten in ein gut rieselfähiges Pulver (z. B. mit Gelatine mikroverkapselte äther. Öle als Aromaträger, die zusätzl. vor Verdunstung geschützt sind); Retardierung durch geeignete Behandlung bzw. Auswahl des Hüllmaterials; M. können zu versch. **Darreichungsformen** wie Pulver, Hartkapseln*, Suspensionen, Tabletten, Suppositorien od. Parenteralia verarbeitet werden. Bei Koazervierungsvorgängen spielen Konz., Temp., pH-Wert, Elektrolytzusätze, Viskosität u. Oberflächenspannung eine wichtige Rolle. **Herst.:** s. Abb.; **1.** durch Koazervation; dabei wird zuerst die zu umhüllende Substanz im Sol fein verteilt (Suspension, Emulsion). Durch versch. Zusätze (s. Koazervation, einfache u. komplexe) verringert sich die Löslichkeit des od. der makromolekularen Stoffe. Diese werden als Wandmaterial in flüssiger Form abgeschieden, umhüllen den zu verkapselnden Kern u. bauen langsam eine Überzugsschicht auf. Durch ständiges Rühren wird eine Agglomeration der noch unfertigen gequollenen M. verhindert. So wird z. B. eine erwärmte, höher konzentrierte Gelatinelösung auf den isoelektr. Punkt eingestellt (geringste Löslichkeit). Nach Zusatz von warmem Ethanol ab einer bestimmten Konz. bilden sich

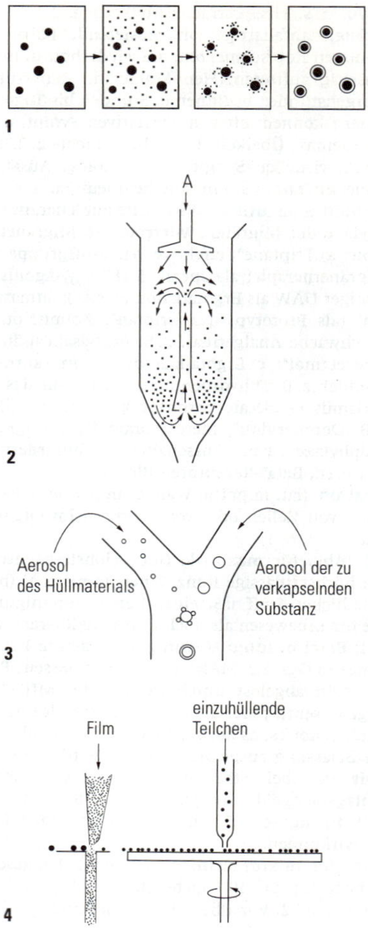


**Mikrokapseln:** 1: Wandbildung an dispergierten Teilchen durch Koazervation; 2: Mikroverkapselung nach dem Wurster-Verfahren; 3: Mikroverkapselung von Aerosolen mit solchen entgegengesetzter elektrostatischer Ladung; 4: Mikroverkapselung nach dem Zentrifugalverfahren

Tröpfchen u. die Arzneistoffe werden vom Koazervat eingeschlossen. Die entstandenen M. werden z. B. durch Filtration abgetrennt u. anschließend getrocknet. Ein einfaches Koazervat bildet sich z. B. aus einem anion. Celluloseacetatphthalat-Sol durch Zugabe von Dinatriumhydrogenphosphat u. Natriumsulfat. Ein komplexes Koazervat erhält man z. B. durch Mischen von Gelatinelösungen Typ A mit Typ B. Unter pH 4.7 sind beide Gelatine-Typen positiv geladen. Erst nach dem Alkalisieren auf pH > 5 beginnt sich Typ B negativ aufzuladen, was zum Ladungsausgleich u. zum Koazervat führt. Dehydratisierende Stoffe (konzentrierte Alkohole) entwässern die Gelatinehülle. Eine nachträgl. Härtung führt zu einer verzögerten Wirkstofffreigabe. **2.** durch Grenzflächenpolymerisation; an den in einer Monomerenlösung dispergierten, zu überziehenden Stoff lagert sich das Monomer oberflächlich an u. wird infolge Katalysatorzusatzes zur Kapselhülle polymerisiert. **3.** Nach dem Wurster-Verfahren wird das zu verkapselnde feste Gut in der Wirbelschicht (Warmluftstrom von unten) von oben her mit gelösten Hüllsubstanzen mittels Verdüsung überzogen. Der Warmluftstrom sorgt für rasche Verdunstung des Lösungsmittels. **4.** Spontanumhüllung kann durch Zusammenbringen von Hüllmaterial u. zu umhüllendem Stoff in Aerosolform mit unterschiedl. elektrostat. Aufladung vorgenommen werden. **5.** Flüssigkeiten od. Pulver lassen sich umhüllen, wenn sie durch Zentrifugalkräfte fein verteilt einen aus gelöstem Hüllmaterial bestehenden herabrieselnden Film passieren müssen. Als Polymere sind bisher Acrylate, Acrylamide, Dextran, Styrol, Cellulosederivate sowie Polylactide u. Polylactid-Coglycolide untersucht worden. Die beiden letztgenannten Polymere zeichnen sich durch genügende Bioabbaubarkeit u. Verträglichkeit aus. Mit Hilfe der Sprüheinbettung* werden keine echten M. erhalten. Die anfallenden Pulver sind jedoch in ihren Eigenschaften u. in ihrer Anw. mit den M. vergleichbar.

**Mikroklistier:** Mikroeinlauf; einzeldosierte Arzneiform zur rektalen Applikation einer Arzneistofflösung; besteht aus einer Kunststoffkanüle mit angeschweißtem Vorratsbehälter (s. Abb.) für die Arzneistofflösung (Mikroklysma: wenige mL; s. Klysma). Die Kanüle wird ins Rektum eingeführt u. das flüssige od. gelöste Arzneimittel durch Druck auf den Behälter darin entleert. **Anw.:** zur lokalen od. system. Ther.; besonders geeignet zur Applikation von Laxanzien* (für Kinder). Vgl. Klistier.

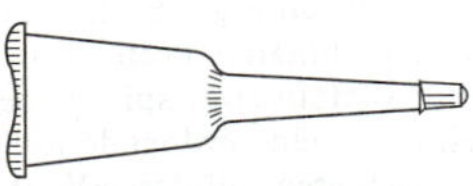

**Mikroklistier:** Kunststofftube mit Applikationsrohr

**Mikroklysma:** s. Klysma; Mikroklistier.

**Mikrokokken:** s. Micrococcus.

**Mikrokonstanten:** pharmakokinet. Geschwindigkeitskonstanten der sich überlagernden Einzelprozesse; vgl. Hybridkonstanten; Kompartimentmodelle.

**Mikroliterpipette:** Pipette* zum schnellen Pipettieren kleiner Flüssigkeitsvolumina (1–1000 µL), bei der die Flüss. mit Hilfe eines eingebauten Kolbens angesaugt wird (Kolbenpipette); **Prinzip:** Der Druckknopf (2 Widerstandstufen) am Kopf der M. wird mit dem Daumen betätigt. 1. Widerstandstufe: leichter Druck; exakt das eingestellte Volumen wird nach dem Eintauchen in die Flüss. u. vorsichtigem Loslassen des Druckknopfs aufgesaugt. 2. Widerstandstufe: der Knopf wird fest durchgedrückt, um die Flüssigkeit in das gewünschte Gefäß zu überführen. Das gesamte Volumen wird pipettiert (Unterschied zu Messpipetten, bei denen das benötigte Volumen durch Ablassen der überschüssigen Flüss. erst eingestellt werden muss; s. Pipette). Erhältl. sind Kolbenpipetten mit fest eingestelltem od. mit variablem Hub (s. Abb.).

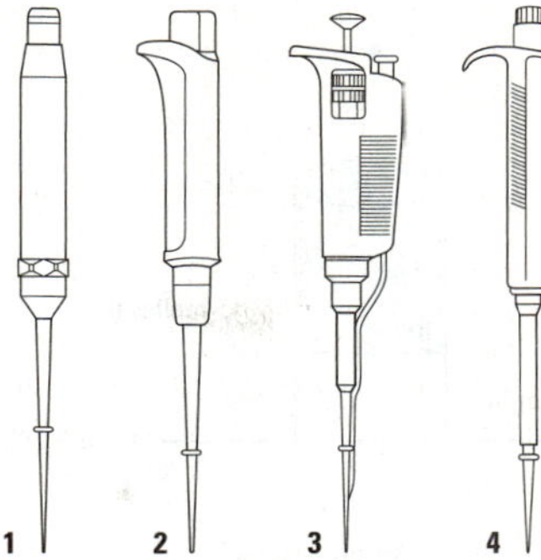


**Mikroliterpipette:** mit fest eingestelltem Hub: 1: Eppendorf-Pipette u. 2: Brand-Mikroliterpipette; mit variablem Hub: 3: Pipetman P u. 4: Finnpipette-Digital [9]

**Mikrometer:** **1.** Glasplatte mit eingeätzter Skala, die in das Okular von Mikroskopen od. Fernrohren eingesetzt wird. **Anw.:** Vermessen von Objekten. **2.** Symbol µm; der Millionste Teil eines Meters; s. SI-Einheiten.

**Mikronen:** Teilchen in kolloiddispersen Systemen, s. Kolloide.

**Mikronisierung:** s. Mühlen.

**Mikroorganismen** (gr. mikros klein; bios Leben): Mikroben; Bakterien*, Viren*, Protozoen*, Pilze*.

**Mikropartikel:** partikuläre Wirkstoffträger mit einem Durchmesser von 1–1000 µm, dazu gehören Mikrokapseln* u. Mikrosphärulen*; **Anw.:** Depotinjektion zur subkutanen od. intramuskulären Anwendung.

**Mikrophagen:** s. Phagozyten.

**Mikropulver:** s. Mühlen.

**Mikropyle:** **1.** (bot.) Spalt zwischen den Integumenten* der Spitze der Samenanlage*; **2.** sog. Eimund; (med.) Öffnung in der Eihaut, die dem Samenfaden das Eindringen in das Eiplasma zur Befruchtung ermöglicht.

**Mikro-Refraktometer:** s. Refraktometer.

**Mikroskop:** opt. Gerät zur vergrößerten Betrachtung sehr kleiner, mit dem bloßen Auge nicht detailliert erkennbarer Objekte; **Aufbau:** An einem stabilen Stativkörper mit Stativfuß u. Beleuchtungseinheit (Kondensor) sind Objekttisch, Tubus u. Objektivrevolver mit versch. Objektiven befestigt. Am oberen Ende des Tubus befindet sich das dem Auge zugewandte Okular (mit Sammellinse). **Prinzip:** Das Objektiv aus mehreren achromatischen* Doppellinsen entwirft von dem beleuchteten Objekt ein reelles (wirkliches), vergrößertes, umgekehrtes Bild. Dieses wird mit dem Okular wie durch eine Lupe ein weiteres Mal als virtuelles Bild vergrößert (s. Abb. 1). Die Gesamtvergrößerung eines M. ergibt sich als Produkt der Objektiv- u. Okularvergrößerung. Die Leistung eines M. wird durch das **Auflösungsvermögen** *d* charakterisiert, das den Abstand zwischen 2 Objektpunkten bezeichnet, die gerade noch getrennt wahrgenommen werden können (abhängig von den Eigenschaften des Objektivs).

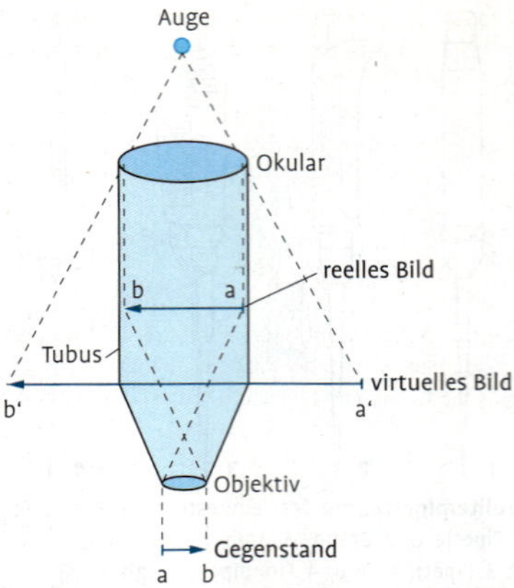


**Mikroskop** Abb. 1: Strahlengang im Lichtmikroskop

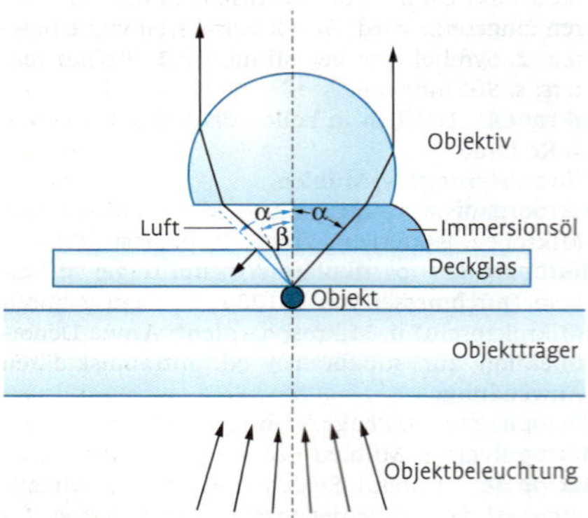


**Mikroskop** Abb. 2: links: durch Totalreflexion wird der Aperturwinkel von α auf β herabgesetzt; rechts: Verbesserung der Auflösung durch Verw. von Immersionsöl

$$d = \lambda / n \cdot \sin(\alpha)$$
$$A = n \cdot \sin(\alpha)$$

λ: Wellenlänge des zur Beobachtung verwendeten Lichtes; α: halber Öffnungswinkel der Strahlen, die von einem Punkt des Gegenstands in das Objektiv gelangen (Aperturwinkel); n: Brechungsindex der zw. Objekt u. Objektiv befindl. Materie (z. B. Luft od. Immersionsöl); A: numerische Apertur; befindet sich zw. Gegenstand u. Objektiv statt Luft ein Stoff (Immersionsöl) mit höherem Brechungsindex n, so wird dadurch die numer. Apertur vergrößert u. das Auflösungsvermögen d verbessert (s. Abb. 2). Ist n gleich dem Brechungsindex des Objektivglases, spricht man von homogener Immersion*. Vgl. Elektronenmikroskop; Phasenkontrastverfahren; Polarisationsmikroskop.

**Mikrosomen:** 20–200 nm große Partikel, die beim fraktionierten Zentrifugieren von Zellhomogenisaten anfallen u. im Wesentl. aus Fragmenten des endoplasmatischen Retikulums* bestehen.

**Mikrosphären:** feinste kugelförmige Partikel; **Anw.:** als Ultraschallkontrastmittel* (z. B. Perflutren*) od. radioaktiv markiert zur Szintigraphie (z. B. $^{99m}$Tc-markierte Albuminpartikel; s. [$^{99m}$Tc]Technetium-Mikrosphären-Injektionslösung).

**Mikrosphärulen:** (engl.) *microspheres*; Mikropartikel*, in denen der Wirkstoff in der Polymermatrix entweder gelöst od. dispergiert vorliegt; **Vorteil:** Die gewöhnl. auftretenden Risse in der Polymermatrix haben keine große Auswirkung auf die Freisetzung des Wirkstoffs nach außen. **Herst.:** Durch spezielle Polymerisationsverfahren (Emulsions-, Suspensions- u. Partikelpolymerisationsverfahren) erfolgt die Bildung von feinen Polymerteilchen. Das sind kugelförmige Kunststoffträger, die je nach Verfahrensführung zwischen 0.1–100 µm u. bis zu 1 mm anfallen. Als Polymere kommen bes. Polylactide u. Polylactid-Coglycolide in Betracht, die sich durch genügende Bioabbaubarkeit u. Verträglichkeit auszeichnen. Vgl. Mikrokapseln.

**Mikrosporangium:** s. Sporangium.

**Mikrospore:** Spore*, die sich zu einem männl. Gametophyten* entwickelt.

**Mikrosporenmutterzelle:** in der Meiose* befindl. Zelle, bei der 4 Mikrosporen* gebildet werden; bei Samenpflanzen auch Pollenmutterzelle genannt.

**Mikrotabletten:** Tabletten, die aufgrund des Applikationsortes sehr klein sein müssen; s. Implantationstabletten; Augentabletten.

**Mikrothermoanalyse:** s. Thermomikroskopie.

**Mikrotubuli:** schlauchförmige, enge (ca. 25 nm Durchmesser), lang gestreckte, nicht von einer Membran umgrenzte Röhrchen von unbestimmbarer Länge im Zytoplasma vieler eukaryot. Zellen*; die Röhrenwandung besteht aus in Reihen angeordneten, globulären Proteinuntereinheiten, dem Tubulin. **Bedeutung:** spielen beim Wachstum der Zellwand* eine ordnende Rolle; ermöglichen einen gerichteten zellulären Vesikeltransport u. bilden die Spindelfasern* sich teilender Zellen; Best. von Zilien* u. Geißeln*.

**Mikroverkapselung:** s. Mikrokapseln.

**Mikrowellenabsorption:** s. Wassergehaltsbestimmung.

**Mikrowellensterilisation:** Sterilisationsverfahren*; alternatives Verfahren zur Begasung mit Ethylenoxid*, dessen Anw. aus toxikol. Gründen begrenzt ist; zur Sterilisation wässriger Systeme bei Temp. >100 °C wird ein Mikrowellenautoklav eingesetzt, in dem durch Pressluft ein Stützdruck von bis zu 5 bar (500 kPa) aufgebaut werden kann. Die computergesteuerte Erhitzung der zu sterilisierenden Zuber. erfolgt durch Mikrowellen. Wässrige Zuber. mit dem Sporenbildner Bacillus stearothermophilus u. Bacillus subtilis werden innerhalb von 45 bzw. 75 Sek. sterilisiert, Escherichia coli u. Pseudomonas aeruginosa sind nach 10 bzw. 5 Sek. abgetötet. Ein Vergleich mit dem herkömml. Dampfautoklaven zeigt, dass mit dem Mikrowellenautoklaven die Sterilisation von Bacillus stearothermophilus 18-mal schneller vorgenommen werden kann. Für Hydrogele sind längere Sterilisationszeiten als bei Lösungen erforderl., im Mikrowellenautoklaven werden 7 Min. zur Sterilisation u. im Dampfautoklaven 20 Min. benötigt. Untersuchungen zur chem. Stabilität von 5,5-Diethylbarbitursäure als thermolabiles Wirkstoffmodell zeigten, dass bei der Dampfsterilisation ein Wirkstoffverlust von etwa 50 % auftritt, während bei der sehr viel kürzeren Mikrowellensterilisation keine messbare Gehaltsminderung festzustellen ist. Ein Alginat-Hydrogel veränderte seine Viskosität während der M. deutlich geringer. Durch eine M. kann auch bei getrockneten Pflanzenteilen eine Keimzahlreduzierung erreicht u. eine Abtötung von Kleinlebewesen in Drogen vorgenommen werden. Polare Befeuchtungsmittel beschleunigen die Keimzahlreduzierung.

**Miktion:** Harnlassen, Harnblasenentleerung; Mictio involuntaria: unwillkürl. Harnabgang (s. Enuresis; Harninkontinenz).

**Milben:** Acari; parasit. Spinnentiere von meist kugeligem Körperbau u. geringer Größe (Verschmelzung von Kopf, Brust u. Hinterleib); vgl. Arthropoden; **Einteilung: 1.** Hautparasiten: z. B. Krätzmilben (s. Scabies); **2.** Hausstaubmilben: häufig Urs. des allerg. Asthma* bronchiale, evtl. auch des atop. Ekzems*; **3.** Vorratsmilben: können Inhalationsallergien auslösen; **4.** Krankheitsüberträger*: z. B. Ratten- u. Mäusemilben.

**Milch:** Lac; weiße undurchsichtige Flüss., die von den Milchdrüsen weibl. Säuger abgeschieden wird; Kuhmilch enthält: **1.** 83–87 % Wasser; **2.** 2.2–5.0 % Fett, feinst verteilt als Milchkügelchen (O/W-Emulsion); das Milchfett besteht aus den Glyceriden niederer Fettsäuren. Der geforderte Fettgehalt der Trinkmilch wird durch die Molkerei eingestellt (standardisiert). **3.** Eiweißstoffe, bes. Casein*, ca. 3 % Lactalbumin u. Lactoglobulin; **4.** 4–6 % Lactose*; **5.** Mineralstoffe, überwiegend anorg. Phosphate von Kalium u. Calcium, Citrate u. Chloride, Spuren von Fe u. Cu; **6.** Vitamine (die meisten bekannten Vitamine, bes. reich an Vitamin A, $\beta$-Carotin, E, B-Gruppe u. C); **7.** Enzyme wie Amylasen (Diastase), Lipase, Katalase, Peroxidase u. das Schardinger-Enzym Xanthinoxidase, die beim Kochen zerstört werden; der Nachw. von Peroxidase bzw. Xanthinoxidase dient zur Unterscheidung von gekochter u. frischer M.; Xanthinoxidase reduziert Methylenblau bei Gegenwart von Formaldehyd od. Acetaldehyd. 100 g Vollmilch liefern ca. 276 kJ (66 kcal). Der Gehalt an Nicht-Eiweiß-Stickstoff beträgt 20–40 mg/100 mL, der pH-Wert 6.4–6.7, die Dichte 1.028–1.034 g/mL. Die M. wird pasteurisiert, um die enthaltenen Bakt. (Milchsäure-, Coli-, Buttersäurebakterien) zu vernichten. Chem. Konservierung ist verboten; s. Säuglingsernährung. Trockenmilch ist im Vakuum od. mittels Zerstäubung getrocknete Milch. **Magermilch:** entrahmte Milch, die je nach dem Grad der Zentrifugenentrahmung 0.02–0.06 % Fett, 3.4 % Eiweiß u. 4.8 % Kohlenhydrate enthält; **Anw.:** in der Säuglingsernährung evtl. bei Fettintoleranzreaktionen, jedoch nie zur Gewichtsreduktion im Säuglingsalter. **Buttermilch:** bei der Verbutterung nach Abscheidung der Butter zurückbleibende Flüss. (Milchplasma); sie enthält noch 0.28–0.74 % Fett; dient zur Säuglingsernährung (auch getrocknet als Buttermilchpulver) u. wird ferner bei Verdauungsbeschwerden sowie als Erfrischungsgetränk verwendet. **Sauermilch:** Gew. aus Vollmilch durch Gerinnung, Spontansäuerung od. durch Zusatz von Milchsäurebakterien; **Sauermilch für Säuglingsnahrung:** 5 mL 10 %ige Milchsäurelösung auf 100 mL M.; bessere Verdaulichkeit, aber Gefahr einer Acidose. **Molke:** Serum Lactis, Milchserum; von geronnener Milch (Käse) abgepresste Flüss.; die Abscheidung des Caseins* u. Fettes erfolgt mittels Lab* od. Säure. Die Molken werden z. T. mit Arzneistoffen, Kräutersäften od. Mineralwässern versetzt. Die M. einzelner Tierarten weist beträchtl. Unterschiede in der Zusammensetzung auf. **Frauenmilch:** Lac mulierum; ärmer an Eiweiß, Calcium u. Phosphat, aber reicher an Lactose als Kuhmilch; unterscheidet sich von dieser durch anderen Bakteriengehalt; s. Muttermilch. **Adaptierte Milch:** flüssige od. pulverförmige Fertignahrung für Säuglinge, die der Muttermilch möglichst angeglichen ist. Beispielsweise wird der Gehalt von Casein u. Mineralien erniedrigt u. der der Kohlenhydrate erhöht; s. Säuglingsernährung. **Ziegenmilch:** Anw. in Fällen von Kuhmilchallergien; enthält mehr Kalium- u. Chlorid-Ionen sowie ungesättigte Fettsäuren, jedoch weniger Vitamin D, Eisen u. Folsäure (s. Ziegenmilchanämie); sollte vor Gebrauch abgekocht werden (Gefahr von Brucellosen*). **Hom.:** Lac* caninum, Lac* vaccinum defloratum: auch Lac fellinum (Katzenmilch), Lac delphinum (Delphinmilch), Lac humanum (menschl. Milch).

**Milch, adaptierte:** eine der Muttermilch* weitgehend angepasste Milch, vgl. Säuglingsernährung.

**MILCH CORDES®:** O/W-Emulsion als Rezepturgrundlage; Best.: gereinigtes Wasser, Glycerol- und Propylenglykolfettsäureester (W/O-Emulgatoren), Macrogolether (O/W-Emulgatoren), dickflüssiges Paraffin, Sorbinsäure* (Konservierungsmittel), Propylenglykol* (Feuchthaltemittel), Butylhydroxytoluol*, Palmitoylascorbinsäure* (Antioxidanzien), Glycerolmonostearat* 40–55 % (W/O-Emulgator), Citronensäure* (Stabilisator); kühlt u. zieht schnell in die Haut ein; frei von Wollwachs*, Wollwachsalkohohlen u. Parfümstoffen; Erhöhung des feuchtigkeitsspendenden Effekts mit bis zu 10 % Glycerin u./od. 3–5 % Harnstoff; **Hinweis:** Bei der Einarbeitung von bas. reagierenden Wirkstoffen ist darauf zu achten, dass Sorbinsäure bei einem pH-Wert über 6 ihre konservierende Wirkung verliert.

**Milchdrüsen, Getrocknete:** s. Organtherapeutika (Mammae siccatae).

**Milchgerinnung:** enzymat. Abbau der Lactose* in Milch* zu Milchsäure* durch Milchsäurebakterien (Lactobacillus-Arten). Die Milchsäure bewirkt die Gerinnung der Milch durch Fällung des Caseins*, indem sie ihm Calcium entzieht; vgl. Gärung.

**Milch, juckreizstillende:** Zusammensetzung: NFA, 5.0 T. Polidocanol*, 40.0 T. hydrophile Creme (s. Unguentum emulsificans nonionicum aquosum), destilliertes Wasser ad 100 T.; **Anw.:** bei Juckreiz, Insektenstichen.

**Milchröhren:** Milchsaftröhren; (bot.) Milchsaft* enthaltende Idioblasten* (Gefäße); **1. ungegliederte M.:** entstehen aus einzelnen, embryonalen Zellen, die in der Pflanze auswachsen, sich verzweigen, aber nie miteinander verschmelzen; charakterist. z. B. für Moraceae, Apocynaceae, Asclepiadaceae, Euphorbiaceae; **2. gegliederte M.:** entstehen aus reihenförmig angeordneten, einzelnen Zellen durch sekundäre Auflösung der Zellwände* (Zellfusionen) u. bilden oft ein zusammenhängendes Netzwerk miteinander verbundener Milchsaftröhren (Milchgefäße); charakterist. für Papaveraceae, Campanulaceae, Lobeliaceae, Cichoriaceae (z. B. Taraxacum), Euphorbiaceae (Hevea) u. Caricaceae.

**Milchsäure:** Acidum lacticum Ph.Eur.; 2-Hydroxypropionsäure; CAS-Nr. 50-21-5; $C_3H_6O_3$, Strukturformel: s. Abb.; $M_r$ 90.08; D. 1.206–1.216; Schmp. 18 °C; $pK_S$ 3.87; klare, farblose bis schwach gelbl., sirupdicke, ätzende, fast geruchlose, hygroskop. Flüss.; mischbar mit Wasser, 90 %igem Ethanol, Ether, wenig lösl. in Chloroform; Carbonsäure*; ihre Salze heißen Lactate. **Formen:** 2 Enantiomere: **(+)-(*S*)-Milchsäure** (L-, Para-, Fleisch-, Rechtsmilchsäure, Acidum sarcolacticum; physiol. Form der M.) u. **(–)-(*R*)-Milchsäure** (D-, Links-M.; relativ selten) sowie racem. (*RS*)-M. (DL-, Ethylidenmilchsäure). Die M. des Handels (Gärungsmilchsäure, in versch. Prozentgehalten) ist meist eine Lsg. von (*RS*)-2-Hydroxypropionsäure u. ihrer Kondensationsprodukte (Estolide*, z. B. Lactylmilchsäure u. Polymilchsäuren) in Wasser; das Gleichgewicht ist abhängig von Konz. u. Temp.; **Vork.:** in sauer gewordenen, zucker- u. stärkehaltigen Flüss., z. B. saurer Milch (M. wurde 1780 von Scheele aus saurer Milch isoliert), Sauerkraut, sauren Gurken; auch im Magen- u. Darminhalt, in Muskeln u. Gehirn; Gewinnung durch Vergärung von Glucose, Saccharose od. Maltose (nicht Lactose) mit Hilfe von Lactobacillus delbruecki (Vergärung von Lactose; s. Milchgerinnung); **Anw.:** **1.** (med.) äußerl. als Keratolytikum* (z. B. in Warzenmitteln*), als Ätzmittel bei tuberkulösen Geschwüren; zu Mundwässern, Scheidenspüllösung; **2.** (techn.) Herst. von Sauermilch für Säuglingsnahrung (5 mL 10 %ige M.-Lsg. auf 100 mL Milch) u. Limonaden; in der Färberei u. Gerberei. **(*S*)-Milchsäure:** Acidum (*S*) lacticum Ph.Eur.; CAS-Nr. 79-33-4; Gemisch aus (*S*)-2-Hydroxypropansäure, ihren Kondensationsprodukten wie Lactoylmilchsäure u. Polymilchsäuren u. Wasser; farblose bis schwach gelbe, sirupartige Flüss., mischbar mit Wasser u. Ethanol. **Hom.:** Acidum lacticum (HAB): racem. Milchsäure im Handel, bei der gelegentl. das (*S*)-Isomer überwiegen kann; verordnet z. B. bei rheumat. Erkrankungen, Diabetes mellitus.

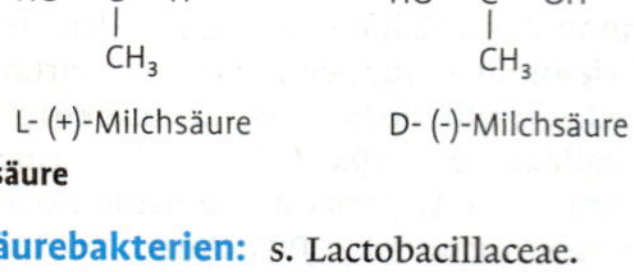


Milchsäure

**Milchsäurebakterien:** s. Lactobacillaceae.

**Milchsäuredehydrogenase:** s. Lactatdehydrogenase.

**Milchsäuregärung:** s. Gärung.

**Milchsaft:** **1.** Latex; (bot.) pflanzl. Exkrete; wässrige Emulsion* bzw. Suspension* in Milchröhren*, die Kautschuk*, Guttapercha*, Alkaloide*, unlösl. Fette u. a. enthält u. an der Luft gerinnt; **2.** (physiol.) s. Chylus.

**Milchsaftröhren:** s. Milchröhren.

**Milchserum:** s. Milch.

**Milchzucker:** s. Lactose.

**miliar** (lat. milium Hirsekorn): hirsekorngroß, -ähnlich; **Miliartuberkulose:** generalisierte Form der Tuberkulose*, die durch hämatogene od. lymphogene Dissemination meist unmittelbar nach Bildung des Primärkomplexes od. im späteren Verlauf entsteht.

**Millefolii flos:** s. Achillea millefolium.

**Millefolii herba:** s. Achillea millefolium

**Milli-:** Symbol m; gesetzl. Vorsatz für das $10^{-3}$-fache einer Einheit; vgl. SI-Einheiten.

**Millimeter-Quecksilbersäule:** Symbol mmHg, Torr; veraltete Einheit, gesetzl. nur noch für die Angabe von Blutdruckwerten u. in der Medizin zugelassen; s. Druck.

**Millival:** s. Val.

**Millon-Reagenz:** Quecksilbernitratlösung; **Zuber.:** (Ph.Eur.) 3 mL Quecksilber* werden in 27 mL rauchender Salpetersäure* gelöst u. die Lsg. vorsichtig unter Kühlung mit dem gleichen Volumen Wasser verdünnt. **Anw.:** z. B. zum Nachw. von Konservierungsmitteln (Salicylsäure*, *p*-Hydroxybenzoesäure u. Estern*) in Zuckersirup, zur Identitätsprüfung von Tubocurarinchlorid*, zum Nachw. u. zur kolorimetr. Bestimmung von Aminosäuren* u. Proteinen*.

**Milokorn:** s. Sorghum bicolor.

**Milrinon** (INN): 1,6-Dihydro-2-methyl-6-oxo-(3,4′-bipyridin)-5-carbonitril; CAS-Nr. 78415-72-2; $C_{12}H_9N_3O$, Strukturformel: s. Abb.; $M_r$ 211.2; Schmp. >300 °C (unter Zers); **Wirk. u. Anw.:** Herztherapeutikum zur Behandlung von Herzinsuffizienz mit positiv inotroper u. vasodilatierender Wirk.; Phosphodiesterase*-Hemmer; **UAW:** Tachykardien, Übelkeit, Erbrechen.

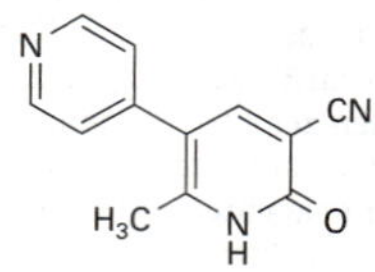

Milrinon

**Miltefosin** (INN): Hexadecylphosphocholin; 2-{[(Hexadecyloxy)hydroxyphosphinyl]oxy}-*N*,*N*,*N*-trimethylethanammonium (inneres Salz); CAS-Nr. 58066-85-6; $C_{21}H_{46}NO_4P$, Strukturformel: s. Abb.; $M_r$ 407.58; $pK_S$ >11.7; **Wirk.:** zytostat. u. zytotox., vermutl. durch Hemmung membranständiger Enzyme wie Proteinkinase* C; antiparasitär, vermutl. durch Hemmung des Metabolismus von Phospholipiden/Hemmung der Phospholipase in den Zellmembranen von Parasiten; **Ind.:** Zytostatikum* zur Behandlung maligner Hautveränderungen bei

Miltefosin

Mammakarzinom, sofern eine Operation, Bestrahlung, Chemo- od. Hormontherapie keinen Erfolg zeigt; Antiprotozoenmittel* bei Leishmaniasen*; **Kontraind.:** aussichtsreiche Operation od. Bestrahlung; gleichzeitige Bestrahlung; großknotige, tiefreichende Ansiedelungen mit gleichzeitigem Befall der Haut; Schwangerschaft, Stillzeit; **UAW:** lokale Anw.: Hautreizungen, schmerzhaftes Brennen bei Anw. im Bereich offener, nässender Tumorbezirke; system. Anw.: sehr häufig Erbrechen, Diarrhö, Übelkeit, Erhöhung der Leberenzyme, häufig Appetitlosigkeit, Erhöhung von Stickstoff aus dem Blut-Harnstoff u. Kreatinin, gelegentl. Unterleibsschmerzen, sehr selten Stevens-Johnson-Syndrom, Thrombozytopenie.

**Milz:** Lien; s. Organtherapeutika.

**Milzbrand:** syn. Anthrax; Infektionskrankheit, die vom Tier (Rind, Schaf, Schwein, Pferd u. Tierfelle) auf den Menschen übertragbar ist u. sich als Haut-, Lungen- od. Darmmilzbrand manifestieren kann; Meldepflicht besteht bei Verdacht, Erkrankung u. Tod; **Erreger:** Bacillus* anthracis; **Ther.:** Benzylpenicillin in hohen Dosen tötet den Keim innerhalb von Stunden zuverlässig ab; alternativ: Ciprofloxacin; **Proph.:** Impfung von Risikogruppen; der schlecht verträgl. Impfstoff ist nur im militär. Bereich erhältlich.

**Milzbrandsporen-Lebend-Impfstoff für Tiere:** Vaccinum anthracis vivum ad usum veterinarium Ph.Eur.6, Vaccina viva anthracis sporula ad usum veterinarium; Suspension vermehrungsfähiger Sporen eines attenuierten, nicht kapselbildenden Stammes von Bacillus* anthracis; der Impfstoff kann flüssig od. gefriergetrocknet sein, Kombinationsimpfstoffe mit Rauschbrand u. Pararauschbrand sind im Handel; vgl. Milzbrand.

**Mimetika:** Wirkstoffe, die die erregende Wirk. eines körpereigenen Stoffes nachahmen, z. B. die Wirk. von Neurotransmittern* an den entspr. Rezeptoren*; vgl. Agonist; Parasympathomimetika; Sympathomimetika.

**mimetisch:** bewegend, erregend.

**Mimosoideae:** Mimosengewächse; Unterfamilie der Fabaceae*; ca. 3000 Arten, trop. u. subtropische Holzpflanzen u. Kräuter; **Merkmale:** 1. (biol.) Blätter wechselständig, doppelt u. paarig gefiedert; Blüten radiär, 4-zählig, Blütenblätter frei, Staubblätter meist zahlreich vorhanden, mit langen, auffällig gefärbten Filamenten, Fruchtknoten einblättrig, oberständig; Frucht: vielsamige Hülse; 2. (chem.) Gerbstoffe. Bei Verletzung bilden sich Gummen wie z. B. Gummi* arabicum. **Gattungen:** u. a. Acacia.

**Mimusops balata Cruez:** s. Mimusops globosa.

**Mimusops globosa** Gaertn.: M. balata Cruez; Balatabaum; Fam. Sapotaceae; Antillen, Bahamas, nördl. Südamerika; Stpfl. von **Balata:** eingetrockneter Milchsaft von M. globosa; besteht aus Poly-2-methylbutadien; ähnl. dem Kautschuk*, aber härter u. zäher; vulkanisierbar; Ersatz für Guttapercha*; **Anw.:** z. B. zu Zahnkitten, Pflastern.

**Mindestfilmbildetemperatur:** s. Glasübergangstemperatur.

**Mineralfette:** kaum gebräuchl. Bez. für fettähnl. Stoffe, die nicht mit den eigentl. Fetten* verwandt sind; Gemische höherer Kohlenwasserstoffe von fester od. halbfester Konsistenz; sind unverseifbar u. können nicht ranzig werden; z. B. Vaselinum*, Paraffin.

**Mineralhefe:** künstl. gezüchtete Hefe; Herst. durch Vergären zuckerhaltiger Abfallprodukte (Melasse; s. Saccharose) mit Oberhefe unter Zusatz von Mineralsalzen (Ammoniumsulfat); vgl. Faex; Torulahefe.

**Mineralkermes:** Stibium sulfuratum rubrum; Gemisch von rotem Antimon(V)*-sulfid mit saurem Natriumdiantimonat.

**Mineralocorticoide:** Halosteroide; Steroidhormone* ($C_{21}$-Steroide*) der Nebennierenrinde* u. deren synthet. Analoga (synthet. Corticosteroide* mit mineralocorticoider Wirk., z. B. Fludrocortison*); wichtigste natürl. M.: Aldosteron* u. Desoxycorton*; **Regulation:** durch Renin*-Angiotensin-Aldosteron-System, in geringem Maß auch durch Corticotropin*; **Wirk.:** 1. Steigerung der Rückresorption von $Na^+$ insbes. im distalen Tubulus der Niere, vermehrte tubuläre $K^+$-Sekretion (keine Kopplung mit $Na^+$-Rückresorption) u. $NH_4^+$-Ausscheidung; 2. verstärkte Aktivierung des Renin-Angiotensin-Aldosteron-Systems bei Hyponatriämie, Hyperkaliämie, Hypovolämie; 3. bei primärem Hyperaldosteronismus* od. Dauermedikation (mit hoher Dosis) verminderte $Na^+$-Rückresorption vermutl. im proximalen Tubulus (Escape-Phänomen); s. Corticosteroide (Tab. dort); **Ind.:** Addison*-Krankheit, adrenogenitales Syndrom; **Kontraind.:** arterielle Hypertonie, Ödeme, zerebrale Durchblutungsstörung; **WW:** herzwirksame Glykoside (Verstärkung der Glykosidwirkung durch Kaliummangel möglich); Saluretika, Laxanzien (vermehrte Kaliumausscheidung); **UAW:** Kopfschmerz, Ödeme, arterielle Hypertonie, Hypokaliämie.

**Mineralorange:** s. Mennige.

**Mineralsäuren:** anorg. Säuren* (s. Tab.).

**Mineralstoffe:** i. w. S. alle auf natürl. Wege in der Erdkruste entstandenen anorg. Stoffe; viele M. sind für lebende Organismen essentiell u. müssen von Organismen in größeren Mengen (s. Makroelemente) od. nur in sehr kleinen Mengen (s. Spurenelemente) aufgenommen werden. Sie werden als Salze zugeführt, als Kationen od. Anionen resorbiert u. größtenteils durch natürl. Ausscheidung (Kot, Harn, Schweiß) od. bei vielen Pflanzen durch den herbstl. Blattabfall wieder abgegeben.

**Mineralstoffpräparate:** Arzneimittel, die essentielle Spurenelemente* u. Makroelemente* in Form von Mineralstoffen enthalten; **Anw.:** Ther. u. Prophylaxe von Störungen des Haushaltes lebensnotwendiger Mineralstoffe. I. w. S. zählen auch Lithiumsalze* u. Goldsalze (s. Antirheumatika) dazu. Die Wirksamkeit von Mineralstoffpräparaten allein zur Leistungssteigerung od. als Geriatrikum* ist zweifelhaft.

**Mineralturpeth:** s. Quecksilber(II)-sulfat, basisches.

**Mineralwässer:** s. Aquae minerales.

**minim:** Angabe über das Volumen des Inhalts von Weichkapseln*; 1 minim = 0.06 $cm^3$.

**Minims®:** einzeldosierte, sterile Augentropfen; in Blister* eingeschweißte Polypropylenbehälter mit Aufsteckverschlusshütchen.

**Minipille:** s. Kontrazeption, hormonale.

**Mineralsäuren**
Nomenklatur anorganischer Säuren und ihrer Salze

| Säuren Formel | Name | Salze Formel[1] | Name |
|---|---|---|---|
| $HClO$ | hypochlorige Säure | $MeClO$ | Hypochlorite |
| $HClO_2$ | chlorige Säure | $MeClO_2$ | Chlorite |
| $HClO_3$ | Chlorsäure | $MeClO_3$ | Chlorate |
| $HClO_4$ | Perchlorsäure | $MeClO_4$ | Perchlorate |
| $HCl$ | Chlorwasserstoffsäure (Salzsäure) | $MeCl$ | Chloride |
| $HNO$ | hyposalpetrige Säure | $MeNO$ | Hyponitrite |
| $(HNO)_2$ | hypodisalpetrige Säure | $MeHN_2O_2$<br>$Me_2N_2O_2$ | saure Hypodinitrite<br>neutrale Hypodinitrite |
| $HNO_2$ | salpetrige Säure | $MeNO_2$ | Nitrite |
| $HNO_3$ | Salpetersäure | $MeNO_3$ | Nitrate |
| $HNO_4$ | Peroxosalpetersäure | $MeNO_4$ | Peroxonitrate |
| $HN_3$ | Stickstoffwasserstoffsäure | $MeN_3$ | Azide |
| $H_2SO_2$ | Sulfoxylsäure | $Me_2SO_2$ | Sulfoxylate |
| $H_2S_2O_3$ | Thioschwefelsäure | $Me_2S_2O_3$ | Thiosulfate |
| $H_2S_2O_4$ | dithionige Säure | $Me_2S_2O_4$ | Dithionite |
| $H_2SO_3$ | schweflige Säure | $Me_2SO_3$ | Sulfite |
| $H_2S_2O_5$ | dischweflige Säure | $Me_2S_2O_5$ | Disulfite |
| $H_2S_2O_6$ | Dithionsäure | $Me_2S_2O_6$ | Dithionate |
| $H_2SO_4$ | Schwefelsäure | $Me_2SO_4$ | Sulfate |
| $H_2S_2O_7$ | Dischwefelsäure | $Me_2S_2O_7$ | Disulfate |
| $H_2S_2O_8$ | Peroxodischwefelsäure | $Me_2S_2O_8$ | Peroxodisulfate |
| $H_2SO_5$ | Peroxoschwefelsäure | $Me_2SO_5$ | Peroxosulfate |
| $H_2S$ | Schwefelwasserstoff | $MeHS$<br>$Me_2S$ | Hydrogensulfide<br>Sulfide |

[1] Me: Metall-Ion(en)

**Minium:** s. Mennige.

**Minocyclin** (INN): 4$\beta$,7-Bis(dimethylamino)-1,4,4a,5,5a,6,11,12a-octahydro-3,10.12,12a-tetrahydroxy-1,11-dioxo-2-naphthacencarboxamid; CAS-Nr. 10118-90-8; $C_{23}H_{27}N_3O_7$, Strukturformel: s. Abb.; $M_r$ 457.49; $[\alpha]_D^{25\,°C}$ −166° (c=0.524 in Wasser); **Wirk.:** halbsynthet. Tetracyclin* mit hoher Resorptionsrate u. langer HWZ; bakteriostat. wirksam gegen ein breites Spektrum von grampositiven u. gramnegativen Erregern; Kumulationsgefahr bei Niereninsuffizienz; Elimination z. T. über die Galle in den Darm; **Ind.:** Infektionen durch gramnegative Stäbchen, Mischinfektionen der oberen Atemwege u. des GIT; Acne vulgaris; HWZ 17–18 h. **Minocyclinhydrochlorid:** Minocyclini hydrochloridum Ph.Eur.; $C_{23}H_{28}ClN_3O_7$; $M_r$ 493.9; gelbes, krist., hygroskop. Pulver; lösl. in Wasser, schwer lösl. in Ethanol; bildet auch ein Dihydrat.

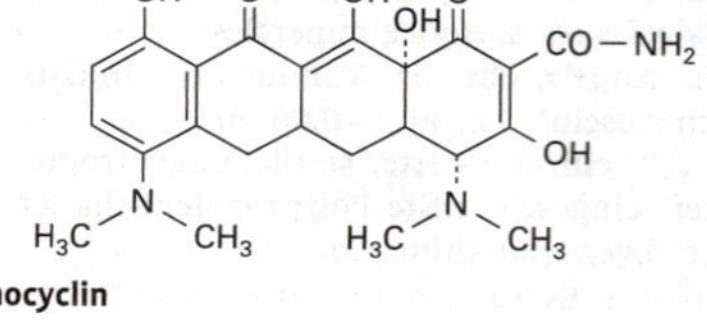

Minocyclin

**minor tranquilizers:** s. Tranquilizer.

**Minoxidil** (INN): Minoxidilum Ph.Eur.6, 2,4-Diamino-6-piperidinopyrimidin-3-oxid, 6-Piperidino-2,4-pyrimidindiamin-3-oxid; 6-Amino-1,2-dihydro-1-hydroxy-2-imino-4-piperidinopyrimidin;

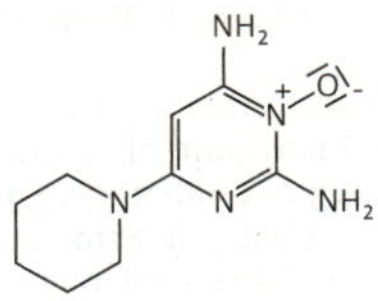

**Minoxidil**

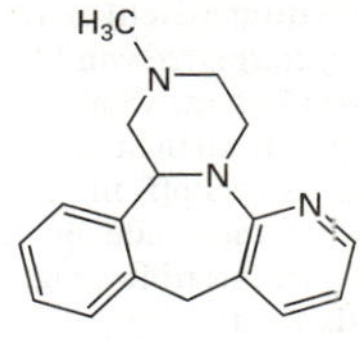

**Mirtazapin**

CAS-Nr. 38304-91-5; $C_9H_{15}N_5O$, Strukturformel: s. Abb.; $M_r$ 209.3; Schmp. 275–285 °C (polymorph); weißes, krist. Pulver; schwer lösl. in Wasser, lösl. in Methanol; Vasodilatator*; Antihypertensivum*; **Ind.: 1.** therapieresistente schwere Hypertonie; nur in Kombination mit Diuretika u. Beta*-Rezeptoren-Blockern stark vasodilatator.; **2.** androgenet. Alopezie*, als Haarwuchsmittel; äußerl. als 2 %ige Lsg. (wegen der schlechten Löslichkeit in einem Lösungsmittelgemisch aus Propylenglykol u. 96 %igem Ethanol, ca. 15 : 70); **Kontraind.:** pulmonale Hypertonie aufgrund Mitralstenose, Phäochromozytom; **WW:** Guanethidin, Bethanidin od. Alpha-Rezeptoren-Blocker, die nicht vorwiegend od. ausschließl. Alpha-1-Rezeptoren blockieren: ggf. schwerwiegende orthostat. Reaktionen; Neuroleptika: verstärkte blutdrucksenkende Wirk.; Diuretika: Einschränkung der Salz- u. Wasserretention; Beta-Sympatholytika/Beta-Rezeptoren-Blocker (z. B. Propranolol): Unterdrückung der reflexbedingten Tachykardie, erhöhte Plasmareninaktivität u. Aldosteronsekretion; **UAW:** EKG-Veränderungen, Ödembildungen, Hypertrichose*; HWZ 4 h.

**Minusgläser:** Zerstreuungsgläser, Konkavlinsen*, Linsen mit negativem Dioptrie*-Wert.

**minutim concisus:** s. concisus.

**Minze:** s. Mentha.

**Minze, Chinesische:** s. Mentha canadensis.

**Minze, Japanische:** s. Mentha canadensis.

**Minzöl:** s. Mentha canadensis (Menthae arvensis aetheroleum partim mentholum depletum).

**Miosis:** Stenokorie; Pupillenverengung (∅ <2 mm) als physiol. Reaktion auf Lichteinfall (Pupillenreaktionen) od. als Reaktion auf Pharmaka (z. B. Opiate) od. Eingriffe, die den Parasympathikus* reizen od. den Sympathikus* lähmen.

**Miotika:** pupillenverengende Mittel; **Wirk.: 1.** Reizung des Musculus sphincter pupillae durch Parasympathomimetika*, z. B. Pilocarpin*, Carbachol*, Physostigmin*; **2.** Lähmung des Musculus dilatator pupillae durch Sympatholytika*, z. B. Dapiprazol*; **Anw.:** bei Glaukom* (s. Antiglaukomatosa) u. zu diagnost. Zwecken.

**MIR:** Abk. für **m**ittleres **I**nfra**r**ot; s. Infrarotstrahlung.

**Miracle Fruit:** s. Synsepalum dulciferum.

**Miraculin:** s. Synsepalum dulciferum.

**Mirbanessenz:** s. Nitrobenzol.

**Mirbanöl:** s. Nitrobenzol.

**Mirtazapin** (INN): (±)-1,2,3,4,10,14b-Hexahydro-2-methylpyrazino[2,1-*a*]pyrido[2,3-*c*][2]benzazepin; CAS-Nr. 61337-67-5; $C_{17}H_{19}N_3$, Strukturformel: s. Abb.; $M_r$ 265.36; tetracycl. Antidepressivum*, das aufgrund seiner Piperazinoazepinstruktur mit anderen Antidepressiva chem. nicht verwandt ist; **Wirkungsmechanismus: 1.** noradrenerg: M. blockiert zentrale Alpha-2-Rezeptoren, wodurch mehr Noradrenalin* freigesetzt wird. **2.** spezif. serotonerg, da Noradrenalin über Alpha-1-Rezeptoren die Freisetzung von Serotonin* aktiviert; ferner blockiert M. die 5-$HT_2$- u. 5-$HT_3$-Rezeptoren, die v. a. für unerwünschte Serotoninwirkung verantwortl. sind. Durch diese Effekte wirkt M. antidepressiv u. anxiolyt.; durch antagonist. Wirk. an Histamin-$H_1$-Rezeptoren sedierend. **Ind.:** Depressionen; **Kontraind.:** gleichzeitige Verabreichung von MAO-Hemmern u. innerhalb von 14 d nach Gabe von MAO-Hemmern; Schwangerschaft u. Stillzeit; Anw. bei Jugendl. <18 Jahren; **WW:** Lithiumsalze, Verstärkung von Alkohol- u. Benzodiazepinwirkung; **UAW:** Müdigkeit, verstärkter Appetit, Hypotonie, Manie; **Dos.:** p. o. initial 15 mg/d; dann Einnahme als ED zu 30 mg vor dem Schlafengehen; TMD 45 mg; HWZ 20–40 h.

**misce** (lat.): Abk. m.; mische. **misceatur:** es werde gemischt.

**misceatur:** s. misce.

**Miscella:** der nach der Extraktion einer Droge mit einem Extraktionsmittel (Menstruum) erhaltene u. vom Drogenrückstand befreite Auszug. Eine M. kann die endgültige Arzneiform (z. B. als Fluidextrakt) darstellen, wird aber meistens (z. B. durch Einengen, Sprühtrocknen) weiterverarbeitet.

**Mischbettaustauscher:** s. Ionenaustauscher.

**Mischen:** bezweckt die möglichst gleichmäßige Verteilung von 2 od. mehreren zerkleinerten Stoffen; vgl. Zufallsmischung, gleichmäßige. Die Mischgüte ist u. a. abhängig von Mischzeit, Korngröße, -form, -größenverteilung, Fließverhalten, Feuchtegehalt, Dichte u. Konzentration der Mischkomponenten. Mischungs- u. Entmischungsvorgänge können unter bestimmten Umständen miteinander konkurrieren.

**Mischgranulattabletten:** feste Arzneiform, die sich für die gesteuerte Wirkstofffreisetzung eignet. Herst. durch Verpressen einer Mischung aus unbehandelten (Initialdosis) u. mit Fetten umhüllten bzw. mit Lacken überzogenen (Erhaltungsdosis) Arzneistoffgranulaten; vgl. Compressi.

**Mischinfektion:** gleichzeitige ursächl. Beteiligung mehrerer Erregerarten an einem einzigen Prozess, der sich in einem umschriebenen Infektionsbezirk abspielt.

**Mischkristalle: 1.** (engl.) *mixed crystals*; feste Lösungen (engl. solid solutions); **Substitutionsmischkristalle** liegen vor, wenn ein Gitterplatz in einem Kristallgitter statist. von unterschiedl. Kristallbausteinen (Atome, Ionen, Moleküle) besetzt wird; z. B. sind in Silber-Gold-M. $Ag_xAu_{1-x}$ die Metallgitterplätze regellos von Gold- u. Silber-Ionen besetzt, wobei x alle Werte zwischen 0 u. 1 haben kann (lückenlose Mischkristallreihe). Vgl. Race-

M

mat. **2. Einlagerungsmischkristalle** liegen vor, wenn Zwischengitterplätze von kleineren Atomen od. Atomgruppen besetzt werden; z. B. entstehen bei Einlagerung von kleinen Nichtmetallen (z. B. Bor, Kohlenstoff, Stickstoff) in Metallen sehr harte, spröde, hochschmelzende Boride, Carbide u. Nitride; z. B. Wolframcarbid (sog. Widia, Kunstwort für **wie Dia**mant).

**Mischkultur:** gleichzeitige Isolierung mehrerer Bakterienarten aus Untersuchungsmaterial, das einem einzigen Infektionsvorgang entstammt, an dem aber ein od. mehrere Erreger beteiligt sind; kann Zeichen einer ausschließl. Kontamination* des Untersuchungsmaterials mit gemischter Standortflora sein od. durch eine Monoinfektion mit sekundärer Besiedlung, eine Misch-* od. Mehrfachinfektion bedingt sein.

**Mischsäure:** s. Nitriersäure.

**Mischung, randomisierte:** s. Zufallsmischung.

**Mischungsregeln:** Rechenschema zur Ermittlung der Konz. einer Lsg., die durch Verdünnen konzentrierter Lsg. mit Lösungsmitteln od. durch Mischen von Lsg. bekannter Konz. erhalten wird; die **Mischungsgleichung**

$$\frac{y}{x} = \frac{a-c}{c-b}$$

ermöglicht die Berechnung der Konz. c einer Lsg., die durch Mischen von x Massenanteilen der Lsg. einer Substanz der Konz. a mit y Massenanteilen der Lsg. einer Substanz der Konz. b entsteht. Das **Mischungskreuz** (auch Andreaskreuz; s. Abb.) lässt zusätzl. die Berechnung der Zugabe an Lösungsmittel zur Verd. einer konzentrierten Lsg. zu.

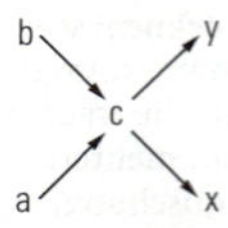


**Mischungsregeln:** Mischungskreuz

**Mischverbandwatte:** s. Verbandwatte.

**Mischzylinder:** Glaszylinder mit verengtem Hals, Skala in mL-Einteilung u. eingeschliffenem Stöpsel zum Mischen von Flüssigkeiten; vgl. Messzylinder.

**Miserere:** Koterbrechen bei Darmverschluss, s. Ileus.

**Misoprostol** (INN): (±)-Methyl-(13*E*)-11$\alpha$,16-dihydroxy-16-methyl-9-oxo-13-prostenat; CAS-Nr. 59122-46-2; $C_{22}H_{38}O_5$, Strukturformel: s. Abb.; $M_r$ 382; synthet. Prostaglandin* (Prostaglandin $E_1$-Analogon); **Wirk.:** hemmt die Salzsäureproduktion; **Ind.:** als Ulkustherapeutikum*; **Kontraind.:** Schwangerschaft (wegen abortiver Wirk. auf sichere Kontrazeption achten), Stillzeit; **UAW:** Diarrhö, Übelkeit, Spasmen.

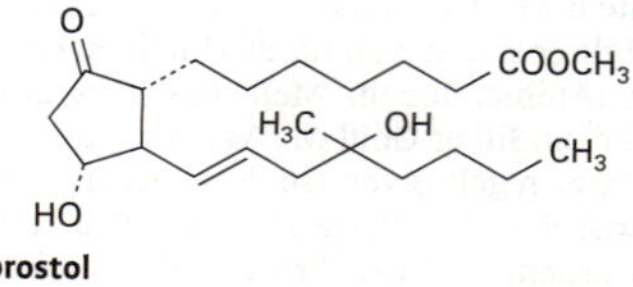


**Misoprostol**

**Mispel:** **1.** Mespilus germanica L.; Deutsche Mispel; Fam. Rosaceae; Blätter enthalten Melavosid (Mevalonsäureglucosid); **2.** Eriobothrya japonica (Thub.) Lindl.; Japanische Mispel; Fam. Rosaceae; Kernobstbäumchen; Früchte sind reich an Carotinoiden*, Samen enthalten Amygdalin* od. verwandte Blausäureglykoside; Früchte von Crataegus laevigata (s. Crataegus-Arten) werden traditionell z. T. als Mispeln bezeichnet.

**Mißpickel:** s. Arsen.

**Mistel:** s. Viscum album.

**Mistelkraut:** s. Viscum album (Visci albi herba).

**Mitella:** dreieckiges Tragetuch für den Arm, das um den Nacken geschlungen wird; **Anw.:** Ruhigstellung des Armes.

**Mitesser:** s. Komedonen.

**Mithramycin:** s. Plicamycin.

**Mithridaticum:** s. Theriak.

**mitigatus:** gemildert; vgl. Silber(I)-nitrat, salpeterhaltiges.

**mitis** (lat.): mild.

**Mitobronitol** (INN): 1,6-Dibrom-1,6-didesoxy-D-mannit; CAS-Nr. 488-41-5; $C_6H_{12}Br_2O_4$; $M_r$ 308.0; Schmp. 176–178 °C; nicht mehr im Handel befindl. Zytostatikum*; früher angewendet bei chron.-myeloischer Leukämie.

**Mitochondrien:** veraltet Chondriosomen; von einer Doppelmembran umhüllte Organellen eukaryot. Zellen mit eigener zykl. DNA; enthalten die Enzyme* des Tricarbonsäurezyklus*, der Atmungskette*, der Atmungskettenphosphorylierung* u. des Fettsäureabbaus*; Hauptsyntheseorte für ATP; **Aufbau:** Die innere Membran der M. ist zur Oberflächenvergrößerung kammähnlich (Crista-Typ; s. Abb.) od. röhrenförmig (Tubulus-Typ). Je größer der Energiebedarf einer Zelle, umso mehr Cristae od. Tubuli sind enthalten.

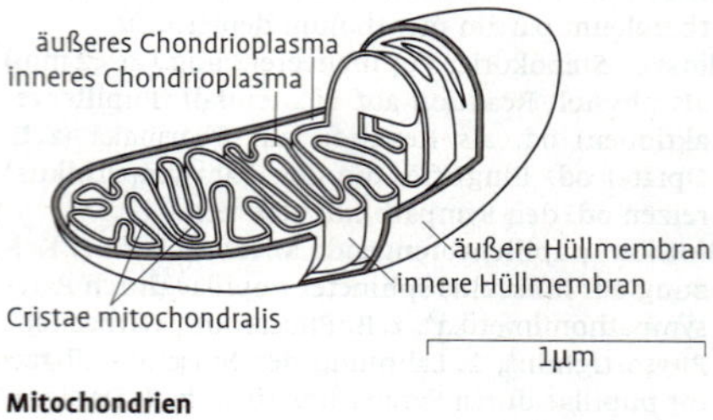


**Mitochondrien**

**Mitogene:** exogene Substanzen, die Zellteilung induzieren; vgl. Kanzerogene.

**Mitomycin** (INN): eine Gruppe von antineoplast. wirkenden Antibiotika aus Streptomyces caespitosus (griseovinacaeseus): **1. Mitomycin A:** $C_{16}H_{19}N_3O_6$; Zers. bei 159–161 °C; **2. Mitomycin B:** $C_{16}H_{19}N_3O_6$; Zers. bei 182–184 °C; **3. Mitomycin C:** 7-Amino-9$\alpha$-methoxymitosan, 6-Amino-1,1a,2,8,8a,8b-hexahydro-8-hydroxy-methyl-8a-methoxy-5-methylazirino[2′,3′:3,4]-pyrrolo[1,2-*a*]indol-4,7-dion-carbamat; CAS-Nr. 50-07-7; $C_{15}H_{18}N_4O_5$, Strukturformel: s. Abb.; $M_r$ 334.3; **Wirk.:** Zytostatikum* (Alkylans), unterdrückt auch die Nucleinsäuresynthese; **UAW:** v. a. Kno-

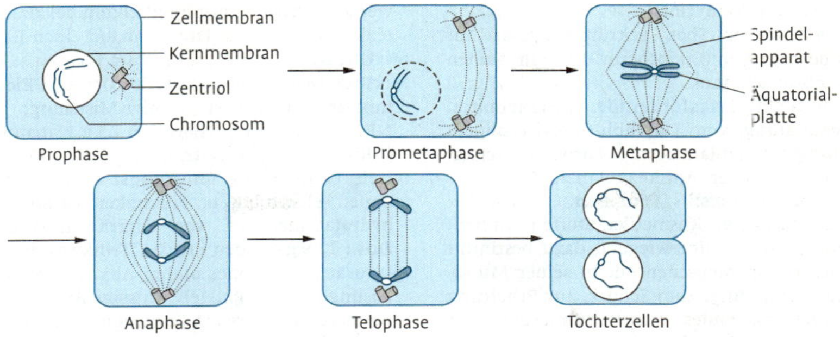


**Mitose:** schematische Darstellung am Beispiel eines Chromosoms, dessen Chromatingehalt sich in der Interphase verdoppelt hat

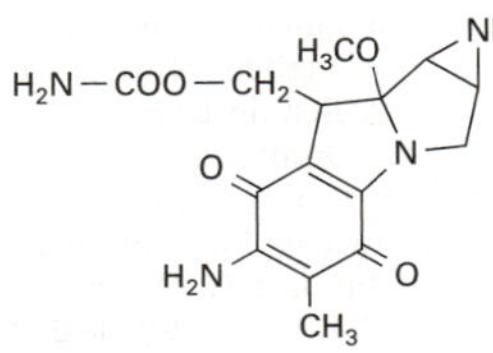

**Mitomycin:** Mitomycin C

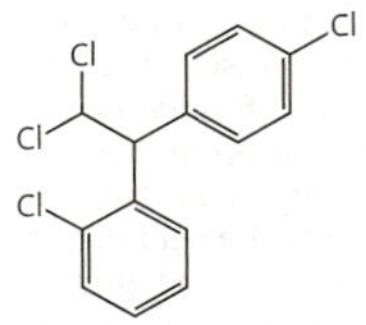

**Mitotan**

chenmarkdepression, Leukopenie u. Thrombozytopenie, Nierenschäden; HWZ 30–70 min.

**Mitose** (gr. mítos Faden): mitotische Teilung, indirekte Kernteilung, Äquatorialteilung; ident. Reduplikation des genet. Materials u. Verteilung je eines vollständigen Chromosomensatzes auf die Tochterzellen; umfasst damit 3 normalerweise miteinander verknüpfte Vorgänge: **1.** ident. DNA-Replikation: wird als Längsspaltung u. Verdoppelung der Chromosomen* sichtbar; **2.** Karyokinese: indirekte Zellkernteilung, d. h., regelmäßige Verteilung der Tochterchromosomen auf die neuen Tochterkerne; **3.** Zytokinese (Zellteilung*): Zuordnung eines Zytoplasmabereichs zu jedem Kern durch Zellteilung od. Furchung; **Einteilung:** in 4 Phasen (s. Abb.): **1.** Prophase: Auflösung der Kernmembran, Längsspaltung der Chromosomen wird sichtbar; **2.** Metaphase: Anordnung der Chromosomen in der Äquatorialebene; **3.** Anaphase: Trennung der Chromosomenhälften durch den aus den Spindelfasern* bestehenden Spindelapparat; **4.** Telophase: erneute Längsspaltung der Chromosomen u. Ausbildung der Kernmembran um die Tochterkerne, Übergang zur Interphase*. Vgl. Zellzyklus.

**Mitosehemmstoffe:** Antimitotika; Stoffe, die auf Mitose* od. Ruhekern unter meist irreversibler Schädigung der Teilung, des Spindelapparats od. der Chromosomen* einwirken; **Formen: 1.** Zellteilungsgifte, z. B. Coffein*, *p*-Dichlorbenzol; **2.** Spindelgifte, z. B. Colchicin*, Podophyllotoxinderivate, Paclitaxel*, Vinca*-Alkaloide (halbsynthet. z. B. Vinflunin*); **3.** Chromosomengifte, z. B. Trypaflavin; **Anw.:** als Zytostatika*. Vgl. Polyploidie.

**Mitotan** (INN): 1-Chlor-4-[2,2-dichlor-1-(2-chlorphenyl)ethyl]benzen; CAS-Nr. 53-19-0; $C_{14}H_{10}Cl_4$, Strukturformel: s. Abb.; $M_r$ 320.04; Schmp. 77–78 °C; logP 5.4 ± 0.4 (berechnet); lösl. in Ethanol u. Isooctan, prakt. unlösl. in Wasser; **Wirk.:** Zytostatikum*; **Ind.:** symptomat. Behandlung des fortgeschrittenen (nichtresezierbaren, metastasierenden od. rezidivierenden) Nebennierenrindenkarzinoms; **Kontraind.:** Kombination mit Spironolacton*; **UAW:** verlängerte Blutungszeit, Leukopenie, Hautausschläge, Gynäkomastie; gastrointestinal: v. a. Übelkeit, Oberbauchschmerzen, Diarrhö, Erbrechen, Mukositis; das ZNS betreffend: v. a. Anorexie, Asthenie, Myasthenie; metabol.: Hypercholesterolämie, Hypertriglyceridämie; erhöhte Leberenzymwerte; **Dos.:** p. o. 1–6 g/d in 3–4 ED, TMD 9–10 g.

**Mitoxantron** (INN): 1,4-Dihydroxy-5,8-bis[2-(2-hydroxyethylamino)ethylamino]anthrachinon; CAS-Nr. 65271-80-9; $C_{22}H_{28}N_4O_6$, Strukturformel: s. Abb.; $M_r$ 444.1; Zytostatikum*, Immunsuppressivum*; **Mitoxantron-Dihydrochlorid:** Mitoxantroni hydrochloridum Ph.Eur.; CAS-Nr. 70476-82-3; $C_{22}H_{30}Cl_2N_4O_6$; $M_r$ 517.4; **Ind.:** Mammakarzinom; Multiple Sklerose; **Kontraind.:** Schwangerschaft; **UAW:** Knochenmarkdepressionen, Haarausfall, Kardiomyopathie (dosisabhängig, äußert sich in globaler Herzinsuffizienz, die durch akutes Herzversagen zum Tod führen kann).

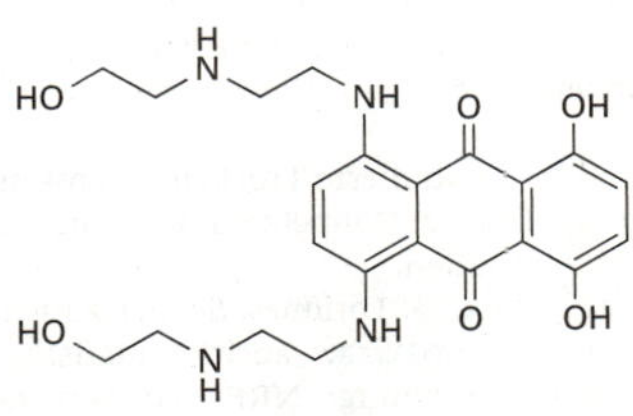

**Mitoxantron**

M

**Mitramycin:** s. Plicamycin.

**Mitscherlich-Körper:** (bot.) gekrümmte Haare auf dem Silberhäutchen (Endosperm*-Rest) im Samen von Theobroma* cacao.

**Mittel, durchblutungsfördernde:** Arzneimittel zur Behandlung von Durchblutungsstörungen; **Einteilung:** Vasodilatatoren*, Thrombozytenaggregations*-Hemmer, Antikoagulanzien*.

**Mittel, harntreibendes:** s. Diuretika.

**Mittel, kosmetische:** Kosmetika; Stoffe u. Zuber., die ausschließl. od. überwiegend dazu bestimmt sind, äußerl. am Menschen od. in seiner Mundhöhle zur Reinigung, zum Schutz, zur Erhaltung eines guten Zustandes, zur Parfümierung, zur Veränderung des Aussehens (z. B. dekorative Kosmetika*) od. dazu angewendet zu werden, den Körpergeruch zu beeinflussen; unterliegen der Kosmetikverordnung*; sind nicht zulassungspflichtig; keine k. M. sind Erzeugnisse zur Beeinflussung der Körperformen u. Produkte, die v. a. dazu bestimmt sind, Krankheiten, Leiden od. Körperschäden zu lindern od. zu beseitigen.

**Mittellamelle:** (bot.) die bei Pflanzen nach der Zellteilung* aus der Zellplatte entstehende Primordialwand (s. Primordium) aus pektinösen Substanzen (vgl. Pektine), auf die beidseitig eine von den Protoplasten* beider Zellen gebildete Cellulosewand (Primärwand*) aufgelagert wird; schon die Wand der jungen Zelle ist dreischichtig, wird allerdings wegen des einheitl. Aussehens (im Lichtmikroskop) ebenfalls als M. (i. w. S.) bezeichnet.



**Mittel, schmerzstillende:** s. Analgetika.

**Mittelwert:** s. Fehlerrechnung; Normalverteilung.

**Mivacuriumchlorid:** (*R*)-1,2,3,4-Tetrahydro-2-(3-hydroxypropyl)-6,7-dimethoxy-2-methyl-1-(3,4,5-trimethoxybenzyl)isochinolinumchlorid-(*E*)-4-octendioat (2 : 1); CAS-Nr. 106861-44-3; $C_{58}H_{80}Cl_2N_2O_{14}$, Strukturformel: s. Abb.; $M_r$ 1100.18; **Wirk. u. Anw.:** kurzwirksames stabilisierendes Muskelrelaxans*; die Dauer der neuromuskulären Blockade ist dosisabhängig; HWZ 1.7–2.6 Minuten.

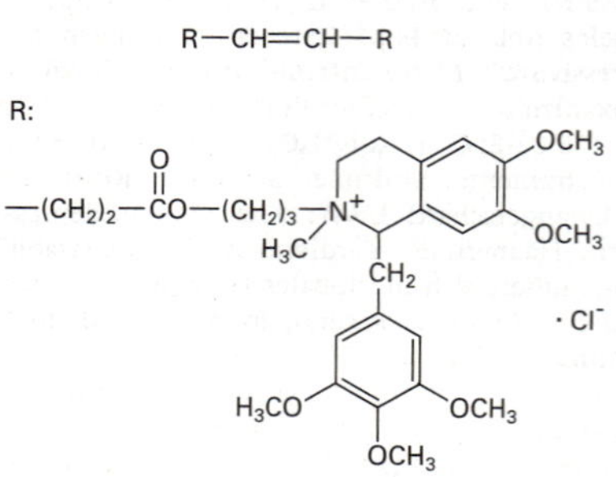


**Mivacuriumchlorid**

**Mix-O-Vial®:** kombinierte Trocken- u. Lösungsmittelampullenflasche; Doppelkammerspritzampulle; vgl. Spritzampullen.

**Mixtura agitanda:** s. Lotiones; Suspensionen.

**Mixtura antirheumatica:** antirheumatische Mixtur; Zusammensetzung: NRF, 5 g Pomeranzentinktur, 10 g Natriumsalicylat u. 185 g konserviertes Wasser; Beschriftung: einen Monat lang verwendbar; **Anw.:** Antiphlogistikum bei akutem Gelenkrheumatismus; **Dos.:** 4-mal/d einen EL.

**Mixtur, abführende:** s. Mixtura laxans.

**Mixtura Dextrosi-Electrolyti:** Dextrosi-Electrolyti mixtura; Glucose-Elektrolyt-Mischung; Darst.: NRF, 7.5 g Kaliumchlorid*, 14.5 g Natriumcitrat* (Dihydrat), 17.5 g Natriumchlorid*, 100 g wasserfreie Glucose* für Injektionszwecke; **Anw.:** zur oralen Elektrolyt- u. Flüssigkeitszufuhr bei Dehydratationen inf. von Diarrhö u. Erbrechen; **Dos.:** 27.9 g werden in 1.0 L Trinkwasser gelöst.

**Mixturae:** Solutiones orales; Abk. Mixturen; orale Lösungen; nach Ph.Helv. flüssige Arzneipräparate zur peroralen Verw. in Form von Lösungen, Emulsionen od. Suspensionen. Als Hilfsstoffe können sie z. B. Wasser od. andere, für die perorale Anw. zugelassene Lösungsmittel, Stabilisatoren, antimikrobielle od. geschmacksverbessernde Substanzen enthalten. Sie werden volumenweise in der Größe von Löffelmaßen dosiert.

**Mixtura gummosa:** Gummimixtur; Zusammensetzung: EB, je 75 T. Arabisches Gummi u. Zucker, 850 T. Wasser; **Anw.:** als Klebstofflösung.

**Mixtura laxans:** abführende Mixtur; Zusammensetzung: NRF, 25 T. Ethanol 96 %, je 0.15 T. Anisöl u. Kümmelöl, 14 T. Sennesblättertrockenextrakt, 45.0 T. Glycerol, 15.7 T. gereinigtes Wasser; **Anw.:** als Laxans* (keine Langzeitanwendung ohne ärztl. Verschreibung); **Dos.:** abends 2–5 mL.

**Mixtur, antirheumatische:** s. Mixtura antirheumatica.

**Mixtura solvens:** schleimlösende Mixtur; Zusammensetzung: EB, 25 T. gereinigter Süßholzsaft, 25 T. Ammoniumchlorid*, 950 T. Wasser; ÖAB, 15 T. Süßholzfluidextrakt, 2 T. Ammoniumchlorid, 83 T. gereinigtes Wasser; Ph.Helv., 7.5 T. Süßholzfluidextrakt, 2.5 T. Ammoniumchlorid, 90 T. gereinigtes Wasser; NRF, lakritzenhaltige Ammoniumchloridlösung: 5.0 g Ammoniumchlorid, 5.0 g eingestellter Süßholztrockenextrakt, konserviertes Wasser ad 200 g (alternativ 0.16 g Methyl-4-hydroxybenzoat-Natrium, 0.06 g Propyl-4-hydroxybenzoat-Natrium, gereinigtes Wasser ad 200 g); 1 Monat haltbar; ohne Konservierungsmittel stets frisch zu bereiten; **Anw.:** Expektorans*; **Dos.:** alle 2 h 1EL.

**Mixtura Stockesii:** Mixtura Stockii; Zusammensetzung: 1 T. Vitelli ovi (Eigelb), 30 T. Spiritus* e vino, 39 T. Sirupus* simplex, Aqua destillata ad 150 T.; **Anw.:** Stärkungsmittel.

**Mixtur, schleimlösende:** s. Mixtura solvens.

**Mizellbildungskonzentration, kritische:** (engl.) *critical micelle concentration (Abk. CMC)*; Abk. KMK; die notwendige Grenzkonzentration für die Lösungsvermittlung aufgrund der Fähigkeit von Tensiden*, oberhalb einer bestimmten Konz. Molekülaggregate, sog. Mizellen, auszubilden (s. Abb.); mit der k. M. verbunden ist eine Änderung der physik. Eigenschaften der wässrigen Lösung (Leitfähigkeit, osmot. Druck, Gefrierpunkterniedrigung, Oberflächenspannung, Viskosität, Brechungsindex u. a.). Sie ist für jedes Tensid unterschiedlich.

**Mizellen:** **1.** (biol.) s. Cellulose; **2.** (chem.) s. Mizellbildungskonzentration, kritische.

**Mizellkolloide:** s. Kolloide.

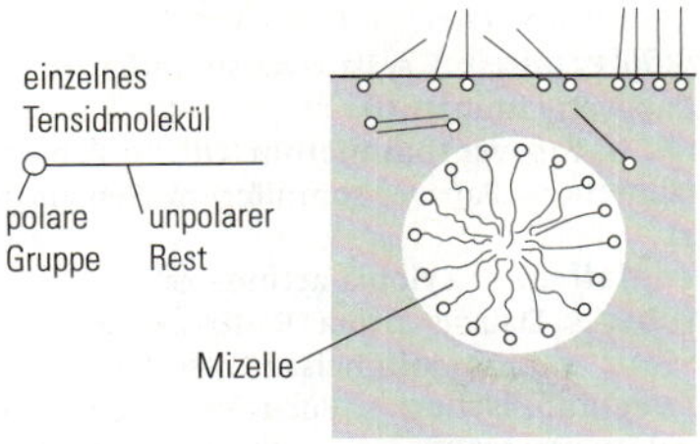


**Mizellbildungskonzentration, kritische:** schemat. Darstellung einer verd. wässrigen Tensidlösung

**Mizolastin** (INN): 2-{1-[1-(4-Fluorobenzyl)benzimidazol-2-yl]-4-piperidyl}methylamino-4(3*H*)-pyrimidinon; CAS-Nr. 108612-45-9; $C_{24}H_{25}FN_6O$, Strukturformel: s. Abb.; $M_r$ 432.5; logP 2.4; $pK_S$ 9.5 (berechnet); schwer lösl. in Wasser; **Wirk.:** langwirksamer, nicht sedierender Histamin*-$H_1$-Rezeptoren-Blocker; **Ind.:** zur symptomat. Behandlung von Heuschnupfen (s. Rhinitis allergica); **UAW:** Mattigkeit, Appetitsteigerungen, Mundtrockenheit; **Dos.:** p. o. 1 × 10 mg/d; HWZ 13 h.

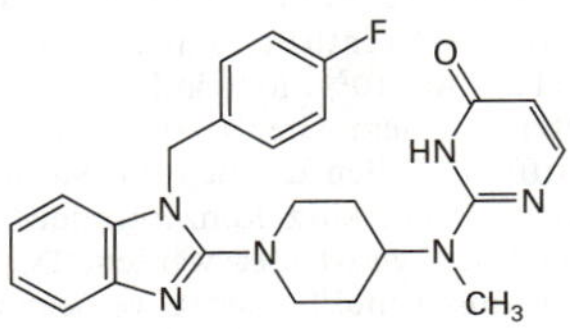

**Mizolastin**

**MKS:** Abk. für **M**aul*- u. **K**lauen**s**euche.

**MKT:** Abk. für **m**ittel**k**ettige **T**riglyceride*.

**MLV:** Abk. für (engl.) ***m**ulti**l**amellar **v**esicles*; s. Liposomen.

**MMA:** Abk. für **M**ethyl**m**eth**a**crylat*.

**mmHg:** Einheitenzeichen für Millimeter*-Quecksilbersäule; s. Druck.

**MMR-Schutzimpfung:** Kurzbez. für **M**asern-**M**umps-**R**öteln-Schutzimpfung; Schutzimpfung* gegen Masern*, Parotitis* epidemica u. Röteln* mit einem Kombinationsimpfstoff; 1. Impfung: 11.–14. (vollendeter) Lebensmonat, 2. Impfung: 15.–23. (vollendeter) Lebensmonat; die 2. Dosis kann frühestens 4 Wochen nach der 1. Dosis verabreicht werden; vgl. Impfkalender (Tab. dort).

**MMS:** Abk. für **M**onozyten*-**M**akrophagen-**S**ystem.

**Mn:** (chem.) Symbol für Mangan*.

**Mo:** (chem.) Symbol für Molybdän*.

**MO:** **1.** Abk. für **M**olekül**o**rbitale*; **2.** Abk. für **M**acrogol**o**leat*.

**Moclobemid** (INN): *p*-Chlor-*N*-(2-morpholinoethyl)benzamid; CAS-Nr. 71320-77-9; $C_{13}H_{17}ClN_2O_2$, Strukturformel: s. Abb.; $M_r$ 268.7; Schmp. 138 °C (polymorph); Antidepressivum*; **Wirk.:** selektiver, reversibler MAO-A-Hemmer (s. Monoaminoxidase-Hemmer); **Ind.:** v. a. soziale Phobie, gehemmte Depression, (nicht agitierte) senile Depression; **Kontraind.:** Kombination u. a. mit Serotonin*-Wiederaufnahme-Hemmern, tricycl. Antidepressiva, Dextromethorphan*, Selegilin*; hyperthyreote Stoffwechsellage; **WW:** Cimetidin* (verzögerter Abbau von M.); Potenzierung der Wirkung von Opiaten*; bei Kombination mit anderen Antidepressiva: Serotoninsyndrom*; **UAW:** evtl. Tachykardien, Schwindel, Unruhe.

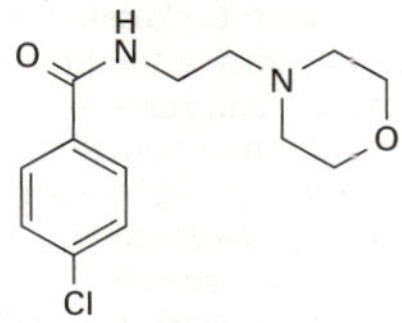

**Moclobemid**

**Modafinil** (INN): 2-(Diphenylmethyl)sulfinyl-acetamid; CAS-Nr. 68693-11-8; $C_{15}H_{15}NO_2S$, Strukturformel: s. Abb.; $M_r$ 273.4; Schmp. 164 °C; logP 1.4; schwer lösl. in Wasser; Psychostimulans*; **Wirk.:** Beeinflussung von zerebralen $\alpha_1$-adrenergen u. serotoninergen Bahnen; **Ind.:** Narkolepsie* mit u. ohne Kataplexie, obstruktives Schlafapnoesyndrom*, chron. Schichtarbeiter-Syndrom mit exzessiver Schläfrigkeit; **WW:** durch Induktion von Cytochrom-P-450-3A4 mögl.; **UAW:** Kopfschmerz, Übelkeit, Nervosität, Veränderung des Reaktionsvermögens, schwere Hautreaktionen (inklusive Erythema multiforme, Stevens-Johnson-Syndrom, Lyell-Syndrom, Hypersensitivitätssyndrom, Angioödem, Urticaria), Überempfindlichkeitsreaktionen; **Dos.:** je nach Ind. 200–400 mg/d; HWZ 10–12 h.

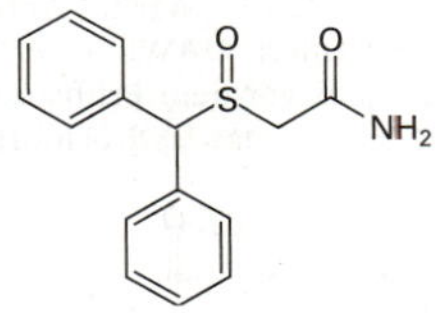

**Modafinil**

**Modellierung und Simulation:** (engl.) *modelling and simulation (Abk. M&S)*; allg. computergestützte Methode, bei der komplexe Systeme mit Hilfe vereinfachter mathemat. Modelle beschrieben u. die entspr. Modelle für Simulationen (noch) nicht untersuchter Szenarien herangezogen werden; in der Arzneimittelforschung werden häufig Modelle aus (prä-)klin. Beobachtungen (z. B. Wirkstoffkonzentrationen, Biomarker*, klinische Endpunkte*) entwickelt, welche die Dosis-Konzentrations-Wirkungs-Beziehung eines Wirkstoffs beschreiben (pharmakokinet./pharmakodynam. Modelle). M. u. S. ist insbes. hilfreich bei der Planung von klinischen Studien*. Dabei werden versch. Studiendesigns bzw. versch. Dosierungen zunächst am Computer simuliert, ohne teure u./od. riskante Studien tatsächlich durchzuführen (engl. clinical trial simulation). Vgl. Pharmakometrie; Populationspharmakokinetik.

**Modifikationen:** s. Polymorphie.

**Modifikation, posttranskriptionale:** Sammelbez. für alle Modifikationsprozesse (u. a. posttranskriptionale Prozessierung*, Spleißen*), die zw. Transkription* u. der eigentl. Genwirkung auftreten.

**Modifikation, posttranslationale:** enzymat. gesteuerte Veränderung einzelner Aminosäuren* in

M

Proteinen*, z. B. durch Glykosylierung*, Phosphorylierung* od. Einführung lipophiler Ankermoleküle (Prenylierung* od. Palmitoylierung*); Möglichkeit zur Regulierung von Proteinfunktionen, wobei v. a. die Proteinphosphorylierung (z. B. von Kinasen*, Transkriptionsfaktoren*, Transportern, Rezeptoren* od. Skleroproteinen*) eine wichtige Rolle bei den durch Wachstumsfaktoren* (z. B. PDGF*, EGF* od. FGF*) u. viele Hormone* (z. B. Insulin*, Epoetin* od. Parathormon*) ausgelösten intrazellulären Reaktionen spielt sowie bei der Wirk. einiger zellulärer Onkogene*.

**Modjobaum:** s. Aegle marmelos.

**Möhre:** s. Daucus carota.

**Möhrensamen:** s. Daucus carota (Fructus Dauci).

**Mönchskappe:** s. Aconitum napellus ssp. napellus.

**Mönchspfeffer:** s. Vitex agnus-castus.

**Mönchspfefferfrüchte:** s. Vitex agnus-castus (Agnicasti fructus).

**Mörser:** Reibschale; dickwandiges Gefäß (z. B. aus Porzellan*) mit halbkugelförmigem Boden, in dem harte Substanzen mit einem keulenförmigen Reiber (sog. Pistill, Stampfer od. Stößel) zerstoßen od. zerrieben werden; für feinste Mahlungen verwendet man M. aus Achat (bes. glatte Oberfläche u. hohe chem. Beständigkeit).

**Mörsermühle:** s. Pulverisette® 2.

**Moexipril** (INN): (3*S*)-2-{(2*S*)-2-[(1*S*)-1-Ethoxycarbonyl-3-phenylpropyl]aminopropanoyl}-1,2,3,4-tetrahydro-6,7-dimethoxyisochinolin-3-carbonsäure; CAS-Nr. 103775-10-6; $C_{27}H_{34}N_2O_7$, Strukturformel: s. Abb.; $M_r$ 498.6; **Wirk.**: Antihypertensivum*, ACE*-Hemmer; **UAW:** s. ACE-Hemmer; Einnahme morgens vor dem Frühstück; HWZ 2–10 h. Gebräuchlich ist das Hydrochlorid.

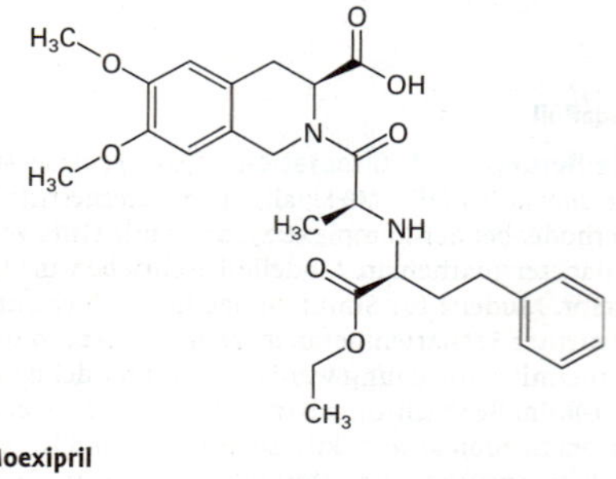


**Moexipril**

**Mofebutazon** (INN): Monophenylbutazon, Phenbutadion; 4-Butyl-1-phenyl-3,5-pyrazolidindion; CAS-Nr. 2210-63-1; $C_{13}H_{16}N_2O_2$; $M_r$ 232.27; Schmp. 102–103 °C (kristallisiert aus Ethanol/Wasser); schwer lösl. in Wasser, 1:4 in Ethanol, 1:3 in Chloroform, 1:25 in Ether, lösl. in Lsg. von Alkalihydroxiden u. Alkalicarbonaten; nicht mehr im Handel befindl. Analgetikum* u. Antirheumatikum*.

**Mohler-Reaktion:** Reaktion zum Nachw. von Weinsäure*, die mit Resorcin* u. konz. Schwefelsäure* Rotfärbung zeigt; die Färbung beruht auf einer intermediären Bildung von Glykolaldehyd.

**Mohn-Arten:** s. Papaver-Arten.

**Mohnblumen:** s. Papaver rhoeas (Papaveris rhoeados flos).

**Mohn, Kalifornischer:** s. Eschscholzia californica.

**Mohnköpfe, unreife:** s. Papaver somniferum (Fructus Papaveris immaturi).

**Mohnöl:** s. Papaver somniferum (Oleum Papaveris).

**Mohnsamen:** s. Papaver somniferum (Semen Papaveris).

**Mohrenpfeffer:** s. Xylopia aethiopica.

**Mohrrübe:** s. Daucus carota (Radix Dauci).

**Mohr-Salz:** s. Ammoniumeisen(II)-sulfat.

**Mohr, vegetabilischer:** s. Fucus vesiculosus (Fucus vesiculosus tostus).

**Mohr-Westphal-Dichtewaage:** s. Dichtebestimmungsmethoden.

**Mohs-Härteskala:** s. Härteskala.

**Mol:** Symbol mol; SI-Basiseinheit (s. SI-Einheiten) der Stoffmenge*; 1 Mol besteht aus 6.022 141 79 (30) · $10^{23}$ Teilchen (s. Avogadro-Konstante); die alte Bez. Gramm-Molekül gab früher die Gramm einer Substanz an, die der relativen molaren Masse* entsprechen.

**Molalität:** Symbol b; Einheit: mol/kg Lösungsmittel; eine 1-molale Lsg. enthält 1 mol eines Stoffes (6.022 · $10^{23}$ Moleküle) pro kg Lösungsmittel; bei 0.1-molaren wässrigen Lsg. können Molarität* u. Molalität gleichgesetzt werden.

**Molarität:** Symbol c; Einheit: mol/L; eine 1-molare Lsg. (1 m Lsg.) enthält 1 mol eines Stoffes (6.022 141 79 (30) · $10^{23}$ Moleküle; s. Avogadro-Konstante) in einem Liter fertiger Lsg.; anstelle des Begriffs M. sollen die Begriffe Stoffmengenkonzentration* od. kurz Konzentration* in gleicher Bedeutung verwendet werden. Der Begriff molar soll durch mol/L ersetzt werden; z. B. anstatt 1-molarer Salzsäure od. 1 m Salzsäure: Salzsäure, 1 mol/L; 1 mol/L Salzsäure; Salzsäure, c(HCl) = 1 mol/L.

**MO-LCAO:** Abk. für (engl.) *molecular orbitals-linear combination of atomic orbitals*; s. Molekülorbitale.

**molecular imaging:** Anw. von bildgebenden Verfahren (PET*, MRT*, CT*) auf molekularer Ebene, z. B. zur Darst. biochem. Prozesse mit morpholog.-anatomischer Lokalisation; durch Zusammenfassen dieser Verfahren in **molecular imaging centers** steht eine umfassende med. Diagnostik zur Verfügung, z. B. für Onkologie, Psychiatrie od. Neurologie. In der tierexperimentellen Anwendung findet m. i. gleichermaßen Einsatz mittels spezieller Geräte, die auf die Dimensionen von Kleintieren abgestimmt sind.

**molecular modelling:** Überbegriff für die computergestützte Manipulation der (dynam.) Strukturen von Molekülen* u. deren Wechselwirkungen mit anderen Molekülen, z. B. Rezeptoren* od. Enzymen*; vgl. QSAR.

**Molekel:** s. Molekül.

**Molekül:** veraltet Molekel; kleinstes Teilchen, das die Eigenschaft des zugrundeliegenden Stoffes besitzt; besteht aus mind. 2 gleichartigen od. versch. Atomen*, die durch eine chemische Bindung* zusammengehalten werden. Vgl. Masse, molare.

**Molekülkolloide:** s. Kolloide.

**Molekülkomplexe:** s. Molekülverbindungen.

**Molekülmasse, absolute:** s. Masse, molare.

**Molekülmassenbestimmung:** s. Molmassenbestimmung.

**Molekülmasse, relative:** s. Masse, relative molare.

**Molekülmodelle:** Raummodelle zur Darst. der molekularen Geometrie von Molekülen*; **Formen:** s. Abb.; **1. Dreidingmodelle:** Kugel-, Drahtstift- u. Gerüstmodelle; bilden die Abstände u. Valenzwinkel zw. den Atomen* ab; **2. kompakte Modelle:** Raumerfüllungs- od. Kalottenmodelle; stellen zusätzl. die Wirkungsradien in Relation zum Atom dar (Stuart-Briegleb-Modell). Keines dieser Modelle ist geeignet, die Elektronenstruktur wiederzugeben; dies ist nur mit Hilfe mathemat. Darst. möglich. **Bedeutung:** M. erlauben oft eine Voraussage z. B. über sterische Hinderung von benachbarten funktionellen Gruppen* od. bevorzugte Konformationen* eines Moleküls.

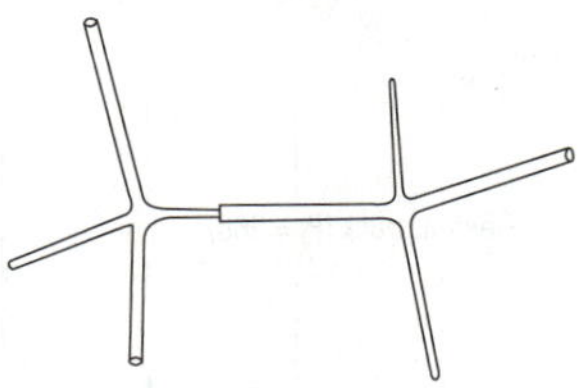

Dreidingmodell (Skelettmodell)

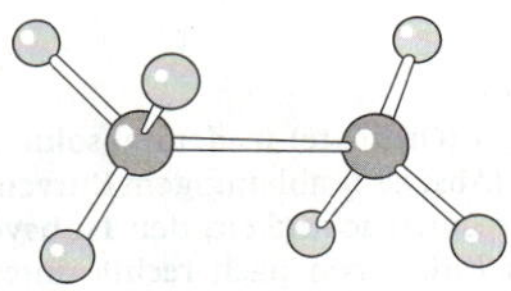

Kugel-Drahtstiftmodell

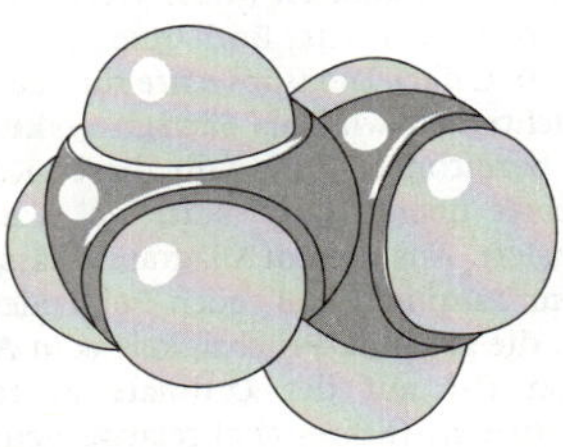

Kalottenmodell (Stuart-Briegleb-Modell)

**Molekülmodelle:** versch. Raummodelle des Ethanmoleküls

**Molekülorbitale:** Abk. MO; gemeinsame Orbitale* mehrerer Atome*, die bei der Bildung kovalenter Bindungen (s. Bindung, chemische) neu entstehen u. die von den an der Bindung beteiligten Elektronen* besetzt werden; die **Molekülorbital-Theorie** (MO-Methode) beruht auf dem von Hund, Mulliken, Lennard-Jones u. Hückel (1927–1931) entwickelten Näherungsverfahren der Quantenmechanik* zur Berechnung der Elektronenstruktur u. der Energie von Molekülen*. Das am häufigsten angewandte Verfahren zur Berechnung der diese Orbitale beschreibenden Wellenfunktionen* ($\alpha$) ist ihre Beschreibung durch lineare Kombination der an der Bindung beteiligten Atomorbitale. Diese Näherung wird als **MO-LCAO-Methode** (Abk. für engl. molecular orbitals-linear combination of atomic orbitals) bezeichnet.

**Molekülsiebe:** Molekularsiebe Ph.Eur.6, Molsiebe; krist., synthet. Zeolithe*, deren Kristallgitter zahlreiche Hohlräume enthält, die durch Poren mit genau definiertem Durchmesser (0.3, 0.4, 0.5, 1 nm, je nach Molekülsiebtyp; Angabe meist in Ångström, z. B. 0.3 nm = 3 Å) verbunden sind; die spezif. Oberfläche liegt bei 600–700 $m^2/g$; wird durch Erhitzen das in den Hohlräumen u. Poren befindl. Wasser entfernt, so erhält man äußerst aktive Adsorbenzien, die sich gut zum Trocknen von Gasen u. org. Lösungsmitteln eignen. Die Adsorptionskapazität für Wasser ist im Vergleich zum häufig verwendeten Aluminiumoxid* u. Silicagel* von der relativen Feuchtigkeit viel weniger abhängig. Ein M. mit Feuchtigkeitsindikator (geringste Mengen Cobalt(II)*-chlorid) ist im unbeladenen Zustand blau gefärbt u. schlägt bei Wasseraufnahme von ca. 12 g/100 g nach rot um. Regeneration von M. u. Indikator folgt bei 120–160 °C, ohne Indikator bei 300 °C im Vakuumtrockenschrank.

**Molekülspektrum:** s. Emissionsspektrum.

**Molekülverbindungen:** Anlagerungsverbindungen, Additionsverbindungen, Molekülkomplexe; Komplexverbindungen*, die meistens stöchiometr. definiert, aber oft labil sind, da nur relativ schwache Bindungskräfte beteiligt sind (s. Bindungskräfte, intermolekulare); **Vertreter:** u. a. Elektronen*-Donator-Akzeptor-Komplexe, Charge*-Transfer-Komplexe (z. B. Chinhydron*, Pi*-Komplexe), Meisenheimer*-Komplexe, Sandwich*-Verbindungen, Kronenverbindungen*, Kryptate* u. Einschlussverbindungen*; **Hinweis:** M. aus Feststoffen u. Lösungsmitteln werden auch als Kristallsolvate* bezeichnet.



**Molekularbewegung:** s. Brown-Molekularbewegung.

**Molekularformel:** s. Formel, empirische.

**Molekulargalenik:** Arbeitsgebiet, das sich mit der Untersuchung u. Erklärung galenisch relevanter Stoffeigenschaften u. Prozesse auf molekularer Ebene befasst; behandelt die Bedeutung des Ordnungsgrads* der Materie für die Herst. u. das Verhalten von Arzneiformen (erstmals definiert von R. Hüttenrauch). Z. B. lässt sich der Ordnungsgrad durch Aktivierung eines Festkörpers verringern (der ideale Kristall hat den höchsten Ordnungsgrad; vgl. Kristallinitätsgrad). Die mechan. Aktivierung eines Festkörpers (z. B. durch Reibung, Stoßen; Arbeitsgebiet der Tribophysik) erhöht dessen Enthalpie* (u. Entropie*) sowie dessen chem. Reaktionsfähigkeit. Diese Gitterauflockerung kann zu einer geringeren Dichte u. unter Umständen bis zur Amorphisierung führen.

**Molekulargewicht:** ungenaue Bez. für die relative Molekülmasse (s. Masse, molare).

**Molekularität:** in der chem. Kinetik* die Anzahl der Teilchen, die an einem chem. Elementarprozess teilnehmen; mit den modernen Methoden der physikalischen Chemie* lassen sich insbes. für Molekülstrahlreaktionen sehr detaillierte Angaben über die M. machen, während dies bei Reaktionen in der flüssigen Phase oft nur schwer möglich ist.

**Molekularsiebchromatographie:** s. Gelchromatographie.

**Molekularsiebe:** s. Molekülsiebe.

**Molenbruch:** s. Stoffmengenanteil.

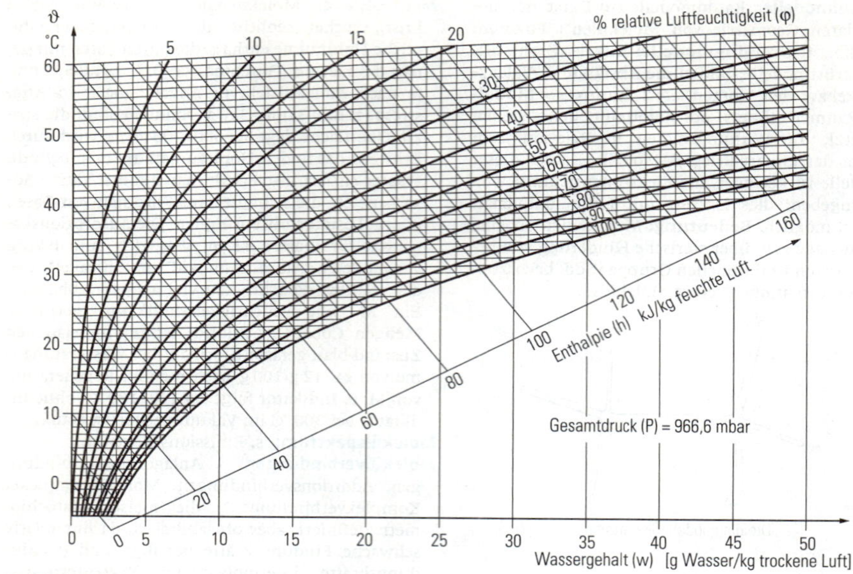


**Mollier-h,x-Diagramm**



**Molfraktion:** s. Stoffmengenanteil.

**Molgramostim** (INN): nicht glykosylierter rekombinanter humaner Granulozyten-Makrophagen-Kolonien stimulierender Faktor (rh-GM-CSF); CAS-Nr. 99283-10-0; $M_r$ ca. 14 478 Da; in Deutschland im Handel befindl. hämatopoet. Wachstumsfaktor (s. Hämatopoese); in Österreich u. der Schweiz außer Handel; **Wirk.:** stimuliert die Vermehrung von polymorphkernigen u. mononukleären Phagozyten, die für die Infekt- u. Tumorabwehr wichtig sind; s. CSF; **Ind.:** Reduktion des Infektionsrisikos durch Verringerung des Schweregrads von Neutropenien bei myelotox. Chemotherapie; **UAW:** Fieber; **Dos.:** parenteral 1×5–10 µg/kg KG/d (5 µg entsprechen 0.06 Mio. E.) s.c. über 7–10 d nach Beendigung des Chemotherapiezyklus; HWZ 2–3 h. **Konzentrierte Molgramostim-Lösung:** Molgramostimi solutio concentrata (Ph.Eur.).

**Molisch-Reaktion:** Nachw. von Pentosen*; **Prinzip:** Mit 1-Naphthol* bilden sich in schwefelsaurer Lsg. rot bis blau gefärbte Kondensationsverbindungen (Farbkomplexbildung mit 5-Hydroxymethylfurfural, das sich aus Pentosen bildet). Vgl. Seliwanoff-Reagenz.

**Molke:** s. Milch.

**Molkenessenz:** s. Lab (Labessenz).

**Molkensäure:** s. Orotsäure.

**Mollier-h,x-Diagramm** (Richard Mollier, 1897–1933, Prof. in Dresden; h,x-Diagramm, da ursprünglich Enthalpie h gegen Wassergehalt x aufgetragen war): Funktion zur Charakterisierung der Zustandsgrößen feuchter Luft od. eines anderen feuchten Gases bei konstantem Gesamtdruck (z. B. 966.6 mbar, entsprechend einem mittleren Luftdruck* in 365 m über Meereshöhe); das Diagramm (s. Abb.) enthält neben den von der Temperatur ϑ (Ordinate) u. dem absoluten Wassergehalt w (Abszisse) abhängigen Kurven konstanter relativer Luftfeuchtigkeit, den **Isopsychren**, auch die von links oben nach rechts unten geneigten parallelen Linien gleicher Enthalpie h, die **Isenthalpen** od. **Adiabaten** (diese Werte stellen Enthalpiedifferenzen zur Enthalpie der trockenen Luft bei 0 °C dar). Die Isopsychre für 100 % relative Luftfeuchtigkeit wird als **Sättigungskurve** (Taukurve) bezeichnet. Unterhalb dieser Kurve liegt das Gebiet übersättigter Luft, wo Wasserdampf kondensiert. Aus diesem Diagramm lässt sich neben dem Taupunkt z. B. noch Folgendes entnehmen: **1.** die absolute Feuchtigkeit w in Abhängigkeit von der auf der Ordinate aufgetragenen Temp. für eine (gemessene) relative Feuchtigkeit; **2.** der Wärmebetrag h, der bei isothermem Befeuchten od. Trocknen von Luft zu- od. abgeführt werden muss; **3.** die Temperaturunterschiede, die sich beim Befeuchten von Luft unter adiabat. Bedingungen ergeben; **4.** die Änderung der relativen Luftfeuchtigkeit ϕ bei Veränderung der Temperatur. **Neuberechnung des Diagramms od. Berechnung einzelner Werte:** Die meteorolog. Verhältnisse u. die Höhe über dem Meer (s. Luftdruck) können sich im Einzelfall bemerkbar auf die Darstellung des h,x-Diagramms auswirken. Der Gesamtdruck P weicht daher im Allg. vom Normalatmosphärendruck (1013.25 mbar; s. Normzustand) ab, der sich aus den Partialdrücken von trockener Luft $p_L$ u. Wasserdampf $p_W$ (Wasserdampfpartialdruck) zusammensetzt (s. Dalton-Gesetz). **1.** Sättigungsdampfdruck des Wassers $p_s$ (Temp. ϑ in °C):

$$p_s = p_0 \cdot 10^{\frac{a \cdot \vartheta}{b+\vartheta}}$$

a = 7.4475, b = 234.67 (über Wasser) bzw. a = 9.5, b = 265.5 (über Eis); wird für $p_0$ 6.10 (4.525) gesetzt, erhält man das Ergebnis in mbar (Torr). **2.** relative Luftfeuchtigkeit (in %): $\phi = p_W/p_S$; **3.** Wasserdampfgehalt w der Luft (die Isopsychre für 100 %, die Sättigungslinie) in g/kg:
$w = 622 \cdot p_s/(P-p_s)$
Der von der Meereshöhe abhängige mittlere Luftdruck P lässt sich auch näherungsweise mit Hilfe der barometr. Höhenformel (s. Luftdruck) berechnen. **4.** Dichte $\varrho_\varphi$ feuchter Luft in kg/m³:

$$\rho_\varphi = \rho_L \cdot \frac{273.15}{273.15 + \vartheta} \cdot \left(1 - \frac{0.378 \cdot p_W}{P}\right)$$

$\varrho_L$ ist die Dichte trockener Luft u. beträgt im Normzustand (0 °C, 1013.25 mbar) 1.293 kg/m³. **5.** Enthalpie h (in kJ/kg): $h = 1.007 \cdot \vartheta + w \cdot (2500 + 1.863 \cdot \vartheta)$.

**mollis** (lat.): weich.

**Molluskizide:** Schädlingsbekämpfungsmittel*, die v. a. gegen Schnecken wirken; z. B. Schneckenvertilgungsmittel wie Niclosamid* od. Ködermittel aus Metaldehyd* od. Mercaptodimethur*.

**Molmasse:** s. Masse, molare.

**Molmassenbestimmung:** Molekülmassenbestimmung; Bestimmung der relativen molaren Masse* $M_r$; **1.** bei gasförmigen od. unzersetzt verdampfbaren Stoffen Berechnung aus der Dampfdichte*, da nach dem Gesetz von Avogadro die Anzahl der Moleküle in der Volumeneinheit bei gleicher Temp. u. gleichem Druck stets gleich ist; **2.** bei nicht verdampfbaren Verb. Bestimmung z. B. aus der Gefrierpunkterniedrigung* (Kryoskopie), der Siedepunkterhöhung (Ebullioskopie) od. dem osmotischen Druck* (Osmometrie); **3.** mit der Massenspektrometrie* sehr genaue Bestimmung möglich.

**Molmasse, relative:** s. Masse, relative molare.

**Molozonid:** s. Ozonolyse.

**Molprozent:** s. Stoffmengenanteil.

**Molsidomin** (INN): *N*-Carboxy-3-morpholino-sydnonimin-ethylester; CAS-Nr. 25717-80-0; $C_9H_{14}N_4O_4$, Strukturformel: s. Abb.; $M_r$ 242.23; Schmp. 140–141 °C (kristallisiert aus Toluol); M. gehört zur Verbindungsklasse der Sydnone*; leicht lösl. in Chloroform, lösl. in verd. Salzsäure, Ethanol, Ethylacetat u. Methanol, wenig lösl. in Wasser, Aceton u. Benzol, sehr schwer lösl. in Ether u. Petrolether; Koronartherapeutikum*; **Wirk.:** M. hat eine ähnl. Wirk. wie die organischen Nitrate*, obwohl es chem. nicht mit diesen verwandt ist; direkte, enzymunabhängige Freisetzung von NO aus dem hepat. Metaboliten SIN-1; die bei Nitraten beobachtete Toleranzentwicklung besteht nicht. **Ind.:** Prophylaxe u. Langzeitbehandlung der Angina* pectoris bei Kontraind., Unverträglichkeit od. unzureichender Wirksamkeit anderer Arzneimittel sowie in höherem Lebensalter; **Kontraind.:** akutes Kreislaufversagen, gleichzeitige Einnahme von selektiven Phosphodiesterase*-Hemmern(PDE 5), schwere Hypotonie; **WW:** Antihypertensiva, Alkohol: Verstärkung der blutdrucksenkenden Wirk.; Phosphodiesterase-5-Hemmer: erhebl. Verstärkung des blutdrucksenkenden Effekts; **UAW:** allerg. Reaktionen, Kopfschmerz, orthostat. Dysregulation, reflektor. Tachykardie.

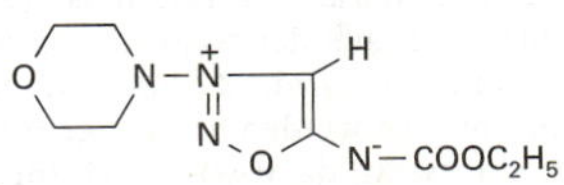

**Molsidomin**

**Molsiebe:** s. Molekülsiebe.

**Molton:** Flanell; geschorener, naturbelassener Baumwollstoff.

**Molvolumen:** molares Normvolumen des idealen Gases (s. Gasgesetze, ideale); Rauminhalt, der von einem Mol* eines idealen Gases im Normzustand* eingenommen wird; gleiche Stoffmengen* von idealen Gasen nehmen bei gleichem Druck u. gleicher Temp. unabhängig von der Art des Gases gleichen Raum ein. Das M. eines idealen Gases beträgt bei 0 °C u. 1013 mbar 22.413 6 Liter.

**Molwärme:** s. Wärmekapazität.

**Molybdän:** Symbol Mo; CAS-Nr. 7439-98-7; $A_r$ 95.94; OZ 42; D. 10.2; Schmp. 2620 °C; Sdp. 4825 °C; Härte 5.5 der Härteskala*; silberweißes, schmiedbares, 2- bis 6-wertiges Metall*; lösl. in Salpetersäure, konz. Schwefelsäure u. Königswasser*, unlösl. in Salzsäure u. verd. Schwefelsäure; **Vork.:** natürl. nur als Molybdänglanz ($MoS_2$; Nordamerika, Norwegen, Erzgebirge) od. Gelbbleierz ($PbMoO_4$; Kärnten u. Oberbayern); **Bedeutung:** (physiol.) Der menschl. Körper enthält ca. 20 mg Mo; empfohlene Zufuhr: 0.1–0.3 mg/d. Mo ist ein essentielles Spurenelement*; es ist Best. der Xanthinoxidase* u. weiterer Flavinenzyme*. **Darst.:** Erze werden in Ammoniumheptamolybdat* u. durch anschließendes Calcinieren* bei ca. 400 °C in Molybdäntrioxid ($MoO_3$) überführt, das in 2 Stufen durch Wasserstoff* zum reinen Molybdänpulver reduziert wird. **Anw.:** (techn.) Legierungen (Molybdänstahl), Glühlampenindustrie, Entschwefelungskatalysator in der Erdölraffination, Röntgendiagnostik, Molybdändisulfid ($MoS_2$) als Schmiermittel; **Toxikol.:** alle Molybdänsalze sind tox.; MAK: 5–15 mg/m³ Luft; **Nachw.:** Molybdänverbindungen: **1.** Mit Zinn(II)*-chlorid erfolgt Reduktion zu Molybdänblau. **2.** Kaliumhexacyanoferrat(II)* fällt aus salzsaurer Lsg. rotbraunes Molybdän-Hexacyanoferrat(II) aus, das sich in Basen leicht löst. **3.** Mit Ethylxanthogenat-Ionen bilden sich in schwach mineralsaurer Lsg. rotviolette Molybdän-Ethylxanthogenat-Chelatkomplexe. **Gesch.:** 1781 von Peter Jakob Hjelm (1746–1813) entdeckt.

**Molybdatophosphorsäure:** s. Phosphormolybdänsäure.

**Momentanalyse:** modellunabhängige Analyse, kompartimentunabhängige Analyse; pharmakokinet. Auswertung, die auf modellunabhängigen, direkt messbaren od. errechenbaren Parametern beruht (z. B. Dosis*, AUC*, totale Clearance*, mittlere Verweildauer*, Verteilungsvolumen*); **Berechnung:** Die Plasmakonzentrationskurve* wird als statist. Verteilung angesehen u. rechner. als Funktion behandelt, wobei die AUC* das 0. Kurvenmoment darstellt. Multipliziert man die Plasmakonzentrationskurve mit der Zeit, erhält man die sog. 1. Momentkurve mit einer entspr. Fläche **AUMC** (engl. area under the moment curve). Eine zentrale Größe der M., die mittlere Verweildauer* (engl. mean residence time, Abk. MRT), errechnet sich nach:

$$MRT = \frac{AUMC}{AUC} = \frac{\int_0^\infty t \cdot c_p(t)dt}{\int_0^\infty tc_p(t)dt}$$

AUMC: Fläche unter der 1. Momentkurve; AUC: Fläche unter der Plasmakonzentrationskurve; $c_P(t)$: Plasmakonzentration zur Zeit t. Das Verteilungsvolumen* im Fließgleichgewicht* errechnet sich nach:

$$V_{d,ss} = CL \cdot MRT = \frac{D \cdot AUMC}{AUC^2}$$

CL: totale Clearence; D: Dosis. Vgl. mean times; In-vitro/In-vivo-Korrelation.

**Mometason** (INN): 9*α*,21-Dichlor-11*β*,17-dihydroxy-16*α*-methylpregna-1,4-dien-3,20-dion; CAS-Nr. 105102-22-5; $C_{22}H_{28}Cl_2O_4$, Strukturformel: s. Abb.; $M_r$ 427.37; chloriertes Glucocorticoid*; **Wirk.**: antiphlogist., antiproliferativ, hemmt in vitro die Synthese der Interleukine* 1 u. 6 sowie TNF*-*α*. **Mometasonfuroat:** Mometasoni furoas Ph.Eur.; CAS-Nr. 83919-23-7; $C_{27}H_{30}Cl_2O_6$; $M_r$ 521.44; Schmp. 218–220 °C (kristallisiert aus wässrigem Methanol); $[\alpha]_D^{26\,°C}$ +58.3° (Dioxan); **Wirk.**: topisch angewandtes, stark wirksames Glucocorticoid; **Ind.**: entzündl. u. juckende Hauterkrankungen wie Psoriasis*, atop. Dermatitis, allerg. u./od. Reizdermatitis sowie Hauterkrankungen der behaarten Kopfhaut (Lsg.); Asthma* bronchiale (Inhalation), Rhinitis* allergica (Nasenspray); **Kontraind.**: Rosacea, Hautinfektionen; Anw. bei Kindern unter 6 Jahren; strenge Indikationsstellung während Schwangerschaft u. Stillzeit; **WW**: bei Inhalation: CYP3A4-Inhibitoren (z. B. Ketoconazol, Itraconazol, Nelfinavir, Ritonavir): Anstieg der Plasmakonzentration von M.; **UAW**: selten Brennen, Hautjucken, Dermatitis.

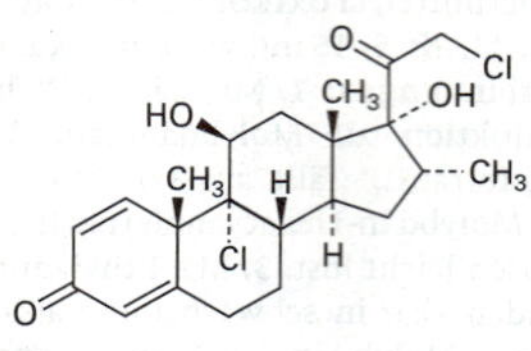


**Mometason**

**Momordica balsamina** L.: Balsamgurke, Springkürbis; Fam. Cucurbitaceae; heim. in Ostindien, China, kultiviert in Westindien, trop. Afrika; monöz. Kletterpflanze; Stpfl. von **Fructus Momordicae:** Pomo balsamica, Balsamapfel; unreife Früchte; **Inhaltsst.**: Cucurbitacine*, carotinoide Farbstoffe (s. Carotinoide), fettes Öl (Samen); **Anw.**: (volkstüml.) früher als Drastikum (s. Laxanzien), Emetikum*; auch als Gemüse; Wurzeln u. Blätter wie Momordica* charantia in Pakistan u. Indien als Antidiabetikum. **Hom.**: Momordica balsamina (HAB): frische, kurz vor der Reife geerntete Früchte; verordnet z. B. bei Verdauungsstörungen.

**Momordica charantia** L.: Balsambirne; Fam. Cucurbitaceae; Tropen, Subtropen; **Inhaltsst.**: Blätter* u. unreife Früchte sollen Steroidglykoside (Momordin, Charantin) mit hypoglykäm. Wirk. (Insulinfreisetzung anregend) enthalten; **Anw.**: (volkstüml.) ähnl. wie Momordica* balsamina, in Pakistan u. Indien als Antidiabetikum.

**Momordica luffa:** s. Luffa aegyptiaca.

**Momordica operculata:** s. Luffa operculata.

**Monalazon-Dinatrium** (INN): Dinatrium-4-(*N*-chlorsulfamoyl)benzoat; CAS-Nr. 61477-95-0; $C_7H_4ClNNa_2O_4S$; $M_r$ 279.6; nicht mehr im Handel befindl. Desinfektionsmittel; früher angewendet zur Hautdesinfektion.

**Monarda didyma** L.: (engl.) *American Horsemint*; Goldmelisse; Fam. Lamiaceae (Labiatae); östl. Nordamerika; Stpfl. von **Herba Monardae:** Monardenkraut; **Inhaltsst.**: äther. Öl (mit Carvacrol*, Thymol*, Cymol*), Gerbstoffe*, Bitterstoffe*; in den Blüten Anthocyane*; **Anw.**: (volkstüml.) Aromatikum, Stomachikum.

**Monarda fistulosa:** s. Thymochinon.

**Monardenkraut:** s. Monarda didyma (Herba Monardae).

**Monazit:** s. Lanthanoide.

**Mondbohne:** s. Phaseolus lunatus.

**Mondsamengewächse:** s. Menispermaceae.

**Monellin:** s. Dioscoreophyllum cumminsii (Serendipity-Beeren).

**Monitoring:** (Dauer-)Beobachtung eines bestimmten Systems, im Allg. Überwachen eines Vorgangs od. Prozesses mit techn. Hilfsmitteln od. anderen Beobachtungssystemen; ermöglicht Dokumentation von u. Intervention in Prozesse, sofern sich abzeichnet, dass der Prozess nicht den gewünschten Verlauf nimmt, u. stellt ein wichtiges Element im Qualitätsmanagement dar. **Formen: 1. Qualitätsmonitoring:** kontinuierl. Beobachtung der Qualität bestimmter Strukturen/Prozesse; **2. Projektmonitoring:** kontinuierl. Beobachtung eines Projektverlaufs; wird genutzt, um die Erreichung der Projektziele zu überwachen u. notwendige Korrekturen im Projektdesign zu ermöglichen; **3. Therapiemonitoring:** Überwachung klin. Parameter od. Sympt. zur Beurteilung der Wirksamkeit u. Sicherheit einer Arzneimitteltherapie beim individuellen Patienten.

**Mono-:** **1.** Wortteil mit der Bedeutung allein, einzig, ein, nur; **2.** in der chem. Nomenklatur* verwendete Vorsilbe zur Angabe stöchiometr. Mengenverhältnisse; z. B. Monohydrat entspricht 1 mol Wasser pro mol Anhydrat*.

**Monoaminoxidase:** Abk. MAO; kupferhaltiges Flavinenzym* ($M_r$ 59 000 beim Menschen), das über eine oxidative Desaminierung den Abbau versch. biogener Monoamine (s. Amine, biogene), z. B. Catecholamine*, Serotonin* od. Histamin*, bewirkt; Hemmung der MAO führt zum Anstieg der synapt. Konz. von Adrenalin*, Noradrenalin* u. Serotonin*, was zur Ther. von Depressionen ausgenutzt wird. **Formen:** Isoenzyme: **1. MAO-A:** Selektive Hemmung der MAO-A wird bei der Ther. von Depressionen bevorzugt, da somit die blutdrucksteigernde Wirk. des Tyramins* (wird von MAO-B abgebaut) aus der Nahrung (Käse) durch Abbau vermieden wird. **2. MAO-B:** Selektive MAO-B-Inhibitoren werden bevorzugt zur Parkinson-Ther. eingesetzt, da MAO-B auch für den Abbau von Dopamin* verantwortl. ist.

**Monoaminoxidase-Hemmer:** MAO-Hemmer; Hemmstoffe der Monoaminoxidase*, wodurch sich endogene Amine in den sympath. Nervenendigungen ansammeln; **Wirkstoffe: 1.** nichtselektive, irreversible MAO-Hemmer: z. B. Tranylcypromin*; Ind.: therapieresistente Depressionen; **2.** selektive, reversible MAO-A-Hemmer: Moclobemid*; Ind.: Antidepressivum*; **3.** selektive, reversible MAO-B-Hemmer: Selegilin* u. Rasagilin*; Hemmung des Dopaminabbaus im Gehirn; Ind.: in Kombination mit Levodopa* bei Parkinson*-Syndrom; vgl. Antiparkinsonmittel; **4.** natürlich vorkommende nichtselektive, reversible MAO-Hemmer: Harmanalkaloide*; missbräuchl. Anw. zur Wirkungsverstärkung psychoaktiver Substanzen; **WW:** in Kombination mit serotonerg wirksamen Substanzen (v. a. Serotonin*-Wiederaufnahme-Hemmer) Gefahr eines Serotoninsyndroms*; **UAW:** zu Therapiebeginn Unruhezustände u. Schlafstörungen sowie Schwindel, Hypotonie u. hypertone Blutdruckkrisen (s. Cheese-Effekt).

**Monoammoniumphosphat:** s. Ammoniumphosphat, primäres.

**Mono- and Diglycerides:** s. Glycerolmonocaprylat; Glycerolmonocaprylocaprat.

**Monoarsan:** s. Arsenwasserstoff.

**Monobactame:** (engl.) *monobactams*; zu den Betalactam*-Antibiotika gehörende Substanzen mit monocycl. Ringstruktur; **Wirkstoffe:** Aztreonam* (als einziger im Handel).

**Monobenzon** (INN)**:** Hydrochinomonobenzylether; 4-Benzyloxy-phenol; CAS-Nr. 103-16-2; $C_{13}H_{12}O_2$; $M_r$ 200.23; Schmp. 122.5 °C (kristallisiert aus Wasser); fast unlösl. in kaltem Wasser, lösl. in kochendem Wasser (1.0 g/100 mL), in Benzol, 1:15 in Ethanol, 1:29 in Chloroform, 1:14 in Ether, leicht lösl. in Aceton; nicht mehr im Handel; früher angewendet bei Pigmentstörungen (Hyperpigmentierung); vgl. Sommersprossenmittel; **UAW:** Photosensibilisierung.

**Monobromcampher:** Camphora monobromata; Bromkampfer, Bromkampher; $C_{10}H_{15}OBr$; $M_r$ 231.04; Schmp. 76 °C; farblose, luft- u. lichtbeständige Nadeln od. Schuppen von mildem Camphergeruch; fast unlösl. in Wasser, leicht lösl. in Ethanol, Ether, Chloroform u. fetten Ölen; **Darst.:** durch Einwirkung von Brom* auf Campher*. Die frühere med. Anw. innerl. als Sedativum* u. Schlafmittel*, bei Epilepsie*, Hysterie, Keuchhusten u. sexueller Neurasthenie ist obsolet. **Hom.:** Camphora monobromata: verordnet z. B. bei Impotenz.

**Monobromethan:** s. Ethylbromid.

**Monocalciumphosphat:** s. Calciumdihydrogenphosphat.

**Monocaprylin:** s. Glycerolmonocaprylat.

**Monocarbonsäuren:** Carbonsäuren*, die nur eine Carboxygruppe —COOH enthalten.

**Monochasium:** s. Blütenstand.

**Monochloressigsäure:** Acidum monochloraceticum; $C_2H_3O_2Cl$; $ClCH_2$—COOH; $M_r$ 94.5; Schmp. 62–63 °C; Sdp. 185–187 °C; farblose, hygroskop. Kristalle, leicht lösl. in Wasser, Ethanol, Ether, Chloroform, Benzol; unter Erwärmung entsteht erstickender, zu Tränen reizender Geruch; **Anw.:** (med.) äußerl. als Ätzmittel bei Warzen u. Hühneraugen.

**Monochlorethan:** s. Ethylchlorid.

**Monochlormethan:** s. Methylchlorid.

**Monochlorphenol:** s. *p*-Chlorphenol.

***p*-Monochlorphenolcampher:** s. *p*-Chlorphenol.

**Monochlorphenolum (para) cum Camphora:** s. *p*-Chlorphenol.

**Monochlorthymol:** s. Chlorthymol.

**Monochromasie:** Begriff aus der Optik; monochromat. Licht besteht idealerweise aus Photonen* einer einzigen Wellenlänge; prakt. stammen die Photonen aber aus einem sehr schmalen Wellenlängenbereich (s. Kohärenz).

**monochromatisch:** einfarbig.

**Monodesmoside:** s. Saponine.

**monodispers:** alle Teilchen haben die gleiche Größe; Ggs.: polydispers.

**monözisch:** s. Blüte (Blütenformen).

**Monoglycerol-Lipase:** s. Lipasen.

**Monohydrat:** s. Mono-.

**Monohydroxybenzol:** s. Phenol.

**Monohydroxyphenylethylamin:** s. Norfenefrin.

**Monoiodethan:** s. Ethyliodid.

**Monokaliumdihydrogenphosphat:** s. Kaliumdihydrogenphosphat.

**Monokaliumphosphat:** s. Kaliumdihydrogenphosphat.

**Monokine:** Substanzen, die von Monozyten u. deren Abkömmlingen (Makrophagen, dendritische Zellen, Langerhans-Zellen) in Geweben produziert werden u. die Funktion anderer Zellen beeinflussen (z. B. spezif. od. unspezif. Lymphozyten aktivierende Faktoren, Wachstumsfaktoren). M. zählen zu den Zytokinen*.

**monoklin:** s. Kristalle.

**Monokomponenten-Insuline:** s. Insulin.

**Monokotyledonae:** einkeimblättrige Pflanzen; vgl. Dikotyledoneae; Spermatophytina.

**Monolaurylpolysorbitan:** s. Polysorbate.

**Monomere:** kleinste sich wiederholende Untereinheiten oligo- od. polymerer Verb.; vgl. Polymere.

**Mononatriumdihydrogenphosphat:** s. Natriumdihydrogenphosphat-Dihydrat.

**Mononatriumglutamat:** s. Natriumglutamat.

**Mononatriumorthophosphat:** s. Natriumdihydrogenphosphat-Dihydrat.

**Mononucleosis infectiosa:** Pfeiffer-Drüsenfieber, infektiöse Mononukleose; Virusinfektion, die zu einer Hyperplasie u. Hypertrophie des lymphat. Gewebes mit charakterist. Blutbildveränderungen führt; **Erreger:** Epstein-Barr-Virus (s. Herpes-Viren); Übertragung meist durch Speichel, selten Bluttransfusion od. Organtransplantation; **Sympt.:** Fieber (38–39 °C), Kopf- u. Gliederschmerzen, evtl. Leibschmerzen, gleichzeitig auftretende, generalisierte Lymphknotenschwellungen, Tonsillitis, gelegentl. Exanthem; **Prognose:** ohne Komplikationen gut, schwere Verläufe bei Patienten mit Immundefekten.

**Mononucleotide:** s. DNA; RNA.

**Monooctanoin:** s. Glycerolmonocaprylat.

**Monooleinum:** s. Glycerolmonooleate.

**Monooleylpolysorbitan:** s. Polysorbate.

**Monooxygenasen:** s. Oxygenasen.

**Monopalmitylpolysorbitan:** s. Polysorbate.

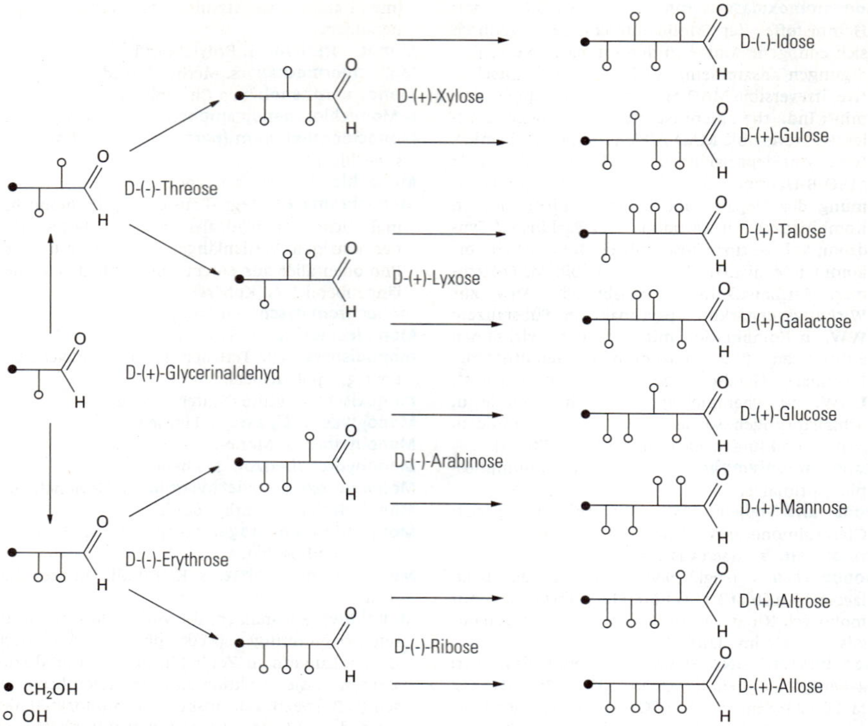


**Monosaccharide** Abb. 1: schemat. Darstellung von D-Aldosen

**Monophenoloxidasen:** s. Phenoloxidasen.
**Monophosphan:** s. Phosphine.
**monopodial:** (bot.) Seitenzweige bleiben gegenüber der Hauptachse in der Entwicklung zurück; beim **Monopodium** ist im Ggs. zum Sympodium die Entwicklung der Hauptachse gegenüber den Seitenverzweigungen bevorzugt.
**Monosaccharide:** syn. Einfachzucker; kleinste, durch Hydrolyse* nicht weiter abbaubare Einheiten der Kohlenhydrate*; süß schmeckende, wasserlösl., meist kristalline Verb.; primäre Oxidationsprodukte von aliphat. Polyalkoholen* mit meist unverzweigten Kohlenstoffketten; **Einteilung: 1. Aldosen:** durch Oxidation* an der terminalen primären Alkoholgruppe entstandene Polyhydroxyaldehyde (s. Abb. 1), z. B. Mannose*, Glucose*, Galactose*; charakterist. ist die terminale Aldehydgruppe —CHO, die bei systemat. Nomenklatur stets die Nummer 1 trägt; leiten sich formal von ihrem einfachsten Vertreter, dem Glycerolaldehyd, durch Kettenverlängerung ab; nach der Anzahl der C-Atome weitere Einteilung in Triosen* (3 C), Tetrosen* (4 C), Pentosen* (5 C) u. Hexosen* (6 C); **2. Ketosen:** durch Oxidation einer sekundären OH-Gruppe (meist am C-2) entstandene Polyhydroxyketone, z. B. Fructose*; charakterist. ist die nicht terminale —C=O Gruppe, der bei systemat. Bezifferung die niedrigst mögliche Zahl zukommt; leiten sich formal von Dihydroxyaceton* ab; entweder durch die Endung -ulose (z. B. Ribulose*) od. wie die D-Fructose mit Trivialnamen bezeichnet; nach der Anzahl der C-Atome weitere Einteilung in Tetrulosen (4 C), Pentulosen (5 C) u. Hexulosen (6 C); Nachw.: s. Seliwanoff-Reagenz. M. mit einer noch höheren Anzahl an C-Atomen, z. B. Heptosen* bzw. Heptulosen (7 C), sind selten, aber als Zwischenprodukte im Stoffwechsel wichtig. **Struktur:** Beinahe alle natürl. vorkommenden M. weisen unverzweigte Kohlenstoffketten auf. (Verzweigte Ketten haben z. B. Hamamelose*, Streptose u. Apiose.) Die Konfigurationsangabe erfolgt durch die Vorzeichen D u. L (s. Abb. 2; s. Fischer-Projektion), wobei diese Bez. nichts mit dem opt. Drehvermögen zu tun hat. Dieses wird nach Wohl u. Freudenberg durch (+) od. (–) angegeben, z. B. D-(+)-Glucose. Jedes Kohlenstoffatom der M. trägt im Allg. eine Hydroxylgruppe bzw. eine von ihr abgeleitete Funktion. Bei Ersatz der Hydroxylgruppe durch Wasserstoff entsteht ein

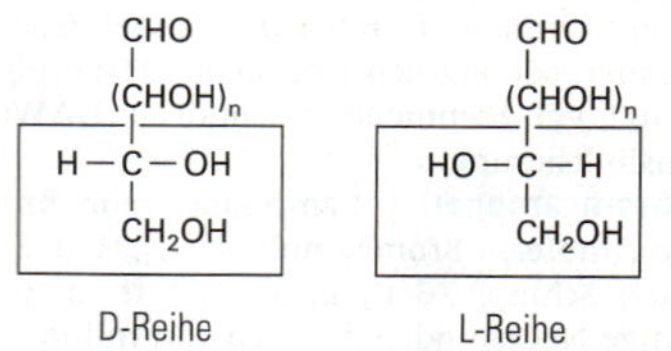


**Monosaccharide** Abb. 2: Fischer-Projektion von D- u. L-Monosacchariden

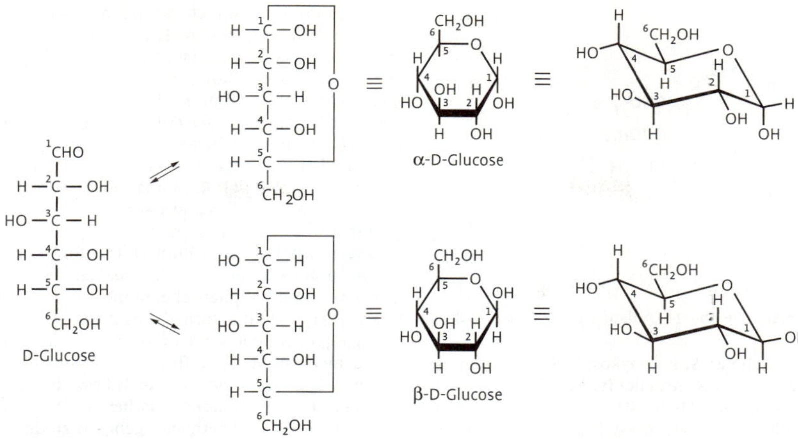


**Monosaccharide** Abb. 3: Formelschreibweisen der M. von links nach rechts nach Fischer, Tollens u. Haworth; ganz rechts Darstellung der Konformation durch die Sesselform

Desoxyzucker*, bei Ersatz durch eine Aminogruppe ein Aminozucker*. M. sind durch eine Vielzahl von Asymmetriezentren charakterisiert. Die Anzahl der stereoisomeren Formen eines M. ist $2^n$, wobei n die Anzahl der asymmetr. C-Atome ist. In den **Projektionsformeln nach Fischer** werden die M. vertikal u. in Form von Ketten geschrieben, wobei die Aldehydgruppe am Kopfende u. die Hydroxymethylgruppe am Fußende steht. Diese Darstellung ist zwar leicht verständl., sie gibt jedoch nicht die räuml. Struktur der M. wieder; zudem entsprechen dieser offenkettigen Form nicht alle Eigenschaften der M.; z. B. reagieren Natriumhydrogensulfit* od. Ammoniak* nicht mit der Aldehydgruppe einer Aldose. Nach Tollens ist dies dadurch begründet, dass die M. nicht od. nur zum geringen Teil in offenkettiger Form vorliegen. Vielmehr bildet die Carbonylgruppe mit einer Hydroxylgruppe eine Halbacetalbindung, so dass ein sauerstoffhaltiger Ring entsteht. Bei einer Halbacetalbindung vom C-1 zum C-4 entsteht die 5-gliedrige **Furanose**; ein 6-gliedriger Ring (vom C-1 zum C-5) wird als **Pyranose** bezeichnet. Die meisten M. liegen als Pyranosen vor; die furanoide Form tritt in manchen Oligosacchariden* (z. B. in der Saccharose*) u. in einigen Polysacchariden* auf. Die Darstellung dieser cycl. Halbacetalform erfolgt entweder nach Tollens od. besser u. übersichtlicher nach Haworth (s. Abb. 3). Die jeweiligen Substituenten stehen senkrecht zur Ringebene. Räuml. liegen bei Pyranosen ähnl. Verhältnisse vor wie beim Cyclohexan*. Die durch den Heterosauerstoff bedingte Asymmetrie ermöglicht 2 Sessel- u. 6 Wannenformen. Pyranosen liegen jedoch meist in der energet. günstigeren Sesselform vor. Von den 10 Substituenten an den 5 Ringatomen sind 5 axial u. 5 äquatorial angeordnet (s. Abb. 4); in der $\beta$-D-Glucose sind z. B. alle Hydroxylgruppen u. die Hydroxymethylgruppe äquatorial. Die gezeigten Konformationsformeln kommen der Wirklichkeit am nächsten, da sie die räuml. Anordnung der Substituenten am besten zum Ausdruck bringen u. so ein besseres Verständnis für

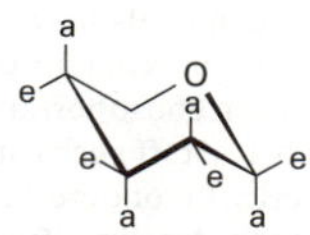


**Monosaccharide** Abb. 4: Sesselform der Pyranosen; a: axiale, e: äquatoriale Anordnung der OH-Gruppen

die chem. u. biochem. Reaktionen u. die physik. Eigenschaften der M. ermöglichen. Durch die Ringbildung entsteht am ursprüngl. Carbonylkohlenstoff-Atom (bei Aldosen am C-1, bei Ketosen am C-2) ein neues Asymmetriezentrum. Dadurch treten 2 weitere Isomere* auf, die als $\alpha$- u. $\beta$-Formen bezeichnet werden. In Lösungen stehen $\alpha$- u. $\beta$-Isomere über die offenkettige Form im Gleichgewicht (**Oxo-Cyclo-Tautomerie**; s. Tautomerie). Die als Mutarotation* bezeichnete Erscheinung, dass sich der Drehwert einer frisch bereiteten wässrigen Lsg. eines M. bis zu einem konstanten Endwert verändert, beruht auf der Gleichgewichtseinstellung zw. $\alpha$- u. $\beta$-Form. **Anomere** ist die Bez. für 2 Diastereomere*, die sich nur durch die Konfiguration des durch Ringbildung neu entstandenen stereogenen Kohlenstoff-Atoms unterscheiden (z. B. $\alpha$- u. $\beta$-Glucose). **Epimere** sind diastereomere M., die sich nur durch die entgegengesetzte Konfiguration einer Hydroxylgruppe unterscheiden (z. B. D-Glucose u. D-Mannose am C-2 od. D-Galactose u. D-Glucose am C-4). **Reaktionen:** Die chem. Eigenschaften der M. beruhen auf dem Vorhandensein reaktionsfähiger Keto- bzw. Aldehydgruppen u. alkohol. Hydroxylgruppen (s. Abb. 5). **1.** Aldosen u. Ketosen ergeben mit einem Überschuss Phenylhydrazin* od. Hydroxylamin* Osazone* bzw. Oxime*. Diese Verb. eignen sich sehr gut zur Charakterisierung. **2.** Milde Oxidation führt zu Aldonsäuren*, stärkere Oxidation zu Aldarsäuren*. **3.** Geeignete Oxidation von M., bei denen die empfindl. Carbonylfunktion geschützt ist, ergibt Uronsäuren*. **4.** Reduktion der Carbonylfunktion eines M. zum Alkohol ergibt

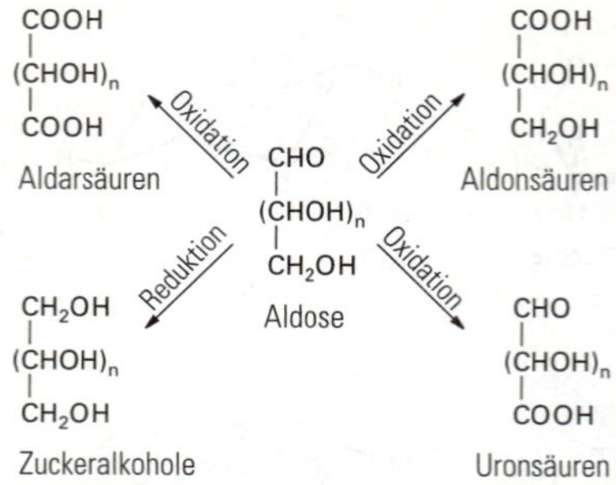


**Monosaccharide** Abb. 5: Oxidation u. Reduktion [12]

Zuckeralkohole*. **5.** Die glykosid. Hydroxylgruppe des Halbacetals (s. Acetale) ist bes. reaktiv u. reagiert mit OH-, NH- u. SH-Gruppen zu Glykosiden*, die Vollacetale darstellen. **6.** Die alkohol. Hydroxylgruppen bilden Ester* od. Ether*. **Vork.:** natürl. in freier Form (v. a. D-Glucose u. D-Fructose), gebunden als Grundbausteine von vielen Oligo- u. Polysacchariden u. als Best. von Nucleinsäuren*, Glykolipiden* u. Glykoproteinen*; einige spielen in Form ihrer Phosphorsäureester als Zwischenprodukte bei Stoffwechselprozessen eine entscheidende Rolle. Besondere Bedeutung haben Pentosen u. Hexosen. **Nachw.:** Isolierung u. Identifizierung im Allg. mit geeigneten chromatograph. Methoden (z. B. HPLC*) u. durch Elektrophorese*; die Nachweisreaktionen beruhen meist auf Farbreaktionen mit Phenolen wie 1-Naphthol* (violett) od. Resorcin* (grün). Eine wichtige biochem. Reaktion ist die Fermentation* durch Hefe. Da Pentosen meist nicht vergoren werden, ist eine Unterscheidung zu den Hexosen möglich.

**Monoselan:** s. Selenwasserstoff.

**Monosilan:** s. Silicium (Silane).

**Mono-species-Insulin:** s. Single-species-Insulin.

**Monostearinum:** s. Glycerolmonostearat 40–55 %.

**Monostearylpolysorbitan:** s. Polysorbate.

**Monosubstanzpräparate:** Arzneimittel mit nur einem Wirkstoff; vgl. Kombinationspräparate.

**Monosulfan:** s. Schwefelwasserstoff.

**Monosulfiram:** s. Sulfiram.

**monosymmetrisch:** s. Blüte (Blütenformen).

**Monoterpenalkaloide:** s. Terpenalkaloide.

**Monoterpene:** aliphatische, mono-, di- od. tricyclische Terpene*, die (formal) aus 2 Isopreneinheiten ($C_{10}H_{16}$) gebildet werden; Vork. v. a. in Pflanzen; die meisten M. sind flüchtig u. finden sich in äther. Ölen (s. Aetherolea; auch Best. der olfaktor. wirkenden Pheromongemische; s. Pheromone). Cantharidin* u. Pyrethrine* gehören zu den wichtigsten nicht flüchtigen M. Die Vielzahl der Strukturtypen (s. Abb.) erklärt sich durch unterschiedl. Cyclisierung u. Einführung von Substituenten. M. sind auch am Aufbau der iridoiden Indolalkaloide* u. a. Alkaloidstrukturen beteiligt. **Anw.:** in reiner Form od. in Gemischen, z. B. Balsamen* u. Terpentinöl*, in großen Mengen in Pharmazie, Lebensmittel-, Parfüm- u. Lackindustrie verwendet.

**Monotricha** (gr. thrix Haar): einzellige Lebewesen mit nur einer Geißel, z. B. Vibrio* comma.

**Monotropie:** Form der Polymorphie*, bei der die Modifikationen eines Stoffes keinen Umwandlungspunkt (Temp., bei der die Modifikationen die gleiche freie Enthalpie*, d. h. den gleichen Dampfdruck od. Löslichkeit aufweisen) unter ih-

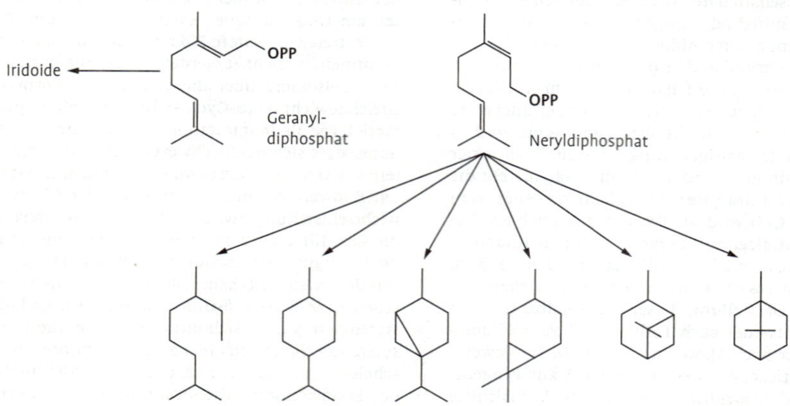


| Typ | 3.7-Dimethyl-octan | *p*-Menthan | Thujan | Caran | Pinan | Bornan |
|---|---|---|---|---|---|---|
| Kohlen-wasserstoff | Ocimen<br>Myrcen | Terpinen<br>Limonen | Sabinen<br>α-Thujen | $\Delta^3$-Caren<br>$\Delta^4$-Caren | α-Pinen<br>β-Pinen | Bornylen |
| Alkohole | Linalool<br>Citronellol | Terpineol<br>Menthol | Sabinol<br>Thujylalkohol | | Myrtenol<br>Pinocarveol | Borneol |
| Carbonyl-verbindungen | Citral<br>Citronellal | Menthon<br>Carvon | Thujon<br>Umbellon | | Myrtenal | Campher |

**Monoterpene:** Biosynthese, Strukturtypen u. Beispiele

rem Schmp. haben. Gibt es unter dem Schmp. einen Umwandlungspunkt, spricht man von Enantiotropie*.

**Monotropitosid:** s. Gaultherin.

**monovalent:** einwertig; Bez. für chemische Elemente*, die nur eine chemische Bindung* eingehen können.

**Monox:** s. Siliciummonoxid.

**Monozyten:** s. Leukozyten.

**Monozyten-Makrophagen-System:** Abk. MMS; veraltet mononukleäres phagozytäres System (Abk. MPS), monozytäres Phagozytensystem (Abk. MPS), retikuloendotheliales System (Abk. RES), retikulohistiozytäres System (Abk. RHS); Bez. für die Gesamtheit aller phagozytoseaktiven, von Monozyten (s. Leukozyten) abstammenden Zellen, den Makrophagen der versch. Gewebe u. Körperhöhlen, z. B. auch Osteoklasten* u. Zellen der Mikroglia; **Funktion:** v. a. Phagozytose*, Zytotoxizität, Immunregulation u. Synthese unterschiedl. biol. aktiver Substanzen wie Monokinen*.

**monozytogen:** Bez. für die Art der asexuellen Vermehrung der Cormobionta (Sprosspflanzen); Fortpflanzungseinheiten sind haploide Sporen*, die durch Meiose* von diploiden Sporophyten* erzeugt werden u. aus denen direkt, ohne vorherigen Verschmelzungsakt, eine haploide Nachfolgegeneration entsteht; vgl. Haploidie; Diploidie.

**Montanglykolwachs:** Cera montanglycoli DAB; Wachs E; aus natürl. Montanwachs* durch Oxidation, Reinigung u. Veresterung mit Ethylenglykol* hergestelltes Produkt; D. 1.01–1.03; Tropfpunkt 79–85 °C; VZ 130–160; SZ 15–20; POZ max. 5; gelbl., sich wachsartig anfühlendes Pulver; prakt. unlösl. in Wasser, Dichlormethan, fetten Ölen, unter Erwärmen leicht lösl. in Chloroform u. fetten Ölen; **Off.:** DAB.

**Montanwachs:** Wachs* mineral. Herkunft; braunschwarze, harte Masse (raffiniert weißgelb); D. 1.02; Schmp. 80–84 °C; VZ 62–70, SZ 28–32; **Best.:** Ester höherer Fettsäuren (22 bis 34 C-Atome, Montansäuren) mit z. B. höheren Alkoholen, Fettsäuren, Ceryl- u. andere Alkohole, Harze; **Gew.:** durch Ausziehen bitumenhaltiger Braunkohlen z. B. mit einem Benzol/Alkohol-Gemisch; **Verw.:** zur Herst. von Kerzen, Schuhputzmitteln u. a.; zur Herst. von Montanglykolwachs*.

**Montelukast** (INN): 1-(*R*)-1-{3-[(*E*)-2-(7-Chlor-2-chinolinyl)ethenyl]-phenyl}-3-[2-(1-hydroxy-1-methylethyl)phenyl]propyl-thiomethyl-cyclopropanessigsäure, CAS-Nr. 158966-92-8; $C_{35}H_{36}ClNO_3S$, Strukturformel: s. Abb.; $M_r$ 586.19; logP 7.9; $pK_S$ 4.8 (berechnet); **Wirk.:** Leukotrien*-Rezeptor-Antagonist; **Ind.:** als Antiasthmatikum* zur Zusatzbehandlung des leichten bis mittelschweren, nicht ausreichend kontrollierten Asthma* bronchiale; cave: nicht zur Ther. des akuten Asthmaanfalls; **UAW:** evtl. Fieber, Pharyngitis*, Influenza; **Dos.:** Erwachsene 10 mg/d abends p. o.; Plasmaeiweißbindung >99 %; HWZ 3–6 h.

**Monteponit:** s. Cadmiumoxid.

**Montmorillonit:** s. Bentonit.

**Moorbad:** Torfbad, Schlammbad; med. Bäder mit Moor-Wasser-Mischungen; Moor (vgl. Torfmoose) enthält Huminsäuren*, Gerbsäuren (s. Tannin), Estrogene*, Harze*, anorg. u. org. Salze, Schwefelsäure (Vitriolbäder, Schwefelbäder); **Wirk.:** durch Inhaltsstoffe, hohen hydrostat. Druck, hohe spezif. Wärme u. konvektionslose Wärmeleitung; **Anw.:** (med.) bei rheumat., entzündl. u. degenerativen Gelenkerkrankungen, mangelnder endokriner Aktivität des weibl. Organismus.

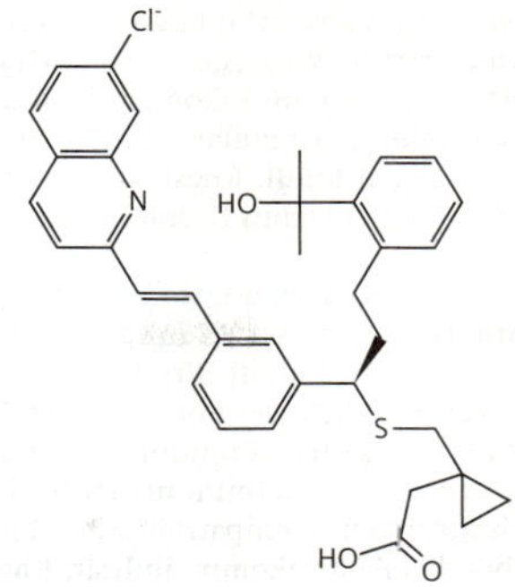


**Montelukast**

**Moore-Stein-Analyse:** auf der Ninhydrin-Reaktion (s. Ninhydrin) beruhende, weitgehend automatisierte Methode zur Sequenzanalyse von Peptiden* u. Proteinen* durch Ionenaustauschchromatographie*.

**Moos, Irländisches:** s. Carrageen.

**Moos, Isländisches:** s. Cetraria islandica.

**Moospflanzen:** s. Bryophytina.

**Moosstärke:** s. Lichenin.

**Moperon:** Methylperidol; 1-(4-Fluorphenyl)-4-[4-hydroxy-4-(4-methylphenyl)-1-piperidinyl]-1-butanon; CAS-Nr. 13665-59-7; $C_{22}H_{26}FNO_2$; $M_r$ 355.46; Schmp. 123 °C (polymorph); nicht mehr im Handel befindl. Tranquilizer*.

**Mopidamol** (INN): 2,2′,2″,2‴-{(4-Piperidinopyrimidino[5,4-*d*]pyrimidin-2,6-diyl)dinitrilo}tetraethanol; CAS-Nr. 13665-88-8; $C_{19}H_{31}N_7O_4$; $M_r$ 421.49; Schmp. 154–159 °C (polymorph); nicht verkehrsfähiges Antithrombotikum (s. Antikoagulanzien), Metastasenhemmer; früher angewendet zur postoperativen Metastasenprophylaxe nach Radikaloperation primärer Sarkome u. maligner Lymphome im Kopf-Hals-Bereich.

**Morazon** (INN): 2,3-Dimethyl-1-phenyl-4-(3-methyl-2-phenylmorpholino)methyl-3-pyrazolin-5-on; CAS-Nr. 6536-18-1; $C_{23}H_{27}N_3O_2$; $M_r$ 377.47; Schmp. 149–150 °C; leicht lösl. in Chloroform, lösl. in Methanol, Aceton, schwer lösl. in Ether; nicht mehr im Handel befindl. Analgetikum*.

**Morbidität:** Krankheitshäufigkeit innerhalb einer Population, die in bestimmten Größen (z. B. Inzidenz*, Prävalenz*) ausgedrückt wird; vgl. Mortalität.

**Morbilli:** s. Masern

**Morbus:** Abk. M.; Krankheit; allg. Bez. für eine singuläre Krankheit od. als fachsprachl. Fügung in Verbindung mit Eigennamen Bez. von Krankheiten; Krankheitsbez. der Form M. u. Eigenname finden sich alphabet. unter dem Eigennamen (z. B. M. Menière unter Menière-Krankheit).

**Morbus Crohn:** s. Enteritis regionalis Crohn.

**Morbus haemolyticus fetalis:** fetale Erythroblastose; immunhämolyt. Anämie des Fetus mit Auftreten von Erythroblasten* im peripheren Blut inf. gesteigerter Erythrozytenregeneration; **Urs.**: mütterl., meist i. R. einer Rh-inkompatiblen Schwangerschaft gebildete irreguläre Blutgruppenantikörper (IgG) gegen kindl. Rhesus-Blutgruppen (s. Blutgruppen). Vgl. Morbus haemolyticus neonatorum.

**Morbus haemolyticus neonatorum:** Neugeborenenerythroblastose; durch Bildung von blutgruppenspezif., gegen die kindl. Erythrozyten gerichteten Antikörpern (IgG) der Mutter in der Schwangerschaft hervorgerufene immunhämolyt. Anämie des Neugeborenen; **Urs.**: Immunisierung der Mutter bei Blutgruppeninkompatibilität (s. Blutgruppen), insbes. bei AB0-Inkompatibilität, Rhesus-Inkompatibilität (häufig Morbus* haemolyticus fetalis) sowie sehr selten durch andere irreguläre Blutgruppenantikörper.

**Morgentemperatur:** s. Basaltemperatur.

**moribund** (lat.): sterbend.

**Morin:** 3,5,7,2′,4′-Pentahydroxyflavon; CAS-Nr. 480-16-0; $C_{15}H_{10}O_7$; $M_r$ 302.23; Schmp. 285–290 °C; gelbl., krist. Pulver; schwach bitter schmeckend; lösl. in Ethanol, Aceton, Basen, heißem Wasser, fast unlösl. in kaltem Wasser; Farbstoff des Lignum citrinum (s. Chlorophora tinctoria); M. bildet mit Metall-Ionen Komplexverbindungen, deren Lsg. meist gelb gefärbt sind u. gelbe Fluoreszenz* zeigen, welche im UV-Licht noch wesentl. verstärkt ist. **Anw.**: hauptsächl. in der Tüpfelanalyse (s. Tüpfelmethode); zum Nachw. von z. B. Aluminium* (noch nachweisbar in Verd. $1:10^6$, hellgrüne Fluoreszenz), Beryllium*, Titan*, Molybdän*, Zirconium* u. Gallium* (noch nachweisbar in Verd. $1:6\cdot10^6$, im UV-Licht bis $1:300\cdot10^6$); quantitative Bestimmung von Beryllium, Zirconium, Uran*, Aluminium u. Zinn*.

**Morinda citrifolia** L.: Fam. Rubiaceae; Indien bis Polynesien; 8 m hoher Strauch od. Baum mit gegenständigen Blättern* u. weißen, kleinen Blüten*, die in kugelförmigen, traubenartigen Blütenständen angeordnet sind; die Früchte (Noni-Früchte) sind etwa kartoffelgroß, fleischig, eiförmig u. bei der Reife gelbl. weiß; noni-juice ist der Presssaft aus der Frucht der Pflanze; wegen des unangenehmen Geruchs werden dem Presssaft andere Fruchtsäfte zugemischt; **Inhaltsst.**: in der Frucht Iridoide* (u. a. Asperulosid), Glykoside* (u. a. Diglucoside der Hexansäure), flüchtige Hexan- u. Octansäuren u. Mineralstoffe; **Anw.**: Eine positive Wirk. z. B. bei Krebs, Diabetes mellitus, Hypertonie u. Übergewicht ist wissenschaftl. nicht nachgewiesen.

**Moringa aptera:** s. Moringa peregrina.

**Moringa arabica** (Lam.) Pers: s. Moringa peregrina.

**Moringaöl:** s. Moringa oleifera (Semen Moringae).

**Moringa oleifera** Lam.: M. pterygosperma Gaertn.; Pferderettichbaum, Meerrettichbaum; Fam. Moringaceae; heim. in Ostindien, kultiviert in den Tropen; **Anw.**: die Wurzeln, die eine antibiot. Substanz enthalten sollen, werden von den Einheimischen wie Meerrettich benutzt; früher als Brechmittel u. Laxans eingesetzt; Stpfl. von **Semen Moringae:** Behennüsse; aus den Nüssen wird **Oleum Moringae** (Behenöl, Moringaöl) gewonnen; enthält u. a. Behensäure; **Anw.**: als Speise- u. Schmieröl.

**Moringa peregrina** (Forssk.) Fiori: M. aptera, M. arabica (Lam.) Pers; Behennußbaum; Fam. Moringaceae; in den Wüsten Arabiens, Syriens, Ägyptens, in trop. u. subtropischen Gebieten; **Stpfl. von Semen Moringae**; s. Moringa oleifera.

**Moringa pterygosperma** Gaertn.: s. Moringa oleifera.

**morning-after pill:** s. Interzeption.

**Moroctocog alfa** (INN): rekombinanter Blutgerinnungsfaktor* VIII; Glykoprotein aus 1438 Aminosäuren in 2 nicht-kovalent miteinander verbundenen Ketten; $M_r$ ca. 170; **Wirk.**: Hämostatikum*; **Ind.**: Hämophilie* A; **UAW**: evtl. Kopfschmerz, Fieber, Schüttelfrost; **Dos.**: Dosierung u. Therapiedauer abhängig vom Schweregrad des Faktor-VIII-Mangels; HWZ 14.5 h (i. v.).

**Morphaktine:** hochwirksame synthet. pflanzl. Wachstumsregulatoren; Derivate des Flurenols (9′-Hydroxy-fluoren-9′-carbonsäure; Strukturformel: s. Abb.); **Wirk.**: M. hemmen u. modifizieren in einem weiten Konzentrationsbereich das Pflanzenwachstum, wobei sie als Gibberellin*-Antagonisten wirken (vgl. Gibberelline). Zu den vielfältigen physiol. Eigenschaften zählen u. a. die Verkürzung der Sprossinternodien, buschiger Wuchshabitus, reversible Hemmung des Mitoseablaufs (s. Mitose), Beeinflussung von Wurzelwachstum sowie Geo*- u. Phototropismus* u. Verzögerung der Blüteninduktion.

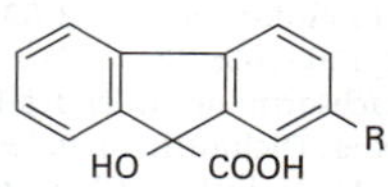


Flurenol: R = H
Chloroflurenol: R = Cl

**Morphaktine:** Flurenol u. Chloroflurenol

**Morphin:** Morphium, Morphinum, Morphinum cristallisatum; (5*R*,6*S*,9*R*,13*S*,14*R*)-4,5α-Epoxy-17-methylmorphin-7-en-3,6α-diol; krist. meist als Monohydrat; $C_{17}H_{19}NO_3\cdot H_2O$, Strukturformel: s. Abb.; $M_r$ 303.35, 285.3 (wasserfrei); Schmp. ca. 254 °C (unter Zers.), Kristallwasser entweicht bei ca. 130 °C; Schmp. einer metastabilen Kristallform ca. 197 °C; $pK_S$ der konjugierten Säure 7.87, $pK_S$ der Säure 9.85 (20 °C); weiße Prismen od. seidenglänzende Nadeln; sehr schwer lösl. in Wasser (ca. 1:5000), etwas leichter lösl. in heißem Wasser; lösl. in ca. 250 T. Ethanol, in ca. 7500 T. Ether, in 15 T. Methanol, in ca. 6400 T. Tetrachlorkohlenstoff, leicht lösl. in alkalihaltigem Wasser; M. ist instabil gegenüber starken Säuren u. Oxidasen, es bildet sich Apomorphin*; **Vork.**: Hauptalkaloid

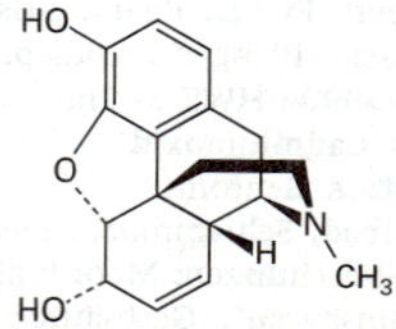


**Morphin**

des Opiums*; **Gew.:** 1. Ein wässriger Opiumauszug wird mit Calciumchlorid-Lsg. versetzt; nach Abtrennen des meconsauren Calciums wird die Lsg. eingedampft, wobei sich M. u. Codein* als Hydrochloride abscheiden. Die Hydrochloride werden gelöst u. das M. durch $NH_3$ gefällt. **2.** Extraktion aus Mohnstroh od. -wurzeln (s. Papaver somniferum); **Nachw.:** **1.** nach chromatograph. Abtrennung (z. B. aus dem Harn) durch zahlreiche klass. Morphinnachweisreaktionen, z. B. Pellagri*-Reaktion, Kiefer*-Reaktion, Reaktion nach Marquis, nach Fröhde, nach Mandelin u. a.; **2.** biol. Nachw. am Frosch od. an jungen Mäusen, die schon wenige Minuten nach Injektion den Schwanz S-förmig starr nach oben richten (Morphinschwanz); **Wirk.:** Opiat*, starkes Analgetikum*, schmerzdämpfend od. schmerzaufhebend, auch bei größten Schmerzen, ohne dass dabei (in therap. Dosen) eine Trübung des Bewusstseins od. allg. Narkose eintritt; M. wirkt beruhigend u. euphorisierend, erst in höheren Dosen einschläfernd. Es dämpft das Atem- u. das Hustenzentrum u. setzt die Sekretion der Schleimhaut der Atemwege herab; es verengt die Pupillen, vermindert die Drüsensekretion u. die Magen- u. Darmbewegungen (führt zu Obstipation), während der Kreislauf fast unbeeinflusst bleibt. HWZ 2.5 h; **Wirkungsmechanismus:** M. hemmt die Erregungsübertragung im nozizeptiven (für die Schmerzübertragung verantwortl.) System des ZNS durch Bindung an die stereospezif. Opioid*-Rezeptoren; unterliegt dem Betäubungsmittelgesetz* (Anlage III); **Anw.:** (med.) ausschließl. in Form der Salze, v. a. als Morphinhydrochlorid* u. Morphinsulfat*; bei starken Schmerzzuständen, die durch andere Analgetika* nicht zu beeinflussen sind (z. B. nach schweren Verletzungen, postoperativ, Tumorschmerzen); zur Operationsvorbereitung, bei akuten Spasmen glattmuskulärer Organe zus. mit Atropin*; in der Psychiatrie zur Beruhigung von Erregungszuständen; zur Stillung von stärkstem Reizhusten bei vorsichtiger Indikationsstellung; **UAW u. Toxikol.:** Bei manchen Menschen ruft M. Erbrechen sowie Angst- u. Erregungszustände hervor, während es bei den meisten (in therap. Dosen) Euphorie erzeugt, d. h. Abschaltung von Unlustgefühlen, Aufhebung von Müdigkeit u. Hunger, erhöhte geistige Leistungsfähigkeit, Wohlbehagen, allg. Glücksgefühle, ohne dass dieser Zustand den Charakter eines Rausches hat. Diese Euphorie ist es, die zur M.-Sucht (**Morphinismus**) führt. Sie ist umso gefährlicher, weil zur Erzielung der gewünschten euphor. Wirk. immer höhere Dosen notwendig sind, wobei auch Dosen bis 0.5 g/d u. mehr vertragen werden, so dass schließl. die Sucht zu völligem geistigen u. körperl. Verfall führt (vgl. Toleranz; Arzneimittelabhängigkeit). Zur Milderung der Entzugssymptome werden Sedativa, Clonidin*, Methadon (s. Levomethadon) u. den Kreislauf unterstützende Arzneimittel verwendet. Die Wirk. von M. setzt bei parenteraler Zufuhr wesentl. schneller u. stärker ein als bei p. o. Gaben. LD: 0.3–0.4 g (p. o.) bzw. >0.1 g (i. v., s. c.); Tod durch Lähmung des Atemzentrums. **Antidot:** künstl. Beatmung, Magenspülung (auch bei parenteraler M.-Zufuhr), Kreislaufunterstützung durch Plasmaexpander, Opioid*-Antagonisten; **Gesch.:** 1805 von Friedrich Wilhelm Sertürner (1783–1841) entdeckt; die Struktur des M. wurde 1923 durch Robert Robinson (1886–1975) ermittelt; die Totalsynthese erfolgte 1952 durch M. Gates.

**Morphinan:** $C_{16}H_{21}N$; Stammkörper der Morphinanreihe (s. Opium); **Wirk.:** wie Morphin* stark analget.; **Gesch.:** 1947 von R. Grewe synthet. dargestellt aus L-Benzyl-$\Delta^{9(19)}$-octahydro-isochinolin.

**Morphin-Antagonisten:** s. Opioid-Antagonisten.

**Morphin, bromwasserstoffsaures:** s. Morphinhydrobromid.

**Morphinchlorhydrat:** s. Morphinhydrochlorid.

**Morphinhydrobromid:** Morphinum hydrobromicum, bromwasserstoffsaures Morphin; $C_{17}H_{19}NO_3 \cdot HBr \cdot 2\,H_2O$; farblose Prismen; lösl. in Wasser u. Ethanol; **Darst.:** Lösen von Morphin* in verd. warmer Bromwasserstoffsäure; unterliegt dem Betäubungsmittelgesetz* (Anlage III); **Anw.:** (med.) s. Morphin.

**Morphinhydrochlorid:** Morphini hydrochloridum Ph.Eur.6, Morphinum hydrochloricum, Morphinii chloridum, Morphinum muriaticum, Morphinchlorhydrat, salzsaures Morphin; CAS-Nr. 52-26-6; $C_{17}H_{20}ClNO_3 \cdot 3\,H_2O$; $M_r$ 375.9 (wasserfrei 321.8); $[\alpha]_D^{20\,°C}$ –112° bis –115° (c = 2.0 in Wasser); weiße, seidenglänzende büschelige Kristallnadeln od. weiße lockere Würfel von mikrokristalliner Beschaffenheit od. krist. Pulver; lösl. in 25 T. kaltem Wasser, in 1 T. siedendem Wasser, in 50 T. Ethanol; M. ist das meist verwendete Morphiumsalz; unterliegt dem Betäubungsmittelgesetz* (Anlage III); **Darst.:** Auflösen von Morphin* in heißer verd. Salzsäure; **Zuber.:** Ph.Helv.: Injektionslösung mit M. 20 mg/mL u. Atropinsulfat 0.3 mg/mL, Morphini hydrochloridi 20 mg/mL et atropini sulfatis 0.3 mg/mL solutio iniectabilis u. Injektionslösung mit M. 20 mg/mL u. Scopolaminhydrobromid 0.3 mg/mL, Morphini hydrochloridi 20 mg/mL et scopolamini hydrobromidi 0.3 mg/mL solutio iniectabilis; **Anw.:** (med.) s. Morphin; **Toxikol.:** s. Morphin.

**Morphinhydrochlorid-Lösung 0.2 od. 2 %, viskose:** Zusammensetzung: NRF, 0.20 g od. 2.0 g Morphinhydrochlorid* (entspricht 0.15 g bzw. 1.5 g Morphin*), 1.0 g Carboxymethylcellulose*-Natrium 400, 0.02 g Saccharin-Natrium, 0.15 g Kaliumsorbat*, 0.02 g Natriumedetat*, 8.5 g 1 %ige Salzsäure, 1.0 g ethanol. Flüssigaroma-Verdünnung (frisch zubereitete Mischung von 1.0 T. Flüssigaroma Contramarum® u. 99.0 T. 70 %igem Ethanol), Wasser zu 100 g; **Darst.:** Morphinhydrochlorid, Saccharin-Natrium, Kaliumsorbat u. Natriumedetat in ca. 80 g frisch aufgekochtem u. wieder erkaltetem Wasser lösen (falls erforderl. filtrieren); Carboxymethylcellulose-Natrium aufstreuen u. rühren, bis eine klare viskose Flüss. ohne Klumpen vorliegt; Salzsäure u. Flüssigaromaverdünnung dazumischen; mit Wasser ergänzen. **Anw.:** Analgetikum*, v. a. bei Tumorschmerzen.

**Morphinhydrochlorid-Tropfen 1.0 %:** s. Guttae Morphini hydrochlorici 1.0 per centum.

**Morphini hydrochlorici guttae 1.0 per centum:** s. Guttae Morphini hydrochlorici 1.0 per centum.

M

**Morphini hydrochloridum:** s. Morphinhydrochlorid.

**Morphinii chloridum:** s. Morphinhydrochlorid.

**Morphinismus:** s. Morphin (UAW).

**Morphini sulfas:** s. Morphinsulfat.

**Morphin-N-oxid:** s. Genomorphin.

**Morphin, salzsaures:** s. Morphinhydrochlorid.

**Morphin, schwefelsaures:** s. Morphinsulfat.

**Morphinsulfat:** Morphini sulfas Ph.Eur., Morphinum sulfuricum; schwefelsaures Morphin; $(C_{17}H_{19}NO_3)_2 \cdot H_2SO_4 \cdot 5\,H_2O$; $M_r$ 758.85; farblose Nadeln, lösl. in Wasser, sehr schwer lösl. in Ethanol; **Darst.:** Auflösen von Morphin* in Schwefelsäure; unterliegt dem Betäubungsmittelgesetz* (Anlage III); **Anw.:** (med.) s. Morphin.

**Morphintartrat:** Morphinum tartaricum; weinsaures Morphin; $(C_{17}H_{19}NO_3)_2 \cdot C_4H_6O_6 \cdot 3\,H_2O$; farblose Kristallnadeln; lösl. in Wasser, fast unlösl. in Ethanol; **Darst.:** Lösen von Morphin* in einer wässrigen Weinsäurelösung; unterliegt dem Betäubungsmittelgesetz* (Anlage III); **Anw.:** (med.) s. Morphin.

**Morphinum:** s. Morphin.

**Morphinum cristallisatum:** s. Morphin.

**Morphinum hydrobromicum:** s. Morphinhydrobromid.

**Morphinum hydrochloricum:** s. Morphinhydrochlorid.

**Morphinum muriaticum:** s. Morphinhydrochlorid.

**Morphinum sulfuricum:** s. Morphinsulfat.

**Morphinum tartaricum:** s. Morphintartrat.

**Morphin, weinsaures:** s. Morphintartrat.

**Morpholin:** 1,4-Oxazinan; Tetrahydro-1,4-oxazin; $C_4H_9ON$; $M_r$ 87.1; D. 0.998; Schmp. –4.9 °C; Sdp. 128.0 °C; farblose Flüss., lösl. in Wasser, Ethanol u. Säuren; Derivat des Diethanolamins*; **Anw.:** (techn.) Lösungsmittel für Wachse, Harze, Schellack, Farbstoffe; fettsaure M.-Salze als Emulgatoren, Zusatz zu Seifen.

**Morpholinylethylmorphin:** s. Pholcodin.

**Morphologie:** Lehre vom Bau der Pflanzen u. Tiere.

**Morrhuae oleum:** s. Lebertran.

**Mors** (lat. Tod): M. subitanea: plötzlicher Tod; M. putativa: Scheintod; ante mortem: vor Eintritt des Todes; post mortem: nach Eintritt des Todes.

**Morse-Kurve:** empir. gefundene Funktion, die den Verlauf der Bindungsenergie eines Moleküls in Abhängigkeit vom Bindungsabstand sehr gut approximiert; Morse-Gleichung:

$$U = D_g \cdot [1 - e^{-b \cdot (r - r_g)^2}]$$

U: Energie; $D_g$: Dissoziationsenergie; r: Bindungsabstand; $r_g$ Gleichgewichtsabstand; b: Konstante. Messbar ist allerdings nur eine Dissoziationsenergie $D_0$, die um die sog. Nullpunktsenergie kleiner als $D_g$ ist; z. B. besteht das Emissionsspektrum des Wasserstoffs aus diskreten Linien, die den Übergängen zw. den Energieniveaus entsprechen; daneben beobachtet man ein Emissionsband im UV-Bereich, dessen langwellige Grenze der Dissoziationsenergie entspricht.

**Morsuli:** Morsellen; Bissen; Konfekt, dem Gewürz u. Arzneimittel beigefügt sind; alte Arzneiform.

**Morsus diaboli:** s. Succisa pratensis.

**Mortalität:** Sterblichkeit; Anzahl der Todesfälle in einem Beobachtungszeitraum; **Mortalitätsziffer:** auch Sterbeziffer; Verhältnis der Anzahl der Todesfälle zum Durchschnittsbestand der Population.

**Morus alba** L.: Weißer Maulbeerbaum; Fam. Moraceae; heim. in Nordindien bis China, kultiviert im Mittelmeergebiet; zus. mit Morus* nigra Stpfl. von **Fructus Mori:** Maulbeeren; **Inhaltsst.:** 9 % Invertzucker*, Säuren, Pektin*, Farbstoff; **Anw.:** zur Herst. von Sir. Mori, Mel Mororum, die als Geschmackskorrigens z. B. wie Himbeersirup dienen.

**Morus nigra** L.: Schwarzer Maulbeerbaum; Fam. Moraceae; heim. in Transkaukasien bis Iran, kultiviert im Mittelmeergebiet; **Stpfl. von Fructus Mori**; s. Morus alba.

**Morus tinctoria:** s. Chlorophora tinctoria.

**Moschus:** M. orientalis, M. tibetanus, M. tonquinensis; Almiscar, Bisam; Sekret aus den Moschusbeuteln von **Moschus moschiferus** (Moschusbock, Moschushirsch), Fam. Cervidae, rehartiges Tier in den Gebirgen Hochasiens von Tibet bis Sibirien; krümelige od. weiche, dunkelrote bis schwarzbraune Masse von sehr starkem, eigentüml. Geruch; M. kommt in den behaarten Beuteln, die aus der Bauchhaut der männl. Tiere herausgeschnitten sind, in den Handel; **Inhaltsst.:** äther. Öl, welches das Keton Muscon* enthält, ferner Fett, Cholesterol, Eiweißstoffe, Salze; synthet. Moschus (s. Moschus artificiale) besteht aus Nitrobenzolderivaten; **Anw.: 1.** (techn.) in der Parfümerie; **2.** (med.) obsolet; früher als Stimulans* u. Analeptikum*, bei Hysterie. Der hochwertigste u. gebräuchlichste M. ist der Tonkin-M. (M. tonquinensis od. M. tibetanus). Minderwertig ist der sibir. Moschus. **Hom.:** Moschus: Geruchsstoff aus den Drüsen des männl. Moschustieres (Moschushirsch); verordnet z. B. bei Hysterie, Neigung zu Kollaps, Bronchitis.

**Moschus artificiale:** künstl. Moschus, synthet. Moschus; meist Nitroverbindungen der Benzolreihe, die moschusartig riechen, aber sonst mit echtem Moschus* nichts gemein haben.

**Moschusblüten:** s. Achillea erba-rotta ssp. moschata (Flores Achilleae moschatae).

**Moschuskörner:** s. Abelmoschus moschatus (Semen Abelmoschi).

**Moschuskörneröl:** s. Abelmoschus moschatus (Oleum Abelmoschi seminis).

**Moschuskürbis:** s. Cucurbita moschata.

**Moschus moschiferus:** s. Moschus.

**Moschusschafgarbe:** s. Achillea erba-rotta ssp. moschata.

**Moschusschafgarbenkraut:** s. Achillea erba-rotta ssp. moschata (Herba Ivae moschatae).

**Moschuswurzel:** s. Ferula moschata (Radix Sumbuli).

**Mosetig-Batist:** syn. Verbandbatist; nicht mehr gebräuchl., gelbl. brauner, feinfädiger wasserdichter Verbandstoff aus Baumwollgewebe mit einer durch Vulkanisieren aufgebrachten Schicht aus Kautschuk*; früher angewendet für Pflasterverbände.

**Moskito:** Sammelbezeichnung für Stechmücken; s. Aedes; vgl. Aedes aegypti.

**Mostardum:** Speisesenf, Tafelsenf, Mostrich; Senf; **Best.:** Senfmehl (s. Sinapis alba; Brassica nigra), Zucker, Essig, Salz u. Gewürze. Zusätze von künstl. Senföl, Saccharin u. Mehl sind verboten; darf nicht mit Metall in Berührung kommen.

**Motilin:** gastrointestinales Gewebehormon* (Polypeptid aus 22 Aminosäuren), das im Duodenum gebildet wird; **Wirk.:** aktiviert Motilität in Magenkorpus, -antrum, Duodenum u. Gallenblase. Vgl. Hormone, gastrointestinale.

**Mottenbekämpfung:** Maßnahmen zum Schutz von Textilien, Pelzen u. Teppichen gegen Fraßschäden der Larven der Kleidermotte (Tineola bisseliella); dazu dienen Mottenkugeln od. Mottenpulver u. a. aus Campher, Naphthalin od. Paradichlorbenzol, die eher vertreibend als tötend wirken. Dagegen ist Dichlorvos* besser wirksam. Fraßschutzmittel auf der Basis von org. Phosphonium- od. Ammoniumverbindungen, Sulfonamid- od. Harnstoffderivaten können direkt auf die Fasern aufgetragen werden, wodurch Textilien für diese Schädlinge unangreifbar werden (mottenecht).

**Mottenkraut:** s. Ledum palustre (Herba Ledi palustris).

**Mottenwurzel:** s. Vetiveria zizanioides (Radix Vetiveriae).

**Moxalactam:** s. Latamoxef.

**Moxaverin** (INN): 1-Benzyl-3-ethyl-6,7-dimethoxyisochinolin; CAS-Nr. 10539-19-2; $C_{20}H_{21}NO_2$, Strukturformel: s. Abb.; $M_r$ 307.38; Schmp. 78–79 °C; in Deutschland im Handel befindl. muskulotropes Spasmolytikum* (2.5-mal wirksamer als Papaverin*); in Österreich u. der Schweiz außer Handel; **Moxaverinhydrochlorid:** Moxaverini hydrochloridum; $C_{20}H_{22}ClNO_2$; $M_r$ 343.9; weißes, feinkrist. Pulver, wenig lösl. in Wasser, leicht lösl. in Chloroform, lösl. in Ethanol; **Off.:** DAC; **Ind.:** Verlängerung der Gehstrecke bei chron. peripherer arterieller Verschlusskrankheit im Stadium IIb nach Fontaine (Claudicatio* intermittens), wenn andere Therapiemaßnahmen (z. B. Gehtraining, gefäßlumeneröffnende u./od. rekonstruktive Verfahren) nicht durchzuführen bzw. nicht angezeigt sind.

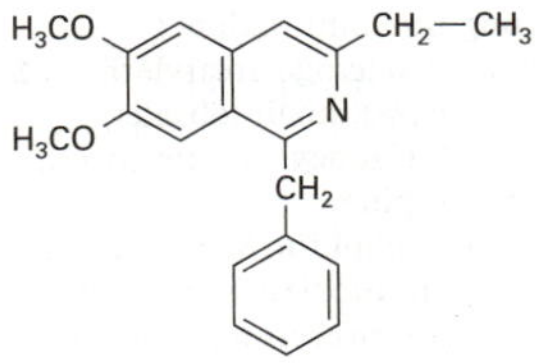

**Moxaverin**

**Moxibustion:** s. Artemisia moxa.

**Moxifloxacin** (INN): 1-Cyclopropyl-6-fluor-1,4-dihydro-8-methoxy-7-((4a*S*,7a*S*)-octahydro-6*H*-pyrrolo[3,4-*b*]-pyridin-6-yl)-4-oxochinolin-3-carbonsäure; CAS-Nr. 151096-09-2; $C_{21}H_{24}FN_3O_4$, Strukturformel: s. Abb.; $M_r$ 401.4; logP 2.0; $pK_S$ 2.2 (berechnet); schwer lösl. in Wasser; **Wirk.:** Antibiotikum*; Chinolon* der Fluorchinolon-Gruppe; breites Wirkungsspektrum u. rasche klin. Wirksamkeit; **Ind.:** bakt. Infektionen bei Erwachsenen: akute bakt. Sinusitis, akute Exazerbation der chron. Bronchitis* sowie ambulant erworbene Pneumonie (nicht bei schweren Formen), wenn die für die Initialtherapie empfohlenen Antibiotika nicht geeignet sind od. nicht zum Therapieerfolg geführt haben; leichte bis mäßig schwere Infektionen des oberen weibl. Genitaltrakts einschließl. Salpingitis* u. Endometritis (aufgrund steigender M.-Resistenz von Neisseria gonorrhoeae in Kombination mit einem weiteren Antibiotikum, z. B. Cephalosporin*); **Kontraind.:** Überempfindlichkeit gegen Antibiotika vom Chinolontyp, Sehnenerkrankungen/-schäden inf. Chinolontherapie in der Anamnese, angeborene od. dokumentierte erworbene QT-Zeit-Verlängerungen, gleichzeitige Anw. mit QT-Zeit verlängernden Arzneimitteln; Störungen des Elektrolythaushalts, insbes. bei unkorrigierter Hypokaliämie; klin. relevante Bradykardie, klin. relevante Herzinsuffizienz mit reduzierter linksventrikulärer Auswurffraktion, symptomat. Herzrhythmusstörungen in der Anamnese, eingeschränkte Leberfunktion u. Transaminasen-Anstieg, Anw. bei Kindern u. Jugendl. in der Wachstumsphase; **WW:** Antiarrhythmika Klasse IA u. III, Neuroleptika, tricycl. Antidepressiva, bestimmte antimikrobielle Wirkstoffe, bestimmte Antihistaminika, Cisaprid, Vincamin i. v., Bepridil u. Diphemanil: gesteigertes Risiko ventrikulärer Arrhythmien, insbes. Torsade de pointes; Wirkungsanstieg von Antikoagulanzien mögl.; Arzneimittel mit 2- od. 3-wertigen Kationen: Einnahmeabstand von ca. 6 h einhalten; **UAW:** Kopfschmerz, Benommenheit, Angstzustände, psychomotor. Hyperaktivität/Agitiertheit, Par- u. Dysästhesie, Verwirrtheit u. Desorientiertheit, Schlafstörungen, Zittern, Schwindel, Schläfrigkeit, allg. Unwohlsein; Sehstörungen inklusive Diplopie u. verschwommenes Sehen; Geschmacksstörungen; Transaminasenanstieg; Leberfunktionsstörung (inklusive LDH-Anstieg), Bilirubinanstieg, Anstieg der alkal. Phosphatase; Gamma-GT-Anstieg; QT-Zeit-Verlängerung bei gleichzeitig bestehender Hypokaliämie; allerg. Reaktionen; durch resistente Bakt. od. Pilze verursachte Superinfektionen; Auftreten von Leberschäden u. schweren Hautreaktionen führte zur Einschränkung der Ind.; vgl. Chinolone; HWZ 12–15 h.

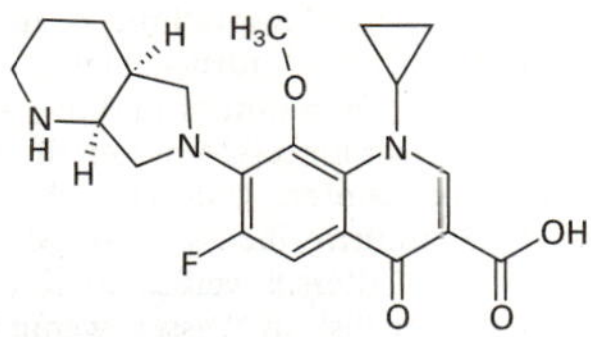

**Moxifloxacin**

**Moxisylyt** (INN): Thymoxamin; 4-(2-Dimethylaminoethoxy)-5-isopropyl-2-methylphenylacetat, [2-(4-Acetoxy-2-isopropyl-5-methylphenoxy)ethyl]dimethylamin; CAS-Nr. 54-32-0; $C_{16}H_{25}NO_3$; $M_r$ 279.37; nicht mehr im Handel befindl. Alpha*-Rezeptoren-Blocker; früher angewendet bei zerebralen u. peripheren Durchblutungsstörungen, Kopfschmerz, erektiler Dysfunktion; therap. Nutzen nicht nachgewiesen (s. Negativliste); **UAW:** Sedation, Erbrechen, Diarrhö, Kopfschmerz, Herzklopfen; bei Überdosierung Blutdruckabfall.

**Moxonidin** (INN): Moxonidinum Ph.Eur.; 4-Chlor-N-(4,5-dihydro-1*H*-imidazol-2-yl)-6-methoxy-2-methyl-5-pyrimidinamin; CAS-Nr. 75438-57-2; $C_9H_{12}ClN_5O$, Strukturformel: s. Abb.; $M_r$ 241.68; Schmp. 217–219 °C (Zers.); weißes bis fast weißes Pulver; sehr schwer lösl. in Wasser, wenig lösl. in Methanol, schwer lösl. in Dichlormethan u. Acetonitril; **Wirk.**: Antihypertensivum*; Imidazolin*-Rezeptor-Agonist, selektive Stimulierung der peripheren Alpha-2-Rezeptoren; **Ind.**: Hypertonie; **UAW**: Mundtrockenheit, Sedierung, Schwindel; **Dos.**: p.o. 1×0.2 mg/d, nach 3 Wochen steigerbar auf 0.4 mg/d in 1–2 geteilten Gaben, nach weiteren 3 Wochen steigerbar auf max. 0.6 mg/d in 2 geteilten Gaben. Vgl. Clonidin.

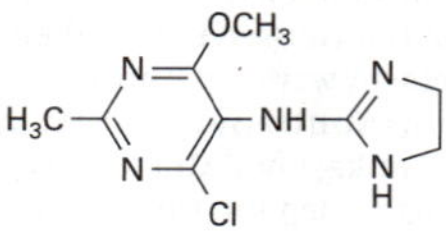


**Moxonidin**

**6-MP:** Abk. für **M**ercapto**p**urin*.

**MPG:** Abk. für **M**edizin**p**rodukte**g**esetz*.

**M-Phase:** Kurzbez. für **M**itose-Phase; s. Zellzyklus.

**MPS:** **1.** Abk. für **M**edizinisch-**P**harmazeutische **S**tudiengesellschaft. **2.** Abk. für **m**ononukleäres **p**hagozytäres **S**ystem; s. Monozyten-Makrophagen-System.

**MRA:** Abk. für **M**utual* **R**ecognition **A**greement.

**mRNA:** Abk. für (engl.) *messenger ribonucleic acid*; Messenger-RNA; durch Transkription* eines DNA-Abschnitts gebildete, einzelsträngige RNA*, die als sog. Matrizen-RNA in der Proteinbiosynthese* als Informationsvorlage für die Synthese einer spezif. Polypeptidkette dient.

**mRNA, polycistronische:** mRNA*, die nicht nur die codierenden Bereiche für mehrere Proteine*, sondern auch die jeweiligen Kontrollsequenzen trägt; daher kann ein mRNA-Molekül mehrere Proteine bilden. Vgl. Operon.

**MRP-Proteine:** Kurzbez. für **M**ultidrug-**R**esistance-Related-**P**roteine; Efflux-Pumpen, zellulärer Entgiftungsmechanismus; zu den ABC*-Transportern gehörende transmembranäre, ATP-bindende Proteine, die für die aktive Ausscheidung von Substanzen aus Zellen verantwortl. sind; den MDR*-Proteinen ähnl.; Substrate sind v.a. org. Anionen, Glucuronide* u. Glutathionkonjugate (s. Glutathion).

**MRSA:** Abk. für **M**ethicillin-**r**esistenter **S**taphylococcus **a**ureus; syn. Oxacillin-resistenter Staphylococcus aureus (Abk. ORSA); Staphylococcus* aureus, der aufgrund eines veränderten penicillinbindenden Proteins resistent gegenüber allen Betalactam*-Antibiotika ist; derzeit wichtigster multiresistenter Problemkeim im Krankenhaus mit zunehmender Häufigkeit auch im ambulanten Bereich (community acquired od. community associated MRSA od. cMRSA, caMRSA). Vgl. Resistenz.

**MRT:** **1.** Abk. für **M**agnet**r**esonanz**t**omographie; Kernspinresonanztomographie; nichtinvasives, bildgebendes Diagnoseverfahren, das auf dem Prinzip der Magnetresonanz* beruht; lokale Dichteunterschiede der Wasser- u. Fettprotonen u. deren Beweglichkeiten bestimmen den Gewebekontrast; spezif. Wechselwirkung der umgebenden Protonen im Magnetfeld mit einem komplexierten paramagnet. Metall wie Gadolinium* (s. MRT-Kontrastmittel); im Ggs. zur CT*, die allein die Absorption von Röntgenstrahlen* zur Bildgebung nutzt, ermöglichen eine Vielfalt an Gewebeparametern sowie zahlreiche Geräteeinstellungen (Pulssequenzen) in der MRT eine sehr detaillierte bildl. Wiedergabe der untersuchten Gewebe. Ein weiterer wesentl. Vorteil gegenüber der CT ist, dass die MRT nach heutigem Kenntnisstand als sehr risikoarm gilt u. nicht strahlenbelastend ist. **2.** Abk. für (engl.) *mean residence time*; s. Verweildauer, mittlere; mean times.

**MRT-Kontrastmittel:** Magnetopharmaka* zur Verbesserung der MRT*-Diagnostik durch Erhöhung der Signaldifferenzen zwischen versch. Geweben; **Einteilung: 1.** unspezif. paramagnet. MRT-K.: z.B. Gadobutrol*, Gadodiamid*, Gadopentetsäure*, Gadoteridol*; **2.** organ- od. gewebespezif. MRT-K. zur besseren Darstellung einzelner Organe od. Gewebe; **a)** leberspezif. MRT-K.: Aufnahme paramagnet. Gadolinium*- od. Mangan*-Komplexe in die Leberzellen (z.B. Gadobensäure*, Gadoxetsäure*, Mangafodipir*) od. Aufnahme superparamagnet. Eisenoxid-Nanopartikel durch das Monozyten*-Makrophagen-System von Leber u. Milz (z.B. Eisen(II/III)-oxid, Ferucarbotran); **b)** Blutpool-MRT-K.: z.B. Gadofosveset*; **3.** enterale MRT-K. zur Vermeidung von störendem Kontrast durch Darminhalt; z.B. Ferumoxsil*; **4.** intraartikuläre MRT-K. für direkte MR-Arthrographie zur besseren Darstellung des Gelenkbinnenraumes; z.B. Gadotersäure*, Gadopentetsäure*; **UAW:** Hautrötung, Quaddeln, Übelkeit, Erbrechen, Hitzegefühl, Hustenreiz; selten schwere Reaktionen, z.B. Bronchospasmus, Asthmaanfall, anaphylakt. Schock; cave: Anw. von MRT-K. setzt Notfallbereitschaft voraus.

**MS:** **1.** Abk. für **m**ittlerer **S**ubstitutionsgrad*; **2.** Abk. für **M**assen**s**pektrometrie*; **3.** Abk. für **M**ultiple* **S**klerose.

**M&S:** Abk. für (engl.) *modelling and simulation*; s. Modellierung und Simulation.

**MSE:** **1.** Abk. für **M**acrogol**s**tearyl**e**ther*; **2.** Abk. für **M**eer**s**chweinchen-**E**inheit (obsolet).

**MSH:** Abk. für **M**elanozyten **s**timulierende **H**ormone; s. Melanotropine.

**MsTh:** (chem.) Symbol für Mesothorium*.

**MTA:** **1.** Abk. für **m**edizinisch-**t**echnische/r **A**ssistent/in; s. Assistenzberufe, medizinisch-technische; **2.** Abk. für **M**ikro**t**hermo**a**nalyse; s. Thermomikroskopie.

**MTD:** **1.** Abk. für **m**aximal **t**olerierbare **D**osis; engl. maximum tolerable dose; höchste Dosis, bei der keine inakzeptablen Nebenwirkungen auftreten; Bestimmung während der Arzneimittelentwicklung in der Toxizitätsprüfung. **2.** Abk. für **M**aximal-**T**ages-**D**osis; s. Dosis; **3.** Abk. für (engl.) *minimal topological differences*; s. QSAR.

**Mucilaginosa:** schleimige, meist Gummi- u. Pflanzenschleime enthaltende Arzneimittel. Vgl. Schleimdrogen.

**Mucilago** *(pl Mucilagines) m*: **1.** Schleim; dickflüssige, durch Lösen, Ausziehen od. Anschütteln von org. od. Pflanzenstoffen in kaltem od. heißem Wasser hergestellte Arzneizubereitung (Schleimlösung); **2.** s. Gele.

**Mucilago ad electrocardiographiam:** Elektrodengel; Zusammensetzung: NRF, 14 g Natriumchlorid*, 5 g Hydroxyethylcellulose* 300, 10 g Propylenglykol*, Wasser ad 100 g; fast transparentes, farbloses bis schwach gelbl. Gel, ohne Geruch; **Darst.:** die Cellulose wird in der NaCl-Lsg. u. Propylenglykol/Wasser-Mischung unter Rühren dispergiert u. bis zur vollständigen Quellung stehengelassen; verdunstetes Wasser ist zu ergänzen. **Anw.:** als Elektrodengel.

**Mucilago ad sonographiam:** Ultraschallkontaktgel; Zusammensetzung: NRF, 0.5 g Polyacrylsäure (s. Carbomere), 5.0 g Isopropanol*, 20.0 g Propylenglykol*, 0.12 g Natriumhydroxid*, Wasser ad 100.0 g; transparentes, weitgehend luftblasenfreies, farbloses Gel, ohne Geruch; **Darst.:** Polyacrylsäure wird in einer Salbenschale ohne Druck mit dem Pistill verrieben, bis größere Aggregate zerteilt sind. Kalt (<20 °C) gelagertes Isopropanol wird hinzugefügt u. die Polyacrylsäure dispergiert. In die Dispersion wird unverzügl. die Neutralisationsflüssigkeit (Herst. aus 6.0 g Natriumhydroxid-Stammlösung 2 %, 100.0 g Propylenglykol u. Wasser ad 450.0 g) eingerührt; bis zur vollständigen Quellung stehen lassen (ggf. unter gelegentl. Rühren); **Anw.:** Ultraschallkontaktgel.

**Mucilago basalis hydrophobica:** s. Basisgel, Hydrophobes.

**Mucilago Benzoylperoxidi 5 aut 10 per centum:** Benzoylperoxid-Gel 5 od. 10 %; Zusammensetzung: NRF, wasserhaltiges Benzoylperoxid* 5 od. 10 %, 1.0 g Polyacrylsäure (s. Carbomere), 10 g Propylenglykol*, 10 %ige Natriumhydroxid-Lösung n. B. (ca. 2 g), Wasser ad 100 g; weißes Gel; **Anw.:** bei Acne vulgaris; 3 Monate verwendbar. Vgl. Aknemittel.

**Mucilago Carboxymethylcellulosi:** s. Carboxymethylcellulose-Natrium.

**Mucilago contra hyperhidrosim:** antihidrotisches Gel, Aluminiumchlorid-Hexahydrat-Gel; Zusammensetzung: NRF, 10.0 g Aluminiumchlorid-Hexahydrat (s. Aluminiumchlorid), 2.5 g Hydroxyethylcellulose* 300, 5.0 g Propylenglykol*, Wasser ad 50 g; NFA, 20.0 T. Aluminiumchlorid-Hexahydrat, 3.0 T. Hydroxyethylcellulose, 5.0 T. Propylenglykol ad 100 T. destilliertes Wasser; transparentes Gel; **Darst.:** Hydroxyethylcellulose in der auf 60 °C erwärmten Lsg. von Aluminiumchlorid-Hexahydrat in destilliertem Wasser u. Propylenglykol dispergieren; Mischung bis zur vollständigen Quellung (mind. 3 h) stehen lassen; **Anw.:** als Antihidrotikum*. Vgl. Solutio Aluminii hexahydrici.

**Mucilago Escini:** Aescin-Gel, Escin-Gel; Darst.: NRF, 1 T. Aescin* wird in abgekochtem, warmem Wasser gelöst u. nach dem Abkühlen mit 1.5 T. Ammoniaklösung* 10 % versetzt; diese wässrige Lsg. wird in eine Mischung von 1 T. Polyacrylsäure, 25 T. Isopropanol, 3 T. Ethylenglykolsalicylat* u. 0.1 T. Lavendelöl eingearbeitet u. mit dem restl. abgekochten Wasser auf 100 T. ergänzt; klares Gel; pH-Wert 5–6; **Anw.:** unterstützende Behandlung u. a. bei Varizen, Thrombophlebitis, Schwellungen; **cave:** nicht auf offenen Wunden anwenden.

**Mucilago Glyceroli:** s. Glycerolgel.

**Mucilago Gummi arabici:** Gummischleim; ÖAB, durch Erhitzen von den Oxidasen u. Peroxidasen befreite, ca. 33 %ige Lsg. von Gummi* arabicum, konserviert mit 0.1 % Nipaester (Ph.Helv. zusätzlich 0.033 % Benzoesäure); klebrige, gelbliche, viskose (140–220 mPa · s) Flüssigkeit; D. 1.12–1.14; **Darst.:** 100 T. Gummi arabicum werden mit kaltem Wasser abgewaschen u. anschließend in einem Mullsäckchen in 200 T. Wasser (mit Konservierungsmittel) eingehängt (langsamer Lösungsvorgang). Der entstandene Schleim wird koliert u. in max. 100 mL fassenden Flaschen 1 h (Ph.Helv.: 30 min an 2 aufeinanderfolgenden Tagen) im strömenden Wasserdampf erhitzt; **Inkomp.:** Ethanol in höherer Konz., Borax (Gelatinierung), Eisen(III)-Salze, Mineralsäuren (Fällung); **Anw.:** Bindemittel für Granulate; Emulgator u. Suspensionsmittel; Geschmackskorrigens in Mixturen.

**Mucilago Heparini 50 000 IE:** Heparin-Gel 50 000 IE; Darst.: NRF, 50 000 IE Heparin-Natrium (s. Heparin) werden in 70 T. abgekochtem Wasser gelöst u. mit 2.2 T. Ammoniaklösung* 10 % versetzt; diese wässrige Lsg. wird in eine Mischung von 1 T. Polyacrylsäure, 25 T. Isopropanol eingearbeitet u. mit abgekochtem Wasser auf 100 T. ergänzt; klares Gel, pH-Wert 7.0–8.0; **Anw.:** äußerl. u. a. bei oberflächl. Venenentzündungen, Hämatomen.

**Mucilago Hydroxyethylcellulosi:** Hydroxyethylcellulosi mucilago; Hydroxyethylcellulosegel; Darst.: DAB, 2.5 T. Hydroxyethylcellulose* 10 000 werden mit 10 T. 85 %igem Glycerol* angerieben, 87.5 T. frisch aufgekochtes u. wieder abgekühltes Wasser zugesetzt u. das noch inhomogene Gel 1 h quellen gelassen; Konservierung mit 0.1 % Sorbinsäure* u. 0.1 % Kaliumsorbat* (od. mit 0.1 % Nipagin® u. 0.04 % Nipasol®) möglich; die Konservierungsmittel werden dabei in der gesamten Wassermenge gelöst. Unkonserviertes Gel ist stets frisch herzustellen u. zu verbrauchen. Beim Erwärmen über 50 °C tritt keine Trübung od. Ausfällung auf; gute Verträglichkeit gegenüber Elektrolyten; transparentes, fast geruchloses Gel.

**Mucilago Polyacrylati cum Alcohole isopropylico:** Polyacrylati mucilago cum isopropanolo, Gelatum polyacrylatum cum Isopropanolo; Isopropanolhaltiges Polyacrylatgel; Zusammensetzung: DAB, ÖAB, 0.5 T. Polyacrylsäure (s. Carbomere), 25 T. Isopropanol*, 1 T. 5 %ige Natriumhydroxid-Lösung, 73.5 T. frisch aufgekochtes u. wieder abgekühltes gereinigtes Wasser; klares, nach Isopropanol riechendes Gel; **Darst.:** Die Polyacrylsäure wird mit einem kleinen Anteil des Wassers angerieben. Das restl. Wasser wird portionsweise unter Rühren bis zur homogenen Dispersion eingearbeitet u. anschließend werden unter weiterem Rühren Isopropanol u. die Natriumhydroxid-Lösung zugesetzt. Nach kurzer Quellzeit entsteht ein klares Gel. Isopropanol kann u. U. durch Ethanol 90 % ersetzt werden.

**Mucilago Polyacrylati cum Aqua:** Polyacrylati mucilago aquosa, Gelatum polyacrylatum aquosum;

wasserhaltiges Polyacrylatgel; Zusammensetzung: DAB, ÖAB, 0.5 T. Polyacrylsäure (s. Carbomere), 3 T. 5 %ige Natriumhydroxid-Lösung u. 96.5 T. frisch abgekochtes u. wieder abgekühltes gereinigtes Wasser; klares, geruchloses Gel; **Darst.:** entspricht der des isopropanolhaltigen Polyacrylatgels (s. Mucilago Polyacrylati cum Alcohole isopropylico); Konservierung ist mit einem Gemisch aus 0.1 % Sorbinsäure* u. 0.1 % Kaliumsorbat* od. Cetrimidium (0.01 %; s. Cetrimid) mögl.; unkonserviertes Gel ist frisch herzustellen u. zu verwenden.

**Mucilago Salep:** Salepschleim; Zusammensetzung: DAB, je 1 T. mittelfein gepulverte Salepknolle (s. Orchis morio, Tubera Salep) u. Weingeist, 98 T. siedendes Wasser; die frühere Anw. bei Diarrhö bei Kindern (bei entzündeter Darmschleimhaut) ist obsolet.

**Mucine** (lat. mucus Schleim): Schleimstoffe vieler Sekrete u. Exkrete (u. a. Galle, Speichel, Harn) sowie in Bindegewebe u. Drüsen; gehören zu den Proteoglykanen* u. bestehen aus Mukopolysacchariden* u. Sialinsäure-reichen Glykoproteinen*, sind phosphorfrei u. werden durch Essigsäure gefällt.

**muco-:** s. a. muko-.

**Mucor** (lat. muceo schleimig): Köpfchenschimmel; Gattung innerhalb der Pilzordnung Mucorales der Zygomycota (s. Pilze) mit kugelförmigen Sporangien u. Endosporen; Saprophyten auf org. Stoffen, bes. Lebensmitteln; gelegentl. bei Mensch u. Tier; opportunist. Erreger bei Patienten mit Immundefekten od. Stoffwechselerkrankungen. Vgl. Mucor-Mykosen.



**Mucor-Mykosen:** akute Pilzinfektionen, verursacht von Absidia, Mucor*, Rhizomucor u. Rhizopus; Eindringen der Erreger in den Organismus durch Respirations- od. Speisetrakt; Pilzthromben, Wandnekrosen u. sept. Infarkte mit letalem Ausgang v. a. bei Patienten, die durch Zytostatika- od. Corticosteroidtherapie, Diabetes mellitus od. Mangelernährung schwer vorgeschädigt sind; **Ther.:** Amphotericin* B in Kombination mit Flucytosin*, ggf. chirurg. Revision.

**mucosus:** s. Mucus.

**Mucuna pruriens (L.) DC.:** Dolichos pruriens, Stizolobium pruriens (L.) Medik.; Fam. Fabaceae (Leguminosae); Indien, Tropen; Stpfl. von **Fructus Stizolobii:** Dolichos pruriens, Siliqua hirsuta; Juckbohnen; **Inhaltsst.:** Alkaloide*, z. B. Prurienin, Mucunin, bis 1.5 % Dioxyphenylalanin* (Abk. DOPA), Indolalkylamine; **Setae Stizolobii:** Pubes Stizolobii; die Brennhaare der Fruchtwand; **Inhaltsst.:** Indolalkylamine wie Serotonin, Mucunain (eine Proteinase); **Anw.:** (volkstüml.) äußerl. zu hautreizenden Mitteln, innerl. auch gegen Eingeweidewürmer. **Hom.:** Mucuna pruriens (HAB), Dolichos pruriens: getrocknete Haare der Fruchthülse; verordnet z. B. bei Pruritus* (Hautjucken).

**Mucus** (lat.): Schleim. **mucosus:** schleimig, mukös.

**Mücken:** zweiflügelige Insekten (Diptera); s. Anopheles; Entw. über Ei, Larve, Puppe zum Imago; wichtige Krankheitsüberträger*.

**Mückenschutzmittel:** s. Repellents.

**Mühlen:** Geräte mit versch. Methoden zur Zerkleinerung von Mahlgut; **Formen:** s. Abb.; **1.** Mühlentypen überwiegend zur **Grobkornzerkleine-**

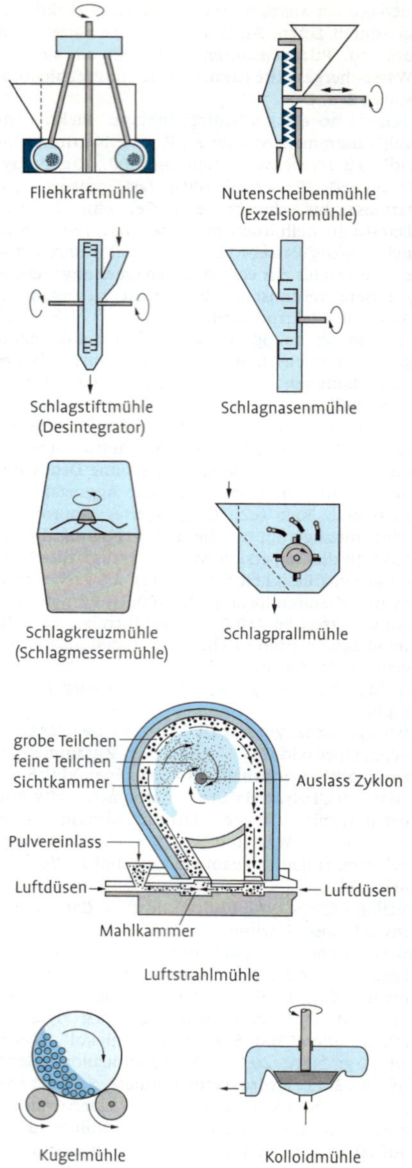


**Mühlen:** versch. Typen

**rung: a) Fliehkraftmühlen:** M. mit ringförmig ausgebildeter Mahlbahn. Zwei an einer rotierenden Vertikalachse aufgehängte Stahlkugeln zerkleinern durch die Zentrifugalkraft das Mahlgut an der Wand des Gehäuses. **b) Walzenmühlen:** Das Mahlgut wird durch 2 od. mehr gegenläufig rotierende Walzen gepresst, deren Oberfläche unterschiedl. gestaltet sein kann (u. a. glatt, gezahnt). Für die Fliehkraft- u. die Walzenmühle eignen sich Materialien mit einem Zerkleinerungsgrad von 50 mm u. mehr. Das erhaltene Mahlprodukt liegt häufig über 5 mm. **c) Scheibenmühlen:** Das Mahlgut wird zw. 2 Scheiben zerkleinert. Eine Scheibe steht still (Statorscheibe), die andere dreht sich mit hoher Geschwindigkeit (Rotorscheibe). Die Scheiben sind mit Rippen, Nuten od. Zähnen besetzt. In Abhängigkeit vom gewünschten Feinheitsgrad wird der Scheibenabstand eingestellt. **d) Schlagstiftmühlen:** Zwei Metallscheiben, die mit einer größeren Anzahl konzentrisch angeordneter Stifte versehen sind, rotieren gegenläufig mit großer Geschwindigkeit. Das Mahlgut wird in das stiftfreie Zentrum zw. den beiden Metallscheiben eingebracht (z. B. mit einer Dosierschnecke) u. durch Zentrifugalkräfte nach außen durch die ineinandergreifenden Stiftreihen geschleudert. 2. Eine **Feinmahlung** erreicht man mit: **a) Schlagkreuz(messer)mühlen:** Pirouetten, Schlagbecher, Mixbecher; enthalten rotierende Schlagmesser od. Messerkreuze zur Zerkleinerung. Manche Geräte eignen sich auch zum Mischen von Flüssigkeiten. **b) Schlagprallmühlen:** Beim Einbringen des Mahlgutes in die M. wird dieses von einem schnell drehenden Rotor (Schlagbalken) erfasst u. mit hoher Geschwindigkeit auf Prallplatten od. Rippen der Gehäusewandung geschleudert. Das Auftreffen des Rotors auf die zu zerkleinernden Partikel, deren extreme Beschleunigung u. das Aufprallen des bewegten Gutes an der Gehäuseinnenseite ist die Voraussetzung für die Prallzerkleinerung. Der Mahlerfolg ist umso größer, je rascher der Schlagbalken rotiert u. je höher die Dichte der Substanz ist. **c) Schwingmühlen:** Eine allseitig federnd gelagerte Kugelmühle wird durch eine rotierende Unwucht in schnelle, kreisförmige Schwingungen versetzt. **d) Planetenmühlen:** Ein Mahlbehälter, gefüllt mit Mahlgut u. Mahlkugeln, bewegt sich kreisförmig u. rotiert gleichzeitig um die eigene Achse. **e) Vibratormühlen:** Ein Elektromagnet versetzt das Mahlgefäß, das darin befindl. Mahlgut u. eine Mahlkugel in vertikale Schwingungen. Durch die Schläge der Kugel wird die Substanz zerkleinert. **f) Luftstrahlmühlen:** engl. jetmill, Strahlmühlen, Jet-Mühlen; bereits vorzerkleinertes (gepulvertes) Mahlgut wird gemeinsam mit einem Gas (Luft, ggf. Inertgas gegen Staubexplosionen) unter Druck (ca. 10 bar) tangential in die kreisrunde Mahlkammer eingeblasen. Durch das expandierende Gas werden die Pulverteilchen stark beschleunigt (300 m/s) u. rotieren in der Mahlkammer durch die Zentrifugalkraft in Abhängigkeit von ihrer Masse mehr od. weniger am Rande der Mahlkammer. Durch gegenseitige Reibung u. Prallvorgänge (Strahlmahlung) werden die Teilchen weiter zerkleinert, bis sie so fein (mikronisiert) sind (10–0.1 μm, Mikropulver), dass sie mit dem Gas im Zentrum aus dem Mahlraum ausgetragen u. in Filtersäcken abgeschieden werden. Der durch die Gasexpansion auftretende Kühleffekt ermöglicht es, auch thermolabile Stoffe in mikronisierter Form herzustellen. **g) Kugelmühlen:** auch Kugeltrommeln; Maschinen zum Zerkleinern u. Mischen von Arzneidrogen; die Zerkleinerung erfolgt in einer rotierenden Trommel durch rollende u. fallende Mahlkörper (Kugeln) während Stunden bis Tagen. Bei langsamer Drehung wird das Gut ledigl. durch die Reibung zw. den Kugeln u. zw. den Kugeln u. der Trommelwand zerkleinert (reibende Rollbewegung von vielen kleinen Kugeln geeignet für langsame Feinstmahlung). Bei höheren Drehzahlen werden die Kugeln an der Trommelwand in Drehrichtung mitgenommen, bis sie inf. ihres Eigengewichtes wieder zurückrollen od. zurückfallen u. dadurch eine zusätzl. Schlagwirkung auf das Mahlgut ausüben (schlagende Fallbewegung durch wenige schwere Kugeln, geeigneter zum Vormahlen). Die dafür erforderl. Drehzahl pro Minute (n) errechnet sich aus:

$n = 32/\sqrt{d}$ für die Trockenmahlung

$n = 25/\sqrt{d}$ für die Nassmahlung

d: Innendurchmesser der Mahltrommel in m.

Wird die Drehzahl weiter erhöht, d. h. die krit. Drehzahl $n_{kr}$ ($n_{kr} = 42.3/\sqrt{d}$) überschritten, werden die Kugeln durch die Fliehkraft fest an die Trommelwand angepresst u. der Mahleffekt ist sehr gering. **h) Kolloidmühlen:** Ein konischer Rotor bewegt sich mit hoher Geschwindigkeit in einem regelbaren Abstand (Bruchteile eines Millimeters) zum Mühlengehäuse. Das Mahlgut wird in Wasser suspendiert zugeführt, passiert den feinen Spalt u. wird durch die Scherkräfte, die zw. dem mit Wasser benetzten Rotor u. dem Stator (Gehäusewand) auftreten, zerkleinert. Die herstellbaren Teilchengrößen liegen in günstigen Fällen unter 0.1 μm. Eine Mikronisierung (Teilchengrößen um einige μm u. feiner) wird erreicht durch Luftstrahl-, Kugel- u. Kolloidmühlen.

**Münzkraut:** s. Lysimachia nummularia (Herba Lysimachiae).

**Muffelofen:** Ofen zum Härten, Glühen, Veraschen (Zerstörung org. Beimengungen durch Erhitzen unter Luftzutritt), Anlassen u. Vergüten von Stoffen; ein hitzebeständiges Gefäß (sog. **Muffel**) enthält die Stoffe u. schirmt sie vor direktem Kontakt mit der zur Beheizung benötigten Flamme od. den Heizwicklungen ab. Vgl. Tiegel; Sulfatasche.

**Muira-puama-Holz:** s. Ptychopetalum-Arten (Lignum Muira-puama).

**muko-:** s. a. muco-.

**Mukoadhäsion:** s. Bioadhäsion.

**Mukoide:** Mukoproteine; Verb. von Proteinen mit Mukopolysacchariden*. Den Mucinen* ähnl. Stoffe, die u. a. in Bindegewebe, Knorpel u. Sehnen vorkommen, aber durch Essigsäure nicht gefällt werden.

**Mukolytika** (lat. mucus Schleim; gr. lysis Auflösung): Substanzen, die zähen Bronchialschleim verflüssigen u. dadurch den Auswurf der Sekrete erleichtern. Vgl. Expektoranzien.

**Mukopolysaccharide:** Glykosaminoglykane (Abk. GAG); veraltet Hyaline; hochmolekulare Stoffe, die aus sich wiederholenden Disaccharideinheiten aus einem meist sulfatierten Aminozucker* (N-Acetylglucosamin od. N-Acetylgalactosamin) u. typischerweise einer Uronsäure* (Galacturonsäure*, Glucuronsäure*) bestehen; bilden eine hydratisierte, gelähnliche Grundsubstanz mit hoher Druckfestigkeit; **Einteilung:** in 4 Hauptgruppen: **1.** Hyaluronsäure*; **2.** Chondroitin-* u. Dermatansulfat; **3.** Keratansulfat; **4.** Heparansulfat; **Vertreter:**

wichtige biol. Stoffe wie z. B. Heparin*, Blutgruppensubstanzen, Chitin*; **Bedeutung:** bilden mit Proteinen* die Mukoide*; erfüllen wichtige Funktionen als Stütz-, Schutz- od. Gleitsubstanzen.

**Mukopolysaccharidpolysulfat:** s. Heparinoide.

**Mukoproteine:** s. Mukoide.

**Mukosa:** s. Schleimhaut.

**Mukoviszidose:** s. Fibrose, zystische.

**Mull:** Gewebe aus Baumwolle od. Zellwolle* mit unterschiedl. Fadendichte; **Anw.:** z. B. als Verbandmull*, Kompresse*, Mulltupfer, Mullbinde, Tamponadebinde*.

**multilamellar vesicles:** s. Liposomen.

**Multimedikation:** s. Polymedikation.

**Multiple Sklerose:** Abk. MS; Encephalomyelitis disseminata, Polysklerose; chronisch-entzündl. demyelinisierende Erkrankung mit herdförmiger Demyelinisierung u. (weniger ausgeprägt) axonaler Schädigung; **Vork.:** Manifestationsalter meist 20.–40. Lj. (w : m = 1.2–1.7 : 1); in ca. 15 % familiäre Häufung; Assoziation mit HLA*-System (HLA-DR 2, HLA-DW 2); Prävalenz in Deutschland ca. 149 : 100 000; **Urs.:** wahrscheinl. T-Lymphozyten-vermittelte autoimmune Entzündungsreaktion gegen Myelinscheidenantigene; multifaktorielle Disposition u. Triggerfaktoren: genet. Faktoren, Viren u. a. Erreger sowie Umwelteinflüsse; **Sympt.:** zerebrale u. spinale Sympt. versch. Art, insbes. spast. Lähmungen, (umschriebene) Sensibilitätsstörungen u. zerebellare Ataxie (sog. Charcot-Trias: Nystagmus, Intentionstremor u. skandierende Sprache); Verlauf: **1.** (ca. 80 %) primär schubförmig-remittierend mit (kompletter od. inkompletter) Rückbildung der Sympt. meist innerhalb 6–8 Wochen; **2.** (v. a. in höherem Lebensalter) chronisch-progredient: kontinuierl. Zunahme der Sympt. über mind. 6 Monate; **Ther.:** **I.** pharmak. Immunmodulation* (therap. Erfolg schwer beurteilbar wegen häufiger Spontanremission der Sympt.); **1.** im akuten Schub (Schubtherapie) zur Verkürzung der Schubdauer (Förderung der Remission) v. a. Methylprednisolon* hochdosiert in Kombination mit (je nach Sympt.) Physiotherapie, Ergotherapie od. Logopädie; bei therapierefraktärem Schub u. U. Plasmapherese* (individueller Heilversuch); **2.** Verlaufsmodifikation (Reduktion der Schubfrequenz u. -schwere) entspr. der Schwere des Schubs; **a)** Basistherapie: frühzeitig im Schub Interferon beta-1 (cave: bei unzureichendem therap. Effekt Titer neutralisierender Antikörper bestimmen) od. Glatiramer*; ggf. Reserve: Immunglobuline i. v. (individueller Heilversuch), Azathioprin* p. o.; **b)** therap. Eskalation (bei Refraktärität gegenüber Basistherapie bzw. schwerem Schub mit hochgradiger funktioneller Beeinträchtigung): Natalizumab* od. Mitoxantron*; **II.** symptomat.: u. a. pharmak. (z. B. Donepezil* bei kognitiver Dysfunktion), physik. (einschließl. Rehabilitation/Hilfsmittel), neuropsycholog., psychosoziale Unterstützung (z. B. Selbsthilfegruppe).

**Multiple Unit Pellet System:** Abk. MUPS; Arzneiform, in der kleine Pellets* (ggf. magensaftresistent überzogen) zu einer Tablette verpresst sind, wodurch die Einnahme als ganze Tablette od. auch in dispergierter Form in Flüssigkeiten möglich ist; die Tablette löst sich nach dem Kontakt mit dem Magensaft innerhalb weniger Sekunden auf u. gibt die magensaftresistenten Mikropellets frei, die aufgrund ihrer geringen Größe gut mit dem Speisebrei vermischt werden u. unverzügl. in den Darm befördert werden können. Die Schutzschicht der Mikropellets löst sich dort auf u. der säureempfindl. Wirkstoff wird freigesetzt u. resorbiert. **Vorteil:** erleichterte Anw. bei Patienten mit Schluckbeschwerden od. bei Gabe über eine Sonde; der Zerfall in die einzelnen Pellets kann eine Verbesserung der Bioverfügbarkeit ermöglichen. **Nachteil:** hoher Abrieb (Friabilität), der durch herausgefallene Pellets entsteht (raue Oberfläche bei kleinen verpressten Pellets); um dies zu kaschieren, werden die Tabletten befilmt.

**multivesicular vesicles:** s. Liposomen.

**Mummel:** s. Nuphar lutea.

**Mumps:** s. Parotitis epidemica.

**Mumps-Lebend-Impfstoff:** Vaccinum parotitidis vivum Ph.Eur.6; gefriergetrocknete Zuber. aus einem geeigneten, lebenden, attenuierten Stamm des Mumps-Virus; gezüchtet in Hühnerembryozellen od. anderen geeigneten Zellen; auch als Kombinationsimpfstoff (Masern-Mumps-Röteln-Impfstoff; s. MMR-Schutzimpfung).

**Mund- und Rachentherapeutika:** zur v. a. lokalen u. auch system. Anwendung (gurgeln, lutschen, pinseln) bestimmte Arzneimittel gegen Erkrankungen des Mund- u. Rachenraums wie z. B. Stomatitis, Gingivitis, Tonsillitis, Herpesinfektionen, Verletzungen, Verbrennungen; **Beispiel:** Lokalanästhetika* wie Benzocain*, Lidocain*; Antiphlogistika*; Desinfektionsmittel* wie Cetylpyridiniumchlorid*, Hexetidin*, Chlorhexidin*; Antibiotika* bei bakteriellen Infektionen, v. a. Tyrothricin*, Bacitracin*; äther. Öle (s. Aetherolea) wie Menthae aetheroleum, Thymi aetheroleum; Enzyme wie Pankreatin, Papain, Lysozym in Lutschpräparaten; Mineralsalze wie Emser Salz u. adstringierend wirkende Aluminiumverbindungen sowie Drogenauszüge mit antiphlogist. u./od. adstringierenden Wirkungen wie z. B. Myrrhe, Salbei, Kamille, Ratanhia.

**Mundwasser:** Collutorium; Lsg. zur Anw. am Zahnfleisch u. in der Mundhöhle; darf nicht geschluckt werden; entweder gebrauchsfertig od. aus Konzentraten, Pulvern od. Tabletten vor Gebrauch mit Wasser zu einer annähernd neutralen Lsg. herzustellen. Vgl. Gargarisma.

**Mupirocin** (INN): Mupirocinum Ph.Eur.; 9-(*E*)-4-[(2*S*,3*R*,4*R*,5*S*)-5-[(2*S*,3*S*,4*S*,5*S*)-2,3-Epoxy-5-hydroxy-4-methylhexyl]-3,4-dihydroxytetrahydro-2*H*-pyran-2-yl}-3-methylcrotonyloxy-nonansäure; CAS-Nr. 12650-69-0; $C_{26}H_{44}O_9$, Strukturformel: s. Abb.; $M_r$ 500.63; Schmp. 77–78 °C; weißes bis fast weißes Pulver; schwer lösl. in Wasser, leicht lösl. in Aceton, Dichlormethan u. wasserfreiem Ethanol; zeigt Polymorphie; **Gew.:** aus Kulturen von Pseudomonas fluorescens; **Wirk.:** Lokalantibiotikum (s. Antibiotika) mit bakteriostat. Wirk. auf Streptokokken u. Staphylokokken; hemmt kompetitiv die Isoleucyl-tRNA-Synthetase; **UAW:** Hautjucken, -austrocknung. **Mupirocinum-Calcium-Dihydrat:** Mupirocinum calcicum Ph.Eur.; CAS-Nr. 115074-43-6; $C_{52}H_{86}O_{18}Ca \cdot 2\,H_2O$; $M_r$

M

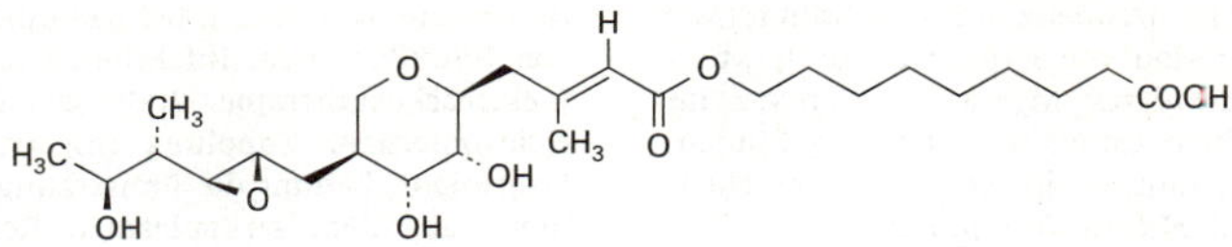

Mupirocin

1075.50; weißes bis fast weißes Pulver; sehr schwer lösl. in Wasser, wenig lösl. in Dichlormethan u. wasserfreiem Ethanol.

**MUPS:** Abk. für **M**ultiple* **U**nit **P**ellet **S**ystem.

**Muramidase:** s. Lysozym.

**Muraminsäure:** N-Acetyl-3-O-carboxyethyl-D-glucosamin; Schmp. 151 °C; $[\alpha]_D^{20\,°C}$ +109 ° (c=2 in Wasser); von Glucose abgeleiteter Aminozucker; die N-acetylierte Form von M. ist in den Mukopolysaccharid-Peptidkomplexen der Bakterienzellwände enthalten.

**Murein** (lat. murus Mauer): zu den Peptidoglykanen gehörendes Heteropolymer aus $\beta$-1,4-glykosid. verknüpften Dimeren aus N-Acetylglucosamin u. N-Acetylmuraminsäure, die über Peptidbrücken miteinander verknüpft sind u. in Form eines netz- bzw. sackförmigen Riesenmoleküls die innerste Schicht der Zellwand von Bakterien* bilden; das Mureinnetz gramnegativer Bakt. ist 2- bis 5-schichtig, das Netz grampositiver dagegen besteht aus bis zu 40 Schichten. Durch Lysozym* u. bakt. Muroendopeptidasen wird M. spezif. gespalten. Die bakterizide Wirk. der Betalactam*-Antibiotika auf wachsende Bakt. beruht auf einer Hemmung der Mureinbiosynthese.

**Murex cornutus** L.: Purpurschnecke; Fam. Murecidae; Mittelmeerküsten; **Inhaltsst.:** im Sekret ist Murexin (Urocanylcholin, vgl. Urocansäure); wirkt muskelrelaxierend bzw. in hohen Dosen lähmend; der (nur noch histor. interessante) Farbstoff 6,6′-Dibromindigo entsteht unter Sonnenlicht aus dem Schleim. **Hom.:** Murex purpureus: Molluske, Nackendrüse der Purpurschnecke; frischer Saft zur Verreibung; verordnet z. B. bei sexuellen Erregungszuständen.

**Murexid:** Ammoniumsalz der Purpursäure; CAS-Nr. 3051-09-0 (wasserfrei), CAS-Nr. 6032-80-0 (Monohydrat); $C_8H_8N_6O_6 \cdot H_2O$, Strukturformel: s. Abb.; $M_r$ 302.2; als Monohydrat rotbraunes Pulver; unlösl. in Ethanol u. Ether, sehr schwer lösl. in kaltem, leichter lösl. in heißem Wasser, lösl. in Alkalihydroxid-Lsg. unter Blaufärbung. **Murexid-Reaktion:** Bei Einwirken von Salpetersäure* auf Harnsäure* od. Xanthine (z. B. Coffein*) entsteht durch Verknüpfung von Alloxan* u. Dialursäure (5-Hydroxybarbitursäure, 2,4,5,6-Pyrimidintetraol) Alloxantin (Oxipurinol*), das mit Ammoniak* das prächtig purpurrot gefärbte M. ergibt, das sich mit Alkali blauviolett färbt. **Anw.:** Reagenz

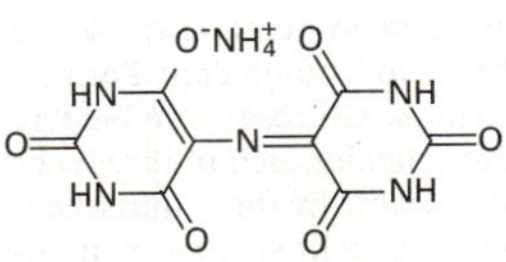

Murexid

Ph.Eur.6; z. B. als Calcium-spezifischer Komplexindikator.

**Murex purpureus:** s. Murex cornutus.

**murin** (lat. mus, muris Maus): Mäuse betreffend, aus der Maus (gewonnen).

**Murmeltierfett:** s. Marmota marmota.

**Muromonab-CD3:** OKT3; CAS-Nr. 140608-64-6; muriner monoklonaler Antikörper*; **Herst.:** gentechn. nach der Hybridom*-Technik; besteht aus 2 H-Ketten von je ca. 50 000 Dalton u. 2 L-Ketten zu je 25 000 Dalton (vgl. Immunglobuline); **Wirk.:** T-Lymphozyten-Blocker; Immunsuppressivum*, das eine hohe Selektivität für T-Lymphozyten aufweist; reagiert mit menschl. T3-Rezeptor-Komplex, wodurch die Immunantwort* gestört wird; **Ind.:** Abstoßungsreaktion nach Transplantation*; **UAW:** Fieber, Schüttelfrost, Atemnot, gastrointestinale Beschwerden, erhöhtes Infektionsrisiko; **Dos.:** 5 mg/d i. v. über 10–14 d.

**Musa paradisiaca:** s. Amylum Musae.

**Musa textilis** Née: Faserbanane; Fam. Musaceae; Südostasien; **Stpfl. von Abakafaser (Manilahanf).**

**Muscarin:** CAS-Nr. 300-54-9; $[C_9H_{20}NO_2]^+$, Strukturformel: s. Abb.; $M_r$ 174.26; Alkaloid; **Vork.:** v. a. in Risspilzen (Inocybe-Arten) u. einigen Trichterlingen (Citocybe-Arten); der Fliegenpilz (Amanita* muscaria) enthält nur sehr wenig Muscarin. **Wirk.:** direktes Parasympathomimetikum*; erregt wie Acetylcholin* die postganglionären parasympath. Acetylcholin*-Rezeptoren; M. wird allerdings nicht durch die Acetylcholinesterase (s. Cholinesterasen) gespalten, wodurch es länger auf den Rezeptor wirkt. M. diente als Modellsubstanz zur Erforschung des parasympath. Nervensystems. **Toxikol.:** Vergiftungssymptome setzen ca. 15–120 Min. nach der Einnahme mit Schweißausbruch, Speichelfluss u. Tränensekretion ein; es treten Diarrhö, Darmkoliken, Blutdruckabfall u. Atemnot auf; Miosis*; **Antidot:** Atropinsulfat*.

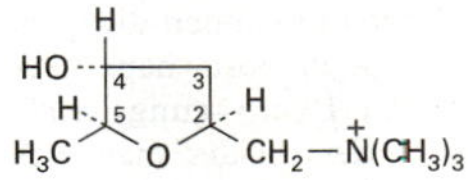

Muscarin

**Muscarin-Rezeptoren:** m-Cholinozeptoren, muscarinerge Rezeptoren; G-Protein-gekoppelte Acetylcholin*-Rezeptoren, die selektiv durch Muscarin* aktiviert werden können; **Einteilung:** 5 versch. Unterformen ($M_1$–$M_5$): **1.** $M_1$, $M_3$, $M_5$: Stimulation führt über $G_q$ zur Aktivierung der Phospholipase C; **2.** $M_2$ u. $M_4$: Stimulation führt zur Hemmung der Adenylylcyclase* über $G_{i/o}$ u. zur Aktivierung myokardialer Kaliumkanäle; **Vork. u. Wirk.: 1.** ganglionär: Aktivierung führt zur Erregung ($M_1$); **2.** postganglionär parasympath.: Aktivierung senkt Herzfrequenz u. Kontraktilität ($M_2$) u. steigert Sekretion von Drüsen u. Kontraktion der glatten Muskulatur ($M_3$); $M_4$ werden v. a. im Vorderhirn, Hippocampus u. Striatum gefunden, Funktion unbekannt; $M_5$ im ZNS, Funktion ebenfalls unklar. Vgl. Nicotin-Rezeptoren.

**Muscazon:** $\alpha$-Amino-2-oxo-4-oxazolin-5-essigsäure; CAS-Nr. 2255-39-2; $C_5H_6N_2O_4$; $M_r$ 158.11; Inhaltsstoff des Fliegenpilzes (s. Amanita muscaria).

**Muschelgold:** s. Goldbronze.

**Muschelvergiftung:** s. Mytilotoxin; Saxitoxin; Lebensmittelvergiftung.

**Musci medicati:** s. Schäume, wirkstoffhaltige.

**Muscimol:** 5-Aminoethyl-3-hydroxy-isoxazol; CAS-Nr. 2763-96-4; $C_4H_6N_2O_2$, Strukturformel: s. Amanita muscaria (Abb. dort); $M_r$ 114.10; Schmp. 175 °C; Decarboxylierungsprodukt der Ibotensäure*; ein Giftstoff des Fliegenpilzes (s. Amanita muscaria); vgl. Mykotoxine.

**Muscon:** 1-Methyl-cyclo-pentadecanon-3; ein Ringketon mit 15 Ringgliedern; Best. des äther. Öles des Moschus*, bedingt dessen spezif. Geruch; dickes, farbloses Öl, leicht lösl. in Ethanol, wenig lösl. in Wasser; auch synthet. darstellbar.

**Muscus corsicanus:** s. Alsidium helminthochorton (Helminthochorton).

**Musivgold:** s. Zinn(IV)-sulfid.

**Muskatbalsam:** s. Myristica fragrans (Oleum Nucistae).

**Muskatbaum:** s. Myristica fragrans.

**Muskatblüte:** s. Myristica fragrans (Macis).

**Muskatbutter:** s. Myristica fragrans (Oleum Nucistae).

**Muskatnuß:** s. Myristica fragrans (Semen Myristicae).

**Muskatnuß, Lange:** s. Myristica argentea.

**Muskatnußöl:** s. Myristica fragrans (Oleum Nucistae).

**Muskatöl, Ätherisches:** s. Myristica fragrans (Myristicae fragrantis aetheroleum).

**Muskeladenylsäure:** s. Adenosinphosphate.

**Muskelatrophie** (gr. atrophos schlecht ernährt): Amyotrophie, Muskelschwund; Abnahme der Muskelmasse infolge Verkleinerung des Durchmessers od. der Anzahl von Muskelfasern.

**Muskelhypotonie:** s. Hypotonie.

**Muskel-Inosinsäure:** s. Inosinsäure.

**Muskelrelaxanzien:** syn. Myotonolytika; Pharmaka, die den Tonus der Skelettmuskulatur herabsetzen; **I. periphere** M.: lähmen die Skelettmuskulatur: **1.** durch prä- u. postsynapt. Hemmung der neuromuskulären Übertragung; nach Wirkungsmechanismus unterscheidet man z. B.: **a)** Botulinumtoxin* A, das präsynapt. die Acetylcholinfreisetzung hemmt; **b)** stabilisierende od. nichtdepolarisierende M.: Nicotin-Rezeptor-Antagonisten; z. B. Alcuroniumchlorid*, Pancuroniumbromid*, Atracuriumbesilat*, Cisatracuriumbesilat* u. Mivacuriumchlorid*, die postsynapt. durch Blockade der Acetylcholin-Rezeptoren der motor. Endplatte die Depolarisation durch Acetylcholin verhindern; **c)** depolarisierende M.: Nicotin-Rezeptor-Agonisten; z. B. Suxamethonium*, Rocuronium*, die postsynapt. durch eine länger anhaltende Depolarisation der Endplatte die Erregungsüberleitung verhindern; **Anw.:** bei Bauch- u. Brustkorboperationen, zur Intubation, bei Krampfzuständen inf. von Intoxikationen, Infektionen (z. B. Tetanus*), Elektroschocktherapie. **2.** durch Angriff bei der elektromechan. Kopplung (myotrope M.), z. B. Dantrolen*, hemmt die Freisetzung der Calcium-Ionen aus dem sarkoplasmat. Retikulum*, hat auch zentrale Wirkung. **II. zentrale** M.: Anw. finden Interneuronen*-Blocker; M., deren Angriffspunkt im ZNS liegt, senken den Skelettmuskeltonus durch Hemmung polysynapt. Reflexe, indem sie inhibitor. Mechanismen stimulieren; meist Substanzen, die in erster Linie als Tranquilizer* verwendet werden, z. B. Baclofen*, Chlormezanon*; **Anw.:** bei Spasmen (Verspannungen) der Skelettmuskulatur inf. von Bandscheibenschäden, rheumat. Erkrankungen, Gehirn- od. Rückenmarksschädigungen, bei Trigeminusneuralgie.

**Muskelriss:** Zerreißen eines Skelettmuskels infolge direkter Gewalteinwirkung od. starker Kontraktion. **Muskelfaserriss:** bei akuter od. chron. Überforderung eines Muskels entstandene Muskelverletzung mit Fasereinrissen; unzureichende Aufwärmung vor Belastung od. auch Weiterbelastung bei Übermüdung begünstigen das Auftreten der Verletzung.

**Mustela lutreola:** s. Nerzöl.

**Muster eines Fertigarzneimittels:** s. Ärztemuster.

**Mutagene** (lat. mutare verändern): Substanzen od. Faktoren, die eine Steigerung od. Auslösung von Mutationen* bewirken; **Einteilung:** nach der Gefahrstoffverordnung* (in der EG*-Gefahrstoffliste unter „Einstufung“ als Muta. Cat. angegeben): **1. Kat. 1:** Stoffe, die auf den Menschen bekanntermaßen erbgutverändernd wirken; **2. Kat. 2:** Stoffe, die aufgrund hinreichender Anhaltspunkte als erbgutverändernd für den Menschen angesehen werden sollten (Acrylamid, Benzo[a]pyren, Ethylenoxid, Diethylsulfat); **3. Kat. 3:** Stoffe, die wegen mögl. erbgutverändernder Wirk. auf den Menschen zu Besorgnis Anlass geben; aus Mutagenitätsversuchen liegen einige Anhaltspunkte vor, die jedoch nicht ausreichen, um den Stoff in Kat. 2 einzustufen (Atrazin, Carbendazim, 4,6-Dinitro-*o*-cresol); entspr. mutagene Effekte sind experimentell an Mikroorganismen, Zellkulturen u. in Tierversuchen nachgewiesen worden (s. Ames-Test). Die Wirk. der versch. physikalischen, chemischen u. biologischen M. ist dabei unterschiedl. u. noch nicht in allen Einzelheiten geklärt. Zur Induktion von Mutationen werden Röntgenstrahlung, UV-Strahlung, Nitrite, Acridinfarbstoffe u. Nitrosomethylguanidin eingesetzt. Vgl. Kanzerogene.

**Mutanten:** durch Mutation* entstandene, in bestimmten Merkmalen gegenüber den Ausgangsformen veränderte Organismen, die durch Mutagene* erzeugt werden.

**Mutarotation:** Bez. für die Erscheinung, dass sich die spezifische Drehung* einer frisch bereiteten wässrigen Lsg. eines Kohlenhydrats* bis zu einem konstanten Endwert verändert; Kohlenhydratmoleküle können in 2 anomeren Formen existieren ($\alpha$- u. $\beta$-Form; s. Glucose). Die beiden Diastereomeren* unterscheiden sich in ihrem chem. u. physik. Verhalten, bes. in ihrer optischen Aktivität*. In wässriger Lsg. stellt sich zw. den beiden diastereomeren Halbacetalformen u. der offenkettigen

Form unter Änderung der opt. Drehung ein Gleichgewicht ein. Diese Gleichgewichtseinstellung kann durch Zugabe von Säuren od. Basen beschleunigt werden. Vielfach werden zur Charakterisierung eines M. zeigenden Monosaccharids* Anfangs- u. Endwert angegeben, z.B. $[\alpha]_D^{20\,°C}$ +113° → +52°.

**Mutation:** Veränderung des genet. Materials (DNA* od. RNA*), die ohne erkennbare äußere Urs. (Spontanmutation) od. durch exogene Einflüsse (induzierte M.) entstehen kann; M. betreffen einerseits somatische Zellen* (somatische M.) u. lassen ein somat. Mosaik entstehen. Somat. M. sind nicht vererbbar u. werden zur Erklärung z.B. der Tumorentstehung u. des Alterungsprozesses herangezogen. Andererseits können Keimzellen betroffen sein (Keimbahnmutationen), was zu einer erbl. Schädigung des daraus resultierenden Genträgers führt. Je nach Ausmaß der Veränderung werden numer. u. strukturelle Chromosomenaberrationen*, Punkt-* u. Blockmutationen unterschieden. Neben dem Austausch einer Purinbase* gegen eine andere Purinbase (Transition) od. Pyrimidinbase* (Transversion) kann es sowohl zum Verlust (Deletion*) als auch Einfügen (Insertion*) einzelner Basen bzw. Basensequenzen kommen. M., die den proteincodierenden Bereich eines Gens betreffen, können zum Aminosäureaustausch, der Verschiebung des Leserahmens (s. frameshift) u. einem meist verkürzten Protein od. (bei Translokation*) zu einem neu gebildeten Fusionsprotein führen. Die Umkehrung eines Chromosomenstücks um 180° mit mögl. Veränderungen im Phänotyp wird als Inversion* bezeichnet. Außerdem können M. auch die Genregulation* od. das Spleißen* der mRNA* betreffen. Das Ergebnis einer M. reicht von der Synthese eines unveränderten Genprodukts (stille M.) über die nichtpathogene Veränderung des Phänotyps (z.B. Polymorphismus) bis zur nicht lebensfähigen, letalen Mutation. Vgl. Mutagene.

**Mutterharz:** s. Ferula gummosa.

**Mutterkorn:** s. Secale cornutum.

**Mutterkorn-Alkaloide:** s. Ergotalkaloide.

**Mutterkornzucker:** s. Trehalose.

**Mutterkraut:** s. Tanacetum parthenium.

**Mutterkraut, Chinesisches:** s. Leonorus heterophyllus.

**Mutterkuchen:** s. Plazenta.

**Mutterkümmel:** s. Cuminum cyminum (Fructus Cumini).

**Mutterlaugen:** s. Laugen.

**Muttermal:** s. Nävus.

**Muttermilch:** Frauenmilch; Sekret der weibl. Brustdrüse, das während der Lactationsphase abgesondert wird; v.a. während der ersten 4–6 Lebensmonate ist M. die beste Nahrung für den Säugling (vgl. Säuglingsernährung). **Zusammensetzung:** s. Tab.; M. enthält im Ggs. zur Kuhmilch (s. Milch) u.a. Lysozym*, Lactoferrin (s. Siderophiline) u. spezif. Immunglobuline* (v.a. IgA), welche die verminderte Anfälligkeit gestillter Kinder gegenüber Infektionen u. Allergenen erklären. **Milchproduktion:** Die Laktation* unter dem Einfluss von Prolactin* beginnt in den ersten Tagen nach der Geburt. Der eigentl. Milcheinschuss erfolgt unter dem Einfluss von Oxytocin* ca. ab dem 3. Wochenbetttag. Zunächst wird das Kolostrum* u. nach einer Übergangsperiode (transitor. M., Übergangsmilch) ab ca. dem 10.–15. Tag die reife M. produziert. Der physiol. Reiz für die Milchsekretion ist der Saugreiz mit völliger Entleerung der Brustdrüse.

**Muttermilch**

| Bestandteil | durchschnittliche Konzentration (g/100 mL) | Schwankungsbreite (g/100 mL) |
|---|---|---|
| Proteine | 1.5 | 0.7–2.0 |
| Casein | 0.4 | |
| Lactalbumin | 0.4 | |
| Lactoglobulin (Immunantikörper) | 0.7 | |
| Fette | 4.5 | 1.3–8.2 |
| Kohlenhydrate | 7.0 | 4.5–9.5 |
| Asche (Salze) | 0.2 | |
| Vitamin A | ca. 0.04 | |
| Vitamin C | ca. 0.005 | |

Der **Nährwert** der Muttermilch schwankt zwischen 188 kJ (45 kcal) und 502 kJ (120 kcal), der Durchschnittswert liegt bei 314 kJ (75 kcal) pro 100 mL.

**Mutternelken:** s. Syzygium aromaticum (Anthophylli).

**Mutterring:** s. Pessar.

**Mutterrohr:** ca. 10 cm langes Hartgummirohr mit mehreren seitl. Öffnungen, das auf einen birnenförmigen Gummiball aufgesetzt wird; **Anw.:** als Frauendusche* zur Scheidenspülung.

**Mutter-Tochter-Nuklid:** radioaktives Nuklid*-Paar, bei dem ein langlebiges Mutternuklid in ein kürzerlebiges Tochternuklid zerfällt, das abgetrennt u. z.B. für med. Anw. eingesetzt werden kann; vgl. Technetium-99m; Radionuklidgenerator.

**Mutual Recognition Agreement:** Abk. MRA; Abkommen der EU mit Drittstaaten; hinsichtl. GMP* ist die gegenseitige Anerkennung staatl. Inspektionssysteme im Arzneimittelbereich u. der Austausch von standardisierten GMP-Zertifikaten vorgesehen. Im Regelfall sind dann Drittlandinspektionen entbehrlich. MRAs mit Australien, Neuseeland, Kanada, Japan u. der Schweiz sind in Kraft.

**MVV:** Abk. für (engl.) *multivesicular vesicles*; s. Liposomen.

**MVZ:** Abk. für **m**edizinisches **V**ersorgungs**z**entrum*.

**MWG:** Abk. für Massenwirkungsgesetz*.

**Myalgie:** diffuser od. lokalisierter Muskelschmerz.

**Myasthenia gravis pseudoparalytica:** Autoimmunkrankheit mit Störung der neuromuskulären Signalvermittlung inf. (reversibler) Blockade von Acetylcholin*-Rezeptoren der motor. Endplatte durch (im Serum zirkulierende) Autoantikörper gegen den Acetylcholin-Rezeptor; gelegentlich verbunden mit anderen Autoimmunkrankheiten; **Sympt.:** belastungsabhängige Ermüdung der quergestreiften Muskulatur, insbes. der Kau-, Gesichts- u. Schluckmuskulatur; **Ther.:** Cholinesterase-Inhibitoren (s. Parasympathomimetika), Immunsuppressiva* (Glucocorticoide*, Azathioprin*), evtl. hochdosiert Immunglobuline*, Plasmapherese, Thymektomie, Rituximab*.

**Mycel:** s. Myzel.

**Mycelium:** s. Myzel.

**Mycetes:** s. Pilze.

**Mycetologie:** s. Mykologie.

**Myco-:** s. a. Myko-.

**Mycobacteriaceae:** Fam. säurefester Stäbchenbakterien (Ordnung Actinomycetales*) mit der med. wichtigen Gattung Mycobacterium*.

**Mycobacterium:** Mykobakterien; Gattung grampositiver, säurefester, aerober, unbewegl. Stäbchenbakterien der Fam. Mycobacteriaceae*; charakterist. sind hoher Lipidgehalt (Wachshülle, auf der die Säurefestigkeit beruht) u. langsames Wachstum; Ziehl-Neelsen-Färbung zur Differenzierung. **Verbreitung:** Boden u. Wasser; gleich- u. wechselwarme Tiere; >25 med. relevante **Species**, darunter **1.** M. tuberculosis var. hominis: syn. M. tuberculosis; Tuberkelbakterium; Erregerreservoir: Mensch; ca. 0.5–4 μm lang; Erreger der Tuberkulose*; **2.** M. tuberculosis var. bovis: syn. M. bovis; Erregerreservoir: Rind; 1–2 μm lang; Erreger der Tuberkulose der Rinder u. Haustiere, zuweilen auch des Menschen; **3.** M. leprae: Erreger der Lepra*; **4.** sog. atyp. Mycobacteria: z. B. M. paratuberculosis, M. avium, M. kansasii.

**Mycobionta:** s. Pilze.

**Mycophenolatmofetil** (INN): 2-Morpholinethyl-(*E*)-6-(4-hydroxy-6-methoxy-7-methyl-3-oxo-5-phthalanyl)-4-methyl-4-hexenoat; CAS-Nr. 115007-34-6; $C_{23}H_{31}NO_7$, Strukturformel: s. Abb.; $M_r$ 433.50; Morpholinethylester von Mycophenolsäure, die aus Penicillium*-Arten gewonnen wird; **Wirk.:** Immunsuppressivum*; M. wird zu Mycophenolsäure metabolisiert, die in vitro die Proliferation von T- u. B-Lymphozyten, die Antikörperbildung u. die Bildung zytotox. T-Zellen hemmt; **Ind.:** in Kombination mit Ciclosporin* u. Corticosteroiden* zur Proph. akuter Abstoßungsreaktionen bei allogener Nieren-, Herz- od. Lebertransplantation; **Kontraind.:** Schwangerschaft u. Stillzeit, Anw. bei Kindern; **UAW:** Infektionen, Schmerzen, Anämie, Leukozytose; **Dos.:** Nierentransplantation: 2×1 g/d p. o.; Herztransplantation: 2×1.5 g/d p. o.; Lebertransplantation: 2×1.5 g/d p. o. (die ersten 4 d 2×1 g/d i. v. empfohlen); HWZ 11–18 h (Mycophenolsäure); **Hinweis:** Bei Patienten, die eine pure red cell aplasia (Abk. PRCA; Erythroblastopenie) entwickeln, sollte eine Dosisreduktion od. ein Absetzen von M. unter geeigneter Kontrolle in Betracht gezogen werden.

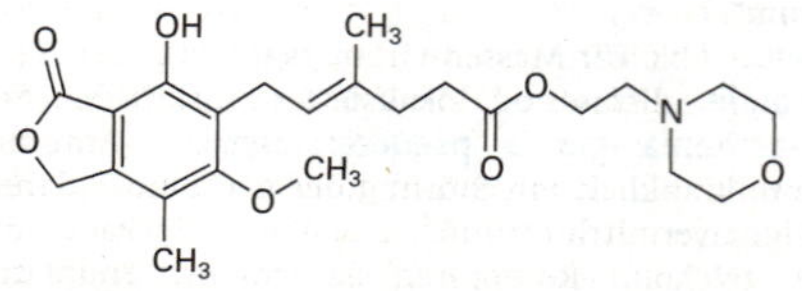


**Mycophenolatmofetil**

**Mycophenolsäure:** s. Phthalide.

**Mycoplasma:** s. Mykoplasmen.

**Mydriatika:** pupillenerweiternde Mittel, z. B. zur Diagnose od. bei Entzündungen; **Wirkstoffe:** **1.** Parasympatholytika* (Lähmung des Musculus sphincter pupillae), z. B. Atropin*, Tropicamid*; **2.** Sympathomimetika* (Reizung des Musculus dilatator pupillae), z. B. Phenylephrin*.

**myel-:** myelo-; Wortteil mit der Bedeutung Knochenmark-, vom Knochenmark ausgehend.

**Myelitis:** **1.** Entzündung des Rückenmarks; **Formen:** infektiöse od. parainfektiöse M., postvakzinale M. nach Schutzimpfung, M. i. R. bestimmter Erkrankungen, z. B. bei Multipler* Sklerose; **2.** Entzündung des Knochenmarks; s. Osteomyelitis.

**Myelosanum:** s. Busulfan.

**Mygale avicularis:** s. Avicularia avicularia.

**Myiasis:** Fliegenmadenkrankheit; Befall von Mensch od. Tier durch Fliegenlarven (Fliegenmaden); Vork. als Haut- od. Wundmyiasis, seltener als intestinale u. urogenitale M., wobei die Fliegeneier in die unverletzte Haut, in Wunden od. Körperhöhlen geraten; vgl. Fliegen.

**Myko-:** s. a. Myco-.

**Mykobakterien:** s. Mycobacterium.

**Mykologie** (gr. mykes Pilz; logos Wort, Lehre): Mycetologie; Pilzkunde; vgl. Pilze.

**Mykoplasma:** s. Sarkoplasma.

**Mykoplasmen:** Gattung zellwandloser Bakt. der Fam. Mycoplasmataceae; med. relevante **Species:** Mycoplasma pneumoniae (pathogen) sowie Mycoplasma hominis u. Ureaplasma urealyticum (Kommensalen im Genitalbereich, fakultativ pathogen).

**Mykorrhiza:** (bot.) Pilzwurzeln, Symbiose von Pilzhyphen mit Wurzeln höherer Pflanzen, z. B. Orchidaceae*.

**Mykose:** s. Trehalose.

**Mykosen:** Pilzerkrankungen; durch Pilze* verursachte Infektionskrankheiten; **Einteilung:** nach **1.** Art des Erregers: Dermatophyten, Hefen, Schimmelpilze (sog. DHS-System nach Rieth); Dermatophyten infizieren nur die Haut u. ihre Anhangsgebilde; opportunist. Hefen u. Schimmelpilze können Haut-, Schleimhaut- u. Systemmykosen verursachen; primär pathogene, dimorphe Pilze infizieren zuerst die Lunge u. können anschließend disseminieren; **2.** nach Lokalisation der Erkrankung: oberflächl., kutane u. subkutane Dermatomykosen, Schleimhaut- u. Systemmykosen; **3.** Entstehungsursache: z. B. Verletzungsmykose; **4.** Sympt.: z. B. Chromomykose; **Diagnose:** s. Untersuchungsmethoden, mykologische; Erregerdifferenzierung im Nativpräparat u. in Kultur ist insbes. bei Dermato- u. Systemmykosen wichtig, da sich die verfügbaren Antimykotika in ihrem Wirkungsspektrum unterscheiden; **Ther.:** s. Antimykotika.

**Mykostatika:** fungistatisch wirkende Substanzen; s. Fungistatika; Antimykotika.

**Mykosterole:** s. Sterole.

**Mykotoxine:** Stoffwechselprodukte aus Pilzen*, die auf Menschen u. einige gleichwarme Tiere bereits

**Mykotoxine**
Vorkommen und Wirkung (Beispiele)

| Toxingruppe<br>Toxin | Vorkommen<br>Pilze | Vorkommen<br>Nahrungsmittel | toxische Wirkung |
|---|---|---|---|
| **Aspergillustoxine** | | | |
| Aflatoxine | Aspergillus flavus, Aspergillus parasiticus | Erdnüsse, Ölsaaten, Korn | lebertoxisch und karzinogen für die Leber verschiedener Tierarten, wahrscheinlich auch des Menschen |
| Sterigmatocystin | Aspergillus nidulans, Aspergillus versicolor | Getreide | toxisch und karzinogen für die Leber von Ratten |
| Ochratoxin | Aspergillus ochraceans | Getreide, Kaffee (grün) | toxisch für die Nieren von Ratten |
| **Penicilliumtoxine** | | | |
| Luteoskyrin | Penicillium islandicum | Reis | toxisch und wahrscheinlich karzinogen für die Leber von Ratten |
| Patulin | Penicillium articae, Penicillium claviformi | Äpfel und Apfelprodukte | Ödem; toxisch für die Leber von Ratten |
| **Fusariumtoxine** | | | |
| Zearalenon | Gibberella zeae | Mais | stehen im Verdacht, karzinogen zu sein |
| Fusarenon | Fusarium-Arten | Getreide | |

in geringer Dosis tox. wirken; die wichtigsten M. niederer Pilze, ihr hauptsächl. Vork. in Nahrungsmitteln u. ihre tox. Wirk. sind in der Tab. zusammengestellt. **Einteilung: 1. M. aus Fruchtkörpern von Großpilzen:** v.a. die Phallotoxine u. Amanitine aus versch. Knollenblätterpilzen (z.B. Amanita* phalloides), Muscarin*, Muscimol* u. Ibotensäure*, z.B. aus Fliegen- u. Pantherpilz (Amanita* muscaria, Amanita pantherina); weitere Toxinproduzenten sind einige helle od. rein weiße Trichterlinge (Gattung Clitocybe), die Rötlinge (Gattung Entoloma) E. nidorosum, E. rhodopolium u. E. sinuatum, einige Schirmlinge der Gattung Lepiota u. Macrolepiota sowie eine Reihe dunkelblättriger Blätterpilze (Braunsporer), die Schleierlinge (Gattung Cortinarius), Häublinge (Gattung Galerina) u. viele Arten von sehr giftigen Risspilzen (Gattung Inocybe); aus der Abteilung der Ascomycota v.a. die Frühjahrslorchel (Gyromitra esculenta) als Gyromitrinproduzent; **2. M. aus parasitär wachsenden Ascomycota u. Fungi imperfecti: 1.** Ergotalkaloide* aus Claviceps purpurea (s. Secale cornutum); heute noch gelegentl. in Nahrungsmitteln (Müsli, selbstgemahlenes Korn) vorhanden; **2.** von Fusarium*-Arten gebildete M. (Fusariumtoxine); **3.** Patulin* (von mind. 10 versch. Penicillium-Arten gebildet); **4.** Aflatoxine*, bei feuchtwarmer Lagerung von z.B. Nüssen u. Getreide durch Aspergillus*-Arten gebildet; lebertox. u. kanzerogen; **5.** Weitere den Aflatoxinen verwandte M. sind Sterigmatocystin (von Aspergillus versicolor gebildet; verursacht im Tierversuch Sarkome u. Lebertumoren) sowie Versicolorin C (von Aspergillus versicolor, Aspergillus flavus u. Aspergillus nidulans produziert). Vgl. Schimmelpilze. **Bedeutung:** Mykotoxinverseuchte Lebens- u. Futtermittel führen in vielen Ländern, in denen eine trockene Lagerhaltung problemat. ist, zu Massenvergiftungen von Menschen u. Tieren. Viele M. sind außerordentl. hitzeresistent. Um ihre Akkumulation in der Nahrungskette auszuschließen, muss das Wachstum der Produzenten verhindert werden (s. Fungizide; Schädlingsbekämpfungsmittel).

**Myofilamente:** s. Myosin.

**Myoglobin:** Abk. Mb; Sauerstoff bindendes Protein* des Muskels; $M_r$ 16 700; enthält eine Häm*-Gruppe u. dient als Sauerstoffspeicher des Muskelgewebes.

**Myokard:** Myocardium; muskuläre Wand des Herzens*.

**Myokardinfarkt:** s. Herzinfarkt.

**Myokardinsuffizienz:** s. Herzinsuffizienz.

**Myokarditis:** Myocarditis; umschriebene od. diffuse entzündl. Erkrankung des Herzmuskels; **Urs.:** z.B. rheumat. Fieber, Diphtherie* od. Scharlach*.

**Myom:** benigner Tumor*, der überwiegend aus Muskelfasern besteht; z.B. Uterusmyom.

**Myon:** instabiles Elementarteilchen*, das etwa die 207-fache Masse des Elektrons hat u. die gleiche Ladung trägt wie dieses.

**Myopie:** Kurzsichtigkeit; Form der Fehlsichtigkeit, bei der parallel einfallende Strahlen vor der Netzhaut vereinigt werden. **Urs.: 1.** Achsenmyopie bei überdurchschnittl. Länge des Augapfels; **2.** Brechungsmyopie bei zu starkem Brechwert von Hornhaut od. Linse; **Ther.:** Konkavgläser.

**Myosin:** ausschließl. in Eukaryoten* vorkommendes dimeres Protein* ($M_r$ 540 000) mit ATPase-Aktivität, das in Wechselwirkung mit Aktin* u. durch Hydrolyse von ATP an der Erzeugung jeglicher Art von Plasmabewegung in Euzyten beteiligt ist; alternierend u. überlappend angeordnete Myofilamente aus Aktin u. M. sind wesentl. Best. der Sarkomere, deren Aneinanderreihung die Myofibrillen des Skelettmuskels bildet.

**Myospasmus:** Krampf eines einzelnen Muskels; vgl. Krämpfe.

**Myotonolytika:** s. Muskelrelaxanzien.

**Myrcen:** $\beta$-Myrcen; 7-Methyl-3-methylen-1,6-octadien; CAS-Nr. 123-35-3; $C_{10}H_{16}$, Strukturformel: s. Monoterpene (Abb. dort); $M_r$ 136.23; acycl. Monoterpen, z. B. im Bayöl (s. Pimenta racemosa).

**Myrica caroliniensis:** s. Myrica pensylvanica.

**Myrica cerifera:** s. Myrica pensylvanica.

**Myrica gale L.:** Gale palustris (Lam.) Chev.; Gagelstrauch, Gerbermyrte; Fam. Myricaceae; Nordwesteuropa, nördl. Nordamerika; Stpfl. von **Folia Myrti brabantici:** Herba Myrti brabantini; **Inhaltsst.:** ca. 0.4 % äther. Öl mit 1,8-Cineol* u. Dipenten (s. Limonen), Ester höherer Fettsäuren, Flavonoide* wie Myricitrin (s. Myricetin); **Anw.:** (volkstüml.) früher als Antiparasitikum*, bei Hautleiden, gegen Motten; auch zum Würzen von Bier.

**Myrica pensylvanica Loisel.:** M. cerifera Bigel. non L., M. caroliniensis auct. non Mill.; Wachsmyrte; Fam. Myricaceae; atlant. Nordamerika; immergrüner Busch; Stpfl. von **Myricawachs:** Myrtenwachs, Myrtle Wax, Grünes Wachs; an der Oberfläche der Früchte abgeschiedenes bzw. durch Extraktion gewonnenes Fett* (kein Wachs*); **Best.:** Triglyceride* der Palmitin*- u. Myristinsäure*; **Anw.:** Ersatz für Bienenwachs (USA); **Myrica:** getrocknete Wurzelrinde; **Inhaltsst.:** Stärke, Gerbsäuren (s. Tannin), Myristicinsäure, äther. Öl (v. a. in den Blättern); **Anw.:** (volkstüml.) Adstringens*, Emetikum*. **Hom.:** Myrica cerifera: frische Wurzelrinde; verordnet z. B. bei Lebererkrankungen, Verdauungsstörungen.

M

**Myricawachs:** s. Myrica pensylvanica.

**Myricetin:** 3,3′,4′,5,5′,7-Hexahydroxyflavon; Strukturformel: s. Flavonoide (Tab. dort); natürl. z. B. in Betula-Arten, Calluna* vulgaris, Drosera* rotundifolia; **Myricitrin** ist das 3-Rhamnosid; natürl. z. B. in Myrica* gale.

**Myricitrin:** s. Myricetin.

**Myricylalkohol:** 1-Triacontanol; Melissylalkohol, Myrizylalkohol; 1-Hydroxytriacontan; $C_{30}H_{63}OH$; $M_r$ 438.80; Schmp. 87 °C; Best. (verestert) des Bienen- u. Carnaubawachses (vgl. Wachse).

**Myringitis:** Trommelfellentzündung, meist in Zusammenhang mit einer Otitis* media od. externa.

**Myristica argentea Warb.:** Fam. Myristicaceae; Neu-Guinea; **Stpfl. von Makassar- od. Papua-Muskatnuß, Lange Muskatnuß**; weniger aromat. u. minderwertiger als die Samen von Myristica* fragrans. **Myristica malabarica Lam.:** Vorderindien; **Stpfl. von Bombay-Nuß u. Bombay-Macis**; beide dienen, wie die Samen von **Myristica speciosa** u. a. Arten, zur Verfälschung der Samen u. des Arillus* von M. fragrans.

**Myristicae fragrantis aetheroleum:** s. Myristica fragrans.

**Myristica fragrans Houtt.:** Myristica officinalis L.f.; Muskatbaum; Fam. Myristicaceae; heim. auf den Bandainseln, Molukken, kultiviert in allen trop. Gebieten, bes. Java, Sri Lanka, Sumatra, Malakka, Westindien; immergrüner, 10–20 m hoher Baum; Stpfl. von **Semen Myristicae:** Myristicae semen, Semen Nucistae, Nux Nucistae, Nux moschata, Muskatsamen, Muskatnuß; von dem Samenmantel (Arillus*) u. der Samenschale befreiter u. getrockneter Samen, der meist weiß gekalkt ist (gegen Insektenfraß, früher auch um die Keimfähigkeit auszuschalten, aufgrund des niederländ. Gewürzmonopols); **Off.:** EB; **Inhaltsst.:** 3–15 % äther. Öl (nach Ph.Helv. mind. 6.5 %, s. u.), 25–35 % fettes Öl (s. u.), ca. 30 % Stärke, ca. 6 % N-Substanzen, ca. 13 % N-freie Extraktstoffe, Saponin*, Pektin*, Farbstoff; **Anw.:** (volkstüml.) z. B. bei Beschwerden im Magen-Darm-Trakt, Dyspepsie*; äußerl. bei rheumat. Beschwerden; **Macis:** Arillus Myristicae, Flores Macidis, Muskatblüte; zusammengedrückter, getrockneter, orangegelber, sich fettig anfühlender Samenmantel (Arillus*) der Muskatnuß, ca. 3–4 cm lang u. ca. 1 mm dick; **Off.:** EB; **Inhaltsst.:** 5–15 % äther. Öl, fettes Öl (ca. 30 %), Stärke (Amylodextrin, ca. 30 %); **Anw.:** als Aromatikum, Küchengewürz (größere Mengen wirken abortiv); **Myristicae fragrantis aetheroleum:** Oleum Macidis, Oleum Myristicae aethereum; Macisöl, (Ätherisches) Muskatöl; $\alpha_D^{20\,°C}$ +8 bis 18°; D. 0.885–0.905; äther. Öl der getrockneten u. zerkleinerten Samenkerne; farblose bis schwach gelbl. Flüss. von mildem, hinterher scharf würzigem Geschmack; leicht lösl. in Ethanol; **Off.:** ÖAB, Ph.Helv., Ph.Eur.6; **Inhaltsst.:** ca. 80 % Monoterpene* u. 10 % Phenylpropanoide wie Eugenol*, Elemicin, Safrol*; Monoterpengehalt nach Ph.Eur.: $\alpha$-Pinen* (15.0–28.0 %), $\beta$-Pinen (13.0–18.0 %), Sabinen (14.0–29.0 %), Car-3-en (0.5–2.0 %), Limonen* (2.0–7.0 %), $\gamma$-Terpinen (2.0–6.0 %), Terpinen*-4-ol (2.0–6.0 %), Safrol* (<2.5 %), Myristicin* (5.0–12.0 %); **Anw.:** (volkstüml.) z. B. bei Verdauungsbeschwerden, Blähungen, Diarrhö; die Verw. von Muskatnuß bzw. Muskatnußöl wird von der Kommission E nicht empfohlen; äußerl. als Hautreizmittel; in der Parfümerie; **Zuber.:** Spiritus* Melissae compositus, Mixt. oleoso-balsamica, Ungt. Rosmarini compositum; **Oleum Nucistae:** Oleum Myristicae expressum, Butyrum Nucistae, Muskatnußöl, Muskatbutter, Muskatbalsam; Schmp. 45–51 °C; aus der Muskatnuß durch Auspressen gewonnenes Gemisch aus fettem u. äther. Öl; rotbraunes, stellenweise helleres, talgartiges Fett von aromat. Geruch u. Geschmack; fast völlig lösl. in heißem Ethanol, Chloroform, Ether, in kaltem Ethanol zu ca. 55 % löslich; **Inhaltsst.:** Triglycerid der Myristinsäure* (75 %), äther. Öl mit Myristicin* (12.5 %), Spuren von Estern*; **Anw.:** (volkstüml.) selten; äußerl. zu Einreibungen; **Toxikol.:** Die Muskatnuß wird wegen der halluzinogenen Wirkung von Myristicin* u. a. Phenylpropankörpern (s. Phenylpropanderivate) bzw. deren (amphetaminähnl.) Metaboliten missbräuchl. als Ersatzstoff für andere Halluzinogene, z. B. LSD (Lysergsäurediethylamid*), u. wegen der stark kontrahierenden Wirk. auf den Uterus als Abortivum* verwendet; LD bereits wenige Muskatnüsse. **Hom.:** Myristica fragrans (HAB), Nux moschata, Nux Nucistae: getrocknete, von Arillus u. Samenschale befreite Samenkerne mit mind. 5 % äther. Öl; verordnet z. B. bei Neurasthenie, Verdauungsstörungen.

**Myristica malabarica:** s. Myristica argentea.

**Myristica officinalis:** s. Myristica fragrans.

**Myristica sebifera:** s. Virola sebifera.

**Myristica speciosa:** s. Myristica argentea (Myristica malabarica).

**Myristicin:** 4-Allyl-6-methoxy-1,2-methylendioxybenzol; $C_{11}H_{12}O_3$, Strukturformel: s. Phenylpropanderivate (Abb. dort); $M_r$ 192.22; Schmp. unter −20 °C; Sdp. 276–277 °C; hellgelbe, stark riechende u. scharf schmeckende Flüss. (vgl. Scharfstoffdrogen); leicht lösl. in Ethanol; verantwortl. für die Toxizität der Muskatnuß (s. Myristica fragrans); natürl. auch in Macis u. einigen Apiaceenölen, z. B. von Petroselinum* crispum ssp. crispum; **Toxikol.:** M. wirkt halluzinogen (wegen der dem Mescalin* ähnl. Metaboliten, die nach Applikation entstehen) u. auf den Uterus stark kontrahierend. Vgl. Halluzinogene.

**Myristinsäure:** Tetradecansäure; CAS-Nr. 544-63-8; $C_{13}H_{27}COOH$; $M_r$ 228.36; Schmp. 58 °C; Sdp. 326 °C; farblose Masse; lösl. in Ethanol, Ether, Chloroform, Benzol, unlösl. in Wasser; Carbonsäure*; **Vork.:** natürl. in Irisbutter (s. Iris germanica, Oleum Iridis), als Glycerolester in Muskatbutter (s. Myristica fragrans, Oleum Nucistae), Kokosfett (s. Cocos nucifera) u. in Virolafett (s. Virola sebifera), als Cetylester in Walrat* u. Wollwachs*. **Anw.:** in der Parfümerie.

**Myristinsäureisopropylester:** s. Isopropylmyristat.

**Myristinylalkohol:** s. Myristylalkohol.

**Myristylalkohol:** (bot.) Myristinylalkohol; Tetradecan-1-ol; CAS-Nr. 112-72-1; $C_{14}H_{30}O$; $M_r$ 214.38; Schmp. ca. 39 °C; **Anw.:** als Konsistenzgeber u. Emulsionsstabilisator für halbfeste Arzneiformen.

**Myritol®:** s. Triglyceride, mittelkettige.

**Myrizylalkohol:** s. Myricylalkohol.

**Myrj®:** s. Macrogolstearate.

**Myrobalanen:** s. Terminalia chebula (Fructus Myrobalani).

**Myrosinase:** s. Glucosinolate.

**Myroxylon balsamum var. balsamum:** s. Balsamum tolutanum.

**Myroxylon balsamum var. pereirae:** s. Balsamum peruvianum.

**Myrrha:** s. Commiphora molmol.

**Myrrhae tinctura:** s. Tinctura Myrrhae.

**Myrrhe, Echte:** s. Commiphora molmol (Myrrha).

**Myrrhe, Falsche:** s. Commiphora africanum (Bdellium indicum).

**Myrrhenbaum:** s. Commiphora molmol.

**Myrrhenkraut:** s. Myrrhis odorata (Herba Cerefolii hispanici).

**Myrrhenstrauch:** s. Commiphora abyssinica.

**Myrrhentinktur:** s. Tinctura Myrrhae.

**Myrrhis odorata** (L.) Scop.: Aniskerbel, Süßdolde; Fam. Apiaceae (Umbelliferae); Südeuropa, Alpen; Stpfl. von **Herba Cerefolii hispanici:** Myrrhenkraut; **Inhaltsst.:** äther. Öl (mit Anethol*).

**Myrtaceae:** Myrtengewächse; Fam. der Ordnung Myrtales; ca. 3000 Arten; meistens trop. u. subtrop. Holzpflanzen; **Merkmale: 1.** (biol.) überwiegend gegenständige, zumeist ungeteilte, ledrige Blätter*; radiäre, 4- od. 5-zählige Blüten*, zahlreiche Staubblätter (häufig auffällig gefärbte Filamente), Krone meistens freiblättrig, Fruchtknoten mittel- bis unterständig; beeren-, stein-, kapsel- od. nußartige Früchte (s. Fruchtformen); **2.** (chem.) äther. Öl (schizolysigene Sekretbehälter in allen Organen) mit Monoterpenen* (z. B. 1,8-Cineol*) u. Sesquiterpenen* sowie Phenylpropanderivaten (z. B. Eugenol*), ferner Polyphenole u. Gerbstoffe* sowie Triterpene* (Blattwachse). **Gattungen:** z. B. Eucalyptus, Melaleuca, Myrtus, Pimenta, Psidium, Syzygium.

**Myrte:** s. Myrtus communis.

**Myrtecain** (INN): *N,N*-Diethyl-*N*-{2-[2-(6,6-dimethyl-2-norpin-1-en-2-yl)ethoxy]ethyl}amin; CAS-Nr. 7712-50-7; $C_{17}H_{31}NO$, Strukturformel: s. Abb.; $M_r$ 265.43; Sdp. 135–140 °C (266–400 Pa); $n_D^{20\,°C}$ 1.477; Lokalanästhetikum*; **Ind.:** lokale unterstützende Behandlung von Schmerzen der Muskulatur sowie der Sehnen u. Bänder; **Kontraind.:** bekannte Überempfindlichkeit gegen Salicylate; bei Schwangeren, Säuglingen u. Kleinkindern sowie bei Patienten mit Nierenfunktionsstörungen Langzeitbehandlung auf großen Flächen vermeiden; **UAW:** bei Asthma bronchiale od. Überempfindlichkeit gegenüber anderen NSAR ggf. Unverträglichkeit. Gebräuchl. ist auch Myrtecainlaurilsulfat.

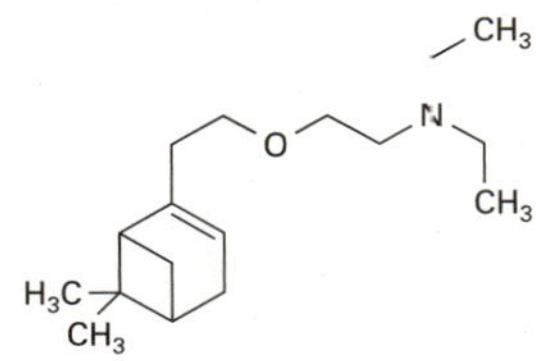


**Myrtecain**

**Myrtenal:** s. Monoterpene (Abb. dort).

**Myrtengewächse:** s. Myrtaceae.

**Myrtenol:** s. Monoterpene (Abb. dort).

**Myrtenwachs:** s. Myrica pensylvanica (Myricawachs).

**Myrtilli fructus:** s. Vaccinium myrtillus.

**Myrtillin:** Anthocyan*; blauroter Farbstoff der Heidelbeere (s. Vaccinium myrtillus).

**Myrtillocactus geometrizans** (Mart.) Console: Fam. Cactaceae; Mexiko, Südkalifornien; **Inhaltsst.:** Saponine* u. a. Triterpene*. **Hom.:** Myrtillocactus geometrizans (HAB), Myrtillocactus: frische Sprosse; verordnet z. B. bei koronarer Herzkrankheit.

**Myrtillus:** s. Vaccinium myrtillus.

**Myrtle Wax:** s. Myrica pensylvanica (Myricawachs).

**Myrtol:** bei 160–180 °C siedende, schwach gelbe Flüss. mit einem angenehmen, an Eukalyptusöl erinnernden Geruch; Fraktion des Myrtenöls (Stpfl. Myrtus* communis); Best. von Fertigarzneimitteln (z. B. Gelomyrtol®); **Best.:** Naturprodukt aus äther. Öl, das auf 75 mg 1,8-Cineol*, 75 mg Limonen* u. 20 mg α-Pinen* standardisiert ist; **Wirk.:** expektorierend, sekretolyt. u. sekretomotorisch; steigert die mukoziliäre Clearance; **Anw.:** (med.) als Sekretolytikum zur Behandlung von akuten u. chron. Atemwegserkrankungen wie Bronchitis u. Sinusitis.

**Myrtus communis** L.: Myrte; Fam. Myrtaceae; Mittelmeergebiet; Stpfl. von **Folia Myrti:** Myrtenblätter; **Inhaltsst.:** ca. 0.3 % äther. Öl (mit den Hauptkomponenten 1,8-Cineol*, Limonen*, Linalool*, α-Pinen*, Myrtenylacetat; in geringeren Mengen Myrtenol, Geraniol*, Nerol*), ca. 14 % Gerbstoffe*, Bitterstoff*; **Anw.:** (volkstüml.) als

M

Adstringens*, bei Bronchialkatarrh. **Hom.:** Myrtus communis: frische, blühende Zweige.

**Myrtus pimenta:** s. Pimenta dioica.

**Mytilotoxin:** von Miesmuscheln (Mytilus edulis) produziertes Gift; M. bildet sich nur in der Leber von Miesmuscheln, die in stillem, verunreinigtem Wasser leben; nicht bei Muscheln in freier See. **Toxikol.:** Der Verzehr mytilotoxinhaltiger Muscheln kann zu Vergiftungserscheinungen führen (Miesmuschelvergiftung; vgl. Lebensmittelvergiftung). Sympt.: Störungen des GIT, allerg. Hauterscheinungen, Halsenge, Kribbelgefühl, Lähmungen, Ataxie, Sprachstörungen, Mydriasis, evtl. tödlich. Vgl. Saxitoxin; Toxine, marine.

**Myxödem:** Bez. für pathol. Ablagerung von Glykosaminoglykanen (s. Mukopolysaccharide) in Haut-, Unterhaut- u. Muskelgewebe, z. B. bei Hypothyreose*.

**Myxomyzeten:** Schleimpilze; vielkernige, chlorophyllfreie, sich kriechend fortbewegende Plasmamassen; vgl. Plasmodien; wachsen in der vegetativen Phase als Amöben* u. bilden in der Fruktifikationsphase Sporangien*.

**Myxoviren:** med. wichtige Gruppe mittelgroßer RNA-Viren, deren Bez. aufgrund der Fähigkeit einzelner Viren dieser Virusgruppe, mittels Neuraminidase* Mukoproteine von Zellmembranen anzugreifen, erfolgte; **Einteilung:** in die beiden Virusfamilien Orthomyxoviridae* (z. B. Influenza*-Viren) u. Paramyxoviridae*.

**Myzel:** Mycel, Mycelium; (bot.) Gesamtheit des aus meist feinfädigen Zellgebilden bestehenden Vegetationskörpers der Pilze*; die Fäden können verzweigt od. unverzweigt sein; sie sind ein- od. mehrzellig.

**Myzeten:** s. Pilze.

**Myzetismus:** Pilzvergiftung; s. Pilze.

# N

**ν** (gr. Kleinbuchstabe ny): (physik.) Symbol für Frequenz*; s. Strahlung, elektromagnetische.

**ν̄:** Symbol für Antineutrino*.

**n:** **1.** (chem.) Kennzeichnung **n**ormaler org. Verb. (ohne Seitenketten); Beispiel: *n*-Hexan; vgl. Nor-; **2.** (physik.) Symbol für Neutron*; **3.** (chem.-physik.) Symbol für Normalität*; **4.** (chem.-physik.) Symbol für Stoffmenge*; **5.** (physik.-chem.) Symbol für Brechungsindex*; **6.** (physik.-chem.) Symbol für Hauptquantenzahl*; **7.** Vorsatzzeichen für Nano-*; **8.** (statist.) Symbol für Anzahl der Versuche.

**N:** **1.** (chem.) Symbol für Stickstoff*; **2.** (chem.) Abk. für Asparagin*; **3.** (physik.) Symbol für Newton*; **4.** (mathemat.) Symbol für eine Anzahl.

**$N_A$:** (chem.) Symbol für Avogadro*-Konstante.

**Na:** (chem.) Symbol für Natrium*.

**Nabalus serpentaria:** s. Prenanthes serpentaria.

**Nabel:** **1.** (bot.) s. Hilum; **2.** Umbilicus; (med.) rundl. Vertiefung, in deren Grund der Rest des Nabelschnuransatzes als eine kleine Papille zu erkennen ist.

**Nabelentzündung:** Omphalitis; Entzündung des Nabels u. der Umgebung, u. U. mit Ulzeration u. Gangrän* benachbarter Bauchdeckenpartien; Erreger v. a. Staphylococcus aureus; mögl. Urs. einer Neugeborenensepsis; **Ther.:** system. i. v. Antibiotikatherapie.

**Nabelkompresse:** sterile, 4-fach gelegte Kompresse* aus Mull* (17- od. 24-fädig); **Anw.:** Wundauflage zur Abdeckung des Nabels bei Neugeborenen.

**Nabelschnur:** Funiculus umbilicalis; geht aus dem Haftstrang (Bauchstiel) hervor, führt vom Nabel des Kindes zur fetalen Seite der Plazenta*; die N. ist ca. 50–60 cm lang u. enthält zwei Arterien u. eine Vene.

**Nabelstrang:** (bot.) s. Funiculus.

**Nabulus alba:** s. Prenanthes serpentaria.

**Nabumeton** (INN): Nabumetonum Ph.Eur.; 4-(6-Methoxynaphthalin-2-yl)butan-2-on; CAS-Nr. 42924-53-8; $C_{15}H_{16}O_2$, Strukturformel: s. Abb.; $M_r$ 228.29; **Wirk.:** Antirheumatikum*, Antiphlogistikum*; Hemmer der Cyclooxygenase*, Prodrug* von 6-Methoxy-2-naphthylessigsäure; **UAW:** gastrointestinale Beschwerden, Schwindel.

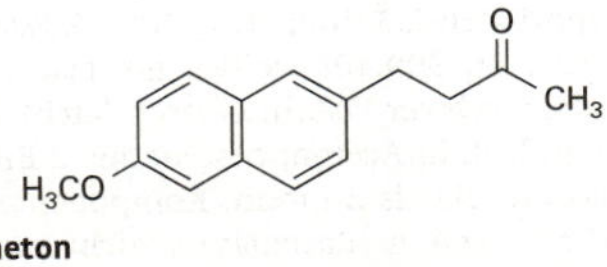


**Nabumeton**

**Nachahmerpräparate:** s. Generika.

**Nachbargruppeneffekt:** (chem.) beschleunigender od. verlangsamender Effekt einer nachbarständigen funktionellen Gruppe* bei versch. Umlagerungs- u. Substitutionsreaktionen.

**Nacheichpflicht:** s. Eichgesetz.

**Nachlast:** (engl.) *afterload*; Widerstand, den die Herzmuskulatur bei der Entleerung der Kammer überwinden muss (Auswurfwiderstand); direkt von der Wandspannung u. indirekt vom peripheren Gefäßwiderstand abhängig. Vgl. Vorlast; Afterload-Reduktion.

**Nachlast-Senkung:** s. Afterload-Reduktion.

**Nachtblindheit:** Nyktalopie; eingeschränkte Sehfähigkeit in der Dämmerung u. im Dunkeln; **Urs.:** meist vererbter teilweiser od. völliger Ausfall des Stäbchensehens; **Vork.:** als stationäre u. progressive Form; auch bei tapetoretinaler Degeneration der Netzhaut, Vitamin-A-Mangel, ausgedehnten Narben in der Netzhautperipherie. Vgl. Nachtsichtigkeit.

**Nachtkerze:** s. Oenothera biennis.

**Nachtkerzengewächse:** s. Onagraceae.

**Nachtschatten:** s. Solanum.

**Nachtschatten, Amerikanischer:** s. Phytolacca americana.

**Nachtschatten, Bittersüßer:** s. Solanum dulcamara.

**Nachtschattengewächse:** s. Solanaceae.

**Nachtschatten, Schwarzer:** s. Solanum nigrum.

**Nachtsichtigkeit:** Hemeralopie; Tagblindheit; eingeschränkte Sehfähigkeit mit Lichtscheu im Hellen bei gutem Sehvermögen im Dämmerlicht od. bei Dunkelheit; Leitsymptom bei Farbenblindheit; **Urs.:** Ausfall od. Minderfunktion des Zapfenapparats der Netzhaut. Vgl. Nachtblindheit.

**Nachtspinne, Schwarze:** s. Araneus ixobolus.

**Nachweisgrenze:** s. Erfassungsgrenze.

**Nachzulassung:** umgangssprachl. Bez. für die erstmalige Verlängerung der Zulassung von Arzneimitteln, wenn diese sich bei Inkrafttreten des 2. Deutschen AMG (1.1.1978) im Verkehr befanden u. bis zum 30.6.1978 beim Bundesgesundheitsamt* mit dem vorgeschriebenen Vordruck angezeigt wurden; die N. musste spätestens 12 Jahre nach Inkrafttreten des AMG beantragt werden. Arzneimittel, für die kein Antrag auf N. gestellt wurde, dürfen nicht mehr in den Verkehr gelangen. Es sind noch nicht alle Anträge auf N. durch die Bundesoberbehörde beschieden worden. Zur Überbrückung kann die sog. fiktive Zulassung* in Anspruch genommen werden.

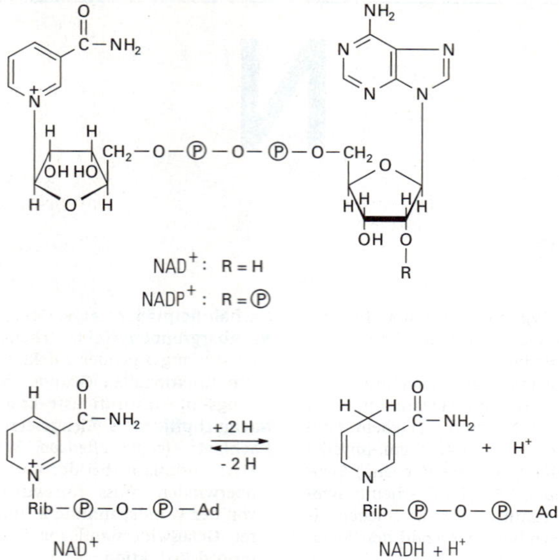


**NAD:** oben: Gesamtdarstellung von $NAD^+$ u. $NADP^+$; unten: vereinfachte Darstellung von NAD u. $NADH_2$

**Nacktsamer:** s. Gymnospermae.
**Nacktschnecke:** s. Arion empiricorum.
**NAD:** Abk. für **N**icotinamid-**a**denin-**d**inucleotid; Nadid INN, Coenzym I, Diphosphopyridinnucleotid (Abk. DPN), veraltet Cozymase; CAS-Nr. 53-84-9; $C_{21}H_{27}N_7O_{14}P_2$; $M_r$ 663.44; leicht lösl. in Wasser; pH ca. 2 (1 %ige Lsg.); NAD u. NAD-Phosphat (NADP*) sind Coenzyme* Wasserstoff übertragender Enzyme* (Dehydrogenasen*, Oxidoreduktasen); NAD u. NADP enthalten Nicotinamid (s. Vitamin B) u. Adenin*, die jeweils durch eine Riboseeinheit etherartig über eine Diphosphatbrücke miteinander verbunden sind (s. Abb.); die Coenzymfunktion von NAD u. NADP besteht in einer reversiblen Aufnahme od. Abgabe von Wasserstoff, wobei die reduzierte (NADH + $H^+$ bzw. NADPH + $H^+$) od. die oxidierte Form ($NAD^+$ bzw. $NADP^+$) entsteht. Aus Substrat abgespaltener Wasserstoff geht unter Disproportionierung in ein Hydrid-Ion u. ein Proton über ($2H \rightarrow H^- + H^+$). Das $H^-$-Ion wird in stereospezif. Reaktion in Position 4 des Pyridinrings des NAD- od. des NADP-Moleküls angeheftet, das Proton wird von einer anion. Gruppe aufgenommen. Der Wasserstoff geht versch. Stoffwechselwege ein, je nachdem, ob er durch NAD od. NADP übertragen wird: der des NADH wird zur Energiegewinnung in die Atmungskette* eingeschleust, der des NADPH steht für Biosynthesen (z. B. Fettsäurebiosynthese*, Biosynthese der Steroide*) zur Verfügung. **Anw.:** **1.** (med.) Ther. der Alkohol- u. Suchtgiftabhängigkeit; **2.** in der enzymat. Analytik; durch Reduktion zu NADH (bzw. NADPH) verliert der Stickstoff im Pyridinring die positive Ladung (nur noch 2 Doppelbindungen); es entsteht ein breites Absorptionsmaximum zw. 290 u. 380 nm (Maximum 340 nm). Darauf beruht das UV-Messprinzip. Molarer Absorptionskoeffizient von NADH bzw. NADPH bei 365 nm: $3.4 \times 10^3$ $mol^{-1} \cdot cm^{-1}$; **3.** in der Lebensmittelanalytik zur Bestimmung von Ethanol z. B. in Lebensmitteln od. im Blut (s. ADH-Methode).
**NaDDTC:** Abk. für **Na**trium**d**iethyl**d**ithio**c**arbamat*.
**Nadelbäume:** s. Gymnospermae.
**Nadelholzteer:** s. Pix Pinacearum.
**NADH:** s. NAD.
**Nadid** (INN): s. NAD.
**Nadifloxacin** (INN): *S*-Nadifloxacin; CAS-Nr. 124858-35-1; $C_{19}H_{21}FN_2O_4$, Strukturformel: s. Abb.; $M_r$ 360.38; **Wirk.:** Antibiotikum; Chinolon*-Derivat mit einem breiten antibakteriellen Spektrum gegenüber grampositiven u. gramnegativen Aerobiern sowie Anaerobiern; **Ind.:** leichte bis mittelschwere Ausprägungen entzündl. Formen der Acne vulgaris (äußerl. Anw. als Creme); **UAW:** Juckreiz, Erythem, Kontaktdermatitis, Urticaria, Hypopigmentierung.

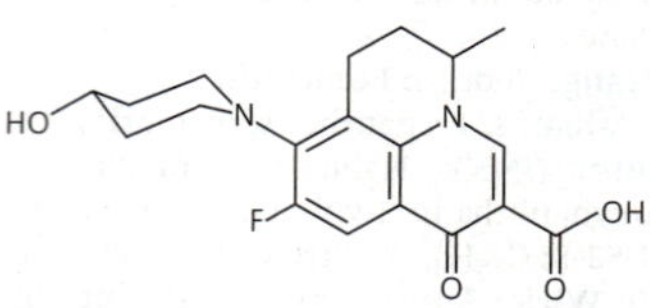

**Nadifloxacin**

**Nadolol** (INN): Nadololum Ph.Eur.6; (*R,S*)-*cis*-5-(3-*tert*-Butylamino-2-hydroxypropoxy)-1,2,3,4-tetrahydronaphthalen-2,3-diol; CAS-Nr. 42200-33-9; $C_{17}H_{27}NO_4$; $M_r$ 309.40; weißes bis fast weißes, krist. Pulver; schwer lösl. in Wasser, leicht lösl. in Ethanol, unlösl. in Aceton; besteht aus 2 Enantiomerenpaaren, die als 2 racem. Komponenten vorliegen (Racemat A u. Racemat B); nicht mehr im

Handel befindl. Beta*-Rezeptoren-Blocker; früher v. a. bei Herzarrhythmien angewendet.

**NADP:** Abk. für **N**icotinamid-**a**denin-**d**inucleotid-**p**hosphat; NAD-Phosphat, Coenzym II, Triphosphopyridinnucleotid (Abk. TPN); CAS-Nr. 53-59-8; $C_{21}H_{28}N_7O_{17}P_3$; $M_r$ 743.4; Pyridinnucleotid, das sich von NAD* ledigl. durch einen zusätzl. Phosphorsäurerest am C-2 der Ribose* des Adenosylsäureanteils unterscheidet; die spektrophotometr. Eigenschaften von $NADP^+$ u. NADPH sind jenen von $NAD^+$ u. NADH (s. NAD) völlig analog.

**NAD-Phosphat:** s. NADP.

**Nadroparin-Calcium:** Nadroparinum calcicum Ph.Eur., niedermolekulares 4–5 Heparin; Calciumsalz eines niedermolekularen Heparins*, das der Monographie Niedermolekulare Heparine (Heparina massae molecularis minor Ph.Eur.) entsprechen muss; Antikoagulans*; **Ind.:** Prophylaxe u. Ther. tiefer Venenthrombosen bei thromboembol. Risiko od. größeren orthopäd. Operationen (z. B. Hüftoperation); Thrombose- u. Gerinnungsprophylaxe bei extrakorporalem Kreislauf während Hämodialyse u. Hämofiltration; **Kontraind.:** Heparinallergie einschließl. allerg. bedingter Thrombozytopenie (Typ II) auf Heparin, akute zerebrale Blutungen, drohender Abort, akute Magen-Darm-Ulzera, schwere Gerinnungsstörungen, Verletzungen u. operative Eingriffe an Auge u. Ohr, intraokulare Blutungen od. andere aktive Blutungsprozesse, Retinopathien, Glaskörperverletzungen, schwere unkontrollierbare Hypertonie, schwere Beeinträchtigung der Leber- od. Nierenfunktion (Kreatinin-Clearance <30 mL/min), ausgenommen bei Hämodialysebehandlung; bei Behandlung der tiefen Venenthrombose: Regionalanästhesie; Lumbalpunktion, infektiöse Endokarditis; **WW:** Substanzen, welche die plasmat. Blutgerinnung sowie die dabei beteiligten Zellen beeinflussen (z. B. Acetylsalicylsäure, Cumarinderivate, Fibrinolytika, Dipyridamol, Dextrane, hochdosierte Penicilline): verstärkte Blutungsneigung; Glyceroltrinitrat (i. v.): Heparinwirkung vermindert; Corticosteroide u. Dextran: Verstärkung der Wirk. von N.-C. u. damit Erhöhung des Blutungsrisikos; **UAW:** offene od. versteckte Blutungskomplikationen, die zu hämorrhag. Anämien führen können, Anstieg der Serum-Kalium-Konz., der Transaminasen-, Gamma-GT-, LDH- u. Lipase-Konz.; leichte, vorübergehende Thrombozytopenie (Typ I), selten Antikörper-vermittelte schwere Thrombozytopenien (Typ II).

**Nägelein:** s. Syzygium aromaticum (Caryophylli flos).

**Nähragar:** s. Fertignährböden.

**Nährböden:** flüssige u. feste Zuber. zur In-vitro-Züchtung von Mikroorganismen*; das Substrat kann dabei den optimalen Lebensbedingungen angepasst werden. Heute wird die Mehrheit der N. aus Fertignährböden* hergestellt. Vgl. Bakteriennährböden.

**Nährbouillon:** s. Fertignährböden.

**Nährstoffe:** (engl.) *nutrients*; org. u. anorganische Verb., die dem Aufbau u. Erhalt körpereigener Substanz dienen; **Einteilung: 1.** energieliefernde N. (Hauptnährstoffe) bestimmen den physiologischen Brennwert* der Nahrungsmittel*: Proteine*, Fette* u. Kohlenhydrate*; **2.** essentielle N.: Vitamine*, essentielle Aminosäuren*, essentielle Fettsäuren*, Mineralien, Spurenelemente* u. Wasser; **3.** sekundäre Pflanzenstoffe*.

**Nährwert:** s. Brennwert, physiologischer.

**Nävus:** Mal, Muttermal; angeborene od. erst später auftretende, scharf umschriebene Fehlbildung der Haut; **Formen: 1.** einfacher N., entsteht durch eine übermäßige Entw., seltener durch das Fehlen eines od. mehrerer Best. der Haut; **2.** Pigmentnävus, melanozytärer Nävus.

**Nafarelin** (INN): 6-[3-(2-Naphtalenyl)-*D*-alanin]-luteinisierender Releasing-Hormon-Faktor; 5-Oxo-L-prolyl-L-histidyl-L-tryptophyl-L-seryl-L-tyrosyl-3-(2-naphthyl)-D-alanyl-L-leucyl-L-arginyl-L-prolylglycinamid; CAS-Nr. 76932-56-4; $C_{66}H_{83}N_{17}O_{13}$, Strukturformel: s. Abb.; $M_r$ 1322.50; GnRH*-Agonist; **Wirk.:** 200-mal stärker als LHRH; eine ED stimuliert die Freisetzung von LH* u. FSH*, wiederholte Gaben reduzieren deren Freisetzung durch negatives Feedback; **Ind.:** Endometriose*, In-vitro-Fertilisation; **Kontraind.:** Schwangerschaft u. Stillzeit, ungeklärte vaginale Blutungen; Anw. unter 18 Jahren; **WW:** durch gleichzeitige Anw. von abschwellenden Nasentropfen od. -sprays Verringerung der Absorption von N. möglich; **UAW:** u. a. Hitzewallungen, Libido- u. Stimmungsveränderungen, Nervosität, Depression; **Dos.:** Endometriose: morgens 1 Sprühstoß in das eine u. abends 1 Sprühstoß in das andere Nasenloch (1 Sprühstoß entspricht 0.2 mg N. od. 0.23 mg Nafarelinacetat); HWZ 4 h. **Nafarelin-**

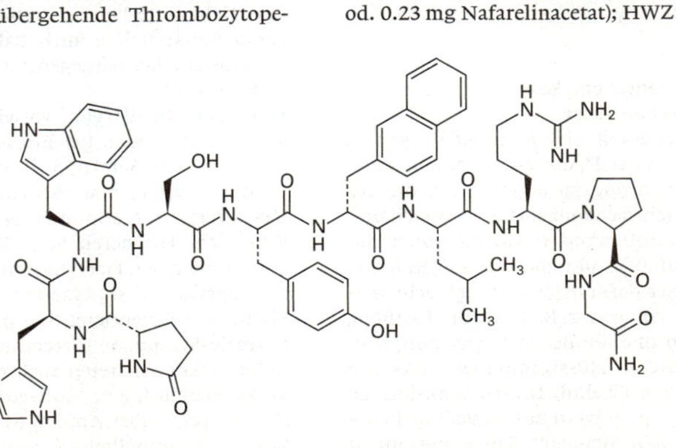

**Nafarelin**

**acetat:** Schmp. 188–190 °C; $[\alpha]_D^{25\,°C}$ –27.4° (c=0.9 in Essigsäure). **Nafarelinacetat-Hydrat:** CAS-Nr. 86220-42-0; $C_{66}H_{83}N_{17}O_{13} \cdot x\,C_2H_4O_2 \cdot y\,H_2O$.

**Nafronyl:** s. Naftidrofuryl.

**Naftidrofuryl** (INN): Nafronyl; 2-Diethylaminoethyl-2-tetrahydrofurfuryl-3-(1-naphthyl)propionat; CAS-Nr. 31329-57-4; $C_{24}H_{33}NO_3$, Strukturformel: s. Abb.; $M_r$ 383.53; Sdp. 190 °C (66.7 Pa); $d_4^{31}$ 1.0465; $n_D^{29\,°C}$ 1.5513; **Wirk.:** Vasodilatator*, Sympatholytikum*; soll den Zellstoffwechsel anregen, Bradykinin-antagonist. u. spasmolyt. wirken; **Ind.:** zerebrale u. periphere Durchblutungsstörungen; **UAW:** Übelkeit, Magenschmerzen, Schlaflosigkeit; HWZ 1 h. **Naftidrofurylhydrogenoxalat:** Naftidrofuryli hydrogenooxalas Ph.Eur.; $C_{24}H_{33}NO_3 \cdot C_2H_2O_4$; $M_r$ 473.57; Schmp. 119–113 °C; weißes bis fast weißes Pulver; leicht hygroskop., lösl. in Wasser u. Ethanol. Vgl. Antidementiva.

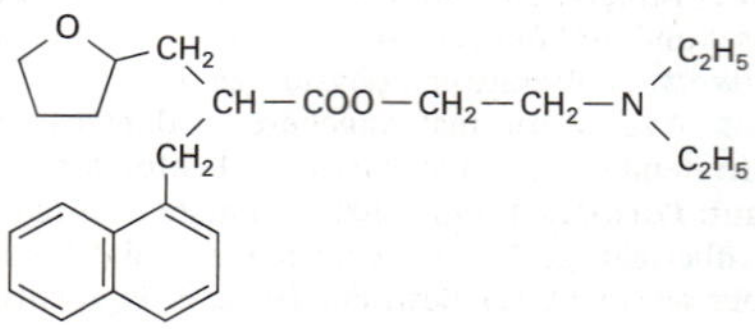


**Naftidrofuryl**

**Naftifin** (INN): (*E*)-*N*-Cinnamyl-*N*-methyl(1-naphthylmethyl)-amin; CAS-Nr. 65472-88-0; $C_{21}H_{21}N$, Strukturformel: s. Abb.; $M_r$ 287.4; in Deutschland u. Österreich im Handel befindl. Antimykotikum* zur top. Anw.; in der Schweiz außer Handel; **Wirk.:** Hemmung der Squalenepoxidase; **Ind.:** Dermatomykosen*, verursacht durch Dermatophyten, Hefen u. Schimmelpilze sowie Mischinfektionen mit Bakt.; Behandlungsversuch bei Pilzinfektionen der Nägel (Onychomykosen); **Kontraind.:** Überempfindlichkeit gegen N. od. sonstige Bestandteile. Gebräuchlich ist das Hydrochlorid. Vgl. Terbinafin.

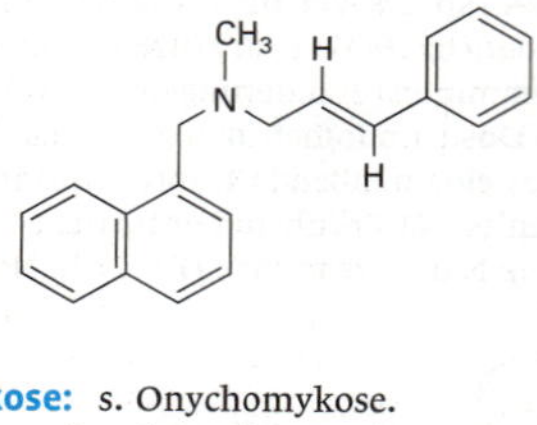


**Naftifin**

**Nagelmykose:** s. Onychomykose.

**Nagelpilz:** s. Onychomykose.

**Nahrungsergänzungsmittel:** Abk. NEM; gemäß EU-Recht „Lebensmittel*, die dazu bestimmt sind, die normale Ernährung zu ergänzen, u. die aus Einfach- oder Mehrfachkonzentraten von Vitaminen* od. Mineralstoffen* od. sonstigen Stoffen mit ernährungsspezif. oder physiol. Wirkungen bestehen u. in dosierter Form in Verkehr gebracht werden, d. h. in Form von z. B. Kapseln, Pastillen, Tabletten, Pillen und ähnlichen Darreichungsformen, Pulverbeuteln, Flüssigampullen, Flaschen mit Tropfeinsätzen u. ähnl. Darreichungsformen von Flüssigkeiten u. Pulvern zur Aufnahme in abgemessenen kleinen Mengen"; Zulassungspflicht wie bei Arzneimitteln* besteht nicht; allerdings dürfen diese Erzeugnisse, wie andere Lebensmittel auch, nicht gesundheitl. bedenkl. sein u. nicht mit arzneil. Zweckbestimmungen beworben werden. NEM sind für die normale Ernährung, also weder als diätetische Lebensmittel* noch als Arzneimittel bestimmt. Die Abgrenzung zwischen Nahrungsmitteln u. Arzneimitteln ist eines der zentralen Probleme im Lebensmittelrecht. Die Einordnung als NEM wird mitunter missbräuchl. betrieben, um eine Zulassung als Arzneimittel zu umgehen. Daher dürfen NEM keine Eigenschaften zugeschrieben werden, die der Verhütung, Behandlung od. Heilung einer Humanerkrankung dienen, u. es darf nicht auf diese Eigenschaften hingewiesen werden. **Recht: 1. europäische Bestimmungen:** Die Vorschriften über NEM (Kennzeichnung, zulässige chem. Formen an Vitaminen u. Mineralstoffen) sind in allen Mitgliedstaaten der EU harmonisiert; wesentl. Rechtsakt: Richtlinie 2002/46/EG (Amtsblatt: ABl. L 183 vom 12.7.2002); **2. Deutschland:** Die „Verordnung über Nahrungsergänzungsmittel — NemV" vom 24.5.2004 (BGBl. I S. 1011), zuletzt geändert am 17.1.2007 (BGBl. I S. 46), setzt die europäische Richtlinie 2002/46/EG über NEM in deutsches Recht um. Da NEM zu den Lebensmittel gehören, gelten für sie die Bestimmungen des Lebensmittel*-, Bedarfsgegenstände- und Futtermittelgesetzbuchs. **3. Österreich:** Regelungen im Lebensmittelsicherheits- u. Verbraucherschutzgesetz (Abk. LMSVG, BGBl. I Nr. 13/2006, in der Fassung 2009) u. im Lebensmittelgesetz (BGBl. Nr. 86/1975, in der Fassung 2008); die Nahrungsergänzungsmittelverordnung (BGBl. II Nr. 88/2004) setzt die europäische Richtlinie 2002/46/EG über NEM in österreichisches Recht um. **4. Schweiz:** Die unter die Lebensmittelgesetzgebung fallenden NEM sind in der Verordnung des Eidgenössischen Departements des Innern über Speziallebensmittel vom 23.11.2005 (SR 817.022.104) geregelt. Diese Verordnung umschreibt die Speziallebensmittel (NEM im Artikel 22), legt die Anforderungen an sie fest u. regelt deren besondere Kennzeichnung u. Anpreisung.

**Nahrungsergänzungsstoffe:** s. Ergänzungsstoffe.

**Nahrungsmittel:** (engl.) *food*; natürlich od. künstl. erzeugte Produkte pflanzl. u. tierischer Herkunft, die im Gegensatz zu Genussmitteln* dem Organismus Nährstoffe liefern; enthalten neben verwertbaren Bestandteilen auch Ballaststoffe*. Vgl. Lebensmittel-, Bedarfsgegenstände- und Futtermittelgesetzbuch.

**Nahrungsmittelallergie:** vorwiegend im Kleinkindesalter, aber auch bei Erwachsenen auftretende Allergie* vom Soforttyp (Typ I), aber auch vom Spättyp (Typ IV) bzw. Mischtyp (Typen I u. IV); **Urs.:** Verzehr bestimmter Nahrungsmittel, z. B. Kuhmilch, Hühnerei, Soja, Roggen- u. Weizenkorn, Sämereien, Hefe, Kartoffeln, Tomaten, Sellerie, Paprika, Nüsse, Mandeln, Stein- u. Kernobst, Fische u. Schalentiere; **Sympt.:** primär gastrointestinale Symptome (Brechdurchfall, Obstipation, Kolik); sekundär treten auch respirator. u. kutane Reaktionen auf; evtl. Auftreten pollenassoziierter N. z. B. gegenüber Äpfeln, Möhren, Kirschen od. Kiwi bei Baumpollen-Allergikern.

**Nahtmaterial, chirurgisches:** Suturamenta medicinalia; Materialien zum Anlegen einer chirurgischen Naht; **Formen: 1.** Fäden: s. Fadenmaterial, chirurgisches; **2.** Implantate*: z. B. Clips aus Edelstahl, Titan* od. Polydioxan (Abk. PDS), Stifte (Pins) aus PDS für Osteosynthesen, Netze u. Kissen aus Polypropylen zur Deckung von Fasziendefekten.

**Naja naja** L.: Naja tripudians Merr.; Brillenschlange, Cobra, Kobra; Fam. Elapidae; Ostindien, China; **Inhaltsst.:** im Gift der Schlange Cobratoxin (stark bas. Polypeptide, Neurotoxine), führt zu systol. Herzstillstand; s. Schlangengifte; **Anw.:** (med.) äußerl. z. B. in Form von Salben als Antirheumatikum u. Analgetikum. **Hom.:** Naja naja (HAB), Naja tripudians: schonend getrocknetes Gift; verordnet z. B. bei Herzerkrankungen wie akuter u. chron. Myokarditis, Endokarditis, Erregungsleitungsstörungen, bei sept. Prozessen.

**Naja tripudians** Merr.: s. Naja naja.

**Nalbuphin** (INN): 17-(Cyclobutylmethyl)-4,5-epoxy-morphinan-3,6,14-triol; CAS-Nr. 20594-83-6; $C_{21}H_{27}NO_4$, Strukturformel: s. Abb.; $M_r$ 357.46; Schmp. 230.5 °C; logP 2.3 ± 0.5 (berechnet); **Nalbuphinhydrochlorid:** CAS-Nr. 23277-43-2; **Wirk.:** Opioid-Analgetikum (s. Analgetika); Agonist an opioiden $\kappa$-Rezeptoren, partieller Opioid*-Antagonist an $\mu$-Rezeptoren (s. Opioid-Rezeptoren); **Ind.:** kurzzeitige Behandlung mittelstarker u. starker Schmerzen, prä- u. postoperative Analgesie; **Kontraind.:** schwere Nierenschäden, Leberschäden, gleichzeitige Behandlung mit $\mu$-agonist. Opioiden, z. B. Morphin od. Fentanyl; **WW:** reine Morphin-Agonisten (z. B. Morphin, Pethidin, Dextromoramid, Dihydrocodein, Dextropropoxyphen, Methadon, Levacethylmethadol): Verminderung des analget. Effekts aufgrund einer kompetitiven Rezeptorblockade; Alkohol: sedative Wirk. verstärkt; andere Arzneimittel mit zentral dämpfender Wirk. wie Morphinderivate (Analgetika u. Antitussiva), sedierende Antidepressiva, sedierende Histamin-$H_1$-Rezeptoren-Blocker, Barbiturate, Benzodiazepine, Anxiolytika, Neuroleptika, Clonidin u. verwandte Substanzen: Risiko einer Atemdepression (bei Überdosierung lebensbedrohl.) erhöht; **UAW:** Sedierung, Kopfschmerz, Schwindel, Mundtrockenheit, gastrointestinale Beschwerden; **Dos.:** i. v., i. m. od. s. c. 0.1–0.3 mg/kg KG, EMD 20 mg; Kinder u. Jugendl. 0.1–0.2 mg/kg KG, EMD: 0.2 mg/kg KG; ggf. Wiederholung nach 3–6 h; **Gesch.:** N. war schon früher im Handel, wurde aus produktionstechn. Gründen vom Markt genommen u. ist nun wieder verfügbar.

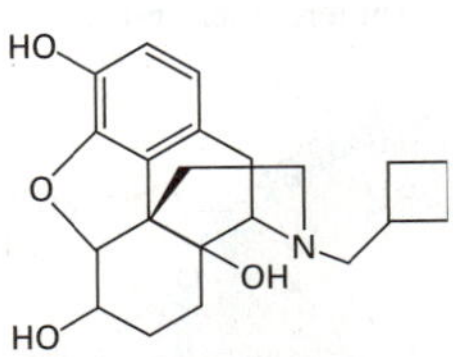


**Nalbuphin**

**Nalidixinsäure** (INN): Acidum nalidixicum Ph.Eur.6, 1-Ethyl-7-methyl-1,8-naphthyridin-4-on-3-carbonsäure; 1-Ethyl-1,4-dihydro-7-methyl-4-oxo-1,8-naphthyridin-3-carbonsäure; CAS-Nr. 389-08-2; $C_{12}H_{12}N_2O_3$; $M_r$ 232.23; Schmp. 229–230 °C (polymorph); unlösl. in Wasser, 1:910 in Ethanol, 1:350 in Aceton, 1:25 in Chloroform; lösl. in Alkalihydroxid- u. -carbonat-Lsg.; $pK_S$ 6.0; synthet. Naphthyridin-Derivat; nicht mehr im Handel befindl. Antibiotikum* (Chinolon*); **Wirk.:** wirksam gegen gramnegative Keime (z. B. E. coli, Klebsiellen, Salmonellen, Shigellen, Proteus u. Brucellen); grampositive Keime sind resistent; früher v. a. angewendet bei Harnwegsinfektionen; **UAW:** u. a. Übelkeit, Magenschmerzen, Diarrhö; vgl. Chinolone; **Gesch.:** 1. Vertreter der Substanzklasse Chinolone*.

**Nalorphinhydrochlorid:** N-Allylnorphin; (–)-(5R,6S)-9a-Allyl-4,5-epoxy-morphin-7-en-3,6-diol-hydrochlorid; $C_{19}H_{21}NO_3 \cdot HCl$; $M_r$ 347.85; Schmp. 260–263 °C; weißes, geruchloses krist. Pulver, das sich an Luft u. Licht dunkler färbt; leicht lösl. in Wasser (1:8), in verd. Alkalilaugen, wenig lösl. in Ethanol, fast unlösl. in Ether u. Chloroform; nicht mehr im Handel befindl. Opioid*-Agonist-Antagonist; **Wirk.:** antagonist. am $\mu$-Rezeptor, agonist. am $\kappa$-Rezeptor.

**Naloxon** (INN): N-Allyl-4,5$\alpha$-epoxy-3,14-dihydroxy-6-morphinanon; CAS-Nr. 465-65-6; $C_{19}H_{21}NO_4$, Strukturformel: s. Abb.; $M_r$ 327.37; Schmp. 177–178 °C; lösl. in Chloroform, fast unlösl. in Petrolether; **Wirk.:** spezif. Opioid*-Antagonist, besitzt keine morphinagonist. Eigenschaften. **Naloxonhydrochlorid:** CAS-Nr. 357-08-4; $C_{19}H_{22}ClNO_4$; $M_r$ 363.84; Schmp. 200–205 °C (kristallisiert aus Ethanol/Ether); leicht lösl. in Wasser, lösl. in Ethanol, fast unlösl. in Ether. **Naloxonhydrochlorid-Dihydrat:** Naloxoni hydrochloridum dihydricum Ph.Eur.; CAS-Nr. 51481-60-8; $C_{19}H_{22}ClNO_4 \cdot 2\,H_2O$; $M_r$ 399.87; weißes bis fast weißes, krist., hygroskop. Pulver; leicht lösl. in Wasser, lösl. in Ethanol, unlösl. in Toluol; **Ind.:** zur Aufhebung der durch Opioide ausgelösten Atemdämpfung nach Operationsende, Aufhebung von Bewusstlosigkeit u. Atemdämpfung bei Intoxikation mit Opioiden; in Kombination mit Buprenorphin zur Substitutionstherapie bei Opioidabhängigkeit i. R. medizinischer, sozialer u. psychotherapeut. Maßnahmen (Verhinderung des i. v. Missbrauchs, da N. bei i. v. Applikation antagonist. wirkt; nicht bei p. o. Gabe, da hoher First*-pass-Effekt); **UAW:** bei schneller Injektion Übelkeit, Erbrechen; Blutdruckanstieg bei mehr als 3 µg Naloxon-HCl/kg KG postoperativ bei abneh-

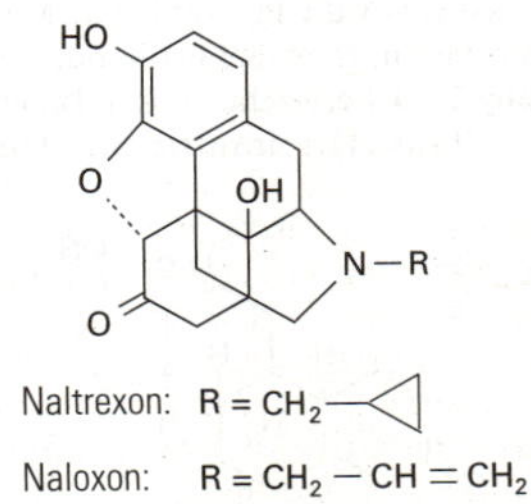


**Naloxon**

mender Atemfrequenz od. Atemstillstand; **Dos.:** parenteral; individuelle Dosierung. Vgl. Naltrexonhydrochlorid.

**Naltajute:** s. Corchorus olitorius.

**Naltrexonhydrochlorid:** (–)-(5*R*,14*S*)-9a-Cyclopropylmethyl-4,5-epoxy-3,14-dihydroxymorphinan-6-on-hydrochlorid; $C_{20}H_{23}NO_4 \cdot HCl$, Strukturformel: s. Naloxon (Abb. dort); $M_r$ 377.9; **Wirk.:** spezif. Morphin-Antagonist (Opioid*-Antagonist), länger u. 17-mal stärker wirksam als Naloxon*; **Ind.:** pharmak. Unterstützung bei psychotherapeut./psycholog. geführter Entwöhnungsbehandlung bei Opiatabhängigkeit nach erfolgter Entzugsbehandlung; **Kontraind.:** schwere Leberschäden, akute Hepatitis, Einnahme von Opioid-Analgetika, positiver Opioid-Nachweis im Harn; Entzugserscheinungen nach Injektion von Naloxon*; Opioidabhängigkeit ohne erfolgreiche Entzugsbehandlung, Einnahme von Opioid*-Agonisten (Methadon), akute Opiat-Entzugssymptome; Anw. bei Kindern u. Jugendl. <18 Jahre sowie bei älteren Menschen; **WW:** verminderte Wirk. von opioidhaltigen Hustenmitteln, Antidiarrhoika od. Analgetika; durch die N.-Blockade wird bei Verabreichung kleinerer Mengen Heroin od. anderer Opiate das Auftreten entspr. Effekte verhindert; ggf. Zunahme der Ansprechbarkeit auf Opiate nach Behandlung mit Nemexin; **UAW:** Schlafstörungen, Angstzustände, Nervosität, Bauchschmerzen u. -krämpfe, Erbrechen, Übelkeit, Antriebsschwäche, Gelenk- u. Muskelschmerzen, Kopfschmerz; häufig Appetitlosigkeit, Diarrhö, Obstipation, Durstgefühl, gesteigerte Energie, Niedergeschlagenheit, Reizbarkeit, Benommenheit, Hautrötung, verzögerte Ejakulation, Potenzstörungen, Schüttelfrost, Thoraxschmerzen, Schweißausbrüche, gesteigerter Tränenfluss. Vgl. Methylnaltrexoniumbromid.

**Namenreaktion:** Namensreaktion; nach ihren Entdeckern benannte chem. Reaktionen (z. B. Claisen*-Kondensation).

**Namen, systematische:** s. Nomenklatur.

**Nanacatl:** s. Amanita mexicana.

**Nandrolon** (INN): Norandrostenolon, 19-Nortestosteron, Nortestrionat, Oestrenolon; 17*β*-Hydroxy-4-estren-3-on; CAS-Nr. 434-22-0; $C_{18}H_{26}O_2$, Strukturformel: s. Abb.; $M_r$ 274.39; Schmp. 112 °C bzw. Schmp. 124 °C; $[\alpha]_D^{22\,°C}$ +55° (c = 0.93 in Chloroform); lösl. in Ethanol, Ether, Chloroform; natürl. Androgen*; in Österreich u. der Schweiz im Handel befindl. Anabolikum*; in Deutschland nicht zugelassen; **Ind.:** postmenopausale Osteoporose*; palliativ bei disseminiertem Mammakarzinom der Frau; ergänzend bei krankheitsbedingtem Muskelabbau; **Kontraind.:** Prostata- od. Mammakarzinom beim Mann, Anw. bei Früh- od. Neugeborenen, Porphyrie; Überwachung bei Leberschäden, Diabetes mellitus, Herzinsuffizienz, Nierenschäden, Hypertonie, Migräne, nicht abgeschlossenem Wachstum, Knochenmetastasen beim Mammakarzinom; **WW:** Insulin, Antidiabetika (verminderter Bedarf); **UAW:** Virilisierung, Tieferwerden der Stimme, Amenorrhö, Spermiogenesehemmung, Epiphysenfugenschluss, erhöhte Wasserretention; **Dos.:** parenteral i. m. 1 × 25 mg alle 3 Wochen, in schweren Fällen doppelte Dosis; HWZ 6 d. Gebräuchl. sind auch Nortestosteroncypionat, Nandrolondecanoat, Nandrolonhydrogensulfat, Nandroloncyclohexylpropionat, Nandrolonlaurat, Nandrolon-(3-phenylpropionat), Nandrolon-3-(4-hexyloxyphenyl)propionat, Nandrolonundecanoat.

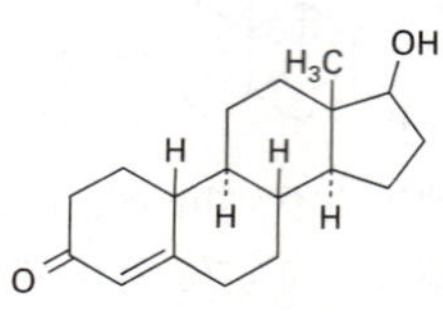


**Nandrolon**

**Nanimycin:** s. Rifamycine.

**Nano-** (lat. nanus Zwerg): Symbol n; gesetzl. Vorsatz für das $10^{-9}$-fache einer Einheit; vgl. SI-Einheiten.

**Nanoemulsionen:** Sub-Mikron-Emulsionen; Emulsionen* (Typ Öl-in-Wasser), kolloiddispers mit einer Tröpfchengröße von ca. 50–1000 nm; der Ölgehalt von N. liegt meist zw. 10 u. 20 % u. ist mit 0.5–2 % Ei- od. Sojalecithin (s. Lecithine) stabilisiert. Eine Stabilisierung von N. mit Polymeremulgatoren ergibt Vorteile hinsichtl. der chem. Stabilität u. einer höheren Toleranz gegenüber Elektrolyten. Durch Verw. geeigneter Polymere kann ein mukoadhäsiver Effekt (s. Bioadhäsion) erwartet werden. Im Innenraum der N. befindet sich eine Ölphase, in die lipophile Wirkstoffe eingearbeitet werden können. N. haben eine größere lipophile Phase u. können somit mehr Öl-löslichen Wirkstoff aufnehmen als Liposomen. **Anw.:** zur parenteralen (Fett-)Ernährung; als Arzneistoffträger (z. B. für Narkotika); neben der parenteralen Anw. kann ihr Einsatz an anderen Applikationsorten hinsichtl. der Wirkstoffaufnahme aufgrund eines mukoadhäsiven Effekts vorteilhaft sein, z. B. peroral, okular od. vaginal. Vgl. Liposomen; Nanopartikel; Nanokapseln.

**Nanofiltration:** s. Virusabreicherungsverfahren.

**Nanofluidics:** interdisziplinäres Gebiet der Nanotechnologie von Flüssigkeiten, welches sich mit Verhalten, Umgang u. Kontrolle von Flüss. in Nanoporen beschäftigt; Herst. der Nanoporen aus Glas od. Kunststoffen; Flusskanäle mit Innendurchmessern im Nanometerbereich zum Trennen u. Untersuchen von Analyten; **Anw.:** Protein- u. DNA-Analytik. Vgl. Microfluidics.

**Nanokapseln:** Kapseln in kolloider Größe mit einem Durchmesser von 20 bis max. 250 nm, die in einer Polymerhülle je nach Herstellungsverfahren eine wässrige od. ölige Wirkstofflösung od. kolloide Feststoffe enthalten (Beispiel: s. Abb. 1); N. sind wegen ihrer Dimensionen mitsamt dem einge-

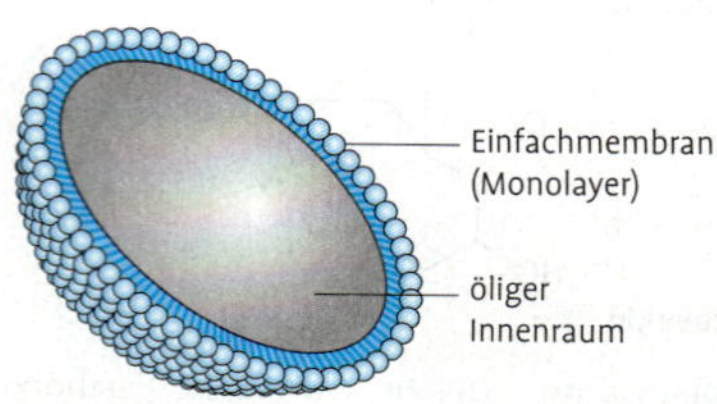


**Nanokapseln** Abb. 1

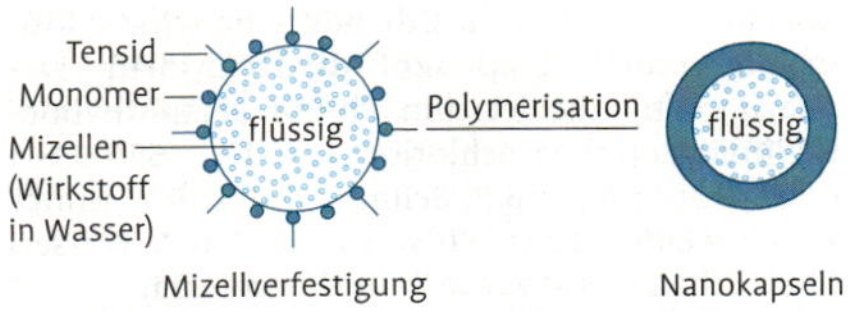


**Nanokapseln** Abb. 2

schlossenen Material kolloid löslich. **Herst.:** Verfahren von Speiser u. Birrenbach; durch Emulgieren der wässrigen Wirkstofflösung in einer hydrophoben Flüssigkeit mit Hilfe eines Tensids u. Polymerisation durch Zugabe eines filmbildenden Monomers, eines Katalysators sowie von Vernetzungsmitteln, die sich in der Grenzfläche zu den Tröpfchen anlagern (s. Abb. 2). Nach Ersatz des lipophilen Dispersionsmittels durch Wasser werden die N. gewaschen u. abgetrennt. Bei der **Nanoverkapselung** werden mizellare Systeme, Mikroemulsionen u. kolloide Feststoffe mit einem festen Überzug umhüllt; es entstehen ultrafeine Partikel. N. können durch komplexe Koazervation* (Interaktion eines anionischen Polymers, z. B. Alginat, Carboxymethylcellulose, Abk. CMC, Polyacrylate, mit einem kationischen Polymer, z. B. Chitosan, modifizierte Stärke) hergestellt werden. Die Kapselgröße ist abhängig von der Emulsionsgröße; N. entstehen, wenn das Öl nanoemulsifiziert wird. Die Polyelektrolyte mit entgegengesetzten Ladungen bilden in wässrigem Umfeld auf Nanopartikeln* Hüllen mit einer Wandstärke von 8–50 nm. Die fertigen N. können zusätzl. an ihrer Oberfläche funktionalisiert werden, z. B. durch Ankoppeln von Antikörpern. Nach Entfernen der Nanopartikel entstehen leere Kapselhüllen, die von Neuem mit versch. Substanzen gefüllt werden können. Ein Ansatz der Nanokapsel-Herstellung beruht auf der Verw. von Liposomen*, die mit kationischen Polymeren beschichtet werden. Der anionische Charakter der Liposomen wird durch Zetapotential-Messungen bestätigt. Bei kationischen Polymeren (z. B. Chitosan, modifizierter Stärke, einigen Polyquaterniumpolymeren) induziert die WW mit der Liposomenoberfläche ein positives Zetapotential. Diese beschichteten, kationischen Liposomen sind N. von einer Größe von ca. 200 nm. Chitosan/CMC-Nanokapseln beruhen auf der Beschichtung einer Öl-in-Wasser-Nanoemulsion eines öligen Wirkstoffes od. einer ölhaltigen Lösung von z. B. Triclosan. Sobald Triclosan in einer CMC-Lösung nanoemulsifiziert ist, wird eine Chitosanlösung bei pH $<4$ tropfenweise zugegeben. So kommt es zu einer WW zw. den beiden Polymeren, die um die Triclosan-Nanotröpfchen ausfallen u. die Kapselschale bilden. N. werden auch kosmet. verwendet.

**Nano-LC:** Kurzbez. für (engl.) *nano liquid chromatography*; s. HPLC.

**Nanopartikel:** Nanoteilchen; kolloide Teilchen aus reinem Wirkstoff od. aus einem Vehikel mit molekular dispers verteiltem Wirkstoff (vgl. Lipidnanopartikel, feste) mit einem Durchmesser von ca. 150–500 nm; **Eigenschaften:** Reine Wirkstoffe besitzen im Vergleich zu makroskop. verteilten Materialien einen tieferen Schmp., absorbieren Licht bei kürzerer Wellenlänge, weisen eine wesentlich größere Oberfläche auf u. besitzen andere (bessere) Lösungseigenschaften; je kleiner die Partikel, desto größer ist der Lösungsdruck u. desto höher sind die Sättigungslöslichkeit u. die Lösungsgeschwindigkeit. N. zeigen eine ausgeprägte Mukoadhäsion (s. Bioadhäsion). **Herst.:** durch Partikelzerkleinerung (Nassmahlung, Hochdruckhomogenisation) od. durch partikelaufbauende Verfahren (aus Lösungen u. Emulsionen; s. Nanosuspensionen); N.-Herstellung mit überkritischen Fluiden: s. Extraktion mit überkritischen Gasen; **Beispiel:** Sirolimus* in Form von N. (200–250 nm) in Kapseln; Aprepitant* u. Fenofibrat* in Form von N. in Tabletten; Megestrolacetat* in Form von N. in Trinksuspensionen; Paclitaxel* in Form von N. in Pulvern für Infusionssuspensionen. Vgl. Nanokapseln; Nanosuspensionen.

**Nanopellets:** s. Nanosuspensionen.

**Nanosuspensionen:** kolloiddisperse, flüssige Nanosysteme, in denen die Feinheit der festen Bestandteile (z. B. Nanopartikel*) unter 1 µm liegt u. der Feststoff (auch reiner Wirkstoff) im Dispersionsmedium (häufig Wasser; auch Glycerol, Öle od. andere flüssige Medien) prakt. unlösl. ist; **Herst.:** **1.** Wirkstoffe mit Makromolekülen (z. B. Gelatine, Albumin, feste Lipide, Polymere) werden in Lsg. assoziiert. Durch Zugabe von Stoffen, die dem Solsystem Lösungsmittelmoleküle entziehen, z. B. Elektrolyte, Alkohole (sog. **Salting-out-Verfahren**) od. Aceton (sog. **Solvent-disposition-Verfahren**), erfolgt eine Desolvatation, die eine ultrafeine Koazervation* bewirkt, wobei der/die Wirkstoff(e) in die dabei entstehenden Nanopartikel* eingeschlossen werden. Eine Härtung durch Zugabe von quervernetzenden Stoffen kann erforderl. sein (mit Ausnahme bei festen Lipiden als Träger); eine Stabilisierung ist durch zugesetzte Tenside od. Polymere möglich. Die nach Anreicherung u. Reinigung mit Ultrafiltration erhaltenen sog. **Nanopellets** sind nach Gefriertrocknung* lagerfähig u. in wässrigen Systemen redispergierbar. **2.** Bei der **Emulsionspolymerisation** (s. Eudragit) wird ein gewähltes Monomer in einer wässrigen Tensidlösung emulgiert u. unter geeigneter Einstellung verschiedener Parameter (z. B. Monomerkonzentration, Tensidgehalt, Temp., pH-Wert) polymerisiert. Durch kovalente Kopplung mit bestimmten Hilfsstoffen (Macrogolen*) während des Prozesses wird die Oberfläche der Nanopartikel modifiziert. **3.** Zur Herst. der sog. **Hydrosole** wird der Wirkstoff in einem Lösungsmittel gelöst, die Lsg. in ein mischbares Nichtlösungsmittel gegeben u. die sich dabei bildenden Nanopartikel durch Tensidzusatz stabilisiert. Eine Schwierigkeit dieser Technologie ist die physikal. Stabilisierung der Nanopartikel u. die Verhinderung des weiteren Wachsens der Nanokristalle zu unerwünschten Mikropartikeln*. Daher wird die gebildete Nanosuspension durch anschließende Gefriertrocknung stabilisiert. Ein generelles Problem (v. a. bei den neuen, oft schwer lösl. Wirkstoffen) bleibt jedoch, dass der Wirkstoff zumindest in einem Lösungsmittel lösl. sein u. dieses gleichzeitig mit einem Nichtlösungsmittel mischbar sein muss. **4.** Eine alternative Technologie zur Herst.

von Wirkstoffnanopartikeln ist das **Mahlverfahren** mit einer Kugel- (Mahlverfahren nach Liversidge) od. Perlmühle. Die vorzerkleinerte Mikropartikeldispersion wird hierbei in einen Behälter mit feinen Mahlkugeln (v. a. untox. Glas- u. Zirkoniumoxidkugeln; Polystyrenkugeln zeigen wesentl. geringeren Abrieb, sind aber im Mahlerfolg nicht so effizient) gefüllt, die durch einen Rührer od. durch Bewegung des Mahlbehälters bewegt werden. Zw. den sich bewegenden Kugeln werden die Wirkstoffpartikel zu Nanopartikeln zerrieben. Nachteil: lange Mahldauer (bis zu einer Woche), potentiell mikrobiolog. Probleme (mehrtägige Mahlung im wässrigen Milieu), Probleme bei asept. Produktion u. Herst. steriler Produkte, zu hoher Abrieb von den Mahlkugeln im Arzneimittel (>20 ppm; in Form von Mikro- u. Nanopartikeln u. deshalb schwer von den Wirkstoffnanopartikeln zu trennen); **5.** Eine andere Herstellungsmethode beruht auf der Produktion von N. im **Kolben-Spalt-Homogenisator.** Bei dieser Hochdruckhomogenisation* wird eine mikrofeine Ausgangssuspension unter hohem Druck (1500–4000 bar) durch einen Spalt (5–50 μm) gepresst. Durch Scher- u. Kavitationskräfte erfolgt die Nanonisierung. Die Wirkstoffe werden durch Abbau des Trägermaterials freigesetzt. **Bedeutung:** In Wasser schwer lösl. Wirkstoffe (Löslichkeit <5 mg/L) weisen als N. verbesserte biopharmazeut. Eigenschaften (z. B. Resorption*, Bioverfügbarkeit*) auf (Sirolimus*, Aprepitant*, Fenofibrat* u. Megestrolacetat* ergeben im Gastrointestinaltrakt N.); s. Lipidnanopartikel, feste.

N

**Nanosysteme:** Sammelbez. für Nanokapseln*, Nanopartikel*, Nanosuspensionen* u. Nanoemulsionen*.

**Nanoteilchen:** s. Nanopartikel.

**Napadisilat:** Napadisilas; chem. Kurzbez. für 1,5-Naphthalindisulfonat.

**Naphazolin** (INN): 4,5-Dihydro-2-(1-naphthylmethyl)imidazol; CAS-Nr. 835-31-4; $C_{14}H_{14}N_2$, Strukturformel: s. Abb.; $M_r$ 210.27; **Wirk.:** Adstringens; Vasokonstriktor, Alpha-Sympathomimetikum (s. Sympathomimetika); **Ind.:** lokal bei Reizungen u. allerg. Erkrankungen am Auge, Bindehaut- u. Lidrandentzündung, Schnupfen; **Kontraind.:** bei intranasaler Anw.: Rhinitis sicca, Überempfindlichkeit gegen N., 1. Schwangerschaftsdrittel, Engwinkelglaukom, Zustand nach transsphenoidaler Hypophysektomie od. anderen operativen Eingriffen mit Schädigung der Dura mater; **UAW:** s. Oxymetazolin; **Dos.:** konjunktival Tropfen 0.1 % (Naphazolinnitrat); intranasal Tropfen 0.05 % (Naphazolinhydrochlorid). **Naphazolinnitrat:** Naphazolini nitras Ph.Eur., Naphazolinum nitricum, Naphthylmethylimidazolinum nitricum; CAS-Nr. 5144-52-5; $C_{14}H_{15}N_3O_3$; $M_r$ 273.3; Schmp. 167–170 °C; weißes, krist. Pulver; wenig lösl. in Wasser, lösl. in Ethanol, sehr schwer lösl. in Chloroform. **Naphazolinhydrochlorid:** Naphazolini hydrochloricum Ph.Eur., Naphthylmethylimidazolinhydrochlorid; CAS-Nr. 550-99-2; $C_{14}H_{15}ClN_2$; $M_r$ 246.7; Schmp. 250–258 °C (unter Zers.); weißes, krist. Pulver; lösl. in 6 T. Wasser, 15 T. Ethanol, schwer lösl. in Chloroform.

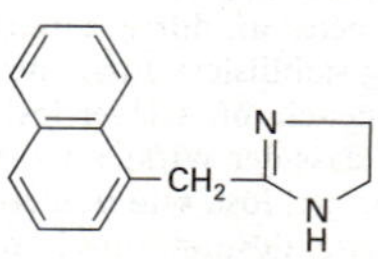


**Naphazolin**

**Naphazolinhydrochlorid:** s. Naphazolin.

**Naphazolinhydrochlorid-Augentropfen:** Naphazolini hydrochloridi oculoguttae, Oculoguttae Naphazolini hydrochlorici; Zusammensetzung: **1.** Naphazolinhydrochlorid-Augentropfen 0.05 %; Zusammensetzung: NFA, 0.01 T. Naphazolinhydrochlorid, 0.60 T. Borsäure, 0.08 T. Natriumtetraborat, 0.002 T. Chlorhexidinacetat, Wasser für Injektionszwecke ad 20 T.; **2.** NRF, 0.05 g Naphazolinhydrochlorid (od. entspr. der Gehaltsangabe), 0.20 g Borsäure, 0.80 g Natriumchlorid (Menge abhängig von der eingesetzten Menge Naphazolinhydrochlorid), 0.002 g Phenylmercuriborat, Wasser für Injektionszwecke ad 100.0 g; Gehalt: 0.045–0.055 % Naphazolinhydrochlorid (od. ±10 % des deklarierten Gehalts); im NRF entfallene Vorschrift, da vergleichbare Fertigarzneimittel (insbes. auch ohne Konservierungsstoffe) in Einzeldosisabpackungen erhältlich sind. Die Lsg. wird unter asept. Bedingungen in geeignete sterilisierte Behältnisse keimfiltriert. Geforderte Eigenschaften: 250–300 mOsmol/1000 g Wasser, klar u. farblos, pH 5.5–6.6; Beschriftung: Nach Anbruch nur 4 Wochen verwendbar. Konserviert mit 0.002 % Phenylmercuriborat. **Anw.:** als Vasokonstringens bei akuten u. chron. Reizerscheinungen der Bindehaut; **Dos.:** alle 3–4 h 1–2 Tr.; nicht über einen längeren Zeitraum anwenden. Vgl. Naphazolin; Augentropfen.

**Naphazolinhydrochlorid-Nasentropfen:** s. Rhinoguttae.

**Naphazolini hydrochloricum:** s. Naphazolin (Naphazolinhydrochlorid).

**Naphazolini hydrochloridi oculoguttae:** s. Naphazolinhydrochlorid-Augentropfen.

**Naphazolini hydrochloridi rhinoguttae:** s. Rhinoguttae.

**Naphazolini nitras:** s. Naphazolin (Naphazolinnitrat).

**Naphazolinum nitricum:** s. Naphazolin (Naphazolinnitrat).

**Naphtha:** **1.** uneinheitl. verwendeter Name für versch. bei der Erdöldestillation (s. Oleum Petrae) anfallende Fraktionen von Rohbenzin; **2.** alter Name für Erdöl.

**Naphthacen:** 2,3-Benzanthracen; Tetracen; $C_{18}H_{12}$, Strukturformel: s. Abb.; $M_r$ 228.3; Schmp. 337 °C; Sdp. 440 °C; **Vork.:** Best. des Steinkohlenteers (s. Pix Lithanthracis); **Anw.:** (techn.) Zwischenprodukt für Farbstoffsynthesen.

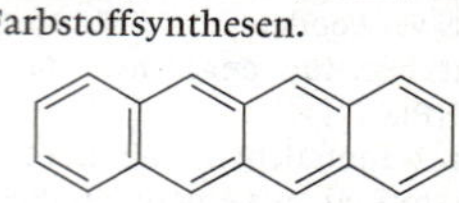

**Naphthacen**

**1,4-Naphthalendion:** s. α-Naphthochinon.

**Naphthalin:** Naphtalinum; Naphthalen; $C_{10}H_8$, Strukturformel: s. Abb.; $M_r$ 128.1; D. 1.145; Schmp. 81 °C; Sdp. 217–218 °C; farblose, glänzen-

**α-Naphthochinon**
**1,4-Naphthochinonderivate, Beispiele für Naphthochinonfarbstoffe**

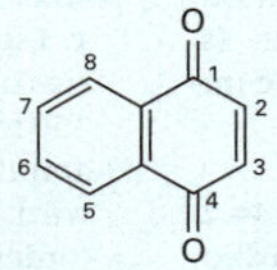

| Farbstoff | Substituent am C-2 | 3 | 5 | 8 | Vorkommen (Beispiele) |
|---|---|---|---|---|---|
| Juglon | H | H | OH | H | Juglans* regia |
| Lawson | OH | H | H | H | Lawsonia* inermis |
| Plumbagin | $CH_3$ | H | OH | H | Plumbago-, Drosera-Arten |
| Droseron | $CH_3$ | OH | OH | H | Drosera-Arten |
| Ramenton | $CH_3$ | H | OH | OH | Drosera-Arten |
| Lapachol | $CH_2—CH{=}C(CH_3)_2$ | OH | H | H | Bignoniaceae* |
| Alkannin | $CH(OH)—CH_2—CH{=}C(CH_3)_2$ | H | OH | OH | Alkanna tuberosa |

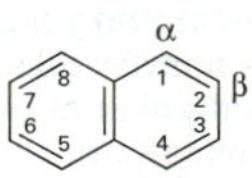

**Naphthalin**

de Kristallblättchen von eigenartigem, durchdringendem Geruch; lösl. in Ethanol, Ether, Chloroform, Schwefelkohlenstoff, Benzol, erwärmt auch in fetten Ölen u. Paraffinum liquidum, unlösl. in Wasser; N. sublimiert leicht u. verbrennt beim Entzünden mit leuchtender, stark rußender Flamme zu $CO_2$ u. Wasserdampf. Geschmolzenes N. löst z. B. Phosphor, Schwefel, Indigo, Arsensulfid, Antimonsulfid. N. ist zu 5–10 % im Steinkohlenteer enthalten; es scheidet sich beim Erkalten der zw. 170–250 °C übergehenden Fraktion aus; auch in einigen Erdölen u. spurenweise in äther. Ölen. **Anw.:** **1.** (techn.) zur Konservierung (gegen Schimmelpilze), als Mottenmittel u. gegen Spinnmilben; als Feueranzünder; zur Herst. von Decalin, Tetralin, zu Farbstoffsynthesen, zur Herst. von Kunstharzen, Kunstwachsen, Kunststoffen; **2.** (med.) obsolet; früher innerl. als Darmantiseptikum bei Typhus, als Anthelminthikum, äußerl. bei Hautkrankheiten (Krätze). **Hom.:** Naphthalinum: verordnet z. B. bei Erkrankungen des Auges u. der Bronchien.

**1,3-Naphthalindiol:** s. 1,3-Dihydroxynaphthalin.

**Naphthalinsulfonsäuren:** Acidum naphthalinsulfonicum; sehr hygroskop., an feuchter Luft zerfließende, kristallisierbare Substanzen, die bei der Einwirkung von konz. Schwefelsäure auf Naphthalin* entstehen; **Anw.:** (techn.) Zwischenprodukte bei der Herst. bestimmter Farbstoffe.

**Naphthene:** s. Cycloalkane.

**Naphthensäuren:** alicycl., ein- od. zweikernige Monocarbonsäuren, bes. des Cyclopentans u. Cyclohexans; Best. des kaukas. Baku-Erdöls; dunkle, nach Raffinierung hellgelbe, dickflüssige, verseifbare Öle; **Anw.:** Die Alkalisalze der N. werden wegen ihrer hohen Schaumkraft u. reinigenden Wirk. zur Herst. billiger Seifen verwendet, u. a. auch zu Sikkativen u. Anstrichmitteln, ihre Kupfersalze zur Entwesung*.

**Naphthin:** s. Benzochinoline.

**Naphthoanthrachinone:** s. Naphthodianthrone.

**β-Naphthochinolin:** s. Benzochinoline.

**α-Naphthochinon:** 1,4-Naphthochinon, Alphanaphthochinon, 1,4-Naphthalendion; $C_{10}H_6O_2$; $M_r$ 158.2; Schmp. 125 °C; intensiv gelbe, sublimierbare Kristallnadeln, lösl. in Ether, Benzol, Chloroform, sehr schwer lösl. in Wasser; **Vork.:** Grundstruktur von Naturfarbstoffen (Naphthochinonfarbstoffe) u. K-Vitaminen (s. Vitamin K); **Anw.:** **1.** (techn.) zur Herst. von Kunstharzen, Kunstkautschuk, Farbstoffen; **2.** (med.) obsolet, früher als Antimykotikum. **1,4-Naphthochinonderivate:** **Vork.:** als Phyllochinon (Vitamin K) ubiquitär in grünen Pflanzen, sonst nur vereinzelt (s. Tab.); relativ häufig bei Plumbaginaceae, Juglandaceae, Droseraceae, Bignoniaceae, Lythraceae; z. T. unterschiedl. Biogenese; vielfach liegen die leicht zu dunkelbraunen Farbstoffen polymerisierenden N. genuin als Glucoside der entspr. Naphthohydrochinone vor; s. Juglans regia; **Wirk.:** als Phytoalexine*, antibakteriell u. fungistat.; die prenylierten Naphthochinone (z. B. Lapachol*) sind hautirritierend, v. a. jene mit langer Prenylseitenkette (Vitamin K) auch antihämorrhagisch; **Anw.:** (techn.) die einfachen Derivate u. a. als Farbstoffe für Haare, Fingernägel, z. B. Henna (s. Lawsonia inermis).

**β-Naphthochinon:** 1,2-Naphthochinon; $C_{10}H_6O_2$; $M_r$ 158.2; orangerote Kristalle, die sich bei 145–147 °C zersetzen; **Darst.:** entsteht bei der Oxidation des 1-Aminonaphthols (1-Amino-2-Hydroxynaphthalin); **Anw.:** **1.** (analyt.) Reagenz auf Resorcin*; **2.** (techn.) Ausgangsmaterial zur Farbstoffherstellung.

**Naphthochinon-Farbstoffe:** s. α-Naphthochinon.

**1,2-Naphthochinon-4-natriumsulfonat:** $C_{10}H_5NaO_5S$; $M_r$ 260.2; gelbe bis orangegelbe Kristalle od. krist. Pulver, lösl. in Wasser, wenig lösl.

in 96 %igem Ethanol; **Anw.:** (techn.) zum Nachw. von Aminosäuren*.

**Naphthodianthrone:** Naphthoanthrachinone; dimere Anthracenverbindungen wie Hypericin* u. Fagopyrin, die photosensibilisierend wirken (s. Photosensibilisatoren); **Vork.:** z. B. in Hypericum- u. Fagopyrum-Arten.

**Naphthohydrochinone:** s. *α*-Naphthochinon.

**1-Naphthol:** *α*-Naphthol; $C_{10}H_8O$; $M_r$ 144.2; Schmp. 95–97 °C (polymorph); Sdp. 288 °C; farblose bis rötl. Kristalle od. krist. Pulver; **Anw.:** (analyt.) s. Molisch-Reaktion; Lustgarten-Reaktion.

**2-Naphthol:** *β*-Naphthol, Isonaphthol, Naphtholum; $C_{10}H_8O$; $M_r$ 144.17; Schmp. 121–123 °C (polymorph); Sdp. ca. 285 °C; farblose, glänzende Kristallblättchen od. weißes, krist. Pulver von phenolartigem Geruch, leicht lösl. in Ethanol, Chloroform, Alkalilauge, fetten Ölen, sehr schwer lösl. in Wasser (0.1 %), lösl. in siedendem Wasser (ca. 1.2 %); **Darst.:** Erhitzen von Naphthalin* mit Schwefelsäure im Autoklaven bei 200 °C; **Off.:** DAC, ÖAB, Ph.Helv.; **Anw.:** **1.** (veterin.) Wurm- u. Räudemittel; **2.** (med.) obsolet; früher äußerl. bei Hautkrankheiten (Krätze); **Toxikol.:** Hautresorption kann Intoxikation auslösen (Hämaturie*, Nephritis).

**Naphthol AS®:** s. Naphtol AS®.

**1-Naphtholbenzein:** $C_{27}H_{18}O_2$; $M_r$ 374.4; rötlich braunes Pulver, sehr wenig lösl. in Wasser, leicht lösl. in Ethanol, Chloroform, Ether; **Anw.:** (analyt.) als Indikator* bei der Titration von Basen in nichtwässrigem Lösungsmittel, Umschlagsbereich: pH 8.8 (farblos) bis pH 11.0 (grün).

**N**

**β-Naphtholbismut:** basisches Bismut-*β*-naphtholat, Bismutum-*β*-Naphtholicum; $Bi_2O_2(OH)(C_{10}H_7O)$; $M_r$ 608; hellbraunes amorphes Pulver; geruch- u. geschmacklos; unlösl. in Wasser, sehr schwer lösl. in Ethanol; die med. Anw. als Darmantiseptikum bei Cholera u. Typhus sowie äußerl. als Wundantiseptikum ist obsolet.

**Naphtholblau:** s. Indophenolblau.

**Naphtholgelb:** Martinsgelb; 2,4-Dinitro-1-naphthol-Natriumsalz; CAS-Nr. 605-69-6; $C_{10}H_5N_2NaO_5$; $M_r$ 256.2; Schmp. 130–133 °C; orangegelbes Pulver od. Kristalle; leicht lösl. in Wasser, schwer lösl. in Ethanol; **Anw.:** (analyt.) Reagenz Ph.Eur.6; Indikator*, Umschlagsbereich: pH 2.0 (farblos) bis pH 3.2 (gelb).

**α-Naphtholphthalein:** 3,3-Bis(4-hydroxy-1-naphthyl)-2-benzofuran-1-on; CAS-Nr. 596-01-0; $C_{28}H_{18}O_4$; $M_r$ 418.44; Schmp. 253–255 °C; graurötl. Pulver, lösl. in Ethanol, prakt. unlösl. in Wasser; **Anw.:** (analyt.) in 0.1 %iger alkohol. Lsg. als Indikator*, Umschlagsbereich: pH 7.3 (rötlich) bis pH 8.7 (blaugrün).

**Naphtholrot S:** s. Amaranth.

**Naphtholum benzoicum:** s. Benzonaphthol.

**Naphthoresorcin:** s. 1,3-Dihydroxynaphthalin.

**Naphthyl-:** Bez. für den Naphthalin-Rest —$C_{10}H_7$; vgl. Naphthalin.

**1-Naphthylamin:** *α*-Naphthylamin; $C_{10}H_9N$; $M_r$ 143.2; D. 1.13; Schmp. 49–51 °C (polymorph); Sdp. 301 °C; fast farblose Kristalle od. fast weißes, krist. Pulver, an der Luft sich rötend, von bitterem Geschmack, leicht lösl. in Ethanol u. Ether, wenig lösl. in Wasser; **Anw.:** (techn.) Reagenz Ph.Eur.; Farbenfabrikation (Azofarbstoffe*). Vgl. Naphthylamin-Sulfanilsäure-Lösung.

**Naphthylaminblau:** s. Trypanblau.

**Naphthylamin-Sulfanilsäure-Lösung:** Darst.: **1.** Lsg. A: 0.5 g Sulfanilsäure* werden in 30 mL Essigsäure* gelöst; die Lsg. wird mit Wasser zu 150 mL verdünnt; **2.** Lsg. B: 0.15 g 1-Naphthylamin* werden in 30 mL Essigsäure gelöst; die Lsg. wird mit Wasser zu 150 mL verdünnt u., falls erforderl., unter Zusatz von Zinkstaub* entfärbt; bei Bedarf werden gleiche Volumenteile beider Lsg. gemischt; **Anw.:** Nachw. von Nitrat in destilliertem Wasser.

**β-Naphthylbenzoat:** s. Benzonaphthol.

**Naphthylethylendiamindihydrochlorid:** Bratton-Marshall-Reagenz; *N*-1-Naphthyl-ethylendiamin-dihydrochlorid; $C_{12}H_{16}Cl_2N_2$; $M_r$ 259.2 (Dihydrat: $M_r$ 295.2); weißes od. gelbl. weißes, krist. Pulver, lösl. in ca. 30 T. Wasser, wenig lösl. in Ethanol; **Anw.:** (analyt.) zur Gehaltsbestimmung von Folsäure (s. Vitamin B), zum Sulfonamid-Nachw. in Körperflüssigkeiten, zum Nachw. von Kalium, Nitrit, Sulfat; Reagenz Ph.Eur.: als Kupplungspartner für Diazoniumsalze*.

**Naphthylmethylimidazolinhydrochlorid:** s. Naphazolin (Naphazolinhydrochlorid).

**Naphthylmethylimidazolinum nitricum:** s. Naphazolin (Naphazolinnitrat).

**α-Naphthylthioharnstoff:** syn. Antu; $C_{10}H_7$—NH—CS—$NH_2$; $M_r$ 202.3; farblose, bittere Kristalle; prakt. unlösl. in Wasser, Ether, Ethanol (etwas lösl. in heißem Ethanol); sehr giftig (MAK 0.3 mg/m³ Luft); **Anw.:** Rattengift (Rodentizid*; s. Schädlingsbekämpfungsmittel).

**1,8-Naphthyridin-Derivate:** s. Chinolone.

**Naphtol AS®:** Naphthol AS®; Anilid der 3-Hydroxy-2-naphthoesäure; Grundkörper der Naphthol-AS-Farbstoffe; **Anw.:** (techn.) Echtfärben von Cellulosefasern, z. B. Baumwolle, Leinen, Viskoseseide. Zur Entwicklung der Farbstoffe verwendet man Diazoverbindungen*.

**Naproxen** (INN): Naproxenum Ph.Eur., (+)-6-Methoxy-*α*-methyl-2-naphthalinessigsäure; (+)-2-(6-Methoxy-2-naphthyl)propionsäure; CAS-Nr. 22204-53-1; $C_{14}H_{14}O_3$, Strukturformel: s. Abb.; $M_r$ 230.26; Schmp. 154–158 °C; $[\alpha]_D^{20\,°C}$ muss zw. +63.0 u. +68.5 liegen (0.500 g Substanz in Chloroform zu 25.0 mL); weißes bis fast weißes, krist. Pulver; prakt. unlösl. in Wasser, lösl. in Ethanol u. Methanol, wenig lösl. in Ether; **Anw.:** als Analgetikum*, Antiphlogistikum*, Antipyretikum*; **Kontraind.:** Bronchospasmus, Asthma bronchiale, Rhinitis od. Urticaria nach Einnahme von Acetylsalicylsäure od. anderen NSAR, ungeklärte Blutbildungsstörungen, pept. Ulzera od. Hämorrhagien; gastrointestinale Blutungen od. Perforation in der Anamnese in Zusammenhang mit der Einnahme von NSAR; zerebrovaskuläre od. andere aktive Blutungen; schwere Herzinsuffizienz; erstmalig auftretende Gelenkbeschwerden od. Gelenkbe-

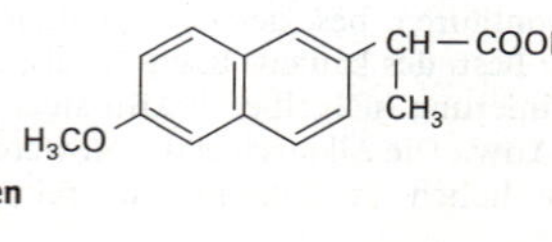


**Naproxen**

schwerden mit Schwellung; schwere Leber- u. Nierenfunktionsstörungen; **WW:** erhöhter Serumspiegel von Digoxin, Phenytoin, Lithium; abgeschwächte Wirk. von Diuretika, ACE-Hemmern, Angiotensin-II-Antagonisten; kaliumsparende Diuretika: Hyperkaliämie; Glucocorticoide, SSRI, NSAR, Thrombozytenaggregations-Hemmer: erhöhtes Risiko gastrointestinaler Blutungen; Erhöhung der Konz. von Methotrexat; Ciclosporin: erhöhtes Risiko einer Nierenschädigung; Wirkungsverstärkung von Antikoagulanzien; Probenecid, Sulfinpyrazon: verzögerte Ausscheidung von N.; Zidovudin: Verstärkung der UAW; **UAW:** s. Ibuprofen; **Dos.:** p. o. 2×0.25 g/d; HWZ 14 h. Gebräuchl. ist auch Naproxen-Natrium.

**Napsilat:** chem. Kurzbez. für 2-Naphthalinsulfonat.

**Naratriptan** (INN): *N*-Methyl-3-(1-methyl-4-piperidinyl)-1*H*-indol-5-ethan-sulfonamid; CAS-Nr. 121679-13-8; $C_{17}H_{25}N_3O_2S$, Strukturformel: s. Abb.; $M_r$ 335.5; Schmp. 156 °C; logP 1.8; $pK_S$ 11.5; lösl. in Wasser; **Wirk.:** Migränetherapeutikum*, Triptan*, selektiver $5\text{-}HT_{1D}$-Agonist; lange Wirkungsdauer u. gute Verträglichkeit; **Ind.:** zur Akutbehandlung von Migränekopfschmerzen mit u. ohne Aura; **UAW:** gelegentl. Kribbelparästhesie, Hitzegefühl, Unwohlsein; **Dos.:** p. o. 2.5 mg; HWZ 6 h.

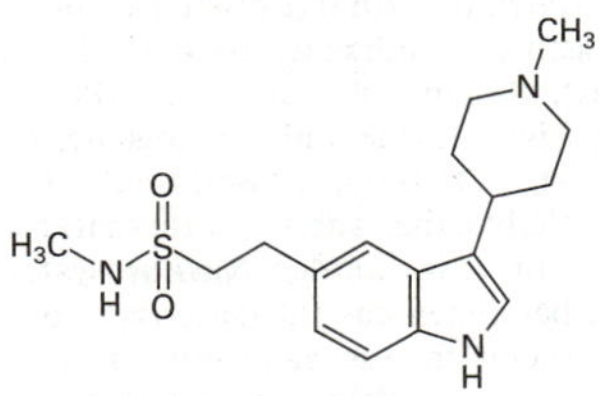


**Naratriptan**

**Narbe:** **1.** (bot.) bestäubungsfähiger Teil des Fruchtknotens, dem oberen Ende des Griffels od. direkt dem Fruchtknoten aufsitzend; **2.** (med.) faserreiches, zell- u. gefäßarmes Bindegewebe als Ersatz des ortsständigen Gewebes nach tiefreichendem Substanzverlust.

**Narbenbehandlungsmittel:** s. Wundbehandlungsmittel.

**Narcein:** Narceinum; $C_{23}H_{27}NO_8 \cdot 3\,H_2O$, Strukturformel: s. Abb.; weiße Prismen od. büschelförmige krist. Massen; wenig lösl. in kaltem Wasser, lösl. in heißem Wasser; Opiat*; **Vork.:** Alkaloid des Opiums*, Gehalt 0.1–0.2 %; früher innerl. als Schlafmittel* u. Narkotikum* angewendet; wirkt schwächer als Morphin*. **Narceinhydrochlorid:** Narceinum hydrochloricum; salzsaures Narcein; $C_{23}H_{27}NO_8 \cdot HCl$; weißes, körniges Pulver; leicht lösl. in heißem Wasser u. Ethanol.

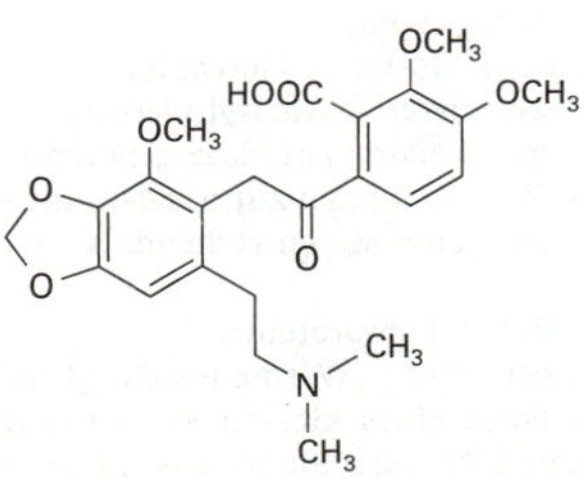


**Narcein**

**Narcotin:** s. Noscapin.

**Narcotinum hydrochloricum:** s. Noscapin.

**Narde:** s. Lavandula latifolia.

**Narde, Amerikanische:** s. Aralia racemosa.

**Narde, Indische:** s. Nardostachys jatamansi.

**Nardostachys jatamansi** DC.: Indische Narde; Fam. Valerianaceae; Himalaja, China; Stpfl. von **Radix Nardostachys jatamansi: Inhaltsst.:** äther. Öl, enthält sedativ wirkende Sesquiterpene* (Valeranon u. a.), aber keine Valepotriate*.

**Nardus celtica:** s. Valeriana celtica.

**NARI:** Abk. für (engl.) *noradrenaline reuptake inhibitors*; s. Noradrenalin-Wiederaufnahme-Hemmer.

**Naringenin:** 4′,5,7-Trihydroxyflavanon; Strukturformel: s. Flavonoide (Tab. dort); natürl. z. B. in Helichrysum* arenarium; Aglykon* verschiedener Glykoside*, z. B. von Naringin*.

**Naringin:** Aurantiin; Naringenin-7-rhamnoglucosid; Bitterstoff*, natürl. z. B. in Citrus-Arten (Fruchtschalen) od. Lophophytum* leandri.

**Naris** (pl. nares, lat.): Nasenloch.

**Naristillae:** s. Rhinoguttae.

**Narkolepsie:** Form der primären Schlafstörung mit den Leitsymptomen anhaltende Tagesschläfrigkeit u. imperative Schlafattacken; **Häufigkeit:** 2–5 : 10 000 (Europa, Amerika); Erkrankungsgipfel 15.–25. Lebensjahr; **Klinik:** neben den Leitsymptomen häufig (insbes. nach längerer Krankheitsdauer) Kataplexie, Schlaflähmung, Halluzinationen, Durchschlafstörungen; tägl. (Gesamt-)Schlafdauer meist nicht erhöht; Beginn meist schleichend, i. d. R. lebenslanger Verlauf; häufig mit anderen schlafbezogenen Störungen (zentrales u. obstruktives Schlafapnoesyndrom*, Restless*-Legs-Syndrom, periodische Beinbewegungen, REM-Schlaf-Verhaltensstörung) assoziiert; **Ther.:** kurze Schlafepisoden tagsüber können Leistungsfähigkeit für mehrere Std. verbessern; symptomat. Pharmakotherapie der Tagesschläfrigkeit mit Stimulanzien (z. B. Modafinil*, Methylphenidat*) od. Natriumoxybat (s. $\gamma$-Hydroxybuttersäure; auch wirksam gegen Durchschlafstörungen) u. der Kataplexien mit Antidepressiva* (z. B. Clomipramin*) od. Natriumoxybat; **Prognose:** unterschiedl.; geringe Beeinträchtigung im Alltag bis zur Erwerbsunfähigkeit.

**Narkose** (gr. narke erstarren, erlahmen): Vollnarkose, Allgemeinnarkose; Form der Anästhesie*; iatrogen zur Durchführbarkeit von Operationen induzierter reversibler Zustand der Bewusstlosigkeit* mit vegetativer Dämpfung (Verminderung bzw. Ausschaltung der Reflexaktivität), ggf. zusätzl. peripherer Muskelrelaxation u. Ausschaltung der Schmerzempfindung (s. Analgesie); die Funktionsfähigkeit lebenswichtiger Zentren bleibt erhalten. **Formen:** nach Applikationsart der Narkotika*: **1. Inhalationsnarkose:** durch Einatmen gasförmiger od. verdampfter flüssiger Inhalationsnarkotika; **2. Injektionsnarkose:** durch i. v. applizierbare Injektionsnarkotika; **3. Kombinationsnarkose:** Kombination mehrerer Narkotika mit dem Ziel, die Angst vor der Operation zu nehmen, das

Toleranzstadium schneller zu erreichen, Operationen in geringerer Narkosetiefe (bei garantierter Hypnose u. Analgesie) durchzuführen, Narkotika einzusparen u. die durch die Narkose entstehenden UAW zu vermindern. Varianten der Kombinationsnarkose: balancierte Anästhesie, Neuroleptanalgesie*, Neuroleptanästhesie, (total) intravenöse Anästhesie, Atar*-Analgesie. **Hinweis:** Bes. Vorsicht ist geboten bei Funktionsstörungen der Nebennierenrinde, Diabetes mellitus, labilem Blutdruck u. bei Ther. mit Beta-Rezeptoren-Blockern, Antidepressiva u. Corticosteroiden. **Prämedikation:** pharmak. Vorbereitung des Patienten auf eine Narkose; verwendet werden Tranquilizer* u. Neuroleptika*, Analgetika* (z. B. Morphin*), Antihistaminika*, Parasympatholytika* (z. B. Atropin, Scopolamin). **Narkosephasen: 1.** Die **Einleitung** der N. erfolgt meist durch Gabe eines Injektionsnarkotikums mit raschem Wirkungseintritt. **2.** Die **Aufrechterhaltung** der N. wird durch die Beatmung mit z. B. einem Sauerstoff-Lachgas-Gemisch gewährleistet. Zusätzl. werden Muskelrelaxanzien* zur Erschlaffung der quergestreiften Muskulatur eingesetzt, um reflektor. Abwehrspannungen (z. B. bei Bauchoperationen) zu verhindern, wobei eine Beatmung obligator. ist, während sie sonst v. a. bei zentraler Atemdepression erforderlich wird. **3.** Die **Ausleitung** (Beendigung der Zufuhr von Narkotika) wird mit indirekten Parasympathomimetika* zur Antagonisierung der Muskelrelaxanzien (vgl. Neuroleptanalgesie) durchgeführt. **Narkosestadien:** von Guedel erarbeitete Stadien der Narkosetiefe in Abhängigkeit von der Konz. des Narkotikums (Diethylether in Mononarkose; sog. Ethernarkose, Äthernarkose) anhand seiner Beobachtung von Bewusstsein, Atmung u. Pupillenveränderung sowie Reflexaktivität bei Patienten (Guedel-Schema); auf heute gebräuchl. Narkoseformen nur noch sehr begrenzt übertragbar; **1. Analgesiestadium:** Herabsetzung der Schmerzempfindung, Bewusstseinstrübung, z. T. Amnesie; kleinere operative Eingriffe (z. B. in der Geburtshilfe, Zahnmedizin) möglich; **2. Excitationsstadium:** Erregungsstadium; motor. Unruhe, Bewusstlosigkeit, unregelmäßige Atmung, Erbrechen u. Laryngospasmus (Stimmritzenkrampf) mögl.; erhöht die Anzahl postoperativer Komplikationen; wird nicht bei allen Narkotika durchlaufen; **3. Toleranzstadium:** Abschwächung od. Hemmung von Reflexen u. des Tonus der quergestreiften Muskulatur; Steuerung vitaler vegetativer Funktionen durch Zentren in der Medulla oblongata; weitere Unterteilung dieses Stadiums in 4 Stufen; Stadium für längere Operationen; **4. asphyktisches od. paralytisches Stadium:** Lähmung vitaler Zentren in der Medulla oblongata; Atemstillstand, Kreislaufstillstand; ohne Wiederbelebung tritt der Tod ein. Je nach Narkotikum ist die Stärke der Stadien unterschiedl. ausgeprägt. Nach Beendigung der N. werden die Stadien (außer 4) rückläufig durchlaufen.

**Narkoseether:** s. Ether (zur Narkose).

**Narkotika:** Narkosemittel, Allgemeinanästhetika; Pharmaka mit sedierender bzw. sedativ-hypnotischer (z. T. auch analgetischer) Wirkung zur Erzeugung einer Narkose*; erwünscht sind gute Steuerbarkeit, große narkotische Breite*, rasches An- u. Abfluten, geringe Toxizität, gute Handhabbarkeit. **Wirkungsmechanismus:** unbekannt; wirken auf jede Körperzelle; Wirk. auf die Funktion der Großhirnrinde ist bes. ausgeprägt (Bewusstseinsverlust); beeinflussen in komplexer Weise die Eigenschaften von Zellmembranen, bes. der Nervenzellen; **Narkosetheorien: 1.** Lipidtheorie (Overton, Meyer 1901): Membranstabilisierung durch Bindung der N. an Lipide der Zellmembranen; **2.** Theorie der Clathrate od. Gashydrat-Theorie (Pauling, Miller 1961, 1962): Blockade der Membranerregung durch Gashydrate (Einschlussverbindungen der N. mit Wasser, bei Xenon* nachgewiesen). **Einteilung: 1.** nach der Wirkungsdauer in kurz-, mittel- u. langwirksame N.; **2.** nach der Applikationsart in Injektions- u. Inhalationsnarkotika (s. u.). **Injektionsnarkotika:** i. v. applizierbare N.; werden zur Einleitung, bei rein intravenöser Narkoseführung (Abk. TIVA für engl. total intravenous anesthesia) auch zur Aufrechterhaltung der Narkose angewendet; zeichnen sich durch schnellen Wirkungseintritt u. eine relativ kurze Wirkungsdauer aus; Wirkungsverlust v. a. durch Umverteilung aus Gehirn in Muskeln u. Fettgewebe (Kumulationsgefahr bei Nachinjektion) od. durch Metabolismus in der Leber. **Wirkstoffe:** u. a. Propofol*, Etomidat*, Ketamin*, Thiopental*-Natrium. **Inhalationsnarkotika:** Inhalationsanästhetika; inhalativ applizierbare N.; Gase (Lachgas*, Xenon) od. volatile N. (Flüssigkeiten mit niedrigem Siedepunkt; halogenierte Ether*: Sevofluran*, Desfluran*, Isofluran*, Enfluran*; früher: Diethylether zur sog. Ethernarkose, Chloroform*). Im Allg. werden **Narkosesysteme** verwendet, bei denen das Inhalationsnarkotikum einem Gasgemisch aus Sauerstoff u. Lachgas in wählbaren Konz. exakt dosiert zugesetzt u. über Atemmaske od. Tubus zugeführt wird. Charakterist. Eigenschaften eines Inhalationsnarkotikums werden v. a. von den physik. Eigenschaften bestimmt: Siedepunkt, Dampfdruck, spezif. Verdampfungswärme, Fettlöslichkeit (Löslichkeit im Lipoidgewebe des ZNS), Wasserlöslichkeit (Löslichkeit im Blut), Öl-Wasser-Koeffizient (Verhältnis von Fett- zu Wasserlöslichkeit), Löslichkeitskoeffizient (Konzentrationsunterschiede zw. Blut u. Inspirationsluft nach Erreichen eines Verteilungsgleichgewichts). Der Verlauf einer Narkose* wird von physik. Eigenschaften des N. u. patientenbezogenen Faktoren bestimmt: Zustand, Alter, KG u. Anteil des Fettgewebes an diesem, alveolare Ventilation, Herzminutenvolumen u. Hirndurchblutung.

**Narkotin:** s. Noscapin.

**Narkotinhydrochlorid:** s. Noscapin.

**Narzissengewächse:** s. Amaryllidaceae.

**nasal** (lat. nasus Nase): zur Nase gehörend.

**Nasalia:** s. Zubereitungen zur nasalen Anwendung.

**nascens:** freiwerdend, entstehend; s. Status nascendi.

**Nascent HDL:** s. Lipoproteine.

**Nase, künstliche:** Wärme-Feuchtigkeitsaustauscher in Form eines kleinen Kunststoffzylinders mit luftdurchlässigem Filter; **Anw.:** zum Anfeuchten, Erwärmen u. Filtern der Luft für beatmete Patienten od. Patienten mit Tracheostoma*.

**Nasenarzneimittel:** s. Zubereitungen zur nasalen Anwendung.

**Nasenbluten:** s. Epistaxis

**Nasenpräparate:** s. Zubereitungen zur nasalen Anwendung.

**Nasenpulver:** s. Zubereitungen zur nasalen Anwendung.

**Nasensalben:** s. Zubereitungen zur nasalen Anwendung.

**Nasensprays:** s. Zubereitungen zur nasalen Anwendung.

**Nasenspülungen:** s. Zubereitungen zur nasalen Anwendung.

**Nasentropfen:** s. Rhinoguttae; Zubereitungen zur nasalen Anwendung.

**Nasentropfen mit Pantothenylalkohol, abschwellende:** s. Rhinoguttae.

**Nasentropfen, ölige:** s. Rhinoguttae.

**Nasssiebung:** s. Siebanalyse.

**Nasturtii herba:** s. Nasturtium officinale.

**Nasturtium aquaticum:** s. Nasturtium officinale.

**Nasturtium armoracia:** s. Armoracia rusticana.

**Nasturtium officinale** R.Br.: Rorippa nasturtium-aquaticum (L.) Hayek, Nasturtium aquaticum; Brunnenkresse, Wasserhanf, Wasserkresse; Fam. Brassicaceae (Cruciferae); Kosmopolit; Stpfl. von **Nasturtii herba:** Herba Nasturtii, Herba Cardamines; Brunnenkressenkraut; **Off.:** EB; Monographie: Kommission E; **Inhaltsst.:** Gluconasturtiin (s. Glucosinolate), Raphanol, Vitamin* C; **Anw.:** **1.** (med.) bei Katarrhen der Atemwege; **2.** (volkstüml.) bei Appetitlosigkeit u. Verdauungsbeschwerden. **Hom.:** Nasturtium officinale (HAB), N. aquaticum: frische, zur Blütezeit gesammelte, oberird. Teile.

**Natal-Aloe:** s. Aloe (andere Aloe-Sorten).

**Natalizumab** (INN): CAS-Nr. 189261-10-7; $M_r$ 149 kDa; humanisierter monoklonaler Antikörper*; **Wirk.:** gerichtet gegen ein Adhäsionsmolekül auf Lymphozyten u. Monozyten, das $\alpha$-4-Integrin; hemmt spezif. den Übertritt von Leukozyten ins Gewebe u. bremst somit lokale Entzündungsreaktionen; **Ind.:** Monotherapie der hochaktiven, schubförmig remittierenden Multiplen Sklerose bei Patienten mit hoher Krankheitsaktivität trotz Ther. mit Interferon beta-1a/-1b od. mit rasch fortschreitendem, schubförmig remittierendem Verlauf; **Kontraind.:** progressive multifokale Leukenzephalopathie, Patienten mit erhöhtem Risiko für opportunist. Infektionen, Kombination mit Interferon beta od. Glatiramer*, aktive Malignome; Anw. bei Kindern u. Jugendlichen; **UAW:** Kopfschmerz, Fatigue, infusionsassoziierte Reaktionen, Schmerzen, erhöhte Infektanfälligkeit, gastrointestinale Beschwerden, Hepatotoxizität (cave: gleichzeitig erhöhte Transaminasen- u. Bilirubinwerte); Anw. von N. wurde mit erhöhtem Risiko für die Entwicklung einer progressiven multifokalen Leukenzephalopathie in Zusammenhang gebracht. **Dos.:** 300 mg i. v. alle 4 Wochen.

**Natalkörner:** s. Sophora japonica (Flores Sophorae).

**Natamycin** (INN): Pimaricin; 16-(3-Amino-3,6-didesoxy-$\beta$-D-mannopyranosyloxy)-5,6-epoxy-8,12,14-trihydroxy-26-methyl-2,10-dioxo-1-oxacyclo-

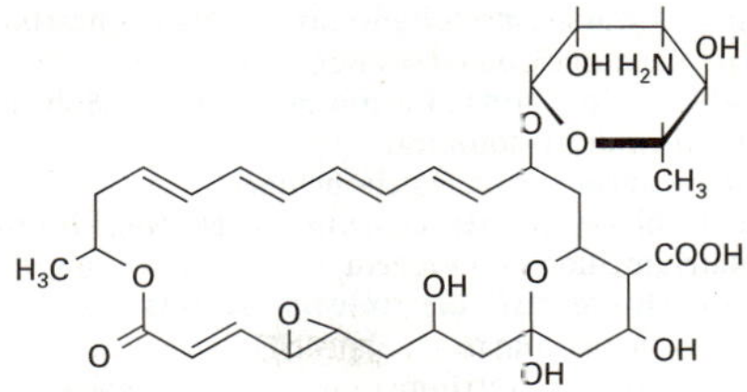


**Natamycin**

hexacosa-3,17,19,21,23-pentaen-13-carbonsäure; CAS-Nr. 7681-93-8; $C_{33}H_{47}NO_{13}$, Strukturformel: s. Abb.; $M_r$ 665.75; Schmp. ca. 200 °C (unter Zers.; kristallisiert aus Methanol/Wasser); fast unlösl. in höheren Alkoholen, Ether, Estern, aromat. od. aliphat. Kohlenwasserstoffen, chlorierten Kohlenwasserstoffen, Ketonen, Dioxan, Cyclohexanol, Ölen; sehr schwer lösl. in Wasser, schwer lösl. in Methanol, schnell lösl. in verd. Säuren u. Laugen; Antimykotikum* aus Kulturen von Streptomyces natalensis; **Wirk.:** Polyen*-Antimykotikum mit zusätzl. fungiziden Eigenschaften; **Ind.:** Mundsoor, Pilzinfektionen des Auges; **Dos.:** Lutschpastillen 4–6 × 10 mg/d; topisch als Creme 1 %ig alle 2 Std. in den unteren Bindehautsack.

**Nateglinid** (INN): (*R*)-2-[*trans*-(4-Isopropylcyclohexyl)carbonylamino]-3-phenylpropionsäure; CAS-Nr. 105816-04-4; $C_{19}H_{27}NO_3$, Strukturformel: s. Abb.; $M_r$ 317.4; Schmp. 128 °C; logP 4.6; p$K_S$ 3.6 (berechnet); schwer lösl. in Wasser; **Wirk.:** Antidiabetikum* (Glinid); Insulinsekretion innerhalb 15 min nach Einnahme; Wirkungsdauer nur 3–4 h, daher geringere Gefahr der Hypoglykämie als bei den langwirksamen Sulfonylharnstoffen*; **Ind.:** Diabetes mellitus Typ 2 in Kombination mit Metformin*; **UAW:** evtl. leichte hypoglykäm. Reaktionen; **Dos.:** 3 × 60–120 mg/d p. o. vor den Mahlzeiten; HWZ 1.5 h.

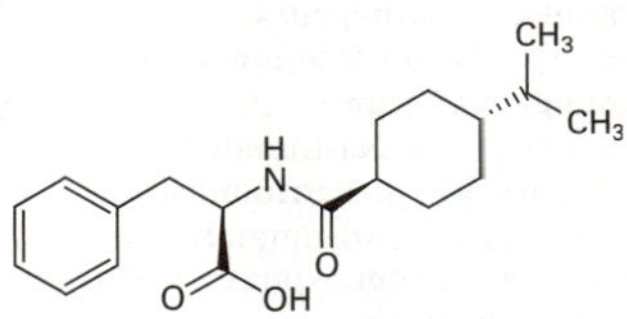


**Nateglinid**

**Nates:** Gesäß.

**National Bureau of Standards:** s. NBS.

**National Formulary:** s. Deutscher Arzneimittel-Codex.

**nativ:** natürlich, angeboren.

**Natrii acetas:** s. Natriumacetat.

**Natrii acetrizoas:** s. Acetrizoesäure.

**Natrii alginas:** s. Natriumalginat.

**Natrii benzoas:** s. Natriumbenzoat.

**Natrii bromidum:** s. Natriumbromid.

**Natrii calcii edetas:** s. Natriumcalciumedetat.

**Natrii carbonas anhydricus:** s. Natriumcarbonat (wasserfreies Natriumcarbonat).

**Natrii carbonas decahydricus:** s. Natriumcarbonat (Natriumcarbonat-Decahydrat).

N

**Natrii carbonas monohydricus:** s. Natriumcarbonat (Natriumcarbonat-Monohydrat).

**Natrii chloridi solutio infundibilis 9 g/L:** s. Solutio Natrii chlorati isotonica.

**Natrii chloridum:** s. Natriumchlorid.

**Natrii chloris 80 per centum:** s. Natriumchlorit (Natriumchlorit 80 Prozent).

**Natrii chromatis[$^{51}$Cr] solutio sterilis:** s. Natrium[$^{51}$Cr]chromat.

**Natrii citras:** s. Natriumcitrat.

**Natrii cromoglicas:** s. Cromoglicinsäure (Natriumcromoglicat).

**Natrii cyclamas:** s. Natriumcyclamat.

**Natrii dihydrogenophosphas dihydricus:** s. Natriumdihydrogenphosphat-Dihydrat.

**Natrii disulfis:** s. Natriumdisulfit.

**Natrii docusas:** s. Docusat-Natrium.

**Natrii edetas:** s. Natriumedetat.

**Natrii fluoridum:** s. Natriumfluorid.

**Natrii fusidas:** s. Fusidinsäure (Natriumfusidat).

**Natrii hydrogenocarbonas:** s. Natriumhydrogencarbonat.

**Natrii hydroxidum:** s. Natriumhydroxid.

**Natrii hypochloritis solutio:** s. Natriumhypochlorit.

**Natrii iodidi[$^{131}$I] capsulae ad usum diagnosticum:** s. Natrium[$^{131}$I]iodid-Kapseln für diagnostische Zwecke.

**Natrii iodidi[$^{131}$I] capsulae ad usum therapeuticum:** s. Natrium[$^{131}$I]iodid-Kapseln für therapeutische Zwecke.

N

**Natrii iodidi[$^{123}$I] solutio:** s. Natrium[$^{123}$I]iodid.

**Natrii iodidi[$^{125}$I] solutio:** s. Natrium[$^{125}$I]iodid.

**Natrii iodidi[$^{131}$I] solutio:** s. Natrium[$^{131}$I]iodid.

**Natrii iodidum:** s. Natriumiodid.

**Natrii iodohippuratis[$^{123}$I] solutio:** s. Natrium [$^{123}$I]iodhippurat.

**Natrii iodohippuratis[$^{131}$I] solutio iniectabilis:** s. Natrium[$^{131}$I]iodhippurat.

**Natrii lactatis solutio:** s. Natriumlactatlösung.

**Natrii lactatis solutio infundibilis composita:** s. Natriumlactatlösung, zusammengesetzte.

**Natrii lactatis solutio monomolaris:** s. Natriumlactatlösung, einmolare.

**Natrii laurilsulfas:** s. Natriumdodecylsulfat.

**Natrii metabisulfis:** s. Natriumdisulfit.

**Natrii molybdas:** s. Natriummolybdat.

**Natrii monohydrogenphosphas:** s. Natriummonohydrogenphosphat.

**Natrii nitris:** s. Natriumnitrit.

**Natrii pantothenas:** s. Natriumpantothenat.

**Natrii pentacyanonitrosylferras:** s. Nitroprussidnatrium.

**Natrii pertechnetatis[$^{99m}$Tc] fissione formati solutio iniectabilis:** s. Natrium[$^{99m}$Tc]pertechnetat.

**Natrii pertechnetatis[$^{99m}$Tc] sine fissione formati solutio iniectabilis:** s. Natrium[$^{99m}$Tc] pertechnetat.

**Natrii phosphas dibasicus:** s. Natriummonohydrogenphosphat.

**Natrii phosphas monobasicus:** s. Natriumdihydrogenphosphat-Dihydrat.

**Natrii phosphatis[$^{32}$P] solutio iniectabilis:** s. Natrium[$^{32}$P]phosphat.

**Natrii salicylas:** s. Natriumsalicylat.

**Natrii selenis pentahydricus:** s. Natriumselenit-Pentahydrat.

**Natrii sulfas anhydricus:** s. Natriumsulfat (wasserfreies Natriumsulfat).

**Natrii sulfas decahydricus:** s. Natriumsulfat (Natriumsulfat-Decahydrat).

**Natrii sulfis heptahydricus:** s. Natriumsulfit.

**Natrii sulfobituminas:** s. Natriumbituminosulfonat.

**Natrii tetraboras:** s. Natriumtetraborat.

**Natrii thiosulfas:** s. Natriumthiosulfat.

**Natrii valproas:** s. Valproinsäure (Natriumvalproat).

**Natrium:** (engl.) *sodium*; Symbol Na; CAS-Nr. 7440-23-5; $A_r$ 22.9898; OZ 11; D. 0.97; Schmp. 97.8 °C; Sdp. 881.3 °C; Härte 0.5 der Härteskala*; silberweißes, weiches, zu den Alkalimetallen* gehörendes Leichtmetall*, das sich mit dem Messer schneiden lässt; oxidiert an der Luft schnell u. überzieht sich mit einer Hydroxidschicht (Aufbewahrung unter Petroleum); verbrennt mit intensiv gelber Flamme unter Bildung von Natriumperoxid* ($Na_2O_2$); reagiert mit Wasser zu NaOH u. Wasserstoff*; löst sich in flüssigem Ammoniak ohne $H_2$-Entw. mit intensiv blauer Farbe (verursacht durch solvat. Elektronen); **Vork.:** natürl. in vielen Mineralien: Natronsalpeter (Natriumnitrat*, $NaNO_3$), Natriumcarbonat* ($Na_2CO_3$), Natriumsilicat* ($Na_2SiO_3$), Kryolith ($Na_3[AlF_6]$), Glaubersalz ($Na_2SO_4 \cdot 10\,H_2O$; s. Natriumsulfat) u. Steinsalz (Natriumchlorid*, NaCl); als NaCl auch in Meerwasser u. Salzseen; die Erdrinde enthält 2.6 % Na. **Bedeutung:** (physiol.) Im menschl. Körper sind ca. 100 g Na enthalten; davon sind ca. ein Drittel in den Knochen gespeichert, der überwiegende Rest ist als Natriumchlorid in den Körperflüssigkeiten gelöst. Der tägl. Bedarf liegt bei ca. 1 g; die mit der Nahrung aufgenommene Menge liegt jedoch mit ca. 5 g/d weit darüber. Überhöhte Zufuhr spielt eine ungünstige Rolle für das Auftreten der Hypertonie*. Na ist wichtig für Ruhe- u. Aktionspotential der Nerven, für die Balance von Wasser u. Elektrolyten im Körper u. hat Bedeutung als Enzymaktivator ($\alpha$-Amylase*, Lactase*). **Darst.:** Elektrolyse von geschmolzenem Ätznatron (heute selten) od. geschmolzenem NaCl; **Anw.:** Reagenz Ph.Eur.6; Herst. u. a. von Natriumperoxid ($Na_2O_2$), z. B. für Bleich- u. Waschmittel, Natriumamid* ($NaNH_2$), Natriumcyanid* (NaCN); elementar als Reduktionsmittel; zur Herst. von Natriumalkoholatlösungen (Maßanalyse*); **Nachw.:** Natriumverbindungen: **1.** Alle Natriumverbindungen färben die nichtleuchtende Flamme intensiv gelb (Spektrallinie bei 589 nm, Natrium-D-Linie). **2.** Kaliumhexahydroxoantimonat(V)* fällt aus Natriumlösung weißes, unlösl. Dinatriumdiantimonat ($Na_2H_2Sb_2O_7$). **3.** Nach Versetzen der Probe mit Methoxyphenylessigsäure* entsteht eine weiße Fällung aus dem binären Addukt [Methoxyphenylessigsäure · Natriummethoxyphenylacetat]. **Gesch.:** 1807 von Humphry Davy (1778–1829) entdeckt; zunächst als Sodium bezeichnet, 1811 von Jöns Jakob Berzelius (1779–1848) Natrium genannt.

**Natriumacetat:** Natrii acetas, Natrium aceticum; essigsaures Natrium; CAS-Nr. 6131-90-4;

$CH_3COONa \cdot 3\,H_2O$; $M_r$ 136.1; Schmp. 58 °C; farblose, salzig u. bitter schmeckende Kristalle; leicht lösl. in Wasser u. siedendem 90%igem Ethanol, lösl. in kaltem Ethanol (1:30); **Darst.**: Neutralisieren von Essigsäure* mit Natriumcarbonat*; **Herst.**: (techn.) aus Holzessig; **Off.**: Ph.Eur.6; **Anw.**: **1.** (med.) zur Erhöhung des Harn-pH (1.5 g/ED); Best. von Elektrolyt- u. Hämodialyselösungen (15–60 mmol/L); früher als Diuretikum (obsolet); **2.** (techn.) in Form übersättigter Lsg. in Wärmekissen u. Handwärmern; in Pufferlösungen u. als Reagenz; Konservierungsmittel in Nahrungsmitteln, Lebensmittelzusatzstoff* E 262a; Herst. von Eisessig (s. Essigsäure), Essigsäureanhydrid*, Essigether*, Cumarinum*; ferner in Färberei, Gerberei.

**Natrium-ÄDTA:** s. Natriumedetat.

**Natriumaescinat:** s. Aescin.

**Natrium aethylmethylbutylbarbituricum:** s. Pentobarbital (Pentobarbital-Natrium).

**Natriumalginat:** Natrii alginas Ph.Eur.6, Natrium alginicum; Natriumsalz der Alginsäure*; gelbl., feines od. körniges Pulver; nimmt bei hoher Luftfeuchtigkeit Wasser auf; langsam lösl. in Wasser unter Bildung einer viskosen, kolloidalen Lsg., prakt. unlösl. in Ethanol u. Ether; Trockungsverlust max. 15.0%; max. $10^3$ Mikroorganismen/g, frei von Escherichia coli u. Salmonellen; **Anw.**: s. Alginate.

**Natrium-Aluminium fluoratum:** s. Natriumhexafluoroaluminat.

**Natriumaluminiumfluorid:** s. Natriumhexafluoroaluminat.

**Natrium, ameisensaures:** s. Natriumformiat.

**Natriumamid:** $NaNH_2$; $M_r$ 39.02; Schmp. 210 °C; farblose, rötl. od. grünl. gefärbte krist. Masse; **Darst.**: Einleiten von Ammoniakgas in geschmolzenes, heißes Natrium; **Anw.**: (chem.) zu org. Synthesen, bes. Indigosynthese; zur Darst. von Natriumazid; s. Darzens-Erlenmeyer-Claisen-Kondensation; Haller-Bauer-Reaktion; Tschitschibabin-Reaktion.

**Natriumamidotrizoat:** s. Amidotrizoesäure.

**Natriumammoniumhydrogenphosphat:** s. Natriumammoniumphosphat.

**Natriumammoniumphosphat:** Natrium-Ammonium phosphoricum; Natriumammoniumhydrogenphosphat; CAS-Nr. 7583-13-3; $NaNH_4HPO_4 \cdot 4\,H_2O$; $M_r$ 209.07; Schmp. 79 °C; farblose Kristalle, lösl. in Wasser (1:5), leicht lösl. in Ethanol; **Darst.**: Eindampfen von Phosphorsäure* mit Natriumcarbonat* u. Ammoniaklösung; **Anw.**: zur Analyse, da es Metall* aufzulösen vermag. **Phosphorsalzperle:** Am Platindraht od. Magnesiumstäbchen geht N. (als Reagenz sog. Phosphorsalz) unter Entweichen von Ammoniak* ($NH_3$) in Natriummetaphosphat ($NaPO_3$) über, in dessen Schmelze sich zahlreiche Metalloxide unter charakterist. Färbungen lösen: Mangan*: violett, Eisen*(II): grünl., Cobalt*: blau, Kupfer*: blaugrün; vgl. Natriumtetraborat (Boraxperle).

**Natrium-Ammonium phosphoricum:** s. Natriumammoniumphosphat.

**Natrium, antimon-bisbrenzcatechin-disulfonsaures:** s. Stibophen.

**Natriumapolat** (INN): Natriumsalze von Polyethansulfonsäuren; CAS-Nr. 25053-27-4; $(C_2H_3NaO_3S)_n$; nicht mehr im Handel befindl. heparinoides Antikoagulans*; früher äußerl. angewendet bei Verstauchungen, Blutergüssen u. oberflächl. Thrombosen.

**Natriumarsenat(III):** s. Natriumarsenit.

**Natriumarsenat(V):** s. Dinatriumhydrogenarsenat(V).

**Natrium arsenicicum:** s. Dinatriumhydrogenarsenat(V).

**Natrium arsenicosum:** s. Natriumarsenit.

**Natriumarsenit:** Natrium arsenicosum; Natriumarsenat(III), Natriummetaarsenit; CAS-Nr. 7784-46-5; $NaAsO_2$; $M_r$ 129.9; Schmp. 150 °C; weißes Pulver, lösl. in Wasser, wenig lösl. in Ethanol; sehr giftig; **Darst.**: Lösen von Arsen(III)*-oxid in Natronlauge*; **Anw.**: (techn.) als 0.05 M-Maßlösung, sekundärer Standard in der Iodatometrie; früher zur Bekämpfung von Pflanzenschädlingen.

**Natrium, arsensaures:** s. Dinatriumhydrogenarsenat(V).

**Natriumascorbat:** Natrii ascorbas, Natrium ascorbicum; CAS-Nr. 134-03-2; $C_6H_7NaO_6$; $M_r$ 198.1; Natriumsalz der Ascorbinsäure; **Off.**: DAC; **Anw.**: s. Vitamin C.

**Natrium aurichloratum:** s. Natriumtetrachloroaurat(III).

**Natriumaurothiomalat** (INN): Natrium aurothiomalas, Aurothiomalat Natrium; Dinatriumsalz der Aurothiobernsteinsäure; Natrium-gold(I)-thiomalat; CAS-Nr. 12244-57-4; $C_4H_3AuNa_2O_4S$, Strukturformel: s. Abb.; $M_r$ 390.12; Antirheumatikum*; **Ind.**: u. a. bei chron. Polyarthritis; **UAW:** s. Gold (Toxikol.).

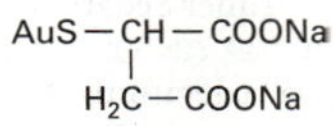

**Natriumaurothiomalat**

**Natriumazid:** CAS-Nr. 26628-22-8; $NaN_3$; $M_r$ 65.0; Schmp. 275 °C (unter Zers).; weißes, krist. Pulver od. Kristalle; leicht lösl. in Wasser, schwer lösl. in Ethanol, fast unlösl. in Ether; **Anw.**: (techn.) Reagenz Ph.Eur.6; zur Proteinfällung, in der org. Synthese, als Treibgaslieferant in Airbags.

**Natriumbenzoat:** Natrii benzoas Ph.Eur.6, Natrium benzoicum, benzoesaures Natrium; CAS-Nr. 532-32-1; $C_7H_5NaO_2$; $M_r$ 144.1; weißes, krist. od. granuliertes Pulver od. Blättchen; schwach hygroskop.; leicht lösl. in Wasser u. Glycerol, wenig lösl. in Ethanol; **Herst.**: durch Zugabe von Benzoesäure* zu einer heißen Lsg. von Natriumcarbonat od. Natronlauge u. Entfärbung durch Aktivkohle; **Inkomp.**: stark sauer reagierende Verb.; Erdalkali-, Eisen- u. Schwermetallsalze (Fällung bzw. Verfärbung); beschleunigt die Zersetzung von Chloramphenicol u. kann Komplexe mit Makromolekülen bilden; **Anw.**: in saurer Lsg. (pH <5) als schwaches Konservierungsmittel (Fungistatikum u. Bakteriostatikum; nur die freie, undissoziierte Säure wirkt konservierend) für perorale Zuber. (0.1–0.5% in Sirupen, Emulsionen); N. wird wegen seiner besseren Wasserlöslichkeit anstelle von Benzoesäure verwendet. Die Lsg. muss jedoch auf einen pH-Wert <5 eingestellt werden. Cave: kann Allergien verursachen. Früher zur Herst. von Coffein-Natriumbenzoat.

**Natrium, benzoesaures:** s. Natriumbenzoat.

**Natrium benzoicum:** s. Natriumbenzoat.

**Natrium biboracicum:** s. Natriumtetraborat.

**Natriumbicarbonat:** s. Natriumhydrogencarbonat.

**Natrium bicarbonicum:** s. Natriumhydrogencarbonat.

**Natriumbichromat:** s. Natriumdichromat.

**Natriumbiphosphat:** s. Natriumdihydrogenphosphat-Dihydrat.

**Natrium biphosphoricum:** s. Natriumdihydrogenphosphat-Dihydrat.

**Natriumbisulfat:** s. Natriumhydrogensulfat.

**Natriumbisulfit:** s. Natriumhydrogensulfit.

**Natrium bisulfuricum:** s. Natriumhydrogensulfat.

**Natrium bisulfurosum:** s. Natriumhydrogensulfit.

**Natrium bitartaricum:** s. Natriumhydrogentartrat.

**Natriumbitartrat:** s. Natriumhydrogentartrat.

**Natriumbituminosulfonat:** Natrii sulfobituminas; Natrium-Schieferölsulfonat; **Wirk.:** antiseborrhoisch, antiinflammatorisch, antipruriginös, antibakteriell, antimyzetisch u. durchblutungsfördernd. Vgl. Ammoniumbituminosulfonat.

**Natrium boracicum:** s. Natriumtetraborat.

**Natrium bromatum:** s. Natriumbromid.

**Natriumbromid:** Natrii bromidum, Natrium bromatum; Bromnatrium; CAS-Nr. 7647-15-6; NaBr; $M_r$ 102.9; D. 3.2; Schmp. 755 °C; schwach hygroskop., weißes, krist. Pulver; leicht lösl. in Wasser, lösl. in Ethanol; **Darst.:** Lösen von Brom* in Natronlauge*, Eindampfen u. Reinigen mit Kohle; **Herst.:** Umsetzen von Eisen(III)-bromid mit Natriumcarbonat*; **Off.:** Ph.Eur.6; **Anw.: 1.** (techn.) Darst. von Brom im Labormaßstab, Reagenz; **2.** (med.) obsolet; früher Sedativum.

N

**Natriumcalciumedetat** (INN): Natrii calcii edetas, Natrium Calcium edetatum, Natrium-Calcium-ethylendiaminum tetraaceticum, Calcii et Natrii Edetas, $CaNa_2$-EDTA, CaEDTA, Calciumedetat-Natrium, Calcium-dinatrium-EDTA, Calciumdinatriumethylendiamintetraacetat; Dinatrium-[(ethylendinitrilo)-tetraacetico]-calciat(2-), Ethylendiamintetraessigsäure-Calcium-Dinatriumsalz; CAS-Nr. 23411-34-9; $C_{10}H_{12}CaN_2Na_2O_8 \cdot x\ H_2O$; $M_r$ 374.3 (wasserfrei); enthält wechselnde Mengen Kristallwasser; weißes, hygroskop. Pulver; leicht lösl. in Wasser; fast unlösl. in Ethanol, Chloroform u. Ether; **Off.:** Ph.Eur.6; **Ind.:** als Antidot bei Metallintoxikationen (s. Chelatbildner); bei akuten u. chron. Bleiintoxikationen, Bleienzephalopathien (s. Blei); **Wirkungsmechanismus:** Austausch von Calcium- gegen Blei-Ionen (bzw. Metall-Ionen); dabei entsteht eine stabile, nichtionisierbare, wasserlösl., gut nierengängige Bleiverbindung, die rasch über den Harn ausgeschieden wird (früher oft zus. mit Dimercaprol* verwendet). **Dos.:** i. v. 0.5 bis 3 %ige Lösung. Vgl. Natriumedetat; Edetinsäure.

**Natrium-Calciumethylendiaminum tetraaceticum:** s. Natriumcalciumedetat.

**Natriumcarbonat:** Natrium carbonicum; kohlensaures Natrium, Soda; CAS-Nr. 497-19-8; $Na_2CO_3$; **Vork.:** natürl. (zus. mit Natriumhydrogencarbonat*) in den Natronseen Nord- u. Südamerikas, Ägyptens u. Libyens: Mono Lake in Kalifornien mit ca. 90 Mio. Tonnen, Magadi-See in Ostafrika mit schätzungsweise 200 Mio. Tonnen N.; ferner in Mineralquellen, Seestrand- u. Salzsteppenpflanzen, aus denen früher N. gewonnen wurde; **Darst.: 1.** heute fast ausschließl. nach dem **Ammoniak-Soda-Verfahren** nach Solvay (Solvay-Prozess, Solvay-Verfahren; entwickelt 1863 von Ernest Solvay, 1837–1922, Belgien): In eine Ammoniak* enthaltende Natriumchloridlösung wird $CO_2$ eingeleitet. Das sich bildende Ammoniumhydrogencarbonat* setzt sich mit Natriumchlorid* zu Ammoniumchlorid* u. Natriumhydrogencarbonat um; letzteres wird dann durch Glühen (Calcinieren*) in N. übergeführt. **2.** früher nach dem Leblanc-Verfahren (**Leblanc-Soda-Prozess**), wobei Natriumchlorid durch Schwefelsäure* in Natriumsulfat* übergeführt, dieses mit Kohle in Flammenöfen zu Sulfid reduziert u. letzteres mit Calciumcarbonat* zu N. umgesetzt wurde; **Eigenschaften:** Wasserfreies N. löst sich in Wasser unter starker Erwärmung (Hydratbildung) u. mit alkal. Reaktion ($CO_3^{2-} + HOH \rightarrow HCO_3^- + OH^-$). Unterhalb 32.5 °C kristallisiert aus wässriger Lsg. das Decahydrat, das wichtigste Hydrat des N., aus. Oberhalb von 32.5 °C geht das Decahydrat in ein Heptahydrat ($Na_2CO_3 \cdot 7\,H_2O$) über. Oberhalb von 35.4 °C ist das Monohydrat u. oberhalb von 107 °C die wasserfreie Form stabil. **Anw.: 1.** (med.) Badezusatz (0.15 %), z. B. bei Hauterkrankungen, Aufweichen von Krusten (0.5 %); früher bei Hyperacidität (obsolet); **2.** (techn.) riesige Mengen (weltweit ca. 50 Megatonnen/Jahr) in der Großindustrie zur Herst. zahlreicher Chemikalien, ferner u. a. in der Waschmittel- u. Glasindustrie, in Färbereien, Gerbereien; im Haushalt als Reinigungsmittel; **Toxikol.:** MAK 2 mg Staub/m³. **Wasserfreies Natriumcarbonat:** Natrii carbonas anhydricus Ph.Eur.6; CAS-Nr. 497-19-8; $Na_2CO_3$; $M_r$ 106.0; D. 2.532; Schmp. 851 °C; weißes, hygroskop., körniges Pulver; leicht lösl. in Wasser (1:3.5). **Natriumcarbonat-Monohydrat:** Natrii carbonas monohydricus Ph.Eur.6, Natrium carbonicum siccatum; getrocknetes N., Thermonatrit; CAS-Nr. 5968-11-6; $Na_2CO_3 \cdot H_2O$; $M_r$ 124.0; farblose Kristalle; lösl. in Wasser (1:3), sehr schwer lösl. in Ethanol. **Natriumcarbonat-Decahydrat:** Natrii carbonas decahydricus Ph.Eur.6, Natrium carbonicum decahydricum; Kristallsoda; CAS-Nr. 6132-02-1; $Na_2CO_3 \cdot 10\,H_2O$; $M_r$ 286.1; D. 1.45; Schmp. 32.5 °C; farblose, durchscheinende, leicht verwitternde Kristalle od. weißes, krist. Pulver von laugenartigem, salzigem Geschmack; leicht lösl. in Wasser (1:2), wenig lösl. in 90 %igem Ethanol. **Natrium carbonicum crudum:** rohes N., Soda; Gehalt mind. 35.8 % wasserfreies N.; **Anw.: 1.** (med.) Bäder; **2.** (techn.) Waschmittel, Glasproduktion, Eisenverhüttung, Papier- u. chem. Industrie. **Natrium carbonicum siccum crudum:** calcinierte Soda; entwässerte Soda; calciniertes, entwässertes Natriumcarbonat; kristallwasserfreie, 98–99 %ige Soda. **Hom.:** Natrium carbonicum (HAB): getrocknetes Natriumcarbonat-Monohydrat; Konstitutionsmittel*; verordnet z. B. bei psych. Erkrankungen, Verdauungsstörungen, Husten.

**Natriumcarbonat-Decahydrat:** s. Natriumcarbonat.

**Natriumcarbonat, getrocknetes:** s. Natriumcarbonat (Natriumcarbonat-Monohydrat).

**Natriumcarbonat-Monohydrat:** s. Natriumcarbonat.

**Natriumcarbonat-Ohrentropfen:** s. Otoguttae Natrii carbonici.

**Natriumcarbonat, primäres:** s. Natriumhydrogencarbonat.

**Natriumcarbonat, rohes:** s. Natriumcarbonat (Natrium carbonicum crudum).

**Natriumcarbonat, wasserfreies:** s. Natriumcarbonat.

**Natrium carbonicum:** s. Natriumcarbonat.

**Natrium carbonicum crudum:** s. Natriumcarbonat.

**Natrium carbonicum decahydricum:** s. Natriumcarbonat (Natriumcarbonat-Decahydrat).

**Natrium carbonicum siccatum:** s. Natriumcarbonat (Natriumcarbonat-Monohydrat).

**Natrium carbonicum siccum crudum:** s. Natriumcarbonat.

**Natriumcarboxymethylamylopektin:** s. Amylum.

**Natriumcarboxymethylcellulose:** s. Carboxymethylcellulose-Natrium.

**Natriumcarboxymethylcellulose, vernetzte:** s. Carboxymethylcellulose-Natrium, vernetzt.

**Natriumcarboxymethylstärke:** s. Carboxymethylstärke-Natrium (Typ A, B, C).

**Natrium causticum:** s. Natriumhydroxid.

**Natrium cetylosulfuricum:** s. Natriumcetylstearylsulfat.

**Natrium cetylstearylosulfuricum:** s. Natriumcetylstearylsulfat.

**Natrium, cetylstearylschwefelsaures:** s. Natriumcetylstearylsulfat.

**Natriumcetylstearylsulfat:** Natrii cetylo- et stearylosulfas Ph.Eur.6, Natrium cetylstearylosulfuricum, Natrium cetylosulfuricum, Natriumzetylsulfat, cetylstearylschwefelsaures Natrium; Lanette® E; Gemisch aus mind. 90 % Natriumstearylsulfat ($C_{18}H_{37}NaO_4S$; $M_r$ 372.5) u. mind. 40 % Natriumcetylsulfat ($C_{16}H_{33}NaO_4S$; $M_r$ 344.5); weißes bis schwach gelbes, amorphes od. krist. Pulver; lösl. in heißem Wasser (opaleszierend), prakt. unlösl. in kaltem Wasser, teilweise lösl. in Ethanol; 5 T. geben beim Schütteln mit 1 T. warmem Wasser einen Schaum, der 30 min beständig ist; freier Cetylstearylalkohol max. 4.0 %, NaCl u. $Na_2SO_4$ zusammen max. 8.0 %, Wasser max. 1.5 %; **Anw.:** anionenaktives Tensid*, anion. O/W-Emulgator in Cremes u. Lotionen; enthalten im emulgierenden Cetylstearylalkohol* (Typ A); Reagenz Ph.Eur.6; **Inkomp.:** Kation. Wirk- u. Hilfsstoffe können zum Brechen der O/W-Emulsionssysteme führen; Wirkungsverlust durch Bildung schwer lösl. Salze.

**Natriumcetylsulfat:** s. Natriumcetylstearylsulfat.

**Natriumchlorat:** Natrium chloricum; chlorsaures Natrium; CAS-Nr. 7775-09-9; $NaClO_3$; $M_r$ 106.5; Schmp. 248 °C; farblose, giftige Kristalle, leicht lösl. in Ethanol; **Darst.:** anod. Oxidation von Natriumchlorid*; **Anw.:** (techn.) Oxidationsmittel (z. B. in Textilindustrie u. Metallurgie), Herbizid* (1–2 %ige wässrige Lsg.); **cave:** gibt mit oxidierbaren Stoffen explosive Gemische.

**Natrium chloratum:** s. Natriumchlorid.

**Natrium chloricum:** s. Natriumchlorat.

**Natriumchlorid:** Natrii chloridum Ph.Eur.6, Natrium chloratum, Chlornatrium; Kochsalz; CAS-Nr. 7647-14-5; NaCl; $M_r$ 58.44; D. 2.163; Schmp. 800 °C; Sdp. 1465 °C; farblose Kristallwürfel od. weißes, krist. Pulver; leicht lösl. in Wasser, lösl. in Glycerol, unlösl. in Ethanol; **Darst.:** durch Reinigen von rohem Kochsalz (s. Natrium chloratum crudum); **Anw.:** **1.** (med.) bei chron. Katarrhen der Schleimhäute, gelegentl. als Brechmittel (lauwarme, konz. wässrige Lsg.); Sole zu Bädern, Augenwässern, Inhalationen; zur Herst. von Parenteralia, steril, frei von Bakterien-Endotoxinen, für die Herst. von Hämodialyse-, Hämofiltrations-, Hämodiafiltrations- u. Peritonealdialyselösungen; zum Isotonisieren von wässrigen Augentropfen u. Parenteralia; **2.** (techn.) zu Mineralwässern; **Toxikol.:** Einnahme von ca. 200 g NaCl gilt als tödl. für Erwachsene; Störung des Ionengleichgewichts u. Wasserentzug; **Zuber.:** **Solutio Natrii chlorati physiologica:** physiol. Kochsalzlösung (0.9 %); Zusammensetzung u. Anw.: s. Solutio Natrii chlorati isotonica; ist der Blutflüssigkeit isoton., jedoch nur physik., nicht physiol., daher wurde die Lsg. verbessert als Ringer*-Lösung; bisweilen wird noch 0.1 % Glucose zugefügt (nach Locke) u. evtl. ein Phosphatpuffer (0.05 % $NaH_2PO_4$), um das gleiche Säuren-Basen-Verhältnis wie die Blut- u. Gewebeflüssigkeit zu erreichen. **Natrium chloratum crudum:** rohes Kochsalz, Salz; Gew. als **Siedesalz** in den Salinen, als **Steinsalz** im Bergbau. **Viehsalz:** mit Eisenoxid u. Wermutpulver (je 0.25 %) vergälltes rohes Kochsalz. **Iodiertes Kochsalz:** Kochsalz mit einem Zusatz von ca. 15–25 mg Kalium- od. Natriumiodat auf 1 kg Salz; **Anw.:** als Prophylaktikum gegen Struma, bes. in den alpinen Regionen. **Kochsalzfreies Speisesalz:** Kochsalzersatz, Diätsalz; enthält als anorgan. Bestandteile Kalium- u. Magnesiumchlorid, Kaliumsulfat, Phosphate u. als organ. Bestandteile Zitronen-, Milch-, Weinsäure, Cholin, Glutaminsäure; ersetzt Kochsalz als Würzmittel i. R. einer natriumreduzierten Kost zur Ausschaltung der v. a. bei Überangebot an Natriumchlorid (i. e. S. an Natrium) auftretenden Sympt. (u. a. Ödeme, Blutdruckerhöhung, Hypolipoproteinämie*, Nierenveränderungen); dem Kochsalzgeschmack sehr ähnl. sind Zuber. aus den Diammoniumsalzen von Dicarbonsäuren der Reihe der Malon- bis zur Sebazinsäure, insbes. von Adipin-, Bernstein- u. Fumarsäure. **Hom.:** Natrium chloratum (HAB), Natrium muriaticum: Konstitutionsmittel; verordnet z. B. bei chron. Schleimhautkatarrhen, Menstruationsstörungen, Ekzemen, Depressionen, Herpes.

**Natriumchloridäquivalent:** E-Wert; Wert zur Berechnung der Isotonie einer wässrigen Lösung; gibt die Menge Natriumchlorid an, die, in der gleichen Menge Wasser gelöst, die gleiche osmot. Aktivität wie die Lösung von 1 g des betr. Arzneistoffes aufweist. **Anw.:** Herstellung isoton. Lösungen. Bei mehreren Arzneistoffen wird das N. für jeden einzelnen Arzneistoff berechnet. Von der theoret. für das Gesamtvolumen benötigten Natriumchloridmenge wird die Summe der N. der Einzelstoffe subtrahiert. Das Resultat ist die Menge an Natriumchlorid, die der Rezeptur noch zugesetzt werden muss, um eine isoton. Zubereitung zu erhalten.

**Natriumchloridlösung, blutisotonische:** s. Solutio Natrii chlorati isotonica.

**Natriumchloridlösung, isotonische:** s. Solutio Natrii chlorati isotonica.

**Natriumchlorid-Nasentropfen 0.9 %, 1.2 %:** s. Rhinoguttae.

**Natriumchlorid-Nasentropfen, viskose:** s. Rhinoguttae.

**Natrium, chlorigsaures:** s. Natriumchlorit.

**Natriumchlorit:** chlorigsaures Natrium; CAS-Nr. 7758-19-2; $NaClO_2$; $M_r$ 90.44; sehr gut lösl. in Wasser; **Darst.:** Einleiten von Chlordioxid ($ClO_2$) in Natronlauge*; **Anw.:** (techn.) Bleichmittel, z. B. in der Papierindustrie; Wasserdesinfektion; **cave:** gibt mit org. Substanzen, Kohle, Schwefel-, Metallpulver explosive Gemische. **Natriumchlorit 80 Prozent:** Natrii chloris 80 per centum; Gehalt an $NaClO_2$ mind. 78.0 %, max. 82.0 %; kann Natriumchlorid* u. Natriumsulfat* enthalten u. mit Natriumcarbonat* od. Natriumhydroxid* stabilisiert sein; **Off.:** DAC.

**Natrium, chlorsaures:** s. Natriumchlorat.

**Natriumcholeinat:** Natrium choleinicum; Natrium- u. Kaliumsalze der Taurochol- u. Glycocholsäure (vgl. Gallensäuren). **Hom.:** Natrium choleinicum: verordnet z. B. bei chron. Gastroenteritis mit Hepatopathie.

**Natrium choleinicum:** s. Natriumcholeinat.

**Natriumchromat:** Natrium chromicum; Chromnatrium, chromsaures Natrium; CAS-Nr. 7775-11-3 (wasserfrei), CAS-Nr. 10034-82-9 (Tetrahydrat); $Na_2CrO_4 \cdot nH_2O$ (n = 4, 6 od. 10); $M_r$ 161.97; Schmp. 792 °C; gelbe hygroskop. Kristalle, leicht lösl. in Wasser, wenig lösl. in Ethanol; **Darst.:** alkal.-oxidativer Aufschluss von Chromeisenstein* ($FeCr_2O_4$); **Anw.:** (techn.) Korrosionsschutz, Oxidationsmittel, Herst. von Chromfarben.

**Natrium[$^{51}$Cr]chromat:** Natriumchromat*, das mit dem Radionuklid Chrom*-51 markiert ist; Gammastrahler; wird zur In-vitro-Markierung gewaschener Blutzellen, v. a. Erythrozyten, verwendet; Cr(VI) dringt durch die Wand der Erythrozyten, wird dort reduziert u. irreversibel an Hämoglobin gebunden. Die markierten Blutzellen werden i. v. reinjiziert. Damit lassen sich die Erythrozytenlebensdauer u. bei gleichzeitiger Messung der Radioaktivität über Herz, Milz, Leber u. Knochenmark der Ort des Abbaus bestimmen. Die markierten Erythrozyten können zu Blutvolumenbestimmungen herangezogen werden. Erwärmt man die Erythrozyten vor der Reinjektion auf 49.5 °C od. schädigt sie mit Brommercurihydroxypropan (Abk. BMHP), so werden sie innerhalb von 30–60 min von der Milz aufgenommen, die sich somit szintigraph. darstellen lässt. **Zuber.:** Natrii chromatis [$^{51}$Cr] solutio sterilis, sterile Natrium[$^{51}$Cr]chromat-Lösung Ph.Eur.6; **Anw.:** Bestimmung der Erythrozyten-Überlebensdauer durch In-vitro-Markierung der Blutzellen u. Reinjektion.

**Natrium chromicum:** s. Natriumchromat.

**Natrium, chromsaures:** s. Natriumchromat.

**Natriumcitrat:** Natrii citras Ph.Eur., Natrium citricum, Natrium citricum neutrale, neutrales Natriumcitrat, citronensaures Natrium, tertiäres Natriumcitrat; Trinatriumsalz der Citronensäure* (2-Hydroxypropan-1,2,3-tricarbonsäure); **Natriumcitrat-Dihydrat:** CAS-Nr. 6132-04-3; $C_6H_5Na_3O_7 \cdot 2H_2O$; $M_r$ 294.1; farblose, körnige Kristalle od. krist. Pulver von salzig-kühlendem Geschmack, geruchlos; leicht zerfließend bei größerer Luftfeuchte; leicht lösl. in Wasser, sehr schwer lösl. in Ethanol. **Natriumcitrat-Pentahydrat:** $C_6H_5Na_3O_7 \cdot 5H_2O$; $M_r$ 357.1; nicht so stabil wie das Dihydrat. **Darst.:** Neutralisieren einer Lsg. von Citronensäure mit Natriumcarbonat; **Anw.:** **1.** (med.) als Laxans* sowie bei säurebedingten Magenbeschwerden als Teil eines Puffergemisches; früher auch als mildes Diuretikum u. Refrigerans wie Kaliumcitrat* (obsolet); **2.** (labormedizin.) Antikoagulans*, z. B. für Blutproben.

**Natriumcitratlösung, zusammengesetzte:** s. Solutio Natrii citrici composita.

**Natriumcitrat, neutrales:** s. Natriumcitrat.

**Natriumcitrat, tertiäres:** s. Natriumcitrat.

**Natrium citricum:** s. Natriumcitrat.

**Natrium, citronensaures:** s. Natriumcitrat.

**Natriumcobaltnitrit:** s. Natriumhexanitrocobaltat(III).

**Natriumcromoglicat:** s. Cromoglicinsäure.

**Natrium cyanatum:** s. Natriumcyanid.

**Natriumcyanid:** Natrium cyanatum; CAS-Nr. 143-33-9; NaCN; $M_r$ 49.01; D. 1.857; Schmp. 563 °C; Sdp. 1496 °C; farblose Kristalle, sehr leicht lösl. in Wasser, wenig lösl. in Ethanol; in wässriger Lsg. rasche Zers. zu Natriumformiat* u. Ammoniak*; **Darst.:** Neutralisieren von Blausäure* mit Natronlauge* (Andrussow-Verfahren); **Anw.:** (techn.) galvan. Bäder, Cyanidlaugerei (s. Gold), Enthaarung von Fellen, Schädlingsbekämpfung; Nitrilsynthese; **Toxikol.:** sehr giftig; s. Blausäure.

**Natriumcyclamat** (INN): Natrii cyclamas Ph.Eur., Natrium cyclamicum; Natrium-cyclohexylsulfamat; CAS-Nr. 139-05-9; $C_6H_{11}NHSO_3Na$; $M_r$ 201.23; weißes, krist., geruchloses Pulver; lösl. in Wasser (bei 20 °C: 15 g, bei 30 °C: 25 g/mL Wasser), unlösl. in Ethanol, Ether, Chloroform; verträgl. mit Säuren u. Basen bis 30 °C; Süßstoff* mit rohrzuckerähnl. Geschmack; **Anw.:** als Süßmittel*, bes. bei Diabetes mellitus; ferner als Geschmackskorrigens für Arznei- u. Lebensmittel; ca. 50-mal süßer als Saccharose*; in übl. Dosierung keine UAW.

**Natrium cyclohexenylallylthiobarbituricum:** s. Thialbarbital-Natrium.

**Natrium-cyclohexylsulfamat:** s. Natriumcyclamat.

**Natriumdibunat** (INN): 3,6-Bis(1,1-dimethylethyl)-1-naphthalinsulfonsaures Natrium gemischt mit 3,7-Bis(1,1-dimethylethyl)-1-naphthalinsulfonsaurem Natrium; $C_{18}H_{23}NaO_3S$; $M_r$ 342.4; weißes, krist. Pulver; wenig lösl. in kaltem Wasser (0.5–1.0 %), gut lösl. in heißem Wasser, lösl. in Methanol u. Ethanol; Antitussivum*, nur in Kombipräparaten im Handel; **Off.:** DAC; **Ind.:** Reizhusten.

**Natriumdichromat:** Natrium bichromicum; Natriumbichromat, Natriumpyrochromat, doppeltchromsaures Natrium; CAS-Nr. 10588-01-9; $Na_2Cr_2O_7 \cdot 2H_2O$; $M_r$ 298.05; D. 2.5; Schmp. 320 °C; Kristallwasserabgabe ab 83 °C; Zers. oberhalb 400 °C; rote, hygroskop. Kristalle; sehr leicht lösl. in Wasser, unlösl. in Ethanol; **Darst.**: Umsetzen von Natriumchromat* mit Schwefelsäure* od. $CO_2$; **Anw.**: (techn.) Färberei, Gerberei, Beizen, Konservieren von Holz, Leim, Gelatine, Herst. von Chromfarben, Korrosionsschutz, Oxidationsmittel in der org. Synthese.

**Natrium, diethylbarbitursaures:** s. Barbital (Barbital-Natrium).

**Natriumdiethyldithiocarbamat:** Abk. NaDDTC; CAS-Nr. 20624-25-3; $(C_2H_5)_2NCS_2Na \cdot 3\,H_2O$; $M_r$ 225.3; farbloses, krist. Pulver, leicht lösl. in Wasser, lösl. in Ethanol; bildet mit zahlreichen Metall-Ionen Komplexverbindungen; **Anw.**: in der Analyse zur Bestimmung zahlreicher Metalle* wie Blei*, Kupfer*, Nickel*, Cobalt*, Zink*, Quecksilber* u. deren Trennung.

**Natriumdihydrogenphosphat-Dihydrat:** Natrii dihydrogenophosphas dihydricus, Natrii phosphas monobasicus, Natrium biphosphoricum, Natrium dihydrogenphosphoricum, Natrium phosphoricum monobasicum; Mononatriumdihydrogenphosphat, Mononatriumorthophosphat, Natriumbiphosphat, primäres Natriumphosphat, saures phosphorsaures Natrium; CAS-Nr. 13472-35-0; $NaH_2PO_4 \cdot 2\,H_2O$; $M_r$ 156.0; D. 1.92; Schmp. 60 °C; farblose, an der Luft verwitternde Kristalle od. weißes, krist. Pulver; leicht lösl. in Wasser, unlösl. in Ethanol; **Darst.**: Eindampfen einer Lsg. von Dinatriumphosphat u. Phosphorsäure* od. äquimolare Mischung von Phosphorsäure u. Natronlauge* in der Wärme; N. kristallisiert unterhalb 40 °C; **Off.**: Ph.Eur.6; **Anw.**: **1.** (med.) salin. Laxans* (ED 20 g zur Darmentleerung, z. B. vor einer Rektoskopie); bei Hyperkalzämie u. Hypophosphatämie; früher innerl. als Tonikum, bei Schwächezuständen sowie bei Zystitis (obsolet); **2.** (techn.) Wasserenthärtung; Herst. von Pufferlösung u. Backpulvern.

**Natrium dihydrogenphosphoricum:** s. Natriumdihydrogenphosphat-Dihydrat.

**Natrium, diiodparaphenolsulfonsaures:** Natrium diiodparaphenolsulfonicum, Natrium sozoiodolicum; Sozoiodol-Natrium; $C_6H_2I_2(OH)SO_3Na \cdot 2\,H_2O$; $M_r$ 484.0; farblose Kristalle, lösl. in Wasser; nicht mehr im Handel befindl. Wundantiseptikum.

**Natrium, dimethylarsinsaures:** s. Natriumkakodylat.

**Natriumdioctylsulfosuccinat:** s. Docusat-Natrium.

**Natriumdiphosphat:** (engl.) *tetrasodium pyrophosphate (Abk. TSPP)*; Natrium pyrophosphoricum; Tetranatriumdiphosphat, Natriumpyrophosphat, pyrophosphorsaures Natrium; CAS-Nr. 13472-36-1; $Na_4P_2O_7 \cdot 10\,H_2O$; $M_r$ 446.1 (wasserfrei: $M_r$ 265.9); D. 1.82; Schmp. 990 °C (nach Kristallwasserabgabe); farblose Kristalle, lösl. in Wasser, unlösl. in Ethanol u. Glycerol; **Darst.**: Glühen von Natriumphosphat*; **Anw.**: (techn.) Wasserenthärtung, Wasch-, Geschirrspül-, Metallentfettungsmittel, Rostfleckentfernung, Backpulver, Käse- u. Speiseeiszubereitung.

**Natriumdisulfit:** Natrii disulfis, Natrii metabisulfis, Natrium pyrosulfurosum; Natriummetadisulfit, Natriummetabisulfit, Natriumpyrosulfit; CAS-Nr. 7681-57-4; $Na_2S_2O_5$; $M_r$ 190.1; Zers. ab 150 °C; farblose Kristalle od. weißes, krist. Pulver, lösl. in 2 T. Wasser, sehr schwer lösl. in Ethanol; **Darst.**: therm. Dehydratisierung von Natriumhydrogensulfit*; **Anw.**: Redoxstabilisator in Lsg., Lebensmittelzusatzstoff* E 223.

**Natriumdithionit:** Natrium hydrosulfurosum; Natriumhydrosulfit, Natriumhypodisulfit, hydroschwefligsaures Natrium; CAS-Nr. 7775-14-6; $Na_2S_2O_4$; $M_r$ 147.1; Schmp. 100 °C (unter Zers.); weißes Pulver, leicht lösl. in Wasser; **Darst.**: Einwirkung von Zink* u. Schwefeldioxid* ($SO_2$) auf eine Lsg. von Natriumhydrogensulfit*; **Anw.**: (techn.) Bleichmittel in Färberei, Papier-, Zucker-, Gelatine- u. Fettproduktion, Zeugdruckerei, Adsorbens in der Gasanalyse.

**Natriumdiuranat:** s. Urangelb.

**Natriumdodecylsulfat:** (engl.) *sodium dodecyl sulfate (Abk. SDS)*; Natrii laurilsulfas Ph.Eur.6, Natrium laurylsulfuricum; CAS-Nr. 131-21-3; $C_{12}H_{25}NaO_4S$; $[CH_3{-}(CH_2)_{10}{-}CH_2{-}O{-}SO_3]Na$; $M_r$ 288.4; Gemische versch. Natriumalkylsulfate, mind. 85 % Na-*n*-dodecylsulfat; weiße bis gelbl. Kristalle od. Pulver; charakterist. Geruch; wasserlösl., wenig lösl. in Ethanol; unlösl. in Ether, Chloroform u. Petrolether; HLB-Wert ca. 40; Oberflächenspannung 40 mN/m (Konz.: $6.5 \cdot 10^{-3}$ mol/L); freie Fettalkohole: max. 4 %; insgesamt max. 8.0 % Natriumchlorid u. Natriumsulfat; **Inkomp.**: mit einigen Alkaloidsalzen, quartären Ammoniumsalzen, Blei- u. Kaliumsalzen (Fällung); wird durch Säuren u. in der Siedehitze hydrolysiert; s. Natriumcetylstearylsulfat; **Anw.**: Reagenz zur Prüfung von Bentonit* auf Quellfähigkeit; Emulgator* in Salben u. Cremes; zus. mit Fettalkoholen als selbstemulgierende Grundlage (z. B. emulgierender Cetylstearylalkohol*, Typ B); als Netzmittel in festen Arzneiformen; als Lösungsvermittler, in Zahncremes u. Shampoos; verstärkt die fungizide Wirk. einiger Wirkstoffe u. fördert bei einigen die Resorption; verbessert die Schmiermittelwirkung von Magnesiumstearat*; anionisches Detergens, das zum Denaturieren von Proteinen* u. Nucleinsäuren* benutzt wird (s. SDS-PAGE); **Toxikol.**: hepatotox. u. hämolytisch bei parenteraler Verw. (z. B. als Emulgator).

**Natrium, doppeltchromsaures:** s. Natriumdichromat.

**Natrium, doppeltkohlensaures:** s. Natriumhydrogencarbonat.

**Natrium, doppeltschwefelsaures:** s. Natriumhydrogensulfat.

**Natrium, doppeltschwefligsaures:** s. Natriumhydrogensulfit.

**Natriumedetat:** Natrii edetas, Ethylendiamintetraessigsäure-Dinatriumsalz, Natrium edetatum, Dinatrium-EDTA, $Na_2$EDTA, Natrium-ÄDTA, AeDTA-$Na_2$; CAS-Nr. 6381-92-6; $C_{10}H_{14}N_2Na_2O_8 \cdot 2\,H_2O$, Strukturformel: s. Abb.; $M_r$ 372.2; weißes, krist. Pulver; lösl. in ca. 11 T. Wasser, unlösl. in org. Lösungsmitteln; **Anw.**: **1.** (med.) lokal bei

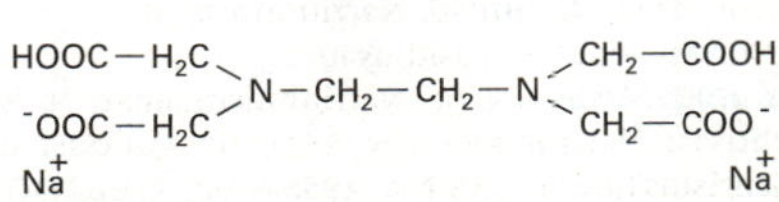


**Natriumedetat**

Verätzungen des Auges durch Kalk; i. v. bei Hyperkalzämie, bei Digitalisüberdosierung (s. Glykoside, herzwirksame), bei Intoxikationen mit Blei*; zur Hemmung der Blutgerinnung* in vitro; **2.** (techn.) Wasserenthärtung; titrimetr. Bestimmung von Calcium- u. a. Metall-Ionen, mit denen es nicht ionisierende Metallkomplexe bildet; Beseitigung von radioaktiven Metallsalzen (auch in Spuren). Vgl. Edetinsäure; Natriumcalciumedetat; Chelatbildner; Chelate.

**Natriumedetat-Augentropfen 0.4 %, 2 %:** Zusammensetzung: NRF, 0.060 g bzw. 0.30 g Natriumedetat*, 0.015 g bzw. 0.06 g Natriumhydrogencarbonat, 0.12 g bzw. 0.06 g Natriumchlorid, Wasser für Injektionszwecke zu 15.0 g; **Anw.:** zur Nachbehandlung von Kalkverätzungen am Auge. Vgl. Augentropfen.

**Natrium, essigsaures:** s. Natriumacetat.

**Natrium ethyl-methylbutyl-thiobarbituricum cum Natrio carbonico:** s. Thiopental-Natrium.

**Natrium, ethylphenylbarbitursaures:** s. Phenobarbital-Natrium.

**Natrium fluoratum:** s. Natriumfluorid.

**Natriumfluorid:** Natrii fluoridum, Natrium fluoratum; Fluornatrium; CAS-Nr. 7681-49-4; NaF; $M_r$ 42.0; D. 2.78; Schmp. 990 °C; Sdp. 1704 °C; würfelförmige Kristalle od. weißes, krist. Pulver; lösl. in Wasser, sehr schwer lösl. in Ethanol; **Darst.:** Eindampfen von Flusssäure* mit Natriumcarbonat*; **Off.:** Ph.Eur.6; **Anw.: 1.** (med.) gegen Osteoporose; Kariesprophylaxe; früher auch bei Tuberkulose (obsolet); **2.** (techn.) Reinigung, Desinfektion u. Konservierung; Flussmittel in der Glasherstellung; als Einkristall Linsenmaterial in analyt. Geräten; **Dos.: 1.** gegen Osteoporose: 40–80 mg/d; **2.** zur Kariesprophylaxe: für Spülungen 0.05 %ige (max. 2 %ige) wässrige Lsg.; Tabletten: Kinder: 0.25 mg/d, Erwachsene: 1 mg/d.

N

**Natriumfluorid-Tropfen:** Guttae Natrii fluorati; Darst.: NRF, 29 g frisch abgekochtes Wasser werden mit 20.0 g 85 %igem Glycerol*, 0.25 g Natriumcitrat* u. 0.05 g Sorbinsäure* versetzt u. unter Erwärmen gerührt, bis sich die Sorbinsäure gelöst hat; in dem noch warmen Ansatz werden 0.25 g wasserfreie Citronensäure* u. 0.11 g Natriumfluorid* gelöst; mit frisch abgekochtem Wasser wird auf 50.0 g ergänzt u. die Lsg. unverzügl. in das Abgabegefäß aus Kunststoff (keine Glasflasche verwenden) filtriert; **Anw.:** Prophylaxe der Zahnkaries; **Dos.:** Säuglinge u. Kleinkinder unter 2 Jahren: 1-mal/d 5 Tr.; Kinder (2 Jahre): 1-mal/d 10 Tr.; Kinder (3–5 Jahre): 1-mal/d 15 Tr.; Schulkinder: 1-mal/d 20 Tr.; mit etwas Flüss. einnehmen.

**Natriumfluosilicat:** s. Natriumhexafluorosilicat.

**Natriumformiat:** Natrium formicicum; ameisensaures Natrium; $HCOONa \cdot H_2O$; $M_r$ 86.0; D. 1.9; weißes, krist. Pulver, leicht lösl. in Wasser; **Darst.:** durch Neutralisation von Ameisensäure mit Soda u. Eindampfen; **Anw.:** in Konservierungsmitteln, zur Herst. von Oxalsäure u. Natriumdithionat.

**Natrium formicicum:** s. Natriumformiat.

**Natriumfusidat:** s. Fusidinsäure.

**Natriumgentisat** (INN): Natriumgentisinat, Natrii gentisas; Natriumsalz der 5-Hydroxysalicylsäure (Gentisinsäure*); CAS-Nr. 4955-90-2; $C_7H_5NaO_4$; $M_r$ 176.11; bildet versch. Hydrate; nicht mehr im Handel befindl. Analgetikum* u. Antirheumatikum*; früher angewendet bei akutem rheumat. Fieber; **Inkomp.:** Säuren, Alkalilösungen, Eisen.

**Natriumgluconat:** Natrium gluconicum; $C_6H_{11}NaO_7$, $HOCH_2—(CHOH)_4—COONa$; $M_r$ 218.1; weiße Kristalle, lösl. in Wasser; **Darst.:** Neutralisation von Gluconsäure* mit NaOH; **Anw.:** (techn.) Mittel gegen Kesselstein* zus. mit Ätznatron, in Lebensmitteln zu diätet. Zwecken.

**Natrium gluconicum:** s. Natriumgluconat.

**Natriumglutamat:** Natrium glutaminicum; Mononatriumglutamat, Natriumglutaminat, Glutamat; $HOOC—CH(NH_2)—CH_2—CH_2—COONa$; $M_r$ 169.12; weißes, krist. Pulver, lösl. in Wasser u. Ethanol; **Darst.:** auf mikrobiellem Weg aus Glucose u. Ammoniak od. durch chem. Synthese aus Acrylnitril; früher aus glutaminsäurereichen Lebensmitteln wie Weizenkleber (Gluten); **Anw.:** Geschmacksverstärker (Lebensmittelzusatzstoff* E 621, Salz der Glutaminsäure*), häufig auch kombiniert mit Purin-5′-ribonucleotiden (wirken als Synergisten). Da N. (nur die linksdrehende, natürl. Form) die Geschmackspapillen der Zunge sensibilisiert, selbst aber fast geschmacklos ist, wird es in großem Umfang zur Geschmacksverbesserung von Nahrungsmitteln, bes. in salzigen (Fleisch-)Speisen, Suppen, Saucen u. Konserven (zu ca. 0.2–0.5 %) verwendet. **Toxikol.:** G. steht im Verdacht, bei einzelnen Personen das sog. China-Restaurant-Syndrom (u. a. Schwächegefühl, Schweißausbruch, Nackensteifigkeit, Kopfschmerzen, Übelkeit, gerötete Hautpartien, Hautausschlag) auszulösen.

**Natrium glutaminicum:** s. Natriumglutamat.

**Natriumglycolat der Kartoffelstärke:** s. Carboxymethylstärke-Natrium (Typ A, B, C).

**Natriumgold(III)-chlorid:** s. Natriumtetrachloroaurat(III).

**Natriumgualenat** (INN): Natrii gualenas; Natriumsalz von Guajazulen-3-sulfonsäure; CAS-Nr. 6223-35-4; $C_{15}H_{17}NaO_3S$; nicht mehr im Handel befindl. Antiphlogistikum*; vgl. Guajazulen.

**Natriumhexachloroplatinat(IV):** Natrium platinochloratum, Platinum-Natrium chloratum; Natriumplatinchlorid; $Na_2PtCl_6 \cdot 6\,H_2O$; $M_r$ 561.8; Gehalt: 34.7 % Platin*; bräunl. Kristalle, leicht lösl. in Wasser u. Ethanol; **Anw.:** Reagenz auf Kalium- u. Ammoniumsalze.

**Natriumhexafluoroaluminat:** Natrium-Aluminium fluoratum; Natriumaluminiumfluorid, Kryolith, Eisstein (Grönland); CAS-Nr. 13775-53-6; $Na_3[AlF_6]$; $M_r$ 209.94; D. 2.95; Schmp. 1009 °C; schwer lösl. in Wasser; **Darst.:** Auflösen von Tonerde* u. Natriumcarbonat* in wässriger Flusssäure*; **Anw.:** Gew. von Aluminium*; Herst. von Kryolith-Glas (Opal-Glas).

**Natriumhexafluorosilicat:** Natrium silico-fluoratum; Natriumfluosilicat, Natriumsilicofluorid, Kieselfluornatrium; CAS-Nr. 39413-34-8; $Na_2[SiF_6]$; $M_r$ 188.06; D. 2.7; farblose Kristalle od. weißes Pulver; sehr schwer lösl. in Wasser, unlösl. in Ethanol; **Herst.:** entsteht als Nebenprodukt beim Aufschluss mineral. Phosphate; **Anw.:** (techn.) Insektizid*, Holzkonservierung, Trübungsmittel in der Emaille- u. Milchglasfabrikation; **Toxikol.:** giftig beim Einatmen, Verschlucken u. Berührung mit der Haut.

**Natriumhexahydroxostannat:** s. Präpariersalz.

**Natriumhexanitrocobaltat(III):** Natriumcobaltnitrit, Cobaltnatriumnitrit; CAS-Nr. 13600-98-1; $Na_3[Co(NO_2)_6]$; $M_r$ 403.98; orangegelbes Pulver, leicht lösl. in Wasser; **Anw.:** Identitätsprüfung von Kalium- u. Ammoniumsalzen; Reagenz Ph.Eur.6.

**Natriumhyaluronat:** s. Hyaluronsäure.

**Natrium hydricum:** s. Natriumhydroxid.

**Natrium hydrocarbonicum:** s. Natriumhydrogencarbonat.

**Natriumhydrogencarbonat:** Natrii hydrogenocarbonas Ph.Eur.6, Natrium hydrogencarbonicum, Natrium bicarbonicum, Natrium hydrocarbonicum, primäres Natriumcarbonat, Natriumbicarbonat; doppeltkohlensaures Natrium, Natron, Speisesoda; CAS-Nr. 144-55-8; $NaHCO_3$; $M_r$ 84.01; D. 2.2; therm. Zers. ab 50 °C; weiße Kristalle od. weißes, krist. Pulver, lösl. in Wasser (in 100 g lösen sich bei 0 °C 6.9 g, bei 100 °C 23.6 g N.), sehr schwer lösl. in Ethanol; beim Erhitzen der Substanz od. der Substanzlösung entsteht allmähl. Natriumcarbonat*; **Darst.:** **1.** Einleiten von $CO_2$ in Natriumcarbonatlösung; **2.** Umkristallisieren des beim Ammoniak-Soda-Verfahren (s. Natriumcarbonat) als Zwischenprodukt gewonnenen rohen N. (für pharmaz. Verw. ungeeignet); **Anw.:** **1.** (med.) innerl. als Antacidum* (Pulvis* effervescens, Pulvis* aerophorus mixtus); zur Harnalkalisierung bei Acidose od. Intoxikation mit sauren Pharmaka (v. a. Acetylsalicylsäure*, Phenobarbital*) od. sauren Herbiziden* wie 2,4-Dichlorphenoxyessigsäure*; als Infusionslösung zum Acidoseausgleich bei Intoxikationen z. B. durch Methanol* od. Ethylenglykol* bzw. nach Herzstillstand; rektal zur Darmentleerung bei Darmatonie od. vor diagnost. Eingriffen; äußerl.: Mund- u. Gurgelwässer, Inhalationen bei Bronchialkatarrh; **2.** (techn.) Back- u. Limonadenpulver; in Feuerlöschgeräten.

**Natrium hydrogencarbonicum:** s. Natriumhydrogencarbonat.

**Natriumhydrogensulfat:** Natrium bisulfuricum; Natriumhydrosulfat, Natriumbisulfat, primäres Natriumsulfat, saures Natriumsulfat, doppeltschwefelsaures Natrium; CAS-Nr. 7681-38-1; $NaHSO_4 \cdot H_2O$; $M_r$ 138.07; therm. Zers. ab 315 °C; farblose Kristalle, leicht lösl. in Wasser; **Darst.:** Übergießen von Natriumchlorid* mit erwärmter konz. Schwefelsäure*; **Anw.:** **1.** in der chem. Analyse zum Aufschließen schwer lösl. Verb.; Reinigung von Platintiegeln; Säureregulator u. Trägersubstanz; Lebensmittelzusatzstoff* E 514; **2.** (med.) obsolet; früher bei Typhusgefahr als Zusatz zu Trinkwasser (0.3 g/L).

**Natriumhydrogensulfid:** Natrium hydrosulfuratum; Natriumhydrosulfid, Natriumsulfhydrat; CAS-Nr. 16721-80-5; NaHS; $M_r$ 56.1; D. 1.79; Schmp. 350 °C; farblose, hygroskop., nach Schwefelwasserstoff* ($H_2S$) riechende Kristalle, sehr leicht lösl. in Wasser, leicht lösl. in Ethanol; **Darst.:** Einleiten von $H_2S$ in Natronlauge*; **Anw.:** (techn.) Enthaarungsmittel in der Gerberei.

**Natriumhydrogensulfit:** Natrium bisulfurosum; Natriumbisulfit, doppeltschwefligsaures Natrium, saures schwefligsaures Natrium; CAS-Nr. 7631-90-5; $NaHSO_3$; $M_r$ 104.06; in festem Zustand nicht bekannt; farblose bis gelbl., nach Schwefeldioxid* riechende 37–50 %ige Lsg., die auf Zusatz von Säuren Schwefeldioxid* entwickelt; evtl. auftretende Auskristallisationen sind Natriumdisulfit*; **Anw.:** (techn.) Bleichen, in der Analyse, Reduktionsmittel in der Färberei, org. Synthese (Herst. von Bisulfitaddukten mit Carbonylverbindungen); Konservierung von Nahrungsmitteln, Lebensmittelzusatzstoff* E 222.

**Natriumhydrogentartrat:** Natrium bitartaricum; Natriumbitartrat, saures weinsaures Natrium; CAS-Nr. 526-94-3; $NaHC_4H_4O_6 \cdot H_2O$; $M_r$ 190.9; weiße Kristalle, lösl. in Wasser; **Anw.:** (techn.) Brausepulver, in der Analyse als Reagenz auf Kaliumsalze.

**Natriumhydrogenvalproat:** s. Valproinsäure.

**Natrium, hydroschwefligsaures:** s. Natriumdithionit.

**Natriumhydrosulfat:** s. Natriumhydrogensulfat.

**Natriumhydrosulfid:** s. Natriumhydrogensulfid.

**Natriumhydrosulfit:** s. Natriumdithionit.

**Natrium hydrosulfuratum:** s. Natriumhydrogensulfid.

**Natrium hydrosulfurosum:** s. Natriumdithionit.

**Natriumhydroxid:** Natrii hydroxidum, Natrium hydroxydatum, Natrium hydricum, Natrium causticum; Natronhydrat, kaustisches Natron, kaustische Soda, Ätznatron; CAS-Nr. 1310-73-2; NaOH; $M_r$ 40.01; D. 2.13; Schmp. 318 °C; Sdp. 1390 °C; weiße, faserig-krist., sehr hygroskop. Masse (auch Körner, Schuppen od. Stangen), die aus der Luft $CO_2$ anzieht u. dabei in Natriumcarbonat* übergeht; sehr leicht lösl. in Wasser (Natronlauge*), lösl. in Ethanol u. Glycerol, unlösl. in Ether; **Darst.:** **1.** Elektrolyse von Natriumchloridlösung; **2.** früher Kochen von Natriumcarbonatlösung mit Calciumhydroxid* (Kaustifizierung; obsolet); **Off.:** Ph.Eur.6; in versch. Reinheitsgraden im Handel: **1.** Natrium hydricum crudum: rohes N.; **2.** N. h. depuratum: gereinigtes N.; **3.** N. h. purum (Alcohole depuratum): gereinigtes N. (mit Alkohol gereinigt); **4.** N. h. purissimum: reinstes N.; **Anw.:** **1.** in der Analyse; **2.** (techn.) Seifenherstellung, Reinigungsmittel, Enthärtung von Kesselwasser, Reinigen von Fetten u. Ölen, Mercerisieren von Baumwolle, Abbeizen, Stalldesinfektion (1–2 %ige Lsg.); Herst. von Laugengebäck, Lebensmittelzusatzstoff* E 524; **Zuber.:** **1.** verdünnte Natronlauge*; **2.** Natronlauge*; **3.** konzentrierte Natronlauge*; **Anw.:** **1.** (med.) Ätzmittel, Bäderzusatz; **2.** (techn.) in der Analyse; Reagenz Ph.Eur.6: NaOH-Lsg. 40 %, NaOH-Lsg. 8.5 %, methanol. NaOH-Lösung.

**Natriumhydroxid-Lösung, konzentrierte:** s. Natronlauge, konzentrierte.

**Natriumhydroxid-Lösung, verdünnte:** s. Natronlauge, verdünnte.

**Natriumhydroxid, rohes:** s. Laugenstein.

**Natrium hydroxydatum:** s. Natriumhydroxid.

**Natriumhypochlorit:** Natrium hypochlorosum; unterchlorigsaures Natrium; CAS-Nr. 7681-52-9; NaOCl; $M_r$ 74.44; nur in Lsg. beständig; Kristallisate bestehen aus Hydraten od. Doppelsalzen. **Natriumhypochlorit-Lösung:** Liquor Natrii hypochlorosi, Natrii hypochloritis solutio; Bleichlauge, Eau de Labarraque, Labarraque-Lauge; Gehalt: max. 12.5 %, nach EB mind. 0.5 % wirksames Chlor*; klare, farblose od. grünl. gelbe Flüss. von schwachem Chlorgeruch; bei −10 °C Kristalle ($NaOCl \cdot 6\,H_2O$); **Darst.: 1.** Umsetzen von Chlorkalk* mit Natriumcarbonat* (nach EB mit Natriumsulfat*); **2.** Elektrolyse von Natriumchloridlösung; **3.** techn. bevorzugt durch Einleiten von Chlor in Natriumhydroxidlösung; **Anw.: 1.** als Reagenz Ph.Eur.6 (2.5–3 % aktives Chlor), Identifizierung z. B. von Calcitonin*, Streptomycinsulfat; **2.** (techn.) Bleichen, Desinfektion, Sanitärreiniger; **3.** (med.) obsolet; früher bei Fluor albus, zur Wund- u. Hautdesinfektion, in der Zahnheilkunde; vgl. Antiformin.

**Natriumhypochlorit-Lösung:** s. Natriumhypochlorit.

**Natrium hypochlorosum:** s. Natriumhypochlorit.

**Natriumhypodisulfit:** s. Natriumdithionit.

**Natriumhypophosphit:** s. Natriumphosphinat.

**Natrium hypophosphorosum:** s. Natriumphosphinat.

**Natriumhyposulfit:** s. Natriumthiosulfat.

**Natrium hyposulfurosum:** s. Natriumthiosulfat.

**Natrium indigosulfonicum:** s. Indigocarmin.

**Natrium, indigosulfonsaures:** s. Indigocarmin.

**Natriumiodat:** Natrium iodicum; iodsaures Natrium; CAS-Nr. 7681-55-2; $NaIO_3$; $M_r$ 197.89; D. 4.28; weißes, krist. Pulver, lösl. in Wasser, unlösl. in Ethanol; **Anw.: 1.** (techn.) Iodierung von Speisesalz, Reagenz; **2.** (med.) obsolet; früher als Gurgelwasser.

N

**Natrium iodatum:** s. Natriumiodid.

**Natrium[$^{123}$I]iodhippurat:** Natrium-(2-iod[$^{123}$I]benzamido)acetat, Mononatriumsalz-*N*-[2-(iodo-$^{131}$I)benzoyl]-glycin; CAS-Nr. 56254-07-0; $C_9H_8INO_3 \cdot Na$, Strukturformel: s. Natrium[$^{131}$I]iodhippurat (Abb. dort); $M_r$ 328.1; markierte Verb., die in der Nuklearmedizin verwendet wird; s. Iod-123; **Zuber.:** Natrium[$^{123}$I]iodhippurat-Injektionslösung (Natrii iodohippuratis[$^{123}$I] solutio Ph.Eur.6, Solutio Natrii iodohippuratici): injektionsfertige Lsg. des Natriumsalzes der *o*-Iodhippursäure; **Anw.:** versch. Nierenuntersuchungen (kürzere HWZ als Natrium[$^{131}$I]iodhippurat, daher geringere Strahlenexposition).

**Natrium[$^{131}$I]iodhippurat:** Natrium-(2-iod[$^{131}$I]benzamido)acetat, Mononatriumsalz-*N*-[2-(iodo-$^{131}$I)benzoyl]-glycin; CAS-Nr. 56254-07-0; $C_9H_8INO_3 \cdot Na$, Strukturformel: s. Abb.; $M_r$ 328.1; markierte Verb., die in der Nuklearmedizin zur Darst. od. Funktionsprüfung der Nieren (Bestimmung des Nierenplasmadurchflusses) verwendet wird; *o*-Iodhippursäure wird wie *p*-Aminohippursäure* nach i. v. Injektion in der Niere sowohl glomerulär filtriert als auch tubulär sezerniert. Zur Vermeidung einer Akkumulation von abgespaltenem Radio-Iod in der Schilddrüse werden vor der Untersuchung Substanzen verabreicht (nicht radioaktives Iodid, Kaliumperchlorat*), die eine Radioiodaufnahme in der Schilddrüse verhindern. Die radiochem. Synthese von N. erfolgt durch Isotopenaustausch des Iods in der *o*-Iodhippursäure mit überschüssiger wässriger NaI[$^{131}$I]-Lösung. **Zuber.:** Natrium[$^{131}$I]iodhippurat-Injektionslösung, Natrii iodohippuratis[$^{131}$I] solutio iniectabilis Ph.Eur.6; **Anw.:** s. Natrium[$^{123}$I]iodhippurat.

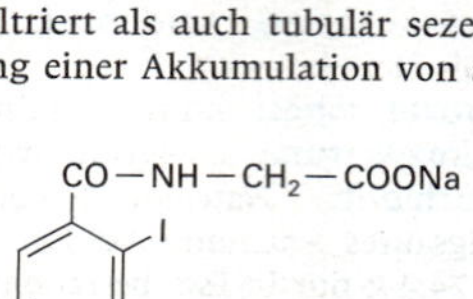

**Natrium[$^{131}$I]iodhippurat**

**Natrium iodicum:** s. Natriumiodat.

**Natriumiodid:** Natrii iodidum, Natrium iodatum; Iodnatrium; CAS-Nr. 7681-82-5; NaI; $M_r$ 149.89; Schmp. 662 °C; Sdp. 1304 °C; weißes, krist., hygroskop. Pulver von salzigem, später bitterem Geschmack; sehr leicht lösl. in Wasser u. 90 %igem Ethanol; **Darst.:** wie Kaliumiodid* (unter Verw. von Natriumsalzen); **Off.:** Ph.Eur.6; **Anw.: 1.** (med.) Expektorans*; zur Operationsvorbereitung bei Iodmangel-Struma; Natrium[$^{123}$I] u. Natrium[$^{131}$I] zur Radiodiagnostik, Natrium[$^{131}$I] auch zur Radiotherapie; früher als Antidot bei Thallium-Intoxikationen; **2.** (techn.) Finkelstein*-Reaktion, Polymerase*-Kettenreaktion, Thallium-dotiert zur Szintillationsmessung.

**Natrium[$^{123}$I]iodid:** mit Iod*-123 markiertes Natriumiodid*; **Anw.:** als p. o. anzuwendende Lsg. (Natrium[$^{123}$I]iodid-Injektionslösung, Natrii iodidi[$^{123}$I] solutio Ph.Eur.6) in der Nuklearmedizin v. a. zur Untersuchung des Iodstoffwechsels bei Schilddrüsenerkrankungen (wegen der kurzen HWZ von Iod-123 auch z. B. zur Strumasuche bei Säuglingen geeignet); vgl. Natrium[$^{131}$I]iodid; **Dos.:** 93–370 · $10^4$ Bq; Strahlenexposition der Schilddrüse: ca. 5–10 mGy/3.7 · $10^4$ Bq.

**Natrium[$^{125}$I]iodid:** mit Iod*-125 markiertes Natriumiodid*; **Anw.:** als p. o. anzuwendende Lsg. (Natrii iodidi[$^{125}$I] solutio) in der Nuklearmedizin v. a. zur Untersuchung des Iodstoffwechsels bei Schilddrüsenerkrankungen; vgl. Natrium[$^{131}$I] iodid; **Dos.:** 93–370 · $10^4$ Bq; Strahlenexposition der Schilddrüse: ca. 5–10 mGy/3.7 · $10^4$ Bq.

**Natrium[$^{131}$I]iodid:** mit Iod*-131 markiertes Natriumiodid*; **Anw.:** als p. o. anzuwendende Lsg. (Natrium[$^{131}$I]iodid-Lösung, Natrii iodidi[$^{131}$I] solutio Ph.Eur.6) in der Nuklearmedizin v. a. zur Untersuchung der Schilddrüsenfunktion (Iodstoffwechsel) sowie die szintigraph. Darst. des Organs; Schilddrüsentherapie; **Dos.:** meist 93–185 · $10^4$ Bq p. o.; Strahlenexposition der Schilddrüse: 0.01–0.02 mGy/3.7 · $10^4$ Bq.

**Natrium[$^{131}$I]iodid-Kapseln für diagnostische Zwecke** Ph.Eur.6: Natrii iodidi[$^{131}$I] capsulae ad usum diagnosticum; spezif. Radioaktivität max. 37 MBq Iod*-131 u. max. 20 µg Iodid je Kapsel; **Inhaltsst.:** Iod-131 in Form von Natriumiodid, ein geeigneter fester Trägerstoff, Natriumthiosulfat* (od. ein anderes geeignetes Reduktionsmittel) u. evtl. ein Puffer; mind. 95 % der Gesamtradioaktivität stammen von Iod-131 in Form von Iodid; **Anw.:** zur Erfassung der individuellen Radionuklidkinetik von Schilddrüsenerkrankungen; zur Szintigraphie von Metastasen eines Schilddrüsenkarzinoms od. postoperativ auf der Suche nach Schilddrüsenrestgewebe; **Prüfung:** Gleichförmigkeit des Gehalts: 10 Kapseln; keine darf in ihrer

Radioaktivität um mehr als 10 % vom Mittelwert abweichen. Die relative Standardabweichung darf max. 3.5 % betragen. Zerfall innerhalb von 15 min. Vgl. Natrium[$^{131}$I]iodid-Kapseln für therapeutische Zwecke; Radiopharmaka.

**Natrium[$^{131}$I]iodid-Kapseln für therapeutische Zwecke** Ph.Eur.6: Natrii iodidi[$^{131}$I] capsulae ad usum therapeuticum, Sodium Iodide [$^{131}$I] Capsules USP; 90–110 % der deklarierten Radioaktivität u. max. 20 µg Iodid je Kapsel; **Inhaltsst.:** Iod*-131 in Form von Natriumiodid (s. Natrium[$^{131}$I]iodid), ein geeigneter fester Trägerstoff, Natriumthiosulfat* (od. ein anderes geeignetes Reduktionsmittel) u. evtl. ein Puffer; mind. 95 % der Gesamtradioaktivität stammen von Iod-131 in Form von Iodid. Gehaltseinstellung individuell auf den Patienten (evtl. bis zu 3.7 GBq); Zerfall innerhalb 15 min; **Anw.:** zur Therapie von Schilddrüsenkarzinomen, Rezidiven u. Metastasen durch β-Strahlung. Vgl. Natrium[$^{131}$I]iodid-Kapseln für diagnostische Zwecke; Radiopharmaka.

**Natrium, iodsaures:** s. Natriumiodat.

**Natriumiopodat:** Natrium-3-[3-(dimethylaminomethylamino)-2,4,6-triiodphenyl]-propionat, Natrium-3-[[(dimethylamino)methylen]amino]-2,4,6-triiodo-benzenpropionat; CAS-Nr. 1221-56-3; $C_{12}H_{13}I_3N_2O_2Na$; $M_r$ 620.9; Natriumsalz der Iopodinsäure; nicht mehr im Handel befindl. p. o. Röntgenkontrastmittel* zur Darst. der Gallenwege.

**Natriumkakodylat:** Natrium kakodylicum DAB; kakodylsaures Natrium, dimethylarsinsaures Natrium; CAS-Nr. 124-65-2; $(CH_3)_2AsO_2Na \cdot 3\,H_2O$; $M_r$ 214.06; Gehalt: 32.8–35 % Arsen*; weißes, krist. Pulver, sehr leicht lösl. in Wasser, lösl. in Ethanol; **Darst.:** Zusammenbringen von Natriumcarbonaten mit Kakodylsäure*; **Anw.:** **1.** (techn.) Reagenz zur Uranfällung; **2.** (med.) obsolet; früher bei Tuberkulose.

**Natrium kakodylicum:** s. Natriumkakodylat.

**Natrium, kakodylsaures:** s. Natriumkakodylat.

**Natrium/Kalium-Pumpe:** s. Ionenpumpe.

**Natrium, kieselsaures:** s. Natriumsilicat.

**Natrium, kohlensaures:** s. Natriumcarbonat.

**Natriumlactat:** Natrium lacticum, milchsaures Natrium; $C_3H_5NaO_3$; $M_r$ 112.1; Schmp. 17 °C; farblose od. fast farblose, viskose Flüss.; sehr leicht lösl. in Wasser u. Ethanol; im Handel meist 50–60 %ige Lsg.; **Anw.:** (med.) bei nicht respirator. Acidose* (diabet. Koma, Urämie). Vgl. Natriumlactatlösung; Milchsäure.

**Natriumlactatlösung:** Natrii lactatis solutio Ph.Eur.6, Solutio Natrii lactici; Gehalt nach DAB: 49.0–51.0 % Natriumlactat*, enthält nach Ph.Eur.6 mind. 50.0 % (m/m) Natrium(2-hydroxypropanoat); D. 1.267–1.277; $n_D^{20\,°C}$ 1.408–1.412; klare, farblose Flüss.; **Anw.:** Herst. der einmolaren Natriumlactatlösung*; Ph.Eur.6: zur Herst. von Dialyse-, Hämodialyse- bzw. Hämofiltrations- u. Hämodiafiltrationslösungen geeignet; **Dos.:** bei nicht respirator. Acidose (diabet. Koma, Urämie): parenteral, Infusion: isoton. Lsg. 1/6 mol/L, max. Infusionsgeschwindigkeit 300 mL/h. Vgl. Ringer-Lösung.

**Natrium-(S)-lactat-Lösung:** Natrii (S)-lactatis solutio Ph.Eur.6; Gehalt: mind. 50.0 % (m/m) Natrium [(S)-2-hydroxypropanoat]; **Anw.:** zur Herst. von Dialyse-, Hämodialyse-, Hämofiltrations- u. Hämodiafiltrationslösungen. Vgl. Natriumlactatlösung; Milchsäure.

**Natriumlactatlösung, blutisotonische:** Solutio Natrii lactici isotonica; Zusammensetzung: ÖAB, 9.4 g konzentrierte Natriumlactatlösung*, Wasser für Injektionszwecke ad 100 mL; Gehalt: 1.60–1.82 % (m/V) Natriumlactat*; **Anw.:** bei Acidosen*.

**Natriumlactatlösung, einmolare:** Natrii lactatis solutio monomolaris, Solutio Natrii lactici monomolaris; hypertonische Lsg. von Natriumlactat*; Zusammensetzung: 0.6 g Natriumchlorid*, 0.04 g Kaliumchlorid*, 0.027 g Calciumchlorid-Dihydrat, 0.305 g Natriumlactat*, Wasser für Injektionszwecke ad 100 mL; eine 1.72 %ige (m/V) Lsg. ist blutisotonisch; vgl. Natriumlactatlösung, blutisotonische. **Anw.:** zur Behandlung von Acidosen*. Vgl. Ringer-Lösung.

**Natriumlactatlösung, konzentrierte:** Solutio Natrii lactici concentrata; Zusammensetzung: ÖAB, 17.1 g Milchsäure*, 23.8 g konz. Natriumhydroxid-Lösung, verd. Salzsäure n. B., Wasser für Injektionszwecke ad 100 mL; Gehalt an Natriumlactat*: 18.8–21.3 % (m/V); **Anw.:** Herst. der blutisotonischen Natriumlactatlösung*.

**Natriumlactatlösung, zusammengesetzte:** Solutio Natrii lactici composita, Natrii lactatis solutio infundibilis composita; Lsg. zur Behandlung von Acidosen* u. zum Alkalisieren des Harns; vgl. Natriumlactat.

**Natrium lacticum:** s. Natriumlactat.

**Natriumlaurylethersulfat-Lösung 27 %** DAC: CAS-Nr. 68891-38-3; wässrige Lsg. eines Gemischs aus Natriumalkylethersulfaten (v. a. aus den Natriumsalzen von Do- u. Tetra-decyldiethylenglykolethersulfat); mittlere $M_r$ 382; gelbl., viskose Flüssigkeit; mischbar mit Wasser u. Ethanol; Lagerung unter Lichtschutz; **Anw.:** Basis-Tensid zur Herst. u. a. von Shampoos (s. Tenside).

**Natriumlaurylsulfonat:** Fettalkoholsulfonat; s. Fettalkohole.

**Natriummetaarsenit:** s. Natriumarsenit.

**Natriummetabisulfit:** s. Natriumdisulfit.

**Natriummetadisulfit:** s. Natriumdisulfit.

**Natriummetaperiodat:** CAS-Nr. 7790-28.5; $NaIO_4$; $M_r$ 213.89; D. 3.87; Schmp. 175 °C (unter Zers.); farblose, wasserlösl. Kristalle; **Anw.:** (techn.) Bestimmung u. a. von Kohlenhydraten* u. Polyolen*.

**Natrium methylarsinicum:** s. Methyldinatriumarsenat.

**Natrium methyl-cyclohexenylmethylbarbituricum:** s. Hexobarbital (Hexobarbital-Natrium).

**Natriummolybdat:** Natrii molybdas; CAS-Nr. 10102-40-6; $Na_2MoO_4$; $M_r$ 205.9 (Natriummolybdat-Dihydrat: $Na_2MoO_4 \cdot 2\,H_2O$; $M_r$ 242.0); Schmp. 687 °C; weißes, krist. Pulver od. farblose Kristalle; leicht lösl. in Wasser; **Anw.:** (techn.) Reagenz Ph.Eur.6; zur Herst. von Folin*-Reagenz u. Molybdat-Wolframat-Reagenz.

**Natriummonohydrogenphosphat:** Natrii monohydrogenphosphas, Natrii phosphas dibasicus, Dinatrii phosphas, Natrium monohydrogenphosphoricum, Natrium phosphoricum dibasicum; Dinatriumhydrogenphosphat, Dinatriumorthophosphat, sekundäres Natriumphosphat, phosphorsaures Natrium; $Na_2HPO_4 \cdot n\,H_2O$ (n = 0, 2, 7,

N

12); leicht lösl. in Wasser, unlösl. in Ethanol; **Darst.:** Auflösen von Natriumcarbonat* in Phosphorsäure*; **Herst.:** (techn.) Umsetzen von Knochenasche mit Schwefelsäure*; **Anw.:** **1.** (med.) mildes Laxans*, bei Acidose; **2.** (veterin.) als Zusatz zu Futterkalk; **3.** (techn.) zur Ledergerbung, feuersichere Imprägnierungen; Herst. von Pufferlösungen. **Natriummonohydrogenphosphat-Dihydrat:** Natrii monohydrogenphosphas dihydricus, Dinatrii phosphas dihydricus; CAS-Nr. 10028-24-7; $Na_2HPO_4 \cdot 2\,H_2O$; $M_r$ 178.0; Schmp. 93 °C; **Off.:** Ph.Eur.6. **Natriummonohydrogenphosphat-Heptahydrat:** Dinatrii phosphas heptahydricus, Natrii monohydrogenphosphas heptahydricus, Natrium phosphoricum siccatum; CAS-Nr. 7782-85-6; $Na_2HPO_4 \cdot 7\,H_2O$; $M_r$ 268.1; Schmp. 48 °C; **Off.:** DAC. **Natriummonohydrogenphosphat-Dodecahydrat:** Dinatrii phosphas dodecahydricus; CAS-Nr. 10039-32-4; $Na_2HPO_4 \cdot 12\,H_2O$; $M_r$ 358.1; D. 1.53; Schmp. 35 °C; farblose, unter 30 °C stabile Kristalle; verwittern in trockener Luft zum Hepta- od. Dihydrat; **Off.:** Ph.Eur.6. **Wasserfreies Natriummonohydrogenphosphat:** Dinatrii phosphas anhydricus, Natrium monohydrogenphosphoricum anhydricum, Natrium phosphoricum (ex)siccatum; Natriummonohydrogenphosphat-Anhydrat; CAS-Nr. 7558-79-4; $Na_2HPO_4$; $M_r$ 142.0; hygroskop. Pulver, absorbiert 2–7 mol Wasser in feuchter Luft; **Off.:** Ph.Eur.6. **Hom.:** Natrium phosphoricum (HAB): Natriumhydrogenphosphat-Dodecahydrat; verordnet z. B. bei hyperazider Gastritis.

N

**Natrium monohydrogenphosphoricum:** s. Natriummonohydrogenphosphat.

**Natrium, monomethylarsinsaures:** s. Methyldinatriumarsenat.

**Natriummorrhuat** (INN): Natrii morrhuas; Natriumsalz der Fettsäuren des Kabeljau-Leber-Öls; CAS-Nr. 8031-09-2; pH 10 (wässrige Lsg.); nicht mehr im Handel befindl. Venenverödungsmittel*; früher angewendet als Injektion zur Venenverödung, äußerl. zur Bindegeweberegeneration sowie lokal bei Hämorrhoiden.

**Natrium, neutrales weinsaures:** s. Natriumtartrat.

**Natriumnitrat:** Natrium nitricum; salpetersaures Natrium, Chilesalpeter, Natronsalpeter; CAS-Nr. 7631-99-4; $NaNO_3$; $M_r$ 85.01; D. 2.26; Schmp. 307 °C; farblose Kristalle, hygroskop.; sehr leicht lösl. in Wasser, lösl. in Ethanol; gibt unter Erhitzen Sauerstoff ab u. wirkt brandfördernd; **Vork.:** natürl. in großen Lagern in Chile (in Form von Caliche, d. h. harten (Kalk)-Mineralkrusten, die im Zuge der Bodenbildung ausgefällt werden), Kolumbien, Ägypten, Kleinasien; **Herst.:** Auslaugen u. Reinigen der natürl. Vork. (Rohsalpeter-Ablagerungen, Caliche); Umsetzung von Natriumcarbonat* od. Natriumhydroxid* mit Stickstoffdioxid* aus der Ammoniakoxidation u. anschließende Luftoxidation des als Nebenprodukt entstandenen Nitrits zu Nitrat in salpetersaurer Lsg.; **Anw.:** **1.** (techn.) N. crudum als Düngemittel, in der Pyrotechnik, als Oxidations- u. Flussmittel, zum Einpökeln u. Röten von Fleisch, als Konservierungsstoff für Wurstwaren, Käse, Fisch (Lebensmittelzusatzstoff* E 251); als Phasenwechselmaterial in Latentwärmespeichern; früher zur Herst. von Salpetersäure; **2.** (pharmaz.) als Hilfsstoff zur Isotonieeinstellung in Tropicamid-Augentropfen; **3.** (med.) obsolet; früher als Diuretikum. **Hom.:** Natrium nitricum (HAB): verordnet z. B. bei Schleimhautblutungen (Nasenbluten).

**Natrium nitricum:** s. Natriumnitrat.

**Natriumnitrit:** Natrii nitris, Natrium nitrosum; salpetrigsaures Natrium; CAS-Nr. 7632-00-0; $NaNO_2$; $M_r$ 69.00; D. 2.17; Schmp. 271 °C; farblose bis schwach gelbl., hygroskop. Kristalle; leicht lösl. in Wasser, wenig lösl. in Ethanol; **Darst.:** Reduktion von Natriumnitrat* mit Blei*; **Herst.:** (techn.) Einleiten von $NO/NO_2$ aus der Ammoniakverbrennung in Natronlauge*; **Anw.:** **1.** (med.) Antidot bei Cyanid-Intoxikation, Methämoglobinbildner*; cave: LD ca. 4 g; früher gefäßerweiterndes Mittel bei Koronarsklerose, Gefäßspasmen (obsolet); Wirk. ähnl. Glyceroltrinitrat*; **2.** (techn.) in der Azofarbstoffchemie zur Diazotierung (z. B. Griess*-Diazotierung), Korrosionsschutzmittel, Textilindustrie, Reinigungsmittel, Pökelsalz (s. Konservierung), Lebensmittelzusatzstoff* E 250.

**Natrium nitroborussicum:** s. Nitroprussidnatrium.

**Natrium nitroferricyanatum:** s. Nitroprussidnatrium.

**Natriumnitroprussid:** s. Nitroprussidnatrium.

**Natrium nitrosum:** s. Natriumnitrit.

**Natriumoxalat:** Natrium oxalicum; oxalsaures Natrium; CAS-Nr. 62-76-0; $(COONa)_2$; $M_r$ 134.1; D. 2.34; Schmp. 250–270 °C; farblose Kristalle, lösl. in Wasser, unlösl. in Ethanol; **Anw.:** (techn.) in der Manganometrie* zur Einstellung der $KMnO_4$-Maßlösung; Textilindustrie.

**Natrium oxalicum:** s. Natriumoxalat.

**Natrium, oxalsaures:** s. Natriumoxalat.

**Natriumoxybat:** s. $\gamma$-Hydroxybuttersäure.

**Natriumoxybutyrat:** s. $\gamma$-Hydroxybuttersäure.

**Natriumpantothenat:** Natrii pantothenas; $C_9H_{16}NNaO_5$; $M_r$ 241.2; weißes, hygroskop. Pulver; sehr leicht lösl. in Wasser, leicht lösl. in Methanol, schwer lösl. in Ethanol, fast unlösl. in Aceton, Dichlormethan, Ether; **Off.:** DAB; **Wirk. u. Anw.:** s. Vitamin B (Pantothensäure).

**Natriumpentacyanonitrosylferrat(II):** s. Nitroprussidnatrium.

**Natrium, pentosanpolyschwefelsaures:** s. Pentosanpolysulfat.

**Natriumperborat:** Natrium perboricum; überborsaures Natrium; CAS-Nr. 10486-00-7; $NaBO_3 \cdot 4\,H_2O$; $M_r$ 153.9; therm. Zers. ab 60 °C; weißes, krist. Pulver, lösl. in Wasser; **Darst.:** Zufügen von 30 %iger $H_2O_2$-Lsg. zu einer Lsg. von Natriumtetraborat* in Natronlauge*; **Off.:** Ph.Eur.6 (wasserhaltiges Natriumperborat); **Anw.:** (techn.) Bleichmittel in Waschmitteln, Zahnpasten u. Seifen.

**Natrium perboricum:** s. Natriumperborat.

**Natriumpercarbonat:** Natrium percarbonicum; Natriumsupercarbonat, überkohlensaures Natrium; CAS-Nr. 15630-89-4; $Na_2CO_3 \cdot n\,H_2O_2$ (n ca. 1.5); therm. Zers. ab 60 °C; weißes Pulver, leicht lösl. in Wasser; zerfällt in wässriger Lsg. sehr schnell in Natriumcarbonat* ($Na_2CO_3$) u. bleichenden, oxidierend wirkenden Sauerstoff*; **Darst.:** Sprühgranulation von Natriumcarbonat mit

30 %igem Wasserstoffperoxid*; **Anw.:** (techn.) Wasch- u. Bleichmittel, Sauerstoffbäder, Luftverbesserungsmittel.

**Natrium percarbonicum:** s. Natriumpercarbonat.

**Natriumperchlorat** (INN): CAS-Nr. 779-07-3; $NaClO_4 \cdot H_2O$; $M_r$ 140.47; Schmp. ca. 130 °C; Zers. bei 482 °C; farblose, zerfließende Kristalle; sehr leicht lösl. in Wasser; brandfördernd; **Anw.:** Pyrotechnik; Reagenz Ph.Eur.6; z. B. beim Nachw. von Monomeren in Poly(ethylacrylat-methylmethacrylat)-Dispersion.

**Natriumperoxid:** Natrium peroxydatum; Natriumsuperoxid; CAS-Nr. 1313-60-6; $Na_2O_2$; $M_r$ 78.0; Schmp. 460 °C; Sdp. 657 °C (unter Zers.); weißl. gelbes Pulver, fast unzersetzt schmelzbar; löst sich in Wasser unter Wärmeentwicklung; **Darst.:** Verbrennen von Natrium* in Sauerstoffatmosphäre; **Anw.:** (techn.) Bleich- u. Oxidationsmittel, Sauerstoffabsorber; **cave:** nicht selbstentzündl., kann sich aber in Berührung mit brennbaren Stoffen wie Papier, Stroh, Watte, Kohlenstoff*, Schwefel* od. Aluminiumpulver explosionsartig entzünden.

**Natrium peroxydatum:** s. Natriumperoxid.

**Natrium[$^{99m}$Tc]pertechnetat:** Symbol $NaTcO_4$ [$^{99m}$Tc]; radioaktive, in der Nuklearmedizin häufig verwendete Verb. des metastabilen Technetium*-99m; **Zuber.:** Natrium[$^{99m}$Tc]pertechnetat-Injektionslösung aus Kernspaltprodukten (Natrii pertechnetatis [$^{99m}$Tc] fissione formati solutio iniectabilis Ph.Eur.6) u. Natrium[$^{99m}$Tc]pertechnetat-Injektionslösung nicht aus Kernspaltprodukten (Natrii pertechnetatis[$^{99m}$Tc] sine fissione formati solutio iniectabilis Ph.Eur.6); **Anw.:** Ähnl. wie Iodid wird [$^{99m}$Tc]Pertechnetat nach oraler od. i. v. Applikation von der Schilddrüse aufgenommen, ohne aber an der Hormonsynthese teilzunehmen. Es wird zur Szintigraphie der Schilddrüse sowie der Mundspeicheldrüsen u. des Magens u. auch zur Darst. von Hirntumoren verwendet. Die Strahlenexposition des Gesamtkörpers durch $^{99m}$Tc ist ca. 100-fach geringer als die durch $^{131}$I (bezogen auf die gleiche Aktivität), die Exposition der Schilddrüse sogar um ca. das 10 000-fache. Allerdings werden für Untersuchungen 10- bis 20-mal höhere Technetium-99m-Aktivitäten verwendet, was diesen Effekt wieder etwas abschwächt. Versch. Organe (Leber, Nieren, Lungen, Skelett, Milz) lassen sich szintigraph. darstellen, wenn man Technetium-99m mit organspezif. Verb. zur Reaktion bringt, wobei das Pertechnetat meist mit Hilfe von Zinn(II)-salzen reduziert wird. **Dos.:** (Schilddrüse) 9–37 MBq; Strahlenexposition der Schilddrüse: $2.7–11 \cdot 10^{-2}$ mGy/MBq, des Gesamtkörpers: $2.7–54 \cdot 10^{-3}$ mGy/MBq.

**Natriumphenylbutyrat** (INN): CAS-Nr. 1716-12-7; $C_{10}H_{11}O_2Na$; Strukturformel: s. Abb.; $M_r$ 186.0; **Wirk.:** Prodrug; der wirksame Metabolit (Phenylacetylglutamin) wirkt als Träger für überschüssigen Stickstoff u. wird ausgeschieden. **Ind.:** zur Zusatztherapie bei der Langzeitbehandlung von Stoffwechselstörungen des Harnstoffzyklus*; Orphan* Drug; **Kontraind.:** Schwangerschaft, Stillzeit; schwere Herz-, Niereninsuffizienz; **UAW:** Amenorrhö*, nicht respirator. Acidose, Hypoalbuminämie*.

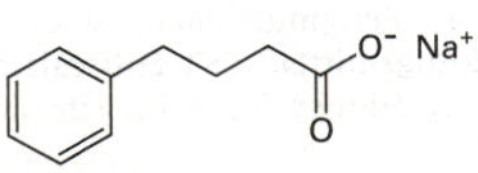


**Natriumphenylbutyrat**

**Natrium phenylethylbarbituricum:** s. Phenobarbital-Natrium.

**Natrium, phenylethylbarbitursaures:** s. Phenobarbital-Natrium.

**Natriumphosphat:** Natrium phosphoricum tribasicum; Trinatriumorthophosphat, tertiäres Natriumphosphat; CAS-Nr. 7601-54-9; $Na_3PO_4$; $M_r$ 163.94; Schmp. 75 °C; farblose Kristalle, sehr leicht lösl. in Wasser unter alkal. Reaktion; das kristallwasserhaltige Produkt (N.-Decahydrat) entspricht ca. 20 %, das kristallwasserfreie ca. 40 % $P_2O_5$ (Phosphorpentaoxid). **Anw.:** (techn.) Wasserenthärtung, Geschirrspülmittel, in Waschpulvern (abgespaltene Natronlauge verseift Fette).

**Natrium[$^{32}$P]phosphat:** mit Phosphor*-32 markierte Verb., die in der Nuklearmedizin in Form von Injektionslösungen verwendet wird; Reichweite des relativ energiereichen Betastrahlers im Gewebe: max. 8 mm; es können also im Allg. nur oberflächl. Prozesse im Organismus nachgewiesen werden. In beschränktem Maße lassen sich über die begleitende Röntgen-Bremsstrahlung auch tiefer liegende Prozesse erkennen. **Zuber.:** Natrium[$^{32}$P]phosphat-Injektionslösung (Natrii phosphatis[$^{32}$P] solutio iniectabilis Ph.Eur.6) enthält Natriummonohydrogen- u. Natriumdihydrogenphosphat[$^{32}$P]; **Anw.:** Diagnostik von Augentumoren; therap. bei neoplast. Prozessen mit erhöhtem Phosphatstoffwechsel (z. B. Polycythaemia vera), da es selbst am Phosphatstoffwechsel teilnimmt.

**Natriumphosphat, primäres:** s. Natriumdihydrogenphosphat-Dihydrat.

**Natriumphosphat, sekundäres:** s. Natriummonohydrogenphosphat.

**Natriumphosphat, tertiäres:** s. Natriumphosphat.

**Natriumphosphinat:** Natrium hypophosphorosum; Natriumhypophosphit, unterphosphorigsaures Natrium; CAS-Nr. 10039-56-2; $NaH_2PO_2 \cdot H_2O$; $M_r$ 106.0; farblose, sehr hygroskop. Kristalle, sehr leicht lösl. in Wasser, lösl. in Ethanol u. Glycerol; Lsg. von N. sind sehr leicht zersetzlich, bes. beim Kochen. **Darst.:** Umsetzen von Calciumphosphinat* mit Natriumcarbonat*; **cave:** beim Verreiben mit reduzierbaren Substanzen (Chlorate, Nitrate) Explosionsgefahr; **Off.:** DAC; die frühere med. Anw. in Tonika ist obsolet.

**Natrium phosphoricum:** s. Natriummonohydrogenphosphat.

**Natrium phosphoricum dibasicum:** s. Natriummonohydrogenphosphat.

**Natrium phosphoricum exsiccatum:** s. Natriummonohydrogenphosphat (wasserfreies Natriummonohydrogenphosphat).

**Natrium phosphoricum monobasicum:** s. Natriumdihydrogenphosphat-Dihydrat.

**Natrium phosphoricum siccatum:** s. Natriummonohydrogenphosphat.

**Natrium phosphoricum tribasicum:** s. Natriumphosphat.

**Natrium, phosphorsaures:** s. Natriummonohydrogenphosphat.

**Natriumpicosulfat** (INN): Natrii picosulfas Ph.Eur.; Dinatrium-4,4′-(2-pyridylmethylen)diphenylbis(sulfat); CAS-Nr. 10040-45-6; $C_{18}H_{13}NNa_2O_8S_2$, Strukturformel: s. Abb.; $M_r$ 481.41; Schmp. 272–275 °C (unter Zers., kristallisiert aus Ethanol od. Methanol); sehr leicht lösl. in Wasser, schwer lösl. in Ethanol, fast unlösl. in den meisten org. Lösungsmitteln; **Wirk.:** hydragog u. antiresorptiv wirkendes Laxans*; chem. sehr eng mit Bisacodyl* verwandt; im Darm wird N. in das freie Diphenol durch Bakt. verseift. **Kontraind., WW u. UAW:** s. Bisacodyl; Circulus vitiosus; cave: in den ersten 3 Monaten der Schwangerschaft.

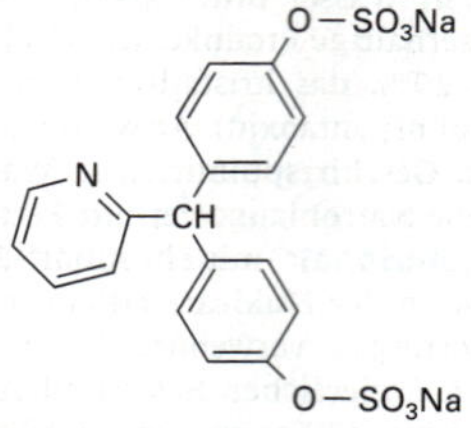


**Natriumpicosulfat**

**Natriumplatinchlorid:** s. Natriumhexachloroplatinat(IV).

**Natrium platinochloratum:** s. Natriumhexachloroplatinat(IV).

**Natriumpolystyrolsulfonat:** Natrii polystyrenesulfas Ph.Eur.6; in Österreich im Handel befindl. Ionenaustauscher*; in Deutschland u. der Schweiz außer Handel; **Anw.:** (med.) zur Behandlung einer Hyperkaliämie inf. Anurie od. Oligurie bei Niereninsuffizienz; **UAW:** Hypokaliämie, Hypernatriämie.

**Natriumpropionat:** s. Propionsäure.

**Natriumpropyl-4-hydroxybenzoat:** s. Propylis parahydroxybenzoas.

**Natriumpyrochromat:** s. Natriumdichromat.

**Natriumpyrophosphat:** s. Natriumdiphosphat.

**Natrium pyrophosphoricum:** s. Natriumdiphosphat.

**Natrium, pyrophosphorsaures:** s. Natriumdiphosphat.

**Natriumpyrosulfit:** s. Natriumdisulfit.

**Natrium pyrosulfurosum:** s. Natriumdisulfit.

**Natrium rhodanatum:** s. Natriumthiocyanat.

**Natriumrhodanid:** s. Natriumthiocyanat.

**Natriumricinoleat:** Natriumsalz der Ricinusölfettsäuren; CAS-Nr. 5323-95-5; $C_{18}H_{34}O_3Na$; weißes Pulver, lösl. in Wasser u. Alkohol; alkal. Reaktion; **Anw.:** Emulgator in Zahnpflegemitteln.

**Natriumsalicylat:** Natrii salicylas Ph.Eur., Natrium salicylicum; Natriumsalz der Salicylsäure* (2-Hydroxybenzoesäure); CAS-Nr. 54-21-7; $C_7H_5NaO_3$; $M_r$ 160.1; kleine, farblose Kristalle, glänzende Kristallschuppen od. weißes, krist. Pulver; fast geruchlos, salzig-süßer Geschmack; leicht lösl. in Wasser u. Ethanol, fast unlösl. in Ether; kann sich unter Lichteinwirkung allmähl. gelbl. bis rötl. verfärben u. dabei einen schwachen, eigentüml., Phenol ähnl. Geruch annehmen; in der Veterinärmedizin angewendetes Analgetikum*, Antipyretikum* u. Antirheumatikum* (ähnl. Acetylsalicylsäure*); als Humanarzneimittel außer Handel; früher v.a. bei akuten Erkrankungen des rheumat. Formenkreises angewendet; **Zuber.:** Mixtura* antirheumatica; **Toxikol.:** LD 10.0–25.0 g.

**Natrium, salpetersaures:** s. Natriumnitrat.

**Natrium, salpetrigsaures:** s. Natriumnitrit.

**Natrium, saures phosphorsaures:** s. Natriumdihydrogenphosphat-Dihydrat.

**Natrium, saures schwefligsaures:** s. Natriumhydrogensulfit.

**Natrium, saures weinsaures:** s. Natriumhydrogentartrat.

**Natrium, schwefelsaures:** s. Natriumsulfat.

**Natrium, schwefligsaures:** s. Natriumsulfit.

**Natriumselenit-Pentahydrat:** Natrii selenis pentahydricus, Natrium selenosum pentahydricum; CAS-Nr. 26970-82-1; $Na_2SeO_3 \cdot 5\,H_2O$; $M_r$ 263.0; Schmp. 320 °C (unter Zers.); weiße, an der Luft verwitternde, hygroskop. Kristalle; leicht lösl. in Wasser; **Darst.:** Lösen von Selendioxid ($SeO_2$) in Wasser u. Neutralisation der gebildeten Selenigen Säure ($H_2SeO_3$) mit der genau erforderl. Menge carbonatfreier Natronlauge*; **Off.:** Ph.Eur.6; **Anw.:** **1.** (med.) bei Selenmangelerscheinungen (s. Selen); **2.** (techn.) zur Rotfärbung von Glas u. Porzellan, in Fixierbädern; **Dos.:** 60 µg/d.

**Natrium selenosum pentahydricum:** s. Natriumselenit-Pentahydrat.

**Natriumsilicat:** Natrium silicicum; kieselsaures Natrium, Wasserglas; $Na_2SiO_3$; **Herst.:** Zusammenschmelzen von Quarzsand mit entwässertem Natriumcarbonat* u. Holzkohlenpulver; **Doppelwasserglas** ist eine Mischung von Kalium- (s. Kaliumsilicat) u. Natriumwasserglas. **Zuber.:** Liquor Natrii silicici (DAB): Natronwasserglas-Lösung (Gehalt ca. 35 % N.); CAS-Nr. 1344-09-8; D. 1.296–1.396; dicke, klebrige, farblose bis schwach gelbl. Flüss.; mit Säuren gibt die Lsg. eine gallertige Ausflockung von Kieselsäure. **Anw.:** **1.** (med.) steife Verbände; **2.** (techn.) Eierkonservierung, Klebstoffe, Kitte, Farbbinde-, Flammschutz-, Waschmittel; **Hinweis:** Aufbewahrung in Flaschen mit Kork- od. Gummistopfen, da Glasstöpsel bald einkitten.

**Natrium silicicum:** s. Natriumsilicat.

**Natrium silico-fluoratum:** s. Natriumhexafluorosilicat.

**Natriumsilicofluorid:** s. Natriumhexafluorosilicat.

**Natrium sozoiodolicum:** s. Natrium, diiodparaphenolsulfonsaures.

**Natriumstannat:** s. Zinn.

**Natriumstearat:** Natrii stearas Ph.Eur.6, Sodium Stearate USP, Natrium stearinicum; Gemisch von Natriumsalzen höherer Fettsäuren, hauptsächl. aus Natriumstearat (CAS-Nr. 822-16-2; $C_{17}H_{35}COONa$; $M_r$ 306.5) u. Natriumpalmitat (CAS-Nr. 408-35-5; $C_{15}H_{31}COONa$; $M_r$ 278.4); mind. 40 % Stearinsäure*, mind. 90 % Stearin- u. Palmitinsäure*; feines, weißes bis schwach gelbl., sich fettig anfühlendes Pulver, schwach talgartiger Geruch; schwer lösl. in Wasser u. 96 %igem Ethanol; Lagerung unter Lichtschutz; **Anw.:** als Emulgator* (Typ: O/W), mit hoher Reinheit parenteraler Emulgator in Fettemulsionen, in der Kosmetik; als Verdickungsmittel, FST-Hilfsmittel (s. FST-Komplex), Gelbildner für Suppositoria* Glyceroli (NRF, USP),

**Natrium stearinicum:** s. Natriumstearat.

**Natrium-Stibium-bis-brenzcatechin-disulfonicum:** s. Stibophen.
**Natrium subsulfurosum:** s. Natriumthiosulfat.
**Natrium sulfamidochloratum:** s. Tosylchloramid-Natrium.
**Natriumsulfantimonat:** s. Schlippe-Salz.
**Natriumsulfat:** **1. wasserfreies Natriumsulfat:** Natrii sulfas anhydricus, Natrium sulfuricum anhydricum, Natrium sulfuricum siccatum; entwässertes Natriumsulfat, getrocknetes Natriumsulfat; CAS-Nr. 7757-82-6; $Na_2SO_4$; $M_r$ 142.0; D. 2.68; weißes, hygroskop. Pulver, lösl. in 6 T. Wasser; **Vork.:** natürl. als Thenardit; **Darst.:** vorsichtiges Trocknen von N. bei 100 °C; **Off.:** Ph.Eur.6. **Hom.:** Natrium sulfuricum (HAB): verordnet z. B. bei Leber- u. Gallenerkrankungen, harnsaurer Diathese, Warzen. **2. Natriumsulfat-Decahydrat:** Natrii sulfas decahydricus, Natrium sulfuricum, Natrium sulfuricum cristallisatum; schwefelsaures Natrium, Glaubersalz; CAS-Nr. 7727-73-3; $Na_2SO_4 \cdot 10\,H_2O$; $M_r$ 322.2; D. 1.46; farblose, durchscheinende Kristalle; leicht lösl. in Wasser, unlösl. in Ethanol; max. Löslichkeit 33.2 % bei 32.38 °C; über dieser Temp. nimmt die Löslichkeit wieder ab (bei 100 °C: 29.9 %); das kristallwasserfreie Salz löst sich unter Erwärmung, das kristallwasserhaltige unter Abkühlung. **Vork.:** natürl. als Begleiter der Kalisalze, in Mineralien (Thenardit), in Mineralwässern (Karlsbad, Friedrichshall); **Herst.:** (techn.) aus Mineralien, als Nebenprodukt beim Leblanc-Soda-Prozess, durch Erhitzen von Natriumchlorid* mit Natriumhydrogensulfat* od. durch Umsetzen von Magnesiumsulfat mit Natriumchlorid; **Off.:** Ph.Eur.6; **Anw.:** **1.** (med.) salin. Laxans* (z. B. in Sal* Carolinum), v. a. zur Darmentleerung vor diagnost. od. operativen Eingriffen; als Antidot* zur Beschleunigung der Darmpassage nach Ingestion von Bariumchlorid* u. anderen lösl. Bariumsalzen sowie lösl. Bleisalzen; **2.** (techn.) z. B. in der Glas- u. Waschmittelindustrie, Färberei; **Dos.:** Laxans: 0.5 g/kg KG p. o. in 1/2 Glas Wasser; Antidot: 20–30 g in Wasser hyperton. gelöst p. o. od. über Magensonde, Kinder 0.5–1.0 g/kg KG; **Gesch.:** Darst. zuerst von Johann Rudolf Glauber (1604–1670) aus Kochsalz u. Schwefelsäure.
**Natriumsulfat-Decahydrat:** s. Natriumsulfat.
**Natriumsulfat, entwässertes:** s. Natriumsulfat.
**Natriumsulfat, getrocknetes:** s. Natriumsulfat.
**Natriumsulfat, primäres:** s. Natriumhydrogensulfat.
**Natriumsulfat, saures:** s. Natriumhydrogensulfat.
**Natriumsulfat, wasserfreies:** s. Natriumsulfat.
**Natriumsulfhydrat:** s. Natriumhydrogensulfid.
**Natriumsulfid:** Natrium sulfuratum; Schwefelnatrium; CAS-Nr. 1313-84-4; $Na_2S \cdot 9\,H_2O$; $M_r$ 240.2; Schmp. 1180 °C; farblose, sich rasch gelb färbende, hygroskop. Kristalle, leicht lösl. in Wasser; **Anw.:** (techn.) Enthaarungsmittel in der Gerberei, zur Erzflotation, in der Fotografie zur Sepia-Tonung; Reagenz (entwickelt mit Säuren Schwefelwasserstoff*).
**Natriumsulfidlösung:** Darst.: Ph.Eur.6, 12 g Natriumsulfid* werden unter Erwärmen in 45 mL einer Mischung von 10 T. Wasser u. 29 T. 85 %igem Glycerol* gelöst; nach dem Erkalten wird auf 100 mL verdünnt; **Anw.:** Reagenz Ph.Eur.6; Nachw. von Schwermetallsalzen, z. B. von Zink*, Antimon*, Bismut*.
**Natriumsulfit:** Natrii sulfis heptahydricus Ph.Eur.6, Natrium sulfurosum; Natriumsulfit-Heptahydrat, schwefligsaures Natrium; CAS-Nr. 7757-83-7 (wasserfrei), CAS-Nr. 10102-15-5 (Heptahydrat); $Na_2SO_3 \cdot 7\,H_2O$; $M_r$ 252.2; Schmp. 150 °C (unter Verlust des Kristallwassers); enthält 50 % $Na_2SO_3$; farblose Kristalle, leicht lösl. in Wasser; **Darst.:** Durch Einleiten von Schwefeldioxid* in Natronlauge* wird Natriumdisulfit* erhalten, das sich beim Eindampfen abscheidet. Durch Neutralisation mit Natriumhydroxid* erhält man N., das unterhalb von 33.6 °C als Heptahydrat, darüber wasserfrei kristallisiert. **Off.:** Ph.Eur.6 (als wasserfreies N. u. Heptahydrat); **Anw.:** (techn.) Entfernung von Chlor* aus gebleichtem Papier u. Stoffen, fotograf. Entwickler; Antioxidans*, u. a. für Obst, Eier (Verhinderung des Bräunens durch Phenoloxidasen*); Schwefeln von Weinfässern; Lebensmittelzusatzstoff* E 221.
**Natriumsulfit-Heptahydrat:** s. Natriumsulfit.
**Natrium sulfocyanatum:** s. Natriumthiocyanat.
**Natriumsulfocyanid:** s. Natriumthiocyanat.
**Natrium, sulforicinolsaures:** s. Türkischrotöl.
**Natriumsulfosalicylat:** Natrium sulfosalicylicum; sulfosalicylsaures Natrium; Natrium-5-sulfosalicylat; $C_6H_3(OH)(COOH)SO_3Na \cdot 2\,H_2O$; $M_r$ 276.2; farblose Kristalle, lösl. in Wasser, unlösl. in Ethanol; **Anw.:** Reagenz zum Nachw. von Eiweiß im Harn.
**Natrium sulfosalicylicum:** s. Natriumsulfosalicylat.
**Natrium, sulfosalicylsaures:** s. Natriumsulfosalicylat.
**Natrium sulfuratum:** s. Natriumsulfid.
**Natrium sulfuricum:** s. Natriumsulfat.
**Natrium sulfurosum:** s. Natriumsulfit.
**Natriumsupercarbonat:** s. Natriumpercarbonat.
**Natriumsuperoxid:** s. Natriumperoxid.
**Natrium tartaricum:** s. Natriumtartrat.
**Natriumtartrat:** Natrium tartaricum; neutrales weinsaures Natrium; $[CH(OH)COO]_2Na_2 \cdot 2\,H_2O$; $M_r$ 230.1; farblose Kristalle, leicht lösl. in Wasser; **Darst.:** Neutralisieren einer Weinsäure-Lsg. mit Natriumcarbonat u. Eindampfen; **Anw.:** **1.** (volkstüml.) als Laxans*; **2.** (techn.) zur Einstellung der Karl*-Fischer-Lösung; Lebensmittelzusatzstoff* E 335 (Backtriebmittel, Säuerungsmittel).
**Natrium tetraboracicum:** s. Natriumtetraborat.
**Natriumtetraborat:** Natrii tetraboras, Natrium tetrabor(ac)icum, Natrium bibor(ac)icum, Natrium bor(ac)icum; Dinatriumtetraborat, Borax, Medizinalborax; CAS-Nr. 1330-43-4; $Na_2B_4O_7 \cdot 10\,H_2O$; $M_r$ 381.44; D. 1.7; Härte 2–2.5 der Härteskala*; weiße Kristalle od. krist. Pulver; unlösl. in Ethanol, lösl. in Wasser von 20 °C (ca. 1 : 16), sehr leicht lösl. in siedendem Wasser u. Glycerol; N. macht Harze in Wasser lösl., löst Eiweißstoffe, verseift Fette. Beim Erhitzen auf 350–400 °C geht N. in wasserfreies N. ($Na_2B_4O_7$; D. 2.3; Schmp. 878 °C) über, dessen glasartige Schmelze viele Metalloxide unter Bildung charakterist. gefärbter Borate aufzulösen vermag (**Boraxperle** zum Nachw. von Metalloxiden, in der Lötrohranalyse); vgl. Natri-

umammoniumphosphat (Phosphorsalzperle). **Vork.:** natürl. als Tinkal, Borkalk (Boronatrocalcit; $NaCaB_5O_6(OH)_6 \cdot 5\,H_2O$, $NaBO_2 \cdot CaB_4O_7 \cdot 8\,H_2O$), Kernit ($Na_2B_4O_7 \cdot 4\,H_2O$) od. Pandermit ($Ca_4B_{10}O_{19} \cdot 7\,H_2O$, $4\,CaO \cdot 5\,B_2O_3 \cdot 7\,H_2O$), gelöst in einigen Seen Kaliforniens u. Tibets; **Darst.:** Sättigung von Borsäurelösung mit Natriumcarbonat* od. Aufschluss natürl. Borate mit Natriumcarbonat u. Umkristallisation; **Off.:** Ph.Eur.6; **Anw.:** **1.** (pharmaz.) zus. mit Borsäure* als Pufferkomponente in Augentropfen; als Konservierungsmittel in den meisten Ländern verboten; **2.** (techn.) Lötmittel (N. beseitigt durch Boratbildung in der Hitze die Oxidschicht von Metallen*), Emaillieren, Appretieren, Glasieren von Steingut u. Porzellan; in Waschmitteln (Glanzstärke darf wegen evtl. Vergiftungsgefahr max. 12 % N. enthalten; vgl. Borsäure); **3.** (med.) obsolet; antibakterielle Wirk. fragl.; früher zur Mundspülung u. zum Betupfen der Mundschleimhaut. **Hom.:** Natrium tetraboracicum (HAB), Borax: verordnet z. B. bei chron. Haut- u. Schleimhauterkrankungen wie Aphthen, Soor.

**Natriumtetrachloroaurat(III):** Natrium aurichloratum, Aurum chloratum natronatum, Aurum muriaticum natronatum, Auro-Natrium chloratum; Natriumgold(III)-chlorid, Gold(III)-chlorid-Chlornatrium, Goldchlorid-Natrium, Chlorgoldnatrium, Gozzi-Goldsalz; CAS-Nr. 13874-02-7; $NaAuCl_4 \cdot H_2O$; $M_r$ 379.8; gelbes, krist. Pulver; lösl. in Wasser, nur teilweise lösl. in Ethanol; **Anw.:** **1.** (techn.) galvan. Vergoldung; **2.** (med.) obsolet; früher Ätzmittel bei syphilit. Geschwüren. **Hom.:** Natrium tetrachloroauratum (HAB), Aurum chloratum natronatum, Aurum muriaticum natronatum: mind. 48 % Gold*; verordnet z. B. bei Lebererkrankungen, Uterusmyomen.

**Natriumtheobrominat:** s. Theobromin-Natriumacetat; Theobromin-Natriumsalicylat.

**Natriumthioantimonat:** s. Schlippe-Salz.

**Natriumthiocyanat:** Natrium rhodanatum, Natrium sulfocyanatum; Natriumrhodanid, Natriumsulfocyanid, Rhodannatrium, Schwefelcyannatrium; CAS-Nr. 540-72-7; NaSCN; $M_r$ 81.07; Schmp. 287 °C; Zers. oberhalb 368 °C; farblose, hygroskop. Kristalle, lösl. in Wasser u. Ethanol; **Darst.:** Zusammenschmelzen von Natriumcyanid* mit Schwefel*; **Anw.:** **1.** (techn.) Synthese von Alkylthiocyanaten, Herbiziden* u. Fungiziden*; Phototechnik, Galvanotechnik, Metallurgie; **2.** (med.) obsolet; früher Antispasmodikum, Antihypertonikum, Sedativum.

**Natriumthioglycolat:** Natriumsalz der Mercaptoessigsäure; CAS-Nr. 367-51-1; $C_2H_3NaO_2S$, HS—$CH_2$—COONa; $M_r$ 114.1; weißes, körniges Pulver od. Kristalle, hygroskop.; leicht lösl. in Wasser u. Methanol, schwer lösl. in Ethanol; **Anw.:** Reagenz Ph.Eur.6; Nachweis von Streptolysin* in Streptokinase*.

**Natriumthiosulfat:** Natrii thiosulfas, Natrium thiosulfuricum, Natrium hyposulfurosum, Natrium subsulfurosum; Natriumhyposulfit, unterschwefligsaures Natrium, Fixiernatron, Fixiersalz, Antichlor; CAS-Nr. 10102-17-7; $Na_2S_2O_3 \cdot 5\,H_2O$; $M_r$ 248.22; Schmp. ca. 49 °C (im eigenen Kristallwasser); Zers. oberhalb 300 °C; farblose Kristalle, an trockener Luft verwitternd; leicht lösl. in Wasser, unlösl. in Ethanol; die wässrige Lsg. entwickelt nach Zusatz von Salzsäure* Schwefeldioxid* u. trübt sich allmähl. infolge Ausscheidung von Schwefel*. **Darst.:** Erhitzen von Natriumsulfitlösung mit pulverisiertem Schwefel; **Off.:** Ph.Eur.6; **Anw.:** **1.** (med.) äußerl. in Salben od. Lsg. (5–10 %), bei parasitären Hauterkrankungen; i. v. bei Intoxikationen mit Cyaniden als Antidot* (Cyanid wird in Thiocyanat übergeführt; s. Blausäure); **2.** (techn.) Entfernung von Iodflecken, Entfernung von Chlor* aus gebleichtem Papier u. Geweben, Fixiersalz in der Fotografie; Iodometrie*.

**Natrium thiosulfuricum:** s. Natriumthiosulfat.

**Natrium, überborsaures:** s. Natriumperborat.

**Natrium, überkohlensaures:** s. Natriumpercarbonat.

**Natrium, unterchlorigsaures:** s. Natriumhypochlorit.

**Natrium, unterphosphorigsaures:** s. Natriumphosphinat.

**Natrium, unterschwefligsaures:** s. Natriumthiosulfat.

**Natriumuranat:** s. Urangelb.

**Natrium uranicum:** s. Urangelb.

**Natriumvalproat:** s. Valproinsäure.

**Natriumwolframat:** Natrium wolframicum; wolframsaures Natrium; CAS-Nr. 10213-10-2; $Na_2WO_4 \cdot 2\,H_2O$; $M_r$ 329.86; Schmp. 698 °C; farblose, hygroskop. Kristalle, leicht lösl. in Wasser; **Anw.:** (techn.) Flammschutzmittel für Gewebe u. Holz; Beize in der Färberei; Reagenz auf Alkaloide*, Harnsäure* u. Plasmaproteine*.

**Natrium wolframicum:** s. Natriumwolframat.

**Natrium, wolframsaures:** s. Natriumwolframat.

**Natriumzetylsulfat:** s. Natriumcetylstearylsulfat.

**Natriuretika:** s. Diuretika.

**Natron:** s. Natriumhydrogencarbonat.

**Natronhydrat:** s. Natriumhydroxid.

**Natronkalk:** Mischung aus Natriumhydroxid* u. Calciumhydroxid*; **Anw.:** Absorption von Kohlenstoffdioxid* (im Natronkalkröhrchen), Reinigung von Ammoniak*.

**Natron-Kalk-Glas:** s. Glas.

**Natronkalk-Silicatglas:** s. Glas.

**Natron, kaustisches:** s. Natriumhydroxid.

**Natronlauge:** Liquor Natrii caustici; DAB; Natriumhydroxid-Lsg.; Gehalt 14.8–15 % Natriumhydroxid*; D. 1.165–1.169; in Ph.Eur.6 in versch. Konz., carbonatfrei, methanolisch, konzentriert u. unverdünnt.

**Natronlauge, konzentrierte:** Solutio Natrii hydroxydati concentrata, Liquor Natrii caustici concentratus; konzentrierte Natriumhydroxid-Lösung; Zusammensetzung: ÖAB, 315 T. Natriumhydroxid*, 685 T. gereinigtes Wasser; Gehalt an Gesamtalkali: 29.5–30.5 % (berechnet als NaOH); stark ätzend.

**Natronlauge, verdünnte:** Solutio Natrii hydroxydati diluta, Liquor Natrii caustici dilutus; verdünnte Natriumhydroxid-Lösung; Zusammensetzung: ÖAB, 78 T. Natriumhydroxid*, 922 T. gereinigtes Wasser; Gehalt an Gesamtalkali: 7.3–7.5 % (ca. 2 mol/L; berechnet als NaOH).

**Natronsalpeter:** s. Natriumnitrat.

**Natronseife:** s. Sapo durus; Sapo.

**Natronwasserglas-Lösung:** s. Natriumsilicat.
**Natternkopf:** s. Echium vulgare.
**Natternkopfwurzel:** s. Echium vulgare (Radix Echii).
**Natterwurzel:** s. Polygonum bistorta (Rhizoma Bistortae).
**Naturheilkunde:** Naturheilverfahren; Lehre von der Behandlung u. Vorbeugung von Krankheiten unter Einsatz der natürl. Umwelt entnommener u. naturbelassener Heilmittel: physik. Reize (Licht, Luft, Wärme/Kälte, Bewegung/Ruhe), spezielle Ernährungsformen, pflanzliche u. a. natürliche Arzneistoffe sowie psychosoziale Einflussfaktoren (Gespräche, Beratung in Fragen der Lebensführung); einige Naturheilkundige lehnen jede pharmak. od. chirurg. Maßnahme ab. Im Ggs. hierzu steht die neuzeitl. N., die als biol. Medizin (s. Komplementärmedizin) innerhalb der Schulmedizin* breite Anw. erlangt hat. Sie sucht möglichst genaue Heilanzeigen zu entwickeln, innerhalb derer die naturgegebenen Reize für den Kranken nützl. sind, u. will die unerwünschten Folgen od. Wirkungen der pharmak. od. chirurg. Behandlung vermeiden od. wenigstens abmindern. Zunächst waren Laienbehandler naturheilkundl. tätig (z. B. Prießnitz, Kneipp); ihre Verfahren wurden dann von Ärzten aufgenommen u. weiterentwickelt. In einzelnen Ländern Europas (z. B. Österreich) arbeiten bis zu 25 % aller Ärzte auch naturheilkundlich. Vgl. Komplementärmedizin.
**Naturseide:** s. Bombyx mori.
**Naturvaselin:** s. Vaselinum.
**Nauclea gambir:** s. Uncaria gambir.
**Nausea** (gr. nausia Seekrankheit): s. Übelkeit.
**Nb:** (chem.) Symbol für Niob*.
**NBS:** Abk. für (engl.) *National Bureau of Standards*; heute NIST*.
**n. c. a.:** Abk. für (engl.) *no carrier added*; s. Träger.
**Nd:** (chem.) Symbol für Neodym*.
**NDGA:** Abk. für (engl.) *Nordihydroguaiaretic acid*, Nordihydroguaiaretsäure; s. Antioxidanzien.
**Ne:** (chem.) Symbol für Neon*.
**Neamin:** s. Neomycin.
**Nebel:** disperses System; die disperse Phase ist flüssig, das Dispersionsmittel (die geschlossene Phase) gasförmig; s. Aerosole.
**Nebelkammer:** s. Wilson-Kammer.
**Nebengruppenelemente:** s. Periodensystem der Elemente.
**Nebenniere:** Glandula suprarenalis; paarige endokrine Drüse, die von Fettgewebe umgeben dem oberen Pol der Niere aufliegt; **Einteilung:** morpholog. u. funktionell in: **1.** gelbl. braune Nebennierenrinde* (Abk. NNR); **2.** rotbraunes Nebennierenmark* (Abk. NNM).
**Nebennierenmark:** Abk. NNM; rotbraunes Gewebe der Nebenniere*; Bildungsort der Catecholamine* Adrenalin*, Noradrenalin* u. Dopamin*; bei Ausfall durch andere chromaffine Zellen ersetzbar; Überfunktion durch vermehrte Ausschüttung von Catecholaminen beim Phäochromozytom. Vgl. Nebennierenrinde.
**Nebennierenrinde:** Abk. NNR; gelbl. braunes Gewebe der Nebenniere*; Produktionsort von über 40 versch. Steroiden*, die nach ihren Hauptwirkungen in Mineralocorticoide* (z. B. Aldosteron*), Glucocorticoide* (z. B. Hydrocortison*) u. Sexualhormone* (z. B. Androgene*) unterteilt werden; aus 3 histolog. unterschiedl. Schichten zusammengesetzt: **1.** Zona glomerulosa: liegt unter der NNR-Kapsel; Produktion u. a. von Aldosteron u. Desoxycorton*; **2.** Zona fasciculata: mächtigste Schicht; Produktion v. a. von Glucocorticoiden; **3.** Zona reticularis: grenzt an das Nebennierenmark*; Produktion von Sexualhormonen, z. B. DHEA*.
**Nebenquantenzahl:** Symbol l; gibt die Anzahl der geneigten Knotenflächen an; da stets eine Knotenfläche im Unendlichen vorhanden ist, ist die Gesamtanzahl der Knotenflächen um mind. 1 größer als die Anzahl der geneigten Knotenflächen. Deshalb kann die N. alle ganzen Werte von 0 bis n–1 annehmen. Die Hauptquantenzahl* n legt die möglichen Werte der N. l fest. Ist $l = 0$, fehlen geneigte Knotenflächen völlig, die Elektronenverteilung ist kugelsymmetrisch; bei $l = 1$ ist eine geneigte Knotenfläche vorhanden, d. h., es besteht eine axialsymmetr. Elektronenverteilung (p-Orbitale*). Zur Kennzeichnung der N. verwendet man für $l = 0, 1, 2, 3$ die Symbole s, p, d, f, wobei ein Index die räuml. Orientierung im Koordinatensystem angibt, dessen Ursprung im Atommittelpunkt liegt ($p_x$-, $p_y$-, $p_z$-Orbital). Vgl. Orientierungsquantenzahl; Spinquantenzahl.
**Nebenschilddrüsen:** Epithelkörperchen, Glandulae parathyroideae (Kurzbez. Parathyroidea); 4 linsengroße, lebenswichtige endokrine Drüsen, die der Schilddrüse* von hinten anliegen; die Hauptzellen der N. sezernieren überwiegend Parathormon*.
**Nebenvalenzgele:** s. Gele.
**Nebenwirkung:** s. UAW.
**Nebenwurzel:** s. Wurzel.
**Nebenzellen:** (bot.) Epidermiszellen (s. Epidermis), die sich morpholog. von den anderen Epidermiszellen unterscheiden u. mit einem Schließzellen*-Paar assoziiert sind.
**Nebivolol** (INN): *α,α'*-(Iminodimethylen)bis(6-fluor-2-chromanmethanol); CAS-Nr. 99200-09-6; $C_{22}H_{25}F_2NO_4$, Strukturformel: s. Abb.; $M_r$ 405.44; **Wirk.:** langwirksamer, kardioselektiver Beta*-Rezeptoren-Blocker (D-Enantiomer) mit zusätzl. vasodilatierenden Eigenschaften aufgrund WW mit dem L-Arginin/Stickstoffmonoxid-Stoffwechselweg; **Ind.:** essentielle Hypertonie; als Ergänzung zur Standardtherapie einer stabilen leichten bis mittelschweren chron. Herzinsuffizienz bei über 70-jährigen Patienten; **Kontraind.:** Herzinsuffizienz NYHA III u. IV; AV-Block II. u. III. Grades, sinuatrialer Block, Sinusknotensyndrom, Bradykardie (<50/min), ausgeprägte Hypotonie, obstruktive Bronchialerkrankungen, Asthma bronchiale, Spätstadien peripherer Durchblutungsstörungen, nicht respirator. Acidose, i. v. Applikation von Ve-

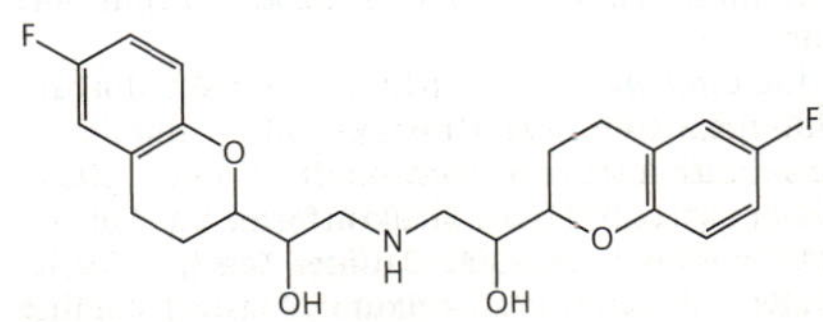

**Nebivolol**

N

rapamil u. Diltiazem, Einschränkung der Leberfunktion, Episoden einer Dekompensation der Herzinsuffizienz, die eine i. v. Behandlung mit inotropen Wirkstoffen erfordert; unbehandeltes Phäochromozytom; **WW:** Narkotika, Antiarrhythmika, Calcium-Antagonisten (Verapamil- u. Diltiazemtyp): kardiodepressiver Effekt verstärkt; Insulin, Sulfonylharnstoffe: Hypoglykämie durch Hemmung der Gegenregulation verstärkt u. verlängert (Sympt. maskiert); Antihypertonika: blutdrucksenkende Wirk. verstärkt; Cimetidin: erhöhte Plasmaspiegel von N.; herzwirksame Glykoside: negative chrono- u. dromotrope Wirk. verstärkt; Neuroleptika, Antidepressiva (tricycl. Antidepressiva, Barbiturate u. Phenothiazinderivate): Verstärkung der hypotonen Wirk. von N.; Sympathomimetika: Hypertonierisiko, schwere Bradykardie u. Herzblock; Paroxetin, Fluoxetin, Thioridazin, Chinidin: Anstieg der Plasmawerte von N.; Nicardipin: Erhöhung der Plasmawerte beider Arzneimittel; **UAW:** zentralnervöse Störungen, Halluzinationen, depressive Verstimmungen, Einschränkung des Tränenflusses, gastrointestinale Störungen, Parästhesien u. Kältegefühl in den Gliedmaßen, Überempfindlichkeitsreaktionen, Psychosen, Verwirrtheit, Ohnmachtsanfälle, Sehstörungen, Herzinsuffizienz, verlangsamte AV-Überleitung/AV-Block, lagebedingte Hypotonie, (Verstärkung einer) Claudicatio intermittens, Raynaud-Phänomen, Dyspnoe, Bronchospasmus, Ödem, angioneurot. Ödem, verstärkte Psoriasis, sklerosierende Peritonitis vom Practolol-Typ; **Dos.:** p. o. 1×5 mg/d zu einer Mahlzeit; bei der Dos. ist die Metabolisierungsrate des Patienten zu berücksichtigen; HWZ 10–50 h (abhängig von der individuellen Metabolisierung). Vgl. Celiprolol; Carvedilol.



**Nebramycin-Faktor 6:** s. Tobramycin.

**Nebulisator:** Handzerstäuber; Applikationshilfe, bei der durch Zusammendrücken eines Gummiballs bzw. der Flasche selbst (Knautschflasche) ein kräftiger Luftstrom über die Öffnung eines Kapillarröhrchens (Heberrohr) geleitet wird, durch das die zu dispergierende Flüssigkeit angesaugt u. versprüht wird; gröbere Teilchen werden zurückgehalten, wenn der Sprühnebel vor dem Austreten aus dem Gerät gegen eine Fläche gelenkt wird. Vgl. Aerosole.

**Nebulogenum:** s. Aerosole.

**Necator americanus:** zu den Hakenwürmern gehörende Art der Nematodes*; blutsaugender Dünndarmparasit (Jejunum) des Menschen mit schneidenden Platten am Eingang der Mundkapsel; **Vork.:** Subtropen u. Tropen, v. a. Westafrika, Süd- u. Südostasien, Zentral- u. Südamerika, Südeuropa. Vgl. Anthelminthika.

**Necin:** s. Pyrrolizidinalkaloide.

**Nectandra coto:** s. Aniba coto.

**Nectandra puchury-major:** s. Ocotea puchury-major.

**Nedocromil-Natrium** (INN): 9-Ethyl-6,9-dihydro-4,6-dioxo-10-propyl-4*H*-pyrano[3,2-*g*]chinolin-2,8-dicarbonsäure, Dinatriumsalz; CAS-Nr. 69049-74-7; $C_{19}H_{15}NNa_2O_7$, Strukturformel: s. Abb.; $M_r$ 416.9; Schmp. 298–300 °C (unter Zers.); fahl gelbl. Pulver; **Wirk.:** Antiallergikum*; Mastzellstabilisator, Mastzellendegranulationshemmer, hemmt

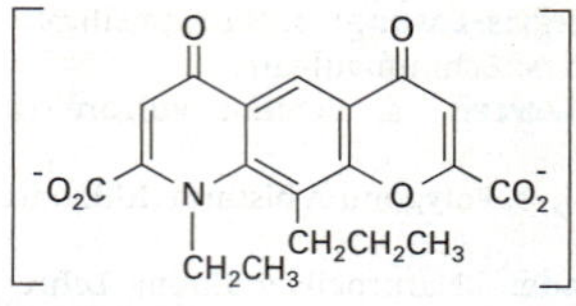


**Nedocromil-Natrium**

die Mediatorfreisetzung (v. a. von chemotakt. u. muskelkontrahierenden Entzündungs-Mediatorsubstanzen); nicht geeignet bei akuten Krankheitszuständen; **Ind.:** Asthma bronchiale (Inhalation); saisonale u. perenniale allerg. Konjunktivitis, (Kerato-)Conjunctivitis vernalis (Augentropfen); saisonale allerg. Rhinitis (Nasentropfen); **UAW:** Kopfschmerz, Übelkeit. Vgl. Cromoglicinsäure; Mastzellen.

**Nefazodon** (INN): 1-{3-[4-(3-Chlorphenyl)-1-piperazinyl]propyl}-3-ethyl-4,5-dihydro-4-(2-phenoxyethyl)-1,2,4-triazol-5-on; CAS-Nr. 83366-66-9; $C_{25}H_{32}ClN_5O_2$; $M_r$ 470.0; nicht mehr im Handel befindl. Antidepressivum*; **Wirk.:** 5-$HT_{2A}$-Blockade u. Hemmung der Serotonin-Wiederaufnahme (ähnl. antidepressive Wirk. wie tricycl. Antidepressiva od. Serotonin*-Wiederaufnahme-Hemmer); durch das duale Wirkungssystem sollten serotonerge UAW abgeschwächt werden. **UAW:** häufig Asthenie, Mundtrockenheit, Übelkeit.

**Nefopam** (INN): 3,4,5,6-Tetrahydro-5-methyl-1-phenyl-1*H*-2,5-benzoxazocin; CAS-Nr. 13669-70-0; $C_{17}H_{19}NO$; $M_r$ 253.35; nicht mehr im Handel befindl. Analgetikum* u. Muskelrelaxans*; **Wirk.:** anticholinerg, sympathomimet.; unklarer Wirkungsmechanismus; keine Hemmung der Prostaglandinsynthese; **UAW:** Übelkeit, Erbrechen, Kopfschmerz, Mundtrockenheit, Hautrötung, Tachykardie, Euphorie, Krämpfe.

**Nef-Reaktion:** Methode zur Herst. von Aldehyden* u. Ketonen* aus primären u. sekundären Nitroalkanen*; **Prinzip:** Das Nitroalkan wird mit Natronlauge* in die aci-Form (saure Tautomerie*-Form) überführt, die mit Schwefelsäure* hydrolysiert wird (s. Abb.).

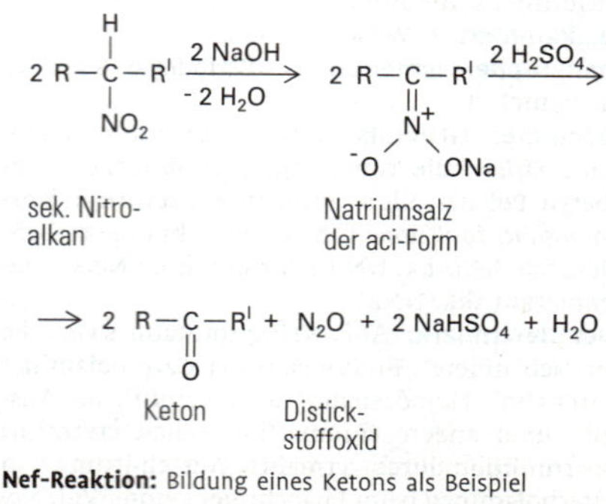


**Nef-Reaktion:** Bildung eines Ketons als Beispiel

**Negativliste:** Liste von Arzneimitteln* (zuletzt geändert am 18.10.2003), die nach § 34 Absatz 3 SGB V generell od. für bestimmte Indikationen von der Leistungspflicht der GKV ausgeschlossen sind, u. a. wegen Unwirtschaftlichkeit, geringen

Preises od. nicht ausreichend nachgewiesener therap. Wirksamkeit; ergänzt die „Verordnung über unwirtschaftliche Arzneimittel in der gesetzlichen Krankenversicherung“ vom 21.2.1990, zuletzt geändert am 9.12.2002; als unwirtschaftl. gelten Mittel, die für das Therapieziel od. zur Minderung von Risiken nicht erforderl. Bestandteile enthalten, deren Wirk. wegen der Vielzahl der enthaltenen Wirkstoffe nicht mit ausreichender Sicherheit beurteilt werden kann od. deren therap. Nutzen nicht nachgewiesen ist. Die N. ist wirkstoff- bzw. wirkstoffkombinationsbezogen u. enthält somit keine Fertigarzneimittel, trat am 11.9.2002 in Kraft u. beinhaltet seit 1.1.2004 (s. GKV-Modernisierungsgesetz) prinzipiell alle nicht verschreibungspflichtigen Arzneimittel, mit Ausnahme solcher, die bei der Behandlung schwerwiegender Erkrankungen als Therapiestandard gelten od. die für Kinder bis zum 12. Lebensjahr verordnet werden. Einzelheiten legen Richtlinien des Gemeinsamen* Bundesausschusses fest.

**Negatron:** s. Elektron.

**Neisser-Färbung:** Neisser-Polkörperchenfärbung; Anfärbung von Corynebacterium* diphtheriae (hellbraun mit blauschwarzen Polkörnchen: Ernst-Babes-Polkörperchen).

**Neisseria** (Albert L. Neisser, Dermatologe, Breslau, 1855–1916): Gattung gramnegativer unbewegl., in Paaren angeordneter Bakt. (sog. Diplokokken) der Fam. Neisseriaceae; humanpathogene **Species:** **1.** N. gonorrhoeae: syn. Gonokokken; semmel- od. kaffeebohnenartige Diplokokken; Erreger der Gonorrhö*; **2.** N. meningitidis: syn. Meningokokken; kleinere semmelförmige, pleomorphe Diplokokken; Erreger der Meningitis* epidemica.

**Nekropsie:** s. Sektion.

**Nekrose:** Necrosis; intravitale morpholog. Veränderungen einer Zelle od. eines Gewebes, die nach irreversiblem Ausfall von Zellfunktionen (sog. Zelltod) auftreten.

**Nektarien:** (bot.) epidermale Drüsen an Blüten* u. Blättern*, die zur Anlockung von Insekten zuckerreiche Sekrete ausscheiden.

**Nektarine:** s. Prunus persica.

**Nelarabin** (INN): 9-(*β*-D-Arabinofuranosyl)-6-methoxypurin-2-amin; CAS-Nr. 121032-29-9; $C_{11}H_{15}N_5O_5$; $M_r$ 297.27; **Wirk.:** Purin-Antimetabolit, Zytostatikum*; **Ind.:** akute u. nicht akute lymphoblast. T-Zell-Leukämie u. akutes lymphoblast. T-Zell-Lymphom nach mind. 2 Zytostatikatherapien mit unzureichendem Erfolg; **UAW:** Knochenmarkdepression, Neurotoxizität; **Dos.:** Erwachsene: 1500 mg/m² KOF/d i. v. an Tag 1, 3, 5, Wiederholung alle 21 d; Kinder: 650 mg/m² KOF/d i. v. an Tag 1–5, Wiederholung alle 21 d.

**Nelaton-Katheter:** s. Katheter.

**Nelfinavir** (INN): (3*S*,4a*S*,8a*S*)-*N*-*tert*-Butyl-2-[(2*R*,3*R*)-2-hydroxy-3-(3-hydroxy-2-methylbenzamido)-4-(phenylthio)butyl]decahydroisochinolin-3-carboxamid; CAS-Nr. 159989-65-8; $C_{32}H_{45}N_3O_4S$, Strukturformel: s. Abb.; $M_r$ 567.9; Schmp. 130 °C; logP 6.5; $pK_S$ 9.6 (berechnet); schwer lösl. in Wasser; **Wirk.:** Virostatikum*; HIV*-Protease-Inhibitor; **Ind.:** zur Behandlung von HIV-1-infizierten Kindern u. Erwachsenen

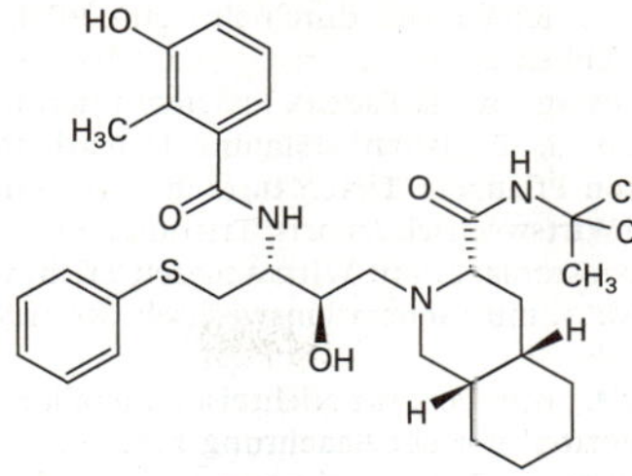


**Nelfinavir**

mit fortgeschrittener Immunschwäche in Kombination mit anderen retroviralen Substanzen; **UAW:** häufig Diarrhö, Erbrechen, Übelkeit; **Dos.:** Kinder von 2–13 Jahren 3 × 25–30 mg/kg KG/d, Erwachsene 3 × 750 mg/d p. o. zu den Mahlzeiten; HWZ 3.5–5 h.

**Nelken:** s. Syzygium aromaticum (Caryophylli flos).

**Nelkengewächse:** s. Caryophyllaceae.

**Nelkenöl:** s. Syzygium aromaticum (Caryophylli floris aetheroleum).

**Nelkenpfeffer:** s. Pimenta dioica (Fructus Pimentae).

**Nelkenpfefferöl:** s. Pimenta dioica (Oleum Pimentae).

**Nelkenstiele:** s. Syzygium aromaticum (Stipites Caryophyllorum).

**Nelkenwurz, Echte:** s. Geum urbanum.

**Nelkenwurzel:** s. Geum urbanum (Radix Caryophyllatae).

**Nelumbo nucifera** Gaertn.: japan. Hasu, Echter Lotus, Indischer Lotos, Indische Lotosblume; Fam. Nymphaeaceae; Wasserpflanze mit großen runden Blättern u. rosa bis weißen, kelchförmigen Blüten; wichtige Symbolpflanze im Buddhismus; der starke, narkotisch süßl. Duft ist auf die Hauptkomponente des äther. Öles, das 1,4-Dimethoxybenzol, zurückzuführen; **Anw.:** die stärkehaltigen Wurzeln werden zu Mehl verarbeitet, die großen Blätter dienen zum Frischhalten von Nahrungsmitteln oder zum Kühlen der Haut; in der ayurved. Medizin (s. Ayurveda) werden die Wurzeln bei drohendem Abort als Antiabortivum eingesetzt.

**NEM:** Abk. für **N**ahrungs**e**rgänzungs**m**ittel*.

**Nemathelminthes** (gr. nema Faden; helmins Wurm): Rundwürmer, Schlauchwürmer; heterogen zusammengesetzter Tierstamm mit mehreren Klassen; langgestreckte Metazoen mit Hautmuskelschlauch u. einer mit Flüss. gefüllten primären Leibeshöhle; med. relevante Klassen: Nematodes* (Fadenwürmer i. e. S.) u. Acanthocephala (Kratzer); die Zuordnung letzterer zu den N. ist jedoch umstritten.

**nematisch:** s. Flüssigkristalle.

**Nematizide:** Schädlingsbekämpfungsmittel*, die v. a. gegen frei im Boden od. in den Pflanzen vorkommene Nematoden* wirken; nematizide Wirkstoffe sind entweder Bodenbegasungsmittel (Methylbromid*, 1,2-Dibromethan u. a.) od. wasserlösl. Mittel, die über das Wasserkapillarsystem des Bodens wirken (org. Phosphorverbindungen u. Carbamate). Die wasserlösl. Nematizide wirken spezif. u. zeichnen sich durch eine gute Pflanzenverträglichkeit aus.

**Nematodes** (gr. nema Faden): Fadenwürmer; Kommensalen u. Parasiten* (Stamm Nemathelminthes*) von Pflanzen, Tieren u. Menschen; **Entw.:** **1.** ohne Wirtswechsel: Ascaris, Trichuris, Enterobius, Ancylostoma; **2.** mit Wirtswechsel: Trichinella, Filarien*; **3.** mit Generationswechsel: Strongyloides.

**NE-Metalle:** Kurzbez. für **N**icht**e**isen-Metalle.

**neo-:** Wortteil mit der Bedeutung neu.

**Neoanisatin:** s. Illicium anisatum.

**Neoarsphenamin** (INN): 3,3-Diamino-4,4-dioxyarsenobenzol-N-methansulfinsaures Natrium; CAS-Nr. 457-60-3; $C_{13}H_{12}As_2NaN_2O_4S$; $M_r$ 466.2; obsoletes Chemotherapeutikum*; **Gesch.:** eines der ersten Chemotherapeutika, zu Beginn des 20. Jahrhunderts entwickelt. Vgl. Arsphenamin.

**Neo-Clevenger-Apparatur:** von der Ph.Eur. vorgeschriebene Apparatur (modifiziert, s. Abb.) zur Bestimmung des Gehalts an äther. Ölen (s. Aetherolea) in Drogen; die Öle werden durch azeotrope Destillation (s. Azeotrop) mittels Wasser u. Xylolzusatz aus der Droge herausdestilliert; gemessen wird das Volumen des auf dem Rücklaufwasser schwimmenden Xylol*, welches nach der Destillation die äther. Öle enthält.

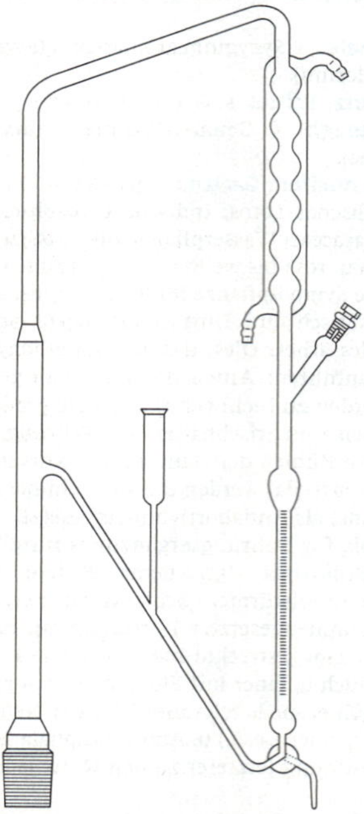

**Neo-Clevenger-Apparatur:** Apparatur zur Gehaltsbestimmung des äther. Öles in Drogen [3]

**Neodym** (gr. neos didymos neuer Zwilling): Symbol Nd; CAS-Nr. 7440-00-8; $A_r$ 144.24; OZ 60; D. 7.007; Schmp. 1016 °C; Sdp. 3064 °C; Oxidationsstufen: 2, 3 u. 4; silbrig-glänzendes Metall* aus der Gruppe der Lanthanoide*, das an der Luft rasch oxidiert wird (Aufbewahrung unter Inertgas); leicht lösl. in Säuren; **Vork.:** im Monazit u. Bastnäsit; **Darst.:** Überführung von Neodymoxid in Neodymfluorid, das mit Calcium* zum Metall* reduziert wird; Reinigung durch Umschmelzen; **Anw.:** (techn.) festigender Zusatz für Magnesium-Legierungen; Neodym-Eisen-Bor-Magnete ($Nd_2Fe_{14}B$) für elektron. Anw., Neodym-YAG-Laser, Emaille- u. Porzellanfärbung; zus. mit Cer* in Feuersteinen; **Gesch.:** Die 1841 von Mosander gewonnene Didymerde (s. Lanthanoide) zerlegte 1885 Carl Auer von Welsbach (1858–1929) in die Komponenten Praseodym* u. Neodym. 1925 wurde N. rein dargestellt.

**Neoflavane:** s. Flavonoide.

**Neohesperidin:** s. Citrus aurantium ssp. aurantium.

**Neohesperidindihydrochalkon:** $C_{28}H_{36}O_{15}$; Süßstoff*; vgl. Süßmittel.

**Neomenthol:** Stereoisomer von Menthol* (s. Abb. dort).

**Neomycin** (INN): Aminoglykosid*-Antibiotikum aus Streptomyces fradiae (1949 von Waksman u. Lechevalier isoliert); Gemisch, bestehend aus der Hauptkomponente **Neomycin B** (Framycetin*), **Neomycin C** (ein Stereoisomeres von N. B) u. **Neomycin A** (Neamin), einem unwirksamen hydrolyt. Abbauprodukt von N. B u. C; Strukturformel von N. C: s. Aminoglykosid-Antibiotika (Abb. dort); weißes bis schwach gelbes hygroskop. Pulver; **Neomycinsulfat:** Neomycini sulfas Ph.Eur.6, Neomycinum sulfuricum; CAS-Nr. 1405-10-3; gelbl. weißes, hygroskop. Pulver, fast geruchlos; sehr leicht lösl. in Wasser, unlösl. in org. Lösungsmitteln; Wirksamkeit mind. 680 IE/mg; **Ind.:** lokale Ther. infizierter Wunden, mikrobieller Ekzeme, superinfizierter Dermatosen, Impetigo contagiosa u. Pyodermien.

**Neon** (gr. neos neu): Symbol Ne; CAS-Nr. 7440-01-9; $A_r$ 20.1797; OZ 10; D. $0.8994 \cdot 10^{-3}$ (bei 273 K u. Normaldruck); Schmp. −248.7 °C; Sdp. −246.1 °C; farb-, geruch- u. geschmackloses Edelgas*; **Vork.:** zu $1.6 \cdot 10^{-3}$ Vol% in der Luft enthalten; **Herst.:** fraktionierte Destillation verflüssigter Luft; **Anw.:** (techn.) Füllung orangeroter Leuchtstoffröhren; Gaslaser; in elektron. Instrumenten, Tiefkühltechnik; **Gesch.:** 1898 von William Ramsay (1852–1916) spektroskop. nachgewiesen.

**Neopentantetrayltetranitrat:** s. Pentaerythrittetranitrat.

**Neopentyl-Umlagerung:** Verfahren zur Herst. von tertiärem Amylalkohol (Amylenhydrat*) aus Neopentyliodid; **Prinzip:** Das nach Zugabe von Silber-Ionen zunächst gebildete Neopentyl-Kation ist als primäres Carbenium*-Ion bestrebt, sich rasch in das stabilere tertiäre Carbenium-Ion, das tertiäre Amyl-Kation, umzuwandeln. Diese Umlagerung erfolgt durch Wanderung der Methylgruppe unter Mitnahme ihres Elektronenpaares an das benachbarte Carbenium-Ion. Reaktion mit Wasser führt schließl. zum tertiären Amylalkohol (s. Abb.).

**Neoplasie** (gr. neos neu; plasma Gebilde): autonome Neubildung von Gewebe, die im Gegensatz zu Hyperplasie*, Hypertrophie* u. Regeneration auf einer Störung od. dem Verlust der Wachstumsregulation beruht; vgl. Tumor.

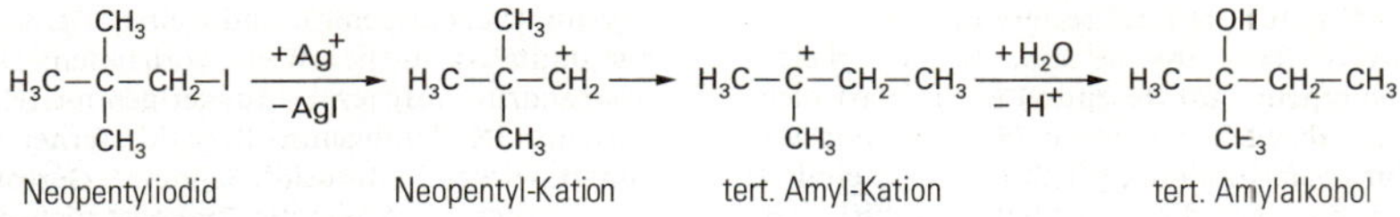


**Neopentyl-Umlagerung**

**Neopren:** synthet. Kautschuk*; **Herst.:** Polymerisation von Chloropren (2-Chlorbutadien).

**Neopsicain:** s. Pseudococain.

**Neopterin:** 2-Amino-6-(1,2,3-trihydroxypropyl)-4(3*H*)-pteridinon; 6-(1,2,3-propyl)-pterin; CAS-Nr. 670-65-5; $C_6H_{11}N_5O_4$; $M_r$ 253.22; hellgelbe Kristalle, entdeckt 1963 von H. Rembold u. L. Buschmann in Bienen (auch im Gelée* royale enthalten); **Vork.:** in Harn u. Serum des Menschen; dort von Makrophagen produziert, die durch Interferon* gamma aktiviert werden; gilt bei Krebserkrankungen, Autoimmunerkrankungen, Allergien, AIDS u. a. als Marker der Aktivierung des zellulären Immunsystems; **Anw.:** Von den 4 mögl. stereoisomeren Formen dient D-*erythro*-Neopterin als Indikator für Abstoßungsreaktionen nach Organtransplantation, für virale Infektionen (inklusive AIDS), für Infektionen durch intrazelluläre Bakt. (z. B. Tuberkulose) od. Protozoen (z. B. Malaria), für Autoimmunerkrankungen sowie zur Verlaufskontrolle u. Prognose bei bestimmten malignen Erkrankungen. Vgl. Pterine.

**Neoruscogenin:** s. Ruscus aculeatus.

**Neostigminbromid:** Neostigmini bromidum Ph.Eur.6, Synstigminium bromatum, Synstigminbromid; 3-(Dimethylcarbamoyloxy)-*N,N,N*-trimethylanilinium-bromid; CAS-Nr. 114-8-7; $C_{12}H_{19}BrN_2O_2$; $M_r$ 303.2; weißes, krist., hygroskop. Pulver von bitterem Geschmack; sehr leicht lösl. in Wasser, leicht lösl. in Ethanol 90 % u. in Chloroform; in Österreich u. der Schweiz im Handel befindl. indirektes Parasympathomimetikum*; in Deutschland außer Handel (s. Neostigminmetilsulfat); **Wirk.:** Cholinesterase-Inhibitor; miotisch; bes. wirksam auf Harnblasen-, Magen- u. Darmmuskulatur; Antagonist des D-Tubocurarins (vgl. Curare); **Ind.:** Lähmungen, postoperative Darmatonie, Muskelspasmen, Glaukom, paroxysmale Tachykardien, Involutionspsychosen, zur Aufhebung der Curarewirkung; **Zuber.:** nach Ph.Helv. Neostigminbromid-Injektionslösung 0.5 mg/mL, Neostigmini bromidi solutio iniectabilis 0.5 mg/mL. Vgl. Physostigmin.

**Neostigminmetilsulfat:** Neostigmini metilsulfas Ph.Eur., Synstigminium methylsulfuricum, Neostigminmethylsulfat; Synstigminmethylsulfat; Dimethylcarbaminoyl-3-oxyphenyl-trimethyl-ammoniummethylsulfat, 3-(Dimethylcarbamoyloxy)-*N,N,N*-trimethylanilinium-methylsulfat; CAS-Nr. 51-60-5; $C_{13}H_{22}N_2O_6S$, Strukturformel: s. Abb.; $M_r$ 334.4; Schmp. 143–148 °C; weißes, hygroskop., krist. Pulver von bitterem Geschmack; sehr leicht lösl. in Wasser (1 : 0.5), leicht lösl. in Ethanol 90 % u. Chloroform; **Wirk.:** indirektes Parasympathomimetikum*; **Ind.:** Myasthenia* gravis pseudoparalytica, Antagonisierung der muskelrelaxierenden Wirk. nichtdepolarisierender Muskelrelaxanzien; **WW:** Opioide, Barbiturate: verstärkte Wirk.; andere Parasympathomimetika: cholinerge Krise; Beta-Rezeptoren-Blocker: Bradykardie; **UAW:** erhöhte Schweißsekretion, Muskelfaszikulationen, Spasmen, Muskelschwäche, Lähmungen, erhöhter Speichelfluss, Spasmen des Magen-Darm-Traktes, Diarrhö, Bradykardie, Hypotonie bis zum Kollaps, Bronchospasmen.

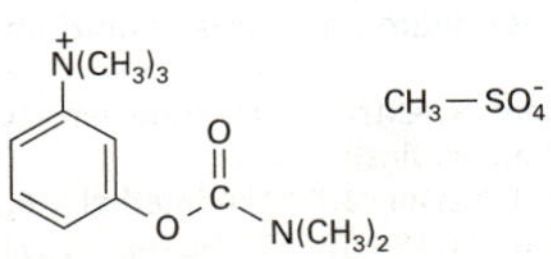

**Neostigminmetilsulfat**

**Neotetrazoliumchlorid:** s. Tetrazolpurpur.

**Nepeta cataria** L.: Katzenkraut, Katzenminze; Fam. Lamiaceae (Labiatae); Vorderasien, Europa; Stpfl. von **Herba Nepetae catariae:** Katzenkraut; **Inhaltsst.:** äther. Öl, das Citral*, Citronellol*, Geraniol*, Limonen* u. a. enthält; Gerbstoffe* u. Bitterstoffe*; Actinidin, ein iridoides Glykosid, ist verantwortl. für die anziehende Wirk. auf Katzen; **Anw.:** (med.) bei Erkältung, Grippe, Fieber u. Verdauungsstörungen; **Hinweis:** Als Verfälschung von Melissae folium (s. Melissa officinalis) wurde **N. cataria var. citroidora** beobachtet.

**Nephelometrie:** Tyndallometrie; Heterometrie; opt. Messverfahren zur Bestimmung des Feststoffanteils einer Flüssigkeit (z. B. von Schlamm, Bakterien od. feinsten Niederschlägen) od. eines Gases (z. B. von Rauch); mit einem **Nephelometer** wird die Intensität des seitl. austretenden Streulichtes (Tyndall-Effekt) beim Durchtritt eines Lichtstrahls durch die Probe gemessen. Es besteht aus einer Lichtquelle u. einem Lichtsensor im rechten Winkel zum Lichtstrahl. Aus der Intensität des von den Partikeln gestreuten Lichtes wird auf die Partikeldichte geschlossen. Der Zusammenhang Messwert u. Teilchendichte ist komplex; er ist von Form, Farbe u. Reflexionsvermögen der Partikel abhängig. **Anw.:** z. B. nephelometr. Titration (s. Maßanalyse); Lasernephelometrie wird v. a. für die Quantifizierung immun. bestimmbarer Serumkomponenten (mit Antigen-Antikörper-Reaktionen) verwendet. Nephelometr. Titrationen sind nicht sehr präzise, da die Endpunktbestimmung von der anfallenden Teilchengröße abhängt. Vgl. Turbidimetrie; Opaleszenz.

**Nephritis:** s. Pyelonephritis.

**Nephrotoxine:** s. Nierenversagen, akutes.

**Neptunium:** Symbol Np; OZ 93; radioaktives Element; mind. 19 Isotope mit den Massenzahlen 226–244, längstlebiges Isotop: $^{237}Np$, HWZ $2.1 \times 10^6$ Jahre; **Gesch.:** 1940 von Edwin Mattison McMillan u. Philip Hauge Abelson bei der Bestrahlung von Uran*-238 mit Neutronen entdeckt.

**Neral:** s. Citral.

**ne reit.:** Abk. für (lat.) **ne*** **reit**eretur.

**ne reiteretur** (lat.): Abk. ne reit., NR; ne repetatur (Abk. ne repet.); (auf Rezepten) Arznei darf nicht nochmals abgegeben werden; Wiederholungsverbot für verschreibungspflichtige Arzneimittel (Verordnung über die Verschreibungspflicht von Arzneimitteln).

**ne repet.:** Abk. für (lat.) **ne repet**atur; s. ne reiteretur.

**ne repetatur:** s. ne reiteretur.

**Neribas® Creme:** O/W-Emulsionssystem; Zusammensetzung: Aqua* purificata (68 %), Vaselinum*, Paraffinum* liquidum, Stearylalkohol* u. PEG-40-stearat (Komplexemulgator), Natriumpolyacrylat (Verdickungsmittel für die Wasserphase), Dinatrium-EDTA (schützt das Polyacrylat vor mehrwertigen Kationen), Methyl- u. Propylparaben (Konservierungsmittel); **Inkomp.:** empfindl. gegenüber kation. Wirkstoffen u. Emulsionsstörern (z. B. phenol. Substanzen); **Anw.:** hydrophile Cremegrundlage für die Rezeptur.

**Neribas® Fettsalbe:** emulgatorfreie Fettsalbe ohne Konservierungsmittelzusatz; **Best.:** Kohlenwasserstoffe u. lipogelstrukturgebende Best.; enthält Petrolatum (Vaselinum*), Paraffinum* liquidum, Cera microcristallina, Ricini oleum hydrogenatum (s. Ricinus communis); **Anw.:** Salbengrundlage mit Okklusiveffekt bei chron. Hauterkrankungen.

**Neribas® Salbe:** Salbengrundlage mit W/O-Phasenverteilung, die als vollwertiger Ersatz für Wollwachsalkohole (s. Wollwachs) geeignet ist; **Best.:** Vaselinum*, Aqua* purificata (35 %), Paraffinum* liquidum; Dicocoyl-pentaerythrityl-distearyl-citrat, Sorbitansesquioleat, Cera alba u. Aluminiumstearat (entspr. dem W/O-Emulgatorgemisch Dehymuls® E); keine Parfümierung; **Anw.:** lipophile Creme.

N

**Neriderm®-Creme:** hydrophile Creme (s. Zubereitungen zur kutanen Anwendung, halbfeste) mit nichtion. Komplexemulgator u. anion. Gelbildner; O/W-Emulsionssystem mit hoher Wasseraufnahmefähigkeit; **Best.:** Mischung aus Polyethylenglykol-40-stearat (Macrogolstearat 2000), Stearylalkohol, Vaselin, flüssigem Paraffin, Polyacrylat, Natriumhydroxid, Natriumedetat, *p*-Hydroxybenzoesäureester u. gereinigtem Wasser. Durch den hohen Wassergehalt wirkt die Creme angenehm kühlend. Sie schützt u. pflegt, fettet jedoch nicht u. eignet sich daher bes. für sichtbare Körperstellen. **Inkomp.:** zw. kation. Wirk- u. Hilfsstoffen u. dem anion. Hydrogelbildner; zw. Emulsionsstörern u. Macrogolstearat 2000.

**Neriin:** Glykosid* aus den Blättern von Nerium* oleander.

**Nerium odorum** Ait.: Fam. Apocynaceae; Indien, Persien, Japan; Stpfl. von **Radix Nerii odori:** Indische Oleanderwurzel; **Inhaltsst.:** Neriodorin, Neriodorein (in der Rinde Odorosid); **Anw.:** als Herzmittel.

**Nerium oleander** L.: Oleander, Rosenlorbeer; Fam. Apocynaceae; Mittelmeergebiet, Südamerika; Stpfl. von **Oleandri folium:** Folia Nerii, Folia Oleandri; Oleanderblätter, Rosenlorbeerblätter; **Off.:** DAB; **Inhaltsst.:** ca. 0.5 % herzwirksame Glykoside*); neben dem Hauptglykosid Oleandrin (Folinerin), dem L-Oleandrosid von 16-Acetyl-gitoxigenin (Oleandrigenin), sind weitere Cardenolide mit digitalisähnlicher Wirk. vorhanden: Desacetyloleandrin, Adynerin (Adynerigenin-Glykosid), Neriantin (Neriantogenin-Glykosid); ferner Neriin (diuret. wirkend), Rutosid*, Saponin*, Gerbstoffe*, Harz*, äther. Öl; **Anw.:** die Droge ist nicht in Gebrauch; Negativmonographie der Kommission E; früher anstelle von Digitalis verwendet; **Oleandri pulvis normatus:** Pulvis Oleandri normatus; eingestelltes Oleanderpulver (DAB); soll einen Wirkwert besitzen, der einem Gehalt von 0.5 % Oleandrin entspricht (am Meerschweinchen bestimmt). **Hom.:** Nerium oleander (HAB), Oleander: frische, vor der Blüte gesammelte Blätter; verordnet z. B. bei Herzerkrankungen, Hautausschlägen, Lähmungen.

**Nernst-Brunner-Gleichung:** s. Auflösungsgeschwindigkeit.

**Nernst-Gleichung:** wichtige Gleichung zur Berechnung des Potentials eines elektrochem. Elements in Abhängigkeit von den Konz. c bzw. der Aktivität* a der Reaktionspartner:

$$E = E_0 + \frac{RT}{zF} \cdot \ln \frac{c_{ox.}}{c_{red.}}$$

E: Potential; $E_0$: Standardpotential*; R: allgemeine Gaskonstante*; T: Temp.; z: Anzahl der ausgetauschten Elektronen; F: 96 485 C/mol (Faraday-Konstante); $c_{ox.}$ bzw. $c_{red.}$: Konz. der oxidierten bzw. reduzierten Stoffe.

**Nernst-Lampe:** s. Zirconium.

**Nernst-Potential:** Potential einer Elektrode in einer Halbzelle* gemäß der Nernst*-Gleichung; die Differenz der N.-P. von Anode u. Kathode ergibt die elektromotorische Kraft* einer elektrochem. Zelle.

**Nernst-Thompson-Regel:** Lösungsmittel* fördern die elektrolyt. Dissoziation von Ionen* umso mehr, je höher ihre Dielektrizitätskonstante* ist; für die Schwächung der elektrostat. Anziehung zw. den Elektrolyt-Ionen ist die Solvatation* der entstehenden Ionen verantwortlich.

**Nernst-Verteilungsgesetz:** das Verhältnis der Stoffmengenkonzentrationen eines sich zw. 2 Phasen (z. B. Flüssigkeit u. Gas od. 2 versch. Flüssigkeiten) verteilenden Stoffes ist nach Herst. des Gleichgewichts bei gegebener Temp. konstant; die Konstante heißt Verteilungskoeffizient* u. hat bei gegebenen Phasen für jeden Stoff einen charakterist., bei analyt. u. präparativen Verteilungsverfahren genutzten Wert.

**Nerol:** *cis*-3,7-Dimethyl-2,6-octadien-1-ol; $C_{10}H_{18}O$; $M_r$ 154.24; *cis*-Form von Geraniol* u. isomer mit Linalool*; ein Monoterpenalkohol; optisch inaktiv; cyclisiert leicht unter Austritt von Wasser zu Dipenten; natürl. z. B. im Neroliöl; als Diphosphat (Strukturformel: s. Monoterpene, Abb. dort) wichtiges Zwischenprodukt beim Aufbau der Terpene*; **Anw.:** Grundstoff in der Parfümerie.

**Neroli aetheroleum:** s. Citrus aurantium ssp. aurantium.

**Neroliblüten:** s. Citrus aurantium ssp. aurantium (Aurantii amari flos).

**Nerolidol:** Peruviol; 3,7,11-Trimethyl-1,6,10-dodecatrien-3-ol; CAS-Nr. 7212-44-4; $C_{15}H_{26}O$; $M_r$ 222.36; N. existiert in *cis*-, *trans*- u. *cis-trans*-Form;

sekundärer, acycl. Sesquiterpenalkohol, Best. äther. Öle; z.B. in Balsamum* peruvianum od. Niaouliöl (s. Melaleuca viridiflora).

**Neroliöl:** s. Citrus aurantium ssp. aurantium (Neroli aetheroleum).

**Nerven:** i.e.S. der aus parallel verlaufenden Nervenfasern mit bindegewebiger Umhüllung bestehende Anteil des peripheren Nervensystems*; die Nervenzellen peripherer N. sind im ZNS od. in peripheren Ganglien* lokalisiert. **Einteilung: 1.** somatomotor. od. efferente N., die Impulse aus dem ZNS für die Körpermotorik an die quergestreifte Muskulatur übermitteln; **2.** somatosensible od. afferente N., die Reize von Sinnesorganen aufnehmen u. an das ZNS weiterleiten; **3.** viszeromotor. N., die Impulse des ZNS an die glatte Muskulatur od., als sekretomotor. N., an Drüsen weiterleiten; **4.** viszerosensible N., die Impulse innerer Organe an das ZNS weiterleiten. N. enthalten im Allg. mehrere versch. Faserarten u. werden dann als gemischte N. bezeichnet.

**Nervenstimulation, transkutane elektrische:** s. TENS.

**Nervensystem:** Abk. NS; Gesamtheit des Nervengewebes als morpholog. u. funktionelle Einheit mit der Befähigung zur Reizaufnahme in den Endapparaten (Sensoren*), der spezif. Erregungsbildung in den Sensoren, der Weiterleitung der Erregung, deren Verarbeitung im Zentralnervensystem u. der Reizbeantwortung in den peripheren Empfängern (Effektoren); **Einteilung: 1.** topograph.: Zentralnervensystem (Abk. ZNS; Gehirn, Rückenmark) u. peripheres N. (Hirn- u. Rückenmarksnerven u. periphere Ganglien); **2.** funktionell: animales Nervensystem* u. vegetatives Nervensystem*.

**Nervensystem, animales** (lat. animalis belebt, beseelt): Bez. für den Anteil des Nervensystems, der die willkürl. Funktionen des Organismus regelt u. v.a. der Wahrnehmung u. Integration von Reizen u. zur Steuerung der Motorik dient; vgl. vegetatives Nervensystem.

**Nervensystem, autonomes:** s. Nervensystem, vegetatives.

**Nervensystem, intramurales:** System vegetativer Nervenfasern u. Ganglien in der Wand der Hohlorgane (Herz, Magen, Darm, Harnblase, Uterus), die in ihrer Funktion eine gewisse Selbständigkeit aufweisen; vgl. Nervensystem, vegetatives.

**Nervensystem, vegetatives :** autonomes Nervensystem; Gesamtheit der Nerven u. Nervenzellen*, die der Regelung der Vitalfunktionen (Atmung, Verdauung, Stoffwechsel, Sekretion, Wasserhaushalt u.a.) dienen; das v.N. ist dem Einfluss des Willens u. dem Bewusstsein primär nicht untergeordnet. Es bildet mit dem System der endokrinen Drüsen u. den Körperflüssigkeiten eine funktionelle Einheit; darüber hinaus bestehen enge Wechselbeziehungen zw. dem vegetativen u. zerebrospinalen Nervensystem u. zw. vegetativen u.

**Nervensystem, vegetatives**
Wirkungen auf einzelne Organe

| Organ | Sympathikusreiz | Parasympathikusreiz |
|---|---|---|
| Herz | Beschleunigung | Verlangsamung |
| Gefäße | Konstriktion | Dilatation (begrenzt) |
| Koronargefäße | Dilatation | Konstriktion |
| Pupillen | Erweiterung | Verengung |
| Bronchien | Dilatation | Konstriktion |
| Ösophagus | Erschlaffung | Kontraktion |
| Magen (Peristaltik und Drüsentätigkeit) | Hemmung | Anregung |
| Dünn- und Dickdarm (Peristaltik) | Hemmung | Anregung |
| Leber | Förderung des Glykogenabbaus | — |
| Harnblase | Harnretention, Hemmung des Detrusors, Erregung des Sphinkters | Harnentleerung, Anregung des Detrusors, Erschlaffung des Sphinkters |
| Genitalien | Vasokonstriktion | Vasodilatation und Erektion |
| Nebennieren | Anregung der Adrenalinsekretion | Hemmung der Adrenalinsekretion |
| Stoffwechsel | Steigerung der Dissimilation | Steigerung der Assimilation |
| Pankreas (Insulinsekretion) | Hemmung | Anregung |
| Schilddrüse (Sekretion) | Anregung | Hemmung |

seel. Vorgängen (psychovegetative Kopplung). **Einteilung: 1.** sympath. System: s. Sympathikus; **2.** parasympath. System: s. Parasympathikus; **3.** intramurales System*; **Wirkung:** funktioneller Antagonismus (s. Tab.); Sympathikus wirkt über adrenerge Rezeptoren* v. a. ergotrop (leistungssteigernd), Parasympathikus über Muscarin*-Rezeptoren v. a. trophotrop*.

**Nerventee:** s. Species sedativae.

**Nervenwachstumsfaktor:** (engl.) *nerve growth factor (Abk. NGF)*; molekular heterogenes Protein ($M_r$ 13 300–140 000), das von den Zielzellen (adrenerge Neurone sympath. Ganglien, sensor. Neurone der dorsalen Wurzelganglien, auch einige neoplast. Zellen neuralen Ursprungs) selbst produziert wird u. für deren Wachstum u. Überleben notwendig ist; vgl. Wachstumsfaktoren.

**Nervenwurzel:** s. Cypripedium calceolus var. pubescens (Radix Cypripedii).

**Nervenzelle:** Ganglienzelle; Zelle des Nervengewebes, deren Zellkörper (Perikaryon) einen Zellkern* u. einen chromatinreichen Nucleolus* u. deren Zytoplasma Neurofibrillen, Mitochondrien*, Nissl-Schollen u. einen Golgi-Apparat enthält; besitzt einen od. mehrere Fortsätze (Dendriten*) u. ein Axon*, das von einer Myelinscheide umgeben ist, Kollateralen bildet, sich verzweigt (Telodendron) u. mit Boutons terminaux an einer Synapse* endet (s. Abb.). Eine N. mit allen ihren Fortsätzen wird auch als **Neuron** bezeichnet. Die Verknüpfung der N. untereinander u. mit den Erfolgsorganen erfolgt über die Synapsen. Vgl. Ganglion; Interneuronen.

N

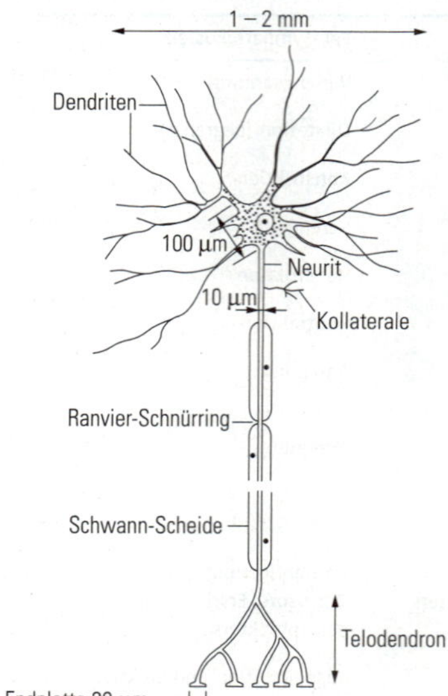


**Nervenzelle**

**Nervina:** Nervenheilmittel; **Einteilung: 1.** Antineuralgika*; **2.** Arzneimittel, die eine anregende Wirkung haben (Psychostimulanzien*, Analeptika*); **3.** Spasmolytika*; **4.** ferner Sedativa*.

**Nervon:** s. Glykolipide.

**Nervonsäure:** $\Delta^{15}$-Tetracosensäure; $CH_3(CH_2)_7CH{=}CH(CH_2)_{13}COOH$; $M_r$ 366.7; Schmp. 42 °C; Säurekomponente des Cerebrosids Nervon (s. Glykolipide).

**Nerylpyrophosphat:** Neryldiphosphat; s. Monoterpene (Abb. dort).

**Nerzöl:** fettes Öl aus dem Unterhautfettgewebe des Nerzes (Mustela lutreola; Fam. Mustelidae); **Best.:** Glyceride ungesättigter Fettsäuren; **Anw.:** in kosmet. Haut- u. Haarpräparaten.

**Nesselblumen, Weiße:** s. Lamium album (Lamii albi flos).

**Nesselkraut:** s. Urtica dioica (Urticae herba).

**Neßler-Reagenz** (Neßler J., Chemiker, Karlsruhe, 1827–1905): $K_2[HgI_4]$; alkal. Lsg. von komplexem Kaliumtetraiodomercurat(II); **Zuber.:** Reagenz Ph.Eur.6: 11.0 g Kaliumiodid* u. 15.0 g Quecksilber(II)*-iodid werden in Wasser zu 100 mL gelöst. Bei Bedarf wird ein Volumenteil dieser Lsg. mit einem Volumenteil 25 %iger (m/V) Natronlauge gemischt. **Anw.:** außerordentl. empfindl. Reagenz auf Ammoniak* u. Ammoniumverbindungen (Spuren geben Gelbfärbung, größere Mengen erzeugen rostbraunen Niederschlag inf. Bildung von $Hg[HgI_3(NH_2)]$): Reinheitsprüfung von gereinigtem Wasser, Wasser für Injektionszwecke u. Schwefelsäure*; durch Alkohole* u. Aldehyde* wird N. beim Erwärmen zu metall. Quecksilber* reduziert.

**Netilmicin** (INN): CAS-Nr. 56391-56-1; $C_{21}H_{41}N_5O_7$, Strukturformel: s. Abb.; in Deutschland u. Österreich im Handel befindl. Aminoglykosid*-Antibiotikum, verwandt mit Gentamicin*; **Netilmicinsulfat:** Netilmicini sulfas Ph.Eur.6; CAS-Nr. 56391-57-2; $C_{42}H_{92}N_{10}O_{34}S_5$; $M_r$ 1442; weißes, hygroskop. Pulver; sehr leicht lösl. in Wasser, unlösl. in Aceton; **Ind.:** bakt. Infektionen, wenn Erreger empfindl. u. gegenüber anderen, weniger tox. Arzneimitteln resistent sind; schwere Infektionen mit gramnegativen Erregern, nosokomiale Infektionen, Infektionen bei Abwehrschwäche u. Neutropenie; **Kontraind.:** Überempfindlichkeit gegen N. u. andere Aminoglykosid-Antibiotika; **UAW:** erhöhte Werte von Blutglucose, alkal. Phosphatase, Serum-Aspartat- u. Serum-Alaninaminotransferase, anomale Bilirubinwerte; erniedrigte Werte von Hämoglobin, Leuko- u. Thrombozyten, Eosinophilie, Zunahme der Prothrombinzeit, Fanconi-ähnl. Syndrom mit Aminoacidurie u. nicht respirator. Acidose; Ohrensausen, leichter Hörverlust im Hochtonbereich, Beein-

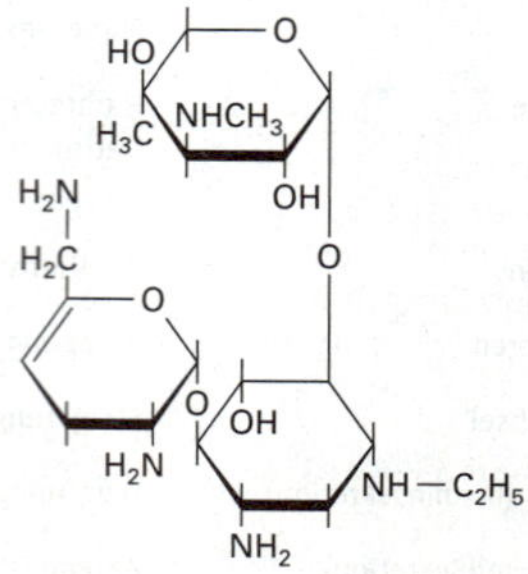

**Netilmicin**

trächtigung des Gleichgewichtsorgans ohne Hörverlust; HWZ 2.6 h.

**Netzebene:** Ebene beliebiger Orientierung im Kristallgitter*, die netzförmig mit Gitterpunkten besetzt ist.

**Netzhaut des Auges:** s. Retina.

**Netzhautentzündung:** s. Retinitis.

**Netzmittel:** Benetzungsmittel; natürl. od. synthetische Stoffe, welche die Oberflächenspannung von Flüss. herabsetzen, wodurch diese leichter in feste Körper (Gewebe, Holz) eindringen können u. darin gelöste Stoffe (z. B. Chemikalien, Flammschutzmittel, Insektizide, Holzkonservierungsmittel) sich besser imprägnieren lassen; z. B. Basen, Seifen (s. Sapo), Fettalkoholsulfonate (s. Tenside), Türkischrotöle. Vgl. Amphiphilie.

**Neuberg-Ester:** s. Fructose-6-phosphat.

**Neue Grippe (Influenza A/H1N1):** sog. Schweinegrippe, sog. Mexikanische Grippe; durch das Neue (pandemische) Influenza*-Virus Typ A/H1N1 (unterscheidet sich wesentlich vom bis dahin zirkulierenden Erreger des Subtyps A/H1N1) hervorgerufene, akut verlaufende Infektionskrankheit; **Epidemiologie:** im April 2009 in Mexiko u. USA Diagnose erster humaner Erkrankungsfälle; Ausbreitung zu einer Pandemie* mit Deklaration der Pandemiephase 6 (fortgesetzte Mensch-zu-Mensch-Übertragung des Virus in mind. 2 Staaten sowie zusätzl. in zumindest einem weiteren Land in einer weiteren WHO-Region) durch die WHO im Juni 2009; bisher ruft die pandemische Influenza A/H1N1 überwiegend leichte Erkrankungen vorwiegend in der jungen Bevölkerung hervor; krankenhauspflichtige u. tödliche Erkrankungen werden v. a. bei 0- bis 4-Jährigen, Schwangeren u. Patienten mit chron. Vorerkrankungen beobachtet; in Deutschland registrierte das Robert Koch-Institut insgesamt 226 146 Fälle von Neuer Influenza A/H1N1 (Stand Mai 2010; Hinweis: Abweichungen aufgrund der veränderten Meldepflicht bei H1N1-Infektion seit November 2009 möglich) u. 254 Todesfälle im Zusammenhang mit einer H1N1-Infektion. **Übertragung:** von Mensch zu Mensch vermutl. überwiegend durch relativ große (>5 μm) Tröpfchen (Tröpfcheninfektion); auch durch direkten Kontakt der Hände zu Oberflächen, die mit virushaltigen Sekreten kontaminiert sind, u. nachfolgendem Hand-Mund- bzw. Hand-Nasen-Kontakt; Fälle der Übertragung vom infizierten Menschen auf Schweine wurden beschrieben, jedoch bislang kein Hinweis auf tierisches Reservoir od. zoonotische Übertragung z. B. durch Verzehr von Schweinefleisch; **Inkubationszeit:** 1–2 (bis zu 4) Tage; Dauer der viralen Ausscheidung 3–7 Tage ab Auftreten der ersten Sympt.; **Sympt.:** wie bei saisonaler Grippe*, v. a. Atemwegsbeschwerden, Husten, Fieber, Glieder- u. Halsschmerzen, allg. Krankheitsgefühl; zusätzlich od. aber auch nur monosymptomatisch bestehen Erbrechen u. Diarrhö; gelegentlich fehlt das Fieber; **Ther.:** symptomatisch; Neuraminidase*-Inhibitoren (Zanamivir*, Oseltamivir*) sind antiviral wirksam; nach derzeitigem Kenntnisstand (Dezember 2009) sollten diese bei Kindern <1 Jahr zur Behandlung, bei Frauen während der Schwangerschaft u. Stillzeit sowohl zur Behandlung als auch zur Vorbeugung od. bei bes. gefährdeten Personen (Grunderkrankung) eingesetzt werden; **Progn.:** i. d. R. gut; v. a. bei vorbestehender Grunderkrankung auch tödl. Verlauf möglich; Mortalität (bei weltweit 17 919 bestätigten Todesfällen, Stand April 2010) ca. 0.45 %; **Proph.:** Grippe*-Schutzimpfung für alle Bevölkerungsgruppen ab einem Alter von 6 Monaten; Hygienemaßnahmen (Händehygiene, Schutzmaske, Husten-Etiquette).

**Neues Formularium Austriacum:** s. NFA.

**Neues Rezeptur-Fomularium:** s. NRF.

**Neugeborenengelbsucht:** s. Icterus neonatorum.

**Neugelb:** s. Bleichromat.

**Neugewürz:** s. Pimenta dioica (Fructus Pimentae).

**neural:** Nerven-, durch Nerven bedingt.

**Neuralgie:** allg. Bez. für Schmerzen, die auf das Ausbreitungsgebiet eines Nervs* beschränkt sind.

**Neuraltherapie:** N. nach Huneke, therapeutische Lokalanästhesie; Behandlungsmethode zur Beeinflussung erkrankter Organsysteme über gezielte Injektionen von Lokalanästhetika* (z. B. Procain*, Lidocain* u. deren Derivate) im Segmentbereich des Organs sowie zur Ausschaltung von Störfeldern (chron. verändertes Gewebe, z. B. Narben).

**Neuraminidase-Inhibitoren:** Sialidase-Inhibitoren; kompetitive Hemmstoffe der Neuraminidase* von Influenza*-Virus Typ A u. B, die die Freisetzung u. Vermehrung von Influenza-Viren inhibieren; **Wirk.:** Sialinsäure-Derivat, das mit Aminosäuren im aktiven Zentrum der Neuraminidase in WW tritt; verhindert die Abspaltung terminaler Sialinsäurereste von Membranglykoproteinen; als Folge wird die Hämagglutininbildung blockiert, die für die Adsorption der Influenza-Viren an körpereigene Zellen nötig ist; **Wirkstoffe:** Oseltamivir*, Zanamivir*; **Ind.:** Virostatika* bei Infektion mit Influenza-A- u. B-Viren (Grippemittel*); **UAW:** (cave) neuropsychiatr. insbes. bei Kindern u. Jugendlichen.

**Neuraminidasen:** Sialidasen, α-Neuraminidasen, Acetylneuraminidasen, Acetylneuraminylhydrolasen; CAS-Nr. 9001-67-6; zu den Glykosidasen* gehörende Hydrolasen (s. Enzyme), die α-2,3-, α-2,6- u. α-2,8-glykosid. Bindungen endständiger Neuraminsäurereste in Neuraminglykosiden, d. h. Glykolipiden* (z. B. Ganglioside) u. neuraminhaltigen Glykoproteinen*, spalten; **Vork.:** in Viren, Bakt. u. Wirbeltieren; **Bedeutung:** dienen als antigene Strukturen bei Bakt. u. Viren; z. T. Zielstruktur bei virostat. Ther. (s. Neuraminidase-Inhibitoren).

**Neuraminsäure:** 5-Amino-3,5-didesoxy-D-glycero-D-galactononulosonsäure; aus Mannosamin u. Pyruvat* gebildete $C_9$-Verbindung; Best. von Glykolipiden*, Mukopolysacchariden* u. Glykoproteinen*; *N*- u. *O*-Acetylderivate werden als Acylneuraminsäuren* bezeichnet. Spaltung durch Neuraminidasen*.

**Neurin:** s. Ptomaine.

**Neuritis:** Nervenentzündung; Neuropathie mit entzündl.-degenerativen Veränderungen von Hirnnerven u. peripheren Nerven.

**Neurochemie:** Wissenschaft, die sich mit den chem. Grundlagen der Nervenfunktionen befasst; vgl. Neurotransmitter.

**Neurofilamente:** Abk. NF; Prototypen der Klasse III der Intermediärfilamente*; gehören zum Zytoskelett* einer Zelle*; **Vork.:** v. a. in Axonen von Neuronen; enthalten meist 3 unterschiedl. Proteine niedrigen (Abk. NF-L), mittleren (Abk. NF-M) bzw. hohen (Abk. NF-H) Molekulargewichts; **Hinweis:** Mutationen in NF-Genen können zur amyotroph. Lateralsklerose od. zum Parkinson*-Syndrom führen.

**Neuroglia** (gr. neura Nerv; glia Leim): vom Ektoderm abgeleitetes Hüll- u. Stützgewebe des Nervensystems*; im Gegensatz zu den Nervenzellen* sind Gliazellen auch nach der Pränatalperiode noch vermehrungsfähig.

**Neurohormone:** Hormone* z. B. aus Hypophyse*, Hypothalamus* u. disseminiertem neuroendokrinem System (peripherer endokriner Anteil des Nervensystems) sowie Neurotransmitter*; vgl. Neuromodulatoren.

**Neurokinin-1-Rezeptor-Antagonisten:** Antiemetika*, die im Brechzentrum als Antagonisten am Neurokinin-1-Rezeptor (Abk. NK1) wirken; **Wirk.:** verhindern die Bindung des natürl. Liganden Substanz* P u. reduzieren dadurch den durch Substanz P ausgelösten Brechreiz; **Wirkstoffe:** Aprepitant*, Fosaprepitant* (Prodrug von Aprepitant); **Ind.:** (Prävention von) Übelkeit u. Erbrechen nach Chemotherapie od. Operationen.

**Neuro-Lathyrismus:** s. Lathyrus sativus.

**Neuroleptanalgesie:** nicht mehr gebräuchl. Technik der Anästhesie*; früher zur Durchführung kleinerer operativer Eingriffe herbeigeführter narkoseähnl. Zustand (Neurolepsie u. Analgesie) durch Gabe eines Neuroleptikums* (z. B. Droperidol*) u. eines starken Analgetikums (z. B. Fentanyl*).

N

**Neuroleptika:** (engl.) *major tranquilizers*; Antipsychotika; Psycholeptika, Neuroplegika; chem. heterogene Gruppe von Psychopharmaka* mit antipsychot. Wirkung; **Wirk.:** führen Neurolepsie (relative Indifferenz gegenüber der Umwelt) herbei, ohne Bewusstsein u. intellektuelle Fähigkeiten zu beeinflussen; neben der neurolept. Wirk. unterschiedl. stark sedierend u. vegetativ dämpfend; optimale Wirk. v. a. bei der Langzeittherapie u. in Verbindung mit entspr. Psycho- u. Soziotherapie; **Wirkungsmechanismus:** Hemmung der Neuronenaktivität im ZNS, bei Reserpin* durch Entspeicherung von Monoaminen, bei Phenothiazinderivaten* u. Butyrophenonen durch Blockade v. a. von Dopamin*-Rezeptoren; viele Neuroleptika besitzen auch anticholinerge Wirk. (Hemmung der Acetylcholinfreisetzung u. Blockade von Acetylcholin*-Rezeptoren); sie werden in typ. (z. B. tricycl. Neuroleptika) u. atyp. unterschieden, wobei atyp. Neuroleptika (**Atypika**) i. d. R. aufgrund des weniger ausgeprägten $D_2$-Rezeptor-Antagonismus geringere extrapyramidale UAW aufweisen; **Wirkstoffe:** Einteilung **1.** nach chem. Struktur: **a)** Phenothiazinderivate*: z. B. Fluphenazin*, Thioridazin*, Prothipendyl*; **b)** Thioxanthenderivate: z. B. Chlorprothixen*, Flupentixol*; **c)** Butyrophenone: z. B. Droperidol*, Haloperidol*; **d)** Diphenylbutylpiperidine: z. B. Pimozid*, Fluspirilen*; **e)** Indolderivate: z. B. Reserpin*, Clozapin*, Risperidon*, Sulpirid*; **2.** traditionell nach neuroleptischer Potenz*; erstes N. war Reserpin*; **Ind.:** v. a. akute Psychosen* (psych. Symptome wie Schizophrenie, Manie, Erregungs- u. Angstzustände), org. Psychosen, Alkoholdelirien; in der ayurved. Medizin angewendet gegen Wahnsinn; **WW:** steigern die zentral dämpfende Wirk. z. B. von Narkotika*, Schlafmitteln*, Ethanol* u. starken Analgetika*; **UAW:** extrapyramidale Störungen: Frühdyskinesien, durch N. bedingtes Parkinson-Syndrom, Akathisie (quälende Unruhe), Spätdyskinesien; vegetative Störungen, beruhend auf erniedrigtem Sympathikus- u. Parasympathikustonus.

**Neurologie:** Fachgebiet der Medizin, das sich mit der Erforschung, Diagnostik u. Behandlung von Erkrankungen des Nervensystems u. der Muskulatur befasst.

**Neurolytika:** zur Nervenschädigung i. R. der Schmerztherapie verwendete Substanzen, z. B. Ethanol, Phenol, Ammoniumsulfat, Glycerolinjektion; heute nur noch palliativ bei schweren Schmerzen eingesetzt, z. B. Glycerolinjektion bei Trigeminusneuralgie*.

**Neuromodulatoren:** chem. Substanzen, die Vorgänge an den Synapsen beeinflussen bzw. modulieren u. z. B. die Wirk. von Neurotransmittern* verstärken od. abschwächen; können vom Körper selbst produziert (s. Neurohormone) od. von außen zugeführt werden (u. a. Psychopharmaka*, Anästhetika*, Narkotika*, Analgetika*, Ecstasy*).

**Neuron:** s. Nervenzelle.

**Neuropeptide:** von Nervenzellen gebildete Botenstoffe mit Peptidstruktur, die als Neurotransmitter*, Neuromodulator* od. Hormon* wirken können; z. B. Endorphine*, Cholecystokinin*, Bradykinin*, Thyrotrophin*, Hormone* des Hypothalamus, Somatostatin*, VIP*, Neuropeptid* Y.

**Neuropeptid Y:** Abk. NPY; Neurohormon* (Neuropeptid*) aus 36 Aminosäuren, das v. a. als Transmitter im Gehirn (auch in noradrenergen Neuronen des autonomen Nervensystems u. im Magen) fungiert; bindet an den NPY-Rezeptor (G-Protein-gekoppelter Rezeptor; s. Rezeptoren); **Wirk.:** Beteiligung an der Regulation des zirkadianen Rhythmus*, des peripheren Gefäßwiderstands, an Angst- u. Stressreaktionen u. an der Regulation der Herzkontraktion; versch. Daten weisen außerdem auf eine Beteiligung an der Steuerung der Nahrungsaufnahme (orexigen) u. der Präferenz für Kohlenhydrate u. Lipide hin. Vgl. PYY.

**Neuroplegika:** s. Neuroleptika.

**Neurose:** Bez. für psych. od. psychosoziale Störung ohne nachweisbare org. Grundlage, bei der im Gegensatz zur Psychose* die Realitätskontrolle wenig od. gar nicht gestört ist; **1.** i. e. S. Oberbegriff für Persönlichkeitsstörungen u. sog. Symptomneurosen (Angstneurose, Herzneurose, somatoforme Störung); **2.** i. w. S. lebensgeschichtl. bedingte psych. Störung (z. B. Reaktion, Persönlichkeitsstörung, Abhängigkeit, sexuelle Deviation, psychosomat. Störung); **3.** (psychoanalyt.) Bez. für Befindlichkeits-, Verhaltens- u. Persönlichkeitsstörungen, die auf erlebnisbedingter Beeinträchtigung der Spannungs- u. Beziehungsregulation beruhen u. deren Sympt. ungelöste unbewusste Konflikte u. Entwicklungsdefizite symbol. zum Ausdruck bringt (z. B. Kindheitstrauma).

**Neurotensin:** im Gastrointestinaltrakt* u. Hypothalamus* vorkommendes Tridecapeptid; Sequenz: pGlu-Leu-Tyr-Glu-Asn-Lys-Pro-Arg-Arg-Pro-Tyr-Ile-Leu (bei allen Säugetieren ident.); zus. mit Neuromedin N auf dem carboxyterminalen Teil eines ca. 170 Aminosäuren langen Vorläuferproteins lokalisiert; **Wirk.:** kininähnl.; vermutl. auch Neurotransmitterfunktion auf das dopaminerge System; an Freisetzung von LH* u. Prolactin* beteiligt; führt in der Peripherie zu Hypotonie, reduziert die Magensäuresekretion u. steigert die Fettverdauung; **Hinweis:** in Inselzelltumoren des Pankreas* nachweisbar; mit kolorektalem Karzinom assoziiert.

**Neurotensin-Rezeptoren:** Abk. NTR; Rezeptoren* für Neurotensin*; **Vork.:** in ZNS u. Kolon (dort für Kontraktion/Relaxation der glatten Muskulatur verantwortl.); **Formen:** NTR1 u. NTR2: 7-transmembranäre G-Protein-gekoppelte Rezeptoren; NTR3 (Sortilin 1) mit nur einer transmembranären Domäne.

**Neurotoxikose:** Intoxikation*, die v. a. das ZNS betrifft; vgl. Neurotoxine.

**Neurotoxine:** Nervengifte; Stoffe, die das Nervengewebe schädigen, z. B. Thallium*, Quecksilber*, bakterielle Exotoxine (Botulinumtoxin*, Tetanustoxin* u. a.), versch. Arzneimittel; vgl. Toxine; Gifte.

**Neurotransmitter:** Transmitter(substanzen), chemische Überträgersubstanzen; Substanzen, die im Unterschied zur elektr. Erregungsleitung die Nervenerregung auf chem. Weg an den Synapsen* in ZNS u. peripheren Nerven weiterleiten; **Mechanismus:** Das am Nervenende einlaufende Aktionspotential bewirkt über eine Membranpermeabilitätsänderung den Einstrom von extrazellulären Calcium-Ionen, was wiederum die Freisetzung der N. aus einer inaktiven Speicherform (in Vesikeln) in den synapt. Spalt herbeiführt. Nach rascher Diffusion wirkt der N. erregend auf die postsynapt. Membran. Nach Bruchteilen einer Sekunde wird der N. jedoch entweder enzymat. abgebaut u. dadurch inaktiviert (z. B. Acetylcholin*) u./od. in das synapt. Depot zurücktransportiert (z. B. Noradrenalin*). Nach Bindung an einen präsynapt. Rezeptor kann der N. auch über eine Rückkopplungshemmung seine Synthese steuern (z. B. durch Stimulierung von präsynapt. $\alpha_2$-Rezeptoren durch Catecholamine*). Die WW mit spezif. postsynapt. Neurotransmitter-Rezeptoren löst einerseits eine lokale Potentialänderung der postsynapt. Membranen aus, die zur Öffnung spezif. Ionenkanäle u. zu einem in Richtung des Konzentrationsgradienten gerichteten Ionenfluss von Natrium-, Kalium- u. Chlorid-Ionen führt. Überdies sind die membrangebundenen Neurotransmitter-Rezeptoren mit versch. Effektorsystemen wie der Adenylylcyclase* od. der Phospholipase* C assoziiert, die auf der Membraninnenseite lokalisiert sind u. durch Bildung von cAMP (Adenylylcyclase) bzw. von Diacylglycerolen* u. Inositol-1,4,5-trisphosphat (Phospholipase C) Stoffwechselumschaltungen auslösen (z. B. Enzyminduktion*, Änderung von Enzymaktivitäten, intrazelluläre Calciumfreisetzung). **Vertreter:** u. a. Acetylcholin*, Dopamin*, Noradrenalin*, Adrenalin*, GABA*, Serotonin*, Glycin* u. versch. Neuropeptide* (syn. Peptidneurotransmitter: Enkephaline, Endorphine*, Cholecystokinin*, Bradykinin*, Thyrotrophin*, Releasing*-Hormone, Somatostatin*); vgl. Mediatorsubstanzen.

**Neurotrophine:** Familie von sezernierten Proteinen, die Wachstum u. Überleben verschiedener Nervenzelltypen fördern u. für den Aufbau von neuronalen Netzen sorgen; binden an spezif. Transmembran-Tyrosinkinase-Rezeptoren; **Vork.:** sowohl im ZNS als auch im peripheren Nervensystem; **Vertreter:** u. a. Nervenwachstumsfaktor (engl. nerve growth factor; Abk. NGF).

**Neurotverfahren:** s. Türkischrotöl.

**Neusilber:** s. Alfenide.

**Neu-Südwales-Arrowroot:** s. Canna edulis (Amylum Cannae).

**neutral:** **1.** keinem von beiden angehörig; **2.** ohne bestimmte Wirkung; **3.** (chem.) weder sauer noch basisch reagierend (pH 7); **4.** (chem.-physik.) weder positiv noch negativ elektrisch geladen.

**Neutralfette:** s. Triglyceride; Hartfett.

**Neutralglas:** s. Glas.

**Neutralisationstitration:** s. Säure-Base-Titration.

**Neutralöl:** s. Triglyceride, mittelkettige.

**Neutral-Protamin-Hagedorn-Insulin:** s. Insulin (Zuber.).

**Neutrino:** Symbol $\nu$; Elementarteilchen* mit sehr kleiner Ruhemasse u. schwachen Wechselwirkungen; wird beim $\beta^+$-Zerfall (s. Betazerfall) emittiert. Vgl. Neutron.

**Neutron:** ungeladenes Elementarteilchen* mit der Masse $1.6745 \cdot 10^{-24}$ g; Proton* u. N. sind wahrscheinl. nur versch. Anregungsstufen desselben Elementarteilchens, des Nukleons. Das N. ist ein Betastrahler (s. Radioaktivität); es zerfällt durch Beschuss von Atomkernen mit Protonen, Gamma- od. Alphastrahlen unter Abgabe eines Elektrons* u. eines Antineutrinos* in ein Proton: $n \rightarrow p + e^- + \nu$. HWZ: 16.8 min. Die wichtigste N.-Quelle sind Kernreaktoren.

**Neutronenabsorber:** Bez. für Materialien, die inf. ihres großen Wirkungsquerschnitts sehr effizient Neutronen* einfangen; z. B. Bor* od. Cadmium*; verwendet werden auch Stoffe mit einem sehr hohen Anteil an Wasserstoffatomen (Wasser, Paraffin, Polyethylen), da Neutronen bei elast. Stößen mit den leichten Wasserstoffatomen Energie verlieren u. nach Thermalisierung absorbiert werden können.

**Neutronen-Aktivierungsanalyse:** s. Aktivierungsanalyse.

**Neutronenbeugung:** Neutronendiffraktion; eine in der Kristallstrukturanalyse* neben der Röntgenbeugung eingesetzte Technik; da N. im Ggs. zur Röntgenbeugung nur wenig von der Ordnungszahl* des streuenden Atomkernes abhängt, eignet sie sich gut für die Bestimmung der Positionen von leichten Atomen (v. a. H-Atomen) neben schweren.

**Neutronendetektoren:** s. Strahlenmessgeräte.

**Neutronendiffraktion:** s. Neutronenbeugung.

**Neutropenie:** rel. od. absolute Verminderung der neutrophilen Granulozyten (s. Leukozyten) im Blut; **Urs.:** meist pharmak. induziert inf. Chemotherapie, auch angeboren, i. R. von Infektionskrankheiten, bei Erkrankungen des blutbildenden

Systems u. a.; **Klinik:** erhöhte Infektionsgefährdung, bei Lokalisation v. a. im Mund- u. Rachenbereich mit der Gefahr der Sepsis*; **Ther.:** Behandlung der Urs., ggf. Absetzen tox. Arzneimittel, Infektionsprophylaxe; Pharmakotherapie mit hämatopoet. Wachstumsfaktoren (G-CSF* oder GM-CSF) zur Stimulation der Granulozytopoese.

**Nevirapin** (INN): 11-Cyclopropyl-5,11-dihydro-4-methyl-6*H*-dipyrido[3,2-*b*:2′,3′-*e*][1,4]diazepin-6-on; CAS-Nr. 129618-40-2; $C_{15}H_{14}N_4O$, Strukturformel: s. Abb.; $M_r$ 266.3; Schmp. 247 °C; logP −0.3; $pK_S$ 10.9; schwer lösl. in Wasser; **Wirk.:** Virostatikum*, erster nichtnucleosidischer Reverse*-Transkriptase-Inhibitor; **Ind.:** HIV*-Erkrankung; wegen schneller Resistenzbildung nur in Kombination mit mind. 2 anderen antiviralen Mitteln gegen HIV; **UAW:** häufig Hautausschlag, ferner Übelkeit, Müdigkeit, Fieber; **Dos.:** p. o. 2 × 200 mg/d mit mind. einem halben Glas Wasser; HWZ 30 h.

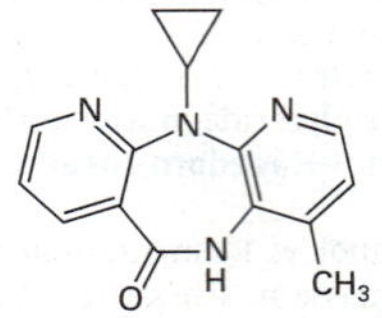

**Nevirapin**

**Newberyt:** s. Magnesiumhydrogenphosphat.

**Newcastle-Krankheit-Impfstoff (inaktiviert):** Vaccinum pseudopestis aviariae inactivum Ph.Eur.6; Emulsion od. Suspension eines geeigneten Stammes des Newcastle-Krankheit-Virus; so inaktiviert, dass die immunisierende Wirkung erhalten ist; ein Adjuvans kann enthalten sein.

**Newcastle-Krankheit-Lebend-Impfstoff (gefriergetrocknet):** Vaccinum pseudopestis aviariae vivum cryodesiccatum Ph.Eur.6, Vaccinum vivum pseudopestis aviariae cryodesiccatum (stirpe lentogenica); atyp. Geflügelpest-Lebend-Impfstoff; Zuber., die einen lentogenen Stamm des Virus dieser Krankheit enthält; die Suspension wird mit einer geeigneten Stabilisatorlösung verdünnt u. gefriergetrocknet.

**Newman-Projektion:** perspektivische Darst. von Molekülen*, bei der das Molekül in Richtung einer zentralen C—C-Bindung auf die Papierebene projiziert wird (s. Abb.); vgl. Konformation; Sägebockdarstellung.

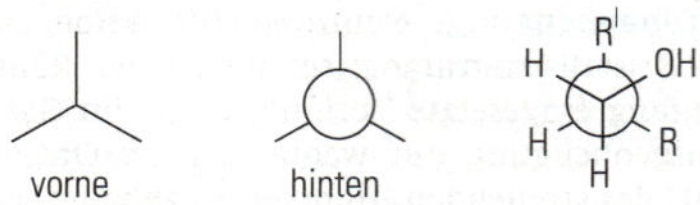


**Newman-Projektion:** Darstellung u. Beispiel

**Newton** (Sir Isaac N., engl. Physiker, Mathematiker u. Astronom, 1643–1727): Symbol N; abgeleitete SI*-Einheit für die Kraft*; $1\,N = 1\,kg \cdot m \cdot s^{-2}$.

**Newton-Flüssigkeiten:** s. Rheologie; Viskosität.

**Newton-Körper:** s. Rheologie; Viskosität.

**Newton-Metall:** Bismut-Blei-Zinn-Legierung (50.0 : 31.2 : 18.8); Schmp. 96–97 °C; **Anw.:** Zahnheilkunde.

**NF:** **1.** (jurist.) Abk. für (engl.) ***N**ational **F**ormulary*; s. Deutscher Arzneimittel-Codex; **2.** (biol.) Abk. für Neurofilamente*.

**NFA:** Abk. für **N**eues **F**ormularium **A**ustriacum; von der Österreichischen Apothekerkammer herausgegebene Rezepturempfehlungen für magistrale Verschreibungen (s. Magistralformeln); keine Aktualisierung. Vgl. NRF.

**NFκB:** Abk. für **n**ukleärer **F**aktor **κB**; wichtiger spezif. Transkriptionsfaktor*, der nach entspr. äußeren Signalen (z. B. Zytokine*, Wachstumsfaktoren*) aktiviert wird, aus dem Zytoplasma in den Zellkern* gelangt, dort (meist als p65/p50-Heterodimer) die Transkription* einer Reihe von Genen initiiert u. darüber Zellwachstum, Differenzierung*, Apoptose* u. Entzündungsvorgänge kontrolliert.

**NGF:** Abk. für (engl.) ***n**erve **g**rowth **f**actor*; s. Nervenwachstumsfaktor.

**Ni:** (chem.) Symbol für Nickel*.

**Niacin:** s. Vitamin B.

**Niacinamid:** s. Vitamin B (Nicotinamid).

**Niaouli aetheroleum:** s. Melaleuca viridiflora.

**Niaouli-Baum:** s. Melaleuca viridiflora.

**Niaouliöl:** s. Melaleuca viridiflora (Niaouli aetheroleum).

**Nicametat** (INN): 2-Diethylaminoethylnicotinat; Nicotinsäure-2-diethylaminoethylester; CAS-Nr. 3099-52-3; $C_{12}H_{18}N_2O_2$; $M_r$ 222.28; nicht mehr im Handel befindl. Vasodilatator*; vgl. Nicotinsäure.

**Nicaragua-Ipecacuanha:** s. Cephaelis acuminata.

**Nicardipin** (INN): 2-(Benzylmethylamino)-ethylmethyl-1,4-dihydro-2,6-dimethyl-4-(*m*-nitrophenyl)-3,5-pyridin-dicarboxylat; CAS-Nr. 55985-32-5; $C_{26}H_{29}N_3O_6$, Strukturformel: s. Abb.; $M_r$ 479.54; in Deutschland im Handel befindl. Calcium*-Antagonist aus der Gruppe der 1,4-Dihydropyridine; in Österreich u. der Schweiz außer Handel; **Ind.:** chron., stabile Angina* pectoris, essentielle Hypertonie*; **UAW:** Flush, Tachykardie, Gelenkschmerzen sowie Anstieg der Leberfunktionsparameter. **Nicardipinhydrochlorid:** CAS-Nr. 54527-84-3; Schmp. 179–181 °C (α-Form), Schmp. 168–170 °C (β-Form).

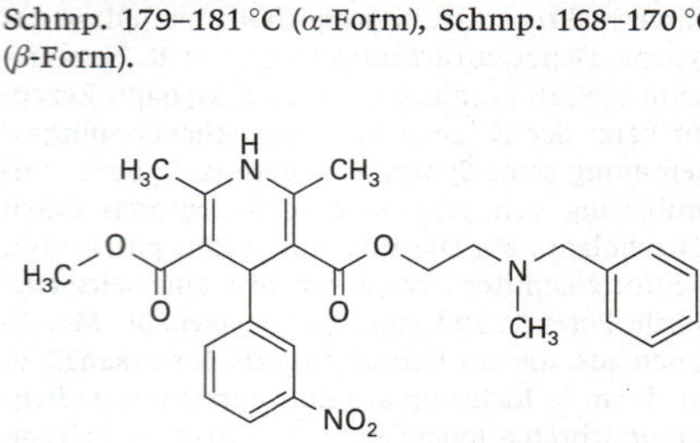

**Nicardipin**

**Niccolum:** s. Nickel.

**Niccolum-Ammonium sulfuricum:** s. Ammoniumnickel(II)-sulfat.

**Niccolum chloratum:** s. Nickel(II)-chlorid.

**Niccolum-Kalium cyanatum:** s. Kaliumtetracyanoniccolat(II).

**Niccolum nitricum:** s. Nickel(II)-nitrat.

**Niccolum sulfuricum:** s. Nickel(II)-sulfat.

**Nicergolin** (INN): Nicergolinum Ph.Eur.; 10-Methoxy-1,6-dimethyl-8β-ergolinylmethyl-5-bromnico-

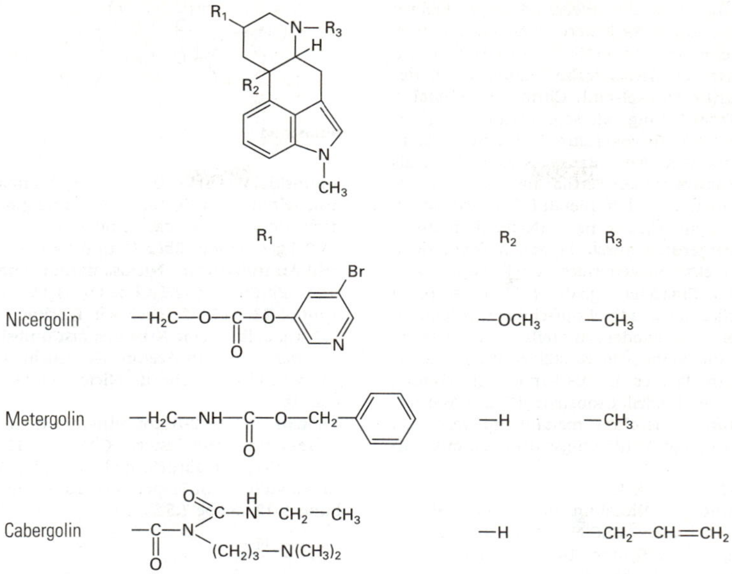


**Nicergolin**

tinat; CAS-Nr. 27848-84-6; $C_{24}H_{26}BrN_3O_3$, Strukturformel: s. Abb.; $M_r$ 484.40; Schmp. 136–138 °C (polymorph); unlösl. in Wasser; lösl. in Alkohol, Aceton, Chloroform, verd. Essigsäure; schwer lösl. in Ether; Derivat der Lysergsäure*; **Wirk.**: Antidementivum*; Alpha*-Rezeptoren-Blocker; **Ind.**: zur unterstützenden Ther. bei chron. hirnorganisch bedingten Leistungsstörungen i. R. eines umfassenden Gesamtkonzepts mit den Leitsymptomen Gedächtnis-, Konzentrations- u. Denkstörungen, vorzeitige Ermüdbarkeit, Antriebs- u. Motivationsmangel sowie Affektstörungen, z. B. dementielle Syndrome bei primär degenerativer, vaskulärer Demenz u. Mischformen; **UAW:** gastrointestinale Beschwerden, Schwindel, Hautrötung, Schlaflosigkeit. Gebräuchl. ist auch Nicergolin-(*R,R*)-tartrat.

**Nicethamid** (INN): Nicethamidum Ph.Eur., syn. Nikethamid; Nicotinyldiethylamidum, *N,N*-Diethylnicotinamid, Nicotinsäurediethylamid; Pyridin-3-carbonsäurediethylamid; CAS-Nr. 59-26-7; $C_{10}H_{14}N_2O$; $M_r$ 178.23; ölige Flüss. od. krist. Masse, schwach gelbl., charakterist. Geruch; mischbar mit Wasser, Ether, Chloroform, Aceton, Ethanol; nicht mehr im Handel befindl. Analeptikum*; früher med. angewendet bei Kollaps u. zur Narkoseverkürzung; bei schwerer Schlafmittelintoxikation keine Weckwirkung, eher gegenteilig wirkend; **UAW:** Schweißausbrüche, Übelkeit, Erbrechen, Angst, Unruhe, Tremor, Tachykardie, Herzarrhythmien, in hohen Dosen ein Krampfgift.

**Nichtmetalle:** chemische Elemente* der 7. u. 8. Hauptgruppe des Periodensystems* der Elemente sowie Bor*, Kohlenstoff*, Stickstoff* u. Phosphor*; feste N. sind schlechte Leiter von Wärme u. Elektrizität. Vgl. Metalle; Halbmetalle.

**Nicht-Newton-Körper:** s. Rheologie; Viskosität.

**Nickel:** Niccolum; Symbol Ni; CAS-Nr. 7440-02-0; $A_r$ 58.71; OZ 28; D. 8.90; Schmp. 1453 °C; Sdp. 2730 °C; Härte 3.8 der Härteskala*; silberweißes, schmiedbares, zähes, 2-, 3- u. 4-wertiges Schwermetall*; reines Ni ist widerstandsfähig gegen Luft, Wasser, Basen, Witterungseinflüsse sowie gegen viele org. Stoffe; von nichtoxidierenden Säuren wird Ni sehr langsam, von oxidierenden Säuren (z. B. konz. Schwefel- od. Salpetersäure) sehr leicht unter Bildung von grünen, lösl. Nickelsalzen gelöst; **Vork.:** natürl. gediegen in Eisenmeteoriten, sonst nur gebunden: Rotnickelerz (NiAs), Weißnickelerz ($NiAs_2$), Nickelblende (NiS), Garnierit ($(Mg,Ni)_3[(OH)_8/Si_4O_{10}]$); **Bedeutung:** (physiol.) essentielles Spurenelement* (Cofaktor der Urease*), tägl. Aufnahme mit der Nahrung ca. 0.3–0.5 mg; **Nachw.:** **1.** Auf Ni in Gebrauchsgegenständen kann mit 1 %iger ethanol. Lsg. von Dimethylglyoxim* u. 10 %iger Ammoniumhydroxidlösung geprüft werden, indem beide Reagenzien auf einen Baumwolltupfer gegeben u. dieser anschließend 30 s mit gleichmäßiger Bewegung gegen den zu untersuchenden Gegenstand gerieben wird. Entsteht eine rote Farbe, die von schwach rosa bis stark kirschrot variieren kann, ist die Ni-Abgabe größer als 0.5 µg/cm²/Woche. **2.** Die Nickelfällung als Dimethylglyoxim-Komplex kann ebenso wie die Nickel(II)-oxinat-Fällung auch zur gravimetr. Gehaltsbestimmung genutzt werden. **3.** Mit Natriumdiethyldithiocarbamat* od. alternativ mit Ammoniumpyrrolidincarbodithioat bilden Nickel(II)-Ionen Komplexe, die in org. Lösungsmitteln extrahierbar sind u. so z. B. mittels Atomabsorptionsspektroskopie* vermessen werden können (Ph.Eur.6, Grenzprüfung auf Ni in Polyolen*). **Gew.:** Verhüttung der Nickelerze, hauptsächl. der Magnetkiese (Eisensulfide mit Kupfer* u. Ni) in

Kanada, die 90 % der Weltproduktion liefern; **Darst.:** Reinstes Ni 99.9 % erhält man durch Zers. von Nickeltetracarbonyl ($Ni(CO)_4$) nach dem sog. Mond-Verfahren. **Anw.:** (techn.) hauptsächl. in der Stahlindustrie (Nickelstahl, Chrom-Nickel-Stahl); galvan. Vernickelung od. sog. Plattierung (Aufschweißen von Ni) von Haus- u. Küchengeräten; fein verteiltes Ni (sog. Raney*-Nickel) dient als Hydrier-Katalysator zur Fetthärtung (s. Fette); **Toxikol.:** Kontakt mit dem Metall führt nicht selten zu allerg. Hauterkrankungen (Nickeldermatitis), z. B. hervorgerufen durch Tragen nickelhaltigen Goldschmucks. Nickeltetracarbonyl (Sdp. 43 °C) kann durch Einatmen od. durch Hautresorption zu Intoxikationen mit Kopfschmerz, Atemnot, Schwindel, Lungenödem u. teils tödl. Ausgang führen. Eine Reihe von Nickelverbindungen erwies sich im Tierversuch als karzinogen. **Gesch.:** 1751 von Axel Fredrik Cronstedt (1722–1765) entdeckt. **Hom.:** Niccolum metallicum: verordnet z. B. bei Migräne, Verdauungsstörungen mit Aufstoßen.

**Nickelblende:** s. Nickel.

**Nickel(II)-chlorid:** Niccolum chloratum; Chlornickel, Nickelchlorür; CAS-Nr. 7791-20-0; $NiCl_2 \cdot 6\,H_2O$; $M_r$ 237.72; Schmp. 140 °C; hellgrüne monokline Prismen, leicht lösl. in Wasser u. Ethanol; geht beim Erhitzen im Chlorwasserstoffstrom in wasserfreies, gelbes $NiCl_2$ über; **Darst.:** Umsetzung von Nickelhydroxid mit Salzsäure*; **Anw.:** (techn.) Galvanisierung; Keramikfarbstoff. **Wasserfreies Nickel(II)-chlorid:** CAS-Nr. 7718-54-9; $M_r$ 129.6; Schmp. 1001 °C; gelbes krist. Pulver; **Anw.:** Reagenz Ph.Eur.6; Ammoniak-Absorber in Gasmaskenfiltern.

**Nickelchlorür:** s. Nickel(II)-chlorid.

**Nickel(II)-kaliumcyanid:** s. Kaliumtetracyanoniccolat(II).

**Nickel(II)-nitrat:** Niccolum nitricum; CAS-Nr. 13478-00-7; $Ni(NO_3)_2 \cdot 6\,H_2O$; $M_r$ 290.83; smaragdgrüne, hygroskop. Kristalle, leicht lösl. in Wasser u. Ethanol; **Anw.:** braune Keramikfarben, Galvanisierung, Herst. von Katalysatornickel.

**Nickel, schwefelsaures:** s. Nickel(II)-sulfat.

**Nickel(II)-sulfat:** Niccolum sulfuricum; schwefelsaures Nickel, Nickelvitriol; CAS-Nr. 10101-97-0; $NiSO_4 \cdot 6\,H_2O$; $M_r$ 262.85; Schmp. 53 °C; therm. Zers. oberhalb 840 °C; smaragdgrüne Kristalle, lösl. in Wasser, sehr schwer lösl. in Ethanol; **Anw.:** (techn.) Galvanisierung, Beize in der Färberei, Schwärzen von Zink* u. Messing*. **Hom.:** Niccolum sulfuricum: s. Nickel.

**Nickelvitriol:** s. Nickel(II)-sulfat.

**Nickersamen:** s. Caesalpinia bonducella (Semen Bonducellae).

**Niclosamid** (INN): Niclosamidum anhydricum Ph.Eur., wasserfreies Niclosamid; 2′,5-Dichlor-4′-nitrosalicylanilid; CAS-Nr. 50-65-7; $C_{13}H_8Cl_2N_2O_4$, Strukturformel: s. Abb.; $M_r$ 327.13; Schmp. 227–232 °C (polymorph); gelbl. weiße bis gelbl., feine Kristalle; fast unlösl. in Wasser; lösl. in Ethanol 1:150, Chloroform 1:400, Ether 1:350, Aceton; **Wirk.:** vermizid durch Hemmung der Glucoseaufnahme u. anaeroben Glykolyse der Würmer; **Anw.:** **1.** (med.) Anthelminthikum* gegen Bandwürmer (Taenien u. Zestoden); **2.** (techn.)

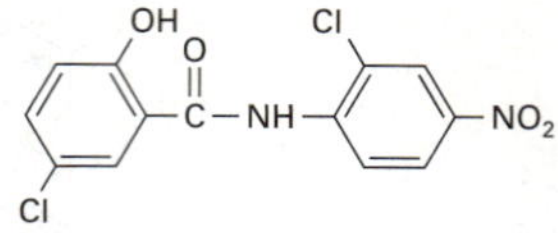


**Niclosamid**

Molluskizid*; **UAW:** Übelkeit, Abdominalschmerzen, selten Diarrhö; **Dos.:** p. o. 1×2 g/d morgens nach dem Frühstück; Kinder unter 2 Jahren 1×0.5 g/d, Kinder über 2 Jahre 1×1 g/d. **Niclosamid-Monohydrat:** Niclosamidum monohydricum Ph.Eur.; $C_{13}H_8Cl_2N_2O_4 \cdot H_2O$; $M_r$ 345.1; Schmp. 227–232 °C (nach 4 h Trocknen bei 100–105 °C); gelbl., feine Kristalle; fast unlösl. in Wasser, wenig lösl. in Aceton. Gebräuchl. sind auch Niclosamid-Piperazin u. Niclosamid-Aminoethanolsalz.

**Nicoboxil** (INN): 2-Butoxyethylnicotinat; Nicotinsäure-β-butoxyethylester; CAS-Nr. 13912-80-6; $C_{12}H_{17}NO_3$, Strukturformel: s. Abb.; $M_r$ 223.3; **Anw.:** äußerl. zur Hyperämisierung; **Dos.:** Einreibung 1.0 %, Salbe 2.5 %.

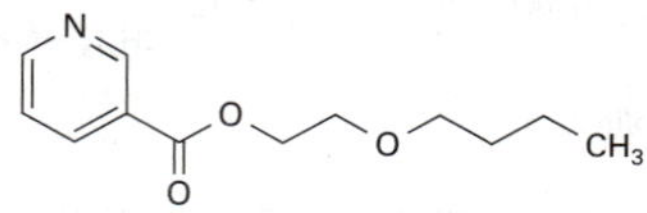


**Nicoboxil**

**Nicocodin** (INN): 6-Pyridin-3-carbonsäurecodeinester; CAS-Nr. 3688-66-2; $C_{19}H_{24}N_2O_4$; $M_r$ 344.41; Opioid*; in Deutschland nicht verschreibungsfähiges Antitussivum*; unterliegt dem Betäubungsmittelgesetz* (Anlage II); **UAW:** Obstipation, Müdigkeit.

**Nicol-Prisma:** s. Polarisation des Lichtes.

**Nicomorphin** (INN): 3,6-Dinicotinoylmorphin; CAS-Nr. 639-48-5; $C_{29}H_{25}N_3O_5$; $M_r$ 495.5; Schmp. 178 °C; lösl. in Ethanol, unlösl. in Wasser; in Österreich u. der Schweiz im Handel befindl. Opioid*; in Deutschland nicht verkehrsfähig; unterliegt dem Betäubungsmittelgesetz* (Anlage I); **Wirk.:** stark wirkendes Analgetikum*; vgl. Morphin.

**Nicosorbin:** Nicotinamidascorbat; $C_{12}H_{14}N_2O_7$; $M_r$ 298.25; Schmp. 141–145 °C; Komplex aus Nicotinamid (s. Vitamin B) u. Vitamin* C.

**Nicotiana rustica** L.: s. Nicotiana tabacum.

**Nicotiana tabacum** L.: (Virginischer) Tabak; rotblühend; Fam. Solanaceae; heim. in Südamerika, kultiviert in allen Ländern der warmen u. gemäßigten Zonen; zusammen mit **Nicotiana rustica** L. (Bauerntabak, Ungarischer Tabak; gelbblühend; Verbreitungsgebiet wie N. tabacum) Stpfl. von **Folia Nicotianae:** Herba Tabaci, Tabakblätter; **Inhaltsst.:** Nicotin* in wechselnder Menge (0.08–9 %; am nicotinreichsten sind die Blattspitzen; Nicotin wird in der Wurzel gebildet u. steigt in die Blätter auf; im Samen tritt es erst beim Keimen auf) u. zahlreiche weitere verwandte Basen, z. B. L-Nornicotin (s. Nicotin, Abb. dort), DL-Nornicotin, Nicotyrin, Nicotein, Nicotellin, Nicotimin, Nicotoin, L-Anabasin, DL-Anatabin, Pyrrolidin*, *N*-Methylpyrrolin, *N*-Methylpyrrolidin; ferner Betain*, Asparagin*, Allantoin*, Kaffeegerbsäure, Gallussäure* u. a. Säuren, zahlreiche Enzyme, Nitrate (bis 10 %); als nicotinarm werden Tabake bis zu einem Höchstgehalt von 0.2 %, als nicotinfrei solche mit einem Höchstgehalt bis zu 0.08 % an Nicotin (bezogen auf getrocknete Blätter) bezeichnet; **Anw.:** **1.** (techn.) die Samen enthalten bis ca. 35 % fettes Öl, das als Brennöl u. in der Industrie z. B. zur Seifenherstellung verwendet wird; als Schädlingsbekämpfungsmittel; **2.** (volkstüml.) früher selten bei hartnäckiger Obstipation (Darmverschluss), Kolik sowie bei Würmern in Form von Klistieren; **3.** (veterin.) in gleicher Weise; LD 4–12 g Rauchtabak, 2–3 g Schnupftabak, d. h. eingenommen, nicht durch Rauchen. **Hom.:** **1.** Nicotiana tabacum (HAB), Tabacum: getrocknete, nicht fermentierte Blätter des echten Havannatabaks; **2.** Nicotiana tabacum Rh (HAB): frische Blätter; **3.** Tabacum e seminibus: reife Früchte; verordnet z. B. bei Herz- u. Kreislauferkrankungen, Schwindel.

**Nicotin:** Nicotinum Ph.Eur.6; Nikotin; 1-Methyl-2-(*β*-pyridyl)-pyrrolidin; $C_{10}H_{14}N_2$, Strukturformel: s. Abb.; $M_r$ 162.23; D. 1.014–1.015; Sdp. 246.7 °C; $[\alpha]_D^{20\,°C}$ –169°; farblose, an der Luft sich bräunende, leicht bewegl. u. betäubend nach Tabak riechende Flüss.; sehr leicht lösl. in Wasser, Ethanol, Ether, Chloroform, fetten Ölen; Pyridinalkaloid* aus den Blättern von Nicotiana* tabacum; **Wirk.:** **1.** anfängl. erregende Wirk. auf die vegetativen Ganglien durch Depolarisierung der postsynapt. Membran; führt zunächst zu Blutdrucksteigerung (Einfluss Sympathikus*) u. Anregung der Darmtätigkeit (Einfluss Parasympathikus*); durch N. ausgelöste Ausschüttung von Vasopressin* aus dem Hypophysenhinterlappen als weiterer Grund für den Blutdruckanstieg; **2.** bei längerer Einwirkung lähmende Wirk. durch anhaltende Depolarisierung (Blockade); führt nachfolgend zu Blutdruckabfall u. Erschlaffung der Darmmuskulatur; rasche Elimination*; HWZ 0.7–1.8 h; **Anw.:** **1.** (med.) zur Tabakentwöhnung (Raucherentwöhnung) z. B. als Kaugummi od. als Pflaster (s. Systeme, transdermale therapeutische); **2.** (techn.) Schädlingsbekämpfung (Tabakbrühen); **Toxikol.:** N. ist sehr giftig; rasche Resorption über Haut u. Schleimhäute; LD ca. 1 mg/kg KG (diese Menge ist in ca. 4–6 Zigaretten od. einer Zigarre enthalten); beim Rauchen wird nur ein Teil des im Tabak enthaltenen N. aufgenommen. **Vergiftungssymptome:** (akut) Kreislaufkollaps, Erbrechen, Diarrhö, Krämpfe, Atemlähmung; chron. Nicotinzufuhr erhöht das Risiko einer koronaren Herzerkrankung, verstärkt Erkrankungen der Arterien u. der unteren Extremitäten u. kann Durchblutungsstörungen (sog. Raucherbein) hervorrufen; ebenso führt man die bei Rauchern vermehrt auftretenden Magen- u. Zwölffingerdarmgeschwüre auf die Wirkung von N. zurück. **Nicotinresinat:** Nicotini resinas Ph.Eur.6; Komplex von Nicotin mit einem schwachen Kationenaustauscher; kann Glycerol* enthalten; weißes bis schwach gelbl. Pulver; fast unlösl. in Wasser.

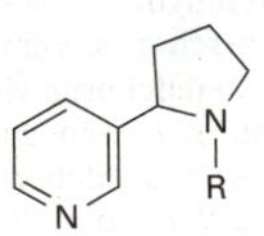


**Nicotin**

**Nicotinamid** (INN): s. Vitamin B.

**Nicotinamid-adenin-dinucleotid:** s. NAD.

**Nicotinamid-adenin-dinucleotid-phosphat:** s. NADP.

**Nicotinamidascorbat:** s. Nicosorbin.

**Nicotin-Rezeptoren:** *n*-Cholinozeptoren; nicotinerge Rezeptoren; Form der Acetylcholin*-Rezeptoren; für Kationen permeable Ionenkanäle (pentamerische Struktur aus versch. Untereinheiten); Acetylcholin* bewirkt Öffnung der Kanäle; selektiver Agonist: Nicotin* (in hoher Konz. Rezeptor-Hemmung). Vgl. Muscarin-Rezeptoren.

**Nicotinsäure** (INN): Acidum nicotinicum Ph.Eur.; Pyridin-3-carbonsäure; CAS-Nr. 59-67-6; $C_6H_5NO_2$, Strukturformel: s. Abb.; $M_r$ 123.1; Schmp. 234–240 °C; farblose Kristalle od. weißes, krist. Pulver von schwach saurem Geschmack; wenig lösl. in Ethanol, Wasser, Aceton, Chloroform, Methanol, lösl. in siedendem Wasser u. Ethanol sowie in Alkalilaugen u. Natriumcarbonatlösung unter Salzbildung; ein Niacin des Vitamin-B-Komplexes (s. Vitamin B); **Biogenese:** Decarboxylierung* von Chinolinsäure (2,3-Pyridindicarbonsäure, $C_7H_8NO_4$), die ihrerseits Metabolit von L-Tryptophan* ist (z. B. in Hefe) od. durch Kondensation von $C_3$- u. $C_4$-Einheiten gebildet wird (v. a. in höheren Pflanzen); **Nachw.:** mit Infrarotspektroskopie; früher mit Zinner*-Reaktion; **Anw.:** (med.) als Lipidsenker*; Serumlipidsenker; Senkung des Plasmacholesterolspiegels erst nach Abnahme der Triglyceridkonzentration; nur bei schweren Lipidstoffwechselstörungen eingesetzt; **UAW:** Flush-Syndrom, Hauttrockenheit, Urticaria, Blutdruckabfall, Übelkeit, Diarrhö, Leberfunktionsstörungen, verminderte Glucosetoleranz; HWZ 0.3–0.8 h.

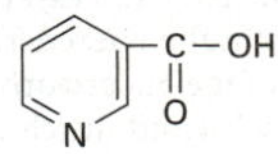


**Nicotinsäure**

**Nicotinsäureamid:** s. Vitamin B (Nicotinamid).

**Nicotinsäurebenzylester:** Benzylis nicotinas, Benzylum nicotinicum, Benzylnicotinat; CAS-Nr. 94-44-0; $C_{13}H_{11}NO_2$; $M_r$ 213.2; D. 1.162; $n_D^{20\,°C}$ 1.568; gelbl., ölige Flüss., unter 24 °C evtl. erstarrend; lösl. in Ethanol, Chloroform, Aceton, wenig lösl. in Wasser; **Off.:** DAB; **Anw.:** (med.) äußerl. zur Hyperämisierung bei rheumat. Beschwerden, Durchblutungsstörungen (Frostschäden). Vgl. Nicotinsäuremethylester.

**Nicotinsäurediethylamid:** s. Nicethamid.

**Nicotinsäuremethylbetain:** s. Trigonellin.

**Nicotinsäuremethylester:** Methylnicotinat; 3-Pyridincarbonsäuremethylester; $C_7H_7NO_2$; $M_r$ 137.1; Schmp. 39–42 °C; schwach gelbl., krist. Pulver; stark hautreizend; sehr leicht lösl. in Wasser, Ethanol, Chloroform; **Off.:** DAC; **Anw.:** (med.) äußerl. zur Hyperämisierung bei rheumat. Be-

N

schwerden, in 1–2 %igen Einreibungen od. Salben. Vgl. Nicotinsäurebenzylester.

**Nicotinylalkohol:** 3-Pyridinmethanol; $C_6H_7NO$; $M_r$ 109.1; nicht mehr im Handel; früher angewendet als muskulotroper Vasodilatator*, bei Durchblutungsstörungen u. als Lipidsenker*; **UAW:** allerg. Reaktionen, Verdauungsstörungen.

**Nicotinylamidum:** s. Vitamin B (Nicotinamid).

**Nidation:** Einnistung des befruchteten Eis in der Gebärmutterschleimhaut; die Anheftung an die Schleimhaut erfolgt am 5. u. 6. Entwicklungstag; am 11.–12. Tag ist die N. abgeschlossen.

**Nidations-Hemmer:** Mittel, die nicht die Konzeption*, sondern die Nidation* verhindern; **Anw.:** z. B. Einlegen eines Intrauterinpessars (s. Pessar) als prophylakt. Maßnahme zur Empfängnisverhütung i. S. der Kontrazeption od. Interzeption*; **Hinweis:** N. sind keine Abortiva* u. als Maßnahmen, die vor dem Ende der Nidation wirken, in Deutschland nicht von Strafvorschriften betroffen (§ 218 Strafgesetzbuch, Schwangerschaftsabbruch). Vgl. Kontrazeptiva.

**Niederlassungsfreiheit:** die unbeschränkte Befugnis, bei Vorliegen der persönl. u. betriebl. Voraussetzungen eine Apotheke zu eröffnen; in Deutschland wurde sie vom Bundesverfassungsgericht durch das Apothekenurteil* vom 11.6.1958 statuiert. Die anderen EU-Staaten, mit Ausnahme von Großbritannien, Irland u. den Niederlanden, u. die Schweiz kennen die unbeschränkte N. nicht; s. Apothekengesetz; Apothekenbetriebsordnung; Apothekenwesen.

**Niere, künstliche:** s. Hämodialyse.

**Nierenbaum:** s. Anacardium occidentale.

**Nierenentzündung:** s. Pyelonephritis.

**Niereninsuffizienz:** eingeschränkte Fähigkeit der Nieren, harnpflichtige Substanzen (v. a. die stickstoffhaltigen Endprodukte des Proteinstoffwechsels) auszuscheiden; in fortgeschrittenen Stadien geht auch die Anpassungsbreite an den Elektrolyt-, Wasser- u. Säure-Basen-Haushalt verloren. **Formen:** **1.** akute N.: s. Nierenversagen, akutes; **2.** i. e. S. chronische N.; Urs.: vaskuläre, glomeruläre u. tubulointerstitielle Nierenerkrankungen, Infektionen, angeborene u. erworbene Strukturdefekte; Parenchymschwund durch obstruktive Uropathie, Zystenbildung; **Sympt.:** Leistungsschwäche, Polyurie*, Nykturie*, später Schlafstörungen, Kopfschmerz, typisches schmutzig-gelbes Hautkolorit, Pruritus* u. zunehmende renale Anämie; im Spätstadium Dehydratation* mit Exsikkose u. Hypotonie inf. renalen Salzverlusts od. Ödemneigung (peripher u. Lungenödem) inf. Natriumretention, daneben neurolog. Sympt. (zerebrale Ausfälle, Polyneuropathie u. a.), gastrointestinale Störungen (Singultus*, Übelkeit, Erbrechen, Appetitlosigkeit u. a.) u. renale Osteopathie; ggf. Hypertonie mit kardiovaskulären Sympt. (z. B. Angina* pectoris, Linksherzinsuffizienz, Herzinfarkt*). Man unterscheidet 4 Stadien der chron. N., die fließend ineinander übergehen u. je nach Art der Nierenerkrankung in Monaten od. Jahren durchlaufen werden können. Die chron. N. geht terminal in die Urämie* über.

**Nierenschale:** nierenförmige Schale aus Edelstahl od. Kunststoff, auch als Einmalartikel; **Anw.:** zum Auffangen von Sekret u. Erbrochenem, als Abwurfschale für Instrumente u. Verbandmaterial.

**Nierenstein:** s. Urolith.

**Nierentee, Indischer:** s. Orthosiphon aristatus (Orthosiphonis folium).

**Nierenversagen, akutes:** plötzl. partieller od. totaler Verlust der exkretor. Nierenfunktion als Folge eines meist reversiblen Nierenschadens; **Urs.:** **1. Minderperfusion** (zirkulatorisch-ischämisches a. N., ca. 80 %) durch Hypovolämie*, Hypotonie* u. Dehydratation* inf. von Blutverlusten (Polytrauma, gastrointestinale od. postpartale Blutung, große operative Eingriffe an Herz, Gefäßen, Abdomen od. Prostata), Schock (Herzinfarkt*, Embolie*), schwerer Infektion (Sepsis*, Peritonitis*, Cholezystitis*), Hämolyse*, Myolyse (u. a. Crush*-Syndrom, Verbrennung*), Wasser- u. Elektrolytverlusten (massives Erbrechen, Diarrhö, exzessives Schwitzen, Ileus*, akute Pankreatitis*); **2. Nephrotoxine** (toxisches a. N., ca. 15–20 %): **a)** exogene Toxine: Anilin*, Chlorate, Glykolverbindungen, Kaliumbromat*, -dichromat*, -oxalat*, Cresol*, Lysol, Methanol*, Naphthole, Phenole*, Phosphor*, Parathion*, Schwermetalle (Arsen*, Gold*, Bismut*, Cadmium*, Quecksilber*, Blei*, Antimon*, Titan*, Uran*), Tetrachlorkohlenstoff*, Trichlorethylen*; Arzneimittel, z. B. Acetazolamid*, Barbiturate*, Antibiotika* (Amphotericin* B, Aminoglykosid*-Antibiotika, Bacitracin*, Cephalosporine*, Colistin* u. a.), Zytostatika* (Cisplatin*, Methotrexat*), nichtsteroidale Antirheumatika (s. Analgetika); Ciclosporin*, Aciclovir*, Foscarnet*-Natrium, Pentamidin*, Kontrastmittel*; **b)** endogene Toxine: Myoglobin*, Urate, Oxalate, Immunglobulin-Leichtketten; monoklonales IgM bei Waldenström-Krankheit; **3. Nierenkrankheiten** (ca. 1–2 %): entzündl. Nephropathien (akute Glomerulonephritis, Pyelonephritis*, akute interstitielle Nephritis bei Leptospirosen* u. Scharlach*), Abstoßungsreaktionen nach Nierentransplantation, bilaterale Nierenrindennekrose bei Verbrauchskoagulopathie; **4. Harnstauung** inf. Harnabflussbehinderungen; **5. endokrinolog. Erkrankungen:** hyperkalzämische Krise; **Ther.:** Dialysebehandlung* bei mehrwöchigem oligurisch-anurischem Stadium.

**Niesmittel:** Sternutatoria, Sternutamenta, Ptarmika; die Nasenschleimhaut reizende u. den Niesreflex auslösende Mittel, zur Herst. von Niespulvern (Scherzartikel) u. Schnupftabak; Nieswurzpulver von Veratrum- u. Helleborusarten, Pfefferpulver, Quillajae cortex (s. Quillaja saponaria), Semen Sabadillae (s. Schoenocaulon officinale), Flores Convallariae (s. Convallaria majalis); **Wirkstoffe:** Saponine*, Veratrum*-Alkaloide, Raphiden (s. Calciumoxalat). Gesundheitsschädl. u. verboten ist z. B. 2-Nitrobenzaldehyd.

**Nieswurz, Amerikanische:** s. Veratrum viride.

**Nieswurz, Grüne:** s. Helleborus viridis.

**Nieswurz, Schwarze:** s. Helleborus niger.

**Nieswurz, Stinkende:** s. Helleborus foetidus.

**Nieswurz, Weiße:** s. Veratrum album.

**Nieswurz, Wohlriechende:** s. Helleborus odorus.

**Nieswurzwurzelstock, Grüner:** s. Helleborus viridis (Hellebori viridis rhizoma).

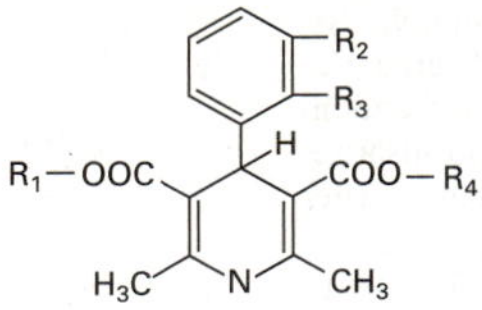

| | $R_1$ | $R_2$ | $R_3$ | $R_4$ |
|---|---|---|---|---|
| Nifedipin | $CH_3$ | H | $NO_2$ | $CH_3$ |
| Nisoldipin | $CH_3$ | H | $NO_2$ | $CH_2-CH(CH_3)_2$ |
| Nitrendipin | $CH_3$ | $NO_2$ | H | $CH_2-CH_3$ |
| Nimodipin | $CH(CH_3)_2$ | H | $NO_2$ | $(CH_2)_2-O-CH_3$ |
| Felodipin | $CH_3$ | Cl | Cl | $CH_3$ |

**Nifedipin:** Dihydropyridin-Derivate (4-Phenyl-dihydropyridincarbonsäure-Derivate)

**Nieswurzwurzelstock, Schwarzer:** s. Helleborus niger (Hellebori nigri rhizoma).

**Nifedipin** (INN): Nifedipinum Ph.Eur., Dimethyl-1,4-dihydro-2,6-dimethyl-4-(*o*-nitrophenyl)-3,5-pyridindicarboxylat; 1,4-Dihydro-2,6-dimethyl-4-(*o*-nitrophenyl)-3,5-pyridindicarbonsäure-dimethylester; CAS-Nr. 21829-25-4; $C_{17}H_{18}N_2O_6$, Strukturformel: s. Abb.; $M_r$ 346.34; Schmp. 172–174 °C (polymorph); leicht lösl. in Aceton, Chloroform, weniger lösl. in Ethanol, fast unlösl. in Wasser; äußerst lichtempfindl., wandelt sich rasch in ein Nitrosophenylpyridin-Derivat um; Lsg. sind unmittelbar vor Gebrauch im Dunkeln od. bei Licht mit einer Wellenlänge von über 420 nm anzufertigen. **Wirk.:** Koronartherapeutikum, Calcium*-Antagonist (Prototyp der Dihydropyridin-Derivate); wirkt hauptsächl. auf die Gefäßmuskulatur, weniger auf die Erregungsleitung; **Ind.:** Frühbehandlung u. Langzeittherapie der koronaren Herzinsuffizienz* u. der Angina* pectoris; Hypertonie*; **Kontraind.:** Herz-Kreislauf-Schock, instabile Angina pectoris, akuter Herzinfarkt (innerhalb der ersten 4 Wochen), höhergradige Aortenstenose, gleichzeitige Anw. mit Rifampicin; **WW:** Metabolismus über CYP3A4, daher WW mit CYP3A4-Induktoren od. -Inhibitoren mögl.; Antihypertensiva: blutdrucksenkende Wirk. verstärkt; Tacrolimus: Tacrolimus-Plasmaspiegel erhöht; HWZ 3.4 ± 1.2 h.

**Nifenazon** (INN): *N*-Antipyrinylnicotinamid, *N*-(2,3-Dimethyl-5-oxo-1-phenyl-3-pyrazolin-4-yl)nicotinamid; 2,3-Dimethyl-4-nicotinamido-1-phenyl-3-pyrazolin-5-on; CAS-Nr. 2139-47-1; $C_{17}H_{16}N_4O_2$; $M_r$ 308.33; Schmp. 252–253 °C (kristallisiert aus Ethanol); wenig lösl. in Wasser, Aceton, Ethylacetat, Ether, lösl. in heißem Wasser, Ethanol, Chloroform, verd. Säuren; Phenazon; nicht mehr im Handel befindl. Antirheumatikum* u. Analgetikum*.

**Nifluminsäure** (INN): Acidum niflumicum; 2-[3-(Trifluormethyl)-anilino]nicotinsäure; CAS-Nr. 4394-00-7; $C_{13}H_9F_3N_2O_2$; $M_r$ 282.23; Schmp. 204 °C (kristallisiert aus Ethanol); Anthranilsäure-Derivat; nicht mehr im Handel befindl. Antirheumatikum* u. Analgetikum*.

**Nifuratel** (INN): Methylmercadon; 5-(Methylthiomethyl)-3-(5-nitrofurfurylidenamino)-2-oxazolidinon; CAS-Nr. 4936-47-4; $C_{10}H_{11}N_3O_5S$, Strukturformel: s. Abb.; $M_r$ 285.29; Schmp. 186–188 °C; unlösl. in Wasser, wenig lösl. in Aceton, lösl. 1:400 in Chloroform, in Dimethylformamid; in Deutschland im Handel, in Österreich u. der Schweiz außer Handel; **Ind.:** Ausfluss u. Scheidenentzündungen bei vaginalen Infektionen durch Trichomonaden, Pilze u. Bakt. einschließl. aller Mischformen sowie gleichartige Infektionen der ableitenden Harnwege bei Mann u. Frau; zur vaginalen, äußerl. topischen u./od. p. o. Anwendung.

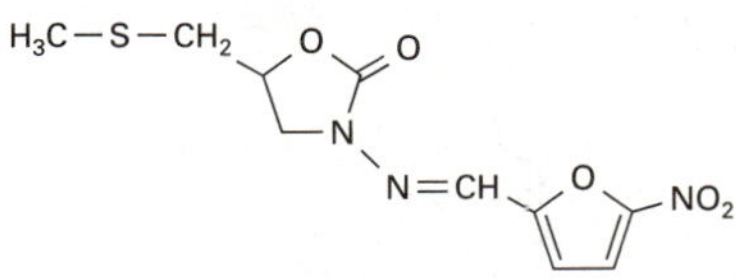

**Nifuratel**

**Nifuroxazid** (INN): Nifuroxazidum Ph.Eur.6, 4-Hydroxy-*N*′-(5-nitrofurfuryliden)benzhydrazid; 4-Hydroxybenzoesäure-5-nitrofurfurylidenhydrazid; CAS-Nr. 965-52-6; $C_{12}H_9N_3O_5$, Strukturformel: s. Abb.; $M_r$ 275.22; Schmp. 298 °C; fast unlösl. in Wasser; Antidiarrhoikum* u. Antibiotikum*;

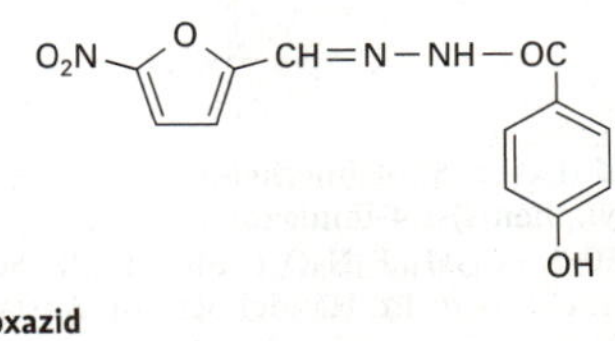

**Nifuroxazid**

**Nigella damascena** L.: Damaszener (Türkischer) Schwarzkümmel, Jungfer im Grünen; Fam. Ranunculaceae; Mittelmeergebiet; Stpfl. von **Semen Nigellae damascenae:** Damaszener Schwarz-

N

kümmel, Ananaskümmel, Erdbeerkümmel; **Inhaltsst.**: ca. 0.5 % äther. Öl (nach Erdbeeren riechend u. schmeckend) mit spasmolyt. wirkendem Damascenin (3-Methoxy-N-methylanthranilsäuremethylester) u. Anthranilsäurederivaten, ferner Saponine*; **Anw.**: in der Parfümerie.

**Nigella sativa** L.: Schwarzkümmel; Fam. Ranunculaceae; Südeuropa, Balkan, Westasien; Stpfl. von **Semen Nigellae (sativae)**: Schwarzkümmelsamen; **Inhaltsst.**: bis 40 % fettes Öl, 0.5–1.5 % äther. Öl mit Thymochinon*, Triterpensaponine, Gerbstoffe*, Bitterstoff*; **Anw.**: **1.** (volkstüml.) z. B. bei Blähungen, zur Erhöhung der Harnmenge; in neuerer Zeit als Nahrungsergänzungsmittel (positive Wirk. bei z. B. Krebs, Lungen- u. Leberleiden nicht wissenschaftl. belegt); **2.** hauptsächl. als Gewürz. **Hom.**: Nigella sativa: reife Samen.

**niger** (lat.): f: nigra, n: nigrum; schwarz.

**Nigrosine:** schwarze Anilinfarben; lösl. in 96 %igem Ethanol, Wasser u. fettem Öl; **Anw.**: (techn.) zum Färben u. Bedrucken von Textilien; für Schuhcreme.

**Nihilum album:** s. Zinksulfat.

**Nihilum griseum:** s. Zinkcarbonat, basisches (Tutia grisea).

**Nikethamid:** s. Nicethamid.

**Nilotinib** (INN): 4-Methyl-N-[3-(4-methylimidazol-1-yl)-5-trifluormethylphenyl]-3-(4-pyridin-3-ylpyrimidin-2-ylamin)benzamid; CAS-Nr. 641571-10-0; $C_{28}H_{22}F_3N_7O$, Strukturformel: s. Abb.; $M_r$ 529.52; **Wirk.**: Tyrosinkinase*-Inhibitor; **Ind.**: Philadelphia-Chromosom-positive chron. myeloische Leukämie in der chron. od. akzelerierten Phase mit Resistenz od. Unverträglichkeit gegenüber einer Vorbehandlung einschließl. Imatinib*; **WW:** u. a. kompetitive Hemmung von CYP3A4; **UAW:** Myelosuppression, Hautreaktionen, gastrointestinale Beschwerden, QT-Zeit-Verlängerung; **Dos.**: p. o. 2×400 mg/d.

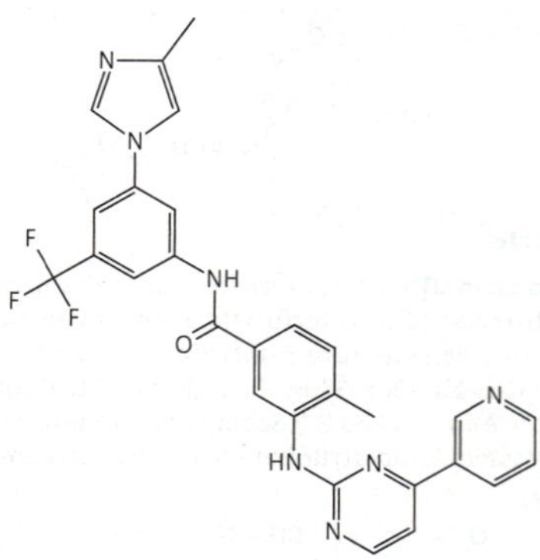

**Nilotinib**

**Nilutamid** (INN): 5,5-Dimethyl-3-[4-nitro-3-(trifluormethyl)phenyl]-2,4-imidazolidindion; CAS-Nr. 63612-50-0; $C_{12}H_{10}F_3N_3O_4$; $M_r$ 317.2; Schmp. 149 °C; nicht mehr im Handel befindl. Antiandrogen*; früher angewendet bei fortgeschrittenem Prostatakarzinom; **UAW:** Übelkeit, Erbrechen, Impotenz, Leberfunktionsstörungen.

**Nilvadipin** (INN): (±)-5-Isopropyl-3-methyl-2-cyano-6-methyl-4-(3-nitrophenyl)-1,4-dihydro-3,5-pyridin-dicarboxylat; CAS-Nr. 75530-68-6; $C_{19}H_{19}N_3O_6$, Strukturformel: s. Abb.; $M_r$ 385.38; Schmp. 148–150 °C (kristallisiert aus Ethanol); gelbes, krist. Pulver; **Wirk.**: Calcium*-Antagonist, der 9- bis 10-mal stärker selektiv an Gefäßen wirkt als Nifedipin*; **Ind.**: essentielle Hypertonie; **Kontraind.**: Herz-Kreislauf-Schock, ausgeprägte Aortenstenose, Schwangerschaft u. Stillzeit, Niereninsuffizienz, Anw. bei Kindern; **UAW:** Flush, Nervosität, selten Erbrechen, Juckreiz; **Dos.**: p. o. 1×8–16 mg/d morgens; HWZ 15–20 h.

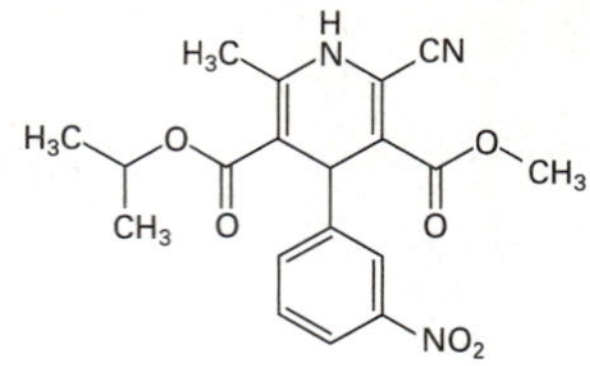

**Nilvadipin**

**Nimesulid** (INN): Nimesulidum Ph.Eur.6; 4′-Nitro-2′-phenoxymethansulfonanilid; CAS-Nr. 51803-78-2; $C_{13}H_{12}N_2O_5S$; $M_r$ 308.31; Schmp. 149 °C (polymorph); gelbl., krist. Pulver; unlösl. in Wasser, leicht lösl. in Aceton, schwer lösl. in wasserfreiem Ethanol; in Österreich u. der Schweiz im Handel befindl. nichtsteroidales Antiphlogistikum*; in Deutschland nur als Tierarzneimittel.

**Nimodipin** (INN): Nimodipinum Ph.Eur.; 2-Methoxyethyl-1,4-dihydro-5-(isopropoxycarbonyl)-2,6-dimethyl-4-(3-nitrophenyl)-3-pyridincarboxylat; CAS-Nr. 66085-59-4; $C_{21}H_{26}N_2O_7$, Strukturformel: s. Nifedipin (Abb. dort); $M_r$ 418.24; **Wirk.**: Calcium*-Antagonist mit zentraler Wirk. (zerebrale Vasodilatation); **Anw.**: als Antidementivum*, Nootropikum*.

**Nimorazol** (INN): Nitrimidazin; 4-[2-(5-Nitro-1-imidazolyl)ethyl]morpholin; CAS-Nr. 6506-37-2; $C_9H_{14}N_4O_3$; $M_r$ 226.23; Schmp. 110–111 °C (kristallisiert aus Wasser); schwer lösl. in Wasser bei Raumtemperatur; lösl. in Alkohol, Aceton, Chloroform; nicht mehr im Handel befindl. Nitroimidazol*; früher angewendet bei Trichomoniasis.

**Nimustin** (INN): Pimustin; 3-(4-Amino-2-methyl-5-pyrimidinylmethyl)-1-(2-chlorethyl)-1-nitrosoharnstoff; CAS-Nr. 42471-28-3; $C_9H_{13}ClN_6O_2$, Strukturformel: s. Abb.; $M_r$ 272.7; in Deutschland im Handel befindl. Zytostatikum* (Alkylans); in Österreich u. der Schweiz außer Handel; **Ind.:** maligne Gliome; **Kontraind.**: Schwangerschaft, Knochenmarkserkrankungen; **WW:** andere myelosuppressive Arzneimittel: verstärkte UAW wie z. B. Thrombopenie u. Leukopenie; Cimetidin: verstärkte myelosuppressive Wirk.; andere Alkylanzien: Kreuzresistenz mögl.; **UAW:** Magen-Darm-Beschwerden, Blutbildstörungen, Haarausfall, Leber- u. Nierenschäden, Störung der Spermatogenese u.

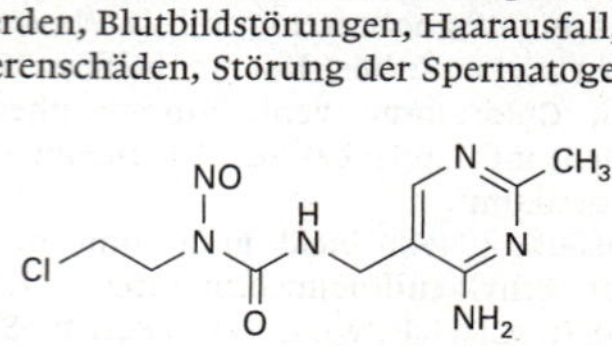

**Nimustin**

N

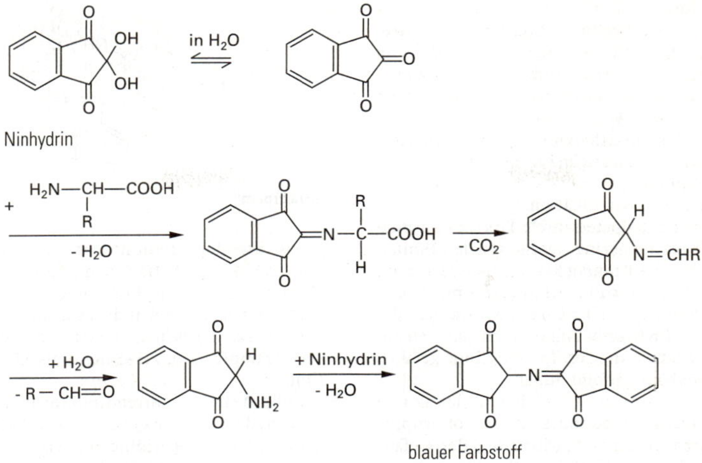


**Ninhydrin:** Darstellung der Ninhydrin-Reaktion

der Ovulation, Neurotoxizität. Gebräuchlich ist Nimustinhydrochlorid.

**Ninhydrin:** 2,2-Dihydroxy-dioxo-hydrinden, 2,2-Dihydroxy-1,3-indandion, Triketohydrindenhydrat; $C_9H_6O_4$; $M_r$ 178.15; Schmp. 240 °C; mattgelbes krist. Pulver, leicht lösl. in heißem Wasser, wenig lösl. in Ether; alle $\alpha$-Aminosäuren, Peptide u. Proteide geben beim Erwärmen mit N. in neutraler Lsg. eine intensiv blauviolette Färbung (Ninhydrin-Reaktion; s. Abb.). **Anw.:** in der Chromatographie* zur Detektion von Aminosäuren*.

**Niob:** Niobium; veraltet Columbium (Symbol Cb); Symbol Nb; CAS-Nr. 7440-03-1; $A_r$ 92.9064; OZ 41; D. 8.58; Schmp. 2468 °C; Sdp. 4930 °C; silbergraues, glänzendes, eisenähnl., schmiedbares, seltenes, 2- bis 5-wertiges Metall*; wird von Säuren mit Ausnahme von Flusssäure nicht angegriffen; lösl. in Alkalilauge; **Vork.:** Wichtigstes Niobmineral ist das Niobit (Columbit; Eisenniobat, $(Fe,Mn)(NbO_3)_2$) zus. mit Eisentantalat (Russland, Grönland, Columbien). **Herst.:** zur Abtrennung des Begleitmetalls Tantal* Überführung in die Kaliumfluorid-Doppelsalze u. fraktionierte Kristallisation; anschließend Überführung in das Oxid u. Reduktion; **Anw.:** (techn.) Legierungen u. in der Elektronik.

**Niobit:** s. Niob.

**Niosomen:** s. Liposomen.

**Nipaester:** s. Parabene.

**Nipagin A®:** s. Ethylis parahydroxybenzoas.

**Nipakombin®:** s. Ethylis parahydroxybenzoas.

**Nipasol M®:** s. Propylis parahydroxybenzoas.

**NIR:** Abk. für **n**ahes **I**nfra**r**ot; s. Infrarotstrahlung.

**Nisoldipin** (INN): 1,4-Dihydro-2,6-dimethyl-4-(2-nitrophenyl)-3,5-pyridindicarboxylsäuremethyl-2-methylpropylester, 2,6-Dimethyl-3-carbomethoxy-4-(2-nitrophenyl)-5-carbisobutoxy-1,4-dihydropyridin; CAS-Nr. 63675-72-9; $C_{20}H_{24}N_2O_6$, Strukturformel: s. Nifedipin (Abb. dort); $M_r$ 388.40; **Wirk.:** Calcium*-Antagonist mit hoher Gefäßselektivität; **Ind.:** Angina pectoris, Herzinsuffizienz (Senkung der Nachlast), Hypertonie; **WW:** tricycl. Antidepressiva, Cimetidin (Wirk. wird verstärkt); **UAW:** Kopfschmerz, Übelkeit.

**Nissen:** s. Läuse.

**NIST:** Abk. für (engl.) *__N__ational __I__nstitute of __S__tandards and __T__echnology;* Sitz in Gaithersburg, Maryland, USA; vormals NBS*; legt mit der u. für die Industrie u. die amerikan. Behörden Standards für viele Produkte u. Verfahren fest u. entwickelt Messmethoden, Standards u. Technologien, auch für Arzneimittelprüfungen nach der USP*.

**Nitazoxanid** (INN): Essigsäure-(2-[(5-nitrothiazol-2-yl)carbamoyl]phenyl)ester; CAS-Nr. 55981-09-4; $C_{12}H_9N_3O_5S$; $M_r$ 307.28; synthet. Nitrothiazolylsalicylamid-Derivat; nicht im Handel befindl. Antiprotozoenmittel*; früher angewendet bei Diarrhö durch Cryptosporidium parvum; **UAW:** gastrointestinale Beschwerden.

**Nitisinon** (INN): 2-(2-Nitro-4-trifluormethyl-benzoyl)-1,3-cyclohexandion (Abk. NTBC); CAS-Nr. 104206-65-7; $C_{14}H_{10}F_3NO_5$, Strukturformel: s. Abb.; **Wirk.:** ursprüngl. Herbizid; blockiert ein Enzym in der frühen Abbaukaskade von Tyrosin*; **Ind.:** Tyrosinämie Typ I; Orphan* Drug; in Kombination mit phenylalanin- u. tyrosinarmer Ernährung; **WW:** Metabolisierung durch CYP3A4, daher WW mit CYP3A4-Induktoren u. -Inhibitoren mögl.; **UAW:** Thrombozytopenie, Leukopenie, Granulozytopenie; Konjunktivitis, Hornhauttrübung, Keratitis, Photophobie, Augenschmerzen; **Dos.:** Initialdosis p. o. 1 mg/kg KG/d, aufgeteilt auf 2 ED, Maximaldosis 2 mg/kg KG/d.

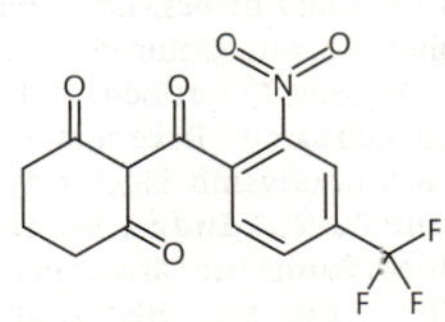

**Nitisinon**

**Niton:** s. Radon.

**Nitranilin:** 4-Nitroanilin; CAS-Nr. 100-01-6; $C_6H_6N_2O_2$; $M_r$ 138.1; Schmp. ca. 147 °C; Sdp. 331 °C (unter Zers.); kräftig gelbes, krist. Pulver; bildet mit konz. Mineralsäuren wasserlösl. Salze; sehr schwer lösl. in Wasser, wenig lösl. in siedendem Wasser, lösl. in Ethanol u. Ether; **Anw.:** Reagenz Ph.Eur.6; Sprühreagenz in der Dünnschichtchromatographie*.

**Nitratbakterien:** s. Nitrifikation.

**Nitrate:** Salze der Salpetersäure*; **Toxikol.:** primäre Toxizität relativ gering, rasche renale Elimination; ADI*-Wert: 3.7 mg/kg KG/d. Aus N. kann im menschl. Darm unter Einwirkung von mikrobiellen Nitratreduktasen* Nitrit* gebildet werden; daraus können *N*-Nitrosoverbindungen (u. a. Nitrosamine*) entstehen, die bes. für Säuglinge gefährl. sind; vgl. Methämoglobinbildner.

**Nitrate, organische:** zur Therapie v. a. der akuten Angina* pectoris angewandte Arzneistoffgruppe; **Wirk.:** führen zu einer Erschlaffung der Gefäßmuskulatur, bes. der großen postkapillären Kapazitätsgefäße, u. zur generalisierten Blutdrucksenkung. Die Vorlast* des Herzens nimmt ab, es kommt zu Arbeitsentlastung u. vermindertem Sauerstoffbedarf des Herzens. Die Durchblutung von sklerot. Herzmuskelbezirken soll ebenfalls verbessert sein. **Wirkungsmechanismus:** Freisetzung von Stickstoffmonoxid (NO), das bestimmte Guanylylcyclasen* der Zellen stimuliert u. so zum Anstieg der intrazellulären cGMP-Konz. u. dadurch zu einem gefäßerweiternden Effekt führt. Man unterscheidet zw. kurz- bzw. schnellwirksamen Vertretern mit schneller NO-Freisetzung u. Wirkstoffen zur Dauertherapie mit langsamer NO-Freisetzung. **Wirkstoffe:** z. B. das kurzwirksame Glyceroltrinitrat* u. die langwirksamen o. N. Isosorbiddinitrat* u. Pentaerythrityltetranitrat* (ausschließl. zur Dauertherapie geeignet); vgl. Nitroprussidnatrium. Neben oralen Applikationen finden auch Nitratpflaster Verwendung. **UAW:** weitgehend Folgen der Gefäßerweiterung: Gesichtsrötung, pulsierende Kopfschmerzen (sog. Nitratkopfschmerz), Erhöhung des intraokularen Drucks (Vorsicht bei Glaukom), Erbrechen, Blutdruckabfall mit reflektor. Tachykardie. Vgl. Molsidomin; Tachyphylaxie.



**Nitratreduktasen:** zu den Oxidoreduktasen gehörende Enzyme*, welche die Reduktion von Nitrat zu Nitrit katalysieren:

$$\text{Nitrat} + \text{NAD(P)H} + H^+ \rightarrow \text{Nitrit} + \text{NAD(P)}^+ + H_2O$$

Die bisher bekannten N. sind molybdänhaltige Eisen-Schwefel-Flavinenzyme*. Vgl. Nitritreduktase.

**Nitrazepam** (INN): Nitrazepamum Ph.Eur.; 2,3-Dihydro-7-nitro-5-phenyl-1*H*-1,4-benzodiazepin-2-on; CAS-Nr. 146-22-5; $C_{15}H_{11}N_3O_3$, Strukturformel: s. Abb.; $M_r$ 281.26; Schmp. 224–226 °C (kristallisiert aus Ethanol); gelbes, krist. Pulver; wenig lösl. in Alkohol, Aceton, Chloroform, Ethylacetat, fast unlösl. in Wasser, Ether, Benzol, Hexan; kurz- bis mittellangwirksames Benzodiazepin*; unterliegt dem Betäubungsmittelgesetz* (Anlage III; ausgenommene Zuber.); **Ind.:** **1.** als Schlafmittel*; **2.** als Antiepileptikum* bei Säuglingen u. Kindern zur Behandlung der sog. BNS-Krämpfe (Blitz-Nick-Salaam-Krämpfe); **Kontraind.:** Myasthenia gravis pseudoparalytica; **Dos.:** Schlafstörungen: p. o. 2.5–5 mg, TMD 10 mg; ältere Patienten: 2.5 mg, TMD 5 mg; Einnahme direkt vor dem Schlafengehen; Behandlungsdauer möglichst kurz, max. 4 Wochen, ausschleichend absetzen; BNS-Krämpfe: p. o. 2.5–5 mg/d als ED; HWZ 18–30 h.

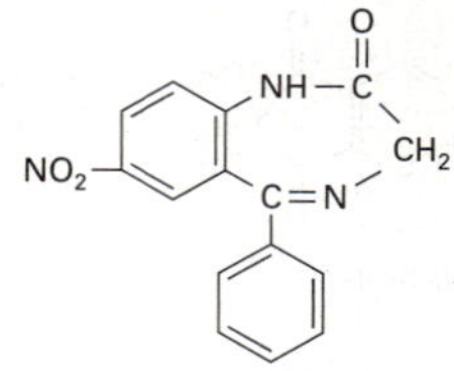


**Nitrazepam**

**Nitrendipin** (INN): Nitrendipinum Ph.Eur.; Ethyl-1,4-dihydro-5-(acetoxycarbonyl)-2,6-dimethyl-4-(3-nitrophenyl)-3-pyridincarboxylat; CAS-Nr. 39562-70-4; $C_{18}H_{19}N_2O_6$, Strukturformel: s. Nifedipin (Abb. dort); $M_r$ 360.36; Schmp. 156–158.5 °C (polymorph); **Wirk.:** Antihypertensivum*, Calcium*-Antagonist, Dilatation der Blutgefäße; **Ind.:** Hypertonie; **UAW:** Kopfschmerz, Flush, Übelkeit, Schwindel.

**Nitrid:** Verb. des Stickstoffs* mit einem Metall*; **Beispiel:** Magnesiumnitrid* ($Mg_3N_2$).

**Nitriersäure:** Mischsäure, Salpeterschwefelsäure; Gemisch aus rauchender Salpetersäure* u. rauchender Schwefelsäure* zum Nitrieren org. Verbindungen (z. B. Glycerol*, Cellulose* u. Benzol*); je nach Anw. in versch. Zusammensetzungen (2 : 1–1 : 2) u. Konz. der Einzelsäuren; Schwefelsäure dient dem Wasserentzug u. der Darst. des eigentl. nitrierenden Nitrylkations ($NO^{2+}$). **Anw.:** (techn.) Sprengstoff- u. Farbindustrie.

**Nitrifikation:** Oxidation von Ammoniak ($NH_3$) über Nitrit ($NO_2^-$) zu Nitrat ($NO_3^-$) durch Bakterien; beteiligte Bakterienarten: **1.** Nitrosomonas: Nitritbakterien; bewirken die Oxidation von Ammoniak zu Nitrit*; **2.** Nitrobacter: Bacterium nitrobacter, Nitratbakterien; bewirken die Oxidation von Nitrit zu Nitrat*. Der umgekehrte Vorgang kann von sehr vielen Bakt. vorgenommen werden. Die mikrobielle Reduktion von Nitrat zu Stickstoff od. auch nur zu Stickstoffoxiden wird als **Denitrifikation** (s. Nitratreduktasen) u. die zu $NH_3$ als **Ammonifikation** bezeichnet.

**Nitrile:** allg. Formel: R—C≡N; charakterist. funktionelle Gruppe*: Cyangruppe —C≡N; Derivate der Blausäure* (HCN); **IUPAC:** Der Name leitet sich vom Namen derjenigen Säure ab, die bei ihrer Hydrolyse entsteht. An den Stammnamen der Säure wird die Endung -nitril angehängt (s. Abb.). Bei Anwesenheit mehrerer funktioneller Gruppen im Molekül verwendet man auch das Präfix Cyan-. Nitrile gehen durch Hydrolyse zunächst in Säureamide* u. weiterhin in Carbonsäuren* über. **Isonitrile:** Isocyanide, veraltet Carbylamine; Isomere der N. mit der allg. Formel R—N⁺≡C⁻, bei denen

$CH_3—C\equiv N|$ $\qquad$ $|N\equiv C—CH_2—COOH$

**Nitrile:** links: Acetonitril; rechts: Cyanessigsäure

der Alkylrest am Stickstoffatom gebunden ist; unterscheiden sich von den N. durch ihren widerwärtigen Geruch, größere Toxizität u. tiefere Siedepunkte. Vgl. Cyanide.

**Nitriloside:** s. Cyanglykoside.

**Nitrilotriethylnitrat:** s. Trolnitrat.

**Nitrimidazin:** s. Nimorazol.

**Nitritbakterien:** s. Nitrifikation.

**Nitrite:** Salze* der Salpetrigen* Säure; **Toxikol.:** Methämoglobinbildner*; vgl. Nitrosamine.

**Nitritnachweis im Harn:** Griess-Ilosvay-Probe; beruht auf dem Prinzip, dass aromat. Amin mit Nitrit zu einem Diazoniumsalz* reagiert, das dann mit einem zweiten aromat. Amin (Kupplungskomponente) einen Azofarbstoff* bildet; enthält Harn mikrobielle Nitritbildner (z. B. Escherichia coli), wird physiol. ausgeschiedenes Nitrat zu Nitrit umgesetzt. Für den Nachw. werden Kombinationen von Arsanilsäure* mit N-(1-Naphthyl)-ethylendiaminhydrochlorid bzw. 4-Aminobenzolsulfonamid u. 3-Hydroxy-1,2,3,4-tetrahydrochinolin eingesetzt.

**Nitritpökelsalz:** s. Konservierung.

**Nitritreduktase:** zu den Oxidoreduktasen gehörendes Enzym*, das die Reduktion von Nitrit zu Ammoniak katalysiert:

$$\text{Ammoniumhydroxid} + 3\,NAD(P)^+ + H_2O \rightarrow \text{Nitrit} + 3\,NAD(P)H + 3\,H^+$$

Hämhaltiges Eisen-Schwefel-Flavinenzym*; vgl. Nitratreduktasen.

**Nitro-:** Bez. für die einwertige $NO_2$-Gruppe; vgl. Nitroverbindungen; Gruppen, funktionelle.

**Nitroalkane:** Nitroparaffine; nitrierte Alkane*; **Formen:** s. Abb.; **1. primäre** N.: Nitrogruppe an einem primären C-Atom; **2. sekundäre** N.: Nitrogruppe an einem sekundären C-Atom; **Beispiel:** Nitromethan* ($CH_3$—$NO_2$), Nitroethan ($C_2H_5$—$NO_2$); **Anw.:** (techn.) Lösungsmittel, Raketentreibstoffe, Best. von Sprengstoffen.

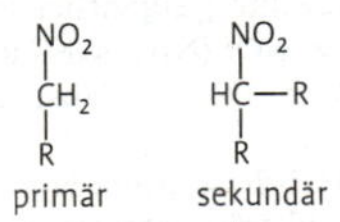


**Nitroalkane**

**Nitrobacter:** s. Nitrifikation.

**2-Nitrobenzaldehyd:** s. Niesmittel.

**3-Nitrobenzaldehyd:** $C_7H_5NO_3$; $M_r$ 151.1; Schmp. 56–58 °C; gelbe Kristalle od. gelbes, krist. Pulver, unlösl. in Wasser, lösl. in 96 %igem Ethanol, Ether, Chloroform; **Anw.:** (analyt.) Prüfung auf Phenole* u. 2-Propanol.

**Nitrobenzol:** Mirbanöl, Mirbanessenz; $C_6H_5NO_2$; $M_r$ 123.1; D. 1.203–1.205; Schmp. ca. 8 °C; Sdp. 205–210 °C; hellgelbe Flüss., nach Bittermandelöl riechend; leicht lösl. in Ethanol, Ether u. fetten Ölen, unlösl. in Wasser; **Darst.:** Nitrieren von Benzol* mit Nitriersäure*; **Anw.:** früher in der Parfümerie u. Seifenfabrikation; zur Darst. von u. a. Anilin*, Azoverbindungen*, Benzidin*; **Toxikol.:** sehr giftig; Methämoglobinbildner*; sehr rasche Resorption über die Haut u. Schleimhaut (z. B. nach Inhalation); **Vergiftungssymptome:** Kopfschmerzen, Schwindel, Unruhe, Übelkeit, Tachykardie, Krämpfe u. Bewusstlosigkeit; schwere Intoxikationen können innerhalb einiger Stunden tödl. verlaufen.

**Nitrocellulose:** s. Cellulosenitrat.

**Nitrocellulosemembran:** modifizierte Cellulose*, die in Form von dünnen Membranen od. Filtern in molekularbiolog. Techniken eingesetzt wird; kann Makromoleküle (z. B. DNA od. Proteine) aufgrund ihrer polaren Eigenschaften gut binden, was v. a. bei den versch. Blotting-Techniken ausgenutzt wird. Durch weitere Behandlung der Membranen, insbes. durch „Backen“, d. h. Hitzebehandlung in einem Vakuumofen, können gebundene Makromoleküle dauerhaft an der Oberfläche der N. immobilisiert werden.

**Nitroerythritol:** s. Erythrittetranitrat.

**Nitroerythrolum trituratum:** s. Erythrittetranitrat-Verreibung.

**Nitrofural:** Nitrofuralum Ph.Eur., Nitrofurazon; 5-Nitro-2-furaldehyd-semicarbazon; CAS-Nr. 59-87-0; $C_6H_6N_4O_4$, Strukturfomel: s. Abb.; $M_r$ 198.1; Schmp. 236–240 °C (unter Zers.); gelbes bis bräunl. gelbes, krist. Pulver; sehr schwer lösl. in Wasser, lösl. in 700 T. Ethanol, in 400 T. Propylenglykol; **Wirk.:** Antibiotikum* mit breitem Wirkungsspektrum; **Ind.:** Behandlung infizierter Wunden, von Verbrennungen, Furunkeln, Phlegmonen, Abszessen; **Dos.:** 0.2 %ig in lokal anzuwendenden Zubereitungen.

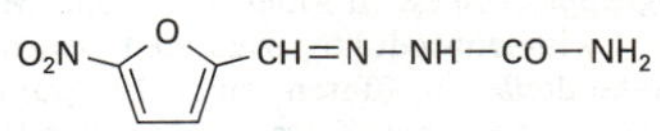

**Nitrofural**

**Nitrofurantoin** (INN): Nitrofurantoinum Ph.Eur.6, 1-(5-Nitrofurfurylidenamino)hydantoin; 1-[(5-Nitrofurfuryliden)amino]-2,4-imidazolidindion; CAS-Nr. 67-20-9; $C_8H_6N_4O_5$, Strukturformel: s. Abb.; $M_r$ 238.16; Schmp. 270–272 °C (unter Zers., kristallisiert aus verd. Essigsäure); gelbes, krist. Pulver; lösl. in Wasser (pH 7, 25 °C) 190 mg/L, in Ethanol 95 % 510 mg/L, in Aceton 5.1 g/L, in DMF 80 g/L, in Erdnußöl 21 mg/L, in Glycerol 600 mg/L, in Polyethylenglykol 15 g/L. $pK_S$ 7.2; synthet. Nitrofuran-Derivat; **Wirk.:** Antibiotikum, Urologikum*; wirkt bei therap. erreichbaren Harnkonzentrationen bakterizid auf proliferierende u. ruhende Keime; wirkt gegen die meisten Erreger von Harnwegsinfektionen: E. coli, Klebsiellen, Enterokokken, Enterobacter, Staphylokokken; Wirksamkeit bei alkal. Harn geringer; **Ind.:** Suppressivtherapie chron.-obstruktiver Harnwegsinfektionen bei angeborener od. erworbener Abflussbehinderung der Harnwege; Reinfektionsprophylaxe chron. rezidivierender, aszendierender Harnwegsinfektionen; Verabreichung nur, wenn effektivere u. risikoärmere Antibiotika od. Chemotherapeutika nicht einsetzbar sind; **Kontraind.:** Anurie, Niereninsuffizienz, Glucose-6-phosphat-Dehydrogenasemangel, Erkrankun-

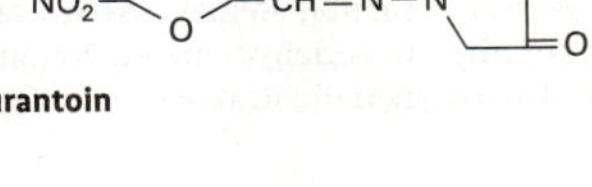

**Nitrofurantoin**

gen des ZNS; cave: Alkoholunverträglichkeit; **UAW:** u. a. Erbrechen, Schwindel, Kopfschmerz, Polyneuropathie (insbes. bei Niereninsuffizienz), selten Allergien, akute Pneumonie u. interstitielle pulmonale Fibrosen, Hepatotoxizität; **Dos.:** Akuttherapie: p. o. Tagesdosis 5 mg/kg KG; kaum Resistenzentwicklung während der Ther.; HWZ 0.3–0.5 h. Gebräuchl. ist Nitrofurantoin-Natrium, hingewiesen sei auch auf Nitrofurantoin-Phenazopyridin.

**Nitrofurazon:** s. Nitrofural.

**Nitrogenium:** s. Stickstoff.

**Nitrogenium oxydulatum:** s. Lachgas.

**Nitroglycerin:** s. Glyceroltrinitrat.

**Nitroglycerinlösung, alkoholische:** s. Solutio Nitroglyceroli spirituosa.

**Nitroglycerinspiritus:** s. Solutio Nitroglyceroli spirituosa.

**Nitroglycerinum solutum:** s. Solutio Nitroglyceroli spirituosa.

**Nitroglycerol:** s. Glyceroltrinitrat.

**Nitroimidazole:** Gruppe heterozykl. Verb. mit hoher Wirksamkeit gegen anaerobe Bakt. (z. B. Bacteroides fragilis, Clostridium difficile) u. einige Protozoen* (z. B. Entamoeba histolytica, Trichomonas vaginalis, Giardia lamblia); **Wirk.:** Antibiotika*, Antiprotozoenmittel*; Bildung reaktiver Zwischenprodukte (Radikale) bei der Reduktion der Nitrogruppe, insbes. in sauerstoffarmem Milieu. Diese Zwischenprodukte zerstören essentielle Zellbestandteile u. führen zu DNA-Strangbrüchen. Die gute Sauerstoffversorgung u. der Aufbau der Kernmembran machen Säugetierzellen vergleichsweise unempfindl.; bei hohen Dosen sind karzinogene u. mutagene Wirk. in Tier- u. In-vitro-Versuchen nachgewiesen worden. Daher sollte die Indikationsstellung sehr streng erfolgen u. die Behandlungsdauer auf 10 d beschränkt werden. **Wirkstoffe:** Metronidazol*, Ornidazol*.

N

**Nitrometer:** s. Azotometer.

**Nitromethan:** CAS-Nr. 75-52-5; $CH_3NO_2$; $M_r$ 61.0; $d_{20}^{20}$ 1.132–1.134; $n_D^{20\,°C}$ 1.381–1.383; Schmp. −29 °C; Sdp. 101.2 °C; klare, farblose, ölige Flüss.; schwer lösl. in Wasser, mischbar mit Ethanol u. Ether; **Herst.:** s. Kolbe-Nitromethansynthese; **Anw.:** Reagenz Ph.Eur.6; in Laufmitteln in der Dünnschichtchromatographie*.

**Nitron:** 1,4-Diphenyl-*endo*-anilotriazolin; 1,4-Diphenyl-3-(phenylamino)-4*H*-1,2,4-Triazolium; CAS-Nr. 2218-94-2; $C_{20}H_{16}N_4$; $M_r$ 312.36; Schmp. 186–188 °C (unter Zers.); gelbe Kristallblättchen od. amorphes Pulver; lösl. in Ethanol, Dichlormethan, Benzol, Essigsäureethylester, wenig lösl. in Ether, unlösl. in Wasser; **Anw.:** Nachw. u. Bestimmung von Nitrat*, Perchlorat, Bor*, Gold*, Rhenium*, Wolfram* u. Molybdän* (nach Busch; Reagenz: 10 %ige Lsg. in 5 %iger Essigsäure).

**Nitroparaffine:** s. Nitroalkane.

**Nitropenta:** s. Pentaerythrittetranitrat.

**Nitropentaerythrolum trituratum:** s. Pentaerythrittetranitrat-Verreibung.

**4-Nitrophenylhydrazin:** $C_6H_7N_3O_2$, $O_2N—C_6H_4—NH—NH_2$; $M_r$ 153.14; orangerote Kristalle, lösl. in heißem Wasser, Ethanol, Benzol; **Anw.:** (analyt.) Reagenz auf aliphat. Aldehyde u. auf Ketone; entstehende 4-Nitrophenylhydrazone sind farbig u. meist gut kristallisierend; sie eignen sich daher zur Identifizierung der entspr. Carbonyl-Verbindungen.

**Nitroprussidkalium:** s. Kaliumnitroprussid.

**Nitroprussidnatrium:** Natrii nitroprussias Ph.Eur., Natriumnitroprussid, Natriumpentacyanonitrosylferrat(II), Natrii pentacyanonitrosylferras, Natrium nitroborussicum, Natrium nitroprussicum, Natriumnitrosylprussiat, Natrium nitroferricyanatum, Natriumnitroferricyanid, Pentacyanonitrosylferrat; Dinatriumpentacyanonitrosylferrat(II)-dihydrat; $Na_2[Fe(CN)_5NO] \cdot 2\,H_2O$; $M_r$ 298.0; D. 1.71; rubinrote Kristalle, leicht lösl. in Wasser u. Ethanol; **Wirk.:** Vasodilatator*, durch Freisetzung von NO aus dem Nitrosyl-Kation ($NO^+$); vgl. Nitrate, organische; **Anw.:** **1.** (med.) Antihypertensivum*, als Infusion bei Blutdruckkrisen (für die Dauertherapie zu kurz wirksam; gut steuerbar); **2.** in der Analyse als Reagenz auf Sulfide, Schwefelwasserstoff, Schwefeldioxid, Aceton (z. B. im Harn, 5 %; s. Legal-Probe), Aldehyde, Zink, zur Identitätsprüfung von Methionin u. Salbeiblättern; **Kontraind.:** Aortenisthmusstenose, Hypothyreose, Leber-Optikusatrophie, Tabak-Amblyopie, Vitamin-$B_{12}$-Mangel, nicht respirator. Acidose, intrapulmonale arteriovenöse Shunts; **WW:** verstärkte Blutdrucksenkung durch Antihypertonika, Vasodilatatoren, Sedativa, Narkotika u. insbes. durch selektive Phosphodiesterase-Hemmer (PDE 5, z. B. Sildenafil); **UAW:** Schwächegefühl, Schwindel, Brechreiz, Erbrechen, Tachykardie; Sympt. einer mögl. Cyanid- (s. Blausäure) bzw. Thiocyanat-Intoxikation; HWZ 0.1 h bzw. 170 h (Metaboliten).

**Nitrosamine:** *N*-Nitrosoverbindungen von Aminen*; allg. Formel: R—NH—NO (bzw. R=N—NO); entstehen bei der Einwirkung von Salpetriger* Säure ($HNO_2$) auf (sekundäre) Amine u. aus Nitriten* (z. B. $NaNO_2$) in Gegenwart kalter verdünnter Mineralsäure; eigentliches Agens ist das Nitrosonium-Ion $NO^+$ (Nitrosyl-Kation), das durch Protonierung von $HNO_2$ u. Abspaltung von $H_2O$ entsteht:

$$HNO_2 + H^+ \leftrightarrows H_2NO \leftrightarrows H_2O + NO^+$$

**Toxikol.:** N. sind sehr giftig u. vielfach karzinogen. Sie kommen in geringen Mengen in Nahrungsmitteln wie Bier, Käse, Wurst vor u. werden auch von Mikroorganismen (z. B. Trichomonas*) gebildet.

**Nitrosegase:** Gemisch versch. Oxide des Stickstoffs* (v. a. NO, $NO_2$, $N_2O_4$); **Vork.:** z. B. enthalten Autoabgase bis zu 1000 ppm NO/$NO_2$, Tabakrauch bis zu 300 ppm; **Toxikol.:** s. Stickstoffdioxid; Stickstoffmonoxid; während des Trocknungs- u. Fermationsprozesses von Tabakblättern bilden sich tabakspezif. kanzerogene Nitrosamine*.

**Nitroso-:** Bez. für die Gruppe —NO in org. Verbindungen.

**Nitrosomonas:** s. Nitrifikation.

**Nitrosonium-Ion:** s. Nitrosamine.

**Nitroso-R-Salz:** Dinatrium-1-nitroso-2-naphthol-3,6-sulfonat, 3-Hydroxy-4-nitroso-2,7-Naphthalindisulfonsäure-Dinatriumsalz; CAS-Nr. 525-05-3; $C_{10}H_5NNa_2O_8S_2$; $M_r$ 377.3; **Anw.:** Reagenz zum Nachw. von Cobalt-Ionen (s. Cobalt).

**Nitrostigmin:** s. Parathion.

**Nitrosyl-:** Bez. für die Gruppe —NO od. —$NO^+$ als Ligand in Komplexverbindungen*; vgl. Nitrosamine.

**Nitrosylcarbonyle:** s. Carbonyle.

**Nitroverbindungen:** org. Verb. mit der charakterist. funktionellen Gruppe* —$NO_2$ (s. Abb.); **IUPAC:** Dem Namen des Stammsystems wird das Präfix Nitro- vorangestellt.

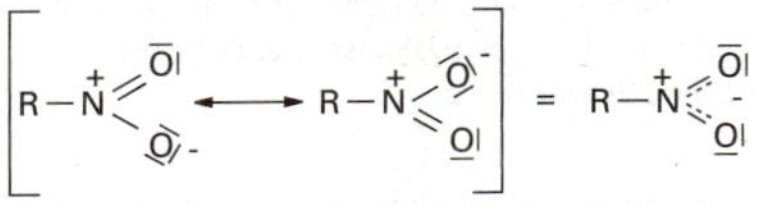

**Nitroverbindungen:** Struktur der funktionellen Gruppe

**Nitroxolin** (INN): 5-Nitrochinolin-8-ol; CAS-Nr. 4008-48-4; $C_9H_6N_2O_3$, Strukturformel: s. Abb.; $M_r$ 190.2; **Wirk.:** Antibiotikum; **Ind.:** v. a. Harnwegsinfektionen; **Kontraind.:** Nierenfunktionsstörungen.

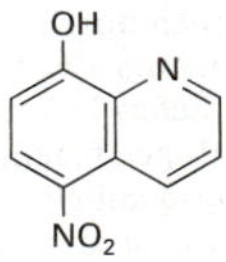

**Nitroxolin**

**Nitrozellulose:** s. Cellulosenitrat.

**Nitrum:** s. Kaliumnitrat.

**Nizatidin** (INN): Nizatidinum Ph.Eur.6; *N*-[4-(6-Methylamino-7-nitro-2-thia-5-aza-6-hepten-1-yl)-2-thiazolylmethyl]-*N,N*-dimethylamin; CAS-Nr. 76963-41-2; $C_{12}H_{21}N_5O_2S_2$, Strukturformel: s. Abb.; $M_r$ 331.5; Schmp. 131–134 °C; fast weißes bis bräunl., krist. Pulver, wenig lösl. in Wasser, lösl. in Methanol; **Wirk.:** Histamin*-$H_2$-Rezeptoren-Blocker; **Ind.:** als Ulkustherapeutikum*; **UAW:** Kopfschmerz, Schwindel, Überempfindlichkeitsreaktionen; **Dos.:** abends p. o. 300 mg. Vgl. Cimetidin; Ranitidin.

**$N_L$:** Symbol für die Loschmidt*-Konstante.

**N-Lost:** s. Stickstofflost.

**NMDA-Rezeptor-Antagonisten:** Stoffe, die aufgrund der Hemmung des NMDA*-Rezeptors als Antikonvulsiva*, Antiparkinsonmittel*, Antidementiva* u. Analgetika* eingesetzt werden können; **Wirk.:** nichtkompetitiver Antagonismus am *N*-Methyl-D-Aspartat-Rezeptor (Glutamat-Rezeptor-Subtyp); **Vertreter:** z. B. Memantin* als Antidementivum: Verringerung des intrazellulären Calciumanstiegs u. Schutz vor Exzitotoxizität; Amantadin-Derivate (s. Amantadin) als Antiparkinsonmittel: Verringerung der krankheitsbedingten Störung des Gleichgewichts zw. dopaminerger Hemmung u. glutamaterger Stimulation cholinerger Neurone.

**NMDA-Rezeptoren:** nach dem selektiven Agonisten *N*-Methyl-D-Aspartat (Abk. NMDA) benannte Familie von Glutamat*-Rezeptoren (Glutaminsäure* bzw. Glutamat als Transmittersubstanz); fungieren als Ionenkanäle (im geöffneten Zustand neben $K^+$- u. $Na^+$- v. a. für $Ca^{2+}$-Ionen durchgängig); Voraussetzungen für die Öffnung der Kanäle: präsynapt. Glutamat-Freisetzung u. postsynapt. Depolarisierung; im ZNS liegen NMDA-R. als tetramere Komplexe (hauptsächl. aus NR1- u. NR2-Untereinheiten) vor; **Funktion:** Steuerung der Gedächtnisleistungen im Gehirn.

**NMR:** Abk. für (engl.) *nuclear magnetic resonance*; s. Magnetresonanz; NMR-Spektroskopie.

**NMR-Spektroskopie:** Abk. für (engl.) *nuclear magnetic resonance*; Kernresonanzspektroskopie; Form der Spektroskopie* zur Strukturaufklärung org. u. metallorganischer Verbindungen, bei der die Eigenschaft der Magnetresonanz* ausgenutzt wird; **Prinzip:** Zugängl. sind nur Kerne mit magnet. Moment (z. B. $^1H$, $^{13}C$, $^{15}N$, $^{31}P$, aber nicht $^{12}C$, $^{16}O$, $^{32}S$). Durch das Einbringen der zu untersuchenden Substanz in ein Magnetfeld richten die in den Molekülen enthaltenen magnet. Atomkerne ihr magnet. Moment entspr. aus; im einfachsten Fall (Kernspin: $I = 1/2$) in Richtung od. gegen die Richtung des Apparatefelds (s. Abb. 1). Beide Zustände besitzen unterschiedl. Energie u. im thermodynam. Gleichgewicht auch unterschiedl. Populationen; im energet. niedrigeren Spin-Zustand sind etwas mehr Kerne zu finden als im energet. höher liegenden Zustand. Eine Störung dieses Populationsgleichgewichts kann durch Einstrahlung von sehr kurzen Hochfrequenzimpulsen über eine Spule erreicht werden. Nach dieser Störung strebt das Kernspinsystem wieder dem thermodynam. Gleichgewicht zu, gibt überschüssige Energie ab u. induziert dabei in der Detektorspule den sog. freien Induktionszerfall (freier Induktionsabfall; engl. free induction decay, Abk. FID), der eine Überlagerung aller Resonanzfrequenzen der Probe darstellt. Dieser wird detektiert, ggf. akkumuliert u. durch Fourier-Transformation in das NMR-

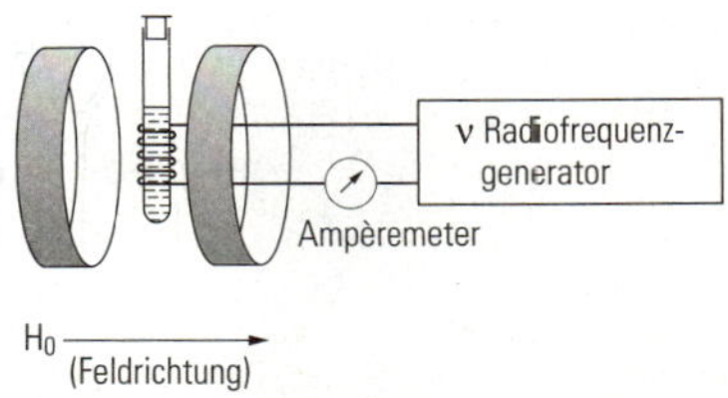


**NMR-Spektroskopie** Abb. 1: Funktionsprinzip des NMR-Spektrometers

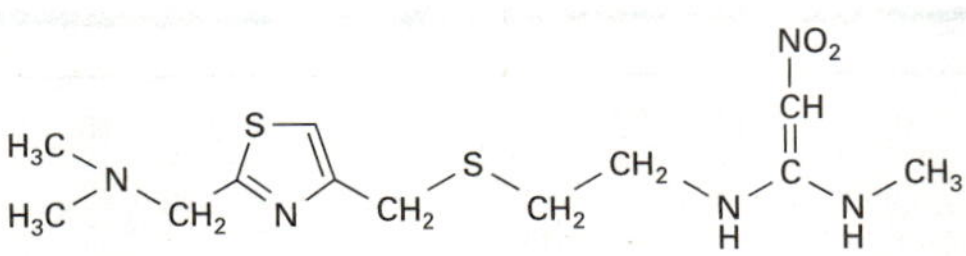

**Nizatidin**

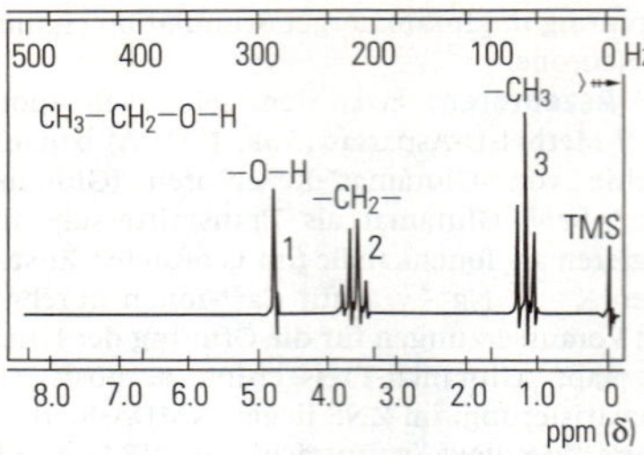


**NMR-Spektroskopie** Abb. 2: NMR-Spektrum von Ethanol; TMS: Verschiebungsstandard Tetramethylsilan

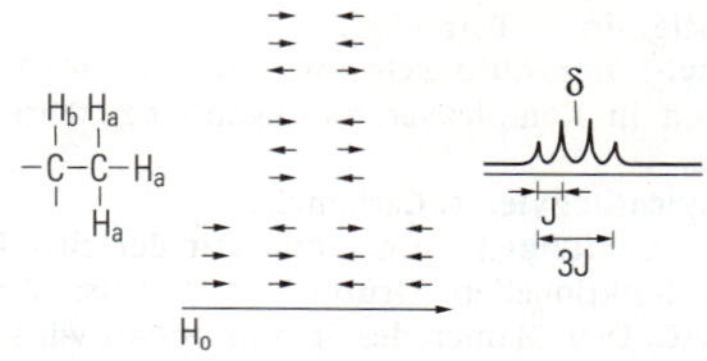


**NMR-Spektroskopie** Abb. 3: Spin-Spin-Kopplung des Probeprotons $H_b$ mit 3 benachbarten äquivalenten Protonen $H_a$; J: Kopplungskonstante; δ: Bereich der chem. Verschiebung

Spektrum umgerechnet. Diese Form der Aufnahmetechnik (**Puls-Fourier-Transformations-Technik**; engl. Fourier-transform-NMR, Abk. FT-NMR) hat die ältere CW-Aufnahmetechnik (Abk. für engl. continuous wave) praktisch vollständig abgelöst. Die Höhe der sog. **Resonanzfrequenz** hängt von der Kernsorte sowie der Magnetfeldstärke ab. Bei den übl. Geräten wird die Magnetfeldstärke so justiert, dass für den $^1H$-Kern, das Proton, eine ganzzahlige Resonanzfrequenz als Arbeitsfrequenz im MHz-Bereich erhalten wird (200 MHz-, 400 MHz-, 600 MHz- u. 800 MHz-Spektrometer). Je höher die Magnetfeldstärke, desto höher die Messfrequenz u. umso empfindlicher das Spektrometer. Bezogen auf diese Betriebsfrequenz des Spektrometers wird die chemische Verschiebung* für die untersuchte Substanz angegeben (in ppm; dimensionslos). **Durchführung:** i. d. R. **1.** hochauflösende NMR-Spektroskopie in flüssiger Phase: durch die rasche Molekülbewegung wird die direkte magnet. Wechselwirkung zw. den Kernmomenten ausgemittelt; führt zu hochaufgelösten Spektren*; **2.** Festkörper-NMR-Spektroskopie in fester Phase; **Formen: I. $^1$H-NMR-Spektroskopie:** Ein $^1H$-NMR-Spektrum enthält folgende Parameter (s. Abb. 2): **1.** Strukturinformationen: **a)** chem. Verschiebung: als relative Zahl (in ppm der Messfrequenz) vom benutzten Spektrometer unabhängig; gibt Auskunft über die chem. Umgebung des Kerns; gleiche Verschiebung für Kerne in äquivalenten Positionen im Molekül; Bereich der chem. Verschiebung für $^1H$: $\delta = -1$ bis 15 ppm; **b)** Intensität der Signale: proportional der Anzahl der Protonen in den einzelnen Molekülpositionen; quantitative Erfassung der absorbierenden Protonen durch Integration der Flächen der Absorptionssignale; **c)** Die (indirekte od. skalare) Kopplung liefert Informationen über Anzahl u. relative Lage magnet. Nachbarkerne. Durch die Richtungsquantelung der Protonen im äußeren Feld treten zusätzl. Wechselwirkungen zw. benachbarten, chem. nicht äquivalenten Kernen auf (**Spin-Spin-Kopplung**; s. Abb. 3). Diese Kopplung, die durch die Kopplungskonstante J charakterisiert wird (gemessen in Hz), führt zu einer Signalaufspaltung, aus deren Multiplizität man die Anzahl der magnet. Nachbarkerne entnehmen kann. Die Größe der Kopplungskonstanten enthält Informationen über Struktur u. relative Lage der koppelnden Kerne. Spinentkopplung durch gleichzeitige Einstrahlung eines zusätzl. Hochfrequenzfelds auf einen der Kopplungspartner während der Messung mögl.; **2.** Information über die Molekülbewegung: Bestimmung der Relaxationszeiten aus dem NMR-Spektrum durch

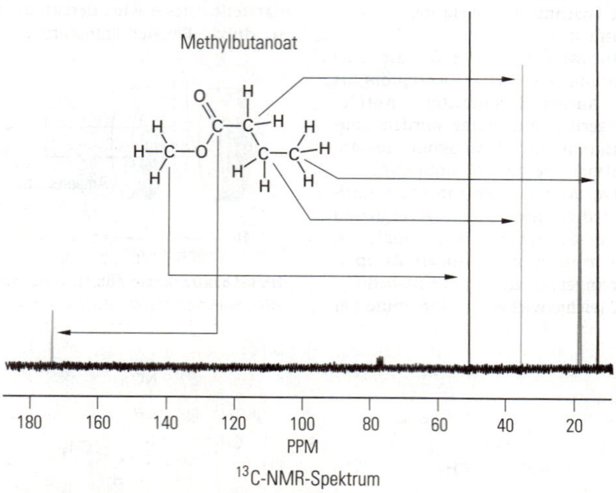


**NMR-Spektroskopie** Abb. 4: $^{13}$C-NMR-Spektrum von Methylbutanoat

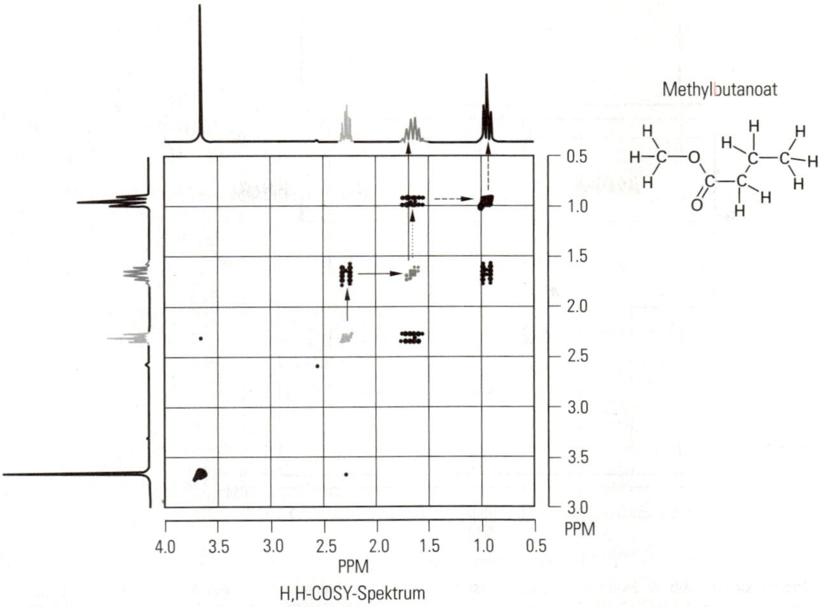


**NMR-Spektroskopie** Abb. 5: zweidimensionale Darstellung der chem. Verschiebungen der Protonen des Moleküls Methylbutanoat; zur Verdeutlichung ist jeweils das normale $^1$H-Spektrum senkrecht u. waagerecht angegeben. In der Diagonale des H,H-COSY-Spektrums sieht man auf das normale $^1$H-NMR-Spektrum. Die außerhalb des Koordinatensystems dargestellten Peaks korrelieren Resonanzsignale von miteinander gekoppelten Protonen. Die eingezeichneten Pfeile zeigen, wie die Resonanz der $\alpha$-ständigen $CH_2$-Gruppe mit dem Signal der $\beta$-ständigen $CH_2$-Gruppe u. wie dieses mit der $CH_3$-Gruppe korreliert.

spezielle Messungen; **a)** $T_1$: Spin-Gitter-Relaxationszeit; Maß für die Geschwindigkeit, mit der das Kernspinsystem nach Störung durch den Hochfrequenzimpuls wieder dem thermodynam. Gleichgewicht zustrebt; **b)** $T_2$: Spin-Spin-Relaxationszeit; verknüpft mit der Linienbreite der Signale; kann zur Messung der Diffusion von Molekülen herangezogen werden. **II. $^{13}$C-NMR-Spektroskopie:** Das magnet. Moment des $^{13}$C-Kerns ist etwa 1/4 des magnet. Moments des Protons; daher ist auch die Messfrequenz bei gleicher Magnetfeldstärke (im gleichen Spektrometer) 1/4 der Protonenmessfrequenz (z. B. $^1$H: 400 MHz, $^{13}$C: 100 MHz). Bereich der chem. Verschiebung für $^{13}$C: $\delta = -10$ bis 220 ppm; Aufnahme der $^{13}$C-NMR-Spektren i. d. R. unter gleichzeitiger Spinentkopplung der Protonen; einfache Linienspektren (eine Linie für jedes nicht äquivalente C-Atom); durch unterschiedl. Relaxationsverhalten der Kohlenstoffatome in versch. Molekülpositionen u. einer durch die $^1$H-Entkopplung bedingten Intensitätsänderung (**Kern-Overhauser-Effekt**) sind die Intensitäten der Resonanzlinien in den $^{13}$C-NMR-Spektren der C-Anzahl im Allg. nicht proportional (Beispiel: s. Abb. 4). **III. mehrdimensionale NMR-Spektroskopie:** Durch geeignete Kombination von Hochfrequenzimpulsen, die durch genau abgestimmte Zeitintervalle getrennt sind, ist es mögl., die chem. Verschiebungen miteinander koppelnder Kerne zu korrelieren. Dabei erhält man sog. **COSY-Spektren** (Abk. für engl. correlated spectroscopy) von gleich- od. verschiedenartigen Kernen. Die Landkartendarstellung (sog. **Conturplot**) liefert Informationen über die direkte od. weitere Nachbarschaft von Kernen im Molekül (s. Abb. 5 u. 6). Angewendet werden v. a. $^1$H-$^1$H-Korrelations-Spektroskopie (Kurzbez. H,H-COSY) u. $^1$H-$^{13}$C-Korrelations-Spektroskopie.

**NNH:** Abk. für (engl.) ***N**umber* **N**eeded to **H**arm.*

**NNM:** Abk. für **N**eben**n**ieren**m**ark*.

**NNR:** Abk. für **N**eben**n**ieren**r**inde*.

**NNRTI:** Abk. für (engl.) ***n**on **n**ucleoside-analogue **r**everse **t**ranscriptase **i**nhibitors*; s. Reverse-Transkriptase-Inhibitoren, nichtnucleosidische.

**NNT:** Abk. für (engl.) ***N**umber* **N**eeded to **T**reat.*

**No:** (chem.) Symbol für Nobelium*.

**NO:** s. Stickstoffmonoxid.

**Nobelium:** Eka-Ytterbium; Symbol No; OZ 102; radioaktives Element; mind. 12 Isotope mit den Massenzahlen 250–260, 262; längstlebiges Isotop: No-259, HWZ 58 min; **Gesch.:** entdeckt 1957 im Nobel-Institut für Physik zu Stockholm bei Beschuss von Curium* mit Kohlenstoffkernen.

**Nobilin:** s. Chamaemelum nobile; Dendrobium nobile.

**Nocardia:** Gattung grampositiver, unbegeißelter Stäbchenbakterien der Fam. Nocardiaceae; Vork.: ubiquitär im Erdboden u. Feuchtbiotop; med. relevante **Species:** N. asteroides, N. brasiliensis, N. farcinia, N. nova u. N. otitidiscaviarum; opportunist. Erreger von Nokardiosen u. primäre Erreger des Aktinomyzetoms.

N

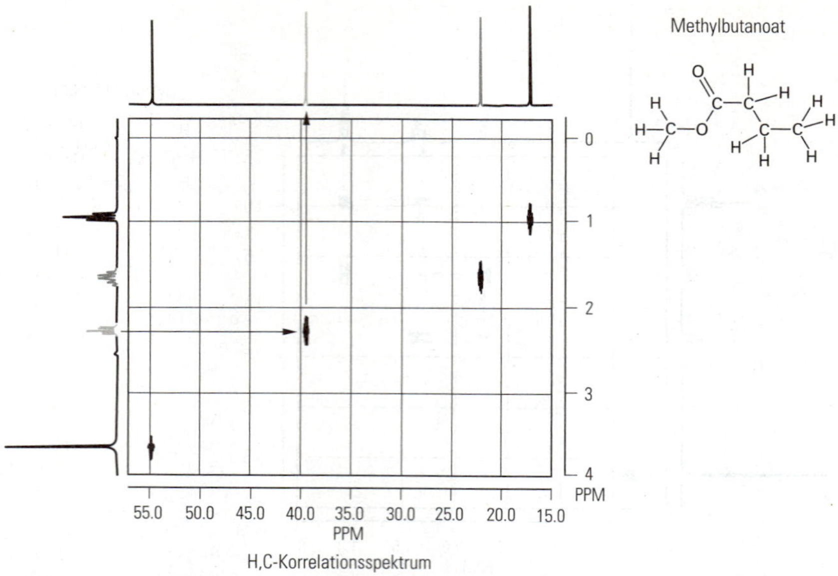


**NMR-Spektroskopie** Abb. 6: zweidimensionale Darstellung der chem. Verschiebung; x-Achse: $^{13}C$-Verschiebung; y-Achse: $^{1}H$-Verschiebung; die Pfeile zeigen, wie die $^{1}H$-Verschiebung der $\alpha$-ständigen $CH_2$-Gruppe mit der $^{13}C$-Verschiebung des $\alpha$-Kohlenstoffatoms korreliert.

N

**Noctu** (lat. nocturnus nächtlich): (auf Rezepten) nachts.

**nodosus** (lat.): knotig.

**Nodus:** **1.** (bot.) Knoten; Querzone an den Stängeln, an der die Blätter* befestigt sind; **2.** (med.) Knoten; N. arthriticus: Gichtknoten; N. lymphaticus: Lymphknoten.

**NOEL-Wert:** Abk. für (engl.) ***no** observed **e**ffect **l**evel;* tierexperimentell festgelegte Dosis od. Konz., bezogen auf das Körpergewicht, bei der kein schädigender Effekt mehr nachweisbar ist; dient, unter Benutzung eines Sicherheitsfaktors (meist 10 od. 100), zur Festlegung einer tolerierbaren Exposition für den Menschen, wenn keine direkten Daten für den Menschen verfügbar sind.

**Nomegestrol** (INN): Nomegestrolum; 17-Hydroxy-6-methyl-19-nor-4,6-pregnadien-3,20-dion; CAS-Nr. 58691-88-6; $C_{21}H_{28}O_3$; $M_r$ 328.45; Gestagen*; **Nomegestrolacetat:** Nomegestroli acetas Ph.Eur.6; CAS-Nr. 58652-20-3; $C_{23}H_{30}O_4$; $M_r$ 370.57; weißes bis fast weißes, krist. Pulver; unlösl. in Wasser, leicht lösl. in Aceton, lösl. in Ethanol; **Ind.:** in Kombination mit Estriol* zur Hormonersatztherapie bei postmenopausalen Estrogenmangelsymptomen.

**Nomenklatur:** Namensgebung, wissenschaftl. Bezeichnungssystem; **Formen: 1.** (biol.) s. Nomenklatur, binäre; **2.** (chem.) Früher wurden ausschließl. Trivialnamen* verwendet, die u. a. nach Herst., Aussehen u. Eigenschaften der Verb. gebildet wurden (z. B. Blausäure, Bittersalz). 1892 internationaler Chemikerkongress in Genf, um eine rationelle Bez. der org. Verb. einzuführen (Genfer Nomenklatur). 1958 erschienen die Richtsätze für die N. in der anorg. Chemie. Die Weiterentwicklung der N. wird zur Zeit von der IUPAC* überwacht, von der auch der Ring-Index (Verzeichnis der international anerkannten Eigennamen von Ringverbindungen*) herausgegeben wurde; vgl. *E/Z*-Nomenklatur; Fischer-Projektion (D/L-Nomenklatur); vgl. Freiname; a-Nomenklatur; *R/S*-Nomenklatur; Nomenklatur, radikofunktionelle; Nomenklatur, substitutive; s. ferner unter den entspr. Bez. für Verbindungsklassen wie z. B. Alkaloide*, Alkane*, Carbonsäuren* u. Spiroverbindungen*.

**Nomenklatur, binäre:** binominale Nomenklatur; systemat. zweiteilige Artbezeichnung in der Biologie; Pflanzen- od. Tierarten werden mit 2 lat. od. latinisierten Wörtern benannt, von denen das erste die Gattung (Genus*), das zweite die Art* (Species, die taxonom. Grundeinheit) bezeichnet; der Name des Erstbeschreibers einer Art (bzw. dessen Kürzel) u. das Jahr der Publikation werden hinter die binäre Speciesbezeichnung gesetzt, z. B. Canis lupus L. 1758; vgl. Linné, Carl von.

**Nomenklatur, radikofunktionelle:** Nomenklatur*, bei welcher sich der Name einer Verb. aus der Bez. der Verbindungsklasse, der durch die funktionelle Gruppe* bestimmt wird, u. dem vorangestellten Namen des org. Molekülteils in Radikalform ergibt (z. B. Ethanol); wird üblicherweise bei wenigen Verbindungsklassen verwendet, hauptsächl. bei Ketonen*, Ethern*, Aminen* u. Alkoholen*. Vgl. Nomenklatur, substitutive.

**Nomenklatur, substitutive:** Nomenklatur*, bei welcher sich der Name einer Verb. aus der Bez. des Stammsystems (Alkan*, Alken*, Alkin*, Ringverbindung*, Trivialname*) ergibt, dem Präfixe bzw. Suffixe zur Beschreibung der funktionellen Gruppen*, den Substituenten*, vor- bzw. nachgestellt werden; die Hauptfunktion wird gemäß der Prioritätsliste festgelegt u. durch das Suffix ausgedrückt. Die übrigen funktionellen Gruppen werden als Präfixe in alphabet. Ordnung, evtl. mit Vervielfältigungssilbe (z. B. Di-*, Bi-*, Bis-*) u. mit Stellungsbezeichnung, dem Namen vorangestellt (z. B. Trichloressigsäure*). Prioritätsliste: Carbonsäuren*, Sulfonsäuren*, Carbonsäure-Derivate: Ester*, Halogenide*, Amide*, Nitrile*, Aldehyde*, Ketone*, Alkohole*, Thiole*, Amine*, Ether*, Thioether (s. Sulfide). Vgl. Nomenklatur, radikofunktionelle.

**Nomogramm:** graph. Darstellung eines funktionellen Zusammenhangs mehrerer voneinander abhängiger Größen in einem Skalensystem derart, dass mit bekannten od. einfach messbaren Merkmalen unbekannte od. schwierig messbare Merkmale ermittelt werden können; **Beispiel:** graph. Ermittlung des osmot. Drucks für Wirkstoffe unterschiedlicher Konz. in wässrigen Augentropfen.

**Nonandisäure:** s. Azelainsäure.

**Nonanol:** Nonylalkohol; $CH_3—(CH_2)_7—CH_2OH$; $M_r$ 144.3; D. 0.828; farblose, zitronenartig riechende Flüss.; lösl. in Ethanol, unlösl. in Wasser; **Anw.:** in der Parfümerie (Kölnisch Wasser; s. Spiritus coloniensis), zur Herst. von künstl. Citronenöl.

**Non-Compliance:** Nichtbefolgen von med. Empfehlungen od. mangelhafte Durchführung empfohlener Ther.; **1.** intentional: generelle Ablehnung, verdeckte Verweigerung; **2.** nonintentional: unsachgemäße Verw. od. Einnahme ohne Indikation*; **Urs.:** gestörte Arzt-Patient-Beziehung, mangelnde kognitive Fertigkeiten, unzureichende Selbststeuerung, ungünstiger Lebenskontext, ungünstige psychobiolog. Voraussetzungen für das erwartete Verhalten, psych. Störungen od. Einschränkungen. Vgl. Compliance; Arzneimittelanwendungsprofil.

**nondisjunction:** s. Meiose.

**Noni-Frucht:** s. Morinda citrifolia.

**Nonius:** Hilfsmaßstab der Längenmessung zum Ablesen von Zehnteleinheiten.

**Nonivamid** (INN): N-Vanillylnonamid; CAS-Nr. 2444-46-4; $C_{17}H_{27}NO_3$, Strukturformel: s. Abb.; $M_r$ 293.39; **Anw.:** äußerl. als Hyperämikum bei Muskel-, Gelenk- u. Nervenschmerzen des rheumat. Formenkreises. Vgl. Nicoboxil.

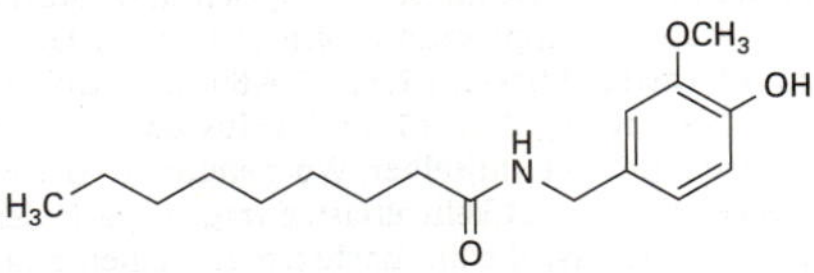

**Nonivamid**

**NONMEM-Methode:** Kurzbez. für **non**-linear **mi**xed **e**ffect **m**odelling-Methode; s. Populationspharmakokinetik.

**Nonoxinol** (INN): α-(4-Nonylphenyl)-ω-hydroxypoly(oxyethylen); *p*-*n*-Nonylphenoxy-polyethylenglykol; Strukturformel: s. Abb.; Reaktionsprodukt aus Nonylphenol u. Ethylenoxid*; jedem N.-Namen wird eine Zahl beigefügt, die die ungefähre Anzahl von Ethylenoxidgruppen anzeigt, z. B.

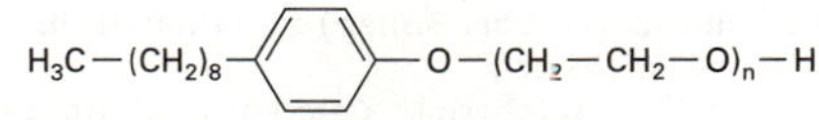

**Nonoxinol:** Nonoxinol 9 (n = 9) als Beispiel

Nonoxinol 4, 9, 15 u. 30; **Anw.:** **1.** als Hilfsstoff (nichtion. Tensid); **2.** Kontrazeptivum (Spermizid*). **Nonoxinol-9:** Nonoxinolum 9 Ph.Eur.6; CAS-Nr. 26027-38-3; klare, farblose bis hellgelbe, viskose Flüss.; mischbar mit Wasser, Ethanol u. pflanzl. Ölen; OHZ 84–94, Trübungspunkt 52–58 °C; max. 1 ppm EO u. 10 ppm Dioxan; die Substanz kann freie Macrogole enthalten; **Dos.:** Vaginalzäpfchen (75 mg) mind. 10 min vor dem Geschlechtsverkehr einführen.

**Nonpareilles:** handelsübl. Zuckerkügelchen; vgl. Pellets.

**Nonsense-Mutation:** Punktmutation* im codierenden Bereich eines Gens*, die zu einem Nonsense-Codon anstelle eines Aminosäure-Codons führt u. somit zum Abbruch der Translation* des entspr. Proteins; kann zu Erbkrankheiten (z. B. zystische Fibrose*, Duchenne-Muskeldystrophie) führen. Vgl. Nonsense-Suppression.

**Nonsense-Suppression:** Ansatz, eine Nonsense*-Mutation aufzuheben; molekularbiologisch durch Einschleusen eines tRNA-Gens, dessen Anticodon* so mutiert ist, dass es an ein Stop*-Codon binden kann; je nach verwendetem tRNA-Gen wird die entspr. Aminosäure an der Stelle eingebaut. Niedermolekulare Substanzen (z. B. Gentamicin*) können Nonsense-Mutationen aufheben, ohne die normalen Stop-Codons zu stören.

**Nonylacetat:** Essigsäurenonylester; $H_3C—COO—C_9H_{19}$; D. 0.8785; farblose, fruchtig-aromat. riechende Flüss., wenig lösl. in Ethanol; **Anw.:** (techn.) in der Parfümerie.

**Nonylsäure:** s. Pelargonsäure.

**Nootropika:** zu den Antidementiva* gehörende Arzneimittel, die die Hirnleistung (i. S. einer Aktivierung gestörter Adaptationsleistungen) v. a. im Alter u. bei Leistungsstörungen verbessern sollen; **Wirkstoffe:** Piracetam*, Nicergolin*, Dihydroergotoxin*; **Ind.:** unterstützende Therapie chron. hirnorganischer Leistungsstörungen; keine Zulassung zur symptomat. Behandlung der Demenz; therap. ist die Anwendung umstritten; Wirkungsmechanismen sind nicht bekannt.

**Nopalea cochenillifera:** s. Opuntia cochenillifera.

**Nopalschildlaus:** s. Dactylopius coccus.

**Nopinen:** s. Pinen.

**Nor-:** Wortteil mit der Bedeutung normal; Vorsilbe in der organischen Chemie*, um den Trivialnamen* des höheren Homologen auf den C-ärmeren Vertreter zu übertragen, z. B. Noradrenalin* für Adrenalin* minus $—CH_3$; der Name des Grundkohlenwasserstoffs wird von dem oft als Naturstoff bekannteren Derivat abgeleitet (z. B. Nor-Harmin, Nor-Pinan). Die Nor-Verb. ist immer der einfachste gesättigte od. auch aromat. Kohlenwasserstoff bzw. die einfachste heterocycl. Verb., die das gleiche Ringsystem ohne jede Seitenkette od. sonstige funktionelle Gruppe enthält. Heute wird Nor- nur noch verwendet, wenn eine Methyl- od. Methylen-Gruppe durch Wasserstoff ersetzt ist. Werden 2 od. 3 $CH_2$-Gruppen ausgetauscht, wird

N

dies mit Dinor- (früher Bisnor-) od. Trinor- (früher Trisnor-) bezeichnet.

**Noradrenalin:** 1. (physiol.) Catecholamin* (in L-Form), das als Neurotransmitter* noradrenerger Neuronen an adrenerge Rezeptoren bindet; **Biosynthese u. Abbau:** s. Catecholamine; **Wirk.:** hohe Affinität v. a. zu Alpha-1-, Beta-1- u. Beta-3-Rezeptoren, etwas weniger zu Alpha-2- u. Beta-2-Rezeptoren; allg. Vasokonstriktion (Ausnahme: Koronararterien), dadurch Erhöhung des systol. u. diastol. Blutdrucks; Senkung der Herzfrequenz (reflektor. Reaktion des Parasympathikus); Kontraktion des Uterus; im Vergleich zu Adrenalin* geringerer Effekt auf die glatte Muskulatur von Darm u. Bronchien sowie auf den Blutglucosespiegel, da geringere Affinität zu Beta-2-Rezeptoren; 2. Norepinephrin (INN), Levarterenol, L-2-Amino-1-(3,4-dihydroxyphenyl)-ethanol; (pharmak.) (*R*)-4-(2-Amino-1-hydroxyethyl)-1,2-dihydroxybenzol; CAS-Nr. 51-41-2; $C_8H_{11}NO_3$, Strukturformel: s. Abb.; $M_r$ 169.18; Sympathomimetikum*; **Ind.:** a) Kreislaufkollaps; b) als gefäßverengender Zusatz zu Lokalanästhetika* zur Verminderung ihrer Resorption u. Toxizität sowie Verlängerung der Wirk.; c) zur Blutstillung an Haut u. Schleimhaut; **Kontraind., WW u. UAW:** s. Adrenalin; HWZ 1–3 min. Gebräuchl. sind auch Noradrenalinhydrochlorid* u. Noradrenalinhydrogentartrat*.

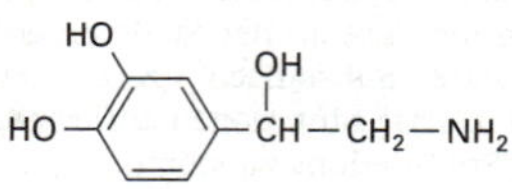


**Noradrenalin**

**Noradrenalinbitartrat:** s. Noradrenalinhydrogentartrat.

**Noradrenalinhydrochlorid:** Noradrenalini hydrochloridum Ph.Eur., Noradrenalinum hydrochloricum, Norepinephrinhydrochlorid; CAS-Nr. 329-56-6; $C_8H_{12}ClNO_3$; $M_r$ 205.6; L-Form: Schmp. 177–179 °C (unter Zers.); $[\alpha]_D^{20\,°C}$ −37.0 bis −41.0° (c = 2 in Wasser); weißes bis bräunl. weißes, krist. Pulver, das sich langsam unter Licht- u. Lufteinwirkung verfärbt; sehr leicht lösl. in Wasser, lösl. in Ethanol; **Inkomp.:** Oxidationsmittel, alkal. reagierende Stoffe; **Ind.:** s. Noradrenalin.

**Noradrenalinhydrogentartrat:** Noradrenalini tartras Ph.Eur., Noradrenalinum bitartaricum, Noradrenalinbitartrat, Levarterenolbitartrat, Noradrenalintartrat, Norepinephrinhydrogentartrat; CAS-Nr. 69815-49-2; $C_{12}H_{17}NO_9 \cdot H_2O$; $M_r$ 337.3; Schmp. 100–106 °C (L-Form), 158–159 °C (Anhydrat); $[\alpha]_D^{20\,°C}$ −10 bis −12° (c = 2 in Wasser); fast weißes, geruchloses, krist. Pulver; leicht lösl. in Wasser, schwer lösl. in Ethanol, fast unlösl. in Ether u. Chloroform; nicht mehr im Handel; früher angewendet wie Noradrenalin*; **Inkomp.:** Oxidationsmittel, alkal. reagierende Stoffe. Vgl. Noradrenalinhydrochlorid.

**Noradrenalin-Injektionslösung 1 mg/mL:** Noradrenalini solutio iniectabilis 1 mg/mL; Zusammensetzung: Ph.Helv., 21 T. Noradrenalinhydrogentartrat*, 0.1 T. Natriumdisulfit*, 0.8 T. Natriumchlorid* u. Wasser für Injektionszwecke ad 100.0 mL.

**Noradrenalini solutio iniectabilis 1 mg/mL:** s. Noradrenalin-Injektionslösung 1 mg/mL.

**Noradrenalini tartras:** s. Noradrenalinhydrogentartrat.

**Noradrenalin-Reuptake-Hemmer:** s. Noradrenalin-Wiederaufnahme-Hemmer.

**Noradrenalintartrat:** s. Noradrenalinhydrogentartrat.

**Noradrenalinum bitartaricum:** s. Noradrenalinhydrogentartrat.

**Noradrenalinum hydrochloricum:** s. Noradrenalinhydrochlorid.

**Noradrenalin-Wiederaufnahme-Hemmer:** (engl.) *noradrenaline reuptake inhibitors* (Abk. *NRI, NARI*); Noradrenalin-Reuptake-Hemmer; Antidepressiva*, welche die Wiederaufnahme von v. a. Noradrenalin* aus dem synapt. Spalt in die Nervenzellen hemmen; überwiegend antriebssteigernde Wirk.; **Wirkstoffe:** z. B. Maprotilin*, Atomoxetin*. Vgl. Serotonin-Wiederaufnahme-Hemmer.

**Norandrostenolon:** s. Nandrolon.

**Noranhydrovinoblastin:** s. Vinorelbin.

**Norbelladin:** s. Amaryllidaceen-Alkaloide.

**Norcaran:** s. Simmons-Smith-Reaktion.

**Norcholesteroli iodinati[$^{131}$I] solutio iniectabilis:** s. [$^{131}$I]Iod-methylnorcholesterol-Injektionslösung.

**Norcoclaurin:** s. Benzylisochinolinalkaloide.

**Nordazepam** (INN): Desmethyldiazepam; 7-Chlor-1,3-dihydro-5-phenyl-2*H*-1,4-benzodiazepin-2-on; CAS-Nr. 1088-11-5; $C_{15}H_{11}ClN_2O$; $M_r$ 270.7; Schmp. 216–217 °C; Benzodiazepin*; Abbauprodukt des Diazepams*, wird wie dieses zu Oxazepam* metabolisiert; nicht mehr im Handel befindl. Tranquilizer* u. Muskelrelaxans*; unterliegt dem Betäubungsmittelgesetz* (Anlage III; mit Ausnahmen); **UAW:** s. Diazepam.

**Nordephrin:** s. Corbadrin.

**Norelgestromin** (INN): (17*α*)-13-ethyl-17-hydroxy-18,19-Dinorpregn-4-en-20-in-3-onoxim; CAS-Nr. 53016-31-2; $C_{21}H_{29}NO_2$; $M_r$ 298.4; Gestagen*; aktiver Metabolit von Norgestimat*; **Ind.:** hormonale Kontrazeption* (transdermales Pflaster in Kombination mit Ethinylestradiol*); **Kontraind.:** bestehende od. zurückliegende Thrombose* (venös od. arteriell), bestehende Risikofaktoren für eine Thrombose, Schwangerschaft (strenge Indikationsstellung in der Stillzeit); **WW:** s. Gestagene; **UAW:** u. a. Brustschmerzen, Kopfschmerz, Reaktionen an der Applikationsstelle, Übelkeit; **Dos.:** transdermales Pflaster: 6 mg N. + 600 µg Ethinylestradiol; an Tag 8 u. 15 des Zyklus das Pflaster wechseln (immer am selben Wochentag); in der 4. Woche (ab Tag 22) kein Pflaster tragen; nach der pflasterfreien Woche am nächsten Tag einen neuen Kontrazeptionszyklus beginnen; das pflasterfreie Intervall darf nicht mehr als 7 Tage betragen.

**Norephedrin:** Norphedrinum, DL-*erythro*-Phenylpropanolamin, Phenylaminopropanol; (1*RS*,2*SR*)-2-Amino-1-phenyl-1-propanol; CAS-Nr. 14838-15-4; $C_9H_{13}NO$, Strukturformel: s. Ephedrine (Abb. dort); Schmp. 101 °C; HWZ 3 min; **Norephedrinhydrochlorid:** Phenylpropanolamini hydrochloridum Ph.Eur.6, Phenylpropanolaminhydrochlorid; CAS-Nr. 154-41-6; $C_9H_{14}ClNO$; $M_r$ 187.7; Schmp. 194–197 °C (polymorph); weißes, krist. Pulver;

leicht lösl. in Wasser u. Ethanol; **Wirk.:** Sympathomimetikum* wie Ephedrinhydrochlorid*, jedoch geringer zentral wirksam u. z. T. besser verträgl.; **Anw.:** als Appetitzügler*, Vasokonstriktor*; in Erkältungspräparaten; **Kontraind.:** Hypertonie, Hyperthyreose, Phäochromozytom, Engwinkelglaukom, Harnblasenentleerungsstörungen mit Restharnbildung, Tachykardie, Diabetes mellitus, Nieren-, Herz- u. Gefäß-, Schilddrüsen- u. psychiatr. Erkrankungen; **WW:** Halothan: Herzrhythmusstörungen; Guanethidin: direkte alphasympathomimet. Wirk. verstärkt, Guanethidin-Wirk. antagonisiert; andere Sympathomimetika, MAO-Hemmer, blutdrucksteigernde Mittel; **UAW:** Muskeltremor, zentrale Erregung, Herzklopfen, ventrikuläre Herzrhythmusstörungen, Miktionsbeschwerden; **Dos.:** als Appetitzügler p. o. 1×25–50 mg/d.

**Norepinephrin** (INN): s. Noradrenalin.

**Norethindron:** s. Norethisteron.

**Norethisteron** (INN): Norethisteronum Ph.Eur.6, Norethindron, 17-Hydroxy-19-nor-17*α*-pregn-4-en-20-in-3-on; 17*α*-Ethinyl-17*β*-hydroxyestr-4-en-3-on; CAS-Nr. 68-22-4; $C_{20}H_{26}O_2$, Strukturformel: s. Abb.; $M_r$ 298.41; Schmp. 203–204 °C (kristallisiert aus Ethylacetat; polymorph); $[\alpha]_D^{20\,°C}$ –33.0 bis –37.0° (c = 1 % (m/V) in Aceton); weißes, krist. Pulver; lösl. in Dioxan, 1 T. lösl. in 150 T. Ethanol, 80 T. Aceton, 30 T. Chloroform, 5 T. Pyridin, schwer lösl. in Ether, fast unlösl. in fetten Ölen, unlösl. in Wasser; Gestagen*; **Ind.:** hormonale Kontrazeption*, Endometriose*; zusätzl. zur Substitutionstherapie mit Estrogenen* bei klimakter. Beschwerden nach natürl. od. artifizieller Menopause u. bei sekundärer Ovarialinsuffizienz; unregelmäßige Zyklen u. Menstruationsbeschwerden; prämenstruelles Syndrom; **Kontraind., WW u. UAW:** s. Gestagene; Antacida u. Lipidsenker können im Magen-Darm-Trakt die Verfügbarkeit des N. reduzieren. **Dos.:** p. o.; **1.** hormonale Kontrazeption: 0.5 mg/d (in Kombination mit 0.03 mg Ethinylestradiol); **2.** Endometriose: 2×10 mg/d; **3.** zusätzl. zur Substitutionstherapie mit Estrogenen, bei Amenorrhö: 1–2 mg/d über 12 Tage pro Zyklus; **4.** Zwischenblutungen u. Menstruationsbeschwerden: 1–2 mg/d vom 19.–25. Zyklustag; **5.** prämenstruelles Syndrom: 2–5 mg/d vom 19.–25. Zyklustag; HWZ 7–9 h. **Norethisteronacetat:** Norethisteroni acetas Ph.Eur.6; $C_{22}H_{28}O_3$; $M_r$ 340.5; Schmp. 162–165 °C (polymorph); weißes, krist. Pulver, fast unlösl. in Wasser, lösl. in Ethanol u. Ether; perorale Anw. od. als transdermales Pflaster in Kombination mit Estradiol* (z. B. 0.51 mg Estradiol + 4.8 mg Norethisteronacetat; Abgaberate: Estradiol: 50 µg/d, Norethisteronacetat: 250 µg/d). Hingewiesen sei auch auf Norethisteronenantat.

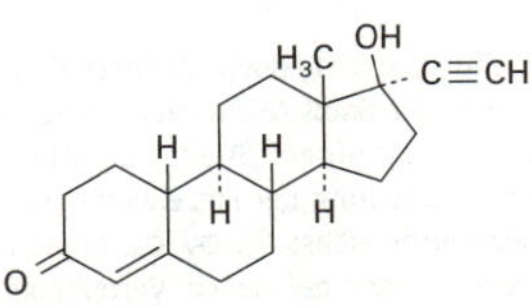


**Norethisteron**

**Norfenefrin** (INN): Monohydroxyphenylethylamin; DL-1-(3-Hydroxyphenyl)-2-aminoethanol; CAS-Nr. 536-21-0; $C_8H_{11}NO_2$; $M_r$ 153.2; nicht mehr im Handel befindl. Alpha-Sympathomimetikum (s. Sympathomimetika); früher angewendet bei peripherer Kreislaufschwäche.

**Norfloxacin** (INN): Norfloxacinum Ph.Eur.; 1-Ethyl-6-fluor-1,4-dihydro-4-oxo-7-(1-piperazinyl)-3-chinolincarbonsäure; $C_{16}H_{18}FN_3O_3$, Strukturformel: s. Abb.; $M_r$ 319.3; Schmp. 227–228 °C; **Wirk.:** Antibiotikum*, Chinolon*; **Ind.:** p. o. bei Infektionen durch empfindl. grampositive u. -negative aerobe Bakt.: akute od. chron. komplizierte u. unkomplizierte Infektionen der Harnwege (Zystitis, Pyelitis, Zystopyelitis, chron. bakt. Prostatitis); Harnwegsinfektionen im Zusammenhang mit chirurg. urolog. Eingriffen od. Nephrolithiasis; akute Gonorrhö; bakt. Enteritiden; bei Immunsuppression mit schwerer Neutropenie zur Prophylaxe von Infektionen mit gramnegativen Bakt.; als Augentropfen bei oberflächl. bakt. Infektion des Auges u. seiner Anhangsgebilde, verursacht durch gegen N. empfindl. Bakt.; **Kontraind.:** Schwangerschaft, Stillzeit; **WW:** N. ist CYP1A2-Inhibitor, daher WW mit durch CYP1A2-metabolisierten Arzneimitteln; calcium-, eisen- od. zinkhaltige Präparate, Sucralfat, Antacida, orale Nährlösungen, Milch od. flüssige Milchprodukte: Resorption von N. vermindert; Probenecid: Ausscheidung von N. vermindert; verstärkte Wirk. von Warfarin; Anstieg der Ciclosporin-Serumkonzentration; Fenbufen: Krampfanfälle; Anstieg der Theophyllin-Plasmakonzentration, lebensbedrohl. UAW mögl.; **UAW:** Übelkeit, Schwindel; HWZ 3–4 h.

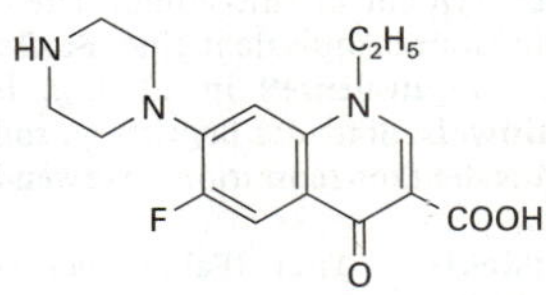


**Norfloxacin**

**Norge-Salpeter:** s. Calciumnitrat.

**Norgestimat:** (+)-13-Ethyl-17-hydroxy-18,19-dinor-17*α*-pregn-4-en-20-in-3-on-oxim-acetat; CAS-Nr. 35189-28-7; $C_{23}H_{31}NO_3$, Strukturformel: s. Abb.; $M_r$ 369.5; Gestagen*; Derivat von Nandrolon*; **Ind.:** hormonale Kontrazeption* (in Kombination mit Ethinylestradiol*); **Kontraind.:** Thromboembolien; **WW:** s. Gestagene; **UAW:** gastrointestinale Beschwerden, Schmierblutungen; **Dos.:** p. o. in Kombination mit Ethinylestradiol: 0.0035 mg Ethinylestradiol + 0.18–0.25 mg Norgestimat. Vgl. Norelgestromin.

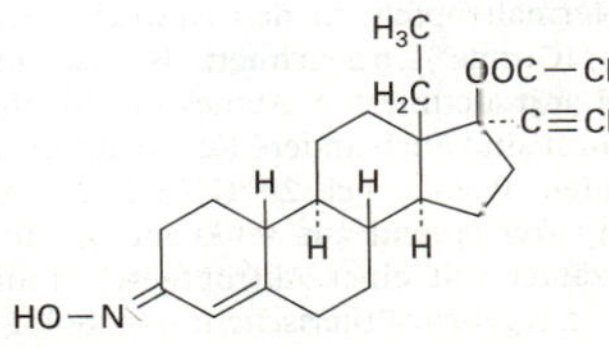


**Norgestimat**

**Norgestrel** (INN): Norgestrelum Ph.Eur.6, (±)-18-Methyl-norethisteron; (±)-13-Ethyl-17-hydroxy-18,19-dinor-17$\alpha$-pregn-4-en-20-in-3-on; CAS-Nr. 6533-00-2; $C_{21}H_{28}O_2$, Strukturformel: s. Abb.; $M_r$ 312.44; Schmp. 203–207 °C (kristallisiert aus Ethylacetat od. Methanol); unlösl. in Wasser, 1 T. lösl. in 120 T. Ethanol, 15 T. Chloroform, 400 T. Ether, in Dioxan; in der Schweiz im Handel befindl. Gestagen*; in Deutschland u. Österreich außer Handel; **Ind.:** hormonale Kontrazeption* (in Kombination mit Ethinylestradiol*); **Kontraind., WW u. UAW:** s. Gestagene; **Dos.:** p. o. 0.03–0.05 mg/d über 21 d beginnend am 5. Zyklustag (in Kombination mit Ethinylestradiol). Vgl. Levonorgestrel.

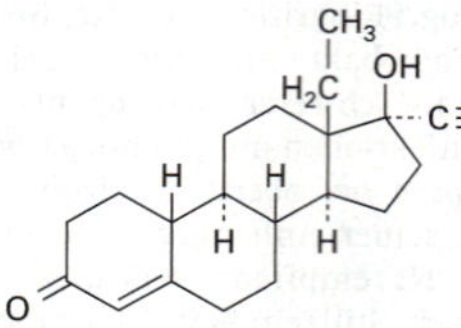

**Norgestrel**

**D-Norgestrel:** s. Levonorgestrel.
**Norleucin:** $\alpha$-Amino-*n*-capronsäure; eine in den meisten Proteinen enthaltene Aminosäure.
**Norlupinan:** s. Chinolizidinalkaloide.
**Normalatmosphärendruck:** der Luftdruck* im Normzustand*.
**Normalbedingungen:** s. Normzustand.
**Normalglas:** s. Glas.
**Normalinsuline:** s. Insulin.
**Normalität:** Symbol n; eine einnormale (1 n) Lsg. enthält ein Grammäquivalent eines Stoffes (1 Val*, $6.022 \cdot 10^{23}$ Äquivalente*) in 1 L Lsg. bei 20 °C (val/L); **Hinweis:** Statt des Begriffs N. soll der Begriff Äquivalentkonzentration* verwendet werden.
**Normalitätsfaktor:** Titer (Faktor bei volumetr. Lsg.); s. Maßlösung.
**Normallösung:** s. Maßlösung.
**Normalphasenchromatographie:** s. Adsorptionschromatographie.
**Normalpotential:** das sich an einer Elektrode einstellende Gleichgewichtspotential unter Normalbedingungen (s. Normzustand); alle an der Elektrodenreaktion beteiligten gelösten Stoffe haben die Äquivalentaktivität 1 mol/L, alle beteiligten festen Stoffe liegen rein, Gase bei Standarddruck vor; vgl. Standardpotential.
**Normalsichtigkeit:** s. Emmetropie.
**Normaltropfenzähler:** Dosiergerät in der Rezeptur für die reproduzierbare tropfenweise Zugabe kleiner Flüssigkeitsmengen anstelle einer Einwaage; liefert Normaltropfen, in den Arzneibüchern als Tropfen (Guttae*) bezeichnet; N. ist in der Ph.Eur.6 mit definierten Abmessungen abgebildet. Erlaubt sind auch andere Konstruktionen, die 20 Tropfen Wasser bei 20 °C (±1 °C) von 1 g (± 50 mg) frei fallend aus senkrecht gehaltenem Tropfenzähler mit einer Abtropfgeschwindigkeit von 1 Tr./s ergeben. Etherische u. ethanol. Lösungen (Tincturae*) weisen eine im Vergleich zu Wasser geringere Oberflächenspannung auf u. liefern daher 50–60 Tr./g.
**Normalverteilung:** Gauß-Normalverteilung; Wahrscheinlichkeitsverteilung von Messwerten (Häufigkeitsverteilung), wenn nur zufällige Fehler auftauchen; hängt von 2 Parametern ab: dem Mittelwert μ u. der Standardabweichung σ der Grundgesamtheit (s. Stichprobe); Grundlage vieler statist. Problemstellungen, z. B. der Korngrößenanalyse*; wird durch die Gauß-Glockenkurve (Gauß-Kurve) veranschaulicht ( s. Abb. 1). Die **Standardabweichung** ist der halbe Abstand (s. Abb. 2) zw. den Wendepunkten u. der **Mittelwert** das Maximum der Gauß-Kurve (vgl. Fehlerrechnung). Die Fläche unter der Glockenkurve zw. 2 Werten auf der x-Achse ist ein Maß für die Wahrscheinlichkeit, einen x-Wert innerhalb dieser Grenzen anzutreffen. Die **Standardnormalverteilung** (standardisierte Normalverteilung) wird erhalten, wenn sich nach entspr. Normierung nur noch eine einzige N. mit

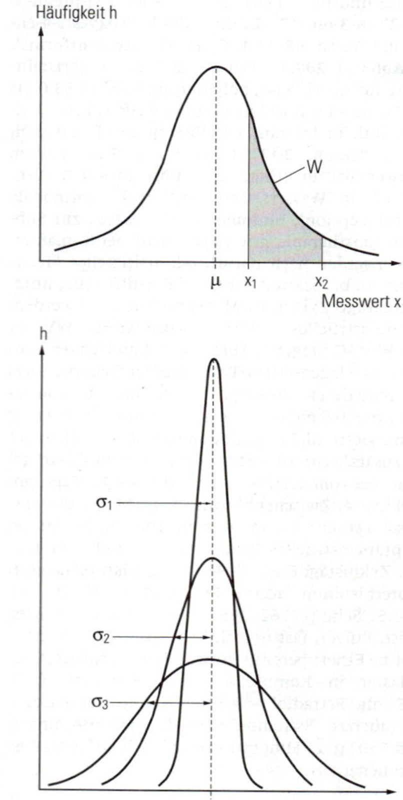

**Normalverteilung** Abb. 1: oben: Wahrscheinlichkeit W als Fläche unter der Gauß-Normalverteilung zw. den Messwerten $x_1$ u. $x_2$; unten: „Breite“ der Glockenkurve als Maß für die Streuung der Einzelwerte; $x_1$, $x_2$: Grenzen des Messwertbereichs; $\sigma_1$, $\sigma_2$, $\sigma_3$; unterschiedliche Standardabweichungen bei versch. Verteilungen mit gleichem Mittelwert μ

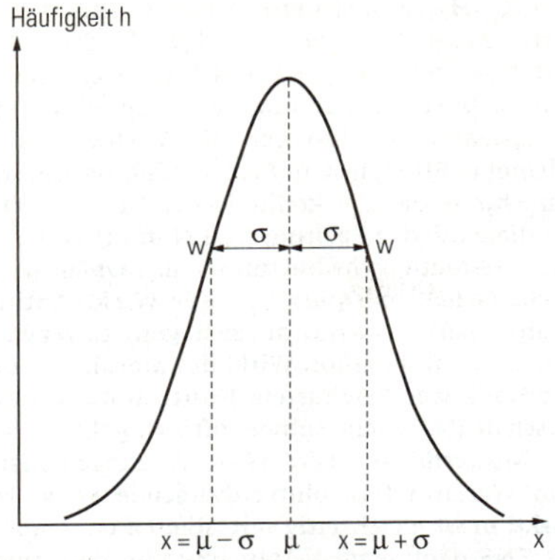


**Normalverteilung** Abb. 2: Definition der Standardabweichung an der Normalverteilung; μ: Mittelwert; σ: Standardabweichung; w: Wendepunkte der Glockenkurve

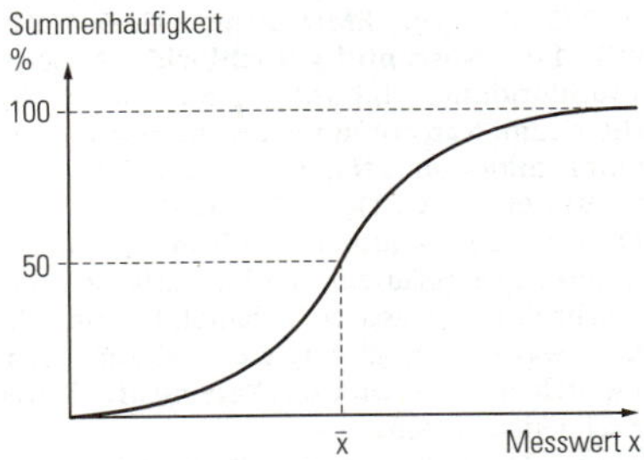


**Normalverteilung** Abb. 3: Summenhäufigkeitskurve von Messwerten; x̄: 50 %-Wert der Summenhäufigkeit, entspricht dem Mittelwert μ der Glockenkurve

dem Mittelwert 0 u. der Standardabweichung 1 ergibt. Summiert man die Häufigkeit gleicher Messwerte (Merkmalswerte) schrittweise auf u. berechnet deren relative Häufigkeiten, erhält man die S-förmige **Summenhäufigkeitskurve** (s. Abb. 3). Solche sigmoiden Summenhäufigkeitskurven lassen sich als Gerade darstellen, wenn die relativen Summenhäufigkeiten (Summenhäufigkeitsprozente) auf Zeichenpapier mit einer bes. Einteilung, dem **Wahrscheinlichkeitsnetz**, eingetragen werden. Ergibt sich dabei keine Gerade, sind die Werte nicht normalverteilt. Eine N. von Daten kann häufig nach einer geeigneten Transformation* der Messwerte erhalten werden; z. B. sind die Korngrößen in Pulvern nicht selten lognormal* verteilt, was mit einem Wahrscheinlichkeitsnetz mit logarithm. eingeteilter Abszisse geprüft werden kann.

**Normalverteilungskurve:** s. Korngrößenanalyse.

**Normalwasserstoffelektrode:** s. Standardwasserstoffelektrode.

**Normdosen** (nach Haffner u. Schultz): mittlere, durchschnittl. Dos. von Arzneimitteln; keine amtl. festgesetzten Dosen.

**Normethadon** (INN): 6-Dimethylamino-4,4-diphenyl-hexan-3-on; CAS-Nr. 467-85-6; $C_{20}H_{25}NO$; $M_r$ 295.4; Flüss.; nicht mehr im Handel befindl. Opioid*; unterliegt dem Betäubungsmittelgesetz* (Anlage III); früher angewendet als Antitussivum*. **Normethadonhydrochlorid:** CAS-Nr. 847-84-7; $C_{20}H_{26}ClNO$; $M_r$ 331.9; Schmp. 174–177 °C; lösl. in Wasser u. Ethanol.

**Normoglykämie:** s. Blutzucker.

**Normschliffe:** s. Schliffe.

**Normvolumen, molares:** s. Molvolumen.

**Normzustand:** Normalbedingungen; Zustand mit der Normtemperatur $T_n$ = 273.15 K ($t_n$ = 0 °C) u. dem Normdruck (Normalatmosphärendruck) $p_n$ = 101 325 Pa (1013.25 mbar; nach DIN 1343) bzw. $p_n$ = 100 000 Pa (nach IUPAC). Vgl. Standardzustand.

**Norphedrinum:** s. Norephedrin.

**Norpseudoephedrin** (INN): Cathin; D-*threo*-2-Amino-1-phenylpropanol; CAS-Nr. 36393-56-3; $C_9H_{13}NO$, Strukturformel: s. Ephedrine (Abb. dort); $M_r$ 151.2; Schmp. 78 °C (kristallisiert aus Methanol); $[\alpha]_D^{20\,°C}$ +37.9° (c = 3 in Methanol); stark alkal.; **Vork.:** natürl. in Catha* edulis; **Wirk.:** zentral wirksames Sympathomimetikum*, Appetitzügler*; unterliegt dem Betäubungsmittelgesetz* (Anlage III; mit Ausnahmen). **Norpseudoephedrinhydrochlorid:** Norpseudoephedrini hydrochloridum; $C_9H_{14}ClNO$; $M_r$ 187.7; Schmp. 181 °C (polymorph); $[\alpha]_D^{20\,°C}$ +43.2° (in Wasser); weißes, krist. Pulver; sehr leicht lösl. in Wasser, leicht lösl. in Ethanol; **Off.:** DAC; **Ind.:** unterstützende Behandlung von Patienten mit Übergewicht (BMI >30), die auf geeignete gewichtsreduzierende Maßnahmen allein nicht angesprochen haben; Engwinkelglaukom; **Kontraind.:** agitierte Psychosen, Arzneimittel-, Drogen- od. Alkoholabusus in der Anamnese, Phäochromozytom, pulmonale Hypertonie, schwere arterielle Hypertonie, kardiovaskuläre od. zerebrovaskuläre Erkrankungen, psych. Erkrankungen einschließl. Anorexia nervosa u. Depressionen, Schilddrüsenüberfunktion, schwere Formen der Angina pectoris, Anw. bei Kindern <12 Jahre, gleichzeitige Behandlung mit anderen zentralwirksamen Appetitzüglern; **UAW:** häufig innere Unruhe u. gesteigerte Erregung, Nervosität, Spannungsgefühl u. Schlafstörungen, erhöhte Reizbarkeit u. Konzentrationsstörungen mit Leistungseinschränkung; gelegentl. Steigerung des Blutdrucks u. der Herzfrequenz, Störungen des Herzrhythmus u. Auftreten von Herzschmerzen; seltener Persönlichkeitsveränderungen, Risiko der Entstehung einer pulmonalen arteriellen Hypertonie, Lungenhochdruck (erste Anzeichen: Auftreten od. Verschlimmerung einer Belastungsdyspnoe), Gewöhnung, Abhängigkeit u. Entzugserscheinungen, Krampfanfälle, psych. Reaktionen od. Psychosen, Depressionen, Nervosität, Unruhe, Schlafstörungen u. Schwindelgefühle, Herzrasen, Herzklopfen, Hypertonie u. Schmerzen im Brustkorb; in seltenen Fällen kardio- od. zerebrovaskuläre Zwischenfälle, insbes. Schlaganfall, Angina pectoris, Herzinfarkt, Herzmuskelschwäche u. Herzstillstand; HWZ 3–92 h.

***p*-Norsynephrin:** s. Octopamin.

**Nortestosteron:** s. Nandrolon.

**Nortestrionat:** s. Nandrolon.

N

**Northern-Blotting-Methode:** RNA-Blotting; Transfer von RNA*, die durch Elektrophorese* in einer Gelmatrix der Größe nach aufgetrennt ist, auf Membranen mit anschließendem Nachweis eines bestimmten Gens* durch markierte Gensonden; **Anw.:** zur Analyse der mRNA-Expression.

**Norton-Verkapselungsprozess:** automat. Verfahren (Reciprocating-Die-Verfahren) mit zusammen- u. auseinandergehenden Formen zur Herst. von Weichkapseln*; aus 2 aus flüssiger Gelatinemasse hergestellten Bändern werden zw. 2 Stanzformwerkzeugen (ähneln Suppositoriengießformen) im oberen Teil der Werkzeuge durch deren Zusammenrücken die Kapseln schlauchartig vorgeformt (die Kapseln bleiben oben offen) u. über Füllnadeln bzw. Füllröhrchen gefüllt. Nach Öffnen der Werkzeughälften u. Weitertransport der vorgeformten Kapseln in den unteren Teil der Formteile findet durch neuerl. Zusammenrücken der Formteile die endgültige Verkapselung statt (s. Abb.). Von Vorteil ist die Möglichkeit, suspendierte gröbere Pulver od. Pellets* durch die relativ weiten Füllröhrchen abzufüllen.

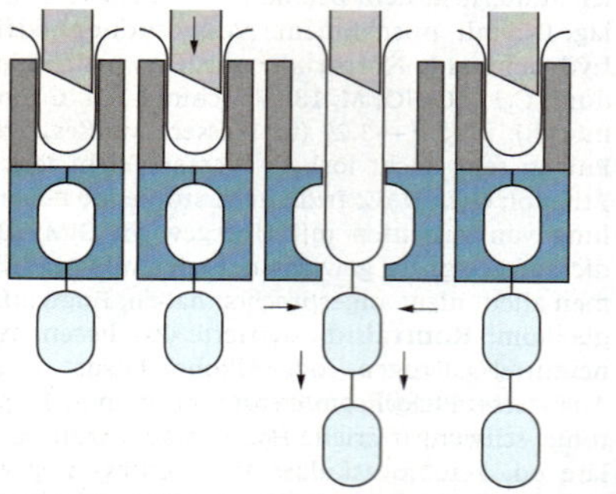

**Norton-Verkapselungsprozess:** schemat. Darstellung der Funktion einer Norton-Weichkapselmaschine



**Nortriptylin** (INN): *N*-Methyl-3-(10.11-dihydro-5*H*-dibenzo[*a,d*]cyclohepten-5-yliden)propylamin; CAS-Nr. 72-69-5; $C_{19}H_{21}N$, Strukturformel: s. Abb.; $M_r$ 263.37; **Wirk.:** tricycl. Antidepressivum* vom Desipramin*-Typ; HWZ 30–31 h. **Nortriptylinhydrochlorid:** Nortriptylini hydrochloridum Ph.Eur.; CAS-Nr. 894-71-3; $C_{19}H_{22}ClN$; $M_r$ 299.8; Schmp. 216–220 °C; weißes, krist. Pulver; wenig lösl. in Wasser; **Dos.:** ambulant: p. o. initial 30–50 mg/d, ggf. Dosiserhöhung innerhalb von 2 Wochen auf 75–100 mg/d; stationär: max. 225 mg/d p. o. (Ph.Eur.Komm.). Vgl. Amitriptylin.

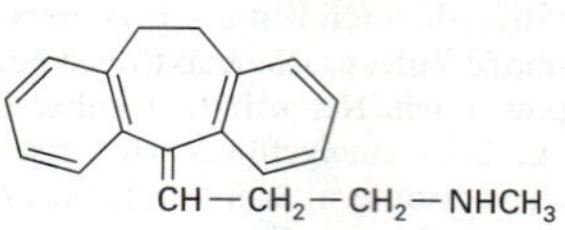


**Nortriptylin**

**Norvalin:** s. Valin.

**NOS:** Abk. für **NO-S**ynthase; s. EDRF.

**Noscapin** (INN): Noscapinum Ph.Eur.6, Narcotin, Narkotin, 8-Methoxyhydrastin; 5-(6,7-Dimethoxyphthalidyl)-5,6,7,8-tetrahydro-4-methoxy-6-methyl-1,3-dioxolo[4,5-*g*]isochinolin; CAS-Nr. 128-62-1; $C_{22}H_{23}NO_7$, Strukturformel: s. Opium (Abb. dort); $M_r$ 413.43; Schmp. 176 °C; D. 1.395; $[\alpha]_D^{20\,°C}$ +42 bis +48° (c = 2 in Salzsäure 0.1 mol/L); weißes, krist. Pulver; fast unlösl. in Wasser bei 20 °C, sehr schwer lösl. bei 100 °C, schwer lösl. in Ethanol u. Ether, lösl. in Aceton, Chloroform, starken Säuren; $pK_S$ der konjugierten Säure 6.2; Opiat*; die oxidative Spaltung von N. führt zu Cotarnin* (8-Methoxyhydrastinin) u. Opiansäure*. **Vork.:** Gehalt im Opium* ca. 8 %; **Wirk.:** Antitussivum*; narkot. Wirk. an sich gering, verstärkt aber die zentralnarkot. Wirk. des Morphins; **Ind.:** unproduktiver Reizhusten; **Kontraind.:** Schwangerschaft (N. ist ein Spindelgift); N. geht auch in die Muttermilch über; **WW:** Antikoagulanzien vom Warfarin-Typ: blutverdünnende Wirk. verstärkt; nicht gleichzeitig mit Alkohol od. anderen das ZNS dämpfenden Arzneimitteln einnehmen; **UAW:** häufig Kopfschmerz, Benommenheit; selten Dyspnoe, Brustschmerzen; gelegentl. Übelkeit, Erbrechen, Bauchschmerzen, Urticaria, Angioödem; sehr selten anaphylakt. Reaktionen wie Hautausschlag u. -rötung, Halluzinationen; **Dos.:** p. o. 2–3 × 25 mg/d; EMD 60 mg, TMD 250 mg; HWZ 1 h. **Noscapinhydrochlorid:** Noscapini hydrochloridum Ph.Eur.6, Noscapinum hydrochloricum, Narcotinum hydrochloricum, Noscapinium chloratum, Narkotinhydrochlorid; CAS-Nr. 912-60-7; $C_{22}H_{24}ClNO_7 \cdot H_2O$; $M_r$ 467.9; Schmp. ca. 200 °C (unter Zers.); $[\alpha]_D^{20\,°C}$ +38.5 bis +44° (c = 2 in Salzsäure 0.1 mol/L); farblose Kristalle; leicht lösl. in Wasser u. Ethanol, fast unlösl. in Ether; wässrige Lsg. reagieren schwach sauer; beim Stehenlassen kann die Base mehr od. weniger schnell ausfallen.

**Nosoden:** **Hom.:** Zuber. aus Blut, Harn, Krankheits- od. Stoffwechselprodukten von Mensch, Tier, Mikroorganismen u. Viren (z. B. Umweltgifte, Chemikalien, Arzneimittel), welche nicht mehr infektiös od. virulent sind; **Anw.:** in potenzierter Form nach dem Ähnlichkeitsgesetz, nach ätiolog. Gesichtspunkten u. gemäß der individuellen Diathese*; vgl. Homöopathie.

**nosokomial:** mit Bezug zum Krankenhaus.

**Nosokomialinfektionen:** s. Hospitalismus.

**Nosologie:** Krankheitslehre; systemat. Einordnung u. Beschreibung der Krankheiten.

**Notapotheke:** wird in Deutschland 6 Monate nach öffentl. Bekanntmachung eines Notstandes in der Arzneimittelversorgung der Bevölkerung kein Antrag auf den Betrieb einer Apotheke od. Zweigapotheke* gestellt, so kann die zuständige Behörde einer Gemeinde od. eines Gemeindeverbandes die Erlaubnis zum Betrieb einer Apotheke erteilen, wenn diese einen Apotheker anstellt u. die vorgeschriebenen Räume u. Einrichtungen nachgewiesen werden; der Betrieb einer N. muss eingestellt werden, wenn im Versorgungsgebiet eine private öffentl. Apotheke entsteht.

**Notfallkontrazeption:** s. Interzeption.

**Notoginseng radix:** s. Panax pseudoginseng var. notoginseng.

**Notoginsengwurzel:** s. Panax pseudoginseng var. notoginseng (Notoginseng radix).

**Novaculit:** s. Kieselgur.

**Novaminsulfon:** s. Metamizol.

**Novel-Food** (engl. neuartige Lebensmittel): Lebensmittel* u. Lebensmittelzutaten, die vor dem Inkrafttreten der „Verordnung (EG) Nr. 258/97 über neuartige Lebensmittel und neuartige Lebensmittelzutaten" (Novel-Food-Verordnung) am 15.5.1997 in der EU noch nicht in nennenswertem Umfang für den menschl. Verzehr verwendet wurden u. die unter bestimmte Gruppen von Erzeugnissen fallen; Voraussetzung für das Inverkehrbringen neuartiger Lebensmittel u. -zutaten ist, dass sie keine Gefahr für den Verbraucher darstellen, keine Irreführung bewirken u. sich von vergleichbaren Produkten, die sie ersetzen sollen, nicht so unterscheiden, dass ihr normaler Verzehr Ernährungsmängel mit sich brächte. Nicht mehr erfasst von der Novel-Food-Verordnung werden seit 2004 gentechn. veränderte Lebensmittel u. -zutaten, da für diese mit den Verordnungen (EG) Nr. 1829/2003 u. 1830/2003 eigene, detailliertere Regelungen auf EU-Ebene geschaffen wurden. Vgl. Functional-Food.

**Novobiocin:** Streptonivicin; 4-Hydroxy-3-[4-hydroxy-3-(3-methylbut-2-enyl)benzamido]-8-methylcumarin-7-yl-3-*O*-carbamoyl-5,5-di-*C*-methyl-4-*O*-methyl-*α*-L-lyxo-hexopyranosid; CAS-Nr. 303-81-1; $C_{31}H_{36}N_2O_{11}$; $M_r$ 612.6; schwache zweibasige Säure, die mit Laugen Salze bildet; unter pH 7.5 fast unlösl. in Wasser, lösl. in Ethanol, Essigsäure, Dioxan, Methanol; unlösl. in Chloroform u. Ether; von Streptomyces niveus u. St. spheroides gebildetes Antibiotikum*; nicht mehr im Handel; **Wirk.:** Hemmung der DNA-Synthese der Bakterienzellen nach Art der Chinolone*; Wirkungsspektrum: umfasst grampositive Mikroorganismen wie Staphylococcus aureus, Corynebacterium diphtheriae u. Streptococcus pneumoniae, außerdem gramnegative Keime wie Haemophilus influenzae, Neisseria gonorrhoeae u. meningitidis; früher angewendet bei Staphylokokkeninfektionen sowie Melioidose durch Burkholderia pseudomallei; **UAW:** häufig; gastrointestinale Störungen, Blutbildschäden bis zur hämolyt. Anämie.

**Novocainhydrochlorid:** s. Procain.

**Novocainum hydrochloricum:** s. Procain.

**Noxe** (lat. noxa Schaden): schädigendes Agens, krankheitserregende Ursache.

**Noxine** (nach E. Gohrbandt, Berlin): Bez. für Abbauprodukte aus zugrunde gegangenen Körpereiweißen, die im Körper eine stark schädigende oder tox. Wirk. entfalten (u. a. Schädigung der Kapillargefäße, Ödeme, Leberschäden); vgl. Proteine.

**Noxiptilin** (INN): 10,11-Dihydro-5*H*-dibenzo[*a,d*]cyclohepten-5-on-*O*-[2-(dimethylamino)-ethyl]oxim; CAS-Nr. 3362-45-6; $C_{19}H_{22}N_2O$; $M_r$ 294.40; Sdp. 160–164 °C (6.665 Pa); nicht mehr im Handel befindl. tricycl. Antidepressivum* vom Imipramin*-Typ.

**Noyer-Paste:** Paste zur Umrandung mikroskop. Präparate; **Darst.:** 20 T. Lanolin* im Porzellantiegel erwärmen u. 80 T. Colophonium* langsam einrühren; mit Metallspatel auftragen.

**Noyes-Whitney-Gleichung:** s. Auflösungsgeschwindigkeit.

**Nozizeption:** **1.** Wahrnehmung eines Schmerzreizes; vgl. Schmerz. **2.** Bez. für experimentell erzeugte Schmerzen* im Tierexperiment; umfasst die bei allen Säugetieren auftretenden motor., vegetativen u. verhaltensbiolog. Äußerungen (z. B. Flexorreflexe, Blutdruckanstieg, Tachypnoe).

**Nozizeptoren:** s. Schmerz-Sensoren.

**Np:** (chem.) Symbol für Neptunium*.

**NPH-Insulin:** Kurzbez. für **N**eutral-**P**rotamin-**H**agedorn-Insulin; s. Insulin (Zuber.).

**NPY:** Abk. für **N**euro**p**eptid* **Y**.

**NRF:** Abk. für **N**eues **R**ezeptur-**F**omularium; von der ABDA* herausgegebene Rezepturempfehlungen für magistrale Verschreibungen (s. Magistralformeln); die Arbeitsgruppe NRF erarbeitet folgende Texte: **1.** das **NRF:** dreibändige Loseblattsammlung mit jeweils detaillierten Herstellungsanweisungen u. Erläuterungen in ca. 250 standardisierten Rezepturen sowie einer CD-ROM mit Arbeits- u. Dokumentationsvorlagen zur qualitätsgesicherten Herst.; **2. standardisierte Rezepturen:** im Kitteltaschenformat als „Ärzte-NRF" erschienene Ausgabe mit allen NRF-Formeln, ausgewählten SR-Grundlagen u. offizinellen Dermatikagrundlagen; **3. Tabellen für die Rezeptur:** für den tägl. Rezepturbetrieb vorgesehene Broschüre mit ausgewählten Inhalten des DAC (Deutscher* Arzneimittel-Codex) u. des NRF sowie weiteren Informationen zu Wirkstoffen, Konservierungsmitteln u. Grundlagen; **4. NRF-Rezepturhinweise:** ca. 550 online aufrufbare Dokumente mit galen. Informationen für die Individualrezeptur; **Gesch.:** Aus den in weiten Teilen obsoleten Deutschen Rezeptformeln (Abk. DRF) sind nur wenige Zuber. übernommen worden. Jedoch wurden zahlreiche Vorschriften der letzten in der DDR amtl. Formelsammlung, den **Standardrezepturen** 1990 (Abk. SR), für das NRF adaptiert.

N

**NRI:** Abk. für (engl.) *noradrenalin reuptake inhibitors*; s. Noradrenalin-Wiederaufnahme-Hemmer.

**NRTI:** Abk. für (engl.) *nucleoside-analogue reverse transcriptase inhibitors*; s. Reverse-Transkriptase-Inhibitoren, nucleosidische.

**NS:** Abk. für **N**orm**s**chliff; s. Schliffe.

**NSA:** Abk. für **n**icht**s**teroidale **A**ntirheumatika; s. Analgetika.

**NSAID:** Abk. für (engl.) *nonsteroidal antiinflammatory drugs*; s. Analgetika.

**NSAR:** Abk. für **n**icht**s**teroidale **A**nti**r**heumatika; s. Analgetika.

**NSV:** Abk. für (engl.) *non-ionic surfactant vesicles*; Niosomen; Vesikel aus synthet. nichtion. amphiphilen Lipiden mit hoher chem. Stabilität aufgrund gesättigter Kohlenwasserstoffketten u. intramolekularer Etherbindungen; vgl. Liposomen.

**NTC:** Abk. für **N**eo**t**etrazolium**c**hlorid; s. Tetrazolpurpur.

**NTR:** Abk. für **N**euro**t**ensin*-**R**ezeptoren.

**Nubiablüten:** s. Hibiscus sabdariffa (Hibisci sabdariffae flos).

**Nucellus:** (bot.) zentraler, parenchymat. Gewebekörper der Samenanlage*.

**Nuces:** s. Nux.

**Nuces Acajou:** s. Anacardium occidentale (Fructus Anacardii occidentalis).

**Nuces Colae:** s. Cola nitida (Colae semen).

**Nucleasen:** zu den Phosphodiesterasen* gehörende Esterasen*, die Nucleinsäuren* spalten; katalysieren die Hydrolyse entweder in Stellung 3′ od. 5′

**Tetranucleotid einer Desoxyribonucleinsäure (DNA)**

(Kurzschreibweise: pApCpTpG)

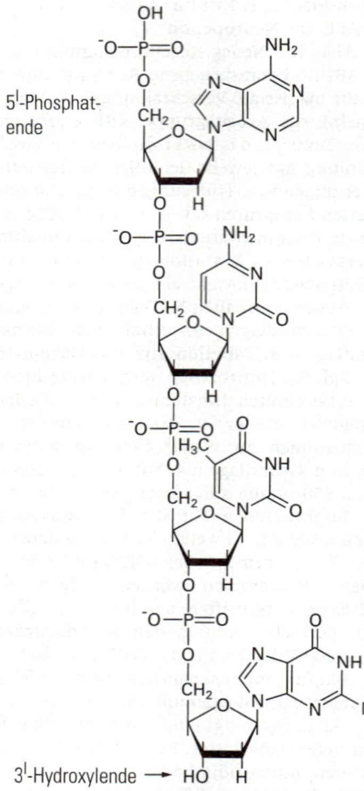


**Tetranucleotid einer Ribonucleinsäure (RNA)**

(Kurzschreibweise: pApCpUpG)

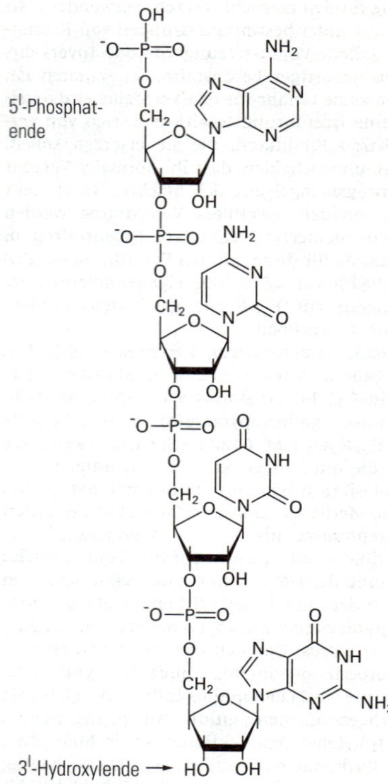


**Nucleinsäuren:** Tetranucleotide einer DNA (links) u. einer RNA (rechts) [1]

der 3′,5′-Phosphodiesterbindung. **Einteilung:** **1.** nach Angriffspunkt: **a) Exonucleasen:** spalten Nucleinsäuremoleküle vom 3′- od. 5′-Ende her; **b) Endonucleasen:** katalysieren hydrolyt. Spaltung innerhalb der Polynucleotidkette; **2.** nach Substratspezifität: **a) Desoxyribonucleasen:** DNAasen, auch DNasen; spezif. für DNA*; Formen: DNase I (neutrale DNase; als Dornase* alfa u. Streptodornase* im Handel) u. DNase II (saure DNase); **b) Ribonucleasen:** RNAasen; spezif. für RNA*; **c)** hochspezif. bezügl. der Basensequenz (s. Restriktionsenzyme); **d)** doppel- od. einzelsträngige Nucleinsäure spaltende N.; **3.** Form der Schnittstelle nach Hydrolyse eines Doppelstrangs: glatter (engl. blunt ends) od. versetzter Schnitt (engl. sticky ends); **Vork. u. Funktion:** z. B. in Schlangengiften*, in Milz u. Pankreas (Abbau der in der Nahrung enthaltenen Nucleinsäuren), in Mikroorganismen, wo sie der Phagenabwehr dienen; hochspezif. N. sind an der Replikation der DNA, ihrer Reparatursysteme u. an der mRNA-Reifung beteiligt. Viren* haben spezif. N. für Maturation, Integration ins u. Desintegration aus dem Wirtgenom. **Anw.:** in der Gentechnologie* z. B. zur DNA-Klonierung; **Hinweis:** Die *N*-glykosid. Bindung der Nucleinsäuren wird durch Nucleosidasen* gespalten.

**Nucleinsäuren:** Polynucleotide; aus Mononucleotiden (s. Nucleotide) aufgebaute Biopolymere mit $M_r$ zw. 20 000 u. mehreren Millionen; ein Polynucleotid, das aus einer langen Kette kovalent miteinander verbundener Desoxyribonucleotideinheiten besteht, wird Desoxyribonucleinsäure (Abk. DNA*) genannt (s. Abb.); wenn die Kette aus Ribonucleotiden besteht, handelt es sich um eine Ribonucleinsäure (Abk. RNA*). Beide Typen haben wesentl. strukturelle Gemeinsamkeiten, sie unterscheiden sich jedoch in ihrer Funktion. DNA dient der Speicherung der genet. Information, die durch ident. Replikation* der DNA-Moleküle im Zuge der Zellteilung an die Tochterzellen weitergegeben wird. RNA dient in erster Linie der Translation* dieser Information in der Zelle, die in der Synthese spezif. Proteine* besteht. **Aufbau:** DNA u. die 3 versch. Formen der RNA stellen lineare Polymere von aufeinander folgenden Mononucleotideinheiten dar, die miteinander durch eine Phosphodiesterbindung zwischen der 3′-Hydroxylgruppe des Pentoseanteils des einen Nucleotids u. der 5′-Hydroxylgruppe der Pentose des nächsten Restes verknüpft sind. Das kovalente Grundgerüst der N. besteht daher aus alternierenden Pentose- u. Phosphatgruppen. Die Purin-* u. Pyrimidinbasen* ragen als Seitenglieder von den Pentoseanteilen des Grundgerüstes heraus. Die Bestimmung der Basensequenz spezif. N. erfolgt entspr. der Sequenzermittlung von Proteinen. Mit Hilfe spezif. Restriktionsenzyme erfolgt eine Hydrolyse des Makromoleküls; anschließend werden die Bausteine elektrophoret. u. chromatograph. analysiert. **Konformation:** Ähnl. wie die Proteine besitzen auch die N. in ihrer nativen, biol. Form eine charakterist. 3-dimensionale Struktur. An der Ausbildung der Raumstruktur sind neben Wasserstoffbrückenbindungen zw. Purinen* u. Pyrimidinen* homöopolare Kohäsionsbindungen, hydrophobe Wechselwirkungen zw. Basen u. Lösungsmittel u. elektrostat. Wechselwirkungen beteiligt. **Nucleinsäure-Protein-Komplexe:** Einige N. sind in charakterist. Weise an spezif. Proteine gekoppelt, so dass Systeme mit sehr komplexer Struktur u. Funktion entstehen, z. B. Ribosomen* u. Viren*.

**Nucleohistone:** s. Histone.

**Nucleoid:** s. Bakterien.

**Nucleokapsid:** grundlegendes Bauelement eines Viruspartikels (s. Viren), das sich aus der Virusnucleinsäure u. assoziierten Proteinen (z. B. zelluläre Histone* od. virale Proteine) zusammensetzt.

**Nucleolus:** Kernkörperchen; kugelförmiges Körperchen im Zellkern* eukaryot. Zellen*, das hauptsächl. aus RNA* u. Protein* besteht; Sitz der Bildung von Ribosomen*.

**Nucleolytika:** zur Auflösung von Bandscheibengewebe verwendete Substanzen; eingesetzt bei Schmerzen im Bereich des Ischiasnervs infolge von Bandscheibenschäden; **Wirkstoffe:** Kollagenase*.

**Nucleophil:** Reagenz mit der Tendenz zur Elektronenabgabe, meist ein Anion od. eine andere Verb. mit einem freien Elektronenpaar; greift seinen Reaktionspartner an Stellen geringer Elektronendichte an. Vgl. Addition, nucleophile; Substitution, nucleophile; Elektrophil.

**Nucleoplasma:** s. Protoplasma.

**Nucleoproteide:** s. Nucleoproteine.

**Nucleoproteine:** Nucleoproteide; heteropolare Komplexe zw. Nucleinsäuren (v. a. DNA der Zellkerne) u. bas., säurelösl. Proteinen, den Histonen* od. Protaminen*, sowie sauren Nicht-Histon-Chromatineiweißen der Chromosomen; kommen v. a. im Chromatin* des Zellkerns in seiner Ruheform vor u. in den Genen der aktiven, d. h. in der Vermehrungsphase befindl. Chromosomen. Manche Viren bestehen ausschließl. aus N., Bakterien besitzen sie nicht. N. sind auch die Protein-RNA-Komplexe der Ribosomen.

**Nucleosid-Analoga:** Nucleosid-Antimetaboliten; strukturähnliche Verb. der Nucleoside*, die kompetitiv die DNA-Synthese hemmen; wirken dadurch als Zytostatika* (z. B. Gemcitabin*) od. als Virostatika* (z. B. Aciclovir*, Didanosin*, Entecavir*, Ganciclovir*, Ribavirin*, Zidovudin*), auch als nucleosidische Reverse*-Transkriptase-Inhibitoren.

**Nucleosid-Antimetaboliten:** s. Nucleosid-Analoga.

**Nucleosidasen:** zu den Glykosylasen gehörende Enzyme*, welche die *N*-Glykosidbindung von Nucleinsäuren* spalten u. dadurch die Bindung zw. der Pentose* u. der Pyrimidin-* od. Purinbase* der Nucleoside* katalysieren; die Reaktion ist normalerweise eine Phosphorolyse*, keine Hydrolyse.

**Nucleosiddiphosphatzucker:** Nucleotidzucker; energiereiche Nucleotidderivate der Monosaccharide*; die aktivierende Gruppe ist ein Nucleosiddiphosphat. Uridindiphosphatglucose (Kurzbez. UDP-Glucose, Abk. UDPG, aktivierte Glucose) ist von allg. Bedeutung im Kohlenhydratstoffwechsel. Die Synthese erfolgt aus Glucose*-1-phosphat, das mit Uridintriphosphat reagiert (s. Abb.). Weitere aktivierende Nucleosiddiphosphate mit spezif. Funktionen im Stoffwechsel: s. Tab.; die aktivierten Zucker sind Best. wichtiger Stoffwechselreaktionen. Von bes. Bedeutung ist ihre Übertragung auf andere Moleküle mit OH-Gruppen z. B. bei der Oligo- u. Polysaccharidsynthese. Auch die Nucleosiddiphosphatderivate von Uronsäuren* haben Bedeutung im Stoffwechsel. Die Uridindiphosphatglucuronsäure entsteht aus Uridindiphosphatglucose u. ist Vorstufe der Glucuronidsynthese (s. Glucuronatweg).

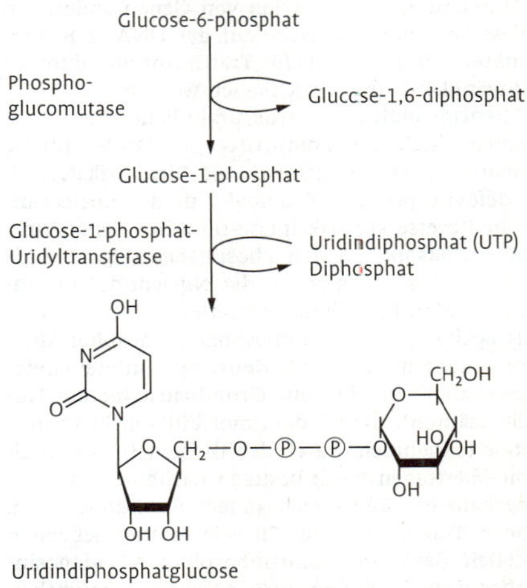


**Nucleosiddiphosphatzucker:** Synthese von Uridindiphosphatglucose [12]

**Nucleoside:** Substanzen, die aus einer Pyrimidinbase* (üblicherweise Cytosin*, Thymin*, Uracil*) od. Purinbase* (Adenin*, Guanin*, Hypoxanthin*) bestehen, die durch *N*-glykosid. Bindung entweder mit D-Ribose* od. 2-Desoxy-D-ribose verbunden ist; werden aus den Nucleotiden* durch hydrolyt. Abspaltung der Phosphorsäuregruppen gebildet; **Vork.:** Freie N. kommen in der Zelle nicht in signifikanter Menge vor; kurzlebige Intermediärprodukte beim biol. Abbau der Nucleinsäuren*; **Einteilung:** **1.** Ribonucleoside: z. B. Cytidin*, Uridin*, Adenosin*, Guanosin*, Inosin*; **2.** 2′-Desoxyribonucleoside: z. B. Desoxycytidin, Thymidin*.

**Nucleosidphosphate:** s. Nucleotide.

**Nucleosiddiphosphatzucker**

| aktivierende Nucleosiddiphosphate | aktivierte Moleküle | Funktion |
|---|---|---|
| Uridindiphosphat | Glucose | allgemeiner Kohlenhydratstoffwechsel, Glykogensynthese |
| | Galactose | Galactosestoffwechsel |
| | Glucuronat | Glucuronatweg, Synthese der Glucuronide |
| | N-Acetylglucosamin | Aminozuckerstoffwechsel, Chitinsynthese, Mureinsynthese |
| Adenosindiphosphat | Glucose | Synthese der Stärke |
| Guanosindiphosphat | Mannose | Synthese von L-Fucose, D-Rhamnose, 6-Desoxyhexosen |
| Desoxythymidindiphosphat | Glucose | Synthese von L-Rhamnose |
| Cytidindiphosphat | Ribitol | Synthese von Bestandteilen der bakteriellen Zellwand |

**Nucleosomen:** (engl.) *v-bodies*; sich wiederholende morpholog. Grundeinheiten des Chromatins eukaryot. Zellen, die sich aus Histonen u. DNA zusammensetzen; bilden sich an den DNA-Doppelsträngen über deren ganze Länge in z. T. artspezif. Abständen von 140–200 Basenpaaren aus. Die genaue Lokalisierung von N. kann sich während der Aktivierung u. Repression von Genen ändern, so dass bestimmte Bereiche auf der DNA (z. B. Promotoren u. Enhancer) für Transkriptionsfaktoren* zugängl. od. aber verschlossen werden.

N

**Nucleotid-Analoga:** strukturähnliche Verb. der Nucleotide*, die kompetitiv die DNA-Synthese hemmen; wirken dadurch als Virostatika*, z. B. Adefovirdipivoxil*, Cidofovir* u. der nucleotidische Reverse*-Transkriptase-Inhibitor Tenofovir*.

**Nucleotidasen:** zu den Phosphatasen* gehörende Hydrolasen (s. Enzyme), die Nucleotide* in Nucleoside* u. Phosphorsäure zerlegen.

**Nucleotide:** Nucleosidphosphate; Phosphorsäureester der Nucleoside*; **Bedeutung:** hintereinander geschaltete, strukturelle Grundbausteine der Nucleinsäuren*, die an dem molekularen Mechanismus teilnehmen, durch den die genet. Information übertragen wird; besitzen darüber hinaus innerhalb der Zelle noch andere Funktionen, v. a. beim Transport chem. Energie in allen lebenden Zellen (bes. Adenosintriphosphat; s. Adenosinphosphate); nehmen auch an vielen biosynthet. Reaktionen teil u. dienen z. T. als Coenzyme* (Adenosin-2′,5′-diphosphat u. Adenosin-3′,5′-diphosphat sind in $NADP^+$ bzw. Coenzym* A enthalten). Von großer regulator. Bedeutung im Stoffwechsel sind die cycl. N., die als cycl. Phosphodiester vorliegen, unter ihnen bes. die cycl. Nucleosid-3′,5′-monophosphate. **Aufbau:** N. enthalten ein Molekül einer Purin- od. Pyrimidinbase, ein Molekül D-Ribose* od. 2-Desoxy-D-ribose u. einen Phosphorsäurerest. Die üblichen Purinbasen* sind Adenin* u. Guanin*, die üblichen Pyrimidinbasen* sind Cytosin*, Thymin* u. Uracil*. Die Purin- od. Pyrimidinbasen sind kovalent durch $\beta$-glykosid. Bindung an das Kohlenstoffatom 1 der D-Ribose od. 2-Desoxy-D-ribose gebunden, was zu Ribonucleosiden bzw. Desoxyribonucleosiden führt (s. Nucleoside). Durch Phosphorylierung, meist an der 5′-Hydroxylgruppe der Pentose, entstehen Ribonucleotide bzw. Desoxyribonucleotide, die auch in Form von Di- bzw. Triphosphorsäureestern vorkommen; diese werden Nucleosid- (od. Desoxyribonucleosid-)5′-diphosphate bzw. -5′-triphosphate genannt. **Biosynthese:** Die Synthese der N. erfolgt de novo im Zuge der Purin- u. Pyrimidinbasen, die von nahezu allen lebenden Organismen aus sehr einfachen Vorstufen aufgebaut werden können. Das Purinringsystem der Purinnucleotide wird aus einem offenkettigen Ribonucleotid (ausgehend von Ribose-5-phosphat) aufgebaut (s. Purin). Die Inosinsäure* stellt ein wichtiges Zwischenprodukt dar. Der Pyrimidinring wird aus Asparaginsäure*, $CO_2$ u. Ammoniak* gebildet mit anschließender Anheftung von Ribose-5-phosphat unter Bildung der Pyrimidinribonucleotide. Auf der Stufe der Ribonucleosiddiphosphate erfolgt die Reduktion der Ribose zu 2-Desoxyribose* bei der Synthese der Desoxynucleotide.

**Nucleotidzucker:** s. Nucleosiddiphosphatzucker.

**Nucleus:** s. Zellkern.

**Nuklearchemie:** Kernchemie; Zweig der Chemie*, der Vorkommen, Isolierung u. Abtrennung, Reindarstellung, Eigenschaften u. Reaktionsweise von Stoffen zum Gegenstand hat, die sich durch ihre Kerneigenschaften wie Masse* u. Radioaktivität* von anderen chem. Substanzen unterscheiden.

**Nuklearmedizin:** med. Fachgebiet, das sich mit der Anw. offener, d. h. am Stoffwechsel teilnehmender, meist kurzlebiger Radionuklide* befasst; **Anw.:** **1.** diagn.: z. B. (in vivo) Szintigraphie*, Emissionscomputertomographie (SPECT*, PET*), z. B. zur Funktionsdiagnostik der Schilddrüse, der Perfusion des Herzmuskels u. der Tumorlokalisation; (in vitro) v. a. Verfahren der Radioimmunologie (z. B. Radio*-Immunoassay); **2.** therap.: s. Radionuklidtherapie. Vgl. Strahlentherapie.

**Nukleierungsmittel:** Substanzen, die bei Zusatz zu Polymerschmelzen (s. Polymere) aus PP, PE, PA od. PET als zusätzl. Kristallisationskeime wirken; die Erstarrung der Schmelzen erfolgt schon bei Temp. deutlich über der Schmelztemperatur (bei PP bis zu 30 °C); viele kleine Sphärolithe entstehen. Dadurch können Spritzgussteile früher entnommen werden (zeitsparend) u. Festigkeit u. Wärmeformbeständigkeit werden verbessert.

**Nukleonen:** s. Kernbausteine.

**Nukleonenzahl:** s. Massenzahl.

**Nuklid:** Atomart, die durch die Anzahl der Protonen u. Neutronen im Atomkern sowie durch den Energiezustand des Atomkerns charakterisiert ist.

**Nuklidkarte:** systemat. Übersicht aller bekannten stabilen (nicht radioaktiven) u. instabilen (radioaktiven) Nuklide*; die Spalten enthalten die Elemente nach ihren Ordnungszahlen* (Anzahl der Protonen*), in den Reihen sind die Isotope der Elemente mit zunehmender Anzahl von Neutronen* aufgeführt. Die N. enthält Angaben zur Stabilität u. Vorkommenshäufigkeit des Nuklids sowie im Falle von instabilen Nukliden Angaben zu Halbwertzeit*, Zerfallsart u. -wahrscheinlichkeit sowie die wichtigsten Angaben zu Energie u. Art der emittierten Strahlung.

**Nullpunkt, absoluter:** tiefste Temp., die theoret. mögl. ist: −273.15 °C = 0 K, Nullpunkt der Kelvin*-Skala. Am a. N. befinden sich alle physik. Systeme im Zustand niedrigster Energie. Er ist prakt. nicht erreichbar, da immer eine Restenergie im System steckt; vgl. Temperatur, absolute; Hauptsätze der Thermodynamik.

**Number Needed to Harm** (engl. zur Schädigung nötige Anzahl): Abk. NNH; Kriterium zur Beurteilung arzneimittelbedingter Risiken (s. UAW); bezeichnet die Anzahl der Personen, die mit einer spezif. Ther. behandelt werden müssen, um ein zusätzl. unerwünschtes Ereignis od. eine Komplikation herbeizuführen; **Berechnung:** aus Ergebnissen klinischer Studien*; Kehrwert der absoluten Risikozunahme. Vgl. Number needed to Treat.

**Number Needed to Treat** (engl. zur Behandlung nötige Anzahl): Abk. NNT; Kriterium zur Beurteilung der Wirksamkeit einer Therapie; bezeichnet die Anzahl der Personen, die mit einer spezif. Ther. über einen gegebenen Zeitraum behandelt werden müssen, um ein unerwünschtes Ereignis (z. B. Herzinfarkt) zu verhindern od. ein erwünschtes Therapieergebnis zu erreichen; **Berechnung:** aus Ergebnissen klinischer Studien*; Kehrwert der absoluten Risikoreduktion*. Vgl. Number needed to Harm.

**Nuphar lutea (L.) Sm.:** Nuphar luteum; Gelbe Teichrose, Seekandel, Mummel; Fam. Nymphaeaceae; Europa, Asien; Stpfl. von **Radix Nuphari lutei:** Gelbe Teichrosenwurzel; **Inhaltsst.:** Alkaloide* (Nupharin, $\alpha$- u. $\beta$-Nupharidin), Gerbsäure, Stärke, Zucker; die Nupharalkaloide weisen eine Sesquiterpenstruktur u. ein Chinolizidin- bzw. Piperidinringsystem auf. **Hom.:** Nuphar lutea: frischer Wurzelstock; verordnet z. B. als Aphrodisiakum*.

**Nuphar luteum:** s. Nuphar lutea.

**Nutramine:** s. Vitamine.

**Nutrimentum:** Nahrungsmittel.

**Nutritio:** Ernährung.

**Nutsche:** Saugfilter, der aus einer Saugflasche u. einem Saugtrichter (sog. Nutschtrichter) besteht; plane od. gewölbte, feste od. eingelegte Siebplatten im Saugtrichter (z. B. Büchnertrichter*). Vgl. Filtrieren.

**Nutzenbewertung:** gesamter Prozess der Evaluation med. Interventionen hinsichtl. ihrer kausal begründeten positiven u. negativen Effekte auf patientenrelevante Endpunkte, wobei die Folgen für den behandelten Patienten im Mittelpunkt stehen; wird in Deutschland gemäß § 35b SGB V durch das Institut* für Qualität und Wirtschaftlichkeit im Gesundheitswesen durchgeführt u. dient dem Gemeinsamen* Bundesausschuss als Empfehlung zur Beschlussfassung. Mit der Gesundheitsreform 2007 wurde zusätzlich eine Kosten-Nutzen-Bewertung eingeführt. Vgl. Pharmakoökonomie.

**Nutzwert:** (engl.) *utility*; relative Bewertung der gesundheitsbezogenen Lebensqualität, die üblicherweise als kardinale Zahl von 0 = tot bis 1 = völlig gesund reicht; kann durch direkte (s. Time-Trade-Off) u. indirekte Methoden (gener. Lebensqualitätsfragebögen) erhoben werden. Beispiele für gesundheitsbezogene Nutzwerte: s. Tabelle.

**Nutzwert**

| Gesundheitszustand | Nutzwert |
|---|---|
| gesund | 1.00 |
| leben mit menopausalen Symptomen | 0.99 |
| UAW einer Hypertonie-Therapie | 0.95–0.99 |
| leichte Tonsillitis | 0.90 |
| Patient mit transplantierter Niere | 0.84 |
| Dialyse im Krankenhaus | 0.56–0.59 |
| schwere Tonsillitis | 0.50 |
| oft besorgt oder depressiv | 0.45 |
| blind, taub oder stumm | 0.39 |
| gehbehindert, auf Hilfsmittel angewiesen | 0.31 |
| tot | 0 |
| blind, depressiv und Tetraplegiker | <0 |
| bettlägerig mit starken Schmerzen | <0 |
| bewusstlos | <0 |

**Nux:** Nuss; s. Fruchtformen.

**Nux moschata:** s. Myristica fragrans (Semen Myristicae).

**Nux Nucistae:** s. Myristica fragrans (Semen Myristicae).

**Nux vomica:** s. Strychnos nux vomica (Strychni semen).

**NYHA:** Abk. für **N**ew **Y**ork **H**eart **A**ssociation; vgl. Herzinsuffizienz.

**Nyktalopie:** s. Nachtblindheit.

**Nykturie:** vermehrte nächtl. Miktion*; häufiges Sympt. bei Herzinsuffizienz* (Ödeme* werden nachts ausgeschwemmt), Harnblasenentleerungsstörung durch benignes Prostatasyndrom* mit

Restharnbildung od. fortgeschrittener Niereninsuffizienz mit Isosthenurie u. Polyurie*.

**Nylander-Reagenz** (C. W. G. Nylander, Chemiker, Schweden, 1835–1907): Nylander-Lösung; Darst.: DAB, 2 g Kaliumnatriumtartrat* u. 5 g Natriumhydroxid* in 45 g Wasser lösen u. mit 1 g basischem Bismutnitrat* unter Umschütteln versetzen; **Anw.**: Reagenz auf reduzierende Zucker im Harn.

**Nylon:** Bez. für versch. lineare Polyamide*; das ursprüngl. N. ist ein Polykondensationsprodukt aus Hexan-1,6-diamin u. Adipinsäure*; vgl. Filum polyamidicum-6/6 sterile.

**Nymphaea alba** L.: Weiße Seerose; Fam. Nymphaeaceae; Europa, Asien; Stpfl. von **Radix Nymphaeae albae:** Weiße Seerosenwurzel; **Inhaltsst.**: vgl. Nuphar lutea; **Anw.**: (volkstüml.) früher gegen sexuelle Übererregbarkeit, bei Schlaflosigkeit, Diarrhö.

**Nymphe:** Entwicklungsstadium von Milben u. Zecken zw. Larve u. erwachsenem Tier.

**Nyssa sylvatica** Marsh.: Nyssa multiflora; Fam. Nyssaceae; heim. in Südamerika; Stpfl. von **Lignum Tupelo:** Lignum Nyssae; Tupeloholz, Tupeloquellholz, Tupelowurzelholz; die frühere Anw. als Quellstifte in der Chirurgie u. Gynäkologie ist obsolet.

**Nystagmus:** Augenzittern; unwillkürl. rhythm., okuläre Oszillationen; als Rucknystagmus mit langsamer u. die Richtung des N. bezeichnender schneller Phase od. als Pendelnystagmus mit gleich schnellen Augenbewegungen in beide Richtungen; physiol. z. B. als optokinetischer N.: durch Bewegung großflächiger opt. Reize ausgelöster Rucknystagmus, z. B. als sog. Eisenbahnnystagmus.

**Nystatin** (INN): Nystatinum Ph.Eur.; veraltet Fungicidin; CAS-Nr. 1400-61-9; $C_{47}H_{75}NO_{17}$; $M_r$ 926.1; Polyen*-Antimykotikum, gewonnen aus bestimmten Stämmen von Streptomyces noursei; besteht zum größten Teil aus Tetraenen, deren Hauptbestandteil Nystatin A1 ist; gelbes bis leicht bräunl., hygroskop. Pulver; sehr schwer lösl. in Wasser, unlösl. in Ethanol u. Chloroform, leicht lösl. in Dimethylformamid; **Inkomp.**: empfindl. gegenüber Licht, Sauerstoff, Wärme u. extremen pH-Werten; Stabilitätsoptimum leicht sauer; bevorzugt wasserfrei zu verarbeiten u. kühl (2–8 °C) zu lagern; Haltbarkeit von wässrigen Suspensionen im Kühlschrank: 1–2 Wochen; **Wirk. u. Anw.**: bildet mit der Zytoplasmamembran einen Komplex u. verändert so deren Permeabilität; bes. wirksam gegen Candida-Infektionen; zur lokalen Behandlung. Die Aktivität der Substanz beträgt mind. 4400 IE/mg.

# O

**o-:** (chem.) Symbol für Ortho-*.

**Ω** (gr. Großbuchstabe Omega): (physik.) Einheitenzeichen für Ohm*.

**O:** (chem.) Symbol für Sauerstoff*.

**obd.:** Abk. für (lat.) **obd**uce*.

**obduce** (lat.): (auf Rezepten) überziehe.

**Obduktion:** s. Sektion.

**Oberbauch:** s. Epigastrium.

**Oberfläche, innere:** Oberfläche der Poren eines Feststoffs; benötigt zur Bestimmung der spezifischen Oberfläche*.

**Oberflächenaktivität:** Eigenschaft von Stoffen, die Oberfläche einer Flüssigkeit stark zu erniedrigen u. sich selbst an der Oberfläche in größerer Konz. anzusammeln; vgl. Grenzflächenspannung; Oberflächenspannung.

**Oberflächenanästhesie:** Form der Lokalanästhesie* mit Blockade sensibler Nervenfasern der (Schleim-)Haut durch Applikation von Lokalanästhetika* direkt auf das zu anästhesierende Areal; **Anw.:** z. B. zur Ausschaltung des Würgereflexes vor Intubation, Bronchoskopie od. Gastroskopie sowie zur schmerzfreien Punktion der Haut (EMLA®-Pflaster) z. B. bei Kindern; verwendet werden v. a. Tetracain*, Oxybuprocain*, Benzocain*, Proxymetacain* u. Lidocain*.

**Oberflächenfilter:** s. Membranfilter.

**Oberflächenkultur:** Wachstum von Mikroorganismen an der Oberfläche von flüssigen Substraten; vgl. Submerskultur.

**Oberflächenplasmonenresonanz:** s. surface plasmon resonance.

**Oberflächenspannung:** die bei Flüssigkeiten auf jedes Teilchen der Oberfläche wirkende, nach dem Inneren gerichtete Kraft; daraus bedingt stärkerer Zusammenhang der Oberfläche; ihrer Zerreißung wie dem Eindringen fremder Körper wird ein gewisser Widerstand entgegengesetzt. Bei kleinster Flüssigkeitsmenge wird durch die O. die Tropfenform verursacht. Vgl. Grenzflächenspannung; Oberflächenaktivität; Kapillarität.

**Oberfläche, spezifische:** Summe aus innerer u. äußerer Oberfläche, die auf die Masse, manchmal auf das Volumen eines Stoffes bezogen wird ($O_m$ in $m^2 \cdot kg^{-1}$ od. $O_v$ in $m^2 \cdot m^{-3}$); ist die wahre Dichte $\varrho_w$ bekannt, können die massenbezogene u. die volumenbezogene spezif. Oberfläche ineinander umgerechnet werden:

$O_v = \varrho_w \cdot O_m$

**Bestimmung: 1.** Für (annähernd) **monodisperse**

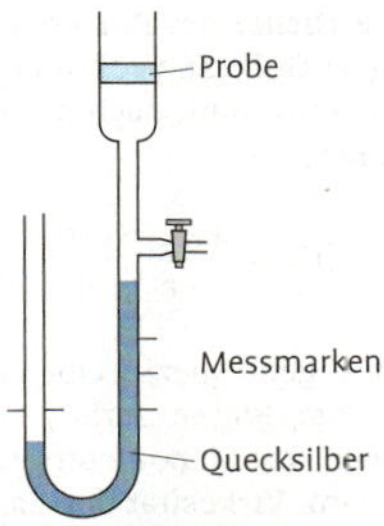


**Oberfläche, spezifische:** Blaine-Gerät

Pulver (bzw. einzelne Kornklassen) gilt:

$O_m = 6/(\varrho \cdot d)$

wobei d der durchschnittl. Durchmesser äquivalenter kugelförmiger Teilchen ist; Korrekturen mit einem Formfaktor sind üblich. d kann z. B. durch **Auszählen** einer abgewogenen Menge (ca. 1000 Teilchen) nach

$$d = \sqrt[3]{\frac{6\,E}{\rho \cdot \pi \cdot z}}$$

ermittelt werden (E: Einwaage, z: Anzahl der eingewogenen Teilchen). **2.** bei **polydispersen** Pulvern aufgrund einer **Korngrößenanalyse*** mit Hilfe der Korngrößenkennlinie u. des Randmaßstabes im doppeltlogarithmischen Körnungsnetz nach RRSB*; dabei wird die geometr. Oberfläche ermittelt, die nur bei nichtporösen Teilchen auch die spezif. Oberfläche darstellt. **3.** mit Hilfe der **Gaspermeation:** Die in einer definiert verdichteten Pulversäule vorhandenen Kapillaren (Kanäle), deren Oberfläche nach Carman u. Kozeny der äußeren Oberfläche aller Pulverpartikel der Pulversäule entspricht, setzen einem Gasstrom einen bestimmten Widerstand entgegen (Reibung des Gases an der Oberfläche), der abhängig ist von der Porosität* der Pulversäule u. der Oberfläche der Pulverpartikel. Grundlage dieser Bestimmung ist das Hagen-Poiseuille-Gesetz (laminare Strömung in zylindrischen Kapillaren). Mit dem **Permeabilitätsmessgerät nach Blaine** (Blaine-Gerät; s. Abb.) wird die Zeit t gemessen, die erforderl. ist, um eine bestimmte Druckdifferenz durch die definiert verdichtete Pulversäule hindurch auf einen bestimmten Wert zu verringern (Absinken der Manometersäule innerhalb zweier Messmarken). Die Porosität ε der Pulversäule wird durch Ein-

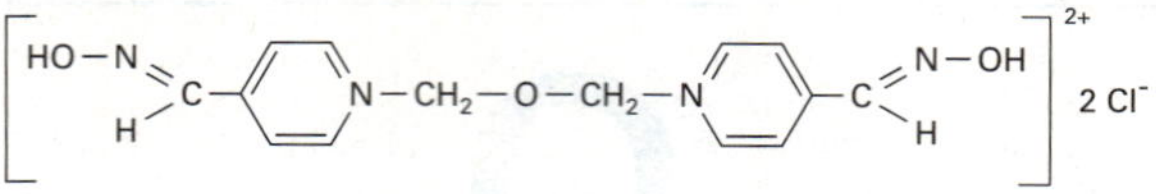

Obidoxim

waage (M) des Pulvers eingestellt nach der Gleichung:

$$M = V \cdot \rho \cdot (1-\varepsilon)$$

V: scheinbares Volumen der verdichteten Pulversäule, ϱ: wahre Dichte des Pulvers in g/mL; ε: Porosität der Pulversäule. Die volumenbezogene spezif. Oberfläche wird dann nach der Carman-Kozeny-Gleichung berechnet:

$$O_v = \frac{k \cdot \varepsilon}{1-\varepsilon} \cdot \sqrt{\frac{\varepsilon \cdot t}{\eta}}$$

$O_v$: volumenbezogene spezif. Oberfläche ($m^2/m^3$); k: Gerätekonstante (Blaine-Gerät); t: benötigte Zeit für das Absinken der Manometersäule zw. 2 Marken in s; η: dynam. Viskosität des Gases (Luft). Diese Methode liefert nur dann einigermaßen genaue Ergebnisse, wenn der Korngrößenbereich des Pulvers eng ist u. die spezif. Oberfläche innerhalb eines bestimmten Bereiches (max. 1 $m^2/cm^3$) liegt (Bestimmung der spezifischen Oberfläche durch Luftpermeabilität, Ph.Eur.6). **4. photometrische Bestimmung**: Der Quotient der Intensität eines aus einer Suspension mit bestimmter Feststoffkonzentration austretenden Licht-(Laser-)strahls (Obskuration) u. der Intensität nach Durchgang durch die feststofffreie Flüssigkeit steht in Zusammenhang mit der spezif. Oberfläche $O_v$. In der Ph.Eur.6 findet sich eine Beschreibung von Durchströmungszelle u. Durchströmungsmengenmessgerät sowie der Untersuchungsausführung. Bestimmung der Partikelgröße durch Laserdiffraktometrie: s. Korngrößenanalyse; **5.** Bestimmung der **Lichtreflexion**: Aus der reflektierten Lichtmenge an der Oberfläche einer glattgestrichenen Pulverprobe u. einer glattgestrichenen Pulverprobe mit bekannter spezif. Oberfläche $O_m$ kann die spezif. Oberfläche des unbekannten Materials mit gewissen Einschränkungen errechnet werden. **6.** Mit Hilfe der **Gasadsorption**: s. Adsorptionsmethode nach Brunauer, Emmet und Teller; Bestimmung der spezifischen Oberfläche durch Gasadsorption Ph.Eur.6. Die spezif. O. kann auf diese Weise nur in denjenigen Fällen bestimmt werden, in denen die Bildung einer Monoschicht des Prüfgases auf der Feststoffoberfläche eines Pulvers bei der Temp. des flüssigen Stickstoffs anhand der Adsorptionsisothermen erkannt werden kann. Dabei werden auch innere Oberflächen poröser Partikel miterfasst. Aus der Differenz der BET*-Oberfläche u. der Oberfläche, die z. B. mit der Permeabilitätsmethode erhalten wurde, kann die innere Oberfläche errechnet werden.

**Oberkiefer:** Maxilla.

**Obermayer-Lösung:** Zusammensetzung: DAB, Mischung von 0.2 T. Eisen(III)-chlorid-Lösung (s. Solutio Ferri chlorati) mit 25 T. rauchender Salzsäure*; **Anw.:** Reagenz, Nachw. von Indican*.

**Oberster Sanitätsrat:** s. Gesundheitswesen.

**Obesitas:** s. Adipositas.

**Obidoxim** (INN): Obidoximchlorid, Obidoximi chloridum; Dichlorid des Bis[4-hydroxyimino-methylpyridinium-1-methyl-ethers]; CAS-Nr. 140-19-9; $C_{14}H_{16}Cl_2N_4O_3$, Strukturformel: s. Abb.; $M_r$ 359.2; Schmp. 225 °C (unter Zers.) bzw. 220 °C (*anti*-Form), 236 °C (*syn*-Form); weißes, geruchloses, etwas bitter schmeckendes Pulver; leicht lösl. in Wasser, sehr schwer lösl. in Ethanol u. Methanol; fast unlösl. in Chloroform u. Ether; **Off.:** Ph.Helv. (bis 1992); **Wirk. u. Anw.:** Antidot* bei Intoxikation mit org. Phosphorverbindungen (s. Schädlingsbekämpfungsmittel); wirkt schneller u. zuverlässiger als Pralidoximiodid*, da die Reaktivierung der Acetylcholinesterase (s. Cholinesterasen) intensiver erfolgt u. beim Passieren der Blut-Hirn-Schranke die Esterasen des ZNS erfasst werden; HWZ 1.5–2.5 h; vgl. TMB-4; **Dos.:** 250 mg (1 Ampulle) i. v., falls erforderl. nach 1–2 h nochmals die gleiche Dosis; Kinder 4–8 mg/kg KG; zusätzl. Atropininjektion: 2–5 mg (je nach Pupillenweite) i. v.; die Applikation von Atropin* wird im Abstand von 5–15 min so lange wiederholt, bis eine Pupillenerweiterung eintritt u. eventuelle kardiopulmonale Erscheinungen gelindert werden; ED bei Kindern 0.3–3 mg Atropin intravenös.

**Objektiv:** die dem Objekt zugewandte Linse opt. Instrumente, s. Mikroskop.

**Oblaten:** aus Weizenmehl hergestellte dünne Blättchen od. Kapseln (Capsulae amylaceae, Capsulae operculatae) zum Einhüllen von Arzneimitteln; vgl. Arzneiformen.

**Oblatenkapseln:** s. Capsulae.

**Obsidian:** glasartiges, dunkles, vulkan. Gestein, das beim raschen Abkühlen von Lava entsteht; Härte 5 der Härteskala*; beim Erhitzen bildet sich unter Entweichen von Gasen Bimsstein*. **Vork.:** Inseln Lipari u. Volcano (Italien), USA, Mexiko; **Anw.:** als Schmuckstein u. in der Esoterik.

**obsolet** (lat. obsolescere, nach u. nach vergehen): veraltet, nicht mehr gebräuchlich.

**Obstipanzien:** s. Antidiarrhoika.

**Obstipation:** Konstipation, Obstructio alvi; Stuhlverstopfung; subjektiv inadäquate Stuhlentleerungen mit erniedrigter Stuhlfrequenz (<3 pro Woche), Stuhlmasse (<35 g/d), Stuhlkonsistenz (Stuhlwassergehalt <70 %) u./od. erforderl. starkem Pressen bei der Defäkation; **Urs.:** funktionell od. org.; **1.** (meist) verlangsamter Kolontransit: verlängerte gastrointestinale Transitzeit (>5 d); Vork.: idiopath. (v. a. Frauen, hohes Lebensalter), bei Immobilität, ballaststoffarmer Ernährung, Dehydratation*, i. R. endokrinologischer, metabol. od. neurolog. Störungen bzw. Erkrankungen mit gastrointestinaler Motilitätsstörung (Diabetes* mellitus,

Hypothyreose*, Hypoparathyroidismus, Hyperkalzämie, Hypokaliämie, Multiple* Sklerose, Parkinson*-Syndrom, Schlaganfall*, progressive system. Sklerodermie u. a.), Schwangerschaft od. pharmak. bedingt (Anticholinergika*, Neuroleptika*, Antidepressiva*, Calcium*-Antagonisten, Opiate*, Diuretika*, Calciumpräparate); **2.** org. rektoanale Obstruktion: Stenose durch Tumor, Entzündung (z. B. Divertikulitis), Narbe, Rektumprolaps, Rektozele, kongenitales Megakolon u. a.; **Ther.:** je nach Urs., z. B. ausreichende Trinkmenge, körperl. Bewegung, Ballaststoffe, osmotisch (z. B. Lactulose*) od. hydragog (z. B. Bisacodyl*) wirkende Laxanzien* bzw. Prokinetika* (z. B. Cisaprid*).

**Obturamenta:** s. Tamponadebinde.

**Obturamenta Gossypii absorbentia:** s. Tamponadebinde.

**Obturamenta Gossypii et Cellulosi regenerati absorbentia:** s. Tamponadebinde.

**OC:** Abk. für **o**rganische **C**hemie*.

**Occupancy:** s. Teilmengen der Fläche unter der Kurve.

**Ochratoxin:** s. Mykotoxine (Tab. dort).

**Ochrea:** Nebenblattscheide; (bot.) tütenförmig verwachsene Nebenblätter, z. B. bei Polygonaceae*.

**Ochrolechia-Arten:** Flechten, **Stpfl. von Lackmus*.**

**Ochrosia-Arten:** s. Ellipticin.

**Ochsengalle:** s. Fel Tauri.

**Ochsenzunge:** s. Anchusa officinalis.

**Ocimen:** 3,7-Dimethyl-octatrien (versch. Isomere); ein Monoterpenkohlenwasserstoff, vgl. Monoterpene (Abb. dort); Best. des äther. Öles von u. a. Ocimum* basilicum.

**Ocimum basilicum** L.: Basilikum, Basilie, Deutscher Pfeffer, Königskraut; Fam. Lamiaceae (Labiatae); Asien, Afrika, Amerika, kultiviert v. a. in Südfrankreich, Spanien, auch in Deutschland; Stpfl. von **Basilici herba:** Herba Basilici, Herba Ocimi, Basilienkraut, Basilikumkraut; **Off.:** DAC; **Inhaltsst.:** bis 1.5 % äther. Öl (0.02–0.51 % im frischen Kraut, nach DAC mind. 0.4 %) mit Methylchavicol* (bis 90 %), 1,8-Cineol*, Linalool*, Ocimen* u. Pinen*, ferner Gerbstoffe*; **Anw.:** (volkstüml.) z. B. bei Blähungen, Völlegefühl, Appetitlosigkeit, als Aromatikum u. Gewürz; aufgrund des hohen Methylchavicol- (Estragol-)Gehaltes hält die Kommission E eine arzneiliche Verw. für nicht vertretbar. **Hom.:** Ocimum basilicum ex herba (HAB), Basilicum: frisches, vor der Blüte gesammeltes Kraut.

**Ocimum crispum:** s. Perilla frutescens var. crispa.

**Ocotea puchury-major** Mart.: Licaria puchury-major, Nectandra puchury-major; Pichuribaum; Fam. Lauraceae; trop. Amerika; Stpfl. von **Fabae Pichurim:** Pichurimbohnen (sprich: Pitschurim); die Keimblätter; **Inhaltsst.:** 2–2.5 % äther. Öl (mit ca. 5 % Eugenol*, 1,8-Cineol*, Safrol*), ca. 30 % fettes Öl, Gerbstoffe*; **Anw.:** (volkstüml.) z. B. als Aromatikum bei Magenbeschwerden, Diarrhö; als Vanille-Ersatz.

**Octacain:** Butanamid; 3-Diethylaminobutyranilid; CAS-Nr. 13912-77-1; $C_{14}H_{22}N_2O$; $M_r$ 234.3; Schmp. 46–47 °C; leicht lösl. in Ether, Ethanol u. Xylol; nicht mehr im Handel befindl. Lokalanästhetikum*.

**Octacosactid:** s. Tosactid.

**Octadecanol:** s. Stearylalkohol.

**Octadecanoyl-:** s. Stearoyl-.

**Octadecansäure:** s. Stearinsäure.

**(Z)-9-Octadecenamid:** s. Oleamid.

**Octadec-9-enol:** s. Oleylalkohol.

***cis*-6-Octadecensäure:** s. Petroselinsäure.

**Octadecyl-:** s. Stearyl-.

**Octadecylalkohol:** s. Stearylalkohol.

**Octafluorpropan:** s. Perflutren.

**Octamylamin** (INN): 2-Isoamylamino-6-methylheptan; *N*-Isopentyl-1,5-dimethylhexylamin; CAS-Nr. 502-59-0; $C_{13}H_{29}N$; $M_r$ 119.37; Sdp. 100–101 °C (0.93 kPa); nicht mehr im Handel befindl. Spasmolytikum* (ähnl. Papaverin*); **Octamylaminhydrochlorid:** CAS-Nr. 5964-56-7; $C_{13}H_{29}N \cdot HCl$; $M_r$ 235.8; Schmp. 121 °C; wachsartige Plättchen; lösl. in Wasser, Ethanol, Ether.

**Octan:** $C_8H_{18}$; $M_r$ 114.2; D. 0.703; Schmp. –56.8 °C; Sdp. 125.7 °C; leicht brennbare Flüss., lösl. in Ethanol, Benzin, Benzol, unlösl. in Wasser; vgl. Octanzahl; **Vork.:** Best. von Erdöl (s. Oleum Petrae) u. Benzin*.

**Octandisäure:** s. Suberinsäure.

***n*-Octanol:** *n*-Octylalkohol, Caprylalkohol; 1-Octanol; $C_8H_{17}OH$; $M_r$ 130.2; D. 0.827; farblose, rosenartig riechende Flüss.; **Anw.:** (techn.) Lösungsmittel für Harze, Wachse; Duftstoff u. Weichmacher.

***n*-Octansäure:** s. Caprylsäure.

**Octanzahl:** Abk. OZ; Maß für die Klopffestigkeit eines Benzins*; basiert auf einem Vergleich des sehr klopffreudigen, unverzweigten *n*-Heptans* (OZ 0) mit dem sehr klopffesten Isooctan* (2,2,4-Trimethylpentan, OZ 100); vgl. Triptan.

**Octenidin** (INN): $C_{36}H_{62}N_4$, Strukturformel: s. Abb.; $M_r$ 550.0; **Wirk. u. Anw.:** Desinfektionsmittel* zur Hautdesinfektion, Wund- u. Nahtversorgung, bakteriostat., v. a. gegen grampositive Bakterien.

**Octocog alfa:** rekombinanter Blutgerinnungsfaktor* VIII (2332 Aminosäuren); **Ind.:** Ther. u. Prophylaxe von Blutungen bei Hämophilie A.

**Octodrin** (INN): 1,5-Dimethylhexylamin; CAS-Nr. 543-82-8; $C_8H_{19}N$; $M_r$ 129.24; DL-Form: Sdp. 154–156 °C (101 kPa); $n_D^{24\,°C}$ 1.4200; nicht mehr im Handel befindl. Vasokonstriktor*, Sympathomimetikum*; früher angewendet bei Hypotonie.

**Octopamin** (INN): *p*-Norsynephrin; $\alpha$-Aminoethyl-4-hydroxybenzylalkohol; CAS-Nr. 104-14-3; $C_8H_{11}NO_2$; $M_r$ 153.18; $[\alpha]_D^{25\,°C}$ –56.0° (Salzsäure 0.1 mol/L), $[\alpha]_D^{25\,°C}$ –37.4° (Wasser); nicht mehr im Handel befindl. Sympathomimetikum*; **Wirk.:** durch $\beta$-Hydroxylierung aus Tyramin* entstehender falscher Neurotransmitter, speicherbar in den Vesikeln (verdrängt dort Noradrenalin*), durch

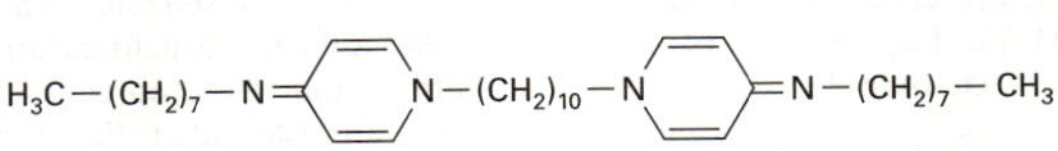


**Octenidin**

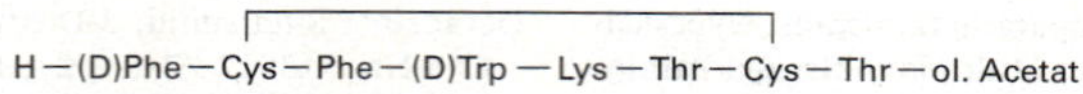


**Octreotid**

dieses Blutdrucksteigerung; unterliegt starker Tachyphylaxie*.

**Octotiamin** (INN): Thiamin-(3-ethylmercapto-7-methoxycarbonylheptyl)disulfid; CAS-Nr. 137-86-0; $C_{23}H_{36}N_4O_5S_3$; $M_r$ 544.87; Schmp. 106–109 °C; fettlösl. Vitamin-$B_1$-Derivat (s. Vitamin B, Vitamin $B_1$); nicht mehr im Handel befindl. neurotropes Analgetikum* u. Antineuralgetikum*.

**Octoxinol** (INN): Octoxinolum, Octoxynol 1, Octylphenoxyethanol; CAS-Nr. 9002-93-1; $C_{16}H_{26}O_2$; $M_r$ 250.42; pharmaz. Hilfsstoff; **Octoxinol 10:** Octoxinolum 10 Ph.Eur.6; Octylphenoxypolyethoxyethanol; CAS-Nr. 2315-66-4; $C_{34}H_{62}O_{11}$; $M_r$ 646.96; enthält durchschnittl. 10 Moleküle Ethylenoxid* pro Molekül 4-Octylphenol; nichtion. Tensid; Polymerisationsgrad 10, freie Macrogole* können enthalten sein, Trübungspunkt zw. 63–70 °C; klare, farblose bis hellgelbe, viskose Flüss., mischbar mit Wasser, wasserfreiem Ethanol u. pflanzl. Ölen. Verwendet wird auch **Octoxinol 9** (s. Triton X-100) mit durchschnittl. 9 Ethylenoxid-Molekülen pro Octylphenol.

**Octreotid** (INN): D-Phenylalanyl-L-cysteinyl-L-phenylalanyl-D-tryptophyl-L-lysyl-L-threonyl-*N*-[2-hydroxy-1-(hydroxymethyl)propyl]-L-cysteinamid-cyclo(2→7)-disulfid; CAS-Nr. 83150-76-9; $C_{49}H_{66}N_{10}O_{10}S_2$ (s. Abb.); $M_r$ 1019.2; synthet. Analogon des Somatostatins* mit längerer Wirkungsdauer; **Wirk.:** Hemmung der Freisetzung von Somatropin* u. (nach einer Mahlzeit) der Sekretion von Insulin*, Glucagon* u. Gastrin*; **Ind.:** neuroendokrine Tumoren des Gastrointestinaltrakts (z. B. Karzinoid*), Akromegalie*, nach Pankreasoperation; **WW:** s. Somatostatin; **UAW:** u. a. krampfartige Bauchschmerzen, Diarrhö, gestörte Glucosetoleranz; **Dos.:** s. c. 2 × 50–200 µg/d.

***n*-Octylalkohol:** s. *n*-Octanol.

**Octyldodecanol:** Octyldodecanolum Ph.Eur.6; CAS-Nr. 5333-42-6; mind. 90 % (2*RS*)-2-Octyl-1-dodecan-1-ol ($C_{20}H_{42}O$; $M_r$ 298.6) u. verwandte Alkohole; ölige Flüss.; D. 0.83–0.85; $n_D^{20\,°C}$ 1.454–1.456; OHZ 175–190, IZ max. 8.0, POZ max. 5.0, VZ max. 5, Trübungspunkt unter −10 °C; Viskosität ca. 60 cP (20 °C); mischbar mit Ethanol (96 %), anderen org. Lösungsmitteln u. fetten Ölen; Lagerung unter Lichtschutz; **Anw.:** als universelle Lipidkomponente in Salben, Lotionen u. Cremes (gutes Spreitvermögen); Lösungsmittel für öllösl. Arzneistoffe; ferner als rückfettende Komponente (10–18 %ig), auch in Schaumbädern.

**Octylgallat:** Octylis gallas Ph.Eur.6; Octyl(3,4,5-trihydroxybenzoat); CAS-Nr. 1034-01-1; $C_{14}H_{22}O$; $M_r$ 206.3; leicht lösl. in Ethanol u. fetten Ölen, prakt. unlösl. in Wasser u. Dichlormethan; Antioxidans*; Lagerung unter Lichtschutz; **Gew.:** durch Veresterung von Gallussäure* mit Octanol; **Anw.:** zur Konservierung fetthaltiger Lebensmittel (Lebensmittelzusatzstoff* E 311) u. Kosmetika (0.01 %).

**Octylphenoxyethanol:** s. Octoxinol.

**ocularis:** s. Oculus.

**Oculenta:** s. Augensalben.

**Oculentum emulsificans:** s. Augensalbe, emulgierende.

**Oculentum simplex:** s. Augensalbe, einfache.

**Oculi cancrorum:** s. Krebsauge.

**Oculoguttae:** s. Augentropfen.

**Oculoguttae Aethylmorphini hydrochloridi:** s. Ethylmorphinhydrochlorid-Augentropfen.

**Oculoguttae Atropini sulfurici:** s. Atropinsulfat-Augentropfen.

**Oculoguttae Carbacholi:** s. Carbachol-Augentropfen.

**Oculoguttae Chloramphenicoli:** s. Chloramphenicol-Augentropfen.

**Oculoguttae Kalii iodati:** s. Kaliumiodid-Augentropfen.

**Oculoguttae Naphazolini hydrochlorici:** s. Naphazolinhydrochlorid-Augentropfen.

**Oculoguttae Physostigmini salicylici:** s. Physostigminsalicylat-Augentropfen 0.2 %.

**Oculoguttae Pilocarpini hydrochlorici:** s. Pilocarpinhydrochlorid-Augentropfen 1.0 %, 2.0 %.

**Oculoguttae viscosae:** s. Augenarzneiträger, viskoser.

**Oculoguttae Zinci sulfurici:** s. Zinksulfat-Augentropfen.

**Oculostillae:** s. Augentropfen.

**Oculus:** Auge; **ocularis:** f: ocularis, n: oculare; zu den Augen gehörend.

**Odds-Ratio:** Abk. OR; (engl.) *odds ratio*; Chancenverhältnis, das die Chance einer exponierten Population gegenüber einer nicht exponierten Population ausdrückt, ein bestimmtes Merkmal (z. B. eine UAW*) zu entwickeln; **Berechnung:** auf Grundlage epidemiolog. Daten, z. B. aus einer Fall-Kontroll-Studie (s. Pharmakoepidemiologie), nach der Gleichung:

$OR = (a \cdot d)/(b \cdot c)$

a: Anzahl der exponierten Personen, bei denen das Ereignis/Merkmal aufgetreten ist; b: Anzahl der exponierten Personen, bei denen das Ereignis/Merkmal nicht aufgetreten ist; c: Anzahl der nicht exponierten Personen, bei denen das Ereignis/Merkmal aufgetreten ist; d: Anzahl der nicht exponierten Personen, bei denen das Ereignis/Merkmal nicht aufgetreten ist. Vgl. Risiko, relatives.

**Odermennig:** s. Agrimonia eupatoria.

**Odermennigkraut:** s. Agrimonia eupatoria (Agrimoniae herba).

**Odontalgie:** Zahnschmerz.

**Odontologie:** Zahnheilkunde; **odontogen:** von den Zähnen ausgehend.

**Odor:** Geruch.

**ODS:** Abk. für (engl.) *octadecyl silica*; s. Adsorptionschromatographie.

**O.E.:** Abk. für **O**xford*-**E**inheit.

**ÖAB:** Abk. für **Ö**sterreichisches **A**rznei**b**uch*.

**ÖAT:** Abk. für **Ö**sterreichische **A**rznei**t**axe*.

**OECD:** Abk. für **O**rganization for **E**conomic **C**ooperation and **D**evelopment; Übereinkommen aus dem Jahr 1960 über die wirtschaftl. Zusammenarbeit u. Entwicklung; Ziel der OECD ist die Förderung der wissenschaftl., techn. und wirtschaftl. Entwicklung der Vertragsstaaten. Die Organisation kann Beschlüsse fassen, Empfehlungen aussprechen u. Vereinbarungen treffen. Die Mitgliedsländer der OECD sind: Australien, Belgien, Dänemark, Deutschland, Finnland, Frankreich, Griechenland, Großbritannien, Irland, Island, Italien, Japan, Kanada, Korea, Luxemburg, Mexiko, Neuseeland, Niederlande, Norwegen, Österreich, Polen, Portugal, Schweden, Schweiz, Slowakei, Spanien, Tschechische Republik, Türkei, Ungarn u. die Vereinigten Staaten von Amerika.

**Oechsle-Grad** (Ferdinand Oechsle, 1774–1852, Goldschmied in Pforzheim): Abk. °Oe; Maßzahl für die Güte eines Süßmostes (Trauben- od. Obstsaft); Oechsle-Grad: $(d^{20}_{20}-1)\times 1000$; Bestimmung mit der Oechsle-Waage (Mostwaage), einer Senkspindel, die die abgerundete Dichte des Mostes bei 20 °C angibt. Aus der Gradzahl kann man den ungefähren Zuckergehalt des Mostes berechnen, indem man den O.-G. durch 4 teilt u. vom Resultat bei geringen Most-Gewichten 3, bei mittleren 2.5 u. bei hohen Mostgewichten 2 abzieht. Ein Most von 60 °Oe enthält ca. 13 % Zucker. Auch zur Feststellung des Ethanolgehalts des späteren Weins kann der O.-G. dienen, da er ungefähr dem Ethanolgehalt in g/L des späteren Weins entspricht.

**Ödem:** Oedema, Hydrops; Wassersucht; schmerzlose, nicht gerötete Schwellungen inf. abnormer Flüssigkeitsansammlung, z. B. der Unterhaut u. Schleimhäute; **Urs.:** **1.** erhöhter hydrostat. Druck, z. B. durch Herzinsuffizienz*, Thrombose*; **2.** erhöhter intravasaler osmotischer Druck*, z. B. bei Natrium- od. Wasserretention (Schwangerschafts- od. prämenstruelle Ödeme, bei Cushing*-Syndrom, Hyperaldosteronismus*, Ther. mit Corticosteroiden*); **3.** verminderter kolloidosmotischer Druck* (Hypoproteinämie), z. B. bei nephrot. Syndrom, Eiweißverlustsyndrom, Leberparenchymschäden, Mangelernährung; **4.** Kapillarwandschäden, z. B. als entzündl., allergisches od. ischämisches Ö.; **5.** Störungen des Lymphabflusses (Lymphödem).

**Ödem, malignes:** s. Gasbrand.

**Ökologie:** Lehre von den Beziehungen zw. Lebewesen u. ihrer Umwelt.

**Ökotypen:** umweltbedingte Varianten einer Art*, die an einen bestimmten Standort angepasst sind u. sich genet. voneinander unterscheiden.

**Öl:** **1.** fettes Öl; s. Fette; **2.** Mineralöl, Erdöl; s. Oleum Petrae; **3.** äther. Öl; s. Aetherolea.

**Ölbad:** **1.** dem Wasserbad* analoges Laborgerät, das anstelle von Wasser ein hochsiedendes Mineralöl od. Siliconöl als Heizflüssigkeit enthält; **2.** s. Balneotherapeutika.

**Ölbaum:** s. Olea europaea.

**Ölbaumblätter:** s. Olea europaea (Oleae folium).

**Ölbaumgewächse:** s. Oleaceae.

**Ölbehälter:** s. Exkretionsgewebe.

**Öle, ätherische:** s. Aetherolea.

**Öle, arzneiliche:** s. Olea medicata.

**Öle, fette:** s. Fette (Olea pinguia).

**Öle, flüchtige:** s. Aetherolea.

**Öle, hydrierte:** Triglyceride*, die durch Pressung u./od. Extraktion mit Lösungsmitteln erhalten u. nachfolgend entweder mit Basen od. durch ein physik. Verfahren raffiniert, dann evtl. gebleicht, anschließend getrocknet, hydriert ($H_2$ inklusive Katalysatoren wie Nickel*, Platin*, Palladium*; 100–200 °C unter Druck) u. dann wieder gebleicht u. desodoriert wurden; kleine Mengen an Polymeren können gebildet werden, bei partieller Hydrierung auch *trans*-Fettsäuren (Ph.Eur.). Vgl. Öle, raffinierte.

**Öle, native:** flüssige Triglyceride*, die aus Rohmaterialien bes. Qualität durch mechan. Verfahren wie Kaltpressen od. Zentrifugieren erhalten werden (Ph.Eur.).

**Öle, pflanzliche fette:** s. Olea herbaria.

**Öle, raffinierte:** flüssige Triglyceride*, die durch Pressung u./od. Extraktion mit Lösungsmitteln erhalten u. anschließend entweder mit Basen od. durch ein physik. Verfahren (Dampfbehandlung im Hochvakuum über 235 °C, Bedingungen auch zum Desodorieren) raffiniert wurden; Zweck des Raffinierens mit Basen (Abtrennung, Neutralisation mit Basen, Waschen u. Trocknen inklusive Bleichen mit Bleicherde od. Kohle bei 90 °C u. Desodorieren) ist das Entfernen von Verunreinigungen des Öls bei größtmöglicher Schonung der Triglyceride u. möglichst geringen Ölverlusten. Ein geeignetes Antioxidans* kann zugesetzt sein. Zur Herst. parenteraler Zuber. werden nur mit Alkalien raffinierte Öle verwendet (Ph.Eur.), die, wenn erforderl., durch chromatograph. Reinigung bes. rein gemacht werden können. Vgl. Öle, hydrierte.

**Öle, trocknende:** s. Fette.

**Ölextraktionsverfahren:** s. Aetherolea.

**Öl für Injektionszwecke:** Oleum ad iniectabilia, Oleum ad iniectionem, Olea ad iniectabilia; fette Öle zu Injektionszwecken; Öl pflanzl. Ursprungs in einer zur Herst. von Parenteralia geeigneten Qualität (Ph.Helv.); nach ÖAB dient zur Herst. (durch Ausschütteln mit Ethanol, destilliertem Wasser u. anschließendem Trocknen u. Entkeimen) Mandelöl, Erdnußöl, Olivenöl od. Sesamöl; die Art des Öles ist anzugeben. Ph.Helv.: SZ max. 0.5 (ÖAB 0.25), POZ max. 5.0, Wasser max. 0.3 %, wenn in der entsprechenden Monographie keine besonderen Angaben enthalten sind. Nach DAB muss, sofern nichts anderes angegeben ist, Erdnußöl entspr. Reinheit verwendet werden. Aufbewahrung vor Licht u. Wärme geschützt in dem Verbrauch angemessenen, möglichst vollständig gefüllten u. dicht verschlossenen Behältnissen. Anforderungen der Ph.Eur.6 an Öle zur parenteralen Verabreichung: s. unter den jeweiligen raffinierten Ölen.

**Ölimmersion:** s. Immersion.

**Öl-in-Wasser-Emulsionen:** s. Emulsionen.

**Ölpalme:** s. Elaeis guineensis.

**Ölräume:** s. Exkretionsgewebe.

**Ölrettich:** s. Raphanus sativus.

**Ölsäure:** Acidum oleicum Ph.Eur.6, Acidum oleinicum venale; Oleinsäure, Elainsäure; (*Z*)-Octadec-9-ensäure; CAS-Nr. 112-80-1; $C_{18}H_{34}O_2$; $M_r$ 282.5; D. 0.892; Sdp. 223 °C; SZ 195–204; IZ 89–105; POZ max. 10.0; Gehalt an Ö. 65.0–88.0 %; weitere Zusammensetzung der Fettsäurefraktion: Myristinsäure max. 5 %, Stearinsäure max. 6 %, Palmitinsäure max. 16 %, Palmitoleinsäure max. 8 %, Linolsäure max. 18 %, Linolensäure max. 4 % u. Fettsäuren mit einer Kettenlänge >$C_{18}$ max. 4 %; farblose, ölige Flüssigkeit, die an der Luft leicht oxidiert, wobei sie sich braun färbt u. einen ranzigen Geruch annimmt; unlösl. in Wasser, leicht lösl. in Ethanol, Ether, Dichlormethan, in fetten u. äther. Ölen; **Anw.:** **1.** (pharmaz.) Säurekomponente von Emulgatoren (z. B. Kaliumoleat) u. von Trometamololeat; **2.** Quelle für ungesättigte Fettsäuren; **3.** (med.) obsolet; früher innerl. bei Gallensteinen, äußerl. zu Pflastern u. Einreibungen; **Hinweis:** Die Ölsäure im Handel ist meist ein Gemisch von Ö. mit anderen Fettsäuren. Ein geeignetes Antioxidans kann zugesetzt sein (Deklaration von Name u. Konz.); Lagerung unter Lichtschutz. Vgl. Elaidinsäure. **Acidum oleinicum venale:** rohe Ölsäure, Olein, Stearinöl; braune ölige Flüssigkeit von ranzigem Geruch; **Anw.:** (techn.) als Metallputzmittel.

**Ölsäuredecylester:** s. Cera liquida.

**Ölsäureethylester:** s. Ethyloleat.

**Ölsäureoleylester:** Oleylis oleas, Oleyloleat DAB; Cetiol®; CAS-Nr. 3687-45-4; $d_{20}^{20}$ 0.861–0.882; $n_D^{20\,°C}$ 1.465; trübt sich beim Abkühlen unter 10 °C u. erstarrt unter 5 °C zu einer salbenartigen Masse; schwach gelbl., klares Öl von charakterist. Geruch u. Geschmack; sehr leicht lösl. in Ether, Petrolether, fetten Ölen, flüssigem Paraffin, sehr schwer lösl. in Ethanol, prakt. unlösl. in Wasser; VZ 100–115; IZ 75–97; OHZ max. 15; SZ max. 2; **Herst.:** durch Veresterung von Ölsäure* mit einem aus Naturprodukten durch Spaltung od. durch Reduktion gewonnenen Gemisch natürl. ungesättigter Fettalkohole, vorwiegend Oleylalkohol*; Zusatz von Stabilisatoren ist gestattet; **Anw.:** als Lösungsmittel u. Trägersubstanz für fettlösl. u. mit Fetten mischbare Arzneimittel.

O

**Ölsäuretriglycerid:** s. Triolein.

**Ölschiefer:** bituminöse Sedimentgesteine (s. Bitumen) mit 5–30 % org. Anteilen (Kerogen), entstanden aus Mikroorganismen, Kleinstlebewesen od. Pflanzen; reich an schwefelhaltigen Verbindungen; **Anw.:** (techn.) Herst. von Schieferöl*.

**Ölsüß:** s. Glycerol.

**Ölzahl:** s. Blutungszahl.

**Ölzellen:** (bot.) äther. Öl führende Zellen (charakteristisch z. B. für Fam. Lauraceae*); s. Exkretionsgewebe.

**Ölzucker:** s. Elaeosaccharum.

**Oenanthe aquatica (L.) Poir.:** Oenanthe phellandrium, Phellandrium aquaticum; Wasserfenchel, Wasserkümmel, Rossfenchel, Pferdekümmel; Fam. Apiaceae (Umbelliferae); Europa, Asien; Stpfl. von **Fructus Phellandrii:** Phellandri fructus, Wasserfenchelfrüchte; **Off.:** EB; **Inhaltsst.:** 1.5–2.5 % äther. Öl mit bis zu 80 % D-$\beta$-Phellandren, ferner Phellandral, Myristicin* sowie Androl (Non-1-en-3-ol, mit charakterist. Geruch); fettes Öl (ca. 20 %), Lignane*, Polyine*, Kieselsäure (Silicium*); **Anw.:** (volkstüml.) z. B. bei Bronchialkatarrh, Keuchhusten, Verdauungsbeschwerden. **Hom.:** Oenathe aquaticum (HAB), Phellandrium aquaticum: getrocknete, reife Samen; verordnet z. B. bei Verdauungsstörungen, chron. Bronchialkatarrhen.

**Oenanthe crocata L.:** Giftige Rebendolde, Safranrebendolde; Fam. Apiaceae (Umbelliferae); Südeuropa; Stpfl. von **Herba Oenanthe crocatae:** Rebendoldenkraut; **Inhaltsst.:** Oenanthotoxin (Krampfgift, ein $C_{17}$-Polyin), äther. Öl mit Myristicin* u. Apiol*, Mannitol*, Pektinsäure; **Radix Oenanthe:** Rebendoldenwurzel; **Inhaltsst.:** wie Herba Oenanthe crocata. **Hom.:** Oenanthe crocata: frischer, zur Blütezeit gesammelter Wurzelstock mit anhängenden Wurzeln; verordnet z. B. bei epileptischen Krampfzuständen.

**Oenanthe phellandrium:** s. Oenanthe aquatica.

**Oenothera biennis L.:** Nachtkerze, Gelbe Rapunzel, Schinkenkraut; Fam. Onagraceae; Nordamerika, angebaut in Europa; Stpfl. von **Herba Oenotherae biennis:** **Inhaltsst.:** Gerbstoffe*, Phytosterole (s. Sterole), Harz*, Zucker; **Anw.:** (volkstüml.) z. B. bei Diarrhö, als Blutreinigungsmittel; **Oenotherae oleum raffinatum:** Oleum Oenotherae (biennis); raffiniertes Nachtkerzenöl, Nachtkerzen(samen)öl, Rhapontikaöl; VZ 184–194; aus den Samen von O. biennis u. O. lamarckiana L. durch Extraktion u./od. Pressung und anschließende Raffination gewonnenes fettes Öl; evtl. unter Zusatz geeigneter Stabilisatoren; **Off.:** Ph.Eur.6; Monographie: WHO; **Best.:** nach Ph.Eur. 4.0–10.0 % Palmitinsäure*, 1.0–4.0 % Stearinsäure*, 5.0–12.0 % Ölsäure*, 65.0–85.0 % Linolsäure*, 7.0–14.0 % $\gamma$-Linolensäure* u. höchstens 0.5 % $\alpha$-Linolensäure; **Anw.:** **1.** (med.) bei atop. Ekzem*; **2.** (volkstüml.) zur unterstützenden Behandlung bei Neurodermitis, Akne*, Psoriasis*; s. Linolensäure. **Hom.:** Oenothera biennis: zu Blütebeginn gesammelte, frische Pflanze; verordnet z. B. bei Diarrhö.

**Oenotheraceae:** s. Onagraceae.

**Oenotherae oleum raffinatum:** s. Oenothera biennis.

**Oenothera lamarckiana L.:** s. Oenothera biennis (Oenotherae oleum raffinatum).

**OES:** Abk. für **o**ptische **E**missions**s**pektralanalyse; (engl.) *optical emission spectrometry*; Methode zur Analytik von Spurenelementen; **ICP-OES:** Abk. für (engl.) **i**nductively **c**oupled **p**lasma **o**ptical **e**mission **s**pectrometry; optische Emissionsspektroskopie mit induktiv gekoppeltem Plasma; zur Anregung der Atome dient Plasma, welches Temp. bis 7000 K erreicht; vgl. Flammenphotometrie. **Durchführung:** Die Probe wird durch chem. Aufschluss in Lösung gebracht u. die Probenlösung über ein Zerstäubersystem in das Plasma versprüht. Elektronisch angeregte Atome, Moleküle, Ionen od. Radikale können mit Hilfe der OES detektiert werden; Wellenlängenbereich: etwa 200–1000 nm. Mit ICP-OES ist die simultane Analyse von bis zu 60 Spurenelementen in Konz. von mg/L bis µg/L möglich. Vgl. Emissionspektrum.

**Oesipus:** s. Wollwachs.

**Ösophagitis:** Speiseröhrenentzündung; Entzündung der Ösophagusschleimhaut; **Urs.:** **1.** Refluxösophagitis bei Insuffizienz der Kardia u. Reflux von Magensäure; Sympt.: Sodbrennen, Aerophagie, Dysphagie, Regurgitation von Mageninhalt, epigastr. Schmerzen; Ther.: Hochlagerung des Oberkörpers, Verzicht auf Alkohol u. Nicotin, Regulierung des Gewichts, der Ess- u. Schlafgewohnheiten; Protonenpumpen*-Hemmer; bei Helicobacter-pylori-Infektion Eradikationstherapie (s.

Gastritis); ggf. operativ; **2.** eosinophile Ö. (auch allergische Ö.): oft durch spezif. Nahrungsmittelallergene ausgelöst; Ther.: Allergenkarenz, antiallergisch; **3.** durch Erreger bedingt, z. B. durch Herpes-simplex-Virus; bei Tuberkulose*, Zytomegalie*; durch Candida* albicans ausgelöste Soorösophagitis (z. B. bei Patienten unter antibiot. od. immunsuppressiver Ther. u. bei Immundefekten); **4.** traumat., z. B. bei Ösophagusverätzung, mechan. Läsionen; **5.** pharmak. od. durch Alkohol induziert; **6.** i. R. anderer Erkrankungen, z. B. bei Enteritis* regionalis Crohn.

**Ösophagus:** Speiseröhre; ca. 25 cm langer u. 1 cm weiter, innen mit Schleimhaut überzogener Muskelschlauch (innere Ring- u. äußere Längsmuskelschicht) zw. Pharynx u. Magen; besteht im oberen Drittel aus quergestreifter, nach einem allmähl. Übergang im mittleren Drittel im unteren Drittel nur aus glatter Muskulatur; Entfernung von der Zahnreihe bis zur Kardia (Mageneingang) 40 cm.

**Österreichische Agentur für Gesundheit und Ernährungssicherheit:** Abk. (Ö)AGES; im vollständigen Eigentum der Republik Österreich befindliche Expertenorganisation zur Risikominimierung auf den Gebieten Gesundheit, Ernährungssicherheit u. Verbraucherschutz; gliedert sich in 7 Geschäftsbereiche: Landwirtschaft, Veterinärmedizin, Lebensmittel, Humanmedizin, PharmMed (nationale Zulassungsstelle für Arzneimittel), Analytik-Kompetenzzentren, Daten, Statistik und Risikobewertung. Vgl. Bundesamt für Sicherheit im Gesundheitswesen.

**Österreichische Apothekerkammer:** s. Apothekerkammern.

**Österreichische Arzneitaxe:** s. Arzneitaxe.

**Österreichischer Apothekerverband:** 1861 gegründete Interessenvertretung nach dem Vereinsgesetz der selbständigen Apotheker in Österreich; die Interessenvertretung der angestellten österreich. Apotheker ist der Verband* Angestellter Apotheker Österreichs. Beide Vereinigungen sind kollektivvertragsfähig.

**Österreichisches Arzneibuch:** s. Arzneibuch.

**Östr-:** s. Estr-.

**Oestradioli benzoas:** s. Estradiolbenzoat.

**Oestradioli undecylas:** s. Estradiolundecylat.

**Oestradioli valeras:** s. Estradiolvalerat.

**Oestradiolum:** s. Estradiol.

**Oestradiolum benzoylatum:** s. Estradiolbenzoat.

**Oestradiolum dipropionylatum:** s. Estradioldipropionat.

**Oestradiolum hemihydricum:** s. Estradiol (Estradiol-Hemihydrat).

**Oestrenolon:** s. Nandrolon.

**Östriol:** s. Estriol.

**Oestrioli succinas:** s. Estriolsuccinat.

**Östrogene:** s. Estrogene.

**Östron:** s. Estron.

**Oestronum:** s. Estron.

**Oestrus:** Brunst; Teil des Sexualzyklus bei Säugetieren.

**Oesypus:** s. Wollwachs.

**Offizin** (lat. officina Werkstätte, Arbeitsplatz): Abfertigungsraum für das Publikum in der Apotheke mit davon abgetrennter Rezeptur*. Die O. muss einen Zugang zu öffentl. Verkehrsflächen haben u. so eingerichtet sein, dass die Vertraulichkeit der Beratung gewahrt werden kann.

**offizinell:** Bez. für die in den Arzneibüchern* beschriebenen Arzneimittel od. Ausgangsstoffe.

**Offizinpharmazie:** Gebiet der Pharmazie*, das primär die Arzneimittelversorgung der Bevölkerung u. die pharmaz. Information gegenüber Patienten u. Ärzten umfasst.

**Off-Label-Use:** Anw. eines zugelassenen Fertigarzneimittels* außerhalb des in der Arzneimittelzulassung* beantragten u. von den Zulassungsbehörden genehmigten Einsatzgebiets u. a. hinsichtlich Indikation, Dosierung, Applikationsform od. -dauer; bei Verordnung von Arzneimitteln außerhalb des zugelassenen Indikationsbereichs kann entspr. einem Urteil des Bundessozialgerichts vom 19.3.2002 Erstattungsfähigkeit durch die Gesetzlichen Krankenkassen in Betracht kommen, wenn eine schwerwiegende lebensbedrohl. od. die Lebensqualität auf Dauer nachhaltig beeinträchtigende Erkrankung vorliegt, bei der keine andere Therapie verfügbar ist, u. aufgrund der Datenlage die begründete Aussicht besteht, dass mit dem betreffenden Präparat ein Behandlungserfolg (kurativ od. palliativ) zu erzielen ist. 2002 wurde vom damaligen Bundesministerium für Gesundheit u. Soziale Sicherung eine Expertengruppe Off-Label (Kurzbez. für Expertengruppe „Anwendung von Arzneimitteln außerhalb des zugelassenen Indikationsbereichs") eingerichtet, die vom Bundesinstitut* für Arzneimittel und Medizinprodukte unterstützt wird. Die Expertengruppe hat die Aufgabe festzustellen, in welchen Fällen solche Anw. nach den genannten Kriterien zunächst bei der onkolog. Therapie eingesetzt werden können. Außerdem trifft sie Feststellungen zum Stand der wissenschaftl. Erkenntnis über die Anw. von zugelassenen Arzneimitteln für Indikationen u. Indikationsbereiche, für die sie nach dem AMG nicht zugelassen sind, od. über Behandlungsalternativen u. erteilt Auskunft gegenüber den vorschlagsberechtigten Institutionen zu Fragen des Standes der diesbezüglichen wissenschaftl. Erkenntnis einschließl. Vorschlägen zur Dokumentation.

**Ofloxacin** (INN): Ofloxacinum Ph.Eur.; (±)-9-Fluor-2,3-dihydro-3-methyl-10-(4-methyl-1-piperazinyl)-7-oxo-7*H*-pyridol[1,2,3-*de*][1,4]benzoxacin-6-carbonsäure; CAS-Nr. 83380-47-6; $C_{18}H_{20}FN_3O_4$; $M_r$ 361.38; blassgelbes bis hellgelbes, krist. Pulver; schwer lösl. in Wasser, lösl. in 99 %iger Essigsäure, schwer lösl. in Dichlormethan u. Methanol; **Wirk.:** Antibiotikum der 4-Chinolon-Reihe (s. Chinolone); **UAW:** häufig schwerwiegend, z. B. neurotox. Erscheinungen, Allergien, Blutbild- u. Nierenschäden, daher strenge Indikationsstellung; **Dos.:** 0.1–0.4 g; HWZ 6 h.

**Ohm** (Georg Simon O., deutscher Physiker, München, 1787–1854): Symbol Ω; abgeleitete SI*-Einheit des elektr. Widerstandes; 1 Ω = 1 V/A.

**Ohrenarzneimittel:** s. Zubereitungen zur Anwendung am Ohr; Otologika.

**Ohrenschmalz:** s. Cerumen.

**Ohrentropfen:** Otoguttae; Zuber. für das Ohr in Form von Lösungen, leicht aufschüttelbarer u. ausreichend lange stabiler Suspensionen od. Emulsionen; verwendet werden wässrige, wässrig-

O

ethanol. od. wässrig-glykol. Lösungen sowie Glycerol od. fette Öle; auch in Form eines getränkten Tampons. **Wirkstoffe:** Antibiotika, Lokalanästhetika, Adstringenzien od. Tenside; **Anw.:** zur lokalen Ther. bei Entzündungen, Schmerzen u. Infektionen, zur Erweichung von verhärteten Ceruminalpfropfen; **Anforderungen: 1.** Bestimmung der Teilchengröße dispergierter Anteile; **2.** Anpassung der Tonizität wässriger O. an den Verwendungszweck; **3.** geeigneter Schutz vor mikrobieller Kontamination wässriger O. in Mehrdosenbehältnissen (konz. hyperton. Lösungen od. Konservierungsmittelzusatz); **4.** Behältnisse (inklusive Tropfer) dürfen zu keiner Wertminderung führen (Aufnahme von Inhaltsstoffen od. Abgabe von fremden Substanzen in die Zuber.); **5.** korrekte Beschriftung (z. B. Angabe des zugesetzten Konservierungsmittels, bei Suspensionen: Vor Gebrauch schütteln!). Vgl. Zubereitungen zur Anwendung am Ohr.

**Ohrthermometer:** s. Fieberthermometer.

**OHZ:** s. Hydroxylzahl.

**Ojas:** Bez. aus dem Geist-Körper-Modell des Ayurveda* für die feinstoffliche Substanz u. Lebensenergie, die den Zusammenhalt u. die integrierte Funktionsweise des gesamten Organismus aufrechterhält u. in enger Beziehung zu dem Stoffwechselprinzip Agni* u. der Interaktion der 3 Doshas* steht; gutes Ojas verleiht ein strahlendes, gesundes Aussehen, gute Gesundheit, die Erfahrung von innerem Glück, gutes Immunsystem u. Schutz vor Krankheiten. Durch eine spirituell reine Lebensweise, gesunde Ernährung, Heilpflanzen u. Rasayanas* kann Ojas gestärkt u. erhalten werden.



**Okazaki-Fragmente:** kurze DNA-Fragmente (bei Eukaryoten nur ca. 100 Nucleotide*, bei Prokaryoten ca. 1000–2000), die bei der Replikation* von DNA-Folgesträngen zunächst synthetisiert u. in einem zweiten Schritt von der DNA-Ligase zu langen Ketten verknüpft werden; Reiji Okazaki stellte 1958 das Modell der semidiskontinuierl. Replikation auf, wonach DNA-Leitstränge kontinuierl. verlängert, Folgestränge jedoch diskontinuierl. in Form von O.-F. repliziert werden.

**Okklusion:** Einschluss von Fremdsubstanzen, z. B. als unerwünschter Prozess in der analyt. Chemie beim raschen Ausfällen* von Niederschlägen, wobei an sich lösl. Komponenten mitgefällt werden können; erwünscht ist O. bei der Ausflockung von Schadstoffen*, etwa bei der Abwasserreinigung.

**Okklusionspflaster:** elast., luftdurchlässiger Okklusivverband* am Auge zur Korrektur von Strabismus od. Schwachsichtigkeit; vgl. Augenkompresse.

**Okklusivverband:** dicht abschließender u. abdeckender Verband; **Anw.: 1.** am Auge als Okklusionspflaster*; **2.** (dermatologisch) luftundurchlässige u. flüssigkeitsdichte Kunststofffolie zur Abdeckung bestimmter Areale der Haut* bei chron. Dermatosen*; Folge: verstärkte lokale Durchblutung, Hydratation u. Quellung des Stratum corneum; bei wirkstoffhaltigen Folien (selbstklebend) od. bei Applikation von Dermatika* unter wirkstofffreien Folien kommt es zu einer besseren Permeation des Wirkstoffes, d. h. zu einer Wirkungsverstärkung.

**okkult:** geheim, verborgen; z. B. okkulte Blutungen.

**Okoubaka aubrevillei** Phelleg. et Normand.: Okoubakabaum; Fam. Santalaceae (früher Octoknemataceae); westafrikan. Urwaldbaum; die Rindendroge wird kurz Okoubaka genannt; **Inhaltsst.:** (in der Rinde*) Catechine*, z. B. (+)-Catechin u. (−)-Epicatechin; Catechingalloylverbindungen, Gallussäure*, Protocatechusäure*; **Wirk.:** antibiotisch, steigert die Phagozytose*; **Anw.:** (volkstüml.) Einheimische (Medizinmänner) wenden die pulverisierte Rinde teelöffelweise (bes. vorbeugend) gegen jegl. Art von Vergiftung an (Gerbstoffdroge); äußerl. gegen bakterielle Hauterkrankungen (Lepra* u. Syphilis*). **Hom.:** Okoubaka: Urtinktur aus getrocknetem Holz u. Rinde; verordnet z. B. bei Verdauungsstörungen, versch. Intoxikationen, nach Infektionskrankheiten.

**OKT3:** s. Muromonab-CD3.

**Oktanzahl:** s. Octanzahl.

**Oktett:** Vorliegen von 8 Valenzelektronen (Elektronen* in der äußersten Elektronenschale; s. Orbital), die für das chem. Verhalten eines Atoms* maßgebl. sind; diese Elektronenkonfiguration zeichnet sich durch bes. Stabilität aus. Sie wird auch als Edelgaskonfiguration bezeichnet. **Oktettregel:** Bestreben eines Atoms, eine Edelgaskonfiguration einzunehmen.

**Okular:** die dem Auge zugewandte Linse opt. Instrumente; s. Mikroskop.

**-ol:** s. Alkohole.

**Olamin:** Olaminum; chem. Kurzbez. für Salze mit Ethanolamin*.

**Olanzapin** (INN): 2-Methyl-4-(4-methyl-1-piperazinyl)-10*H*-thienol[2,3-*b*][1,5]benzodiazepin; CAS-Nr. 132539-06-1; $C_{17}H_{20}N_4S$, Strukturformel: s. Abb.; $M_r$ 312.44; **Wirk.:** atyp. Neuroleptikum*, Dopamin*-Antagonist; **Ind.:** Schizophrenie; **UAW:** v. a. Gewichtszunahme, Müdigkeit; **Dos.:** p. o. zu Beginn 1 × 10 mg/d, später entspr. dem Krankheitsbild 5–20 mg/d; HWZ ca. 33 h.

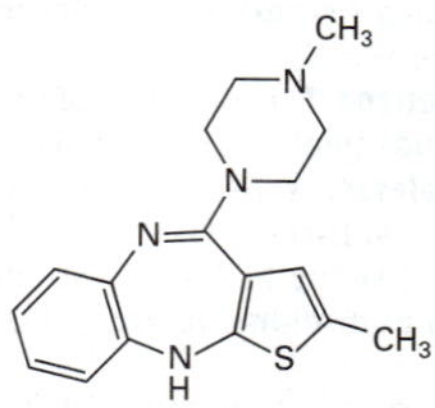


**Olanzapin**

**Olea aetherea:** s. Aetherolea.

**Oleaceae:** Ölbaumgewächse; Fam. der Ordnung Oleales; ca. 600 Arten; Holzpflanzen; **Merkmale: 1.** (biol.) Blätter* gegenständig, gefiedert od. ungeteilt; Blüten* radiär, 4-zählig, mit 2 Staubblättern, Fruchtknoten 2-blättrig, oberständig; die Früchte sind Beeren, Steinfrüchte, Kapseln od. Nüsse; s. Fruchtformen; **2.** (chem.) Iridoide*, häufig Mannitol*, in manchen Samen u. Früchten fettes Öl; **Gattungen:** z. B. Chionanthus, Fraxinus, Jasminum, Ligustrum, Olea, Syringa.

**Oleae folium:** s. Olea europaea.

**Olea europaea** L.: Ölbaum, Olivenbaum; Fam. Oleaceae; heim. im Orient, Mittelmeergebiet u. in Ländern ähnl. Klimas, angebaut in Kalifornien u. Australien; einige hundert Kulturvarietäten sind bekannt; Stpfl. von **Oleae folium:** Folia Oleae, Folia Olivae; Olivenblätter, Ölbaumblätter; getrocknete Blätter der Pflanze; **Off.:** Ph.Eur.6; **Inhaltsst.:** Secoiridoidglykoside wie z. B. Oleuropein* (nach Ph.Eur. mind. 5.0 % Oleuropein bezogen auf das Trockengewicht) u. Oleacein (entsteht erst nach Aufarbeitung des Blattmaterials), 3,4-Dihydroxyphenylethanol, außerdem Flavonoide* u. Mannitol*; Oleuropein ist ein Bitterstoff* der Olivenblätter mit einer starken antioxidativen Wirk.; **Wirk.:** Im Tierversuch zeigten Blattextrakte eine blutdrucksenkende, koronardilatierende, spasmolytische sowie antiarrhythmische Wirkung; die Wirksamkeit der Droge bei Hypertonie ist nicht belegt. **Anw.:** (volkstüml.) z. B. bei Hypertonie (Extrakt, therap. Anw. ist nicht vertretbar), Gicht, Diabetes mellitus; gelegentlich in Teemischungen enthalten; **Fructus Oleae:** Oliven; die Steinfrucht; **Olivae oleum virginale:** Oleum Olivarum, natives Olivenöl, Provenceöl, Baumöl; D. 0.910–0.916; Ep. ca. 6 °C, trüb unter 10 °C, bei ca. 0 °C eine weiche Masse; SZ max. 2.0; UA max. 1.5 %; POZ max. 15 (IZ 78–90; VZ 187–196; $n_D^{20\,°C}$ 1.468–1.471); aus den Steinfrüchten (Gehalt ca. 10–40 %) ohne Anw. von Wärme gepresstes Öl; gelb bis grünlichgelb, nicht trocknend; leicht lösl. in Ether, Chloroform, Trichlorethylen, Benzin, Schwefelkohlenstoff, Tetrachlorkohlenstoff, wenig lösl. in Ethanol, unlösl. in Wasser; **Off.:** Ph.Eur.6; **Inhaltsst.:** ca. 25 % feste Fette (Glyceride der Stearin-*, Palmitin-*, Arachinsäure*) u. ca. 75 % flüssige Fette (Glyceride der Ölsäure*, Linolsäure* u. gemischte Glyceride) sowie ca. 0.5–1.5 % freie Fettsäuren u. ca. 0.5 % Squalen* im UA; das feinste Öl (1. Pressung) wird als **Jungfernöl** (Huile de vierge) bezeichnet; **Provenceöl** ist das Öl der 2., stärkeren Kaltpressung; **Anw.:** als Arzneiträger für perorale u. perkutane Applikation, für Einreibungen u. Salben, zu Klistieren; als Cholagogum*, zum Austreiben von Gallensteinen; **Olivae oleum raffinatum:** raffiniertes Olivenöl; das aus den reifen Steinfrüchten durch Kaltpressung od. durch andere mechan. Verfahren gewonnene u. nachfolgend raffinierte, fette Öl; Eigenschaften, Anw. u. Best.: s. Olivae oleum virginale; **Off.:** Ph.Eur.6; **Olivenöl zur parenteralen Anwendung:** SZ max. 0.5, POZ max. 5, max. 0.1 % Wasser (bestimmt mit Karl*-Fischer-Titration); **Oleum Olivarum album:** Weißes Olivenöl, Weißes Baumöl, Lilienöl; durch Tierkohle od. Sonnenlicht gebleichtes Olivenöl; **Anw.:** (volkstüml.) bei Brustleiden.

**Olea herbaria** Ph.Eur.6: pflanzliche fette Öle; flüssige od. feste Triglyceride* von Fettsäuren, die kleine Mengen anderer Lipide, wie Wachse, freie Fettsäuren, Partialglyceride od. unverseifbare Anteile, enthalten können; Grenzwert für Benzo[a]pyren*: 2.0 ppb; **Gew.:** Pflanzl. fette Öle werden aus Samen, Früchten od. Steinfrüchten versch. Pflanzen durch Pressung (Hochdruck-Schraubenpressung, Nass-Schraubenpressung, Vorpressung u./od. anschließende Extraktion mit Lösungsmitteln od. Zentrifugieren) u./od. Extraktion mit Lösungsmitteln erhalten u. können dann raffiniert u./od. hydriert werden. Ein Antioxidans kann zugesetzt werden. Vgl. Öle, hydrierte; Öle, raffinierte.

**Olea medicata:** Olea medicinalia; arzneiliche Öle; Zuber., die Wirkstoffe in fetten Ölen gelöst od. suspendiert enthalten; Herst. durch Mischen, Lösen od. Ausziehen in der Kälte od. unter Erwärmen (Olea cocta seu infusa); trocknende Öle sind nicht zu verwenden.

**Olea medicinalia:** s. Olea medicata.

**Oleamid:** (*Z*)-9-Octadecenamid; CAS-Nr. 301-02-0; $C_{18}H_{35}NO$; $M_r$ 281.5; Schmp. ca. 30 °C; weißes bis gelbl. Pulver od. Körner; prakt. unlösl. in Wasser, leicht lösl. in Dichlormethan, lösl. in Ethanol; **Anw.:** Gleitmittel in der Kunststoffproduktion; Kosmetikproduktion; Reagenz Ph.Eur.6.

**Oleanan:** 5-$\alpha$-Oleanan, Strukturformel: s. Saponine (Tab. 1 dort).

**Oleander:** s. Nerium oleander.

**Oleanderblätter:** s. Nerium oleander (Oleandri folium).

**Oleander, Gelber:** s. Thevetia peruviana.

**Oleanderpulver, Eingestelltes:** s. Nerium oleander (Oleandri pulvis normatus).

**Oleandersamen, Gelbe:** s. Thevetia peruviana (Semen Thevetiae).

**Oleanderwurzel, Indische:** s. Nerium odorum (Radix Nerii odori).

**Oleandomycin:** CAS-Nr. 3922-90-5; $C_{35}H_{61}NO_{12}$; $M_r$ 687.89; nicht mehr im Handel befindl. Makrolid*-Antibiotikum aus Streptomyces antibioticus; früher angewendet v. a. bei leichten Infektionen; **Wirk.:** ähnl. Erythromycin*, aber schwächer als dieses, bakteriostat., überwiegend gegen grampositive Erreger, vor allem gegen Staphylokokken, Streptokokken, Pneumokokken sowie gegen versch. gramnegative Keime wie Neisseria, Haemophilus, Brucella u. auch gegen Rickettsien, Protozoen u. große Viren. Vgl. Troleandomycin.

**Oleandri folium:** s. Nerium oleander.

**Oleandrigenin:** s. Nerium oleander.

**Oleandrin:** s. Nerium oleander.

**Oleandri pulvis normatus:** s. Nerium oleander.

**Oleandrose:** 2-Desoxy-3-*O*-methyl-L-rhamnose; Desoxyzucker*; s. Nerium oleander.

**Oleanolsäure:** $C_{30}H_{48}O_3$, Strukturformel: s. Saponine (Tab. 1 dort); $M_r$ 456.77; Caryophyllin; ein Triterpensapogenin mit einer Carboxylgruppe, abgeleitet von $\Delta^{12}$-Oleanen; **Vork.:** frei in Gewürznelken (s. Syzygium aromaticum), in den Blättern von Olea* europaea, Viscum* album u. Centaurium* erythraea; vielfach als Glykosid, z. B. in Efeublättern (s. Hedera helix), Taigawurzel (s. Eleutherococcus senticosus) u. Ginseng (s. Panax ginseng).

**Olea pinguia:** fette Öle (s. Fette).

**Oleate:** Salze der Ölsäure*.

**Olefine:** s. Alkene.

**Olein:** s. Triolein.

**oleinicus** (lat.): zur Ölsäure gehörig.

**Oleinsäure:** s. Ölsäure.

**Oleobalneologika:** s. Balneotherapeutika.

**Oleogele:** s. Gele.

**Oleosa:** ölige od. ölhaltige Arzneimittel.

**Oleosomen:** **1.** in Pflanzen in eine einfache Membran eingeschlossene Öltröpfchen als reversible Speichermöglichkeit von temporären Fettüberschüssen bzw. äther. Ölen; **2.** mikrofeine stabilisierte Öltröpfchen als Transportmittel für fettlösl. Wirkstoffe; **3.** primäre Öltropfen, die sich während der Herst. (Direktemulgierung) von W/O/W-Emulsionen beim Abkühlprozess über Anlagerung von Gelnetzwerkstrukturen ausbilden (spiegeleiartiges Aussehen); die in weiterer Folge entstehenden multiplen Emulsionen* besitzen eine gute Tröpfchenmultiplizität.

**Oleum** (lat. Öl): **1.** (allg.) Öl; **2.** (chem.) Trivialname für rauchende Schwefelsäure*.

**Oleum Abelmoschi seminis:** s. Abelmoschus moschatus.

**Oleum Abietis albae:** s. Abies alba.

**Oleum Abietis sibiricae:** s. Abies sibirica (Piceae aetheroleum).

**Oleum Absinthii:** s. Artemisia absinthium.

**Oleum Absinthii infusum:** s. Artemisia absinthium.

**Oleum Acaciae farnesianae:** s. Acacia farnesiana.

**Oleum ad iniectabilia:** s. Öl für Injektionszwecke.

**Oleum ad iniectionem:** s. Öl für Injektionszwecke.

**Oleum Ajowan:** s. Trachyspermum ammi.

**Oleum Allii sativi:** s. Allium sativum.

**Oleum Amomi:** s. Pimenta dioica (Oleum Pimentae).

**Oleum Amygdalae amarae:** s. Prunus dulcis (Oleum Amygdalarum amararum aethereum).

**Oleum Amygdalae expressum:** s. Prunus dulcis (Amygdalae oleum virginale).

**Oleum Amygdalarum:** s. Prunus dulcis (Amygdalae oleum virginale).

**Oleum Amygdalarum aethereum artificiale:** s. Benzaldehyd.

**Oleum Amygdalarum amararum aethereum:** s. Prunus dulcis.

**Oleum Amygdalarum amararum sine Acido hydrocyanico:** s. Prunus dulcis.

**Oleum Andropogonis citrati:** s. Cymbopogon citratus.

**Oleum Anethi:** s. Anethum graveolens var. hortorum.

**Oleum Angelicae:** s. Angelica archangelica.

**Oleum Anisi:** s. Pimpinella anisum (Anisi aetheroleum).

**Oleum Anisi stellati:** s. Illicium verum.

**Oleum Annonae:** s. Cananga odorata (Oleum Canangae).

**Oleum Anthemidis:** s. Chamaemelum nobile (Oleum Chamomillae romanae).

**Oleum Arachidis:** s. Arachis hypogaea (Arachidis oleum raffinatum).

**Oleum Arachidis hydrogenatum:** s. Arachis hypogaea (Arachidis oleum hydrogenatum).

**Oleum Arganiae:** s. Argania sideroxylon.

**Oleum Armoraciae:** s. Armoracia rusticana.

**Oleum Aurantii corticis:** s. Citrus aurantium ssp. aurantium (Oleum Aurantii fructus amari).

**Oleum Aurantii floris:** s. Citrus aurantium ssp. aurantium (Neroli aetheroleum).

**Oleum Aurantii fructus amari:** s. Citrus aurantium ssp. aurantium.

**Oleum Aurantii pericarpii:** s. Citrus aurantium ssp. aurantium (Oleum Aurantii fructus amari).

**Oleum Bay:** s. Pimenta racemosa (Oleum Pimentae acris).

**Oleum Bergamottae:** s. Citrus aurantium ssp. bergamia (Bergamottae aetheroleum).

**Oleum Betle:** s. Piper betle.

**Oleum Betulae empyreumaticum:** s. Betula pendula (Pix Betulae).

**Oleum Betulae empyreumaticum rectificatum:** s. Betula pendula.

**Oleum betulinum:** s. Betula pendula (Pix Betulae).

**Oleum Boraginis:** s. Borago officinalis.

**Oleum Cacao:** s. Theobroma cacao (Cacao oleum).

**Oleum Cadinum:** s. Juniperus oxycedrus (Pix Juniperi).

**Oleum Cajeputi:** s. Melaleuca cajuputi (Cajuputi aetheroleum).

**Oleum Calami:** s. Acorus calamus (Calami aetheroleum).

**Oleum Camphorae:** s. Cinnamomum camphora.

**Oleum camphoratum 10 aut 20 per centum:** s. Solutio Camphorae oleosa.

**Oleum camphoratum forte:** s. Solutio Camphorae oleosa.

**Oleum Canangae:** s. Cananga odorata.

**Oleum Cannabis:** s. Cannabis sativa.

**Oleum Cardamomi:** s. Elettaria cardamomum.

**Oleum Carthami:** s. Carthamus tinctorius.

**Oleum Carvi:** s. Carum carvi (Carvi aetheroleum).

**Oleum Caryophylli:** s. Syzygium aromaticum (Caryophylli floris aetheroleum).

**Oleum Cassiae:** s. Cinnamomum aromaticum (Cinnamomi cassiae aetheroleum).

**Oleum Castoris:** s. Ricinus communis (Ricini oleum virginale).

**Oleum Cetacei:** s. Walrat.

**Oleum Chamomillae:** s. Matricaria recutita (Matricariae aetheroleum).

**Oleum Chamomillae citratum:** s. Matricaria recutita.

**Oleum Chamomillae romanae:** s. Chamaemelum nobile.

**Oleum Chaulmoograe:** s. Hydnocarpus kurzii (Chaulmoograe oleum).

**Oleum Chenopodii anthelmintici:** s. Chenopodium ambrosioides var. anthelminticum.

**Oleum Cinnamomi cassiae:** s. Cinnamomum aromaticum (Cinnamomi cassiae aetheroleum).

**Oleum Cinnamomi zeylanici:** s. Cinnamomum verum (Cinnamomi zeylanici corticis aetheroleum).

**Oleum Citri:** s. Citrus limon (Limonis aetheroleum).

**Oleum Citronellae:** s. Cymbopogon winterianus (Citronellae aetheroleum).

**Oleum Citronellae javanicum:** s. Cymbopogon winterianus.

**Oleum Cocois:** s. Cocos nucifera (Oleum Cocos).

**Oleum Cocos:** s. Cocos nucifera.

**Oleum Coriandri:** s. Coriandrum sativum (Coriandri aetheroleum).

**Oleum Coryli avellanae:** s. Corylus avellana.

**Oleum Crotonis:** s. Croton tiglium.

**Oleum Cubebae:** s. Piper cubeba.

**Oleum Cucurbitae:** s. Cucurbita pepo.

**Oleum Cupressi:** s. Cupressus sempervirens.

**Oleum Eucalypti:** s. Eucalyptus globulus (Eukalypti aetheroleum).
**Oleum Fagi empyreumaticum:** s. Fagus sylvatica.
**Oleum Fagi silvaticae:** s. Fagus sylvatica.
**Oleum Foeniculi amari:** s. Foeniculum vulgare ssp. vulgare var. vulgare (Foeniculi amari fructus aetheroleum).
**Oleum Foliorum Patchouli:** s. Pogostemon cablin.
**Oleum Gaultheriae:** s. Gaultheria procumbens.
**Oleum Geranii:** s. Pelargonium-Arten.
**Oleum Geranii indicum:** s. Cymbopogon martini var. motia (Oleum Palmarosae).
**Oleum Gossypii:** s. Gossypium.
**Oleum Gynocardiae:** s. Hydnocarpus kurzii (Chaulmoograe oleum).
**Oleum Hedeomae:** s. Hedeoma pulegioides.
**Oleum Helenii:** s. Inula helenium.
**Oleum Helianthi annui:** s. Helianthus annuus.
**Oleum Hippocastani:** s. Aesculus hippocastanum.
**Oleum Hydnocarpi:** s. Hydnocarpus kurzii (Chaulmoograe oleum).
**Oleum Hyperici:** s. Hypericum perforatum.
**Oleum Hyssopi:** s. Hyssopus officinalis (Hyssopi aetheroleum).
**Oleum Iridis:** s. Iris germanica.
**Oleum Ivae moschatae:** s. Achillea erba-rotta ssp. moschata.
**Oleum Ivarancusae:** s. Vetiveria zizanioides (Oleum Vetiveriae).
**Oleum Jasmini:** s. Jasminum grandiflorum.
**Oleum Jatrophae:** s. Jatropha curcas.
**Oleum Jecoris (Aselli):** s. Lebertran.
**Oleum Jecoris Hippoglossi:** s. Lebertran (Heilbuttleberöl).
**Oleum Juglandis:** s. Juglans regia.
**Oleum Juniperi:** s. Juniperus communis (Juniperi aetheroleum).
**Oleum Juniperi e Ligno:** s. Juniperus communis.
**Oleum Juniperi empyreumaticum:** s. Juniperus oxycedrus (Pix Juniperi).
**Oleum Lauri aethereum:** s. Laurus nobilis.
**Oleum Lauri (expressum):** s. Laurus nobilis.
**Oleum Lavandulae:** s. Lavandula angustifolia ssp. angustifolia (Lavandulae aetheroleum).
**Oleum Levistici:** s. Levisticum officinale.
**Oleum Ligni Cedri:** s. Juniperus virginiana.
**Oleum Liliorum:** s. Lilium candidum.
**Oleum Limettae:** s. Citrus aurantiifolia.
**Oleum Linaloes:** Linaloeöl, Likariöl; äther. Öl aus Holz u. Früchten versch. Bursera-Arten; Fam. Burseraceae; Mexiko; **Best.:** 60–70 % Linalool*, $\alpha$-Terpineol, Geraniol* u. a.; **Anw.:** in der Parfümerie (Maiglöckchenessenz).
**Oleum Lini:** s. Linum usitatissimum (Lini oleum virginale).
**Oleum Lini album:** s. Linum usitatissimum.
**Oleum Lini sulfuratum:** s. Linum usitatissimum.
**Oleum Macadamiae:** s. Macadamia ternifolia (Macadamiae oleum).
**Oleum Macidis:** s. Myristica fragrans (Myristicae fragrantis aetheroleum).
**Oleum Maidis embryonis:** s. Zea mays (Maydis oleum raffinatum).
**Oleum Majoranae:** s. Origanum majorana (Majoranae aetheroleum).
**Oleum Mandarinae:** s. Citrus reticulata (Citri reticulatae aetheroleum).
**Oleum Marmotae:** s. Marmota marmota (Murmeltierfett).
**Oleum Melaleucae:** s. Melaleuca alternifolia (Melaleucae aetheroleum).
**Oleum Melissae citratum:** s. Melissa officinalis (Melissenöl).
**Oleum Melissae indicum:** s. Cymbopogon winterianus (Oleum Citronellae).
**Oleum Menthae crispae:** s. Mentha crispa (Menthae crispae aetheroleum).
**Oleum Menthae piperitae:** s. Mentha x piperita (Menthae piperitae aetheroleum).
**Oleum Menthae pulegii:** s. Mentha pulegium (Oleum Pulegii).
**Oleum Menthae viridis:** s. Mentha crispa (Menthae crispae aetheroleum).
**Oleum Moringae:** s. Moringa oleifera (Semen Moringae).
**Oleum Morrhuae:** s. Lebertran.
**Oleum Myrciae:** s. Pimenta racemosa (Oleum Pimentae acris).
**Oleum Myristicae aethereum:** s. Myristica fragrans (Myristicae fragrantis aetheroleum).
**Oleum Myristicae expressum:** s. Myristica fragrans (Oleum Nucistae).
**Oleum Napi:** s. Brassica napus (Oleum Rapae).
**Oleum Neroli:** s. Citrus aurantium ssp. aurantium (Neroli aetheroleum).
**Oleum neutrale:** s. Triglyceride, mittelkettige.
**Oleum Niaouli:** s. Melaleuca viridiflora (Niaouli aetheroleum).
**Oleum Nucistae:** s. Myristica fragrans.
**Oleum Nucum Juglandis infusum:** s. Juglans regia.
**Oleum Oenotherae biennis:** s. Oenothera biennis (Oenotherae oleum raffinatum).
**Oleum Olivarum:** s. Olea europaea (Olivae oleum virginale).
**Oleum Olivarum album:** s. Olea europaea.
**Oleum Origani cretici:** s. Origanum creticum.
**Oleum Ovorum:** s. Ei.
**Oleum Palmae:** s. Elaeis guineensis.
**Oleum Palmarosae:** s. Cymbopogon martini var. motia.
**Oleum Papaveris:** s. Papaver somniferum.
**Oleum Paraffini:** s. Paraffinum liquidum.
**Oleum Patchouli:** s. Pogostemon cablin.
**Oleum Pedi Tauri:** s. Klauenöl.
**Oleum Perillae:** s. Perilla frutescens (Perillae oleum).
**Oleum Perseae:** s. Persea americana (Avocadoöl).
**Oleum Persicarum:** **1.** s. Prunus persica; **2.** s. Prunus armeniaca.
**Oleum Petitgrain:** s. Citrus aurantium ssp. aurantium.
**Oleum Petrae:** Erdöl, Petroleum, Naphtha, Steinöl, Schieferöl*; D. 0.78–0.94; dünn- od. dickflüssiges Erdöl ist ein Gemenge zahlreicher Kohlenwasserstoffe, vorwiegend Alkane* u. Cycloalkane* (Naphthene), in kleineren Mengen Benzole*, ferner die Verharzung des Erdöls bedingende Alkene*, außerdem Schwefelverbindungen, Stickstoff u. Spuren zahlreicher anderer Elemente; die Zusammensetzung ist sehr schwankend; je nach Herkunft ist

das Öl hell bis schwarz gefärbt; **Vork.:** Erdöl entstand nach heutiger Auffassung aus den Fetten, Eiweißen u. Kohlenhydraten fossiler Tiere u. Pflanzen. Es findet sich daher nur in Schichtgesteinen, niemals in Erstarrungsgesteinen. 50 % der heutigen Ölausbeute stammen aus dem Tertiär. **Hauptvorkommen:** USA, Indonesien, Nigeria, Mexiko, Venezuela, Rumänien, GUS, Mittlerer u. Naher Osten, Libyen, Nordsee; **Gew.:** Erdöl tritt entweder natürl. zu Tage od. wird durch Pumpen gehoben; ca. 80 % müssen bergmänn. erbohrt werden. Bei der fraktionierten Destillation des Erdöls werden versch. Produkte gewonnen: **1.** bis 150 °C übergehende Anteile (Petrolether*, Benzin*, Ligroin*); **2.** von 150–300 °C destilliertes eigentl. Petroleum (Kerosin*, Leuchtöl); **3.** bis 350 °C destillierte Gas- u. Treiböle; **4.** über 350 °C destillierte Anteile u. Rückstände (Schmieröle, Paraffin, durch Raffination Vaselinum*); **Anw.:** (techn.) Erdöl u. seine Destillationsprodukte sind neben Kohle die größten Energiequellen der Welt. Rohes Erdöl dient als Feuerungsmittel u. a. für Dampfschiffkessel; Verbrennungswärme ca. 40 000 kJ/kg (10 000 kcal/kg). **Oleum Petrae:** EB; D. 0.790–0.800; Sdp. 150–170 °C; aus dem rohen amerikan. Steinöl durch Destillation gewonnenes Öl; farbloses bis schwach gelbl. Öl, unlösl. in Wasser, wenig lösl. in Ethanol, leicht lösl. in Ether, Chloroform u. fetten Ölen; es darf Lackmuspapier nicht röten. **Hom.:** Petroleum rectificatum (HAB): durch Rektifikation von Erdöl gewonnen, Siedebereich 180–220 °C; verordnet z. B. bei chron. Ekzemen, Frostschäden.

**Oleum Petrae italicum:** D. 0.745–0.845; Steinöl (s. Schieferöl), nach EB Destillat aus italienischem Erdöl; gelbe od. rötl. klare, schillernde Flüss.; leicht lösl. in Ether, absolutem Ethanol, fetten u. äther. Ölen, wenig lösl. in Ethanol.

O

**Oleum Petroselini:** s. Petroselinum crispum ssp. crispum.

**Oleum Piceae:** s. Picea abies (Piceae aetheroleum).

**Oleum Pimentae:** s. Pimenta dioica.

**Oleum Pimentae acris:** s. Pimenta racemosa.

**Oleum Pini:** s. Terebinthina (Kienöl).

**Oleum Pini piceae:** s. Abies alba (Oleum Abietis albae).

**Oleum Pini pumilionis:** s. Pinus mugo (Pini pumilionis aetheroleum).

**Oleum Pini sibiricae:** **1.** s. Abies sibirica (Piceae aetheroleum); **2.** s. Picea abies (Piceae aetheroleum).

**Oleum Pini silvestris:** s. Pinus sylvestris (Pini silvestris aetheroleum).

**Oleum Pulegii:** s. Mentha pulegium.

**Oleum Pulegii americanum:** s. Hedeoma pulegioides (Oleum Hedeomae).

**Oleum Rapae:** s. Brassica napus.

**Oleum Ricini:** s. Ricinus communis (Ricini oleum virginale).

**Oleum Ricini hydrogenatum:** s. Ricinus communis (Ricini oleum hydrogenatum).

**Oleum Ricini majoris:** s. Jatropha curcas (Oleum Jatrophae).

**Oleum Ricini raffinatum:** s. Ricinus communis (Ricini oleum raffinatum).

**Oleum Rosae:** s. Rosa damascena (Rosae aetheroleum).

**Oleum Rosmarini:** s. Rosmarinus officinalis (Rosmarini aetheroleum).

**Oleum Rusci:** s. Betula pendula (Pix Betulae).

**Oleum Rusci rectificatum:** s. Betula pendula (Oleum Betulae empyreumaticum rectificatum).

**Oleum Rutae:** s. Ruta graveolens.

**Oleum Sabinae:** s. Juniperus sabina.

**Oleum Salviae:** s. Salvia officinalis (Salviae officinalis aetheroleum).

**Oleum Santali:** s. Santalum album.

**Oleum Sassafras:** s. Sassafras albidum var. molle.

**Oleum Serpylli:** s. Thymus serpyllum.

**Oleum Sesami:** s. Sesamum indicum (Sesami oleum raffinatum).

**Oleum Sinapis:** **1.** s. Brassica nigra; **2.** s. Allylsenföl.

**Oleum Sinapis aethereum:** s. Brassica nigra.

**Oleum Sinapis pingue:** s. Brassica nigra.

**Oleum Sojae:** s. Glycine max (Sojae oleum).

**Oleum Sojae ad usum parenteralem:** s. Glycine max.

**Oleum Spicae:** s. Lavandula latifolia.

**Oleum Succini crudum:** s. Bernstein.

**Oleum Succini rectificatum:** s. Bernstein.

**Oleum Tanaceti:** s. Tanacetum vulgare.

**Oleum Templini:** s. Abies alba.

**Oleum Terebinthinae:** s. Terebinthina.

**Oleum Terebinthinae e Ligno:** s. Terebinthina (Holzterpentinöl).

**Oleum Terebinthinae medicinale:** s. Terebinthina (Terebinthinae aetheroleum rectificatum).

**Oleum Terebinthinae rectificatum:** s. Terebinthina (Terebinthinae aetheroleum rectificatum).

**Oleum Thujae:** s. Thuja occidentalis.

**Oleum Thymi:** s. Thymus vulgaris (Thymi aetheroleum).

**Oleum Tiglii:** s. Croton tiglium (Oleum Crotonis).

**Oleum Tsugae americanae:** s. Tsuga canadensis.

**Oleum Valerianae:** **1.** s. Valeriana officinalis; **2.** s. Valeriana officinalis var. angustifolia.

**Oleum Vaselini album:** s. Vaselinöl, weißes.

**Oleum Vaselini flavum:** s. Vaselinöl, gelbes.

**Oleum Vetiveriae:** s. Vetiveria zizanioides.

**Oleum Vitrioli:** s. Schwefelsäure.

**Oleum Ylang-Ylang:** s. Cananga odorata (Oleum Canangae).

**Oleum Zeae:** s. Zea mays (Maydis oleum raffinatum).

**Oleum Zedoariae:** s. Curcuma zedoaria.

**Oleum Zinci:** Zinci oxidi oleum; Zinkoxidöl, Zinköl; Darst.: DAC, NRF, Suspension* von 50 T. Zinkoxid* (Sieb 300) in 50 T. Olivenöl; die Konsistenz kann durch Zusatz von bis zu 3 % hochdispersem Siliciumdioxid* erhöht werden. Anstelle von Olivenöl können mittelkettige Triglyceride* verwendet werden. **Anw.:** mildes Adstringens* u. Exsikkans zur Hautbehandlung; 2 Monate haltbar.

**Oleum Zingiberis:** s. Zingiber officinale.

**Oleuropein:** Oleuropeosid; CAS-Nr. 32619-42-4; $C_{25}H_{32}O_{13}$, Strukturformel: s. Abb.; $M_r$ 540.53; Schmp. 87–89 °C; Esterglykosid mit Secoiridoidgrundstruktur; lösl. in Wasser; **Vork.:** Bitterstoff* aus Oliven u. Olivenblättern (s. Olea europaea) sowie Ligustrum-Arten (Fam. Oleaceae, vgl. Ligustrum vulgare); **Wirk.:** spasmolyt., senkt den systol. u. diastol. Blutdruck.

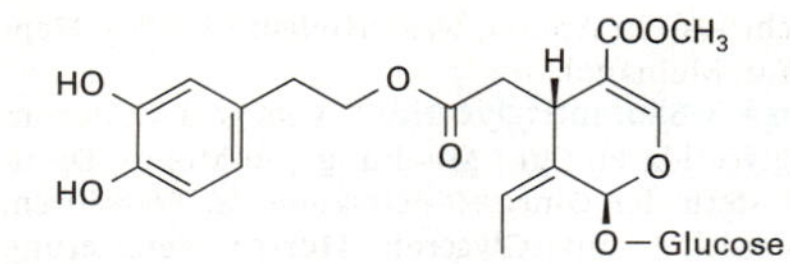


**Oleuropein**

**Oleylalkohol:** Alcohol oleicus Ph.Eur.6; Octadec-9-enol; $C_8H_{17}CH{=}CH(CH_2)_7CH_2OH$; $M_r$ 268.5; D. 0.894; Sdp. 205 °C (200 Pa); $n_D^{25\,°C}$ 1.458–1.460, Trübungspunkt max. 10 °C, SZ max. 1.0; OHZ 205–215; VZ max. 2.0; farblose Flüssigkeit; lösl. in Ethanol u. Ether, unlösl. in Wasser; Gemisch aus Oleylalkohol (*cis*-Octadec-9-enol; CAS-Nr. 143-28-2) u. Elaidylalkohol (*trans*-Octadec-9-enol; CAS-Nr. 506-42-3); mind. 80.0 % Oleylalkohol; **Vork.:** natürl. im Walratöl (Oleum Cetacei; s. Walrat); **Verw.:** in der Kosmetik- u. Textilindustrie, z. B. zur Herst. von Brillantinen, Lippenstiften, für Druckerfarben, zum Wasserdichtmachen von Stoffen, als Antischaummittel. Vgl. Ölsäureoleylester; Ölsäure.

**Oleylis oleas:** s. Ölsäureoleylester.

**Oleyloleat:** s. Ölsäureoleylester.

**Olfaktometrie:** Geruchsprüfung.

**Olfaktoria** (Olfactus Geruchssinn, Olfactorius Riechnerv): Riechmittel, Riechfläschchen.

**Olibanum:** s. Boswellia bhaw-dajiana.

**oligolamellar large vesicles:** s. Liposomen.

**Oligomerisation:** Polymerisation* von nur wenigen Grundbausteinen (Monomeren*).

**Oligonucleotide:** kurze, meist einzelsträngige DNA- od. RNA-Moleküle bis zu einer Kettenlänge von 30 Nucleotiden*; nicht scharf abgegrenzt gegen Polynucleotide (s. Nucleinsäuren); **Anw.:** (molekularbiol.) als sog. Primer für Mutagenesen, Sequenzierungs- u. Polymerase*-Kettenreaktionen.

**Oligopeptide:** Peptide* aus 3–10 Aminosäuren*; **Vork.:** natürl. spielen versch. Oligopeptide eine große Rolle als Hormone*, wie Enkephalin (s. Endorphine), als Toxine*, als Antibiotika* (s. Ciclosporine).

**Oligosaccharide:** Kohlenhydrate* aus 2–10 gleich- od. verschiedenartigen, $\alpha$- od. $\beta$-glykosid. verbundenen Monosacchariden*; können durch saure od. enzymat. Hydrolyse* in ihre Grundbausteine zerlegt werden, denen sie auch in ihren chem. u. physik. Eigenschaften ähneln; **Vork.:** im Pflanzen- u. Tierreich weit verbreitet; **Einteilung:** in Disaccharide*, Trisaccharide (z. B. Raffinose*, Gentianose*, Planteose*), Tetrasaccharide (z. B. Stachyose*), Pentasaccharide (z. B. Verbascose) u. so weiter.

**Oligurie:** verminderte Harnausscheidung (<300–500 mL/24 h); vgl. Anurie; Polyurie.

**Olivae oleum raffinatum:** s. Olea europaea.

**Olivae oleum virginale:** s. Olea europaea.

**Olivenbaum:** s. Olea europaea.

**Olivenblätter:** s. Olea europaea (Oleae folium).

**Olivenöl, natives:** s. Olea europaea (Olivae Oleum virginale).

**Olivenöl, raffiniertes:** s. Olea europaea (Olivae oleum raffinatum).

**Olivin:** Peridot; $(Mg,Fe)_2SiO_4$; D. 3.2–4.4; Härte 6.5–7 der Härteskala*; olivgrüne bis rotbraune rhomb. Kristalle od. Kristallaggregate; **Anw.:** (techn.) Zusatz zu feuerfesten Steinen (Forsterit), hitzeresistente Gläser, Flussmittel für Schlacke in Hochöfen, reine, helle Varietäten als Schmuckstein (edler Olivin).

**Olmesartan** (INN): 4-(1-Hydroxy-1-methylethyl)-2-propyl-1-[2′-(1*H*-tetrazol-5-yl)biphenyl-4-yl]methyl-imidazol-5-carboxylat; CAS-Nr. 144689-24-7; $C_{24}H_{26}N_6O_3$, Strukturformel: s. Abb.; $M_r$ 446.5; logP 3.4; p$K_S$ 2.4; schwer lösl. in Wasser; verwendet wird das Prodrug Olmesartanmedoxomil, das gut u. schnell resorbiert wird u. niedrig dosiert werden kann; **Wirk.:** $AT_1$*-Rezeptor-Antagonist; **Ind.:** Hypertonie; **Kontraind.:** Schwangerschaft, Stillzeit, Gallenwegsobstruktionen; **UAW:** Schwindel, Infektionen der oberen Atemwege; **Dos.:** 1 × 10–40 mg/d; HWZ 10–15 h.

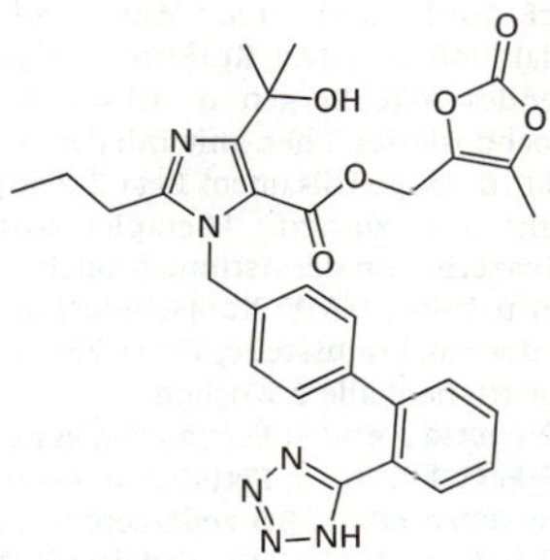


**Olmesartan**

**Ololiuqui:** **1.** s. Rivea corymbosa; **2.** s. Ipomoea violacea.

**Olopatadin:** 11-[(*Z*)-3-(Dimethylamino)propyliden]-6,11-dihydrodibenz(*b,e*)oxepin-2-essigsäure; CAS-Nr. 113806-05-6; $C_{21}H_{23}NO_3$, Strukturformel: s. Abb.; $M_r$ 337.4; **Wirk.:** selektiver Histamin*-$H_1$-Rezeptoren-Blocker; **Ind.:** okuläre Anzeichen u. Sympt. der saisonalen Konjunktivitis; **Dos.:** als Augentropfen; im Abstand von 8 h 2-mal tägl. 1 Tropfen in den Bindehautsack.

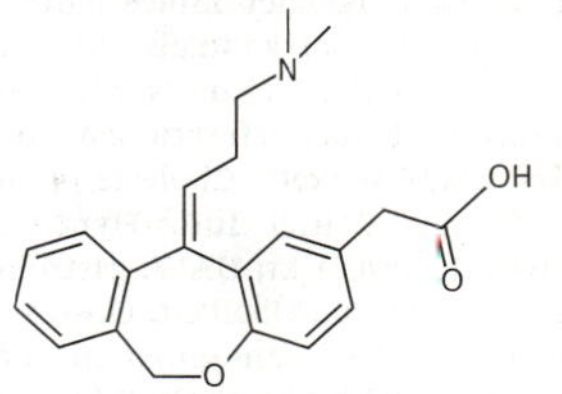


**Olopatadin**

**Olsalazin** (INN): 5,5′-Azodisalicylsäure; 3,3′-Azobis-(6-hydroxybenzoesäure); CAS-Nr. 15722-48-2; $C_{14}H_{10}N_2O_6$; $M_r$ 302.2; **Olsalazin-Dinatrium:** Olsalazinum natricum Ph.Eur., Olsalazin-Natrium; CAS-Nr. 6054-98-4; $C_{14}H_8N_2Na_2O_6$, Strukturformel: s. Abb.; $M_r$ 346.21; gelbes, feines, krist. Pulver, wenig lösl. in Wasser, lösl. in Dimethylsulfo-

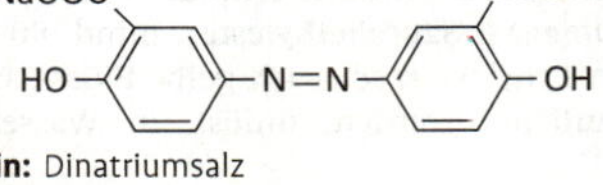


**Olsalazin:** Dinatriumsalz

xid, sehr schwer lösl. in Methanol; zeigt Polymorphie; **Wirk.:** Antirheumatikum*; Magen-Darm-Mittel; wird im Kolon durch Bakt. in 2 Moleküle Mesalazin* gespalten; **Ind.:** Colitis ulcerosa (Rezidivprophylaxe); **UAW:** weicher Stuhl, Diarrhö, Kopfschmerz, Übelkeit; **Dos.:** p. o. Initialdosis: 1 g/d in geteilten Gaben, bei Bedarf zu steigern auf max. 3 g/d über 7 d; Erhaltungsdosis: 2×0.5 g/d nach den Mahlzeiten.

**OLV:** Abk. für (engl.) ***o****ligolamellar* ***l****arge* ***v****esicles*; s. Liposomen.

**Omagra:** s. Gicht.

**Omalgie** (gr. omos Schulter): Schulterschmerz.

**Omalizumab** (INN): CAS-Nr. 242138-07-4; $C_{6450}H_{9916}N_{1714}O_{2023}S_{38}$; $M_r$ 145056.49; rekombinanter, humanisierter monoklonaler Antikörper* (Anti-IgE-Antikörper) zur s. c. Anw.; **Ind.:** Asthma bronchiale mit positiver Reaktion auf ganzjährig auftretendes Aeroallergen u. schweren Anfällen trotz hochdosierter Ther. mit inhalativem Glucocorticoid* u. langwirksamem Beta-2-Sympathomimetikum* zur zusätzl. Therapie; **Kontraind.:** akute Exazerbation des Asthma bronchiale, akuter Bronchospasmus; **UAW:** Kopfschmerzen, Reaktionen an der Injektionsstelle; **Dos.:** 75–375 mg s. c. (1–3 Injektionen) alle 2 Wochen.

**Omega-3-Fettsäuren:** s. Fettsäuren, essentielle.

**Omega-6-Fettsäuren:** s. Fettsäuren, essentielle.

**Omega-Rezeptoren:** s. Benzodiazepin-Rezeptoren.

**Omega-3-Säurenethylester:** Ethylester der mehrfach ungesättigten, essentiellen Fettsäuren* $\alpha$-Linolensäure* ($C_{18}$:3$\omega$-3), Moroctsäure (Stearidonsäure; $C_{18}$:4$\omega$-3), Eicosatetraensäure (Arachidonsäure*; $C_{20}$:4$\omega$-3), Eicosapentaensäure (Timnodonsäure; $C_{20}$:5$\omega$-3; Abk. EPA), Heneicosapentaensäure ($C_{21}$:5$\omega$-3), Clupanodonsäure* ($C_{22}$:5$\omega$-3) u. Docosahexaensäure (Cervonsäure; $C_{22}$:6$\omega$-3; Abk. DHA); **Herst.:** Umesterung des Körperöls (Muskelöl) fetter Fischspecies von Fam. wie Engraulidae, Carangidae, Clupeidae, Osmeridae, Salmonidae u. Scombridae; anschließend physik.-chem. Reinigungsprozess mit einer Harnstoff-Fraktionierung u. nachfolgender Molekulardestillation; Vitamin* E (Tocopherol) kann als Antioxidans* zugesetzt werden; in der Ph.Eur. werden Mindestgehalte einzelner Fettsäurefraktionen vorgeschrieben. **Wirk.:** Lipidsenker*; Cholesterol* u. Triglyceride* senkendes Mittel; **Ind.:** Hypertriglyceridämie u. nach Herzinfarkt; **UAW:** gastrointestinale Störungen wie Reflux, Übelkeit, Obstipation, mäßige Erhöhung der Transaminasen* der Leber, Verlängerung der Blutungszeit; **Dos.:** bei Hypertriglyceridämie p. o. 2–4×0.840 g/d; bei Herzinfarkt p. o. 1×0.840 g/d. **Omega-3-Säurenethylester 60:** Omega-3 acidorum esteri ethylici 60 Ph.Eur.; enthält mind. 60 % Gesamt-Omega-3-Säurenethylester, mind. 50 % EPA- u. DHA-Ethylester; schwach gelbe Flüss., schwach fischähnlicher Geruch, unlösl. in Wasser, sehr leicht lösl. in Aceton, wasserfreiem Ethanol, Heptan u. Methanol. **Omega-3-Säurenethylester 90:** Omega-3 acidorum esteri ethylici 90 Ph.Eur.; enthält mind. 90 % Gesamt-Omega-3-Säurenethylester, mind. 80 % EPA- u. DHA-Ethylester; schwach gelbe Flüss., schwach fischähnlicher Geruch, unlösl. in Wasser, sehr leicht lösl. in Aceton, wasserfreiem Ethanol, Heptan u. Methanol.

**Omega-3-Säurentriglyceride:** Omega-3 acidorum triglycerida Ph.Eur.; Mischung von Mono-, Di- u. Triestern der Omega-3-Fettsäuren (s. Fettsäuren, essentielle) mit Glycerol; **Herst.:** Veresterung konz. u. gereinigter Omega-3-Säuren mit Glycerol; die Omega-3-Säuren stammen aus dem Körperöl (Muskelöl) fetter Fischspecies, z. B. Hering, Makrele; Vitamin* E kann als Antioxidans* zugesetzt werden.

**Omentum** (lat. Netz): Teil des Bauchfells; s. Peritoneum.

**Omeprazol:** Omeprazolum Ph.Eur.; 5-Methoxy-2-[(4-methoxy-3,5-dimethyl-2-pyridyl)methyl]sulfinyl-benzimidazol; CAS-Nr. 73590-58-6; $C_{17}H_{19}N_3O_3S$; $M_r$ 345.4; Schmp. 156 °C; **Wirk.:** Ulkustherapeutikum*; erster Vertreter der Protonenpumpen*-Hemmer; hemmt $H^+/K^+$-ATPase. O. wird bei pH-Werten unter 4.2 über ein Dihydrobenzimidazol in die aktiven Formen, die Sulfensäure u. das Sulfenamid, umgewandelt (s. Abb.). Der für die Umwandlung nötige niedrige pH-Wert kommt nur in der Belegzelle vor; daraus ergibt sich die hohe Selektivität. O. hemmt die Säureproduktion unabhängig von der Gastrin-, Histamin- od. Acetylcholin-Sekretion. **Ind.:** Ulcus ventriculi et duodeni, Refluxösophagitis, Zollinger-Ellison-Syndrom; **UAW:** Schwindel, Kopfschmerz, gastrointestinale Störungen, Beeinträchtigung des Reaktionsvermögens; **Dos.:** p. o. 1×20 mg/d. **Omeprazol-Natrium-Monohydrat:** Omeprazolum natricum Ph.Eur.; $C_{17}H_{18}N_3NaO_3S \cdot H_2O$; $M_r$ 385.4; weißes, hygroskop. Pulver; leicht lösl. in Wasser.

**Ommochrome** (gr. omma Auge; chroma Farbe): Gruppe von gelben bis roten Naturfarbstoffen; **Vork.:** als Pigmente in Augen u. Haut von Krebsen, Tintenfischen u. Insekten; Biosynthese des Phenoxazon-Ringsystems über Kynurenin* u. 3-Hydroxykynurenin (Zwischenprodukte des Abbaus von L-Tryptophan*). Vgl. Xanthommatin.

**Omoconazol** (INN): (*Z*)-1-{2,4-Dichlor-$\beta$-[2-(*p*-chlorphenoxy)ethoxy]-$\alpha$-methylstyryl}imidazol; CAS-Nr. 74512-12-2; $C_{20}H_{17}Cl_3N_2O_2$; $M_r$ 423.73; Schmp. 89–90 °C (kristallisiert aus Ethylacetat/Hexan 1:4); nicht mehr im Handel befindl. lokales Antimykotikum*; **Wirk.:** durch Störung der Ergosterolbiosynthese der Pilzmembran fungistat. auf Dermatophyten, Hefen u. Schimmelpilze, zusätzl. fungizid auf Hefen; früher angewendet bei Pilzinfektionen der Haut; **UAW:** selten Hautreizungen. **Omoconazol-Nitrat:** CAS-Nr. 83621-06-1; $C_{20}H_{17}Cl_3N_2O_2 \cdot HNO_3$; $M_r$ 486.74; Schmp. 118–122 °C (kristallisiert aus Ethylacetat/Ethanol).

**Omphalitis** (gr. omphalos Nabel): s. Nabelentzündung.

**Onagraceae:** Nachtkerzengewächse, früher Oenotheraceae; Fam. der Ordnung Myrtales; ca. 650 Arten; Kräuter od. Stauden; weltweit verbreitet; **Merkmale:** (biol.) die Blätter* sind meist gegenständig, die Blüten* sind radiär od. zygomorph, zwittrig, meist 4-, selten 2-zählig; 2, 4 od. 8 Staubblätter, der Fruchtknoten ist unterständig, die Früchte sind Nüsse od. Kapseln; s. Fruchtformen; **Gattungen:** z. B. Epilobium, Oenothera.

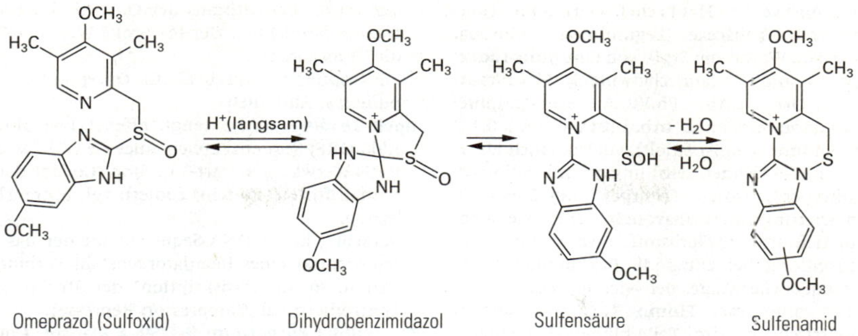


**Omeprazol:** Umwandlung in Sulfensäure u. -amid

**Onchozerkose:** Onchocerciasis; durch den Nematoden Onchocerca volvulus (s. Filarien) verursachte Filariose*; Übertragung durch Kriebelmücken der Species Simulium damnosum; **Vork.:** Mittelamerika, trop. Südamerika u. Afrika, Saudi-Arabien, Jemen; **Pathogenese u. Klinik:** Erregerreservoir ist der Mensch; adulte Würmer leben in Bindegewebeknoten von 3–30 mm Durchmesser od. frei migrierend in der Unterhaut; Lebensdauer bis zu 16 Jahren; Larven (Mikrofilarien) in der Haut führen zu Juckreiz, chron. Dermatitis mit Verlust der elast. Fasern (sog. Papierhaut), Lichenifikation, Atrophie, Depigmentation der Haut (sog. Leopardenhaut); 1–10 % der Bevölkerung in Endemiegebieten erblinden (sog. Flussblindheit, Sudan-Blindheit) durch Larvenbefall sowohl des vorderen (Cornea, Vorderkammer) als auch des hinteren Augenabschnitts (vermutl. durch tox.-allerg. Prozesse); **Ther.:** Chemotherapie mit Ivermectin*, Diethylcarbamazin* u./od. Albendazol* unter Antihistaminikagabe gegen die Mikrofilarien; additiv Doxycyclin* gegen die symbiot., für die Fertilität der Filarien benötigten Wolbachia-Bakt.; Suramin*-Natrium wird gegen die adulten Würmer aufgrund der UAW nur noch selten angewendet. **Proph.:** Bekämpfung der Überträger, intermittierende Ivermectin-Massenbehandlung in den endem. Gebieten.

**Oncoviren:** s. Retroviridae.

**Ondansetron** (INN): 1,2,3,9-Tetrahydro-9-methyl-3-[(2-methyl-1*H*-imidazol-1-yl)methyl]-4*H*-carbazol-4-on; CAS-Nr. 99614-02-5; $C_{18}H_{19}N_3O$, Strukturformel: s. Abb.; $M_r$ 293.4; Schmp. 213–232 °C; **Wirk.:** Antiemetikum*, selektiver Serotonin*-Antagonist ($5\text{-}HT_3$-Antagonist); besitzt auch anxiolyt. Wirk.; **Ind.:** Zytostatika- u. Strahlentherapie, postoperative Übelkeit u. Erbrechen; **WW:** Phenytoin, Carbamazepin u. Rifampicin (CYP3A4-Inhibitoren): orale Clearance von O. erhöht, Blutkonzentration vermindert; Tramadol: verminderter analget. Effekt; **UAW:** Obstipation, Kopfschmerz; **Dos.:** p. o. 2 × 8 mg/d. **Ondansetronhydrochlorid-Dihydrat:** Ondansetroni hydrochloridum dihydricum Ph.Eur.; CAS-Nr. 99614-01-4; $C_{18}H_{19}N_3O \cdot HCl \cdot 2\,H_2O$; $M_r$ 365.86; Schmp. 178.5–179.5 °C aus Wasser/Isopropanol; weißes bis fast weißes Pulver, wenig lösl. in Wasser u. Ethanol, lösl. in Methanol, schwer lösl. in Dichlormethan; **Dos.:** parenteral i. v. 10 mg direkt vor der Behandlung, gefolgt von Infusion i. v. 1.25 mg/h bis zu 24 h od. i. v. 2 × 10 mg im Abstand von 2–4 h; Infusion i. v. 40 mg über 15 min als Einmalgabe vor Chemotherapie; Kinder: i. v. 8 mg/m² KOF (>1.5). Vgl. Dolasetron.

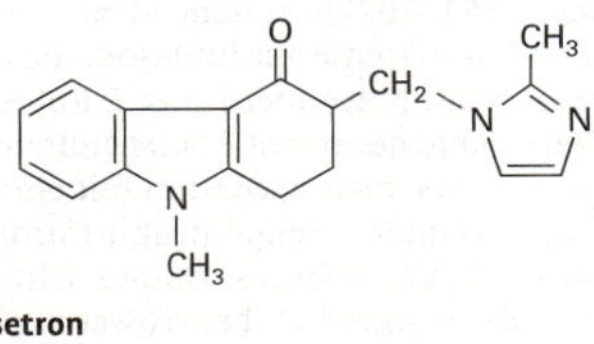


**Ondansetron**

**Onium-Atom:** s. Ylid.

**onkogen:** geschwulsterzeugend; Eigenschaft biol., chem. u. physik. Faktoren, über unterschiedl. Mechanismen normale Zellen zur malignen Transformation zu veranlassen; vgl. Onkogene; Kanzerogene.

**Onkogene:** (engl.) *oncogenes*; an Proliferation, Differenzierung u. Zellwachstum beteiligte Gene*, die durch Mutation* aus Protoonkogenen entstehen u. zu maligner Transformation* führen; **Formen: 1. virale** O. (Abk. v-O., v-onc): mutierte, ursprüngl. zelluläre Gene; bewirken in tier. Zellen eine maligne Transformation; mehr als 20 v-O. sind bisher bekannt; **2. zelluläre** O. (Abk. c-O., c-onc): unmutierte (Wildtyp-)Form von O. (syn. Protoonkogene); sind an normalen Wachstums- u. Differenzierungsprozessen beteiligt; die Aktivierung von c-O. durch Mutation (z. B. durch Kanzerogene*, ionisierende Strahlung) od. DNA-Umbau wird als Mechanismus der Transformation normaler Zellen in Tumorzellen diskutiert.

**Onkologie** (gr. onkos Haufen, Geschwulst): Teilgebiet der Inneren Medizin, das sich mit der Entstehung u. Behandlung von Tumoren u. tumorbedingten Krankheiten beschäftigt.

**onkostatisch:** die Vermehrung von Tumorzellen hemmend.

**onkotoxisch:** Tumorzellen schädigend.

**onkozid:** Tumorzellen vernichtend.

**Onlinehandel:** elektron. Handel mit apothekenpflichtigen Arzneimitteln; die Bestellung des Kunden erfolgt per E-Mail bei einer Apotheke. Vgl. Versandhandel.

**Ononidis radix:** s. Ononis spinosa.

**Ononis spinosa** L.: Hauhechel, Harnkraut, Haudorn; Fam. Fabaceae (Leguminosae); Europa, Nordafrika, Westasien; Stpfl. von **Ononidis radix:** Radix Ononidis, Hauhechelwurzel, Harnkrautwurzel; **Off.:** ÖAB, Ph.Eur.6; Monographie: ESCOP, Kommission E; **Inhaltsst.:** (unter) 0.1 % äther. Öl (mit *trans*-Anethol*), Onocol (auch als α-Onocerin bezeichnet; ein ungewöhnl., dimeres Sesquiterpen*, also ein Triterpen*, mit 2 exocycl. Methylengruppen), Isoflavonglykoside wie Ononin u. Trifolirhizin; Gerbstoffe*; **Anw.:** (med.) zur Durchspülung bei entzündl. Erkrankungen der ableitenden Harnwege, bei Nierengrieß; **Zuber.:** Species* diureticae. **Hom.:** **1.** Ononis spinosa (HAB): frische, oberird. Teile blühender Pflanzen; **2.** Ononis spinosa ethanol. Decoctum (HAB): getrocknete, unterird. Teile.

**Onsäuren:** s. Aldonsäuren.

**Ontario-Pappel:** s. Populus-Arten.

**Ontogenese:** Ontogenie; Entwicklung des Einzelwesens von der Eizelle bis zur endgültigen Ausbildung (Haeckel); vgl. Phylogenese.

**Onychomykose:** Nagelmykose; Nagelpilz; Infektion der Nägel (häufig der Fußnägel), durch Pilze, meist Dermatophyten, seltener Hefen u. Schimmelpilze (z. B. Candida albicans); gefördert durch Durchblutungsstörungen, Hyperhidrose, Tragen von Gummischuhen od. zu engen Schuhen, Pediküreverletzungen; **Ther.:** antimykotikahaltiger Nagellack, ggf. zusätzl. system. Antimykotika*.

**Oogamie:** geschlechtl. Fortpflanzung, bei der einer der beiden Gameten* (Ei) groß u. unbeweglich ist, während der andere Gamet (Spermatozoid) kleiner u. bewegl. ist; vgl. Isogamie; Anisogamie.

O

**Oogonium:** (bot.) einzelliger Behälter, in dem die Eizellen in Ein- od. Mehrzahl gebildet werden; vgl. Archegonium.

**Oolong-Tee:** s. Camellia sinensis.

**Oophoritis:** Eierstockentzündung; **Vork.:** selten isoliert, meist sekundär bei Salpingitis*; **Ätiol.:** aszendierende, lymphogene bzw. hämatogene Infektion (z. B. bei Sepsis*, Peritonitis*); **Sympt.:** wie bei Salpingitis.

**Oophoron** (gr. oon Ei): Eierstock.

**Opal:** s. Siliciumdioxid.

**Opaleszenz:** durch diffuse Lichtstreuung hervorgerufene Trübung, z. B. von kolloidalen Lsg. (Tyndall-Effekt; s. Kolloide); **Prüfung: 1.** Visuelle Methode: Ph.Eur.6; Prüfung auf Klarheit u. O. von Flüssigkeiten; die zu prüfende Flüssigkeit u. eine Referenzsuspension werden in einer Schichtdicke von 40 mm verglichen. 5 min nach Herst. der Referenzsuspension werden die Flüssigkeiten in vertikaler Durchsicht gegen einen dunklen Untergrund u. bei diffusem Tageslicht geprüft. Eine Flüssigkeit wird als klar bezeichnet, wenn die Klarheit derjenigen von Wasser od. dem verwendeten Lösungsmittel entspricht od. wenn die Flüssigkeit nicht stärker opalesziert als Referenzsuspensionen. **2.** instrumentelle Methoden: Nephelometrie* od. Turbidimetrie.

**Opaleszieren:** farbiges Schillern wie ein Opal; vgl. Opaleszenz.

**Opazität** (lat. opacitas Schatten, Dunkel): opt. Durchlassgrad eines Stoffes; Quotient aus einfallender ($I_0$) u. durchgelassener Lichtintensität (I); der dekad. Logarithmus der O. wird als optische Dichte* bezeichnet. Der reziproke Wert der O. ist die Transparenz*.

**OPC-Ampullen:** Kurzbez. für **O**ne-**p**oint-**c**ut-Ampullen; s. Ampullen.

**open reading frame** (engl. offener Leserahmen): Abk. ORF; Sequenzbereich eines Gens* bzw. einer mRNA* zwischen Start-* u. Stop*-Codon, der potentiell für ein Protein* codiert; vgl. untranslated region.

**Operator:** kurze DNA-Sequenz, mit der das Proteinprodukt eines Regulatorgens* in Verbindung tritt u. so die Transkription* der Strukturgene* kontrolliert; vgl. Corepressor; Repressor.

**Operculina turpethum** (L.) Silva Manso: Convolvulus turpethum L., Ipomoea turpethum (L.) R. Br.; Fam. Convolvulaceae; Indien; Stpfl. von **Radix Turpethi:** Turpethwurzel, Turbitwurzel; **Inhaltsst.:** Harz*, dem Jalapenharz (s. Ipomoea purga, Resina Jalapae) ähnl., das Glykoretine* enthält; **Anw.:** (volkstüml.) in der traditionellen Medizin Indiens u. a. bei Wurmbefall, Fieber, Gelbsucht; bei Mensch u. Tier als Drastikum (s. Laxanzien).

**Operculum:** Deckel; Capsulae operculatae: s. Hartkapseln.

**Operment:** s. Arsen(III)-sulfid.

**Operon:** Funktionseinheit aus mehreren Strukturgenen*, die von einem gemeinsamen Operator* u. Promotor* reguliert werden; die Strukturgene werden zu einer gemeinsamen, sog. polycistronischen mRNA* transkribiert. **Hinweis:** Das Operonmodell wurde 1961 von F. Jacob u. J. Monod am Lac-O. von E. coli entwickelt u. konnte bisher nur in prokaryot. Systemen nachgewiesen werden.

**Ophelia chirata:** s. Swertia chirata.

**Ophiotoxine:** s. Schlangengifte.

**Ophthalmica:** s. Zubereitungen zur Anwendung am Auge; Augentropfen.

**Ophthalmologie** (gr. ophtalmos Auge): Augenheilkunde.

**Ophthalmologika:** s. Zubereitungen zur Anwendung am Auge.

**Ophthalmoskopie:** Funduskopie; Betrachtung des Augenhintergrunds.

**Ophtiole®:** pipettenloser Plastikbehälter für einzeldosierte Augentropflösungen mit Abdrehverschluss, hergestellt nach dem Bottle-Pack®-Verfahren.

**Opiansäure:** 6-Formyl-2,3-dimethoxybenzoesäure; $C_{10}H_{10}O_5$; $M_r$ 210.18; entsteht beim oxidativen Abbau von Hydrastin* od. Noscapin*.

**Opiate:** klassische Opiate; natürl. Alkaloide des Opiums* mit morphinartigen Wirkungen; Morphin*, Codein*, Thebain* u. a.; klin. (nicht korrekt) auch syn. für Opioid-Analgetika verwendete Bez. (vgl. Analgetika; Opioide); gemeinsames Strukturelement der O. (mit wenigen Ausnahmen) ist die sog. **analgophore Gruppe** (Otto Schaumann, Innsbruck, 1891–1977), bestehend aus einer sekundären od. tertiären Aminfunktion, die über eine kurze aliphat. Kette meist aus 2 Kohlenstoffatomen mit einem quartären Kohlenstoffatom verbunden ist. Dieses muss wiederum mit einem aromat. Ring verbunden sein; Strukturformel von Morphin: s. Opium; **Wirk.:** s. Opioid-Wirkungen; **Anw.:** v. a. als Analgetika* (bei schweren Schmerzen) od. als Antitussiva*; cave: unterliegen dem Betäubungsmittelgesetz*.

**Opiat-Rezeptoren:** s. Opioid-Rezeptoren.

**Opii extractum siccum normatum:** s. Extractum Opii siccum normatum.

**Opii pulvis normatus:** s. Opium titratum.

**Opii tinctura normata:** s. Tinctura Opii.

**Opioid-Agonist-Antagonisten:** partielle Opioid-Agonisten; Stoffe, deren Wirkungsspektrum von der Affinität* u. Wirkungsstärke (s. intrinsic activity) an den versch. Opioid-Rezeptortypen (s. Opioid-Rezeptoren) abhängig ist; **Einteilung: 1. morphinähnl.** O.-A.-A.: z. B. Buprenorphin*; wirken bei starker Bindung partiell antagonist. an μ-Rezeptoren u. voll agonist. an κ-Rezeptoren; σ-Rezeptoren werden nicht angegriffen; wirken daher stärker analget. als Morphin* bei geringeren psych. UAW u. geringerem Missbrauchspotential; können zu Atemdepressionen führen; **2. nalorphinähnl.** O.-A.-A.: z. B. Nalorphinhydrochlorid* (außer Handel), Pentazocin* (außer Handel); unterscheiden sich von morphinähnl. O.-A.-A. durch stärker antagonist. μ-Rezeptoraktivität sowie starke σ-Rezeptorwirkung; wirken analget. u. können unerwünschte Morphinwirkungen wie Atemdepression teilweise aufheben; verursachen unangenehme psych. UAW. Vgl. Analgetika; Opioid-Antagonisten.

**Opioid-Agonisten:** reine Opioid-Agonisten; Opioide*, die vorwiegend μ-Rezeptoren (s. Opioid-Rezeptoren) stimulieren; **Wirkstoffe:** z. B. Morphin*, Methadonhydrochlorid*, Pethidin*. Vgl. Analgetika; Opiate.

**Opioid-Analgetika:** s. Analgetika.

**Opioid-Antagonisten:** reine Opioid-Antagonisten, Morphin-Antagonisten, Endorphinolytika; dem Morphin* in der Struktur ähnl. Stoffe; **Wirkstoffe: 1.** Naloxon*, Naltrexon*: verdrängen kompetitiv das Morphin von Opioid*-Rezeptoren, ohne eine Wirk. auszulösen; heben damit generell die Morphinwirkung (v. a. die Wirk. auf die Atmung) auf u. dienen als Antidot* bei Intoxikationen mit Morphin u. morphinähnl. wirkenden Stoffen; **2.** Methylnaltrexoniumbromid*: ausschließl. periphere Wirk. auf *μ*-Opioid-Rezeptoren, z. B. im Gastrointestinaltrakt; Anw. zur kausalen Ther. der opioidinduzierten Obstipation; vgl. Nalbuphin. Vgl. Opioid-Agonist-Antagonisten.

**Opioide:** Sammelbez. für alle Stoffe mit morphinartigen pharmak. Wirk. (s. Opioid-Wirkungen); allen gemeinsam ist ihre Affinität zu den Opioid*-Rezeptoren, verbunden mit starker analget. Wirksamkeit u. großem Suchtpotential. **Einteilung: 1.** O. vom Morphintyp; dazu zählen: **a)** natürl. vorkommende O. (s. Opiate) wie Morphin*, Codein*; **b)** halbsynthet., durch chem.-strukturelle Veränderung des Morphinmoleküls gewonnene O. wie Heroin (s. Diacetylmorphin), Hydromorphon*; **c)** vollsynthet. hergestellte O. wie Pethidin*, Methadon (s. Methadonhydrochlorid); **2.** körpereigene O.: s. Opioidpeptide. Vgl. Opioid-Agonisten; Opioid-Antagonisten; Opioid-Agonist-Antagonisten.

**Opioidpeptide:** morphinartig wirkende, strukturell unterschiedliche endogene Peptide, die als Neurohormone* beim Schmerzgeschehen (z. B. Akupunktur*) u. vermutl. bei vielen anderen (patho-)physiol. Vorgängen im Organismus eine bedeutende Rolle spielen, z. B. bei Stress, Schizophrenie*, Wachstum, Steuerung anderer Neurotransmitter*; genaue physiol. Funktionen nicht bekannt; **Vork.:** in Gehirn, Hypophyse, Gastrointestinaltrakt, Blut u. Harn des Menschen u. der Wirbeltiere; **Einteilung:** je nach Vorläuferprotein, aus dem O. herausgespalten werden, in Endorphine*, Enkephaline u. Dynorphine*; außerdem natürl. vorkommende *β*-Casomorphine* u. Dermorphin*.

**Opioid-Rezeptoren:** Opiat-Rezeptoren; G-Protein-gekoppelte Rezeptoren*, welche die Wirkung von Opioiden* vermitteln; v. a. im ZNS, aber auch in der Peripherie lokalisiert; alle O.-R. hemmen bei Aktivierung G-Protein-gekoppelte Adenylylcyclase* (s. G-Proteine). **Einteilung: 1. *μ*-Rezeptor** (Morphin-Rezeptor): vermittelt die Wirk. morphinähnl. Stoffe u. ist verantwortl. für supraspinale Analgesie, Atemdepression, Euphorie, Abhängigkeit; **2. *κ*-Rezeptor:** vermittelt spinale Analgesie, Miosis, Sedation u. Toleranz; Agonisten sind z. B. Dynorphine*; **3. *σ*-Rezeptor:** vermutl. für Dysphorie, Halluzinationen, Toleranz, Atem- u. Kreislaufstimulierung (Tachykardie) verantwortl.; **4. *δ*-Rezeptor:** Stimulation vermittelt Analgesie, Dysphorie u. Halluzinationen; soll bei Toleranz, Atemdepression u. Hypotonie beteiligt sein (v. a. Angriffspunkt von Endorphinen*). Durch Bindung an einen od. mehrere Rezeptortypen wird das Wirkungsprofil der Opioide charakterisiert (s. Opioid-Agonisten; Opioid-Antagonisten; Opioid-Agonist-Antagonisten).

**Opioid-Wirkungen:** allg. Wirkungsprofil von Opioiden*; über Opioid*-Rezeptoren vermittelt; **Einteilung: 1. zentrale O.-W.: a)** dämpfend: z. B. starke Analgesie (s. Analgetika), Sedierung, Atemdepression, antitussive Wirk., antiemet. Wirk. (Späteffekt), Dysphorie; **b)** erregend: Euphorie, Brechreiz auslösend (Früheffekt), Miosis; **2. periphere O.-W.:** Pyloruskontraktion, Tonuserhöhung der glatten Muskulatur des Gastrointestinaltrakts u. Senkung der Motilität (spast. Obstipation), Freisetzung von Histamin* (Urticaria, Juckreiz), Antidiurese (erhöht Freisetzung von Vasopressin*), Hemmung der Harnblasenentleerung, Verminderung des Gefäßmuskeltonus (Kollapsneigung).

**Opipramol** (INN): 4-[3-(5*H*-Dibenz[*b,f*]azepin-5-yl)propyl]-1-piperazinethanol; CAS-Nr. 315-72-0; $C_{23}H_{29}N_3O$, Strukturformel: s. Abb.; $M_r$ 363.49; Schmp. 100–101 °C; **Wirk.:** tricycl. Antidepressivum*; **Ind.:** Angst- u. Spannungszustände, depressive Verstimmungen; **UAW:** s. Antidepressiva; HWZ 6–9 h. Gebräuchl. ist auch Opipramoldihydrochlorid.

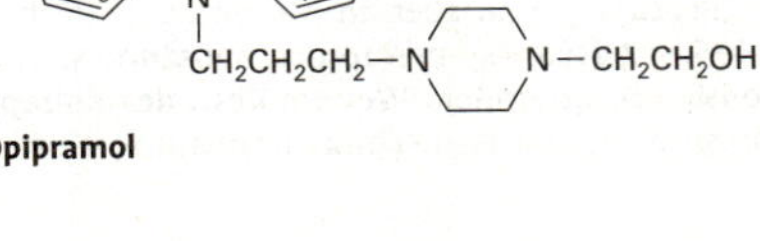


**Opipramol**

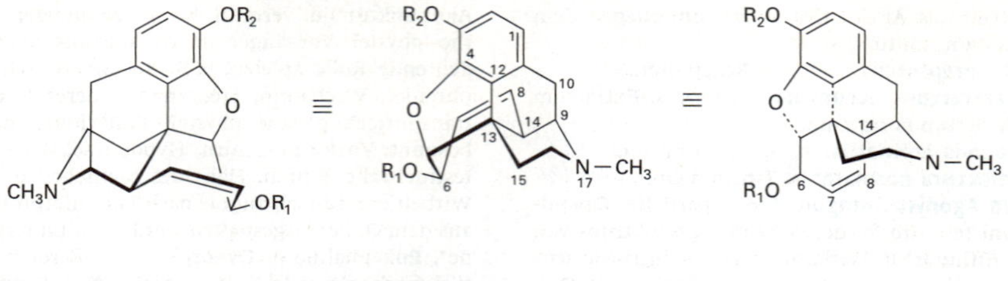

Morphin: $R_1 = H$, $R_2 = H$

Codein: $R_1 = H$, $R_2 = CH_3$

Thebain: $R_1 = CH_3$, $R_2 = CH_3$ , sowie 2 Doppelbindungen zwischen $C_6$, $C_7$ und $C_8$, $C_{14}$ anstelle der Doppelbindung $C_7$, $C_8$.

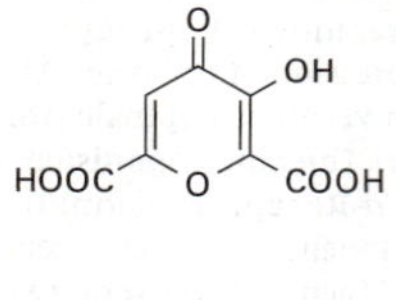

Meconsäure

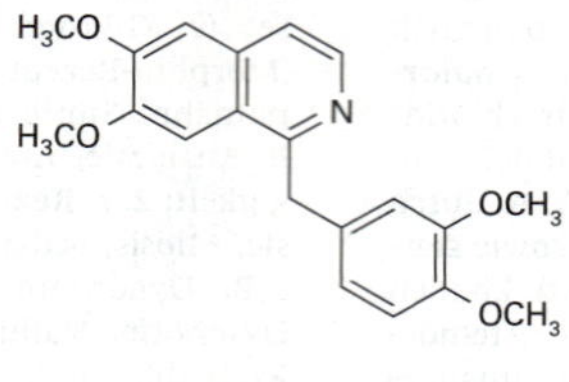

Papaverin

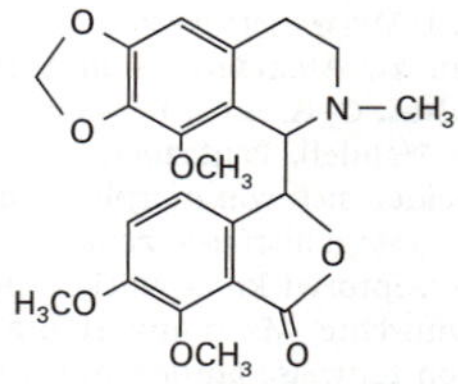

Noscapin

**Opium:** Hauptalkaloide u. Meconsäure

**Opium**
Wirkung einiger Opiumalkaloide

| Wirkung | Morphin | Codein | Thebain | Papaverin | Noscapin |
|---|---|---|---|---|---|
| zentral analgetisch | stark | mittel | keine | keine | schwach |
| hypnotisch | stark | schwach | keine | (schwach) | |
| auf das Atemzentrum | lähmend | keine | erregend | keine | erregend |
| Lähmung der glatten Muskulatur | schwach | schwach | keine | mittel | stark |

**Opium:** Opium crudum; Rohopium, Meconium, Laudanum, Thebaicum; eingetrockneter Milchsaft der angeschnittenen, unreifen Früchte von Papaver* somniferum; unterliegt dem Betäubungsmittelgesetz* (Anlage III; mit Ausnahmen); **Off.:** Ph.Eur.6; **Inhaltsst.:** Die wichtigsten der insgesamt ca. 40 Opiumalkaloide kann man nach ihren Grundstrukturen in die Alkaloide der Morphinanreihe (Morphin*, Codein*, Thebain* u. a.) u. in die Benzyltetrahydroisochinolinalkaloide (z. B. Papaverin*, Noscapin*, Laudanosin, Laudanin, Narcein*) einteilen (s. Abb.). Der Gesamtalkaloidgehalt beträgt 20–25 %, wovon auf Morphin allein 6–15 % (nach Ph.Eur.6 mind. 10.0 %) entfallen; daneben ca. 5 % Noscapin, 1 % Papaverin, 0.3–3 % (mind. 2 %) Codein u. ca. 0.5 % (max. 3 %) Thebain. Der Gehalt der übrigen Alkaloide beträgt unter 0.1 %. Die Alkaloide sind im O. größtenteils an org. Säuren (Wein-, Citronen-, Äpfel-, Bernstein- u. Milchsäure), v. a. aber an Meconsäure* (Gehalt ca. 4–5 %; 3-Hydroxy-pyron-dicarbonsäure; s. Chelidonsäure), gebunden. Weitere Best. des Rohopiums sind 5–10 % Kautschuk, ferner u. a. Pektin, Harze, Gummi, Schleim, Eiweiße, Kohlenhydrate, Wachse, Enzyme; **Wirk.:** Die Gesamtwirkung des Opiums ergibt sich aus den synergist. u. antagonist. Eigenschaften der vorhandenen Alkaloide; sie unterscheidet sich von der des reinen Morphins (s. Tab.). **Anw.:** (med.) zur Ruhigstellung des Darmes bei heftiger Diarrhö, soweit andere Arzneimittel versagen od. nicht verfügbar sind; aufgrund des Gehalts an Morphin bei starken Schmerzen. Opium dient zur Herst. von galen. Zuber.; die Droge darf nicht an den Patienten abgegeben werden. **Gew.:** Die unreifen Kapseln des Schlafmohns werden 10–14 Tage nach dem Abfallen der Blütenblätter am Abend mit einem Messer od. einem Bündel parallel gestellter Messerchen quer geritzt u. am Morgen der ausgetretene Milchsaft* abgeschabt u. auf Blättern gesammelt. Die Ausbeute beträgt pro Kapsel 20–50 mg. Nach dem Erhärten wird das O. zu sog. Kuchen od. Broten von 300–3000 g vereinigt, in Mohnblätter eingewickelt und z. B. mit Reisschalen, Rumexfrüchten od. anderen Materialien bestreut, um das Zusammenkleben zu verhindern. Die zuweilen mit helleren Körnern durchsetzten Stücke sind innen dunkelbraun, im frischen Zustand weich u. zäh; später werden sie durch Austrocknen hart u. spröde u. brechen dann uneben. Der Geruch ist betäubend, der Geschmack stark bitter u. etwas scharf. O. ist in Wasser bis zu 70 % löslich. **Zuber.:** z. B. Extractum* Opii, Extractum* Opii siccum normatum, Tinctura* Opii, Tinctura* Opii benzoica, Tinctura* Opii crocata, Opium* concentratum, Opium* titratum, Pulvis Ipecacuanhae opiatus (früher im ÖAB), Compressi Ipecacuanhae opiati; **Tschandu:** Chandu, Rauchopium; wird in China durch einen bes. Extraktions-, Räucher- u. Fermentationsprozess aus dem Rohopium gewonnen; enthält nur noch einen Teil des ursprüngl. vorhandenen Morphins. Vgl. Rauschdrogen. **Hom.:** Opium: verordnet z. B. bei aton. Obstipation, Neuropathien, komatösen Zuständen, Apoplexie, Folgen von Narkose u. Betäubungsmittelmissbrauch.

**Opium concentratum:** Opiumkonzentrat; Gehalt: DAB, 48–50 % Morphin*; **Anw.:** s. Tinctura Opii; **Dos.:** EMD 0.03 g, TMD 0.1 g.

**Opium crudum:** s. Opium.

**Opium, eingestelltes:** s. Opium titratum.

**Opiumextrakt:** s. Extractum Opii.

**Opiumgesetz:** s. Betäubungsmittelgesetz.

**Opiumkonzentrat:** s. Opium concentratum.

**Opium pulveratum:** s. Opium titratum.

**Opium pulveratum titratum:** s. Opium titratum.

**Opiumtinktur:** s. Tinctura Opii.

**Opiumtinktur, benzoesäurehaltige:** s. Tinctura Opii benzoica.

**Opiumtinktur, eingestellte:** s. Tinctura Opii.

**Opiumtinktur, safranhaltige:** s. Tinctura Opii crocata.

**Opium titratum:** Opii pulvis normatus, Opium pulveratum, Opium pulveratum titratum, Pulvis Opii, Pulvis Opii standardisatus; eingestelltes Opium; Gehalt: **1.** DAB, ÖAB: 9.8–10.2 % Morphin*, mind. 2 % Codein* u. max. 3 % Thebain* (berechnet auf die lufttrockene Droge); die Einstellung erfolgt mit Lactose*; **2.** Ph.Helv.: 9.8–10.2 % Morphin, mind. 0.9 % Codein, mind. 0.9 % Papaverin* (bezogen auf die getrocknete Substanz); die Einstellung erfolgt mit Mannitol*; **Anw.:** s. Tinctura Opii; **Dos.:** EMD 0.15 g, TMD 0.5 g. Vgl. Opium.

**Opiumtrockenextrakt, eingestellter:** s. Extractum Opii siccum normatum.

**Opodeldok:** **1.** s. Linimentum saponato-camphoratum; **2.** s. Gallerta saponata camphorata.

**Opodeldok, flüssiger:** **1.** s. Spiritus saponato-camphoratus; **2.** s. Linimentum saponato-camphoratum liquidum.

**Opopanax:** **1.** s. Commiphora kataf; **2.** s. Opopanax chironium.

**Opopanax chironium (L.) W.D.J. Koch:** Gummiwurz; Fam. Apiaceae (Umbelliferae) westl. Mittelmeergebiet, Arabien, Ägypten, Somaliland; Stpfl. von **Opopanax:** Gummiresina Opopanax; Echtes Opopanax, Gummi Opopanax, Opopanax-Gummi, Opopanax-Harz; **Inhaltsst.:** Harz*, äther. Öl, Gummi*; **Anw.:** in der Parfümerie; das heute handelsübl. Opopanax stammt von Commiphora* kataf; es enthält neben ca. 34 % Gummi v. a. bis ca. 50 % Ferulasäure* des Oporesinotannols, freies Oporesinotannol u. bis 10 % äther. Öl mit Bisabolen*; das fälschl. als Opopanax-Öl bezeichnete **Bisabol-Myrrhenöl** (Burseraceen-Opopanax) stammt von Commiphora* erythraea var. glabrescens; vgl. Commiphora molmol.

**Opopanax-Gummi:** **1.** s. Commiphora erythraea var. glabrescens (Bisabol-Myrrhe); **2.** s. Opopanax chironium (Opopanax).

**Opopanax-Öl:** s. Opopanax chironium.

**Opotherapeutika** (gr. therapeia Behandlung; opos Saft): s. Organtherapeutika.

**Oppenauer-Oxidation:** Methode zur Herst. von Ketonen* aus sekundären Alkoholen* durch Oxidation* in Gegenwart von Aluminiumalkoholat, wobei das als Oxidationsmittel eingesetzte Keton zum Alkohol reduziert wird (s. Abb.); **Hinweis:** Die Umkehrung dieser Reaktion wird als Meerwein*-Ponndorf-Verley-Reduktion bezeichnet.

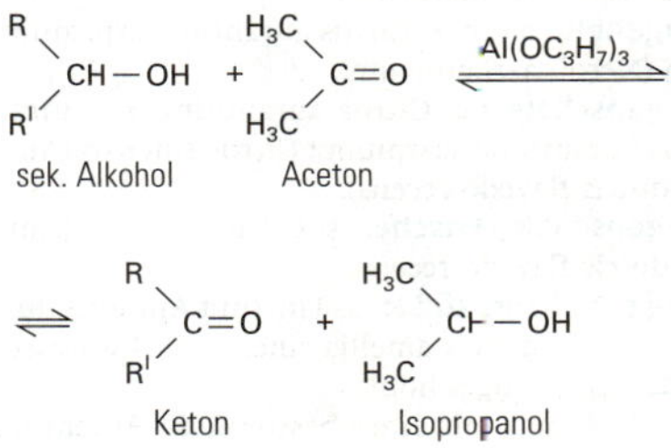


**Oppenauer-Oxidation**

**Opsonierung:** Anlagerung von Bakteriotropinen* an Keime (z. B. Bakt.), wodurch die Phagozytose* ermöglicht od. erleichtert wird.

**Opsonine:** s. Bakteriotropine.

**Optik:** Lehre vom Licht; vgl. Strahlung, elektromagnetische.

**Optimus** (lat.): f: Optima, n: Optimum; der (die, das) Beste.

**Optochin:** Optochin basicum; Ethylhydrokuprein; $C_{21}H_{28}N_2O_2$; $M_r$ 340.2; $[\alpha]_D^{20\,°C}$ −206° bis −212° (c = 5, Salzsäure 1 mol/L); weißes bis schwach gelbl., sehr bitter schmeckendes Pulver, fast unlösl. in Wasser, lösl. in Ethanol, Ether, Chloroform, heißen Ölen u. Fetten, leicht lösl. in Säuren; nicht mehr im Handel befindl. Antiseptikum*; früher auch innerl. angewendet bei Pneumonie u. Malaria. **Optochinhydrochlorid:** Optochin hydrochloricum; Ethylhydrokupreinhydrochlorid; $C_{21}H_{28}N_2O_2 \cdot HCl$; $M_r$ 376.7; weißes, krist., sehr bitter schmeckendes Pulver, lösl. in 2 T. Wasser u. 5 T. Ethanol.

**Opulets®:** einzeldosierte, sterile Augentropfen in eingesiegelten flachen Minituben mit fest verbundenem Kopfteil, das vor der Applikation abgedreht werden muss.

**Opuntia cochenillifera (L.) Mill.:** Cactus cochenillifer L., Nopalea Cochenillifera (L.) Salm-Dyck; Koschenillekaktus; Fam. Cactacea; Heimat unbekannt, alte Kulturpflanze; s. Dactylopius coccus.

**OR:** Abk. für **Odds*-Ratio**.

**oral:** mündl., zum Mund (zur Mundhöhle) gehörend, durch den Mund, vom Mund her, zum Mund hin; vgl. Applikation, orale.

**Oraltabletten:** Lutsch*-, Sublingual*- u. Buccaltabletten; entfalten ihre Wirk. in der Mundhöhle od.

im Rachenraum entweder lokal od. resorptiv; zerfallen nicht, sondern lösen sich langsam u. kontinuierl. auf; müssen möglichst geschmacklos sein od. einen guten Geschmack aufweisen. Durch hohen Pressdruck, den Einsatz von gut wasserlösl. Substanzen (z. B. Saccharose, Glucose), einen höheren Gleitmittelanteil (aus Geschmacksgründen eignen sich Talk u. Magnesiumstearat nicht) u. Weglassen von Zerfallsmitteln wird die Lösungsverzögerung erreicht. Vgl. Compressi.

**Orange III:** s. Methylorange.

**Orangegel:** s. Blaugel.

**Orange, Japanische:** s. Fortunella japonica.

**Orangenbaum:** s. Citrus sinensis.

**Orangenblätter:** s. Citrus aurantium ssp. aurantium (Folia Aurantii).

**Orangenblüten:** s. Citrus aurantium ssp. aurantium (Aurantii amari flos).

**Orangenblütenöl:** s. Citrus aurantium ssp. aurantium (Neroli aetheroleum).

**Orangenschale:** s. Citrus aurantium ssp. aurantium (Aurantii pericarpium); Citrus sinensis (Aurantii dulcis flavedo recens).

**Orangenschale, Frische:** s. Citrus sinensis (Aurantii dulcis flavedo recens).

**Orangentinktur, süße:** s. Tinctura Aurantii dulcis.

**Orange Pekoe:** s. Camellia sinensis (Schwarztee).

**Orbita** (lat.): Augenhöhle.

**Orbital:** Raum mit einer bestimmten Aufenthaltswahrscheinlichkeit für ein Elektron*; **Formen:** Atomorbitale, Molekülorbitale* u. Hybridorbitale (s. Hybridisierung). An Orten, an denen die Wellenfunktion* eines Elektrons (s. Schrödinger-Gleichung) die größte Amplitude hat, ist die Aufenthaltswahrscheinlichkeit am größten, auf den Knotenflächen = 0. Die räuml. Verteilung der Elektronendichte um den Atomkern ist durch 3 Parameter charakterisiert, denen die 3 Quantenzahlen (Hauptquantenzahl* n, Nebenquantenzahl* l u. Orientierungsquantenzahl* m) entsprechen. Hinzu kommt die Spinquantenzahl* als 4. Quantenzahl, die den Elektronenspin berücksichtigt. Im Allg. gibt man nicht alle Quantenzahlen getrennt an, sondern nur die Hauptquantenzahl. Orbitale gleicher Hauptquantenzahl bezeichnet man als **Schale**, Orbitale gleicher Nebenquantenzahl als **Unterschale**. In der Reihenfolge zunehmender Hauptquantenzahl heißen die Schalen K-, L-, M-, N-, O-, P- u. Q-Schale, die Unterschalen mit zunehmender Nebenquantenzahl s-, p-, d- u. f-Unterschale. Zu jedem Wert der Hauptquantenzahl existiert ein s-Orbital, ab n = 2 gibt es 3 p-Orbitale u. ab n = 3 gibt es 5 d-Orbitale.

O

**Orcein:** s. Orseille.

**Orchidaceae:** Orchideengewächse; Fam. der Ordnung Orchidales; ca. 22 000 Arten, in Europa ca. 150 Arten; meist Kräuter, z. T. saprophyt. (ohne Chlorophyll) lebend; **Merkmale: 1.** (biol.) 6-zählige, z. T. verwachsene Blütenhülle; Androeceum mit einem Griffel zum Gynostemium (Griffelsäule) verwachsen, 1 od. 2 Staubblätter; die (miteinander verklebten) Pollen* einer Theka bilden das Pollinium; unterständiger, gedrehter Fruchtknoten mit vielen Samenanlagen (s. Blüte, Blütenteile); Samen winzig, ohne Nährgewebe, Keimling wenig entwickelt, Keimung erfolgt unter Symbiose mit Pilzen (s. Mykorrhiza); **2.** (chem.) Calciumoxalat* meist in Form von Raphiden; in den Knollen der nicht trop. O. Schleim (in Schleimzellen), meist Polymannane, u. Stärke als Reservestoffe; **Gattungen:** z. B. Anacamptis, Angraecum, Cypripedium, Dactylorhiza, Dendrobium, Orchis, Platanthera, Vanilla.

**Orchideengewächse:** s. Orchidaceae.

**Orchideenöl:** s. Cananga odorata (Oleum Canangae).

**Orchilla:** s. Orseille.

**Orchis** (gr. orchis Hoden): **1.** (med.) s. Hoden; **2.** (bot.) Gattung Knabenkraut (z. B. Kuckucksblume, s. Orchis morio); Fam. Orchidaceae.

**Orchis maculata:** s. Dactylorhiza maculata.

**Orchis morio** L.: Salep-Orchis, Kleines Knabenkraut, Kuckucksblume; Fam. Orchidaceae; Deutschland, bes. Rhön, Taunus, Odenwald, ferner Balkan u. Kleinasien; zus. mit anderen Orchis-Arten wie **O. mascula** L. (Stattliches Knabenkraut), **O. militaris** L. (Helm-Knabenkraut) u. a. Orchidaceae wie z. B. Anacamptis* pyramidalis, Dactylorhiza* maculata u. Platanthera* bifolia Stpfl. von **Tubera Salep:** Radix Salep, Salepknollen, Salepwurzel; zur Blütezeit gesammelte, junge, pralle Tochterknollen (bringt die Pflanze im nächsten Jahr zum Blühen), die mit siedendem Wasser abgebrüht u. getrocknet werden; **Inhaltsst.:** ca. 50 % Schleim, der bei Hydrolyse Mannose* u. Glucose* liefert, ferner 30 % Stärke, 5–15 % Eiweißstoffe, Zucker; **Anw.:** (volkstüml.) früher als Schleimdroge (Mucilago* Salep), bei Diarrhö, bes. der Kinder (mit entzündetem Darm), innerl. u. als Klistier; auch als Kräftigungsmittel u. Aphrodisiakum*.

**Orchitis:** Entzündung eines od. beider Hoden; **Vork.:** meist i. R. von Allgemeininfektionen (v. a. Gonorrhö*, Urogenitaltuberkulose, postpubertär am häufigsten Parotitis* epidemica); selten isoliert den Hoden betreffend (Virusorchitis), lokal bedingt durch Übergreifen einer Entzündung des Nebenhodens od. nach Trauma; **Sympt.:** plötzl. einsetzende Schmerzen mit Ausstrahlung in Leistenregion u. Rücken, Schwellung, hohes Fieber, Rötung der Skrotalhaut; Komplikation: Sterilität inf. Defektheilung.

**Orcholin:** s. Phytoalexine.

**Orcin:** Orcinol, 5-Methylresorcin; 3,5-Dihydroxytoluol; $C_7H_8O_2$, $C_6H_3(CH_3)(OH)_2$; $M_r$ 124.1; D. 1.29; Schmp. 107–108 °C; als Hydrat: Schmp. 58 °C; Grundsubstanz des Orseille- u. Lackmusfarbstoffs (s. Orseille; Lackmus); weiße Kristalle, leicht lösl. in Wasser, Ethanol, Ether, lösl. in Benzol; gibt mit Eisenchlorid blauviolette Färbung, mit Chloroform u. Kalilauge Rotfärbung, die bei Verd. mit Wasser in Gelb mit grüner Fluoreszenz umschlägt; **Anw.:** (analyt.) als Indikator*; als Bial-Reagenz u. a. auf Pentosen, Rübenzucker, Diastase, Lignin.

**Orcinolcarboxylsäure:** s. Orsellinsäure.

**Orciprenalin** (INN): Metaproterenol; 5-[1-Hydroxy-2-(1-methylethyl)amino-ethyl]-1,3-dihydroxybenzol; CAS-Nr. 586-06-1; $C_{11}H_{17}NO_3$, Strukturformel: s. Abb.; $M_r$ 211.3; Schmp. 100 °C; **Wirk.:** Broncholytikum*, Beta-Sympathomimetikum (s. Sympathomimetika); **Anw.:** oral, parenteral od.

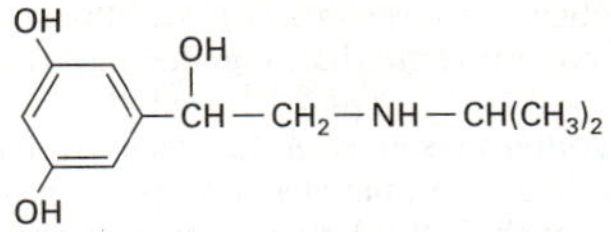

**Orciprenalin**

inhalativ applizierbar; **Kontraind.:** Hyperthyreose, Tachykardie, tachykarde Arrhythmien; **WW:** blutglucosesenkende Wirk. von Antidiabetika* wird vermindert; **UAW:** Tachykardie, Herzklopfen, Herzarrhythmien, Koronarinsuffizienz, Blutdruckabfall, Schwindel, Schwäche, Tremor, Kopfschmerz; HWZ 6 h. **Orciprenalinsulfat:** Orciprenalini sulfas Ph.Eur.; CAS-Nr. 5874-97-5; $C_{22}H_{36}N_2O_{10}S$; $M_r$ 520.60; Schmp. 203 °C; krist. Pulver, leicht lösl. in Wasser. Gebräuchl. ist auch Orciprenalinhydrochlorid ($C_{11}H_{18}ClNO_3$).

**ORD:** Abk. für **o**ptische **R**otations**d**ispersion; chiroptische Methode*, die zusammen mit der CD*-Spektroskopie (Grundlage: Zirkulardichroismus*) Informationen zur Struktur u. Konfiguration* einer Verb. liefert (Charakterisierung der absoluten Konfiguration); Messung mit einem Polarimeter* mit vorgeschaltetem Monochromator; **Prinzip:** Der Wert α der optischen Drehung (s. Aktivität, optische; Drehung, spezifische) einer chiralen Substanz verändert sich in Abhängigkeit von der Wellenlänge des eingestrahlten, linear polarisierten Lichtes (Dispersion*). I. d. R. verändert sich der Drehwert beim Übergang zu kürzeren Wellenlängen monoton zu- od. abnehmend (normale ORD-Kurve; s. Abb.). Je nach Lage der normalen ORD-Kurve zur Abszisse kann dabei in seltenen Fällen auch Nulldurchgang u. Änderung des opt. Drehsinns auftreten. Enantiomere* geben zueinander spiegelbildl. ORD-Kurven. Im Bereich einer Absorptionsbande der chiralen Substanz ($\lambda_{max}$) macht sich zusätzl. die unterschiedl. Absorption ε für links- u. rechtszirkular polarisierte Strahlung bemerkbar ($\varepsilon_L \neq \varepsilon_R$). Dies führt zu einem anomalen Verlauf der ORD-Kurve, dem sog. **Cotton-Effekt** (s. Abb.). Dabei ändert die Kurve zweimal ihre Richtung; es tritt sowohl ein Maximum als auch ein Minimum auf (positiver Cotton-Effekt: Maximum bei längerer Wellenlänge als das Minimum; negativer Cotton-Effekt: umgekehrter Fall). Urs. ist die Anwesenheit eines Chromophors*: **1.** Achirale Chromophore (C=O, C=C) geben in einer chiralen Umgebung schwache Effekte. **2.** Chirale Chromophore geben starke Effekte. Bestimmung der absoluten Konfiguration chiraler Moleküle aus dem Cotton-Effekt durch theoret. Betrachtungen (halbempir. u. empirische Ansätze) mögl.; zusätzl. ist die Strahlung nach Passieren der Substanz nicht linear, sondern ellipt. polarisiert (s. Elliptizität). Beim Zirkulardichroismus* misst man in der Umgebung von $\lambda_{max}$ die Absorptionsdifferenz Δε u. erhält eine CD-Kurve (s. Abb.). **Berechnung:** Die opt. Drehung ist ein Maß für die unterschiedl. Geschwindigkeit von links- u. rechtszirkular polarisiertem Licht in dem opt. aktiven Medium ($c_L \neq c_R$). Aufgrund der engen Verknüpfung von Brechungsindex* n u. Lichtgeschwindigkeit gilt auch: $n_L \neq n_R$. Für den Drehwert α ergibt sich folgender Zusammenhang:

$$\alpha = \frac{180 \cdot (n_L - n_R) \cdot l}{\lambda_0}$$

α: Drehwinkel in Grad; $n_L$, $n_R$: Brechungsindizes für links- bzw. rechtszirkular polarisiertes Licht; l: Schichtdicke in cm; $\lambda_0$: Vakuumwellenlänge in cm.

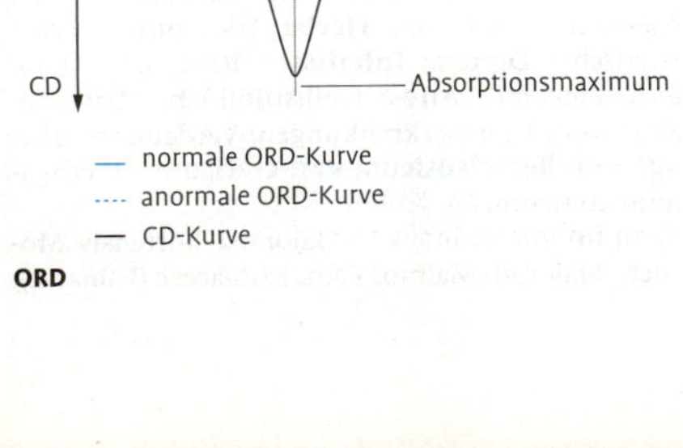

**ORD**

**Ordinate:** (mathemat.) Bez. für die vertikale Achse des Koordinatensystems in der xy-Ebene (x = 0); vgl. Abszisse.

**Ordinatenabschnitt:** s. Ausgleichsrechnung.

**Ordnung** (lat. ordo): taxonom. Einheit zwischen Klasse* u. Familie*, die aus mehreren Familien besteht; Ordnungsnamen enden auf -ales; vgl. Nomenklatur, binäre.

**Ordnungsgrad:** Ordnungszustand der Materie; vgl. Molekulargalenik.

**Ordnungszahl:** Abk. OZ; Kernladungszahl, Protonenzahl, Atomnummer; Symbol Z; Anzahl der Protonen* im Atomkern eines chemischen Elements*; ist gleich der Nummer des Elements im Periodensystem* der Elemente (im Elementsymbol als Index links unten angegeben: $^{12}_{6}C$). Bei den elektr. neutralen Atomen* entspricht die O. auch der Anzahl der um den Atomkern kreisenden, negativ geladenen Elektronen*.

**Oreoherzogia fallax:** s. Rhamnus alpinus ssp. fallax.

**Orexin:** Phenzolin; 2-Phenyl-1,2-dihydrochinazolin; CAS-Nr. 55661-66-0; $C_{14}H_{12}N_2$; $M_r$ 208.26; **Orexin-Tannat:** Orexinum tannicum, gerbsaures Orexin; gelbl. weißes Pulver, unlösl. in Wasser, leicht lösl. in Säuren; nicht mehr im Handel befindl. Stomachikum u. Antiemetikum; **Darst.:** Einwirkung von Gerbsäure auf Orexin.

**Orexinum tannicum:** s. Orexin (Orexin-Tannat).

**ORF:** Abk. für (engl.) *open* reading frame*.

**Organismus, gentechnisch veränderter:** s. Organismus, transgener.

**Organismus, transgener:** gentechnisch veränderter Organismus (Abk. GVO); Organismus, der mind. ein nicht von seiner Art stammendes Gen* in seinem Genom trägt; das übertragene Gen wird als **Transgen** bezeichnet. Wird das Transgen in Keimzellen integriert, kann es auch vertikal (von Generation zu Generation) weitervererbt werden.

O

Zur Transformation* von Prokaryoten* ist eine Vielzahl gentechnolog. Methoden entwickelt worden (s. Gentechnologie). Das Fremdgen wird in einen Vektor* inseriert u. in die Prokaryotenzelle eingeführt.

**Organogele:** s. Gele.

**Organoleptik:** Sensorik; sinnenmäßige Prüfung u. Bewertung von Produkten mit Hilfe von Geruch, Geschmack u. Aussehen durch regelmäßig sensorisch geschulte Prüfpersonen.

**Organomagnesiumverbindungen:** s. Grignard-Verbindungen.

**Organosiloxane:** s. Silicone.

**Organtherapeutika:** Opotherapeutika, Organpräparate, Zellpräparate, Zelltherapeutika; früher verstand man unter O. nur getrocknete tier. Organe bzw. Extrakte u. Präparate daraus od. die Gewebesäfte dieser Organe od. ihre Sekrete od. Inkrete; die Organotherapie wurde von Brown-Sequard (Physiologe, Paris, 1818–1894) eingeführt; vgl. Hormone; Verw. fanden v. a.: **1. Bauchspeicheldrüse** (Pankreas): Extracti Pancreatis; Anw. z. B. bei Verdauungsstörungen; vgl. Pankreatin; **2. Bronchialdrüsen** (Glandulae bronchiales): Glandulae bronchiales siccatae; **3. Eierstock** (Ovarium): Ovaria siccata; Anw. z. B. bei klimakter. Beschwerden; **4. Gelbkörper** (Corpus luteum): Corpora lutea siccata; **5. Gehirn** (Cerebrum): Cerebrum siccatum; **6. Gehirnanhangsdrüse** (Hypophysis cerebri, Glandula pituitaria, Hypophyse): Hypophysis cerebri siccata, Glandula pituitaria siccata; Anw. z. B. bei Hypophyseninsuffizienz, Entwicklungsstörungen; **7. Hypophysenhinterlappen** (s. Hypophysis cerebri pars posterior); **8. Hoden** (Testes, Testiculi): Testes siccati; Anw. z. B. bei Potenzstörungen; **9. Knochenmark** (Medulla ossium): Medulla ossium rubra siccata; **10. Leber** (Hepar): Hepar siccatum; Anw. z. B. bei Anämien, Leber- u. Gallenerkrankungen; **11. Lunge** (Pulmo): Pulmones siccati; **12. Milchdrüsen** (Mammae): Mammae siccatae; **13. Milz** (Lien): Lien siccatus; Anw. z. B. zur Steigerung der Abwehrkräfte; **14. Nebennieren** (Glandulae suprarenales): Glandulae suprarenales siccatae; Anw. z. B. bei Hepatopathien, NNR-Insuffizienz; **15. Nieren** (Renes): Renes siccati; Anw. z. B. bei Lungenerkrankungen; **16. Schilddrüse** (Glandula thyreoidea): Glandulae thyreoideae siccatae; s. Thyreoidea siccata; Anw. z. B. bei Fettsuchtformen, Schilddrüsenunterfunktion; **17. Nebenschilddrüse** (Epithelkörperchen, Glandulae parathyreoideae): Glandulae parathyreoideae siccatae; Anw. z. B. bei Dermatitiden, Juckreiz; **18. Thymusdrüse** (Glandula thymi): Glandulae Thymi siccatae; Anw. z. B. bei Wachstumsstörungen; **19. Zirbeldrüse** (Epiphyse, Glandula pinealis): Glandulae pinealis siccatae. Anstelle der getrockneten Organe selbst wurden später dann folgende O. eingesetzt: **1. Frischzellen** bzw. frische Organe (z. B. Frischzellentherapie nach Niehans); **2.** aufgeschwemmte **Trockenzellen** (Injektion frisch homogenisierter, gefriergetrockneter u. luftfrei abgefüllter Organe); **3. Organextrakte**, z. T. auch standardisiert; **4. Organhydrolysate** sowie **Autolyseprodukte** u. **Lyophilisate** von Mikroorganismen od. deren Stoffwechselprodukte (Gewebetherapie nach Filatow, Polylysate nach Kaskow), v. a. Präparate zur Herst. od. Aufrechterhaltung der natürl. Darmflora.

**Organ, vomeronasales:** Abk. VNO; Jacobson-Organ; rudimentäres, bei vielen Amphibien, Reptilien u. manchen Säugetieren stark ausgebildetes Riechorgan, das am vorderen unteren Abschnitt des Nasenseptums liegt; beim Menschen ein kurzer u. blind endender Kanal beidseits der Nasenscheidewand; Schleimhaut enthält Chemosensoren, die für die unbewusste Wahrnehmung von Pheromonen* bedeutsam sind.

**Orgotein** (INN): Ormetein; CAS-Nr. 9016-01-7; kupfer- u. zinkhaltige Superoxiddismutase*; nicht mehr im Handel; **Wirk.:** antiphlogist. Aktivität, inaktiviert Sauerstoffradikale; früher angewendet bei Entzündungen der Harnwege u. des Darmes, nach Strahlenbehandlung sowie zur intraartikulären Injektion bei degenerativen Gelenkerkrankungen.

**ORI:** Abk. für (engl.) *origin* of replication*.

**Oricello:** s. Orseille.

**Orientbeule:** s. Leishmaniasen.

**Orientierungsquantenzahl:** Magnetquantenzahl; Symbol m; gibt an, wie Orbitale* im Raum orientiert sind; auch als Magnetquantenzahl bezeichnet, weil die Energie der Orbitale in einem äußeren Magnetfeld u. a. von der Orientierung der Orbitale zum Magnetfeld abhängt; kann die Werte aller ganzen Zahlen zwischen +l u. –l annehmen; daher beträgt die Anzahl der möglichen Orbitale mit unterschiedl. O. bei einer bestimmten Nebenquantenzahl* l: $m = 2l + 1$. Ist z. B. $l = 2$, kann $m = -2, -1, 0, 1$ u. 2 sein. Vgl. Hauptquantenzahl; Spinquantenzahl.

**Orificium** (lat. os Mund): Mündung, Öffnung.

**Origani herba:** **1.** s. Origanum vulgare; **2.** s. Origanum onites.

**Origanum creticum** L.: Origanum vulgare var. creticum (L.) Briqu., Origanum heracleoticum var. creticum (L.) Hal.; Griechischer Hopfen, Kretischer Dost; Fam. Lamiaceae (Labiatae); Mittelmeerländer, Kreta; Stpfl. von **Herba Origani cretici:** von den Stängeln getrennte, getrocknete Blätter* u. Blüten*; **Inhaltsst.:** 1–3 % äther. Öl, Bitterstoffe, Gerbstoffe; **Anw.:** Aromatikum u. Gewürz; **Oleum Origani cretici:** Spanisches Hopfenöl (auch von anderen Origanum-Arten); D. 0.915–0.975, lösl. in 70 %igem Ethanol; dickflüssige, gelbe bis rotbraune Flüss., Geruch nach Thymian*; **Inhaltsst.:** stark von der Sorte abhängig; Carvacrol*, Thymol* u. Linalool*, ferner Pinen*, Cedrol, *p*-Cymol* u. a.; **Anw.:** **1.** (med.) zu Einreibungen u. in Hustenmitteln; **2.** als Gewürz; **3.** aufgrund der enthaltenen Phenole als Antioxidans in der Lebensmitteltechnologie; **4.** in der Parfümerie.

**Origanum dictamnus** L.: Amaracus dictamnus (L.) Benth.; Diptamdost(en); Fam. Lamiaceae; Griechenland; Stpfl. von **Herba Dictamni cretici:** Kretischer Diptam; **Inhaltsst.:** äther. Öl mit ca. 85 % Pulegon*; **Anw.:** (volkstüml.) bei Lungen-, Magen- u. Uteruserkrankungen; Verdauungshilfe.

**Origanum heracleoticum var. creticum:** s. Origanum creticum.

**Origanum majorana** L.: Majorana hortensis Moench; Majoran, Mairan; Fam. Lamiaceae (Labiatae);

O

Vorderindien, Arabien u. Ägypten bis Tripolis, Mittelmeergebiet, kultiviert in Deutschland, Frankreich, Ungarn; Stpfl. von **Majoranae herba:** Herba Majoranae; Mairan, Majoran, Meiran; **Inhaltsst.:** 0.5–1 % äther. Öl, Lamiaceen-Gerbstoffe (Rosmarinsäure*), Flavonoide*, Phenole* u. Phenolglykoside, darunter Arbutin*, Methylarbutin*, Hydrochinon*, Hydrochinonmethylether, Phenolcarbonsäuren* u. Triterpene*; **Off.:** EB; **Anw.:** **1.** (volkstüml.) als Karminativum* u. Spasmolytikum*, auch als Diuretikum*; äußerl. als Wundsalbe (Majoransalbe); Negativmonographie der Kommission E (auch Majoranae aetheroleum) aufgrund der im Majorankraut in niedrigen Konz. enthaltenen Stoffe Hydrochinon (im Tierexperiment kanzerogen) u. Arbutin; **2.** als Küchengewürz, Wurstkraut; **Majoranae aetheroleum:** Oleum Majoranae; Majoranöl; D. 0.896–0.912; $\alpha_D^{20\,°C}$ +15° bis +25°; äther. Öl des Krautes, grünl. gelbes Öl von aromat. Geruch, lösl. in Ethanol; **Best.:** u. a. α-Terpineol, Terpinen-4-ol*, ferner Terpinen, Sabinen, Pinen*; **Anw.:** **1.** (med.) als Stomachikum*; Negativmonographie der Kommission E (s. Majoranae herba); **2.** zu Likören. **Hinweis:** Nach Kommission E sollten Salben, die äther. Majoranöl enthalten, nicht bei Säuglingen u. Kleinkindern angewendet werden. **Hom.:** Origanum majorana (HAB): frisches, blühendes Kraut.

**Origanum onites** L.: Majorana onites (L.) Benth.; Spanischer Hopfen, Kretischer Dost; Fam. Lamiaceae; Mittelmeerländer, Kleinasien, Syrien; zus. mit Origanum* vulgare Stpfl. von **Origani herba:** Herba Origani; Dostenkraut; von den Stängeln getrennte, getrocknete Blätter* u. Blüten*; **Inhaltsst.:** 2–4 % äther. Öl mit 50–85 % Carvacrol*, 3–13 % γ-Terpinen, 5–12 % *p*-Cymol*, 1–7 % Borneol*, 1–5 % Bisabolen* u. 1–3 % α-Pinen* sowie in Spuren Thymol*, Limonen*, Linalool* u. a. Monoterpene*, ferner Flavonoide*, Gerbstoffe; **Anw.:** s. Origanum vulgare.

**Origanum vulgare** L.: Dost(en), Wilder Majoran, Doran; Fam. Lamiaceae (Labiatae); nördl. gemäßigte Zone; zus. mit Origanum* onites Stpfl. von **Origani herba:** Herba Origani, Dostenkraut; von den Stängeln getrennte, getrocknete Blätter* u. Blüten*; **Off.:** Ph.Eur.6; **Inhaltsst.:** äther. Öl (enthält unterschiedl. viel Thymol*, Carvacrol* u. a.), ferner Flavonoide*, Catechine*, Phenolcarbonsäuren*; Gehalt nach Ph.Eur.6 mind. 2.5 % äther. Öl; Summe der Gehalte an Carvacrol u. Thymol: mind. 60 % im äther. Öl; **Anw.:** (volkstüml.) z. B. bei Husten, Bronchialkatarrh, Beschwerden im Magen-Darm-Trakt; harntreibendes Mittel; zu Gurgelwässern; als Gewürz. **Hom.:** Origanum vulgare: frisches, blühendes Kraut.

**Origanum vulgare var. creticum:** s. Origanum creticum.

**Originalitätssicherung:** s. Garantieverschluss.

**origin of replication** (engl. Replikationsursprung): Abk. ORI; Sequenz im DNA-Molekül, an dem nach Bindung eines Initiatorproteins die Replikation* der DNA* beginnt; in der Gentechnik verwendete Plasmide* benötigen einen ORI, um in transgenen Zellen persistieren zu können.

**Orizabawurzel:** s. Ipomoea orizabensis (Radix Scammoniae mexicanae).

**Orleana:** s. Bixa orellana.

**Orleansaat:** s. Bixa orellana (Orleana).

**Orlistat** (INN): *N*-Formyl-L-leucin-(*S*)-1-[(2*S*,3*S*)-3-hexyl-4-oxo-2-oxetanylmethyl]dodecylester; CAS-Nr. 96829-58-2; $C_{29}H_{53}NO_5$, Strukturformel: s. Abb.; $M_r$ 495.74; Schmp. 43 °C; logP 8.9; schwer lösl. in Wasser; **Wirk.:** Antiadipositum*; hemmt Lipasen im GIT u. verhindert die Resorption von ca. 30 % der Nahrungsfette; **Ind.:** Body*-mass-Index von >30 kg/m² bei adipösen Patienten bzw. >28 kg/m² bei übergewichtigen Patienten mit begleitenden Risikofaktoren (in Verb. mit hypokalor. Kost); **UAW:** gastrointestinal, z. B. öliger Stuhl, Flatulenz, Stuhldrang u. verminderte Resorption fettlösl. Vitamine A, D, E u. K; **Dos.:** 120 mg p. o. vor, während od. nach einer Hauptmahlzeit.

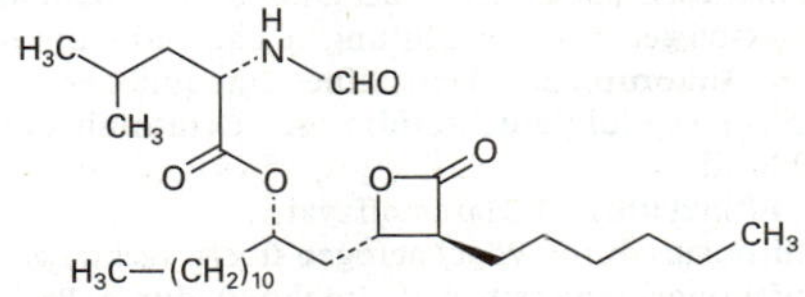


**Orlistat**

**Ormenis nobilis:** s. Chamaemelum nobile.

**Ormetein:** s. Orgotein.

**Ornidazol** (INN): 1-Chloro-3-(2-methyl-5-nitroimidazol-1-yl)propan-2-ol; CAS-Nr. 16773-42-5; $C_7H_{10}ClN_3O_3$, Strukturformel: s. Abb.; $M_r$ 219.6; Schmp. 74 °C; lösl. in 25 T. Wasser; in der Schweiz im Handel befindl. Nitroimidazol*; in Deutschland u. Österreich außer Handel; **Wirk.:** wirksam gegen Anaerobier (Bacteroides, Fusumbakterien) u. Protozoen (Trichomonas vaginalis, Entamoeba histolytica); **Ind.:** Trichomoniasis, Amöbiasis*.

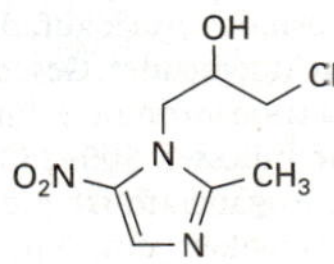


**Ornidazol**

**Ornipressin** (INN): [Orn8]Vasopressin; [8-Ornithin]Vasopressin; CAS-Nr. 3397-23-7; $C_{45}H_{63}N_{13}O_{12}S_2$; $M_r$ 1042.2; nicht mehr zugelassenes synthet. ADH*-Analogon; **Wirk.:** vasokonstriktor., Hämostatikum*; früher angewendet im HNO-Bereich, in der Mund- u. Kieferchirurgie als Zusatz zu Lokalanästhetika sowie zur Behandlung blutender Ösophagusvarizen. Vgl. Desmopressin; Terlipressin; Lypressin.

**Ornithin:** natürl. als L-Ornithin; α,δ-Diaminovaleriansäure; 2,5-Diaminopentansäure; CAS-Nr. 70-26-8; $C_{45}H_{12}O_2$, Strukturformel: s. Aminosäuren (Abb. dort); $M_r$ 132.2; Schmp. 120–140 °C; bas., nicht proteinogene Aminosäure*; Baustein versch. Antibiotika (z. B. Gramicidin*); Glied des Harnstoffzyklus*; aus O. entsteht bei der Eiweißfäulnis durch mikrobielle Decarboxylierung* Putrescin*. **Hinweis:** Der Name kommt daher, dass O. als Ornithursäure (Verb. von O. mit Benzoesäure) zuerst im Guano der Vögel (gr. ornis Vogel) aufgefunden wurde.

**Ornithinaspartat:** Ornithini aspartas; (*S*)-2,5-Diaminovaleriansäure-(*S*)-2-aminosuccinat; 2,5-Diaminovaleriansäuresalz der L-Asparaginsäure* (Doppelsalz); CAS-Nr. 3230-94-2; $C_9H_{19}N_3O_6$; $M_r$ 265.3; weißes Pulver, lösl. in Wasser; **Off.:** DAB; **Wirk.:** Lebertherapeutikum. Vgl. Ornithin; Ornithinhydrochlorid.

**Ornithinhydrochlorid:** Ornithini hydrochloridum; Ornithinmonohydrochlorid; $C_5H_{13}ClN_2O_2$; $M_r$ 168.6; Schmp. 233 °C (unter Zers.); weißes Pulver, leicht lösl. in Wasser; **Off.:** DAB; **Wirk.:** Lebertherapeutikum. Vgl. Ornithinaspartat.

**Ornithin-α-ketoglutarat:** Ornithin oxogluras; L-(+)-Ornithin-α-oxoglutarat; CAS-Nr. 5191-97-9; $C_5H_{12}N_2O_2 \cdot C_5H_6O_6$, $C_{10}H_{18}N_2O_7$; $M_r$ 278.26; früher med. angewendet als Lebertherapeutikum bei komatösen Zuständen u. bei erhöhtem Blutammoniakspiegel inf. von Blutungen od. Verbrennungen; **Inkomp.:** z. B. Penicilline, Tranquillizer.

**Ornithinmonohydrochlorid:** s. Ornithinhydrochlorid.

**Ornithinzyklus:** s. Harnstoffzyklus.

**Ornithose:** durch Vögel aerogen übertragene bakt. Infektionskrankheit, z. B. Infektion durch Papageien: Psittakose (Papageienkrankheit); Erreger: Chlamydia psittaci; s. Chlamydien.

**OROS®:** Abk. für **or**ales **o**motisches therapeutisches **S**ystem; osmot. Pumpe; ein gastrointestinales therapeutisches System* (Abk. GITS) in Form einer Tablette mit osmot. gesteuerter Wirkstofffreisetzung; **Prinzip:** Ein Reservoir an festem Wirkstoff ist von einer semipermeablen Membran (Celluloseacetat* als selektive Membran) umhüllt, die eine od. mehrere kleine Öffnungen vom Reservoir nach außen aufweist. Durch die Membran konstant eindringendes Wasser löst den Wirkstoff. In Abhängigkeit von der Löslichkeit baut sich im Inneren ein bestimmter osmot. Druck auf, der die gesättigte Lsg. mit gleichbleibender Geschwindigkeit (0. Ordnung; s. Reaktionsordnung) durch die kleinen Öffnungen (Durchmesser 100–250 nm) nach außen presst. Die Abgaberate ist proportional zum Quadrat der Löslichkeit des Wirkstoffs. OROS® können mit einer Wirkstoffschicht überzogen sein, um eine Initialdosis bereitzustellen. **Hinweis:** Ein schlecht lösl. Wirkstoff erzeugt einen zu geringen osmot. Druck; ein zu gut lösl. ist ungeeignet, da sich die gesättigte Lsg. zu rasch verdünnt u. die Abgabegeschwindigkeit wieder abnimmt. **Zweikammersystem:** Push-Pull OROS®; OROS® für gut lösl. Stoffe; in einer Kammer des Systems, das mit einer semipermeablen Membran umgeben ist, befindet sich ein osmot. aktives Treibmittel (NaCl, Mannitol*), das den geeigneten Druck erzeugt u. diesen über die flexible, impermeable Trennwand an die andere Kammer mit der Wirkstofflösung abgibt, die durch die Öffnung ausgepresst wird (s. Abb.).

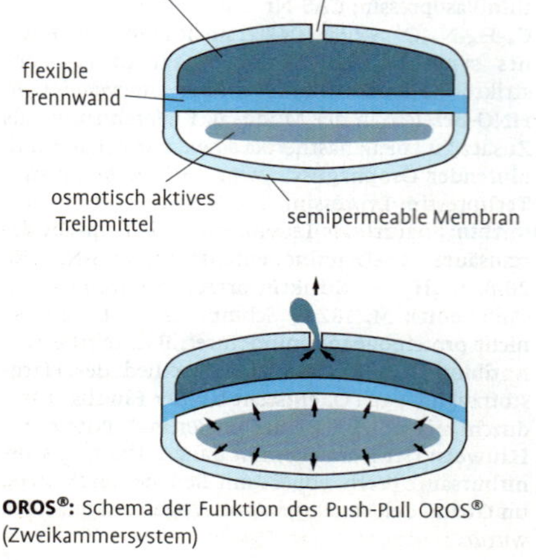


**OROS®:** Schema der Funktion des Push-Pull OROS® (Zweikammersystem)

**Orotsäure** (INN) (gr. oros Molke): Acidum oroticum anhydricum, Uracil-6-carbonsäure; Molkensäure; 1,2,3,6-Tetrahydro-2,6-dioxo-4-pyrimidincarbonsäure; CAS-Nr. 65-86-1; $C_5H_4N_2O_4$, Strukturformel: s. Abb.; $M_r$ 156.10; Schmp. 345 °C; bildet auch ein Monohydrat (Acidum oroticum monohydricum; CAS-Nr. 50887-69-9); weißl., krist., geruchloses Pulver von schwach säuerl. Geschmack; sehr schwer lösl. in Wasser (1:550), etwas besser lösl. in Alkalihydroxid-Lsg., unlösl. in den gebräuchl. org. Lösungsmitteln; eine O.-Lsg. 0.01 mol/L hat einen pH-Wert von ca. 2.3; die Lsg. sind sehr stabil u. können lange Zeit unverändert gelagert werden. Das Cholinsalz der O. ist sehr leicht lösl. in Wasser (bis 50 %) u. eignet sich bes. für Injektionen. **Vork.:** in der Milch zahlreicher Säugetierarten (Kuhmilch enthält 100 mg/L, Schafsmilch 325 mg/L) sowie in Hefe; **Bedeutung:** (physiol.) Vorstufe für die Biosynthese des Pyrimidinrings (s. Pyrimidinbasen); **Off.:** DAC (Monohydrat u. wasserfreie Form); **Wirk:** Lebertherapeutikum; soll wachstums- u. fruchtbarkeitsfördernd wirken; **Ind.:** Leberschädigungen (auch durch Gifte u. Arzneimittel), ferner in der Säuglings-Kleinkinder-Diätetik, in der Geriatrie sowie in der Tieraufzucht. Gebräuchlich sind auch Methyl- u. Ethylester sowie diverse Salze (z. B. Kaliumorotat*, Magnesiumorotat* u. Calciumorotat*-Dihydrat). **Gesch.:** 1904 von Biscaro u. Belloni, Italien, aus Molke von Kuhmilch isoliert.

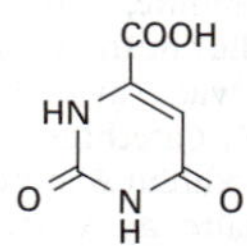

**Orotsäure**

**Orphan Drug** (engl. orphan Waise): Orphan-Präparat; Bez. für ein Arzneimittel gegen eine der (ca. 5000 bekannten) seltenen Krankheiten, das wirtschaftl. von geringem Wert ist; Kriterien für die Einstufung als seltene Krankheit (Prävalenz): USA: weniger als 200 000 Patienten/Jahr, entspricht 7.5/10 000 Einwohnern; Japan: weniger als 50 000 Patienten/Jahr, entspricht 4.0/10 000 Einwohnern; Australien: weniger als 2000 Patienten/Jahr, entspricht 1.1/10 000 Einwohnern; EU: weniger als 185 000 Patienten/Jahr, entspricht 5.0/10 000 Einwohnern. Auf O. D. wird das zentralisierte Verfahren für das Inverkehrbringen bei der EMA* angewandt. Der Investor kann von der Zahlung der Gebühr, die bei der Europäischen Agentur für die Beurteilung von Arzneimitteln zu entrichten ist, befreit werden; wurde eine EMA-Zulassung für ein O. D. erteilt, so gilt für dieses Arzneimittel 10 Jahre lang ein Alleinvertriebsrecht; Verzeichnung im Community Register of orphan medicinal products for human use. **Beispiele:** Dasatinib* zur Behandlung der chron. myeloischen Leukämie (Abk. CML), Idursulfase* zur Behandlung der Mukopolysaccharid-Speicherkrankheit Typ II.

**Orphenadrin** (INN): *N,N*-Dimethyl-2-($\alpha$-2-tolylbenzyloxy)ethylamin; CAS-Nr. 83-98-7; $C_{18}H_{23}NO$, Strukturformel: s. Abb.; $M_r$ 269.37; **Wirk.:** zentrales Muskelrelaxans*, schwaches Anticholinergikum* u. Antihistaminikum*; **Ind.:** kurzfristige symptomat. Behandlung schmerzhafter Muskelspasmen; **Dos.:** **1.** p. o. retard 2 × 100 mg/d; **2.** parenteral (i. v., i. m.) 60 mg/d; HWZ 10 h. **Orphenadrinhydrogencitrat:** Orphenadrini citras Ph.Eur.; CAS-Nr. 4682-36-4; $C_{24}H_{31}NO_8$; $M_r$ 461.51; Schmp. 137 °C; weißes bis fast weißes, krist. Pulver, wenig lösl. in Wasser, schwer lösl. in Ethanol; **Dos.:** **1.** p. o. 2 × 100 mg/d; **2.** parenteral i. m., i. v. 60 mg, Gabe nach 12 h wiederholen. **Orphenadrinhydrochlorid:** Orphenadrini hydrochloridum Ph.Eur.; CAS-Nr. 341-69-5; $C_{18}H_{24}ClNO$; $M_r$ 305.83; Schmp. 160 °C; weißes bis fast weißes, krist. Pulver, leicht lösl. in Wasser u. Ethanol; **Dos.:** **1.** p. o. Initialdosis: 150 mg/d in geteilten Gaben, allmählich steigerbar mit 25–50 mg/2–3 d; Erhaltungsdosis: 150–300 (max. 400) mg/d; **2.** parenteral i. m. 40 mg. Gebräuchl. ist auch Orphenadrinhexadecylsulfat.

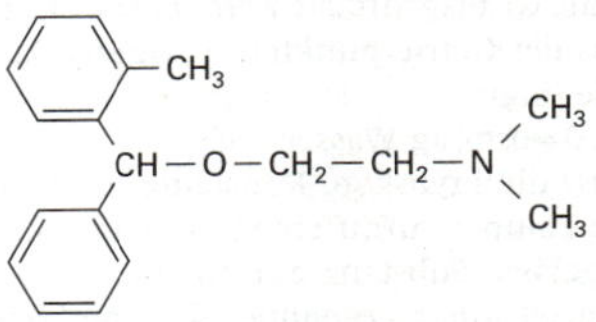


**Orphenadrin**

**ORSA:** Abk. für **O**xacillin-**r**esistenter **S**taphylococcus **a**ureus; s. MRSA.

**Orseille:** Orchilla, Oricello; ein aus versch. Flechtenarten (s. Lichenes; hauptsächl. Rocella fuciformis, Rocella* tinctoria sowie Lecanora-Arten u. a.) gewonnener roter bis blauvioletter Farbstoff; er enthält Orcin*, das an der Luft in der Gegenwart von Ammoniak in den eigentl. färbenden Inhaltsstoff Orcein übergeht; braunes, krist. Pulver, unlösl. in Wasser u. Ether, lösl. in Ethanol, Aceton, Essigsäure; gibt mit Metallsalzen rote Farblacke; **Anw.:** als Färbemittel für Wolle u. Seide (violett) sowie u. a. für Mundwässer.

**Orsellinsäure:** Orcinolcarboxylsäure; 2,4-Dihydroxy-6-methylbenzoesäure; $C_8H_8O_4$; $M_r$ 168.14; Schmp. 176 °C; $pK_S$ 3.9; natürl. in konjugierter Form od. als Depsid in Flechten, sog. Flechtensäure*; decarboxyliert leicht zu Orcin*.

**Orthese:** Apparat zur Stabilisierung, Entlastung, Ruhigstellung, Führung od. Korrektur von Gliedmaßen, Rumpf od. Wirbelsäule; an den Gliedmaßen als Schienenschellenapparate (mit Riemen versehene Stahlschienen) bzw. Schienenhülsenapparate (die Glieder umfassende Walklederhülsen), am Rumpf als Leibbinden, Mieder od. Korsett; Formen: Bein-, Arm-, Rumpf- u. Halsorthesen sowie Spreizapparate (zur Ther. der kindl. Hüftgelenkluxation).

**Ortho-:** **1.** Wortteil mit der Bedeutung gerade, richtig (z. B. orthochromatisch, orthomorph); **2.** (chem.) Symbol *o*-; Bez. in der Substitutionsisomerie* für die 1,2-Stellung von 2 Substituenten* am Benzolring.

**Orthoaminobenzoesäure:** s. *o*-Aminobenzoesäure.

**Orthoarsensäure:** s. Arsensäure.

**Orthoborsäure:** s. Borsäure.

**Orthocresol:** s. Cresol.

**Orthohydroxybenzoesäure:** s. Salicylsäure.

**Orthokieselsäure:** s. Silicium (Kieselsäuren).

**Orthokresol:** s. Cresol.

**Orthomyxoviridae** (gr. myxa Schleim): Fam. mittelgroßer, einsträngiger RNA*-Viren mit Hüllmembran; wichtigste Vertreter: Influenza*-Viren.

**Orthophosphorige Säure:** s. Phosphonsäure.

**Orthophosphorsäure:** s. Phosphorsäuren.

**Orthophthalsäure:** s. Phthalsäure.

**Orthopoxvirus bovis:** s. Kuhpocken-Virus.

**Orthosiphon aristatus** (Bl.) Miq.: Orthosiphon stamineus Benth., Orthosiphon spicatus (Thunb.) Backer, Bakh. f. et Steenis non Benth., Katzenbart; Fam. Lamiaceae (Labiatae); Indien, Sundainseln, Sumatra, Australien; Stpfl. von **Orthosiphonis folium:** Folia Orthosiphonis; Indischer Nierentee, Javatee, Koemis Koetjing, Orthosiphonblätter; kurz vor der Blüte geerntete u. getrocknete Laubblätter u. Stängelspitzen; **Off.:** Ph.Eur.6, Ph.Helv.; Monographie: HMPC, ESCOP, Kommission E; **Inhaltsst.:** 0.2–0.6 % äther. Öl (mit Limonen*, Borneol*, Thymol*), ca. 6 % Gerbstoffe*, ca. 0.2 % lipophile Flavone* wie Sinensitin* (nach Ph.Eur.6 mind. 0.05 % Sinensitin bezogen auf das Trockengewicht), Scutellarein*, Eupatorin* (Strukturformeln: s. Flavonoide, Tab. dort); Triterpensaponine u. Triterpene* ($\alpha$- u. $\beta$-Amyrin*) bzw. Phytosterole ($\beta$-Sitosterol*); hoher Anteil an Kaliumsalzen u. a. Mineralstoffen; **Anw.:** (med.) Durchspülungstherapie bei bakteriellen u. entzündl. Erkrankungen der ableitenden Harnwege; vorbeugend bei Nierengrieß.

**Orthosiphonblätter:** s. Orthosiphon aristatus (Orthosiphonis folium).

**Orthosiphonis folium:** s. Orthosiphon aristatus.

**Orthostase:** aufrechte Körperhaltung.

**Orthostasesyndrom:** s. Hypotonie.

**Orthosulfimidum benzoicum:** s. Saccharin.

**Orton-Kegel** (Edward Orton, 1863–1932): 2.86 od. 6.35 cm hohe, leicht geneigte Schmelzkegel aus keram. Material (aus ca. 100 unterschiedl. kombinierten Basisbestandteilen), die in keram. Brennprozessen zur pyrometr. Bestimmung u. Kontrolle der sog. Hitzearbeit als Funktion aus Brennzeit u. -temperatur verwendet werden; als Endpunkt dient der Zeitpunkt, an dem sich die Spitze des Kegels bis zur Berührung der Unterlage geneigt hat. Die Auswahl geeigneter Kegel erfolgt anhand von Tabellen. Nachfolger der Seger*-Kegel.

**Oryzae amylum:** s. Oryza sativa (Amylum Oryzae).

**Oryza sativa** L.: Reis; Fam. Poaceae (Gramineae); kultiviert in allen trop. u. subtrop. Gebieten; Stpfl. von **Amylum Oryzae:** Oryzae amylum Ph.Eur.6;

Reisstärke; Stärke aus dem Endosperm der Früchte; vgl. Amylum (Abb. 1 dort).

**Oryzenin:** s. Gluteline.

**Os:** **1.** (chem.) Symbol für Osmium*; **2.** (lat. Genitiv oris) Mund; **3.** (lat. Genitiv ossis, pl ossa) Knochen.

**Osazone:** Gruppenbezeichnung für 1,2-Bis(phenylhydrazone); vgl. Phenylhydrazin; **Nachw.:** mit Hilfe von Wurster*-Salz.

**Oscherstrauch:** s. Calotropis procera.

**Oseltamivir** (INN): (3*R*,4*R*,5*S*)-4-acetylamino-5-amino-3-(1-ethylpropoxy)-1-cyclohexen-1-carbonsäure-ethylester; CAS-Nr. 196618-13-0; $C_{16}H_{28}N_2O_4$, Strukturformel: s. Abb.; $M_r$ 312.4; **Oseltamivirphosphat:** CAS-Nr. 204255-11-8; $C_{16}H_{31}N_2O_8P$; $M_r$ 410.46; **Wirk.:** Neuraminidase*-Inhibitor; Virostatikum*; Prodrug, aktiver Metabolit Oseltamivircarboxylat (GS 4071), Umwandlung durch hepat. Esterasen; absolute Bioverfügbarkeit ca. 80 %; Absorption wird durch gleichzeitige Nahrungsaufnahme nicht beeinflusst; Ausscheidung: ausschließl. renal, vorwiegend unverändert als Oseltamivircarboxylat; Wirkungsspektrum: umfasst die Neuraminidase* von Influenza-A- u. -B-Viren; die Erkrankungsdauer der Grippe* wird bei Ther. um ca. 1 Tag verkürzt, die Anzahl der Atemwegskomplikationen u. Mittelohrentzündungen bei Kindern wird gesenkt; **Ind.:** Grippemittel* zur Prophylaxe u. Ther. einer Infektion mit Influenza A u. B; **UAW:** gelegentl. Übelkeit, Erbrechen; cave: neuropsychiatr. Reaktionen insbes. bei Kindern u. Jugendlichen; ansonsten gute Verträglichkeit; **Dos.:** Postexpositionsprophylaxe od. saisonale Prophylaxe 1×75 mg/d p. o. über mind. 7 d (bis zu 6 Wochen); Ther., d. h. nach Auftreten der ersten Sympt.: 2×75 mg/d p. o. bei einem KG >40 kg; HWZ 6–10 h.



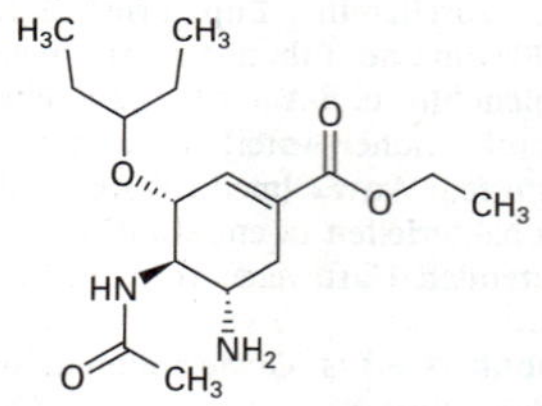

**Oseltamivir**

**Osladin:** s. Polypodium vulgare (Rhizoma Polypodii).

**osm:** Symbol für Osmol*.

**Osmium:** Symbol Os; CAS-Nr. 7440-04-2; $A_r$ 190.2; OZ 76; D. 22.59 (Os ist das Element mit der höchsten Dichte); Schmp. 3050 °C; Sdp. ca. 5020 °C; Härte 7 der Härteskala*; blaugraues, zinkähnl. aussehendes, sprödes u. pulverisierbares, 2-, 3-, 4-, 6- u. 8-wertiges Platinmetall* (Schwermetall*); oxidiert leicht an der Luft zu Osmium(VIII)*-oxid ($OsO_4$), unlösl. in Säuren; **Vork.:** in Platinerzen als Osmiridium (Kanada, Russland, Südafrika, Borneo); **Herst.:** aufwändige Abtrennung von anderen Platinmetallen, Überführung in Osmium(VIII)-oxid, Destillation u. Reduktion mit Formaldehyd* od. Wasserstoff*; **Anw.:** Metallfäden für elektr. Glühlampen; Legierungs- u. Katalysatormetall; **Gesch.:** entdeckt 1804 von Smithon Tennant (1761–1815).

**Osmium(VIII)-oxid:** Acidum osmicum; Osmiumtetroxid, Osmiumsäure; CAS-Nr. 20816-12-0; $OsO_4$; $M_r$ 254.2; D. 4.91; Schmp. 40 °C; Sdp. 132 °C; farblose Kristallnadeln, lösl. in Wasser, gut lösl. in org. Lösungsmitteln; sublimiert bei Raumtemperatur u. bildet sehr giftige, schleimhautreizende Dämpfe; **Darst.:** Erhitzen von Osmiumpulver im Sauerstoffstrom; **Anw.:** Anfärbe- u. Fixiermittel in der Mikroskopie; Oxidationskatalysator.

**Osmiumsäure:** s. Osmium(VIII)-oxid.

**Osmiumtetroxid:** s. Osmium(VIII)-oxid.

**Osmodiuretika:** s. Diuretika.

**Osmol:** Symbol osm; Einheit in Mol für die volumen- bzw. massebezogene Stoffmenge an osmot. wirksamen Teilchen (Moleküle, Ionen) in einer Lsg.; entweder als Osmolarität (osm/L) od. als Osmolalität* (osm/kg) bezeichnet.

**Osmolalität:** osmotische Konzentration; Einheit osm/kg Wasser; diejenige Molalität (mol/kg Lösungsmittel), welche eine ideale Lösung eines nichtdissoziierenden Stoffes besitzen müsste, um denselben osmotischen Druck* auszuüben wie die betrachtete Lösung; für verd. Lsg. gilt die O. als ident. mit der Osmolarität (s. Osmol); ferner kann für nicht dissoziierende Stoffe (z. B. Glucose) die O. mit der Molalität gleichgesetzt werden; bei dissoziierenden Substanzen muss die Molalität noch mit der Anzahl der Ionen pro Molekül multipliziert werden (z. B. bei Natriumchlorid mit 2). Der osmot. Druck einer Lsg. kann entweder durch die Gefrierpunkterniedrigung* gegenüber Wasser od. durch die O. ausgedrückt werden. Die O. errechnet sich aus der Gefrierpunkterniedrigung Δt (in Kelvin) wie folgt:

$\Delta t/1.860 = \text{osm/kg Wasser}$

1.860 ist die kryoskop. Konstante für Wasser. Sie ist jene Temperaturdifferenz in Kelvin (K), um die 1 Mol gelöste Substanz auf 1000 g Lösungsmittel den Gefrierpunkt gegenüber dem des reinen Lösungsmittels zu senken vermag; spezifische Größe für die Flüssigkeit. Eine wässrige Lsg., deren osmot. Druck einer idealen 1-molalen Lsg. entspricht, gefriert bei −1.860 °C u. besitzt eine Konz. von 1 osm/kg.

**Osmolarität:** s. Osmol.

**Osmolaxanzien:** s. Laxanzien.

**Osmometer:** Apparatur zur Ermittlung des osmot. Druckes einer Lsg. bzw. der Gefrierpunkterniedrigung* einer Lsg. gegenüber dem reinen Lösungsmittel (meist Wasser); vgl. Isotonie; **Durchführung:** Die Messungen erfolgen entweder mit dem Beckmann-Thermometer od. mit einem elektron. O., heute selten mit einem Membran- od. Dampfdruckosmometer. Bei der Prüfung auf Isotonie (Ermittlung der Gefrierpunkterniedrigung) mit dem Beckmann-Thermometer wird die Prüflösung definiert unter den Gefrierpunkt abgekühlt u. dann durch vibrierende Nadeln od. Beimpfen mit kleinen Eiskristallen zum Gefrieren gebracht. Durch die frei werdende Kristallisationswärme steigt die Temp. auf ein Maximum, den Gefrierpunkt. Die Differenz zum Gefrierpunkt des reinen Wassers stellt die Gefrierpunktdepression dar (s. Abb.). Elektron. O. arbeiten nach dem gleichen

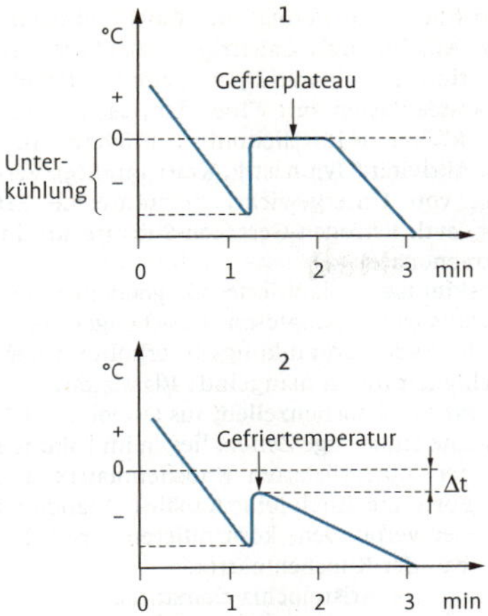


**Osmometer:** Temperaturverlauf während einer Bestimmung der Gefrierpunkterniedrigung Δt; 1: für Wasser; 2: für eine wässrige Lösung

Prinzip, aber mit kleinen Probenmengen; die Temp. wird mit Hilfe eines Thermistor-Temperaturfühlers registriert u. die Probe wird thermoelektr. gekühlt (Peltier*-Effekt). Nach der Eichung mit Wasser u. einer Eichlösung zeigt das O. den Messwert in Milliosmol/kg an. **Berechnung:** Der osmot. Druck, dessen experimentelle Bestimmung aufwändig ist, verhält sich proportional zur Erniedrigung des Gefrierpunktes einer Lösung. Die Gefrierpunkterniedrigung erlaubt die Umrechnung in die Osmolalität* der Lösung.

**Osmose:** setzt man zw. einer Lösung u. reinem Lösungsmittel (z. B. Wasser) eine semipermeable (d. h. nur für das Lösungsmittel durchlässige) Membran als Trennwand ein, so wandert das Lösungsmittel durch die Membran in die (konzentriertere) Lösung; man bezeichnet diese einseitige Diffusion als O. u. den dabei entstehenden Druck, der mehrere bar (Atmosphären) betragen kann, als **osmotischen Druck***. Die Wanderung des Lösungsmittels durch die Membran erfolgt so lange, bis auf beiden Seiten ein gleichmäßiger osmot. Druck herrscht. Nur die Teilchen, für welche die Membran undurchlässig ist, tragen zum osmot. Druck bei. Lösungen von gleichem osmotischem Druck heißen **isotonisch** (z. B. Blut u. physiol. Kochsalzlösung; der osmot. Druck des menschl. Blutes beträgt bei 37 °C ca. 7 bar). Die O. ist für das pflanzl. u. tierische Leben von höchster Bedeutung, da die Zellen von semipermeablen Wänden umgeben sind, durch die ein ständiger Ausgleich von Wasser bzw. der darin gelösten Nährstoffe (die Zellwände sind nicht völlig semipermeabel) erfolgt. Der osmot. Druck bewirkt die elast. Straffung (Turgor) der Zellwände bzw. des Gewebes; vgl. Kolloide. **Anw.:** Trennung niedermolekularer Stoffe von kolloidalen u. Makromolekülen, da letztere nicht durch eine durchlässige (permeable) Membran diffundieren können. Diesen Vorgang nennt man **Dialyse** (z. B. bei Blutreinigungsverfahren*; s. Dialysebehandlung) u. das Dialysiergerät Dialysator. Dieser besteht aus einem Gefäß mit permeabler Membran, das in einem weiteren Gefäß mit z. B. Wasser als Lösungsmittel hängt, od. aus einem Schlauch mit poröser Wand, der sich ebenfalls in einem größeren Gefäß mit Wasser befindet. Als Membran dienen z. B. Pergament, Pergamentpapier, Schweinsblase, Cellophan, Collodiumfilter od. Tonzylinder. **Endosmose:** Eindringen einer Flüss. aus der Umgebung in einen von porösen Wänden umschlossenen Raum bzw. in ein solches Gefäß (Dialysierschlauch). **Exosmose:** Austreten einer Flüss. aus einem solchen Gefäß in die Umgebung; Temperaturerhöhung od. Anlegen einer elektr. Spannung kann die Diffusion beschleunigen (Elektroosmose, Elektrodialyse). Vgl. Umkehrosmose.

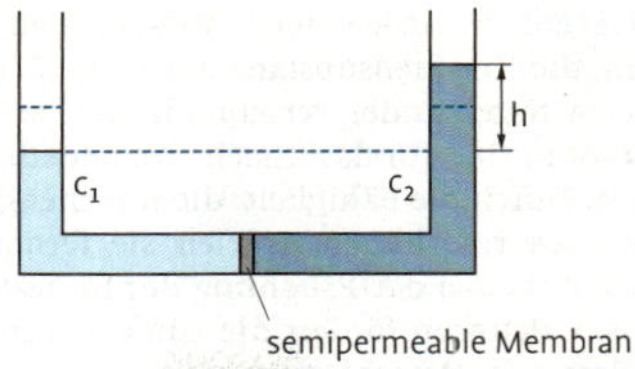


**Osmose:** Verhalten zweier durch eine semipermeable Membran getrennter Lösungen verschiedener Konzentrationen ($c_1 < c_2$; h: aufgrund des Lösungsmittelaustauschs über die semipermeable Membran entstehende Differenz in der Höhe der Flüssigkeitssäule (Ausgleich des osmot. Drucks)

**Osmosensoren:** veraltet Osmorezeptoren; Sensoren* im Nucleus supraopticus u. Nucleus paraventricularis des Hypothalamus* sowie in der Leber, die minimale Abweichungen der Plasmaosmolarität registrieren u. durch Beeinflussung der hypothalam. Freisetzung von Vasopressin* u. wahrscheinl. auch des Durstgefühls einer Änderung der Plasmaosmolarität entgegenwirken.

**Osmose, reverse:** s. Umkehrosmose.

**Osmotherapie:** Einspritzung (i. v. Injektion) einer hyperton. Lsg. (z. B. Mannitol* 15–20 %ig, Sorbitol* 40 %ig, Glycerol* 10 %ig) unter Kreislaufkontrolle zur therap. Erhöhung des intravasalen osmot. Drucks; bewirkt einen Einstrom von Gewebeflüssigkeit in die Blutgefäße u. somit die Entwässerung des Gewebes; **Ind.:** Hirndrucksteigerung, zur forcierten Diurese*; **Kontraind.:** nach Probeinfusion anhaltende Oligurie* od. Anurie*, kardiale Dekompensation, Dehydratation*.

**Osotriazol:** s. Triazole.

**Ossa Sepiae:** s. Sepia officinalis.

**Osteoblasten:** Knochen bildende Zellen, die aus Bindegewebezellen hervorgehen; synthetisieren die Kollagenfibrillen, welche die unverkalkte Knochengrundsubstanz (Osteoid*) darstellen, in die sie teilweise mit eingeschlossen u. zu nicht mehr teilungsfähigen Osteozyten* werden.

**Osteochondritis:** Knochen- u. Knorpelentzündung, z. T. auch syn. für Osteochondrose (degenerativer Prozess) verwendet.

**Osteoid:** weiche, frisch von Osteoblasten* gebildete, noch nicht verkalkte Knochenmatrix; besteht hauptsächlich aus Kollagen* Typ I.

O

**Osteoklasten:** vielkernige Riesenzellen (ca. 100 µm), die Knochensubstanz abbauen. O. gehen aus vielen miteinander verschmolzenen Monozyten hervor u. sind für das Knochenremodelling bedeutsam. Durch die Fähigkeit, die Knochengrundsubstanz zu resorbieren, spielen sie ferner eine wichtige Rolle bei der Erhöhung des Blutcalciumspiegels. Calcitonin fördert die Umwandlung von Osteoklasten in Osteoblasten.

**Osteo-Lathyrismus:** s. Lathyrus sativus.

**Osteologie:** Lehre von den Knochen.

**Osteomalazie:** erhöhte Weichheit u. Verbiegungstendenz der Knochen durch mangelhaften Einbau von Mineralstoffen in die normal od. überschießend gebildete Knochenmatrix; **Urs.:** Rachitis* (am häufigsten), Malabsorptionssyndrome, Calciferol-Stoffwechselstörung, primäre Phosphatstörungen; **Sympt.:** diffuse Skelettbeschwerden bis hin zu schmerzbedingter Immobilisation; **Ther.:** je nach Grunderkrankung p. o. Calcium- od. Phosphatzufuhr, Calciferole od. Calciferolmetabolite; bei Malabsorption Calciferole parenteral; vgl. Vitamin D.

**Osteomyelitis** (gr. osteon Knochen; myesos Mark): Knochenmarkentzündung, meist mit Knochenentzündung (Ostitis, Periostitis*); **Formen:** **1.** akute hämatogene O.: inf. Streuung von Bakt. (meist Strepto-, Pneumo- od. Staphylokokken) aus lokalen Infektionsherden (u. a. Tonsillitis*, Otitis*, Pyodermien*); **2.** akute exogene O. nach offener Fraktur od. Knochenoperation mit Einbringen von Implantaten; **3.** chron. O.: primär nach hämatogener Streuung von Erregern mit geringer Virulenz bei guter Abwehrlage des Patienten; sekundär als Folge von 2.; **4.** sog. spezif. Formen, u. a. tuberkulöse u. syphilit. O.; **Ther.:** **1.** operative Infektsanierung; **2.** Antibiotika i. v. nach Abstrichentnahme u. Antibiogramm, NSAR, Antiseptika, Ruhigstellung der betroffenen Extremität; **3.** nach Infektbeherrschung: Reosteosynthese, autogene Knochentransplantation, Spongiosaplastik, Wundverschluss, ggf. plast. Deckung; **4.** bei nichtbakterieller O. NSAR, Corticosteroide u. Antirheumatika.

**Osteoporose:** Skeletterkrankung mit Verminderung der Knochenmasse u. -mikroarchitektur u. erhöhter Frakturanfälligkeit; **Häufigkeit:** Prävalenz der klin. O. in Deutschland insgesamt 4–8 % (mit Lebensalter zunehmend: z. B. ca. 19 % bei Frauen im 80. Lebensjahr); **Pathogenese:** **1.** primäre O.: weitgehend ungeklärt; pathogenet. Teilfaktoren bzw. Risikofaktoren: v. a. Estrogenmangel (Frauen: postmenopausale O.), hohes Lebensalter (senile O.), anamnest. atraumat. Wirbelkörperfraktur, Fraktur nach Bagatelltrauma od. proximale Fremurfraktur bei einem Elternteil, auch anamnest. multiple Stürze, Rauchen, Immobilisierung, BMI <20; **2.** sekundäre O.: u. a. **a)** Grunderkrankungen, z. B. Diabetes* mellitus, Cushing*-Syndrom, Hyperthyreose*, Hyperparathyroidismus, Akromegalie*, Homocystinurie, rheumatoide Arthritis*, Enteritis* regionalis Crohn; **b)** pharmak. induziert, z. B. Glucocorticoide*, Heparine*, Schilddrüsenhormone*, GnRH*-Agonisten, Danazol*, Glutethimid*, Laxanzien*, Colestyramin*; **Ther.:** physik. Ther., Analgetika*, optimale Calciumzufuhr, Calciferole u. Calciferolmetabolite (z. B. Alfacalcidol*, Calcitriol*), Bisphosphonate*, Strontium*, Teriparatid*, Raloxifen*; Stimulation der Osteoblasten mit Fluoriden, Hemmung der Osteoklasten mit Calcitonin*; **Prävention:** körperl. Aktivität (Gymnastik, Krafttraining), Vermeidung von Untergewicht, calciumreiche Ernährung, evtl. Estrogen-Gestagen-Substitution in der Postmenopause.

**Osteosklerose:** lokalisierte od. generalisierte Verdichtung des spongiösen Knochengewebes i. R. versch. Skeletterkrankungen; erhöhte Knochenbrüchigkeit durch mangelnde Elastizität.

**Osteozyten:** Knochenzellen; aus Osteoblasten* entstandene einkernige Zellen; liegen im Lakunensystem der mineralisierten Knochenmatrix u. sind über Fortsätze durch feine Kanäle (Canaliculi) miteinander verbunden; kontrollieren vermutl. Auf- u. Abbau der Knochenmatrix.

**Osterluzei:** s. Aristolochia clematitis.

**Osthenol:** s. Angelica archangelica.

**Osthol:** s. Angelica archangelica.

**Ostitis:** Osteitis; Entzündung von Knochengewebe, meist kombiniert mit Osteomyelitis* u. Periostitis*.

**Ostrea edulis:** Europäische Auster; Fam. Ostreideae; Lieferant von **Conchae praeparatae:** pulverisierte u. geschlämmte Austernschalen; **Anw.:** **1.** zur Herst. von Calcium* stibiato-sulfuratum, Kalkschwefelleber*; **2.** früher zu Zahnpulvern. **Hom.:** Calcium carbonicum Hahnemanni, Calcarea carbonica, Conchae, Austernschalenkalk (HAB): innere, weiße Teile zerbrochener Austernschalen, bestehend aus $CaCO_3$ u. Spurenelementen; Konstitutionsmittel*; verordnet z. B. bei Knochenwachstumsstörungen, rezidivierenden Infektionen, Neurodermitis, Verdauungsstörungen bei Kindern.

**Ostruthin:** s. Peucedanum ostruthium.

**Ostwald-Absorptionskoeffizient:** s. Absorptionskoeffizient.

**Ostwald-Reifung:** Wachsen größerer Teilchen beim Stehenlassen eines krist. Niederschlags bevorzugt auf Kosten kleinerer Teilchen; der Prozess beruht auf der größeren Oberflächenenergie kleinerer Teilchen.

**Ostwald-Stufenregel:** geht ein physik.-chem. System aus einem energiereicheren in einen energieärmeren Zustand über, so wird, wenn ein Zustand mittlerer Energie existiert, dieser normalerweise intermediär durchlaufen.

**Ostwald-Verdünnungsgesetz:** aus dem Massenwirkungsgesetz* ableitbare Beziehung zw. dem Dissoziationsgrad* u. der Konz. einer unvollständig dissoziierenden Substanz:

$$K = \frac{c_K \cdot c_A}{c_{KA}} = \frac{\alpha^2}{1-\alpha} \cdot c_0$$

K: Protolysekonstante; $\alpha$: Dissoziationsgrad; $c_A$: Konzentration der Anionen; $c_K$: Konzentration der Kationen; $c_0$: Gesamtkonzentration; $c_{KA}$: Konzentration des nicht protolysierten Elektrolyts; erniedrigt man die Konz. z. B. um einen Faktor 100, so sinkt die Konz. des dissoziierten Anteiles nur etwa um einen Faktor 10, da undissoziierte Substanz nachdissoziiert.

**Ostwald-Viskosimeter:** s. Viskosität.

**Oszillationsrheometer:** s. Rotationsviskosimeter.

**oszillatorisch:** schwankend, zitternd.

**OTC-Arzneimittel:** Kurzbez. für **O**ver*-**t**he-**c**ounter-Arzneimittel.

**Otitis:** Entzündung von Teilen des Ohres, meist als Otitis* externa od. Otitis* media.

**Otitis externa:** Entzündung des äußeren Ohres, i. e. S. des äußeren Gehörgangs; **Formen: 1. O. e. diffusa:** bakt. od. virale (Herpes zoster oticus) Infektion, u. U. mit Perichondritis*, od. allerg./tox. od. endogen (sog. Gehörgangekzem) verursacht, z. B. als Kontaktekzem, mikrobielles od. seborrhoisches Ekzem bzw. lokale Manifestation eines atop. Ekzems; **Sympt.:** Juckreiz, Rötung, Schuppen- u. Krustenbildung, Tragusdruckschmerz, Fieber; ggf. sekundäre Besiedlung durch Bakt. (v. a. Staphylokokken) u. Pilze; **Ther.:** je nach Urs. alkohol. od. antibiotikahaltige Ohrentropfen, glucocorticoidhaltige Tinkturen od. Salben, ggf. Antimykotika*; bei immunsuppressiver Grunderkrankung einschließl. Diabetes* mellitus system. Antibiotika; **2. O. e. necroticans** (syn. progressive nekrotisierende Otitis): Infektion mit Pseudomonas aeruginosa im Bereich des äußeren Gehörgangs (auf den Knochen übergreifend); **Vork.:** v. a. bei unzureichend behandeltem Diabetes mellitus; **Sympt.:** v. a. starke Schmerzen; Granulationen, seröse, eitrige, evtl. blutige Absonderung aus dem Ohr, Sequesterbildung; **Ther.:** system. antibiogrammgerechte Antibiotikatherapie, operative Sanierung, ggf. flankierend hyperbare Sauerstofftherapie; **3. O. e. circumscripta:** Ohrfurunkel; **4.** sog. **Badeotitis:** Sonderform der O. e. durch Eindringen von Badewasser in den äußeren Gehörgang u. Entzündung der aufgeweichten Haut durch enthaltene Mikroorganismen u./od. Detergenzien.

**Otitis media:** Entzündung des Mittelohrs; **Formen: 1. akute O. m.:** meist tubogen aszendierende Infektion aus dem Nasopharynx (v. a. durch Strepto-, Staphylo-, Pneumokokken u. Haemophilus* influenzae), die im Kindesalter durch eine kurze, weite Ohrtrompete begünstigt wird; auch nach Trommelfellruptur u. (v. a. bei Kindern) hämatogen i. R. einer Sepsis* u. als Komplikation von Infektionskrankheiten (z. B. Scharlach*, Masern*, Grippe*); **Sympt.:** Fieber, Ohrenschmerzen, evtl. Tinnitus aurium, Schwerhörigkeit, druck- u. klopfschmerzhafter Processus mastoideus; im Säuglings- u. Kleinkindesalter stehen häufig unspezif. Sympt. wie Dyspepsie mit Erbrechen u. Gedeihstörungen u. evtl. Zeichen eines Meningismus im Vordergrund; **Ther.:** schleimhautabschwellende Nasentropfen, Antibiotika (system.); bei starker Trommelfellvorwölbung u. persistierendem Fieber Inzision des Trommelfells; **2. chronische O. m.:** Pathogenese multifaktoriell: u. a. konstitutionell eingeschränkte Schleimhautfunktion, frühkindl. Schädigung durch virulente Infektion, chron. gestörte Tubenfunktion, Gaumenspalten, Immundefekte.

**Otoguttae:** s. Ohrentropfen.

**Otoguttae Natrii carbonici:** Natrii carbonatis otoguttae; Natriumcarbonat-Ohrentropfen; Zusammensetzung: NRF, 0.6 g Natriumcarbonat-Decahydrat (s. Natriumcarbonat), 3 g Wasser, 85 %iges Glycerol ad 10 g; **Anw.:** Erweichung des Ceruminalpfropfs (s. Cerumen); **Dos.:** 5 Tropfen.

**Otologie:** Ohrenheilkunde.

**Otologika:** Ohrenarzneimittel; Arzneistoffe zur lokalen Ther. von Ohrenkrankheiten wie Ekzemen, Entzündungen u. Infektionen des Mittelohrs; **Wirkstoffgruppen:** Lokalanästhetika*, Antibiotika*, Corticosteroide*; bei erhärtetem Cerumen (Ohrenschmalzpfropf) Cerumenolytika*. Vgl. Zubereitungen zur Anwendung am Ohr.

**Otonecine:** s. Pyrrolizidinalkaloide.

**Otosklerose:** ausschließl. das Felsenbein betreffende Knochenerkrankung des Ohres mit autosomal-dominant erbl. Komponente mit sklerot. Herden v. a. im Bereich des ovalen Fensters u. Fixierung des Steigbügels; evtl. Assoziation mit Infektion durch Masern-, Mumps- u. Röteln-Viren; **Vork.:** v. a. bei Frauen, manifestiert sich meist zw. dem 20. u. 40. Lebensjahr; **Sympt.:** zunächst meist einseitige, im weiteren Verlauf beidseitige, langsam progrediente Schwerhörigkeit, konstanter Tinnitus aurium; **Ther.:** operativ; evtl. Hörgerät.

**OTS:** Abk. für **o**culare **t**herapeutische **S**ysteme*.

**Otto-Reaktion:** Nachw. von Strychnin*; **Prinzip:** Strychnin gibt in essigsaurer Lsg. mit Kaliumdichromat* u. konz. Schwefelsäure* eine Violettfärbung, die rasch nach Weinrot umschlägt.

**Ouabain:** s. *g*-Strophanthin.

**Oubagenin:** s. *g*-Strophanthidin.

**Ounce:** engl. u. amerikan. Gewichtseinheit (29.232 g).

**Ourari:** s. Curare.

**Ouruparia gambir:** s. Uncaria gambir.

**Ova Formicarum:** s. Formica rufa.

**Ovalbumin:** s. Albumine.

**Ovarialhormone:** im Eierstock gebildete Hormone*, v. a. Estrogene* u. Gestagene*, in geringer Menge auch Androgene*.

**Ovaria siccata:** s. Organtherapeutika.

**Ovarium:** **1.** Ovar; (med.) Eierstock; **ovarialis:** zum Eierstock gehörend; **2.** (bot.) Fruchtknoten; s. Blüte (Blütenteile).

**Overkill-Verfahren:** Sterilisationsverfahren, das eine Herabsetzung der Keimzahl um mind. 12 Zehnerpotenzen bewirkt; die von den meisten Arzneibüchern als Standard- u. Referenzverfahren favorisierte Dampfsterilisation bei 121 °C während 15 min stellt ein O.-V. dar.

**Over-the-counter-Arzneimittel** (engl. counter Ladentisch): Kurzbez. OTC-Arzneimittel; Bez. für apothekenpflichtige Arzneimittel (s. Apothekenpflicht); werden u. a. von den verschreibungspflichtigen Arzneimitteln (s. Verschreibungspflicht) u. den freiverkäufl. Arzneimitteln abgegrenzt. Im Arzneimittelgesetz* ist der jeweilige rechtl. Status der Arzneimittel geregelt. Vgl. Handverkauf.

**Ovizide:** Schädlingsbekämpfungsmittel* gegen Insekteneier; wirken wie Larvizide*.

**Ovoids®:** gefärbte, ovale Zuckerdragees; s. Compressi obducti.

**Ovotransferrin:** s. Siderophiline.

**Ovula:** s. Globuli vaginales.

**Ovulation:** Eisprung, Follikelsprung; Ausstoßung einer reifen Eizelle aus dem Eierstock; bei einem

28-tägigen Menstruationszyklus* etwa am 14. Tag nach Einsetzen der Menstruation.

**Ovulations-Hemmer:** peroral angewendete Arzneimittel mit kontrazeptiver Wirk. (s. Kontrazeption, hormonale); vgl. Kontrazeptiva.

**Ovulations-Stimulanzien:** Mittel zur Auslösung eines Eisprungs bei Frauen, die z. B. an Gelbkörper-Insuffizienz od. anovulator. Zyklen leiden; **Wirkstoffe:** Clomifen*, Epimestrol*, Follitropin* alfa u. beta.

**Ovulum:** s. Samenanlage.

**Ovum:** s. Ei.

**O/W-Emulgatoren:** s. Emulgatoren.

**Oxa-:** s. a-Nomenklatur (Tab. dort).

**Oxaboloncipionat** (INN): Oxaboloni cypionas; 17*β*-(3-Cyclopentylpropionyloxy)-4-hydroxyestr-4-en-3-on; CAS-Nr. 1254-35-9; $C_{26}H_{38}O_4$; $M_r$ 414.6; Schmp. 158–160 °C; $[\alpha]_D^{20\,°C}$ +30° (c = 1 % (m/V) in Chloroform); fast unlösl. in Wasser, Hexan, schwer lösl. in Methanol, lösl. in Chloroform, Dioxan, Benzol; nicht mehr im Handel befindl. Anabolikum*.

**Oxaceprol** (INN): Acetylhydroxyprolin (Abk. AHP); (–)-1-Acetyl-4-hydroxy-L-prolin; CAS-Nr. 33996-33-7; $C_7H_{11}NO_4$, Strukturformel: s. Abb.; $M_r$ 173.13; Schmp. 132 °C (kristallisiert aus Aceton); $[\alpha]_D^{20\,°C}$ –116.5° (c = 3.2); lösl. in Wasser, Methanol; unlösl. in Ether, Chloroform; **Wirk.:** Antirheumatikum*; **Ind.:** u. a. degenerative Gelenkerkrankungen (z. B. Arthrose, Polyarthrose), Arthritis, Bursitis, Tendinitis, entzündl. Bindegewebeerkrankungen; **Dos.:** p. o. 3 × 200 mg/d (max. 3 × 400 mg/d). Vgl. Hydroxyprolin.

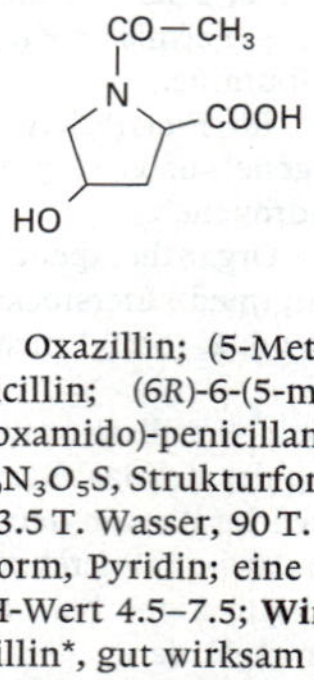


**Oxaceprol**

**Oxacillin** (INN): Oxazillin; (5-Methyl-3-phenyl-4-isoxazolyl)-penicillin; (6*R*)-6-(5-methyl-3-phenylisoxazol-4-carboxamido)-penicillansäure; CAS-Nr. 66-79-5; $C_{19}H_{19}N_3O_5S$, Strukturformel: s. Abb.; $M_r$ 401.44; lösl. in 3.5 T. Wasser, 90 T. Ethanol, wenig lösl. in Chloroform, Pyridin; eine 3 %ige wässrige Lsg. hat den pH-Wert 4.5–7.5; **Wirk.:** penicillinasestabiles Penicillin*, gut wirksam gegen Penicillinase bildende Staphylokokken (Hauptindikation), auch gegen Streptokokken, Pneumokokken; **UAW:** v. a. allerg. Reaktionen; **Dos.:** **1.** p. o. Nüchterngabe 4–6 × 0.5–1 g/d über 5 d; Kinder 0.05–0.1 g/kg KG/d in 4–6 Dosen; **2.** i. m., i. v. 4–6 × 0.25–1.0 g/d; HWZ 0.4–0.7 h. Verwendet wird auch Oxacillin-Natrium.

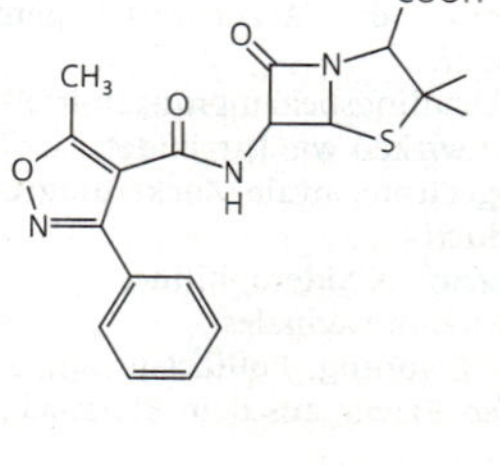


**Oxacillin**

**Oxacyclobutan:** s. Oxetan.

**Oxalaldehyd:** s. Glyoxal.

**Oxalatblut:** durch Zugabe von Oxalaten (z. B. Na-Oxalat) ungerinnbar gemachtes Blut*, dem $Ca^{2+}$ durch die Bildung von Ca-Oxalat entzogen wurde; **Verw.:** zur Gew. von Blutplasma. Vgl. Citratblut; Blutgerinnung.

**Oxalate:** Salze der Oxalsäure*.

**Oxalatsteine:** graue bis schwarze Harnsteine (s. Urolith) aus Calciumoxalat* mit höckeriger u. stacheliger Form; röntgenolog. darstellbar; **Urs.:** Oxalurie*.

**Oxaliplatin** (INN): [(1*R*,2*R*)-1,2-Cyclohexandiamin-*N*,*N*′][oxalto(2-)-*O*,*O*′]-platin; CAS-Nr. 61825-94-3; $C_8H_{14}N_2O_4Pt$, Strukturformel: s. Abb.; $M_r$ 397.3; Platin*-Komplex mit 1,2-Diaminocyclohexan u. Oxalsäure*; liegt enantiomerenrein als trans-*R*,*R*-Isomer vor; bildet farblose, dünne, dreieckige Plättchen (Schmp. >300 °C); lösl. in Wasser (7.9 g/L bei 20 °C), wenig lösl. in Methanol, prakt. unlösl. in Ethanol u. Aceton; **Wirk.:** Zytostatikum*; Wirkungsweise wie Cisplatin*, jedoch sind die DNA-Platin-Intrastrand-Produkte sperriger u. die Wirksamkeit dadurch höher; **Off.:** Ph.Eur.6; **Ind.:** Ther. des metastasierenden kolorektalen Karzinoms in Kombination mit 5-Fluoruracil u. Folinsäure (s. Vitamin B, Folsäure); **UAW:** sehr häufig Erbrechen, Übelkeit, Diarrhö; **Dos.:** in der First line-Therapie 85 mg/m² KOF i. v. alle 2 Wochen; die frisch herzustellenden Lsg. sind nur über einen Zeitraum von 24 h bei Temp. zw. 2 u. 8 °C stabil. **Toxikol.:** dosislimitierende Neurotoxizität.

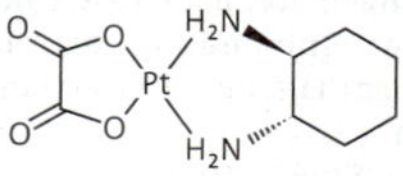


**Oxaliplatin**

**Oxalis acetosella** L.: Sauerklee; Fam. Oxalidaceae; Europa, Nordamerika; **Inhaltsst.:** Oxalsäure* u. deren Salze. **Hom.:** **1.** Oxalis acetosella (HAB): frische, blühende Pflanze; **2.** Oxalis acetosella e foliis (HAB): frische Blätter; verordnet z. B. bei Leber- u. Verdauungsstörungen.

**Oxalium:** s. Kaliumtetraoxalat.

**Oxalose:** s. Hyperoxalurie.

**Oxalsäure:** Acidum oxalicum; Kleesäure, veraltet Zuckersäure; Ethandisäure; HOOC—COOH · $2\,H_2O$; $M_r$ 126.1; D. 1.635; Zers. ab 110 °C; kristallwasserfreie O. lässt sich bei ca. 100 °C im Vakuum unzersetzt sublimieren; farb- u. geruchlose Kristalle von saurem Geschmack, leicht lösl. in Wasser u. Ethanol, wenig lösl. in Ether; Carbonsäure*; **Vork.:** als Kaliumsalz in Algen*, Farnen (s. Pteridophyta), Flechten (s. Lichenes); als Calciumsalz in Oxalis- u. Rumex-Arten; als Magnesiumsalz in Poaceae; im Guano; z. B. im Spinat (ca. 9 mg/100 g), in Sellerie, Rhabarber, Spargel, Tomaten, Honig; im Harn; **Darst.:** **1.** Erhitzen von Natriumformiat auf 360 °C in Gegenwart von NaOH; das gebildete $Na_2C_2O_4$ reagiert mit $Ca(OH)_2$ zu Calciumoxalat*, das mit $H_2SO_4$ zu O. umgesetzt wird; **2.** Einwirkung von Natrium auf Kohlenstoffdioxid* bei 360 °C; **3.** Oxidation von Ethylenglykol*;

4. Schmelzen von Cellulose (Sägemehl) mit Alkalihydroxid bei 250–300 °C; 5. Hydrolyse von Dicyan (heute kaum noch von Bedeutung); **Anw.:** 1. (analyt.) in der Maßanalyse; 2. (techn.) in der Baumwolldruckerei, Tintenfabrikation, zum Reinigen, als Bleichmittel, in der Fotografie; **Toxikol.:** O. ist ebenso wie ihre lösl. Salze giftig. Sie wirkt ätzend auf Haut u. Schleimhaut; Einnahme kann zu schweren Gastroenteritiden mit Erbrechen u. Diarrhö, Nierenschäden infolge Hyperoxalurie*, Krämpfen, Koma u. Tod infolge Kreislaufkollaps führen. LD 5–15 g. Antidot*: als Sofortmaßnahmen Flüssigkeitszufuhr, Magenspülung mit Kalkwasser od. 15–30 g Calciumgluconat* gelöst in 100 mL Wasser, Schockbehandlung mit Acidosekorrektur (Natriumhydrogencarbonat), Ersatz von Flüss. u. Elektrolyten, Plasmaersatzlösungen; **Gesch.:** O. wurde 1769 erstmals vom Apotheker Johann Christian Wiegleb (1732–1800) im Sauerklee (Oxalis* acetosella) nachgewiesen; 1776 von Carl Wilhelm Scheele (1742–1786) aus Salpetersäure u. Zucker dargestellt, daher der Name Zuckersäure. 1824 synthetisierte Friedrich Wöhler (1800–1882) O. aus Dicyan u. damit erstmals auf künstl. Wege ein pflanzl. Stoffwechselprodukt. **Hom.:** Acidum oxalicum (HAB): verordnet z. B. bei Erkrankungen des rheumat. Formenkreises, schmerzhaften Wirbelsäulensyndromen, Neuralgien.

**Oxalurie:** Ausscheidung von Oxalsäure* mit dem Harn (v. a. als Calciumoxalat*); **Vork.:** physiol. bis 0.5 mmol/24 h (45 mg/24 h); erhöhte Werte (150–300 mg/24 h): 1. primär bei Hyperoxalurie*; 2. sekundär nach vermehrter Oxalatzufuhr (Rhabarber, Spinat, schwarzer Tee, Schokolade, Vitamin C), gesteigerter Oxalatresorption (Enteritis* regionalis Crohn, Pankreasinsuffizienz) od. bei Leberfunktionsstörungen.

**Oxalyl-:** Bez. für die von der Oxalsäure* abgeleitete Gruppe —OC—CO—.

**Oxapenam:** s. Clavulansäure.

**Oxaprozin** (INN): 3-(4,5-Diphenyl-1,3-oxazol-2-yl)propansäure; CAS-Nr. 21256-18-8; $C_{18}H_{15}NO_3$; $M_r$ 293.3; Schmp. 161 °C; logP 4.2; $pK_S$ 4.2 (berechnet); schwer lösl. in Wasser; nicht mehr im Handel befindl. langwirksames, analget. u. antipyret. NSAR (s. Analgetika); früher angewendet bei chron. Polyarthritis, Arthrosen u. Weichteilrheumatismus; **UAW:** Beschwerden im Abdominalbereich, Übelkeit, Dyspepsie, gastrointestinale Unverträglichkeit.

**Oxatomid** (INN): 1-[3-(4-Benzhydryl-1-piperazinyl)propyl]-2,3-dihydro-2-benzimidazolon; CAS-Nr. 60607-34-3; $C_{27}H_{30}N_4O$; $M_r$ 426.57; nicht mehr im Handel befindl. Antiallergikum* (Histamin*-$H_1$-Rezeptoren-Blocker); **UAW:** Sedierung, evtl. Appetitsteigerung, Beeinflussung des Reaktionsvermögens.

**Oxazaphosphorine:** Oxazaphosphorinoxide; 1,3,2-Oxazaphosphinan-2-amin-2-oxide; Zytostatika* mit alkylierender Wirk.; **Beispiel:** Derivate von Stickstofflost* wie Cyclophosphamid*, Ifosfamid*, Trofosfamid*; **Antidot:** Mesna*.

**Oxazepam** (INN): Oxazepamum Ph.Eur.; 7-Chlor-2,3-dihydro-3-hydroxy-5-phenyl-1*H*-1,4-benzodiazepin-2-on; CAS-Nr. 604-75-1; $C_{15}H_{11}ClN_2O_2$,

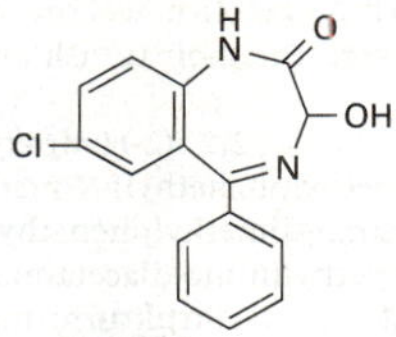


**Oxazepam**

Strukturformel: s. Abb.; $M_r$ 286.74; Schmp. 192–198 °C (kristallisiert aus Ethanol; polymorph); fast unlösl. in Wasser, lösl. 1 : 200 in Ethanol, 1 : 300 in Chloroform, 1 : 1500 in Ether, lösl. in Dioxan; $pK_S$ der konjugierten Säure 1.7, $pK_{S,2}$ der Säure 11.6 (20 °C); Metabolit von Diazepam*; **Wirk.:** Benzodiazepin*; Tranquilizer*; Schlafmittel*; unterliegt dem Betäubungsmittelgesetz* (Anlage III; mit Ausnahmen); **Dos.:** p. o. 3–4 × 10–30 mg/d; rektal 2 × 30 mg/d, Kinder ab 1 Jahr 7.5 mg, Kinder ab 6 Jahren 15 mg; HWZ 6–12 h.

**Oxazillin:** s. Oxacillin.

**1,4-Oxazinan:** s. Morpholin.

**Oxazine:** Verb. der Formel $C_4H_5NO$ mit einem 6-gliedrigen heterocycl. Ring, der ein O- u. ein N-Atom sowie 2 Doppelbindungen* enthält.

**Oxazolidinone:** Bez. für Oxazolidinderivate; Substanzgruppe bakteriostat. Antibiotika*; **Wirk.:** selektive Hemmung der bakt. ribosomalen Proteinbiosynthese durch Hemmung der Bildung eines funktionellen 70S-Initiationskomplexes über Bindung an die 23S- der 50S-Untereinheit v. a. von aeroben grampositiven Bakt. (einschließl. MRSA); **Wirkstoffe:** erster Vertreter: Linezolid*.

**Oxazolidinthione:** s. Glucosinolate.

**Oxcarbazepin** (INN): 10,11-Dihydro-10-oxo-5*H*-dibenz[*b,f*]azepin-5-carboxamid; CAS-Nr. 28721-07-5; $C_{15}H_{12}N_2O_2$, Strukturformel: s. Abb.; $M_r$ 252.3; Schmp. 215 °C; logP 1.2; $pK_S$ 13.7 (berechnet); schwer lösl. in Wasser; **Wirk.:** Analgetikum*, Antiepileptikum*; im Vergleich zu Carbamazepin* bessere Verträglichkeit u. geringeres Interaktionspotential; **UAW:** Müdigkeit, Schwindel, Kopfschmerz, Übelkeit; **Dos.:** p. o. 0.6–2.4 g/d, Kinder ab 6 Jahren 8–10 mg/kg KG/d; HWZ des aktiven Hydroxy-Metaboliten 9.3 ± 1.8 h.

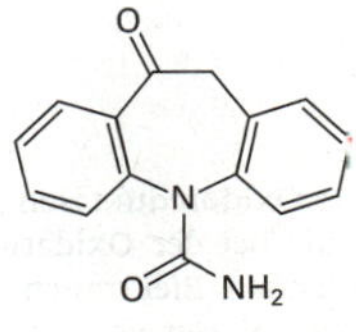


**Oxcarbazepin**

**Oxedrintartrat:** s. Synephrintartrat.

**Oxeladin** (INN): 2-(2-Dimethylaminoethoxy)ethyl-3-phenyl-3-pentancarboxylat; CAS-Nr. 468-61-1; $C_{20}H_{33}NO_3$; $M_r$ 335.47; Sdp. 150 °C (667 Pa), 140 °C (13.3 Pa); lösl. in verd. Salzsäure, Ethanol, Aceton, Ether, Toluol, fast unlösl. in Wasser; nicht mehr im Handel befindl. Antitussivum*; **Oxeladindihydrogencitrat:** Oxeladini dihydrogenocitras; CAS-Nr. 52432-72-1; $C_{26}H_{41}NO_{10}$; $M_r$ 527.6;

Schmp. 90–91 °C; gelblich weißes, krist. Pulver; lösl. in Wasser, Ethanol u. Chloroform; **Off.:** Ph.Eur.6.

**Oxetacain** (INN): 2,2′-(2-Hydroxyethylimino)-bis[*N*-(*α*,*α*-dimethylphenethyl)-*N*-methylacetamid]; *N*,*N*′-Bis(*α*,*α*-dimethylphenethyl)-*N*,*N*′-dimethyl-2-hydroxyethylimino-diacetamid; CAS-Nr. 126-27-2; $C_{28}H_{41}N_3O_3$, Strukturformel: s. Abb.; $M_r$ 467.63; Schmp. 104.5 °C; unlösl. in Wasser, lösl. in verd. Säuren u. in Ethanol; **Wirk.:** Antacidum*, Lokalanästhetikum*; **Ind.:** schmerzhafte akute u. chron. Gastritis, Magen- u. Zwölffingerdarmulzera, Ösophagitis, Schwangerschaftssodbrennen (nach dem 1. Trimenon), strahlentherapeut. bedingte Schmerzzustände im oberen GIT.

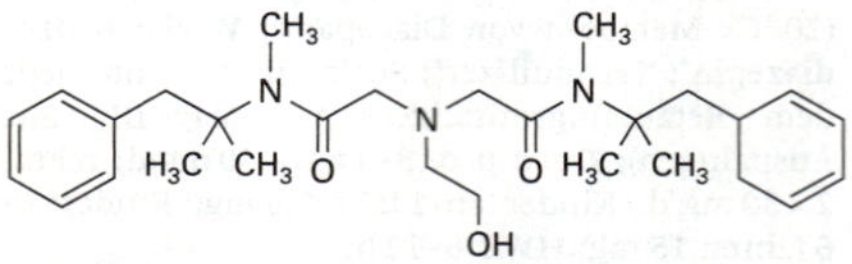


**Oxetacain**

**Oxetan:** Oxacyclobutan, Trimethylenoxid; 1,3-Epoxypropan; $C_3H_6O$; $M_r$ 58.1.

**Oxford-Einheit:** Abk. O.E.; 1 O.E. entspricht der Menge Penicillin, die in 50 mL Nährlösung das Wachstum des Staphylococcus aureus (Oxford) vollständig hemmt; 1 O.E. entspricht 1 IE Benzylpenicillin*; 1 mg Benzylpenicillin-Natrium reinst entspricht 1670 O.E.; 600 mg entsprechen 1 Mio. Oxford-Einheiten.



**Oxiconazol** (INN): 1-(2,4-Dichlorophenyl)-2-(1*H*-imidazol-1-yl)-ethanon-(*Z*)-*O*-[(2,4-dichlorphenyl)methyl]oxin; CAS-Nr. 64211-45-6; $C_{18}H_{13}Cl_4N_3O$, Strukturformel: s. Abb.; $M_r$ 429.13; in Deutschland im Handel befindl. Antimykotikum* mit breitem Wirkungsspektrum; in Österreich u. der Schweiz außer Handel; **Ind.:** Pilzerkrankungen der Haut (lokale Anw.). Gebräuchl. ist Oxiconazolmononitrat (CAS-Nr. 64211-46-7).

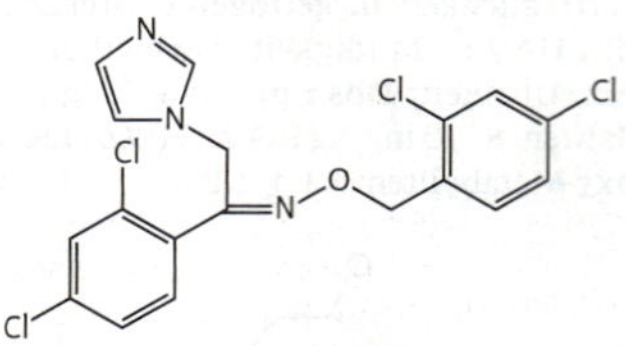


**Oxiconazol**

**Oxidasen:** zu den Oxidoreduktasen gehörende Enzyme*, welche die bei der Oxidation* eines Substrats frei werdenden Elektronen auf Sauerstoff übertragen, wobei Wasser od. Wasserstoffperoxid entsteht; **Vertreter:** z. B. Katalasen*, Peroxidasen*, Monoaminoxidase*, Desaturasen*.

**Oxidation:** veraltet Oxydation; Entzug von Elektronen* aus den Atomen* eines chemischen Elements*; kann auch elektrolyt. mittels einer Anode (s. Oxidation, anodische) od. durch geladene Ionen* von versch. Wertigkeit erfolgen. **Oxidationsmittel** sind demnach nicht nur solche Verb., die leicht Sauerstoff* abgeben u. dabei selbst reduziert werden (z. B. Kaliumchlorat* od. Chromsäure), sondern auch Stoffe, die Wasserstoff* od. Elektronen aufnehmen, obwohl sie keinen Sauerstoff enthalten; z. B. Eisen(III)-Salze, deren $Fe^{3+}$-Ionen das Bestreben haben, durch Aufnahme eines Elektrons $e^-$ in $Fe^{2+}$-Ionen überzugehen: $Fe^{3+} + e^- \rightarrow Fe^{2+}$. **Gesch.:** O. bezeichnete ursprüngl. die chem. Vereinigung von Sauerstoff mit anderen Elementen od. Verb., später die Sauerstoffzufuhr od. Wasserstoffentziehung. Vgl. Reduktion; Redoxsystem.

***α*-, *β*-, *ω*-Oxidation:** s. Fettsäureabbau.

**Oxidation, anodische:** die Anode* wirkt immer oxidierend (Elektronen entziehend); von a. O. speziell spricht man, wenn an der Anode entstehender Sauerstoff in situ zur Oxidation* von org. Verb. (z. B. bei der Abwasserreinigung, od. zur Erzeugung von Oxidschichten) auf dem Anodenmetall verbraucht wird; **Anw.:** Meist werden Teile aus Aluminium od. Magnesium u. deren Legierungen mit einer Oxidschicht versehen (Eloxal-Verfahren). Die Oxidschicht (10–30 µm) dient zur Erhöhung der Korrosions- u. Verschleißfestigkeit od. zu dekorativen Zwecken, wenn man sie nachträgl. einfärbt.

**Oxidationsstufe:** Oxidationszahl (Abk. OZ), Oxidationsgrad, Oxidationswert, Ladungswert, elektrochemische Wertigkeit; veraltet Valenzzahl; diejenige Ladung, die ein Atom* in einem Molekül* besäße, wenn das Molekül aus Ionen* aufgebaut wäre u. die Elektronen* aller Bindungen dem jeweils elektronegativeren Partner zugeordnet würden; man setzt die O. in arab. od. röm. Ziffern über (od. in Klammern neben) das betreffende Elementsymbol mit Plus- od. Minus-Vorzeichen; z. B. hat der Stickstoff in Ammoniumchlorid ($NH_4Cl$) die O. −3:

$$\overset{-3}{N}H_4Cl \text{ od. } \overset{-III}{N}H_4Cl$$

Die Summe der O. muss gleich der Ladung eines Moleküls sein.

**Oxidationszahl:** s. Oxidationsstufe.

**Oxide:** veraltet Oxyde; Verb. eines chemischen Elements* mit Sauerstoff*; außer den meisten Edelgasen* können alle Elemente O. bilden, sogar Xenon*. Die sauerstoffärmeren O. bezeichnete man früher als Oxydule.

**Oxidimetrie:** s. Redoxtitration.

***N*-Oxidlost:** s. Stickstoffoxidlost.

**Oxidoreduktasen:** s. Enzyme.

**Oxilofrin:** *p*-Hydroxyephedrin; CAS-Nr. 365-26-4; $C_{10}H_{15}NO_2$; $M_r$ 181.23; nicht mehr im Handel befindl. Antihypotonikum*, Sympathomimetikum*; früher angewendet bei Orthostasesyndrom, Hypotonie in der Schwangerschaft, nach Operationen u. Infektionskrankheiten; **UAW:** Übelkeit, Schlafstörungen, Unruhe, Herzklopfen, Herzrhythmusstörungen.

**Oxime:** Iminoderivate des Hydroxylamins* ($H_2NOH$); allg. Formel: $R_2C{=}NOH$; entstehen, wenn Hydroxylamin mit einem Aldehyd* od. Keton* zu einem Aldoxim* bzw. Ketoxim reagiert; wichtige Zwischenprodukte für Synthesen; treten teils kristallin, teils flüssig auf u. können sowohl als Säuren als auch als Basen reagieren (amphoter). Vgl. Dimethylglyoxim; Hydroxylaminhydrochlorid.

**Oxin:** s. 8-Hydroxychinolin.

**Oxindolalkaloide:** (meist) iridoide Indolalkaloide* mit 2-Oxoindol als Grundstruktur, z. B. Gelsemin* (Strukturformel: s. Gelsemium sempervirens, Abb. dort); auch in Krallendornwurzel (s. Uncaria tomentosa) enthalten.

**Oxiprogesteronum:** s. Hydroxyprogesteron.

**Oxipurinol** (INN): Oxypurinol, Hydroxyallopurinol; CAS-Nr. 2465-59-0; $C_5H_4N_4O_2$; $M_r$ 152.1; pharmak. aktiver Hauptmetabolit von Allopurinol*; nicht mehr im Handel befindl. Urikostatikum (s. Gichttherapeutikum), Xanthinoxidase*-Hemmer; **UAW:** s. Allopurinol.

**Oxirane:** s. Epoxide.

**Oxiranmethanol:** s. Glycid.

**Oxitriptan** (INN): 5-Hydroxy-L-tryptophan (Abk. 5-HTP); 2-Amino-3-(5-hydroxy-1*H*-indol-3-yl)propionsäure; CAS-Nr. 4350-09-8; $C_{11}H_{12}N_2O_3$; $M_r$ 220.23; nicht mehr im Handel befindl. Antidepressivum* (Präkursor von Serotonin*); früher angewendet bei Depressionen u. Schlafstörungen inf. von Serotoninmangel; **UAW:** gastrointestinale Beschwerden, Blutdruckabfall.

**Oxitropiumbromid** (INN): Oxitropii bromidum; 6$\beta$,7$\beta$-Epoxy-8-ethyl-3$\alpha$-(−)-tropoyloxy-1$\alpha H$,5$\alpha H$-tropaniumbromid; CAS-Nr. 30286-75-0; $C_{19}H_{26}BrNO_4$; $M_r$ 412.33; Schmp. 203–204 °C (unter Zers.); nicht mehr im Handel befindl. Broncholytikum*, Parasympatholytikum*.

**Oxo-:** s. Ketone.

**Oxocarbonsäuren:** s. Ketosäuren.

**Oxo-Cyclo-Tautomerie:** s. Tautomerie; Monosaccharide.

**$\alpha$-Oxoglutarsäure:** s. $\alpha$-Ketoglutarsäure.

**Oxolinsäure** (INN): Acidum oxolinicum Ph.Eur.6; 1-Ethyl-1,4-dihydro-6,7-methylendioxy-4-oxochinolin-3-carbonsäure; CAS-Nr. 14698-29-4; $C_{13}H_{11}NO_5$, Strukturformel: s. Abb.; $M_r$ 261.24; Schmp. 314–316 °C (unter Zers.); mit Nalidixinsäure* verwandtes Chinolinderivat; in der Schweiz als Tierarzneimittel im Handel befindl. Antibiotikum* (Chinolon*); in Deutschland u. Österreich außer Handel; **Wirk.:** gut wirksam gegen fast alle gramnegativen Bakterien.

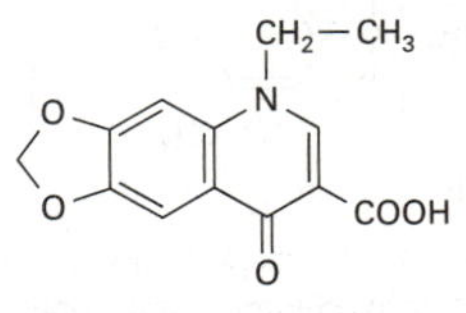


**Oxolinsäure**

**Oxomemazin** (INN): 10-[3-(Dimethylamino)-2-methylpropyl]phenothiazin-5,5-dioxid; CAS-Nr. 3689-50-7; $C_{18}H_{22}N_2O_2S$, Strukturformel: s. Abb.;

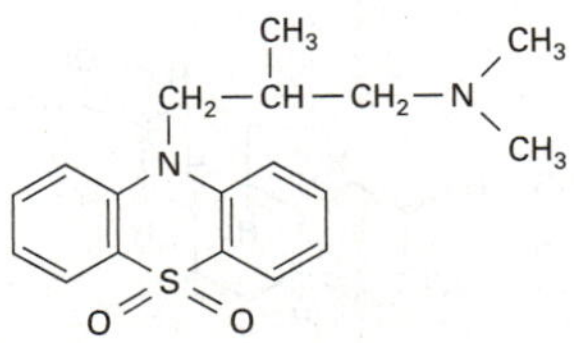


**Oxomemazin**

$M_r$ 330.46; Schmp. 115 °C (kristallisiert aus Heptan); fast unlösl. in Wasser, schwer lösl. in Ethanol, lösl. in Chloroform u. Ether; in der Schweiz im Handel befindl. Antihistaminikum*; **WW:** Antihypertensiva*, Psychopharmaka; **UAW:** gastrointestinale Störungen, Hautreaktionen, Kreislaufstörungen; **Dos.:** p. o. 1–4 × 10 mg/d. Hingewiesen sei auch auf Oxomemazinhydrochlorid.

**Oxoniumfluorosilicat:** s. Hexafluorokieselsäure.

**Oxoniumsalze:** durch Anlagerung von Säuren*, Metallsalzen od. Alkylresten (R-) an Ether*, Alkohole*, Aldehyde* od. Ketone* gebildete Salze*; da sich die Salzbildung am O-Atom vollzieht u. weitgehende Analogie mit den Ammoniumsalzen besteht, werden sie als Oxoniumsalze bezeichnet. Ihre Kationen des Typs $RO^+H_2$ werden als primäre, solche mit $R_2O^+H$ als sekundäre u. solche mit $R_3O^+$ als tertiäre O. bezeichnet.

**Oxophilie:** s. Hydrophilie.

**2-Oxopropionsäure:** s. Brenztraubensäure.

**Oxprenolol** (INN): 1-(2-Allyloxyphenoxy)-3-isopropylamino-2-propanol; CAS-Nr. 6452-71-7; $C_{15}H_{23}NO_3$; $M_r$ 265.34; Schmp. 78–80 °C (kristallisiert aus Hexan); **Wirk.:** Antihypertensivum*; Antiarrhythmikum* (Klasse II); Beta*-Rezeptoren-Blocker; **Ind.:** funktionelle sympathikotone sowie psychogene Herz-Kreislauf-Störungen, Herzrhythmusstörungen, Angina pectoris, arterielle Hypertonie; HWZ 1–2 h. **Oxprenololhydrochlorid:** Oxprenololi hydrochloridum Ph.Eur.6; CAS-Nr. 6452-73-9; $C_{15}H_{24}ClNO_3$; $M_r$ 301.8; Schmp. 106–108.5 °C (polymorph); weißes, krist. Pulver, leicht lösl. in Wasser u. Ethanol, lösl. in Chloroform, fast unlösl. in Ether; **Anw.:** i. v. in der Notfallmedizin bei Herzarrhythmien.

**Oxy-:** **1.** Bez. für die Gruppe —OR, in der Sauerstoff* einen Alkylrest R mit einem Substituenten* verbindet (z. B. Methoxy-); vgl. Epoxy-; **2.** s. Hydroxy-.

**Oxyaldehyde:** veraltete bzw. falsche Bez. für Hydroxyaldehyde (s. Monosaccharide).

**Oxyammoniak:** s. Hydroxylamin.

**Oxybernsteinsäure:** s. Äpfelsäure.

**2,2′-Oxy-bis-ethanol:** s. Diethylenglykol.

**Oxybrasilein:** s. Hämatoxylin.

**Oxybuprocain** (INN): 4-Amino-3-butoxybenzoesäure-2-diethylaminoethylester; CAS-Nr. 99-43-4; $C_{17}H_{28}N_2O_3$, Strukturformel: s. Abb.; $M_r$ 308.41; **Wirk.:** Lokalanästhetikum* mit bakteriostat. Effekt; **UAW:** Allergien, Hornhautveränderungen. **Oxybuprocainhydrochlorid (INN):** Oxybuprocaini hydrochloridum Ph.Eur.; CAS-Nr. 5987-82-6; $C_{17}H_{29}ClN_2O_3$; $M_r$ 344.9; krist., polymorph, leicht lösl. in Wasser u. Ethanol.

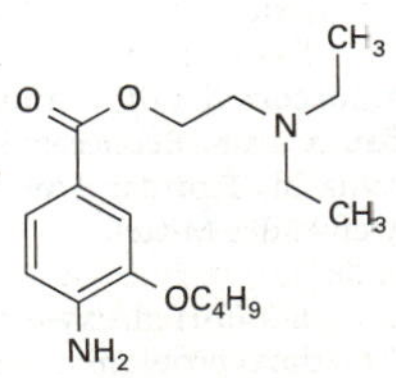


**Oxybuprocain**

**β-Oxybuttersäure:** s. β-Hydroxybuttersäure.
**Oxybutynin** (INN): (4-Diethylamino)but-2-in-1-yl-(*RS*)-2-cyclohexyl-2-hydroxy-2-phenylacetat; CAS-Nr. 5633-20-5; $C_{22}H_{31}NO_3$, Strukturformel: s. Abb.; $M_r$ 357.49; **Wirk.:** Parasympatholytikum*; **Ind.:** Überfunktion des Harnblasenmuskels; **UAW:** Mundtrockenheit, Hautrötung, Tachykardie, Miktionsstörungen, eingeschränktes Reaktionsvermögen; **Dos.:** 5–15 mg/d. **Oxybutyninhydrochlorid (INN):** Oxybutynini hydrochloridum Ph.Eur.; CAS-Nr. 1508-65-2; $C_{22}H_{32}ClNO_3$; $M_r$ 394.0; Schmp. 129–130 °C; leicht lösl. in Wasser u. Ethanol.

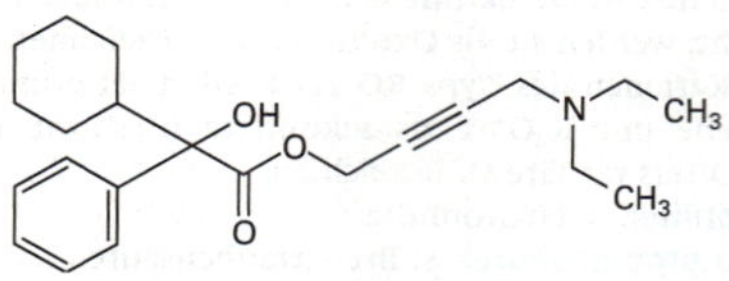

**Oxybutynin**

**8-Oxychinolin:** s. 8-Hydroxychinolin.
**Oxychinolinsulfat:** s. 8-Hydroxychinolinsulfat.
**Oxycodon** (INN): Dihydrohydroxycodeinon; 4,5α-Epoxy-14-hydroxy-3-methoxy-17-methyl-6-morphinanon; CAS-Nr. 76-42-6; $C_{18}H_{21}NO_4$, Strukturformel: s. Abb.; $M_r$ 315.36; Schmp. 218–220 °C (kristallisiert aus Ethanol); unterliegt dem Betäubungsmittelgesetz* (Anlage III); **Oxycodonhydrochlorid:** (engl.) theocodine; Oxycodoni hydrochloridum, Oxycodonium chloratum, Hydroxydihydrocodeinonum hydrochloricum, Dihydro-hydroxycodeinon-hydrochlorid, Dihydro-oxycodeinonum hydrochloricum; CAS-Nr. 124-90-3; $C_{18}H_{22}ClNO_4 \cdot 3\,H_2O$; $M_r$ 405.9; $[\alpha]_D^{20\,°C}$ −142° bis −145° (c = 2.0 in Wasser); weißes, krist. Pulver von bitterem Geschmack, lösl. in Wasser (ca. 1 : 6), in 90 %igem Ethanol (ca. 1 : 60); **Off.:** DAB, ÖAB (bis 1996); **Wirk.:** starkes Analgetikum*; unterliegt dem Betäubungsmittelgesetz* (Anlage III). Vgl. Morphin.

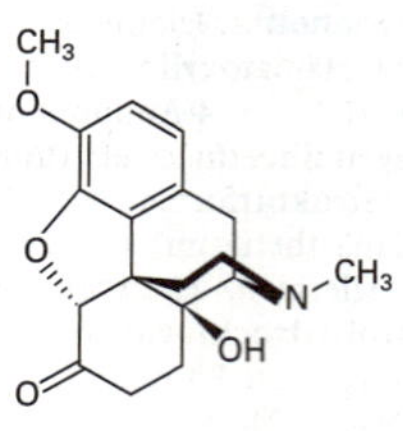

**Oxycodon**

**Oxycodonhydrochlorid:** s. Oxycodon.
**Oxydation:** s. Oxidation.
**Oxyde:** s. Oxide.
**Oxydendrum arboreum** (L.) DC.: Andromeda arborea L.; Sauerbaum; Fam. Ericaceae; Nordamerika, von Pennsylvania bis Florida; **Anw.:** (volkstüml.) z. B. als harntreibendes Mittel.
**Oxydule:** s. Oxide.
**Oxyfedrin** (INN): L-3-(β-Hydroxy-α-methylphenethylamino)-3′-methoxypropiophenon; CAS-Nr. 15687-41-9; $C_{19}H_{23}NO_3$; $M_r$ 313.38; nicht mehr im Handel befindl. Koronartherapeutikum*, chem. dem Ephedrin* verwandt.
**Oxyfume:** mikrobizides Gasgemisch aus 20 % Ethylenoxid* u. 80 % $CO_2$; **Anw.:** Gassterilisation bei Normaldruck; s. Sterilisationsverfahren (Sterilisation mit mikrobiziden Gasen).
**Oxygenasen:** zu den Oxidoreduktasen gehörende Enzyme*, welche die direkte Übertragung von molekularem Sauerstoff* auf Substrate unter Bildung von Hydroxylgruppen katalysieren; **Formen:** **1. Dioxygenasen:** bauen beide Sauerstoffatome des $O_2$ in eine org. Verb. ein; z. B. Tryptophan-2,3-Dioxygenase, Catechol-Dioxygenase; **2. Monooxygenasen:** bauen nur eines der Sauerstoffatome ein, z. B. Cytochrom-P450-Monooxygenasen.
**Oxygenierung:** Einführung von atomarem od. molekularem Sauerstoff* in Verbindungen.
**Oxygenium:** s. Sauerstoff.
**Oxyhämin:** s. Hämatin.
**Oxyhämoglobin:** s. Hämoglobin (Hämoglobinderivate).
**Oxyketone:** veraltete bzw. falsche Bez. für Hydroxyketone (s. Monosaccharide).
**Oxymetazolin** (INN): 6-*tert*-Butyl-3-(2-imidazolin-2-ylmethyl)-2,4-dimethylphenol; CAS-Nr. 1491-59-4; $C_{16}H_{24}N_2O$, Strukturformel: s. Abb.; $M_r$ 260.37; Schmp. 181–183 °C (kristallisiert aus Benzol); **Wirk.:** Vasokonstriktor, Alpha-Sympathomimetikum (s. Sympathomimetika); Abschwellung der Nasenschleimhäute; **Ind.:** Schnupfen, Nasennebenhöhlenentzündung; **Kontraind.:** Engwinkelglaukom, trockener Schnupfen; bei Säuglingen u. Kleinkindern vorsichtig dosieren; **UAW:** lokal stechende u. brennende Schmerzen, Niesen, Trockenheit der Nasen- u. Mundschleimhaut, bei längerer Anw. arzneimittelinduzierter Schnupfen, system. Wirk. mögl.; **Dos.:** intranasal Tropfen, Spray 0.05 %; Kleinkinder 0.025 %, Säuglinge 0.01 %; Dosieraerosol 0.06 %. **Oxymetazolinhydrochlorid:** Oxymetazolini hydrochloridum Ph.Eur.; $C_{16}H_{25}ClN_2O$; $M_r$ 296.8; weißes, krist. Pulver; leicht lösl. in Wasser u. Ethanol.

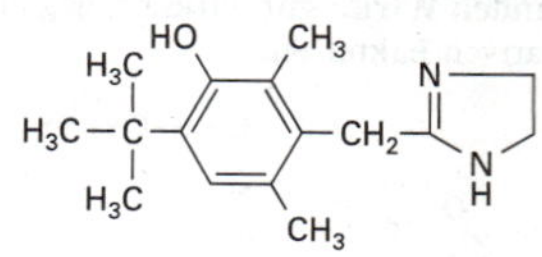

**Oxymetazolin**

**Oxymetholon** (INN): 17β-Hydroxy-2-(hydroxymethylen)-17-methyl-5β-androstan-3-on; CAS-Nr. 434-07-1; $C_{21}H_{32}O_3$, Strukturformel: s. Abb.; $M_r$ 332.47; Schmp. 178–180 °C (kristallisiert aus Ethylacetat); $[\alpha]_D^{20\,°C}$ +38°; fast unlösl. in Wasser, 1 T. lösl. in 40 T. Ethanol, 5 T. Chloroform, 14 T.

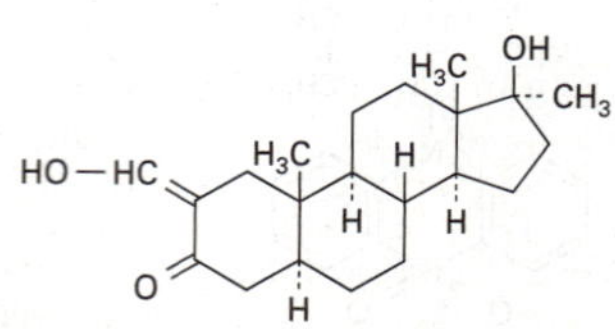

**Oxymetholon**

Dioxan, 82 T. Ether; nicht mehr im Handel befindl. Anabolikum*; früher angewendet bei aplast. u. hypoplast. Anämien, Schädigung der Erythrozytopoese* nach Zytostatika-Ther., therapieresistenten Anämien; **UAW:** s. Anabolika.

**Oxymethylen:** s. Formaldehyd.

**Oxyneurin:** s. Betain.

**Oxynitrilase:** s. Amygdalin.

**Oxynitrile:** s. Cyanohydrine.

**Oxypeucedanin:** ein lineares Furanocumarin; Strukturformel: s. Furanocumarine (Abb. dort); **Vork.:** z. B. in Peucedanum* ostruthium.

**Oxyphenbutazon** (INN): Hydroxyphenylbutazon, Oxyphenbutazonum; 4-Butyl-1-(4-hydroxyphenyl)-2-phenyl-3,5-pyrazolidindion; CAS-Nr. 129-20-4 (wasserfrei), CAS-Nr. 708-38-1 (Monohydrat); $C_{19}H_{20}N_2O_3 \cdot H_2O$; $M_r$ 342.4; Schmp. (60–) 96 °C (Monohydrat) bzw. Schmp. 124–125 °C (wasserfrei; kristallisiert aus Ether/Petrolether); auch als Semihydrat; das offizinelle Monohydrat ist ein weißes, krist. Pulver (enthält ca. 5–6 % Wasser); fast unlösl. in Wasser, leicht lösl. in Ethanol, lösl. in Chloroform u. Ether, lösl. in verd. Alkalihydroxid-Lsg.; $pK_{S,1}$ 4.9 (H des Pyrazolidindionrings) bei 20 °C u. bei 38 °C, $pK_{S,2}$ 10 (phenol. OH-Gruppe); Metabolit von Phenylbutazon*; nicht mehr im Handel befindl. Antiphlogistikum* u. Antirheumatikum*; **UAW:** s. Phenylbutazon.

**Oxyphencyclimin** (INN): 1,4,5,6-Tetrahydro-1-methyl-2-pyrimidinylmethyl-$\alpha$-cyclohexyl-$\alpha$-phenylglykolat; 1-Methyl-1,4,5,6-tetrahydro-2-pyrimidinylmethyl-$\alpha$-cyclohexylmandelat; CAS-Nr. 125-53-1; $C_{20}H_{28}N_2O_3$; $M_r$ 344.44; nicht mehr im Handel befindl. Anticholinergikum*.

**Oxyphenyl-methylamino-aethanolum tartaricum:** s. Synephrintartrat.

**Oxypolygelatine:** durch Kondensation mit Glyoxal u. anschließender Oxidationshydrolyse mit $H_2O_2$ hergestelltes Gelatinederivat; **Verw.:** 3–5 %ige Lsg. als Plasmaersatzstoff (s. Hämotherapie).

**Oxyprolin:** s. Hydroxyprolin.

**Oxypurinol:** s. Oxipurinol.

**Oxypyrrolidincarbonsäure:** s. Hydroxyprolin.

**Oxysäuren:** s. Hydroxysäuren.

**Oxytetracyclin** (INN): Oxytetracyclinum Ph.Eur.6, 5-$\beta$-Hydroxytetracyclin; CAS-Nr. 79-57-2; $C_{22}H_{24}N_2O_9$, Strukturformel: s. Tetracycline (Abb. dort); $M_r$ 460.5; gelbes, hygroskop. Pulver, Wassergehalt nach Ph.Eur. 4–8 % (7.8 % entsprechen dem Dihydrat); sehr schwer lösl. in Wasser (ca. bei pH 5, aber als amphotere Verb. in Säuren u. Basen besser lösl.), lösl. in 45 T. Ethanol, fast unlösl. in Chloroform u. Ether; isoliert aus Streptomyces rimosus; 1 IE entspricht 1.1364 µg; 1 mg entspricht 930 IE; im Vergleich zu anderen Tetracyclin-Antibiotika relativ geringe Epimerisierungstendenz; **Wirk.:** s. Tetracycline; breites Wirkungsspektrum; **Ind.:** bakt. Infektion des vorderen Augenabschnitts od. der Haut; akute Bronchitis u./od. Sinusitis (in fixer Kombination mit Myrtol*), sofern durch O.-empfindl. Erreger verursacht; **UAW:** s. Tetracycline; **Dos.:** topisch: 4–5 × tägl. auf die betroffenen Stellen auftragen; Anw. am Auge: 3–6 × tägl. in den unteren Bindehautsack einbringen; p. o. bis zu 1 g/d; HWZ 9 h. **Oxytetracyclin-Dihydrat:** Hydroxytetracyclinum dihydratum; CAS-Nr. 6153-64-6; $C_{22}H_{24}N_2O_9 \cdot 2\,H_2O$; $M_r$ 496.5. **Oxytetracyclinhydrochlorid:** Oxytetracyclini hydrochloridum Ph.Eur.6, Hydroxytetracyclinum hydrochloricum; CAS-Nr. 2058-46-0; $C_{22}H_{25}ClN_2O_9$; $M_r$ 496.9; gelbes, krist., hygroskop. Pulver (nicht hygroskop. ist die stabile Kristallform A); $pK_{S,1}$ 3.5 (enol. OH-Gruppe am C-3), $pK_{S,2}$ 7.6 (phenol. $\beta$-Diketonsystem, C-10 bis C-12), $pK_{s,3}$ 9.2 (Dimethylammoniumgruppe am C-4); leicht lösl. in Wasser, wenig lösl. in Ethanol; beim Stehenlassen wässriger Lsg. Trübung durch Abscheiden der Base; Wirksamkeit mind. 860 IE/mg.

**Oxytocin** (INN): **1.** (physiol.) cyclisches Nonapeptidhormon, das im Nucleus supraopticus u. Nucleus paraventricularis des Hypothalamus gebildet, im Hypophysenhinterlappen gespeichert u. durch Reizung der Genitalorgane, durch deren Dehnung bei der Geburt, durch den Saugakt beim Stillen sowie durch visuelle u. olfaktor. Reize ausgeschüttet wird; dem Vasopressin* strukturell ähnl.; Abbau durch Oxytocinase; **Wirk.:** Kontraktion der glatten Muskulatur von Uterus u. Milchdrüse (Milchejektion); Estrogene* erhöhen die Uterusempfindlichkeit gegenüber O., Gestagene* senken sie; in der Schwangerschaft ist die Uterusempfindlichkeit gegenüber O. sehr gering, kurz vor, während u. nach der Geburt sehr hoch. **2.** Oxytocinum Ph.Eur.6; (pharmak.) [3-L-Isoleucin,8-L-Leucin]-vasopressin; CAS-Nr. 50-56-6; $C_{43}H_{66}N_{12}O_{12}S_2$, Strukturformel: s. Abb.; $M_r$ 1007; **Ind.:** Geburtseinleitung u. aktive Leitung der Nachgeburtsperiode, Wehenschwäche, Schnittentbindung, Laktationsstörung, Mastitisprophylaxe; Verabreichung parenteral als Oxytocin*-Injektionslösung s. c. oder i. m., als Infusion, i. v. od. intranasal als Spray; HWZ 15 min; **Kontraind.:** hypertone Wehentätigkeit, fetal distress, Hindernisse für vaginale Geburt, Überdehnung des Uterus, multipare Frauen (mehr als 4 Geburten), Uterusnarben, hypertensive Schwangerschaftserkrankung, Prädisposition für Fruchtwasserembolie; **WW:** Prostaglandine u. Antihypotonika (potenzierend), Cyclopropan (Wehenstimulation vermindert, Herzrhythmusstörungen); **UAW:** massive Uteruskontraktionen bis zur Uterusruptur, fetale Herzrhythmusstörungen, Hypertonie, Wasserretention, allerg. Reaktionen.

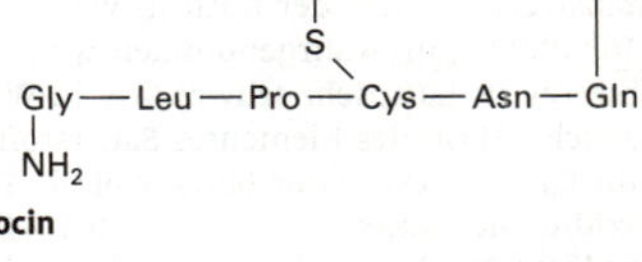


**Oxytocin**

**Oxytocin-Injektionslösung:** Oxytocini solutio iniectabilis (in Ph.Eur.3 bis 1993), Injectio Oxytocini; sterile Lsg. von Oxytocin* in Aqua* ad iniectabilia; Zusatz eines geeigneten Puffers u. Konservierungsmittels ist mögl.; Isotonisierung erfolgt durch Zusatz von Natriumchlorid; Abfüllung in asept. u. dicht verschlossene sterile Glasbehältnisse; pH-Wert 3.5–4.5; Lagerung bei 2–15 °C; **Anw.:**

bei Wehenschwäche, Nachgeburtsblutung. Vgl. Oxytocin-Lösung, konzentrierte; Iniectabilia.

**Oxytocini solutio concentrata:** s. Oxytocin-Lösung, konzentrierte.

**Oxytocini solutio iniectabilis:** s. Oxytocin-Injektionslösung.

**Oxytocin-Lösung, konzentrierte:** Oxytocini solutio concentrata Ph.Eur.6, Solutio Oxytocini concentrata; Lsg. eines synthet. Nonapeptids mit der Struktur von Oxytocin* u. eines geeigneten Konservierungsmittels, z. B. 0.2 % Chlorbutanol; **Anw.:** zur Herst. von Injektionslösungen.

**Oxytozika:** die Gebärmutter kontrahierende Substanzen, z. B. Oxytocin*; vgl. Gynäkologika.

**Oxyurasis:** s. Enterobius vermicularis.

**Oxyuris vermicularis:** s. Enterobius vermicularis.

**OZ:** **1.** Abk. für **O**rdnungs**z**ahl*; **2.** Abk. für **O**ctan**z**ahl*; **3.** Abk. für **O**xidations**z**ahl; s. Oxidationsstufe.

**Ozäna** (gr. ozein stinken, nach etwas riechen): Ocaena; Stinknase; Atrophie der Nasenschleimhaut mit Auflagerung übelriechender Borken, starkem Foetor ex nasi u. Anosmie (Verlust des Riechvermögens), so dass der Patient selbst den üblen Geruch nicht wahrnimmt; **Formen: 1.** genuin: unklare Ätiologie, familiäre Häufung, Vork. v. a. bei Frauen; Hypoplasie des Mittelgesichts u. der Nasenmuscheln; die Schleimhautveränderungen können sich bis in den Rachen u. Kehlkopf erstrecken. **2.** symptomat.: postoperativ od. traumat. durch erhebl. Verlust von Schleimhaut u. Innenstrukturen der Nase; **Ther.:** Nasenspülungen mit hyperosmot. Salzlösungen; ölige, Vitamin A u. E enthaltende Nasentropfen; Entfernen der Borken; ggf. operativ.

O

**Ozokerit:** Erdwachs, Bergwachs; D. 0.87–0.98; Schmp. 50–100 °C; Gemisch höherer fester Paraffinkohlenwasserstoffe, vermischt mit aromat. u. harzartigen, sauerstoffhaltigen Substanzen; es handelt sich um die Rückstände aus der Verdunstung alkanreicher Erdöle (s. Oleum Petrae); gelbe, braune od. schwarze Massen, teilweise salbenartig, teilweise hart u. spröde; vgl. Paraffinum solidum (gereinigtes O.); **Vork.:** hauptsächl. in Galizien (Polen), am Kaspischen Meer u. am Baikalsee sowie in Utah (USA). Heute werden auch künstl., bei der Erdölraffination anfallende Produkte mit ähnl. Eigenschaften als O. bezeichnet.

**Ozon:** Trisauerstoff, Trioxygen; $O_3$; $M_r$ 48.0; Schmp. −192.5 °C; Sdp. −111.5 °C; blaues Gas, als Flüss. schwarzblau, in festem Zustand schwarz; von intensivem Geruch, der noch in Verdünnung $1:50\cdot10^6$ (0.02 ppm) wahrgenommen wird; 1.65-mal schwerer als Luft; sehr schwer lösl. in Wasser; energiereiche Form des Elementes Sauerstoff*; $O_3$ wirkt im Ggs. zu $O_2$ schon bei gewöhnl. Temp. stark oxidierend; konz. $O_3$ ist noch bei −120 °C stark explosiv; **Nachw.:** z. B. mit Iodzinkstärkepapier* od. Iodkaliumstärkepapier*; **Vork.:** Produkt elektr. Entladungen (Blitz, beim Schweißen, durch Fotokopiergeräte) od. energiereicher Strahlung (s. Ozonschicht); auch bei Oxidation von feuchtem Phosphor an der Luft, bei Einwirken von Ultraviolettstrahlung* (Sonne, Quarzlampen) auf Luftsauerstoff (v. a. in Anwesenheit von Stickstoffmonoxid, Kohlenwasserstoffen, Kohlenstoffmonoxid); der Ozongehalt der Luft in der Nähe der Erdoberfläche beträgt 0.01–0.1 mL/m³ (0.01–0.1 ppm), bei Smog bis zu ca. 0.3 mL/m³ (0.3 ppm) u. darüber; **Darst.:** (techn.) im Ozonisator aus $O_2$ durch stille elektr. Entladungen; **Anw.:** Desinfektion (v. a. Wasserentkeimung, Herstellung von entpyrogenisiertem Wasser*); zum Bleichen u. Entfärben; Ozonolyse*; **Toxikol.:** äußerst giftig; Lungenreizstoff; MAK 0.1 ppm (200 µg/m³ Luft); bei empfindl. Menschen ist die Schwelle für Augenreizungen bei einem max. 1-Stunden-Mittelwert von 0.1 ppm. Bei 0.2 ppm (400 µg/m³ Luft) ist etwa die Hälfte der Bevölkerung betroffen. Konz. von 5–10 ppm (50- bis 100-facher MAK-Wert) führen beim gesunden Erwachsenen zu Reizerscheinungen der Augen u. des Atemtraktes, höhere Konz. zum Lungenödem.

**Ozonide:** s. Ozonolyse.

**Ozonolyse:** Criegee-Ozonolyse (nach Rudolf C., 1902–1975), Ozonspaltung; oxidative Spaltung von C=C-Doppelbindungen; Ozon* ($O_3$) bildet durch ion. Addition (1,3-dipolare Addition) an Alkene* ein sog. Primärozonid (Molozonid), das sich zum Ozonid umlagert. Die hochexplosiven Ozonide lassen sich mit Zinkstaub in saurem Medium zu Carbonylverbindungen reduzieren. Aus der Struktur der Produkte kann auf die Lage der Doppelbindung* im ursprüngl. Alken geschlossen werden.

**Ozonschicht:** in der Erdatmosphäre* entsteht aus molekularem Sauerstoff ($O_2$) unter Absorption von kurzwelligem UV-Licht unter 242 nm Ozon* ($O_3$); das führt zur O. in 20–25 km Höhe; die O. absorbiert ihrerseits wiederum langwelliges UV-Licht über 310 nm, wobei Ozon in $O_2$ u. O zerfällt. Die Sauerstoffatome reagieren unter Wärmeabgabe mit $O_3$ nach der Gleichung:

$O + O_3 \rightarrow 2\,O_2 + 392.1$ kJ

Die Absorption energiereicher Sonnenstrahlung (mutagen, karzinogen; s. Strahlenschäden) durch die Erdatmosphäre ist für das Leben auf der Erde von großer Bedeutung. Durch nitrose Gase (z. B. NO od. $NO_2$ aus Flugzeugtriebwerken) od. durch Chloratome, die durch Photolyse* aus Fluor-Chlor-Kohlenwasserstoffen (Abk. FCKW) entstehen (z. B. aus $CCl_3F$ od. $CCl_2F_2$, die als Kühlmittel od. Treibgase* weltweit verwendet werden), wird die Ozonzersetzung katalysiert. Eine drast. Abnahme der Ozonkonzentration in der Stratosphäre bringt zweifellos Gefahren für die Lebewesen mit sich. Dagegen sollte die Ozonkonzentration in der Nähe der Erdoberfläche möglichst gering sein.

**Ozonspaltung:** s. Ozonolyse.

# P

*p*-: (chem.) Symbol für Para-*.

**p:** **1.** (physik.) Symbol für Proton*; **2.** (physik.) Symbol für Druck*; **3.** (physik.) Symbol für Impuls*; **4.** Vorsatzzeichen für Piko-*.

$p_i$: (physik.) Symbol für Dipolmoment*.

**Ψ** (gr. Großbuchstabe Psi): Symbol für Wellenfunktion*.

**P:** **1.** (chem.) Symbol für Phosphor*; **2.** (physik.) Symbol für Leistung*; **3.** (physik.) Einheitenzeichen für Poise*.

**p53:** Protein* mit einer Molekülmasse von 53 kDa; als Homotetramer Transkriptionsfaktor*; kontrolliert Genexpression von Proteinen des Zellzyklus*; gilt als Tumorsuppressorprotein; führt bei DNA-Schäden od. unvollständiger DNA-Replikation zum Zellzyklusarrest u. zur Apoptose*; Mutationen im p53-Gen sind in vielen Krebsarten zu finden.

**Pa:** **1.** (chem.) Symbol für Protactinium*; **2.** (physik.) Einheitenzeichen für Pascal*.

**PA:** **1.** Abk. für **Poly**amide*; **2.** Abk. für **Plasmino**genaktivatoren*.

**Paarbildung:** atomphysikal. Prozess, bei dem ein energiereiches γ-Quant in Masse, in Form eines Teilchen-Antiteilchen-Paares (Elektron-Positron-Paar), umgewandelt wird; vgl. Radioaktivität.

**PAB:** Abk. für ***p*-Aminobenzoesäure***.

**PABA:** Abk. für (engl.) ***para-aminobenzoic acid***; s. p-Aminobenzoesäure.

**PAB-Ethylester:** s. Benzocain.

**Pacemaker:** s. Herzschrittmacher.

**Pachycarpin:** s. Sophora pachycarpa.

**Packgut:** Gut, das zu verpacken od. verpackt ist; in der Pharmazie die Arzneizubereitung.

**Packmittel:** Erzeugnis aus Packstoff*, das dazu bestimmt ist, das Packgut* zu umschließen od. zusammenzuhalten, damit es versand- u. lagerfähig wird. Bei inneren Behältnissen* ist der Begriff Behältnismaterial gebräuchlich.

**Packstoff:** Werkstoff, aus dem Verpackungen* hergestellt werden; z. B. mit Polyvinylidenchlorid (Abk. PVDC) beschichtetes Papier zur Aufbewahrung von Ätherischöl-Drogen. Stark lipophile Kunststoffe (besonders Polyethylen, Abk. PE) führen zu größeren Wirkstoffverlusten als weniger lipophile (Polyamid, PVDC, Zellglas).

**Packung:** Ergebnis der Vereinigung von Packgut* u. Verpackung*, vertriebsfähige Form des Arzneimittels bzw. der Arzneispezialität.

**Packung, kindergesicherte:** Verpackung, die das Öffnen durch Kinder bis zu 10 Jahren verhindern soll; z. B. Verpackungen, die zum Öffnen einen entsprechenden Kraftaufwand benötigen (wie z. B. in schwer aufreißbare Folien eingesiegelte Arzneimittel) od. einen speziell konstruierten Verschluss aufweisen, am besten geeignet ist ein Druck-Dreh-Verschluss (s. Abb.).

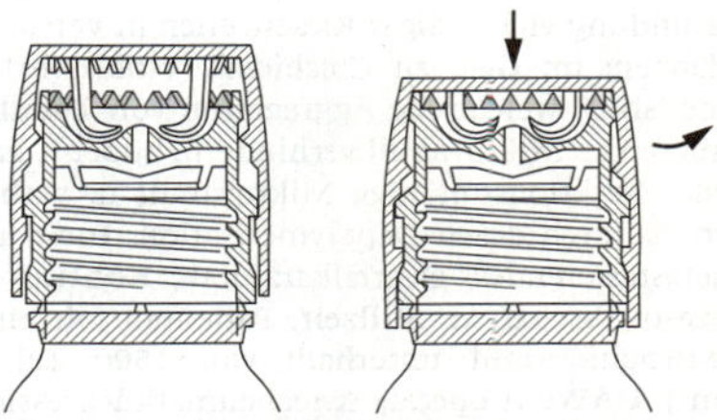

**Packung, kindergesicherte:** Druck-Dreh-Verschluss als Beispiel

**Packungsbeilage:** **1.** syn. Gebrauchsinformation; **Deutschland:** Fertigarzneimittel, die keine klin. Prüfmuster sind, dürfen nur mit einer Packungsbeilage in den Verkehr gebracht werden, welche mit „Gebrauchsinformation" betitelt ist; im AMG sind alle Angaben, die eine P. enthalten muss, vorgeschrieben. Sie kann entfallen, wenn die vorgeschriebenen Angaben auf dem Behältnis od. auf der äußeren Umhüllung stehen. **2. Österreich:** geregelt durch AMG u. die VO über die Gebrauchsinformation von Arzneispezialitäten 2008 (BGBl. II Nr. 176/2008) u. weitere VO betreffend Angaben der Fach- u. Gebrauchsinformation bei bestimmten Arzneispezialitäten. **3. Schweiz:** die Packungsbeilage (syn. Patienteninformation) zum richtigen u. sicheren Gebrauch des Arzneimittels wird i. R. der Arzneimittelzulassung durch Swissmedic gestützt auf die Arzneimittel-Zulassungsverordnung (Abk. AMZV, SR 812.212.22) begutachtet; sie ist in den 3 Amtssprachen abzufassen.

**Packungsdichte:** Maß für die Dichte der Anordnung von Partikeln eines Schüttgutes.

**Paclitaxel** (INN): Taxol; (2*S*,5*R*,7*S*,10*R*,13*S*)-10,20-Bis(acetoxy)-2-benzoyloxy-1,7-dihydroxy-9-oxo-5,20-epoxy-tax-11-en-13-yl-(3*S*)-3-benzoylamino-3-phenyl-D-lactat; CAS-Nr. 33069-62-4; $C_{47}H_{51}NO_{14}$, Strukturformel: s. Abb.; $M_r$ 853.92; sehr wenig wasserlösl., diterpenoides Pseudoalkaloid (Taxangerüst mit Oxetanring) aus Taxus* brevifolia; **Herst.:** P. kann aus Desacetylbaccatin III, das in den Nadeln versch. Taxus-Arten enthalten ist (in Taxus* baccata zu 0.02 %), partialsynthet. gewonnen werden. Heute wird P. biotechnolog. produziert. **Wirk.:** Zytostatikum*; Mitosehemm-

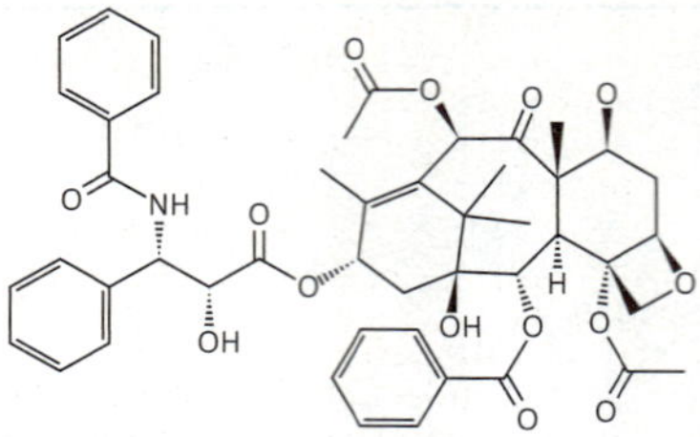

**Paclitaxel**

stoff* (Spindelgift); bewirkt die Entstehung u. Ausbildung vielkerniger Riesenzellen in Versuchspflanzen; im Ggs. zu Colchicin*, Vinblastin* u. Vincristin*, welche die Aggregation von Tubulindimeren zu Mikrotubuli verhindern, bildet P. anomale, funktionsunfähige Mikrotubuli u. verhindert dadurch deren Depolymerisation. **Ind.:** u. a. (metastasierendes) Ovarialkarzinom; **Kontraind.:** Schwangerschaft u. Stillzeit, Patienten mit einer Neutrophilenzahl unterhalb von 1500 Zellen/mm$^3$; **UAW:** Alopecia, Knochenmarkdepression, Neutropenie, Anämien; **Dos.:** parenteral i. v. 175 mg/m$^2$ KOF über 3 h; zw. den Therapiezyklen liegt eine 3-wöchige Pause (für eine Behandlung werden fast 2 g benötigt); HWZ 7 bzw. 12 h; **Gesch.:** 1969 isoliert, 1988 Partialsynthese aus Baccatin III, 1993 erste Zulassung in USA, 1994 Totalsynthese.

**Paddle-Methode:** s. Dissolutiontest.

**Padus avium:** s. Prunus padus.

**Pädiatrie:** Kinderheilkunde; Fachgebiet der Medizin, das sich mit Diagnose u. Ther. von Erkrankungen im Kindes- u. Jugendalter befasst.

P

**Paeoniae flos:** s. Paeonia officinalis.

**Paeoniae petalum:** s. Paeonia officinalis (Paeoniae flos).

**Paeonia mascula** (L.) Mill.: Fam. Paeoniaceae; Südosteuropa; **Inhaltsst. u. Anw.:** s. Paeonia officinalis.

**Paeonia officinalis** L.: Paeonia festiva, Paeonia peregrina; Pfingstrose, Päonie; Fam. Paeoniaceae; heim. in Südeuropa, sonst kultiviert, versch. Unterarten u. Sorten; zus. mit Paeonia mascula (L.) Mill. Stpfl. von **Paeoniae flos:** Flores Paeoniae, Flores Rosae benedictae, Paeoniae petalum; Gichtrosenblüten, Paeonienblüten, Pfingstrosenblüten(blätter); **Off.:** DAC; **Inhaltsst.:** Gerbstoffe*, in roter Varietät der Farbstoff Paeonin (3,5-Diglucosid von Paeonidin, Strukturformel: s. Anthocyanidine, Tab. dort); **Anw.:** **1.** zum Schönen von Räucher- u. Hustentees; **2.** (volkstüml.) z. B. bei Haut- u. Schleimhauterkrankungen, Gicht; Negativmonographie Kommission E; **Radix Paeoniae:** Gichtrosenwurzel, Paeonienwurzel, Pfingstrosenwurzel; **Inhaltsst.:** Paeoniflorin (ein Monoterpenglucosid, mit Benzoesäure verestert), Gerbstoffe*, Zucker, vermutl. ein Alkaloid*; **Anw.:** (volkstüml.) gegen Krämpfe, Gicht, Asthma; Negativmonographie Kommission E; **Semen Paeoniae:** Gichtrosensamen, Paeoniensamen, Pfingstrosensamen; **Inhaltsst.:** fettes Öl (ca. 24 %), Zucker, ca. 11 % Eiweiß, Gerbstoffe, Farbstoffe; **Anw.:** (volkstüml.) z. B. gegen Epilepsie, zur Gewinnung des fetten Öles (dem Leinöl ähnl.; vgl. Linum usitatissimum). **Hom.:** Paeonia officinalis (HAB): frische, im Frühjahr gesammelte, unterird. Teile; verordnet z. B. bei Afterfissuren, Hämorrhoiden, Krämpfen.

**Paeonidin:** Anthocyanidin* in Paeonia* officinalis, Viola* tricolor u. a.

**Paeonienblüten:** s. Paeonia officinalis (Paeoniae flos).

**Paeoniensamen:** s. Paeonia officinalis (Semen Paeoniae).

**Paeonienwurzel:** s. Paeonia officinalis (Radix Paeoniae).

**PAF:** Abk. für (engl.) ***p**latelet **a**ctivating **f**actor*; plättchenaktivierender Faktor, PAF-acether; 1-*O*-Alkyl-2-acetyl-glycerophosphocholin; $C_{26}H_{54}NO_7P$, Strukturformel: s. Abb.; $M_r$ 523.683; Glycerinetherphospholipid, ähnl. den Plasmalogenen (s. Phospholipide); wird in Leukozyten*, Makrophagen u. Endothelzellen gebildet u. spielt schon in subnanomolarer Konz. bei allerg. Reaktionen eine wichtige Rolle; **Biosynthese:** Acylierung von Dihydroxyacetonphosphat durch Acyl-CoA, Austausch der Carbonsäure durch Alkohol, Reduktion u. erneute Acylierung; **Abbau:** PAF-Acetylhydrolase (syn. LDL-assoziierte Phospholipase* $A_2$) bildet **Lyso-PAF**, die nicht acetylierte inaktive Form von PAF. **Wirk.:** Aggregation der Thrombozyten*, Bronchokonstriktion, Blutdrucksenkung, erhöhte Gefäßpermeabilität.

**PAF-acether:** s. PAF.

**PAGE:** Abk. für **P**oly**a**crylamid**g**el-**E**lektrophorese; Elektrophorese* mit Polyacrylamidgelen variabler Porengröße als Träger; in der biochem. Analytik eine der am häufigsten verwendeten Elektrophoresetechniken für die Trennung von Proteinen* od. Nucleinsäuren* ($M_r$ 104 bis >106) im Mikro- bis Nanogrammbereich; vgl. Gelelektrophorese; **Formen: 1. denaturierende** PAGE: bei Zugabe anion. Detergenzien (z. B. Sodiumdodecylsulfat; Kurzbez. SDS*-PAGE) zu Proben, Pufferlösung u. Gel lagern sich diese an die Moleküle an, denaturieren deren Sekundärstruktur u. gleichen ihre unterschiedl. Ladungen aus, so dass ihre Wanderungsgeschwindigkeit fast ausschließl. ihrer Masse proportional ist; dadurch kann annähernd ihr Mr im Vergleich mit Molekülen bekannter Größe (sog. Marker) bestimmt werden; als 2-dimensionale SDS-PAGE (Abk. 2D-SDS-PAGE) in Kombinati-

**PAF**

on mit isoelektrischer Fokussierung*. **2. reduzierende** PAGE: Die Proben werden vor dem Auftragen mit reduzierenden Reagenzien zur Trennung der Disulfidbrücken zw. Proteinuntereinheiten gekocht; das Gel besteht aus einem Sammelgel u. einem dichteren Trenngel mit unterschiedl. pH; Anw.: insbes. zur Analyse von Paraproteinen, Proteinbestimmung im Harn u. DNA-Sequenzierung. Die entstehenden Proteinbanden im Elektropherogramm können durch Coomassie* od. Silbernitrat gefärbt u. durch Messung in einem Densitometer quantitativ bestimmt od. nach Transfer auf eine Nitrocellulosemembran* mit der Western*-Blotting-Methode immun. nachgewiesen werden. Ferner wird PAGE für die Analyse von Produkten der Nucleinsäure-Sequenzierung verwendet.

**Pagenstecher-Schönbein-Cyanidprobe:** Nachweisreaktion für Cyanide*; **Durchführung:** Die Cyanid enthaltende Substanz wird in einem Erlenmeyerkolben mit Weinsäure* angesäuert, in den Kolben ein mit Guajakharz u. Kupfersulfat imprägniertes Reagenzpapier gehängt u. das Gefäß verschlossen. Die freiwerdende Blausäure* bildet mit Kupfersulfat Kupfer(II)-cyanid, das die im Guajakharz vorhandene Guajakonsäure unter Blaufärbung oxidiert (Guajakblau).

**PAGGS-M-Additivlösung:** Stabilisator* für Blutprodukte (s. Hämotherapie), bestehend aus sauren **P**hosphaten, **A**denin, **G**uanin, **G**lucose u. **S**orbit-**M**annitol; unterscheidet sich von SAGM*-Additivlösung durch einen höheren Gehalt an Mannitol* u. Adenin* sowie durch die Zugabe von Guanosin* (s. Tab.); der osmot. Gradient ist geringer u. damit der Einstrom von Lsg. in die Zelle niedriger. Die Guanosinzugabe erhöht GTP, das im Gleichgewicht mit ATP steht. ATP wird besser erhalten u. die 2,3-Diphosphoglycerat-Synthese etwa 3 Wochen aufrechterhalten. Die Hämolyse ist geringer u. die 24-Std.-Überlebenszeit der Erythrozyten beträgt nach 49 Tagen 80 %; dies erlaubt eine Lagerung von 7 Wochen.

**PAGGS-M-Additivlösung**
Zusammensetzungen von PAGGS-M- und SAGM-Additivlösung im Vergleich

| Bestandteil | PAGGS-M | SAGM |
|---|---|---|
| Natriumchlorid (mg) | 421 | 877 |
| Glucose (mg) | 940.5 | 900 |
| Adenin (mg) | 19.4 | 16.9 |
| Guanosin (mg) | 40.8 | — |
| Mannitol (mg) | 1000 | 525 |
| Dinatriumphosphat (mg) | 114 | — |
| Natriumphosphat (mg) | 125.5 | — |
| pH | 5.7 | 4.9 |

**Pagodenbaumknospen:** s. Sophora japonica (Flores Sophorae).

**PAI:** Abk. für **P**lasminogen**a**ktivator*-**I**nhibitoren.

**PAK:** Abk. für **p**olycyclische **a**romatische **K**ohlenwasserstoffe*.

**Palaquium-Arten:** s. Guttapercha.

**Palatum:** Gaumen.

**Paleae haemostaticae:** s. Cibotium barometz.

**Paleae stypticae:** s. Cibotium barometz (Paleae haemostaticae).

**Pale-Catechu:** s. Uncaria gambir (Gambir).

**Palifermin:** CAS-Nr. 162394-19-6; $M_r$ ca. 16.3 kDa; rekombinanter humaner KGF* (140 Aminosäuren) aus der Gruppe der FGF* zur i. v. Anw., dem zur Stabilitätsverbesserung die ersten 23 N-terminalen Aminosäuren des natürl. Vorbilds fehlen; gentechn. hergestellt in E. coli; **Ind.:** zur Verringerung der Häufigkeit, der Dauer u. des Schweregrades oraler Mukositis bei Patienten mit hämatolog. malignen Erkrankungen, die vor der autologen Stammzelltransplantation eine myeloablative Radiochemotherapie erhalten haben; **UAW:** Hautausschlag, Fieber, Juckreiz, Schmeckstörung, Schwellung im Mund- u. Rachenraum (reversibel); **Dos.:** 60 µg/kg KG/d i. v., 3 Tagesdosen vor u. 3 Tagesdosen nach intensivierter Chemotherapie.

**Palindrom:** Nucleinsäuresequenz, die mit ihrem komplementären Strang ident. ist, wenn beide in 5′→3′-Richtung gelesen werden; im Bereich eines P. liegt deshalb eine 2-fache Rotationssymmetrie vor. Perfekte P. (z. B. GAATTC) kommen oft als Erkennungsstellen für Restriktionsenzyme* vor. Imperfekte P. (z. B. TACCTCTGGCGTGATA) fungieren oft als Bindungsstellen für Proteine wie Repressoren*. Unterbrochene P. (z. B. GGTTXXXXXAACC) ermöglichen die Bildung eines Stiels mit Schleife (Haarnadelstruktur) wie tRNA*.

**Paliperidon:** 9-Hydroxy-Risperidon; (*RS*)-3-{2-[4-(6-Fluor-1,2-benzisoxazol-3-yl)piperidino]ethyl}-9-hydroxy-2-methyl-6,7,8,9-tetrahydro-4*H*-pyrido[1,2-a]pyrimidin-4-on; CAS-Nr. 144598-75-4; $C_{23}H_{27}FN_4O_3$, Strukturformel: s. Abb.; $M_r$ 426.50; Schmp. 158–160 °C; logP 1.5 ± 0.7 (berechnet); **Wirk.:** atyp. Neuroleptikum*; aktiver Metabolit von Risperidon*; Antagonist an Serotonin-5-$HT_2$-, Dopamin-$D_2$- u. $\alpha_1$-adrenergen Rezeptoren; die galen. Form ist ein OROS®* (ermöglicht eine gleichmäßige Wirkstoffabgabe über 24 h); die Tablettenhülle wird mit dem Stuhl ausgeschieden. **Ind.:** Schizophrenie; **WW:** QT-Zeit verlängernde Arzneimittel; zentral wirksame Arzneimittel (Neuroleptika, Schlafmittel, Opioide od. Alkohol); Antagonisierung der Wirk. von Levodopa u. anderen Dopamin-Rezeptor-Agonisten; verstärkter Effekt von Arzneimitteln, die eine orthostat. Hypotonie auslösen können; Arzneimittel, welche die Krampfschwelle herabsetzen; Arzneimittel, die sich auf die gastrointestinale Passagezeit auswir-

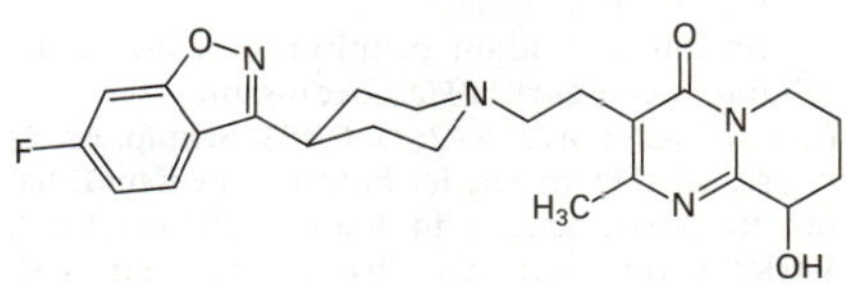


**Paliperidon**

ken (z. B. Metoclopramid), können die Resorption von P. beeinflussen. **UAW:** Kopfschmerz, Tachykardie, Akathisie, Sinustachykardie, extrapyramidale Störungen, Somnolenz, Schwindel, Sedierung, Tremor, Hypertonie, Dystonie, orthostat. Hypotonie, Mundtrockenheit; **Dos.:** p. o. 1×6 mg/d morgens.

**Palisadenparenchym:** (bot.) Gewebe aus zylindr., in ihrer Längsrichtung dicht zusammenstehenden Zellen in der Blattspreite*.

**Palivizumab** (INN): CAS-Nr. 188039-54-5; humanisierter monoklonaler Antikörper*; **Wirk.:** Antiinfektivum*; Bindung an das F-Protein des Respiratory-syncytial-Virus (Abk. RSV); **Ind.:** Prävention von RSV-Infektionen; **UAW:** gelegentl. Fieber; **Dos.:** monatl. 15 mg/kg KG i. m.; HWZ ca. 18 Tage, bei Kindern 20 Tage.

**Palladium:** Symbol Pd; $A_r$ 106.4; OZ 46; D. 12.02; Schmp. 1555 °C; Sdp. 2930 °C; silberweißes, schmiedbares, 2-, 3- u. 4-wertiges Platinmetall*; 6 natürl. Isotope mit den Massenzahlen 102 (1 %), 104 (11 %), 105 (22 %), 106 (27 %), 108 (27 %), 110 (12 %); charakterist. für Pd ist seine Fähigkeit, große Mengen Wasserstoff zu adsorbieren: bei Raumtemperatur das ca. 600-fache seines Volumens, als Palladiumschwamm das 850-fache, in kolloidaler Lsg. bis zum 3000-fachen. **Vork.:** natürl. in Nickel- u. Platinerzen; **Anw.:** Legierungen; Katalysator bei Hydrierungen; **Gesch.:** entdeckt 1803 von William Hyde Wollaston (1766–1828).

**Palladium chloratum:** s. Palladium(II)-chlorid.

**Palladium(II)-chlorid:** Palladium chloratum; Palladiumchlorür; CAS-Nr. 7647-10-1; $PdCl_6 \cdot 2\,H_2O$; $M_r$ 177.31; D. 4.0; Schmp. 678 °C; rotbraunes, hygroskop. Pulver, lösl. in Wasser (unter Zusatz von Salzsäure); **Anw.:** Nachw. von Spuren von Leuchtgas* od. Kohlenstoffmonoxid*, das auf mit Palladiumchlorid getränktem Filterpapier metall. Palladium* abscheidet; **Anw.:** (techn.) Fotografie, Herst. von dokumentenechten Tinten, für Überzüge auf Uhrwerksteilen, Katalysator in der chem. Industrie.

P

**Palladiumchlorür:** s. Palladium(II)-chlorid.

**Palliativa:** Linderungsmittel; Mittel zur symptomat., d. h. nicht kausalen Behandlung von Erkrankungen.

**Palmae:** s. Arecaceae.

**Palmarosaöl:** s. Cymbopogon martini var. motia (Oleum Palmarosae).

**Palmbutter:** s. Elaeis guineensis (Oleum Palmae).

**Palmen:** s. Arecaceae.

**Palmendrachenblut:** s. Daemonorops draco (Resina Draconis).

**Palmenstärke:** s. Metroxylon sagu (Amylum Sagi).

**Palmentang:** s. Laminaria.

**Palmfarne:** s. Gymnospermae.

**Palmfett:** s. Elaeis guineensis (Oleum Palmae).

**Palmitate:** Salze der Palmitinsäure*.

**Palmitin:** s. Tripalmitin.

**Palmitinsäure:** Acidum palmitinicum; *n*-Hexadecylsäure, Cetylsäure; *n*-Hexadecansäure; $C_{15}H_{31}COOH$; $M_r$ 256.42; D. 0.853; Schmp. 63 °C; weiße, krist. Plättchen, leicht lösl. in heißem Ethanol u. Ether, unlösl. in Wasser; Carbonsäure*; **Vork.:** natürl. teils als Glycerinester, teils frei; Best. fetter Öle, bes. des Palmöls (s. Elaeis guineensis), als Palmitinsäuremyricylester im Bienenwachs, als Cetylester in Walrat*, Best. von Stearin (s. Stearinsäure).

**Palmitinsäureglycerolester:** s. Tripalmitin.

**Palmitinsäureisopropylester:** s. Isopropylpalmitat.

**Palmitoleinsäure:** s. Fettsäurebiosynthese.

**Palmitoylascorbinsäure:** Ascorbylis palmitas Ph.Eur.6, Acidi ascorbici palmitas; $C_{22}H_{38}O_7$; $M_r$ 414.5; Schmp. 114–115 °C; weißes Pulver; fast unlösl. in Wasser u. Dichlormethan, lösl. in Aceton, Ethanol u. Ether; synthet. Antioxidans*; vgl. Vitamin C.

**Palmitoylierung:** posttranslationale Modifikation* von Proteinen*, bei der Palmitinsäure* an Cysteinreste angehängt wird; dadurch werden die zytoplasmat. Proteine in der zytosol. Schicht der Plasmamembran verankert.

**Palmkernöl:** s. Elaeis guineensis (Palmkernöl).

**Palmlilie:** s. Yucca filamentosa.

**Palmöl:** s. Elaeis guineensis (Oleum Palmae).

**Palmweide:** s. Salix-Arten.

**Palonosetron** (INN): 2-[(*S*)-Chinuclidin-3-yl]-(3a*S*)-2,3,3a,4,5,6-hexahydro-1*H*-benzo[de]isochinolin-1-onCAS-Nr. 135729-56-5; $C_{19}H_{24}N_2O$, Strukturformel: s. Abb.; $M_r$ 296.41; **Wirk.:** Antiemetikum*, selektiver Serotonin-5HT$_3$-Antagonist (s. Serotonin-Antagonisten); **Ind.:** durch Zytostatika induziertes Erbrechen; **UAW:** Kopfschmerz, Obstipation; **Dos.:** 0.25 mg i. v. 30 min vor Beginn der Chemotherapie.

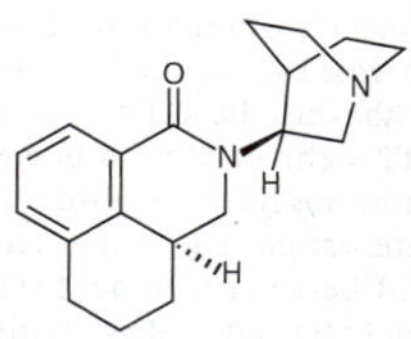


**Palonosetron**

**Palustrin:** s. Equisetum palustre.

**Palustrol:** s. Ledol (Abb. dort).

**PAM:** Abk. für **Pyridin-2-aldoxim-methyliodid**; s. Pralidoximiodid.

**Pamaquin:** 8-(4-Diethylamino-1-methylbutylamino)-6-methoxychinolin; CAS-Nr. 491-92-9; $C_{19}H_{29}N_3O$; $M_r$ 315.5; weißgelbl. Pulver; leicht lösl. in Ethanol, sehr schwer lösl. in Wasser (0.03 : 100); nicht mehr im Handel befindl. Antimalariamittel*; **Pamaquinembonat:** Pamaquin-4,4-methylen-bis(3-hydroxy-2-naphthoat); CAS-Nr. 635-05-2; $C_{42}H_{45}N_3O_7$; $M_r$ 703.8.

**PAMBA:** Abk. für (engl.) ***p-a**mino**m**ethyl**b**enzoic **a**cid*; s. *p*-Aminomethylbenzoesäure.

**Pamidronsäure** (INN): Acidum pamidronicum; 3-Amino-1-hydroxy-propylidendiphosphonsäure; CAS-Nr. 40391-99-9; $C_3H_{11}NO_7P_2$, Strukturformel: s. Bisphosphonate (Abb. dort); $M_r$ 235.27; **Wirk.:** stark wirksamer Hemmer der osteoklast. (knochenauflösenden) Knochenresorption; **Ind.:** tumorinduzierte Hyperkalzämie; **Kontraind.:** Von der Anw. während Schwangerschaft u. Stillzeit wird abgeraten. **UAW:** Fieber, selten Erbrechen u. symptomat. Hypokalzämie. Gebräuchl. ist auch Pamidronsäure-Dinatrium (CAS-Nr. 57248-88-1).

**Pamoasäure:** s. Embonsäure.

**Pamoat:** chem. Kurzbez. für 4,4'-Methylen-bis(3-hydroxy-2-naphthoat); Salze der Embonsäure*.

**Pamoate:** s. Embonate.

**PAMPA:** Abk. für (engl.) *Parallel Artificial Membrane Permeability Assay;* In-vitro-Verfahren zur Vorhersage der Wirkstoffresorption, s. Resorptionsmodelle; in einer 96-Well-Mikrotiterplatte wird der Übertritt von Substanzen aus einer Donatorlösung durch eine künstl. Lipidmembran (vgl. Biomembran) in eine wässrige Akzeptorlösung gemessen; als automatisierbares Hochdurchsatzverfahren konzipiert.

**Panacee** (gr. Panakeia die Allheilende, Tochter des Asklepios, des gr. Gottes der Heilkunde): Panazee; Allheilmittel.

**Panama-Ipecacuanha:** s. Cephaelis acuminata.

**Panamarinde:** s. Quillaja saponaria (Quillajae cortex).

**Panaritium:** eitrige Entzündung der Finger (selten Zehen) mit Gewebeeinschmelzung infolge infizierter Bagatellverletzung.

**Panax ginseng C.A. Meyer:** Ginseng; Fam. Araliaceae; Mandschurei, Korea, kultiviert in Japan u. Nordamerika; Stpfl. von **Ginseng radix:** Radix Ginseng, Ginsengwurzel, Panaxwurzel, Kraftwurzel, Samwurzel; Weißer Ginseng wird durch Trocknen der Wurzel an der Sonne, Roter Ginseng durch Behandlung der Wurzeln mit Wasserdampf erhalten; **Off.:** Ph.Eur.6, ÖAB, Ph.Helv.; Monographie: ESCOP, WHO, Kommission E; **Inhaltsst.:** 2–3 % eines Saponin*-Gemisches, das sich aus mind. 10 Einzelglykosiden, den **Ginsenosiden** (*syn.* Panaxoside), zusammensetzt; die Ginsenoside gehören in die Gruppe der neutralen Bisdesmoside, bei denen die Zucker an 2 versch. OH-Gruppen des Aglykons* gebunden sind; ein Ginsenosid hat die Oleanolsäure* (Ginsenosid R) als Aglykon, alle anderen Aglyka leiten sich vom (20*S*)-Protopanaxadiol u. (20*S*)-Protopanaxatriol (Triterpensapogenine vom Dammaran-Typ, Strukturformeln: s. Abb.) ab; Zuckerbausteine: Glucose, Arabinose, Rhamnose; weitere Inhaltsst. sind u. a. ca. 0.05 % äther. Öl mit Sesquiterpenkohlenwasserstoffen (Eremophilen, $\alpha$-Elemen, bedingen charakterist. Geruch) u. Polyinen (Falcarinol, Panaxydol), hochpolymere Peptidoglykane (Panaxane); **Gehalt:** mind. 0.4 % Ginsenosid $Rb_1$ u. $Rg_1$ (Ph.Eur.6) bzw. 2.0 % (Ph.Helv.) Ginsenoside, berechnet als Ginsenosid $Rg_1$ (*syn.* Panaxosid A, $M_r$ 800.0, ein Bisdesmosid, bei dem jeweils D-Glucose $\beta$-glykosidisch mit dem C-6 u. C-20 von (20*S*)-Protopanaxatriol verbunden ist); Extraktgehalt mind. 14 % (ÖAB); **Wirk.:** je nach Herkunft Blutdruck- u. Cholesterolspiegel senkend, Gefäß erweiternd, die Synthese von Proteinen stimulierend u. gonadotrop*; Stärkung der körpereigenen Abwehr; die Ginsengforschung ist noch nicht abgeschlossen; **Anw.:** Ginseng wird empfohlen als Tonikum* zur Stärkung u. Kräftigung bei Müdigkeits- u. Schwächegefühl, nachlassender Leistungs- u. Konzentrationsfähigkeit sowie in der Rekonvaleszenz (vgl. Eleutherococcus senticosus); bei extensiver Anw. sollen unterschiedl. unerwünschte Wirk. auftreten (ginseng abuse syndrom). In China gilt Ginseng seit uralten Zeiten als berühmtes (prophylakt., adaptogenes) Heilmittel; die amerikan. Ginsengwurzel stammt von **Panax quinquefolius** L. u. wird kultiviert; **Zuber.:** Ginsengwurzel selbst wird als Infus (aus gepulverter od. feingeschnittener Droge) eher selten angewendet; es werden die auf unterschiedlichste Weise hergestellten Extrakte (mit meist zu niedrigem Gehalt an Wirkstoffen) eingesetzt. **Hom.:** Panax pseudoginseng (HAB), Panax ginseng, Ginseng: getrocknete Wurzeln (mind. 1.5 % Ginsenoside); verordnet z. B. bei geistiger u. körperl. Schwäche, Impotenz.

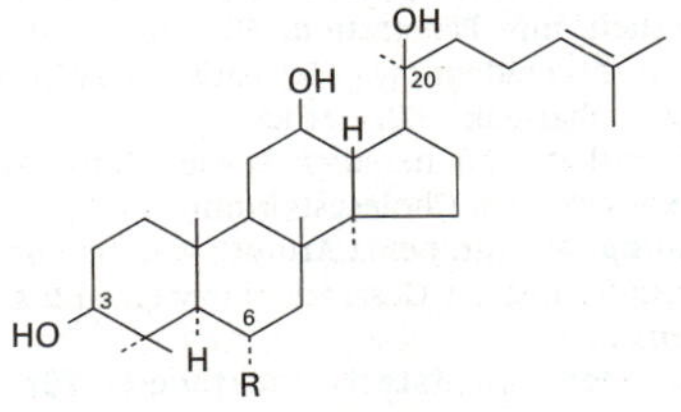


20 *S*-Protopanaxadiol: R = H
20 *S*-Protopanaxatriol: R = OH

**Panax ginseng**

**Panax notoginseng:** s. Panax pseudoginseng var. notoginseng.

**Panaxoside:** s. Panax ginseng (Ginseng radix).

**Panax pseudoginseng Wall. var. notoginseng (Burk.) Hoo et Tseng:** Panax notoginseng (Burk.) F.H. Chen ex C.Y. Wu et K.M. Fengl; Chinesischer Ginseng; Fam. Araliaceae; verschiedene Gebirgsgegenden von China, Nepal (Himalaya) u. Burma; Stpfl. von **Notoginseng radix:** Notoginsengwurzel; mit Wasserdampf behandelte u. getrocknete, ganze od. zerkleinerte Hauptwurzel ohne Nebenwurzel; **Off.:** Ph.Eur.6; **Inhaltsst.:** s. Panax ginseng (Ginseng radix); **Gehalt:** nach Ph.Eur. mind. 3.8 % für die Summe der Ginsenoside $Rg_1$ u. $Rb_1$, bezogen auf das Trockengewicht; **Wirk. u. Anw.:** wie bei Panax ginseng.

**Panax quinquefolius:** s. Panax ginseng.

**Panaxwurzel:** s. Panax ginseng (Ginseng radix).

**Panazee:** s. Panacee.

**Panchakarma** (Sanskrit pancha fünf; karman Handlung, Therapie): Therapieform des Ayurveda*, die einen Zyklus aufeinander abgestimmter Anwendungen, die Körper u. Geist grundlegend regenerieren u. Schlackenstoffe ausleiten sollen, umfasst; 5 ausleitende Behandlungsformen: Vomana (Erbrechen), Virechana (Abführen), Niruha-Basti: (nichtöliger Einlauf, reinigende u. detoxifizierende Klistiere), Anuvasana-Basti (öliger Einlauf), Nasya (reinigende Kopfbehandlung); schließt diätet. Maßnahmen u. Verhaltensregeln in der Vorbereitungsphase u. eine Nachbereitungsphase, in der noch ayurved. Phytopräparate eingenommen u. bestimmte Ernährungs- u. Verhaltensregeln beachtet werden müssen, ein. **Anw.:** v. a. bei chron. Krankheiten, z. B. chron. rheumat. Erkrankungen, Autoimmunerkrankungen, chron. Hautkrankheiten, chron. Atemwegserkrankungen, urogenitale u. gynäkolog. Erkrankungen, Er-

P

krankungen des Magen-Darm-Trakts, Stoffwechselkrankheiten, psychosomat. Krankheiten.

**Pancreatin:** s. Pankreatin.

**Pancuroniumbromid** (INN): Pancuronii bromidum Ph.Eur.; *N,N'*-[3*α*,17*β*-Bis(acetoxy)-5*α*-androstan-2*β*,16*β*-ylen]bis(1-methyl-piperidinumdibromid); CAS-Nr. 15500-66-0; $C_{35}H_{60}Br_2N_2O_4$, Strukturformel: s. Abb.; $M_r$ 732.70; Schmp. 215 °C; lösl. in Chloroform 1 : 30, in Wasser bei 20 °C 1 : 1; **Wirk.:** peripheres, stabilisierendes Muskelrelaxans*; 5-mal so wirksam wie Tubocurarin; Wirkungseintritt 1–3 min nach i. v. Applikation, Wirkungsdauer ca. 45 min; **UAW:** wie Tubocurarinchlorid*, allerdings prakt. keine Histamin freisetzende Wirk.; **Dos.:** parenteral i. v. 20–80 µg/kg KG, Einleitungsdosis 4–6 mg/d.

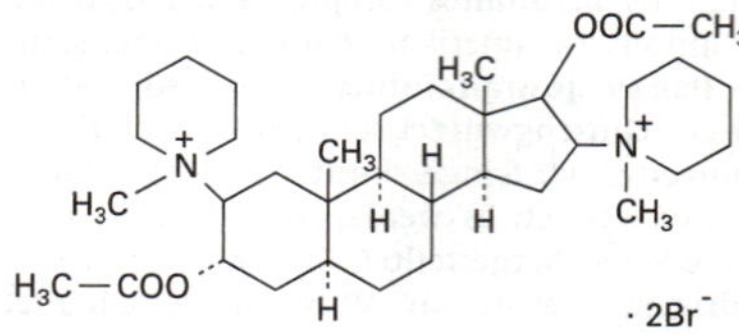


**Pancuroniumbromid**

**Pandemie:** Epidemie*, die sich über Länder u. Kontinente ausbreitet u. i. d. R. eine große Anzahl von Menschen betrifft, z. B. Influenzapandemie; vgl. Grippe.

**Pandermit:** s. Borsäure.

**Pangaminsäure:** s. Pangamsäure.

**Pangamsäure:** Vitamin $B_{15}$, Pangaminsäure; $C_{10}H_{19}NO_8$; $M_r$ 281.26; leicht lösl. in Wasser, unlösl. in Ether, Chloroform, Methylacetat u. anderen Fettlösungsmitteln; es ist umstritten, ob P. ein essentielles Vitamin* ist. **Vork.:** Pflanzensamen, Aprikosenkerne, Reiskleie, Hefe; **Ind.:** pektanginöse Beschwerden (s. Angina pectoris), Leberzirrhose*; **tägl. Bedarf:** ca. 2 mg.

**Panitumumab** (INN): CAS-Nr. 339177-26-3; $C_{6398}H_{9878}N_{1694}O_{2016}S_{48}$; $M_r$ ca. 144.3 kDa; rekombinanter, humaner monoklonaler Antikörper* (IgG2); **Wirk.:** hochaffine spezif. Bindung an die Liganden-bindende Domäne von (humanem) EGFR (Abk. für engl. epidermal growth factor receptor; s. EGF); **Ind.:** metastasiertes kolorektales Karzinom ohne Mutation des KRAS-Onkogens; **Kontraind.:** Pneumonie, Lungenfibrose; **UAW:** meist kutan (z. B. Erythem, akneähnl. Hautreaktion), gastrointestinal (Diarrhö), system. Infusionsreaktion, Elektrolytstörung (Hypomagnesiämie) u. a.; **Dos.:** 6 mg/kg KG i. v. (langsame i. v. Infusion) alle 2 Wochen.

**Pankreas:** Bauchspeicheldrüse; exokrine u. endokrine, 15–20 cm lange Drüse; **Funktion: 1.** exokrin/sekretor.: Produktion von Verdauungssaft (ca. 1.5 L/d, pH 8.0–8.4) u. Verdauungsenzymen: **a)** Proteasen* (v. a. Trypsin* u. Chymotrypsin*, außerdem Aminopeptidasen*, Dipeptidasen, Prolinase*, Carboxypeptidasen*, Protaminase, Elastase*); z. T. werden sie als Vorstufen in den Darm abgegeben u. dort aktiviert; **b)** Esterasen* (v. a. Pankreaslipase, s. Lipasen; außerdem Phospholipasen* A u. B, Phosphatasen* u. Cholinesterasen*); **c)** Glykosidasen* (z. B. *α*-Amylase*, Maltase*); **d)** Nucleasen*; **2.** endokrin: s. Langerhans-Inseln (z. B. Insulin*, Glucagon*); bei exokrinen Funktionsstörungen kommt es zu Verdauungsstörungen (s. Pankreatin), bei endokrinen z. B. zu Diabetes* mellitus.

**Pankreasdiastase:** vom Pankreas* sezernierter Enzymkomplex mit *α*-Amylase* als Hauptbestandteil.

**Pankreaslipase:** s. Lipasen.

**Pankreaspulver:** s. Pankreatin (Pancreatis pulvis).

**Pankreasstuhl:** s. Steatorrhö.

**Pankreatin:** Pancreatin, Pancreatinum; veraltet Trypsin; standardisierter Extrakt des Pankreas* (bevorzugt vom Schwein); Gemisch der Verdauungsenzyme des Bauchspeichelsaftes; P. enthält z. B. stärkeabbauende *α*-Amylase (s. Amylasen), fettspaltende Lipasen* (Steapsin), das Eiweiß spaltende Trypsin*, ferner Chymotrypsin*, Carboxypeptidase*, Nucleasen*, Lecithinase B, z. T. auch Labferment (s. Lab) u. a.; **Pancreatis pulvis Ph.Eur.6:** Pankreas-Pulver, Pancreatinum; gewonnen aus frischem od. gefrorenem Pankreas von Säugetieren; schwach braunes, amorphes Pulver mit schwachem, charakterist. (bouillonartigem) Geruch u. schwach eigenartigem Geschmack, lösl. in Wasser, unlösl. in Ethanol u. Ether; die Wirksamkeit von Pankreas-Pulver wird anhand von Casein*, Olivenöl-Suspension u. Stärke mit Hilfe einer biol. Referenz-Substanz (Abk. BRS) geprüft; so soll 1 mg Substanz mind. 1.0 Ph.Eur.-Einheiten (Abk. Ph.Eur.-E.) an proteolyt. Gesamtaktivität, 15 Ph.Eur.-E. lipolyt. Aktivität u. 12 Ph.Eur.-E. amylolyt. Aktivität aufweisen; 1 Ph.Eur.-E./mg entspricht 1000 FIP*-Einheiten/g; **Anw.:** bei Funktionsausfall des Pankreas; als Digestivum*, bei Schwächezuständen zur Unterstützung der Verdauung; wird im sauren Milieu des Magens zerstört, daher in magensaftresistenten Zuber. od., falls erforderl., zugleich mit einem Antazidum*; auch bei zystischer Fibrose*, wobei nur die amylolyt. Aktivität von Bedeutung ist; **Dos.:** 0.5–2 g, 1 Std. nach der Mahlzeit; häufig unterdosiert; bei vollständigem Ausfall der Pankreasfunktion wären pro Mahlzeit folgende Enzymaktivitäten (jeweils in Ph.Eur.-E.) zu ersetzen: Protease 2500–5000, Lipase 40 000–80 000, Amylase 30 000–60 000.

**Pankreatitis:** akute od. chron. Entzündung des Pankreas* unterschiedl. Ätiologie (meist primär nichtinfektiös); **Urs.:** >90 % Alkoholmissbrauch od. Gallensteine; u. a. auch (meist stumpfes) Bauchtrauma bzw. abdominale Operation, Hyperlipoproteinämie*, Hyperparathyroidismus, Ulkuskrankheit mit Penetration, Virusinfektion (z. B. Parotitis* epidemica, Hepatitis, HIV*-Erkrankung), pharmak. (Diuretika*, Glucocorticoide*, Antibiotika* u. a.), hereditär sowie idiopathisch.

**Pankreozymin:** s. Cholecystokinin.

**Panleukopenie** (gr. penia Armut): veraltete Bez. für Verminderung der Gesamtleukozytenzahl; s. Leukopenie.

**Panleukopenie-Impfstoff (inaktiviert) für Katzen:** Vaccinum panleucopeniae felinae infectivae Ph.Eur.6; Zuber. aus attenuiertem Katzen-Panleukopenie-Virus.

**Pantethein-4′-phosphat:** s. Phosphopantethein.

**Panthenol:** s. Vitamin B; Dexpanthenol.
**Pantherin:** s. Ibotensäure.
**Pantherinasyndrom:** s. Amanita muscaria.
**Pantherpilz:** s. Amanita muscaria.
**Pantocain nitricum:** s. Tetracainnitrat.
**Pantoprazol** (INN): 5-(Difluormethoxy)-2-[(3,4-dimethoxy-2-pyridyl)methyl]sulfinyl-1*H*-benzimidazol; CAS-Nr. 102625-70-7; $C_{16}H_{15}F_2N_3O_4S$, Strukturformel: s. Abb.; $M_r$ 383.37; **Wirk.:** Ulkustherapeutikum*; Protonenpumpen*-Hemmer, der in der Belegzelle unterhalb von pH 4 in die aktive Form des Sulfenamids umgelagert wird; **Ind.:** Ulcus ventriculi u. duodeni, mittelschwere u. schwere Refluxösophagitis; **Kontraind.:** Leberinsuffizienz; strenge Indikationsstellung während Schwangerschaft u. Stillzeit; **UAW:** Kopfschmerz, Diarrhö; selten Übelkeit, Juckreiz; **Dos.:** p. o. 40 mg/d (entspricht 45.1 mg P.-Natrium); HWZ 1 bzw. 1.5 h (Metaboliten). Gebräuchl. ist Pantoprazol-Natrium.

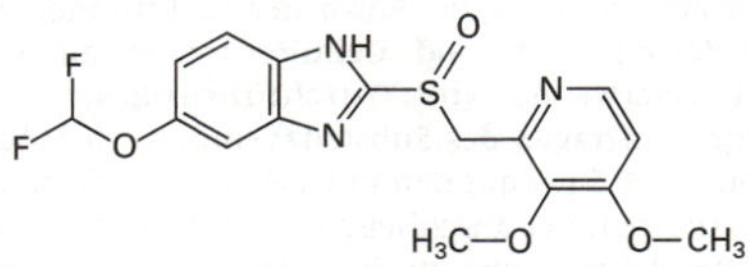


**Pantoprazol**

**Pantothensäure:** s. Vitamin B.
**D-(+)-Pantothenylalkohol:** s. Dexpanthenol.
**Pantothenylalkoholcreme:** s. Cremor Dexpantothenoli.
**Pantothenylalkohol-Lösung:** s. Dexpanthenol-Lösung.
**Pantothenylalkoholsalbe:** s. Unguentum Dexpantothenoli.
**Papageienkrankheit:** s. Ornithose.
**Papain:** Papayotin, Papayotinum; Protease*, bestehend aus 212 Aminosäuren; $M_r$ 23 350; weißes bis grauweißes, schwach hygroskop. Pulver, lösl. in Wasser; **Gew.:** aus dem Milchsaft u. den unreifen Früchten von Carica* papaya; **Wirk.:** P. hydrolysiert Eiweiß sowohl in saurem wie in alkal. Medium, die beste Wirk. wird bei pH 5–5.5 erreicht; Stoffe, die SH-Gruppen blockieren (z. B. Iodessigsäure), sind P.-Inhibitoren; SH-enthaltende Verb. (z. B. Cystein*) aktivieren das Enzym, das gegenüber chem. u. physik. Einflüssen (z. B. hoher Temp.) ungewöhnl. stabil ist. **Anw.:** **1.** (med.) als Antiphlogistikum* in Kombination mit Bromelain*; früher als Digestivum, als Ersatz für Pepsin* sowie als Anthelminthikum* (gegen Oxyuren u. Askariden, Wirk. zweifelhaft); **2.** in Zahnputzmitteln, auch (meist unzulässigerweise) zum Weichmachen von Fleisch.
**Papaver-Arten:** Mohn-Arten; Fam. Papaveraceae; von der Gattung Papaver kennt man über 100 Arten u. Unterarten, aus denen über 100 Alkaloide*, die im Milchsaft* vorkommen, isoliert wurden; das einzige Organ ohne Milchsaft ist der Samen; seit über 2700 Jahren als Arzneipflanzen bekannt; **Vertreter:** u. a. Papaver* bracteatum, Papaver* dubium (Saatmohn), Papaver* rhoeas (Klatschmohn), Papaver* somniferum (Schlafmohn).
**Papaver bracteatum** Lindl.: Fam. Papaveraceae; Kaukasus, Armenien; charakterist. Hochblätter (Brakteen); **Inhaltsst.:** zahlreiche Alkaloide*, ist aber prakt. frei von Morphin*; bei bestimmten Rassen beträgt z. B. der Thebain*-Anteil 98 % des Alkaloidgehaltes (Wurzel); der eingetrocknete Milchsaft* wird in Analogie zum Opium* als Bractium bezeichnet. **Hinweis:** Alle Pflanzenteile bis auf die Samen unterliegen dem Betäubungsmittelgesetz* (Anlage II).
**Papaver dubium** L.: Saatmohn; Fam. Papaveraceae; Mittelmeergebiet, Mitteleuropa; **Inhaltsst.:** der Milchsaft der unreifen Kapseln enthält Spuren von Alkaloiden*.
**Papaverin:** Papaverinum; $C_{20}H_{21}NO_4$, Strukturformel: s. Opium (Abb. dort); $M_r$ 339.2; Schmp. 147 °C; weiße Kristallprismen, sehr schwer lösl. in Wasser, leicht lösl. in heißem Ethanol, lösl. in Ether u. Chloroform; Benzylisochinolinalkaloid*; in Deutschland u. Österreich im Handel befindl. Spasmolytikum*; **Wirk.:** setzt den Tonus der glatten Muskulatur herab; hypnot. u. analgetische Wirk. gering; **Gesch.:** 1848 von G. Merck im Opium entdeckt. **Papaverinhydrochlorid:** Papaverini hydrochloridum Ph.Eur.6, Papaverinii chloridum, Papaverinum hydrochloricum; salzsaures Papaverin; 6,7-Dimethoxy-1-veratrylisochinolinhydrochlorid; CAS-Nr. 61-25-6; $C_{20}H_{22}ClNO_4$; $M_r$ 375.9; Schmp. 220–225 °C; weißes, krist. Pulver, geruchlos, anfangs schwach bitterer, dann brennender Geschmack, lösl. in 40 T. Wasser, sehr schwer lösl. in Ethanol; **Ind.:** intraluminale Anw. in der Koronarchirurgie (Koronarrevaskularisation) zur Verhinderung vasaler Spasmen bei Gewinnung u. Anastomosierung artieller Grafts; HWZ 1.8 h. **Papaverinsulfat:** Papaverinum sulfuricum; weißes, krist. Pulver, lösl. in Wasser; nicht mehr im Handel.
**Papaverinhydrochlorid:** s. Papaverin.
**Papaverin, salzsaures:** s. Papaverin.
**Papaverinsulfat:** s. Papaverin.
**Papaveris rhoeados flos:** s. Papaver rhoeas.
**Papaver rhoeas** L.: Klatschmohn; Fam. Papaveraceae; Europa, Kleinasien, Syrien, Südpersien, Abessinien; Stpfl. von **Papaveris rhoeados flos:** Flores Papaveris rhoeados, Flores Rhoeados, Rhoeados flos, Rhoeados petalum; Feldmohnblüten, Feuerblumen, Klatschmohnblüten, Klatschrosenblüten, Mohnblumen; getrocknete, ganze oder fragmentierte Blütenblätter; **Off.:** Ph.Eur.6; **Inhaltsst.:** Rhoeadin (Strukturformel: s. Abb.) u. a. Alkaloide* (insgesamt ca. 0.1 %), Schleim, Mecocyanin u. Mecopelargonin (Anthocyane*); **Anw.:** (volkstüml.) z. B. bei Husten, Heiserkeit bes. der Kinder, Schlafstörungen, Unruhe; als Sir. Rhoeados; Nega-

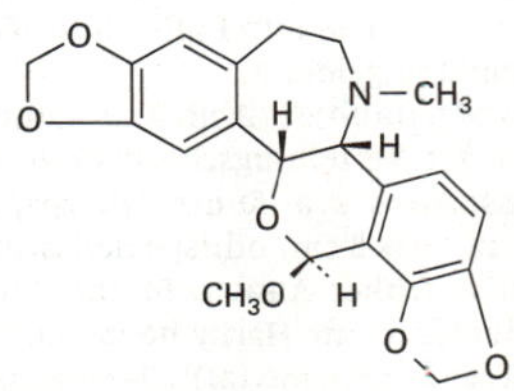


**Papaver rhoeas:** (+)-Rhoeadin

P

tivmonographie Kommission E. **Hom.:** Papaver rhoeas (HAB): frische Blüten.

**Papaver somniferum L.:** Mohn, Schlafmohn; Fam. Papaveraceae; heim. im östl. Mittelmeergebiet, kultiviert in ganz Vorderasien u. Vorderindien, Mazedonien, Bulgarien, Kleinasien, Persien, China, Marokko, Ägypten, Belgien, Deutschland, Polen, Frankreich, in den Niederlanden; Stpfl. von **Fructus Papaveris immaturi:** Capitis Papaveris immaturi; unreife Mohnkapseln, unreife Mohnköpfe; **Inhaltsst.:** (ohne Samen) ca. 0.13–0.3 % Opiumalkaloide (Morphin*, Narcotin (Noscapin*), Papaverin*, Codein*, Protopin* u. a.); mit zunehmender Reife steigt der Morphingehalt bis auf 0.5 %; vgl. Opium; **Anw.:** **1.** (techn.) zur Morphingewinnung; **2.** (volkstüml.) früher als Beruhigungsmittel bei Husten sowie bei Schlaflosigkeit; Abkochungen der Mohnköpfe (unreife od. reife Kapseln) wie auch der Sir. Papaveris wurden kleinen Kindern verabreicht, was bei dem schwankenden Alkaloidgehalt z. T. schwere u. tödl. Vergiftungen zur Folge hatte; auch heute oft missbräuchl. verwendet; **Stramentum Papaveris u. Radix Papaveris:** Mohnstroh u. Mohnwurzel enthalten bis zu 0.03 % Morphin bzw. bis zu 1.5 % Opiumalkaloide (auf getrocknetes Kraut bezogen) u. werden wie Opium* zur Morphingewinnung genutzt; vgl. Rauschdrogen; **Semen Papaveris:** Mohnsamen; **Inhaltsst.:** 40–55 % fettes Öl, 20 % Eiweiß, Lecithin, Enzyme; Morphin nicht nachgewiesen, vermutl. ca. 0.01 % Alkaloide wie Thebain* u. Codein* enthalten; **Anw.:** Gewürz (Backwaren), zur Herst. des Öles (s. u.); **Oleum Papaveris:** Mohnöl; D. 0.919–0.927; IZ 130–150; VZ 190–198; Ep. −17 bis −19 °C; Säuregrad nicht über 8; aus dem Mohnsamen gepresstes fettes, blassgelbes Öl; **Best.:** Glyceride der $\alpha$- u. $\beta$-Linolsäure (ca. 60 %), Linolensäure* (ca. 5 %), Ölsäure* (ca. 30 %), Palmitin*- u. Stearinsäure*; **Anw.:** **1.** (techn.) zu Emulsionen, Linimenten, Salben; die Iod-Additionsprodukte der Fettsäure-Ethylester des Mohnöls (BP, USP) werden als Röntgenkontrastmittel für die Lymphangiographie u. zur Darst. der Nasennebenhöhlen verwendet. Es handelt sich dabei um eine ölige Flüssigkeit, unlösl. in Wasser, lösl. in Aceton, Chloroform u. Ether, die Polystyrol zu lösen vermag; **2.** als Speiseöl; **Hinweis:** Alle Pflanzenteile bis auf die Samen unterliegen dem Betäubungsmittelgesetz* (Anlage III; mit Ausnahmen).

**Papaya:** s. Carica papaya.

**Papayotinum:** s. Papain.

**Papier** (abgeleitet von Papyrus): beschreibbare, dünne Bögen aus Naturfasern mit dem Hauptbestandteil Holz*; **Herst.:** aus reiner Cellulose*, die mit Säuren od. Basen aufgeschlossen, mit Wasser zerstampft, geformt u. dann getrocknet wird. Einige Papiersorten werden mit Füllstoffen (Gips, Talk u. a.) versehen u. geleimt.

**Papierchromatographie:** Abk. PC; kaum verwendete Form der Verteilungschromatographie*, bei der als Adsorbens u. a. feines Filterpapier (Streifengröße: ca. 50 × 3 cm) od. spezielles Papier verwendet wird; früher Anw. z. B. zur Bestimmung von Aminosäuren im Harn; heute nur noch für spezielle Trennprobleme (z. B. Trennung von Zuckergemischen) eingesetzt; **Durchführung:** 1 Tr. der zu untersuchenden Substanzlösung mit Hilfe einer Pipette an einer markierten Stelle auf den Streifen aufbringen u. eintrocknen lassen; anschließend ein Lösungsmittel (z. B. wassergesättigtes Butanol, wasserhaltiges Phenol) von dem Papier aufsaugen lassen; die einzelnen Substanzen werden je nach ihrer Löslichkeit von dem Lösungsmittel in versch. Geschwindigkeiten mitgeführt u. so getrennt. **Eigenschaften:** außerordentl. hohe Empfindlichkeit (Aminosäuren bis 0.1 µg u. weit geringere Mengen von radioaktiven u. einigen biol. wirksamen Substanzen); **Detektoren:** s. Dünnschichtchromatographie; **Gesch.:** von Consden, Gordon u. Martin erfunden; basierend auf der Verteilungschromatographie sowie der Tüpfelmethode*.

**Papiere, arzneiliche:** Chartae medicamentosae, Chartae DAB; Papier- od. Gewebestücke, die mit einer Arzneizubereitung getränkt od. überzogen sind; z. B. Charta nitrata, Salpeterpapier; Ch. sinapisata, Senfpapier; Ch. resinosa, Gichtpapier.

**Papierelektrophorese:** Form der Elektrophorese*, bei der ein Papier- od. Celluloseacetatstreifen als Träger verwendet wird; **Durchführung:** strichförmiges Auftragen des Substanzgemischs in Mikromengen (0.5 µL) auf den mit Puffer getränkten Papierstreifen, der anschließend waagerecht über eine Brücke aufgespannt wird, so dass seine Enden in die Puffervorratsgefäße tauchen, in denen die Elektroden angebracht sind. Je nach Klemmenspannung (100, 200 od. 400 V) wird die Trennung so rechtzeitig unterbrochen, dass alle Fraktionen, nachdem sie z. B. durch Besprühen od. Färben der Streifen im Tauchbad sichtbar gemacht wurden, gut erkennbar sind. **Auswertung** i. d. R. durch Photometrie*; die Streifen mit den angefärbten Banden werden am Lichtspalt vorbeigeführt. Die Absorptionswerte ergeben eine Absorptionskurve. Die Flächenwerte für die einzelnen Fraktionen entsprechen der Menge der in den einzelnen Fraktionen enthaltenen Teilchen. Pathol. Veränderungen zeigen sich durch Verschiebung der Relativwerte (s. Abb.).

**Papierkapseln:** s. Capsulae.

**Papilionaceae:** s. Fabaceae.

**Papillen:** (bot.) Epidermiszellen mit ausgestülpter, äußerer Zellwand.

**Papillomavirus:** syn. Warzen-Virus; Genus der Fam. Papillomaviridae mit ca. 75 humanen Papillomavirus-Typen (Abk. HPV) u. tierpathogenen Typen; DNA-Tumorviren, 55 nm; streng auf eine Wirtsspecies beschränkt, nur Infektion von Epithelzellen; Übertragung: Kontaktinfektion der Basalzellen der Epidermis nach Mikrotraumen; **klin. Bedeutung:** humane P. verursachen mehrere Mon. nach Infektion benigne Tumoren der Haut u. Schleimhaut, die häufig spontan wieder verschwinden (s. Verruca); auch best. Präkanzerosen u. maligne Tumoren sind mit spezif. HPV-Typen assoziiert; **Proph.** (Zervixkarzinom) durch Schutzimpfung* mit HPV-Impfstoffen. **HPV-Impfstoffe:** handelsübl. sind 2 Impfstoffe gegen HPV, die zur aktiven Immunisierung bestimmt sind; empfohlen im Alter von 10–25 Jahren bei Mädchen u. Frauen; Schutzimpfung besteht üblicherweise aus 3 Injektionen innerhalb von 6 Mon.; **1.** bivalente HPV-

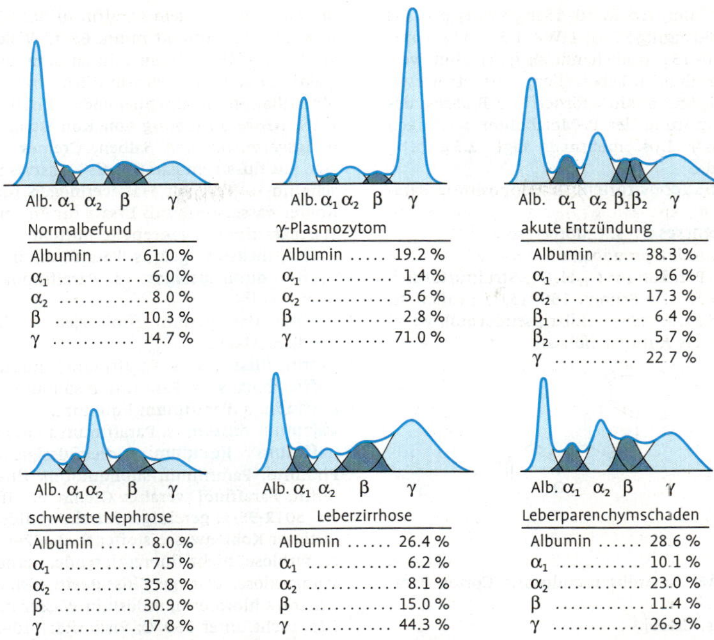


**Papierelektrophorese:** Serumelektropherogramme mit eingezeichneten Verteilungskurven; Normalbefund u. charakteristische pathol. Veränderungen (Dyslipoproteinämie) [15]

Vakzine: gegen die hochpathogenen HPV-Typen 16 u. 18 gerichtet; **2.** quadrivalente HPV-Vakzine: enthält zusätzl. Virusproteinhüllen der weniger pathogen HPV-Typen 6 u. 11; ausschließl. Verw. der Proteinhüllen des Virus ohne genet. Material (virus like particles, Abk. VLP); Adjuvans: Aluminiumverbindungen; Dauer des Impfschutzes: 5 Jahre.

**Pappel:** s. Populus-Arten.

**Pappelholzkohle:** s. Carbo activatus.

**Pappel, Kanadische:** s. Populus-Arten.

**Pappelknospe:** s. Populus-Arten (Gemmae Populi).

**Pappelrose:** s. Alcea rosea.

**Pappus:** Haarkrone, Federkrone; (bot.) nachträgl. Entwicklung des Kelches (s. Blüte, Blütenteile) zu einem Kranz von Haaren (z. B. bei Valerianaceen u. Kompositen).

**Paprika:** s. Capsicum annuum.

**Paprikaextrakt:** s. Extractum Capsici.

**Paprikatinktur:** s. Tinctura Capsici.

**Para-:** **1.** Wortteil mit der Bedeutung neben, bei, gegen, nach, beiderseits, darüber hinaus; **2.** (chem.) Symbol *p*-; Bez. in der Substitutionsisomerie* für die 1,4-Stellung von 2 Substituenten* am Benzolring.

**Paraaminobenzoesäure:** s. *p*-Aminobenzoesäure.

**Paraanilinsulfonsäure:** s. Sulfanilsäure.

**Parabene:** Parabane, Nipaester; Bez. für *p*-Hydroxybenzoesäureester (Kurzbez. PHB-Ester), die als Konservierungsmittel verwendet werden (s. Konservierung); Ph.Eur.6: Ethylis* parahydroxybenzoas, Methylis* parahydroxybenzoas, Propylis* parahydroxybenzoas; im Allg. wirken wasserlöslichere Ester eher bakteriostat., die lipophileren eher fungizid. **Hinweis:** P. sind wegen ihrer geringen Wirksamkeit gegen gramnegative Bakterien für den Einsatz in Augentropfen u. -salben nicht geeignet.

**Paracetaldehyd:** s. Paraldehyd.

**Paracetamol** (INN): Paracetamolum Ph.Eur.6; 4-Acetylaminophenol, Acetaminophen; *N*-(4-Hydroxyphenyl)acetamid; CAS-Nr. 103-90-2; $C_8H_9NO_2$, Strukturformel: s. Abb.; $M_r$ 151.16; Schmp. 169–170.5 °C (kristallisiert aus Wasser; polymorph); $d_4^{21}$ 1.293; weißes, krist., geruchloses Pulver; lösl. 1:70 in Wasser, 1:20 in kochendem Wasser, 1:7 in Ethanol, 1:13 in Aceton, 1:50 in Chloroform, 1:40 in Glycerol, 1:10 in Methanol, 1:9 in Propylenglykol, lösl. in Alkalihydroxid-Lsg., unlösl. in Ether; $pK_S$ 9.5 (25 °C); **Wirk.:** Analgetikum*, Antipyretikum*; Hauptmetabolit von Phenacetin (obsolet); **Ind.:** symptomat. Behandlung leichter bis mäßig starker Schmerzen u./od. von Fieber; **WW:** Probenecid: hemmt die Bindung von P. an Glucuronsäure u. führt dadurch zu einer Reduzierung der P.-Clearance; bes. Vorsicht bei gleichzeitiger Einnahme von Arzneimitteln, die zu einer Enzyminduktion führen, sowie bei potentiell hepatotox. Substanzen; Zidovudin: verstärkte Neigung zur Ausbildung einer Neutropenie; Cholestyramin: Verringerung der Aufnahme von P.; **UAW:** allerg. Reaktionen (s. Parastoffe); **Dos.:** in Abhängigkeit




**Paracetamol**

von KG u. Alter; i. d. R. 10–15 mg/kg KG p. o. als ED, max. 60 mg/kg KG/d; HWZ 1.5–2.5 h; **Toxikol.:** LD 10–15 g (unbehandelt); geschädigt werden Nierentubuli u. Leberzellen; Antidot: Acetylcystein* od. Methionin* (fördert die Bildung des für die Entgiftung der P.-Metaboliten wichtigen Glutathions*); Dos. mehrmals tägl. 2.5 g p. o., max. 10 g/d.

**Paracetamol-Suppositorien:** s. Suppositoria Paracetamoli.

**Parachlormetacresol:** s. Chlorocresol.

**Paracoto:** s. Aniba pseudocoto.

**Paracotoin:** Parakotoin; $C_{12}H_8O_4$, Strukturformel: s. Abb.; $M_r$ 216.19; Schmp. 150–151 °C; Inhaltsst. von Cortex Paracoto (s. Aniba pseudocoto); wirkt wie Cotoin* als Antidiarrhöikum.

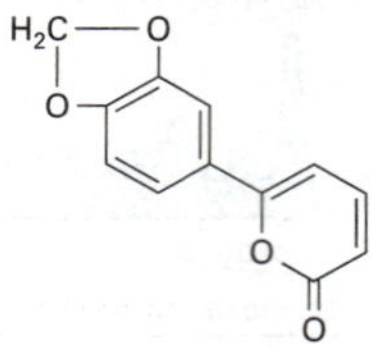


**Paracotoin**

**Paracotorinde:** s. Aniba pseudocoto (Cortex Paracoto).

**Paracresol:** s. Cresol.

**Paradaniella oliveri:** s. Balsamum Copaivae africanum.

**paradermal:** parallel zur Oberfläche eines flachen Organs, z. B. eines Blattes.

**Paraderris elliptica (Wall.) Adema:** Derris elliptica (Wall.) Benth; Fam. Fabaceae (Leguminosae); malaiisches Gebiet; Stpfl. von **Radix Derridis:** Derriswurzel, Tubawurzel; **Inhaltsst.:** 3–16 % Rotenon* u. ähnl. Verbindungen (Rotenoide), Gerbsäure (Tannin*), Harze*; **Anw.:** Insektizid* (Wurzelpulver, auch in Wasser od. org. Lösungsmitteln), bes. gegen Dasselfliegenlarven, Tabakläuse, Blattläuse, Raupen; s. Schädlingsbekämpfungsmittel.

**Paradichlorbenzol:** Abk. PDCB; *p*-Dichlorbenzol; 1,4-Dichlorbenzol; $C_6H_4Cl_2$; Schmp. 53 °C; Sdp. 174 °C; farblose Kristalle; leicht lösl. in Ether, Benzol, Schwefelkohlenstoff, heißem Ethanol, prakt. unlösl. in Wasser; bereits bei Raumtemperatur flüchtig; **Anw.:** Insektizid*.

**Paradiesapfel:** s. Solanum lycopersicum.

**Paradieskörner:** s. Aframomum melegueta (Semen Paradisi).

**Parästhesie:** subjektive Missempfindung, z. B. Kribbeln od. taubes, schmerzhaft brennendes Gefühl.

**Paraffina microcristallina:** (engl.) *microcrystalline wax*; mikrokristalline Paraffine, mikrokristallines Wachs, Kohlenwasserstoffwachs; feste, farblose, kristalline wachsartige Masse aus einem Gemisch fester, geradkettiger Paraffine, verzweigtkettiger Isoparaffine u. cycl. Kohlenwasserstoffe; $M_r$ 450–1000 (im Ggs. zu Paraffinum* solidum); ähnelt in Struktur (bes. feine Struktur der Mischkristalle) u. Eigenschaften dem Ceresin (gereinigter Ozokerit*, höherer Schmp.); lösl. in Ether, Benzol, Chloroform, in 30 T. absolutem Ethanol, unlösl. in Wasser, Ethanol (96 %), Ether, fetten Ölen; mischbar mit Ölen u. flüssigem Paraffin in der Wärme; VZ max. 4.0; Tropfpunkt mind. 65 °C; Viskosität bei 100 °C: 5.8–35 cSt.; **Gew.:** durch Lösungsmittelextraktion od. Ausfrieren von Rückständen der Erdöldestillation u. anschließender Entölung; **Off.:** DAC; **Anw.:** Erhöhung von Konsistenz u. Ölbildungsvermögen von Salben, Cremes u. Stiften; zus. mit flüssigem Paraffin als Kunstvaselin (s. Vaselinum u. Test auf Haltevermögen für flüssige Kohlenwasserstoffe); als Ersatz für Bienenwachs u. Hartparaffin; in Drageepoliermitteln.

**Paraffin, dickflüssiges:** s. Paraffinum liquidum.

**Paraffin, dünnflüssiges:** s. Paraffinum perliquidum.

**Paraffine** (lat. parum affinis sich wenig verbindend): s. Alkane.

**Paraffin, flüssiges:** s. Paraffinum liquidum.

**Paraffin, hartes:** s. Paraffinum solidum.

**Paraffinöl:** s. Paraffinum liquidum.

**Paraffinum durum:** s. Paraffinum solidum.

**Paraffinum liquidum:** dickflüssiges Paraffin Ph.Eur.6, Paraffinum subliquidum; flüssiges Paraffin, Paraffinöl, veraltet Oleum Paraffini; CAS-Nr. 8012-95-1; gereinigte Mischung flüssiger, gesättigter Kohlenwasserstoffe; D. 0.827–0.890; klare, farblose, nicht fluoreszierende, geruch- u. geschmacklose, ölartige Flüssigkeit; lösl. in Ether, Benzol, Chloroform, unlösl. in Wasser u. Ethanol; Sdp. nicht unter 360 °C; Viskosität 110–230 mPa · s; **Gew.:** aus den Rückständen der Petroleumdestillation (s. Oleum Petrae); **Anw.:** **1.** (med.) kurzfristig als Laxans* (Gleitmittel, Dos. tägl. 1–3 EL); ferner zu Salben u. Cremes; **2.** als Backöl u. Schmieröl; **UAW:** Kalium- u. Natrium-Verluste, dadurch Darmträgheit (Hyperaldosteronismus verstärkt Kaliummangel); durch geringe Paraffinaufnahme Fremdkörpergranulome im Bauchraum; langjährige Einnahme kann zu Karzinomen führen. Aspirierte Paraffintröpfchen (z. B. über Nasensprays) rufen Lungenschäden hervor.

**Paraffinum perliquidum** Ph.Eur.6: dünnflüssiges Paraffin; flüssige Mischung gereinigter, gesättigter Kohlenwasserstoffe aus Erdöl; D. 0.810–0.875; klare, farblose, im Tageslicht nicht fluoreszierende, ölige Flüssigkeit ohne Geruch u. Geschmack; leicht lösl. in Ether, Chloroform, prakt. unlösl. in Wasser, Ethanol; Viskosität: max. 25–80 mPa · s; **Anw.:** in Salben u. Cremes, Massageölen, Nasenölen; falls flüssiges Paraffin für Sprühzwecke verordnet wird, ist aus Gründen der geringeren Viskosität dünnflüssiges Paraffin zu verwenden; **Cave:** durch Inhaltion von Sprühtröpfchen Gefahr der Hemmung der Ziliartätigkeit, Gefahr einer Lipidpneumonie, Alveolentoxizität. Über die Toxizität bei oraler u. dermaler Verabreichung ist noch wenig bekannt. In Tierversuchen wurde gezeigt, dass dünnflüssiges Paraffin zellulläre Schäden verursachen u. sich in versch. Organen anreichern kann.

**Paraffinum solidum:** Hartparaffin Ph.Eur.6, Cera mineralis, Ceresinum, Paraffinum durum; hartes Paraffin, Zeresin; CAS-Nr. 8002-74-2; gereinigtes Ozokerit*; Gemisch gereinigter, fester, gesättigter Kohlenwasserstoffe; v. a. die n-Paraffine ($C_{18}$–$C_{32}$); $M_r$ 225–450; Ep. 50–62 °C (rotierendes Thermometer); farblose od. weiße auf frischem Bruch fast geruchlose Masse; lösl. in flüssigem Paraffin, Chloroform, $CS_2$, Ether, Aceton, Benzol, Petrolether, äther. u. fetten Ölen, wenig lösl. in absolutem Ethanol, prakt. unlösl. in Wasser, Ethanol; Viskosität bei 100 °C: 2.6–5.8 cSt; **Gew.:** aus den Rückständen der Erdöldestillation, ferner aus Braunkohlen- u. Torfteer; synthet. nach dem Fischer*-Tropsch-Verfahren; **Anw.:** **1.** (technolog.) konsistenzerhöhender Salbenzusatz; **2.** (techn.) zur Kerzenfabrikation.

**Paraffinum subliquidum:** s. Paraffinum liquidum.

**Paraform:** s. Paraformaldehyd.

**Paraformaldehyd:** Formaldehydum polymerisatum; Paraform; polymerisierter Formaldehyd* (Polyoxymethylen); CAS-Nr. 30525-89-4; $(HCHO)_x$; $M_r$ durchschnittl. ca. 600; Schmp. −172 °C; weißes, krist. Pulver; lösl. in Alkalilaugen, Ammoniaklösung u. erwärmten Säuren, kaum lösl. in Wasser, Ethanol u. Ether; **Darst.:** Erhitzen von Formaldehydlösung mit einem geringen Zusatz konz. Schwefelsäure*; **Off.:** DAC, ÖAB, Ph.Helv.; **Anw. u. Dos.:** zur Raumdesinfektion (geht beim Erhitzen wieder in Formaldehyd über); pro $m^3$ rechnet man 5 g.

**Parafuchsin:** s. Fuchsin.

**Paraguaytee:** s. Ilex paraguariensis (Mate Folium tostum).

**Paraimmunität:** syn. Paramunität; unspezif. Immunität* gegen eine Anzahl unterschiedl. Erreger od. Antigene*, die schnell entsteht u. einige Zeit (z. B. einige Wochen) anhält; P. entwickelt der Organismus z. B. zu Beginn einer Infektion* (Sofortabwehr) od. kann durch Reiztherapie* od. Immunstimulanzien* (Paramunitäts-Induktoren) induziert werden. Verantwortl. für die P. sind v. a. Phagozyten sowie andere zelluläre u. auch humorale Abwehrmechanismen; s. Immunsystem.

**Parainfluenza-Virus:** RNA-Virus der Fam. Paramyxoviridae*; bisher sind 4 humanpathogene Serotypen (1–4) bekannt; Erreger respirator. Infektionen unterschiedl. Schweregrades: Pharyngitis, Rhinitis, Bronchitis, Pseudokrupp* (v. a. Typ 1), Pneumonie (v. a. Typ 3); betroffen sind hauptsächl. Kleinkinder.

**Parakautschuk:** s. Kautschuk (Kautschuktypen).

**Parakotoin:** s. Paracotoin.

**Parakotorinde:** s. Aniba pseudocoto (Cortex Paracoto).

**Parakresol:** s. Cresol.

**Parakresotinsäure:** Acidum paracrescotinicum; s. Kresotinsäure.

**Parakresse:** s. Acmella oleracea.

**Paraldehyd:** Paraldehydum Ph.Eur., Paracetaldehyd; 2,4,6-Trimethyl-1,3,5-trioxan; CAS-Nr. 123-63-7; $C_6H_{12}O_3$; $M_r$ 132.2; Sdp. 123–125 °C; Ep. 10–13 °C; D. 0.992–0.994; $n_D^{20\,°C}$ 1.404–1.406; durchscheinende, farblose od. leicht gelbe Flüss., starker, charakterist. Geruch, bei niedriger Temp. zu einer krist. Masse erstarrend; mischbar mit Ethanol 96 %, Ether, Chloroform, lösl. in Wasser von 20 °C (1 : 10), in siedendem Wasser (1 : 18); cycl. Trimer des Acetaldehyds*; **Darst.:** Polymerisation des Acetaldehyds mit konz. Schwefelsäure*; **Anw.:** **1.** (techn.) Lösungsmittel für u. a. Fette, Öle, Wachse, Gummi; **2.** (med.) obsolet; früher angewendet als Sedativum* u. Schlafmittel*.

**Parallaxe:** der Winkel zw. 2 Sehstrahlen von versch. Beobachtungsorten ausgehend zum selben Objekt; wird als scheinbare Verschiebung des Objektes auf einem entfernten Hintergrund beobachtet (parallakt. Verschiebung); bei der Beobachtung mit beiden Augen gleichzeitig kann es zu einer scheinbaren Verschiebung, z. B. beim Ablesen von Messskalen u. Zeigerinstrumenten (z. B. bei Thermometer), kommen (sog. Parallaxefehler).

**Parallel Artificial Membrane Permeability Assay:** s. PAMPA.

**Parallelgruppendesign:** klass. Design kontrollierter Interventionsstudien, bei denen die Studienarme (Interventions- u. Kontrollgruppe) zeitlich parallel verlaufen; vgl. Cross-over-Studie; Studie, klinische.

**Parallelimport:** Arzneimittel, das von einem Hersteller im Ausland in einer für das Ausland bestimmten Aufmachung für den ausländ. Markt hergestellt u. von einer inländ. Firma importiert wird; vgl. Reimport von Arzneimitteln.

**Parallelreaktion:** das Edukt wird in mehreren gleichzeitig ablaufenden Elementarreaktionen* verbraucht u. zu versch. Produkten umgesetzt; **Beispiel:**

$$A \xrightarrow{k_1} B,\quad A \xrightarrow{k_2} C$$

A: Edukt; B, C: Produkte; $k_1$, $k_2$: Reaktionsgeschwindigkeitskonstanten. Jede einzelne Reaktion hat ihre Reaktionsgeschwindigkeitskonstante* u. ihre Reaktionsordnung*. Die Reaktion mit der größten Geschwindigkeit bestimmt das Hauptprodukt u. die Geschwindigkeit des Gesamtablaufs; vgl. Folgereaktion. Meist sind Parallelreaktionen unerwünscht, da sie die Qualität des Produkts durch Verunreinigung verringern. In der kombinatorischen Chemie* macht man sie sich zunutze, um eine Vielzahl definierter Verbindungen gleichzeitig herstellen zu können (Verbindungsbibliothek).

**Parallelsynthese:** Form der kombinatorischen Chemie*, bei der Substanzen an einem festen Träger (z. B. einem Harz*) Schritt für Schritt synthetisiert u. erst am Ende der Synthese abgespalten werden.

**Paralyse:** vollständige Lähmung*; **progressive Paralyse:** Form der Neurosyphilis im Spätstadium der Syphilis*.

**Paralysis agitans:** s. Parkinson-Syndrom.

**paramagnetisch:** s. Magnetochemie.

**Paramethason** (INN): 6$\alpha$-Fluor-11$\beta$,17,21-trihydroxy-16$\alpha$-methyl-1,4-pregnadien-3,20-dion; CAS-Nr. 53-33-8; $C_{22}H_{29}FO_5$; $M_r$ 392.45; nicht mehr zugelassenes Glucocorticoid*.

**Paramorphin:** s. Thebain.

**Paramunität:** s. Paraimmunität.

**Paramyxoviridae** (gr. para neben, darüber; myxa Schleim): Fam. pleomorpher od. sphär. RNA*-Viren mit Hüllmembran; **Subfamilien:** **1.** Paramyxovirinae mit den 3 Genera Paramyxovirus (u. a. Parainfluenza*-Virus Typ 1 u. 3), Rubulavirus (u. a. Mumps-Virus) u. Morbillivirus (u. a. Masern-Virus); **2.** Pneumovirinae mit dem Genus Pneumovirus (u. a. Respiratory-syncytial-Virus).

**Paranatee:** s. Ilex paraguarensis (Mate Folium tostum).

**Paranuß:** s. Bertholletia excelsa.
**Paranußbaum:** s. Bertholletia excelsa.
**Paraoxon:** E 600, Fosfakol; *O,O*-Diethyl-*O*-(4-nitrophenyl)phosphat; Phosphorsäurediethyl-4-nitrophenyl-ester; $C_{10}H_{14}NO_6P$, Strukturformel: s. Abb.; $M_r$ 275.2; D. 1.274 g/mL (25 °C); farblose ölige Flüss., lösl. in den meisten org. Lösungsmitteln; aktiver Metabolit von Parathion*, entsteht durch oxidative Entschwefelung im Körper; **Wirk.:** irreversible Hemmung der Acetylcholinesterase (s. Cholinesterasen), daher starkes Nervengift; **Anw.:** als Insektizid*.

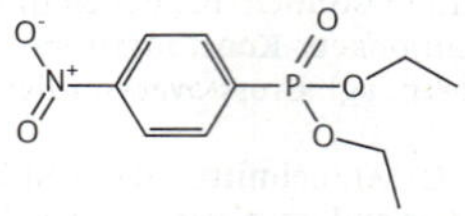

**Paraoxon**

**Paraphysen:** s. Hymenium.
**Paraproteinämie:** Auftreten von monoklonalen Proteinen im Blut*, die in ihrem strukturellen Aufbau normalen Immunglobulinen* od. Immunglobulinfragmenten entsprechen, ohne spezif. Antikörperfunktion zu besitzen; i. e. S. als monoklonale Gammopathie; **Urs.:** pathol. Vermehrung eines Klons immunglobulinproduzierender lymphoider Zellen (B-Lymphozyten u. Plasmazellen), v. a. in Knochenmark u. Lymphknoten; **Vork.:** z. B. bei malignem Lymphom* u. Plasmozytom.
**Paraquat:** Methylviologen; 1,1′-Dimethyl-4,4′-bipyridinium; $[C_{12}H_{14}N_2]^{2+}$, Strukturformel: s. Abb.; $M_r$ 186.25; **Anw.:** in Salzform; **1.** als Kontaktherbizid (s. Herbizide) breite Anw. in der Landwirtschaft; **2.** Redoxindikator: Reduktion von P., i. e. S. Addition eines einzelnen Elektrons an das farblose Paraquat-Dikation führt zum tiefblauen Paraquat-Radikal; dieses kann wiederum ein Elektron auf den molekularen Sauerstoff übertragen, was das Paraquat-Dikation regeneriert (reversible Reaktion). Die Zulassung für paraquathaltige Pflanzenschutzmittel ruht in Deutschland seit Juli 2007, auch in Österreich u. der Schweiz ist kein Paraquat-Präparat zugelassen. **Toxikol.:** häufig starke Intoxikationen; bei Kontakt Hautverätzungen, Schleimhautreizungen u. Augenschäden; bei oraler Aufnahme Ulzerationen des Gastrointestinaltrakts, Diarrhöen, Erbrechen, Ödeme, Blutungen, Nieren- u. Leberschäden, Ikterus*, Lungenfibrose, Tod durch Ersticken; Ther. bei Intoxikation: v. a. rasche Giftentfernung durch Magenspülung, beschleunigte Darmpassage; Anw. von Adsorbenzien, Glucocorticoiden, Hämoperfusion*. **Paraquatdichlorid:** $C_{12}H_{14}Cl_2N_2$; Schmp. 300 °C; farbloses Salz, wasserlöslich. **Paraquatbismethylsulfat:** $C_{14}H_{20}N_2O_8S_2$; gelbe Substanz.

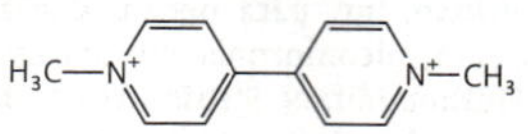

**Paraquat**

**Pararauschbrand:** Gasbrand*, hervorgerufen durch Clostridium* septicum.
**Parasiten** (gr. parasitos mitspeisend): Schmarotzer; Lebewesen, die ganz (obligate P.) od. teilweise (fakultative P.), ständig (stationäre P.) od. zeitweise (temporäre P.) auf Kosten einer anderen Species auf deren Oberfläche (Ektoparasiten*) od. innerhalb des Organismus (Endoparasiten*) leben; für Menschen relevante P.: **1.** (i. e. S.) tierische P. (Zooparasiten): Protozoen* (Urtierchen), Helminthes* (Würmer) u. Arthropoden* (Gliederfüßer); **2.** (i. w. S.) Bakterien*, Viren*, Pilze*.
**Parasitologie** (gr. parasitos mitspeisend; logos Lehre): Lehre von den pflanzl. und tier. Parasiten*, i. e. S. von den Protozoen*, Helminthes* u. Arthropoden*.
**Parasorbinsäure:** s. Sorbus aucuparia.
**Parastoffe:** in *para*-Stellung substituierte Phenylderivate mit allergenem Potential; Gruppenallergene, deren gemeinsame allergene Wirkung auf den oxidativen Abbau zu Metaboliten mit Chinonstruktur (s. Chinone) zurückgeführt wird; vgl. Kreuzreaktion. **Beispiel: 1.** Lokalanästhetika* (u. a. Benzocain, Procain); **2.** Sulfonamide* u. Verwandte (z. B. Sulfonylharnstoffe*); **3.** Lichtschutzmittel (z. B. *p*-Aminobenzoesäure*); **4.** Inhaltsstoffe in Farben u. Gummi (z. B. *p*-Phenylendiamin u. Derivate); **5.** Konservierungsmittel (z. B. *p*-Hydroxybenzoesäureester); **6.** Paracetamol*.
**Parasympathikotonie:** s. Vagotonie.
**Parasympathikus:** anatom., physiol. u. pharmak. vom Sympathikus* abgrenzbarer Teil des vegetativen Nervensystems*; nach den Ursprungszentren in Mittelhirn, Brückenhaube, verlängertem Mark u. Sakralbereich des Rückenmarks als kraniosakrales System dem Sympathikus gegenübergestellt. Im Ggs. zum Sympathikus keine morpholog. Einheit, da sich die parasympath. Fasern mit einigen Ausnahmen stets anderen Nervenstämmen anlagern; synapt. Umschaltung präganglionärer auf postganglionäre Neuronen außerhalb des ZNS in peripheren Ganglien od. Ganglien der intramuralen Geflechte (s. Nervensystem, intramurales); Erregungsübertragung erfolgt prä- u. postganglionär durch Acetylcholin*. **Wirk.: 1.** kranialer Teil: Verengung der Pupille, Akkommodation, Sekretion dünnflüssigen Speichels u. Schweißes, Bradykardie, Bronchokonstriktion, Anregung der Peristaltik u. Drüsentätigkeit im Magen-Darm-Trakt u. a.; **2.** sakraler Teil: Entleerung der Harnblase u. des Rektums, Erektion u. a.; **3.** spinaler Teil: gefäßerweiternd, schweißhemmend u. pilomotorisch; Pharmaka, die den Parasympathikotonus beeinflussen: Parasympathomimetika*, Parasympatholytika*.
**Parasympatholytika:** cholinolytische Pharmaka, vagolytische Pharmaka, antimuscarinerge Pharmaka, veraltet Parasympathikolytika; hemmen die Erregungsübertragung im parasympath. System, wobei die muscarinerge Wirk. des Acetylcholins an den postsynapt. Rezeptoren durch kompetitive Hemmung blockiert wird (s. Anticholinergika); ausgehend von den Alkaloiden Atropin* u. Scopolamin* wurde eine Reihe von synthet. P. mit spezif. Indikationen entwickelt. **Wirkstoffe:** z. B. Tropicamid* (Augenheilkunde), *N*-Butylscopolammoniumbromid* (Spasmolyse), Pirenzepin* (Ulkustherapie); Atropin wird auch als Antiarrhythmikum* der Klasse IV genutzt. **Anw.:** u. a. als Spasmolytika u. Bronchodilatatoren, bei bradykarden Herz-

rhythmusstörungen u. als Antidot bei Intoxikationen mit Phosphorsäureestern.

**Parasympathomimetika:** veraltet Parasympathikomimetika; den Parasympathikus* erregende Stoffe, die eher die muscarinergen als nicotinergen Eigenschaften des Acetylcholins* besitzen; Antagonisten des Atropins*; **Wirkstoffe: 1. direkte P.:** Cholinomimetika; wirken wie Acetylcholin direkt am Rezeptor, neben der Modellsubstanz Muscarin* z. B. Cholinester, Carbachol*, Pilocarpin*; **2. indirekte P.:** Cholinesterase-Inhibitoren; hemmen den enzymat. Abbau von Acetylcholin durch Cholinesterasen*, wodurch sich das körpereigene Acetylcholin am Rezeptor anreichert. Nach der Dauer der Enzymhemmung unterscheidet man **a)** reversible Cholinesterase-Inhibitoren, z. B. Neostigminbromid*, Galantamin*, Physostigmin*, (Wirkungsdauer Minuten bis Stunden); **b)** irreversible Cholinesterase-Inhibitoren, z. B. Alkylphosphate (Wirkungsdauer Monate; z. B. Parathion*); **Anw.: 1.** (med.) bei Glaukom*, Ileus*, Blasenatonie, Myasthenia* gravis pseudoparalytika, Refluxösophagitis; bei Intoxikationen mit Atropin*, Curare*, tricycl. Antidepressiva*; **2.** als Schädlingsbekämpfungsmittel*.

**Parathion:** E 605, Parathionethyl, Nitrostigmin; *O,O′*-Diethyl-*O″*-(4-nitrophenyl)thiophosphat; CAS-Nr. 56-38-2; $C_{10}H_{14}NO_5PS$, Strukturformel: s. Abb.; $M_r$ 291.3; **Wirk.:** Cholinesterase-Inhibitor (s. Parasympathomimetika); **Anw.:** Insektizid* u. Akarizid* mit breitem Wirkungsspektrum (Kontakt-, Fraß- u. Atemgift); $LD_{50}$ 6.4 mg/kg KG (Ratte; oral, akut); s. Schädlingsbekämpfungsmittel (Tab. dort). Vgl. Paraoxon.

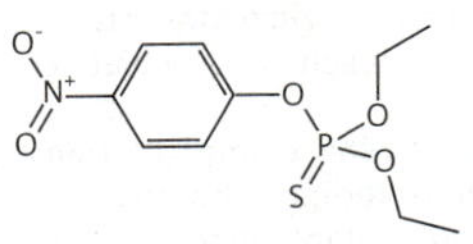

**Parathion**

**Parathionethyl:** s. Parathion.

**Parathionmethyl:** Thiophosphorsäure-*O,O*-dimethyl-*O*-(4-nitrophenyl)ester; *O,O*-Dimethyl-*O*-(4-nitrophenyl)-thiophosphat; CAS-Nr. 298-00-0; $C_8H_{10}NO_5PS$, Strukturformel: s. Abb.; $M_r$ 275.2; farbloses bis gelbl. Pulver mit charakterist. unangenehmem Geruch; Schmp. 35 °C; Sdp. 158 °C; lösl. 1:20 in Wasser; **Wirk.:** irreversibler Cholinesterase-Inhibitor (s. Parasympathomimetika, indirekte); **Anw.: 1.** (techn.) Insektizid*, ähnl. Parathion*; $LD_{50}$ 1.8 mg/kg KG (Ratte, oral); s. Schädlingsbekämpfungsmittel (Tab. dort); **2.** (med.) obsolet; früher angewendet als Miotikum u. in der Glaukomtherapie.

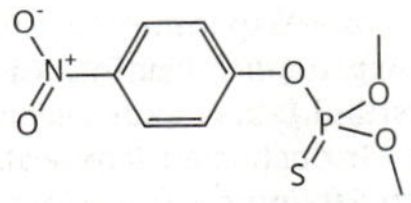

**Parathionmethyl**

**Parathormon:** Parathyrin, parathyreotropes Hormon (Abk. PTH), sog. Collip-Hormon; zu Calcitonin* antagonist. wirkendes Proteohormon (84 Aminosäuren, $M_r$ 9500) der Nebenschilddrüsen*; **Regulation:** Steuerung von Produktion u. Freisetzung über $Ca^{2+}$-Konz. im Serum durch negativen Feedback*-Mechanismus; **Wirk.: 1.** Steigerung des Knochenabbaus: Freisetzung von $Ca^{2+}$ aus Hydroxylapatit des Knochens durch Säuresekretion der Osteoklasten; Anstieg der $Ca^{2+}$-Serumkonzentration in der Folge; Aktivitätszunahme der alkal. Phosphatase; **2.** Niere: **a)** Steigerung der Phosphatsekretion im distalen u. Hemmung der Phosphatresorption im proximalen Tubulus mit Phosphaturie u. Absinken der Phosphat-Serumkonzentration in der Folge; Erhöhung der Calciumrückresorption; **b)** begünstigt Umsetzung von 25-Hydroxycolecalciferol zu Calcitriol* (1-Hydroxylierung); HWZ 2–4 min; **Anw.:** therap. bei Osteoporose*; **1.** Parathyroidhormon*; **2.** Teriparatid*.

**Parathyrin:** s. Parathormon.

**Parathyroidea:** s. Nebenschilddrüsen.

**Parathyroidhormon** (INN): CAS-Nr. 345663-45-8; rekombinant hergestelltes humanes Parathormon* (identisch mit dem endogen vorkommenden humanen Hormon); Polypeptid aus 84 Aminosäuren; **Herst.:** in Escherichia coli; **Wirk.:** regt Osteoblasten zur Bildung neuen Knochengewebes an, sorgt für bessere Aufnahme von Calcium aus dem Darm u. vermindert Calciumausscheidung über den Harn; **Ind.:** postmenopausale Osteoporose* bei hohem Frakturrisiko zur Vermeidung von Wirbel- u. Wirbelsäulenfrakturen; **Kontraind.:** durchgeführte Strahlentherapie des Skeletts, schwere Nieren- od. Leberfunktionsstörungen, unerklärl. hohe Spiegel der alkalischen Phosphatase*, andere Knochenbildungsstörung, Störungen des Calciumhaushalts; **WW:** Durch den erhöhten Calciumspiegel im Blut kann es zu tox. Wirk. von Digitoxin kommen; kein CYP-P450-Metabolismus, daher keine WW in diesem Bereich; **UAW:** Hyperkalzämie, Hyperkalzurie, Kopfschmerz, Übelkeit; **Dos.:** 1 × 100 µg/d s.c. in den Bauch über 24 Monate; u. U. zusätzl. Einnahme von Vitamin D u. Calcium; im Anschluss Ther. mit Bisphosphonaten*; HWZ 1.5 h.

**Paratop: 1.** Antigenbindungsstelle; sterisch komplementär zur antigenen Determinante (Epitop*) geformter Teil des Antikörpers*; besteht aus den hypervariablen Teilen der H- u. L-Ketten im Fab-Fragment; **2.** antigenbindender Teil (α/β- od. γ/δ-Ketten) der T-Zell-Rezeptoren; vgl. Immunglobuline; Leukozyten.

**Paratyphus:** typhusähnl. Infektionskrankheit, die durch Salmonella* enterica Serovar Paratyphi A, B od. C verursacht wird; von den Paratyphus-Erregern ist nur Salmonella enterica Serovar Paratyphi B in Deutschland endemisch. Verlauf meist milder als bei Typhus* abdominalis; **Ther.:** Ciprofloxacin*, Ceftriaxon*, Co*-trimoxazol od. Amoxicillin* (möglichst nach Resistenztestung); **Proph.:** durch Impfung mögl., meist in Kombination mit Typhus*-Impfstoff, z. B. TAB (Abk. für Typhus, Paratyphus **A**, Paratyphus **B**).

***para*-Verbindungen:** s. Para-.

**parazytisch:** s. Spaltöffnungen.

**Parecoxib** (INN): N-[4-(5-Methyl-3-phenylisoxazol-4-yl)phenylsulfonyl]propionamid; Strukturformel: s. Abb.; verwendet wird das Natriumsalz: CAS-Nr. 198470-85-8; $C_{19}H_{17}N_2NaO_4S$; $M_r$ 392.4; Schmp.

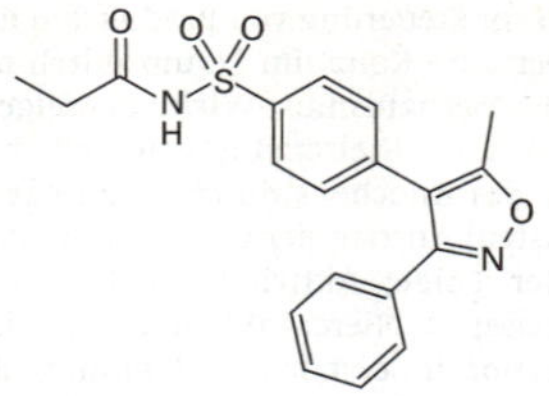

**Parecoxib**

272 °C; gut wasserlöslich; **Wirk.:** selektiver COX-2-Hemmer (s. Cyclooxygenase-Inhibitoren); injizierbares NSAR (s. Analgetika); **Ind.:** Kurzzeitbehandlung von postoperativen Schmerzen; **UAW:** gelegentl. Hypertonie, Rückenschmerzen; **Dos.:** max. 80 mg/d, i. v. oder i. m.; HWZ des aktiven Metaboliten Valdecoxib* 8 h.

**Pareirawurzel:** s. Chondrodendron tomentosum (Radix Pareirae bravae).

**Parenchym:** (bot.) Gewebe, dessen lebende Zellen isodiametrisch* od. gestreckt sind, von verschiedenem Umriss u. an den Enden nicht zugespitzt, vgl. Prosenchym.

**parenteral:** unter Umgehung des Magen-Darm-Trakts; i. d. R. durch subkutane, intramuskuläre od. intravenöse Injektion* bzw. Infusion*; z. B. parenterale Ernährung. Vgl. Parenteralia.

**Parenteralia** Ph.Eur.6: Zubereitungen zur parenteralen Anwendung; sterile Zuber., die zur Applikation in menschl. od. tierisches Gewebe durch Injektion, Infusion od. Implantation bestimmt sind; **Formen:** Es wird unterschieden zw. Iniectabilia*, Infundibilia*, Parenteralia* diluenda, Pulveres* parenterales, Gelen zur Herst. von Injektionszubereitungen u. Implantanten*. P. werden so hergestellt, dass Sterilität gewährleistet ist u. eine mikrobielle Kontamination*, die Anwesenheit von Pyrogenen* sowie das Wachstum von Mikroorganismen vermieden wird. Zur Herst. muss Aqua* ad iniectabilia (in Großgebinden) verwendet werden. Zahlreiche P. erfordern den **Zusatz von Hilfsstoffen**, z. B. um Blutisotonie (s. Isotonie) zu gewährleisten, den pH*-Wert einzustellen, die Löslichkeit zu verbessern, die Zers. der Wirkstoffe zu verhindern od. um ausreichende antimikrobielle Eigenschaften zu erzielen. Diese Zusätze dürfen weder die beabsichtigte med. Wirk. der Zuber. beeinflussen noch in der angewandten Konzentration tox. od. lokal reizend sein. Die Wirkstoffkonzentration in applikationsfertigen, flüssigen P. wird auf das Volumen der Zuber. bezogen. **Anw.:** Zur intravenösen (Abk. i. v.) Applikation eignen sich wässrige Injektionslösungen, Infusionslösungen, Emulsionen zur Injektion od. Infusion. Intramuskulär (Abk. i. m.) werden wässrige u. ölige Injektionslösungen, wässrige u. ölige Suspensionen injiziert. Subcutan (Abk. s. c.) verabreicht werden kleine Volumina wässriger Injektionslösungen, Tropfinfusionslösungen bei Säuglingen. Bestimmte Impfpräparate, Präparate für Allergie- u. Sensibilisierungstests werden intrakutan (Abk. i. c.) gegeben. Intraarteriell (Abk. i. a.) werden Röntgenkontrastmittel gespritzt. **Prüfung:** P. müssen der Prüfung auf Sterilität (Ph.Eur.6) entsprechen. Sofern im Arzneibuch vorgesehen, genügt die Prüfung auf Bakterien-Endotoxine anstelle der Prüfung auf Pyrogene. **Anforderungen an Behältnisse:** P. werden in Glas- od. Kunststoffbehältnissen u. vorgefüllten Einmalspritzen in den Verkehr gebracht. Folgende Anforderungen müssen erfüllt sein: **1.** ausreichende Durchsichtigkeit, um eine visuelle Prüfung des Inhalts zu ermöglichen (Ausnahme bei Implantaten); **2.** Indifferenz gegenüber der Zubereitung; **3.** Verhinderung von Diffusion in od. durch das Material u. von Eindringen fremder Substanzen in die Zubereitung (dies gilt auch für das Verschlussmaterial). Ampullen* werden durch Zuschmelzen verschlossen u. ihr Inhalt ist zum einmaligen Gebrauch bestimmt. Flaschen werden mit geeigneten Verschlüssen versehen, die ausreichend dicht sein müssen, um eine Kontamination zu verhüten, u. die die Entnahme eines Teiles od. des ganzen Inhaltes des Behältnisses ohne Entfernen des Verschlusses gestatten (Sicherheitsverschluss). Die Elastizität des Plastikmaterials od. der Elastomeren muss ausreichen, um das Durchstechen mit einer Nadel ohne Ausstanzen von Teilchen zu ermöglichen u. einen Wiederverschluss der Einstichstelle nach Herausziehen der Nadel zu gewährleisten.

**Parenteralia diluenda** Ph.Eur.6: Konzentrate zur Herst. von Parenteralia*; konzentrierte, sterile Lösungen, die nach dem Verdünnen auf ein vorgegebenes Volumen mit einer geeigneten Flüss. zur Injektion od. Infusion bestimmt sind. Die so hergestellten Verdünnungen müssen den Anforderungen für Iniectabilia* u. Infundibilia* entsprechen (Sterilität, Bakterien-Endotoxine/Pyrogene u. U. Gleichförmigkeit* einzeldosierter Arzneiformen od. Gleichförmigkeit* des Gehalts einzeldosierter Arzneiformen).

**Parenteraltabletten:** s. Implantationstabletten.

**Parese:** unvollständige Lähmung*.

**Paricà:** s. Virola calophylloidea (Yakée).

**Paricalcitol:** 19-Nor-1$\alpha$,25-dihydroxyvitamin $D_2$; (1$\alpha$,3$\beta$,7E,22E)-19-Nor-9,10-secoergosta-5,7,22-triene-1,3,25-triol; CAS-Nr. 131918-61-1; $C_{27}H_{44}O_3$; **Wirk.:** synthet. Vitamin-D-Analogon; senkt den Parathormonspiegel ohne wesentl. Einfluss auf Calcium- u. Phosphatspiegel; **Ind.:** Prävention u. Ther. des sekundären Hyperparathyroidismus bei chron. Nierenversagen. Vgl. Cinacalcet.

**Pariser Blau:** s. Berliner Blau.

**Pariser Gelb:** s. Bleichromat.

**Pariser Rot:** s. Eisen(III)-oxid; Bleichromat; Mennige.

**Paris quadrifolia L.:** Einbeere, Wolfsbeere, Sternkraut; Fam. Melanthiaceae (früher Trilliaceae); Europa; Stpfl. von **Herba Paridis:** Einbeerenkraut; **Inhaltsst.:** in allen Organen (bes. reichl. im Rhizom*) die (Steroid-)Saponine* Paristyphnin, Paridin; ferner Asparagin*, Pektin*, Citronensäure*; **Anw.:** (volkstüml.) z. B. zur Behandlung von Wunden, als Grippemittel; **Toxikol.:** wegen der resorbierbaren Saponine giftig. **Hom.:** Paris quadrifolia (HAB): frische, zur Zeit der Fruchtreife gesammelte Pflanze; verordnet z. B. bei Migräne, Zervikalsyndrom.

**Parkinson-Syndrom** (James P., Chirurg, 1755–1824): Parkinsonismus; extrapyramidales Syndrom inf. Degeneration dopaminerger Neuronen in der Substantia nigra; **Vork.:** durchschnittl. Manifestationsalter 50.–60. Lebensjahr; Prävalenz des idiopath. P.-S. (eine der häufigsten neurolog. Erkrankungen) insgesamt ca. 0.1–0.2 % bzw. 1.8 % der >65-Jährigen; **Sympt.:** **1.** Akinese*; **2.** Rigor*; **3.** Tremor*; **4.** Instabilität mit Fallneigung; **5.** vegetative Störungen, Stimmungslabilität, Melancholie, Demenz u. Sensibilitätsstörungen; **6.** Frühsymptome: Riechstörungen, Schlafstörungen, veränderte Handschrift; **Formen:** **1. familiäres** P.-S.: unterschiedl. Genmutationen bekannt; **2. idiopath.** (primäres) P.-S. (syn. Morbus Parkinson, Paralysis agitans, P.-S. i. e. S.): häufigste Form (80 % der Fälle); Ätiologie noch weitgehend ungeklärt; diskutiert werden Interaktionen von genet. u. Umweltfaktoren (mit oxidativem Stress); **3. symptomat.** (sekundäres) P.-S.: **a)** pharmak. bedingt: z. B. durch Neuroleptika*, Antiemetika*, Calcium*-Antagonisten (Flunarizin*, Cinnarizin*); **b)** tox. bedingt: z. B. durch Mangan*, Kohlenstoffmonoxid*, Methanol*, Cobalt* od. Cyanid*; **c)** metabol. bedingt: z. B. bei Hypoparathyroidismus; **d)** infektiös bedingt: postenzephalitisch; bei Creutzfeldt*-Jakob-Krankheit; **e)** P.-S. infolge von Basalganglieninfarkt od. -blutung; **f)** P.-S. infolge zerebraler Raumforderung (z. B. Hirntumoren); **g)** traumat. bedingt: Boxerenzephalopathie; **4.** P.-S. i. R. anderer neurodegenerativer Erkrankungen; **Ther.:** **1.** allg.: Physiotherapie, psychosoziale Betreuung; **2.** pharmak.: **a)** Levodopa* in Kombination mit DOPA-Decarboxylase-Hemmern (z. B. Benserazid*, Carbidopa*); erste Wahl bei Patienten >70 Jahre; bei unzureichender Wirk. Kombination mit Dopamin*-Rezeptor-Agonist; Kompl.: sog. End-of-dose-Akinese od. Wearing-off: vorhersagbare Wirkungsschwankung bei kurzer Levodopa-Wirk.; paroxysmale On-Off-Phasen: nicht vorhersagbare Wirkungsschwankungen unabhängig von Levodopa-Einnahme; **b)** Dopamin*-Rezeptor-Agonisten (erste Wahl bei Therapiebeginn bei Patienten <70 Jahre, später Kombination mit Levodopa od. MAO-Hemmern): Ergotalkaloide* (z. B. Bromocriptin*, Cabergolin*, Lisurid*); Nicht-Ergot-Derivate: Ropinirol*, Pramipexol*, Rotigotin*, Apomorphin*; **c)** dopaminerg wirksame NMDA*-Rezeptor-Antagonisten (Amantadin*, Budipin*); **d)** Monoaminoxidase*-Hemmer (MAO-B; z. B. Selegilin*, Rasagilin*); **e)** COMT*-Hemmer (z. B. Entacapon*, Tolcapon*); **f)** Anticholinergika* (z. B. Biperiden*, Metixen*) bei starkem Ruhetremor; **g)** bei Demenz Cholinesterase-Inhibitoren (z. B. Rivastigmin*); **3.** operativ: ggf. stereotakt. Operation (Tiefenhirnstimulation).

**Parmycin:** s. Evosin.

**Parnaparin-Natrium** (INN): Parnaparinum natricum Ph.Eur.6; nicht mehr im Handel befindl. Natriumsalz eines niedermolekularen Heparins*; mittlere $M_r$ 5000; früher angewendet zur postoperativen Primärprophylaxe tiefer Venenthrombosen; **UAW:** Blutungen, leichte Thrombozytopenie; Anstieg von Leberenzymwerten.

**Parodontalerkrankungen:** Sammelbez. für Erkrankungen des Zahnhalteapparats, bei denen Gingivitis* u. chron. Parodontitis* im Vordergrund stehen; **Ther.:** systemat. Parodontalbehandlung (inklusive subgingivaler Zahnsteinentfernung, Versorgung mit Zahnersatz, zahnärztl. Nachsorge von parodontal vorgeschädigten Zähnen, z. B. durch professionelle Zahnreinigung, Verbesserung der Mundhygiene). Vgl. Parodontopathien.

**Parodontitis:** Parodontalerkrankung* mit entzündl., durch bakt. Beläge verursachter Erkrankung aller Anteile des Parodontiums* u. fortschreitendem Verlust von Stützgewebe; lokalisiert od. generalisiert auftretend; häufig durch Übergreifen einer Gingivitis* auf tiefere Strukturen des Zahnhalteapparats; führt zu Desintegration des Kollagens, Knochenabbau, Entstehung von Taschen; **Ther.:** **1.** physik.: Entfernung von Plaque, Zahnstein u. Konkrementen; **2.** pharmak.: s. Parodontosemittel.

**Parodontium:** Zahnhalteapparat; funktionelle Einheit, die Zahnfleisch, Zahnzement, knöchernes Zahnfach u. Wurzelhaut umfasst u. für die feste Verankerung des Zahnes im Gebiss sorgt; Erkrankungen des P.: z. B. Parodontitis*.

**Parodontopathien:** Sammelbegriff für alle Erkrankungen des Zahnhalteapparats (Zahnfleisch, Zahnhartgewebe, Alveole, Wurzelhaut).

**Parodontose:** veraltete Bez. für nichtentzündl. Zahnbetterkrankungen; vgl. Parodontopathien; Parodontalerkrankungen.

**Parodontosemittel:** Mittel zur Ther. u. Prophylaxe von Parodontopathien* u. Parodontitis*; pharmak. Ther. v. a. als Unterstützung u. Ergänzung zur Lokaltherapie (physikal. Maßnahmen). **Wirkstoffe:** v. a. entzündungshemmende Stoffe wie Antiseptika*, (pflanzl.) Antiphlogistika* u. Adstringenzien*. Daneben z. B. Enzympräparate wie Chymotrypsin* zur Wundflächenreinigung.

**Paromomycin** (INN): Aminosidin; 4-*O*-(2-Amino-2-desoxy-α-D-glucopyranosyl-)-2-desoxy-5-*O*-[3-*O*-(2,6-diamino-2,6-didesoxy-β-C-idopyranosyl)-β-D-ribofuranosyl]-D-streptamin; CAS-Nr. 7542-37-2; $C_{23}H_{45}N_5O_{14}$, Strukturformel: s. Abb.; $M_r$ 615.6; Aminoglykosid*-Antibiotikum aus Streptomyces rimosus forma paromomycinus; Paramomycinsulfat ist in 1 T. Wasser lösl., fast unlösl. in Ethanol, Chloroform, Ether; **Wirk.:** hemmt die Proteinbiosynthese u. wirkt v. a. gegen grampositive Keime, teilweise auch gegen E. coli, Enterobacter, Klebsi-

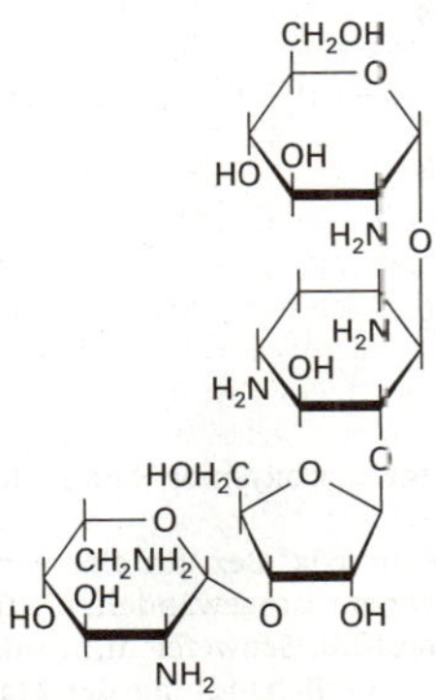


**Paromomycin**

P

ellen, Salmonellen, Shigellen, Proteus; kreuzresistent mit den anderen Aminoglykosid-Antibiotika; **Ind.**: bakt. Enterokolitis (wegen der geringen Resorption aus dem GIT); **UAW:** hohe Oto- u. Nephrotoxizität (daher parenterale Anw. obsolet); **Dos.**: p. o. 25–30 mg/kg KG/d in 3 ED über 5–10 d.

**Parotis:** Glandula parotidea; Ohrspeicheldrüse; vor der Ohrmuschel u. dem äußeren Gehörgang sowie hinter dem Unterkieferast gelegene seröse Speicheldrüse.

**Parotitis acuta:** eitrige Entzündung der Parotis (Ohrspeicheldrüse); Erreger: Streptococcus Gruppe A, Staphylococcus; **Sympt.**: stark druckschmerzhafte Schwellung u. Rötung in der Parotisregion, Entleerung von Eiter aus dem Ausführungsgang der Ohrspeicheldrüse; **Ther.**: i. v. Antibiotika, Förderung des Speichelflusses (Citronensäure, Kaugummi), ggf. Rehydrierung; bei Abszessbildung Inzision.

**Parotitis epidemica:** Mumps; Ziegenpeter, Bauernwetzel; akute generalisierte Virusinfektion, gekennzeichnet durch nichteitrige Schwellung der Ohrspeicheldrüse; **Erreger:** Mumps-Virus (s. Paramyxoviridae); **Sympt.**: unter Fieberanstieg, Kopf- u. Gliederschmerzen zunächst meist einseitige (in 75–80 % der Fälle nach 1–3 Tagen beidseitige) Schwellung der Ohrspeicheldrüse; häufig entzündete Mundschleimhaut, von der sich bes. charakterist. die noch stärker gerötete Mündungsstelle des Ausführungsgangs der Parotis abhebt; nach ca. 5–8 Tagen unter Fieberabfall Rückgang der Parotisschwellung; Kompl.: Mitbeteiligung anderer drüsiger Organe (u. a. nach der Pubertät auch Hoden- od. Eierstockentzündung mit Gefahr der Sterilität); Schädigung des Nervus vestibulocochlearis mit Ertaubung (meist einseitig); Miterkrankung des ZNS (häufiger Meningitis, seltener Enzephalitis); **Proph.**: Schutzimpfung; s. Mumps-Lebend-Impfstoff.

P

**Paroxetin** (INN): *trans*-(–)-3-(1,3-Benzodioxol-5-yloxy)methyl-4-(4-fluorphenyl)piperidin; CAS-Nr. 61869-08-7; $C_{19}H_{20}FNO_3$, Strukturformel: s. Abb.; $M_r$ 329.4; Schmp. 118 °C (Hydrochlorid); **Wirk.**: Antidepressivum*, Serotonin*-Wiederaufnahme-Hemmer; **UAW:** Übelkeit, Obstipation, Libidoverlust, Schläfrigkeit.

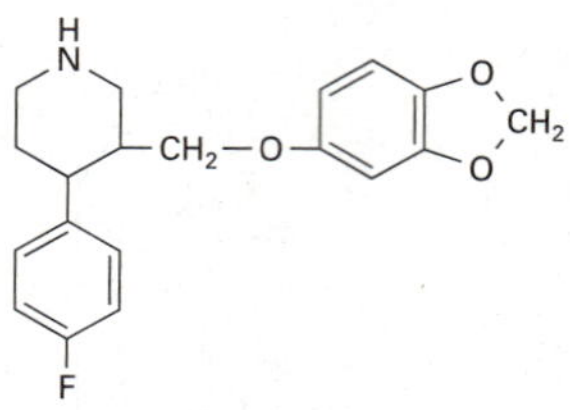

Paroxetin

**paroxysmal** (gr. paroxysmos Anfall, Krampf): anfallartig.

**Parpati:** im Ayurveda* Bez. für eine Arzneizubereitung aus chem. umgewandeltem Quecksilber* (Quecksilbersulfid), Schwefel* u. a. Inhaltsstoffen; **Anw.**: i. d. R. zur Behandlung der Malabsorption von Nährstoffen im Verdauungstrakt; cave: bei unkorrekter Herstellung wegen eines mögl. Quecksilbergehalts potentiell toxisch.

**Parthenium argentatum** A. Gray: s. Kautschuk (Vork.).

**Parthenium integrifolium:** s. Echinacea angustifolia.

**Parthenokarpie:** (bot.) Entwicklung einer Frucht ohne vorausgegangene Befruchtung*; solche Früchte sind samenlos.

**Partialdruck:** Teildruck, der durch ein einzelnes ideales Gas in einer Gasmischung ausgeübt wird; vgl. Dalton-Gesetz.

**Partialdruckgesetz:** s. Dalton-Gesetz.

**Partialglyceride, langkettige:** Partialglycerida longicatenalia DAB; Gemisch hauptsächl. aus Mono-, Di- u. Triglyceriden gesättigter $C_{16}$- (ca. 18–48 %) bis $C_{18}$-Fettsäuren (ca. 48–72 %) natürl. Ursprungs; Gehalt an gesättigten Monoglyceriden 8–18 % (vgl. Glycerolmonostearat 40–55 %); Tropfpunkt: 50–58 °C; weiße bis gelbl. weiße, in Wasser prakt. unlösl. Masse, schwer lösl. in Ethanol, lösl. in Chloroform, Ether, Petrolether, fetten Ölen; hydrophiler als die mittelkettigen Triglyceride*; SZ max. 6.0; OHZ 60–115; IZ max. 3.0; POZ max. 3.0; VZ 175–195; UA max. 1.0 %.

**Partialglyceride, mittelkettige:** s. Glycerolmonocaprylocaprat.

**Partialladung:** s. Bindung, chemische.

**Partitionskoeffizient:** s. Verteilungskoeffizient.

**Partus:** Geburt, Entbindung; post partum (Abk. p. p.): nach der Geburt; sub partu: unter (während) der Geburt.

**Parvoviridae:** Fam. der kleinsten DNA-Viren; weltweit verbreitet bei Mensch, vielen Säugern u. Insekten; **Subfamilien:** Parvovirinae, u. a. mit dem humanpathogenen Parvovirus B19, u. Densovirinae (Parvoviren der Insekten).

**Parvovirose-Impfstoff (inaktiviert) für Hunde:** Vaccinum parvovirosis caninae inactivatum Ph.Eur.6; flüssige od. gefriergetrocknete Zuber. des Hunde-Parvovirus, der mit einer geeigneten Methode inaktiviert wurde.

**parvus** (lat.): f: parva, n: parvum; klein.

**Pas:** (physik.) Einheitenzeichen für Pascalsekunde*; s. Viskosität.

**PAS:** Abk. für ***p*-A**mino**s**alicylsäure; s. 4-Aminosalicylsäure.

**Pascal** (Blaise P., franz. Philosoph, Mathematiker u. Physiker, 1623–1662): Symbol Pa; abgeleitete SI*-Einheit für den Druck*; $1\,Pa = 1\,N \cdot m^{-2} = 10^{-5}\,bar = 0.007\,50\,mmHg$ (Torr); 1 hPa (Hektopascal) = 100 Pa = 1 mbar.

**Pascal-Gesetz:** in Flüss. verteilt sich der Druck nach allen Seiten gleichmäßig. **Anw.**: hydraul. Presse.

**Pascalsekunde:** Symbol Pas; Einheit der Viskosität*.

**Paspalsäure:** s. Secale cornutum.

**Passerini-Reaktion:** Methode zur Herst. von $\alpha$-Hydroxy-carbonsäureaniliden aus Aldehyden* od. Ketonen* durch Umsetzung mit einem aromat. Isonitril (s. Nitrile) u. einer Carbonsäure*; es entsteht ein $\alpha$-Acyloxy-N-arylamid, das zum $\alpha$-Hydroxy-carbonsäureanilid hydrolysiert wird (s. Abb.).

**Passiflora edulis** Sims.: Fam. Passifloraceae; trop. u. subtrop. Gebiete; zus. mit anderen P.-Arten

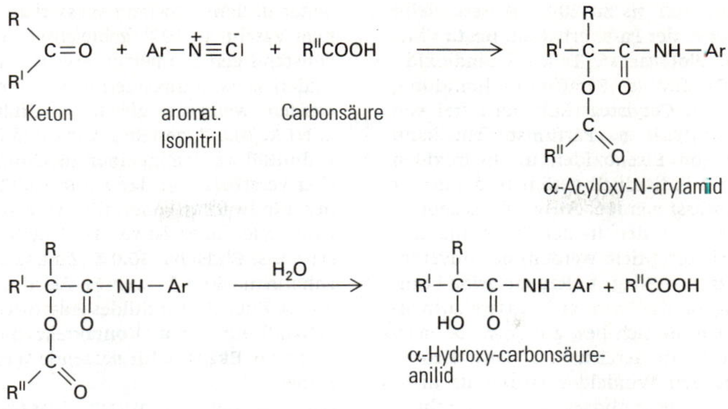


**Passerini-Reaktion**

Stpfl. der essbaren **Passionsfrucht,** aus der auch Fruchtsäfte gewonnen werden; rote Passionsfrüchte werden auch als **Maracuja** (Maracuya), gelbe als **Granadilla** bezeichnet.

**Passiflorae herba:** s. Passiflora incarnata.

**Passiflorae herbae extractum siccum normatum** Ph.Eur.6: Extractum Passiflorae herbae siccum normatum; Passionsblumenkrauttrockenextrakt; Ph.Eur.6, Darst.: aus den Blättern von Passiflora* incarnata durch ein geeignetes Verfahren mit Ethanol (40–90 %, V/V), Methanol (60 %, V/V) od. Aceton (60 %, V/V); Gehalt: mind. 2.0 % Flavonoide*, berechnet als Vitexin* u. bezogen auf das Trockengewicht.

**Passiflora incarnata** L.**:** Passionsblume; Fam. Passifloraceae; Nord- u. Südamerika, Ostindien; vgl. Passiflora edulis; Stpfl. von **Passiflorae herba:** Herba Passiflorae, Passionsblumenkraut; getrocknete, zerkleinerte od. geschnittene, blüten- od. früchtetragende oberird. Teile; **Off.:** Ph.Eur.6, Ph.Helv.; **Inhaltsst.:** bis über 2 % Flavonoide (hauptsächl. Glucosile von Apinin u. Luteolin*, darunter Vitexin*); nach Ph.Eur. mind. 2.0 % (berechnet als Vitexin, bezogen auf das Trockengewicht); keine (od. nur Spuren) Harmanalkaloide*; Cumarine* u. Maltol*; **Wirk.:** im Tierexperiment leichte sedative u. spasmolyt. Wirk.; **Zuber.:** Passiflorae* herbae extractum siccum normatum; **Anw.:** bei nervöser Unruhe, leichten Einschlafstörungen, nervös bedingten Beschwerden im Magen-Darm-Bereich. **Hom.:** Passiflora incarnata (HAB): frisches Kraut; verordnet z. B. als Beruhigungs- u. Einschlafmittel.

**Passionsblume:** s. Passiflora incarnata.

**Passionsblumenkraut:** s. Passiflora incarnata (Passiflorae herba).

**Passionsblumenkrauttrockenextrakt:** s. Passiflorae herbae extractum siccum normatum.

**Passionsfrucht:** s. Passiflora edulis.

**Passulae majores:** s. Vitis vinifera.

**Passulae minores:** s. Vitis vinifera (Passulae majores).

**Pasta:** Pasten; hochkonzentrierte feine Suspensionen von plast. Verformbarkeit (mit Fließgrenze), die zur Anw. auf der Haut od. der Schleimhaut bestimmt sind; den halbfesten Zubereitungen* zur kutanen Anwendung Ph.Eur.6 zugeordnet; P. enthalten einen großen Anteil an feinen, unlösl. Pulvern (20–50 %), die in einem flüssigen (z. B. Glycerol 85 %) od. salbenartigen Vehikel (z. B. Vaselin) homogen dispergiert sind. P. stehen therap. zw. Salben u. Pudern. **Einteilung: 1. harte Pasten:** enthalten einen sehr hohen Feststoffanteil u. wirken daher austrocknend, sekretbindend u. abdeckend, z. B. Pasta* Zinci; Anw.: bei subakuten bis chron. Hauterkrankungen u. zur Behandlung fetter Haut; **2. weiche Pasten:** enthalten einen niedrigeren Feststoffanteil, z. B. Pasta* Zinci mollis; es überwiegen die Eigenschaften der Grundlage (meist wasserfrei, lipophil, auch Absorptionsgrundlagen*; seltener Emulsionssalben od. Hydrogele); i. d. R. wirken sie fettend u. abdeckend. Anw.: zur Ther. bei trockener Haut u. nicht nässenden, abheilenden Dermatosen; **3.** Zu den Pasten i. w. S. gehören auch die **Umschlagpasten*** (nach Ph.Eur.6: separate Form der halbfesten Zuber. zur kutanen Anw.). **Herst.:** Die gut zerkleinerten, getrockneten (bes. bei Anwesenheit von Stärke) u. gesiebten Wirk- u. Hilfsstoffe werden in Abhängigkeit von ihren Eigenschaften mit einem Teil der Grundlage, der ggf. unter milden Bedingungen aufgeschmolzen werden darf, od. einem flüssigen Bestandteil der Grundlage homogen angerieben. Dieses Konzentrat wird mit der Salbenmühle homogenisiert, anschließend wird mit der restl. Grundlage portionsweise verdünnt. **Prüfung:** Ph.Eur.6, entsprechend den Angaben der Monographie „Halbfeste Zubereitungen zur kutanen Anwendung“ (Praeparationes molles ad usum dermicum); als steril bezeichnete P. müssen der Prüfung* auf Sterilität entsprechen. Die Teilchengröße muss an die Anw. angepasst u. kontrolliert sein. Nicht mehr offizinell ist diese Bestimmung der Teilchengröße: Auf der Oberfläche der Pasten dürfen keine Agglomerate feststellbar sein. Unter dem Mikroskop dürfen keine Teilchen über 200 µm zu messen sein u. 90 % des Feststoffanteils der untersuchten Probe soll kleiner als 170 µm sein.

**Pasta Cacao:** s. Theobroma cacao (Semen Cacao).

**PASTA CORDES®:** abdeckende, nicht abwaschbare, emulgatorhaltige, wirkstofffreie Pastengrundlage mit hohem Wasseraufnahmevermögen, die mit Wasser Emulsionen* vom Typ Wasser-in-Öl bildet;

bei Einarbeitung von bis zu 200 % Wasser bleibt der W/O-Charakter der Paste erhalten. **Best.:** Vaselinum* album, Wollwachs*, Talk*, Titandioxid*, dickflüssiges Paraffin (s. Paraffinum liquidum), Wollwachsalkohol, Cetylstearylalkohol*; frei von Konservierungsmitteln u. Parfümstoffen; kann durch Zugabe von Eisenoxiden u. -hydroxiden (Farbstoff E 172) individuell getönt u. damit der Hautfarbe angepasst werden. **Anw.:** als Rezepturgrundlage (kann mit den in der Dermotherapie übl. Wirkstoffen rezeptiert werden) od. unverändert zum Schutz, zur Pflege u. Regeneration beanspruchter Haut; da die Paste viel Wasser aufnehmen kann, eignet sie sich bes. zur Anw. bei nässenden Ekzemen, im Bereich von Hautfalten u. zur Prophylaxe von Windeldermatitis; als nicht mit Wasser abwaschbare Abdeckpaste; zum Schutz der Lippen vor starker Sonneneinstrahlung. Vgl. MILCH CORDES®.

**Pasta Guarana:** s. Paullinia cupana (Guarana).

**Pasta Resorcini composita:** Resorcini pasta composita; zusammengesetzte Resorcinpaste; Zusammensetzung: NRF (bis 1996), 5.0 g Salicylsäure*, 5.0 g Resorcin*, 7.5 g Zinkoxid*, 7.5 g Weizenstärke, 12.0 g dickflüssiges Paraffin, 13.0 g weißes Vaselin; **Darst.:** Zinkoxid u. Weizenstärke mit dickflüssigem Paraffin u. weißem Vaselin anreiben; nach dem Einarbeiten von 10.0 g Resorcin*-Stammverreibung 50 % u. 10.0 g Salicylsäure*-Stammverreibung 50 % bzw. 20.0 g der gemeinsamen Salicylsäure-Resorcin-Verreibung (6.0 g Resorcin, 6.0 g Salicylsäure, jeweils möglichst fein gepulvert, 9.6 g weißes Vaselin u. 2.4 g dickflüssiges Paraffin werden zur Paste verrieben u. mehrmals am Dreiwalzenstuhl bei geringem Walzenabstand bearbeitet) muss eine weiße od. fast weiße Paste erhalten werden, deren Oberfläche ein einheitl. Aussehen zeigt. **Anw.:** als Schälpaste; **Cave:** wegen negativer Nutzen-Risiko-Beurteilung für Resorcin* nicht mehr zu empfehlen. Nicht bei Kindern od. auf größeren Hautflächen anwenden. Nicht in Kontakt mit Augen u. Schleimhäuten bringen.

P

**Pasta salicylica „Lassar“:** s. Pasta Zinci salicylata „Lassar“.

**Pasta Zinci:** Zinci pasta; Zinkoxidpaste 25 %, Zinkpaste; Zusammensetzung: DAB, Ph.Helv., 25 T. Zinkoxid*, 25 T. Weizenstärke, 50 T. weißes Vaselin; ÖAB, 25 T. Zinkoxid, 25 T. Talk, 50 T. gelbes Vaselin; Gehalt: 23.5–26.5 % ZnO, 47–53 % Vaselin; **Darst.:** Das Gemisch von Zinkoxid u. Weizenstärke wird in dünner Schicht 3–4 Stunden bei 40–45 °C getrocknet u. nach dem Sieben (250) mit dem geschmolzenen Vaselin verrieben. **Anw.:** kühlende, Schmerz lindernde, austrocknende u. die Wundheilung fördernde Verbandpaste.

**Pasta Zinci cum Oleo Iecoris Aselli:** Lebertran-Zinkpaste; Darst.: ÖAB (bis 1996), 20 T. Lebertran* werden ohne Erwärmen in 80 T. Zinkpaste (s. Pasta Zinci) homogen eingearbeitet; stets frisch zubereiten; Abgabe unter Lichtschutz. Vgl. Wund- und Heilsalbe mit Lebertran.

**Pasta Zinci mollis:** Zinci pasta mollis, Zinci oxidi pasta mollis; weiche Zinkpaste; Darst.: **1.** DAB, 30 T. Zinkoxid* werden mit 40 T. dickflüssigem Paraffin zu einer gleichmäßigen Suspension verarbeitet u. dann auf dem Wasserbad mit 20 T. weißem Vaselin u. 10 T. gebleichtem Wachs bis zum vollständigen Schmelzen erwärmt u. kaltgerührt. Andere Herstellungsmethoden können angewandt werden, wenn die gleiche Qualität erzielt wird. **2.** NFA, 30.0 T. gesiebtes Zinkoxid (250) u. 20.0 T. Erdnußöl werden zu einer gleichmäßigen Suspension verarbeitet u. dann mit 50.0 T. geschmolzener Wollwachsalkoholsalbe vermischt u. kaltgerührt. Die Zuber. ist vor der Abgabe zu homogenisieren. **3.** Ph.Helv., 30.0 T. Zinkoxid (250), 30.0 T. Lanolin u. 60.0 T. weißes Vaselin; Gehalt: 24.0–26.0 % ZnO; **Anw.:** mildes Adstringens* zur Hautbehandlung allerg. Kontaktekzeme, Exantheme, seborrhö. Ekzeme; für nässende Wunden nicht geeignet.

**Pasta Zinci oleosa „Lassar“:** Lassars ölige Zinkpaste; Zusammensetzung: EB, 60 T. rohes Zinkoxid*, 40 T. Olivenöl; **Wirk.:** austrocknend, die Wundheilung fördernd; die med. Anw. ist obsolet.

**Pasta Zinci oxydati cum Acido salicylico 2 %:** Salicyl-Zinkoxidpaste; Darst.: 2 T. Salicylsäure* (Sieb 100) u. 2 T. weißes Vaselin werden in 96 T. Pasta* Zinci eingearbeitet; **Anw.:** s. Pasta Zinci; aufgrund der antisept. Wirk. auch bei Ekzemen.

**Pasta Zinci oxydati mollis cum Chlorcresolo et Sulfure praecipitato:** Zinci oxidi pasta mollis cum Chlorcresolo et Sulfure praecipitato; weiche Zinkoxidpaste mit Chlorocresol und feinverteiltem Schwefel; Zusammensetzung: NRF (bis 1996), 0.02 g Chlorocresol*, 2 g feinverteilter Schwefel*, Pasta* Zinci mollis ad 20 g; **Anw.:** Desinfiziens zur Hautbehandlung; 1 Monat verwendbar; **cave:** wegen negativer Nutzen-Risiko-Beurteilung für Chlorocresol u. Schwefel nicht mehr zu empfehlen.

**Pasta Zinci oxydati mollis cum Ethacridino lactico:** Zinci oxidi pasta mollis cum ethacridino lactate; weiche Zinkoxidpaste mit Ethacridinlactat; Zusammensetzung: NRF, 0.2 g Ethacridinlactat*, 7.0 g Olivenöl, Pasta* Zinci mollis ad 20 g; **Anw.:** Antiseptikum zur Haut- u. Schleimhautbehandlung; 1 Monat lang verwendbar.

**Pasta Zinci pinguis:** Zusammensetzung: PM, 12.5 T. Zincum oxydatum crudum (s. Zinkoxid, rohes), 12.5 T. Amylum Tritici pulvis, 25.0 T. Oleum Arachidis hydrogenatum; **Wirk.:** austrocknend, die Wundheilung fördernd.

**Pasta Zinci salicylata:** Zinksalicylsäurepaste DAB, Salizyl-Zinkpaste; Darst.: ÖAB, Mischung von 2 T. Salicylsäure* mit 24 T. Zinkoxid* u. 24 T. Talk wird in 50 T. geschmolzenes gelbes Vaselin homogen eingearbeitet; **Anw.:** antisept., austrocknende Verbandpaste.

**Pasta Zinci salicylata „Lassar“** (Oskar Lassar, Dermatologe, Berlin 1849–1907): Pasta salicylica „Lassar“; Lassar-Salicylpaste; Zusammensetzung: 2 T. Salicylsäure*, 24 T. rohes Zinkoxid*, 24 T. Weizenstärke (s. Triticum aestivum, Tritici amylum), 50 T. Vaselinum* flavum; **Anw.:** austrocknendes u. antisept. Mittel; auch bei Ekzemen.

**Pasten:** s. Pasta.

**Pasteur-Effekt:** Bez. für den Effekt, dass die alkohol. Gärung* der Hefe in Anwesenheit von $O_2$ stark zurückgeht; tritt auch in Zellen mit Lactatbildung auf (s. Glykolyse); **Prinzip:** Bei Anwesenheit von Sauerstoff wird der in der Glykolyse entstehende Wasserstoff in der Atmungskette* unter hoher Energieausbeute in Form von ATP verbraucht. Dabei kommt es durch hohe ATP-Spiegel zu einer alloster. Hemmung des Schlüsselenzyms Phosphofructokinase* u. zu einer Verlangsamung des Glucoseabbaus.

**Pasteurella:** Gattung gramnegativer, unbewegl., fakultativ anaerober Stäbchenbakterien der Fam. Pasteurellaceae; Parasiten der Schleimhäute des oberen Respirations- u. Intestinaltrakts von Säugetieren (selten Mensch) u. Vögeln; mehrere Species mit v. a. veterinärmed. Bedeutung; humanpathogen: P. multocida als wichtiger opportunist. Erreger von Wundinfektionen; Sinusitis, Infektionen des unteren Respirationstrakts; P. ist sensitiv für Penicilline, Doxycyclin u. Cephalosporine.

**Pasteurella tularensis:** s. Francisella tularensis.

**Pasteur-Impfung:** s. Tollwut-Schutzimpfung.

**Pasteurisieren:** therm. Verfahren der Konservierung* zur selektiven Entkeimung u./od. Haltbarmachung von i. d. R. hitzeempfindlichen Zuber. u. Flüss. (Milch, Obst- u. Fruchtsäfte, Bier) durch Abtötung der vegetativen Formen bestimmter Mikroorganismen (z. B. Salmonellen, Brucellen); das verwendete Verfahren richtet sich nach der Temperaturempfindlichkeit des Produkts u. nach der vorhandenen Kontaminationsflora; **Formen:** **1.** Niederpasteurisierung: 61.5 °C für 30 min; **2.** Hochpasteurisierung: 72 °C für 15 s; **3.** Langzeitpasteurisierung: 60 °C für 10 h zur Inaktivierung bestimmter Viren (z. B. Hepatitis-A-Virus, Epstein-Barr-Virus) in Blut- u. Plasmaderivaten.

**Pastillen:** Pastilli, Trochisci; feste, einzeldosierte, zur peroralen Anw. bestimmte elast. bis plastische u. im Allg. scheibchen-, kugel- od. kegelförmige Arzneizubereitungen; können je nach Herstellungsverfahren einen kleinen Luftkern enthalten. Ihre Masse beträgt meist ca. 1 g. Sie sollen beim Lutschen od. Kauen die enthaltenen Wirkstoffe in der Mundhöhle langsam freisetzen. P. gehören zu den dispersen Systemen „fest/flüssig“ mit sehr hohem Feststoffanteil. Die Bearbeitung der Grundmasse kann unter Verw. von Zucker (Rohrzucker, meist über 90 %), arabischem Gummi (ca. 7 %), Gelatine, Tragant u. gereinigtem Wasser od. wässrigem Ethanol als Anstoßflüssigkeiten erfolgen. In die Grundmasse werden die Arzneistoffe u. ggf. weitere Hilfsstoffe (Aromastoffe, Farbstoffe) gleichmäßig eingearbeitet. P. werden durch Ausstechen aus dem ausgerollten Teig od. eine andere geeignete Art der Formgebung u. nachfolgendem Trocknen, jedoch nicht durch Pressen eines konstanten Volumens von Substanzteilchen, hergestellt. **Off.:** DAC, ÖAB; **Prüfung:** Nach DAC wird auf Gleichförmigkeit* der Masse einzeldosierter Arzneiformen u. Gleichförmigkeit* des Gehalts einzeldosierter Arzneiformen geprüft.

**Pastinaca sativa L.:** Pastinak; Fam. Apiaceae (Umbelliferae); Russland, Europa, Nordamerika; Stpfl. von **Fructus Pastinacae:** Pastinakfrüchte; **Inhaltsst.:** 1.5–3.6 % äther. Öl mit Estern der Butter-, Heptyl- u. Capronsäure; fettes Öl (Glyceride ungesättigter Fettsäuren); die Furanocumarine* Ammoidin*, Bergapten*, Imperatorin*, Sphondin* u. a.; **Anw.:** (volkstüml.) z. B. Magen-, Stein- u. Blasenleiden; **Radix Pastinacae:** Pastinakwurzel; **Anw.:** (volkstüml.) z. B. bei Fieber, Nierensteinleiden, Magenleiden.

**Pastinace-Opopanax:** s. Commiphora erythraea var. glabrescens (Bisabol-Myrrhe).

**Pastinacin:** s. Sphondin.

**Pastinak:** s. Pastinaca sativa.

**Patchouli:** s. Pogostemon cablin.

**Patella** (lat.): Kniescheibe.

**Patene:** s. Fantaschale.

**Patentgelb:** s. Plumbum chloratum basicum.

**Paternostererbse:** s. Abrus precatorius.

**pathogen:** krankheitserregend, krankmachend.

**Pathologie:** Lehre von den abnormen u. krankhaften Veränderungen im (menschl.) Organismus, insbes. von den Urs. (Ätiologie) sowie Entstehung u. Entwicklung (Pathogenese) von Krankheiten u. den durch sie verursachten org. Veränderungen (pathol. Anatomie, Histopathologie) u. funktionellen Auswirkungen (Pathophysiologie); umfasst ferner die systemat. Einordnung u. Beschreibung von Krankheiten (Nosologie) sowie deren theoret. Interpretation; heute meist gleichgesetzt mit der diagnost. P. zur gewebebasierten Erkennung von Tumor- od. Infektionskrankheiten.

**Patienteninformation:** s. Packungsbeilage.

**Patientenrisiko:** s. Alpha-Fehler.

**Patrisia pyrifera:** s. Ryania speciosa.

**Patschuliblätter:** s. Pogostemon cablin (Folia Patchouli).

**Patschuliöl:** s. Pogostemon cablin.

**Patuletin:** ein Flavonolderivat; Strukturformel: s. Flavonoide (Tab. dort).

**Patulin:** Clavacin; 4-Hydroxy-4*H*-furo[3,2-*c*]pyran-2(6*H*)-on; CAS-Nr. 149-29-1; $C_7H_6O_4$, Strukturformel: s. Abb.; $M_r$ 154.13; Schmp. ca. 110 °C; lösl. in Wasser u. polaren Lösungsmitteln; mikrobizides Stoffwechselprodukt aus mind. 10 versch. Penicillium-Arten u. a. Pilzen (s. Mykotoxine); **Toxikol.:** tox. gegenüber Bakt., Protozoen, Pilzen u. Säugetieren; kanzerogen; verursacht Kapillarschäden in der Leber; im Tierversuch wurden Blutungen u. Geschwüre im GIT nachgewiesen; Ursache von Lebensmittelvergiftungen* (z. B. Apfelsaft).

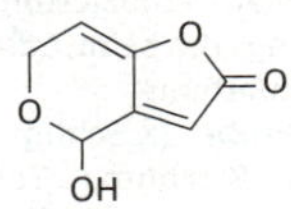

**Patulin**

**Paul-Ehrlich-Institut:** Abk. PEI; Bundesamt für Sera u. Impfstoffe mit Sitz in Langen; untersteht dem Bundesministerium* für Gesundheit; wurde durch das Gesetz über die Errichtung eines Bundesamtes für Sera u. Impfstoffe vom 7.7.1972 (BGBl. I S. 1163) als selbständige Bundesoberbehörde eingesetzt; übernimmt gesundheitspolit. Aufgaben im Bereich Infektionsprophylaxe u. Arzneimittelsicherheit, v. a. auf dem Gebiet der Sera, Impfstoffe, Blut-, Knochenmark- u. Gewebezubereitungen, Allergene, Gentransfer-Arzneimittel, somat. Zelltherapeutika, xenogene Zelltherapeutika u. gentechn. hergestellte Blutbestandteile. Für diese Arzneimittel ist das PEI die zuständige Behörde für die Zulassung (s. Arzneimittelzulassung), Genehmigung klin. Prüfungen, Sammlung u. Bewertung über UAW u. ggf. Einleitung von Maßnahmen, die Entscheidung über die Freigabe einer Charge (sog. staatl. Chargenprüfung, geregelt in § 32 AMG) u. die Erstellung von Jahresberichten i. R. des koordinierten Meldewesens für Blut- u. Gewebezubereitungen. Darüber hinaus betreibt das PEI eigene Forschungen zur Prüfung der Wirksamkeit u. Unbedenklichkeit von Sera u. Impfstoffen, Blutzubereitungen, Immundiagnostika u. forscht im Bereich der allg. Immunologie, Serodiagnostik, Immunprophylaxe u. Immunpathologie zur Immunschwächekrankheit AIDS u. entwickelt Standardwerte für Sera u. Impfstoffe.

**Pauli-Prinzip:** Pauli-Verbot; in einem Atom kann es nicht 2 Elektronen geben, die in allen 4 Quantenzahlen übereinstimmen (s. Orbital). Diese Regel ist zum Verständnis des Aufbaus des Periodensystems* der Elemente im Rahmen quantentheoret. Überlegungen von zentraler Bedeutung.

**Paullinia cupana** Kunth: P. sorbilis (L.) Mart.; Guarana-Strauch; Fam. Sapindaceae; Brasilien, Südvenezuela; Kletterstrauch; Stpfl. von **Guarana:** Pasta Guarana; Guaranapaste; aus gerösteten u. gepulverten Samen (Kotyledonen*) mit kaltem Wasser hergestellte u. wieder getrocknete, meist mit Kakao od. Stärkemehl versetzte Masse; bitterer Geschmack, zu braunschwarzen Stangen geformt od. als Pulver im Handel; **Inhaltsst.:** als coffeinreichste Droge enthält Guarana 4–8 % Coffein*, teilweise an Catechingerbstoffe gebunden (s. Gerbstoffe, pflanzliche), ferner 12 % Tannine*, Saponine*, 3 % Fett, Stärke; **Anw.:** (volkstüml.) z. B. bei Herz- u. Verdauungsbeschwerden, Diarrhö, Fieber; bei den Ureinwohnern des Amazonasbeckens zur Anregung, bei Müdigkeit, zur Dämpfung des Hunger- u. Durstgefühls; **Dos.:** EMD 1.0 g als Pulver. **Hom.:** Guarana: reife Samen, die bereits am Ernteort zerquetscht u. zu einer Paste verarbeitet werden.

P

**Pauly-Diazoreaktion:** Färbenachweis von Eiweiß infolge der Diazotierung des im Eiweiß enthaltenen Tyrosins* u. Histidins*; **Prinzip:** Bei Zusatz einer frisch bereiteten Diazobenzolsulfonsäure-Lsg. zur sodaalkal. Probelösung entsteht eine kirschrote Färbung, die beim Ansäuern orangerot wird. Vgl. Proteinfärbung.

**Pausinystalia johimbe** (K.Schum.) Beille: Corynanthe johimbe K.Schum.; Yohimbe, Potenzbaum; Fam. Rubiaceae; Westafrika; Stpfl. von **Cortex Yohimbehe:** Yohimbe(he)rinde, Potenzrinde; **Inhaltsst.:** 3–6 % Monoterpen-Indolalkaloide ($\beta$-Carbolinderivate) wie Yohimbin* (Hauptalkaloid) u. Yohimbin-Isomere (mit unterschiedl. Ringverknüpfung), Raubasin*, Corynanthein, Yohimbinsäure*; Gerbstoffe*; **Anw.:** **1.** (volkstüml.) bei Sexualstörungen, bei Schwäche- u. Erschöpfungszuständen; Negativmonographie der Kommission E; **2.** (techn.) zur Gewinnung von Yohimbin*.

**Pavor nocturnus:** Nachtangst; Form der Schlafstörung* mit Hochschrecken aus dem Tiefschlaf, panikartigem Schrei, starker vegetativer Erregung u. Nichtansprechbarkeit (Dauer bis 15 min); anschließend Desorientiertheit, weitgehende Amnesie für das Schreckereignis; Auftreten v. a. in der ersten Nachthälfte aus dem Tiefschlaf; **Ther.:** bei Erwachsenen indiziert bei auto- od. fremdaggressiven Handlungen u. häufigen od. sozial stark störenden Ereignissen: Benzodiazepine* (z. B. Clonazepam*).

**Payta-Ratanhia:** s. Krameria triandra.

**Pb:** (chem.) Symbol für Blei*.

**PBZ:** Abk. für **P**yri**b**en**z**amin; s. Tripelennamin.

**PC:** **1.** Abk. für **P**apier**c**hromatographie*; **2.** Abk. für **P**oly**c**arbonate*; **3.** Abk. für **p**hysikalische **C**hemie*.

**p. c.:** Abk. für (lat.) **p**ost* **c**enam.

**PCB:** Abk. für **p**oly**c**hlorierte **B**iphenyle; therm. u. chem. stabile Verb. mit 30–60 % Chlor; abhängig von der Anzahl der Chloratome u. deren Stellung an den Ringen sind insgesamt 209 versch. Verb. (**Kongenere**) möglich. Die Kongenere hat Karlheinz Ballschmiter (Chemiker, geb. 1937) systemat. erfasst u. ihnen Nummern zw. 1 u. 209 zugeordnet (sog. Ballschmiter Kongenere). Charakterist. ist der hohe Siedepunkt, weshalb PCB als Transformatoröl zum Kühlen u. Isolieren, als Weichmacher für Lacke, Klebstoffe u. a. verwendet wurden. Wegen Kanzerogenität u. Umweltschädlichkeit (wird nicht abgebaut, globale Persistenz u. Akkumulation) wurde ihre Verw. stark eingeschränkt. PCB reichern sich im Fettgewebe innerhalb der Nahrungskette an u. besitzen aufgrund der strukturellen Ähnlichkeit mit Dioxinen u. Furanen eine hohe Toxizität. Die Verw. von Futtermittel, das mit Altöl versetzt war, führte bereits zu mehreren Lebensmittelskandalen.

**PCMC:** Abk. für **P**ara**c**hlor**m**eta**c**resol; s. Chlorocresol.

**PCP:** **1.** Abk. für **P**henyl**c**yclohexyl**p**iperidin*; **2.** Abk. für **P**enta**c**hlor**p**henol*.

**PCR:** Abk. für (engl.) ***p**olymerase **c**hain **r**eaction*; s. Polymerase-Kettenreaktion.

**PCS:** Abk. für (engl.) ***p**hoton **c**orrelation **s**pectroscopy*; s. Photonenkorrelationsspektroskopie.

**PCV:** Abk. für **P**en**c**iclo**v**ir.

**Pd:** (chem.) Symbol für Palladium*.

**PDCB:** Abk. für **P**ara**d**i**c**hlor**b**enzol*.

**PDE:** Abk. für **P**hospho**d**i**e**sterasen*.

**PDE-Hemmer:** Kurzbez. für **P**hospho**d**i**e**sterase*-Hemmer.

**PDGF:** Abk. für (engl.) ***p**latelet **d**erived **g**rowth **f**actor;* von Thrombozyten, Endothelzellen, Monozyten u. a. gebildete Familie von multifunktionellen Wachstumsfaktoren* (PDGF-A, PDGF-B, PDGF-C u. PDGF-D); Polypeptide ($M_r$ 28 000–30 000) aus 2 Untereinheiten (A u. B), die über Disulfidbrücken miteinander verbunden sind; liegen meist als Heterodimeren (AB) vor, es kommen aber auch Homodimere (AA, BB) vor; Genprodukte des Onkogens* c-sis; **Wirk.:** mitogen, stimuliert das Wachstum von Fibroblasten, Gliazellen, Monozyten, neutrophilen Leukozyten u. glatten Muskelzellen u. führt zur Induktion versch. Onkogene (z. B. c-myc, c-fos). Die spezif. Rezeptoren (Abk. PDGF-R) stellen Tyrosinkinase*-Rezeptoren dar u. sind an der Zelloberfläche lokalisiert; eine Stimulierung dieser Rezeptoren aktiviert Signalkaskaden, die z. B. die Genexpression od. den Zellzyklus regulieren. **Hinweis:** Rekombinanter humaner PDGF-BB (rhPDGF-BB, s. Becaplermin) wird lokal zur Förderung der Wundheilung eingesetzt.

**pD-Wert:** s. Grenzkonzentration.

**PDWHF®-Lösung:** Abk. für (engl.) ***p**latelet **d**erived **w**ound-**h**ealing **f**actors;* Gemisch von thrombozytären Wachstumsfaktoren*: $\beta$-Thromboglobin, PDGF*, TGF*-$\beta$ u. basischer FGF*; **Ind.**: chron., schlecht heilende Wunden unterschiedl. Genese; **UAW:** Juckreiz, leichtes Brennen; **Dos.**: In P. getränkte Kompresse auf den Wundbereich semiokklusiv aufbringen u. tägl. wechseln; die Therapiedauer beträgt 10 Wochen.

**PE:** Abk. für **P**oly**e**thylen; s. Polyolefine.

**Peak:** deutl. Kurvengipfel (Spitze) von Verteilungskurven; z. B. von Konzentrationsprofilen, wie sie in der Chromatographie* od. Spektroskopie* vorkommen.

**Peak-flow-Meter:** Messgerät zur Bestimmung der maximalen Atemstromstärke bei forcierter Ausatmung (in Liter pro Sekunde); handgroßes Gerät zur Selbstkontrolle der Lungenfunktion; **Anw.**: v. a. zur Beurteilung von Strömungswiderständen bei obstruktiven Atemwegserkrankungen; ermöglicht einfache Therapiekontrolle, z. B. bei Asthma* bronchiale.

**Peak-trough-Fluktuation:** s. Mehrfachapplikation.

**Pearl-Index:** Beurteilungsmaß für die Zuverlässigkeit der Kontrazeption (s. Tab.); Anzahl ungewollter Schwangerschaften bei Anw. einer empfängnisverhütenden Methode (s. Kontrazeptiva), bezogen auf 1200 Behandlungsmonate (100 Frauenjahre, d. h. bei 1-jähriger Anw. durch od. an 100 Frauen).

**PEC:** Abk. für **P**oly**e**thylen**c**arbonat; Matrixmaterial mit Oberflächenerosion an z. B. Mikrosphären; Wirkstofffreisetzung nur im schmalen Erosionsbereich des Polymers.

**Pecazinhydrochlorid:** Pecazini hydrochloridum; Mepazin; $C_{19}H_{23}ClN_2S \cdot H_2O$; $M_r$ 364.9; Schmp. 170–186 °C; Anhydrat: Schmp. 228–234 °C (polymorph); weißes, feinkristallines Pulver, das sich unter Luft- od. Lichteinwirkung leicht rosa verfärbt; schwer lösl. in Wasser, leicht lösl. in wasserfreiem Ethanol; nicht mehr im Handel befindl. Neuroleptikum*.

**Pech:** s. Pix.

**Pechblende:** Uraninit; $U_3O_8$; D. 10.6; Härte 5–6 der Härteskala*; ein Uranerz; **Vork.**: Ronneburg (Thüringen), Erzgebirge, Schwarzwald, Australien, Norwegen; **Anw.**: (techn.) Gew. von Kernbrennstoffen u. Radionukliden*.

**Pechkohle:** s. Gagat.

**Pecilocin (INN):** Variotin; [(*R*)-(*E*,*E*,*E*)]-1-(8-Hydroxy-6-methyl-1-oxo-2,4,6-dodecatrienyl)-2-pyrrolidinon; CAS-Nr. 19504-77-9; $C_{17}H_{25}NO_3$; $M_r$ 291.38; Schmp. 42 °C; $[\alpha]_D^{28\,°C}$ –5.68° (Methanol); ölige Flüss. mit esterartigem Geruch; leicht lösl. in Methanol, Ethanol, Aceton, Ethylacetat, Benzol, Ether, Chloroform, Pyridin, Dioxan, Essigsäure; schwer lösl. in Wasser, Petrolether, Ligroin; Antibiotikum aus Kulturen von Paecyllomyces varioti Banier var. antibioticus; nicht mehr im Handel befindl. fungizides Antimykotikum*; früher angewendet zur top. Behandlung von Hautpilzerkrankungen; hemmt das Wachstum von Blastomyces, Cryptococcus, Epidermophythen, Microsporum u. Trichophyten; unwirksam gegen Bakt. u. Candida albicans.

**pectoralis:** zur Brust gehörend.

**Pearl-Index**
Zuverlässigkeit unterschiedlicher Kontrazeptionsverfahren

| Methode | Pearl-Index | | |
|---|---|---|---|
| **natürliche Kontrazeptionsmethoden** | | | |
| Coitus interruptus | 10 | – | 38 |
| Kalendermethode | 14 | – | 40 |
| Temperaturmethode | 0.5 | – | 3 |
| symptothermale Methode | 0.7 | – | 2 |
| Billings-Ovulationsmethode | 15.5 | – | 32 |
| **mechanische Kontrazeptiva** | | | |
| Präservativ (für Männer oder Frauen) | 0.4 | – | 2 (–12) |
| Scheidendiaphragma mit Spermizid | 1.3 | – | 4 |
| Portiokappe mit Spermizid | 2 | – | 4 |
| IUP | 0.5 | – | 2.7 |
| **chemische Kontrazeptiva** | | | |
| Spermizide | 5 | – | 29 |
| **hormonale Kontrazeptiva** | | | |
| Einphasenpille | 0.2 | – | 0.5 |
| Mikropille | 0.2 | – | 0.5 |
| Zweistufenpille | 0.2 | – | 0.5 |
| Dreistufenpille | 0.2 | – | 0.5 |
| Minipille | 0.8 | – | 1.5 |
| Hormonpflaster | 0.7 | – | 0.88 |
| Vaginalring | ca. 0.65 | | |
| Gestagendepotinjektion | ca. 0.5 | | |
| Gestagenimplantat | ca. 0.3 | | |
| gestagenhaltiges IUP | ca. 0.1 | | |
| **Sterilisation** | 0.004 | – | 0.06 |

**Pectus:** Brust.

**Pedicellus:** (bot.) Stiel der einzelnen Blüte* im Blütenstand.

**pediculatus** (lat.): f: pediculata, n: pediculatum; gestielt.

**Pediculidae:** s. Läuse.

**Pediculus:** s. Läuse.

**Pedikulizide:** s. Läusemittel.

**Pedikulose:** s. Läusemittel.

**Pedi tauri oleum raffinatum:** s. Klauenöl.

**Pedunculi Cerasorum:** s. Prunus cerasus (Stipites Cerasi acidi).

**Pedunculus:** (bot.) Stiel einer Infloreszenz od. einer Einzelblüte; vgl. Blüte, Blütenstand.

**Peelpackung:** Schälpackung mit z. B. sterilen, einzeln od. paarweise verpackten Kompressen*; lässt sich durch Auseinanderziehen zweier Laschen an den Siegelnähten öffnen, so dass keine Keime eingeschleppt werden.

**Peer Review** (engl. peer Gleichrangiger): kritische Überprüfung eingereichter Manuskripte durch vom Herausgeber benannte unterschiedl. Experten auf dem jeweiligen Gebiet vor der Veröffentlichung zur Sicherstellung der Qualität bei wissenschaftl. Zeitschriften; sie empfehlen dem Herausgeber, ob das Manuskript veröffentlicht werden soll u. welche Änderungen ggf. notwendig sind. Vgl. Impact-Faktor.

**Pefloxacin** (INN): 1-Ethyl-6-fluoro-1,4-dihydro-7-(4-methyl-1-piperazinyl)-4-oxo-3-chinolincarbonsäure; CAS-Nr. 70458-92-3; $C_{17}H_{20}FN_3O_3$; $M_r$ 333.36; Schmp. 270–272 °C; lösl. in alkal. u. sauren Lsg., wenig lösl. in Wasser; nicht mehr im Handel befindl. Antibiotikum* (Chinolon*, Chinolonsäurederivat) mit breitem Wirkungsspektrum (grampositive u. -negative Keime); früher angewendet bei Nieren- u. Harnwegsinfektionen, Gonorrhö, Infektionen der Atemwege, des Hals-Nasen-Ohren-Bereichs, der Weichteile, Haut u. Gelenke sowie bei sept. Infektionen; **UAW:** Überempfindlichkeitsreaktionen, gastrointestinale Beschwerden, Wirk. auf Leber, Galle, Blut, Kreislauf u. Nervensystem.

**PEG:** **1.** Abk. für **P**olyethylen**g**lykole; s. Macrogole; **2.** Abk. für **p**erkutane **e**ndoskopische **G**astrostomie; s. Sonde.

**Peganin:** s. Vasicin.

**Peganum harmala** L.: Harmelraute, Steppenraute; Fam. Nitrariaceae (früher Zygophyllaceae); Südeuropa, Orient; Stpfl. von **Semen Harmalae:** Semen Rutae silvestris, Steppenrautensamen; **Inhaltsst.:** Harmin* u. a. Harmanalkaloide* (ca. 4 %) wie Harmalin, Harmol, Harmalol sowie die Chinazolinalkaloide* Vasicin* u. Vasicinon; **Anw.:** (volkstüml.) bei Magenleiden, äußerl. bei Wunden zu Umschlägen.

**Pegaptanib** (INN): 5′-Ester aus (2′-Deoxy-2′-fluor)C-Gm-Gm-A-A(2′-deoxy-2′-fluor)U-(2′-deoxy-2′-fluor)C-Am-Gm-(2′-deoxy-2′-fluor)U-Gm-Am-Am-(2′-deoxy-2′-fluor)U-Gm-(2′-deoxy-2′-fluor)C-(2′-deoxy-2′-fluor)U-(2′-deoxy-2′-fluor)U-Am-(2′-deoxy-2′-fluor)U-Am-(2′-deoxy-2′-fluor)-C-AM-(2′-deoxy-2′-fluor)U-(2′-deoxy-2′-fluor)C-(2′-deoxy-2′-fluor)C-Gm-(3′→3′)-dt mit *α*, *α*′-[[(1*S*)-1-[[5-(Phosphonooxy)pentyl]carbamoyl]pentan-1,5-diyl]bis(iminocarbonyl)]-bis[*ω*-methoxypoly(oxyethan-1,2-diyl)]; CAS-Nr. 222716-86-1; $C_{294}H_{370}F_{13}N_{107}O_{188}P_{28}[C_2H_4O]_n$; $M_r$ ca. 9520; chem. synthetisiertes pegyliertes Oligonucleotid; **Wirk.:** VEGF*-Antagonist; selektive Bindung (Hemmung) von extrazellulärem VEGF*-165 (retinale VEGF-Isoformen: VEGF-121 u. VEGF-165) des durch die Retina penetrierten Nucleinsäure-Einzelstrang (Aptamer); dadurch Hemmung der VEGF-Rezeptor-vermittelten Reaktion im Chorionkapillarendothel (Neovaskularisation); **Ind.:** neovaskuläre (feuchte) altersabhängige Makuladegeneration; **Kontraind.:** okuläre u. periokuläre Infektion; **UAW:** u. a. vorübergehende Sehstörungen, lokale Irritationen an der Einstichstelle, Kopf- u. Augenschmerzen, Entzündung der vorderen Augenkammer, erhöhter Augeninnendruck; **Dos.:** 0.3 mg intravitreal in das betroffene Auge alle 6 Wochen.

**Pegaspargase** (INN): Pegaspargasum, PEG-ASNase, Polyethylenglykol-L-Asparaginase; CAS-Nr. 130167-69-0; $M_r$ 141 000; Monomethoxypolyethylenglykol, kovalent an Untereinheiten der L-Asparaginase* aus E. coli gekoppelt (vgl. Pegylierung); lösl. in Wasser, fast unlösl. in Ethanol u. Ether; **Wirk.:** Zytostatikum*; katalysiert die Hydrolyse von L-Asparagin*; die Tumorzelle verarmt an L-Asparagin u. geht zugrunde; **Pharmakokinetik:** im Ggs. zur nativen L-Asparaginase (HWZ wenige Min. bis 5 h) u. der Erwinia*-Asparaginase lange HWZ (ca. 4 Tage) u. sehr lange Eliminations-HWZ (ca. 357 h); **Ind.:** akute lymphat. Leukämie (Abk. ALL) u. Non-Hodgkin-Lymphome (Abk. NHL); **UAW:** allerg. Reaktionen u. hepatotox. Begleiterscheinungen, z. B. Übelkeit, Erbrechen; **Dos.:** 2500 IE/$m^2$ KOF alle 14 Tage (i. v., i. m.) bei KOF >0.6 $m^2$; 82.5 IE/$m^2$ bei KOF <0.6 $m^2$; 1 IE = Menge an L-Asparaginase, die nötig ist, um bei pH 7.3 u. 37 °C 1 µmol $NH_3$ freizusetzen.

**Pegfilgrastim** (INN): durch Pegylierung* modifiziertes Filgrastim*; $M_r$ 9000; **Pharmakokinetik:** Durch die kovalente Konjungation des rekombinanten Filgrastim mit Monomethoxypolyethylenglykol wird die HWZ erhebl. verlängert (Filgrastim: 3.5 h, P.: 15–80 h). **Ind.:** Verminderung der Infektionsgefahr u. febrilen Neutropenien bei Patienten mit non-myeloiden malignen Erkrankungen, die eine stark myelosuppressive Tumortherapie erhalten; **UAW:** Knochenschmerzen, Erhöhung der LDH u. alkal. Phosphatase; sehr selten: allerg. Reaktionen u. Gefahr der Milzvergrößerung; **Dos.:** 1 × 6 mg s. c. nach erfolgtem Chemotherapie-Zyklus.

**PEG-20-glycerollaurat:** s. Macrogol-20-glycerolmonolaurat.

**PEG-20-glycerololeat:** s. Macrogol-20-glycerolmonooleat.

**PEG-20-glycerolstearat:** s. Macrogol-20-glycerolmonostearat.

**Peginterferon alfa-2a** (INN): PEG-Interferon alfa-2a; Konjugat aus rekombinantem IFN-*α*2a u. bis[Monomethoxypolyethylenglykol]; $M_r$ 40 000; **Wirk.:** Immunstimulans; s. Interferone; Virostatikum*; **Pharmakokinetik:** HWZ nach s. c. Gabe 50–130 h, liegt deutl. höher als bei Peginterferon* alfa-2b; die höchsten Plasmakonzentrationen werden nach 3–4 Tagen erreicht; **Ind.:** chron. Hepatitis C; **UAW:** Rötungen an der Injektionsstelle, körperl. Unwohlsein, Neutropenie, gastrointestinale Beschwerden, Myalgien, Arthralgien, psych. Störungen; **Dos.:** s. c. 1 × 180 µg/Woche über 48 Wochen.

**Peginterferon alfa-2b** (INN): PEG-Interferon alfa-2b; Konjugat aus rekombinantem IFN-*α*2b ($M_r$ 12 000) u. Monomethoxypolyethylenglykol ($M_r$ 31 300); **Wirk.:** Immunstimulans (vgl. Interferone); Virostatikum*; die kovalente Pegylierung* bewirkt ein Abschirmen des Moleküls vor Proteolyse u. Antikörpern od. Immunzellen u. somit eine deutl. Verlängerung der Eliminations-HWZ; **Ind.:** chron. Hepatitis C; **UAW:** Rötungen an der Injektionsstelle, Schwindel, Kopfschmerz, Müdigkeit, Fieber, grippeähnl. Sympt., Neutropenie, gastrointestinale Beschwerden, My- u. Arthralgien, psych. Störungen; **Dos.:** 0.5–1.5 µg/kg KG/Woche s. c. über 6 Monate. Beim rekombinanten, nicht-pegylierten IFN-*α*2b beträgt die HWZ 3.8–7.3 h, in pegylierter Form 27–33 h. Die verlängerte HWZ erlaubt eine s. c. Gabe einmal pro Woche statt alle 2 Tage.

**PEG-Salbe:** s. Unguentum Polyethylenglycoli.

**PEG-Sorbitan-Fettsäureester:** s. Polysorbate.

**Pegu-Catechu:** s. Acacia catechu (Catechu).

**Pegvisomant:** CAS-Nr. 218620-50-9; rekombinant aus E. coli hergestelltes pegyliertes Analogon von Somatropin*; **Wirk.:** kompetitive Blockade des Somatropin-Rezeptors; **Ind.:** Akromegalie; **WW:** zur Vermeidung eines Hypoglykämierisikos bei Diabetes mellitus ggf. Dosisreduktion von Insulin od. oralen Antidiabetika; Kreuzreaktion mit kommerziell verfügbaren Somatropin-Assays, dadurch ggf. falsche Werte für Somatropin-Serumkonzentration mögl.; **UAW:** Entwicklung von isolierten niedrig-titrigen Antikörpern gegen Somatropin, Diarrhö, Konstipation, Übelkeit, Erbrechen, aufgetriebenes Abdomen, Dyspepsie, Flatulenz, anomale Leberfunktionstests, grippeähnl. Erkrankung, Müdigkeit, Hypertrophie (einschließl. Lipohypertrophie) od. Reaktionen (einschließl. Hypersensitivität) an der Injektionsstelle, Arthralgie, Myalgie, periphere Schwellungen, Kopfschmerz, Schwindel, Somnolenz, Tremor, Schwitzen, Pruritus, Hautausschläge, anomale Träume, Schlafstörungen, Hypercholesterolämie, Gewichtszunahme, Hyperglykämie, Hungergefühl, Hypertonie; **Dos.:** s. c.; Initialdosis 80 mg, anschließend 10 mg/d; TMD 30 mg.

**Pegylierung:** Wirkstoffmodifizierung mit Polyethylenglykol (s. Macrogole); **Prinzip:** das Ausgangsprodukt (i. d. R. ein Protein) wird meist über eine freie Aminogruppe des Lysins mit einem reaktiven Monomethoxypolyethylenglykol-Derivat verknüft, wodurch eine Ester-, Amid- od. Urethanbrücke zw. dem Polyethylenglykolderivat u. dem Protein entsteht. Mit zunehmender Kettenlänge des Polyethylenglykols verlängert sich die Eliminationshalbwertzeit des Ausgangsprodukts, jedoch nimmt mit zunehmender Länge die biol. Wirksamkeit des Derivats ab. Meist werden Polyethylenglykole mit einem durchschnittl. Molekulargewicht zw. 5000 u. 12 000 verwendet. **Folge:** verlangsamter Wirkstoffabbau, deutl. verlängerte Eliminationshalbwertzeit, i. d. R. höhere Wasserlöslichkeit u. geringere Immunogenität; **Beispiel:** Pegaptanib*, Pegaspargase*, pegylierte Interferone (Peginterferon* alfa-2a, Peginterferon* alfa-2b), pegyliertes, liposomales Doxorubicin*, pegylierter rekombinanter G-CSF (s. Pegfilgrastim), pegyliertes Epoetin*.

**PEI:** Abk. für **Paul*-Ehrlich-Institut.**

**Peitschenwurm:** s. Trichuris trichiura.

**Pekoe:** s. Camellia sinensis (Schwarztee).

**Pektase:** s. Pektine.

**Pektinase:** Pektinasum; Pektinglykosidase, Pektindepolymerase, Pektinhydrolase, Polygalacturonase; CAS-Nr. 9032-75-1; zu den Glykosidasen* gehörende Hydrolase (s. Enzyme), welche die Spaltung der 1,4-glykosid. Bindung der natürl. Pektine* in Galacturonsäure* u. Galacturonsäuremethylester katalysiert; braune bis gelbbraune Schuppen; mitunter vollständig in Wasser lösl.; **Gew.:** aus Aspergillus-, Penicillium- u. Trichoderma-Arten; **Off.:** ÖAB; **Anw.:** (techn.) als Antiabsetzmittel; zum Klären von Fruchtsäften u. Wein; **Zuber.:** Sirupus* Rubi ideae.

**Pektinasum:** s. Pektinase.

**Pektindepolymerase:** s. Pektinase.

**Pektine:** Pektinum, Pektinstoffe; Polysaccharide*, die im Wesentl. aus in $\alpha$-1,4-glykosid. Bindung verknüpften Galacturonsäureeinheiten bestehen; Strukturformel: s. Abb.); die Zahl dieser Einheiten beträgt einige Hundert; die $M_r$ kann bis zu mehreren 100 000 betragen; **Einteilung: 1. Pektinsäuren** (Polygalacturonsäuren); **2. Pektine,** bei denen die Carboxylgruppen der Galacturonsäureeinheiten teilweise methyliert sind (somit partielle Methylester der Pektinsäuren; im Zellsaft gelöst); **3. Protopektine,** unlösl. Pektinsubstanzen, in denen die Polygalacturonsäureketten miteinander od. mit Cellulose über Calcium od. Phosphorsäure als Brückenglieder vernetzt sind; durch Protopektinasen od. durch Kochen unter Druck im schwach sauren Milieu werden sie in wasserlösl. Pektine od. Pektinate (Salze des Pektins) umgewandelt. **Bedeutung:** P. sind in fast allen wachstumsfähigen pflanzl. Geweben enthalten. Sie sind wichtige Kitt- u. Stützsubstanzen u. bauen v. a. die Mittellamellen u. Primärwände der Pflanzenzellen mit auf. Bes. reich an P. sind fleischige Früchte (z. B. Äpfel, Citrusfrüchte), Wurzeln, Blätter u. grüne Stängel. Die eigentl. P. besitzen die Fähigkeit, in wässriger Lsg. zu gelieren. Die Gelierkraft beruht auf der Ausbildung einer 3-dimensionalen Netzstruktur. Niederverestertes Pektin hat die größte Gelierfähigkeit. **Biosynthese:** geht von Glucuronsäure* aus; als Galacturonsäuredonator dient UDP-Galacturonsäure, als Methylgruppendonator *S*-Adenosylmethionin; **Abbau:** Pektasen hydrolysieren die Methylester; Pektinasen* spalten die glykosid. 1,4-Bindung zw. den Galacturonsäurebausteinen. **Gew.:** aus Zuckerrübenschnitzeln od. aus den Pressrückständen der Fruchtsaftbereitung (v. a. von Citrusfrüchten) durch schonende Extraktion mit Salz-, Milch- od. Citronensäure; **Off.:** ÖAB; **Anw.: 1.** (med.) Behandlung von Diarrhö (vgl. Antidiarrhoika), Gastroenteritis, Ulcus u. zur Wundbehandlung; **2.** (pharmaz.) Verdickungs- u. Emulgiermittel; **3.** in der Nahrungsmittelindustrie u. für Kosmetika.

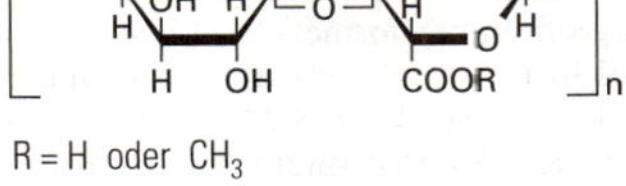


**Pektine**

**Pektinglykosidase:** s. Pektinase.

**Pektinhydrolase:** s. Pektinase.

**Pektinsäuren:** s. Pektine.

**Pelargonidin:** s. Anthocyanidine.

**Pelargonium-Arten:** Pelargonien; Fam. Geraniaceae, gekennzeichnet durch zygomorphe Blüten*, Nektarsporn u. max. 7 fertile (von 10) Staubblätter; Früchte in charakterist. Form, schnabelförmig verlängert; z. B. **Pelargonium radens** H. E. Moore (P. radula, P. raseum), **Pelargonium capitatum** (L.) L'Herit. ex Ait., **Pelargonium graveolens** L'Herit. ex Ait. Südfrankreich, Nordafrika; zus. mit anderen Pelargonium-Arten Stpfl. von

P

**Oleum Geranii:** Geraniumöl, Pelargoniumöl; D. 0.888–0.907; aus den Blättern obiger wie zahlreicher anderer Arten destilliertes äther. Öl; je nach Herkunft unterscheidet man z. B. Afrikanisches, Französisches, Spanisches, Marokkanisches Öl, Réunion-Öl; farblos, grünl. od. bräunl. u. besitzt einen zarten bis intensiv schweren Rosengeruch; Löslichkeit in Ethanol bei den einzelnen Sorten verschieden; **Best.:** ca. 40 % Geraniol*, Citronellol*, Linalool*, Phenylethylalkohol* (Rosengeruch), Pelargonsäure*, Spuren von Menthol*; **Anw.:** in der Parfümerie, als Ersatz für Rosenöl (s. Rosa damascena).

**Pelargonium odoratissimum** (L.) L'Herit. ex Ait: Geranium odoratissimum, Zitronengeranium; Fam. Geraniaceae; heim. in Kapland, kultiviert in Frankreich, Spanien, Sizilien, Korsika; **Anw.:** zur Gew. von äther. Öl, in der Homöopathie.

**Pelargoniumöl:** s. Pelargonium-Arten (Oleum Geranii).

**Pelargonium reniforme** Curt.: Umckaloabo; Fam. Geraniaceae; Südafrika, in küstennahen Regionen der östl. Kapprovinz u. Nattals; zus. mit Pelargonium* sidoides Stpfl. von **Pelargonii radix:** Pelargoniumwurzel; meist zerkleinerte, getrocknete, unterirdische Organe der Pflanze; **Off.:** Ph.Eur.6; **Inhaltsst.:** in der Wurzel Catechingerbstoffe (s. Gerbstoffe, pflanzliche), Proanthocyanidine* mit Catechin*- bzw. Gallocatechinbausteinen, Cumarine* wie Scopoletin*, Umckalin, Artelin u. a.; typisch ist das Vork. tri- u. tetraoxygenierter Cumarin-Derivate; Gehalt nach Ph.Eur. mind. 2.0 % Tannine*, berechnet als Pyrogallol* bezogen auf das Trockengewicht; **Anw.:** (volkstüml.) in der Volksmedizin Südafrikas werden Dekokte u. Infuse aus versch. Pflanzenteilen zur äußerl. u. innerlichen Anw. (z. B. bei Diarrhö, gastrointestinalen Beschwerden, Dysmenorrhö) zubereitet. Anw. in Europa: ethanol. Auszüge der Wurzeln bei akuten u. chron. Infektionen der Atemwege u. des Hals-, Nasen-, Ohrenbereiches; wirkt antibakteriell, schleimlösend und immunstimulierend.

**Pelargonium sidoides** DC.: Fam. Geraniaceae; v. a. Südafrika in Höhen von 2000 m, von Lesotho über Teile Transvaals u. des Orange Free State bis in den Nordosten des Kaplandes; nahe Verwandte von Pelargonium reniforme; **Inhaltsst. u. Anw.:** s. Pelargonium reniforme.

**Pelargonsäure:** Nonylsäure; *n*-Nonansäure; $CH_3(CH_2)_7COOH$; $M_r$ 158.23; D. 0.905; Schmp. 12.5 °C; Sdp. 253 °C; farblose Flüss.; natürl. in den Blättern von Pelargonium*-Arten, entsteht bei der Oxidation von Ölsäuren*, daher auch in ranzigen Fetten; **Anw.:** u. a. zur Herst. hydrotroper Salze (s. Hydrotropie).

**Pellagra:** durch Mangel an Niacin (s. Vitamin B) u. meist multiplen Vitamin-B-Mangel entstehende Erkrankung mit Dermatitis, Diarrhö u. evtl. Polyneuropathie u. Demenz; manifest bei gleichzeitiger Störung des Tryptophan-Stoffwechsels od. bei gleichzeitig unzureichender Zufuhr von Tryptophan*; **Urs.:** Malnutrition* bei einseitiger Maisernährung, Malabsorption*; **Ther.:** Nicotinamid (s. Vitamin B), Nicotinsäure*.

**Pellagraschutzstoff:** s. Vitamin B (Nicotinamid).

**Pellagri-Reaktion:** Nachw. für Morphin* u. Apomorphin*; **Durchführung:** Morphin wird mit konz. Schwefelsäure* versetzt, wobei durch Umlagerung Apomorphin entsteht. Nach Verd. u. Neutralisation mit Natriumhydrogencarbonat* wird mit Iod* oxidiert u. mit Ether* ausgeschüttelt, wobei sich die org. Phase rot, die wässrige Phase grün färbt. Es bildet sich das *o*-Chinon des Apomorphins (s. Abb.).

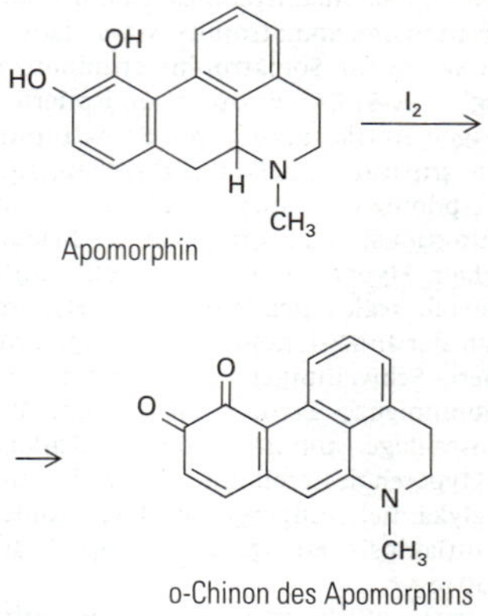


**Pellagri-Reaktion**

**Pelletierin:** Pelletierinum, Punicin; 1-(2-Piperidinyl)-2-propanon; $C_8H_{15}NO$, Strukturformel: s. Abb.; $M_r$ 141.22; Piperidinalkaloid* aus der Granatwurzelrinde (s. Punica granatum); ölige, farblose, weinartig riechende, giftige Flüss.; lösl. in Wasser, Ethanol, Ether, Chloroform.

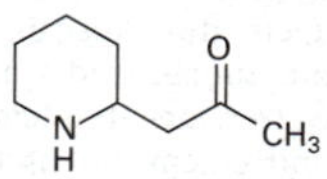


**Pelletierin**

**Pelletierung:** Herst. von Pellets*; z. B. mit Hilfe der Tellergranulierung u. Wirbelschichtgranulierung; s. Granulieren.

**Pellets** (engl. Kügelchen, Pillen): kleine, kugelige feste Arzneiformen mit sehr guten Fließeigenschaften, z. B. einheitl. Granulatkörner (s. Granulate) mit sehr enger Korngrößenverteilung (mittlerer Korndurchmesser bis zum Millimeterbereich); **Herst.:** im Dragierkessel (s. Dragieren) od. in speziellen Pelletiereinrichtungen (s. Pelletierung); P. werden häufig in Hartkapseln* abgefüllt. Die Befüllung einer Kapsel mit versch. verarbeitete P. (z. B. unbehandelte P. für initiale Wirkstofffreigabe; magensaftresistent überzogene P. für retardierte Wirkstofffreigabe) ist möglich. P. können auch zu Tabletten verpresst werden, sog. MUPS (s. Multiple Unit Pellet System; Vorteile beider Arzneiformen). Vgl. Implantationstabletten

**Pellote:** s. Lophophora williamsii var. williamsii (Mescal-Buttons).

**Pellotin:** $C_{13}H_{19}NO_3$; Alkaloid aus Lophophora* williamsii var. williamsii.

**Peloid** (gr. pelos Sumpf, Ton, Schlamm): durch geolog. od. geologisch-biologische Prozesse entstan-

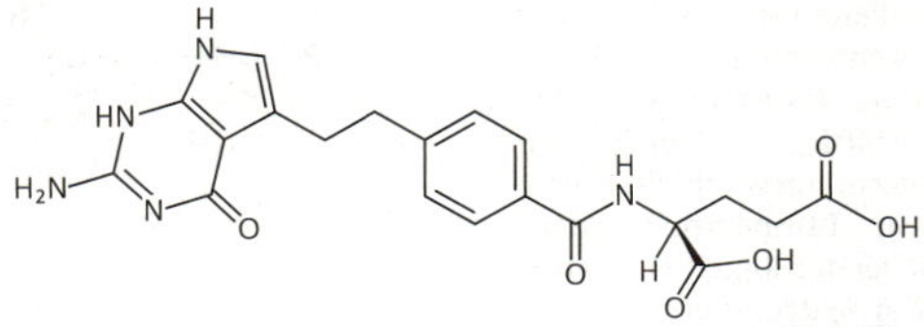

**Pemetrexed**

dene Vork. von Torf, Schlamm, Schlick u. Ähnlichem.

**Pelotte:** Druckpolster; **Anw.:** **1.** zur Korrektur od. Entlastung bei Fußfehlstellungen, Bestandteil orthopäd. Schuheinlagen; **2.** mit einem Band (Gürtel) an Bauch od. Oberschenkel zur Druckausübung befestigt, um z. B. eine Hernie* evtl. zurückzudrängen.

**Pel talpae:** s. Talpa europaea.

**Peltatin:** s. Podophyllin.

**Peltier-Effekt:** Temperatureffekt bei einem stromdurchflossenen Thermoelement*; in Abhängigkeit von der Stromrichtung tritt eine Erwärmung (Peltier-Heizung) od. Abkühlung (Peltier-Kühlung) der einen od. anderen Verbindungsstelle ein. Wird die warme Stelle zusätzl. gekühlt, kann an der kalten Stelle eine stärkere Abkühlung erreicht werden (thermoelektr. Kühlung).

**Pelvis** (lat. Becken): Knochenring aus unpaarigem Os sacrum (Kreuzbein) u. paarigem Os coxae (Hüftbein).

**Pemetrexed** (INN): *N*-{4-[2-(2-amino-4,7-dihydro-4-oxo-1*H*-pyrrolo(2,3-d)pyrimidin-5-yl)ethyl] benzoyl}-L-Glutaminsäure; CAS-Nr. 137281-23-3; $C_{20}H_{21}N_5O_6$, Strukturformel: s. Abb.; $M_r$ 427.41; **Wirk.:** Enzyminhibitor, Folsäure*-Antagonist, Zytostatikum*; **Ind.:** Primärtherapie bei inoperablem Asbest-Tumor (malignes Pleuramesotheliom) in Kombination mit Cisplatin*; fortgeschrittenes, nicht kleinzelliges Bronchialkarzinom (NSCLC) in der Zweitlinien-Chemotherapie; **UAW:** Übelkeit, Erbrechen u. Müdigkeit (Fatigue), Leukopenie od. Neutropenie, Diarrhö, Hautreaktionen; **Dos.:** 500 mg/m$^2$ KOF/d i. v. alle 21 d; Dosismodifikation bei stark eingeschränkter Nierenfunktion.

**Pemolin** (INN): Phenilon, Phenylpseudohydantoin; 5-Phenylisohydantoin; CAS-Nr. 2152-34-3; $C_9H_8N_2O_2$; $M_r$ 176.2; Schmp. 257 °C (unter Zers.); nicht mehr im Handel befindl. Psychostimulans*; unterliegt dem Betäubungsmittelgesetz* (Anlage III; mit Ausnahmen); früher angewendet zur Behandlung hyperkinet. Kinder.

**Pemphigus** (gr. pemphis Hautblase): Bez. für intradermal blasenbildende Hauterkrankungen.

**Pen:** Füllfederhalter-ähnl. Injektionsautomat mit integrierten auswechselbaren Kanülen* u. einlegbaren arzneimittelgefüllten Patronen zur s. c. Injektion* z. B. von niedermolekularem Heparin od. Insulin (Insulinpen*).

**Penbutolol** (INN): (–)-1-*tert*-Butylamino-3-(2-cyclopentylphenoxy)-2-propanol; CAS-Nr. 38363-40-5; $C_{18}H_{29}NO_2$, Strukturformel: s. Beta-Rezeptoren-Blocker (Abb. 2 dort); $M_r$ 291.44; **Wirk.:** Beta*-Rezeptoren-Blocker; HWZ 1–3 h. **Penbutololsulfat:** Penbutololi sulfas Ph.Eur.; $C_{36}H_{60}N_2O_8S$; $M_r$ 681; Schmp. 214–218 °C (unter Zers.); weißes bis fast weißes, krist. Pulver; schwer lösl. in Wasser, lösl. in Methanol, fast unlösl. in Cyclohexan.

**Penciclovir:** Abk. PCV; 9-[4-Hydroxy-3-(hydroxymethyl)but-1-yl]guanin; 2-Amino-1,9-dihydro-9-[4-hydroxy-3-(hydroxymethyl)butyl]-6*H*-purin-6-on; CAS-Nr. 39809-25-1; $C_{10}H_{15}N_5O_3$, Strukturformel: s. Abb.; $M_r$ 253.26; Schmp. 275–277 °C (kristallisiert aus Wasser); bildet auch ein Monohydrat; $UV_{max}$ (Wasser) 253 nm; ε 11 500; $UV_{max}$ (NaOH 0.01 mol/L) 215, 268 nm; ε 18 140, 10 710; lösl. in Wasser (20 °C) 1.7 mg/mL; **Wirk.:** antiviral; als Derivat von Desoxyguanosin kompetitiver Hemmstoff der DNA*-Polymerase; **Ind.:** Herpes labialis (s. Herpes simplex); Anw. lokal od. intravenös.

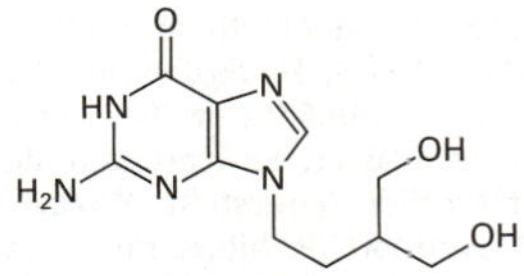

**Penciclovir**

**Pendelvektoren:** s. Shuttle-Vektoren.

**pendulus** (lat.): f: pendula, n: pendulum; hängend.

**Penethamat-Benzylpenicillin:** s. Benzylpenicillin.

**Penetrantia:** stark, durchdringend, scharf riechende Substanzen u. Drogen*; sollen abgesondert gelagert werden.

**Penetration:** (pharmaz.) Eindringen u. Anreicherung eines Stoffes in Membranen, Lipoidfilmen od. Organen; vgl. Permeation.

**Penetrationssalben:** Salben, deren Wirkstoffe in tiefer gelegene Hautschichten eindringen u. dort zur Wirkung gelangen; vgl. Penetrationsverbesserer; Zubereitungen zur kutanen Anwendung, halbfeste.

**Penetrationsverbesserer:** Schlepper, Gleitschienen; Hilfsstoffe in Dermatika, die eine hohe Affinität zum körpereigenen Hautfett, gute Spreitbarkeit auf der u. in die Haut, sowie geeignete Lösungseigenschaften für den Wirkstoff aufweisen, aber nur in die Haut eindringen, ohne sie zu permeieren. Verwendet werden z. B. verzweigtkettige Fettsäureester, 2-Octyldodecanol, Ölsäureoleylester, Ölsäuredecylester, Isopropylmyristat, Isopropylpalmitat u. mittelkettige Triglyceride.

**Penetrometer** Ph.Eur.6: Instrument zur Prüfung der Konsistenz durch Penetrometrie* bei salbenartigen Stoffen u. Zubereitungen (s. Zubereitungen zur kutanen Anwendung, halbfeste); nach Ph.Eur.6 ist nur ein P. mit Messprinzip Kegelpenetration zugelassen. Vgl. Konsistometer.

**Penetrometrie:** Messmethode zur Bestimmung der Plastizität halbfester u. fester Systeme (Salben,

P

Pasten) unter Anw. eines Penetrometers*, bei der die Eindringtiefe eines genormten Messkörpers ein Maß für die Konsistenz des Systems ist; Voraussetzung für aussagekräftige u. reproduzierbare Werte ist eine normierte Vorgeschichte (Walken, definiertes Lagern) u. Temperaturkonstanz (25 °C ± 0.5 °C). **Prinzip:** bei der Kegelpenetration (zugelassene P. nach Ph.Eur.6) dringt ein normierter Kegel in Abhängigkeit von der Festigkeit des Untersuchungsmaterials unterschiedl. tief ein. Die Eindringtiefe in Zehntelmillimetern ist ein Maß für die Konsistenz.

**Penfluridol** (INN): CAS-Nr. 26864-56-2; $C_{28}H_{27}ClF_5NO$; $M_r$ 524.0; Schmp. 105–107 °C; leicht lösl. in Wasser; nicht mehr im Handel befindl. orales Langzeit-Neuroleptikum*.

**Penflutizid** (INN): *n*-Pentylhydroflumethiazid; 3,4-Dihydro-3-pentyl-6-(trifluormethyl)-2*H*-1,2,4-benzothiadiazin-7-sulfonamid-1,1-dioxid; CAS-Nr. 1766-91-2; $C_{13}H_{18}F_3N_3O_4S_2$; $M_r$ 401.42; nicht mehr im Handel befindl. Saluretikum (s. Diuretika) u. Antihypertensivum*; **UAW:** s. Bendroflumethiazid.

**Penghawar Djambi:** s. Cibotium barometz (Paleae haemostaticae).

**Penicillamin** (INN): Penicillaminum Ph.Eur.; (*S*)-2-Amino-3-methyl-3-sulfanylbutansäure; CAS-Nr. 52-67-5; $C_5H_{11}NO_2S$, Strukturformel: s. Abb.; $M_r$ 149.21; Schmp. 189.5 °C; weißes, krist. Pulver, leicht lösl. in Wasser; Spaltprodukt des Penicillins*, aber synthet. hergestellt; **Wirk.:** Antirheumatikum*, Antidot* (P. bildet mit Schwermetallsalzen Chelate*; s. Chelatbildner); HWZ 1–3 h; **Ind.:** Intoxikationen mit Blei*, Kupfer*, Quecksilber* od. Zink*; Wilson-Krankheit (Kupferspeicherung), Cystinurie, chron. Polyarthritis; **UAW:** häufig u. starke allerg. Hautreaktionen, gastrointestinale Beschwerden, Nierenschädigungen, neurolog. Störungen; **cave:** Die (*R*)-Form ist giftig.

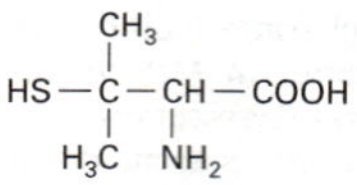

**Penicillamin**

**Penicillin:** s. Penicilline.

**Penicillinasen:** s. Betalactamasen.

**Penicillin-Clemizol:** s. Clemizol-Penicillin.

**Penicilline:** Penicillin-Antibiotika; Antibiotika* mit 6-Aminopenicillansäure (Abk. 6-APA od. Penin, 1959 von Batchelor u. Mitarbeitern isoliert) als gemeinsamem Grundgerüst, bestehend aus einem Thiazolidinring kondensiert mit einem Betalactamring mit einer Aminogruppe in Stellung 6, auch als Penam bezeichnet; versch. Varianten unterscheiden sich durch die Seitenkette an der Säureamidgruppe (s. Abb.) u. werden nach amerikan. Nomenklatur mit Buchstaben, nach engl. Nomenklatur mit Zahlen bezeichnet: Penicillin F (I) ($\delta^2$-Pentenylpenicillin); Penicillin G (II) (Benzylpenicillin); Penicillin X (III) (*p*-Hydroxybenzylpenicillin); Penicillin K (IV) (*n*-Heptylpenicillin); Penicillin V (Phenoxymethylpenicillin); Penicillin O (Allylmercaptomethylpenicillin); Dihydroflavicin (*n*-Amylpenicillin). Die Penicillinproduktion geht

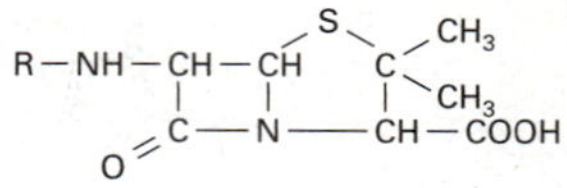

| | R |
|---|---|
| 6-APA | H– |
| Benzylpenicillin (Penicillin G) | $C_6H_5-CH_2-CO-$ |
| Pentenylpenicillin (Penicillin F) | $CH_3CH_2-CH=CH-CH_2-CO-$ |
| *n*-Heptylpenicillin (Penicillin K) | $CH_3(CH_2)_6-CO-$ |
| Penicillin N | $HOOC-CH(NH_2)(CH_2)_3-CO-$ |
| Hydroxybenzylpenicillin (Penicillin X) | $HO-C_6H_4-CH_2-CO-$ |
| Phenoxymethylpenicillin (Penicillin V) | $C_6H_5O-CH_2-CO-$ |
| Ampicillin | $C_6H_5-CH(NH_2)-CO-$ |

**Penicilline:** Strukturen der 6-Aminopenicillansäure (Abk. 6-APA) und der wichtigsten Penicilline

heute meist vom Penicillium chrysogenum aus u. wird im Submersverfahren* unter Zusatz von Präcursern betrieben. **Wirkungsmechanismus:** Betalactam*-Antibiotikum; Wirk. beruht auf der Hemmung der Peptidoglykansynthese u. damit der Zellwandbiosynthese der Bakt.; bakteriostat. Wirk.; bakterizid nur in der Proliferationsphase; **Wirkstoffe: 1.** Schmalband-Penicilline: **a)** Benzylpenicillin* (säurelabil, daher parenterale Anw.) u. Depotpenicilline (Benzathin-Benzylpenicillin); **b)** Oralpenicilline (säurestabil, instabil gegenüber Penicillinasen, die durch Spaltung des Betalactamringes zu Wirkungsverlust führen; s. Betalactamasen): Azidocillin*, Phenoxymethylpenicillin*, Propicillin*; **c)** betalactamasestabile Penicilline (Staphylokokkenpenicilline, Isoxazolylpenicilline; durch größere Substituenten am Betalactamring wird die Spaltung durch Penicillinasen unmögl.): Dicloxacillin*, Flucloxacillin*, Oxacillin*; **2.** Breitband-Penicilline: säure- u. betalactamasestabil; hemmen zusätzl. gramnegative Erreger wie Haemophilus influenzae, Salmonellen, Proteus mirabilis u. Enterokokken; **a)** Aminopenicilline: Amoxicillin*, Ampicillin*; **b)** Acylaminopenicilline (Ureidopenicilline): Mezlocillin*, Piperacillin*; **c)** Carboxypenicilline: nicht mehr im Handel; **3.** Kombinationspräparate mit den Betalactamase*-Inhibitoren Clavulansäure, Sulbactam, Tazobactam: **a)** Amoxicillin u. Clavulansäure*; **b)** Ampicillin u. Sulbactam*: Sultamicillin*; **c)** Piperacillin u. Tazobactam*; **Ind.:** z. B. Strepto-, Pneumo-, Staphylo-, Meningokokken-Infektionen, Gonorrhö, Scharlach, Diphtherie, Angina u. rheumat. Fieber; **UAW:** allerg. Reaktionen (0.5–2 % der Fälle); da das Allergen die 6-Aminopenicillansäure ist od. ihre Abbauprodukte, tritt Kreuzallergie bei allen Penicillinen auf; neurotox. UAW werden durch sehr hohe Penicillin-Dosen (über 20 Mio. IE) ausgelöst, v. a. bei erhöhter Krampfbereitschaft u. Meningitis; Jarisch-Herxheimer-Reaktion bei Behandlungsbeginn der Lues. Abgesehen von den Penicillin-Allergien besteht gute Verträglichkeit auch für Kleinkinder u. während der Schwangerschaft. **Resistenz:** selten u. langsam.

**Penicillin G:** s. Benzylpenicillin.

**Penicillin-G-Kalium:** s. Benzylpenicillin.

**Penicillin-G-Natrium:** s. Benzylpenicillin; vgl. Antibiotika.

**Penicillin V:** s. Phenoxymethylpenicillin.

**Penicillium:** Pinselschimmel; Schimmelpilzgattung, Ordnung Eurotiales, Fam. Trichomaceae (Ascomycota; s. Pilze); ca. 600 Arten bekannt; mit pinselartigen Konidien*; **Beispiel: P. candidum** (Verw. bei der Herst. von Camembert), **P. glaucum** (Lebensmittelverderber, grüner Schimmel), **P. notatum** u. **P. chrysogenum** (Penicillin-Bildner, s. Antibiotika), **P. roqueforti** (Käseschimmel zur Herst. von Blauschimmelkäse wie Roquefort, Gorgonzola, Stilton u. a.); unter den P.-Arten sind auch Mykotoxinbildner (bei Käseherstellung nicht verwendet; s. Mykotoxine).

**Penicilliumtoxine:** s. Mykotoxine (Tab. dort).

**Penin:** s. Penicilline.

**pennatus** (lat.): f: pennata, n: pennatum; gefiedert.

**penta** (gr.): Präfix für fünf.

**Pentachloranilin:** 2,3,4,5,6-Pentachloranilin; CAS-Nr. 527-20-8; $C_6H_2Cl_5N$; $M_r$ 265.3; **Anw.:** (techn.) Schädlingsbekämpfungsmittel* (chlorierte Kohlenwasserstoffe).

**Pentachlornitrobenzol:** Abk. PCNB; s. Quintozen.

**Pentachlorphenol:** Abk. PCP; $C_6Cl_5(OH)$; $M_r$ 266.35; Schmp. 190 °C; Sdp. 310 °C (Zers.); weiße Kristalle, lösl. in Basen u. org. Lösungsmitteln, unlösl. in Wasser; stark bakterizide Substanz, auch giftig für Pilze, Algen, Hefen; **Anw.:** Konservierungsmittel; fungizid gegen Bläueschimmel u. andere Holz zerstörende Pilze (s. Holzschutzmittel); als Insektizid: v. a. gegen Termiten; als Herbizid; Anw. des wasserlösl. Na-Salzes; **Toxikol.:** Wegen der hohen Toxizität ist in vielen Ländern die Anw. verboten. Einnahme führt zu Atemdepression, Blutdrucksenkung, akutes Nierenversagen*, Kollaps mit Krämpfen u. Tod. Verursacht Lungen-, Leber- u. Nierenschäden; Hautkontakt: Dermatitis; kann auch durch die Haut resorbiert werden.

**Pentacyanonitrosylferrat:** s. Nitroprussidnatrium.

**Pentaerythrit:** Tetramethylolmethan, Pentaerythritol; Tetrakis(hydroxymethyl)methan; $C(CH_2OH)_4$; $M_r$ 136.15; Schmp. ca. 253 °C; **Darst.:** Einwirkung von Kalkwasser (s. Solutio Calcii hydroxydati) auf ein Gemisch von Formaldehyd u. Acetaldehyd; **Anw.:** (techn.) zur Herst. von Pentaerythrittetranitrat*, Kunstharzen u. Lacken.

**Pentaerythritol:** s. Pentaerythrit.

**Pentaerythrittetranitrat** (INN): Abk. PETN; Pentaerithrityli tetranitras, Pentaerythrit tetranitricum, Nitropenthrit, Pentrit, Nitropenta, Neopentantetrayltetranitrat; 2,2-Bis(hydroxymethyl)-1,3-propandiol-tetranitrat; CAS-Nr. 78-11-5; $C_5H_8N_4O_{12}$, Strukturformel: s. Abb.; $M_r$ 316.15; Schmp. 140 °C (kristallisiert aus Aceton/Ethanol); $d_4^{20}$ 1.773; lösl. in Aceton, fast unlösl. in Wasser

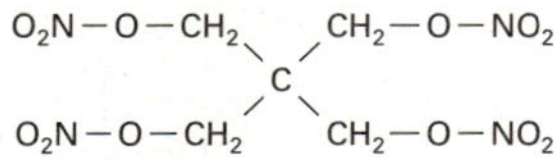

**Pentaerythrittetranitrat**

(1.5 µg/mL), wenig lösl. in Ethanol u. Ether; **Anw.:** **1.** (med.) bei koronaren Herzkrankheiten, als Prophylaxe u. Langzeitbehandlung bei Angina pectoris u. nach Herzinfarkt; wird heute selten verwendet u. größtenteils durch Isosorbidmononitrat* u. Isosorbiddinitrat* ersetzt; **2.** (techn.) hochbrisanter Sprengstoff; **Kontraind.:** Überempfindlichkeit gegenüber Nitroverbindungen, akutes Kreislaufversagen (Schock, Kreislaufkollaps), kardiogener Schock, sofern nicht durch intraaortale Gegenpulsation od. positiv inotrope Arzneimittel ein ausreichend hoher linksventrikulärer, enddiastol. Druck gewährleistet ist, ausgeprägte Hypotonie (systol. Blutdruck ≤90 mmHg), akuter Herzinfarkt, gleichzeitige Einnahme von selektiven Phosphodiesterase-Hemmern (PDE 5); **WW:** Vasodilatatoren, Antihypertensiva, Neuroleptika, tricycl. Antidepressiva, Alkohol: Verstärkung der blutdrucksenkenden Wirk.; verstärkte blutdrucksteigernde Wirk. von Dihydroergotamin; **UAW:** bei Erstanwendung od. Dosiserhöhung Abfall des Blutdrucks u./od. orthostat. Hypotonie mit reflektor. Erhöhung der Pulsfrequenz, Benommenheit sowie Schwindel- u. Schwächegefühl; starker Blutdruckabfall mit Verstärkung der Angina-pectoris-Symptomatik, Kollapszustände, auch mit bradykarden Herzrhythmusstörungen u. Synkopen; Übelkeit, Erbrechen; flüchtige Hautrötungen (Flush) u. allerg. Hautreaktionen; **Dos.:** p. o. 2–3 × 50–80 mg/d; wird P. verordnet, so sind für 1 T. P. 5 T. Pentaerythrittetranitrat*-Verreibung abzugeben; HWZ 0.1 h.

**Pentaerythrittetranitrat-Verreibung:** Nitropentaerythrolum trituratum, Pentaerythritylis tetranitras trituratus; Zusammensetzung: ÖAB, Verreibung von 19.0–21.0 % Pentaerythrittetranitrat* mit Lactose; **Dos.:** 0.05–0.12 g; EMD 0.18 g, TMD 0.54 g. Vgl. Erythrittetranitrat-Verreibung.

**Pentaerythritylis tetranitras trituratus:** s. Pentaerythrittetranitrat-Verreibung.

**Pentaformylgitoxin:** s. Gitoformat.

**Pentagastrin** (INN): (*N-tert*-Butyloxycarbonyl-*β*-alanyl)-L-tryptophyl-L-methionyl-L-aspartyl-L-phenylalanin-amid; CAS-Nr. 5534-95-2; $C_{37}H_{49}N_7O_9S$, Strukturformel: s. Abb.; $M_r$ 767.93; Schmp. 229–230 °C (unter Zers.); $[\alpha]_D^{22\,°C}$ −28.8° ± 0.5° (in DMF); $UV_{max}$ 280, 289 nm (Ammoniaklösung 2 mol/L, ε 5340, 4590); lösl. in DMF, DMSO, fast unlösl. in Wasser, Ethanol, Ether, Benzol; nicht mehr im Handel befindl. synthet. Analogon zu Gastrin*; früher angewendet als Magenfunktionsdiagnostikum (Stimulierung der Magensäureproduktion); **UAW:** Übelkeit, Schwindel, allerg. Reaktionen.

**Pentahydroxycyclohexan:** s. Quercitol.

**Pentakis-:** s. Bis-.

**Pentamethoniumbromid:** Pentamethylen-1,5-bis-trimethyl-ammoniumdibromid; $C_{11}H_{28}Br_2N_2$, $[(CH_3)_3N^+—(CH_2)_5—N^+(CH_3)_3] \cdot 2\,Br^-$; $M_r$ 348.18; nicht mehr im Handel befindl. Ganglien-Blocker*;

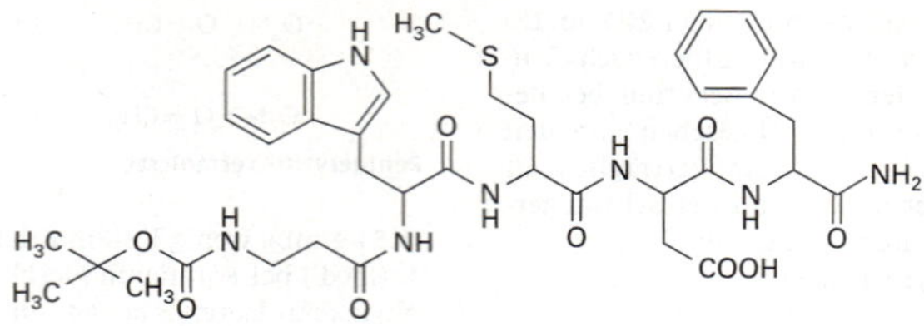

**Pentagastrin**

früher u. a. angewendet bei Hypertonie u. peripheren Durchblutungsstörungen.

**Pentamethylenimin:** s. Piperidin.

**Pentamethylenoxid:** s. Tetrahydropyran.

**Pentamethylentetrazol:** s. Pentetrazol.

**Pentamidin** (INN): 4,4′-(Pentamethylendioxy)dibenzamidin; CAS-Nr. 100-33-4; $C_{19}H_{24}N_4O_2$, Strukturformel: s. Abb.; $M_r$ 340.43; **Wirk.:** Antiprotozoenmittel*; **Ind.:** Frühstadien der afrikan. Trypanosomiasis (v. a. wirksam gegen Trypanosoma gambiense; zur Behandlung der späteren Stadien mit Befall des ZNS reichen die therap. erzielbaren Liquorkonzentrationen nicht aus), Mittel der Wahl bei Pneumocystis-Pneumonie durch Pneumocystis* jiroveci (häufigste Todesursache bei HIV-Erkrankung); **Dos.:** **1.** bei Trypanosomiasis i. m. 3–4 mg/kg KG/d; **2.** bei Pneumocystis-Pneumonie i. m. 4 mg/kg KG/d; die i. m. Injektionen sind schmerzhaft, sollen jedoch der i. v. Injektion wegen der Gefahr vegetativer Nebenerscheinungen vorgezogen werden. **Pentamidin-diisethionat:** Pentamidini diisetionas Ph.Eur.6; CAS-Nr. 140-64-7; $C_{23}H_{36}N_4O_{10}S_2$; $M_r$ 592.68; Schmp. 180 °C; hygroskop., sehr bittere Kristalle; leicht lösl. in Wasser, wenig lösl. in Ethanol, unlösl. in Dichlormethan; **Wirk.:** Antiprotozoenmittel*; **Ind.:** Pneumocystis-Pneumonie (Ther. u. Prophylaxe); **Dos.:** **1.** Ther.: 300–600 mg/d inhalativ über 21 d od. 4 mg/kg KG i. v./d als Infusion über 14–21 d; **2.** Prophylaxe: 300 mg/28 d inhalativ. Gebräuchlich ist auch Pentamidindimesilat.

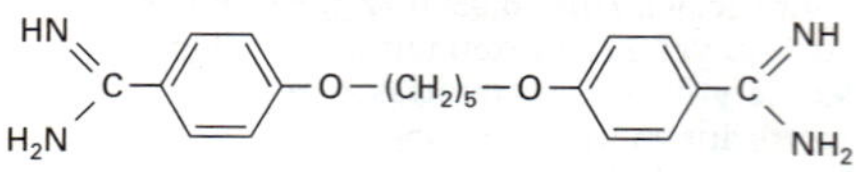

**Pentamidin**

**Pentan:** $C_5H_{12}$; $M_r$ 72.1; D. 0.626; Schmp. −129.7 °C; Sdp. 36.1 °C; farblose, feuergefährl. Flüss., lösl. in Benzin, unlösl. in Wasser; **Vork.:** natürl. im Erdöl (s. Oleum Petrae); **Anw.:** **1.** (analyt.) Reagenz Ph.Eur., z. B. zur Gehaltsbestimmung von Vitamin* A; **2.** (techn.) als Lösungsmittel, zu Thermometerfüllungen; **Toxikol.:** in hohen Konz. narkotisch.

**Pentancarbonsäure:** s. Capronsäure.

**Pentandial:** s. Glutaral.

**2,4-Pentandion:** s. Acetylaceton.

**Pentandisäure:** s. Glutarsäure.

**Pentanol:** Pentanol, Pentylalkohol, Alcohol amylicus; Amylalkohol, Gärungsamylalkohol; Pentan-1-ol; $C_5H_{11}OH$; $M_r$ 88.15; D. 0.810–0.815; Sdp. 138 °C; farblose, unangenehm riechende, brennbare Flüssigkeit; **Vork.:** Nebenprodukt bei der alkohol. Gärung* von Getreide u. Kartoffeln (aus dem Fuselöl*, das durch anaeroben Aminosäure-Abbau entsteht); **Anw.:** (techn.) zur Herst. von Fruchtethern; in der Parfümerie als Lösungsmittel für Fette u. Öle. Vgl. Amylenhydrat.

***n*-Pentansäure:** s. Valeriansäure.

**Pentasilan:** s. Silicium (Silane).

**Pentazocin** (INN): Pentazocinum Ph.Eur.6, 3-(3-Methyl-2-butenyl)-1,2,3,4,5,6-hexahydro-8-hydroxy-6,11-dimethyl-2,6-methano-3-benzazocin; 2′-Hydroxy-5,9-dimethyl-2-(3,3-dimethylallyl)-6,7-benzomorphan; CAS-Nr. 359-83-1; $C_{19}H_{27}NO$; $M_r$ 285.44; Schmp. 145.4–147.2 °C (kristallisiert aus Methanol/Wasser); fast unlösl. in Wasser, wenig lösl. in Ethylacetat, lösl. 1:15 in Ethanol, 1:2 in Chloroform, 1:33 in Ether, lösl. in Aceton; $pK_S$ der konjugierten Säure 8.5, 10.0 (20 °C); nicht mehr im Handel befindl. starkes Analgetikum*; **Wirk.:** agonistisch-antagonist. an Opioid*-Rezeptoren mit vorwiegend agonist. Wirkungskomponente; unterliegt dem Betäubungsmittelgesetz* (Anlage III); **UAW:** Längere Anw. kann zu phys. und v. a. psych. Abhängigkeit führen.

**2-Penten:** s. Konfiguration (Abb. dort).

**Pentene:** Amylene, Pentylene; $C_5H_{10}$; ungesättigte, unverzweigte Kohlenwasserstoffe* der Alkenreihe; **Formen:** 5 Isomere: 1-Penten, *cis-* u. *trans-*2-Penten, *cis-* u. *trans-*3-Penten.

**Pentetinsäure:** s. Pentetsäure.

**Pentetrazol** (INN): Pentetrazolum, Pentamethylentetrazol, Pentamethylentetrazolum, Pentylentetrazol; 6,7,8,9-Tetrahydro-5*H*-tetrazolo[1,5-*a*]azepin; CAS-Nr. 54-95-5; $C_6H_{10}N_4$, Strukturformel: s. Abb.; $M_r$ 138.2; Schmp. 58–60 °C; farblose Kristalle od. weißes, krist. Pulver, fast geruchlos u. von schwach bitterem Geschmack; lösl. in ca. 0.5 T. Wasser, in ca. 0.6 T. Ethanol, in ca. 16 T. Ether, in ca. 20 T. fetten Ölen; nicht mehr im Handel befindl. Analeptikum*; **Wirk.:** stimuliert Atem- u. Vasomotorenzentrum in der Medulla oblongata, in höheren Dosen ein Krampfgift; früher angewendet bei Intoxikation mit Schlafmitteln, zentralem Kreislaufversagen u. Atemdepression.

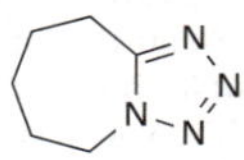

**Pentetrazol**

**Pentetsäure:** (engl.) *Diethylene triamine pentaacetic acid* (*Abk. DTPA*); 3-Azapentamethylendiamin-*N,N,N′,N′*,3-pentaessigsäure; Pentetinsäure; Diethylentriamin-*N,N,N′,N″,N″*-pentaessigsäure; CAS-Nr. 67-43-6; $C_{14}H_{23}N_3O_{10}$, Strukturformel: s. Abb.; $M_r$ 393.35; **Wirk.:** P. bildet mit Calcium u. Schwermetallen Komplexe, daher als Antidot*

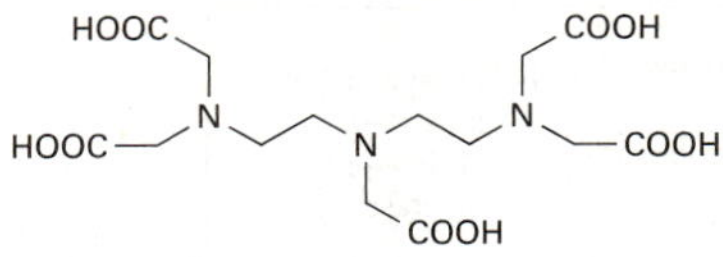


**Pentetsäure**

verwendet; **Ind.:** Intoxikationen mit radioaktiven Metallen (Americium*, Plutonium*, Curium*, Californium*, Berkelium*). Vgl. Calcium-trinatrium-pentetat; Gadopentetsäure.

**Penthiobarbital-Natrium:** s. Thiopental-Natrium.

**Pentifyllin:** 1-Hexyl-3,7-dimethylxanthin; CAS-Nr. 1028-33-7; $C_{13}H_{20}N_4O_2$; $M_r$ 264.3; Schmp. 82–83 °C; nicht mehr im Handel befindl. Vasodilatator*; früher v. a. im zerebralen u. okulären Bereich angewendet ; **UAW:** Magenbeschwerden, Hautrötung.

**Pentobarbital** (INN): Pentobarbitalum Ph.Eur.6, Acidum aethylmethylbutylbarbituricum; Mebumal, Äthylmethylbutylbarbitursäure; 5-Ethyl-5-(1-methylbutyl)-barbitursäure; CAS-Nr. 76-74-4; $C_{11}H_{18}N_2O_3$; $M_r$ 226.3; Schmp. 129 °C (polymorph); farblose Kristalle od. weißes, krist. Pulver, geruchlos; sehr schwer lösl. in Wasser, leicht lösl. in Ethanol, Ether, Chloroform; gibt wasserlösl. Verb. mit Alkalicarbonaten, Alkalihydroxiden u. Ammoniaklösung; in Deutschland als Tierarzneimittel im Handel befindl. Schlafmittel* u. Sedativum*; in Österreich u. der Schweiz außer Handel; unterliegt dem Betäubungsmittelgesetz* (Anlage III). **Pentobarbital-Natrium:** Pentobarbitalum natricum Ph.Eur.6; Natrium aethylmethylbutylbarbituricum; CAS-Nr. 57-33-0; $C_{11}H_{17}N_2NaO_3$; $M_r$ 248.3; weißes, krist., hygroskop. Pulver; sehr leicht lösl. in Wasser, fast unlösl. in Ether. Vgl. Barbiturate.

**Pentosalen:** s. Imperatorin.

**Pentosanpolysulfat** (INN): Pentosan-schwefelsäureester; CAS-Nr. 37300-21-3; $M_r$ 1500–5000; halbsynthet. aus Pentosanen (im Pflanzenreich verbreitete Hemicellulosen*) gewonnenes Heparinoid*, v. a. aus $\beta$-D-Xylopyranose; **Pentosanpolysulfat-Natrium:** pentosanpolyschwefelsaures Natrium; CAS-Nr. 37319-17-8; $[\alpha]_D^{20\,°C}$ –57°; farb- u. geruchloses, schwach hygroskop. Pulver, lösl. in Wasser; pH einer 10 %igen wässrigen Lsg. ca. 6.0; **Wirk.:** Antikoagulans*; **Ind.:** periphere arterielle Durchblutungsstörungen, Thromboseprophylaxe, Thrombophlebitis; **UAW:** Übelkeit, Erbrechen, allerg. Reaktionen, Schleimhautblutungen, Thrombozytopenie.

**Pentosen:** aus 5 C-Atomen aufgebaute Aldosen (s. Monosaccharide); liegen im Allg. als Furanosen vor; werden im Ggs. zu Hexosen* von gewöhnl. Hefen nicht vergoren; **Vertreter:** (natürl.) D- u. L-Arabinose*, L-Lyxose*, D-Xylose*, D-Ribose* sowie 2-Desoxyribose* (D-Form) u. D-Apiose* (mit verzweigter Kohlenstoffkette); **Nachw.:** Bei Destillation mit verdünnten Säuren entsteht Furfural* (Unterscheidung von Hexosen; s. Tollens-Furfuralbestimmung). **Hinweis:** Die den Aldopentosen entspr. Ketopentosen werden als **Pentulosen** bezeichnet (z. B. D-Xylulose u. D-Ribulose*).

**Pentosephosphatcarboxylase:** s. Ribulose-1,5-diphosphatcarboxylase.

**Pentosephosphatzyklus:** Hexosemonophosphatweg, Warburg-Dickens-Horecker-Schema, Phosphogluconat-Weg; oxidativer, zykl. Reaktionsweg des Kohlenhydratstoffwechsels*, in dessen Verlauf Glucose-6-phosphat, das aus Glucose durch Phosphorylierung* entsteht, unter Reduktion von $NADP^+$ zu NADPH u. $H^+$ vollständig zu Kohlenstoffdioxid* abgebaut wird;
**Bilanz:** $C_6H_{12}O_6 + 6\,H_2O + 12\,NADP^+ + ATP \rightarrow 6\,CO_2 + 12\,NADPH + 12\,H^+ + ADP + P_i$.
Die Bedeutung des P. liegt in der Bereitstellung des reduzierten NADPH für versch. Biosynthesen (z. B. von Fettsäuren) u. in der Produktion von Pentosen*, die zur Bildung von Nucleosiden*, Nucleotiden* u. Nucleinsäuren* benötigt werden. Über ein Transhydrogenasesystem od. mittels NADPH-Cytochrom-c-Reduktase kann NADPH unter Energiegewinnung (36 Moleküle ATP pro Molekül Glucose) wieder zu $NADP^+$ oxidiert werden. Die Anlieferung von Energie allein über den P. ist jedoch selten. **Ablauf:** **1.** oxidative Phase: Bildung von NADPH, $CO_2$ u. D-Ribulose-5-phosphat (s. Abb. 1); **2.** nichtoxidative Phase: komplexe

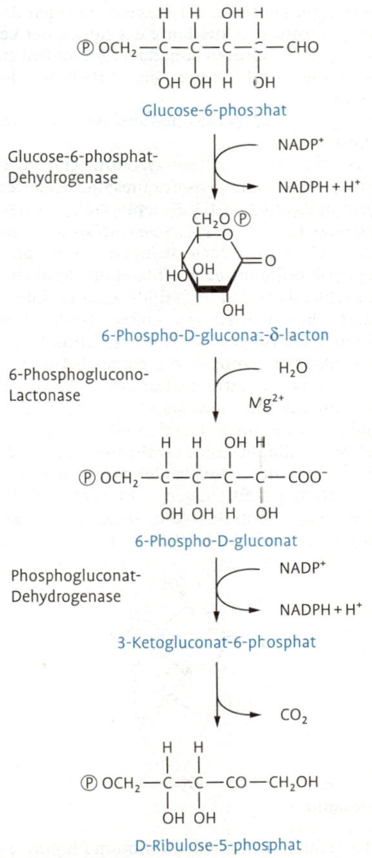


**Pentosephosphatzyklus** Abb. 1: oxidative Phase [12]

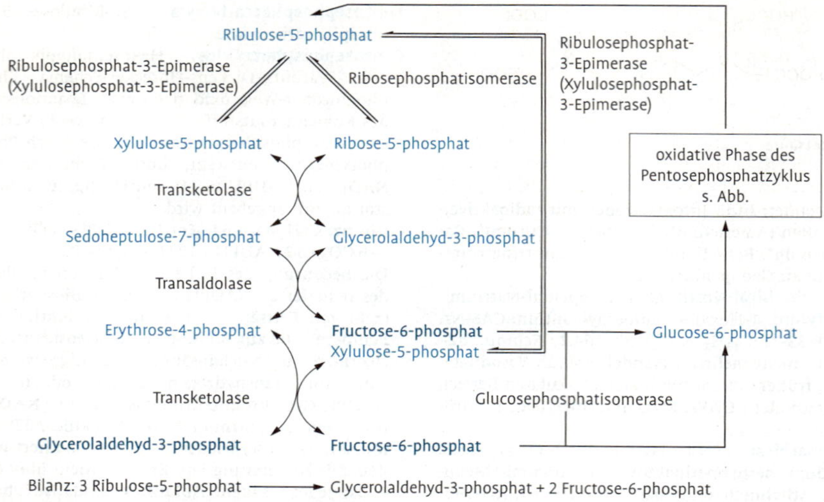


**Pentosephosphatzyklus** Abb. 2: nichtoxidative Phase

gegenseitige Umwandlung von Hexosen u. Pentosen (s. Abb. 2); **Vork.:** Bei Säugetieren spielt der P. in der Hornhaut u. der Linse des Auges, der Leber u. in den Milchdrüsen eine Rolle. Außerdem ist er ein üblicher Reaktionsweg bei Wirbellosen, Bakt. u. Pflanzen.

**Pentosephosphatzyklus, reduktiver:** s. Calvin-Zyklus.

**Pentostatin** (INN): 2′-Desoxycoformycin; (*R*)-3-(2-Desoxy-*α*-D-*erythro*-pentofuranosyl)-3,6,7,8-tetrahydroimidazo[4,5-*d*][1,3]diazepin-8-ol; CAS-Nr. 53910-25-1; $C_{11}H_{16}N_4O_4$, Strukturformel: s. Abb.; $M_r$ 268.27; natürl. Purinanalogon aus Streptomyces antibiotikum; dem Vidarabin* ähnlich; in Deutschland im Handel befindl. Zytostatikum*; in Österreich u. der Schweiz außer Handel; **Wirk.:** Inhibitor der Adenosindesaminase; **Ind.:** Haarzellen-Leukämie; **Kontraind.:** eingeschränkte Nierenfunktion (Kreatinin-Clearance <60 mL/min), akute Infektionen, Anw. bei Kindern, gleichzeitige Verabreichung mit Fludarabin od. Cyclophosphamid; **WW:** Allopurinol: Exanthembildung; Vidarabin: Anstieg der UAW beider Wirkstoffe; **UAW:** u. a. Nierenschädigungen, Muskel-, Gelenkschmerzen, zentralnervöse Störungen; **Dos.:** 4 mg/m² KOF alle 14 d; HWZ 5.7 h.

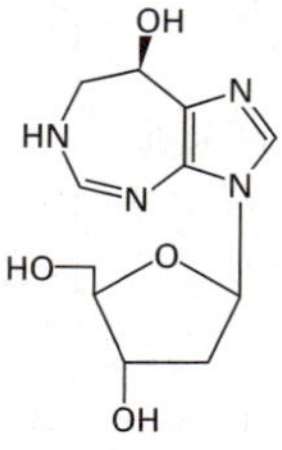

**Pentostatin**

**Pentoxifyllin** (INN): Pentoxifyllinum Ph.Eur., 1-(5-Oxohexyl)theobromin; 1,2,3,4-Tetrahydro-3,7-di-

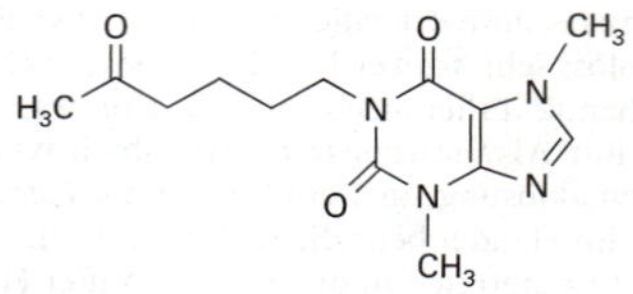

**Pentoxifyllin**

methyl-1-(5-oxohexyl)-2,6-purindion; CAS-Nr. 6493-05-6; $C_{13}H_{18}N_4O_3$, Strukturformel: s. Abb.; $M_r$ 278.31; Schmp. 105 °C (kristallisiert aus Methanol; polymorph); lösl. in Wasser (95 g/100 mL) u. in Benzol (11 g/100 mL); **Wirk.:** peripherer Vasodilatator*; **Ind.:** Durchblutungsstörungen in Extremitäten, Auge u. Ohr; **Dos.:** **1.** p. o. Initialdosis 3×0.2 g/d, Erhaltungsdosis 3×0.1 g/d; **2.** parenteral (i. v., i. a.) 0.1 g, Infusion i. v. 0.1 g in 300 mL Lsg. innerhalb 1.5–3 h, steigern um 0.05 g/d bis 0.3 g; HWZ 1–1.5 h.

**Pentoxyverin** (INN): Carbetapentan; 2-(2-Diethylaminoethoxy)ethyl-1-phenyl-1-cyclopentancarboxylat; CAS-Nr. 77-23-6; $C_{20}H_{31}NO_3$, Strukturformel: s. Abb.; $M_r$ 333.46; Sdp. 165–170 °C (1.333 Pa); **Wirk.:** Antitussivum*; **Ind.:** Reizhusten; HWZ 5.3–8.6 h.

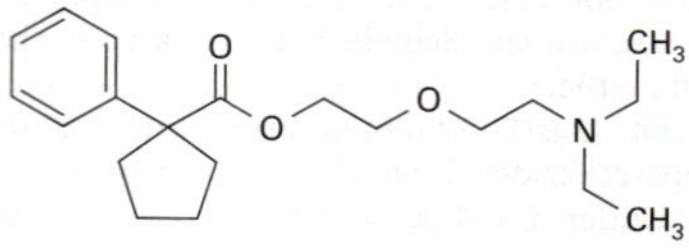

**Pentoxyverin**

**Pentrit:** s. Pentaerythrittetranitrat.

**Pentulosen:** s. Pentosen.

**Pentyl-:** veraltet Amyl-; Bez. für die von Pentan* abgeleitete acycl. Gruppe —$C_5H_5$.

**Pentylalkohol:** s. Pentanol.

**Pentylene:** s. Pentene.

**Pentylentetrazol:** s. Pentetrazol.

**PEO:** Abk. für **P**oly**e**thylen**o**xide; s. Macrogole.

**PEP:** Abk. für **P**hospho**e**nol**p**yruvat; s. Pyruvat.

**Pepsin:** wichtigstes proteolyt. Verdauungsenzym des Magensekrets fast aller Wirbeltiere; Endopeptidase (s. Proteasen), die v. a. die Hydrolyse der Peptidbindung zw. 2 hydrophoben Aminosäuren* (Phenylalanin*-Leucin*, Phenylalanin-Phenylalanin, Phenylalanin-Tyrosin*) katalysiert; die Produkte dieser Enzymtätigkeit sind Peptide ($M_r$ 600–3000), die auch als Peptone* bezeichnet werden. **Formen:** Pepsin A, B (Gelatinase*), C (Gastricin*) u. D; weichen geringfügig voneinander ab; **Pepsin A:** besteht aus 327 Aminosäuren; $M_r$ 34 500. Die optimale Wirk. wird bei pH 1–2 (in vitro) bzw. pH 2–4 (im Magen) erreicht; Inaktivierung tritt bei einem pH >6 ein. P. A wird in den Hauptzellen der Magenmukosa als **Pepsinogen** ($M_r$ 42 500), der inaktiven Vorstufe, gebildet u. sezerniert. Der erwachsene Mensch bildet tägl. ca. 200 mg. Aktivierung erfolgt durch Abspaltung mehrerer Peptide durch das saure Magenmilieu u. Autokatalyse. Das größte der abgespaltenen Peptide ($M_r$ 3000) wirkt als Pepsininhibitor, wird jedoch durch weitere Spaltung rasch unwirksam. **Pepsin-Pulver:** Pepsini pulvis Ph.Eur.; Pulvis Pepsini; enthält Proteinasen des Magens, die im sauren Milieu (pH 1–5) aktiv sind. Die Aktivität des P. (Proteaseneinheit; Abk. PE) beträgt mind. 500 Ph.Eur.-Einheiten/g (0.5 Ph.Eur.-Einheiten/mg). Die Aktivität wird durch die Bestimmung der Menge der durch Trichloressigsäure-Lsg. nicht fällbaren abgespaltenen Peptide ermittelt, die je Minute aus einer 2 %igen Hämoglobinlösung bei pH 6 freigesetzt werden. Als Vergleich dient Pepsin *BRS* (Biologische Referenz Substanz der Ph.Eur.). **Eigenschaften:** weißes bis schwach gelbl., hygroskop., krist. od. amorphes Pulver von eigenartigem Geruch u. schwach süßl. od. salzigem Geschmack; lösl. in Wasser, fast unlösl. in Ethanol; wässrige Lsg. reagieren schwach sauer; **Inkomp.:** Basen, Ethanol, Tannin, Schwermetall-Ionen; **Anw.:** Substitutionstherapie (zus. mit Salzsäure od. mit anderen Verdauungsenzymen); in den meisten Präparaten unterdosiert; bei der Nahrungsaufnahme wird der pH-Wert im Magen rasch erhöht, folgl. nimmt die Wirk. von P. rasch ab.

**Pepsinogen:** s. Pepsin.

**Pepsinwein:** s. Vina medicata.

**Peptidalkaloide:** s. Secale cornutum.

**Peptidasen:** s. Proteasen.

**Peptid, atriales natriuretisches:** s. Peptide, kardiale natriuretische.

**Peptidbindung:** wichtigster kovalenter Bindungstyp zw. Aminosäurebausteinen in Peptiden* u. Proteinen*; formal handelt es sich um eine Säureamidgruppierung, die durch Wasserabspaltung zw. der Carboxylgruppe einer Aminosäure* u. der α-Aminogruppe einer zweiten Aminosäure gebildet wird (s. Abb.).

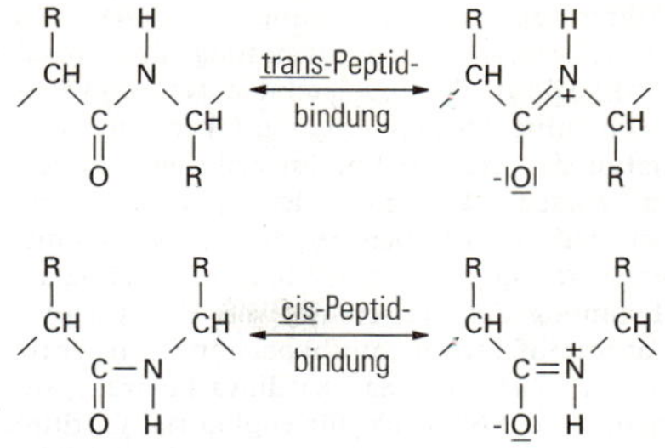


**Peptidbindung**

**Peptide:** org. Verbindungen, die aus 2 od. mehr Aminosäuren* aufgebaut sind, wobei die monomeren Bausteine kovalent durch Peptidbindung* miteinander verknüpft sind; enthalten an ihren Enden nur eine freie α-Aminogruppe u. eine freie α-Carboxylgruppe, die zus. mit den ionisierbaren Seitenketten der versch. Aminosäurereste die Säure-Basen-Eigenschaften des Peptids bedingen; können zu freien Aminosäuren hydrolysiert werden. Die freie Aminosäure eines Peptids kann mit 2,4-Dinitrofluorobenzol unter Bildung eines charakterist., gelb gefärbten 2,4-Dinitrophenylderivats reagieren, was zur Bestimmung der Aminosäurensequenz eines P. benutzt wird (s. Sanger-Endgruppenanalyse). **Einteilung:** nach Anzahl der Aminosäuren in Di-, Tri-, Tetrapeptide usw.; P. mit weniger als 10 Aminosäurebausteinen werden Oligopeptide* genannt; wenn viele Aminosäurereste zu einer langen Kette zusammengefügt sind, spricht man von Polypeptiden. **Vork.:** im gesamten Zellbereich, wobei die biol. Funktionen sehr vielseitig sind; P. können auch bei der unvollständigen Hydrolyse von Proteinen* entstehen. **Vertreter:** zahlreiche Hormone* (u. a. Insulin*, Glucagon*, Corticotropin*, Angiotensin*, Bradykinin*), Polypeptid-Antibiotika (z. B. Colistin*, Gramicidin*), Releasing*-Hormone (z. B. das im Hypothalamus* gebildete TRH), Neuropeptide* (z. B. opiatartige Enkephaline), Peptidtoxine (z. B. Amatoxine, Phallatoxine u. Melittin*). Die Peptidchemosynthese dient der kommerziellen Produktion bestimmter Peptidwirkstoffe wie Oxytocin* od. Bradykinin für therapeut. Zwecke, wobei die von Merrifield 1962 eingeführte Synthese an polymeren Trägern die Möglichkeit zur Automation der gesamten Synthese bot. Die Gentechnologie eröffnete neue Möglichkeiten zur Synthese biol. aktiver Peptidwirkstoffe. Auf diese Weise können Somatostatin*, Interferone* u. Insulin biosynthet. erhalten werden.

**Peptide, kardiale natriuretische:** sog. natriuretische Hormone; strukturell sehr ähnl. kleine Polypeptide, deren Hauptfunktionen Reduktion des Plasmavolumens u. Senkung des Blutdrucks sind (wichtigste Gegenspieler des Renin*-Angiotensin-Aldosteron-Systems); enthalten einen Peptidring aus 17 Aminosäuren, über den sie an spezif. Zellrezeptoren binden; **Wirk.:** wird über eigene Rezeptoren (engl. natriuretic peptide receptors, Abk. NPR; NPR-A, NPR-B u. NPR-C) vermittelt; NPR-A ist v. a. in den Endothelien der großen Gefäße, Nebenniere u. Niere lokalisiert u. bindet spezif. ANP u. BNP (s. Formen), NPR-B v. a. im ZNS, bindet spezif. CNP. Aktivierung führt zu einer gesteigerten cGMP-Synthese (second* messenger) in den Zellen der Zielorgane, wodurch die intrazelluläre Calciumfreisetzung unterdrückt wird. In Abhängigkeit von den Zielzellen führt dies zu **1.** verstärkter Natriurese (Hemmung der tubulären $Na^+$-Rückresorption durch Hemmung der apikalen $Na^+$-Kanäle u. der basolateralen $Na^+/K^+$-ATPase); **2.** Erhöhung der glomerulären Filtrationsrate (Dilatation der afferenten u. Konstriktion der efferenten Gefäße); **3.** Hemmung der Freisetzung von Aldosteron* in der Nebennierenrinde*; **4.** Hemmung der Sekretion von Renin*; **5.** allg. Vasodilatation (Hemmung der Freisetzung von Endothelinen*); **6.** antiproliferativer, antihypertropher u. antimitogener Wirk. auf das kardiovaskuläre System; **Formen: 1. ANP** (Abk. für engl. atrial natriuretic peptide; atriales natriuret. Peptid; syn. atriales natriuret. Hormon, atrialer natriuret. Faktor, Abk. ANF): Polypeptid aus 28 Aminosäuren; wird im adulten, gesunden Herzen fast ausschließl. in den Kardiomyozyten des Atriums synthetisiert (bei Ventrikel-Hypertrophie auch in den Ventrikeln) u. bei Vorhofdehnung, Hypoxie od. erhöhter Plasmaosmolarität in das zirkulierende Blut sezerniert; geringes Vork. auch in Gehirn, Aortenbogen, Nebenniere u. Niere; Hauptregulator der Natriurese; **2. BNP** (Abk. für engl. brain natriuretic peptide od. B-type natriuretic peptide): Polypeptid aus 32 Aminosäuren; wird v. a. in den Ventrikeln, aber auch im Atrium synthetisiert; in geringer Konz. v. a. Stimulation der Natriurese, in hoher Konz. Stimulation des renalen Blutflusses u. der glomerulären Filtrationsrate; **3. CNP** (Abk. für engl. C-type natriuretic peptide): liegt in langer (53 Aminosäuren) u. kurzer Form (22 Aminosäuren; physiol. aktiver) vor; wird v. a. in den Gefäßendothelzellen, Makrophagen, einigen Neuronen im ZNS u. in der Niere synthetisiert; reguliert vorwiegend den Gefäßtonus (Vasodilatation); **4. Urodilatin:** Polypeptid aus 32 Aminosäuren; wird in den distalen Tubuluszellen der Niere synthetisiert; hemmt die tubuläre $Na^+$-Rückresorption an der apikalen Membran; **5. DNP** (Abk. für engl. dendroaspis natriuretic peptide od. D-type natriuretic peptide): Polypeptid aus 38 Aminosäuren; hemmt die tubuläre $Na^+$-Rückresorption; **Abbau:** rezeptorvermittelt od. durch membrangebundene neutrale Endopeptidase (Abk. NEP).

**Peptidneurotransmitter:** s. Neurotransmitter.

**Peptidyltransferase:** in der Oberfläche der großen ribosomalen Untereinheit (50 S od. 60 S; s. Ribosomen) als integraler Best. lokalisiertes Enzym*, das bei der Translation* den Transfer von Peptidyl-Resten auf die Aminogruppe der jeweils benachbarten Aminoacyl-tRNA katalysiert.

**Peptisation:** s. Gele.

**Peptisatoren:** Elektrolytzusätze, z. B. Aluminiumchlorid od. Natriumdihydrogenphosphat, die die Aufschüttelbarkeit von Suspensionen verbessern. Diese Zusätze bewirken in geeigneter Konz. eine gleichnamige Ladung der Feststoffpartikel-Oberflächen. Durch die gegenseitige Abstoßung der Teilchen entstehen großvolumige Niederschläge, die sich durch Aufschütteln leicht redispergieren lassen.

**Peptone:** durch proteolyt. Verdauung mit Pepsin* aus Proteinen entstandene Polypeptide; $M_r$ 600–3000; nicht aussalz- u. koagulierbar; geben aber die Biuretreaktion*; **Zuber.: 1.** Peptonum siccum e carne: trockene P. aus Fleisch (Fleischpepton); **2.** Peptonum siccum ex albumine: trockene P. aus Eiereiweiß; **3.** Peptonum siccum sine sale: kochsalzfreie, trockene P.; hellgelbe, schaumige Stücke od. weißl. Pulver, leicht lösl. in Wasser; 200 mg P. dürfen durch Trocknen bei 100 °C max. 14 mg an Gewicht verlieren u. nach dem Verbrennen nicht mehr als 7 mg Rückstand hinterlassen; **4.** Peptonum spissum e carne: zu Extraktdicke eingedampftes P. aus Rindfleisch; **5.** Peptonwasser: Herst. der Stammlösung: 100 g Peptonum siccum e carne, 100 g NaCl, 20 g kristallines Soda, 1 g Natriumnitrat in 1 L Wasser lösen, filtrieren, in Flaschen füllen u. sterilisieren; Stammlösung mit Wasser 1 : 9 verdünnen u. sterilisieren; **Anw.:** u. a. als C- u. N-Quelle in (Bakterien-)Nährböden*.

**Peptoneisen:** s. Eisenpeptonat.

**Peptonisierung:** Umwandlung von Eiweißstoffen in Peptone*.

**Peptonum siccum:** s. Peptone.

**per-:** Wortteil mit der Bedeutung durch-, bisweilen über-; z. B. Perchlorsäure*.

**Per:** Abk. für **Per**chlorethylen; s. Tetrachlorethylen.

**PER:** Abk. für **P**harmaceutical **E**valuation **R**eport; Pharmazeutischer Bewertungsbericht; 1979 zw. den Mitgliedstaaten der EFTA* in Genf getroffene Übereinkunft zur gegenseitigen Anerkennung von Bewertungsberichten über pharmaz. Produkte; sieht den Austausch von wissenschaftl. Bewertungsunterlagen vor, um bei der Zulassung von Arzneimitteln mehrfache Bewertungen zu vermeiden u. damit den Handel mit Arzneimitteln zw. den Mitgliedstaaten zu erleichtern; Deutschland ist diesem Abkommen ebenfalls beigetreten. Vgl. Mutual Recognition Agreement.

**Perazin:** 10-[3-(4-Methyl-1-piperazinyl)propyl]phenothiazin; CAS-Nr. 84-97-9; $C_{20}H_{25}N_3S$, Strukturformel: s. Abb.; $M_r$ 339.49; Schmp. 51–53 °C; Sdp. 160–170 °C (0.13 Pa, Luftbadtemperatur); Phenothiazinderivat*; **Wirk.:** Neuroleptikum*; **Ind.:** akute psychot. Syndrome, maniforme Symptomatik, Erregungszustände; **UAW:** s. Neuroleptika; vermindertes Reaktionsvermögen; **Dos.:** p. o. 0.5–0.6 g/d; parenteral i. m. 0.05 g. **Perazindimalonat:** Perazini dimalonas; CAS-Nr. 14777-25-4; $C_{26}H_{33}N_3O_8S$; $M_r$ 547.6; weißes, krist. Pulver, das sich durch Luft- u. Lichteinfluss rötl. verfärbt; sehr leicht lösl. in Wasser, lösl. in Ethanol; **Off.:** DAC.

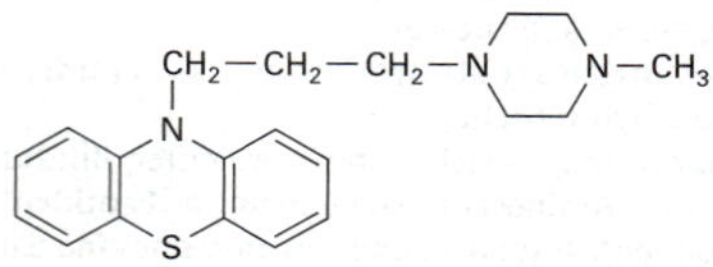

**Perazin**

**Perborate:** **1.** Peroxoborate; Salze* der Peroxoborsäure ($HBO_3$); **2.** Handelsbez. für Borate* mit additiv gebundenem Wasserstoffperoxid*; die Wertbestimmung erfolgt durch Titration des „aktiven“ Sauerstoffs entweder mittels Iodometrie* od. Manganometrie*.

**Percha lamellata:** s. Guttapercha.

**Perchlorethan:** s. Hexachlorethan.

**Perchlorethylen:** s. Tetrachlorethylen.

**Perchlormethan:** s. Tetrachlorkohlenstoff.

**Perchlorsäure:** Acidum perchloricum; Überchlorsäure; CAS-Nr. 7601-90-3; $HClO_4$; $M_r$ 100.46; D. 1.764; Schmp. −112 °C; Sdp. 39 °C; stärkste sauerstoffhaltige Säure ($pK_S$ −10); farblose, an der Luft rauchende Flüss., mit Wasser in jedem Verhältnis mischbar; die Salze der P. heißen Perchlorate. **Darst.:** Einwirkung von konz. Schwefelsäure* auf Kaliumperchlorat*; **Anw.:** Darst. von Perchloraten; Oxidationsmittel; verdünnt in wasserfreier Essigsäure zur wasserfreien Titration schwacher Basen; **cave:** Beim Erwärmen färbt sich P. braunrot u. explodiert. Leicht oxidierbare Substanzen (z. B. Papier, Kohle, Holz, org. Verb.) werden explosionsartig oxidiert. Auf der Haut erzeugt P. schmerzhafte u. schwer heilende Wunden. In verd. Zustand ist sie wesentl. beständiger.

**Peressigsäure:** Peroxoessigsäure, Acetpersäure, Acetylhydroperoxid; $C_2H_4O_3$; Schmp. 0.1 °C; farblose, beißend riechende Flüss.; hautätzend, explodiert bei Erhitzen auf 110 °C; starkes Oxidationsmittel; sehr leicht lösl. in Wasser, lösl. in Alkoholen, Ketonen, Estern, meist unter Erwärmung; pH 2.5–4; zerfällt schnell zu Essigsäure u. Sauerstoff; **Anw.:** aufgrund eines ungewöhnl. breiten Wirkungsspektrums sowohl als Desinfektionsmittel* gegen Bakt. u. Viren als auch zur Kaltsterilisation (Gasphase) eingesetzt, gelegentl. auch als Konservierungsmittel.

**Perfluorethylen:** s. Tetrafluorethylen.

**Perflutren:** Octafluorpropan; 1,1,1,2,2,3,3,3-Octafluoropropan; CAS-Nr. 76-19-7; $C_3F_8$; $F_3C—CF_2—CF_3$; $M_r$ 188.02; Schmp. −183 °C; Sdp. −39 °C; Diagnostikum*; enthält nach Aktivierung durch einen mechan. Schüttler ca. 150 µL Perflutrengas in einer Phospholipidhülle (Bläschen von 1.1–3.3 µm Durchmesser) pro mL Lsg.; **Ind.:** Ultraschallkontrastmittel*; Echokardiographie des Herzens bei Patienten mit vermuteter od. gesicherter koronarer Herzkrankheit zur besseren Darst. der Herzkammern, v. a. des linken Ventrikels; **Kontraind.:** pulmonale Hypertonie >90 mmHg (Lungenarterie); **UAW:** Kopfschmerz, Gesichtsrötung (Flush), Rückenschmerzen. Das Gas wird nach Applikation rasch über die Lunge eliminiert, die Phospholipide verteilen sich im endogenen Fettpool.

**Perforator:** Anordnung zur intensiven Flüssig-Flüssig-Extraktion (s. Extrahieren), bei der das Extraktionsmittel über einen Überlauf immer wieder in den Siedekolben gelangt; ermöglicht eine kontinuierl. Extraktion; Ausführung unterscheidet sich je nach Dichte der verwendeten Extraktionsmittel (s. Abb.).

**Perforin:** syn. Zytolysin; Poren formendes, von zytotox. T-Lymphozyten (Killer-T-Zellen) gebildetes u. in Vesikeln gespeichertes Protein* ($M_r$ 70 000), das nach Kontakt mit Zielzellen freigesetzt wird; bildet in der Plasmamembran Poren (5–16 nm), die zur Lyse der Zellen führen. Die Ausbildung der lyt. Poren erfolgt wie beim Komplement* durch eine $Ca^{2+}$-abhängige Polymerisation von P. in der Membran. P. besteht aus einer MACPF- (Abk. für engl. membrane attacking complex/Perforin), einer EGF-ähnlichen u. einer carboxyterminalen C2-Domäne, die für die $Ca^{2+}$-abhängige Phospholipidbindung sorgt. Die MACPF-Domäne bildet die lyt. Pore u. kommt auch bei Komplementproteinen vor.

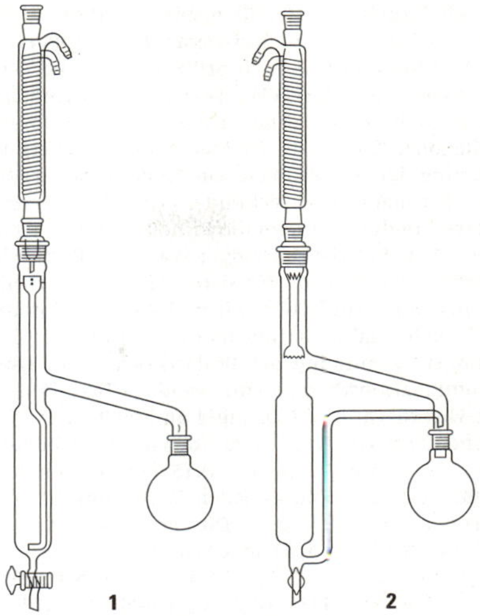


**Perforator:** 1: für spezifisch leichtere Extraktionsmittel; 2: für spezifisch schwerere Extraktionsmittel

**Pergament** (nach der Stadt Pergamon in Kleinasien): **1.** Echtes P.: von Haaren befreite, ungegerbte Tierhaut; **2.** Pergamentpapier: Charta pergamena, vegetabilisches Pergament; chem. fettdicht u. nassfest gemachter Zellstoff; **Herst.:** Ungeleimtes Papier wird kurz (3–12 s) mit konz. Schwefelsäure behandelt, wobei die Cellulose* in Amyloid* überführt u. dann ausgewaschen wird; **Anw.:** P. u. Pergamentpapier dienen bei der Osmose* als Membran.

**Pergolid** (INN): 8*β*-(Methylthio)methyl-6-propylergolin; Methyl[(8*R*,10*R*)-(6-propyl-8-ergolinyl)methyl]sulfid; CAS-Nr. 66104-22-1; $C_{19}H_{26}N_2S$, Strukturformel: s. Abb.; $M_r$ 314.49; Schmp. 206–209 °C; partialsynthet. gewonnenes Mutterkornderivat (s. Secale cornutum); **Wirk.:** Dopamin*-Rezeptor-Agonist (agonist. an $D_1$- u. $D_2$-Rezeptoren), ca. 10–1000-mal stärker agonist. als Bromocriptin*. **Pergolid-Mesilat:** Pergolidi mesilas Ph.Eur.; 8*β*-(Methylthio)methyl-6-propylergolin-mesilat; CAS-Nr. 66104-23-2; $C_{20}H_{30}N_2O_3S_2$; $M_r$ 410.59; Schmp. 225 °C (unter Zers.); weißes bis fast weißes, krist. Pulver, schwer lösl. in Wasser, Dichlormethan, Aceton u. Ethanol, wenig lösl. in Methanol; **Ind.:** Parkinson*-Syndrom (Zusatztherapeutikum mit Levodopa* od. Levodopa u. Decarboxylase-Hemmern); **Kontraind.:** Überempfindlichkeit gegen andere Mutterkornderivate, fibrot. Erkrankungen in der Anamnese, anatom. nachgewiesene

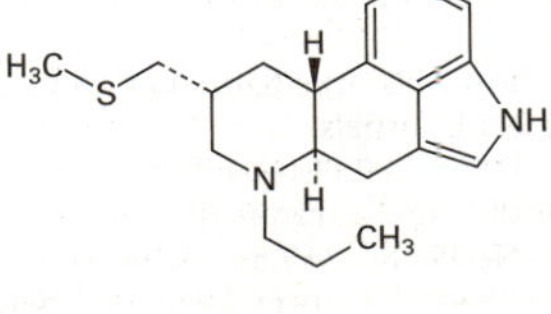


**Pergolid**

P

Veränderung der Herzklappen; bei fibrot. Herzklappenveränderung darf keine Ther. mit P. erfolgen; Schwangerschaft u. Stillzeit, Anw. bei Kindern u. Jugendl.; **WW:** Dopamin-Antagonisten, z. B. Neuroleptika (Phenothiazinderivate, Butyrophenone, Thioxanthene), Metoclopramid: Verminderung der Wirksamkeit von P.; da P. ca. zu 90 % an Plasmaproteine gebunden ist, Wirkungsverstärkung durch andere die Proteinbindung beeinflussende Substanzen mögl.; Warfarin: Blutgerinnung überwachen; Vorsicht bei gleichzeitiger Anw. mit Antihypertonika; **UAW:** Hypotonie, Übelkeit, Halluzinationen, gastrointestinale Störungen, Hemmung der Prolactinsekretion; **Dos.:** Kombinationstherapie mit Levodopa/Decarboxylase-Hemmern: p. o. 0.05 mg/d an Tag 1 u. 2; während der nächsten 12 Tage jeden 3. Tag Erhöhung der Dosis um 0.1 mg od. 0.15 mg; anschließend ggf. weitere Erhöhung jeden 3. Tag um 0.25 mg, bis eine optimale therap. Dos. erreicht wird.

**Perhalogensäure:** s. Halogensäuren.

**Perhexilin** (INN): 2-(2,2-Dicyclohexylethyl)piperidin; CAS-Nr. 6621-47-2; $C_{19}H_{35}N$; $M_r$ 277.50; nicht mehr im Handel befindl. Koronartherapeutikum* (Calcium*-Antagonist) mit Chinidin*-artigen Eigenschaften; früher angewendet zur Langzeitprophylaxe der Angina pectoris.

**Perhydrol:** s. Wasserstoffperoxid-Lösung 30 %.

**peri-:** Wortteil mit der Bedeutung um, herum, ringsum.

**Perianth:** s. Blüte (Blütenteile).

**Periarthritis:** Entzündung des Gewebes, das ein Gelenk umgibt.

**Pericambium:** s. Perizykel.

**Pericarpium:** Perikarp; (bot.) Fruchtwand, bestehend aus Exokarp (außen), Mesokarp u. Endokarp (innen), z. B. Pericarpium Aurantii; s. Fruchtformen.

**Pericarpium Aurantii:** s. Citrus aurantium ssp. aurantium (Aurantii amari epicarpium et mesocarpium).

**Pericarpium Aurantii dulcis:** s. Citrus sinensis.

**Pericarpium Aurantii dulcis recens:** s. Citrus sinensis (Aurantii dulcis flavedo recens).

**Pericarpium Citri:** s. Citrus limon (Limonis flavedo recens).

**Pericarpium Citri recens:** s. Citrus limon (Limonis flavedo recens).

**Pericarpium Granati:** s. Punica granatum.

**Pericarpium Mali domesticae:** s. Malus domestica (Exocarpium Mali domesticae).

**Pericarpium Phaseoli:** s. Phaseolus vulgaris ssp. vulgaris var. vulgaris (Phaseoli pericarpium).

**Perichondritis:** Entzündung des Perichondriums*; **Vork.:** als rezidivierende Polychondritis, Entzündung der Ohrmuschel i. R. einer Otitis externa diffusa od. inf. eines subperichondralen Hämatoms sowie als Sonderform der Laryngitis*, z. B. durch Langzeitintubation od. Einwirkung ionisierender Strahlung.

**Perichondrium:** Knorpelhaut; der bindegewebige Überzug des Knorpels.

**Periciazin** (INN): 10-[3-(4-Hydroxypiperidino)propyl]phenothiazin-2-carbonitril; CAS-Nr. 2622-26-6; $C_{21}H_{23}N_3OS$; $M_r$ 365.50; Schmp. 116–117 °C; unlösl. in Wasser, schwer lösl. in Ether, lösl. in Ethanol, Aceton, leicht lösl. in Chloroform; nicht mehr im Handel befindl. Neuroleptikum*; früher angewendet bei schizophrenen Psychosen, Schmerzen zentralen Ursprungs, Verhaltensstörungen bei Kindern, Jugendlichen u. im Alter. **UAW:** s. Neuroleptika; vermindertes Reaktionsvermögen.

**Pericykel:** s. Perizykel.

**Periderm:** (bot.) Gesamtheit von Kork (Phellem*), Korkkambium (Phellogen*) u. Phelloderm*. Sekundäres Abschlussgewebe*, das beim Spross der Epidermis u. bei der Wurzel* der Exodermis* folgt; wird vom Phellogen gebildet, welches im Zusammenhang mit dem sekundären Dickenwachstum* in der (primären) Rinde* angelegt wird od. (bei Wurzeln) aus dem Perizykel* hervorgeht (Fehlen od. Vorhandensein primärer Rinde lässt somit auf perizykl. od. subepidermale Peridermbildung schließen). Der Gasaustausch erfolgt durch sog. Lentizellen*.

**Peridot:** s. Olivin.

**Periduralanästhesie:** Abk. PDA; syn. Epiduralanästhesie; Form der zentralen Leitungsanästhesie* mit Injektion von Lokalanästhetikum* in den spinalen Epiduralraum nach Punktion meist im lumbalen od. thorakalen, bei Kindern häufig im sakralen Bereich; **Wirk.:** temporäre segmentale Blockade an den Wurzeln der Spinalnerven je nach Konz. der Lokalanästhetika-Lsg.: sympath. (Sympathikolyse), bei höherer Konz. zusätzlich sensor. u. bei noch höherer auch motorisch; **Ind.:** **1.** Operation (v. a. am Rumpf u. an den unteren Extremitäten) bzw. Entbindung; **2.** zur Schmerztherapie als Epiduralanalgesie (epidurale Applikation meist von Lokalanästhetikum mit langer Wirkungsdauer in Kombination mit Opioidanalgetikum); ggf. patientengesteuert.

**Perigon:** s. Blüte (Blütenteile).

**perigyn:** s. Blüte (Blütenteile).

**Perikambium:** s. Perizykel.

**Perikard:** Pericardium; Herzbeutel; aus 2 Blättern bestehende bindegewebige Umhüllung des Herzens* zum Schutz der Herzmuskulatur vor Überdehnung u. übergreifenden Entzündungen.

**Perikarditis:** Pericarditis; akute od. chron. Entzündung des Perikards*; **Urs.:** idiopath. (in 20–30 % der Fälle), Herzinfarkt*, Pleuritis* u. a.; **Sympt.:** **1.** akute P.: Fieber, Tachypnoe, bei Inspiration, Husten u. im Liegen zunehmende Schmerzen hinter dem Brustbein; **2.** chron. od. akute P. mit hämodynam. wirksamem Perikarderguss: Engegefühl in der Brust, Dyspnoe*, diastol. Herzinsuffizienz* mit Einflussstauung, arterielle Hypotonie* mit kleiner Blutdruckamplitude; **Ther.:** Behandlung der Grunderkrankung (z. B. Antibiotika), bei akuter P. (zur Prävention von Perikardschwielen) NSAR u. Glucocorticoide, Analgetika; ggf. therap. Perikardpunktion od. operativ.

**Perikarp:** s. Pericarpium.

**periklin:** parallel zur Oberfläche.

**Perillaaldehyd:** Perillaldehyd; 4-Isopropenyl-1-cyclohexen-1-carboxaldehyd; CAS-Nr. 2111-75-3; $C_{10}H_{14}O$; $M_r$ 150.21; flüssiger Best. des äther. Öles von Perilla-Arten (z. B. Perilla* frutescens) u. Mandarinenschalen; **L-Perillaaldehydoxim** (*α-syn*-Form), syn. Perillartin (Perilla-Zucker); ein Süßmittel* mit ca. 2000-facher Süßkraft der Saccharose*.

**L-Perillaaldehydoxim:** s. Perillaaldehyd.

**Perillae aetheroleum:** s. Perilla frutescens.

**Perillae oleum:** s. Perilla frutescens.

**Perilla frutescens** (L.) Britt. **var. crispa** (Thumb.) Decne. ex L.H. Bailey: Ocimum crispum Thunb., Perilla nankinensis (Lour.) Decne; Schwarznessel; Fam. Lamiaceae (Labiatae); Russland, Himalaja, Indien, Japan; Stpfl. von **Perillae oleum:** Oleum Perillae, Perillaöl; fettes Öl der Samen, ein trocknendes Öl mit Glyceriden z. B. der Öl*-, Linol*-, Linolensäure*; **Anw.:** Speiseöl, zum Imprägnieren von Papier; **Perillae aetheroleum:** ätherisches Perillaöl; ca. 0.3–1.3 % äther. Öl in den Blättern u. Triebspitzen enthalten, feiner Rosenduft; **Inhaltsst.:** enthält wie das äther. Öl anderer Perilla-Arten Perillaaldehyd*; **Wirk.:** dem äther. Öl wird eine Appetit anregende, antimikrobielle, sedierende u. immunsuppressive Wirk. zugeschrieben, die allerdings wissenschaftl. nicht ausreichend nachgewiesen ist; **Anw.:** in der Parfümindustrie aufgrund des Rosenduftes als Duftkomponente. **Hom.:** Perilla frutescens (HAB), Perilla ocymoides: frisches Kraut; verordnet z. B. bei Gicht.

**Perillaöl:** s. Perilla frutescens (Perillae oleum).

**Perillartin:** s. Perillaaldehyd.

**Perindopril** (INN): CAS-Nr. 82834-16-0; $C_{19}H_{32}N_2O_5$, Strukturformel: s. Abb.; $M_r$ 368.5; **Wirk.:** Antihypertensivum*, ACE*-Hemmer; **UAW:** Magen-Darm-Beschwerden, Geschmacksirritationen, allerg. Reaktionen; **Dos.:** 1–2×4 mg/d. Vgl. Captopril.

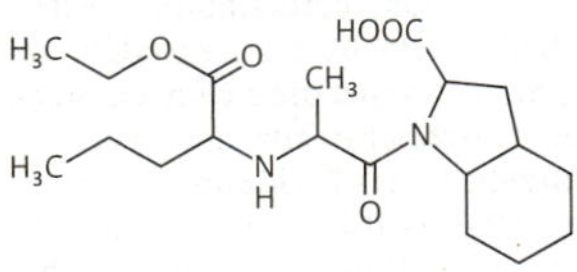


**Perindopril**

**Periodate:** Salze* der Periodsäure ($H_5IO_6$).

**Periodensystem der Elemente:** Abk. PSE; systemat. Anordnung aller chemischen Elemente* nach ihrer Ordnungszahl* (s. hintere innere Umschlagseiten); in seiner klass. Form ist das PSE so angeordnet, dass in den vertikalen Spalten (auch Gruppen od. natürl. Gruppen genannt) untereinander die Elemente angeordnet sind, deren Atome* eine analoge Anordnung der Elektronen* in den Valenzschalen* u. damit auch ähnl. chem. Eigenschaften besitzen. Die horizontalen Reihen bilden 7 Perioden, die dem stufenweisen Aufbau der einzelnen Elektronenschalen K, L bis Q entsprechen. Jede von ihnen enthält $2n^2$ Elektronen, wobei n der Hauptquantenzahl* der Schale entspricht, welche in der gegebenen Elementenreihe mit Elektronen aufgefüllt wird; n gibt also ebenfalls die Periodennummer an. Die der Besetzung der K-Schale entspr. erste Periode umfasst 2 Elemente, Wasserstoff* (H) u. Helium* (He). Die 2. bis 6. Periode beginnt stets mit einem Alkalimetall* (mit einem einzigen Elektron in der äußersten Elektronenschale) u. endet mit der vollständigen Besetzung dieser Schale beim Atom des entspr. Edelgases*. Die 7. Periode mit den schwersten Elementen ist nicht abgeschlossen. Der Ähnlichkeitsgrad der Elemente innerhalb der einzelnen Gruppen ist unterschiedlich. Daher werden die vertikalen Spalten in 16 Gruppen aufgeteilt, 8 Hauptgruppen (Ia bis VIIIa) u. 8 Nebengruppen (Ib bis VIIIb). Die rationale Gestalt des langen PSE ist ein System, das markant u. konsequent die Ähnlichkeit der Elemente ausdrückt, die Folge der ähnl. Strukturen ihrer Atome ist, u. das deshalb die Elemente mit einander ähnl. Elektronenkonfigurationen zueinanderstellt: **1.** Die **Hauptgruppenelemente** sind im linken u. rechten äußeren Teil des PSE zusammengefasst. Hierher gehören alle Elemente, deren Elektronenschalen mit Ausnahme der äußersten Sphäre alle voll besetzt sind u. die deshalb für die chemische Bindung* nur die s- u. p-Orbitale* dieser äußersten Schale einsetzen können. Ihre Ionen*, soweit sie solche ausbilden, sind farblos u. diamagnet.; sie besitzen verhältnismäßig stabile Wertigkeit u. soweit sich diese verändern kann, geschieht dies meist um 2 Wertigkeitsstufen auf einmal. Phosphor* (P) u. Arsen* (As) besitzen z. B. die Wertigkeiten 3 u. 5, Zinn* (Sn) 2 u. 4, Schwefel* (S) 2, 4 u. 6. **2.** Die **Übergangselemente** (**Nebengruppenelemente**) befinden sich in der Mitte des PSE. Es handelt sich hierbei um die Elemente, bei denen eine Einlagerung der Elektronen in die d-Orbitale der vorletzten Schale erfolgt. Es sind ausnahmslos Metalle* (daher auch als Übergangsmetalle bezeichnet), oft mit amphoteren Eigenschaften. Sie bilden farbige u. paramagnet. Ionen u. ihre Wertigkeit ist veränderlich, z. B. Eisen* (Fe) 2 u. 3, Chrom* (Cr) 2, 3 u. 6, Mangan* (Mn) 2, 3, 4, 6 u. 7. **3.** Die **inneren Übergangselemente** sind in einem selbständigen Block untergebracht. Es handelt sich hierbei um 2 Gruppen von Elementen (Lanthanoide* u. Actinoide*), bei denen eine Einlagerung der Elektronen in die f-Orbitale der Schale (n–2) erfolgt. Die Elemente jeder dieser Gruppen besitzen untereinander sehr ähnl. Eigenschaften; es sind ausschließl. Metalle; ihre Ionen sind farbig u. paramagnetisch. Dank der Anordnung der Elemente in das auf exakter struktureller Grundlage aufgebaute PSE gestaltet sich die gesamte Chemie der anorg. Stoffe zu einem übersichtlichen, logisch in sich abgeschlossenen Ganzen.

**Periost** (gr. periosteos Knochenhaut): Knochenhaut; die den Knochen umgebende bindegewebige Haut.

**Periostitis:** seröse od. eitrige, hämatogen fortgeleitet (i. R. einer Osteomyelitis*) od. durch direkte äußere Einwirkung (nach sportl. Überlastung, mediale Tibiakante bei Läufern) entstandene Knochenhautentzündung.

**Periplaneta orientalis:** s. Blatta orientalis.

**Periplogenin:** 5-Hydroxydigitoxigenin; Aglykon herzwirksamer Glykoside*.

**Perisperm:** (bot.) vom Nucellusgewebe gebildetes Nährgewebe; s. Samenanlage.

**Peristaltik** (gr. peristaltikos festhaltend u. zusammendrückend): wellenförmig fortschreitende Wandbewegung von Hohlorganen inf. meist zirkulärer Kontraktion der glatten Muskulatur; **Funktion:** Durchmischung u. axialer Transport (propulsive P.) des Organinhalts.

P

**Peritektikum:** in einem Phasendiagramm*, z. B. einem Schmelzdiagramm der Komponenten A u. B, der Schnittpunkt zw. der Liquiduskurve von B mit der der Molelkülverbindung AB, wobei das Maximum der Liquiduskurve von AB (homogener Schmp. der Molekülverbindung) durch die Liquiduskurve von B verdeckt wird; das P. entspricht einem inkongruenten Schmp., an dem sich reine Komponente B abzuscheiden beginnt (s. Abb.). Dieser tritt z. B. auf, wenn zw. den Schmp. von A u. B ein großer Unterschied besteht; z. B. ist das inhomogene Schmelzen von vielen Hydraten* (Molekülverbindungen) die Folge der Ausbildung eines P., da Wasser (Komponente A) einen wesentl. tieferen Schmp. besitzt als das entspr. Anhydrat (Komponente B) des Hydrats (Molekülverbindung AB).

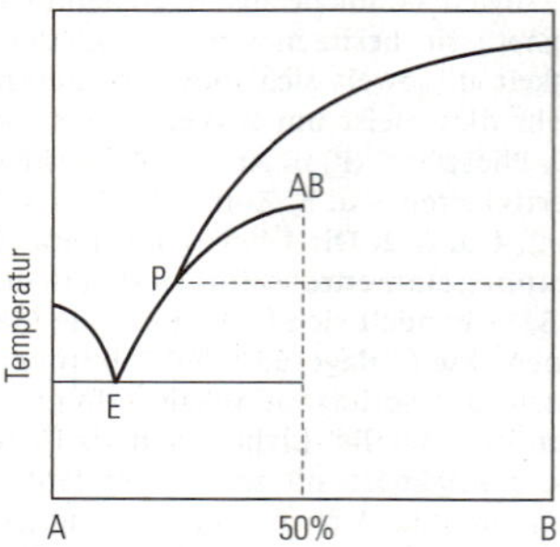


**Peritektikum:** P: inkongruenter Schmp. der Komponenten A u. B; E: Eutektikum zw. Komponente A u. AB (Molekülverbindung zw. A u. B)

**Perithecium:** s. Ascokarp.

**Peritonealdialyse:** intrakorporales Blutreinigungsverfahren* zur Dialysebehandlung* als intermittierende (Abk. IPD) od. kontinuierl. ambulante P. (Abk. CAPD); **Prinzip:** nach Instillation von ca. 2 L sterilem Dialysat (Waschlösung mit D-Glucose u. Elektrolyten; s. Peritonealdialyselösungen) über einen Katheter in die freie Bauchhöhle erfolgt der Stoffaustausch über das Peritoneum* als Membran; im Ggs. zur Hämodialyse* ist kein spezieller Gefäßzugang erforderlich.

**Peritonealdialyselösungen:** Solutiones ad peritonealem dialysim Ph.Eur.6; sterile Zuber. zur Peritonealdialyse*, deren Konz. u. Zusammensetzung an Elektrolyten annähernd der des Plasmas entsprechen; die Ionenkonzentration von Acetat- od. Lactatlösungen (saure Lsg.) liegt im Allg. in folgenden Grenzen: Natrium 125–150 mmol/L, Kalium 0–4.5 mmol/L, Calcium 0–2.5 mmol/L, Magnesium 0.25–1.5 mmol/L, Acetat u./od. Lactat u./od. Hydrogencarbonat 30–60 mmol/L, Chlorid 90–120 mmol/L u. Glucose 25–250 mmol/L. Vgl. Hämofiltrations- und Hämodiafiltrationslösung; Hämodialyselösung.

**Peritoneum** (gr. das Herumgespannte, Bauchfell): seröse Haut, die als **P. parietale** die Wand der Bauch- u. Beckenhöhle auskleidet u. als **P. viscerale** einen großen Teil der Bauch- u. Beckenorgane überzieht.

**Peritonitis:** akute od. chron. Entzündung des Peritoneums*; **Pathogenese: I.** Infektion (ca. 95 % der Fälle); meist bakt.; **1.** primäre P. (selten): v. a. durch hämatogene Streuung (z. B. durch Pneumo- od. Streptokokken) od. aszendierend (Gonokokken über die Eileiter); **2.** (meist) sekundäre P.; **a)** endogene Kontamination: v. a. durch Perforation eines Hohlorgans, bakt. Translokation od. lymphogen, auch nosokomial (u. a. als postoperative Komplikation); **b)** exogene Kontamination (z. B. Dialysat, Messerstichverletzung); **II.** nichtinfektiös: **1.** chem.-tox.: lokale Einwirkung von sterilen, eine Entzündung verursachenden Substanzen bzw. Noxen, z. B. Galle, Harn, Pankreassekret, Chylus, Zysteninhalt, Blutgerinnsel, bariumhaltige Röntgenkontrastmittel, Fremdkörper (z. B. Nahtmaterial) od. i. R. einer Urämie*; **2.** strahlenbedingt; **Klinik: 1.** (meist) akute P.: Akutes Abdomen mit heftigen bewegungsabhängigen Bauchschmerzen, Obstipation* u. Meteorismus*, Übelkeit, Erbrechen inf. gastrointestinaler Motilitätsstörung, bei zwerchfellnaher Entzündung Singultus*; Exsikkose (s. Dehydratation) durch Flüssigkeitsverlust in die Bauchhöhle mit arterieller Hypotonie (hypovoläm. Schock), Tachykardie*, ggf. Fieber u. sept. Schock; **2.** chron. P.: häufig als Komplikation bei Peritonealdialyse* od. als P. tuberculosa; **Ther.:** primär chirurg.; zusätzl. konservativ (intensivmedizin.): frühzeitig Antibiotika, Stressulkusprophylaxe, künstl. Ernährung unter Sicherung der Vitalfunktionen einschließl. Schock- u. Ileustherapie; nur in Ausnahmen ausschließl. konservative Ther., z. B. mit Antibiotika u. symptomat. Maßnahmen bei Gonokokkenperitonitis.

**Perizykel:** Pericykel, Perikambium, Pericambium; (bot.) äußerste Schicht des Zentralzylinders einer Wurzel*; die Zellreihe, die sich nach innen zur Endodermis* anschließt; aus dem Perizykel gehen Seitenwurzeln u. das Periderm* hervor.

**Perkin-Reaktion:** Variante der Aldolkondensation* zur Herst. von Zimtsäure* durch Erhitzen von Benzaldehyd* mit Essigsäureanhydrid* in Gegenwart von Natriumacetat* (s. Abb.).

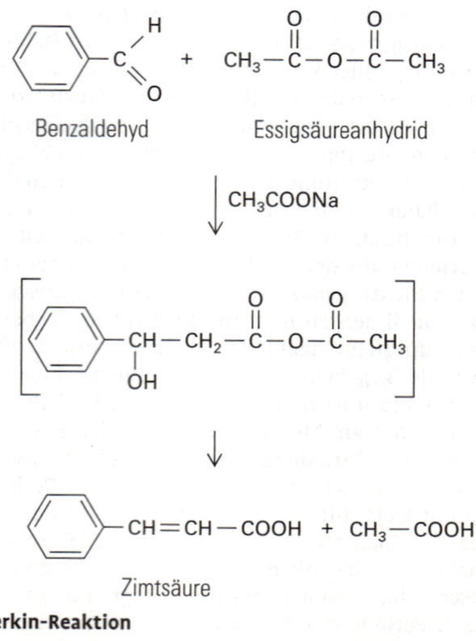


**Perkin-Reaktion**

**Perkolation** (lat. percolare durchtropfen): Extraktionsverfahren zur raschen Gew. extraktreicher Auszüge (hohe Wirkstoffausbeute) unter optimaler Ausnutzung der eingesetzten Droge (erschöpfende Extraktion); die P. dient neben der Mazeration* der Herst. von Extrakten u. Tinkturen. **Durchführung:** Mit Hilfe eines Perkolators, einem zylindr. od. konische Gefäß, dessen ausgenutzte Höhe (Länge der Drogensäule) mind. das Fünffache des mittleren Durchmessers beträgt (s. Abb.). Entsprechend den Angaben der Ph.Eur.6 für Tincturae* wird die zerkleinerte Droge (Zerkleinerungsgrad abhängig vom anatom. Bau der Droge u. der Löslichkeit der Inhaltsstoffe) mit der vorgeschriebenen Extraktionsflüssigkeit (im Allg. entsprechend 30 % des Drogengewichtes) gründl. durchfeuchtet u. in einem geschlossenen Gefäß eine angemessene Zeit (im Allg. 2 h) stehen gelassen (Quellung der Droge). Dann wird die angefeuchtete Droge (mit schwachem Druck) in den unten mit einer Watteschicht ausgelegten Perkolator bei geöffnetem Abflusshahn eingefüllt. Die Drogenoberfläche wird abgedeckt (Filterpapier, Glaskugeln), damit beim Nachgießen der Flüssigkeit keine Drogenteile aufgewirbelt werden. Es wird langsam Extraktionsflüssigkeit zugegeben, bis die Extraktlösung abzutropfen beginnt (Verdrängung der Luft aus der Drogensäule). Der Hahn wird geschlossen u. soviel Flüssigkeit nachgefüllt, dass diese über der Oberfläche der Droge steht. Der Perkolator wird bedeckt u. bleibt (im Allg. 24 h lang) stehen (Nachquellung u. Mazeration). Danach lässt man die Flüssigkeit so abfließen (eigentl. Perkolation), dass für je 100 g Droge 4 bis 6 Tr./min abtropfen (Einstellen der für die Extraktion optimalen Durchströmgeschwindigkeit); die Extraktionsflüssigkeit wird in der Folge so nachgegossen, dass die Drogenoberfläche stets bedeckt bleibt. Durch die ständige Erneuerung des Lösungsmittels entspricht das Verfahren prakt. einer vielstufigen Mazeration* (**Polymazeration**), bei der durch die ständige Neueinstellung des Konzentrationsgefälles zw. gelösten Drogeninhaltsstoffen u. reinem Extraktionsmittel (unbehinderte Diffusion) eine ca. 95 %ige Ausbeute an Inhaltsstoffen möglich ist. Bei Großansätzen geschieht dies i. S. der Gegenstromextraktion (s. Extrahieren, Abb. 2 dort). Wenn nach Beendigung der Zugabe die im Perkolator noch vorhandene Extraktionsflüssigkeit abgetropft ist, wird der Drogenrückstand ausgepresst, die Pressflüssigkeit mit dem Perkolat vereinigt u. filtriert. **Weiterverarbeitung des Perkolats: 1.** Zur **Herst. von Trockenextrakten** wird nach beendeter P., d. h., wenn von 1 T. Droge 3–4 T. Perkolat abgetropft sind od. die vorgeschriebene Menge Extraktionsflüssigkeit verbraucht ist, das Lösungsmittel im Wasserbad unter vermindertem Druck entfernt (Feuchtigkeitsgehalt: 3–5 %). Die Temp. des Wasserbades darf 70 °C, die der Extraktlösung 50 °C nicht überschreiten. Wird ein Wirkstoffgehalt gefordert, ist der Gehalt zu bestimmen u. der Extrakt durch Verreiben mit Lactose od. Dextrin einzustellen. **2.** Bei der **Herst. von Fluidextrakten** wird nach beendeter P., d. h., wenn die dem Drogengewicht entsprechende Menge Perkolat abgetropft ist, der Hahn geschlossen. Nach 2-tägigem Stehen wird der Drogenrückstand ausgepresst. Die Pressflüssigkeit wird mit dem Perkolat vereinigt u. gegebenenfalls mit Extraktionsflüssigkeit auf das vorgeschriebene Gewicht ergänzt. Nach ca. 5-tägiger Aufbewahrung unterhalb 15 °C (s. Defäkation) wird der Fluidextrakt filtriert.

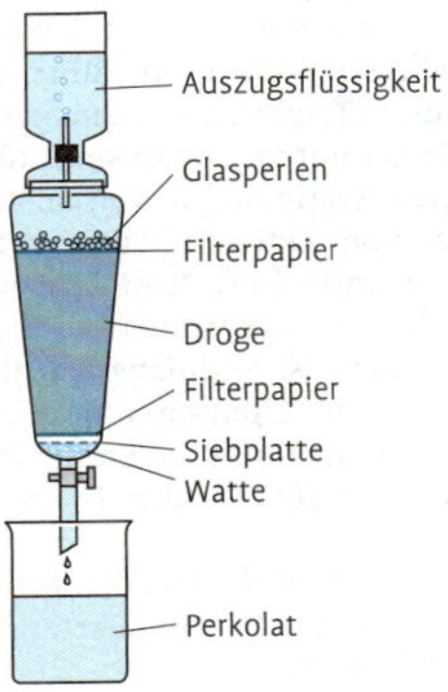


**Perkolation**

**perkutan:** transkutan; durch die Haut* hindurch; z. B. perkutane Applikation von Wirkstoffen (z. B. in Salben; s. Zubereitungen zur kutanen Anwendung, halbfeste); vgl. Resorptionssalben.

**perlingual:** durch die Zunge bzw. Zungenschleimhaut hindurch (wirkend).

**Perlmoos:** s. Carrageen.

**Perlon®:** Schmp. 215 °C; Kunstfaser; geringe Wasseraufnahme, leicht, hochelast., fäulnisbeständig, färbbar; vgl. Filum polyamidicum-6 sterile; **Herst.:** Polymerisation von ε-Caprolactam*.

**Perlsago:** s. Metroxylon sagu (Amylum Sagi).

**Perlsucht:** Tuberkulose* der Rinder mit großen, im Verlauf der Lymphgefäße aufgereihten Tuberkelknoten auf den serösen Häuten; Erreger: Mycobacterium* bovis; kann beim Menschen die sog. bovine Tuberkulose verursachen.

**Perlweiß:** s. Bismutylchlorid.

**Permanentgelb:** s. Bariumchromat.

**Permanentweiß:** s. Bariumsulfat.

**Permanganate:** Salze* der Permangansäure*.

**Permanganatometrie:** s. Manganometrie.

**Permangansäure:** veraltet Hypermangansäure; $HMnO_4$; starke Säure ($pK_S$ −2.25); nur in verd. wässriger Lsg. beständig; max. erreichbare Konz. ca. 20 %.

**permeabel:** durchlässig.

**Permeabilitäts-Faktor:** s. Flavonoide.

**Permeabilitätsmessgerät nach Blaine:** s. Oberfläche, spezifische.

**Permeabilitäts-Vitamin:** s. Flavonoide.

**Permease:** Transportprotein; Carriermolekül, das den Transport von Substanzen durch Zellmembranen ermöglicht u. dabei nicht dauerhaft verändert wird.

**Permeation:** Bewegung eines Stoffes durch eine Membran (im Allg. bewegungshindernd) in Resorptionsorgane; vgl. Penetration.

**Permeationsmodelle:** s. Resorptionsmodelle.

**Permethrin:** (1*RS*)-*cis,trans*-3-(2,2-Dichlorvinyl)-2,2-dimethylcyclopropancarbonsäure-3-phenoxyben-

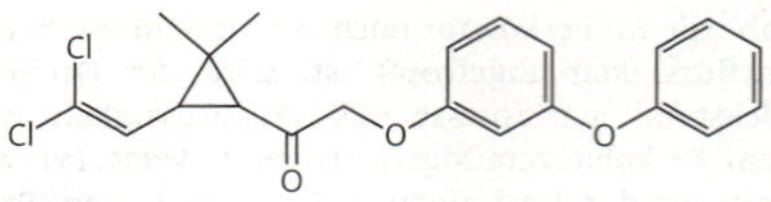

**Permethrin**

zylester; CAS-Nr. 52645-53-1; $C_{21}H_{20}Cl_2O_3$, Strukturformel: s. Abb.; $M_r$ 391.3; Schmp. 34–35 °C; Pyrethroid*; unlösl. in Wasser; **Wirk.**: verzögert das Schließen der Natriumkanäle; **Anw.**: **1.** (med.) topisch als Läusemittel* bei Pedikulose, als Antiscabiosum* bei Scabies*; **2.** (techn.) Insektizid*; s. Schädlingsbekämpfungsmittel (Tab. dort); **Kontraind.**: Neugeborene u. Säuglinge in den ersten 2 Lebensmonaten; Unverträglichkeitsreaktionen gegen andere Pyrethroide; **UAW:** selten Hautirritationen (Rötung), Pruritus, Prickeln, Brennen od. Stechen, Kopfschmerz, Übelkeit, Erbrechen, Atembeschwerden, allerg. Hautreaktionen.

**Permutite:** künstl. Zeolithe* (Aluminium-Calcium- od. Aluminium-Natrium-Silicate), die zur Enthärtung des Wassers dienen; s. Ionenaustauscher.

**Pernio** (lat. Frostbeulen): chron. Kälteschaden an der Haut der Akren*, evtl. auch Wangen; rundl., teigige, livide, bei Erwärmung juckende u. brennende Schwellung, u. U. im Zentrum Blutungen, Blasen, Nekrosen, Geschwüre; **Ther.**: Kälteschutz, abrupte Temperaturwechsel meiden, Nifedipin*, Ichthyol-Salbe.

**perniziös:** gefährlich, bösartig.

**peroneus:** zum Wadenbein (Fibula*) gehörend.

**peroral:** s. Applikation, perorale.

**Peroraltabletten:** Tabletten zur peroralen Applikation, die entweder im Wasser zerfallen od. direkt eingenommen, Wirkstoffe im Magen-Darm-Trakt zur Resorption freigeben od. dort lokal wirken (z. B. Antazida). P. setzen ihre Wirkstoffe entweder rasch od. über eine gewisse Zeit frei (s. Retardpräparate). Vgl. Compressi.

**Peroxidasen:** veraltet Hydroperoxidasen; zu den Oxidasen* gehörende Gruppe häminhaltiger Oxidoreduktasen (s. Enzyme), die in Pflanzen (Meerrettich) u. Tieren (Milz, Lymphdrüsen, Knochenmark, Schilddrüse, Sperma, Milch) vorkommen; setzen das als Zellgift wirkende, im Stoffwechsel über das Radikalanion $O_2^-$ (Hyperoxid*) gebildete $H_2O_2$ durch Übertragung von Wasserstoff aus einem geeigneten Substrat (Phenole, aromat. Amine, Glutathion u. a.) zu Wasser um: $RH_2 + H_2O_2 \rightarrow R + 2\,H_2O$. Die einzelnen, spezif. wirkenden P. (z. B. Glutathionperoxidase*) kommen oft zus. mit Katalase* vor, die ebenfalls Wasserstoff auf $H_2O_2$ überträgt, diesen allerdings aus einem zweiten $H_2O_2$-Molekül übernimmt. **Anw.**: Bestimmung von $H_2O_2$, Glucose, Vitamin C; die Messung der P.-Aktivität hat diagnost. Bedeutung, z. B. wird Myeloperoxidase (Abk. MPO) mit Arteriosklerose in Verb. gebracht; Bestimmung der MPO-Aktivität im Plasma als Indikator für kardiovaskuläre Risiken. Meerrettich-P. ist ein wichtiges Nachweisenzym in immun. Reaktionen (ELISA*, Western*-Blotting-Methode).

**Peroxide:** veraltet Superoxide; durch das Peroxid-Ion ($O_2^{2-}$) od. durch eine Peroxygruppe (—O—O—) gekennzeichnete Verb. von Sauerstoff* mit Metallen* u. org. Radikalen*, z. B. Bariumperoxid ($Ba^{2+}O_2^{2-}$) od. Benzoylperoxid ($C_6H_5CO$—O—O—$OCC_6H_5$); meist sehr labile, explosible Verb., die unter Bildung von Wasserstoffperoxid* zerfallen; **cave:** Bei längerem Stehenlassen aliphat. Ether* od. beim Eindampfen* (Destillieren) ether. Lsg. kann es zur Anreicherung von P. u. nachfolgend zu heftigen Explosionen kommen. **Prüfung auf P.**: durch Oxidation* von Iodid* zu Iod* od. mit Teststäbchen (Peroxid-Test). **Entfernung von P.**: wässrige Extraktion mit schwefelsaurer Eisen(II)-sulfatlösung od. Säulenfiltration durch basisches Aluminiumoxid*. Vgl. Hyperoxid.

**Peroxidzahl:** Abk. POZ; Lea-Zahl; Fettkennzahl*, welche die Peroxidmenge in Milliäquivalenten aktivem Sauerstoff angibt, die in 1000 g Substanz nach der von der Ph.Eur.6 vorgeschriebenen Bestimmungsmethode enthalten sind; **Bedeutung:** zur Feststellung des Grades der Verdorbenheit von Fetten; **Bestimmung: 1.** Methode A: Erhitzen der Substanz (meist Fett, fettes Öl) mit Kaliumiodid in einer Essigsäure-Chloroform-Mischung auf dem Wasserbad; das Reaktionsgemisch wird nach dem Abkühlen mit Kaliumiodidlösung* versetzt u. mit Natriumthiosulfat* titriert. **2.** Methode B: unter Ausschluss direkter Lichteinwirkung; der Substanz wird im Gemisch aus Trimethylpentan u. Essigsäure eine definierte Menge KI-Lösung zugesetzt. Nach Umschwenken innerhalb 1 Min. wird nach Wasserzusatz mit Natriumthiosulfat titriert.

**Peroxisomen:** (bot.) Microbodies*, die Enzyme* des mit der Photorespiration* assoziierten Glykolsäurestoffwechsels enthalten; in allen eukaryot. Zellen am Abbau von Fettsäuremolekülen beteiligt; in tier. Zellen für Synthese der Plasmalogene (s. Phospholipide) verantwortlich; allg. mit Enzymen, die $O_2$ u. $H_2O_2$ für oxidative Reaktionen verwenden; eine Sonderform der P. bei Pflanzen sind die Glyoxysomen*.

**Peroxisomen-Proliferator-aktivierter Rezeptor:** Abk. PPAR; gehört zur Superfamilie der nucleären Rezeptoren; PPAR bilden mit dem Retinoid X-Rezeptor Heterodimere aus, die im Zellkern an bestimmte DNA-Response-Elemente in Genpromotoren binden u. die Expression der entspr. Gene steuern. **Formen: 1. PPAR$\alpha$:** wird v. a. in der Leber exprimiert u. durch ungesättigte Fettsäuren* u. Fibrate (s. Lipidsenker) aktiviert; Aktivierung steigert die Expression vieler am Fettsäuremetabolismus beteiligter Enzyme* u. führt dadurch zur Senkung der Triglycerid-Plasmakonzentration. **2. PPAR$\beta/\delta$:** kommt im Organismus ubiquitär vor u. wird durch Tretinoin* u. versch. Eicosanoide* wie Prostacycline* aktiviert; Aktivierung wirkt lipidsenkend u. antiadipös. **3. PPAR$\gamma$:** wird vorwiegend in Adipozyten exprimiert u. durch Eicosanoide u. Glitazone (s. Antidiabetika) aktiviert; Aktivierung führt zur Lipidsenkung u. Adipozyten-Differenzierung u. erhöht die Empfindlichkeit peripherer Gewebe für Insulin (s. Antidiabetika, orale).

**Peroxo-:** veraltet Peroxy-; Vorsilbe für Säuren*, in denen —O— durch —O—O— ersetzt ist, z. B. Peroxodischwefelsäure*.

**Peroxoborate:** s. Perborate.

**Peroxodischwefelsäure:** Perschwefelsäure, Marshall-Säure; CAS-Nr. 13445-49-3; $H_2S_2O_8$; $M_r$ 194.15; Schmp. 60 °C; weiße, in Wasser lösl. Kristalle; ihre stark oxidierend wirkenden Salze heißen Peroxodisulfate. **Darst.:** Elektrolyse konz. Schwefelsäurelösung (40–50 %) od. Einwirkung von Chlorsulfonsäure auf Peroxomonoschwefelsäure* ($H_2SO_5$); **Anw.:** zur Darst. von Peroxodisulfaten, die als Oxidationsmittel breite Verw. finden.

**Peroxodisulfate:** Persulfate; Salze* der Peroxodischwefelsäure*; die Wertbestimmung erfolgt durch iodometr. Titration des „aktiven" Sauerstoffs.

**Peroxoessigsäure:** s. Peressigsäure.

**Peroxomonoschwefelsäure:** Peroxoschwefelsäure, Caro-Säure (nach Heinrich C., 1834–1910); CAS-Nr. 7722-86-3; $H_2SO_5$; $M_r$ 114.09; Schmp. 45 °C (unter Zers.); weiße Kristalle, sehr gut lösl. in Wasser; starkes Oxidationsmittel; **Darst.:** Umsetzung von Chlorsulfonsäure mit Wasserstoffperoxid*; **Hinweis:** instabil, daher frisch herzustellen.

**Peroxoschwefelsäure:** s. Peroxomonoschwefelsäure.

**Peroxy-:** s. Peroxo-.

**Perphenazin** (INN): Perphenazinum Ph.Eur., Chlorpiprazin, 2-Chlor-10-{3-[4-(2-hydroxyethyl)piperazin-1-yl]propyl}phenothiazin; 2-{4-[3-(2-Chlor-10-phenothiazinyl)propyl]piperazin}ethanol; CAS-Nr. 58-39-9; $C_{21}H_{26}ClN_3OS$, Strukturformel: s. Abb.; $M_r$ 403.97; Schmp. 94–100 °C; Sdp. 214–218 °C (20 Pa), 278–281 °C (133 Pa); fast unlösl. in Wasser u. in Sesamöl, lösl. in Ethanol (153 mg/mL), in Aceton (82 mg/mL); $pK_{S,1}$ 3.7, $pK_{S,2}$ 7.8; Phenothiazinderivat*; **Wirk.:** Neuroleptikum*; **Ind.:** psychot. Störungen, psychomotorische Erregungszustände; **Kontraind.:** Parkinson-Syndrom; relative Kontraind.: Leber- u. Nierenerkrankungen, kardiale Vorschädigung, schwere org. Hirnerkrankungen, prolactinabhängige Tumoren; **UAW:** s. Neuroleptika; vermindertes Reaktionsvermögen; **Dos.:** p. o. 2–3×4 mg/d, n. B. bis 3×8 mg/d; parenteral (i. m., i. v.) 5 mg; parenteral Depot 100 mg; rektal 4 mg; HWZ 8–12 h. Hingewiesen sei auch auf Perphenazinenantat.

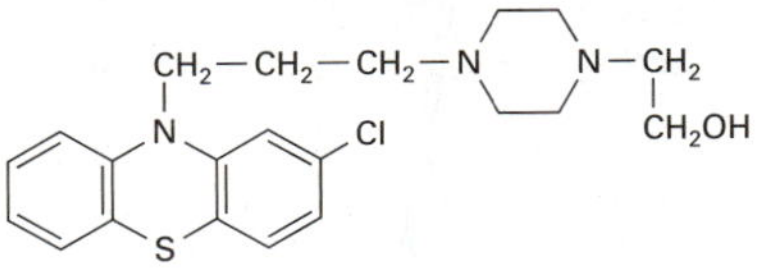


**Perphenazin**

**Per-protocol-Analyse:** According-to-protocol-Analyse; Auswertungsmethode für (randomisierte, kontrollierte) klinische Studien*, bei der die Studienteilnehmer nur dann in der Auswertung berücksichtigt werden, wenn sie das Studienende protokollgemäß erreicht haben; erlaubt die Abschätzung der Wirksamkeit einer Ther. unter optimalen Bedingungen. Vgl. Intention-to-treat-Analyse.

**per rectum:** s. Rektum.

**Persäuren:** s. Perverbindungen.

**Perschwefelsäure:** s. Peroxodischwefelsäure.

**Persea americana** Mill.: Persea gratissima; Avocado; Fam. Lauraceae; heim. im trop. Amerika, Mexiko, Guatemala, Kalifornien, Florida, Hawaii, Kuba, Puerto Rico; Stpfl. von **Avocadoöl:** Oleum Perseae; D. 0.915–0.923; $n_D^{20\,°C}$ 1.468–1.476; SZ max. 1.0, IZ 80–95; POZ max. 15, VZ 187–195, UA max. 2.0 %; Öl der brasilian. Avocadofrucht (Aguakate, Ahuakate, Alligatorbirne); essbares, dem Olivenöl ähnl. Öl mit hohem Vitamingehalt; **Off.:** DAC; **Best.:** ca. 26 % gesättigte u. ca. 65 % ungesättigte Fettsäuren; **Anw.:** sehr gute Salbengrundlage, v. a. für kosmet. Cremes, ölige Lsg. u. Emulsionen. **Hom.:** Persea americana (HAB), P. gratissima: frische Blätter.

**Persicaria bistorta** (L.) Samp.: s. Polygonum bistorta.

**Persimone:** s. Diospyros virginiana.

**Persimonöl:** s. Diospyros virginiana.

**Persistenz:** **1.** Erhaltenbleiben eines Zustands, Beständigkeit (z. B. eines Stoffes gegenüber Abbauvorgängen in der Umwelt od. im Organismus); **Erregerpersistenz:** Überleben der Erreger im Ruhezustand ohne Ausbildung einer Resistenz*; die Erreger überstehen die Antibiotikabehandlung, obwohl sie antibiotikasensibel sind; Urs.: der spezif. Stoffwechselschritt, gegen den das Antibiotikum* gerichtet ist, ruht; **persistent:** persistierend; anhaltend, dauernd. **2.** Zeitraum zw. der ersten Einnahme eines Arzneimittels u. dem vorzeitigen Abbruch der fortlaufenden Einnahme durch den Patienten.

**Personalkonzession:** s. Apothekenwesen.

**Personal, pharmazeutisches:** **1. Deutschland:** nach § 3 Apothekenbetriebsordnung umfasst dieser Personenkreis: **a)** Apotheker*; **b)** Personen, die sich in der Ausbildung zum Apothekerberuf befinden; **c)** Pharmazeutisch*-technische Assistenten; **d)** Personen, die sich in der Ausbildung zum Pharmazeutisch-technischen Assistenten befinden (während des Praktikums); **e)** Apothekerassistenten*; **f)** Pharmazieingenieure*; **g)** Apothekenassistenten*; **h)** Pharmazeutische* Assistenten; nur ph. P. ist zur Durchführung pharmaz. Tätigkeiten (Entwicklung, Herst., Prüfung u. Abgabe von Arzneimitteln, die Information u. Beratung über Arzneimittel u. die Überprüfung der Arzneimittelvorräte in Krankenhäusern) berechtigt, pharmaz. Assistenten dürfen allerdings keine Arzneimittel abgeben. **2. Österreich:** Das ph. P. der Apotheken fällt unter den Begriff pharmazeutische Fachkräfte; s. Pharmazeutische Fachkräfteverordnung. **3. Schweiz:** durch kantonale VO geregelt; vgl. Apotheker; Pharma-Assistent.

**Personendosis:** s. Strahlenschutz.

**Persorption:** Mechanismus der Resorption* von festen Partikeln bis ca. 100 µm Durchmesser im Darm*; **Prinzip:** durch die ständige Erneuerung des Darmepithels kommt es zum kurzfristigen Auftreten von Lücken, wodurch die Partikel über das Lymphsystem (s. Lymphe) ins Blut gelangen können. **Beispiel:** P. wurde u. a. für Stärkekörner (s. Amylum) u. metall. Eisen nachgewiesen u. wird auch für die Resorption* von z. B. Viren, Toxinen*, Asbestfasern (s. Asbest) verantwortl. gemacht. Vgl. Endozytose; Exozytose.

**Persulfate:** s. Peroxodisulfate.

P

**Pertussis:** s. Keuchhusten.

**Pertussis-Adsorbat-Impfstoff:** Vaccinum pertussis adsorbatum Ph.Eur., Keuchhusten-Adsorbat-Impfstoff; Totimpfstoff; sterile Suspension abgetöteter Bordetella-pertussis-Bakt. in isoton. Lsg., der Aluminiumhydroxid, hydratisiertes Aluminiumphosphat od. Calciumphosphat zugesetzt wurde; Konservierung ist erlaubt; **Anw.:** zur Immunprophylaxe des Keuchhustens; häufig in Form eines Kombinationsimpfstoffes; s. Diphtherie-Tetanus-Pertussis-Adsorbat-Impfstoff.

**Pertussis-Impfstoff:** Vaccinum pertussis Ph.Eur., Keuchhusten-Impfstoff; Totimpfstoff; sterile Suspension abgetöteter Bordetella-pertussis-Bakt. in isoton. Lsg.; Abtötung erfolgt durch Erhitzen u./od. chem. Methoden; chem. Konservierung ist erlaubt, wenn sie keinen Einfluss auf die antigene Wirk. hat; **Anw.:** aktive Immunisierung gegen Pertussis möglichst schon ab Beginn des 3. Lebensmonats; **Kontraind.:** schwere Reaktion auf eine frühere Impfung mit einem Pertussis-Impfstoff, akut Erkrankte od. Rekonvaleszente.

**Pertussis-Impfstoff, azellulärer:** azellulärer Pertussis-Adsorbat-Impfstoff aus Komponenten, Vaccinum pertussis sine cellulis ex elementis praeparatum adsorbatum Ph.Eur., azelluläre Pertussisfraktion-300-HA (Hämagglutinations-Einheiten); Zuber., die im Ggs. zu Ganzkeim-Impfstoffen keine abgetöteten Bakt., sondern nur gereinigte antigene Best. (Pertussistoxoid, filamentöses Hämagglutinin, Agglutinogen Typ 2 u. 69-kDalton-Protein; s. Pertussistoxin) enthält u. dadurch besser verträglich ist; **Ind.:** aktive Immunisierung gegen Keuchhusten* ab dem 3. Lebensmonat bis zum 6. Lebensjahr; **Kontraind.:** neurolog. Erkrankungen, Krampfleiden, akute Infektionen od. Fieber; **UAW:** gelegentl. lokale Reaktionen, Fieber, Erbrechen, Schläfrigkeit; **Dos.:** parenteral: Grundimmunisierung 3 Injektionen im Abstand von je 6–10 Wochen, 4. Impfung ca. 1 Jahr später.

**Pertussistoxin:** Abk. PT; Keuchhustentoxin; von Bordetella* pertussis gebildetes Exotoxin (s. Toxine); **Aufbau:** AB-Toxin; eine enzymat. aktive A-Untereinheit (234 Aminosäurebausteine) u. eine bindende B-Untereinheit (2 Dimere, die über eine weitere Untereinheit verbunden sind); **Wirkungsmechanismus:** Adhäsine (Filamenthämagglutinin) vermitteln die Bindung an das Flimmerepithel. Die B-Untereinheit lagert sich an den Rezeptor der eukaryot. Zelle an, während die funktionelle A-Untereinheit NAD-abhängig die ADP-Ribosylierung inhibitor. G*-Proteine katalysiert. Dadurch wird die Inaktivierung der Adenylylcyclase* verhindert. Das Gift zerstört die Schleimhäute, schädigt umliegendes Gewebe u. schwächt die Abwehrkräfte. **Hinweis:** Mit Formaldehyd inaktiviertes P. ist Best. des azellulären Pertussis*-Impfstoffes. Vgl. Keuchhusten.

**Perubalsam:** s. Balsamum peruvianum.

**Peru-Guano:** s. Guano.

**Peru-Ratanhia:** s. Krameria triandra.

**Peruviol:** s. Nerolidol.

**Peruvosid:** Cannogenin-3-$\alpha$-L-thevetosid; 3$\beta$-[(6-Desoxy-3-*O*-methyl-$\alpha$-L-glucopyranosyl)oxy]-14$\beta$-hydroxy-19-oxo-5$\beta$-card-20(22)-enolid; CAS-Nr. 1182-87-2; $C_{30}H_{44}O_9$, Strukturformel: s. Glykoside, herzwirksame (Tab. 2 dort); $M_r$ 548.65; Schmp. 161–164 °C (kristallisiert aus Methanol/Ether); $[\alpha]_D^{22\,°C}$ −71.7° (c = 1.54 in Methanol); lösl. 1:2500 in Wasser, leicht lösl. in Chloroform u. Aceton, wenig lösl. in Methanol u. Ethanol; herzwirksames Glykosid aus Thevetia* peruviana; von einer med. Anw. wird abgeraten; HWZ 55 h. Vgl. Thevetose; Thevetin A.

**Perverbindungen:** Sammelbez. für Stoffe, die von einem Best. mehr enthalten als die namengebende Grundverbindung; **Formen: 1.** P., die $O_2$-Gruppen enthalten, z. B. Peroxide*, Peroxoverbindungen, org. Persäuren (R—CO—OOH); **2.** anorg. Persäuren u. ihre Salze (z. B. Period- u. Perchlorsäure*), die zwar Sauerstoff*, jedoch keine O—O-Gruppen enthalten; **3.** P., die keinen Sauerstoff enthalten, z. B. Pernitride. **Hinweis:** Sauerstoffhaltige P. sind zumeist starke Oxidationsmittel.

**Pes** (lat.): Fuß.

**Pessar:** Ring, Schale od. Würfel aus Hart- od. Weichgummi, Porzellan od. Silicon zum Einlegen in die Scheide od. Uterushöhle; **Formen: 1. intravaginale** P.: Stützpessare, z. B. Arabin- u. Urethra-Schalenpessar; Mutterring; Portiokappe (feste Kunststoffkappe, die auf die Portio gesetzt wird) od. Scheidendiaphragma*, beide Letztgenannten werden jeweils bis zu 2 Std. vor dem Geschlechtsverkehr eingeführt u. sollen danach noch mind. 6–8 Std. in situ verbleiben (nicht baden); **2. Intrauterinpessar:** Abk. IUP; in Form einer Schleife od. Spirale in 7- od. T-Form (s. Abb.) aus Kunststoff (Polyethylen, Polypropylen) mit Kupferbeschichtung od. mit Wirkstoffreservoir im vertikalen Schenkel, das in eine die Freisetzungsgeschwindigkeit kontrollierende Membran eingefüllt ist (wirkstoffhaltige IUP; z. B. Levonorgestrel* freisetzende Hormonspirale); das durch Diffusion freigesetzte Hormon wird direkt am Wirkungsort freigegeben. **Anw.: 1.** symptomat. Ther. von Lageanomalien des inneren Genitales (Descensus, Prolaps) od. Harninkontinenz; Ther. der Zervixinsuffizienz mit Cerclagepessar (klin. Bedeutung u. Ef-

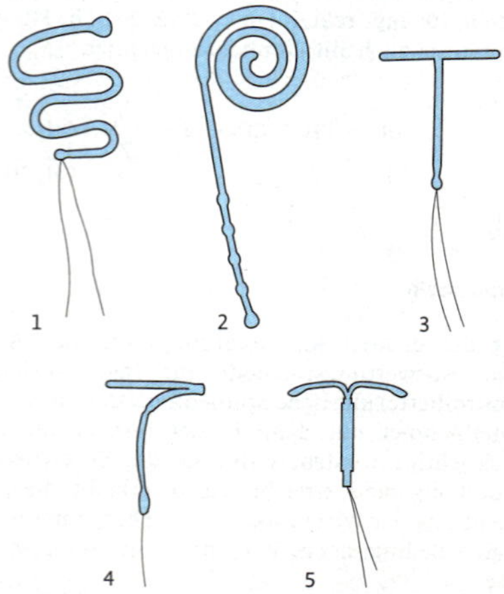


**Pessar:** Intrauterinpessare; 1: Lippes-Schleife; 2: Margulies-Spirale; 3: Kupfer-T; 4: Kupfer-7; 5: Hormonspirale

fizienz umstritten); **2.** Empfängnisverhütung. Vgl. Kontrazeptiva.

**Pest:** durch Yersinia* pestis verursachte Infektionskrankheit, die durch Flöhe (Xenopsylla cheopis, Xenopsylla brasiliensis, Pulex irritans) von Nager zu Nager u. vom Nager auf den Menschen übertragen wird; **Verbreitung:** heute auf einzelne Herde beschränkt, früher weltweit; **Formen: 1.** Beulenpest; **2.** Lungenpest; **3.** Pestsepsis; **4.** abortive Pest; **Ther.:** Streptomycin*, Gentamicin*, alternativ Doxycyclin*, Chloramphenicol*, Co*-trimoxazol.

**Pestbakterien:** Yersinia pestis; s. Yersinia.

**Pestizide:** s. Schädlingsbekämpfungsmittel.

**Pestwurz:** s. Petasites hybridus.

**Pestwurzwurzelstock:** s. Petasites hybridus (Petasitidis rhizoma).

**PET:** Abk. für **P**ositronen-**E**missions-**T**omographie; bildgebendes, diagnost. Verfahren der Nuklearmedizin* zur funktionalen, räuml. u. quantifizierenden Erfassung von Stoffwechselprozessen (z. B. Darst. der Aktivität einzelner Hirnareale; vgl. molecular imaging), Rezeptoraktivität u. regionalen Blutflüssen in vivo; inf. der sehr geringen Massen der verwendeten Tracer* bleiben die untersuchten Stoffwechsel- u. Neurotransmitterfunktionen unbeeinflusst, da diese im mikro- bis nanomolaren Bereich analysiert werden können. **Prinzip:** Mit Positronenstrahlern (vgl. Positron) markierte Radiopharmaka* werden meist i. v. verabreicht u. die vom Nuklid ausgehende Gammastrahlung mit Hilfe eines PET*-Scanners gemessen; Durchführung meist in Kombination mit CT (PET-CT). Durch den Einsatz der Isotope Kohlenstoff*-11, Stickstoff*-13, Sauerstoff*-15 können interessierende Substanzen als radioaktive Tracer* eingesetzt werden, ohne ihre biochem. Eigenschaften zu verändern; weitere für die PET geeignete Nuklide sind Iod-124, Yttrium-86 u. Kupfer-64. Fluor*-18 ($^{18}$F) nimmt eine bes. Rolle ein, da es häufig als Ersatz für eine OH-Gruppe eingeführt wird u. damit bewusst die Stoffwechseleigenschaften verändert werden; s. blocked metabolism. **Anw.:** v. a. Detektion von **1.** Tumoren u. Entzündungsherden mit hohem Glukoseverbrauch u. Darstellung der Stoffwechselaktivität des Myokards bzw. des Gehirns mit $^{18}$F-FDG-PET (s. [$^{18}$F]Fludesoxyglucose-Injektionslösung); **2.** Prostatatumoren mit $^{18}$F-Cholin; **3.** Parkinson-Syndrom mit $^{18}$F-DOPA-PET.

**Petala:** s. Blüte (Blütenteile).

**Petalit:** s. Lithium.

**Petasites hybridus** (L.) Ph.Gaertn., B. Mey. et Scherb.: Petasites officinalis Moench, Tussilago petasites; Pestwurz; Fam. Asteraceae (Compositae); Europa; Stpfl. von **Petasitidis rhizoma:** Radix Petasites; Pestwurzwurzelstock, Kraftwurz; Monographie: Kommission E; **Inhaltsst.:** spasmolyt. wirkende Petasine (hauptsächl. mit $C_5$-Säuren veresterte bicycl. Sesquiterpenalkohole vom Eremophilan-Typ od. deren Abbauprodukte, z. B. Petasin, Neopetasin, Isopetasin), bis zu 350 mg/kg hepatotox. Pyrrolizidinalkaloide* (Abk. PA), Inulin*, Flavonoide* wie Quercetin*; Schleim-* u. Gerbstoffe*, Pektinstoffe, äther. Öl (mit Dodecanal als Geruchsträger) u. a. (chem. Rassen, Wirkstoffmuster daher variabel); **Wirk.:** spasmolyt., analget., antiphlogist., Hemmung der Leukotriensynthese, Hemmung des COX-2-Enzyms; **Anw.:** (med.) zur unterstützenden Behandlung akuter, krampfartiger Schmerzen im Bereich der ableitenden Harnwege, bes. bei Steinleiden; zur Migräneprophylaxe; bei allerg. Rhinitis*; **Hinweis:** In Fertigarzneimitteln sind Pyrrolizidinalkaloide nicht mehr od. nur max. in Mengen unter der Nachweisgrenze von 0.1 ppm enthalten; ein toxikol. Risiko ist damit nicht mehr gegeben. **Hom.:** Petasites hybridus (HAB), Tussilago: gegen Ende der Blütezeit geerntetes Kraut; verordnet z. B. bei Asthma, Nieren- u. Gallenkolik.

**Petasites officinalis** Moench: s. Petasites hybridus.

**Petasitidis rhizoma:** s. Petasites hybridus.

**Petersilie:** s. Petroselinum crispum.

**Petersilienfrucht:** s. Petroselinum crispum ssp. crispum (Fructus Petroselini).

**Petersilienkampfer:** s. Apiol.

**Petersilienkraut:** s. Petroselinum crispum ssp. crispum.

**Petersilienöl:** s. Petroselinum crispum ssp. crispum (Oleum Petroselini).

**Petersiliensamen:** s. Petroselinum crispum ssp. crispum (Fructus Petroselini).

**Petersilienwasser:** s. Aqua Petroselini.

**Petersilienwurzel:** s. Petroselinum crispum (Petroselini radix).

**Pethidin** (INN): Isonipecain, Meperidin, Ethyl-1-methyl-4-phenyl-4-piperidincarboxylat; 1-Methyl-4-phenyl-4-piperidincarbonsäureethylester; CAS-Nr. 57-42-1; $C_{15}H_{21}NO_2$, Strukturformel: s. Abb.; $M_r$ 247.35; $pK_S$ der konjugierten Säure 8.7 (20 °C); **Wirk.:** starkes Analgetikum*, analget. Wirk. 10-mal schwächer als Morphin*; anticholinerg, spasmolyt.; Gefahr der Abhängigkeit (Morphintyp); unterliegt dem Betäubungsmittelgesetz* (Anlage III); **Gesch.:** erstes Analgetikum seiner Art, 1939 eingeführt. **Pethidinhydrochlorid:** Pethidini hydrochloridum Ph.Eur., Pethidinum hydrochloricum, Methyl-phenyl-piperidinocarbonoyl-ethanol-hydrochlorid; 1-Methyl-4-phenyl-piperidin-4-carbonsäureethylester-hydrochlorid; CAS-Nr. 50-13-5; $C_{15}H_{22}ClNO_2$; $M_r$ 283.8; Schmp. 187–189 °C (polymorph); weißes, krist. Pulver von salzig-bitterem Geschmack; lösl. in 1 T. Wasser, 2 T. Ethanol, 3 T. Chloroform, wenig lösl. in Ether; **Ind.:** mittelschwere bis starke akute u. prolongierte Schmerzen bzw. bei ungenügender Wirksamkeit von Nichtopioid-Analgetika u./od. schwachen Opioiden, z. B. bei schweren posttraumat. od. postoperativen Schmerzzuständen, früh postoperativ auftretendem unwillkürl. Muskelzittern (lokal od. generalisiert) nach Narkose od. Regionalanästhesie (sog. Shivering), bei chron. Schmerzen,

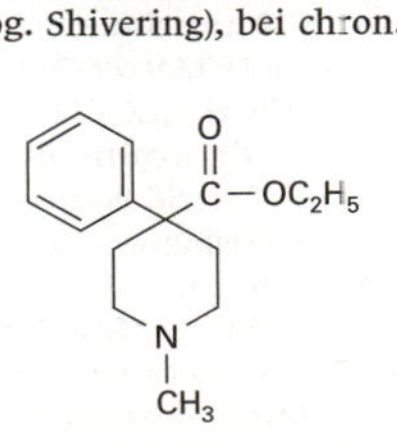


**Pethidin**

P

Herzinfarkt, schmerzhaften Spasmen der glatten Muskulatur; **Kontraind.:** Ther. mit MAO-Hemmern, Anw. bei Kindern <1 Jahr; **WW:** zentraldämpfende Arzneimittel u. Alkohol: verstärkte Wirk. u. UAW, insbes. Atemdepression; Wirk. von P. durch Opioide mit agonist./antagonist. Eigenschaften abgeschwächt; MAO-Hemmer: mögl. schwere zentralnervöse UAW sowie UAW auf Atmungs- u. Kreislauffunktion; **UAW:** Schwitzen, Pruritus, Exanthem, Rigidität, Sedierung, Schwindel, Kopfschmerz, Atemdepression, zerebrale Krampfanfälle, Stimmungsveränderungen, Veränderungen der kognitiven u. sensor. Leistungsfähigkeit sowie der Aktiviertheit, Abhängigkeit, Toleranzentwicklung, Entzugssyndrom, Miosis, Mundtrockenheit, Übelkeit, Erbrechen, Obstipation, Spasmen der Pankreas- u. Gallengänge, orthostat. Regulationsstörungen, hypoton. Kreislaufreaktion, Bradykardie, Bronchospasmen, Tonuserhöhung der Harnblase, Harnblasenentleerungsstörungen; **Dos.:** p. o., i. m. und s. c. 25–150 mg als ED; i. v. 50 mg als ED, langsam injizieren; Zäpfchen à 100 mg; TMD 500 mg; HWZ 3.5–4 h.

**Petiolus:** (bot.) Blattstiel.

**Petitgrainöl:** s. Citrus aurantium ssp. aurantium (Oleum Petitgrain).

**Petit mal:** nicht mehr gebräuchl. Bez. für versch. Formen epilept. Anfälle (z. B. Absence, Myoklonien, einfach- od. komplex-partielle Anfälle); vgl. Epilepsie.

**PETN:** Abk. für **P**ent**a**erythrit**t**e**t**ra**n**itrat*.

**PETP:** Abk. für **P**oly**e**thylen**te**re**p**hthalat; s. Polyterephthalsäureester.

**Petri-Schale:** runde Schale für Bakterienkulturen*; heute überwiegend aus Kunststoffen.

**Petrochemie:** von Petroleum (Oleum* petrae) abgeleitete Bez. für einen Zweig der technischen Chemie*, der sich mit der Verarbeitung des Erdöls befasst.

**Petrolatum:** s. Vaselinum.

**Petrolether:** Aether petrolei, Petroleumbenzin; D. 0.625–0.660; Sdp. 35–80 °C; niedrig siedende Fraktionen von Petroleum (s. Oleum Petrae), die v. a. aus Kohlenwasserstoffen, meist Pentan* u. Hexan*, bestehen; Flammpunkt ca. 40 °C; klare, farblose, leicht brennbare Flüss. von charakterist. Geruch; unlösl. in Wasser, mischbar in absolutem Ethanol, Benzol, Ether, Chloroform; **Anw.:** (techn.) als Lösungsmittel; **cave:** Mit Luft entsteht ein explosives Gemisch. P. muss an einem kühlen Ort, dicht verschlossen u. vor Feuer geschützt aufbewahrt werden.

**Petroleum:** **1.** s. Oleum Petrae; **2.** s. Kerosin.

**Petroleumbenzin:** s. Petrolether.

**Petroleum rectificatum:** s. Oleum Petrae.

**Petroselini radix:** s. Petroselinum crispum.

**Petroselinsäure:** *cis*-6-Octadecensäure; $CH_3(CH_2)_{10}CH{=}CH(CH_2)_4COOH$, $C_{18}H_{34}O_2$; $M_r$ 282.45; Schmp. 30 °C; natürl. in Früchten der Fam. Apiaceae* (als Glycerid Petroselin), s. Petroselinum crispum ssp. crispum.

**Petroselinum crispum (Mill.) A.W. Hill:** Petroselinum hortense auct. non Hoffm., Petroselinum sativum Hoffm.; Petersilie; Fam. Apiaceae (Umbelliferae); heim. im Mittelmeergebiet, kultiviert als Gemüsepflanze (vgl. Petroselinum crispum ssp. crispum); **Petroselinum crispum ssp. tuberosum** Bernh. ex Rchb. Soó (Wurzelpetersilie, Knollenpetersilie) ist Stpfl. von **Petroselini radix:** Radix Petroselini; Petersilienwurzel; **Off.:** EB; Monographie: Kommission E; **Inhaltsst.:** ca. 0.1–0.5 % äther. Öl mit Myristicin*, Apiol*, ferner Polyine* (z. B. Falcarinol) sowie Furanocumarine* (Bergapten*, Isoimperatorin, Oxypeucedanin) u. Flavonoide (z. B. Apiin*); **Anw.:** (med.) zur Durchspülungstherapie bei Erkrankungen der ableitenden Harnwege u. Nierengrieß.

**Petroselinum crispum ssp. crispum:** Blattpetersilie; Fam. Apiaceaea (Umbelliferae); heim. im Mittelmeergebiet, kultiviert als Gemüsepflanze; zus. mit anderen Subspecies Stpfl. von **Fructus Petroselini:** Petroselini fructus; Petersilienfrucht, fälschl. Semen Petroselini, Petersiliensamen; **Off.:** EB; **Inhaltsst.:** 2–7 % äther. Öl, 20–22 % fettes Öl mit Petrosilan (Petroselin, Glycerid der Petroselinsäure*), Apiin* u. a. Flavonglykoside, Cumarine*; **Oleum Petroselini:** Oleum Petroselini fructuum aethereum; Petersilienöl; äther. Öl der Früchte; **Inhaltsst.:** von der Subspecies (Blatt-, Wurzelpetersilie, s. Petroselinum crispum ssp. tuberosum) u. von der Rasse abhängig; z. B. sind in deutschem Petersilienöl (Apiolrasse) 60–80 % Apiol*, in franz. Öl (Myristicinrasse) ca. 50–75 % Myristicin* u. in der Allyltetramethoxybenzolrasse ca. 50–60 % 1-Allyl-2,3,4,5-tetramethoxybenzol enthalten; **Anw.:** (volkstüml.) bei Beschwerden im Magen-Darm-Bereich, der Niere, der ableitenden Harnwege, Förderung der Verdauung; auch als Emmenagogum u. Abortivum (inf. des Apiol- u. Myristicingehalts stark uteruserregend); äußerl. gegen Hautparasiten; Negativmonographie der Kommission E; **Toxikol.:** sollte wegen der relativ hohen Toxizität nicht verwendet werden; **Zuber.:** Aqua* Petroselini; **Herba Petroselini:** Petersilienkraut; **Inhaltsst.:** ca. 0.3 % äther. Öl; **Anw.:** vgl. Petroselinum crispum (Petroselini radix); v. a. frisch, als Küchengewürz. **Hom.:** **1.** Petroselinum crispum ssp. crispum (HAB), Petroselinum (crispum): frische, zu Blütebeginn gesammelte, ganze Pflanze; **2.** Petroselinum e seminibus: reife Früchte; verordnet z. B. bei Reizblase.

**Petrosilan:** s. Petroselinum crispum ssp. crispum (Fructus Petroselini).

**PET-Scanner:** Kurzbez. für **P**ositronen-**E**missions-**T**omographie-Scanner; ringförmige Messanordnung zur Patientenuntersuchung in der PET*; die beim Positronenzerfall entstehende Vernichtungsstrahlung von einem Gammaquantenpaar mit einer Energie von 511 keV (Positronium*) wird zeitgleich von 2 gegenüberliegenden Detektoren in Koinzidenz*-Schaltung registriert u. als Ereignis in einer Matrix gespeichert. Durch Rekonstruktionsverfahren lassen sich aus den Rohdaten dreidimensionale Zeitaktivitätsbilder erzeugen.

**Petunidin:** s. Anthocyanidine (Tab. dort).

**Peucedanin:** s. Peucedanum ostruthium.

**Peucedanum ostruthium (L.) W.D.J.Koch:** Imperatoria ostruthium; Meisterwurz; Fam. Apiaceae (Umbelliferae); Mittel- u. Südeuropa; Stpfl. von **Rhizoma Imperatoriae:** Imperatoriae rhizoma, Radix Imperatoriae, Meisterwurzwurzel; **Off.:** EB; **Inhaltsst.:** Ostruthin (7-Hydroxy-6-(3,7-dimethyl-

2,6-octadienyl)cumarin), ferner die Furanocumarine* Imperatorin*, Isoimperatorin, Peucedanin, Oxypeucedanin; 0.2–1.4 % äther. Öl; Gerbstoffe, Harz, Stärke u. a.; **Anw.:** **1.** (volkstüml.) anstelle von Angelicae radix (s. Angelica archangelica) bei Magen-Darm-Beschwerden, als harntreibendes Mittel, gegen Gicht, Erkrankungen des rheumat. Formenkreises, Fieber; **2.** (techn.) zur Herst. von Bitterschnäpsen.

**Peumus boldus** Mol.: Boldo fragrans, Peumus fragrans Ruiz. et Pav. Pers.; Boldo; Fam. Monimiaceae; Chile; Stpfl. von **Boldi folium:** Folia Boldo; Boldoblätter; **Off.:** Ph.Eur.6, Ph.Helv.; Monographie: Kommission E; **Inhaltsst.:** ca. 0.2 % Aporphinalkaloide*, v. a. Boldin*; bis zu 0.3 % Boldoglucin u. a. Flavonolglucoside, ca. 2 % äther. Öl (mit 40–50 % Ascaridol*, 30 % *p*-Cymol*, 1,8-Cineol* u. a.), Gerbstoffe, Gummi; **Gehalt:** mind. 0.1 % Gesamtalkaloide, berechnet als Boldin, bezogen auf das Trockengewicht (Ph.Eur.6), dessen Anteil an den Gesamtalkaloiden entgegen früheren Angaben ledigl. 1.5–5.0 % beträgt; mind. 2 % u. höchstens 4 % äther. Öl (ganze Droge) mit *p*-Cymol (8–10 %), 1,8-Cineol (26–40 %) u. Ascaridol (20–40 %) als Hauptbestandteile; **Wirk.:** Anregung der Magensaftsekretion, spasmolyt., antioxidativ, hepatoprotektiv, antiphlogist.; **Anw.:** **1.** (med.) bei leichten krampfartigen Magen-Darm-Störungen, dyspept. Beschwerden; **2.** (volkstüml.) in Chile (Heimat) als Anthelminthikum (Ascaridol); wirkt in größeren Mengen Brechreiz auslösend. **Hom.:** Peumus boldus (HAB), Boldo: getrocknete Blätter; verordnet z. B. bei Leber- u. Gallenerkrankungen.

**PEX-Verfahren:** s. Druckentwesung.

**Peyotl:** s. Lophophora williamsii var. williamsii (Mescal-Buttons).

**Pfaffenhütchen:** s. Euonymus atropurpurea; Euonymus europaea.

**Pfaffenhütchen-Wurzelrinde:** s. Euonymus atropurpurea (Cortex Evonymi atropurpureae radicis).

**Pfahlwurzel:** (bot.) Primärwurzel einer Pflanze als direkte Fortsetzung der Wurzelspitze od. Radicula des Embryos; eine gedrungene, spitz zulaufende Hauptwurzel, von der kleinere Seitenwurzeln abgehen; vgl. Wurzel.

**Pfeffer:** **1.** s. Aframomum melegueta (Meleguetapfeffer); **2.** s. Capsicum annuum (Schotenpfeffer, Spanischer P., Ungarischer P., Türkischer P.); **3.** s. Capsicum frutescens (Cayennepfeffer); **4.** s. Delphinium staphisagria (Läusepfeffer); **5.** s. Pimenta dioica (Jamaica-P., Nelkenpfeffer); **6.** s. Piper betle (Betelpfeffer); **7.** s. Piper cubeba (Kubebenpfeffer, Schwanzpfeffer); **8.** s. Piper guineense (Aschanti-P.); **9.** s. Piper longum (Fliegenpfeffer, Langer P.); **10.** s. Piper methysticum (Rauschpfeffer, Kawapfeffer); **11.** s. Piper nigrum (Aleppi-P., Goa-P., Grüner P., Malabar-P., Singapur-P., Schwarzer P., Weißer P., Tellichery-P.); **12.** s. Polygonum hydropiper (Wasserpfeffer); **13.** s. Ocimum basilicum (Deutscher P.); **14.** s. Schinus terebinthifolius (Rosa P., Brasilianischer); **15.** s. Schinus molle (Rosa P., Peruanischer); **16.** s. Sedum acre (Mauerpfeffer, Steinpfeffer); **17.** s. Vitex agnus-castus (Mönchspfeffer); **18.** s. Xylopia aethiopica (Kanipfeffer, Mohrenpfeffer); **19.** s. Zanthoxylum piperitum (Japanischer P., Szechuan-P.).

**Pfefferbaum, Brasilianischer:** s. Schinus terebinthifolius.

**Pfefferbaum, Peruanischer:** s. Schinus molle.

**Pfeffer, Grüner:** s. Piper nigrum.

**Pfefferkraut:** s. Satureja hortensis (Herba Saturejae).

**Pfefferminzblätter:** s. Mentha x piperita (Menthae piperitae folium).

**Pfefferminze:** s. Mentha x piperita.

**Pfefferminzkampfer:** s. Menthol.

**Pfefferminzöl:** s. Mentha x piperita (Methae piperitae aetheroleum).

**Pfefferminzsirup:** s. Sirupus Menthae piperitae.

**Pfefferminzspiritus:** s. Spiritus Menthae piperitae.

**Pfefferminzwasser:** s. Aqua Menthae piperitae.

**Pfefferöl, Japanisches:** s. Zanthoxylum piperitum (Zanthoxyli pericarpium).

**Pfeffer, Peruanischer:** s. Schinus molle.

**Pfeffer, Schwarzer:** s. Piper nigrum (Fructus Piperis nigri).

**Pfeffer, Spanischer:** s. Capsicum annuum (Fructus Capsici).

**Pfeffer, Türkischer:** s. Capsicum annuum (Fructus Capsici).

**Pfeffer, Ungarischer:** s. Capsicum annuum (Fructus Capsici).

**Pfeffer, Weißer:** s. Piper nigrum (Fructus Piperis albi).

**Pfeiffer-Drüsenfieber:** s. Mononucleosis infectiosa.

**Pfeilgift:** **1.** südamerikanisches P.: s. Strychnos toxifera; Curare; **2.** afrikanisches P.: s. Strophanthus-Arten; Curare; **3.** kolumbianisches P.: s. Batrachotoxin.

**Pfeilkraut:** s. Sagittaria sagittifolia.

**Pfeilwurz:** s. Maranta arundinacea.

**Pfeilwurzelmehl:** s. Maranta arundinacea (Amylum Marantae).

**Pfennigkraut:** s. Lysimachia nummularia.

**Pferdebohne:** s. Vicia faba.

**Pferde-Influenza-Impfstoff:** s. Influenza-Impfstoff (inaktiviert) für Pferde.

**Pferdekümmel:** s. Oenanthe aquatica.

**Pferderettichbaum:** s. Moringa oleifera.

**Pferdestärke:** s. PS.

**PFGE:** Abk. für **P**ulsed*-**f**ield-**Ge**lelektrophorese.

**Pfingstrose:** s. Paeonia officinalis.

**Pfingstrosenblüten:** s. Paeonia officinalis (Paeoniae flos).

**Pfingstrosensamen:** s. Paeonia officinalis (Semen Paeoniae).

**Pfingstrosenwurzel:** s. Paeonia officinalis (Radix Paeoniae).

**Pfirsich:** s. Prunus persica (var. persica).

**Pfirsichkernöl:** s. Prunus armeniaca; Prunus persica (Oleum Persicarum).

**PFK:** Abk. für **P**hospho**f**ructo**k**inase*.

**Pflanzen, Bedecktsamige:** s. Angiospermae.

**Pflanzenchemie:** s. Phytochemie.

**Pflanzenlecithin:** s. Lecithine.

**Pflanzen, perennierende:** (bot.) ausdauernde Pflanzen mit zahlreichen Vegetationsperioden, z. B. Stauden*.

**Pflanzenschleime:** s. Schleimstoffe.

**Pflanzenschutz:** s. Schädlingsbekämpfung.

**Pflanzenschutz-Anwendungsverordnung:**
**1. Deutschland:** VO über Anwendungsverbote für

P

Pflanzenschutzmittel* vom 10.11.1992, BGBl. I S. 1887, zuletzt geändert am 29.7.2009, BGBl. I S. 2542; Pflanzenschutzmittel, die aus einem in der Anlage 1 der VO aufgeführten Stoffe bestehen (u. a. Aldrin* u. Derivate, Pentachlorphenol, Hexachlorbenzol, Nitrofen) od. einen solchen enthalten, dürfen nicht angewendet werden; für die in Anlage 2 aufgeführten Pflanzenschutzmittel (u. a. Paraquat, Blausäure, Phosphorwasserstoff entwickelnde Verb.) besteht ein eingeschränktes Anwendungsverbot; Pflanzenschutzmittel, die aus einem in Anlage 3 aufgeführten Stoff bestehen, dürfen nicht in Wasserschutzgebieten angewendet werden. Vgl. Schädlingsbekämpfungsmittel. **2. Österreich:** Pflanzenschutzmittelgesetz BGBl. I. Nr. 60/1997 in der Fassung 2007.

**Pflanzenschutzgesetz:** **1.** Abk. PflSchG; **Deutschland:** Gesetz zum Schutz der Kulturpflanzen in der Fassung vom 14.5.1998 (BGBl. I S. 971, 1527, 3512), zuletzt geändert am 29.7.2009 (BGBl. II S. 2542); **Ziel:** **a)** Pflanzen, insbes. Kulturpflanzen, vor Schadorganismen u. nichtparasitären Beeinträchtigungen zu schützen; **b)** Pflanzenerzeugnisse vor Schadorganismen zu schützen; **c)** Gefahren abzuwenden, die durch die Anw. von Pflanzenschutzmitteln* od. durch andere Maßnahmen des Pflanzenschutzes, insbes. für die Gesundheit von Mensch, Tier u. Natur, entstehen können; **d)** Rechtsakte der Europäischen Gemeinschaft im Bereich des Pflanzenschutzrechts durchzuführen. Das PflSchG ist im Zusammenhang mit der Gefahrstoffverordnung* zu sehen, da es auch dem Vorratsschutz sowie dem Schutz des Anwenders u. Verbrauchers dient. **2. Österreich:** Bundesgesetz betreffend Grundsätze für den Schutz der Pflanzen vor Krankheiten u. Schädlingen (Pflanzenschutzgrundsatzgesetz, BGBl. Nr. 140/1999 in der Fassung 2005) u. Pflanzenschutzgesetz 1995 in der Fassung 2005.

P

**Pflanzenschutzmittel:** nach § 2 Pflanzenschutzgesetz* Stoffe, die dazu bestimmt sind, Pflanzen od. lebende Teile von Pflanzen u. Pflanzenerzeugnisse vor Schadorganismen, Tieren, Pflanzen od. Mikroorganismen zu schützen, die Lebensvorgänge von Pflanzen zu beeinflussen, ohne ihrer Ernährung zu dienen (Wachstumsregler) od. das Keimen von lebenden Teilen von Pflanzen u. Pflanzenerzeugnissen zu hemmen; ausgenommen sind Wasser, Düngemittel i. S. des Düngemittelgesetzes u. Pflanzenstärkungsmittel; als Pflanzenschutzmittel gelten auch Stoffe, die dazu bestimmt sind, Pflanzen abzutöten od. das Wachstum von Pflanzen zu hemmen od. zu verhindern; unterscheiden sich von Schädlingsbekämpfungsmitteln* dadurch, dass diese nicht beim Anbau von Pflanzen verwendet werden. Vgl. Pflanzenschutz-Anwendungsverordnung.

**Pflanzenschutzmittel, systemisches:** Pflanzenschutzmittel*, das über Blätter, Stängel od. Wurzel von der Pflanze aufgenommen u. mit dem Saftstrom im Gefäßsystem verteilt wird; wirkt, ohne die Pflanze zu schädigen; system. Insektizide wirken gegen saugende od. fressende Insekten, system. Akarizide gegen Milben, system. Fungizide bei Pilzbefall.

**Pflanzenstoffe, sekundäre:** Gruppe chem. sehr unterschiedl., von Pflanzen synthetisierter Verb. ohne Bedeutung im pflanzl. Grundstoffwechsel, aber mit vielfältigen ökolog. Funktionen (z. B. Lockstoffe, Gifte als Fraßschutz); **Wirk.:** auf den menschl. Organismus: **1.** Schädigung der Gesundheit; z. B. Blausäure*, Lektine*, Solanin* u. a. Alkaloide*; **2.** evtl. gesundheitsfördernde u. -erhaltende Wirkungen: vermutl. antikanzerogen wirken Carotinoide* u. Protease*-Inhibitoren in nicht tox. Konz. (z. B. in Hülsenfrüchten, Getreide, Nüssen, Kartoffeln); Flavonoide* schützen vor tox. Sauerstoffspecies (s. Antioxidanzien). Polyphenole u. Glucosinolate (z. B. in Senf, Meerrettich, Kohl) wirken antimikrobiell, im Knoblauch enthaltene Schwefelverbindungen antithrombot., Saponine* (z. B. in Hülsenfrüchten u. Hafer) entzündungshemmend, Reserpin* blutdruck- u. Phytosterole cholesterolsenkend.

**Pflanzen, tagneutrale:** Pflanzen, die unabhängig von der Tageslänge zur Blüte kommen bzw. mit anderen charakterist. Gestaltvariationen reagieren; vgl. Kurztagpflanzen; Langtagpflanzen.

**Pflaster:** s. Emplastra; Pflaster, wirkstoffhaltige; Sprühpflaster; Systeme, transdermale therapeutische; Wundschnellverband.

**Pflasterbinde:** elast. Binde mit Klebeanstrich (Zinkoxid-Kautschuk, synthet. Elastomer od. Polyacrylat); **Formen:** längselast., querelast. sowie längs- u. querelastische P.; **Anw.:** langanhaltende Kompressionsverbände (>3 Wochen).

**Pflasterkäfer:** s. Canthariden.

**Pflasterspray:** s. Sprühpflaster.

**Pflaster, Transdermale:** s. Systeme, transdermale therapeutische.

**Pflaster, wirkstoffhaltige:** Ph.Eur.6, Form der halbfesten Zubereitungen* zur kutanen Anwendung; flexible Zuber., die einen od. mehrere Wirkstoffe enthalten u. zur Anw. auf der Haut bestimmt sind; umfassen neben transdermalen therapeutischen Systemen*, auch jene, die eine schützende od. keratolytische Wirkung aufweisen. **Prüfung:** ggf. Prüfung hinsichtl. Wirkstofffreisetzung.

**Pflaume:** s. Prunus domestica.

**Pflaumenbaumrinde, Afrikanische:** s. Prunus africana (Pruni africanae cortex).

**Pflegeversicherung:** s. Sozialversicherung.

**PflSchG:** Abk. für **Pfl**anzen**sch**utz**g**esetz*.

**Pfortader:** Vena portae hepatis; große Vene, die das aus den Bauchorganen des gesamten Splanchnikusgebiets (Pankreas, Milz, gastrointestinal bis einschließlich oberer Rektumanteil) zurückfließende venöse Blut sammelt u. in die Leber führt.

**Pfriemblüten:** s. Cytisus scoparius (Flores Sarothamni scoparii).

**Pfriemenschwanz:** s. Enterobius vermicularis.

**Pfropfung:** Vereinigung versch. Pflanzenindividuen, wobei ein knospentragender Teil einer Pflanze (Propfreis) mit einer Unterlage (derselben od. einer anderen Art) zur Verwachsung gebracht wird.

**PG:** Abk. für **P**rosta**g**landine*.

**PGA:** Abk. für (engl.) ***p**oly**g**lycolic **a**cid*; s. Polyglykolsäure.

**PGI:** Abk. für **P**rosta**g**landin **I**; s. Prostacycline.

**PGS:** Abk. für **P**oly**g**lykol**s**äure*.

**PGX:** Abk. für **P**rostaglandin **X**; s. Prostacycline.

**pH:** s. pH-Wert.

**Phänotyp:** Phänotypus; Erscheinungsbild eines Einzelwesens, d. h. die Gesamtheit aller sichtbaren Merkmale (Phäne) u. funktionellen Eigenschaften; kommt durch das Wechselspiel zw. Genotyp*, Innenmilieu u. Umwelt zum Ausdruck.

**Phäochromozytom:** seltener, Catecholamine* produzierender Tumor* der chromaffinen Zellen im Nebennierenmark; sezerniert Adrenalin* u. Noradrenalin*; v. a. bei malignem Ph. (ca. 10 %) vermehrte Sekretion von Dopamin*; **Sympt.:** Hypertonie*, Tachykardie*, Kopfschmerz, Schweißausbrüche, Zittern, u. U. Hyperglykämie*; **Ther.:** chirurg. Entfernung nach präoperativer pharmak. Alpha-Rezeptoren-Blockade (z. B. mit Phenoxybenzamin*); bei hypertensiver Krise kontrollierte Blutdrucksenkung.

**Phaeophyceae:** s. Braunalgen.

**Phaeophyta:** s. Braunalgen.

**Phäophytin:** s. Chlorophyll.

**Phagen:** Kurzbez. für Bakteriophagen*.

**Phagen-Display:** Technik, um miteinander wechselwirkende Proteine* zu identifizieren; dazu wird eine Bibliothek genet. modifizierter Bakteriophagen* hergestellt, wobei jeder Phage auf seiner Oberfläche ein anderes Protein (A1 bis A∞) trägt. Diese Bibliothek wird mit immobilisiertem Protein B inkubiert. Tritt Protein B mit einem der A-Proteine der Phagen in Wechselwirkung, kann dieser Phage in Bakt. vermehrt u. charakterisiert werden.

**Phagentypisierung:** s. Lysotypie.

**Phagosomen:** intrazelluläre, membranumhüllte Vesikel, die durch Phagozytose* entstanden sind; enthalten ursprünglich extrazelluläre (Nahrungs-)Partikel (u. a. auch Viren, Bakt. od. entartete Zellen), die nach Verschmelzen eines P. mit einem Lysosom* von den darin enthaltenen Hydrolasen (s. Enzyme) abgebaut werden.

**Phagozyten:** Fresszellen; Bez. für die zur Phagozytose* befähigten Zellen; **Formen: 1. Makrophagen:** Zellen des Monozyten*-Makrophagen-Systems; überwiegend festsitzend, unbeweglich; im Blut als bewegl. Monozyten; **2. Mikrophagen:** (neutro- u. eosinophile) polymorphkernige Granulozyten u. Chondroklasten (knorpelabbauende Zellen); mobil.

**Phagozytensystem, monozytäres:** s. Monozyten-Makrophagen-System.

**Phagozytose:** Aufnahme fester Partikel (z. B. Gewebetrümmer, Fremdkörper, Mikroorganismen) in das Zellinnere von Phagozyten* mit intrazellulärem (enzymat., oxidativem) Abbau; nach Anlagerung an die Zellmembran* (z. B. von opsonisierten Mikroorganismen durch Bindung an membranständige Fc- u. Komplement-Rezeptoren) kommt es zur Aktivierung kontraktiler Strukturen innerhalb des Zytoplasmas mit Einschluss der Partikel in Phagosomen* durch lokale Einstülpung der Zellmembran bzw. Ausformung von zellulären, die Partikel umfließenden Pseudopodien. Nach Verschmelzung der Phagosomen mit Lysosomen* kommt es zum enzymat. Abbau der aufgenommenen Makromoleküle. Viele einzellige Organismen ernähren sich auf diese Weise. Vgl. Endozytose.

**PHAGRO:** Abk. für Bundesverband des **Pha**rmazeutischen **Gro**ßhandels; Interessenvertretung der pharmaz. Großhandlungen mit Sitz in Frankfurt/Main u. Berlin; **Aufgaben:** Förderung der Zusammenarbeit unter den Mitgliedern, Beratung der Mitglieder u. Informationsaustausch, Interessenvertretung gegenüber Politik, Apotheken, Behörden u. Öffentlichkeit, Mitwirkung an der europäischen Gesetzgebung; betreibt zusammen mit der Arzneimittelkommission* der Deutschen Apotheker ein bundesweites System zur Information der Apotheken im Falle von Rückrufen od. akuten Warnhinweisen.

**Phalloidin:** $C_{35}H_{48}N_8O_{11}S$; $M_r$ 770.89; Schmp. 280–282 °C; als Hexahydrat farblose Kristallnadeln; leicht lösl. in Ethanol u. org. Lösungsmitteln, lösl. in heißem Wasser, wenig lösl. in kaltem Wasser; neben Amanitin Hauptwirkstoff des Grünen Knollenblätterpilzes (s. Amanita phalloides); giftig; cycl. Hexapeptid aus Hydroxytryptophan, Cystein*, Alanin*, Hydroxyprolin*; **Hinweis:** thermostabil; wird durch Kochen, Braten, Backen od. Trocknen des Pilzes nicht zerstört.

**Phallolysin:** s. Hämolysine, pilzliche.

**Phallotoxine:** s. Amanita phalloides (Inhaltsst.).

**Phanerogamen:** blütentragende Samenpflanzen (s. Spermatophytina); vgl. Kryptogamen.

**Phantastika:** s. Halluzinogene.

**Pharma-Assistent:** Pharma-Betriebsassistent; Mitarbeiter in Apotheken der Schweiz; **Aufgaben:** Bedienung u. Beratung von Kunden zu Fragen der Gesundheit sowie zu Arzneimitteln, insbes. im Bereich der Selbstmedikation, Ausführen von Rezepten unter Verantwortung des Apothekers; **Ausbildung:** dauert 3 Jahre, umfasst eine Lehre in einer Apotheke sowie den Besuch der Berufsschule u. wird mit einem eidgenöss. Fähigkeitszeugnis abgeschlossen; schließt neben berufsspezif. Aspekten auch kaufmännische u. logist. Aufgabenbereiche (z. B. Erstellung von Abrechnungen, Betreuung des Warenlagers) ein; es bestehen Möglichkeiten zur Weiterbildung als Pharma-Betriebsassistent mit Fachprüfungsabschluss für die Bereiche Marketing, Administration u. Kommunikation. Vgl. Personal, pharmazeutisches.

**Pharmaberater:** **1. Deutschland:** von pharmaz. Unternehmer beauftragte Person, welche die erforderl. Sachkenntnis besitzt, hauptberufl. Angehörige von Heilberufen aufzusuchen, um diese über Arzneimittel i. S. des § 2 Absatz 1 od. Absatz 2 Nr. 1 AMG fachl. zu informieren; dies gilt auch für eine fernmündl. Information; Sachkenntnis besitzen: **a)** Apotheker* od. Personen mit einem Zeugnis über ein abgeschlossenes Hochschulstudium der Pharmazie; Chemiker, Biologen, Human- od. Veterinärmediziner; **b)** Apothekerassistenten* sowie Personen mit einer abgeschlossenen Ausbildung als techn. Assistenten in der Pharmazie, der Chemie, der Biologie, der Human- od. Veterinärmedizin; **c)** Personen mit einer berufl. Fortbildung als geprüfter Pharmareferent*. Die zuständigen Landesbehörden können eine abgelegte Prüfung od. abgeschlossene Ausbildung als ausreichend anerkennen, wenn die Ausbildung gleichwertig ist. **2. Österreich:** Bez. für Ph.: Pharmareferent; Regelungen durch AMG u. durch die VO über die Pharmareferentinnenprüfung/Pharmareferentenprüfung BGBl. II Nr. 460/2006.

**Pharma-Betriebsassistent:** s. Pharma-Assistent.

**pharmaceutical care:** s. Pharmazeutische Betreuung.

**Pharmaceutical Evaluation Report:** s. PER.

**Pharmacopoea Austriaca:** s. Arzneibuch.

**Pharmacopoea Europaea:** s. Arzneibuch.

**Pharmacopoea Germanica:** s. Arzneibuch (Geschichte).

**Pharmacopoea Helvetica:** s. Arzneibuch.

**Pharmacopoea Internationalis:** s. Internationales Arzneibuch.

**Pharmakant:** qualifizierter Facharbeiter für die Arzneimittelfertigung; **Aufgaben:** technolog. Arbeiten bei der Herst. u. Verpackung von Arzneimitteln sowie damit verbundene Kontrolltätigkeiten zur Qualitätssicherung innerhalb eines Produktionsbetriebes; **Ausbildung:** geregelt in der VO über die Berufsausbildung zum Pharmakanten vom 8.3.2001; Dauer: 3.5 Jahre; gliedert sich in die prakt. Ausbildung in einem Produktionsbetrieb u. den Unterricht an einer Berufsschule u. endet nach erfolgreicher Ausbildungsabschlussprüfung mit dem Facharbeiterbrief.

**Pharmakochemie:** s. Pharmazeutische Chemie.

**Pharmakodynamik:** Lehre von den Einflüssen der Pharmaka auf den Organismus; vgl. Pharmakologie.

**Pharmakoepidemiologie:** Untersuchung des Gebrauchs u. des Effekts von Arzneimitteln in definierten Bevölkerungsgruppen mit epidemiolog. Methoden; die Effekte des Arzneimittelgebrauchs sind sowohl erwünschte als auch unerwünschte Arzneimittelwirkungen (s. UAW) bzw. unerwünschte Arzneimittelereignisse*. Dabei werden kausale Zusammenhänge zwischen Exposition u. Arzneimitteleffekten untersucht, um den therap. Nutzen zu erhöhen u. UAW möglichst zu vermeiden. Im Allg. werden pharmakoepidemiolog. Studien mit zugelassenen Arzneimitteln durchgeführt, z. B. Postmarketingstudien (Nachmarktbeobachtung; vgl. Pharmakovigilanz). Die Tab. 1 gibt eine Übersicht relevanter Arbeitsfelder der Pharmakoepidemiologie. Wenn die Datenerfassung beim individuellen Probanden od. Patienten durchgeführt wird, spricht man von Studien auf dem Mikrolevel. Bei der Untersuchung aggregierter Datensätze, z. B. aller ärztl. Verordnungen einer Region, spricht man von einem Makrolevel-Ansatz. Die folgenden Studientypen werden zur Untersuchung pharmakoepidemiolog. Fragestellungen häufig eingesetzt: **1. Kohortenstudie:** Eine definierte Personengruppe, die einem Risikofaktor ausgesetzt ist od. war (exponierte Population), wird über einen Zeitraum hinweg beobachtet, um festzustellen, wie häufig ein bestimmtes Merkmal (z. B. Krankheit od. UAW) auftritt. Dies wird ebenso bei einer zweiten Gruppe untersucht, die diesem Risikofaktor nicht ausgesetzt ist od. war (nicht exponierte Population). Das Ergebnis wird als relatives Risiko* ausgedrückt. Kohortenstudien können sowohl prospektiv als auch retrospektiv durchgeführt werden; z. B. Vergleich der Häufigkeit des Auftretens von venösen Thromboembolien bei Frauen im gebärfähigen Alter, die orale Kontrazeptiva einnehmen (exponierte Population), zu der Häufigkeit des Auftretens bei Frauen, die andere Verhütungsmethoden benutzen (nicht exponierte Population). **2. Fall-Kontroll-Studie:** Vergleich von Erkrankungsfällen mit Kontrollfällen, die keine Erkrankung aufweisen, in Bezug auf frühere Exposition mit einem od. mehreren Risikofaktoren. Ob Exposition vorgelegen hat, wird zumeist durch retrospektive Auswertung der Krankenakten, Interviews od. Fragebögen ermittelt; z. B. der Vergleich der Häufigkeit im Gebrauch oraler Kontrazeptiva bei einer Gruppe von Frauen, die an einer venösen Thromboembolie leiden mit einer gleichartigen Kontrollgruppe von Frauen, die diese Erkrankung nicht aufweisen. Dieses Studiendesign ist von großem Nutzen für die Untersuchung seltener Ereignisse. Das Ergebnis einer Fall-Kontroll-Studie wird als Odds*-Ratio ausgedrückt. Die Abb. zeigt die unterschiedl. Ansatzpunkte von Kohorten- u. Fall-Kontroll-Studien. **3.** weitere Studientypen: Auch die zu den experimentellen Studien gehörende randomisierte kontrollierte Studie* kann zur Datenerhebung genutzt werden. Nach zufälliger Aufteilung der Population in eine exponierte u. eine nicht-exponierte Gruppe wird prospektiv das Auftreten eines Merkmals beobachtet. Alle bisher genannten Studientypen werden als **Longitudinalstudien** bezeichnet, da sie einen zeitlichen Verlauf beschreiben. Im Ggs. dazu wird bei **Querschnittsstudien** die Häufigkeit bestimmter Faktoren zu

| **Pharmakoepidemiologie** Tab. 1<br>Relevante Arbeitsfelder der Pharmakoepidemiologie |
|---|
| Arzneimittelbewertung (drug evaluation) |
| Postmarketingstudien |
| arzneimittel- bzw. therapiebezogene Nutzen-Risiko-Bewertung |
| patientenbezogene Nutzen-Risiko-Bewertung |
| Strukturveränderungen des Arzneimittelmarktes |
| Einstellungen und Erfahrungen zur Pharmakotherapie bei Arzt, Apotheker, Patient |

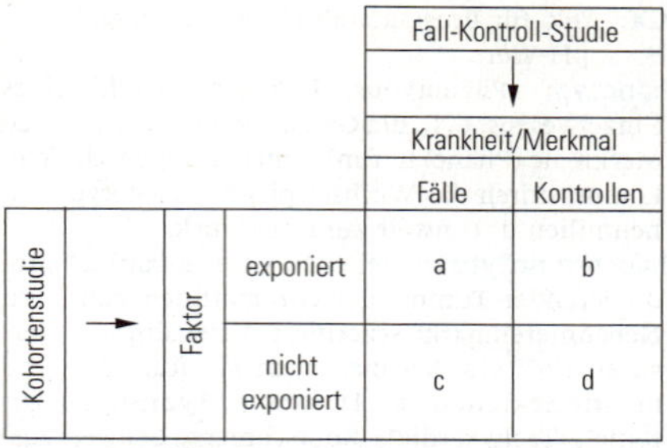

**Pharmakoepidemiologie:** Durch Kohortenstudien u. Fall-Kontroll-Studien können Informationen ähnl. Art gewonnen werden. In der Datenerhebung geht man allerdings von unterschiedlichen Ausgangspunkten aus.

**Pharmakoepidemiologie** Tab. 2
Vor- und Nachteile pharmakoepidemiologischer Studientypen (nach B. L. Strom, 2000)

| Studiendesign | Vorteile | Nachteile |
|---|---|---|
| randomisierte kontrollierte Studie* (experimentelle Studie) | Design mit der besten Aussagekraft; einziges Studiendesign, das gegen zufällige Störfaktoren (s. Confounder) kontrolliert | teuer; künstlich; logistisch sehr aufwändig; ethische Einwände |
| Kohortenstudie | multiple outcomes und seltene Expositionsfaktoren können untersucht werden; Selektionsbias weniger wahrscheinlich; keine systematisch verzerrten Expositionsdaten; Inzidenzdaten werden ermittelt | mögliches Bias* der Outcome-Daten; teurer als Fall-Kontroll-Studie; prospektive Studie sehr zeitaufwändig |
| Fall-Kontroll-Studie | multiple outcomes und seltene Erkrankungen (Fälle) können untersucht werden; logistisch einfacher, schneller und kostengünstiger durchzuführen als andere Studientypen | Selektion der Kontrollen problematisch; möglicher bias* der Daten zur Exposition |
| Kasuistik | kostengünstig; logistisch einfach durchzuführen | kein Test von Hypotheser möglich |

einem definierten Zeitpunkt an einem definierten Ort aufgenommen (Momentaufnahme). Eine weitere Studienmethode ist die Erhebung einer **Kasuistik** (lat. casus Fall) in Form einer Einzelfallbeobachtung od. Fallserie. Diese können Hinweise auf das Vorliegen mögl. Risiken (z. B. bisher unbekannte UAW) geben. Tab. 2 gibt eine Übersicht der Vor- u. Nachteile versch. Studientypen. Beim Design, der Planung u. Auswertung pharmakoepidemiolog. Studien werden häufig Biometriker (s. Biometrie, medizinische) einbezogen. Ein Nachbargebiet der Ph. ist die Arzneimittelanwendungsforschung*. Vgl. Versorgungsforschung.

**Pharmakogenetik:** Gebiet, das sich mit klin. bedeutsamen Unterschieden in der Arzneimittelwirkung beschäftigt, die durch genet. Polymorphismus* der Patienten bedingt sind; genet. Polymorphismus ist ein monogen vererbtes Merkmal, das in der Bevölkerung in mind. 2 Phänotypen* u. damit in mind. 2 Genotypen* auftritt, die mit einer Häufigkeit von mind. 1 % vorkommen. Klin. Auswirkungen können sich ergeben, wenn die Mutation in einem Gen auftritt, das für ein Enzym codiert, das eine zentrale Rolle im Metabolismus eines Wirkstoffs spielt (z. B. Enzyme des Cytochrom*-P-450-Systems). Dies kann zu interindividuellen Unterschieden in der Plasmakonzentration, Clearance*, HWZ u. der therap. Wirksamkeit des Wirkstoffs führen. Durch eine Geno- od. Phänotypisierung solcher Patienten kann die Dosis (insbes. von Wirkstoffen mit geringer therapeutischer Breite*) an den Enzymstatus angepasst werden.

**Pharmakognosie** (gr. pharmakon Gift, Heilmittel; gnosis Kenntnis): Lehre von den biogenen (pflanzl., tier.) Arzneimitteln* u. Giftstoffen; Drogenkunde (s. Droge); Teilgebiet der Pharmazeutischen* Biologie, im Ggs. zur Pharmazeutischen* Chemie befasst sich die Ph. mit den aus lebendem Material bestehenden od. gewonnenen Arzneimitteln; **Schwerpunkte: 1.** Drogenanalyse (Identifizierung der Arzneidrogen mit mikroskop. u. chem. Methoden sowie die qualitative u. quantitative Wirkstoffbestimmung in Arzneidrogen u. Zuber. mit chem. u. physikochem. Methoden u. Entwicklung dieser Methoden); **2.** Wirkstoffsuche (Auffindung u. Strukturermittlung neuer biogener Wirkstoffe); **3.** weitere Aufgaben ergeben sich z. B. aus Fragen zur Standardisierung von Drogen, der Biosynthese der Wirkstoffe, der in vitro Kultivierung (Zellkulturen) wie auch aus dem Anbau u. der Zucht von Arzneipflanzen.

P

**Pharmakokinetik:** Lehre über den Weg des Pharmakons* im Organismus; **Bedeutung:** Beschreibung der zeitabhängigen Verteilung der Wirkstoffe u. ihrer Metaboliten in biol. Flüssigkeiten, Geweben u. Exkreten; die Ph. erstellt mathemat. Modelle zur Interpretation von Plasmakonzentrations-* u. Harnausscheidungskurven*. Dadurch können Informationen über die Kinetik der Resorption*, Distribution*, Biotransformation (s. Metabolismus) u. Elimination* gewonnen werden. **Berechnung:** Bei Vorliegen einer linearen Kinetik* kann der Konzentration/Zeit-Verlauf als Summe der einzelnen Exponentialfunktionen beschrieben werden, wenn die einzelnen Prozesse nach einer Kinetik 1. Ordnung verlaufen (s. Reaktionsordnung):

$$c(t) = \sum_{i=1}^{n} c_i \cdot e^{-k_i \cdot t}$$

c: Konz. des Wirkstoffs; n: Anzahl der Exponentialfunktionen, entspricht Zahl der beteiligten Prozesse 1. Ordnung; k: Geschwindigkeitskonstanten; t: Zeit. **Gesch:** Als Begründer der P., der auch diesen Begriff prägte (1953), gilt Friedrich Hartmut Dost (1910–1985). Vgl. Kompartimentmodelle; Verteilungsvolumen; Bateman-Funktion; Momentanalyse; Kinetik, lineare; Kinetik, nichtlinea-

**Pharmakoökonomie**
Pharmakoökonomische Studientypen (nach Drummond et al., 1997)

| Studientyp | Charakteristika |
|---|---|
| Kosten-Effektivitäts-Analyse (engl. cost-effectiveness analysis; Abk. CEA) | derzeit der gebräuchlichste Studientyp: Die Kosten (in geldwerten Einheiten ausgedrückt) werden der Wirksamkeit (Nutzen) der Therapiealternativen gegenübergestellt. Der Nutzen wird dabei meist in natürlichen Einheiten (z. B. gewonnene Lebensjahre, gesparte Krankheitstage, Anzahl geheilter Patienten, Anzahl geretteter Leben, Blutdrucksenkung gemessen in mm Hg) angegeben. Studienergebnisse werden in Kosten pro Nutzeneinheit (z. B. Kosten pro gerettetem Lebensjahr) od. Effekt pro Kosteneinheit (z. B. Blutdrucksenkung von 10 mm Hg pro Kosteneinheit) ausgedrückt. |
| Kosten-Minimierungs-Analyse (engl. cost-minimisation analysis; Abk. CMA) | einfachste Form der vergleichenden pharmakoökonomischen Analyse: Nur die Kosten werden evaluiert, um die kostengünstigste Behandlungsalternative zu ermitteln. Der Nutzen wird nicht berücksichtigt; deswegen müssen die Behandlungsergebnisse der Therapiealternativen hinsichtlich Wirksamkeit und UAW identisch sein. |
| Kosten-Nutzen-Analyse (engl. cost-utility analysis; Abk. CUA) | Kosten u. Nutzen werden in gleichen geldwerten Einheiten ausgedrückt. Dieser Studientyp wird angewandt, wenn die Behandlungsergebnisse der Therapiealternativen in unterschiedlichen Messeinheiten und oft mehreren Dimensionen gemessen wurden; es erfolgt eine Umrechnung der Behandlungsergebnisse in einen Geldwert (z. B. Dollar); einziger Studientyp, der eine Absolutaussage liefert; alle anderen Studientypen liefern im ökonomischen Sinn Relativurteile. |
| Kosten-Nutzwert-Analyse (engl. cost-benefit analysis; Abk. CBA) | Die Kosten werden in monetären Einheiten, der Nutzen als sog. Nutzwert* gemessen. Bei der Auswertung werden sowohl die Lebensverlängerung/Lebensdauer als auch die Lebensqualität berücksichtigt. Der Nutzen wird in gesunde Jahre, meist jedoch in sog. qualitätsbereinigte Lebensjahre (engl. quality* adjusted life years, Abk. QALYs) umgerechnet, was dem Produkt von Nutzwert und Lebensdauer entspricht. Das Ergebnis wird häufig in Kosten pro QALY angegeben. |



re; Flip-flop-Kinetik; Populationspharmakokinetik.

**Pharmakologie:** Lehre von den Wechselwirkungen zw. Pharmakon* u. Organismus; **Einteilung:** **1.** allgemeine Pharmakologie: Entwicklung innovativer Arzneistoffe sowie neuer Arzneimittelkombinationen u. deren Prüfung (Ziel: Etablierung besserer Therapieprinzipien; vgl. Kombinationspräparate); Verbesserung bereits bekannter Arzneiformen; Aufklärung der Mechanismen von UAW*; Suche nach Möglichkeiten der Verhütung u. Bekämpfung von Intoxikationen*; **2.** spezielle Ph.: Pharmakodynamik*, Pharmakokinetik*, Pharmakogenetik*, klin. Pharmakologie, Toxikologie*, klin. Toxikologie, Molekularpharmakologie.

**Pharmakometrie:** quantitative Pharmakologie; Anwendung u. Entw. von mathemat. bzw. statist. Methoden, die zum Verständnis u. zur Vorhersage der pharmakokinet. u. pharmakodynam. Eigenschaften von Wirkstoffen* u. Biomarkern* dienen; vgl. Modellierung und Simulation.

**Pharmakon** (gr. pharmakon Heilmittel, Gift, Zaubermittel) *(pl Pharmaka) f*: körperfremder od. körpereigener Stoff (chem. Element od. Verb.), der nach seiner Aufnahme im Körper od. an dessen Oberflächen erwünschte (s. Arzneimittel) od. schädl. (s. Gifte) Wirk. hervorruft; viele Ph. wirken dosisabhängig entweder als Arzneimittel od. als Gift.

**Pharmakoökonomie:** Teilgebiet der Gesundheitsökonomie (Wirtschaftlichkeit, rationeller Einsatz medizinischer Interventionen im Gesundheitswesen*), bei denen Kosten u. Nutzen von pharmaz. Produkten u. Dienstleistungen einander gegenübergestellt werden (Kosten-Nutzen-Bewertung); pharmakoökonom. Analysen sind systemat. Vergleiche alternativer Behandlungsstrategien, die Behandlungsergebnisse u. Kosten berücksichtigen (s. Abb.). Ziel ist die Optimierung u. Rationalisierung des Einsatzes von zur Verfügung stehenden Ressourcen. Die Festlegung des Blickwinkels der Person od. Körperschaft, aus deren Sicht Kosten u. Nutzen erfasst u. bewertet werden sollen, ist entscheidend für das Ergebnis der Analyse. So führt ein gesamtgesellschaftl. Blickwinkel dazu, dass

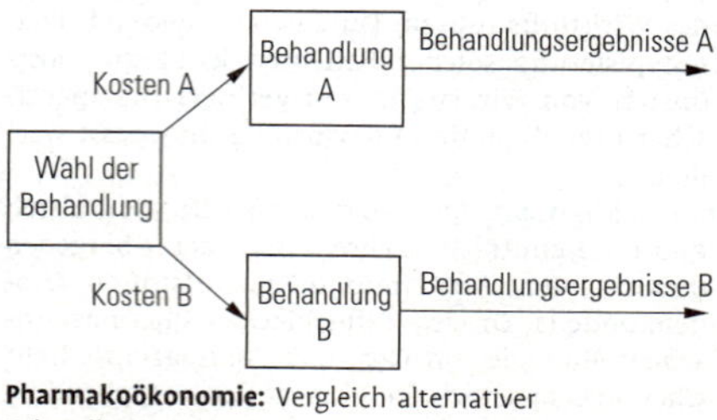


**Pharmakoökonomie:** Vergleich alternativer Behandlungsstrategien

sämtl. Behandlungskosten, unabhängig davon, wer sie trägt, berücksichtigt werden, während der Blickwinkel einer Sozialversicherung nur die Kosten berücksichtigt, die ihr selbst entstehen. Weiterhin kann aus dem Blickwinkel eines Krankenhauses, eines lokalen od. regionalen Gesundheitsdienstes, eines Patienten od. einer Krankenversicherungsgesellschaft analysiert werden. Bei der Analyse der Kosten lassen sich 3 Gruppen unterscheiden: **1.** direkte Kosten: durch die jeweilige Intervention verursacht, z. B. Arzneimittel-, Behandlungs- od. Personalkosten; **2.** indirekte Kosten: mit der Erkrankung bzw. Intervention mittelbar verbundene Kosten, z. B. Verdienstausfall od. volkswirtschaftl. Kosten; **3.** intangible Kosten: Aufwendungen, die keiner direkten Beobachtung zugängl. sind, z. B. Verminderung der Lebensqualität, Schmerzempfinden, Beeinträchtigung der Sozialkontakte. Die Tab. gibt einen Überblick über die 4 versch. pharmakoökonom. Analysetypen. Die Ergebnisse einer pharmakoökonom. Analyse sollten durch eine Sensitivitätsanalyse (engl. sensitivity analysis) abgesichert werden. Dabei wird die Unsicherheit der erhobenen Daten hinsichtl. Validität (Richtigkeit, Genauigkeit) u. Reliabilität (Verlässlichkeit, Reproduzierbarkeit) quantifiziert, um festzustellen, welchen Einfluss die Veränderung der unsicheren Werte (z. B. erhobene Kosten) auf das Endresultat hat.

**Pharmakopöe** (gr. pharmakon Gift, Heilmittel; poiein, machen): s. Arzneibuch.

**Pharmakotherapie:** (Lehre von der) Behandlung mit Arzneimitteln*.

**Pharmakovigilanz:** Arzneimittelwachsamkeit; Umfassende u. kontinuierliche Überwachung der Sicherheit aller Arzneimittel durch systemat. Erfassung u. Beurteilung von UAW* beim Menschen; Hauptziele sind **1.** möglichst frühe Erfassung unbekannter UAW u. Arzneimittelinteraktionen*; **2.** Erfassung des Anstiegs der Häufigkeit bekannter UAW; **3.** Identifizierung von Risikofaktoren u. Mechanismen von UAW; **4.** quantitative Abschätzung des Risiko-Nutzen-Verhältnisses der Arzneimittel; **5.** Verbreitung von Informationen zur Verbesserung des Arzneimittelgebrauchs u. der Arzneimittelverordnung. Die Ph. greift auf die Pharmakoepidemiologie* zurück u. ist relevant für die Sicherheit der Arzneimittelanwendung, da z. B. sehr seltene UAW häufig erst nach der Zulassung erkannt werden. Auf europäischer Ebene werden Ph.-Aktivitäten durch die europäische Arzneimittelagentur (Abk. EMA*) koordiniert. In Deutschland ist das Bundesinstitut* für Arzneimittel und Medizinprodukte (Abk. BfArM) zuständig; in Österreich die zur Österreichischen* Agentur für Gesundheit und Ernährungssicherheit (Abk. AGES) gehörende AGES PharmMed u. in der Schweiz das Schweizerische Heilmittelinstituts Swissmedic*. Die zuständigen Behörden leiten ggf. Maßnahmen ein, um die Sicherheit der Arzneimittelanwendung zu erhöhen. Ein Instrument dafür ist das Stufenplanverfahren (s. Stufenplan).

**Pharmareferent:** Wer die Anforderungen an die Ausbildungen zum Pharmaberater* nach § 75 AMG nicht erfüllt, kann den Status des Pharmaberaters durch eine Ausbildung zum Pharmareferent mit anschließender Prüfung nach den Vorschriften des Berufs-Bildungsgesetzes bei der Industrie- und Handelskammer erlangen; Ausbildungsinhalte erlernter Berufe od. Ausbildungen können dabei anerkannt werden. Die Rechte und Pflichten des Pharmareferenten entsprechen denen des Pharmaberaters.

**Pharmazentralnummer:** Abk. PZN; von der IFA*-GmbH zugeteilte Nummer für Arzneimittel u. apothekenübl. Waren, die einen Artikel bestimmter Bez. eines bestimmten Anbieters identifiziert; Artikel identifizierende Merkmale wie Arzneiform, Form, Packungsgröße, werden berücksichtigt. Die PZN wird fortlaufend vergeben u. enthält keine weiteren Informationen. Sie ist eine 7-stellige Zahl, wobei die 7. Ziffer eine Prüfziffer ist. Eine exklusive Rolle spielt die PZN bei der Abrechnung der Apotheken mit den gesetzl. Krankenkassen. Zu diesem Zweck übertragen die Apotheken die PZN der zu Lasten der GKV abgegebenen Arzneimittel maschinenlesbar auf die Verordnungsblätter.

**Pharmazeutische Betreuung:** (engl.) *pharmaceutical care*; Medikationsmanagement; konsequente Wahrnehmung der Mitverantwortung des Apothekers bei der Arzneimitteltherapie mit dem Ziel, konkrete therap. Ergebnisse zu erreichen, die geeignet sind, die gesundheitsbezogene Lebensqualität des Patienten zu verbessern; von Hepler u. Strand (1990) in den USA geprägter Begriff, der eine Neuorientierung der pharmaz. Praxis auf den Patienten hin fordert. Arzneimittelbezogene* Probleme sollen vermieden bzw. identifiziert u. gelöst werden. Folgende Patientengruppen sollten pharmaz. betreut werden: **1.** Patienten mit chron. Erkrankungen; **2.** Patienten, die eine Vielzahl von Arzneimitteln erhalten, z. B. multimorbide, ältere Patienten; **3.** Patienten mit Compliance*-Problemen; **4.** Patienten mit häufigem Wechsel zw. ambulanter u. stationärer Versorgung. Die konkrete Umsetzung der Ph. B. in der Praxis kann in einem mehrstufigen Prozess erfolgen (s. Tab.). Mit dem schriftl. Einverständnis des Patienten erfolgt die Sammlung patientenbezogener Daten (Medikation, Erkrankungen, Lebensgewohnheiten, Laborparameter). Die Auswertung kann z. B. über Erstellung eines Arzneimittelanwendungsprofils* erfolgen, das eine chronolog. Übersicht der verord-

**Pharmazeutische Betreuung**
Ablauf des individuellen pharmazeutischen Betreuungsprozesses

| | |
|---|---|
| 1. | Identifizierung arzneimittelbezogener Probleme |
| 2. | Erstellung eines Betreuungsplans einschließlich Festlegung von Betreuungszielen (in Kooperation mit Arzt und Patienten) |
| 3. | Monitoring der Arzneimitteltherapie |
| 4. | Dokumentation eventueller Interventionen |
| 7. | Bewertung des Betreuungserfolgs |

P

neten Arzneimittel u. der Selbstmedikation darstellt. Patient, Apotheker u. Arzt legen gemeinsam Therapie- u. Betreuungsziele fest. Bei regelmäßigen Betreuungsterminen wird überprüft, ob diese Zielkriterien (z. B. Blutdruckwerte im Normbereich) erreicht wurden. Zur Identifizierung u. Lösung arzneimittelbezogener Probleme kann systemat. nach dem SOAP*-Schema vorgegangen werden. Der Betreuungsprozess wird dokumentiert. Der Nutzen der Ph. B. kann mit pharmakoepidemiolog. Methoden (s. Pharmakoepidemiologie) od. Methoden der Versorgungsforschung* wissenschaftl. untersucht werden.

**Pharmazeutische Biologie:** in Deutschland mit der Approbationsordnung von 1971 anstelle der Pharmakognosie* als Lehr- u. Prüfungsfach eingeführt; umfasst nicht nur die Wissenschaft von den biogenen Arzneimitteln, sondern auch deren Grundlagen aus Biologie*, Mikrobiologie*, Biochemie* u. Botanik* sowie spezielles biol. Wissen, das für die Pharmazie von Bedeutung ist.

**Pharmazeutische Chemie:** Pharmakochemie; Lehre von den pharmaz. verwendeten Stoffen (Wirk-* u. Hilfsstoffe*); befasst sich v. a. mit deren chem. Eigenschaften, Synthese, Gew., Analytik u. Stabilität.

**Pharmazeutische Fachkräfteverordnung:** VO in Österreich von 1930 in der Fassung von 1971; regelt die Tätigkeit des pharmazeutischen Personals* in den Apotheken sowie die Ausbildung u. Prüfung für den Apothekerberuf; vgl. Apotheker.

**Pharmazeutische Inspektions-Convention:** s. Inspektionsübereinkommen.

**Pharmazeutischer Assistent:** Beruf der ehemaligen DDR; nach der Wende in der BRD zum pharmazeutischen Personal* einer Apotheke zugehörig, aber nicht befugt Arzneimittel abzugeben.

**Pharmazeutischer Reichsverband für Österreich:** s. Verband angestellter Apotheker Österreichs.

**Pharmazeutische Stoffliste:** **1. Deutschland:** vom ABDATA* Pharma-Daten-Service herausgegebene u. ständig aktualisierte Arzneistoffliste; angegeben sind u. a. CAS-Nummer, Synonyme (INN-Name in deutscher, engl., franz., lat. und span. Sprache, IUPAC-Name, WHO-Bez.), Summenformel, Strukturformel, Indikationsgruppe, Dosierungsschemata, physik. Daten sowie deutsche u. ausländ. Mono- u. Kombinationspräparate mit Herstellerangabe, die den entsprechenden Arzneistoff enthalten. **2. Österreich:** s. Austria-Codex-Fachinformation; **3. Schweiz:** von Swissmedic* herausgegebene Stoffliste, die alle Wirkstoffe, die in der Schweiz als Bestandteile von zugelassenen Arzneimitteln anerkannt sind, enthält.

**Pharmazeutische Technologie:** Teilgebiet der Pharmazie, das sich mit den Verfahren befasst, die es ermöglichen, aus dem Wirkstoff* in Kombination mit pharmaz. Grund- u. Hilfsstoffen u. unter Anw. der technolog. Kenntnisse ein Arzneimittel* so herzustellen, dass es für den gewünschten Zweck der Anw. am Patienten die bestgeeignete Zuber. (optimale Wirksamkeit u. Verträglichkeit, größtmögl. Stabilität) darstellt; s. Arzneiformen. Als Unterrichtsfach aus der Galenik* hervorgegangen, häufig auch als Arzneiformenlehre* bezeichnet.

**Pharmazeutisch-kaufmännischer Angestellter:** Abk. PKA; in Deutschland wurde durch die VO über die Berufsausbildung zum PKA vom 3.3.1993 die VO über die Berufsausbildung zum Apothekenhelfer* vom 28.11.1972 abgelöst u. unter einer neuen Bez. des Ausbildungsberufs fortgeschrieben. Die Ausbildung wurde grundlegend neu geordnet u. die Ausbildungsdauer auf drei Jahre verlängert; vgl. Apothekenpersonal.

**Pharmazeutisch-kaufmännischer Assistent:** Abk. PKA; 1994 in Österreich geschaffener Lehrberuf, der den Beruf eines Apothekenhelfers* (mit kollektivvertragl. geregelter Ausbildung) ablöst; **Aufgaben:** zur Ausführung kaufmänn. u. pharmaz. Tätigkeiten (teilweise nur zur Hilfestellung) befugt; zählt nicht zum pharmaz. Fachpersonal; **Ausbildung:** Dauer: 3 Jahre; Rechtsgrundlage: Berufsausbildungsgesetz BGBl. Nr. 142/1969 in der Fassung 2008 u. PKA-Ausbildungsordnung BGBl. II Nr. 407/2001 in der Fassung 2005.

**Pharmazeutisch-technischer Assistent:** Abk. PTA; zählt zu den pharmaz. Hilfsberufen. Das erste Gesetz über den Beruf des PTA stammt aus dem Jahre 1968; es wurde 1997 aktualisiert. Die Ausbildung dauert insgesamt 2.5 Jahre. Sie besteht aus einem 2-jährigen Lehrgang an einem Berufskolleg für PTA u. aus einer daran anschließenden halbjährigen prakt. Ausbildung in einer Apotheke. Der PTA gehört zum pharmaz. Personal u. darf somit Arzneimittel unter Aufsicht eines Apothekers herstellen u. abgeben. Er ist nicht zur Vertretung des Apothekenleiters befugt. Der Apothekenleiter kann dem PTA die Befugnis zum Abzeichnen von Verschreibungen einräumen.

**Pharmazie:** Wissenschaft von den Arzneimitteln, ihrer Herst. u. Prüfung sowie Handel mit Arzneimitteln; Ph. ist Arzneiversorgung, sie beruht auf wissenschaftl. u. gesetzl. Grundlagen, auf techn. Kunstfertigkeit u. kaufmänn. Betätigung. Zur Ph. rechnet man: **1.** naturwissenschaftl. Forschung (Industrie u. Universität) sowie Lehre (s. Pharmaziestudium) betr. Arzneimittel; **2.** Herst. u. Prüfung von Arzneimitteln in Industrie u. Apotheken; **3.** Handel zw. Herstellern, pharmaz. Großhändlern u. Apotheken; **4.** Abgabe von Arzneimitteln in Apotheken einschließl. der fachgerechten Beratung von Anwendern u. der Anleitung der Konsumenten von Arzneimitteln (s. Pharmazeutische Betreuung). Teil- od. Spezialgebiete der Ph. sind neben den 5 Hauptdisziplinen des Pharmaziestudiums* z. B. die Offizinpharmazie*, Physikalische Pharmazie, Biopharmazie*, Militärpharmazie, Sozialpharmazie*, Pharmaziegeschichte.

**Pharmazieingenieur:** Beruf der ehemaligen DDR. Die Ausbildung zum Pharmazieingenieur ist mit den bis 1988 zugelassenen Studenten ausgelaufen. Der Pharmazieingenieur darf pharmaz. Tätigkeiten unter der Verantwortung eines Apothekers ausüben. Dem Apothekerassistenten* ist er hinsichtl. der Vertretungsbefugnis gleichgestellt. Rezepte dürfen durch den Ph. abgezeichnet werden.

**Pharmazie, klinische:** s. Klinische Pharmazie.

**Pharmazierat:** s. Apothekenbesichtigung.

**Pharmaziestudium:** Studium der Pharmazie* als Voraussetzung zur Ausübung des Berufs eines Apothekers*; in vielen Ländern ähnl. gegliedert:

baut i. d. R. auf einer allg. naturwissenschaftl. Ausbildung auf. Die 5 Hauptgebiete des eigentl. Fachstudiums sind Pharmazeutische* Chemie, Pharmazeutische* Biologie, Pharmazeutische* Technologie, Pharmakologie*/Toxikologie* u. Klinische* Pharmazie.

**PharmBetrV:** Abk. für **Betr**iebsverordnung* für **pharm**azeutische Unternehmer.

**Pharyngitis:** Entzündung im Rachenbereich; **Formen: 1. akute** Ph.: Urs.: v. a. virale Infektion, oft mit bakt. Sekundärinfektion, seltener primär bakt. Infektion, physik. od. chem. Noxen; Sympt.: Schluckschmerzen, Kratzen, Brennen u. Trockenheitsgefühl im Hals mit Rötung der Rachenschleimhaut, evtl. Fieber; Ther.: symptomat. Rachenspülung, warme Halswickel, Lutschtabletten (z. B. Salbei); in Einzelfällen system. Antibiotika; **2. chronische** Ph.: Oberbegriff für chron. Irritation im Rachenbereich (bei Ph. chronica simplex mit Hustenreiz, Globusgefühl u. Schluckbeschwerden ohne allg. Krankheitsgefühl u. Fieber); Urs.: exogene Noxen (Tabakrauch, Alkohol, Arbeitsstoffe, z. B. Zement), erniedrigte Luftfeuchtigkeit (z. B. durch Klimaanlage, ständige Mundatmung), hormonale (Hypothyreose*, Klimakterium) u. Stoffwechselstörungen (Diabetes* mellitus), Strahlentherapie im Halsbereich; Ther.: nach Ausschluss bzw. Elimination exogener Noxen Inhalationen, Erhöhung der Luftfeuchtigkeit.

**Pharynx** (gr.): Rachen, Schlund.

**Phase:** **1.** (allg.) Abschnitt, Reihe, versch. Zustände; **2.** (thermodynam.) in der Thermodynamik ein homogenes Gebiet in einem heterogenen Stoffsystem; an einer Phasengrenze ändert sich mind. eine physik. Eigenschaft sprunghaft; Beispiel: Eiswasser enthält die beiden Phasen Eis u. Wasser; vgl. Gibbs-Phasengesetz; Phasendiagramm. **3.** (physik.) in der Schwingungs- u. Wellenlehre die den momentanen Zustand einer Schwingung (zur Zeit t) bestimmende Größe; **4.** (physik.) in der Elektrizitätslehre eine unter Spannung stehende Stromleitung; **5.** (analyt.) In der Chromatographie* unterscheidet man die stationäre u. die mobile Phase. **6.** (technolog.) Bei Emulsionen* unterscheidet man im einfachsten Fall eine innere (disperse) u. äußere (zusammenhängende) Phase; beide Ph. sind miteinander nicht mischbar (hydrophile u. lipophile Phase). Je feiner dispers die innere Ph. ist, umso flächenmäßig größer wird die Phasengrenze zw. beiden Phasen u. das Bestreben, diese gemeinsame Grenzfläche i. S. einer Phasentrennung* zu minimieren (thermodynam. stabiler). Bei Mikroemulsionen* ist eine Phasengrenze zw. den verarbeiteten Materialien prakt. nicht mehr existent (stabiler Zustand, einphasig). **7.** (pharmakokinet.) ein bestimmter Abschnitt der Plasmakonzentrationskurve*, der durch Hybridkonstanten* (z. B. α, β, γ) beschrieben werden kann; Beispiel: α- u. β-Phase bei einem Zweikompartimentsystem (s. Kompartimentenmodelle).

**Phase, lamellare:** s. Flüssigkristalle.

**Phasen der klinischen Prüfung:** s. Prüfung, klinische.

**Phasendiagramm:** **1.** Zustandsdiagramm eines Stoffes (s. Abb.); Darst. der von Druck u. Temp. abhängigen Gleichgewichtskurven (Zustandskurven) der versch. Phasen* eines Stoffes; entlang der Gleichgewichtskurven sind 2 Phasen, beim Tripelpunkt 3 Phasen miteinander im Gleichgewicht; die Clausius*-Clapeyron-Gleichung beschreibt die Zustandskurven (Dampf-, Schmelz- u. Sublimationskurve). **2.** Zustandsdiagramm einer Mischung; **Schmelz- u. Siedediagramm:** Auftragung von Schmelz- od. Siedetemperatur in Abhängigkeit von der Zusammensetzung einer Mischung von 2 od. 3 Substanzen zwecks Veranschaulichung der Phasengrenzen unter versch. Bedingungen; s. Eutektikum (Abb. dort); vgl. Racemat (Abb. dort). Am kritischen Punkt verschwindet die Phasengrenze zw. Flüssigkeit u. Gas. Werden Flüss. in den überkritischen Zustand überführt, sinkt ihre Dichte, die Viskosität wird erniedrigt u. der Diffusionskoeffizient wird erhöht. Dies führt zu sehr guten Lösungseigenschaften, weshalb diese überkritischen Fluide od. Gase als Lösungsmittel u. a. für die überkritische Fluidchromatographie* verwendet werden.

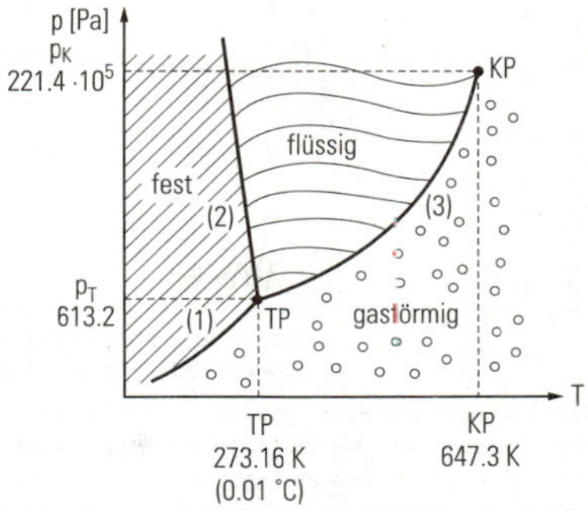


**Phasendiagramm:** p-T-Zustandsdiagramm von Wasser als Beispiel; 1: Sublimationskurve; 2: Schmelzkurve; 3: Dampfdruckkurve; TP: Tripelpunkt; KP: kritischer Punkt

**Phasengesetz:** s. Gibbs-Phasengesetz.

**Phaseninversion:** s. Emulsionen.

**Phasenkohärenz:** s. Gele.

**Phasenkontrastverfahren:** Phasenkontrastmikroskopie; mikroskop. Verfahren zur kontrastreichen Sichtbarmachung ungefärbter, toter od. lebender Objekte, die sich durch Brechungsindex* od. Dicke von der umgebenden Materie unterscheiden; **Prinzip:** Beim Ph. ändert sich die Phase der Lichtwellen, die die mikroskop. Objekte durchdringend; die Phasenverschiebungen werden durch entspr. opt. Einrichtungen am Mikroskop* (Phasenkontrastobjektive, -kondensor, Phasenringblende u. a.) in Hell-Dunkel-Unterschiede umgewandelt.

**Phasenlöslichkeitsanalyse:** (engl.) *phase solubility analysis (Abk. PSA)*; Bestimmung der Sättigungslöslichkeit (s. Löslichkeit) einer Substanz in Abhängigkeit von der Konz. einer weiteren gelösten Substanz; bestimmt wird dabei die gelöste Substanzmenge pro Mengeneinheit der Lösung (sog. Phasenlöslichkeit) als Funktion der eingesetzten Substanzmenge pro Mengeneinheit des Lösungsmittels (Systemzusammensetzung) bei konstanter Temp. (s. Abb.). Die über den Trockenrückstand gravimetr. (s. Gravimetrie) bestimmte Gleichge-

P

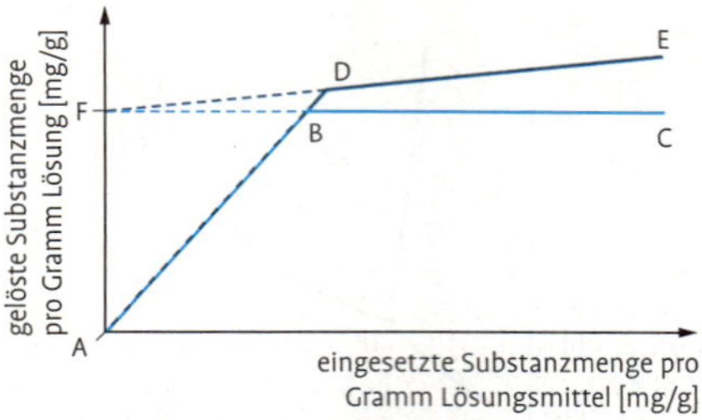


**Phasenlöslichkeitsanalyse:** typ. Phasenlöslichkeitsdiagramm; Konzentrationsverlauf bei einer Reinsubstanz (ABC) u. einer verunreinigten Substanz (ADE); die Steigung der Linie AB (AD) beträgt 1; die Steigung der Linie DE hängt von der Verunreinigung ab; F: Löslichkeit der Reinsubstanz

wichtslöslichkeit einer verunreinigten Substanz (Hauptkomponente + Verunreinigung) nimmt bei steigender Systemzusammensetzung über die Sättigungslöslichkeit der Hauptkomponente hinaus zu, da die Lsg. zunächst an Verunreinigung ungesättigt ist. Der entspr. Anstieg der Phasenlöslichkeit ist gleich dem Verunreinigungsgrad, wenn sich Hauptkomponente u. Verunreinigung nicht wechselseitig beeinflussen. **Anw.:** Untersuchung der Löslichkeitsbeeinflussung; v. a. von biopharmazeut. u. technolog. Interesse; quantitative Bestimmung der Reinheit einer Substanz (in der USP offizinell).

**Phasen, mesomorphe:** s. Flüssigkristalle.

**Phasenprophylaktika:** Stimmungsstabilisierer; Pharmaka, die das Wiederauftreten von Phasen affektiver Psychosen verhindern od. Dauer u./od. Ausmaß der psychot. Symptome während der Phasen reduzieren; z. B. Lithiumsalze*, Carbamazepin*, Valproinsäure* u. Lamotrigin*.

**Phasentrennung:** Auftrennung eines Zwei- od. Mehrphasensystems in die einzelnen Phasen; **1.** als unerwünschter Effekt i. S. von Stabilitätsproblemen, z. B. bei Suspensionen* od. Emulsionen*; auch durch Inkomp. ausgelöst u./od. beschleunigt; vgl. Aufrahmen; Brechen von Emulsionen; Koaleszenz; **2.** Prinzip der Sedimentationsanalyse* u. des Ausschüttelns*; vgl. Scheidetrichter.

**Phasenumkehr:** s. Emulsionen.

**Phasenumwandlung:** Umwandlung eines Stoffes von einer Phase* in eine andere, wobei sich physik. Eigenschaften sprunghaft ändern; zu den Ph. gehören v. a. die Änderungen des Aggregatzustandes*, polymorphe, pseudopolymorphe u. allotrope Umwandlungen (s. Polymorphie).

**Phasenverschiebung:** Phasendifferenz; Differenz der Phasen zweier Wellen od. Schwingungen gleicher Frequenz.

**Phasenverteilung:** s. Emulsionen (Bestimmung des Emulsionstyps).

**Phaseolin:** $C_{20}H_{18}O_4$; mit Pterocarpin* verwandte Verb. in erkrankten Phaseolus vulgaris-Pflanzen; fungistat. Eigenschaften (s. Phytoalexine).

**Phaseoli pericarpium:** s. Phaseolus vulgaris ssp. vulgaris var. vulgaris.

**Phaseolunatin:** s. Linamarin.

**Phaseolus lunatus** L.: Phaseolus bipunctatus Jacq.; Mondbohne, Limabohne; Fam. Fabaceae (Leguminosae); Tropen; **Stpfl. von Rangoonbohnen,** den essbaren, blausäurehaltigen Samen; **Inhaltsst.:** Linamarin*.

**Phaseolus vulgaris** L. **ssp. vulgaris var. vulgaris:** Bohne, Fisole, Gartenbohne; Fam. Fabaceae (Leguminosae); heim. in Amerika; Stpfl. von **Phaseoli pericarpium:** Fructus Phaseoli sine semine, Legumina Phaseoli (fälschl. Cortex Phaseoli), Pericarpium Phaseoli; Bohnenhülsen, Bohnenschalen; von den Samen befreite Früchte (Hülsen, s. Fruchtformen); **Off.:** DAC; Kommission E; **Inhaltsst.:** Trigonellin*, Asparagin*, Cholin* sowie die Aminosäuren Arginin*, Tryosin*, Leucin*, Tryptophan, Lysin* (kein Guanidin u. keine Saponine), ferner Kieselsäure (Silicium*), Phosphorsäure, Kalium, Calcium, Magnesium u. a., bis 48 % Hemicellulosen; **Anw.:** (volkstüml.) Durchspülungstherapie bei Erkrankungen der ableitenden Harnwege, bei Gicht, Gesichtsakne, Hautjucken, Diabetes (Wirk. nicht erwiesen); **Amylum Phaseoli:** Bohnenstärke; Stärke aus den Samen; vgl. Amylum (Abb. 1 dort); **Toxikol.:** Die Samen (Bohnen) enthalten Phasin*, das Erbrechen, Diarrhö, auch Hämorrhagien hervorruft u. durch Kochen, aber nicht durch Trocknen der Bohnen zerstört wird.

**Phaseolus vulgaris ssp. vulgaris var. nanus** (L.) Aschers: Buschbohne, Zwergbohne, Fisole; Fam. Fabaceae (Leguminosae); heim. in Südamerika; nicht windende Bohnenpflanze; **Inhaltsst.:** ähnl. Phaseolus* vulgaris ssp. vulgaris var. vulgaris. **Hom.:** Phaseolus nanus: nach der Blüte gesammelte Pflanze.

**Phase-I-Reaktionen der Biotransformation:** s. Metabolismus.

**Phase-II-Reaktionen der Biotransformation:** s. Metabolismus.

**Phasin:** Lektin* in Phaseolus vulgaris u. a.; reagiert selektiv mit *n*-Acetylgalactosamin; Polypeptid aus Glutaminsäure*, Asparaginsäure*, Serin*, Alanin*, Tyrosin*, Lysin*, Arginin*; bewirkt die Giftigkeit roher Bohnen (s. Phaseolus vulgaris ssp. vulgaris var. vulgaris); wird bei Erhitzen zerstört.

**PHB-Ester:** Kurzbez. für ***p*-H**ydroxy**b**enzoesäureester; s. Parabene; Konservierung.

**Phe:** Abk. für **Phe**nylalanin*.

**α-Phellandren:** 2-Methyl-5-(1-methylethyl)-1,3-cyclohexadien; *p*-Mentha-1,5-dien; $C_{10}H_{16}$, Strukturformel: s. Abb.; $M_r$ 136.23; farblose Flüss.; lösl. in Ethanol u. Ether; Best. zahlreicher äther. Öle; das opt. aktive α-Ph. ist rechtsdrehend in Gingergrasöl, Fenchelöl u. Elemi, linksdrehend in Eukalyptusöl, Pimentöl, Sternanisöl, Terpentinöl; **Anw.:** in der Parfümerie.

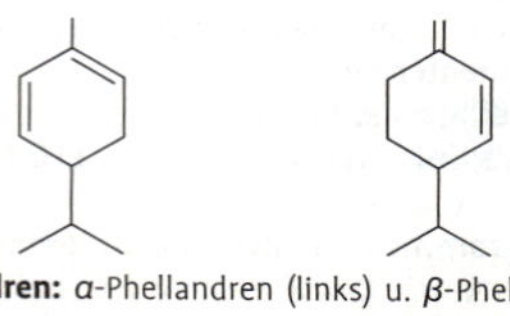

**α-Phellandren:** α-Phellandren (links) u. β-Phellandren (rechts)

**β-Phellandren:** 3-Methylen-6-(1-methylethyl)cyclohexen, *p*-Mentha-1(7),2-dien; $C_{10}H_{16}$, Strukturformel: s. *α*-Phellandren (Abb. dort); $M_r$ 136.23; farblose Flüssigkeit; die rechtsdrehende D-Form ist z. B. Best. des äther. Öls von Oenanthe* aquatica; die L-Form findet sich z. B. in Balsamum* canadense.

**Phellandri fructus:** s. Oenanthe aquatica (Fructus Phellandrii).

**Phellandrium aquaticum:** s. Oenanthe aquatica.

**Phellem:** Kork, Korkgewebe; (bot.) vom Phellogen* nach außen gebildete Korkzellen; äußerster Teil des Periderms*, ohne Interzellularen*; vgl. Rinde.

**Phelloderm:** (bot.) vom Phellogen* gebildetes, sekundäres Rindengewebe (Korkrinde).

**Phellogen:** Korkkambium; (bot.) ein sekundäres Meristem; bildet nach außen Kork (Phellem*), nach innen Phelloderm* u. ist an der Bildung von Borke* beteiligt.

**Phenacylbromid:** s. Bromacetophenon.

**Phenanthren:** $C_{14}H_{10}$, Strukturformel: s. Abb.; $M_r$ 178.22; D. 1.025; Schmp. 101 °C; Sdp. 332 °C; mit Anthracen* isomerer aromat. Kohlenwasserstoff; weiße bis gelbl. Kristalle, unlösl. in Wasser, lösl. in heißem Ethanol, leicht lösl. in Chloroform, Benzol, Ether; die Lösung fluoresziert blau; **Vork.:** natürl. im Steinkohlenteer, s. Pix Lithanthracis, (Fraktion 310–350 °C); Grundgerüst zahlreicher Naturstoffe, z. B. Saponine*, Vitamin* D, Cholesterol*, Sexualhormone*, Phenanthrenalkaloide*; vgl. Kohlenwasserstoffe, polycyclische aromatische.

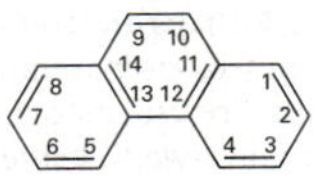


**Phenanthren**

**Phenanthrenalkaloide:** Alkaloide*, die Phenanthren* als Teil des Grundgerüstes enthalten, z. B. Morphin*, Codein*, Thebain*; Biogenese: s. Benzylisochinolinalkaloide.

**Phenanthridin:** Benzo[*c*]chinolin, 3,4-Benzochinolin, 9-Azaphenanthren; CAS-Nr. 229-87-8; $C_{13}H_9N$, Strukturformel: s. Verbindungen, heterocyclische (Abb. dort); $M_r$ 179.22; Schmp. 105–107 °C; Sdp. 349 °C.

**Phenanthridinalkaloide:** s. Amaryllidaceen-Alkaloide.

**Phenanthrolinhydrochlorid:** $C_{12}H_9ClN_2 \cdot H_2O$; $M_r$ 234.7; Schmp. 224–227 °C; fast weißes, krist. Pulver, leicht lösl. in Wasser, lösl. in Ethanol; **Anw.:** (analyt.) in der chem. Analyse zum Nachw. u. zur kolorimetr. Bestimmung von 2-wertigem Eisen; als Eisen(II)-Phenanthrolinkomplex (Ferroin) auch zum Nachw. u. zur Titration oxidierender bzw. reduzierender Ionen, z. B. von Cer(IV), Vanadium(IV) sowie als Reagenz Ph.Eur. zur Identitätsprüfung von *α*-Tocopherolacetat (s. Vitamin E).

**Phenazaxan:** s. Fendilin.

**Phenazin:** Dibenzopyrazin; $C_{12}H_8N_2$, Strukturformel: s. Abb.; $M_r$ 180.2; Schmp. 171 °C; hellgelbe Kristallnadeln, unlösl. in Wasser; **Vork.:** Grundgerüst der Phenazinfarbstoffe, z. B. Safranine*, Induline, Mauvein, Pyocyanin*.

**Phenazolin:** s. Antazolin.

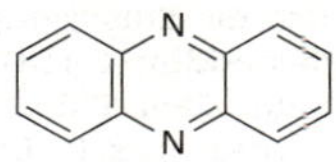


**Phenazin**

**Phenazon** (INN): Phenazonum Ph.Eur., Phenyldimethylpyrazolonum, Pyrazolonum phenyldimethylicum; Dimethyloxychinizin; 1,2-Dihydro-1,5-dimethyl-2-phenyl-3*H*-pyrazol-3-on; CAS-Nr. 60-8-0; $C_{11}H_{12}N_2O$, Strukturformel: s. Abb.; $M_r$ 188.2; Schmp. 110–113 °C; weißes, krist. Pulver od. farblose Kristalle, geruchlos od. fast geruchlos; sehr leicht lösl. in Wasser, Ethanol u. Chloroform, fast unlösl. in Ether; **Wirk.:** Analgetikum*, Antipyretikum*, weniger antirheumat.; **Dos.:** p. o. 0.3–0.6 g, EMD 1.0 g, TMD 3.0 g; rektal 1.0 g.

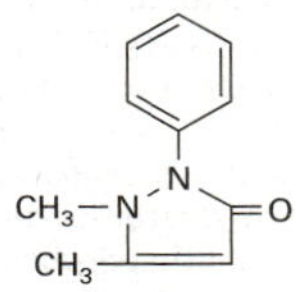


**Phenazon**

**Phenazon-Koffeinzitrat:** s. Phenazon mit Coffeincitrat.

**Phenazon mit Coffeincitrat:** Phenazon-Koffeinzitrat ÖAB, Phenyldimethylpyrazolon mit Coffeincitrat, Phenyldimethylpyrazolonum cum Coffeino citrico, Antipyreticum compositum, Antipyrinum cum Coffeino citrico, Phenazonum et Coffeini Citras; Mischung aus 89.0–90.5 % Phenazon*, 9.0–10.0 % Coffein* (wasserfrei) u. 0.45–0.65 % Citronensäure (wasserfrei); weißes, krist. Pulver; **Wirk.:** Analgetikum*; **Dos.:** 0.3–0.6 g; EMD 1.0 g, TMD 3.0 g.

**Phenazonsalicylat:** Phenyldimethylpyrazolonsalicylat, Phenyldimethylpyrazolonum salicylicum, Pyrazolonum phenyldimethylicum salicylicum, Phenazoni salicylas, Antipyrinsalicylat, Salipyrin, salicylsaures Phenyldimethylpyrazolon; $C_{11}H_{12}N_2O \cdot C_7H_6O_3$; $M_r$ 326.4; Schmp. 89–92 °C; weißes, krist., geruchloses Pulver mit süßl.-bitterem Geschmack; lösl. in 210 T. Wasser, 40 T. siedendem Wasser, 4 T. Ethanol; nicht mehr im Handel befindl. schwaches Analgetikum*; **Darst.:** Zusammenschmelzen von Phenazon* u. Salicylsäure*.

**Phenazonum et Coffeini Citras:** s. Phenazon mit Coffeincitrat.

**Phenazopyridin** (INN): 3-Phenylazopyridin-2,6-diamin; CAS-Nr. 94-78-0; $C_{11}H_{11}N_5$; $M_r$ 213.28; wegen des geringen Nutzen-Risiko-Verhältnisses nicht mehr im Handel befindl. Analgetikum* u. Antiseptikum* der Harnwege sowie Diagnostikum; **UAW:** orange-rote Färbung des Harns, Methämoglobinämie, mögl. Leber- u. Nierenschäden. **Phenazopyridinhydrochlorid:** Schmp. 137–139 °C (polymorph).

**Phencyclidin:** s. Phenylcyclohexylpiperidin.

**Phenethylalkohol:** s. Phenylethylalkohol.

**Phenethylamin:** s. Butetamat.

**Phenetidine:** Aminophenolethylether, Ethoxyaniline; Derivate des Anilins*, in denen ein H-Atom des

P

Benzolrestes durch die Ethoxygruppe ($—OC_2H_5$) ersetzt ist; ***p*-Phenetidin:** $C_2H_5O—C_6H_4—NH_2$; farblose, dem Anilin* ähnl. Flüss.; **Anw.:** (chem.) Darst. von Ph.-Derivaten; z. B. Lactylphenetidin (nicht mehr im Handel).

***p*-Phenetylcarbamid:** s. Dulcin.

**Phenilon:** s. Pemolin.

**Pheniramin** (INN): (*RS*)-*N,N*-Dimethyl-3-phenyl-3-(pyridin-2-yl)propan-1-amin; CAS-Nr. 86-21-5; $C_{16}H_{20}N_2$; $M_r$ 240.34; Sdp. 181 °C (1.73 kPa), 142 °C (267 Pa), 135 °C (67 Pa); D. 1.0081; $n_D^{25\,°C}$ 1.5519–1.5521; unlösl. in Wasser, lösl. in verd. Säuren, Ethanol, Benzol, Chloroform, Ether; $pK_S$ der konjugierten Säure 9.27; nicht mehr im Handel befindl. Histamin*-$H_1$-Rezeptoren-Blocker; früher angewendet als Antihistaminikum* u. Antiemetikum*; **UAW:** s. Meclozin. **Pheniraminhydrogenmaleat:** Pheniramini maleas Ph.Eur.6; CAS-Nr. 132-20-7; $C_{20}H_{24}N_2O_4$; $M_r$ 356.4; sehr leicht lösl. in Wasser, leicht lösl. in Dichlormethan.

**Phenobarbital** (INN): Phenobarbitalum Ph.Eur., Acidum phenylaethylbarbituricum, Phenylethylbarbitursäure; 5-Ethyl-5-phenylbarbitursäure; CAS-Nr. 50-06-6; $C_{12}H_{12}N_2O_3$, Strukturformel: s. Abb.; $M_r$ 232.2; Schmp. 174–178 °C (polymorph); bildet auch Hydrate; weißes, krist. Pulver von schwach bitterem Geschmack, leicht lösl. in 90 %igem Ethanol u. in Aceton, lösl. in Ether, wenig lösl. in siedendem Wasser u. Chloroform, sehr schwer lösl. in Wasser von 20 °C; gibt wasserlösl. Verb. mit verd. Alkalilaugen, Alkalicarbonat- u. Ammoniaklösungen; **Wirk.:** Barbiturat*, Antiepileptikum*; unterliegt dem Betäubungsmittelgesetz* (Anlage III; mit Ausnahmen); **Ind:** Epilepsie (Grand mal, Petit mal; Grand-mal-Schutz bei Petit-mal-Anfällen im Kindesalter); **Dos.:** p. o. 1–3 mg/kg KG/d, Kinder 3–4 mg/kg KG/d, aufgeteilt in 2 Tagesdosen; i. m. od. langsam i. v. 200 mg, Kinder: 60–150 mg, evtl. 2–3-mal tägl.; EMD für Erwachsene 0.4 g, TMD 0.8 g; HWZ 48–144 h; LD ca. 6.0 (1.7–9.0) g.

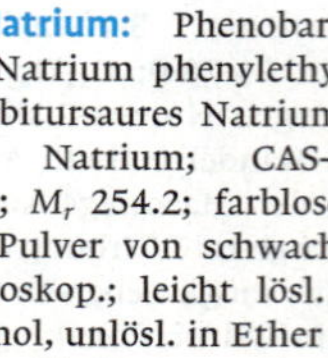


**Phenobarbital**

**Phenobarbital-Natrium:** Phenobarbitalum natricum Ph.Eur., Natrium phenylethylbarbituricum, phenylethylbarbitursaures Natrium, ethylphenylbarbitursaures Natrium; CAS-Nr. 57-30-7; $C_{12}H_{11}N_2NaO_3$; $M_r$ 254.2; farblose Kristalle od. weißes, krist. Pulver von schwach bitterem Geschmack; hygroskop.; leicht lösl. in Wasser u. 90 %igem Ethanol, unlösl. in Ether u. Chloroform; **Ind.:** s. Phenobarbital.

**Phenododeceniumbromid** (INN): s. Domiphenbromid.

**Phenodure:** härtbare feste od. flüssige Phenolharze*; **Anw.:** (techn.) Herst. von kalthärtenden Lacken u. Einbrennlacken.

**Phenol:** Phenolum Ph.Eur., Acidum carbolicum, Acidum phenolicum; Carbolsäure, Karbol, Karbolsäure; Monohydroxybenzol; CAS-Nr. 108-95-2; $C_6H_5OH$; $M_r$ 94.11; D. 1.072; Schmp. 40.9 °C; Sdp. 180–182 °C; farblose, schwach rosa od. gelbl. Kristalle von charakterist. Geruch; an der Luft sich allmähl. stärker rosa od. gelbl. färbend; sehr leicht lösl. in 96 %igem Ethanol, Chloroform, Ether, Schwefelkohlenstoff, fetten Ölen, lösl. in Glycerol u. Wasser, in Alkalilaugen unter Phenolatbildung; **Vork.:** im Steinkohlenteer (s. Pix Lithanthracis), in versch. Erdölen (s. Oleum Petrae) sowie als Sulfat im Tier- u. Menschenharn; **Darst.:** früher aus den zw. 170 u. 250 °C siedenden Anteilen des Steinkohlenteers, heute überwiegend aus Benzol* (s. Hock-Lang-Synthese; Raschig-Phenolsynthese) u. Propen über Cumol (2-Phenylpropan) u. Cumolhydroperoxid als Zwischenprodukte; **Anw.: 1.** (med.) Antiseptikum*; heute zur Wundbehandlung kaum mehr verwendet, sondern fast ausschließl. zur Grobdesinfektion, z. B. von Gegenständen, Instrumenten, Zimmern, Abortgruben; s. Phenol, verflüssigtes; **2.** (techn.) eine der wichtigsten Substanzen zur Herst. von Kunstharzen*, synthetischen Gerbstoffen*, Riechstoffen u. zahlreichen Farbstoffen sowie zur Synthese vieler Arzneimittel (z. B. Salicylsäure*, Phenylsalicylat*); **3.** (analyt.) Reagenz Ph.Eur.; **Toxikol.:** P. ist ein Protoplasmagift, konzentriert tötet es alle lebenden Zellen, in verd. Zustand wirkt es entwicklungshemmend; auf die Haut wirkt P. ätzend u. anästhesierend. Innerl.: starkes Gift (Harn bräunl. grün bis schwarz), das zu Kollaps u. Tod führt; **Antidot:** Zuckerkalk (s. Calcaria saccharata), Magenspülung mit 0.1 % Kaliumpermanganat u. 10 % Glycerol-Zusatz; Olivenöl mit Eiweiß, keine Mineralöle; äußerl.: Abwaschen der Haut mit Schmierseife, Cortisonsalbe. LD: oral 10–30 g, rektal 1–2 g. **Gesch.:** 1834 von Friedlieb Ferdinand Runge (1794–1867) entdeckt u. 1867 in Glasgow von Joseph Lister (Chirurg, 1827–1912) als Antiseptikum eingeführt. **Rohe Karbolsäure:** Acidum carbolicum crudum, s. Cresol. **Hom.:** Acidum carbolicum: Phenol; verordnet z. B. bei durch Alkohol bedingter Gastritis, Eiterungen an Haut u. Schleimhäuten mit Gewebezerstörung.

**Phenolcarbonsäuren:** Phenolsäuren; Bez. für (vorwiegend) in Pflanzen vorkommende Hydroxybenzoe- u. Hydroxyzimtsäuren (Phenylacrylsäuren); ihre Ester, z. B. Chlorogensäure*, Cichoriumsäure (Dicaffeoylweinsäure; in Echinacea* angustifolia u. Cichorium* intybus), Rosmarinsäure*, Lithospermsäure*, werden als Depside* bezeichnet. Mit Zuckern bzw. Glykosiden verbundene Ph. (polyphenol. Esterglykoside) sind z. B. Verbascosid (in Verbena* officinalis u. Plantago lanceolata*), Echinacosid (in Echinacea angustifolia) u. Tilirosid (in Tilia-Arten). Biogenet. lassen sie sich wie die anderen Phenylpropanderivate* nicht nur von den Phenylaminopropansäuren Phenylalanin* u. Tyrosin*, sondern auch von anderen Produkten des Shikimisäure-Chorisminsäure-Weges (s. Aromatenbiosynthese) ableiten. Aus den Hydroxyzimtsäuren können durch Abbau der Seitenkette (*β*-Oxidation; s. Fettsäureabbau) Hydroxybenzoesäuren (s. Tab.)

**Phenolcarbonsäuren**
Wichtige Vertreter und Beispiele

| Substituenten | Hydroxybenzoesäuren | Hydroxyzimtsäuren |
|---|---|---|
| 2-OH | Salicylsäure | *o*-Cumarsäure |
| 4-OH | *p*-Hydroxybenzoesäure | *p*-Cumarsäure |
| 2,5-Di-OH | Gentisinsäure | |
| 3,4-Di-OH | Protocatechusäure | Kaffeesäure |
| 3,4,5-Tri-OH | Gallussäure | |
| 3-$OCH_3$, 4-OH | Vanillinsäure | Ferulasäure |
| 3-OH, 4-$OCH_3$ | Isovanillinsäure | Isoferulasäure |
| 3,5-Di-$OCH_3$, 4-OH | Syringasäure | Sinapinsäure |

entstehen, die durch Decarboxylierung* einfache Phenole* bilden können.

**Phenole:** Derivate des Benzols* u. seiner Homologen, bei denen ein od. mehrere H-Atome des Benzolrings durch die Hydroxylgruppe —OH ersetzt sind, z. B. Phenol*, Resorcin*, Brenzcatechin*; Herkunft der in Pflanzen auftretenden einfachen Ph.: **1.** aus dem Terpenstoffwechsel, z. B. Thymol*; **2.** aus Phenolcarbonsäuren*, z. B. Hydrochinon*, gebildet aus *p*-Cumarsäure; **3.** aus dem Polyketid-Biosyntheseweg (s. Aromatenbiosynthese), z. B. Phloroglucin*.

**Phenolether:** aromatische Verbindungen*, in denen das H-Atom der phenol. Hydroxylgruppen durch Alkylreste ersetzt ist, z. B. Anisol* ($C_6H_5$—O—$CH_3$), Phenetol ($C_6H_5$—O—$C_2H_5$); sehr beständige, in Wasser schwer lösl. Verb., meist mit starkem Geruch.

**Phenolharze:** Duroplasten (Strukturformel: s. Abb.) mit unterschiedl. Beimengungen (Füllstoffen), die zur Herst. von Schraubverschlüssen für Arzneigläser dienen.

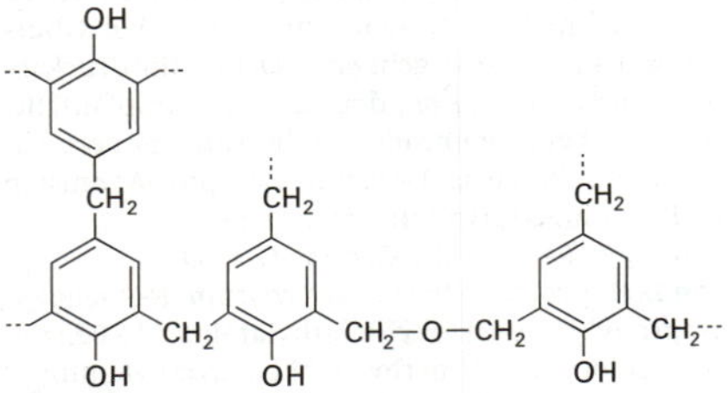

**Phenolharze**

**Phenolkalk:** Calcium cresolicum; Karbolkalk; Mischung von 85 T. Calciumoxid* mit 15 T. Phenol*; **Anw.:** Desinfektionsmittel*.

**Phenoloxidasen:** zu den Oxidasen* gehörende Oxidoreduktasen (s. Enzyme), die Phenole* zu Chinonen* oxidieren; Kupferproteide; **Vork.:** bei Pflanzen u. Tieren weit verbreitet; **Formen: 1.** Monophenoloxidasen: katalysieren die Oxidierung von Monophenolen (z. B. Tyrosin*) zu *o*-Chinonen; **2.** Polyphenoloxidasen: katalysieren die Oxidierung z. B. von Diphenolen (z. B. Brenzcatechin*) zu *o*-Chinonen; **Vertreter:** z. B. Tyrosinase*, Catecholoxidase; **Hinweis:** Auch die Bildung dunkler Farbstoffe (Melanine*) in pflanzl. u. tier. Gewebe sowie Fermentierungen (z. B. des chines. Tees) werden auf die Wirk. der Ph. zurückgeführt.

**Phenolphthalein** (INN): Phenolphthaleinum Ph.Eur.6, Dihydroxyphthalophenon; 3,3-Bis(4-hydroxyphenyl)-1-(3*H*)-isobenzofuranon; CAS-Nr. 77-09-8; $C_{20}H_{14}O_4$, Strukturformel: s. Abb.; $M_r$ 318.31; Schmp. 255–260 °C; weißes Pulver; lösl. in 12 T. Ethanol, in ca. 50 T. Ether, in Wasser fast unlöslich; **Darst.:** Erhitzen von Phenol* mit Phthalsäureanhydrid* u. Schwefelsäure*, Auskochen des erkalteten Gemischs mit Wasser, Lösen des Rückstands in Natronlauge* u. Ausfällen des Ph. mit Essigsäure*; **Anw.: 1.** (chem.) als Säure-Base-Indikator* in 1 %iger alkohol. Lsg.; das in saurem u. neutralem Medium farblose Ph. färbt sich bei Anwesenheit von Basen (selbst in geringsten Spuren) tief karminrot, wobei die Farbe noch in Verd. von 1 : 1 Mio. sichtbar ist; Umschlagsbereich: pH 8 (farblos) bis pH 9.8 (rot) durch Übergang der lac-

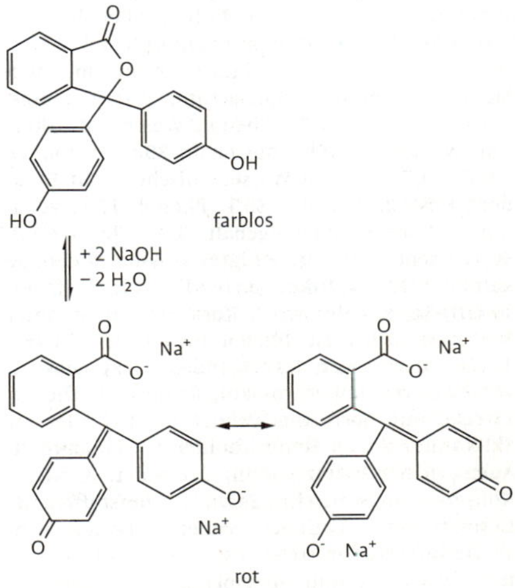

**Phenolphthalein**

P

toiden in die rote chinoide Form; **2.** (med.) obsolet aufgrund schwerer UAW (schwere Darmblutungen, Überempfindlichkeitsreaktionen, Atemstörungen); früher als Laxans* angewendet; **Gesch.:** Ph. wurde 1871 von A. von Baeyer entdeckt.

**Phenolphthaleinlösung:** Darst.: Ph.Eur.6, 0.1 g Phenolphthalein* in 80 mL 96 %igem Ethanol gelöst; die Lsg. wird mit Wasser zu 100 mL verdünnt; Indikator*; Umschlagsbereich: pH 8.2 (farblos) bis pH 10 (rot).

**Phenolphthaleinpapier:** mit Phenolphthalein*-Lsg. getränkter Filterpapier*-Streifen; **Anw.:** Reagenz Ph.Eur.6; Indikator* in der Alkalimetrie (s. Säure-Base-Titration).

**Phenolphthalol:** Phthalol; 2-(4,4′-Dihydroxybenzhydryl)benzylalkohol; CAS-Nr. 81-92-5; $C_{20}H_{18}O_3$; $M_r$ 306.34; Schmp. 201–202 °C (kristallisiert aus verd. Ethanol); Metabolit von Phenolphthalein*; aufgrund schwerwiegender UAW nicht mehr im Handel befindl. Laxans*.

**Phenolrot:** s. Phenolsulfonphthalein.

**Phenolsäuren:** s. Phenolcarbonsäuren

**Phenolsulfonphthalein:** Abk. PSP; Phenolsulfonphthaleinum Ph.Eur.6; Phenolrot; 4,4′-(3*H*-2,1-Benzoxathiol-3-yliden)bisphenol-5,5-dioxid; CAS-Nr. 143-74-8; $C_{19}H_{14}O_5S$; $M_r$ 354.37; dunkelrotes, krist. Pulver; 1 g Substanz löst sich in ca. 1300 mL Wasser (rot), 350 mL Ethanol (gelb) od. 500 mL Aceton (gelbgrün), prakt. unlösl. in Chloroform u. Diethylether, unter Salzbildung leicht lösl. in wässrigem Alkalihydroxid u. wässrigem Alkalicarbonat (rot); **Anw.:** **1.** (chem.) Reagenz Ph.Eur.6; Indikator*, Umschlagsbereich: pH 6.4 (gelb) bis pH 8.2 (rot); pH-Kontrolle in Zellkulturmedien; Grenzprüfung auf Bromid* in Natriumchlorid*; **2.** (med.) Nierenfunktionsprüfung, Bestimmung der tubulären Sekretionsleistung; nur noch selten und v. a. in der Veterinärmedizin angewendet, da der PSP-Test erst auf schwere Tubulusschäden anspricht.

P

**Phenolsulfonsäure:** s. Sozolsäure.

**Phenolum liquefactum:** s. Phenol, verflüssigtes.

**Phenolum parachloratum:** s. *p*-Chlorphenol.

**Phenolum tribromatum:** s. Tribromphenol.

**Phenolum trichloratum:** s. Trichlorphenol.

**Phenol, verflüssigtes:** Acidum carbolicum liquefactum, Phenolum liquefactum; Zusammensetzung: **1.** DAC; 90.9 T. Phenol, Wasser ad 100 T. (im Wasserbad); Phenol-Gehalt 89.0–91.0 %; D. 1.065–1.070; lösl. in Wasser, mischbar mit Ethanol (96 %); **2.** Ph.Helv.: 85 T. Phenol, 15 T. gereinigtes Wasser; Phenolgehalt 83–87 %; **3.** ÖAB: 90 T. Phenol, 10 T. gereinigtes Wasser; Phenolgehalt 88.0–92.0 %; **Inkomp.:** oxidierende Stoffe, Eisen(III)-Salze, Polysorbat*, Korkverschlüsse (unter 8 °C kann sich krist. Phenol ausscheiden); **Anw.:** **1.** v. Ph. darf wegen des fehlenden Wirkungsnachweises u. des hohen toxikol. Risikos für therap. Zwecke nur noch angewendet werden i. R. der Sklerotherapie bei Hämorrhoiden u. als neurolyt. Agens in der Zahnmedizin; **2.** obsolet: Anw. als Konservierungsmittel in Seren u. Impfstoffen, als Dermatikum in Lotionen, Salben u. Lösungen u. als Desinfektionsmittel.

**Phenolwasser:** s. Aqua phenolata.

**Phenoplaste:** Phenolharze*, Kunstharze (Resole, Bakelite), Kondensationsprodukte aus Phenol u. Formaldehyd, meist mit Füllstoffen (z. B. Faserstoffen) vermischt.

**Phenothiazin:** Phenthiazin, Thiodiphenylamin; 2,3,5,6-Dibenzo-1,4-thiazin; $C_{12}H_9NS$, Strukturformel: s. Abb.; $M_r$ 199.26; Schmp. 180 °C; Sdp. 370 °C; gelbe Kristalle, sehr schwer lösl. in Wasser, wenig lösl. in Ethanol u. Ether, lösl. in Benzol, Aceton, Xylol; Grundkörper für Thiazinfarbstoffe* u. zahlreiche wichtige Psychopharmaka* mit zentral-sedativer Wirk., die Angst- u. Spannungszustände beseitigen (s. Phenothiazinderivate); **Off.:** ÖAB (bis 1996); die frühere med. Anw. gegen Spul- u. Madenwürmer sowie als Antihistaminikum* ist obsolet.

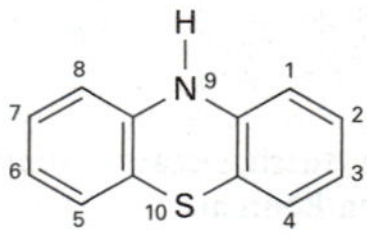


**Phenothiazin**

**Phenothiazinderivate:** von Phenothiazin* abgeleitete Verbindungen; **Einteilung:** **1.** Ph. mit aliphat. Seitenkette: stark sedierende Wirk., starke vegetative Begleitsymptomatik; z. B. Levomepromazin*, Promethazin*; **2.** Ph. mit Piperidylseitenkette: mittelgradig sedierende Wirk.; z. B. Thioridazin*; **3.** Ph. mit Piperazinylseitenkette: gering sedierende Wirk., stärkste antipsychot. Wirk., ausgeprägte extrapyramidale Symptomatik; z. B. Fluphenazin*, Perazin*, Perphenazin*; **Ind.:** als Neuroleptika* od. Antiallergika* (Histamin*-$H_1$-Rezeptoren-Blocker); **UAW:** Müdigkeit, Schwindel, Frühdyskinesien, Parkinson-Syndrom, Akathisie, Spätdyskinesien, Störungen der Speichel- u. Schweißsekretion, Herzrhythmusstörungen bis zum Kammerflimmern, Leukopenie, Agranulozytose u. Panzytopenie, passagere Erhöhung der Leberwerte, Galaktorrhö sowie photodynam. Reaktionen (bräunl. Pigmentierung der Haut); selten malignes neurolept. Syndrom; Sympt. bei **Überdosierung:** vorübergehendes Delir, Blutdruckabfall, Tachykardie, Atemdepression, Krampfanfälle, Koma; Ther.: symptomat. mit Anticholinergika* (z. B. Biperiden*), Dopamin-Rezeptor-Agonisten (z. B. Bromocriptin*) u. Antiepileptika*.

**Phenoxy-:** Bez. für die Gruppe $C_6H_5O$—.

**Phenoxybenzamin** (INN): Bensylytum, *N*-Phenoxyisopropyl-*N*-benzyl-*β*-chlorethylamin; *N*-Benzyl-*N*-(2-chlorethyl)-1-methyl-2-phenoxyethylamin; CAS-Nr. 59-96-1; $C_{18}H_{22}ClNO$, Strukturformel: s. Abb.; $M_r$ 303.84; Schmp. 38–40 °C (kristallisiert aus Petrolether); lösl. in Benzol; **Wirk.:** unspezif. Rezeptorenblocker, hemmt u. a. Alpha-1- u. Alpha-2- sowie Serotonin- u. Histaminrezeptoren; **Ind.:** Hypertonie beim Phäochromozytom*, neu-

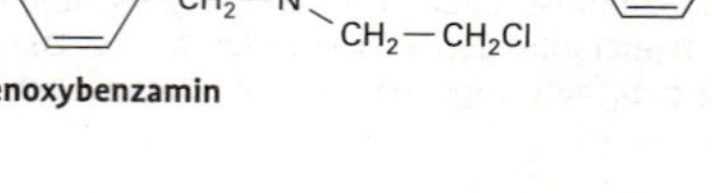


**Phenoxybenzamin**

rogene Blasenentleerungsstörungen; **UAW:** Blutdrucksenkung, reflektor. Tachykardie, Schwellung der Nasenschleimhäute, Müdigkeit; **Dos.:** p. o. Initialdosis 2×5 mg/d, kann langsam (um 10 mg alle 4–7 d) gesteigert werden auf 60 mg/d; Kinder 0.2–0.4 mg/kg KG/d; HWZ 3–4 h. Gebräuchl. ist auch Phenoxybenzaminhydrochlorid.

**Phenoxyessigsäure:** Glykolsäurephenylether; CAS-Nr. 122-59-8; $C_8H_8O_3$; $M_r$ 152.1; Schmp. ca. 98–100 °C; fast weiße Kristalle; wenig lösl. in Wasser, leicht lösl. in Ethanol, Ether u. Essigsäure 98 %; **Anw.:** Reagenz Ph.Eur.6; zur Reinheitsprüfung von Phenoxymethylpenicillin*.

**Phenoxyethanol:** Phenoxyethanolum Ph.Eur.6; 2-Phenoxyethanol; CAS-Nr. 122-99-6; $C_8H_{10}O_2$; $M_r$ 138.2; $d_{20}^{20}$ ca. 1.11; $n_D^{20\,°C}$ ca. 1.537; Schmp. 14 °C; Sdp. 242 °C; klare, farblose, ölige Flüss.; schwer lösl. in Wasser, leicht lösl. in Ethanol u. Ether; **Anw.:** bakterizides Konservierungsmittel in Hautcremes; Reagenz Ph.Eur.6; Bestandteil in Laufmitteln in der Dünnschichtchromatographie*.

**3-Phenoxyhydratropasäure:** s. Fenoprofen.

**Phenoxymethylpenicillin** (INN): Phenoxymethylpenicillinum Ph.Eur., Penicillin V, 6-(Phenoxyacetylamino)-penicillansäure; (2*S*,5*R*,6*R*)-3,3-Dimethyl-7-oxo-6-(2-phenoxyacetamido)-4-thia-1-azabicyclo[3.2.0]heptan-2-carbonsäure; CAS-Nr. 87-08-1; $C_{16}H_{18}N_2O_5S$, Strukturformel: s. Abb.; $M_r$ 350.38; Schmp. 120–128 °C (unter Zers.); $[\alpha]_D^{20\,°C}$ +186 bis +200 (c = 1 in 1-Butanol); weißes, krist. Pulver, schwacher charakterist. Geruch; 1 T. lösl. in 1700 T. Wasser, in 7 T. Ethanol, in 6 T. Aceton, lösl. in Chloroform, Glycerol, fast unlösl. in fetten Ölen u. flüssigem Paraffin; Antibiotikum*, bei dem die Benzylgruppe von Benzylpenicillin* durch eine Phenoxymethylgruppe ersetzt ist; **Wirk.:** magensaftresistentes (Oral-)Penicillin*; gut wirksam gegen grampositive Keime; nicht penicillinasestabil; **Ind.:** leichte Infektionen mit penicillinempfindl. Keimen wie Scharlach, Angina; **Dos.:** p. o. 0.5–1.5 g/d in geteilten Gaben, Kinder bis zu 1 Jahr 62.5 mg/6 h, Kinder von 1–5 Jahren 125 mg/6 h, Kinder von 6–12 Jahren 250 mg/6 h. HWZ 0.5–1 h. Gebräuchl. sind auch Phenoxymethylpenicillin-Natrium, Phenoxymethylpenicillin-Calcium-Dihydrat, Phenoxymethylpenicillin*-Benzathin, Phenoxymethylpenicillin*-Kalium. **Gesch.:** wurde als erstes säurestabiles, zur oralen Applikation geeignetes Penicillin eingeführt.

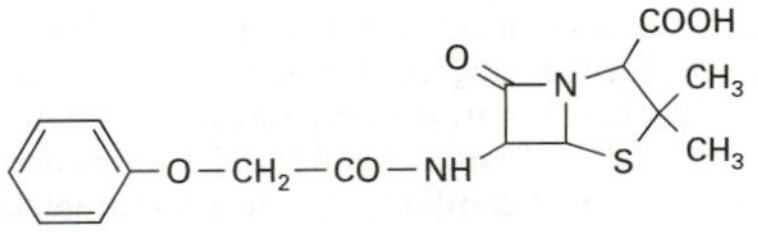


**Phenoxymethylpenicillin**

**Phenoxymethylpenicillin-Benzathin:** Benzathinum-Phenoxymethylpenicillinum, Phenoxymethylpenicillini Dibenzylethylendiamin; CAS-Nr. 5928-84-7; $C_{48}H_{56}N_6O_{10}S_2$; $M_r$ 941; weißes, krist. Pulver; fast unlösl. in Ether, sehr schwer lösl. in Wasser u. Chloroform, schwer lösl. in Ethanol, leicht lösl. in Dimethylformamid u. Formamid; besteht aus Phenoxymethylpenicillin* u. Dibenzylethylendiamin im Verhältnis 2 : 1; enthält eine variable Menge Kristallwasser (58 %); **Off.:** ÖAB; Depotform von Phenoxymethylpenicillin*.

**Phenoxymethylpenicillin-Kalium:** Phenoxymethylpenicillinum kalicum Ph.Eur.; CAS-Nr. 132-98-9; $C_{16}H_{17}KN_2O_5S$; $M_r$ 388.5; weißes, krist. Pulver; leicht lösl. in Wasser, fast unlösl. in Chloroform, Ether, fetten Ölen u. flüssigem Paraffin; **Wirk. u. Ind.:** s. Phenoxymethylpenicillin.

**Phenprobamat** (INN): 3-Phenylpropylcarbamat; CAS-Nr. 673-31-4; $C_{10}H_{13}NO_2$; $M_r$ 179.21; Schmp. 101–104 °C (kristallisiert aus wässrigem Ethanol); lösl. in absolutem Ethanol, Chloroform, Propylenglykol, Ethylendiamin, Dimethylformamid, wenig lösl. in Ether u. 50 %igem Ethanol, fast unlösl. in Wasser; nicht mehr im Handel befindl. Muskelrelaxans* u. Tranquilizer*; **UAW:** in hohen Dosen Übelkeit.

**Phenprocoumon** (INN): 3-($\alpha$-Ethylbenzyl)-4-hydroxycumarin; CAS-Nr. 435-97-2; $C_{18}H_{16}O_3$, Strukturformel: s. Abb.; $M_r$ 280.31; Schmp. 179–180 °C (kristallisiert aus verd. Methanol); fast unlösl. in Wasser, lösl. in Chloroform, Methanol, Alkalihydroxid-Lösungen; Derivat von Dicumarol*; **Off.:** DAC; **Wirk.:** Antikoagulans*, Vitamin-K-Antagonist; **Ind.:** Thrombosen, Thrombosegefahr, Lungenembolie, Herzinfarkt; **Kontraind.:** erhöhte Blutungsneigung, schwere Pankreaserkrankungen, Leber- u. Nierenschäden, Hypertonie, Magen-Darm-Geschwüre, operative Eingriffe; **WW:** cave: WW mit zahlreichen Arzneimitteln; **UAW:** innere u. äußere Blutungen, Hautnekrosen, Haarausfall, Übelkeit, Erbrechen; HWZ 150 h. Vgl. Cumarine.

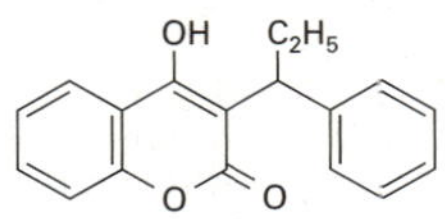


**Phenprocoumon**

**Phenpropionat:** chem. Kurzbez. für 3-Phenylpropionat.

**Phenthiazin:** s. Phenothiazin.

**Phentolamin** (INN): 2-(*m*-Hydroxy-*N*-*p*-tolylanilinomethyl)-2-imidazolin; 3-[N-(2-Imidazolin-2-ylmethyl)-4-methylanilino]phenol; CAS-Nr. 50-60-2; $C_{17}H_{19}N_3O$, Strukturformel: s. Abb.; $M_r$ 281.35; Schmp. 174–175 °C; in Österreich u. der Schweiz im Handel befindl. Alpha*-Rezeptoren-Blocker; in Deutschland außer Handel; **Ind.:** schwere akute Herzinsuffizienz mit Lungenstauung od. Lungenödem; **Dos.:** parenteral als Diagnostikum i. v. 5 mg; als Therapeutikum (i. v., i. m.) 10 mg; HWZ 0.5–0.75 h. Gebräuchlich ist Phentolaminmesilat.

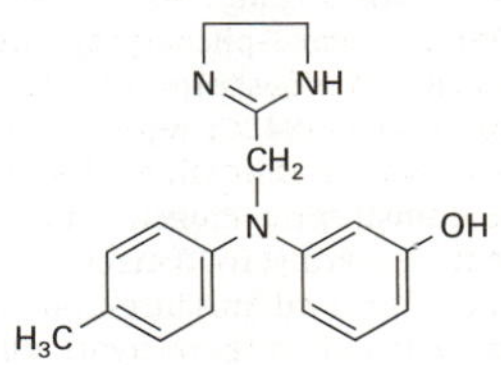


**Phentolamin**

**Phenyl-:** Bez. für die von Benzol* abgeleitete Gruppe —$C_6H_5$.

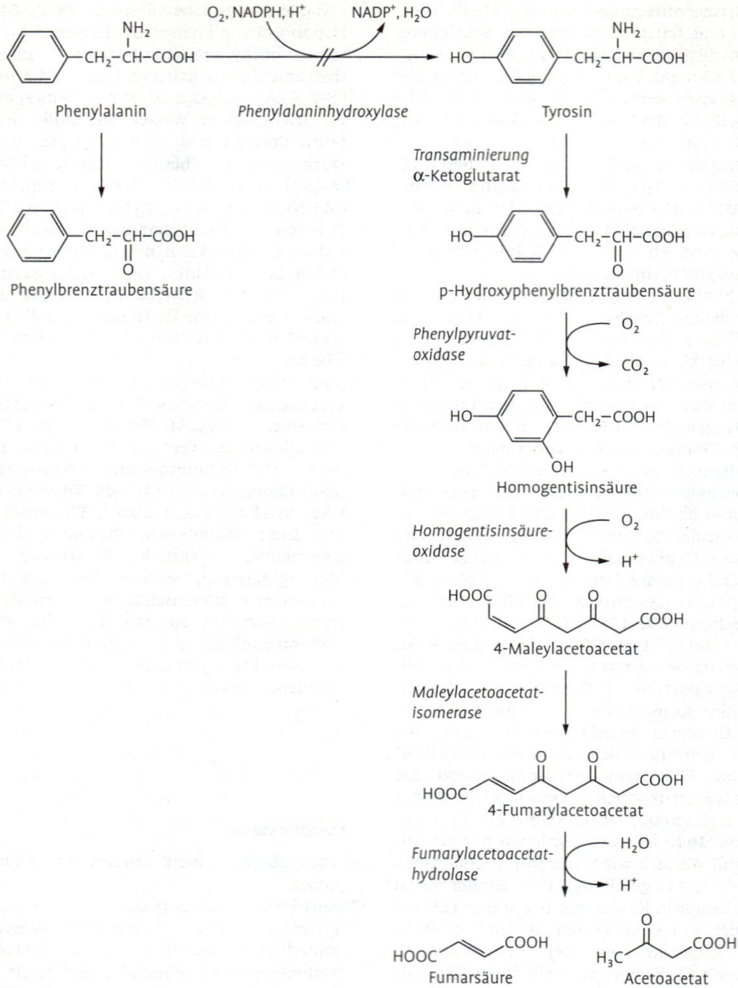


**Phenylalanin:** biol. Abbau

**Phenylacetaldehyd:** $C_6H_5—CH_2—CHO$; $M_r$ 120.14; D. 1.025; farblose Flüss.; **Anw.:** in der Parfümerie (Hyazinthe, Flieder).

***N*-Phenylacetamid:** s. Acetanilid.

***α*-Phenylacrylsäure:** s. Atropasäure.

***γ*-Phenylakrolein:** s. Zimtaldehyd.

**Phenylalanin:** Abk. Phe, F; Phenylalaninum; Ph.Eur.6; (*S*)-2-Amino-3-phenylpropionsäure; L-*α*-Amino-*β*-phenylpropionsäure; $C_9H_{11}NO_2$; $M_r$ 165.2; Schmp. 283–284 °C; weißes, krist. Pulver, wenig lösl. in Wasser, sehr schwer lösl. in Ethanol; opt. aktive, aromat. proteinogene Aminosäure*; L-Ph. ist essentiell, wird von Pflanzen u. Mikroorganismen über den Shikimisäure-Chorisminsäure-Weg (s. Aromatenbiosynthese) synthetisiert u. ist sowohl glucoplast. als auch ketoplastisch. Es wird zunächst durch Phenylalaninhydroxylase in L-Tyrosin* umgewandelt u. weiter zu Fumarsäure* u. Acetessigsäure abgebaut (s. Abb.). **Bedeutung:** (med.) Beim Krankheitsbild der **Phenylketonurie** (Abk. PKU; auch Fölling-Krankheit) besteht ein angeborener Mangel an L-Phenylalaninhydroxylase, so dass L-Ph. nicht zu L-Tyrosin hydroxyliert u. auf diesem Weg abgebaut werden kann; im Harn werden Phenylpyruvat u. Phenylessigsäure ausgeschieden. Das Krankheitsbild zeigt unbehandelt psychomotor. Retardierung mit Krampfneigung u. Mikrozephalie, Pigmentarmut (blonde Haare, blaue Skleren) u. Neigung zu Ekzemen. Durch das Neugeborenen-Screening am 3. Lebenstag mit Tandem-Massenspektrometrie (früher mit Guthrie*-Test; vgl. Fölling-Probe) lässt sich Phenylketonurie frühzeitig erkennen u. durch eine L-Phenylalanin-freie Diät kompensieren; vgl. Sapropterin. **Nachw.:** Xanthoproteinreaktion*.

**Phenylalkylaminalkaloide:** eine kleine Gruppe von Protoalkaloiden (s. Alkaloide) mit den Grundstrukturen Benzylamin* (z. B. Capsaicin*), Phenylethylamin (z. B. Mescalin*) od. 2-Amino-1-phenyl-1-propan (z. B. Ephedrine*, Cathinon); die Biogenese erfolgt aus Phenylalanin* od. -derivaten.

**Phenylamin:** s. Anilin.

**Phenylaminopropan:** s. Amfetamin.

**Phenylaminopropanol:** s. Norephedrin.

**Phenylaminopropanum racemicum sulfuricum:** s. Amfetamin (Amfetaminsulfat).

**4-(Phenylazo)-anilin:** s. 4-Aminoazobenzol.

**Phenylbenzol:** s. Biphenyl.

**Phenylbenzylatropiniumbromid:** s. Xenytropiumbromid.

**Phenylbutazon** (INN): Phenylbutazonum Ph.Eur.6; 4-Butyl-1,2-diphenylpyrazolidin-3,5-dion; CAS-Nr. 50-33-9; $C_{19}H_{20}N_2O_2$, Strukturformel: s. Abb.; $M_r$ 308.4; Schmp. 104–107 °C (polymorph); weißes od. fast weißes, krist. Pulver, fast geruchlos, schwach bitter; fast unlösl. in Wasser, wenig lösl. in Ethanol, lösl. in Ether u. wässrigen, alkal. Lsg., leicht lösl. in Chloroform; Metabolit von Bumadizon* mit starker Plasmaproteinbindung*; **Wirk.:** Antirheumatikum* u. Gichttherapeutikum* mit analget. und antipyret. Wirk., sollte aber nicht als allg. Analgetikum od. Antipyretikum verwendet werden; Verw. auch als Natriumsalz für i. m. Injektion; Oxyphenbutazon* ist ein Metabolit von Ph.; **Ind.:** akute Schübe von Spondylitis* ankylosans u. rheumatoider Arthritis*, Gichtanfall; **Kontraind.:** Magen-Darm-Ulzera, Herzinsuffizienz (NYHA III u. IV), Leberfunktionsstörungen, schwere Hypertonie, Schilddrüsenerkrankungen, Lupus erythematodes, Störungen der Hämatopoese (auch in der Anamnese), Pyrazol-Allergie, Niereninsuffizienz, Anw. bei Kindern <14 Jahre; **WW:** erhöhte Lithiumspiegel; verminderte Digitoxinwirkung; kaliumsparende Diuretika: Hyperkaliämie; Schleifendiuretika: verminderte Diuretikawirkung; Antihypertonika: blutdrucksenkende Wirk. abgeschwächt; Corticosteroide, andere NSAR, Alkohol: gastrointestinale Blutungs- u. Ulkusgefahr erhöht; verstärkte Wirk. oraler Antikoagulanzien; erhöhte Phenytoinspiegel; Antidiabetika: Blutglucosesenkung verstärkt; erhöhte Methotrexat-Toxizität; erhöhte Sulfonamidspiegel; verminderte Cortisonwirkung; anabole Steroide, Methylphenidat: Wirk. von Ph. erhöht; Barbiturate, Rifampicin, Chlorphenamin, Promethazin: Wirk. von Ph. vermindert; **UAW:** zentralnervöse u. gastrointestinale Störungen, okkulte gastrointestinale Blutungen (Anämie), Natrium- u. Wasserretention (Ödeme), Überempfindlichkeitsreaktionen, Lungenödem, verminderte Harnausscheidung, verlängerte u./od. verstärkte Blutungen, Hepatitis; **Dos.:** p. o. Initialdosis: 2–3 × 200 mg/d, an den folgenden Tagen 200–400 mg/d, möglichst nicht länger als 7 d; HWZ 29–175 h (dosisabhängig) bzw. 48–72 h (Metaboliten).

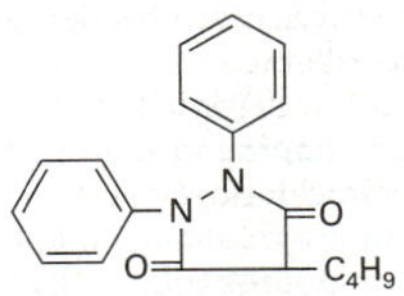


**Phenylbutazon**

**Phenylcarbinol:** s. Benzylalkohol.

**Phenylcyclohexylpiperidin:** Abk. PCP; Phencyclidin, Angel Dust; Halluzinogen*; unterliegt dem Betäubungsmittelgesetz* (Anlage I).

**Phenyldihydrochinazolin:** s. Orexin.

**4-Phenyldihydropyridincarbonsäure-Derivate:** s. Calcium-Antagonisten (Wirkstoffe u. Ind.).

**Phenyldimethylpyrazolon mit Coffeincitrat:** s. Phenazon mit Coffeincitrat.

**Phenyldimethylpyrazolon, salicylsaures:** s. Phenazonsalicylat.

**Phenyldimethylpyrazolonum:** s. Phenazon.

**Phenyldimethylpyrazolonum salicylicum:** s. Phenazonsalicylat.

**Phenylen-:** Bez. für die von Benzol* ableitbare 2-wertige Gruppe —$C_6H_4$—.

**Phenylendiamine:** Diaminobenzole; $H_2N$—$C_6H_4$—$NH_2$; vom Benzol* abgeleitete Diamine* (*m*-, *o*- u. *p*-Ph.); **Anw.:** (techn.) zum Färben von Haaren u. Pelzen; für Farbstoffsynthesen (Azofarbstoffe*). ***p*-Phenylendiamin:** gibt bei Auflösung in Schwefelwasserstoffwasser u. Zusatz von Eisen(III)*-chlorid Thionin*; wird zu den Allergenen gezählt, da bei Hautkontakt Reizungen u. Sensibilisierung mögl. sind (s. Parastoffe). ***m*-Phenylendiamin:** wird als Reagenz auf Brom* u. Bromwasserstoffsäure* benutzt, das Hydrochlorid zum Nachw. von Salpetriger* Säure.

**Phenylephrin** (INN): Phenylephrinum Ph.Eur., 3-Hydroxy-α-(methylaminomethyl)benzylalkohol; (−)-1-(3-Hydroxyphenyl)-2-methylaminoethanol; CAS-Nr. 59-42-7; $C_9H_{13}NO_2$, Strukturformel: s. Abb.; $M_r$ 167.2; Schmp. 174 °C; weißes, krist. Pulver; schwer lösl. in Wasser u. Ethanol; **Wirk.:** lokal als Vasokonstriktor*, Mydriatikum*; Alpha-Sympathomimetikum (s. Sympathomimetika); **Ind.:** Schleimhautabschwellung bei Schnupfen; am Auge zur Pupillenerweiterung zur Untersuchung des Augenhintergrunds od. postoperativ, bei Glaukom mit offenem Kammerwinkel; **Dos.:** p. o. 2–3 × 3 mg/d; konjunktival Tropfen 10 %; intranasal Tropfen 0.25 %. **Phenylephrinhydrochlorid:** Phenylephrini hydrochloridum Ph.Eur., Phenylephrinum chloratum; $C_9H_{14}ClNO_2$; $M_r$ 203.7; Schmp. 143 °C; weißes, krist. Pulver; leicht lösl. in Wasser u. Ethanol, sehr schwer lösl. in Chloroform u. Ether. Hingewiesen sei auch auf Phenylephrinhydrochlorid-Coffein-Molekülverbindungen, Phenylephrin-(*R*,*R*)-hydrogentartrat u. Phenylephrintannat.

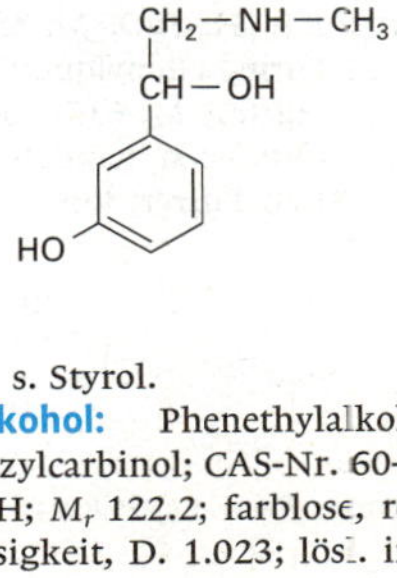


**Phenylephrin**

**Phenylethen:** s. Styrol.

**Phenylethylalkohol:** Phenethylalkohol, Phenylethanol, Benzylcarbinol; CAS-Nr. 60-12-8; $C_6H_5$—$CH_2$—$CH_2OH$; $M_r$ 122.2; farblose, rosenartig riechende Flüssigkeit, D. 1.023; lösl. in Ethanol, in

Wasser (1:50); natürl. im Rosen- u. Neroliöl; **Off.**: DAC; **Anw.**: in der Parfümerie; als Konservierungsmittel, meist in Kombination verwendet, in Augenpräparaten (0.5 %), in Dermatika (0.5–1 %).

**Phenylethylbarbitursäure:** s. Phenobarbital.

**Phenylformamid:** s. Formanilid.

**Phenylglycin:** (*RS*)-2-Amino-2-phenylessigsäure; DL-α-Aminophenylessigsäure; CAS-Nr. 2835-06-5; $C_8H_9NO_2$; $M_r$ 151.2.; Schmp. 290 °C; schwer lösl. in Wasser; **Anw.**: Reagenz Ph.Eur.6; z. B. beim Nachw. verwandter Substanzen bei Cephalexin*.

**Phenylglykolsäure:** s. Mandelsäure.

**Phenylhydrargyri acetas:** s. Phenylquecksilber(II)acetat.

**Phenylhydrargyri boras:** s. Phenylmercuriborat.

**Phenylhydrargyri nitras:** s. Phenylmercurinitrat.

**Phenylhydrazin:** $C_6H_5$—NH—$NH_2$; $M_r$ 108.14; D. 1.098; Schmp. 19.6 °C; Sdp. 241 °C; farblose, an der Luft sich bräunende Flüss., lösl. in heißem Wasser, Ethanol, Ether; verbindet sich mit Aldehyden* u. Ketonen* zu Hydrazonen* bzw. mit 1,2-Diolen* od. 1,2-Diketonen* zu Osazonen*; **Herst.**: Fischer*-Phenylhydrazinsynthese; **Anw.**: (analyt.) Reagenz auf Aldehyde, Ketone u. Kohlenhydrate; zum Nachw. von Glucose im Harn; **Toxikol.**: starkes Blutgift; es zerstört die roten Blutkörperchen unter Bildung von Methämoglobin (s. Methämoglobinbildner); MAK: 5 mL Dampf/$m^3$ Luft.

**Phenylhydrazinhydrochlorid:** Phenylhydrazinum hydrochloricum; $C_6H_9ClN_2$, $C_6H_5$—NH—$NH_2$ · HCl; $M_r$ 144.6; Schmp. 239–246 °C (unter Zers.); weiße bis gelbl. weiße Kristalle od. krist. Pulver, das sich unter Licht braun färbt; lösl. in Wasser u. 90 %igem Ethanol; **Anw.**: **1.** (analyt.) als Reagenz Ph.Eur., z. B. zum Nachw. von Oxalsäure*; die wässrige Lsg. mit Zusatz von 30 mL Salzsäure wird als DC-Sprühreagenz (s. Dünnschichtchromatographie) verwendet; vgl. Phenylhydrazin; **2.** (med.) obsolet; früher bei Polyglobulie* (Polyzythämie), heute durch effektivere u. weniger tox. Pharmaka ersetzt.

**Phenylisohydantoin:** s. Pemolin.

**Phenylketonurie:** s. Phenylalanin; Biopterin.

**Phenylmercaptan:** s. Thiophenol.

**Phenylmercuriacetat:** s. Phenylquecksilber(II)acetat.

**Phenylmercuriborat:** Phenylhydrargyri boras Ph.Eur.6, Phenylhydrargyrum boricum; Phenylquecksilberborat; CAS-Nr. 8017-88-7; bei Handelsprodukten kann es sich um ein Gemisch äquimolarer Mengen von Phenylquecksilber(II)-dihydrogenborat (CAS-Nr. 102-98-7; $C_6H_7BHgO_3$, Strukturformel: s. Abb.; $M_r$ 338.5) u. Phenylquecksilber(II)-hydroxid ($C_6H_6HgO$, $M_r$ 294.7) od. der dehydratisierten Form, Phenylquecksilber(II)-metaborat ($C_{12}H_{11}BHg_2O_3$, $M_r$ 615), od. einer Mischung beider Substanzen handeln; weißes bis schwach gelbl., krist. Pulver; lösl. in 300 T. Wasser, in 250 T. Ethanol u. in 50 T. Glycerol; **Inkomp.**: sauer reagierende Stoffe, Halogenide; reduzierende Stoffe, Phosphinate, Metalle; Alkaloide, Ammoniak, Ammoniumsalze; anionenaktive Tenside; Kautschuk, Tragant, arabisches Gummi; Behälter aus Polyethylen (Adsorption); Abnahme der Wirksamkeit oberhalb pH 7.2; Lichtschutz erforderlich; **Anw.**: **1.** Konservierungsmittel in Augentropfen* (0.001–0.002 %, max. 0.004 %; bei längerer Anw.: Hg-Ablagerung auf der Linse); **2.** weitere Anw. aufgrund der Toxizität u. Umweltbelastung eher obsolet (aber noch in Ph.Eur.6 verzeichnet): Verw. als Antiseptikum*; zur Behandlung der Haut vor chirurg. Eingriffen; gegen bakt. und mykot. Hautaffektionen in Form von Umschlägen od. Pinselungen; zum Gurgeln, zu Spülungen od. Pinselungen in der HNO- u. Zahnheilkunde; zu Einträufelungen, Spülungen u. Augenbädern in der Ophthalmologie; zur Spülung der Harnblase u. des Nierenbeckens; **UAW:** allerg. Reaktionen sind mögl.; **Dos.**: buccal 0.3 mg; intranasal Tropfen 0.025 %; vaginal Ovula 0.4 %; oral Lsg. 0.02 %; topisch 0.02 % in Glycerol, 0.06 % zur Hautdesinfektion u. Spülung von Körperhöhlen; Wundpuder 0.07 %. Konservierungsmittel in Injektionslösungen, Seren u. Impfstoffen (0.001–0.002 %, max. 0.004 %), in Augensalben (max. 0.02 %); in Schleimen (0.01 %); zur Desinfektion gebrauchter Instrumente u. zur Aufbewahrung von entkeimten Geräten (0.03 %). Zur alleinigen Instrumentendesinfektion (0.05 %) nicht geeignet, da Sporen nicht abgetötet werden. Angesichts der Bezugsprobleme für Phenylquecksilber-Salze kommen als Alternativen bei der Konservierung in Frage: Thiomersal (0.002 %), Benzalkoniumchlorid allein (0.01 %) od. in Kombination mit Natriumedetat, Chlorhexidindiacetat (0.01%); Verzicht auf Konservierung bei wässrigen Augentropfen, jedoch bei begrenzter Laufzeit u. zur Anw. ausschließl. für den Bedarf eines Tages nach Anbruch, Verzicht auf Konservierung durch alternative Verw. von öligen Augentropfen.

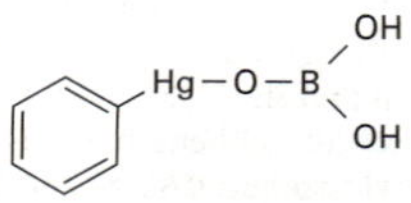

**Phenylmercuriborat:** Phenylquecksilber(II)-dihydrogenborat

**Phenylmercuriborat-Stammlösung 0.02 %:** Zusammensetzung: NRF, 0.020 g Phenylmercuriborat*, Wasser für Injektionszwecke zu 100.0 g; Phenylmercuriborat wird ohne Erwärmen vollständig gelöst; Haltbarkeit 1 Jahr; früher angewendet zur Konservierung wässriger Ophthalmika (s. Zubereitungen zur Anwendung am Auge).

**Phenylmercurinitrat:** Phenylhydrargyri nitras Ph.Eur.6, Phenylhydrargyrum nitricum, Phenylquecksilbenitrat; CAS-Nr. 8003-05-2; Gemisch (fast) äquimolarer Mengen von Phenylquecksilber(II)-nitrat (CAS-Nr. 55-68-5; $C_6H_5HgNO_3$, $M_r$ 339.7) u. Phenylquecksilber(II)-hydroxid ($C_6H_6HgO$, $M_r$ 294.7); weißes bis schwach gelbl., krist. Pulver; lösl. in 1500 T. Wasser u. in 1000 T. Ethanol, lösl. in Glycerol u. Ölen; **Anw.**: s. Phenylmercuriborat. Alternativen bei der Konservierung: s. Phenylmercuriborat.

**Phenylmethanol:** s. Benzylalkohol.

**Phenylmethylaminopropan-hydrochlorid:** s. Metamfetaminhydrochlorid.

**Phenylmethylaminopropanol:** s. Ephedrin.

**Phenylmethylaminopropanum hydrochloricum:** s. Metamfetaminhydrochlorid.

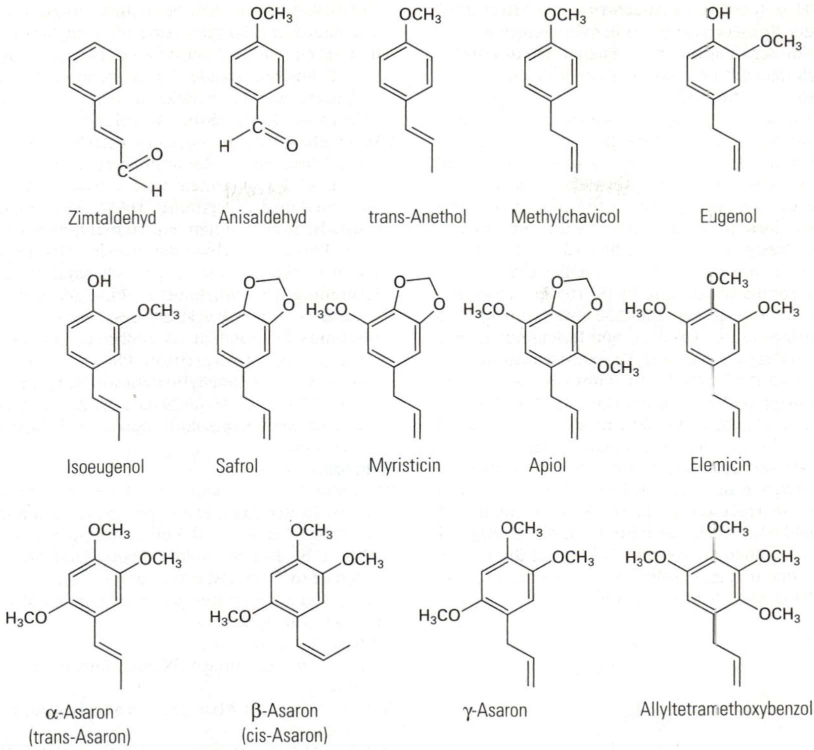


**Phenylpropanderivate:** Phenylpropene als Bestandteile ätherischer Öle

**Phenylmethylpolysiloxane:** s. Phenyltrimethicone.

**Phenylmethylsilikonöle:** s. Phenyltrimethicone.

**Phenylnitroso-hydroxylammonium:** Kupferron; CAS-Nr. 135-20-6; $C_6H_9N_3O_2$; $M_r$ 155.16; Schmp. 153–155 °C (unter Zers.); gelbl. Kristalle; leicht lösl. in Wasser u. Ethanol; **Anw.:** Reagenz zum Nachw., zur Bestimmung u. Abtrennung von Aluminium*, Hafnium*, Molybdän*, Thorium*, Bismut*, Thallium*, Titan*, Zirconium*, Gallium*, Chlor*, Eisen*, Niob*, Tantal*, Zinn*, Wolfram*, Uran*, Vanadium*, Beryllium* u. Kupfer*.

**2-Phenylphenol:** s. 2-Biphenylol.

**Phenylpropanderivate:** Phenylpropanoide, Phenylpropankörper, $C_6$—$C_3$-Körper, $C_9$-Bausteine; Gruppe von (vorwiegend pflanzl.) Stoffen, zu denen v. a. die Zimtsäuren (s. Phenolcarbonsäuren), Zimtaldehyde*, Zimtalkohole*, Cumarine*, Lignane* (dimere P.) sowie deren Derivate (u. a. Glykoside*, Ester, Depside*), das hochpolymere Lignin* u. die Flavonoide* gehören; biogenet. gehen diese Verb. aus dem Shikimisäure-Chorisminsäure-Weg (s. Aromatenbiosynthese) hervor, so dass man sie auch als Derivate von Phenylalanin* u. Tyrosin* auffassen kann. Eine Reduktion der Seitenkette ergibt die als Best. der äther. Öle wichtigen Phenylpropene (s. Abb.). Natürl. vorkommende Phenole* sind die Folge der oxidativen Verkürzung der Seitenkette u. der anschließenden Decarboxylierung* der dabei entstehenden Hydroxybenzoesäuren (s. Phenolcarbonsäuren). Die Phenylalkylaminalkaloide* werden ebenfalls oft zu den Ph. gezählt.

**Phenylpropankörper:** s. Phenylpropanderivate.

**Phenylpropanoide:** s. Phenylpropanderivate.

**Phenylpropanol:** *α*-Ethylbenzylmethanol, *α*-Hydroxypropylbenzol; 1-Phenyl-1-propanol; CAS-Nr. 93-54-9; $C_9H_{12}O$, Strukturformel: s. Abb.; $M_r$ 136.2; Sdp. 219 °C; ölige, schwach esterartig riechende, süßl. schmeckende Flüss.; mischbar mit Methanol, Ethanol, Ether, Benzol, Toluol, Olivenöl; **Anw.: 1.** in der Parfümerie; **2.** (med.) obsolet; früher als Choleretikum*.

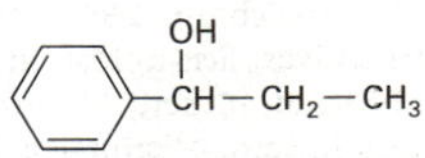


**Phenylpropanol**

**Phenylpropanolamin:** s. Norephedrin.

**Phenylpseudohydantoin:** s. Pemolin.

**Phenylquecksilber(II)acetat** Ph.Eur.6: Phenylhydrargyri acetas Ph.Eur.6, Phenylhydrargyrum aceticum; Phenylmercuriacetat; CAS-Nr. 62-38-4; $C_6H_5HgCO_2CH_3$; $M_r$ 336.7; weißes Pulver; ätzend auf Schleimhäuten; lösl. in 250 T. Wasser, in 20 T. siedendem Wasser; in Ethanol; wenig lösl. in Chloroform u. Ether; **Anw.:** Konservierungsmittel

(0.001 u. 0.002 %) in Augentropfen*. Alternativen bei der Konservierung: s. Phenylmercuriborat.

**Phenylquecksilberborat:** s. Phenylmercuriborat.

**Phenylquecksilbernitrat:** s. Phenylmercurinitrat.

**Phenylrot:** s. Rosolsäure.

**Phenylsalicylat:** Phenylum salicylicum, Phenyli salicylas; Salol; Salicylsäurephenylester; $C_{13}H_{10}O_3$; $M_r$ 214.2; Schmp. 41–43 °C; farblose Kristalle od. weißes, krist. Pulver von schwachem, aromat. Geruch u. schwachem, würzigem Geschmack; sehr schwer lösl. in Wasser, lösl. in 9 T. Ethanol od. 10 T. flüssigem Paraffin, sehr leicht lösl. in Ether, Chloroform od. fetten Ölen; **Off.:** ÖAB; **Anw.:** **1.** in Sonnenschutzmitteln (5–10 %ig), absorbiert Licht im Bereich von 290–330 nm; **2.** (med.) obsolet aufgrund der Toxizität von freigesetztem Phenol*; früher als Darm- u. Harnantiseptikum.

**Phenyltoloxamin** (INN): Bristamin; *N*-[2-(2-Benzylphenoxy)ethyl]-*N*,*N*-dimethylamin; CAS-Nr. 92-12-6; $C_{17}H_{21}NO$, Strukturformel: s. Abb.; $M_r$ 255.35; in der Schweiz im Handel befindl. Histamin*-$H_1$-Rezeptoren-Blocker; in Deutschland u. Österreich außer Handel; **Ind.:** als Antihistaminikum*; in Hustenmitteln; **UAW:** s. Meclozin. Gebräuchl. sind auch Phenyltoloxamindihydrogencitrat, Phenyltoloxamin-Poly(styrol,divinylbenzol)sulfat u. Phenyltoloxaminhydrochlorid (CAS-Nr. 6152-43-8; Schmp. ca. 120 °C).

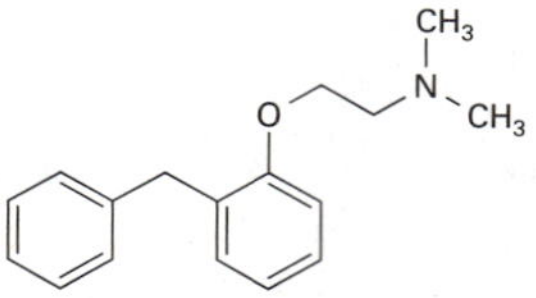


**Phenyltoloxamin**

**Phenyltrimethicone (INCI):** Phenylmethylpolysiloxane, Phenylmethylsilikonöle; 1,1,1,5,5,5-hexamethyl-3-phenyl-3-[(trimethylsilyl)oxy]trisiloxane; CAS-Nr. 2116-84-9; nicht flüchtiges Siliconöl, Antischaummittel, Weichmacher.

**Phenylum salicylicum:** s. Phenylsalicylat.

**Phenylurethan:** $C_6H_5—NH—CO—OC_2H_5$; Schmp. 52 °C; farblose Kristalle, lösl. in Ethanol, wenig lösl. in Wasser; früher als Konservierungsmittel für Kartoffeln verwendet; verhindert das Auskeimen während der Lagerung.

**Phenytoin** (INN): Phenytoinum Ph.Eur.6; Diphenylhydantoin; 5,5-Diphenyl-2,4-imidazolindion; CAS-Nr. 57-41-0; $C_{15}H_{12}N_2O_2$, Strukturformel: s. Abb.; $M_r$ 252.3; Schmp. 295–299 °C; weißes, feinkristallines Pulver; fast unlösl. in Wasser, wenig lösl. in Ethanol, Ether, Chloroform, unter Salzbildung lösl. in verd. Alkalilauge; **Wirk.:** Antiepileptikum*; **Ind.:** fokal eingeleitete generalisierende u. generalisierte tonisch-klon. Anfälle (Grand mal); einfache u. komplex fokale Anfälle; Anfallsverhütung, z. B. bei neurochirurg. Eingriffen; neurogene Schmerzzustände vom Typ des Tic douloureux; andere zentrale od. periphere neurogene Schmerzzustände; Ph. ist nicht wirksam bei Absencen, zur Prophylaxe u. Ther. von Fieberkrämpfen; **Kontraind.:** AV-Block, Leukopenie; **WW:** Ph. wird mit Folsäure verstärkt metabolisiert; Wirk. von Chloramphenicol*, Disulfiram*, Isoniazid* u. Cumarinen* wird verstärkt, Toxizität von Methotrexat* erhöht; **UAW:** Osteomalazie, Muskelschwäche, Anämien, Hyperpigmentierung, akute Porphyrie, Schwindel, Ataxie, Hirsutismus*, v. a. bei Leberzirrhose tox. UAW; Asystolie durch Hemmung des Sinusknotens, Blockade der Überleitung u. Unterdrückung des Kammer-Ersatzrhythmus bei totalem AV-Block, insbes. bei i. v. Gabe. **Phenytoin-Natrium:** Phenytoinum natricum Ph.Eur.6, Diphenylhydantoini Natrium; CAS-Nr. 630-93-3; $C_{15}H_{11}N_2NaO_2$; $M_r$ 274.3; weißes, krist., schwach hygroskop. Pulver, lösl. in Wasser u. Ethanol.

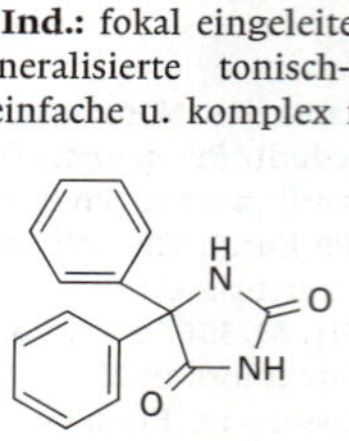


**Phenytoin**

**Phenzolin:** s. Orexin.

**Pheromone:** tier. Sekrete, die der Kommunikation innerhalb der Art dienen; gelten als Soziohormone; haben i. d. R. 5–20 Kohlenstoffatome ($M_r$ 20–300), z. B. Isopentenoide, Peptid-Derivate; **Beispiel:** Sexuallock-, Alarmierungs- u. Markierungsstoffe von Schmetterlingen (z. B. Bombykol*), Bienen od. Ameisen.

**Pheron:** s. Coenzyme.

**Ph.Eur.:** Abk. für **Ph**armacopoea **Eur**opaea; s. Arzneibuch.

**Ph.Helv.:** Abk. für **Ph**armacopoea **Helv**etica; s. Arzneibuch.

**Ph.Int.:** Abk. für **Ph**armacopoea **Int**ernationalis; s. Internationales Arzneibuch.

**Phiole:** birnenförmiges Glasgefäß mit langem, engem Hals.

**Phlebitis:** oberflächl. Venenentzündung; s. Thrombophlebitis; Thrombose.

**Phlegmone** (gr. Entzündung): diffuse, infiltrativ sich ausbreitende Entzündung des interstitiellen Bindegewebes mit lokalen u. allg. Entzündungszeichen; Erreger: v. a. hämolysierende Streptokokken, Staphylokokken (purulente Ph.), selten anaerobe Keime (putride Ph.); **Ther.:** Ruhigstellung, lokal Antiseptika*, systemisch hochdosiert Antibiotika*; bei purulenter Ph. u. U. mehrfache Inzision od. breite Eröffnung, Ausräumung der Nekrosen, Spülung, Drainage.

**Phlein:** ein hochmolekulares pflanzl. Reservekohlenhydrat. Ph. ist geradkettig, 2,6-glykosid. aus Fructofuranoseeinheiten aufgebaut, wobei das reduzierende Ende der Kette mit D-Glucose abschließt.

**Phlobaphene:** Gerbstoffrote; wasserunlösl. Kondensations- u. Oxidationsprodukte von pflanzlichen Gerbstoffen*, hauptsächl. Catechingerbstoffen; entstehen häufig erst bei der Trocknung u. Lagerung von Drogen*.

**Phloem:** Siebteil; (bot.) zus. mit dem Xylem* Teil der pflanzl. Leitbündel*, in dem die Assimilate geleitet werden; umfasst das Leptom u. meistens auch diesem vorgelagerte Bastfasern* (Phloemfasern); das **Leptom** besteht aus Siebröhren*, Geleitzellen u. Leptomparenchym (z. T. wird das Leptom dem Phloem gleichgesetzt).

**Phlogistika:** entzündungsverursachende Mittel; z. B. physik. Noxen (Trauma, Strahlung, Elektrizität), Bakterientoxine, Viren, org. u. anorg. Stoffe (Nerven-, Kapillar- u. Zellgifte). Vgl. Antiphlogistika.

**Phloretin:** 2′,4′,6′-Trihydroxy-3-(*p*-hydroxyphenyl)propiophenon; $C_{15}H_{14}O_5$, Strukturformel: s. Abb.; $M_r$ 274.26; Schmp. 262 °C (Zers.); ein Chalkon*, Aglykon* von Phlorizin*;

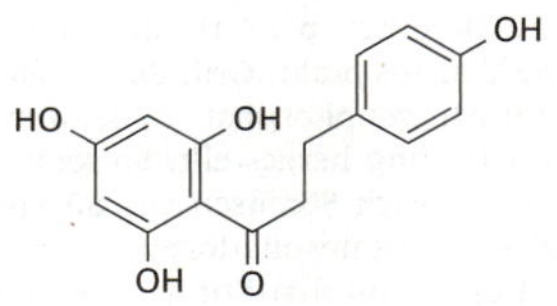

**Phloretin**

**Phloridizin:** s. Phlorizin.

**Phlorizin:** Phloridizin, Phlorrhizin; $C_{21}H_{24}O_{10} \cdot 2\,H_2O$; $M_r$ 436.40; Schmp. 110 °C; Glucosid von Phloretin*, aus der Wurzel u. Stammrinde von Apfel-, Kirschen- u. Pflaumenbäumen sowie im Berglorbeer (Kalmia* latifolia); farblose Kristallnadeln, leicht lösl. in heißem Wasser u. Ethanol, sehr schwer lösl. in kaltem Wasser; **Anw.:** (med.) früher bei Wechselfieber als Chininersatz; ruft in Dos. von 0.2 g Glucosurie* hervor.

**Phloroglucin:** Phloroglucinol, 1,3,5-Trioxybenzol; 1,3,5-Trihydroxybenzol; $C_6H_3(OH)_3 \cdot 2\,H_2O$; $M_r$ 162.1; Schmp. 222–225 °C; farblose Kristalle, leicht lösl. in Ethanol u. Ether; natürl. Baustein vieler Pflanzenstoffe, bes. von Glykosiden wie Hesperidin*, Anthocyanen* sowie den antihelmint. wirkenden Inhaltsst. von Dryopteris* filixmas, Mallotus* philippinensis u. Hagenia* abyssinica, wobei es sich (wie bei den Hopfenbitterstoffen, s. Humulus lupulus) um Acylphloroglucinderivate handelt; **Darst.:** Kochen von 1,3,5-Triaminobenzol, $C_6H_3(NH_2)_3$ mit Salzsäure od. Schmelzen von Resorcinol mit Natriumhydroxid; **Anw.:** Reagenz Ph.Eur.; zum Nachw. der Salzsäure im Magen (zus. mit Vanillin* als Günzburg-Reagenz), zum Nachw. von Pentosen* (Violettfärbung), Aldehyden*, Methanol* u. Lignin*, das von Phloroglucin-Salzsäure intensiv kirschrot gefärbt wird; zur Reinheitsprüfung von Cellulose.

**Phloroglucinol:** s. Phloroglucin.

**Phlorol:** *o*-Ethylphenol; $C_8H_{10}O$; $M_r$ 122.16; Schmp. −3.4 °C (stabile Modifikation); **Vork.:** Ester u. Ether des *m*-Phlorol in Radix Arnicae (s. Arnica montana); **Wirk.:** ähnl. Phenol*.

**Phlorrhizin:** s. Phlorizin.

**Phloxin:** 2′,4′,5′,7′-Tetrabrom-3,6-dichlorfluorescein; $C_{20}H_4Br_4Cl_2K_2O_5$; Dikaliumsalz; braunes Pulver, leicht lösl. in Wasser u. Ethanol, die wässrige karminrote Lsg. fluoresziert gelb bis grüngelb, die alkohol. stark gelbrot; **Anw.:** **1.** (analyt.) zur Auszählung der eosinophilen Zellen im Blut, die leuchtend rot gefärbt werden; **2.** (techn.) zum Färben von Textilien (Seide) u. Papier.

**PHMB:** Abk. für **Poly**(**hexa**methylen**b**iguanid); s. Polihexanid.

**pH-Meter:** Gerät zur potentiometr. Messung des pH*-Werts; **Aufbau:** Voltmeter* mit hohem Eingangswiderstand (>$10^7$ Ω) u. Messelektrode; das Anzeigeinstrument des Voltmeters zeigt direkt den pH-Wert an (analog od. digital je nach Gerätetyp). Als Messelektrode dient meist eine Glaselektrode*, welche zur leichteren Handhabung mit beiden Bezugselektroden zu einer kombinierten Glaselektrode (Einstabmesskette, s. Abb.) zusammengefasst ist.

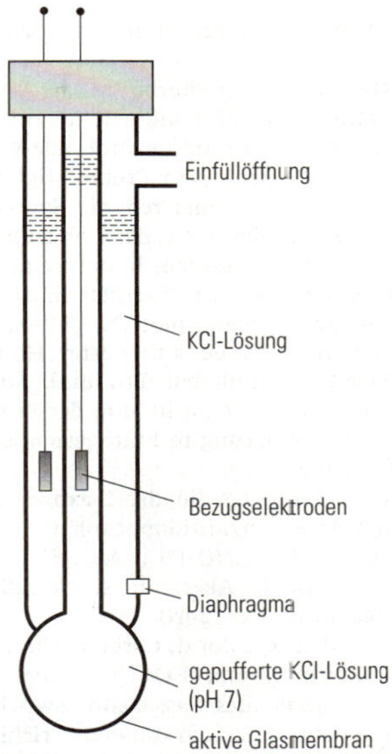


**pH-Meter:** Einstabmesskette zur pH-Messung; Bezugselektroden: Ag/AgCl-Elektroden in einer Lösung mit konstanter $Cl^-$-Ionenaktivität; Diaphragma: ionenleitende Verbindung der äußeren Bezugselektrode zur Messlösung, verhindert Vermischung [9]

**Phoenix dactylifera** L.**:** Dattelpalme; Fam. Arecaceae (Palmae); Oasen der Sahara bis nach Südwestasien, in vielen Kulturformen; **Stpfl. von Datteln** (60–80 % Kohlenhydrate mit 50 % Zucker).

**Pholcodin** (INN)**:** Pholcodinum Ph.Eur., Morpholinylethylmorphin; 4,5*α*-Epoxy-17-methyl-3-(2-morpholinoethoxy)-7-morphinen-6*α*-ol; CAS-Nr. 509-67-1; $C_{23}H_{30}N_2O_4 \cdot H_2O$; $M_r$ 416.5; Schmp. 91 °C; $[\alpha]_D^{20\,°C}$ −95.3° (c = 2 in Ethanol); weißes, krist. Pulver; wenig lösl. in Wasser, lösl. in verd. Mineralsäuren, leicht lösl. in Aceton u. Ethanol; nicht mehr im Handel befindl. Antitussivum*; unterliegt dem Betäubungsmittelgesetz* (Anlage II).

**Pholedrin** (INN)**:** 4-(2-Methylaminopropyl)phenol; (*RS*)-2-(4-Hydroxyphenyl)-N,1-dimethyl-ethylamin; CAS-Nr. 370-14-9; $C_{10}H_{15}NO$; nicht mehr im Handel befindl. Sympathomimetikum* ähnl. Ephedrin*, aber mit geringeren zentralen Wirk.; früher angewendet als Vasokonstriktor*, lokal als Mydriatikum*.

**Phorbol:** CAS-Nr. 17673-25-5; $C_{20}H_{28}O_6$, Strukturformel: s. Abb.; $M_r$ 364.44; ein tetracycl. Diterpenalkohol, mit Cyclopropanbenzazulen-Skelett; **Vork.:** im Crotonöl (s. Croton tiglium); Diester

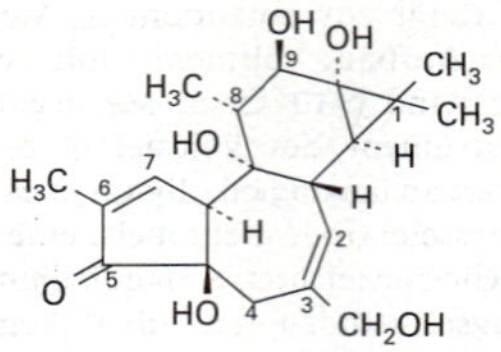

Phorbol

(z. B. in Daphne* mezereum) sind Tumorpromotoren*.

**Phorbolester:** Ester von Phorbol*; $C_{20}H_{28}O_6$; alloster. Aktivatoren der Proteinkinase* C; bei einigen Ph. handelt es sich um tumorfördernde Verb., die ursprüngl. im Samenöl von Croton* tiglium entdeckt wurden. Ph. induzieren die Synthese des Transkriptionsfaktors* AP-1, der vom Onkogen* c-jun codiert wird. Außerdem besteht eine direkte Korrelation zw. der Tumorigenität u. der Fähigkeit, einen amiloridempfindl. $Na^+/H^+$-Austausch über Plasmamembranen kultivierter Humanleukämiezellen zu stimulieren. Ein ähnl. Austausch steht vermutl. mit der Initiierung der Proliferation bzw. Differenzierung in kultivierten Zellen in Zusammenhang.

**Phosalon:** *S*-6-Chlor-2,3-dihydro-2-oxobenzoxazol-3-ylmethyl-*O,O*-diethyldithiophosphat; CAS-Nr. 2310-17-0; $C_{12}H_{15}ClNO_4PS_2$; $M_r$ 367.8; **Anw.:** (techn.) Insektizid, Akarizid; s. Schädlingsbekämpfungsmittel (Tab. dort).

**Phosgen:** Kohlenoxychlorid, Carbonylchlorid, Carboneum oxychloratum; $COCl_2$; farbloses, nach faulem Heu riechendes Gas; techn. Zwischenprodukt; kann bei Hitzeeinwirkung aus Trichlorethylen* ($ClHC{=}CCl_2$), Tetrachlorkohlenstoff* ($CCl_4$) u. Chloroform* ($CHCl_3$) entstehen; **Toxikol.:** Ph. erzeugt nach mehrstündiger Latenzzeit Lungenödeme (oft ohne vorherige Reizwahrnehmung); 1.25–2.5 ppm in der Atemluft bei längerem Einatmen gefährlich; hohe Konz. wirken lokal reizend u. führen zur Verätzung der Atemwege; MAK 0.1 ppm.

**Phospha-:** s. a-Nomenklatur (Tab. dort).

**Phosphane:** s. Phosphine.

**Phosphatase, alkalische:** zu den Phosphatasen* gehörende Esterase* (Phosphomonoesterase), die bei alkal. pH aktiv ist; wichtiges Nachweisenzym in immunolog. Reaktionen (ELISA*, Western*-Blotting-Methode).

**Phosphatasen:** zu den Esterasen* gehörende Hydrolasen (s. Enzyme), die aus Nucleotiden*, Phospholipiden* u. Zuckerphosphorsäuren die esterartig gebundene Phosphorsäure abspalten; **Formen:** saure u. alkal. Ph. (je nach Milieu, in dem sie wirksam sind); **Vork.:** in Pankreas, Darmschleimhaut, Nieren, Blutserum, Knochen, Prostata u. Hefen; **Vertreter:** Phosphodiesterasen*, Nucleasen*; **Bedeutung:** am Primärstoffwechsel* u. an der Knochenbildung beteiligt.

**Phosphate:** Salze der Phosphorsäure*.

**Phosphatgruppen-Übertragung:** s. Phosphorylierung.

**Phosphati clysma:** s. Klysma phosphati.

**Phosphatidasen:** s. Phospholipasen.

**Phosphatide:** s. Phospholipide.

**Phosphatidsäure:** s. Phospholipide.

**Phosphatidylcholin:** s. Phospholipide.

**Phosphatidylethanolamin:** s. Phospholipide.

**Phosphatidylinositole:** s. Phospholipide.

**Phosphatidylserine:** s. Phospholipide.

**Phosphatklysma:** s. Klysma phosphati.

**Phosphatpufferlösungen:** Pufferlösungen aus Phosphorsäure* u. Natronlauge*, die wegen der 3 Dissoziationskonstanten der Phosphorsäure ($pK_{S,1}$ 2.12, $pK_{S,2}$ 7.21, $pK_{S,3}$ 12.67) bevorzugt im Bereich pH 5–8 zum Einsatz kommen u. physiol. Bereiche, z. B. Blut* (pH 7.4), abdecken; **Zuber.:** Die Ph. werden aus prakt. Gründen meist aus Natriummonohydrogenphosphat- u. Kaliumdihydrogenphosphatlösung hergestellt. So setzt sich z. B. die Ph. pH 7.4 nach Sörensen aus 80.3 mL Natriummonohydrogenphosphatlösung u. 19.2 mL Kaliumdihydrogenphosphatlösung (jeweilige Konz. 1/15 mol/L) zusammen.

**Phosphaturie:** Ausfall von Calcium- od. Magnesiumphosphaten (bzw. Magnesiumcarbonaten) als milchartige Trübung im alkal. od. neutral reagierenden Harn* bei quantitativ normaler Phosphorsäureausscheidung; **Vork.:** **1.** (physiol.) ca. 13–46 mmol/24 h; **2.** (pathol.) bei alkal. Kost u. Alkalitherapie; bei Hunger u. erschöpfender Muskelarbeit; u. a. bei Rachitis* u. Osteomalazie*, Ostitis deformans Paget, Cushing*-Syndrom, Akromegalie*, multiplem Myelom, Hyperparathyroidismus, osteolyt. Metastasen.

**Phosphide:** Verb. des Phosphors* mit Metallen*, die sich von den Phosphinen* ableiten; **Beispiel:** Magnesiumphosphid ($Mg_3P_2$), Calciumphosphid* ($Ca_3P_2$); Phosphide der Alkalimetalle* sind instabil u. feuchtigkeitsempfindlich. Dagegen sind Übergangsmetallphosphide häufig sehr stabil, wärmeleitfähig u. elektrisch leitfähig.

**Phosphinate:** s. Phosphinsäure.

**Phosphine:** Phosphane; Phosphorwasserstoffverbindungen der allg. Formel $P_nH_{n+2}$; **Monophosphan:** Phosphin; Phosphorwasserstoff; CAS-Nr. 7803-51-2; $PH_3$; Schmp. −133.78 °C; Sdp. −87.74 °C; farbloses, giftiges, durch Diphosphan-Verunreinigung knoblauchartig riechendes Gas; einfachstes u. wichtigstes Phosphin; $PH_3$ bildet mit Halogenwasserstoffsäuren unbeständige Phosphoniumsalze. **Darst.:** Einwirkung von Phosphor* auf warme Kalilauge*; **Anw.:** (techn.) Schädlingsbekämpfung, v. a. in Getreidesilos; zur org. Synthese; **Toxikol.:** Einatmen von $PH_3$ kann zu Übelkeit, Erbrechen, Krämpfen, Lungenödem u. zum Tod führen. MAK: 0.1 mL/m³ (ppm). **Diphosphan:** Diphosphin; $P_2H_4$; Schmp. −99 °C; Sdp. 51.7 °C; farblose, selbstentzündl. Flüss.; **Darst.:** Nebenprodukt bei der Monophosphandarstellung durch Zers. von Phosphiden* mit Wasser.

**Phosphinsäure:** Acidum hypophosphorosum; Hypophosphorige Säure, Unterphosphorige Säure; CAS-Nr. 6303-21-5; $HPH_2O_2$; Schmp. 26.5 °C; farblose Kristalle (Blättchen), leicht lösl. in Wasser, Ethanol, Ether; die mittelstarke, einbasige Säure ($pK_S$ 1.23) bildet Phosphinate ($MPH_2O_2$; veraltet Hypophosphite), die alle leicht wasserlösl. sind; beim Erwärmen wird Monophosphan ($PH_3$; s. Phosphine) frei. **Darst.:** Disproportionierung von weißem Phosphor* in wässrig alkalischer Lsg.; **Anw.:** Reduktionsmittel.

**Phosphite:** Salze* der Phosphonsäure* ($H_3PO_3$).

**Phosphodiester:** Phosphorsäureester, bei denen 2 Hydroxylgruppen der Phosphorsäure* mit org. Resten verestert sind; allg. Formel: RO—P(O)OH—OR′; R u. R′ können z. B. Nucleoside* sein. P. besitzen ein verbleibendes azides H-Atom. Alle Polynucleotide u. Nucleinsäuren* sind Ph., in denen die 3′- u. 5′-Positionen von benachbarten Pentoseuntereinheiten miteinander durch Veresterung mit Phosphorsäureresten verbunden sind.

**Phosphodiesterase-Hemmer:** Kurzbez. PDE-Hemmer; Hemmstoffe der (cAMP- od. cGMP-spaltenden) Phosphodiesterase*; **Wirk.:** u. a. Bronchodilatation, Gefäßdilatation, Verminderung der Thrombozytenaggregationsneigung u. Steigerung der Lipolyse u. Glykolyse durch Erhöhung der intrazellulären Konz. von cAMP (s. Adenosinphosphate) u. cGMP (s. Guanosin); **Einteilung:** **1.** nichtselektive Ph.-H.: z. B. Methylxanthine*, Trapidil*; **2.** selektive Ph.-H.: **a)** selektive Hemmstoffe der PDE 5: Sildenafil*, Vardenafil*, Tadalafil*; **b)** selektive Hemmstoffe der PDE 3: Enoximon*, Milrinon*, Cilostazol*; **Ind.:** **1.** selektive Hemmstoffe der PDE 5: erektile Dysfunktion; **2.** selektive Hemmstoffe der PDE 3: zur kurzzeitigen Behandlung einer schweren Herzinsuffizienz*.

**Phosphodiesterasen:** Abk. PDE; zu den Esterasen* gehörende Hydrolasen (s. Enzyme), welche die hydrolyt. Spaltung von Phosphodiestern* katalysieren; **Einteilung:** in 3 Klassen: PDE I, II u. III; Säugetier-P. gehören zur Klasse PDE I u. lassen sich z. B. nach Sequenzhomologie u. Substratspezifität zu 11 Familien (PDE 1–PDE 11) mit z. T. mehreren Spleißvarianten gruppieren. **Vertreter:** z. B. Nucleasen*; 3′,5′-Cyclo-nucleotid-phosphodiesterasen katalysieren die Hydrolyse von cAMP zu 5′-AMP bzw. von cGMP zu 5′-GMP (vgl. Phosphodiesterase-Hemmer). **Anw.:** zur Sequenzaufklärung von Nucleinsäuren*.

**Phosphoenolpyruvat:** s. Pyruvat.

**Phosphoenolpyruvatcarboxylase:** s. Hatch-Slack-Kortschak-Zyklus.

**Phosphoenolpyruvatkinase:** s. Pyruvatkinase.

**Phosphofructokinase:** Abk. PFK; 6-Phosphofructokinase, Fructose-6-phosphat-Kinase; zu den Kinasen* gehörendes, oligomeres Schlüsselenzym der Glykolyse*; katalysiert die Phosphorylierung* von Fructose*-6-phosphat unter Mitwirkung von ATP u. Magnesium-Ionen zu Fructose*-1,6-diphosphat; diese Reaktion ist irreversibel; die Rückreaktion wird durch das fluoridempfindl. Enzym Fructose-1,6-Diphosphatase katalysiert. **Regulation:** unterliegt sowohl einer indirekten Kontrolle durch Insulin* (über Proteinkinase* B) als auch einer alloster. Aktivitätskontrolle; wird durch AMP, Fructose-6-phosphat, Fructose-1,6-diphosphat sowie durch Magnesium-, Kalium- u. Ammonium-Ionen aktiviert, dagegen gehemmt durch ATP u. Citrat (s. Pasteur-Effekt); **Gesch.:** Ph. wurde aus Hefe, Muskel, Leber u. Erythrozyten isoliert u. näher untersucht.

**Phosphogluconat-Weg:** s. Pentosephosphatzyklus.

**Phosphoglycerinsäure:** s. Glycerolphosphorsäure.

**3-Phosphoglycerolsäure:** s. Glycerolsäure-3-phosphat.

**Phospholipasen:** Phosphatidasen, Lecithinasen; Sammelbez. für zu den Lipasen* gehörende, spezif. auf Glycerophospholipide (speziell auf Lecithine*) wirkende Esterasen*; werden nach ihrem Angriffsort in Ph. $A_1$, $A_2$, B, C u. D unterschieden (s. Abb.): **1.** Ph. $A_1$ katalysiert die Freisetzung der Fettsäure am C-1 des Glycerols u. führt zur Bildung von Lysophospholipiden*, welche die Erythrozyten hämolysieren; Vork.: v. a. in Leber u. Pankreas, aber auch in Bienen- (s. Apisin) u. Schlangengift; **2.** Ph. $A_2$ entfernt die ungesättigte Fettsäure am C-2; Vork.: in Darmschleimhaut, Leber, Pankreas, aber auch in Bienen- u. Schlangengift; **3.** Ph. B entfernt die ungesättigte Fettsäure am C-2 nur aus Lysophospholipiden. **4.** Ph. C setzt in Mikroorganismen die phosphorylierte Base frei. **5.** Ph. D setzt in Pflanzen auf der gegenüberliegenden Seite die nicht phosphorylierte Base frei (z. B. Cholin).

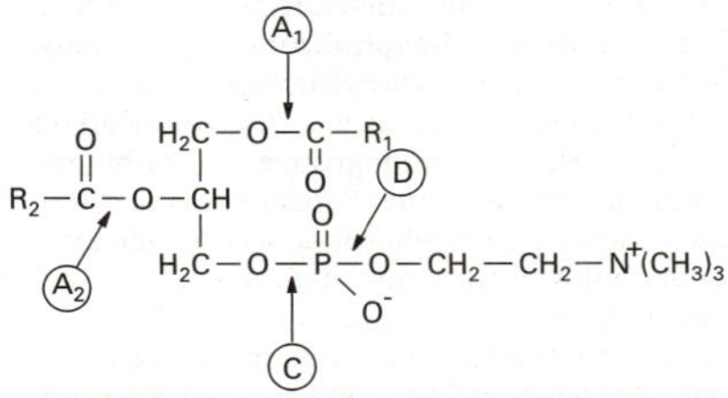


**Phospholipasen:** Angriffsorte Lecithin spaltender Enzyme; $R_1$: gesättigter Fettsäurerest; $R_2$: ungesättigter Fettsäurerest

**Phospholipide:** Phosphatide; komplexe Lipide* (Lipoide), die Phosphorsäure in Esterform enthalten; Grundbausteine der Biomembranen*, bes. im Gehirn u. in den Markscheiden der Nerven angereichert; häufig ungleich verteilt; in der äußeren Lipidschicht befinden sich v. a. Sphingomyelin u. Phosphatidylcholin, in der inneren Lipidschicht v. a. Phosphatidylethanolamin u. Phosphatidylserin. **Einteilung:** aufgrund der Alkoholkomponente in 2 Gruppen (s. Abb.): **1. Glycerophospholipide:** Phosphoglyceride; Derivate der Phosphatidsäure, die durch Veresterung der Glycerol-3-phosphorsäure in Position 1 mit einer gesättigten Fettsäure ($R_1$) u. in Position 2 mit einer ungesättigten Fettsäure ($R_2$) entstehen; die Phosphatgruppe kann mit Cholin*, Ethanolamin*, Serin*, Inositol* od. Glycerol* verestert sein. Die daraus resultierenden Verb. werden als Phosphatidylcholin (s. Lecithine), Phosphatidylethanolamin, Phosphatidylserin (beide gehören zur Gruppe der Kephaline*), Phosphatidylinositole (wichtige Botenstoffe bei der Signalübermittlung in eukaryot. Zellen; s. Inositolphosphate) u. Phosphatidylglycerol bezeichnet. Diphosphatidylglycerol (Cardiolipin) kommt v. a. in der inneren Membran der Mitochondrien* vor. Lysophospholipide* besitzen eine unveresterte Hydroxylgruppe. Sie entstehen durch die Einwirkung der Enzyme Phospholipase* $A_2$ u. $A_1$. **Plasmalogene** (Glyceroletherphospholipide) sind Glycerophospholipide, bei denen ein langkettiger Fettsäurealdehyd acetalartig an die OH-Gruppe in

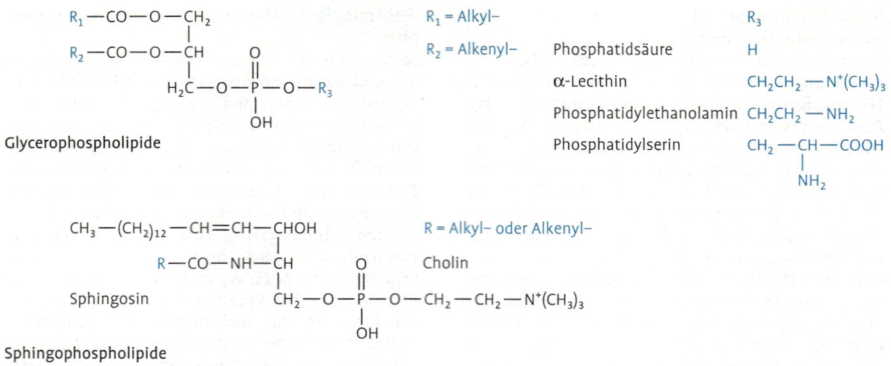


**Phospholipide**

Position 1 der Glycerol-3-phosphorsäure gebunden ist, während die OH-Gruppe in Position 2 esterartig eine entspr. ungesättigte Fettsäure enthält. **2. Sphingophospholipide:** Sphingomyeline, Ceramid-1-phosphorylcholine; Derivate des ungesättigten 2-wertigen $C_{18}$-Aminoalkohols Sphingosin*; die Aminogruppe des Sphingosins geht eine Verb. mit einer Fettsäure ein u. die Hydroxylgruppe ist mit Phosphorylcholin verestert.

**Phospholipidfraktion aus der Lunge:** s. Surfactant, pulmonales.

**Phosphonoameisensäure:** s. Foscarnet-Natrium.

**Phosphonomethansäure:** s. Foscarnet-Natrium.

**Phosphonomycin:** s. Fosfomycin.

**Phosphonsäure:** Acidum phosphorosum; Orthophosphorige Säure, Phosphorige Säure; CAS-Nr. 13598-36-2; $H_3PO_3$; $M_r$ 82.0; D. 1.65; Schmp. 73.6 °C; therm. Zers. oberhalb 100 °C; farblose, hygroskop. Kristalle, sehr leicht lösl. in Wasser, lösl. in Ethanol; ihre Salze heißen Phosphite. **Darst.:** Hydrolyse von Phosphortrichlorid*; **Anw.:** in der Analyse, Reduktionsmittel, Phosphonat-Synthese.

**Phosphopantethein:** 4′-Phosphopantethein, Pantethein-4′-phosphat; [3-hydroxy-2,2-dimethyl-4-oxo-4-[[3-oxo-3-(2-sulfanylethylamino)propyl]amino]butyl]dihydrogenphosphat; $C_{11}H_{23}N_2O_7PS$, Strukturformel: s. Coenzym A (Abb. dort); $M_r$ 358.35; Ankergruppe des acyl* carrier protein der Fettsäuresynthetase* u. Best. des Coenzyms* A.

**Phosphoproteine:** Proteine*, an die Phosphorsäure kovalent gebunden ist; wichtigster Vertreter ist das Casein*.

**Phosphor-32:** Symbol $^{32}P$; Radionuklid* des Phosphors; HWZ 14.3 d; zerfällt unter Betaemission zum stabilen Schwefel*-32; **Herst.:** durch einen (n,p)-Prozess bei der Bestrahlung von Schwefel-32 im Kernreaktor; **Anw.:** s. Natrium[$^{32}P$]phosphat.

**Phosphor:** Phosphorus; Symbol P; CAS-Nr. 7723-14-0; $A_r$ 30.9738; OZ 15; 3- u. 5-, seltener auch 1- u. 4-wertiges Nichtmetall*; **Vork.:** natürl. nur in Form von Salzen der Orthophosphorsäure, den Phosphaten, an Calcium*, Eisen*, Aluminium* u. a. gebunden, z. B. Phosphorit ($3\,Ca_3(PO_4)_2 \cdot Ca(OH,F,Cl)_2$), Fluorapatit ($3\,Ca_3(PO_4)_2 \cdot CaF_2$), Wawellit ($Al_3(PO_4)_2(OH,F)_3 \cdot 5\,H_2O$), Vivianit ($Fe_3(PO_4)_2 \cdot 8\,H_2O$), Türkis ($CuO \cdot 3\,Al_2O_3 \cdot 2\,P_2O_5 \cdot 4\,H_2O$); ferner org. gebunden im pflanzl. u. tier. Organismus (Blut, Eiweiß, Eidotter, Lecithine*, Nucleoproteide, Phosphoproteine*, Hirnsubstanz, Muskelfasern) sowie in den Zähnen, Knochen, Schalen von Muscheln u. Krebsen, Klauen, in den menschl. u. tier. Exkrementen (vgl. Guano); **Nachw.:** **1.** nach der Mitscher-Methode: Kochen der zu prüfenden Substanz mit Wasser am Rückflusskühler u. Beobachten der entweichenden Dämpfe im Dunkelkasten (Aufleuchten der Dämpfe bei Gegenwart von P); **2.** Phosphat: **a)** Aus salpetersaurer Lsg. fällt gelbes Silber(I)-phosphat aus, das sich in verd. Essigsäure u. konz. Ammoniak löst. **b)** Mit Ammoniummolybdat* bildet sich in salpetersaurer Lsg. schwer lösl., gelbes Ammoniummolybdophosphat, das mit salzsaurem Zinn(II)*-chlorid zu Molybdänblau reduziert werden kann. Elementarer P kommt in 4 Modifikationen vor: **Weißer (gelber) Phosphor:** Phosphorus DAB; D. 1.82; Schmp. 44.1 °C; Sdp. 280.5 °C; weiße od. gelbl., durchscheinende, wachsähnl. Masse (meist in Stangen); unlösl. in Wasser, leicht lösl. in Schwefelkohlenstoff, Phosphortrichlorid, Dischwefeldichlorid, fetten u. äther. Ölen, sehr schwer lösl. in Ether, Ethanol, Benzol; **Darst.:** Erhitzen von tertiärem Calciumphosphat* mit Sand u. Kohle im elektr. Ofen; **Anw.:** **1.** (techn.) Darst. von Phosphor(V)*-oxid, Phosphorhalogenverbindungen u. a., Düngerproduktion, anorg. u. org. Synthese; **2.** (med.) obsolet (weißer Phosphor ist hochgiftig); früher bei Rachitis, Skrofulose, Osteomalazie; **cave:** Weißer P raucht an der Luft, leuchtet im Dunkeln u. entzündet sich leicht bei ca. 50 °C, in fein verteiltem Zustand schon bei Raumtemperatur, wobei er mit hell leuchtender Flamme zu Phosphor(V)-oxid verbrennt. Er muss unter Wasser u. vor Licht geschützt aufbewahrt werden. Nicht mit den Händen berühren. Unter Wasser schneiden. **Roter Phosphor:** Phosphorus amorphus; D. 2.36; Schmp. 585–610 °C; dunkelrotes, krist. Pulver, unlösl., ungiftig, entzündet sich erst bei 400 °C, explodiert jedoch beim Verreiben mit oxidierenden Stoffen (z. B. Kaliumchlorat*, Kaliumpermanganat*); **Darst.:** Erhitzen von weißem P auf 250 °C unter Luftabschluss; **Anw.:** (techn.) in Reibflächen von Zündholzschachteln. **Schwarzer Phosphor:** metall. P; D. 2.70; schwarze, metall. glänzende Kristalle; **Darst.:** Erhitzen von weißem

P auf 200 °C unter sehr hohem Druck. **Violetter Phosphor:** Hittorf-Phosphor; nichtleitendes Polymer, unlösl. in Schwefelkohlenstoff; **Darst.:** ein- bis zweiwöchiges Erhitzen von weißem P auf ca. 550 °C. **Toxikol.:** Vom elementaren P ist nur die weiße Form giftig; gelöster P wird im Magen-Darm-Trakt resorbiert (nicht jedoch die feste Form in größeren Stücken). Typischerweise kommt es nach einigen Std. zu Übelkeit u. Erbrechen, dann nach 2- bis 3-tägigem beschwerdefreiem Intervall zu Stoffwechselstörungen u. a. mit Gelbsucht, Leberschwellung, Diarrhö, inneren Blutungen. Chron. Intoxikation führt zu Kiefernekrosen (von kariösen Zähnen ausgehend, durch Thrombosierung der Knochengefäße). LD für Erwachsene 60–100 mg (gelöst); die Oxide u. Säuren von P besitzen keine spezif. Giftigkeit. **Gesch.:** 1669 von Hennig Brand (gestorben um 1710) bei der Destillation von eingedicktem Harn mit Sand entdeckt u. 1773/74 von Carl Wilhelm Scheele (1742–1786) aus Knochenasche gewonnen. **Hom.:** Phosphorus (HAB): gelber Phosphor; Konstitutionsmittel*; verordnet z. B. bei Lungenentzündung, Nasenbluten, Erschöpfungszuständen, Lebererkrankungen, Augenerkrankungen, Hyperaktivitätssyndrom der Kinder.

**Phosphorcalcium:** s. Calciumphosphid.

**Phosphorchlorür:** s. Phosphortrichlorid.

**Phosphore:** org. od. anorg. Stoffe, die Phosphoreszenz* zeigen.

**Phosphoreszenz:** Form der Lumineszenz*, bei der die durch sichtbare, UV-, Elektronen- od. Röntgenstrahlen angeregten Stoffe (Phosphore*) ein eigenes Nachleuchten zeigen (bis zu 2 Monate), z. B. Erdalkalimetall-, Zink- u. Cadmiumsulfide sowie -wolframate; vgl. Fluoreszenz.

**Phosphor, gelber:** s. Phosphor (Weißer Phosphor).

**Phosphorige Säure:** s. Phosphonsäure.

**Phosphorigsäureanhydrid:** s. Phosphor(III)-oxid.

**Phosphorit:** s. Phosphor.

**Phosphor, metallischer:** s. Phosphor (Schwarzer Phosphor).

**Phosphormolybdänsäure:** 12-Molybdatophosphorsäure, Sonnenschein-Reagenz; CAS-Nr. 51429-74-4; $H_3PO_4 \cdot 12\,MoO_3$; $H_3[P(Mo_3O_{10})_4] \cdot n\,H_2O$; $M_r$ 1825.28 (wasserfrei); Schmelzbereich 78–90 °C; orangegelbe, glänzende, ätzende Kristalle, leicht lösl. in Wasser u. Ethanol; Heteropolysäure; **Anw.:** Reagenz auf Alkaloide*, Harnsäure*, Kreatinin, Glykoside (Digitalis); Eiweißstoffe u. Peptone* werden gefällt.

**Phosphorolyse:** von Phosphorylasen* katalysierte Spaltung von Stoffwechselprodukten mit Hilfe von Phosphat; in die Produkte wird Phosphat eingebaut.

**Phosphor(III)-oxid:** Phosphortrioxid, Phosphorigsäureanhydrid; CAS-Nr. 12440-00-5; $P_2O_3$ (die korrekte Formel des adamantananalogen Trizyklus ist $P_4O_6$); $M_r$ 109.96; Schmp. 23.8 °C; Sdp. 175.3 °C; weiße, wachsweiche, krist., sehr giftige Masse, gut lösl. in Benzol u. Schwefelkohlenstoff; geht beim Erhitzen in roten Phosphor u. Phosphortetroxid über; **Darst.:** Verbrennen von Phosphor* bei ungenügender Luftzufuhr.

**Phosphor(V)-oxid:** Phosphorpentoxid, Phosphorsäureanhydrid; CAS-Nr. 1314-56-3; $P_2O_5$ (die korrekte Formel der trizykl. Struktur entsprechend ist $P_4O_{10}$); $M_r$ 141.96; Schmp. 340–360 °C; weißes, lockeres Pulver od. geschmolzen als glasige Masse; stark hygroskop. (Übergang in Meta-, dann Orthophosphorsäure); **Darst.:** Verbrennen von Phosphor* an trockener Luft; **Anw.:** zum Trocknen bes. von Gasen sowie zur Wasserabspaltung aus chem. Verb. u. auch zur Bindung von Reaktionswasser bei chem. Umsetzungen; zur besseren Handhabbarkeit an Aufsaugmassen gebunden u. mit Feuchteindikator versehen; **Toxikol.:** giftig; MAK 1 mg/m³.

**Phosphoroxidchlorid:** Phosphoroxychlorid, Phosphorylchlorid; CAS-Nr. 10025-87-3; $POCl_3$; $M_r$ 153.33; D. 1.72; Schmp. 1.3 °C; Sdp. 108.7 °C; farblose, stark lichtbrechende, an feuchter Luft rauchende, ätzende u. giftige Flüss.; **Darst.:** Einwirken von Oxalsäure* od. Borsäure* auf Phosphorpentachlorid*; **Anw.:** in der org. Chemie zur Chlorierung.

**Phosphoroxychlorid:** s. Phosphoroxidchlorid.

**Phosphorpentachlorid:** CAS-Nr. 10026-13-8; $PCl_5$; $M_r$ 208.24; Sublimation ab 100 °C; in reinem, trockenem Zustand weiße bis grünl. weiße Kristalle; lösl. in Tetrachlorkohlenstoff u. Schwefelkohlenstoff; geht an der Luft in Phosphoroxidchlorid* ($POCl_3$) u. HCl über, eine gelbe, rauchende, feuchte Kristallmasse, die sich mit viel Wasser zu Orthophosphorsäure u. Salzsäure löst. **Darst.:** Einwirkung von Chlor* auf Phosphortrichlorid*; **Anw.:** Chlorierungsmittel in der org. Synthese.

**Phosphorpentoxid:** s. Phosphor(V)-oxid.

**Phosphor, roter:** s. Phosphor.

**Phosphorsäureanhydrid:** s. Phosphor(V)-oxid.

**Phosphorsäureester, organische:** s. Alkylphosphate; Schädlingsbekämpfungsmittel.

**Phosphorsäure-Guajakolester:** s. Guajakolphosphat.

**Phosphorsäuren:** **1. Orthophosphorsäure:** Acidum phosphoricum; Phosphorsäure; CAS-Nr. 7664-38-2; $H_3PO_4$; D. 1.88; Schmp. 42.3 °C; therm. Zers. ab 213 °C; klare farb- u. geruchlose Flüss., je nach Konz. von wässriger bis sirupartiger Konsistenz; rein u. wasserfrei stellt sie eine farblose, krist. Masse dar; **Vork.:** natürl. in ihren Salzen (Phosphate), bes. als Calciumphosphat* in den Knochen, ferner in den Nucleoproteiden u. Lecithinen*, in Harnsteinen, Milch, tier. Geweben, z. B. Muskeln, Leber, Thymusdrüse (Kaliumphosphat*); **Herst.:** Im therm. Verfahren wird elementarer Phosphor* in einem Überschuss an Luft zu Phosphor(V)*-oxid verbrannt u. anschließend hydratisiert. Techn. Säure wird aus Rohphosphat u. starken Mineralsäuren hergestellt. **Off.:** im Handel in versch. Konz. u. Reinheitsgraden: **a) Phosphorsäure 85 %:** Acidum phosphoricum concentratum Ph.Eur.6; konzentrierte Phosphorsäure; Gehalt 84.0–90.0 % (m/m); D. ca. 1.7; mischbar mit Wasser u. Ethanol; kann bei niedriger Temp. zu einer farblosen Kristallmasse erstarren, die über 28 °C schmilzt; **b) Phosphorsäure 10 %:** Acidum phosphoricum dilutum Ph.Eur.6; verdünnte Phosphorsäure; Gehalt 9.5–10.5 % (m/m). Wird Ph. verordnet, ist 10 %ige Ph. abzugeben. **Zuber.:** 115 g Ph. 85 % werden mit 885 g Wasser gemischt. **Nachw.:** Ammoniumheptamolybdat-Lsg. gibt gelben Niederschlag von phosphormolybdänsaurem Ammonium, Magnesiamixtur* einen weißen Niederschlag von Ammoniummagnesiumphosphat* (auch quantitativ). **Anw.:** **a)** (techn.) zur Düngerproduktion, Korrosionsschutz, Pufferherstellung, Säureregulator (z. B. in Cola), Lebensmittelzusatzstoff* E 338; **b)** (med.) obsolet; früher Tonikum bei Ermüdungszuständen sowie als Antipyretikum (mildeste reizlose Mineralsäure). **Hom.:** Acidum phosphoricum (HAB): verdünnte Phosphorsäure, Trituration ab $D_3$; Konstitutionsmittel*; verordnet z. B. bei geistiger u. körperl. Überanstrengung, Neurasthenie, Wachstumsbeschwerden, Folgen schwerer Krankheiten. **2. Metaphosphorsäuren:** Acidum phosphoricum glaciale, Acidum metaphosphoricum; $(HPO_3)_n$; farblose, glasartige Stücke od. Stäbchen; entstehen beim Erhitzen von Orthophosphorsäure über 300 °C; cycl. Säuren (z. B. Trimetaphosphat); langsam in Wasser lösl., wobei sich $H_3PO_4$ bildet; **Anw.:** Reagenz; in der Zahnheilkunde zur Herst. von Zinkoxidphosphat-Zement. **3. Diphosphorsäure:** Acidum pyrophosphoricum; Pyrophosphorsäure; CAS-Nr. 2466-09-3; $H_4P_2O_7$; $M_r$ 177.98; Schmp. 61 °C; farblose, hygroskop., glasige Masse; lösl. in Wasser, Ether u. Ethanol; entsteht beim Erhitzen von Orthophosphorsäure auf 200–300 °C; wird in heißem Wasser schnell in Orthophosphorsäure zurückverwandelt; ihre Salze heißen Diphosphate (syn. Pyrophosphate); sie spielen eine wichtige Rolle im Stoffwechsel als Energiequelle bei enzymat. Reaktionen. **Hinweis:** Trotz der scheinbaren Ähnlichkeit sind Bisphosphonate* keine Analoga der Diphosphate, sondern Alkylphosphonsäure-Derivate.

**Phosphorsäure-tri-*n*-butylester:** s. Tributylphosphat.

**Phosphorsalz:** s. Natriumammoniumphosphat.

**Phosphorsalzperle:** s. Natriumammoniumphosphat.

**Phosphor, schwarzer:** s. Phosphor.

**Phosphortrichlorid:** Phosphorchlorür; CAS-Nr. 7719-12-2; $PCl_3$; $M_r$ 137.35; D. 1.57; Schmp. −91 °C; Sdp. 78 °C; farblose, stechend riechende, ätzende u. giftige Flüss.; zersetzt sich an feuchter Luft unter Rauchentwicklung zu Phosphonsäure* u. Salzsäure*; **Darst.:** Überleiten von trockenem Chlorgas über erwärmten weißen Phosphor*; **Anw.:** Chlorierungsmittel in der org. Synthese.

**Phosphortrioxid:** s. Phosphor(III)-oxid.

**Phosphorus:** s. Phosphor.

**Phosphorus amorphus:** s. Phosphor (Roter Phosphor).

**Phosphor, violetter:** s. Phosphor.

**Phosphorwasserstoff:** s. Phosphine.

**Phosphor, weißer:** s. Phosphor.

**Phosphorwolframsäure:** s. Wolframatophosphorsäure.

**Phosphorylasen:** zu den Ligasen gehörende Enzyme*, die bei Spaltung eines Substrats an das Produkt eine Phosphatgruppe anhängen, z. B. Nucleosid-Phosphorylase, Glykogenphosphorylase*.

**Phosphorylchlorid:** s. Phosphoroxidchlorid.

**Phosphorylgruppen-Übertragung:** s. Phosphorylierung.

**Phosphorylierung:** Phosphatgruppen-Übertragung, Phosphorylgruppen-Übertragung; allg. die Einführung eines od. mehrerer Phosphorsäureester in org. Moleküle od. Makromoleküle (z. B. Nucleinsäuren* u. Proteine*) unter der Wirk. von Enzymen* (meist Kinasen*); häufig werden Phosphatreste energiereicher Phosphate (z. B. ATP, PEP, Kreatinphosphat) auf die entspr. Moleküle übertragen. In der Atmungskette* entsteht aus ADP u. $P_i$ ATP durch die Atmungskettenphosphorylierung*, bei der Photosynthese* durch Photophosphorylierung*.

**Phosphorylierung, oxidative:** s. Atmungskettenphosphorylierung.

**Phosphorzink:** s. Zinkphosphid.

**Photobakterien:** s. Leuchtbakterien.

**Photochemie:** Gebiet der Chemie*, das sich mit den chem. Veränderungen befasst, die durch Absorption von Strahlungsenergie (Licht) ausgelöst werden; **Beispiel:** Das wichtigste Beispiel einer photochem. Reaktion ist die Photosynthese* in Pflanzen u. Bakterien. Weitere Beispiele sind die Photolyse* (Zers. durch Strahlungs-, bes. Lichteinwirkung), die Bildung von Hautpigmenten u. von Vitamin* D in der Haut durch Sonneneinwirkung, photochem. induzierte Polymerisations-, Dissoziations- od. Oxidationsreaktionen, die Chlorierung org. Moleküle unter der Einwirkung von Licht sowie die Vorgänge bei der Belichtung fotograf. Emulsionen.

**Photodermatosen:** s. Lichtdermatosen.

**Photolumineszenz:** s. Lumineszenz; Phosphoreszenz.

**Photolyse:** Spaltung chemischer Bindungen* org. Moleküle unter dem Einfluss elektromagnet. Strahlung; dabei entstehen Radikale*, die weiter reagieren (z. B. Fluorkohlenwasserstoffe in der Stratosphäre). **Photolyse des Wassers:** Spaltung von Wasser durch Lichtreaktion bei der Photosynthese*; die Reaktion ist keine echte Photolyse, sie steht in Verb. mit dem Photosystem II bzw. der 2. Lichtreaktion. Sie stellt die physiol. Hill*-Reaktion dar. Die dabei frei werdenden Elektronen werden über eine Elektronentransportkette auf $NADP^+$ übertragen. Es entstehen molekularer Sauerstoff, NADPH u. $H^+$. $NADP^+$ ist das natürl. Hill-Reagenz. Vgl. Radiolyse.

**Photometrie:** **1.** (allg.) Verfahren zur Messung von Lichtstärken u. Lichtströmen; **2.** (chem.) Analysenmethode, bei der eine Gehaltsbestimmung indirekt über die Messung von Strahlungsemission (Emissionsphotometrie) od. Strahlungsabsorption (Absorptionsphotometrie) erfolgt; meist zur Gehaltsbestimmung von Lösungen; Messung der Lichtdurchlässigkeit od. Absorption mit einem Photometer. Vgl. Flammenphotometrie.

**Photon:** Lichtquant, Strahlungsquant; Photonen sind Lichtteilchen, die Träger der Energie u. des Impulses einer Lichtwelle (u. jeder elektromagnet. Welle) sind. Sie besitzen korpuskulären u. Wellencharakter u. bewegen sich mit Lichtgeschwindigkeit fort. Ihre Ruhemasse ist =0; ihre Energie hängt von der Frequenz bzw. Wellenlänge ab; vgl. Strahlung, elektromagnetische.

**Photonenkorrelationsspektroskopie:** (engl.) *photon correlation spectroscopy (Abk. PCS)*; Form der Spektroskopie* auf Basis der Laserlichtstreuung; **Anw.:** v. a. für kolloidale Lsg. (s. Kolloide): Bestimmung des mittleren Teilchendurchmessers u. der Teilchengrößenverteilung; bei variablem Winkel Bestimmung der Form der Kolloidteilchen; **Durchführung:** Ein Laserstrahl wird durch die in einer Glasküvette (s. Küvette) befindl. Dispersion* (Teilchengrößenbereich 0.01–1 µm) geschickt u. das Streulicht z. B. im 90°-Winkel mit einem Detektor gemessen. **Auswertung:** Kombination mit einem Coulter*-Counter-Verfahren möglich, wobei die PCS von kugelförmigen Teilchen ausgeht (Messungen unter konstantem Winkel); Auswertung der Intensität u. der Schwankungen des Signals; da sich kleinere Partikel aufgrund der Brown*-Molekularbewegung schneller bewegen als große, sind die entsprechenden Fluktuationen der Streulichtintensität größer.

**Photonenstrahlung:** s. Strahlung, elektromagnetische; Photon.

**Photoperiodismus:** Abhängigkeit biol. Prozesse von der tägl. Belichtungsdauer, der Photoperiode. Ph. spielt eine Rolle bei der Blühinduktion, der Samenkeimung od. bei Eintritt u. Beendigung der Knospenruhe; auch bei Tieren.

**Photophosphorylierung:** Synthese von ATP bei der Photosynthese*; Mechanismus ähnl. der Atmungskettenphosphorylierung*; in beiden Fällen sind Cytochrome* am Elektronentransport beteiligt; **Einteilung: 1. zyklische** Ph.: bedingt einen zykl. Elektronentransport; durch Lichteinfall werden Elektronen aus dem Chlorophyll* $a_I$ emittiert u. über eine Elektronentransportkette wieder zu Chlorophyll $a_I$ zurückgeführt. Bei diesem Rücktransport wird ATP gebildet, d. h. Elektronenanregungsenergie wird in chem. Energie umgewandelt; benötigt nur Photosystem I unter Beteiligung von Cytochrom f; einziges Produkt ist ATP. **2. nichtzyklische** Ph.: ATP-Synthese ist mit einem Elektronentransport vom Wasser (s. Photolyse) zu $NADP^+$ verbunden, so dass neben ATP das Reduktionsmittel NADPH entsteht; kann als eine mit der ATP-Bildung gekoppelte Hill*-Reaktion aufgefasst werden; ist vom Zusammenspiel beider Photosysteme abhängig, die hintereinander geschaltet sind (s. Photosynthese, Abb. 2 dort); es findet ein offenkettiger (nichtzykl.) Elektronentransport statt. Beide Formen der Ph. kommen in Grünalgen u. höheren Pflanzen vor.

**Photorespiration:** Lichtatmung, Glykolatweg; Licht erhöht die Atmung in photosynthet. aktiven Organismen; Belichtung von C3*-Pflanzen führt zu einem deutl. Anstieg des Sauerstoffverbrauchs; bei ihnen können mehr als 50 % des über die Photosynthese* fixierten $CO_2$ durch Ph. wieder freigesetzt werden; dabei sinkt die Nettophotosynthese stark ab; in C4*-Pflanzen ist Ph. extrem schwach od. fehlt vollständig; die Ph. steht in engem Zusammenhang mit der Aktivität der Ribulose*-1,5-diphosphatcarboxylase, die Ribulose-1,5-diphosphat oxidativ in Phosphoglykolat u. 3-Phosphoglycerat spaltet. Glykolat (aus Phosphoglykolat entstanden) verlässt die Chloroplasten* u. wandert in die benachbarten Peroxisomen*, wo es durch die Glykolatoxidase (eine Flavoproteinoxidase) zu Glyoxylat oxidiert wird. Das entstehende Wasserstoffperoxid wird großteils durch die Katalase der Peroxisomen zerstört. Glyoxylat wird zu Glycin transaminiert, wobei Glutamat als Aminogruppendonator fungiert. Glycin gelangt in die Mitochondrien* u. wird dort entweder decarboxyliert od. zu Serin* umgewandelt. Ein Teil des Serins kann wieder in die Peroxisomen hinüberwechseln u. zu Hydroxypyruvat u. D-Glycerat oxidiert werden. Glycerat kann dann wieder in die Chloroplasten gelangen u. nach Phosphorylierung in den Calvin*-Zyklus eingeschleust werden.

**Photosensibilisatoren:** phototox. Stoffe; in Pflanzen vorkommende Substanzen, welche die Haut sensibilisieren, d. h. eine Überempfindlichkeit gegen ultraviolette Strahlung (Sonne) hervorrufen (bes. betroffen sind die Schleimhäute) u. bei innerl. u. äußerl. Anwendung sog. Lichtkrankeiten hervorrufen; v. a. Dermatitiden (Bade- u. Wiesendermatitis), aber auch Diarrhöen, Hämorrhagien u. Krämpfe; **Beispiel:** Ph. sind v. a. Furanocumarine*, z. B. Psoralen* (am aktivsten), Bergapten*, Angelicin*, Osthol (Strukturformeln: s. Furanocumarine, Abb. dort), v. a. in Apiaceae (z. B. Angelika, Bärenklau, Petersilie) u. Rutaceae (Gartenraute) enthalten, ferner auch Naphthodianthrone* (Hypericin*, Fagopyrin), die z. B. im Johanniskraut u. Buchweizen vorkommen; auch einige Polyine* (in Asteraceae) sollen phototox. wirken. Manche Tiere, z. B. Pferde, Schafe, Schweine, sind bes. empfindl. gegen Photosensibilisatoren, bei Nagetieren können sie letal wirken.

**Photosynthese:** **1.** i. w. S. jede lichtabhängige Synthese; **2.** i. e. S. die reduktive Kohlenhydratsynthese grüner Pflanzen u. Photosynthesebakterien; wird als Prozess der Energieumwandlung betrachtet, bei dem Lichtenergie in chem. Energie in Form von ATP (s. Adenosinphosphate) u. Kohlenhydraten* umgewandelt wird. Die Ph. grüner Pflanzen kann wie folgt dargestellt werden:

$6\,CO_2 + 6\,H_2O \rightarrow C_6H_{12}O_6 + 6\,O_2$

Chlorophyll* a ist dabei das wichtigste photosynthet. Pigment*. Die anderen weisen nur unterstützende Funktion auf u. werden als akzessorische Pigmente bezeichnet. Die Ph. ist der bedeutendste Vorgang org. Stoffproduktion auf der Erde u. ist bei den grünen Pflanzen an die Chloroplasten* gebunden. **Einteilung:** s. Abb. 1; **a) Primärvorgänge:** Lichtreaktionen; an das Membransystem der Thylakoide* fixiert; Lichtenergie wird über Elektronenanregungsenergie in chem. Energie einer energiereichen Verb. (ATP) u. eines Reduktionsmittels (NADPH) umgewandelt. Die Bildung von ATP, NADPH u. $H^+$ erfolgt in der nichtzykl. Photophosphorylierung*, die mit einer Photolyse* des Wassers verbunden ist. Bei grünen Pflanzen existieren 2 Lichtreaktionen bzw. Photosystem I u. II, die hintereinander geschaltet sind (s. Abb. 2). Chlorophyll $a_I$ u. $a_{II}$ absorbieren Licht u. emittieren Elektronen. Die aus Chlorophyll $a_I$ emittierten Elektronen werden von Ferredoxin* übernommen u. auf $NADP^+$ übertragen. Die aus Chlorophyll $a_{II}$ emittierten Elektronen werden über eine Elektronentransportkette, die Plastochinon*, Plastocyanin* u. Cytochrom* f enthält, auf Chlorophyll $a_I$ übertragen, so dass die positiven Löcher (Elektronenvalenzen) des Chlorophylls $a_I$ aufgefüllt werden. Im Zuge dieser Elektronentransportkette wird ATP gebildet. Die positiven Löcher des Chlo-

P

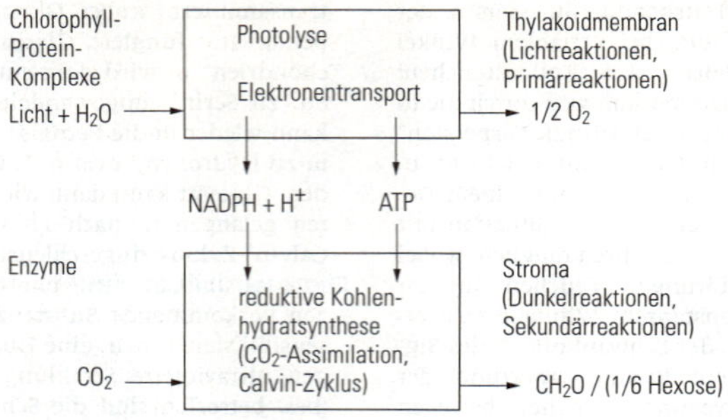


**Photosynthese** Abb. 1: Schema der Primär- u. Sekundärvorgänge der Photosynthese

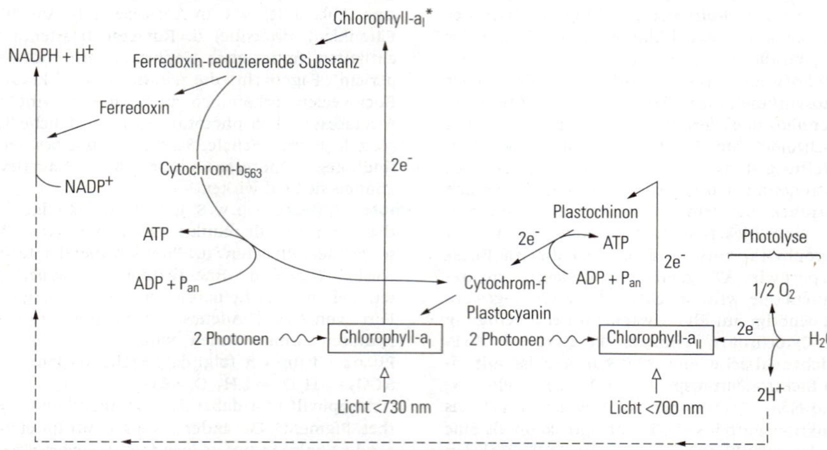


**Photosynthese** Abb. 2: Verknüpfung der 2 Lichtreaktionen bei der nichtzyklischen Photophosphorylierung

rophylls $a_{II}$ werden durch Elektronen ausgeglichen, die aus der Photolyse des Wassers stammen. Das Zusammenwirken von 2 Lichtreaktionen bzw. Photosystemen führt zur Bildung von ATP u. NADPH, die für die Sekundärvorgänge gebraucht werden. Die aus Chlorophyll $a_I$ emittierten Elektronen können auch durch einen zykl. Elektronentransport über eine Cytochromkette auf Chlorophyll $a_I$ zurückgeführt werden, wobei ATP, aber nicht NADPH entsteht (s. Photophosphorylierung). **b) Sekundärvorgänge:** Dunkelreaktionen, Calvin*-Zyklus; laufen im Stroma* der Chloroplasten ab, in dem mit Ausnahme der thylakoiden Ribulose*-1,5-diphosphatcarboxylase die Enzyme der Kohlenstoffdioxidassimilation lokalisiert sind; das durch die Lichtreaktionen gewonnene, Energie liefernde ATP sowie das NADPH u. $H^+$ ermöglichen die lichtunabhängigen Reaktionen der reduktiven Kohlenhydratsynthese von der Photosynthesecarboxylierung* bis zur Bildung der Kohlenhydratreserven, z. B. Stärke (s. Amylum); vgl. Kohlenhydratstoffwechsel.

**Photosynthesecarboxylierung:** enzymat. Bindung des $CO_2$ an einen org. Akzeptor bei der Photosynthese*; in $C_3$*-Pflanzen ist das photosynthet. Carboxylierungsenzym Ribulose-1,5-diphosphatcarboxylase (s. Calvin-Zyklus); in $C_4$*-Pflanzen ist es die Phosphoenolpyruvatcarboxylase (s. Hatch-Slack-Kortschak-Zyklus). Die Ph. ist der einleitende Schritt der Kohlenstoffdioxidassimilation bei der Photosynthese u. eine Phase der Dunkelreaktionen.

**Photosynthesefarbstoffe:** s. Pigmente, photosynthetische.

**Photosynthesezyklus:** s. Calvin-Zyklus.

**Phototoxizität:** s. Lichtdermatosen.

**phototrop:** die Stoffeigenschaft, sich unter dem Einfluss von sichtbarem od. UV-Licht zu verändern. Beispiel: die lichtabhängige Farbänderung von Gläsern; vgl. Phototropismus.

**Phototropismus:** Lichtwendigkeit, veraltet Heliotropismus; (bot.) Wachstumsbewegung (einer Pflanze), bei der das Licht der richtungsbestimmende Faktor ist; die Reaktion ist positiv phototrop*, wenn das Organ zum Licht hin wächst, sich zum Licht dreht od. krümmt; bei der negativ phototropen Reaktion wächst, dreht od. krümmt sich das Organ von der Lichtquelle weg.

**Phragmoplast:** tonnenförmiges System senkrecht zur Zellteilungsebene orientierter Mikrotubuli*, das zw. 2 Tochterkernen in der Telophase* entsteht u. in dem sich bei der Zellteilung die Zellplatte* bildet.

**Phrenosin:** s. Glykolipide.

**Phthalazinylhydrazin:** s. Hydralazin.

**Phthaleine:** Triphenylmethanfarbstoffe; z. B. Fluorescein*, Eosin*; **Darst.:** Einwirkung von Resorcinderivaten od. *m*-Aminophenol auf Phthalsäureanhydrid; **Anw.:** (analyt.) als Indikatoren.

**Phthalide:** Derivate von Benzo[*c*]furan-2-on (*o*-Hydroxymethylbenzoesäurelacton, Phthalid); Strukturformeln: s. Levisticum officinale (Abb. dort); die natürl. vorkommenden Ph. sind häufig am C-3 substituiert. **Vork.:** u. a. Mycophenolsäure bei Schimmelpilzen (z. B. Penicillium*-Arten); Meconin bei Papaveraceae (Papaver*-Arten) u. Hydrastis* canadensis; bei Apiaceae* Ligustilid, Butylidenphthalid, Validendihydrophthalid, Butylphthalid (Levisticum* officinale, Angelica-Arten, Apium* graveolens).

**Phthalol:** s. Phenolphthalol.

**Phthalsäure:** Acidum phthalicum; Orthophthalsäure; 1,2-Benzoldicarbonsäure; $C_6H_4(COOH)_2$; $M_r$ 166.13; Schmp. ca. 208 °C; farblose, glänzende Nadeln, wenig lösl. in kaltem Wasser, lösl. in heißem Wasser, Ethanol u. Ether; **Anw.:** (techn.) zur Herst. von Kunstharzen*, Phthaleinen*.

**Phthalsäureanhydrid:** 1,3-Isobenzofurandion; CAS-Nr. 85-44-9; $C_8H_4O_3$; $M_r$ 148.1; Schmp. 130–132 °C; Sdp. 285 °C; weiße Schuppen; **Anw.:** Synthese von cycl. Imiden* u. Phthaleinfarbstoffen (s. Phthaleine), Schutzgruppe für Amine*; Reagenz Ph.Eur.6.

**Phthalsäuredibutylester:** s. Dibutylphthalat.

**Phthalsäurediethylester:** s. Diethylphthalat.

**Phthalsäuredimethylester:** s. Dimethylphthalat.

**Phthalsäureester:** Ester der Phthalsäure* mit niedermolekularen Alkoholen; **Anw.:** als Repellents*; in der Parfümerie als Lösungs- u. Fixermittel sowie als Weichmacher (Diethylphthalat*, Dibutylphthalat*, v. a. auch Ester höherer Alkohole wie Dioctylphthalat); die Ester der höheren Alkohole (z. B. Cetyl- u. Stearylalkohol sowie Kokosfettalkohole) dienen auch als Salbengrundlagen u. Suppositorienmassen.

**Phthalylsulfacetamid:** Phthalylsulfanilacetamid, Sulfanilacetamidum phthalylatum; *N*-(4-Acetylsulfamoylphenyl)-phthalamsäure; CAS-Nr. 131-69-1; $C_{16}H_{14}N_2O_6S$; $M_r$ 362.4; Schmp. 192–196 °C (unter Zers.); weißes, krist. Pulver, verfärbt sich am Licht allmähl.; lösl. in 1200 T. Wasser u. in siedendem Wasser, lösl. in Alkalihydroxid-Lsg. unter Salzbildung, schwer lösl. in Ethanol; nicht mehr im Handel befindl. Sulfonamid*.

**Phthalylsulfanilacetamid:** s. Phthalylsulfacetamid.

**Phthalylsulfathiazol** (INN)**:** Phthalylsulfathiazolum Ph.Eur.; *N*-[4-(2-Thiazolylsulfamoyl)phenyl]phthalamidsäure; CAS-Nr. 85-73-4; $C_{17}H_{13}N_3O_5S_2$; $M_r$ 403.43; Schmp. 272–277 °C (unter Zers., wenn das Schmelzpunktbad auf 220–225 °C vorgeheizt wurde; polymorph); weißes, bis gelbl. weißes, krist. Pulver; fast unlösl. in Wasser u. Ether, schwer lösl. in Ethanol, leicht lösl. in Dimethylformamid, NaOH-, KOH- u. Ammoniak-Lsg.; nicht mehr im Handel befindl. nicht resorbierbares Sulfonamid*; früher angewendet bei Infektionen des GIT.

**Phthiriasis:** Filzlausbefall; s. Läuse.

**pH-Wert:** Kurzbez. für Wasserstoffionen-Exponent (**p**otentia **h**ydrogenii); negativer dekad. Logarithmus der Wasserstoffionen-Aktivität $a_H^+$:

$$pH = -\log a_{H^+}$$

**Prinzip:** Die Aktivität ist gleich der Konz. c multipliziert mit dem Aktivitätskoeffizienten f.
$a = c \cdot f$
Der Aktivitätskoeffizient wird für verd. Lsg. ($c < 10^{-3}$ mol/L) annähernd 1. Das Ionenprodukt* des Wassers $K_W$ beträgt $10^{-14}$:

$$K_W = \frac{a_{H^+} \cdot a_{OH^-}}{a_{H_2O}} = 10^{-14}$$

$$a_{H^+} = a_{OH^-} = 10^{-7}$$

Der pH-Wert des reinen Wassers ist daher 7.0 u. die pH-Skala liegt zw. den Werten 0 u. 14 (s. Tab.). Bei den angeführten Gleichungen ist zu berücksichtigen, dass Wasserstoffionen niemals als freie Protonen vorliegen. Es bilden sich sofort Anlagerungsprodukte mit Wassermolekülen u. Molekülverbänden (z. B. $H_3O^+$, $H_9O_4^+$). **Bestimmung:** elektr. (s. Glaselektrode; pH-Meter) od. kolorimetrisch (s. Kolorimetrie) mit Indikatoren*.

**Phycit:** s. *meso*-Erythrit.

**Phycobiline:** wasserlösl., mit den Gallenfarbstoffen verwandte akzessorische Pigmente* (blaue Phycocyane u. rote Phycoerythrine), die in Cyanobakterien u. Rotalgen vorkommen u. dort das Chlorophyll* überdecken.

**pH-Wert**

| Reaktion | $a_H^+$ | pH | Beispiel |
|---|---|---|---|
| stark sauer | 100 – $10^{-3}$ | 0 – 3 | Salzsäure |
| schwach sauer | $10^{-4}$ – $10^{-6}$ | 4 – 6 | Essigsäure |
| neutral | $10^{-7}$ | 7 | Wasser |
| schwach alkalisch | $10^{-8}$ – $10^{-11}$ | 8 – 11 | Boraxlösung |
| stark alkalisch | $10^{-12}$ – $10^{-14}$ | 12 – 14 | Natronlauge |

P

**Phycophyta:** s. Algen.
**Phyllobates:** s. Batrachotoxin.
**Phyllochinone:** s. Vitamin K.
**Phyllodien:** (bot.) blattartig verbreiterte Blattstiele (Blattstielblätter) unter Reduktion der eigentl. Blattspreite*.
**Phyllokladien:** blattartige Kurztriebe (z. B. bei Ruscus), die die Assimilationsfunktion des Blattes übernehmen; zu blattähnl. Gebilden umgestaltete grüne Sprossachsen werden im Allg. als Flachsprosse od. Platykladien bezeichnet.
**Phylogenese:** syn. Phylogenie; stammesgeschichtl. Entwicklung der Lebewesen; vgl. Ontogenese.
**Phylogenie:** s. Phylogenese.
**Physalis alkekengi** L.: Judenkirsche, Blasenkirsche, Lampionblume; Fam. Solanaceae; südöstl. Europa, bis Japan; Stpfl. von **Fructus Alkekengi:** Judenkirschen, Teufelskirschen, Boberellen, Blasenkirschen; **Inhaltsst.:** ein Bitterstoffgemisch, bezeichnet als Physalin, bestehend aus 13,14-*Seco*-16,24-cyclo-$C_{28}$-Steroiden, ferner Carotinoide* wie Physalein, Citronensäure*, bes. reich an Vitamin* C; **Anw.:** (hom. u. volkstüml.) früher als harntreibendes Mittel. **Hom.:** Physalis alkekengi (HAB): frische, reife Beeren.
**Physcion:** s. Anthrachinone (Tab. dort).
**Physeter macrocephalus** L.: Pottwal; Fam. Physeteridae; alle Meere, bevorzugt tiefe Gewässer; Lieferant von Ambra* (unsicher) u. Walrat*.
**Physik:** Wissenschaft, die sich mit den Vorgängen in der unbelebten Natur auseinandersetzt, die durch Beobachtung u. Messung gesetzmäßig erfasst u. damit der mathemat. Darst. zugängl. gemacht werden können.
**Physikalische Pharmazie:** umfasst Grenzgebiete der Physik, physik. Chemie u. Kristallographie, die von der Pharmazie übernommen u. hinsichtl. ihrer bes. Bedürfnisse (v. a. in der Pharmazeutischen* Technologie u. Biopharmazie*) weiterentwickelt werden. Wichtige Grundlagen sind z. B. Thermodynamik*, Reaktionskinetik, Pulvertechnologie*, Rheologie*, Komplexchemie*. Herausragende Forschungsbereiche sind z. B. Löslichkeit u. Auflösungsverhalten, Polymorphie*, Grenzflächenerscheinungen, Kolloide*, Emulsionen* u. Suspensionen*; vgl. Präformulierung.
**Physiologie:** Wissenschaft u. Lehre von den normalen Lebensvorgängen, insbes. von den physik. Funktionen des Organismus.
**Physisorption:** Art der Sorption*; im Ggs. zur Chemisorption* reversible Anlagerung von Molekülen an einer Grenzfläche; auch Van-der-Waals-Adsorption genannt (aufgrund des meist vorherrschenden Bindungstyps); zur Ph. gehört auch die Adsorption* durch Dipolwechselwirkungen, Wasserstoffbrücken u. Kapillarkräfte; vgl. BET-Gleichung.
**Physostigma venenosum** Balf.: Fam. Fabaceae (Leguminosae); trop. Westafrika, Kamerun, Indien, Brasilien; Stpfl. von **Semen Calabar:** Faba Calabaricae, Faba Physostigmatis, Semen Physostigmatis; Calabarbohne, Eseresamen, Gottesurteilsbohne, Kalabarbohne, Kalabarsamen; bohnenförmige, ca. 3 cm lange u. ca. 2 cm breite Samen, außen rotdunkelschwarz-braun, matt glänzend, körnigrunzelig, mit rinnenförmiger Raphe*; **Inhaltsst.:** ca. 0.5 % (Pyrrolidino-)Indolalkaloide* wie 0.15 % Physostigmin* (Eserin), ferner 0.1 % Geneserin, Eseridin*, Eseramin, Isophysostigmin; Stigmasterol*, fettes Öl, Schleim, Stärke; **Anw.:** s. Physostigminsalicylat; EMD 0.2 g, TMD 0.6 g. **Hom.:** Calabar: getrockneter Samen; verordnet z. B. bei Adaptationsstörungen des Auges.
**Physostigmin:** Physostigminum; Eserin; Carbamidsäureester von Eserolin; CAS-Nr. 57-47-6; $C_{15}H_{21}N_3O_2$, Strukturformel: s. Abb.; $M_r$ 275.3; opt. aktives Pyrrolidinoindolalkaloid (die beiden Pyrrolidinringe sind *cis*-verknüpft) aus den Samen von Physostigma* venenosum; weiße, an der Luft rötl. anlaufende Kristalle, wenig lösl. in Wasser, leicht lösl. in Ethanol, Ether, Chloroform, Benzol, fetten Ölen; **Wirk.:** indirektes Parasympathomimetikum* (reversibler Cholinesterase-Inhibitor, Antagonist des Atropins*); äußerst stark wirkendes, auch zur Lähmung des ZNS führendes Gift (LD ca. 10 mg); HWZ 0.5–1 h; Antidot: Atropin*; **Ind.:** s. Physostigminsalicylat.

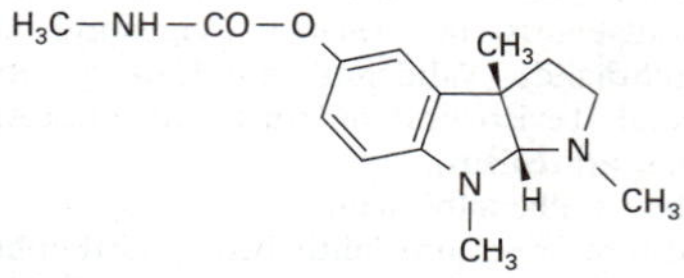


**Physostigmin:** Strukturformel von (–)-Physostigmin

**Physostigmini salicylatis oculoguttae 0.2 per centum:** s. Physostigminsalicylat-Augentropfen 0.2 %.
**Physostigminsalicylat:** Physostigmini salicylas Ph.Eur.6, Physostigminum salicylicum, Eserinum salicylicum, Eserinii salicylas; CAS-Nr. 57-64-7; $C_{22}H_{27}N_3O_5$; $M_r$ 413.6; Schmp. 182–185 °C; $[\alpha]_D^{20\,°C}$ −91° bis −94° (c = 0.9 in Wasser); farblose od. schwach gelbe Kristalle, lösl. in 90 T. Wasser u. 12 T. Ethanol; die wässrigen u. ethanol. Lsg. färben sich allmähl. rötl.; sie dürfen nicht erhitzt werden. **Wirk.:** s. Physostigmin; **Ind.:** Intoxikation bzw. Überdosierung von Atropin*, Curare, Amphetaminen, tricycl. Antidepressiva*, Phenothiazinderivaten*, Benzodiazepinen*, Antihistaminika*, Fliegen- u. Pantherpilzen; zur Unterbindung zentralanticholinerger Sympt.; **Kontraind.:** Asthma bronchiale, Gangrän, koronare Herzerkrankung, mechan. Obstipation u. mechan. Harnsperre; **WW:** Wirkungsverstärkung bei Kombination mit anderen Cholinesterase-Inhibitoren; **UAW:** Übelkeit, Erbrechen, Veränderung der Herzfrequenz, Hypotonie, gesteigerter Speichelfluss, Schwitzen; **Dos.:** initial 2.0 mg langsam i. v. od. i. m. u. 1–4 mg alle 20 min nachspritzen; Wiederholung der Vollwirkdosis, wenn die Vergiftungssymptome wieder auftreten, evtl. auch in Form einer Dauertropfinfusion.
**Physostigminsalicylat-Augentropfen 0.2 %:** Physostigmini salicylatis oculoguttae 0.2 per centum, Oculoguttae Physostigmini salicylici; Zusammensetzung: DAC, NRF, 0.20 g Physostigminsalicylat* (od. entspr. der Gehaltsangabe), 0.02 g Borax, 1.75 g Borsäure (Menge abhängig von der eingesetzten Menge Physostigminsalicylat), 0.05 g Natriumdisulfit, 0.002 g Thiomersal*, Wasser für In-

jektionszwecke ad 100.0 g; Gehalt: 0.18–0.22 % Physostigminsalicylat (od. ±10% des deklarierten Gehalts); **Darst.:** Die festen Best. ohne Physostigminsalicylat werden unter Erwärmen im Großteil des Wassers gelöst. Nach dem Erkalten wird der Arzneistoff gelöst. Nach dem Auffüllen wird unter asept. Bedingungen in geeignete sterilisierte Behältnisse keimfiltriert. Geforderte Eigenschaften: 250–300 mOsmol/1000 g Wasser, klar, pH 4.0–5.5; Lagerung: unterhalb 8 °C; Beschriftung: Nach Anbruch nur 4 Wochen verwendbar. Konserviert mit 0.002 % Thiomersal. **Anw.:** Miotikum, vorwiegend zur Glaukombehandlung; **Dos.:** EMD 1 mg (entspr. 10 Tr. der 0.2 %igen Lsg.); TMD 3 mg; max. Konz. der Lsg.: 0.5 %; **Hinweis:** Hitze beschleunigt die Zersetzung erheblich; es resultieren rote od. trübe Zuber., die nicht mehr abgegeben werden dürfen. Vgl. Augentropfen.

**Physostigminsulfat:** Physostigmini sulfas Ph.Eur.6, Physostigminum sulfuricum, Eserinum sulfuricum; CAS-Nr. 64-47-1; $(C_{15}H_{21}N_3O_2)_2 \cdot H_2SO_4$; $M_r$ 648.5; Schmp. ca. 145 °C (unter Zers.); weißes, krist., hygroskop. Pulver, leicht lösl. in Wasser u. Ethanol; nicht mehr im Handel; früher angewendet wie Physostigminsalicylat*.

**Physostigminum salicylicum:** s. Physostigminsalicylat.

**Physostigminum sulfuricum:** s. Physostigminsulfat.

**Phytamine:** sekundäre Pflanzeninhaltsstoffe, die dem Körper über eine obst- u. gemüsereiche Nahrung zugeführt werden; dazu zählt man u. a. Carotinoide*, Isoflavonoide*, Isothiocyanate*, Flavonoide*, Lignane*, Polyphenole, Sulfide u. Thiole*; **Wirk. u. Anw.:** Ph. wird eine vorbeugende, gesundheitsfördernde Wirk. zugeschrieben, die v. a. auf dem antioxidativen Potential beruht; sie sollen vor Krebs u. Herz-Kreislauferkrankungen schützen sowie das Immunsystem stärken.

**Phytin:** Calcium-Magnesium-fytat; Calcium-Magnesium-Salz der Fytinsäure* (Phytinsäure); s. *myo*-Inositol.

**Phytinsäure:** s. Fytinsäure.

**Phyto-:** Wortteil mit der Bedeutung Pflanzen-.

**Phytoalexine:** veraltet Phytonzide; pflanzl. Abwehrstoffe (vielfach bei Fabaceae*), die gegen Erreger (Mikroorganismen*, Pilze*) von Pflanzenkrankheiten gebildet werden u. somit ein pflanzl. Abwehrsystem nach Art des Immunsystems höherer Tiere darstellen; **Beispiel:** Sesquiterpene* (Ipomeamaron, Rishitin), Psoralen*, Isoflavonoide* (Phaseolin*, Pisatin), Polyine* (Safyol) u. Phenanthrene (Orcholin, Batatasine).

**Phytobiotikum:** Pflanzen, Pflanzenteile, Pflanzendrogen, pflanzl. Zuber. u. ätherische Öle, die eine antimikrobielle Wirkung aufweisen.

**Phytochemie:** Pflanzenchemie; befasst sich z. B. mit Isolierung, Untersuchung u. Konstitutionsaufklärung von Pflanzeninhaltsstoffen; Teilgebiet der Naturstoffchemie bzw. der Pharmakognosie*.

**Phytochrom:** dimeres Chromoprotein*, dessen Monomere jeweils aus einem Apoprotein u. einer kovalent über eine Thiolgruppe eines Cysteinrests gebundenen Tetrapyrrolkette als chromophore Gruppe bestehen; kommt im Zytoplasma grüner Pflanzen vor u. absorbiert hellrotes (Abk. HR) od. dunkelrotes (Abk. DR) Licht; liegt entweder in der Zustandsform $P_{730}$ od. $P_{660}$ vor. Durch Bestrahlung mit HR wird $P_{660}$ in $P_{730}$ verwandelt, das sich durch Bestrahlung mit DR in $P_{660}$ zurückverwandeln lässt. Das reversible Hellrot-Dunkelrot-Pigmentsystem spielt eine Rolle bei Blühinduktion, Knospenruhe, Blattbildung u. Samenkeimung.

**Phytoecdysone:** s. Ecdysone.

**Phytoen:** Strukturformel: s. Tetraterpene (Abb. dort); $M_r$ 544; aliphat., farbloses Polyterpen* (Carotinoid*) mit 2 terminalen Isopropylidengruppen u. 9 Doppelbindungen, davon 3 konjugiert; **Vork.:** in Pflanzen weit verbreitet; **Bedeutung:** dient biosynthet. (stufenweise *H*-Abspaltung) als Start-Molekül für andere Tetraterpene.

**Phytoestrogene:** Verbindungen, die in Aufbau u. Wirk. den weibl. Geschlechtshormonen ähneln, aber schwächer wirksam sind, z. B. versch. Isoflavonoide* u. Lignane*; Isoflavonoide kommen u. a. in Sojabohnen (Glycine* max) u. Rotklee (Trifolium* pratense) vor, Lignane in größerer Menge in Leinsamen (Linum* usitatissimum); **Wirk.:** Ph. werden u. a. antikanzerogene u. antioxidative Wirk. zugeschrieben; **Anw.:** bei Beschwerden im Klimakterium, z. B. Hitzewallungen, Schweißausbrüche sowie gegen Osteoporose u. Herzinfarkt.

**Phytofluen:** dem Phytoen* ähnl. Tetraterpen* mit 10 Doppelbindungen; Zwischenstufe in der Biosynthese von Lycopin*; in Pflanzen weit verbreitet.

**Phytohämagglutinine:** s. Lektine.

**Phytohormone:** pflanzliche Hormone; die wichtigsten internen Regulationsfaktoren für Wachstum u. Entwicklung der Pflanze; die 4 wichtigsten Gruppen von Ph. sind Indolderivate (Auxine*), Gibberelline*, Zytokinine* u. Abscisine (s. Abscisinsäure).

**Phytokinine:** s. Zytokinine.

**Phytol:** 3,7,11,15-Tetramethyl-2-hexadecen-1-ol; $C_{20}H_{39}OH$; $M_r$ 296.52; D. 0.845; dickes, farbloses Öl, mit Ethanol u. Ether mischbar; Diterpenalkohol, der mit Porphyrin* verestert einen Best. von Chlorophyll* bildet; **Anw.:** zur Synthese von Vitamin* E u. $K_1$.

**Phytolacca americana L.:** Phytolacca decandra L.; Kermesbeere, Amerikanischer Nachtschatten; Fam. Phytolaccaceae; Nordamerika, in Südeuropa verwildert; Giftpflanze; Stpfl. von **Radix Phytolaccae decandrae:** Kermeswurzel, Amerikanische Nachtschattenwurzel; **Inhaltsst.:** Triterpensaponine wie die Phytolaccoside u. Phytolaccasaponine, Lektine, Enzyme, Stärke, Harz, fettes Öl, Gerbstoffe; **Anw.:** (früher) als Laxans*, Emetikum*, in Amerika u. a. als Antirheumatikum*; **Fructus Phytolaccae decandrae:** Kermesbeeren, Alkermesbeeren; **Inhaltsst.:** Saponine*, als Farbstoff Betanin*; **Anw.:** früher zum Färben, bes. von Wein; in den Samen antihepatotox. wirkende Lignane* (Americanine); **Toxikol.:** Die Pflanzen enthalten Lektine u. Saponine, die Magen-Darm-Beschwerden (z. B. Übelkeit, Erbrechen, Bauchschmerzen, Koliken), Kopfschmerz u. Kreislaufprobleme verursachen können. **Hom.:** Phytolacca americana (HAB), Phytolacca decandra: frische, im Herbst gesammelte Wurzeln; verordnet z. B. bei Mandelentzündungen; Erkrankungen des rheumat. Formenkreises, Ischias, Mastitis.

**Phytolacca decandra** L.: s. Phytolacca americana.

**Phytomelan:** Pflanzenschwarz; schwarze Ablagerungen (fast reiner Kohlenstoff) in den Interzellularen* pflanzl. Gewebes; v. a. bei Asteraceae*; bei der mikroskop. Drogenanalyse diagnost. wichtiges Merkmal für einige pflanzl. Drogen (z. B. Arnica* montana).

**Phytomenadion** (INN): s. Vitamin K (Vitamin $K_1$).

**Phytonzide:** s. Phytoalexine.

**Phytopharmaka:** Fertigarzneimittel, die ausschließl. aus pflanzl. Drogen* od. Drogenzubereitungen bestehen od. diese enthalten; vgl. Phytotherapie.

**Phytosterole:** s. Sterole.

**Phytotherapie:** Pflanzenheilverfahren; Behandlung von kranken Menschen od. Tieren mit Phytopharmaka*; die Ph. wird sowohl in der naturwissenschaftl. begründeten Medizin (Schulmedizin) als auch in der Naturheilkunde* u. Komplementärmedizin* eingesetzt (vgl. Dravya Guna).

**PIC:** s. Inspektionsübereinkommen.

**PIC/S:** Abk. für (engl.) *Pharmaceutical Inspection Convention Scheme;* Nachfolgeprogramm zum PIC-Abkommen zur Zusammenarbeit im Bereich der behördl. Arzneimittelüberwachung seit November 1995; s. Inspektionsübereinkommen. Im Ggs. zum PIC-Abkommen, das geltendes Recht darstellt, ist das PIC-Scheme ein loser Zusammenschluss von Gesundheitsbehörden angeschlossener Staaten. Ziel ist es, den Informationsfluss zu fördern, das gegenseitige Vertrauen zu stärken, Informationen u. Erfahrungen im Bereich GMP* auszutauschen, Standards zu entwickeln u. gemeinsame Fortbildungen für Inspektoren anzubieten. Von deutscher Seite sind seitens des Bundes das Bundesgesundheitsministerium u. für die Bundesländer die ZLG* als PIC/S-Teilnehmer benannt.

P

**Picea abies** (L.) Karst: Pinus abies L., Picea excelsa (Lam.) Link, Fichte, Rotfichte, Rottanne; Fam. Pinaceae; Europa; zus. mit Abies* sibirica od. anderen Arten der Gattung Abies od. Picea Stpfl. von **Piceae aetheroleum:** Oleum Piceae, Oleum Pini sibiricae, Fichtennadelöl; D. 0.870–0.910; $n_D^{20\,°C}$ 1.468–1.478; $[\alpha]_D^{20\,°C}$ −20.0° bis −56.0°; SZ max. 1.0; aus den Nadeln, Zweigspitzen od. Ästen (durch Wasserdampfdestillation) gewonnenes äther. Öl; **Off.:** DAB; Monographie: Kommission E; **Best.:** (Monoterpene* nach DAB) 10–25 % $\alpha$-Pinen*, 5–28 % Camphen*, 1.30 % $\beta$-Pinen, 1–15 % Car-3-en, 4–30 % Limonen*, 5–35 % Bornylacetat* u. 1–5 % Borneol*; **Wirk.:** hyperämisierend, antimikrobiell; **Anw.:** (med.) innerl. u. äußerl. bei katarrhal. Erkrankungen der oberen u. unteren Atemwege; äußerl. auch bei rheumat. u. neuralg. Beschwerden.

**Picea canadensis:** s. Tsuga canadensis.

**Piceae aetheroleum:** s. Abies sibirica; Picea abies.

**Picea excelsa:** s. Picea abies.

**Picea mariana** (Mill.) B.S.P.: Picea nigra (L.) Link; Schwarzfichte; Fam. Pinaceae; Kanada, nördl. USA; Stpfl. von **Resina Abietis nigrae:** Schwarzfichtenharz; das Harz; **Inhaltsst.:** ca. 0.6 % äther. Öl mit ca. 50 % Bornylacetat*, sowie u. a. L-Pinen*, Bitterstoffe*, ungesättigte Harzsäuren. **Hom.:** Resina Piceae (HAB), Abies nigra, Schwarzfichtenharz: getrocknetes, durch Einschneiden der Rinde gewonnenes Harz; verordnet z. B. bei Gastritis.

**Picea nigra** (L.) Link: s. Picea mariana.

**Pichi-Pichi:** s. Fabiana imbricata.

**Pichi-Pichi-Holz:** s. Fabiana imbricata (Lignum Fabianae).

**Pichi-Pichi-Kraut:** s. Fabiana imbricata (Herba Fabianae imbricatae).

**Pichurimbohnen:** s. Ocotea puchury-major (Fabae Pichurim).

**Pickering-Emulsionen:** s. Emulsionen.

**Picoline:** s. Pyridin.

**Picornaviridae:** Fam. der kleinsten RNA*-Viren, weltweit verbreitet; **Einteilung: 1.** säurestabile Genera: Entero-, Hepato- u. Cardiovirus; **2.** säurelabile Genera: Rhinovirus* u. Aphthovirus; **Bedeutung:** verursachen bei Mensch u. Tier asymptomat. bis schwer verlaufende Infektionen des Respirations- u. Magen-Darm-Trakts, z. T. mit Beteiligung des ZNS.

**Picotamid** (INN): Picotamid-Monohydrat, Picotamidum monohydricum Ph.Eur.6; 4-Methoxy-*N,N′*-bis(pyridin-3-ylmethyl)benzol-1,3-dicarboxamid; CAS-Nr. 80530-63-8; $C_{21}H_{20}N_4O_3 \cdot H_2O$; $M_r$ 394.4; weißes, polymorphes Pulver, sehr schwer lösl. in Wasser, lösl. in wasserfreiem Methanol; nicht mehr im Handel befindl. Antikoagulans* u. Thrombozytenaggregations*-Hemmer (Thromboxan-Rezeptor-Antagonist).

**Picramnia antidesma** Sw.: Fam. Picramniaceae (früher Simaroubaceae); heim. in Mexiko, Jamaika, Panama, Kolumbien; Stpfl. von **Cortex Cascarae amargae:** Hondurasrinde; **Inhaltsst.:** Triterpenbitterstoffe, Alkaloide* wie Picramnin u. Picrasmin; **Anw.:** (volkstüml.) früher als Diuretikum*, Tonikum* u. Antisyphilitikum*.

**Picrasma excelsa** (Sw.) Planch.: Aeschrion excelsa (Planch.) O. Kuntze; Fam. Simaroubaceae; Westindische Inseln; Stpfl. von **Lignum Quassiae (jamaicense):** Quassiaholz, Jamaika-Quassiaholz, Jamaika-Bitterholz, Fliegenholz; hellgelbes bis gelblich weißes Holz, geruchlos u. von bitterem Geschmack; **Inhaltsst.:** Quassinoide* (Secotriterpenbitterstoffe, Esterglykoside) wie Quassin (Bitterwert ca. $17 \cdot 10^6$), Neoquassin (Bitterwert ca. $16 \cdot 10^6$), 18-Hydroxyquassin (Bitterwert ca. $12 \cdot 10^6$) u. Isoquassin; **Wirk.:** antimikrobiell, antiviral, antihelmintisch, insektizid; **Anw.:** als Amarum* (bei Schwangerschaft kontraindiziert); früher als Anthelminthikum, als Extr. Quassiae zur Herst. von Fliegenpapier u. als Spir. Quassiae gegen Kopfläuse; **Lignum Quassiae surinamense** stammt von Quassia* amara. **Hom.:** Picrasma excelsa, Quassia amara (HAB): getrocknetes Holz der Stämme u. Äste von Picrasma excelsa u. von Quassia amara; verordnet z. B. bei Leberzirrhose.

**Picrocrocin:** s. Crocus sativus.

**Picrorhiza kurroa** Royle ex Benth.: Kurukraut; Fam. Plantaginaceae (früher Scrophulariaceae); Indien, Himalaja; **Inhaltsst.:** antihepatotox., bittere Iridoidglucoside wie Picrosid I u. II (s. Catalpol), Phenolglykoside, Cucurbitacinglykoside; **Anw.:** (volkstüml.) in der indischen Volksmedizin z. B. gegen Leberleiden, Magen-Darm-Beschwerden. **Hom.:** Picrorhiza: getrockneter Wurzelstock; verordnet z. B. bei chron. Lebererkrankungen.

**Picrosalvin:** s. Carnosol.
**Picrosid:** s. Catalpol.
**Picrotin:** s. Picrotoxin (Abb. dort).
**Picrotoxin:** Pikrotoxinum, Cocculin; $C_{30}H_{34}O_{13}$; $M_r$ 602.6; Schmp. 199–200 °C; Sesquiterpenbitterstoff aus dem Samen von Anamirta* cocculus; Molekülverbindung* aus **Picrotin** ($C_{15}H_{18}O_7$; $M_r$ 310.3) u. **Picrotoxinin** ($C_{15}H_{16}O_6$; $M_r$ 292.3); Strukturformeln: s. Abb.; farblose Kristalle, lösl. in Wasser, Ethanol, Chloroform, NaOH- u. Ammoniaklösung; **Wirk.:** starkes Krampfgift; verhält sich wie ein GABA*-Antagonist; die frühere med. Anw. als Analeptikum* bei Intoxikationen mit zentral dämpfenden Pharmaka wie Barbituraten* ist obsolet, da die Gabe von Analeptika in solchen Fällen wegen der geringen Spanne zwischen analept. u. konvulsiver Wirk. u. ihrer zu kurzen Wirkungsdauer meist zu gefährl. od. unwirksam ist.

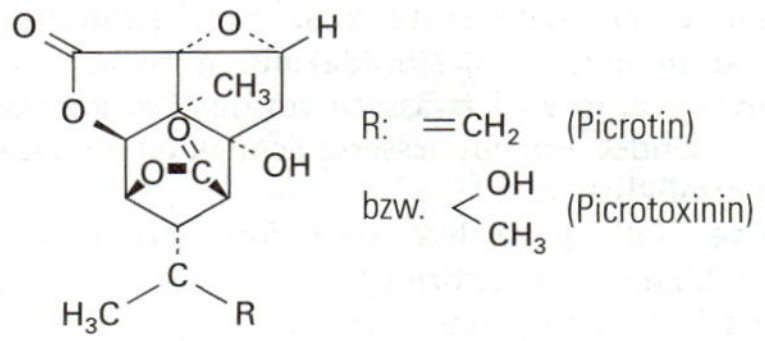


**Picrotoxin**

**Picrotoxinin:** s. Picrotoxin (Abb. dort).
**Pigmente** (lat. pigmentum Farbe): **1.** (med.) biogene Farbstoffe; **a)** endogene P.: Zwischen-, Neben- od. Endprodukte des Stoffwechsels: Abbauprodukte von Hämoglobin*: Hämatoidin, Hämosiderin*, Bilirubin (s. Gallenfarbstoffe), Malariapigment (Hämazoin); Lipofuszin, Melanine*; **b)** exogene P.: gelangen von außen in den Körper, z. B. Tusche, Kohle od. farbige Pflanzenstoffe, z. B. Carotine* u. Xanthophyll*, Flavine*, Chlorophyll*, Polyphenole mit (z. T. noch unbekannter) gesundheitsfördernder Wirk. (Vitamin, Antioxidans); **2.** (techn.) fein dispersierte (im Medium unlösl.) Farbstoffe, z. B. Mineralfarben, Sepia; **a)** anorg. P.: u. a. Titandioxid, Eisenoxide, Aluminiumpulver; **b)** org. P.: saure Farbstoffe als unlösl. Metallsalze; Bindemittel: z. B. Povidon*; vgl. Farblacke.
**Pigmente, akzessorische:** Hilfspigmente; Farbstoffe, die in der Lage sind, Lichtenergie zu absorbieren u. sie an Chlorophyll* a weiterzugeben; erweitern das Lichtabsorptionsspektrum bei der Photosynthese*; **Vertreter:** z. B. Chlorophyll b, Phycobiline*, Carotinoide*.
**Pigmente, photosynthetische:** Photosynthesefarbstoffe; an der Lichtausnutzung der Photosynthese* beteiligte Pigmente, u. a. Chlorophyll* a, b, c, d u. e, Bakteriochlorophyll a, c u. d, Phycobiline*, Carotine* u. Xanthophylle*.
**Pigmentvolumenkonzentration:** Abk. PVK; Quotient aus Stampfdichte u. wahrer Dichte in Prozent; je höher der PVK-Wert, umso weniger ist ein Haufwerk agglomeriert. Für eine Kugelpackung erhält man eine PVK von 52.4 %; vgl. Hausner-Faktor.
**Pigmentweiß 4:** s. Zinkoxid.
**Piko-:** Symbol p; Vorsatzzeichen für das $10^{-12}$-fache einer Einheit; vgl. SI-Einheiten.
**Pi-Komplexe:** π-Komplexe; Charge*-Transfer-Komplexe, an denen aromatische Verbindungen* beteiligt sind.
**Pikrate:** **1.** Salze der Pikrinsäure*; **2.** Bez. für krist., wenig lösl., farbige Charge*-Transfer-Komplexe von Pikrinsäure* mit aromat., v. a. kondensierten Verb.; **Anw.:** Identifizierung kondensierter aromatischer Kohlenwasserstoffe*.
**Pikrinsäure:** Acidum picrinicum, Acidum picronitricum; 2,4,6-Trinitrophenol; $C_6H_3N_3O_7$; $M_r$ 229.11; D. 1.767; Schmp. 122.5 °C (polymorph); blassgelbe, glänzende, geruchlose Kristalle von sehr bitterem Geschmack; $pK_S$ 2.4; wenig lösl. in kaltem Wasser, lösl. in siedendem Wasser, Chloroform, Benzol, Ether; Salze u. bestimmte Molekülverbindungen der P. heißen Pikrate*; färbt die Haut gelb; **Darst.:** Nitrieren von Phenol*; **Anw.:** **1.** (techn.) zur Herst. von Schießpulver; **2.** (med.) obsolet; früher in der Harnanalyse zum Nachw. von Eiweiß, zur Blutglucosebestimmung, äußerl. als Adstringens u. Desinfiziens; **3.** (chem.) obsolet; früher zum Fällen der Alkaloide, in Form des Baljet*-Reagenz sowie zur Identitätsprüfung von Streptomycinsulfat (s. Streptomycin); **Toxikol.:** LD (Mensch) 2–10 g; starkes Gift für niedere Tiere; **cave:** sehr explosiv; unterliegt dem Sprengstoffgesetz (nicht jedoch die wässrige Lsg.); Aufbewahrung an feuersicherem Ort. **Hom.:** Acidum picrinicum (HAB): Pikrinsäure; verordnet z. B. bei geistigen u. sexuellen Schwächezuständen.
**Pikrosalvin:** s. Carnosol.
**Pikrotoxinum:** s. Picrotoxin.
**pilaris:** s. Pilus.
**Pilferproof-Verschluss:** s. Garantieverschluss.
**Pille:** **1.** (allg.) s. Pilulae; **2.** (gyn.) s. Kontrazeption, hormonale; Interzeption; Gossypol.
**Pilocarpin:** CAS-Nr. 92-13-7; $C_{11}H_{16}N_2O_2$, Strukturformel: s. Abb.; $M_r$ 208.2; Schmp. 34 °C; farblose od. gelbl. sirupartige Flüss. od. Kristalle; leicht lösl. in Wasser, Ethanol, Chloroform, Benzol; Alkaloid* aus den Blättern von Pilocarpus*-Arten; **Nachw.:** mittels Helch*-Reaktion; **Wirk.:** direktes Parasympathomimetikum* (erregt die Endfasern des Parasympathikus*); verwendet werden nur seine Salze (s. Pilocarpinhydrochlorid; Pilocarpinnitrat).

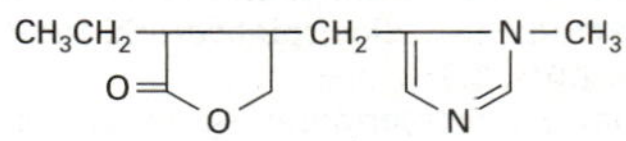


**Pilocarpin**

**Pilocarpinhydrochlorid:** Pilocarpini hydrochloridum Ph.Eur.6, Pilocarpinum hydrochloricum, Pilocarpinium chloratum; (3*S*,4*R*)-2-Ethyl-4,5-dihydro-4-(1-methyl-1*H*-imidazol-5-yl-methyl)-2(3*H*)-furanon-hydrochlorid; CAS-Nr. 54-71-7; $C_{11}H_{16}N_2O_2 \cdot HCl$; $M_r$ 244.7; Schmp. 199–204 °C; $[\alpha]_D^{20\,°C}$ +89° bis +93° (c = 2 in Wasser); farblose Kristalle od. weißes, krist. Pulver; leicht lösl. in Wasser u. Ethanol, schwer lösl. in Ether u. Chloroform; **Wirk.:** Parasympathomimetikum*, Antiglaukomatosum*; **Ind.:** Glaukom, Mund- u. Augentrockenheit bei Sjögren-Syndrom, Mundtrockenheit inf. einer Speicheldrüsenunterfunktion; **Kontraind.:** Iritis acuta u. a. Erkrankungen, bei

P

denen eine Pupillenverengung kontraindiziert ist; Schwangerschaft, Stillzeit; **WW:** system. Anw.: verstärkte Wirk. von Opioiden u. Barbituraten; andere Parasympathomimetika: cholinerge Krise; Beta-Rezeptoren-Blocker: Bradykardie; top. Anw.: verlängerte Wirk. von depolarisierenden Muskelrelaxanzien, verminderte Wirk. von stabilisierenden Muskelrelaxanzien; herzwirksame Glykoside: negativ chronotrope Wirk. sowie Bradykardie verstärkt; Chinidin u. Procainamid: Ansprechbarkeit auf Parasympathomimetika vermindert; Beta-Rezeptoren-Blocker (top. u. systemische Anw.): Verstärkung der augendrucksenkenden Wirk.; **UAW:** **1.** top. Anw.: Akkomodationsstörungen u. Miosis* am Auge; **2.** system. Anw.: Rötung, Hypertonie, Herzklopfen, Kopfschmerz, Schwindel, gesteigerter Tränenfluss, anomale Sicht, Konjunktivitis, Augenschmerzen, Rhinitis, Dyspepsie, Diarrhö, Bauchschmerzen, Übelkeit, Erbrechen, Obstipation, vermehrter Speichelfluss, häufigere Harnblasenentleerung, Schwitzen, allerg. Reaktionen, grippeähnl. Sympt., Asthenie, Frösteln; **Dos.:** Augentropfen als 0.5–3 %ige Lsg. (m/V); p. o. 3 × 5 mg/d, EMD 20 mg, TMD 40 mg.

**Pilocarpinhydrochlorid-Augentropfen 1.0 %, 2.0 %:** Pilocarpini hydrochloridi oculoguttae 1.0 aut 2.0 per centum, Oculoguttae Pilocarpini hydrochlorici; Zusammensetzung: **1.** DAC, NRF, 1.00 g bzw. 2.00 g Pilocarpinhydrochlorid*, 0.66 g bzw. 0.41 g Natriumchlorid, 0.02 g Borax, 0.002 g Thiomersal*, Wasser für Injektionszwecke ad 100.0 g; **2.** NFA, 0.20 T. bzw. 0.04 T. Pilocarpinhydrochlorid, 0.002 T. Chlorhexidinacetat, 0.04 T. bzw. 0.08 T. Natriumtetraborat, Wasser für Injektionszwecke ad 20 T.; die Lsg. wird unter asept. Bedingungen in geeignete sterilisierte Behältnisse keimfiltriert. Geforderte Eigenschaften: 250–300 mOsmol/1000 g Wasser, klar u. farblos, pH 4.0–6.0; Lagerung: unterhalb 8 °C; Beschriftung: Nach Anbruch nur 4 Wochen verwendbar. Konserviert mit 0.002 % Thiomersal. **Anw.:** Parasympathomimetikum* zur Erzielung einer Miosis (v. a. bei Glaukombehandlung), manchmal in Kombination mit Physostigmin*; als Antidot nach diagnost. Anw. von Mydriatika*; **Kontraindikation:** Iritis. Vgl. Augentropfen.

**Pilocarpini hydrochloridi oculoguttae 1.0 aut 2.0 per centum:** s. Pilocarpinhydrochlorid-Augentropfen 1.0 %, 2.0 %.

**Pilocarpini hydrochloridum:** s. Pilocarpinhydrochlorid.

**Pilocarpini nitras:** s. Pilocarpinnitrat.

**Pilocarpinnitrat:** Pilocarpini nitras Ph.Eur.6, Pilocarpinum nitricum; (3*S*,4*R*)-3-Ethyl-4,5-dihydro-4-(1-methyl-5-imidazolylmethyl)-2(3*H*)-furanon-nitrat; CAS-Nr. 148-72-1; $C_{11}H_{16}N_2O_2 \cdot HNO_3$; $M_r$ 271.3; Schmp. 174–179 °C (unter Zers.; polymorph); $[\alpha]_D^{20\,°C}$ +80.0° bis +83.0° (c = 5 in Wasser); farblose Kristalle, lichtempfindl.; leicht lösl. in Wasser, wenig lösl. in Ethanol; **Ind.:** Glaukom; **Kontraind., WW u. UAW:** s. Pilocarpinhydrochlorid; **Dos.:** Augentropfen als 0.5–3 %ige Lsg. (m/V).

**Pilocarpinum hydrochloricum:** s. Pilocarpinhydrochlorid.

**Pilocarpinum nitricum:** s. Pilocarpinnitrat.

**Pilocarpus-Arten:** Fam. Rutaceae; Südamerika, bes. östl. Brasilien; baumartige Sträucher; **Pilocarpus pennatifolius** Lem. (Paraguay-Jaborandi), **P. jaborandi** Holmes (Pernambuco-Jaborandi), **P. microphyllus** Stapf. (Maranham-Jaborandi) u. **P. racemosus** (Gouadeloupe-Jaborandi, westindische Insel) sind Stpfl. von **Folia Jaborandi:** Folia Pilocarpi, Jaborandi folium; Jaborandiblätter, Yaborandiblätter; **Off.:** EB; **Inhaltsst.:** die Alkaloide* Pilocarpin*, Isopilocarpin, Pilocarpidin (Gesamtgehalt an Alkaloiden 0.15–1.9 %, durchschnittl. 0.75 %), äther. Öl; **Anw.:** (med.) Diaphoretikum*; s. Pilocarpinhydrochlorid. **Hom.:** Pilocarpus (HAB): getrocknete Blätter von P. jaborandi, P. pennatifolius od. P. microphyllus, enthalten mind. 0.5 % Pilocarpin; P. jaborandi verordnet z. B. bei klimakter. Hitzewallungen.

**Pilomotorika:** haaraufrichtende Stoffe; Wirk. durch Kontraktion der Haarbalgmuskeln (Auslösung einer Gänsehaut); z. B. 2-(3,6-Dimethoxy-2,4-dimethylbenzyl)-2-imidazolin u. seine Salze; **Anw.:** v. a. in Rasierwässern vor der Trockenrasur angewendet, um ein besseres Schneiden der Haare zu ermöglichen.

**Pilulae:** Pillen; obsolete Arzneiform (früher DAB) von kleiner, kugelförmiger od. auch eiförmiger Gestalt u. einer Masse von im Allg. 0.1–0.25 g (nach ÖAB nur noch für Tierarzneimittel); P. sollten in der Humanmedizin keine Verw. mehr finden (unhygienische Herst., Vielzahl an Hilfsstoffen, die mikrobiell stark verunreinigt sein u. viele Inkomp. zeigen können, u. unzuverlässige bis beinahe fehlende Wirkstofffreigabe). An ihre Stelle sind die Hartkapseln* getreten.

**Pilus** (lat.): Haar. **pilaris:** zu den Haaren gehörend, die Haare betreffend.

**Pilzdiastase:** in gewissen Schimmelpilzen wie Aspergillus oryzae od. A. niger vorkommende Diastase*, die anstelle von Malzdiastase verwendet werden kann.

**Pilze:** (lat.) Fungi, Mycetes, Myzeten; heterotrophe Organismen ohne Chlorophyll* u. Plastiden*, die saprophytisch (auf Fäulnisstoffen; s. Saprophyten) od. parasitär (s. Parasiten) leben; wirken z. B. als Pflanzenschädlinge sowie als Krankheitserreger bei Mensch u. Tier, sind aber auch Nahrungsmittel u. Symbionten (s. Lichenes). Reservestoffe der P. sind z. B. Glykogen*, Fett, Mannitol* (keine Stärke). **Vork.:** auf dem Land, im Süßwasser, seltener im Meer. **Systematische Gliederung:** P. gehören zu den Eukaryoten* u. waren früher Gegenstand der Botanik*, obwohl es sich nicht um Pflanzen handelt; heute werden sie stammesgeschichtlich in die Verwandtschaft bestimmter tier. Gruppen (Porifera u. Cnidaria) gestellt. **I. Mycobionta:** Chitinpilze; die Zellen sind von einer Zellwand aus Chitin*, Glucanen u. a. umgeben. Der Vegetationskörper (Thallus*) setzt sich aus Pilzfäden (sog. **Hyphen**) zusammen. Die Gesamtheit der Hyphen außerhalb von Fruchtkörpern bezeichnet man als **Myzel**; innerhalb von Fruchtkörpern entstehen daraus Flechtthalli. Die ungeschlechtl. Vermehrung erfolgt durch Knospung od. Sprossung bzw. durch Sporen* (endogene Entstehung) od. Konidien* (exogene Entstehung). Sporen können auf eine geschlechtl. Fortpflanzung folgend nach der Meiose* (sog. Meiosporen) od. nach mitot. Kernteilungen (sog. Mitosporen; vgl. Mitose) gebildet werden. Bei der geschlechtl. Fortpflanzung vereinigen sich Gameten* bzw. Konidien mit Gametangien* (Gameto- bzw. Konidio-Gametangiogamie) od. 2 nicht als spezif. Keimzellen differenzierte Hyphenzellen (Somatogamie*). Das Subregnum Mycobionta bildet die Großgruppe der Pilze i. e. S. (Echte od. Höhere Pilze) u. setzt sich aus 5 Abteilungen zusammen: **1. Chytridiomycota** (Klassen: Chytridiomycetes, Blastocladiomycetes): einkernige Zellen od. vielkernige querwandlose Thalli bildend; Gameten u. Zoosporen sind begeißelt; Beispiel: Rhizipodium halophilum; **2. Zygomycota** (Klassen: Olpidiomycetes, Zygomycetes): Jochpilze; mit vielkernigem Myzel, gewöhnl. unseptiert, sexuelle Fortpflanzung stets ohne Gametenbildung; es kopulieren vielkernige Gametangien miteinander; Beispiel: Mucor mucedo (Köpfchenschimmel; s. Mucor); **3. Glomeromycota** (keine Klassen; Ordnungen: Glomales, Geosiphonales): Die Vertreter dieser Abteilung wurden lange Zeit unter den Zygomycota subsummiert. Ihnen fehlen begeißelte Keimzellen u. die Hyphen weisen keine Querwände auf. Fortpflanzung u. Vermehrung erfolgen ungeschlechtlich; terrestrische Lebensweise; **4. Ascomycota** (Klassen: Taphrinomycetes, Saccharomycetes, Euascomycetes): Schlauchpilze; mit reichverzweigtem Myzel aus septierten Hyphen, Fruchtkörper s. Ascokarp; Lebensweise überwiegend terrestrisch; namensgebend ist der Ascus*, eine schlauchförmige Meiosporocyste, die während der sexuellen Fortpflanzung gebildet wird. Der Ascusbildung geht i. d. R. ein Paarkernstadium (Dikaryon) voraus; im Ascus vollzieht sich die Verschmelzung der Geschlechtszellen (Ascosporen); Beispiele: Saccharomyces cerevisiae (Hefepilz), Penicillium* glaucum (Pinselschimmel), Claviceps purpurea (Mutterkornpilz); **5. Basidiomycota** (Klassen: Ustomycetes, Uredomycetes): Ständerpilze; mit reichverzweigtem Myzel aus septierten Hyphen; Lebensweise überwiegend terrestrisch; namensgebend ist die Basidie* (Sporenständer), in der die Karyogamie*, Meiose u. die Bildung der Meiosporen bzw. Basidiosporen* stattfinden; im typ. Fall gliedert die Basidie 4 getrennt stehende Meiosporen nach außen ab; die sexuelle Fortpflanzung wird durch Somatogamie eingeleitet, bei der haploide Hyphenzellen zu einem Dikaryon fusionieren; Beispiele: Amanita* phalloides (Grüner Knollenblätterpilz, giftig), Amanita* muscaria (Fliegenpilz, giftig), Botelus edulis (Steinpilz, Speisepilz). **II. Fungi imperfecti:** Deuteromycetes; große Gruppe von P., von denen prakt. nur die asexuelle Vermehrung durch Konidien bekannt ist. Sie sind aufgrund morpholog. Ähnlichkeit in dieser Gruppe zusammengefasst, da die systemat. Einordnung (noch) nicht mögl. ist. Dabei bleibt unberücksichtigt, ob man die sexuelle Fortpflanzung (Bildung der Hauptfruchtform) des P. nicht kennt od. ob er die Fähigkeit zur Bildung einer Hauptfruchtform verloren hat. Beispiele: zahlreiche Arten der (den Ascomycota nahestehenden) Gattungen Aspergillus*, Penicillium*, Candida*; einige sind von großer wirtschaftl. (z. B. Penicillium camemberti, P. roqueforti) od. med. Bedeutung (z. B. Aspergillus* flavus, Candida albicans, Penicillium chrysogenum). **Toxikol.:** Bei Verdacht auf Pilzvergiftung Arzt verständigen. Von ca. 80 bei Verzehr schädl. Arten sind ca. 20 bes. gefährlich, u. a. der Knollenblätterpilz (s. Amanita phalloides), Speiteufel (s. Russula emetica), Satanspilz, Giftreizker, ziegelroter Risspilz, Pantherpilz (Amanita pantherina; s. Amanita muscaria), Kartoffelbovist, die Frühlingslorchel (Gyromitra esculenta) od. Morchel (deren Lebergift, Helvellasäure, in heißem Wasser lösl. ist; der Pilz ist daher nach Abbrühen u. Weggießen des Brühwassers u. gründl. Abwaschen genießbar). Im Übrigen werden Giftpilze durch Abkochen nicht ungiftig. **Einteilung** nach tox. Wirk.: **1.** P. mit lokaler Reizwirkung; **2.** P. mit neurotroper Wirk. (z. B. Fliegenpilz, Amanita* muscaria); **3.** P. mit hepatotroper Wirk. (z. B. Amanita phalloides); vgl. Mykotoxine. Die meisten (ungefährlicheren) Pilzvergiftungen kommen durch Überlastung des Magens, Rohverzehr, Allergie* u. Idiosynkrasie* gegenüber Pilzeiweiß sowie durch unsachgemäße Zuber. u. falsche Lagerung (d. h. durch Verzehr verdorbener P.) zustande.

**Pilzerkrankungen:** s. Mykosen.

**Pilz-Heizhaube, elektrische:** s. Bunsenbrenner.

**Pilzkunde:** s. Mykologie.

**Pimaran:** tricycl. Diterpengrundgerüst, z. B. von Pimarsäure*; Strukturtyp: s. Diterpene (Abb. dort).

**Pimaricin:** s. Natamycin.

**Pimarsäure:** eine tricycl. Diterpensäure (Harzsäure); $C_{19}H_{29}$—COOH, Strukturformel: s. Abb.; Best. von Harzen der Coniferopsida; v. a. (anstelle von Abietinsäure*) in franz. Terpentin (s. Terebinthina), ferner in Sandarakharz (s. Tetraclinis articulata); beim Erhitzen von P. bildet sich Abietinsäure.

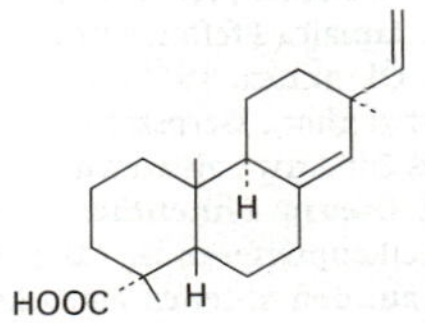


**Pimarsäure**

**Pimecrolimus** (INN): Pimecrolimusum, SDZ-ASM 981; (3*S*,4*R*,5*S*,8*R*,9*E*,12*S*,14*S*,15*R*,16*S*,18*R*,19*R*,26a*S*)-3-{(*E*)-2-[(1*R*,3*R*,4*S*)-4-Chlor-3-methoxycyclohexyl]-1-methylvinyl}-8-ethyl-5,6,8,11,12,13,14,15,16,17,18,19,24,25,26,26a-hexadecahydro-5,19-dihydroxy-14,16-dimethoxy-4,10,12,18-tetramethyl-15,19-epoxy-3*H*-pyrido[2,1-*c*][1,4]-oxaazacyclotricosin-1,7,20,21(4*H*,23*H*)-tetron; CAS-Nr. 137071-32-0; $C_{43}H_{68}ClNO_{11}$, Strukturformel: s. Abb.; $M_r$ 810.47; logP 5.2; $pK_S$ 10.0 (berechnet); weißes krist. Pulver; lösl. in Methanol, Ethanol, schwer lösl. in Wasser; **Wirk.:** Immunsuppressivum*; Bindung mit hoher Affinität an Makrophilin-12 (FK-bindendes Protein-12), Hemmung der $Ca^{2+}$-Calmodulin-aktivierten Phosphatase* Calcineurin mit der Folge einer Hemmung der T-Zell-Aktivität; in sehr geringen Konz. wird auch die IL-2-, IFN-$\gamma$ ($T_H$1-Typ)-, IL-4- u. IL-10 ($T_H$2-Typ)-Synthese der humanen T-Lymphozyten (s. Leukozy-

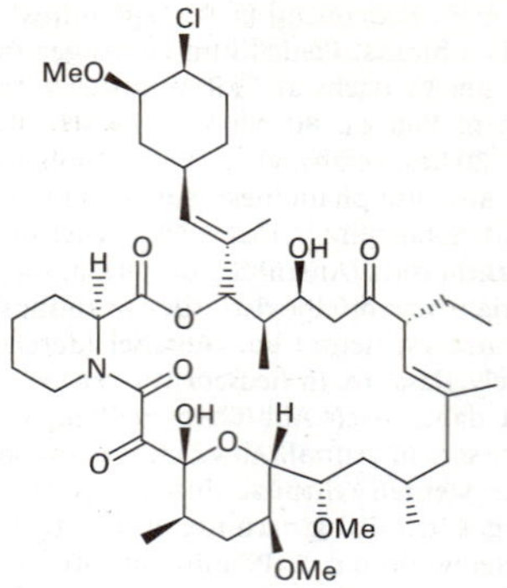


**Pimecrolimus**

ten) gehemmt; hemmt zusätzl. die Degranulation von Mastzellen*; **Ind.:** atop. Ekzem, Dermatitis*; **UAW:** Superinfektion u. Brennen an der Applikationsstelle; vorübergehendes Wärmegefühl, Hautirritationen, im Gegensatz zu top. Glucocorticoiden keine Hautatrophie; **Dos.:** 10 mg/g Creme (top. Anw.), 2-mal tägl. in dünner Schicht auftragen.

**Pimelinsäure:** Heptandisäure; Pentandicarbonsäure, HOOC—$(CH_2)_5$—COOH; $M_r$ 160.2; Schmp. 105 °C; Carbonsäure*.

**Piment:** s. Pimenta dioica (Fructus Pimentae).

**Pimenta acris:** s. Pimenta racemosa.

**Pimenta dioica** (L.) Merr.: Pimenta officinalis Lindl.; Myrtus pimenta; Fam. Myrtaceae; in Zentralamerika heim. Bäume, kultiviert auf Jamaika u. Reunion; Stpfl. von **Fructus Pimentae:** Pimentae fructus, Fructus Amomi, Semen Amomi, Piment, Gewürzkörner, Nelkenpfeffer, Englisches Gewürz, Neugewürz, Jamaica-Pfeffer; **Off.:** EB; **Inhaltsst.:** 3–5 % äther. Öl (mit ca. 35 % Eugenol* u. 40–50 % Eugenolmethylether), Gerbstoffe*, Harz*, Zucker, Stärke, fettes Öl; **Anw.:** als Gewürz, selten als Stomachikum*; **Oleum Pimentae:** Oleum Amomi, Pimentöl, Nelkenpfefferöl; D. 1.055–1.204; durch Destillation aus den unreifen getrockneten Beeren gewonnenes äther. Öl, bräunl., von nelkenartigem Geruch, lösl. in Ethanol; **Best.:** 50–60 % Eugenol, 1,8-Cineol*, Eugenolmethylether, Phellandren u. a.; **Anw.:** in der Parfümerie u. Likörindustrie.

P

**Pimenta officinalis:** s. Pimenta dioica.

**Pimenta racemosa** (Mill.) J.W. Moore: Pimenta acris; Bayrumbaum; Fam. Myrtaceae; heim. in Westindien, kultiviert bes. auf Jamaika, Dominikan. Republik, Puerto Rico, Bermuda-Inseln; Stpfl. von **Oleum Pimentae acris:** Oleum Bay, Oleum Myrciae; Bayöl; äther. Öl der Blätter (**Folia Pimentae,** Pimentblätter) u. jungen Zweigspitzen; gelbe, an der Luft sich bräunende Flüss. von nelkenähnl. Geruch; D. 0.955–0.980; $\alpha_D^{20\,°C}$ bis –3°; **Best.:** Eugenol*, Chavicol* (Gehalt: 50–70 % Gesamt-Eugenol u. Chavicol), ferner u. a. Methyleugenol, Methylchavicol, Myrcen*, Phellandren; **Anw.:** (volkstüml.) für Einreibemittel bei Erkrankungen des Respirationstraktes, in der Kosmetik, zur Herst. von Bayrum (s. Spiritus Myrciae).

**Pimentöl:** s. Pimenta dioica (Oleum Pimentae).

**Pimozid** (INN): Pimozidum Ph.Eur.; 1-{1-[4,4-Bis(4-fluorphenyl)butyl]-4-piperidyl}-2,3-dihydro-2-benzimidazolon; CAS-Nr. 2062-78-4; $C_{28}H_{29}F_2N_3O$, Strukturformel: s. Abb.; $M_r$ 461.56; Schmp. 214–218 °C (polymorph); fast unlösl. in Wasser, lösl. in Ethanol 1 : 140, in Chloroform 1 : 5, in Ether 1 : 500, schwer lösl. in Mineral- u. org. Säuren; $pK_S$ der konjugierten Säure 7.32; **Wirk.:** Neuroleptikum*; **Dos.:** ambulant 1 × 1 mg/d p. o., u. U. zu Beginn 2 mg; klin. Initialdosis 1 × 2 mg/d, n. B. steigern auf 1 × 10 mg/d, Erhaltungsdosis 1 × 2–6 mg/d; HWZ 24–48 h bzw. 12–96 h (Metaboliten).

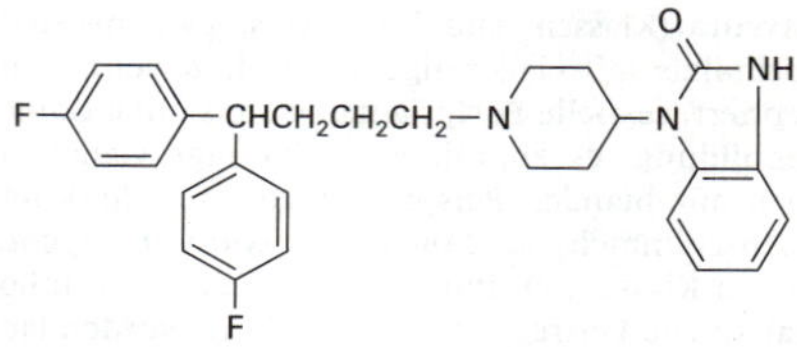


**Pimozid**

**Pimpinella anisum** L.: Anis; Fam. Apiaceae (Umbelliferae); heim. im östl. Mittelmeergebiet, kultiviert in Deutschland, Russland, Holland, Polen, Spanien, Griechenland, Türkei, Ostindien, Afrika, Amerika; Stpfl. von **Anisi fructus:** Fructus Anisi (vulgaris); Anis, fälschl. Semen Anisi; trockene, ganze 2-teilige Spaltfrüchte; **Off.:** Ph.Eur.6; Monographie: HMPC, ESCOP, WHO, Kommission E; **Inhaltsst.:** 2–6 % äther. Öl (nach Ph.Eur. mind. 2.0 %), ca. 10–30 % fettes Öl, Flavonoide*, Cumarine*, Zucker, Eiweiß; **Anw.:** bei dyspept. Beschwerden; innerl. u. äußerl. bei Katarrhen der Atemwege, ferner als Geschmackskorrigens u. Gewürz; **Anisi aetheroleum:** Oleum Anisi, Anisöl; durch Wasserdampfdestillation gewonnenes äther. Öl der reifen Früchte von P. anisum u. Illicium* verum (Sternanis); D. 0.978–0.994; Ep. +15° bis +19 °C; $n_D^{20\,°C}$; 1.552–1.561; SZ max. 1.0; $\alpha_D^{20\,°C}$ +0.6° bis –2.0°; IZ 170–185; 1 g Öl entspricht ca. 41 Tr.; farblose bis blassgelbe Flüss. von würzigem Geruch u. aromat.-süßl. Geschmack, die bei Kälte zu einer weißen Kristallmasse erstarrt; lösl. in 90 %igem Ethanol, Ether, Chloroform, Benzol, mit Petrolether, flüssigen Paraffinen u. fetten Ölen mischbar; feste Anteile sind vor Abgabe u. Gebrauch durch schwaches Erwärmen in Lsg. zu bringen; **Off.:** Ph.Eur.6; Monographie: HMPC; **Best.:** (nach Ph.Eur gaschromatograph. bestimmt) 87–94 % *trans*-Anethol*, 0.1–0.4 % *cis*-Anethol, 0.5–5 % Methylchavicol* (Estragol, Isoanethol), 0.1–1.5 % $\alpha$-Terpineol, 0.1–1.4 % Anisaldehyd*; 0.3–2.0 % Pseudoisoeugenyl-2-methylbutyrat u. Epoxypseudoisoeugenyl-2-methylbutyrat (kommt im Sternanisöl nicht vor); Strukturformeln: s. Abb.; **Wirk.:** antimikrobiell, expektorierend, spasmolytisch; **Anw.:** wie Anisi fructus; **Zuber.:** anisölhaltige Ammoniaklösung*, Tinctura* Opii benzoica, Elixir* e succo Liquiritae; ferner zur Herst. von Anisschnäpsen, in fettem Öl gelöst als Ungeziefermittel (Läuse), als Taubenwitterung. **Hom.:** Pimpinella anisum (HAB): ethanol. Decoct der getrockneten, reifen Früchte.

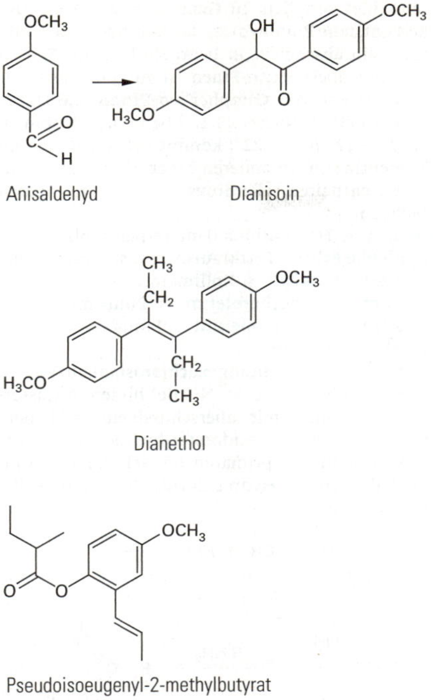


**Pimpinella anisum**

**Pimpinellae radix:** s. Pimpinella major.

**Pimpinella major** (L.) Huds.: Große Bibernelle; Fam. Apiaceae (Umbelliferae); Europa, westl. Asien; zus. mit **Pimpinella saxifraga** L., Kleine Bibernelle, Pimpinell, Stpfl. von **Pimpinellae radix:** Radix Pimpinellae; Bibernellwurzel, Pimpinellwurzel; **Off.:** DAB; Monographie: Kommission E; **Inhaltsst.:** Furanocumarine wie Pimpinellin*, Sphondin* u. Isobergapten* (angulare Furanocumarine, 7,8-Furanocumarine) sowie Isopimpinellin (lineare Furanocumarine, 7,6-Furanocumarine), Strukturformeln: s. Furanocumarine (Abb. dort); daneben auch einfache Cumarine (Umbelliferon*, Scopoletin*); ca. 0.5 % (Ph.Helv.: mind. 0.2 %) äther. Öl mit Pseudoisoeugenol-Derivaten (z. B. Epoxypseudoisoeugenolester von $C_5$-Säuren wie Tiglinsäure*), Geijeren, Pregeijeren, $\beta$-Bisabolen; **Wirk.:** sekretomotorisch, sekretolyt.; **Anw.:** **1.** (med.) bei Katarrhen der oberen Atemwege; **2.** (volkstüml.) z. B. bei Erkrankungen der Harnorgane, Nieren- u. Blasensteinen; **Zuber.:** als Tinctura* Pimpinellae; Verfälschung u. a. mit Radix Pastinacae (s. Pastinaca sativa), Radix Heraclei (s. Heracleum sphondylium). **Hom.:** Pimpinella alba, P. saxifraga: frische Wurzel.

**Pimpinella saxifraga** L.: s. Pimpinella major.

**Pimpinellin:** ein angulares Furanocumarin; Strukturformel: s. Furanocumarine (Abb. dort); **Vork.:** z. B. im Bibernell (s. Pimpinella major).

**Pimpinellwurzel:** s. Pimpinella major (Pimpinellae radix).

**Pimustin:** s. Nimustin.

**Pinaceae:** Kieferngewächse; Fam. der Ordnung Pinales; ca. 200 Arten; **Merkmale: 1.** (biol.) meist immergrüne Bäume mit nadelförmigen Blättern*; die Blüten* sind eingeschlechtl., stark reduziert; weibl. Blüten bestehen aus einer Samenschuppe mit 2 nackten Samenanlagen*, die mit einem Tragblatt verwachsen ist; sie sind schraubig angeordnet (Zapfen), die Samenschuppen wachsen zu festen Zapfenschuppen heran; männl. Blüten sind kätzchenartig, tragen an einer Achse zahlreiche, spiralig angeordnete, Staubblätter mit je 2 Pollensäcken; die Samen sind nussartig, geflügelt; **2.** (chem.) äther. Öl (vorwiegend Monoterpene*) in schizogenen Ölgängen, Balsame*, Gerbstoffe*; **Gattungen:** z. B. Abies, Larix, Picea, Pinus, Tsuga.

**Pinakol-Umlagerung:** Umlagerung von 1,2-Glykolen (Pinakole) zu Aldehyden* u. Ketonen* in Gegenwart einer Mineralsäure*; **Beispiel:** Aus 2,3-Dimethyl-2,3-butandiol (Pinakol) entsteht 3,3-Dimethyl-2-butanon (Pinakolon, veraltet Pinakolin; s. Abb.). Vgl. Retropinakolon-Umlagerung.

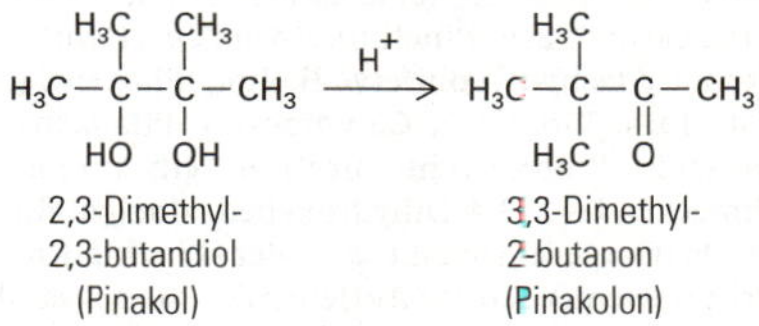


**Pinakol-Umlagerung:** Bildung von 3,3-Dimethyl-2-butanon

**Pinan:** Grundgerüst bicycl. Monoterpene*.

**Pinaveriumbromid** (INN): CAS-Nr. 53251-94-8; $C_{26}H_{41}Br_2NO_4$; $M_r$ 591.5; Schmp. 181 °C; leicht lösl. in Wasser; nicht mehr im Handel befindl. muskulotropes Spasmolytikum*; früher v. a. angewendet bei Ulcus ventriculi u. Ulcus duodeni; **UAW:** Mundtrockenheit, Verdauungsbeschwerden.

**Pindolol** (INN): Pindololum Ph.Eur.6; 1-(4-Indolyloxy)-3-isopropylamino-2-propanol; CAS-Nr. 13523-86-9; $C_{14}H_{20}N_2O_2$, Strukturformel: s. Beta-Rezeptoren-Blocker (Abb. 2 dort); $M_r$ 248.32; Schmp. 168–170 °C (kristallisiert aus Ethanol; polymorph); p$K_S$ der konjugierten Säure 9.7 (24 °C); **Wirk.:** stärkster Beta*-Rezeptoren-Blocker mit starker intrinsischer sympathomimet. Aktivität; **Ind.:** Hypertonie*, Glaukom*, koronare Herzkrankheit*, hyperkinet. Herzsyndrom, tachykarde Herzrhythmusstörungen*; **Kontraind.:** Herzinsuffizienz (NYHA III u. IV); AV-Block II. u. III. Grades, sinuatrialer Block, Sinusknotensyndrom, kardiogener Schock, Bradykardie (<50/min), ausgeprägte Hypotonie, Asthma bronchiale, Spätstadien peripherer Durchblutungsstörungen, nicht respirator. Acidose, i. v. Applikation von Verapamil u. Diltiazem; **WW:** Narkotika, Antiarrhythmika, Calcium-Antagonisten (Verapamil- u. Diltiazemtyp): kardiodepressiver Effekt verstärkt; Insulin od. orale Antidiabetika: Wirk. verstärkt u. verlängert; tricycl. Antidepressiva, Barbiturate, Phenothiazinderivate, Glyceroltrinitrat, Diuretika, Vasodilatatoren u. andere blutdrucksenkende Mittel: Blutdruckabfall verstärkt; Calcium-Antagonisten (Nifedipin-Typ): Blutdrucksenkung verstärkt

u. gelegentl. Ausbildung einer Herzinsuffizienz; andere Antiarrhythmika wie Disopyramid: Hypotonie, Bradykardie od. andere Herzrhythmusstörungen; herzwirksame Glykoside, Reserpin, $\alpha$-Methyldopa, Guanfacin od. Clonidin: verstärktes Absinken der Herzfrequenz bzw. Verzögerung der Überleitung; Noradrenalin, Adrenalin: beträchtl. Blutdruckanstieg; Adrenalin: verminderte Ansprechbarkeit auf die zur Ther. allerg. Reaktionen gewöhnl. eingesetzte Dos.; Indometacin: verminderte blutdrucksenkende Wirk. von P.; periphere Muskelrelaxanzien (z. B. Suxamethonium, Tubocurarin): Verstärkung der neuromuskulären Blockade; Thioridazin: erhöhte Plasmaspiegel; **UAW:** s. Beta-Rezeptoren-Blocker; HWZ 3–4 h.

**Pinea** (lat. Fichtenzapfen): Zirbel; z. B. Zirbeldrüse, Glandula pinealis (s. Epiphyse).

**Pinelliae rhizoma:** s. Pinellia ternata.

**Pinellia ternata** (Thunb.) Breit.: chines. Ban xia; Fam. Araceae; 15–30 cm hohe Staude; Stpfl. von **Pinelliae rhizoma:** Wurzelstockdroge der TCM*; **Inhaltsst.:** Lignane* (z. B. Lariciresinol, Pinoresinol), Lektine* (z. B. Pinellin), Adenosin*, Coniferylalkohol*, Dehydroconiferylalkohol, Flavon-C-glykosid (u. a. Vicenin-1, Corymbosid), Pflanzensäuren (z. B. Protocatechusäure*) u. ein brennend schmeckendes 3,4-Dihydroxybenzaldehydglucosid; **Wirk.:** ein Dekokt aus der Pinellia-Knolle wirkt antiemetisch (s. Antiemetika) u. spasmolytisch (s. Spasmolytika); Pinellin wirkt bei Lymphozyten von Kaninchen und Mäusen mitogen (s. Mitogen), nicht aber bei menschl. Lymphozyten; **Anw.:** in der TCM bei Brechreiz, Völlegefühl, Halsentzündungen, Furunkel, Asthma.

**Pinen:** ***α*-Pinen:** 2,6,6-Trimethylbicyclo[3.1.1]hept-2-en; $C_{10}H_{16}$, Strukturtyp: s. Abb.; D. 0.86; Schmp. −55 °C; Sdp. 155–156 °C; $[\alpha]_D^{20\,°C}$ +51° bzw. −51°; Hauptbestandteil des Terpentinöls (s. Terebinthina) sowie in vielen anderen äther. Ölen; lösl. in Ethanol, unlösl. in Wasser; $\alpha$-Pinen kommt (wie $\beta$-Pinen) in rechtsdrehender, linksdrehender u. (inaktiver) DL-Form vor; es oxidiert von selbst an der Luft (autoxidabel) u. bildet primär Peroxide*, die dann unter Abgabe von Sauerstoff in einfachere Oxide* zerfallen. In Gegenwart von Feuchtigkeit entsteht Pinolhydrat, das sich im Terpentinöl kristallin abscheidet u. beim Kochen mit Säuren in Pinol übergeht; $\alpha$-Pinen ist Ausgangsstoff für die Synthese von Campher*. ***β*-Pinen:** 6,6-Dimethyl-2-methylenbicyclo[3.1.1]-heptan, Nopinen; $[\alpha]_D^{20\,°C}$ +22° bzw. −22°; kommt neben $\alpha$-Pinen im Terpentinöl u. in anderen äther. Ölen vor, die $\alpha$-Pinen enthalten, allerdings in deutl. geringeren Mengen.

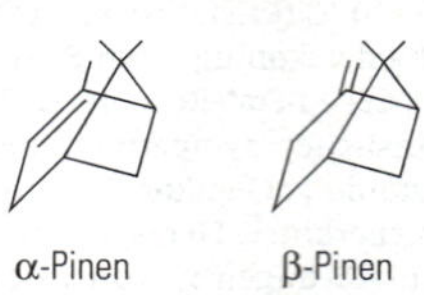

**Pinen**

**Pine Oil:** s. Terebinthina (Holzterpentinöl).

**Pinguicula-Arten:** Fettkraut-Arten, s. Carnivoren.

**Pinhole-Kollimator:** s. Kollimator.

**Pini pumilionis aetheroleum:** s. Pinus mugo.

**Pini silvestris aetheroleum:** s. Pinus sylvestris

**Pinitol:** s. Cyclitole.

**Pinksalz:** s. Ammoniumhexachlorostannat(IV).

**Pinner-Amidinsynthese:** Nitrile* bilden in wasserfreiem Alkohol mit überschüssigem trockenem Chlorwasserstoff* Imidoester-hydrochloride, die mit Ammoniak*, primären od. sekundären Aminen* die entspr. Hydrochloride der Amidine liefern (s. Abb.).

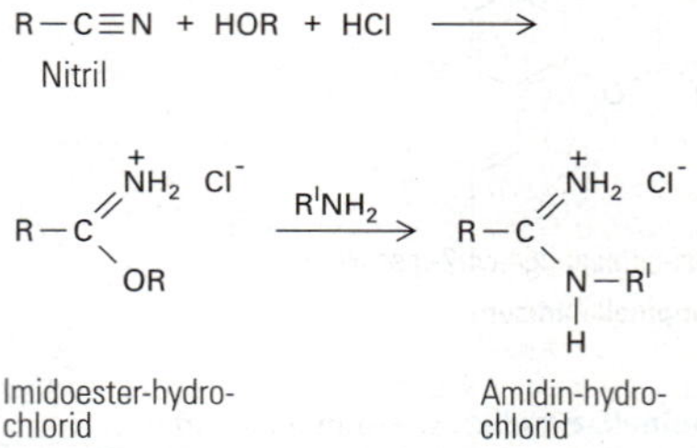

**Pinner-Amidinsynthese**

**Pinner-Orthocarbonsäureestersynthese:** durch Umsetzung von Nitrilen* mit Alkohol u. Chlorwasserstoff* hergestellte Imidoester-hydrochloride werden mit überschüssigem Alkohol erwärmt u. bilden Orthocarbonsäureester; **Beispiel:** Aus Acetonitril* u. Ethanol* entsteht Orthoessigsäureethylester (s. Abb.).

**Pinocembrin:** ein Flavanonderivat, z. B. enthalten in Honig (Mel*), Propolis* u. in Pinus-Arten; Strukturformel: s. Flavonoide (Tab. dort).

**Pinoresinoldimethylether:** s. Eudesmin.

**Pinozytose:** Aufnahme von gelöstem Material ins Zellinnere durch Abschnürung von Einstülpungen der Zellmembran*; **Vork.:** sowohl bei einzelligen Organismen als auch in vielzelligen Pflanzen

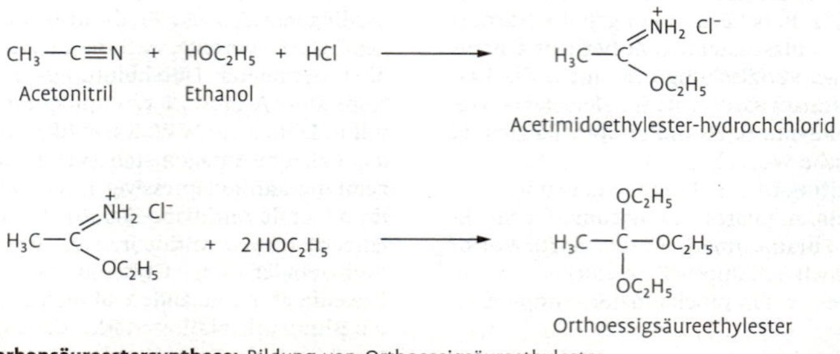

**Pinner-Orthocarbonsäureestersynthese:** Bildung von Orthoessigsäureethylester

u. Tieren; **Phasen:** Kontraktion des angrenzenden Zytoplasmas, wodurch die Zellmembran mit dem Material bläschenförmig in die Zelle eingestülpt wird (Endozytose*); Auflösen der umgebenden Zellmembran od. Vereinigen mit primären Lysosomen*; Verarbeiten der Stoffe im Zellstoffwechsel. Vgl. Phagozytose.

**Pinselschimmel:** s. Penicillium.

**Pinus abies:** s. Picea abies.

**Pinus balsamea:** s. Balsamum canadense.

**Pinus caribaea:** s. Terebinthina.

**Pinus excelsa:** s. Pinus wallichiana.

**Pinus maritima:** s. Terebinthina (Pinus pinaster Soland.).

**Pinus mugo** Turra: Latschenkiefer, Krummholzkiefer; Fam. Pinaceae; Alpen; Anbau im Allgäu rund um Sonthofen; Unterarten sind **P. mugo ssp. mugo** Zenari u. **P. mugo ssp. pumilio** (Haenke) Franco (**Pinus pumilio**); die taxonom. Bedeutung der Unterarten ist noch nicht eindeutig geklärt; Stpfl. von **Pini pumilionis aetheroleum:** Oleum Pini pumilionis, Latschenöl, Latschenkiefernöl, Krummholzöl; D. 0.862–0.877; $\alpha_D^{20\,°C}$ –4° bis –16°; Gew. durch Destillation der Nadeln u. Zweigspitzen; farblose bis hellgelbe, angenehm riechende Flüss.; **Off.:** Ph.Eur.6, ÖAB, Ph.Helv.; **Best.:** 10–20 % $\alpha$- u. $\beta$-Pinen, nach Ph.Helv. 4.0–10 % Bornylacetat* (Duftträger), ca. 60 % $\alpha$- u. $\beta$-Phellandren, Cadinen*; Gesamtgehalt ca. 70 % Terpene*, nach Ph.Helv. mit einem Antioxidans konserviert (muss auf dem Behältnis angegeben sein); **Gehalt:** (nach Ph.Eur., gaschromatograph. bestimmt): 10–30 % $\alpha$-Pinen, max. 2 % Camphen*, 3–14 % $\beta$-Pinen, 10–20 % Car-3-en*, 3–12 % $\beta$-Myrcen*, 8–14 % Limonen*, 10–19 % $\beta$-Phellandren*, max. 2.5 % $p$-Cymen (s. Cymole), max. 8 % Terpinolen*, 0.5–5 % Bornylacetat*, 0.5–5 % $\beta$-Caryophyllen*; **Wirk.:** bei topischer Anwendung hyperämisierend, antiseptisch, expektorierend; **Anw.:** **1.** (volkstüml.) zu Inhalationen (GED 1–2 g) bei Erkrankungen der Atemwege; **2.** (techn.) zur Herst. von Tannenduftessenzen, Massageölen, Franzbranntwein.

**Pinus nigra** Arnold: P. nigricans Host; s. Terebinthina.

**Pinus palustris** Mill.: s. Terebinthina.

**Pinus picea:** s. Abies alba.

**Pinus pinaster** Aiton: s. Terebinthina.

**Pinus pumilio:** s. Pinus mugo.

**Pinus succinifera:** s. Bernstein.

**Pinus sylvestris** L.: Pinus silvestris; Föhre, Kiefer; Fam. Pinaceae; Europa u. Asien bis östl. Sibirien; Stpfl. von **Terebinthina:** Oleum Terebinthinae, Resina Pini; Colophonium; s. Terebinthina; **Pix liquida:** s. Pix Pinacearum; **Turiones Pini:** Pini turio, Strobuli Pini, Gemmae Pini, Kiefernsprossen, Föhrensprossen, Fichtensprossen, Tannensprossen; 3–5 cm lange, harzreiche Langtriebe; **Off.:** EB; **Inhaltsst.:** 0.3 % äther. Öl (mit L-$\alpha$-Pinen, Phellandren u. a. Terpenen*), Harz*, Vitamin* C, Picein (Glykosid), Pinipikrin (Bitterstoff*), Wachs*, Gerbstoffe*; **Anw.:** innerl. bei Katarrhen der oberen u. unteren Atemwege, zu Inhalationen; äußerl. bei leichten Muskel- u. Nervenschmerzen; **Pini silvestris aetheroleum:** Kiefernnadelöl, Oleum Pini silvestris, fälschl. auch (schwed.) Fichtennadelöl; aus frischen Nadeln od. Zweigspitzen durch Wasserdampfdestillation gewonnenes äther. Öl (aus dem Rückstand wird Extractum Pini gewonnen); dünne, farblose bis blassgelbe Flüss.; D. 0.855–0.885; $\alpha_D^{20\,°C}$ –9° bis –30°; SZ max. 1.0; ein geeignetes Antioxidans kann zugesetzt sein; **Off.:** Ph.Eur.6; **Best.:** (nach Ph.Eur. gaschromatograph. bestimmt) 32–60 % $\alpha$-Pinen*, 0.5–2 % Camphen*, 5–22 % $\beta$-Pinen, 6–18 % $\Delta^3$-Caren*, 1.5–10 % $\beta$-Myrcen*, 7–12 % Limonen*, max. 2.5 % $\beta$-Phellandren*, max. 2 % $p$-Cymol*, max. 4 % Terpinolen*, 1–4 % Bornylacetat* u. 1–6 % $\beta$-Carophyllen; stark von Erntezeitpunkt u. Herkunft abhängige Zusammensetzung; **Anw.:** äußerl. u. innerl. bei Katarrhen der oberen u. unteren Atemwege; äußerl. bei rheumat. u. neuralg. Beschwerden; in med. Bädern; **Zuber.:** Extractum* Pini. **Hom.:** Pinus sylvestris (HAB): frische Sprosse.

**Pinus taeda:** s. Terebinthina.

**Pinus wallichiana** A.B. Jacks: Pinus excelsa; Tränenkiefer; Fam. Pinaceae; westl. Himalaya bis Afghanistan; wird wie andere Pinus-Arten (s. Terebinthina) zur Gew. von Terpentinöl u. Colophonium* genutzt.

**Pinzette:** schmales, zangenartiges Greifinstrument; **Formen:** **1.** anatom. P.: innen an den abgerundeten Spitzen quer geriffelt; **2.** chirurg. P.: mit Zähnchen od. Haken an der Spitze; **3.** Splitterpinzette: mit spitzen Enden; **4.** Einmalpinzette: anatom. geformt u. einzeln steril verpackt.

**Pioglitazon** (INN): (±)-5-[4-[2-(5-Ethyl-2-pyridinyl)ethoxy]phenyl]methyl-2,4-thiazolidindion; CAS-Nr. 111025-46-8; $C_{19}H_{20}N_2O_3S$, Strukturformal: s. Abb.; $M_r$ 356.4; Schmp. 183 °C; logP 3.2; $pK_S$ 6.4 (berechnet); schwer lösl. in Wasser; **Wirk.:** orales Antidiabetikum* (Glitazon); Regulation der Mechanismen im Kohlenhydrat- u. Fettstoffwechsel; **Ind.:** Diabetes mellitus Typ 2, wenn eine Ther. mit Metformin* od. Sulfonylharnstoffen* unzureichend od. kontraindiziert ist od. nicht vertragen wird; **UAW:** Anämie, Gewichtszunahme, Hypoglykämie; **Dos.:** 1 × 15–30 mg/d p. o., max. 45 mg/d.

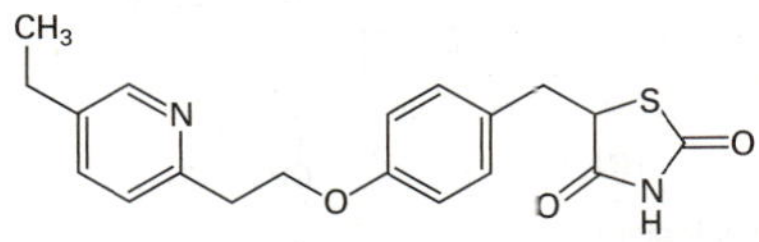


**Pioglitazon**

**PIP$_2$:** Abk. für **Phosphatidylinositol-4,5-diphosphat**; wichtiges Signaltransduktionsmolekül für zahlreiche Hormone*, das durch rezeptorvermittelte Aktivierung der Phospholipase* C zu 2 sekundären Botenstoffen, Diacylglycerol* (Abk. DAG) u. Inositol-1,4,5-trisphosphat (Abk. $IP_3$; s. Inositolphosphate), hydrolysiert wird; $IP_3$ induziert die Freisetzung von Calcium-Ionen aus dem sarkoplasmatischen Retikulum*, während DAG die Proteinkinase* C aktiviert.

**Pipamperon** (INN): Dipiperon, Floropipamid; 1'-[4-(4-Fluorphenyl)-4-oxobutyl]-1,4'-bipiperidin-4'-carboxamid; CAS-Nr. 1893-33-0; $C_{21}H_{30}FN_3O_2$, Strukturformel: s. Abb.; $M_r$ 375.49; Schmp. 120 °C (polymorph); **Wirk.:** Neuroleptikum*; **Ind.:** Schlafstörungen (insbes. bei geriatr. Patienten),

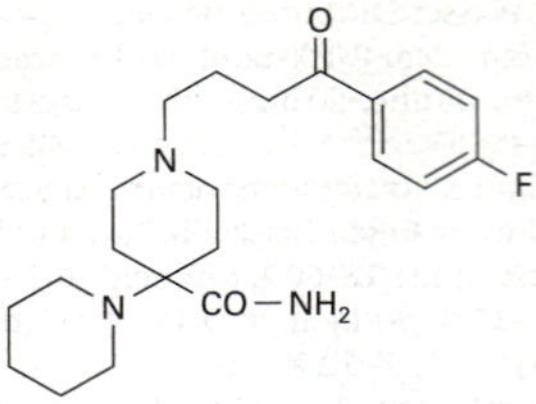

**Pipamperon**

Verwirrtheitszustände, psychomotor. Unruhe u. Erregung bei Psychosen u. org. bedingten psych. Störungen; **UAW:** s. Neuroleptika; vermindertes Reaktionsvermögen; **Dos.:** p. o. Initialdosis 1–3 × 40 mg/d, Erhaltungsdosis bis max. 3 × 120 mg/d; geriatr. Patienten: halbe Dos.; Kinder: Initialdosis 1 mg/kg KG/d, Erhaltungsdosis 2–4 (max. 6) mg/kg KG/d; HWZ < 4 h. Gebräuchl. ist auch Pipamperondihydrochlorid.

**Pipazetat** (INN): 2-(2-Piperidinoethoxy)ethyl-10*H*-pyrido[3,2-*b*][1,4]benzothiazin-10-carboxylat; CAS-Nr. 2167-85-3; $C_{21}H_{25}N_3O_3S$; $M_r$ 399.52; nicht mehr im Handel befindl. Antitussivum*.

**Pipemidsäure** (INN): Acidum pipemidicum; Pipemidinsäure; 8-Ethyl-5,8-dihydro-5-oxo-2-(1-piperazinyl)pyrido[2,3-*d*]pyrimidin-6-carbonsäure; CAS-Nr. 51940-44-4; $C_{14}H_{17}N_5O_3$, Strukturformel: s. Abb.; $M_r$ 303.33; Schmp. 260 °C; lösl. in sauren Lsg. u. Basen; schwer lösl. in Chloroform (0.5 %), Methanol (0.4 %); sehr schwer lösl. in Wasser, Ethanol; fast unlösl. in Ether, Benzol; Piromidsäure-Derivat; **Wirk.:** Chinolon* der Naladixinsäure-Gruppe; gut wirksam gegen die meisten gramnegativen Keime; **Ind.:** Hauptindikation: Harnwegsinfektionen; durch die Einführung neuerer Chinolone weitgehend überholt; **Dos.:** p. o. 2 × 0.4 g/d; HWZ 3–4 h. Gebräuchl. ist Pipemidsäure-Trihydrat.

P

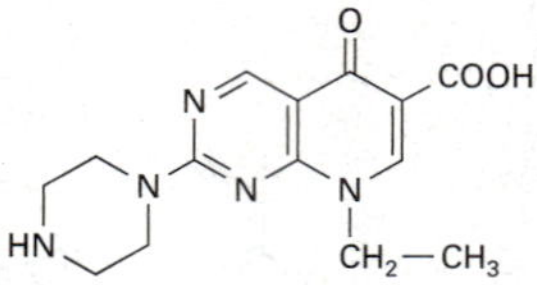

**Pipemidsäure**

**Pipenzolatbromid** (INN): Pipenzolati bromidum, Pipenzolatmethylbromid; 3-Benziloyloxy-1-ethyl-1-methylpiperidinumbromid; CAS-Nr. 125-51-9; $C_{22}H_{28}BrNO_3$, Strukturformel: s. Abb.; $M_r$ 434.4; Schmp. ca. 180 °C; leicht lösl. in Wasser; **Wirk.:** Parasympatholytikum*, quartäre Ammoniumverbindung* mit peripheren Wirk. ähnl. Atropin*; **Ind.:** Magen-Darm-Ulzera, viszerale Spasmen, hypersekretor. Gastritis; **Dos.:** p. o. 2–3 × 8 mg/d. Gebräuchl. ist auch Pipenzolat.

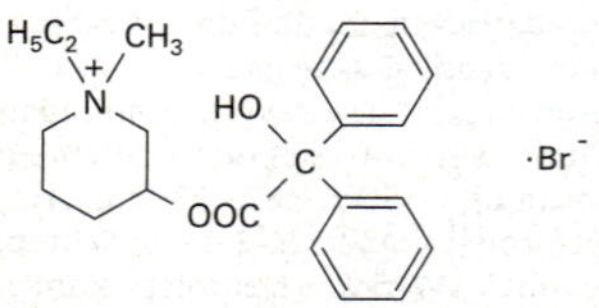

**Pipenzolatbromid**

**Piperacillin** (INN): (2*R*,5*R*,6*R*)-6-[(2*R*)-2-(4-Ethyl-2,3-dioxopiperazin-1-yl)carbonyl-amino]-2-phenylacetyl-amino-3,3-dimethyl-7-oxo-4-thia-1-azabicyclo[3.2.0]heptan-2-carbonsäure; CAS-Nr. 61477-96-1; $C_{23}H_{27}N_5O_7S$, Strukturformel: s. Abb.; **Wirk.:** (Acylamino-)Penicillin*; sehr starkes Breitband-Antibiotikum, v. a. gut wirksam gegen gramnegative Keime wie Pseudomonas-, Proteus-, Enterokokken-, Enterobacter-, Klebsiella- u. Salmonellenstämme, Haemophilus influenzae u. Anaerobier wie Bacteroides; **Ind.:** Infektionen des Urogenitaltrakts u. der Gallenwege durch empfindl. gramnegative Keime; Kombination mit Tazobactam* (Betalactamase-Inhibitor), ferner mögl. mit Aminoglykosid-Antibiotika bei getrennter Applikation; **Dos.:** i. v. 3 × 2 g/d; Kinder 3 × 30 mg/kg KG/d; HWZ 0.8 h. **Piperacillin-Natrium:** Piperacillinum natricum Ph.Eur.; CAS-Nr. 59703-84-3; $C_{23}H_{26}N_5NaO_7S$; $M_r$ 539.5; weißes, hygroskop. Pulver; leicht lösl. in Wasser u. Methanol. **Piperacillin-Monohydrat:** Piperacillinum Ph.Eur.; CAS-Nr. 66258-76-2; $C_{23}H_{27}N_5O_7S \cdot H_2O$; $M_r$ 535.6; weißes Pulver; sehr schwer lösl. in Wasser, leicht lösl. in Methanol.

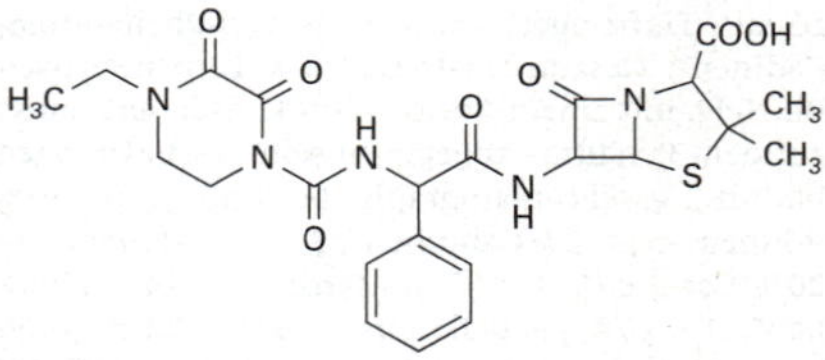

**Piperacillin**

**Piper album:** s. Piper nigrum (Fructus Piperis albi).

**Piper angustifolium** Lam.: Piper elongatum; Fam. Piperaceae; Anden, Peru bis Kolumbien; Stpfl. von **Folia Matico:** Herba Matico; Matikoblätter, Soldatenkraut; **Inhaltsst.:** äther. Öl mit (0.3–6 %) Borneol*, Phenolethern*, Sesquiterpenalkoholen, Maticin (Bitterstoff), Säuren u. Gerbstoffe; **Anw.:** (volkstüml.) z. B. als Hämostatikum* bei Lungen- u. Darmblutungen sowie als Adstringens* u. bei Blasenkatarrh. **Hom.:** Matico: getrocknete Blätter.

**Piperazidin:** s. Piribedil.

**Piperazin:** Diethylendiamin; CAS-Nr. 110-85-0; $C_4H_{10}N_2$, Strukturformel: s. Abb.; $M_r$ 86.14; Schmp. 106 °C (kristallisiert aus Ethanol); Sdp. 146 °C (101.3 kPa); leicht lösl. in Wasser, Glycerol, Glykol, in 95 %igem Ethanol (0.5 g/mL), unlösl. in Ether; pH 10.8–11.8 (10 %ige wässrige Lsg.); **Anw.:** in der Veterinärmedizin als Anthelminthikum*, speziell gegen Askariden u. Oxyuren (Lähmung der Würmer u. nachfolgende Ausscheidung); in der Humanmedizin wegen Neurotoxizi-

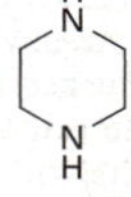

**Piperazin**

tät u. kanzerogenen Risikos obsolet. **Piperazincitrat:** Piperazini citras Ph.Eur.6, Piperazinum citricum; Piperazin-2-hydroxy-1,2,3-propantricarboxylat; kristallwasserhaltig: CAS-Nr. 41372-10-5; $C_{24}H_{46}N_6O_{14} \cdot x\,H_2O$; Schmp. ca. 190 °C (Substanz bei 100–105 °C getrocknet); enthält wechselnde Mengen Wasser (wasserfrei: CAS-Nr. 144-29-6; $M_r$ 643.0); weißes, körniges Pulver, leicht lösl. in Wasser, fast unlösl. in Ethanol u. Ether. Vgl. Diethylcarbamazin.

**Piperazinadipat:** Piperazini adipas Ph.Eur., Piperazinum adipinicum, Piperazinum adipicum; CAS-Nr. 142-88-1; $C_{10}H_{20}N_2O_4$; $M_r$ 232.3; Schmp. ca. 250 °C (unter Zers.); weißes, krist. Pulver; lösl. in Wasser, fast unlösl. in Ethanol; nicht mehr im Handel befindl. Anthelminthikum*; s. Piperazin.

**Piperazincitrat:** s. Piperazin.

**Piperazin-Hexahydrat:** Piperazinum hydricum Ph.Eur., Piperazini hydras, Piperazinum hydratum; CAS-Nr. 142-63-2; $C_4H_{10}N_2 \cdot 6\,H_2O$; $M_r$ 194.2; Schmp. ca. 43.0 °C; farblose, zerfließl. Kristalle; leicht lösl. in Wasser u. Ethanol, sehr schwer lösl. in Ether; nicht mehr im Handel befindl. Anthelminthikum*; s. Piperazin.

**Piperazinsirup 100 mg/mL:** s. Sirupus Piperazini.

**Piperazinum citricum:** s. Piperazin.

**Piper betle L.:** Chavica betle; Betelpfeffer; Fam. Piperaceae; Indien, Malayischer Archipel, Madagaskar, Bourbon; Stpfl. von **Folia Piperis betle:** Betelblätter; getrocknete Blätter; **Inhaltsst.:** 0.2–1 % äther. Öl (Oleum Betle), Gerbstoffe*; **Oleum Betle:** Betelöl; äther. Öl aus den Blättern; **Best.:** u. a. Cadinen*, $\alpha$-Chavicol, Chavibetol, Anethol*, 1,8-Cineol*, Eugenol*, $\gamma$-Caryophyllen* u. a.; **Anw.:** (volkstüml.) gegen Halsentzündungen, Husten, Magenleiden. **Frische Betelblätter** dienen zus. mit der Arecanuß (**Betelnuß**, s. Areca catechu) u. Kalk, auch mit etwas Gambir (s. Uncaria gambir) od. Katechu (s. Acacia catechu, Gerbstoffdroge) sowie Gewürzen wie Gewürznelken (s. Syzygium aromaticum) od. Sandelholz (s. Santalum album, Santali albi lignum), als Genussmittel (**Betelbissen**). Das Betelkauen ist uralt u. wird von ca. 200 Mio. Menschen ausgeübt, es bewirkt lang anhaltenden Speichelfluss, fördert die Verdauung, wirkt euphorisierend bzw. schwach narkot.; Speichel u. Zähne färben sich rot.

**Piper caudatum:** s. Piper cubeba (Fructus Cubebae).

**Piper Cayennense:** s. Capsicum frutescens (Capsici fructus).

**Piper cubeba L.:** Fam. Piperaceae; heim. auf Java, Borneo, Sumatra, kultiviert in Westafrika, Sierra Leone u. am Kongo; Kletterstrauch; Stpfl. von **Fructus Cubebae:** Piper caudatum; Cubebae, Kubeben, Kubebenpfeffer, Schwanzpfeffer; **Inhaltsst.:** 2.5 % Cubebin, Tetrahydro-3,4-dipiperonyl-2-furanol, ein Lignan*, 7–18 % äther. Öl, 0.4 % Piperin*, ca. 0.15 % Piperidin*, Harz*, fettes Öl; **Anw.:** (volkstüml.) als Gewürz, früher als Harndesinfiziens; auch gegen Kopfschmerzen, Blähungen, Bronchitis; **Oleum Cubebae:** Kubebenöl; durch Destillation gewonnenes äther. Öl; **Inhaltsst.:** 1,8-Cineol*, Sabinen, Terpineol* u. a. Monoterpene*, Sesquiterpene*; **Anw.:** wie Fruct. Cubebae. **Hom.:** Cubeba: getrocknete, unreife Beeren; verordnet z. B. bei Fluor* genitalis, Reizblase.

**Piper elongatum:** s. Piper angustifolium.

**Piper guineense Schumach. et Thonn.:** Fam. Piperaceae; trop. Afrika; Stpfl. von **Aschantipfeffer:** Kongo-Kubeben; die Früchte; **Inhaltsst.:** Pseudocubebin u. Aschantin (Lignane*), ca. 10 % äher. Öl mit Phellandren; **Anw.:** als Gewürz.

**Piper hispanicum:** s. Capsicum annuum (Fructus Capsici).

**Piperidin:** Hexahydropyridin, Pentamethylenimin; $C_5H_{11}N$; D. 0.861–0.864; Sdp. 105–107 °C; $n_D^{20\,°C}$ 1.454; farblose, pfefferartig bzw. ammoniakal. riechende Flüss., lösl. in Wasser, Ethanol, Ether, Chloroform, Benzol; **Vork.:** Stammsubstanz vieler Alkaloide, z. B. Coniin*, Cocain*, Nicotin*; **Anw.:** **1.** (analyt.) Reagenz zur Identitätsprüfung von Ethanol, in 10 %iger Lsg. zur Identitätsprüfung von Barbituraten* u. Phenytoin*; **2.** (techn.) zur org. Synthese.

**Piperidinalkaloide:** meist einfach gebaute Alkaloide* mit Piperidin* im Grundgerüst; die Biogenese erfolgt auf unterschiedl. Wegen, z. B. wie (wahrscheinl.) Coniin* über Acetat od. wie Anabasin aus Lysin* über Cadaverin*; weitere Vertreter dieser Alkaloidgruppe sind z. B. Pelletierin*, Lobelin*, Arecolin*, Piperin*.

**Piperin:** Piperinum; *trans*-Piperin, Piperidid der Piperinsäure; $C_{17}H_{19}NO_3$, Strukturformel: s. Abb.; $M_r$ 285.33; D. 1.193; Schmp. 129 °C; Alkaloid* aus den Früchten von Piper* nigrum, Piper* longum u. a.; gelbl. Kristalle, lösl. in Ethanol, Ether, Chloroform; **Wirk. u. Anw.:** **1.** (med.) Scharfstoff (s. Scharfstoffdrogen); erregt die wärmeempfindl. Nervenendigungen (antagonist. zu Menthol*) u. ist in der Folge hyperämisierend; als Stomachikum* wirksam, fördert deutl. die Schleim- u. Magensaftsekretion; ferner taenizid u. insektizid; angewandt z. B. gegen Hautparasiten; **2.** in Spirituosen wegen des scharfen Geschmacks. Von **Piperinsäure** gibt es 4 stereoisomere Formen. Der Pentadiensäurerest liegt entweder wie bei *trans*-Piperin (s. Abb.) in *trans-trans-* (*E,E*-Form) od. in *cis-trans-*, *trans-cis-* bzw. *cis-cis*-Konfiguration (*Z,Z*-Form) vor. Die (Z,Z)-Form wird als **Chavicinsäure**, deren Piperidid als **Chavicin** bezeichnet.

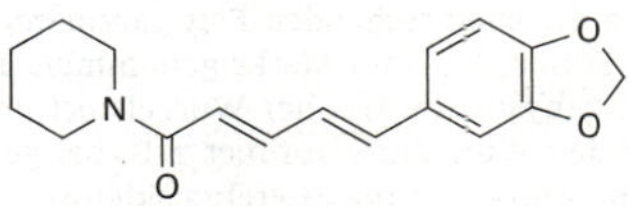


**Piperin:** *trans*-Piperin

**Piperinsäure:** s. Piperin.

**Piperis methystici rhizoma:** s. Piper methysticum.

**Piperis nigri fructus:** s. Piper nigrum (Fructus Piperis nigri).

**Piperitenon:** 3-Methyl-6-(1-methylethyliden)-2-cyclohexen-1-on; $C_{10}H_{14}O$; $M_r$ 150.2; Best. des äther. Öles von Cymbopogon-, Mentha- u. Eucalyptus-Arten.

**Piperiton:** 3-Methyl-6-(1-methylethyl)-2-cyclohexen-1-on, *p*-Menth-1-en-3-on; $C_{10}H_{16}O$; $M_r$ 152.23; die D-Form ist Best. des äther. Öles von Cymbopogon- u. Mentha-Arten, L- u. DL-Form in Eucalyptus-Arten; zur Herst. von Thymol*.

P

**Piper longum** L.: Chavica roxburghii; Fam. Piperaceae; heim. in Bengalen, kultiviert auf Sri Lanka, Sumatra, Java, den Philippinen; an der Malabarküste; Stpfl. von **Fructus Piperis longi:** Langer Pfeffer, Macropiper, Fliegenpfeffer; **Inhaltsst.:** bis 6 % Piperin*, Piperidin*, äther. Öl, Stärke, Harz*; **Anw.:** (volkstüml.) bei Verdauungsstörungen; in der indischen Volksmedizin bei zahlreichen Krankheiten u. als Gewürz; äußerl. bei Befall mit Krätze.

**Piper methysticum** G. Forst.: Rauschpfeffer, Kawapfeffer; Fam. Piperaceae; heim. u. kultiviert auf den Südseeinseln, von Neu-Guinea bis zu den Sandwichinseln; strauchartige, in dichten Gebüschen wachsende Pflanze; Stpfl. von **Piperis methystici rhizoma:** Rhizoma Piperis methystici, Rhizoma Kava-Kava; Radix Kava-Kava, Kava-Kava-Wurzelstock, Kava-Kava; **Inhaltsst.:** 5–12 % 6-substituierte 4-Methoxy-$\alpha$-pyrone ($\beta$-Methoxy-$\delta$-lactone), die sog. Kavapyrone (Kavalactone); der Substituent ist entweder ein $C_6$-$C_2$-Körper (Kavaine), ein 4-Methoxy-$C_6$-$C_2$-Körper (Yangonine) od. ein 3,4-Methylendioxo-$C_6$-$C_2$-Körper (Methysticine). Diese kommen jeweils als Enolide (mit einer Doppelbindung im Lactonring) od. als Dienolide (mit 2 Doppelbindungen im Lactonring) vor. An Enoliden finden sich ca. 2 % Kavain*, 0.5–1 % Dihydrokavain, 1–2 % Methysticin, 0.5–1 % Dihydromethysticin (Strukturformel: s. Abb.), an Dienoliden u. a. Dehydrokavain, Dehydromethysticin, 1–2 % Yangonin. Gehalt mind. 3.5 % Kavalactone, berechnet als Kavain. Die Biogenese dieser Stoffe erfolgt wahrscheinl. durch Verknüpfung eines Cinnamoylrestes mit Malonyl-CoA; **Wirk.:** u. a. sedierend, muskelrelaxierend, antikonvulsiv, analgetisch, spasmolytisch; **Anw.:** **1.** (med.) früher in Form von Fertigarzneimitteln bei nervösen Angst-, Spannungs- u. Unruhezuständen; **2.** (volkstüml.) bei den Polynesiern dient Kava-Kava zur Bereitung eines Getränkes (Mazerat), das in mäßigen Dosen eine entspannende u. leicht euphorisierende Wirk. hat; anschließend folgt tiefer Schlaf; vgl. Rauschdrogen; **UAW:** Missbrauch kann zu schuppiger Haut führen; bei Einnahme von Kava-Extrakt-haltigen Fertigarzneimitteln sind wiederholt Leberschäden aufgetreten. Daher wurden die entsprechenden Fertigarzneimittel in einem Stufenplan vom Markt genommen. **Hom.:** Piper methysticum: frischer Wurzelstock mit anhängenden Wurzeln; verordnet z. B. bei geistiger u. körperl. Erschöpfung, Cerebralsklerose.

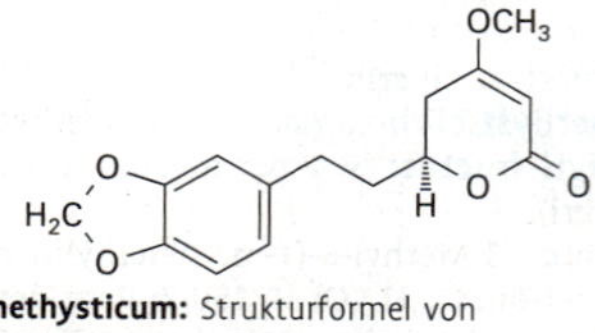


**Piper methysticum:** Strukturformel von Dihydromethysticin

**Piper nigrum** L.: Pfeffer; Fam. Piperaceae; heim. in Südostasien, Hauptkulturen auf Sumatra, Malakka, Borneo, Philippinen u. a. trop. Gebieten wie Brasilien, Indien angebaut; Kletterpflanze, die ähnl. dem Hopfen (s. Humulus lupulus), an Stangen gezogen wird; Stpfl. von **Fructus Piperis nigri:** Piperis nigri fructus, Piper nigrum; Schwarzer Pfeffer; unreife, noch grüne, ungeschälte, in der Sonne, am Feuer od. auf geheizten Darren getrocknete, beerenartige, etwa erbsengroße Steinfrüchte; durch Phlobaphenbildung (s. Phlobaphene) schwarze Farbe; **Off.:** DAB; **Inhaltsst.:** 2–9 % *trans*-Piperin (ungiftiges Alkaloid), das den scharfen Geschmack bedingt, u. Chavicin (scharf u. bitter schmeckend), ein Stereoisomer von Piperin*; ferner eine Reihe dem Piperin ähnl., nicht so scharf schmeckende Verb. (z. B. Piperettin, Piperanin, Piperylin); diese haben entweder anstelle des Piperidinringes einen Pyrrolidinring od. unterscheiden sich in der die beiden Ringsysteme verbindenden Kette hinsichtl. deren Länge u./od. der Anzahl der Doppelbindungen. Darüber hinaus sind 1–3.5 % äther. Öl enthalten, das den Geruch bedingt u. zu ca. 90 % aus Monoterpenen*, z. B. Phellandren, Limonen*, Linalool*, Pulegol, besteht u. auch Sesquiterpene* enthält; fettes Öl u. Stärke (bis 35 %) sind ebenfalls enthalten; **Anw.:** (volkstüml.) z. B. als verdauungsförderndes Mittel, hauptsächl. als Gewürz; früher auch als Fiebermittel; äußerl. evtl. als Hautreizmittel u. Insektizid; **Fructus Piperis albi:** Piperis fructus albus; Piper album, Weißer Pfeffer, Leucopiper; reife, getrocknete u. von den äußeren Schichten der Fruchtwand befreite Früchte; die reifen roten Früchte werden zunächst in aufgeschichteten Haufen einer Fermentation überlassen, dann in Wasser getaucht u. an der Sonne getrocknet; die rote Schale wird abgerieben; weißer Pfeffer ist von milderem Geschmack u. Geruch als schwarzer Pfeffer; **Inhaltsst.:** wie bei Fruct. Piperis nigri; Gehalt an Scharfstoffen u. äther. Öl jedoch geringer; **Grüner Pfeffer:** unreife, frische od. auf geeignete Weise konservierte Früchte (um Phlobaphenbildung zu verhindern); **Verfälschungen:** Z. T. werden billige Qualitäten (v. a. pulverisiert) mit künstl. Scharfstoffen versetzt. Es werden versch. Qualitäten (Merkmale sind Konsistenz u. Gewicht) u. Handelssorten unterschieden; geschätzte Sorten sind z. B. Malabar-Pfeffer (bes. scharf), Aleppi- u. Goa-Pfeffer, Tellichery-Pfeffer, Singapur-Pfeffer. **Hom.:** Piper nigrum: unreife, getrocknete Früchte.

**Piperonal:** s. Heliotropin.

**Piperonylbutoxid:** 5-{2-(2-Butoxyethoxy)ethoxy}methyl-6-propyl-1,3-benzodioxol; CAS-Nr. 51-03-6; $C_{19}H_{30}O_5$; $M_r$ 338.43; Sdp. 180 °C; D. 1.04–1.07; $n_D^{20\,°C}$ 1.50; fast farblose, ölige, stabile Flüss., mischbar mit Methanol, Ethanol, Ölen; **Anw.:** Insektizid-Synergist (selbst nicht insektizid); wegen synergist. Effekte auf lichtempfindl. Insektizide wie Pyrethrine u. Rotenon in insektiziden Öllösungen, Aerosolen, Stäuben u. a. enthalten; **Toxikol.:** geringe Toxizität für Menschen; Aufnahme von großen Dosen führen zu Erbrechen u. Diarrhö. Vgl. Schädlingsbekämpfungsmittel (Tab. dort).

**Pipettanalyse:** s. Sedimentationsanalyse.

**Pipette:** Saugrohr von bestimmtem, durch ein od. mehrere Strichmarken begrenztem Rauminhalt; das Glasrohr ist meist in der Mitte erweitert u. unten zu einer Spitze ausgezogen. Zum Befüllen

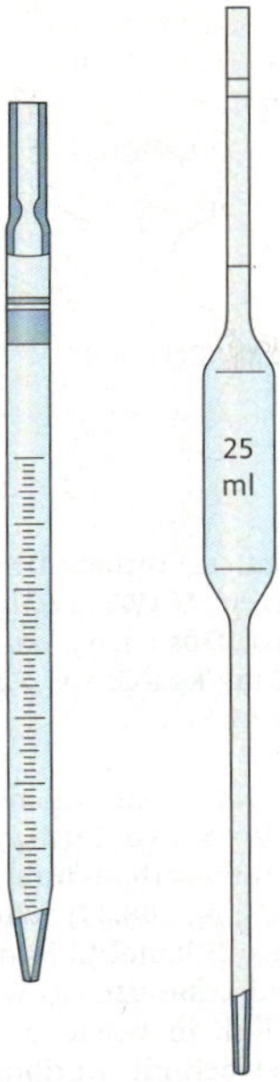


**Pipette:** Messpipette (links) u. Vollpipette (rechts) [9]

wird die Pipettenspitze in die Flüss. eingetaucht; Ansaugen der Flüss. bis über die Eichmarke mit einer Pipettierhilfe (z. B. Peleusball; wird am oberen Pipettenende aufgesetzt); durch vorsichtiges Lüften wird der Meniskus der Flüss. anschließend solange gesenkt, bis er die Eichmarke berührt. Zur Entleerung wird die P. senkrecht gehalten u. die Auslaufspitze an die Gefäßwand angelegt; Wartezeit von ca. 15 s nach der Entleerung; dann Abstreichen der Pipettenspitze an der Glaswand. **Formen:** s. Abb.; **1. Vollpipette:** zur Abmessung eines bestimmten Volumens (0.5–200 mL), auf das sie kalibriert ist (vgl. Mikroliterpipette; Kalibrieren); **2. Teil- od. Messpipette:** ermöglicht als graduierte Glasröhre (wie die Bürette*) die Abmessung von beliebigen Teilvolumina; **3. Kolbenpipette:** s. Mikroliterpipette.

**Pipette nach Donnan:** s. Grenzflächenspannung.

**Pipoxolan** (INN): 5,5-Diphenyl-2-(2-piperidinoethyl)-1,3-dioxolan-4-on; CAS-Nr. 23744-24-3; $C_{22}H_{25}NO_3$; $M_r$ 351.43; nicht mehr im Handel befindl. Parasympatholytikum*; früher angewendet als Spasmolytikum* bei Spasmen u. Koliken des Magen-Darm-Trakts, im Gallenblasen- u. Urogenitalbereich, bei Bronchialspasmen; **UAW:** s. Atropin (Toxikol.).

**Piprazidin:** s. Piribedil.

**Piprinhydrinat** (INN): 4-(Benzhydryloxy)-1-methylpiperidin-8-chlortheophyllinat; CAS-Nr. 606-90-6; $C_{26}H_{30}ClN_5O_3$, $C_{19}H_{23}NO \cdot C_7H_7ClN_4O_2$; $M_r$ 496.39; Schmp. 178–182 °C (polymorph); Molekülverbindung aus Diphenylpyralin* u. 8-Chlortheophyllin*; wenig lösl. in Wasser, leicht lösl. in Ethanol; nicht mehr im Handel befindl. Histamin*-$H_1$-Rezeptoren-Blocker; früher angewendet als Antihistaminikum*; **UAW:** Sedierung, Beeinflussung der Reaktionsfähigkeit.

**Piptadenia peregrina** (L.) Benth.: Anadenanthera peregrina; Fam. Fabaceae; Bäume in Brasilien, bes. im Orinocogebiet; Trinidad; zus. mit anderen Piptadenia-Arten (Anadenanthera-Arten), z. B. **P. colubrina** Benth., **P. macrocarpa** Stpfl. von **Yopo:** Cohoba(-Snuff); pulverisierte Samen u. Blätter (von P. colubrina auch die Rinde); **Inhaltsst.:** *N,N*-Dimethyltryptamin (Abk. DMT), Bufotenin* (Strukturformel: s. Bufo bufo, Abb. dort), 5-Methoxy-*N*-methyltryptamin u. a. Tryptamin*-Verbindungen; **Wirk. u. Anw.:** (volkstüml.) halluzinogen wirkendes Schnupfpulver; p. o. unwirksam.

**Piracetam** (INN): Piracetamum Ph.Eur.6; 2-(2-Oxo-1-pyrrolidinyl)acetamid; CAS-Nr. 7491-74-9; $C_6H_{10}N_2O_2$, Strukturformel: s. Abb.; $M_r$ 142.15; Schmp. 153 °C (Modifikation I, insgesamt 3 Modifikationen); lösl. in Wasser 1:4; **Wirk.:** Nootropikum*; **Ind.:** kognitive Störungen (Nachlassen des Gedächtnisses, Verminderung der Aufmerksamkeit) bei älteren Menschen, kortikale Myoklonien (in Kombination mit Antiepileptika*), Dyslexie bei Kindern (in Verbindung mit geeigneten Maßnahmen wie Logopädie); **Kontraind.:** große operative Eingriffe, schwere Blutungen, psychomotor. Unruhe, Niereninsuffizienz; **WW:** Cumarine*; **UAW:** psychomotor. Unruhe, Übelkeit, Palpitationen, Hypersalivation; **Dos.:** hirnorgan. bedingte Leistungsstörungen (demenzielle Syndrome): p. o. 2 × 1.2 g/d.

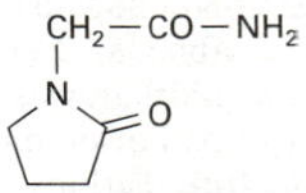


**Piracetam**

**Pirbuterol** (INN): 2-Hydroxymethyl-3-hydroxy-6-(1-hydroxy-2-*tert*-butylaminoethyl)pyridin; 2-(*tert*-Butylamino)-1-(6-hydroxymethyl-5-hydroxy-2-pyridyl)-ethanol; CAS-Nr. 38029-10-6; $C_{12}H_{20}N_2O_3$; $M_r$ 240.3; nicht mehr im Handel befindl. selektives Beta-2-Sympathomimetikum (s. Sympathomimetika); früher als Broncholytikum* angewendet bei Asthma bronchiale u. Bronchialspasmen; **UAW:** Tremor, Kopfschmerz, Nervosität.

**Pirenoxin** (INN): Pirfenoxon, Catalin; 1-Hydroxy-5-oxo-5*H*-pyrido[3,2-*a*]phenoxazin-3-carbonsäure; CAS-Nr. 1043-21-6; $C_{16}H_8N_2O_5$; nicht mehr im Handel; früher angewendet bei senilem Katarakt (fortschreitende Linsentrübung); beeinflusst Kohlenhydratabbau in der Linse. **Pirenoxin-Natrium-Monohydrat:** CAS-Nr. 51410-30-1; $C_{16}H_9N_2NaO_6$; $M_r$ 348.2.

**Pirenzepin** (INN): 5,11-Dihydro-11-(4-methyl-1-piperazinyl)acetyl-6*H*-pyrido[2,3-*b*][1,4]benzodiazepin-6-on; CAS-Nr. 28797-61-7; $C_{19}H_{21}N_5O_2$, Strukturformel: s. Abb.; **Wirk.:** Ulkustherapeutikum*, Anticholinergikum*; $M_1$-Antagonist mit selektiver Wirk. auf die Magensaftproduktion; **Ind.:** Ulcus ventriculi u. duodeni, Gastritis, Duodenitis; **Dos.:** p. o. 2 × 50 mg/d; HWZ 10–14 h.

**Piretanid** (INN): Piretanidum Ph.Eur.; 4-Phenoxy-3-(1-pyrrolidinyl)-5-sulfamoylbenzoesäure; CAS-

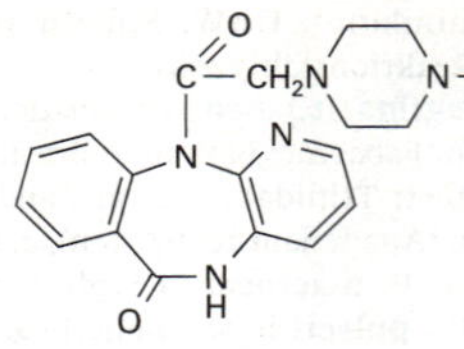

**Pirenzepin**

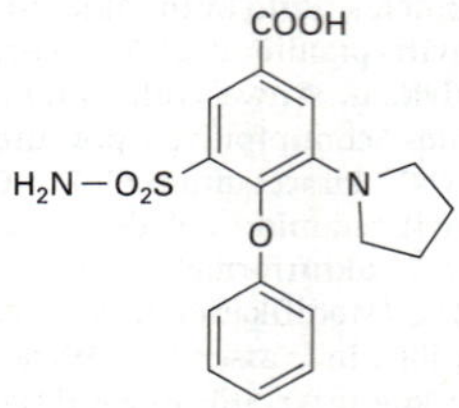

**Piretanid**

Nr. 55837-27-9; $C_{17}H_{18}N_2O_5S$, Strukturformel: s. Abb.; $M_r$ 362.40; Schmp. 233–236 °C (polymorph); gelbl. weißes bis gelbl. Pulver, sehr schwer lösl. in Wasser, wenig lösl. in Ethanol; **Wirk.:** Saluretikum (Schleifendiuretikum; s. Diuretika); **Ind.:** Ödeme, Hypertonie. Gebräuchl. ist auch Piretanid-Natrium.

**Pirfenoxon:** s. Pirenoxin.

**Piribedil** (INN): Piribedyl, Piprazidin, Piperazidin; 2-[4-(1,3-Benzodioxolan-5-ylmethyl)-1-piperazinyl]pyrimidin; CAS-Nr. 3605-01-4; $C_{16}H_{18}N_4O_2$, Strukturformel: s. Abb.; $M_r$ 298.34; Schmp. ca. 98 °C (polymorph); unlösl. in Wasser, lösl. in Chloroform; **Wirk.:** Antiparkinsonmittel*, Dopamin*-Rezeptor-Agonist; **Ind.:** Parkinson-Syndrom (Monotherapie od. in Kombination mit Levodopa*); **Kontraind.:** kardiovaskulärer Schock, akute Phase eines Herzinfarkts; **WW:** Neuroleptika (ausgenommen Clozapin); **UAW:** Magen-Darm-Beschwerden, Zerstreutheit, Halluzinationen, Erregung, Schwindelgefühl, Schläfrigkeit; **Dos.:** p. o. 150–250 mg/d; in Kombination mit Levodopa 150 mg/d.

P

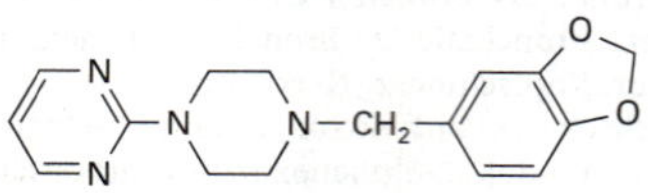

**Piribedil**

**Pirimethamin:** s. Pyrimethamin.

**Pirimiphos-methyl:** *O*-(2-Diethylamino-6-methylpyrimidin-4-yl)-*O*,*O*-dimethylthiophosphat; CAS-Nr. 29232-93-7; $C_{11}H_{20}N_3O_3PS$; $M_r$ 305.3; **Anw.:** (techn.) Insektizid*, Akarizid*, v. a. zum Schutz von Getreide während der Lagerung gegen Vorratsschädlinge wie Kornkäfer u. a. Käferarten, Motten u. Milben; s. Schädlingsbekämpfungsmittel (Tab. dort).

**Piritramid** (INN): 1′-(3-Cyan-3,3-diphenylpropyl)-1,4′-bipiperidin-4′-carboxamid; CAS-Nr. 302-41-0; $C_{27}H_{34}N_4O$, Strukturformel: s. Abb.; $M_r$ 430.57; Schmp. 149–150 °C (kristallisiert aus Aceton); **Wirk.:** starkes Analgetikum*; unterliegt dem Betäubungsmittelgesetz* (Anlage III); **Ind.:** starke u. stärkste Schmerzen; **UAW:** erzeugt Abhängigkeit des Morphintyps; **Dos.:** i. m. od. s. c. 15–30 mg, Kinder 0.05–0.2 mg/kg KG; i. v. 7.5–22.5 mg, Kinder 0.05–0.1 mg/kg KG.

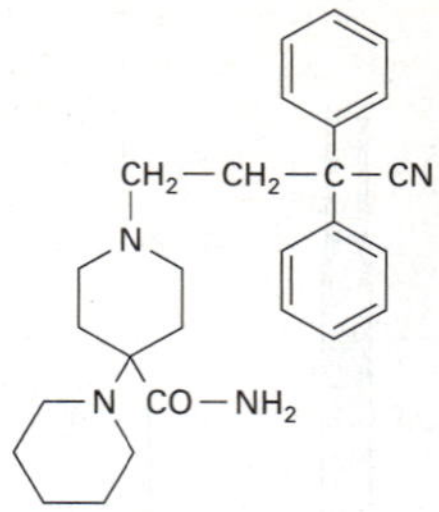

**Piritramid**

**Pirola:** s. Pyrola.

**Piromidsäure** (INN): Acidum piromidicum; 8-Ethyl-5,8-dihydro-5-oxo-2-(1-pyrrolidinyl)pyrido[2,3-*d*]pyrimidin-6-carbonsäure; CAS-Nr. 19562-30-2; $C_{14}H_{16}N_4O_3$; $M_r$ 288.31; Schmp. 314–316 °C (kristallisiert aus Ethanol/Chloroform); lösl. in Natriumhydroxid-Lösungen; schwer lösl. in Chloroform; fast unlösl. in Wasser u. Ethanol; nicht mehr im Handel befindl. Antibiotikum*; **Wirk.:** Chinolon* der Nalidixinsäure-Gruppe.

**Pirouetten:** s. Mühlen.

**Piroxicam** (INN): Piroxicamum Ph.Eur; 4-Hydroxy-2-methyl-*N*-2-pyridyl-2*H*-1,2-benzothiazixin-3-carboxamid-1,1-dioxid; CAS-Nr. 36322-90-4; $C_{15}H_{13}N_3O_4S$, Strukturformel: s. Abb.; $M_r$ 331.3; Schmp. 195–199 °C (polymorph); weißes, krist. Pulver; fast unlösl. in Wasser, wenig lösl. in Ethanol, lösl. in Dichlormethan; **Wirk.:** Antiphlogistikum*, Antirheumatikum*; **Dos.:** 10–30 mg/d.

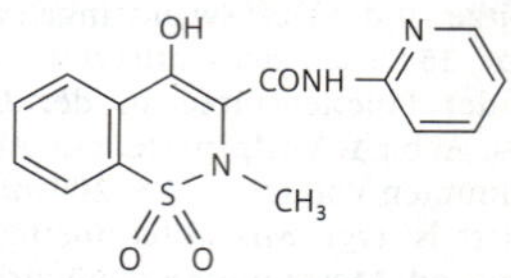

**Piroxicam**

**Pirprofen** (INN): 3-Chlor-4-(2,5-dihydro-1*H*-pyrrol-1-yl)-$\alpha$-methylphenylessigsäure; CAS-Nr. 31793-07-4; $C_{13}H_{14}ClNO_2$; $M_r$ 251.7; Schmp. 98–100 °C; nicht mehr im Handel befindl. Antiphlogistikum* u. Antirheumatikum*.

**Pirus:** veraltet für Pyrus; bot. Gattung (Genus*).

**Pisatin:** s. Phytoalexine.

**Piscidia piscipula** (L.) Sarg.: Piscidia erythrina (Leofl.) L., Erythrina piscipula L.; Fam. Fabaceae (Leguminosae); Westind. Inseln, Florida, Mexiko; Stpfl. von **Cortex Piscidiae radicis:** Cortex Piscidiae erythrinae, Piszidiawurzelrinde, Piscidiarinde, Fischrinde; **Inhaltsst.:** Isoflavone (Rotenon*, Jamaicin, Ichthynon, Piscerythrin, Muneton), Piscidin (vermutl. Saponin), Piscidinsäure (*p*-Hydroxybenzylweinsäure), Gerbstoffe; **Anw.:** (volkstüml.) z. B. als Sedativum* u. Schlafmittel*, bes. bei Asthma, Keuchhusten; als Fischgift. **Hom.:** Piscidia erythrina: frische, vor dem Erscheinen der Blätter gesammelte Wurzelrinde.

**Pishti:** im Ayurveda* Bez. für Arzneiform, bei der Pulver mineral. Ursprungs mit Pflanzenstoffen verarbeitet werden, indem die Mineralstoffe pulverisiert, in Pflanzensäften getränkt u. dann getrocknet werden; im Gegensatz zu Bhasmas* werden bei der Zuber. die Inhaltstoffe nicht erhitzt; **Anw.:** bei Mineralmangel, Schwächezuständen, Lungenerkrankungen, Herzschwäche, Entzündungen des Magen-Darm-Trakts, psychischen u. psychotischen Erkrankungen, Fieber.

**Pistacia lentiscus** L.: Mastixpistazie, Mastixstrauch; Fam. Anacardiaceae; **P. lentiscus L. var. latifolius Coss.**, Inseln im Mittelmeer u. an den südl. Küsten des Mittelmeeres bis Marokko u. auf den Kanarischen Inseln; **P. lentiscus L. var. chia Desf.**, kultiviert im südl. u. südwestl. Teil der Insel Chios; kleiner immergrüner Baum; Stpfl. von **Mastix:** Mastiche, Resina Mastix, Gummi Mastix; durch Einschnitte aus den Stämmen ausgeflossenes u. erhärtetes Harz; rundl. od. birnenförmige, etwa erbsengroße, blasszitronengelbe Körner, meist bestäubt, von glasartigem Bruch; die Körner sind leicht zerbrechl. u. erweichen beim Kauen; sie riechen u. schmecken würzig; lösl. in Ether, Essigsäureethylester, Benzol, Xylol, Pentanol, teilweise lösl. in Ethanol, Methanol, Aceton, Chloroform, Terpentinöl; D. 1.07–1.074; Schmelzbereich 105–120 °C; SZ 50–70; ein Terpenharz bzw. Hartbalsam (s. Harze); nach Ph.Eur.6 das getrocknete, harzartige Ausscheidungsprodukt der Stämme und Zweige von P. lentiscus L. var. latifolius Coss; **Off.:** Ph.Eur.6, ÖAB, Ph.Helv. (nach ÖAB nur das Harz von P. lentiscus L. var. chia Desf.); **Best.:** Triterpensäuren, z. B. Masticadienonsäure; äther. Öl (nach Ph.Eur. mind. 1%) mit Monoterpenen (z. B. $\alpha$-Pinen); Bitterstoffe; **Anw.:** (volkstüml.) z. B. zur Herst. von Pflastern, zur Fixierung von Wundverbänden; bei dyspeptischen Beschwerden, Diarrhö; als Kaumittel, zu Mundwässern, Zahntinkturen, Zahnkitten; zu Räucherungen, zum Harzen von Wein (Griechenland); zu Lacken, Firnissen u. Porzellankitten; **Zuber.:** Sol. Masticis composita (Mastixlösung).

**Pistacia vera** L.: Fam. Anacardiaceae; kultiviert im Mittelmeergebiet; Stpfl. von **Semen Pistaciae:** Amygdalae virides; Pistazien; bereits ergrünte Speicher-Kotyledonen*; **Inhaltsst.:** ca. 50 % Fett, 22 % Eiweiß, Stärke; **Anw.:** wie Mandeln; das fette Öl wird als Speiseöl verwendet.

**Pistazien:** s. Pistacia vera (Semen Pistaciae).

**Pistaziengewächse:** s. Anacardiaceae.

**Pistill:** s. Mörser.

**Pistillum:** s. Blüte (Blütenteile).

**Pisum sativum** L.: Erbse; Fam. Fabaceae (Leguminosae); Stpfl. von **Amylum Pisi:** Erbsenstärke; Stärke aus den Samen; vgl. Amylum (Abb. 1 dort).

**Piszidiawurzelrinde:** s. Piscidia piscipula (Cortex Piscidiae radicis).

**Pitahanf:** s. Agave americana.

**Pitofenon** (INN): Methyl-2-[4-(2-piperidinoethoxy)benzoyl]benzoat; 4′-($\beta$-Piperidino-ethoxy)-benzophenon-2-carbonsäuremethylester; CAS-Nr. 54063-52-4; $C_{22}H_{25}NO_4$; $M_r$ 367.43; nicht mehr im Handel befindl. Spasmolytikum*.

**Pitta:** eines der 3 Doshas* im Geist-Körper-Modell des Ayurveda*; Krankheiten als Ausdruck von übermäßiger Anregung des P.: z. B. Hitzeempfinden, Rötungen, Entzündungen, psychische Gereiztheit, Erkrankungen von Leber u. Galle, Magen- u. Zwölffingerdarmgeschwüre.

**Pituitaria:** s. Hypophyse.

**Pituitarium posterius:** s. Hypophysis cerebri pars posterior.

**Pityriasis:** feine, kleieförmige Schuppung.

**Pitzer-Spannung:** Differenz der Rotationsenergien einer Molekülkonformation u. der energieärmsten der mögl. gestaffelten Konformationen*; Urs. der P.-S. sind abstoßende Van-der-Waals-Kräfte (s. Bindungskräfte, intermolekulare).

**Pivalat:** Pivalas; chem. Kurzbez. für Trimethylacetat.

**Pivampicillin** (INN): Pivampicillinum Ph.Eur.; Methylen-(2*S*,5*R*,6*R*)-6-[(2*R*)-2-amino-2-phenylacetyl]amino-3,3-dimethyl-7-oxo-4-thia-1-azabicyclo[3.2.0]heptan-2-carboxylat-2,2-dimethyl-propanoat; CAS-Nr. 33817-20-8; $C_{22}H_{29}N_3O_6S$; $M_r$ 463.55; weißes, krist. Pulver; fast unlösl. in Wasser, leicht lösl. in Methanol; Pivaloyloxymethylester von Ampicillin*, der in der Darmwand vollständig in Pivalinsäure u. Ampicillin gespalten wird; nicht mehr im Handel befindl. Antibiotikum*; früher angewendet bei Haemophilusinfektionen, schweren Enterokokkeninfektionen (Anw. nur in Kombinationspräparaten); **Wirk.:** halbsynthet. Penicillin* mit erweitertem Wirkungsspektrum; hemmt neben den benzylpenicillinempfindl. Keimen auch Enterokokken, Listerien u. Haemophilus influenzae.

**Pivmecillinam-Hydrochlorid** (INN): Pivmecillinami hydrochloridum Ph.Eur.6; Methylen-2,2-dimethylpropanoat-(2*S*,5*R*,6*R*)-6-[(hexahydro-1*H*-azepin-1-yl)methylen]amino-3,3-dimethyl-7-oxo-4-thia-1-azabicyclo[3.2.0]heptan-2-carboxylathydrochlorid; CAS-Nr. 32887-03-09; $C_{21}H_{33}N_3O_5S \cdot HCl$; $M_r$ 476; leicht lösl. in Wasser; wird in vivo zu Mecillinam hydrolysiert; in Österreich im Handel befindl. Penicillin*; in Deutschland u. der Schweiz außer Handel; **Wirk.:** v. a. gegen gramnegative Erreger.

**Pivoxil:** (Pivaloyloxy)-methyl; chem. Kurzbez. für (2,2-Dimethyl-1-oxopropoxy)-methyl.

**pI-Wert:** s. Punkt, isoelektrischer.

**Pix** *(pl pices) f*: Pech, Teer(stück).

**Pix abietinarum:** s. Pix Pinacearum.

**Pix Betulae:** s. Betula pendula.

**Pix betulina:** s. Betula pendula (Pix Betulae).

**Pix Fagi:** s. Fagus sylvatica (Oleum Fagi empyreumaticum).

**Pix graeca:** s. Colophonium.

**Pix Juniperi:** s. Juniperus oxycedrus (Pix Juniperi).

**Pix liquida:** s. Pix Pinacearum.

**Pix Lithanthracis:** Lithanthracis pix; Steinkohlenteer; Gewinnung: ÖAB, DAC, trockene Destillation (bei ca. 1000 °C) der Steinkohle bei der Leuchtgasfabrikation; dickflüssige, braunschwarze, an der Luft sich allmähl. härtende Masse; D. 1.15–1.20, lösl. in Chloroform, Benzol, Nitrobenzol u. Toluol, teilweise lösl. in absolutem Ethanol, Ether u. Petrolether; mischbar mit Vaselin, Fetten, Rizinusöl; **Best.:** zahlreiche Verb. der Benzolreihe, Anilin-, Chinolin-, Pyridinbasen; **Anw.:** desinfizierend u. juckreizstillend; äußerl. bei Hautleiden als

P

Liquor* Carbonis detergens; in Lsg., Schüttelmixturen u. Salben (s. Steinkohlenteersalbe); **cave:** P. L. enthält kanzerogene Best.; Arbeitsschutzmaßnahmen beachten; therap. Anw. sollte nur in begründeten u. vom Arzt ständig kontrollierten Fällen erfolgen.

**Pix navalis:** Pix solida, Pix nigra; Schiffspech, Schwarzpech; EB, harzartige, schwarze, leicht zerbrechl. Masse; bei Erwärmen weich, klebend u. zäh; in Ethanol u. Ether klar löslich; **Best.:** u. a. Phenole, Carbonsäuren; **Gew.:** Rückstand bei der Destillation von Holzteer (s. Pix Pinacearum); **Anw.:** (techn.) u. a. Klebemittel, Schusterpech.

**Pix Pinacearum:** Pix abietinarum, Pix liquida; Nadelholzteer, Holzteer; Gewinnung: ÖAB, DAB, trockene Destillation der Stämme, Zweige u. Wurzeln versch. Pinus-, Picea- u. Larix-Arten (Pinaceae*); dickflüssige, schwarzbraune, etwas körnige Masse, die in Wasser untergeht; lösl. in Ethanol, Chloroform, Aceton, konz. Essigsäure; mit Vaselin, Fetten, Rizinusöl mischbar; **Best.:** Kohlenwasserstoffe* (z. B. Benzol, Xylol), Essigsäure u. andere org. Säuren, aliphat. Alkohole (Methanol), Aldehyde u. Ketone, Phenole, Terpene, Harze; saure Best. überwiegen im Ggs. zum Steinkohlenteer (s. Pix Lithanthracis); **Anw.:** heute nur noch selten bei Ekzemen, Scabies, Psoriasis.

**Pizotifen** (INN): 9,10-Dihydro-4-(1-methyl-4-piperidyliden)-4*H*-benzo[4,5]cyclohepta-[1,2-*b*]thiophen; CAS-Nr. 15574-96-6; $C_{19}H_{21}NS$; $M_r$ 295.45; nicht mehr im Handel befindl. Serotonin*-Antagonist; früher angewendet als Migräne-Therapeutikum u. Appetitstimulans.

**PK/PD-Modelling:** Korrelation pharmakokinet. Vorgänge (PK) mit den pharmakodynam. Wirkungen (PD); neben pharmakokinet. Modellen (s. Kompartimentmodelle) benötigt man dazu ein pharmakodynam. Modell (s. Effektkinetik). Häufig besteht eine zeitl. Diskrepanz zw. den Plasmakonzentrationswerten u. den gemessenen Effekten. Diese sog. Hystereseeffekte können durch die Einführung eines hypothet. Effektkompartiments ausgeglichen werden. **Ziele:** rationale Vorhersage des zeitl. Verlaufs erwünschter u. unerwünschter pharmakolog. Wirk., bessere Planung u. Interpretation klinischer Studien*. Vgl. Pharmakokinetik; Pharmakodynamik.

**pK:** pK-Wert; negativer dekad. Logarithmus der Gleichgewichtskonstante K* im Massenwirkungsgesetz*; die Art der Gleichgewichtsreaktion wird durch Indizes angegeben: $pK_S$ (s. Säurekonstante), $pK_B$ (s. Basenkonstante), $pK_W$ (s. Ionenprodukt), $pK_L$ (s. Löslichkeitsprodukt).

**PK:** Abk. für **P**rotein**k**inase*.

**PKA:** **1.** Abk. für **P**harmazeutisch*-**k**aufmännischer **A**ngestellter; **2.** Abk. für **P**harmazeutisch*-**k**aufmännischer **A**ssistent; **3.** (biochem.) Abk. für **P**rotein**k**inase* **A**.

**PKV:** Abk. für **P**rivate **K**ranken**v**ersicherung.

**PLA:** Abk. für **p**oly**l**actic **a**cid; s. Polymilchsäure.

**Placebo** (lat. ich werde gefallen): sog. Scheinarzneimittel; Arzneizubereitung ohne pharmak. Wirkstoff (z. B. Leertablette od. -injektion); i. w. S. auch eine Maßnahme ohne therap. Wirk., die zur objektiven Prüfung eines wirkstoffhaltigen Arzneimittels (Verum) bzw. einer anderen wirksamen therap. Intervention in vergleichender Absicht eingesetzt wird, um eine suggestive Wirk. auszuschalten. Außerdem finden Placebos in der sog. Suggestivtherapie Verwendung. Vgl. Verblindung; Studie, klinische.

**Placenta Seminis Lini:** s. Linum usitatissimum.

**Plättchenfaktoren:** syn. Thrombozytenfaktoren; bei der Aggregation von Thrombozyten* freigesetzte, gerinnungsaktive Substanzen; **Einteilung:** **1.** Plättchenakzelerator-Globulin: ähnl. dem Faktor V der Blutgerinnung*; **2.** fibrinoplast. Faktor (syn. Thrombinakzelerator): fördert die Spaltung von Fibrinogen* zu Fibrin*; **3.** partielles Thromboplastin: gerinnungsaktives Phospholipid; katalysiert nach Freisetzung aus Thrombozyten im Intrinsic-System die Aktivierung von Faktor X u. die von Prothrombin* zu Thrombin*; **4.** Heparininhibitor (syn. Antiheparinfaktor): bindet Heparin* u. neutralisiert dessen Wirkung.

**Planck-Wirkungsquantum:** Planck-Konstante; Symbol *h*; grundlegende Naturkonstante mit der Dimension einer Wirk. (Energie · Zeit); $h = 6.626\,068\,76 \cdot 10^{-34}$ Js (Joule-Sekunden); Grundlage für die Quantelung vieler physik. Größen, z. B. der elektromagnetischen Strahlung*; Beispiel: Energie eines Photons* $E = h \cdot \nu$; Zusammenhang zw. dem Impuls* p eines Teilchens u. seiner Wellenlänge $\lambda$, ausgedrückt durch die de Broglie-Beziehung (Welle-Teilchen-Dualismus) $\lambda = h/p$. Vgl. Quantentheorie; Spektroskopie.

**Planetenmühlen:** s. Mühlen.

**Plankton:** Schwebeorganismen im Wasser, meist mikroskop. klein.

**Planta:** **1.** Pflanze; **2.** (med.) Fußsohle; **plantaris:** zur Fußsohle gehörend.

**Plantaginis lanceolatae folium:** s. Plantago lanceolata.

**Plantaginis lanceolatae herba:** s. Plantago lanceolata.

**Plantaginis ovatae semen:** s. Plantago ovata.

**Plantaginis ovatae seminis tegumentum:** s. Plantago ovata.

**Plantago afra** L.: Plantago psyllium L.; Flohkraut, Flohwegerich, Strauchwegerich; Fam. Plantaginaceae; Mittelmeergebiet; P. afra u. **Plantago arenaria** Waldst. et Kit. (Plantago indica L., Indischer Wegerich, Sandwegerich; Europa, Vorderasien) sind Stpfl. von **Psyllii semen:** Semen Psyllii; Flohsamen, Heusamen; reife, ganze u. getrocknete Samen; **Off.:** Ph.Eur.6; Monographie: HMPC, ESCOP, Kommission E; **Inhaltsst.:** 10–12 % Schleim (in Epidermis* der Samenschale, in kaltem Wasser lösl.), bestehend aus D-Xylose (hauptsächl.), D-Galacturonsäure, L-Arabinose, L-Rhamnose; ferner Aucubin*, Proteine u. a.; im Keimling u. Endosperm* (Samenkern) Eiweiß, fettes Öl u. Zucker (Planteose*); QZ mind. 10; **Wirk. u. Anw.:** **1.** (med.) habituelle Obstipation; bei allen Erkrankungen, bei denen eine leichte Defäkation erwünscht ist, z. B. bei Hämorrhoiden, Analfissur, nach anal-rektalen Eingriffen; mildes Laxans*, auch während der Schwangerschaft anwendbar; die Samen quellen in Gegenwart von Wasser auf das Mehrfache ihres Volumens u. wirken infolge des Dehnungsreizes im Darmtrakt laxierend; Dos.: 5–15 g in Wasser gequollene Samen morgens u.

P

abends; in Arzneispezialitäten, vielfach kombiniert mit anderen Wirkstoffen; **2.** (volkstüml.) als Expektorans*; äußerl. zu Umschlägen bei Erkrankungen des rheumat. Formenkreises u. Entzündungen; **3.** (techn.) als Appreturmittel.

**Plantago indica:** s. Plantago afra.

**Plantago ispaghula:** s. Plantago ovata.

**Plantago lanceolata:** Spitzwegerich; Fam. Plantaginaceae; Europa, Mittelmeergebiet, westl. Asien, Nordamerika; Stpfl. von **Plantaginis lanceolatae herba:** Herba Plantaginis lanceolatae; Spitzwegerichkraut (DAB); **Plantaginis lanceolatae folium:** Folium Plantaginis, Spitzwegerichblätter; getrocknete, ganze od. zerkleinerte Blätter u. Blütenschäfte; **Off.:** Ph.Eur.6, ÖAB, Ph.Helv.; Monographie: ESCOP, Kommission E; **Inhaltsst.:** Schleimstoffe (auch im Samen); bis 2.5 % Aucubin (Strukturformel: s. Abb.) u. a. Iridoidglykoside (z. B. Catalpol*); Flavonoide*; ca. 1 % Kieselsäure (Silicium*), ca. 7 % Gerbstoffe*; Phenolcarbonsäuren* u. deren Glykoside wie Verbascosid; Mineralstoffe, mit hohem Gehalt an z. B. Kalium u. Zink; nach Hydrolyse von Aucubin* (der Zuckeranteil ist $\beta$-D-Glucose) entstehen schwarze Polymerisationsprodukte; **Gehalt:** Gehalt nach Ph.Eur. mind. 1.5 % Gesamt-*ortho*-Dihydroxyzimtsäure-Derivate, berechnet als Acteosid, bezogen auf das Trockengewicht; **Zuber.:** Sirupus* Plantaginis; **Anw.:** **1.** (med.) innerl. bei Katarrhen der oberen Atemwege, als Sirup (bes. bei Kindern); frische Auszüge od. der Presssaft haben wundheilende, blutstillende u. antibakterielle Eigenschaften; z. B. bei Entzündungen der Schleimhäute, bei Furunkeln; auch in Form von Salben; **2.** (volkstüml.) bei Blasenentzündung u. Blasenschwäche (Bettnässen), Diarrhöen u. Leberleiden.

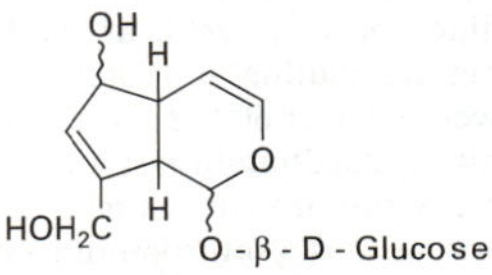


**Plantago lanceolata:** Aucubin

**Plantago major L.:** Breitwegerich; Fam. Plantaginaceae; Europa, in Nordamerika eingeschleppt; Stpfl. von **Herba Plantaginis majoris:** Breitwegerichkraut; **Inhaltsst. u. Anw.:** wie Plantago* lanceolata; bevorzugt angewendet werden die Frischpflanze bzw. Zuber. daraus; **cave:** Verwechslung mit Blättern von Digitalis* lanata. **Hom.:** Plantago major: frisches Kraut; verordnet z. B. bei Enuresis nocturna, Gesichtsneuralgie, Zahnschmerzen.

**Plantago media L.:** Mittlerer Wegerich; Fam. Plantaginaceae; Europa, Asien; **Inhaltsst. u. Anw.:** wie Plantago* lanceolata (nur ca. 0.6 % Aucubin*).

**Plantago ovata Forssk.:** Plantago ispaghula Roxb.; Fam. Plantaginaceae; Indien, Westasien; Stpfl. von **Plantaginis ovatae semen:** Semen Plantaginis ovatae, Indische Flohsamen, Blonde (Indische) Semen Psyllii, Blondes Psyllium, Ispaghula-Samen; **Off.:** Ph.Eur.6; Monographie: HMPC, ESCOP, Kommission E; **Inhaltsst.:** ähnl. wie Psyllii semen (s. Plantago afra), aber etwas weniger Schleim; QZ mind. 9; **Wirk. u. Anw.:** wie Psyllii semen; in Form des Decoctum Ispaghulae als Laxans*; **Plantaginis ovatae seminis tegumentum:** Testa Plantaginis ovatae, Indische Flohsamenschalen, Ispaghula-Samenschalen; Episperm u. angrenzende, kollabierte Schichten des Samens; QZ mind. 40; **Off.:** Ph.Eur.6; Monographie: HMPC, ESCOP, Kommission E; **Wirk. u. Anw.:** wie Psyllii semen (s. Plantago afra); außerdem bei Reizdarmsyndrom u. adjuvant bei Hypercholesterolämie.

**Plantago psyllium:** s. Plantago afra.

**Planteose:** ein Trisaccharid aus Glucose*, Fructose* u. Galactose*; charakterist. für Samen von Plantaginaceae.

**Plaque:** **1.** (angiolog.) umschriebene Veränderung des Gefäßendothels i. R. einer Arteriosklerose* (atheromatöse P.); **2.** (dermatolog.) flach erhabene, plattenartige Hautveränderung; **3.** (neurolog.) extrazelluläre Ablagerungen von $\beta$-Amyloid* bei Alzheimer*-Krankheit (senile P.); **4.** (zahnmedizin.) Zahnbelag; s. Zahnplaque; **5.** (virolog.) makroskop. erkennbare runde Aufhellung im Zell- od. Bakterienrasen inf. eines zytopathischen Effekts (virusinduzierte Lyse).

**Plaque-Hemmer:** s. Antiplaquemittel.

**Plaque-Indikatoren:** s. Zahnplaque-Indikatoren.

**Plasma:** **1.** Protoplasma*; **2.** Blutplasma; s. Blut (Best.); **3.** sog. 4. Aggregatzustand; Gase, Flüss. od. Festkörper, in denen freie Ladungsträger (Ionen, ungebundene Elektronen) in einer Anzahl vorkommen, dass die physik. Eigenschaften des Mediums dadurch wesentl. verändert sind; vgl. Aggregatzustände der Stoffe.

**Plasmaeiweißbindung:** s. Plasmaproteinbindung.

**Plasmaersatzstoffe:** s. Hämotherapie.

**Plasmaexpander:** s. Hämotherapie (Plasmaersatzstoffe).

**Plasmafraktionierung:** Verfahren zur Aufreinigung u. Konzentrierung von Plasmaproteinen* zur Gew. therap. Präparationen, basierend auf der unterschiedl. Löslichkeit der Proteine bei wechselnden physikal. u. chem. Konditionen (z. B. Temp., pH-Wert); **Methode:** Tiefgefrorenes Plasma wird aufgetaut u. zentrifugiert; dabei bilden sich ein trüber Niederschlag (Kryopräzipitat; enthält u. a. Blutgerinnungsfaktor* VIII u. Fibrinogen*) u. ein Überstand (kryoarmes Plasma). Aus kryoarmem Plasma können durch DEAE®-Adsorption die Faktoren des Prothrombinkomplexes (Blutgerinnungsfaktoren II, VII, IX u. X) u. durch QAE®-Adsorption der C1-Inaktivator gewonnen werden. Weitere Proteine können mit der Cohn-Fraktionierung (Auftrennung der Plasmaproteine mit Ethanol) isoliert werden (Blutgerinnungsfaktor* XIII, Antithrombin* III, Immunglobuline*, Albumin*). Vgl. Plasmapherese.

**Plasma humanum ad separationem:** s. Plasma vom Menschen zur Fraktionierung.

**Plasmakonzentration:** Plasmaspiegel; Blutspiegel; Konz. eines Wirkstoffs* im Blutplasma od. Blutserum (s. Blut); **Bestimmung:** Je nach Wirkstoff u. Konzentrationsbereich können spektroskop. (UV*-VIS-Spektroskopie, Fluoreszenzspektroskopie*), chromatograph. (HPLC*, Gaschromatographie*, häufig mit massenspektrometr. Detektion) u. immunolog. Verfahren (Enzym*-Immunoassay, Radio*-Immunoassay) zur Quantifizierung eingesetzt werden. **Anfangsplasmakonzentration:** Anfangskonzentration; Anfangsblutspiegel; $C_0$; fiktive Plasmakonzentration, die sich unmittelbar nach Verabreichung ergeben würde (bei unendlich schneller Resorption* od. Invasion*); Quotient aus Dosis u. Verteilungsvolumen*. Bei i. v. Applikation* durch Extrapolation des Beginns der Plasmakonzentrationskurve* ablesbar, bei extravasaler Applikation Schnittpunkt, der nach Abschälen gewonnenen Eliminationsgeraden mit der Ordinate (s. Abschälmethode). **Max. Plasmakonzentration:** Blutspiegelmaximum; $C_{max}$; höchste erreichte Konz. im Blut zum Zeitpunkt $t_{max}$; nach i. v. Applikation tritt $C_{max}$ zum Zeitpunkt Null auf, nach extravasaler Applikation hängen $C_{max}$ u. $t_{max}$ von den Geschwindigkeitskonstanten $k_a$ u. $k_e$ ab, s. Bateman-Funktion.

**Plasmakonzentrationskurve:** Plasmaspiegelkurve, Blutspiegel-Zeit-Kurve; Blutspiegelkurve; graph. Darstellung der Konz. des Wirkstoffs* im Blutplasma (Plasmakonzentration*) gegen die Zeit; vgl. Konzentrations-Wirkungs-Kurve; AUC; Bioverfügbarkeit.

**Plasmalemma:** s. Plasmamembran.

**Plasmalipoproteine:** s. Lipoproteine.

**Plasmalogene:** Glyceroletherphospholipide; den Glycerophospholipiden ähnl. Phospholipide*, jedoch ist das C-1 des Glycerolgerüsts über eine Etherbindung durch eine Alkenylseitenkette substituiert; sind aus Muskeln, Gehirn u. Mammagewebe isoliert worden; Biosynthese in Peroxisomen*; **Vertreter:** PAF*; **Nachw.:** durch Feulgen*-Plasmalfärbung.

**Plasmamembran:** äußere Begrenzung des Protoplasten*; bei Pflanzen, Pilzen u. Bakt. der Zellwand* benachbart; besteht aus einer einfachen, im Elektronenmikroskop 3-schichtig wirkenden Membran (s. Biomembran); bei Pflanzen auch als **Plasmalemma** bezeichnet.

**Plasmapherese:** (partieller) Plasmaaustausch; nach Blutentnahme erfolgende apparative Trennung von korpuskulären Elementen u. Plasmabestandteilen vom Plasma durch Plasmaseparation, Substitution des entfernten Plasmas durch Humanalbuminlösung od. einen anderen Plasmaersatzstoff (s. Hämotherapie) u. Reinfusion des Bluts*; **Formen: 1. präparative** P. zur Gew. von Spenderplasma (als Plasmakonserve, zur Isolierung versch. Plasmafraktionen) u. bestimmten Blutkörperchen (Zytapherese); vgl. Plasmafraktionierung; Plasmaproteine; **2. therap.** P. z. B. als Apherese mit Entfernung spezieller Plasmabestandteile (z. B. Immunapherese zur Entfernung von Autoantikörpern, Lipidapherese).

**Plasmaproteinbindung:** Plasmaeiweißbindung; Bindung von (v. a. lipophilen) Wirkstoffen an Plasmaproteine* (hauptsächl. Albumine*), wodurch der gebundene Anteil weder für den Transport zum Wirkungsort, noch für Biotransformation (s. Metabolismus) u. Elimination* zur Verfügung steht; **Bedeutung:** P. führt zu verringerter Wirkung od. Retardierung* u. beeinflusst die Distribution* des Wirkstoffs. Das (scheinbare) Verteilungsvolumen* u. die Eliminationshalbwertzeit (s. Elimination) sind erhöht. Die Konkurrenz mehrerer Pharmaka um die Bindungsstellen der Plasmaproteine ist eine wichtige Arzneimittelinteraktion*, wobei durch Verdrängung aus der P. der Anteil des freien (wirksamen) Wirkstoffs ansteigt (bes. kritisch bei geringer therapeutischer Breite*). **Beispiel:** Eine starke P. zeigen z. B. Phenylbutazon*, Diazepam*, Antikoagulanzien vom Cumarin-Typ (s. Cumarine) u. herzwirksame Glykoside*. **Berechnung:** Bei der P. bildet sich ein Gleichgewicht aus, wobei für die Zahl der gebundenen Wirkstoffmoleküle je Proteinmolekül eine aus dem Massenwirkungsgesetz* abgeleitete Beziehung gilt:

$$r=\frac{C_g}{C_E}=\frac{n\cdot K\cdot C_f}{1+K\cdot C_f}$$

r: Zahl der gebundenen Wirkstoffmoleküle je Proteinmolekül; $c_f$: molare Konz. des ungebundenen (freien) Wirkstoffs; $c_g$: molare Konz. des gebundenen Wirkstoffs; $c_E$: molare Konz. des Proteins; n: Anzahl der Bindungsstellen je Proteinmolekül; K: Bindungskonstante. Diese lässt sich linearisieren: **1.** nach Lineweaver-Burk:

$$\frac{1}{r}=\frac{1}{n\cdot K}\cdot\frac{1}{C_f}+\frac{1}{n}$$

eine Gerade mit dem Anstieg $1/n\cdot K$ u. dem Ordinatenschnittpunkt 1/n; **2.** nach Scatchard (Scatchard*-Plot):

$$\frac{r}{C_f}=n\cdot K-K\cdot r$$

eine Gerade mit dem Anstieg –K u. dem Ordinatenschnittpunkt $n\cdot K$.

**Plasmaproteine:** Sammelbez. für über 100 meist zusammengesetzte Proteine*, die 6–8 % des Blutplasmas bilden u. hauptsächl. in der Leber (Ausnahme: Immunglobuline* u. Proteohormone) synthetisiert werden; über 60 P. sind identifiziert; außer Albumin u. Präalbumin fast ausschließl. Glykoproteine*; Serumproteine entsprechen den P. bis auf Fibrinogen* u. Prothrombin*. Zur präparativen Isolierung der P. dienen Präzipitationsverfahren wie z. B. Plasmafraktionierung*; weitere Auftrennung mittels Elektrophorese* in Albumine* (60 %) u. Globuline (40 %), letztere werden in 4 Unterklassen (Alpha-1-, Alpha-2-, Beta- u. Gammaglobuline*) unterteilt. **Bedeutung:** (physiol.) Regulation von pH-Wert, osmot. Druck u. Blutgerinnung*, Transport von Ionen, Hormonen, Lipiden, Vitaminen u. Metaboliten. Vgl. Akute-Phase-Proteine; Dysproteinämie; Paraproteinämie.

**Plasmaspiegel:** s. Plasmakonzentration.

**Plasmaspiegelkurve:** s. Plasmakonzentrationskurve.

**Plasmathrombinzeit:** s. Thrombinzeit.

**Plasma vom Menschen zur Fraktionierung:** Plasma humanum ad separationem Ph.Eur.6; flüssiger Teil des menschl. Bluts*, nach Abtrennung des zellulären Teils verbleibend; **Verw.:** zur Herst. von Zuber. aus Plasmaprodukten (z. B. Albuminlösung* vom Menschen); sehr detaillierte Vorschriften, die die Sicherheit des Produktes gewährleisten sollen; insbes. wird auf Infektionserreger geprüft. Vgl. Hämotherapie.

**Plasmazellen:** s. Leukozyten.

**Plasmide:** kleine, extrachromosomale DNA-Fragmente im Zytoplasma von Bakterienzellen; zusätzl. DNA-Erbträger, die einen eigenen origin* of replication tragen u. sich unabhängig vom Bakterienchromosom reduplizieren; sind ringförmig u. können zeitweise in die DNA* des Wirtes integriert sein; sie werden dann als Episomen* bezeichnet. Die Übertragung erfolgt häufig durch Konjugation* zw. 2 Bakt. od. durch Transformation*. Plasmid-DNA unterscheidet sich physik. u. chem. von der DNA des Bakterienchromosoms. Die Plasmidgene determinieren versch., nicht essentielle Eigenschaften der Bakterienzelle, z. B. Resistenz gegen bestimmte Antibiotika. Plasmide können aus Bakt. isoliert werden u. dienen in der Gentechnologie* als Trägermoleküle zur Einschleusung von Fremd-Genen in Zellen.

**Plasmin:** veraltet Fibrinolysin; CAS-Nr. 9001-90-5; $M_r$ ca. 75 000; dem Trypsin* ähnl. Endopeptidase (s. Proteasen), die bei der Fibrinolyse* durch Einwirkung von Plasminogenaktivatoren* aus Plasminogen* entsteht; die Konz. im Blut beträgt 50–100 mg/100 mL Serum. **Wirk.: 1.** Spaltung von Arginin-Lysin-Bindungen, bes. bei Fibrin* u. a. biol. aktiven Proteinen (z. B. Fibrinogen*, Blutgerinnungsfaktoren V u. VIII); **2.** bewirkt die Freisetzung von Bradykinin* u. reguliert somit den Gefäßtonus.

**Plasminogen:** veraltet Profibrinolysin; in der Leber synthetisiertes Plasmaprotein* (Glykoprotein* mit 8–10 % Kohlenhydratanteil; $M_r$ 81 000; Betaglobulin), das durch Hydrolyse einer Arginin-Valin-Bindung zu Plasmin* aktiviert wird (s. Plasminogenaktivatoren); vgl. Fibrinolyse.

**Plasminogenaktivatoren:** Abk. PA; Sammelbez. für Substanzen, die Plasminogen* zu Plasmin* aktivieren u. damit die Fibrinolyse* einleiten; **Einteilung: 1.** (physiol.) **a)** endogene PA: Blutgerinnungsfaktoren XI u. XII, Fletcher-Faktor (Präkallikrein); **b)** exogene PA: Lysokinasen aus versch. Körpergeweben (z. B. Urokinase* aus Harnwegepithelien, Gewebeplasminogenaktivatoren* aus Gefäßendothelzellen); **2.** (therap.) s. Fibrinolytika.

**Plasminogenaktivator-Inhibitoren:** Abk. PAI; exogene (gewebeständige) Hemmstoffe von Plasminogenaktivatoren*, v. a. PAI-1 (Endothelzelltyp) u. PAI-2 (Plazentatyp); i. w. S. auch endogene (z. B. Alpha-2-Makroglobulin, C1-Esterase-Inhibitor) u. synthet. PAI; PAI-1 hemmt den Gewebeplasminogenaktivator* u. die Urokinase* u. vermindert damit die fibrinolyt. Aktivität. Vgl. Fibrinolyse.

**Plasmodesmen:** aus Zellplasma (s. Protoplasma) bestehende, durch die Zelltüpfel (s. Tüpfel) gehende Verb. zw. Zellen; z. T. lichtmikroskopisch sichtbar; vgl. Desmotubulus.

**Plasmodien: 1.** s. Plasmodium; **2.** vielkernige Plasmamassen, die entstehen, wenn sich zwar die Zellkerne, aber nicht die Zellen teilen; **3.** Protoplasmakörper der Myxomyzeten*.

**Plasmodium** (gr. plasmodion kleines Gebilde): Gattung der Sporozoa (s. Protozoen); Parasiten bei Menschen u. Wirbeltieren; Generationswechsel verbunden mit Wirtswechsel; **Species:** P. vivax, P. malariae, P. falciparum, P. ovale; v. a. Erreger der Malaria*; Überträger: Anopheles*-Mücke.

**Plasmogamie:** Protoplasten*-Verschmelzung von Geschlechtszellen od. Gameten*, die meist mit einer Kernverschmelzung einhergeht.

**Plasmolyse:** Lösung des Protoplasmas* von der Zellwand* inf. der Änderung des osmotischen Drucks* (Wasserabgabe) in hyperton. Milieu.

**Plasmon:** Energiequant der Plasmaschwingung; hat die Energie

$\omega_p \cdot h/2\pi$

$\omega_p$: Plasmafrequenz; h: Planck*-Wirkungsquantum. Vgl. surface plasmon resonance.

**Plastiden:** (bot.) Zellorganellen*, die der Stoffproduktion od. -speicherung dienen; sind von einer Doppelmembran (Plastidenhülle) umgeben; ihr Inneres wird von einem Membransystem u. von einer mehr od. weniger homogenen Grundsubstanz, dem Stroma*, durchsetzt; Vermehrung durch einfache Durchschnürung; vermutl. ursprüngl. Cyanobakterien, die als Endosymbionten in Ureukaryoten aufgenommen wurden; mit eigenem genet. System, 70 S-Ribosomen u. Proteinbiosynthese; **Formen: 1.** grüne Chloroplasten*: dienen der Photosynthese*; Sonderformen: Etioplasten (ohne Licht entstanden) u. Gerontoplasten (Altersform); **2.** farblose Leukoplasten*: speichern Stoffe; **3.** gelbe od. orange Chromoplasten* in Blütenblättern u. Früchten.

**Plastifizieren:** Überführen von Kunststoffen in den plast. Zustand; entweder vorübergehend für den Formungsprozess durch therm. od. mechan. Einwirkung (Spritzgießen*, Extrudieren*) od. dauerhaft, z. B. durch Zusatz von Weichmachern.

**Plastochinone:** Polyprenolchinone; chem. ähnl. gebaut wie die Vitamine der K-Reihe (s. Vitamin K) mit benzochinoidem Kern u. terpenoider Seitenkette; wichtige reversible Redoxkomponente der Photosynthese* (reduzierte Form: Plastochinol); lassen sich aus Chloroplasten* isolieren. Vgl. Polyprenole.

**Plastocyanin:** ein kupferhaltiges Protein, Redoxsubstrat der Photosynthese*. Der reversible Übergang des Kupfers vom ein- in den zweiwertigen Zustand bedingt reduzierenden bzw. oxidierenden Charakter.

**Plastomere:** Thermoplaste; Kunststoffe mit langen Kettenmolekülen, die bei Raumtemperatur spröde od. zähelastisch sind u. sich ohne chem. Veränderung durch Erwärmen erweichen u. schmelzen lassen. P. sind amorph, wenn ihre einzelnen Makromoleküle ungeordnet ineinander verknäuelt sind; z. B. Polyvinylchlorid, Polystyrol, Polymethacrylat. Teilkristalline P. liegen vor, wenn sich die Makromoleküle aufgrund eines bes. symmetr. Aufbaus so weit einander nähern, dass sich Teile davon in Kristallite ordnen. Dazu gehören das isotakt. Polypropylen, Polyethylene, Polyamide u. Polyformaldehyd. Die Kristallite bewirken einen festen Zusammenhalt zw. den Molekülen, auch dann noch, wenn die amorphen Anteile bereits erweichen; das führt zu höherer Formbeständigkeit in der Wärme, höherer Verschleißfestigkeit u. Zähigkeit u. einer besseren Beständigkeit gegen Lösungsmittel.

**Platane:** s. Platanus hispanica.

**Platanthera bifolia** (L.) L.C.Rich.: Weiße Waldhyazinthe, Kuckucksstendel; Fam. Orchidaceae; Europa, Nordafrika, Westasien; zus. mit Orchis-Arten u. a. Orchidacaea **Stpfl. von Tubera Salep**, s. Orchis morio.

**Platanus hispanica** Münchh.: P. acerifolia (Ait.) Willd., P. hybrida Brot, P. occidentalis x P. orientalis; Platane; Fam. Platanaceae (Ordnung Hamamelidales); Europa; zus. mit **Platanus occidentalis L.** (südl. Nordamerika) Stpfl. von **Cortex Platani:** Platanenrinde; **Inhaltsst.:** Triterpene*, Gerbstoffe*. **Hom.:** Platanus (HAB): frische Rinde junger Zweige.

**platelet activating factor:** s. PAF.

**platelet derived growth factor:** s. PDGF.

**Platin:** Platinum; Symbol Pt; CAS-Nr. 7440-06-4; $A_r$ 195.09; OZ 78; D. 21.45; Schmp. 1769 °C; Sdp. 3830 °C; grauweißes, zähes, dehnbares, 2-, 4-, selten 1-, 2- od. 6-wertiges Platinmetall* (Schwermetall*); in der Kälte nur in Königswasser* lösl., wird aber von heißer konz. Schwefelsäure u. Salzsäure angegriffen, wenn Oxidationsmittel beigefügt sind, ebenso von Hydroxid-, Sulfid- u. Cyanidschmelzen (die daher nicht im Platintiegel erhitzt werden dürfen); **Vork.:** natürl. nur gediegen in Form von Körnern u. mit anderen Metallen legiert; Hauptlagerstätten Ural, Kanada, Mittel- u. Südamerika; **Anw.: 1.** (techn.) Legierungsmetall, Herst. von Laborgeräten (Platintiegel*), Elektro- u. Schmuckwarenindustrie; Katalysator; **2.** (med.) planare *cis*-Diamin-Komplexe von 2-wertigem Pt als Zytostatika*, z. B. Cisplatin*, Carboplatin*, Oxaliplatin*; **Platinverbindungen: Platinschwamm:** Platinum spongiosum; Pt in sehr fein verteilter Form als poröse, weißgraue, durch Glühen von Ammoniumchloroplatinat erhaltene Masse, die Wasserstoff* an der Luft zur Entzündung bringt (Döbereiner-Feuerzeug). **Platinmohr:** Platinum nigrum; sehr feines schwarzes Pt-Pulver, das an seiner Oberfläche das 100-fache seines Volumens an $H_2$ absorbiert u. aktiviert, ebenso $O_2$. **Platinasbest:** Asbest mit einem fein verteilten Überzug von Pt. **Nachw.:** Platinverbindungen: Schwefelwasserstoff* ($H_2S$) fällt aus Platinsalzlösung braunschwarzes Platin(II)-sulfid (PtS) od. Platin(IV)-sulfid ($PtS_2$); beide unlösl. in Säuren, lösl. in Alkalisulfiden; **Gesch.:** Pt, das als Begleitmetall in Gold- u. Silbererzen aus Kolumbien enthalten war, wurde 1750 von William Watson (1715–1787) erstmals ausführl. beschrieben. Wilhelm Carl Heraeus (1827–1904) begründete die deutsche Pt-Industrie. **Hom.:** Platinum metallicum (HAB): in Form von Platinmohr; Konstitutionsmittel*; verordnet z. B. bei psych. Erkrankungen wie Hysterie, Krampfneigung, Dysmenorrhö, Uterusmyomen.

**Platinasbest:** s. Platin.

**Platin(IV)-chlorid:** Platinum chloratum; CAS-Nr. 13454-96-1; $PtCl_4$; $M_r$ 336.9; therm. Zers. ab 370 °C; rotbraune, krist. Masse, lösl. in Wasser u. Aceton, sehr schwer lösl. in Ethanol; meist ist unter dieser Bez. die **Hexachloroplatin(IV)-wasserstoffsäure** (Platinchloridchlorwasserstoff) im Handel: CAS-Nr. 16941-12-1; $H_2(PtCl_6) \cdot 6\,H_2O$; $M_r$ 517.9; D. 2.43; Schmp. 60 °C; leicht lösl. in Wasser, Ethanol u. Ether; **Anw.: 1.** (chem.) in der Analyse (P. gibt mit $NH_4^+$, $K^+$, $Rb^+$, $Cs^+$ in Wasser schwer lösl. goldgelbe Salze, mit $Na^+$ u. $Li^+$ jedoch nicht); DC-Detektion von Alkaloiden*; **2.** Synthese platinhaltiger Zytostatika*; **3.** (techn.) Platinieren. **Hom.:** Acidum hexachlorplatinicum (HAB), Platinum chloratum.

**Platinchloridchlorwasserstoff:** s. Platin(IV)-chlorid.

**Platindiiodid:** Platinum diiodatum; Platiniodür; $PtI_2$; $M_r$ 449.0; schwarzes, schweres Pulver, unlösl. in Wasser u. Ethanol; zerfällt beim Erhitzen in Iod* (violette Dämpfe) u. fein verteiltes grauschwarzes Platin*.

**Platinelektrode:** s. Potentiometrie.

**Platiniodür:** s. Platindiiodid.

**Platinmetalle:** Edelmetallgruppe im Periodensystem* der Elemente mit Ruthenium*, Rhodium*, Palladium*, Osmium*, Iridium* u. Platin*.

**Platinmohr:** s. Platin.

**Platinschalen:** s. Platintiegel.

**Platinschwamm:** s. Platin.

**Platintiegel:** Platinschalen; Tiegel* aus Platin mit hoher chem. u. thermischer Beständigkeit (Schmp. 1769 °C); daher für viele Operationen wie z. B. Glühen, Aufschließen (s. Aufschluss) od. Zersetzen verwendet; **Hinweis:** P. werden beim Erhitzen von vielen Verb. angegriffen, z. B. von Kohlenstoff, Peroxiden, Alkalimetallcyaniden, Bor, Silicium, Phosphor, Arsen, Antimon, Bismut, Blei u. Zinn sowie von Verb., die Schwefel od. Halogene freisetzen. Sie dürfen für diese Stoffe daher nicht verwendet werden. Auch sollte ein glühender Platintiegel nicht mit glühendem Eisen (Tiegelzange, Drahtdreieck) in Berührung kommen, da die Metalle sich legieren.

**Platinum:** s. Platin.

**Platinum chloratum:** s. Platin(IV)-chlorid.

**Platinum diiodatum:** s. Platindiiodid.

**Platinum metallicum:** s. Platin.

**Platinum-Natrium chloratum:** s. Natriumhexachloroplatinat(IV).

**Platinum nigrum:** s. Platin.

**Platinum spongiosum:** s. Platin.

**Platte-Kegel-Messeinrichtung:** s. Rotationsviskosimeter.

**Platterbse, Gemeine:** s. Lathyrus sativus.

**Platykladien:** s. Phyllokladien.

**Plazenta** (lat. placenta Kuchen): **1.** Placenta, Mutterkuchen, Nachgeburt; (anatom.) scheibenförmiges Organ von 15–20 cm Durchmesser, 2–4 cm Dicke u. ca. 500 g Gewicht, das nach der Geburt der Frucht ausgestoßen wird; dient der Ernährung des Fetus (Austausch von Stoffwechselprodukten u. Gasen zw. mütterl. u. fetalem Blut) u. als endokrine Drüse (s. Plazentahormone). Vgl. Plazentaextrakt. **2.** (bot.) Wucherung der Fruchtblätter, an denen die Samenanlagen sitzen; **3.** (pharmak.) als Droge: Pressrückstände von Ölsaat, z. B. Placenta Seminis Lini (s. Linum usitatissimum).

**Plazentaextrakt:** enthält u. a. estrogene u. androgene Hormone (s. Estrogene, Androgene), Corticosteroide* u. wahrscheinl. auch thyreotrope Substanzen, ferner Vitamine* (B-Gruppe, A, C, E, Folsäure), Aminosäuren, Albumine, Enzyme, Mukopolysaccharide u. Spurenelemente; **Anw.:** tier. bzw. menschlicher P. in der kosmet. Industrie zur Hautstraffung u. Zellerneuerung.

P

**Plazentahormone:** in der Plazenta* gebildete, hauptsächl. an den mütterl. Kreislauf abgegebene Hormone* mit schwangerschaftserhaltenden Funktionen; **Einteilung: 1.** Proteohormone: Choriongonadotropin* u. Plazentalactogen*; **2.** Steroidhormone: Estrogene*, Progesteron*.

**Plazentalactogen:** (engl.) *human placental lactogen (Abk. HPL)*; humanes Chorionsomatotropin (Abk. HCS); aus 191 Aminosäuren bestehendes Proteohormon ($M_r$ 21 500), das in den Synzytiotrophoblasten der Plazenta* gebildet wird; **Funktion:** wahrscheinl. Mobilisierung von mütterl. Glucose, Fettsäuren u. Ketonkörpern zur Versorgung des Fetus sowie mammo- u. laktotrope Effekte.

**Plazentaschranke:** biol. Barriere für korpuskuläre u. großmolekulare Teilchen zw. mütterl. u. fetalem Blut; die diaplazentare Passage hängt u. a. von der Molekülgröße der Teilchen, ihrer Eiweißbindung, Lipidlöslichkeit, dem Dissoziationsgrad u. der elektr. Ladung ab; neben der Diffusion existieren auch aktive Transportmechanismen (z. B. IgG-Transport über Pinozytose*).

**Plectenchym:** Flechtgewebe, Scheingewebe, Pseudoparenchym; (bot.) gewebeartige Ansammlungen (Verbände) von pflanzl. Zellen, z. B. Algen- od. Pilzzellen (Hyphen; s. Pilze); vgl. Parenchym.

**Plectranthus barbatus:** s. Coleus forskohlii.

**Pleiochasium:** s. Blütenstand.

**Pleiotropie: 1.** (pharmak.) Bez. für versch. Wirkungen durch eine Substanz, z. B. pleiotrope Wirk. von HMG*-CoA-Reduktase-Hemmern; **2.** (genet.) gleichzeitige Beeinflussung u. Ausprägung mehrerer bis vieler Merkmale durch ein Gen, wobei die pleiotrope Mutation in Bezug auf ein Merkmal rezessiv u. gleichzeitig in Bezug auf ein anderes dominant sein kann; man unterscheidet v. a. die sog. **Mosaikpleiotropie** (Ausprägung der Merkmale unabhängig voneinander aufgrund der zelleigenen Konstitution) u. die **Relationspleiotropie** (Angriff des betreffenden Gens an übergeordneten Zentren; dadurch sekundäre Beeinflussung versch. Merkmalsbereiche).

**pleomorph** (gr. pleion mehr; morph Gestalt): mehrgestaltig; vgl. polymorph.

**Plerixafor** (INN): 1,1′(1,4-Phenylenebismethylen)bis(1,4,8,11-tetraazacyclotetradecan); CAS-Nr. 110078-46-1; $C_{28}H_{54}N_8$; $M_r$ 502.78; weißes hygroskop. Pulver; selektiver Antagonist des CXCR-4-Chemokin-Rezeptors; Arzneimittel zur Freisetzung von Stammzellen in die Blutbahn u. anschließender autologer Stammzelltransplantation; **Wirk.:** wirkt am CXCR4-Chemokin-Rezeptor inhibitorisch u. blockiert damit die Bindung von SDF-1$\alpha$, wodurch normalerweise hämatopoet. Stammzellen in der Matrix des Kochenmarks verankert werden; Plerixafor-Anw. führen zu einem Anstieg zirkulierender hämatopoet. Vorläuferstammzellen im peripheren Blut; **Ind.:** multiples Myelom od. Non-Hodgkin-Lymphom, vor autologer Stammzelltransplantation, wenn nicht genügend Stammzellen mobilisiert werden; nur nach Gabe von G-CSF*; Orphan* Drug; **Kontraind.:** Schwangerschaft u. Stillzeit; **UAW:** übermäßiger Anstieg der Leukozyten, Thrombozytopenie; **Dos.:** 0.24 mg/kg KG s. c. (max. 40 mg absolut); morgendl. G-CSF-Dosis: 10 μg/kg KG/d über 4 d; nach Abschluss der G-CSF-Applikation erfolgt am Abend (u. ident. an den Folgeabenden) die 1. Gabe von P. 11 h vor der Apherese.

**Plethora** (gr. plethos Fülle): Überfülle; Bez. für vermehrtes Blutvolumen u. Polyglobulie (Vermehrung der Erythrozyten im Blut) bei versch. Herz-Kreislauf- od. Atemwegserkrankungen (v. a. COPD mit chron. Hypoxämie) u. bei Polyzythämie*.

**Pleura:** Brustfell. **Pleura costalis:** Rippenfell.

**Pleuritis:** Brustfellentzündung; Entzündung der Pleura; **Ätiologie:** primäre P. (selten); sekundäre P. u. a. bei Pneumonie*, Lungeninfarkt, Tuberkulose*, Oberbaucherkrankungen (Pankreatitis*, Tumor), Kollagenosen (bes. system. Lupus* erythematodes, selten bei anderen rheumat. Erkrankungen); verläuft oft unbemerkt.

**Pleuromutilin:** s. Tiamulin.

**Pleurotolysin:** ein pilzliches Hämolysin*; **Vork.:** im Austernseitling (Pleurotus ostreatus).

**Plexiglas®:** glasartiger, biegsamer, nicht splitternder Kunststoff aus Polymethylacrylsäureestern (s. Polyacrylharze), leichter als Fensterglas, Härte 2 bis 3; durchlässig für Ultraviolett- u. Röntgenstrahlen; beständig gegen Wasser, Säuren, Laugen, Benzin, Mineralöl, Terpentinöl, wird aber von Ethanol, Benzol, Estern, Ketonen, Chlorkohlenwasserstoffen gelöst o. quillt darin.

**Plexus** (lat. Geflecht): netzartige Verflechtung von Venen, Nerven od. Lymphgefäßen mit mehrfacher Teilung u. Zusammentreten von neuen Stämmen. **Plexus solaris:** Sonnengeflecht; vegetatives Nervengeflecht im oberen Bauchraum mit sympath. u. parasympath. Anteilen; Solarplexusschock (Solarreflex): durch Druck auf den P. solaris reflektorisch ausgelöste Synkope*.

**PLGA:** Abk. für (engl.) ***p**oly(**l**actic-co-**g**lycolic **a**cid)*; s. Poly(lactid-co-glycolid).

**PlGF:** Abk. für (engl.) ***pl**acental **g**rowth **f**actor*; s. VEGF.

**Plicamycin** (INN): Mithramycin, Mitramycin, Aureolsäure; CAS-Nr. 18378-89-7; $C_{52}H_{76}O_{24}$; $M_r$ 1085.18; Schmp. 180–183 °C; $[\alpha]_D^{20\,°C}$ −51° (c = 0.4 in Ethanol); lösl. in niederen Alkoholen, Aceton, Ethylacetat, Wasser; mäßig lösl. in Chloroform; schwer lösl. in Ether, Benzol; Antibiotikum* aus Kulturen von Streptomyces tanashiensis, Streptomyces argillaceus od. Streptomyces plicatus; nicht mehr im Handel befindl. Zytostatikum*; früher angewendet zur Behandlung von Hodentumoren, Hyperkalzämie u. Hyperkalzurie in Verb. mit fortgeschrittenen Malignomen.

**Ploidiegrad:** gibt die Zahl der Chromosomensätze im Zellkern an; man unterscheidet zw. haploiden (1 n), diploiden (2 n), tetraploiden (4 n) usw. Zellen; s. Polyploidie.

**Plumbagin:** Plumbagol; 2-Methyl-5-hydroxy-1,4-naphthochinon; Strukturformel: s. $\alpha$-Naphthochinon (Tab. dort); ein Naphthochinonfarbstoff.

**Plumbago: 1.** (bot.) Gattung Bleiwurz; s. Plumbago europaea; **2.** s. Graphit.

**Plumbago europaea** L.: Europäische Bleiwurz; Fam. Plumbaginaceae; Südeuropa, Kaukasus; Stpfl. von **Herba Plumbaginis:** Herba Dentariae, Zehrwurz, Bleiwurz, Zahnkraut, Sankt-Antonius-Kraut; **Inhaltsst.:** 1 % Plumbagin*, Gerbstoffe*;

P

**Anw.:** (volkstüml.) z. B. als blasenziehendes Mittel.

**Plumbi-:** s. Blei(II)-.

**Plumbi acetas:** s. Blei(II)-acetat.

**Plumbi aqua Goulardi:** s. Blei(II)-acetat (Basische Blei(II)-acetat-Lösung).

**Plumbi carbonas:** s. Bleicarbonat, basisches.

**Plumbicum rubrum:** s. Mennige.

**Plumbicum subfusum:** s. Blei(II)-oxid.

**Plumbi emplastrum:** s. Emplastrum Plumbi.

**Plumbi iodidum:** s. Blei(II)-iodid.

**Plumbi monoxidum:** s. Blei(II)-oxid.

**Plumbi oxidum:** s. Blei(II)-oxid.

**Plumbi subcarbonas:** s. Bleicarbonat, basisches.

**Plumbo-:** s. Blei(II)-.

**Plumbosulfat:** s. Blei(II)-sulfat.

**Plumbum:** s. Blei.

**Plumbum acetas:** s. Blei(II)-acetat.

**Plumbum aceticum:** s. Blei(II)-acetat.

**Plumbum aceticum basicum solutum:** s. Blei(II)-acetat (Basische Blei(II)-acetat-Lösung).

**Plumbum aeratum:** s. Bleicarbonat, basisches.

**Plumbum album:** altertüml. (röm.) Bez. für Zinn*.

**Plumbum boricum:** s. Bleiborat.

**Plumbum candidum:** Zinn* wurde von den Römern als P. c. von Blei* (Plumbum nigrum) unterschieden.

**Plumbum carbonicum:** s. Bleicarbonat, basisches.

**Plumbum chloratum:** s. Blei(II)-chlorid.

**Plumbum chloratum basicum:** Bleioxychlorid; $PbCl_2 \cdot (PbO)_{5-7}$; gelbe Pigmentfarbe (Patentgelb, Kasseler Gelb).

**Plumbum chromicum:** s. Bleichromat.

**Plumbum chromicum basicum:** s. Bleichromat.

**Plumbum cinereum:** metall. Bismut*.

**Plumbum cyanatum:** s. Blei(II)-cyanid.

**Plumbum dioxydatum:** s. Blei(IV)-oxid.

**Plumbum falsum:** s. Graphit.

**Plumbum gallotannicum:** s. Bleitannat.

**Plumbum glaciale:** metall. Bismut*.

**Plumbum hydrico-aceticum solutum:** s. Blei(II)-acetat (Blei(II)-acetat-Lösung).

**Plumbum hydrico-carbonicum:** s. Bleicarbonat, basisches.

**Plumbum iodatum:** s. Blei(II)-iodid.

**Plumbum manganicum:** s. Bleimanganat.

**Plumbum metallicum:** s. Blei.

**Plumbum nitricum:** s. Blei(II)-nitrat.

**Plumbum oxydatum:** s. Blei(II)-oxid.

**Plumbum oxydatum rubrum:** s. Mennige.

**Plumbum peroxydatum:** s. Blei(IV)-oxid.

**Plumbum stearinicum:** s. Bleistearat.

**Plumbum subaceticum solutum:** s. Blei(II)-acetat (Liquor Plumbi subacetici).

**Plumbum subcarbonicum:** s. Bleicarbonat, basisches.

**Plumbum sulfuratum:** s. Bleisulfid.

**Plumbum sulfuricum:** s. Blei(II)-sulfat.

**Plumbum sulfurosum:** s. Bleithiosulfat.

**Plumbum tannicum:** s. Bleitannat.

**Plumbum thiosulfuricum:** s. Bleithiosulfat.

**Plumula:** (bot.) Knospe* zw. den Keimblättern (Kotyledonen*) im Samen.

**Pluronics®:** s. Poloxamere.

**Plutonium:** Symbol Pu; OZ 94; D. 19.737; Schmp. 639.5 °C; 3-, 4-, 5-, 6-wertig; radioaktives Element, mind. 17 Isotope mit den Massenzahlen 230, 232–247; wichtigstes, sehr langlebiges Isotop ist $^{239}_{94}Pu$ (α-Strahler; HWZ: 2.411 × 10⁴ Jahre); **Vork.:** in der Natur nur in winzigsten Mengen (Pechblende*, Carnotit); **Herst.:** im Plutonium-Reaktor; vgl. Transurane; **Wirk.:** schädlicher als Radium*; **Gesch.:** entdeckt 1941 als 2. Transuran* bei Beschuss von Uran $^{238}_{92}U$ mit Deuteronen von Glenn Theodore Seaborg, Edwin Mattison McMillan, A. C. Wahl u. J. W. Kennedy.

**Pm:** (chem.) Symbol für Promethium*.

**p. m.:** **1.** Abk. für (lat.) post* **m**eridiem; **2.** Abk. für (lat.) post* **m**ortem.

**PMEA:** Abk. für **P**oly**m**ethacrylsäure-**E**thyl**a**crylat; s. Methacrylsäure-Ethylacrylat-Copolymer (1 : 1).

**PMEA-D:** Abk. für **P**oly**m**ethacrylsäure-**E**thyl**a**crylat-**D**ispersion; s. Methacrylsäure-Ethylacrylat-Copolymer-(1 : 1)-Dispersion 30 %.

**PMMA:** **1.** Abk. für **P**oly**m**ethyl**m**eth**a**crylat; s. Polyacrylharze; **2.** Abk. für **P**oly**m**ethacrylsäure**m**ethyl**m**eth**a**crylat; s. Methacrylsäure-Methylmethacrylat-Copolymer (1 : 1).

**PMPS:** Abk. für **P**ropylenglykol**m**ono**p**almito**s**tearat*.

**PMSG:** Abk. für (engl.) *pregnant mare's serum gonadotropin*; s. Serumgonadotropin.

**Pneumococcus:** Diplococcus pneumoniae; in der Mehrzahl auch als Pneumokokken bezeichnet; s. Streptococcus.

**Pneumocystis jiroveci:** früher Pneumocystis carinii; den Zygomycota (s. Pilze) zugeordneter, einzelliger Eukaryot (Entdecker Carini, 1911; taxonom. Klassifizierung noch nicht endgültig); **Vork.:** ubiquitärer Parasit in der Lunge vieler Säugerarten; opportunistischer Erreger* beim v. a. immundefizienten Menschen (z. B. bei HIV*-Erkrankung) mit weitgehender Organspezifität für die Lunge; Erreger u. a. der Pneumocystis-Pneumonie (Ther.: s. Antiprotozoenmittel).

**Pneumokokken:** s. Pneumococcus.

**Pneumokokken-Polysaccharid-Impfstoff:** Vaccinum pneumococcale polysaccharidicum Ph.Eur.6; Mischung gleicher T. gereinigter Kapselpolysaccharid-Antigene, die aus geeigneten pathogenen Stämmen von Streptococcus* pneumoniae gewonnen werden, deren Kapseln nachweisl. aus Polysacchariden bestehen, welche beim Menschen die Bildung genügend hoher spezif. Antikörperkonzentrationen hervorrufen; enthält die 23 immunchem. unterschiedl. Kapselpolysaccharide; **Herst.:** anwendungsbereiter Impfstoff als Bulk entsteht durch die unter asept. Bedingungen durchgeführte Mischung der versch. Polysaccharidpulver; die gleichmäßige Mischung wird in einer geeigneten isoton. Lsg. gelöst, so dass 0.50 mL einer Humandosis 25 µg eines jeden Polysaccharids enthält; ein Konservierungsmittel kann zugesetzt werden. Die Lsg. wird durch Filtrieren durch ein Bakterien zurückhaltendes Filter sterilisiert. **Anw.:** aktive Immunisierung nach vollendetem 2. Lebensjahr. Durch Konjugation an ein Trägerprotein u. Einsatz von Aluminiumphosphat als Adjuvans besteht auch die Möglichkeit, bereits bei Säuglingen eine aktive Immunisierung gegen Pneumokokken vorzunehmen. Der handelsübl. Impfstoff enthält allerdings nur 7 Streptococcus-pneumoniae-Serotypen.

**Pneumokoniosen:** Staublungenerkrankungen; Veränderungen der Lunge, die durch anorg. od. org. Stäube verursacht werden; Bildung von Granulomen, Knötchen, Schwielen; Ausbildung einer Lungenfibrose; Quarz*, Chromate u. Asbest* wirken kanzerogen*. Die meisten P. werden als Berufskrankheiten anerkannt. Vgl. Asbestose.

**Pneumonie:** Entzündung der Lunge; meist infektiös, selten allergisch, chem. od. physik. bedingt; unter den Infektionskrankheiten häufigste Todesursache in den industrialisierten Ländern; Einteilung nach morpholog. u. röntgenolog. Kriterien, nach der Ätiologie u. dem Verlauf möglich; **Ther.: 1.** antimikrobielle Chemotherapie in Abhängigkeit vom individuellen Risikoprofil (z. B. Patientenalter, Komorbidität); ggf. ambulant mit Aminopenicillin (1. Wahl; s. Penicilline), bei Komplikationen u. Risikofaktor in Kombination mit Betalaktamase*-Inhibitoren; stationär: initiale kalkulierte Antibiotikawahl u. Umstellung auf gezielte Antibiotikatherapie nach mikrobiol. Erregernachweis einschließl. Resistenzbestimmung der Bakt. mit Antibiogramm*; **2.** symptomat.: allg. Maßnahmen (körperl. Schonung, Luftbefeuchtung, Flüssigkeitszufuhr, Klopfmassagen u. a.), Thromboseprophylaxe (s. Antikoagulanzien), Antitussiva* bei unproduktivem Husten, Sekretolytika (s. Expektoranzien) bei produktivem Husten; Sauerstoffgabe; ggf. Beatmung.

**Po:** (chem.) Symbol für Polonium*.

**Poaceae:** syn. Gramineae; Süßgräser; Fam. der Ordnung Poales; ca. 9000 Arten, meist Kräuter mit den typ. Blättern* der Gräser; **Merkmale: 1.** (biol.) Stängel rund, niemals dreikantig; die Früchte sind Karyopsen (s. Fruchtformen), Spaltöffnungen* mit hantelförmigen Schließzellen*; P. liefern wichtige Nahrungs- u. Futtermittel, Fasern u. techn. Produkte; zu beachten sind die allergenen Wirk. der Gräserpollen; **2.** (chem.) Stärke u. Reserve-Eiweiß (Albumine u. Globuline sowie Prolamine u. Gluteline) in den Karyopsen, Saccharose (in Zuckergräsern) od. Fructosane (in Fructosangräsern), Cumarine, Silicat, zuweilen äther. Öl (z. B. in Cymbopogon) in langgestreckten Ölzellen*, selten Alkaloide (z. B. in Arundo, Lolium); **Gattungen:** z. B. Agropyron, Anthoxanthum, Arundo, Avena, Cymbopogon, Hordeum, Lolium, Oryza, Saccharum, Secale, Sorghum, Triticum, Vetiveria, Zea.

**Pocken:** Variola; veraltet Blattern; hochkontagiöse, ursprüngl. kosmopolit. verbreitete Infektionskrankheit (Seuche*); die weltweite Pockenimpfkampagne der WHO bewirkte, dass seit 1977 P. als ausgerottet betrachtet werden können; weltweit besteht keine Impfpflicht mehr. Vgl. Vacciniavirus.

**Pocken-Impfstoff (flüssig, Dermolymphe):** Vaccinum variolae fluidum dermicum Ph.Eur.; Suspension eines Stammes lebender Vacciniaviren; Züchtung in der Haut von gesunden Tieren; farblose bis gelbe Flüss.; enthält keine Antibiotika. Da die Pocken* ausgerottet sind, wird die Impfung grundsätzl. nicht mehr durchgeführt.

**Pocken-Lebend-Impfstoff:** Vaccinum variolae vivum Ph.Eur.6; Suspension von lebenden Vacciniaviren; Lagerung in Ampullen unter Vakuum od. inertem Gas, enthält keine Antibiotika; die Viren werden in der Haut von gesunden Tieren (z. B. Rinder, Schafe) gezüchtet. Da die Pocken* ausgerottet sind, wird die Impfung grundsätzl. nicht mehr durchgeführt.

**Pockenviridae:** Fam. der größten DNA-Viren; liegen als Einschlusskörperchen im Zytoplasma vor, sehr wirtsspezifisch; ca. 40 Serotypen in 2 Subfamilien; humanpathogene Vertreter z. B. im Genus Orthopoxvirus: u. a. Pockenviren (Erreger der Pocken*) u. Kuhpocken*-Viren (Erreger der Kuhpocken*).

**Pockholz:** s. Guaiacum officinale (Guajaci lignum).

**Podagra:** s. Gicht.

**Podophyllin:** Podophyllinum, Resina Podophylli, Podophyllumharz; das Harz aus dem Rhizom* von **Podophyllum* peltatum** L. (Fam. Berberidaceae); ein Gemenge verschiedener Stoffe, das aus dem ethanol. Extrakt der unterird. Teile von P. peltatum durch Wasser (stark verdünnte Salzsäure) abgeschieden wird; gelbes, amorphes Pulver od. lockere, zerreibliche, amorphe Masse von gelbl. od. bräunl. grauer Farbe u. von bitterem Geschmack; hygroskopisch*; unlösl. in Wasser, lösl. in 100 T. Ammoniaklösung, in 10 T. Ethanol, teilweise lösl. in Schwefelkohlenstoff u. Ether; stark augen- u. schleimhautreizend; **Off.:** DAC, ÖAB, Ph.Helv.; **Inhaltsst.:** die Lignane* Podophyllotoxin (nach ÖAB: Gehalt: 40–50 %), α- u. β-Peltatin; Strukturformeln: s. Abb.; die Peltatine sollen am wirksamsten sein; das indische Podophyllin (s. Podophyllum hexandrum), auch als Emodi- od. Hexandrum-Podophyllin bezeichnet, enthält im Ggs. zum Peltatum-Podophyllin keine Peltatine u. gilt daher als Verfälschung; **Anw.:** als 10 %ige Lsg. in 90 %igem Ethanol lokal gegen Kondylomen* (vgl. Juniperus sabina); Mitosehemmstoffe*. Podophyllinsäurehydrazid u. a. Abwandlungsprodukte des Podophyllotoxins wurden als Zytostatika* eingeführt (s. Etoposid, Mitoposid, Teniposid); wegen seiner teratogenen* Wirk. ist P. in der Schwangerschaft kontraindiziert.

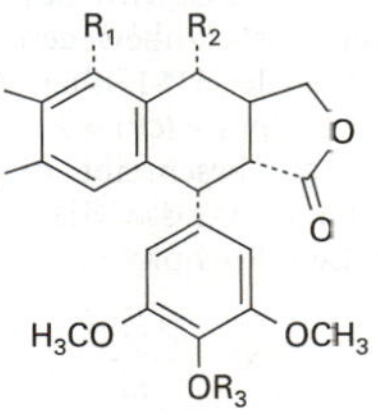


Podophyllotoxin: $R_1 = H$, $R_2 = OH$, $R_3 = CH_3$

α-Peltatin: $R_1 = OH$, $R_2 = F_3 = H$

β-Peltatin: $R_1 = OH$, $R_2 = H$, $R_3 = CH_3$

**Podophyllin:** einige Inhaltsstoffe

**Podophylli rhizoma:** s. Podophyllum peltatum.

**Podophyllotoxin:** s. Podophyllin.

**Podophyllum emodi:** s. Podophyllum hexandrum.

**Podophyllum hexandrum Royle:** Podophyllum emodi Wall. ex Hook f. et Thoms.; Fam. Berberidaceae; Indien, Himalaya; Stpfl. von **Rhizoma Po-**

**dophylli indici:** Podophylli indici rhizoma, Rhizoma Podophylli emodi, Indische Podophyllwurzel; **Anw.:** früher als Drastikum (s. Laxanzien; teratogene* Wirk. s. Podophyllin); hauptsächl. zur Gewinnung von (Hexandrum-)Podophyllin.

**Podophyllum peltatum** L.: Maiapfel, Fußblatt; Fam. Berberidaceae; Nordamerika; Stpfl. von **Podophylli rhizoma:** Rhizoma Podophylli; Podophyllwurzel(stock), Maiapfelwurzel; (teratogene Wirk. s. Podophyllin); **Off.:** DAC; **Inhaltsst.:** 4–6 % Harz (Podophyllin*, mind. 3.5 %); Anw. findet nur das Podophyllin. **Hom.:** Podophyllum peltatum (HAB): frischer, nach völliger Reife der Früchte geernteter Wurzelstock; verordnet z. B. bei Lebererkrankungen, Gallensteinen, starker Diarrhö, Hämorrhoiden.

**Podophyllwurzel:** s. Podophyllum hexandrum (Rhizoma Podophylli indici); Podophyllum peltatum (Podophylli rhizoma).

**Pökeln:** s. Konservierung.

**Pogostemon cablin** (Blanco) Benth.: Pogostemon patchouli Pellet.; Patschulipflanze, Patchouly; Fam. Lamiaceae (Labiatae); heim. im indisch-malaiischen Gebiet, kultiviert in Hinterindien, Philippinen, Sri Lanka, Java, Mauritius, Reunion; Stpfl. von **Folia Patchouli:** Herba Patchouli; Patschuliblätter; **Inhaltsst.:** 1.5–4 % äther. Öl, bestehend aus ca. 50 % Patchoulialkohol (Patschulikampfer), einem tricycl. Sesquiterpenalkohol, u. a. Sesquiterpenen* wie Dhelwangin (für die bakterizide Wirk. des Öles verantwortl.), ferner Eugenol*, Benzaldehyd*, Zimtalkohol*, Azulene* (Guajen), Ketone* u. ein Alkohol mit rosenähnl. Geruch; **Anw.:** zur Gewinnung des **Oleum Patchouli** (Oleum Foliorum Patchouli, Patschuliöl), das in der Parfümeriefabrikation Verw. findet.

P

**Poise** (Jean-Louis Marie Poiseuille, franz. Arzt u. Physiologe, 1799–1869): Symbol P; nach dem SI* nicht mehr zulässige, aber z. T. noch gebräuchl. Einheit der dynamischen Viskosität (s. Viskosität); eine Flüssigkeit hat eine dynam. Viskosität von 1 Poise, wenn die Tangentialkraft 1 dyn erforderl. ist, um 2 parallele, 1 $cm^2$ große Flächen im Abstand von 1 cm mit der Geschwindigkeit von 1 $cm \cdot s^{-1}$ aneinander vorbeizubewegen; 1 Poise entspricht im System der SI*-Einheiten 0.1 Pas (Pascalsekunde); 1 Centipoise (cP) = 1 mPas.

**Poisson-Verteilung:** beschreibt die Wahrscheinlichkeit diskreter Ereignisse, die selten auftreten ($p < 0.5$) bei großem Stichprobenumfang n:

$$P(x) = \frac{\lambda^x \cdot e^{-\lambda}}{x!}$$

mit $\mu = n \cdot p$, dem Mittelwert der Verteilung; P(x) bezeichnet die Wahrscheinlichkeit in der Stichprobe x-mal ein Ereignis, z. B. einen Fehler, zu finden. **Anw.:** beim radioaktiven Zerfall, bei selten auftretenden Impfkomplikationen u. in der Qualitätssicherung; vgl. Binomialverteilung, Normalverteilung. Beispiel: 1 von 10 000 Tabletten weist im Produktionsprozess einen Fehler auf ($p = 1 \cdot 10^{-4}$), der in der Qualitätskontrolle nicht entdeckt wird. Die Wahrscheinlichkeit in einer Packung mit n = 200 Stück weniger als 2 (also x = 0 u. x = 1) fehlerhafte Tabletten zu finden, berechnet sich dann zu 99.98 %.

**Polarimeter:** Gerät zur Messung der Größe der optischen Drehung (s. Drehung, spezifische; Aktivität, optische); **Aufbau:** aus einer Lichtquelle (monochromat., fast immer Natriumlicht, D-Linie des Emissionsspektrums, Wellenlänge 589.2 nm), einem Polarisator* (der Lichtquelle zugewandt), einer Küvette (Probenrohr) bestimmter Länge mit der Probensubstanz (Schichtdicke meist 100 mm) u. einem drehbar angeordneten Analysator (dem Auge des Betrachters zugewandt), s. Abb.; Polarisator u. Analysator sind entweder Nicol-Prismen (aus doppelbrechendem Kalkspat; s. Polarisation des Lichtes) od. Polarisationsfolien, die nur linear polarisiertes Licht passieren lassen. **Prinzip:** Das linear polarisierte Licht passiert die opt. aktive Substanz, welche die Polarisationsebene des Lichtes dreht. Der Analysator kann durch Drehung um die opt. Achse des Systems in zwei extreme Positionen gebracht werden: **1.** parallele Anordnung: er polarisiert Licht in der gleichen Richtung wie der Polarisator; die gesamte polarisierte Strahlung kann durchtreten; helles Gesichtsfeld; **2.** gekreuzte Anordnung: er polarisiert das Licht senkrecht zum Polarisator; kein Licht gelangt zum Betrachter; dunkles Gesichtsfeld; Zwischenstellungen führen zu entspr. abgedunkeltem Feld. Die Drehung der Polarisationsebene des Lichtes um den Winkel α durch die opt. aktive Substanz führt bei gekreuzter Stellung des Analysators zur Aufhellung des Gesichtsfelds. Damit wieder volle Dunkelheit beobachtet wird, muss der Analysator ebenfalls um den Winkel α gedreht werden. Die Größe der Drehung in Winkelgraden kann an einer mit dem Analysator gekoppelten Messvorrichtung (Kreisteilung, Kreis mit Winkelgradteilung) abgelesen werden; entspricht der opt. Drehung; Rechtsdrehung (+), wenn die Drehung mit Blick auf die Lichtquelle im Uhrzeigersinn erfolgt; Linksdrehung (–) im umgekehrten Fall. Helligkeitsverhältnisse sind leichter zu bestimmen als maximale Helligkeit od. Dunkelheit, daher werden sog. **Halbschatten-Apparate** (nach Mitscherlich-Laurent) eingesetzt. Hinter dem Polarisator befindet sich in einer Hälfte des Strahlengangs ein

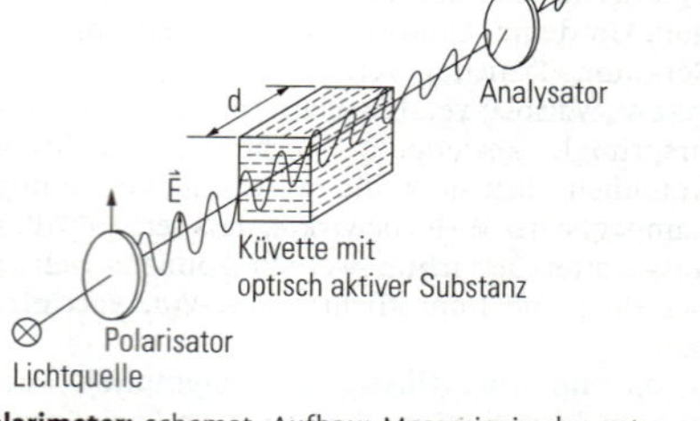


**Polarimeter:** schemat. Aufbau; Messprinzip der opt. Drehung; linear polarisierte Strahlung (senkrecht); Drehung der Polarisationsebene beim Durchtritt durch die opt. aktive Substanz; Drehung des Analysators, so dass seine Polarisationsrichtung parallel zur austretenden Strahlung ist; α: Drehwinkel (Linksdrehung); d: Schichtdicke; Ē: elektrischer Feldvektor des Lichtstrahls

kleines, fix montiertes Hilfs-Nicol-Prisma, dessen Polarisationsebene zu der des Polarisators einen bestimmten Winkel einschließt. Bei bestimmter Stellung des Analysators sind beide Hälften des Gesichtsfeldes gleich hell. Bei der Messung erfolgt der Abgleich (wie oben beschrieben) auf gleiche Helligkeit (sog. Halbschatten). Bei lichtelektr. P. erfolgt der Helligkeitsabgleich über Photoelemente u. Sekundärelektronenvervielfacher, die Drehung des Analysators durch einen Motor u. die Anzeige des Messwerts digital. Bei älteren P. wird diese Messung manuell ausgeführt. **Anw.: 1.** Identifizierung opt. aktiver Substanzen über die Messung des Drehwinkels; Bestimmung der enantiomeren Reinheit; **2.** Gehaltsbestimmung opt. aktiver Substanzen mit Hilfe der spezifischen Drehung*. **Saccharimeter:** fast ausschließl. zur Untersuchung von Zuckerlösungen; Funktionsprinzip: beim Saccharimeter kann mit weißem Licht gearbeitet werden. Der Abgleich erfolgt anstatt mit einem Analysator mit einem Kompensator, einer Kombination von 2 od. mehreren Quarzkeilen: vor eine rechts- od. linksdrehende parallele Quarzplatte (sog. Kompensationsplatte) sind 2 keilförmig geschliffene Quarzplatten von unter sich gleicher, aber zu der parallelen Quarzplatte entgegengesetzter Drehung angeordnet. Eine der beiden keilförmigen Platten ist kurz u. feststehend, während die andere doppelt so lang u. mit ihrer Fassung verschiebbar gelagert ist. Dadurch kann die Gesamtdicke der beiden keilförmigen Platten beliebig verändert werden. Bei einer bestimmten Stellung heben sich die beiden entgegengesetzten Drehungen völlig auf u. das Gesichtsfeld zeigt auf beiden Hälften die gleiche Helligkeit. Ermittlung der opt. Aktivität: durch Verschiebung des bewegl. Quarzkeils, der mit einer Teilung versehen ist, kann der Zuckergehalt direkt, meist nach der Internationalen Zuckerskala in °S (sugar), abgelesen werden.

**Polarimetrie:** s. Drehung, spezifische.

**Polarisation des Lichtes:** Bez. für die Richtung der räuml. Auslenkung in einer Lichtwelle; **Grundlage:** Natürl. Licht ist eine transversale Welle, d. h. seine Schwingungen erfolgen senkrecht zu seiner Fortpflanzungsrichtung, ändern dabei aber rasch wechselnd u. völlig ungleichmäßig ihre Schwingungsebene. Licht, dessen Schwingung nur in einer Ebene erfolgt, heißt vollständig od. **linear polarisiert.** Bei **zirkular** od. **elliptisch polarisiertem** Licht läuft die Amplitude* auf einem Kreis od. einer Ellipse in einer Ebene senkrecht zur Ausbreitungsrichtung. **Formen:** Linear polarisiertes Licht lässt sich z. B. erzeugen durch **1. Polarisation durch Dichroismus*:** einfachste Methode, polarisiertes Licht aus natürl. Licht herauszufiltern; erfolgt mit einem Polarisationsfilter (Polaroid-Filter) aus einer Plastikfolie, in die kleine dichroit. Kristallnadeln parallel zueinander eingebettet sind; fällt Licht auf diese Folie, absorbieren die Kristalle bei einer bestimmten Polarisationsrichtung im Sichtbaren. Für die dazu senkrechte Polarisationsrichtung ist die Absorption in den UV-Bereich verschoben, so dass nur das sichtbare Licht dieser Polarisationsrichtung den Polarisationsfilter durchdringt. **2. Polarisation durch Doppelbrechung:** erfolgt z. B. mit einem Nicol-Prisma (Kurzbez. Nicol; nach W. Nicol, engl. Physiker, 1768–1851), bestehend aus einem diagonal durchschnittenen u. z. B. mit Kanadabalsam (s. Balsamum canadense) wieder zusammengekitteten Kalkspatkristall mit parallel geschnittenen Endflächen; der Brechungsindex* des Kitts ist kleiner als der von Kalkspat*. Trifft ein Strahl natürl. Lichtes auf ein Nicol-Prisma (s. Abb.), so wird wegen der Doppelbrechung* des Kalkspats der Lichtstrahl in 2 Strahlen (ordentlicher u. außerordentlicher Strahl) zerlegt, die beide polarisiert sind, deren Schwingungsebenen jedoch senkrecht zueinander stehen. Der ordentl. Strahl wird von der Balsamschicht total reflektiert u. tritt aus dem Prisma* aus, während der außerordentl. Strahl, der senkrecht zum Hauptschnitt polarisiert ist, durch das Prisma hindurchgeht. **3. Polarisation durch Reflexion:** Fällt ein Lichtstrahl in einem solchen Einfallswinkel auf die Fläche eines durchsichtigen Spiegels (gilt nicht für metall. Spiegel), dass der reflektierte Strahl mit dem gebrochenen Strahl einen rechten Winkel bildet, dann ist der reflektierte Strahl vollständig polarisiert u. zwar in seiner Einfallsebene, der Polarisationsebene. Trifft ein Lichtstrahl unter einem anderen Winkel als oben angegeben auf einen Spiegel, so tritt die Polarisation nur unvollständig ein. **4. Polarisation durch Streuung:** Licht wird an kolloidalen od. makromolekularen Suspensionen* od. Lösungen gestreut; dieses Streulicht ist je nach Streurichtung mehr od. weniger polarisiert.

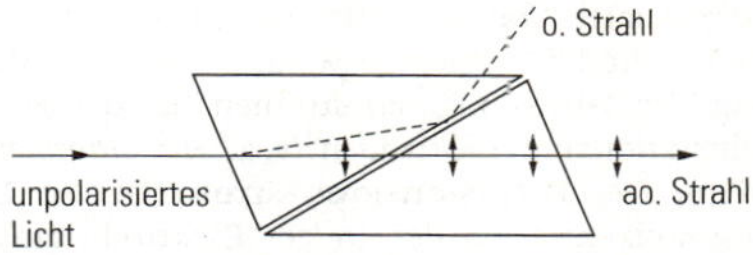


**Polarisation des Lichtes:** Nicol-Prisma aus 2 Kalkspatkristallen zur Erzeugung linear polarisierten Lichts; ordentlicher (o.) u. außerordentlicher (ao.) Strahl

**Polarisation, elektrochemische:** Auftreten einer der angelegten Spannung entgegengerichteten Polarisationsspannung bei der Elektrolyse*; bei galvanischen Elementen* bewirkt die P. ein Absinken der Klemmspannung. Um dies zu verhindern, werden **Depolarisatoren** zugesetzt, die jene Stoffe chem. binden, welche die P. bewirken.

**Polarisationsfilter:** s. Polarisator; Polarisation des Lichtes.

**Polarisationsmikroskop:** Mikroskop*, in das 2 Polarisatoren* eingebaut sind, so dass die Objekte im polarisierten Licht beobachtet werden können.

**Polarisator:** Instrument, mithilfe dessen polarisiertes Licht aus natürl. Licht herausgefiltert wird (s. Strahlung, elektromagnetische; Polarisation des Lichtes); besteht z. B. aus einem Polarisationsfilter; ein **Analysator** ist ein P., der z. B. im Polarimeter* zum Nachw. polarisierten Lichtes dient.

**Polarographie:** Sonderform der Voltammetrie*; für qualitative u. quantitative Bestimmungen geeignete Form der Elektroanalyse* (basierend auf der Beobachtung von elektrolyt. Prozessen), bei welcher eine polarisierbare u. eine nicht polarisierbare Elektrode eingesetzt wird; **Grundlage:** im Ggs.

zur normalen Voltammetrie, bei der mit stationären Elektroden gemessen wird, erfolgt die Messung von Diffusionsgrenzströmen bei der P. an nichtstationären Elektroden (v. a. Hg-Tropfelektroden). Der **Diffusionsgrenzstrom** ist der Lösungskonzentration der an der Elektrode umgesetzten Teilchen proportional u. dient zur quantitativen Bestimmung von elektroaktiven Substanzen. Um den Stromfluss durch Migration des Analyten zu verhindern, wird ein 100- bis 1000-facher Überschuss eines inaktiven Leitsalzes verwendet (z. B. KCl, $NaClO_4$ od. Tetraalkylammoniumsalze wie Tetraethylammoniumiodid od. Tetramethylammoniumbromid). Meist wird zur Elektrolyse* einer Salzlösung eine höhere Spannung als theoretisch (nach den Nernst-Gleichungen) erforderl. benötigt. Diese zusätzl. Spannung, die sog. **Überspannung**, wird durch verschiedene Prozesse, die in der Elektrodenumgebung stattfinden (Konzentrationsänderungen, vorgelagerte Reaktionen, Hemmung der Durchtrittsreaktion) hervorgerufen. Elektroden, an denen solche Überspannungen auftreten, werden polarisierbar genannt (s. u.). Wegen der hohen Überspannung für die $H^+$-Reduktion an Hg erstreckt sich das für die Polarographie nutzbare Potentialfenster von ca. +0,4 V (anod. Auflösung von Hg) bis ca. −2 V (je nach Elektrolyt u. pH-Wert der Lsg.). **Durchführung:** Bei der Messzelle handelt es sich um eine Elektrolysezelle (s. Abb.), in der dem System von außen eine bestimmte Spannung aufgezwungen wird. Dadurch treten Faraday-Ströme auf. Bei der Gleichstrompolarographie (Bestimmungsgrenze bis ca. $10^{-5}$ mol/L) wird an die Elektroden eine sich kontinuierl. ändernde Spannung angelegt u. der Mittelwert des Stroms registriert, der in Abhängigkeit von dieser Spannung durch die Lsg. fließt. Gelöster Luftsauerstoff ist ein Störfaktor u. wird meist entfernt. Verwendete Elektroden: **1. polarisierbare Elektrode:** keine feste Elektrode; v. a. Hg-Tropfelektrode mit sich ständig erneuernder Oberfläche (dadurch Vermeidung von Problemen, die durch Verschmutzung der Oberfläche durch die Produkte der Elektrodenvorgänge auftreten können); Dämpfung der Stromschwankungen beim Tropfen des Hg durch elektron. Schaltungen; gelegentl. werden auch andere Materialien, z. B. Pt (rotierende Pt-Elektroden) od. Au, verwendet; Mikroelektrode (besitzt bes. kleine Oberfläche), daher geringe umgesetzten Stoffmengen bei der Bestimmung u. wiederholte Aufnahme von Polarogrammen derselben Probelösung beliebig oft mögl.; **2. nicht polarisierbare Elektrode:** Bezugselektrode; v. a. Silber*-Silberchlorid-Elektroden; auch das Hg am Boden des Gefäßes kann als Bezugselektrode dienen, wird es durch einen potentiometr. Draht mit dem zweiten Pol der Spannungsquelle verbunden (s. Abb.); kann aufgrund der großen Oberfläche u. der dadurch geringen Stromdichte als nicht polarisierbar betrachtet werden; **Drei-Elektrodenanordnung:** um Konzentrationspolarisation der Referenzelektrode durch Stromfluss gänzl. zu vermeiden, dient die Referenzelektrode nur zur leistungslosen Potentialkontrolle; der Zellstrom wird über eine Hilfselektrode geleitet. **Auswertung:** Der Diffusionsgrenzstrom ist auf den polarograph. Kurven (s. Abb.) proportional der Konz. der elektroaktiven Substanz. Seine Messung ermöglicht die quantitative Bestimmung der elektroaktiven Substanz. **Halbwellenpotential:** Halbstufenpotential; der Wert des Potentials, der dem Wendepunkt der registrierten Kurven entspricht; abhängig von der Natur der elektroaktiven Substanz; gibt deren Qualität an. Die Verschiebung des Halbwellenpotentials liefert Informationen über den Bindungszustand (frei od. komplex). **Anw.:** Analyse u. Aufklärung des Mechanismus von Elektrodenvorgängen anhand der polarograph. Kurven; Wirkstoffbestimmung in der pharmaz. Analytik; Umweltanalytik.

1
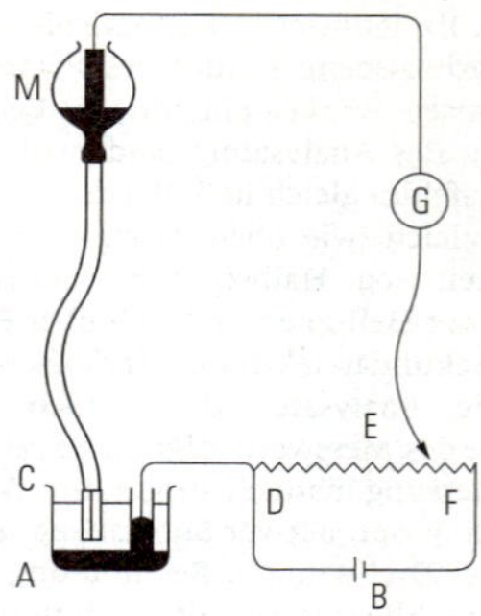


2
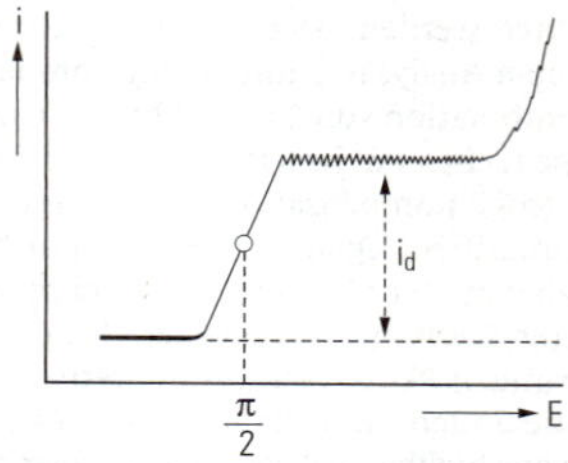


**Polarographie:** 1: Schema einer polarograph. Einrichtung; C: Quecksilbertropfelektrode mit Reservoir (M); A: Anode, Quecksilberschicht mit großer Oberfläche; D: potentiometr. Draht mit Schiebekontakt (F), gespeist durch Akkumulator (B); E: abgezweigtes Potential; G: Galvanometer zur Messung des durchfließenden Stroms; 2: polarograph. Kurve; Abhängigkeit der Intensität des die analysierte Lösung durchfließenden Stroms (i) von der angelegten Spannung (E); $i_d$: Wert des Grenzstroms, der Konz. der elektrodenaktiven Substanz proportional; π/2: Halbwellenpotential dieser Substanz

**Polaroid-Filter:** s. Polarisation des Lichtes.

**Poleigamander:** s. Teucrium polium ssp. polium.

**Poleikraut:** s. Mentha pulegium (Herba Pulegii).

**Poleiminze:** s. Mentha pulegium.

**Poleiminze, Amerikanische:** s. Hedeoma pulegioides (Herba Hedeomae).

**Poleiöl:** s. Mentha pulegium (Oleum Pulegii).

**Poleiöl, Amerikanisches:** s. Hedeoma pulegioides (Oleum Hedeomae).

**Polemonium caeruleum** L.: Sperrkraut, Jakobsleiter, Himmelsleiter; Fam. Polemoniaceae (Ordnung Solanales); Europa; **Inhaltsst.**: in der Wurzel Saponine*; **Anw.**: homöopathisch, volkstüml. als Expektorans*.

**Polianit:** s. Mangandioxid.

**Polidocanol** (INN): Hydroxypolyethoxydodecan; Polyethylenglykol-monododecylether; $C_{12}H_{25}(OCH_2CH_2)_xOH$; $M_r$ ca. 600; Macrogollaurylether*; P. enthält durchschnittl. 9 Ethylenoxid-Einheiten; **Off.**: DAC (Polidocanol 600); **Anw.**: **1.** (med.) Lokalanästhetikum*, Antipruriginosum*, Venenverödungsmittel* (z. B. auch in Hämorrhoidalsalbe; s. Unguentum haemorrhoidale); **2.** (pharmaz.) Hilfsstoff (nichtion. Emulgator*).

**Polieren:** s. Dragieren.

**Polierrot:** s. Eisen(III)-oxid.

**Polihexanid:** Poly(hexamethylenbiguanid) (Abk. PHMB), ICI 9073, Vantocil IB, Poly(iminoimidocarbonyl-iminoimidocarbonyl-iminohexamethylen-monohydrochlorid) (WHO); Poly(2,2,-diimino-1,3,5-triazaundecamethylen-hydrochlorid); CAS-Nr. 28757-48-4; $(C_8H_{17}N_5 \cdot HCl)_n$; als Hydrochlorid gut wasserlösl.; $pK_{S,1}$ 10.5–11.5; $pK_{S,2}$ 2–3; **Wirk.**: Antiseptikum*, Desinfektionsmittel*; konzentrationsabhängig mikrobizid (z. B. gegen Staphylokokken u. Enterokokken); bisher keine Resorption nach lokaler Anw. auf Wunden nachweisbar; **Ind.**: adjuvante antisept. Behandlung von Wunden, z. B. nach chirurg. Débridement; Flächen- u. Instrumentendesinfektion; **Kontraind.**: Anw. im Bereich von Knorpeln u. Gelenken; intraperitoneal; Schwangerschaft; **UAW:** Überempfindlichkeitsreaktionen (Urticaria u. Exanthem).

**Poliomyelitis** (gr. polios grau; myelos Mark): Poliomyelitis epidemica, Poliomyelitis anterior acuta, Heine-Medin-Krankheit, auch epidemiolog. spinale Kinderlähmung; meldepflichtige Infektionskrankheit, die durch Poliomyelitis-Viren verursacht u. fäkal-oral übertragen wird; **Epidemiologie:** Europa ist wegen des hohen Immunisierungsgrads durch Schutzimpfung seit Juni 2002 frei von P.; Wiederauftreten einzelner Fälle durch nachlassende Impfbereitschaft; endemische Erkrankungen durch Polio-Wildviren betreffen gegenwärtig nur noch wenige Länder in Afrika (Nigeria) sowie in Asien (Indien, Pakistan u. Afghanistan). **Pathogenese:** Erreger: RNA-Viren (Enteroviren, Picornaviridae*); 3 pathogenet. u. immun. versch. Stämme: Typ I („Brunhilde“), Typ II („Lansing“), Typ III („Leon“); Inkubationszeit 5–14 d; Entzündung (v. a.) der Neurone der grauen Substanz u. Infiltration mit Leukozyten, Lymphozyten u. Plasmazellen; Gliazellreaktion, Abbau der Ganglienzellen, reaktives Ödem. Die Infektion verläuft in ca. 90–95 % der Fälle inapparent od. lokal, bei ca. 5 % der Infektionen kommt es zu Sympt. eines grippalen Infekts u. Gesundung innerhalb weniger Tage; bei ca. 0.1 % der Infizierten kommt es nach einem nichtparalyt. Stadium zu paralyt. Verlaufsformen mit Lähmungen spinaler u./od. bulbopontiner Form. Erworbene Immunität* typspezif. lebenslang anhaltend. **Ther.**: symptomat.; keine antivirale Ther. verfügbar; **Proph.**: aktive Immunisierung* (Schutzimpfung*) mit inaktiviertem Impfstoff nach Salk; s. Poliomyelitis-Impfstoff (inaktiviert). Der Polio-Lebend-Impfstoff, s. Poliomyelitis-Impfstoff (oral), wird wegen des (wenn auch sehr geringen) Risikos einer vakzine-assoziierten paralyt. P. nicht mehr empfohlen.

**Poliomyelitis-Impfstoff (inaktiviert):** Vaccinum poliomyelitidis inactivatum Ph.Eur.6; Salk-Impfstoff; Totimpfstoff; wässrige Suspension von in Gewebekulturen gezüchteten Poliomyelitis-Viren der 3 Serotypen (s. Poliomyelitis); Inaktivierung durch Formaldehyd od. Hitze, minimale Mengen von Antibiotika (Streptomycin, Neomycin) u. Konservierungsmittel erlaubt; **Anw.**: Immunisierung von Personen mit Immundefekt od. unter immunsuppressiver Ther.; Verabreichung durch i. m. Injektion; Grundimmunisierung erfolgt durch 2 Impfungen im Abstand von 2–6 Monaten; Auffrischungsimpfungen nach 10 Jahren; Best. des Impfkalenders*. Da die Schluckimpfung, Poliomyelitis*-Impfstoff (oral), die minimale Gefahr der Auslösung einer Vakzine-assoziierten Poliomyelitis birgt, empfiehlt die STIKO* seit Januar 1998 die ausschließl. Verw. der inaktivierten Polio-Vakzine.

**Poliomyelitis-Impfstoff (oral):** Vaccinum poliomyelitidis perorale Ph.Eur.6; Sabin-Impfstoff, Poliomyelitis-Schluckimpfung; Zuber. aus zugelassenen Stämmen des lebenden, attenuierten Polymyelitis-Virus des Typs I, II od. III (s. Poliomyelitis), der in zugelassenen Zellkulturen in vitro gezüchtet ist; klare Flüss., die durch die Anwesenheit eines pH-Indikators gefärbt sein kann; kann jeden der 3 Typen od. jede Kombination der 3 Typen der Sabin-Stämme enthalten u. wird in einer Form zubereitet, die für eine orale Verarbeitung geeignet ist; Antibiotika außer Penicillin können enthalten sein. **Hinweis:** wird nicht mehr empfohlen (Risiko der Vakzine-assoziierten Poliomyelitis). Vgl. Poliomyelitis-Impfstoff (inaktiviert).

**Polkerne:** meist 2 Kerne; je einer entsteht an den beiden Polen des Embryosacks* der Angiospermae*; die beiden P. wandern zur Mitte u. verschmelzen mit einem Spermakern zum triploiden (3n) Endospermkern, aus dem sich das sekundäre Endosperm* entwickelt.

**Pollakisurie** (gr. pollakis oft): häufige Entleerung kleiner Harnmengen aus der Harnblase (>7-mal/d); **Vork.**: z. B. bei überaktiver Harnblase, Harnblaseninstabilität, Zystitis*, Störung der Harnblaseninnervation od. postmenopausalem Estrogenmangel. Vgl. Polyurie.

**Pollen:** Blütenpollen; aus den Pollenkörnern bestehender Blütenstaub; Eiweißnahrung der Bienen, die beim Nektarsammeln im Haarkleid der Sammelbienen hängen bleibt od. direkt gesammelt u. als Pollenhöschen in den Bienenstock getragen wird. **Inhaltsst.**: 7–35 % Eiweiß (20–25 bekannte Aminosäuren), Kohlenhydrate, Zucker, Fette, Vitamine, Estrogene, Mineralstoffe u. Spurenelemente; **Anw.**: (auch Extrakte) zur Diagnostik od. Desensibilisierung bei Pollinosis*; als Stärkungsmittel, auch in der Sportmedizin u. gegen Prostatabeschwerden.

**Pollenkorn:** (bot.) männl., haploide Keimzelle der Samenpflanze (Spermatophytina*); s. Blüte (Blütenteile); die äußere Haut wird Exine* genannt, die innere Intine*; die Pollenkörner sind artspezif.

**Poloxamere**

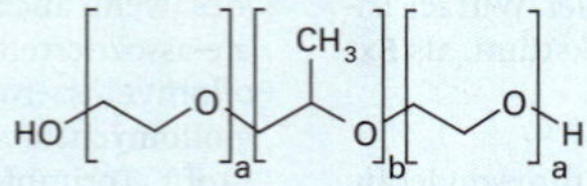


| Poloxamer-Typ | Ethylenoxid-Einheiten (a) | Propylenoxid-Einheiten (b) | Gehalt an Ethylenoxid-Einheiten | mittlere relative Molekülmasse |
|---|---|---|---|---|
| 124 | 10 – 15 | 18 – 23 | 44.8 – 48.6 | 2090 – 2360 |
| 182 | 6 – 10 | 27 – 33 | 26.9 – 30.7 | 2200 – 2800 |
| 184 | 10 – 15 | 27 – 33 | 37.5 – 41.3 | 2600 – 3200 |
| 188 | 75 – 85 | 25 – 30 | 79.9 – 83.7 | 7680 – 9510 |
| 237 | 60 – 68 | 35 – 40 | 70.5 – 74.3 | 6840 – 8830 |
| 331 | 5 – 10 | 52 – 57 | 14.5 – 18.3 | 3400 – 4200 |
| 338 | 137 – 146 | 42 – 47 | 81.4 – 84.9 | 12 700 – 17 400 |
| 407 | 95 – 105 | 54 – 60 | 71.5 – 74.9 | 9840 – 14 600 |

durch ihre Größe, äußere Form, Beschaffenheit der Exine sowie Anzahl, Anordnung u. Form der für den Austritt des Pollenschlauches (s. Samenbildung) vorgesehenen Öffnungen (Aperturen) charakterisiert; diese sehen z. B. poren- od. spaltenförmig aus. Je nach Anzahl der Öffnungen spricht man von monoporaten (charakterist. für monokotyle Pflanzen), di-, tri-, tetra-, penta-, hexa- od. polyporaten bzw. -kolpaten Pollenkörnern.

**Pollenmutterzelle:** s. Mikrosporenmutterzelle.

**Pollensäcke:** s. Blüte (Blütenteile).

**Pollenschlauch:** s. Samenbildung.

**Pollex** (lat.): Daumen.

**Pollinium:** s. Orchidaceae.

**Pollinosis:** Heufieber; durch Proteinbestandteile in Pollen (vgl. Allergene) verursachte spezif. IgE-vermittelte Überempfindlichkeitsreaktion vom Soforttyp (Typ I der Allergie*); **Vork.:** insbes. während der Baum- (Februar bis Mai), Gräser- (Mai bis August) u. Kräuterblüte (Juli bis Oktober); **Sympt.:** Rhinitis allergica (Heuschnupfen) meist zus. mit Konjunktivitis, in ca. 30 % mit exogen-allerg. Asthma bronchiale, gelegentl. generalisierte Urticaria, fieberhafte Allgemeinreaktion; **Ther.:** prophylakt. mit lokal wirkenden Mastzellstabilisatoren (z. B. Cromoglicinsäure*, Nedocromil*-Natrium, Ketotifen*), im Anfall mit abschwellenden Nasentropfen, system. Histamin*-$H_1$-Rezeptoren-Blocker, evtl. saisonal (Blütezeit) Ther. mit Glucocorticoiden* (topisch od. systemisch); **Proph.:** Karenz, Atemschutz, spezifische Immuntherapie*.

**Polonium:** Radium F; Symbol Po; CAS-Nr. 7440-08-6; OZ 84; D. 9.32; Schmp. 254 °C; Sdp. 962 °C; Halbmetall*; **Vork.:** radioaktives Zerfallsprodukt der Uranreihe u. Uranbegleitelement in Pechblende*; mit $2 \cdot 10^{-10}$ ppm in der Erdkruste eines der seltensten Elemente; **Herst.:** durch Neutronenbeschuss von $^{209}$Bi im Kernreaktor; Weltjahresproduktion 100 g; früher aus Pechblende als Sulfid angereichert (zus. mit Bismut*), fraktionierte Kristallisation; **Anw.:** als transportable Neutronenquelle; **Gesch.:** 1898 von dem Ehepaar Marie (1867–1934) u. Pierre Curie (1859–1906) entdeckt.

**Poloxamere:** Poloxamera Ph.Eur.6; Pluronics®; CAS-Nr. 9003-11-6; tensidartige Polyoxyethylen-Polyoxypropylen-Blockpolymere; die Polyoxyethylengruppen besitzen hydrophile, die Polyoxypropylengruppen hydrophobe Eigenschaften; ein Antioxidans wie Butylhydroxytoluol kann zugesetzt sein (Neigung zur Autoxidation). P. 124, 182, 184 u. 331 sind farblose Flüssigkeiten; P. 188, 237, 338 u. 407 sind fest, weiß, wachsartig; Schmp. ca. 50 °C; $M_r$ s. Tab.; alle P. sind sehr leicht lösl. in Wasser (außer P. 331) sowie in Ethanol u. prakt. unlösl. in Petrolether u. weisen eine sehr geringe Toxizität auf. HLB*-Wert für Typ 188 ca. 29, Typ 407 bei 22; P. 188 ist zu ca. 35 % in Dichlormethan, 40 % in Chloroform u. ca. 20 % in Acetonitril lösl.; beständig gegenüber schwachen Säuren, Basen u. Metallionen; in Konz. zw. 0.001–10 % keine Hämolyse bei parenteraler Verabreichung; **Inkomp.:** mit anionischen Tensiden; **Anw.:** **1.** Erhöhung des Lösungsvermögens für Arzneistoffe, in oralen Arzneiformen als Solubilisator (s. Solubilisation) für Antibiotika, Vitamin A u. E; verbessern die Resorption bestimmter Wirkstoffe; **2.** in halbfesten Arzneiformen als nichtionische Emulgatoren (Typ 407), bilden klare Gele (Typ 182, 407), auch Suppositorien zugesetzt; Bildung von Mikroemulsionsgelen mit geeigneten hydrophilen Komponenten u. Lipiden; **3.** Verbesserung von Benetzung u. Haftfähigkeit auf Haut u. Schleimhaut; **4.** bevorzugte Emulgatoren für parenterale Fettemulsionen (ca. 0.3 %); **5.** P. 188 für orale Suspensionen u. als Laxans.

**Polyacetalharze:** Acetalharze; Polymerisate u. Copolymerisate meist auf der Basis von Formaldehyd. P. sind thermoplast. Kunststoffe u. werden meist nach dem Spritzgießverfahren verarbeitet.

**Polyacetylene:** s. Polyine.

**Polyacrylamid:** s. Acrylamid.

**Polyacrylat-Dispersion 30 %:** Polyacrylatis dispersio 30 per centum Ph.Eur.6; Polyethylacrylat-methylmethacrylat-Dispersion 30 %, Poly-Dispersion 30 %; Zusammensetzung: wässrige Dispersion eines Copolymerisates aus Ethylacrylat* u. Methylmethacrylat* mit neutralem Charakter; $M_r$ ca. 800 000; kann einen Emulgator enthalten, opake, milchig weiße, niedrig viskose Flüssigkeit; mischbar mit Wasser, lösl. in Aceton, Ethanol, Isopropanol; max. $10^3$ Mikroorganismen/g; **Inkomp.**: starke Elektrolyte, org. Lösungsmittel, Wärme u. Frost, starke Schergefälle durch schnell laufende Rührer; **Anw.**: zum Granulieren u. Überziehen von Arzneiformulierungen, v. a. für Retardpräparate, zum Pelletieren u. zur Herst. transdermaler therapeutischer Systeme*.

**Polyacrylatgel, isopropanolhaltiges:** s. Mucilago Polyacrylati cum Alcohole isopropylico.

**Polyacrylatgel, wasserhaltiges:** s. Mucilago Polyacrylati cum Aqua.

**Polyacrylati mucilago aquosa:** s. Mucilago Polyacrylati cum Aqua.

**Polyacrylati mucilago cum isopropanolo:** s. Mucilago Polyacrylati cum Alcohole isopropylico.

**Polyacrylatis dispersio 30 per centum:** s. Polyacrylat-Dispersion 30 %.

**Polyacrylharze:** Polymethacrylate; Polymethacrylsäure, Polymethacrylsäureester, Polyacrylate, Acrylharze; hergestellt durch Polymerisation der Acrylsäure u. der Methacrylsäure sowie deren Ester, Amide u. Nitrile unter dem Einfluss von Radikalbildnern; je nach Größe der Estergruppe gummiartige, klebrige bis zähe u. schließlich harte Produkte (kleinste Estergruppe); Strukturformel: s. Abb.; licht- u. witterungsbeständig, thermoplast.; **Anw.**: P. werden als Spritzgießmassen (s. Spritzgießen) verarbeitet u. dienen als zähflüssige Lsg. u. wässrige Dispersionen zum Aufziehen von Folien, Schutzüberzügen, Imprägniermitteln; als Dragierlack (s. Eudragit®). P. finden weiterhin Verw. als Verbandfixiermittel, Klebstoffe, Pflasterklebstoffe, Gewebekleber in der Chirurgie (polymerisierbare Monomere), in der Orthopädie, als Zahnprothesen, Zahnfüllmaterial, Ionenaustauscher*. **Polymethylmethacrylat:** Abk. PMMA, Acrylglas; „organisches" Glas; sehr beständig, klar u. lichtdurchlässig; in der Wärme biegsam (thermoplast.), opt. hochwertig (kommt dem anorg. Glas* in den Eigenschaften am nächsten); u. a. Plexiglas; **Anw.**: vielseitig; in lokal applizierten Aerosolen* als mit Wasser nicht abwaschbares, jedoch wasserdampfdurchlässiges Verbandmittel (engl. spray bandages); es bilden sich kurz nach dem Aufsprühen elast. Membranen aus, die die erkrankte od. verletzte Haut vor äußeren Einwirkungen schützen; normale Regeneration der Haut unter dem Verband ist möglich.

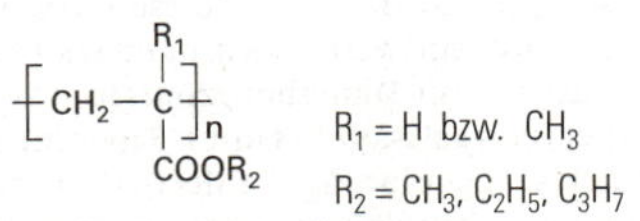


**Polyacrylharze**

**Polyacrylnitril:** Polymerisat des Acrylnitrils (s. Polyacrylharze). P. hat einen relativ hohen Erweichungspunkt u. löst sich nur in wenigen Lösungsmitteln (z. B. in Dimethylformamid). Copolymere aus Styrol u. Acrylnitril dienen als schlagfeste thermoplast. Kunststoffe (Acrylnitril-Butadien-Styrol, Abk. ABS; Acrylnitril-Styrol-Acrylester, Abk. ASA).

**Polyacrylsäure:** s. Carbomere.

**Polyaddition:** Zusammenlagerung niedermolekularer, polyfunktioneller Verbindungen zu Makromolekülen unter Umlagerung bestimmter Molekülbestandteile. Niedermolekulare Reaktionsprodukte werden nicht abgespalten. Durch P. entstehen z. B. Polyurethane*, Epoxidharze*.

**Polyaethylenglycoli unguentum:** s. Unguentum Polyethylenglycoli.

**Polyalkohole:** Alkohole* mit mehreren OH-Gruppen; **Vertreter:** Glycerol*, Hexitole*.

**Polyamid-6/6-Faden, steriler:** s. Filum polyamidicum-6/6 sterile.

**Polyamide:** Abk. PA; $-[NH(CH_2)_m-NH-CO-(CH_2)_n-CO]_x-$; linear aufgebaute Kunststoffe mit der regelmäßig wiederkehrenden Säureamidgruppe —NH—CO—; man erhält sie durch Polykondensation von Diaminen mit Dicarbonsäuren (v. a. von Hexamethylendiamin* mit Adipinsäure*) od. durch Polymerisation von Lactamen*, bes. ε-Caprolactam*. P. sind hornartig u. in den gebräuchl. org. Lösungsmitteln unlöslich. Sie sind teilkristallisiert, haben einen relativ scharfen, hohen Schmp., sind temperaturbeständig, sterilisierbar, zugfest, chem. relativ resistent u. lassen sich aus der Schmelze zu seidenartigen Polyamidfasern (Nylon*, Perlon®, Rilsan®) formen. P. werden auch zu Bändern u. transparenten, geschmeidigen Folien (öl- u. fettdicht, jedoch wasserdampf- u. gasdurchlässig) u. als Spritzgießmassen verarbeitet.

**Polyamid-6-Faden, steriler:** s. Filum polyamidicum-6 sterile.

**Polyarthritis:** gleichzeitige Arthritis* von >5 Gelenken; **Vork.**: v. a. bei rheumatoider Arthritis*, juveniler idiopath. Arthritis u. Psoriasis-Arthritis.

**Polyasen:** nicht mehr gebräuchl. Bez. für Enzyme*, die Polysaccharide* spalten (Glykosidasen* wie Amylasen*, Cellulasen*, Pektinase*).

**Polyborane:** s. Borane.

**Polybutylen:** s. Polyolefine.

**Polycarbonate:** Abk. PC; Ester der Kohlensäure; Strukturformel: s. Abb.; hochschmelzende Kunststoffe aus 4,4′-Dioxydiphenyl-alkanen u. Phosgen; farblos, klar, durchsichtig u. hochschmelzend; chem. stabil, resistent gegenüber Farbstoffen, geringe Wasseradsorption, jedoch höhere Gas- u. Wasserdampfdurchlässigkeit u. schlechte Schweißfähigkeit; aus der Schmelze der P. sind Fasern, Filme, Blasfolien, Spritzgieß- u. Presskörper (Flaschen) hoher Festigkeit, Härte u. Zähigkeit herstellbar.

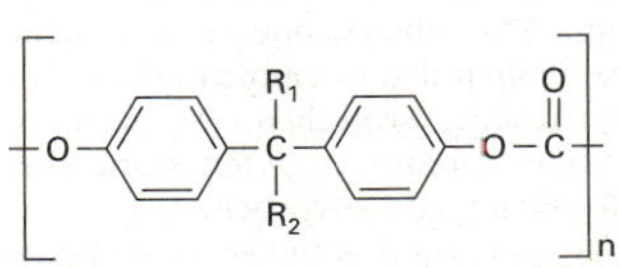


**Polycarbonate:** $R_1$ u. $R_2$: H od. organische Reste

P

**Polychreste:** **Hom.:** in der Homöopathie* Bez. für Arzneien, die bes. gut geprüft sind u. sich in der Krankenbehandlung bewährt haben, z. B. Sulfur (s. Schwefel), Sepia, Calcium carbonicum (s. Calciumcarbonat), Natrium chloratum (s. Natriumchlorid); vgl. Konstitutionsmittel.

**Polycresolsulfonat:** s. *m*-Cresol.

**Polydimethylsiloxan:** s. Dimeticon.

**polydispers:** die Teilchen eines Systems haben verschiedene Größe; Ggs.: monodispers.

**Poly-Dispersion 30 %:** s. Polyacrylat-Dispersion 30 %.

**Polyen-Antimykotika:** Antimykotika* natürl. Ursprungs (Streptomyces*-Arten) mit einer charakterist. chem. Struktur; bestehen aus einem lipophilen Bereich (konjugiertes System von Doppelbindungen) u. einem hydrophilen Bereich mit zahlreichen Hydroxylgruppen; die Leitsubstanz Amphotericin B wurde aus Streptomyces nodosus isoliert; **Wirkstoffe:** Amphotericin* B, Natamycin*, Nystatin*; **Anw.:** Breitband-Antimykotika gegen Hefen, Schimmelpilze u. Cryptococus neoformans; topische Ther. von Candida-Infektionen.

**Polyene:** Verb. mit mehreren C=C-Doppelbindungen; **Vertreter: 1.** Polyene mit konjugierten Doppelbindungen*: Carotinoide*; **2.** Polyene mit isolierten Doppelbindungen: Polyenfettsäuren.

**Polyester:** Kunstharze u. Kunststoffe, die meist durch Polykondensation von polyfunktionellen Säuren u. Alkoholen hergestellt werden u. Estergruppen —CO—O— enthalten; aus bifunktionellen Grundstoffen aufgebaute lineare, hochmolekulare P. wie der Polyterephthalsäureester sind sterilisierbar, beständig gegen Kälte, Chemikalien u. eignen sich v. a. auch zur Herst. von Folien u. Polyesterfasern (Diolen®, Trevira®, Terylene®), aber auch als Thermoplaste. Bei Verw. von tri- u. höherfunktionellen Komponenten entstehen vernetzte Polyester. Ungesättigte P.(-harze), bei denen ungesättigte Verb. wie Malein- od. Fumarsäure od. Allylalkohol chem. eingebaut sind, können durch Zugabe von Peroxiden (Härtern) in der Wärme oder u. U. schon bei Raumtemperatur mit niedermolekularen polymerisierenden Verb., vorzugsweise Styrol, zu vernetzten, unlösl. u. unschmelzbaren Massen copolymerisiert werden u. gehören damit zu den Duroplasten. Die ausgehärteten Harze finden v. a. Verw. als Gießharze u. Lackharze. Polyester werden auch in der Orthopädie, als chirurg. Nahtmaterial u. als Blutgefäßersatz eingesetzt.

P

**Polyesterfaden, steriler:** s. Fadenmaterial, chirurgisches.

**Polyestradiolphosphat** (INN): (17*β*)-Estra-1,3,5(10)-triene-3,17-diol; CAS-Nr. 28014-46-2; $M_r$ ca. 26 000; Polymer mit Phosphorsäure (polymerer Phosphorsäureester von Estradiol*); **Ind.:** Estrogentherapie des Prostatakarzinoms; **Kontraind.:** schwere Leberschäden, Dubin-Johnson-, Rotor-Syndrom, Thromboembolie, Sichelzellenanämie; **WW:** Antiepileptika, Rifampicin; **UAW:** Brustdrüsenhypertrophie, Erbrechen, Depressionen, Wasserretention, Libido- u. Potenzstörungen; **Dos.:** i. m. 80–160 mg alle 4 Wochen.

**Polyethylacrylat-methylmethacrylat-Dispersion 30 %:** s. Polyacrylat-Dispersion 30 %.

**Polyethylen:** s. Polyolefine.

**Polyethylencarbonat:** s. PEC.

**Polyethylenglycolum-Sorbitanum palmitinicum:** s. Polysorbate.

**Polyethylenglycolum 400 stearicum:** s. Macrogolstearat 400.

**Polyethylenglykole:** s. Macrogole.

**Polyethylenglykolfettalkoholether:** s. Polyoxyethylenfettalkoholether.

**Polyethylenglykolfettsäureester:** s. Macrogolstearate.

**Polyethylenglykolgele:** s. Gele.

**Polyethylenglykolsalbe:** s. Unguentum Polyethylenglycoli.

**Polyethylenglykol-Sorbitan-Fettsäureester:** s. Polysorbate.

**Polyethylenglykol-Sorbitan-oleat:** s. Polysorbate.

**Polyethylenglykol-400-stearat:** s. Macrogolstearat 400.

**Polyethylen-Oleogel:** s. Basisgel, Hydrophobes.

**Polyethylenoxide:** s. Macrogole.

**Polyethylenterephthalat:** s. Polyterephthalsäureester.

**Poly(ethylen-vinyl-acetat):** s. Ethylenvinylacetat-Copolymere.

**Polyfructosane:** s. Fructane.

**Polygala amara** L.: Kreuzblume; Fam. Polygalaceae; Nord- u. Mitteleuropa; Stpfl. von **Herba Polygalae amarae (cum Radicibus):** Polygalae amarae herba cum radice; Bitteres Kreuzblumenkraut; **Off.:** EB; **Inhaltsst.:** neutrales Saponin* (Senegin), saures Saponin (Polygalasäure), Saponingehalt ca. 1 %, Bitterstoff: Polygalin (Polygamarin), Gaultherin* (Phenolglykosid), äther. Öl (mit Salicylsäuremethylester); u. a. etwas fettes Öl, Gerbstoffe; **Anw.:** (volkstüml.) wie Polygalae radix (s. Polygala senega); **Radix Polygalae amarae:** Bittere Kreuzkrautwurzel; **Inhaltsst.:** Saponine*, Salicylsäuremethylester, Bitterstoffe*, Harz*; **Anw.:** (volkstüml.) z. B. als Amarum*, bei Husten u. Bronchitis. **Hom.:** Polygala amara: frische, blühende Pflanze.

**Polygalacturonase:** s. Pektinase.

**Polygalacturonsäure:** s. Pektine.

**Polygalae extractum siccum normatum:** s. Extractum Senegae siccum titratum.

**Polygalae radix:** s. Polygala senega.

**Polygalae sirupus:** s. Sirupus Senegae.

**Polygala senega** L.: Fam. Polygalaceae; Kanada bis Georgia; Stpfl. von **Polygalae radix:** Radix Senegae, Senegawurzel, Klapperschlangenwurzel; besteht aus den Wurzeln u. dem Wurzelkopf von P. senega od. anderen verwandten Arten; **Off.:** Ph.Eur.6; Monographie: ESCOP, WHO, Kommission E; **Inhaltsst.:** bis 10 % Saponine*, deren gemeinsames Aglykon* Presenegenin ist, Strukturformel: s. Saponine (Tab. 1 dort); das Hauptsaponin ist Senegin II (Strukturformel: s. Abb.), in dem ein Preseneginglucosid am C-28 esterartig mit einem Tetrasaccharid verbunden u. dieses über Fucose wiederum mit Dimethoxyzimtsäure verestert ist; ferner Polygalasäure (saures Saponin, Strukturformel: s. Saponine, Tab. 1 dort), Cumarsäure*, Sinapinsäure, Salicylsäure* sowie Salicylsäure- u. Valeriansäuremethylester, fettes Öl, Zucker; hämolyt. Index 3000–5000; **Anw.:** ähnl. wie Primulae radix (s. Primula veris), bei Katarrhen der obe-

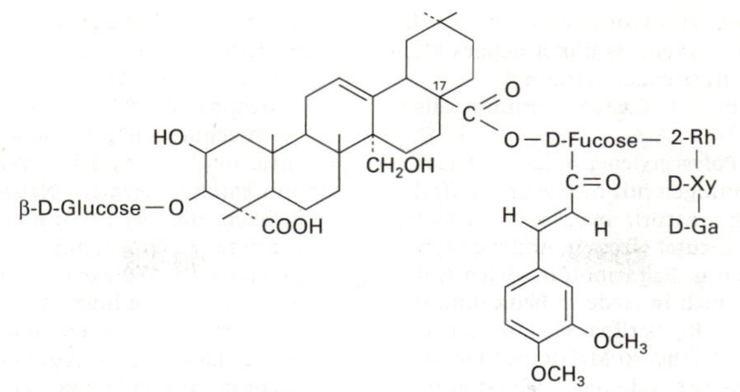


**Polygala senega:** Senegin II, Inhaltsstoff von Radix Senegae

ren Atemwege, Bronchitiden mit trockenem, zähem Schleim; **Zuber.:** z. B. Sirupus* Senegae, Tct. Senegae, Extr. Senegae (fluidum). **Hom.:** Polygala senega (HAB), Senega: getrocknete Wurzeln u. Wurzelkopf von P. senega od. verwandten Arten der Gattung Polygala od. eine Mischung daraus; verordnet z. B. bei Bindehautentzündung, Reizhusten.

**polygam:** s. Blüte (Blütenformen).

**Polygenie:** Abhängigkeit eines Erbmerkmals, meist einer variablen Eigenschaft, von zahlreichen Genen. Die beteiligten Gene werden auch als **Polygene** bezeichnet. Ihre Wirkung im Einzelnen ist zu gering, um regelmäßig erkennbar zu sein.

**Polyglobulie:** Erythrozytose; Vermehrung der Erythrozyten* im Blut; **Urs.:** gesteigerte Erythrozytopoese* mit Anstieg der Erythrozytenmasse; **Vork.:** bei Hypoxie (z. B. Höhenpolyglobulie), gestörter Sauerstofftransportfunktion des Hämoglobins*, vermehrter Erythropoetinbildung (z. B. bei Nierentumoren, Ther. mit Androgenen). Vgl. Polyzythämie.

**Polyglycerol-2 dipolyhydroxystearat** DAC: Polyglycerolfettsäureester*; Gemisch von Dipolyfettsäureestern aus Polyglycerol u. 12-Hydroxystearinsäure; CAS-Nr. 144470-58-6; hochviskose Flüssigkeit; unlösl. in Wasser, mischbar/lösl. in Ethanol, fetten Ölen u. Ether; **Anw.:** W/O-Emulgator (s. Emulgatoren) für lipophile Cremes.

**Polyglycerolfettsäureester:** hergestellt durch Veresterung der OH-Gruppen von Polymeren des Glycerols* (Polyglycerole) mit Fettsäuren; vorwiegend W/O-Emulgatoren (s. Emulgatoren); physiol. unbedenklich. Vgl. Polyglycerol-2 dipolyhydroxystearat.

**Polyglykole:** s. Macrogole.

**Polyglykolfettalkoholether:** s. Polyoxyethylenfettalkoholether.

**Polyglykolsäure:** Abk. PGS; (engl.) *polyglycolic acid (Abk. PGA)*; Polyglykolid; schnell bioabbaubares Polymer, das sich zum physiol. Monomer Glykolsäure abbaut; Gerüstbildner. Vgl. Poly(lactid-co-glycolid).

**Polygonaceae:** Knöterichgewächse; Fam. der Ordnung Polygonales, ca. 800 Arten; **Merkmale:** **1.** (biol.) meist Kräuter mit wechselständigen Blättern* u. zu einer Ochrea* verwachsenen Nebenblättern; knotige Stänge; die radiären Blüten* haben ein 3- bis 6-zähliges Perigon, 3 bis 9 Staubblätter; oberständiger Fruchtknoten; Früchte 2- bis 3-kantige, 1-samige Nüsse, s. Fruchtformen; **2.** (chem.) Oxalat* (frei u. in Drusen*), Anthracen*-Derivate, Flavonoide*, Gerbstoffe*; **Gattungen:** z. B. Fagopyrum, Polygonum, Rheum, Rumex.

**Polygonum amphibium** L.: Wasserknöterich; Fam. Polygonaceae; gemäßigte nördl. u. südl. Zone; Stpfl. von **Rhizoma Polygoni amphibii:** Wasserknöterichwurzel; **Inhaltsst.:** Hydroxymethylanthrachinon, Gerbstoffe (bis 18 %); **Anw.:** (volkstüml.) als Blutreinigungsmittel. **Hom.:** Polygonum amphibium: frischer Wurzelstock.

**Polygonum aviculare** L. s. l.: Vogelknöterich; Fam. Polygonaceae; nahezu Kosmopolit; Stpfl. von **Polygoni avicularis herba:** Herba Polygoni avicularis, Vogelknöterichkraut, Homerianatee; mit den Wurzeln zur Blütezeit gesammeltes u. getrocknetes Kraut; **Off.:** ÖAB, Ph.Eur.6; Monographie: Kommission E; **Inhaltsst.:** 0.2 % lösl. u. 0.8–1 % unlösl. Kieselsäure (s. Silicium), Flavonoidglykoside (z. B. Avicularin*, ein Quercetinarabinosid), nach Ph.Eur. mind. 0.3 % Flavonoide, berechnet als Hyperosid, bezogen auf das Trockengewicht; Gerbstoffe; **Anw.:** (med.) leichte Katarrhe der Atemwege; entzündl. Veränderungen der Mund- u. Rachenschleimhaut. **Hom.:** Polygonum aviculare: frisches Kraut.

**Polygonum bistorta** L.: Persicaria bistorta; Drachenwurz, Natterwurz, Wiesenknöterich; Fam. Polygonaceae; gemäßigte nördl. Zone; Stpfl. von **Bistortae rhizoma:** Rhizoma Bistortae; Natterwurzel, Schlangenwiesenknöterichwurzelstock, Schlangenwurzel, Wiesenknöterichwurzel; ganzes oder zerkleinertes, getrocknetes Rhizom* ohne Adventivwurzeln; **Off.:** Ph.Eur.6 (als Stammpflanze wird Persicaria bistorta, syn. Polygonum bistorta, angegeben; nach neueren molekulargenet. Daten bleibt der alte Name Polygonum bistorta L. erhalten); **Inhaltsst.:** Gerbstoffe* (ca. 20 %), Gallussäure*, Stärke (bis 30 %), Eiweiß, geringe Mengen Anthraglykoside*; **Gehalt:** nach Ph.Eur. mind. 3 % Tannine*, berechnet als Pyrogallol, bezogen auf das Trockengewicht; **Anw.:** (volkstüml.) z. B. als Adstringens* u. Mucilaginosum*.

**Polygonum hydropiper** L.: Wasserpfeffer; Fam. Polygonaceae; Europa, Nordamerika; Stpfl. von **Herba Polygoni hydropiperis:** Herba Hydropiperis, Hydropiperis herba; Wasserpfefferkraut; **Inhaltsst.:** äther. Öl mit scharf schmeckenden Sesquiterpenen, z. B. Tadeonal (ein Ketoaldehyd), ferner Flavonoidglykoside (Rutin, Quercitrin, Rhamanzin), Gerbstoffe, Öl; **Anw.:** (volkstüml.) z. B. bei rheumat. Beschwerden, als blutstillendes Mittel; äußerl. mit hautreizender Wirkung.

**Polyhydroxyalkaloide:** s. Castanospermum australe.

**Polyine:** veraltet Polyacetylene; relativ instabile Kohlenstoffverbindungen mit mehreren Dreifachbindungen*; **Vork.:** natürl. bei Fam. Apiaceae, z. B. Cicutoxin* in Cicuta* virosa u. Aethusa* cynapium od. Falcarinol u. Falcarinon in vielen Apiaceenwurzeln, aber auch in Hedera* helix u. a.; bei Fam. Asteraceae, z. B. Carlinaoxid in Carlina* acaulis; En-In-Dicycloether in Matricaria* recutita; **Biogenese:** aus Ölsäure* od. anderen Fettsäuren* durch Dehydrierung, Decarboxylierung* sowie ggf. sich anschließender Cyclisierung, wobei auch aromat., furanoide od. andere Strukturelemente entstehen können. Vgl. Alkine.

**Polyisobutylen:** s. Polyolefine.

**Polyisoprene:** s. Polyterpene.

**Polyisoprenoide:** s. Polyterpene.

**Polyketide:** Acetogenine; Naturprodukte, die durch Kondensation aus mehreren Acetat- bzw. Malonat-Einheiten über Poly-$\beta$-ketosäuren (Polyketomethylenverbindungen) gebildet werden; dazu gehören einfache und v. a. kondensierte, aromat. Verb. (Phloroglucin*, Flavonoide*, Griseofulvin, Naphthochinone, Anthracenderivate wie Anthrachinone, Tetracycline* u. a.) sowie Makrolide* (z. B. Makrolid*-Antibiotika) u. zahlreiche Produkte von Pilzen* (z. B. Aflatoxine*); für viele P. ist die regelmäßige 1,3-Substitution (freie od. gebundene Hydroxygruppen) kennzeichnend; die Biosynthese verläuft ähnl. der Fettsäuresynthese, aber die zweifache Reduktion fehlt; s. Aromatenbiosynthese (Polyketidweg).

P

**Polyketid-Weg:** s. Aromatenbiosynthese.

**Polykieselsäuren:** s. Silicium (Kieselsäuren).

**Polykondensation:** Verknüpfung monomerer Moleküle, bei der stets ein niedermolekulares Reaktionsprodukt (z. B. HCl, NaCl, $NH_3$, $H_2O$) austritt. Es entstehen stufenweise Zwischenprodukte, die sowohl isolierbar als auch weiter kondensationsfähig sind. Mit zunehmender Dauer der Reaktion steigt der Kondensationsgrad (Polymerisationsgrad der einzelnen Moleküle). Durch P. entstehen z. B. Phenolharze*, Aminoplaste*, Polyester* u. einige Polyamide*.

**Poly(lactid-co-glycolid):** (engl.) *poly(lactic-co-glycolic acid) (Abk. PLGA)*; Polymilchsäure/Polyglykolsäure-Copolymerisat; Copolymer aus Milchsäure* u. Glykolsäure (s. Carbonsäuren, Tab. dort) mit zufälliger Reihenfolge der miteinander polymerisierten Moleküle; unlösl. in Wasser, lösl. in org. Lösungsmitteln; **Verw.:** als synthet. Polymer zur Herst. von Mikropartikeln u. Implantaten; für Depotarzneimittel; resorbierbares u. relativ gut verträgl. chirurg. Nahtmaterial; durch die Kombination der sich über Monate zersetzenden Polymilchsäure* u. der schnell abbaubaren Polyglykolsäure* lassen sich die Abbauzeiten des PLGA mit versch. Monomerenverhältnissen u. Polymerisationsgraden in weiten Grenzen variieren.

**Polymazeration:** s. Perkolation.

**Polymedikation:** Multimedikation, Polypharmazie; dauerhafte bzw. über einen längeren Zeitraum bestehende gleichzeitige Anw. von mehr als 5 Arzneimitteln*.

**Polymerase-Kettenreaktion:** (engl.) *polymerase chain reaction (Abk. PCR)*; 1984 entdecktes Verfahren der Gentechnologie*, bei dem selektiv DNA*-Abschnitte amplifiziert, d. h. vervielfältigt werden (s. Amplifikation); selektive Neusynthese von DNA-Sequenzen, die zw. 2 synthet. Oligonucleotiden* (den Primern*) eingerahmt liegen, mittels DNA*-Polymerase; durch die exponentielle Anreicherung (ausgehend von geringen Mengen DNA) können nach mehrmaliger Wiederholung des Vorgangs (20–40 Zyklen) die DNA-Abschnitte nachweisbar gemacht od. für andere gentechnolog. Zwecke benutzt werden.

**Polymerasen:** s. DNA-Polymerase; RNA-Polymerase, DNA-abhängige; TAQ-Polymerase; RNA-Synthetase.

**Polymere** *(pl Polymeren) n*: Makromoleküle*, chem. Verb., die aus vielen, niedrigmolekularen Grundbausteinen (den Monomeren) bestehen; **Homopolymere** bestehen aus gleichartigen, **Copolymere** aus versch. Monomeren. P. können Naturstoffe (Biopolymere*) od. Kunststoffe* sein (s. Kunstseiden; Kunstharz; Kunststoffpapier; Polymerisation; Polykondensation).

**Polymere, isotaktische:** s. Ziegler-Natta-Polymerisation.

**Polymerisation:** Zusammenlagerung monomerer, ungesättigter Ausgangsverbindungen zu polymeren Molekülen durch eine Kettenreaktion, meist unter Auflösung von Doppel- od. Dreifachbindungen ohne Abspaltung eines monomeren Reaktionsprodukts. Mehrfach ungesättigte Ausgangsverbindungen führen zu Kettenverzweigungen. Durch P. werden z. B. Polyethylen, Polypropylen (s. Polyolefine) u. Polyvinylchlorid* hergestellt.

**Polymethacrylsäure:** s. Polyacrylharze.

**Polymethacrylsäureester:** s. Polyacrylharze.

**Polymethacrylsäure-Ethylacrylat:** s. Methacrylsäure-Ethylacrylat-Copolymer (1 : 1).

**Polymethacrylsäure-Ethylacrylat-Dispersion:** s. Methacrylsäure-Ethylacrylat-Copolymer-(1 : 1)-Dispersion 30 %.

**Polymethacrylsäuremethylmethacrylat:** s. Methacrylsäure-Methylmethacrylat-Copolymer (1 : 1).

**Polymethylen-Sulfathiazol:** s. Formosulfathiazol.

**Polymethylphenylsiloxan:** Poly[methyl(50)phenyl(50)]siloxan, Poly-[oxy-(methylphenylsilandiyl)]; $d_{25}^{25}$ ca. 1.09; $n_D^{25\,C°}$ ca. 1.54; enthält 50 % Phenyl-Gruppen u. 50 % Methyl-Gruppen (mittlere $M_r$ 4 000); sehr viskose Flüssigkeit (ca. 1300 mPa · s); **Anw.:** Reagenz Ph.Eur.6; stat. Phase in der Gaschromatographie*.

**Polymilchsäure:** (engl.) *polylactic acid (Abk. PLA)*; Polylactid (Abk. PL); langsam abbaubares synthet. Polymer aus Milchsäure*; **Anw.:** zur Formulierung von Depotarzeimitteln, Herst. von Mikropartikeln u. Implantaten mit guter Verträglichkeit u. Bioabbaubarkeit über Monate zum physiol. Monomer Milchsäure. Vgl. Implantationstabletten.

**polymorph** (gr. poly viel; morph Gestalt): vielgestaltig; vgl. Polymorphie; pleomorph.

**Polymorphie** (gr. Vielgestaltigkeit, Verschiedengestaltigkeit): **1.** Polymorphismus; in den biol. Wissenschaften z. B. das gleichzeitige Vorkommen versch. Genotypen* in einer Population* od. bestimmte, z. B. auch jahreszeitl. bedingte, Unterschiede bei Tieren od. Pflanzen; **2.** in Mineralogie, Chemie u. Pharmazie die Erscheinung, dass manche Stoffe je nach Zustandsbedingungen (Temp., Druck) in versch. krist. Formen, bei gleicher chem. Zusammensetzung, existieren (können); diese Kristallformen werden als polymorphe **Modifikationen** bezeichnet, wenn sie aus nur einer Komponente (Verbindung) bestehen. **Pseudopolymorphie:** Krist. Lösungsmitteladdukte (Kristallsolvate*) unterscheiden sich ebenfalls in der Kristallstruktur von lösungsmittelfreien Kristallen. Eine pseudopolymorphe Modifikation setzt mind. 2 Komponenten voraus, wobei die zweite ein Lösungsmittel ist, z. B. Wasser (s. Hydrate). Unter Pseudopolymorphie werden oft auch andere, mit P. evtl. zu verwechselnde od. verwandte Erscheinungen subsummiert. Amorphe, glasartige Stoffe fallen nicht unter den Begriff der Polymorphie. P. findet man z. B. bei Schwefel* ($S_8$), Ammoniumnitrat, Titandioxid* u. Quecksilbersulfid. Die Erscheinung, dass Elemente (z. B. Phosphor, Kohlenstoff, Schwefel) in versch. Molekülgrößen existieren können, nennt man Allotropie*. P. (u. Pseudopolymorphie) ist unter org. Arzneistoffen weit verbreitet, z. B. Barbital, Phenobarbital, Chloramphenicolpalmitat, Flufenaminsäure, Meprobamat, Nifedipin, Paracetamol, Phenylbutazon, Ranitidinhydrochlorid, Sulfanilamid, Sulfathiazol, Tolbutamid, Progesteron, Oleum Cacao. Die Bedeutung der P. bei pharmaz. Hilfs- u. Wirkstoffen ist auf den Umstand zurückzuführen, dass die meisten dieser Stoffe krist. u. daher zumindest potentiell polymorph sind. Polymorphe Modifikationen unterscheiden sich meistens in ihren Schmp., Schmelzwärmen, spezif. Wärmen, Löslichkeiten, Dichten, in ihrer Hygroskopizität, dem mechan. Verhalten (z. B. Plastizität, Sprödigkeit) sowie allen anderen mit der Kristallstruktur zusammenhängenden Eigenschaften. Sie lassen sich daher z. B. mit Thermoanalyse*, Röntgendiffraktion (s. Kristallstrukturanalyse), Infrarotspektroskopie auseinanderhalten. All diese Unterschiede können sich auf die pharmaz. Analytik, die Bioverfügbarkeit, die physik. Stabilität u. die technolog. Verarbeitung (Arzneiformung) auswirken. **Metastabilität:** Bei einer bestimmten Temp. u. festgelegtem Druck ist, mit Ausnahme der Bedingungen eines Umwandlungspunktes, eine einzige polymorphe Modifikation thermodynam. stabil, die anderen sind metastabil. **Enantiotropie u. Monotropie:** 2 ineinander wechselseitig überführbare Modifikationen werden als enantiotrop bezeichnet. Ist die Umwandlung nur in einer Richtung mögl. handelt es sich um monotrope Modifikation. Verständl. wird dieses Verhalten aufgrund der Dampfdruckkurven, die mit Löslichkeitskurven vergleichbar sind. Wie der Schnittpunkt der Dampfdruckkurven der festen u. flüssigen Phase eines Stoffes den Schmp. dieses Stoffes unter dem eigenen Dampfdruck wiedergibt, stellt sich der Umwandlungspunkt zweier polymorpher Modifikationen A u. B eines Stoffes (unter dem eigenen Dampfdruck) als der Schnittpunkt der Dampfdruckkurven der beiden Formen dar. Unterhalb

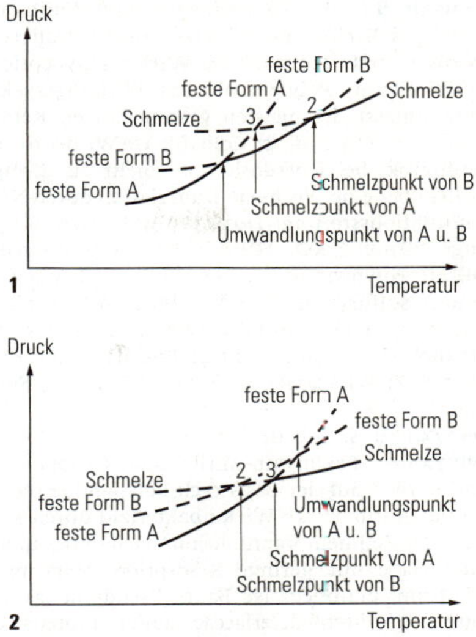


**Polymorphie:** Dampfdruckkurven enantiotroper Modifikationen (1) u. monotroper Modifikationen (2)

des Umwandlungspunktes ist die Form A, oberhalb die Form B die Zustandsform mit dem kleinsten Dampfdruck (durchgezogene Kurventeile in der Abb.), also die thermodynam. stabile. Nur beim Umwandlungspunkt selbst können beide festen Modifikationen dauernd nebeneinander bestehen, da sie hier genau den gleichen Dampfdruck, die gleiche freie Enthalpie* G, aufweisen. Im Falle der Enantiotropie schneidet die Dampfdruckkurve der Schmelze die Dampfdruckkurven der beiden festen Modifikationen A u. B oberhalb des Umwandlungspunktes 1 (s. Abb., obere Grafik), so dass sich beim Erwärmen Form A über dem Umwandlungspunkt 1 (endotherm) in die Modifikation B u. diese beim Abkühlen unter den Umwandlungspunkt 1 (exotherm) wieder in A umwandeln kann. Im Falle der Monotropie schneiden sich die Dampdruckkurven von Schmelze u. festen Modifikationen dagegen unterhalb des Umwandlungspunktes 1 (s. Abb., untere Grafik). A schmilzt beim Erwärmen in Punkt 3, bevor der (virtuelle) Umwandlungspunkt 1 erreicht ist; eine Umwandlung von A in B ist daher in diesem Falle nicht möglich. Es kann sich nur B in A (exotherm) umwandeln, das z. B. aus der Schmelze, der Gasphase, einer Lsg. od. aus einem Kristallsolvat erhalten werden kann. Zwischen Umwandlungstemperatur u. Umwandlungspunkt besteht bei den meisten Modifikationen eine mehr od. weniger große Hysterese* (vgl. Metastabilität). Eine Umwandlungstemperatur, die man auch bei monotropen Modifikationen messen kann, ist keine physik. Konstante, sondern ledigl. ein von den experimentellen Bedingungen abhängiger Messwert.

**polymorphkernig:** mit vielgestaltigem Zellkern versehen, v. a. Leukozyten.

**Polymyxin-Antibiotika:** s. Polymyxine.

**Polymyxin B** (INN): CAS-Nr. 1404-26-8; Antibiotikum* aus Bacillus-polymyxa-Stämmen; isoliertes Gemisch cycl. Polypeptide; **Wirk.:** Polypeptid*-Antibiotikum; Polymyxin*; das Wirkungsspektrum umfasst die meisten gramnegativen Keime außer Proteus; **Ind.:** s. Colistin; **UAW:** neuro- u. nephrotox. bei Überdosierung (mehr als 25 mg/kg KG über eine Woche) u. Kumulation durch Nierenfunktionsstörung; **Dos.:** p. o. 0.3–0.4 g; Säuglinge 20 mg/kg KG; HWZ 4.5 h. **Polymyxin-B-Sulfat:** Polymyxini B sulfas Ph.Eur., Polymyxinum-B sulfuricum; CAS-Nr. 1405-20-5; weißes, hygroskop. Pulver; lösl. in Wasser, schwer lösl. in Ethanol; eine 2 %ige wässrige Lsg. hat einen pH-Wert 5–7; Wirksamkeit: mind. 6500 IE/mg Substanz.

**Polymyxin E:** s. Colistin.

**Polymyxine:** Polymyxin-Antibiotika; Gruppe von Antibiotika* auf der Basis cycl. Polypeptide (Polypeptid*-Antibiotika); **Wirk.:** bakterizid durch Störung der Zellmembranfunktion; nach oraler u. lokaler Gabe nur geringe Resorption; Wirkungsspektrum: gramnegative Bakt. (Pseudomonas aeruginosa, Enterobacteriaceae außer Proteus u. Neisserien); **Wirkstoffe:** therap. relevant sind Polymyxin* B u. E (Colistin*); **UAW:** Neuro- u. Nephrotoxizität, system. Anw. von Colistin nur unter sorgfältiger Nutzen-Risiko-Abwägung.

**Polynoxylin** (INN): Polymerisationsprodukt von Harnstoff* mit Formaldehyd* (größtenteils von linearer Struktur); CAS-Nr. 9011-05-6; amorphes Pulver, das sich beim Erhitzen zersetzt; nicht mehr im Handel; **Wirk.:** lokal antibakteriell; früher angewendet bei eiternden Wunden.

**Polynucleotide:** s. Nucleinsäuren.

**Polyole:** 2-wertige Glykole, mehrwertige Alkohole, Zucker u. Zuckeralkohole; wasserlösl. u. stark hygroskop; ihre Ether sind gute Lösungsmittel für Aromen u. Farbstoffe; verbessern die Solubilisationsfähigkeit nichtionogener Lösungsvermittler (Cosolubilisierung). Der Effekt nimmt mit der Anzahl der Hydroxylgruppen zu (direkte Beeinflussung der Mizellbildung). **Anw.:** (technolog.) **1.** Mannitol- u. Sorbitolpulver zur Granulation od. Direkttablettierung von Kau- od. Brausetabletten; **2.** Sorbitolsirup für Hustensäfte als Feuchthalter od. Verdickungsmittel; **3.** Fructose für Kautabletten; **4.** Maltose für schnell zerfallende, nicht hygroskop. Kautabletten; **5.** Maltitolsirup für Hustensäfte u. Suspensionen; **6.** Additive in Süßwaren (Feuchthalter u. Weicherhaltungsmittel).

**Polyolefine:** Polymerisate von Olefin-Kohlenwasserstoffen; Strukturformel: s. Abb.; von bes. Bedeutung sind: Polyethylen (R u. R′: H), Polypropylen (R: H, R′: $CH_3$), Polyisobutylen (R u. R′: $CH_3$), Polybuten-1 (Polybutylen; R: H, R′: $CH_2CH_3$). P. besitzen eine sehr hohe Chemikalienbeständigkeit u. eine geringe Gas- u. Wasserdampfdurchlässigkeit. Durch die großtechn. Gewinnung der Monomere auf petrochem. Grundlage sind die P. die größte Gruppe unter den thermoplast. Kunststoffen. P. sind leicht, fest, steif, zäh, unzerbrechlich u. gegen kochendes Wasser beständig. Sie werden überwiegend im Spritzgieß- od. Strangpressverfahren sowie im Hohlkörperblasverfahren zu Folien (Verpackungsmaterialien) u. Fasern verarbeitet; Pulversintern ist eine weitere Verarbeitungsmöglichkeit. P. lassen sich auch spanabhebend bearbeiten u. verschweißen. Neben den reinen P. spielen Copolymerisate eine bedeutende Rolle, z. B. kautschukelast. Ethylen-Propylen-Copolymere (**AP-Kautschuk**) od. Copolymerisate des Ethylens mit Vinyl- od. Acrylverbindungen. **Polyethylen** (Polyethen, Abk. PE) wird aus Ethylen hergestellt. Polymerisation mit Peroxiden führt zu wachsähnl. Massen mit niedrigem Polymerisationsgrad. Größere Bedeutung haben die hochmolekularen PE; Hochdruck-PE wird in der Gasphase bei Drücken über 500 bar u. Temperaturen zw. 100–400 °C mit Sauerstoff als Initiator hergestellt. Es entstehen hochelast. u. biegsame Hochpolymere. Das härtere u. thermostabilere Niederdruck-PE erhält man mit speziellen Katalysatorsystemen durch Lösungs- od. Suspensionspolymerisation. Das auch als Weich-PE (engl. low densitiy PE, Abk. LDPE) bezeichnete Hochdruck-PE hat einen Erweichungspunkt von ca. 115 °C u. eine Dichte um 0.92; Niederdruck- od. Hart-PE (engl. high densitiy PE, Abk. HDPE) einen bis über 130 °C reichenden Erweichungspunkt u. eine Dichte von ca. 0.94 bis max. 0.97. PE wird vielfach nach der Dichte gekennzeichnet. **Polypropylen** (Abk. PP) wird ähnl. wie Niederdruck-PE mit Ziegler-Katalysatoren hergestellt. Isotakt. PP hat einen Erweichungsgrad von 160 °C, wird bei Temp. unter 0 °C spröde u. ist in den sonstigen Eigenschaften sowie Verarbeitung u. Einsatzgebieten dem PE ähnlich. **Polyisobutylen** (Abk. PIB) stellt man durch kation. Polymerisation vorzugsweise mit Borfluorid bei tiefen Temperaturen her. Je nach Molekülgröße handelt es sich um viskose Öle, Weichharze od. kautschukelast. Stoffe. Verwendet z. B. zum Auskleiden von Behältern, für Folien u. Dichtungsmaterial. **Polybutylen** (Polybuten-1) sowie **Polymethylpenten** werden durch Stereopolymerisation als weitgehend isotakt. Polymerisate erhalten u. ähneln in Eigenschaften u. Einsatzgebieten dem PE u. PP.

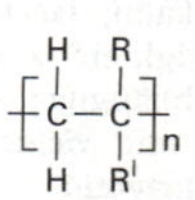

**Polyolefine:** Strukturprinzip

**Polyosen:** s. Polysaccharide.

**Polyoxyethylen-1000-cetylstearylether:** Ether Polyoxylicus et Cetostearylicus, Polyoxyl-20-Cetostearylether; $M_r$ 1210; lösl. in Wasser, Ethanol u. Aceton, unlösl. in Petrolether; OHZ 40–52.5; sterilisierbar im Heißluftschrank bei 150 °C 1 h; **Inkomp.:** Phenole; vermindern die bakterizide Wirk. von quartären Ammoniumverbindungen durch Wasserstoffbrückenbildung; **Anw.:** als nichtionogener Emulgator* (HLB-Wert 16.1) für pH-stabile u. elektrolytunempfindl. O/W-Emulsionen; Solubilisator für äther. Öle (1.0–1.5 %); zur Herst. eines Komplexemulgators: 2 T. C. u. 8 T. Cetylstearylalkohol* (cetomacrogol emulsifying wax). Vgl. Polyoxyethylenfettalkoholether; Macrogolcetylstearylether.

**Polyoxyethylenfettalkoholether:** Polyoxyethylenglykolfettalkoholether, Polyethylenglykolfettalkoholether, Polyglykolfettalkoholether, Macrogolfettalkoholether; R—O—$(CH_2CH_2O)_n$—H (n = 2 bis 24; R = Alkylrest); Flüssigkeiten, pasten- od. wachsartig feste, farblose od. weiße bis cremefarbige Substanzen; HLB*-Wert je nach n u. R zw. 4.9–16.9; bei höherem HLB-Wert unlösl. in Wasser; **Inkomp.:** Aminophenazon, Sulfonamide, Salicylate, phenol. Substanzen, Iod-Salze, Quecksilbersalze, Gerbstoffe; Bindung, Einschluss u. Inaktivierung von Antiseptika, bes. Konservierungsmittel; besser verträgl. als ionogene Emulgatoren*, den Polyoxyethylenfettsäureestern (vgl. Macrogolstearate) jedoch etwas unterlegen; **Beispiel:** Brij®, Cremophor® A; **Anw.:** nur äußerl. als Emulgatoren in W/O- u. O/W-Emulsionen, als Lösungsvermittler u. Gelbildner.

**Polyoxyethylenfettsäureester:** s. Macrogolstearate.

**Polyoxyethylenglycerolmonolaurat:** s. Macrogol-20-glycerolmonolaurat.

**Polyoxyethylenglycerolmonooleat:** s. Macrogol-20-glycerolmonooleat.

**Polyoxyethylenglycerolmonostearat:** s. Macrogol-20-glycerolmonostearat.

**Polyoxyethylenglycerol-tri-hydroxystearat 40:** s. Macrogolglycerolhydroxystearat.

**Polyoxyethylenglyceroltriricinoleat 35:** s. Macrogol-1500-glyceroltriricinoleat.

**Polyoxyethylenglycerolum monolaurinicum:** s. Macrogol-20-glycerolmonolaurat.

**Polyoxyethylenglycerolum monooleinicum:** s. Macrogol-20-glycerolmonooleat.

**Polyoxyethylenglycerolum monostearinicum:** s. Macrogol-20-glycerolmonostearat.

**Polyoxyethylenglycerolum triricinoleinicum 35:** s. Macrogol-1500-glyceroltriricinoleat.

**Polyoxyethylenglykole:** s. Macrogole.

**Polyoxyethylenglykolfettalkoholether:** s. Polyoxyethylenfettalkoholether.

**Polyoxyethylenglykol(1000)-glycerolmonolaurat:** s. Macrogol-20-glycerolmonolaurat.

**Polyoxyethylenglykol(1000)-glycerolmonooleat:** s. Macrogol-20-glycerolmonooleat.

**Polyoxyethylenglykol(1000)-glycerolmonostearat:** s. Macrogol-20-glycerolmonostearat.

**Poly(oxyethylen)-35-Rizinusöl:** s. Macrogol-1500-glyceroltriricinoleat.

**Polyoxyethylensorbitan-Fettsäureester:** s. Polysorbate.

**Polyoxyethylen(20)-sorbitanmonolaurat:** s. Polysorbate.

**Polyoxyethylen(20)-sorbitanmonopalmitat:** s. Polysorbate.

**Polyoxyethylen(20)-sorbitanstearat:** s. Polysorbate.

**Polyoxyl-35-Rizinusöl:** s. Macrogol-1500-glyceroltriricinoleat.

**Polyoxymethylen:** s. Paraformaldehyd.

**Polypeptid-Antibiotika:** Antibiotika* mit schmalem Wirkungsspektrum, deren kompliziertes Grundgerüst zum Großteil aus Aminosäuren besteht; **Wirk.:** bakterizid durch Änderung der Permeabilität der Zytoplasmamembran der Bakterien; gute Wirksamkeit gegen grampositive Keime; **Wirkstoffe:** Bacitracin*, Dactinomycin*, Fusafungin*, Gramicidin*, Tyrocidin*, Tyrothricin*; zur Erweiterung des Wirkungsspektrums werden sie häufig mit Neomycin* od. Polymyxinen* kombiniert; **UAW:** Nephro- u. Neurotoxizität. Vgl. Glykopeptid-Antibiotika.

**Polypeptidasen:** s. Proteasen.

**Polypeptide:** s. Peptide.

**Polypeptid, glucoseabhängiges insulinotropes:** s. GIP.

**Polypeptid, pankreatisches:** Abk. PP; gastrointestinales Gewebehormon* (Polypeptid aus 36 Aminosäuren), das im Pankreas* in sog. PP-reichen Langerhans*-Inseln synthetisiert wird; **Wirk.:** hemmt Hydrogencarbonat- u. Enzymsekretion des exokrinen Pankreas. Vgl. Hormone, gastrointestinale.

**Polypeptid, vasoaktives intestinales:** s. VIP.

**Polypharmazie:** s. Polymedikation.

**Polyphenoloxidasen:** s. Phenoloxidasen.

**Polyphosphorsäure:** CAS-Nr. 37267-86-0; $(HPO_3)_n$; Stücke od. Stäbchen mit einem Anteil an Natriumpolyphosphat, glasartig u. hygroskop.; enthält lineare, zwei- u. dreidimensional vernetzte Strukturen; sehr leicht lösl. in Wasser; **Anw.:** Reagenz Ph.Eur.6.

**Polyploidie:** Vervielfältigung des Chromosomensatzes über die normale diploide Form hinaus als tetra-, hexa-, oktaploide (d. h. 4-, 6-, 8-fache) Form u. darüber hinaus; polyploide Zellen entstehen in der Natur durch eine Störung in der Mitose*, wobei sich zwar die Chromosomen* teilen, ihre Spalthälften aber nicht auf 2 Tochterkerne u. Tochterzellen verteilt werden. Vielfach künstl. herbeigeführt durch Mitosehemmstoffe* (z. B. Colchicin*), z. B. in der Pflanzenzucht.

**Polypodium vulgare L.:** Engelsüß, Tüpfelfarn; Fam. Polypodiaceae; Mittel- u. Südeuropa, Asien, Nordafrika, Amerika; Stpfl. von **Rhizoma Polypodii:** Eichenfarnwurzel, Engelsüßwurzelstock, Korallenwurzel; **Inhaltsst.:** Saponine*, darunter Spuren von Osladin (3000-mal süßer als Saccharose*), ferner Phloroglucinderivate, Bitterstoffe*, Zucker, Gerbstoffe*, ca. 8 % fettes Öl, äther. Öl, Eiweiß, Stärke; **Anw.:** (volkstüml.) z. B. als Auswurf förderndes u. Galle treibendes Mittel, mildes Laxans sowie als Mucilaginosum* u. Anthelminthikum* (obsolet); auch für Bitterschnäpse.

**Polyporus fomentarius:** s. Fomes fomentarius.

**Polyporus officinalis:** s. Fomes officinalis.

**Polypragmasie:** Behandlung mit zahlreichen Arzneimitteln bzw. Methoden; vgl. Polymedikation.

**Polyprenolchinone:** s. Plastochinone.

**Polyprenole:** Polyprenylalkohole; acycl. Polyisoprenoidalkohole; formal aus 6–24 Isopreneinheiten aufgebaut; außer in der Anzahl der C-Atome unterscheiden sich die P. auch durch die Anordnung der Doppelbindungen u. teilweise durch partielle Hydrierung. Aus dem Namen ist oft Herkunft u. Aufbau ersichtl., z. B. besteht Betulaprenol-8 aus 8 Isopreneinheiten u. stammt von Betula-Arten. **Vork.:** frei od. als Ester höherer Fettsäuren od. der Phosphorsäure in Mikroorganismen, Pflanzen u. Tieren; **Bedeutung:** Eine Reihe von P. weist wahrscheinl. als Folge der *cis*-Addition von Isopentenylpyrophosphat an Geranylgeranylpyrophosphat (s. Terpene, Abb. dort) eine Tri-*trans*-poly-*cis*-Struktur auf. Diese Tri-*trans*-poly-*cis*-prenole (z. B. Undeca-

P

prenol u. die Dolichole) spielen bei der Biosynthese von Glykoproteinen* u. Glykolipiden* eine wichtige Rolle. Undecaprenol fungiert beim Aufbau der Zellmembran von Bakt. als Carrier* für Kohlenhydrate* (z. B. Disaccharide*). Bei Eukaryoten übernimmt diese Rolle Dolicholphosphat. Solanesol, eine aus 9 Isopreneinheiten aufgebaute All-*trans*-Verb., ist (als Diphosphat) eine Vorstufe von Plastochinonen* u. Ubichinonen*.

**Polyprenylalkohole:** s. Polyprenole.

**Polypropylen:** s. Polyolefine.

**Polyribosomen:** Polysomen, Ergosomen; aus mehreren (ca. 6) an einem mRNA-Molekül perlschnurartig aufgereihten Ribosomen* bestehende Struktureinheit der Proteinbiosynthese*.

**Polysaccharide:** Glykane, Polyosen; Kohlenhydrate* aus 10 od. mehr gleich- (Homoglykane*) oder verschiedenartigen (Heteroglykane*), $\alpha$- od. $\beta$-glykosid. verbundenen Monosacchariden*; sehr hohe relative molare Masse; zeigen andere chem. u. physik. Eigenschaften als die jeweiligen Mono- bzw. Oligosaccharide*; Wasserlöslichkeit, Reduktionsfähigkeit u. süßer Geschmack nehmen mit steigender Molekülgröße ab. **Struktur:** Monosaccharidketten können verzweigt od. unverzweigt, linear, schrauben- od. kugelförmig angeordnet sein. Bausteine sind v. a. die Hexosen* D-Glucose*, D-Fructose*, D-Galactose* u. D-Mannose*, die Pentosen* D-Arabinose* u. D-Xylose* sowie der Aminozucker* D-Glucosamin*. **Vork.:** im Tier- u. Pflanzenreich als Reservestoffe (z. B. Amylose u. Amylopektin, s. Amylum; Glykogen*) od. Gerüstsubstanzen (z. B. Cellulose*) weit verbreitet.

**Polysiloxane:** s. Silicone.

**Polysklerose:** s. Multiple Sklerose.

**Polysomen:** s. Polyribosomen.

**Polysorbate:** Polyoxyethylensorbitan-Fettsäureester, Polyethylenglykol-Sorbitan-Fettsäureester, PEG-Sorbitan-Fettsäureester; CAS-Nr. 9005-64-5; Gemische von Partialestern des Sorbitols* u. seiner Anhydride (Sorbitan u. Sorbid) mit höheren Fettsäuren ($C_{12}$ bis $C_{18}$, je nach Sorte), copolymerisiert mit annähernd 20 Mol Ethylenoxid* pro Mol Sorbitol u. Sorbitanhydrid (auch Sorten mit 4–5 Mol Ethylenoxid im Handel); **Formen: 1. Polysorbat 20:** Polysorbatum 20 (Ph.Eur.6), Polysorbitanum 20 lauratum, Monolaurylpolysorbitan, Polyoxyethylen(20)-sorbitanmonolaurat; CAS-Nr. 9005-64-5; mit Laurinsäure verestert; D. 1.10; ölige Flüssigkeit; mischbar mit Wasser u. niederen Alkoholen, prakt. unlösl. in fetten Ölen u. flüssigem Paraffin; ; HLB-Wert 16.7, Viskosität ca. 400 mPa · s bei 25 °C; SZ max. 2, OHZ 96–108, IZ max. 5, POZ max. 10.0, VZ 40–50; **2. Polysorbat 40:** Polysorbatum 40 (Ph.Eur.6), Polyethylenglycolum-Sorbitanum palmitinicum, Monopalmitylpolysorbitan, Polyoxyethylen(20)-sorbitanmonopalmitat; CAS-Nr. 9005-66-7; mit Palmitinsäure verestert; D. 1.10; flüssig; Löslichkeiten prakt. wie P. 20; Viskosität ca. 400 mPa s bei 30 °C; HLB-Wert 15.6; SZ max. 2, OHZ 89–105, POZ max. 10.0, IZ max. 5, VZ 41–52; **3. Polysorbat 60:** Polysorbatum 60 (Ph.Eur.6), Polysorbitanum 60 stearatum, Monostearylpolysorbitan, Polyoxyethylen(20)-sorbitanstearat; CAS-Nr. 9005-67-8; mit Stearinsäure 50 verestert; halbflüssig; Löslichkeiten u. Dichte prakt. wie P. 20; Viskosität wie P. 40 bei 30 °C; HLB-Wert 14.9, SZ max. 2, OHZ 81–96, POZ max. 10.0, IZ max. 5, VZ 45–55, Wasser max. 3.0 % (Karl*-Fischer-Titration); **4. Polysorbat 80:** Polysorbatum 80 (Ph.Eur.6); Polysorbitanum 80 oleinatum, Monooleylpolysorbitan, Polyoxyethylen(20)-sorbitanmonooleat, Polyethylenglykol-Sorbitan-oleat; CAS-Nr. 9005-65-6; mit Ölsäure (mind. 58 %) verestert; D. 1.10; flüssig; Löslichkeiten ähnlich u. Viskosität wie P. 20; HLB-Wert 15.0, SZ max. 2, OHZ 65–80, IZ 18–24, POZ max. 10, VZ 45–55, Wasser max. 3 %; **Inkomp.:** Phenole, Tannine, Teer u. teerähnl. Verb., *p*-Hydroxybenzoesäureester u. andere phenol. Konservierungsmittel sowie Invertseifen können über Wasserstoffbrücken bzw. mizellar gebunden werden u. eine Wirkungseinbuße erleiden. Weitere Inkomp. sind durch den Polyethylenglykol-Anteil im Molekül möglich. P. können während der Verarbeitung u. der Lagerung einer Autoxidation unterliegen (bes. Ölsäureester). **Anw.:** als nichtion. O/W-Emulgatoren, in Kombination mit W/O-Emulgatoren als Komplexemulgatoren für O/W-Systeme (s. Emulgatoren); Lösungsvermittler (Solubilisatoren) für wenig od. nicht wasserlösl. Substanzen (u. a. Aromen, äther. Öle, Vitaminöle, Harze, wasserunlösl. Wirkstoffe); Netzmittel (z. B. in Suspensionen); **Toxikol.:** P. sind gut verträgl., prakt. reizlos u. sehr wenig toxisch (Polysorbat 80 nach i. p. und p. o. Applikation: $LD_{50}$-Wert für Mäuse: 7.5 mL/kg KG, für Ratten: 6.3 mL/kg KG nach i. p. Applikation).

**Polysorbitanum 20 lauratum:** s. Polysorbate.

**Polysorbitanum 80 oleinatum:** s. Polysorbate.

**Polysorbitanum 60 stearatum:** s. Polysorbate.

**Polystyren:** s. Polystyrol.

**Polystyrol:** Abk. PS; Polystyren; bei ca. 90 °C erweichender Kunststoff (Polyvinylharz*), der durch Polymerisation des Styrols* entsteht (s. Abb.; Peroxide als Katalysator); hart, amorph, mit glasartiger Transparenz; aufschäumbar (Styropor®); extrem hohe Wasserdampf- u. Gasdurchlässigkeit; P. gehört zu den wichtigsten Massenkunststoffen. Es lässt sich v. a. durch Spritzguss sehr gut zu den versch. Artikeln verarbeiten, ferner zu Folien, Behältnissen, Injektionsspritzen, P.-Schaumstoffen, P.-Dispersionen. Copolymerisate des Styrols mit anderen Olefinen, v. a. mit Butadien* (Abk. SB) u. Acrylnitril* (Abk. SAN), stellen ebenfalls wertvolle Kunststoffe u. Kunstkautschuke dar.

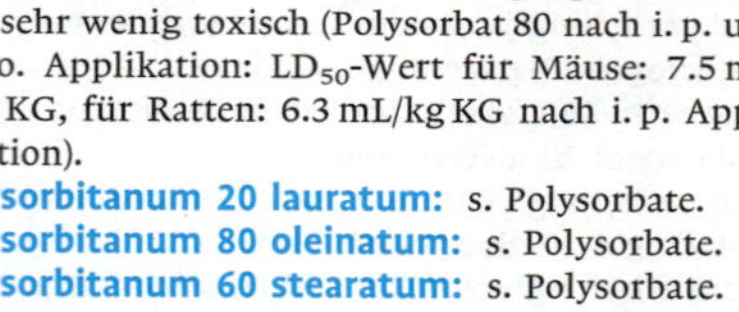


**Polystyrol**

**Polysulfide:** Alkalisulfane; Verb. von Alkali-* od. Erdalkalimetallen* mit Schwefel*; allg. Formel: $Me_2(I)S_n$ bzw. $Me(II)S_n$; meist gelb bis braunrot gefärbt; werden durch Säuren unter Abscheidung von Schwefel u. Bildung von Schwefelwasserstoff* zersetzt (z. B. Kaliumsulfid*); **Darst.:** P. entstehen beim Schmelzen von Alkalisulfiden mit Schwefel, wobei die Alkalisulfide weiteren Schwefel aufnehmen; n kann hierbei die Werte 2, 3, 4, 5 u. höher annehmen.

**polysymmetrisch:** s. Blüte (Blütenformen).

**Polytänchromosom:** s. Riesenchromosom.

**Polyterephthalsäureester:** lineare, gesättigte Polyester aus Terephthalsäure u. Glykol, bes. Ethylenglykol (Polyethylenterephthalat, Abk. PETP); Strukturformel: s. Abb.; dienen zur Herst. von hochwertigen Synthesefasern (Diolen®, Trevira®), chirurgischem Fadenmaterial* (z. B. Fila Ethyleni polyterephthalici sterile) u. von sehr zähen Folien (0.05 mm dick, glasklar, glänzend, beständig gegen Chemikalien, Kälte, sterilisierbar, öl- u. fettdicht, weichmacherfrei u. physiol. unbedenkl., jedoch schlecht verschweißbar). P. werden als thermoplast. Kunststoffe durch Spritzgießen zu Formteilen mit hoher Härte, Steifheit u. niedrigen Reibungswerten verarbeitet.

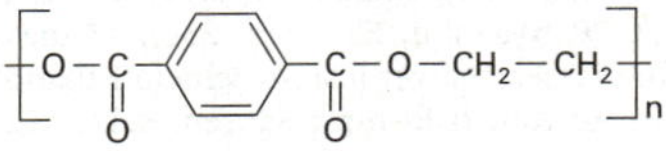

**Polyterephthalsäureester**

**Polyterpene:** Polyisoprene, Polyisoprenoide; acycl., ungesättigte Terpenkohlenwasserstoffe od. -alkohole, die aus einer großen Anzahl von Isopreneinheiten $(C_5H_8)_n$ aufgebaut sind; man unterscheidet verschiedene Typen (s. Tab.); alle P. sind unverzweigte Moleküle, die Doppelbindungen können *cis*- od. *trans*- orientiert sein; Biosynthese: s. Terpene; mit Ausnahme einiger Polyprenole*, findet man die P. nur im Pflanzenreich, in Milchröhren* u. Milchsaft*-Zellen.

**Polyterpene**
Einteilung

| Verbindung | Anzahl der Isopreneinheiten | Doppelbindungen |
|---|---|---|
| Polyprenole | 6–24 | *cis/trans* |
| Gutta, Balata | ca. 100 | *trans* |
| Naturkautschuk | >10 000 | *cis* |

**Polytetrafluorethylen:** Abk. PTFE; Teflon®; —$[CF_2CF_2]_n$—; D. 2.2; Kunststoff, außerordentl. temperaturresistent (bis 280 °C), beständig gegen chem. Einflüsse; wachsartige Oberfläche, nimmt keine Feuchtigkeit auf; **Verw.:** Verschlussmaterial für Infusionsflaschen; für Stopfen ungeeignet (zu geringe Haftfähigkeit); Abdichten von Glasschliffen.

**Polythiazid** (INN): 6-Chlor-2-methyl-3-(2,2,2-trifluorethylthiomethyl)-3,4-dihydro-2*H*-1,2,4-benzothiadiazixin-7-sulfonamid-1,1-dioxid; CAS-Nr. 346-18-9; $C_{11}H_{13}ClF_3N_3O_4S_3$; $M_r$ 439.90; Schmp. 202.5 °C (kristallisiert aus Isopropanol); fast unlösl. in Wasser, Chloroform, lösl. in Methanol, Aceton; nicht mehr im Handel befindl. Saluretikum (s. Diuretika) u. Antihypertensivum*; **UAW:** s. Bendroflumethiazid.

**Polythiolstyrole:** s. Ionenaustauscher.

**Polytrichum commune** L.: Goldener Widerton; Fam. Polytrichaceae; Europa, Asien, Nordamerika; Stpfl. von **Herba Adianti aurei**: Goldhaar, Goldener Widerton; **Inhaltsst.:** fettes Öl mit Arachidonsäure*, Gerbstoffe*, Harz*, Wachs*; **Anw.:** (volkstüml.) als Adstringens*. **Hom.:** Adiantum aureum: frische Planze.

**Polyurethane:** Abk. PUR; allg. Formel: s. Abb.; durch Polyaddition von Di- od. Polyisocyanaten mit Di- od. Polyhydroxylverbindungen aufgebaute Kunststoffe, welche die Urethangruppe —NH—CO—O— enthalten; aus aliphat. Glykolen u. aliphat. Diisocyanaten erhält man lineare P., die zur Herst. von Fasern, Filmen, Lacken u. zum Spritzgießen geeignet sind. Aus Stoffen mit mehr als 2 Hydroxylgruppen im Molekül (z. B. hydroxylgruppenhaltigen Polyestern od. Polyethern) erhält man mit Di- od. Polyisocyanaten vernetzte, unlösl. u. unschmelzbare PUR. **Anw.:** kalthärtende Reaktionslacke für den Oberflächenschutz; für Klebstoffe u. Fasern u. bes. zur Herst. von Schaumstoffen. Hierbei dient als Treibmittel Kohlenstoffdioxid*, das bei der Reaktion zw. Isocyanaten u. Carboxylgruppen od. Wasser entsteht.

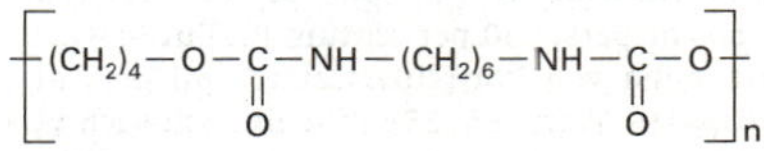

**Polyurethane**

**Polyurie:** pathol. erhöhtes Harnvolumen (>2 mL/min, >2800 mL/24 h); **Vork.:** z. B. bei Diabetes* insipidus, Diabetes* mellitus, Niereninsuffizienz*, Hyperkalzämiesyndrom. Vgl. Pollakisurie; Nykturie; Oligurie; Anurie.

**Polyuronide:** pflanzl., makromolekulare Inhaltsst. (Pektine*, Alginsäure*, Schleime), deren Untereinheiten aus Uronsäuren* (in Pyranose-Form) wie D-Glucuronsäure, D-Galacturonsäure u. D-Mannuronsäure bestehen; im Ggs. zu den Polysacchariden haben sie aufgrund noch freier Carboxygruppen saure Eigenschaften.

**Polyvidon:** s. Povidon.

**Polyvidonacetat:** s. Copovidon.

**Polyvidoni-Iodi-solutio:** s. Solutio Polyvidoni-Iodi.

**Polyvidoni-Iodi-Unguentum:** s. Unguentum Polyvinylpyrrolidoni-Iodi.

**Polyvidon-Iod:** s. Povidon-Iod.

**Polyvidon-Iod-Salbe:** s. Unguentum Polyvinylpyrrolidini-Iodi.

**Polyvidon-Iod-Zucker-Salbe:** Zusammensetzung: 1.3 g Polyvidon-Iod (s. Povidon-Iod), 5.0 g 85 %iges Glycerol*, 2.0 g Macrogol* 4000, Glucosesirup (s. Stärkesirup) ad 50.0 g; Darst. nach NRF: **1.** Polyvidon-Iod wird mit Glycerol angerieben u. auf dem Wasserbad bei max. 60 °C unter Rühren gelöst. **2.** In einer zweiten tarierten Fantaschale wird Macrogol 4000 unter Erwärmen u. unter Rühren auf dem Wasserbad in ca. 40 g Glucosesirup gelöst bzw. fein dispergiert. Nach dem Erkalten werden Verdunstungsverluste durch Zugabe von abgekochtem u. wieder erkaltetem Wasser ersetzt; die Polyvidon-Iod-Glycerol-Lsg. wird in Anteilen mit der Macrogol-Glucosesirup-Grundlage versetzt; der Ansatz wird mit Glucosesirup auf 50.0 g er-

ergänzt; Gehalt: ca. 2.5 % Polyvidon-Iod; **Anw.:** zur Desinfektion u. Heilungsförderung ulzeröser Wunden, Geschwüre u. Verbrennungen; mit Wasser abwaschbar; **Dos.:** 1- bis 4-mal/d in dicker Schicht auf die Wunde geben; **cave:** nicht bei Schilddrüsenerkrankungen u. Diabetes mellitus anwenden. Vgl. Unguentum Polyvinylpyrrolidoni-Iodi.

**Poly(vinylacetat):** Abk. PVA, PVAc; Poly(vinylis acetas) Ph.Eur.6; Polyvinylacetat; CAS-Nr. 9003-20-7; thermoplast. Polymer, durch Emulsions- oder Lösungspolymerisation von 100–17 000 Einheiten Vinylacetat hergestellt; $M_r$ ca. 10 000–1 500 000; $d_4^{20}$ 1.17; $n_D^{20\,°C}$ 1.469; Viskosität 4–250 mPa · s (20 %ige Lsg. in Ethylacetat); EZ 615–675; SZ max. 2.0; Mindestfilmbildetemperatur 18 °C; weißes Pulver; unlösl in Wasser, leicht lösl. in Ethylacetat, lösl. in Ethanol; hygroskop., quillt in Wasser; erweicht oberhalb 40–50 °C; **Verw.:** für wasserunlösl., flexible Retardüberzüge mit pH-unabhängiger Freisetzung (vgl. Retardpräparate); auch für Überzüge von Pellets*, die danach verpresst werden; Träger für Matrixretardformen; gängige Kaugummigrundmasse.

**Polyvinylacetat:** s. Poly(vinylacetat).

**Poly(vinylacetat)-Dispersion 30 %:** Poly(vinylis acetas) dispersio 30 per centum Ph.Eur.6; wässrige Dispersion von Poly(vinylacetat)*; mittlere $M_r$ ca. 450 000 (K-Wert* 65–85); milchige schwach viskose Flüssigkeit; mischbar mit Wasser u. Ethanol; Stabilisatoren wie Povidon* u. grenzflächenaktive Stoffe wie Natriumdodecylsulfat* können enthalten sein; Zersetzung nach mikrobieller Kontamination (max. $10^3$ Mikroorganismen/g); Lagerung bei 5–30 °C zum Schutz vor nicht mehr redispergierbarer Koagulation; **Anw.:** als Überzugs- und Granulierflüssigkeit bei festen oralen Arzneiformen zum Schutz od. zur Retardierung je nach Filmdicke (vgl. Retardpräparate); kutan für Sprühpflaster; **Beispiel:** Kollicoat® SR 30 D (s. Kollicoat®).

**Polyvinylacetatphthalat:** Abk. PVAP; ein aus Poly(vinylacetat)* mit einer $M_r$ von 25 000–40 000 hergestellter, partiell veresterter Poly(vinylalkohol)*, in dem die Hydroxylgruppen der Vinylgruppen z. T. mit Phthalsäure* verestert od. acetyliert sind; lösl. in Ethanol u. in wässrigen Ethanol-Lösungen (bis zu 9 % Ethanol); Polymerisationsgrad 600–800, Phthaloylgehalt 60–70, Acetylgehalt 1.6–6.0 %; die Lsg. haben eine niedrige Viskosität. P. ist zur Herst. von magensaftresistenten, darmlösl. Überzügen bestimmt.

**Polyvinylalkohol 88:** Alcohol polyvinylicus 88; unregelmäßiges Polymeres von Vinylalkohol u. Vinylacetat, teilverseifter Poly(vinylalkohol)*; Strukturformel: s. Abb., das Verhältnis der Indizes m u. n in der Strukturformel beträgt ca. 88 : 12. Die Ketten können verzweigt sein. Zur Charakterisierung der einzelnen Typen wird die Viskosität einer 4 %igen wässrigen Lsg. angegeben. In Wasser (20 °C) schwer lösl., leicht lösl. in Wasser (90 °C), unlösl. in Ethanol; pH 4.5–7.0 (5 %ige Lsg.); SZ max. 3, EZ 127–147; Trocknungsverlust max. 5 %; **Off.:** DAC; **Anw.:** ausschließl. in Lösung als Bindemittel für Tabletten u. Dragiersuspensionen, zur Viskositätserhöhung von Augentropfen u. Injektionslösungen; **Zuber. der Lösung:** Einstreuen in kaltes Wasser, längeres Erhitzen über 90 °C unter Rühren; herstellungsbedingte Methanolreste werden dadurch entfernt.

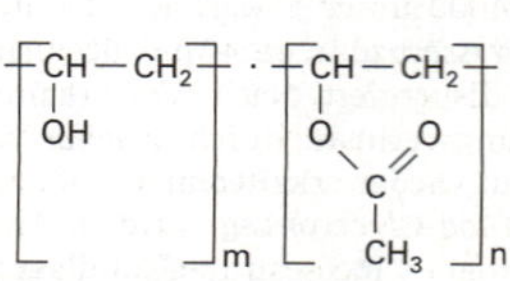

**Polyvinylalkohol 88**

**Poly(vinylalkohol):** Abk. PVA, PVAL; Poly(alcohol vinylicus) Ph.Eur.6; [—$CH_2CH(OH)$—]$_n$, Strukturformel: s. Abb.; Gew. durch Hydrolyse von Poly(vinylacetat)*; unterschiedl. Polymerisationsgrade ($M_r$ 20 000–150 000) u. Hydrolysegrade (Ph.Eur.: Verhältnis Acetat- zu Hydroxygruppen unter 0.35) mit deutl. versch. Löslichkeiten sind erhältl. (s. Polyvinylalkohol 88); charakterisierbar durch Viskosität (3–70 mPa · s) u. EZ (max. 280); SZ max. 3.0; lösl. in Wasser, schwer lösl. in reinem Ethanol, unlösl. in Aceton; **Inkomp.:** Säuren, Salze, Tannin, Polyacrylsäure; Borax u. Borsäure führen zu einer weiteren Verfestigung od. Ausfällung. **Anw.:** als Verdickungsmittel (z. B. in Augentropfen, für künstl. Tränen), Bindemittel mit guten Zerfallseigenschaften für Tabletten, in 12–15 %iger Konz. salbenartige Gele*; gut verträgl., vielfach kosmetisch verwendet; Emulgator, Matrixgrundlage, in der HNO für Tampons u. Schwämme.

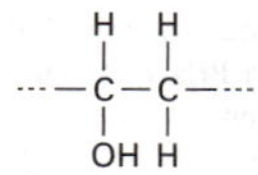

**Poly(vinylalkohol)**

**Polyvinylchlorid:** Abk. PVC; kostengünstiger, thermoplast. Kunststoff, der aus Vinylchlorid, $CH_2CHCl$, durch Polymerisation (durch Peroxide, Redoxsysteme) in großen Mengen hergestellt wird (s. Polyvinylharze); PVC ist glasklar bis leicht trüb mit amorpher Struktur u. besitzt eine hohe Chemikalienbeständigkeit sowie niedrige Gas- u. Dampfdurchlässigkeit. PVC wird ohne Weichmacherzusatz als **Hart-PVC** (PVC hart) u. a. zum Auskleiden von Behältern, für Hohlkörper (Flaschen, Becher) sowie in Form von Folien für Verpackungen verwendet. PVC wird z. B. durch Spritzguss u. Strangpressen verarbeitet. Es lässt sich biegen u. verschweißen, durch Sintern verformen od. mit Treibmitteln verschäumen. In der Wärme u. unter Einwirkung von Licht od. Bestrahlung spaltet PVC HCl ab u. färbt sich ohne Stabilisatorzusätze dunkel (Rußbildung). PVC ist beständig gegen pflanzl. u. mineral. Öle, Alkohol u. org. Stoffe mit Ausnahme starker Oxidationsmittel u. Basen, Ester, Ketone, Aromaten u. halogenierten Kohlenwasserstoffen. Durch Plastifizieren mit Weichmachern (mögl. Freigabe beachten) kommt man, nach für Thermoplaste übl. Methoden, zu leder- bis gummiartigen Massen, **Weich-PVC** (PVC weich), das u. a. zu Flaschen, Dosen, Folien, Schläuchen, Dichtungsscheiben, Blutbeuteln, Auslaufschläuchen an Infusionsgeräten, Schaumstoffen u. zur Beschichtung verformt werden kann. **Toxikol.:** Problemat. ist die Toxizität des Monomers (Vinylchlorid) u. die geringe Stabilität des Polymers beim Erwärmen unter Licht u./od. Sauerstoffeinfluss, daher gibt es Bedenken bei der Anw. von PVC als Verpackungsmaterial.

**Polyvinylharze:** Vinylharze, Vinylpolymerisate; Polymerisate u. Copolymerisate aus Vinylverbindungen, die durch Polymerisation der jeweiligen Monomere od. durch chem. Umwandlung von Poly(vinylacetat)* hergestellt werden; stellen ihrem chem. Aufbau nach lange, durch Seitengruppen substituierte Kohlenwasserstoffketten dar (s. Abb.); die wichtigsten P. sind Polyvinylchlorid* (R: Cl), Poly(vinylalkohol)* (R: OH), Polyvinylacetat (R: $OCOCH_3$), Polyvinylether (R: O—R'), Polystyrol* (R: Phenyl). Weitere P. sind u. a. Polyvinylacetale, Polyvinylcarbazol (Abk. PVK), Povidon*. In ihrem chem. Aufbau stehen den P. die Polyolefine* u. die Polyacrylharze* nahe. Durch Ersatz der Wasserstoffatome in der Hauptkette durch Halogenatome kommt man zu weiteren P., z. B. nachchloriertem PVC, Polyvinylidenchlorid (Abk. PVDC) u. Polyfluorethylenen (Fluorcarbone; s. Polytetrafluorethylen). Die P. sind zähflüssige bis harte, thermoplast. Stoffe, die sich in org. Lösungsmitteln lösen.

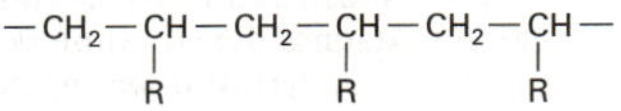


**Polyvinylharze**

**Polyvinylidenchlorid:** Abk. PVDC; durch Polymerisation aus Vinylidenchlorid in ähnl. Weise wie Vinylchlorid (s. Polyvinylchlorid) hergestellt (Strukturformel: s. Abb.); Anw. als **Schrumpfkapseln.** Sie sind in feuchtem Zustand weich u. lassen sich über Stopfen u. Verschlüsse ziehen. Nach dem Trocknen werden sie hart u. schließen völlig gas- u. wasserdampfdicht ab.

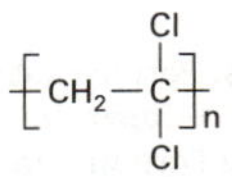


**Polyvinylidenchlorid**

**Polyvinylpolypyrrolidon:** s. Povidon (Crospovidon).

**Polyvinylpyrrolidon:** s. Povidon.

**Polyvinylpyrrolidon-Iod:** s. Povidon-Iod.

**Polyzythämie:** idiopath. myeloproliferatives Syndrom; **1.** Polycythaemia vera: Vermehrung der Erythro-*, Thrombo- u. Granulozytopoese bei hyperplast. Knochenmark mit annähernd normaler relativer Zusammensetzung; wird als erworbene klonale Erkrankung der pluripotenten Stammzellen der Hämatopoese angesehen; Erkrankungsgipfel um das 60. Lebensjahr; **2.** Polyglobulie*.

**polyzytogen:** Bez. für die Art der asexuellen Fortpflanzung der Cormobionta (Sprosspflanzen); Kennzeichen dieser (vegetativen) Fortpflanzungs- u. Vermehrungsform ist die Entstehung von selbständigen Nachkommen aus Zellkomplexen, die sich von einem als Mutterpflanze fungierendem Vegetationskörper ablösen, z. B. durch Ableger (Kakteen) od. durch Knospen von Brutorganen wie Ausläufern, Zwiebeln, Knollen; die Möglichkeit der polyzytogenen Vermehrung von Pflanzen wird bes. beim Anbau von Nutzpflanzen (z. B. Kartoffel, s. Solanum tuberosum; Pfefferminze, s. Mentha x piperita) angewendet.

**POMC:** Abk. für **Proopiomelanocortin***.

**Pomeranzenbaum:** s. Citrus aurantium ssp. aurantium.

**Pomeranzenblätter:** s. Citrus aurantium ssp. aurantium (Folia Aurantii).

**Pomeranzenblüten:** s. Citrus aurantium ssp. aurantium (Aurantii amari los).

**Pomeranzenblütenöl:** s. Citrus aurantium ssp. aurantium (Neroli aetheroleum).

**Pomeranzenblütenwasser:** s. Aqua Aurantii floris.

**Pomeranzenelixier:** s. Elixir Aurantii compositum.

**Pomeranzenfluidextrakt:** s. Extractum Aurantii amari fluidum.

**Pomeranzenliquidextrakt, eingestellter:** s. Extractum Aurantii amari fluidum.

**Pomeranzenschale:** s. Citrus aurantium ssp. aurantium (Aurantii amari epicarpium et mesocarpium).

**Pomeranzenschalenöl:** s. Citrus aurantium ssp. aurantium (Oleum Aurantii fructus amari).

**Pomeranzenschalensirup:** s. Sirupus Aurantii Flavedinis.

**Pomeranzensirup:** s. Sirupus Aurantii amari.

**Pomeranzentinktur:** s. Tinctura Aurantii amari.

**Pomeranzen, Unreife:** s. Citrus aurantium ssp. aurantium (Aurantii fructus immaturi).

**Pomo balsamica:** s. Momordica balsamina (Fructus Momordicae).

**Pompejanisches Rot:** s. Eisen(III)-oxid.

**Poppers:** **1.** s. Salpetrige Säure (Isoamylnitrit); **2.** s. Isobutylnitrit.

**Population:** räuml. begrenzte Einheit (Fortpflanzungsgemeinschaft) artgleicher Individuen.

**Populationspharmakokinetik:** Charakterisierung von pharmakokinet. Parametern (u. a. Clearance*, Verteilungsvolumen*) in einer Patientenpopulation (z. B. Neugeborene, Raucher od. Dialysepatienten) sowie deren Korrelation mit physiol. Parametern, sog. Kovariaten (z. B. Nierenfunktion, Alter, Geschlecht, Phänotyp); Kovariaten stellen eine wichtige Grundlage für die Dosisindividualisierung* dar, da mit ihrer Hilfe eine hohe Variabilität in einer großen Population durch die Aufteilung in Subpopulationen reduziert werden kann u. sich so die Vorhersage von Plasmakonzentrations-Zeit-Verläufen erheblich verbessern lässt. Mit Hilfe von populationspharmakokinet. Methoden (z. B. unter Anw. der NONMEM-Methode; Abk. für engl. nonlinear mixed effect modelling) werden sämtliche gemessenen Konz. aus der Population simultan einer Datenanalyse unterzogen, d. h., die Population wird in ihrer Gesamtheit analysiert, was die Anzahl der Messpunkte pro Patient unerheblich macht. Vgl. Modellierung und Simulation; Pharmakometrie.

**Populus-Arten:** Pappel; Fam. Salicaceae; versch. einheim. u. kultivierte Arten, z. B. **Populus nigra** L. (Schwarzpappel, Pyramidenpappel); **Populus monilifera** (Kanadische Pappel); **Populus balsamifera** L. **var. balsamifera** (Balsampappel) u. **var.**

P

**subcordata** Hyl. (Populus candicans, Ontario-Pappel); **Populus alba** (Silberpappel, Abele, Alber); **Populus tremula** L. (Zitterpappel, Espe), Europa bis Asien; **Populus treuloides** Michx. (Amerikanische Espe) heim. Nordamerika; Populus-Arten sind Stpfl. von **Gemmae Populi:** Turiones Populi; Bellenknospen, Pappelknospen; **Inhaltsst.:** Salicin*, Populin (5-Benzoylderivat des Salicins), Dimethylallylkaffeesäureester (für Kontaktallergien verantwortl.) u. a. Ester von Phenolcarbonsäuren*, Chrysin* (Flavonglykosid), Mannitol*, Äpfelsäure*, Gallussäure*, Fett, ein angenehm riechendes Harz, 0.5 % äther. Öl mit D-Humulen* u. $\alpha$-Caryophyllen, Gerbstoffe*; der Glykosidkomplex soll die Blutharnsäure senken; **Anw.:** (volkstüml.) z. B. in Form der Pappelsalbe (Unguentum Populi) bei Hämorrhoiden, Verbrennungen, Entzündungen, ferner innerl. bei Darmkatarrhen, Blasenleiden, Gicht u. Erkrankungen des rheumat. Formenkreises sowie Erkältungskrankheiten; bei chron. Polyarthritis. **Hom.:** Populus tremuloides: frische, innere Rinde der jungen Zweige u. Blätter zu gleichen Teilen; verordnet z. B. bei benignem Prostatasyndrom*, chron. Nieren- u. Blasenentzündung.

**Populus tremuloides:** s. Populus-Arten (Hom.).

**P/O-Quotient:** s. Atmungskette.

**Porengröße, Bestimmung der:** s. Blasendrucktest; Quecksilberintrusionsverfahren.

**Porfimer:** (engl.) *hematoporphyrin derivative*; Hämatoporphyrin D; CAS-Nr. 68335-15-9; Poly-Porphyrin-Oligomer; **Wirk.:** Zytostatikum*, Photosensibilisator*; P. sammelt sich im Tumorgewebe an u. produziert nach endoskop. Bestrahlung mit nichttherm. rotem Laserlicht (630 nm) zelltox. Singulett-Sauerstoff (s. Sauerstoff). Die folgende Freisetzung von Cytochrom* c führt zur Apoptose der Tumorzellen. **Ind.:** kurative Behandlung von Patienten mit histolog. gesicherten nichtkleinzelligen, endobronchialen Frühkarzinomen, die einer chirurg. od. radiotherapeut. Therapie nicht zugänglich sind.

**Porin:** Poren formende, Membran durchspannende Proteine; die meist trimeren Proteine bilden wassergefüllte, transmembranständige Kanäle (Poren) durch die äußere Membran gramnegativer Bakterien sowie durch Chloroplasten u. Mitochondrien. Hierdurch erhalten Ionen u. kleine Moleküle bis $M_r$ 600 relativ unspezif. Durchtritt in Bakterien, bis $M_r$ 10 000 in Mitochondrien u. Chloroplasten.

**Porosimeter:** Gerät zur Messung des Porenvolumens (s. Porosität, vgl. Oberfläche, spezifische), z. B. einer Tablette, mit Hilfe einer Flüssigkeit, z. B. Quecksilber (Quecksilberintrusionsverfahren*). In anderen Geräten wird die verdrängte Luftmenge bestimmt, ohne dass die Flüssigkeit mit dem Messgut in Berührung kommt.

**Porosität:** Maß für den Hohlraumanteil einer auf ein definiertes Volumen (z. B. Schüttvolumen, Stampfvolumen, s. Dichte von Pulvern) aufgeschütteten Packung eines Haufwerks. Die P. ε eines Haufwerks (aufgeschüttet zur Bestimmung des Schüttvolumens) od. eines porösen Körpers (z. B. einer Tablette) ist das Verhältnis von Hohlraumvolumen v zu Schüttvolumen (scheinbarem Volumen) $V_b$:

$\varepsilon = v/V_b$

wobei

$v = V_b - V_p$

wenn $V_p$ = wahres Volumen der Teilchen im Haufwerk (Masse/wahre Dichte); in Prozent ausgedrückt:

$\varepsilon\,(\%) = 100 \cdot (1 - V_p/V_b)$

Mit der wahren Dichte ϱ u. der scheinbaren Dichte D ergibt sich:

$\varepsilon\,(\%) = 100 \cdot (1 - D/\varrho)$.

Weiter sind gebräuchlich: **Intrapartikuläre P.:** $\varepsilon_i$; berücksichtigt nur die Hohlräume (Poren) in den Partikeln. Berechnung erfolgt mit Hilfe der wahren u. der scheinbaren Dichte:

$\varepsilon_i = 1 - (\varrho_s/\varrho)$

**Zwischenraum-P.:** $\varepsilon_z$; berücksichtigt nur den Hohlraum zw. den porösen Partikeln; nimmt bei nicht porösen Partikeln den Wert von ε an; kann aus der Schüttdichte u. der scheinbaren Dichte errechnet werden:

$\varepsilon_z = 1 - (\varrho_b/\varrho_s)$

**Gesamtporosität:** $\varepsilon_{gesamt}$; berücksichtigt alle Hohlräume im Schüttgut, setzt sich aus den Hohlräumen zw. den Teilchen u. den Poren der Teilchen zusammen; wird wie ε berechnet.

**Porphin:** CAS-Nr. 101-60-0; $C_{20}H_{14}N_4$, Strukturformel: s. Abb.; $M_r$ 310.35; dunkelrote Blättchen, die sich über 360 °C zersetzen, ohne zu schmelzen; Pyrrolfarbstoff; Grundstruktur der Porphyrine*; bildet u. a. Eisen-, Magnesium- u. Kupferkomplexe; **Darst.:** synthet. aus Pyrrol* u. Formaldehyd.

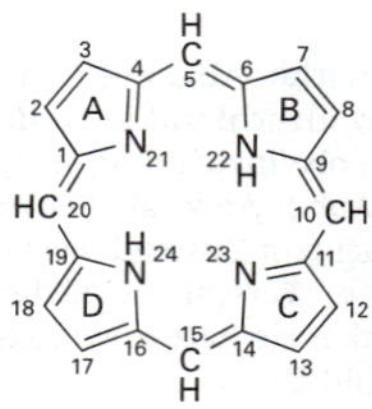

**Porphin**

**Porphobilinogen:** s. Porphyrine.

**Porphyrine:** cycl. Tetrapyrrole, die sich von der Stammverbindung Porphin* ableiten; die 8 $\beta$-Wasserstoffatome sind teilweise od. vollständig durch Seitenketten (z. B. Alkyl-, Hydroxyalkyl-, Vinyl-, Carbonyl- od. Carboxylgruppen) substituiert; die versch. P. werden aufgrund ihrer Seitenkette klassifiziert, z. B. Protoporphyrin, Koproporphyrin, Ätioporphyrin, Mesoporphyrin, Uroporphyrin. In den in der Natur vorkommenden P. trägt keiner

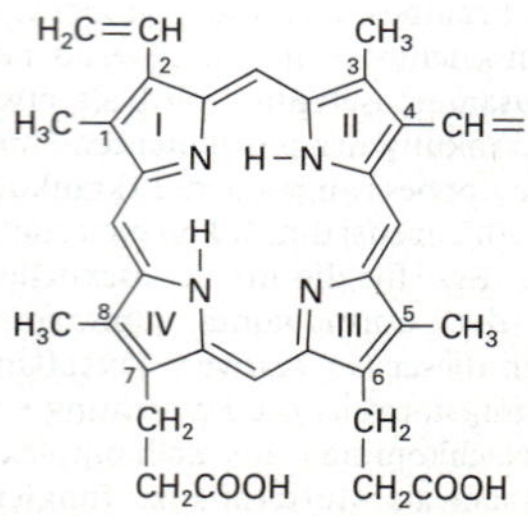

**Porphyrine** Abb. 1: Protoporphyrin IX

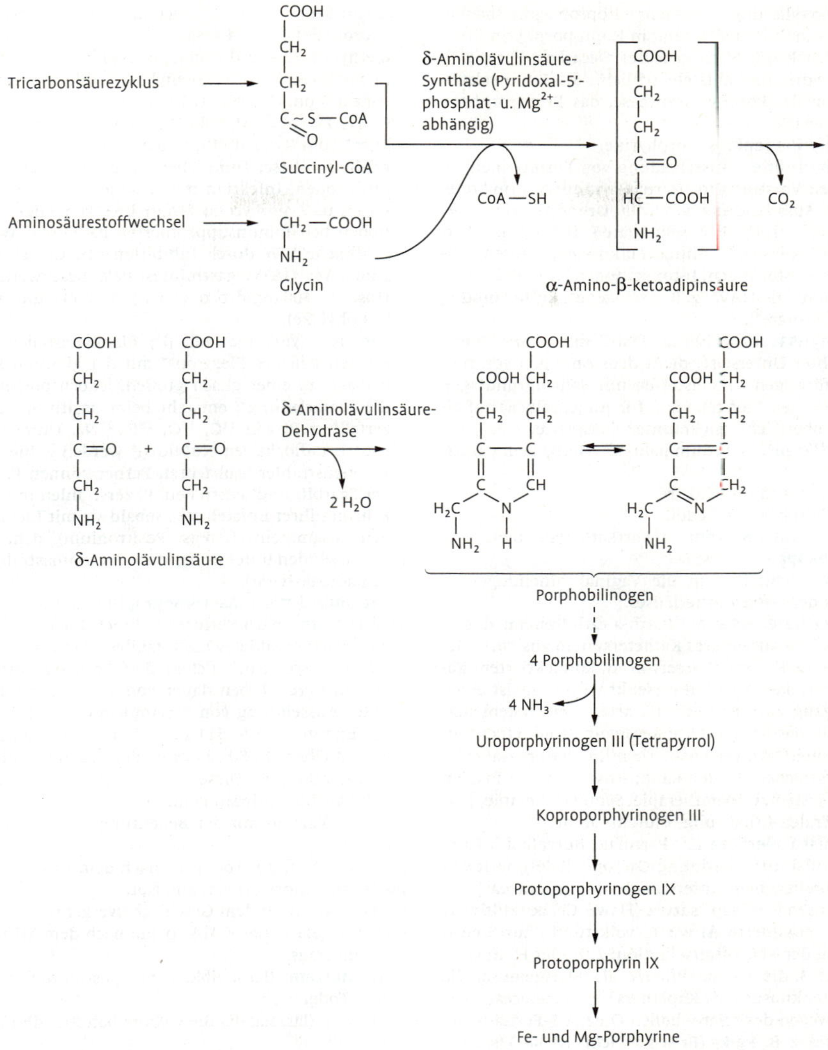


**Porphyrine** Abb. 2: Biosynthese

der 4 Pyrrolringe dieselbe Seitenkette doppelt. P. sind mit vielen Metall-Ionen komplexiert u. bilden Metalloporphyrine. **Vork.:** Protoporphyrin IX (s. Abb. 1) kommt in der Natur häufig in Form von Häm* in Hämoglobin*, Myoglobin* u. in vielen Cytochromen* vor. Der Chelatkomplex von Protoporphyrin IX mit Fe(II) wird als Protohäm od. Häm bezeichnet, der mit Fe(III) als Hämin* od. Hämatin*. Chlorophyll* ist ein Magnesiumkomplex mit versch. Porphyrinen. In Vitamin $B_{12}$ ist Cobalt mit einem Corrinringsystem komplexiert, das strukturell u. biosynthet. mit den P. verwandt ist. Auch die Gallenfarbstoffe* leiten sich von den P. ab. Hydrierung des Porphyrinringes an den beiden Pyrroleniumstickstoffatomen u. allen Methenkohlenstoffatomen führt zu Porphyrinogenen, die Zwischenstufen der Porphyrinsynthese sind. **Biosynthese:** Bes. im Knochenmark, jedoch ist jede Sauerstoff verwertende Zelle des menschl. Körpers zur Synthese befähigt. Die Synthese verläuft für die biol. wichtigen Metalloporphyrine bis zur Stufe des Protoporphyrins IX gleich u. verzweigt sich dann. Die Porphyringrundstruktur entsteht durch Kondensation von Succinyl*-Coenzym A (aus dem Aminosäurestoffwechsel* od. aus dem Tricarbonsäurezyklus*) u. Glycin* unter CoA-Abspaltung zu $\alpha$-Amino-$\beta$-ketoadipinsäure, die zu $\delta$-Aminolävulinsäure decarboxyliert wird (s. Abb. 2). Von dieser treten unter Wasserabgabe 2 Moleküle zum Porphobilinogen zusammen; 4 Moleküle Porphobilinogen vereinigen sich nach Desaminierung* zu Uroporphyrinogen. Durch Decarboxylierung* entsteht Koproporphyrinogen, das durch Dehydrierung in Koproporphyrin übergehen kann. Nach erneuter Decarboxylierung u. Dehydrierung entsteht schließl. die Schlüsselsubstanz der Porphyrinsynthese, das Protoporphyrinogen IX.

**Porphyrinogene:** s. Porphyrine.

**Porphyrinurie:** Ausscheidung von Porphyrinen* u. deren Vorstufen im Harn; **Formen: 1.** primäre P. mit Ausscheidung v. a. von Uroporphyrinen bei hepat. Porphyrie; **2.** sekundäre P. bei chron. Lebererkrankungen, Bluterkrankungen, Eisenstoffwechselstörungen, Intoxikationen (v. a. Bleiintoxikation), als UAW (z. B. Estrogene*, Sulfonamide*, Barbiturate*).

**Porphyrisator:** gläsernes Pistill mit planer, angerauhter Unterseite; dient dem Anreiben von pulverförmigen Arzneistoffen mit Salbengrundlagen in kleinen Mengen (z. B. für Augensalben) auf einer oberflächl. angerauhten Glasplatte.

**Porschkraut:** s. Ledum palustre (Herba Ledi palustris).

**Porst:** s. Ledum palustre.

**Porstkampfer:** s. Ledol.

**Porth-a-cath-System:** s. Portkathetersystem.

**Portiokappe:** s. Pessar.

**Portio vaginalis:** in die Vagina* hineinragender Teil des Gebärmutterhalses.

**Portkathetersystem:** Porth-a-cath-System; dauerhaft implantierbares Kathetersystem aus Port (Metall- od. Kunststoffreservoir) u. konnektiertem Katheter, das subkutan versenkt wird u. meist einen Zugang zum venösen od. arteriellen System herstellt; das implantierte Reservoir ist mit einer Siliconmembran versehen, die mit einer Spezialnadel angestochen werden kann; **Anw.:** v. a. zur lokalen od. system. Chemotherapie, Schmerztherapie, parenteralen Ernährung, Blutentnahme.

P

**Portulaca oleracea** L.: Portulak, Bürzelkohl; Fam. Portulacaceae (Ordnung Caryophyllales); weltweit verbreitet; man unterscheidet **ssp. oleracea** (wild wachsend) u. **ssp. sativa** (Haw.) Celak (kultiviert od. verwildert); **Anw.: 1.** (volkstüml.) zur Steigerung der Magensaftsekretion; **2.** in der Homöopathie; **3.** die frische Pflanze als Blattgemüse, die Blütenknospen als Kapernersatz; P. oleraceae wurde wegen des relativ hohen Omega-3-Fettsäuregehaltes, z. B. 4 g/kg (Frischgewicht) 18:3$\omega$-3 (s. Fettsäuren, ungesättigte), als Ersatz für Fischöl vorgeschlagen.

**Portulak:** s. Portulaca oleracea.

**Porus:** s. Hoftüpfel.

**Porzellan:** Tonware, die aus einem feinst pulverisierten Gemisch von reinstem Kaolin (weißer Ton*), Quarz* u. Feldspat (Zusammensetzung: Hartporzellan ca. 50 : 25 : 25, Weichporzellan ca. 30 : 40 : 30) gebrannt wird; durchscheinende, glasig dichte, porenfreie, weiße Scherben von großer Härte, undurchlässig für Gase u. Flüss.; **Gesch.:** den Chinesen seit dem 6. Jahrhundert n. Chr. bekannt; in Deutschland gelang 1708/09 dem Apotheker Johann Friedrich Böttger (1682–1719), angeregt durch Ehrenfried Walter von Tschirnhaus (1651–1708), die Herst. von Porzellan.

**Porzellanerde:** s. Ton, weißer.

**Porzellantiegel:** s. Tiegel.

**Posaconazol** (INN): 1-[(1*S*,2*S*)-1-Ethyl-2-hydroxypropyl]-4-{4-[4-(4-{2-[(2*S*,4*R*)-(1,2,4-triazol-1-ylmethyl)-2-(2,4-difluorphenyl)oxolan-4-ylmethyl]phenyl}piperazin-1-y)phenyl]}-2,3-dihydro-1,2,4-triazol-3-on; CAS-Nr. 171228-49-2; $C_{37}H_{42}F_2N_8O_4$; $M_r$ 700.78; **Wirk.:** Antimykotikum* vom Triazol*-Typ; Hemmung der Ergosterol-Biosynthese; **Ind.:** Ther. vorbehandelter Pilzinfektionen, Infektion mit Aspergillus-Arten, Fusarien u. Zygomycota; Prophylaxe von Pilzinfektionen bei immunsupprimierten Patienten; **WW:** zahlreiche WW durch Inhibition von Cytochrom P450 3A4; **UAW:** gastrointestinale Beschwerden; **Dos.:** 2 × 400 mg/d p. o. (Ther.), 3 × 200 mg/d p. o. (Prophylaxe).

**Positron:** Symbol $e^+$ od. $\beta^+$; Elementarteilchen*; Antiteilchen des Elektrons* mit der gleichen Ruhemasse u. einer gleich großen, jedoch positiven Elementarladung*; entsteht beim positiven Betazerfall*, z. B. von $^{11}C$, $^{15}O$, $^{18}F$, $^{22}Na$. Unter den natürl. radioaktiven Nukliden* werden keine Positronenstrahler beobachtet. Ferner können P. bei der Paarbildung* entstehen. P. zerstrahlen in Umkehrung ihrer Entstehung, sobald sie mit Elektronen zusammentreffen (s. Positronium), d. h. sie verschwinden unter Emission von Gammastrahlen (s. Radioaktivität).

**Positronen-Emissions-Tomographie:** s. PET.

**Positronium:** nach Verlust der kinet. Energie eines Positrons* gebildetes metastabiles Paar aus Elektron* u. dessen Antiteilchen, dem Positron* mit einer mittleren Lebensdauer von $10^{-7}$ s; zerstrahlt unter Aussendung von 2 Gammaquanten mit einer Energie von je 511 keV, die in einem Winkel von annähernd 180° auseinanderfliegen (Vernichtungsstrahlung). Dieses Phänomen wird in der PET* als Messprinzip genutzt.

**post-:** Wortteil mit der Bedeutung nach, danach, hinter.

**post cenam** (lat.): Abk. p. c.; nach dem Essen.

**posterior:** hinterer; vgl. anterior.

**postkoital:** nach dem Geschlechtsverkehr.

**post meridiem** (lat.): Abk. p. m.; nach dem Mittag, nachmittags.

**post mortem** (lat.): Abk. p. m.; postmortal; nach dem Tode.

**postnatal** (lat. natalis die Geburt betreffend): nach der Geburt.

**post partum** (lat.): Abk. p. p.; nach der Geburt.

**postprandial:** nach der (den) Mahlzeit(en).

**Potamobius Astacus:** s. Astacus fluviatilis.

**Potassium:** s. Kalium.

**Potentia:** Fähigkeit; **P. generandi:** Fähigkeit zur Fertilität, i. e. S. zur Produktion befruchtungsfähigen Spermas (Zeugungsfähigkeit) od. von Eizellen (Fruchtbarkeit). **P. concipiendi:** Empfängnisfähigkeit. **P. coeundi:** phys. Fähigkeit zum Vollzug des Koitus; vgl. Impotenz.

**Potential:** physik. Maß für die Stärke eines Kraftfeldes (elektromotorische Kraft*) in einem Punkt. Das P. in einem Punkt des elektr. Feldes ist die Arbeit, die man aufwenden muss, um die positive Einheitsladung aus dem Unendlichen bis an den Punkt zu bringen.

**Potentilla anserina** L.: Gänserich, Gänsefingerkraut, Fingerkraut, Krampfkraut; Fam. Rosaceae;

fast die gesamte nördl. Hemisphäre; Stpfl. von **Anserinae herba:** Herba Anserinae, Gänsefingerkraut; **Off.:** DAC; **Inhaltsst.:** ca. 6 % (mind. 5.0 % mit Hautpulver fällbare) Gerbstoffe* (Gallotannine), Flavonoide*, Phenolcarbonsäuren*, Cumarine*, Fettsäuren* u. Sterole*; **Anw.:** (med.) leichte dysmenorrhoische Beschwerden; leichte, unspezif. Durchfallerkrankungen; Entzündungen der Mund- u. Rachenschleimhaut; äußerl.: zur Behandlung von Wunden u. Ekzemen. **Hom.:** Potentilla anserina (HAB): frische, blühende Pflanze; verordnet z. B. bei Dysmenorrhö, Krämpfen.

**Potentilla erecta (L.) Raeusch.:** Potentilla sylvestris Neck., Potentilla tormentilla L. Stokes, Tormentilla erecta L.; Blutwurz, Ruhrwurz; Fam. Rosaceae; Mitteleuropa bis Sibirien; Stpfl. von **Tormentillae rhizoma:** Rhizoma Tormentillae; Tormentillwurzelstock, Radix Tormentillae, Rotwurzel, Ruhrwurzel, Blutwurz(el); von den Wurzeln befreites u. getrocknetes, ganzes od. geschnittenes Rhizom; **Off.:** Ph.Eur.6, ÖAB; Monographie: Kommission E; **Inhaltsst.:** bis ca. 25 % Catechingerbstoffe (Tormentillgerbsäure u. Tormentillrot, ein Phlobaphen*, das beim Lagern entsteht), Ellagsäure*, ferner Chinovasäure (mit *α*-Amyrin-Struktur, Strukturformel: s. Saponine, Tab. 1 dort), Tormentosid* u. a. Triterpenverbindungen; Harz, Stärke; **Gehalt:** nach Ph.Eur mind. 7 % Gerbstoffe berechnet als Pyrogallol, bezogen auf das Trockengewicht; **Wirk.:** adstringierend, antimikrobiell, antihypertensiv; **Anw.:** wie Radix Ratanhiae (s. Krameria triandra); als Adstringens* bei Sommerdiarrhöen u. paratyphösen Erscheinungen, Schleimhautentzündungen im Mund- u. Rachenraum; **Zuber.:** Tinctura* Tormentillae (Tormentillae tinctura, Ph.Eur.6), Mixtura antidiarrhoica (vgl. Antidiarrhoika), Adstringens Tormentillae. **Hom.:** **1.** Potentilla erecta (HAB), Tormentilla: frische, im Frühjahr gesammelte, unterird. Teile; **2.** Potentilla erecta ethanol. Decoctum (HAB), Tormentilla ethanol. Decoctum: getrockneter Wurzelstock (mind. 5 % Gerbstoffe).

**Potentilla reptans L.:** Kriechendes Fingerkraut; Fam. Rosaceae; Europa; **Inhaltsst.:** Gerbstoffe. **Hom.:** Potentilla reptans: frische, blühende Pflanze.

**Potentilla sylvestris:** s. Potentilla erecta.

**Potentilla tormentilla:** s. Potentilla erecta.

**Potentilla vesca (L.) Scop.:** s. Fragaria vesca.

**Potentiometrie:** elektrochem. Analysenmethode, die das Elektrodenpotential einer Indikatorelektrode (v. a. ionenselektive Elektroden) als analyt. Signal für die Konzentrationsbestimmung nutzt; **Anw.:** pH-Wert-Messungen (mit Glaselektrode); in der potentiometrischen Maßanalyse* zur Endpunktbestimmung bei Säure*-Base-, Redox-*, Fällungs-* u. Komplexbildungstitrationen* (Messung der Potentialveränderungen, die im Laufe einer Titration an einer Indikatorelektrode, die in die betr. Lsg. taucht, auftreten; s. Abb.); **Prinzip:** Wird die Indikatorelektrode mit einer Bezugselektrode verbunden, so kann aus der resultierenden Spannung auf die Menge der Ionen geschlossen werden (s. Nernst-Gleichung). Die **Indikatorelektrode** (Messelektrode) sollte nur auf diejenigen Ionen ansprechen, um deren quantitative Be-

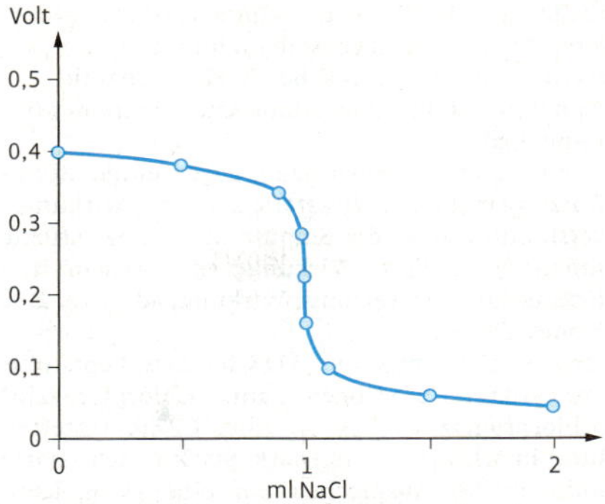


**Potentiometrie:** potentiometr. Titration einer Silbernitrat-Lösung mit einer Natriumchlorid-Lösung; Potentialmessung: Silberelektrode gegen Kalomelelektrode; Äquivalenzpunkt: Kurvenwendepunkt

stimmung es bei der Titration geht. Als Indikatorelektroden werden eingesetzt: **1. Edelmetallelektrode** (z. B. aus Palladium od. Gold): an der potentialbestimmenden Reaktion nicht direkt beteiligt (keine stoffl. Veränderung; inerte Elektrode); Anw.: zur potentiometr. Indikation von Redoxtitrationen; **2. Metallelektrode** (z. B. aus Silber, Quecksilber od. Kupfer): Aufladung der Oberfläche durch Gleichgewichtsreaktionen zw. dem Metall u. seinen in Lsg. befindl. Ionen; das Potential der Metallelektrode hängt allein von der Konz. seiner Ionen in der Lsg. ab; so lassen sich mit einer Silberelektrode argentometr. Titrationen (s. Argentometrie) von Halogenionen potentiometr. indizieren. Die **Glaselektrode*** ist eine für pH-Messungen verwendbare Elektrode, die alle anderen, früher für pH-Messungen eingesetzten Elektroden verdrängt hat (vgl. pH-Meter). **Bezugselektroden** sind Elektroden mit bekanntem u. konstant bleibendem Potential, die aus Metallelektroden hergestellt werden können, z. B. Kalomelelektrode (Mischung aus Quecksilber u. Quecksilberchlorid in gesättigter Kaliumchloridlösung), Silber*-Silberchlorid-Elektrode (mit AgCl überzogener Silberdraht in gesättigter Kaliumchloridlösung). Die **Wasserstoffelektrode**, eine Platinelektrode, die mit Wasserstoffgas umspült wird, dient als Potentialstandard (Standardwasserstoffelektrode*). Die Anw. ist umständl. u. nicht störungsfrei, daher erfolgt die Messung von Zellspannungen in der Praxis meist mit anderen Bezugselektroden. **Durchführung:** Titration, z. B. einer Chloridlösung mit einer Maßlösung aus $AgNO_3$, u. Ermittlung des Äquivalenzpunkts durch Messen u. graph. Darstellen des Potentials der $Ag^+$-Ionen gegenüber einem eintauchenden Silberblech als Elektrode in Abhängigkeit vom Reagenzzusatz; der Äquivalenzpunkt ergibt sich als die Projektion des Wendepunkts der gemessenen Kurve auf die Abszisse u. entspricht dem Volumen der zugesetzten Maßlösung*. Am Äquivalenzpunkt tritt ein Potentialsprung auf, der das Ende der Titration anzeigt. Die Spannungsmessung muss stromlos erfolgen, da sich sonst die Ionenkonzentration an den Elektroden verändert.

P

**Potenz:** 1. s. Potentia; 2. s. Homöopathie.
**Potenzbaum:** s. Pausinystalia johimbe.
**Potenzen, homöopathische:** s. Homöopathie.
**Potenzholz:** s. Ptychopetalum-Arten (Lignum Muira-puama).
**Potenzierung:** 1. (pharmak.) gegenseitige Beeinflussung mehrerer Wirkstoffe i. S. einer Wirkungsverstärkung über die Summe ihrer Einzeleffekte hinaus (potenzierte Wirkung); vgl. Arzneimittelinteraktion; Synergismus; Wirkung, additive. 2. s. Homöopathie.
**Potenz, neuroleptische:** Maß für neurolept. Wirkungsstärke*, bezogen auf Chlorpromazin* (Chlorpromazin-Index: 1; Abk. CPZi); Unterteilung in schwach, mittelstark, stark u. sehr stark; individuelles Ansprechen auf eine Dosis kann stark variieren; vgl. Neuroleptika.
**Potenzrinde:** s. Pausinystalia johimbe (Cortex Yohimbehe).
**Potio** (lat.): syn. Ptisana; Trank, schleimiger Arzneitrank; meist schwache Lösungen od. Mazerate, vgl. Julep.
**Pottasche:** s. Kaliumcarbonat (Kalium carbonicum crudum).
**Pottlot:** s. Graphit.
**Pottwal:** s. Physeter macrocephalus.
**Pound:** engl. u. amerikan. Gewichtseinheit (453.59 g).
**Povidon:** (engl.) *Povidone*; Povidonum Ph.Eur.6, Polyvinylpyrrolidon (Abk. PVP), Polyvidon, Poly-N-vinyllactam, Poly(1-ethenylpyrrolidin-2-on); $\alpha$-Hydro-$\omega$-hydropoly[1-(2-oxopyrrolidin-1-yl)ethylen]; CAS-Nr. 9003-39-8; $C_{6n}H_{9n+2}N_nO_n$, Strukturformel: s. Abb., Gemisch von Polymerhomologen versch. relativer Molmasse; hergestellt durch Polymerisation von *N*-Vinyl-2-pyrrolidon ($M_r$ 111.1); die versch. Typen des P. sind durch die Viskosität ihrer Lsg. (K*-Wert) charakterisiert; Pulver od. Blättchen, weiß bis gelbl. weiß; leicht lösl. in Wasser (bis 60 %), Ethanol, Methanol, Glycerol, Propylenglykol, Dichlormethan, Chloroform; sehr schwer lösl. in Aceton, unlösl. in Ether u. Kohlenwasserstoffen; hygroskop. (hygroskopischer Punkt* bei ca. 70 % relativer Feuchtigkeit der Luft); pH-Wert einer 5 %igen wässrigen Lsg.: 3.5–5.0 (K bis max. 30), 4.0–7.0 (K >30); Trocknungsverlust max. 5 %; **Inkomp.:** gelöst Komplexbildung mit Sulfathiazol, Natriumsalicylat, Chloromycetin, Mandelsäure, *p*-Aminobenzoesäure, Salicylsäure, Phenobarbital, Tannin, Polyphenolen (Gerbstoffe, Anthocyane u. ä.); Lsg. sind anfällig gegenüber alkal. Substanzen u. Schimmelpilzen. **Anw.:** parenteral als Blutflüssigkeitsersatz (Voraussetzung: pyrogenfrei, niedriger Monomerengehalt (unter 0.2 %), nur niedermolekulare Typen mit K-Wert 10–18); zur Entgiftung bei Intoxikationen; zum Schutz von Schleimhaut u. Bakterienflora bei Antibiotikabehandlung; ferner als Bindemittel für Tablettengranulate (0.5–5 %, meist 1–3 % in wässriger od. org. Lsg.), v. a. für Brausetabletten u. Granulate, die mit nichtwässrigen Lösungsmitteln bereitet werden; als Trockenbindemittel für die Direkttablettierung* (5 %); als Best. von Dragiersuspensionen (0.3–3 %, Bindemittel, Dispergator, Filmbildner); bis zu 10 % als Suspensionsmittel bei Schüttelmixturen (Verdickungsmittel); als Lösungsvermittler u. zur Kristallisationsverzögerung schwer lösl. Substanzen, in oralen Liquida u. in Injektionspräparaten. Vgl. Copovidon. **Crospovidon:** Crospovidonum Ph.Eur.6, Polyvinylpolypyrrolidon (Abk. PVPP), Polyvin; unlösl. PVP, quervernetztes PVP; unterschiedl. Feinheitsgrad (Typ A 50–300 µm; Typ B <50 µm); hygroskop. Pulver od. Blättchen; in Wasser u. allen org. Lösungsmitteln unlösl.; Trocknungsverlust max. 5 %; **Inkomp.:** Polyphenole; **Anw.:** Zerfallsbeschleuniger in Tabletten u. Dragees (meist 2–5 %); als Suspensionsstabilisator (5–10 %) in mikronisierter Form (Typ B).

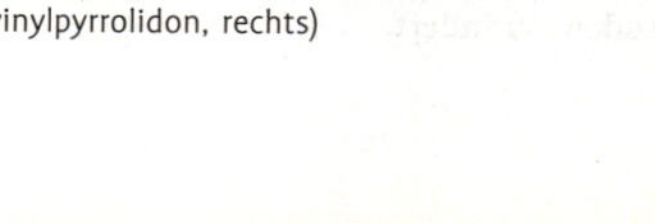

**Povidon:** Vinylpyrrolidon (links) u. Povidon (Polyvinylpyrrolidon, rechts)

**Povidonacetat:** s. Copovidon.
**Povidoni-Iodi-Unguentum:** s. Unguentum Polyvinylpyrrolidoni-Iodi.
**Povidon-Iod:** Povidonum iodinatum Ph.Eur.6, Povidone-Iodine USP, Polyvidon-Iod, Polyvinylpyrrolidon-Iod (Abk. PVP-Iod); Iod-Polyvidon; Poly(1-vinyl-2-pyrrolidin-2-on)-Iod-Komplex; CAS-Nr. 25655-41-8; besteht aus Povidon* unterschiedl. Kettenlänge u. enthält Iod* u. Iodid (max. 6.0 %) in komplexer Bindung (mind. 9 % u. max. 12 % frei verfügbares Iod); gelbl. braunes bis rötl. braunes, amorphes Pulver; lösl. in Wasser u. Ethanol; fast unlösl. in Aceton, Tetrachlorkohlenstoff, Chloroform, Ether, Leichtpetroleum; pH max. 5.0; Trocknungsverlust max. 8 %; **Inkomp.:** Basen, reduzierende Stoffe; **Anw.:** topisch als bakterizides, fungizides, germizides, sporozides u. viruzides Desinfektionsmittel (10 %ige Lsg. od. Salbe) mit ähnl. Wirkungsspektrum wie Iodtinktur, jedoch besser verträgl. für Haut u. Schleimhäute; zur Spülung von Körperhöhlen 1 %ig; **UAW:** allerg. Reaktionen, aber Risiko einer Jodallergie deutlich reduziert; hingewiesen sei auch auf Povidon [$^{125}$I]Iod, Povidon [$^{131}$I]Iod.
**Povidon-Iod-Lösung:** s. Solutio Polyvidoni-Iodi.
**Povidon-Iod-Salbe:** s. Unguentum Polyvinylpyrrolidoni-Iodi.
**Power:** Teststärke, statistische Trennschärfe; Aussagekraft einer Studie; Fähigkeit einer Studie, einen tatsächl. vorhandenen Unterschied statist. signifikant nachzuweisen, d. h. die Nullhypothese eines statist. Tests richtigerweise abzulehnen, wenn sie tatsächlich falsch ist; wird vor Durchführung der Studie festgelegt u. hat den Wert 1 – β (s. Beta-Fehler). Häufig wird eine P. von 80 % gewählt. Die P. hat zudem Einfluss auf den Stichprobenumfang (s. Fallzahlplanung).
**Poxvirus officinalis:** s. Vacciniavirus.
**POZ:** Abk. für **P**er**o**xid**z**ahl*.
**PP:** Abk. für **p**ankreatisches **P**olypeptid*.
**p. p.:** Abk. für (lat.) **p**ost* **p**artum.
**PPAR:** Abk. für **P**eroxisomen*-**P**roliferator-**a**ktivierter **R**ezeptor.
**ppb:** Abk. für (engl.) ***p**arts **p**er **b**illion;* zu vermeidende Art der Konzentrationsangabe; 1 ppb entspricht

P

einer Verd. von 1 zu 1 Mrd. (1:$10^9$); **Beispiel:** 1 ppb = 1 ng/g = 1 μg/kg (auch für Volumenkonzentration anwendbar). Vgl. ppm.

**PP-Faktor:** Kurzbez. für (engl.) *pellagra preventive factor*; s. Vitamin B (Nicotinamid).

**ppm:** Abk. für (engl.) *parts per million;* 1 ppm entspricht einer Verd. von 1 zu 1 Mio. (1:$10^6$); vgl. ppb.

**Pr:** (chem.) Symbol für Praseodym*.

**Pradhana Dravya:** im Ayurveda* Bez. für den Hauptbestandteil eines ayurved. Komplexmittels; Hauptpflanze, welche die Wirkrichtung des Arzneimittels angibt. Vgl. Samsadhana Dravya.

**prae** (lat.): vor.

**Präbiotika:** (engl.) *prebiotics*; unverdaul. Bestandteile in Lebensmitteln* (z. B. Oligofructoside; s. Inulin), welche die Vermehrung u./od. Stoffwechselaktivität der Mikroorganismen im Darm fördern u. die Zusammensetzung der Darmflora verbessern; dienen probiot. wirksamen Darmbakterien als Substrat. Vgl. Probiotika.

**Präcipitieren:** Fällen; s. Ausfällen.

**praecox:** vorzeitig, frühzeitig.

**Präformulierung:** Untersuchung der physik.-chem. u. anderer Eigenschaften eines Arzneistoffs, deren Kenntnis vor der Entwicklung der entspr. Arzneiformen* notwendig sind. Wichtige Grundlagen von Präformulierungsuntersuchungen bietet die Physikalische* Pharmazie.

**Präkursor:** **1.** Precursor; Vorstufe eines von einem Organismus gebildeten Stoffes; in mikrobiol. Kulturen werden Präkursorzusätze verwendet, um einen Mikroorganismus zur Bildung eines erwünschten Stoffwechselprodukts anzuregen od. dessen Produktionsrate zu erhöhen (z. B. Phenylessigsäurezusatz bei der Benzylpenicillingewinnung). **2.** s. Synthesevorläufer.

**Praemixturae ad alimenta medicata ad usum veterinarium:** s. Arzneimittel-Vormischungen zur veterinärmedizinischen Anwendung.

**prä-mRNA:** s. Primärtranskript.

**Praeparationes buccales:** s. Zubereitungen zur Anwendung in der Mundhöhle.

**Praeparationes homoeopathicae:** s. Homöopathie.

**Praeparationes insulini iniectabiles:** s. Insulin.

**Praeparationes intramammariae ad usum veterinarium:** s. Zubereitungen zur intramammären Anwendung für Tiere.

**Praeparationes liquidae peroraliae:** s. Zubereitungen zum Einnehmen, flüssige.

**Praeparationes molles ad usum dermicum:** s. Zubereitungen zur kutanen Anwendung, halbfeste.

**Praeparationes pharmaceuticae in vasis cum pressu:** s. Aerosol.

**Präpariersalz:** Natriumhexahydroxostannat; CAS-Nr. 12027-70-2; $Na_2[Sn(OH)_6]$; $M_r$ 266.75; **Anw.:** (techn.) Beize in der Färberei (s. Zinn); auch zur galvan. u. stromlosen Verzinnung.

**präprandial:** vor der (den) Mahlzeit(en).

**Prä-Pro-Enkephaline:** Polypeptide, die als biosynthet. Vorstufen von Opioidpeptiden* v. a. im ZNS verteilt sind; **Formen: 1.** Prä-Pro-Enkephalin A: Hauptvorstufe von Enkephalinen (s. Endorphine); **2.** Prä-Pro-Enkephalin B: Vorläuferpeptid für Neoendorphine u. Dynorphine*.

**Prä-Proinsulin:** s. Insulin.

**Prä-Proopiomelanocortin:** im Hypothalamus* synthetisiertes Neuropeptid* aus 257 Aminosäuren, das als biosynthet. Vorstufe einer Reihe von Peptidhormonen gilt; die Kette 27–257 ist Proopiomelanocortin*, aus dem seinerseits Lipotropine*, Opioidpeptide* (v. a. Endorphine* u. Met-Enkephalin) sowie Melanotropine* u. Corticotropin* abgespalten werden.

**Präsentationsrecht:** s. Apothekenwesen.

**Präservativ:** syn. Kondom; mechan. Kontrazeptivum* aus Kautschuk, Latex od. Polyurethan; dient zur Verhütung von Empfängnis u. sexuell übertragbaren Infektionen (s. STD); **Formen: 1.** für Männer: wird zum Geschlechtsverkehr über den Penis gestreift (häufig mit Gleitmitteln od. Spermiziden* versehen); **2.** für Frauen: s. Frauenkondom. Vgl. Pearl-Index.

**Prävalenz:** Maß für die Häufigkeit, mit der ein Merkmal (z. B. Erkrankung od. unerwünschtes Ereignis) in einer definierten Population vorhanden ist; die P. sagt nichts darüber aus, wie häufig z. B. Erkrankungen neu auftreten; vgl. Inzidenz.

**präventiv:** vorbeugend.

**Präzipitat:** Niederschlag.

**Präzipitat, gelbes:** s. Quecksilber(II)-oxid, gelbes.

**Präzipitation:** **1.** (immunolog.) Bildung unlösl. Antigen-Antikörper-Komplexe, die in Lsg. als Niederschlag, in Gelen als Linien sichtbar werden (z. B. in der Immunelektrophorese*); entspr. Antikörper werden als präzipitierende Antikörper bzw. Präzipitine* bezeichnet; **Anw.: a)** in der Diagnostik (indirekte Serologie), z. B. bei Streptokokken (Lancefield-Schema), bei Pest u. Milzbrand, versch. Viren, bei Extrakten von Protozoen, Würmern, Pilzen; **b)** in der Lebensmittelkontrolle, z. B. bei Milch- u. Fleischverfälschungen. **2.** Fällung; durch Fällungsreaktion, Veränderung des pH-Werts od. Überschreiten des Löslichkeitsprodukts hervorgerufenes Ausscheiden eines gelösten Stoffes aus seiner Lösung; es entsteht ein vollständig od. anteilig unlöslicher, zunächst meist mikrokristalliner od. amorpher Niederschlag; nachfolgend kann durch Umkristallisation die Bildung einer stabileren Kristallmodifikation stattfinden; durch zusätzl. Agglomeration können sich die Teilchen bei der Alterung vergrößern, so dass sie sich besser filtrieren lassen bzw. sedimentieren u. einen Bodensatz bilden. Die Löslichkeit des Niederschlags nimmt im Zeitverlauf ab.

**Präzipitat, rotes:** s. Quecksilber(II)-oxid, rotes.

**Präzipitat, weißes:** s. Quecksilber(II)-amidochlorid.

**Präzipitieren:** s. Ausfällen.

**Präzipitine:** Antikörper*, die i. R. einer Präzipitationsreaktion mit Antigenen als unlösl. Immunkomplexe ausfallen; vgl. Präzipitation.

**Präzisionswaage:** s. Waagen.

**Prajmaliumbitartrat** (INN)**:** Prajmalii bitartras; N-Propylajmalinium-hydrogentartrat; CAS-Nr. 2589-47-1; $C_{27}H_{38}N_2O_8$; $M_r$ 518.6; Schmp. 149–152 °C (kristallisiert aus Ethanol/Ether); lösl. in Wasser, sofort lösl. in Ethanol, Eisessig u. verd. Mineralsäuren, mäßig lösl. in Aceton u. Chloroform, unlösl. in Ether; **Wirk.:** Antiarrhythmikum*; **Ind.:** tachykarde supraventrikuläre Herz-

P

rhythmusstörungen; **Kontraind.:** dekompensierte Herzinsuffizienz, AV-Block; **UAW:** Kammerflimmern, AV-Überleitungsstörungen, Kopfschmerz, Sehstörungen; **Dos.:** p. o. Initialdosis 3–4×20 mg/d; Erhaltungsdosis 2–4×10 mg/d; HWZ 4–6 h.

**Prakshepa Dravya:** im Ayurveda* Bez. für Inhaltsstoffe eines arzneilichen ayurvedischen Komplexmittels* (meist Pflanzen od. Gewürze, z. B. Zimt, Langkornpfeffer, Safran), die dazu dienen sollen, die Ausgewogenheit der Gesamtwirkung zu gewährleisten; werden auch als **Balancing Drugs** bezeichnet, da sie die Doshas* u. Dhatus* ausgleichen sollen.

**Pralidoximiodid** (INN): Pralidoximi iodidum; Pyridin-2-aldoxim-methyliodid (Abk. PAM); CAS-Nr. 94-63-3; Strukturformel: s. Abb.; **Ind.:** Antidot* bei Intoxikation mit Insektiziden aus der Gruppe der org. Phosphorverbindungen (s. Schädlingsbekämpfungsmittel); bewirkt Reaktivierung der Acetylcholinesterase (s. Cholinesterasen); **Dos.:** 500 mg langsam i. v., Wiederholung bis zur Gesamtmenge von 2–3 g in 24 h (nur bis 24 h nach Giftaufnahme wirksam); die Normdosierung ist streng einzuhalten. Vgl. Obidoxim.

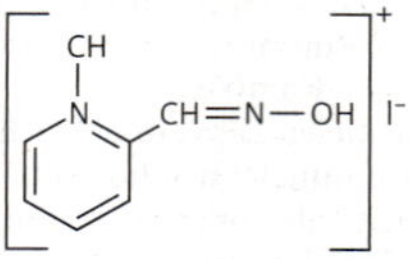


**Pralidoximiodid**

**Pramipexol** (INN): (*S*)-2-Amino-4,5,6,7-tetrahydro-6-(propylamino)benzothiazol; CAS-Nr. 104632-26-0; $C_{10}H_{17}N_3S$, Strukturformel: s. Abb.; $M_r$ 211.3; Schmp. 296 °C; logP 1.6; $pK_S$ 9.5 (berechnet); leicht lösl. in Wasser; **Wirk.:** Dopamin*-Rezeptor-Agonist ($D_2$-Rezeptor-Agonist); Antiparkinsonmittel*; **Ind.:** Parkinson*-Syndrom (Mono- od. Kombinationstherapie mit Levodopa*); Restless*-legs-Syndrom; **UAW:** Übelkeit, Somnolenz, Obstipation; **Dos.:** 0.264 mg/d p. o., auf 3 Dosen verteilt; HWZ 8–12 h. Gebräuchl. ist Pramipexoldihydrochlorid.

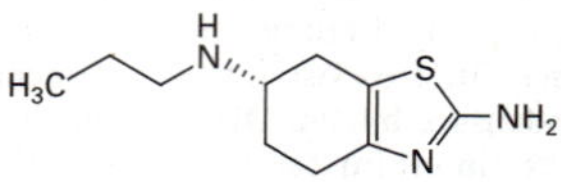


**Pramipexol**

**prandial** (lat. prandium Mahlzeit): Essen od. Mahlzeit betreffend.

**Pranlukast** (INN): *N*-[4-Oxo-2-(1*H*-tetrazol-5-yl)-4*H*-1-benzopyran-8-yl]-4-(4-phenylbutoxy)benzamid; CAS-Nr. 103177-37-3; $C_{27}H_{23}N_5O_4$; $M_r$ 481.51; Schmp. 244–245 °C; nicht mehr im Handel befindl. Leukotrien*-Rezeptor-Antagonist; früher angewendet als Antiasthmatikum*.

**Praseodym** (gr. praseos lauchgrün; didymos Zwilling): Symbol Pr; CAS-Nr. 7440-10-0; $A_r$ 140.91; OZ 59; D. 6.773; Schmp. 931 °C; Sdp. 3507 °C; Oxidationsstufen: 3, 4; silbrig weißes, weiches, schmiedbares Metall* aus der Gruppe der Lanthanoide*; leicht lösl. in Säuren; reagiert mit Wasser u. bildet an der Luft eine grüne Oxidschicht; **Vork.:** im Monazit u. Bastnäsit; **Darst.:** als Halogenid Abtrennung von anderen Seltenerdmetallen* durch fraktionierte Kristallisation, anschließend Reduktion (elektrolyt. od. mit Calcium*); **Anw.:** (techn.) Legierungsmetall, Glas- u. Emaille-Färbung; **Gesch.:** 1885 von Carl Auer von Welsbach (1858–1929) neben Neodym* im Didymoxid entdeckt u. 1931 erstmals rein dargestellt.

**Prasteron** (INN): s. DHEA.

**Prasugrel:** 2-[2-(Acetyloxy)-6,7-dihydrothieno[3,2-*c*]pyridin-5-yl]-1-cyclopropyl-2-(2-fluorphenyl) ethanon; CAS-Nr. 150322-43-3; $C_{20}H_{20}FNO_3S$, Strukturformel: s. Abb.; $M_r$ 373.45; Schmp. 120.5–124.6 °C; logP 3.2 ± 0.6 (berechnet); **Wirk.:** Thrombozytenaggregations*-Hemmer; Antagonist am Adenosin-Diphosphat-Rezeptor $P2Y_{12}$ auf der Thrombozytenoberfläche; **Ind.:** in Kombination mit Acetylsalicylsäure* zur Vorbeugung arteriothrombot. Ereignisse bei Erwachsenen mit akutem Koronarsyndrom i. R. einer perkutanen Koronarintervention; **Kontraind.:** aktive pathol. Blutungen; Schlaganfall od. transitor. ischäm. Attacke (Abk. TIA) in der Anamnese, schwere Leberfunktionsstörung (Child-Pugh C); **WW:** Arzneimittel, die über CYP3A4 od. 2B6 metabolisiert werden, z. B. Cyclophosphamid*, Efavirenz*; **UAW:** u. a. Anämie, gastrointestinale Blutungen, Hautausschlag; **Dos.:** p. o. Aufsättigungsdosis 60 mg, Erhaltungsdosis 1×10 mg/d in Kombination mit Acetylsalicylsäure (75–325 mg/d).

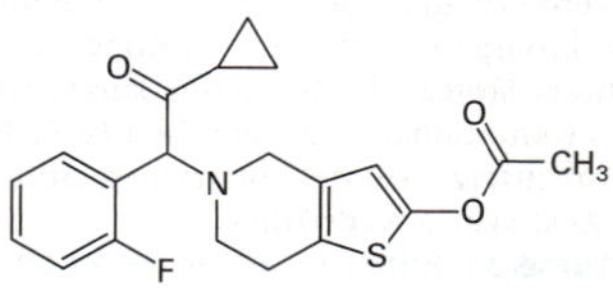


**Prasugrel**

**Pravastatin** (INN): 3*β*-Hydroxycompactinsäure; (3*R*,5*R*)-7-{(1*S*,2*S*,6*S*,8*S*,8a*R*)-1,2,6,7,8,8a-Hexahydro-6-hydroxy-2-methyl-8-[(*S*)-2-methylbutoxyl]-1-naphthyl}-3,5-dihydroxyheptansäure; CAS-Nr. 81093-37-0; $C_{23}H_{36}O_7$, Strukturformel: s. Abb.; **Pravastatin-Natrium:** Pravastatinum natricum Ph.Eur.; CAS-Nr. 81131-70-6; $C_{23}H_{35}NaO_7$; $M_r$ 446.52; Pulver od. krist. Pulver, weiß bis gelbl. weiß, hygroskop., leicht lösl. in Wasser u. Methanol, lösl. in Ethanol; **Wirk.:** HMG*-CoA-Reduktase-Hemmer; senkt intrazellulär die Cholesterolkonzentration (v. a. in der Leber); in weiterer Folge nehmen die LDL-Rezeptoren auf der Leberoberfläche zu, an welche Plasma-LDL vermehrt gebunden

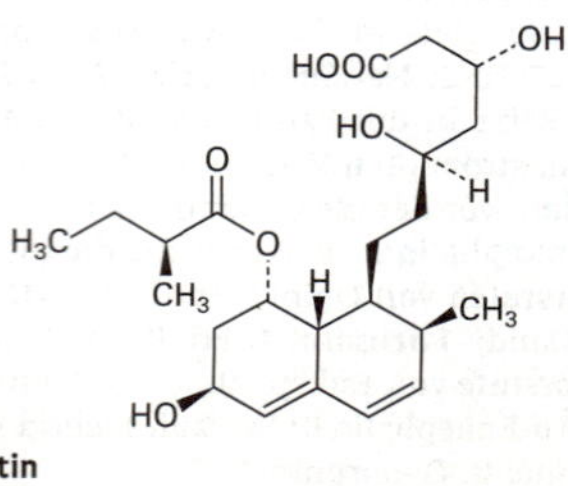


**Pravastatin**

wird; die Plasmacholesterolkonzentration sinkt; **Dos.:** p.o. 1×10–20 mg/d, Erhaltungsdosis 10–40 mg/d; HWZ 1.5–2 h.

**Pravaz:** s. Kanüle.

**Praxis, gute klinische:** s. GCP.

**Prazepam** (INN): Prazepamum Ph.Eur.; 7-Chlor-1-(cyclopropylmethyl)-2,3-dihydro-5-phenyl-1*H*-1,4-benzodiazepin-2-on; CAS-Nr. 2955-38-6; $C_{19}H_{17}ClN_2O$, Strukturformel: s. Abb.; $M_r$ 324.83; Schmp. 145 °C; weißes bis fast weißes, krist. Pulver, unlösl. in Wasser, leicht lösl. in Dichlormethan, wenig lösl. in Ethanol; **Wirk.:** Benzodiazepin*; Tranquilizer*; unterliegt dem Betäubungsmittelgesetz* (Anlage III; mit Ausnahmen); **Ind.:** akute u. chron. Spannungs-, Erregungs- u. Angstzustände; **Dos.:** p.o. 2×10 mg/d; HWZ 50–90 h (Metaboliten).

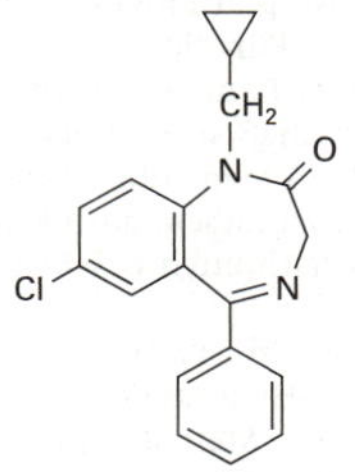

**Prazepam**

**Praziquantel** (INN): Praziquantelum Ph.Eur.; 2-Cyclohexylcarbonyl-2,3,4,6,7,11b-hexahydro-1*H*-pyrazino[2,1-*a*]isochinolin-4-on; CAS-Nr. 55268-74-1; $C_{19}H_{24}N_2O_2$, Strukturformel: s. Abb.; $M_r$ 312.41; Schmp. 138–140 °C (polymorph); weißes, krist. Pulver; sehr schwer lösl. in Wasser, leicht lösl. in Dichlormethan u. Ethanol; **Wirk.:** Anthelminthikum*; vermizid durch spast. Lähmung der Wurmmuskulatur, Glucose- u. Glykogenverarmung; rasche Resorption, Metabolisierung u. Elimination; **Ind.:** Trematoden-Infektionen (Bilharziosis, Clonorchiasis), Cestoden-Infektionen (Taeniasis, Diphyllobethriasis), Mischinfektionen; **Kontraind.:** Schwangerschaft, Lebererkrankungen; **UAW:** Übelkeit, Kopfschmerz, Schwindel; HWZ 1–1.5 h.

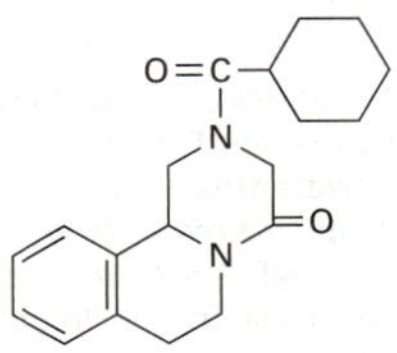

**Praziquantel**

**Prazosin** (INN): 1-(4-Amino-6,7-dimethoxychinazolin-2-yl)-4-(furan-2-ylcarbonyl)piperazin; CAS-Nr. 19216-56-9; $C_{19}H_{21}N_5O_4$, Strukturformel: s. Abb.; $M_r$ 383.42; Schmp. 278–280 °C; **Wirk.:** Antihypertensivum*; selektiver u. reversibler Alpha-1-Rezeptoren-Blocker (s. Alpha-Rezeptoren-Blocker) vom Chinazolintyp; starke arterielle u. venöse Vasodilatation; keine Steigerung des Sympathikotonus über präsynapt. Alpha-2-Rezeptoren; gutes Therapeutikum durch generalisierte Gefäßerweiterung. **Prazosinhydrochlorid:** Prazosini hydrochloridum Ph.Eur.6; $C_{19}H_{22}ClN_5O_4$; $M_r$ 419.9; weißes, krist. Pulver; sehr schwer lösl. in Wasser, schwer lösl. in Ethanol u. Methanol; **Ind.:** Hypertonie; **Kontraind.:** Überempfindlichkeit gegenüber Chinazolinen, Herzinsuffizienz, deren Urs. in einer mechan. Funktionsbehinderung liegt (z. B. Aorten- od. Mitralklappenstenose); Rechtsherzinsuffizienz durch Lungenembolie od. Perikarderguss; Linksherzinsuffizienz mit niedrigem Füllungsdruck; **WW:** Antihypertensiva: verstärkte Wirk.; Beta-Rezeptoren-Blocker bzw. andere Sympatholytika, Diuretika: Blutdruckabfall verstärkt, insbes. bei Ersteinnahme von P.; Digoxin: blutdrucksenkende Wirk. verstärkt; Phenylbutazon, Indometacin: blutdrucksenkende Wirk. vermindert; **UAW:** starke orthostat. Dysregulation zu Beginn der Ther. (Erst-Dosis-Phänomen), daher einschleichende Dosierung, ferner leichter Kopfschmerz, Schwindel; **Dos.:** Initialdosis 1–3×0.5–1 mg/d p.o., Erhaltungsdosis 2–4 mg/d in 2–3 ED, steigerbar bis 20 mg/d; HWZ 2.5–2.9 h.

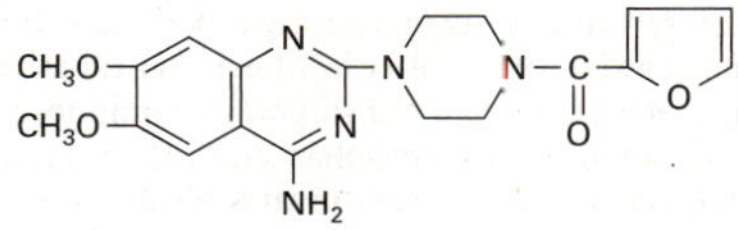

**Prazosin**

**Precursor:** s. Präkursor.

**Prednicarbat** (INN): Prednicarbatum Ph.Eur.; Prednisolon-17-ethylcarbonat-21-propionat; CAS-Nr. 73771-04-7; $C_{27}H_{36}O_8$; $M_r$ 488.6 (polymorph); weißes bis fast weißes, krist. Pulver, unlösl. in Wasser, leicht lösl. in Aceton u. Ethanol, wenig lösl. in Propylenglykol; **Wirk.:** halogeniertes Glucocorticoid* zur lokalen Anw.; **Ind.:** entzündl. Hauterkrankungen; **UAW:** Hautreizungen; bei lokaler Anw. sind system. UAW wegen ungenügender Resorption kaum zu erwarten. **Dos.:** topisch (Cremes, Salben, Lotionen, Lsg.) 0.25 %, 1–2-mal täglich.

**Prednilen:** s. Methylprednisolon.

**Prednimustin** (INN): 11*β*,17,21-Trihydroxy-1,4-pregnadien-3,20-dion-21-{4-[4-[bis(2-chlorethyl) amino]phenyl]butyrat}; CAS-Nr. 29069-24-7; $C_{35}H_{45}Cl_2NO_6$; $M_r$ 646.6; Chlorambucil*-Ester des Prednisolons*; nicht mehr im Handel befindl. Zytostatikum*; früher angewendet bei versch. malignen Erkrankungen wie lymphat. Leukämie, Ovarial- u. Prostatakarzinom.

**Prednisolon** (INN): Prednisolonum Ph.Eur.6, Deltahydrocortison, 1,2-Dehydrocortisol; 11*β*,17*α*,21-Trihydroxypregna-1,4-dien-3,20-dion; CAS-Nr. 50-24-8; $C_{21}H_{28}O_5$, Strukturformel: s. Prednison (Abb. dort); $M_r$ 360.4; Schmp. 230 °C (unter Zers.; polymorph); $[\alpha]_D^{20\,°C}$ +96° bis +102° (c = 1 % (m/V) in Dioxan); weißes, hygroskop. Pulver; sehr schwer lösl. in Wasser, 1 T. lösl. in 30 T. Methanol u. Ethanol; synthet. nichthalogeniertes Glucocorticoid* (s. Corticosteroide, Tab. dort); **Ind.:** s. Glucocorticoide; Mittel der Wahl (Ausnahme: Substitutionsbehandlung bei NNR-Insuffizienz); **Kontraind., WW u. UAW:** s. Glucocorticoide; **Dos.:** **1.** p.o. 5–60 mg/d, Erhaltungsdosis max. 7 mg/d;

**2.** topisch in 0.5 %igen Zuber.; HWZ 2.2 ± 0.5 h. Hingewiesen sei auf Prednisolonacetat (Prednisoloni acetas Ph.Eur.), Prednisolonnatriumphosphat (Prednisoloni natrii phosphas Ph.Eur.) u. Prednisolonpivalat (Prednisoloni pivalas Ph.Eur.).

**Prednisolon-Creme 0.5 %:** s. Cremor Prednisoloni 0.5 per centum.

**Prednison** (INN): Prednisonum Ph.Eur.6, Deltacortison, 1,2-Dehydrocortison; 17*α*,21-Dihydroxypregna-1,4-dien-3,11,20-trion; CAS-Nr. 53-03-2; $C_{21}H_{26}O_5$, Strukturformel: s. Abb.; $M_r$ 358.4; Schmp. ca. 230 °C; $[\alpha]_D^{20\,°C}$ +167° bis +175° (c = 1 % (m/V) in Dioxan); weißes, krist. Pulver; unlösl. in Wasser, 1 T. lösl. in 150 T. Ethanol, in 200 T. Chloroform; synthet. nichthalogeniertes Glucocorticoid*; biol. unwirksam; wird in der Leber zu Prednisolon* metabolisiert; **Ind.:** s. Glucocorticoide (Ausnahme: Substitutionsbehandlung bei NNR-Insuffizienz); **Kontraind., WW u. UAW:** s. Glucocorticoide; **Dos.:** abhängig von der Schwere der Erkrankung; sehr niedrige Dos.: 1.5–7.5 mg/d; hohe Dos.: 80–100 mg/d; HWZ 3.5 h bzw. 2.2 ± 0.5 h (Metaboliten).

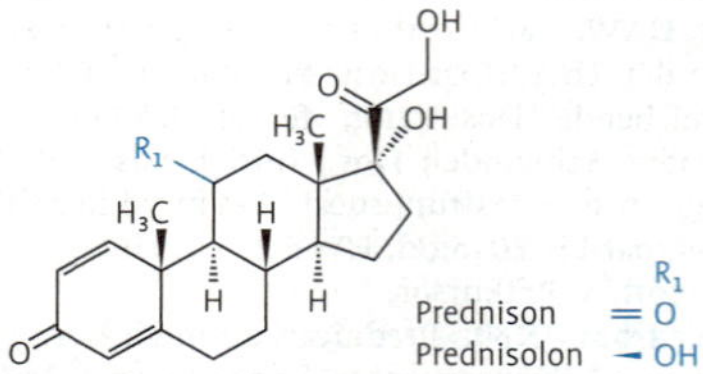


**Prednison:** P. u. Prednisolon

**Prednyliden** (INN): 16-Methylenprednisolon; 11*β*,17*α*,21-Trihydroxy-16-methylenpregna-1,4-dien-3,20-dion; CAS-Nr. 599-33-7; $C_{22}H_{28}O_5$; $M_r$ 372.5; aus produktionstechn. Gründen nicht mehr im Handel befindliches synthet. nichthalogeniertes Glucocorticoid*.

**Pregabalin** (INN): *S*-Enantiomer der 3-Isobutyl-*γ*-Aminobuttersäure; CAS-Nr. 148553-50-8; $C_8H_{17}NO_2$, Strukturformel: s. Abb.; **Wirk.:** Antiepileptikum*; GABA-mimetisch, bindet wie Gabapentin* an die *α*2*δ*-Untereinheit spannungsabhängiger Calciumkanäle u. wirkt hemmend auf Neurone im ZNS; **Ind.:** periphere u. zentrale neuropath. Schmerzen; Epilepsie (Zusatztherapie von partiellen Anfällen mit u. ohne sekundäre Generalisierung; generalisierte Angststörungen; **UAW:** Benommenheit, Somnolenz, Ataxie, Schwindel od. verschwommenes Sehen, Mundtrockenheit u. gastrointestinale Nebenwirkungen, erektile Dysfunktion, periphere Ödeme.

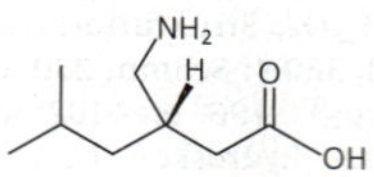


**Pregabalin**

**Pregl-Lösung:** s. Iod-Iodatlösung.

**Pregnan:** 3*β*-Pregnan, 17*β*-Ethyletiocholan; $C_{21}H_{36}$, Strukturformel: s. Abb.; $M_r$ 288.52; als $C_{21}$-Steroid* Grundkörper des Progesterons*; vgl. Gestagene.

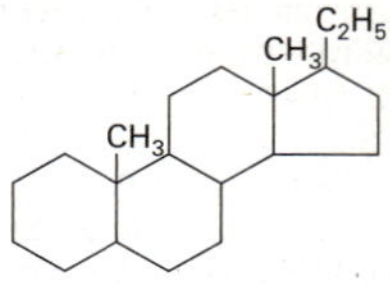


**Pregnan**

**Pregnandiol:** (5*β*,3*α*,20*α*)-Pregnan-3,20-diol; $C_{21}H_{36}O_2$; $M_r$ 320.5; Schmp. 239 °C; $[\alpha]_D^{20\,°C}$ +27.4° (c = 0.7 % (m/V) in Ethanol); durch Reduktion entstandener Metabolit (Hauptausscheidungsprodukt) von Progesteron* (10–20 % der von der Plazenta insgesamt gebildeten Progesteronmenge); renale Ausscheidung als Glucuronid*; **Bedeutung:** Da der Fetus am Aufbau des Progesterons nicht beteiligt ist, gibt Progesteron die plazentare Leistung wieder. Für die Erkennung von fetalen Gefährdungen ist P. nicht geeignet. Während der Frühschwangerschaft scheint bei einer drohenden Frühgeburt die Pregnandiolausscheidung einen prognost. Wert zu haben: absinkende Werte weisen auf das Fortschreiten des Fehlgeburtsprozesses hin.

**Pregneninolon:** s. Ethisteron.

**Pregnenolon:** 3*β*-Hydroxy-5-pregnen-20-on; Zwischenprodukt ($C_{21}$-Steroid*) in der Biosynthese von Progesteron* aus Cholesterol* u. in der Biosynthese der Androgene* in der Nebennierenrinde*; entsteht durch Kürzung der Cholesterolseitenkette um 6 C-Atome, Abspaltung von Isocapronsäurealdehyd. Vgl. Steroidhormone.

**Pregnin:** s. Ethisteron.

**Preiselbeerblätter:** s. Vaccinium vitis-idaea (Vitis idaeae folium).

**Preiselbeeren:** s. Vaccinium vitis-idaea (Fructus Vitis-idaeae).

**Preisvergleichsliste:** Anlage 1 der Richtlinien des Gemeinsamen Bundesausschusses über die Verordnung von Arzneimitteln in der vertragsärztl. Versorgung (Arzneimittelrichtlinien). Die P. ist eine nach § 92 SGB V vorgeschriebene Zusammenstellung von Arzneimitteln, die dem Vertragsarzt einen Preisvergleich u. die Auswahl therapiegerechter Verordnungen ermöglichen soll.

**preload:** s. Vorlast.

**Prenanthes serpentaria** Pursh: Hasenlattich; Fam. Asteraceae (Compositae); Nordamerika; einheim. ist P. purpurea; zus. mit **Prenanthes alba** L. Stpfl. von **Herba Prenanthes serpentariae: Inhaltsst.:** Tannin*; **Anw.:** (volkstüml.) gegen Schlangenbisse (vgl. Schlangengifte). **Hom.:** **1.** Nabalus serpentaria: frische Pflanze; **2.** Nabulus alba: frische Pflanze.

**Prenazon:** s. Feprazon.

**Prenoxdiazin:** 3-(2,2-Diphenylethyl)-5-(2-piperidinoethyl)-1,2,4-oxadiazol; $C_{23}H_{27}N_3O$; $M_r$ 361.49; nicht mehr im Handel befindl. Antitussivum*; **Prenoxdiazinhydrochlorid:** Schmp. 182–188 °C (polymorph).

**Prenylierung:** kovalente posttranslationale Modifikation* eines Proteins* mit einer isoprenoiden Lipidgruppe zur Verankerung in der zytosol. Seite der Zellmembran*; der Farnesyl- ($C_{15}$) od. Geranylgeranylrest ($C_{20}$) wird auf die Thiolgruppe des

Cysteins* des C-terminalen Tetrapeptids Cys-Aa-Aa-X (Aa: aliphat. Aminosäure; X: beliebige Aminosäure) übertragen; das Tripeptid Aa-Aa-X wird dabei entfernt. **Beispiel:** Farnesylierung des ras*-Proteins.

**Prephensäure:** eine der biogenet. Vorstufen für die aromat. Aminosäuren L-Phenylalanin* u. L-Tyrosin* (s. Aromatenbiosynthese).

**Presbyakusis:** Altersschwerhörigkeit; symmetr. Beeinträchtigung des Hörvermögens zunächst bei hohen, im Verlauf auch bei mittleren Frequenzen, die meist jenseits des 60. Lebensjahres klinisch relevant wird; **Sympt.:** Kommunikationsprobleme v. a. bei Umgebungslärm u. bei mehreren am Gespräch beteiligten Personen (Gesellschaftstaubheit, sog. Cocktailparty-Effekt); **Urs.:** degenerative Prozesse im Corti-Organ (Haarzellen), überlagert durch die lebenslange Einwirkung anderer schädigender Einflüsse (Lärm, arteriosklerot. Mangeldurchblutung, ototox. Arzneimittel, Stoffwechselerkrankungen) u. genet. Faktoren; der alterungsbedingte Funktionsverlust im ZNS führt zu stärkerem Sprachgehör- (Diskriminations-)verlust als bei jungen Menschen mit gleicher Hörschwelle, verstärkter Verdeckbarkeit von Nutzschall (Sprache) durch Störschall, vermindertem Richtungs- u. Frequenzunterscheidungsvermögen, verlängerter Reaktions- u. Identifizierungszeit sowie geringerer Integrationsleistung (Kombination aus Bruchstücken); **Ther.:** Hörgeräte; wegen der zentralen Komponente der Funktionsstörung u. Recruitment-Phänomenen kann der Effekt nicht immer befriedigen. Weitere Hilfen sind opt. Wecker u. Alarmsignalgeber, tieffrequente Türglocke od. Summer, Telefonverstärker, Induktionsschleifen für Radio- u. Fernsehempfang, Kopfhörer.

**Presbyopie:** Alterssichtigkeit; Erschwerung des Nahsehens durch Elastizitätsverlust (Sklerosierung) der Linse u. nachlassende Fähigkeit zur Akkommodation*; der Nahpunkt rückt mit zunehmendem Alter immer mehr in die Ferne; eine latente Hypermetropie* kann durch P. manifest werden. **Ther.:** Sammelgläser.

**Presenegenin:** s. Saponine (Tab. 1 dort).

**press-coated tablets:** s. Manteltabletten.

**Presse, hydraulische:** Kolbenpresse, die durch Druckwasser od. Drucköl betätigt wird. Mit einem Kolben wird in einem kleinen Zylinder die Flüss. zusammengepresst u. wirkt dann auf die größere Fläche eines Arbeitskolbens. Der Funktion liegt das Pascal*-Gesetz zugrunde.

**Pressgranulate:** s. Granulieren.

**Presshefe:** s. Faex.

**Presslinge:** s. Compressi.

**Pressmassen:** Formmassen* aus Kunststoff, die sich pressen, spritzpressen (transferpressen) u. strangpressen (extrudieren) lassen. **Kaltpressmassen** sind P., die kalt geformt werden.

**Pressorezeptoren:** s. Pressosensoren.

**Pressosensoren:** Barosensoren, Depressoren, sog. Blutdruckzügler, veraltet Pressorezeptoren; in der Wand der Aorta* u. im Karotissinus lokalisierte Dehnungssensoren; Vermittlung der Afferenz an sympath. u. parasympathische Kreislaufzentren in der Medulla oblongata, die bei Abweichung der gemessenen Druckwerte vom Sollwert (akute Änderungen, z. B. bei orthostat. Belastung) den Tonus der Widerstandsgefäße sowie Herzfrequenz u. Herzkraft nerval so beeinflussen, dass der arterielle Blutdruck* entsprechend eingestellt wird (negative Rückkopplung); Blutdruckerhöhung führt zu Dehnung der Gefäßwände u. damit Aktivierung der P. mit konsekutiver Vasodilatation (Abnahme des peripheren Widerstands) u. Erniedrigung von Herzfrequenz u. Herzminutenvolumen u. damit Absinken des Blutdrucks. Vgl. Drucksensoren; Mechanosensoren.

**Presssaft:** s. Succus.

**Pressure-Expansion-Verfahren:** s. Druckentwesung.

**Pressverfahren für Suppositorien:** Herstellungsverfahren von Suppositoria* mit weichen, thermoplast. Grundlagen (z. B. Hartfette, Kakaobutter) bei Raumtemperatur; die geraspelte Grundlage (vermischt mit den feingepulverten Arzneistoffen) wird in einer Presse zu Zäpfchen geformt. Es werden Suppositorien mit geringerer Homogenität u. Bruchfestigkeit als mit dem Gießverfahren erhalten; vgl. Schmelzverfahren.

**Preußischblau:** s. Berliner Blau.

**Pribnow-Box:** Sequenz aus 6 Nucleotidpaaren, die in vielen prokaryot. Promotoren* gleich bzw. sehr ähnl. ist; liegt ca. 10 Nucleotidpaare vom Initiationspunkt der Transkription* der RNA* entfernt (daher auch als –10-Region bezeichnet). Die P.-B. hat folgende Konsensussequenz: 5′TATAAT3′. Ein Promotor ist im Allg. umso effizienter, je ähnlicher die P.-B. der Konsensussequenz ist.

**Prick-Test:** internationales Standardverfahren i. R. der Diagnostik der IgE-vermittelten Allergie* vom Soforttyp (Typ I); Eindrücken einer sog. Prick-Nadel od. -Lanzette in die Dermis (im Winkel von 45–90°, 1 mm tief) nach Aufbringen eines Tropfens allergenhaltiger Lsg.; möglichst ohne Blutung; meist auf der Innenseite des Unterarms; Beurteilung der Quaddelbildung nach 15–20 Min. (unter Verw. einer Skala von 0–4) im Vergleich zu einer Positiv- (0.1 %ige Histaminlösung) u. Negativkontrolle (Glycerol-Kochsalzlösung). Vgl. Intrakutantest.

**Pridinol** (INN): $\alpha$-(2-Piperidinoethyl)benzhydrol; 1,1-Diphenyl-3-piperidinopropanol; CAS-Nr. 511-45-5; $C_{20}H_{25}NO$, Strukturformel: s. Abb.; $M_r$ 295.41; Schmp. 120–121 °C; lösl. in Aceton; **Wirk.:** Anticholinergikum* (Muskelrelaxans*), Spasmolytikum*; **Ind.:** zentrale u. periphere Muskelspasmen, Erkrankungen des rheumat. Formenkreises; Prophylaxe u. Ther. nächtl. Beinkrämpfe, Torticollis, tendomuskuläre hyperton. Kontraktur bei arthrit. Gelenken; **Dos.:** p. o. Initialdosis 3 × 1.5–6 mg/d, Erhaltungsdosis 3–6 mg. Gebräuchl. ist Pridinolmesilat.

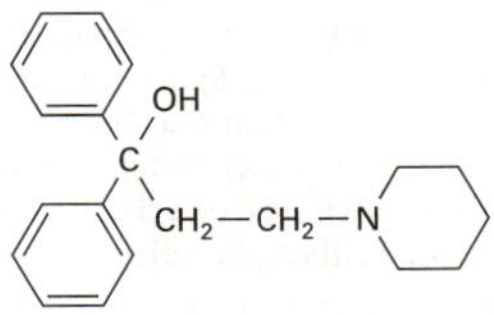


**Pridinol**

P

**Prileschajew-Reaktion:** Verfahren zur Herst. von Epoxiden* aus Alkenen* durch Oxidation* mit org. Persäuren (s. Perverbindungen); **Beispiel:** Aus Styrol* u. Perbenzoesäure entsteht Styroloxid (s. Abb.).

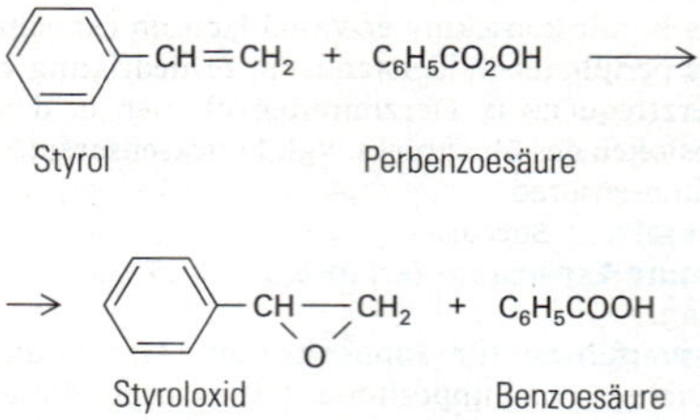


**Prileschajew-Reaktion:** Bildung von Styroloxid als Beispiel

**Prilocain** (INN): Prilocainum Ph.Eur.; (*RS*)-*N*-(2-Methylphenyl)-2-(propylamino)propanamid; CAS-Nr. 721-50-6; $C_{13}H_{20}N_2O$, Strukturformel: s. Lokalanästhetika (Abb. 2 dort); $M_r$ 220.31; Schmp. 37–38 °C; Sdp. 159–162 °C (133 Pa); $n_D^{20\,°C}$ 1.5299; **Wirk.:** Lokalanästhetikum*; **UAW:** Herzrhythmusstörungen, Schwindel, Erbrechen; **Dos.:** Infiltrationsanästhesie* 0.5 %, Leitungsanästhesie* 2 %, Spinalanästhesie* 5 %; nicht mehr als 0.4 g/d für Erwachsene von 70 kg KG; bei Kindern u. bei reduziertem Allgemeinzustand nicht mehr als 5.7 mg/kg KG. **Prilocainhydrochlorid (INN):** Prilocaini hydrochloridum Ph.Eur.; CAS-Nr. 1786-81-8; $C_{13}H_{21}ClN_2O$; $M_r$ 256.8; Schmp. 167–168 °C; weißes Pulver, leicht lösl. in Wasser u. Ethanol.

**Primäraffekt:** Primärläsion; erste lokale Manifestation einer Infektion an der Eintrittsstelle, i. e. S. bei Syphilis*.

**Primärharn:** der in den Glomeruli der Nieren aus dem Blutplasma filtrierte, noch nicht konz. Harn*, der in seiner Zusammensetzung weitgehend eiweißfreiem Blutplasma entspricht; enthält aber auch Polypeptide u. niedermolekulare Proteine ($M_r$ <20 000), die während der Tubuluspassage durch Bürstensaumenzyme hydrolysiert u. als Aminosäuren* resorbiert werden.

**Primärliteratur:** Veröffentlichung der Ergebnisse aus Forschung u. Entwicklung in Form von Originalarbeiten meist in wissenschaftl. Zeitschriften; vgl. Sekundärliteratur; Literaturdatenbank.

**Primärozonid:** s. Ozonolyse.

**Primärpackmittel:** s. Behältnis.

**Primärreaktion:** primäre Immunantwort*, primäre Antigen*-Antikörper-Reaktion nach erster Antigengabe.

**Primärstoffwechsel:** Stoffwechselprozess, der in allen Zellen, die auf Erhaltung u. Vermehrung des Lebens ausgerichtet sind, grundsätzl. ähnl. verläuft; umfasst die grundlegenden Stoffwechselreaktionen für das Wachstum (Synthese der Biopolymere* u. ihrer Bausteine, Synthese der makromolekularen Suprastrukturen der Zelle u. der Zellorganellen*), für Energiebereitstellung u. Energietransformation sowie für den Turnover* der Körperbausteine u. Zellbestandteile.

**Primärstruktur:** die Reihenfolge von Nucleotiden in Nucleinsäuren bzw. von Aminosäuren in Proteinen.

**Primärtranskript:** prä-mRNA; an eukaryot. Strukturgenen* abgeschriebene heteronukleäre (hn-) RNA* vor der posttranskriptionalen Prozessierung*; enthält Introns*.

**Primärverpackung:** Behältnis od. jede andere Form der Arzneimittelverpackung, die unmittelbar mit dem Arzneimittel in Berührung kommt.

**Primärwand:** Schicht der pflanzl. Zellwand*, die im Laufe der Zellvergrößerung auf die Mittellamelle* aufgelagert wird; besteht aus Hemicellulose*, Pektin*, wenig Cellulose* in Streutextur u. Proteinen*; elastisch, schränkt das Wachstum der Pflanzenzelle nicht ein; in Kollenchym* teilweise verdickt.

**Primaquin** (INN): 8-(4-Amino-1-methylbutylamino)-6-methoxychinolin; CAS-Nr. 90-34-6; $C_{15}H_{21}N_3O$, Strukturformel: s. Abb.; $M_r$ 259.34; Sdp. 175–179 °C (26.7 Pa); lösl. in Ether; nicht mehr im Handel, über internationale Apotheken zu beziehen; **Wirk.:** Antimalariamittel*; tötet die primären extraerythrozytären Formen von Plasmodium falciparum, vivax, ovale u. malariae sowie die sekundären Gewebeformen aller Plasmodien außer Plasmodium falciparum ab; außerdem wirksam gegen die Gametozyten aller Species; auf die erythrozytären Formen hat Primaquin keinen Einfluss, daher Verw. nur in Kombinationen; **Ind.:** Malaria* nach Vorbehandlung mit Chloroquin*; Malariaprophylaxe*; **UAW:** gastrointestinale Störungen, Blutbildschäden v. a. bei Glucose-6-phosphat-Dehydrogenase-Mangel; **Dos.:** Malariatherapie 15 mg/d, 14 d lang; Kinder 0.3 mg/kg KG/d, 14 d lang; Malariaprophylaxe p. o. einmal wöchentl. 45–60 mg kombiniert mit 300 mg Chloroquin*; HWZ 6.3 ± 1.4 h; **Toxikol.:** Methämoglobinbildner*. **Primaquindiphosphat:** Primaquini diphosphas; Primaquinbisdihydrogenphosphat Ph.Eur.6; 8-(4-Amino-1-methylbutylamino)-6-methoxychinolindiphosphat; CAS-Nr. 63-45-6; $C_{15}H_{21}N_3O \cdot 2\,H_3PO_4$; $M_r$ 455.3; Schmp. ca. 200 °C (unter Zers.); lösl. in 16 T. Wasser; 53 mg P. entsprechen 30 mg Primaquin*. Gebräuchl. ist auch Primaquinoxalat ($C_{15}H_{21}N_3O \cdot C_2H_2O_4$; Schmp. 182.5–185 °C).

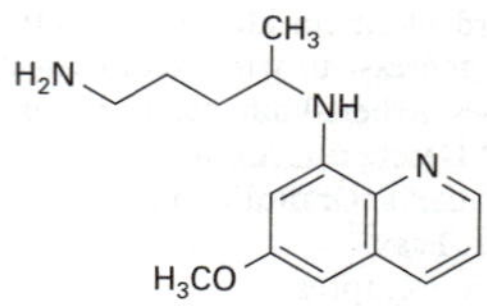


**Primaquin**

**Primase:** DNA-abhängige RNA*-Polymerase, die bei der Replikation der DNA* de novo die kurzen Primer* bereitstellt, die dann von der DNA*-Polymerase weiter verlängert werden können; Best. des Primosoms*.

**Primeldermatitis:** s. Primelkrankheit.

**Primelextrakt:** s. Extractum Primulae.

**Primelfluidextrakt:** s. Extractum Primulae fluidum.

**Primelgewächse:** s. Primulaceae.

**Primelkrankheit:** Primeldermatitis; schwere u. meist lang anhaltende Hautentzündung mit Bläschen u. Knötchenekzem, die durch Berührung der Haut u. Schleimhaut mit dem Drüsenhaarsekret von Primula obconica (Giftprimel, Becherprimel), Fam. Primulaceae, hervorgerufen wird; eigentl. Auslöser ist das im Sekret enthaltene, giftige Primin (ein Benzochinonderivat, Strukturformel: s. Abb.); bei der Giftprimel handelt es sich um eine beliebte Zierpflanze, die arzneil. verwendeten Primula-Arten enthalten fast kein Primin (vgl. Primula veris).

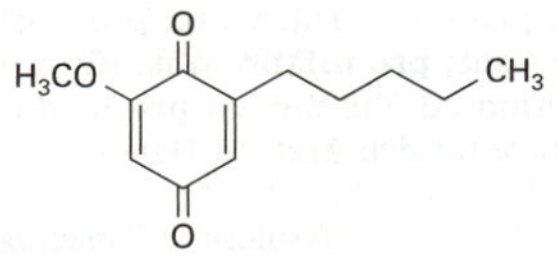


**Primelkrankheit:** Primin

**Primeln:** s. Primula veris (Primulae flos).
**Primelsirup:** s. Sirupus Primulae.
**Primeltinktur:** s. Tinctura Primulae.
**Primelwurzel:** s. Primula veris (Primulae radix).
**Primelwurzelfluidextrakt:** s. Extractum Primulae fluidum.
**Primer:** **1.** (biochem.) kleines Polymer, das als Starter für die Synthese eines größeren Biopolymers* benötigt wird; bei der Synthese der Nucleinsäuren* z. B. dient ein Oligonucleotid* als P., an das enzymat. Nucleosidtriphosphate unter Ausbildung von Phosphodiesterbrücken angeknüpft werden. Das Primermolekül ist daher im Endprodukt eingebaut. Vgl. Polymerase-Kettenreaktion. **2.** (biol.) Pheromon*, das eine langanhaltende physiol. Veränderung bewirkt (Beladungseffekt).
**Primeverose:** s. Primverose.
**Primidon** (INN): Primidonum Ph.Eur.; 5-Ethyl-5-phenyl-4,6-perhydropyrimidindion; CAS-Nr. 125-33-7; $C_{12}H_{14}N_2O_2$, Strukturformel: s. Abb.; $M_r$ 218.25; Schmp. 281–282 °C; lösl. 0.6 g/L in Wasser bei 37 °C, 1 : 170 in Ethanol, fast unlösl. in den meisten org. Lösungsmitteln; **Wirk.:** Antiepileptikum*; **Ind.:** Epilepsie (v. a. Grand mal, fokale Anfälle); **UAW:** wird im Organismus z. T. zu Phenobarbital* metabolisiert u. hat ähnl. UAW wie dieses; **Dos.:** am Behandlungsbeginn 60–125 mg/d, langsam aufdosieren; Erhaltungsdosis p. o. 0.75–1.5 g/d; Kinder <2 Jahre 0.25–0.5 g, Kinder 2–5 Jahre 0.5–0.75 g, Kinder 6–9 Jahre 0.75–1.0 g; HWZ 14–15 h bzw. 48–144 h (Metaboliten).

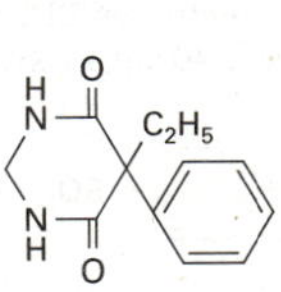


**Primidon**

**Primin:** s. Primelkrankheit.
**primordial:** von Ursprung an.
**Primordium:** Zelle od. Organ im frühesten Differenzierungsstadium; z. B. Faserprimordium, Blattprimordium*.

**Primosom:** Proteinkomplex in Prokaryoten aus Helicase*, Primase* u. weiteren Proteinen, der an der Initiation der Replikation der DNA* beteiligt ist.
**Primulaceae:** Primelgewächse; Fam. der Ordnung Primulales; ca. 800 Arten; hauptsächl. Kräuter der gemäßigten Zone; **Merkmale: 1.** (biol.) Blätter* meist grund- od. wechselständig, oft ungeteilt; Blüten* radiär, meistens 5-zählig, Kelch- u. Blütenblätter häufig verwachsen, 5 Staubblätter, Fruchtknoten 5-blättrig, gewöhnl. oberständig; die Frucht ist eine Kapsel (s. Fruchtformen); **2.** (chem.) Triterpensaponine; **Gattungen:** z. B. Anagallys, Cyclamen, Lysimachia, Primula.
**Primulae flos:** s. Primula veris.
**Primula elatior:** s. Primula veris.
**Primulae radix:** s. Primula veris.
**Primulagenin A:** s. Saponine (Tab. 1 dort).
**Primulagenin D:** s. Saponine (Tab. 1 dort).
**Primula obconica** Hance: s. Primelkrankheit.
**Primula veris** L.: P. officinalis (L.) Hill; Frühlingsschlüsselblume, Apothekerprimel; Fam. Primulaceae; östl. Asien, ganz Zentral- u. Vorderasien, Europa; die Blütenblätter von P. veris sind dottergelb, die der verwandten Art **Primula elatior** (L.) Hill em. Schreber (Waldschlüsselblume, Hohe Schlüsselblume) schwefelgelb; beide Arten sind Stpfl. von **Primulae radix:** Radix Primulae; Primelwurzel; Wurzelstock u. Wurzeln; **Off.:** Ph.Eur.6, ÖAB; Monographie: HMPC, ESCOP, Kommission E; **Inhaltsst.:** 5–12 % pentacycl. Triterpensaponine (β-Amyrin*-Grundstruktur); hämolyt. Index nach ÖAB: mind. 3000. Bei P. elatior ist das Hauptsaponin (zu ca. 90 %) Primulasäure A mit Protoprimulagenin A als Aglykon, das gegenüber dem Primulagenin A (nicht genuin, Strukturformel: s. Saponine, Tab. 1 dort) eine Etherbrücke zw. C-28 u. C-13 anstatt der OHC-Funktion an C-28 u. der Doppelbindung an C-12 aufweist. P. veris enthält zu ca. 50 % Primulasäure A u. a. Glykoside von 22-Acetyl- u. 28-Hydroxypriverogenin A. Die Zuckerketten (Tetrasaccharide, hauptsächl. aus Glucose, Galactose, Rhamnose u. Glucuronsäure) der Saponine sind verzweigt. Die Droge enthält ferner Phenolglykoside (v. a. Primula veris), z. B. Primulaverin (Aglykon 5-Methoxy-*o*-salicylsäuremethylester, das den Geruch der Droge bedingt; die Zuckerkomponente ist Primverose*), das Enzym Primverosidase (Primverase), einige ungewöhnl. Zucker u. Zuckeralkohole. Ph.Eur.6 lässt mittels DC auch auf die Abwesenheit von Wurzeln von Vincetoxicum* hirundinaria prüfen; **Wirk.:** expektorierend, antimykotisch, sektretolytisch, sekretomotorisch; **Anw.:** (med.) als ausgezeichnetes Expektorans* (Polygalae radix gleichwertig, s. Polygala senega) bei chron. Bronchitis (z. B. als Decoct), Katarrhen der Atemwege, Husten, Erkältungskrankheiten; **Zuber.:** Extractum* Primulae, Extractum* Primulae fluidum, Sirupus* Primulae, Tinctura* Primulae; **Primulae flos:** Flores Primulae; Primeln, Schlüsselblumenblüten; nach DAC nur die Blüten von P. veris; Monographie: HMPC, Kommission E; **Inhaltsst.:** ca. 2 % Saponine (Primulasäure A u. a., nur im Kelch, s. oben), Phenolglykoside, Flavone* mit den Aglyka Gossypetin*, Kämpferol*, Quercetin*; **Anw.:** (med.) bei Katarrhen der Atemwege, Förderung der Schleimsekre-

P

tion. **Hom.:** Primula veris: frische, blühende Pflanze; verordnet z. B. bei Urticaria, Ekzemen, Rheuma, Migräne.

**Primverose:** Disaccharid* aus $\beta$-D-Glucopyranose u. $\beta$-D-Xylopyranose, 1,6-verknüpft; Zuckeranteil von versch. Glykosiden (Primveroside), z. B. von Primverin (in Primula-Arten, s. Primula veris), Gaultherin* (in Gaultheria* procumbens, Betula* lenta) u. Ruberythrinsäure (in Rubia* tinctorum).

**Prionen:** Kurzbez. für (engl.) *proteinaceus infectious particles (eigentl. Proinen)*; (engl.) *prions*; $M_r$ 28 000; Durchmesser 4–6 nm; proteinhaltige, infektiöse Teilchen, die sich von Viren*, Viroiden* u. Plasmiden* u. a. darin unterscheiden, dass Nucleinsäure* nicht nachweisbar ist; Infektionen mit P. geben keinen Hinweis auf Antigene* od. eine Immunantwort des Wirtes. P. zeigen ungewöhnl. Resistenz gegenüber Nucleasen*, Temp., UV- u. Röntgenstrahlung sowie chem. Einflüssen. **Zelluläres Prionprotein:** Abk. $PrP^C$ (C, Abk. für engl. cellular); besteht aus 208 Aminosäuren, denen ein Signalpeptid von 22 Aminosäuren vorausgeht; C-terminal wird ein Propeptid von 23 Aminosäuren entfernt. Über einen Glykosylphosphatidylinositol-(GPI-)Anker ist das Glykoprotein* an der Außenseite der Zellmembran* v. a. bei Zellen im Nervensystem u. Gehirn befestigt. Die 5 Tandemwiederholungseinheiten der Aminosäuren Pro-His-Gly-Gly-Gly-Trp-Gly-Gln sind instabil; Insertionen* u. Deletionen* von Octapeptiden sind mit Prionkrankheiten* assoziiert. $PrP^C$ kann spontan od. katalysiert durch die pathogene Proteinform $PrP^{Sc}$ (Sc, Abk. für engl. scrapie) die Konformation ändern u. sich als $PrP^{Sc}$ in Zellen ablagern, die dann absterben. Dadurch entstehen Löcher im Gehirn (spongiforme Enzephalopathie). Vgl. Creutzfeldt-Jakob-Krankheit; BSE.

P

**Prionkrankheiten:** transmissible spongiforme Enzephalopathien (Abk. TSE); durch Prionen* verursachte Gruppe sporadischer, erbl. od. übertragbarer Erkrankungen des ZNS, gekennzeichnet durch spongiforme Degeneration des Gehirns (ausgedehnter Nervenzellverlust, Wucherung der Neuroglia) bei Fehlen klass. Entzündungszeichen, spezif. Mutationen des PrP-Gens bei familiärem Vork., langer Latenzzeit (meist mehrere Jahre) u. langsam progredientem, immer tödl. Verlauf; **Vork.:** **1.** z. B. bei Schaf u. Ziege (Scrapie*), Rind (BSE*) u. a. Säugetieren; **2.** beim Menschen: z. B. als Creutzfeldt*-Jakob-Krankheit u. Kuru*. Die Überwindung von Artenbarrieren durch P. ist innerhalb des Tierreichs selten (z. B. zw. Schaf u. Rind). Die Übertragbarkeit vom Rind auf den Menschen ist höchstwahrscheinl. der Hintergrund der neuen Variante der Creutzfeldt-Jakob-Krankheit (vCJK).

**Prionprotein, zelluläres:** s. Prionen.

**Prioria copaifera** Griseb.: Fam. Fabaceae (Leguminosae); Kolumbien, Venezuela; **Stpfl. von Balsamum* Cativo.**

**Prisma:** (physik.) durchsichtiger Körper mit 2 nicht planparallelen, keilförmig zueinander geneigten Flächen zur spektralen Zerlegung des Lichts; vgl. Dispersion.

**PRISMA-Statement:** Abk. für (engl.) *Preferred Reporting Items for Systematic Reviews and Meta-Analyses*; Resultat einer Konferenz mit dem Ziel, die Berichterstattung über systematische Übersichtsarbeiten* u. Metaanalysen* zu verbessern; besteht aus einer Checkliste, untergliedert in 27 Punkte, die bei einer Berichterstattung berücksichtigt werden sollten, u. einem Flussdiagramm, das Transparenz bezüglich der verwendeten Quellen u. der ein- und ausgeschlossenen Artikel schaffen soll. Vgl. CONSORT-Statement.

**Pristinamycine:** s. Streptogramin-Antibiotika.

**Priverogenin A:** s. Saponine (Tab. 1 dort).

**Privilegien:** s. Apothekenwesen.

**pro:** für, vor; **pro baln.:** Abk. für pro balneo; für das Bad; **pro die:** für den Tag; **pro dosi:** für die einzelne Gabe; **pro infant.:** Abk. für pro infante; für das Kind od. die Kinder; **pro med.:** Abk. für pro medico; für den Arzt, zu Händen des Arztes.

**Pro:** Abk. für **Pro**lin*.

**Proanthocyanidine:** farblose Pflanzenfarbstoffe, die beim Erhitzen mit verd. Mineralsäuren Anthocyanidine* liefern; Verb. aus monomeren Leukoanthocyanidinen* od. aus di- bis polymeren Flavan-3-olen (z. B. Catechin*, Gallocatechin bzw. Epicatechin, Epigallocatechin); bei den **Procyanidinen** bestehen die Flavan-3-ole nur aus Catechin od. Epicatechin, z. B. die dimeren Procyanidine $B_2$ u. $B_5$ aus Crataegus*-Arten.

**Proazulene:** Azulogene; natürl. vorkommende Sesquiterpene*, die durch Wärme dehydriert od. dehydratisiert werden u. dabei Azulene* bilden; vgl. Matricin (Proazulen C).

**Probanden:** s. Versuchspersonen.

**Probenecid** (INN): Probenecidum Ph.Eur.; *N,N*-(Dipropylsulfamoyl)-benzoesäure; CAS-Nr. 57-66-9; $C_{13}H_{19}NO_4S$, Strukturformel: s. Abb.; $M_r$ 285.36; Schmp. 198 °C; kleine Kristalle, geruchlos; unlösl. in Wasser u. verd. Mineralsäuren; lösl. 1 : 25 in Ethanol, 1 : 12 in Aceton, lösl. in Chloroform, verd. Alkalihydroxid- u. Natriumcarbonat-Lösungen; **Wirk.:** Urikosurikum (s. Gichttherapeutika); hemmt in kleinen Dosen die tubuläre Sekretion, in höheren Dosen die Rückresorption von Harnsäure*; **Ind.:** Hyperurikämie, die nicht durch Diät beherrschbar ist, u. Folgeerkrankungen (z. B. Gicht); bei Kindern harnsäurebedingte Nierenschädigung bei Leukämien unter der Ther.; **UAW:** allerg. Reaktionen, gastrointestinale Störungen; zur Vermeidung der Kristallisation von Harnsäure in den Tubuli ist eine ausreichende Flüssigkeitszufuhr u. die Erhöhung des pH-Werts des Harns angezeigt. **Dos.:** p. o. 2×250 mg über 7 d, anschließend 2×500 mg, Kinder <2 Jahre anfangs 25 mg/kg KG/d in mehreren ED, anschließend ggf. Erhöhung auf max. 40 mg/kg KG/d.

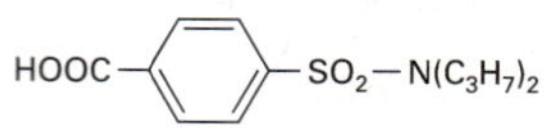


**Probenecid**

**Probenteiler:** Gerät zur Reduktion der Masse eines Mischmusters auf die benötigte Masse zur Probenanalyse; z. B. zur Korngößenanalyse*.

**Probierglas:** s. Reagenzglas.

**Probiersäure:** s. Silber.

**Probierstein:** s. Silber.

**Probiotika:** Bez. für oral aufgenommene lebende Mikroorganismen mit mögl. gesundheitsfördernder Wirkung; stabil gegenüber Gallen- u. Magensäure; mukosaadhärent (Regulierung der Darmflora); als klinisch wirksam getestete probiot. Stämme: Lactobacillus rhamnosus GG (Abk. LGG); E. coli-Stamm Nissle 1917 (Abk. EcN); Bakteriengemisch VSL#3: Gemisch aus 4 Lactobacillus-Stämmen (L. casei, L. plantarum, L. acidophilus, L. delbrueckii subsp.), 3 Bifidobakterien-Stämmen (B. longum, B. breve, B. infantis) u. einem Stamm von Streptococcus salivarius subsp. thermophilus; Saccharomyces boulardii (Abk. SB, zur symptomat. Ther. leichter Durchfallerkrankungen). Vgl. Präbiotika.

**Problemarzneiformen, biopharmazeutische:** Arzneiformen*, die unter dem Gesichtspunkt der Bioverfügbarkeit* bei system. Anw. problematisch sein können; dies sind v. a. feste Zuber. zur peroralen Applikation* mit schwerlösl. Wirkstoffen, perorale u. parenterale Suspensionen*, magensaftresistente Arzneiformen*, Retardarzneiformen (s. Retardpräparate) einschließl. therapeutischer Systeme*, rektale Arzneiformen sowie Arzneiformen zur Resorption* über Mund-, Nasen- od. Lungenschleimhäute. Vgl. Problemarzneistoffe, biopharmazeutische.

**Problemarzneistoffe, biopharmazeutische:** Wirkstoffe, bei denen Bioverfügbarkeitsuntersuchungen (s. Bioverfügbarkeit) bes. wichtig sind, da es erfahrungsgemäß zu Problemen kommen kann; **Einteilung:** betroffen sind: **1.** Wirkstoffe mit vitaler Indikation, steiler Dosis*-Wirkungs-Kurve od. geringer therapeutischer Breite* (z. B. herzwirksame Glykoside*, Antiarrhythmika*); **2.** Wirkstoffe mit krit. pharmakokinet. Eigenschaften (First*-pass-Effekt, nichtlineare Kinetik* wie z. B. Propranolol*, Phenytoin*; Probleme bei Resorption* u. Elimination*); **3.** Wirkstoffe mit ungünstigen physikochem. Eigenschaften (geringe Löslichkeit* od. Auflösungsgeschwindigkeit*, Instabilität, Kristallmodifikationen, Racemisierung); vgl. Fünferregel; **Hinweis:** Bei Vorliegen eines od. mehrerer Kriterien muss mit Bioverfügbarkeitsproblemen gerechnet werden, insbes. bei Verabreichung in einer biopharmazeutischen Problemarzneiform*. Vgl. Klassifizierungssystem, biopharmazeutisches.

**Probleme, arzneimittelbezogene:** s. Arzneimittelbezogene Probleme.

**Probucol** (INN): 4,4'-(Isopropylidenbisthio)bis(2,6-di-*tert*-butylphenol); CAS-Nr. 23288-49-5; $C_{31}H_{48}O_2S_2$, Strukturformel: s. Abb.; $M_r$ 516.84; Schmp. 124.5–126 °C (kristallisiert aus Ethanol), Schmp. 125–126.5 °C (kristallisiert aus Isopropanol); nicht mehr im Handel befindl. Lipidsenker*; früher angewendet bei Hypercholesterolämie; **UAW:** Verdauungsstörungen, Diarrhö.

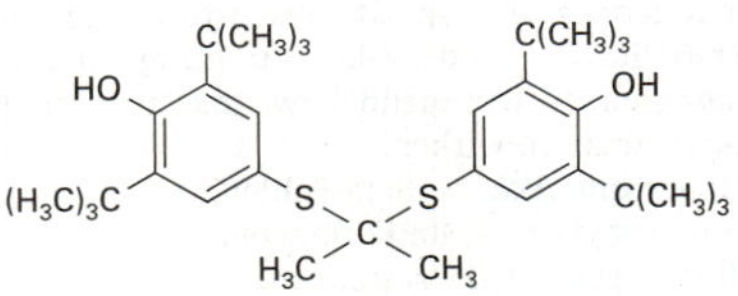


**Probucol**

**Procain** (INN): Vitamin $H_3$, 2-Diethylaminoethyl-4-aminobenzoat; 4-Aminobenzoesäure-*β*-diethylaminoethylester; CAS-Nr. 59-46-1; $C_{13}H_{20}N_2O_2$, Strukturformel: s. Abb.; $M_r$ 236.30; Schmp. 61 °C (kristallisiert aus Ether); lösl. in Ethanol, Ether, Benzol, Chloroform; P.-Lsg. können sich beim Erhitzen nach Decarboxylierung* der entstandenen *p*-Aminobenzoesäure wegen der sich bildenden Anilinderivate verfärben. **Wirk.:** Lokalanästhetikum*, Analgetikum*, Geriatrikum*; wird nach der Resorption rasch durch Cholinesterase in *p*-Aminobenzoesäure* u. 2-Diethylaminoethanol*, das gewebeerweiternd wirkt, hydrolysiert. **Kontraind.:** Überempfindlichkeit gegen Lokalanästhetika vom Aminoester-Typ, Benzoesäure (Parabene), Sulfonamide; Mangel an Pseudocholinesterase mit der Folge erheblich herabgesetzter Enzymaktivität; intraarterielle, peridurale od. spinale Injektion; **WW:** Wirk. der Sulfonamide* wird verringert; **UAW:** zentralnervöse Störungen wie periorale Missempfindungen, Unruhe, Delirium, tonisch-klon. Krämpfe bei relativer Überdosierung; EKG-Veränderungen (T-Welle abgeflacht, ST-Strecke verkürzt), Blutdruckabfall bei relativer Überdosierung; allerg. Reaktionen in Form von Urticaria, Ödem, Bronchospasmus, Atemnotsyndrom, Kreislaufreaktionen; lokale Allergien u. pseudoallerg. Reaktionen in Form einer Kontaktdermatitis mit Erythem, Pruritus bis zur Blasenbildung (vgl. Parastoffe); HWZ 0.5–1 h. **Procainhydrochlorid:** Procaini hydrochloridum Ph.Eur.6, Procainum hydrochloricum, Novocainum hydrochloricum; Novocainhydrochlorid; *p*-Aminobenzoyl-diethylamino-ethanol-hydrochlorid; CAS-Nr. 51-05-8; $C_{13}H_{21}ClN_2O_2$; $M_r$ 272.8; Schmp. 154–157 °C; farblose Kristalle od. weißes, krist. Pulver; sehr leicht lösl. in Wasser, leicht lösl. in 90 %igem Ethanol.

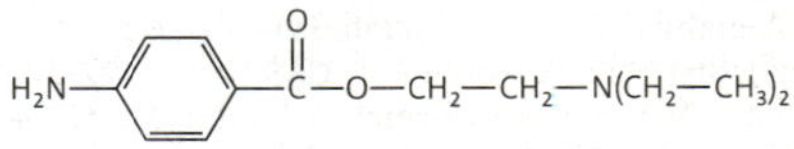


**Procain**

**Procainamid** (INN): 4-Amino-N-[2-(diethylamino) ethyl]benzamid; CAS-Nr. 51-06-9; $C_{13}H_{21}N_3O$; $M_r$ 235.4; im Vergleich zu Procain* von geringerer lokalanästhet. Wirk., stärkerer Herzwirkung u. gegenüber Esterasen stabiler; nicht mehr im Handel; früher angewendet wie Procainamidhydrochlorid*.

**Procainamidhydrochlorid** (INN): Procainamidi hydrochloridum Ph.Eur.6, Procainamidium chloratum; CAS-Nr. 614-39-1; $C_{13}H_{22}ClN_3O$; $M_r$ 271.79; Schmp. 165–169 °C; weißes, hygroskop. Pulver (verfärbt sich leicht); leicht lösl. in Wasser, lösl. in Ethanol, wenig lösl. in Chloroform, sehr schwer lösl. in Benzol u. Ether; nicht mehr im Handel befindl. Antiarrhythmikum* u. Kreislaufmittel; früher angewendet zur Prophylaxe u. Anfangstherapie supraventrikulärer Tachykardie; **UAW:** Blutdruckabfall, Lupus erythematodes.

**Procain-Benzylpenicillin:** s. Benzylpenicillin.

**Procainhydrochlorid:** s. Procain.

**Procain-Penicillin:** s. Benzylpenicillin.

**Procain-Penicillin-G:** s. Benzylpenicillin.

**Procambium:** s. Prokambium.

**Procarbazin** (INN): *N*-Isopropyl-4-(2-methylhydrazinomethyl)benzamid; CAS-Nr. 671-16-9; $C_{12}H_{19}N_3O$, Strukturformel: s. Abb.; $M_r$ 221.30; **Wirk.:** nicht-klass., alkylierendes Zytostatikum*; **Ind.:** Hodgkin-Lymphom; **Dos.:** 100 mg/m² KOF über 7–14 d, in Kombination mit anderen Zytostatika; HWZ 0.25 h. Gebräuchl. ist Procarbazinhydrochlorid.

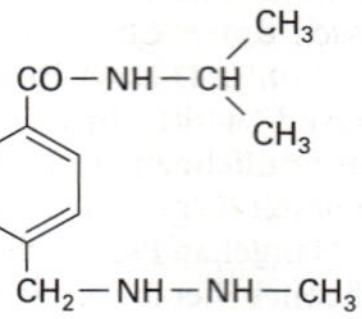

**Procarbazin**

**prochiral:** Bez. für Verb. od. Atomgruppen, bei denen um ein zentrales C-Atom (Prochiralitätszentrum) 2 unterschiedl. achirale u. 2 ident. Liganden* angeordnet sind; bei Austausch eines der beiden ident. Liganden kommt es zur Bildung eines asymmetrischen Kohlenstoffatoms*. Vgl. Enantiotopie.

**Prochiralität:** s. Enantiotopie.

**Prochlorperazinhydrogenmaleat:** Prochlorperazini maleas Ph.Eur.6, Prochlorperazinum maleicum, Prochlorperazinum hydrogenomaleinicum; Prochlorperazinmaleat; CAS-Nr. 84-02-6; $C_{28}H_{32}ClN_3O_8S$; $M_r$ 606.0; Schmp. 228 °C; weißes bis schwach gelbl., krist. Pulver; sehr schwer lösl. in Wasser u. Ethanol, fast unlösl. in Chloroform u. Ether; nicht mehr im Handel befindl. Neuroleptikum*, Antiemetikum*; **UAW:** s. Chlorpromazin.

**Procumbid:** s. Harpagid (Abb. dort).

**Procyanidine:** s. Proanthocyanidine.

**Procyclidin** (INN): $\alpha$-(2-Pyrrolidinoethyl)-hexahydrobenzhydrol; $\alpha$-Cyclohexyl-$\alpha$-[2-(1-pyrrolidinyl)ethyl]benzylalkohol; CAS-Nr. 77-37-2; $C_{19}H_{29}NO$, Strukturformel: s. Abb.; $M_r$ 287.43; Schmp. 85.5–86.5 °C (kristallisiert aus Petrolether); $UV_{max}$ (0.17 % in Ethanol): 258.5 nm (ε 233); **Wirk.:** Antiparkinsonmittel*, zentral wirkendes Anticholinergikum*; **Ind.:** durch Neuroleptika* od. ähnl. wirkende Arzneimittel bedingte extrapyramidale Sympt.; Tremor bei Parkinson-Syndrom; **Dos.:** p. o. 3 × 2.5 mg/d, langsam aufdosieren; TMD bei pharmak. bedingten extrapyramidalen Sympt. 10–20 mg, Tremor 30 mg, in Ausnahmefällen 60 mg. Gebräuchl. ist Procyclidinhydrochlorid.

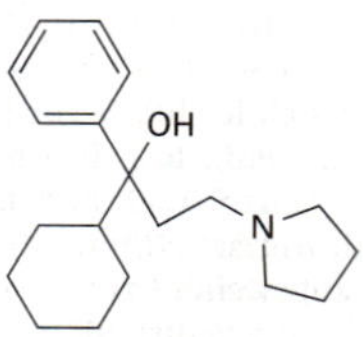

**Procyclidin**

**Prodine:** inverse Ester von Pethidin* u. Pethidinanaloga; starke Analgetika* u. Betäubungsmittel*; Beispiel: α-Prodin (s. Abb.).

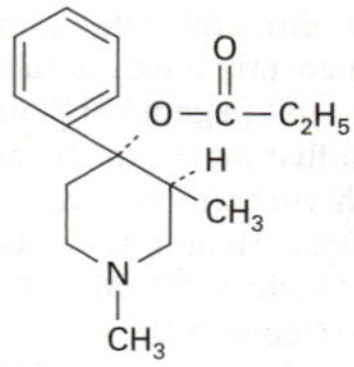

**Prodine:** α-Prodin als Beispiel

**Prodrom** (gr. prodromos Vorläufer): Prodromalerscheinung; Vorzeichen, Frühsymptom.

**Prodrug:** Pro-Pharmakon; Vorstufe eines Wirkstoffs, die erst nach der Applikation* im Körper in die wirksame Form überführt wird; **Prinzip:** meist wird unter Beteiligung von Enzymen der Biotransformation (s. Metabolismus) ein **aktiver Metabolit** aus der zunächst wirkungslosen od. weniger wirksamen Substanz gebildet; weitere Möglichkeiten: Erhöhung der Selektivität der eigentl. Wirksubstanz, Verbesserung pharmakokinet. Stoffeigenschaften; **Einteilung:** z. T. wird unterschieden in **1. carriergebundene Prodrugs**, aus denen die wirksame Form durch einfache Hydrolyse* freigesetzt wird; **2. Bioprecursoren**, bei denen die wirksame Form ein Phase-I-Metabolit (s. Metabolismus) des P. ist. **Bedeutung:** Durch den Einsatz von P. können z. B. Wirkstofffreisetzung* u. Resorption* gezielt beeinflusst werden, da sie andere physikochem. Eigenschaften als die eigentl. Wirkstoffe aufweisen. Beispiele: **1.** Ester: **a)** Erhöhung der Lipophilie* u. damit verbesserte Resorption nach peroraler Applikation*; **b)** Einsatz z. B. schwerlösl. Ester von Steroidhormonen* für Depoteffekt nach i. m. Injektion*; **c)** lipophile Ester u. Ketale von Glucocorticoiden* zur Verbesserung der Penetration durch das Stratum corneum bei dermaler Applikation; die Ester werden in der lebenden Epidermis zur Wirkungsform hydrolysiert (z. B. Betamethason-17-valerat, Triamcinolon-16$\alpha$-17$\alpha$-acetonid); **d)** hydrophile Ester: Verbesserung der Löslichkeit bei i. v. Applikation, z. B. Methylprednisolonhemisuccinat; **2.** Verschleierung eines schlechten Geschmacks bei der peroralen Applikation; **3.** Ausnutzung eines aktiven Transportmechanismus (s. Transport, aktiver), z. B. Levodopa* als P. für Dopamin*; **4.** I. w. S. können auch die organischen Nitrate* u. Molsidomin* als P. für das wirksame Prinzip NO angesehen werden.

**Producta ab ADN recombinante:** s. DNA-rekombinationstechnisch hergestellte Produkte.

**Produkthemmung: 1.** (biochem.) Hemmung eines Enzyms* bei einer bestimmten Konz. seines Produkts (Endprodukthemmung); **2.** (mikrobiol.) in der Wachstumskinetik von Mikroorganismen die Verringerung der spezif. Wachstumsrate durch Metabolite, die bei der Überschreitung entspr. Toleranzgrenzen hemmend bzw. tox. auf den Produktionsstamm wirken.

**Produzentenrisiko:** s. Beta-Fehler.

**Proerythrozyten:** s. Retikulozyten.

**Profibrinolysin:** s. Plasminogen.

**Proflavin:** s. 3,6-Acridindiamin.

**Progenine:** zuckerhaltige Spaltprodukte der Glykoside*, die noch Glykosidcharakter haben.

**Progessive-Rhinitis-atrophicans-Impfstoff für Schweine:** inaktivierte Vakzine, die ein Derivat des Haut nekrotisierenden Toxins (d0-Protein) aus Pasteurella multocida u. Bordetella bronchiseptica enthält. Von den geimpften Muttertieren können maternal gebildete Antikörper über das Kolostrum an die Nachkommen weitergegeben werden.

**Progesteron** (INN): **1.** Corpus-luteum-Hormon, Luteohormon; (physiol.) Gelbkörperhormon; wichtigstes natürl. Gestagen*; **Biosynthese:** aus Cholesterol* über Pregnenolon* v. a. in Corpus* luteum, Plazenta* u. Nebennierenrinde* (auch beim Mann); nach Umsetzung zu 17$\alpha$-Hydroxyprogesteron* Vorläufer der Androgene* u. Nebennierenrindenhormone (s. Glucocorticoide; Mineralocorticoide); biol. HWZ ca. 20 min; **Abbau:** Biotransformation in Leber u. Niere zu hydroxylierten Pregnanen*; renale Ausscheidung von Pregnandiol* (wichtigster Metabolit) als Glucuronid*; **Wirk.:** **a)** antagonist. zu Estrogenen* u. Aldosteron*, funktionell antagonist. zu Hydrocortison*; **b)** katabol, thermogenet. (Erhöhung der Körpertemperatur um ca. 0,6 °C; s. Basaltemperatur); **c)** reguliert bei der Frau zusammen mit Estrogenen den Menstruationszyklus* (Proliferation der Uterusschleimhaut), fördert Implantation u. Weiterentwicklung der Zygote, verhindert in der Schwangerschaft Reifung weiterer Follikel u. stimuliert die Milchdrüsenentwicklung (bei mangelhafter Bildung Gefahr des Aborts*); **d)** beim Mann Förderung der Motilität u. Akrosomenreaktion von Spermatozoen; **2.** Progesteronum Ph.Eur.6; (pharmak.) Pregn-4-en-3,20-dion; CAS-Nr. 57-83-0; $C_{21}H_{30}O_2$, Strukturformel: s. Abb.; $M_r$ 314.5; Schmp. 131 °C (Modifikation I, $\alpha$-Form; Prismen); Schmp. 123 °C (Modifikation II, $\beta$-Form; Nadeln); weitere polymorphe Modifikationen mit Schmp. 111 °C (Modifikation III), 106 °C (Modifikation IV), 100 °C (Modifikation V); $[\alpha]_D^{20\,°C}$ +186° bis +194° (c=1 % (m/V) in wasserfreiem Ethanol); $A_{1\%}^{1\,cm}$ 535 (± 10) bei 241 nm (gemessen in 96 %igem Ethanol); farblose bis schwach gelbl. Kristalle od. krist. Pulver; leicht lösl. in wasserfreiem Ethanol, Chloroform, wenig lösl. in Ether, Aceton, fetten Ölen, fast unlösl. in Wasser; **Inkomp.:** Reduktionsmittel; **Ind.:** Menstruationsstörungen, habitueller u. drohender Abort, Sterilität, präklimakter. Blutungen, Endometriose*, Karzinom des Uteruskörpers; **Kontraind.:** nicht abgeklärte Genitalblutungen, schwere Leberfunktionsstörungen, Lebertumoren, Dubin-Johnson-Syndrom, Rotor-Syndrom, idiopath. Schwangerschaftsikterus u. -pruritus od. Herpes gestationis in der Anamnese, gestagenabhängige Tumoren; **WW:** Wirkverminderung bei gleichzeitiger Anw. mit Rifampicin, Antiepileptika (Barbexaclon, Carbamazepin, Phenytoin, Primidon) sowie mit Breitband-Antibiotika; **UAW:** Benommenheit u. Schläfrigkeit, Durchbruchsblutungen od. irreguläre Abbruchblutungen, Brustspannen, Kopfschmerz.

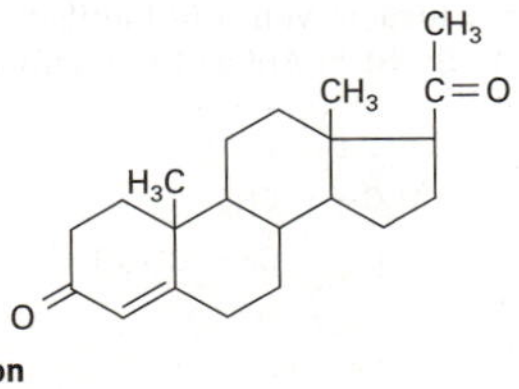

**Progesteron**

**Progesteron-Rezeptor:** spezif. Rezeptor für Progesteron* im Zytosol* der Zielzelle; enthält 3 Domänen (N-terminale modulierende prolinreiche Domäne, Zinkfinger-DNA-Bindedomäne, C-terminale steroidbindende Domäne). Der nach Eindringen des Progesterons in die Zelle gebildete dimere Progesteron-Rezeptor-Komplex wandert in den Zellkern*, bindet an eine spezif. DNA-Sequenz (Response*-Element) u. vermittelt die Hormonwirkung durch Veränderung der Expression entspr. Gene.

**Proglumetacin** (INN): 1-(4-Chlorbenzoyl)-5-methoxy-2-methyl-1*H*-indol-3-essigsäure-2-[4-[3-{[4-(benzoylamino)-5-(dipropylamino)-1,5-dioxopentyl]oxy}propyl]-1-piperazinyl]ethylester; CAS-Nr. 57132-53-3; $C_{46}H_{58}ClN_5O_8$; $M_r$ 844.54; **Wirk.:** Antiphlogistikum*, nichtsteroidales Antirheumatikum*; **Ind.:** entzündl. Erkrankungen des rheumat. Formenkreises, Reizzustände degenerativer Erkrankungen des rheumat. Formenkreises, Myositis, Ischiassyndrom*, Zerrungen, Prellungen, Verstauchungen, Gichtanfall; **Kontraind.:** u. a. Epilepsie, Parkinson-Syndrom, psych. Erkrankungen, Anw. bei Kindern unter 14 Jahren. **Proglumetacindimaleat:** $C_{54}H_{66}ClN_5O_{16}$; $M_r$ 1076.5; Schmp. 146–148 °C.

**Proglumid** (INN): (*RS*)-4-Benzamido-*N*,*N*-dipropylglutaramsäure; CAS-Nr. 6620-60-6; $C_{18}H_{26}N_2O_4$; $M_r$ 334.42; Schmp. 142–145 °C; nicht mehr im Handel befindl. kompetitiver Gastrinantagonist; früher angewendet bei pept. Ulzera u. als Magensaftsekretionshemmer.

**Prognose** (gr. prognosis Vorherwissen): Prognosis, Vorhersage; Voraussicht auf den Krankheitsverlauf; Heilungsaussicht.

**Progoitrine:** s. Glucosinolate.

**Proguanid:** s. Proguanil.

**Proguanil** (INN): Bigumalum, Chloroguanid, Proguanid; 1-(*p*-Chlorophenyl)-5-isopropylbiguanid; CAS-Nr. 500-92-5; $C_{11}H_{16}ClN_5$, Strukturformel: s. Abb.; $M_r$ 253.75; Schmp. 130–133 °C; **Wirk.:** s. Proguanilhydrochlorid.

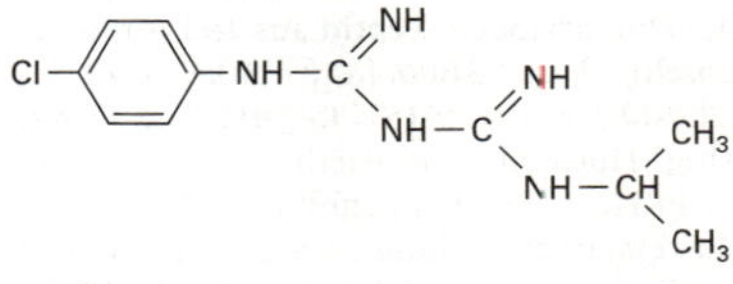

**Proguanil**

**Proguanilhydrochlorid:** Proguanili hydrochloridum Ph.Eur.; 1-(4-Chlorophenyl)-5-isopropylbiguanidhydrochlorid; CAS-Nr. 637-32-1; $C_{11}H_{16}ClN_5 \cdot HCl$; $M_r$ 290.2; Schmp. ca. 245 °C; lösl. in 110 T. Wasser, 40 T. Ethanol; **Wirk.:** Antiprotozoenmittel*; Dihydrofolsäurereduktasehemmer; Antimalariamittel* (Schizontenmittel); wirkt v. a. gegen die extraerythrozytären Formen von Plasmodium falciparum; Metabolit Cycloguanil hemmt die Dihydrofolatreduktase u. dadurch die Desoxythymidylatsynthese. $IC_{50}$ 4–20 ng/ml; wirkt schwächer als andere Antimalariamittel; Kombinationspräparat: s. Atovaquon; **Dos.:** p. o. 0.2 g/d nach dem Essen 1–2 d vor Reiseantritt, während des Aufenthalts in einem Malariagebiet u. bis mind. 4 Wochen danach.

**Proinsulin:** s. Insulin.

**Projektmonitoring:** s. Monitoring.

**Prokambium:** Procambium; (bot.) primäres, meristemat. Gewebe, aus dem die primären Leitgewebe hervorgehen; vgl. Kambium.

**Prokaryoten:** Organismen ohne einen echten, von einer Kernhülle umgebenen Zellkern* (Kernäquivalent: Nucleoid), ohne Plastiden*, endoplasmatisches Retikulum*, Golgiapparat (s. Golgikörper), Mitochondrien* u. Zytoskelett*, mit 70 S-Ribosomen*; ihre DNA* ist ringförmig u. nicht wie bei Eukaryoten* in Chromosomen* lokalisiert, sondern liegt frei im Zytoplasma. P. sind Bakt. u. Blaualgen (Cyanobakterien) sowie Archaea. Vgl. Zelle.

**Prokinetika:** Peristaltikanreger; pharmak. Substanzen mit förderndem Einfluss auf die Motilität des Magen-Darm-Trakts; **Wirk.:** Beschleunigung der Magenentleerung u. der Dünndarmpassage; vgl. Gastrokinetika; **Wirkstoffe:** z. B. Domperidon*, Metoclopramid*, Alizaprid*, Prucaloprid*.

**Prokonvertin:** s. Blutgerinnungsfaktor VII.

**Proktitis:** Entzündung im Bereich des Mastdarms (Anorektum bzw. Rektumampulle); **Urs.:** meist Folge bzw. Sympt. anderer Erkrankungen (z. B. Enteritis* regionalis Crohn, Kolitis*, Colitis* ulcerosa, Gonorrhö*) od. durch therap. Bestrahlung z. B. i. R. der Ther. eines Analkarzinoms induziert; **Sympt.:** Druck od. brennende Schmerzen im Analbereich; Stuhldrang od. Tenesmen*; seröse, eitrige bzw. blutig-eitrige Sekretion.

P

**Proktologie:** Lehre von den Krankheiten des Mastdarms.

**Proktoskopie:** Inspektion des Analkanals u. des unteren Abschnitts des Rektums unter Verw. eines Proktoskops (Darmspekulum) od. eines starren od. flexiblen Spezialendoskops (Rektosigmoidoskop); vgl. Rektoskopie.

**Prolactin:** lactogenes Hormon, lactotropes Hormon (Abk. LTH), Lactotropin, luteotropes Hormon; in azidophilen Zellen des Hypophysenvorderlappens gebildetes monomeres Gonadotropin*; CAS-Nr. 9002-62-4; artspezif. Peptid aus 199 Aminosäuren (Mensch); $M_r$ ca. 25 000; $[\alpha]_D^{25\,°C}$ 40.5° (c = 1 % (m/V) in Phosphatpuffer pH 7); **Regulation:** durch Releasing*-Hormone (Prolactin-Releasing-Hormon, Abk. PRH, u. Prolactin-Inhibiting-Hormon, Abk. PIH); verstärkte Bildung ab 8. SSW u. in der Stillzeit; Förderung der Sekretion durch TRH, mechan. Brustwarzenreizung (Saugreiz), Stress, operativen Eingriff u. Hunger; **Wirk.:** vermittelt durch Aktivierung der Adenylylcyclase* in Zielzellen; **1.** unterdrückt post partum das Wiedereinsetzen des Menstruationszyklus (über Rückkopplungseffekt Hemmung der Ausschüttung von Gonadorelin*) u. setzt (zus. mit Hydrocortison*) die Milchproduktion in Gang; **2.** Förderung von Wachstum (z. B. der Brustdrüse) u. Stoffwechsel; **3.** Einfluss auf Osmoregulation (Stimulation der Natriumresorption in Dünndarm u. Milchgangepithel), Pigmentbildung u. Elternverhalten (Brutpflegeverhalten); **4.** Empfindung sexueller Befriedigung nach Orgasmus; **5.** stimuliert REM-Schlaf; **6.** vermutl. immunmodulatorisch. Der Saugreiz ist der adäquate Reiz für die P.-Freisetzung. P. bewirkt die Reifung der milchbildenden Drüsenzellen in der Brust. Hohe Estrogendosen hemmen die P.-Produktion; dies wird therap. beim Abstillen ausgenutzt. **Hinweis:** P. spielt therap. keine Rolle. Die Sekretion von P. kann durch versch. Arzneimittel gefördert werden, z. B. durch Reserpin*, Methyldopa*, Metoclopramid* u. Tranquilizer* vom Phenothiazin-Typ. Durch Prolactin*-Hemmer wird die Freisetzung von P. gehemmt.

**Prolactin-Hemmer:** Prolactin-Inhibitoren; Stoffe, die durch Unterdrückung der Prolactinfreisetzung sowohl die physiol. postpartale Milchproduktion (Laktation) als auch die pathol. Galactorrhö hemmen; **Wirk.:** v. a. an spezif. Dopamin*-Rezeptoren der Prolactin bildenden Zellen in der Hypophyse, deren Stimulierung durch Dopamin (physiol.) u. Dopamin*-Rezeptor-Agonisten (Bromocriptin*, Cabergolin*, Lisurid*, Metergolin*, Quinagolid*) die Prolactinbildung hemmt.

**Prolamine:** einfach gebaute Getreideproteine, die im Ggs. zu den Glutelinen* in 50–90 %igem Ethanol lösl. sind; sie enthalten bis zu 15 % Prolin* u. 30–45 % Glutaminsäure* u. sind arm an essentiellen Aminosäuren; P. können die Ursache für Zöliakie* sein; Hauptvertreter sind: Gliadin* (Weizen), Secalin (Roggen), Hordein* (Gerste, nicht zu verwechseln mit Hordenin*, einem biogenen Amin), Zein* (Mais); P. fehlen u. a. in Reis u. Hafer.

**Prolan:** s. FSH; LH.

**Prolaps** (lat. pro vor, vorn; lapsus Ausgleiten, Fallen): Vorfall; Hervortreten von Geweben od. Organen.

**Prolidase:** Prolin-Dipeptidase, Imido-Dipeptidase; zu den Dipeptidasen (s. Proteasen) gehörende zytosol. Hydrolase (s. Enzyme), die spezif. Dipeptide mit Prolin* als C-terminaler Aminosäure (aber nicht Pro-Pro) spaltet; als Dimer aktiv; bindet $Mn^{2+}$; **Vork.:** in den meisten tier. Geweben; **Bedeutung:** wichtige Funktion im Kollagenmetabolismus. Vgl. Prolinase.

**Proliferation:** Sprossung, Wucherung.

**Prolin** Ph.Eur.6: Abk. Pro, P; Prolinum, L-Prolin; (*S*)-2-Pyrrolidoncarbonsäure; $C_5H_9NO_2$, Strukturformel: s. Abb.; $M_r$ 115.1; Schmp. 220–222 °C; opt. aktive, proteinogene, glucoplast. Aminosäure*, die keine Helix bildet u. deshalb bes. Bedeutung für die Tertiärstruktur der Proteine* besitzt; wesentl. Bestandteil von Kollagen*, Gliadin* u. Zein*; für Säugetiere nicht essentiell. **Prolinderivate:** Hydroxyprolin* ist ein wichtiger Bestandteil von tier. Stütz- u. Bindegeweben (z. B. Kollagen). 4-Methylprolin ist Baustein von Antibiotika*. 4-Hydroxymethylprolin ist in Apfelschalen enthalten.

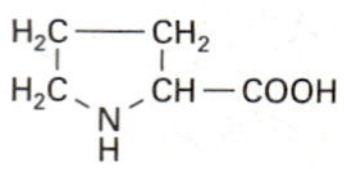

**Prolin**

**Prolinase:** Imino-Dipeptidase; zu den Dipeptidasen (s. Proteasen) gehörende zytosol., unspezif. Hydrolase (s. Enzyme), die v. a. hydrophobe Dipeptide mit Prolin* als N-terminaler Aminosäure spaltet (Zink* als Cofaktor*); **Vork.:** u. a. in Darmschleimhaut, Pankreas, Hoden u. Hefe; **Bedeutung:** breite Proteinspezifität, am Abbau zahlreicher Polypeptide beteiligt. Vgl. Prolidase.

**Prolin-Dipeptidase:** s. Prolidase.

**prolonged release:** s. Retardpräparate.

**Proloniumiodid** (INN): Prolonii iodidum; 2-Hydroxy-*N,N,N,N′,N′,N′*-hexamethyltrimethylendiammoniumdiiodid; CAS-Nr. 123-47-7; $C_9H_{24}I_2N_2O$; $M_r$ 430.14; Schmp. ca. 275 °C (unter Zers., Braunfärbung bei 240 °C); leicht lösl. in Wasser; schwer lösl. in Ethanol, fast unlösl. in Ether, Aceton; nicht mehr im Handel befindl. Arteriosklerosemittel*; früher angewendet bei thyreotox. Krisen u. Arteriosklerose; **UAW:** Allergien.

**Promazin** (INN): 3-(10*H*-Phenothiazin-10-yl)-*N,N*-dimethylpropan-1-amin; CAS-Nr. 58-40-2; $C_{17}H_{20}N_2S$; $M_r$ 284.41; Sdp. 203–210 °C (40 Pa); nicht mehr im Handel befindl. Tranquilizer*; **Promazinhydrochlorid:** Promazini hydrochloridum Ph.Eur.6; CAS-Nr. 53-60-1; $C_{17}H_{21}ClN_2S$; $M_r$ 320.9; Schmp. 181 °C (unter Zers.); weiße bis schwach gelbe, hygroskop. Kristalle; oxidiert an der Luft; 1 g leicht lösl. in 3 mL Wasser, lösl. in Methanol, Ethanol, Chloroform, fast unlösl. in Ether u. Benzol.

**Promethazin** (INN): (*RS*)-*N,N*-Dimethyl-1-(10*H*-phenothiazin-10-yl)propan-2-amin; CAS-Nr. 60-87-7; $C_{17}H_{20}N_2S$, Strukturformel: s. Abb.; $M_r$ 284.41; Schmp. 60 °C; Sdp. 190–192 °C (400 Pa); Phenothiazinderivat*; **Wirk.:** Histamin*-$H_1$-Rezeptoren-Blocker mit ausgeprägter sedativ-hypnot. Wirk.; Antihistaminikum*, Sedativum*; **Ind.:** allerg. Erkrankungen, Angst-, Erregungs- u. Spannungszustände, Schlafstörungen; Übelkeit u. Erbrechen, wenn andere Ther. nicht erfolgreich waren; **Kontraind.:** akute Intoxikation mit Alkohol, Schlafmitteln, Analgetika u. Psychopharmaka; relative Kontraind.: benignes Prostatasyndrom, Leber- u. Nierenerkrankungen, Leukopenie, epilept. Anfällen; **WW:** zentraldämpfende Arzneimittel u. Alkohol: gegenseitige Wirkungsverstärkung; Antihypertonika: Blutdrucksenkung verstärkt; Anticholinergika: anticholinerge Wirk. verstärkt; tricycl. Antidepressiva: gegenseitige Plasmaspiegelerhöhung; **UAW:** Mundtrockenheit, orthostat. Dysregulation, Müdigkeit, gelegentl. Akkommodationsstörungen, Erhöhung des Augeninnendrucks, Hautreaktionen, Störungen der Hämatopoese, sexuelle Funktionsstörungen, erhöhte Neigung zu Krampfanfällen. **Promethazinhydrochlorid:** Promethazini hydrochloridum Ph.Eur.6; CAS-Nr. 58-33-3; $C_{17}H_{21}ClN_2S$; $M_r$ 320.9; Schmp. 230–232 °C (unter Zers.); weißes bis schwach gelbl., krist. Pulver; leicht lösl. in Wasser, lösl. in Ethanol, Chloroform, fast unlösl. in Aceton, Ether, Ethylacetat; pH der 10 %igen Lsg. im Wasser 5.3.

**Promethazini hydrochloridum:** s. Promethazin.

**Promethium:** Illinium, Florentinum, Cyclonium; Symbol Pm; OZ 61; D. 7.22; Schmp. 1168 °C; Sdp. 2730 °C; radioaktives Element, Spaltungsprodukt des Urans*; heute sind 28 Isotope des Lanthanoids* bekannt, HWZ zw. 2.2 s ($^{130}_{61}$Pm) u. 18 Jahren ($^{145}_{61}$Pm); **Vork.:** natürl. nur in geringsten Spuren; **Gesch.:** 1926 von L. Rolla u. L. Fernandes in Florenz, parallel von S. Hopkins u. L. Yntema in Illinois beschrieben, 1945 von J. A. Marinsky, L. E. Glendenin u. C. D. Coryell in größeren Mengen isoliert.

**Promotor:** **1.** bestimmter Sequenzbereich auf einem DNA-Molekül, der Startpunkt der Transkription* ist; an der Promotorregion (Erkennungsregion) setzt die DNA-abhängige RNA*-Polymerase (z. T. vermittelt durch Transkriptionsfaktoren*) an; bei Prokaryoten* Teil eines Operons*; P. sind organismus- u. zelltypspezif. u. müssen bei der gentechn. Herst. von Proteinen* an die Zielzelle angepasst werden. **2.** s. Aktivator.

**Prontalbin:** s. Sulfanilamid.

**Prontosil album:** s. Sulfanilamid.

**Proopiocortin:** s. Proopiomelanocortin.

**Proopiomelanocortin:** Abk. POMC; Proopiocortin; Peptid ($M_r$ ca. 30 000), das in POMC-Zellen des Hypophysenvorderlappens als Precursor versch. Neuropeptide* gebildet wird; zunächst entstehen 4 Peptide durch Endopeptidasen: **1.** N-terminales Peptid (Abk. NT); **2.** Verbindungspeptid; **3.** Corticotropin*; **4.** $\beta$-Lipotropin*; danach weitere Spaltung: Aus NT wird $\gamma$-MSH (s. Melanotropine) ausgeschnitten, aus Corticotropin $\alpha$-MSH, das weiter amidiert u. acetyliert wird, aus $\beta$-Lipotropin $\gamma$-Lipotropin u. $\beta$-Endorphin*; schließl. wird von $\gamma$-Lipotropin $\beta$-MSH abgetrennt. Vgl. Prä-Proopiomelanocortin.

**Propacetamolhydrochlorid** (INN): Propacetamoli hydrochloridum Ph.Eur.6; 4-(Acetylamino)phenyl(diethylamino)acetathydrochlorid; $C_{14}H_{21}ClN_2O_3 \cdot HCl$; $M_r$ 300.8; weißes, krist. Pulver, leicht lösl. in Wasser, schwer lösl. in wasserfreiem Methanol; nicht mehr im Handel befindl. Analgetikum* u. Antipyretikum*; wird im Plasma zu Paracetamol* hydrolysiert.

**Propädeutik** (gr. Vorunterweisung): Einführungsunterricht. Propädeutische Arzneiformenlehre: Einführung in die Arzneiformenlehre.

**Propafenon** (INN): 2′-[2-Hydroxy-3-(propylamino)propoxy]-3-phenylpropiophenon; CAS-Nr. 54063-53-5; $C_{21}H_{27}NO_3$, Strukturformel: s. Abb.; $M_r$ 341.46; **Wirk.:** Antiarrhythmikum* Klasse IC; **Ind.:** ventrikuläre u. supraventrikuläre Extrasystolen, Tachykardien u. Tachyarrhythmien; **Kont-**

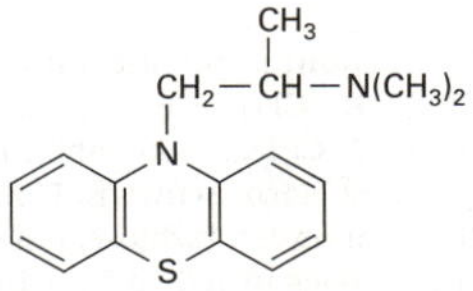


**Promethazin**

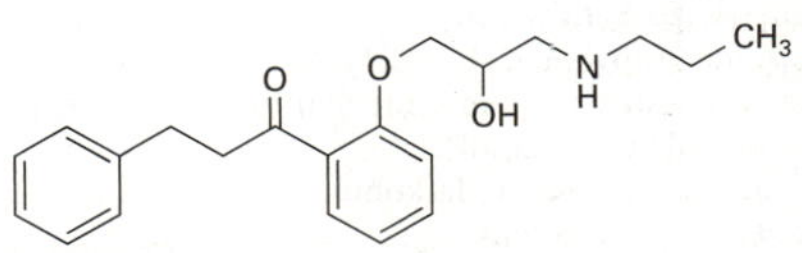


**Propafenon**

**raind.:** Herzinsuffizienz, Hypotonie; **WW:** Verstärkung negativ chrono- u. inotrop wirkender Pharmaka; **UAW:** Schwindel, Gedächtnisstörungen, gastrointestinale Störungen; bei hohen Dosen: Kammertachykardie; **Dos.:** p. o. 0.3–0.45 g/d; i. v. 0.5–1 mg/kg KG; HWZ 3.6 h. Gebräuchl. ist auch Propafenonhydrochlorid.

**Propan:** $C_3H_8$; $M_r$ 44.09; farb- u. geruchloses, ungiftiges Gas; **Vork.:** in Erdgasen (s. Leuchtgas); **Gew.:** fällt in großen Mengen bei der Erdöldestillation, -hydrierung u. beim Cracken* an (vgl. Oleum Petrae); **Anw.:** (techn.) zu Leucht- u. Kochzwecken (Flaschengas). **Toxikol.:** MAK-Wert 1000 mL/$m^3$.

**Propancarbonsäure:** s. Buttersäure.

**1,3-Propandicarbonsäure:** s. Glutarsäure.

**1,3-Propandiol:** s. Trimethylenglykol.

**Propandisäure:** s. Malonsäure.

**Propanidid** (INN): Propyl-4-(diethylcarbamoylmethoxy)-3-methoxyphenylacetat; CAS-Nr. 1421-14-3; $C_{18}H_{27}NO_5$; $M_r$ 337.40; Sdp. 210–212 °C (93.3 Pa); fast unlösl. in Wasser, lösl. in Ethanol, Chloroform; nicht mehr im Handel befindl. Kurznarkotikum (Wirkdauer 3–5 min); **UAW:** Beeinträchtigung der Atmung, Blutdruckabfall, Tachykardie, Herzarrhythmien, Muskelzittern; postoperativ: Kopfschmerz, Erbrechen, allerg. Reaktionen.

**Propanol:** Alcohol propylicus, Propylium; *n*-Propanol, primärer Propylalkohol; 1-Propanol; CAS-Nr. 71-23-8; $H_3C—CH_2—CH_2OH$; $M_r$ 60.09; D. 0.804; Schmp. −127 °C; Sdp. 97 °C; farblose, giftige, brennbare Flüssigkeit; **Off.:** DAC; **Anw.:** (techn.) als Lösungsmittel; **Toxikol.:** einschließl. der narkot. Wirk. dem Ethanol* vergleichbar, aber etwas stärker.

**2-Propanol:** s. Isopropanol.

**Propanon:** s. Aceton.

**Propanonsäure:** s. Brenztraubensäure.

**Propansäure:** s. Propionsäure.

**1,2,3-Propantricarbonsäure:** Tricarballylsäure; CAS-Nr. 99-14-9; $C_6H_8O_6$, Strukturformel: s. Abb.; $M_r$ 176.12; Schmp. 158–160 °C; farblose Kristalle; leicht lösl. in Wasser, Ethanol, Methanol; wenig lösl. in Ether, Chloroform, Benzol; **Ind.:** Intoxikationen mit Strontium*-90 (intraperitoneal); P. vermag das radioaktive Strontium aus dem Knochengewebe u. anschließend aus den Nieren auszuscheiden.

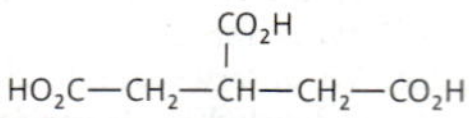


**1,2,3-Propantricarbonsäure**

**1,2,3-Propantriol:** s. Glycerol.

**Propargylalkohol:** 2-Propin-1-ol; $C_3H_4O$, $HC{\equiv}C—CH_2OH$; $M_r$ 56.06; D. 0.971; Sdp. 114–115 °C; farblose, angenehm riechende Flüss. von brennendem Geschmack; lösl. in Wasser, Ethanol, Ether, Benzol; **Darst.:** Umsetzung von Natriumacetylenid mit Formaldehyd; **Anw.:** (techn.) in der Industrie zu Synthesen.

**Propen:** Propylen; $CH_3—CH{=}CH_2$; $M_r$ 42.1; farbloses Gas; **Anw.:** (chem.) zur Synthese u. a. von Isopropanol* u. Glycerol*.

**2-Propen-1-ol:** s. Allylalkohol.

**Propenal:** s. Akrolein.

**Propenamid:** s. Acrylamid.

**Propensäure:** s. Acrylsäure.

**Propentofyllin** (INN): $C_{15}H_{22}N_4O_3$, Strukturformel: s. Abb.; $M_r$ 306.4; Schmp. 71 °C (polymorph); Xanthinderivat; **Anw.:** in der Veterinärmedizin als durchblutungsförderndes Mittel; in der Humanmedizin obsolet.

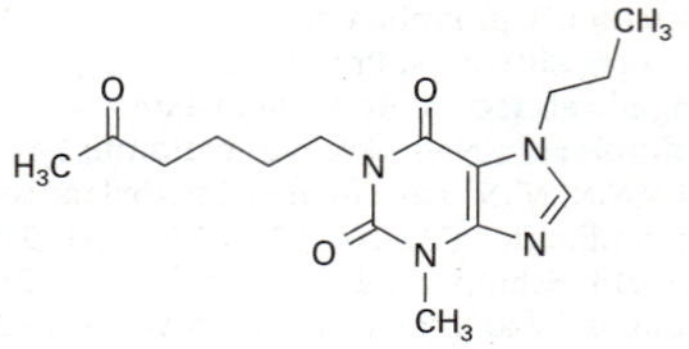


**Propentofyllin**

**Pro-Pharmakon:** s. Prodrug.

**Prophase:** frühes Stadium der Kernteilung (s. Mitose), in dem sich das Chromatingerüst allmähl. entwirrt u. Chromosomen* sichtbar werden; die Prophase I der Meiose* ist sehr lang u. unterteilt sich in Leptotän, Zygotän, Pachytän, Diplotän u. Diakinese; es kommt zur Chromosomenpaarung* u. zum Crossing*-over.

**Prophylaxe:** Maßnahmen zur Verhütung, Vorbeugung von Krankheiten u. zur Vermeidung von Krankheitsfolgen; **Beispiel:** Schutzimpfung*, Chemoprophylaxe*, Expositionsprophylaxe*, Dispositionsprophylaxe*, Immunprophylaxe*. **Prophylaktikum:** vorbeugendes Mittel; vgl. Phasenprophylaktika.

**Propicillin** (INN): *α*-Phenoxypropylpenicillin; CAS-Nr. 551-27-9; $C_{18}H_{21}KN_2O_5S$, Strukturformel: s. Abb.; $M_r$ 416.5; meist als in Wasser leicht lösl. Kaliumsalz (Monokaliumsalz: CAS-Nr. 1245-44-9) verwendet; pH-Wert einer 10 %igen wässrigen Lsg. 5–7; Lsg. ist bei Raumtemperatur 1 Woche stabil; 1 Mio. IE entsprechen 0.7 g, 1 g entspricht 1.42 Mio. IE; Antibiotikum*; **Wirk.:** (Oral-)Penicillin* mit bakterizider Wirk. auf die meisten grampositiven Keime; Wirkungsintensität geringer als von Phenoxymethylpenicillin*; **Ind.:** leichte Infektionen mit penicillinempfindl. Keimen; nur orale Applikation mögl.; **UAW:** v. a. allerg. Reaktionen, Sensibilisierungsgefahr aber geringer als bei parenteraler Applikation; **Dos.:** p. o. 3 × 0.7 g/d; HWZ 0.5–1 h.

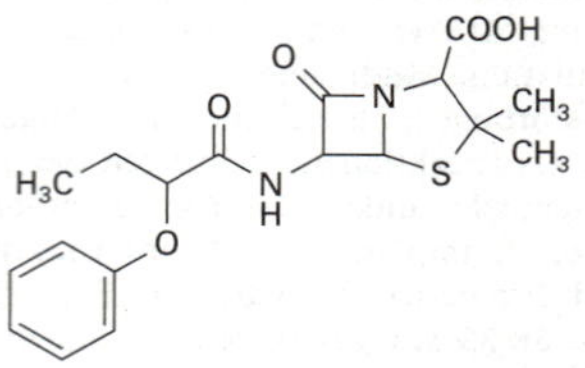


**Propicillin**

**Propionsäure:** Acidum propionicum; Propansäure; CAS-Nr. 79-09-4; $CH_3—CH_2—COOH$; Schmp. −22 °C; Sdp. 141.1 °C; D. 0.998; einbasige Fettsäure, die sich u. a. im Harn, Schweiß, Holzessig u. in manchen Pflanzen findet; farblose, ranzig riechende Flüss.; mit Wasser in jedem Verhältnis mischbar, lösl. in Ethanol, Ether, Chloroform; Carbonsäure*; **Darst.:** Oxidation von Propanol od. Vergärung von Calciummalat od. -lactat; **Anw.:** Konservierungsmittel, verhütet das Schimmeln von Brot u. Käse u. verhindert das Fadenziehen im Brot; auch äußerl. gegen Mykodermatosen. **Natriumpropionat:** Natrii propionas, Natrium propionicum; CAS-Nr. 137-40-6; $C_3H_5NaO_2$; $M_r$ 96.1; Schmp. 281–288 °C; weißes, hygroskop. Pulver od. farblose Kristalle; **Anw.:** wie Propionsäure.

**Propionsäureanhydrid:** CAS-Nr. 123-62-6; $C_6H_{10}O_3$, Strukturformel: s. Abb.; $M_r$ 130.1; Sdp. ca. 167 °C; $d_{20}^{20}$ ca. 1.01; klare, farblose Flüss.; lösl. in Dichlormethan, Ethanol u. Ether; **Anw.:** Reagenz Ph.Eur.6; Bestimmung der Hydroxylzahl* (Methode 2).

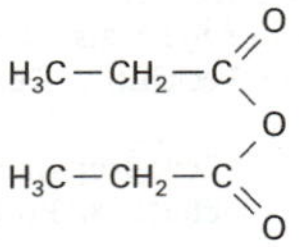


**Propionsäureanhydrid**

**Propionyltestosteron:** s. Testosteronpropionat.

**Propofol** (INN): Propofolum Ph.Eur.; Diisopropylphenol; CAS-Nr. 2078-54-8; $C_{12}H_{18}O$, Strukturformel: s. Abb.; $M_r$ 178.28; farblose bis sehr hellgelbe, klare Flüss., sehr schwer lösl. in Wasser, mischbar mit Hexan u. Methanol; Lagerung unter Inertgas; **Wirk.:** Injektionsnarkotikum (s. Narkotika) zur Einleitung u. Aufrechterhaltung der Narkose; **UAW:** Blutdruckabfall, Bradykardie.

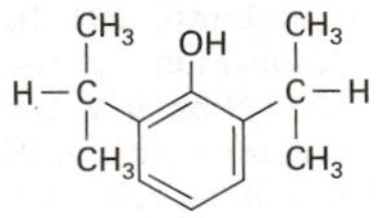


**Propofol**

**Propolis:** Bienenharz; Kittharz der Honigbiene (s. Apis mellifera); die Bienen sammeln das Harz an den Knospenschuppen einiger Baumarten wie Pappel, Birke, Robinie, Weide, Kastanie, Fichte, Tanne u. Kiefer u. verkitten damit Ritzen in den Waben u. balsamieren eingedrungene, getötete Schädlinge ein (antimikrobielle Wirk.); **Inhaltsst.:** 55 % Harz* u. Pollenbalsam (Kaffeesäureester, s. Populus-Arten; Flavonoide*), Pinocembrin*, 30 % Wachs*, 10 % äther. Öl, 5 % Pollen* u. viele Spurenelemente; **Wirk.:** antimikrobiell u. fungistatisch (Flavonoide u. äther. Öl), keimhemmend, heilungsfördernd u. lokalanästhesierend; **Anw.:** Wundheilung u. Erkrankungen der oberen Atemwege.

**Proportionalzählrohr:** s. Strahlenmessgeräte.

**Propoxur:** 2-(Isopropoxyphenyl)-N-methylcarbamat; CAS-Nr. 114-26-1; $C_{11}H_{15}NO_3$; $M_r$ 209.24; Schmp. 92 °C; lösl. in Wasser; gut lösl. in den meisten org. Lösungsmitteln; **Wirk.:** reversibler Cholinesterase-Inhibitor (s. Parasympathomimetika); **Anw.:** Insektizid* mit starker Fraß- u. Kontaktgiftwirkung zur Bekämpfung saugender u. fressender Schädlinge, u. a. in Mitteln gegen Flohbefall von Hunden u. Katzen; vgl. Schädlingsbekämpfungsmittel.

**Propranolol** (INN): 1-Isopropylamino-3-(1-naphthyloxy)-2-propanol; CAS-Nr. 525-66-6; $C_{16}H_{21}NO_2$, Strukturformel: s. Beta-Rezeptoren-Blocker (Abb. 2 dort); $M_r$ 259.34; Schmp. 96 °C (kristallisiert aus Cyclohexan); $pK_S$ der konjugierten Säure 9.5; **Wirk.:** nichtselektiver Beta*-Rezeptoren-Blocker; das D-(−)-Enantiomere gilt als 100-mal wirksamer als sein Antipode. Das Racemat wird als Antiarrhythmikum*, die aktive Form (trotz geringer Kardioselektivität u. fehlender intrins. Aktivität) in der Hypertonietherapie verwendet. **Ind.:** Hypertonie, koronare Herzkrankheit, tachykarde Herzrhythmusstörungen, hyperkinet. Herzsyndrom, primäres Angstsyndrom, essentieller Tremor, zur Migräneprophylaxe; **UAW:** AV-Block bei vorhandener AV-Überleitungsstörung; **Propranololhydrochlorid:** Propranololi hydrochloridum Ph.Eur. (Racemat); CAS-Nr. 318-98-9; $C_{16}H_{22}ClNO_2$; $M_r$ 295.8; Schmp. 163–166 °C; weißes, krist. Pulver; lösl. in 20 T. Wasser, 20 T. Ethanol.

**Propranololhydrochlorid-Kapseln 40 mg:** s. Capsulae Propranololi hydrochlorici 40 mg.

**Propyl-:** Bez. für die von Propan* abgeleitete Gruppe $—C_3H_7$.

**Propylacetat:** Essigsäurepropylester; CAS-Nr. 109-60-4; $C_5H_{10}O_2$; $M_r$ 102.1; Schmp. ca. −95 °C; Sdp. ca. 102 °C; $d_{20}^{20}$ ca. 0.888; **Anw.:** Reagenz Ph.Eur.6.

**Propylalkohol, primärer:** s. Propanol.

**Propylalkohol, sekundärer:** s. Isopropanol.

**2-Propylchlorid:** s. Isopropylchlorid.

**Propylen:** s. Propen.

**Propylenglycoli dicaprylocapras:** s. Propylenglykoloctanoatdecanoat.

**Propylenglykol:** Propylenglycolum Ph.Eur.6, Propylenglycol; (*RS*)-Propan-1,2-diol, 1,2-Dihydroxypropan; CAS-Nr. 57-55-6; Strukturformel: s. Abb.; $M_r$ 76.1; D. 1.035–1.040; Siedetemperatur 184–189; $n_D^{20\,°C}$ 1.432; Viskosität (20 °C): 55–60 mPa · s; Wassergehalt max. 0.2 %; viskose, klare, farblose, hygroskop. Flüssigkeit von erst süßl., dann eigenartigem Geschmack; mischbar mit Wasser, Aceton, Ethanol, Chloroform u. äther. Ölen; **Gew.:** aus Propen über Chlorhydrin, welches mit Natriumcarbonat zum 1,2-Propylenepoxid u. dieses weiter mit Wasser u. Schwefelsäure zu P. umgesetzt wird; **Inkomp.:** Oxidationsmittel; Mischungen mit Glycerol, Wasser u. Ethanol sind chem. stabil. **Anw.:** Lösungsmittel in oralen Lösungen, Sirupen, Injektionslösungen für Alkaloide, Barbitursäuren, äther. Öle u. synthet., flüssige Aromen; Feuchthalter, Penetrationsverbesserer für Wirkstoffe in Salben u. Lotionen; Konservierungsmittel in 15- bis 20 %iger Konz. (niedrigere Konz. verbessern die Wirk. von *p*-Hydoxybenzoesäureestern; s. Konservierung); Weichmacher in Lacken für Filmdragees; in Aerosolen zur Raumdesinfektion; in Frostschutzmitteln; im Ggs. zu Octyldodecanol* keine rückfettenden Eigenschaften; **Toxikol.:** akut u. chron. ungiftig, keine Haut- u. Schleimhautreizung, keine nennenswerte Hautresorption; am

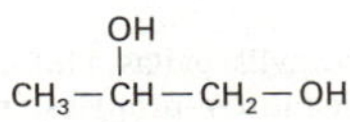


**Propylenglykol**

Auge vorübergehende schwache Bindehauthyperämie; Sensibilisierungen u. Allergien (ab 20 %iger Konz.).

**Propylenglykoldilaurat:** Propylenglycoli dilauras Ph.Eur.6; Gemisch von Mono- u. Diestern des Propylenglykols* mit Laurinsäure*, mind. 70 % Diester, max. 30 % Monoester; klare, ölige Flüssigkeit; unlösl. in Wasser, sehr leicht lösl. in Dichlormethan, Ethanol (96 %) u. Methanol; SZ max. 4.0; IZ max. 1.0; VZ 230–250; mind. 95 % Laurinsäure; max. 2 % freies Propylenglykol; geschützt vor Feuchtigkeit lagern; **Anw.:** als lipohiler flüssiger Träger; lösungsvermittelnd, in flüssigen u. halbfesten Zuber. zur kutanen Anw.; Füllmaterial für Weich-* u. Hartkapseln*. Vgl. Propylenglykolmonolaurat.

**Propylenglykolmonolaurat:** Propylenglycoli monolauras Ph.Eur.6; Gemisch von Mono- u. Diestern des Propylenglykols* mit Laurinsäure*; Zusammensetzung: **1.** Typ I: 45.0–70.0 % Monoester, 30.0–55.0 % Diester; **2.** Typ II: mind. 90.0 % Monoester, max. 10.0 % Diester; klare, ölige Flüssigkeit; unlösl. in Wasser, sehr leicht lösl. in Dichlormethan, Ethanol (96 %) u. Methanol; SZ max. 4.0; IZ max. 1.0; VZ 210–245 (Typ I), 200–230 (Typ II); mind. 95 % Laurinsäure; **Anw.:** s. Propylenglykoldilaurat; **Beispiel:** Lauroglycol® FFC (entspr. Typ I), Lauroglycol® 90 (entspr. Typ II), Capmul® PG-12, Schercemol® PGML.

**Propylenglykolmonopalmitostearat:** Abk. PMPS; Propylenglycoli monopalmitostearas Ph.Eur.6; CAS-Nr. 1323-39-3; Gemisch von Mono- u. Diestern des Propylenglykols* mit Stearin-* u. Palmitinsäure*; mind. 50.0 % Monoester; wachsartige Substanz; prakt. unlösl. in Wasser, lösl. in Aceton u. heißem Ethanol; Schmelztemperatur 33–40 °C; SZ max. 4.0; IZ max. 3.0; VZ 170–185; Lagerung unter Lichtschutz; **Gehalt:** Stearinsäure 40.0–60.0 %, Summe der Gehalte an Palmitin- u. Stearinsäure mind. 90.0 %, freies Propylenglykol max. 5.0 %; **Herst.:** Kondensation von Propylenglykol mit Stearinsäure 50 pflanzl. od. tier. Herkunft; **Verw.:** in Kombination mit nichtionischen od. anion. Tensiden für Cremes u. dickflüssige Lotionen; auch als Lösungsvermittler; Filme auf der Haut mit ethoxyliertem Stearylalkohol* (drug releasing carrier).

**Propylenglykoloctanoatdecanoat:** Propylenglycoli octanoas et decanoas; Gemisch aus 1,2-Propandiol-Diestern gesättigter Fettsäuren pflanzl. Ursprungs, hauptsächl. der Octansäure ($C_8H_{16}O_2$) u. der Decansäure ($C_{10}H_{20}O_2$); fast farblose, ölige Flüssigkeit, nahezu ohne Geruch u. Geschmack; prakt. unlösl. in Wasser, leicht lösl. in Ethanol, mischbar mit Ether, Petrolether u. fetten Ölen; D. 0.92; Viskosität: 9–12 mPa · s; SZ max. 0.2; IZ max. 0.5; POZ max. 1.0; VZ 320–340; UVA max. 0.3 %; **Off.:** DAB; Eigenschaften decken sich weitestgehend mit Propylenglycoli dicaprylocapras Ph.Eur.6; **Anw.:** pharmaz. Hilfsstoff (Lösungsmittel), z. B. für kutane Zubereitungen u. i. m. Injektionspräparate von in Wasser schwerlösl. Arzneistoffen.

**Propylgallat:** Propylis gallas Ph.Eur.6, Propylum gallicum, Gallussäure-*n*-propylester; Propyl(3,4,5-Trihydroxybenzoat); CAS-Nr. 121-79-9; $C_{10}H_{12}O_5$,

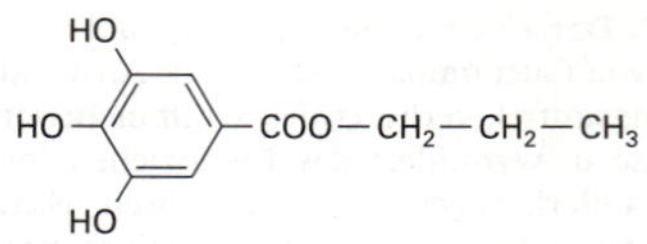


**Propylgallat**

Strukturformel: s. Abb.; $M_r$ 212.2; Schmp. 148–151 °C; lösl. in ca. 1000 T. Wasser, in 3 T. Ethanol od. Ether, in ca. 600 T. fettem Öl; Oberflächenspannung: 0.025 N/m (5 mmol/L, in Phosphat-Pufferlösung pH 7.4); **Inkomp.:** Basen, Eisensalze, Kontakt mit Metallen; Lagerung unter Lichtschutz; **Anw.:** Antioxidans für Fette u. Öle (0.01–0.02 %) neben Octylgallat* u. Gallussäurelaurylester*, gewöhnl. mit Synergisten wie Citronensäure, Phosphorsäure, Lecithin u. Derivaten von Polyphenolen.

**L-Propylhexedrin:** s. Levopropylhexedrin.

**Propyl-4-hydroxybenzoat:** s. Propylis parahydroxybenzoas.

**Propyliodon** (INN): Propyl-(1,4-dihydro-3,5-diiod-4-oxo-1-pyridyl)acetat; CAS-Nr. 587-61-1; $C_{10}H_{11}I_2NO_3$; $M_r$ 447.01; Schmp. 186–187 °C (unter Zers.); schwer lösl. in Elektrolytlösung, Serum, lösl. in Wasser (20 mg/100 mL bei 35 °C), 1 : 500 in Ethanol, 1 : 150 in Chloroform, sehr schwer lösl. in Ether; nicht mehr im Handel befindl. Röntgenkontrastmittel* zur Bronchographie, Kavernen- u. Fisteldarstellung.

**Propylis gallas:** s. Propylgallat.

**Propylis parahydroxybenzoas** Ph.Eur.6: Propyl-4-hydroxybenzoat Ph.Eur.6, *p*-Hydroxybenzoesäurepropylester, Propylium para-oxybenzoicum; Propylparaben USP, Nipasol M®; CAS-Nr. 94-13-3; $C_{10}H_{12}O_3$, Strukturformel: s. Abb.; $M_r$ 180.2; Schmp. 96–99 °C; weißes, krist., sehr schwach bitter schmeckendes Pulver; sehr leicht lösl. in Ethanol, Ether, Aceton, lösl. in Chloroform, in ca. 2500 T. Wasser von 20 °C u. ca. 120 T. Wasser von 100 °C, sehr schwer lösl. in Petrolether, lösl. in Alkalilaugen unter Salzbildung; **Inkomp.:** s. Methylis parahydroxybenzoas; **Anw.:** zur Konservierung* (fungistat.) in 0.05–0.2 %iger Konzentration; vgl. Parabene. **Natriumpropyl-4-hydroxybenzoat:** Propylis parahydroxybenzoas natricus Ph.Eur.6, Propylparaben Sodium USP, E217; *p*-Hydroxybenzoesäurepropyl-Natrium; CAS-Nr. 35285-69-9, pH 9.5–10.5 (Stabilitätsoptimum bei pH 4–5); Anw.: zur Konservierung.

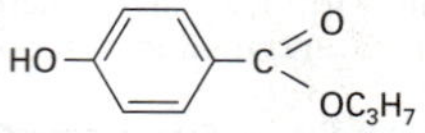


**Propylis parahydroxybenzoas**

**Propylium:** s. Propanol.

**Propylium para-oxybenzoicum:** s. Propylis parahydroxybenzoas.

**Propylorvinol:** s. Etorphin.

**Propylparaben:** s. Propylis parahydroxybenzoas.

**2-Propylpentansäure:** s. Valproinsäure.

**Propylthiouracil** (INN): Propylthiouracilum Ph.Eur.6, 6-Propyl-2-thiouracil; 2,3-Dihydro-6-

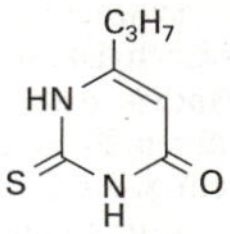

**Propylthiouracil**

propyl-2-thioxo-4(1*H*)-pyrimidinon; CAS-Nr. 51-52-5; $C_7H_{10}N_2OS$, Strukturformel: s. Abb.; $M_r$ 170.2; Schmp. 219–221 °C (polymorph); weißes, krist. Pulver; leicht lösl. in Alkalihydroxid-Lsg., schwer lösl. in Wasser, wenig lösl. in Ethanol, unlösl. in Ether; Thyreostatikum* der Thioharnstoffgruppe; **Ind.:** Schilddrüsenüberfunktion, Vorbereitung von Thyreoidektomien; **Kontraind.:** substernale Struma, Leber- u. Knochenmarkschäden; **WW:** Iod vermindert thyreostat. Wirk.; Cumarine, Propranolol; **UAW:** Agranulozytose, erhöhte Blutungsneigung, bei höherer Dos. Leberschädigung; **Dos.:** p. o. initial 0.2–0.6 g/d in 8 ED; Erhaltungsdosis 0.05–0.2 g/d; HWZ 1.5 h.

**Propyphenazon** (INN): Propyphenazonum Ph.Eur., Isopropylphenazon, Isopropylantipyrin, 1-Phenyl-2,3-dimethyl-4-isopropyl-5-pyrazolon; 1,2-Dihydro-4-isopropyl-1,5-dimethyl-2-phenyl-1*H*-pyrazol-3-on; CAS-Nr. 479-92-5; $C_{14}H_{18}N_2O$, Strukturformel: s. Abb.; $M_r$ 230.30; Schmp. 103 °C; schwer lösl. in Wasser, lösl. in Ether, leicht lösl. in Ethanol, Chloroform; **Wirk.:** Analgetikum*, Antipyretikum*, Antiphlogistikum*; **Ind.:** leichte bis mäßig starke Schmerzen (z. B. Zahnschmerzen), Fieber; **Dos.:** p. o. 1–4 × 0.5–1.0 g/d, TMD 4.0 g; Kinder u. Jugendl. 1–4 × 0.25 g/d, TMD 1.0 g.

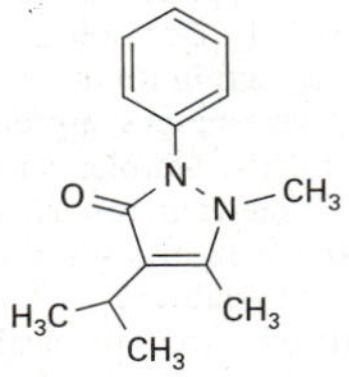

**Propyphenazon**

**Proquazon** (INN): 1-Isopropyl-7-methyl-4-phenyl-2(1*H*)-chinazolinon; CAS-Nr. 22760-18-5; $C_{18}H_{18}N_2O$, Strukturformel: s. Abb.; $M_r$ 278.35; **Anw.:** Antiphlogistikum*, Analgetikum*.

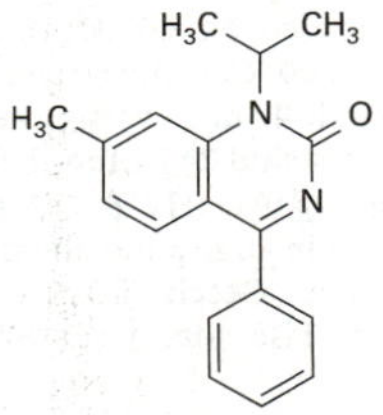

**Proquazon**

**pro-*R*:** s. Enantiotopie.

**pro-*S*:** s. Enantiotopie.

**Proscillaridin** (INN): Proscillaridin A, Scillareninrhamnosid, 14-Hydroxy-3*β*-(*β*-L-rhamnosyloxy)-4,20,22-bufatrienolid; 3*β*,14-Dihydroxy-14*β*-bufa-4,20,22-trienolid-3-rhamnosid; CAS-Nr. 466-06-8; $C_{30}H_{42}O_8$, Strukturformel: s. Urginea maritima (Abb. dort); $M_r$ 530.64; Schmp. 219–222 °C (kristallisiert aus Methanol); $[\alpha]_D^{20\,°C}$ −91.5° (c = 1 in Methanol); schwer lösl. in Ethanol, fast unlösl. in Ether; **Off.:** DAC; **Wirk.:** herzwirksames Glykosid*; nimmt hinsichtl. Resorption u. Eiweißbindung eine Mittelstellung zw. Digitoxin* u. Strophanthin* ein; bei geringer Kumulation zeichnet es sich durch eine rasch einsetzende Wirk. aus. **Anw.:** (med.) bei leicht eingeschränkter Herzleistung mit Kreislauflabilität (Best. eines Auszugs aus der Meerzwiebel).

**Prosenchym:** (bot.) Gewebe, dessen Zellen (im Ggs. zum Parenchym*) in einer Richtung gestreckt, faserähnl. u. zugespitzt sind.

**prospektiv:** vorausschauend; vgl. Studie, prospektive.

**Prostacycline:** Prostaglandin I (Abk. PGI), Prostaglandin X (Abk. PGX); bicycl. Prostaglandine*; **$PGI_2$** ist der wirksamste, endogene Thrombozytenaggregations*-Hemmer, Antagonist der Thromboxane*; Biosynthese u. Strukturformel: s. Eicosanoide (Abb. dort); das Lungengefäßsystem produziert kontinuierl. große Mengen $PGI_2$, das seine antithrombot. Wirkung v. a. im arteriellen Kreislauf entfaltet. Vermutl. erhöht es dabei die Konz. des cAMP (s. Adenosinphosphate) der Thrombozyten, wodurch die Aggregationsfähigkeit der Thrombozyten vermindert wird.

**Prostaglandin $E_1$:** s. Alprostadil.

**Prostaglandine:** Abk. PG; Sammelbez. für natürl. od. teilsynthet. Derivate der Prostansäure (Carbonsäure mit 20 C-Atomen); strukturell den Leukotrienen* u. Thromboxanen* ähnl. Form der Eicosanoide*; Gewebehormone*; **Vork.:** ubiquitär; **Einteilung:** in mehrere Gruppen (mit zahlreichen Untergruppen), bezeichnet als A, B, C, D, E, F, X bzw. I (Prostacycline*), die sich v. a. durch den Oxidationsgrad der C-Atome 9 u. 11 (Ketone, Ketole, Diole u. a.) unterscheiden (s. Abb.); die Anzahl der Doppelbindungen wird durch einen Index am Gruppennamen angegeben; am biol. aktivsten sind $PGE_2$, $PGF_2\alpha$, $PGD_2$, $PGG_2$, $PGH_2$, $PGI_2$; **Biosynthese:** s. Eicosanoide; Vorläufer: mehrfach ungesättigte $C_{20}$-Fettsäuren (Omega-3- u. Omega-6-Fettsäuren; s. Fettsäuren, essentielle); aus Arachidonsäure* (Omega-6-Fettsäure), die durch Phospholipase* $A_2$ aus Membranlipiden freigesetzt wird, entstehen mit Hilfe der Cyclooxygenase* Prostaglandine der 2-Reihe (z. B. $PGI_2$) u. Thromboxan $A_2$. Prostaglandine der 3-Reihe bilden sich analog aus Eicosapentaensäure (Omega-3-Fettsäure). Förderung der PG-Synthese u. a. durch Catecholamine*, Acetylcholin*, Angiotensine*, Kinine*, Serotonin*, Histamin*, Thrombin*, ATP, ADP; Hemmung u. a. durch Acetylsalicylsäure*, Phenylbutazon*, Indometacin*; **Wirk.:** vielfältig u. z. T. gegensätzl.; u. a. auf Catecholamine, Tonus der glatten Muskulatur u. kardiovaskuläres System (blutdrucksenkende bzw. -steigernde Effekte), Hemmung der Thrombozytenaggregation u. Lipolyse, Drosselung der Magensaftsekretion, Steigerung der Synthese u. Freisetzung von Gewebehormonen u. Hormonen* endokriner Organe (Schilddrüse*, Nebenschilddrüsen*, Nebennierenrinde*,

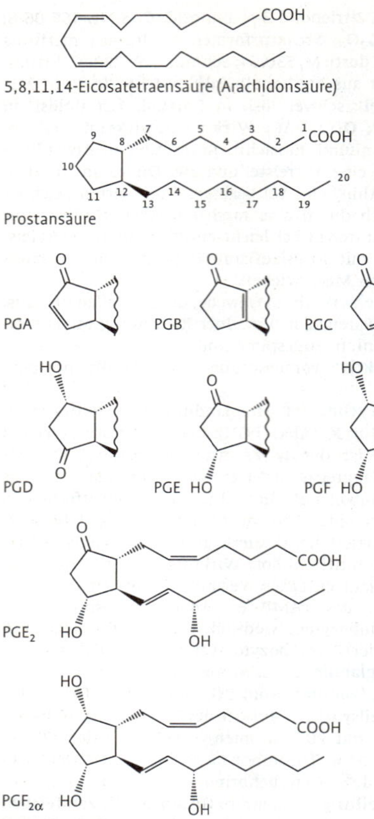


**Prostaglandine**

Ovarium), zytoprotektive Effekte, beteiligt an der Entstehung von Fieber*, Schmerzen u. Entzündungen* (antagonisiert durch nichtsteroidale Antiphlogistika* u. Glucocorticoide*); **Ind.:** u. a. **1.** $PGE_1$ (Alprostadil*): zur zeitweiligen Aufrechterhaltung der Durchgängigkeit des Ductus arteriosus bei Neugeborenen mit bestimmten angeborenen Herzfehlern, chron. periphere arterielle Verschlusskrankheit Stadium III–IV; **2.** $PGE_2$ (Dinoproston*, Sulproston*): Geburtseinleitung, Abortinduktion, aton. Nachblutungen; **3.** $PGF_2\alpha$ (z. B. Latanoprost*, Tafluprost*): Offenwinkelglaukom; **4.** $PGI_2$ (Iloprost*): arterielle Verschlusskrankheiten, Raynaud-Syndrom; **UAW:** je nach PG z. B. Übelkeit, kolikartige Schmerzen, Diarrhö, Kopfschmerz, Flush, Tachykardie; **Hinweis:** Der Name leitet sich von der irrtüml. Annahme ab, dass die P. in der Prostata gebildet werden.

**Prostaglandin $E_2$:** s. Dinoproston.

**Prostaglandin $F_2\alpha$:** s. Dinoprost.

**Prostaglandin I:** s. Prostacycline.

**Prostaglandin X:** s. Prostacycline.

**Prostansäure:** s. Prostaglandine.

**Prostata:** Vorsteherdrüse; den Anfangsteil der männl. Harnröhre umgebende kastaniengroße exokrine Drüse, die als akzessor. Geschlechtsdrüse dient; **Funktion:** Synthese des leicht sauren (pH 6.4), zunächst hochviskösen, unter dem Einfluss von prostataspezif. Antigen (Abk. PSA) verflüssigten u. getrübten Prostatasekrets, das dem Ejakulat beigemischt wird u. zahlreiche von den Spermien zur Befruchtung benötigte Enzyme enthält.

**Prostatahyperplasie, benigne:** Abk. BPH; Vergrößerung u. knotiger Umbau der Prostata* durch Hyperplasie* von Bindegewebe-, Muskel- u. Drüsenzellen; i. e. S. pathol.-histolog. Bez.; früher auch als klin. Bez. üblich (entspricht der heutigen klin. Bez. benignes Prostatasyndrom*).

**Prostatamittel:** s. Urologika.

**Prostatasyndrom, benignes :** Abk. BPS; Erkrankung der Prostata* mit irritativen u./od. obstruktiven Sympt. des unteren Harntrakts, benigner Prostatavergrößerung u./od. Blasenauslassobstruktion (Behinderung des Harnflusses am Übergang der Harnblase zur Urethra); **Urs.:** unbekannt; diskutiert werden Akkumulation von 5α-Dihydrotestosteron in der Prostata, Verschiebung des Androgen/Estrogen-Quotienten zugunsten der Estrogene od. eine veränderte Interaktion zw. Prostataepithel u. -stroma; **Sympt.:** u. a. imperativer Harndrang, Dranginkontinenz, Pollakisurie, Nykturie; Störung der Miktion (verzögerter Beginn, verlängerte Dauer, abgeschwächte bzw. intermittierende Miktion, erniedrigtes Harnvolumen, Nachträufeln, Restharn, Harnverhalt); **Ther.:** **1.** pharmak.: **a)** alpha-1-selektive Alpha*-Rezeptoren-Blocker (Alfuzosin*, Doxazosinmesilat*, Silodosin*, Terazosinhydrochlorid*, Tamsulosin*) zur Linderung von Sympt. (bewirken keine Verkleinerung der Prostata); **b)** 5α-Reduktase-Hemmer (Finasterid*, Dutasterid*) zur Verkleinerung der Prostata, ggf. in Kombination mit Alpha-1-Rezeptoren-Blockern; **c)** symptomat. Phytotherapie (Phytosterole; s. Sterole; Nachweis der therap. Wirksamkeit meist unzureichend); vgl. Urologika; **2.** operativ: z. B. transurethrale Resektion, minimal-invasive Verfahren.

**Prostatitis:** akute od. chron. unspezifische Entzündung der Prostata* durch urogene od. hämatogene Infektion od. (sehr selten) Übergreifen einer Entzündung der Nachbarorgane; **Ther.:** bei bakt. P. Antibiotika* u. Antiphlogistika* sowie ggf. Abszesspunktion od. -spaltung; bei abakterieller P. Therapieversuch z. B. mit Alpha*-Rezeptoren-Blockern, Antiphlogistika*, Thermotherapie.

**Protactinium:** Symbol Pa; OZ 91; D. 15.37; Schmp. 1568 °C; Sdp. 4200 °C; radioaktives Element, silberweißes Metall, 4- u. 5-wertig; Zerfallsprodukt des Urans*; bisher sind 24 Isotope bekannt, längstlebiges Isotop: ${}^{231}_{90}Pa$ (HWZ $3.276 \cdot 10^4$ Jahre); **Vork.:** in Spuren in Uranmineralien; geht allmähl. in Actinium* über; **Gesch.:** 1918 von Otto Hahn (1879–1968) u. Lise Meitner (1878–1968) entdeckt.

**Protaminase:** s. Carboxypeptidasen.

**Protamine:** einfachste natürl. vorkommende, fast vollständig aus Diaminosäuren* aufgebaute, stark bas. Proteine* ($M_r$ ca. 5000); enthalten 75 % Arginin*, vielfach auch Lysin* u. Histidin*, aber kein Cystein*, sind daher schwefelfrei; **Gew.:** aus den Spermatozoen der Fische durch Ausschütteln mit verd. Säuren; in den Zellen sind P. an Nucleinsäuren* gebunden. Aus Heringssperma gewonnenes P. heißt Clupein, Rheinlachsprotamin Salmin, Hechtprotamin Esocin, Karpfenprotamin Cyprinin. **Wirk.:** P. ersetzen die somat. Histone* in den Spermien (zumindest während der Spermiogenese) u. wirken als Repressoren*. **Anw.:** Protaminhydrochlorid* als Heparin-Antagonist zur Stillung von Heparin-induzierten Blutungen; zur Herst. von Depotinsulinen (Bildung schwer lösl. Komplexe mit Insulin*).

**Protaminhydrochlorid:** Protamini hydrochloridum Ph.Eur.; weißes, hygroskop. Pulver; wenig lösl. in Wasser, sehr schwer lösl. in Ethanol, fast unlösl. in Chloroform u. Ether; 1 mg P. inaktiviert mind. 100 IE Heparin-Natrium. **Wirk.:** Heparin-Antagonist; s. Protamine. Vgl. Protaminsulfat.

**Protamin-Insuline:** s. Insulin (Zuber.).

**Protaminsulfat** (INN): Protamini sulfas Ph.Eur.; CAS-Nr. 9009-65-8; weißes, hygroskop. Pulver; wenig lösl. in Wasser, sehr schwer lösl. in Ethanol, fast unlösl. in Chloroform u. Ether; 1 mg P. fällt mind. 100 IE Heparin*. **Gew., Wirk. u. Anw.:** s. Protamine; **Dos.:** langsame i. v. Injektion bis max. 50 mg (10 mg/mL, innerhalb 1–3 min).

**Protamin-Zink-Insuline:** s. Insulin (Zuber.).

**Protargol:** s. Silberproteinat.

**Protease-Inhibitoren:** Protease-Hemmer; Stoffe, die durch Hemmung von Proteasen* eine Protektion gegen überschießende Proteasen-Aktivitäten (z. B. Selbstverdauung bei Überschuss an Trypsin*) in Organismen bewirken; **Vork.: 1.** in vielen Pflanzen mit spezif. Wirk. meist auf Trypsin (s. Trypsin-Inhibitoren), Chymotrypsin* (z. B. Getreide, Erbsen, Kartoffel, Bohnen), Plasmin* (Sojabohne, Erdnüsse) od. Thromboplastin (Sojabohne); rohe Gemüse sind daher schwer verdaulich. **2.** Im Organismus spielen P. z. B. im Bereich der Blutgerinnung* u. der Phagozyten*, Lymphozyten u. Mastzellen* eine bedeutende Rolle; vgl. $\alpha_1$-Antitrypsin; **Anw.:** Antithrombin III als Cofaktor von Heparin bei Verbrauchskoagulopathie; Aprotinin zur Schockprophylaxe bei Pankreatitis; HIV*-Protease-Inhibitoren bei HIV*-Erkrankung.

**Proteasen:** Peptidasen, veraltet Polypeptidasen; zu den Hydrolasen gehörende Enzyme*, die durch hydrolyt. Spaltung der Peptidbindung* Proteine* u. Peptide* abbauen; **Einteilung:** je nach Angriffspunkt an der Peptidkette; **1. Endopeptidasen:** Proteinasen; katalysieren die Spaltung der Bindung innerhalb einer Peptidkette (meist spezif. nach bestimmten Aminosäuren*), wobei als Spaltprodukte Peptide versch. Länge resultieren; Vertreter: u. a. Enteropeptidase*, Pepsin*, Trypsin*, Thrombin*, Plasmin* u. Renin*; **2. Exopeptidasen:** spalten immer einzelne Aminosäuren vom Peptidkettenende her ab; Formen: Aminopeptidasen*, Carboxypeptidasen*; Di- (z. B. Prolinase*, Prolidase*) u. Tripeptidasen spalten Di- bzw. Tripeptide. **Vork.:** im Organismus weit verbreitet, v. a. im Verdauungstrakt u. in den Lysosomen*; **Bedeutung:** P. katalysieren die zelluläre Verdauung von Nahrungs- u. Zellproteinen zu Aminosäuren in den Lysosomen u. sind am System der Blutgerinnung* u. Fibrinolyse* beteiligt; können sowohl eine geringe (z. B. Verdauungsenzyme) als auch eine hohe (z. B. Plasmin, Thrombin) Substratspezifität aufweisen.

**Proteaseneinheit:** s. Pepsin.

**Proteasom:** 26 S-Proteasom; intrazellulärer Komplex aus proteolyt. 20 S-Proteasom u. 2 regulator. 19 S-Untereinheiten zum geregelten Abbau zytosol. od. nukleärer Proteine*; das 20 S-P. besteht aus 4 fassartig übereinander gestapelten zylindr. Ringen aus je 7 Untereinheiten, wobei die äußeren Ringe aus $\alpha$-, die inneren aus $\beta$-Untereinheiten gebildet werden. An N-Termini bestimmter $\beta$-Untereinheiten befindet sich die proteolyt. Aktivität, durch die als Abbauprodukte Hepta-bis Nanopeptide freigesetzt werden. Beide Enden des eukaryot. 20 S-P. werden durch einen 19 S-Komplex verschlossen, der seinerseits aus 20 Untereinheiten gebildet wird u. mit Ubiquitin* markierte Proteine erkennt sowie 5 versch. ATPasen enthält. Die für den Abbau vorgesehenen Proteine werden zunächst polyubiquitinyliert, vom 19 S-Komplex gebunden, entfaltet u. im 20 S-P. in kurze Peptide* gespalten. **Hinweis:** Zielstruktur von Bortezomib*.

**Proteide:** zusammengesetzte Proteine*; Verbindungen von Proteinen mit anderen (prosthetischen) Stoffen, z. B. Chromoproteine* od. Nucleoproteine*; die meisten Enzyme* sind Proteide.

**Proteinasen:** s. Proteasen.

**Proteinbindung:** Eiweißbindung; Bindung von körpereigenen od. körperfremden Stoffen durch intermolekulare Bindungskräfte* an Proteine des Körpers; **Formen:** Bindung an: **1.** Plasmaproteine* (s. Plasmaproteinbindung); **2.** alle Proteine auf der Oberfläche von Blutkörperchen* (v. a. Erythrozyten*); **3.** Gewebeproteine (s. Gewebeaffinität). Vgl. Distribution.

**Proteinbiosynthese:** vielstufiger Aufbauprozess spezif. Proteine* u. Peptide* aus proteinogenen Aminosäuren*; die Sequenz der Polypeptidkette ist durch den genetischen Code* der Kern-DNA* festgelegt. Die erforderl. Informationen werden nach der Transkription* der DNA in die mRNA* durch Translation* der mRNA-Nucleotidsequenz übersetzt. Dies erfolgt an den Ribosomen* mit Hilfe der tRNA*. Der gesamte Prozess läuft sehr rasch ab (bis 6000 Peptidbindungen/min) u. verbraucht viel Energie. **Ablauf:** s. Abb.; **1. Aktivierungsphase:** Veresterung der Aminosäuren mit der ihr zugeordneten tRNA zu Aminoacyl-tRNA unter ATP-Verbrauch; für jede Aminosäure existiert dabei eine tRNA mit spezif. Nucleosid-Triplett (Anticodon*), die auf die korrespondierende Basensequenz der mRNA (Codon*) passt. **2. Initiationsphase:** Eine eigens dafür bestimmte Initiator-tRNA, die N-Formyl-methionyl-tRNA (Abk. fmet-$tRNA_i$) bei Prokaryoten* bzw. eine Methionyl-tRNA (Abk. met-$tRNA_i$) bei Eukaryoten*, besetzt das Start*-Codon der mRNA. Diese bildet zus. mit 30 S-Ribosom-Untereinheiten der Prokaryoten bzw. 40 S-Ribosom-Untereinheiten der Eukaryoten u. mit spezif. Proteinen als Initiationsfaktoren den 30 S- bzw. 40 S-Initiationskomplex. Dieser koppelt mit der 50 S- bzw. 60 S-Ribosom-Untereinheit zum 70 S- bzw. 80 S-Ribosom, das 2 Bindungsstellen für tRNA besitzt. Die Pepdidyl(P)-Stelle (Donorstelle) ist zu Beginn von der

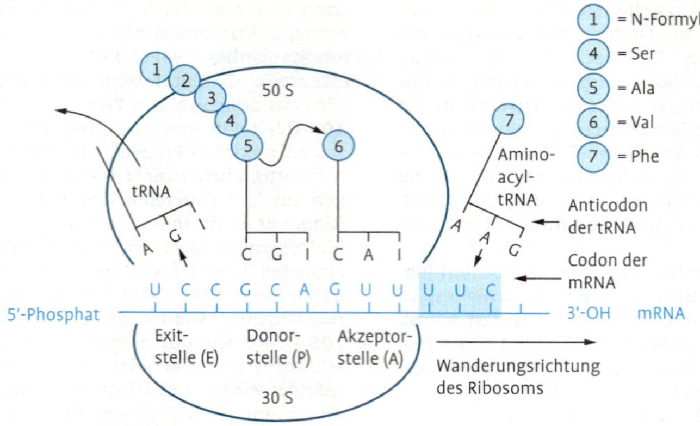


**Proteinbiosynthese:** Peptidkettenverlängerung am Ribosom; Übertragung des Peptidylrestes 1–5 von der Peptidyl-tRNA an der P-Stelle auf die Aminoacyl-tRNA an der A-Stelle durch die Peptidyltransferase [1]

Initiator-tRNA besetzt, die Aminoacyl(A)-Stelle (Akzeptorstelle) wird entspr. dem folgenden Codon der mRNA mit der passenden Aminoacyl-tRNA belegt. **3. Elongationsphase:** Ablösung der Aminosäure der tRNA an der P-Stelle u. Bindung mit der an der tRNA der A-Stelle gebundenen Aminosäure mit Hilfe der Peptidyltransferase* u. versch. Elongationsfaktoren; die so entstandene Peptidyl-tRNA der A-Stelle gelangt nun durch Weiterbewegung des Ribosoms entlang der mRNA (Translokation) an die P-Stelle. Die Peptideinheit wird auf die neu hinzukommende Aminoacyl-tRNA der dafür frei gewordenen A-Stelle übertragen. Guanosintriphosphat (Abk. GTP) liefert die notwendige Energie. Die jeweils von der Aminosäure entladene tRNA verlässt das Ribosom über die Exit(E)-Stelle. **4. Termination:** Ablösung des fertigen Proteins vom Ribosom mit Hilfe spezieller Terminationsfaktoren u. Auflösung der Ribosomen sowie spontane Ausbildung der Tertiärstruktur (s. Proteine). **Bedeutung:** (pharmaz.) Die Kenntnis vom Ablauf der P. erleichtert das Verständnis des Wirkungsmechanismus bestimmter Pharmaka. Beispielsweise beruht die Wirk. vieler Antibiotika* auf einer spezif. Hemmung der P. prokaryot. Zellen. Tetracyclin-Antibiotika verhindern durch Blockierung der A-Stelle die Bindung der Aminoacyl-tRNA, Aminoglykosid*-Antibiotika verändern die 30 S-Ribosom-Untereinheit, Chloramphenicol* u. Makrolid-Antibiotika stören durch Bindung an die 50 S-Ribosom-Untereinheit die Peptidyl-Übertragungsreaktion. Toxine, welche die P. eukaryot. Zellen hemmen, sind z. B. Abrin* u. Ricin*.

**Protein-Blotting:** s. Western-Blotting-Methode.

**Protein C:** CAS-Nr. 60202-16-6; $M_r$ 62 000; Proenzym einer Serinprotease; wichtiger Inhibitor der plasmat. Blutgerinnung, der Vitamin-K-abhängig in der Leber synthetisiert u. anschließend durch den Thrombin-Thrombomodulin-Komplex aktiviert wird; nur **aktiviertes Protein C** (Abk. APC) reagiert mit dem Cofaktor Protein S u. bei Anwesenheit von $Ca^{2+}$ u. Phospholipiden antikoagulator. durch Hydrolyse von Faktoren Va u. VIIIa. Zusätzl. reagiert P. C profibrinolyt., indem es den Plasminogenaktivatorinhibitor-1 (Abk. PAI-1) hemmt; vgl. Drotrecogin alfa.

**Proteine:** Eiweiße, veraltet Eiweißkörper; hochmolekulare, vorwiegend aus Aminosäuren* aufgebaute Naturstoffe; repräsentieren sowohl die mengenmäßig größte als auch die komplexeste u. mannigfaltigste Klasse von Makromolekülen in der Zelle; **Bedeutung:** als Substanzen, durch welche die genet. Information ausgedrückt wird, grundlegende Komponenten in allen biol. Systemen; als Enzyme* ermöglichen P. den geregelten Ablauf biochem. Reaktionen im Stoffwechsel der Zelle; ebenso besitzen Hormone* in vielen Fällen Peptid- od. Proteinnatur. Weiterhin sind P. als Gerüstsubstanzen (z. B. Kollagen*, Keratin*) maßgebl. an der Strukturbildung der Organe u. Gewebe beteiligt u. ermöglichen als Muskeleiweiß (z. B. Aktin*, Myosin*) die Kontraktion der Muskulatur. Wichtige Aufgaben erfüllen P. als Reservesubstanzen zur Versorgung der Zellen, als Transportproteine v. a. bei der Atmung (Hämoglobin*, Cytochrome*), bei der Photosynthese*, als Antikörper* bei biochem. Abwehrprozessen, bei der Blut-* u. Milchgerinnung* u. bei der Blutgruppenspezifität (s. Blutgruppen). **Einteilung:** **1.** aufgrund der Zusammensetzung: **a) einfache** P.: ergeben bei der Hydrolyse* nur Aminosäuren u. keine weiteren anorg. od. org. Komponenten; **b) zusammengesetzte** P.: ergeben bei der Hydrolyse auch einen Nichtproteinanteil, der die prosthetische Gruppe* enthält, z. B. Glykoproteine*; **2.** aufgrund der Eigenschaften: **a) globuläre** P.: sind in wässrigen Systemen lösl. u. diffundieren leicht; ihre Polypeptidketten sind eng zu einer kompakten sphär. od. globulären Form zusammengefaltet; haben gewöhnl. eine mobile od. dynam. Funktion. Vork.: fast alle Enzyme, ebenso die im Blut enthaltenen P. (Serumalbumin u. Hämoglobin), denen eine Transportfunktion zukommt; **b) fibrilläre** P.: wasserunlösl., lang gestreckte Skleroproteine* von hoher Beständigkeit gegenüber Säuren, Basen u. proteolyt. Enzymen; Vork.: typ. fibrilläre P. sind $\alpha$-Keratin* u. Kollagen*.

**Aufbau u. Struktur:** In Proteinmolekülen sind die aufeinander folgenden Aminosäurereste kova-

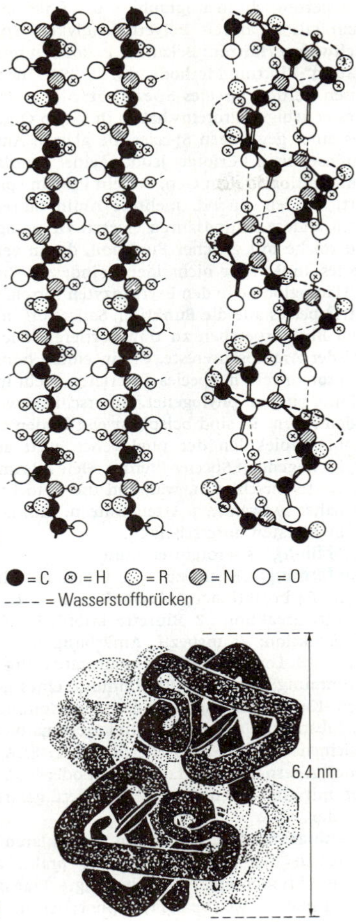


**Proteine:** 1: Sekundärstruktur; Faltblattstruktur (links) u. $\alpha$-Helix (rechts); 2: Quartärstruktur [12]

lent durch Peptidbindungen* miteinander verknüpft. Die dadurch entstehenden unverzweigten Ketten werden Polypeptide (s. Peptide) genannt. Einige P. enthalten nur eine Polypeptidkette, oligomere P. sind aus 2 od. mehr Polypeptidketten aufgebaut. Die Reihenfolge der Aminosäuren in den P. (Sequenz) ist genet. determiniert u. wird als **Primärstruktur** bezeichnet. Die erste Primärstruktur eines P., des Insulins*, wurde 1953 angegeben. Unter der **Sekundärstruktur** wird die Art u. Weise der Kettenfaltung verstanden, d. h. die spezif. geometr. Anordnung der Polypeptidkette entlang einer Achse, die durch Ausbildung von Wasserstoffbrückenbindungen* zw. dem Sauerstoff der Carbonylgruppe u. dem Wasserstoff der Amidgruppe gegenüberliegender Peptidbindungen zustande kommt. Die 3 wichtigen Typen der Sekundärstruktur sind die $\alpha$-Helix (im $\alpha$-Keratin; s. Abb.), die $\beta$-Konfiguration bzw. Faltblattstruktur (in der Seide) u. die Tripelhelixstruktur (Dreikettenschraube; Kollagen-Helix; s. Kollagen, Abb. dort). Unter **Tertiärstruktur** versteht man die räuml. Anordnung der in der entspr. Sekundärstruktur gefalteten Abschnitte einer Polypeptidkette. Die Tertiärstruktur liefert nicht nur Angaben über die Molekülgestalt, sondern auch detaillierte Angaben über die räuml. Anordnung reaktiver Aminosäurereste, z. B. im aktiven Zentrum von Enzymen od. im Antigenbindungsort von Antikörpern. Sekundär- u. Tertiärstruktur werden gemeinsam auch als Kettenkonformation bezeichnet. Durch Ausbildung intermolekularer Wechselwirkungen (nichtkovalente) zw. 2 od. mehreren ident. od. versch. Polypeptidketten aggregieren od. assoziieren diese zu stabilen oligomeren Proteinen. Diese geordneten Assoziate stellen die **Quartärstruktur** eines P. dar. Hämoglobin war das erste oligomere P., für das die vollständige Tertiär- u. Quartärstruktur mittels Röntgenstrukturanalyse festgelegt werden konnte. P. mit Quartärstruktur sind weit verbreitet. Der überwiegende Teil quartärer P. ist aus nicht kovalent verbundenen Untereinheiten (Protomeren*) aufgebaut. Offensichtl. sind die P. mit Quartärstruktur hinsichtl. Flexibilität ihrer Gestalt u. Aktivität physiol. Erfordernissen am besten angepasst, während ihre monomeren Formen meist inaktiv sind. **Eigenschaften:** (physik.-chem.) **1. Ampholytnatur:** wird durch die Anwesenheit freier saurer u. bas. Gruppen im Proteinmolekül bedingt. In Abhängigkeit vom pH-Wert des Lösungsmittels können P. die Eigenschaften von Säuren od. Basen haben mit einer daraus resultierenden positiven bzw. negativen Überschussladung. An ihrem isoelektrischen Punkt* haben die P. keine Nettoüberschussladung. Durch die Ampholytnatur ist die wichtige Pufferwirkung der P. bedingt. **2. Löslichkeit:** abhängig von der Aminosäurezusammensetzung, der Verteilung der polaren u. apolaren Aminosäuren auf der Moleküloberfläche, der Molekülgestalt sowie vom umgebenden Milieu (pH-Wert, Ionenstärke, Temp.); da die P. meist hydrophil, d. h. von einem Wassermantel umgeben sind, können sie hydrophobe Substanzen einhüllen u. vor dem Ausflocken schützen. Diese Schutzkolloidfunktion ist für die Stabilität vieler Körperflüssigkeiten von physiol. Bedeutung. Der Zusatz gering od. nicht polarer Lösungsmittel (z. B. Ethanol od. Aceton) od. hohe Neutralsalzkonzentrationen führen zum Verlust des Wassermantels u. bewirken ein Ausflocken (Aussalzung) der Proteine. **3. Denaturierung:** Wenn globuläre P. in ihrem nativen Zustand für kurze Zeit Hitze, extremen pH-Werten od. der Wirk. bestimmter Substanzen wie Harnstoff od. Guanidin ausgesetzt werden, so unterliegen sie einer Denaturierung, was zum Verlust der biol. Aktivität führt. Ein globuläres P. wird darüber hinaus gewöhnl. bei einer Denaturierung unlöslich. Ein Beispiel dafür ist das Koagulieren des Hühnereiweißes beim Kochen. Bei der Denaturierung von P. bleibt die Grundstruktur der Polypeptidbindungen intakt; es erfolgt ledigl. eine Entfaltung der Polypeptidkette, was zum Verlust ihrer Tertiär- u. Quartärstruktur unter Bildung eines Zufallsknäuels (engl. random coil) führt. Hieraus kann man schließen, dass die biol. Aktivität von

Proteinen nicht direkt von deren Aminosäurensequenz, sondern vielmehr von der 3-dimensionalen Konfiguration der Polypeptidkette im nativen Zustand abhängt. Häufig ist die Denaturierung reversibel. **Bestimmung der relativen Molekülmasse:** mit physikochem. Methoden: **1.** kinet. Methoden: Verfahren zur Bestimmung der Diffusions- u. Sedimentationsgeschwindigkeit in der Ultrazentrifuge, der Viskosität* sowie der elektrophoret. bzw. gelchromatograph. Wanderungsgeschwindigkeit; **2.** Gleichgewichtsmethoden: u. a. Verfahren zur Bestimmung des osmotischen Drucks*, der Lichtstreuung (Tyndall-Effekt; s. Kolloide) u. der Röntgenkleinwinkelstreuung; die zu untersuchende Proteinlösung befindet sich im thermodynam. Gleichgewicht. Die relativen Molekülmassen der meisten P. liegen in der Größenordnung zw. 12 000 u. 1 Mio. (od. mehr). **Strukturanalyse: 1.** Primärstruktur: Vor der Bestimmung der Primärstruktur ist es sinnvoll, die Aminosäurenzusammensetzung im Aminosäureanalysator zu ermitteln. Die erste erfolgreiche Methode zur Identifizierung des aminoterminalen Aminosäurerestes u. der Aminosäurenzusammensetzung wurde von F. Sanger entwickelt u. basiert auf der Reaktion zw. der freien $\alpha$-Aminogruppe des aminoterminalen Restes der Kette mit 2,4-Dinitrofluorobenzol (Sanger-Reagenz) unter Bildung eines gelben 2,4-Dinitrophenyl(DNP)-Derivates (s. Sanger-Endgruppenanalyse). Nach der Hydrolyse der Polypeptidkette liegen alle Reste der Polypeptidkette als freie Aminosäuren vor außer der aminoterminalen Aminosäure, die als 2,4-Dinitrophenylderivat chromatograph. identifiziert werden kann. Die freien Aminosäuren können anhand der unterschiedl. Massen bestimmt werden. Die quantitative Mikrobestimmung der $NH_2$-Endgruppe bei pH 8–9 mit Phenylisothiocyanat mit nachfolgender Abspaltung der endständigen Aminosäure als substituiertes Phenylthiohydantoin bei saurer Reaktion wurde von P. Edman zu einem automatisierten Verfahren ausgebaut (Edmann*-Abbau). Dadurch kann die Sequenz von ca. 30 Aminosäuren langen Peptiden bestimmt werden. Wird das zu analysierende P. zunächst durch Proteasen* in überlappende Peptidstücke geschnitten, lässt sich die komplette Sequenz aufklären. **2.** Sekundärstruktur: v. a. mit Röntgenstrukturanalyse, opt. Rotationsdispersion (Abk. ORD*), Zirkulardichroismus* u. Wasserstoff-Deuterium-Austausch; **3.** Tertiär- u. Quartärstruktur: mit Röntgenstrukturanalyse isomorph kristallisierter Schwermetallatomderivate des betr. Proteins; dadurch konnten erstmals Enzym-Substrat- u. Enzym-Inhibitor-Komplexe sichtbar gemacht werden. **Trennung u. Reindarstellung:** Voraussetzung zur näheren Charakterisierung eines P. ist seine Reindarstellung, da es im biol. Material stets mit einer Vielzahl anderer P. sowie mit Kohlenhydraten*, Lipiden* u. Nucleinsäuren* vergesellschaftet ist. Einige der bekanntesten Methoden zur Trennung von Proteinen sind Affinitätschromatographie* u. Ionenfiltrationschromatographie, schonende Grobtrennung durch Ultrafiltrationsmembranen, präparative Elektrophorese* u. isoelektrische Fokussierung*, ferner Ammoniumsulfatgradienten-Solubilisierungschromatographie u. fraktionierte Präzipitation* durch Polyethylenglykol. **Spezif. Nachweisverfahren:** Bekannte P. können mit der Western*-Blotting-Methode od. ELISA* nachgewiesen werden. **Species-Spezifität:** Alle Moleküle eines beliebigen Proteins haben in jedem Organismus einer gegebenen Species die gleiche Aminosäurensequenz. Erfolgt jedoch eine vererbbare Genmutation in dem Gen, das ein Protein spezifiziert, werden ein od. mehrere Aminosäurereste durch andere Aminosäuren ersetzt. Homologe P. sind solche mit gleicher Funktion, die in versch. Species ähnl., aber nicht ident. sind; z. B. haben die Hämoglobine in den Erythrozyten versch. Wirbeltierspecies alle die Funktion, Sauerstoff in den roten Blutkörperchen zu transportieren. Die Anzahl der Aminosäurereste, die in einem homologen Protein versch. Species differieren, steht in Beziehung zu dem phylogenet. Unterschied zw. den beiden Arten. So sind beispielsweise in den Cytochrom-c-Molekülen der phylogenet. weit auseinander liegenden Species Pferd u. Hefe 48 Aminosäurereste verschieden, während die Cytochrome der näher verwandten Arten Ente u. Huhn sich nur in 2 Resten unterscheiden.

**Proteinfällung:** s. Proteinreinigung.

**Proteinfärbung:** Nachweis von Proteinen* durch spezif. Farbreaktionen; **Methoden:** u. a. **1.** Xanthoproteinreaktion*; **2.** Biuretreaktion*; **3.** Pauly*-Diazoreaktion; **4.** unspezif. Anfärbung mit Coomassie*; **5.** Lowry-Methode: quantitative Proteinbestimmung; kolometr. Bestimmung eines gebildeten Kupferphosphomolybdänsäure-Komplexes; Eichsubstanz: Human- od. Rinderserumalbumin; **6.** Bicinchoninsäure-Methode (Kurzbez. BCA-Methode): Alternative zur Lowry-Methode; BCA reagiert mit $Cu^{+}$-Ionen zu einem violett gefärbten Komplex.

**Proteinkinasen:** Abk. PK; an den molekularen Mechanismen der Signalübertragung prakt. aller biol. Funktionen einer Zelle beteiligte Transferasen (s. Enzyme), welche die Phosphorylierung* von Proteinen* v. a. an spezif. Serin-, Threonin- u. Tyrosinresten katalysieren; übertragen die $\gamma$-Phosphatgruppe von ATP auf Proteine; im menschl. Genom sind 518 P. codiert. **Einteilung: 1.** nach E. C.-Nomenklatur (s. Enzyme): Protein-Tyrosinkinasen, Protein-Serin/Threoninkinasen, bispezifische P., Protein-Histidin-Kinasen u. andere P.; **2.** nach phylogenet. Stammbaum u. a. **a)** Rezeptor-Serinkinasen; **b)** Rezeptor-Tyrosinkinasen (s. Tyrosinkinase-Rezeptoren); **c)** MAP*-Kinasen; **d)** Cyclin-abhängige Kinasen; **e)** Kinasen der leichten Myosinkette; **f) Proteinkinase A:** cAMP-abhängige P.; besteht aus 2 je 38 kDa großen katalyt. Untereinheiten C u. 2 je 49 kDa großen regulator. Untereinheiten R; versch. Isoformen mit RI$\alpha$, RI$\beta$, RII$\alpha$ u. RII$\beta$, C$\alpha$, C$\beta$ u. C$\gamma$; nach Aktivierung der Adenylylcyclase* durch G-Protein-gekoppelte Rezeptoren binden 4 cAMP an das R-Dimer; dadurch werden die C-Untereinheiten frei u. können versch. Proteinsubstrate im Zytoplasma u. Zellkern phosphorylieren u. darüber wichtige Stoffwechselwege regulieren (z. B. Glykogenolyse*, Lipolyse*, Zelldifferenzierung, Zellproliferation); spezif. Inhibitoren der PKA als Tumortherapeutika in Entwicklung; **g) Proteinkinase B:** RAC Serin/Threonin-Proteinkinase; Akt-Kinase mit den Isoformen $\alpha$, $\beta$, $\gamma$ (codiert von den Genen AKT1, 2 u. 3); besteht aus C-terminaler katalyt. Domäne u. N-terminaler regulator. Pleckstrin-Homologie-Domäne; wird durch Phosphatidylinositol-3,4,5-trisphosphat aktiviert; wichtiger Signalvermittler nach Phosphatidylinositol-3-Kinase für Zellwachstum, Metabolismus, Proliferation; spezif. Inhibitoren der PKB als Tumortherapeutika in Entwicklung; **h) Proteinkinase C:** Serin-/Threonin-spezif. Proteinkinasefamilie; versch. Isoformen, die nach ihrer Aktivierung in klass. (cPKC $\alpha$, $\beta$, $\gamma$; aktiviert durch $Ca^{2+}$ u. Diacylglycerol), neuartige (nPKC $\delta$, $\varepsilon$, $\eta$, $\theta$; aktiviert durch Diacylglycerol) u. atyp. P. (aPKC $\zeta$, $\iota$; $Ca^{2+}$- u. Diacylglycerol-unabhängig) unterteilt werden; bestehen aus C-terminaler katalyt. Domäne u. N-terminaler regulator. Domäne; wichtige Signalvermittler, z. B. für Zellproliferation u. Glucosestoffwechsel; spezif. Inhibitoren der P. als Tumortherapeutika in Entwicklung; **i)** $Ca^{2+}$/Calmodulin-abhängige Proteinkinase; **Aufbau:** Die versch. Mitglieder der Enzymfamilie enthalten i. d. R. eine ähnl., etwa 250 Aminosäurebausteine umfassende katalyt. Domäne. Auf beiden Seiten dieser Kinase-Domäne finden sich oft kurze Sequenzabschnitte, die entweder der Erkennung der phosphorylierenden Zielproteine dienen od. die Aktivität der P. kontrollieren. **Bedeutung:** (pharmak.) Anw. spezif. Inhibitoren von Protein-Tyrosinkinasen (z. B. Imatinib*) als Zytostatika*.

**Proteinkinasen, Mitogen aktivierte:** s. MAP-Kinasen.

**Proteinkörner:** s. Aleuronkörner.

**Proteinoplasten:** s. Leukoplasten.

**Proteinreinigung:** Anw. geeigneter Methoden (z. B. Proteinfällung od. Affinitätschromatographie*) zur Gew. hochreinen Proteins* aus einer Proteinlösung; Proteinfällung als grobe Vorreinigung wird z. B. mit Ammoniumsulfat* durchgeführt.

**Protein S:** Inhibitor der Blutgerinnung* mit $M_r$ 69 000, der als Cofaktor von aktiviertem Protein* C dessen Affinität für Phospholipidmembranen erhöht; Vitamin-K-abhängige Synthese in Leber, Endothel u. Megakaryozyten; Vork. als freies (aktives) P. S (40 %) u. an Komplementfaktor-C4b-bindendes-Protein gebunden (inaktiv, 60 %).

**Proteinsilber:** s. Silberproteinat.

**Proteinurie:** Ausscheidung von Proteinen* im Harn*; **Einteilung: 1. physiol.** P.: Gesamtproteinurie <150 mg/24 h; Proteine stammen v. a. aus der Niere durch glomeruläre Filtration (z. B. Albumin*, Transferrin), tubuläre Abschilferung (z. B. Enzyme aus den proximalen Tubuli) u. den ableitenden Harnwegen (z. B. sekretor. IgA aus der Harnblase); **2. pathol.** P.: **a)** prärenale P.: Vork. z. B. bei pathol. erhöhter Serumkonzentration niedermolekularer Proteine ($M_r$ <20 000) mit Überschreiten der tubulären Rückresorptionskapazität (sog. Überlaufproteinurie), z. B. bei Hämolyse* (Hämoglobinurie*), B-Zell-Lymphom, Myoglobinurie nach Trauma (Muskel); **b)** renale P.: als glomeruläre P. bei erhöhter glomerulärer Permeabilität (z. B. bei Glomerulopathie) mit Ausscheidung von Proteinen mit $M_r$ >70 000 od. als tubuläre P. inf. Störung der tubulären Rückresorption glomerulär filtrierbarer Proteine ($M_r$ <70 000); **c)** postrenale P. inf. lokaler Produktion von Immunglobulinen* u. entzündl. bedingter Proteinfreisetzung bei Harnwegsinfektionen (z. B. Zystitis*, Pyelitis*), evtl. mit Leukozyturie, od. bei Blutungen im Bereich der Harnwege; mit Hämaturie* (z. B. bei Tumoren, Harnsteinen, Fehlbildungen); **3.** sog. **benigne reversible** P., bedingt durch funktionelle extrarenale Einflüsse, z. B. als Anstrengungs- od. Arbeitsproteinurie (wahrscheinl. gesteigerte physiol. P.) sowie nach Stress, Kälteeinwirkung u. bei Fieber*.

**Proteoglykane:** sehr große ($M_r$ bis >2 Mio.) Moleküle aus einem Proteinkern (ca. 5 %) u. daran kovalent gebundenen langen, unverzweigten Polysaccharidketten (bis zu 95 %) aus stark negativ geladenen Mukopolysacchariden*; binden daher viel Wasser u. haben raumfüllende Wirk.; **Bedeutung:** neben Skleroproteinen* Hauptkomponente der tier. extrazellulären Matrix, z. B. Knochenmatrix (dort imprägniert durch Hydroxylapatit*), od. als Grundsubstanz der Knorpel, Sehnen u. Gelenke; verleihen tier. Strukturgewebe Viskosität, Elastizität u. Resistenz gegen Infektionen.

**Proteohormone:** s. Hormone.

**Proteolyse:** hydrolyt. Spaltung von Proteinen* in ihre Aminosäurebausteine durch Proteasen*, Säuren od. Laugen; **Formen: 1. intrazelluläre** P. im Proteasom* od. in Lysosomen*; **2. extrazelluläre** P. in extrazellulärer Matrix (Knochenmatrix) od. Gastrointestinaltrakt. Bei der **begrenzten** P. werden nur wenige Peptidbindungen* eines Proteins hydrolysiert, z. B. zur Bildung biol. aktiver Proteine aus inaktiven Vorstufen.

**Proteom:** s. Proteomics.

**Proteomanalyse:** s. Proteomics.

**Proteomics:** syn. Proteomanalyse; Auftrennung (durch 2-dimensionale Gelelektrophorese* od. 2-dimensionale Chromatographie*) u. auf Massenspektrometrie* basierende Identifikation aller (bzw. möglichst vieler) Proteine* einer Zelle od. Zellorganelle, eines Gewebes, Organs, Organismus u. a.; **quantitative Proteomics:** Analyse des Proteinexpressionsmusters z. B. einer Zelle; vergleichende Analyse von Proteinexpressionsmustern patholog. u. gesunder Zellen, Gewebe usw.; Analyse des Einflusses von z. B. Pharmaka, Stoffwechsellage, Temp., Stress u. Kulturbedingungen auf die Proteinexpression einer Zelle. **Proteom:** Gesamtheit aller exprimierten Proteine z. B. einer Zelle od. eines Gewebes unter semi-quantitativer Berücksichtigung der Expressionsstärke; im Ggs. zum Genom* dynam. Phänomen; z. B. sind in lebenden Zellen niemals alle Gene gleichzeitig eingeschaltet u. das Gleichgewicht zw. Proteinsynthese u. -abbau ist unter versch. Umgebungsbedingungen sehr unterschiedlich.

**Proteus** (gr. Gott des Meeres): Gattung gramnegativer peritrich begeißelter Stäbchen der Fam. Enterobacteriaceae*; med. relevante **Species:** P. mirabilis u. P. vulgaris; häufig Erreger von Harnwegsinfektionen, selten von Sepsis od. Infektionen anderer Organe.

**Prothallium:** (bot.) Vorkeim (z. B. bei Farnen).

**Prothipendyl** (INN): 10-(3-Dimethylaminopropyl)-9-thia-4,10-diazaanthracen; 10-(3-Dimethylami-

P

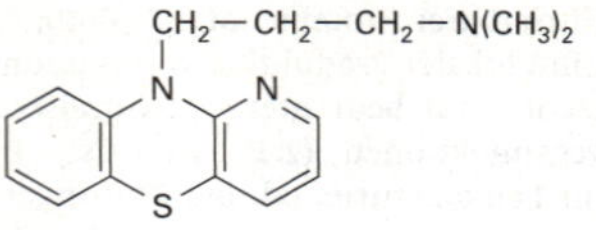

**Prothipendyl**

nopropyl)-10*H*-pyrido[3,2-*b*][1,4]benzothiazin; CAS-Nr. 303-69-5; $C_{16}H_{19}N_3S$, Strukturformel: s. Abb.; $M_r$ 285.42; Sdp. 217–219 °C (93.3 Pa), 195–198 °C (66.7 Pa); **Wirk.:** Neuroleptikum*; **Ind.:** psychomotor. Unruhe- u. Erregungszustände; **UAW:** s. Neuroleptika; vermindertes Reaktionsvermögen; **Dos.:** p. o. 3–4×80 mg/d, ggf. reduzieren auf 4×40 mg/d. **Prothipendylhydrochlorid-Monohydrat:** $C_{16}H_{19}N_3S \cdot HCl \cdot H_2O$; Schmp. 108–112 °C, Schmp. 158–160 °C (Anhydrat), polymorph; leicht lösl. in Wasser, Methanol, fast unlösl. in Ether, Petrolether. **Prothipendyldihydrochlorid:** $C_{16}H_{19}N_3S \cdot 2\,HCl$; Schmp. 205–207 °C.

**Prothrombin:** Blutgerinnungsfaktor II, Thrombogen; inaktive Vorstufe von Thrombin*; CAS-Nr. 9001-26-7; $M_r$ 69 000–74 000; wird durch Prothrombinaktivator* in Thrombin umgewandelt; **Biosynthese:** erfolgt unter Einfluss von Vitamin* K in der Leber. Vgl. Blutgerinnung.

**Prothrombinaktivator:** Thrombokinase; Lipoproteinkomplex (aktivierter Blutgerinnungsfaktor X, Blutgerinnungsfaktor V, $Ca^{2+}$ u. Phospholipid), der i. R. der Blutgerinnung* Prothrombin* in Thrombin* umwandelt; **Einteilung:** nach Herkunft des Phospholipids **1.** extrinsischer P. (aus Gewebezellen); **2.** intrinsischer P. (aus Thrombozyten*).

**Prothrombinogen:** s. Blutgerinnungsfaktor VII.

**Prothrombinzeit:** s. Thromboplastinzeit.

**Protionamid** (INN): 2-Propyl-isonicotinthioamid; CAS-Nr. 14222-60-7; $C_9H_{12}N_2S$, Strukturformel: s. Abb.; $M_r$ 180.29; Schmp. 141 °C (polymorph); lösl. in Ethanol, Methanol, schwer lösl. in Ether, Chloroform, fast unlösl. in Wasser; **Wirk.:** Antituberkulotikum* mit gutem Penetrationsvermögen; **Ind.:** Kombinationstherapie der Tuberkulose v. a. bei Isoniazid*-Resistenz; **UAW:** v. a. gastrointestinale Störungen; rasche Resistenzentwicklung bei Monotherapie; **Dos.:** p. o. 0.25 g einschleichend bis zu 3- bis 4-mal tägl.; Kinder unter 10 Jahren p. o. initial 10 mg/kg KG/d, danach innerhalb 15 d Steigerung auf 20 mg/kg KG/d; HWZ 3 h.

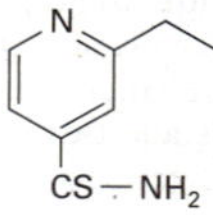

**Protionamid**

**Protirelin** (INN): Protirelinum Ph.Eur.6, Lopremon, Thyrotrophin-Releasing-Hormon (Abk. TRH), 5-Oxo-Pro-His-Pro-$NH_2$, Pyr-His-Pro-$NH_2$, L-Pyroglutamyl-L-histidyl-L-prolinamid; 5-Oxo-L-prolyl-L-histidyl-L-prolinamid; CAS-Nr. 24305-27-9; $C_{16}H_{22}N_6O_4$, Strukturformel: s. Abb.; $M_r$ 362.40; synthet. Thyrotrophin-Releasing-Hormon (s. Thyrotrophin); weißes bis gelbl. weißes, hygroskop. Pulver; sehr gut lösl. in absolutem Metha-

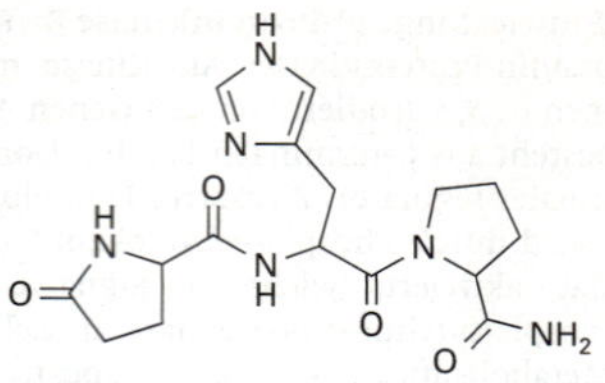

**Protirelin**

nol, teilweise lösl. in Chloroform, völlig unlösl. in Pyridin; **Ind.:** TRH-Test bei Schilddrüsen- u. Hypophysendiagnostik; **Kontraind.:** Herzinfarkt, erhöhte Krampfbereitschaft, Bronchialobstruktion; **WW:** Schilddrüsenhormone hemmen TSH-Anstieg im Test; Coffein verstärkt UAW. **UAW:** subjektive Missempfindungen, vereinzelt Krämpfe, Asthmaanfall, evtl. lokale Komplikationen durch Tumorvergrößerung; **Dos.:** parenteral i. v. 0.2 mg; HWZ 6 min.

**protisch:** s. Lösungsmittel, protische.

**Protium:** Bez. für (leichten) Wasserstoff* $^1H$.

**Protoaescigenin:** Triterpensapogenin, s. Aescin; Strukturformel: s. Aesculus hippocastanum L. (Abb. dort).

**Protoalkaloide:** s. Alkaloide.

**Protoanemonin:** Anemonol; 5-Methylen-2(5*H*)-furanon; CAS-Nr. 108-28-1; $C_5H_4O_2$; $M_r$ 96.08; Lacton der Methylenoxycrotonsäure (4-Hydroxy-buta-2,4-diensäure, eine $\gamma$-Hydroxyvinylacrylsäure), früher fälschl. als Anemonenkampfer bezeichnet; giftiger, charakterist. Inhaltsst. vieler Ranunculaceae* (z. B. Hepatica* nobilis, Anemone-, Ranunculus-, Pulsatilla-, Helleborus- u. a. Arten), der aus einer labilen, glucosidifizierten Vorstufe, dem **Ranunculin,** entsteht; wasserdampfflüchtige, schwach gelbl., ölige Flüss.; wenig lösl. in Wasser (ca. 10 g/L); zerfällt beim Trocknen der Pflanze in

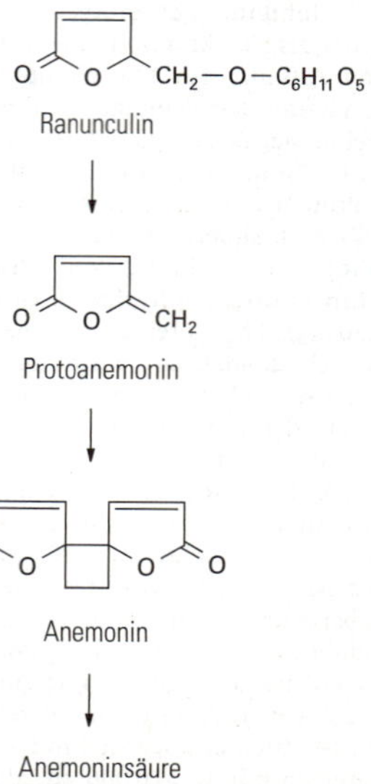


**Protoanemonin:** Bildung u. Abbau

Anemonin u. Anemoninsäure (s. Abb.), die prakt. ungiftig sind; **Wirk.:** möglicherweise auf Bindung zu SH-Gruppen zurückzuführen; stark bakterizid; reizt außerordentl. heftig Haut u. Schleimhäute; innerl. führt es zu Erregung u. Lähmung des ZNS.

**Protocatechusäure:** 3,4-Dihydroxybenzoesäure; $C_7H_6O_4$; $M_r$ 154.12; Schmp. ca. 200 °C; natürlich frei u. gebunden in vielen Pflanzen.

**Protoderm:** primäres Meristemgewebe (s. Kambium), aus dem die Epidermis* hervorgeht.

**Protogene:** nichtwässrige, nach Brönsted saure Lösungsmittel* (s. Säure-Base-Definition), die ionisiert sind u. Protonen* abgeben können; z. B. Essigsäure*:

$CH_3COOH + CH_3COOH \leftrightarrows CH_3COOH_2^+ + CH_3COO^-$

Das Ionenprodukt* ist größer als das des Wassers; die Dielektrizitätskonstante* ist groß.

**Protolyse:** s. Säure-Base-Definition.

**Protomer:** fertig gefaltete Untereinheit eines Proteinkomplexes; je nachdem ob ident. od. verschiedene P. beteiligt sind, entstehen homomere (z. B. Transkriptionsfaktoren*) od. heteromere (z. B. Hämoglobin*) Komplexe.

**Proton:** physik. stabiles Elementarteilchen* mit einer positiven Elementarladung* u. der Ruhemasse von $1.6724 \cdot 10^{-24}$ g; zus. mit den Neutronen* Baustein der Atomkerne (Nukleon); **Anw.:** P. lassen sich aufgrund ihrer Ladung in Teilchenbeschleunigern auf hohe Geschwindigkeit bringen u. als Geschosse bei Kernumwandlungen nutzen.

**Protonenpumpe:** $H^+$-ATPase; Form der Ionenpumpe*; Transmembranprotein, das Protonen* gegen einen elektrochem. Gradienten über eine Biomembran* transportiert; **Vertreter:** z. B. Proteine der Atmungskette* in der inneren Mitochondrienmembran, $H^+/K^+$-ATPase in den Belegzellen des Magens (s. Protonenpumpen-Hemmer).

**Protonenpumpen-Hemmer:** $H^+/K^+$-ATPase-Inhibitoren; Substanzen, die selektiv das Enzym $H^+/K^+$-ATPase in den Belegzellen blockieren, das im Austausch gegen Kaliumionen unter ATP-Verbrauch Wasserstoff-Ionen in das Magenlumen pumpt; **Wirkstoffe:** Erster Vertreter dieser Substanzklasse ist Omeprazol*, das in der aktiven Form des Omeprazol-Sulfenamid mit der Sulfhydrylgruppe der $H^+/K^+$-ATPase unter irreversibler Bildung einer Disulfidbrücke reagiert; die Zunahme der Säureproduktion nach Absetzen von Omeprazol ist auf eine De-novo-Synthese zurückzuführen. Weitere P. sind Lansoprazol*, Pantoprazol*, Esomeprazol*, Rabeprazol*. Vgl. Antacida.

**Protonenzahl:** s. Ordnungszahl.

**Protoonkogene:** s. Onkogene.

**Protopektine:** s. Pektine.

**Protophile:** nichtwässrige, nach Brönsted basische Lösungsmittel* (s. Säure-Base-Definition), die ionisiert sind u. Protonen* aufnehmen können; z. B. Ethylendiamin*; die Dielektrizitätskonstante* der P. ist groß, das Ionenprodukt* ist kleiner als das des Wassers.

**Protopin:** Fumarin; $C_{20}H_{19}NO_5$; $M_r$ 353.36; Alkaloid* in zahlreichen Papaveraceae- bzw. Fumariaceae-Arten (z. B. Papaver* somniferum, Fumaria* officinalis, Chelidonium* majus, Corydalis cava*).

**Protoplasma** (gr. protos erster; plasma Gebilde): gesamte Substanz der lebenden pro- u. eukaryot. Zelle*, die von der Zellmembran* umgeben ist; **Einteilung: 1. Zytoplasma:** Zellplasma; Plasma der Zelle, das in Wasser (75–95 %) gelöste Proteine*, Lipide*, Kohlenhydrate*, Mineralsalze u. Spurenelemente* sowie eine Vielzahl kleinerer (Granula*, Vesikel), bei Eukaryoten auch größerer (Zellorganellen*) Einschlüsse enthält; nahe der Zellmembran als **Ektoplasma**, im Inneren der Zelle als **Endoplasma** bezeichnet; bei Eukaryoten von Strukturproteinen des Zytoskeletts* durchzogen; vgl. Zytosol; **2. Karyoplasma:** Nucleoplasma; bei Eukaryoten Plasma des Zellkerns* mit Chromatin*, Nucleolen* u. umgebender Flüssigkeit. Vgl. Sarkoplasma.

**Protoplast:** Bakterien-, Pilz- od. Pflanzenzelle ohne Zellwand*, aber mit intakter Zellmembran*; Protoplasma* einer einzelnen Zelle*; Präparation durch enzymat. Auflösung der Zellwand; muss in isoton. Medium präpariert u. gehalten werden, da hypoton. Milieu zum Platzen der Zelle führt u. hyperton. Milieu die Zelle schrumpfen lässt.

**Protoporphyrin:** s. Porphyrin.

**prototroph:** Bez. für Mikroorganismen, bei denen alle Enzyme*, die für die Synthese von Körperbausteinen notwendig sind, in den Zellen vorhanden sind (sog. Wildformen); Ggs.: auxotroph*.

**Protoveratrin:** s. Veratrum-Alkaloide.

**Protoverinester:** s. Veratrum-Alkaloide.

**Protozoen** (gr. protos erster; zoon Tier): Urtierchen; tier. Einzeller; Zytoplasma mit Pellicula, Mitochondrien u. Zentrosomen, Chromosomenkern (Eukaryoten, im Ggs. zu Bakt.), Bewegungsorganellen, Nahrungs- u. Exkretionsvakuolen, Bildung von Dauerformen durch Enzystierung; saprophytäre od. parasitäre Lebensweise; Krankheitserreger v. a. in den Subtropen u. Tropen; **Stoffwechsel:** eigene Enzymsysteme, Atmung (z. T. auf unbelebten Nährböden züchtbar, Aufnahme auch ungelöster Substanzen ins Zellinnere); **Fortpflanzung:** z. T. ungeschlechtl. (Zwei- od. Mehrfachteilung, Schizogonie), z. T. geschlechtl. (Gameten, Chromosomenapparat mit Reduktionsteilung, Kopulation); manchmal komplizierter Entwicklungszyklus über Wirtswechsel (geschlechtl. Vermehrung im Endwirt, ungeschlechtl. Vermehrung im Zwischenwirt); **Einteilung:** (in Gruppen) **1. Mastigophora:** Flagellata, Geißeltierchen; Fortbewegung durch Geißeln; 2 Ordnungen mit med. Bedeutung: **a)** Protomonadina (eingeißelige Blut- u. Zellflagellaten) mit den Gattungen Trypanosoma* u. Leishmania*; **b)** Polymastigina (mehrgeißelige Flagellaten des Darms u. der Genitalien) mit den Gattungen Trichomonas*, Chilomastix, Giardia*; **2. Rhizopoda:** Wurzelfüßer; Fortbewegung durch Ausbildung von Pseudopodien (Scheinfüßchen), wechselnde Gestalt; Ordnung Amoebida (Amöben*); **3. Sporozoa:** Sporentierchen; Fortbewegung meist durch Rückstoß; Blut- u. Gewebeparasiten; med. relevante Fam. bzw. Gattungen: **a)** Sarcocystidae: mit Toxoplasma gondii; s. Toxoplasmose; **b)** Eimeriidae: mit Isospora*; **c)** Haemosporina: mit Plasmodium*; **d)** Piroplasmia; **e)** Cryptosporiidae: mit Cryptosporidium; **f)** Haplospora: mit Pneumocystis (nicht gesichert); **4. Ciliata:** Ciliophora; Wimperntierchen; Fortbewegung durch

Wimpern (Cilien), die die Körperoberfläche bedecken; **Ther.:** Antiprotozoenmittel*.

**protrahiert** (lat.): verzögert.

**Protrahierung:** Verzögerung; vgl. Retardpräparate.

**Protriptylin** (INN): *N*-Methyl-[3-(5*H*-dibenzo[*a,d*] cyclohepten-5-yl)-propylamin; CAS-Nr. 438-60-8; $C_{19}H_{21}N$; $M_r$ 263.37; nicht mehr im Handel befindl. tricycl. Antidepressivum* vom Desipramin*-Typ; **Protriptylinhydrochlorid:** Protriptylini hydrochloridum; $C_{19}H_{22}ClN$; $M_r$ 299.8; weißes, feinkrist. Pulver, leicht lösl. in Wasser, Ethanol, Chloroform; **Off.:** DAC.

**Provenceöl:** s. Olea europaea (Olivae Oleum virginale, Best.).

**Provencerose:** s. Rosa centifolia.

**Provenienz:** Herkunft, z. B. von Drogen.

**Provitamin:** Vorstufe eines Vitamins*, die im Körper in die biol. aktive Form übergeht.

**Provitamin A:** s. Carotine.

**Provitamin D:** s. Vitamin D.

**Proxetil:** chem. Kurzbez. für 1-[(Isopropoxycarbonyl)oxy]ethylester.

**proximal:** in der Nähe, rumpfwärts gelegener Teil einer Extremität; Ggs.: distal*.

**Proxymetacain** (INN): 2-Diethylaminoethyl-3-amino-4-propoxybenzoat; CAS-Nr. 499-67-2; $C_{16}H_{26}N_2O_3$, Strukturformel: s. Abb.; $M_r$ 294.38; **Wirk.:** Lokalanästhetikum*; **Ind.:** Oberflächenanästhesie in der Augenheilkunde; **UAW:** Allergien, Hornhautschädigung. Gebräuchl. ist auch Proxymetacainhydrochlorid.

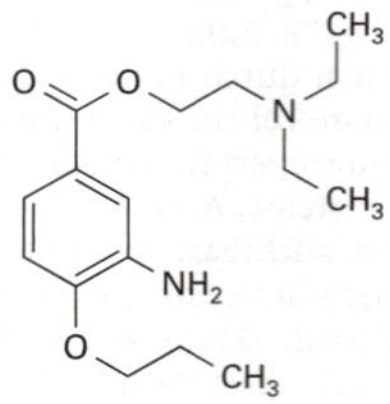

**Proxymetacain**

**Proxyphyllin** (INN): Proxyphyllinum Ph.Eur., Hydroxypropyltheophyllin; 1,2,3,6-Tetrahydro-7-(2-hydroxypropyl)-1,3-dimethyl-2,6-purindion; CAS-Nr. 603-00-9; $C_{10}H_{14}N_4O_3$, Strukturformel: s. Abb.; $M_r$ 238.24; Schmp. 135–136 °C (kristallisiert aus absolutem Ethanol; polymorph, mind. 2 weitere metastabile Modifikationen); weißes, krist. Pulver; lösl. in Wasser (1:1) u. absolutem Ethanol (1 g/14 mL), besser lösl. in kochendem Ethanol; pH einer 5 %igen wässrigen Lsg. 5.5–7; **Wirk.:** Broncholytikum* (nur als Kombipräparat); **Ind.:** Hypertonie, Arteriosklerose; **UAW:** v. a. bei hoher Dosierung gastrointestinale Beschwerden, Tachykardie, Unruhe, Kopfschmerz, Schlafstörungen.

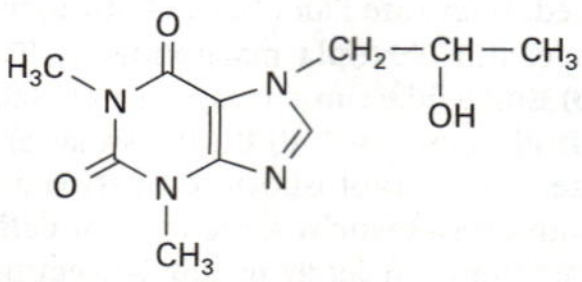

**Proxyphyllin**

**Prozessierung, posttranskriptionale:** Modifikation von RNA nach der Transkription*, z. B. beim Entfernen von Introns aus der mRNA.

**Prozessierung, posttranslationale:** Bez. für Modifikationen, welche die Bildung od. den Bruch von kovalenten Bindungen einschließen; dazu gehören die proteolyt. p. P., die Anheftung prosthet. Gruppen u. die Modifikation von Aminosäureresten. Im Allg. kann jeder Unterschied zw. einem funktionellen Protein* u. der linearen Polypeptidsequenz, deren Code zw. dem Start*- u. dem Stop*-Codon auf dem Strukturgen* liegt, als eine p. P. des Proteins betrachtet werden.

**PrP:** Abk. für **Prion**protein; s. Prionen.

**PRPP:** Abk. für 5-**P**hospho**r**ibosyl-1-**p**yro**p**hosphat; s. Ribosephosphate.

**Prucaloprid** (INN): 4-Amino-5-chlor-2,3-dihydrobenzofuran-7-carbonsäure-[1-(3-methoxy-propyl)-piperidin-4-yl]amid; CAS-Nr. 179474-81-8; $C_{18}H_{26}ClN_3O_3$, Strukturformel: s. Abb.; $M_r$ 367.88; logP 2.4 (berechnet); **Wirk.:** Serotonin(5-$HT_4$)-Rezeptor-Agonist, Prokinetikum*; selektive Stimulation der 5-$HT_4$-Rezeptoren im Dickdarm (auf der Längsmuskulatur des Kolons) u. damit Steigerung der Darmmotilität; **Ind.:** schwere chron. Obstipation bei Frauen, wenn Laxanzien eine unzureichende Wirk. gezeigt haben; **Kontraind.:** Colitis ulcerosa, Enteritis regionalis Crohn, tox. Megakolon, Darmperforation, dialysepflichtige Niereninsuffizienz; **WW:** starke CYP3A4-Inhibitoren (z. B. Ketoconazol) erhöhen die Konz. von P.; **UAW:** Kopfschmerz, Bauchschmerzen, Übelkeit, Diarrhö; **Dos.:** p. o. 1 × 2 mg/d; HWZ ca. 24 h.

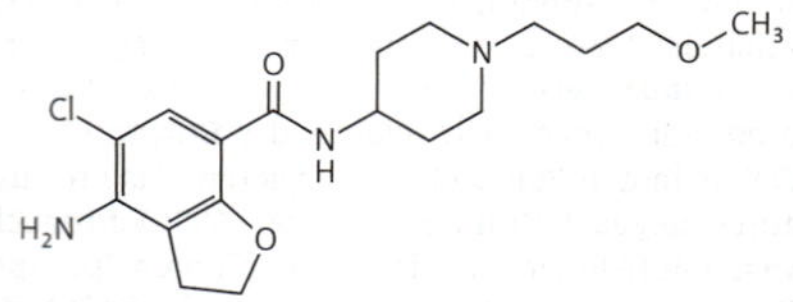

**Prucaloprid**

**Prüfplan:** Prüfprotokoll, Studienprotokoll; essentielles Kerndokument der klin. Prüfung; definiert Ziel u. Design einer klinischen Studie* u. stellt die Zusammenfassung aller wissenschaftl., med. u. formalen planerischen Aktivitäten für eine klin. Studie dar. Die zu erfassenden Punkte sind in den Richtlinien für Good Clinical Practise (Abk. GCP*) aufgeführt.

**Prüfprotokoll:** s. Prüfplan.

**Prüfung auf Konstanz der Masse:** s. Gleichförmigkeit einzeldosierter Arzneiformen; Gleichförmigkeit der Masse einzeldosierter Arzneiformen; Gleichförmigkeit der Masse der abgegebenen Dosen aus Mehrdosenbehältnissen.

**Prüfung auf Konstanz des Wirkstoffgehalts:** s. content uniformity; Gleichförmigkeit des Gehalts einzeldosierter Arzneiformen; Gleichförmigkeit einzeldosierter Arzneiformen.

**Prüfung auf Sterilität:** Bestandteil der biol. Sicherheitsprüfungen; Pflicht, wenn Sterilität vorgeschrieben ist; ein den Vorschriften entspr. Ergebnis belegt, dass unter den Prüfbedingungen keine verunreinigenden Mikroorganismen nachweisbar waren. Physikal. Messwerte (z. B. Druck-Zeit-Diagramm), die auf mikrobiol. Versuchen beruhen u. automat. während des Sterilisationsprozesses registriert werden, sind aussagekräftiger. Einzige Analysenmethode, die sich für asept. hergestellte Produkte eignet u. für Institutionen, die ein Produkt auf Sterilität zu prüfen haben. Es sind antimikrobielle Vorsichtsmaßnahmen zu treffen, um eine zufällige Kontamination des Produktes während der Prüfung method. auszuschließen, die zu erfassenden Mikroorganismen jedoch nicht zu schädigen, so z. B. die Verwendung einer Laminarflow*-Bank. In der Ph.Eur.6 sind Nährmedien u. deren Herstellungsmethoden angegeben, die sich zum Nachweis von aeroben u. anaeroben Bakterien sowie von Pilzen eignen. **Durchführung:** **1. Membranfilter-Methode:** Einsatz von Membranfiltern mit einem nominalen Porendurchmesser von höchstens 0.45 µm, sollte bevorzugt werden bei **a)** filtrierbaren, wässrigen Zubereitungen; **b)** ethanol. od. öligen Zubereitungen; **c)** Produkten, die in Wasser od. Öl lösl. bzw. damit mischbar sind (Salben, Cremes) u. unter den Prüfbedingungen keine antimikrobielle Wirkung besitzen. Für wässrige u. ölige Flüss. sowie für Flüss. mit geringem Ethanolgehalt sollten z. B. Cellulosenitratfilter u. für Flüss. mit hohem Ethanolgehalt Celluloseacetatfilter verwendet werden. **2. Direktbeschickungsmethode:** Von der zu prüfenden Zuber. werden festgelegte Mindestproben-Mengen direkt in das Nährmedium übertragen, wobei das Verhältnis von Zuber. zu Nährmedium bei flüssiger Zuber. etwa 1 : 10 u. bei festen Stoffen etwa 1 : 100 betragen soll. **Auswertung:** Während u. nach Abschluss der Bebrütungszeit werden die Kulturen auf makroskop. sichtbares Wachstum von Mikroorganismen überprüft. Wird dabei kein Wachstum festgestellt, so entspricht das zu prüfende Produkt der Prüfung auf Sterilität.

**Prüfung der entnehmbaren Masse oder des entnehmbaren Volumens bei halbfesten und flüssigen Zubereitungen:** veraltete Qualitätsprüfung der Ph.Eur.5 für flüssige u. halbfeste Zuber. in Einzeldosisbehältnissen, von denen nur ein Teil des Inhalts angewendet wird; in der aktuellen Ph.Eur. nicht mehr enthalten; entnehmbare Masse/Volumen ist nicht mehr genau geregelt. Die Prüfmethode wird dem Hersteller überlassen. **Durchführung:** Der Inhalt eines Behältnisses wird möglichst vollständig entnommen u. seine Masse od. sein Volumen in geeigneter Weise bestimmt. Bei Emulsionen od. Suspensionen wird das Behältnis vor der Entnahme geschüttelt. Die Masse od. das Volumen des Inhalts darf nicht geringer sein als in der Beschriftung angegeben.

**Prüfung der Haftfestigkeit von Pudern:** s. Pulveres ad usum dermicum.

**Prüfung, klinische:** klin. Testung eines neuen Arzneimittels; Prüfung der therap. Wirksamkeit u. Unbedenklichkeit eines neuen Wirkstoffs od. eines bekannten Wirkstoffs bei neuer Indikation; **Einteilung:** Nach erfolgreichem Abschluss der vorklin. Untersuchungen (präklin. Prüfung; umfasst alles von In-vitro-Tests über Zellkulturen bis hin zum Tierversuch*) erfolgt die klin. Prüfung in 4 Phasen: **1. Phase I:** erstmalige Anw. am Menschen bei geringer Anzahl gesunder Versuchspersonen* (<100); umfasst mehrere klinische Studien* insbes. zur Verträglichkeit u. zur Pharmakokinetik; **2. Phase II:** Anw. an Patienten (ca. 100–500) in ausgesuchten Kliniken; im Vordergrund steht der Nachweis der Wirksamkeit u. einer Überlegenheit gegenüber der Standardtherapie. Entwicklung von Dosis*-Wirkungs-Kurve u. Dosierungsschema*; **3. Phase III:** breit angelegte, bis zu 3 Jahre dauernde Studie in Kliniken u. bei niedergelassenen Ärzten (>1000 Patienten) zur Erfassung von UAW* u. Arzneimittelinteraktionen* sowie Besonderheiten bei Begleiterkrankungen (z. B. Niereninsuffizienz); nach erfolgreichem Abschluss der Phase III kann das neue Präparat zur Zulassung (s. Arzneimittelzulassung) eingereicht werden. **4. Phase IV:** Drugmonitoring; nach erfolgter Zulassung folgt eine weitere Beobachtung zur möglichst frühzeitigen Erfassung seltener UAW, die evtl. erst nach längerem Gebrauch manifest werden. **Recht:** § 22 AMG; bei der Durchführung müssen sowohl die Teilnehmerschutzvorschriften der §§ 40 ff. AMG als auch die Regeln der Verordnung über gute klinische Praxis des Bundesministeriums für Gesundheit und soziale Sicherung („Good clinical practice"- Verordnung vom 9.8.2004, BGBl. I S. 2081) beachtet werden (s. GCP). **Hinweis:** Statist. gesehen erreichen von 10 000 neu synthetisierten od. isolierten potentiellen Wirkstoffen ca. 20 die präklin. Prüfung, 10 die klin. Phase I, 5 die Phase II, 2 die Phase III u. nur einer die Zulassung.

**Prüfungsmittel:** s. Reagenz.

**Prunase:** Enzym in den bitteren Mandeln (s. Prunus dulcis, Semen Amygdalae amarae) u. a. Prunus-Arten, s. Amygdalin.

**Prunasin:** D-Mandelsäurenitrilglucosid; D-(–)-Mandelsäurenitril-$\beta$-D-glucopyranosid; $C_{14}H_{17}NO_6$, Strukturformel: s. Cyanglykoside (Tab. dort); $M_r$ 295.28; natürl. z. B. in Prunus* laurocerasus; vgl. Sambunigrin (L-Mandelsäurenitrilglcucosid).

**Pruni spinosae flos:** s. Prunus spinosa.

**Pruni spinosae fructus:** s. Prunus spinosa.

**Prunkwinde:** s. Convolvulaceae.

**Prunoideengummi:** s. Prunus avium var. avium (Gummi Cerasorum).

**Prunus africanae cortex:** s. Prunus africana.

**Prunus africana (Hook f.) Kalkman:** Pygeum africanum Hook. f.; Fam. Rosaceae; trop. Afrika, Südafrika, Madagaskar u. Komoren; Stpfl. von **Prunus africanae cortex:** Afrikanische Pflaumenbaumrinde; ganze od. geschnittene, getrocknete Rinde der Stämme u. Zweige; **Off.:** Ph.Eur.6; **Inhaltsst.:** Steroide (Sitosterol*, frei u. als Glykosid, ferner 3-$\beta$-Sitosteron u. Oleanolsäure*), Gerbstoffe, aliphat. Alkohole, cyanogene Glykoside (z. B. Amygdalin*); in den Samen fast 50 % fettes Öl; **Anw.:** (med.) lipophile Extrakte bei benignem Prostatasyndrom*.

**Prunus amygdalus:** s. Prunus dulcis.

**Prunus armeniaca L.:** Aprikose; Fam. Rosaceae; Turkestan, Mongolei, kultiviert in Mittelmeerländern; zus. mit Prunus* persica Stpfl. von **Oleum Persicarum:** Pfirsichkernöl; fettes Öl der

P

Fruchtkerne (die Samen von P. armeniaca u. P. persica werden gemeinsam verarbeitet); **Inhaltsst.:** hauptsächl. Glyceride der Ölsäure*; die Samen enthalten bis zu 8 % Amygdalin*; **Hinweis:** Äther. Bittermandelöl wird techn. hauptsächl. aus Aprikosenkernen gewonnen; das äther. Aprikosenkernöl ist ident. mit dem äther. Bittermandelöl (s. Prunus dulcis, Oleum Amygdalarum (amararum) aethereum).

**Prunus avium** (L.) L. **var. avium:** Cerasus avium (L.) Moench; Süßkirsche, Vogelkirsche; Fam. Rosaceae; Europa, Asien; die Blätter (früher vielfach als Tabakersatz) enthalten kein Amygdalin*, die Samen 0.8–2 %; zus. mit anderen Prunus-Arten Stpfl. von **Gummi Cerasorum:** Kirschgummi, Prunoideengummi; getrocknetes Exsudat; **Best.:** D-Glucuronsäure*, D-Galactopyranose, L-Arabofuranose, D-Xylopyranose, D-Mannopyranose; **Anw.:** Ersatz für Gummi* arabicum.

**Prunus cerasus** L.: Cerasus vulgaris Mill.; Sauerkirsche, Weichselkirsche; Fam. Rosaceae; heim. in Kleinasien, kultiviert in ganz Europa; Stpfl. von **Fructus Pruni cerasi:** Fructus Cerasi acidi, Sauerkirsche; **Inhaltsst.:** Zucker (bis ca. 9 %), Säuren, Pektinstoffe, Eiweißstoffe (im Samen Blausäureglykosid); **Zuber.:** Sirupus* cerasi (Kirschsirup); **Stipites Cerasi acidi:** Stipites Cerasorum, Pedunculi Cerasorum; Sauerkirschenstiele; **Inhaltsst.:** Gerbstoffe*; **Anw.:** (volkstüml.) als Adstringens* u. Diuretikum*; **Folia Cerasi:** Kirschblätter; **Inhaltsst.:** Gerbstoffe, Quercetin*, Citronensäure*, Cumarin*, Zucker; **Anw.:** (volkstüml.) bei Blutarmut; früher als Tabakersatz.

**Prunus domestica** L.: Zwetschge, Pflaume; Fam. Rosaceae; in zahlreichen Formen kultiviert; Stpfl. von **Fructus Prunorum:** Fructus Pruni domesticae; Backpflaume; getrocknete Früchte; **Inhaltsst.:** ca. 30 % Wasser, 35–45 % Zucker, ca. 3 % Fruchtsäuren; in den Samen ca. 1 % Amygdalin*; **Anw.:** (volkstüml.) mildes Laxans*.

P

**Prunus dulcis** (Mill.) D. A. Webb: Amygdalus communis L., Prunus amygdalus Batsch; Mandelbaum; Fam. Rosaceae; heim. im westl. Zentralasien, kultiviert in den warmen gemäßigten Zonen, bes. Mittelmeergebiet, Südeuropa, Nordafrika, Kalifornien; man unterscheidet die Variationen **Prunus dulcis var. dulcis** (Amygdalus communis L. var. sativa F.C. Ludwig, A. communis var. dulcis DC.) u. **Prunus dulcis var. amara** (DC.) Buchheim (P. amygdalus var. amara [DC.] Focke); Stpfl. von **Semen Amygdalae dulce:** Amygdalae dulces, Süße Mandeln; Samen von P. dulcis var. dulcis; **Inhaltsst.:** 40–65 % fettes Öl, ca. 10 % Saccharose, Glucose, bis 30 % Eiweiß, Cholin, Asparagin, kein od. max. 0.1 % Amygdalin*, 2–3 % gummiartige Stoffe, Emulsin u. a. Enzyme; **Anw.:** zu Emulsionen (Emulsio amygdalina); zur Gewinnung des fetten Öles; **Semen Amygdalae amarae:** Amygdalae amarae, Bitterer Mandelsamen, Bittermandel, Bittere Mandel; Samen von P. dulcis var. amara; **Inhaltsst.:** 30–50 % fettes Öl, 25–35 % Eiweißstoffe, 3 % Zucker, Cholin u. Asparagin, Emulsin (Enzymkomplex, s. Amygdalin) u. 1.5–8 % Amygdalin, aus dem sich enzymat. od. im Sauren (Magensäure) Blausäure* entwickeln kann (s. Cyanglykoside); **Anw.:** früher zur Herst. von Aqua amygdalarum amararum, das jetzt mit Mandelsäurenitril (Benzaldehydcyanhydrin*) hergestellt wird, ferner zur Herst. von Ol. Amygdalarum aethereum; **Toxikol.:** der Genuss größerer Mengen von bitteren Mandeln kann tödl. wirken: LD für Erwachsene 50–80 bittere Mandeln, für Kinder 5–12 bittere Mandeln; **Amygdalae oleum virginiale:** Oleum Amygdalarum, Oleum Amygdalae expressum, natives Mandelöl; kaltgepresstes, fettes Öl aus den reifen Samen der bitteren u. süßen Mandeln; hellgelbes, geruchloses Öl, bei −10 °C noch klar u. ohne Ausscheidungen (Ep. ca. −18 °C), leicht lösl. in Ether, Benzol, Chloroform, wenig lösl. in Ethanol; D. 0.911–0.918; SZ max. 1.5; POZ max. 12; UA max. 0.7 %. IZ 95–100, Säuregrad nicht über 8; VZ 190–195; **Off.:** Ph.Eur.6; **Amygdalae oleum raffinatum:** raffiniertes Mandelöl; kaltgepresstes u. anschließend raffiniertes, fettes Öl; blassgelbe Flüss., schwer lösl. in Ethanol, leicht lösl. in Petrolether; **Off.:** Ph.Eur.6; **Mandelöl zur parenteralen Anwendung:** SZ max. 0.5, POZ max. 5.0, max. 0.3 % Wasser (bestimmt mit der Karl*-Fischer-Titration); Sterilisation im Trockenschrank bei 140 °C; **Inhaltsst.:** hauptsächl. Glyceride der Öl*- u. Linolsäure*; **Anw.:** (med.) als Arzneiträger, als reizmilderndes Mittel, bes. in Form der Emulsio oleosa (s. Emulsio oleoso-saccharata), auch als Augen- u. Ohrenöl sowie als Salbengrundlage (Unguentum* leniens); **Oleum Amygdalarum (amararum) aethereum:** Oleum Amygdalae amarae, ätherisches Bittermandelöl; aus den bitteren Mandeln, nach Entfettung u. Fermentierung durch Destillation gewonnenes äther. Öl; farblose bis gelbl. Flüssigkeit; D. 1.1038–1.0600 (bei 25 °C); **Inhaltsst.:** mind 95 % Benzaldehyd* u. 2–4 % HCN (techn. wird äther. Bittermandelöl hauptsächl. aus Aprikosenkernen gewonnen (s. Prunus armeniaca, Oleum Persicarum); das äther. Aprikosenkernöl ist ident. mit dem äther. Bittermandelöl); **Anw.:** **1.** (techn.) in der Parfümerie u. Likörindustrie; **2.** (med.) wegen des schwankenden Blausäuregehalts nicht mehr verwendet; **Oleum Amygdalarum amararum sine Acido hydrocyanico:** blausäurefreies Bittermandelöl; **Darst.:** 10 T. äther. Bittermandelöl werden mit 6 T. gelöschtem Kalk u. einer Lsg. von 3 T. Eisen(II)-sulfat in 50 T. Wasser geschüttelt u. dann mit Wasserdampf destilliert; **Farina Amygdalarum:** Mandelkleie; Pressrückstände bei der Gew. des fetten Mandelöles (Amygdalae oleum virginiale); **Inhaltsst.:** enthalten noch ca. 10 % Öl u. etwas Emulsin; **Anw.:** in der Kosmetik u. Parfümerie; **Oleum Amygdalarum aethereum artificiale:** künstliches Bittermandelöl; s. Benzaldehyd. **Hom.:** Prunus dulcis var. amara (HAB), Amygdalae amarae: reife Samen (mind. 0.18 % Blausäure).

**Prunus laurocerasus** L.: Kirschlorbeer, Lorbeerkirsche; Fam. Rosaceae; Kleinasien, Balkan, in Mitteleuropa als Zierpflanze; Stpfl. von **Folia Laurocerasi:** Kirschlorbeerblätter; **Inhaltsst.:** ca. 1.5 % der Cyanglykoside* (auch Rinde, Knospe u. Samen enthalten Spuren der Blausäureglykoside, nicht aber das Fruchtfleisch) Prulaurasin (DL-Mandelsäurenitrilglcucosid) u. Prunasin*; Emulsin (Prunase), Zucker, Gerbstoffe. **Hom.:** Prunus laurocerasus (HAB), Laurocerasus: frische Blätter; verordnet z. B. bei Rechtsherzinsuffizienz.

**Prunus mahaleb** L.: Türkische Weichsel, Steinweichsel; Fam. Rosaceae; Südeuropa, Vorderasien; die Samen enthalten Cumarine*, Blausäure* u. werden zur Herst. des Likörs Cherry Brandy verwendet.

**Prunus padus** L.: Padus avium Mill.; Ahlkirsche, Traubenkirsche; Fam. Rosaceae; Europa, nördl. Asien; Stpfl. von **Cortex Pruni padi:** Traubenkirschenrinde; **Inhaltsst.:** bis 1 % Isoamygdalin (racem. Amygdalin*), Gerbstoffe, Gummi, Harz; im Samen bis 1.5 % D-Amygdalin; **Anw.:** (volkstüml.) z. B. bei Husten. **Hom.: 1.** Prunus padus e cortice: frische, zur Blütezeit gesammelte Rinde junger Zweige; **2.** Prunus padus e foliis: frische, zur Blütezeit gesammelte Blätter.

**Prunus persica** (L.) Batsch: Fam. Rosaceae; man unterscheidet zw. **var. nucipersica** (L.) Schneid (var. nectarina (Ait.) Maxim.), **Nektarine** nur kultiviert, mit unbehaartem Exocarp, u. **var. persica, Pfirsich** Heimat Ostasien, viele Sorten, mit behaartem Exocarp; Stpfl. von **Oleum Persicarum:** Pfirsichkernöl; fettes Öl der Samen, die gemeinsam mit Prunus* armeniaca (Aprikose) verarbeitet werden (enthält bis 8 % D-Amygdalin*); hellgelbes, geruchloses Öl, bei −10 °C noch klar u. ohne Ausscheidungen; D. 0.911–0.916; IZ 95–100; Säuregrad nicht über 8; VZ 190–195; UA max. 1.5 %; **Off.:** DAB; **Best.:** Ölsäureglyceride; auch als Französisches Mandelöl im Handel; **Anw.:** wie Oleum Amygdalarum (s. Prunus dulcis).

**Prunus serotina** Ehrh.: Prunus virginiana L.; Amerikanische Black Cherry, Virginische Traubenkirsche; Fam. Rosaceae; Nordamerika; Stpfl. von **Cortex Pruni virginianae:** Virginische Traubenkirschenrinde; **Inhaltsst.:** Blausäureglykosid, Gerbstoffe; **Anw.:** (volkstüml.) z. B. als Tonikum*. **Hom.:** Cerasus virginiana: frische Rinde; verordnet z. B. bei chron. Herzerkrankungen.

**Prunus spinosa** L.: Schlehdorn, Schlehe; Fam. Rosaceae; Europa, Vorderasien; Stpfl. von **Pruni spinosae flos:** Flores Pruni spinosae, Flores Acaciae (nostratis), Flores Acaciae germanicae (nicht zu verwechseln mit den Blüten von z. B. Robinia pseudoacacia, Acacia farnesiana); Eschendornblüten, Heckendornblüten, Schlehenblüten, Schlehdornblüten, Schwarzdornbüten; **Off.:** DAC; **Inhaltsst.:** Spuren von Amygdalin* (in den Samen ca. 3 %), Benzaldehyd*, Kämpferol*- u. Quercetinglykoside (Gehalt nach DAC mind. 2.5 % Flavonoide, berechnet als Hyperosid); **Anw.:** (volkstüml.) z. B. als mildes Laxans, harntreibendes Mittel, sog. Blutreinigungsmittel; **Pruni spinosae fructus:** Schlehdornfrüchte; Monographie: Kommission E; **Inhaltsst.:** Gerbstoffe*, Proanthocyanidine*, Zucker, Fruchtsäuren; **Wirk.:** adstringierend; **Anw.: 1.** (med.) bei leichten Entzündungen der Mund- u. Rachenschleimhaut; **2.** (volkstüml.) getrocknete Früchte bei Magenschwäche, Harnblasen- u. Harnleiden. **Hom.: 1.** Prunus spinosa (HAB): frische, vor dem Abfallen der Blütenblätter geerntete Blüten; **2.** Prunus spinosa e summitatibus (HAB): frische, krautige, nach der Blüte geerntete, noch junge Triebspitzen; verordnet z. B. bei Neuralgien am Auge, Herzinsuffizienz.

**Prunus virginiana:** s. Prunus serotina.

**Prurigo:** uneinheitl. Gruppe von Hauterkrankungen mit juckenden, z. T. urticariellen Papeln, Seropapeln od. Knötchen.

**Pruritus:** Hautjucken mit zwanghaftem Kratzen, an dessen Zustandekommen u. Verarbeitung spezif. (unabhängig von der Schmerzleitung) marklose Typ-C-Nervenfasern u. Chemosensoren*, das vegetative Nervensystem*, die Hirnrinde u. Psyche, bestimmte Mediatorsubstanzen* (z. B. Histamin*, Trypsin*, Kallikrein*, Endorphine*), das Gefäßsystem der Haut u. die inneren Organe beteiligt sind; **Formen: 1.** P. cum materia (sekundärer P.): Juckreiz als Begleiterscheinung von Hauterkrankungen (z. B. atopisches Ekzem, Urticaria*, Dermatomykosen*, Epizoonosen); **2.** P. sine materia: Juckreiz ohne primäre sichtbare Hautveränderungen; Vork. bei Erkrankungen innerer Organe (z. B. Cholestasesyndrom, biliäre Zirrhose, Niereninsuffizienz*, Urämie*, Diabetes* mellitus, Leukämie*, Lymphome u. a. maligne Tumoren, intestinale Parasitose); als UAW bei Einnahme z. B. von Opiaten*, Codein*, ACE*-Hemmern, Hydroxyethylstärke*, Acetylsalicylsäure*; bei Stress, Alkoholmissbrauch, in Schwangerschaft u. hohem Alter od. psychogen; meist ohne nachweisbare auslösende Faktoren (ca. 50 %). Vgl. Antipruriginosa.

**PS: 1.** (chem.) Abk. für **P**oly**s**tyrol*; **2.** (physik.) Einheitenzeichen für Pferdestärke; nicht mehr zulässige Einheit der Leistung; 1 PS = 735.5 W (Watt*).

**PSA:** Abk. für (engl.) *phase solubility analysis*; s. Phasenlöslichkeitsanalyse.

**Psalliota campestris:** s. Agaricus campestris.

**PSE:** Abk. für **P**erioden**s**ystem* der **E**lemente.

**Pseudanthium:** (bot.) Scheinblüte; aus vielen kleinen, dicht gedrängt stehenden Blüten bestehender Blütenstand*; z. B. die Blütenkörbchen der Asteraceae* od. die Cyathien der Euphorbiaceae*.

**Pseudo-:** Wortteil mit der Bedeutung falsch, scheinbar von gr. täuschend, unwahr; z. B. (bot.) Pseudoparenchym; (chem.) Pseudosäuren*.

**Pseudoalkaloide:** stickstoffhaltige Substanzen, die echten Alkaloiden* ähnl. sind, sich aber nicht von Aminosäuren ableiten; **Beispiel:** Aconitin* u. a. Terpenalkaloide* in Aconitum* napellus, Solanidin u. a. Steroidalkaloide* in Solanum-Arten.

**Pseudochinarinde:** s. Croton niveus (Cortex Copalchi).

**Pseudocholinesterase:** s. Cholinesterasen.

**Pseudococain:** D-ψ-Cocain; Benzoyl-D-pseudotropin-carbonsäuremethylester; nicht mehr im Handel befindl. Lokalanästhetikum*; **Neopsicain:** Benzoyl-D-pseudotropin-carbonsäurepropylester.

**Pseudoemulgatoren:** s. Quasiemulgatoren.

**Pseudoephedrin** (INN): 2-Methylamino-1-phenylpropanol; **Wirk.:** Vasokonstriktor, Sympathomimetikum*; **Formen: 1.** (+)-(1*S*,2*S*)-Pseudoephedrin: (+)-*threo*-Pseudoephedrin; CAS-Nr. 90-82-4; Schmp. 119 °C; **2.** (+)-(1*S*,2*S*)-Pseudoephedrinhydrochlorid (INNv): Pseudoephedrini hydrochloridum Ph.Eur.; CAS-Nr. 345-78-8; Schmp. ca. 184 °C; **3.** D-(−)-(1*R*,2*R*)-Pseudoephedrin: *ψ*-Ephedrin, D-Isoephedrin; Strukturformel: s. Ephedrine (Abb. dort); **4.** D-(−)-(1*R*,2*R*)-Pseudoephedrinhydrochlorid: Schmp. 181–182 °C (polymorph); Wirk. u. Ind.: s. Ephedrinhydrochlorid; **5.** DL-Pseudoephedrin: DL-*threo*-Pseudoephedrin; Schmp. 118 °C; **6.** DL-Pseudoephedrinhydrochlorid: Schmp. 164–166 °C (polymorph).

**Pseudofructus caricae:** s. Ficus carica (Caricae).

**Pseudofructus Juniperi:** s. Juniperus communis (Juniperi pseudofructus).

**Pseudofructus rosae:** s. Rosa canina (Rosae pseudofructus cum fructibus).

**Pseudogen:** i. d. R. nicht transkribierte DNA* mit hoher Sequenzhomologie zu einem Gen*; stellt ein durch Mutation* irreversibel inaktiviertes Gen dar; im menschl. Genom sind mind. 2500 P. enthalten; u. U. (z. B. durch Rekombination*) können P. wieder reaktiviert werden.

**Pseudognaphalium obtusifolium (L.) Hilliard et B.L. Burtt:** s. Gnaphalium obtusifolium

**Pseudoindicane:** s. Iridoide.

**Pseudokrupp:** Laryngitis subglottica; Pseudocroup; verschiedene, v. a. im (Klein-)Kindesalter auftretende Krankheitsbilder, die zu einer akuten Einengung der Atemwege unterhalb der Glottis* führen u. insbes. vom Krupp* bei Diphtherie* sowie von einer Entzündung des Kehldeckels (Epiglottitis) u. ggf. Fremdkörperaspiration abzugrenzen sind; **Formen: 1.** viraler P.: häufigste Form, meist durch Parainfluenza-Viren ausgelöst; **2.** spastischer P.: wahrscheinl. allergisch od. hyperreagibel bedingt; **Sympt.:** Heiserkeit, bellender Husten, inspirator. Stridor*, Zyanose, evtl. Fieber; Manifestation meist nachts, häufige Rezidive; **Ther.:** beruhigen; feuchte, kalte Luft; Sauerstoffzufuhr; Schleimhautabschwellung mit Adrenalin*-Aerosol; system. Gabe von Glucocorticoiden*, Intubation od. Tracheotomie nur im Notfall.

**Pseudomonadaceae:** Fam. gramnegativer Stäbchenbakterien mit 12 Gattungen; wichtigster Vertreter: Pseudomonas*.

**Pseudomonas** (gr. monas Einheit): Gattung gramnegativer, aerober Stäbchenbakterien der Fam. Pseudomonadaceae*; ubiquitär vorkommend, häufig Farbstoffbildner, wichtige Funktion bei der Remineralisierung org. Substanzen; einige Species sind Lebensmittelverderber, (echte) Krankheitserreger u. opportunist. Erreger; vgl. Pseudomonas aeruginosa.

**Pseudomonas aeruginosa:** veraltet Bacterium pyocyaneum (Pyocyaneus-Bakterium); zartes, gramnegatives, pleomorphes* Stäbchenbakterium, Erreger des blaugrünen Eiters; **Übertragung:** durch indirekte Kontaktinfektion; in Kultur zeigen Kolonien einen Metallglanz u. bilden Pigmente (blaugrünes Pyocyanin*, gelbl. grünes Fluorescein); wichtiger Erreger von Nosokomial- u. opportunist. Infektionen (vgl. Hospitalismus); **Ther.:** Carbapeneme, Ceftazidim, Tobramycin.

**Pseudoparenchym:** s. Plectenchym.

**Pseudopelletierin:** s. Punica granatum (Cortex Granati, Inhaltsst.).

**Pseudopodien** (gr. poths Fuß): Scheinfüßchen, lappenförmige Ausstülpungen des Protoplasmas* der Rhizopoden (s. Protozoen); dienen zur Fortbewegung u. Aufnahme von Nahrung; auch bei Leukozyten.

**Pseudopolymorphie:** s. Polymorphie.

**Pseudoracemat:** s. Racemat.

**Pseudosäuren:** nichtsaure Formen org. Verb., deren aci-Form (saure Tautomerie*-Form) Salze* bilden kann, z. B. Nitromethan* u. Nitronsäure.

**Pseudosubstrat:** kompetitiver Inhibitor*, der mit dem Substrat um die Bindungsstelle am Enzym* konkurriert; z. B. wirkt die regulator. Untereinheit der Proteinkinase* C als Pseudosubstrat u. bindet die katalyt. Untereinheit, ohne eine reaktive Gruppe zur Phosphorylierung aufzuweisen.

**Pseudotropin:** s. Tropanalkaloide.

**psi:** Einheitenzeichen für (engl.) *pounds per square inch;* nicht zugelassene, nichtmetr., angelsächs. Druckeinheit; s. Druck.

**Psidium guajava L.:** Guayavebaum; Fam. Myrtaceae; trop. Amerika; Stpfl. von **Folia Djamboe:** Folia Psidii pyriferi, Djambu-Blätter, Guayava-Blätter; **Inhaltsst.:** ca. 0.3 % äther. Öl mit Eugenol* u. Caryophyllen-Derivaten, 9–12 % Gerbstoffe*, ca. 6 % Fett, Harz*; **Anw.:** (volkstüml.) bei Magen- u. Darmkatarrh, als Adstringens*; die birnenartigen Früchte dienen als Nahrungsmittel.

**Psilocin:** 3-(2-Dimethylaminoethyl)-indol-4-ol; CAS-Nr. 520-53-6; $C_{12}H_{16}N_2O$, Strukturformel: s. Psilocybin (Abb. dort); $M_r$ 204.27; Schmp. 170–173 °C; polymorph; isomer mit Bufotenin*; Halluzinogen*, weitere Angaben s. Psilocybin; unterliegt dem Betäubungsmittelgesetz* (Anlage I).

**Psilocybe mexicana Heim.:** Fam. Strophariaceae (Basidiomycota; s. Pilze) u. **Psilocybe cubensis** (Earle) Singer, Teonanacatl; Kuba, Mexiko; **Inhaltsst.:** ca. 0.3 % Indolalkylamin-Derivate wie Psilocybin* u. Psilocin*; **Anw.:** (volkstüml.) bei mexikan. Indianern seit Jahrtausenden als Rauschmittel für religiöse Zeremonien; vgl. Rauschdrogen; Substanzen, psychotrope.

**Psilocybin:** Phosphorsäureester von Psilocin*; CAS-Nr. 520-52-5; $C_{12}H_{17}N_2O_4P$, Strukturformel: s. Abb.; $M_r$ 284.27; Schmp. 185–195 °C; Alkaloid, natürl. in versch. Pilzgattungen (Psilocybe, z. B. Psilocybe* mexicana, Conocybe, Panaeolus, Gymnopilus); farblose Kristalle, lösl. in Wasser, wenig lösl. in Ether, unlösl. in Chloroform, Benzol; **Wirk.:** Psilocybin u. Psilocin lösen als Halluzinogene* beim gesunden Menschen akut einen psychoseähnl. Zustand aus (Ähnlichkeit mit Symptomen bei Schizophrenie); etwa 15–30 min nach der Einnahme treten Angstgefühle auf, weiterhin kommt es zu Pupillenerweiterung, Schwindel, Müdigkeit, Parästhesien; es folgen Wahrnehmungsstörungen (Sehen farbiger Bilder, gestörte Zeit- u. Raumwahrnehmung) sowie Veränderungen der Stimmungslage (euphorisch, dysphorisch); höhere Dosen führen zum Gefühl der Persönlichkeitsspaltung u. zu meist opt. Halluzinationen; die wirksame Dosis für den Erwachsenen liegt zw.

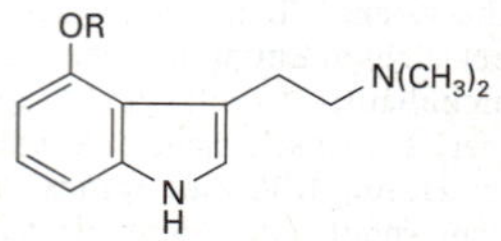


Psilocybin: R = $H_2PO_3$

Psilocin: R = H

**Psilocybin**

4–8 mg; körperl. Abhängigkeit ist nicht bekannt. **Hinweis:** P. u. Psilocin unterliegen dem Betäubungsmittelgesetz* (Anlage I).

**Psoralen:** *7H*-Furo-[3,2-*g*][1]benzopyran-7-on; *δ*-Lacton der 6-Hydroxy-5-benzofuranacrylsäure; $C_{11}H_6O_3$, Strukturformel: s. Furanocumarine (Abb. dort); $M_r$ 186.16; als 7,6-Furanocumarin in vielen Rutaceae, Apiaceae, Fabaceae (z. B. in Psoralea-Arten); Photosensibilisator*, vgl. PUVA.

**Psoralene:** s. Furanocumarine.

**Psoriasis** (gr. psora Krätze, Räude): Psoriasis vulgaris; Schuppenflechte; bei hellhäutigen Menschen häufige Hauterkrankung mit polygener Vererbung; Morbidität in Europa ca. 2–3 %; Beginn in 50 % vor dem 25. Lebensjahr, evtl. nach fieberhaften Infektionen (Tonsillitis*, Masern* u. a.) u. Traumen mit familiärer Häufung od. nach dem 50. Lebensjahr ohne positive Familienanamnese; multifaktorielle Auslösung: durch physik., chemische, mechan. u. entzündl. Reizung der Haut sowie durch endogene Noxen (Infektion, HIV*-Erkrankung, Schwangerschaft, bestimmte Arzneimittel, Stress) provozierbar; **Sympt.:** chron., schubweiser, bisweilen fulminanter Verlauf mit differentem klin. Bild; klassisch: scharf begrenzte, mit silberweißen Schuppen bedeckte, zuweilen juckende Herde versch. Größe u. Gestalt bes. an Ellenbogen, Knie, Kreuzbeingegend u. behaartem Kopf; **Ther.:** nach Entfernung der Schuppen mit Salicylsäure* lokal Dithranol* in aufsteigenden Konz.; selektive Ultraviolettphototherapie, PUVA*; evtl. lokal Glucocorticoide* od. Calciferol-Analoga; system. Methotrexat*, Retinoide*, Ciclosporin* A, Fumarsäure*(ester); Biologika wie TNF*-Blocker (Etanercept*, Infliximab*, Adalimumab*), Efalizumab*. Vgl. Antipsoriatika.

**Psorinum:** **Hom.:** Nosode* aus menschl. Krätzebläschen; verordnet z. B. bei Dermatosen, Neurodermitis.

**PSP:** Abk. für **P**henol**s**ulfon**p**hthalein*.

**Psychedelika:** s. Halluzinogene.

**Psychiatrie:** Seelenheilkunde; Fachgebiet der Medizin, das alle Maßnahmen zur Diagnose, nichtoperativen Ther., Prävention, Rehabilitation u. lebensbegleitenden Versorgung von Patienten mit psych. Störungen umfasst; Teilgebiete sind u. a. Psychopathologie, Pharmakopsychiatrie, biol. P., forensische P., Kinder- u. Jugendpsychiatrie, Sozialpsychiatrie bzw. Gemeindepsychiatrie, Konsiliar- u. Liaisonpsychiatrie.

**Psychoanaleptika:** s. Psychostimulanzien.

**Psychodysleptika:** s. Halluzinogene.

**Psychoenergetika:** s. Psychostimulanzien.

**psychogen:** seelisch bedingt; Bez. für Zustände, die v. a. auf psych. Bedingungen (Art u. Weise der Erlebnisverarbeitung) zurückzuführen sind; ein Krankheitswert i. S. einer psychogenen Störung besteht bei dauernder bzw. ernsthafter Beeinträchtigung psych. od. org. Funktionen, bes. wenn die Bewältigungs- u. Abwehrmöglichkeiten des Betroffenen durch ein Trauma überfordert werden.

**Psycholeptika:** s. Neuroleptika.

**Psychologie:** Wissenschaft vom Erleben u. Verhalten des Menschen in Bezug auf sich selbst sowie auf Personen, Ereignisse u. Objekte seiner Umwelt; bedient sich, basierend auf Beobachtung u. Experiment, häufig mehrdimensionaler Untersuchungs- u. Forschungsmethoden (statist. Deskription u. Überprüfung, Berücksichtigung kognitiv-verbaler, motor.-behavioraler u. physiol.-humoraler Verhaltensebenen).

**Psycholytika:** s. Halluzinogene.

**Psychomimetika:** s. Halluzinogene.

**Psychopharmaka:** chem. uneinheitl. Gruppe von zentral wirksamen Substanzen; **1.** i. e. S. Pharmaka, eingesetzt zur Beeinflussung gestörter psych. Funktionen sowie zur Änderung von Verhalten, Erleben u. Empfinden; beeinflussen Stimmung, Antrieb, Affektivität, Emotionalität, Aufmerksamkeit u. die integrative Funktion des ZNS; **2.** i. w. S. Substanzen zur Beeinflussung von Stimmungslage, intellektuellen Leistungen u. Verhalten von Mensch u. Tier; psychotrope Substanzen*; **Einteilung:** eher nach therap., die speziellen Indikationen berücksichtigenden Gesichtspunkten, da die meisten P. nicht eindimensional wirksam sind, sondern ein mehr od. weniger breites Wirkungsspektrum haben, das sich mit dem anderer Substanzen überlappt (z. B. neurolept. u. anxiolyt. Eigenschaften einiger Antidepressiva); **1.** Antidepressiva* inklusive der Lithiumsalze* (Phasenprophylaktika*); **2.** Tranquilizer*; **3.** Neuroleptika*; **4.** Psychostimulanzien*; **5.** Halluzinogene*. Vgl. Analeptika, zentrale; Schlafmittel; Narkotika; Antiepileptika; Nootropika.

**Psychose:** psychot. Störung; allg. Bez. für psych. Störung mit strukturellem Wandel des Erlebens (im Ggs. zum funktionellen Wandel bei Neurosen*); **Einteilung: 1. organische** P.: syn. symptomat., exogene, körperl. begründbare P.; Vork: z. B. bei Hirntumoren, Schädelhirntrauma, Intoxikationen, Infektionen, vaskulären Hirnerkrankungen, Hirnatrophie, endokrinen Störungen, Einnahme psychotroper Substanzen* u. Drogen; **a)** akute (reversible) organische P.: z. B. Delir, Durchgangssyndrom; **b)** chronische (irreversible) organische P.: z. B. frühkindlicher Hirnschaden, hirndiffuses Psychosyndrom; **2. nichtorganische** P.: syn. körperl. nicht begründbare, endogene P.; Urs.: komplexes Bedingungsgefüge körperl., seelischer u. sozialer Faktoren sowie Störungen des Metabolismus u. bestimmter Neurotransmitter* werden diskutiert; **a)** schizophrene P. (s. Schizophrenie); **b)** affektive P.: affektive Störung mit psychot. Sympt., z. B. Verarmungs- od. Schuldwahn bei Depression, Größenwahn bei Manie; **c)** schizoaffektive P.: Form der P., bei der Sympt. der schizophrenen u. der affektiven P. vorliegen; **Ther.:** Behandlung der Grunderkrankung, Psycho- u. Soziotherapie, Psychopharmaka* (z. B. Neuroleptika*, Lithiumsalze*, Antidepressiva*).

**Psychosomatik:** im klin. Sprachgebrauch Bez. für eine Krankheitslehre, die psych. Einflüsse auf somat. Vorgänge u. die Auswirkungen somat. Erkrankungen auf psych. Prozesse berücksichtigt.

**Psychostimulanzien:** Psychotonika, Psychoanaleptika, Exzitanzien; Psychoenergetika; Substanzen, die v. a. den Antrieb steigern u. psych. anregend wirken; **Vertreter: 1.** (allg.) Coffein* (wirkt nicht euphorisierend); Cocain*; Weckamine* (auch als Appetitzügler* sowie häufig missbräuchl. verwendet); **2.** (therap.) Atomoxetin*, Methylphenidat*, Modafinil*, Deanol*; bei Daueranwendung Gefahr der Toleranz* u. Abhängigkeit.

**Psychotherapie:** Oberbegriff für alle Formen der Behandlung von Störungen, Krankheiten u. Leidenszuständen mit psycholog. Mitteln (ohne pharmakotherapeut. od. chirurgische Methoden).

**Psychotomimetika:** s. Halluzinogene.

**Psychotonika:** s. Psychostimulanzien.

**Psychotoxika:** s. Halluzinogene.

**Psychotria ipecacuanha:** s. Cephaelis ipecacuanha.

**Psychotrin:** s. Cephaelis ipecacuanha (Johore-Ipecacuanha).

**psychotrop:** auf die Psyche wirkend; z. B. psychotrope Substanzen*.

**Psychrometrie:** s. Hygrometer.

**PsychÜbk:** Abk. für **Ü**bereinkommen über **psycho**trope Stoffe; s. Betäubungsmittelrecht.

**Psyllii semen:** s. Plantago afra.

**Psyllium, Blondes:** s. Plantago ovata (Plantaginis ovatae semen).

**Pt:** (chem.) Symbol für Platin*.

**PT:** Abk. für **P**ertussis**t**oxin*.

**PTA:** Abk. für **P**harmazeutisch*-**t**echnischer **A**ssistent.

**Ptarmika:** s. Niesmittel.

**Ptelea trifoliata** L.: Lederblume; Fam. Rutaceae; Nordamerika, als Zierpflanze in Europa; bis 5 m hoher Strauch; **Inhaltsst.:** Alkaloide* (Kokusaginin); **Anw.:** (volkstüml.) z. B. als Wurmmittel (Blätter), Hopfenersatz (Früchte). **Hom.:** Ptelea trifoliata: verordnet z. B. bei Lebererkrankungen mit Gastritis.

**Pteridin:** Pyrazino[2,3-*d*]pyrimidin; $C_6H_4N_4$, Strukturformel: s. Abb.; $M_r$ 132.12; Schmp. 139.5 °C; gelbe Kristalle.

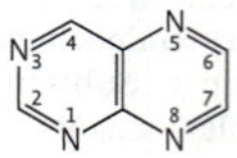

**Pteridin**

**Pteridine:** von Pteridin* abgeleitete Verb., die Strukturelemente eines Pyrazin- u. eines Pyrimidin-Ringes enthalten; **Einteilung: 1.** unkonjugierte P.: tragen am Atom 6 od. 7 einfache Substituenten; **2.** konjugierte P.: enthalten komplexere Substituenten, z. B. Folsäure (s. Vitamin B); **Vertreter:** (natürl.) Pterine* sowie Derivate des Lumazins*; Benzoderivate des Lumazins sind Grundkörper des Riboflavins (s. Vitamin $B_2$). **Gesch.:** Strukturaufklärung durch R. Purrmann 1940.

**Pteridophyta:** Farnpflanzen; alle Gefäßpflanzen*, ausgenommen die Samenpflanzen (Spermatophytina*); die wichtigsten Klassen sind die Lycopodiatae (Bärlappgewächse), Equisetatae (Schachtelhalmgewächse) u. die eigentl. Farne, die Filicatae (Farngewächse).

**Pterine** (gr. pteros Feder, Flügel): biosynthet. aus Purinen* gebildete, biol. wichtige Gruppe von Verb., die sich von Pterin (2-Amino-4-oxodihydropteridin, Strukturformel: s. Abb.) ableiten; zentraler Grundkörper ist das Pteridin*, weshalb die P. der Klasse der Pteridine* zugeordnet werden. **Vertreter:** z. B. Xanthopterin* u. Leucopterin*, beide zuerst aus Schmetterlingsflügeln isoliert; D-

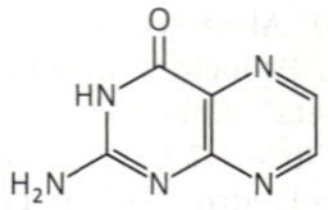

**Pterine:** Pterin

*erythro*-Neopterin*, das bei Erkrankungen, bei denen eine zellvermittelte Immunantwort hervorgerufen wird, im Harn u. Serum stark erhöht ist; L-*erythro*-Tetrahydrobiopterin (s. Biopterin), das als Coenzym bei enzymat. Hydroxylierungen eine große biol. Rolle spielt. **Vork.:** in der Natur weit verbreitet, z. B. in Insekten, Amphibien, Haut u. Augen der Fische, in der Leber, Niere, Blut u. im Harn von Menschen u. Säugetieren.

**Pterocarpin:** $C_{17}H_{14}O_5$, Strukturformel: s. Abb.; $M_r$ 298.28; ein Isoflavonoid*, z. B. in Pterocarpus* santalinus.

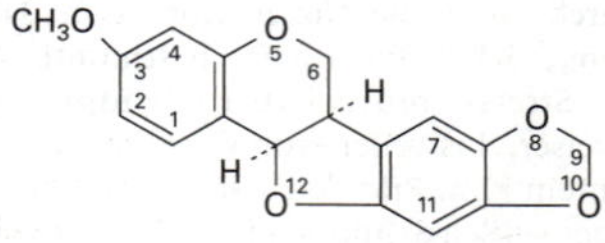

**Pterocarpin**

**Pterocarpus marsupium** Roxb.: Fam. Fabaceae (Leguminosae); Vorder- u. Hinterindien, Sri Lanka, Malabarküste; zus. mit anderen Pterocarpus-Arten Stpfl. von **Kino:** Resina Kino; Gummi Kino, Kino, Malabarkino; nach Verwundung der Stammrinde (Februar, März) ausgeflossener u. erhärteter Saft; kantige, glänzende, leicht zerbrechl. Stücke von schwärzl. od. dunkelrotbrauner Farbe, am Rande durchscheinend; in heißem Wasser u. Ethanol fast vollständig lösl., in kaltem Wasser quillt es auf mit dunkelrotbrauner Farbe; **Inhaltsst.:** 70–80 % Kinogerbsäure, Catechingerbstoffe (s. Gerbstoffe, pflanzliche), Kinorot, Brenzcatechin*, Kinoin, Protocatechusäure*; **Anw.: 1.** (volkstüml.) u. a. als Adstringens* für Mund- u. Zahnwässer; bei Diarrhö, Darmbluten; **2.** (techn.) früher zum Gerben.

**Pterocarpus santalinus** L.f.: Roter Sandelbaum; Fam. Fabaceae (Leguminosae); Indien, kultiviert auf den Philippinen; zus. mit **Pterocarpus soyauxii** (Afrika) Stpfl. von **Lignum Santali rubrum:** Lignum Pterocarpi, Santali lignum rubrum; Rotes Sandelholz, Kaliaturholz; vgl. Santalum album; **Off.:** EB; **Inhaltsst.:** Santalin A u. B (rote Farbstoffe, Phenylbenzylbenzoxanthone), Pterocarpin*, Stilbenderivate, Phenolcarbonsäuren*, Gallussäure*, wenig äther. Öl mit Cedrol u. Eudesmanderivaten (Sesquiterpene*); **Anw.: 1.** (techn.) Schönungsmittel* in Teemischungen; der rote Farbstoff ist in Wasser unlösl., färbt daher den Aufguss nicht; **2.** (volkstüml.) in Indien z. B. bei Magen-Darm-Beschwerden, Fieber, Eingeweidewürmern.

**Pterocladia-Arten:** s. Agar.

**Pteropodin:** s. Uncaria tomentosa.

**Pteroylglutaminsäure:** s. Vitamin B (Folsäure).

**PTFE:** Abk. für **P**oly**t**etra**f**luor**e**thylen*.

**PTH:** Abk. für **p**ara**t**hyreotropes **H**ormon; s. Parathormon.

**Ptisana:** s. Potio.

**Ptomaine** (gr. ptoma Leichnam): sog. Leichengifte, fälschl. Leichenalkaloide; Diamine*, die sich aus faulendem Eiweiß (Fleisch) durch Bakt. bilden u. wegen fehlender Leberfunktion in Leichen akkumulieren; teils außerordentl. giftig, z. B. Neurin (Trimethylvinylammoniumhydroxid), teils ungiftig wie Putrescin* od. Cadaverin*. **Hinweis:** Für die sog. Fleischvergiftung sind P. jedoch weniger verantwortlich als vielmehr die Toxine, die von den Bakt. selbst gebildet werden.

**Ptyalin:** veraltete Bez. für Amylase* im Speichel.

**Ptyalismus:** Hypersalivation, Sialorrhö; übermäßig gesteigerter Speichelfluss; **Vork.:** z. B. bei Parkinson*-Syndrom, als Frühsymptom eines Ösophaguskarzinoms, bei Erkrankungen von Mundhöhle u. Pharynx, bei frühkindl. Hirnschaden, in der Schwangerschaft.

**Ptychopetalum-Arten:** Fam. Olacaceae; z. B. **Ptychopetalum olacoides** Benth. u. **Ptychopetalum uncinatum** Anselmino Brasilien; beide sind Stpfl. von **Lignum Muira-puama:** Ptychopetali lignum; Muira-puama-Holz, Potenzholz; (früher galt Liriosma ovata Miers, Fam. Olacaceae, als Stpfl.); **Inhaltsst.:** ca. 0.5 % Ester von Lupeol* u. (wenig) Sitosterol* mit Behensäure* u. ähnl. Fettsäuren, ferner Harz*, Gerbstoffe*, Bitterstoffe*; **Anw.** : (volkstüml.) z. B. als Tonikum*. **Hom.:** Ptychopetalum (HAB), Muira puama: getrocknete, berindete Stämme.

**Ptychotis ajowan:** s. Trachyspermum ammi.

**PTZ:** Abk. für **P**lasma**t**hrombin**z**eit; s. Thrombinzeit.

**Pu:** (chem.) Symbol für Plutonium*.

**Pubes:** Schamhaare, Schamgegend.

**Pubes Stizolobii:** s. Mucuna pruriens (Setae Stizolobii).

**Publikationsbias:** s. Bias (Tab. dort).

**Puccinia malvacearum:** Rostpilz* (Uredales, Basidiomycota; s. Pilze), der auf Malvaceen* schmarotzt; die Sporenlager bilden auf der Unterseite von Malvaceenblättern (Althaeae folium, s. Althaea officinalis; Malvae folium, s. Malva neglecta) oft kleine, braune Flecke.

**Puder:** s. Pulveres ad usum dermicum.

**Puder, flüssige:** s. Suspensionen; Lotiones.

**Puele-Rinde:** s. Alstonia scholaris (Cortex Alstoniae scholaris).

**Puerariae radix:** s. Pueraria lobata.

**Pueraria lobata (Willd.) Ohwi:** chines. Ge gen, Kopoubohnen, Kudzubohne; Fam. Fabaceae (Leguminosae); heim. in China, eingebürgert in weiten Teilen der USA; 8–10 m hohe, mehrjährige Kletterpflanze; Stpfl. von **Puerariae radix:** Kopoubohnenwurzel; Wurzeldroge der TCM*; **Inhaltsst.:** bis 2 % Isoflavonglykoside (u. a. Puerarin, Daidzin), Saponine vom Oleanangrundgerüst (u. a. Kudzusapogenol A, B, C); **Wirk.:** antihypertensiv durch die Isoflavonoide, Puerarin wirkt positiv bei Angina pectoris und Herzarrhythmien; **Anw.:** (med.) in der TCM bei Erkältungskrankheiten, Muskelverkrampfung, Hypertonie, Durchfallerkrankungen, Herzrhythmusstörungen, Ohrensausen.

**Pu-Erh-Tee:** Pu Errh-Tee; chinesische Teespezialität (stammt ursprüngl. aus der Provinz Yunnan, benannt nach der Stadt Pu' Er), die Blätter des Teestrauchs Camellia* sinensis werden im Gegensatz zu grünem od. schwarzem Tee* einem bes. Fermentationsverfahren unterzogen, das dem Tee eine dunklere Farbe u. einen speziellen Geruch verleiht; **Inhaltsst.:** Coffein*, in Spuren Theophyllin* u. Theobromin*, Gerbstoffe*; **Wirk. u. Anw.:** (med.) in der TCM* bei Störungen des Verdauungssystems, zur Bekämpfung von Obstipation, bei Kreislaufproblemen u. als Entgiftungstee; in der westl. Welt als Entgiftungs- u. Schlankheitstee beworben; die Wirk. ist wissenschaftl. nicht belegt.

**Püringer Tee:** s. Sideritis hirsuta (Herba Sideritidis).

**Puerperalfieber:** Wochenbettfieber, Kindbettfieber; Bez. für einen (heute seltenen) fieberhaften Krankheitsprozess, der durch Eindringen von pathogenen Bakt. in die Geburtswunden entsteht u. nach der Geburt bzw. nach Abort auftreten kann; **Erreger:** gramnegative u. grampositive Erreger, Anaerobier*, Mykoplasmen* u. Chlamydien*; **Klinik:** hohes, meist remittierendes Fieber mit Schüttelfrost, stark beschleunigter, weicher Puls, erhöhte Atemfrequenz, Anämie mit Leukozytose u. Linksverschiebung; Benommenheit wechselnd mit Euphorie; Komplikation: bei ungünstigem Verlauf Kreislaufversagen u. Tod im sept. Schock.

**Puerperium:** Kindbett, Wochenbett; Zeitraum von der Entbindung bis zur Rückbildung der Schwangerschafts- u. Geburtsveränderungen bei der Mutter; **Dauer:** 6–8 Wochen (Frühwochenbett: die ersten 7 Tage post partum); bei Stillbereitschaft beginnt das Stillen.

**Pütterverband:** Packung mit 2 hautfarbenen, bes. kräftigen 10 cm breiten Idealbinden* nach DIN 61632 zum gegenläufigen Wickeln nach Pütter.

**Puffbohne:** s. Vicia faba.

**Puffer:** Pufferlösung; gepufferte Lösung; System aus schwacher Säure od. schwacher Base u. ihrem vollständig dissoziierten neutralen Salz, das zur Stabilisierung von pH*-Werten in chem. Reaktionslösungen u. pharmaz. Präparationen dient; **Prinzip:** Wirk. beruht auf Abfangen von Wasserstoff- u. Hydroxylionen. Entspr. dem Massenwirkungsgesetz* u. der Dissoziationskonstante der schwachen Säure (Base) bildet sich dabei die schwache Säure (od. Base) od. das Neutralsalz u. die Realtion zw. den Konz. beider verschiebt sich, ohne eine wesentl. pH-Änderung zu bewirken; beschrieben durch die **Henderson-Hasselbalch-Gleichung:**

$pH = pK_S + \log\,[c_{Salz}/c_{Säure}]$

$pH = pK_W - pK_B + \log\,[c_{Base}/c_{Salz}]$

$pK_S$, $pK_B$, $pK_W$: negativer dekad. Logarithmus der Dissoziationskonstante der schwachen Säure, Base od. des Wassers; c: Konz. (mol/L). Die größte Pufferwirkung erreichen demnach Gemische mit einem molaren Konzentrationsverhältnis Säure (Base) : Salz = 1 : 1 (s. Pufferkapazität). **pH-Skala:** wird nach DIN 19266 durch Standardpufferlösungen (Herstellungsvorschriften ebenfalls in der DIN angegeben) fixiert. Diese Puffer dienen auch zur Eichung von elektr. pH*-Metern. **Puffersystem des menschl. Bluts:** Der pH-Wert von 7.38 wird

durch ein Hydrogencarbonatpuffersystem ($HCO_3^-$/$H_2CO_3$) konstant gehalten.
**Pufferfisch:** s. Tetrodotoxin.
**Pufferkapazität:** Pufferwirkungsgrad, Pufferindex; Pufferwert β. Ausmaß des Widerstandes eines Puffers gegen pH-Verschiebungen. Verhältnis aus der Äquivalentstoffmenge (s. Äquivalentkonzentration) an starker Base od. Säure, die der Pufferlösung je Liter zugesetzt wird (ΔB, Einheit: mol/L), zur daraus resultierenden pH-Änderung ΔpH:
$\beta = \Delta B/\Delta pH$
β nimmt den Wert 1 ein, wenn die Zugabe von der Äquivalentstoffmenge n(eq) = 1 mol einer starken Base od. Säure zu 1 Liter Pufferlösung eine Änderung von 1 pH-Einheit ergibt. Der Puffer hat die größte Kapazität, wenn das Verhältnis Salz zu Säure gleich 1 beträgt u. die Konz. an Salz u. Säure für eine größere Alkali- u. Säure-Reserve ausreicht.
**Pufferlösung:** s. Puffer.
**Pulai:** s. Alstonia scholaris.
**Pulegon:** 1-Methyl-4-isopropyliden-cyclohexan-3-on; (+)-(*R*)-*p*-menth-4(8)-en-3-on; CAS-Nr. 89-82-7; $C_{11}H_{16}O$, Strukturformel: s. Abb.; $M_r$ 152.23; D. 0.932; Sdp. 224 °C; $[\alpha]_D^{20\,°C}$ +21°; vielfach Best. der äther. Öle von Lamiaceae*; Hauptbestandteil des Poleiöls (s. Mentha pulegium) u. des äther. Öles von Hedeoma* pulegoides, ferner z. B. in Origanum* dictamnus u. Barosma-Arten; farblose, nach Pfefferminz riechende Flüss., lösl. in Ethanol, unlösl. in Wasser; bei der Oxidation u. beim Erhitzen mit Wasser spaltet es Aceton* ab; **Anw.:** (techn.) in der Parfümerie, zur Synthese von Menthol.

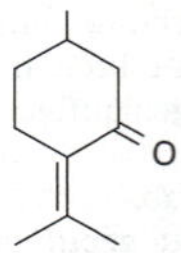

**Pulegon**

**Pull-on:** s. Inkontinenzhilfsmittel.
**Pulmo** (lat.): Lunge.
**Pulmonariae herba:** s. Pulmonaria officinalis.
**Pulmonaria officinalis** L.: Pulmonaria maculosa (Liebl.) Gams; Fleckenkraut, Lungenkraut; Fam. Boraginaceae; Europa; Stpfl. von **Pulmonariae herba:** Herba Pulmonariae (maculosae), Lungenkraut, Fuchslungenkraut; **Off.:** DAB; **Inhaltsst.:** bis 15 % Mineralstoffe, davon 2.5–5 % Kieselsäure (s. Silicium); Kämpferol*, Quercitrin (s. Quercetin) u. a. Flavonoide*, Allantoin*, Schleimstoffe u. a. Kohlenhydrate (Fructane*), Gerbstoffe; für Boraginaceae typische Pyrrolizidinalkaloide konnten nicht nachgewiesen werden; **Anw.:** (volkstüml.) z. B. bei Erkrankungen u. Beschwerden der Atemwege, des Magen-Darm-Trakts, der Niere u. ableitenden Harnwege; zur Wundbehandlung; Negativmonographie der Kommission E. **Hom.:** Pulmonaria officinalis (HAB), Pulmonaria vulgaris: frisches, blühendes Kraut.
**Pulpa:** **1.** Fleisch; **2.** Fruchtmus.
**Pulpa Cassiae:** s. Cassia fistula (Fructus Cassiae fistulae).
**Pulpa Tamarindorum cruda:** s. Tamarindus indica (Tamarindorum pulpa cruda).
**Pulpa Tamarindorum depurata:** s. Tamarindus indica.
**Pulpitis:** Entzündung der Zahnpulpa; meist infektiös bedingt i. R. einer ausgeprägten Karies*, seltener durch physik. Reize ausgelöst; bei chron. Verlauf kann es zur Ausbildung von Pulpapolypen kommen.
**Pulque:** s. Agave americana; Agave sisalana.
**Pulsadern:** s. Arterien.
**Pulsatilla pratensis** (L.) Mill.: Anemone pratensis L.; Gemeine Kuhschelle, Küchenschelle; Fam. Ranunculaceae; Mitteleuropa bzw. südöstl., mittleres u. nördl. Europa; zus. mit **Pulsatilla vulgaris** Mill. (Anemone pulsatilla L., Wiesenkuhschelle, Wiesenküchenschell; Verbreitung wie P. prateinsis) Stpfl. von **Herba Pulsatillae:** Küchenschellenkraut; **Inhaltsst.:** aus Ranunculin (Strukturformel: s. Protoanemonin, Abb. dort) entstehendes Protoanemonin u. Anemonin (beide gehen beim Trocknen in die unwirksame Anemoninsäure über), Bitterstoffe, Gerbstoffe, im Wurzelstock Saponine; **Anw.:** (volkstüml.) bei Nieren- u. Blasenleiden, bei Gicht, rheumat. Erkrankungen sowie bei allg. Unruhezuständen, Erkrankungen der Genitalorgane; Negativmonographie der Kommission E; **Toxikol.:** das in Zuber. enthaltene Protoanemonin wirkt auf Haut u. Schleimhaut stark reizend. **Hom.:** Pulsatilla pratensis (HAB), Pulsatilla: frische, zur Blütezeit gesammelte, ganze Pflanze; Konstitutionsmittel, verordnet z. B. bei Verdauungsstörungen, venösem Blutstau, Menstruations- u. Zyklusstörungen, Depressionen, bes. bei Frauen.
**Pulsed-field-Gelelektrophorese:** Abk. PFGE; Puls-Feld-Gelelektrophorese, Wechselfeld-Gelelektrophorese; Form der Gelelektrophorese*, durch welche die Auftrennung großer DNA-Moleküle bis ganzer Chromosomen* im Agarosegel erfolgt, wobei kein homogenes elektr. Feld angelegt, sondern immer wieder für kurze Zeit umgepolt wird; dadurch verändert sich die Ausdehnung der großen DNA-Moleküle u. die Größenauftrennung verbessert sich. **Formen:** je nach Anordnung der Elektroden versch. Verfahren von einfacher Feldinversion-Gelelektrophorese (Abk. FIGE) bis hin zur rotierenden Gelelektrophorese (Abk. RGE); **Anw.:** z. B. für die klonale Zuordnung von Erregerstämmen zu einer bestimmten Infektkette*; die DNA der zu prüfenden Stämme wird mit selten schneidenden Endonucleasen in relativ lange Fragmente gespalten, die sich bei versch. Stämmen einer Species od. eines Serovars in der Länge unterscheiden (Restriktionsfragmentlängen*-Polymorphismus). Nach elektrophoret. Trennung erzeugen diese Fragmente für den jeweiligen Stamm typ. Banden.
**Puls-Feld-Gelelektrophorese:** s. Pulsed-field-Gelelektrophorese.
**pultiformis:** breiförmig.
**Pultiformsalben:** Fällungssalben; Salben, bei denen der Wirkstoff frisch gefällt u. noch feucht mit der Salbengrundlage verrieben wird, wodurch eine sehr feine Verteilung des Wirkstoffs in der Salbe gewährleistet ist, z. B. Unguentum Hydrargyri flavum, Unguentum Hydrargyri album (Anw. obsolet).
**Pulver:** s. Pulveres.

**Pulver, alkalisches:** s. Pulvis alcalinus peroralis.

**Pulver, einfache:** s. Pulveres.

**Pulveres** Ph.Eur.: Pulver; Wirkstoffe od. Arzneizubereitungen zum inneren od. äußeren Gebrauch (Puder), deren Best. gepulvert (meist unter 750 µm) sind u. die ungemischt (einfache P., Pulveres simplices) od. gemischt (zusammengesetzte P., Pulveres mixti, Pulveres compositi), mit od. ohne Zusatz indifferenter Hilfsstoffe, abgeteilt od. nicht abgeteilt vorliegen; P. sind Ansammlungen fester Partikeln (kleine Kristalle, amorphe Substanzen od. Aggregate*), die in Form, Größe u. Masse differieren u. sich im Pulverbett gegenseitig berühren. Mit zunehmendem Feinheitsgrad werden die Einzelteilchen immer stärker von Kohäsionskräften zusammengehalten (Agglomerate, s. Aggregate). Kohäsive P. bereiten häufig Schwierigkeiten bei Verarbeitungsprozessen wie z.B. Mischen od. Abteilen. **Herst.:** P. werden entweder durch trockene od. nasse Zerkleinerung mit Hilfe von Mühlen* (Kugel-, Hammer-, Stift- u. Schlagmühlen), durch Zerstäubung, Gefriertrocknung*, gelenkte Kristallisation, Sublimation od. Ausfällung hergestellt; vgl. Pulvertechnologie. **Einfache P.** erhält man durch sorgfältiges Zerkleinern der getrockneten Wirkstoffe. Zusammengesetzte P. erhält man durch sorgfältiges Mischen einfacher P. von möglichst gleichem Zerkleinerungsgrad. Nach dem Mischen sollten zusammengesetzte P. nochmals gesiebt u. wieder durchgemischt werden. Zur Vermeidung von Entmischungsprozessen kann 1–2 % Cellulosepulver zugesetzt werden. Peroral anzuwendende P. in Mehrfachdosenbehältnissen müssen mit einem Messgerät abgegeben werden. **Einteilung:** nicht abgeteilte P. werden als Schachtelpulver verordnet (z.B. Magenpulver). Abgeteilte, einzeldosierte P. werden nach Einzelwägung in Papierkapseln verpackt od. dienen zum Füllen von Oblaten*, Hartkapseln* od. Trockenampullen (s. Ampullen). Größere Bedeutung besitzen P. heute als Bulk-Substanzen des Arzneimittelhandels u. als galen. Ausgangsmaterialien für die Arzneiformenherstellung (z.B. von Granulaten*, Compressi*, Compressi* obducti, Suspensionen*). **Formen:** Ph.Eur.6 unterscheidet: P. für Augenbäder, P. für Augentropfen, P. u. Granulate zur Herst. von Lsg. u. Suspensionen zum Einnehmen, P. u. Granulate zur Herst. von Sirupen, P. u. Tabletten zur Herst. von Rektallösungen od. Rektalsuspensionen, P. zum Einnehmen, P. zur Herst. von Infusionszubereitungen, P. zur Herst. von Injektionszubereitungen, P. zur Herst. von Tropfen zum Einnehmen, P. zur Inhalation, P. zur kutanen Anw. (Pulveres* ad usum dermicum), Pulveres* perorales, Ohrenpulver, Nasenpulver. **Prüfung:** Nach Ph.Eur.6: auf Feinheit u. Partikelgrößenverteilung mit der Siebanalyse* >75 µm (od. mit einem anderen geeigneten Verfahren), auf Fließverhalten (Schüttwinkel, Kompressibilitätsindex od. Hausner-Faktor, Durchflussrate durch eine Düse u. Scherzelle), Schütt- u. Stampfdichte u. bei abgeteilten P. zum Einnehmen in Einzeldosisbehältnissen auf Gleichförmigkeit* einzeldosierter Arzneiformen bzw. in begründeten u. zugelassenen Fällen auf Gleichförmigkeit* des Gehalts einzeldosierter Arzneiformen mit weniger als 2 mg od. weniger als 2 % Wirkstoff (auf die Gesamtmasse bezogen) Prüfung B; Zuber. mit mehreren Vitaminen u./od. Spurenelementen unterliegen dieser Prüfung nicht; auf Gleichförmigkeit* der Masse einzeldosierter Arzneiformen bei P. in Einzeldosisbehältnissen; P. in Mehrdosenbehältnissen müssen der Prüfung auf Gleichförmigkeit* der Masse der abgegebenen Dosen aus Mehrdosenbehältnissen entsprechen; auf Sterilität, wenn die Zuber. als steril bezeichnet wird.

**Pulveres ad inhalanda:** Pulver zur Inhalation; Ph.Eur.6; einzel- od. mehrfachdosierte Pulver (s. Pulveres) zur Inhalation; zur Erleichterung ihrer Anw. können die arzneil. wirksamen Best. mit einem geeigneten Trägerstoff kombiniert werden. Im Allg. werden P. mit Hilfe von Pulverinhalatoren* verabreicht. Im Fall von einzeldosierten Systemen wird der Inhalator mit Pulver beschickt, das in Kapseln od. anderen Arzneiformen vordosiert ist. Im Fall von mehrfach dosierten Systemen mit Vorratsbehältern wird die Dosis mit Hilfe eines Dosiermechanismus im Inhalator abgemessen. **Prüfung:** auf die Gleichförmigkeit* der abgegebenen Dosis von Inhalanda, wenn sich die Dosisangabe auf die vom Mundstück abgegebene Dosis bezieht; zusätzl. auf Gleichförmigkeit* des Gehalts einzeldosierter Arzneiformen, wenn sich die Dosisangabe auf die einzeldosierte Darreichungsform (z.B. Kapseln) bezieht u. Bestimmung des Feinanteils der Dosis unter Zubereitungen* zur Inhalation, aerodynam. Beurteilung feiner Teilchen (Gerät C, D od. E) Ph.Eur.6.

**Pulveres adspergendi:** s. Pulveres ad usum dermicum.

**Pulveres ad usum dermicum:** (engl.) *dusting powders*; Pulver zur kutanen Anwendung Ph.Eur.6, Pulveres adspergendi, Pulveres adspersorii, Pulveres inspersorii, Conspersi; Streupuder, Puder; ausschließl. zum äußeren Gebrauch (Haut, Schleimhaut, verletztes Gewebe) bestimmte Pulver (z.B. Wundpuder), die frei von tastbaren Teilchen (meist unter 750 µm) sind; reine Wirkstoffpulver od. Gemische mit 2 od. mehreren Hilfsstoffen in Einzeldosen od. als nicht abgeteilte Pulver; Pulver in Mehrdosenbehältnissen können in Streudosen, als Pumpaerosol od. in Druckbehältnissen abgepackt sein (Praeparationes pharmaceuticae in vasis cum pressu, s. Aerosol). **Voraussetzung:** Puder sollen völlig reizlos sein, eine gute Haft- u. Streufähigkeit besitzen, chem. indifferent u. unzersetzl. sein u. eine gute A(b)dsorptionsfähigkeit gegenüber Flüssigkeiten (Wasser od. Öl) aufweisen. Sterilität bei Anw. auf großen, offenen Wunden od. auf schwer geschädigter Haut; **Wirk.:** P. können je nach Anw. kühlen, trocknen, absorbieren, gleitfähig machen, desinfizieren. Erreicht werden diese Wirkungen durch Zusätze von unterschiedl. Hilfsstoffen, z.B. **1.** Kühlwirkung durch Stärken (s. Amylum), Zink-* u. Aluminiumstearat*; **2.** Saugfähigkeit u. Absorptionsvermögen durch hochdisperses Siliciumdioxid*, weißen Ton*, Stärken u. mikrokristalline Cellulose*; ohne Quellung durch Stärkederivate (s. ANM-Pudergrundlage); **3.** Gleitfähigkeit durch Talk*, Zink-, Magnesium- u. Aluminiumstearat; **4.** gutes Haftvermögen durch Talk, hochdisperses Siliciumdioxid, Stärken, Fette, Aluminiumhydroxid*; **5.** Streufähigkeit durch hochdisperses Siliciumdioxid u. Talk; **6.** Deckkraft durch Titandioxid*, Zinkoxid* u. Calciumcarbonat*. Die Resorbierbarkeit von Wirkstoffen wird durch Zusatz von Lactose begünstigt. **Prüfung:** Zuber. in Einzeldosisbehältnissen müssen der Prüfung Gleichförmigkeit* einzeldosierter Arzneiformen od. in begründeten u. zugelassenen Fällen auf Gleichförmigkeit* des Gehalts einzeldosierter Arzneiformen mit weniger als 2 mg od. weniger als 2 % Wirkstoff (auf Gesamtmasse bezogen) u./od. Gleichförmigkeit* der Masse einzeldosierter Arzneiformen entsprechen. Die Beschriftung muss angeben, dass die Zuber. zur äußerl. Anw. bestimmt ist u. ggf., dass die Zubereitung steril ist (Prüfung* auf Sterilität). Methoden zur Prüfung der **Haftfestigkeit von Pudern** (nicht offizinell): **1.** Die einfachste Bestimmung erfolgt durch die gravimetr. Erfassung des anhaftenden Pulveranteils an einer definiert glatten u. schräggestellten Oberfläche (angerauhtes Ziegenleder od. Yak zur Imitation der menschl. Haut) nach Betätigung einer Klopfvorrichtung. **2.** Prüfung direkt auf der lebenden menschl. Haut (ebenfalls gravimetr. od. mit einem Photometer); größerer Aufwand u. aussagekräftigere Werte; nach leichtem Klopfen wird der **Klopfhaltewert** u. nach definiertem Abblasen der gepuderten Hautstelle der **Blashaftwert** ermittelt.

**Pulveres compositi:** s. Pulveres.

**Pulveres et Granulata ad liquida oralia:** Pulver u. Granulate zur Herstellung von Lösungen und Suspensionen zum Einnehmen; Ph.Eur.6, einfach od. mehrfach dosierte Pulver od. Granulate zur Zuber. oraler Flüss. kurz vor der Einnahme (Instantpulver od. -granulate); enthalten Wirkstoffe, die in einem wässrigen Medium nur kurze Zeit stabil sind; als Hilfsstoffe enthalten sie z. B. Saccharose od. andere süße Polyole, zugelassene künstl. Süßstoffe, viskositätserhöhende Stoffe, antimikrobielle Substanzen, Stabilisatoren, Aromastoffe. **Zuber.:** Nach der Zugabe der vorgeschriebenen Menge Wasser bzw. mitgelieferten Flüss. entsteht eine Lsg., ein Sirup, eine Tropfenflüssigkeit od. eine Suspension zur oralen Anw. mit deklarierter Wirkstoffmenge in einem bezeichneten Volumen. Die notwendige Flüssigkeitsmenge wird entweder durch eine Marke am durchsichtigen Behältnis, durch ein beigefügtes markiertes Gefäß od. durch Angabe des zuzufügenden Flüssigkeitsvolumens in mL angezeigt. **Prüfung:** auf Reinheit erfolgt hinsichtl. Gleichförmigkeit* einzeldosierter Arzneiformen, ggf. auf Gleichförmigkeit* des Gehalts einzeldosierter Arzneiformen mit weniger als 2 mg od. weniger als 2 % Wirkstoff (auf die Gesamtmasse bezogen) u./od. Gleichförmigkeit* der Masse einzeldosierter Arzneiformen.

**Pulveres granulati:** s. Granulate.

**Pulveres inspersorii:** s. Pulveres ad usum dermicum.

**Pulveres mixti:** s. Pulveres.

**Pulveres normati:** Pulveres titrati; eingestellte Pulver; vgl. Pulveres.

**Pulveres parenterales:** nach Ph.Eur.6 Pulver zur Herst. von Injektionszubereitungen u. Pulver zur Herst. von Infusionszubereitungen; feste, sterile Zuber., die sich in ihren Endbehältnissen befinden; geeignet für Wirkstoffe, die in gelöster Form chem. od. physik. nicht ausreichend stabil sind u. daher erst kurz vor der Applikation aufgelöst werden. P. p. können aus dem Wirkstoff allein bestehen od. dieser kann mit einem Hilfsstoff (z. B. Mannitol) vermischt sein. Der Hilfsstoff kann zugleich zum Einstellen der Isotonie* beim Auflösen u. als Gerüstbildner beim Lyophilisieren (s. Gefriertrocknung) dienen. Gefriergetrocknete Substanzen zur Bereitung von Parenteralia* gelten als P. parenterales. **Herst.:** Zur Rekonstitution werden Wasser od. isoton. Lösungen als Lösungsmittel verwendet. Zum Auflösen wird das Lösungsmittel mit der Spritze zum Pulver in die geöffnete Ampulle* od. nach Durchstechen des Gummistopfens in das Vial* gegeben. Für Vials mit größeren Volumina (z. B. 50 mL) können spezielle Überleitungskanülen verwendet werden. **Prüfung:** Nach dem Lösen bzw. Suspendieren muss die Zuber. den Anforderungen für Iniectabilia* od. Infundibilia* entsprechen. P. p. sind nach Ph.Eur.6 auf Gleichförmigkeit* einzeldosierter Arzneiformen, evtl. auf Gleichförmigkeit* des Gehalts einzeldosierter Arzneiformen (bei einem Wirkstoffgehalt unter 2 mg od. 2 % der Gesamtmasse od. wenn die Masse der Zuber. gleich od. kleiner als 40 mg ist), Gleichförmigkeit* der Masse einzeldosierter Arzneiformen u. auf Pyrogene* (sofern keine Prüfung auf Bakterien-Endotoxine vorgeschrieben ist) zu prüfen.

**Pulveres perorales:** Pulver zum Einnehmen Ph.Eur.6; Wirkstoffe od. Arzneizubereitungen zum inneren Gebrauch, deren Bestandteile gepulvert (meist unter 750 µm) vorliegen; Farbmitteln u. Geschmackskorrigentien können enthalten sein. Pulver in Mehrdosenbehältnissen erfordern die Verw. einer Dosiervorrichtung, um die vorgeschriebene Menge abmessen zu können. Jede Dosis eines einzeldosierten Pulvers wird in einem Einzeldosisbehältnis abgepackt, z. B. Säckchen (Sachet), Papierpäckchen od. Fläschchen. **Prüfung:** P. p. in Einzeldosisbehältnissen müssen der Prüfung auf Gleichförmigkeit* einzeldosierter Arzneiformen od. u. U. der Prüfung auf Gleichförmigkeit* des Gehalts einzeldosierter Arzneiformen mit weniger als 2 mg od. weniger als 2 % Wirkstoff (auf die Gesamtmasse bezogen) u./od. der Gleichförmigkeit* der Masse einzeldosierter Arzneiformen entsprechen. Ggf. ist zu prüfen auf Gleichförmigkeit* der Masse der abgegebenen Dosen aus Mehrdosenbehältnissen. Behältnisse für flüchtige Stoffe enthaltende Pulver müssen dicht verschlossen sein. Den P. p. sind auch die Pulveres* effervescentes (Brausepulver) zugeordnet. Vgl. Pulveres.

**Pulveres simplices:** s. Pulveres.

**Pulveres titrati:** s. Pulveres normati.

**Pulver, feines:** s. Siebanalyse.

**Pulver, grobkörniges:** s. Siebanalyse.

**Pulverinhalator:** Gerät zur Inhalation, das ohne Treibgas lungengängige Wirkstoffaerosole bereitstellt; Vorteile gegenüber treibgashaltigen Inhalatoren sind der Umweltschutz (Verzicht auf FCKW), kein initiativer Kältereiz, geringere Partikelbeschleunigung. Bei der Applikation mittels P. wird eine Einzeldosis eines trockenen Pulvers zerstäubt u. das entstehende Aerosol* inhaliert. Für P. charakterist. ist die atemzuginduzierte Dispergierung des Pulvers. Unterschiedl. Konstruktionsprinzipien (Propellersysteme, Verwirbelungskanäle) der P. gewährleisten den dazu notwendigen vom Patienten erzeugten inspirator. Atemstrom von 30–60 L/min. Um lungengängige Partikelgrößen zu erzeugen, muss das Pulver mikronisiert werden. Dies führt zu einer Zunahme der Oberfläche u. -energie der Partikel. Schlecht fließfähige, nicht lungengängige Agglomerate, die desagglomeriert werden müssen, sind die Folge. Darüber hinaus verliert das zu inhalierende Pulver durch Feuchtigkeit seine feine Verteilung u. muss deshalb geschützt werden. Elektrostat. Aufladung kann zu Problemen führen. **Verbesserung der Dosierung: 1. interaktive Pulvermischungen:** enthalten einen lösl., inerten, wesentl. gröberen Trägerstoff 20–200 µm (Lactose), an den sich der mikronisierte Wirkstoff anlagert. Dadurch werden die Anziehungskräfte der mikronisierten Partikel untereinander durch wesentl. schwächere Bindungen zum Träger ersetzt. Während der Inhalation verbleibt der Träger im Mund-Rachenraum, der Wirkstoff löst sich ab u. gelangt bei ausreichender Fluidisierung in den gewünschten Teil des Respirationstraktes. **2. kontrollierte Agglomeration:** überführt den mikronisierten Wirkstoff in Pellets*, die nicht zur Agglomeration neigen u. während der Dosierung in die ursprüngl. Größe zerfallen (z. B. Turbohaler®). **Formen:** Es wird bei den P. zw. Einzeldosissystemen, einzeldosierten Mehrdosensystemen, vom Patienten wiederauffüllbaren u. nicht wiederauffüllbaren Pulverinhalatoren unterschieden. **Beispiel: 1.** Diskhaler®: wiederverwertbarer P. in Form einer leicht mitzuführenden Schachtel. Die Einzeldosen liegen in Form von Blistern vor u. können nach der Entleerung wieder ersetzt werden. Diskhaler® gibt es sowohl für die Anw. eines Bronchodilatators (Salbutamolsulfat, s. Salbutamol) als auch für die Steroide Beclometasondipropionat u. Fluticason-17-propionat (s. Fluticason). Zur besseren Unterscheidung sind Diskhaler® in 2 Farben verfügbar: blau für den Bronchodilatator u. beige-braun für die Steroide. **2.** Diskus®: P. in Diskusform, Weiterentwicklung des Diskhalers®, besitzt eine als Schnecke aufgerollte Doppelblisterfolie mit 60 Wirkstoffdosen. Vor der Inhalation wird durch Betätigen des Ladehebels die obere Folie abgehoben. Pro Einzelinhalation werden 50 µg Salmeterolxinafoat (s. Salmeterol) zusammen mit Lactose als Füllstoff aus der Doppelblisterfolie freigesetzt. **3.** Easyhaler®: in ein vertikal rotierendes Dosierrad (Dosierwalze) mit kleinen Einbuchtungen rieselt ein Gemisch aus mikronisiertem Arzneistoff u. gröberen Lactosepartikeln ein. Nach Passage einer Abstreifvorrichtung wird die auf diese Weise gewonnene Einzeldosis in den Luftkanal befördert u. kann mit einem Atemzug inhaliert werden. **4.** Spiros®-System: einzeln vordosierte Pulvermischung wird durch einen elektr. betriebenen Propeller zusätzl. dispergiert. Die Feinheit des erzeugten Aerosols (Desagglomerierung) u. damit die Höhe der lungengängigen Dosis ist daher weniger von der Inhalationsstärke des Patienten abhängig. **5.** Turbohaler®: nicht wiederauffüllbar; enthält einen Arzneistoffvorrat von 200 Einzeldosen in Pelletform. Durch einmaliges Hin- u. Herdrehen des Dosierrades wird die Einzeldosis bereitgestellt u. im Luftkanal positioniert. Durch Inhalieren über das Mundstück wird der Wirkstoff verwirbelt u. auf der Bronchialschleimhaut abgeschieden. Der Turbohaler® benötigt keine Füllstoffe, da eine exakte Dosierung kleinster Wirkstoffmengen möglich ist. **6.** Spinhaler®, Ventilat®-Inhalator, HandiHaler®: in einer Kapsel vordosierte Menge einer Pulvermischung (mikronisierten Wirkstoff u. Laktose) wird angestochen. Beim Einatmen durch den HandiHaler® wird der Wirkstoff freigesetzt, im Luftstrom fein verteilt u. gelangt so in die Lunge. Die Eigenschaften des Aerosols sind nahezu unabhängig vom angewandten Luftstrom. **7.** Maghaler®: im Zuge der Applikation wird eine genau dosierte Wirkstoffmenge mit einer Klinge von der Oberfläche einer Tablette abgeschabt u. damit zur Inhalation freigesetzt. **8.** Insufflatoren: Inhalatoren zum Einblasen feinster Pulver od. Pulvermischungen in die Nase. Wenn diese Pulvermischungen mukoadhäsive Zusätze enthalten, kann durch Wasseraufnahme aus der Nasenschleimhaut ein adhäsives Gel entstehen, das eine verlängerte Wirkungsdauer ermöglicht. **Prüfung:** Die Ph.Eur.6 lässt die Größe u. den Anteil der zu inhalierenden Aerosolteilchen (Zubereitungen zur Inhalation: aerodynam. Beurteilung feiner Teilchen) u. die Gleichförmigkeit der abgegebenen Dosis prüfen. 4 Prüfgeräte mit der jeweiligen Prüfvorschrift eignen sich nach Ph.Eur.6 entweder zur Bestimmung des Anteils feiner Teilchen (Gerät 1) od. zur Bestimmung des Anteils feiner Teilchen u. der Teilchengrößenverteilung (Simulation der Physiologie der Lungenatmungswege; Impaktoren*, Geräte 2–4): **1.** Inhalationsprüfgerät aus Glas (Gerät A der Ph.Eur.; Twin-Impinger, BP); **2.** mehrstufiger Flüssigkeitsimpaktor (Gerät C der Ph.Eur.); **3.** Andersen-Kaskadenimpaktor (Gerät D der Ph.Eur.): 8 Abscheidestufen u. 1 Filterendstufe; **4.** Gerät E der Ph.Eur.: Kaskadenimpaktor mit 7 Stufen u. einem endständigen Mikroöffnungskollektor mit gutem Wirkungsgrad der Abscheidung jeder Stufe. Sterilität ist bei Aerosolen schwierig zu erreichen. Entweder werden Behältnis, Ventil, Wirkstoffe einzeln sterilisiert u. die Packung unter asept. Bedingungen gefüllt od. die Packung wird unter Beachtung eines hohen Reinheitsgrades gefüllt u. danach das Präparat sterilisiert (z. B. mit γ-Strahlen).

**Pulverisette® 2:** klass. Apothekermühle, Mörsermühle; eignet sich auch zur Herst. von Pulververreibungen (meist für homöopath. Verreibungen), mit einer Abschabvorrichtung.

**Pulverkomprimierung:** s. Direkttablettierung.

**Pulvermischdose nach Wolsiffer:** Leichtmetalldose mit meist 3 Stahl- od. Glaskugeln. Diese werden in der mit dem Mischgut gefüllten Pulvermischdose per Hand in Rotation versetzt; zum Mischen von stark stäubenden u. nicht stark wirksamen Pulvern.

**Pulver, mittelfeines:** s. Siebanalyse.

**Pulverrheometer:** Messgerät für die meisten Aspekte des Fließen von Pulvern; **Prinzip:** das Funktionsprinzip beruht auf einem Rührblatt, welches sowohl rotierend als auch axial entlang eines spiralförmigen Weges in der Pulverprobe bewegt wird. Die dabei erzeugten Kräfte verursachen die Verformung u. das Fließen des Pulvers. Sie werden kontinuierl. gemessen u. dienen der Berechnung der Energie, die während der Bewegung des Rührblattes verbraucht wurde. Von diesem Energiewert werden die Fließbarkeitsindizes abgeleitet.

**Pulver, säurebindendes:** s. Pulvis antacidus.

**Pulverschere:** Dispensierschere; Gerät zum Abteilen von Arzneipulvern mit großer Dosierbreite. Da die Dosierung nach dem Volumen erfolgt, ist eine starke Abhängigkeit von den Pulvereigenschaften gegeben (z. B. Fließverhalten, Packungsdichte). Massekontrollen sind ratsam. Durch Normierung der Pulvereigenschaften (Fließverhalten) mit Fließregulierungsmitteln od. durch Granulieren* kann eine hohe Dosiergenauigkeit erzielt werden. Dies trifft für alle Pulverdispensiergeräte mit Volumendosierung zu; vgl. Direkttablettierung.

**Pulver, sehr feines:** s. Siebanalyse.

**Pulvertechnologie:** Bez. für alle Verfahren zur Herst., Weiterverarbeitung u. Charakterisierung von Pulvern (Haufwerken). Dazu gehören Verfahren zur Zerkleinerung (Trocken- u. Nassmahlung, s. Mühlen), Zerstäubung, Gefriertrocknung*, Kristallisation*, Sublimation, Fällung sowie das Klassieren (Sieben*), Mischen, Agglomerieren, Trocknen u. Verfahren zur Herst. von Granulaten, Tabletten, Kapseln, Suspensionen, Trockensäften u. Trockentropfen aus pulverförmigen Vor- u. Zwischenprodukten. Die Charakterisierung von Pulvern erfolgt anhand der Partikelgröße u. Partikelgrößenverteilung (s. Korngrößenanalyse), der Partikelform, der wahren u. scheinbaren Dichten* von Pulvern, Schütt- u. Stampfvolumen, Porosität*, spezifischen Oberfläche*, Fließeigenschaften* u. Oberflächeneigenschaften (Benetzbarkeit*, Sorption*, Hygroskopizität*). In der P. interessieren auch Veränderungen der Pulvereigenschaften bei der Verarbeitung u. Zusammenhänge mit der Wirksamkeit von Arzneipulvern (biopharmaz. Verhalten); s. Pulveres.

**Pulver u. Granulate zur Herstellung von Lösungen und Suspensionen zum Einnehmen:** s. Pulveres et Granulata ad liquida oralia.

**Pulververreibung:** s. Trituration.

**Pulver zum Einnehmen:** s. Pulveres perorales.

**Pulver zur Inhalation:** s. Pulveres ad inhalanda.

**Pulver, zusammengesetzte:** s. Pulveres.

**Pulvis Adonidis normatus:** s. Adonis vernalis (Adonis pulvis normatus).

**Pulvis aerophorus:** s. Pulvis effervescens.

**Pulvis aerophorus laxans:** abführendes Brausepulver, Seidlitzpulver; Zusammensetzung: DAB, 7.5 T. Kaliumnatriumtartrat*, 2.5 T. Natriumhydrogencarbonat* u. 2 T. Weinsäure*.

**Pulvis aerophorus mixtus:** gemischtes Brausepulver; Zusammensetzung: DAB, 13 T. Natriumhydrogencarbonat*, 12 T. Weinsäure* u. 2 T. Zucker; **Anw.:** Grundlage für Brausezubereitungen.

**Pulvis Aethiops per se:** s. Quecksilber.

**Pulvis alcalinus peroralis:** alkalisches Pulver; Zusammensetzung: Ph.Helv., 14.5 T. wasserfreies Natriumsulfat*, 28.5 T. wasserfreies Natriummonohydrogenphosphat*, 57 T. Natriumhydrogencarbonat*; **Anw.:** bei Hyperacidität u. Dispepsien.

**Pulvis antacidus:** säurebindendes Pulver; Zusammensetzung: NRF, 5 g getrocknetes Aluminiumhydroxidgel, 25 g Magnesiumtrisilicat; **Anw.:** bei Hyperacidität; **Dos.:** 1/2 TL nach od. zwischen den Mahlzeiten. Vgl. Aluminiumhydroxid; Antacida.

**Pulvis $\alpha$-Tocopheroli acetici:** s. Vitamin E ($\alpha$-Tocopherolacetat-Trockenkonzentrat).

**Pulvis Calcii effervescens:** Calcium-Brausepulver; Zusammensetzung: NRF, 64 g Calciumlactat* (Trihydrat), 15 g Natriumhydrogencarbonat*, 15 g Citronensäure* (wasserfrei), Aroma u. Sorbitol ad 125 g; vor Feuchtigkeit geschützt lagern; **Anw.:** bei erhöhtem Calciumbedarf. Vgl. Calcium.

**Pulvis Caroli:** s. Sal Carolinum.

**Pulvis Cellulosi:** s. Cellulosepulver.

**Pulvis Cholecalciferoli:** s. Colecalciferol-Trockenkonzentrat.

**Pulvis Convallariae normatus:** s. Convallaria majalis (Convallariae pulvis normatus).

**Pulvis dentifricius:** Zahnputzpulver; Zusammensetzung: DAB, 100 T. Calciumcarbonat* u. 1.25 T. Pfefferminzöl.

**Pulvis dentifricius cum Sapone:** Seifenzahnputzpulver; Zusammensetzung: DAB, 90 T. Calciumcarbonat*, 10 T. med. Seife (s. Sapo medicatus) u. 1.25 T. Pfefferminzöl.

**Pulvis Dimeticoni:** s. Dimeticon-Pulver 40 od. 80 mg.

**Pulvis effervescens:** Pulvis aerophorus; Brausepulver; Pulver zum Einnehmen (Pulveres* perorales; Ph.Eur.6) in Einzeldosis- od. Mehrdosenbehältnissen, die saure Substanzen u. Carbonate od. Hydrogencarbonate enthalten, welche in Wasser rasch $CO_2$ freisetzen; das entstehende $CO_2$ erfrischt u. reduziert schlechtes Geschmacksempfinden. P. a. werden vor der Einnahme in Wasser gelöst od. dispergiert. Lagerung dicht verschlossen.

**Pulvis exsiccans:** Zinkstreupulver; Wundpulver gegen nässende Ekzeme.

**Pulvis Florum Chrysanthemi:** s. Tanacetum cinerariifolium (Anw.).

**Pulvis Florum Pyrethri:** s. Tanacetum cinerariifolium (Anw.).

**Pulvis fumalis:** Species fumales; Räucherpulver.

**Pulvis gummosus:** zusammengesetztes Gummipulver; Zusammensetzung: DAB, 5 T. arab. Gummi, 3 T. Süßholz u. 2 T. Zucker; **Anw.:** als Mucilaginosum, gegen Diarrhö.

**Pulvis Liquiritiae compositus:** Pulvis Liquiritiae compositus peroralis; Brustpulver, Kurellapulver, Kurella-Brustpulver; Zusammensetzung: **1.** ÖAB, 10 T. Rohrzucker, 3 T. Sennesblätter, 3 T. Süßholzwurzel, 2 T. bitterer Fenchel u. 2 T. gereinigter Schwefel*; **2.** Ph.Helv., 10 T. Fenchelpulver, 20 T. gepulverte Sennesfrüchte, 20 T. Süßholzpulver, 45 T. Saccharose, 5 T. gefällter Schwefel; die frühere Anw. als Laxans* u. Depurans ist obsolet.

**Pulvis normatus:** eingestelltes Pulver; durch Verschneiden mit Hilfsstoffen od. Drogen mit niedrigerem od. höherem Gehalt auf den geforderten Wirkstoffgehalt eingestelltes Pulver (s. Pulveres);

**Beispiel:** Adonidis pulvis normatus DAB (s. Adonis vernalis).

**Pulvis Oleandri normatus:** s. Nerium oleander (Oleandri pulvis normatus).

**Pulvis Opii:** s. Opium titratum.

**Pulvis Opii standardisatus:** s. Opium titratum.

**Pulvis Pepsini:** s. Pepsin.

**Pulvis salicylicus cum talco:** Salicylstreupulver; Zusammensetzung: DAB, 3 T. Salicylsäure*, 10 T. Weizenstärke, 87 T. Talkum; **Anw.:** antisept.; bei Hautausschlägen.

**Pulvis Scillae normatus:** s. Urginea maritima (Scillae pulvis normatus).

**Pulvis Sinapis concentratus:** s. Brassica nigra (Semen Sinapis pulveratum exoleatum).

**Pulvis sternutatorius:** Schnupfpulver.

**Pulvis stomachicus:** Magenpulver; Zusammensetzung: 5 T. basisches Bismutcarbonat*, 5 T. pulverisierte Rhabarberwurzel (s. Rheum officinale), 20 T. Natriumhydrogencarbonat*; die frühere Anw. gegen hyperacide Gastritis ist obsolet.

**Pulvis Stramonii normatus:** s. Datura stramonium (Stramonii pulvis normatus).

**Pumpe, osmotische:** therap. System, bei dem osmot. Kräfte als Energiequelle für eine kontinuierl. Arzneistoffabgabe genutzt werden.

**Pumpspray:** s. Aerosole.

**Punica granatum** L.: Granatapfelbaum; Fam. Lythraceae (früher Punicaceae); heim. im westl. Asien, von Nordwestindien bis Kleinasien, kultiviert in allen wärmeren Ländern; Stpfl. von **Cortex Granati:** Cortex Punicae granati, Granati cortex; Granatrinde; getrocknete Rinde der oberird. Achsen u. Wurzeln; **Inhaltsst.:** die Alkaloide Pelletierin*, Isopelletierin, Pseudopelletierin, Methylisopelletierin (Gesamtgehalt der Alkaloide nach DAB mind. 0.4 %), ferner Gerbstoffe, Stärke, Harz; **Anw.:** (med.) früher als Bandwurmmittel, meist als Mazerationsdekokt aus 40–60 g der Rinde; **UAW:** bei größeren Mengen treten häufig UAW auf (Steigerung des Blutdrucks, Sehstörungen, Erbrechen, Kollaps); **Pericarpium Granati:** Cortex Granati fructum, Granatapfelschalen; **Inhaltsst.:** Gerbstoffe (bis 28 %), Schleim, Harz; **Anw.:** **1.** (volkstüml.) als Adstringens*; **2.** (techn.) in der Gerberei; **Flores Granati:** Flores Balaustii, Granatblüten; **Inhaltsst.:** Gerbstoffe; **Anw.:** (volkstüml.) als Adstringens; **Granatapfel:** **Anw.:** Die Früchte dienen zur Herst. erfrischender Getränke. **Hom.:** Punica granatum (HAB): getrocknete Rinde der oberird. Achsen u. der Wurzeln.

**Punicin:** s. Pelletierin.

**Punktcodon:** s. Stop-Codon.

**Punktgruppe:** Symmetrietyp, zu dem ein Gegenstand od. Molekül* gehört, welcher sich davon ableitet, dass bei Durchführung einer Symmetrieoperation ein Punkt (Schwerpunkt) seine Lage nicht verändert. Die Klassifizierung der Moleküle nach P. ist bes. bei der Behandlung von Stereoisomeren* von Vorteil. Moleküle gehören zur selben Punktgruppe, wenn sie die gleichen Symmetrieelemente aufweisen.

**Punkt, hygroskopischer:** hygroskopische Grenzfeuchtigkeit; diejenige relative Luftfeuchtigkeit* (in %), die im Gleichgewicht mit einer gesättigten Lsg. des betreffenden Stoffes steht. Erhöht man die relative Luftfeuchtigkeit über den h. P., kommt es zur Verd. der gesättigten Lsg. durch Feuchtigkeitsaufnahme od. zum Auflösen des Bodenkörpers.

**Punkt, isoelektrischer:** Abk. IP; pI-Wert; derjenige pH*-Wert einer Lsg. eines amphoteren Stoffes* (z. B. einer Aminosäure*), bei dem die meisten Zwitter*-Ionen vorliegen, d. h. die Dissoziation der sauren u. basischen Gruppe gleich stark ist; am IP kein Transport im elektr. Feld, keine Pufferkapazität*, geringste Löslichkeit inf. Minimum an Hydratation u. Viskosität (s. Kolloide); **Beispiel:** Phenylalanin* pH 5.5, Arginin* pH 11.2, Glutaminsäure* pH 3.2; **Anw.:** z. B. isoelektrische Fokussierung*, Ionenaustauschchromatographie*.

**Punkt, isoionischer:** s. isoionischer Punkt.

**Punkt, kritischer:** s. Phasendiagramm; Größen, kritische.

**Punktmutation:** Veränderung eines einzelnen Nucleotids* in der DNA*, v. a. in Genen*, die bei weniger als 1 % der untersuchten Population auftritt (ansonsten single nucleotide polymorphism; Abk. SNP); **Formen:** **1.** Substitution: Basenaustausch; bei Transitionen wird eine Purin- gegen eine Purinbase* bzw. eine Pyrimidin- gegen eine Pyrimidinbase* ausgetauscht, bei Transversionen eine Purin- gegen eine Pyrimidinbase od. umgekehrt; **2.** Deletion (Verlust) u. Insertion (Hinzufügen) eines Nucleotids führen zur Verschiebung des Leserasters (s. frameshift). Vgl. Mutation; Nonsense-Mutation.

**Punkttabletten:** Bull-eye-Tabletten; Muldentabletten, sog. Spiegeleitabletten; feste Arzneiform, bei der ein Kern (mit einem Wirkstoff) auf trockenem Wege nicht zentrisch über einen weiteren Pressvorgang mit einem Mantel (mit einem zweiten Wirkstoff) versehen wird, dabei nicht vollständig umhüllt wird u. daher an einer Oberfläche der Tablette gut sichtbar ist; in ihrer Funktion ähneln sie den Schichttabletten*. **Sonderform:** dragierte Punkttabletten (Punktdragees). Vgl. Compressi; Manteltabletten.

**PUR:** Abk. für **Polyur**ethane*.

**Purgativa:** s. Laxanzien.

**Purgierbärlapp:** s. Huperzia selago.

**Purgierkassie:** s. Cassia fistula (Fructus Cassiae fistulae).

**Purgierkörner:** s. Croton tiglium (Semen Crotonis).

**Purgierkraut:** s. Gratiola officinalis (Herba Gratiolae).

**Purgierlein:** s. Linum catharticum.

**Purgiermoos:** s. Huperzia selago.

**Purgiernußöl:** s. Jatropha curcas (Oleum Jatrophae).

**Purgierschwamm:** s. Fomes officinalis (Fungus Laricis).

**Purgierstrauchsamen:** s. Jatropha curcas (Semen Jatrophae).

**Purgierwindenwurzel:** s. Convolvulus scammonia (Radix Scammoniae asiaticae).

**Purimycin:** s. Puromycin.

**Purin** (lat. purum acidum uricum reine Substanz der Harnsäure): 7*H*-Imidazo-[4,5-*d*]-pyrimidin; $C_5H_4N_4$, Strukturformel: s. Purinbasen (Abb. 1 dort); $M_r$ 120.12; Schmp. 217 °C; farblose Kristalle, lösl. in Wasser, prakt. unlösl. in Ether u. Chloroform; besteht aus einem 6-gliedrigen Pyrimidin- u. einem 5-gliedrigen Imidazolring; **Vork.:** P. wurde bisher als solches in der Natur nicht aufgefunden, ist aber mit seinen Derivaten im Tier- u. Pflanzenreich weit verbreitet. **Bedeutung:** Muttersubstanz aller **Purine**, die biol. eine große Rolle spielen; u. a. das Purinoxidationsprodukt Harnsäure* (2,6,8-Trihydroxypurin), Purinalkaloide (pflanzl. Methylxanthine* wie Coffein*, Theobromin*, Theophyllin*), Zytokinine* (Zeatin*, Kinetin*), Nucleosid*-Analoga, bestimmte Vitamine* wie Vitamin $B_{12}$ u. die Purinbasen*; **Gesch.:** 1884 von E. Fischer erstmalig rein dargestellt. **Purinanaloga od. Purinantagonisten:** Anw. als Antimetaboliten zur Chemotherapie von Tumoren, da sie spezif. die Purinbiosynthese (s. Purinbasen) hemmen, z. B. Mercaptopurin*, Tioguanin*.

**Purinalkaloide:** s. Methylxanthine.

**Purinbasen:** Derivate des Purins*; Bausteine der Nucleinsäuren* bzw. Nucleotide*; wichtigste Vertreter sind Adenin* u. Guanin* (s. Abb. 1). Die OH-Gruppen am Puringerüst sind zur Tautomerie* befähigt, wobei die Ketoform stabiler ist u. Wasserstoffbrücken mit Pyrimidinbasen* eingehen kann. Die seltenen Purinbasen, darunter Hypoxanthin* u. Xanthin*, leiten sich hiervon durch Substitution mit Methylgruppen od. anderen Resten ab; sie kommen gehäuft in tRNA* vor. **Biosynthese:** Die Biosynthese des Puringerüstes erfolgt an aktivierter Ribose* (Phosphoribosyl-pyrophosphat); die Ringatome 4, 5 u. 7 stammen von Glycin* ab (s. Dihydrofolatreduktase), 3 u. 9 von Glutamin*, 2 von Asparaginsäure*, 1 u. 8 von Formyltetrahydrofolsäure u. 6 von $CO_2$. Wichtigste Zwischenstufe der weiteren Synthese zu AMP u. GMP ist die Inosinsäure* (Inosin-5-monophosphat, Abk. IMP; s. Abb. 2). **Abbau:** Der Abbau der P. führt größtenteils zu Harnsäure* mit Hilfe von Desaminasen* u. Xanthinoxidase*. Wiedergebrauch der P. ist mögl. (engl. salvage pathway); ebenso wichtig ist, dass die Purinnucleotide auf mehreren Stufen ineinander umgebaut werden können. Diese Vorgänge unterliegen vielfachen Rückkopplungen. Vgl. Purinstoffwechselstörungen.

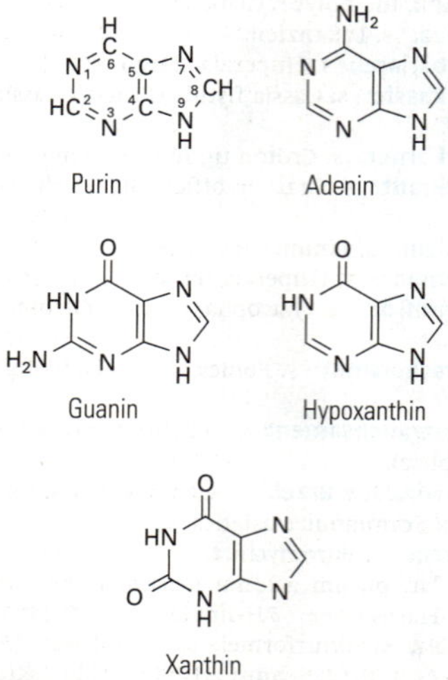


**Purinbasen** Abb. 1: Ketoformen

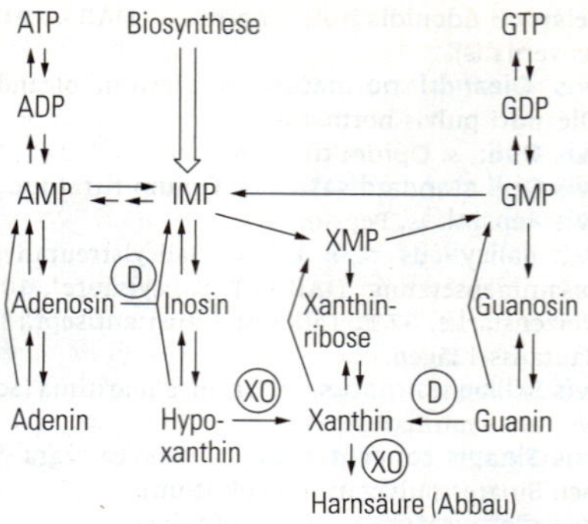


**Purinbasen** Abb. 2: Schema der Wechselbeziehungen im Purinstoffwechsel; D: Desaminase; XO: Xanthinoxidase

**Purindesaminasen:** zu den Desaminasen* gehörende Hydrolasen (s. Enzyme), die Purine* desaminieren, z. B. Guanase u. Adenase.

**Purinstoffwechselstörungen:** meist genet. bedingte Enzymdefekte, die oft zur Überproduktion von Harnsäure führen, z. B. Hyperurikämie*; vgl. Gicht.

**6-Purinthiol:** s. Mercaptopurin.

**purissimum:** s. purus.

**Puromycin:** Purimycin; 6-Dimethylamino-9-[3-desoxy-3-(*p*-methoxy-L-phenylalanylamino-*β*-D-ribofuranosyl]-*β*-purin; $C_{22}H_{29}N_7O_5$; $M_r$ 471.5; Schmp. 175–177 °C; nicht mehr im Handel befindl. Nucleosid-Antibiotikum aus Streptomyces alboniger; **Wirk.:** P. hemmt als Transfer-RNA-Analogon die Proteinbiosynthese in Bakt. u. Säugetieren an den Ribosomen*. Vgl. Antibiotika.

**Purpureaglykoside:** s. Digitalis purpurea.

**Purpurin:** Rubiacin, Krapp-Purpur; 1,2,4-Trihydroxyanthrachinon; $C_{14}H_8O_5$, Strukturformel: s. Abb.; $M_r$ 256.2; Schmp. 256 °C; unlösl. in kaltem Wasser, leicht lösl. in kochendem Wasser, Alkohol u. Ether; **Vork.:** (natürl.) gemeinsam mit Alizarin* in der Krappwurzel (s. Rubia tinctorum, Rubia cordifolia); **Anw.:** als Farbstoff.

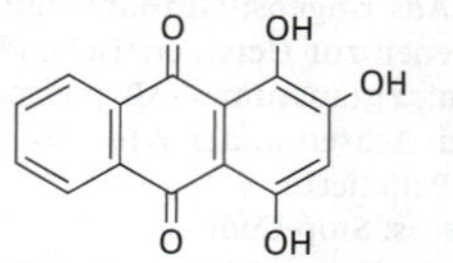

**Purpurin**

**Purpursäure:** s. Murexid.

**Purpurschnecke:** s. Murex cornutus.

**Purpursonnenhutkraut:** s. Echinacea purpurea (Echinaceae purpureae herba).

**Purpursonnenhutwurzel:** s. Echinacea purpurea (Echinaceae purpureae radix).

**purulent** (lat. purulentus): eitrig.

**purus** (lat.): f: pura, n: purum; rein. **purissimum:** am reinsten, das Reinste.

**Pus** (lat.): Eiter.

**Push-pull OROS®:** s. OROS®.

**Pustula** (lat. pustula Bläschen): Pustel; mit Eiter gefülltes intraepidermales Bläschen, oft follikulär sitzend u. von einem Haar durchbohrt.

**Pustulanzien:** s. Hautreizmittel.

**Putamen** *(pl putamina) n:* Schale, Fruchtschale, Hülse.

**Putrescin:** Putreszin; 1,4-Diamino-butan, Tetramethylendiamin; $C_4H_{12}N_2$; $H_2N—(CH_2)_4—NH_2$; $M_r$ 88.15; lösl. in Wasser; biogenes Amin*; entsteht bei der Fäulnis von Eiweißstoffen aus der Aminosäure Ornithin* unter bakterieller Einwirkung durch Ornithindecarboxylase; früher als Leichengift (s. Ptomaine) bezeichnet, ist aber ungiftig; biogenet. Vorstufe von Spermidin u. Spermin*, biogenet. Zwischenstufe von Pyrrol- u. Pyrrolidinalkaloiden*.

**Putreszenz** (lat.): Fäulnis. **putrid:** eitrig, faulig, übelriechend.

**Putreszin:** s. Putrescin.

**putrid:** s. Putreszenz.

**PUVA:** Abk. für **P**soralene plus **UV-A**; photoaktivierte Chemotherapie, v. a. zur Behandlung der Psoriasis*, u. a. auch bei Vitiligo*, kutanem T-Zell-Lymphom, polymorpher Lichtdermatose* (prophylaktisch), Prurigo* u. Lichturticaria; vor dem Einwirken der UV-A-Strahlen (320–400 nm) wird eine photosensibilisierende Substanz, z. B. 8- (s. Ammoidin) od. 5-Methoxypsoralen (s. Bergapten), lokal od. oral appliziert; erhöhtes Hautkrebsrisiko bei Langzeitbehandlung mit hohen kumulativen Dosen. Vgl. Antipsoriatika.

**PVA:** **1.** Abk. für **P**oly(**v**inyl**a**lkohol)*; **2.** Abk. für **P**oly(**v**inyl**a**cetat)*.

**PVAc:** Abk. für **P**oly(**v**inyl**ac**etat)*.

**PVAP:** Abk. für **P**oly**v**inyl**a**cetat**p**hthalat*.

**PVC:** Abk. für **P**oly**v**inyl**c**hlorid*.

**PVDC:** Abk. für **P**oly**v**inyli**d**en**c**hlorid; s. Polyvinylharze.

**PVK:** **1.** Abk. für **P**igment**v**olumen**k**onzentration*; **2.** Abk. für **P**oly**v**inylc(**k**)arbazol; s. Polyvinylharze.

**PVP:** Abk. für **P**oly**v**inyl**p**yrrolidon; s. Povidon.

**PVP-Iod:** Kurzbez. für **P**oly**v**inyl**p**yrrolidon-Iod; s. Povidon-Iod.

**PVPP:** Abk. für **P**oly**v**inyl**p**oly**p**yrrolidon; s. Povidon (Crospovidon).

**p-Wert:** Abk. für (engl.) *probability*; Irrtumswahrscheinlichkeit; Ergebnis eines statist. Signifikanztests; quantifiziert die Wahrscheinlichkeit, dass ein Unterschied zw. 2 Behandlungsgruppen beobachtet wird, obwohl in Wirklichkeit kein Unterschied besteht, d. h. die Nullhypothese zutrifft. Je kleiner der p-W. ist, desto eher sollte die Nullhypothese verworfen werden. Ist der p-Wert kleiner als ein vorgegebenes Signifikanzniveau $\alpha$ (s. Alpha-Fehler), wird die Alternativhypothese angenommen u. der Unterschied als statist. signifikant bezeichnet. Der p-W. ist ein Maß für die statist. Sicherheit einer Aussage, nicht jedoch für die Effektstärke*, da er vom Stichprobenumfang abhängt. p-W. sollten daher immer im Zusammenhang mit Konfidenzintervallen (s. Fehlerrechnung) interpretiert werden.

**Pyämie** (gr. pyos Eiter): wiederholte transitor. Bakteriämie*; kann zu metastat. Herden bzw. multiplen Abszessen führen; vgl. Sepsis.

**Pyelitis:** akut od. chron. verlaufende Entzündung des Nierenbeckens inf. bakt. Infektion, i. d. R. mit Beteiligung des Nierenparenchyms (Pyelonephritis* bzw. interstitielle Nephritis).

**Pyelonephritis:** Abk. PN; bakt. Infektion der oberen Harnwege mit Entzündung des Niereninterstitiums u. Nierenbeckenkelchsystems; häufigste Nierenerkrankung; Gynäkotropie (m : w = 1 : 2.5); oft sind auch Kleinkinder bis zum 3. Lebensjahr betroffen; Erreger: v. a. Enterobacteriaceae, Pseudomonas, Enterokokken, Staphylokokken; **Einteilung:** nach Pathogenese: **1.** primäre PN: Erkrankung ohne Obstruktion od. andere lokale, begünstigende Faktoren; **2.** sekundäre PN: inf. **a)** mechan. Obstruktion der Harnwege od. Fehlbildung mit Harnstauung; **b)** hämatogener Infektion i. R. anderer entzündl. Prozesse; **c)** aszendierender Infektion nach Zystitis* bei vesikoureterorenalem Reflux; **d)** prädisponierender Faktoren, z. B. Schwangerschaft, Stoffwechselkrankheit (Diabetes* mellitus, Gicht*), Missbrauch peripher wirkender Analgetika*, Immunsuppression od. funktionelle Störung (vesikoureterorenaler Reflux, Querschnittläsion); **Sympt.:** **1.** akute PN: Fieber (evtl. Schüttelfrost), Flankenschmerz, Dysurie u. Pollakisurie, häufig Abgeschlagenheit u. Durstgefühl, u. U. Übelkeit, Erbrechen, Diarrhö; **2.** chron. PN: oft symptomlos od. symptomarm (uncharakterist. Allgemeinsymptome, z. B. Krankheitsgefühl, Appetitlosigkeit, Kopfschmerz); subfebrile Temp. in ca. 25 % der Fälle; evtl. Blässe, Durst u. Polyurie; **Ther.:** Erzeugen einer Polyurie durch reichl. Flüssigkeitszufuhr; Gabe von Amoxicillin*, Co*-trimoxazol od. Chinolonen*, bei Fortbestehen des Fiebers (>3 d) gezielte antibiot. Ther. entspr. dem Antibiogramm, u. U. als Dauerprophylaxe; evtl. künstl. Harnableitung od. operative Beseitigung disponierender Faktoren.

P

**Pygeum africanum:** s. Prunus africana.

**Pyknogenol:** s. Leucocianidol.

**Pyknometer:** geeichtes od. eichfähiges Gerät zur Bestimmung der Dichte von Feststoffen od. Flüssigkeiten; s. Dichtebestimmungsmethoden.

**Pylorus:** Pförtner, Magenausgang; Teil des Magens mit verstärkter Ringmuskulatur am Übergang zum Duodenum (s. Darm).

**Pyoctanin:** **1.** (Pyoktanin); Gelbes P.: s. Auramin; **2.** (Pyoktanin); Blaues P.: s. Methylviolett.

**Pyoctaninum aureum:** s. Auramin.

**Pyoctaninum coeruleum:** s. Methylviolett.

**Pyocyanase** (gr. pyos Eiter; kyaneos stahlblau): Stoffwechselprodukt von Pseudomonas* aeruginosa (früher Pyocyaneus-Bakt.), das die Farbstoffe Pyocyanin* (blaugrün) u. Pyoluteorin (gelb) enthält; **Gesch.:** P. war das erste antibiot. Präparat (Emmerich u. Loew, 1899), es hemmt die Vermehrung anderer Mikroben u. wurde örtl. als Pinselung od. Spray z. B. bei Angina, Diphtherie, Streptokokkeninfektionen angewendet; parenteral wirkt P. toxisch.

**Pyocyaneus-Bakterium:** s. Pseudomonas aeruginosa.

**Pyocyanin:** Pyozyanin; 1-Hydroxy-5-methylphenaziniumhydroxid; $C_{13}H_{10}N_2O_2$; $M_r$ 210.23; Phenazinfarbstoff (s. Phenazin), gebildet von Pseudomonas* aeruginosa; dunkelblaue Kristalle; lösl. in Wasser, Ethanol u. Chloroform.

**Pyodermien:** Grind- od. Eiterausschläge; Infektion der oberflächl. od. tieferen Hautschichten u. der Hautanhangsgebilde (Haare, Nägel, Schweißdrüsen), verursacht meist durch Staphylo- od. Streptokokken (z. B. Impetigo*, Follikulitis*, Furunkel*, Karbunkel*, Erysipel*).

**pyogen** (gr. pyos Eiter; genesis erzeugen): Eiterungen erregend; pyogene Erreger: z. B. Strepto-, Staphylo-, Gono-, Pneumo-, Meningokokken, Pseudomonas aeruginosa, E. coli, Salmonellen, Klebsiellen, Serratia marcescens.

**Pyoktanin:** **1.** (Pyoctanin); Gelbes P.: s. Auramin; **2.** (Pyoctanin); Blaues P.: s. Methylviolett.

**Pyorrhö:** Eiterfluss.

**Pyozyanin:** s. Pyocyanin.

**Pyramidenbahn:** Tractus corticospinalis; Großhirnbrückenbahn; die Gesamtheit derjenigen absteigenden Leitungsbahnen des ZNS, die in der Großhirnrinde entspringen u. bis zu den motor. Kernen der Hirnnerven od. zu den Vorderhornzellen des Rückenmarks ziehen; eine der wichtigsten Leitungsbahnen; leitet die willkürl. Bewegungsimpulse für die Körpermuskulatur u. wirkt hemmend auf die Regulation des Muskeltonus u. auf das Zustandekommen der Muskeleigenreflexe; wird in ihrer Funktion durch eine Reihe von motor. Nebenbahnen (extrapyramidalen Faserzügen) unterstützt, so dass auch bei Ausschaltung der P. ein Teil der motor. Impulse auf Umwegen zu den Vorderhornzellen bzw. der Muskulatur gelangen kann. Vgl. System, extrapyramidales.

**Pyramidenpappel:** s. Populus-Arten.

**Pyrane:** 6-gliedrige, cycl., ungesättigte Verbindung mit einem O-Atom im Ringsystem; **Nomenklatur:** je nach Lage der beiden Doppelbindungen werden $\alpha$- (2*H*-) u. $\gamma$-Pyran (4*H*-Pyran) unterschieden; **Vork.:** diese Heterocyclen sind vor allem in Form der entspr. Ketoverbindungen, der $\alpha$- u. $\gamma$-Pyrone* (Pyranone), in vielen Naturstoffen enthalten, u. a. in Cumarinen* u. Flavonen*.

**Pyranocumarine:** tricycl. Ringsysteme ähnl. den Furanocumarinen*, wobei ein Pyranring 5,6-, 6,7- od. 7,8- mit Cumarinum* verknüpft ist u. die entsprechenden Vertreter dem Alloxanthyletin-, Xanthyletin- od. Sesclin-Typ zugeordnet werden; **Vork.:** v. a. in Apiaceae*, z. B. in den Früchten von Ammi* visnaga (Visnadin*, Samidin u. a.), u. in Rutaceae*.

**Pyranose:** s. Monosaccharide.

**Pyrantel** (INN): 1,4,5,6-Tetrahydro-1-methyl-2-[*trans*-2-(2-thienyl)vinyl]pyrimidin; CAS-Nr. 15686-83-6; $C_{11}H_{14}N_2S$, Strukturformel: s. Abb.; $M_r$ 206.32; Schmp. 178–179 °C (kristallisiert aus Methanol); **Wirk.:** Breitband-Anthelminthikum*; führt zu einer Lähmung an der motor. Endplatte, Hemmung der Cholinesterase, Würmer werden lebend eliminiert; geringe Resorptionsquote; **Ind.:** Befall mit Oxyuren, Ascariden, Hakenwürmern, Amerikanischem Hakenwurm; **Kontraind.:** Vorsicht bei Schwangerschaft; **UAW:** Kopfschmerz, Schwindel, selten Verdauungsstörungen; **Dos.:** p. o. 1-mal abends 10 mg/kg KG; HWZ 26 h. Gebräuchl. ist Pyrantelembonat.

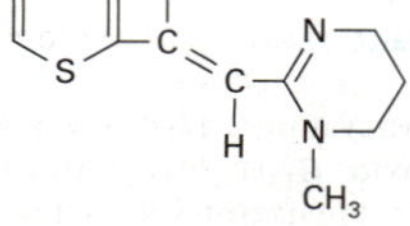

**Pyrantel**

**Pyrazin:** 1,4-Diazin, *p*-Diazin; $C_4H_4N_2$, Strukturformel: s. Verbindungen, heterocyclische (Abb. dort); $M_r$ 80.09; Schmp. 54 °C; Sdp. 116 °C; lösl. in Wasser, Ethanol, Diethylether; Derivate: Phenazin*-Farbstoffe, Piperazin*.

**Pyrazinamid** (INN): Pyrazinamidum Ph.Eur.; CAS-Nr. 98-96-4; $C_5H_5N_3O$, Strukturformel: s. Abb.; $M_r$ 123.11; Schmp. 189–191 °C (kristallisiert aus Wasser od. Ethanol; polymorph); lösl. in Wasser 15 mg/mL, in Methanol 13.8 mg/mL, in absolutem Ethanol 5.7 mg/mL, in Isopropanol 3.8 mg/mL, in Ether 1.0 mg/mL, in Isooctan 0.01 mg/mL, in Chloroform 7.4 mg/mL; p$K_S$ der konjugierten Säure 0.5; **Wirk.:** Antituberkulotikum* mit bakteriziden Eigenschaften, Wirk. ist pH-abhängig; **Ind.:** Initialtherapie einer verkäsenden Tuberkulose; **UAW:** Leberfunktionsstörungen v. a. bei Kombination mit 4-Aminosalicylsäure*; **Dos.:** p. o.; <50 kg KG: 1.5 g/d, 50–75 kg KG: 2.0 g/d, >75 kg KG: 2.5 g/d; Kinder: 30 mg/kg KG/d; max. Behandlungsdauer 2 Monate; HWZ 6 h.

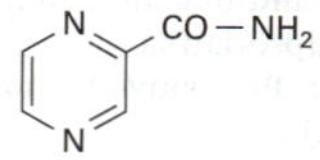

**Pyrazinamid**

**Pyrazino[2,3-*d*]pyrimidin:** s. Pteridin.

**1*H*-Pyrazol:** 1,2-Diazol; $C_3H_4N_2$, Strukturformel: s. Abb.; $M_r$ 68.08; Isomer des Imidazols*; Schmp. 69–70 °C; Sdp. 185 °C; leicht lösl. in Wasser, Ethanol, Ether, Benzol; Geruch pyridinähnlich; sehr beständige Verb. vom Charakter einer einbasigen Säure, lässt sich leicht sulfurieren u. nitrieren; durch Reduktion, z. B. mit Natrium u. Alkohol, entstehen die unbeständigeren **Pyrazoline.** Ein Oxoderivat des Pyrazolins ist das **Pyrazolon,** von dem sich eine Reihe wichtiger Analgetika* (z. B. Phenazon*) sowie die Pyrazolon-Farbstoffe (z. B. Tetrazin*) ableiten.

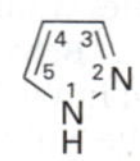

**1*H*-Pyrazol**

**Pyrazoline:** s. 1*H*-Pyrazol.

**Pyrazolonum phenyldimethylicum:** s. Phenazon.

**Pyrazolonum phenyldimethylicum salicylicum:** s. Phenazonsalicylat.

**Pyren:** Benzo[*def*]phenanthren; $C_{16}H_{10}$, Strukturformel: s. Abb.; $M_r$ 202.2; Schmp. 150 °C; Sdp. 393 °C; unlösl. in Wasser, lösl. in Benzol u. Diethylether; **Vork.:** in Spuren im Steinkohlenteer (s. Pix Lithanthracis).

**Pyrethri flos:** s. Tanacetum cinerariifolium.

**Pyrethrine:** Inhaltsstoffe von Tanacetum* cinerariifolium u. a. Chrysanthemum-Arten; chem. handelt

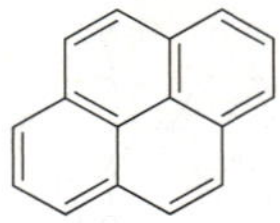

**Pyren**

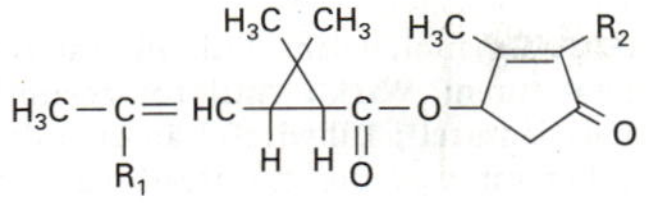

| | $R_1$ | $R_2$ |
|---|---|---|
| Pyrethrin I | $CH_3$ | $CH_2-CH=CH-CH=CH_2$ |
| Pyrethrin II | $COOCH_3$ | $CH_2-CH=CH-CH=CH_2$ |
| Cinerin I | $CH_3$ | $CH_2-CH=CH-CH_3$ |
| Cinerin II | $COOCH_3$ | $CH_2-CH=CH-CH_3$ |
| Jasmolin I | $CH_3$ | $CH_2-CH=CH-CH_2-CH_3$ |
| Jasmolin II | $COOCH_3$ | $CH_2-CH=CH-CH_2-CH_3$ |

**Pyrethrine**

es sich um opt. aktive Ester aus der Chrysanthemumsäure od. der Pyrethrinsäure u. den Hydroxyketonen Pyrethrolon, Cinerolon u. Jasmolon (s. Abb.; s. Tanacetum cinerariifolium, Pyrethri flos); in Wasser unlösl., leicht lösl. in org. Lösungsmitteln (z.B. in Petroleum); die Haltbarkeit der Wirkstoffe ist im Freiland sehr gering, da sie durch Luft u. Sonnenlicht rasch inaktiviert werden. Der Zusatz von Antioxidanzien, wie z.B. Hydrochinon od. Resorcinol, erhöht die Stabilität u. Lagerfähigkeit der natürl. vorkommenden Pyrethrine. **Wirk.:** Insektizide*; als Kontaktinsektizide sind sie für wechselwarme Tiere wie Insekten, Milben, Würmer stark giftig (Muskel- u. Nervengift) u. nicht nützlingschonend. Die Anfangswirkung setzt rasch ein, d.h. innerhalb weniger Minuten ist das Insekt unfähig sich zu bewegen od. wegzufliegen. Pyrethrin I ist 10-mal so wirksam wie Pyrethrin II. Oft wirken die natürl. P nicht tödl., da sich das Gift sehr rasch im Insekt enzymat. abbaut. Durch Zusatz von Synergisten, die eine Methylendioxy-Gruppe enthalten (z.B. Piperonylbutoxid*), wird dieser enzymat. Entgiftungsprozess gehemmt. Das spielt v.a. bei der Bekämpfung von Fliegen eine wichtige Rolle. Oft werden zur sicheren Abtötung von Insekten noch Phosphorsäureester od. Carbamate zugesetzt. Für Menschen u.a. gleichwarme Lebewesen sind die natürl. P. nicht giftig, da sie über die Hautoberfläche kaum resorbiert werden. Aufgrund hoher Herstellungskosten u. geringer Haltbarkeit werden sie meistens durch ihre synthet. Analoga (Pyrethroide*) ersetzt; s. Schädlingsbekämpfungsmittel (Tab. dort).

**Pyrethroide:** synthet. Strukturverwandte der natürl. vorkommenden Pyrethrine*; da die Kosten für die Gew. der Pyrethrine hoch sind, suchte man nach chem. ähnl. Verb., die ebenfalls geringe Toxizität gegenüber gleichwarmen Tieren u. dem Menschen besitzen; z.B. Allethrin (ein Allylhomologes des Cinerins I), Tetramethrin (hat eine noch raschere Wirk. als Pyrethrin I); weitere häufig verwendete Pyrethroide: Permethrin*, Cypermethrin*, Cyfluthrin, Deltamethrin*, Fenvalerat*, Lambdacyhalothrin, Flucythrinat besitzen eine schnell einsetzende Kontakt- u. Fraßwirkung gegen fast alle Insekten. Die künstl. hergestellten Pyrethroide sind chem. stabiler als die Pyrethrine. **Anw.:** **1.** (med.) Antiparasitika* gegen Kopf-, Filz- u. Kleiderläuse (Läusemittel*) sowie Krätzemilben: Allethrin u. Permethrin; **2.** (techn.) Schädlingsbekämpfungsmittel*.

**Pyrethrum:** s. Tanacetum cinerariifolium; Anacyclus x officinarum.

**Pyrethrum cinerariifolium** Trev.: s. Tanacetum cinerariifolium.

**Pyrethrumwurzel:** s. Anacyclus x officinarum (Radix Pyrethri germanici).

**Pyretika:** s. Antipyretika.

**$P2Y_{12}$-Rezeptor-Antagonisten:** s. Adenosindiphosphat-Rezeptor-Antagonisten.

**Pyricarbat** (INN): Pyridinolcarbamat; 2,6-Bis(methyl-carbamoyloxy-methyl)-pyridin; CAS-Nr. 1882-26-4; $C_{11}H_{15}N_3O_4$; $M_r$ 253.26; Schmp. 136–137 °C; lösl. in heißem Wasser; nicht mehr im Handel befindl. Arteriosklerosemittel*; **UAW:** gastrointestinale Störungen, Benommenheit.

**Pyridazin:** *o*-Diazin; 1,2-Diazin; $C_4H_4N_2$, Strukturformel: s. Verbindungen, heterocyclische (Abb. dort); $M_r$ 80.09; Schmp. −8 °C; Sdp. 208 °C; farblose, mit Wasser, Ethanol u. Diethylether mischbare Flüssigkeit.

**Pyridin:** Pyridinum; Azabenzol; $C_5H_5N$, Strukturformel: s. Abb.; $M_r$ 79.1; D. 0.979–0.982; Schmp. −41 °C; Sdp. 114–116 °C; schwache Base; $pK_S$ 5.19 (konjugierte Säure); farblose, scharf riechende Flüss., mischbar mit Wasser, Ethanol, Ether, Benzin, fetten Ölen; **Gew.:** Destillation des Steinkohlenteers (s. Pix Lithanthracis); **Anw.:** **1.** (techn.) als Lösungsmittel, zur Denaturierung von Spiritus, zur Schädlingsbekämpfung (Bremsenöl, Mückensalbe 1:100), als Steigflüssigkeit in der Papierchromatographie; zu Synthesen, z.B. für Alkaloide, Farbstoffe, Piperidin; **2.** (med.) obsolet; früher innerl. selten als Sedativum* bei Asthma* bronchiale, Dyspnoe*, Angina pectoris*, Keuchhusten*, auch zu Inhalationen; **Gesch.:** erstmalig von Anderson 1851 aus Tieröl (Oleum animale aethereum) gewonnen. **Homologe des Pyridins:** u.a. Picoline (Methylpyridine), Lutidine (Dimethylpyridine), Kollidine (Trimethylpyridine) sind Grundstrukturen vieler Alkaloide u. wichtiger Arzneistoffe: Nicotin*, Trigonellin*, Piperidin*, Coniin*, Lobelin*.

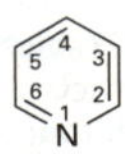

**Pyridin**

**Pyridin-aldoxim-methyliodid:** s. Pralidoximiodid.

**Pyridinalkaloide:** Alkaloide* mit einem Pyridin*-Grundgerüst, z.B. Nicotin*, Arecolin*, Trigonellin* sowie Gentiana- u. Valeriana-Alkaloide; **Biosynthese:** die Biosynthese erfolgt entweder über Nicotinsäure* od. es handelt sich um Produkte des Terpenstoffwechsels; **Vork.:** in höhereren Pflanzen, vielfach auch als Stoffwechselprodukte in Mikroorganismen.

**Pyridinbasen:** Gemisch von basischen Verb., die bei der trockenen Destillation von stickstoffhaltigen Kohlenstoffverbindungen (Pix Lithanthracis*, Oleum animale) gewonnen werden; farblose Flüss.; **Anw.:** (techn.) zur Denaturierung von Weingeist (Ethanol).

**Pyridin-3-carbonsäure:** s. Nicotinsäure.

**Pyridincarbonsäureamid:** s. Vitamin B (Nicotinamid).

**Pyridin-3-carbonsäurediethylamid:** s. Nicethamid.

**Pyridin-4-carbonsäurehydrazid:** s. Isoniazid.

**Pyridincarboxamid:** s. Vitamin B (Nicotinamid).

**3-Pyridinmethanol:** s. Nicotinylalkohol.

**Pyridinolcarbamat:** s. Pyricarbat.

**Pyridinum aminocarbonicum:** s. Vitamin B (Nicotinamid).

**Pyridopyrimidincarbonsäure-Derivate:** s. Chinolone.

**Pyridostigminbromid** (INN): Pyridostigmini bromidum Ph.Eur.; 1-Methyl-3-dimethylcarbamoyloxypyridinium-bromid; CAS-Nr. 101-26-8; $C_9H_{13}BrN_2O_2$, Strukturformel: s. Abb.; $M_r$ 261.14; Schmp. 152–154 °C (kristallisiert aus absolutem Ethanol); lösl. in ca. 1 T. Wasser od. Ethanol, fast unlösl. in Ether, Aceton, Benzol; **Wirk.:** Parasympathomimetikum* (Cholinesterase-Inhibitor); **Ind.:** Myasthenia gravis pseudoparalytica, Aufhebung der Wirk. nicht depolarisierender Muskelrelaxanzien*; **UAW:** Übelkeit, Erbrechen, abdominale Krämpfe, Diarrhö, Schweißausbruch, Harndrang, Bradykardie.

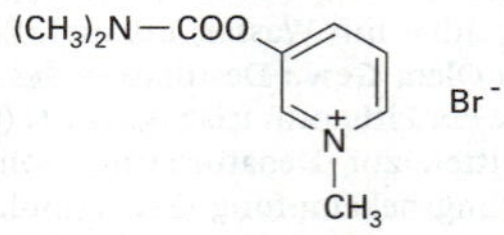


Pyridostigminbromid

**Pyridoxal:** s. Vitamin B (Vitamin $B_6$).

**Pyridoxalphosphat:** s. Vitamin B (Vitamin $B_6$).

**Pyridoxamin:** s. Vitamin B (Vitamin $B_6$).

**Pyridoxin** (INN): s. Vitamin B (Vitamin $B_6$).

**Pyridoxinhydrochlorid:** s. Vitamin B (Pyridoxinhydrochlorid).

**Pyridoxinhydrochlorid-Injektionslösungen 50 mg/mL:** Pyridoxini hydrochloridi solutio iniectabilis 50 mg/mL; Darst: Ph.Helv., 5.0 T. Pyridoxinhydrochlorid wird in Wasser für Injektionszwecke zu 100.0 mL gelöst; **Anw.:** s. Vitamin B (Vitamin $B_6$).

**Pyridoxinhydrochlorid-Tabletten:** s. Compressi Pyridoxinii hydrochlorici.

**Pyridoxini hydrochloridum:** s. Vitamin B (Pyridoxinhydrochlorid).

**Pyridoxol:** s. Vitamin B (Vitamin $B_6$).

**Pyridyl-acethydrazidchlorid:** s. Girard-Reagenz P.

**Pyrilamin:** s. Mepyramin.

**Pyrimethamin** (INN): Pyrimethaminum Ph.Eur., Pirimethamin; 5-(4-Chlorphenyl)-6-ethylpyrimidin-2,4-diamin; CAS-Nr. 58-14-0; $C_{12}H_{13}ClN_4$, Strukturformel: s. Abb.; $M_r$ 248.7; Schmp. 238–242 °C; weißes, krist. Pulver; unlösl. in Wasser,

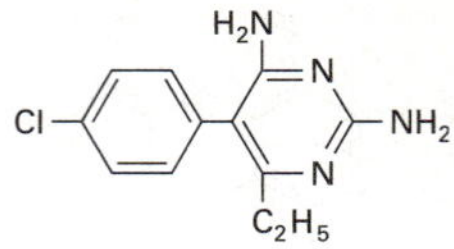


Pyrimethamin

lösl. in 200 T. Ethanol, leicht lösl. in warmen, verd. Mineralsäuren; **Wirk.:** Antiprotozoenmittel*, Antimalariamittel*; Dihydrofolsäurereduktasehemmer; hemmt v. a. die extraerythrozytären Formen von Plasmodium falciparum; **Ind.:** Malaria tropica in Kombination mit Sulfadoxin*, sollte aber nur noch als Notfallarzneimittel verwendet werden; Toxoplasmose auch in Kombination mit Sulfadiazin*; **Kontraind.:** schwere Blutbildveränderungen; **WW:** Folsäure-Inhibitoren, myelosuppressive Substanzen: Absenken des Folsäuremetabolismus; Trimethoprim/Sulfonamid: Megaloblastenanämie (gelegentl.); Lorazepam: Lebertoxizität; Methotrexat: bei Kindern mit Leukämie u. Befall des ZNS Gefahr von Krampfanfällen erhöht; Antimalariamittel: Krampfanfälle; Daunorubicin, Cytarabin: Knochenmarkaplasie (z. T. tödlich) bei akuter myeloischer Leukämie; Chinin, Warfarin: Verstärkung der Wirksamkeit u. Toxizität durch erhöhten Plasmaspiegel dieser Substanzen; Antacida, Kaolin: erniedrigte Absorption von P.; **UAW:** bei längerer Gabe sind Blutbildschäden mögl.; Zunahme der Zahl der resistenten Plasmodium-falciparum- u. P.-vivax-Stämme; die P./Sulfadoxin-Kombination ist zur Malariaprophylaxe* nicht mehr zu empfehlen; **Dos.:** bei Toxoplasmose p. o. 50–75 mg P. kombiniert mit 1–4 g Sulfonamid; HWZ 92 h.

**Pyrimidin:** 1,3-Diazin; $C_4H_4N_2$, Strukturformel: s. Pyrimidinbasen (Abb. dort); $M_r$ 80.1; Schmp. 20–22 °C; Sdp. 124 °C; aromat. Heterocyclus mit 2 Stickstoffatomen in *m*-Stellung; **Pyrimidine:** vom Pyrimidinring abgeleitete Naturstoffe; z. B. Nucleosid*-Analoga, Pterine*, Purine*, Vitamine*, Ureide* (z. B. Barbiturate*).

**Pyrimidinbasen:** in Nucleinsäuren* enthaltene Pyrimidinderivate; **Vertreter:** u. a. Uracil* (2,4-Dihydroxy-pyrimidin), Thymin* (2,4-Dihydroxy-5-methyl-pyrimidin) u. Cytosin* (4-Amino-2-hydroxy-pyrimidin); Strukturformeln: s. Abb.; die Hyd-

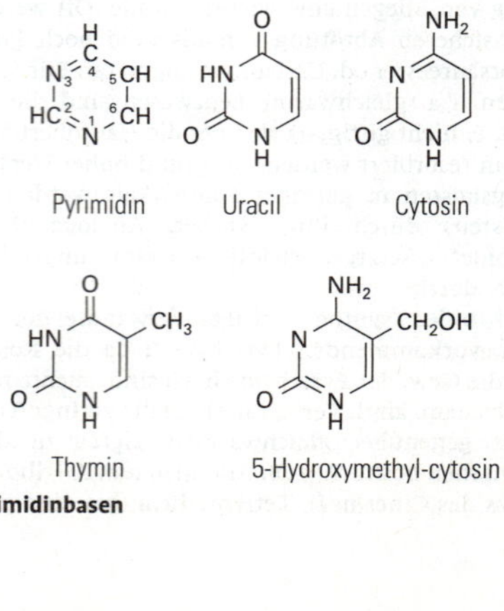


Pyrimidinbasen

roxygruppen sind zur Tautomerie* befähigt. Durch Substitution entstehen die seltenen Pyrimidinbasen, die gehäuft in tRNA* vorkommen. 5-Hydroxymethyl-cytosin kommt in der DNA versch. Organismen vor. **Biosynthese:** über Orotsäure* als Zwischenstufe aus Carbamylphosphat u. Asparaginsäure*; **Abbau:** über entspr. 5,6-Dihydroverbindungen (Dihydrouracil, Dihydrotyramin) weiter durch oxidative Ringöffnung zu $CO_2$, $NH_3$ u. $\beta$-Alanin* bzw. $\beta$-Amino-isobuttersäure; Reutilisation ist mögl., jedoch Zusammenhänge weniger gut untersucht als bei Purinbasen (s. Purin); **Anw.:** als Zytostatika*, z. B. Fluorouracil*; **Toxikol.:** Pyrimidinstoffwechselstörungen sind selten. Pyrimidinbasenanaloga (Antipyrimidine) wirken als Antimetaboliten* u. hemmen selektiv die Pyrimidinbiosynthese.

**Pyrit:** s. Eisen(II)-sulfid (Eisen(II)-disulfid).

**Pyrithion-Zink** (INN): Bis(1-hydroxy-2-(1*H*)-pyridin-thionato)-Zink; CAS-Nr. 1121-30-8; $C_{10}H_8N_2S_2Zn$; in Österreich u. der Schweiz im Handel befindl. Antiseborrhoikum*; in Deutschland nur als Hilfsstoff ; **Ind.:** starke Kopfschuppen.

**Pyrithioxin:** s. Pyritinol.

**Pyritinol** (INN): Pyrithioxin, Bis(3-hydroxy-4-hydroxymethyl-2-methylpyridyl-5-methyl)-disulfid; 5,5′-(2,3-Dithiatetramethylen)bis(3-hydroxy-2-methylpyridin-4-methanol); CAS-Nr. 1098-97-1; $C_{16}H_{20}N_2O_4S_2$; $M_r$ 368.48; Schmp. 218–220 °C; **Wirk.:** Antidementivum*; soll u. a. die Glucoseaufnahme u. -verwertung im Gehirn erhöhen u. den Hirnstoffwechsel anregen; **Ind.:** symptomat. Behandlung von chron. hirnorganisch bedingten Leistungsstörungen bei dementiellen Syndromen; als Adjuvans bei Folgezuständen nach Schädel-Hirn-Trauma; **UAW:** gastrointestinale Störungen, Hautveränderungen, Schlafstörungen, erhöhte Erregbarkeit, Kopfschmerz, Leberfunktionsstörungen, Proteinurie; **Dos.:** p. o. $3 \times 0.2$ g/d; HWZ 2.5 h. Gebräuchl. ist Pyritinol-dihydrochlorid-Monohydrat (Strukturformel: s. Abb.).

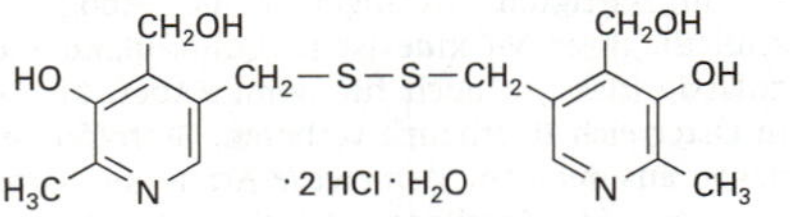


**Pyritinol**

**Pyro-** (gr. pyr Feuer): Vorsilbe für Verb., die inf. Glühens eine Wasserabspaltung erfahren haben u. daher weniger $H_2O$ chem. gebunden enthalten als verwandte Verb., z. B. Pyrophosphate, Pyrosulfate, Pyrosulfite; heute meist durch die Vorsilbe Di-* ersetzt.

**Pyroborsäure:** s. Borsäure.

**Pyrocatechin:** s. Brenzcatechin.

**Pyrocatechol:** s. Brenzcatechin.

**Pyrogallin:** s. Pyrogallol.

**Pyrogallol:** Acidum pyrogallicum, Pyrogallolum; Pyrogallin, Pyrogallussäure, Trioxybenzol, Brenzgallussäure; Benzol-1,2,3-triol; $C_6H_3(OH)_3$; $M_r$ 126.11; D. 1.463; Schmp. 131–132 °C; Sdp. 309 °C; leichte, weiße, glänzende Blättchen od. Nadeln von bitterem Geschmack, die sich an der Luft allmähl. bräunl. färben; leicht lösl. in Wasser, Ethanol, Ether, sehr schwer lösl. in Chloroform u. Benzol; **Darst.:** Erhitzen von Gallussäure im Autoklaven; **Off.:** DAB, ÖAB, Ph.Helv.; **Anw.:** **1.** (techn.) in der Fotografie u. zum Gerben. **2.** (kosmet.) zum Haarfärben (starkes Reduktionsmittel); **3.** (med.) obsolet; früher äußerl. bei Psoriasis* u. Lupus* erythematodes; **Toxikol.:** giftig, auch bei äußerl. Anw.; Haut färbt sich schwarz, gastrointestinale Störungen, Leber- u. Nierenschäden, Methämoglobinurie, Hämaturie, Kreislaufkollaps, Krämpfe, Koma uraemicum, Harn grünschwarz; $LD_{50}$ p. o. 789 mg/kg KG (Ratte).

**Pyrogallussäure:** s. Pyrogallol.

**Pyrogene:** syn. pyrogene Substanzen; fiebererzeugende Stoffe; Substanzen aus apathogenen u. pathogenen Bakt., Pilzen u. Viren, die zur Phagozytose befähigte Zellen zur Synthese von Interleukinen* u. TNF*-$\alpha$ anregen; bewirken im Temperaturzentrum eine erhöhte Wärmeproduktion u. eine verminderte Wärmeabgabe; die am stärksten wirksamen P. stammen von gramnegativen Bakt. u. werden überwiegend den Endotoxinen (s. Toxine) zugeordnet; chem. stellen sie Lipopolysaccharide* dar, die neben Zuckern auch Glucosamin enthalten. P. sind relativ hitzestabil u. dialysierbar u. werden erst über 200 °C bei längeren Einwirkungszeiten zerstört. Virus-P. sind leichter hitzeinaktivierbar. **Bedeutung:** **1.** (klin.) v. a. bei Injektion od. Infusion pyrogenhaltiger Flüss., Stabilisatorlösung, bei Verw. bakteriell verunreinigter Blutprodukte, Injektionsspritzen usw.; **2.** (pharmaz.) **a)** **Einschleppung:** bei der Erzeugung von Parenteralia* durch das Prozesswasser bzw. durch Rohstoffe; **b)** **Eliminierung:** Verw. von keimfreien Substanzen u. Lösungsmitteln, Arbeiten unter sterilen bzw. asept. Bedingungen; teilweise Inaktivierung durch Behandlung mit Ozon* od. Peressigsäure*; Eliminierung durch Filtration mit Cellulose-Asbest-Filtern, asbestfreien Tiefenfiltern* auf Cellulosebasis, Aktivkohlefiltern u. Molekularfiltern möglich; **c)** **Prüfung:** Kaninchentest*, Limulustest*.



**Pyrogenium:** **Hom.:** Extrakt aus autolysiertem Ochsenfleisch; verordnet z. B. bei septiformem Fieber*.

**Pyrogentest:** Prüfung auf Pyrogene* mittels Kaninchentest* od. Limulustest*.

**Pyrola:** Pirola; Wintergrün, Gattung der Fam. Ericaceae* (früher Pyrolaceae).

**Pyrola umbellata:** s. Chimaphila umbellata.

**Pyrolusit:** s. Mangandioxid.

**Pyrolyse:** Zersetzung chem. Verb. durch starkes Erhitzen.

**Pyron:** heterocycl. Verbindung; Strukturformel: s. Abb.; **Formen:** **1.** $\alpha$-Pyron; Cumalin; D. 1.2; Schmp. 5 °C; Sdp. 206 °C; eine Cumarin ähnl. riechende, ölige Flüss.; **2.** $\gamma$-Pyron; D. 1.19; Schmp. 32 °C; Sdp. 217 °C; farblose Kristalle; Ausgangssubstanz vieler Naturstoffe, z. B. Chelidonsäure*

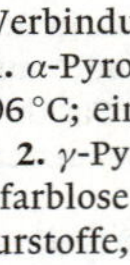


**Pyron**

(γ-Pyron-α-α'-dicarbonsäure), Anthocyane*, Flavone*, Hämatoxylin*.

**Pyrophosphate:** s. Phosphorsäuren.

**Pyrophosphorsäure:** s. Phosphorsäuren.

**Pyroschwefelsäure:** s. Dischwefelsäure.

**Pyrosis:** s. Sodbrennen.

**Pyrosulfate:** s. Disulfate.

**Pyrosulfite:** s. Disulfite.

**Pyroxilinum:** s. Cellulosenitrat.

**Pyrrodiazol:** s. Triazole.

**Pyrrol:** Imidol; $C_4H_4NH$, Strukturformel: s. Abb.; $M_r$ 67.09; D. 0.968; Sdp. 131 °C; farblose, stark lichtbrechende, brennbare Flüss. von chloroformartigem Geruch, die sich an der Luft rasch braun färbt; lösl. in Ethanol, Ether, wenig lösl. in Wasser; **Vork.:** Best. des Steinkohlen-, Braunkohlen-, Schiefer- u. Knochenteers; P. ist der Grundkörper wichtiger Naturprodukte u. zahlreicher synthet. Substanzen; zu den natürl. Pyrrolderivaten zählen u. a.: Indican*, der Stammkörper des Indigo*, die Blut-, Gallen- u. Blattfarbstoffe (Chlorophyll*), viele Alkaloide, wie Nicotin*, Atropin*, Cocain*; auch in Eiweißsubstanzen wie Horn u. Gelatine sind P.-Derivate enthalten; **Herst.:** aus Butindiol u. Ammoniak unter Druck; **Hinweis:** P. muss gut verschlossen, feuersicher u. vor Licht geschützt aufbewahrt werden; **Nachw.:** ein mit Salzsäure betupfter Fichtenspan färbt sich mit P. rot.

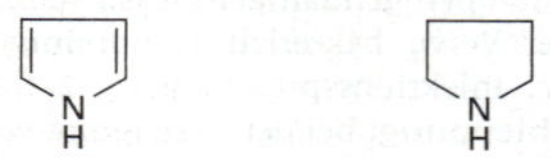

**Pyrrol:** Strukturformeln von Pyrrol (links) u. Pyrrolidin (rechts)

**Pyrrolfarbstoffe:** **1.** s. Chlorophyll; **2.** s. Porphin; **3.** s. Porphyrine.

**Pyrrolidin:** Tetrahydropyrrol; $C_4H_9N$; $M_r$ 71.12; Strukturformel: s. Pyrrol (Abb. dort); D. 0.852; Sdp. 87–88 °C; farblose, stark ammoniakal. riechende, brennbare Flüss., lösl. in Ethanol, Ether, Chloroform u. vielen org. Lösungsmitteln; mit Wasser mischbar; **Vork.:** natürl. im Tabak (s. Nicotiana tabacum), in den Blättern der Möhre (s. Daucus carota); Stammkörper der Aminosäuren Prolin* u. Hydroxyprolin*; **Anw.:** (techn.) zu org. Synthesen, als Katalysator, Zwischenprodukt bei der Herst. von Kunststoffen, als Lösungsvermittler für saure Chemikalien.

**Pyrrolidinalkaloide:** einfache Alkaloide* mit Pyrrolidin*-Grundgerüst (Strukturformel: s. Pyrrol, Abb. dort); **Biosynthese:** die Biosynthese erfolgt entweder über Prolin* (u. a. bei Betonicin u. Stachydrin, enthalten z. B. in Stachys* officinalis) od. wie die Tropanalkaloide* aus Ornithin u. Essigsäure (u. a. Hygrin u. Cuskhygrin*, enthalten z. B. in den Blättern von Solanaceae* u. Erythroxylum* coca).

**Pyrrolidinomethyltetracyclin:** s. Rolitetracyclin.

**2-Pyrrolidon:** 2-Ketopyrrolidin, γ-Butyrolactam; $C_4H_7NO$, Strukturformel: s. Abb.; $M_r$ 85.10; D. 1.12; Schmp. 25 °C; Sdp. 245 °C; gut lösl. in Wasser, Ethanol, Benzol; **Anw.:** (chem.) als Zwischenprodukt für chem. Synthesen.

**Pyrrolin:** Dihydropyrrol; $C_4H_7N$, Strukturformel: s. Abb.; $M_r$ 69.10; D. 0.91; Sdp. 91 °C; farblose

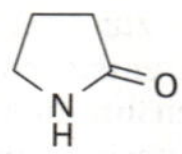

**2-Pyrrolidon**

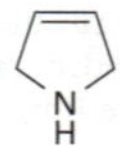

**Pyrrolin**

Flüss.; **Darst.:** aus Pyrrol* durch Reduktion mit Zinkstaub in Eisessig.

**Pyrrolizidin:** 4-Aza-bicyclo[3,3,0]octan; Grundkörper der Pyrrolizidinalkaloide*.

**Pyrrolizidinalkaloide:** zu den Esteralkaloiden* gehörende Aminoalkohole (Diole) mit Pyrrolizidin* als Grundgerüst, das mit ein- od. zweibasigen terpenoiden Säuren verestert ist; die Säuren enthalten bevorzugt 5 (z. B. Angelicasäure*) od. 10 C-Atome, die in α- od. δ-Position hydroxyliert sind (Necsäuren); **Vork.:** natürl. v. a. in Senecio-Arten (der größten Gattung der Fam. Asteraceae), aber auch in anderen Asteraceae sowie in Fam. Boraginaceae u. Fabaceae; **Biosynthese:** ausgehend von 2 Molekülen Ornithin*, die zu Putrescin* decarboxyliert werden u. sich nach oxidativer Desaminierung zu bicycl. Necinen (1-Hydroxymethylpyrrolizidine) verknüpfen; durch Oxidation können in der Folge auch monocycl. Otonecine (z. B. Senkirkin in Tussilago farfara) entstehen; **Toxikol.:** P. mit einer Allylesterstruktur ($\Delta^1$-Doppelbindung im Pyrrolizidin) bilden in der Leber Dehydroderivate, welche stark alkylierend (z. B. auf DNA) u. somit überaus hepatotoxisch u. kanzerogen wirken. Da diese Naturstoffgruppe ohne therapeut. Wert zu sein scheint, ist bei der Anw. von pyrrolizidinalkaloidhaltigen Drogen eine Nutzen-Risiko-Abwägung dringend erforderlich. Die Abgabe von Arzneimitteln mit einem Gesamtgehalt von 0.1 mg/kg (0.1 ppm, 0.000 01 %) P. mit einem 1,2-ungesättigten Necingerüst (s. Abb.) einschließl. ihrer *N*-Oxide ist in Deutschland nicht zulässig (das gilt auch für hom. Zuber. bis D6), in Österreich überhaupt verboten. Betroffen sind davon aus der Fam. Asteraceae Arten der Gattungen Senecio, Tussilago, Petasites, Eupatorium, Brachyglottis, Erechthites u. Cineraria sowie aus der Fam. Boraginaceae Arten der Gattungen Symphytum (auch äußerliche Anw.), Cynoglossum, Lithospermum, Borago, Alkanna, Anchusa, Heliotropium.

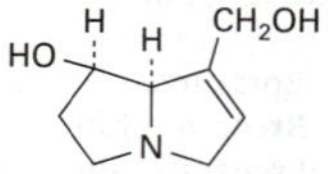

**Pyrrolizidinalkaloide:** Retronecin als Beispiel für ein 1,2-ungesättigtes Necin

**Pyrus aucuparia** (L.) Gaertn.: s. Sorbus aucuparia.

**Pyrus communis** L.: Pyrus domestica Medik. non (L.) Sm.; Birnbaum; Fam. Rosaceae; nur kultiviert bekannt; die Früchte (Birnen) enthalten im Ggs. zu den Äpfeln (s. Malus domestica) Arbutin*, aber kein Phlorizin*.

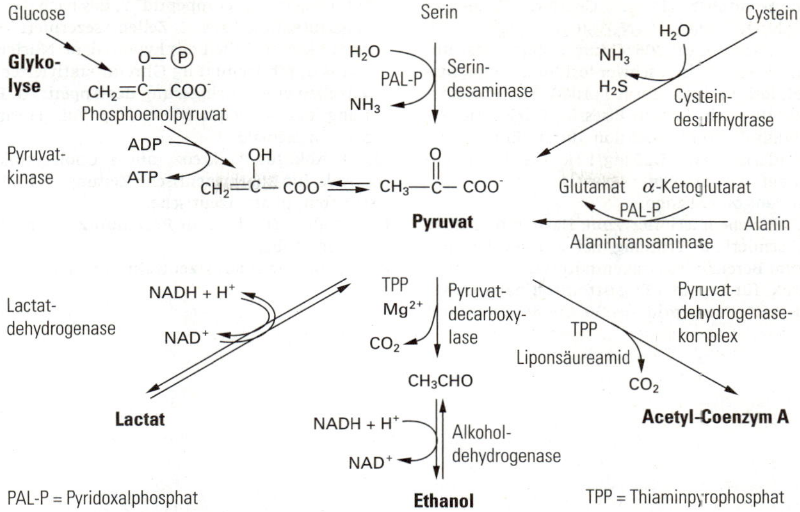


**Pyruvat:** die zentrale Stellung des P. im Stoffwechsel [12]

**Pyrus malus:** s. Malus domestica.

**Pyruvat:** Anion (Salz) der Brenztraubensäure*; ein wichtiges Zwischenprodukt im anaeroben u. aeroben Stoffwechsel (s. Abb.). **Biosynthese: 1.** bei der Glykolyse* aus Phosphoenolpyruvat. Dies ist ein Enolester mit einer energiereichen Bindung, bei deren Hydrolyse 50.24 kJ/mol frei werden. Unter der Katalyse der Pyruvatkinase wird die freie Energie zur Übertragung der Phosphatgruppe auf ADP unter Bildung von ATP verwendet; **2.** beim Stoffwechsel bestimmter Aminosäuren, bes. durch die Transaminierung von Alanin, die Desaminierung von Serin u. Desulfhydrierung von Cystein. **Stoffwechsel: 1.** P. wird bei der anaeroben Glykolyse zu Lactat reduziert; **2.** bei der anaeroben alkohol. Gärung wird P. zu Ethanol umgewandelt; **3.** unter aeroben Bedingungen wird P. mittels des Pyruvatdehydrogenasekomplexes* oxidativ zu Acetyl-Coenzym A decarboxyliert. Dieser Prozess ist für versch. andere Stoffwechselwege von Bedeutung. Vollständige Oxidation von einem Molekül P. liefert über den Tricarbonsäurezyklus* 15 Moleküle ATP (14 durch Atmungskettenphosphorylierung*, 1 durch Substraphosphorylierung* bei der Umwandlung von Succinyl-Coenzym A zu Succinat); **4.** P. wird zu Oxalacetat carboxyliert, s. Carboxylierung. Diese Reaktion stellt den ersten Schritt der Gluconeogenese* dar. **5.** bei der Luftstickstoffbindung unterliegt P. einer phosphoroklastischen Spaltung in Acetylphosphat u. $CO_2$.

**Pyruvatcarboxylase:** zu den Carboxylasen* gehörende biotinabhängige Ligase (s. Enzyme) tier. u. pflanzl. Herkunft, welche die Anlagerung von $CO_2$ an Pyruvat* katalysiert;

$$\text{Pyruvat} + CO_2 + \text{ATP} + H_2O \overset{Mn^{2+}}{\rightleftharpoons} \text{Oxalacetat} + \text{ADP} + P_i$$

Das Enzym ist prakt. inaktiv bei Abwesenheit von Acetyl*-Coenzym A (positiver alloster. Effekt). **Bedeutung:** i. R. der Gluconeogenese*; Beispiel für eine $CO_2$-Fixierung im tier. Organismus.

**Pyruvatdehydrogenasekomplex:** Multienzymkomplex, der aus 3 Teilenzymen besteht, einer Thiamindiphosphat-haltigen Dehydrogenase*, einer Decarboxylase* u. einer Transferase (s. Enzyme), die als Transacetylase für die Acetylübertragung verantwortl. ist; für diese Übertragung dient ein kovalent über die $\varepsilon$-$NH_2$-Gruppe des Lysins* der Transferaseuntereinheit verbundener Liponsäurerest. Außer der katalyt. Funktion hat die Transferasekomponente auch eine zentrale strukturelle Bedeutung zur Fixierung der beiden anderen Teilenzyme. Die Pyruvatdehydrogenase ist verantwortl. für die Bildung von Acetyl*-Coenzym A aus Pyruvat*. Diese Schlüsselreaktion im Stoffwechsel wird 3-fach kontrolliert: **1.** Der Enzymkomplex wird durch Acetyl-CoA u. NADH gehemmt. Die Hemmung wird aufgehoben durch CoA u. $NAD^+$. **2.** Die Enzymaktivität ist abhängig von der Energiesituation der Zelle. GTP wirkt hemmend, AMP aktivierend. **3.** Der Komplex wird gehemmt, wenn ein spezif. Serinrest der Pyruvatdecarboxylase durch ATP phosphoryliert wird. Diese Phosphorylierung* wird durch Pyruvat u. ADP blockiert. Reaktivierung des Komplexes erfolgt durch Abspaltung der Phosphatgruppe durch eine spezif. Phosphatase*.

**Pyruvatkinase:** Phosphoenolpyruvatkinase; zu den Kinasen* gehörende, weit verbreitete, von Metall-Ionen abhängige Transferase (s. Enzyme), welche die Bildung von ATP (Substratphosphorylierung*) u. Pyruvat* über Phosphoenolpyruvat (Abk. PEP) katalysiert: PEP + ADP ⇌ Pyruvat + ATP (s. Glykolyse); **Vork.:** in Hefe, Muskel, Leber, Erythrozyten u. anderen Organen bzw. Zellen.

**Pyruvatphosphatdikinase:** s. Hatch-Slack-Kortschak-Zyklus.

**pyruvic acid:** s. Brenztraubensäure.

**Pyrviniumembonat** (INN): CAS-Nr. 3546-41-6; $C_{75}H_{70}N_6O_6$, $[(C_{26}H_{28}N_3)^+]_2(C_{23}H_{14}O_6)^{2-}$; $M_r$ 1151.44; Schmp. ca. 206 °C (unter Zers.); fast unlösl. in Wasser, Ether, schwer lösl. in Ethanol, Methanol, lösl. in Chloroform 1 : 1000, Methoxyethanol 1 : 330, leicht lösl. in Eisessig; **Wirk.**: Anthelminthikum*; **Ind.**: Infektion durch Enterobius* vermicularis; **Dos.**: 75.25 mg/10 kg KG als Einmaldosis, ggf. wiederholen.

**Pystian-Fango:** s. Fango.

**Pyurie:** Eiterbeimischung zum Harn mit makroskop. schlieriger Trübung bei eitriger Entzündung im Bereich des Urogenitaltrakts.

**PYY:** Abk. für **P**eptid **YY**; gastrointestinales Gewebehormon* (Polypeptid aus 36 Aminosäuren) mit Ähnlichkeit zu Neuropeptid* Y, das nach der Nahrungsaufnahme aus L-Zellen sezerniert wird; **Wirk.**: löst an Zellen des hypothalam. Nucleus arcuatus durch Hemmung Ghrelin*-aktivierter Nervenzellen eine Verringerung des Appetits u. Hemmung der Magenmotilität aus. Vgl. Hormone, gastrointestinale.

**PZ:** **1.** Abk. für **P**ankreo**z**ymin; s. Cholecystokinin; **2.** Abk. für **P**harmazeutische **Z**eitung; s. Fachzeitschriften, pharmazeutische.

**PZ-Insulin:** Kurzbez. für **P**rotamin-**Z**ink-Insulin; s. Insulin (Zuber.).

**PZN:** Abk. für **P**harma**z**entral**n**ummer*.

# Q

**Q:** Symbol für Glutamin*.
**Q10:** s. Ubichinone.
**QALY:** Abk. für (engl.) *quality* adjusted life years*.
**Qinghaosu:** s. Arteannuin.
**q. l.:** Abk. für quantum libet; s. quantum satis.
**Q-Potenzen:** s. Homöopathie.
**q. s.:** Abk. für quantum* satis.
**QSAR:** Abk. für (engl.) *quantitative structure-activity relationship*; quantitative Struktur-Wirkungs-Beziehung; QSAR-Methoden sollen zw. der Struktur von Molekülen* u. ihren pharmakodynam. Wirk. quantitative Beziehungen herstellen; das Wunschziel ist es, Stoffe mit geplanten Eigenschaften nach Maß zu synthetisieren bzw. Leitstrukturen von Wirkstoffen* zu optimieren (drug* design). **Methoden: 1. Free-Wilson-Analyse:** Modelle, die mit de-novo-Parametern arbeiten, d.h. mit empirischen, aus dem jeweiligen Datensatz abgeleiteten Konstanten; **2. Hansch-Analyse:** Es wird mit physik.-chem. Parametern gerechnet, um eine Korrelation mit der biol. Aktivität herzustellen. **3. MTD-Methode** (Abk. für engl. minimal topological differences): multivariate Analyse; **4. CoMFA** (Abk. für engl. comparative molecular field analysis): 3D-QSAR; die Parameter werden aus Interaktionsenergiefeldern der Moleküle mittels multivariater Analyse de novo berechnet u. mit der biol. Aktivität korreliert. Vgl. molecular modelling.
**Quadratwurzelgesetz nach Higuchi:** Gleichung, die in der allg. Form besagt, dass bei diffusionskontrollierter Wirkstofffreisetzung* die Konzentration c proportional zur Quadratwurzel der Zeit t ist;
$c = k \cdot \sqrt{t}$
k: Konstante (z. B. Auflösungskonstante); gilt ein solcher Zusammenhang, erhält man beim Auftragen von c gegen $\sqrt{t}$ eine ansteigende u. beim Auftragen des noch nicht gelösten Anteils gegen $\sqrt{t}$ eine abfallende Gerade (**Higuchi-Plot**). **Bedeutung:** Das Q. gilt u. a. für die Freisetzung durch Diffusion* aus Matrixtabletten*; zur Berechnung dient die **Higuchi-Gleichung:**

$$\frac{dM_t}{dt} = \frac{A}{2}\sqrt{\frac{2DC_sC_0}{2}}$$

$M_t$: Masse des Wirkstoffs; D: Diffusionskoeffizient; $C_0$: Ausgangskonzentration in der Trägermatrix; $C_S$: Sättigungskonzentration; A: Fläche, durch die die Diffusion erfolgt. In modifizierter Form auch gültig für die Freisetzung aus Lösungs- u. Suspensionssalben, in denen der Wirkstoff gleichmäßig verteilt vorliegt.
**Quadriple-Therapie:** s. Gastritis.
**Qualifizierung:** nach dem GMP*-Regelwerk ist dies die Beweisführung, dass Ausrüstungsgegenstände einwandfrei arbeiten u. tatsächl. zu den erwarteten Ergebnissen führen, z. B. bei Räumen u. Anlagen.
**Qualität:** im AMG ist Qualität die Beschaffenheit, die nach Identität, Gehalt, Reinheit, sonstigen chem., physik., biol. Eigenschaften od. durch das Herstellungsverfahren bestimmt wird.
**Qualität pharmazeutischer Zubereitungen, mikrobiologische:** nach Kategorien (1–4) gestaffelte Anforderung für Arzneimittel; bei Herst., Verpackung, Lagerung u. Verteilung von pharmaz. Zuber. müssen geeignete Maßnahmen zur Gewährleistung ihrer mikrobiol. Qualität getroffen werden. Sie sollen den in der Tab. zusammengefassten Anforderungen der Ph.Eur. entsprechen. Mikrobielle Verunreinigungen bei nicht sterilen Produkten werden durch Zählung der gesamten lebensfähigen, aeroben Keime, durch Membranfiltration, durch Zählung auf Agarplatten od. durch Zählung mit Hilfe von Verdünnungsreihen nach gegebenen Vorschriften erfasst. Die Bestimmung der Koloniezahl ist unter Bedingungen durchzuführen, die eine versehentl. Kontamination des Produkts während der Prüfung vermeiden. Die Vorsichtsmaßnahmen dürfen jedoch keinen Einfluss auf die nachzuweisenden Mikroorganismen haben. Um die Anzahl koloniebildender Einheiten festzustellen, die im Rahmen der empfohlenen Grenzen für die anzuwendende Methode liegt, werden geeignete Verdünnungen hergestellt. Die zulässigen Keimzahlen für Arzneiformen sind in der Ph.Eur.6 festgelegt. Vgl. Prüfung auf Sterilität.
**Qualitätsmonitoring:** s. Monitoring.
**Qualitätssicherungssystem:** nach GMP* ist die Qualitätssicherung ein weitreichendes Konzept, das alle Punkte abdeckt, die im einzelnen od. insgesamt die Qualität eines Produkts beeinflussen. Sie stellt die Gesamtheit aller vorgesehenen Maßnahmen dar, die getroffen werden, um sicherzustellen, dass die pharmaz. Produkte, die für den beabsichtigten Gebrauch erforderl. Qualität aufweisen. Qualitätssicherung umfasst daher die GMP* sowie weitere Faktoren, die über den Rahmen des GMP-Leitfadens hinausgehen.
**quality adjusted life years** (engl. qualitätsbereinigte Lebensjahre): Abk. QALY; Lebensjahre, die entspr. der Lebensqualität gewichtet werden; Messgröße, die z. B. in der Pharmakoökonomie* angewandt wird, um die Ergebnisse versch. Ther.

**Qualität pharmazeutischer Zubereitungen, mikrobiologische**

| Kategorie | Typ | Anforderungen |
|---|---|---|
| 1 | Zubereitungen, die gemäß AB-Monographie steril sein müssen, und andere, die als steril gekennzeichnet sind | müssen der „Prüfung auf Sterilität" entsprechen |
| 2 | Zubereitungen zur topischen Anwendung und zur Anwendung im Respirationstrakt, mit Ausnahme von Zubereitungen, die nicht steril sein müssen, sowie Transdermalen Pflastern | Keimzahl: höchstens $10^2$ aerobe Bakterien und Pilze je g oder mL<br>spezifische Mikroorganismen: höchstens 10 Enterobakterien, kein Pseudomonas aeruginosa, kein Staphylococcus aureus<br>für transdermale Pflaster: keine Enterobakterien u. gramnegativen Keime |
| 3A | Zubereitungen zur oralen und rektalen Anwendung | Keimzahl: höchstens $10^3$ aerobe Bakterien und höchstens $10^2$ Pilze je g oder mL<br>Escherichia coli darf nicht vorhanden sein |
| 3B | Zubereitungen zur oralen Anwendung, die Rohmaterialien natürlicher Herkunft enthalten, für die eine antimikrobielle Vorbehandlung nicht möglich ist | Keimzahl: höchstens $10^4$ aerobe Bakterien und höchstens $10^2$ Pilze je g oder mL<br>spezifische Mikroorganismen: höchstens $10^2$ Enterobakterien; keine Salmonellen, kein Escherichia coli, kein Staphylococcus aureus |
| 4A | pflanzliche Arzneimittel, denen vor der Anwendung siedendes Wasser zugesetzt wird | Keimzahl: höchstens $10^7$ aerobe Bakterien und höchstens $10^5$ Pilze je g oder mL<br>spezifische Mikroorganismen: höchstens $10^2$ Escherichia coli je g oder mL |
| 4B | andere pflanzliche Arzneimittel | Keimzahl: höchstens $10^5$ aerobe Bakterien und höchstens $10^4$ Pilze je g oder mL<br>spezifische Mikroorganismen: höchstens $10^3$ Enterobakterien; kein Escherichia coli, keine Salmonellen |

Pyrogene*: Qualitätsprüfungen auf Pyrogene oder Endotoxine sind in der Ph.Eur. bei den Parenteralia, bei gereinigtem Wasser und Wasser für Injektionszwecke vorgeschrieben; Prüfung auf Bakterien-Endotoxine: s. Limulustest; Prüfung auf Pyrogene: s. Kaninchentest

Q

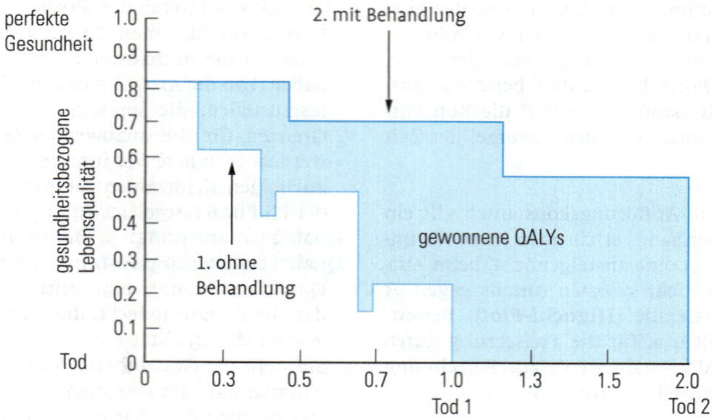


**quality adjusted life years:** ohne Behandlung: gesundheitsbezogene Lebensqualität des Individuums nimmt entspr. der unteren Kurve ab, der Tod tritt zum Zeitpunkt 1 (Tod 1) ein; mit Behandlung: Verschlechterung der Lebensqualität wird verzögert u. das Leben verlängert; der Tod tritt zum Zeitpunkt 2 (Tod 2) ein; Fläche zw. den Kurven (blau): Anzahl der QALYs, die durch diese Behandlung gewonnen wird [15]

zu vergleichen; QALYs werden ermittelt, indem die Lebensdauer/Lebensverlängerung (in Jahren) mit dem Nutzwert* (gesundheitsbezogene Lebensqualität) multipliziert wird. Die Anzahl an QALYs gibt eine Aussage darüber, wie viele Lebensjahre mit welcher Lebensqualität zu erwarten sind (s. Abb.).

**Quantenchemie:** Forschungsgebiet, das die Lösung chem. Fragestellungen (z. B. Bindungsstärken u. Geometrien von Molekülen*) mit Hilfe von quantentheoret. Berechnungen (s. Quantentheorie) anstrebt.

**Quantenmechanik:** Teilgebiet der theoret. Physik*, das sich mit Struktur, Wechselwirkungen u. Dynamik von Elementarteilchen*, Atomen* u. Molekülen* beschäftigt (s. Schrödinger-Gleichung).

**Quantenstrahlung:** s. Strahlung, elektromagnetische.

**Quantentheorie:** von Max Planck (1858–1947, Nobelpreis Physik 1918) im Jahr 1900 aufgestellte grundlegende Theorie, wonach Atome* die Strahlungsenergie E nicht stetig in beliebigen Mengen abgeben od. aufnehmen, sondern in bestimmten winzigen Portionen, den Quanten, deren Größe bei den versch. Arten von Strahlung* unterschiedl., aber proportional der Frequenz $\nu$ der jeweiligen Strahlungsart ist: $E = h \cdot \nu$ ($h$: Planck*-Wirkungsquantum); heute ist die Qu. in der Physik allg. eingeführt. Sie wurde von Einstein 1905 zur Erklärung des lichtelektr. Effekts verwendet u. ist maßgebl. für die Erkennung des Atombaus u. der H-Atomspektren. Vgl. Quantenmechanik.

**Quantenzahl:** s. Orbital.

**quantum libet:** s. quantum satis.

**quantum satis** (lat.): Abk. q. s.; quantum libet (Abk. q. l.); (auf Rezepten) genügend viel, so viel wie nötig.

**Quarantäne** (franz. quarante vierzig): laut Infektionsschutzgesetz* unverzügl. u. befristete Isolierung an Lungenpest od. an von Mensch zu Mensch übertragbarem hämorrhag. Fieber erkrankter od. dessen verdächtigter Personen in einem Krankenhaus od. einer für diese Krankheiten geeigneten Einrichtung; Dauer der Qu. für Kontaktpersonen ist abhängig von der Inkubationszeit* der betr. Krankheit. In die Qu. können ggf. Grundstücke, Gebäude u. Verkehrsmittel einbezogen werden. Die Pflicht zur Qu. wurde auf solche Krankheiten beschränkt, die sich bereits im übl. sozialen Kontakt als tödl. Gefahr ausbreiten können. Sonstige Kranke, Krankheitsverdächtige, Ansteckungsverdächtige u. Ausscheider können angeordnet in einem Krankenhaus od. ggf. zu Hause abgesondert werden.

**Quartärstruktur:** s. Proteine.

**Quartana:** Kurzbez. für Malaria* quartana.

**Quarz:** CAS-Nr. 14808-60-7; D. 2.65; Härte 7 der Härteskala*; Schmp. 1713 °C; Modifikation von Siliciumdioxid* ($SiO_2$); **Anw.:** als Zuschlagstoff für Baustoffe, Porzellan*, Keramik; zur Herst. von Glas*, Quarzglas (durchsichtig) u. Quarzgut (milchig-trüb), die für chem. Geräte verwendet werden, da sie unempfindl. sind gegen Temperaturunterschiede u. von Säuren u. Basen kaum angegriffen werden; Wärmeüberträger in Wirbelschichtöfen; gezüchtete Einkristalle als piezoelektr. Kristalle, Schwingkristalle z. B. in Quarzuhren u. in der Hochfrequenztechnik; Schmucksteine, verschiedenfarbig durch Gittereinbau von Schwermetallen (z. B. Achat, Amethyst, Onyx). **Hom.:** Quarz (HAB): Bergkristall (mind. 99 % Siliciumdioxid); verordnet z. B. bei chron. Eiterungen, Wundheilungsstörungen, Bindegewebeschwäche, Paradontose.

**Quasiemulgatoren:** Pseudoemulgatoren; keine echten Emulgatoren*; ohne od. nur mit schwach emulgierenden Eigenschaften (z. B. einige Celluloseether*); Qu. werden aufgrund ihrer viskositätserhöhenden u. meist auch thixotropen Eigenschaften für flüssige O/W-Emulsionen eingesetzt. Sie quellen inf. starker Hydratation stark. Bewirken höhere Zusätze an Qu. eine Umwandlung der äußeren Phase zu einem Gel, so entstehen halbfeste thixotrope Emulsionen (z. B. Emulsionsgele), die sich nach dem Schütteln verflüssigen, gut applizierbar sind u. sich innerhalb kurzer Zeit wieder verfestigen. In Verb. mit einem echten Emulgator sparen Qu. diesen z. T. ein u. stabilisieren über die Viskositätserhöhung (Stokes-Gesetz; s. Sedimentationsanalyse) den erreichten Dispersitätsgrad. Dadurch werden Aufrahm-, Sedimentations- od. Koaleszenzprozesse verhindert od. vermindert. Wichtigste Qu. sind Tragant, Gelatine*, Agar*, die meisten halbsynthet. Celluloseether u. die schwach vernetzten Polymere Polyacrylsäure u. Polyvinylpyrrolidon. Vgl. Emulgatoren.

**Quasiemulsionen:** Systeme, in denen die innere Phase ledigl. mechanisch durch eine hohe Viskosität grobdispers in der äußeren Phase gehalten wird (z. B. dispergiertes Wasser in Vaselin); vgl. Emulsionen.

**Quasiviskosität:** s. Viskosität.

**Quassia amara L.:** Fam. Simaroubaceae; nördl. Brasilien, Trinidad, Guayana, in den Tropen oft als Zierstrauch kultiviert; Stpfl. von **Lignum Quassiae (surinamense):** Surinam-Bitterholz, Surinam-Quassiaholz, Fliegenholz; hellgelbes bis gelbl. weißes, geruchloses Holz von starkem u. anhaltend bitterem Geschmack; **Off.:** DAB; **Inhaltsst. u. Anw.:** wie Lignum Quassiae jamaicense (s. Picrasma excelsa). **Hom.:** Picrasma excelsa, Quassia amara (HAB): getrocknetes Holz der Stämme u. Äste von P. excelsa u. von Q. amara; verordnet z. B. bei Lebererkrankungen, Dyspepsie.

**Quassia cedron (Planch.) D. Dietr.:** Simaba cedron, Simarouba cedron; Fam. Simaroubaceae; Südamerika; Stpfl. von **Semen Cedronis:** Cedronsamen; **Inhaltsst.:** Cedrin (Bitterstoff, ein Dihydroxynaphthofurandionderivat), ca. 36 % Stärke u. 12 % fettes Öl; **Anw.:** im Verbreitungsgebiet z. B. als Febrifugum u. gegen Schlangenbisse. **Hom.:** Simarouba cedron (HAB), Cedron: getrocknete, reife Kotyledonen; verordnet z. B. bei Neuralgien im Kopfbereich.

**Quassiaholz:** s. Picrasma excelsa (Lignum Quassiae jamaicense); Quassia amara (Lignum Quassiae surinamense).

**Quassia simarouba L.:** Simarouba amara, Simarouba glauca; Fam. Simaroubaceae; Guyana, Venezuela; Stpfl. von **Cortex Simaroubae radicis:** Simarubawurzelrinde, Ruhrrinde; **Inhaltsst.:** ca. 1 % Simarubin u. a. Bitterstoffe*, ca. 25 % Gerbstoffe*, Alkaloide* sowie 0.1–0.2 % äther. Öl; **Anw.:** (med.) Amarum* u. Adstringens*.

**Quassin:** s. Picrasma excelsa (Lignum Quassiae jamaicense).

Q

**Quassinoide:** Secotriterpene; Bitterstoffe der Simaroubaceae* mit insektiziden, zytotoxischen u. a. Wirkungen.

**Quater-:** s. Bi-.

**Quats:** s. Ammoniumverbindungen, quartäre.

**Quebrachin:** s. Yohimbin.

**Quebracho cortex:** s. Aspidosperma quebracho-blanco.

**Quebrachorinde:** s. Aspidosperma quebracho-blanco (Quebracho cortex).

**Quebracho, Weißer:** s. Aspidosperma quebracho-blanco.

**Quecke:** s. Agropyron repens.

**Queckenwurzel, Rote:** s. Carex arenaria (Rhizoma Caricis (arenariae)).

**Queckenwurzelstock:** s. Agropyron repens (Graminis rhizoma).

**Quecksilber:** Hydrargyrum; veraltet Mercurius vivus, Argentum vivum; Symbol Hg; CAS-Nr. 7439-97-6; $A_r$ 200.59; OZ 80; D. 13.594; Schmp. −38.84 °C; Sdp. 356.58 °C; silberweißes, 1- u. 2-wertiges Schwermetall*, als einziges bei Raumtemperatur flüssig; **Eigenschaften:** Reines Hg verändert sich bei Raumtemperatur an der Luft nicht, unreines Hg überzieht sich an feuchter Luft mit einem dünnen Oxidhäutchen. Hg verdampft schon bei Raumtemperatur, Dampfdruck bei 20 °C 160 mPa (entspricht $1.2 \cdot 10^{-3}$ Torr). Beim Erhitzen geht Hg in krist. rotes Quecksilber(II)*-oxid über. Beim Schütteln mit Wasser, Ammoniaklösung, Terpentinöl, Ether u. a. sowie durch Reiben mit pulverigen Stoffen lässt sich metall. Hg zu einem feinen, grauen Pulver zerteilen, dem Hydrargyrum extinctum od. Pulvis Aethiops per se. Den Vorgang selbst nennt man Extingieren od. Töten des Quecksilbers. Metallisches Hg ist unlösl. in Salzsäure u. kalter Schwefelsäure, lösl. in heißer konz. Schwefelsäure u. in Salpetersäure. Die meisten Metalle (ausgenommen die Edelmetalle) fällen Hg aus seinen Salzlösungen. Viele Metalle lösen sich in Hg zu Legierungen, den Amalgamen*, die bei kleinem Metallgehalt flüssig, bei größerem Metallgehalt fest sind. Die Aufbewahrung erfolgt in eisernen Flaschen, da Eisen in Hg unlösl. ist. **Vork.:** natürl. meist gebunden als Zinnober (Cinnabarit, HgS; z. B. in Italien, Spanien, Algerien, Russland, China), selten als Tropfen im Gestein (Jungfernquecksilber); **Darst.:** Rösten des Zinnobers mit Calciumoxid* od. Eisen* u. Kondensieren der Hg-Dämpfe in glasierten Steinzeugröhren; **Anw.:** **1.** (med.) in der Zahnmedizin für Amalgame*; früher für galen. Präparate (Unguentum Hydrargyri cinereum, Emplastrum Hydrargyri) sowie gegen Syphilis (obsolet); **2.** (techn.) Herst. von Manometern u. Thermometern (für Fieberthermometer seit April 2009 verboten), Neigungsschalter (EU-weit seit 2005 verboten), Batterien, Quecksilberdampflampen, Leuchtstoffröhren, Goldgewinnung nach dem Amalgamverfahren; **Toxikol.:** Verschlucken des Metalls führt nicht zu Vergiftungserscheinungen. Hg-Dämpfe (Resorption über die Lunge) u. alle lösl. Hg-Verb. (Resorption über Haut u. Schleimhaut) gehören dagegen zu den stärksten (anorg.) Giften (Quecksilberintoxikation, Hydrargyrosis). Hg-Ionen sind starke Enzyminhibitoren (Reaktion mit freien SH-Gruppen). Die versch. Hg-Salze zeigen unterschiedl. Toxizität: **1.** Chloride: Quecksilber(I)*-chlorid (HgCl, Kalomel) wird im Darm nur wenig resorbiert. Quecksilber(II)*-chlorid ($HgCl_2$) ist eines der stärksten Ätzgifte; einmalige orale Aufnahme von 0.2–1 g $HgCl_2$ für Erwachsene tödlich; **2.** Quecksilberoxycyanid* ($Hg(CN)_2 \cdot HgO$): wenig ätzend; einmalige orale Aufnahme von ca. 2 g für Erwachsene tödlich; **Vergiftungssymptome:** **1.** bei akuter Intoxikation mit: **a)** anorg. Hg-Verb.: Verätzung der Schleimhäute u. heftige Reaktionen des Gastrointestinaltrakts mit Übelkeit, Erbrechen u. Koliken; Nierenschädigung mit Oligurie* (evtl. Anurie*); **b)** org. Hg-Verb.: Reizerscheinungen des ZNS, die schließl. in Lähmungen übergehen können; kaum gastrointestinale Störungen u. Nierenschädigungen; **2.** bei chron. Intoxikation (**Merkurialismus**): v. a. zentralnervöse Störungen wie Reizbarkeit, Konzentrationsschwäche, Schlaflosigkeit, Sprachstörungen u. Tremor; entzündl. Veränderungen der Mundschleimhaut, z. T. mit Geschwürbildung u. dunklem Saum am Zahnfleischrand; **ökolog. Bedeutung:** Hg-haltige Produkte (z. B. Industrieabfälle, Batterien, Pflanzenschutzmittel) gelangen direkt od. durch Auswaschen aus dem Boden ins Meer u. erreichen über die Meerestiere auch den Menschen; **Grenzwerte:** Laut WHO sollte die Hg-Gesamtaufnahme einen Wert von 5 µg/kg KG pro Woche nicht überschreiten. Richtwerte für Lebensmittel: 0.5 mg/kg bei Fisch laut Verordnung u. für einige spezielle Fischarten (Aal, Hecht, Lachs, Zander, Blauleng, Eishai, Heringshai, Katfisch, Rotbarsch) 1 mg/kg; Grenzwert für Trink- u. Mineralwasser: 1 µg/L, MAK-Wert: 0.1 mg/m$^3$ (Luft), Klärschlamm: 8 mg/kg, Boden: 10–80 mg/kg (Bundesbodenschutzgesetz-Prüfwerte); **Antidot:** DMPS*, D-Penicillamin*; Vorsicht bei zerbrochenen Thermometern: Aufnahme u. Binden von verstreuten Hg-Tröpfchen mit aufgestreuter Iodkohle* (Mittel 1. Wahl; bindet auch Hg-Dämpfe), Zink- od. Kupferstaub od. sublimiertem Schwefel*; **Nachw.:** Hg u. Hg-Verb.: **1.** Mit Natriumcarbonat* im Reagenzglas erhitzt, scheidet sich am kälteren Teil des Röhrchens graues, metall. Hg ab. **2.** Auf metall. Kupfer*, Zink* od. Eisen* schlägt sich aus den Lsg. metall. Hg nieder. **3.** Schwefelwasserstoff* ($H_2S$) fällt schwarzes Quecksilber(II)*-sulfid (HgS), das durch partielle Reduktion Spuren von elementarem Hg enthält; in heißer Salpetersäure unlöslich. **4.** Alkalilaugen fällen aus Quecksilber(I)-Salzlösungen schwarzes Quecksilber(I)-oxid ($Hg_2O$), aus Quecksilber(II)-Lösungen gelbes Quecksilber(II)*-oxid (HgO). **5.** HCl fällt aus Quecksilber(I)-Salzlösungen weißes Quecksilber(I)*-chlorid ($Hg_2Cl_2$); aus Quecksilber(II)-Verb. keine Fällung. **6.** Quecksilber(II)-Ionen bilden mit Diphenylcarbazon in neutraler bis schwach saurer Lsg. einen rotvioletten Komplex. **7.** quantitative Bestimmung: **a)** Quecksilber(II)-salze lassen sich komplexometr. über den EDTA-Komplex als Rücktitration mit Zinksulfat* gegen Eriochromschwarz* T bestimmen; alternativ Fällungstitration nach Volhard mit Ammoniumthiocyanat*; **b)** Quecksilber(I)-Salze u. elementares Hg lassen sich iodometr. titrieren; Quecksilber(II)-Salze müssen zuvor mit Formaldehyd* zu elementarem Hg reduziert werden. **Hom.:** Hydrargyrum metallicum (HAB), Mercurius vivus: s. Quecksilber, lösliches, nach Hahnemann.

**Quecksilber-197:** Symbol $^{197}Hg$; OZ 80; Radionuklid* des Quecksilbers*; emittiert Gamma- u. Röntgenstrahlen, HWZ 64 h; seine charakterist. Photonenstrahlung hat eine Energie von 0.069 MeV; **Gew.:** durch Neutronenbestrahlung von Quecksilber-196; da das natürl. Quecksilber ein Gemisch aus 7 Quecksilberisotopen ist, entstehen bei der Bestrahlung neben $^{197}Hg$ weitere Radionuklide; **Anw.:** s. [$^{197}$Hg]Quecksilber(II)-chlorid; [$^{197}$Hg]Chlormerodrin.

**Quecksilber(I)-acetat:** Hydrargyrum aceticum oxydulatum, Mercurius aceticus; Mercuroacetat, essigsaures Quecksilberoxydul; $(CH_3{—}COOHg)_2$; $M_r$ 516.28; weiß glänzende Schuppen, wenig lösl. in Wasser, unlösl. in Ethanol; **Darst.:** aus Quecksilber(I)*-nitrat u. Natriumacetat*; die frühere med. Anw. als Antisyphilitikum ist obsolet.

**Quecksilber(II)-acetat:** Hydrargyrum aceticum oxydatum; Mercuriacetat, essigsaures Quecksilberoxid; CAS-Nr. 1600-27-7; $(CH_3{—}COO)_2Hg$; $M_r$ 318.7; Schmp. 178–180 °C (unter Zers.); weiß glänzende, nach Essigsäure riechende Blättchen, leicht lösl. in Wasser, lösl. in Ethanol; **Darst.:** Lösen von Quecksilber(II)-oxid in verd. Essigsäure* u. Auskristallisieren lassen; **Anw.: 1.** (techn.) Reagenz, Katalysator, Darst. von Organoquecksilber-Verbindungen; **2.** (med.) obsolet; früher innerl. als Antisyphilitikum, äußerl. zu Waschungen gegen Sommersprossen.

**Quecksilber(II)-amidchlorid:** s. Quecksilber(II)-amidochlorid.

**Quecksilber(II)-amidochlorid:** Hydrargyri amidochloridum, Hydrargyrum chloratum amidatum, Hydrargyrum chloratum ammoniatum, Hydrargyrum amidato-bichloratum, Hydrargyrum ammoniatum, Hydrargyrum bichloratum ammoniatum, Hydrargyrum praecipitatum album, Mercurius praecipitatus albus; Quecksilber(II)-amidchlorid, Mercuriammoniumchlorid, weißes unschmelzbares Präzipitat, weißes Präzipitat; CAS-Nr. 10124-48-8; $HgNH_2Cl$; $M_r$ 252.1; weiße Stücke od. weißes, amorphes Pulver, fast unlösl. in Wasser, lösl. in Säuren; **Darst.:** Umsetzen von Quecksilber(II)*-chlorid mit Ammoniaklösung. Die frühere med. Anw. als Antiseptikum*, zu Salben bei Ekzemen, syphilit. Geschwüren, Skabies, Parasiten ist obsolet.

**Quecksilberbarometer:** s. Barometer.

**Quecksilber(I)-bromid:** Hydrargyrum bromatum; Mercurobromid; $Hg_2Br_2$; $M_r$ 560.98; D. 7.3; Schmp. 390 °C (unter Zers.); prakt. unlösl. in Wasser; **Vork.:** natürl. im Kuzminit $(Hg_2(Br,Cl)_2)$; **Darst.:** Umsetzung von Quecksilber* mit Brom* od. Fällung aus Quecksilber(I)-nitrat-Lsg. mit Natriumbromid*. Die frühere med. Anw. als Diuretikum u. Laxans ist obsolet.

**Quecksilber(I)-chlorid:** Hydrargyrum chloratum, Hydrargyrum chloratum mite sublimatione paratum, Hydrargyrosi chloridum, Mercurius dulcis; Mercurochlorid, Quecksilberchlorür, Calomel, Kalomel; CAS-Nr. 10112-91-1; $Hg_2Cl_2$; $M_r$ 472.1; D. 7.15; feines, weißes bis gelbl. weißes Pulver; zersetzt sich am Licht u. sublimiert ab 383 °C, ohne zu schmelzen (im Ggs. zu Quecksilber(II)*-chlorid); prakt. unlösl. in Wasser, Ethanol, Ether, lösl. in konz. Säuren; beim Übergießen mit $NH_3$-Lsg. färbt es sich tiefschwarz (fein verteiltes Hg); daher der Name Kalomel (gr. kalos schön, melas schwarz). Mit Basen, cyanidhaltigen Stoffen, Phosphinaten, Pyrazolonen u. a. bildet es lösl. Komplexsalze, die ebenfalls schwere Intoxikationen hervorrufen können. Mit Saccharose* setzt es sich allmähl. bei Gegenwart von Feuchtigkeit zu Quecksilber(II)-chlorid um; es darf daher stets nur mit Lactose* vermischt werden. **Vork.:** natürl. in Quecksilberhornerz; **Darst.:** Sublimation einer Mischung von Quecksilber(II)-chlorid mit Quecksilber* od. Versetzen einer Quecksilber(I)-salzlösung mit einem lösl. Chlorid; **Off.:** DAB, ÖAB; **Anw.: 1.** (techn.) Porzellanmalerei, in Kalomelelektroden, Katalysator; **2.** (med.) obsolet; früher als Diuretikum u. Laxans, auch bei Leberstauung (färbt Kot grünl.). **Hom.:** Hydrargyrum chloratum (HAB), Mercurius dulcis, Calomel: verordnet z. B. bei Lebererkrankungen, akuter Gastroenteritis.

**Quecksilber(II)-chlorid:** Hydrargyri dichloridum, Hydrargyri perchloridum, Hydrargyri chloridum corrosivum, Hydrargyrum bichloratum; Mercurichlorid, Quecksilbersublimat, Sublimat; $HgCl_2$; CAS-Nr. 7487-94-7; $M_r$ 271.5; D. 5.44; Schmp. 277–280 °C; Sdp. 302 °C; krist. weißes Pulver od. weiße, schwere, durchscheinende, strahlig krist. Stücke od. farblose, glänzende Kristalle; leicht lösl. in Wasser (1 T. löst sich in 15.2 T. Wasser von 20 °C, in ca. 3 T. Wasser von 100 °C), ferner in 3.6 T. 90 %igem Ethanol, in 17 T. Ethylether, in ca. 15 T. Glycerol u. a. org. Lösungsmitteln; die wässrige Lsg. reagiert schwach sauer; schmilzt beim Erhitzen (im Ggs. zu Quecksilber(I)*-chlorid) u. verflüchtigt sich vollständig; **Wirk.:** $HgCl_2$ ist ein starkes Protoplasmagift; es bindet u. denaturiert Eiweiß. Es hemmt in Verd. 1 : 20 000 das Wachstum der meisten Mikroorganismen u. tötet sie in Verd. 1 : 1000 in wenigen Min. ab. **Darst.:** Sublimation von Quecksilber(II)*-sulfat mit Natriumchlorid* od. Auflösen von Quecksilber(II)-oxid in verd. Salzsäure*; **Herst.:** Reaktion von Quecksilberdampf mit überschüssigem Chlorgas; **Inkomp.:** Mit vielen Alkaloiden* sowie mit Eiweiß gibt es unlösl. Verbindungen. **Off.:** Ph.Eur.6; **Anw.: 1.** (techn.) Konservieren anatom. Präparate, Einbalsamieren von Leichen, Holzkonservierung, als Saatbeize (0.1 %); **2.** (med.) obsolet; früher äußerl. als Antiseptikum u. Ätzmittel, innerl. als Antisyphilitikum; **Antidot:** s. Quecksilber. **Hom.:** Hydrargyrum bichloratum (HAB), Mercurius sublimatus corrosivus: verordnet z. B. bei Schleimhaut- u. Zahnentzündungen.

**[$^{197}$Hg]Quecksilber(II)-chlorid:** Hydrargyri[$^{197}$Hg] dichloridi; CAS-Nr. 52886-43-8; $^{197}HgCl_2$; $M_r$ 271.5; wird in Form einer sterilen, durch Zusatz von Natriumchlorid isotonisierten Injektionslösung verwendet ([$^{197}$Hg]Quecksilber(II)-chlorid-Injektionslösung, Hydrargyri[$^{197}$Hg] dichloridi solutio iniectabilis Ph.Eur.; in Ph.Eur.6 nicht enthalten); **Anw.:** Messung der renalen Hg-Aufnahme; vgl. Quecksilber-197.

Q

**Quecksilber(II)-chloridlösung:** 5.4 %ige Lsg. (m/V) von $HgCl_2$ (ca. 0.2 mol/L); **Anw.:** Reagenz Ph.Eur.6; u. a. zum Nachw. von Eisen*.

**Quecksilberchlorür:** s. Quecksilber(I)-chlorid.

**Quecksilbercyanat:** s. Quecksilberfulminat.

**Quecksilber(II)-cyanid:** Hydrargyri cyanidum, Hydrargyrum cyanatum, Mercurius cyanatus; Mercuricyanid, Quecksilberzyanid, Cyanquecksilber, Zyanquecksilber; CAS-Nr. 592-04-1; $Hg(CN)_2$; $M_r$ 252.6; Schmp. 320 °C (unter Zers.); farblose Kristalle, lösl. in Wasser u. Ethanol, wenig lösl. in Ether; **Darst.:** Kochen von Quecksilber(II)-oxid (HgO) mit Berliner* Blau; die frühere med. Anw. bei Diphtherie ist obsolet. **Hom.:** Hydrargyrum cyanatum (HAB), Mercurius cyanatus: verordnet z. B. bei Schleimhautentzündungen des Mundes u. des Magen-Darm-Traktes.

**Quecksilbercyanid, basisches:** s. Quecksilberoxycyanid.

**Quecksilberfulminat:** Quecksilbercyanat, Knallquecksilber; CAS-Nr. 628-86-4; $Hg(CNO)_2$; $M_r$ 284.62; weißgraues, sehr giftiges Pulver, lösl. in heißem Wasser, Ethanol u. Salpetersäure, unlösl. in kaltem Wasser; **Darst.:** Einwirkung von Alkohol auf salpetersaure Lsg. von Quecksilber*; **Anw.:** Initialsprengstoff; **cave:** explodiert bei Stoß, Schlag, Reibung od. Erwärmung auf über 160–180 °C.

**Quecksilberintrusionsverfahren:** Messmethode zur Bestimmung der Porosität* (Porengrößenverteilung) u. der inneren Oberfläche* von Pulvern od. Granulaten; **Prinzip:** Durch die hohe Oberflächenspannung* von Quecksilber* benetzt dieses nur unter Druckanwendung das zu untersuchende Pulver u. dringt erst dann in seine Kapillarräume ein. Der benötigte Druck ist der Porengröße umgekehrt proportional. Der Radius der Poren lässt sich aus der Oberflächenspannung des Quecksilbers u. dessen Benetzungswinkel mit dem Feststoff berechnen (Washburn-Gleichung):

$r = -2\,\sigma \cdot \cos \vartheta / p$

p: Druck in Pa; r: Porenradius in m; σ: Oberflächenspannung des Quecksilbers (0.48 N/m); ϑ: Benetzungswinkel. **Durchführung:** Das mit dem Pulver gefüllte Probengefäß wird evakuiert u. mit Quecksilber aufgefüllt, bis eine Quecksilbersäule entsteht. Wird nun auf die Quecksilbersäule ein Druck ausgeübt, sinkt diese in Abhängigkeit vom ausgeübten Druck u. vom vorhandenen Porenvolumen ab.

**Quecksilber(I)-iodid:** Hydrargyrum iodatum (flavum), Mercurius iodatus viridis; Mercuroiodid, Quecksilberiodür; CAS-Nr. 15385-57-6; $Hg_2I_2$; $M_r$ 645.98; D. 7.7; Schmp. 140 °C; Sdp. 290 °C; gelbgrünes, amorphes Pulver, unlösl. in. Ethanol, sehr schwer lösl. in Wasser; sehr lichtempfindl.; Gehalt an Quecksilber* 61.25 %, Iod* 38.75 %; **Darst.:** Verreiben von metall. Quecksilber mit elementarem Iod od. Fällung aus Quecksilber(I)-nitrat-Lsg. mit Kaliumiodid*; die frühere med. Anw. als Antisyphilitikum ist obsolet. **Hom.:** Mercurius iodatus flavus: verordnet z. B. bei Angina, Lymphdrüsenschwellungen.

**Quecksilber(II)-iodid:** Hydrargyri periodidum, Hydrargyrum biiodatum (rubrum), Mercurius (bi)iodatus (ruber); Mercuriiodid; CAS-Nr. 7774-29-0; $HgI_2$; $M_r$ 454.4; D. 6.28; Schmp. 257 °C; Sdp. 351 °C; scharlachrotes, schweres, krist. Pulver, lösl. in heißem Ethanol, wenig lösl. in kaltem Ethanol sowie in Kaliumiodidlösung unter Bildung von Tetraiodomercurat-Ionen (vgl. Neßler-Reagenz) u. in Ether, fast unlösl. in Wasser; **Darst.:** Verreiben der beiden Elemente (mit etwas Ethanol) od. Zusammenbringen der Lsg. von Quecksilber(II)*-chlorid mit Kaliumiodid*; **Anw.:** **1.** (techn.) Reagenz Ph.Eur.6, z. B. zur Herst. von Neßler*-Reagenz u. als konservierender Zusatz bei Stärkelösung; **2.** (med.) obsolet; früher gegen Syphilis. **Hom.:** Hydrargyrum biiodatum (HAB), Mercurius biiodatus: verordnet z. B. bei chron. Mandelentzündung, Unterleibsentzündungen.

**Quecksilberiodür:** s. Quecksilber(I)-iodid.

**Quecksilber, lösliches, nach Hahnemann:** Hydrargyrum oxydulatum nitrico-ammoniatum. **Hom.:** Mercurius solubilis Hahnemanni (HAB), Mercurius praecipitatus niger: kein einheitl. Präparat, zum größten Teil Quecksilber(I)-amidonitrat; verordnet z. B. bei chron. Haut-, Schleimhaut- u. Lymphdrüsenentzündungen mit Eiterungstendenz, Tonsillitis, schleimiger Diarrhö.

**Quecksilbermohr:** s. Quecksilber(II)-sulfid, schwarzes.

**Quecksilber(I)-nitrat:** Hydrargyrum nitricum oxydulatum, Hydrargyrosum nitricum, Hydrargyrosi nitras, Mercurius nitrosus; Mercuronitrat, Quecksilberoxydulnitrat, salpetersaures Quecksilberoxydul; CAS-Nr. 14836-60-3; $Hg_2(NO_3)_2 \cdot 2\,H_2O$; $M_r$ 561.3; Schmp. 70 °C (unter Zers.); farblose, hygroskop. Kristalle, lösl. in Wasser u. verd. Salpetersäure; **Anw.:** **1.** (techn.) Sprühreagenz auf Brucin* u. Saccharin*; Edukt zur Herst. anderer Hg(I)-Salze; **2.** (med.) obsolet; früher als Antisyphilitikum. **Hom.:** Hydrargyrum nitricum oxydulatum (HAB), Mercurius nitricus oxydulatus: verordnet z. B. bei Unterleibsentzündungen.

**Quecksilber(II)-nitrat:** Hydrargyrum nitricum oxydatum; Mercurinitrat, Quecksilberoxidnitrat, salpetersaures Quecksilber(II)-oxid; CAS-Nr. 10045-94-0 (wasserfrei), CAS-Nr. 7783-34-8 (Monohydrat); $Hg(NO_3)_2$; $M_r$ 324.6; D. 4.3; Schmp. 79 °C (wasserfrei); farblose, hygroskop. Kristalle; leicht lösl. in salpetersäurehaltigem Wasser; **Darst.:** Auflösen von Quecksilber(II)-oxid (HgO) in Salpetersäure*; **Anw.:** **1.** (techn.) als Nitrierreagenz; Titrand in der Mercurimetrie (obsolet); **2.** (med.) obsolet; früher als Antisyphilitikum.

**Quecksilberoleat:** Hydrargyrum oleinicum; ölsaures Quecksilberoxid; Gemisch von Quecksilber(II)-oleat mit freier Ölsäure*, Gehalt 25 % Quecksilberoxid (entspricht 23.15 % Hg); schwach gelbl. weiße Masse von Salbenkonsistenz, lösl. in fetten Ölen, Benzin, wenig lösl. in Ethanol u. Ether; **Darst.:** 25 T. gelbes Quecksilber(II)*-oxid werden mit 25 T. Ethanol in einer Porzellanschale angerührt, dem Gemisch 75 T. Ölsäure zugefügt u. bis zur gleichmäßigen Dicke verrührt. Nach 24-stündigem Stehen wird unter ständigem Rühren auf max. 60 °C erwärmt, bis das Ethanol verdunstet ist u. das Gesamtgewicht 100 T. beträgt. Die frühere med. Anw. als Antisyphilitikum* (äußerl. zu Einreibungen) ist obsolet.

**Quecksilberoxidcyanid:** s. Quecksilberoxycyanid.

**Quecksilberoxid, cyanidhaltiges:** s. Quecksilberoxycyanid.

**Quecksilberoxid, diiodparaphenolsulfonsaures:** Hydrargyrum diiodparaphenolsulfonicum, Hydrargyrum sozoiodolicum; Sozoiodol-Quecksilber; $C_5H_2I_2OSO_3Hg$; $M_r$ 654.5; orangerotes, feines Pulver, lösl. in NaCl-Lsg., fast unlösl. in Wasser u. Ethanol, Gehalt an Hg 31.1 %; **Darst.:** Fällen einer Lsg. von Sozoiodol-Natrium mit Quecksilber(II)*-nitrat; die frühere veterin. Anw. als Antiseptikum u. Antiparasitikum ist obsolet.

**Quecksilberoxid, essigsaures:** s. Quecksilber(II)-acetat.

**Quecksilber(II)-oxid, gelbes:** Hydrargyrum oxydatum (flavum) via humida paratum, Mercurius praecipitatus flavus; gelbes Mercurioxid, gelbes Präzipitat; CAS-Nr. 21908-53-2; HgO; $M_r$ 216.61; D. 11.1; therm. Zers. ab 400 °C; gelbes, amorphes Pulver; prakt. unlösl. in Wasser u. Ethanol, leicht lösl. in Säuren; sehr lichtempfindl.; Gehalt an Quecksilber*: 92.61 %; **Darst.:** Fällen von Quecksilber(II)-chlorid-Lsg. mit Natronlauge*; die gelbe Farbe ist eine Funktion der Partikelgröße, bedingt durch diese Art der Herst.; die Pyrrolyse von Quecksilber(II)*-nitrat bzw. die Oxidation von elementarem Hg führt zu rotem Quecksilber(II)*-oxid. **Off.:** ÖAB; **Anw.:** **1.** (techn.) zur Herst. von reinem Quecksilber, Batterien; Reagenz Ph.Eur.6: zur Herst. der Quecksilber(II)-sulfat-Lsg.; **2.** (med.) obsolet; früher als Antiseptikum*, äußerl. bei Augenerkrankungen (Blepharitis, Konjunktivitis, Keratitis), Unguentum Hydrargyri flavum.

**Quecksilberoxidnitrat:** s. Quecksilber(II)-nitrat.

**Quecksilberoxid, ölsaures:** s. Quecksilberoleat.

**Quecksilber(II)-oxid, rotes:** Hydrargyri oxidum rubrum, Hydrargyrum oxydatum rubrum, Mercurius praecipitatus ruber; rotes Mercurioxid, rotes Präzipitat; CAS-Nr. 21908-53-2; HgO; $M_r$ 216.61; sehr feines, rotes Pulver, unlösl. in Wasser u. Ethanol, leicht lösl. in Säuren; die charakterist. Farbe ist eine Funktion der Partikelgröße; chem. ist r. Qu. identisch mit gelbem Quecksilber(II)*-oxid. **Darst.:** Erhitzen von Quecksilber(II)*-nitrat od. Oxidation von elementarem Quecksilber* im Sauerstoffstrom bei >350 °C; **Anw.:** **1.** (techn.) Reagenz; **2.** (med.) obsolet; früher äußerl. als Salbe bei schlecht heilenden Geschwüren (Unguentum Hydrargyri rubrum).

**Quecksilber(I)-oxid, salpetersaures:** s. Quecksilber(I)-nitrat.

**Quecksilber(II)-oxid, salpetersaures:** s. Quecksilber(II)-nitrat.

**Quecksilberoxid, schwefelsaures:** s. Quecksilber(II)-sulfat.

**Quecksilberoxidsulfat:** s. Quecksilber(II)-sulfat.

**Quecksilberoxycyanid:** Hydrargyri oxycyanidum, Hydrargyrum oxycyanatum, Hydrargyrum oxycyanatum verum, Hydrargyrum oxycyanatum cum Hydrargyro cyanato, Hydrargyrum subcyanatum; Quecksilberoxidcyanid, basisches Quecksilbercyanid, cyanidhaltiges Quecksilberoxid; Mischung von 33.3 % Quecksilberoxidcyanid ($Hg(CN)_2 \cdot HgO$) u. 66.6 % Quecksilbercyanid* ($Hg(CN)_2$); weißes bis gelbl. weißes Pulver, lösl. in 19 T. Wasser; **Darst.:** Lösen von Quecksilber(II)-oxid (HgO) u. $Hg(CN)_2$ in Wasser u. Eindampfen; **Off.:** DAB, ÖAB; die frühere med. Anw. als Antisyphilitikum u. Antiseptikum ist obsolet. **Pastilli Hydrargyri oxycyanati:** DAB; Gemisch aus 10 T. Quecksilberoxycyanid, 4 T. Natriumbicarbonat u. 6 T. Natriumchlorid, mit Teerfarbstoff blau gefärbt, je 1 od. 2 g schwer.

**Quecksilberoxydul, essigsaures:** s. Quecksilber(I)-acetat.

**Quecksilberoxydul, gerbsaures:** s. Quecksilber(I)-tannat.

**Quecksilberoxydulnitrat:** s. Quecksilber(I)-nitrat.

**Quecksilberoxydul, salpetersaures:** s. Quecksilber(I)-nitrat.

**Quecksilberoxydul, schwefelsaures:** s. Quecksilber(I)-sulfat.

**Quecksilberpyknometer nach Higuchi:** s. Dichte von Pulvern.

**Quecksilberrhodanid:** s. Quecksilber(II)-thiocyanat.

**Quecksilbersalicylat:** Hydrargyrum salicylicum DAB, Anhydro-hydroxymercurisalicylsäure; Mercurisalicylat; $M_r$ 336.63; Gehalt mind. 54.8 % Hg; weißes bis hellrosa gefärbtes Pulver, fast unlösl. in Ethanol u. Wasser, lösl. in NaOH- u. NaCl-Lösung; **Darst.:** Einwirkung von Salicylsäure* auf Quecksilberoxid. Die frühere med. Anw. als Antisyphilitikum* (i. m. in Olivenöl od. Paraffin suspendiert) ist obsolet.

**Quecksilbersublimat:** s. Quecksilber(II)-chlorid.

**Quecksilber(I)-sulfat:** Hydrargyrum sulfuricum oxydulatum; Mercurosulfat, schwefelsaures Quecksilberoxydul; $Hg_2SO_4$; $M_r$ 497.24; D. 7.56; farblose Kristallprismen, sehr schwer lösl. in Wasser u. verd. Schwefelsäure; **Darst.:** Zufügen von verd. Schwefelsäure* zu einer Lsg. von Quecksilber(I)*-nitrat; **Anw.:** (techn.) Katalysator bei der Oxidation org. Stoffe.

**Quecksilber(II)-sulfat:** Hydrargyrum sulfuricum, Mercurius sulfuricus; Mercurisulfat, Quecksilberoxidsulfat, schwefelsaures Quecksilberoxid; CAS-Nr. 7783-35-9; $HgSO_4$; $M_r$ 296.7; D. 6.47; therm. Zers. ab 450 °C; weißes, krist. Pulver, lösl. in Salzsäure u. konz. NaCl-Lsg., wenig lösl. in kaltem Wasser; **Anw.:** (techn.) Katalysator zur Acetaldehyd-Synthese u. bei Kjeldahl-Aufschlüssen; Reagenz zur titrimetr. CSB-Bestimmung (CSB: chem. Sauerstoffbedarf nach DIN 38409 H41-1).

**Quecksilber(II)-sulfat, basisches:** Hydrargyrum sulfuricum basicum, Hydrargyrum subsulfuricum; basisches Mercurisulfat, veraltet Turpethum minerale des Paracelsus, Mineralturpeth; $HgSO_4 \cdot 2\,HgO$; schweres gelbes Pulver, lösl. in Säuren; die frühere med. Anw. als Antisyphilitikum, Emetikum u. Laxans ist obsolet. **Hom.:** Mercurius sulfuricus: verordnet z. B. bei chron. Katarrhen der Atemwege.

**Quecksilbersulfatlösung:** Darst.: 1 g Quecksilber(II)-oxid wird in 4 mL Schwefelsäure gelöst, die Lsg. mit 20 mL Wasser verdünnt; **Anw.:** Quecksilber(II)-sulfatlösung als Reagenz (Ph.Eur.6); u. a. zur Grenzprüfung von Isopropanol*.

**Quecksilber(II)-sulfid, rotes:** Hydrargyrum sulfuratum (rubrum), Hydrargyri sulfidum rubrum; rotes Mercurisulfid, Zinnober, Cinnabaris; HgS; CAS-Nr. 1344-48-5; $M_r$ 232.7; Schmp. 386 °C; Sdp. 584 °C; intensiv rotes Pulver, das sich beim Erhitzen an der Luft zersetzt, wobei der Schwefel* mit blauer Flamme verbrennt u. das Quecksilber* sich verflüchtigt; unlösl. in Wasser, Ethanol, Salzsäure, Salpetersäure, Kalilauge, lösl. in Königswasser*; **Darst.:** Sublimation von Quecksilber mit Schwefel; **Anw.:** **1.** (techn.) Farbpigment (Zinnober); **2.** (med.) nicht mehr gebräuchl., im DAB6 zur Herst. des Decoctum Zittmannii; heute z. T. Bestandteil ayurved. Arzneimittel. **Hom.:** **1.** Hydrargyrum sulfuratum rubrum (HAB), Cinnabaris, Mercurius sulfuratus ruber: mind. 99 % HgS; **2.** Zinnober (HAB): natürl. Mineral Cinnabarit (mind. 90 % HgS); verordnet z. B. bei Stirn- u. Nebenhöhlenentzündungen.

**Quecksilber(II)-sulfid, schwarzes:** schwarzes Mercurisulfid, Quecksilbermohr, Aethiops mercurialis; Gemisch, hauptsächl. aus Quecksilber(II)-sulfid u. Schwefel*; schwarzes Pulver, unlösl. in Wasser, Ethanol u. Säuren, lösl. in Königswasser*; **Darst.:** Zusammenreiben gleicher Mengen Quecksilber* u. gereinigten Schwefels. **Hom.:** Hydrargyrum sulfuratum nigrum (HAB), Aethiops mineralis: Verreibung von Quecksilber u. Schwefel; verordnet z. B. bei Ekzem, Augenentzündung.

**Quecksilbersulfocyanid:** s. Quecksilber(II)-thiocyanat.

**Quecksilber(I)-tannat:** Hydrargyrum tannicum oxydulatum; Mercurotannat, gerbsaures Quecksilberoxydul; grünbraune, körnige Masse od. Schuppen; Gehalt ca. 55 % Quecksilber*; **Darst.:** Fällung einer Quecksilber(II)-nitrat-Lsg. mit Tannin*; die frühere med. Anw. als Antisyphilitikum ist obsolet.

**Quecksilber(II)-thiocyanat:** Hydrargyrum rhodanatum, Hydrargyrum sulfocyanatum; Mercurirhodanid, Quecksilberrhodanid, Quecksilbersulfocyanid, Rhodanquecksilber; CAS-Nr. 592-85-8; $Hg(CNS)_2$; $M_r$ 316.75; Schmp. 165 °C (unter Zers.); weiße Kristalle, lösl. in Ethanol, Salzsäure, Salpetersäure, wenig lösl. in Wasser; **Darst.:** Zusammenbringen von Quecksilber(II)-nitrat-Lsg. mit Kaliumthiocyanatlösung; **Anw.:** (techn.) in der Pyrotechnik zur Herst. sog. Pharaoschlangen (Q. bläht sich beim Erhitzen stark auf); in der Fotografie zur Negativ-Verstärkung.

Q

**Quecksilberzyanid:** s. Quecksilber(II)-cyanid.

**Queensland-Arrowroot:** s. Canna edulis (Amylum Cannae).

**Quellender Tee:** s. Species gelosae.

**Quellen, erdige:** Mineralwässer, die hauptsächl. Calcium-* u. Magnesiumhydrogencarbonat enthalten; s. Aquae minerales.

**Queller:** s. Salicornia europaea.

**Quellmehl:** mehlartiges Trockenerzeugnis, das einen Mindestgehalt von 70 % Stärke (s. Amylum) in der Trockensubstanz aufweist; hat eine therm. Behandlung erfahren, die zu einer Verkleisterung der Stärke führt; **Anw.:** Wasserbinder, Verdickungsmittel, z. B. bei Backwaren, Suppen, Saucen.

**Quellsalze, künstliche:** Salia thermarum factitia; künstl. Mineralsalze; s. Aquae minerales.

**Quellstift:** s. Laminaria (Laminaria, Anw.); Nyssa sylvatica.

**Quellton:** s. Bentonit.

**Quelltone:** zu den Montmorilloniten (s. Bentonit) gehörende Magnesium-Alumosilicate unterschiedl. Qualität (nicht nur für pharmaz. Verw.), die Wasser reversibel u. in nicht stöchiometr. Menge unter Volumenvergrößerung in ihre Gitterschichten einlagern (Volumenvergrößerung) u. es beim Trocknen wieder abgeben.

**Quellungswasser:** Hydratationswasser; An- u. Einlagerung von Wasser zw. Polymerketten od. Kristallschichten führt zur Vergrößerung der Polymerketten- od. Kristallschichtenabstände; Hydrogele* (z. B. aus Gelatine, Cellulosederivaten), aber auch Quelltone* vermögen Wasser oberflächl. anzulagern sowie durch Absorption (Wasserstoffbrücken, Dipol-Dipol-Wechselwirkungen) zw. den Makromolekülen od. Gitterschichten aufzunehmen u. dadurch aufzuquellen. Die Bindungsstärke ist gering (Bindungswärme: 0–20 kJ/mol $H_2O$). Eine begrenzte Quellung führt zur Gelbildung, eine unbegrenzte zu kolloidalen Lösungen.

**Quellungszahl:** Abk. QZ; Quellungsfaktor, Quellungsindex; die QZ (s. Tab.) gibt das Volumen in Millilitern an, das 1.0 g Droge (einschließl. des anhaftenden Schleims) nach dem Quellen (nach 4 h) in einer wasserhaltigen Flüss. einnimmt (Ph.Eur.).

**Quellwasser:** stammt aus einem unterird. Wasservorkommen; braucht nach der Mineral- u. Tafelwasserverordnung keine Mindestmenge an Mineralstoffen* zu enthalten u. kann ohne ernährungsphysiol. Wirk. sein; Enteisenung, Entschwefelung u. Entzug od. Zusatz von Kohlenstoffdioxid* sind zulässig. Qu. muss in der Zusammensetzung den Kriterien für Trinkwasser entsprechen.

**Quendel:** **1.** s. Thymus serpyllum. **2.** s. Thymus pulegoides.

**Quendel, Römischer:** s. Thymus vulgaris.

**Querbalkenzellen:** (bot.) Parenchym* im Mesophyll* mit balken- od. zapfenförmigen, in das Zellumen vorspringenden Membranverdickungen, z. B. in den Blättern von Juniperus* sabina.

**Quercetagenin:** s. Flavonoide (Tab. dort).

**Quercetin:** 5,7,3′,4′-Tetrahydroxyflavonol, Strukturformel: s. Flavonoide (Tab. dort); **Vork. u. Anw.:** natürl. frei od. als Glykosid in über der Hälfte aller Angiospermae* vorkommend; z. B. als Quercitrin (Quercetin-3-O-rhamnosid) in der Rinde der amerikan. Färbereiche (Quercus tinctoria), die pulverisiert od. als wässriger Extrakt unter dem Namen Quercitron zum Färben von Wolle, Seide, Baumwolle dient(e).

**Quercitol:** Pentahydroxycyclohexan; D-1-Desoxymucoinosit; $C_6H_{12}O_5$; Schmp. 234 °C; süße, farblose Kristalle; lösl. in Wasser, wenig lösl. in Ethanol; **Vork.:** natürl. in Eicheln (Eichelzucker; s. Quercus robur); vgl. Cyclitole.

**Quercitrin:** s. Quercetin.

**Quercus cortex:** s. Quercus robur.

**Quercus cortex ad usum veterinarium:** s. Quercus robur.

**Quercus infectoria** Olivier: Galleiche; Fam. Fagaceae; Syrien, Kleinasien; s. Gallen.

**Quercus pedunculata** Erh.: s. Quercus robur.

**Quercus petraea** (Matt.) Liebl.: Quercus sessiliflora salisb., Steineiche, Traubeneiche, Wintereiche; Fam. Fagaceae; Europa; s. Quercus robur.

**Quercus pubescens** Willd.: Flaumeiche; Fam. Fagaceae; Europa; s. Quercus robur.

**Quellungszahl**
Beispiele

| Schleimdroge | QZ | Quelle | Stammpflanze |
|---|---|---|---|
| Plantaginis ovatae seminis tegumentum | 40 | Ph.Eur. | Plantago* ovata |
| Carrageen* | 18 | ÖAB | Chondrus crispus, Gigartina stellata |
| Malvae sylvestris flos | 15 | Ph.Eur. | Malva* sylvestris |
| Althaeae folium | 12 | Ph.Eur. | Althaea* officinalis |
| Althaeae radix | 10 | Ph.Eur. | Althaea* officinalis |
| Psyllii semen | 10 | Ph.Eur. | Plantago* afra, Plantago indica |
| Plantaginis ovatae semen | 9 | Ph.Eur. | Plantago* ovata |
| Verbasci flos | 9 | Ph.Eur. | Verbascum*-Arten |
| Plantaginis lanceolatae herba | 6 | Ph.Eur. | Plantago* lanceolata |
| Trigonellae foenugraeci semen | 6 | Ph.Eur. | Trigonella* foenum-graecum |
| Lichen islandicus | 4.5 | Ph.Eur. | Cetraria* islandica |
| Lini semen (pulverisiert) | 4.5 | Ph.Eur. | Linum* usitatissimum |
| Lini semen (toto) | 4 | Ph.Eur. | Linum* usitatissimum |

**Quercus robur** L.: Quercus pedunculata Erh., Stieleiche, Sommereiche; Fam. Fagaceae; Europa; zus. mit **Quercus petraea** u. **Quercus pubescens** Stpfl. von **Quercus cortex:** Cortex Quercus, Eichenrinde; geschnittene u. getrocknete Rinde frischer, junger Zweige (Spiegelrinde); **Off.:** Ph.Eur.6, ÖAB, Ph.Helv.; Monographie: Kommission E; **Inhaltsst.:** 8–20 % Gerbstoffe (nach Ph.Eur. mind. 3.0 %, berechnet als Pyrogallol, bezogen auf das Trockengewicht), Catechine*, Ellagitannine u. komplexe Gerbstoffe; **Wirk.:** adstringierend, antiviral, anthelmintisch; **Anw.:** **1.** (med.) äußerl. bei entzündl. Hauterkrankungen im Mund- u. Rachenraum sowie im Genital- u. Analbereich; **2.** (volkstüml.) u. a. gegen Frostbeulen u. Fußschweiß; **3.** (veterin.) bei Diarrhö; **4.** (techn.) zum Gerben; **Quercus cortex ad usum veterinarium:** Cortex Quercus ad usum veterinarium, Eichenrinde für tierarzneil. Zwecke; von Ästen u. Stämmen stammende Rinde; stärker verborkt als Quercus cortex; **Off.:** Ph.Helv.; **Inhaltsst. u. Anw.:** wie Quercus cortex; **Semen Quercus:** Glandes Quercus excorticatae, Eicheln; **Inhaltsst.:** Gerbstoffe* (6–9 %), Quercitol*, fettes Öl, Stärke (ca. 35 %); **Anw.:** (volkstüml.) bei Magen- u. Darmbeschwerden; zur Herstellung von Eichelkaffee; **Semen Quercus tostum:** Glandes Quercus tostae, Geröstete Eicheln, Eichelkaffee; von der Samenschale befreiter u. gerösteter Samen; durch das Rösten erniedrigt sich der Gerbstoffgehalt u. Stärke wird in Dextrine* umgewandelt; **Anw.:** (volkstüml.) z. B. bei Diarrhö. **Hom.:** **1.** Quercus, ethanol. Decoctum (HAB): getrocknete Rinde junger Äste u. Sprösslinge von Q. robur u. Q. petraea, enthält mind. 3.0 % Gerbstoffe (gefällt mit Hautpulver, berechnet als Pyrogallol); **2.** Quercus e cortice: frische Rinde junger Zweige; **3.** Quercus e glandibus: mit der Schale getrocknete Früchte; verordnet z. B. bei Erkrankungen der Milz.

**Quercus suber** L.: Korkeiche; Fam. Fagaceae; westl. Mittelmeergebiet; **Stpfl. von Cortex Suberis:** Cortex Quercus suber, Lignum suberinum, Suber (quercinum); Flaschenkork, Kork (s. Phellem).

**Querschnittsstudie:** s. Pharmakoepidemiologie.

**Quetiapin** (INN): 2-[2-(4-Dibenzo[*b,f*][1,4]thiazepin-11-yl-1-piperazinyl)ethoxy]ethanol; CAS-Nr. 111974-69-7; $C_{21}H_{25}N_3O_2S$, Strukturformel: s. Abb.; $M_r$ 383.5; Schmp. 172 °C; logP 1.8; $pK_S$ 5.3 (berechnet); schwer lösl. in Wasser; **Wirk.:** atyp. Neuroleptikum*; **Ind.:** Schizophrenie*, mäßige bis schwere manische Episoden; schwere depressive Episoden bei bipolaren Störungen; **UAW:** Sedierung (häufig in den ersten Behandlungswochen), orthostat. Hypotonie, Kopfschmerz, Senkung des Schilddrüsenhormonspiegels, Leukopenie, Rhinitis, Mundtrockenheit, Obstipation, periphere Ödeme, Gewichtszunahme, Erhöhung der Leberenzyme; **Dos.:** Schizophrenie: 300–450 mg/d p. o.; manische Episoden: 200–800 mg/d p. o.; depressive Episoden: 300–600 mg/d p. o.; jeweils langsam aufdosieren; HWZ 7 h.

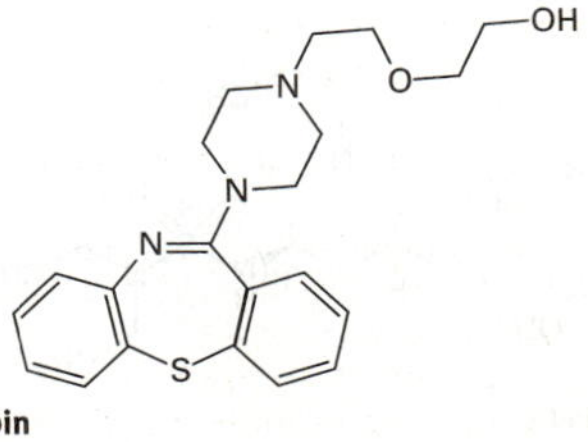


**Quetiapin**

**Quick-Wert:** s. Thromboplastinzeit.

**Quick-Wert-Messgerät:** vollautomat. Gerinnungsmonitor zur Bestimmung des Quick-Wertes od. des INR (s. Thromboplastinzeit) mit Hilfe von Thromboplastin*, meist aus Kapillarblut; **Formen:** (nach Messverfahren) magneto-opt. Reflexionsphotometrie mit Eisenoxidpartikeln, Fluoreszenzlichtmessung, manuell-visuell (Häkelmethode), magnet. Stahlkugellageveränderung.

**Quillajae cortex:** s. Quillaja saponaria.

**Quillajae tinctura normata:** s. Tinctura Quillajae.

**Quillajarinde:** s. Quillaja saponaria (Quillajae cortex).

**Quillajasäure:** s. Saponine (Tab. 1 dort).

**Quillaja saponaria** Mol.: Fam. Rosaceae; heim. in Südamerika, bes. Chile, Peru, Bolivien; immergrüner Baum; Stpfl. von **Quillajae cortex:** Cortex Quillajae, Seifenrinde, Quillajarinde, Panamarinde, Waschrinde, Waschholz; von der Borke u. Außenrinde weitgehend befreite Stammrinde; **Off.:** ÖAB, Ph.Helv., DAC; **Inhaltsst.:** 8–10 % eines Gemisches aus Triterpensaponinen mit Quillajasäure als Aglykon (Strukturformel: s. Saponine, Tab. 1 dort), ferner Gerbstoffe u. Calciumoxalat; hämolytischer Index* (ÖAB): mind. 3000; **Anw.:** **1.** (volkstüml.) selten noch als Expektorans*; als Niesmittel*; **2.** (techn.) als Zusatz zu Zahnpulvern, Mundwässern u. Kopfwässern sowie als Schaummittel für Getränke; das Quillaja-Acylsaponin QS 21 als Adjuvans zur Herst. von Impfstoffen; zur Gew. von Saponin-Referenzsubstanz (s. Gypsophila-Arten).

**Quinacrin:** s. Mepacrin.

**Quinagolid** (INN): (±)-*N*,*N*-Diethyl-*N*'-[(3*R*,4a*R*,10a*S*)-1,2,3,4,4a,5,10,10a-octahydro-6-hydroxy-1-propyl-benzo[*g*]chinolin-3-yl)sulfamid; CAS-Nr. 87056-78-8; $C_{20}H_{33}N_3O_3S$, Strukturformel: s. Abb.; $M_r$ 395.56; **Wirk.:** Prolactin*-Hemmer; Dopamin*-Rezeptor-Agonist (selektiver $D_2$-Rezeptor-Agonist; nicht verwandt mit Ergotalkaloiden*), der die Prolactinsekretion lange hemmt, ohne die anderen Hypophysenhormone zu beeinflussen; **Ind.:** Hyperprolactinämie unbekannter Urs. od. infolge eines Hypophysenadenoms; **Kontraind.:** Anw. bei Kindern od. älteren Patienten; Einschränkung der Leber- od. Nierenfunktion; Stillen (nicht mögl. bzw. bei Milchfluss, weil Qu. evtl. muttermilchgängig ist); **UAW:** z. B. Erbrechen, Kopfschmerz, Schwindel, gastrointestinale Störungen, Schlaflosigkeit; **Dos.:** p. o. 1.–3. Tag 25 µg/d, 4.–6. Tag 50 µg/d, ab dem 7. Tag 75 µg/d u. ggf. Steigerung bis 150(–300) µg/d; 25 µg Qu. entsprechen 27.3 Qu.-Hydrochlorid; HWZ 11.5 h. **Quinagolidhydrochlorid:** CAS-Nr. 94424-50-7; $C_{20}H_{33}N_3O_3S \cdot HCl$; $M_r$ 432.02.

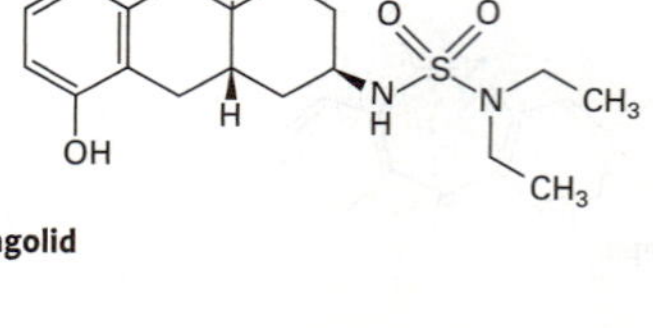

**Quinagolid**

**Quinapril** (INN): CAS-Nr. 90243-99-5; $C_{25}H_{30}N_2O_5$, Strukturformel: s. Abb.; $M_r$ 438.5; Schmp. 120–130 °C (Hydrochlorid); **Wirk.:** Antihypertensivum*, ACE*-Hemmer; 5-mal so wirksam wie Captopril*, wird durch unspezif. Esterasen erst in Wirkungsform überführt; **UAW:** Husten, Hautausschläge, Schwindel.

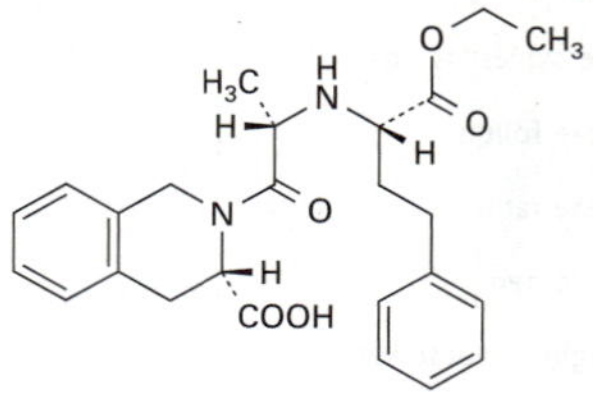

**Quinapril**

**Quinestrol** (INN): 3-Cyclopentyloxy-19-nor-1,3,5(10)-pregnatrien-20-in-17*β*-ol; CAS-Nr. 152-43-2; $C_{25}H_{32}O_2$, Strukturformel: s. Abb.; $M_r$ 364.51; Schmp. 107–108 °C; $[\alpha]_D^{25\,°C}$ +5° (c = 0.5 % (m/V) in Dioxan); unlösl. in Wasser, lösl. in Ethanol, Chloroform, Ether; nicht mehr zugelassenes Estrogen* mit längerer Wirkungsdauer als Estradiol*; früher angewendet bei klimakter. Beschwerden, Abstillen (Lactationshemmung).

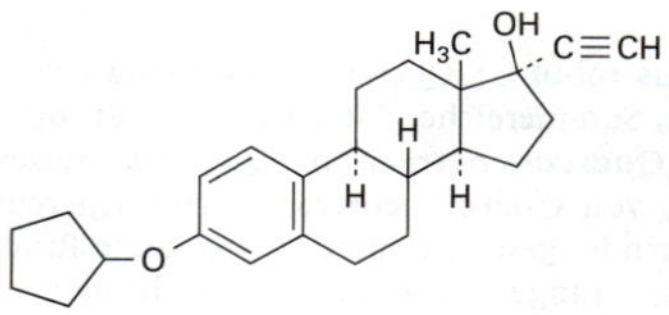

**Quinestrol**

**Quinisocain** (INN): Dimethisoquin; 1-(2-Dimethylaminoethoxy)-3-butylisochinolin; CAS-Nr. 86-80-6; $C_{17}H_{24}N_2O$, Strukturformel: s. Abb.; $M_r$ 272.38; Sdp. 155–157 °C (0.4 kPa); $n_D^{20\,°C}$ 1.5486; **Wirk.:** Lokalanästhetikum*; **Ind.:** Brennen u. Juckreiz bei ano-rektalem Symptomenkomplex; **Kontraind.:** stark blutende Hämorrhoiden; **Dos.:** topisch als Salbe 0.5 %, 1–2-mal/d. **Quinisocainhydrochlorid:** CAS-Nr. 2773-92-4; Schmp. 144–148 °C.

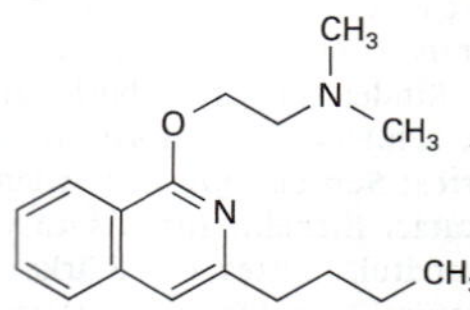

**Quinisocain**

**Quinoa:** s. Chenopodium quinoa.

**Quinque-:** s. Bi-.

**Quintozen:** Pentachlornitrobenzol (Abk. PCNB); CAS-Nr. 82-68-8; $C_6Cl_5NO_2$; $M_r$ 295.3; **Anw.:** (techn.) Fungizid*; s. Schädlingsbekämpfungsmittel (Tab. dort).

**Quinupristin** (INN): CAS-Nr. 120138-50-3; $C_{53}H_{67}N_9O_{10}S$; Streptogramin*-Antibiotikum zur parenteralen Anw. in Kombination mit Dalfopristin*; **Ind.:** nosokomiale Pneumonie, Haut- u. Weichteilinfektion, Infektion durch Vancomycinresistenten Enterococcus faecium; **Kontraind.:** schwere Leberinsuffizienz, gleichzeitige Gabe von Ergotalkaloiden; **UAW:** u. a. lokale Hautreaktionen, Übelkeit, Diarrhö, Exanthem, Kopfschmerz, Arthralgie; **Dos.:** Anw. in fixer Kombination (500 mg) mit Dalfopristin (150 mg Qu. u. 350 mg Dalfopristin); davon i. v. 3×7.5 mg/kg KG.

**quirlständig:** s. Blattstellung.

**Quitte:** s. Cydonia oblonga.

**Quittenkerne:** s. Cydonia oblonga (Semen Cydoniae).

**Quittensamen:** s. Cydonia oblonga (Semen Cydoniae).

**Quotidiana** (lat. quotidie täglich): Febris quotidiana; Malaria* mit tägl. Fieberanfall; **Urs.:** unregelmäßiger Verlauf einer Malaria tropica od. Malaria tertiana duplex (Synchronismus zweier Parasitengenerationen inf. Doppelinfektion an 2 aufeinander folgenden Tagen od. inf. atyp. Fieberverlaufs) od. Malaria quartana triplex (sehr selten, Synchronismus dreier Quartanaparasiten-Generationen nach Mehrfachinfektion od. atyp. Fieberverlauf) od. Malaria durch Infektion mit Plasmodium knowlesi.

**QZ:** Abk. für Quellungszahl*.

# R

**ρ** (gr. Kleinbuchstabe rho): (physik.) Symbol für Dichte*.

**R:** **1.** Abk. für Radikal*; **2.** (physik.) Einheitenzeichen für Röntgen*; Einheit der Ionendosis, ersetzt durch Coulomb/kg; s. Dosimetrie; **3.** (physik.) Abk. für Grad Reaumur; s. Temperatur; Thermometer; **4.** (physik.) Symbol für allgemeine Gaskonstante*; **5.** (biochem.) Symbol für Arginin*; **6.** s. *R/S*-Nomenklatur; **7.** s. R-Sätze.

**Ra:** (chem.) Symbol für Radium*.

**RAAS:** Abk. für **Renin*-Angiotensin-Aldosteron-System**.

**Rabeprazol** (INN): (*RS*)-2-{[4-(3-Methoxypropoxy)-3-methyl-2-pyridyl]-methylsulfinyl}benzimidazol; CAS-Nr. 117976-89-3; $C_{18}H_{21}N_3O_3S$, Strukturformel: s. Abb.; $M_r$ 359.4; Schmp. 99 °C; logP 1.5; $pK_S$ 8.5; **Wirk.:** Ulkustherapeutikum*, Protonenpumpen*-Hemmer mit schnellerem Wirkungseintritt als andere Vertreter dieser Gruppe; Plasmaeiweißbindung 97 %; **Ind.:** Ulcus duodeni u. ventriculi, Refluxösophagitis; in Kombination mit geeigneten Antibiotika zur Eradikation von Helicobacter pylori; **UAW:** Kopfschmerz, Diarrhö, Übelkeit; **Dos.:** p. o. 1 × 20 mg/d.

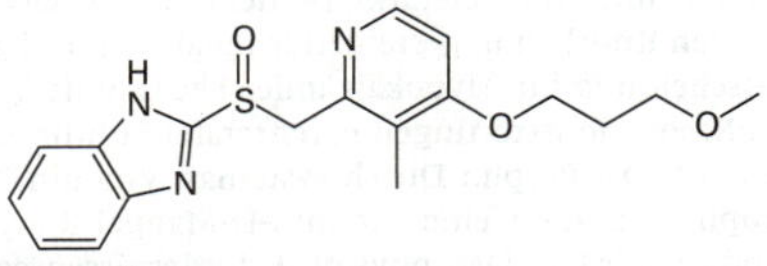

**Rabeprazol**

**Rabies:** s. Tollwut.

**Rabies-Virus:** s. Tollwut-Virus.

**rac-:** (chem.) Abk. für **racemisch**; s. Racemat.

**Racecadotril** (INN): Acetorphan; CAS-Nr. 81110-73-8; $C_{21}H_{23}NO_4S$, Strukturformel: s. Abb.; $M_r$ 385.48; **Wirk.:** Antidiarrhoikum*; Enkephalinase-Inhibitor; Prodrug, das nach p. o. Einnahme resorbiert u. zu Thiorphan (aktiver Metabolit) hydrolysiert wird; **Ind.:** symptomat. Ther. der Diarrhö bei Säuglingen (ab 3 Monaten), Kindern u. Erwachsenen; ergänzend zur peroralen Rehydratation; **Dos.:** p. o.; Erwachsene: 3 × 100 mg/d; Kinder: 3–9 Monate: 3 × 10 mg/d, 9–30 Monate: 3 × 20 mg/d, 30 Monate bis 9 Jahre: 3 × 30 mg/d, >9 Jahre: 3 × 60 mg/d; max. 7 Tage.

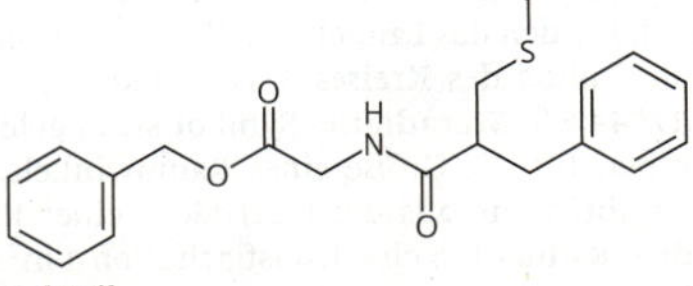

**Racecadotril**

**Racemasen:** zu den Isomerasen gehörende Enzyme*, die ein opt. Isomer* in das andere umsetzen (z. B. D- in L-Milchsäure).

**Racemat** (nach Acidum racemicum, Traubensäure, da bei ihr ein R. zuerst beobachtet wurde): Abk. *rac-*; Razemat; äquimolare Mischung zweier Enantiomere*; opt. inaktiv: das eine Enantiomer dreht das linear polarisierte Licht um den gleichen Betrag nach rechts wie das andere nach links. Kennzeichnung durch Präfix DL- bzw. (*RS*)-; z. B. ist Atropin* das R. von D- u. L-Hyoscyamin*, also DL-Hyoscyamin. **Formen: 1. racemische Verbindungen:** racem. Kristalle, R. im engeren Sinn, eigentl. R.; kristalline 1 : 1-Assoziate der beiden Enantiomere; je nachdem, ob die molekulare Anziehung zw. den (+)- od. (–)-Enantiomeren größer od. kleiner ist als zw. den reinen, individuellen Enantiomeren, ist der Schmelzpunkt der racem. Verb. höher od. tiefer als der Schmelzpunkt der Enan-

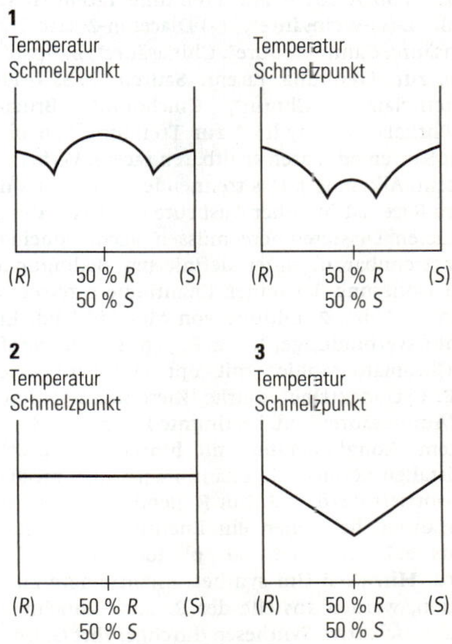


**Racemat:** Schmelzdiagramme; 1: racemische Verbindungen; 2: racemische Mischkristalle; 3: racemische Konglomerate (Eutektika)

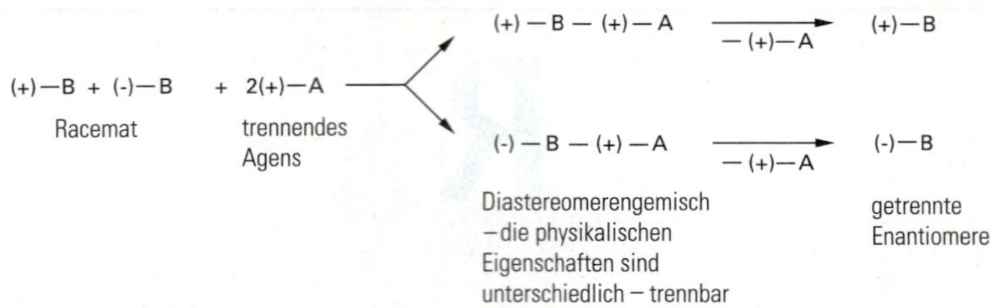


**Racematspaltung:** Bildung von Diastereomeren mit Hilfe von Spaltreagenzien u. anschließende Trennung der Enantiomere

tiomere (beide Enantiomere haben immer den gleichen Schmelzpunkt). Im Schmelzdiagramm (s. Abb.) findet man daher 2 (symmetr.) eutekt. Punkte. **2. racemische Mischkristalle:** Substitutionsmischkristalle (s. Mischkristalle); liegen vor, wenn R. u. Enantiomere demselben Kristallgitter angehören; zw. den Enantiomeren bildet sich eine lückenlose Mischkristallreihe, d. h. es besteht Isomorphie zw. dem R. u. den Enantiomeren. Die Mischkristallreihe führt vielfach durch ein Temperaturminimum od. -maximum (**Pseudoracemat**). **3. racemische Konglomerate:** äquimolare, eutekt. Mischungen zweier Enantiomere, in der jeder individuelle Kristall nur ein Enantiomer enthält; schmelzen wie alle Eutektika tiefer als die einzelnen Enantiomere.

**Racematspaltung** (entdeckt von L. Pasteur): Racemattrennung, Enantiomerentrennung; Auftrennung eines 1 : 1-Enantiomerengemischs; **Formen:** **1. partielle** R., bei der das eine Enantiomer* im Gemisch überwiegt; **2. vollständige** R., bei der ein Enantiomer in reiner Form, d. h. frei von Antipoden, erhalten wird; **Methoden: 1.** Bildung von Diastereomeren* mit Hilfe von Spaltreagenzien, z. B. **a)** Spaltsäuren zur Trennung racem. Basen, z. B. L-(+)-Weinsäure*, (–)-Diaceton-2-keto-2-gulonsäure, Camphersäure*, Chinasäure*; **b)** Spaltbasen zur Trennung racem. Säuren, z. B. $\alpha$-Phenylethylamin, Chinin*, Cinchonin*, Brucin*; **c)** Phthalsäureanhydrid* zur Trennung von nicht mit Säuren od. Basen spaltbaren racem. Verb. (z. B. racem. Alkohole*). Das trennende Agens muss mit dem Racemat in hoher Ausbeute reagieren; die gebildeten Diastereomere müssen leicht voneinander trennbar u. unter definierten Bedingungen zur Isolierung der reinen Enantiomere zersetzbar sein (s. Abb.). **2.** Bildung von Molekül-* od. Einschlussverbindungen*, z. B. mit Harnstoff*; **3.** Chromatographie* mit opt. aktiven Phasen, z. B. Cyclodextrine*, Stärke, Kieselsäure-gebundene Aminosäuren* od. bestimmte Polymere*; **4.** Aus racem. Konglomeraten mit hinreichend großen Kristallen können die Enantiomere auch mechan. aussortiert werden. **5.** Zur R. gehören i. w. S. auch Verfahren, bei denen ein Enantiomer des Racemats z. B. enzymat. od. photochem. abgebaut wird. **Hinweis:** Um synthet. Enantiomere zu erhalten, werden anstelle der R. auch zunehmend enantioselektive Synthesen durchgeführt (s. Enantioselektivität).

**Racemus:** s. Blütenstand.

**Racephedrinhydrochlorid:** s. Ephetonin.

**Rachen:** Pharynx.

**Rachentherapeutika:** s. Mund- u. Rachentherapeutika.

**Rachitis:** gestörte Mineralisation der Grundsubstanz (Matrix) des wachsenden Knochens inf. unzureichenden Calcium- bzw. Phosphatangebots; **Formen:** entspr. der therap. bzw. prophylakt. Wirkung von Calciferolen (s. Vitamin D): **1. Vitamin-D-Mangel-R.** (früher Englische Krankheit, Glisson-Krankheit): im Kleinkindalter, selten bei älteren Kindern auftretende, durch Mangel an Calciferolen bedingte Störung des Calcium- u. Phosphatstoffwechsels mit typ. Skelettveränderungen inf. ungenügender Verkalkung des Osteoids; Urs.: unzureichende photochem. Umwandlung von Calciferolvorstufen zu Vitamin $D_3$ in der Haut durch mangelnde UV-Bestrahlung od. unzureichende Zufuhr bzw. Resorption; ohne ausreichende Calciferolsubstitution kommt es v. a. in den Wintermonaten zu einem Calciferolmangel. Pathogenese: Verminderung der Calciumresorption aus dem Darm, der Rückresorption von Phosphat in den Nierentubuli u. des Calciumaustauschs zwischen Skelett u. Blut; sekundärer Hyperparathyroidismus mit verstärkter Calciummobilisation aus den Knochen u. gesteigerter renaler Phosphatausscheidung inf. Hypokalzämie; Ther.: orale (nur bei Resorptionsstörungen parenterale) Zufuhr von Vitamin $D_3$; Proph.: Durch systemat. Vitamin $D_3$-Prophylaxe kann eine Vitamin-D-Mangel-R. verhindert werden. Den physiol. Erfordernissen entspricht am ehesten die protrahierte Gabe ab der 2. Lebenswoche. **2. kongenitale R.:** angeborene, Vitamin-D-abhängige sowie -resistente (auf therap. Calcitriolgaben nicht reagierende) Formen.

**rad:** **1.** Abk. für (engl.) *radiation **a**bsorbed **d**ose;* Einheit der Energiedosis, ersetzt durch SI-Einheit Gray*; s. Dosimetrie; **2.** (physik.) Einheitenzeichen für Radiant*.

**Rad.:** Abk. für **Rad**ix; s. Wurzel.

**radiär** (lat. radius Radspeiche, Kreishalbmesser): strahlenförmig, dem Radius eines Kreises entsprechend; vgl. Blüte (Blütenformen).

**Radiant:** Symbol rad; abgeleitete SI*-Einheit für die Größe eines ebenen Winkels im Bogenmaß; ebener Winkel, für den das Längenverhältnis zw. Kreisbogen u. Radius des Kreises 1 ist; 1 rad = 57.295° (57° 17′ 44.8″); **Steradiant:** Symbol sr; abgeleitete SI-Einheit für die Größe eines Raumwinkels, der sich ergibt, wenn aus der Oberfläche einer Kugel mit dem Radius 1 m eine Kreisfläche von 1 $m^2$ ausgeschnitten wird.

**Radiatio:** therap. Bestrahlung meist mit Elektronen- od. Röntgenstrahlen; s. Strahlentherapie.

**Radicula:** Keimwurzel; (bot.) Würzelchen des Embryos.

**Radieschen:** s. Raphanus sativus.

**Radikale:** sehr reaktionsfähige Atome*, Atomgruppen od. Ionen* mit einem ungepaarten Elektron*; **Radikalreaktionen** laufen aufgrund der äußerst starken Reaktivität meist augenblickl., vollständig u. irreversibel ab. Die Stabilität von R. kann durch Einführung geeigneter Substituenten wie Alkyl-* od. Aryl-*Gruppen erhöht werden. So ist z. B. das Triphenylmethyl-R. (Trityl-R.) genügend beständig, um in Lsg. neben seinem Dimerisierungsprodukt zu bestehen. Alkyle selbst sind als freie Radikale nur für kurze Zeit existenzfähig. Radikale mit 2 ungepaarten Elektronen in unterschiedl. Orbitalen* werden als **Biradikale** bezeichnet.

**Radioaktivität:** Phänomen, bei dem ein energiereicher (instabiler) Atomkern in einen energieärmeren (stabileren) Zustand übergeht; dabei zerfallen Atomkerne spontan u. geben einen Teil ihrer Kernmasse in Form von energiereicher Strahlung ab (Alpha-, Betateilchen, Gammaphotonen); es wird ein anderes Isotop (Tochterisotop, Tochternuklid) gebildet. Die Emission von Teilchen ist meistens auch mit der von Gammaquanten (energiereichen Photonen) verbunden. Tochternuklide gehen häufig aus einem angeregten Zustand unter Emission von Gammastrahlung in den Grundzustand (energet. tiefster Zustand) des Folgekerns über. Bei schweren Elemente zerfallen höchst instabile Nuklide in Isotope anderer leichterer Elemente; vgl. Kernspaltung. Der radioaktive Zerfall erfolgt ohne Zufuhr äußerer Energie u. ist weder durch therm., elektr. noch sonstige Einwirkungen zu beeinflussen. Die dabei abgegebenen Energien liegen im atomaren Bereich (MeV u. mehr) weit über dem bei therm. Reaktionen (0.02 eV bis einige eV) vorgegebenen Energieniveau. Weiter versteht man unter R. auch Kernumwandlungen* durch Elektroneneinfang, Neutronenemission u. auch den Zerfall instabiler Elementarteilchen*. Die Tochterkerne sind also leichter als die Kerne, aus denen sie hervorgehen. Radioaktive Strahlung kann fotograf. Platten schwärzen, Luft ionisieren u. bestimmte Stoffe, z. B. Barium-platin(II)-cyanid, zum Leuchten bringen. Radioaktive Stoffe senden 3 Arten von **Strahlung** aus: **1. Alphastrahlen** bestehen aus Heliumkernen (2 Protonen, 2 Neutronen), sind also 2-fach positiv geladen. Die Energie der Alphastrahlen beträgt einige MeV (vgl. Elektronvolt). Die Reichweite ist von der Strahlenenergie u. von der Dichte der durchdrungenen Materie abhängig (in Luft einige cm, in Wasser einige Tausendstel cm). Alphastrahlen lassen sich also leicht abschirmen (z. B. schon durch ein Blatt Papier). Sie wirken jedoch stark ionisierend. Ein Alphateilchen mit der Energie von 3.4 MeV erzeugt z. B. ca. 100 000 Ionenpaare in menschl. Gewebe bei ca. 20 μm Eindringtiefe. **2. Betastrahlen** bestehen aus Elektronen ($\beta^-$) od. Positronen ($\beta^+$), die aus dem Atomkern stammen u. beim Betazerfall* entstehen. Die Reichweite der Betastrahlung ist infolge geringerer WW mit der Atomhülle wesentl. größer, die ionisierende Wirk. erhebl. geringer als

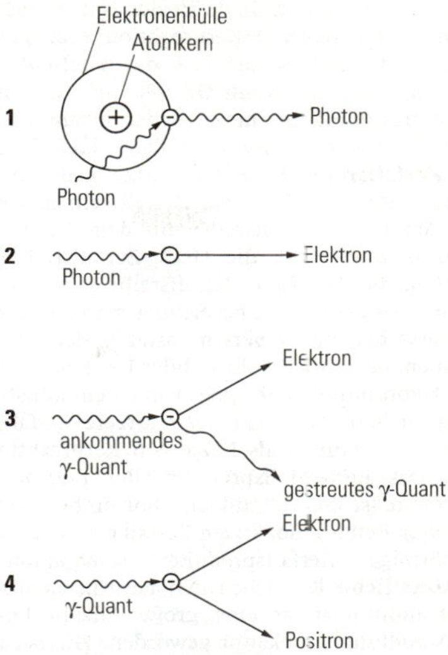


**Radioaktivität:** Interaktion von Gammastrahlen mit Materie, d. h. mit der Elektronenhülle der Atome: 1: klassische Streuung; 2: Photo-Effekt; 3: Compton-Effekt; 4: Paarbildung

die der Alphastrahlung. Energiereiche Betastrahlen (2 MeV) dringen ca. 1 cm tief in Wasser ein. Zur Abschirmung genügt also eine Schichtdicke von ca. 1 cm Wasser, Plexiglas od. ca. 3.5 mm Aluminium. **3. Gammastrahlen** sind elektromagnet. Schwingungen (wie Röntgenstrahlen* od. Licht). Sie zeigen nur geringe WW mit der Materie u. besitzen daher ein großes Durchdringungsvermögen. Phys. sind sie mit Röntgenstrahlen identisch. Beim Durchdringen von Materie können Gammastrahlen (u. Röntgenstrahlen) durch 4 Vorgänge in ihrer Richtung od. Energie beeinflusst werden (s. Abb.): **a)** klass. Streuung: Richtungsänderung ohne Energieverlust des Photons; **b)** Photo-Effekt (photoelektr. Effekt): Ein auf ein Schalenelektron treffendes Gammaquant überträgt diesem seine gesamte Energie u. wirft es damit aus seiner Bahn. **c)** Compton-Effekt (A. H. Compton, 1923): Ein Teil der Photonenenergie wird an ein Hüllenelektron abgegeben, das mit der übernommenen kinet. Energie als Compton-Elektron weiterfliegt. Die ursprüngl. Röntgen- od. Gammastrahlung setzt sich mit geringerer Frequenz u. geänderter Richtung fort. **d)** Paarbildung: Gammaphotonen können bei Energien über 1.02 MeV in Materie, u. zwar in Form eines Teilchen-Antiteilchen-Paares, umgewandelt werden (Materialisation, Einstein). Am häufigsten ist die Entstehung eines Elektron-Positron-Paares. Jedes Radionuklid* ist charakterisiert durch die Geschwindigkeit seines Zerfalls. Es zerfällt in jeder Zeit derselbe Bruchteil der gerade vorhandenen Stoffmenge. Zur Quantifizierung des Zerfalls gibt man die Halbwertzeit* (Abk. HWZ) an. Die Halbwertzeiten variieren bei den in der Natur vorkommenden Stoffen zw. einer zehnmillionstel Sekunde (Thorium C′, $^{212}_{84}Po$) u. 600 Billionen Jahren (Indium $^{115}_{49}In$). **Formen:** je nachdem ob die Radionuklide in der Natur vorkommen od. künstl. durch Kernreaktion* erzeugt werden, werden unterschieden: **1. natürliche R.**: tritt bei allen Elementen mit OZ >80 auf. Die entstehenden Nuklide sind meist wieder instabil, so dass sich eine Folge von Kernzerfällen bildet, die man als **Zerfallsreihe** bezeichnet. Man kennt in der Natur insgesamt 3 solcher Zerfallsreihen, wovon die Actinium*-Zerfallsreihe mit dem Uranisotop $^{238}_{92}U$ (Actino-Uran), die Uran*-Zerfallsreihe mit $^{235}_{92}U$ u. die Thorium*-Zerfallsreihe mit $^{232}_{90}U$ beginnt. Das erste Glied bezeichnet man als Stammelement, dem 12–16 versch. instabile Kerne folgen können, bis schließl. ein stabiler Kern erreicht ist. Die Neptunium*-Reihe geht von einem künstl. erzeugten Stammelement aus. Kürzere Zerfallsreihen treten künstl. als Folge von Kernreaktionen auf. Das Endzerfallsprodukt aller radioaktiven Elemente ist Blei* (Uranblei, Thoriumblei, Actiniumblei). Beim radioaktiven Zerfall entstehen auch gasförmige Zerfallsprodukte (Emanationen*). **2. künstliche R.**: Neben den natürl., spontanen Umwandlungen ist eine große Anzahl künstl. Umwandlungen bekannt geworden. Hierbei werden Atome (z. B. Aluminium, Bor) mit Protonen, Neutronen u. Alphateilchen beschossen, wobei es zu einer Umwandlung in eine andere Atomart kommt; dabei können sowohl stabile Nuklide gebildet werden als auch instabile Nuklide entstehen (künstl. Radionuklide). Von jedem der bekannten Elemente kennt man heute mind. ein, meistens mehrere Radionuklide; vgl. Radium; Isotope. **Wirk.**: Radioaktive Strahlung ist von intensiver Wirk. auf Mikroorganismen, Pflanzen, Tiere u. Menschen; s. Strahlenbiologie; Strahlenschäden. **Nachw.**: s. Strahlenmessgeräte; Dosimetrie. **Einheiten:** 1 Becquerel* (Bq) ist 1 Umwandlung (Zerfall) pro Sekunde (SI). Bis zum 31.12.1985 durfte noch die Einheit Curie* verwendet werden. 1 Curie (Ci) ist diejenige Menge eines Radionuklids, in der $3.7 \cdot 10^{10}$ Zerfälle pro Sekunde auftreten.

$1\,Ci = 37 \cdot 10^9\,Bq = 37\,GBq = 37\,ns^{-1}$

$1\,nCi = 37\,Bq$

$1\,Bq = 2.7 \cdot 10^{-11}\,Ci = 27\,pCi$

**Radioaktivitätsdetektor:** Messanordnung zur Bestimmung von Radioaktivität*, z. B. bei chromatograph. Analysen zur Bestimmung der radiochemischen Reinheit* eines Radiopharmakons* od. der spezifischen Aktivität*; vgl. Strahlenmessgeräte.

**Radioblei:** s. Uranblei.

**Radiocobalt:** Symbol $^{60}Co$; entsteht bei der Bestrahlung von Cobalt*-59 mit Neutronen; HWZ 5.08 Jahre; **Anw.**: R. strahlt schwächer als Radium* u. wird, da es leichter dosierbar u. billiger ist, anstelle von Radium zur Gammabestrahlung benutzt, hauptsächl. zur Behandlung von Tumoren sowie zu Materialprüfungen.

**Radiogold:** s. Gold-198.

**Radio-Immunoassay:** Abk. RIA; Radioimmuntest; empfindl. u. spezif. In-vitro-Methode zur quant. Bestimmung antigener Substanzen (z. B. Proteine, Hormone, Enzyme, Tumormarker, Pharmaka, Viren) in biol. Flüssigkeiten (z. B. Serum, Harn) durch eine Immunreaktion mit radioaktiv markierten Markern (s. Isotope); **Grundlage:** Messung der Konz. eines radioaktiv markierten Antigens in Verbindung mit einem Antikörper (Antigen*-Antikörper-Reaktion); **Formen: 1. kompetitiver RIA** (z. B. Radio-Immuno-Sorbent-Test); kompetitive Hemmung der Bindung des Analyten (Antigen) an spezifische Antikörper durch gleichartiges, radioaktiv markiertes Antigen (Tracer*); die Radioaktivität in der antikörpergebundenen Fraktion ist umgekehrt proportional zur Analytkonzentration. **2. immunradiometrischer Assay** (Abk. IRMA); Bestimmung von Antigenen mit mind. 2 Epitopen; ein (im Gegensatz zum kompetitiven RIA) im Überschuss vorhandener Antikörper, der gewöhnl. an Festkörper gebunden ist, bindet den Analyten, an den ein radioaktiv markierter Antikörper gebunden wird. Die gebundene Radioaktivität ist proportional zur Analytkonzentration. Vgl. Enzym-Immunoassay.

**Radioimmuntherapie:** Form der Immuntherapie*, bei der radioaktiv markierte (meist monoklonale) Antikörper* od. -fragmente gegen tumorassoziierte Antigene eingesetzt werden; das Radiopharmakon* wird i. v. od. direkt in den Tumor injiziert u. bindet an das Antigen. Die radioaktive Strahlung zerstört die Tumorzellen. Mögl. Radionuklide* sind Alpha- od. Betastrahler (z. B. $^{131}$Iod, $^{90}$Yttrium), deren Reichweite gerade so groß ist, dass die Tumorzellen geschädigt werden, nicht jedoch das umliegende Gewebe. **Anw.**: insbes. bei Non-Hodgkin-Lymphomen, z. B. Anti-CD20-Antikörper Yttrium-90-markiertes Ibritumomab*-Tiuxetan. Vgl. Radionuklidtherapie.

**Radioindikator:** s. Tracer.

**Radioiodtherapie:** Form der Radionuklidtherapie* mit i. d. R. oraler (selten i. v.) Zufuhr von radioaktivem Iod*-131; **Prinzip:** Natrium[$^{131}$I]iodid* reichert sich bevorzugt im krankhaft veränderten Schilddrüsengewebe an u. zerstört dort die Zellen; **Ind.**: versch. gut- od. bösartige Schilddrüsenerkrankungen; **Kontraind.**: v. a. Schwangerschaft, psychiatr. Erkrankungen, die eine Isolierung (erforderl. aus strahlenschutzrechtl. Gründen) nicht erlauben.

**Radioisotope:** s. Radionuklide.

**Radiokarbonmethode:** Radiokohlenstoff-Datierung, C-14-Methode; Verfahren, das auf dem Umstand beruht, dass kosmische Strahlung* Stickstoff* in das Kohlenstoffisotop Kohlenstoff*-14 ($^{14}C$) umwandelt; die Erdatmosphäre weist eine Gleichgewichtskonzentration von $^{14}CO_2$ (16 $^{14}C$-Atom-Zerfälle je g C pro min) auf. Pflanzen u. Tiere nehmen durch biol. Prozesse $^{14}C$ auf (Assimilation, pflanzl. Nahrung) u. halten damit ihren Gehalt an $^{14}C$ konstant. Nach Absterben wird der Zerfallsverlust nicht mehr ergänzt u. die $^{14}C$-Konz. nimmt infolge des radioaktiven Zerfalls ab, so dass von der aktuellen $^{14}C$-Konz. über die HWZ der Endzeitpunkt der biochem. Prozesse bestimmt werden kann. Für den Zeitraum seit Beginn der Industrialisierung ist die R. nicht mehr anwendbar, da das Verhältnis der Kohlenstoffisotope* $^{12}C$, $^{13}C$ u. $^{14}C$ zueinander verändert ist. **Anw.: 1.** Altersbestimmung histor. Gegenstände (400–30 000 Jahre, Fehlergrenze ca. $\pm 5\,\%$); **2.** Aufdeckung von Lebensmittelverfälschungen, z. B. Wein: Durch Gärung entstandenes Ethanol* weist höhere Anteile an $^{14}C$ auf als das aus Ethylen über Erdöl synthetisierte; IRMS (s. Massenspektrometrie).

**Radiokohlenstoff-Datierung:** s. Radiokarbonmethode.

**Radiologie:** **1.** Strahlen(heil)kunde; Wissenschaft u. Lehre der med. Nutzbarmachung bestimmter Strahlungsarten (ionisierende Strahlen, hauptsächl. Röntgenstrahlen*) in Diagnostik u. Ther.; **Teilgebiete:** Röntgendiagnostik (wichtigste Anw.: CT*), Strahlentherapie*, Nuklearmedizin*, Strahlenbiologie* u. -physik, Interventionsradiologie (minimal-invasive diagnost. u. therap. Maßnahmen der R. unter Steuerung durch bildgebende Verfahren); **2.** i. w. S. auch Anw. anderer bildgebender Verfahren wie Ultraschalldiagnostik* u. MRT*.

**Radiolyse:** Spaltung chem. Bindungen in org. Verb. inf. der Einwirkung ionisierender Strahlen*; dabei entstehen Radikale* od. Ionen*; vgl. Strahlenbiologie. Die Einwirkung betrifft wie bei der Photolyse* nur die Elektronenhüllen u. nicht die Atomkerne.

**Radionuklide:** auch Radioisotope od. radioaktive Isotope (wenn sie zum gleichen chem. Element gehören); instabile bzw. metastabile (angeregte, durch den Zusatz „m" bei der Nukleonenzahl gekennzeichnete) Nuklide*, die einem Zerfall unter Abgabe von α- od. β- Partikeln od. Gammastrahlen od. einem spontanen Zerfall des Kerns (engl. spontaneous fission) unterliegen; der spontane radioaktive Zerfall ist charakterisiert durch: **1.** Art u. Energie der emittierten Strahlung(en); **2.** Halbwertzeit*; vgl. Radioaktivität; **Formen:** **1.** natürl. R.; **2.** künstl. R. (durch Kernreaktion mit stabilen Atomen od. durch Abtrennung u. Aufarbeitung von bei der Kernspaltung* entstandenen Spaltprodukten); **Anw.:** (med.) in Diagnose u. Ther. meist in Form von Radiopharmaka* od. Tracern*; die Ph.Eur.6 enthält unter der Monographie Radioaktive Arzneimittel eine Tab. mit physik. Eigenschaften der wichtigsten Radionuklide, die als Radiopharmaka* eingesetzt werden.

**Radionuklidgenerator:** Apparat zur Gewinnung von i. d. R. gammastrahlenden Radionukliden* insbes. für die Anw. in der Nuklearmedizin* od. zur Herstellung von Radiopharmaka*; einige in der Nuklearmedizin eingesetzte Radionuklide entstehen als kurzlebiges Tochternuklid durch Zerfall eines an ein Adsorptionsmaterial gebundenen, langlebigen Mutternuklids; s. Mutter-Tochter-Nuklid. Das Tochternuklid kann als Isotop eines anderen Elementes mit anderen chem. Eigenschaften leicht eluiert werden; vgl. Technetium-99m.

**Radionuklidreinheit:** radionukleare Reinheit; Reinheit eines radioaktiven Substrates bzgl. radioaktiver Verunreinigungen eines Radionuklids* mit unerwünschten Nukliden, die bei der Nuklidproduktion über weitere, gleichzeitig ablaufende Kernprozesse od. über den Zerfall des betreffenden Radionuklids gebildet werden; **Bestimmung:** **1.** spektroskop. durch Messung der beim Zerfall freigesetzten charakterist. Gammastrahlung (Gammaspektroskopie*); **2.** durch Aufnahme von Abklingkurven zur Bestimmung der Halbwertzeiten*, die für jedes Nuklid charakterist. sind. Vgl. Reinheit, radiochemische.

**Radionuklidtherapie:** therap. Anw. der Nuklearmedizin*; Ther. durch Gabe (i. v., p. o., intrakavitär) von Radionukliden* (meist Betastrahler, selten Alphastrahler) als Bestandteil von Radiopharmaka*; **Prinzip:** das Substrat, von dem bekannt ist, dass es sich in bestimmten Geweben anreichert, wird radioaktiv markiert u. verabreicht; nach Anreicherung im Zielgewebe werden die umliegenden Zellen durch die radioaktive Strahlung zerstört. **Formen:** u. a. **1.** Radioiodtherapie*; **2.** Radioimmuntherapie*; **3.** palliative Schmerztherapie von Knochenmetastasen mit z. B. $^{89}$Sr-Strontiumchlorid (s. [$^{89}$Sr]Strontium*-chlorid-Injektionslösung) od. $^{32}$Phosphor (s. Natrium[$^{32}$P]phosphat); **4.** Ther. des Phäochromozytoms u. Neuroblastoms mit Meta-$^{131}$Iod-Iodobenzylguanidin (s. [$^{131}$I]Iobenguan-Injektionslösung).

**Radiopharmaka:** Radiopharmaceutica Ph.Eur.6; radioaktive Arzneimittel; Zuber., die ein od. mehrere Radionuklide* enthalten u. deren Strahlungsaktivität diagnost. od. therap. genutzt wird; **Wirk.:** aufgrund pharmak. Eigenschaften des Radionuklids od. der gewählten Trägersubstanz bes. Affinität zu bestimmten Zielgeweben; **Zuber.:** zusammengefasst in der Tab. (Ph.Eur.6); **Anw.:** **1.** diagnost. in der Nuklearmedizin* (v. a. Radionuklide mit kurzer HWZ, die gut extrakorporal messbare Gammastrahlung od. Positronen emittieren); s. Tracer; **2.** therap. in der Strahlentherapie* (v. a. Betastrahler mit lokal begrenzter Strahlungswirkung), z. B. zur Radioiodtherapie*.

**Radiopharmazie:** pharmaz. Gebiet, das auf Nuklearchemie u. Pharmazie* unter Einbeziehung der biochem. u. med. Grundlagen basiert; befasst sich mit der Neuentwicklung u. Herst. von Tracern* für Stoffwechseluntersuchungen in Mensch u. Tier sowie der Herst. von Radiopharmaka* für die unmittelbare med. Anw. (Nuklearmedizin*) in Diagnostik (PET*, SPECT*, molecular* imaging) u. Ther. (s. Radionuklidtherapie). Wissenschaftstheoret. bedeutet dies den Transfer der bekannten biochem. Arbeitsmethoden aus dem In-vitro-Bereich auf die In-vivo-Ebene. Die R. umfasst Produktion von Radionukliden, Synthese u. radioaktive Markierung von Wirkstoffen, Formulierung sowie pharmaz. Qualitätskontrolle. Die Herst. von Radiopharmaka unterliegt den Vorschriften der Strahlenschutzverordnung (s. Strahlenschutz) u. des Arzneimittelgesetzes* mit bes. Regelung durch die AMRadV*.

**Radioprotektoren:** s. Strahlenschutzmittel.

**Radiosensitizer:** Substanzen zur Steigerung der Empfindlichkeit von Zellen gegenüber radioaktiver Strahlung*, insbes. zur Effizienzsteigerung einer Strahlentherapie*; ideale R. wirken tumorspezif. u. beeinflussen das umliegende Gewebe nicht od. desensibilisieren es (Radioprotektoren; s. Strahlenschutzmittel); wichtig sind geringe therap. Indizes (Verhältnis von Radiosensitizer-Dosis zu tox. Dosis); **Wirk.:** Elektronen-Affinitäts-Sensibilisierung; **Beispiel:** aromat. Nitroverbindungen* mit Azomycin (2-Nitroimidazol) als wichtigstem Vertreter für die Klasse der R. für hypoxische Zellen.

**Radioskopie:** s. Röntgenoskopie.

**Radiopharmaka**
**Zubereitungen des Europäischen Arzneibuches (Ph.Eur.6)**

| lateinische Bezeichnung | aufgeführt unter |
|---|---|
| Ammoniae[$^{13}$N] solutio iniectabilis | [$^{13}$N]Ammoniak*-Injektionslösung |
| Aquae[$^{15}$O] solutio iniectabilis | [$^{15}$O]Wasser* |
| Aquae tritiatae[$^{3}$H] solutio iniectabilis | Tritiiertes*-[$^{3}$H]Wasser-Injektionslösung |
| Carbonei monoxidum[$^{15}$O] | [$^{15}$O]Kohlenstoffmonoxid* |
| Chromii[$^{51}$Cr] edetatis solutio iniectabilis | [$^{51}$Cr]Chromedetat* |
| Cyanocobalamini[$^{57}$Co] capsulae | [$^{57}$Co]Cyanocobalamin* |
| Cyanocobalamini[$^{58}$Co] capsulae | [$^{58}$Co]Cyanocobalamin* |
| Cyanocobalamini[$^{57}$Co] solutio | [$^{57}$Co]Cyanocobalamin* |
| Cyanocobalamini[$^{58}$Co] solutio | [$^{58}$Co]Cyanocobalamin* |
| Fludeoxyglucosi[$^{18}$F] solutio iniectabilis | [$^{18}$F]Fludesoxyglucose*-Injektionslösung |
| Gallii[$^{67}$Ga] citratis solutio iniectabilis | [$^{67}$Ga]Gallium*-citrat-Injektionslösung |
| Indii[$^{111}$In] chloridi solutio | [$^{111}$In]Indium(III)*-chlorid-Lösung |
| Indii[$^{111}$In] oxini solutio | [$^{111}$In]Indiumoxinat*-Lösung |
| Indii[$^{111}$In] pentetatis solutio iniectabilis | [$^{111}$In]Indium*-Pentetat-Injektionslösung |
| Iobenguani[$^{123}$I] solutio iniectabilis | [$^{123}$I]Iobenguan*-Injektionslösung |
| Iobenguani[$^{131}$I] solutio iniectabilis ad usum diagnosticum | [$^{131}$I]Iobenguan*-Injektionslösung |
| Iobenguani[$^{131}$I] solutio iniectabilis ad usum therapeuticum | [$^{131}$I]Iobenguan*-Injektionslösung |
| Kryptonium[$^{81m}$Kr] ad inhalationem | [$^{81m}$Kr]Krypton* zur Inhalation |
| Natrii chromatis[$^{51}$Cr] solutio sterilis | Natrium[$^{51}$Cr]chromat* |
| Natrii iodidi[$^{131}$I] capsulae ad usum diagnosticum | Natrium[$^{131}$I]iodid*-Kapseln für diagnostische Zwecke |
| Natrii iodidi[$^{131}$I] capsulae ad usum therapeuticum | Natrium[$^{131}$I]iodid*-Kapseln für therapeutische Zwecke |
| Natrii iodidi[$^{123}$I] solutio | Natrium[$^{123}$I]iodid* |
| Natrii iodidi[$^{131}$I] solutio | Natrium[$^{131}$I]iodid* |
| Natrii iodohippurati[$^{123}$I] solutio | Natrium[$^{123}$I]iodhippurat* |
| Natrii iodohippurati[$^{131}$I] solutio iniectabilis | Natrium[$^{131}$I]iodhippurat* |
| Natrii pertechnetatis[$^{99m}$Tc] fissione formati solutio iniectabilis | Natrium[$^{99m}$Tc]pertechnetat* |
| Natrii pertechnetatis[$^{99m}$Tc] sine fissione formati solutio iniectabilis | Natrium[$^{99m}$Tc]pertechnetat* |
| Natrii phosphatis[$^{32}$P] solutio iniectabilis | Natrium[$^{32}$P]phosphat* |
| Norcholesteroli iodinati[$^{131}$I] solutio iniectabilis | [$^{131}$I]Iod*-methylnorcholesterol-Injektionslösung |
| Oxygenium[$^{15}$O] | Sauerstoff*-15 |
| Rhenii sulfidi colloidales et technetii[$^{99m}$Tc] solutio iniectabilis | [$^{99m}$Tc]Technetium*-Rheniumsulfid-Kolloid-Injektionslösung |
| Stanni colloidalis et technetii[$^{99m}$Tc] solutio iniectabilis | [$^{99m}$Tc]Technetium*-Zinn-Kolloid-Injektionslösung |

| **Radiopharmaka** Zubereitungen des Europäischen Arzneibuches (Ph.Eur.6) | |
|---|---|
| lateinische Bezeichnung | aufgeführt unter |
| Stanni pyrophosphatis et technetii[$^{99m}$Tc] solutio iniectabilis | [$^{99m}$Tc]Technetium*-Zinndiphosphat-Injektionslösung |
| Strontii[$^{89}$Sr] chloridi solutio iniectabilis | [$^{89}$Sr]Strontium*-chlorid-Injektionslösung |
| Sulfuris colloidalis et technetii[$^{99m}$Tc] solutio iniectabilis | [$^{99m}$Tc]Technetium*-Schwefelkolloid |
| Technetii[$^{99m}$Tc] et etifenini solutio iniectabilis | [$^{99m}$Tc]Technetium*-Etifenin-Injektionslösung |
| Technetii[$^{99m}$Tc] gluconati solutio iniectabilis | [$^{99m}$Tc]Technetium*-Gluconat-Injektionslösung |
| Technetii[$^{99m}$Tc] humani albumini solutio iniectabilis | [$^{99m}$Tc]Technetium*-Albumin-Injektionslösung |
| Technetii[$^{99m}$Tc] macrosalbi suspensio iniectabilis | [$^{99m}$Tc]Technetium*-Macrosalb-Injektionslösung |
| Technetii[$^{99m}$Tc] medronati solutio iniectabilis | [$^{99m}$Tc]Technetium*-Medronat-Injektionslösung |
| Technetii[$^{99m}$Tc] microsphaerium suspensio iniectabilis | [$^{99m}$Tc]Technetium*-Mikrosphären-Injektionslösung |
| Technetii[$^{99m}$Tc] pentetatis solutio iniectabilis | [$^{99m}$Tc]Technetium*-Pentetat-Injektionslösung |
| Technetii[$^{99m}$Tc] succimeri solutio iniectabilis | [$^{99m}$Tc]Technetium*-Succimer-Injektionslösung |
| Thallosi[$^{201}$Tl] chloridi solutio iniectabilis | [$^{201}$Tl]Thalliumchlorid*-Injektionslösung |
| Xenoni[$^{133}$Xe] solutio iniectabilis | Xenon*-133 |

**Radium:** Symbol Ra; OZ 88; D. 5.5; Schmp. 700 °C; Sdp. 1140 °C; 2-wertiges, radioaktives Erdalkalimetall*; Schwermetall*; Zerfallsprodukt des Urans*; das wichtigste Isotop $^{226}_{88}$Ra zerfällt (HWZ 1600 Jahre) unter Abgabe eines Alphateilchens in Radon* u. geht schließl. über eine Reihe kurzlebiger Zwischenprodukte in das stabile Blei*-Isotop $^{206}_{82}$Pb über. **Anw.:** (med.) **1.** natürl. radonhaltige Mineralwässer, Moor u. Schlamm werden zu Bädern, Inhalations- u. Trinkkuren, bes. bei Gicht, Erkrankungen des rheumat. Formenkreises, Hautkrankheiten u. a. benutzt. **2.** früher hauptsächl. in Form von Radiumbromid, $RaBr_2 \cdot 2\ H_2O$, zu Bestrahlungen bei Krebserkrankungen; **Gesch.:** 1896 von dem Ehepaar Pierre (1859–1906) u. Marie Curie (1867–1934) entdeckt. Eine frühere, v. a. in der Balneologie übl. Einheit für die radiolog. Aktivität von z. B. Quellwässern war das Stat (St). 1 St = $3.64 \cdot 10^{-7}$ Ci = $10^3$ Mache-Einheiten/Liter.

**Radium F:** s. Polonium.

**Radium G:** s. Uranblei.

**Radix:** s. Wurzel.

**Radix Aconiti:** s. Aconitum napellus ssp. napellus (Aconiti tuber).

**Radix Actaeae:** s. Actaea spicata.

**Radix Actaeae racemosae:** s. Actaea racemosa (Cimicifugae rhizoma).

**Radix Aletris farinosae:** s. Aletris farinosa (Rhizoma Aletris farinosae).

**Radix Alismae:** s. Alisma plantago-aquatica.

**Radix Alizari:** s. Rubia tinctorum (Radix Rubiae tinctorum).

**Radix Alkannae:** s. Alkanna tuberculata.

**Radix Althaeae:** s. Althaea officinalis (Althaeae radix).

**Radix Althaeae ad usum veterinarium:** s. Althaea officinalis (Althaea radix ad usum veterinarium).

**Radix Anchusae tinctoriae:** s. Alkanna tuberculata (Radix Alkannae).

**Radix Angelicae:** s. Angelica archangelica (Angelicae radix).

**Radix Apii graveolentis:** s. Apium graveolens.

**Radix Apocyni androsaemifolii:** s. Apocynum androsaemifolium.

**Radix Apocyni cannabini:** s. Apocynum cannabinum.

**Radix Araliae racemosae:** s. Aralia racemosa.

**Radix Aristolochiae cavae:** s. Corydalis cava (Rhizoma Corydalidis).

**Radix Aristolochiae rotundae:** s. Aristolochia rotunda.

**Radix Aristolochiae vulgaris:** s. Aristolochia clematitis.

**Radix Armoraciae:** s. Armoracia rusticana.

**Radix Arnicae:** s. Arnica montana.

**Radix Artemisiae:** s. Artemisia vulgaris.

**Radix Asari:** s. Asarum europaeum (Asari radix).

**Radix Asparagi:** s. Asparagus officinalis (Rhizoma Asparagi).

**Radix Asphodeli albi:** s. Asphodelus albus.

**Radix Baptisiae tinctoriae:** s. Baptisia tinctoria.

**Radix bardanae:** s. Arctium-Arten (Bardanae radix).

**Radix Belladonnae:** s. Atropa belladonna.

**Radix Bergeniae:** s. Bergenia crassifolia.

**Radix Bismalvae:** s. Althaea officinalis (Althaeae radix).

**Radix Bryoniae:** s. Bryonia alba; Bryonia cretica ssp. dioica.

**Radix Buglossi agrestis:** s. Echium vulgare (Radix Echii).

**Radix Caincae:** s. Chiococca alba.

**Radix Calami aromatici:** s. Acorus calamus (Calami rhizoma).

**Radix Carlinae:** s. Carlina acaulis (Carlinae radix).

R

**Radix Caryophyllatae:** s. Geum urbanum.
**Radix Caulophylli:** s. Caulophyllum thalictroides.
**Radix Centranthi:** s. Centranthus ruber.
**Radix Chelidonii:** s. Chelidonium majus.
**Radix Chinae:** s. Smilax china (Rhizoma Chinae).
**Radix Cichorii:** s. Cichorium intybus.
**Radix Cicutae virosae:** s. Cicuta virosa.
**Radix Cimicifugae:** s. Actaea racemosa (Cimicifugae rhizoma).
**Radix Collinsoniae canadensis:** s. Collinsonia canadensis.
**Radix Colombo:** s. Jateorhiza palmata.
**Radix Colombo americana:** s. Frasera carolinensis (Radix Fraserae).
**Radix Colombo falsa:** s. Frasera carolinensis (Radix Fraserae).
**Radix Colombo spuria:** s. Frasera carolinensis (Radix Fraserae).
**Radix Consolidae:** s. Symphytum officinale (Symphyti radix).
**Radix Coptidis trifoliae:** s. Coptis trifolia.
**Radix Curcumae:** s. Curcuma longa (Curcumae longae rhizoma).
**Radix Curcumae xanthorrhizae:** s. Curcuma xanthorrhiza (Curcumae xanthorrhizae rhizoma).
**Radix Cynoglossi:** s. Cynoglossum officinale.
**Radix Cypripedii:** s. Cypripedium calceolus var. pubescens.
**Radix Dauci:** s. Daucus carota.
**Radix Derridis:** s. Paraderris elliptica.
**Radix Dictamni:** s. Dictamnus albus.
**Radix Doronicae:** s. Althaea officinalis (Althaeae radix).
**Radix Ebuli:** s. Sambucus ebulus.
**Radix Echii:** s. Echium vulgare.
**Radix Echinaceae pallidae:** s. Echinacea pallida (Echinaceae pallidae radix).
**Radix Eleutherococci:** s. Eleutherococcus senticosus (Eleutherococci radix).
**Radix Enulae:** s. Inula helenium (Helenii rhizoma).
**Radix Eryngii:** s. Eryngium campestre.
**Radix Filicis maris:** s. Dryopteris filix-mas (Rhizoma Filicis).
**Radix Fragariae:** s. Fragaria vesca (Rhizoma Fragariae).
**Radix Fraserae:** s. Frasera carolinensis.
**Radix Fraxinellae:** s. Dictamnus albus (Radix Dictamni).
**Radix Galangae:** s. Alpinia officinarum (Galangae rhizoma).
**Radix Galangae majoris:** s. Alpinia galanga.
**Radix Gei urbani:** s. Geum urbanum (Radix Caryophyllatae).
**Radix Gelsemii:** s. Gelsemium sempervirens (Rhizoma Gelsemii).
**Radix Genistae:** s. Cytisus scoparius (Radix Sarotamni scoparii).
**Radix Gentianae:** s. Gentiana lutea (Gentianae radix).
**Radix Geranii maculati:** s. Geranium maculatum.
**Radix Ginseng:** s. Panax ginseng (Ginseng radix).
**Radix Harpagophyti:** s. Harpagophytum procumbens (Harpagophyti radix); Harpagophytum zeyheri (Harpagophyti radix).
**Radix Helenii:** s. Inula helenium (Helenii rhizoma).
**Radix Hellebori:** s. Helleborus niger (Hellebori nigri rhizoma); Helleborus viridis (Hellebori viridis rhizoma).
**Radix Heloniadis dioicae:** s. Chamaelirium luteum.
**Radix Heraclei (sphondylii):** s. Heracleum sphondylium.
**Radix Hirundinariae:** s. Vincetoxicum hirundinaria (Rhizoma Vincetoxici).
**Radix Hyoscyami:** s. Hyoscyamus niger.
**Radix Hypoxidis:** s. Hypoxis rooperi.
**Radix Imperatoriae:** s. Peucedanum ostruthium (Rhizoma Imperatoriae).
**Radix Inulae:** s. Inula helenium (Helenii rhizoma).
**Radix Ipecacuanhae:** s. Cephaelis acuminata (Ipecacuanhae radix); Cephaelis ipecacuanha (Ipecacuanhae radix).
**Radix Iridis:** s. Iris germanica (Rhizoma Iridis).
**Radix Ivarancusae:** s. Vetiveria zizanioides (Radix Vetiveriae).
**Radix Jalapae:** s. Ipomoea purga (Tubera Jalapae).
**Radix Kava-Kava:** s. Piper methysticum (Piperis methystici rhizoma).
**Radix Kolumbo:** s. Jateorhiza palmata (Radix Colombo).
**Radix Krameriae:** s. Krameria triandra (Ratanhiae radix).
**Radix Levistici:** s. Levisticum officinale (Levistici radix).
**Radix Liquiritiae:** s. Glycyrrhiza glabra (Liquiritiae radix).
**Radix Manacae:** s. Brunfelsia uniflora.
**Radix Mandragorae:** s. Mandragora officinarum.
**Radix Mei:** s. Meum athamanticum.
**Radix Morsus diaboli:** s. Succisa pratensis.
**Radix Nardostachys jatamansi:** s. Nardostachys jatamansi.
**Radix Nerii odori:** s. Nerium odorum.
**Radix Nuphari lutei:** s. Nuphar lutea.
**Radix Nymphaeae albae:** s. Nymphaea alba.
**Radix Oenanthe:** s. Oenanthe crocata.
**Radix Ononidis:** s. Ononis spinosa (Ononidis radix).
**Radix Orizabae:** s. Ipomoea orizabensis (Radix Scammoniae mexicanae).
**Radix Paeoniae:** s. Paeonia officinalis.
**Radix Papaveris:** s. Papaver somniferum (Stramentum Papaveris).
**Radix Pareirae bravae:** s. Chondrodendron tomentosum.
**Radix Pastinacae:** s. Pastinaca sativa.
**Radix Petasites:** s. Petasites hybridus (Petasitidis rhizoma).
**Radix Petroselini:** s. Petroselinum crispum (Petroselini radix).
**Radix Phytolaccae decandrae:** s. Phytolacca americana.
**Radix Pimpinellae:** s. Pimpinella major (Pimpinellae radix).
**Radix Polygalae amarae:** s. Polygala amara (Radix Polygalae amarae).
**Radix Primulae:** s. Primula veris (Primulae radix).
**Radix Pyrethri germanici:** s. Anacyclus x officinarum.
**Radix Pyrethri romani:** s. Anacyclus pyrethrum.

**Radix Raphani:** s. Raphanus sativus (Raphani sativi radix).
**Radix Ratanhiae:** s. Krameria triandra (Ratanhiae radix).
**Radix Rauwolfiae canescentis:** s. Rauvolfia tetraphylla.
**Radix Rauwolfiae serpentina:** s. Rauvolfia serpentina (Rauwolfiae radix).
**Radix Rauwolfiae vomitoriae:** s. Rauvolfia vomitoria.
**Radix Rehmanniae:** s. Rehmannia glutinosa.
**Radix Rhapontici:** s. Rheum rhaponticum (Radix Rhei rhapontici).
**Radix Rhei:** s. Rheum officinale (Rhei radix).
**Radix Rhei austriaci:** s. Rheum rhaponticum (Radix Rhei rhapontici).
**Radix Rhei rhapontici:** s. Rheum rhaponticum.
**Radix Rubiae tinctorum:** s. Rubia tinctorum.
**Radix Rusci:** s. Ruscus aculeatus (Rusci aculeati rhizoma).
**Radix Salep:** s. Orchis morio (Tubera Salep).
**Radix Sanguisorbae:** s. Sanguisorba officinalis.
**Radix Saponariae albae:** s. Gypsophila-Arten.
**Radix Saponariae rubrae:** s. Saponaria officinalis (Saponariae rubrae radix).
**Radix Sarothamni scoparii:** s. Cytisus scoparius.
**Radix Sarsaparillae:** s. Smilax regelii (Sarsaparillae radix).
**Radix Sassafras:** s. Sassafras albidum var. molle (Lignum Sassafras).
**Radix Scabiosae:** s. Succisa pratensis (Radix Morsus diaboli).
**Radix Scammoniae asiaticae:** s. Convolvulus scammonia.
**Radix Scammoniae mexicanae:** s. Ipomoea orizabensis.
**Radix Scopoliae carniolicae:** s. Scopolia carniolica.
**Radix Scorzonerae:** s. Scorzonera hispanica.
**Radix Scrophulariae:** s. Scrophularia nodosa.
**Radix Senegae:** s. Polygala senega (Polygalae radix).
**Radix Serpentariae virginianae:** s. Aristolochia serpentaria.
**Radix Smilacis:** s. Smilax regelii (Sarsaparillae radix).
**Radix Spartii scoparii:** s. Cytisus scoparius (Radix Sarotamni scoparii).
**Radix Spigeliae marilandicae:** s. Spigelia marilandica.
**Radix Stillingiae:** s. Stillingia silvatica.
**Radix Succisae:** s. Succisa pratensis (Radix Morsus diaboli).
**Radix Sumbuli:** s. Ferula moschata.
**Radix Symphyti:** s. Symphytum officinale (Symphyti radix).
**Radix Taraxaci:** s. Taraxacum officinale (Taraxaci radix).
**Radix Taraxaci cum Herba:** s. Taraxacum officinale (Taraxaci radix cum herba).
**Radix Tormentillae:** s. Potentilla erecta (Tormentillae rhizoma).
**Radix Trichosanthidis:** s. Trichosanthes kirilowii.
**Radix Trillii erecti:** s. Trillium erectum.
**Radix Turpethi:** s. Operculina turpethum.
**Radix Uncariae tomentosae:** s. Uncaria tomentosa.
**Radix Urticae:** s. Urtica-Arten (Urticae radix).
**Radix Uzarae:** s. Xysmalobium undulatum.
**Radix Valerianae:** s. Valeriana officinalis (Valerianae radix).
**Radix Valerianae japonicae:** s. Valeriana officinalis var. angustifolia.
**Radix Vetiveriae:** s. Vetiveria zizanioides.
**Radix Victorialis longae:** s. Allium victorialis (Bulbus Victorialis longus).
**Radix Victorialis rotundae:** s. Gladiolus communis (Bulbus Victorialis rotundae).
**Radix Vincetoxici:** s. Vincetoxicum hirundinaria (Rhizoma Vincetoxici).
**Radix Violae odoratae:** s. Viola odorata (Violae odoratae rhizome).
**Radix Zedoariae:** s. Curcuma zedoaria (Rhizoma Zedoariae).
**Radix Zingiberis:** s. Zingiber officinale (Zingiberis rhizoma).
**Radon:** Niton; Symbol Rn; CAS-Nr. 10043-92-2; D. 9.73 g/m$^3$; Schmp. –71 °C; Sdp. –62.1 °C; radioaktives Edelgas*; eines der wichtigsten Isotope, $^{222}_{86}$Rn, zerfällt (HWZ 3.825 d) unter Emission von Alphateilchen. **Vork.:** Zerfallsprodukt des Radiums* (HWZ 1600 Jahre); findet sich spurenweise in allen radioaktiven Elementen u. deren Umgebung, in Mineralwässern, Luft; schlägt sich unter Abgabe von Alphateilchen als festes Plutonium* (HWZ 3.05 min) auf festen Gegenständen nieder; Häufigkeit in der Erdkruste: $6 \cdot 10^{-12}$ ppm; **Toxikol.:** karzinogen (kann bei längerer Exposition Lungenkrebs auslösen); **Gesch.:** 1900 zeitgleich entdeckt von Friedrich Ernst Dorn (1848–1916), Ernest Rutherford (1871–1937) u. Frederick Soddy (1877–1956); erstmals isoliert 1908; einheitl. Bez. Radon seit 1923. Vgl. Emanation.
**Radziszewski-Reaktion:** Bildung von Carbonsäureamiden* durch Erwärmen eines Nitrils* mit alkal. Wasserstoffperoxid*-Lsg. (s. Abb.).

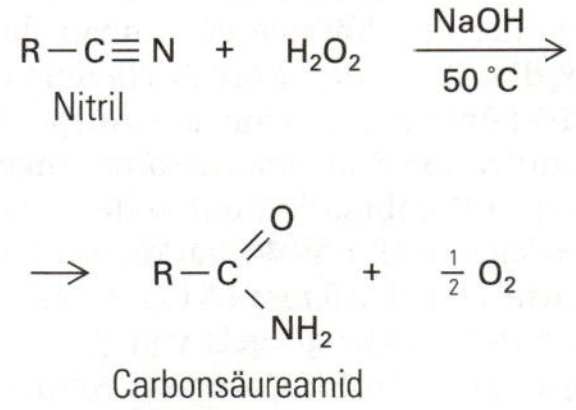


**Radziszewski-Reaktion**

**Räuchern:** s. Konservierung.
**Räucherung:** s. Fumigation.
**Raffinade:** s. Sacharose.
**Raffination:** Bez. für Verfahren zur Gewinnung od. Anreicherung von Naturstoffen aus Naturprodukten.
**Raffinose:** Melitose; Schmp. 120 °C; $[\alpha]_D^{20\,°C}$ +105.2° (c=4 in Wasser); nicht reduzierendes Trisaccharid aus je 1 Molekül D-Galactose*, D-Glucose* u. D-Fructose*, wobei Galactose u. Glucose $\alpha$-1,6-glykosid. verknüpft sind; weißes, krist., schwach süß schmeckendes Pulver; **Abbau:** durch Hefeenzyme wird R. in D-Fructose u. das Disaccharid Melibiose*, durch Emulsin* in Saccharose* u. D-Galactose zerlegt; **Funktion:** im Pflanzenstoffwechsel z. T.

anstelle von Saccharose als Transportkohlenhydrat; **Vork.:** in vielen höheren Pflanzen verbreitet; stellt nach Saccharose den am häufigsten frei vorkommenden Zucker dar; Zuckerrüben, Melasse u. viele Samen, z. B. Baumwollsamen, sind bes. reich an Raffinose.

**ragweed:** s. Ambrosia artemisiifolia.

**Rainfarn:** s. Tanacetum vulgare.

**Rainweide:** s. Ligustrum vulgare.

**Raloxifen** (INN): 6-Hydroxy-2(*p*-hydroxyphenyl)-benzo[*b*]thien-3-yl-*p*-(2-piperidinoethoxy)phenylketon; CAS-Nr. 8449-90-1; $C_{28}H_{27}NO_4S$, Strukturformel: s. Abb.; $M_r$ 473.6; Schmp. 145 °C; logP 6.8; $pK_S$ 9.0; schwer lösl. in Wasser; **Wirk.:** Antiestrogen*, SERM*; **Ind.:** Prävention atraumat. Wirbelbrüche bei postmenopausalen Frauen mit erhöhtem Osteoporose-Risiko; **UAW:** erhöhtes thromboembol. Risiko, Wadenkrämpfe; **Dos.:** p.o. 1×56 mg/d; HWZ 27.7 h.

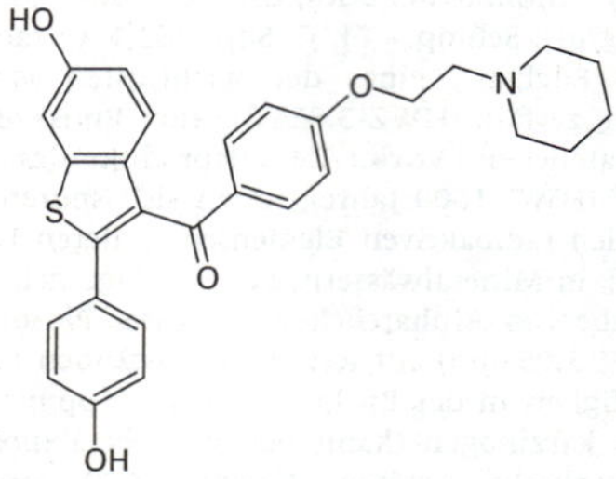


**Raloxifen**

**Raltegravir:** *N*-(2-(4-(4-Fluor-benzyl-carbamoyl)-5-hydroxy-1-methyl-6-oxo-1,6-dihydropyrimidin-2-yl)propan-2-yl)-5-methyl-1,3,4-oxadiazol-2-carboxamid; CAS-Nr. 518048-05-0; $C_{20}H_{21}FN_6O_5$, Strukturformel: s. Abb.; $M_r$ 444.43; Schmp. 216 °C; logP −1.3 ± 1.0 (berechnet); **Wirk.:** Virostatikum*, Integrase*-Inhibitor; Hemmung der HIV-1-spezif. Integrase, die den kovalenten Einbau der Virus-DNA in die DNA der Körperzellen katalysiert; **Ind.:** HIV-1-Infektion, wenn das Ansprechen auf andere antiretrovirale Arzneistoffe ungenügend ist; immer in Kombination mit anderen antiretroviralen Arzneimitteln; **WW:** starke Induktoren der UDP-Glucuronyltransferase 1A1 (z. B. Rifampicin): Erhöhung des Plasmaspiegels von R. mögl., evtl. Dosisanpassung von R.; Gabe von Arzneimitteln, die den gastr. pH-Wert erhöhen, nur, wenn unvermeidl.; **UAW:** Diarrhö, Übelkeit, Fieber, Kopfschmerz, Anstieg der Kreatinkinasespiegel, Myopathie, Rhabdomyolyse; **Dos.:** p. o. 2×400 mg/d.

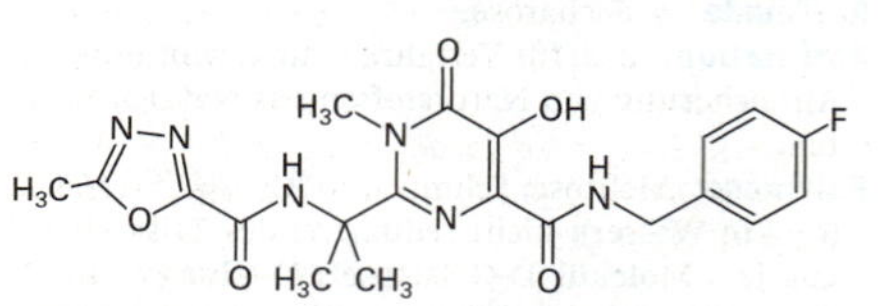


**Raltegravir**

**Rama:** s. Hibiscus sabdariffa.

**Ramachandran-Diagramm:** Raumkontur- od. Konformationsdiagramm, in dem der Bindungswinkel zw. der Cα-$C_{Carbonyl}$-Bindung einer Peptidbindung gegen den Bindungswinkel der Cα-N-Bindung aufgetragen ist; ein allg. Diagramm wird mit Hilfe von Modellen u. Computern erstellt. Aufgrund dieser berechneten Winkel kann man auf die Sekundärstruktur des Peptids* schließen.

**Raman-Effekt:** Erscheinung, bei der mit monochromat. Licht einer bestimmten Wellenlänge bestrahlte Moleküle neben einer starken Spektrallinie mit dieser Wellenlänge (Erregerlinie) inf. Lichtstreuung noch weitere Linien geringer Intensität mit sowohl größerer als auch kleinerer Wellenlänge (sog. Raman-Linien) aussenden; die Wellenlängendifferenzen zw. den Raman-Linien u. der Erregerlinie sind für die Schwingungszustände der Moleküle charakteristisch. **Anw.:** Raman*-Spektroskopie.

**Raman-Spektroskopie:** Form der Schwingungsspektroskopie*, die auf dem Raman*-Effekt beruht u. die Beobachtung von Schwingungsspektren ermöglicht; Voraussetzung für das Auftreten des Raman-Effekts ist, dass sich beim Schwingungsvorgang die Polarisierbarkeit des Moleküls ändert, nicht aber dessen Dipolmoment*; gut zu ergänzen durch Infrarotspektroskopie* (Voraussetzung: period. Änderung des Dipolmoments); **Anw.:** Strukturaufklärung u. Identifizierung chem. Verbindungen.

**Ramentaceon:** s. Drosera rotundifolia (Droserae herba); Drosera ramentacea (Herba Droserae ramentaceae).

**Ramifenazon:** s. Isopropylaminophenazon.

**Ramipril** (INN): Ramiprilum Ph.Eur.; 1-Ethylester von Ramiprilat*; CAS-Nr. 87333-19-5; $C_{23}H_{32}N_2O_5$, Strukturformel: s. Abb.; $M_r$ 416.5; Schmp. 109 °C; **Wirk.:** Antihypertensivum* (ACE*-Hemmer); Prodrug* (wird durch Esterasen in die Wirkungsform Ramiprilat* überführt); **UAW:** Husten, Exantheme; **Dos.:** 1×2.5 mg/d.

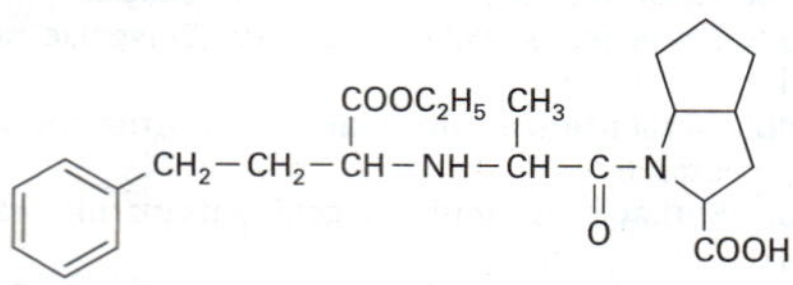


**Ramipril**

**Ramiprilat** (INN): (2*S*,3a*S*,6a*S*)-1-{(*S*)-*N*-[(*S*)-1-Carboxy-3-phenyl-propyl]alanyl}octahydrocyclopenta [*b*]pyrrol-2-carbonsäure; CAS-Nr. 87269-97-4; $C_{21}H_{28}N_2O_5$; $M_r$ 387.5; Wirkungsform von Ramipril*.

**Ramsay-Fett:** Spezialfett zum Abdichten von Schliffen* u. Hähnen; **Anw.:** Verw. beim Arbeiten mit Hochvakuum.

**random coil:** s. Proteine.

**randomised controlled trial:** s. Studie, randomisierte kontrollierte.

**Randomisierung:** s. Studie, randomisierte kontrollierte.

**random sampling:** Zufallsauswahlverfahren (Randomisieren). Jedes Einzelstück der Gesamtcharge (z. B. eines kompletten Tablettenansatzes) hat die theoret. Chance, in die gezogene Stichprobe zu gelangen.

**Randwinkel:** s. Benetzbarkeit.

**Raney-Nickel:** Nickelpulver mit großer Oberfläche; **Gew.:** Aus einer Nickel-Aluminium-Legierung wird das Aluminium* mit Kaliumhydroxid* herausgelöst; aus der Reaktion hervorgehender Wasserstoff* bleibt adsorptiv auf der Nickeloberfläche gebunden. **Anw.:** (techn.) wichtiger Hydrier-Katalysator; Reagenz zum Nachw. org. Halogenverbindungen in Benzoesäure*, Natriumbenzoat* u. Glycerol*.

**Rangoonbohnen:** s. Phaseolus lunatus.

**Ranibizumab:** CAS-Nr. 347396-82-1; $C_{2158}H_{3282}N_{562}O_{681}S_{12}$; $M_r$ ca. 48.4 kDa; VEGF*-Antagonist; Fragment (nur ein Bindungsarm) eines rekombinanten humanisierten monoklonalen Antikörpers*, das gegen VEGF*-A gerichtet ist; **Ind.:** neovaskuläre (feuchte) altersabhängige Makuladegeneration; **Kontraind.:** okuläre u. periokuläre Infektion; **UAW:** Augenprobleme wie Schmerzen, Fremdkörpergefühl, Einblutungen, Erhöhung des Augeninnendrucks, Mouches volantes (sog. fliegende Mücken); Kopfschmerz, Hypertonie; selten Infektionen des Augeninneren, Beschädigung der Netzhaut, Katarakt; **Dos.:** 0.5 mg intravitreal in das betroffene Auge alle 4 Wochen. Vgl. Pegaptanib.

**Ranitidin** (INN): *N*-{2-[5-(Dimethylaminomethyl)furfurylthio]ethyl}-*N'*-methyl-2-nitro-1,1-ethendiamin; CAS-Nr. 66357-35-5; $C_{13}H_{22}N_4O_3S$, Strukturformel: s. Abb.; $M_r$ 314.41; Schmp. 69–70 °C; **Ranitidinhydrochlorid:** Ranitidini hydrochloridum Ph.Eur.; CAS-Nr. 66357-59-3; $C_{13}H_{23}ClN_4O_3S$; $M_r$ 350.9; Schmp. 134 °C bzw. 143 °C (polymorph); leicht lösl. in Wasser, wenig lösl. in Ethanol; **Wirk.:** Ulkustherapeutikum*, Histamin*-$H_2$-Rezeptoren-Blocker; **Dos.:** p. o. 2×0.15 g/d; prophylakt. 1×0.15 g/d; HWZ 2.5–3 h. Vgl. Cimetidin.

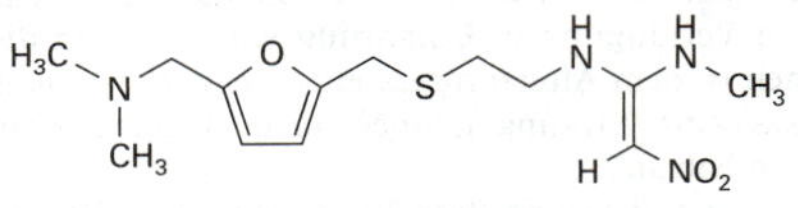

**Ranitidin**

**Ranken:** (bot.) dünne, fadenförmige Umbildungen von Sprossen, Blättern od. Blattteilen, die sich um Stöcke, Geäst u. a. herumwinden u. auf diese Weise helfen, den Spross zu tragen.

**Ranolazin:** *N*-(2,6-Dimethylphenyl)-2-[4-[2-hydroxy-3-(2-methoxyphenoxy)propyl]piperazin-1-yl] acetamid; CAS-Nr. 95635-55-5; $C_{24}H_{33}N_3O_4$, Strukturformel: s. Abb.; $M_r$ 427.55; logP 3.5 ± 0.5 (berechnet); **Wirk.:** Koronartherapeutikum*; genauer Mechanismus unbekannt, evtl. Hemmung des späten Natrium-Einstroms in Herzmuskelzellen, wodurch die intrazelluläre Calciumkonzentration abnimmt, was zu einer Entspannung der Herzmuskeln u. damit zu einer besseren Durchblutung führt; **Ind.:** Ergänzungstherapie bei stabiler Angina pectoris, wenn andere antianginöse Arzneimittel der ersten Wahl (wie Beta*-Rezeptoren-Blocker u./od. Calcium*-Antagonisten) nicht ausreichen od. nicht toleriert werden; **Kontraind.:** schwere Leber- u. Nierenfunktionsstörungen, Einnahme von QT-Zeit verlängernden Substanzen; **WW:** u. a. Erhöhung der Plasmakonzentration von R. durch CYP3A4- u. CYP2D6-Inhibitoren; **UAW:** QT-Zeit-Verlängerung, Schwindel, Kopfschmerz, Übelkeit, Erbrechen, Asthenie; **Dos.:** p. o. Initialdosis 2×375 mg/d, nach 2–4 Wochen Erhöhung auf 2×500 mg/d, max. 2×750 mg/d.

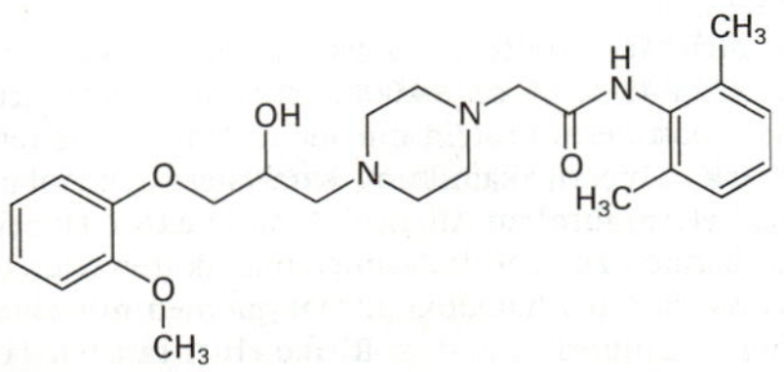

**Ranolazin**

**Ranunculaceae:** Hahnenfußgewächse; Fam. der Ordnung Ranunculales (Polycarpicae); ca. 2500 Arten; in Mitteleuropa sehr zahlreich; **Merkmale: 1.** (biol.) meist ausdauernde Kräuter, Stauden mit unterird. Speicherorganen (s. Rhizom), seltener Holzgewächse, z. B. Clematis; Blätter* wechsel- od. gegenständig, meist unregelmäßig od. fiederförmig; Blüten* sehr unterschiedl. gebaut, radiär od. zygomorph (z. B. Aconitum, Delphinium), zwittrig; zahlreiche Staubgefäße, Fruchtknoten ober- od. mittelständig, frei, meist zahlreiche Karpelle; Balgfrüchte, Nußfrüchte, selten Beeren (Actaea); s. Fruchtformen; **2.** (chem.) Diterpenalkaloide (Aconitum, Delphinium), Benzylisochinolinalkaloide* (Hydrastis, Thalictrum, Aquilegia), herzwirksame Glykoside* (Adonis, Helleborus), Triterpene* (Actaea, Cimicifuga, Helleborus), Protoanemonin* (Anemone, Adonis, Clematis, Ranunculus, Pulsatilla u. a.) sowie cyanogene Verb. (Thalictrum, Aquilegia); **Gattungen:** z. B. Aconitum, Actaea, Adonis, Anemone, Aquilegia, Caltha, Cimicifuga, Clematis, Coptis, Delphinium, Helleborus, Hepatica, Hydrastis, Nigella, Pulsatilla, Ranunculus.

**Ranunculin:** s. Protoanemonin.

**Ranunculus acris** L.: Ranunculus acer Auct.; Scharfer Hahnenfuß; Fam. Ranunculaceae; Europa, Nord- u. Südasien, in Nordamerika eingeschleppt; **Inhaltsst.:** Protoanemonin*, dessen glucosylierte Vorstufe Ranunculin, das unwirksame Dimer Anemonin (s. Protoanemonin) u. Saponine*, in den gelben Blüten Flavoxanthin; **Anw.:** (volkstüml.) äußerl. u. a. gegen Warzen, Gicht, rheumat. Erkrankungen; **Toxikol.:** giftig durch hohen Protoanemonin-Gehalt. **Hom.:** Ranunculus acer: im Mai, Juni od. Oktober gesammeltes, frisches Kraut.

**Ranunculus bulbosus** L.: Knollenhahnenfuß; Fam. Ranunculaceae; Europa, in Nordamerika eingeschleppt; **Inhaltsst. u. Anw.:** s. Ranunculus acris. **Hom.:** Ranunculus bulbosus (HAB): ganze, frische, blühende Pflanze; verordnet z. B. bei Pleuritis, Pemphigus, Herpes zoster, rheumat. Erkrankungen, Lumbago.

**Ranunculus ficaria** L.: Ficaria verna Huds.; Feigwurz, Scharbockskraut; Fam. Ranunculaceae; Europa; mit stärkehaltigen Knollen; **Inhaltsst. u. Anw.:** s. Ranunculus acris.

**Ranunculus sceleratus** L.: Gifthahnenfuß; Fam. Ranunculaceae; nördl. Halbkugel; giftig durch Gehalt an Protoanemonin*; **Inhaltsst., Anw. u. Toxikol.:** s. Ranunculus acris.

**Ranvier-Schnürringe:** Unterbrechungen der Myelinschicht, welche die Nervenzellen* (Abb. dort) umgibt; an diesen Stellen besteht ein direkter Kontakt zw. der Axonmembran u. der extrazellulären Flüssigkeit. An den R.-S. kann eine Depolarisation erfolgen, was eine saltatorische Erregungsleitung ermöglicht.

**Ranzigwerden der Fette:** s. Fette.

**Raoult-Gesetz:** s. Gefrierpunkterniedrigung.

**Rapae oleum:** s. Brassica napus (Oleum Rapae).

**Rapamycin:** s. Sirolimus.

**Raphanin:** s. Raphanus sativus (Raphani sativi radix, Inhaltsst.).

**Raphanus sativus L.:** Rettich; Fam. Brassicaceae (Cruciferae); Asien, als Gemüsepflanze auch in Mitteleuropa kultiviert; **Varietäten** sind: R. sativus var. oleiformis Pers. (Ölrettich) u. R. sativus var. sativus (var. radicula Pers., Radieschen); beiden arzneil. nicht verwendet; **R. sativus var. alba** (Weißer Rettich) u. **R. sativus var. niger** (Mill.) S. Kerner (Schwarzer Rettich, Winterrettich) sind Stpfl. von **Raphani sativi radix:** Radix Raphani (recens); (frischer) Rettich; Monographie: Kommission E; **Inhaltsst.:** Glucosinolate*, z. B. Glucoraphanin (Strukturformel: s. Glucosinolate, Tab. dort), woraus durch enzymat. Spaltung Sulforaphen entsteht (Raphanin, ein 4-(Methylsulfinyl)-3-butenylisothiocyanat, Strukturformel: s. Abb.); Allyl- u. Butylsenföl, verantwortl. für scharfen Geschmack; **Wirk.:** sekretionsfördernd, motilitätsfördernd, antimikrobiell; **Anw.:** **1.** (med.) dyspeptische Beschwerden, Katarrhe der Atemwege; **2.** (volkstüml.) bei Bronchitis (der frische Rettichsaft, auch mit Kandiszucker) u. als Antispasmodikum bei krampfartigem Husten. **Hom.:** Raphanus sativus var. niger (HAB), R. sativus: frische, unterird. Teile; verordnet z. B. bei Verdauungsstörungen, Diarrhö.

R

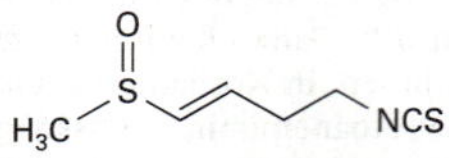

**Raphanus sativus:** Sulforaphen

**Raphe:** Nabelleiste; (bot.) der mit der Samenschale* verwachsene Teil des Funiculus* (Nabelstrang); bei Samen, die aus einer anatropen Samenanlage* entstehen.

**Raphiden:** s. Calciumoxalat.

**Raphionacme utilis:** s. Kautschuk (Vork.).

**Raps:** s. Brassica napus.

**Rapsblüten:** s. Brassica napus (Flores Napi).

**Rapsöl:** s. Brassica napus (Oleum Rapae).

**Rapsöl, raffiniertes:** s. Brassica napus (Rapae oleum raffinatum).

**Rapssamen:** s. Brassica napus (Semen Napi).

**Rapunzel, Gelbe:** s. Oenothera biennis.

**Rare-immunogenum-Insuline:** s. Insulin.

**Rasa:** Kurzbez. für Rasayoga*.

**Rasagilin:** N-2-Propinyl-1-indanamin; CAS-Nr. 136236-51-6; $C_{12}H_{13}N$, Strukturformel: s. Abb.; $M_r$ 171.2; Schmp. 148 °C; $[\alpha]_D^{25\,°C}$ 18.8° (c = 1.7 % in Chloroform); IR 3281, 2929, 2848 $cm^{-1}$; logP 2.2 ± 0.3 (berechnet); **Wirk.:** starker irreversibler, selektiver MAO-B-Hemmer (s. Monoaminoxidase-Hemmer); **Ind.:** idiopath. Parkinson-Syndrom, bei End-of-dose-Fluktuation (sog. Off-Phasen) als Zusatztherapie mit Levodopa*; **Kontraind.:** gleichzeitige Ther. mit anderen MAO-Hemmern (einschließl. nicht verschreibungspflichtiger Arznei- u. Naturheilmittel, z. B. Johanniskraut) od. Pethidin (14 d Abstand zw. Absetzen von R. u. anderen MAO-Hemmern od. Pethidin), stark eingeschränkte Leberfunktion; **WW:** andere MAO-Hemmer: Risiko einer nichtselektiven MAO-Hemmung mit hypertonen Krisen, s. Cheese-Effekt; SSRI, tricycl. bzw. tetracycl. Antidepressiva u. MAO-Hemmer (auch andere selektive MAO-B-Hemmer): schwere unerwünschte Wirk.; starke CYP1A2-Hemmer (z. B. Ciprofloxacin): erhöhter Plasmaspiegel von R.; bei Nicotinkonsum Risiko eines verminderten Plasmaspiegels von R.; Entacapon: Clearance von R. um 28 % erhöht; **UAW:** gastrointestinale Störungen, Gewichtsverlust, Kopfschmerz, grippeähnl. Symptome, Arthralgie, Depression; bei Kombination mit Levodopa Dyskinesien, Unfallverletzung (v. a. Stürze); **Dos.:** p. o. 1 × 1 mg/d; keine einschleichende Dos. nötig.

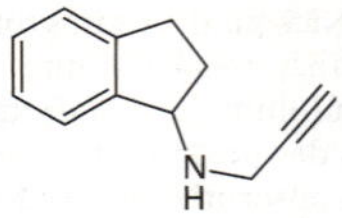

**Rasagilin**

**Rasayana** (Sanskrit Rasa ayana das, was den Rasa, die erste Essenz von Nahrung, den Nährsaft des Lebens, optimal zu den Körpergeweben bringt u. diese damit versorgt u. nährt): im Ayurveda* Bez. für stärkende u. reinigende Pflanzenzubereitungen, ayurved. Komplexmittel u. Nahrungsergänzungsmittel sowie bestimmte Therapieformen, die der Verjüngung u. Ernährung von Geweben dienen u. dem Altersprozess entgegenwirken sollen; Rasayana-Wirkung können auch einzelne Pflanzen haben.

**Rasayoga** (Sanskrit Rasa Yoga eine sehr wirksame Verb. mit Quecksilber u. a. Metallen od. Mineralien): Kurzbez. Rasa; im Ayurveda* Bez. für Arzneistoffe aus Quecksilber* u. a. metall. od. mineral. Zubereitungen, die durch Trituration* gewonnen werden; **Anw.:** Hauptanwendungsgebiete: chron. u. schwer heilbare Krankheiten, v. a. Atemwegserkrankungen, Lähmungen, Magen-Darm-Erkrankungen, Anämie, Psychosen, Diabetes mellitus, Fieber, Schwangerschaftserbrechen (nur mineral. R.), Auszehrung u. Schwäche; cave: Quecksilberzubereitungen sind potentiell tox., wenn bei inkorrekt Herst. die Umwandlung in das nichttox. Quecksilbersulfid nicht od. nur unzureichend erfolgt.

**Rasburicase** (INN): Rasburicasum; CAS-Nr. 134774-45-1; $M_r$ ca. 34 000; rekombinante Uricase*; tetrameres Protein mit ident. Untereinheiten; **Wirk.:** Hyperurikämikum; katalysiert den Abbau von Harnsäure* zu Allantoin*; **Ind.:** akute Hyperurikämie*; zur Verhinderung eines akuten Nierenversagens* bei hämatolog. Malignomen mit einer hohen Tumorlast u. dem Risiko einer raschen Tumorlyse od. -verringerung nach Beginn der Chemotherapie; **UAW:** Fieber, Erbrechen; **Dos.:** 1×0.2 mg/kg KG/d i.v. Infusion, Therapiedauer max. 7 Tage; HWZ ca. 19 h.

**Raschig-Phenolsynthese:** Verfahren zur industriellen Herst. von Phenol* aus Benzol*; **Durchführung:** In der 1. Stufe wird Benzol mit Chlorwasserstoff* u. Sauerstoff* in Gegenwart eines Kupferchlorid/Eisen(III)-chlorid-Katalysators zu Chlorbenzol umgesetzt, welches in der 2. Stufe mit Wasserdampf katalyt. zu Phenol hydrolysiert wird (s. Abb.).

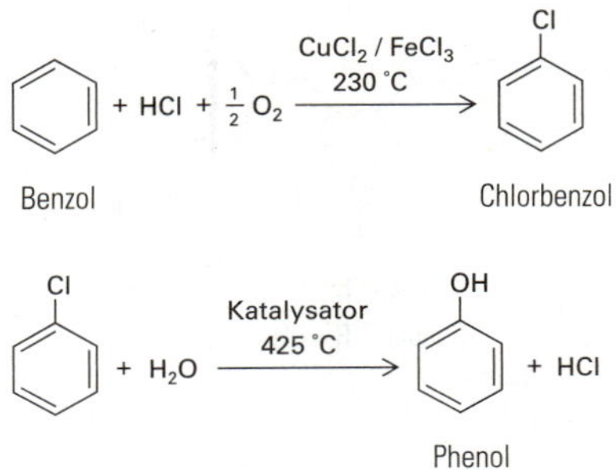


**Raschig-Phenolsynthese**

**ras-Protein:** an die Plasmamembran gebundenes G*-Protein, das eine wichtige Kontrollfunktion bei der zellulären Signaltransduktion ausübt; ras-aktivierende Mutationen führen zu unkontrolliertem Zellwachstum u. spielen eine wichtige Rolle bei der Tumorentstehung.

**Rasterelektronenmikroskop:** s. Elektronenmikroskop.

**Rastermutation:** s. frameshift.

**Ratanhia:** s. Krameria triandra.

**Ratanhiae radix:** s. Krameria triandra.

**Ratanhiae tinctura:** s. Tinctura Ratanhiae.

**Ratanhiae tinctura normata:** s. Tinctura Ratanhiae titrata.

**Ratanhia-Myrrhe-Adstringens:** s. Adstringens Ratanhia-Myrrhe.

**Ratanhiatinktur:** s. Tinctura Ratanhiae.

**Ratanhiatinktur, eingestellte:** s. Tinctura Ratanhiae titrata.

**Ratanhia-Trockenextrakt, eingestellter:** s. Extractum Ratanhiae siccum normatum.

**Ratanhiawurzel:** s. Krameria triandra (Ratanhiae radix).

**Rattenbisskrankheit:** fieberhafte Erkrankung durch Infektion mit im Nasopharynx von Nagetieren physiol. vorhandenen Erregern; **Formen:** **1.** Sodoku, Spirillen-Fieber: epidem., dem Rekurrensfieber u. der Malaria* ähnl. Erkrankung in China u. Japan; Erreger: Spirillum minus; **2.** Haverhill-Fieber, Streptobazillen-Fieber: Erreger: Streptobacillus moniliformis; Massenerkrankungen sind beobachtet worden (z. B. durch infizierte Milch in Haverhill, USA, 1926); **Ther.:** Penicillin, Streptomycin, Tetracycline.

**Rattenzwiebel:** s. Urginea maritima.

**Raubasin:** Ajmalicin, Tetrahydroserpentin, $\delta$-Yohimbin; Methyl-16,17-didehydro-19$\alpha$-methyl-18-oxayohimban-16-carboxylat; CAS-Nr. 483-04-5; $C_{21}H_{24}N_2O_3$, Strukturformel: s. Rauvolfia serpentina (Abb. dort); $M_r$ 352.42; krist., farbloses bis gelbl. Pulver, unlösl. in Wasser u. Ether, wenig lösl. in Ethanol, leicht lösl. in Chloroform; Alkaloid* aus der Wurzel von Rauvolfia serpentina, Pausinystalia* johimbe, Catharanthus* roseus u. anderen; nicht mehr im Handel befindl. Antihypertensivum* mit antiadrenerger Wirkungskomponente; früher angewendet bei peripheren Durchblutungsstörungen, arteriellen Spasmen, Krampfadern sowie bei Depression.

**Rauchopium:** s. Opium (Tschandu).

**Rauhblattgewächse:** s. Boraginaceae.

**Raukenkraut:** s. Sisymbrium officinale (Herba Erysimi).

**Raumchemie:** s. Stereochemie.

**Raumdesinfektion:** Abtötung von Erregern auf Fußböden, an Wänden, auf Einrichtungs- u. Gebrauchsgegenständen; **Methoden:** **1.** Formaldehyd*: 5 g/m³ Rauminhalt bei 70 % relativer Luftfeuchtigkeit, Einwirkungszeit 6 h; Wirkungsbereich AB (s. Desinfektionsmittel, Tab. 2 dort), vegetative Keime einschließlich Mykobakterien, Pilze, Pilzsporen, Viren; **2.** Triethylenglykol*: 1 g/m³ bei 40 % relativer Luftfeuchtigkeit; **3.** UV-Strahlen: wegen zu geringer Penetration unzuverlässig, prophylakt. Maßnahme. Vgl. Desinfektion.

**Raumerfüllungsmodelle:** s. Molekülmodelle.

**Raum, extrazellulärer:** s. Extrazellularraum.

**Raumtemperatur:** Zimmertemperatur; Lagerungsvorschrift* nach Ph.Eur.6; 15–25 °C.

**Raupin:** s. Rauvolfia serpentina (Rauwolfiae radix, Inhaltsst.).

**Rauschbrand:** Gasödem-Infektion bes. der Rinder, Schafe u. Ziegen durch für den Menschen nicht pathogene Bakt. der Gattung Clostridium*.

**Rauschbrand-Impfstoff für Tiere:** s. Clostridium-chauvoei-Impfstoff für Tiere.

**Rauschdrogen:** Drogen*, die Betäubungsmittel* od. andere psychotrope Substanzen* enthalten u. von Menschen eingesetzt werden, um Rauschzustände hervorzurufen; **Beispiel:** u. a. folgende Pflanzen: Areca* catechu, Cannabis* sativa, Catha* edulis, Erythroxylum* coca, Heimia salicifolia (Fam. Lythraceae), Ipomoea* violacea, Lophophora* williamsii, Mesembryanthemum-Arten (Fam. Aizocaceae), Papaver* somniferum (s. Opium), Piper* methysticum, Psilocybe* mexicana u. a. Pilzarten, Rivea* corymbosa.

**Rauschgift:** **1.** Bez. für Betäubungsmittel* bzw. Suchtgift* (Bez. in Österreich); **2.** landläufige Bez. für einen Stoff, der durch eine Wirkung auf das ZNS einen Erregungs- od. Rauschzustand verursacht (s. Substanzen, psychotrope); z. T. fallen die Substanzen unter das Betäubungsmittelrecht*.

**Rauschgold:** s. Blattgold.

**Rauschmittel:** s. Substanzen, psychotrope.

**Rauschpfeffer:** s. Piper methysticum.

**Rauschrot:** s. Arsendisulfid.

**Rauschsilber:** s. Silber.

**Raute:** s. Ruta graveolens.

**Rautengewächse:** s. Rutaceae.

**Rautenöl:** s. Ruta graveolens (Oleum Rutae).

**Rauvolfia canescens L.:** s. Rauvolfia tetraphylla.

**Rauvolfia congolana:** s. Rauvolfia vomitoria.

**Rauvolfia serpentina (L.) Benth. ex Kurz** (nach Erstbeschreiber Leonhard Rauwolf, Arzt u. Botani-

R

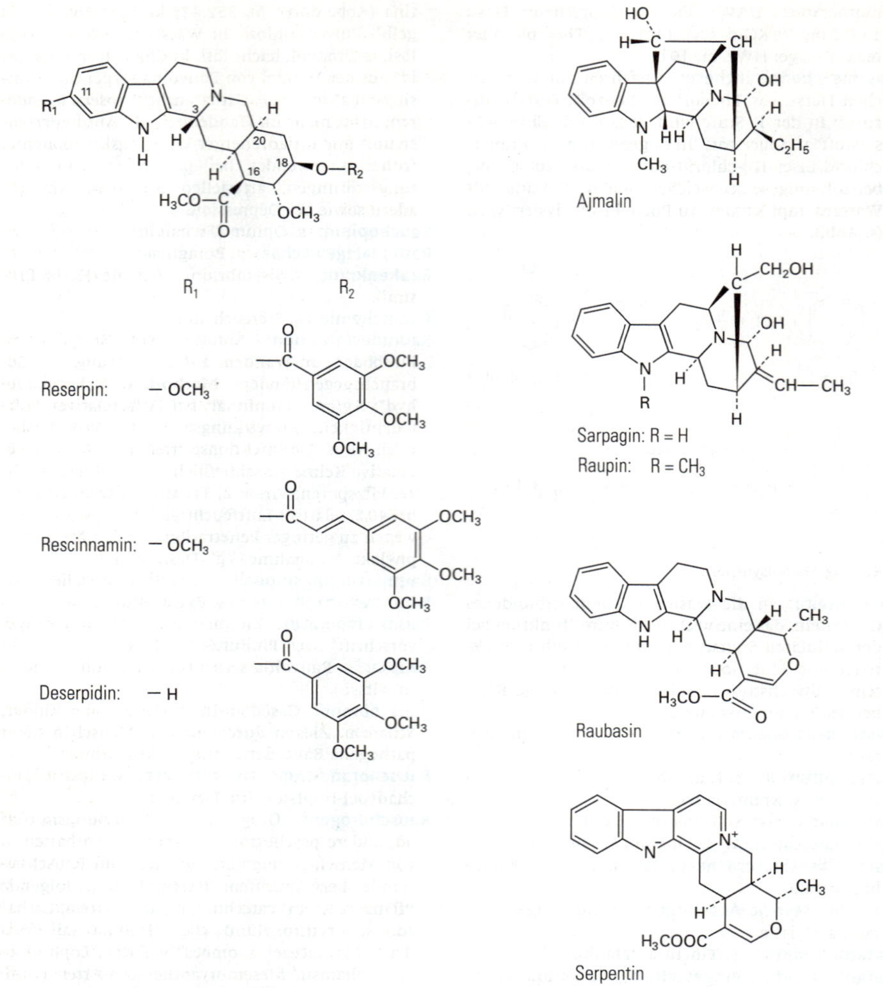


**Rauvolfia serpentina:** versch. Alkaloide

ker aus Augsburg, 1582): Schlangenholz; Fam. Apocynaceae; Indien, Himalaja; Stpfl. von **Rauwolfiae radix:** Rauwolfiawurzel, Radix Rauwolfiae (serpentina), Indische Schlangenwurzel; ganze oder geschnittene, getrocknete Wurzeln; **Off.:** DAB; Monographie: WHO, Kommission E; **Inhaltsst.:** 1–3 % Rauvolfia-Alkaloide (über 50 sind bekannt), v. a. monomere Indolalkaloide* (Beispiele u. Strukturformeln: s. Abb.): **1.** quartäre Anhydroniumbasen (stark basisch): Serpentin (Hauptalkaloid mit blutdrucksenkendem Effekt), Serpentinin, Alstonin; **2.** tertiäre Indolinbasen (mittelstark basisch): **a)** Alkaloide vom Ajmalin-Typ: Ajmalin*, Iso-Ajmalin, Neo-Ajmalin, Rauwolfinin u. Vomalidin; **b)** Alkaloide vom Anhydroajmalin-Typ: Tetraphyllicin (Serpinin), Rauvomitin; **3.** tertiäre Indolbasen (schwach basisch) vom Reserpin-Typ: unterscheiden sich von den meisten anderen Typen, bei denen die Ringe D/E *trans*-verknüpft sind, durch eine *cis*-Verknüpfung derselben; 0.04–0.05 % Reserpin*, Isoreserpin, Renoxidin (Reserpin-*N*-Oxid), Deserpidin (Canescin), Rescinnamin*, Reserpinsäuremethylester, Seredin; **4.** tertiäre Indolbasen vom Tetrahydroserpentin-Typ: Raubasin* (Ajmalicin, Tetrahydroserpentin, $\delta$-Yohimbin*), Tetrahydroalstonin, Aricin (Heterophyllin), Reserpinin (Raubasinin), Reserpilin, Isoreserpiline; **5.** tertiäre Indolbasen vom Yohimbin-Typ: Yohimbin* (Strukturformel: s. Yohimban, Abb. dort), Corynanthin (Rauhimbin), Corynantheidin, Rauwolscin ($\alpha$-Yohimbin), Iso-Rauhimbin (Epi-$\alpha$-Yohimbin), $\beta$-Yohimbin, 4-Yohimbin; **6.** tertiäre Indolbasen vom Sarpagin-Typ: Sarpagin, Raupin (*N*-Methylsarpagin); weitere Inhaltsst.: fettes Öl, Sterole*, Calcium- u. Magnesiumsalze, Harz, Stärke, ungesättigte Alkohole, Fumarsäure*, eine fluoreszierende Substanz; **Gehalt:** von der Handelssorte abhängig; nach DAB mind.

1.0 % Alkaloide, berechnet als Reserpin, bezogen auf das Trockengewicht; **Wirk.:** Totalextrakt mit 3 Wirk., als spezif. Wirkbild den einzelnen Alkaloiden zugeordnet: **1.** zentrale Dämpfung (sedativ); **2.** periphere Gefäßerweiterung (hypoton); **3.** verlangsamte Herzfrequenz; Hauptträger der zentralsedativen Wirk. sind Reserpin* (wichtigstes Rauwolfia-Alkaloid), Deserpidin u. Rescinnamin; dem Reserpin, Ajmalin*, Raubasin* u. Raupin kommt eine sympatholyt. Wirk. zu. **Anw.:** (med.) leichte essentielle Hypertonie mit Angst- u. Spannungszuständen, psychomotor. Unruhe; auch als Neuroleptikum*; **UAW:** depressive Verstimmungen, Müdigkeit, Potenzstörungen, eingeschränktes Reaktionsvermögen. **Hom.:** Rauwolfia serpentina (HAB): getrocknete Wurzeln (mind. 1 % Reserpin); verordnet z. B. bei Hypertonie.

**Rauvolfia tetraphylla** L.: Rauvolfia canescens L.; Fam. Apocynaceae; trop. Amerika, Westindien, Indien; mehrere Varietäten; Stpfl. von **Radix Rauwolfiae canescentis:** enthält Rauwolfia-Alkaloide (s. Rauvolfia serpentina); **Anw.:** (volkstüml.) Volksheilmittel im trop. Amerika.

**Rauvolfia vomitoria** Afzel: Rauvolfia congolana; Fam. Apocynaceae; trop. Afrika; Stpfl. von **Radix Rauwolfiae vomitoriae: Inhaltsst.:** Rauwolfia-Alkaloide (enthält bis zu 2-mal so viel Reserpin* wie Rauvolfia* serpentina; kein Raubasin u. Raupin); **Anw.:** (volkstüml.) Volksheilmittel in Afrika, z. B. gegen Schlangenbisse; Beruhigungsmittel bei psych. Krankheiten.

**Rauwolfia-Alkaloide:** s. Rauvolfia serpentina.

**Rauwolfiae radix:** s. Rauvolfia serpentina.

**Rauwolfin:** s. Ajmalin.

**Rayon:** s. Viskosefasern.

**Razemat:** s. Racemat.

**razemös:** s. Blütenstand.

**Rb:** (chem.) Symbol für Rubidium*.

**RBW:** Abk. für **r**elative **b**iologische **W**irksamkeit*.

**RCT:** Abk. für (engl.) *randomised controlled trial*; s. Studie, randomisierte kontrollierte.

**Re:** **1.** (chem.) Symbol für Rhenium*; **2.** (physik.) Symbol für Reynolds*-Zahl; **3.** s. Enantiotopie.

**RE:** Abk. für **R**esponse*-**E**lement.

**Reagens:** s. Reagenz.

**Reagenz** *(pl Reagenzien) n:* Reagens, Prüfungsmittel; Substanz, die sich mit einer anderen chem. od. biol. so umsetzt (reagiert), dass sie dadurch identifiziert od. quantifiziert wird.

**Reagenzglas:** syn. Probierglas; dünnwandiges, längl. Gefäß aus gewöhnlichem od. schwer schmelzbarem Glas, geeignet für chem. Versuche in kleinen Mengen.

**Reagenzien, chaotrope:** Substanzen mit der Fähigkeit, die Interaktion von Proteinen* zu unterbinden, indem sie die hydrophoben Effekte zw. Proteinen vermindern.

**Reaktion:** **1.** Gegenwirkung; (physiol.) durch einen Reiz hervorgerufene Wirk.; **2.** chemische Umsetzung; (chem.) Vorgang, der unter stoffl. Veränderung abläuft.

**Reaktionen, anaplerotische:** Auffüllreaktionen; spezielle enzymat. Mechanismen, die Intermediärprodukte wiederherstellen, die z. B. durch Biosynthesen aus dem Stoffwechsel abgezogen werden; **Beispiel:** Eine wichtige a. R. ist die enzymat. Carboxylierung von Pyruvat* zu Oxalacetat im Tricarbonsäurezyklus*.

**Reaktionen, konzertierte:** Synchronreaktionen; chem. Reaktionen, bei denen chemische Bindungen* innerhalb der Ausgangssubstanzen gelöst u. gleichzeitig die neuen, zum Produkt führenden Bindungen geschlossen werden; **Beispiel:** Cycloadditionen, Valenzisomerisierungen, unimolekulare Eliminationsreaktionen.

**Reaktionsenthalpie:** s. Enthalpie; Van't-Hoff-Gleichung.

**Reaktionsenthalpie, freie:** s. Enthalpie, freie.

**Reaktionsentropie:** s. Entropie.

**Reaktionsgeschwindigkeit:** s. Reaktionsordnung.

**Reaktionsgeschwindigkeitskonstante:** Symbol k; Faktor, der den Zusammenhang zw. Reaktionsgeschwindigkeit u. den Konz. der Stoffe herstellt; **Beispiel:** für $A + B \rightarrow C$ gilt:

$-dc_A/dt = k \cdot c_A \cdot c_B$

$-dc_A/dt$: Reaktionsgeschwindigkeit; k: Reaktionsgeschwindigkeitskonstante; $c_A$, $c_B$: Konz. der Stoffe A u. B. Die R. ist u. a. abhängig von Temp., Druck, Lösungsmittel (s. Arrhenius-Gleichung).

**Reaktionsisobare:** s. Gibbs-Helmholtz-Gleichung.

**Reaktionsisochore:** s. Gibbs-Helmholtz-Gleichung.

**Reaktionsmolekularität:** gibt die Zahl der an einer Elementarreaktion* beteiligten Moleküle an; es gibt monomolekulare ($A \rightarrow B$), bimolekulare ($2A \rightarrow B$ od. $A + B \rightarrow C$) u. trimolekulare (selten, da 3 Moleküle gleichzeitig zusammenstoßen müssen) Elementarreaktionen; **Hinweis:** nicht zu verwechseln mit der Reaktionsordnung*.

**Reaktionsordnung:** beschreibt den Zusammenhang zw. der Geschwindigkeit (dC/dt) einer chem. Reaktion od. eines pharmakokinet. Prozesses u. der Konz. der Ausgangsstoffe (C, s. Tab.; **Einteilung: 1. Reaktion 0. Ordnung:** Reaktionsgeschwindigkeit konstant u. unabhängig von der Konz.: $dC/dt \sim C_0$ (daher 0. Ordnung); Auftragung

**Reaktionsordnung**

Zusammenhang zwischen Reaktionsgeschwindigkeit *dC/dt* und Konzentration C in Abhängigkeit von der Reaktionsordnung

| Reaktion | 0. Ordnung | 1. Ordnung | 2. Ordnung |
|---|---|---|---|
| Differentialgleichung | $dC/dt = -k$ | $dC/dt = -k \cdot C$ | $dC/dt = -k \cdot C^2$ |
| integrierte Gleichung | $C = C_0 - k \cdot t$ | $C = C_0 \cdot e^{-k} \cdot t$ | $1/C = 1/C_0 + k \cdot t$ |
| Halbwertzeit $t_{1/2}$ | $C_0/(2 \cdot k)$ | ln 2/k | $1/(C_0 \cdot k)$ |

$C_0$: Konzentration bei der Zeit t = 0; k: Reaktionsgeschwindigkeitskonstante

R

von C gegen t ergibt eine abfallende Gerade mit dem Anstieg –k. Bedeutung: (pharmakokinet.) zur Beschreibung von Prozessen im Sättigungsbereich, z. B. enzymgesteuerte Transport- u. Biotransformationsprozesse (s. Michaelis-Menten-Gleichung), Elimination* von Ethanol; (pharmaz.-technolog.) häufig angestrebt bei der Wirkstofffreisetzung* aus Retardarzneimitteln*; **2. Reaktion 1. Ordnung:** Reaktionsgeschwindigkeit proportional der Konz.: dC/dt ~ C; Auftragung von ln C gegen t ergibt eine abfallende Gerade mit dem Anstieg –k. Bedeutung: pharmakokinet. Normalfall; Voraussetzung für lineare Kinetik*, z. B. Resorption*, Elimination der meisten Wirkstoffe; **3. Reaktion 2. Ordnung:** Reaktionsgeschwindigkeit proportional dem Produkt der Konz. zweier Ausgangsstoffe ($dC/dt \sim C_A \cdot C_B$) od. dem Quadrat der Konz. eines Ausgangsstoffs ($dC/dt \sim C_A^2$); Auftragung von 1/C gegen t ergibt eine Gerade mit dem Anstieg k. Bedeutung: in der Chemie bei der Reaktion von 2 Ausgangsstoffen; in der Pharmakokinetik selten. **Bestimmung:** Die Bestimmung der Reaktionsordnung kann graph. erfolgen (s. o.), durch Anpassung einer Funktion an die Messwerte od. über die Eliminationshalbwertzeit (s. Elimination).

**Reaktor:** s. Kernreaktor.

**Realapotheke:** s. Apothekenwesen.

**Realgar:** s. Arsendisulfid.

**Realkonzession:** s. Apothekenwesen.

**Reaumur-Skala:** s. Temperatur.

**Rebendolde, Giftige:** s. Oenanthe crocata.

**Rebound-Phänomen:** Rückschlag-Phänomen; überschießende, der Wirkung entgegengesetzte (Entzugs-)Reaktion nach plötzl. Absetzen von Arzneimitteln nach länger dauernder Ther.; **Beispiel:** starker Blutdruckanstieg nach abruptem Absetzen von Beta*-Rezeptoren-Blockern; Verlängerung der REM-Schlafdauer nach Ther. mit REM-Schlaf verkürzenden Schlafmitteln*.

R

**Reboxetin** (INN): (+/–)-(2*R*)-2-[(*αR*)-*α*-(2-Ethoxyphenoxy)benzyl]morpholin; CAS-Nr. 98769-81-4; $C_{19}H_{23}NO_3$, Strukturformel: s. Abb.; $M_r$ 313.4; Schmp. 145 °C; logP 2.8; $pK_S$ 8.3 (berechnet); schwer lösl. in Wasser; **Wirk.:** Antidepressivum*; selektiver Noradrenalin-Wiederaufnahmehemmer; die antidepressive Wirk. entspricht der von tricycl. Antidepressiva, R. kann jedoch vom 1. Tag an in voller Wirkungsdosis gegeben werden. **Ind.:** Depression; **UAW:** Mundtrockenheit, Obstipation, Schlaflosigkeit, Schwitzen; **Dos.:** p. o. 2 × 4 mg/d, nach 3–4 Wochen ggf. 10 mg/d.

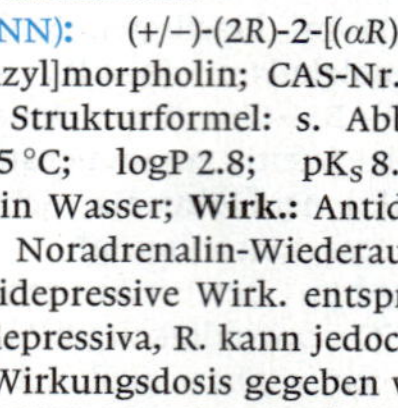


**Reboxetin**

**Recalcifizierungszeit:** Globalmethode zur Bestimmung von Störungen der Blutgerinnung*; **Prinzip:** Mit Natriumcitratlösung (0.1 mol/L) im Verhältnis 1 : 10 versetztes u. damit ungerinnbar gemachtes venöses Blut (sog. Citratblut*) od. das hieraus gewonnene Plasma wird durch Zugabe von $CaCl_2$-Lsg. (0.025 mol/L) recalcifiziert. Die Zeit bis zum Gerinnungseintritt wird bestimmt (Normalwert: ca. 2 min).

**Recallbias:** s. Bias (Tab. dort).

**recenter paratus** (lat.): frisch bereitet.

**Receptaculum:** (bot.) bei bedecktsamigen Pflanzen (Angiospermae*) der mehr od. weniger scheiben-, becher- od. krugförmig verbreiterte od. auch kegelförmige Blütenachsenteil, an dem die Blütenteile (Kelch-, Blüten-, Staub- u. Fruchtblätter) stehen; vgl. Blütenstand; Blüte (Blütenteile).

**rechtsdrehend:** s. Aktivität, optische.

**Rechtsmilchsäure:** s. Milchsäure.

**recipe** (lat.): Abk. rp.; (auf Rezepten) nimm.

**Reciprocating-Die-Verfahren:** s. Norton-Verkapselungsprozess.

**Recken:** Vorgang zur Erhöhung der Festigkeit von thermoplast. Kunststofffasern, -bändern u. -folien; beim R. wird der Kunststoff elastisch u. plast. verformt; dabei werden die Kettenmoleküle in Kraftrichtung orientiert. Beim Abkühlen unter Formzwang wird diese Orientierung „eingefroren". Dadurch können definierte Schrumpfeigenschaften erhalten werden (sog. Schrumpffolie). Durch nochmaliges Erwärmen wird hingegen ein Schrumpfen vermieden. Bes. hochwertige Folien (biaxial gereckte Folien) lassen sich in einem Arbeitsgang durch simultanes, biaxiales R. auf einer maschinell aufwändigen Kluppen-Reckanlage herstellen.

**Rectalia:** s. Zubereitungen zur rektalen Anwendung.

**rectificatus:** gereinigt, s. Rektifikation; **rectificatissimus:** hoch gereinigt.

**Rectiole®:** Rektal-Plastikbehälter.

**recurrens** (lat.): zurücklaufend; z. B. Febris recurrens (s. Rückfallfieber).

**red bush tea:** s. Aspalathus linearis (Herba Aspalathi).

**Redon-Saugdrainage:** Absaugvorrichtung (Sog-System) mit einem an eine Unterdruckflasche angeschlossenen Kunststoffschlauch, der an dem in der Wunde verbleibenden Ende mit zahlreiche Öffnungen versehen ist; **Anw.:** postoperative Drainage zum schnelleren Wundverschluss.

**Redoxindikatoren:** s. Redoxsystem.

**Redoxpotential:** s. Redoxsystem.

**Redoxsystem:** zw. den korrespondierenden Reduktions- u. Oxidationsmitteln existiert ein Gleichgewicht:

$$\text{Reduktionsmittel} \underset{\text{Reduktion}}{\overset{\text{Oxidation}}{\rightleftharpoons}} \begin{array}{l}\text{Oxidationsmittel}\\ + \text{Elektronen}\end{array}$$

Während einer Reduktion* gibt ein Reduktionsmittel (z. B. $Fe^{2+}$) Elektronen* ab u. wird dabei in das korrespondierende Oxidationsmittel (in diesem Fall $Fe^{3+}$) überführt. Bei einer Oxidation* spielt sich der umgekehrte Vorgang ab: $Fe^{2+} \leftrightarrows Fe^{3+} + e^-$. Ein solches Reduktions-Oxidationssystem (Redoxsystem) wird auch als Redoxpaar bezeichnet. Ein Maß für das Reduktions- bzw. Oxidationsvermögen eines R. ist sein **Redoxpotential,** das man für viele R. in Tabellen findet.

Eine nach dem Wert des Redoxpotentials geordnete Reihe von R. ist die Spannungsreihe. Je höher das Redoxpotential ist, desto größer ist seine Oxidationskraft. **Redoxindikatoren** sind Farbstoffe, die in der oxidierten Form eine andere Farbe besitzen als in der reduzierten Form. **Beispiel:** Kupfer lässt sich mit Sauerstoff oxidieren; das dabei gebildete Kupferoxid kann mit Wasserstoff wieder zum Metall reduziert werden. Dabei entstehen Kupfer u. Wasserdampf. Jede Redoxreaktion kann man formal als Summe zweier Redox-Teilgleichungen, einer Reduktion u. einer Oxidation, formulieren.

**Redoxtitration:** Oxidimetrie; Verfahren der Maßanalyse*, dem eine Redoxreaktion (s. Redoxsystem) zugrunde liegt; **Formen: 1.** je nach verwendeter Maßlösung: Manganometrie*, Bromatometrie*, Bromometrie*, Iodatometrie, Iodometrie*, Titanometrie*, Chromatometrie*, Chromometrie*, Cerimetrie u. Ferrometrie*; **2.** mit physikal. Endpunktbestimmung: Potentiometrie*, Coulometrie*.

**5$\alpha$-Reduktase:** zu den Oxidoreduktasen gehörendes Enzym*, das die Umwandlung von Testosteron* in seinen biol. aktiven Metaboliten Dihydrotestosteron katalysiert (s. Androgene); **Formen:** 2 Isoformen: Typ 1 v. a. in Haarfollikeln, Typ 2 v. a. im Genitalgewebe. **5$\alpha$-Reduktase-Hemmer: Ind.:** benignes Prostatasyndrom*, androgene Alopezie*; **Vertreter:** z. B. Finasterid*, Dutasterid*.

**5$\alpha$-Reduktase-Hemmer:** s. 5$\alpha$-Reduktase.

**Reduktasen:** flavinhaltige Oxidoreduktasen (s. Enzyme), die meist als Redoxsystem Cytochrome* besitzen u. Elektronen auf Pyridinnucleotid-Coenzyme übertragen können; **Vertreter:** z. B. Dihydrofolatreduktase*, Glutathionreduktase. Vgl. Flavinenzyme.

**Reduktion** (lat. reducere zurückführen, rückgängig machen): Zufuhr von Elektronen*; eine Beteiligung von Sauerstoff* od. Wasserstoff* ist nicht zwingend. Auch geladene Ionen* u. die Kathode* (bei der Elektrolyse*) können als Reduktionsmittel dienen (kathod. R.). **Gesch.:** R. bezeichnete ursprüngl. die Überführung von chem. Verb. in sauerstoffärmere od. sauerstofffreie Derivate, also die Entfernung von Sauerstoff. Vgl. Oxidation; Redoxsystem.

**Reduktionsteilung:** s. Meiose.

**Reduktone:** chem., v. a. biochem. bedeutsame Verb., die stark reduzierend wirken (s. Reduktion).

**Reduplikation:** s. Replikation.

**Refatrin:** s. Vetrabutin.

**Referenzapotheken:** in Deutschland 200 von den Länderkammern nach einem Schlüssel ausgewählte Apotheken (Innenstadt-Apotheken, Stadtrand-Apotheken, Land-Apotheken), die der Arzneimittelkommission bei der Erfüllung ihrer gestellten Aufgaben zur Verfügung stehen; sie liefern z. B. statist. Material über Arzneimittelmissbrauch.

**Reflexemetika:** s. Emetika.

**Reflexinkontinenz:** s. Harninkontinenz.

**Refluxösophagitis:** s. Ösophagitis.

**Reformatsky-Reaktion:** Bildung von $\beta$-Hydroxycarbonsäureestern durch Umsetzung einer Carbonylverbindung (Aldehyd* od. Keton*) mit einem $\alpha$-Halogencarbonsäureester in Gegenwart von

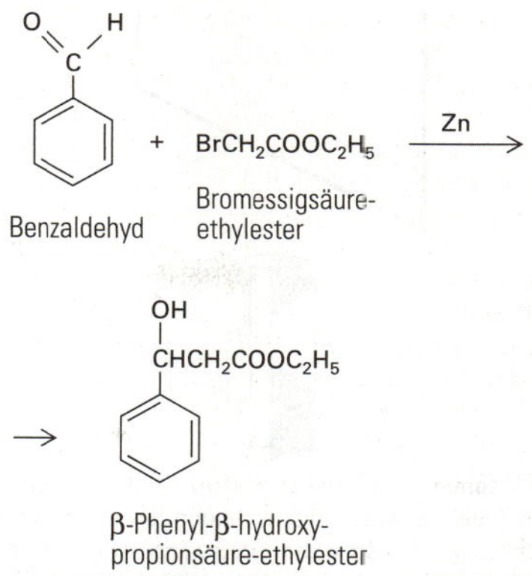


**Reformatsky-Reaktion:** Bildung von $\beta$-Phenyl-$\beta$-hydroxypropionsäureethylester als Beispiel

Zink*; **Beispiel:** Aus Benzaldehyd* u. Bromessigsäure-ethylester entsteht $\beta$-Phenyl-$\beta$-hydroxypropionsäure-ethylester (s. Abb.).

**refraktär:** unempfänglich, widerspenstig, nicht beeinflussbar.

**Refraktion des Lichtes:** Brechung des Lichtes; s. Brechungsgesetz.

**Refraktometer:** Messgerät zur Bestimmung des Brechungsindex* von Flüssigkeiten od. Feststoffen; **Voraussetzung:** Ein R. muss nach Ph.Eur. das genaue Ablesen von 3 Dezimalstellen erlauben. Das Ablesen der Temp. muss auf $\pm 0.5$ °C genau mögl. sein. Zur Kalibrierung dient meist destilliertes Wasser ($n_D^{20\,°C}$ 1.333). **Durchführung:** Im chem. od. pharmaz. Labor wird v. a. das Abbé-Refraktometer (s. u.) eingesetzt: auf das Messprisma, zu dem häufig noch ein 2. Prisma* (Beleuchtungsprisma) hinzukommt, wird die zu prüfende Substanz aufgebracht. Messung des Grenzwinkels der totalen Reflexion mit einem auf „unendlich" eingestellten Fernrohr entweder auf einer in einem festen Fernrohr befindl. Skala od. mit einem bewegl. Fernrohr auf einem Teilkreis. Da Licht versch. Farben unterschiedl. Brechungsindizes besitzt (s. Dispersion), erhält man bei Beobachtung im weißen Licht eine Schar von Grenzlinien nebeneinander. Ein Kompensator (Kombination von mehreren Geradsicht-Prismen nach Amici) bewirkt im R., dass sich die im Messprisma auftretende Farbdispersion mit der des Kompensators aufhebt. Durch Drehen des Kompensators um seine Achse, die mit der opt. Achse des Fernrohrs zusammenfällt, wird für die versch. Substanzen die Farbdispersion des Messprismas kompensiert. Dadurch erhält man eine scharfe Begrenzungslinie, die das Ablesen des Brechungsindex erleichtert. **Formen:** für die pharmaz. Praxis wichtig: **1. Abbé-Refraktometer** (Ernst A., deutscher Physiker, 1840–1905): geeignet für die Messung der Brechungsindizes von Lsg., Fetten u. Ölen jeder Art; Messbereich: für $n_D = 1.300–1.700$; es werden keine Winkelwerte, sondern direkt $n_D$-Werte abgelesen. Zur Bestimmung des Zuckergehalts von Lösungen befindet sich auf der Skala, auf der die $n_D$-Werte abgelesen werden, noch eine 2. empir. nach

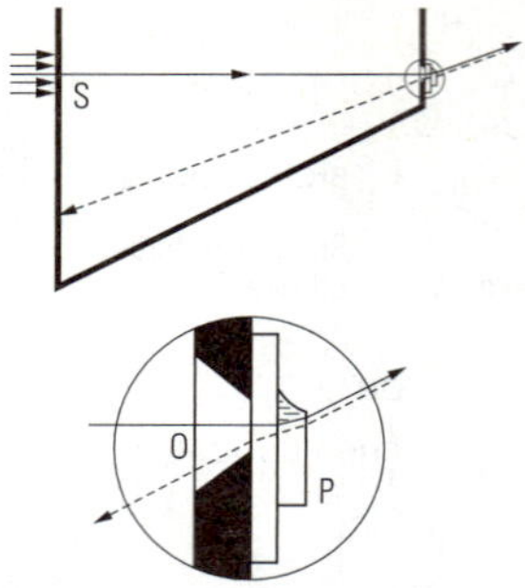


**Refraktometer:** Schema des Mikro-Refraktometers nach Jelley (oben) u. Ausschnittzeichnung (unten); S: Spalt; O: Öffnung; P: Prisma; durchgezogenen Linien nach rechts: Strahlengang; gestrichelte Linien nach links: Beobachtungsrichtung

Prozenten (Prozent Brix) geeichte Skala, mit welcher der Prozentgehalt in Gewichtprozenten unmittelbar bestimmt werden kann. Mit der am Kompensator befindl. 3. Skala können Dispersionsmessungen ausgeführt u. die Molekulardispersion eines Stoffes ermittelt werden. Da die Brechungsindizes von Lsg. stark temperaturabhängig sind, sind beide Prismen thermostatisiert. Der Fehler beträgt für die Skala der Brechungsindizes 0.01–0.02 % u. für die Skala der Zuckerbestimmung 0.1–0.2 %. **2. Eintauch-Refraktometer:** genauestes R., mit dem der Brechungsindex bis zu einem Fehler von 0.002 % bestimmt werden kann; Messbereich: $n_D$ = 1.325 39–1.647 00; da bei der hohen Genauigkeit dieser große Messbereich nicht mit einem einzelnen Prisma überbrückt werden kann, sind 10 leicht gegeneinander auswechselbare Prismen vorhanden, deren Messbereiche sich stets etwas überschneiden. **3. Mikro-Refraktometer:** Jelley-Refraktometer; Konstruktion u. Anw. bes. einfach; ein beleuchteter Spalt wird durch eine kleine Öffnung betrachtet. Vor diese Öffnung ist das mit wenig Lsg. gefüllte Messprisma mit seinem Objektträger so zu schieben, dass die brechende Kante horizontal u. etwa in der Mitte der schmalen Öffnung liegt; der Objektträger wird dabei durch eine Federklemme gehalten. Im Messprisma, einem Hohlprisma, wird das Bild des betrachteten Spaltes je nach Brechungsindex der eingefüllten, zu messenden Flüss. abgelenkt. Der durch das Messprisma blickende Betrachter sieht das evtl. farbige Spaltbild an der Stelle der Skala, die dem Brechungsindex der zu messenden Substanz entspricht (s. Abb.). Mit Hilfe eines Schiebers, der eine Strichmarke besitzt, kann die Einstellung auf das Spaltbild festgehalten u. danach abgelesen werden. Die Brechungsindizes von 1.333–1.920 werden in Verb. mit dem zugehörigen Prisma an der linken Skala abgelesen. Die rechts daneben liegende Millimeterskala dient in Verbindung mit einem zusätzl. Prisma hoher Brechung zur Erfassung der Werte zw. 1.116 u. 2.350. Die abgelesenen Millimeterwerte werden anhand einer zugehörigen Tab. umgerechnet. **4. Hand-Refraktometer:** kleine R., die auf der Basis der Grenzwinkelbestimmung arbeiten; Anw.: in der Lebensmittelindustrie zur Bestimmung des Zuckergehalts in Obst- u. Traubensäften; zur Analyse von techn. Flüssigkeiten, z. B. Öle, Fette, Kühlflüssigkeiten, Schmierstoffen; **5. digitale R.:** digitale Anzeige des Brechungsindex; Messprinzip: Messung des Grenzwinkels der Totalreflexion; Lichtquelle: LED; Detektor: opt. Sensor; Vorteil: keine bewegl. Teile; **6. Durchfluss-Refraktometer:** zur Prozesskontrolle in der chem. u. pharmaz. Industrie verwendet; auch als Detektoren für die HPLC*.



**Refraktometrie:** physik. Messverfahren zur Bestimmung des Brechungsindex* eines opt. durchlässigen Stoffes; **Durchführung:** hängt i. d. R. von den zu untersuchenden Stofftypen ab: **1. opt. isotrope Festkörper:** Stoffe mit richtungsunabhängigem Brechungsindex (s. Isotropie); Glassplitter, kub. Kristalle u. a., die in Flüss. mit bekanntem Brechungsindex n eingebettet werden können u. bei gleichem n unsichtbar werden (Immersionsmethode, Immersionsrefraktometrie; s. Immersion); Anw.: dient zur Abschätzung des Brechungsindex; z. B. geeignet für schnelle u. sichere Bestimmung der Brechungsindizes geschmolzener Kristalle mit Glassplittern mit bekanntem Brechungsindex u. einem Thermomikroskop (s. Thermomikroskopie); bes. einfach u. genau ist die Beobachtung der **Becke-Linie** (Karl B., österreich. Mineraloge, 1855–1931) unter dem Mikroskop*: sichtbarer **h**eller Lichtsaum an der Phasengrenze zweier durchsichtiger Stoffe mit unterschiedl. Brechungsindex, die durch Totalreflexion, Beugung u. Brechung hervorgerufen wird u. beim **H**eben des Tubus (Defokussierung) in Richtung des **h**öher brechenden Stoffes läuft (3-**H**-Regel). **2. opt. anisotrope Stoffe:** Stoffe mit richtungsabhängig versch. Brechungsindizes (s. Anisotropie); bewirken Doppelbrechung* von Kristallen u. Flüssigkristallen; für jede Richtung müssen wegen der Doppelbrechung 2 Brechungsindizes gemessen werden. Die Bestimmung mit der Immersionsmethode muss mit polarisiertem Licht mit Hilfe eines Polarisationsmikroskops* durchgeführt werden u. erfordert Kenntnisse in der Kristallographie*. **3. Flüssigkeiten:** Die Messung erfolgt mit einem Refraktometer* u. beruht auf dem Brechungsgesetz*.

**Refrigeranzien:** abkühlende, erfrischende Mittel.

**Refrigeratio** (lat. Abkühlung): Erkältung.

**–10-Region:** s. Pribnow-Box.

**Regionalanästhesie:** Form der Lokalanästhesie* mit Applikation des Lokalanästhetikums* perineural (s. Leitungsanästhesie*) od. i. v. (intravenöse R.: Bier-Block).

**regioselektiv:** Bez. für eine Reaktion, bei der von mehreren gleichartigen funktionellen Gruppen* in einem Molekül* nur eine bevorzugt reagiert, z. B. bei Polyenen* od. Polyalkoholen*; **regiospezifisch:** Bez. für eine Reaktion, bei der ausschließl. eine von mehreren funktionellen Gruppen reagiert.

**regiospezifisch:** s. regioselektiv.

**Registrierung:** Begriff aus dem AMG aus dem Jahr 1961; für Arzneispezialitäten musste vom damaligen Bundesgesundheitsamt* eine Registriernummer erteilt werden, die bis zum Abschluss der

Nachzulassung* u. der Erteilung einer Zulassungsnummer auf den Arzneimitteln anzugeben war; nach dem AMG unterliegen hom. Arzneimittel u. traditionelle pflanzl. Arzneimittel (s. Arzneimittel, traditionelle) der Registrierungspflicht; einer Zulassung bedarf es nicht. Die Registriernummern sind mit der Abkürzung Reg.-Nr. anzugeben.

**Regressionsgerade:** s. Ausgleichsrechnung.

**Regressionsrechnung:** s. Ausgleichsrechnung.

**regressiv:** (med.) zurückgehend, sich zurückbildend.

**Regulatorgen:** Gen*, das die Aktivität des Operators* steuert; die Kontrollfunktion erfolgt wegen der räuml. Trennung vom Operator über die Produktion von Hemmstoffen der Genaktivität. Vgl. Repressor.

**REH:** Abk. für **R**ac**e**p**h**edrin**h**ydrochlorid; s. Ephetonin.

**Rehmannia glutinosa** (Gaertn.) Libosch.: chines. Di huang; Fam. Plantaginaceae (früher Scrophulariaceae); China, Japan; 10–40 cm hohe Staude*; Stpfl. von **Radix Rehmanniae:** Rehmanniawurzel; frische od. getrocknete Wurzelknolle; **Inhaltsst.:** iridoide u. Iridoidglykoside, z. B. Catalpol* u. Ajugol*; polyphenol. Esterglykoside, z. B. Verbascosid, Flavonoide; **Anw.:** Antipyretikum* u. Hämostatikum* in der TCM*.

**Rehmanniawurzel:** s. Rehmannia glutinosa (Radix Rehmanniae).

**Reibschale:** s. Mörser.

**Reibung, innere:** s. Viskosität.

**Reibung, interpartikuläre:** s. Fließeigenschaften von Schüttgütern.

**Reichsformeln:** s. Magistralformeln.

**Reichssanitätsgesetz:** s. Gesundheitswesen.

**Reifeteilung:** s. Meiose.

**Reifweide:** s. Salix-Arten.

**Reihe, eluotrope:** empir. ermittelte Lösungsmittelreihe bei der Chromatographie*, geordnet nach zunehmender Elutionskraft $\varepsilon_0$ (s. Elution) bzw. Adsorptionstendenz an polaren Adsorbenzien (s. Adsorption); Berechnung der $\varepsilon_0$-Werte aus der Adsorptionsenergie eines Lösungsmittels (syn. Eluierkraft); die Eluierkraft des Lösungsmittels Pentan ist willkürlich mit 0 definiert. Eluotrope Reihen werden auf ein bestimmtes Adsorbens bezogen (z. B. $Al_2O_3$ od. $SiO_2$) u. entsprechen im Wesentl. dem Verlauf der Polarität, die wiederum zur Dielektrizitätskonstante* parallel verläuft (s. Tab.). Für unpolare Adsorbenzien kehrt sich die Reihenfolge um. Verw. bei allen Formen von Adsorptionschromatographie* (Dünnschichtchromatographie*, Säulenchromatographie*).

**Reihe, homologe:** s. homolog.

**Reimer-Tiemann-Reaktion:** Bildung von Phenolaldehyden durch Erwärmen von Phenolen* mit Chloroform* in wässriger Natronlauge*; **Beispiel:** Aus Phenol* u. Chloroform entsteht Salicylaldehyd* (s. Abb.).

**Reimport von Arzneimitteln:** Einfuhr im Inland zugelassener u. exportierter Arzneimittel; für sie besteht nur dann die Pflicht zu einer Einfuhrerlaubnis nach § 72 AMG, wenn sie nicht aus einem EG/EWR-Mitgliedsstaat zurückgeholt werden. Der Reimport ist arzneimittelrechtl. zulässig. Vgl. Parallelimport.

**Reinblau:** Fuchsin*-Farbstoff; Gemisch aus Sulfonsäure*-Salzen des Di- bzw. Triphenylrosanilins.

**Reinecke-Salz:** Ammoniumreineckat, Ammoniumtetrarhodanato-diamminchromat; Ammonium-diammin-tetrathiocyanato-chromat(III); CAS-Nr. 13573-16-5; $NH_4[Cr(NH_3)_2(SCN)_4] \cdot H_2O$; $M_r$ 354.47; dunkelrote Kristalle, wenig lösl. in heißem Wasser u. Ethanol; **Darst.:** Eintragen von Ammoniumdichromat* ($(NH_4)_2Cr_2O_7$) in geschmolzenes Ammoniumthiocyanat* ($NH_4CNS$); **Anw.:** analyt. zur Fällung der Alkaloide* (Cholin*, Betaine); kolorimetr. Reagenz; Nachw. von Cu(I), Hg(II) u. Cd(II).

**Reihe, eluotrope**
Elutionskraft $\varepsilon_0$ und Dielektrizitätskonstante (Abk. DK) verschiedener Lösungsmittel

| Lösungsmittel | $\varepsilon_0$ bei Adsorbens $Al_2O_3$ | $SiO_2$ | DK | Polarität |
|---|---|---|---|---|
| Pentan | 0.00 | 0.00 | 1.84 | unpolar |
| Cyclohexan | 0.04 | 0.03 | 1.88 | |
| Toluol | 0.29 | — | 2.3 | |
| Benzol | 0.32 | 0.25 | 2.28 | |
| Diethylether | 0.38 | 0.38 | 4.33 | |
| Chloroform | 0.40 | 0.26 | 4.8 | |
| Dichlormethan | 0.42 | 0.32 | 8.9 | |
| Aceton | 0.56 | 0.47 | 21.4 | |
| Essigsäure-ethylester | 0.58 | 0.36 | 6.11 | |
| Acetonitril | 0.65 | 0.50 | 37.5 | |
| Pyridin | 0.71 | — | 12.4 | |
| Ethanol | 0.88 | — | 25.8 | |
| Methanol | 0.95 | 0.73 | 33.6 | |
| Wasser | größer | — | 80.4 | polar |

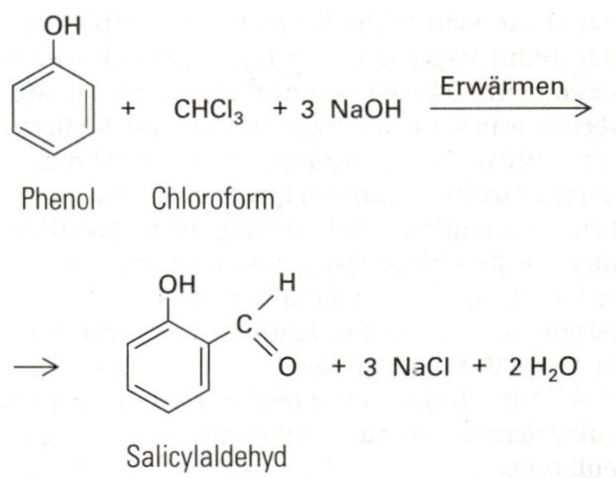


**Reimer-Tiemann-Reaktion:** Bildung von Salicylaldehyd

**Reinelemente:** chem. Elemente*, die nur in Form eines einzigen stabilen Isotops* vorkommen; zu den 23 Reinelementen gehören u. a. Fluor, Natrium, Aluminium, Phosphor, Arsen, Iod, Gold.

**Reinfektion:** erneute Infektion (Wiederinfektion) mit den gleichen Erregern nach bereits erfolgter Ausheilung; vgl. Sekundärinfektion; Superinfektion.

**Reingoldlegierung:** Legierung* aus 78 % Kupfer* u. 22 % Zink*.

**Reinheit, radiochemische:** Reinheit eines radioaktiven Substrates bzgl. radioaktiver Verunreinigungen durch Substanzen, die das gleiche Nuklid in anderer chem. Form enthalten; **Bestimmung:** je nach Art der zu untersuchenden Substanz mit unterschiedl. Methoden, z. B. HPLC*, Gaschromatographie*, Dünnschichtchromatographie*. Vgl. Radionuklidreinheit.

**Reinheit, radionukleare:** s. Radionuklidreinheit.

**Reinheitsklassen:** nach GMP* gelten für die Herst. steriler Arzneimittel 4 Reinheitsklassen. **Reinheitsklasse A:** Die lokale Zone für Arbeitsvorgänge mit hohem Risiko, z. B. Abfüllbereich, Stopfenbehälter, offene Ampullen u. Fläschchen; Herst. asept. Verbindungen. Normalerweise werden solche Bedingungen durch ein laminares Luftströmungssystem sichergestellt. Laminare Luftströmungen sollten für eine gleichmäßige Luftströmungsgeschwindigkeit von 0.45 m/s ± 20 % (Richtwert) am Arbeitsplatz sorgen. Vgl. Laminarflow-Bank. **Reinheitsklasse B:** Bei asept. Zuber. u. Abfüllung ist dies die Umgebung einer Zone der Reinheitsklasse A. **Reinheitsklassen C und D:** Reine Bereiche für die weniger krit. Schritte bei der Herst. steriler Produkte. Die Klassifizierungen der Reinheitsgrade gelten für Luftpartikel im Ruhe- u. Betriebszustand u. für das mikrobiol. Monitoring während der Herstellung. Die Richtwerte für Luftpartikel im Ruhezustand für die max. erlaubte Partikelanzahl entsprechen in etwa dem US Federal Standard 209 E u. den ISO-Klassifikationen: Die Reinheitsklassen A u. B entsprechen Klasse 100, M 3.5, ISO 5; Reinheitsklasse C der Klasse 10 000, M 5.5, ISO 7 u. Reinheitsklasse D der Klasse 100 000, M 6.5, ISO 8.

**Reinkultur:** Kulturverfahren* zur Isolierung eines Bakterienstamms aus einer gemischten Erregerpopulation.

**Reis:** s. Oryza sativa.

**Reismelde:** s. Chenopodium quinoa.

**Reißblei:** s. Graphit.

**Reisspinat:** s. Chenopodium quinoa.

**Reisstärke:** s. Oryza sativa (Amylum Oryzae).

**reit.:** Abk. für (lat.) **reit**eretur*.

**reiteretur:** Abk. reit.; (auf Rezepten) die Arznei soll nochmals angefertigt werden; negativ: ne* reiteretur.

**Reizker:** s. Pilze.

**Reizkörpertherapie:** Teil der Reiztherapie*, bei dem heilende Effekte, v. a. auf den Bewegungsapparat u. die Konstitution, induziert werden sollen; als Reizkörper dienen z. B. Eigenblut, artfremdes Eiweiß (z. B. Milch), Silber-, Gold-, Schwefelsuspensionen, Terpentinöl (Erzeugen eines sterilen Abszesses), Iod, die Applikation hautreizender Substanzen (s. Hautreizmittel) u. Verfahren (s. Baunscheidtieren); **Anw.:** zur Aktivierung der Abwehrkräfte (s. Immunität) des Körpers u. unspezif. Beeinflussung bestimmter Krankheitserscheinungen, z. B. bei chron. rheumat. Erkrankungen. Vgl. Umstimmungstherapie; Immunstimulation.

**Reiztherapie:** Einsatz von Reizen, die unspezif. auf den Organismus wirken u. dessen Regulationsmechanismen provozieren; **Methoden:** Reizkörpertherapie*, physikal. Maßnahmen od. Faktoren, z. B. Wärme, Licht, Klima, Wasser, Massage. Vgl. Umstimmungstherapie.

**Rekombination:** DNA-Neukombination; Bildung neuer Gen-Kombinationen aus genet. versch. Genomen*; **Formen: 1.** Bei der allg. R. lagern sich homologe DNA-Abschnitte der Genome nebeneinander, die DNA-Stränge werden aufgeschnitten, die betr. Abschnitte ausgetauscht u. die DNA-Stränge wieder verbunden. **2.** Bei höheren Zellen findet die R. mit dem Crossing*-over statt. **3.** R. ist auch mögl. zw. Wirts-DNA u. der DNA* bestimmter Viren od. Plasmide*, wobei die fremde DNA in das Wirtsgenom integriert wird. Die Integration erfolgt in manchen Fällen an spezif. Stellen, in anderen statistisch. **4.** R. kann auch zw. den DNA zweier Viren od. Plasmide erfolgen, die in die gleiche Wirtszelle aufgenommen wurden. **5.** Von Bakt. sind spezif. rec-Gene bekannt, die den Rekombinationsprozess steuern. R. führt zu neuen Eigenschaften des Organismus. Nach Übertragung des genet. Materials (z. B. durch Transformation*, Transduktion* od. Konjugation*) muss dieses in der Empfängerzelle genet. fixiert werden. Dies geschieht, indem neue Gene* ein- u. an homologer Stelle alte Gene ausgebaut werden.

**Rekombinationstechnologie:** s. Gentechnologie.

**Rekonvaleszentenserum** (lat. reconvalescere genesen): von Menschen, die eine bestimmte Infektionskrankheit überstanden haben in der Rekonvaleszenz od. nach deren Genesung gewonnenes Immunserum*; **Anw.:** aufgrund seines Gehalt an spezif. Antikörpern i. S. einer passiven Immunisierung* prophylakt. (bei Infektionsgefährdung; vgl. Serumprophylaxe) od. therap. (bei Erkrankung; vgl. Serumtherapie).

**Rekonvaleszenz:** Genesung, Genesungszeit.

**Rekristallisation:** Neuordnung eines bestehenden Kristallgefüges ohne Änderung des Kristallgitters (Modifikation) im Laufe der Zeit (Alterung) od. unter Einwirkung von Wärme, Luftfeuchtigkeit od. mechan. Beanspruchung.

**rektal:** zum Mastdarm (Rektum) gehörig.

**Rektalkapseln:** s. Zubereitungen zur rektalen Anwendung; Weichkapseln.

**Rektaltampon:** speziell geformtes Suppositorium* mit einem eingearbeiteten Schlauchtampon (s. Tampon) od. aus einem mit Verbandmaterial umwickelten Plastikträger bestehend; muss den Anforderungen der Monographie wirkstoffhaltige Tampons (Tamponae medicatae Ph.Eur.6) entsprechen (s. Zubereitungen zur rektalen Anwendung); **Anw.:** meist zur lokalen Ther. von Hämorrhoiden*.

**Rektalthermometer:** s. Fieberthermometer.

**Rektifikation:** Destillation* mit einer Kolonne*, um Flüss. zu reinigen od. um Flüssigkeitsmischungen zu trennen.

**rektifizieren:** eine Flüss. einer Rektifikation* unterwerfen.

**Rektoskopie:** endoskop. Untersuchung des Mastdarms mit einem starren od. flexiblen Spezialendoskop (Rektosigmoidoskop); wichtigste Untersuchungsmethode zur Erkennung eines Karzinoms* des Kolons od. Rektums.

**Rektum:** Mastdarm. **per rectum:** durch den Mastdarm.

**Rekurrensfieber:** s. Rückfallfieber.

**relative risk:** s. Risiko, relatives.

**Relaxin:** weibl. Sexualhormon* (heterodimeres cycl. Peptid, $M_r$ 12 000), das während der Schwangerschaft unter Einfluss von Progesteron* in Corpus* luteum, Plazenta, Uterus* u. Eihäuten gebildet wird; **Wirk.:** Lockerung des Bindegewebes (u. a. des Beckens u. des Gebärmutterhalses), Förderung der Mammaentwicklung vor der Geburt.

**Releasing-Hormone:** Abk. RH; im Hypothalamus* gebildete, C-terminal amidierte Peptidhormone (s. Hormone*), die auf Produktion u. Sekretion von Hypophysenvorderlappen-Hormonen stimulierend (Releasing-Faktoren, Liberine) od. hemmend (Release-Inhibiting-Faktoren, Statine) wirken; z. B. SRH (Somatoliberin*), Somatostatin*, GnRH (Gonadorelin*), CRH (s. Corticotropin); **Biosynthese:** in versch. hypothalam. Kernen (Nucleus ventromedialis, Nucleus praemamillaris, Nucleus supraopticus, Area praeoptica); über die neurovaskuläre Kette (Nervenaxone, Pfortadersystem der Hypophyse*) Weiterleitung zur Hypophyse (höchste Konz. im Hypophysenstiel); Wirkungsvermittlung über Hormon-Rezeptoren.

**rem:** Abk. für (engl.) *roentgen equivalent man;* veraltete Einheit der Äquivalentdosis; s. Dosimetrie.

**REM:** Abk. für **R**aster**e**lektronen**m**ikroskop; s. Elektronenmikroskop.

**Remazeration:** Dimazeration; zweistufiges Mazerationsverfahren (s. Mazeration). Die Droge wird zunächst nur mit etwa der Hälfte der Extraktionsflüssigkeit (Menstruum) mazeriert. Nach dem Kolieren wird der Drogenrückstand mit der restl. Flüssigkeit erneut mazeriert u. nach abermaligem Kolieren ausgepresst. Gegenüber der einfachen Mazeration ist mit einer geringfügig besseren Ausbeute an Inhaltsstoffen zu rechnen.

**Remedia:** Heilmittel.

**Remifentanil** (INN): 4-Carboxyl-4-(*N*-phenylpropionamido)-1-piperidin-propionsäuredimethylester; CAS-Nr. 132875-61-7; $C_{20}H_{28}N_2O_5$, Strukturformel: s. Abb.; $M_r$ 376.45; **Wirk.:** stark wirksames Analgetikum* für die Anästhesie (wie Fentanyl*); selektiver Agonist am $\mu$-Opoidrezeptor, die Wirk. ist durch Naloxon* antagonisierbar. R. zeichnet sich v. a. durch den raschen Wirkungseintritt u. die kurze Wirkungsdauer aus. R. unterliegt dem Betäubungsmittelgesetz* (Anlage III). **Kontraind.:** Anw. während der Wehen u. der Entbindung (Schnittentbindung); intrathekale u. epidurale Anw.; **WW:** R. verringert die benötigte Dos. von Inhalations- u. i. v. Anästhetika sowie von Benzodiazepinen. **UAW:** u. a. Erbrechen, Hypotonie, Muskelrigidität; HWZ 3–10 min (i. v.). **Remifentanilhydrochlorid:** CAS-Nr. 132539-07-2; $C_{20}H_{28}N_2O_5$; $M_r$ 412.91.

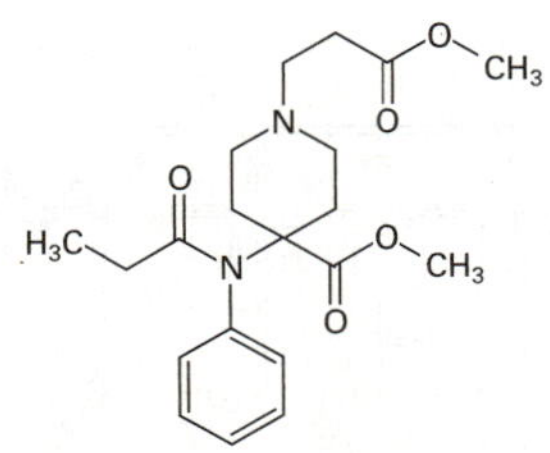

**Remifentanil**

**Remnants:** Überreste aus den Chylomikronen* nach Abspaltung von Triglyceriden*, die einen hohen Gehalt an Cholesterolestern aufweisen; werden über Apolipoprotein* B u. E an den R.-Rezeptor in der Leber gebunden u. durch ihn in die Leberzelle eingeschleust.

**Remoxiprid** (INN): (–)-(*S*)-3-Brom-*N*-(1-ethyl-2-pyrrolidinyl)methyl-2,6-dimethoxybenzamid; CAS-Nr. 80125-14-0; $C_{16}H_{23}BrN_2O_3$; $M_r$ 371.27; $pK_S$ 8.8; wegen des gehäuften Auftretens aplast. Anämien nicht mehr im Handel befindl. Neuroleptikum* (selektiver Dopamin-$D_2$-Antagonist); früher angewendet bei akuten u. chron. schizophrenen Psychosen mit Wahnvorstellungen, Halluzinationen u. Denkstörungen als Leitsymptome; **UAW:** extrapyramidal-motor. Störungen; Gewichtsschwankungen, Mundtrockenheit, Schlafstörungen, Blutbildveränderungen. **Remoxipridhydrochlorid:** CAS-Nr. 73220-03-8; $C_{16}H_{23}BrN_2O_3 \cdot HCl$; $M_r$ 407.73. **Remoxipridhydrochlorid-Monohydrat:** CAS-Nr. 117591-79-4; $C_{16}H_{23}BrN_2O_3 \cdot HCl \cdot H_2O$; $M_r$ 425.75.

**REM-Schlaf:** Abk. für (engl.) *rapid eye movements*; s. Schlaf.

**Ren:** Niere; **renalis:** zur Niere gehörend, Nieren-; **Renes siccati:** getrocknete Nieren, s. Organtherapeutika.

**Renaturierung:** Übergang eines Proteins* od. einer Nucleinsäure* vom denaturierten Zustand in die native Konfiguration.

**Reng:** s. Indigofera tinctoria (Folia Indigoferae tinctoriae).

**Renin:** Gewebehormon* (Endopeptidase; s. Proteasen; $M_r$ 43 000), das in den Zellen des juxtaglomerulären Apparats der Nieren gebildet u. in geringer Konz. in Blut u. Lymphe abgegeben wird; extrarenale Bildung u. a. in Uterus, Leber, Gefäßwänden; HWZ ca. 30 min; **Wirk.:** spaltet am N-terminalen Ende von Angiotensinogen Angiotensin* I ab; **Regulation: 1.** Stimulation der Reninausschüttung durch: **a)** Minderdurchblutung der Nieren (z. B. bei akuter Abnahme des Blutdrucks bzw. des zirkulierenden Plasmavolumens od. inf. Nierenarterienstenose); **b)** Zusammensetzung (bes. Verminderung der NaCl-Konz.) der Flüssigkeit im distalen Tubulus; verminderte Ausscheidung von NaCl resultiert u. a. aus Drosselung der Nierendurchblutung u. damit Verminderung des Glomerulusfiltrats; **c)** Innervation durch sympath. Nerven der Niere (Beta-1-Rezeptoren); **2.** Hemmung der Reninfreisetzung v. a. durch Angiotensin II, das davon freigesetzte Aldosteron* u. Beta*-Rezeptoren-Blocker; Anstieg der extrazellulären $K^+$-Konz. führt über eine gesteigerte Aldosteronsekretion zur Feedback-Hemmung auf die Reninsekretion u. somit zu einer verminderten Reninkonzentration im Blut. Vgl. Aliskiren.

**Renin-Angiotensin-Aldosteron-System:** Abk. RAAS; mehrfach, bes. mit Renin* rückgekoppeltes komplexes Regulationssystem zur Aufrechterhaltung von Plasmavolumen, -osmolarität u. Blutdruck mit den biol. aktiven Substanzen Angiotensin* II u. Aldosteron* (s. Abb.); **Regulation:** physiol. Aktivierung bei vermehrter Reninsekretion (s. Renin); pharmak. Hemmung durch ACE*-Hemmer, $AT_1$*-Rezeptor-Antagonisten, Renin-Inhibitoren (z. B. Aliskiren*). Vgl. Antihypertensiva.

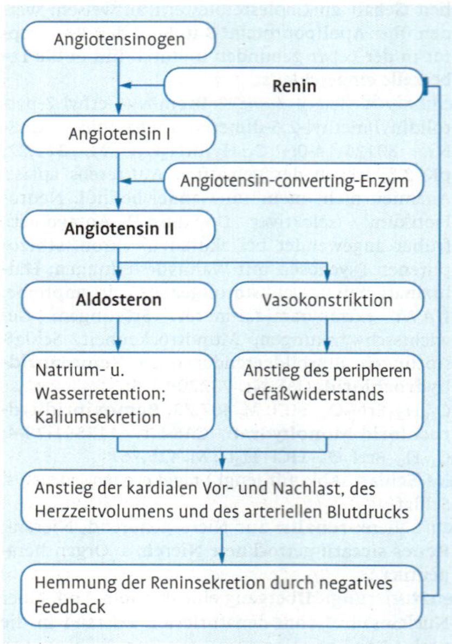


**Renin-Angiotensin-Aldosteron-System**

**Renin-Inhibitoren:** Antihypertensiva*, die das Renin*-Angiotensin-Aldosteron-System (Abk. RAAS) am Beginn der Kaskade durch die Inhibition von Renin* hemmen; **Wirk.:** Hemmung der Umwandlung von Angiotensinogen in Angiotensin I; dadurch wird eine nahezu vollständige Hemmung des RAAS erreicht (im Ggs. zu den ACE*-Hemmern). **Wirkstoffe:** Aliskiren*; **Ind.:** Hypertonie.

**Rennin:** s. Lab.

**Rentenversicherung:** s. Sozialversicherung.

**Reoviridae:** Abk. für (engl.) *respiratory* ***e****nteric* ***or****phan,* Fam. von ca. 100 kub. RNA*-Viren ohne Hüllmembran; humanpathogene R. finden sich in den Genera Orthoreovirus (Reovirus), Rotavirus u. Orbivirus.

**Repaglinid** (INN): (+)-2-Ethoxy-4-[(*S*)-$\alpha$-isobutyl-2-piperidinobenzyl]carbamoylmethyl-benzoesäure; CAS-Nr. 135062-02-1; $C_{27}H_{36}N_2O_4$, Strukturformel: s. Abb.; $M_r$ 452.6; Schmp. 130 °C; logP 4.9; $pK_S$ 4.2; schwer lösl. in Wasser; **Wirk.:** orales Antidiabetikum*; durch kurze HWZ von 1 h u. Einnahme mit den Mahlzeiten wird eine nahezu physiol. Insulinausschüttung erreicht. **Ind.:** Diabetes

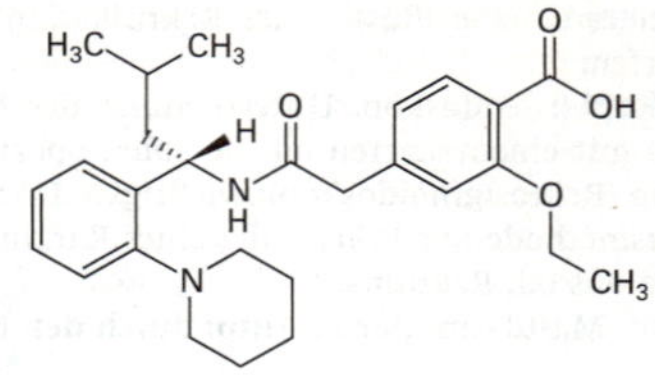

**Repaglinid**

mellitus Typ 2; auch in Kombination mit Metformin*; **UAW:** Hypoglykämie, aber weniger häufig als bei langwirksamen Sulfonylharnstoffen*; **Dos.:** Initialdosis: 0.5 mg, Erhaltungsdosis: EMD 4 mg, TMD 16 mg, jeweils zu den Hauptmahlzeiten.

**repeat release:** s. Retardpräparate.

**Repellents:** **1.** Chemotaktika mit negativem Einfluss; s. Chemotaxis; **2.** Insektenvertreibungsmittel; Mittel zur Abschreckung von Insekten, Spinnen od. Milben; Anw. v. a. in der Human- u. Veterinärhygiene, aber auch im Materialschutz (z. B. Holzschutz gegen Termitenbefall); Mittel, die unmittelbar auf die Haut aufgetragen werden wie Mückenschutzmittel, dürfen die Haut nicht reizen u. sollen geruchsneutral sein. Eine gewisse Repellentwirkung besitzen einige äther. Öle wie Eukalyptusöl u. andere Naturprodukte wie Campher. Die meisten heute verwendeten Repellents bestehen aus synthet. Stoffen, darunter Dibutylphthalat*, Dimethylphthalat*, *N,N*-Diethyl-m-toluamid, 2-Ethyl-1,3-hexandiol, 3-(*N*-n-Butyl-*N*-acetyl)-aminopropionsäure-ethylester.

**Reperkolation:** Verfahren zur erschöpfenden Extraktion von Drogen mit einer möglichst eingeschränkten Flüssigkeitsmenge; v. a. zur Herst. von Fluidextrakten (s. Extracta) aus Drogen mit ätherischen Ölen; **Durchführung:** die Gesamtmenge der Droge wird auf mehrere hintereinander angeordnete und u. U. miteinander verbundene Perkolatoren aufgeteilt (s. Abb.; vgl. Perkolation). Der erste Teil der Droge wird perkoliert u. der zuerst abfließende, höher konzentrierte Extrakt (Vorlauf, Extraktionskopf; entspricht meist den Anforderungen, die an Fluidextrakte gestellt werden) in der Menge des eingesetzten Drogenteils entnommen. Der Nachlauf (nachfolgender, niedriger konzentrierter Extrakt) wird zum Perkolieren des nächsten frischenTeils der Droge verwendet. Dieser Vorgang wiederholt sich mit allen Perkolatoren, d. h. alle Vorläufe werden aufgefangen u. vereinigt, die Nachläufe dienen im nachfolgenden

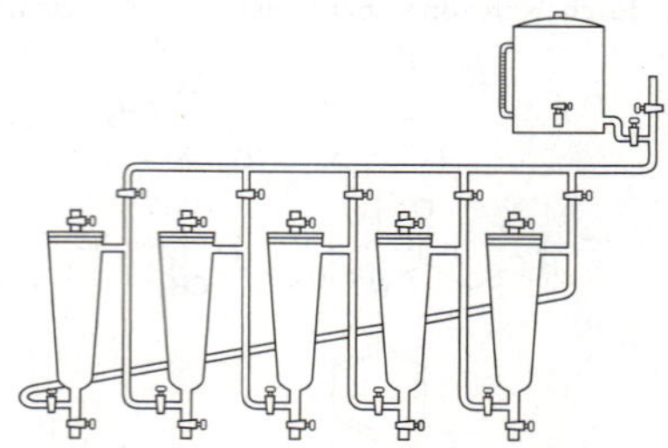

**Reperkolation**

Perkolator als Extraktionsflüssigkeit u. werden dabei reicher an Extraktivstoffen. Der Nachlauf des letzten Perkolators muss gegebenenfalls eingeengt werden.

**Repetabs®:** magensaftresistente Dragees mit Initialdosis in der Zuckerhülle.

**Replikation:** Verdoppelung (ident. Reduplikation) der DNA* od. RNA*, die vor einer Zellteilung eintritt.

**Replikationsenzyme:** Enzyme*, die eine Replikation* katalysieren; **Formen: 1. DNA-R.:** Enzyme vom Typ DNA*-Polymerase, die im Zusammenwirken mit DNA-Ligase am als Matrize dienenden Einzel- od. Doppelstrang der DNA* (Doppelhelix) die Replikation von DNA bewirken; **2. RNA-R.:** synthetisieren in der Bakterienzelle an der als Matrize dienenden infektiösen, einsträngigen Virus-RNA einen komplementären Minusstrang, der wiederum als Matrize für die Synthese neuer Virus-RNA-Stränge (Plusstränge) dient.

**Repressor:** Protein*, das im aktiven Zustand die genet. Informationsübergabe eines Gens* unterdrückt, indem es mit einer kurzen DNA-Sequenz, dem Operator*, interagiert; dadurch wird die mRNA-Synthese der Strukturgene* eines Operons* unterbunden. Der Lac-Repressor, der die Transkription* des Lac-Operons in Escherichia coli reguliert, wurde als erstes Repressormolekül 1973 von Beyreuther u. Mitarbeitern aufgeklärt. Vgl. Corepressor.

**Reproduktionstoxizität:** fortpflanzungsgefährdende (fruchtschädigende od. fruchtbarkeitsgefährdende) Eigenschaft u. Wirkung von chem. Substanzen u. physik. Faktoren; nach Gefahrstoffverordnung* sind Stoffe u. Zubereitungen (bei Einatmen, Verschlucken od. Aufnahme über die Haut) **1.** fruchtschädigend, wenn sie nicht vererbbare Schäden der Nachkommenschaft hervorrufen od. deren Häufigkeit erhöhen od. **2.** fruchtbarkeitsgefährdend, wenn sie eine Beeinträchtigung der männl. od. weiblichen Fortpflanzungsfunktionen od. -fähigkeit zur Folge haben können; der Begriff „reproduktionstoxisch" stellt somit eine Erweiterung des Begriffs teratogen* dar. **Einteilung:** fortpflanzungsgefährdende (reproduktionstox.) Stoffe nach den Vorschriften der GefStoffV **I. Kategorie 1:** Stoffe, die bekanntermaßen die Fortpflanzungsfähigkeit (Fruchtbarkeit) des Menschen beeinträchtigen od. beim Menschen fruchtschädigend (entwicklungsschädigend) wirken; Gefahrstoff-Symbol: T; **II. Kategorie 2:** Stoffe, die als beeinträchtigend für die Fortpflanzungsfähigkeit (Fruchtbarkeit) des Menschen od. als fruchtschädigend (entwicklungsschädigend) für den Menschen angesehen werden; Gefahrstoff-Symbol: T; **III. Kategorie 3:** Stoffe, die wegen mögl. Beeinträchtigung der Fortpflanzungsfähigkeit (Fruchtbarkeit) des Menschen od. mögl. fruchtschädigender Wirk. beim Menschen Anlass zur Besorgnis geben; Gefahrstoff-Symbol: Xn; Die jeweiligen Kategorien sind in der Spalte „Einstufung" der EG-Gefahrstoffliste* als „Repr. Cat." angegeben.

**Reproterol** (INN): 7-{3-[(β,3,5-Trihydroxyphenethyl)amino]propyl}theophyllin; CAS-Nr. 54063-54-6; $C_{18}H_{23}N_5O_5$, Strukturformel: s. Abb.; $M_r$ 389.41; **Wirk.:** Broncholytikum*, Beta-2-Sympathomimetikum (s. Sympathomimetika); **Ind.:** Asthma bronchiale, Bronchospasmen; **Kontraind.:** Hyperthyreose, Myokardinfarkt, Phäochromozytom; **UAW:** Fingertremor, Unruhe, Kopfdruck; **Dos.:** parenteral i. v. 0.09 mg; Dosieraerosol 4×2 Sprühstöße/d (pro Sprühstoß 0.5 mg); HWZ 3.5 h. Gebräuchl. ist auch Reproterolhydrochlorid.

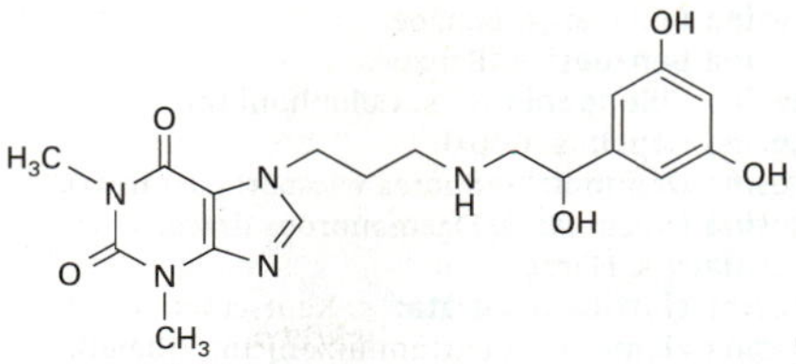

Reproterol

**Reptilase:** s. Batroxobin.

**Rescinnamin** (INN): 3,4,5-Trimethoxyzimtsäureester des Reserpsäuremethylesters; CAS-Nr. 24815-24-5; $C_{35}H_{42}N_2O_9$, Strukturformel: s. Rauvolfia serpentina (Abb. dort); $M_r$ 634.7; Schmp. 235–239 °C; weißes bis schwach gelbl. krist. Pulver, leicht lösl. in Chloroform u. Dimethylformamid, wenig lösl. in Ethanol, fast unlösl. in Wasser; **Wirk.:** Alkaloid* aus Rauvolfia serpentina mit blutdrucksenkender Wirk., neben Reserpin* Hauptträger der zentralsedativen Wirk. des Rauvolfia-Extrakts; die frühere med. Anw. als Antihypertensivum* ist obsolet.

**Reserpin** (INN): Reserpinum Ph.Eur.; 3,4,5-Trimethoxybenzoyl-reserpinsäuremethylester; CAS-Nr. 50-55-5; $C_{33}H_{40}N_2O_9$, Strukturformel: s. Rauvolfia serpentina (Abb. dort); $M_r$ 608.70; Schmp. 262–268 °C (unter Zers.); $[\alpha]_D^{20\,°C}$ −116° bis −128° (c=1 in Chloroform); farbloses bis schwach gelbl. Pulver, unter Lichteinfluss langsam dunkler werdend, geruch- u. geschmacklos; leicht lösl. in Chloroform, Eisessig, Essigester, Pyridin, sehr schwer lösl. in Ethanol u. Ether, fast unlösl. in Wasser; Alkaloid* aus Rauvolfia serpentina u. anderen Rauvolfia-Arten sowie aus Alstonia* constricta; **Wirk.:** R. bewirkt eine Abnahme der Konz. der Catecholamine* u. führt somit zur Herabsetzung des Blutdrucks u. Erweiterung der Gefäße sowie zur Anregung der Peristaltik u. Spasmolyse; zentral sedative Wirk.; nur als Kombipräparat im Handel; **Ind.:** Hypertonie, nervöse Verstimmungszustände mit Schlafstörungen; **UAW:** Bradykardie, orthostat. Kollapsneigung, Schwindel, Erbrechen, Diarrhö, Rhinitis Serpentina (Schleimhautschwellung). Bei längerer Anw. kann es zu depressiven Verstimmungen u. zu Parkinsonismus kommen. HWZ 150–270 h.

**Reservecellulose:** Polysaccharid*, das der Pflanze als Reservestoff u. Gerüstsubstanz dient.

**residual** (lat.): zurückbleibend.

**Residualharn:** s. Restharn.

**Residualluft:** die auch nach stärkster Ausatmung in den Lungen zurückbleibende Restluft.

**Residuen-Methode:** s. Abschälmethode.

**Resina:** s. Harze.

**Resina Abietis nigrae:** s. Picea mariana.

**Resina alba:** s. Terebinthina (Resina Pini burgundica).

R

**Resina Benzoe:** s. Benzoe.
**Resina Benzoes:** s. Benzoe.
**Resina Colophonium:** s. Colophonium.
**Resina Copal:** s. Copal.
**Resina Dammar:** s. Shorea wiesneri (Dammar).
**Resina Draconis:** s. Daemonorops draco.
**Resinae:** s. Harze.
**Resina elastica depurata:** s. Kautschuk.
**Resina Elemi:** s. Canarium luzonicum (Elemi).
**Resina Guajaci:** s. Guaiacum officinale.
**Resina Ipomoeae:** s. Ipomoea orizabensis (Resina Scammoniae mexicana).
**Resina Jalapae:** s. Ipomoea purga.
**Resina Kino:** s. Pterocarpus marsupium (Kino).
**Resina Lacca:** s. Schellack.
**Resina Ladanum:** s. Ladanum.
**Resina Mastix:** s. Pistacia lentiscus (Mastix).
**Resina Piceae:** s. Picea mariana (Hom.).
**Resina Pini burgundica:** s. Terebinthina.
**Resina Pini (Galipot):** s. Terebinthina.
**Resina Podophylli:** s. Podophyllin.
**Resina Sandaracae:** s. Tetraclinis articulata.
**Resina Scammoniae:** s. Convolvulus scammonia.
**Resina Scammoniae mexicana:** s. Ipomoea orizabensis.
**Resina Soldanellae:** s. Calystegia soldanella.
**Resinate:** s. Harze.
**Resina tolutana:** s. Balsamum tolutanum.
**Resine:** s. Harze.
**Resinoide:** Auszüge aus wohlriechenden Harzen*, Balsamen* od. Drogen*, hergestellt z. B. mit Ethanol, Aceton od. Benzol; **Beispiel:** Olibanum (s. Boswellia bhaw-dajiana), Benzoe* u. Styrax (s. Liquidambar orientalis); **Anw.:** (techn.) Fixateure in der Parfüm- u. Seifenherstellung.
**Resinole:** s. Harze.
**Resinolsäuren:** s. Harze.
**Resinotannole:** s. Harze.
**Resistenz** (lat. resistere widerstehen): **1.** unspezif. Schutz von Organismen gegenüber Infektionen od. Giften (vgl. Immunität); es bestehen Resistenzunterschiede zw. Arten, Individuen u. Organen; Grundlage der menschl. Resistenz: **a)** physikal. u. chemischer Schutz der Schleimhäute; **b)** Schutzzellen (z. B. Phagozyten*); **c)** Schutzstoffe der Körperflüssigkeiten (z. B. Inhibine des Speichels, Lysozyme*, Bakteriotropine*); Abnahme durch Kälteschäden (Erkältung), Ernährungsschäden (Unterernährung, Vitaminmangel), Epithelschäden (Wunden, Verbrennungen), Stoffwechselstörungen (z. B. Diabetes mellitus), körperl. u. seelische Überanstrengung; Zunahme durch ausgeglichene Lebensweise, Ernährung u. Abhärtung möglich. **2. Erregerresistenz**; Widerstandsfähigkeit von Mikroorganismen gegen Antiinfektiva*; Erreger vermehren sich bei therap. wirksamer Konz. eines Antiinfektivums; die R. eines Mikroorganismenstammes richtet sich ggf. gegen eine ganze Gruppe verwandter Antiinfektiva mit gleichem Wirkungsmechanismus (Kreuzresistenz*); **Formen:** a) natürl. R. aufgrund bakt. Eigenschaften (z. B. Nalidixinsäureresistenz von Kokken, Colistin- bzw. Polymyxin-B-R. von Proteus od. Nitrofurantoinresistenz von Pseudomonas) u. genet. bedingter Unempfindlichkeit gegen ein bestimmtes Antibiotikum, z. B. Unwirksamkeit von Benzylpenicillin bei gramnegativen Bakterien (kann die Zellwand nicht passieren) u. inaktivierende Enzyme (Penicilline u. Cephalosporine werden durch spezif. Betalactamasen* durch Spaltung des Betalactamringes inaktiviert); **b)** erworbene R. durch Mutation u. nachfolgende Selektion; entwickelt sich erst durch den Kontakt der Erreger mit dem Antibiotikum (Resistenzentwicklung); bei Ein-Schritt-R. (Folge nur eines Mutationsvorgangs) sehr schnell therap. relevante Widerstandsfähigkeit der Mikroorganismen; bei Mehr-Schritt-R. (infolge mehrerer Mutationen) stufenweise zunehmende R.; **c)** erworbene extrachromosomale R., infektiöse R., durch R*-Faktoren bedingt; **d)** R. gegen Penicilline u. Cephalosporine: Bildung von zellwandfreien Formen der Bakt. (L-Formen); **e)** primäre R.: Anteile der Mikroorganismen werden schon zu Beginn der Behandlung resistent; **f)** sekundäre R.: entwickelt sich erst während der Therapie; Mechanismen der **Resistenzentwicklung:** **a)** Mutation des Genmaterials der Keime u. anschließend Selektion resistenter Stämme; mögl. sind Spontanmutationen (Streptomycintyp) u. Mehrstufenmutationen (Penicillintyp); **b)** extrachromosomale Übertragung des entspr. Genmaterials auf andere Mikroorganismen (Übertragung von R*-Faktoren bei gramnegativen Stäbchenbakterien durch Phagen u. durch Plasmide, nur bei Staphylokokken). Bei der Transduktion* wird informationstragende DNA durch Bakteriophagen übertragen. Im Falle der Transformation* wird die DNA lysierter Bakterienzellen aufgenommen. Bei Konjugation* wird während direkten Zellkontaktes der Bakt. die Resistenzeigenschaft durch extrasomale Gene, die Plasmide* od. R-Faktoren, übertragen. **Bestimmung:** Um z. B. die Wirksamkeit eines Antibiotikums od. die Resistenz der Mikroorganismen festzustellen, kann ein Antibiogramm* erstellt werden, wobei die Wirk. des Antibiotikums gegen die betreffenden Keime in Kulturen getestet wird. Vgl. Persistenz.
**Resistenzbestimmung von Bakterien:** Bestimmung der Empfindlichkeit od. Resistenz* von Bakt. gegenüber Antibiotika*; s. Antibiogramm.
**Resistenz-Faktor:** s. R-Faktor.
**Resistenz, hydrolytische:** s. Glas.
**Resistenz von Glas, hydrolytische:** s. Ampullen.
**Resole:** s. Phenoplaste.
**Resonanzfrequenz:** s. NMR-Spektroskopie.
**Resorbenzien:** Mittel zur Förderung der Resorption.
**Resorcin:** Resorcinolum Ph.Eur.6, Resorcinum, Resorcinol; Resorzin; 1,3-Dihydroxybenzol; CAS-Nr. 108-46-3; $C_6H_6O_2$, Strukturformel: s. Abb.; $M_r$ 110.1; Schmp. 109–111 °C; D. 1.283; krist. Pulver od. farblose bis schwach graurosa Kristalle, an Luft u. Licht von Rosa in Rot umschlagend, mit charakterist. Geruch u. süßl., später kratzendem Geschmack; leicht lösl. in Wasser, Ethanol, Ether,

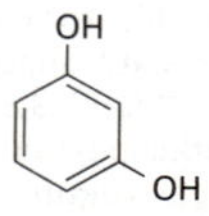

**Resorcin**

R

Glycerol, wenig lösl. in Chloroform; **Nachw.:** R. reduziert Fehling*-Reagenz beim Erhitzen; mit Eisenchloridlösung violette Färbung, beim Erhitzen mit Phthalsäureanhydrid* ergibt es Fluorescein*, beim Schmelzen mit NaOH entsteht Phloroglucin*. **Inkomp.:** Mit vielen anderen Substanzen bilden sich verflüssigte u. unverträgl. Gemische, bes. mit Phenazon, Menthol, Campher, Phenol, Acetanilid, Urethan. **Darst.:** Schmelzen von 1,3-Benzoldisulfonsäure mit NaOH. Die frühere med. Anw. als Antiseptikum* bei Hauterkrankungen (Psoriasis, Akne) u. als mildes Ätzmittel ist obsolet.

**Resorcinblau:** s. Lackmoid.

**Resorcingelb:** s. Tropäoline.

**Resorcini pasta composita:** s. Pasta Resorcini composita.

**Resorcinlösung:** Darst.: 0.20 g Resorcin* werden mit 100 mL Toluol* bis zur Sättigung geschüttelt, die überstehende Lsg. wird verwendet; **Anw.:** Prüfung auf Verdorbenheit von Fetten u. auf Samenöle in Olivenöl.

**Resorcinpaste, zusammengesetzte:** s. Pasta Resorcini composita.

**Resorcinphthalein:** s. Fluorescein.

**Resorcin-Reagenz:** nach Ph.Eur.6 werden 80 mL Salzsäure* 36 % mit 10 mL einer 2 %igen Lsg. von Resorcin* u. 0.25 mL einer 2.5 %igen Lsg. von Kupfer(II)*-sulfat versetzt, dann mit Wasser auf 100.0 mL verdünnt.

**Resorcin-Stammverreibung 50 %:** Zusammensetzung: NRF, 5.0 T. Resorcin*, 1.0 T. dickflüssiges Paraffin, 4.0 T. weißes Vaselin; bei Bedarf frisch zubereiten; **Anw.:** Darst. von u. a. Pasta* Resorcini composita.

**Resorption:** (engl.) *absorption, invasion*; Übertritt eines Stoffes aus einem peripheren Kompartiment* (z. B. Gastrointestinaltrakt*) in die system. Zirkulation (zentrales Kompartiment, Blutplasma); entscheidende Voraussetzung für die system. Wirkung einer Substanz; i. d. R. stellt der Transport durch eine Lipidmembran (z. B. Dünndarmmukosa) den geschwindigkeitsbestimmenden Schritt dar; vgl. Resorptionsfenster. Zur quantitativen Beschreibung dienen Resorptionsquote* u. Bioverfügbarkeit*. **Resorptionsmechanismen:** Der wichtigste Transportmechanismus für Wirkstoffe durch Biomembranen* ist die passive Diffusion*. Diese kann entweder **transzellulär** (durch die Schleimhautzellen hindurch, bei lipophilen Substanzen) od. **parazellulär** (zwischen den Schleimhautzellen, bei kleinen, hydrophilen Substanzen) erfolgen. Der aktive Transport* hat Bedeutung bei Wirkstoffen, die einer natürl. Substanz strukturell ähneln, für die es Carrier* gibt. Daneben gibt es erleichterte Diffusion*, Phagozytose*, Pinozytose* u. Persorption*. **Resorptionsgeschwindigkeit:** Die Geschwindigkeitskonstante der Resorption $k_a$ kann aus der Resorptionskurve bestimmt werden, die man aus der Plasmakonzentrationskurve* u. der Eliminationskurve mit Hilfe der Abschälmethode*, der Wagner-Nelson- (für Einkompartimentsysteme) od. Loo-Riegelman-Methode (für Zweikompartimentsysteme) ermittelt. Bei letzteren Methoden wird jeweils eine Massenbilanz zw. zum Zeitpunkt noch nicht resorbiertem, im Plasma gelöstem u. bereits ausgeschiedenem Anteil des Wirkstoffs aufgestellt. Bei Loo-Riegelman wird eine zusätzl. Kurve nach i. v. Applikation benötigt, um die Gewebebindung berechnen zu können. Werte für $k_a$ liegen meist zwischen 0.7–3.5/h, d. h. sie sind ca. 10-mal so groß wie Eliminationskonstanten (Ausnahme s. Flip-flop-Kinetik). Vgl. Elimination; Kompartimentmodelle.

**Resorptionsfenster:** Bez. für das Phänomen, dass einige Wirkstoffe nur in bestimmten, begrenzten Bereichen des Gastrointestinaltraktes* resorbiert werden können (z. B. Riboflavin); **Hinweis:** Ein R. kann zu verringerter Resorption* bei erhöhter Motilität führen.

**Resorptionsgeschwindigkeit:** s. Resorption.

**Resorptionsmechanismen:** s. Resorption.

**Resorptionsmodelle:** Permeationsmodelle; In-vitro-Modellsysteme zur Nachahmung der Resorption* aus dem Gastrointestinaltrakt*; **Prinzip:** Alle Modelle haben einen Donatorraum, in den der Wirkstoff appliziert wird, u. einen Akzeptorraum, in welchen der Wirkstoff resorbiert wird (beide i. d. R. wässrige Puffersysteme). Es werden Sink*-Bedingungen angestrebt. Der Übertritt des Wirkstoffs erfolgt meist aufgrund passiver Diffusion* abhängig vom Konzentrationsgefälle. Gemessen wird die Konzentrationsänderung in Donator- u. Akzeptorraum bis zum Konzentrationsausgleich. **Formen:** eingesetzt wird v. a. das Caco-2-Modell, bei dem die Trennschicht von einer Zellkultur aus humanen Caco*-2-Kolonzellen gebildet wird. Für ein schnelles Screening hat das In-vitro-Verfahren PAMPA* Verbreitung gefunden. Andere Membranmodelle sowie Verteilungsmodelle geben die physiolog. Verhältnisse unzureichend wieder u. gelten daher als obsolet.

**Resorptionsquote:** absolute Bioverfügbarkeit; resorbierter Anteil; prozentuales Verhältnis zw. resorbierter u. verabreichter Menge nach extravaskulärer Applikation*; **Berechnung:** erfolgt durch Flächenvergleich der AUC* nach extravaskulärer u. intravaskulärer Applikation; **Hinweis:** Der Begriff R. wird meist syn. gebraucht mit absoluter Bioverfügbarkeit*, jedoch kann letztere durch einen First*-pass-Effekt verringert sein.

**Resorptionssalben:** Absorptionssalben; die enthaltenen Wirkstoffe gelangen nach der Penetration in die Haut od. in den Blutkreislauf (perkutane Resorption); eine Verbesserung der Resorption ist durch bestimmte Hilfsstoffe (Schlepper) möglich, z. B. mit Dimethylsulfoxid (Abk. DMSO). Vgl. Systeme, transdermale therapeutische.

**Resorzin:** s. Resorcin.

**Respiration:** s. Atmung.

**Response-Element:** Abk. RE; Bez. für meist kurze DNA-Sequenzen, die von Transkriptionsfaktoren* gebunden werden; befindet sich häufig in der Promotorregion eines Gens*, vermittelt den Effekt des entspr. Transkriptionsfaktors u. ist somit an der Regulation der Expression des Gens beteiligt. Vgl. Genregulation.

**Restharn:** Residualharn; nach Miktion* in der Harnblase* verbleibender Harn* (pathol.: >50 ml); **Urs.:** z. B. benignes Prostatasyndrom*, Harnverhalt*.

R

**Restless-Legs-Syndrom:** Abk. RLS; Syndrom der unruhigen Beine, Ekbom-Syndrom; schlafbezogene Bewegungsstörung mit ausschließl. in Ruhe u. v. a. abends u. nachts auftretendem Bewegungsdrang der Beine (seltener auch der Arme), der mit Missempfindungen (z. B. Kribbeln, Brennen, Hitze, Kältegefühl, Ziehen, Reißen, Schmerzen) assoziiert ist u. durch Bewegung gebessert wird od. sistiert; **Epidemiologie:** Prävalenz ca. 8 %, mit dem Alter zunehmend, davon ca. ein Drittel behandlungsbedürftig; m : w = 1 : 1.5–2; **Formen:** **1.** primär: idiopathisch od. autosomal-dominant erbl.; **2.** sekundär: symptomat. Form bei Eisenmangel, Anämie*, Urämie* (bei Dialysepatienten Prävalenz >50 %), Schwangerschaft, Polyneuropathie, pharmak. induziert; **Sympt.:** Bewegungsdrang u. schwer charakterisierbare Missempfindungen in der Tiefe der Waden, selten in Oberschenkeln od. oberen Extremitäten (Leitsymptom) mit Willkürbewegungen in der Folge; Schlafstörungen*, nach dem Einschlafen häufig mit period. Beinbewegungen; schleichender Beginn, anfangs oft über Jahre fluktuierend; **Ther.:** bei idiopath. Form od. nicht ausreichend behandelbarer Grunderkrankung symptomat. Ther. mit dopaminergen Substanzen (Levodopa*, Pramipexol*, Ropinirol*, Rotigotin*), ggf. Off-Label-Use mit anderen Dopamin*-Rezeptor-Agonisten, Opiaten* od. GABA*-Agonisten (Gabapentin*, Pregabalin*); cave: Verstärkung der Sympt. mit rascher Dosissteigerung aufgrund dopaminerger Überstimulation möglich (sog. Augmentation).

**Restriktionsendonucleasen:** s. Restriktionsenzyme.

**Restriktionsenzyme:** Restriktionsendonucleasen; artspezif., bakterielle Endonucleasen (s. Nucleasen), die doppelsträngige DNA* im Ggs. zu anderen DNAasen sequenzspezif. spalten u. daher je nach Häufigkeit u. Lage der betr. Schnittstellen zu mehr od. weniger großen, exakt definierten DNA-Fragmenten führen; **Anw.:** zur Fragmentierung u. Isolierung spezif. Genabschnitte auf den Chromosomen*, zur Nucleotidsequenzanalyse sowie zur Rekombination* von DNA-Molekülen; s. Gentechnologie.

R

**Restriktionsfragmentlängen-Polymorphismus:** Abk. RFLP; Bez. für die Eigenschaft, dass vererbbare, lokal auftretende Sequenzveränderungen in einer DNA* zu einer Veränderung im ursprüngl. Muster von Restriktionsfragmenten führen können; die Änderungen sind v. a. auf Basenaustauschmutationen in den Erkennungsstellen für die jeweils eingesetzten Restriktionsenzyme* zurückzuführen; es können aber auch Umlagerungen innerhalb der DNA, Insertionen*, Deletionen* od. Duplikationen zu einem RFLP führen. Der mit diesen Veränderungen verbundene Verlust od. das neue Auftreten einer Erkennungssequenz geht bei Spaltung genomischer DNA mit dem Verlust bzw. dem Auftreten eines neuen DNA-Fragments u. der Verlängerung od. Verkürzung anderer Fragmente einher. Die Analysen der Änderungen im Spaltungsmuster werden durch vergleichende Gelelektrophoresen* durchgeführt. **Anw.:** als genet. Marker, z. B. für Verwandtschaftsanalysen, pränatale Diagnostik od. die Kartierung von Genen.

**Retapamulin:** CAS-Nr. 224452-66-8; $C_{30}H_{47}NO_4S$; $M_r$ 517.77; **Herst.:** semisynthet. aus dem tricycl. Naturstoff Pleuramutilin, der aus dem Pilz Clitopilus passeckerianus (Katzenohrräsling) isoliert wird; **Wirk.:** Antibiotikum*; Hemmung der bakteriellen Proteinbiosynthese auf versch. Wegen u. damit Hemmung des Bakterienwachstums; **Ind.:** oberflächl. Hautinfektionen (Impetigo, infizierte kleine Hautverletzungen, Schürfwunden od. genähte Wunden); **WW:** gleichzeitige Anw. von R. u. anderen top. Arzneimitteln auf gleicher Hautfläche ist nicht untersucht worden u. wird nicht empfohlen; gleichzeitige p. o. Gabe von 2 × 200 mg Ketoconazol: Erhöhung der $AUC_{(0-24)}$ u. $C_{max}$ nach top. Anw. von 1 %iger R.-Salbe auf abgeschürfter Haut von gesunden erwachsenen Männern um 81 %; in menschl. Lebermikrosomen starker Inhibitor von CYP3A4 (aufgrund der geringen Plasmakonzentration bei top. Anw. in vivo nicht zu erwarten); **UAW:** Hautirritationen am Applikationsort; **Dos.:** Salbe 1 %ig, 2 ×/d über 5 d auftragen.

**Retardanzien:** (bot.) synthet. Hemmstoffe* mit wachstumsverzögernder, bei Gräsern v. a. halmverkürzender Wirkung, z. B. Chlorcholinchlorid*, AMO* 1618.

**Retardarzneiformen:** s. Retardpräparate.

**Retardierung:** Verlangsamung; (pharmaz.) Verzögerung der Wirkstofffreigabe; s. Retardpräparate.

**Retardpräparate:** Arzneimittel mit protrahierter Wirkung, Depotarzneimittel; Arzneimittel mit verlängerter Wirkung, die eine weniger häufige Applikation* erlauben u. damit eine Verbesserung der Compliance* bewirken können; **Grundlage:** Durch verringerte Peak-trough-Fluktuation der Plasmakonzentration* (vgl. Mehrfachapplikation) sollen unerwünschte Wirkungen vermieden werden. Kriterien für eine sinnvolle Entwicklung von R. sind u. a. eine genügende therapeutische Breite*, eine schnelle Elimination* sowie die Notwendigkeit der Aufrechterhaltung einer bestimmten Plasmakonzentration. **Bestimmung: 1.** Pharmakokinet. **Zielparameter** für R.: die **half value duration** (HVD, Halbwertdauer), diese bezeichnet die Zeitdauer, während der die Plasmakonzentration größer als $C_{max}/2$ ist. Somit gibt dieser Wert eine grobe Orientierung für den Zeitraum des Vorliegens wirksamer Plasmakonzentrationen. Zusätzl. werden die auch bei schnellfreisetzenden Arzneiformen* verwendeten Parametern eingesetzt. **2.** In-vitro-Prüfung der **Wirkstofffreisetzung*** aus R.: hierfür werden die Liberationsmodelle* der Arzneibücher eingesetzt (s. Dissolutiontest), wobei die entsprechenden Auflösungsmedien einzusetzen sind (Puffer pH 1 für Magensaft, pH 7.5 für Dünndarmsaft). **Formen:** Eine Wirkungsverlängerung ist durch chem. Veränderungen am Wirkstoff, durch galenische Maßnahmen, Nutzung physiol. Gegebenheiten (z. B. Wahl der Applikationsart) od. (selten) durch pharmak. Beeinflussung, z. B. Hemmung der Biotransformation (s. Metabolismus) od. Elimination, möglich. **1. Langzeitpräparate:** Arzneimittel, bei denen die Wirkungsdauer durch chem. Modifikation verlängert wurde (z. B. Salz-, Ester- od. Etherbildung, Komplexierung od. Einführung chem. Gruppen); dadurch kann die Resorption*, die Biotransformation od. die Elimination verzögert sein. **2. Depotpräparate:** Retardarzneimittel zur parenteralen Applikation; verlängerte Wirkung durch allmähl. Freisetzung u. Resorption aus einem Depot (Muskel- od. Fettgewebe); dies kann durch Variation des Applikationsortes u. der Hilfsstoffe erfolgen (z. B. i. m. Applikation einer öligen Suspension, s. c. Injektion einer Insulin-Zink-Suspension); vgl. Implantate; Systeme, therapeutische. **3. Retardarzneiformen:** Präparate, bei denen die Wirkungsverlängerung durch pharmaz.-technolog. (galenische) Maßnahmen herbeigeführt wird; im Falle der peroralen Applikation* fester Arzneiformen (Tabletten, Kapseln) kann dies durch spezielle Überzüge* od. Einbettung des Wirkstoffs in eine unlösl. Matrix (Gerüst, s. Matrixtabletten) erfolgen. Weiterhin können galen. Faktoren für die Retardierung optimiert werden (geeignete Kristallmodifikation, Feinheitsgrad, Hilfsstoffe, Herstellungsverfahren). Nach der Art der Wirkstofffreisetzung können folgende Typen unterschieden werden: **a) Sustained-release-Typ:** hinhaltende Wirkstofffreisetzung; nach einer Initialdosis* (z. B. in einem lösl. Überzug) erfolgt die weitere Wirkstofffreisetzung mit konstanter Geschwindigkeit, so dass eine Plasmakonzentration über längere Zeit aufrechterhalten werden kann (Idealtyp). **b) Prolonged-release-Typ:** protrahierte Wirkstofffreisetzung, extended action, controlled release, slow-release; nach einer Initialdosis erfolgt weitere Wirkstofffreisetzung, jedoch mit abnehmender Geschwindigkeit. **c) Repeat-release-Typ:** gestaffelte Wirkstofffreisetzung, layered-time-action; nach einer Initialdosis werden in bestimmten Zeitabständen weitere Einzeldosen freigesetzt. **d) Delayed-release-Typ:** verzögerte Wirkstofffreisetzung; die Liberation erfolgt erst nach einer lag*-time, geraume Zeit nach der Applikation*, dies ist z. B. bei magensaftresistenten, dünndarmlösl. Überzügen gegeben (s. Arzneiformen, magensaftresistente). Weiterhin kann unterschieden werden zw. **Single-unit-Arzneiformen** (einfach dosiert, z. B. überzogene Tabletten od. Kapseln) u. **Multiple-unit-Arzneiformen** (zusammengesetzte Arzneiformen, z. B. Mikrokapseln in einer Tablette od. Kapsel). Letztere sind wegen der besseren Steuerbarkeit u. höheren Sicherheit (unabhängig von der Magenentleerung) zu bevorzugen. Vgl. Schwimmarzneiformen; Flip-Flop-Kinetik; Problemarzneiformen, biopharmazeutische.

**Retentio:** Zurückhaltung; **R. urinae:** Harnverhalt*. **R. alvi:** Stuhlverhalt, Obstipation*.

**Retention:** s. Chromatographie.

**Retentionsanalyse:** s. Chromatographie.

**Reteplase** (INN): CAS-Nr. 133652-38-7; nicht glykosilierter rekombinanter Gewebeplasminogenaktivator* zur i. v. Injektion; **Wirk.:** Fibrinolytikum*; **Ind.:** koronare Thrombolyse bei Herzinfarkt (Akutes Koronarsyndrom mit ST-Hebung) innerhalb 12 h nach Symptombeginn; **Kontraind.:** bekannte hämorrhag. Diathese, gleichzeitige Anw. oraler Antikoagulanzien (z. B. Warfarin), intrakraniale Neoplasien, arteriovenöse Fehlbildung od. Aneurysmen, Neoplasie mit erhöhtem Blutungsrisiko, zerebrovaskuläre Ereignisse in der Anamnese, kurz zurückliegende (weniger als 10 d), länger andauernde, intensive (traumat.) externe Herzmassage, schwere, nicht kontrollierbare Hypertonie, aktive pept. Ulzera, portale Hypertonie (Ösophagusvarizen), schwere Leber- od. Nierenfunktionsstörungen, akute Pankreatitis, Perikarditis, bakt. Endokarditis, innerhalb von 3 Monaten nach schwerer Blutung, schwerem Trauma od. größerem chirurg. Eingriff; Entbindung, Organbiopsie sowie vorausgegangene Punktionen nicht komprimierter Gefäße; Anw. bei Kindern; **WW:** Heparin, Vitamin-K-Antagonisten u. Arzneimittel, welche die Thrombozytenfunktion beeinträchtigen (z. B. Acetylsalicylsäure, Dipyridamol u. Abciximab), können die Blutungsgefahr erhöhen. **Dos.:** 2-malige Bolusinjektion im Abstand von 30 min; HWZ 14.6 min. Vgl. Alteplase; Tenecteplase.

**reticularis:** s. Retikulum.

**retikulär:** s. Retikulum.

**Retikulozyten:** syn. Proerythrozyten; junge Erythrozyten*, die in der Entw. zwischen den Normoblasten (s. Erythroblasten) u. den reifen Erythrozyten stehen; vgl. Erythrozytopoese.

**Retikulum:** kleines Netz. **retikulär:** netzförmig. **reticularis:** zum Netz gehörend.

**Retikulum, endoplasmatisches:** Abk. ER; ausgedehntes, netzförmiges, beidseitig von einer Biomembran* begrenztes Hohlraumsystem in eukaryot. Zellen*; unterteilt das Zytoplasma in Kompartimente u. Kanäle; das raue (granuläre) ER ist von Ribosomen* besetzt u. spielt eine Rolle bei der Proteinbiosynthese* pflanzl. u. tier. Zellen.

**Retikulum, sarkoplasmatisches:** glattes endoplasmatisches Retikulum* der quergestreiften Muskelfaser mit regelmäßigem, nach Sarkomeren gegliedertem Aufbau; die an der Zellmembran* ablaufenden elektr. Vorgänge werden wahrscheinl. über das T-System (transversaler Tubulus), das als röhrenförmige Ausstülpung des Sarkolemms* in die Muskelfaser zieht u. eine Verb. zum extrazellulären Raum herstellt, zu den kontraktilen Elementen geleitet.

**Retina:** Netzhaut des Auges; besteht aus einem lichtempfindl. Teil (Pars optica) u. einem blinden Teil (Pars caeca mit Pars ciliaris u. Pars iridica); die Pars optica enthält Sinnes-, Nerven- u. Stützzellen u. ist als vorgelagerter Hirnteil anzusehen, sie gehört mit dem N. opticus zum Diencephalon; i. d. R. finden sich 3 Farbstoffe (Chromoproteide mit Carotinoiden als prosthet. Gruppe): Rhodopsin*, Porphyropsin, Iodopsin. Vgl. Stäbchen; Zapfen.

**Retinitis:** Netzhautentzündung; **Urs.:** meist Viren (z. B. Zytomegalie*-Retinitis) od. Toxoplasma gondii (s. Toxoplasmose), seltener bakteriell metastatisch.

**Retinoide:** Sammelbez. für natürl. vorkommende Vitamin-A-Derivate, z. B. Retinol (Vitamin-A-Alkohol), Retinal (Vitamin-A-Aldehyd) u. Retinsäure (Vitamin-A-Säure, Tretinoin*) sowie deren synthet. Derivate; vgl. Vitamin A; **Arotinoide** (z. B. Acitretin*, Tazaroten*) weisen aromat. Gruppen im Retinoidmolekül auf. **Wirk. u. Anw.:** Retinsäuren wirken keratolytisch u. antineoplastisch u. werden z. B. als Akne-* u. Warzenmittel*, bei Hyper- u. Dyskeratosen sowie zur Behandlung der Psoriasis*

R

eingesetzt. Sie aktivieren Retinsäure-Rezeptoren (RAR$\alpha$, RAR$\beta$, RAR$\gamma$) u. modulieren dadurch die Expression entzündungs- u. zelldifferenzierungsrelevanter Gene. Zur oralen Anw. dienen v. a. Isotretinoin* u. Acitretin*; Tazaroten* u. Adapalen* werden lokal zur Behandlung von Psoriasis bzw. Akne verwendet. Tretinoin* wird lokal zur Akne- u. Psoriasistherapie u. system. zur Behandlung der akuten promyeloischen Leukämie (Abk. APL) eingesetzt. **UAW:** entsprechen einer Vitamin-A-Überdosierung; die teratogene Wirk. kann nach Absetzen der Ther. noch 2 Jahre lang bestehen (abhängig von der HWZ der Substanz); u. a. Abschälungen u. Rötung der Haut, Juckreiz, Haarverlust, Steigerung der Transaminasen* im Blutserum; intensive Lichteinwirkung soll bei der Ther. mit Retinoiden vermieden werden. **Hinweis:** wegen Teratogenität restriktive Indikationsstellung, system. Anw. bei gebärfähigen Frauen nur nach Ausschluss einer Schwangerschaft u. unter Kontrazeptionsschutz (bei Acitretin auch noch 2 Jahre nach Beendigung der Einnahme).

**Retinol** (INN): s. Vitamin A.

**Retinsäure:** s. Tretinoin; Isotretinoin.

**9-*cis*-Retinsäure:** s. Alitretinoin.

**Retrogradation** (retrograd rückläufig): Trübungsentwicklung u. Bildung von Niederschlägen in Stärke-Gellösungen od. verstärkte Trübung eines Stärke-Gels (Kleister) einige Zeit nach der Herstellung. R. wird verursacht durch das Auftreten kristalliner Aggregate in submikroskop. Dimensionen u. zwar durch langsam kristallisierende Amyloseanteile; sie verläuft umso schneller je tiefer die Temp. ist; vgl. Amylum.

**Retronecin:** s. Pyrrolizidinalkaloide.

**Retropinakolon-Umlagerung:** Bildung von Tetramethylethylen aus 2,2-Dimethylbutan-3-ol durch saure Katalyse (s. Abb.); vgl. Pinakol-Umlagerung.

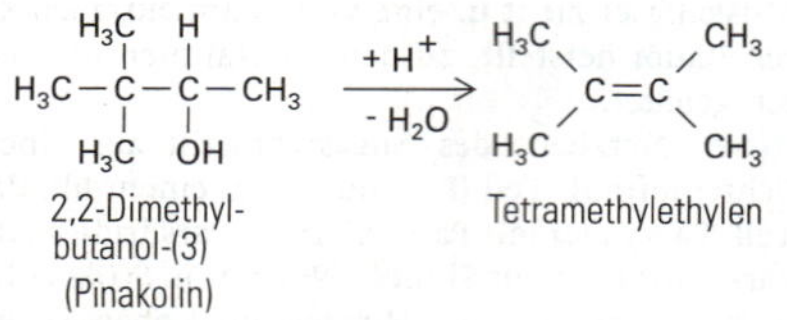


**Retropinakolon-Umlagerung**

**retrospektiv:** zurückblickend; vgl. Studie, retrospektive.

**Retrotransposon:** mobiles genet. Element, bei dem die Bewegung zu einer neuen chromosomalen Lokalisation wie bei Retroviren durch reverse Transkription* seiner RNA-Kette eingeleitet wird, nicht jedoch über einen Informationsfluss von DNA-Molekül zu DNA-Molekül wie bei bakteriellen Transposons*; anschließend lässt sich der so erhaltene DNA-Einzelstrang zu einer Doppelhelix ergänzen u. an anderer Stelle ins Genom integrieren.

**Retroviridae:** veraltet Retroviren, Oncoviren; Fam. kugelförmiger RNA*-Viren mit Hüllmembran (s. Virusklassifikation); einzige RNA-Viren mit onkogenem Potential (s. Onkogene); **Einteilung:** nach morphol. Kriterien in die Subfamilien Spumaviren, Oncornaviren, (z. B. HTLV 1+2) u. Lentiviren (z. B. HTLV3).

**Rettich:** s. Raphanus sativus.

**Reverse-Transkriptase-Inhibitoren, nichtnucleosidische:** (engl.) *non nucleoside-analogue reverse transcriptase inhibitors (Abk. NNRTI)*; Substanzen, welche die HIV-spezif. reverse Transkriptase* nicht am aktiven Zentrum, sondern an einer anderen Position des Proteins hemmen; **Wirkstoffe:** z. B. Efavirenz*, Etravirin*, Nevirapin*; **Ind.:** bei Infektion mit HIV* als Teil einer antiviralen Kombinationstherapie*; **UAW:** z. T. schwerwiegende Hautreaktionen, gastrointestinale Störungen, psych. Störungen, Erhöhung der Leberfunktionswerte (u. a.). Vgl. Virostatika; HIV-Erkrankung.

**Reverse-Transkriptase-Inhibitoren, nucleosidische:** (engl.) *nucleoside-analogue reverse transkriptase inhibitors (Abk. NRTI)*; Nucleosid*-Analoga, welche kompetitiv die für die Replikation von Retroviren erforderl. reverse Transkriptase* hemmen; **Wirkstoffe:** z. B. Abacavir*, Emtricitabin*, Entecavir*, Stavudin*, Telbivudin*, Zidovudin*; **Ind.:** bei Infektion mit HIV* als Teil einer antiviralen Kombinationstherapie*; **UAW:** u. a. Neutropenie, Anämie, periphere Polyneuropathie, Pankreatitis, Stomatitis. Vgl. Virostatika; HIV-Erkrankung.

**Reverse-Transkriptase-Inhibitoren, nucleotidische:** Nucleotid*-Analoga, welche kompetitiv die für die Virusreplikation von v. a. Retroviren, aber auch DNA-Viren, erforderl. reverse Transkriptase* hemmen; **Wirkstoffe:** Tenofovir* (Prodrug: Tenofovirdisoproxil); **Ind.:** bei Infektion mit HIV*, HBV od. CMV als Teil einer antiviralen Kombinationstherapie*; **UAW:** u. a. Nephrotoxizität, gastrointestinale Symptome, Hautausschlag. Vgl. Virostatika.

**reversibel:** **1.** (chem.) umkehrbar; vgl. irreversibel; **2.** (med.) heilbar.

**Revertante:** Mutante, die sich durch Reversion dem Phänotyp* des Wildtyps nähert.

**Revertase:** s. Transkriptase, reverse.

**Review, systematischer:** s. Übersichtsarbeit, systematische.

**Reviparin-Natrium:** CAS-Nr. 9041-08-1 (Heparin-Natrium); $M_r$ ca. 3900; niedermolekulares Heparin* mit einer mittleren Kettenlänge von 12 Sacharideinheiten; **Herst.:** aus Standardheparin (aus Schweinedarmmukosa) durch Depolymerisation mit Salpetriger Säure; **Wirk.:** Antikoagulans*; **Ind.:** (peri- u. postoperative) Primärprophylaxe tiefer Venenthrombosen; **Kontraind.:** Operationen am ZNS, Lumbalpunktionen, Spinal- u. Peridualanästhesie; **UAW:** Blutungen, leichte Thrombozytopenie; Anstieg von Serumtransaminasen, LDH u. Lipase; **Dos.:** parenteral s. c. einmal tägl. 1750 Internationale Anti-Xa-Einheiten (entsprechen 10.4 mg Anti-Xa-Aktivität des 1. Internationalen Standards für Heparin niedriger Molekülmasse; entsprechen 11–16 mg Heparinfragment); darf nicht i. v. oder i. m. appliziert werden; HWZ 1.5 bzw. 3.3 h (s. c.).

**Revision:** s. Apothekenbesichtigung.

**Reynolds-Zahl:** Symbol Re; Kennzahl, die angibt, wann eine laminare Strömung in eine turbulente Strömung übergeht. Dabei erhöht sich der Strömungswiderstand, z. B. einer durch ein Rohr fließenden Flüss., plötzl. u. kräftig. Re ist abhängig von der Viskosität $\eta$, der Dichte $\varrho$ u. der Strömungsgeschwindigkeit v der Flüss. sowie vom Radius r des durchströmten Rohres:

$Re = \varrho \cdot v \cdot r/\eta$

Für $Re < Re_{krit}$ findet man laminare Strömung, während bei $Re > Re_{krit}$ vermehrt Turbulenzen auftreten. Der Wert der krit. Reynolds-Zahl variiert allerdings von Problem zu Problem, da er u. a. von den Anfangsbedingungen am Rohreinlauf u. der Oberflächenrauigkeit abhängt. Als Richtwert kann $Re_{krit} = 2300$ genommen werden.

**Reyon:** s. Viskosefasern.

**Rezept:** Verschreibung; ärztl., zahnärztl., tierärztl. od. Heilpraktiker-Anweisung an eine Apotheke* zur Herst. od. Abgabe eines Arzneimittels*; vgl. Verschreibungspflicht.

**Rezeptformeln:** s. Magistralformeln.

**Rezeptoren:** (pharmak.) spezif. Strukturen (meist Glykoproteine*) an Zellmembranen* (Membranmoleküle) od. im Protoplasma*, mit denen Liganden* (Pharmaka od. körpereigene Wirkstoffe, z. B. Hormone*, Neurotransmitter*) in Wechselwirkung treten (Rezeptor-Liganden-Komplex, Rezeptorbindung); dies führt (z. B. über eine Änderung der Konformation* des Rezeptormoleküls) zur Aktivierung od. Hemmung bestimmter Funktionen der Zelle od. aktiver Zentren in Enzymen*. **Einteilung:** **1.** intrazelluläre R., z. B. für Steroidhormone* u. Schilddrüsenhormone*; **2.** Membranrezeptoren (membranständige R.), z. B. **a)** Ionenkanalrezeptoren (s. Ionenkanal; z. B. Nicotin*-Rezeptoren); **b)** G-Protein-gekoppelte R. (s. G-Proteine; z. B. Muscarin*-Rezeptoren u. Opioid*-Rezeptoren). Vgl. Sensoren.

**Rezeptoren, adrenerge:** Adrenozeptoren; mit Adrenalin* u. Noradrenalin* interagierende transmembranäre G*-Protein-gekoppelte Rezeptoren*; übertragen Signale des Sympathikus*; **Formen:** **1.** Alpha*-Rezeptoren; **2.** Beta*-Rezeptoren.

**Rezeptoren, cholinerge:** s. Acetylcholin-Rezeptoren.

**Rezeptoren, muscarinerge:** s. Muscarin-Rezeptoren.

**Rezeptoren, nicotinerge:** s. Nicotin-Rezeptoren.

**Rezeptpflicht:** s. Verschreibungspflicht.

**Rezeptsammelstellen:** in Deutschland Einrichtung zum Sammeln von Rezepten; geregelt in § 24 ApBetrO; R. dienen der ordnungsgemäßen Arzneimittelversorgung der Bevölkerung in abgelegenen Orten od. Ortsteilen ohne Apotheke. Es sind geschlossene Behälter, auf denen deutlich sichtbar Name u. Anschrift der Apotheke sowie die Abholzeiten angegeben sind. Der Behälter muss zu den angegebenen Zeiten durch einen Boten geleert werden. Die Arzneimittel sind in der Apotheke für jeden Empfänger getrennt zu verpacken u. müssen (sofern sie nicht abgeholt werden) zugestellt werden. Nicht jede Apotheke darf Rezeptsammelstellen unterhalten. Sie bedürfen der Erlaubnis der zuständigen Behörde, die sie auf Antrag erteilt.

**Rezeptur:** **1.** Anfertigen von Arzneimitteln in der Apotheke aufgrund eines ärztl. Rezeptes. **2.** ärztl. Verschreibung eines anzufertigenden Arzneimittels. **3.** Platz in der Apotheke, an dem Arzneimittel angefertigt werden. **4.** angefertigtes Arzneimittel.

**Rezeptur, verlängerte:** s. Hunderterregel.

**Rezidiv:** Rückfall. **rezidivierend:** rückfällig, wiederkehrend.

**rezidivierend:** s. Rezidiv.

**RF:** **1.** Abk. für **R**eichs**f**ormeln; s. Magistralformeln; **2.** Abk. für **R**heuma**f**aktor*.

**RFA:** Abk. für **R**öntgen**f**luoreszenz**a**nalyse; s. Röntgenfluoreszenzspektroskopie.

**R-Faktor:** Kurzbez. für **R**esistenz-**F**aktor; Konjugationsfaktor* mit Erbfaktoren für Resistenz*-Eigenschaften bestimmter Bakterien (z. B. Enterobakterien, Pseudomonas-Keime) gegen eines, mehrere od. alle der folgenden Antibiotika* (Tetracyclin*, Streptomycin*, Chloramphenicol*, Kanamycin*, Neomycin*, Gentamicin*, Ampicillin*, Cephalosporine*, Sulfonamide*, Trimethoprim*) od. gegen UV-Licht.

**RFLP:** Abk. für **R**estriktions**f**ragment**l**ängen*-**P**olymorphismus.

**Rf-Wert:** (engl.) *retention factor*; $R_f$-Wert; charakterist. Größe, welche die Wanderungsgeschwindigkeit jeder Substanz bei der Chromatographie* beschreibt; definiert als Quotient aus der von der Substanz u. der vom Lösungsmittel zurückgelegten Strecke; kann bei gleicher mobiler u. stationärer Phase u. gleicher Temp. (müssen bei Nennung des Rf-Werts stets angegeben werden) als Stoffkonstante dienen, neben z. B. Schmelzpunkt*, Siedepunkt*, Kristallform*, spezif. Drehung*, Spektrum*.

**Rh:** **1.** (chem.) Symbol für Rhodium*; **2.** (physiol.) Symbol für Rhesus; s. Blutgruppen.

**RH:** Abk. für **R**eleasing*-**H**ormone.

**Rhabarber:** s. Rheum officinale.

**Rhabarberextrakt:** s. Extractum Rhei.

**Rhabarber, Falscher:** s. Rheum rhaponticum (Radix Rhei rhapontici).

**Rhabarber, Krauser:** s. Rheum officinale (Rhei radix).

**Rhabarbersirup:** s. Sirupus Rhei.

**Rhabarbertinktur:** s. Tinctura Rhei.

**Rhabarbertinktur, wässrige:** s. Tinctura Rhei aquosa.

**Rhabarbertinktur, weinige:** s. Tinctura Rhei vinosa.

**Rhabarbertrockenextrakt, eingestellter:** s. Extractum Rhei siccum normatum.

**Rhabarberwurzel:** s. Rheum officinale (Rhei radix).

**Rhabdoviridae** (gr. rhabdos Stab): Fam. stabförmiger RNA*-Viren mit Hüllmembran mit sehr weitem Wirtsspektrum; **Einteilung:** Genera Lyssavirus (u. a. mit Tollwut*-Virus), Vesiculovirus, Ephemerovirus u. pflanzenspezif. Genera Nucleorhabdovirus u. Cytorhabdovirus; aufgrund ihrer Ökologie gehören einige Rh. zu den Arboviren*.

**Rhachis:** s. Blattformen.

**Rhagade:** Schrunde; meist narbenlos abheilender Einriss der Haut infolge Überdehnung bei herabgesetzter Elastizität; z. B. an Lippen, Mund- u. Lidwinkel, Gelenkbeugen.

**Rhamnaceae:** Faulbaumgewächse, Kreuzdorngewächse; Fam. der Ordnung Rhamnales; ca. 900 Arten; **Merkmale:** **1.** (biol.) überwiegend Holzpflanzen mit gegen- od. wechselständigen, ungeteilten

R

Blättern*, die Zweige tragen häufig Dornen; radiäre Blüten* zwittrig od. eingeschlechtig, 4- bis 5-zählig, mit Diskus*; **2.** (chem.) Anthrachinonglucoside, Alkaloide; **Gattungen:** z. B. Coeanothus, Rhamnus u. Zizyphus.

**Rhamnetin:** 3,3′,4′,5-Tetrahydroxy-7-methoxyflavon, 7-Methylquercetin; $C_{16}H_{12}O_7$, Strukturformel: s. Flavonoide (Tab. dort); $M_r$ 316.26; Flavonolderivat, enthalten z. B. in Rhamnus* catharticus.

**Rhamni cathartici fructus:** s. Rhamnus catharticus.

**Rhamni purshianae cortex:** s. Rhamnus purshiana.

**Rhamni purshianae extractum siccum normatum** Ph.Eur.6: Extractum Rhamni purshianae siccum normatum; eingestellter Cascaratrockenextrakt; Ph.Eur.6, Darst.: aus der Rinde von Rhamnus* purshiana mit siedendem Wasser od. Ethanol (mind. 60 %, V/V); Gehalt: 8.0–25.0 % an Hydroxyanthracen-Glykosiden, berechnet als Cascarosid A, bezogen auf das Trockengewicht; bei mind. 60 % der Hydroxyanthracen-Glykoside handelt es sich um Cascaroside; **Anw.:** wie Frangulae cortex (s. Rhamnus frangula), jedoch mit stärkerer Wirkung.

**Rhamnose:** natürl. als L-Rhamnose; 6-Desoxy-L-mannose; $C_6H_{12}O_5$; $M_r$ 164.16; Schmp. 82–92 °C ($\alpha$-Form, Monohydrat); Schmp. 122 °C ($\beta$-Form, wasserfrei); farblose bis gelbl., durchscheinende Kristalle von zuerst süßem, dann bitterem Geschmack; leicht lösl. in Wasser, lösl. in Ethanol; Monosaccharid*; Hexose*; **Vork.:** Best. vieler Glykoside* (z. B. Anthocyane*, Quercitrin, Strophanthin*, Hesperidin*) u. Pflanzenschleime; **Biosynthese:** aus Glucose*.

**Rhamnus alpinus ssp. fallax** (Boiss.) Maire et Petitm.: Rhamnus fallax Boiss., Oreoherzogia fallax (Boiss.) W. Vent; Fam. Rhamnaceae; Balkan; Stpfl. von **Fallaxrinde:** als Verfälschung von Frangulae cortex (s. Rhamnus frangula, Tauböcktest); enthält nur 2–3 % Anthraglykoside*; charakterisiert durch den Gehalt an Xanthorhamnin (in der Dünnschichtchromatographie* erkennbar, fluoresziert stark gelb im UV) u. mikroskopisch v. a. durch sehr breite Markstrahlen*.

R

**Rhamnus catharticus** L.: Rhamnus cathartica; Kreuzdorn; Fam. Rhamnaceae; Mitteleuropa; Stpfl. von **Rhamni cathartici fructus:** Fructus Rhamni catharticae, Baccae Spinae cervinae; Kreuzdornbeeren, Kreuzbeeren, Gelbbeeren, Amselbeeren; **Off.:** DAB; Monographie: Kommission E; **Inhaltsst.:** quantitativ u. qualitativ stark vom Reifegrad der Früchte abhängig; die Droge enthält ca. 2 % Anthraglykoside* (nach DAB mind. 4.0 % Hydroxyanthracen-Derivate, berechnet als Glucofrangulin A), hauptsächl. Frangulin u. Glucofrangulin (s. Rhamnus frangulae, Frangulae cortex, Inhaltsst.), ferner die Flavonoide Rhamnetin*, Rhamnoxanthin, Quercetin*, Kämpferol* (Saponin* nur in unreifen Früchten); **Wirk.:** laxierend, peristaltikanregend, antiabsorptiv, hydragog; **Anw.:** (med.) Obstipation*; die Anw. zur Defäkationserleichterung bei Analfissuren, Hämorrhoiden u. nach anorektalen Eingriffen kann nicht mehr befürwortet werden; **Zuber.:** Sirupus* Rhamni cathartici, als mildes Laxans*, für Kinder teelöffelweise; **Fructus Rhamni catharticiae recentes:** frische Kreuzdornbeeren.

**Rhamnus fallax:** s. Rhamnus alpinus ssp. fallax.

**Rhamnus frangula** L.: (molekulargenet.) Frangula alnus Mill.; Faulbaum; Fam. Rhamnaceae; Europa, Nordwestasien, Mittelmeergebiet; Stpfl. von **Frangulae cortex:** Cortex Frangulae; Faulbaumrinde, Gelbholzrinde; getrocknete Rinde der Zweige u. jüngeren Stämme; vor der Verw. mind. 1 Jahr Lagerung der Rinde od. Erwärmen unter Luftzutritt (1 h Erhitzen auf 100 °C) u. künstl. Alterung; frische Rinde enthält Anthrone u. Dianthrone (s. Anthracenderivate), die unerwünschte Nebenwirkungen haben; **Off.:** Ph.Eur.6; Monographie: HMPC, ESCOP, WHO, Kommission E; **Inhaltsst.:** bis zu 8 % Anthraglykoside* (nach Ph.Eur. mind. 7 % Glucofranguline, berechnet als Glucofrangulin A, bezogen auf das Trockengewicht) wie Glucofrangulin A (Frangulaemodinglucosidorhamnosid, nur in getrockneter, abgelagerter Rinde, fehlt in der frischen Rinde) u. Frangulin A (Frangulaemodinmonorhamnosid) sowie Glucofrangulin B u. Frangulin B (wobei die Rhamnose durch Apiose ersetzt ist), ferner freies Frangulaemodin (Strukturformel: s. Anthrachinone, Tab. dort), Isoemodin, Chrysophansäure*, Saponine, Bitterstoffe, Gerbstoffe u. geringe Mengen Peptidalkaloide (Frangulanin, Franganin); **Wirk.:** laxierend, antiabsorptiv, hydragog; **Anw.:** (med.) kurzzeitig bei Obstipation*; die Anw. zur Defäkationserleichterung bei Analfissuren, Hämorrhoiden u. nach anorektalen Eingriffen kann nicht mehr befürwortet werden; **Frangulae corticis extractum siccum normatum:** Extractum Frangulae siccum normatum; Eingestellter Faulbaumrindentrockenextrakt; **Off.:** Ph.Eur.6; **Inhaltsst.:** nach Ph.Eur. mind. 15.0 u. max. 30.0 % Glucofrangulin, berechnet als Glucofrangulin A, bezogen auf das Trockengewicht; **Zuber.:** Extractum* Frangulae fluidum, Extractum* Frangulae,Extractum* Frangulae siccum normatum, Species* majales, Species gynaecologicae Martin. **Hom.:** Rhamnus frangula (HAB), Frangula: frische Rinde; verordnet z. B. bei Diarrhö.

**Rhamnus purshiana** DC.: (molekulargenet.) Frangula purshiana (DC.) J.G. Cooper; Amerikanischer Faulbaum; Fam. Rhamnaceae; Weststaaten Nordamerikas; Stpfl. von **Rhamni purshianae cortex:** Cascara sagrada, Cortex Cascarae sagradae, Cortex Rhamni purshiani; Amerikanische Faulbaumrinde, Cascararinde, Sagradarinde; getrocknete ganze od. zerkleinerte Rinde; **Off.:** Ph.Eur.6; Monographie: HMPC, ESCOP, WHO, Kommission E; **Inhaltsst.:** zahlreiche Hydroxyanthracen-Derivate aller Typen (s. Anthraglykoside), davon 80–90 % C-Glykoside vom Typ des Aloin*, v. a. *O*-glucosylierte Alointypen, sog. Cascaroside (A–D, Strukturformel: s. Aloe, Abb. dort); nach Ph.Eur mind. 8 % Hydroxyanthracenglykoside, davon mind. 60 % Cascaroside, berechnet als Cascarosid A, bezogen auf das Trockengewicht; **Zuber.:** Rhamni* purshianae extractum siccum normatum. **Hom.:** Cascara sagrada: getrocknete Rinde.

**Rh-Antigen:** s. Blutgruppen (Rhesus-Blutgruppen).

**Rhaponticin:** s. Rheum rhaponticum (Radix Rhei rhapontici, Inhaltsst.).

**Rhapontikaöl:** s. Oenothera biennis (Oenotherae oleum raffinatum).

**Rhapontikrhabarber:** s. Rheum rhaponticum.

**Rhapontikwurzel:** s. Rheum rhaponticum (Radix Rhei rhapontici).

**Rhei extractum:** s. Extractum Rhei.

**Rhei extractum siccum normatum:** s. Extractum Rhei siccum normatum.

**Rhein:** 1,8-Dihydroxy-9,10-anthrachinon-3-carbonsäure; CAS-Nr. 478-43-3; $C_{15}H_8O_6$, Strukturformel: s. Anthrachinone (Tab. dort); $M_r$ 284.2; Schmp. 321–322 °C; gelbe Nadeln; fast unlösl. in Wasser, schwer lösl. in Ethanol u. Ether; lösl. in Alkalihydroxid-Lsg.; **Anw.:** Reagenz DAB; zur Dünnschichtchromatographie-Prüfung von Rheum palmatum.

**Rhei radix:** s. Rheum officinale.

**Rhenii sulfidi colloidalis et technetii[$^{99m}$Tc] solutio iniectabilis:** s. [$^{99m}$Tc]Technetium-Rheniumsulfid-Kolloid-Injektionslösung.

**Rhenium:** Symbol Re; CAS-Nr. 7440-15-5; $A_r$ 186.207; OZ 75; D. 21.0; Schmp. 3180 °C; Sdp. 5596 °C; hartes, weiß glänzendes Metall*, leicht lösl. in Salpetersäure, unlösl. in Salz- u. Flusssäure; **Vork.:** mit einem Anteil von 0.7 ppb an der Erdkruste eines der seltensten Elemente; natürl. hauptsächl. im Molybdänglanz ($MoS_2$), auch im Columbit ((Fe, Mn)[$NbO_3$]) od. Gadolinit ($Y_2FeBe[O|SiO_4]_2$); **Gew.:** Anreicherung als Rhenium(VII)-oxid in der Flugasche der Molybdänerz-Aufbereitung; daraus mit Ammoniakwasser ausgewaschenes Ammoniumperrhenat ($NH_4ReO_4$) wird mit Wasserstoff zu Re reduziert. **Anw.:** (techn.) als Legierungsbestandteil v. a. in ermüdungsfreien Nickellegierungen, für Glühkathoden, Thermoelemente, in der Raumfahrttechnik, in Platin-Rhenium-Katalysatoren zur Erdölraffination; **Gesch.:** 1925 von dem Ehepaar Walter (1893–1960) u. Ida Noddack (1896–1978) entdeckt.

**Rheniumsulfid-[$^{99m}$Tc]Technetium-Injektionslösung, kolloidale:** s. [$^{99m}$Tc]Technetium-Rheniumsulfid-Kolloid-Injektionslösung.

**Rheodestruktion:** Sonderfall der Thixotropie*. Durch anhaltende Scherung von strukturviskosen (nicht idealviskosen) Systemen wird deren Viskosität durch Störung od. vollständige Zerstörung der inneren Struktur erniedrigt. Ist dieser Vorgang irreversibel, d. h. wenn die Struktur nach Beendigung der Scherbeanspruchung sich nicht innerhalb einer absehbaren Zeit (Regenerationszeit) bzw. überhaupt nicht wieder aufbaut (reine Gel-Sol-Umwandlung; z. B. bei Joghurt), spricht man von Rheodestruktion.

**Rheogramm:** s. Viskosität.

**Rheologie:** Lehre vom Fließverhalten von Stoffen u. Stoffsystemen unter dem Einfluss unterschiedl. Scherkräfte; umfasst nicht nur die Gesetzmäßigkeiten des Fließens von Flüssigkeiten, sondern auch von jenen Systemen, deren Viskosität auf dem Vorhandensein einer inneren Struktur basiert. Das Fließverhalten **idealviskoser Körper** (Newton-Körper) wird unter Viskosität* beschrieben. Bei **Nicht-Newton-Körpern** (strukturviskose

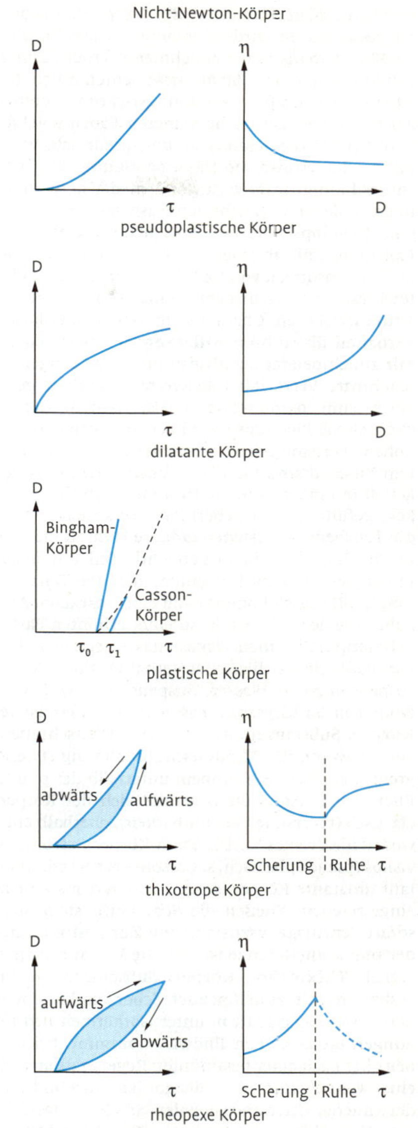


**Rheologie** Abb. 1: Fließverhalten versch. Körper; D: Schergeschwindigkeit; η: dynamische Viskosität; t: Zeit; τ: Schubspannung

Flüssigkeiten) ist die Viskosität entweder von der Schergeschwindigkeit od./u. von der Zeitdauer der Scherung abhängig. Deren rheolog. Verhalten (s. Abb. 1) wird mit einem Rotationsviskosimeter*, der Viskowaage* od. einem Konsistometer* bestimmt. **Pseudoplastische Körper:** gießbare Flüssigkeiten, d. h. bereits unter dem Einfluss der Schwerkraft findet ein Fließen statt. Mit zunehmender Scherbeanspruchung nimmt die scheinbare Viskosität ab. Dies kann soweit führen, dass letztl. ein prakt. ideales Fließverhalten (s. Viskosität) resultiert. Es wird angenommen, dass für dieses Fließverhalten eine zunehmende Orientierung von Molekülen bzw. Strukturelementen durch die einwirkende Kraft in Strömungsrichtung verantwortl. ist (bes. bei hochpolymeren Fadenmolekülen). Nimmt die Schubspannung wieder ab, wird durch die Brown-Molekularbewegung der ursprüngl., ungeordnete Zustand wieder hergestellt u. die Viskosität erreicht den Ausgangswert. Typische Pseudoplasten sind Sole makromolekularer Fadenmoleküle ab einer bestimmten Konzentration (z. B. Lösungen von Cellulosederivaten). Erhöhte Temp. od. niedrigere Konz. können diesen strukturviskosen Charakter in ein idealviskoses Verhalten überführen. **Dilatante Körper:** zeigen mit zunehmender Schubspannung eine steigende scheinbare Viskosität (Fließverfestigung); Gegenstück zum pseudoplast. Fließverhalten. Dieses eher seltene Phänomen wird bei Suspensionen mit hohem Feststoffgehalt beobachtet. In ungeschertem Zustand sind die Partikel mit einem Flüssigkeitsfilm umgeben u. die Hohlräume mit Flüssigkeit gefüllt. Durch Scherkräfte verschieben sich die Teilchen; es entstehen größere Hohlräume, die in der Folge zu einem beträchtl. Teil mit jener Flüssigkeit aufgefüllt werden, die die Teilchen umgibt. Dadurch kommt es zu einer stärkeren Annäherung der Teilchen u. zu einer erhöhten Partikelreibung, die einen Viskositätsanstieg zur Folge hat. Beispiele für dilatantes Verhalten sind Stärkesuspensionen in Wasser, Suspensionen von weißem Ton in Glycerol, nasser Sand. **Plastische Körper:** Substanzen, die erst nach Überschreiten einer bestimmten Mindestschubspannung (Fließgrenze) zu fließen beginnen; unterhalb der prakt. Fließgrenze (Anlasswert) verhält sich der Körper elastisch (reversible Verformbarkeit), oberhalb entweder idealviskos (s. Bingham-Körper), strukturviskos (pseudoplastisch, s. Casson-Körper) od. dilatant (dilatante Körper, s. o.). Verringert man nach eingetretenem Fließen die Scherkraft, stellt sich sofort der Ausgangszustand ein. Zur Bestimmung der prakt. Fließgrenze ist z. B. die Viskowaage geeignet. **Thixotrope Körper:** Substanzen, deren Viskosität mit zunehmender Scherzeit bei einer definierten Scherkraft u. unter isothermen Bedingungen bis zu einem Endwert abnimmt, bei denen aber nach einer bestimmten Regenerationszeit eine weitgehende bis vollständige Rückbildung der inneren dreidimensionalen Struktur stattfindet (Viskositätszunahme, vgl. Rheodestruktion). Im Ggs. zu den pseudoplast. Körpern nimmt die Viskosität mit abnehmender Schubspannung nicht wieder im gleichen Maße zu, wie sie vorher unter den gleichen Schubspannungen abnahm. In einem Rheogramm (Schergeschwindigkeit D/ Schubspannung $\tau$) deckt sich daher die Auf- u. Abwärtskurve nicht (Messung s. Rotationsviskosimeter). Beide Kurven umschließen eine Hysteresisfläche, die über das Ausmaß der Thixotropie Auskunft gibt. Die Abwärtskurve stellt im Idealfall eine Gerade dar, wie sie bei Bingham*-Körper od. Newton-Körpern zu finden ist (s. Viskosität). Thixotropie zeigen u. a. Suspensionen hochdisperen Siliciumdioxids*, mehr od. minder ausgeprägt Salben, hergestellt aus versch. Paraffinen, Gemischen höherer aliphat. Alkohole, Fetten, Wachsen. **Rheopexe Körper:** Substanzen, die ein eher seltenes Fließverhalten zeigen, das im Ggs. zur Thixotropie mit zunehmender Scherzeit zu einer isothermen, reversiblen Viskositätserhöhung führt (Rheopexie), Vanadinoxid-Suspensionen, Seife-Sole, eine 40 %ige Suspension von Gips in Wasser sowie eine 5 %ige Polymethacrylsäure-Lösung in Wasser weisen dieses Fließverhalten auf. **Viskoelastische Körper:** Substanzen, wie z. B. polymere Flüssigkeiten, die auch oberhalb der Fließgrenze ein elast. Verhalten zeigen (s. Abb. 2).

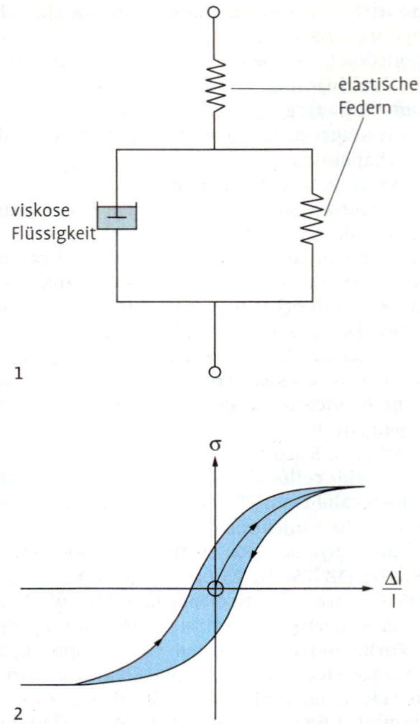


**Rheologie** Abb. 2: 1: mechanisches Modell eines viskoelastischen Stoffs; 2: elastische Hysterese [15]

**Rheopexie:** s. Rheologie.

**Rhesus-Blutgruppen:** s. Blutgruppen.

**Rhesus-Desensibilisierung:** s. Anti-D-Immunglobulin vom Menschen.

**Rheumafaktor:** Abk. RF; Autoantikörper* gegen die Fc-Region menschl. Immunglobuline*; meist Autoantikörper der IgM-, daneben auch der IgG- u. IgA-Klasse; Induktion durch exogene (z. B. B-Zellen aktivierende virale u. bakt. Infektionen) u. endogene (z. B. HLA-DR4-Genotyp) Einflüsse; **Vork.:** bei rheumatoider Arthritis* (ca. 70 %), versch. Kollagenosen (system. Lupus* erythematodes, system. Sklerose*, Sjögren-Syndrom), nicht-rheumat. chron. entzündl. Erkrankungen (v. a. subakute bakt. Endokarditis*, Tuberkulose*, Salmonellose*, Syphilis*, akute Infektion z. B. mit EBV, Hepatitis- od. Influenza-Virus, Parasitose, Neoplasie); auch bei Gesunden <50 Jahren in ca. 5 %, >60 Jahren in bis zu 10 %.

**Rheumapflaster:** Pflaster, die eine mehr od. weniger starke Hautreizung mit vermehrter Durchblutung verursachen, was ein starkes Wärmegefühl bewirkt; **Best.:** Auszüge u. Bestandteile von **A**rnika, **B**elladonna u. **C**apsicum (ABC-Pflaster; enthalten heute nur noch Capsicum).

**Rheumatismus:** veralteter Oberbegriff für fließende, reißende u. ziehende Schmerzen des Bewegungsapparats (sog. Rheuma), u. U. abhängig von klimat. Bedingungen; vgl. Erkrankungen des rheumatischen Formenkreises.

**Rheum officinale** Baill. (lat. rha barbarum Wurzel der Barbaren, Ausländer): Rhabarber; Fam. Polygonaceae; Nordwestchina, Osttibet; Anbau auch in Europa; zus. mit Rh. palmatum Stpfl. von **Rhei radix:** Radix (falsch auch als Rhizoma) Rhei (sinensis); Rhabarber, Chinesischer Rhabarber, Echter Rhabarber, Edler Rhabarber, Rhabarberwurzel; getrocknete, geschälte u. meist gespaltene unterird. Organe; als beste Sorte gilt der Shensi-Rhabarber; arzneil. nicht verwendet werden die rhaponticinhaltigen Rheum-Arten wie Rh. rhaponticum u. Rh. rhabarbarum L. (Rh. undulatum L., Krauser Rhabarber, Gartenrhabarber); **Off.:** Ph.Eur.6; Monographie: HMPC, ESCOP, WHO, Kommission E; **Inhaltsst. u. Wirk.:** wirkt abführend, in geringer Dos. adstringierend: **1.** Inhaltsst. mit abführender Wirk.: v. a. die 3–12 % Anthracenderivate, insbes. Anthrachinonglykoside, von denen eine Vielzahl enthalten sind, sowie deren Aglyka Rhein*, Rheum-Emodin, Chrysophansäure*, Aloe-Emodin, Physcion (Strukturformeln: s. Anthrachinone, Tab. dort); die Droge enthält weitere Anthraglykoside, näml. Anthron- u. Dianthronglykoside (nach Ph.Eur. mind. 2.2 % Hydroxyanthracen-Derivate, berechnet als Rhein, bezogen auf das Trockengewicht); **2.** Inhaltsst. mit adstringierender Wirk.: Gerbstoffe mit den Bausteinen (+)-Catechin*, (−)-Catechin, Glucogallin (1-Galloyl-$\beta$-D-glucose) u. Epicatechingallat; außerdem etwas freie Gallussäure*; **3.** weitere Inhaltsst.: größere Mengen Stärke u. Pektine, die die Droge verhältnismäßig stark quellen lassen, sowie Zucker, Oxalsäure, etwas Fett, Spuren äther. Öles; **Zuber.:** Extractum* Rhei, Extractum* Rhei siccum normatum, Tinctura* Rhei, Tinctura* Rhei aquosa, Tinctura* Rhei vinosa; **Anw.:** **1.** (med.) kurzzeitig bei Obstipation*; **2.** (volkstüml.) in kleinen Dosen als Adstringens* bei Magen- u. Darmkatarrhen.

**Rheum palmatum** L.: Rhabarber; Fam. Polygonaceae; versch. Varietäten; **Stpfl. von Rhei radix;** s. Rheum officinale.

**Rheum rhaponticum** L.: Rhapontikrhabarber; Fam. Polygonaceae; China, kultiviert in Europa; vgl. Rheum officinale; Stpfl. von **Radix Rhei rhapontici:** Radix Rhapontici, Radix Rhei austriaci, Rhizoma Rhei rhapontici, Rhapontikwurzel, Rhapontiarhabarber, Falscher Rhabarber; **Inhaltsst.:** Anthraglykoside*, ähnl. wie in Rheum* officinale, ferner bis zu 5 % Rhaponticin (Strukturformel: s. Abb.), das als Stilbenderivat im UV-Licht blau fluoresziert (Ph.Eur.: Überprüfung von Rhei radix auf Verfälschung mit Rhapontikarhabarber mittels DC); ferner Chrysophansäure*, Oxalsäure* u. Gerbstoffe*; **Anw.:** (volkstüml.) wie Rhei radix (s. Rheum officinale), jedoch weniger wirksam.

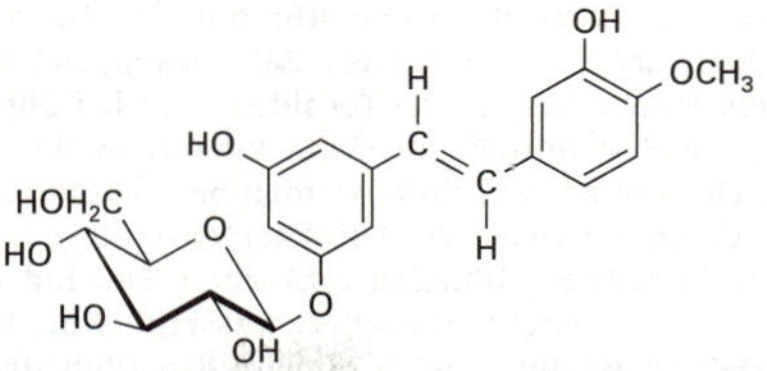

**Rheum rhaponticum:** Rhaponticin als Inhaltsstoff von Radix Rhei rhapontici

**Rhinitis:** Schnupfen, Coryza; oberflächl. Katarrh der Nasenschleimhaut, häufig afebril od. subfebril verlaufend u. nach einem trockenen Vorstadium (allg. Krankheitsgefühl, Brennen u. Kitzeln in Nase u. Rachen, Niesreiz) auftretend; **Formen:** **1. akute** Rh.: zunächst seröse, später meist schleimig-eitrige Sekretion; Erreger: z. B. Rhino-, Adeno-, Echoviren; akute Rh. ist häufig Initialsymptom anderer Infektionskrankheiten (u. a. Masern*, Virusgrippe, Keuchhusten*); Ther.: abschwellende Nasentropfen od. -sprays (s. Zubereitungen zur nasalen Anwendung), Inhalation*; **2. chronische** Rh. (od. Rhinopathie): länger andauernde Irritations- bzw. Entzündungszustände aufgrund einer Volumenzunahme (Hyperämie u. Ödem od. Hypertrophie; sog. Rh. hypertrophicans) der Schleimhaut v. a. im Bereich der Nasenmuscheln mit Behinderung der Nasenatmung; Urs.: chem. od. physik. Noxen, Nasenfremdkörper, Rhinolithen, Nasentumoren, endokrinolog. Erkrankungen; Ther.: je nach Urs. Schadstoffkarenz, Glucocorticoide* lokal; ggf. operativ. Vgl. Rhinologika.

**Rhinitis allergica:** IgE-vermittelte Sofortreaktion (Typ I der Allergie*); **Einteilung:** **1.** nach Dauer der Sympt.: **a)** intermittierende Rh. a. (<4 Tage pro Woche od. <4 Wochen pro Jahr); **b)** persistierende Rh. a. (>4 Tage pro Woche u. >4 Wochen pro Jahr); **2.** nach Urs.: **a)** durch Pollen (sog. Heuschnupfen) od. Sporen extramuraler Pilze verursachte, meist saisonale Rh. a.; s. Pollinosis; **b)** durch häusl. (Hausstaubmilben, Bettfedern, intramurale Pilze, Haustierepithelien), bakterielle o. a. Allergene* (z. B. Mehl-, Holz-, Pflanzenstaub, Chemikalien) verursachte, meist perenniale Rh. a.; **Sympt.:** Niesattacken, wässrige Sekretion, ödematöse Schwellung der Nasenschleimhaut, eingeschränkte Nasenatmung; häufig assoziiert mit Konjunktivitis (Rhinokonjunctivitis allergica); **Prophylaxe u. Ther.:** prophylaktisch ggf. mit Cromoglicinsäure* top.; symptomat. mit Antihistaminika* top. od. systemisch od. Glucocorticoiden* top.; kausal mit spezifischer Immuntherapie*.

**Rhinitis-Impfstoff für Tiere:** s. Progessive-Rhinitis-atrophicans-Impfstoff für Schweine.

**Rhinoguttae:** Naristillae; Nasentropfen Ph.Eur.6; wässrige od. ölige Lsg., O/W- bzw. W/O-Emulsionen od. wässrige bzw. ölige, leicht aufschüttelbare Suspensionen zum Einträufeln od. Zerstäuben (s. Aerosole) in die Nase od. zum Spülen der Nasennebenhöhle; werden den Zubereitungen* zur nasalen Anwendung zugeordnet; **Formen:** **1. ölige Rh.:** Die SZ des als Vehikel verwendeten Öls darf max. 0.2 betragen. Flüssiges Paraffin darf nur in O/W-Emulsionen verwendet werden u. Paraffin-kohlenwasserstoff haltige Rh. müssen die Aufschrift „Nicht über längere Zeit anwenden" tragen. Durch Zusatz von Tensiden wird bei öligen Rh. ein unmittelbarer Schleimhautkontakt erreicht. Einige Wirkstoffe werden besser resorbiert u. durch die Viskosität der öligen Grundlage wird ein zu rasches Abfließen vermieden. Sie sind begrenzt verwendungsfähig. **2. wässrige Rh.:** Der pH-Wert ist auf 6.6–7.6 einzustellen (Euhydrie). Außerhalb dieses Bereichs darf nur in begründeten Fällen durch Pufferzusatz stabilisiert werden. Weiterhin sollte eine Gefrierpunkterniedrigung von 0.52 K angestrebt werden (Berechnung: s. Isotonie). Der Zusatz viskositätserhöhender Hilfsstoffe ist erlaubt (z. B. 1–2 % Methylcellulose*). Ein Schutz vor mikrobiellen Verunreinigungen ist bei Mehrdosenbehältnissen durch Konservierung notwendig (Benzalkoniumchlorid* 0.0125 % inklusive Edetat od. Quecksilberphenylborat 0.025 %). **Zuber.: 1. abschwellende Nasentropfen mit Pantothenylalkohol:** Zusammensetzung: NFA, 0.02 T. Naphazolinhydrochlorid (s. Naphazolin), 0.40 T. Pantothenol, 0.12 T. Natriumchlorid*, destilliertes Wasser ad 20 T.; Anw.: s. Naphazolinhydrochlorid-Nasentropfen; **2. Befeuchtungslösung:** Zusammensetzung: NFA, 0.18 T. Natriumchlorid, 0.06 T. 85 %iges Glycerol*, 0.04 T. Polysorbat 80, destilliertes Wasser ad 20 T.; Anw.: zur Befeuchtung des Nasen-Rachenraumes bei Schnarchen; **3. Diacetyltannin-Protein-Silber-Nasentropfen 2.0 % od. 4.0 %:** Zusammensetzung: NFA, 0.4 bzw. 0.8 T. Silbereiweiß*-Acetyltannat, destilliertes Wasser ad 20 T.; Anw.: Antiseptikum zur Behandlung von Reizungen der Nasenschleimhaut; **4. Naphazolinhydrochlorid-Nasentropfen 0.05 % od. 0.1 %:** Zusammensetzung: NFA, 0.02 T. Naphazolinhydrochlorid, physiol. Kochsalzlösung ad 20 T.; **5. Natriumchlorid-Nasentropfen 0.9%:** Zusammensetzung: NFA, NRF, 0.18 T. Natriumchlorid, destilliertes Wasser ad 20 T.; nach NRF auch konserviert mit 0.01 % Benzalkoniumchlorid (1.0 g Edetathaltige Benzalkoniumchlorid-Stammlösung 0.1 % in 10.0 g Natriumchlorid-Nasentropfen); Zugabe von 0.05 T. $Na_2HPO_4 \cdot 12H_2O$ ad 20 T.; Anw.: zur Befeuchtung der Nase bei Rhinitis für Säuglinge; **6. Natriumchlorid-Nasentropfen 1.2 %:** Zusammensetzung: NFA, 0.24 T. Natriumchlorid, destilliertes Wasser ad 20 T.; Anw.: für Erwachsene bei Rhinitis; **7. Natriumchlorid-Nasentropfen, viskose:** Zusammensetzung: NRF, 0.09 g Natriumchlorid, 0.05 g Hydroxyethylcellulose* 400, 1.0 g Edetathaltige Benzalkoniumchlorid-Stammlösung 0.1 %, 0.025 g $Na_2HPO_4 \cdot 12H_2O$, Wasser zu 10.0 g; Anw.: bei Rhinitis u. Schnupfen; **8. ölige Nasentropfen:** Zusammensetzung: NFA, 15 T. Eukalyptusöl (s. Eucalyptus globulus), 0.06 T. Campher*, mittelkettige Triglyceride ad 20 T.; Anw.: bei Ekzem- u. Borkenbildung am Naseneingang u. an den Innenflächen der Nasenflügel; **9. Silbereiweiß-Nasentropfen 5 % (od. 2 %):** Argenti proteinati rhinoguttae 5.0 (2.0) per centum, Rhinoguttae Argenti proteinici 5.0 per centum; Zusammensetzung: NRF, 5.00 (2.00) g Silbereiweiß (s. Silberproteinat), 1.5 (2.5) g Glycerol (85 %), gereinigtes Wasser ad 100.0 g; Glycerol wird mit dem Wasser vermischt, Silbereiweiß wird aufgestreut u. unter Rühren aufgelöst. Frisch zubereiten; Anw.: als Antiseptikum, bei Reizungen der Nasenschleimhaut, in der Pädiatrie.

**Rhinoguttae Argenti proteinici 5.0 per centum:** s. Rhinoguttae.

**Rhinoguttae Naphazolini hydrochlorici:** s. Rhinoguttae.

**Rhinologika:** syn. Antirhinitika; Schnupfenmittel; Arzneimittel zur symptomat. Ther. von Erkrankungen der Nase u. der Nasennebenhöhlen; meist lokale Anw. in Form von Sprays, Tropfen, Gelen od. Salben; **Wirkstoffe:** am häufigsten verwendet werden **1.** Alpha-Sympathomimetika: lokal wirksame, z. B. Naphazolin*, Oxymetazolin*, Xylometazolin* sowie peroral u. lokal wirksame, z. B. Ephedrin*, Tramazolin*. Sie wirken durch Vasokonstriktion der Schleimhautgefäße sekretionsvermindernd u. schleimhautabschwellend. Bei Dauergebrauch besteht die Gefahr einer reaktiven Hyperämisierung u. Hypersekretion (Rebound*-Phänomen), bei p. o. Anw. ist auf Blutdrucksteigerung sowie auf eine gesteigerte Herztätigkeit zu achten. Eine lokale Anwendung von Sympathomimetika bei Säuglingen ist wegen mögl. system. UAW (Atemdepression, komatöse Zustände) gefährlich. **2.** Antiallergika*: z. B. Antihistaminika werden v. a. bei der allerg. Rhinitis, häufig in Kombination mit Sympathomimetika, (peroral u. lokal) eingesetzt. Der Mastzellstabilisator Cromoglicinsäure* wirkt auch prophylaktisch. **3.** sonstige Mittel: Lokalanästhetika, Glucocorticoide u. antiphlogist. wirkende Analgetika, Vitamine (v. a. A, E), Antibiotika u. Sulfonamide, Interferone u. a.; lokale R. enthalten sehr häufig äther. Öle (z. B. Eucalyptus-, Pfefferminz-, Latschenkiefer-, Kamillenöl), die z. T. durch Erregung von Kälterezeptoren ein erfrischendes Gefühl hervorrufen. Sollten bei Säuglingen wegen mögl. Überempflindlichkeitsreaktionen nicht appliziert werden.

**Rhinorrhagie:** heftiges Nasenbluten; vgl. Epistaxis.

**Rhinotracheitis-Impfstoff für Tiere:** s. Boviner Rhinotracheitis-Virus-Diarrhoe-Parainfluenza-Respiratory Syncytial Virus Impfstoff; Infektiöse-Bovine-Rhinotracheitis-Lebend-Impfstoff für Rinder; Rhinotracheitis-Virus-Impfstoff für Katzen.

**Rhinotracheitis-Virus-Impfstoff für Katzen:** inaktivierter gefriergetrockneter Impfstoff zur aktiven Immunisierung gegen Viren, die zur Rhinotracheitis bei Katzen führen können; der FVR-Virus (FVR: Abk. für engl. feline viral rhinotracheitis) gilt als der schwerwiegendste Rhinotracheitis-Virus u. befällt die Nase, Augen, die Nebenhöhlen u. die Halsregion; zählt zu den Herpes*-Viren u. ist spezif. für Katzen.

**Rhinovirus:** veraltet Coryzavirus, ERC-Virus; Genus kleiner säurelabiler RNA*-Viren aus der Fam. der Picornaviridae*; >115 Serotypen bekannt, Vork. v. a. im Nasen-Rachen-Raum, Temperaturoptimum bei 33 °C; häufigste Urs. von Schnupfen (Rhinitis) bei Mensch u. Tier.

**Rhiz.:** Abk. für **Rhiz**oma; s. Rhizom.

**Rhizobium:** s. Wurzelknöllchen.

**Rhizodermis:** (bot.) Epidermis* junger Wurzeln; im Ggs. zur Epidermis der oberird. Organe nicht mit einer Kutikula* überzogen; bei der älteren Wurzel* wird die R. durch eine od. mehrere verkorkte Zellschichten, der Exodermis (aus der Hypodermis* hervorgehend), ersetzt; **Funktion:** Resorption von Wasser u. Nährstoffen mit Hilfe der (relativ kurzlebigen) Wurzelhaare (röhrenförmigen Ausstülpungen zur Vergrößerung der Oberfläche).

**Rhizoide:** (bot.) haarähnl. Zellfäden, mit denen sich niedere Pflanzen wie Moose (s. Bryophytina), Algen* u. Pilze* im Substrat befestigen u. die z. T. auch zur Wasseraufnahme dienen.

**Rhizom:** Rhizoma (pl. Rhizomata); Wurzelstock; (bot.) unterird., meist horizontal wachsender Spross, der im Allg. als Speicherorgan dient; **Merkmale:** fast stets mit schuppenförmigen Niederblättern u. Blattnarben versehen; verzweigt od. unverzweigt; sympodiales* und monopodiales* Wachstum; Wurzeln allseitig od. nur unterseitig; Rhizome besitzen nie Assimilationsgewebe wie junge Sprosse, haben fast immer eine Endodermis*, aber kaum ein Sklerenchym* in der Rinde*; nicht selten Weiterentwicklung der Rhizome zu Knollen* od. Rüben*; vgl. Wurzel.

**Rhizoma:** s. Rhizom.

**Rhizoma Acori:** s. Acorus calamus (Calami rhizoma).

**Rhizoma Aletris farinosae:** s. Aletris farinosa.

**Rhizoma Ari:** s. Arum maculatum.

**Rhizoma Aristolochiae vulgaris:** s. Aristolochia clematitis (Radix Aristolochiae vulgaris).

**Rhizoma Arnicae:** s. Arnica montana (Radix Arnicae).

**Rhizoma Aronis:** s. Arum maculatum (Rhizoma Ari).

**Rhizoma Arundonis donacis:** s. Arundo donax.

**Rhizoma Asari:** s. Asarum europaeum (Asari radix).

**Rhizoma Asari canadensis:** s. Asarum canadense (Asari canadensis rhizoma).

**Rhizoma Asclepiadis cornuti:** s. Asclepias syriaca.

**Rhizoma Asclepiadis tuberosa:** s. Asclepias tuberosa.

**Rhizoma Asparagi:** s. Asparagus officinalis.

**Rhizoma Bergeniae:** s. Bergenia crassifolia (Radix Bergeniae).

**Rhizoma Bistortae:** s. Polygonum bistorta.

**Rhizoma Calami:** s. Acorus calamus (Calami rhizoma).

**Rhizoma Cannae hispanicae:** s. Arundo donax (Rhizoma Arundonis donacis).

**Rhizoma Caricis (arenariae):** s. Carex arenaria.

**Rhizoma Chinae:** s. Smilax china.

**Rhizoma Cimicifugae:** s. Actaea racemosa (Cimicifugae rhizoma).

**Rhizoma Clematitidis:** s. Aristolochia clematitis (Radix Aristolochiae vulgaris).

**Rhizoma Corydalidis:** s. Corydalis cava.

**Rhizoma Curcumae longae:** s. Curcuma longa (Curcumae longae rhizoma).

**Rhizoma Curcumae xanthorrhizae:** s. Curcuma xanthorrhiza (Curcumae xanthorrhizae rhizoma).

**Rhizoma Cyclaminis:** s. Cyclamen purpurascens.

**Rhizoma Cypripedii:** s. Cypripedium calceolus var. pubescens (Radix Cypripedii).

**Rhizoma Dioscoreae villosae:** s. Dioscorea villosa.

**Rhizoma Filicis:** s. Dryopteris filix-mas.

**Rhizoma Fragariae:** s. Fragaria vesca.

**Rhizoma Galangae:** s. Alpinia officinarum (Galangae rhizoma).

**Rhizoma Galangae majoris:** s. Alpinia galanga (Radix Galangae majoris).

**Rhizoma Gelsemii:** s. Gelsemium sempervirens.

**Rhizoma Graminis:** s. Agropyron repens (Graminis rhizoma).

**Rhizoma Helenii:** s. Inula helenium (Helenii rhizoma).

**Rhizoma Hellebori:** s. Helleborus niger (Hellebori nigri rhizoma); Helleborus viridis (Hellebori viridis rhizoma).

**Rhizoma Hellebori foetidi:** s. Helleborus foetidus (Hellebori foetidi rhizoma).

**Rhizoma Heloniadis dioicae:** s. Chamaelirium luteum (Radix Heloniadis dioicae).

**Rhizoma Hydrastidis:** s. Hydrastis canadensis (Hydrastidis rhizoma).

**Rhizoma Imperatoriae:** s. Peucedanum ostruthium.

**Rhizoma Iridis:** s. Iris germanica.

**Rhizoma Iridis mundatum (tornatum):** s. Iris germanica (Rhizoma Iridis).

**Rhizoma Iridis pro infantibus:** s. Iris germanica (Rhizoma Iridis).

**Rhizoma Iridis versicoloris:** s. Iris versicolor.

**Rhizoma Kava-Kava:** s. Piper methysticum (Piperis methystici rhizoma).

**Rhizoma Leptandrae virginicae:** s. Veronica virginica.

**Rhizoma Piperis methystici:** s. Piper methysticum (Piperis methystici rhizoma).

**Rhizoma Podophylli:** s. Podophyllum peltatum (Podophylli rhizoma).

**Rhizoma Podophylli indici:** s. Podophyllum hexandrum.

**Rhizoma Polygoni amphibii:** s. Polygonum amphibium.

**Rhizoma Polypodii:** s. Polypodium vulgare.

**Rhizoma Ptarmicae:** s. Achillea ptarmica.

**Rhizoma Rhei:** s. Rheum officinale (Rhei radix); Rheum palmatum.

**Rhizoma Rhei rhapontici:** s. Rheum rhaponticum (Radix Rhei rhapontici).

**Rhizoma Rusci:** s. Ruscus aculeatus (Rusci aculeati rhizoma).

**Rhizoma Sanguinariae canadensis:** s. Sanguinaria canadensis (Sanguinariae canadensis rhizoma).

**Rhizoma Scopoliae carniolicae:** s. Scopolia carniolica (Radix Scopoliae carniolicae).

**Rhizoma Smilacis chinae:** s. Smilax china (Rhizoma Chinae).

**Rhizoma Tormentillae:** s. Potentilla erecta (Tormentillae rhizoma).

**Rhizoma Trillii erecti:** s. Trillium erectum (Radix Trillii erecti).

**Rhizoma Valerianae:** s. Valeriana officinalis (Valerianae radix).

**Rhizoma Veratri:** s. Veratrum album.

**Rhizoma Veratri viridis:** s. Veratrum viride.

**Rhizoma Vincetoxici:** s. Vincetoxicum hirundinaria.

**Rhizoma Violae:** s. Viola odorata (Violae odoratae rhizome).

**Rhizoma Zedoariae:** s. Curcuma zedoria.

**Rhizoma Zingiberis:** s. Zingiber officinale (Zingiberis rhizoma).

**Rhizopoda:** s. Protozoen.

**Rhizopus arrhizus var. delemar:** s. Rizolipase.

**Rhodamine:** Pyronin-Derivate; fluoreszierende Farbstoffe (rot bis violett, annähernd lichtecht); **Anw.:** (techn.) in der Mikroskopie; zum Färben von Leder u. Papier.

**Rhodanammonium:** s. Ammoniumthiocyanat.

**Rhodanase:** s. Blausäure (Antidot).

**Rhodanate:** s. Thiocyanate.

**Rhodanide:** s. Thiocyanate.

**Rhodankalium:** s. Kaliumthiocyanat.

**Rhodannatrium:** s. Natriumthiocyanat.

**Rhodanquecksilber:** s. Quecksilber(II)-thiocyanat.

**Rhodanwasserstoffsäure:** s. Thiocyansäure.

**Rhodites Rosae:** s. Rosa canina (Fungus Cynosbati).

**Rhodium:** Symbol Rh; CAS-Nr. 7440-16-6; $A_r$ 102.91; OZ 45; D. 12.41; Schmp. 1960 °C; Sdp. 3670 °C; silberweißes, sehr dehnbares, 3- u. 4-wertiges Platinmetall*, unlösl. in Säuren, auch in Königswasser*; **Vork.:** gediegen u. zus. mit anderen Platinmetallen in Nickel-Kupfer-Erzen; Häufigkeit in der Erdkruste 1 ppb; **Anw.:** (techn.) hauptsächl. Legierungen, Schmucküberzüge, Spiegel für Spezialanwendungen, Oxidationskatalysator; **Gesch.:** 1803 entdeckt von William Hyde Wollaston (1766–1828).

**Rhododendrin:** Glucosid* des 3-(4-Hydroxyphenyl)-1-methyl-propanols; $C_{16}H_{24}O_7$; charakterist. Inhaltsst. der Rhododendron*-Arten.

**Rhododendron:** Azalee; Gattung der Fam. Ericaceae; überwiegend Ostasien u. Nordamerika; vermutl. etwa 500–1000 natürl. Rhododendron-Arten u. mehrere tausend Hybride*; vielfach als Zierpflanze; **Merkmale:** (chem.) in allen Pflanzenteilen, auch im Nektar (Gifthonig, vgl. Rhododendron ponticum), in stark wechselndem Ausmaß diterpenoide Giftstoffe wie Acetylandromedol*.

**Rhododendron aureum:** s. Rhododendron chrysanthum.

**Rhododendron campylocarpum** Hook.: Krummfrüchtige Alpenrose; Fam. Ericaceae; Himalaja; **Inhaltsst. u. Anw.:** s. Rhododendron chrysanthum. **Hom.:** Rhododendron (HAB): getrocknete, beblätterte Zweige von R. campylocarpum, Rhododendron* chrysanthum od. deren Hybriden; verordnet z. B. bei Muskel- u. Gelenkrheumatismus, Neuralgien.

**Rhododendron chrysanthum** Pall.: Rhododendron aureum Georgi; Goldgelbe Alpenrose, Sibirische Schneerose; Fam. Ericaceae; Sibirien, Kamtschatka; Stpfl. von **Folia Rhododendri chrysanthi:** Gelbe Alpenrosenblätter; **Inhaltsst.:** Acetylandromedol*, Arbutin*, Rhododendrol, Rhododendrin*, Flavonoide u. a.; **Anw.:** (med.) z. B. zur Durchspülungstherapie bei Erkrankungen der ableitenden Harnwege, bei rheumat. Beschwerden. **Hom.:** s. Rhododenron campylocarpum.

**Rhododendron ferrugineum** L.: Rostblättrige Alpenrose; Fam. Ericaceae; Alpen, Mitteleuropa u. Gebirge Mittelasiens; Stpfl. von **Folia Rhododendri ferruginei:** Alpenrosenblätter; **Inhaltsst.:** Rhododendrin*, Ursolsäure*, Acetylandromedol*; **Anw.:** (volkstüml.) z. B. bei rheumat. Beschwerden u. Hypertonie.

**Rhododendron palustre:** s. Ledum palustre.

**Rhododendron ponticum** L.: Pontische Alpenrose; Fam. Ericaceae; Mittelmeergebiet, Kleinasien; **Inhaltsst.:** s. Acetylandromedol u. a. Diterpene vom Typ des Andromedans, Flavonoide, versch. Triterpene; **Anw.:** (volkstüml.) bei Hypertonie u. rheumat. Beschwerden; die therapeut. Verw. von Rhododendronblättern ist nicht zu empfehlen; Negativmonographie Kommission E; **Toxikol.:** Vergiftungen durch Pontischen Honig (Gifthonig; aufgrund des enthaltenen Acetylandromedol) wurden beschrieben.

**Rhododendron tomentosum:** s. Ledum palustre.

**Rhodophyceae:** s. Rotalgen.

**Rhodophyta:** s. Rotalgen.

**Rhodopsin:** Erythropsin, Sehpurpur; Farbstoff der Stäbchen*, der das Sehen bei niedrigen Lichtintensitäten (Dämmerung) ermöglicht; wird durch das Licht photochem. gespalten u. in der Dunkelheit wieder regeneriert. Zu seinem Aufbau ist Vitamin* A od. Carotin* erforderlich.

**Rhodotoxin:** s. Acetylandromedol.

**Rhoeadin:** s. Papaver rhoeas (Papaveris rhoeados flos).

**Rhoeados petalum:** s. Papaver rhoeas (Papaveris rhoeados flos).

**Rhois aromaticae radicis cortex:** s. Rhus aromatica.

**rhPDGF:** Abk. für **rhP**latelet-**d**erived **g**rowth **f**actor; s. Becaplermin.

**r-HuEPO:** Abk. für **r**ekombinantes **hu**manes **Epo**etin*.

**RH-Urtinkturen:** s. Homöopathie.

**Rhus aromatica** Ait.: Rhus canadensis Marsh. non Mill.; Aromatischer Sumach, Gewürzsumach; Fam. Anacardiaceae; atlant. Nordamerika, von Kanada bis Mexiko; Stpfl. von **Rhois aromaticae radicis cortex:** Cortex Rhois aromaticae radicis; Gewürzsumachwurzelrinde; **Inhaltsst.:** Gerbstoffe* (Gallotannine, Gallocatechin), Flavonoide*, fettes Öl u. etwas äther. Öl; **Anw.:** (volkstüml.) gegen Blasenleiden, insbes. Bettnässen; Reizblase, entzündl. Erkrankungen der ableitenden Harnwege. **Hom.:** Rhus aromatica: frische Wurzelrinde.

**Rhus chinensis** Mill.: Rhus semiliata var. osbeckii DC.; Gallensumach; Fam. Anacardiaceae; Ostasien, bes. China u. Japan; liefert die Chinesischen u. Japan. Gallen (s. Gallae* chinenses et japonicae).

**Rhus-Dermatitis:** s. Rhus radicans (Toxicodendron folium).

**Rhus glabra** L.: Scharlachsumach; Fam. Anacardiaceae; Nordamerika. **Hom.:** Rhus glabra: frische Rinde.

**Rhus radicans** L.: Rhus toxicodendron, Toxicodendron quercifolium; Giftsumach, Giftefeu; Fam. Anacardiaceae; Nordamerika; Stpfl. von **Toxicodendron folium:** Folia Toxicodendri, Folia Rhois toxicodendri, Herba Rhois toxicodendri; Giftsumachblätter; **Inhaltsst.:** der weiße Milchsaft enthält Urushiol, ein Gemisch von Catecholen mit gesättigten u. ungesättigten $C_{15}$- od. $C_{17}$-Seitenketten in 3-Stellung; Cardol*, ferner Gerbstoffe, Gallussäure* u. a. Flavonoide; **Wirk. u. Toxikol.:** Urushiol ist eines der stärksten Kontaktallergene (s. Allergen), bereits geringste Mengen führen zu schwersten Entzündungen (sog. Rhus-Dermatitis),

Kontakt mit Augen kann Binde- u. Hornhautentzündungen hervorrufen. Bei oraler Aufnahme treten heftige Vergiftungserscheinungen mit Gastroenteritis u. blutigen Diarrhöen auf. Die Droge findet in der Allopathie* keine Anw. mehr. **Hom.:** Rhus toxicodendron: frische Blätter; Konstitutionsmittel; verordnet z. B. bei Herpes, Gelenkerkrankungen des rheumat. Formenkreises, Rückenschmerzen, Verletzungsfolgen.

**Rhus semiliata var. osbeckii:** s. Rhus chinensis.

**Rhus succedanea** L.: Toxicodendron succedaneum; Talgsumach; Fam. Anacardiaceae; heim. in Nordamerika.

**Rhus toxicodendron:** s. Rhus radicans.

**Rhus typhina** L.: Amerikanischer Sumach, Essigbaum, Hirschkolbensumach; Fam. Anacardiaceae; Nordamerika, Java; **Inhaltsst.:** die Blätter enthalten zw. 10 u. 27 % Gerbstoffe*; **Anw.: 1.** (techn.) die Blätter als Gerb- u. Färbematerial; **2.** (volkstüml.) die Früchte dienen in Nordamerika zur Bereitung eines Essigs.

**Rhus venenata:** s. Rhus vernix.

**Rhus vernix** L.: Rhus venenata DC., Toxicodendron vernix; Giftsumach; Fam. Anacardiaceae; Nordamerika. **Hom.:** Rhus venenata: frische Rinde u. frische Blätter zu gleichen Teilen; verordnet z. B. bei Hauterkrankungen.

**Rhythmus, zirkadianer:** Tagesrhythmus; rhythm. Verlauf von Wachstums-, Bewegungs- u. Stoffwechselvorgängen mit einer endogenen Periodenlänge von ca. 24 Stunden; vgl. Chronopharmakologie.

**RIA:** Abk. für **R**adio*-**I**mmuno**a**ssay.

**Ribavirin** (INN): 1-*β*-D-Ribofuranosyl-1*H*-1,2,4-triazol-3-carboxamid; CAS-Nr. 36791-04-5; $C_8H_{12}N_4O_5$, Strukturformel: s. Abb.; $M_r$ 244.21; Schmp. 166–168 °C (kristallisiert aus wässrigem Ethanol), Schmp. 174–176 °C (kristallisiert aus Ethanol); polymorph; $[\alpha]_D^{25\,°C}$ −36.5°; farbloses krist. Pulver, leicht lösl. in Wasser; synthet. Nucleosid*-Analogon; **Wirk.:** Virostatikum* (Störung der mRNA); gegen DNA- u. RNA-Viren, v. a. gegen das Pneumovirus Respiratory-syncytial-Virus (Kurzbez. RS-Virus); **Ind.:** als Aerosol bei schweren Infektionen der unteren Atemwege, verursacht durch das RS-Virus (Pneumonie u. Bronchiolitis bei Kleinkindern bis 6 Monate); peroral zus. mit pegyliertem Interferon* alfa-2b zur Behandlung chron. Hepatitis-C-Infektionen; **Kontraind.:** Anw. bei gebärfähigen Frauen u. während der Stillzeit; **WW:** aufgrund langer HWZ von R. bis 2 Monate nach Therapieende; Zidovudin, Stavudin: mögl. Erhöhung der HIV-Plasma-Virämie; Didanosin: erhöhtes Risiko für periphere Neuropathie, Pankreatitis, Verfettung der Leber, symptomat. Hyperlactatämie/Lactatacidose, tödl. Leberversagen; **UAW:** Hautirritationen, leichte Bronchospasmen, selten Kopf- u. Augenschmerzen bei exponiertem Pflegepersonal.

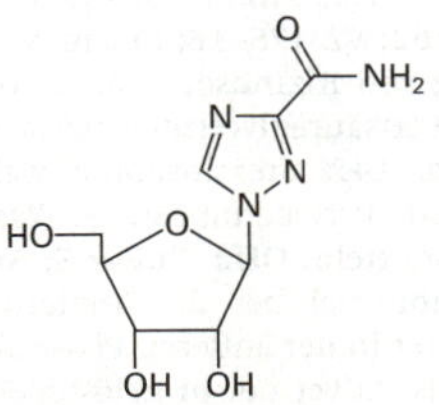


**Ribavirin**

**Ribes nigrum** L.: Schwarze Johannisbeere; Fam. Grossulariaceae; europäisch-asiat. Waldgebiet bis Mandschurei, Himalaja; kultiviert in Mitteleuropa; Stpfl. von **Ribis nigri folium:** Folia Ribis nigri; Schwarze Johannisbeerblätter, Ahlbeerblätter; **Off.:** DAC; **Inhaltsst.:** ca. 0.5 % Flavonoide, insbes. Derivate des Kämpferols* u. Quercetins* (nach DAC mind. 0.8 %, berechnet als Hyperosid*), Gerbstoffe, Spuren äther. Öles (mit Cymol*) u. Vitamin* C; **Anw.: 1.** (med.) bei leichten, unspezifischen Durchfallerkrankungen, Erkältungskrankheiten, zur Erhöhung der Harnmenge; **2.** (volkstüml.) z. B. bei Arthritis; **Fructus Ribis nigri:** Schwarze Johannisbeeren, Gichtbeeren, Ahlbeeren; **Inhaltsst.:** 0.12 % Vitamin C u. a. Vitamine, Fruchtsäuren, bes. Citronensäure* (3.5 %), Pektin, Zucker, Farbstoffe, etwas fettes Öl; in den Samen *γ*-Linolensäure*; **Anw.: 1.** (med.) wie Ribis nigri folium; **2.** (techn.) in der Likörindustrie; als Sirup (aus den frischen Früchten).

**Ribis nigri folium:** s. Ribes nigrum.

**Ribit:** s. Ribitol.

**Ribitol:** Ribit, Adonit, Adonitol; $C_5H_{12}O_5$; $M_r$ 152.15; Schmp. 102 °C; opt. inaktiver $C_5$-Zuckeralkohol*; **Vork.:** Best. von Flavinmolekülen (z. B. von Riboflavin; s. Vitamin $B_2$) u. Teichonsäuren*; **Biosynthese:** durch Reduktion von Ribose* od. Ribulose*.

**Riboflavin** (INN): s. Vitamin B (Vitamin $B_2$).

**Ribonucleasen:** s. Nucleasen.

**Ribonucleinsäure:** s. RNA.

**Ribonucleoside:** s. Nucleoside.

**Ribonucleotide:** s. Nucleotide.

**Ribose:** D-Ribose; $M_r$ 150.13; Schmp. 87 °C; $[\alpha]_D^{20\,°C}$ −23.7°; Monosaccharid*; Pentose*, die durch Hefe nicht vergoren wird; liegt in freier Form als Pyranose vor (s. Abb.); bei 35 °C stellt sich in wässriger Lsg. ein Gleichgewicht ein: 6 % *α*-Furanose, 18 % *β*-Furanose, 20 % *α*-Pyranose u. 56 % *β*-Pyranose. **Vork.:** Baustein der RNA*, einiger Coenzyme*, von Vitamin* $B_{12}$, Ribosephosphaten* u. zahlreichen Glykosiden*; **Darst.:** durch Säurehydrolyse aus Hefe-Nucleinsäuren od. durch chem. Umwandlung von Arabinose*.

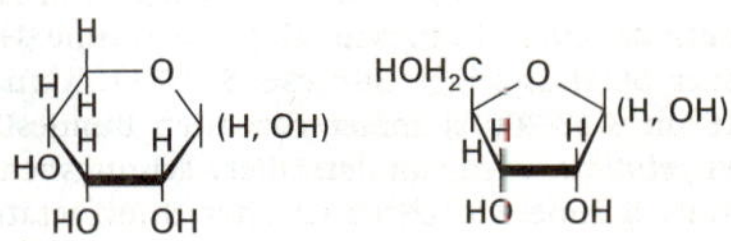


**Ribose:** links: D-Ribopyranose; rechts: D-Ribofuranose

**Ribosephosphate:** phosphorylierte Derivate der Ribose*; im Stoffwechsel sind Ribose-1-phosphat u. Ribose-5-phosphat von Bedeutung. Ribose wird durch Ribosekinase in Stellung 5 phosphoryliert. Ribose-5-phosphat entsteht auch im Pentosephosphatzyklus* u. im Calvin*-Zyklus der Photosynthese*. 5-Phosphoribosyl-1-pyrophosphat (Abk. PRPP) aus Ribose-5-phosphat u. ATP spielt eine Rolle bei der Neusynthese von Purin- u. Pyrimidinnucleotiden (s. Nucleotide), bei der Biosynthese von L-Histidin* u. L-Tryptophan* u. bei der Umwandlung von Nicotinsäure* in Nicotinsäureribotid.

**Ribosomen:** globuläre Zytoplasmapartikel aus ca. 40 % Proteinen* u. 60 % RNA*, die in den Nucleoli* gebildet werden; Orte der Proteinbiosynthese*; an den R. werden die Aminosäuren* miteinander zu Proteinen* verknüpft; Monosomen mit Multienzymcharakter; der R.-Gehalt einer Zelle* korreliert direkt mit ihrer Proteinbiosyntheseaktivität. **Struktur:** rundl. bis ellipsoide, stark hydratisierte Zellorganellen* von 15–30 nm Durchmesser, die normalerweise im Zytoplasma als Polyribosomen* mit perlschnurartiger Verknüpfung vorliegen; **Formen:** nach Vork. u. Größe Unterscheidung von 2 Hauptklassen: **1.** R. im Zytoplasma aller eukaryot. Zellen, die einen Sedimentationskoeffizienten von 80 S besitzen; **2.** R. in prokaryot. Zellen, Plastiden* u. in einem Teil der Mitochondrien*, die einen Sedimentationskoeffizienten von 70 S aufweisen; E.-coli-Ribosomen, die einen Sedimentationskoeffizienten von 70 S besitzen, bestehen aus einer großen Untereinheit* von 50 S u. aus einer kleinen von 30 S. Die beiden Untereinheiten sind nicht ständig miteinander verbunden, sondern dissoziieren bei jedem Neubeginn einer Polypeptidsynthese in ihre Untereinheiten. **Gesch.:** erstmals 1953 von Palade beschrieben.

**Ribulose:** natürl. als D-Ribulose; $M_r$ 150.13; $[\alpha]_D^{20\,°C}$ −15° (c = 0.5 in Wasser); Monosaccharid*; Pentulose (s. Pentosen); **Bedeutung:** Das 5-Phosphat u. 1,5-Diphosphat der R. sind wichtige Zwischenprodukte im Kohlenhydratstoffwechsel*. Ribulose-1,5-diphosphat fungiert bei der Dunkelreaktion der Photosynthese* (s. Calvin-Zyklus) als $CO_2$-Akzeptor. Ribulose-5-phosphat ist ein Zwischenprodukt im Pentosephosphatzyklus*.

**Ribulose-1,5-diphosphatcarboxylase:** Carboxydismutase, Pentosephosphatcarboxylase; zu den Carboxylasen* gehörendes photosynthet. Carboxylierungsenzym grüner Pflanzen (s. $C_3$-Pflanzen; Calvin-Zyklus); besteht aus einer größeren u. einer kleineren Untereinheit; ist an die Struktur der Thylakoide* gebunden, jedoch bei der Isolierung davon leicht lösbar.

**Richter-Prozent:** s. Alkoholmeter.

**Richtkonzentration, technische:** s. TRK.

**Richtlinie für die Überwachung von Heilwasserbetrieben und Heilquellen:** ursprüngl. von Hessen erarbeitete u. 1986 publizierte Richtlinie (Hessischer Staatsanzeiger 36/1986 S. 1743, aktualisiert am 6.12.2007); später von allen Bundesländern gebilligt, wird von den Überwachungsbehörden als Rahmenvorschrift i. S. der Interpretation der Arzneimittel*- u. Wirkstoffherstellungsverordnung od. als Vorlage für z. B. Runderlasse (Abk. Rd-Erl.) verwendet; enthält Erläuterungen zu Herstellungserlaubnis, Personal, Betriebsräume u. Einrichtungen, Hygiene, Herst. u. Prüfung; dabei wird zw. der Herst. von Heilwasser* als Fertigarzneimittel* u. der Herst. (Gewinnung) von Heilwasser, das kein Fertigarzneimittel ist, unterschieden.

**Richtlinien:** s. Arzneimittelprüfrichtlinien; EG-Richtlinien; APV.

**Ricin:** $M_r$ ca. 66 000; 493 Aminosäuren; außerordentl. giftiges Lektin aus Ricinus* communis; **Toxikol.:** parenterale LD: ca. 1 µg/kg Maus.

**Ricinin:** 1-Methyl-3-cyan-4-methoxy-2-pyridon; $C_8H_8N_2O_2$; $M_r$ 164.16; schwach giftiges Pyridinalkaloid* aus Ricinus* communis.

**Ricini oleum hydrogenatum:** s. Ricinus communis.

**Ricinolsäure:** s. Ricinus communis (Ricini oleum virginum).

**Ricinus communis** L.: Rizinus, Christuspalme; Fam. Euphorbiaceae; heim. im trop. Afrika, kultiviert in allen wärmeren Ländern; Stpfl. von **Semen Ricini:** Rizinussamen, Kastorsamen; **Inhaltsst.:** 45–65 % fettes Öl (Ricini oleum virginale, s. u.), 20–25 % Eiweißstoffe, das schwach giftige Pyridinalkaloid* Ricinin* sowie bis ca. 3 % des außerordentl. giftigen Ricins*, das bei kalter Pressung nicht in das Öl übergeht; **Toxikol.:** LD für einen Erwachsenen bereits in einem Samen enthalten; **Anw.:** (techn.) die Samen dienen nur zur Gewinnung des Öles (Weltjahresproduktion ca. 800 000 t); die Presskuchen als Düngemittel, wegen ihres Ricingehalts nicht als Futtermittel; **Ricini oleum virginale:** Oleum Castoris, Oleum Palmae Christi, Oleum Ricini; Castoröl, Christuspalmöl, Kastoröl, Rizinusöl; D. 0.952–0.965; $n_D^{20\,°C}$ 1.477–1.481; $\alpha_D^{20\,°C}$ +3.5°–6.0°; VZ 176–187; IZ 82–90; POZ max. 5.0; SZ max. 2.0; OHZ mind. 150; UA max 0.8 %; aus den geschälten Samen kalt ausgepresstes u. mit Wasser ausgekochtes Öl; klar, blassgelb, dickflüssig, fast geruch- u. geschmacklos, leicht lösl. in Chloroform, Ethanol, Ether, Eisessig; **Off.:** Ph.Eur.6; **Inhaltsst.:** bis 80 % des Triglycerids der Ricinolsäure ((*R*)-12-Hydroxyölsäure, 12-Hydroxy-*cis*-9,10-octadecensäure), daneben einige andere Glyceride u. geringe Mengen freie Säuren; **Wirk.:** Ricinolsäure, welche im Dünndarm durch Pankreas-Lipasen aus den Triglyceriden freigesetzt wird, wirkt laxierend (Wirkeintritt nach 2–4 h); **Anw.:** **1.** (med.) kurzfristige Behandlung bei Obstipation; **2.** (volkstüml.) äußerl. bei Hauterkrankungen; **3.** (techn.) als Lösungsmittel für Arzneistoffe; Haarpflegemittel, Schmiermittel, zur Herst. von Türkischrotöl*, Weichmacher für Lacke, zur Herst. von Ricini oleum hydrogenatum (s. u.) sowie Alkydharzen*; **Dos.:** 10–30 mL; **Zuber.:** Collodium elasticum, Emulsio ammoniata (s. Linimentum ammoniatum, Emulsio ammoniatacamphorata (s. Linimentum ammoniato-camphoratum), Emulsio* Olei Ricini, Solutio* Formaldehydi saponata, Unguentum* leniens; vgl. hydriertes Rizinusöl (s. u.); **Ricini oleum hydrogenatum:** (engl.) *hydrogenated castor oil*; Oleum Ricini hydrogenatum; hydriertes Rizinusöl, gehärtetes Rizinusöl; D. 1.0; Schmp. 80–85 °C; SZ max. 4; OHZ 150–162; VZ 175–185; IZ max. 5; ein durch Hydrierung von Rizinusöl (s. o.) gewonnenes Gemisch aus Fettsäureglyceriden (86 % 12-Hydroxystearinsäure, 14 % Stearinsäure); weißes Pulver, Schuppen od. Perlen, unlösl. in Wasser, lösl. in Fettlösungsmitteln; **Off.:** Ph.Eur.6; **Anw.:** (techn.) Formentrennmittel bei der Tablettierung (0.3–2 %), entweder in der äußeren Phase als Pulver zugemischt, als Pulver od. in gelöster Form bei der Granulierung beigemischt od. in Lsg. auf das Granulat gesprüht; Retardierungsmittel für Tabletten; Konsistenzgeber bei der Herst. von Salben, Cremes u. Emulsionen (anstelle von Wachsen); **Ricini oleum raffinatum:** Raffiniertes Rizinusöl; SZ max. 1.0; OHZ mind. 160; UA max. 1 %; Viskosität: 950–1100 mPa · s; Gewinnung wie Ricini oleum virginale, jedoch raffiniert; Eigenschaften wie Ricini oleum virginale, aber farblos; **Off.:** Ph.Eur.6; **Anw.:** **1.** (techn.) zur Herstellung von Augentropfen u. Injektionen; **2.** (med.) Rhizinusöl zur parenteralen Anw.: max. 0.3 % Wasser, keine Antioxidanzien*. **Hom.:** Ricinus communis: reife Samen; verordnet z. B. bei Brechdurchfall, Hypogalaktie (Milchmangel stillender Mütter).

**Rickamicin:** s. Sisomicin.

**Rickettsia:** Gattung aerober, unbewegl., kokkoider Kurzstäbchen der Fam. Rickettsiaceae; intrazelluläre Vermehrung in Arthropoden*; Erreger von Rickettsiosen*; Übertragung auf den Menschen durch Arthropoden direkt beim Stich (Zecken, Milben) bzw. durch Einreiben des Kots (von Läusen u. Flöhen) in die Stichwunden; **1.** Fleckfiebergruppe, 3 Species, darunter: **a)** R. prowazeki: Erreger des klass. epidem. Fleckfiebers*; Überträger: Kleiderlaus; natürl. Wirt ist der Mensch; **b)** R. mooseri: Erreger des murinen Fleckfiebers; Überträger: Rattenfloh; natürl. Wirte sind Nagetiere, v. a. Ratten; **2.** Zeckenbissfiebergruppe, 8 Species: Überträger sind Schildzecken od. Milben; natürl. Wirte sind Nagetiere od. Beuteltiere; **3.** Scrub-Typhus-Gruppe (R. tsutsugamushi mit 3 Serovarianten).

**Rickettsiosen:** Gruppe versch., z. T. schwerer Infektionskrankheiten, die durch Rickettsien* hervorgerufen u. v. a. durch Läuse, Flöhe u. Zecken (s. Arthropoden) übertragen werden; befallen im menschl. Organismus die Blutgefäße, wodurch es zu dem charakterist. Exanthem kommt; z. B. Fleckfieber*; **Ther.:** Breitband-Antibiotika (z. B. Tetracycline, Chloramphenicol); **Proph.:** Bekämpfung der Überträger, z. B. Läuse.

**Riechschlauch:** Kunststoffschlauch, der eine Verbindung vom Tracheostoma* zum Mund herstellt u. dadurch bei Patienten nach Kehlkopfentfernung die Atmung durch die Nase u. damit auch das Riechen ermöglicht.

**Riesenchromosom:** Polytänchromosom; stark vergrößertes Interphase-Chromosom aus Drosophila-Speicheldrüsen, das aus mehr als 1000 parallel liegenden Chromosomenkopien besteht u. sich durch gut voneinander abgegrenzte Banden auszeichnet; entsteht durch eine wiederholte Verdoppelung der DNA*, ohne dass sich die Tochterstränge voneinander trennen. Vgl. Chromosomen.

**Riesengoldrute:** s. Solidago gigantea.

**Riesenkürbis:** s. Cucurbita maxima.

**Rifabutin** (INN): Rifabutinum Ph.Eur.6; (9*S*,12*E*,14*S*,15*R*,16*S*,17*R*,18*R*,19*R*,20*S*,21*S*,22*E*,24*Z*)-6,16,18,20-Tetrahydroxy-1′-isobutyl-14-methoxy-7,9,15,17,19,21,25-heptamethylspiro{9,4-(epoxypentadeca[1,11,13]trienimino)-2*H*-furo-[2′,3′:7,8]naphth[1,2-*d*]imidazol-2,4′-piperidin}-5,10,26-(3*H*,9*H*)-trion-16-acetat; CAS-Nr. 72559-06-9; $C_{46}H_{62}N_4O_{11}$, Strukturformel: s. Abb.; $M_r$ 847.02; amorphes, rotviolettes Pulver; leicht lösl. in Wasser, wenig lösl. in Ethanol, lösl. in Chloroform u. Methanol; enthält ein zentrales Naphthochinonimin; **Wirk.:** Ansamycin*-Antibiotikum wie Rifampicin* (s. Rifamycine); hemmt die DNA-abhängige Polymerase in Prokaryoten u. den Einbau von Thymidin in die DNA des rifampicinresistenten Mycobacterium tuberculosis; wirksam gegen grampositive u. gramnegative Erreger, v. a. gegen Mycobakterien; **Ind.:** symptomat., generalisierte Infektionen mit Mycobacterium avium (Abk. MAC) bei HIV*-Erkrankung; Prophylaxe u. Ther. von Infektionen mit Mycobacterium tuberculosis mit Antituberkulotika*, die nicht aus der Gruppe der Rifamycine sind; **Kontraind.:** u. a. schwere Leberfunktionsstörungen, Verschlussikterus, Hepatitis; **UAW:** u. a. gastrointestinale Beschwerden, Muskelschmerzen, Fieber; **Dos.:** p. o. bei MAC-Infektionen 1 × 300 mg/d über 6 Monate (in Kombination mit Clarithromycin* 450–600 mg/d); bei Tuberkulose 1 × 150 mg/d über 6–9 Monate (Kombination mit anderen Tuberkulostatika 300–450 mg als ED); HWZ 38 ± 12 h.

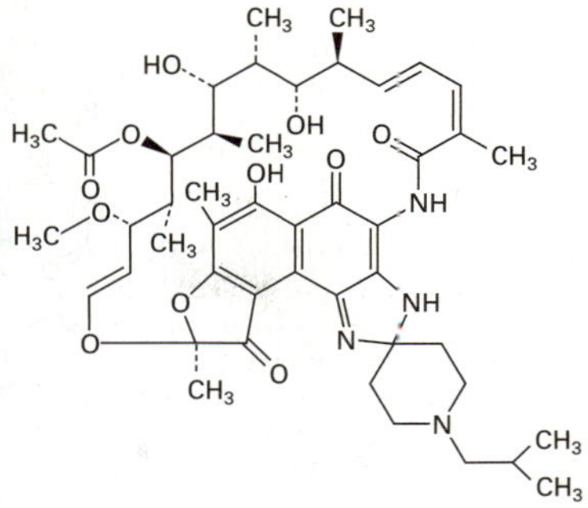

**Rifabutin**

**Rifampicin** (INN): Rifampicinum Ph.Eur.6, Rifampin, Rifamycin AMP; CAS-Nr. 13292-46-1, 3-{[(4-Methyl-1-piperazinyl)imino]methyl}rifamycin; $C_{43}H_{58}N_4O_{12}$, Strukturformel: s. Rifamycine (Abb. dort); $M_r$ 822.96; Schmp. 183–188 °C (unter Zers.); ziegelrotes bis rotbraunes, krist. Pulver, prakt. geruchlos; leicht lösl. in Chloroform, lösl. in Ethylacetat u. Methanol, lösl. in Tetrahydrofuran, schwer lösl. in Wasser (pH unter 6), Aceton, Tetrachlorkohlenstoff; $pK_S$ 1.7 (Säure), 7.9 (konjugierte Säure); halbsynthet. Antibiotikum, das aus Rifamycin B (s. Rifamycine) erhalten wird; **Wirk.:** Antibiotikum* der Rifamycin-Gruppe; hemmt die DNA-abhängige RNA*-Polymerase der Bakt.; stark bakterizid gegen grampositive Keime u. Tuberkelbakterien in der Proliferationsphase, bisher klin. wirksamstes Antituberkulotikum*; gute Diffusionseigenschaften; relativ langsame Resistenzentwicklung, Resistenz v. a. rasch in Verbindung mit Monotherapie bei der Behandlung von Mykobakterium tuberculosis; **Ind.:** Tuberkulose aller Stadien, Lepra; **WW:** zahlreich durch Enzyminduktion; s. Rifamycine; **UAW:** hepatotoxisch; **Dos.:** oral 3–4 × 0.15 g/d od. 2 × 0.3 g/d, mind. 0.45 g/d, max. 0.75 g/d; Kinder unter 12 Jahre: 0.01 g/kg KG/d, nicht mehr als 0.45 g/d; HWZ 2–3 h. Gebräuchl. ist auch Rifampicin*-Natrium.

**Rifampin:** s. Rifampicin.

R

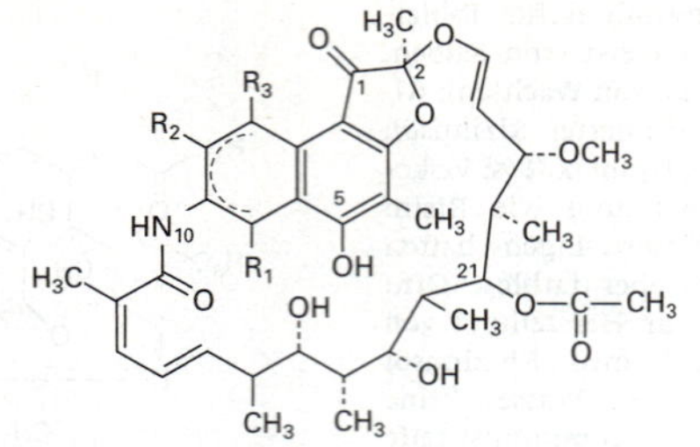

| | $R_1$ | $R_2$ | $R_3$ |
|---|---|---|---|
| Rifamycin B | —OH | H | —O—CH$_2$—COOH |
| Rifamycin SV | —OH | H | —OH |
| Rifamycin S | =O | H | =O |
| Rifampicin | —OH | MPI | —OH |

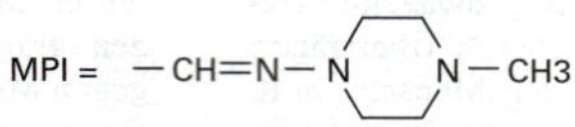


**Rifamycine**

**Rifamycin AMP:** s. Rifampicin.

**Rifamycine:** Rifomycine; Gruppe natürl. u. halbsynthet. Antibiotika* mit Ansastruktur (s. Ansaverbindungen), isoliert aus Streptomyces mediterranei; **Wirkstoffe:** u. a. Rifamycin B (Nanimycin; 4-*O*-(Carboxymethyl)rifamycin; $C_{39}H_{49}NO_{14}$), Rifamycin SV, Rifamycin S, Rifamycin AMP (Rifampicin*; s. Abb.), Rifabutin*, Rifaximin*; **Ind.:** Tuberkulose*, Infektionen mit grampositiven Bakterien; **WW:** zahlreiche WW durch Induktion von Cytochrom*-P-450 1A2, 2C9, 2C19 u. 3A4 (vgl. Enzyminduktion); Rifampicin ist ein stärkerer Induktor als das strukturverwandte Rifabutin.

**Rifamycin-Natrium:** Rifamycinum natricum Ph.Eur., Rifamycin-SV-Natrium; CAS-Nr. 15105-92-7; $C_{37}H_{46}NaO_{12}$, Strukturformel von Rifamycin SV: s. Rifamycine (Abb. dort); $M_r$ 720; ziegelrotes Pulver; lösl. in Wasser, Ethanol, Methanol, unlösl. in Ether u. Chloroform; Antibiotikum*; Antituberkulotikum*; **Wirk.:** s. Rifampicin; **Ind.:** Tuberkulose. Vgl. Rifamycine.

**Rifaximin** (INN): (2*S*,16*Z*,18*E*,20*S*,21*S*,22*R*,23*R*,24*R*,25*S*,26*R*,27*S*,28*E*)-5,6,21,23,25-Pentahydroxy-27-methoxy-2,4,11,16,20,22,24,26-octamethyl-2,7-(epoxypentadeca[1,11,13]trienimino)-benzofuro[4,5-*e*]pyrido[1,2-*a*]benzimidazol-1,15-dion-25-acetat; CAS-Nr. 80621-81-4; $C_{43}H_{51}N_3O_{11}$; $M_r$ 785.88; Schmp. 200–205 °C; lösl. in Alkoholen, Ethylacetat, Toluol, unlösl. in Wasser; **Wirk.:** Breitband-Antibiotikum*, kaum absorbierbares, semisynthet. Rifamycin-Antibiotikum (s. Rifamycine); bindet irreversibel an die DNA-abhängige RNA*-Polymerase u. hemmt damit die Bakterienproliferation; **Ind.:** durch nichtinvasive enteropathogene Bakt. ausgelöste Reisediarrhö, hepat. Enzephalopathie (Orphan* Drug); **WW:** orale Kontrazeption kann unwirksam werden; **UAW:** Meteorismus, abdominale Schmerzen; trotz geringer Resorption ggf. Rotfärbung des Harns; **Dos.:** Reisediarrhö: 3×200 mg/d p. o. über 3 d, TMD 800 mg; hepat. Enzephalopathie: 3×200–400 mg/d p. o. über 7–21 d.

**Rifomycine:** s. Rifamycine.

**Rigor** (lat. Steifheit, Starre): Steifigkeit der Muskulatur infolge Erhöhung des Muskeltonus, die bei passiver Bewegung während des gesamten Bewegungsablaufs bestehen bleibt; **Vork.:** bei Erkrankungen des extrapyramidalen Systems, z. B. Parkinson*-Syndrom. **Rigor mortis:** Totenstarre.

**Riluzol** (INN): 2-Amino-6-(trifluormethoxy)benzothiazol; CAS-Nr. 1744-22-5; $C_8H_5F_3N_2OS$, Strukturformel: s. Abb.; $M_r$ 234.20; **Wirk.:** Glutamat*-Antagonist; **Ind.:** Verlängerung der Lebenserwartung bzw. zeitl. Hinauszögern des Einsatzes mechan. Beatmung bei amyotroph. Lateralsklerose (Abk. ALS); **Kontraind.:** Lebererkrankungen, Schwangerschaft u. Stillzeit, Anw. bei Kindern; eingeschränkte Nierenfunktion; **UAW:** u. a. Übelkeit, erhöhte Leberfunktionswerte; **Dos.:** p. o. 2×50 mg/d; HWZ 9–15 h.

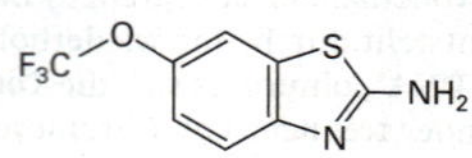

**Riluzol**

**Rimantadin** (INN): (*RS*)-Admantan-1-ylethylamin; CAS-Nr. 13392-28-2; $C_{12}H_{21}N$; $M_r$ 179.3; in Deutschland nicht zugelassenes Virostatikum* gegen Influenza*-Virus Typ A (gegen Typ B wirkungslos); **Wirk.:** M2-Membranproteinhemmer, verhindert das Uncoating der Viren; **Ind.:** Grippeprophylaxe u. -therapie; **UAW:** häufig gastrointestinale Störungen, Mundtrockenheit, Nervosität, Schlafstörungen, selten schwerwiegende zentralnervöse u. kardiovaskuläre Störungen.

**Rimexolon** (INN): 11*β*-Hydroxy-16*α*,17*α*-dimethyl-17-propiony-1,4-androstadien-3-on; CAS-Nr. 49697-38-3; $C_{24}H_{34}O_3$, Strukturformel: s. Abb.; $M_r$ 370.5; Schmp. 263 °C; logP 4.2 (berechnet); schwer lösl. in Wasser; **Wirk.:** top. nichthalogeniertes Glucocorticoid*; system. Resorption 1 %; **Ind.:** nichtinfektiöse Augenentzündungen; **UAW:** Anstieg des Intraokulardrucks, Katarakt; **Dos.:** 10 mg/mL, je nach Indikation ± 4 Tr./d pro betroffenes Auge.

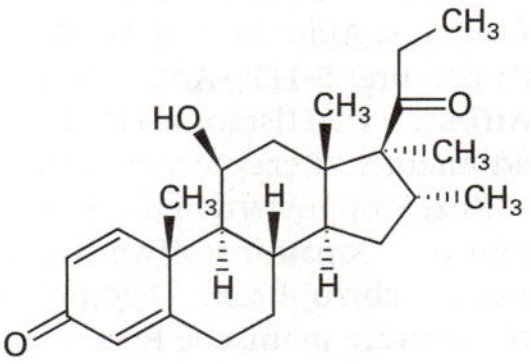


**Rimexolon**

**Rimonabant:** 5-(4-Chlorphenyl)-1-(2,4-dichlorphenyl)-4-methyl-*N*-piperidin-1-ylpyrazol-3-carboxamid; CAS-Nr. 158681-13-1; $M_r$ 463.79; nicht mehr im Handel befindl. selektiver Cannabinoid*-Rezeptor-Antagonist ($CB_1$-Blocker); früher zusätzl. zu Diät u. körperl. Bewegung bei Adipositas* angewendet; **UAW:** Infektion der oberen Atemwege, Übelkeit, Diarrhö, Erbrechen, psychiatr. Sympt. (Depression, Angst), Schwindel; Neurotoxizität bei längerer Anwendung.

**Rinde:** Cortex (pl. Cortices); (bot.) alle Gewebe außerhalb des Kambiums*; **Formen: 1. primäre Rinde:** vor dem Beginn der Kambiumtätigkeit gebildetes Rindengewebe; **2. sekundäre Rinde:** Bast*; vom Kambium während des sekundären Dickenwachstums* als sekundäres Phloem* nach außen abgegebenes Gewebe; sekundäres Abschlussgewebe: Periderm* od. Borke*; **3. Innenrinde u. Außenrinde:** alternative Terminologie; Bez. decken sich jedoch nicht ganz mit den Begriffen primäre u. sekundäre Rinde. Grenze zw. Außen- u. Innenrinde: Perizykel*. Der primäre Siebteil (s. Phloem) wird bei dieser Terminologie zur Innenrinde gerechnet, gehört jedoch an sich nicht dazu. Einteilung in Innen- u. Außenrinde dennoch beliebt, da der Perizykel häufig durch einen Ring sklerenchymat. Zellen (gemischt-mechan. Ring, bestehend aus Bastfasern u. Steinzellen) gekennzeichnet ist. Die Endodermis* wird vielfach als Grenze der primären R. bezeichnet; vgl. sekundäres Dickenwachstum.

**Rindenbalsam:** s. Balsamum peruvianum.

**Rindenporen:** s. Lentizellen.

**Rinderbandwurm:** s. Taenia.

**Rindergalle:** s. Fel Tauri.

**Rinderinsulin:** s. Insulin.

**Rinderklauenöl:** s. Klauenöl.

**Rinder-Rhinotracheitis-Impfstoff:** s. Infektiöse-Bovine-Rhinotracheitis-Lebend-Impfstoff für Rinder.

**Rindertalg:** Sebum bovinum (tauricum); s. Sebum.

**Rinderwahnsinn:** s. BSE.

**Ringe, kleine:** Sammelbegriff für 3- od. 4-gliedrige Kohlenstoffringe, z. B. Cyclopropan*, Cyclobutan; diese org. Verb. verhalten sich wegen der großen Ringspannung (Baeyer-Spannung*) chem. wesentl. reaktiver als Ringverbindungen* mit 5 u. mehr Ringgliedern.

**Ringelblume:** s. Calendula officinalis.

**Ringelblumenblüten:** s. Calendula officinalis (Calendulae flos).

**Ringelblumenkraut:** s. Calendula officinalis (Calendulae herba).

**Ringelborke:** s. Borke.

**Ringer-Lactat-Lösung:** s. Ringer-Lösung.

**Ringer-Lösung** (Sidney R., Pharmakologe, London, 1835–1910): Solutio Natrii chlorati composita Ringer, Solutio physiologica Ringer, Ringerlösung ÖAB; Zusammensetzung: 0.90 g Natriumchlorid*, 0.04 g Calciumchlorid*, 0.03 g Kaliumchlorid*, Wasser für Injektionszwecke ad 100 mL; Chloridgehalt: 0.55–0.61 % (m/V); Kaliumgehalt: 0.012–0.017 % (m/V); Calciumgehalt: 0.010–0.012 % (m/V); **Ringer-Lactat-Lösung:** Hartmann-Lösung; Zusammensetzung: 0.6 g Natriumchlorid, 0.0134 g Calciumchlorid-Dihydrat, 0.04 g Kaliumchlorid, 0.02 g Magnesiumchlorid*-Hexahydrat, 0.305 g Natriumlactat*, Wasser für Injektionszwecke ad 100 mL; vgl. Natriumlactatlösung, einmolare; **Verw.:** Volumenersatz (s. Hämotherapie), Trägerlösung (z. B. für kompatible Arzneimittel) u. als Nährmedium für Gewebekulturen. Vgl. Elektrolytlösung, zusammengesetzte; Solutio Natrii chlorati isotonica.

**Ring, gemischt-mechanischer:** s. Rinde.

**Ringmethode:** s. Grenzflächenspannung.

**Ringprobe:** s. Salpetersäure.

**Ringverbindungen:** cycl. Kohlenwasserstoffe*; graph. Darst. u. Nomenklatur* von kondensierten Ringsystemen: **1.** Möglichst viele Ringe sollen auf einer waagerechten Achse liegen. **2.** Möglichst viele Ringe sollen rechts oberhalb dieser Achsen sein. **3.** Die Bezifferung beginnt am oberen rechten Ring, an dem Atom, das der Verknüpfungsstelle (Anellierungsstelle) benachbart ist, u. läuft im Uhrzeigersinn weiter. Anellierungs-C-Atome werden mit 2a, 3a etc. bezeichnet (s. Abb.).

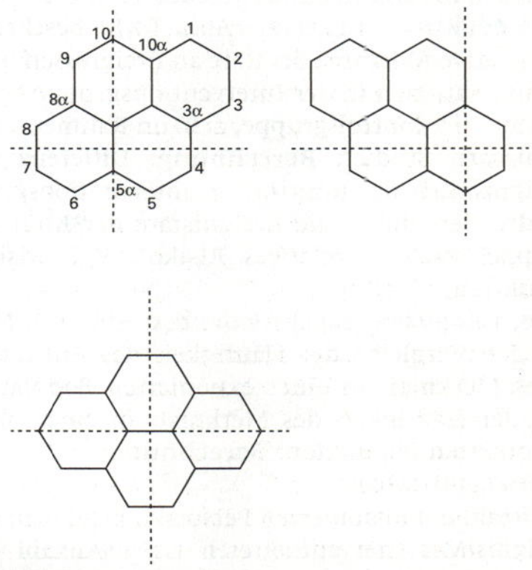


**Ringverbindungen:** Darstellung kondensierter Ringverbindungen

**Rinman-Grün:** Zinkcobaltat(III), Cobaltozinkat; Cobaltgrün, Türkisgrün; $ZnCo_2O_4$, $ZnO \cdot Co_2O_3$; Spinell (s. Festkörperreaktionen); allg. Formel:

Me(II)Me(III)$_2$O$_4$; dunkelgrünes bis grünblaues Pulver; **Darst.:** Glühen von Zinkoxid* mit Cobaltsalzen; entsteht auch beim Nachw. von Zink*; **Anw.:** (techn.) Malerfarbe.

**Rio-Ipecacuanha:** s. Cephaelis ipecacuanha (Ipecacuanhae radix).

**Rippe:** s. Costa.

**Rippenfell:** Pars costalis der Pleura* parietalis; Teil des Brustfells direkt an der Brustkorbinnenwand.

**Rippenfellentzündung:** s. Pleuritis.

**Risedronsäure** (INN): [1-Hydroxy-2-(3-pyridinyl)ethyliden]diphosphorsäure; CAS-Nr. 105462-24-6; $C_7H_{11}NO_7P_2$, Strukturformel: s. Abb.; $M_r$ 238.1; **Wirk.:** Calciumstoffwechselregulator mit geringer Bioverfügbarkeit; Bisphosphonat*; **Ind.:** manifeste postmenopausale Osteoporose*; Ostitis deformans Paget; **Kontraind.:** Hypokalzämie, schwere Nierenfunktionsstörungen (Kreatinin-Clearance <30 mL/min); **WW:** Calcium (z. B. in Milchprodukten), Magnesium, Eisen u. Antacida vermindern Absorption von R.; **UAW:** Magen-Darm-Störungen; **Dos.:** 5 mg/d p. o.; zur Prävention von Ösophagus-Ulzera die Tablette in aufrechter Haltung mit >120 mL Wasser einnehmen u. sich anschließend 30 min nicht hinlegen.

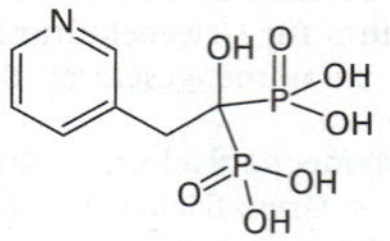


**Risedronsäure**

**Rishitin:** s. Phytoalexine.

**Risiko 1. Art:** s. Alpha-Fehler.

**Risiko 2. Art:** s. Beta-Fehler.

**Risikoreduktion, absolute:** Abk. ARR; beschreibt die absolute Differenz der Ereignisraten (z. B. Auftreten eines Herzinfarkts) in 2 unterschiedl. behandelten Patientengruppen, z. B. einer Kontroll- u. einer Interventionsgruppe i. R. einer klinischen Studie* (Parallelgruppendesign*); vgl. Risikoreduktion, relative; Number Needed to Treat.

**Risikoreduktion, relative:** Abk. RRR; beschreibt die relative Abnahme der Rate an Ereignissen bzw. Komplikationen in der Interventionsgruppe bezogen auf die Kontrollgruppe, z. B. im Rahmen einer klinischen Studie*; **Berechnung:** Differenz der Ereignisraten der Kontroll- u. Interventionsgruppe dividiert durch die Ereignisrate der Kontrollgruppe; auch 1 – relatives Risiko*. Vgl. Risikoreduktion, absolute.

**Risiko, relatives:** (engl.) *relative risk*; Abk. RR; Maß für den Vergleich der Häufigkeit des Auftretens eines Merkmals in einer exponierten Population mit der Häufigkeit des Merkmals in einer nicht exponierten Population; **Berechnung:**

$RR = a/(a+b) \cdot (c+d)/c$

a: Anzahl der exponierten Personen, bei denen das Ereignis/Merkmal aufgetreten ist; b: Anzahl der exponierten Personen, bei denen das Ereignis/Merkmal nicht aufgetreten ist; c: Anzahl der nicht exponierten Personen, bei denen das Ereignis/Merkmal aufgetreten ist; d: Anzahl der nicht exponierten Personen, bei denen das Ereignis/Merkmal nicht aufgetreten ist. Wenn RR = 1 ist, dann ist das Risiko, das Merkmal zu entwickeln für beide Population gleich; RR > 1 drückt eine Risikozunahme im Zusammenhang mit der Exposition aus; RR < 1 eine Risikoabnahme. Das Ergebnis einer Kohortenstudie (s. Pharmakoepidemiologie) wird häufig als RR angegeben. Vgl. Odds-Ratio.

**Rispe:** s. Blütenstand.

**Risperidon** (INN): Risperidonum Ph.Eur.; 3-{2-[4-(6-Fluor-1,2-benzisoxazol-3-yl)piperidino]ethyl}-6,7,8,9-tetrahydro-2-methylpyrido[1,2-*a*]pyrimidin-4-on; CAS-Nr. 106266-06-2; $C_{23}H_{27}FN_4O_2$, Strukturformel: s. Abb.; $M_r$ 410.49; **Wirk.:** Neuroleptikum*; potenter 5-HT$_2$-Antagonist mit gleichzeitiger Affinität zu Histamin-H$_1$, Dopamin-D$_2$-, Alpha-1-adrenergen Rezeptoren; durch Blockade der 5-HT$_2$-Rezeptoren werden die 5-HT$_1$-Rezeptoren u. damit der Dopaminstoffwechsel stimuliert. **Ind.:** chron. schizophrene Psychosen, mäßig schwere bis schwere manische Episoden i. R. bipolarer Störungen; schwere chron. Aggressivität od. psychot. Sympt. bei Demenz; **Kontraind.:** Stillzeit, Anw. bei Jugendl. u. Kindern; **UAW:** u. a. Schlaflosigkeit, Obstipation, extrapyramidale Sympt.; HWZ 3 h bzw. 24 h (Metaboliten).

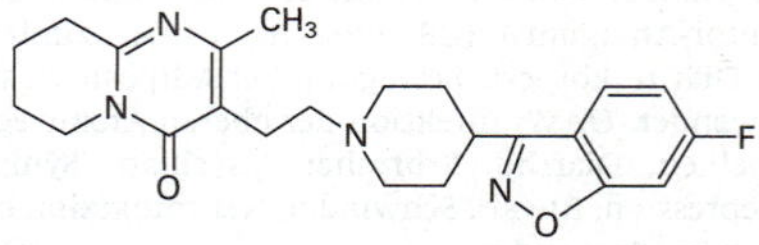


**Risperidon**

**Ristocetin:** Antibiotikum* aus Nocardia lurida (Aktinomyzeten); Glykoprotein; **Anw.: 1.** (diagnost.) zum Nachweis des von-Willebrand-Jürgens-Syndroms; **2.** früher als Antibiotikum gegen Staphylokokken, Strepto- u. Pneumokokken; aufgrund seiner Toxizität obsolet.

**Ritodrin** (INN): 2-(4-Hydroxyphenethylamino)-1-(4-hydroxyphenyl)propanol; CAS-Nr. 26652-09-5; $C_{17}H_{21}NO_3$; $M_r$ 287.37; nicht mehr im Handel befindl. Uterus-Relaxans; früher angewendet bei drohendem Abort od. Frühgeburt; **UAW:** Tachykardie, Tremor, Schweißausbruch.

**Ritonavir:** (5*S*,8*S*,10*S*,11*S*)-8,11-Dibenzyl-10-hydroxy-5-(1-methylethyl)-1-[2-(1-methylethyl)-4-thiazolyl]-2-methyl-3,6-dioxo-2,4,7,12-tetraazatridecan-13-säure-(5-thiazolylmethyl)-ester; CAS-Nr. 155213-67-5; $C_{37}H_{48}N_6O_5S_2$, Strukturformel: s. Abb.; $M_r$ 720.96; **Wirk.:** Virostatikum*, HIV*-Protease-Inhibitor; **Ind.:** in Kombination mit Inhibitoren der reversen Transkriptase* zur Behandlung HIV-positiver Erwachsener mit fortgeschrittener Immunschwäche; s. HIV-Erkrankung; AIDS; **UAW:** Übelkeit, Erbrechen, Diarrhö, Kopfschmerz, periorale Parästhesien (Kribbeln um den Mund) u. elektrisierende Gefühle an Armen u. Beinen; erhöhte Transaminasen-Werte (γGT); **Dos.:** 2 × 600 mg/d p. o., vorzugsweise zu den Mahlzeiten.

**Ritter-Reaktion:** Bildung von *N*-substituierten Carbonsäureamiden* durch Alken-Addition an Nitrile* in konz. Schwefelsäure*; **Beispiel:** Aus Isobutylen u. Acetonitril entsteht *N*-*tert*-Butylacetamid (s. Abb.).

**Rittersporn:** s. Consolida regalis.

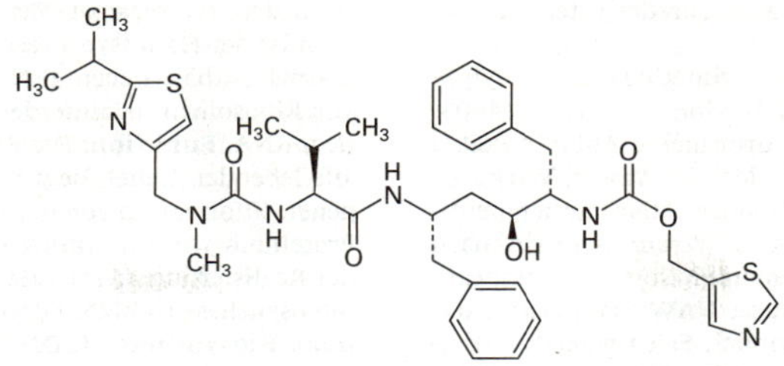

**Ritonavir**

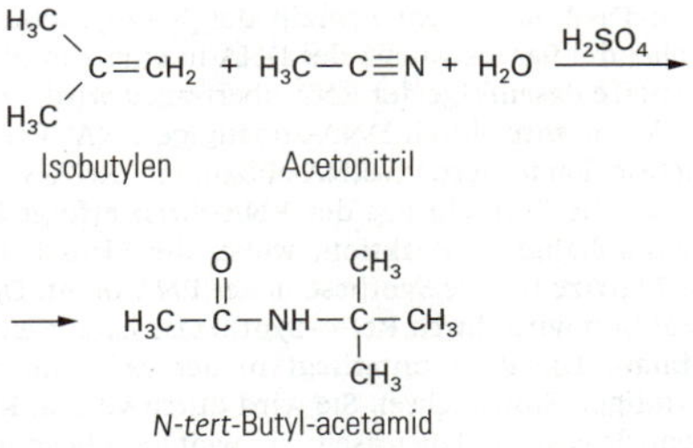


**Ritter-Reaktion**

**Rittersspornblüten:** s. Consolida regalis (Flores Calcatrippae).

**Ritterstern:** s. Amaryllidaceae.

**Rituximab** (INN): IDEC-C2B8; CAS-Nr. 174722-31-7; chimärer monoklonaler Antikörper*; **Wirk.:** bindet spezif. an das CD20-Antigen auf normalen u. malignen B-Lymphozyten u. bewirkt eine antikörperabhängige zell- u. komplementvermittelte Zytotoxizität in diesen Zellen; **Ind.:** versch. Formen des Non-Hodgkin-Lymphoms (Abk. NHL), chronische lymphat. Leukämie (Abk. CLL) in Kombination mit einer Chemotherapie (Erstlinientherapie), rheumatoide Arthritis (Abk. RA) in Kombination mit Methotrexat*, wenn die RA ungenügend auf Anti-TNF-Therapien anspricht; **UAW:** vorübergehende grippeähnl. Sympt. (Fieber, Frösteln, Übelkeit, Hautausschlag) während der 1. Infusion (um infusionsbedingte Reaktionen gering zu halten, wird eine Prämedikation mit Paracetamol* u. Diphenhydramin* vor jeder Infusion empfohlen); progressive multifokale Leukenzephalopathie; **Dos.:** bei NHL u. CLL: 375 mg/$m^2$ KOF i. v. 1-mal/Woche über 4 Wochen; bei RA: 1000 mg i. v. im Abstand von 2 Wochen; terminale HWZ 68 h.

**Riva-Rocci-Apparat:** einfacher Apparat zur unblutigen nichtinvasiven Blutdruckmessung* mit aufblasbarer Oberarmmanschette u. Manometer.

**Rivaroxaban:** 5-Chlor-N-[[2-oxo-3-[4-(3-oxomorpholin-4-yl)phenyl]-1,3-oxazolidin-5-yl]methyl] thiophen-2-carboxamid; CAS-Nr. 366789-02-8; $C_{19}H_{18}ClN_3O_5S$, Strukturformel: s. Abb.; $M_r$ 435.89; Schmp. 230 °C; logP 0.5 ± 0.9 (berechnet); Oxazolidinon-Derivat; **Wirk.:** Antithrombotikum*, Antikoagulans*; direkte selektive Hemmung des Faktors Xa der Blutgerinnung*, dadurch Unterbrechung des intrins. u. extrinsischen Weges der Gerinnungskaskade ohne Einfluss auf den Thrombin-induzierten primären Wundverschluss; **Ind.:** Prävention venöser Thromboembolie bei Erwachsenen nach elektiver Hüft- od. Kniegelenkersatz-Implantation; **Kontraind.:** hämorrhag. Diathese, Blutung bzw. Blutungsrisiko, Schwangerschaft, Stillzeit; cave: suffiziente Kontrazeption erforderlich (embryofetale Toxizität); **WW:** mit über CYP3A4 metabolisierten Arzneimitteln; **UAW:** Blutungen, Anämien, Übelkeit, Anstieg von Leberenzymen; **Dos.:** p. o. 1×10 mg 6–10 h nach der Operation, anschließend 1×10 mg/d über 2–5 Wochen.

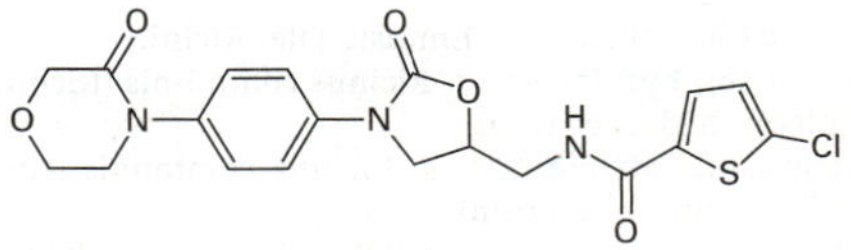

**Rivaroxaban**

**Rivastigmin** (INN): (–)-(*S*)-*N*-Ethyl-3-[(1-dimethylamino)ethyl-*N*-methylphenylcarbamat; CAS-Nr. 123441-03-2; $C_{14}H_{22}N_2O_2$, Strukturformel: s. Abb.; $M_r$ 250.3; logP 2.1; $pK_s$ 8.6 (berechnet); schwer lösl. in Wasser; **Wirk.:** Cholinesterase-Inhibitor (s. Parasympathomimetika, indirekte); **Ind.:** symptomat. Behandlung der leichten bis mittelschweren Alzheimer*-Krankheit sowie der leichten bis mittelschweren Demenz bei idiopath. Parkinson-Syndrom; **WW:** ggf. Wirkungsverstärkung von Muskelrelaxanzien vom Succinylcholin-Typ; Cholinomimetika; Einfluss auf die Wirk. von Anticholinergika mögl.; **UAW:** gastrointestinal, u. a. Übelkeit, Erbrechen, Diarrhö; bei Überdosierung außerdem Hypertonie u. Halluzinationen; **Dos.:** p. o. einschleichende Dos. von 2×1.5 mg/d bis zu 2×3–6 mg/d; HWZ 0.6–2 h, Wirkungsdauer jedoch 10–12 h; transdermales Pflaster: initial 4.6 mg/24 h; nach mind. 4-wöchiger Behandlung Erhöhung auf 9.5 mg/24 h; wenn die Behandlung länger als einige Tage unterbrochen wurde, Wiederbeginn mit 4.6 mg/24 h u. anschließende Dosissteigerung.

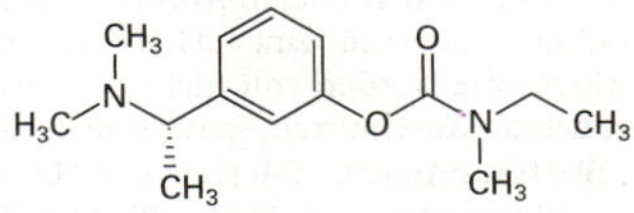

**Rivastigmin**

**Rivea corymbosa** (L.) Hall. f.: Trichterwinde; Fam. Convolvulaceae; Mittelamerika; Stpfl. von **Ololiuqui:** die Samen werden als halluzinogene Rauschdroge* verwendet; vgl. Ipomoea violacea; **In-**

**haltsst.:** ca. 0.05 % Lysergsäurederivate, z. B. Ergin* (Lysergsäureamid).

**Rizatriptan** (INN): 3-[2-(Dimethylamino)ethyl]-5-(1,2,4-triazol-1-ylmethyl)indol; CAS-Nr. 14403-80-0; $C_{15}H_{19}N_5$, Strukturformel: s. Abb.; $M_r$ 269.4; logP 0.8; $pK_S$ 9.5; leicht lösl. in Wasser; **Wirk.:** zu den Triptanen* gehörendes Migränetherapeutikum*; $5\text{-}HT_{1B/1D}$-Agonist; Wirkungseintritt nach 30 min; **Ind.:** Kopfschmerzphase von Migräneanfällen mit od. ohne Aura; **UAW:** hauptsächl. das ZNS betreffend: Schwindel, Schläfrigkeit, Asthenie*; **Dos.:** p. o. 10 mg n. B., TMD 20 mg; HWZ 2 h.

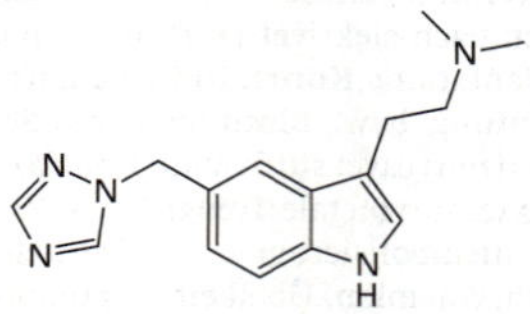

Rizatriptan

**Rizinusöl:** s. Ricinus communis (Ricini oleum virginale).

**Rizinusölemulsion:** s. Emulsio Olei Ricini.

**Rizinusöl, hydriertes:** s. Ricinus communis (Ricini oleum hydrogenatum).

**Rizinusöl, raffiniertes:** s. Ricinus communis (Ricini oleum raffinatum).

**Rizolipase** (INN): CAS-Nr. 9001-62-1; Lipase* bzw. Hydrolase (Enzyme*) aus Rhizopus arrhizus var. delemar (Phycomycetes); **Anw.:** (med.) Enzymsubstitution, Hydrolyse von Glyceriden* sowohl im sauren als auch im alkal. Bereich.

**RKI:** Abk. für **R**obert* **K**och-**I**nstitut.

**RLCC:** Abk. für (engl.) *rotating locular countercurrent chromatography*; s. DCCC.

**RLS:** Abk. für **R**estless*-**L**egs-**S**yndrom.

**Rn:** (chem.) Symbol für Radon*.

**RNA:** Abk. für (engl.) *ribonucleic acid*; Ribonucleinsäure (Abk. RNS); aus Ribonucleotiden (s. Nucleotide) aufgebautes Biopolymer*, das in allen lebenden Zellen* u. einigen Viren* vorkommt; macht ca. 5–10 % der Gesamtmasse einer Zelle aus; **Aufbau:** Die Mononucleotide der RNA bestehen aus Phosphorsäure u. Ribose*, die mit einer der 4 Basen Adenin*, Guanin*, Cytosin* od. Uracil* N-glykosid. verknüpft ist. Die Verknüpfung der Mononucleotide zu einer linearen Kette erfolgt durch 3′,5′-Phosphodiesterbindungen. In der Basenzusammensetzung der RNA gibt es keine Gesetzmäßigkeiten wie bei der DNA*. RNA bildet keine doppelsträngige α-Helix-Struktur wie die DNA. Die einfachen Ketten falten sich abschnittsweise durch die Ausbildung von Wasserstoffbrücken zw. komplementären Basen zu einer Helix zusammen. Diese Abschnitte werden von nicht spiralisierten, ungeordneten Abschnitten unterbrochen. **Formen:** 3 Haupttypen: Messenger-RNA (Abk. mRNA*), ribosomale RNA (Abk. rRNA) u. Transfer-RNA (Abk. tRNA*); jede Form besitzt eine charakterist. molare Masse u. Basenzusammensetzung. Virus-RNA zeigt zahlreiche strukturelle u. funktionelle Gemeinsamkeiten mit mRNA. **Vork.:** in eukaryot. Zellen im Zellkern*, im Zytoplasma u. in den zytoplasmat. Zellorganellen*; der Zellkern ist der Hauptsyntheseort für RNA. Das Zytoplasma enthält neben tRNA v. a. rRNA in Form von Ribosomen* u. außerdem polysomengebundene mRNA. **Funktion:** Die Bedeutung der RNA für alle lebenden Zellen liegt in der Übertragung der genet. Information von der DNA zu den Orten der Proteinbiosynthese* (mRNA; s. Transkription) u. der Realisierung dieser Information bei der Proteinbiosynthese (mRNA, rRNA u. tRNA; s. Translation). **Biosynthese: 1.** DNA-abhängige RNA-Synthese: Die Biosynthese aller RNA-Formen außer der Virus-RNA erfolgt an einer als Matrize wirksamen DNA nach dem Prinzip der Basenpaarung, wobei die Basensequenz der DNA in eine komplementäre Basenfolge der RNA übertragen wird. Die Reaktion wird durch DNA-abhängige RNA*-Polymerase katalysiert. **2.** RNA-abhängige RNA-Synthese: Die Vermehrung der RNA-Viren erfolgt in RNA-abhängiger Reaktion, wobei die Virus-RNA als Matrize für die Synthese neuer RNA dient. Die Reaktion wird durch RNA*-Synthetase katalysiert. **Abbau:** Die RNA unterliegt in der Zelle einem ständigen Stoffwechsel. Sie wird durch versch. Ribonucleasen (s. Nucleasen) u. weitere Phosphodiesterasen* sowie durch Polynucleotidphosphorylasen hydrolyt. gespalten.

**RNA-Blotting:** s. Northern-Blotting-Methode.

**RNA-Polymerasen, DNA-abhängige:** zu den Transferasen gehörende, DNA-abhängige Enzyme* der Eukaryoten*, gewöhnl. aus mehreren Polypeptidketten aufgebaut ($M_r$ 500 000 u. größer), welche die Synthese von Ribonucleotiden (s. Nucleotide) aus den 4 Ribonucleosid-5-triphosphaten ATP, CTP, GTP u. UTP unter Pyrophosphatabspaltung katalysieren; sie starten diesen Prozess während der Initiationsphase an den Promotorregionen (s. Promotor) der DNA*. Die RNA-Synthese erfolgt in n Einzelschritten für eine aus n Mononucleotiden aufgebaute RNA*, wobei mit jedem Einzelschritt dasjenige Triphosphat als Substrat eingesetzt wird, das komplementär zum codierenden DNA-Strang ist (s. Transkription). Das Wachstum der RNA-Kette erfolgt vom 5′-Ende zum 3′-Ende. Während des gesamten Elongationsprozesses wandern die R.-P. in der entspr. Richtung entlang der Matrizen-DNA u. lösen sich erst nach Fertigstellung der jeweiligen RNA-Kette wieder ab. **Formen: 1.** RNA-P. I transkribiert im Nucleolus* rRNA; **2.** RNA-P. II synthetisiert im Karyoplasma heterogene nucleäre mRNA; spezif. Hemmung durch α-Amanitin; **3.** RNA-P. III transkribiert tRNA* u. a. kleine RNA-Species; **4.** mitochondriale RNA-P. wird im Zellkern* codiert; sie transkribiert die DNA des mitochondrialen Genoms u. ist wie bakterielle RNA-P. durch Rifamycin* zu hemmen; **5.** bakterielle RNA-Polymerase. Vgl. Primase; RNA-Synthetase; Sigmafaktor; Enhancer.

**RNA-Polymerase, RNA-abhängige:** s. RNA-Synthetase.

**RNA-Replikase:** s. RNA-Synthetase.

**RNA-Replikationsenzym:** s. Replikationsenzyme.

**RNA-Synthetase:** RNA-abhängige RNA-Polymerase, RNA-Replikase; Enzym*, das in tier. u. pflanzl. Zellen sowie in Bakt. nach Infektion mit RNA-Viren auftritt (zumindest teilweise viral codiert); mit der viralen RNA* (Plusstrang) als Matrize katalysiert die RNA-S. die Synthese einer komplementären RNA (Minusstrang), die mit der viralen RNA einen Doppelstrang bildet. Am Minusstrang entstehen neue Plusstränge. Vgl. RNA-Polymerase, DNA-abhängige.

**RNA-Viren:** Viren, die als genet. Material RNA* enthalten; bei einigen Viren liegt die Genom-RNA doppelsträngig u. meist in Segmenten gegliedert vor, bei anderen Viren ist die Genom-RNA einteilig od. mehrteilig u. besitzt entweder die gleiche Priorität wie die mRNA od. ist komplementär zur mRNA; **Familien:** Picornaviridae*, Caliciviridae, Reoviridae*, Togaviridae*, Retroviridae*, Orthomyxoviridae*, Paramyxoviridae*, Rhabdoviridae*, Filoviridae. Vgl. Virusklassifikation.

**RNS:** Abk. für **Ribonucleinsäure**; s. RNA.

**Robert Koch-Institut:** Abk. RKI; syn. Bundesinstitut für Infektionskrankheiten und nicht übertragbare Krankheiten; im Geschäftsbereich des Bundesministeriums* für Gesundheit wurde durch das Gesundheitseinrichtungen-Neuordnungs-Gesetz vom 26.06.1994 nach der Auflösung des Bundesgesundheitsamtes unter dem Namen Robert Koch-Institut ein Bundesinstitut für Infektionskrankheiten u. nicht übertragbare Krankheiten als selbständige Bundesoberbehörde errichtet; der dem RKI erteilte Auftrag umfasst sowohl die Beobachtung des Auftretens von Krankheiten u. relevanter Gesundheitsgefahren in der Bevölkerung als auch das Erarbeiten der erforderl. Maßnahmen zum Schutz der Gesundheit der Bevölkerung. Dazu gehört auch die Entwicklung erforderl. diagnost., experimenteller od. epidemiolog. Methoden sowie die Bewertung gentechn. Arbeiten u. umweltmed. Einflüsse u. Methoden. Im Sinne dieses Auftrages ist das RKI heute die zentrale Forschungs- u. Referenzeinrichtung des Bundes. Nach dem Infektionsschutzgesetz ist es für die Umsetzung des Europäischen Netzwerkes für epidemiolog. Überwachung u. Kontrolle übertragbarer Krankheiten verantwortlich.

**Robinetin:** s. Flavonoide (Tab. dort).

**Robinia pseudoacacia** L.: Robinie, Falsche Akazie; Fam. Fabaceae (Leguminosae); heim. im östl. Nordamerika, in Europa als Zierbaum; **Inhaltsst.: 1.** in der Rinde die Lektine* (Toxalbumine) Robin u. Phasin*, das Glykosid Syringin, Gerbstoffe* u. Harze*; **2.** in den Blättern äther. Öl, Indican* u. Asparagin*; **3.** in der Blüte die Flavonglykoside Acaciin u. Robinin (Kämpferol-3-robinosid-7-rhamnosid), ferner Indol*, äther. Öl mit Farnesol*, Nerol*, Terpineol*, Linalool*, Anthranilsäuremethylester u. a.; **Hinweis:** R. pseudoacacia wird fälschl. auch als Akazie bezeichnet, ist aber nicht die Stpfl. von Flores Acaciae bzw. Prunus spinosae flos, deren Stpfl. Prunus* spinosa ist. **Hom.:** Robinia pseudoacacia: frische Rinde der jungen Zweige; verordnet z. B. bei Hyperacidität (Magenübersäuerung), Migräne.

**Robinie:** s. Robinia pseudoacacia.

**Robinson-Drainage:** geschlossenes, aus Schlauch u. entleerbarem Beutel bestehendes System ohne Sog; **Anw.:** zum Ausleiten von Sekreten aus tiefen Wunden.

**Robinson-Ester:** s. Glucose-6-phosphat.

**Roboranzien:** s. Tonika.

**Robustkaffee:** s. Coffea.

**Rocella tinctoria:** Flechte der Ordnung Arthoniales; zus. mit **Rocella fuciformis Stpfl. von Lackmus* u. Orseille***.

**Rochellesalz:** s. Kaliumnatriumtartrat.

**Rocuronium** (INN): 1-[(2$\beta$,3$\alpha$,5$\alpha$,16$\beta$,17$\beta$)-17-(Acetyloxy)-3-hydroxy-2-(4-morpholinyl)androstan-16-yl]-1-(2-propenyl); CAS-Nr. 143558-00-3; $C_{32}H_{53}N_2O_4$, Strukturformel: s. Abb.; $M_r$ 529.79; **Wirk.:** peripheres Muskelrelaxans*; Relaxation der quergestreiften Muskulatur; **Ind.:** Allgemeinanästhesie zur Erleichterung der endotrachealen Intubation u. zur Relaxation der Skelettmuskulatur; **Kontraind.:** u. a. Empfindlichkeit gegenüber Bromid, neuromuskuläre Erkrankung; **WW:** andere nichtdepolarisierende neuromuskuläre Blocker; u. a. Enfluran*, Isofluran*, Propofol*; **UAW:** u. a. anaphylakt. Reaktionen, Tachykardie; HWZ ca. 1–2.3 h. **Rocuroniumbromid:** 1-Allyl-1-(3$\alpha$,17$\beta$-dihydroxy-2$\beta$-morpholin-5$\alpha$-androstan-16$\beta$-yl)pyrrolidinbromid-17-acetat; CAS-Nr. 119302-91-9; $C_{32}H_{53}BrN_2O_4$; $M_r$ 609.69; **Dos.:** parenteral, Initialdosis 0.6 mg/kg KG, Erhaltungsdosis 0.15 mg/kg KG.

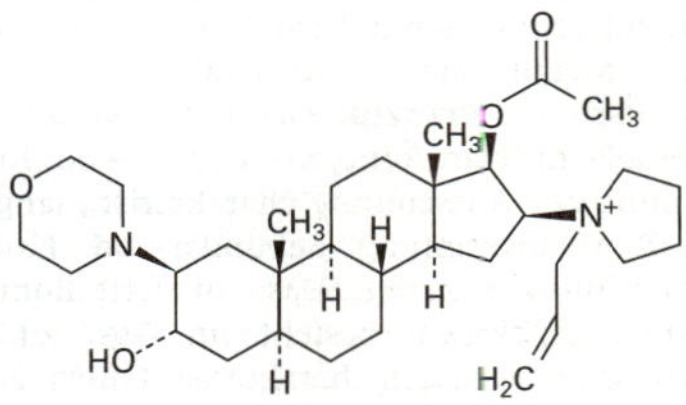


**Rocuronium**

**Rodentizide:** Schädlingsbekämpfungsmittel* zur Bekämpfung schädl. Nagetiere, v. a. Mäuse u. Ratten; werden meist als Köder ausgelegt, die nicht zu schnell wirken sollen, damit sich bei den Tieren keine Köderscheu entwickelt; chron. wirkende Gifte sind Antikoagulanzien* (Cumarine*); schnell wirkende Ködermittel: z. B. anorg. Ködergifte wie Thalliumsulfat(e) u. Zinkphosphid od. Scillirosid aus der roten Varietät von Urginea* maritima.

**Röhrenblüten:** radiäre, 5-zipfelige, röhrenförmige Blüten* von Blütenköpfchen der Fam. Asteraceae*; vgl. Zungenblüten.

**Röhrenblütige:** s. Asteraceae.

**Röhrenkassie:** s. Cassia fistula (Fructus Cassiae fistulae).

**Röntgen** (Wilhelm Conrad R., Physiker, Straßburg, Würzburg, 1845–1923): Symbol R; nicht mehr zugelassene Einheit der Ionendosis; 1 R ist diejenige Röntgenstrahlen- (od. Gammastrahlen-)Menge (Ionendosis), die in 1 cm$^3$ (= 1.293 mg) Luft bei 0 °C u. 101.3 kPa (760 mm Quecksilberdruck) eine Korpuskularemission erzeugt, deren Ionen eine Ladung von 1 elektrostat. Einheit (bei Sättigungsstrom) tragen; seit 1.1.1986 soll die Angabe der Ionendosis nur noch in der SI-Einheit erfolgen; s. Dosimetrie. Vgl. Röntgenstrahlen; Hauteinheitsdosis.

**röntgenamorph:** die Eigenschaft hochdisperser krist. Festkörper (mit minimaler Teilchengröße od. starken Gitterstörungen), sehr geringe od. keine Interferenzen bei der Röntgenbeugung zu zeigen.

**Röntgenanalyse:** Gesamtheit der analyt. Methoden, bei denen Röntgenstrahlen* auftreten od. Verw. finden; z.B. Röntgenbeugung in der Kristallstrukturanalyse*, Röntgenspektroskopie*.

**Röntgenbeugung:** s. Kristallstrukturanalyse.

**Röntgenbildaufnahme:** s. Röntgenstrahlen.

**Röntgenbildverstärker:** s. Röntgenstrahlen.

**Röntgendermatitis:** s. Strahlenschäden.

**Röntgendiagnostik:** s. Radiologie; Röntgenstrahlen.

**Röntgendiffraktion:** s. Kristallstrukturanalyse.

**Röntgendurchleuchtung:** s. Röntgenoskopie.

**Röntgenerythemdosis:** s. Hauteinheitsdosis; Strahlenschäden.

**Röntgenfeinstrukturanalyse:** s. Kristallstrukturanalyse.

**Röntgenfluoreszenzspektroskopie:** Röntgenfluoreszenzanalyse (Abk. RFA); auf dem Prinzip der Fluoreszenzspektroskopie* beruhendes, jedoch mit Röntgenstrahlen* durchgeführtes Verfahren zur qualitativen u. quantitativen Bestimmung von Elementen; **Anw.:** Bestimmung von Elementen mit Ordnungszahl* >9 (Fluor), z.B. in Festkörpern, Pulvern, Pasten u. Lösungen; v.a. in Toxikologie*, Metallurgie, Petrochemie*, Geochemie, Umweltschutz; **Prinzip:** Die Probe wird durch harte polychromat. Röntgen-, Gamma- od. Ionenstrahlung zur Aussendung charakterist., langwelliger Röntgenstrahlung (Sekundär- od. Fluoreszenzstrahlung) angeregt. Das emittierte Röntgenfluoreszenzspektrum besteht im Ggs. zu opt. Spektren* aus wenigen charakterist. Linien, an denen es eindeutig identifiziert werden kann. Vgl. Röntgenstrahlen; Spektroskopie; Fluoreszenz.

**Röntgengenerator:** Hochspannungstransformator, der die für den Betrieb von Röntgenröhren* notwendige (konstante) Hochspannung liefert; für med. Zwecke 5–150 kV, zur Materialprüfung 100 kV, in Sonderfällen bis zu $10^6$ kV.

R

**Röntgenkontrastmittel:** Kontrastmittel* zur Verbesserung der röntgenolog. Darst. von Körperräumen, Hohlorganen, Gefäßen u. in der CT* zur Verbesserung des Gewebekontrasts; Körperstrukturen hoher Dichte (z.B. Knochen) od. luftgefüllte Hohlräume zeichnen sich wegen ihrer im Vergleich zur Umgebung größeren bzw. geringeren Röntgenstrahlabschwächung ab, Weichteile u. flüssigkeitgefüllte Hohlräume (hoher Wassergehalt, geringe Dichteunterschiede) kommen auf dem Röntgenbild nicht od. nur ungenügend zur Darstellung. Durch Einbringen von R. in das Gefäßsystem od. in Hohlräume (z.B. Blut- u. Lymphgefäße, Nierenhohlraumsystem, Gallenwege, Gebärmutter, Hirnventrikel, Verdauungstrakt) lassen sich diese nur gering Kontrast gebenden Strukturen abbilden. Die Brauchbarkeit eines Elementes hängt von der Größe seines Massenabsorptionskoeffizienten im diagnost. Strahlenbereich ab. **Einteilung:** **1.** nach Kontrasteffekt: **a) positive** R.: Ordnungszahl-R.; absorbieren Röntgenstrahlen* bes. stark; Wirk.: Erhöhung der Dichte des durchstrahlten Mediums mit chem. Elementen mit hoher OZ wie Iod* u. Barium*; **b) negative** R.: Wirk.: Erniedrigung der Dichte mit Gasen wie $CO_2$, $N_2O$, Luft, $N_2$, seltener He, Kr, Xe, die eine geringere Röntgenstrahlabsorption aufweisen als die Körperstrukturen; so lassen sich z.B. Lage u. Größe von Hohlräumen wie die Hirnventrikel darstellen (Pneumencephalographie, wobei der Liquor durch Luft ersetzt wird). **2.** nach chem. Struktur (gilt für iodhaltige wasserlösl. R.): **a) ionische** R.: meist hohe Osmolarität; z.B. Amidotrizoesäure*, Ioxitalaminsäure*, Ioxaglinsäure*, Iotroxinsäure*; **b) nichtionische** R.: gegenüber ionischen R. meist niedrigere Osmolarität; z.B. Iopromid*, Iodixanol*; **Anforderungen an R.:** **1.** nur geringe allgemeine u. lokale Toxizität sowie keine pharmakodynam. Eigenschaften, wegen parenteraler od. peroraler Zufuhr relativ großer Mengen; **2.** schnelle, unveränderte Ausscheidung aus dem Körper; **3.** bei iodhaltigen R.: Iod-Gehalt möglichst hoch (50–60 [m/m], großer Absorptionskoeffizient) u. Iodatome fest im Molekül gebunden; **4.** i.v. verabreichbare R.: möglichst gut wasserlösl. (kleines Injektionsvolumen, vermeiden von Störungen des Wasserhaushalts); **5.** minimale osmot. Effekte; **6.** pH-neutral. **Wirkstoffe:** **1.** Bariumsulfat*; **2.** iodhaltige R.: **a)** Derivate des Triiodbenzols (z.B. Adipiodon*, Amidotrizoesäure*, Iobenzaminsäure*, Ioxaglinsäure*, Iobitridol*); **b)** Derivate des Monoiodbenzols; **c)** Derivate des Pyridons (z.B. Propyliodon*); **d)** weitere: Iohexol*, Iopamidol*, Iopromid*, Iotalaminsäure*, Iotrolan*, Iotroxinsäure*, Ioxaglinsäure*, Ioxitalaminsäure*; **Anw.:** **1.** Bariumsulfat p.o. zur Darstellung des Magen-Darm-Trakts; **2.** iodhaltige R. zur Darstellung des Magen-Darm-Trakts, zur Angiographie, CT, Cholezystographie, Cholangiographie, Lymphographie, Myelographie, Urographie; **UAW:** Allgemeinreaktionen wie Hautrötung, Quaddelbildung, Übelkeit, Erbrechen, Hitzegefühl, Hustenreiz u.a. (nach Injektion); schwere Reaktionen wie Bronchospasmus, Asthmaanfall, Kreislaufkollaps od. tonisch-klon. Krämpfe können zum Tod führen; cave: Anw. von R. setzt Notfallbereitschaft voraus.

**Röntgenkristallographie:** Verfahren zur Bestimmung der 3D-Struktur einer gegebenen Molekülart, die darauf beruht, dass Röntgenstrahlen* durch die Elektronen*, die in einem Molekül vorhanden sind, gebeugt werden; da die Röntgenbeugung (Röntgendiffraktion, s. Kristallstrukturanalyse), die von einem einzelnen Molekül verursacht wird, unmessbar schwach ist, ist eine große Anzahl Moleküle ($\geq 10^5$) notwendig. Außerdem müssen diese Moleküle in einem regelmäßigen 3D-Muster vorliegen, wie es in Kristallen* der Fall ist.

**Röntgenoskopie:** Radioskopie; Durchleuchtung mit Röntgenstrahlen*.

**Röntgenröhre:** Hochvakuum-Diode zur Erzeugung von Röntgenstrahlen*; **Aufbau:** besteht aus einer hoch evakuierten Glasröhre, in die 2 Elektroden aus hoch schmelzendem Metall (z.B. Wolfram) eingelassen sind; **Prinzip:** Die Glühkathode, die mit einer Gleichspannung von ca. 12–16 V geheizt wird, sendet Elektronen aus. Sie werden durch die Außenspannung (Anodenspannung od. Röhrenspannung, bis 250 kV Gleichstrom) beschleunigt u. treffen mit sehr hoher Geschwindigkeit (bis 100 kV, ca. 160.000 km/h) auf die Anode (Antikathode). Dort werden die Elektronen abgebremst, wobei der größte Teil ihrer Energie in Wärme umgewandelt wird (ca. 99.97 %). Der Rest tritt in Form von Röntgenstrahlung, deren Wellenlänge u. Energiemaximum von der Anodenspannung u. vom Anodenmaterial abhängig ist, aus der Röhre aus; s. Röntgenstrahlen. Die Anode kann fixiert als Festanode od. als rotierende Scheibe (Drehanode) ausgeführt sein. In letzterem Falle sind durch bessere Wärmeabfuhr höhere Röhrenleistungen möglich. Die Anodenkühlung wird auch mit flüssigen od. gasförmigen Kühlmitteln erreicht.

**Röntgenschirm:** s. Barium-tetracyanoplatinat(II).

**Röntgenspektroskopie:** Sammelbez. für alle mit Röntgenstrahlen* durchgeführten spektroskop. Verfahren; **Beispiel:** Röntgenfluoreszenz-*, Röntgenemissions-, Röntgenabsorptionsspektroskopie. Vgl. Spektroskopie.

**Röntgenstrahlen:** (engl.) *x-rays*; X-Strahlen; zur Photonenstrahlung gehörender, hochenerget. Bereich des Spektrums elektromagnetischer Strahlung* mit einer Wellenlänge von ca. $10^{-2}$–10 nm, also etwa 1000-mal kleiner als sichtbares Licht; **Eigenschaften:** durchdringende, indirekt ionisierende Strahlen*; werden gebeugt (Röntgenbeugung, s. Kristallstrukturanalyse), gebrochen, reflektiert, sie interferieren u. sind polarisierbar; über Wechselwirkungsprozesse wird ein Teil der R. gestreut, ein anderer absorbiert u. der Rest vom Material durchgelassen; dieser Rest ist abhängig von den unterschiedl. Gewebearten u. -dicken des durchstrahlten Körpers u. wird für die röntgendiagnost. bildgebenden Verfahren genutzt. Der absorbierte Anteil ist in der Diagnostik für den Bildkontrast verantwortl., bedingt die Strahlenexposition der Patienten; in der Strahlentherapie ist mit ihm der therap. Effekt verbunden. **Wirk.:** durchdringen Materie wie Gammastrahlen, ionisieren die Luft, schwärzen fotograf. Papier sowie Filme u. vermögen gewisse Stoffe zur Fluoreszenz* anzuregen. **Erzeugung:** in der Röntgenröhre*, dabei treten 2 Arten von Strahlen aus (Röntgenspektrum; s. Abb.): **1. Bremsstrahlung:** besteht aus einem kontinuierl. Spektrum in einem weiten Bereich u. entsteht durch plötzl. Abbremsen der auf Materie treffenden Elektronen, vorwiegend durch Stöße an Hüllenelektronen der Atome des Anodenmaterials. Diese statist. regellos erfolgenden Elementarprozesse liefern ein kontinuierl. Frequenzspektrum. Die Wellenlängenkanten u. das Energiemaximum der Bremsstrahlung hängen von der angelegten Spannung an der Röntgenröhre ab. **2. charakterist. Röntgenstrahlung** (Eigenstrahlung): besteht aus einzelnen scharfen Linien, ähnl. einem Linienspektrum im sichtbaren Bereich. Diese Linien werden durch Elektronenübergänge zu den fester gebundenen Elektronen der inneren Schalen der Atome verursacht. Durch ein energiereiches Elektron des Kathodenstrahles der Röntgenröhre können Elektronen aus inneren Schalen der Anodenatome vollständig herausgeschleudert werden. An ihre Stelle treten weniger fest gebundene Elektronen aus weiter außen liegenden Schalen. Dabei wird Energie in Form charakterist. elektromagnet. Wellen frei. Infolge dieser diskreten Elektronenübergänge entsteht Strahlung mit einer bestimmten Frequenz. Das charakterist. Röntgenspektrum ist für jedes als Anodenmaterial in der Röntgenröhre verwendete Metall verschieden. Meist werden Anodenmetalle mit einer OZ von 22–30 verwendet (z. B. Cu, Mo, Fe u. Chrom), die nur die K-Serie emittieren (Strahlung eines bestimmten Frequenzbereiches entsteht durch Elektronenübergänge auf die K-Schale). Im Falle einer Kupferantikathode (Anode) erhält die K-Serie Cu-$K_\alpha$- (L→K-Übergang) u. die Cu-$K_\beta$-Linie(n) (M→K-Übergang) mit Frequenzen zw. 15.42 u. 13.92 nm. Beim Durchgang durch Materie können durch R. wiederum R. entstehen (Sekundärstrahlung, Fluoreszenzstrahlung). Diese ist ident. mit der charakterist. Strahlung (Linienspektrum). Überdies kommt es durch klass. Streuung u. Compton-Effekt (s. Radioaktivität) zur diffusen Röntgenstrahlung (Streustrahlung). Es entsteht umso mehr Streustrahlung, je dicker die Schicht u. je geringer die Dichte der durchstrahlten Materie u. je höher die Röhrenspannung ist. Man unterscheidet harte R. (energiereiche, kurzwellige, mit hohem Durchdringungsvermögen) u. weiche (energiearme, langwellige, mit geringer Penetranz). Die Schwächung beim Durchgang durch Materie ist umso größer, je dicker die Schicht, je größer die Dichte, je höher die OZ der Elemente in der Schicht u. je größer die Wellenlänge der R. ist. Die Gesamtschwächung setzt sich aus Absorption u. Schwächung zusammen. **Anw.: 1.** (med.) in der Röntgendiagnostik (häufig in Kombination mit Röntgenkontrastmitteln*); **a) Röntgenbildaufnahme:** genutzt wird die Eigenschaft, fotograf. Filme zu schwärzen. Es entstehen Momentaufnahmen der durchstrahlten Objekte in Form von Negativen, in denen Strukturen mit geringer Röntgenabsorption dunkler erscheinen (Aufhellung) als Strukturen, die für R. weniger durchlässig sind (Verschattung). **b) Tomographie***, z. B. CT*; **c) Röntgenkinematographie:** ermöglicht die Aufnahme von Bewegungsabläufen nach dem Prinzip des Filmens, vorzugsweise in der Angiographie u. Kardiologie; **d) Röntgendurchleuchtung:** R. treffen nach dem Durchgang durch den Körper auf einen strahlenempfindl. Schirm (vgl. Barium-tetracyanoplatinat(II)), den der Untersu-

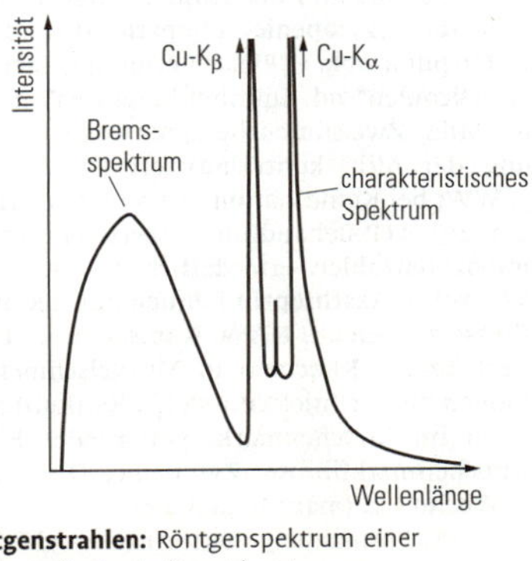


**Röntgenstrahlen:** Röntgenspektrum einer Kupferantikathode (Anode) [5]

cher beobachtet, es lassen sich auch hier Bewegungsabläufe erkennen; relativ hohe Strahlenexposition* für Patient u. Untersuchenden; **e) Röntgenbildverstärker:** elektron. Einrichtung (Kurzbez. RBV-Röhre), die R. nach Durchtritt durch das zu untersuchende Objekt verstärkt u. in sichtbares Licht umwandelt (Bildwandler). Dadurch lässt sich die Dosisleistung herabsetzen (Verringerung der Strahlenexposition, dadurch hat die Durchleuchtung erhebl. an Bedeutung verloren) u. ein helles Durchleuchtungsbild erhalten. Durch Kopplung des Bildverstärkers mit einem Computersystem stehen alle modernen Auswertungs- u. Bildverarbeitungsverfahren zur Verfügung. **2.** (med.) therap. Anw. (s. Strahlentherapie; vgl. Strahlenbiologie); **3.** (techn.) Wegen ihrer kleinen Wellenlänge werden R. zu Längenmessungen atomarer Dimensionen, zur Ausmessung von Kristallgittern u. a. techn. Prüfungen (z. B. Materialprüfungen) angewendet. **Gesch.:** R. wurden 1895 von Conrad Röntgen (1845–1923) in Würzburg entdeckt.

**Röntgenstrukturanalyse:** s. Kristallstrukturanalyse.

**Rötegewächse:** s. Rubiaceae.

**Rötel:** s. Ton, roter; Eisen(III)-oxid.

**Röteln:** Rubeola; i. d. R. harmlose Virusinfektion mit Ausnahme der hohen Gefährdung der Frucht in utero insbes. während der ersten 3 Schwangerschaftsmonate bei Erkrankung der Mutter (Embryopathia rubeolosa); **Erreger:** Röteln*-Virus; Übertragung: durch Tröpfcheninfektion; Erkrankungsgipfel bei Kindern zw. 3. u. 10. Lebensjahr; Schwellung der Lymphknoten, typ. Exanthem; Infektion hinterläßt fundierte Immunität. **Proph.:** Schutzimpfung mit einem attenuierten Lebend-Impfstoff (s. Röteln-Lebend-Impfstoff). Eine Rötelinfektion bei Schwangeren kann Urs. einer Embryopathie sein; Behandlung mit R.-Hyperimmunglobulin; s. Röteln-Immunglobulin vom Menschen.

R

**Röteln-Immunglobulin vom Menschen:** Immunoglobulinum humanum rubellae Ph.Eur.6; flüssige od. gefriergetrocknete Zuber., die Immunglobuline, vorwiegend IgG, enthält; Immunglobulinpräparat*; **Gew.:** aus Plasma od. Serum, das spezif. Antikörper gegen das Röteln*-Virus enthält.

**Röteln-Lebend-Impfstoff:** Vaccinum rubellae vivum Ph.Eur.6; gefriergetrocknete Zuber. aus einem lebenden, attenuierten Stamm des Röteln*-Virus; in Zellkulturen gezüchtet; kein Konservierungsmittel; **Anw.:** Impfprophylaxe im Kindesalter u. für Frauen im gebärfähigen Alter, die keine Antikörper gegen das Röteln-Virus besitzen, auch als Kombinationsimpfstoff (Masern-Mumps-Röteln-Impfstoff; s. MMR-Schutzimpfung). Keine Rötelnimpfung während der Schwangerschaft, mind. 3 Monate lang nach der Impfung sollte keine Schwangerschaft eintreten.

**Röteln-Virus:** Rubivirus aus der Fam. der Togaviridae*; Erreger der Röteln*.

**Rofecoxib** (INN): 4-(4′-methylsulfonylphenyl)-3-phenyl-2-(5*H*)-furanon; CAS-Nr. 162011-90-7; $C_{17}H_{14}O_4S$; $M_r$ 314.4; logP 1.6 (berechnet); schwer lösl. in Wasser; seit Oktober 2004 wegen Kardiotoxizität weltweit nicht mehr im Handel befindl. spezif. COX-2-Hemmer (s. Cyclooxygenase-Inhibitoren); früher angewendet bei Erkrankungen des rheumat. Formenkreises.

**Roggen:** s. Secale cereale.

**Roggenstärke:** s. Secale cereale (Amylum Secalis).

**Rohdichte:** s. Dichte von Pulvern.

**Rohkaolin:** s. Ton, weißer.

**Rohkresol:** s. Cresol (Cresolum crudum).

**Rohr, Spanisches:** s. Arundo donax.

**Rohrzucker:** s. Saccharose.

**Rohzucker:** brauner Zucker; noch Melasseanteile enthaltender Rohrzucker; s. Saccharose.

**Roiboos Tee:** s. Aspalathus linearis (Herba Aspalathi).

**Rolitetracyclin** (INN): Pyrrolidinomethyltetracyclin; CAS-Nr. 751-97-3, 4-Dimethylamino-1,4,4a,5,5a,6,11,12a-octahydro-3,6,10.12,12a-pentahydroxy-6-methyl-1,11-dioxo-N-(1-pyrrolidinylmethyl)-2-naphthacencarboxamid; $C_{27}H_{33}N_3O_8$; $M_r$ 527.56; Schmp. 162–165 °C (unter Zers.); lösl. 1:1.1 in Wasser, 1:200 in Ethanol; sehr schwer lösl. in Ether, schwer lösl. in absolutem Ethanol, lösl. in Aceton, in verd. Säuren u. Laugen; nicht mehr im Handel befindl. Antibiotikum*; **Wirk.:** halbsynthet. Tetracyclin* mit bakteriostat. Wirk. auf versch. grampositive u. gramnegative Keime; früher angewendet bei Mischinfektionen des GIT u. der oberen Atemwege sowie bei Infektionen durch gramnegative Stäbchen.

**Rollieren:** dünne Materialien, z. B. Blech od. Folien, am Rand einrollen.

**Rollkur:** früher bei Gastritis* u. Ulcus ventriculi (Magengeschwür) angewendete Behandlung, bei der sich der liegende Patient nach Einnahme einer adstringierenden Flüssigkeit (z. B. Tinctura* Chamomillae, Silbereiweiß*-Acetyltannat, Antacida*) langsam um seine Längsachse rollt, um so die Magenschleimhaut allseitig zu benetzen.

**Rolltrichter:** s. Urinalkondom.

**Roll- u. Schüttelverschleiß:** s. Abrieb.

**Romiplostim** (INN): CAS-Nr. 267639-76-9; rekombinantes Fc-Peptid-Fusionsprotein; besteht aus 2 ident. einsträngigen Untereinheiten, die jeweils eine $IgG_1$-Fc-Domäne enthalten, die mit dem C-terminalen Ende eines Peptids, das 2 Thrombopoetin-Rezeptor bindende Domänen aufweist, kovalent verknüpft ist (sog. Peptibody); **Wirk.:** Thrombozyten-Rezeptor-Agonist, der die Thrombozytenzahl über die Aktivierung des Thrombopoetin*-Rezeptors im Knochenmark steigert; **Ind.:** Immunthrombozytopenie (idiopath. thrombozytopen. Purpura; Abk. ITP) nach erfolgter Gabe von Glucocorticoiden* od. Immunglobulinen* u. entfernter Milz; Zweitlinientherapie, wenn die Entfernung der Milz kontraindiziert ist; Orphan* Drug; **WW:** bei Kombination mit anderen Arzneimitteln zur ITP-Behandlung Überwachung der Thrombozytenzahlen erforderlich; Corticosteroide, Danazol u. Azathioprin können ggf. reduziert od. abgesetzt werden. **UAW:** Kopfschmerz, Übelkeit, Erbrechen, Knochen- u. Muskelschmerzen, Reaktionen an der Injektionsstelle, Retikulinablagerungen im Knochenmark, potentielles Risiko der Knochenmarkfibrose, Zytopenie; **Dos.:** 1 µg/kg KG/Woche s. c. (max. 10 µg/kg KG).

**Rongalit C:** s. Formaldehydnatriumsulfoxylat.

**Roob:** alte (arab.) Bez. für Saft, hauptsächl. Frucht- od. Wurzelsaft.

**Roob Juniperi:** s. Juniperus communis (Succus Juniperi inspissatus).

**Rooibos Tee:** s. Aspalathus linearis (Herba Aspalathi).

**Ropinirol** (INN): 4-[2-(Di-*N*-propylamino)ethyl]-2(3*H*)-indolon; CAS-Nr. 91374-21-9; $C_{16}H_{24}N_2O$, Strukturformel: s. Abb.; $M_r$ 260.4; Schmp. 241 °C; logP 3.2; $pK_S$ 9.5 (berechnet); schwer lösl. in Wasser; **Wirk.:** Dopamin*-Rezeptor-Agonist; Antiparkinsonmittel*; **Ind.:** Parkinson-Syndrom (als Monotherapie, um den Levodopa-Einsatz hinauszuzögern, od. in Kombination mit Levodopa*, falls dessen Wirk. unzureichend ist); Restless*-Legs-Syndrom; **Kontraind.:** schwere Niereninsuffizienz (Kreatinin-Clearance <30 mL/min), schwere Leberfunktionsstörungen, Anw. bei Kindern <18 Jahre; **WW:** Metabolisierung in vitro durch CYP1A2, daher WW mit CYP1A2-Inhibitoren (z. B. Ciprofloxacin, Enoxacin, Fluvoxamin) od. -induktoren (Nicotin) mögl., ggf. Dosisanpassung von R.; erhöhte R.-Plasmaspiegel bei Frauen unter hochdosiertem Estrogen; bei Beginn od. Absetzen einer Hormonsubstitutionstherapie während der Behandlung mit R. ggf. Dosisanpassung (bei bereits bestehender Hormonsubstitutionstherapie übliche Dosis R.); Neuroleptika u. andere zentral wirksame Dopamin-Antagonisten (z. B. Sulpirid od. Metoclopramid): verminderte Wirksamkeit von R. (keine gleichzeitige Anw.); **UAW:** Übelkeit, Schläfrigkeit; **Dos.:** Parkinson-Syndrom: p. o. 3 × 0.25 mg/d, danach wöchentl. Steigerung um jeweils 0.25 mg; TMD 24 mg; Restless-Legs-Syndrom: p. o. 1 × 0.25 mg/d über 2 d, anschließend 1 × 0.5 mg/d, ab der 2. Woche Dosis weiter erhöhen (auf 2 mg/d); HWZ ca. 6 h.

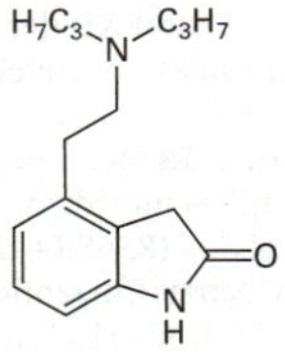

**Ropinirol**

**Ropivacain** (INN): (*S*)-*N*-(2,6-dimethylphenyl)-1-propyl-2-piperidincarboxamid; CAS-Nr. 84057-95-4; $C_{17}H_{26}N_2O$, Strukturformel: s. Abb.; $M_r$ 247.41; Schmp. 144–146 °C (kristallisiert aus Toluol); $pK_S$ 8.16; **Wirk.:** langwirksames Lokalanästhetikum*; **Ind.:** Epidural-, Leitungs- u. Infiltrationsanästhesie, Behandlung akuter Schmerzzustände; HWZ 1.8 h. **Ropivacainhydrochlorid:** CAS-Nr. 98717-15-8; Schmp. 260–262 °C (kristallisiert aus Isopropanol); bildet auch ein Monohydrat.

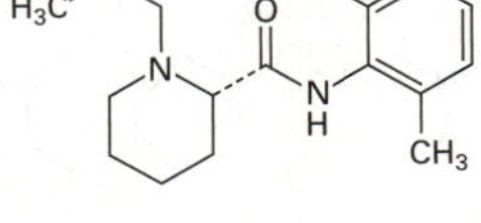

**Ropivacain**

**Rorippa nasturtium-aquaticum:** s. Nasturtium officinale.

**Rosa:** Gattung der Fam. Rosaceae; **1.** versch. Arten, z. B. **Rosa* canina, R. pendulina** (Alpenheckenrose), **R. rugosa** (Runzelrose, Kartoffelrose; heim. in Ostasien, eingebürgert in Europa u. Nordamerika) u. **R. majalis** (R. cinnamomea 1759 non 1753; Zimtrose, Mairose; Europa, Westasien), dienen als **Stpfl. von Rosae Pseudofructus** (s. Rosa canina); **2.** andere Arten u. deren Unterarten, Varietäten u. Formen, z. B. **Rosa* centifolia, R. damascena, R. alba** u. **R. gallica**, dienen als **Stpfl. von Oleum Rosae** (s. Rosa damascena).

**Rosa alba** L.: s. Rosa damascena.

**Rosa canina** L.: Hundsrose, Gemeine Heckenrose; Fam. Rosaceae; Europa; Stpfl. von **Rosae pseudofructus cum fructibus:** Fructus Cynosbati cum semine EB, Pseudofructus rosae, Cynosbata; Hagebutte (mit Kernen), Hagebutten, Hainbutten; aus Achsenbechern u. Früchten (die Kerne sind nicht Samen, sondern die eigentl. Früchte, näml. Nüsse) bestehende Scheinfrüchte versch. Rosa-Arten; s. Rosa, vgl. Fruchtformen; **Off.:** Ph.Helv, DAC; **Inhaltsst.:** 0.03–1.85 % Ascorbinsäure (Vitamin* C), 3 % Äpfel*- u. Citronensäure*, bis 11 % Pektinsäure (s. Pektine), Anthocyane*, Proanthocyanidine, Flavonoide*, 13 % Invertzucker*, 2 % Saccharose, ca. 2 % fettes Öl (v. a. Linol*- u. Linolensäure*), bis zu 0.02 % Carotinoide* im Fruchtfleisch, z. B. Lycopin*; **Anw.:** (volkstüml.) bei Magen-Darm-Beschwerden, zur Steigerung der Harnausscheidung, bei Erkältungskrankheiten; **Rosae pseudofructus:** Fructus Cynosbati sine semine; Hagebuttenschalen, entkernte Hagebutte; von Früchten u. auf dem Blütenboden aufsitzenden Haaren weitgehend befreite Achsenbecher der Scheinfrüchte versch. Rosa-Arten; **Off.:** Ph.Eur.6; **Inhaltsst.:** hoher Vitamin C-Gehalt (0.5–1.7 %) in frischen Hagebutten, beim Trocknen erniedrigt sich der Vitamin C-Gehalt bis auf 0 % (nach Ph.Eur. mind. 0.3 % Ascorbinsäure, bezogen auf das Trockengewicht); Citronen- u. Äpfelsäure (ca. 3 %), Pektine* (ca. 11 %) u. a. (vgl. Rosa pseudofructus cum fructibus); **Anw.:** (volkstüml.) z. B. bei Erkältungskrankheiten, Magen-Darm-Erkrankungen sowie als Haustee; **Semen Cynosbati:** Cynosbati semen; Hagebuttensamen, Hagebuttenkerne, Kernlestee; **Off.:** EB; **Inhaltsst.:** ca. 0.3 % äther. Öl, ca. 9 % fettes Öl, Zucker, Lecithin*, im Keimöl ca. 47 mg/100 mL $\alpha$- u. $\beta$-Tocopherol (Vitamin* E); **Anw.:** (volkstüml.) bei Blasenleiden; **Fungus Cynosbati:** Schlafapfel, Schlafkunze, Rosenschwamm; Wucherung, erzeugt durch den Stich u. die Eiablage der Rosen-Gallwespe Rhodites Rosae an den jungen Trieben von Rosa canina. **Inhaltsst.:** Tannin*. **Hom.:** **1.** Rosa canina: frische Blütenblätter; **2.** Cynosbatus: Fungus cynosbati (auf Rosa canina); getrockneter Rosenschwamm.

**Rosaceae:** Rosengewächse; Fam. der Ordnung Rosales; ca. 4000 Arten; **Merkmale:** **1.** (biol.) Holzgewächse od. Kräuter mit wechselständigen, oft zusammengesetzten Blättern*, häufig mit Nebenblättern; die Blüten* sind sehr unterschiedl. gebaut, meist mit zahlreichen Staubgefäßen; Kelch

u. Korolle fünfzählig, außer Potentilla* erecta (4), Blutwurz, u. Dryas octopetala (8), Silberwurz; ein od. mehrere, ober- bis unterständige Fruchtknoten; die Früchte (s. Fruchtformen) sind Balgfrüchte, Nüsse od. Nüsschen, Steinfrüchte, gleichzeitig oft Sammel- u. Scheinfrüchte, jedenfalls keine Beeren; **2.** (techn.) pflanzliche Gerbstoffe*, Triterpensaponine (charakterist. ist Tormentosid*), Cyanglykoside* (Unterfamilien Prunoideae, Steinobst, u. Maloideae, Kernobst), Flavonolglykoside, häufig Sorbitol* sowie Fruchtsäuren (Äpfel-, Citronen- u. Ascorbinsäure). **Gattungen:** z. B. Agrimonia, Alchemilla, Crataegus, Cydonia, Eriobothrya, Filipendula, Fragaria, Geum, Hagenia, Malus, Mespilus, Potentilla, Prunus, Pygeum, Pyrus, Quillaja, Rosa, Rubus, Sanguisorba u. Sorbus.

**Rosa centifolia** L.: Zentifolie, Kohlrose, Provencerose; Fam. Rosaceae; zus. mit **R. gallica** (Essigrose) Stpfl. von **Flores Rosae:** Rosae flos; Rosenblütenblätter; **Inhaltsst.:** Gerbstoffe, Gallussäure*, Quercitrin (s. Quercetin) u. ca. 0.02 % äther. Öl (Oleum Rosae, s. Rosa damascena); **Off.:** EB; **Anw.:** **1.** (volkstüml.) bisweilen als Adstringens*; **2.** (techn.) zur Gewinnung des Rosenöls, s. Rosa damascena.

**Rosa cinnamomea** L.: s. Rosa.

**Rosa damascena** Mill.: Fam. Rosaceae; ursprüngl. heim. in Persien; uralte Kulturrose; neben anderen Rosenarten wie **Rosa gallica** (Essigrose), **Rosa* centifolia** u. **R. alba** (Hybride) Stpfl. von **Rosae aetheroleum:** Oleum Rosae; Rosenöl; D. 0.848–0.862 (30 °C); Ep. <24 °C, $\alpha_D^{20\,°C}$ −1° bis −4°; das äther. Öl der Blüten; Hauptlieferländer sind Bulgarien, GUS, Frankreich, Marokko u. Türkei; blassgelbe Flüss. bekannten Geruchs u. scharfen Geschmacks; **Off.:** DAB; **Inhaltsst.:** Hauptbestandteil sind Geraniol* u. Citronellol*, ferner Phenylethylalkohol (in Extraktionsölen 55 %, in Destillationsölen <9 %), Eugenol*, Nerol*, Linalool* u. a. Monoterpene sowie 10–30 % Stearoptene (feste Fraktion, die aus Kohlenwasserstoffen entsteht), die den hohen Ep. des Öles bedingen, selbst geruchlos sind u. zum Identitätsnachweis dienen; **Gew.:** durch Extraktion mit tief siedenden Lösungsmitteln od. Destillation der Blüten mit Wasser, evtl. Rektifikation u. Stehenlassen, bis sich das Öl an der Oberfläche der Flüss. angesammelt hat u. abgeschöpft werden kann; zur Gewinnung von 1 kg Rosenöl sind 3000–6000 kg Blüten erforderlich; **Anw.:** (techn.) geruchs- u. geschmacksverbesserndes Mittel (Aqua* Rosae), in der Parfümerie; zur Verfälschung u. als Ersatz dient neben Geraniumöl (s. Pelargonium-Arten) hauptsächl. das Palmarosaöl, s. Cymbopogon martini var. motia.

**Rosae aetheroleum:** s. Rosa damascena.

**Rosae pseudofructus:** s. Rosa canina.

**Rosae pseudofructus cum fructibus:** s. Rosa canina.

**Rosa gallica** L.: s. Rosa damascena.

**Rosa majalis** J. Herrm. emend. Mansf.: s. Rosa.

**Rosanilinhydrochlorid:** $C_{20}H_{22}ClN_3O$; $M_r$ 355.87; vgl. Fuchsin.

**Rosa pendulina** L.: s. Rosa.

**Rosa rugosa** Thunb.: s. Rosa.

**Rosella:** s. Hibiscus sabdariffa (Hibisci sabdariffae flos).

**Rose-Metall:** s. Bismut.

**Rosenapfel:** s. Syzygium jambos.

**Rosenblütenblätter:** s. Rosa centifolia (Flores Rosae).

**Rosengallwespe:** s. Rosa canina (Fungus Cynosbati).

**Rosengewächse:** s. Rosaceae.

**Rosenhonig:** s. Mel (Mel rosatum).

**Rosenhonig mit Borax:** s. Mel (Mel rosatum cum Borace).

**Rosenlorbeerblätter:** s. Nerium oleander (Oleandri folium).

**Rosenmund-Reduktion:** Methode zur Herst. von Aldehyden* durch Reduktion von Carbonsäurechloriden mit Wasserstoff* u. Palladium* als Katalysator; um eine Weiterreduktion zum Alkohol* zu vermeiden, wird der Katalysator, der sich auf einer Bariumsulfat-Trägersubstanz befindet, mit einem schwefelhaltigen Kontaktgift deaktiviert; z. B. liefert Benzoylchlorid* Benzaldehyd* (s. Abb.).

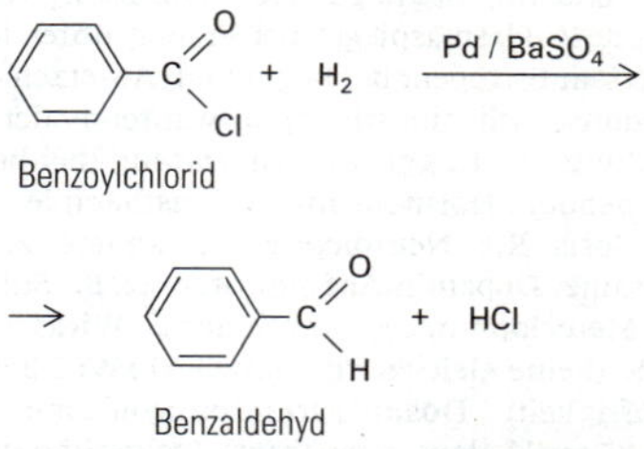


**Rosenmund-Reduktion:** Bildung von Benzaldehyd als Beispiel

**Rosenöl:** s. Rosa damascena (Oleum Rosae).

**Rosenschwamm:** s. Rosa canina (Fungus Cynosbati).

**Rosenthal-Faktor:** Faktor XI der Blutgerinnung* (Tab. dort); Serinprotease; Mangel führt zu Hämophilie C (selten).

**Rosenwasser:** s. Aqua Rosae.

**Rosiersalz:** s. Zinn(IV)-chlorid.

**Rosiglitazon** (INN): (*RS*)-5-(4-(2-(Methyl(2-pyridyl)amino)ethoxy)benzyl)thiazolidin-2,4-dion; CAS-Nr. 122320-73-4; $C_{18}H_{19}N_3O_3S$, Strukturformel: s. Abb.; $M_r$ 361.4; Schmp. 153 °C; logP 2.6; $pK_S$ 6.3 (berechnet); schwer lösl. in Wasser; **Wirk.:** orales Antidiabetikum* (Glitazon); Regulation der Mechanismen im Kohlenhydrat- u. Fettstoffwechsel; **Ind.:** Diabetes mellitus Typ 2 (v. a. bei übergewichtigen Patienten) als Monotherapie bei unzureichender Einstellung durch Diät u. Bewegung u. wenn Metformin nicht vertragen od. kontraindiziert ist; als orale Zweifach-Kombinationstherapie zus. mit Metformin, wenn die orale Monotherapie mit Metformin unzureichend ist, od. zus. mit Sulfonylharnstoffen, wenn Metformin nicht vertra-

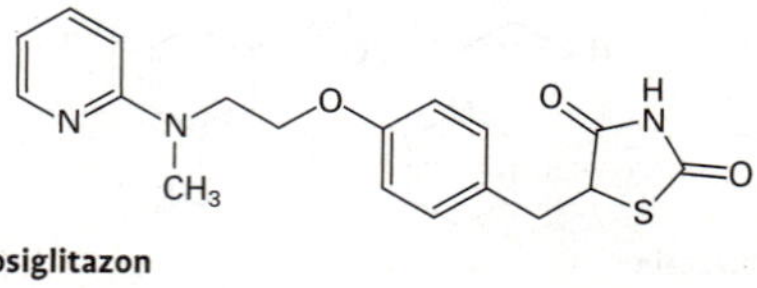

**Rosiglitazon**

R

gen od. kontraindiziert ist od. eine orale Monotherapie mit Sulfonylharnstoffen unzureichend ist; als orale Dreifach-Kombinationstherapie zus. mit Metformin u. Sulfonylharnstoffen, wenn eine orale Zweifach-Kombinationstherapie unzureichend ist; **Kontraind.:** Herzinsuffizienz (auch in der Anamnese), akutes Koronarsyndrom (instabile Angina pectoris, Herzinfarkt), Leberfunktionsstörungen, erhöhte Ausgangswerte der Leberenzymspiegel (>2.5-fache der oberen Grenze des Normbereichs) od. Anzeichen von Lebererkrankungen, diabet. Ketoacidose od. diabet. Präkoma; **WW:** Metabolisierung v. a. über CYP2C8 u. geringgradig über CYP2C9; kationische Arzneimittel, die über die Niere ausgeschieden werden (z. B. Cimetidin) od. Gemfibrozil (CYP2C8-Inhibitor): erhöhte Plasmakonzentration von R. (2-fach), ggf. Dosisverringerung u. engmaschige Blutglucosekontrolle bzw. Änderung der Diabetestherapie; Rifampicin (CYP2C8-Induktor): verringerte Plasmakonzentration von R.; ggf. beeinflussen auch andere Induktoren (z. B. Phenytoin, Carbamazepin, Phenobarbital, Johanniskraut) die Verfügbarkeit von R., ggf. engmaschige Blutglucosekontrolle u. Dosisanpassung; NSAR: Flüssigkeitsretention, erhöhtes Risiko einer Ödembildung; bei Zwei- od. Dreifach-Kombinationstherapie mit Sulfonylharnstoffen od. Insulin Hypoglykämiegefahr (dosisabhängig), evtl. engere Überwachung u. Dosisreduktion der Begleitmedikation erforderl.; bei Kombination mit Metformin u. Sulfonylharnstoff erhöhtes Risiko für Flüssigkeitsretention, Herzinsuffizienz sowie Hypoglykämie, daher bes. sorgfältige Überwachung erforderl. u. Dosisreduktion der Begleitmedikation empfohlen; **UAW:** Anämie, Hypercholesterolämie, Hyperlipidämie, Gewichtszunahme, Hypoglykämie, kardiale Ischämie; **Dos.:** 4 mg/d p. o., bei Bedarf Erhöhung auf 8 mg/d.

**Rosinen:** s. Vitis vinifera (Passulae majores).

**Rosmarinblätter:** s. Rosmarinus officinalis (Rosmarini folium).

**Rosmarinblüten:** s. Rosmarinus officinalis (Flores Rosmarini).

**Rosmarini aetheroleum:** s. Rosmarinus officinalis.

**Rosmarini folium:** s. Rosmarinus officinalis.

**Rosmarinöl:** s. Rosmarinus officinalis (Rosmarini aetheroleum).

**Rosmarinsäure:** Caffeoyl-$\alpha$-hydroxydihydrocaffeesäure; Labiatengerbstoff, kommt in vielen Lamiaceae* (auch Apiaceae*) vor u. hat antioxidative u. antiphlogist. Wirkung.

**Rosmarinspiritus:** s. Spiritus Rosmarini.

**Rosmarinus officinalis** L.: Rosmarin; Fam. Lamiaceae (Labiatae); heim. im Mittelmeergebiet, kultiviert in Deutschland, England, Nordamerika; Stpfl. von **Rosmarini folium:** Folia Rosmarini, Folia Anthos, Folia Roris marini; Rosmarinblätter; ganze, getrocknete Laubblätter; **Off.:** Ph.Eur.6; Monographie: HMPC, ESCOP, Kommission E; **Inhaltsst.:** 1–2.5 % (nach Ph.Eur. mind. 1.2 %) äther. Öl (Rosmarini aetheroleum, s. u.), ca. 8 % Labiaten-Gerbstoffe wie Rosmarinsäure* (nach Ph.Eur. mind. 3 %, Hydroxyzimtsäure-Derivate, berechnet als Rosmarinsäure), Carnosol*, Flavonverbindungen, Triterpensäuren u. a.; **Anw.:** **1.** (med.) innerl. bei dyspeptischen Beschwerden u. äußerl. zur unterstützenden Therapie rheumat. Erkrankungen (Kommission E); **2.** (volkstüml.) z. B. zur vermehrten Harnausscheidung als Tonikum* für den Magen-Darm-Trakt; zu hautreizenden Bädern u. Umschlägen; als Gewürz; **Dos.:** innerl. als Tee: 3- bis 4-mal/d 1 TL (ca. 2 g); äußerl. als Zusatz zu Badewasser: 100 g Blätter mit 2 L Wasser überbrühen; jeweils 15 min ziehen lassen; **Flores Rosmarini:** Flores Anthos; Rosmarinblüten; **Inhaltsst.:** äther. Öl; **Anw.:** (volkstüml.) zu Bädern u. Umschlägen; **Rosmarini aetheroleum:** Oleum Rosmarini; Rosmarinöl; D. 0.895–0.920; $n_D^{20\,°C}$ 1.464–1.473; $\alpha_D^{20\,°C}$ –5° bis +8 °; durch Wasserdampfdestillation gewonnenes äther. Öl der blühenden oberirdischen Teile; klare farblose bis blassgelbe Flüss. von charakteristischen Geruch; **Off.:** Ph.Eur.6, ÖAB, Ph.Helv.; Monographie: HMPC; **Inhaltsst.:** $\alpha$-Pinen*, $\beta$-Pinen, Limonen*, 1,8-Cineol*, Campher*, Camphen*, Borneol* u. a.; **Zuber.:** Unguentum* aromaticum, Unguentum Rosmarini compositum, Linimentum* saponato-camphoratum; Gallerta* saponata camphorata; Spiritus* saponato-camphoratus; Spiritus* Rosmarini; **Anw.:** (med.) innerl. bei dyspept. Beschwerden; äußerl. zu schmerzstillenden od. hautreizenden Einreibungen u. Bädern, z. B. bei Erkrankungen des rheumat. Formenkreises; innerl. Choleretikum* u. Karminativum* (auch als Rosmarinwein). **Hom.:** **1.** Rosmarinus officinalis (HAB): getrocknete Blätter; **2.** Rosmarinus officinalis e foliis recentibus (HAB): frische Blätter; **3.** Rosmarinus officinalis spag. Zimpel (HAB): frische, blühende, oberird. Teile.

**Rosmarin, Wilder:** s. Ledum palustre.

**Rosocyanin:** s. Curcumapapier.

**Rosolsäure:** **1.** Acidum rosolicum, Phenylrot; $C_{20}H_{16}O_3$; $M_r$ 304.35; braunrote, grünl. glänzende Stücke od. ziegelrotes Pulver; unlösl. in Wasser, lösl. in Ethanol, sehr leicht lösl. in heißem Ethanol, in verdünnten Alkalilaugen u. in Eisessig, sehr schwer lösl. in Ether u. Chloroform; **Anw.:** (analyt.) als Indikator*, Umschlagsbereich: pH 6.9 (orange) bis pH 8.0 (rotviolett). **Rosolsäurelösung:** Reagenz DAB, Lsg. von 1 T. Rosolsäure in 99 T. Ethanol (zur Untersuchung des Magensaftes). **2.** *p*-Rosolsäure: s. Aurin.

**Rosoxacin** (INN): Acrosoxacin; 1-Ethyl-1,4-dihydro-4-oxo-7-(4-pyridyl)-3-chinolincarbonsäure; CAS-Nr. 40034-42-2; $C_{17}H_{14}N_2O_3$; $M_r$ 294.31; kaum wasserlösl., lösl. in alkal. u. sauren Lösungsmitteln; nicht mehr im Handel befindl. Antibiotikum* (Chinolon*); früher angewendet bei Infektionen mit empfindl. Keimen, speziell Neisseria gonorrhoeae.

**Rossfenchel:** s. Oenanthe aquatica.

**Roßkastanie:** s. Aesculus hippocastanum.

**Roßkastanienblätter:** s. Aesculus hippocastanum (Folia Hippocastani).

**Roßkastanienblüten:** s. Aesculus hippocastanum (Flores Hippocastani).

**Roßkastanienöl:** s. Aesculus hippocastanum (Oleum Hippocastani).

**Roßkastanienrinde:** s. Aesculus hippocastanum (Cortex Hippocastani).

**Roßkastaniensamen:** s. Aesculus hippocastanum (Hippocastani semen).

**Roßkastanientrockenextrakt, eingestellter:** s. Hippocastani extractum siccum normatum.

**Roßminze, Grüne:** s. Mentha spicata var. spicata.

**Roßpappelblüten:** s. Malva sylvestris (Malvae sylvestris flos).

**Rost:** s. Eisen; Eisen(III)-hydroxid.

**Rostpilze:** Ordnung Uredinales; Getreideschädlinge mit rostbraunen Sporen*; s. Pilze (Basidiomycota); **Gattungen:** z. B. Puccinia. Vgl. Brandpilze.

**rostral** (lat. rostrum Schnabel): zum vorderen Körperende hin gelegen.

**Rosuvastatin:** 7-[4-(4-Fluorphenyl)-6-(prop-2-yl)-2-(methyl-methylsulfonyl-amino)-pyrimidin-5-yl]-3,5-dihydroxy-hept-6-ensäure; CAS-Nr. 287714-41-4; $C_{22}H_{28}FN_3O_6S$, Strukturformel: s. Abb.; $M_r$ 481.55; logP 0.5 ± 0.8 (berechnet); **Wirk.:** Lipidsenker*, HMG*-CoA-Reduktase-Hemmer; **Ind.:** primäre Hypercholesterolämie od. gemischte Dyslipoproteinämie* (in Verbindung mit Ernährungsumstellung); **Kontraind.:** schwere Nieren- u. Leberfunktionsstörungen; **WW:** orale Antikoagulanzien: Prothrombinzeit verlängert; Fibrate u. Nicotinsäure: erhöhtes Risiko einer Myopathie; Ciclosporin: erhöhte AUC-Werte für R.; Gemfibrozil u. lipidsenkende Dos. von Niacin: erhöhtes Risiko einer Myopathie; Ezetimib: pharmakodynam. WW nicht ausgeschlossen, bei Dosis von 40 mg R. verstärktes Auftreten von Rhabdomyolyse; Proteasehemmer: erhöhte system. Bioverfügbarkeit von R., Anstieg von $C_{max}$ u. AUC um das 2- bis 5-fache; Antacida: Senkung der Plasmaspiegel von R. um ca. 50 %; Erythromycin: Abnahme der AUC u. Senkung der AUC von Ethinylestradiol bzw. Norgestrel; Fibrinsäurederivate, Ciclosporin, Nicotinsäure, Antimykotika vom Azol-Typ, Proteasehemmer, Makrolid-Antibiotika: erhöhte Inzidenz von Myositis u. Myopathie; **UAW:** Kopfschmerz, Schwindel, Obstipation, Muskelschmerzen, Kraftlosigkeit, sehr selten Rhabdomyolyse; **Dos.:** p. o. Initialdosis 1×5–10 mg/d, Dosisanpassung auf nächsthöhere Dos. in Intervallen von 4 Wochen; TMD 40 mg.

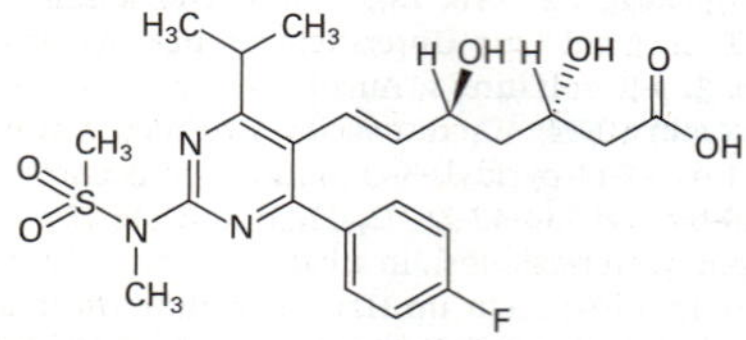

**Rosuvastatin**

**Rotalgen:** Rhodophyceae, Rhodophyta; eukaryot. Algen* (meist mehrzellig); ca. 4000 Arten, meist im Salzwasser lebend; **Merkmale:** (chem.) Phycobiliproteide (s. Proteide), in der Struktur ähnl. den Gallenfarbstoffen u. hinsichtl. der Funktion wie die Chlorophylle* der Pflanzen; ferner saure Polysaccharide (mit Schwefelsäure veresterte Polygalaktane), wie z. B. in Gelidium (s. Agar), Chondrus crispus u. Gigartina mamillosa (s. Carrageen).

**Rotamere:** Rotationsisomere; Konformere, die durch Rotation um eine C—C-Einfachbindung entstehen; es sind unendlich viele R. eines Moleküls möglich; sie sind prakt. nicht isolierbar. Vgl. Konformation.

**Rotating-Basket-Methode:** s. Dissolutiontest.

**rotating locular countercurrent chromatography:** s. DCCC.

**Rotation des Protoplasmas:** Plasmaströmung in der Zelle* in einer Richtung im Plasmabelag der Zellwand*; vgl. Zirkulation des Protoplasmas.

**Rotationsdispersion, optische:** s. ORD.

**Rotationsisomere:** s. Rotamere.

**Rotationsverdampfer:** Gerät zum schonenden Eindampfen* von Lsg.; als Verdampferelement dient ein rotierender Glaskolben, der in ein Heizbad taucht. Die Flüss. wird als dünner Film auf die heiße Wandfläche verteilt u. kann dadurch leicht verdunsten. Bei dieser Abdampftechnik im Vakuum wird der erreichbare Arbeitsdruck durch die Dichtigkeit des Kupplungsteils bestimmt. Bei entspr. Position des Kühlers ist z. B. auch Kochen unter Rückfluss möglich.

**Rotationsviskosimeter:** Gerät zur Messung der Viskosität* strukturviskoser Flüssigkeiten (Nicht-Newton-Körper, s. Rheologie); **Formen: 1. Zylinder-Becher-Methode:** Ph.Eur.; die hierbei am häufigsten verwendeten Viskosimeter dienen zur Untersuchung von niedrig bis mäßig viskosen Flüssigkeiten: **a) Couette-R.:** Ein an einem Torsionsdraht hängender zylindr. Messkörper (es stehen mehrere Größen zur Verfügung) taucht zentrisch in die zu untersuchende Flüssigkeit ein. Die Scherung erfolgt in einem Ringspalt (so wie beim Searle-R.; s. Abb.). Wird der Flüssigkeitsbehälter (thermostatisiert) um die vertikale Achse gedreht (mehrere Drehzahlen einstellbar), so dreht sich über die Prüfflüssigkeit der Messkörper solange mit, bis durch den Widerstand des verdrillten Torsionsdrahtes das durch die innere Zähigkeit der Prüfflüssigkeit entstandene Drehmoment am Messkörper kompensiert ist. Der an einer Skala ablesbare Verdrillungswinkel ist proportional der Schubspannung τ. **b) Searle-R.:** Bei diesem gebräuchlicheren Viskosimeter (s. Abb.) ist im Ggs.

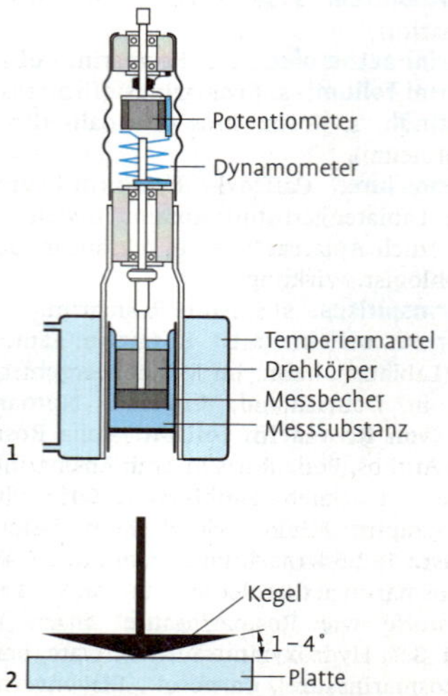


**Rotationsviskosimeter:** 1: Schema des Searle-Typs; 2: Kegel-Platte-Messeinrichtung zum Couette-R. nur der zylindr. Messkörper beweglich. Dieser Drehkörper ist über eine Stange u. eine Torsionsfeder mit dem Antriebsaggregat verbunden. Der Messbecher ist starr u. thermostatisierbar. Werden bei a) bzw. b) alle Gerätemaße (Becher- u. Zylinder-Radius usw.) zur Apparatekonstanten K zusammengezogen, so gilt für die Ermittlung der Viskosität η dieser Rotationsviskosimeter:

$$\eta = \frac{\tau}{D} = \frac{K \cdot M}{\omega}$$

τ: Schubspannung; D: Schergeschwindigkeit; M: Drehmoment; ω: Winkelgeschwindigkeit (2πn/60; n: Drehzahl). **2. Kegel-Platte-Messeinrichtung:** meist Zubehörteil üblicher R., dient der Messung hochviskoser u. plastischer Systeme. Ein sehr stumpfer Kegel mit einem Öffnungswinkel von nahezu 180° rotiert (Wahl der Drehzahl möglich) auf einer ruhenden, horizontal angeordneten, thermostatisierbaren Platte (s. Abb.). Die mit diesem Viskosimeter zu untersuchende sehr kleine Substanzprobe befindet sich nach Absenken des Kegels auf die Platte im verbleibenden ringförmigen Keilspalt. Bei der Messung rotiert mit der Winkelgeschwindigkeit ω der Kegel, an dem das Drehmoment M je nach Messmodus abgenommen bzw. angelegt wird. Daraus ergibt sich für den Radius r des gewählten Kegels die Schubspannung

$$\tau = \frac{3 \cdot M}{2\ \pi\ r^3}$$

u. für den jeweiligen Öffnungswinkel α (1–4°) die Schergeschwindigkeit

$$D = \frac{\omega}{\tan \alpha}$$

Die Viskosität η lässt sich daraus nach der Formel

$$\eta = \frac{\tau}{D}$$

berechnen. **Durchführung:** Vor der Messung strukturviskoser Flüssigkeiten u. plastischer Systeme werden diese mit eingetauchtem bzw. bei der Kegel-Platte-Messeinrichtung aufgesetztem Messkörper ausreichend lange der Ruhe überlassen (Regeneration des Systems). **Gew. von Fließkurven:** Abhängig vom Messmodus: entweder werden definierte Schergeschwindigkeiten D vorgegeben u. die dazu erforderl. Schubspannungen τ gemessen (controlled rate) od. es werden die aus vorgegebenen Schubspannungen τ resultierenden Schergeschwindigkeiten D aufgezeichnet (controlled stress). Halbfeste Arzneiformen zeigen bei Viskositätsuntersuchungen sowohl ein vikoses (nach Eintreten des Scherens) als auch ein elastisches (vor Eintreten des Scherens) Verhalten. Dieses Verhalten wird als **Viskoelastizität** bezeichnet u. kann von einfacheren Rheometern nicht erfasst werden. Wenn der Rotationsantrieb jedoch nur extrem kurze Drehbewegungen sinusförmig ausführt, lässt sich ohne Zerstörung der inneren Struktur der Probe die elast. Komponente erfassen. Geräte dafür werden als **Oszillationsrheometer** bezeichnet.

**Rotaviren** (lat. rota Rad): Genus der Fam. Reoviridae* mit 3 humanpathogenen Serotypen (A–C) mit weltweiter Verbreitung; v. a. Serotyp A ist häufigster Erreger nichtbakt. Gastroenteritis bei Säuglingen u. Kleinkindern; **Infektionsprophylaxe:** Rotavirus*-Lebend-Impfstoff.

**Rotavirus-Lebend-Impfstoff:** orale Vakzine*; Lebend-Impfstoff zur aktiven Immunisierung von Säuglingen zur Prävention einer durch Rotaviren* verursachten Gastroenteritis; **Formen: 1.** humaner, monovalenter, attenuierter Impfstoff: leitet sich vom häufigsten humanen Serotyp G1P ab; **2.** human-boviner, pentavalenter Impfstoff: enthält die reassortierten humanen Virussubtypen G1, G2, G3 u. G4 u. die Andockproteine P7 u. P1A sowie das Kapsidprotein G6 eines bovinen Virusstammes; wird je nach Impfstoff 2- bzw. 3-mal (mit Mindestabstand von 4 Wochen) oral verabreicht (Schluckimpfung); erste Gabe ab einem Alter von 6 Wochen, letzte Dosis vor Vollendung der 24. bzw. 26. Lebenswoche. Die Rotavirus-Impfung zählt gemäß den Empfehlungen der Ständigen Impfkommission (Abk. STIKO) am Robert Koch-Institut aktuell nicht zu den Standard- oder Indikationsimpfungen.

**Rotbleierz:** s. Blei.

**Rotbuche:** s. Fagus sylvatica.

**Rotbuschtee:** s. Aspalathus linearis (Herba Aspalathi).

**Roteisenstein:** s. Eisen(III)-oxid.

**Rote Liste:** deutsches Arzneispezialitätenverzeichnis; Verzeichnis von Fertigarzneimitteln; enthält u. a. Angaben über Hersteller, Zusammensetzung, Indikationen, Kontraindikationen, UAW, WW, Warnhinweise, Risiken bei Schwangerschaft u. Stillzeit, Dos., Aufbewahrungs- u. Haltbarkeitshinweise, Preise der einzeln aufgenommenen Arzneimittel. Zusätzl. empfiehlt sie allg. u. spezielle Therapiemaßnahmen bei akuten Intoxikationen mit Arzneimitteln u. nennt u. a. Informationszentren für Vergiftungsfälle in Deutschland u. anderen europäischen Ländern sowie Notfalldepots für Sera u. Plasmaderivate in Deutschland. Auch werden Angaben über internationale Impfvorschriften u. die Malariaprophylaxe bei Auslandsreisen gemacht. Die R. L. wird von den Mitgliedern des BPI* herausgegeben, ab 1997 zusammen mit denen des VFA (Abk. für Verband Forschender Arzneimittelhersteller).

**Rotenoide:** in Pflanzen, v. a. der Fam. Fabaceae vorkommende, dem Rotenon* strukturverwandte Isoflavone (s. Isoflavonoide); **Anw.:** zur Schädlingsbekämpfung.

**Rotenon:** 1,2,12,12*a*-Tetrahydro-8,9-dimethoxy-2-(1-methylethenyl)-[1]benzopyrano[3,4-*b*]furo[2,3-*h*]-[1]-benzopyran-6-(6*aH*)-on; CAS-Nr. 83-79-4; $C_{23}H_{22}O_6$, Strukturformel: s. Abb.; $M_r$ 394.41; farblose Kristalle; in Wasser unlösl., in Ethanol, Benzol, Aceton gut, in Chloroform sehr gut lösl.; Isoflavanonderivat aus Paraderris* elliptica, Piscidia* piscipula sowie Lonchocarpus- u. Tephrosia-Arten (Fam. Fabaceae); **Wirk.:** Durch Hemmung des mitochondrialen Elektronentransportes kann die Zelle kein ATP mehr herstellen, der Stoffwechsel kommt zum Erliegen. **Anw.:** Insektizid* mit Kontakt-, Atem- u. Fraßgiftwirkung bes. gegen

R

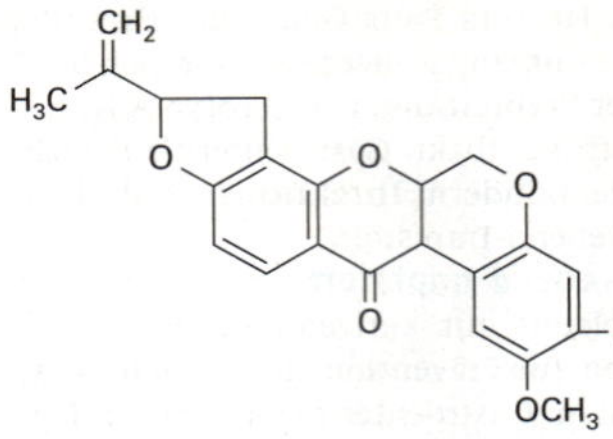

**Rotenon**

Dasselfliegenlarven, Tabakläuse, Blattläuse, Raupen; auch für Fische sehr giftig, weniger giftig für Säugetiere u. Bienen (wird im Freiland rasch zerstört); kann über die Haut aufgenommen werden.

**Rotholz, Brasilianisches:** s. Caesalpinia echinata (Lignum Fernambuci).

**Rotigotin** (INN): 6-[Propyl(2-thiophen-2-ylethyl)amino]-5,6,7,8-tetrahydronaphthalen-1-ol; CAS-Nr. 99755-59-6; $C_{19}H_{25}NOS$, Strukturformel: s. Abb.; $M_r$ 315.5; logP 5.0 ± 0.3 (berechnet); **Wirk.:** Antiparkinsonmittel*, Dopamin*-Rezeptor-Agonist (zentraler $D_1$-, $D_2$- u. $D_3$-Rezeptor-Agonist); **Ind.:** idiopath. Parkinson-Syndrom im Frühstadium (Monotherapie) od. in späteren Stadien in Kombination mit Levodopa*, wenn die Wirksamkeit von Levodopa nicht ausreichend ist; idiopath. Restless*-Legs-Syndrom; **Kontraind.:** Magnetresonanztomographie od. Kardioversion; **WW:** Dopamin-Antagonisten wie Neuroleptika (z. B. Phenothiazinderivate, Butyrophenone, Thioxanthene) od. Metoclopramid: abgeschwächte Wirksamkeit von R.; mögl. sind additive Effekte mit Sedativa, anderen zentraldämpfenden Substanzen (z. B. Benzodiazepine, Neuroleptika, Antidepressiva) sowie Alkohol; Levodopa u. Carbidopa: kein Einfluss auf die jeweilige Pharmakokinetik; Levodopa: Verstärkung der dopaminergen UAW (Verursachung bzw. Verschlimmerung von vorbestehender Dyskinesie) mögl.; **UAW:** Somnolenz, Schwindel, Übelkeit, Erbrechen, Reaktionen an der Applikationsstelle; **Dos.:** transdermales Pflaster; Parkinson-Syndrom: Initialdosis 2–4 mg/d, schrittweise wöchentl. erhöhen um 2 mg/d auf max. 8 mg/d; Restless-legs-Syndrom: Initialdosis 1 mg/d, je nach Ansprechen schrittweise wöchentl. erhöhen um 1 mg/d auf max. 3 mg/d.

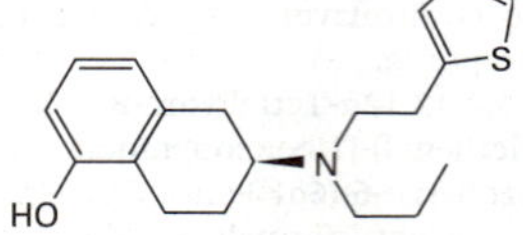

**Rotigotin**

**Rotkali:** s. Kaliumhexacyanoferrat(III).

**Rotklee:** s. Trifolium pratense.

**Rotkupfererz:** s. Kupfer.

**Rotlauf:** s. Erysipeloid.

**Rotnickelerz:** s. Nickel.

**Rotsiegel:** s. Lithopone.

**Rottanne:** s. Picea abies.

**Rottlerae glandulae:** s. Mallotus philippinensis (Kamala).

**Rottlera tinctoria:** s. Mallotus philippinensis.

**Rottlerin:** Mallotoxin; 5,7-Dihydroxy-2,2-dimethyl-6-(2,4,6-trihydroxy-3-methyl-5-acetylbenzyl)-8-cinnamoyl-1,2-dichromen; CAS-Nr. 82-08-6; $C_{30}H_{28}O_8$; $M_r$ 516.52; Schmp. 206–207 °C; lösl. in den meisten org. Lösungsmitteln, unlösl. in Wasser; giftg; Grundstruktur-Baustein: Phloroglucin*; **Vork.:** wichtigster, giftiger Inhaltsst. von Kamala, s. Mallotus philippinensis.

**Rotulae:** Zuckerplätzchen; z. B. Rotulae Menthae piperitae, Pfefferminzplätzchen.

**Rotwasserbaum:** s. Erythrophleum suaveolens.

**Rotwurzel:** s. Potentilla erecta (Tormentillae rhizoma).

**Rotwurzelsalbei:** s. Salvia miltiorrhiza.

**Roxatidinacetat** (INN): 2-Acetoxy-N-{3-[3-(1-piperidinylmethyl)phenoxy]propyl}acetamid; CAS-Nr. 93793-83-0; $C_{19}H_{28}N_2O_4$; $M_r$ 348.44; nicht mehr im Handel befindl. Histamin*-$H_2$-Rezeptoren-Blocker; 2- bis 6-mal stärker wirksam als Cimetidin*; früher angewendet als Ulkustherapeutikum*; **UAW:** Kopfschmerz, gastrointestinale u. zentralnervöse Beschwerden (z. B. Übelkeit, Müdigkeit).

**Roxithromycin** (INN): Roxithromycinum Ph.Eur.; Erythromycin-9-{O-[(2-methoxyethoxy)methyl]-oxim}; CAS-Nr. 80214-83-1; $C_{41}H_{76}N_2O_{15}$; $M_r$ 837.06; halbsynthet. Derivat von Erythromycin*; **Wirk.:** säurestabiles u. daher oral anwendbares Makrolid*-Antibiotikum; aufgrund der niedrigen Dos. besser verträgl. als Erythromycin*; **Ind.:** Atemwegsinfektionen, speziell bei atyp. Pneumonien; **Dos.:** p. o. 2×150 mg/d; Kinder <40 kg 5–7.5 mg/kg KG, verteilt auf 2 ED.

**RP:** Abk. für (engl.) *reversed-phase chromatography*; s. Adsorptionschromatographie.

**rp.:** Abk. für **r**eci**p**e*.

**RR:** **1.** Abk. für **R**iva-**R**occi; Vorsatz zur Kennzeichnung von Blutdruckwerten, die mit dem Riva-Rocci-Apparat gemessen wurden (s. Blutdruckmessung); **2.** Abk. für **r**elatives **R**isiko*.

**RRR:** Abk. für **r**elative **R**isiko**r**eduktion*.

**RRSB-Netz:** syn. RRS-Netz, RRSB-Verteilung, RRSB-Raster; doppeltlogarithm. Körnungsnetz nach **R**osin, **R**ammler, **S**perling u. **B**ennet (s. Abb.); statist. Funktion zur Beschreibung der Korngrößenverteilung von Pulvern, insbes. bei der Siebanalyse; diesem Netz liegt die Erfahrung zugrunde, dass die Rückstandssummenkurven von Siebanalysen häufig Geraden ergeben, wenn sie auf der Basis der folgenden Gleichung dargestellt werden:

$$1 - D = R = \exp - (d/d')^n$$

od. logarithmiert:

$$\log(-\ln R) = n \cdot \log(d/d')$$

D: massenbezogener Durchgang; R: Siebrückstand; d: Teilchendurchmesser; d′: mittlerer Teilchendurchmesser, wenn R = 0.368 ($e^{-1}$ bzw. 36.8 %). Die Steigung n macht eine Aussage über die Breite der Verteilung (je kleiner n, umso breiter die Verteilung); s. Korngrößenanalyse; vgl. Oberfläche, spezifische. Wenn die resultierende Gerade im RRSB-Netz so parallel verschoben wird, dass sie den links unten befindl. Polpunkt schneidet, können an 2 oben angebrachten Randmaßstäben die Gleichmä-

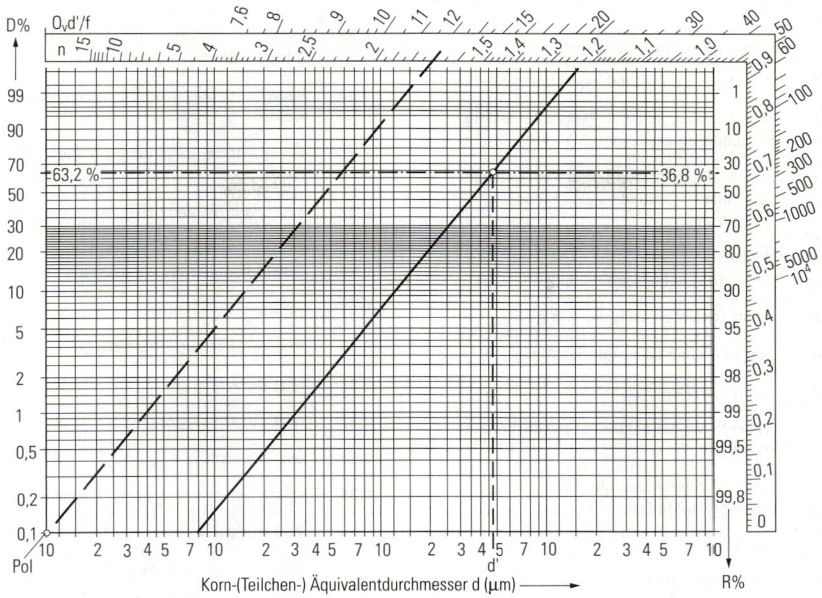


**RRSB-Netz:** Beispiel eines RRSB-Körnungsnetzes nach DIN 66145; D: massenbezogener Siebdurchgang; R: Siebrückstand; d': kennzeichnender Teilchendurchmesser (Abszisse zu R = 36.8 %); n: Steigung der RRS-Geraden; $O_V$: volumenbezogene Oberfläche der Teilchen; f: Formfaktor

ßigkeitszahl n sowie ein Wert für die spezif. Oberfläche abgelesen werden (gilt nur für kugelförmige, glatte Teilchen). Die RRSB-Funktion eignet sich z. B. auch vielfach zur Darst. der Arzneistofffreisetzung.

**R-Sätze:** Bez. der besonderen Gefahren bei gefährl. Stoffen u. Zubereitungen (s. Tab.); wichtiger Bestandteil der Kennzeichnung; der Hersteller muss die Gefahrenhinweise anhand der gefährl. Eigenschaften der Gefahrstoffe auswählen (s. Gefahrstoffverordnung); der Wortlaut der R-Sätze ist im Anhang III der Richtlinie 67/548/EWG zu finden. Er ist in der amtl. Formulierung zu verwenden. Die R-Sätze werden zum 1.12.2010 (mit Übergangsregelungen) durch die Gefahrenhinweise nach GHS-Kennzeichnung (s. Gefahrensymbole) abgelöst. Vgl. S-Sätze.

**RSG:** Abk. für **R**eichs**s**anitäts**g**esetz; s. Gesundheitswesen.

***R/S*-Nomenklatur:** von Cahn, Ingold u. Prelog 1951 entwickeltes System zur Festlegung der absoluten Konfiguration* bzw. der Rangordnung der Liganden* in einem Molekül* (s. Abb.); in diesem System werden statt der bei der Fischer*-Projektion verwendeten Vorsätze D- u. L- die Symbole (*R*)- (rectus rechts) u. (*S*)- (sinister links) zur Benennung enantiomerer Verb. (s. Enantiomere) verwendet. **Prinzip:** Das Molekül wird durch das Asymmetriezentrum in Richtung der niedrigsten Priorität betrachtet, indem der Ligand des asymmetrischen Kohlenstoffatoms* mit der niedrigsten relativen Atommasse* (z. B. ein H-Atom) ausgewählt wird. Das Molekül wird so gedreht, dass dieser Ligand nach hinten (vom Betrachter fort) gerichtet ist. Der Betrachter sieht das Molekül dann vergleichbar einem 3-speichigen Autolenkrad. Die Liganden werden schließl. entspr. der Atommasse der unmittelbar am asymmetr. C-Atom gebundenen Atome auf folgende Art nummeriert: **1.** Die höchste Oxidationszahl hat die höchste Priorität. **2.** Ist die Entscheidung am 1. Atom nicht möglich, werden die 2. u. 3. Atome des Liganden herangezogen. **3.** Je höher die Verzweigung des Liganden, desto höher ist die Priorität. **4.** Doppel- u. Dreifachbindungen werden doppelt bzw. 3-fach gezählt, rangieren aber nach einer gleichen Priorität, die durch Einfachbindungen zustande kam. **5.** Wenn Substituenten nur anhand ihrer Konfiguration* zu unterscheiden sind, so kommt (*R*)- vor (*S*)- u. *Z*- od. *cis*- vor *E*- od. *trans*-. **6.** Die Substituenten werden kreisförmig ihrer Priorität folgend verbunden. Beschreibt dies einen Rechtskreis (im Uhrzeigersinn), ist die absolute Konfiguration (*R*)-, bei einem Linkskreis (*S*)-.

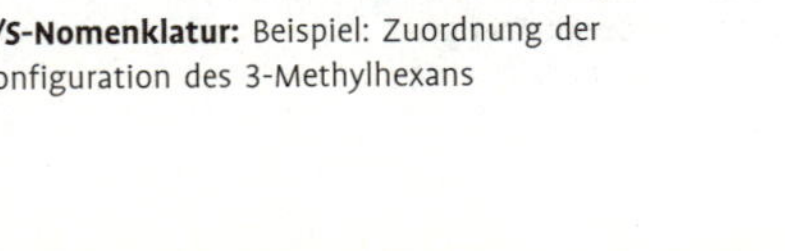


***R/S*-Nomenklatur:** Beispiel: Zuordnung der Konfiguration des 3-Methylhexans

**RTK:** Abk. für **R**ezeptor-**T**yrosin**k**inasen; s. Tyrosinkinase-Rezeptoren.

**rt-PA:** Abk. für (engl.) ***r**ecombinant **t**issue **p**lasminogen **a**ctivator*; s. Alteplase.

| **R-Sätze** Hinweise auf die besonderen Gefahren | |
|---|---|
| R 1 | in trockenem Zustand explosionsgefährlich |
| R 2 | durch Schlag, Reibung, Feuer oder andere Zündquellen explosionsgefährlich |
| R 3 | durch Schlag, Reibung, Feuer oder andere Zündquellen besonders explosionsgefährlich |
| R 4 | bildet hochempfindliche explosionsgefährliche Metallverbindungen |
| R 5 | beim Erwärmen explosionsfähig |
| R 6 | mit und ohne Luft explosionsfähig |
| R 7 | kann Brand verursachen |
| R 8 | Feuergefahr bei Berührung mit brennbaren Stoffen |
| R 9 | Explosionsgefahr bei Mischung mit brennbaren Stoffen |
| R 10 | entzündlich |
| R 11 | leichtentzündlich |
| R 12 | hochentzündlich |
| R 13 | hochentzündliches Flüssiggas |
| R 14 | reagiert heftig mit Wasser |
| R 15 | reagiert mit Wasser unter Bildung leicht entzündlicher Gase |
| R 16 | explosionsgefährlich in Mischung mit brandfördernden Stoffen |
| R 17 | selbstentzündlich an der Luft |
| R 18 | bei Gebrauch Bildung explosionsfähiger/leicht entzündlicher Dampf-Luftgemische möglich |
| R 18a | Bildung explosionsfähiger/leichtentzündlicher Staub-Luftgemische möglich |
| R 19 | kann explosionsfähige Peroxide bilden |
| R 20 | gesundheitsschädlich beim Einatmen |
| R 21 | gesundheitsschädlich bei Berührung mit der Haut |
| R 22 | gesundheitsschädlich beim Verschlucken |
| R 23 | giftig beim Einatmen |
| R 24 | giftig bei Berührung mit der Haut |
| R 25 | giftig beim Verschlucken |
| R 26 | sehr giftig beim Einatmen |
| R 27 | sehr giftig bei Berührung mit der Haut |
| R 28 | sehr giftig beim Verschlucken |
| R 29 | entwickelt bei Berührung mit Wasser giftige Gase |
| R 30 | kann bei Gebrauch leicht entzündlich werden |
| R 31 | entwickelt bei Berührung mit Säure giftige Gase |
| R 32 | entwickelt bei Berührung mit Säure sehr giftige Gase |
| R 33 | Gefahr kumulativer Wirkungen |
| R 34 | verursacht Verätzungen |
| R 35 | verursacht schwere Verätzungen |
| R 36 | reizt die Augen |
| R 37 | reizt die Atmungsorgane |
| R 38 | reizt die Haut |
| R 39 | ernste Gefahr irreversiblen Schadens |
| R 40 | Verdacht auf krebserzeugende Wirkung |
| R 41 | Gefahr ernster Augenschäden |
| R 42 | Sensibilisierung durch Einatmen möglich |
| R 43 | Sensibilisierung durch Hautkontakt möglich |
| R 44 | Explosionsgefahr bei Erhitzen unter Einschluss |
| R 45 | kann Krebs erzeugen |
| R 46 | kann vererbbare Schäden verursachen |
| R 47 | kann Fehlbildungen verursachen |
| R 48 | Gefahr ernster Gesundheitsschäden bei längerer Exposition |
| R 49 | kann Krebs erzeugen beim Einatmen |
| R 50 | sehr giftig für Wasserorganismen |
| R 51 | giftig für Wasserorganismen |
| R 52 | schädlich für Wasserorganismen |
| R 53 | kann in Gewässern längerfristig schädliche Wirkungen haben |
| R 54 | giftig für Pflanzen |
| R 55 | giftig für Tiere |
| R 56 | giftig für Bodenorganismen |
| R 57 | giftig für Bienen |
| R 58 | kann längerfristig schädliche Wirkungen auf die Umwelt haben |
| R 59 | gefährlich für die Ozonschicht |
| R 60 | kann die Fortpflanzungsfähigkeit beeinträchtigen |

| R-Sätze<br>Hinweise auf die besonderen Gefahren | |
|---|---|
| R 61 | kann das Kind im Mutterleib schädigen |
| R 62 | kann möglicherweise die Fortpflanzungsfähigkeit beeinträchtigen |
| R 63 | kann das Kind im Mutterleib möglicherweise schädigen |
| R 64 | kann Säuglinge über die Muttermilch schädigen |
| R 65 | gesundheitsschädlich: kann beim Verschlucken Lungenschäden verursachen |
| R 66 | wiederholter Kontakt kann zu spröder oder rissiger Haut führen |
| R 67 | Dämpfe können Schläfrigkeit und Benommenheit verursachen |
| R 68 | irreversibler Schaden möglich |

**Ru:** (chem.) Symbol für Ruthenium*.

**RU 486:** s. Mifepriston.

**Rubeanwasserstoff:** s. Rubeanwasserstoffsäure.

**Rubeanwasserstoffsäure:** Rubeanwasserstoff, Ethandithioamid, Dithiooxamid; CAS-Nr. 79-40-3; $H_2N—SC—CS—NH_2$; Schmp. 200 °C (unter Zers.); rote Kristalle od. krist. Pulver, lösl. in Ethanol, wenig lösl. in Wasser; **Anw.:** 0.2 % in Ethanol als Sprühreagenz auf Schwermetalle in der Chromatographie* (speziell Kupfer*, Nickel*, Cobalt*, Mangan*, Ruthenium*); Stabilisierung von Ascorbinsäurelösungen.

**Rubefazienzien:** Hyperämika; hautrötende, reizende Mittel; z. B. Linimente* od. andere Zuber. mit Ammoniak u./od. ätherischen Ölen (Rosmarinöl, Terpentinöl), Campher u. Scharfstoffen (s. Scharfstoffdrogen); **Anw.:** wie andere Hautreizmittel* zur Reizkörpertherapie*; z. B. bei Erkrankungen des rheumat. Formenkreises, unblutigen Verletzungen.

**Rubeola:** s. Röteln.

**ruber** (lat.): f: rubra, n: rubrum; rot.

**Ruberythrinsäure:** s. Rubia tinctorum.

**Rubescenslysin:** ein pilzliches Hämolysin*; tox. Protein aus dem Perlpilz (Amanita rubescens).

**Rubiaceae:** Rötegewächse; Fam. der Ordnung Gentianales; ca. 7000 Arten; **Merkmale: 1.** (biol.) meist trop. Holzgewächse, europäische Gattungen krautig; Blätter* gegenständig, einfach, ganzrandig, stets mit Nebenblättern; Fruchtknoten unterständig; die Früchte (s. Fruchtformen) sind Kapseln (Cinchona), Steinfrüchte (Coffea) od. Spaltfrüchte (Galium); **2.** (chem.) Indol*-, Isochinolin*-, Chinolin*- u. Purinalkaloide (s. Alkaloide; Methylxanthine*), Iridoidglykoside (s. Iridoide), Anthrachinone* u. Cumarine*; **Gattungen:** u. a. Cephaelis, Chiococca, Cinchona, Coffea, Cusparia, Galipea, Galium, Pausinystalia, Rubia u. Uncaria.

**Rubiacin:** s. Purpurin.

**Rubia cordifolia** L.: chines. Qian cao, Ostindische Krappwurzel; Fam. Rubiaceae; Stpfl. von **Rubiae radix:** Wurzeldroge der TCM*; **Inhaltsst.:** Anthranoide* (u. a. Purpurin*, Munjistin, Alizarin*), Naphthalinderivate (u. a. Mollugin, Rubidate), Triterpene* (u. a. Rubiatriol) u. cycl. Hexapeptide (RA-I–VII); **Anw.:** (med.) in der TCM bei allen Arten von Blutungen sowie bei rheumat. Gelenkschmerzen.

**Rubia tinctorum** L.: Krapp, Färberkrapp, Färberröte; Fam. Rubiaceae; Südeuropa, Westasien, in versch. Ländern Europas, früher auch in Deutschland u. in Nordamerika kultiviert; zus. mit vielen anderen Rubia-Arten Stpfl. von **Radix Rubiae tinctorum:** Radix Alizari; Färberröte, Färberwurzel, Krappwurzel; **Inhaltsst.:** die Glykoside Ruberythrinsäure (β-2-Primverosid des Alizarins*) u. Galiosin sowie das Enzym Erythrozym; als Farbstoffe die Anthrachinone* Purpuroxanthin u. Purpurin* sowie Rubiadin-3-glykosid (insgesamt 2–4 % Di- u. Trihydroxyanthrachinonglykoside; Strukturformeln: s. Abb.); ferner Asperulosid (ein Iridoidglykosid), Zucker (bis 15 %), Pektin, Pektase, Eiweiß, fettes Öl u. Citronensäure; **Anw.: 1.** (volkstüml.) früher bei Nieren- u. Blasensteinen, v. a. zur Prophylaxe (Komplexierung der Ca- u. Mg-Ionen mit Ruberythrinsäure), bei Blasenkatarrh (Harn färbt sich rosarot), gegen Bettnässen; Negativmonographie Kommission E; **2.** (techn.) früher zum Färben, jetzt durch das künstl. Alizarin verdrängt. **Hom.:** Rubia tinctorum: getrocknete Wurzel; verordnet z. B. bei Nierensteinen.

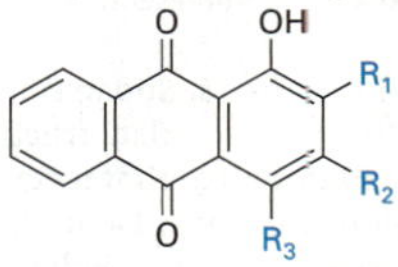


| | $R_1$ | $R_2$ | $R_3$ |
|---|---|---|---|
| Alizarin: | OH | H | H |
| Ruberythrinsäure, „Rubian“: | O-Primverose | H | H |
| Purpuroxanthin: | H | OH | H |
| Purpurin, Krapppurpur: | OH | H | OH |
| Rubiadin: | $CH_3$ | OH | H |

**Rubia tinctorum:** Inhaltsstoffe (Auswahl)

**Rubidium:** Symbol Rb; CAS-Nr. 7440-17-7; $A_r$ 85.4678; OZ 37; D. 1.532; Schmp. 38.89 °C; Sdp. 688 °C; silberweißes, weiches, dem Kalium* ähnl., 1-wertiges Alkalimetall*; Leichtmetall*; an der Luft unbeständig; reagiert mit Wasser äußerst heftig unter Bildung von Rubidiumhydroxid (RbOH) u. Wasserstoff; **Nachw.:** färbt die nicht leuchtende Bunsenbrennerflamme charakterist. rot (Emissionslinie bei 580 nm); **Darst.:** Reduktion von Rubidiumhydroxid mit Calcium* im Vakuum; **Anw.: 1.** (med.) Tracer in PET-Perfusionsstudien; **2.** (techn.) Rubidiumuhren (Atomuhren); **Gesch.:** 1861 von Robert Wilhelm Bunsen (1811–1899) u. Gustav Robert Kirchhoff (1824–1887) entdeckt.

**Rubidium iodatum:** s. Rubidiumiodid.

**Rubidiumiodid:** Rubidium iodatum; RbI; CAS-Nr. 7790-29-6; $M_r$ 212.4; D. 3.55; Schmp. 642 °C; Sdp. 1300 °C; farblose Kristalle od. krist. Pulver, leicht lösl. in Wasser; **Darst.:** aus Rubidiumhydroxid u. Iodwasserstoffsäure* od. in exothermer Reaktion aus den Elementen; **Anw.:** (med.) gebräuchl. in Augentropfen zur Kataraktbehandlung, aufgrund der nachgewiesenen allergenen Wirk. fragwürdig.

**Rubidomycin:** s. Daunorubicin.

**Rubi fruticosi folium:** s. Rubus fruticosus.

**Rubi idaei folium:** s. Rubus idaeus.

**Rubin:** s. Aluminiumoxid.

**Rubinrot:** s. Arsendisulfid.

**Rubreserin-Reaktion:** Nachw. von Physostigmin*, das sich mit Natron- od. Kalilauge rot färbt; Erfassungsgrenze ca. 20 µg/mL.

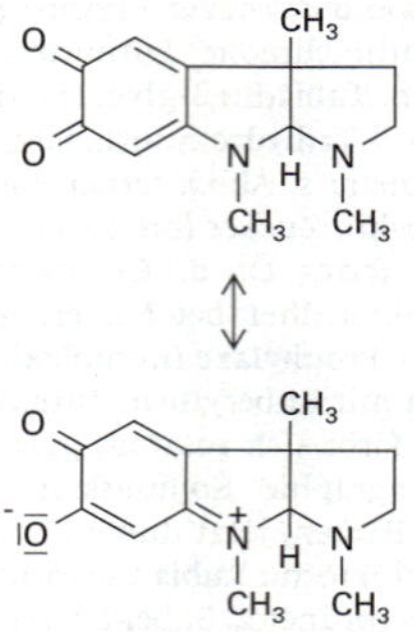

**Rubreserin-Reaktion:** Rubreserin, Konstruktionsformel

**Rubrum scarlatinum:** s. Sudan IV.

**Rubus fruticosus** L. s.l. (lat. fructicosus buschig): Brombeere, Brambeere, Kratzbeere; Fam. Rosaceae; Asien, nördl. Europa, Deutschland; Stpfl. von **Rubi fruticosi folium:** Folia Rubi fruticosi; Brombeerblätter, Kratzbeerblätter; **Inhaltsst.:** 5–14 % Gallotannine (s. Gerbstoffe, pflanzliche), Spuren äther. Öles, Äpfelsäure*, Oxalsäure*, Bernsteinsäure*, Inositol*, Pektin* u. Flavonoide*; **Off.:** DAC; Monographie: Kommission E; **Anw.:** **1.** (med.) Adstringens*, bei Diarrhö u. leichten Entzündungen im Mund- u. Rachenraum; **2.** zu Haustee (auch fermentiert, mit weniger Gerbstoffen). **Hom.:** Rubus fruticosus (HAB): frische, schwach behaarte Blätter.

**Rubus idaeus** L.: Himbeere; Fam. Rosaceae; mittleres u. nördl. Europa, Asien, oft kultiviert; Stpfl. von **Fructus Rubi idaei:** Himbeeren; **Inhaltsst.:** Citronensäure*, Äpfelsäure*, Ameisensäure* (Gesamtsäuregehalt 1.4–2 %, davon 97 % Citronensäure), bis 7 % Zucker, Flavonoide*, Pektin*, Gummi u. Anthocyane*; im Samen ca. 20–25 % fettes Öl; **Anw.:** die Beeren (Sammelsteinfrüchte) ergeben ca. 70–90 % Saft; zur Herst. von **Sirupus Rubi idaei:** Rubi idaei sirupus; Himbeersirup; besteht aus 7 T. Himbeeren bzw. Himbeersaft u. 13 T. Zucker; **Anw.:** Geschmackskorrigens, durstlöschendes u. fiebersenkendes Getränk, bei Saftkuren; **Rubi idaei folium:** Folia Rubi idae, Herba Rubi idaei; Himbeerblätter; **Off.:** DAC; **Inhaltsst.:** Gerbstoffe, Flavonoide; **Anw.:** **1.** (volkstüml.) z. B. bei Diarrhö, als sog. Blutreinigungstee; **2.** zu Haustee.

**Ruchgras, Wohlriechendes:** s. Anthoxanthum odoratum.

**Rübe:** fleischig verdicktes Speicherorgan bei dikotylen Pflanzen (s. Dikotyledoneae); unterschieden werden **Wurzelrüben**, z. B. bei Zuckerrübe, Mohrrübe, Dahlien od. Rhei radix, u. **Sprossrüben**, die hauptsächl. durch die Verdickung des Hypokotyls* od. anderer Sprossteile entstehen, z. B. bei Radieschen u. Roter Bete; vgl. Rhizom, Wurzel.

**Rübe, Gelbe:** s. Daucus carota.

**Rübenzucker:** s. Saccharose.

**Rübe, Rote:** s. Beta vulgaris ssp. vulgaris var. conditiva.

**Rüböl:** s. Brassica napus (Oleum Rapae).

**Rübsensamen:** s. Brassica napus (Semen Napi).

**Rückenmark:** Medulla spinalis; der im Wirbelkanal der Wirbelsäule eingeschlossene Teil des ZNS.

**Rückenmarkkonvulsiva:** s. Konvulsiva.

**Rückenmarkschwindsucht:** s. Tabes dorsalis.

**Rückfallfieber:** Febris recurrens; Rekurrensfieber; akute fieberhafte Infektionskrankheiten, die durch Borrelien* verursacht u. als **Läuserückfallfieber** durch Kleiderläuse od. als **Zeckenrückfallfieber** durch Zecken übertragen werden; die mehrtägigen Fieberschübe mit afebrilen Intervallen sind auf Veränderungen von Antigeneigenschaften der Erreger zurückzuführen. **Ther.:** Doxycyclin*, Erythromycin*; einschleichende Dos. wegen Gefahr der Jarisch-Herxheimer-Reaktion (Reaktion auf Endotoxine, die durch den Zerfall von Erregern nach der 1. Applikation des Antibiotikums frei werden).

**Rückflusskühler:** s. Kühler.

**Rückstand:** s. Filtrieren.

**Rückstandshöchstmenge:** (engl.) *maximum residual level (Abk. MRL)*; max. zulässige Konz. eines chem. Wirkstoffes in od. auf Lebensmitteln; die Festlegung orientiert sich u. a. an der guten landwirtschaftl. Praxis („so viel wie nötig, so wenig wie möglich"), dem ADI*-Wert u. dem ARfD*-Wert. Vgl. Schädlingsbekämpfung.

**Rührer:** Vorrichtung zum möglichst gleichmäßigen mechan. Vermischen von Substanzen, die in gleichen od. versch. Aggregatzuständen vorliegen; **Prinzip:** Beeinflussung der Wirksamkeit des Rührprozesses durch Form des Rührers, Drehzahl u. Form des Behälters; Rührwerke bestehen aus dem Rührer, der über die Rührwerkswelle direkt mit einem Elektromotor verbunden ist; Regelung der Drehzahl direkt über den Antrieb od. mechan. über ein Getriebe; **Formen:** s. Abb.; **1.** für die Synthese: **a)** Propellerrührer: Schrägblattrührer mit meist 4 Blättern, mehrfach versetzt übereinander angebracht; strömungsgünstige Form; v. a. für

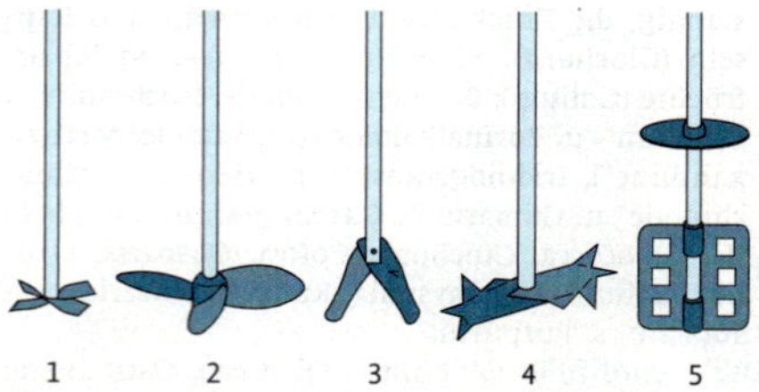


**Rührer:** 1: Propellerrührer; 2: Propellerschraube; 3: Zentrifugalrührer; 4: Dissolverrührer; 5: Flächenrührer

große Rührkessel; **b)** Propellerschraube (3-flügelig); **c)** Zentrifugalrührer: 2-flügelig, passt in enge Kolbenöffnungen; Flügel öffnen sich bei steigender Drehzahl; **d)** Dissolverrührer: radiale Strömung, Ansaugung des Mischguts von oben u. unten; zum Auflösen großer Mengen; **2.** v. a. großtechn. eingesetzt: Flächenrührer: tangentiale Strömung, guter Wärmeaustausch, schonend. **Magnetrührer:** ein rotierender Magnet setzt ein im Reaktionsgefäß befindl., kunststoffbeschichtetes Rührstäbchen in Rührbewegung; oft mit beheizbarer Platte ausgestattet.

**Rührsysteme, geschlossene:** Apparaturen zur Fertigung von Salben, Cremes, Emulsionen, Suspensionen, Pasten, Gelen u. a. im Rezepturmaßstab; **Vorteil:** hygien., GMP-gerechtes u. verlustfreies Arbeiten, Validierbarkeit des Verfahrens, optimale galen. Qualität des Endprodukts, Kosten- u. Zeitersparnis durch rationelle Arbeitsabläufe, einfache Dosierung u. saubere Entnahme. **Vertreter: 1.** TopiTec®: System mit spezieller Dreh-Dosier-Kruke; Substanzen u. Salbengrundlagen werden direkt in die Dreh-Dosier-Kruke eingewogen u. vollautomat. mit bis zu 5000 U/min verarbeitet. Der Hubboden wird dann eingesetzt u. die Kruke mit dem Drehspindelfuß verschlossen. Auf die Achse wird vor dem Verschließen eine kleine rote Kappe gesetzt, die dem Anwender rechtzeitig signalisiert, dass der Inhalt nur noch für ein Anw. ausreicht. **2.** Unguator®: System mit spezieller Kruke, die als Mischgefäß u. Abgabeverpackung dient. Ein Rührflügel wird nach Einwaage der Bestandteile in die Kruke eingeführt u. der Deckel der Salbenkruke mit der zentralen Öffnung über den Stab des Flügelrührers geführt u. verschlossen. Es entsteht ein abgeschlossenes System. Das Hochdrücken der verschiebbaren Kruken-Bodenplatte ermöglicht die Entfernung der Luft aus der Kruke vor der verdunstungs- u. kontaminationsfreien Homogenisierung u. die Entnahme des Inhalts zur Applikation ohne Öffnen des Gefäßes. Der Flügelrührer wird mit dem Antrieb verbunden u. hochtourig bewegt. Erwärmung des Mischgutes im Wasserbad (<85 °C) od. mittels Mikrowelle beschleunigt Homogenisierung u. Emulgierbarkeit; ggf. ist mit Kühlmanschette auf Raumtemperatur kaltzurühren. Durch Auf- u. Abbewegen der Kruke homogenisiert der Rührflügel den gesamten Inhalt. Der Unguator® ermöglicht Vorverreibungen von agglomerierten u. feinkristallinen Wirksubstanzen direkt in der Kruke. Die visuelle Qualitäts-Endkontrolle erfolgt nach Öffnen des Kruken-Schraubdeckels bei Entnahme des Flügelrührers. **3.** Tubag®-Rolliersystem: Die Salbenbestandteile werden in einen transparenten Schlauchbeutel (engl. tube Schlauch, bag Beutel) eingewogen, ggf. zum Schmelzen der Bestandteile erwärmt u. mit Hilfe von Rollierstäben (manuell) homogen durchgeknetet. Anschließend wird die fertige Salbe mitsamt Schlauch in eine Aluminium-Tube gefüllt u. kann wie üblich daraus entnommen werden.

**Rührwerk:** s. Rührer.

**Rüsterrinde:** s. Ulmus minor (Cortex Ulmi).

**Rufinamid:** 1-[(2,6-Difluorphenyl)methyl]triazol-4-carboxamid; CAS-Nr. 106308-44-5; $C_{10}H_8F_2N_4O$, Strukturformel: s. Abb.; $M_r$ 238.19; logP 0.02 ± 0.9 (berechnet); **Wirk.:** Antiepileptikum*; Modulation der Aktivität von Natriumkanälen durch Verlängerung des inaktiven Zustands, was abnorme Entladungen der Neurone vermindert; **Ind.:** Zusatztherapie bei Patienten ab dem 4. Lebensjahr mit Lennox-Gastaut-Syndrom; **WW:** Carbamazepin, Phenobarbital, Phenytoin, Vigabatrin od. Primidon: verringerte Konz. von R.; bei Therapiebeginn mit Valproat unter bestehender R.-Ther. signifikante Erhöhung der Plasmakonzentration von R. mögl. (deutl. Anstiege bei KG <30 kg); bei Hinzufügen, Absetzen od. Dosisanpassung anderer Antiepileptika während R.-Ther. ggf. Dosisanpassung von R.; verringerte Phenytoin-Clearance; hormonale Kontrazeptiva: WW mögl. (zusätzl. Kontrazeption anwenden); R. induziert CYP3A4, daher mögl. Reduktion der Plasmakonzentration von CYP3A4-metabolisierten Arzneimitteln; Warfarin, Digoxin: sorgfältige Überwachung 2 Wochen nach Beginn, Beendigung od. deutl. Dosisänderung der Ther. mit R.; **UAW:** Müdigkeit, Erbrechen; **Dos.:** p. o. Initialdosis bei <30 kg KG 200 mg/d, bei >30 kg KG 400 mg/d; anschließend langsame Dosiserhöhung; TMD 1 g (<30 kg KG), 1.8 g (30–50 kg KG), 2.4 g (50.1–70 kg KG), 3.2 g (>70 kg KG).

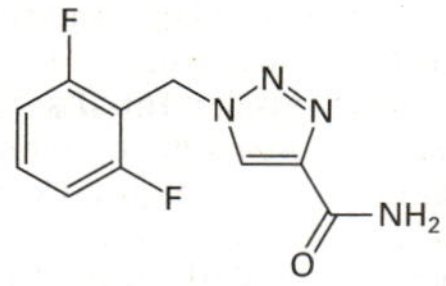

**Rufinamid**

**Ruhe-EKG:** s. EKG.

**Ruheumsatz:** s. Grundumsatz.

**Ruhr:** s. Shigellose; Amöbiasis.

**Ruhrkrautblüten:** s. Helichrysum arenarium (Helichrysi flos).

**Ruhrkraut, Vielköpfiges:** s. Pseudognaphalium obtusifolium.

**Ruhrrinde:** s. Quassia simarouba (Cortex Simaroubae radicis).

**Ruhrsamen, Asiatischer:** s. Brucea amarissima (Fructus Bruceae).

**Ruhrwurzel:** s. Potentilla erecta (Tormentillae rhizoma).

**Rukusamen:** s. Bixa orellana (Orleana).

**Rule of Five:** s. Fünferregel.

**Rum:** s. Spiritus e Saccharo.

**Rumäther:** s. Ameisensäureethylester.

**Rumex acetosa L.:** (Wiesen-)Sauerampfer; Fam. Polygonaceae; fast ganz Europa, gemäßigtes Asien, Nordamerika, Chile; Stpfl. von **Rumicis acetosae herba:** Herba Rumicis acetosae; Sauerampferkraut; **Inhaltsst.:** Kaliumhydrogenoxalat*, freie Oxalsäure*, Zucker, Gerbstoffe*, Vitamin* C u. Hyperosid*; **Anw.:** (volkstüml.) zur Durchspülungstherapie bei Erkrankungen der ableitenden Harnwege, als sog. Blutreinigungstee sowie (früher) gegen Askariden u. bei Hautkrankheiten. **Hom.:** Rumex acetosa: frische, im Juni gesammelte Wurzel; verordnet z. B. bei Hauterkrankungen, Krämpfen, Halsschmerzen.

**Rumex acetosella L.:** Kleiner Sauerampfer; Fam. Polygonaceae; **Anw.:** wie Rumex* acetosa.

R

**Rumex crispus** L.: Krausblättriger Ampfer; Fam. Polygonaceae; fast ganz Europa, Nordasien, Mexiko, Chile, Falklandinseln; **Inhaltsst.:** im Kraut Chrysophansäure*, Emodin, Catechingerbstoffe; **Anw.:** (volkstüml.) z. B. bei bei Hautleiden; als krampflösendes Mittel. **Hom.:** Rumex crispus (HAB), Rumex: frische Wurzel; verordnet z. B. bei Reizhusten.

**Rumicis acetosae herba:** s. Rumex acetosa.

**Ruminationsgewebe:** (bot.) Gewebe der Samenschale* bzw. des Perisperms*, das in das Endosperm* unregelmäßig hineinwächst; ein derartiges Endosperm nennt man auch ruminiertes Endosperm, z. B. bei Semen Myristicae (s. Myristica fragrans), Semen Arecae (s. Areca catechu).

**Rundkapseljute:** s. Corchorus capsularis.

**Rundkolben:** s. Kolben.

**Rundläuferpresse:** Rotationstablettenpresse; im Ggs. zur Exzenterpresse* mit einer größeren Anzahl an Matrizen (auf einem kreisförmigen, rotierenden Matrizentisch untergebracht) u. den dazugehörenden Ober- u. Unterstempeln ausgestattet (s. Abb.); während der Matrizentisch sich dreht, bewegen sich die Stempel auf Gleitbahnen u. werden gehoben u. gesenkt. Die Unterstempel durchlaufen beim Füllvorgang nacheinander ihre tiefste Stellung, während die dazugehörenden Matrizen unter dem/den Füllschuh(en) vorbeilaufen. Beim Pressen werden die Ober- u. gleichzeitig die Unterstempel mit gleichem einstellbarem Druck (max. 500–1000 MPa) mittels exzentr. gelagerten Druckrollen nacheinander belastet, schieben das Pressgut zusammen u. formen die Tablette. In der obersten Position der Unterstempel werden die Tabletten von einem Abstreifer vom Matrizentisch entfernt. Der Ausstoß bei diesem Maschinentyp liegt bei 50 000 Tabletten/h. Spezialrundläufer (Schnelläufer) können auch die 10-fache Leistung erreichen.

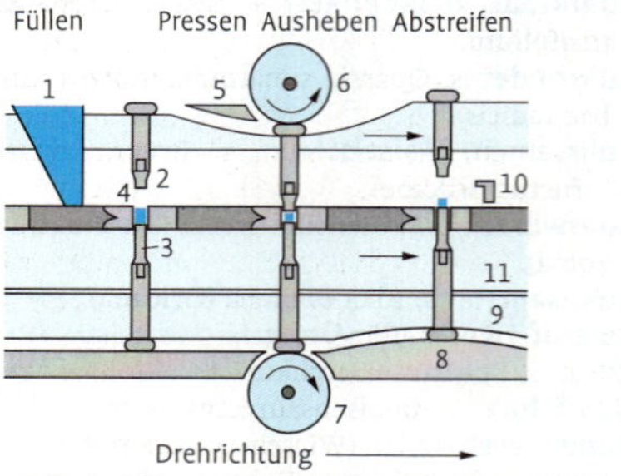


**Rundläuferpresse:** Aufbau eines Rundläufers;
1: Füllstation stationär; 2: Oberstempel; 3: Unterstempel; 4: Matrize; 5: absteigende Gleitschiene; 6: obere Druckrolle; 7: untere Druckrolle; 8: Ausstoßbacken für Unterstempel; 9: Abzugsbacken; 10: Abstreifer; 11: Revolver

**Rundwürmer:** s. Nemathelminthes.

**Runzelrose:** s. Rosa.

**Runzelwurzel:** s. Aletris farinosa (Rhizoma Aletris farinosae).

**Rupatadin:** 8-Chlor-6,11-dihydro-11-[1-[(5-methyl-3-pyridyl)methyl]-4-piperidyliden]-benzo[5,6]cyclohepta[1,2-*b*]pyridin; CAS-Nr. 158876-82-5 (Rupatadinfumarat); $C_{26}H_{26}ClN_3$, Strukturformel: s. Abb.; $M_r$ 415.97; Schmp. 58–61 °C (Rupatadinfumarat); logP 6.1 ± 0.4 (berechnet); N-Alkyl-pyridin-Derivat; **Wirk.:** Antihistaminikum*; Histamin*-$H_1$-Rezeptoren-Blocker, außerdem Blockade der Rezeptoren des PAF*, wodurch in allerg. Sofort- u. Spätreaktion eingegriffen wird; **Ind.:** symptomat. Ther. der allerg. Rhinitis u. der idiopath. Urticaria; **Kontraind.:** gleichzeitige Einnahme mit Grapefruitsaft, eingeschränkte Nieren- u. Leberfunktion, Galactoseintoleranz, Lapp-Lactasemangel od. Glucose-Galactose-Malabsorption, Anw. bei Kindern <12 Jahre; **WW:** Erhöhung der Bioverfügbarkeit von R. durch CYP3A4-Inhibitoren wie Ketoconazol*, Erythromycin* u. Grapefruitsaft; **UAW:** Schläfrigkeit, Kopfschmerz; **Dos.:** p. o. 1 × 10 mg/d.

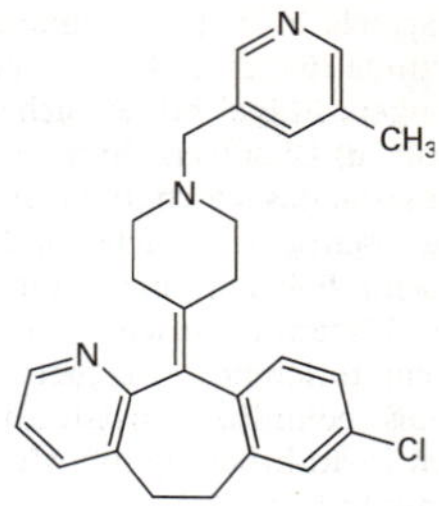

**Rupatadin**

**Ruprechtskraut:** s. Geranium robertianum (Herba Geranii Robertiani).

**Ruptura** (lat.): Ruptur; Zerreißung, Berstung.

**Rusagras:** s. Cymbopogon martini var. motia.

**Rusci aculeati rhizoma:** s. Ruscus aculeatus.

**Rusci rhizoma:** s. Ruscus aculeatus (Rusci aculeati rhizoma).

**Ruscogenin:** (25*R*)-5-Spirosten-1*β*,3*β*-diol, 1*β*-Hydroxydiosgenin; CAS-Nr. 472-11-7; $C_{27}H_{42}O_4$, Strukturformel: s. Saponine (Tab. 2 dort); $M_r$ 430.61; Schmp. 205–210 °C (getrocknet); Steroidsapogenin aus dem Rhizom* von Ruscus* aculeatus.

**Ruscus aculeatus** L.: Mäusedorn; Fam. Ruscaceae; südl. u. westl. Mitteleuropa, Mittelmeergebiet; Stpfl. von **Rusci aculeati rhizoma:** Rusci rhizoma, Rhizoma Rusci, Radix Rusci; Mäusedornwurzelstock; getrocknete, ganze od. zerkleinerte unterird. Teile; **Off.:** Ph.Eur.6; Monographie: HMPC, ESCOP, Kommission E; **Inhaltsst.:** 4–6 % Steroidsaponine (s. Saponine) vom Spirostanol- (z. B. Ruscin) u. Furostanol-Typ (z. B. Ruscosid), die nach Hydrolyse die Aglykone* Ruscogenin* u. Neoruscogenin; Strukturformel: s. Saponine, Tab. 2 dort) liefern (nach Ph.Eur. mind. 1.0 % Gesamtsaponine, berechnet als Ruscogenin, bezogen auf das Trockengewicht); **Wirk.:** venentonisierend, antiphlogistisch; **Anw.: 1.** (med.) zur unterstützenden Behandlung bei chron. venöser Insuffizienz (Abk. CVI) u. bei Hämorrhoiden (Kommission E); **2.** (volkstüml.) zur vermehrten Wasserausscheidung.

**Ruß:** s. Fuligo.

**Russula emetica:** Speiteufel, Giftiger Täubling, Speitäubling; Fam. Russulaceae; Europa, Nordamerika, Indien; auch nach dem Abkochen giftiger Blätterpilz aus der Abteilung der Basidiomycota (s. Pilze); **Inhaltsst.:** scharf schmeckende Sesquiterpene*; **Toxikol.:** Vergiftungssymptome: bereits nach 15–30 min sehr heftige Diarrhöen, heftiges Erbrechen, Schwindel, Ohnmacht, später Ikterus*, Zyanose*; Tod nach einem bis mehreren Tagen im Kollaps. **Hom.:** Agaricus emeticus: frischer Pilz.

**Rutaceae:** Rautengewächse; Fam. der Ordnung Rutales; ca. 1600 Arten; **Merkmale: 1.** (biol.) überwiegend trop. u. subtrop. Holz- od. Krautgewächse mit radiären Blüten*; der Fruchtknoten besitzt an der Basis eine Gewebewucherung (s. Diskus); **2.** (chem.) äther. Öl (in lysigenen*, kugeligen Exkretbehältern), Bitterstoffe*, Flavonoide* u. Acridonalkaloide*; **Gattungen:** wichtigste Gattung ist Citrus*, die Beerenfrüchte ausbildet, in denen Fruchtsaft in zottenartigen, vom Endocarp ausgehenden Safthaaren lokalisiert ist; weitere Gattungen sind z. B. Aegle, Barosma, Cusparia, Dictamnus, Empleurum, Fortunella, Pilocarpus, Ptelea, Ruta sowie Zanthoxylum.

**Ruta graveolens L.:** Raute, Edelraute, Gartenraute, Kreuzraute, Weinraute; Fam. Rutaceae; heim. im Mittelmeergebiet, kultiviert in Deutschland, Osteuropa; Stpfl. von **Folia Rutae u. Herba Rutae** (hortensis): Herba Rutae graveolentis; Rautenkraut, Gartenrautenkraut, Weinrautenkraut, Weinrautenblätter; **Inhaltsst.:** 0.2–0.7 % äther. Öl (Oleum Rutae, s. u.), Rutin (s. Rutosid) u. a. Flavonoide*, Furanocumarine* (Bergapten*, Psoralen*, Ammoidin*), Chinolinalkaloide* (Graveolin, Dictamnin), Acridonalkaloide* (Rutacridon), Bitterstoffe u. a.; **Off.:** DAC; **Anw.:** (volkstüml.) bei Menstruationsbeschwerden als krampflösendes Mittel, zur Förderung der Menstruation, zur Schwangerschaftverhütung sowie missbräuchl. als Abortivum; äußerl. bei Entzündungen der Haut u. Schleimhäute, außerdem bei dyspeptischen Beschwerden, Schlaflosigkeit, rheumat. Beschwerden u. Verstauchungen; **Oleum Rutae:** Rautenöl; D. 0.825–0.845; durch Wasserdampfdestillation gewonnenes äther. Öl versch. Arten der Gattung Ruta (R. graveolens, R. angustifolia, R. montana u. a.); farblose bis hellgelbe, fluoreszierende Flüssigkeit; **Best.:** bis 90 % Methyl-n-nonylketon sowie Methyl-n-heptylketon, ferner u. a. Methylsalicylat, Methylanthranilsäuremethylester, Pinen*, Citronellol*, 1,8-Cineol*; **Anw.:** (volkstüml.) krampflösendes Mittel z. B. bei Menstruationsbeschwerden, früher missbräuchl. als Abortivum. **Hom.:** Ruta graveolens (HAB): frisches, vor Blütebeginn gesammeltes Kraut; verordnet z. B. bei Prellungen, Überanstrengung der Augen.

**Ruthenium:** Symbol Ru; CAS-Nr. 7440-18-8; $A_r$ 101.07; OZ 44; D. 12.45; Schmp. 2450 °C; Sdp. 4150 °C; Härte 6.5 der Härteskala*; silbergraues, sprödes, meist 2-, 3- od. 4-wertiges Platinmetall*, lösl. in Königswasser*; **Vork.:** natürl. in Platinerzen als Begleiter anderer Platinmetalle; mit einem Anteil von 20 ppb in der Erdkruste eines der sehr seltenen Elemente; **Gew.:** Überführung von Rutheniumverbindungen in Ammonium-Rutheniumchlorid u. Reduktion mit Wasserstoff; **Anw.:** (techn.) Legierungsbestandteil; anstelle von Platin* in Schmuck, für Federspitzen, Festplattenbeschichtungen, Platin-Ruthenium-Elektroden in Methanol-Brennstoffzellen; zum Härten von Legierungen für elektr. Kontakte, als Katalysator für Redoxreaktionen; **Gesch.:** 1844 von Carl Ernst Claus (1796–1864) erstmals rein dargestellt.

**Rutheniumrot:** CAS-Nr. 11103-72-3; $[(NH_3)_5RuORu(NH_3)_4ORu(NH_3)_5]Cl_6 \cdot 4\,H_2O$; $M_r$ 786.32; D. 3.1; Schmp. >500 °C; Komplexverbindung; braunrotes Pulver, lösl. in Wasser; **Darst.:** entsteht aus ammoniakal. Ruthenium(III)-chlorid-Lsg. beim Stehenlassen an der Luft; **Anw.:** Farbstoff in der Mikroskopie (färbt Pektine* u. Glykogen*, nicht aber Cellulose).

**Rutil:** häufigste kristalline Modifikation von Titandioxid* ($TiO_2$); Mineral; tetragonales Kristallsystem; D. 4.2–4.3; Härte 6–6.5 der Härteskala*; blutrote, bisweilen gelbl. od. gelbbraune nadelförmige Kristalle od. derbe Massen; in gemahlenem Zustand ein weißes bis fast weißes, in der Hitze gelbes Pulver; **Vork.:** Sierra Leone, Wales, Grönland, USA, Kanada; **Anw.:** (techn.) zur Gew. von Titan*, Herst. von Titanverbindungen; in der keram. Industrie.

**Rutin:** s. Rutosid.

**Rutin-Aescinat:** s. Rutosid-Aescinat.

**Rutinose:** 6-*O*-α-L-Rhamnosyl-D-glucose; $C_{12}H_{22}O_{10}$; $M_r$ 326.30; Schmp. ca. 190 °C; Disaccharid* aus Glucose* u. Rhamnose*; Zuckeranteil versch. Flavonoide wie Rutin (s. Rutosid) u. Hesperidin*.

**Rutosid (INN):** Rutin, Rutinum, Rutosidum, Quercetin-3-rutinosid, Quercetin-3-rhamnoglucosid, 5,7,3′,4′-Tetrahydroxyflavonol-3-rhamnoglucosid; veraltet Vitamin P; 5,7-Dihydroxy-2-(3,4-dihydroxyphenyl)-4-oxo-1-benzopyran-3-yl-rutinosid; CAS-Nr. 153-18-4; $C_{27}H_{30}O_{16}$, Strukturformel: s. Abb.; $M_r$ 610.51; Schmp. 214–215 °C (unter Zers. u. Aufsprudeln); $[\alpha]_D^{23\,°C}$ +13.82° (Ethanol); $[\alpha]_D^{20\,°C}$ −37° (Pyridin); hellgelbes, feinkrist. Pulver, das unter Lichteinfluss nachdunkelt; 1 g löst sich in ca. 8 L Wasser, ca. 200 mL kochendem Wasser, 7 mL kochendem Methanol, lösl. in Pyridin, Formamid u. alkal. Lsg., schwer lösl. in Ethanol, Aceton u. Ethylacetat, unlösl. in Chloroform, Schwefelkohlenstoff, Ether, Benzol u. Petrolether; **Vork.:** natürl. in zahlreichen Pflanzen wie z. B. Buchweizen (s. Fagopyrum esculentum; Fagopyrum tataricum), Japanischer Schnurbaum (s. Sophora japonica), Kapernstrauch (s. Capparis spinosa ), Weinraute (s. Ruta graveolens, hier R. erstmals 1842 iso-

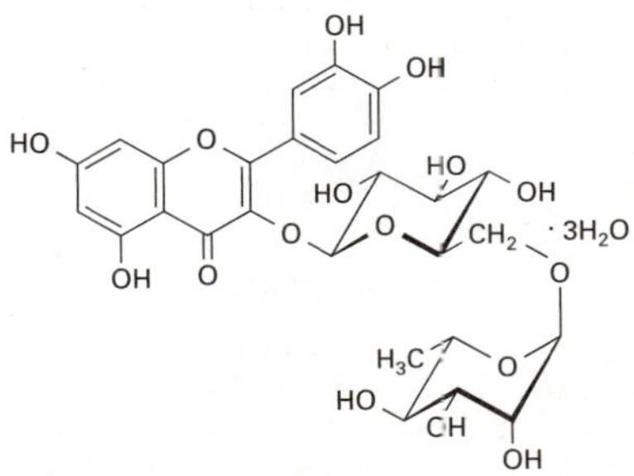


Rutosid

R

liert vom Apotheker Dr. August Weiss, Nürnberg). **Rutosid-Trihydrat:** Rutosidum trihydricum Ph.Eur.; $C_{27}H_{30}O_{16} \cdot 3\,H_2O$; $M_r$ 664.5; **Off.:** Ph.Eur.6, ÖAB, Ph.Helv.; **Wirk.:** ödemprotektiv; **Anw.:** (med.) Venenmittel* zur unterstützenden Behandlung bei chronisch venöser Insuffizienz u. Varikosis (Wirksamkeit nicht belegt).

**Rutosid-Aescinat:** Rutin-Aescinat; 8,8′-Methylenbis(6-diethylaminomethyl-rutosid)-diaescin; Komplex aus 1 Mol Aescin* mit 2 Mol Diethylaminomethylrutosid; **Anw.:** (med.) Venenmittel*; s. Rutosid.

**Rx:** $R_x$; engl. Abk. für (rezeptpflichtige) Verschreibung bzw. Rezeptpflicht (Verschreibungspflicht*) im Ggs. zu Over*-the-counter-Arzneimitteln.

**Ryania speciosa** Vahl: Patrisia pyrifera L.C. Rich.; Fam. Salicaceae (früher Flacourtiaceae); Südamerika; Wurzel u. Sprosse enthalten 0.1–0.2 % **Ryanodin,** ein Esteralkaloid mit insektizider Wirk., das v. a. in den USA gegen Raupen eingesetzt wird.

**Ryanodin:** s. Ryania speciosa.

# S

**σ:** Symbol für Wirkungsquerschnitt*.
**s:** **1.** (physik.) Einheitenzeichen für Sekunde*; s. SI-Einheiten; **2.** (physik.-chem.) Symbol für Spinquantenzahl*.
**S:** **1.** (chem.) Symbol für Schwefel*; **2.** (chem.) s. *R/S*-Nomenklatur; **3.** (biochem.) Symbol für Serin*; **4.** (chem.-physik.) Symbol für Sedimentationskonstante; s. Svedberg-Einheit; **5.** (chem.-physik.) Symbol für Entropie*; **6.** (physik.) Einheitenzeichen für Siemens*; **7.** s. S-Sätze.
**s. a.:** Abk. für secundam* artem.
**Saatmohn:** s. Papaver dubium.
**Sabadilla:** s. Schoenocaulon officinale.
**Sabadilla officinarum:** s. Schoenocaulon officinale.
**Sabadillsamen:** s. Schoenocaulon officinale (Semen Sabadillae).
**Sabadin:** $C_{29}H_{47}NO_8$; $M_r$ 537.71; hexacycl. Alkaloid* aus den Samen von Schoenocaulon* officinale (Semen Sabadillae).
**Sabal serrulatum:** s. Serenoa repens.
**Sabdariffa:** s. Hibiscus sabdariffa (Hom.).
**Sabdariffeibisch:** s. Hibiscus sabdariffa.
**Sabina:** s. Juniperus sabina (Hom.).
**Sabinae herba ad usum veterinarium:** s. Juniperus sabina.
**Sabinakraut:** s. Juniperus sabina (Summitates Sabinae).
**Sabin-Impfstoff:** (engl.) *sabin vaccine*; s. Poliomyelitis-Impfstoff (oral).
**Saccharase:** s. Invertase.
**Saccharate:** s. Saccharose.
**saccharatus** (lat.): f: saccharata, n: saccharatum; gezuckert.
**Saccharide:** s. Kohlenhydrate.
**Saccharimeter:** s. Polarimeter.
**Saccharin:** Saccharinum Ph.Eur.6, Orthosulfimidum benzoicum; Benzoesäuresulfimid, Benzosulfimid, *o*-Sulfobenzoesäureimid, Anhydro-orthosulfaminbenzoesäure; 1,2-Benzisothiazol-3(2*H*)-on-1,1-dioxid; CAS-Nr. 81-07-2; $C_7H_5NO_3S$, Strukturformel: s. Abb.; $M_r$ 183.19; D. 0.828; Schmp. 229–230 °C; weißes, krist., geruchloses Pulver; lösl. in kaltem Wasser (0.26 g/100 g), siedendem Wasser (3.6 g/100 g), 90 %igem Ethanol (2.4 g/100 g), Ether (1.05 g/100 g); **Darst.:** Einwirkung von Chlorsulfonsäure auf Toluol* (erstmals 1879 durch C. Fahlberg u. I. Remsen). **Saccharin-Natrium:** Saccharinum natricum Ph.Eur., Saccharini-Natrium, Saccharinum solubile; lösl. Saccharin; 2-Benzoesäuresulfimidnatrium; CAS-Nr. 6155-57-3; $C_7H_4NNaO_3S \cdot 2\,H_2O$; $M_r$ 241.2; farblose, an trockener Luft verwitternde Kristalle od. weißes, krist. Pulver; lösl. in 1.5 T. Wasser, wenig lösl. in Ethanol, unlösl. in Ether u. Chloroform; ca. 475-fache Süßkraft von Saccharose; **Darst.:** Neutralisation des reinen S. mit NaOH; **Wirk.:** S. wird im Harn unverändert ausgeschieden. Es wirkt leicht antisept. u. antifermentativ, daher bisweilen auch bei Darmgärungen verwendet. S. ist bei mäßigem Gebrauch für gesunde Menschen unschädl.; eine kanzerogene Wirk. ist unter normalen physiol. Bedingungen nicht nachweisbar. **Anw.:** Süßstoff*; ca. 550-fache Süßkraft von Saccharose*; eine wässrige Lsg. 1 : 100 000 schmeckt noch deutl. süß.
**Saccharin, lösliches:** s. Saccharin (Saccharin-Natrium).
**Saccharinum solubile:** s. Saccharin (Saccharin-Natrium).
**Sacchari spheri:** s. Zucker-Stärke-Pellets.
**Saccharometer:** Senkspindel zur Bestimmung des Zuckergehaltes einer Lösung (vgl. Dichtebestimmungsmethoden); nicht zu verwechseln mit Saccharimeter (s. Polarimeter).
**Saccharomyces:** Gattungsbegriff für ascosporenbildende Sprosspilze; s. Faex; vgl. Pilze.
**Saccharomyces cerevisiae:** Bierhefe; s. Faex; Pilze.
**Saccharomyces-Einheit:** Abk. S.E.; Menge an Biotin (s. Vitamin B), die innerhalb von 5 Std. bei 30 °C zur Verdopplung einer bestimmten Anzahl von Hefezellen führt; entspricht ca. 0.00004 µg Biotinmethylester.
**Saccharomyces ellipsoideus:** Weinhefe; s. Faex.
**Saccharomyces Kefir:** s. Kefir.
**Saccharose:** (engl.) *sucrose*; Saccharum Ph.Eur., Saccharosum; Rohrzucker, Rübenzucker; $\alpha$-D-Glucopyranosyl-$\beta$-D-fructofuranosid; CAS-Nr. 57-50-1; $C_{12}H_{22}O_{11}$, Strukturformel: s. Abb.; $M_r$ 342.31; D. 1.588; Schmp. 160–186 °C (unter Zers.; Schwarzfärbung u. Karamelbildung), $[\alpha]_D^{20\,°C}$ +66.2°–66.8°

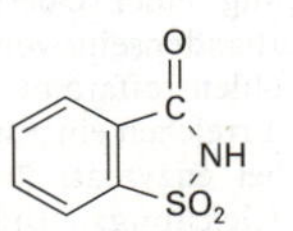


**Saccharin**

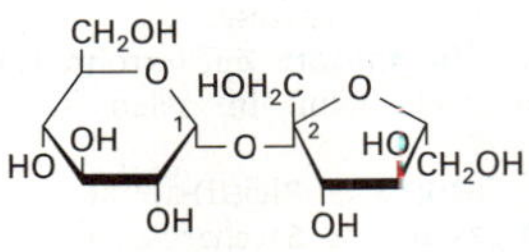


**Saccharose**

S

(c=20 in Wasser); weißes, krist. Pulver, geruchlos, süßer Geschmack; sehr leicht lösl. in Wasser, lösl. in Ethanol, unlösl. in Ether; S. ist ein nicht reduzierendes Disaccharid vom Trehalosetyp, daher keine typ. Zuckerreaktionen, wie Osazon- (s. Osazone) u. Oximbildung (s. Oxime) sowie Mutarotation*; durch Hydrolyse mit verd. Säuren od. Enzymen, z. B. mit $\alpha$-Glucosidase (Maltase*) od. $\beta$-D-Fructofuranosidase (Invertase*), Spaltung zu gleichen Teilen in D-Glucose* u. D-Fructose* (s. Invertzucker); als schwache Säuren ($K_s = 10^{-13}$) bilden S. u. ihre Derivate Salze mit Alkali- u. Erdalkalilaugen, sog. **Saccharate**; **Vork.:** weit verbreitet im Pflanzenreich; stellt dort die Transportform der lösl. Kohlenhydrate dar; wichtiges Stoffwechselprodukt aller chlorophyllhaltigen Pflanzen, kann von Tieren nicht synthetisiert werden; **Biosynthese:** ausgehend von Fructose-6-phosphat u. UDP-Glucose; **Gew.:** hauptsächl. aus Zuckerrüben (s. Beta vulgaris ssp. vulgaris var. altissima, 12–20 % S.) u. Zuckerrohr (s. Saccharum officinarum, 14–21 % S.), weniger häufig aus dem Zuckerahorn (s. Acer saccharum u. andere Acer-Arten, 3–5 % S.); durch Raffination gereinigter Rohr- oder Rübenzucker wird als **Raffinade** bezeichnet. **Rohrzucker** (Kandiszucker) wird durch Umkristallisation (Raffination) in Kristallzucker überführt. Die zurückbleibende, nicht mehr kristallisierende Mutterlauge heißt **Melasse**; sie enthält neben Dextrin*, Lactose* u. Aminosäuren noch ca. 50 % S. u. dient als Futtermittel od. wird zu Schnaps vergoren. S. geht beim Erhitzen auf 200 °C in **Karamel** (Caramel) über, eine nicht mehr gärungsfähige, braune u. nicht mehr süß schmeckende Masse, deren wässrige Lsg. als Zuckercouleur, **Saccharum tostum**, zum Färben von Speisen dient; S. ist Nahrungsmittel u. Süßmittel*; in höheren Konz. Konservierungsmittel (hemmt Wachstum von Mikroorganismen); in der Industrie Substrat für die fermentative Produktion von Ethanol, Butanol, Glycerol u. a.; Ester u. Ether od. andere Derivate der S. zur Herst. von Detergenzien, Seifen u. Plastik; **Zuber.:** Sirupus* simplex; **Gesch.:** 1747 entdeckte der Apotheker Andreas Sigismund Marggraf (1709–1782) den Zucker in der Runkelrübe. Sein Schüler Franz Karl Achard (1753–1821) gründete 1801 die erste Rübenzuckerfabrik in Kunern/Schlesien. Bis dahin kannte man nur den Rohrzucker, der auf dem Seeweg nach Europa gebracht wurde.



**Saccharosefettsäureester:** nichtionogene Tenside* auf Zuckerbasis (preisgünstig; nachwachsende Rohstoffe); Gemisch aus Mono- u. Diestern von Saccharose* mit Fettsäuren; O/W-Emulgatoren mit einem HLB-Wert zwischen 7.0–13.0 (abhängig von der Art u. dem Anteil an Fettsäuren; s. Tab.).

**Saccharosen:** s. Disaccharide.

**Saccharum:** s. Saccharose.

**Saccharum amylaceum:** s. Glucose (D-Glucose).

**Saccharum lactis:** s. Lactose.

**Saccharum officinarum:** Zuckerrohr; Fam. Poaceae (Gramineae); heim. in Asien; s. Saccharose (Gew.).

**Saccharum Saturni:** s. Blei(II)-acetat.

**Saccharum tostum:** s. Saccharose.

**Saccharosefettsäureester**

| Saccharosefettsäureester | HLB-Wert |
|---|---|
| Saccharosedistearat | 7.0 |
| Saccharosedioleat | 7.2 |
| Saccharosedipalmitat | 7.4 |
| Saccharosemonostearat | 11.2 |
| Saccharosemonooleat | 11.2 |
| Saccharosemonopalmitat | 11.7 |
| Saccharosemonomyristat | 12.3 |
| Saccharosemonolaurat | 13.0 |

**Sachets:** Beutel (aus kaschiertem Papier, Aluminium) zur einzeldosierten Abpackung für hochdosierte, schlecht tablettierbare Wirkstoffe, Pulvermischungen od. Granulate, bei denen eine exakte Dosierung notwendig ist. Die Einnahme erfolgt wie bei den Granulaten.

**Sadebaumkraut:** s. Juniperus sabina (Summitates Sabinae).

**Sadebaumöl:** s. Juniperus sabina (Oleum Sabinae).

**Sadebaumspitzen:** s. Juniperus sabina (Summitates Sabinae).

**S-Ado-Met:** Abk. für **S-Ad**enosyl**met**hionin*.

**Säckelblume:** s. Ceanothus americanus.

**Sägebockdarstellung:** perspektivische Darst. von Molekülen, wobei die nach hinten gerichtete Rotations-C—C-Bindung schräg nach oben u. überproportional lang gezeichnet wird (s. Abb.); vgl. Newman-Projektion.

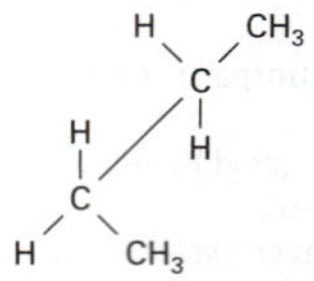

**Sägebockdarstellung:** *n*-Butan als Beispiel

**Sägepalme:** s. Serenoa repens.

**Sägetang:** s. Fucus serratus.

**Sättigung:** **1.** (allg.) Erreichen eines Maximalwerts, der nicht überschritten werden kann; **2.** (physik.-chem.) **a)** Zustand einer Lösung*, in der kein weiterer zu lösender Stoff (Solvendum*) aufgenommen (gelöst) werden kann; S. ist erreicht, wenn die Lsg. mit einem Bodenkörper* od. im Falle der Lsg. eines Gases mit der Gasphase im Gleichgewicht steht. Die Sättigungskonzentration eines Stoffes ist temperaturabhängig (bei Gasen auch druckabhängig) u. wird vom Lösungsmittel* u. weiteren gelösten Stoffen beeinflusst (s. Aussalzen). **b)** vollständige Belegung einer Oberfläche; **3.** (chem.) ausschließl. Vorhandensein von Einfachbindungen zw. den Kohlenstoffatomen eines Moleküls; **4.** (biochem.) **a)** Erreichen einer max. Reaktionsgeschwindigkeit bei enzymat. Reaktionen; s. Michaelis-Menten-Gleichung; **b)** Erreichen einer max. Transportkapazität bei Transportproteinen;

**Säulenchromatographie**
Einteilung nach mobiler Phase

| Trennverfahren | stationäre Phase | Methode | Trennprinzip |
|---|---|---|---|
| Flüssigchromatographie (mobile Phase ist flüssig) | Flüssigkeit, frei oder adsorbiert an einen Feststoff | Flüssig-Flüssig-Chromatographie oder Tröpfchen-Gegenstromchromatographie (engl. liquid-liquid chromatography; Abk. LLC) | Verteilung |
| | Feststoff | Flüssig-Fest-Chromatographie oder Adsorptionschromatographie (engl. liquid-solid chromatography; Abk. LSC) | Adsorption |
| | Ionenaustauschharz | Ionenaustauschchromatographie | Ionenaustausch |
| | Feststoff mit definierter Porengröße | Gelpermeations- oder Ausschlusschromatographie | Molekularsiebeffekt |
| Gaschromatographie (mobile Phase ist gasförmig) | Flüssigkeit, adsorbiert an einen Feststoff | Gas-Flüssig-Chromatographie (engl. gas-liquid chromatography; Abk. GLC) | Verteilung |
| | Feststoff | Gas-Fest-Chromatographie (engl. gas-solid chromatography; Abk. GSC) | Adsorption |
| überkritische Fluidchromatographie (mobile Phase ist ein überkritisches Fluid) | chemisch veränderte Feststoffoberfläche | | Verteilung |

**5.** (pharmakokinet.) s. Kinetik, nichtlineare; **6.** (med.) Sauerstoffsättigung; gibt an, wie viel Prozent des gesamten Hämoglobins* im Blut abhängig vom Sauerstoffpartialdruck mit Sauerstoff beladen sind; dient zur Beurteilung der Atemfunktion.

**Sättigungsdampfdruck:** **1.** s. Dampfdruck. **2.** S. des Wassers: s. Mollier-h,x-Diagramm.

**Sättigungsdosis:** s. Initialdosis.

**Sättigungslöslichkeit:** s. Löslichkeit.

**Säuglingsernährung:** Nahrungszufuhr des Säuglings; **Formen: 1.** Muttermilch* (bzw. Frauenmilch) als Säuglingsnahrung zur idealen Ernährung bis zum 4. Lebensmonat; **2.** sog. künstliche S.: v. a. (Fertig-)Präparate aus Kuhmilch (Flaschenmilch), deren Zusammensetzung der Frauenmilch mehr (adaptierte S.) od. weniger (teiladaptierte S.) angeglichen ist. Nach EU-Richtlinien wird zw. Anfangs- (nur Lactose* als Kohlenhydrat enthaltend) u. Folgemilch unterschieden. **Vorgehen:** Meist genügen 5–6 Mahlzeiten tägl. im Abstand von 4 Std., u. U. mit einer längeren Pause in der Nacht. Zur Kontrolle der ausreichenden Nahrungszufuhr (Deckung des Kalorienbedarfs) kann die Gewichtsentwicklung des Säuglings dokumentiert werden. Ab 5.–6. Monat sollte mit der Zufütterung von Beikost (Löffelfütterung) begonnen werden (v. a. Reis-, Gemüse-, Getreideflocken-, Obstbrei u. Säfte). Fettzusätze (insbes. Pflanzenöl) sind als Energiequelle wichtig. Auf ausreichende Zufuhr von Eisen u. Vitamin $B_{12}$ (z. B. in Form von Fleisch) achten. Mit der Verfütterung von Eiern sollte man im 1. Lebensjahr zurückhaltend sein. Es ist weder erforderlich noch empfehlenswert, Säuglingsnahrung nachträglich zu süßen (Kariesgefahr). Bei häusl. Zubereitung der Säuglingsnahrung sollten möglichst wenig schadstoffbelastete Zutaten verwendet werden (industriell hergestellte Produkte für die S. sind i. d. R. schadstoffkontrolliert). Für die Ernährung des kranken Säuglings gelten bes. Regeln, die sich nach Art u. Schwere der Erkrankung richten.

**Säuglingstoxikose:** s. Brechdurchfall des Säuglings.

**Säulenchromatographie:** Form der Chromatographie* mit Fixierung der stationären Phase in einer Säule, durch welche die mobile Phase durch Druck od. Schwerkraft gepumpt wird; **Einteilung: I.** nach mobiler Phase (s. Tab.): **1.** Flüssigchromatographie (Flüss. als mobile Phase); Einteilung nach angewandtem Druck (prinzipiell: je höher der Fluss, desto rascher die Trennung): **a)** Normaldruckchromatographie: Auftrennung unter Atmosphärendruck mittels Schwerkraft; **b)** Flashchromatographie: Zuführung des Laufmittels bei erhöhtem Druck, aufgebaut durch ein Gas, das die mobile Phase schneller durch die Säule drückt; prinzipiell ist jedes Inertgas geeignet (z. B. Stickstoff); **c)** Mitteldruckchromatographie: Auftrennung mit einfachen Pumpen (ca. 10–40 bar); **d)** HPLC*; **2.** Gaschromatographie* (Gas als mobile Phase); **3.** überkritische Fluidchromatographie*; **4.** DCCC*; **II.** nach durchgesetzten Substanzmengen: **1.** analytische Trennungen <1 mg; **2.** präparative Trennungen >1 mg.

**-säure:** s. Säuren; Carbonsäuren; s. Mineralsäuren (Tab. dort).

S

**Säureamide:** allg. Formel: R—CO—NR'R"; Derivate des Ammoniaks* ($NH_3$), dessen H-Atome ganz od. teilweise durch Säurereste (Acyl-Reste) ersetzt sind, bzw. Carbonsäuren*, in denen das OH der COOH-Gruppe durch die $NH_2$-Gruppe ersetzt ist (s. Carbonsäureamide); vgl. Imide.

**Säureanhydride:** entstehen formal durch Wasserentzug aus Säuren*; **1.** Aus anorg. Säuren werden Oxide*. **2.** 2 Moleküle Carbonsäure* bilden symmetr. od. gemischte Carbonsäureanhydride*. **3.** Cycl. 5- u. 6-gliedrige Carbonsäureanhydride werden leicht aus entspr. Dicarbonsäuren erhalten.

**Säure, arsenige:** s. Arsenige Säure.

**Säureazide:** s. Hydrazide.

**Säure-Base-Definition:** die Definitionen von Säuren* u. Basen* haben sich mit zunehmender Einsicht in chem. Reaktionen verändert; da mit einer einzigen Definition nicht alle Säuren u. Basen charakterisiert werden, sind mehrere Definitionen gebräuchl., von denen 3 von bes. Bedeutung sind: **1. Arrhenius** bezeichnete 1882 alle Wasserstoffverbindungen, die in wässriger Lsg. $H^+$-Ionen (Protonen) abgeben, als Säuren* u. solche, die in wässriger Lsg. $OH^-$-Ionen abspalten, als Basen*. **2.** Johannes N. **Brönsted** (dän. Physikochemiker, 1879–1947) definierte 1923 Säuren als Stoffe, die an andere $H^+$-Ionen abgeben (Protonendonatoren). Brönsted-Basen sind Protonenakzeptoren, die in wässriger Lsg. $H^+$-Ionen aus der **Protolyse** (Protonenabspaltung) des Wassers aufnehmen, wobei $OH^-$-Ionen entstehen, z. B. $NH_3 + H_2O \rightarrow NH_4^+ + OH^-$. Diese Definitionen charakterisieren nicht bestimmte Stoffe, sondern bestimmte Fähigkeiten. **3.** Die von Gilbert Newton **Lewis** (1875–1946) im Jahr 1923 vorgeschlagene Fassung des Säure- u. Basenbegriffs ist eine Weiterentwicklung der Theorie von Brönsted. Danach sind Säuren Substanzen, die unvollständige Edelgaskonfigurationen (s. Edelgase) mit 2 fehlenden Elektronen aufweisen u. daher Elektronenpaarakzeptoren sind, z. B. $BF_3$, $SO_3$, $AlH_3$. Analog dazu sind Lewis-Basen Elektronenpaardonatoren, Verb. mit abgeschlossener Edelgaskonfiguration, die ein freies Elektronenpaar für die Bindung mit einer Lewis-Säure zur Verfügung stellen können, z. B. $OH^-$, $NH_3$, Ether*. Das Vereinigungsprodukt einer Lewis-Säure mit einer Lewis-Base ist ein Elektronen*-Donator-Akzeptor-Komplex u. wird auch als Lewis-Addukt bezeichnet (s. Tab.).

**Säure-Base-Definition**
Beispiele

| Lewis-Säure | | Lewis-Base | | Lewis-Addukt |
|---|---|---|---|---|
| $H^+$ | + | $OH^-$ | $\leftrightarrows$ | $H_2O$ |
| $H^+$ | + | $NH_3$ | $\leftrightarrows$ | $NH_4^+$ |
| $BF_3$ | + | $NH_3$ | $\leftrightarrows$ | $BF_3 \cdot NH_3$ |
| $BF_3$ | + | $(C_2H_5)_2O$ | $\leftrightarrows$ | $BF_3 \cdot O(C_2H_5)_2$ |
| $SO_3$ | + | $H_2O$ | $\leftrightarrows$ | $H_2SO_4$ |

**Säure-Base-Titration:** Neutralisationstitration; Form der Maßanalyse*, der eine Neutralisationsreaktion zugrunde liegt; **Formen: 1. Alkalimetrie:** Bestimmung einer Säure mit einer bas. Maßlösung* (meist Natron- od. Kalilauge); **2. Acidimetrie:** Azidimetrie; Bestimmung einer Base mit einer sauren Maßlösung (meist mit Salzsäure* od. Schwefelsäure*). Vgl. Titrationskurve.

**Säurechloride:** allg. Formel: R—COCl; Verb., bei denen die OH-Gruppe der Carbonsäure* —COOH durch —Cl ersetzt ist; entstehen bei Einwirkung von Phosphortrichlorid*, -pentachlorid* od. -oxidchlorid* auf Säuren*. Vgl. Carbonsäurehalogenide.

**Säure, chlorige:** s. Chlorige Säure.

**Säuregrad:** Menge an Kalilauge in mL (c = 1 mol/L), die notwendig ist, um die in 100 g Fett od. Öl vorhandene freie Säure zu neutralisieren; vgl. Säurezahl.

**Säure, halogenige:** s. Halogensäuren.

**Säurehydrazide:** s. Hydrazide.

**Säure, hydroschweflige:** s. Thioschwefelsäure.

**Säure, hypochlorige:** s. Hypochlorige Säure.

**Säure, hypohalogenige:** s. Halogensäuren.

**Säure, hypophosphorige:** s. Phosphinsäure.

**Säure, hyposalpetrige:** s. Hyposalpetrige Säure.

**Säureimide:** s. Imide.

**Säurekasein:** s. Casein.

**Säurekonstante:** Aciditätskonstante; Dissoziationskonstante einer Säure; Symbol $K_S$; Maß für die Stärke einer Säure*; Gleichgewichtskonstante für die Reaktion einer Säure HA, meist mit Wasser (Gleichgewicht der Protolyse; s. Säure-Base-Definition; vgl. Massenwirkungsgesetz):
$HA + H_2O \leftrightarrows H_3O^+ + A^-$

$$K_s = \frac{a(H_3O^+) \cdot a(A^-)}{a(HA)}$$

Anstelle der thermodynam. Aktivität* a wird in der Praxis mit der Konz. c gerechnet. Bei mehrbasischen Säuren $H_nA$ wird die S. für die erste Protolysestufe ($H_nA + H_2O \leftrightarrows H_3O^+ + H_{n-1}A^-$) als $K_{S,1}$, die S. für die zweite Protolysestufe als $K_{S,2}$ bezeichnet. Anstelle des $K_S$-Wertes wird meist der $pK_S$-Wert angegeben: $pK_S = -\log K_S$; je kleiner der $pK_S$-Wert, desto stärker ist die Säure. Die S. einer Säure HA ist mit der Basenkonstante* $K_B$ der konjugierten (korrespondierenden) Base $A^-$ über das Ionenprodukt* des Wassers $K_W$ (= $10^{-14}$ bei 23 °C) verknüpft: $K_S \cdot K_B = K_W$ bzw. $pK_S + pK_B = pK_W = 14$. Häufig wird daher die Stärke einer Base B nicht durch die Basenkonstante, sondern durch die S. der konjugierten Säure $BH^+$ angegeben. **Beispiel:** Perchlorsäure $pK_S = -9$; Oxalsäure $pK_S = 1.42$; Essigsäure $pK_S = 4.72$.

**Säuren:** sauer reagierende Stoffe, die mit Basen* Salze* bilden (s. Säure-Base-Definition); die spezif. Stärke einer Säure wird durch die Säurekonstante* angegeben. Nomenklatur org. Säuren: s. Carbonsäuren; anorgan. Säuren: s. Mineralsäuren (Tab. dort).

**Säuren, konjugierte:** s. Säurekonstante.

**Säure, orthophosphorige:** s. Phosphonsäure.

**Säure, phosphorige:** s. Phosphonsäure.

**Säureradikale:** s. Säurereste.

**Säurereste:** **1.** Anionen, die nach Austritt eines od. mehrerer $H^+$-Ionen aus einem Säuremolekül entstehen; z. B. ist $SO_4^{2-}$ der S. der Schwefelsäure* $H_2SO_4$, $PO_4^{3-}$ der S. der Phosphorsäure* $H_3PO_4$; **2.** Acyl-Reste, Acyl-Gruppen; Atomgruppen, die nach Austritt aller OH-Gruppen formal aus einem Molekül sauerstoffhaltiger Säuren* entstehen; werden durch Anhängen der Silbe -yl an den Stamm des lat. Namens der Säure bezeichnet; z. B. Nitryl ($NO_2$): Rest der Salpetersäure* ($NO_2(OH)$), Propionyl ($CH_3—CH_2—CO—$): Rest der Propionsäure* ($CH_3—CH_2—COOH$).

**Säurerhythmus, diurnaler:** (engl.) *Crassulacean acid metabolism (Abk. CAM)*; Tag-Nacht-Fluktuation des Gehalts an org. Säuren in chlorophyllhaltigen Teilen sukkulenter Pflanzenarten, z. B. Kakteen u. Dickblattgewächse; in der Nacht führt eine $CO_2$-Fixierung durch Carboxylierung von Phosphoenolpyruvat zu Oxalacetat u. dessen Reduktion zu Malat zu einer erhebl. Ansäuerung im Gewebe (vgl. $C_4$-Pflanzen). Bei Tag wird Malat oxidativ decarboxyliert zu Pyruvat. Das dabei freigesetzte $CO_2$ wird an Ribulose-1,5-diphosphat fixiert. Es schließen sich die Reaktionen des Calvin*-Zyklus an (vgl. Hatch-Slack-Kortschak-Zyklus). Dieser Mechanismus erlaubt den Pflanzen eine $CO_2$-Absorption in der Nacht, in der die Spaltöffnungen* ohne Gefahr eines großen Wasserverlusts geöffnet werden können (Anpassung an die große Trockenheit in ariden Regionen).

**Säure, salicylige:** s. Salicylaldehyd.

**Säure, salpetrige:** s. Salpetrige Säure.

**Säure, schweflige:** s. Schweflige Säure.

**Säure, spirige:** s. Salicylaldehyd.

**Säurestärke:** s. Säurekonstante.

**Säure, unterchlorige:** s. Hypochlorige Säure.

**Säure, unterphosphorige:** s. Phosphinsäure.

**Säure, untersalpetrige:** s. Hyposalpetrige Säure.

**Säure, unterschweflige:** s. Thioschwefelsäure.

**Säurewecker:** Stoffe zur Anregung der Magensäurebildung; z. B. Ethanol*, Fleischextrakt, Coffein*, Histamin* u. Gewürze.

**Säurezahl** Ph.Eur.6: Abk. SZ; Fettkennzahl*, die die Menge an Kaliumhydroxid* in mg angibt, die notwendig ist, um die in 1 g Substanz vorhandene freie Säure zu neutralisieren (z. B. in Wachs od. Fetten); vgl. Säuregrad.

**Saflor:** s. Carthamus tinctorius.

**Safloröl:** s. Carthamus tinctorius (Oleum Carthami).

**Saflorrot:** s. Carthamin.

**Safran:** s. Crocus sativus.

**Safranal:** 2,6,6-Trimethyl-1,3-cyclohexadien-1-aldehyd; $C_{10}H_{14}O$, Strukturformel: s. Crocus sativus (Abb. dort); $M_r$ 150.21; geruchsbestimmender Best. von Safran; entsteht bei der Trocknung aus dem bitter schmeckenden Terpenglucosid Picrocrocin.

**Safranine:** Azinfarbstoffe, v. a. methylierte 5-Aryl-3,7-diaminophenazine; **Anw.:** (techn.) als rote bis violette Farbstoffe in der Leder- u. Papierindustrie, Mikroskopie u. als Redoxindikator.

**Safranöl:** äther. Öl von Crocus* sativus.

**Safranrebendolde:** s. Oenanthe crocata.

**Safran, Wilder:** s. Carthamus tinctorius.

**Safrol:** 4-Allyl-1,2-methylendioxybenzol; Strukturformel: s. Phenylpropanderivate (Abb. dort); Schmp. 11.2 °C; 234.5 °C; farblose Flüss. od. Kristalle, lösl. in Ethanol u. Ether, unlösl. in Wasser; **Vork.:** z. B. in Sassafrasöl (s. Sassafras albidum var. molle, Oleum Sassafras); **Anw.:** (techn.) in der Riechstoffindustrie, Ausgangsprodukt für Heliotropin*; **Toxikol.:** kanzerogene Wirkung.

**Safyol:** s. Phytoalexine.

**Sagenkraut:** s. Verbena officinalis (Herba Verbenae).

**Sagittaria sagittifolia** L.: Pfeilkraut; Fam. Alismataceae; Europa, Asien; **Inhaltsst.:** u. a. Monosaccharide, Oligosaccharide u. Stärke (Samen* u. Rhizom*), Flavonoide* (Blätter), Sitosterol* u. -glucosid, bicycl. Diterpene, z. B. Sagittariol. **Hom.:** Sagittaria sagittifolia: frischer Wurzelstock.

**SAGM-Additivlösung:** Kurzbez. für Natrium (engl. **S**odium)-**A**denin-**G**lucose-**M**annitol-Additivlösung; Stabilisator* für Blutprodukte (s. Hämotherapie) zur Verlängerung der Erythrozytenüberlebenszeit durch Förderung der ATP- u. 2,3-Diphosphoglycerat-Synthese u. zur Verbesserung der Erythrozytenverformbarkeit; Zusammensetzung: s. PAGGS-M-Additivlösung (Tab. dort); ermöglicht eine ca. 35-tägige Lagerung von Erythrozytenkonzentrat, nachdem das Vollblut in CPD*-Stabilisatorlösung gesammelt u. die von Blutplasma u. buffy* coat getrennten Erythrozyten mit SAGM-A. versetzt wurden.

**Sago:** s. Metroxylon sagu (Amylum Sagi).

**Sagopalme:** s. Metroxylon sagu.

**Sagostärke:** s. Metroxylon sagu (Amylum Sagi).

**Sagradarinde:** s. Rhamnus purshiana (Rhamni purshianae cortex).

**Saint-Germain-Tee:** s. Species laxantes.

**Sakka-Kaffee:** s. Coffea (Kaffee-Ersatz- u. Zusatzmittel).

**SA-Knoten:** Kurzbez. für **S**inuatrialknoten; s. Sinusknoten.

**sakral:** zum Kreuzbein (Os sacrum) gehörig.

**Sakralanästhesie:** **1.** Unempfindlichkeit im Gebiet der Sakralnerven; **2.** Sonderform der Periduralanästhesie* mit Injektion des Lokalanästhetikums* in den Sakralkanal.

**Sal** (lat.): Salz; **salisch:** salzartig.

**Salacetamid** (INN): *N*-Acetylsalicylamid; *N*-Acetyl-2-hydroxybenzamid; CAS-Nr. 487-48-9; $C_9H_9NO_3$; $M_r$ 179.17; Schmp. 148 °C; nicht mehr im Handel befindl. schwaches Analgetikum*, Antiphlogistikum* u. Antipyretikum*; **UAW:** Magenübersäuerung.

**Sal Acetosellae:** s. Kaliumtetraoxalat.

**Sal alcalinum compositum:** alkalische Salzmischung, Vichysalz; Zusammensetzung: Ph.Helv., 2 T. wasserfreies Natriummonohydrogenphosphat*, 5 T. Kaliumhydrogencarbonat*, 5 T. wasserfreies Natriumsulfat*, 8 T. Natriumchlorid*, 80 T. Natriumhydrogencarbonat*; alle Sieb 315; **Anw.:** bei Magen-, Darm- u. Leberleiden.

**Sal ammoniacum:** s. Ammoniumchlorid.

**Sal ammoniacum tartaricum:** s. Kaliumammoniumtartrat.

**Sal anticatarrhale compositum:** Sal Ems artificiale, Sal Ems factitium; katarrhlösende Salzmischung, künstliches Emser Salz; Zusammensetzung: Ph.Helv., 69 T. Natriumhydrogencarbonat*, 28 T. Natriumchlorid*, 1.5 T. wasserfreies Natriumsulfat*, 1.5 T. Kaliumsulfat*; alle Sieb 315; **Anw.:** Gurgeln u. Spülen bei Katarrhen der Atemwege; **Dos.:** 2.5–3.5 g/L; 1 TL Salzmischung entspricht ca. 4 g.

**Salatzichorie:** s. Cichorium intybus.

**Salazosulfapyridin:** Sulfasalazin (INN), Sulfasalazinum Ph.Eur., Salicylazosulfapyridin; 5-[4-(2-Pyridyl)sulfamoyl-phenylazo]salicylsäure; CAS-Nr. 599-79-1; $C_{18}H_{14}N_4O_5S$, Strukturformel: s. Abb.; $M_r$ 398.39; Schmp. 240–245 °C (unter Zers.); fast unlösl. in Wasser, Chloroform, Ether, lösl. in Ethanol (1:2900) u. in wässrigen Alkalihydroxid-Lösungen; **Wirk.:** intestinales Antiphlogistikum* u. Antirheumatikum*; **Ind.:** Enteritis* regionalis Crohn, Colitis* ulcerosa, rheumatoide Arthritis*; **WW:** Methotrexat: verstärkte Wirk.; Anionenaustauscher: verminderte Resorption von S. u. seiner Metaboliten durch Bindung; verminderte Folsäurespiegel bis hin zu Folsäuremangel; S. u. Eisen bilden Chelate, Resorptionshemmung von S.; Calcium: verzögerte Resorption von S.; Digoxin: gehemmte Aufnahme; ggf. Beeinträchtigung des Abbaus oraler Antikoagulanzien wie Phenprocoumon od. Dicumarol über die Leber (regelmäßige Überwachung des Gerinnungsstatus); Phenylbutazon, Sulfinpyrazon od. andere Arzneimittel mit hoher Proteinbindung: verstärkte Wirk.; Arzneimittel mit blutschädigender Wirk.: Leukopenie, Anämie u./od. Thrombozytopenie können häufiger u. intensiver auftreten; andere hämatotox. Arzneimittel (z. B. Etanercept): engmaschige Kontrolle; verringerte Ciclosporinspiegel; Typhus-Lebendimpfstoff: verringerte Immunreaktion mögl.; andere hepatotox. Arzneimittel: Leberfunktion sorgfältig überwachen; Sulfonylharnstoffe: blutglucosesenkender Effekt verstärkt; Methenamin: mögl. Ausbildung einer Kristallurie (Kontraind.); **UAW:** Folsäuremangel-Anämie, Leukopenie, Kopfschmerz, Schwindel, Störung des Geschmackssinns, Husten, Übelkeit, gastrointestinale Störungen, Proteinurie, Pruritus, Exantheme, Arthralgie, Müdigkeit, Fieber, erhöhte Leberenzymwerte, Oligospermie; **Dos.:** p. o. Initialdosis 1.0 g/4 h, Erhaltungsdosis 0.5 g/4–6 h; HWZ 8 h bzw. 2.7–10 h (Metaboliten).

S

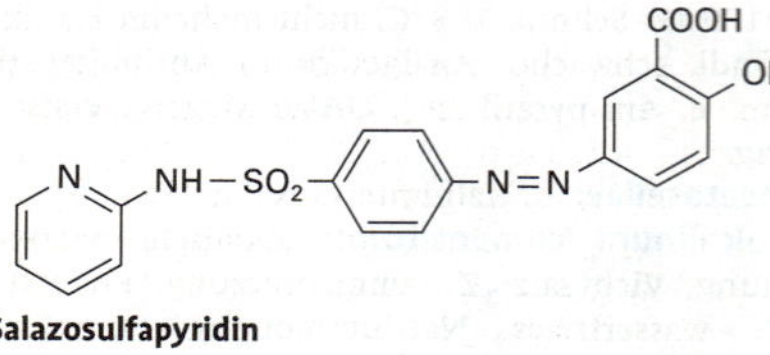


**Salazosulfapyridin**

**Salbe, anionaktive hydrophile:** s. Unguentum hydrophilicum anionicum.

**Salbe, aromatische:** s. Unguentum aromaticum.

**Salbe, emulgierende:** s. Unguentum emulsificans.

**Salbe gegen Aufliegen:** s. Unguentum contra decubitum.

**Salbe, Hydrophile:** s. Unguentum emulsificans.

**Salbeiblätter:** s. Salvia officinalis (Salviae officinalis folium).

**Salbei, Chinesischer:** s. Salvia militiorrhiza.

**Salbei, Echter:** s. Salvia officinalis.

**Salbeigamander:** s. Teucrium scorodonia.

**Salbei, Griechischer:** s. Salvia triloba.

**Salbeiöl:** s. Salvia officinalis (Salviae officinalis aetheroleum).

**Salbei, Spanischer:** s. Salvia lavandulifolia.

**Salbeitinktur:** s. Tinctura Salviae.

**Salbe, lindernde:** s. Unguentum leniens.

**Salben:** s. Zubereitungen zur kutanen Anwendung, halbfeste.

**Salbengrundlagen:** s. Zubereitungen zur kutanen Anwendung, halbfeste.

**Salbe, nichtionische hydrophile:** s. Unguentum hydrophilicum nonionicum.

**Salbe, nichtionogene hydrophile:** s. Unguentum hydrophilicum non ionogenicum.

**Salbenkapseln:** s. Weichkapseln.

**Salbenmaschine:** s. Dreiwalzenmühle.

**Salbenmühle:** s. Dreiwalzenmühle.

**Salbenstuhl:** s. Steatorrhö.

**Salbenverband:** s. Wundauflage.

**Salbe, wasserhaltige emulgierende:** s. Unguentum emulsificans aquosum.

**Salbe, wasserhaltige hydrophile:** s. Unguentum emulsificans aquosum.

**Salbe, wasserhaltige nichtionische hydrophile:** s. Unguentum hydrophilicum nonionicum aquosum.

**Salbe, weiche:** s. Unguentum molle.

**Salbutamol** (INN): Salbutamolum Ph.Eur.; (±)-4-[2-(*tert*-Butylamino)-1-hydroxyethyl]-2-(hydroxymethyl)phenol; CAS-Nr. 18559-94-9; $C_{13}H_{21}NO_3$, Strukturformel: s. Abb.; $M_r$ 239.31; Schmp. 155 °C (unter Zers.); weißes, krist. Pulver; lösl. in vielen org. Lösungsmitteln, 1:70 in Wasser, 1:25 in Ethanol, schwer lösl. in Ether; **Wirk.:** Broncholytikum*, Antiasthmatikum*, direktes Beta-2-Sympathomimetikum*; **Dos.:** 3–4×2 mg/d p. o.; pulmonal, Inhalation 0.5 %, Dosieraerosol 0.1 mg/4 h, max. 8×0.1 mg/d; HWZ 2.7–5 h. **Salbutamolsulfat:** Salbutamoli sulfas Ph.Eur.; $C_{36}H_{44}N_2O_{10}S$; $M_r$ 576.7; weißes, krist. Pulver; leicht lösl. in Wasser, schwer lösl. in Ethanol.

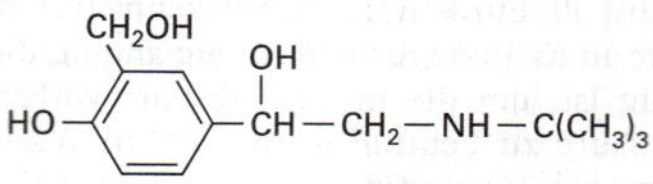


**Salbutamol**

**Sal Carlsbadense:** s. Sal Carolinum.

**Sal Carolinum:** Sal Carlsbadense, Pulvis Caroli; Karlsbader Salz; Zusammensetzung: ca. 44 % Natriumsulfat (wasserfrei), 36 % Natriumhydrogensulfat, 18 % Natriumchlorid, 2 % Kaliumsulfat; die 0.6 %ige Lsg. ist gewebeisotonisch; **Anw.:** als salin. Laxans*; **Dos.:** morgens nüchtern 1–2 TL auf ca. 30 dL lauwarmes Wasser.

**Sal Carolinum artificiale:** s. Sal Carolinum factitium.

**Sal Carolinum factitium:** Sal Carolinum artificiale; künstliches Karlsbader Salz; Zusammensetzung: DAB, 22 T. Natriumsulfat, 1 T. Kaliumsulfat, 9 T. Natriumchlorid, 18 T. Natriumhydrogencarbonat (mittelfein gepulvert); 6 g des Salzes geben mit 1 L Wasser eine dem natürl. Karlsbader Wasser ähnl. Lösung (s. Sal Carolinum). Vgl. Sal purgans compositum.

**Sal Carolinum factitium effervescens:** brausendes Karlsbader Salz; künstl. Karlsbader Salz (s. Sal

Carolinum factitium) mit Zusatz von Natriumhydrogencarbonat, Wein- u. Citronensäure.

**Sal catharticum:** s. Magnesiumsulfat-Heptahydrat.

**Salcomin:** Abk. für **Sal**icylaldehyd-**Co**balt-Ethylendia**min**; *N,N'*-Bis-salicyliden-ethylendiimin-cobalt(II); bindet Sauerstoff* aus der Luft (bis ca. 5 Gewichtsprozente) u. gibt ihn bei Erwärmen wieder ab; **Darst.:** Ethylendiamin* u. Salicylaldehyd* im Molverhältnis 1:2 werden mit Cobaltcarbonat od. -acetat in wässriger Lösung od. vorzugsweise in inertem org. Lösungsmittel auf 60–150 °C erhitzt. **Anw.:** Katalysator zur Oxidation von Phenolen* zu *p*-Chinonen*; früher zur Gew. von Sauerstoff.

**Sal Ems artificiale:** s. Sal anticatarrhale compositum.

**Sal Ems factitium:** s. Sal anticatarrhale compositum.

**Salepknollen:** s. Orchis morio (Tubera Salep).

**Salep-Orchis:** s. Orchis morio.

**Salepschleim:** s. Mucilago Salep.

**Salepwurzeln:** s. Orchis morio (Tubera Salep).

**Sal febrifugum Sylvii:** s. Kaliumchlorid.

**Salia thermarum factitia:** s. Quellsalze, künstliche.

**Salicin:** 2-(Hydroxymethyl)-phenyl-$\beta$-D-glucopyranose; $C_{13}H_{18}O_7$; $M_r$ 286.3; Schmp. 199–201 °C; geruchlose, farblose Kristalle od. weißes, krist. Pulver mit bitterem Geschmack; Glucosid des Saligenins (Salicylalkohol*); **Vork.:** v. a. in der Rinde u. a. Pflanzenteilen von Salix*- u. Populus*-Arten; **Wirk.:** nach oraler Gabe entsteht aus S. im Darm Saligenin, das nach Resorption zur analgetisch u. antipyretisch wirkenden Salicylsäure* metabolisiert wird.

**Salicis cortex:** s. Salix-Arten.

**Salicornia europaea** L.: Glasschmalz, Queller; Fam. Amaranthaceae (früher Chenopodiaceae); Meeresstrand; **Inhaltsst.:** Salze (Halogenide*), Kieselsäure (s. Silicium); **Anw.:** (volkstüml.) z. B. zur Steigerung der Harnproduktion.

**Salicylaldehyd:** Acidum salicylosum; Salicylige Säure, Spirige Säure; 2-Hydroxybenzaldehyd; $C_6H_4(OH)CHO$; $M_r$ 122.12; D. 1.164–1.68; Sdp. 195–198 °C; $n_D^{20\,°C}$ 1.572–1.574; klare, farblose bis schwach gelbl., ölige Flüss., die bittermandelartig riecht; mischbar mit 96 %igem Ethanol u. mit Ether, wenig lösl. in Wasser; **Vork.:** natürl. in vielen äther. Ölen (Spiraea-Arten); **Anw.:** Reagenz DAB, zum Nachw. von Fuselöl* in Ethanol*. Vgl. Reimer-Tiemann-Reaktion.

**Salicylaldehyd-Cobalt-Ethylendiamin:** s. Salcomin.

**Salicylaldoxim:** 2-Hydroxybenzaldehydoxim; $C_7H_7NO_2$, Strukturformel: s. Abb.; $M_r$ 137.14; Schmp. 57–59 °C; weißes, krist. Pulver, lösl. in Ethanol, Aceton, Ether, wenig lösl. in Wasser; S. bildet mit einer Reihe von Metall-Ionen schwer lösl. od. intensiv gefärbte Chelate*; **Anw.:** (analyt.) zum Nachw. von Eisen, Kupfer, Uran u. Vanadium, zur Bestimmung von Kupfer, Palladium, Blei, Bismut u. Nickel sowie zur photometr. Bestimmung von $Fe^{3+}$.

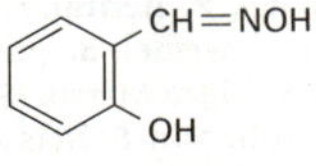

**Salicylaldoxim**

**Salicylalkohol:** Saligenin; *o*-Hydroxybenzylalkohol, 1-Hydroxy-2-hydroxymethylbenzol; $C_7H_8O_2$, Strukturformel: s. Abb.; $M_r$ 124.1; Schmp. 86 °C (Sublimation*); lösl. in Wasser, Ethanol u. Diethylether; **Vork.:** z. B. in Weidenrinde (s. Salix-Arten) als Glucosid (s. Salicin).

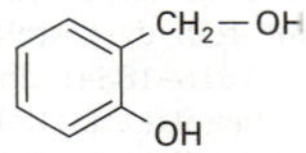

**Salicylalkohol**

**Salicylamid** (INN): Salicylamidum; Salicylsäureamid; 2-Hydroxybenzamid; CAS-Nr. 65-45-2; $C_7H_7N_2O_2$, Strukturformel: s. Abb.; $M_r$ 137.1; Schmp. 139–142 °C; $pK_S$ 8.2; weißes, fast geruchloses, krist. Pulver; wenig lösl. in Wasser, lösl. in Ethanol; in Österreich u. der Schweiz im Handel befindl. Analgetikum*, Antipyretikum* u. Antirheumatikum*; in Deutschland außer Handel; **Off.:** DAC, ÖAB; **Dos.:** 0.5–1.0 g mehrmals täglich.

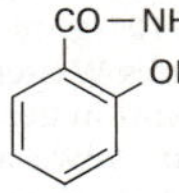

**Salicylamid**

**Salicylate:** Salze der Salicylsäure*.

**Salicylazosulfapyridin:** s. Salazosulfapyridin.

**Salicylcollodium:** s. Collodium salicylicum.

**Salicylige Säure:** s. Salicylaldehyd.

**Salicylliniment, zusammengesetztes:** s. Linimentum salicylatum compositum.

***o*-Salicyloylsalicylsäure:** s. Salsalat.

**Salicylsäure** (lat. salix Weide): Acidum salicylicum Ph.Eur.6; *o*-Hydroxybenzoesäure, Spirsäure; 2-Hydroxybenzoesäure; CAS-Nr. 69-72-7; $C_7H_6O_3$, Strukturformel: s. Abb.; $M_r$ 138.1; Schmp. 158–161 °C; Kristallnadeln od. krist. Pulver, weiß od. farblos, süßl., dann kratzender Geschmack; $pK_S$ 3.0; wenig lösl. in Chloroform, lösl. in Wasser (ca. 2.2 g/L bei 20 °C), leicht lösl. in Ethanol u. Ether; **Vork.:** natürl. in Blüten der Spiraea-Arten, Kamillenblüten, Senegawurzeln; als Glykoside u. Ester (Methylester) in vielen äther. Ölen, z. B. von Viola-Arten, Betula* lenta, Gaultheria* procumbens, Syzygium* aromaticum; vgl. Salicin; **Darst.:** s. Kolbe-Schmitt-Reaktion; **Wirk.:** eiweißfällend, bakteriostat. u. fungizid; **Anw.:** **1.** (med.) äußerl. als Antiseptikum*, Keratolytikum*, Antirheumatikum*; **2.** (lebensmitteltechn.) zur Konservierung von Nahrungsmitteln, in vielen Ländern allerdings aufgrund der Bildung von Phenol* beim Erhitzen verboten; **3.** (chem.) in der analyt. Chemie als Fluoreszenzindikator; **4.** (techn.) zur Herst. von

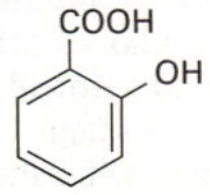

**Salicylsäure**

Farb- u. Arzneistoffen; **5.** in der Parfümerie in Form von Estern; **UAW:** Dermatitiden, evtl. Salicylismus nach Applikation auf große Flächen; **Dos.:** Schälsalben u. Schälkollodium 10 %ig, Hühneraugenpflaster 40–60 %ig, schweißhemmende Puder 3–5 %ig, antisept. Pinselungen u. Salben 0.5–1.0 %ig, antirheumat. Einreibemittel 5 %ig; vgl. Natriumsalicylat; **Zuber.:** z. B. Emplastrum* saponatum salicylatum, Pasta* Zinci salicylata „Lassar"; **Gesch.:** 1838 von Raffaele Piria (1815–1865) aus Salicin* rein dargestellt; 1860 gelang Hermann Kolbe (1818–1884) die Synthese der S. aus Natriumphenolat u. Kohlenstoffdioxid. **Hom.:** Acidum salicylicum (HAB), Salicylsäure: verordnet z. B. bei Erkrankungen des rheumat. Formenkreises.

**Salicylsäureamid:** s. Salicylamid.

**Salicylsäureethylester:** Aethylium salicylicum, Aether salicylicus, Ethylsalicylat; $C_9H_{10}O_3$; $M_r$ 166.1; klare, farblose, aromat. riechende Flüss., mischbar mit Ethanol u. Ether, unlösl. in Wasser; **Anw.:** in der Parfümerie.

**Salicylsäure-Guajakolester:** s. Guajakolsalicylat.

**Salicylsäure-Hautspiritus 1 %, 2 %, 3 % od. 5 %:** Zusammensetzung: NRF, 0.5 g, 1.0 g, 1.5 g bzw. 2.5 g Salicylsäure*, 10.0 g mittelkettige Triglyceride, 5.0 g gereinigtes Wasser, Isopropanol* auf 50.0 g; Salicylsäure wird in der Mischung aus den flüssigen Best. gelöst. **Anw.:** als Keratolytikum*; Haarspiritus bei Kopfschuppen u. Seborrhö; **Dos.:** 1–3 × tägl. auf die erkrankten Hautstellen auftragen.

**Salicylsäure-2-hydroxyethylester:** s. Ethylenglykolsalicylat.

**Salicylsäureisoamylester:** Amylium salicylicum, Amylsalicylat; $C_{12}H_{16}O_3$; $M_r$ 208.1; farblose, angenehm riechende Flüss., leicht lösl. in Ethanol, Ether, Chloroform, unlösl. in Wasser u. Glycerol; **Anw.:** in der Parfümerie.

**Salicylsäure-Kollodium:** s. Collodium salicylicum.

**Salicylsäure-Kopföl 10 %:** Zusammensetzung: NFA, 10.0 T. Salicylsäure*, 10.0 T. Ethanol, 10.0 T. Polyethylenglykol-400-stearat, 35.0 T. Isopropylmyristat, Erdnußöl ad 100 T.; klare, leicht viskose, abwaschbare Flüss.; **Darst.:** Erdnußöl, Polyethylenglykol-400-stearat u. Isopropylmyristat werden im Wasserbad geschmolzen, Salicylsäure u. Ethanol zugesetzt. Erwärmung, bis die Salicylsäure vollständig gelöst ist; nach dem Abkühlen wird das verdunstete Ethanol ergänzt. **Anw.:** bei Psoriasis der Kopfhaut, Schuppen. Vgl. Salicylsäure-Öl 2 %, 5 % od. 10 %.

**Salicylsäuremethylester:** s. Methylsalicylat.

**Salicylsäure-Öl 2 %, 5 % od. 10 %:** Zusammensetzung: NRF, 1.0 g, 2.5 g bzw. 5.0 g Salicylsäure* sowie im 10 %igen Öl 60 % raffiniertes Rizinusöl, mittelkettige Triglyceride auf 50.0 g; **Darst.:** Salicylsäure wird mit den mittelkettigen Triglyceriden, bei den höheren Salicylsäure-Konz. unter Hinzufügen der angegebenen Menge an raffiniertem Rizinusöl, versetzt u. unter Erwärmen auf 90 °C innerhalb von max. 5 Minuten gelöst. Längeres Erwärmen ist zu vermeiden. **Anw.:** als Keratolytikum*; **Dos.:** 1–3 × tägl. auf die erkrankten Hautstellen auftragen. Vgl. Salicylsäure-Hautspiritus 1 %, 2 %, 3 % od. 5 %.

**Salicylsäurephenylester:** s. Phenylsalicylat.

**Salicylsäure-Salbe 2 %, 3 % od. 5 %:** Darst.: NRF, 4.0 g, 6.0 g bzw. 10.0 g Salicylsäure-Stammverreibung werden mit Vaselin ohne Erwärmen zu einer gleichmäßigen Salbe verarbeitet; als **Salicylsäure-Stammverreibung** ist eine Paste aus gleichen Teilen Salicylsäure u. einer Kohlenwasserstoffgrundlage zu verwenden. 4 T. fein verriebene u. gesiebte Salicylsäure werden mit 1 T. Paraffin in einer Salbenschale angerieben u. mit 3 T. weißem Vaselin ohne Erwärmen zu einer gleichmäßigen Paste verrührt. Die Paste wird mehrmals bei geringem Walzenabstand mit dem Dreiwalzenstuhl bearbeitet; vgl. Salicylsäure-Stammverreibung 50 %. Fette Öle (z. B. Rizinusöl) od. flüssige Wachse können die chem. u. physik. Stabilität der Zuber. beeinflussen u. dürfen nicht verwendet werden. **Anw.:** als Keratolytikum*; **Dos.:** 1–3 × tägl. auf die erkrankten Hautstellen auftragen; cave: Kontakt mit Augen u. Schleimhäuten vermeiden.

**Salicylsäure-Stammverreibung 50 %:** Acidum salicylicum cum Vaselino albo 50 %; Salicylsäure-Verreibung 50 %; Zusammensetzung: NRF, DAC, 100.0 g Salicylsäure*, 20.0 g dickflüssiges Paraffin, 80.0 g weißes Vaselin; Haltbarkeit: 2 Jahre (durch Kristallwachstum begrenzt); die Haltbarkeitsfrist kann 2-mal jeweils um 2 Jahre verlängert werden, wenn bei Bedarf der erforderl. Zerkleinerungsgrad der Salicylsäure durch das Bearbeiten mit dem Dreiwalzenstuhl wiederhergestellt wurde. In keiner von 3 Proben von je 1 mg dürfen mehr als 10 Kristalle von mehr als 100 μm Durchmesser od. Teilchen von mehr als 180 μm Durchmesser bei Betrachtung mit mind. 50-facher Vergrößerung gefunden werden. **Anw.:** u. a. zur Darst. von Pasta* Resorcini composita.

**Salicylsäure-Verreibung 50 %:** s. Salicylsäure-Stammverreibung 50 %.

**Salicylsalbe, zusammengesetzte:** s. Unguentum salicylicum compositum.

**Salicylseifenpflaster:** s. Emplastrum saponatum salicylatum.

**Salicylstreupulver:** s. Pulvis salicylicus cum Talco.

**Salicylsulfonsäure:** s. 5-Sulfosalicylsäure.

**Salicyltalg:** s. Sebum salicylatum.

**Salicyl-Zinkoxidpaste:** s. Pasta Zinci oxydati cum Acido salicylico 2 %.

**Salidiuretika:** veralteter Name für Saluretika; s. Diuretika.

**Saligenin:** s. Salicylalkohol.

**Salipyrin:** s. Phenazonsalicylat.

**salisch:** s. Sal.

**Salivatia** (lat. salivatio Speichelfluss): Sialagoga; den Speichelfluss anregende Mittel.

**Salivation:** Speichelfluss; klin. häufig i. S. der Hypersalivation (s. Ptyalismus) verwendete Bezeichnung.

**Salix-Arten:** Weide; Fam. Salicaceae; mehrere einheim. Arten wie **Salix alba** L. (Silberweide), **S. caprea** L. (Salweide, Palmweide), **S. daphnoides** Vill. (Reifweide), **S. fragilis** L. (Bruchweide, Kopfweide, Knackweide), **S. pentandra** L. (Fünfmännige Weide, Lorbeerweide), **S. purpurea** L. (Purpurweide) sowie **S. nigra** Marsh. (Schwarze Weide, Nordamerika). Stpfl. von **Salicis cortex:** Cortex Salicis; Weidenrinde; ganze oder geschnittene, getrocknete Rinde junger Zweige oder aus ganzen, getrockneten Stückchen junger Zweige des laufenden Jahres; **Off.:** Ph.Eur.6; Monographie: HMPC, ESCOP, Kommission E; **Inhaltsst.:** 1.5–11.0 % Salicylalkoholderivate (nach Ph.Eur. mind. 1.5 % Gesamt-Salicylalkohol-Derivate, berechnet als Salicin*, bezogen auf das Trockengewicht), auch in Form des unbeständigen Salicortins od. Tremulacins; ferner aromat. Aldehyde, Phenolcarbonsäuren, Flavonoide* (z. B. Naringin* u. Derivate) sowie Gerbstoffe*; **Wirk.:** antipyretisch*, antiphlogistisch*, analgetisch (s. Analgetika); **Anw.:** (med.) bei Fieber, rheumat. Beschwerden, Rückenschmerzen, Kopfschmerz.

**Salizyl-Zinkpaste:** s. Pasta Zinci salicylata.

**Salk-Impfstoff** (Jonas E. S., Arzt, Virologe, Pittsburgh, 1914–1995): s. Poliomyelitis-Impfung (inaktiviert).

**Salkowski-Reaktion:** Nachw. von Cholesterol*, das in Chloroform* gelöst mit konz. Schwefelsäure* eine Rotfärbung gibt; vgl. Liebermann-Burchard-Reaktion.

**Sal marinum:** s. Meersalz.

**Salmeterol** (INN): (±)-5-{1-Hydroxy-2-[[6-(4-phenylbutoxy)hexyl]amino]ethyl}salicylalkohol; CAS-Nr. 89365-50-4; $C_{25}H_{37}NO_4$, Strukturformel: s. Abb.; $M_r$ 415.57; **Wirk.:** langwirksames Beta-2-Sympathomimetikum* (Salbutamol*-Analogon), Antiasthmatikum*, Broncholytikum*; **Ind.:** Langzeitbehandlung chron. obstruktiver Atemwegserkrankungen, z. B. Asthma bronchiale, chron. Bronchitis, Lungenemphysem; **UAW:** bes. bei Überdosierung Herzrhythmusstörungen, Hypertonie; **Dos.:** topisch 2-mal tägl. 2 Sprühstöße im Abstand von 12 h (1 Sprühstoß entspricht 0.025 mg S. bzw. 0.0363 mg Salmeterolxinafoat). **Salmeterolxinafoat:** 1-Hydroxy-2-naphthoat von S.; CAS-Nr. 94749-08-3; $C_{36}H_{45}NO_7$; $M_r$ 603.76.

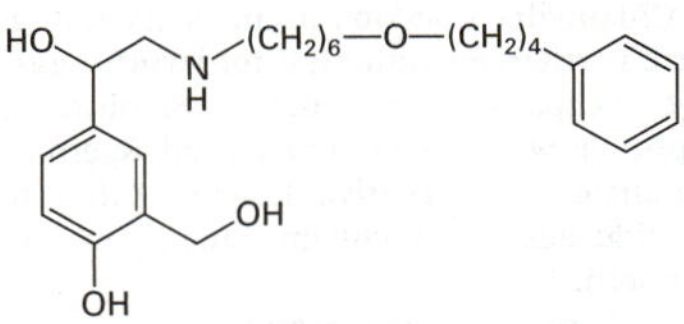


Salmeterol

**Salmiak:** s. Ammoniumchlorid.

**Salmiakgeist:** s. Ammoniaklösung 10 %.

**Salmin:** s. Protamine.

**Salmonella:** veraltet Typhus-, Paratyphus- u. Enteritiserreger-Gruppe (Abk. TPE-Gruppe); Gattung gramnegativer, bewegl. Stäbchenbakterien der Fam. Enterobacteriaceae*; bilden Enterotoxine; Unterteilung in 6 Subgruppen mit mehr als 2000 Serovarianten (Kauffmann-White-Schema); wichtigste humanpathogene Serotypen gehören zur Subgruppe der S. enterica ssp. enterica; Erreger der **Salmonellakrankheiten: 1.** Typhus* abdominalis (Serovar Typhi); **2.** Paratyphus* (Serovar Paratyphi); **3.** Enteritis* u. Salmonellose* (Serovare Enteritidis, Typhimurium u. a.); relativ resistent gegen Umwelteinflüsse; Abtötung durch eine Temp. von 55 °C für 1 h (od. 75 °C für kürzere Zeit) od. chem. Desinfektionsmittel. Vgl. Lebensmittelvergiftung.

**Salmonellosen:** durch Salmonellen (s. Salmonella) ausgelöste Infektionskrankheit; i. e. S. Infektionen u. insbes. Lebensmittelvergiftungen durch Salmonellen der Enteritis- (nicht Typhus- u. nicht Paratyphus-)Gruppe; **Urs.:** Konsum kontaminierter Lebensmittel (Fleisch u. Fleischwaren, Milch u. Milchprodukte, Eier u. mit Eiern hergestellte Produkte, z. B. Speiseeis, Backwaren), bes. nach hygienisch unzulängl. Zubereitung bzw. Verarbeitung (z. B. bei Verw. roher od. zu kurz gekochter Eier, bei zu kurzer Erhitzung von Speisen in Mikrowellengeräten); Infektion der Schlachttiere auch durch kontaminiertes Futtermittel mögl.; **Klinik:** mittlere Inkubationszeit ca. 20–24 h; Erbrechen u. wässrige Diarrhö; Schwere der Erkrankung von Erregertyp u. Alter des Patienten abhängig; von seltenen Komplikationen abgesehen (z. B. Sepsis*, Meningitis*, Osteomyelitis*) i. d. R. kurze Krankheitsdauer (1–2 d) u. geringe Letalität; bei zunehmenden Erkrankungsfällen allerdings häufig schwere Verläufe mit Todesfolge, insbes. bei alten u. abwehrgeschwächten Menschen; geringe postinfektiöse Immunität; im Gegensatz zu Typhus* abdominalis u. Paratyphus* selten Dauerausscheidung; meldepflichtige Krankheit bei Erkrankung u. Tod; **Ther.:** symptomat., orale Flüssigkeitszufuhr, ggf. Lactulose*; Antibiotika meist nicht notwendig; **Proph.:** Beachtung der Hygiene im Umgang mit evtl. kontaminierten Lebensmitteln (Händewaschen!); kein Verzehr von Lebensmitteln, die kontaminiert sein könnten.

**Salol:** s. Phenylsalicylat.

**Salonitenolid:** s. Cnicus benedictus (Cnici benedicti herba, Inhaltsst.); Strukturformel: s. Cnicin (Abb. dort).

**Salpeter: 1.** Kalisalpeter; s. Kaliumnitrat; **2.** Natronsalpeter; s. Natriumnitrat; **3.** Kalksalpeter; s. Calciumnitrat.

**Salpetergeist:** s. Salpetersäure.

**Salpeter, geschmolzener:** s. Brunellenstein.

**Salpetersäure:** Acidum nitricum, Acidum azoticum; Salpetergeist; CAS-Nr. 7697-37-2; $HNO_3$; $M_r$ 63.0; D. 1.50–1.52; Schmp. –41.1 °C; Sdp. 84 °C; farblose, sich allmähl. gelb färbende Flüss.; eine der stärksten Mineralsäuren u. Oxidationsmittel; zerstört viele org. Substanzen, löst Papier, Holz, Kork unter Gelbfärbung, löst viele Metalle* zu Nitraten, während Gold* u. Platin* u. eine Reihe unedler Metalle (z. B. Aluminium*, Chrom*, Eisen*) nicht angegriffen werden. Haut u. Wolle werden gelb gefärbt (s. Xanthoproteinreaktion). **Darst.:** Erhitzen von Kaliumnitrat* mit konz. Schwefelsäure*; das abdestillierte Azeotrop siedet bei 121.8 °C u. enthält 69.2 % $HNO_3$. **Herst.:** (techn.) heute fast ausschließl. durch Ammoniak-Oxidation (Ostwald-Verfahren). S. kommt in versch. Reinheitsgraden u. Prozentgehalten in den Handel: **1. rauchende Salpetersäure:** Gehalt 100 % $HNO_3$; **2. konzentrierte Salpetersäure:** sog. Scheidewasser; Gehalt ca. 69 % $HNO_3$; **3. verdünnte Salpetersäure:** Gehalt ca. 25 % $HNO_3$; hergestellt durch Verdünnen der reinen S. mit Wasser. In den Arzneibüchern wird S. in versch. Konz. angeführt: **1. Salpetersäure 25 %:** Acidum

S

nitricum; Gehalt 31.1–32.2 % $HNO_3$; D. 1.145–1.148; klare, farblose Flüss.; Off.: DAB, ÖAB; **2. rohe Salpetersäure:** Acidum nitricum crudum DAB; Gehalt 61–65 % $HNO_3$; D. 1.372–1.392; klare, farblose od. schwach gelbl., an der Luft rauchende Flüss.; **3.** in der Ph.Eur.6 u. als Reagenz in versch. Konz.: **a) Salpetersäure 65 %:** Gehalt mind. 63.0, max. 70.0 % (m/m) $HNO_3$; D. 1.384–1.416; farblose od. fast farblose Flüss. von charakterist. Geruch; **b) Salpetersäure 12.5 %:** 20 g Salpetersäure 65 % werden mit gereinigtem Wasser zu 100 mL verdünnt. **c) rauchende Salpetersäure:** Acidum nitricum fumans, Acidum nitroso nitricum; Gehalt mind. 95.0 % (m/m) $HNO_3$; D. ca. 1.5; klare, schwach gelbl., rauchende Flüss.; die Aufkonzentrierung erfolgt durch Lösen stöchiometrischer Mengen Distickstoffpentoxid* in Salpetersäure 65 %. **Anw.: 1.** (techn.) Reagenz; Best. von Nitriersäure* u. Königswasser*; Dünger- u. Sprengstoffproduktion; **2.** (med.) nur noch als Ätzmittel, z. B. bei Pigmentflecken, Warzen; **Toxikol.:** Einatmen der S.-Dämpfe (Stickoxide) ist sehr gefährl.; MAK: 10 mL/$m^3$ Luft. Bei akuten Intoxikationen beobachtet man 3 Phasen: **1.** leichte Irritation der Atemwege, Bindehaut- u. Schleimhautreizung; **2.** symptomfreies Intervall von mehreren Std.; **3.** lebensgefährl. Lungenödem. Bei bes. schweren Intoxikationen entfällt Phase 2; weitere Vergiftungserscheinungen sind Nierenentzündung, Lungenentzündung, Krämpfe, Kollaps; LD 6–10 g; Sofortmaßnahme: Verdünnen durch sofortige Gabe von 2–3 L Wasser, Auslösen von Erbrechen nur, wenn die Einnahme unmittelbar vorausging u./od. das Ausmaß der Verätzung es erlaubt; evtl. Magenspülung, Tracheotomie, Schockbehandlung mit Acidosekorrektur, Ersatz von Flüss. u. Elektrolyten; **Nachw.: 1.** 1 mL der zu untersuchenden Flüss. wird mit einer frisch bereiteten Eisen(II)-sulfat-Lsg. (1 T. Eisen(II)*-sulfat, 1 T. Wasser u. 1 T. verd. Schwefelsäure*) vermischt u. mit konz. Schwefelsäure unterschichtet. Bei Gegenwart von $HNO_3$ od. Nitraten bildet sich an der Berührungsfläche ein brauner Ring (Ringprobe), verursacht durch Pentaaquonitrosyleisen(II)-sulfat. **2.** Beim Erhitzen von nicht zu verd. (mind. 12.5 %) $HNO_3$ mit Kupfer* entwickeln sich braune Dämpfe. **3.** Mit Diphenylaminlösung geben $HNO_3$ u. Nitrate eine dunkelblaue Färbung (s. Diphenylamin; Nitron). **Hom.:** Acidum nitricum (HAB): Salpetersäure, verd. $HNO_3$; Konstitutionsmittel*; verordnet z. B. bei Schleimhautulzerationen u. -blutungen, Warzen, Folgen von Gonorrhö.

S

**Salpetersäureanhydrid:** s. Distickstoffpentoxid.

**Salpetersäurecelluloseester:** s. Cellulosenitrat.

**Salpetersäureglycerolester:** s. Glyceroltrinitrat.

**Salpeterschwefelsäure:** s. Nitriersäure.

**Salpetrige Säure:** CAS-Nr. 7727-54-0; $HNO_2$; in reinem Zustand nicht beständig, nur in verd., kalten, wässrigen Lsg. u. in Form ihrer Salze, der Nitrite; **Darst.:** in situ aus Natriumnitrit* u. Salzsäure*; **Anw.:** in der Analytik für Diazotierungen; Azofarbstoff-Produktion; **Toxikol.:** Salze der S. S. sind starke Methämoglobinbildner* (Erwachsene: $LD_{oral}$ 2.7 g Nitrit-Ionen). **Ethylnitrit:** Aether nitrosus, Ethylium nitrosum; Salpetrigsäureethylester; $C_2H_5ONO$. **Isoamylnitrit:** Amylium nitrosum; Amylnitrit, Isopentylnitrit, Salpetrigsäureisoamylester; $C_5H_{11}ONO$; $M_r$ 117.1; Gemisch aus vorwiegend 3-Methylbutylnitrit mit 2-Methylbutylnitrit; klare, hellgelbe Flüss. von fruchtartigem Geruch, bereits bei Raumtemperatur leicht flüchtig; brennt mit gelber, rußender Flamme; prakt. unlösl. in Wasser, in jedem Verhältnis mischbar mit Ethanol, Ether, Chloroform; **Off.:** ÖAB. Die frühere med. Anw. bei Cyanid-Intoxikation u. Angina pectoris ist obsolet; wird heute nur noch in der experimentellen Pharmakologie verwendet; missbräuchl. auch als Stimulans (Poppers). **Hom.:** Amylenum nitrosum, Amylnitrit: verordnet z. B. bei Hitzewallungen, Herzklopfen, nervösen Beschwerden.

**Salpetrigsäureethylester:** s. Salpetrige Säure (Ethylnitrit).

**Salpetrigsäureisoamylester:** s. Salpetrige Säure (Isoamylnitrit).

**Salpingitis:** Eileiterentzündung; meist aus den tiefer liegenden Abschnitten des Genitales aszendierende Infektion der Eileiter; Infektion auch über Lymphbahnen od. aus der Umgebung (z. B. bei Appendizitis*) möglich; **Vork.:** fast ausschließl. im geschlechtsreifen Alter (bes. bei 16- bis 24-Jährigen), insbes. zur Zeit der Menstruation (inf. geöffneten Zervikalkanals u. Veränderung des Scheidenmilieus), post partum (bei weit geöffnetem Zervikalkanal u. infizierten Lochien), nach intrauterinem Eingriff sowie durch Intrauterinpessare (s. Pessar); **Sympt.:** bei akuter S. Fieber, Schmerzen im Unterbauch, peritoneale Reizerscheinungen, umschriebene Abwehrspannung; bei chron. S. Dysmenorrhö*, Dyspareunie, Schmerzen bei körperl. Betätigung u. Defäkation; **Ther.:** zunächst konservativ mit Breitband-Antibiotika, ergänzend evtl. Glucocorticoide* (bei Diabetes mellitus kontraindiziert), Antiphlogistika* u. hyperämisierende physik. Maßnahmen (bei Infektion mit Chlamydia trachomatis u. Neisseria* gonorrhoeae Partnerbehandlung erforderlich); ggf. operative Laparoskopie, u. U. Salpingektomie; **Proph.:** Verw. von Kondomen u./od. Spermiziden; hormonale Kontrazeptiva können inf. erhöhter Viskosität des Zervixschleims eine Keimaszension behindern.

**Sal Prunellae:** s. Brunellenstein.

**Sal purgans compositum:** abführende Salzmischung; Zusammensetzung: Ph.Helv., 42 T. wasserfreies Natriumsulfat, 36.3 T. Natriumhydrogencarbonat, 18.4 T. Natriumchlorid, 3.3 T. Kaliumsulfat; alle Sieb 250; **Anw.:** als Laxans* (4.5–9 g); 1 TL Salzmischung entspricht ca. 4.5 g. Vgl. Sal Carolinum factitium.

**Salsalat** (INN)**:** Disalicylsäure, *o*-Salicyloylsalicylsäure; CAS-Nr. 552-94-3; $C_{14}H_{10}O_5$; $M_r$ 258.22; Schmp. 148 °C; fast unlösl. in Wasser (wird jedoch teilweise hydrolysiert), lösl. in Ethanol u. Ether; nicht mehr im Handel befindl. nichtsteroidales Antirheumatikum* u. Antiphlogistikum*; **Wirk.:** durch Esterspaltung entstehen 2 Moleküle Salicylsäure*; **UAW:** gastrointestinale u. zentralnervöse Beschwerden.

**Salting-out-Verfahren:** s. Nanosuspensionen.

**Saluretika:** s. Diuretika.

**Salvadora persica** L.: Senfbaum, Salzbusch, Zahnbürstenbaum; Fam. Salvadoraceae; Afrika, Indien; **Inhaltsst.:** Alkaloide*, Tannine*, Öl, Harz*, Anthrachinone* sowie Fluorid*; **Anw.:** (volkstüml.) das Holz im Verbreitungsgebiet zur Zahnpflege; die scharf schmeckenden Früchte sind essbar.

**Salvage pathway:** Nucleotidsyntheseweg unter Verw. von vorgeformten Purin-* u. Pyrimidinbasen* (s. Nucleotide) zusätzl. zur de novo-Synthese od. aber ausschließl. Weg bei bestimmten Mutanten von Mikroorganismen.

**Salverin** (INN): *O*-(*β*-Diethylaminoethyl)-salicylanilid; 2-(2-Diethylaminoethoxy)benzanilid; CAS-Nr. 6376-26-7; $C_{19}H_{24}N_2O_2$, Strukturformel: s. Abb.; $M_r$ 312.40; in Österreich im Handel befindl. Spasmolytikum*; in Deutschland u. der Schweiz außer Handel.

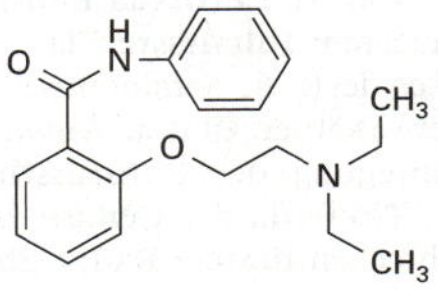


**Salverin**

**Salviae miltiorrhizae radix:** s. Salvia miltiorrhiza.

**Salviae officinalis aetheroleum:** s. Salvia officinalis.

**Salviae officinalis folium:** s. Salvia officinalis.

**Salviae trilobae folium:** s. Salvia triloba.

**Salvia fruticosa** Miller: s. Salvia triloba.

**Salvia grandiflora** ETL.: Salvia officinalis ssp. major (Gersault) Gams, Salvia tomentosa Miller; Fam. Lamiaceae (Labiatae); heim. im östl. Mittelmeergebiet, z. B. Griechenland, Kreta, Türkei, kultiviert u. a. in Mitteleuropa, Nordamerika, Russland; Blätter* bis 10 cm lang, kurzfilzig behaart, niemals geöhrt; liefert keine der Ph.Eur.6 entsprechende Droge; vgl. Salvia officinalis.

**Salvia lavandulifolia** Vahl: Salvia officinalis ssp. lavandulifolia (Vahl) Gams; Spanischer Salbei; Fam. Lamiaceae (Labiatae); heim. auf der iber. Halbinsel; Blätter* 2–3 cm lang, dicht behaart; enthält kein Thujon*, entspricht daher nicht den Arzneibüchern; vgl. Salvia officinalis.

**Salvia miltiorrhiza** Bunge: (chines.) Dan shen; Chinesischer Salbei, Rotwurzelsalbei; Fam. Lamiaceae (Labiatae); 30–80 cm hohe Staude; Stpfl. von **Salviae miltiorrhizae radix:** Wurzeldroge der TCM*; **Inhaltsst.:** in der Droge Phenole* (u. a. Lithospermat B), Diterpenchinone (u. a. Tanshinon II-A, Hydroxytanshinon II-A, Dihydrotanshinon I, Cryptotanshinon) u. Catecholderivate (u. a. Protocatechualdehyd, Danshensu, Salvianolsäuren); **Wirk.:** Tanshinone u. Danshensu wirken antiischämisch; **Anw.:** in der TCM bei Angina pectoris, nervöser Unruhe, Gelenkschmerzen sowie Menstruationsbeschwerden.

**Salvia officinalis** L.: Salvia officinalis ssp. minor (Gmelin) Gams; Echter Salbei, Gartensalbei, Dalmatinischer Salbei; Fam. Lamiaceae (Labiatae); heim. im westl. u. mittleren Mittelmeergebiet, kultiviert in Deutschland, England, Nordamerika; anstelle der früher übl. Unterscheidung in Unterarten werden diese heute als eigene Arten aufgefasst; vgl. Salvia lavandulifolia; Salvia grandiflora; Blätter* bis 7 cm, schwach behaart, Blattgrund manchmal geöhrt; S. officinalis wird im Vergleich mit S. lavandulifolia u. S. grandiflora in Deutschland u. Österreich am meisten kultiviert u. ist Stpfl. von **Salviae officinalis folium:** Folia Salviae, Salbeiblätter; ganze oder geschnittene, getrocknete Laubblätter der Pflanze; **Off.:** Ph.Eur.6, ÖAB; Monographie: HMPC, ESCOP, Kommission E; **Inhaltsst.:** 1.5–2.5 % äther. Öl (nach Ph.Eur. mind. 1.5 % in der Ganzdroge bzw. mind. 1.0 % in der geschnittenen Droge) mit Thujon* (35–60 %, Gemisch aus *α*- u. *β*-Thujon, die *α*-Form überwiegt), Campher* (20–35 %), 1,8-Cineol* (1–15 %), Borneol* u. a., bis 6 % Labiatengerbstoffe (v. a. Rosmarinsäure*), ca. 0.3–0.4 % Carnosol* sowie Carnosolsäure* u. a. Bitterstoffe*, lipophile Flavonoide*, ca. 0.15 % saure Triterpensaponine u. a.; **Wirk.:** antibakteriell, fungistat., virustat., adstringierend, antihidrot. (schweißhemmend); **Anw.:** **1.** (med.) äußerl. bei Entzündungen der Mund- u- Rachenschleimhaut, zum Gurgeln bei Halsentzündungen; innerl. bei dyspeptischen Beschwerden, bei entzündl. u. katarrhal. Erkrankungen des Magen-Darm-Traktes; bei vermehrter Schweißsekretion, z. B. Nachtschweiß bei Lungenerkrankungen; **2.** als Gewürz (Kalb-, Lamm-, Schweinefleisch, Aal, Leber; sparsam verwenden); **Zuber.:** Tinctura* salviae (Salviae tinctura, Ph.Eur.6); **Salviae officinalis aetheroleum:** Oleum Salviae, Salbeiöl; D. 0.916–0.932; $\alpha_D^{20\,°C}$ −3° bis +26°; durch Wasserdampfdestillation aus den Blättern u. Stängeln gewonnenes äther. Öl; gelbl. bis grünlichgelb, von würzigem Geruch; **Off.:** DAC, Ph.Helv.; **Inhaltsst.:** s. Salviae officinalis folium; **Wirk. u. Anw.:** **1.** (med.) wie Salviae officinalis folium; **2.** (volkstüml.) als Einreibung bei rheumat. Schmerzen. **Hom.:** Salvia officinalis (HAB): frische Blätter; verordnet z. B. bei starkem Nachtschweiß.

**Salvia officinalis ssp. lavandulifolia** (Vahl) Gams: s. Salvia lavandulifolia.

**Salvia officinalis ssp. major** (Gersault) Gams: s. Salvia grandiflora.

**Salvia officinalis ssp. minor** (Gmelin) Gams: s. Salvia officinalis.

**Salvia tomentosa** Miller: s. Salvia grandiflora.

**Salvia triloba** L. f.: Salvia fruticosa Miller; Dreilappiger Salbei, Griechischer Salbei; Fam. Lamiaceae (Labiatae); Griechenland, Italien; Stpfl. von **Salviae trilobae folium:** Folia Salviae trilobae; Dreilappiger Salbei; **Off.:** Ph.Eur.6, Ph.Helv.; **Inhaltsst.:** 1–3 % äther. Öl (nach Ph.Eur. mind. 1.8 % in der Ganzdroge bzw. mind. 1.2 % in der geschnittenen Droge, also mehr als bei Salvia* officinalis), davon mehr als 60 % 1,8-Cineol*, das den Geruch nach Eucalyptus-Blättern bedingt, u. nur ca. 5 % Thujon*; ferner ca. 0.2–0.3 % Carnosol*, ca. 5 % Labiatengerbstoffe (v. a. Rosmarinsäure*) u. Flavonoide*, u. a. Salvigenin (5-Hydroxy-6,7,4′-trimethoxyflavon); **Wirk. u. Anw.:** wie Salviae officinalis folium (s. Salvia officinalis); antihidrot. Wirk. (noch) nicht belegt.

**Sal volatile:** s. Ammoniumcarbonat.

**Salweide:** s. Salix-Arten.

**Salzbildner:** s. Halogene.

**Salzbusch:** s. Salvadora persica.

S

**Salze:** Verb., die durch Einwirkung von Säuren* auf Basen* unter Wasserabspaltung entstehen bzw. durch Vereinigung von Metallen*, Metalloxiden, Metallhydroxiden od. Carbonaten mit Säuren od. Säureanhydriden*; leiten sich von Säuren ab, deren Wasserstoff-Ion $H^+$ durch einen positiven Basenrest, od. von Basen, deren Hydroxyl-Ion $OH^-$ durch einen negativen Säurerest ersetzt wird. Dementsprechend dissoziieren sie in wässriger Lsg. in Base-Kationen u. Säure-Anionen. Die Metalle können auch durch org. Radikale* ersetzt sein. Sind alle $H^+$ durch Kationen od. alle $OH^-$ durch Anionen ersetzt, erhält man neutrale S.; verbleiben $H^+$- od. $OH^-$-Ionen, so resultieren saure (Hydrogen-; veraltet Bi-) bzw. basische (Hydroxid-)Salze.

**Salz, englisches:** s. Magnesiumsulfat-Heptahydrat.

**Salzkottener Gefäß:** unzerbrechl., explosionssicherer Metallbehälter, der zum Lagern leicht entzündl. Flüssigkeiten dient. Im Einfüllstutzen befindet sich ein längerer Siebeinsatz; außer dem Auslaufhahn ist ein Hahn für den Luftausgleich vorhanden, damit das Auslaufen störungsfrei verläuft.

**Salzlecksteine:** s. Lecksteine.

**Salzmischung, abführende:** s. Sal purgans compositum.

**Salzmischung, alkalische:** s. Sal alcalinum compositum.

**Salzmischung, katarrhlösende:** s. Sal anticatarrhale compositum.

**Salzsäure:** Acidum hydrochloricum, Acidum muriaticum; Chlorwasserstoffsäure; CAS-Nr. 7647-01-0; $M_r$ 36.46 (HCl); wässrige Lsg. von Chlorwasserstoff* (HCl); klare, farblose, stechend riechende Flüss.; Arzneibücher geben versch. Konz. an: **1. Salzsäure 36 %:** Acidum hydrochloricum concentratum Ph.Eur.6; konzentrierte S., rauchende S.; Gehalt 35.0–39.0 %, D. ca. 1.18; **2. Salzsäure 25 %:** DAB, Ph.Helv.; Acidum hydrochloricum 25 per centum; **3. Salzsäure:** ÖAB; Acidum hydrochloricum; Gehalt 19.0–21.0 %; D. 1.093–1.103; **4. Salzsäure 10 %:** Acidum hydrochloricum dilutum Ph.Eur.6; verd. S.; Gehalt 9.5–10.5 % HCl (m/m); **5. rohe Salzsäure:** Acidum hydrochloricum crudum EB; Gehalt mind. 30 % HCl; D. nicht unter 1.150; **Darst.:** aus Natriumchlorid* u. Schwefelsäure*; hochreine S. durch Chlorknallgasreaktion mit anschließendem Auswaschen; Nebenprodukt bei der Alkylchlorierung; **Anw.: 1.** (med.) verd. S. bei Achylia* gastrica u. Subazidität, bei akuter Gastroenteritis (10–25 Tr. auf ein Glas Wasser während des Essens), evtl. auch Mixtura Acidi hydrochlorici (DRF); wird Acidum hydrochloricum od. Salzsäure ohne nähere Bez. für innerl. Gebrauch verordnet, so muss Acidum hydrochloricum dilutum abgegeben werden; **2.** (techn.) rohe S. als Reinigungsmittel, z. B. zum Ätzen u. zum Entfernen von Kesselstein; in der Erzaufbereitung; org. u. anorg. Synthesen; Best. von Königswasser*; Lebensmittelzusatzstoff* E 507. **Hom.:** Acidum hydrochloricum (HAB), Acidum muriaticum: verd. Salzsäure; verordnet z. B. bei Gastroenteritis, Hämorrhoiden.

**Salzsäuregas:** s. Chlorwasserstoff.

**SAM:** Abk. für **S-A**denosyl**m**ethionin*.

**Samak:** s. Caesalpinia coriaria (Divi-Divi).

**Samarium** (nach dem Mineral Samarskasit): Symbol Sm; CAS-Nr. 7440-19-9; $A_r$ 150.36; OZ 62; D. 7.520; Schmp. 1072 °C; Sdp. 1788 °C; silbriges, 2- u. 3-wertiges, zu den Lanthanoiden* gehörendes Metall*; löst sich in Säuren, oxidiert bei Raumtemperatur langsam u. verbrennt oberhalb 150 °C; **Vork.:** im Monazit u. Bastnäsit; **Herst.:** Reduktion des Oxids mit Lanthan* u. anschließende Sublimation; **Anw.:** (techn.) $SmCo_6$ als Permanentmagnet; IR-Absorber in opt. Glas; Katalysator.

**Sambubiose:** 2-*O*-$\beta$-D-Xylosyl-D-glucose; Disaccharid aus Glucose* u. Xylose*; **Vork.:** als Zuckeranteil versch. Flavonoide*, z. B. in Sambucus* ebulus.

**Sambuci flos:** s. Sambucus nigra.

**Sambucus ebulus** L.: Attich, Zwergholunder; Fam. Adoxaceae (früher Caprifoliaceae); Europa, Asien, Nordafrika; Stpfl. von **Fructus Ebuli:** Attichbeeren, Eppichbeeren; **Inhaltsst.:** Flavonoid- u. Anthocyanglykoside (z. B. Sambubiose*), cyanogene Glykoside, etwas äther. Öl u. a.; **Anw.:** (volkstüml.) z. B. zur Anregung der Harnausscheidung, bei Obstipation; **Toxikol.:** der Genuss roher Früchte kann zu Erbrechen führen; **Radix Ebuli:** Attichwurzel, Eppichwurzel, Zwergholunderwurzel; **Inhaltsst.:** Iridoidglykoside, Gerbstoffe, Spuren äther. Öles; **Anw.:** (volkstüml.) wie Fructus Ebuli; **Herba Ebuli:** Folia Ebuli; Attichblätter, Attichkraut, Eppichkraut; **Inhaltsst.:** u. a. Bitterstoffe, äther. Öl; **Anw.:** (volkstüml.) als harn- u. schweißtreibendes Mittel. **Hom.:** Sambucus ebulus: frische, reife Beeren.

**Sambucus nigra** L.: Holunder, Holler, Schwarzer Holunder, Deutscher Flieder; Fam. Adoxaceae (früher Caprifoliaceae); heim. in Mitteleuropa, auf dem Balkan, in Asien, vielfach kultiviert; Stpfl. von **Sambuci flos:** Flores Sambuci, Holunderblüten, Fliederblüten; **Off.:** Ph.Eur.6, ÖAB, Ph.Helv.; Monographie: HMPC, WHO, Kommission E; **Inhaltsst.:** 0.03–0.14 % äther. Öl (mit acycl. Monoterpenen* u. freien Fettsäuren), bis 3.5 % Flavonoide* (nach Ph.Helv. mind. 0.7 %, nach Ph.Eur. mind. 0.8 %, berechnet als Isoquercitrin, bezogen auf das Trockengewicht), z. B. Rutosid*, Isoquercitrin u. Hyperosid*, Hydroxyzimtsäurederivate, wenig Triterpene u. Sambunigrin*; **Wirk.:** schweißtreibend, Steigerung der Bronchialsekretion, antioxidativ; **Anw.:** als schweißtreibendes Mittel bei Erkältungskrankheiten; **Zuber.:** Species* laxantes; **Fructus Sambuci:** Holunderbeeren; reife, getrocknete od. frische Beeren; **Inhaltsst.:** Flavonoid- u. Anthocyanglykoside wie z. B. Sambucin, Sambucyanin (Cyanidin-3-sambubiosid) u. Chrysanthemin, ca. 0.01 % äther. Öl, Vitamine* (v. a. Vitamin* C), Fruchtsäuren, 7.5 % Zucker; in den Samen Sambunigrin* u. a. cyanogene Glykoside; **Anw.: 1.** (volkstüml.) bei Obstipation*, zur erhöhten Harnausscheidung sowie als schweißtreibendes Mittel; **2.** (techn.) für Lebensmittelfarbstoffe; **Folia Sambuci:** Holunderblätter; **Inhaltsst.:** ähnl. Sambuci flos; **Anw.:** (volkstüml.) wie Fructus Sambuci; **Cortex Sambuci:** Holunderrinde; **Inhaltsst.:** Gerbstoffe, Triterpene, z. B. $\alpha$-Amyrin*, wenig äther. Öl, Spuren von Sambunigrin*; **Anw.:** (volkstüml.) wie Fructus Sambuci; **Medulla Sambuci:** Holundermark; **Anw.:** (früher) zur Herst.

mikroskop. Präparate. **Hom.: 1.** Sambucus nigra (HAB), Sambucus: frische Blätter u. Blütenstände zu gleichen Teilen; verordnet z. B. bei Schnupfen der Säuglinge; **2.** Sambucus floribus: frische Blüten; **3.** Sambucus e cortice: frische, innere Rinde der jungen Zweige; verordnet z. B. bei Bronchialkatarrhen (bes. bei Kleinkindern), Grippe mit Nachtschweiß.

**Sambucus racemosa** L.: Traubenholunder, Bergholunder, Roter Holunder; Fam. Adoxaceae (früher Caprifoliaceae); Europa, Asien; **Inhaltsst.:** im Fruchtfleisch Zucker, Proteine, Gerbstoffe*, Vitamine*, Carotinoide*, fettes Öl; in den Samen zusätzl. tox. Stoffe mit brechreizerregender u. abführender Wirkung; **Anw.:** (volkstüml.) als Brechmittel u. Laxans.

**Sambunigrin:** L-Mandelsäurenitrilglucosid, Strukturformel: s. Cyanglykoside (Tab. dort); natürl. in Sambucus* nigra; vgl. Prunasin.

**Samen:** **1.** Semen (Abk. Sem., pl Semina); (bot.) für Samenpflanzen charakterist. Verbreitungseinheit bzw. eine junge Pflanze im Ruhezustand; s. Samenbildung. **2.** (zoolog.) s. Sperma.

**Samenanlage:** Ovulum; (bot.) entspringt dem Fruchtblatt (s. Blüte; Fruchtformen) auf einer leistenförmigen Verdickung, der Plazenta*, u. besteht aus dem Funiculus*, den 1 (unitegmisch) od. 2 (bitegmisch) Integumenten* sowie dem Nucellus*; das Nucellusgewebe kann schwach ausgebildet (tenuinucellat) od. vielzellig (crassinucellat) sein. Die Integumente hüllen den Nucellus nicht vollständig ein, sondern lassen einen kleinen Kanal, die Mikropyle*, zum Eindringen des Pollenschlauchs frei. Je nachdem, wie weit der Funiculus von der Mikropyle entfernt ist, d. h. wie stark sich die S. krümmt, unterscheidet man 3 Arten (s. Abb.), die z. T. noch am fertigen Samen erkenntlich sind: **1. orthotrope S. (atrope):** gerade (aufrechte) S., Nucellus u. Funiculus in einer geraden Achse, Hilum* gegenüber der Mikropyle; **2. kampylotrope S.:** um ca. 90° gekrümmte S., Hilum nähert sich der Mikropyle; **3. anatrope S.:** umgewendete S., Nucellus mit Integumenten von der Basis ab um ca. 180° gewendet, Hilum ist Mikropyle am nächsten; Funiculus mit (äußerem) Integument verwachsen, bildet Raphe* zw. Chalaza* u. Hilum. **Plazentationstypen** (nach der Anordnung der Plazenten): **1.** freie, zentrale Plazentation: S. an einer zentralen Mittelsäule; **2.** zentralwinkelständige Plazentation: S. liegen in dem Winkel, der von Scheidewänden gebildet wird; **3.** wandständige Plazentation: S. liegen auf der Innenwand der Fruchtblätter od. des Fruchtknotens.

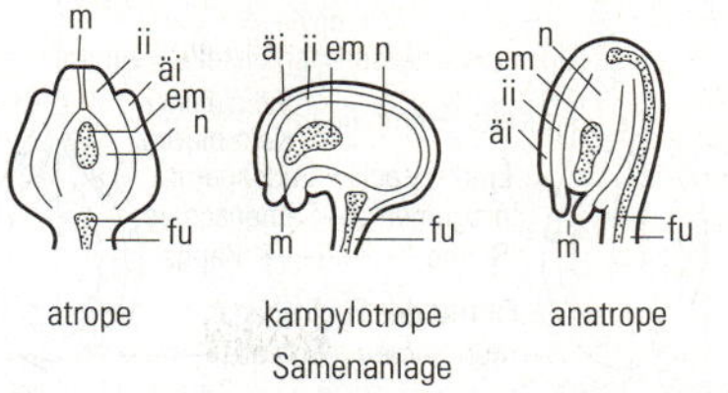


**Samenanlage:** m: Mikropyle; äi: äußeres Integument; ii: inneres Integument; em: Embryosack; fu: Funiculus mit Gefäßbündel; n: Nucellus

**Samenbildung:** (bot.) ein Pflanzensamen (s. Samen) geht nach der Befruchtung* aus der Samenanlage* hervor; **Entwicklungsschema: I. Entw. in den Antheren*:** s. Abb. 1; **1.** Meiose*: Entstehung von jeweils 4 haploiden Mikrosporen (junge Pollenkörner) aus den diploiden Mikrosporen-Mutterzellen; **2.** erste Pollenmitose: Entstehung von 2 Zellen innerhalb der ursprüngl. Sporenwand, einer größeren, der vegetativen Zelle (Pollenschlauchzelle), u. einer kleineren, der generativen Zelle im Pollenkorn; **3.** zweite Pollenmitose: meist erst auf der Narbe od. sogar im Griffel; Entstehung von 2 Spermazellen aus der generativen Zelle; **4.** Auswachsen der vegetativen Zelle zum Pollenschlauch, der durch den Griffel zum Embryosack im Nucellus* wächst; **II. analoge Entw. im Nucellus** (s. Samenanlage): **1.** Meiose einer Zelle, der sog. Makrosporen-Mutterzelle (diploid): Entstehung von 4 haploiden Makrosporen; **2.** Absterben von 3 der 4 Makrosporen; Bildung der Embryosackzelle aus der 4. Makrospore, der Embryosack-Mutterzelle; **3.** aus der Embryosackzelle Bildung des Embryosacks, des sog. Megagametophy-

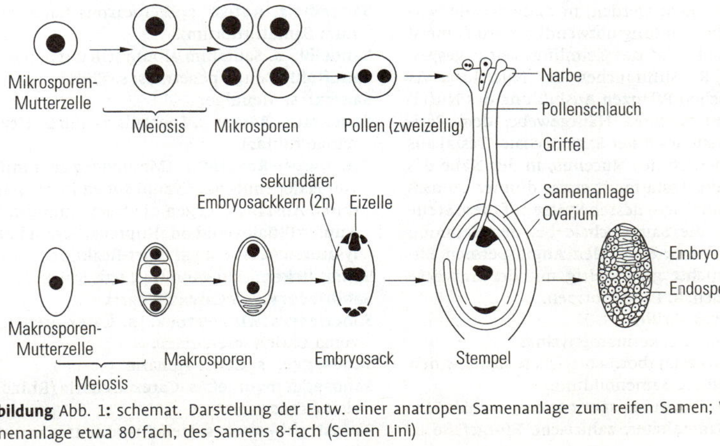


**Samenbildung** Abb. 1: schemat. Darstellung der Entw. einer anatropen Samenanlage zum reifen Samen; Vergrößerung der Samenanlage etwa 80-fach, des Samens 8-fach (Semen Lini)

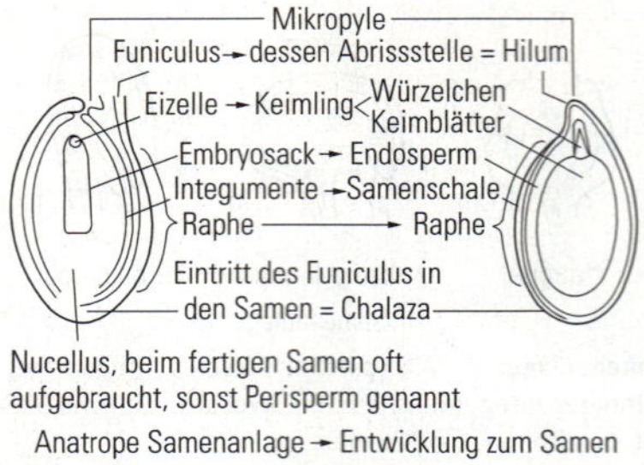


**Samenbildung** Abb. 2: Schema der Befruchtung u. der ersten Entwicklung von Endosperm u. Embryo

ten, eines meist (bei ca. 66 % aller Angiospermen) 7–zelligen, 8-kernigen Gebildes: **a)** 3-malige Teilung des primären Embryosackkerns (Kern der Embryosackzelle): Entstehung von 8 Tochterkernen; **b)** Wanderung von jeweils 3 Tochterkernen zu den beiden Polen des Embryosacks u. Bildung versch. haploider Zellen: die Eizelle mit den beiden Synergiden (zus. als **Eiapparat** bezeichnet) bei der Mikropyle u. die Antipoden; **c)** Verschmelzung der beiden restl. Kerne u. Bildung des sekundären Embryosackkerns (diploid); **III. Befruchtung u. Entw. des Samens:** s. Abb. 2; **1.** nach der Bestäubung (Übertragung des Pollens auf die Narbe) erfolgt die Befruchtung (doppelt bei den Angiospermae*; s. Befruchtung, doppelte): **a)** Fusion der 1. Spermazelle mit der Eizelle (**Syngamie**): Bildung der diploiden Zygote; **b)** Vereinigung der 2. Spermazelle mit dem diploiden Embryosackkern (nicht bei den Gymnospermae*): Entstehung des triploiden Endospermkerns; **2.** Entw. des Embryos mit Würzelchen (Radicula), Sprossknospe (Plumula) u. Kotyledonen (Keimblättern) aus der Zygote; **3.** bei der weiteren Teilung des Endospermkerns Bildung von Zellen, die das (triploide) Endosperm* darstellen; dort Aufbau von wichtigen Stoffen (z. B. Vitaminen, Phytohormonen* u. Reservestoffen), die für die Keimung und z. T. die anschließende Entw. erforderl. sind. Bei der embryonalen Entwicklung kann das Endosperm oft völlig aufgebraucht werden; in diesem Falle werden die für die Keimung notwendigen Stoffe meist in den Kotyledonen* des Keimlings selbst gespeichert. **4.** i. d. R. Aufbrauchen des Nucellusgewebes; bei manchen Pflanzen Ausbildung des Nucellus zu einem weiteren Nährgewebe, dem Perisperm; **5.** Entstehung der Samenschale (Testa) aus den Integumenten des Nucellus; in der Nähe des Hilums* ist die Testa meist etwas dünner, so dass dort das Würzelchen, dessen Spitze auf diese Stelle gerichtet ist, die Samenschale bei der Keimung durchstoßen kann; **6.** bei den Angiospermen Bildung der Früchte gleichzeitig mit der Entwicklung der Samen; s. Fruchtformen.

**Samenmantel:** s. Arillus.

**Samenpflanzen:** s. Spermatophytina.

**Samenschale:** Testa; (bot.) entwickelt sich aus den Integumenten*; s. Samenbildung.

**Samenstrang:** Funiculus spermaticus; enthält Hodenhüllen, Samenleiter, zahlreiche Blutgefäße u. Nerven, die zum Hodensack ziehen od. von dort kommen.

**Samidin:** s. Ammi visnaga (Ammeos visnagae fructus, Inhaltsst.).

**Sammelfrucht:** s. Fruchtformen.

**Sammelzellen:** (bot.) unmittelbar an das Palisadengewebe im Mesophyll* anschließende Zellen, die Assimilate sammeln u. an die Gefäßbündel (s. Leitbündel) abgeben.

**Sammetpappel:** s. Althaea officinalis.

**Samsadhana Dravya:** im Ayurveda* Bez. für Inhaltsstoffe eines ayurved. Komplexmittels, welche die Stoffumwandlung des Hauptbestandteils (Pradhana* Dravya) unterstützen; i. d. R. Heilpflanzen, ihre Drogen od. Mineralstoffe.

**Samvahaka Dravya:** im Ayurveda* Bez. für Stoffe, die einem Arzneimittel zugesetzt werden u. der Konservierung dienen u. häufig gleichzeitig Transportfunktion für die Wirksubstanz des Arzneimittels übernehmen; z. B. Sharkara (traditionelle ayurved. Reinzuckerzubereitung aus Zuckerrohrsaft) od. Jaggery (unraffinierter Rohrzucker, v. a. in Süd- u. Südostasien verbreitet).

**Samwurzel:** s. Panax ginseng (Ginseng radix).

**SAN:** s. Polystyrol.

**sanabel** (lat.): heilbar.

**Sanatio** (lat.): Heilung.

**Sand:** s. Seesand.

**Sandaraca:** s. Tetraclinis articulata (Resina Sandaraca).

**Sandarak:** s. Arsendisulfid.

**Sandarakharz:** s. Tetraclinis articulata (Resina Sandaraca).

**Sandbad:** **1.** (chem.) Metall- od. Porzellanschale mit einer dünnen Schicht gesiebten Sandes, auf den das zu erhitzende Gefäß (z. B. ein Kolben*) gestellt wird, um eine langsame u. gleichmäßige Erhitzung zu ermöglichen; **2.** (med.) Einhüllung des Patienten od. einzelner Körperteile mit auf 45–55 °C erwärmtem Sand bei Erkrankungen* des rheumatischen Formenkreises, Gicht* od. Neuralgien*; Dauer ca. 0.5–1 h; Wirk.: erwärmend, anregend u. ableitend.

**Sanddorn:** s. Hippophae rhamnoides.

**Sandelholz:** s. Santalum album (Santali albi lignum).

**Sandelholz, Rotes:** s. Pterocarpus santalinus (Lignum Santali rubrum).

**Sandelöl:** s. Santalum album (Oleum Santali).

**Sandfloh:** Tunga penetrans; s. Flöhe.

**Sandix:** s. Mennige.

**Sandkraut, Rotes:** s. Spergularia rubra (Herba Arenariae rubrae).

**Sandmeyer-Reaktion:** Methode zur Einführung von Halogenid- od. Cyanid-Ionen in aromat. Verb. durch Austausch gegen die Diazoniumgruppe mit Kupfer(I)-halogenid od. Kupfer(I)*-cyanid als Katalysatoren (s. Abb.); vgl. Bart-Reaktion.

**Sandmücken:** Phlebotomus; vgl. Mücken.

**Sandriedgras:** s. Carex arenaria.

**Sandriedgraswurzelstock:** s. Carex arenaria (Rhizoma Caricis (arenariae)).

**Sandsegge:** s. Carex arenaria.

**Sandseggenwurzel:** s. Carex arenaria (Rhizoma Caricis (arenariae)).

**Sandstrohblume:** s. Helichrysum arenarium.

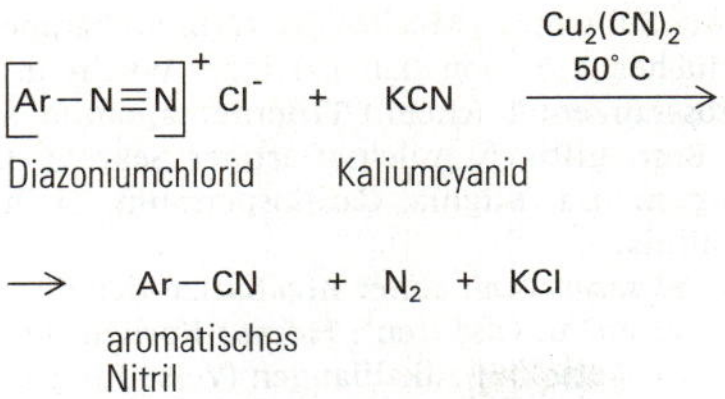


**Sandmeyer-Reaktion:** Bildung eines aromatischen Nitrils als Beispiel

**Sandwegerich:** s. Plantago afra.
**Sandwich-Tabletten:** s. Schichttabletten.
**Sandwich-Verbindungen:** Komplexverbindungen* (Molekülverbindungen*), in denen ein Metall(-Ion) zw. 2 parallel übereinanderliegenden, cycl. Kohlenwasserstoffmolekülen angeordnet ist; z. B. Ferrocen (Di(cyclopentadienyl)eisen); **Anw.:** in der asymmetr. Katalyse zur Gew. stereoisomerenreiner Verbindungen.
**Sanger-Endgruppenanalyse:** Methode zur Bestimmung der Aminosäurensequenz von Proteinen* u. Peptiden* durch Identifizierung des N-endständigen Restes mit Sanger-Reagenz (2,4-Dinitrofluorbenzol); **Prinzip:** Sanger-Reagenz reagiert mit der freien Aminogruppe zum 2,4-Dinitrophenyl-Protein, welches nach schonender Hydrolyse* das um eine Aminosäure* verkürzte Protein u. das 2,4-Dinitrophenyl-Derivat der endständigen Aminosäure liefert (s. Abb.), das papierchromatograph. identifiziert wird. Dieses Verfahren kann mehrfach wiederholt u. somit die Aminosäurensequenz eines Proteins od. Peptids ermittelt werden.
**Sanger-Reagenz:** s. Sanger-Endgruppenanalyse.
**Sanguinaria canadensis** L.: Kanadische Blutwurzel; Fam. Papaveraceae; Nordamerika; Stpfl. von **Sanguinariae canadensis rhizoma:** Rhizoma Sanguinariae canadensis; Kanadische Blutwurzel; **Inhaltsst.:** 3–9 % Alkaloide*, v. a. Sanguinarin*, daneben Chelerythrin (Strukturformeln: s. Chelidonium majus, Abb. dort), Protopin*, Berberin* u. a.; **Anw.:** **1.** (volkstüml.) u. a. bei Bronchitis; **2.** (früher) Extrakt in der Zahnheilkunde als Antiplaquemittel zur Kariesprophylaxe. **Hom.:** Sanguinaria canadensis (HAB): getrockneter Wurzelstock mit anhängenden Wurzeln (mind. 2 % Alkaloide); verordnet z. B. bei Migräne, klimakter. Hitzewallungen.
**Sanguinariae canadensis rhizoma:** s. Sanguinaria canadensis.
**Sanguinarin:** Isochinolinalkaloid mit Benzophenanthridin-Gerüst, Strukturformel: s. Chelidonium majus (Abb. dort); **Vork.:** z. B. in Chelidonium* majus, Sanguinaria* canadensis u. a. Papaveraceen u. Fumariaceen sowie in Rutaceen.
**Sanguis:** s. Blut.
**Sanguis Draconis:** s. Daemonorops draco (Resina Draconis).
**Sanguis humanus:** Blutkonserve; umgangssprachl. Bez. für bestimmte Blutprodukte (s. Hämotherapie), meist Erythrozytenkonzentrate.
**Sanguisorba officinalis** L.: Großer Wiesenknopf; Fam. Rosaceae; nördl. gemäßigte Zone; Stpfl. von **Herba Sanguisorbae:** Wiesenknopfkraut; **Inhaltsst.:** Triterpensaponine, u. a. Sanguisorbin, Gerbstoffe*, Flavonoide*; **Anw.:** (volkstüml.) z. B. innerl. bei Blutungen, äußerl. zur Wundbehandlung; **Radix Sanguisorbae:** Wiesenknopfwurzel; **Inhaltsst.:** bis zu 25 % Gerbstoffe, 2–5 % Saponine (Sanguisorbin); **Anw.:** wie Herba Sanguisorbae.
**Sanguisuga officinalis:** s. Hirudo medicinalis.
**Saniculae herba:** s. Sanicula europaea.
**Sanicula europaea** L.: Heil aller Schäden, Heildolde, Sanikel, Saunickel; Fam. Apiaceae (Umbelliferae); heim. in Europa über Kaukasus bis Persien; Stpfl. von **Saniculae herba:** Herba Saniculae, Folia Saniculae; Heildoldenkraut, Sanikelkraut; Monographie: Kommission E; **Inhaltsst.:** ca. 13 % Triterpensaponine, Chlorogensäure*, Rosmarinsäure*, Flavonoide, Vitamin* C, Allantoin* u. a.; **Anw.:**

S

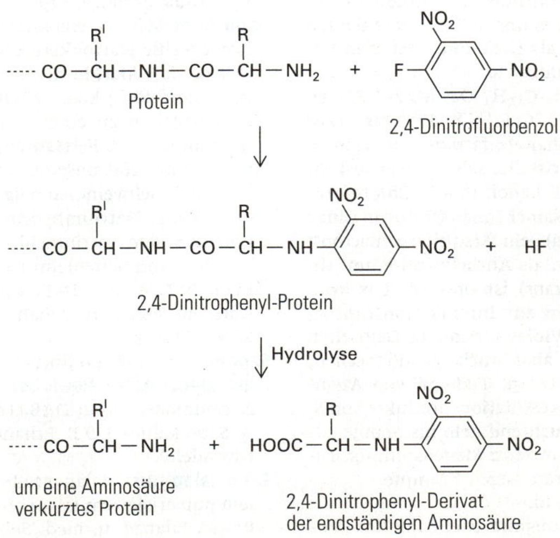


**Sanger-Endgruppenanalyse**

1. (med.) bei Katarrhen der Atemwege; 2. (volkstüml.) früher u. a. bei Magenblutungen, Skorbut.

**Sanikel:** s. Sanicula europaea.

**Sanikelkraut:** s. Sanicula europaea (Saniculae herba).

**Sanitätsrat:** s. Gesundheitswesen.

**Sanitätswesen:** s. Gesundheitswesen.

**Sankt-Antonius-Kraut:** s. Plumbago europaea (Herba Plumbaginis).

**Sankt-Lorenz-Wurzel:** s. Vincetoxicum hirundinaria (Rhizoma Vincetoxici).

**Sanshoöl:** s. Zanthoxylum piperitum (Zanthoxyli pericarpium).

**Sansibarkopal:** s. Copal.

**Santakraut:** s. Eriodictyon californicum (Folia Eriodictyonis).

**Santalholz:** s. Santalum album (Santali albi lignum).

**Santali albi lignum:** s. Santalum album.

**Santali lignum rubrum:** s. Pterocarpus santalinus (Lignum Santali rubrum).

**Santalin:** s. Pterocarpus santalinus (Lignum Santali rubrum, Inhaltsst.).

**Santalum album L.:** Baum der Fam. Santalaceae; heim. bzw. seit langem kultiviert in Vorderindien; Stpfl. von **Santali albi lignum:** Lignum Santali album (citrinum); Citrinholz, Macassar-Sandelholz, Santalholz, Weißes (Gelbes) Sandelholz; von Rinde* u. Splintholz* befreites Kernholz des Stammes u. der Zweige; Monographie: Kommission E; **Inhaltsst.:** 3–5 % äther. Öl (Oleum Santali, s. unten) mit den Sesquiterpenalkoholen $\alpha$- u. $\beta$- Santalol, Harz u. Gerbstoffe; **Anw.:** **1.** (med.) adjuvant bei Infektionen der ableitenden Harnwege; **2.** (techn.) hauptsächl. zur Gew. des Öles; Räuchermittel; **Oleum Santali** DAB: Sandelöl; D. 0.968–0.980, $\alpha_D^{20\,°C}$ –16° bis –21°; durch Destillation mit Wasserdampf aus dem Wurzel-, Stamm- u. Zweigholz gewonnenes äther. Öl; dickes, farbloses, würziges, eigenartig, etwas nach Rosen riechendes Öl; **Best.:** primäre Sesquiterpenalkohole, v. a. Santanol, ferner weitere Alkohole, Ketone, Säuren sowie Phenole; **Anw.:** **1.** (volkstüml.) zur unterstützenden Ther. bei Erkrankungen der ableitenden Harnwege; **2.** (techn.) als Duftkomponente in der Parfüm- u. Kosmetikindustrie.

S

**Santonin:** Santoninum; $C_{15}H_{18}O_3$; $M_r$ 246.31; D. 1.186; Schmp. 172–173 °C; $[\alpha]_D^{20\,°C}$ –172° bis –176° (c = 2 in absolutem Ethanol); farblose, glänzende, bitter schmeckende Kristalle, sehr schwer lösl. in Wasser, lösl. in 44 T. Ethanol, in 4 T. Chloroform u. in fetten Ölen; wirksamer Inhaltsstoff von Cinae flos (s. Artemisia cina), ein Sesquiterpenlacton*; die frühere med. Anw. als Anthelminthikum* (in Kombination mit Laxans) ist obsolet. **Toxikol.:** Größere Dosen können zur Intoxikation führen, die sich zunächst in Violett-, dann in Gelbsehen (Xanthopsie) äußert, aber auch zu Erbrechen, Muskelzittern, Krämpfen u. Tod inf. von Atemstillstand führen kann. Oxidationsprodukte von S. färben sauren Harn leuchtend gelb bis orange, alkal. Harn purpurrot. Antidot: Magenspülung, Laxans, Klistier; Barbiturate gegen Krämpfe.

**Saphir:** s. Aluminiumoxid.

**Sapindaceae:** Seifenbaumgewächse; Fam. der Ordnung Sapindales; ca. 1500 Arten; hauptsächl. Tropen u. Subtropen; **Merkmale:** **1.** (biol.) Bäume od. Sträucher, z. T. von lianenartigem Wuchs u. mit Sprossranken; **2.** (chem.) Triterpensaponine, auch als Best. giftiger, milchsaftartiger Sekrete; **Gattungen:** u. a. Blighia, Cardiospermum, Litchi u. Paullinia.

**Sapo** *(pl sapones) m*: Seife; Alkalisalze der höheren Fettsäuren* u. Ölsäuren*; **Herst.:** Kochen pflanzl. od. tier. Fette mit Alkalilaugen (Verseifung*), wobei neben dem Salz der Fettsäure Glycerol* entsteht. Kalilauge liefert weiche Seifen (Kali- od. Schmierseifen; s. Sapo kalinus), Natronlauge feste Seifen (Natronseifen; s. Sapo durus). Bei den **Leimseifen** bleiben das beim Verseifungsprozess gebildete Glycerol u. Wasser in der Seifenmasse, die dadurch beim Erkalten nur halb fest wird. Zur Herst. von **Kernseifen** (ausschließl. Natronseifen) werden Glycerol u. Wasser durch Aussalzen abgetrennt. Um einer zu starken Entfettung der Haut vorzubeugen, wird v. a. med. Seifen (s. Sapo medicatus), den sog. überfetteten Seifen, nachträgl. noch etwas Fett zugefügt. Auch die Alkalisalze der Harzsäuren werden zu den Seifen gerechnet (sog. Harzseifen; s. Harze, Best.). **Wirk.:** In Wasser bilden die Seifen ein kolloidales System. Die reinigende Wirk. beruht auf abgespaltenem, freiem Alkali u. auf der Emulgierung der Schmutzteilchen.

**Sapo Capillorum:** s. Shampoos.

**Sapo Cresoli:** Solutio Cresoli saponata, Cresolum saponatum, Liquor Cresoli saponatus; Kresolseife, Kresolseifenlösung; Zusammensetzung: ÖAB, Ph.Helv., 1 T. Cresol*, 1 T. Kaliseife (s. Sapo kalinus); Gehalt an Cresol: 40–50 %; Gehalt an Fettsäuren: 19–23 %; klare, rotbraune, ölige Flüss. von phenolartigem Geruch; mischbar mit Wasser, Ethanol, Glycerol od. Petrolether; mit Trinkwasser trübe Lsg. durch Ausfällung von Erdalkaliseifen; **Darst.:** Cresol u. Kaliseife werden zu gleichen Teilen bei 50 °C zu einer klaren Lsg. vermischt; **Anw.:** zur antisept. Desinfektion; **Dos.:** Desinfektion der Hände u. Instrumente: 2–3 %; antisept. Wundbehandlung: 0.5–1 %; Vaginalspülung: 0.2–0.5 %. Vgl. Aqua cresolica; Sapo.

**Sapo domesticus:** Hausseife; nach EB harte, möglichst weiße Natronkernseife aus Talg; in Wasser klar od. fast klar, in heißem Ethanol ohne erhebl. Rückstand lösl.; konz. ethanol. Lsg. erstarrt nach dem Erkalten zu einer gallertartigen Masse; Gehalt: mind. 60 % Fettsäuren; vgl. Sapo.

**Sapo durus:** Natronseife; Darst.: ÖAB, Verseifung von 50 T. Schweineschmalz u. 50 T. Olivenöl mit 60 T. konz. Natriumhydroxid-Lsg. u. 12 T. Ethanol; 12.5 %ige Natriumchlorid-Lsg. dient dem Abscheiden von Seifenleim*; weißliches Pulver, lösl. in ca. 30 T. Wasser (10 T. warmem Wasser), in 20 T. warmem Ethanol; Gehalt an Fettsäuren: mind. 88 %; vgl. Sapo.

**Sapogenine:** s. Saponine.

**Sapo glycerinatus liquidus:** flüssige Glycerinseife; Zusammensetzung: DAB, Lsg. von 50 T. Kaliseife (s. Sapo kalinus), 9 T. Ethanol, 40 T. Glycerol, 1 T. Lavendelöl.

**Sapo jalapinus:** Jalapenseife; DAB, Mischung aus fein pulverisiertem Jalapenharz (s. Ipomoea purga, Resina Jalapae) u. med. Seife (s. Sapo medicatus) zu gleichen Teilen; die frühere med. Anw. als Laxans ist obsolet.

**Sapo kalinus:** Kaliseife; gelbbraune, durchsichtige, weiche, schlüpfrige Masse, die bei der Verseifung von Leinöl mit Kaliumhydroxid u. Ethanol entsteht; in 2 T. Wasser od. Ethanol klar od. fast klar lösl.; Gehalt: mind. 40 % Fettsäuren; **Darst.:** **1.** DAC: Verseifung von 43 T. Leinöl mit Kaliumhydroxid* (Einwaage berechnet über die VZ des Leinöls) u. 5 T. Ethanol; Ende der Verseifung, wenn sich 1 g Zuber. in 10 mL Wasser klar u. in 10 mL 96 %igem Ethanol fast klar löst; nach der Verseifung wird die Masse durch Abdampfen od. durch Zusatz von heißem Wasser auf 100 T. gebracht. **2.** Ph.Helv.: mit Kaliumhydroxid von bekanntem Gehalt u. kohlenstoffdioxidfreiem Wasser wird eine Lsg. hergestellt, die 40 % Gesamtalkali (berechnet als KOH) enthält. 23.0 T. dieser Lsg. werden mit 50.8 T. Leinöl, 7.5 T. 96 %igem Ethanol u. 20.6 T. gereinigtem Wasser gemischt u. unter leichtem Rühren solange bei ca. 50 °C erwärmt, bis keine Öltröpfchen mehr sichtbar sind (ca. 2 h). Die warme Mischung wird in Gefäße abgefüllt. **3.** ÖAB: Verseifung von 50 T. Leinöl mit 9.5 T. Kaliumhydroxid u. 7 T. Ethanol. Nach der Verseifung wird die Zuber. durch Zusatz von gereinigtem Wasser auf 100 T. gebracht. Gehalt an Fettsäuren: 45.0–50.0 %; **Inkomp.:** sauer reagierende Verb., Erdalkali- u. Schwermetallsalze; **Anw.:** kaum mehr verwendet; Bestandteil von Kaliseifenspiritus (s. Spiritus Saponis kalini); in Lsg. zur Solubilisation phenol. Desinfektionsmittel; zur Reinigung u. Erweichung der Haut; Zusatz in manchen seifenhaltigen Linimenten. Vgl. Sapo.

**Sapo kalinus venalis:** Sapo viridis; DAB, Zusammensetzung: wie Sapo* kalinus, zusätzl. sog. Stellmittel (z. B. Kartoffelmehlkleister); gelbbraune od. grünliche, weiche Masse, in 2 T. Wasser od. Ethanol klar (od. fast klar) lösl.; Gehalt: mind. 40 % Fettsäuren.

**Sapo medicatus:** medizinische Seife, sog. überfettete Seife; Darst.: DAB: 120 T. Natronlauge, 50 T. Schweineschmalz, 50 T. Olivenöl, 12 T. Ethanol, 25 T. Natriumchlorid, 3 T. Natriumcarbonat, 280 T. Wasser im Verseifungsverfahren (vgl. Sapo durus); weiße, nicht ranzige Seife, lösl. in Wasser u. Ethanol; um einer zu starken Entfettung der Haut vorzubeugen, wird nachträgl. noch etwas Fett (z. B. Oliven- od. Avocadoöl) zugefügt. Vgl. Sapo.

**Saponariae rubrae radix:** s. Saponaria officinalis.

**Saponaria officinalis L.:** Seifenkraut; Fam. Caryophyllaceae; Mittel- u. Südeuropa; Stpfl. von **Saponariae rubrae radix:** Radix Saponariae (rubrae); Rote Seifenwurzel, Seifenkrautwurzel; getrocknete Wurzeln, Wurzelstöcke u. Ausläufer; **Off.:** DAC; Monographie: Kommission E; **Inhaltsst.:** ca. 2.8–8.6 % Triterpensaponine mit Saponarosid A u. D (saure Bisdesmoside mit dem Aglykon Gypsogenin*); **Anw.:** **1.** (med.) bei Katarrhen der oberen Atemwege als Expektorans* sowie äußerl. bei Ekzemen; **2.** (techn.) als Schaumbildner; vgl. Gypsophila-Arten (Radix Saponariae alba, Anw.).

**Sapones medicati:** arzneiliche Seifen von fester, salbenförmiger od. flüssiger Beschaffenheit; vgl. Linimente.

**Saponindrogen:** Drogen, die wegen ihres Saponingehalts Verwendung finden; s. Saponine.

**Saponine:** in zahlreichen Pflanzen vorkommende Glykoside* mit einem Terpengrundgerüst; zerfallen durch Hydrolyse in einen Geninteil (Triterpen- od. Steroidsapogenin) u. in Monosaccharide*; einige S. sind esterartig mit aliphat. Carbonsäuren verbunden, die durch Verseifung abgespalten werden können. Im Gegensatz zu den S. sind die Sapogenine in Wasser unlösl., jedoch gut lösl. in absolutem Ethanol u. in lipophilen Lösungsmitteln. **Einteilung:** **I.** nach Anzahl der Zuckerketten: **1. Monodesmoside:** Zuckeranteil besteht aus einer einzigen Kette; **2. Bisdesmoside:** besitzen 2 Zuckerketten; **3. Tridesmoside:** besitzen 3 Zuckerketten; **II.** nach der chem. Struktur der Sapogenine: **1. Triterpensapogenine:** Sapogenine mit 30 C-Atomen im pentacycl. (selten tetracycl.) Grundskelett, das meistens auf das Oleanan* bzw. das $\Delta^{12}$-Oleanen zurückzuführen ist (s. Tab. 1); **2. Steroidsapogenine:** Sapogenine mit 27 C-Atomen u. Spirostangrundgerüst (Cholestanskelett; s. Steroide; s. Tab. 2); je nach Art der Seitenkette am C-17 gibt es 2 Typen: **a) Spirostanol-Typ:** charakterisiert durch Spiroketalgruppierung, fast ausschließl. monodesmosid. in Wurzeln, Knollen u. Samen; **b) Furostanol-Typ:** z. B. in Convallaria* majalis; Ring F geöffnet, OH-Gruppe am C-26 glykosid. durch D-Glucose besetzt, so dass fast immer hämolyt. unwirksame Bisdesmoside vorkommen; nach enzymat. od. säurekatalysierter Zuckerabspaltung Cyclisierung u. Bildung der entspr. hämolyt. aktiven Spirostanole; v. a. in den assimilierenden Teilen der Pflanzen; **Vork.:** **1.** Triterpensaponine (s. Tab. 3): v. a. bei dikotylen (s. Dikotyledoneae) Pflanzen (außer z. B. bei Digitalis- u. Trigonella-Arten), gehäuft u. a. in den Fam. Caryophyllaceae (Saponaria- u. Herniaria*-Arten, Agrostemma* githago), Sapindaceae (Aesculus), Araliaceae (Eleutherococcus* senticosus, Panax- u. Hedera-Arten), Polygalaceae (Polygala* senega) u. Primulaceae (Cyclamen- u. Primula-Arten); natürl. auch in Seegurken; **2.** Steroidsaponine (s. Tab. 4): v. a. bei monokotylen Pflanzen (s. Monokotyledonae); häufig in den Fam. Ruscaceae (Ruscus* aculeatus), Smilacaceae (Smilax* regelii), ferner Dioscoreaceae u. Agavaceae; aus Dioscorea-Arten wie Dioscorea gracillima gewinnt man das weltwirtschaftl. wichtige Dioscin mit dem Aglykon Diosgenin*; natürl. auch in Seesternen u. a. Stachelhäutern (Seeigel); **Eigenschaften:** S. sind in Wasser unter Schaumbildung lösl. u. besitzen einen kratzenden Geschmack. Sie sind amorph* od. kristallin u. werden aus ihren Lsg. durch Natriumchlorid u. Gerbsäuren ausgefällt. Mit Cholesterol bilden S. schwer lösl. Molekülverbindungen; Triterpensaponine oft sowohl am Aglykon als auch am Zucker mit Carboxylgruppen (bedingen sauren Charakter der Glykoside). Wichtige Eigenschaft ist ihre Fähigkeit, Erythrozyten* zu zerstören (Hämolyse*); diese nutzt man auch zur biol. Wirkwertbestimmung (s. Index, hämolytischer). **Wirk.:** Aufgrund des hohen Dispergiervermögens können S. die Resorptionsquote von Arzneimitteln erhöhen, z. B. von Digitaloiden* od. Calciumsalzen. Durch lokale Reizwirkung u. reflektorische Anregung

**Saponine** Tab. 1
Grundstrukturen und Beispiele für Triterpensapogenine

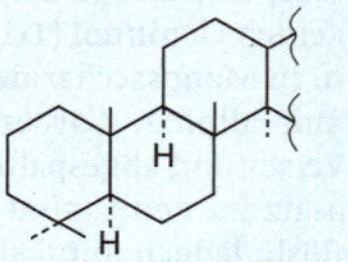

Oleanan

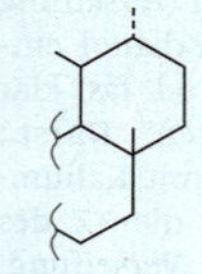

Ursan

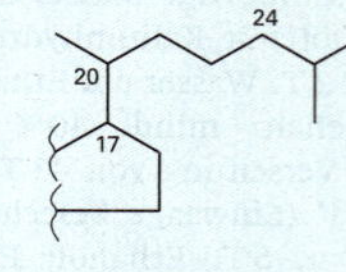

Dammaran

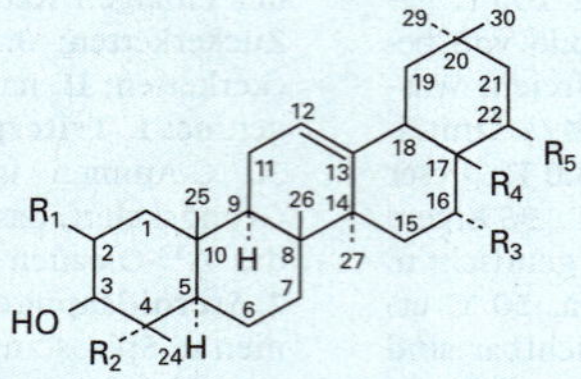

| Saponin | C-Atom 2: $R_1$ | 23: $R_2$ | 16: $R_3$ | 28: $R_4$ | 22: $R_5$ | weitere Reste; Vorkommen |
|---|---|---|---|---|---|---|
| **Oleanan-Typen** | | | | | | |
| β-Amyrin | H | $CH_3$ | H | $CH_3$ | H | häufig |
| Primulagenin A | H | $CH_3$ | OH | $CH_2OH$ | H | Primula veris, P. elatior |
| Primulagenin D | H | $CH_3$ | OH | CHO | H | Primula veris, P. elatior |
| Priverogenin A | H | $CH_3$ | OH | CHO | OH | Primula veris, P. elatior |
| Barringtogenol A | OH | $CH_2OH$ | H | $CH_2OH$ | H | Aesculus hippocastanum |
| Barringtogenol C | H | $CH_2OH$ | OH | $CH_2OH$ | H | $C_{21}$: OH; Aesculus hippocastanum |
| Protoaescigenin | H | $CH_3$ | OH | $CH_2OH$ | OH | $C_{21}$, $C_{24}$: OH; A. hippocastanum |
| Oleanolsäure | H | $CH_3$ | H | COOH | H | Eleutherococcus, Hedera helix |
| Crataegolsäure | OH | $CH_3$ | H | COOH | H | Crataegus-Arten |
| Echinocystsäure | H | $CH_3$ | OH | COOH | H | Primula elatior |
| Hederagenin | H | $CH_2OH$ | H | COOH | H | Hedera helix |
| Polygalasäure | OH | $CH_2OH$ | OH | COOH | H | Polygala senega |
| Gypsogenin | H | CHO | H | COOH | H | Gypsophila-Arten |
| Quillajasäure | H | CHO | OH | COOH | H | Quillaja saponaria |
| Gypsogensäure | H | COOH | H | COOH | H | Gypsophila-Arten |
| Medicagensäure | OH | COOH | H | COOH | H | Herniaria glabra, H. hirsuta |
| Presenegenin | OH | COOH | H | COOH | H | $C_{27}$: OH; Polygala senega |
| **Ursan-Typen** | | | | | | |
| α-Amyrin | H | $CH_3$ | H | $CH_3$ | H | häufig |
| Ursolsäure | H | $CH_3$ | H | COOH | H | Rosaceae, Centella asiatica |
| Asiatsäure | OH | $CH_2OH$ | H | COOH | H | Centella asiatica |
| Tormentillsäure | OH | $CH_3$ | H | COOH | H | $C_{19}$: OH; Potentilla erecta |
| Chinovasäure | H | $CH_3$ | H | COOH | H | $C_{27}$: COOH; Cinchona-Arten |

der Sekretion der Bronchialdrüsen wirken Saponindrogen expektorierend, z. B. Saponariae rubrae radix (s. Saponaria officinalis) u. Primulae radix (s. Primula veris). Aescin* u. S. aus Ruscus* aculeatus wirken entzündungshemmend u. antiödematös. Asiaticosid (s. Centella asiatica, Herba Centellae asiaticae) wirkt, wie einige andere Saponine, antibiotisch. Ginsengsaponine (s. Panax ginseng) wirken tonisierend. **Anw.:** (techn.) Zusätze in Waschmitteln, Emulgatoren (pharmaz. Technologie); manche S. (z. B. aus Quillajarinde, Rosskastanien u. der weißen Seifenwurzel) als Dispergier- u. Netzmittel für kosmet. Artikel; versch. S. werden noch heute als Fischgifte genutzt; **Toxikol.:** bei parenteraler Zufuhr stark tox. mit u. U. sehr rascher letaler Wirk.; die orale Anw. kleiner Mengen

**Saponine** Tab. 2

Grundstrukturen und Beispiele für Steroidsapogenine

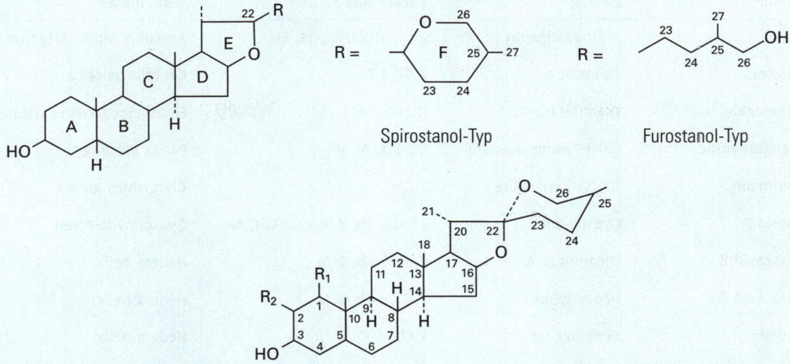


| Saponin | C-Atom 1: $R_1$ | 2: $R_2$ | weitere Reste | | Vorkommen |
|---|---|---|---|---|---|
| Tigogenin | H | H | | | Digitalis* lanata |
| Gitogenin | H | OH | | | Digitalis* purpurea |
| Digitogenin | H | OH | | $C_{15}$—OH | Digitalis* purpurea |
| Convallogenin A | OH | H | | $C_5$—OH | Convallaria* majalis |
| Hecogenin | H | H | | 12 Oxo | Agave-Arten |
| Sarsapogenin | H | H | | 25(*S*) | Smilax* regelii |
| Smilagenin | H | H | | 5$\beta$ | Smilax, Yucca, Agave |
| Diosgenin | H | H | 5,6-Dehydro | | Dioscorea-Arten |
| Yuccagenin | H | OH | 5,6-Dehydro | | Dioscorea-Arten |
| Ruscogenin | OH | H | 5,6-Dehydro | | Ruscus* aculeatus |
| Neoruscogenin | OH | H | 5,6-Dehydro | 25,27-Dehydro | Ruscus* aculeatus |
| Correllogenin | H | H | 5,6-Dehydro | 12 Oxo | Dioscorea spiculiflora |
| Gentrogenin | H | H | 5,6-Dehydro | 12 Oxo, 25(*S*) | Dioscorea spiculiflora |

von Saponindrogen ist unschädlich; oral relativ stark giftige S. (sog. **Sapotoxine**) sind jedoch z. B. in folgenden Pflanzen enthalten: **1.** Agrostemma* githago; **2.** Cyclamen* purpurascens; **3.** Phytolacca* americana; **4.** Paris* quadrifolia.

**Saponin-Referenzsubstanz:** s. Gypsophila-Arten (Radix Saponariae alba, Anw.).

**Sapo oleaceus:** Marseiller Seife; Zuber.: EB, 1 T. Ölseife (meist Oliven- od. Erdnußöl) u. 20 T. Ethanol in Wärme bereitet; Lsg. darf nach dem Erkalten nicht erstarren; weiße Öl-Natronseife; klar lösl. in heißem Wasser u. Ethanol; Gehalt: mind. 65 % Fettsäuren.

**Sapotillbaum:** s. Manilkara zapota.

**Sapotoxine:** Bez. für bes. giftige Saponine*.

**Sapo viridis:** s. Sapo kalinus venalis.

**saprogen:** fäulniserregend.

**Saprophyten** (gr. sapros faulig, verdorben; phytos Gewächs): Mikroorganismen, die ausschließl. auf toter org. Substanz leben (obligate S.); fakultative S. können auch parasitieren (vgl. Parasiten).

**Sapropterin:** 5,6,7,8-Tetrahydrobiopterin; 2-Amino-6-(1,2-dihydroxy-propyl)5,6,7,8-tetrahydropteridin-4-on; CAS-Nr. 62989-33-7; $C_9H_{15}N_5O_3$, Strukturformel: s. Abb.; $M_r$ 241.25; logP −3.3 ± 1.0 (berechnet); synthet. hergestelltes Tetrahydrobiopterin (s. Biopterin); **Wirk.:** Tetrahydrobiopterin ist das Coenzym der Phenylalanin-Hydroxylase (Abk. PAH), die Phenylalanin* in Tyrosin* umwandelt u. damit den Phenylalaninspiegel im Blut senkt;

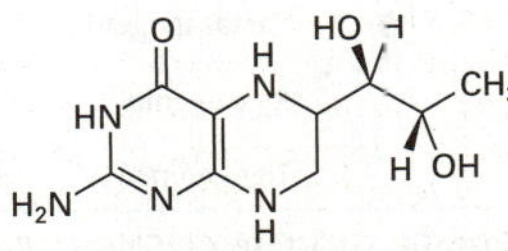

**Sapropterin**

**Saponine** Tab. 3
Triterpensaponine

| Saponine | Genine | Zucker und Säuren | Vorkommen |
|---|---|---|---|
| Aescin | Protoaescigenin | 2 Gl, 1 Gls, As, Ts, Es | Aesculus hippocastanum |
| Asiaticosid | Asiatsäure | 2 Gl, 1 Rh | Centella asiatica |
| Eleutheroside | Oleanolsäure | Gl, Rh, Ar | Eleutherococcus senticosus |
| Ginsengsaponine | (20S)-Protopanaxadiol | Gl, Gls, Ar, Rh | Panax ginseng |
| Glycyrrhizin | Glycyrrhetinsäure | 2 Gls | Glycyrrhiza glabra |
| Gypsosid A | Gypsogenin | Gl, Ga, Rh, 3 Xy, Fu, Gls, Ar | Gypsophylla-Arten |
| Hederacosid B | Oleanolsäure | 2 Gl, 2 Rh, 1 Ar | Hedera helix |
| Hederacosid C | Hederagenin | 2 Gl, 2 Rh, 1 Ar | Hedera helix |
| $\alpha$-Hederin | Hederagenin | 1 Rh, 1 Ar | Hedera helix |
| Herniariasaponine I, II | Medicagensäure | Gl, Rh, Fu | Herniaria glabra |
| Primulasaponin 1, 2 | (Proto)-Primulagenin A | 1 Gl, 1 Ga, 1 Rh, 1 Gls (1 Xy) | Primula-Arten |
| Quillajasaponine | Quillajasäure | Gas, 1 Ga, 1 Gls (1 Gas) | Quillaja saponaria |
| Saikosaponine | Saikogenine | Gl, Rh, Fu | Bupleurum chinense |
| Saponarosid | Gypsogensäure | 1 Xy | Saponaria officinalis |
| Saponasid A, D | Gypsogenin | Gl, Ga, Xy, Rh, Fu, Ar, Gl | Saponaria officinalis |
| Senegin II | Presenegenin | 1 Gl, 1 Ga, 2 Xy, 1 Fu, 1 Rh | Polygala senega |

Fu: Fucose, Gl: Glucose, Rh: Rhamnose, Xy: Xylose, Ar: Arabinose, Ga: Galactose, Gls: Glucuronsäure, Gas: Galacturonsäure, As: Angelicasäure, Ts: Tiglinsäure, Es: Essigsäure

**Saponine** Tab. 4
Steroidsaponine

| Saponine | Genine | Zucker | Vorkommen |
|---|---|---|---|
| Convallasaponine | Convallamarogenin, Convallagenin | Gl, Rh, Xy, Ar | Convallaria majalis und C. keiskei (Blüten) |
| Digitonin | Digitogenin | 2 Gl, 2 Ga, 1 Xy | Digitalis purpurea (Samen) |
| Dioscin | Diosgenin | 1 Gl, 2 Rh | Dioscorea gracillima (Wurzel) |
| Gitonin | Gitogenin | 1 Gl, 2 Ga, 1 Xy | Digitalis purpurea (Samen) |
| Glykosidgemische | Correlogenin, Gentrogenin | Gl, Ga, Rh | Dioscorea spiculiflora |
| Glykosidgemische | Hecogenin, Smilagenin, Yuccagenin | Gl, Ga, Rh, Xy, Ar | Agava sisalana, A. mexicana u. a. Arten, Smilax-, Agaven- und Yucca-Arten |
| Gracillin | Diosgenin | 2 Gl, 1 Rh | Dioscorea gracillima |
| Parillin | Sarsasapogenin | 3 Gl, 1 Rh | Smilax aristolochiaefolia u. a. Arten (Wurzel) |
| Ruscin | Ruscogenin | 1 Gl, 1 Rh, 1 Ar | Ruscus aculeatus (Rhizom) |
| Tigonin | Tigogenin | 2 Gl, 2 Ga, 1 Xy | Digitalis lanata (Blatt) |

Ar: Arabinose, Ga: Galactose, Gl: Glucose, Rh: Rhamnose, Xy: Xylose

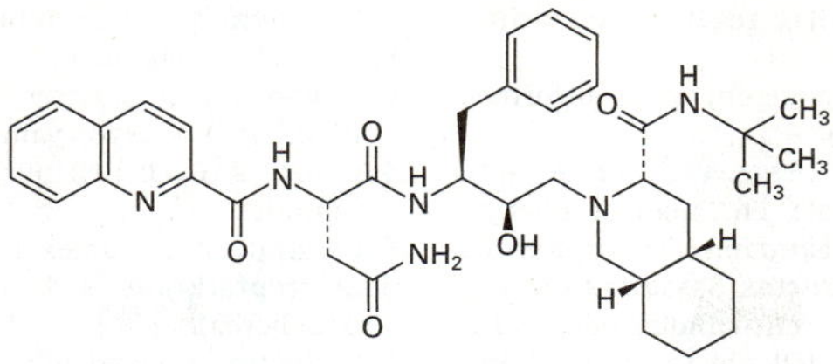

Saquinavir

**Ind.:** Hyperphenylalaninämie mit Phenylketonurie od. Tetrahydrobiopterin-Mangel; Orphan* Drug; **UAW:** Kopfschmerz, laufende Nase; **Dos.:** p. o.; Phenylketonurie: 10 mg/kg KG/d, Dosisanpassung auf 5–20 mg/kg KG/d mögl.; Tetrahydrobiopterin-Mangel: 2–5 mg/kg KG/d, Dosisanpassung auf 20 mg/kg KG/d mögl.; Tabletten müssen in Wasser aufgelöst werden.

**Sapucajanuß:** s. Lecythis ollaria.

**Saquinavir** (INN): (3*S*,4a*S*,8a*S*)-2-[(2*R*,3*S*)-3-{[Na-(2-chinolylcarbonyl)asparaginyl]amino}-2-hydroxypropyl]-*N*-*tert*-butylperhydroisochinolin-3-carboxamid; CAS-Nr. 127779-20-8; $C_{38}H_{50}N_6O_5$, Strukturformel: s. Abb.; $M_r$ 670.85; **Wirk.:** Virostatikum*; HIV*-Protease-Inhibitor; **Ind.:** in Kombination mit Ritonavir* u. Reverse-Transkriptase-Inhibitoren zur Behandlung HIV-positiver Erwachsener mit fortgeschrittener Immunschwäche; s. Kombinationstherapie; **UAW:** Diarrhö, Blähungen, Übelkeit, Schleimhautgeschwüre, Hautausschläge; **Dos.:** p. o. 2×1000 mg/d während od. nach den Mahlzeiten.

**Saralasin** (INN): [1-(*N*-Methylglycin),5-L-Valin,8-L-Alanin]-Angiotensin II; CAS-Nr. 34273-10-4; $C_{42}H_{65}N_{13}O_{10}$; $M_r$ 912.07; wegen schlechter Bioverfügbarkeit bei oraler Gabe u. unerwünschter agonist. Effekte nicht mehr zugelassenes Hypertonie-Diagnostikum zur Infusion; **Wirk.:** kompetitive Hemmung von Angiotensin* II, blutdrucksenkend; HWZ 0.05 h. Vgl. Renin-Angiotensin-Aldosteron-System.

**Sargramostim:** (engl.) *recombinant granulocyte-makrophage colony stimulating factor (Abk. rGM-CSF)*; rHu GM-CSF; CAS-Nr. 123774-72-1; $M_r$ 14432.57; hämatopoet., rekombinanter Wachstumsfaktor; **Anw.:** bei Neutropenie (vgl. Filgrastim).

**Sarkin:** s. Hypoxanthin.

**Sarkolemm:** Umhüllung der quergestreiften Muskelfaser; verdickte Plasmamembran*, die mit einem Gitterfaserhäutchen verbunden ist; vgl. Retikulum, sarkoplasmatisches.

**Sarkom:** von mesenchymalem Gewebe (Muttergewebe von z. B. Stütz- u. Bindegeweben, quergestreifter Muskulatur, glatten Muskelzellen, Herzmuskulatur, Gefäß- u. Blutzellen) ausgehender maligner Tumor*, der häufig frühzeitig hämatogen Metastasen* bildet; **Ther.:** möglichst vollständige chirurg. Primärentfernung; alternativ Chemo- u. Strahlentherapie, ggf. in Kombination mit Hyperthermie.

**Sarkoplasma:** Mykoplasma; Protoplasma* der Muskelfaser; im S. sind die Myofibrillen eingelagert.

**Sarkosin:** *N*-Methylglycin; $C_3H_7NO_2$; $CH_3NH—CH_2COOH$; $M_r$ 89.09; Schmp. 212 °C (unter Zers.); farblose Kristalle, leicht lösl. in Wasser, wenig lösl. in Ethanol, unlösl. in Ether; Abbauprodukt von Kreatin*.

**Sarmentogenin:** 3$\beta$,11$\alpha$,14-Trihydroxy-5$\beta$-card-20(22)-enolid; $C_{23}H_{34}O_5$; $M_r$ 390.5; farblose Kristalle, lösl. in Ethanol; Steroid aus den Samen von Strophanthus* sarmentosus; **Anw.:** früher zur Partialsynthese von Cortison*.

**Sarmentose:** 2,6-Didesoxy-3-*O*-methylxylohexose; $C_7H_{14}O_4$; $M_r$ 162.18; mit Cymarose* isomerer Desoxyzucker; Best. von herzwirksamen Glykosiden* aus Strophanthus-Arten (s. Strophanthus gratus).

**Sarmentoside:** s. Strophanthus gratus (Semen Strophanti, Inhaltsst.).

**Sarothamni scoparii herba:** s. Cytisus scoparius.

**Sarothamnus scoparius:** s. Cytisus scoparius.

**Sarpagin:** s. Rauvolfia serpentina (Rauwolfiae radix, Inhaltsst.).

**SARS:** Abk. für (engl.) *severe acute respiratory syndrome*, schweres akutes respirator. Syndrom; akute Virusinfektion mit dem klin. Bild einer atypischen Pneumonie; **Erreger:** 2003 entdecktes Coronavirus aus der Fam. der Coronaviridae (SARS-associated coronavirus; Abk. SARS-CoV); **Epidemiologie:** SARS-Pandemie 2002/2003 mit 8096 Infektionsfällen u. 774 Todesopfern; **Übertragung:** v. a. durch Tröpfcheninfektion, vermutl. auch durch Kontaktinfektion, Schmierinfektion u. aerogen; Virus in respirator. Sekreten u. im Stuhl nachweisbar, außerhalb des Organismus für >24 Std. infektiös; Inaktivierung bei Temperaturen >56 °C u. durch Desinfektionsmittel; **Sympt.:** plötzl. auftretendes, schnell steigendes, hohes Fieber (>38 °C), trockener Husten, Dyspnoe, Kurzatmigkeit, Halsschmerzen, allg. Krankheitsgefühl, Schüttelfrost, evtl. Kopfschmerzen, Muskelsteifigkeit, Appetitlosigkeit, Verwirrtheit, Diarrhö (bis zu 70 % der Fälle), Hautbeteiligung; **Maßnahmen: 1.** räumliche Unterbringung: Einzelunterbringung, Isolierung; **2.** Personalschutzmaßnahmen; **3.** Desinfektion u. Reinigung; namentliche Identifizierung u. Registrierung durch das Gesundheitsamt gemäß Infektionsschutzgesetz; **Ther.:** symptomat. bis intensivmed. Behandlung; Antibiotika (gegen begleitende bakt. Infektion der Atemwege); **Proph.: 1.** keine pharmak. Proph.; spezif. Antikörperpräparate u. Impfstoff in Entwicklung; **2.** Hygienemaßnahmen: häufiges Waschen der Hände u. Vermeiden von Menschenansammlungen in Infektionsgebieten.

**Sarsaparillabkochung:** s. Smilax regelii (Sarsaparillae radix, Anw.).

**Sarsaparillae radix:** s. Smilax regelii.

**Sarsaparilla, Wilde:** s. Aralia racemosa.

S

**Sarsaparillwurzel:** s. Smilax regelii (Sarsaparillae radix).

**Sarsapogenin:** Steroidsapogenin; Strukturformel: s. Saponine (Tab. 2 dort).

**Sassafras albidum** (Nutt) Nees **var. molle** (Raf.) Fern.: Sassafras officinale Th. Nees et Eberm.; Fam. Lauraceae; atlant. Nordamerika von Kanada bis Florida; Stpfl. von **Cortex Sassafras radicis:** Sassafraswurzelrinde, Fenchelholzrinde; **Inhaltsst.:** 6–9 % äther. Öl (Oleum Sassafras), Gerbstoffe* u. Alkaloide*; **Anw.:** wie Lignum Sassafras; **Lignum Sassafras:** Lignum Floridum, Radix Sassafras; Sassafrasholz, Fenchelholz; Holz der Wurzel, riecht stark fenchelartig; **Off.:** DAB; **Inhaltsst.:** 1–2 % äther. Öl, Lignane*, Gerbstoffe u. a.; **Anw.:** **1.** (techn.) in der Lebensmittelindustrie als Aromatikum (nur der von Safrol befreite Wurzelrindenextrakt); **2.** (volkstüml.) u. a. als sog. Blutreinigungstee, bei Hautausschlägen, Katarrhen u. rheumat. Erkrankungen; **cave:** Safrol* (s. u. Oleum Sassafras) ist kanzerogen, daher sind sassafrashaltige Arzneimittel nicht mehr zugelassen; eine volkstüml. Anw. ist nicht zu vertreten. **Oleum Sassafras:** Sassafrasöl; D. 1.064–1.074, $\alpha_D^{20\,°C}$ +2° bis +4°; durch Destillation mit Wasserdampf aus den Wurzeln gewonnenes äther. Öl; gelb bis rötlichgelb; **Best.:** bis 80 % Safrol*, ferner Pinen*, Phellandren, Eugenol*, D-Campher* sowie Sesquiterpene*; **Anw.:** (techn.) in der Parfümerie, zur Gew. von Safrol; **Toxikol.:** kanzerogene Wirkung (Safrol).

**Sassafrasholz:** s. Sassafras albidum var. molle (Lignum Sassafras).

**Sassafrasöl:** s. Sassafras albidum var. molle (Oleum Sassafras).

**Sassafras officinale:** s. Sassafras albidum var. molle.

**Sassafraswurzelrinde:** s. Sassafras albidum var. molle (Cortex Sassafras radicis).

**Sassolin:** s. Borsäure.

**Sassyrinde:** s. Erythrophleum suaveolens (Cortex Sassy).

S

**Sattva:** im Ayurveda* Bez. für die wasserextrahierte Festsubstanz einer Droge*, die durch Kaltansatz über Nacht u. nachfolgende Filtration gewonnen wird; diese pulverisierten Konzentrate sind im Effekt stärker als Churnas* u. Tabletten der gleichen Pflanzen, da sie wasserlösl. sind u. daher vom Körper leichter assimiliert werden. **Anw.:** richten sich nach der Wirkrichtung der extrahierten Pflanze; z. B. Guduchi Sattva (aus dem Stamm von Tinospora cordifolia) v. a. bei Schmerzen bei Gicht u. Erkrankungen des rheumat. Formenkreises, Diabetes mellitus u. Ikterus.

**Satureithymian:** s. Thymus satureioides.

**Satureja hortensis** L.: Bohnenkraut; Fam. Lamiaceae (Labiatae); heim. in Südeuropa, Orient, häufig als Küchengewürz angebaut; Stpfl. von **Herba Saturejae:** Saturejae herba; Bohnenkraut, Gartenquendel, Wurstkraut, Pfefferkraut; **Off.:** EB; **Inhaltsst.:** 0.3–2 % äther. Öl mit 30–40 % Carvacrol*, 20–30 % *p*-Cymol*, Phenolcarbonsäuren, ferner 5–8 % Labiatengerbstoffe u. a.; **Anw.:** (volkstüml.) z. B. bei Magen-Darm-Beschwerden u. gegen Würmer; Gewürz.

**Saturnismus:** s. Blei (Toxikol.).

**Saturnmennige:** s. Mennige.

**Saturnrot:** s. Mennige.

**Satz von Bayes:** s. Bayes-Methode.

**Saubohne:** **1.** s. Hyoscyamus niger. **2.** s. Vicia faba.

**Saubrot:** s. Cyclamen purpurascens (Rhizoma Cyclaminis).

**Sauerampfer:** s. Rumex acetosa.

**Sauerampferkraut:** s. Rumex acetosa (Rumicis acetosae herba).

**Sauerbaum:** s. Oxydendrum arboreum.

**Sauerdorn:** s. Berberis vulgaris.

**Sauerdornbeeren:** s. Berberis vulgaris (Berberidis fructus).

**Sauerdorngewächse:** s. Berberidaceae.

**Sauerkirsche:** s. Prunus cerasus.

**Sauerkirschenstiele:** s. Prunus cerasus (Stipites Cerasi acidi).

**Sauerklee:** s. Oxalis acetosella.

**Sauerkleesalz:** s. Kaliumtetraoxalat.

**Sauermilch:** s. Milch.

**Sauerstoff-15:** Symbol $^{15}O$; Radionuklid* mit einer HWZ von 2.03 min; zerfällt zu 99.9 % unter $\beta^+$-Zerfall (s. Betazerfall) u. zu 0.1 % unter Elektroneneinfang (s. K-Einfang) zu stabilem Stickstoff*-15; **Herst.:** im Zyklotron (s. Teilchenbeschleuniger) z. B. durch Bestrahlung von Stickstoff-14 mit Deuteronen: $^{14}N(d,n)^{15}O$; **Anw.:** [$^{15}O$]Sauerstoff, [$^{15}O$]Oxygenium Ph.Eur.6; Mischung von [$^{15}O$]Sauerstoff mit Trägergas (z. B. Luft) zur PET*-Messung des Sauerstoff-Stoffwechsels; vgl. [$^{15}O$]Kohlenstoffmonoxid; [$^{15}O$]Wasser.

**Sauerstoff:** Oxygenium; Symbol O; CAS-Nr. 7782-44-7; $A_r$ 15.9994; OZ 8; elementar $O_2$, $M_r$ 32.0; Schmp. −218.9 °C; Sdp. −182.97 °C; Oxidationszahlen: meist −2, aber auch −1 ($H_2O_2$, Wasserstoffperoxid*), +1 ($O_2F_2$, Disauerstoffdifluorid), +2 ($OF_2$, Sauerstoffdifluorid); krit. Temp. −118.8 °C, krit. Druck 50.4 bar, krit. D. 0.43; Litergewicht bei 1.013 bar u. 0 °C 1.429 g; farb-, geruch- u. geschmackloses Gas, als Flüss. blau; eine allotrope Form des S. ist Ozon* ($O_3$); in 100 mL Wasser lösen sich bei 0 °C 4.9, bei 20 °C 3.1 u. bei 100 °C 1.7 $cm^3$ Sauerstoffgas; **Vork.:** häufigstes Element; natürl. in der Luft, die 20.9 % (V/V) od. 23.2 % (m/m) $O_2$ enthält; gebunden im Wasser, das 88.8 % (m/m), Meerwasser 85.8 % (m/m), S. enthält; in der Erdrinde in Form von Oxiden u. Oxosalzen (z. B. Carbonaten, Silicaten) zu 47.3 % enthalten; **Bedeutung:** Die charakterist. Eigenschaft des S. ist seine Fähigkeit, sich bei erhöhter Temp. mit zahlreichen Stoffen unter Licht- u. Wärmeentwicklung zu verbinden (s. Oxidation). Hierauf beruht auch die Verbrennung der Stoffe an der Luft. Wichtige S. verbrauchende Prozesse sind in der Umwelt neben der u. a. zur Wärmeerzeugung sowie zum Antrieb von Motoren in Technik u. Haushalt genutzten Verbrennung von Kohle bzw. Kohlenwasserstoffen (Erdöl, Erdgas) v. a. die zur Aufrechterhaltung der Körpertemperatur u. der Lebensvorgänge von Organismen in der Natur genutzte Verbrennung von Nahrungsmitteln. Auch das Vermodern von Holz, das Rosten u. Anlaufen von Metall u. Verwesungserscheinungen sind langsame Oxidationen (Autoxidation*; sog. stille Verbrennung). Der der dauernden Abnahme von S. u. Zunahme von $CO_2$ u. Wasser entgegenwirkende, S. liefernde

Prozess ist die Assimilation der Pflanzen. **Nachw.:** **1.** qualitativ (bei über 28 % $O_2$) durch Aufflammen eines glimmenden Holzspans; mit blauem Carminpapier; **2.** quantitativ mit weißem Phosphor* od. alkal. Pyrogallol*-Lsg.; **Darst.:** im Labor durch Erhitzen von Kaliumchlorat* od. Bariumperoxid* od. Umsetzung von Chlorkalk* mit $H_2O_2$; die zweckmäßigste Labormethode zur raschen Gew. von sehr reinem $O_2$ ist die katalyt. Zers. von $H_2O_2$, soweit nicht der in Stahlflaschen (200 bar Druck) erhältliche $O_2$ genügt; **Herst.:** fraktionierte Destillation von flüssiger Luft (Linde-Verfahren) od. elektrolyt. Zerlegung von $H_2O$; **Off.:** Ph.Eur.6; **Anw.:** **1.** (med.) Einatmen bei Dyspnoe*, Asthma* bronchiale, Herzkrankheiten, Gasintoxikationen (z. B. hyperbar bei Kohlenstoffmonoxid-Intoxikation); **2.** (techn.) in der Metallurgie, zur Erzeugung hoher Temp. (Sauerstoffgebläse); **Toxikol.:** Reine Sauerstoffatmung in einer Druckkammer mit 2 bar Überdruck führt bei Versuchstieren schon nach ca. 30–60 min zu Krämpfen, die bald zum Tode führen. Beim Menschen kommt es durch Inhalation von 90 % (V/V) $O_2$ bei Normaldruck nach 24–60 h zu Bronchitis, Atembeschwerden, Tachykardie*, ferner zu Schwindel, Erbrechen u. a. Störungen des ZNS. Reine Sauerstoffatmung führt langfristig zum Lungenödem. Unterdruckbeatmung mit 100 % (V/V) $O_2$ bei 0.5 bar wird allerdings ohne tox. Effekte vertragen (Raumfahrt). Bei Kleinkindern, bes. bei Frühgeburten, treten durch langdauernde Sauerstoffbeatmung mit mehr als 60 % (V/V) $O_2$ bei Normaldruck Veränderungen der Augenlinsenkapsel auf (retrolentale Fibroplasie), die zu Erblindung führen können; vgl. Ozon. Ein Gehalt von unter 7 % S. in der Luft führt zu Bewusstlosigkeit, ein noch geringerer Gehalt zur Erstickung. **Gesch.:** 1772 stellte der Apotheker Carl Wilhelm Scheele (1742–1786) aus Braunstein sog. Feuerluft, 1774 Joseph Priestley (1733–1804) aus Salpeter u. Quecksilberoxid sog. dephlogistierte Luft her. 1783 fand Henry Cavendish (1731–1810) heraus, dass Luft 20.85 % S. enthält. Der Name Oxygenium stammt von Antoine Laurent de Lavoisier (1743–1794). **Singulett-Sauerstoff:** $^1O_2$; elektron. angeregter Zustand des Sauerstoffmoleküls; wegen der entgegengesetzten Spin*-Orientierung der beiden $\pi$-Elektronen diamagnet., im Ggs. zum paramagnet. Grundzustand ($^3O_2$, **Triplett-Sauerstoff**); **Darst.:** aus $^3O_2$ durch Farbstoff-sensibilisierte Anregung mit Licht od. durch Zers. bestimmter Peroxide*; **Anw.:** (techn.) wirksames Oxidationsmittel; die Reaktivität gegenüber Alkenen* entspricht der eines elektrophilen Reagenz; bestimmte ungesättigte Verb. reagieren unter Bildung von Dioxetanen.

**Sauerstoff-Gruppe:** s. Chalkogene.

**Sauerzitrone:** s. Citrus limon (Fructus Citri).

**Saugfähigkeit von Watte und Verbandzellstoff:** s. Absinkdauer.

**Saugwürmer:** s. Trematodes.

**Saukraut:** s. Hyoscyamus niger.

**Saunickel:** s. Sanicula europaea.

**Saussurea lappa:** s. Sesquiterpenlactone (Tab. dort).

**Saxagliptin:** 2-[(2-Amino-2-(3-hydroxy-1-adamantyl)acetyl]-2-azabicyclo[3.1.0]hexan-3-carbonitril;

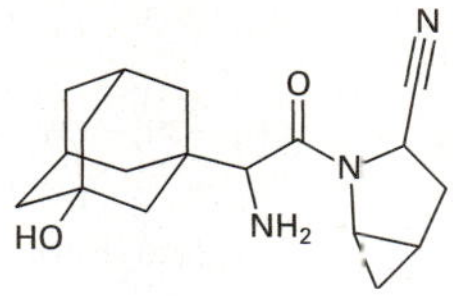

**Saxagliptin**

CAS-Nr. 361442-04-8; $C_{18}H_{25}N_3O_2$, Strukturformel: s. Abb.; $M_r$ 315.41; logP $-0.1 \pm 0.5$ (berechnet); **Wirk.:** Antidiabetikum*, DPP*-4-Inhibitor; **Ind.:** Diabetes mellitus Typ 2, Kombinationstherapie mit anderen Antidiabetika; **Kontraind.:** schwere Leberinsuffizienz; **WW:** Metabolisierung v. a. über CYP3A4/5; Diltiazem, Ketoconazol u. Rifampicin: veränderte Plasmaspiegel von S.; **UAW:** Infektionen der oberen Atemwege, Harnwegsinfektionen, Gastroenteritis, Sinusitis; **Dos.:** p. o. 1 × 5 mg/d.

**Saxitoxin:** Strukturformel: s. Abb.; sehr giftiges, hitzestabiles Toxin* bestimmter im Meeresplankton (nicht im Mittelmeer, Roten Meer) vorkommender Dinoflagellaten der Gattung Gonyaulax, die von Muscheln aufgenommen u. angereichert werden; der Genuss solcher Muscheln kann (selten) beim Menschen zu Vergiftungserscheinungen führen (20–30 Min. nach der Mahlzeit; Muschelvergiftung; vgl. Lebensmittelvergiftung); **Wirk.:** Hemmung der neuronalen u. muskulären $Na^+$-Kanäle; Neurotoxin*; **Symptome:** Prickeln in der Lippengegend, Starre der Mundmuskulatur, Lähmung der Extremitäten, Tod durch Atemlähmung (tödl. Dosis für den Menschen ca. 1 mg). Vgl. Mytilotoxin.

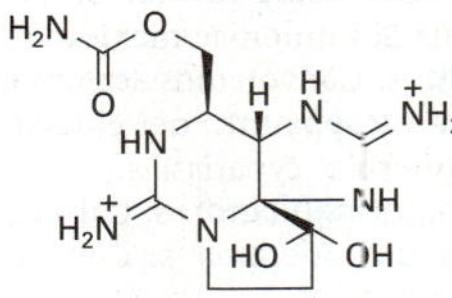

**Saxitoxin**

**Saytzeff-Regel:** bei der Dehydratisierung von sekundären u. tertiären Alkoholen* sowie der Abspaltung von Halogenwasserstoffsäure aus sekundären u. tertiären Alkylhalogeniden zu Alkenen* bildet sich überwiegend das Alken* mit der kleinsten Anzahl von Wasserstoffatomen an der C—C-Doppelbindung; **Beispiel:** Aus 2-Brombutan entstehen 2-Buten als Haupt- u. 1-Buten als Nebenprodukt (s. Abb.).

**Sb:** (chem.) Symbol für Antimon*.

**SB:** s. Polystyrol.

**Sc:** (chem.) Symbol für Scandium*.

**s. c.:** Abk. für **s**ub**c**utan; s. subkutan.

**Scabies:** Skabies, Krätze; durch Krätzmilben (Sarcoptes scabiei) verursachte Epizoonose mit typ. Hautveränderung; Übertragung durch engen körperl. Kontakt; **Vork.:** weltweit, alle Altersstufen; gelegentl. epidem. Ausbreitung; Inkubationszeit i. d. R. 4 bis max. 8 Wochen (abhängig vom Milbenbefall); **Sympt.:** winkelig geknickte, bis 1 cm lange Milbengänge, an deren Ende die weibl. Milbe in einer gelbl. Erhebung (Milbenhügel) sitzt;

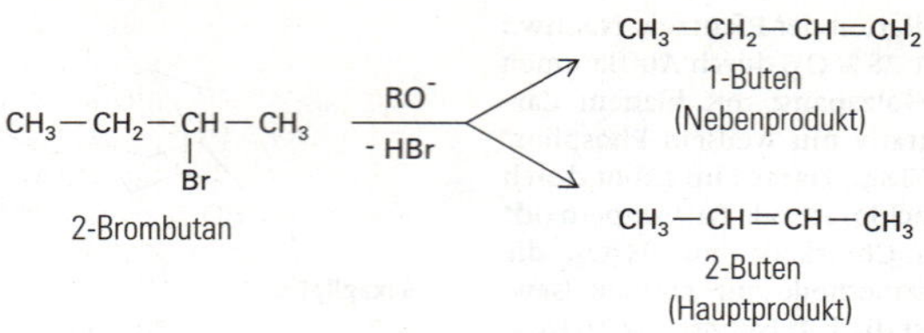


**Saytzeff-Regel**

Lokalisation: bes. Interdigitalräume, Handgelenke, Ellenbogen, vordere Achselfalten, Brustwarzenhof, Penis, Nabel, Fußränder; juckendes, oft ekzemähnl. Exanthem mit Knötchen, Krusten, Kratzspuren u. Pusteln an den genannten Stellen u. an der Vorderseite des Rumpfes; Rücken u. Kopf bleiben meist frei; sekundäre bakt. Infektion möglich; **Ther.**: Piperonylbutoxid* in Kombination mit Allethrin; Permethrin* (5 %ige Creme; einmalige Applikation, Einwirkungsdauer 8 h), auch bei Schwangeren, Stillenden, Säuglingen u. Kleinkindern; Benzoesäurebenzylester* (2.5 %); bei Säuglingen u. Kleinkindern Benzoesäurebenzylester (10 %); bei ekzemartiger Hautveränderung lokal Glucocorticoide*; Wäschewechsel; Untersuchung u. Ther. von Kontaktpersonen.

**Scabiosa arvensis** L.: s. Knautia arvensis.

**Scabiosa succisa:** s. Succisa pratensis.

**scaling up:** Überführung eines Verfahrens zur Herst. einer Arzneiform vom Laboransatz über die Pilotphase auf den Produktionsmaßstab. Dabei dürfen sich wichtige Eigenschaften des Produktes (biol. Verfügbarkeit, therap. Wirksamkeit) nicht od. nur möglichst wenig verändern.

**Scammoniae mexicanae resina:** s. Ipomoea orizabensis (Resina Scammoniae mexicana).

**Scammonium:** s. Convolvulus scammonia.

**Scammonium europaeum:** der eingedickte Milchsaft von Euphorbia* cyparissias.

**Scammonium germanicum:** s. Calystegia sepium.

**Scammonium usu Aleppo:** s. Convolvulus scammonia.

S

**Scandium:** Symbol Sc; CAS-Nr. 7440-20-2; $A_r$ 44.956; OZ 21; D. 2.985; Schmp. 1539 °C; Härte 2.5 der Härteskala*; 3-wertiges, hellgraues, dem Aluminium* ähnl., zu den Lanthanoiden* gehörendes Leichtmetall*; **Vork.**: natürl. in Gadolinit, Thortveitit, Kolbekit; **Darst.**: Scandiumoxid wird in das Fluorid überführt u. mit Calcium* reduziert. **Anw.**: (techn.) in Hochdruck-Quecksilberdampflampen, Laser, Legierungsbestandteil; **Gesch.**: 1879 von Lars Frederik Nilson (1840–1899) entdeckt.

**Scanning** (engl. to scan genau beobachten, punktuell abtasten): systemat. Abtasten eines Informationsträgers durch einen Detektor zur Quantifizierung u. Archivierung; **Anw.**: z. B. Dünnschichtscan.

**Scarlatina:** s. Scharlach.

**Scatchard-Plot:** Verfahren zur Linearisierung von Daten aus der Wechselwirkung zweier Interaktionspartner gemäß dem Massenwirkungsgesetz; ermöglicht die Bestimmung von Bindungskonstanten sowie eine Beurteilung, ob mehrere Bindungsstellen vorliegen; **Verw.**: in der Pharmakokinetik* angewandt zur Beschreibung der Plasmaproteinbindung*, darüber hinaus zur Charakterisierung der Affinität bei der Antigen*-Antikörper-Reaktion, in der Enzymkinetik (s. Michaelis-Menten-Gleichung) u. für Rezeptorbindungsstudien. Vgl. Arzneimittelinteraktion.

**Scatula:** Schachtel; **ad scatulam:** in eine Schachtel.

**Schabe, Orientalische:** s. Blatta orientalis.

**Schachtelhalm:** s. Equisetum arvense.

**Schachtelhalm, Großer:** s. Equisetum hyemale.

**Schachtelhalmkraut:** s. Equisetum arvense (Equiseti herba).

**Schachtelpulver:** s. Pulveres.

**Schade-Zahl:** s. Diastasezahl nach Schade.

**Schadstoffe:** v. a. in der Umwelttoxikologie gebräuchl. Bez. für schädl. Substanzen in Luft, Gewässer, Erdboden u. Nahrungsmitteln; vgl. Biozide.

**Schädlingsbekämpfung:** Bekämpfung von schädl. Tieren u. Pflanzen einschließl. Mikroorganismen u. Viren, die Nutztiere, Nutzpflanzen, Lebensmittel od. Materialien schädigen od. zerstören; umfasst neben Pflanzenschutz auch Materialschutz (z. B. Holzschutz* u. Mottenbekämpfung*), Infektionsschutz (Entseuchung, Entwesung u. Bekämpfung von Wirbeltieren, die Krankheitserreger übertragen können) u. Vorratsschutz. Bei letzterem werden pflanzl. u. tier. Produkte in Lagerräumen, Schiffen u. Eisenbahnwaggons vorbeugend od. nach eingetretenem Schädlingsbefall meist mit Begasungsmitteln (insbes. Phosphorwasserstoff, Formaldehyd*, Ethylenoxid*, Blausäure*, Sulfurylfluorid u. Methylbromid*) behandelt. Zur Entwesung können Drogen u. Getreide auch mit Kohlenstoffdioxid* unter Hochdruck (HP-$CO_2$) behandelt werden. **Formen: 1. chemische** Sch. durch Schädlingsbekämpfungsmittel*; am häufigsten angewandt; bei wiederholter Anwendung können bei Schädlingen mit raschem Generationswechsel Resistenzerscheinungen auftreten. Reste der verwendeten Schädlingsbekämpfungsmittel od. ihrer Abbauprodukte können in der behandelten Pflanze noch vorhanden sein. **2. biologische** Sch.: Die Schädlinge werden durch ihre natürl. Feinde u. Einsatz von sog. Nützlingen vernichtet (z. B. Blattläuse durch Marienkäfer od. Schildläuse durch Zehrwespen). Dabei werden auch natürl. Parasiten u. Seuchenerreger verwendet; alternativ kann durch Sterilisation in die Fortpflanzungsaktivität der Schädlinge eingegriffen werden. **3. physik.-technische** Sch.: z. B. Aufstellen von Fallen u. Anbringen von Klebestreifen; **4. integrierte** Sch.: integrierter Pflanzenschutz; kombiniert biol. u. chemische Methoden; bezweckt v. a. durch eine gezielte sparsamere Anw. chem. Pflanzenschutzmittel eine Schonung der Umwelt. Dabei spielt auch die Züchtung von Pflanzenarten eine wichtige Rolle, die gegenüber Schadorganismen möglichst widerstandsfähig sind. Da Arzneipflanzen fast ausschließl. in Monokulturen angebaut werden, sind sie gegenüber Schadorganismen sehr anfällig. Wegen der notwendigen Anw. chem. Spritzmittel spielen Pflanzenschutzmittelrückstände bei Lebensmitteln (s. Rückstandshöchstmenge) u. Arzneidrogen eine große Rolle.

**Schädlingsbekämpfungsmittel:** Pestizide; Sammelbegriff für Mittel zur chem. Schädlingsbekämpfung*; nach Ph.Eur.6 Substanzen od. Substanzgemische, die zur Abwehr, Vernichtung od. Bekämpfung von Schädlingen, unerwünschten Pflanzen- od. Tierarten dienen, die bei der Herst., Verarbeitung, Lagerung, dem Transport od. dem Inverkehrbringen von pflanzl. Drogen schädl. sind od. beeinträchtigend wirken; der Begriff schließt Substanzen ein, die zum Einsatz als Wachstumsregulatoren, Entlaubungsmittel u. Trocknungsmittel bestimmt sind, sowie alle Substanzen, die vor od. nach der Ernte am Erntegut angewendet werden, um die Ware vor Qualitätsminderung während der Lagerung u. des Transports zu schützen. Sch. werden in versch. Formulierungen (sachgemäße Zuber. von Wirkstoffen) angewandt: in fester Form (Streu- od. Stäubemittel), in flüssiger Form (mit Emulgatoren, Dispergier- od. Netzmitteln als Spritz-, Sprüh- od. Gießmittel), als Nebel od. Rauch u. als Dampf od. Gas. Systemisch wirkende Sch. (Insektizide, Fungizide u. Herbizide) werden durch die Blätter od. das Wurzelsystem der Pflanzen aufgenommen u. erst nach od. während der Verteilung im Gewebe wirksam. Neben den z. T. schon seit langem bekannten pflanzl. Mitteln (Tanacetum* cinerariifolium, Paraderris* elliptica, Tephrosia- u. Lonchocarpus-Arten, Nicotiana* tabacum, Ryania* speciosa u. a.) werden v. a. synthetische org. Verb. eingesetzt. **Einteilung: 1. nach chem. Struktur: a) chlorierte Kohlenwasserstoffe:** Abk. CKW; org. Verb., bei denen H-Atome durch Cl-Atome ersetzt sind; sehr lipophile, chem. stabile Substanzen; können in Fetten, Wachsen od. Ölen gelöst von gleichwarmen Tieren u. vom Menschen im Magen-Darm-Kanal aufgenommen werden od. in org. Lösungsmitteln gelöst leicht in die Haut eindringen; wirken nicht nur gegen Insekten, sondern auch gegen Milben, Nematoden, Pilze u. Nagetiere; wirken v. a. auf das Nervensystem; Angriffspunkte sind Natriumkanäle von Nervenmembranen; die Wirkstoffe erreichen das Nervensystem bei gleichwarmen Tieren u. beim Menschen auf dem Blutweg; bei Insekten durchdringen sie die Chitinhülle, gelangen über die Lipide der Nervenbahnen ins ZNS u. führen dort in niedriger Konz. zu Erregung, in hoher Konz. zu Lähmung u. Tod; werden sehr langsam aus dem Fettgewebe eliminiert u. äußerst langsam abgebaut (HWZ z. T. >10 Jahre), was zur Anreicherung im Organismus bzw. Kumulation in der Nahrungskette führt; erste Hilfe bei Intoxikation: Erbrechen, salin. Laxanzien u. Paraffinöl; keine Fette u. Öle, kein Alkohol; gründl. waschen mit Seifenlösung, ein spezif. Antidot fehlt; Wirkstoffe: Aldrin*, Chlordan*, Clofenotan*, Dieldrin*, Endrin*, Endosulfan*, Heptachlor*, Lindan*, Methoxychlor*; aufgrund der negativen Eigenschaften der CKW wurde dieser Stoffgruppe die Zulassung als Wirkstoff von Pflanzenschutzmitteln EU-weit entzogen; **b) Phosphorsäureester** (Alkylphosphate): wirkungsvolle Kontakt-, Fraß- u. Inhalationsgifte gegen Insekten, Spinnmilben, Pilze u. Nematoden; werden von Insekten durch die unverletzte Haut od. durch den Verdauungstrakt aufgenommen bzw. eingeatmet, bei gleichwarmen Tieren u. beim Menschen gelangen sie über den Magen-Darm-Kanal, die unverletzte Haut od. durch die Atmungsorgane in den Körper; wirken als irreversible Cholinesterase-Inhibitoren (indirekte Parasympathomimetika*) u. sind infolge der Anreicherung von Acetylcholin stark giftig; der Tod tritt infolge Atemlähmung od. durch ein Lungenödem ein; gegenüber den CKW haben org. Phosphorverbindungen den Vorteil, dass sie nicht gespeichert (weder außerhalb noch innerhalb der Organismen) u. biol. rasch abgebaut werden; erste Hilfe bei Intoxikation: bei Hautresorption Kleidung entfernen, Haut gründl. waschen, Erbrechen, Paraffin u. Tierkohle, Atropingabe; spezif. Antidote: Cholinesterase*-Reaktivatoren, z. B. Pralidoximiodid*, Obidoxim*; Wirkstoffe: Chlorpyrifos*-methyl, Diazinon*, Dichlorvos*, Malathion*, Methamidophos, Methidathion*, Paraoxon*, Parathion*, Phosalon*, Pirimifos*-methyl; **c) Carbaminsäureester** (Carbamate): $R_1HNCOOR_2$; wirksam gegen Insekten, Spinnmilben, Pilze u. Nematoden; wirken als reversible Cholinesterase-Inhibitoren (indirekte Parasympathomimetika); rasch einsetzende, kurz dauernde Wirk. (im Allg. rasch abgebaut u. nicht gespeichert) bei Insekten, gleichwarmen Tieren u. beim Menschen; die Vergiftungserscheinungen sind grundsätzl. die gleichen wie bei den Phosphorsäureestern, nur von wesentl. kürzerer Dauer; Todesfälle sind daher selten; erste Hilfe bei Intoxikation: wie bei Intoxikation durch Phosphorsäureester; Wirkstoffe: Aldicarb*, Bendiocarb, Benomyl*, Carbaryl*, Carbendazim*, Methomyl*, Propoxur*; **2. nach der Art der bekämpfbaren Schädlinge: a)** Akarizide*; **b)** Aphizide*; **c)** Avizide*; **d)** Fungizide*; **e)** Herbizide*; **f)** Insektizide*; **g)** Larvizide*; **h)** Molluskizide*; **i)** Nematizide*; **j)** Ovizide*; **k)** Rodentizide*; **Recht:** Am 1.9.2008 trat die Verordnung (EG) Nr. 396/2005 über Höchstgehalte an Pestizidrückständen (s. Rückstandshöchstmenge) in od. auf Lebens- u. Futtermitteln pflanzl. u. tierischen Ursprungs vollständig in Kraft, welche die erlaubten Höchstgehalte in der EU endgültig harmonisiert; in der Schweiz durch die Verordnung über Fremd- u. Inhaltsstoffe in Lebensmitteln (Abk. FIV) geregelt. Arzneidrogen u. deren Zubereitungen müssen den im Europäischen Arzneibuch (Ph.Eur.6) angegebenen Grenzwerten für Sch. entsprechen (s. Tab.); Sch., die in der Ph.Eur. nicht angegeben sind u. deren Vorhandensein aus bestimmten Gründen vermutet wird, müssen den Grenzwerten der Verordnung (EG) Nr. 396/2005 entsprechen. Grenzwerte für Sch., die weder gemäß Ph.Eur. noch gemäß EU-Recht geregelt sind, werden nach folgender Formel berechnet:

$$MRL = (ADI \times M)/(MDD \times 100)$$

S

**Schädlingsbekämpfungsmittel**
Grenzwerte in pflanzlichen Drogen nach der Ph.Eur.6 (Auswahl)

| Substanz | Grenzwert (mg/kg) |
|---|---|
| Alachlor | 0.05 |
| Aldrin und Dieldrin (deren Summe) | 0.05 |
| Azinphos-methyl | 1.0 |
| Brompropylat | 3.0 |
| Chlordan (Summe aus *cis*-, *trans*- und Oxychlordan) | 0.05 |
| Chlorfenvinphos (Clofenvinfos) | 0.5 |
| Chlorpyrifos-ethyl | 0.2 |
| Chlorpyrifos-methyl | 0.1 |
| DDT (Clofenotan; Summe aus *o,p'*-DDE, *p,p'*-DDE, *o,p'*-DDT, *p,p'*-DDT, *o,p'*-TDE u. *p,p'*-TDE) | 1.0 |
| Deltamethrin | 0.5 |
| Diazinon | 0.5 |
| Dichlorvos | 1.0 |
| Dithiocarbamate (als $CS_2$) | 2.0 |
| Endosulfan (Summe aus den Isomeren und Endosulfansulfat) | 3.0 |
| Endrin | 0.05 |
| Ethion | 2.0 |
| Fenitrothion | 0.5 |
| Fenvalerat | 1.5 |
| Fonofos | 0.05 |
| Heptachlor (Summe aus Heptachlor und Heptachlorepoxid) | 0.05 |
| Hexachlorbenzol | 0.1 |
| Hexachlorcyclohexan-Isomere (Summe aus den $\alpha$-, $\beta$-, $\delta$- u. $\varepsilon$-Isomeren) | 0.3 |
| Lindan ($\gamma$-Hexachlorcyclohexan) | 0.6 |
| Malathion und Malaoxon (Summe) | 1.0 |
| Methidathion | 0.2 |
| Parathionethyl und Paraoxonethyl (Summe) | 0.5 |
| Parathionmethyl und Paraoxonmethyl (Summe) | 0.2 |
| Permethrin und Isomere | 1.0 |
| Phosalon | 0.1 |
| Piperonylbutoxid | 3.0 |
| Pirimiphos-methyl (Summe aus Pirimiphos-methyl und *N*-Desethyl-pirimiphos-methyl) | 4.0 |
| Pyrethrine (Summe aus Cinerin I, Cinerin II, Jasmolin I, Jasmolin II, Pyrethrin I und Pyrethrin II) | 3.0 |
| Quintozen (Summe aus Quintozen, Pentachloranilin und Methylpentachlorphenylsulfid) | 1.0 |
| Tecnazen | 0.05 |
| Tetradifon | 0.3 |
| Vinclozolin | 0.4 |

MRL: Abk. für engl. maximum residue limit; maximaler Grenzwert des Sch. in der pflanzl. Droge; ADI: ADI*-Wert in mg/kg KG; M: Körpermasse in kg; MDD: Abk. für engl. maximum daily dose; Tagesdosis der Droge in kg. Grenzwerte für Sch. in Zuber. aus pflanzl. Drogen werden in Abhängigkeit vom Droge-Extrakt-Verhältnis (engl. drug-extract ratio, Abk. DER) nach folgender Formel berechnet:
1. DER ≤10: MRL (Zuber.) = MRL × DER
2. DER >10: MRL (Zuber.) = (ADI × M)/(MDD (Zuber.) × 100)
MRL (Zuber.): max. Grenzwert des Sch. in der Zuber.; MDD (Zuber.): Tagesdosis der Zuber. aus pflanzl. Drogen in kg.

**Schäume:** disperse Systeme „gasförmig/flüssig"; entstehten durch Einbringen eines Gases (Luft) in eine Flüssigkeit in Gegenwart von Schaumbildnern (Tensiden), die die Oberflächenspannung* erniedrigen. Vgl. Aerosole.

**Schäumen:** Herstellen von Schaumstoffen*, indem das Grundmaterial durch Gase zu Schäumen od. anderen Zellstrukturen aufgebläht u. durch Erkalten, Gelieren od. chem. Härtung fest wird; **Herst. versch. Schaumstoffe: 1.** Polyurethan-Schaumstoff: Flüssige Rohstoffe werden gemischt, reagieren dann unter Gasabspaltung, schäumen auf u. härten. **2.** Phenolharz-Schaumstoff: Flüssiges Phenolresol wird mit Härter u. flüchtigem Lösungsmittel versetzt, schäumt auf u. härtet mit od. ohne äußere Wärmezufuhr. **3.** Harnstoffharz-Schaumstoff: Harnstoffharz wird mit Härter u. fließfähigem Schaum verrührt, härtet kalt. Diese 3 Verfahren eignen sich für Blockmaterial u. zum Ausschäumen von Hohlräumen. **4.** Schaumpolystyrol: Erhitzen von Polystyrol, das z. B. mit Pentan versetzt ist; geeignet für Blockmaterial, Formteile, Folien; **5.** Polyvinylchlorid-Schaumstoff: unterschiedl. Methoden, bei denen mit Treibmittel versetzte Rohstoffmischungen erhitzt werden; geeignet für Blockmaterial u. Formteile.

**Schäume, wirkstoffhaltige:** Musci medicati Ph.Eur.6; arzneistoffhaltige Zuber., bei denen ein großes Volumen Gas in einer flüssigen Phase dispergiert ist, die eine oberflächenaktive Substanz zur Schaumbildung enthält; vgl. Schäume; w. Sch.

**Scharfstoffdrogen**
Chemische Einteilung der Scharfstoffe mit wichtigen Beispielen

| Hauptgruppe<br>Scharfstoff | Droge | aufgeführt unter |
|---|---|---|
| **methylierte Phenole** | | |
| Eugenol | Caryophylli flos | Syzygium* aromaticum |
| Myristicin | Semen Myristicae | Myristica* fragrans |
| Isoeugenolmethylether | Calami rhizoma | Acorus* calamus |
| Asarone | Asari radix | Asarum* europaeum |
| Gingerole, Shogaole | Zingiberis rhizoma | Zingiber* officinale |
| Diarylheptanoide | Galangae rhizoma | Alpinia* officinarum |
| Xanthorrhizol | Curcumae xanthorrhizae rhizoma | Curcuma* xanthorrhiza |
| Cardolderivate | Anacardiaceen-Drogen | z. B. Schinus* molle |
| **Säureamide** | | |
| Capsaicin | Capsici fructus | Capsicum* frutescens |
| Piperin | Fructus Piperis nigri | Piper* nigrum |
| Sanshool | Zanthoxyli pericarpium | Zanthoxylum* piperitum |
| **Senföle** | | |
| Allylsenföl | Sinapis nigrae semen | Brassica* nigra |
| **Disulfide, Thioether** | | |
| Allicin | Allii sativi bulbus | Allium* sativum |

werden im Allg. auf Haut od. Schleimhaut aufgetragen u. aus einer flüssigen Zuber. in einem Druckbehältnis bei der Applikation gebildet. Zuber., die zur Anw. auf großen, offenen Wunden od. auf der schwer geschädigten Haut bestimmt sind, müssen steril sein (vgl. Prüfung auf Sterilität). Geprüft wird die relative Schaumdichte (Massenverhältnis zw. definiertem Schaumvolumen u. ident. Wasservolumen) u. die Expansionsdauer des Schaums durch Zeit- u. Volumenbestimmung.

**Schafgarbe:** s. Achillea millefolium.

**Schafgarbenblüten:** s. Achillea millefolium (Millefolii flos).

**Schafgarbenkraut:** s. Achillea millefolium (Millefolii herba).

**Schamlaus:** s. Läuse.

**Schamotte:** Chamotte; feuerfeste Kacheln od. Ziegel aus Ton, Kaolin, Schieferton; Gehalt 42–45 % Aluminiumoxid* ($Al_2O_3$) u. 50–54 % Siliciumdioxid* ($SiO_2$); **Anw.:** (techn.) Auskleiden von Feuerungsanlagen für Temp. bis ca. 1600 °C; als Tiegelmaterial für chem. Umsetzungen.

**Schampons:** s. Shampoos.

**Schanker, harter:** s. Syphilis.

**Scharbock:** s. Skorbut.

**Scharbockskraut:** **1.** s. Cochlearia officinalis (Herba Cochleariae); **2.** s. Ranunculus ficaria.

**Schardinger-Enzym:** s. Xanthinoxidase.

**Scharfstoffdrogen:** Acria, Acria amara; Drogen unterschiedl. Abstammung, die Scharfstoffe enthalten, welche entweder die Schmerz*-Sensoren od. die Thermosensoren* der Haut (bzw. Schleimhaut) od. beide erregen; Sch. werden deswegen innerl. und/oder äußerl. angewandt; **Anw. u. Wirk.:** (innerl.) zur Steigerung der Peristaltik u. der Sekretion der Verdauungssäfte wie Magensaft u. Speichel; (äußerl.) Hautreizmittel zur Auslösung eines abwehrsteigernden Effekts (s. Reizkörpertherapie) od. zur Freisetzung von Nebennierenrinden-Hormonen (antiphlogist. Effekt); beide Effekte sind Folge von primär initiierten Entzündungen u. der damit verbundenen Freisetzung von Histamin*, Bradykinin* u. Prostaglandinen*; durch bestimmte Reflexe wird auch Muskelverspannungen u. -schmerzen entgegengewirkt. Neben den in der Tab. genannten Scharfstoffen gibt es noch andere Stoffe bzw. Drogen, die ähnl. eingesetzt werden, z. B. Canthariden* u. Terpentinöl (s. Terebinthina, Terebinthinae aetheroleum).

**Scharfstoffe:** s. Scharfstoffdrogen.

**Scharlach:** Scarlatina; akute Infektionskrankheit mit Tonsillitis* u. charakterist. Exanthem*; klin. Sonderform der Streptokokkeninfektion durch Streptococcus* pyogenes der Gruppe A unter Bildung eines der 4 erythrogenen Exotoxine (s. Toxine); **Übertragung:** v. a. durch Tröpfchen-, selten durch Schmierinfektion; **Sympt.:** gelegentl. 1–2 Tage vor Fieberbeginn flüchtiges Exanthem an der Oberschenkelinnenseite; meist plötzl. Beginn mit Kopfschmerz, hohem Fieber (evtl. Schüttelfrost), Erbrechen, starkem Krankheitsgefühl, Lokalbeschwerden (Schluckschmerz) inf. akuter Tonsillitis mit feuerrotem Rachen u. gerötetem weichem Gaumen; regionale Lymphknotenschwellung; Beginn des Exanthems mit feinstfleckiger Rötung am 2. Krankheitstag (selten 1. od. 3.) in Achseln u. Leisten (od. Oberschenkelinnenseite) u. Ausbreitung über den Rumpf; Abblassen des Exanthems nach 2–4 Tagen; bei unbehandelten Patienten nach ca. 8 Tagen Entfieberung; **Ther.:** Penicillin G od. V (hochdosiert), alternativ Cephalosporine* od. Makrolid*-Antibiotika, nach 2 Wochen Kontrolle des Harns auf Hämaturie.

**Scharlachrot:** s. Sudan IV.

**Scharlachschildlaus:** s. Dactylopius coccus.

**Scharlachsumach:** s. Rhus glabra.

**Schauerklapperschlange, Südamerikanische:** s. Crotalus durissus terrificus.

**Schaufensterkrankheit:** s. Claudicatio intermittens.

**Schaukeltest:** Prüfung der Thermoresistenz von Salben; geeignet zur Beurteilung von deren Lagerfähigkeit in Klimagebieten mit ausgeprägtem, ständigem Temperaturwechsel; **Durchführung:** Eine Salbenprobe wird wiederholt u. in ständigem Wechsel unterschiedl. Temp. (allg. Norm: 24 h bei 40 °C, 24 h bei 4 °C) ausgesetzt u. die Zeit bestimmt, während der keine Beeinträchtigung der Konsistenz u. Homogenität auftritt.

**Schaukelvektoren:** s. Shuttle-Vektoren.

**Schaumspray:** s. Aerosole.

**Schaumstoff:** künstl. hergestellter Werkstoff zelliger Struktur u. geringer Rohdichte; harter Sch. zeigt bei relativ hohem Verformungswiderstand geringe elast. Verformbarkeit. Bei genügend hoher Druckbeanspruchung tritt bei den **zäh-harten** Schaumstoffen eine langsame, teilweise reversible Verformung, bei den spröd-harten Sch. ein plötzl. Zusammenbruch des Zellgefüges ein. **Weichelast.** Sch. zeigt bei relativ geringem Verformungswiderstand hohe elast. Verformbarkeit. Selbst bei hoher Druckbeanspruchung ist die Verformung überwiegend elastisch. Die für die Eigenschaften wichtige Struktur der Hohlräume (Zellen) ist entweder offenzellig, wobei die Zellen untereinander in Verbindung stehen, od. geschlossenzellig. Auch Mischtypen sind möglich. Zu Schaumstoffen werden vorzugsweise Harnstoff-* u. Phenolharze*, Polyurethane*, Polystyrol* u. Polyvinylchlorid* verarbeitet. Sch. wird in Form von Blöcken, Tafeln, Bahnen od. Schaumfolien hergestellt u. neben vielen anderen Anwendungsmöglichkeiten als Verpackungsmaterial verwendet. Vgl. Schäumen.



**Schaumverhütungsmittel:** s. Antischaummittel.

**Schaumzerstörer:** s. Antischaummittel.

**Scheckhaut:** s. Vitiligo.

**Scheelbleierz:** s. Wolfram.

**Scheele-Grün:** s. Kupferarsenit.

**Scheele-Plakette:** s. Deutsche Apothekertage.

**Scheelsäure:** s. Wolframsäure.

**Scheibenblüten:** Röhrenblüten aus der Mitte der Blütenköpfchen der Korbblütler; s. Asteraceae (Abb. dort).

**Scheibenfiltergeräte:** Tiefenfilter*, in denen Filterscheiben versch. Materialien u. Feinheiten (10–120 µm bis zum Aktivkohlefilter u. chemikalienresistenten Teflon-Feinfilter) betrieben werden; Außen- u. Innendurchmesser sind von der Größe des Filtergerätes u. vom Durchsatz der zu filtrierenden Menge abhängig.

**Scheibenmühlen:** s. Mühlen.

**Scheibler-Reagenz:** s. Wolframsäure.

**Scheide:** s. Vagina.

**Scheidendiaphragma:** Mensinga-Pessar, Scheidenpessar; intravaginales Pessar*; wiederverwendbares Gummidiaphragma mit federndem Außenring zur Kontrazeption, das jeweils bis zu 2 Std. vor dem Geschlechtsverkehr eingeführt wird u. danach noch mind. 6–8 Std. in situ verbleiben soll (nicht baden); zusätzl. wird ein spermizides Gel (s. Spermizide) aufgetragen; keine UAW bekannt; Zuverlässigkeit: s. Pearl-Index (Tab. dort).

**Scheidenpessar:** s. Scheidendiaphragma.

**Scheidenzäpfchen:** s. Globuli vaginales.

**Scheidetrichter:** Glasgefäß zum Trennen von nicht miteinander mischbaren Flüss. versch. Dichte* (z. B. Chloroform u. Wasser) sowie zum Ausschütteln* von Flüss. (z. B. Emulsionen*).

**Scheidewasser:** s. Salpetersäure.

**Scheinarzneimittel:** s. Placebo.

**Scheinfrucht:** s. Fruchtformen.

**Scheingewebe:** s. Plectenchym.

**Scheinhanf:** s. Datisca cannabina.

**Scheinmyrte:** s. Anamirta cocculus.

**Schellack:** (engl.) *shellac*; Lacca Ph.Eur.6, Lacca in tabulis, Resina lacca; Gummilack, Lackharz; CAS-Nr. 9000-59-3; harzartiges Sekret der weibl. Lackschildlaus (Gummilackschildlaus) Kerria lacca (Kerr) Lindinger (Laccifer lacca Kerr, Tachardia l., Coccus l., Carteria lacca), Fam. Coccidae (Ordnung Homoptera), das nach Raffination u. Schmelzen in eine dünne Schicht gegossen od. gewalzt wird; lösl. in Pentanol, Aceton, Essigsäure, Alkalilauge u. Boraxlösung, in heißem Ethanol völlig lösl., in kaltem Ethanol zu ca. 90 % lösl., sehr schwer lösl. in fetten Ölen, unlösl. in Wasser, bei pH > 7 lösl.; Schmelzbereich 65–85 °C.; SZ 65–95; VZ 180–240; IZ 10–18; Trocknungsverlust max. 2 %; **Best.:** von der Herkunft u. der Erntezeit abhängig; v. a. ca. 75 % Harze* (davon ca. 65 % etherunlösl. u. ca. 35 % etherlösl.), die bei milder Hydrolyse eine Mischung von aliphat. u. alicycl. Hydroxysäuren ergeben: v. a. Aleuritinsäure (9,10,16-Trihydroxypalmitinsäure, Schmp. 100–101 °C) u. Shellolsäure (eine tricycl. diterpenoide Dihydroxydicarbonsäure, $C_{15}H_{30}O_6$, Schmp. ca. 206 °C); ferner (insgesamt unter 6 %) Kerrolsäure (2,3,4,5-Tetrahydroxypalmitinsäure, Schmp. 132 °C) u. ähnl. Säuren, ca. 5 % Wachse u. Farbstoffe wie die rote Laccainsäure (dem Carmin* ähnl. Anthrachinonverbindung) od. das gelbe 1,2,5,7-Tetrahydroxy-3-methylanthrachinon sowie eine Reihe noch wenig od. nicht bekannter Substanzen; **Gew.:** Insekten, die auf versch. Ficus-Arten u. a. in Indien u. Südostasien heimischen trop. Bäumen leben u. kultiviert werden (Weltjahresbedarf an Schellack wahrscheinl. immer noch ca. 10 000 t; 1960 waren es 50 000 t), saugen den Saft der Bäume aus den jungen Trieben u. sezernieren das Harz als Stoffwechselprodukt. Im Laufe der Zeit sind die Zweige millimeterdick von einer roten Harzmasse überzogen, die als sog. **Stocklack** (Lacca in baculis, Lacca in ramulis) 2-mal im Jahr geerntet wird. Die von den Zweigen abgeschlagenen Stücke werden als **Körnerlack** bezeichnet. Aus diesem wird der rote Farbstoff (**Lacklack**) mit Sodalösung extrahiert; nach Trocknen, Ausschmelzen u. a. erhält man den eigentl. **Schellack** (Lacca in baculis), der in mehr od. weniger orange bis hellbraun gefärbten, dünnen, harten u. spröden Blättchen od. als hellgelbes bis braungelbes Pulver in den Handel kommt; Lagerung: unter Lichtschutz, alle gebleichten Formen <15 °C; **Formen:** nach Ph.Eur.6 lassen sich je nach Reinigungsverfahren 4 Schellackarten unterscheiden: **1. wachshaltiger** Sch.; wird in einem Reinigungsverfahren durch Filtration des geschmolzenen Rohprodukts u./od. durch Extraktion bei höherer Temp. mit einem geeigneten Lösungsmittel hergestellt; **2. gebleichter** Sch. (**Lacca alba**); zur Herst. wird das Rohprodukt in einem geeigneten alkal. Lösungsmittel gelöst, die Lösung mit Natriumhypochlorit behandelt, danach mit verd. Säure versetzt u. der erhaltene Niederschlag getrocknet; **3. wachsfreier** Sch.; das unlösl. Wachs wurde abfiltriert; **4. gebleichter, wachsfreier** Sch.; **Anw.:** (techn.) zur Herst. von Lack, Firnis, Polituren u. Kitt; Elektroisolier- u. Appreturmittel; früher zur Herst. von Schallplatten u. Siegellack; arsenfreier Sch. für Haarsprays, Zusatz zu Kaugummi u. Lebensmittelstempelfarben, Überzug für Obst u. Zuckerwaren, in der pharmaz. Technologie als Lackier- u. Dragiermittel (Filmbildner, zur Herst. magensaftresistenter Arzneiformen*). **Kunstschellack:** Kunstharz*, hergestellt aus Phenol mit Formaldehyd.

**Schellbachbürette:** Bürette mit integriertem Schellbachstreifen zur erleichterten Ablesung der Meniskushöhe (s. Bürette).

**Schellenbaum:** s. Thevetia peruviana.

**Schellkraut:** s. Chelidonium majus (Chelidonii herba).

**Schensi-Rhabarber:** s. Rheum officinale (Rhei radix).

**Scherbencobalt:** s. Arsen.

**Scherer-Verfahren:** Rotary-Die-Verfahren; gängiges, kontinuierl. Stanzverfahren zur Herst. von Weichkapseln*; 2 aus geschmolzener Gelatine hergestellte endlose elast. Bänder gelangen zw. 2 mit geringem Abstand gegenläufig rotierende Formwalzen, die gegenüberliegend halbe Hohlformen der Kapseln mit erhabenen Rändern tragen (s. Abb.). Der Füllkeil über den Walzen u. zw. den Bändern erwärmt diese u. füllt die Kapseln mit Hilfe von Präzisionsdosierpumpen mit flüssigem od. pastösem Füllgut, kurz bevor sich die Naht durch die erhabenen Ränder der Walzen auch am oberen Ende schließt (Verschweißen u. Ausstanzen der Kapseln). Während des Füllvorgangs werden die noch sehr weichen Gelatinehüllen in Abhängigkeit vom Fülldruck in die Hohlformen der Walzen eingepresst. Nach dem Sch.-V. hergestellte Kapseln haben eine umlaufende Naht. Die luftblasenfrei gefüllten Kapseln werden gereinigt u. getrocknet (ca. 60 % Wasserverlust), um sie formbeständiger zu machen.

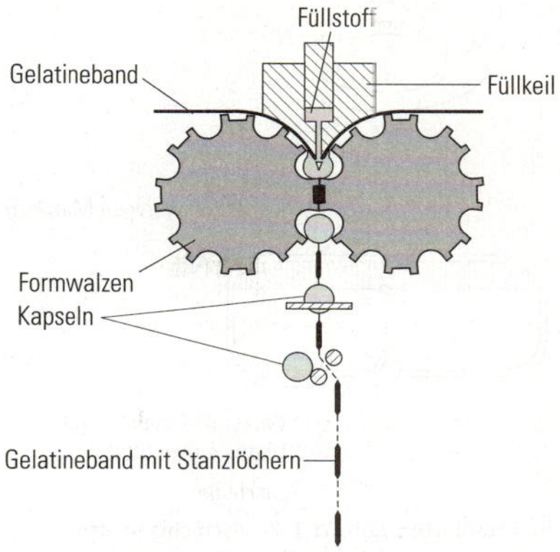

**Scherer-Verfahren**

**Scherzelle:** Apparatur zur Bestimmung der Scherfestigkeit u. des Fließverhaltens v. a. kohäsiver Pulver; **Aufbau:** Pharmaz. verwendete Scherzellen in versch. Varianten bestehen im Wesentl. aus einem niedrigen, horizontal zweigeteilten Zylinder, in dem die vorher unter streng normierten, zeitaufwändigen Bedingungen verdichtete Pulverprobe durch Verschieben od. Verdrehen des oberen Ringes (inklusive Pulverinhalt) unter bestimmter Belastung geschert wird. Unter unterschiedl. Messbedingungen erhält man eine Reihe von Wertepaaren, aus denen sich Scherkurven erstellen lassen, von denen wiederum versch. Fließparameter (u. a. Kohäsion, innere Reibung, Gleit- u. Haftreibung*, versch. Reibungswinkel, Scherindex u. Fließfunktion) abgeleitet werden können. Vgl. Fließeigenschaften von Schüttgütern.

**Scheuerdesinfektion:** Desinfektion* von Oberflächen (Möbel, Wände, Fußböden u. a.) mit Desinfektionsmitteln* unter Benutzung von z. B. Bürsten u. Aufwischtüchern; wichtiger Best. der Schlussdesinfektion*.

**Scheuerkraut:** s. Equisetum arvense.

**Schichteinschlussverbindungen:** s. Einschlussverbindungen.

**Schichtsilicate:** s. Aluminiumsilicat.

**Schichttabletten:** (engl.) *multilayer tablets*; Mehrschichttabletten, Sandwich-Tabletten; Tabletten, die aus versch., fest aneinander haftenden, kon-

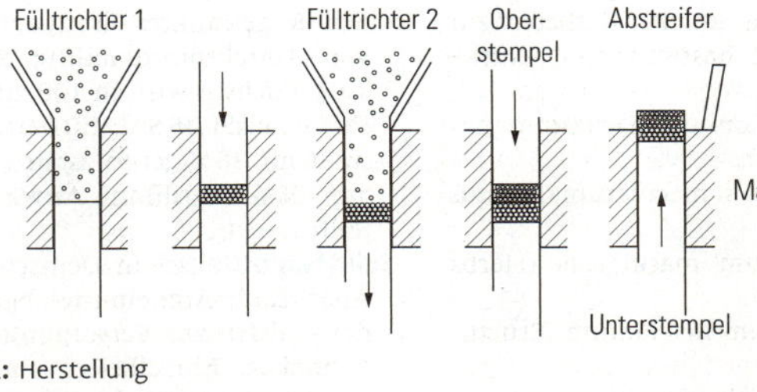

**Schichttabletten** Abb. 1: Herstellung

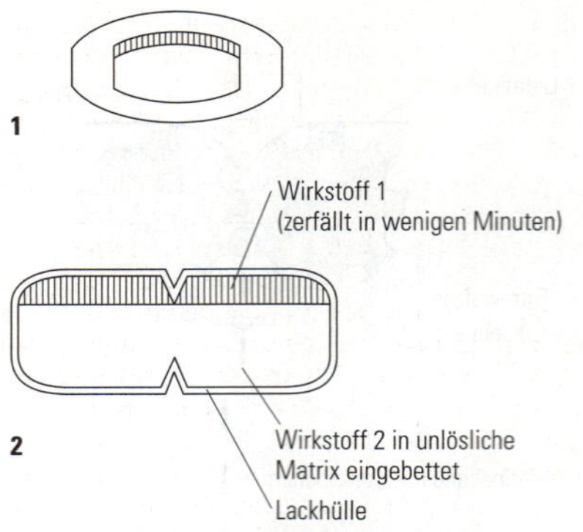


**Schichttabletten** Abb. 2: 1: Zweischichttablette in Manteltablette; 2: Zweischichttablette, mit Lackhülle überzogen

zentr. od. parallelen Schichten aufgebaut sind; hergestellt durch aufeinanderfolgendes Pressen versch. Teilchenarten (s. Abb. 1). Sch. werden bei Wirkstoffen gewählt, die aus Stabilitätsgründen (physikalische od. chem. Inkompatibilitäten) voneinander getrennt werden müssen, od. zur Trennung von Initial- u. Erhaltungsdosis bei Retardpräparaten. Sie können überzogen werden, wobei die Lackhülle die Freigabekinetik der Wirkstoffe nicht beeinflussen darf (s. Abb. 2). Vgl. Manteltabletten; Filmtabletten; Compressi.

**Schieferöl:** Steinöl; unpolares, dunkelbraunes, stark riechendes Öl; vgl. Oleum Petrae; **Best.:** Kohlenwasserstoffe; 10–15 % org. gebundener Schwefel, z. B. in Form von Sulfiden u. substituierten Thiophenen*; **Gew.:** trockenes Erhitzen von Ölschiefer* unter Luftausschluss bei max. 480 °C (Schwelprozess). Durch Sulfonierung erhält man Bituminosulfonate (z. B. Natriumbituminosulfonat*), die nach Neutralisation mit Ammoniak wasserlösl. Ammoniumbituminosulfonat* ergeben.

**Schiemann-Reaktion:** Methode zur Herst. aromat. Monofluorverbindungen durch Diazotierung primärer aromat. Amine* in Gegenwart von Fluoroborsäure u. thermische Zers. der getrockneten Diazoniumfluoroborate; **Beispiel:** Aus Anilin* entsteht Fluorbenzol (s. Abb.).

**Schienbein:** Tibia.

**Schiene:** **1.** Lagerungmittel zur Ruhigstellung, stellungskorrigierenden Fixierung od. Entlastung von Körperteilen; z. B. Cramer-S. (biegsame Drahtleiter), Böhler-S. (gepolsterte Drahtschiene), aufblasbare Kammer-Schiene; **2.** (urolog.) Schienenkatheter; Kunststoffrohr od. weicher Katheter* zur Harnabflusssicherung nach bestimmten Operationen.

**Schierling, Gefleckter:** s. Conium maculatum.

**Schierlingsbecher:** s. Coniin.

**Schierlingsfrüchte:** s. Conium maculatum (Fructus Conii).

**Schierlingskraut:** s. Conium maculatum (Herba Conii).

**Schierlingssamen:** s. Conium maculatum (Fructus Conii).

**Schierlingstanne:** s. Tsuga canadensis.

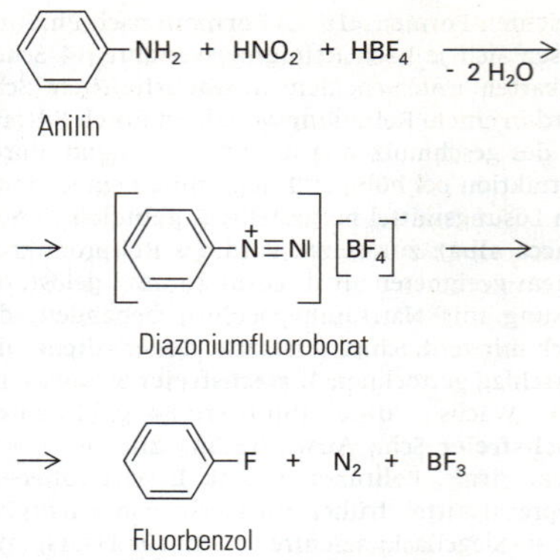


**Schiemann-Reaktion:** Bildung von Fluorbenzol als Beispiel

**Schießbaumwolle:** s. Cellulosenitrat.

**Schießzellen:** s. Dieffenbachia seguine.

**Schiff-Basen** (Hugo Sch., Chemiker, Florenz, 1834–1915): Schiff'sche Basen, Azomethine; Bez. für beständige Imine*; Imine entstehen als Kondensationsprodukte aus Carbonylverbindungen (z. B. Aldehyden*) u. primären Aminen* (s. Abb.). **Bedeutung: 1.** Die Bildung der S.-B. kann in der Analytik zum Nachw. der Carbonyl*-Gruppe eingesetzt werden. **2.** natürl. wichtig z. B. beim Sehprozess (s. Rhodopsin) u. beim Aminosäurestoffwechsel*; **3.** s. Maillard-Reaktion.

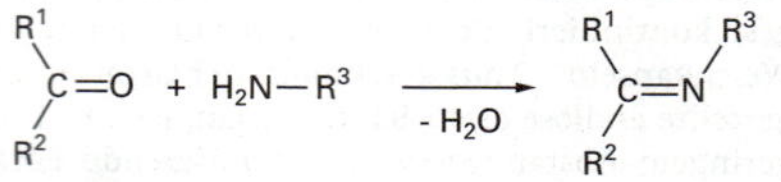

**Schiff-Basen:** Bildung von Iminen

**Schiffchen:** s. Blüte (Blütenformen).

**Schiff-Reagenz** (Hugo Sch., Chemiker, Florenz, 1834–1915): **1. Lösung I**, Reagenz Ph.Eur.6: Fuchsin-Schwefligsäure; **Zuber.:** 0.10 g Rosanilinhydrochlorid (Fuchsin*) werden unter Erwärmen in 60 mL Wasser gelöst. Nach Zugabe von 1.0 g wasserfreiem Natriumsulfit* od. 2.0 g Natriumsulfit in 10 mL Wasser werden 2.0 mL 36 %ige Salzsäure* unter Umschütteln hinzugesetzt u. anschließend zu 100.0 mL verdünnt. Ist die Lsg. nach 12 Std. noch nicht vollständig farblos, so wird sie durch Schütteln mit 0.5–0.6 g Aktivkohle entfärbt. **Anw.:** Nachw. von Aldehyden*, welche die entfärbte Fuchsinlösung wieder röten, bzw. von Bromid, das nach Oxidation zu Brom* mit Sch.-R. getränktes Filterpapier blau färbt (Bildung von Tetrabromrosanilin); **2. Lösung II; Zuber.:** 1.0 g Fuchsin wird in 100 mL Wasser bei 50 °C gelöst u. nach 48 Std. filtriert. 4 mL Filtrat werden mit 6 mL 36 %iger Salzsäure versetzt u. mit Wasser auf 100 mL verdünnt. **Anw.:** z. B. zum Nachw. von Sulfit.

**Schiffsapotheke:** in Deutschland Sonderform der Apotheke*: Arzneimittelabgabestelle auf Seehandelsschiffen zur Versorgung der Mannschaften u. Fahrgäste; Einzelheiten sind im Seearbeitsübereinkommen 2006, das von der internationalen maritimen Arbeitskonferenz verabschiedet wurde, geregelt. Für die Ausrüstung ist der Reeder, für Lagerung u. Abgabe während der Reise ist der Schiffsarzt, bei Schiffen ohne Arzt der Kapitän verantwortlich.

**Schilddrüse:** Glandula thyroidea (Kurzbez. Thyroidea); schmetterlingsförmige endokrine Drüse am Hals unterhalb des Schildknorpels ventral der Luftröhre; Gewicht u. Volumen bei Erwachsenen: 20–60 g, ≤18 ml (Frauen) bzw. ≤25 ml (Männer); **Histologie:** von einschichtigem Epithel umgebene kolloidhaltige Follikel (Drüsenbläschen), in denen Thyreoglobulin u. somit Schilddrüsenhormone* gespeichert werden; **Funktion:** Synthese u. Sekretion von Schilddrüsenhormonen u. Calcitonin*; darüber u. a. Einfluss auf Energiestoffwechsel sowie Calcium- u. Phosphathaushalt.

**Schilddrüsen, getrocknete:** s. Thyreoidea siccata.

**Schilddrüsenhormone:** Sammelbez. für 3′,5′,3,5-Tetraiodthyronin (Abk. $T_4$, Thyroxin) u. 3′,3,5-Triiodthyronin (Abk. $T_3$, Liothyronin*); Strukturformel: s. Abb.; Transport im Blut über 99.5 % ($T_4$ 10-fach mehr als $T_3$) proteingebunden, insbes. an thyroxinbindendes Globulin (engl. thyroxin binding globuline; Abk. TBG), Albumin* u. Präalbumin; biol. aktiv ($T_3$ 3- bis 8-fach stärker als $T_4$): proteinungebundene (freie) Sch. ($FT_3$, $FT_4$) im Blut; **Biosynthese: 1.** in der Schilddrüse*; **a)** Iodination*; **b)** Iodisation*; **c)** Iodierung von Tyrosinresten des Thyreoglobulins* unter Bildung von Mono- u. Diiodtyrosinresten, die durch Transaminasen*, Tautomerasen u. Peroxidasen* unter Freisetzung jeweils eines Alaninrests zu $T_3$ bzw. $T_4$ oxidativ kondensiert werden (Kopplung); **d)** Speicherung im Thyreoglobulin der Schilddrüsenfollikel; **e)** Sekretion (bis zu 50 µg $T_3$ u. ca. 80 µg $T_4$ pro Tag): Exozytose* von Sch. (u. biol. inaktiven Iodthyroninen sowie Iodid) in die Blutkapillaren nach Pinozytose* von gespeichertem Kolloid durch die Schilddrüsenzellen, proteolyt. Spaltung des Thyreoglobulins in Phagolysosomen u. Freisetzung von $T_3$, $T_4$ u. biol. inaktiven Iodthyroninen (Mono- u. Diiodtyrosin; werden durch mikrosomale Iodtyrosindehalogenasen deiodiert u. das dabei freigesetzte Iodid z. T. zur Iodisation u. Iodination wiederverwendet) in das Zytoplasma; **2.** extrathyroidal (v. a. in Leber, Muskel, Niere): $T_3$-Bildung (zu ca. 80 %) durch enzymat. Monodeiodierung (periphere Konversion durch Thyroxindehalogenase) von $T_4$ unter Anfall von inaktivem $T_3$; **Regulation:** Regelkreis in Abhängigkeit von der Konz. freier Hormone im Blut: **1.** im Hypothalamus* durch negativen Feedback*-Mechanismus gesteuerte Bildung u. Sekretion von TRH (bei niedriger Sch.-Konz.) u. Somatostatin* (Abk. TRIH für engl. thyreotropin release inhibiting hormone; bei hoher Sch.-Konz.); **2.** im Hypophysenvorderlappen durch der hypothalamischen Sekretion entspr. Thyrotrophin*-Sekretion (Steigerung durch TRH, Hemmung durch TRIH); vermehrte Sch.-Biosynthese bei gesteigerter Thyrotrophin-Sekretion; **Wirk.: 1.** kalorigen: Steigerung des Sauerstoffverbrauchs in Geweben u. erhöhter Grundumsatz, v. a. durch gesteigerte Expression der Gene für die $Na^+/K^+$-ATPase u. Thermogenin; **2.** Verminderung der Glucosetoleranz; **3.** proteinanabol, in hohen Dosen proteinkatabol; **4.** lipolyt. bei gleichzeitiger Erniedrigung der Blutlipid- u. Cholesterolkonzentration; **5.** Wirk. auf Wachstum u. Differenzierung (Transkription versch. lysosomaler Enzyme, z. B. Hyaluronidase*, unter $T_3$-Kontrolle); **6.** Regulation der adrenergen Rezeptoren i. S. einer erhöhten Adrenalinempfindlichkeit (permissiver Effekt); **Referenzbereich: 1.** $T_4$: **a)** Gesamt-$T_4$ ($TT_4$): 5–12 µg/dL; **b)** $FT_4$ (0.04 % des $TT_4$): 0.8–2.0 ng/dL; **2.** $T_3$: **a)** $TT_3$ 1.1–2.0 nmol/L (70–132 ng/dL); **b)** $FT_3$ (0.4 % des $TT_3$): 3–8 pmol/L (0.2–0.52 ng/dL); **Ind.:** s. Levothyroxin-Natrium; Liothyronin i. d. R. nur in Kombination mit Levothyroxin-Natrium.

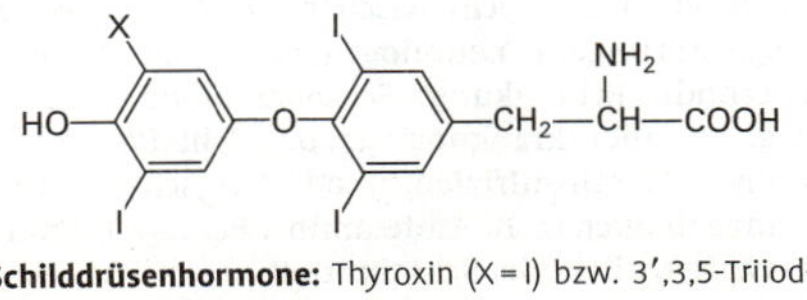

**Schilddrüsenhormone:** Thyroxin (X = I) bzw. 3′,3,5-Triiodthyronin (X = H)

**Schilddrüsentherapeutika:** Pharmaka zur Ther. von Schilddrüsenerkrankungen; **1.** Hormone wie Levothyroxin*-Natrium u. Liothyronin*; **2.** Thyreostatika*; **3.** Iodsalze (s. Iod).

**Schilling-Test:** s. [$^{57}$Co]Cyanocobalamin.

**Schimmel:** Kolonie von Schimmelpilzen*; Mittel gegen Sch. sind Fungistatika* u. Fungizide*. Vgl. Antimykotika.

**Schimmelpilze:** saprophytäre Pilze*, die zu versch. systemat. Gruppen gehören u. org. Substrate mit einem watte- bis mehlartigen, weißen od. farbigen sporulierenden Myzel überziehen; zu den Sch. gehört z. B. innerhalb der Zygomycota Mucor* (Köpfchenschimmel, Ordnung Mucorales); mit Ascomycota verwandt sind die Fungi imperfecti Aspergillus* (Gießkannenschimmel), Penicillium* (Pinselschimmel) u. Neurospora (Brotschimmel). **Bedeutung: 1.** (klin.) Arten der Gattungen Aspergillus u. Penicillium sind potente Mykotoxinbildner (s. Mykotoxine); **2.** Sch. haben Bedeutung als Nahrungs- u. Futtermittelverderber u. in der Biotechnologie zur Erzeugung versch. Produkte (z. B. Citronensäure, Antibiotika, Enzyme, Käse).

**Schinus molle L.:** Schinus areira L.; Peruanischer Pfefferbaum; Fam. Anacardiaceae; Mexiko bis Chile; Stpfl. von **(Peruanischem) Rosa Pfeffer:** Rosa Beeren; getrocknete Früchte (Steinbeeren); **Inhaltsst.:** 2–5 % äther. Öl mit *α*- u. *β*-Phellandren, *α*- u. *β*-Pinen*, Limonen*, *p*-Cymol* u. a.; **Anw.:** Gewürz.

**Schinus terebinthifolius Raddi:** Brasilianischer Pfefferbaum; Fam. Anacardiaceae; Brasilien; Stpfl. von **(Brasilianischem) Rosa Pfeffer:** getrocknete Früchte (Steinbeeren); **Inhaltsst.:** 1.5–6 % äther. Öl mit Monoterpenen* wie in Schinus* molle, zusätzl. $\Delta^3$-Caren* u. *n*-Alkylphenole; **Anw.:** als Gewürz; **Toxikol.:** Reizung der Mundschleimhaut durch *n*-Alkylphenole zus. mit äther. Ölen (v. a. bei hohem Gehalt an $\Delta^3$-Caren), Intoxikationserscheinungen bei Aufnahme hoher Dosen.

**Schirting:** Pflastermull, gestärkter Mull*.

**Schistosomiasis:** syn. Bilharziose; durch Trematoden* (Saugwürmer) der Gattung Schistosoma her-

S

vorgerufene chron. Infektionskrankheit; **Vork.:** in Tropen u. Subtropen wegen der nur dort in warmen Gewässern vorkommenden Zwischenwirte (Süßwasserschnecken); ca. 300 Mio. infizierte Menschen weltweit; wichtigste Erreger sind Schistosoma haematobium, mansoni, japanicum, intercalatum; **Sympt.:** im Wesentl. durch die Gewebereaktion auf die Eiablage verursacht, Vork. als Urogenital-, Darm- od. hepatolienale Sch.; **Ther.:** Mittel der Wahl ist Praziquantel*; Oxamniquin wirkt nur gegen Sch. haematobium bzw. Sch. mansoni; **Proph.:** Schneckenbekämpfung, Unterbrechung des Entwicklungszyklus, Massentherapie, Aufklärung.

**Schizogonie** (gr. schizein spalten; gone Frucht, Geburt): vegetative Vermehrung bei den Sporozoen (z. B. Toxoplasma, Plasmodium); Zerfall der Schizonten* in Merozoiten.

**Schizont:** vegetatives Teilungsstadium der Sporozoa (s. Protozoen), z. B. bei den Plasmodien-Arten. Sch. zerfallen meist in viele Merozoiten.

**Schizophrenie:** nichtorganische Psychose* mit charakterist., jedoch vielgestaltigen Störungen der Persönlichkeit (des Ich od. Selbsterlebens), des Denkens, der Wahrnehmung, der Realitätskontrolle u. der Affektivität ohne Beeinträchtigung der Klarheit des Bewusstseins, ohne erkennbare hirnorganische Erkrankung u. ohne Einwirkung von Halluzinogenen*; **Epidemiologie:** Prävalenz 1 %, Inzidenz 1 : 1000; Manifestation v. a. zwischen Pubertät u. 30. Lebensjahr; keine Geschlechtspräferenz; Erkrankungsbeginn bei Frauen ca. 5 Jahre später (Estrogene werden als protektive Faktoren diskutiert); Erkrankungsrisiko für Kinder 13 %, Geschwister 17 %, monozygote Zwillinge ca. 50 %; **Sympt.:** Denkstörungen, Wahn, Sinnestäuschungen (v. a. akust. Halluzinationen), Ambivalenz, Autismus*, psychomotor. Störungen (evtl. auch als Stupor* od. Katatonie), Störungen der Affektivität (z. B. Albernheit, läppischer Affekt), Ich-Erlebensstörungen u. a.; **Ther.:** bei großer Erregung, Suizidalität od. Wahn mit panischer Angst stationäre Aufnahme; Neuroleptika*, Psychotherapie, Ergotherapie, Milieutherapie, Einbeziehen der Angehörigen.

S

**Schizophyllan:** (1,3)-$\beta$-D-Glucan mit je einer 1,6–verknüpften Glucose-Seitenkette an jedem 3. Molekül der Hauptkette; $M_r$ ca. 450 000; Polysaccharid, gewonnen aus Gewebekulturen von Schizophyllum commune Fries (Fam. Schizophyllaceae); **Wirk.:** antibakteriell, antiviral, immunstimulierend; Antitumoraktivität, vergleichbar mit der von Lentinan*; **Anw.:** (volkstüml.) zur adjuvanten Tumortherapie.

**Schlämmkreide:** s. Calciumcarbonat.

**Schlaf:** v. a. nachts regelmäßig wiederkehrender physiol. Zustand mit fehlendem Wachbewusstsein (stark verminderte Spontanaktivität, herabgesetzte Reaktion auf äußere Reize, jedoch im Ggs. zur Narkose* jederzeitige Weckbarkeit) u. veränderten Körperfunktionen (Überwiegen des Parasympathikus); Steuerung des Sch.-Wach-Rhythmus durch endogene Aktivitätsschwankungen mit Schrittmachern im ZNS u. synchronisierenden exogenen Zeitgebern (z. B. Sonnenlicht, Mahlzeiten, soziale Aktivitäten); unterschieden werden Non-REM-Schlaf u. REM-Schlaf (Abk. für engl. rapid eye movements), die sich in wiederkehrenden Zyklen abwechseln. **Ablauf** des ersten Non-REM/REM-Zyklus: **1.** Schlafstadium N1: instabil, Verlangsamung im EEG; **2.** Schlafstadium N2: Dominieren der EEG-Aktivität im Theta-Frequenzbereich; **3.** Schlafstadium N3: stabil; Auftreten von Tiefschlaf mit hohem Anteil von Delta-Wellen im EEG (sog. Delta-Sch.); **4.** i. d. R. nach 60–100 min abruptes Ende des Tiefschlafs, danach einige Min. Schlafstadium N1 od. N2, gefolgt von der ersten REM-Schlafperiode; nach dem REM-Sch. ist ein Schlafzyklus abgeschlossen. Während der Nacht beim jungen, gesunden Menschen Auftreten von ca. 4–5 Schlafzyklen; REM-Schlafphasen entsprechen nahezu 25 % des Gesamtschlafs. Beim Wecken aus REM-Schlaf wird häufig über Traum-Erinnerungen berichtet. Individuelle **Schlafdauer** kann sehr unterschiedl. sein, ohne dass eine Schlafstörung* vorliegt; **Einschlaflatenz** beschreibt das Intervall von „Licht-aus“ bis zum ersten N1- od. N2-Schlafstadium, REM-Schlaflatenz vom Beginn des Schlafs bis zur REM-Phase. Körpereigene Stoffe mit Bedeutung für den Schlaf-Wach-Rhythmus sind Serotonin*, das aus L-Tryptophan* gebildet wird, u. DSIP*.

**Schlafapfel:** s. Rosa canina (Fungus Cynosbati).

**Schlafapnoesyndrom:** schlafbezogene respirator. Störung (intermittierendes Sistieren des Atemgasflusses an Nase u. Mund); **Formen:** **1.** obstruktives Sch. (Abk. OSAS): inspirator. funktionelle Obstruktion der oberen Atemwege; Vork.: gehäuft bei Übergewicht u. bei Männern; weitere aggravierende Faktoren: Alkohol, Sedativa*, Rauchen, Rückenlage; **2.** zentrales Sch.: Störung des Atemantriebs; Vork.: z. B. inf. Herzinsuffizienz od. Schädigung des Atemzentrums; **Sympt.:** abnorme Tagesmüdigkeit, diskontinuierl. lautes Schnarchen (OSAS), Konzentrations- u. Gedächtnisstörung, Persönlichkeitsveränderung, morgendl. Kopfschmerz, Potenzstörung; kardiale Arrhythmien; **Ther.:** **1.** konservativ: nächtl. kontinuierl. Überdruckbeatmung über Nasenmaske, zusätzl. Reduktion aggravierender Faktoren (s. o.); **2.** ggf. operative Beseitigung der Obstruktion.

**Schlafkirsche:** s. Atropa belladonna.

**Schlafkrankheit:** s. Trypanosomiasis.

**Schlafkraut:** s. Hyoscyamus niger.

**Schlafkunze:** s. Rosa canina (Fungus Cynosbati).

**Schlaflosigkeit:** Asomnie, Insomnie; Agrypnie; Form der Schlafstörung* mit über längere Zeit (mind. 1 Monat) anhaltender Einschlaf- od. Durchschlafstörung, ungenügender Schlafdauer od. unzureichend erholsamem Schlaf u. subjektivem Leidensdruck; **Häufigkeit:** leichtere Formen bei 15–35 % der Bevölkerung, schwere Form bei 4 %; **Formen:** **1.** primäre I.: Ausschluss psychiatrischer od. organischer Urs.; **2.** sekundäre I.: insomnisches Syndrom bei psychiatrischer (v. a. Depression, Angststörungen), neurolog. (v. a. degenerative u. entzündl. Erkrankung, Schmerzen) od. anderer org. Grunderkrankung (z. B. Schlafapnoesyndrom*, Herzinsuffizienz*) od. bei schädl. Substanzgebrauch (z. B. Amfetamin*, Ecstasy*); **Ther.:** Verhaltenstherapie, Schlafmittel*.

**Schlafmittel:** Hypnotika, Hypnagoga, Somnifera; ZNS-wirksame Arzneimittel mit Schlaf* erzeugender od. Schlaf anstoßender Wirk.; scharfe Abgrenzung von den Sedativa* einerseits u. den Narkotika* andererseits ist nicht möglich. Wirkungsweise ist nicht restlos geklärt. Für den prakt. Gebrauch werden Einschlaf- u. Durchschlafmittel unterschieden. Zur Behandlung der Einschlafstörungen dienen die schnell, aber nur kurzwirksamen Verb., während als Durchschlafmittel die mittelstark u. länger wirksamen verwendet werden. **Anforderungen:** orale Wirksamkeit, gute Einschlafwirkung, ausreichende Schlaftiefe u. -dauer, große therap. Breite, Induktion eines möglichst physiol. Schlafes, Fehlen von Nachwirkungen, Gewöhnung, Kumulation u. tox. UAW. Die meisten Sch. vermindern die Dauer u. Intensität des REM-Schlafes. Wird das Sch. abgesetzt, kommt es zu einem Rebound*-Phänomen u. es treten oft Alpträume auf. Eine Reihe von Sch. wird sehr langsam abgebaut, so dass oft am nächsten Morgen ein Hangover (Müdigkeit, Abgeschlagenheit) auftritt. Mit Ausnahme von Flurazepam* verlieren die meisten Sch. bereits innerhalb einer Woche ihre Wirkung. Suchtgefahr besteht bei allen Schlafmitteln. **Wirkstoffe:** **1.** Benzodiazepine*; **2.** $GABA_A$/Benzodiazepin-Rezeptor-Agonisten, z. B. Zolpidem*, Zopiclon* u. Zaleplon*; **3.** sedierende Antidepressiva*; **4.** sedierende Neuroleptika*; **5.** sedierende Histamin*-$H_1$-Rezeptoren-Blocker (gelten als Sch. ohne Abhängigkeitspotential); **6.** Chloralhydrat*; **7.** Cyclopyrrolone (Zopiclon); **8.** Phytopharmaka (Wirksamkeitsnachweis steht weitgehend aus); **9.** Clomethiazol* (kein etabliertes Schlafmittel, Reservetherapeutikum zur stationären Behandlung schwerer Unruhezustände bei Delir); **10.** Melatonin* u. Melatoninderivate; **11.** L-Tryptophan* (Anw. weitgehend eingeschränkt od. verboten). Die Anw. von Barbituraten* ist obsolet. **Ind.:** nicht kausal behandelbare Schlafstörung*; unterstützend in der Behandlung der Schlaflosigkeit*; längerfristiger Einsatz nur nach eingehender diagnost. Abklärung im Schlaflabor u. i. R. eines Gesamtbehandlungsplans in Kombination mit nichtpharmak. Therapiemethoden; **WW:** verstärken die Wirk. aller zentral dämpfend wirkenden Arzneistoffe (z. B. Antihistaminika, zentral wirksame Antihypotonika); mit Psychopharmaka kann es zu schwer überschaubaren WW kommen. Aufgrund einer Enzyminduktion (v. a. durch Barbiturate) wird der Abbau anderer Stoffe (z. B. von Antikoagulanzien od. oralen Kontrazeptiva) beschleunigt. Die Wirk. aller Sch. wird durch Alkohol verstärkt. **UAW:** substanzabhängig u. a. Überhang, Verwirrtheit, Stürze; **cave:** bei chron. Gebrauch Entwicklung von Toleranz u. Substanzstörungen.

**Schlafmohn:** s. Papaver somniferum.

**Schlafmützchen:** s. Eschscholzia californica.

**Schlafstörung:** subjektiv empfundene bzw. objektiv beobachtbare Abweichung von normalem Schlaf in quantitativer bzw. qualitativer Hinsicht, die mit eingeschränkter Tagesbefindlichkeit einhergeht; häufig Sympt. einer psych. od. körperl. Erkrankung; **Einteilung:** **1.** Schlaflosigkeit*; **2.** schlafbezogene Atmungsstörungen, insbes. obstruktives u. zentrales Schlafapnoesyndrom*; **3.** Hypersomnie: erhöhtes Schlafbedürfnis (>10 Std. pro Tag) u./od. vermehrte Tagesschläfrigkeit, häufig verbunden mit erschwerter Weckbarkeit am Morgen od. Schlaftrunkenheit nach dem Wecken; ZNS-bedingt; **4.** zirkadiane Schlaf-Wach-Rhythmus-Störungen; **5.** Parasomnie: Auftreten unerwünschter körperl. od. psych. Ereignisse im Schlaf od. beim Übergang zw. Schlafen u. Wachen, bedingt durch schlafabhängige Aktivierung der Motorik od. des vegetativen Nervensystems; z. B. Schlafwandeln, Pavor* nocturnus, Alpträume; **6.** schlafbezogene Bewegungsstörungen, z. B. Restless*-Legs-Syndrom, period. Beinbewegungen.

**Schlafweizen:** s. Lolium temulentum.

**Schlagadern:** s. Arterien.

**Schlaganfall:** Apoplexia cerebri, Apoplexie, apoplektischer Insult; akut einsetzendes fokal-neurolog. Defizit bei zerebraler Durchblutungsstörung (ischäm. Sch.) od. intrazerebraler Blutung (hämorrhag. Sch.); **Klinik:** abrupt einsetzendes fokal-neurolog. Defizit in Abhängigkeit von der Lokalisation der zerebralen Störung, z. B. arm- od. beinbetonte halbseitige Lähmung, herabgesetzte Empfindung von Sinnesreizen u. (bei betroffener sprachdominanter Hemisphäre) zentrale Sprachstörung, halbseitiger Ausfall des Sehsinns; bei hämorrhag. Sch. mit Sympt. der Hirndrucksteigerung; Einteilung des ischäm. Sch. nach zeitl. Verlauf der Sympt. in: **1.** transitor. ischäm. Attacke (Abk. TIA): vollständig reversible Sympt. (Rückbildung innerhalb von 24 Std.), charakterist.: reversible, Sek. bis wenige Min. andauernde, meist einseitige Erblindung (Amaurosis fugax); **2.** progressive stroke (Abk. PS): zunehmende u. fluktuierende Sympt. mit mögl. Remission; **3.** complete stroke (Abk. CS): dauerhafte (chron.) Sympt.; **Ther.:** **1.** Akuttherapie: **a)** konservativ intensivmedizin. Sicherung der Vitalfunktionen (möglichst auf Stroke Unit); bei ischäm. Sch. initial leicht hypertensive Blutdruckeinstellung zur Aufrechterhaltung eines suffizienten zerebralen Perfusionsdrucks sowie ggf. Blutglucosenormalisierung u. Fiebersenkung; zusätzl. je nach Klinik u. Komplikationen (z. B. Hirndrucksteigerung); **b)** bei ischäm. Sch. therap. Revaskularisation durch Thrombolyse (i. d. R. systemisch mit Alteplase* innerhalb von 3 Std.; ggf. interventionell); **c)** ggf. neurochirurg.; **2.** Frühmobilisation; Physiotherapie, Ergotherapie, Logopädie zur Rehabilitation; **Prävention:** Beseitigung beeinflussbarer kardiovaskulärer Risikofaktoren; bei Vorhofflimmern mit erhöhtem vaskulärem (ischäm.) Risiko Antikoagulanzien* (Cumarinderivat) od. alternativ Thrombozytenaggregations*-Hemmer (Acetylsalicylsäure* in Kombination mit Clopidogrel*); sekundär: u. a. antihypertensive Ther. (hämorrhag. Sch.) bzw. bei ischäm. Sch. Thrombozytenaggregations-Hemmung (Acetylsalicylsäure in Kombination mit Dipyridamol*; Clopidogrel), Lipidsenker* (HMG*-CoA-Reduktase-Hemmer); ggf. chirurg. od. endovaskuläre Sanierung.

**Schlagkreuzmessermühlen:** s. Mühlen.

**Schlagprallmühlen:** s. Mühlen.

**Schlagstiftmühlen:** s. Mühlen.

**Schlammbad:** s. Moorbad.

**Schlangen:** s. Giftschlangen; Schlangengifte.

**Schlangengifte:** Ophiotoxine; giftige Sekrete von Giftschlangen*; klare, durchsichtige, bisweilen gelbl. od. milchigtrübe Flüssigkeit; geruchlos u. ohne od. von leicht bitterem Geschmack, in Wasser meist leicht lösl.; verd. Lsg. opalisieren u. schäumen (Eiweiße); Sch. sind Gemische versch. Wirkstoffe; eine Schlange liefert meist mehrere Gifte gleichzeitig (Partialgifte). **Best.:** **I.** stark bas. Peptide, z.B. curareähnl. wirkende Neurotoxine (s. Curare; v.a. im Cobratoxin) u. Kardiotoxine*; **II.** zahlreiche Enzyme: **1.** Hyaluronidasen*, die als Resorptionsbeschleuniger dienen; **2.** Phospholipasen* (v.a. vom $A_2$-Typ), die als Hämolysine* wirken (durch Bildung von Lysolecithin), d.h. zum Zerfall der Erythrozyten führen; **3.** Proteasen: **a)** sog. Hämorrhagine*, die Schädigungen der Kapillaren verursachen (z.B. Gifte der Klapperschlange, Kreuzotter); **b)** die Blutgerinnung* beeinflussende Proteasen wie Koagulationsbeschleuniger, die zur Blutgerinnung führen, aber auch Koagulationshemmer, die die Blutgerinnung verhindern; **4.** Nucleasen*; **Anw.:** (volkstüml.) zur unspezif. Reiztherapie; z.B. bei Erkrankungen des rheumat. Formenkreises; **Toxikol.:** oral meist ohne od. mit nur geringer Wirk.; stärker wirksam (bei einigen Schlangenart tödlich), wenn das Gift unmittelbar ins Blut gelangt; **Cobratoxin:** Gift der Naja-Arten (z.B. Brillenschlange; s. Naja naja); curareähnl. Wirk.; LD 0.3 mg/kg KG (entsprechen ca. 20 mg ED); ca. 10-mal so stark wie Strychnin*; führt noch in einer Verd. von 1:100 000 zu rasch einsetzender motor. Lähmung. Vgl. Schlangengift-Immunsera; Zootoxine.

**Schlangengift-Immunsera:** Schlangengiftsera; Immunsera* gegen die antigen wirkenden Toxine* aus Schlangengiften*; die meisten Sch. sind Mischsera, die bei Bissen der in bestimmten Regionen registrierten Schlangen wirksam sind, z.B. Schlangengift*-Immunserum (Europa), Schlangengift-Immunserum (Nordamerika); **Gew.:** aus dem Serum von Tieren (z.B. Pferden), die gegen die Gifte immunisiert wurden; **Anw.:** meist i.m. Injektion der körperwarmen Flüss.; bei bereits vorliegenden Intoxikationssymptomen i.v. Applikation; Dos. für Kinder u. Erwachsene: 20 mL bei sofort einsetzender Therapie, bei verzögerter Therapie od. vorliegenden Intoxikationssymptomen: 40–60 mL (ggf. mehr); **UAW:** allerg. Reaktionen, möglichst Feststellung/Ausschluss einer Sensibilisierung gegen Pferdeproteine, z.B. bei Schlangengift-Immunserum (Europa), vor Applikation; **Gesch.:** Die antigene Wirk. von Schlangengiften (i.S. der Immunologie*) wurde erstmals von Calmette (Bakteriologe, Paris 1863–1933) nachgewiesen.

**Schlangengift-Immunserum (Europa):** Immunoserum contra venena viperarum europaearum Ph.Eur.6; Immunserum* mit antitox. Antikörpern, die das Schlangengift* mehrerer europäischer Vipernarten (Vipera ammodytes, Vipera aspis, Vipera* berus, Vipera ursinii) neutralisieren können; polyvalente Mischung versch. Seren; s. Schlangengift-Immunsera.

**Schlangenholz:** s. Rauvolfia serpentina.

**Schlangenkraut:** s. Lycopodium clavatum.

**Schlangenkürbis:** s. Trichosanthes kirilowii.

**Schlangenwurz:** s. Dracunculus vulgaris.

**Schlangenwurzel:** s. Polygonum bistorta (Rhizoma Bistortae).

**Schlangenwurzel, Amerikanische:** s. Actaea racemosa (Cimicifugae rhizoma).

**Schlangenwurzel, Indische:** s. Rauvolfia serpentina (Rauwolfiae radix).

**Schlangenwurzel, Kanadische:** s. Asarum canadense.

**Schlangenwurzel, Virginische:** s. Aristolochia serpentaria (Radix Serpentariae virginianae).

**Schlauchpilze:** s. Pilze (Ascomycota).

**Schlauchpumpe:** Pumpe, auch zum genauen Dosieren von Flüss. geeignet; **Förderprinzip:** ein bogenförmig aufgespanntes Schlauchstück wird durch ein entspr. geformtes, rotierendes Quetschrad an aufeinanderfolgenden Stellen abgequetscht; die Abquetschungen wandern den Schlauch entlang, wobei die zw. ihnen liegende Flüss. weitertransportiert wird; die Förderleistung wird über die Drehzahl des Quetschrads eingestellt. **Anw.:** in der Chromatographie* u. der instrumentellen Analytik häufig verwendet, da sie sehr genau arbeitet u. prakt. keine Probleme mit Undichtigkeiten u. Kontamination durch das Schlauchmaterial auftreten. Vgl. Spritzenpumpe.

**Schlauchwürmer:** s. Nemathelminthes.

**Schlechtendalia sinensis:** s. Gallae chinenses et japonicae.

**Schlehdorn:** s. Prunus spinosa.

**Schlehdornfrüchte:** s. Prunus spinosa (Pruni spinosae fructus).

**Schlehe:** s. Prunus spinosa.

**Schleierkraut:** s. Gypsophila-Arten.

**Schleifenblume, Bittere:** s. Iberis amara.

**Schleifendiuretika:** s. Diuretika.

**Schleim:** s. Mucilago.

**Schleimdrogen:** Arzneidrogen, die wegen ihres Gehalts an Pflanzenschleimen (s. Schleimstoffe) in der Heilkunde eingesetzt werden (s. Tab.); um die Qualität von S. zu beurteilen, ist von der Ph.Eur. die Bestimmung der sog. Quellungszahl* vorgeschrieben; **Wirk.:** viele S. besitzen antiphlogistische* Eigenschaften; **Anw.:** äußerl. bei Geschwüren, Furunkeln u.a.; innerl. als Laxanzien*, Antidiarrhoika* (bei entzündeter Darmschleimhaut; niedrige Dos.) u. bei entzündl. Erkrankungen des Rachens u. Magen-Darm-Trakts.

**Schleime:** s. Schleimstoffe.

**Schleimhaut:** Tunica mucosa, Mukosa; die das Innere von Hohlorganen auskleidende Schicht; wird durch Drüsensekrete feucht gehalten; besteht aus Epithelgewebe* u. der darunter gelegenen bindegewebigen Lamina propria. Die Sch. des Magen-Darm-Trakts wird durch eine bes. Muskelschicht (Lamina muscularis mucosae) von der Submukosa getrennt.

**Schleimpilze:** s. Myxomyzeten.

**Schleimsäure:** D-Galactarsäure; 2,3,4,5-Tetrahydroxyadipinsäure; $HOOC(CHOH)_4COOH$; $M_r$ 210.14; Schmp. ca. 250 °C; Aldarsäure*, die z.B. aus Lactose* entsteht.

**Schleimsalben:** Hydrogelsalben mit bes. schleimiger Konsistenz; s. Hydrogele.

**Schleimstoffe:** **1. tierische Schleime:** zum Schutz von Haut u. Schleimhäuten ausgeschiede-

S

**Schleimdrogen**
Beispiele

| Pflanze | Droge | Anwendung (beispielhaft) |
|---|---|---|
| Althaea* officinalis | Althaeae radix und Althaeae folium | Hustenmittel, auch äußerlich |
| Cetraria-Arten, z. B. Cetraria* islandica | Lichen islandicus | Hustenmittel |
| Cyamopsis* tetragonoloba | Guar | Verdickungsmittel |
| Linum* usitatissimum | Lini semen | Laxans |
| Malva* sylvestris | Malvae sylvestris flos und Malvae folium | Hustenmittel |
| Plantago* lanceolata | Plantaginis lanceolatae folium | Hustenmittel |
| Plantago* afra | Psylli semen | Laxans |
| Plantago* ovata | Plantaginis ovatae seminis tegumentum | Laxans |
| Rotalgen* | Carrageen* | Hustenmittel, Galenik |
| Tilia* cordata | Tiliae flos | Hustenmittel |
| Trigonella* foenum-graecum | Trigonellae foenugraeci semen | Hustenmittel, auch äußerlich |
| Tussilago* farfara | Farfarae folium | Hustenmittel |
| Verbascum*-Arten | Verbasci flos | Hustenmittel |

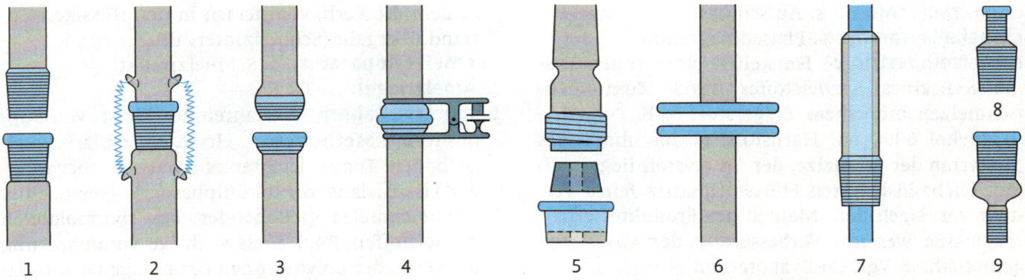


**Schliffe:** 1: Kern (oben) u. Hülse (unten) einer Kegelschliffverbindung; 2: Kegelschliffverbindung NS 29/32, mit Spiralfedern gesichert; 3: Kugel (oben) u. Schale (unten) einer Kugelschliffverbindung; 4: Kugelschliffverbindung KS 35, mit Klemme gesichert; 5: Kugelschliff mit Schraubdichtung; 6: Planschliff; 7: Zylinderschliff; 8 u. 9: Übergangsstücke NS 29/32 zu NS 14.5/23

ne Glykoproteine; Best. z. B. des Speichels od. des Magensafts sowie von Knorpel, Sehnen, Haut u. Serum; **2. pflanzliche Schleime:** Heteropolysaccharide (vgl. Polyuronide); charakterist. für die Ordnung Malvales (in fast allen Organen), Liliales u. Orchidales (in unterird. Organen) sowie Fabales (im Endosperm*, s. Leguminosenschleim); häufig in Samenschalen (z. B. Fam. Brassicaceae, Plantaginaceae u. Linaceae), außerdem in Algen (z. B. Carrageen*); vgl. Schleimdrogen.

**Schlempe:** Bez. für die bei der Hefeproduktion abgetrennten Reststoffe (Hefeschlempe), die bei der Destillation anfallenden Maischen (Melasse-, Getreide-, Kartoffelschlempe) u. die bei der Whiskyproduktion entstehenden Rückstände (Whiskyschlempe); diese sog. Dünnschlempen enthalten (mit Ausnahme der vergorenen Stärke) alle Nährstoffe des Rohmaterials (Stärkereste, Eiweiß, Fett, Rohfasern, Mineralstoffe); durch Aufkonzentrierung wird sog. Dickschlempe gewonnen; **Verw.:** Futter- u. Düngemittel, in Biogasanlagen. Vgl. Ethanol.

**Schlesinger-Reagenz:** s. Zinkacetatlösung, ethanolische.

**Schließfrucht:** s. Fruchtformen.

**Schließmuskel:** Sphinkter.

**Schließzellen:** (bot.) chlorophyllhaltige Zellen der Spaltöffnungsapparate, die das Öffnen u. Schließen der Spaltöffnungen* bewirken.

**Schliffe:** Glasschliffe; geschliffene Teile von gläsernen Laborgeräten, die eine wieder lösbare Verb. zw. 2 Glasgeräten erlauben; **Formen:** s. Abb.; **1.** Kegelschliff; **2.** Kugelschliff, v. a. bei Vakuumapparaturen, leicht lösbar; **3.** Planschliff, z. B. beim Exsikkator*; **4.** Zylinderschliff, z. B. bei KPG-Rührverschlüssen. Es werden v. a. genormte Kegelschliffe (Normschliffe, Abk. NS), bestehend aus Hülse (sog. Mantelschliff) u. Kern (sog. Kernschliff), verwendet. Größter Schliffdurchmesser u. die Schlifflänge werden bei NS durch 2 Zahlen charakterisiert (gebräuchl. z. B. NS 29/32, NS 14.5/23, NS 19/26). Versch. Schliffweiten lassen sich durch Übergangs- od. Reduzierstücke verbinden. Zur Verhinderung eines Festsetzens werden versch. **Schmiermittel**, z. B. Vaseline (Vaselinum*) od. Ramsay*-Fett, verwendet. Die Verw. von Kapsenbergschmiere ist obsolet. Alternativen: v. a. Schmiermittel auf Siliconbasis od. Verw. von Rührverschlüssen, die keine Schmierung benötigen. Zur Sicherung von Schliffverbindungen werden u. a. kleine Spiralfedern od. Federklemmen eingesetzt. Vgl. Abdichten von Glasschliffen.

**Schlippe-Salz** (Carl Friedrich von Sch., Apotheker, Berlin, 1799–1874): Natriumsulfantimonat, Natriumthioantimonat; CAS-Nr. 10101-91-4; $Na_3SbS_4 \cdot 9\,H_2O$; $M_r$ 481.16; D. 1.86; Schmp. 87 °C; Sdp. 234 °C; gelbe Kristalle, sehr leicht lösl. in Wasser, unlösl. in Ethanol; **Darst.:** Kochen von Antimon* mit Schwefel* u. Natriumcarbonat*; **Anw.:** Darst. von Antimon(V)*-sulfid.

**Schluckauf:** s. Singultus.

**Schlüsselblume:** s. Primula veris.

**Schlussdesinfektion:** von staatl. geprüften Desinfektoren vorgenommene gründl. Desinfektion* des Krankenzimmers; **Technik:** Scheuerdesinfektion*, ggf. mit vorausgehender od. anschließender Formalindampfdesinfektion des Raums.

**Schmalte:** s. Kaiserblau.

**Schmarotzer:** s. Parasiten.

**Schmelzaufschluss:** s. Aufschluss.

**Schmelzdiagramm:** s. Phasendiagramm.

**Schmelzeinbettung:** Herstellen einer festen Dispersion eines Arzneistoffes durch Zusammenschmelzen mit einem Trägerstoff (z. B. Polyethylenglykol 6000 od. Harnstoff) u. anschließendes Erstarren der Schmelze; der Arzneistoff liegt in einer leicht lösl. festen Hilfsstoffmatrix feinst verteilt vor. Nach dem Mahlen des Produktes erhält man eine wesentl. Verbesserung der Lösungseigenschaften. Vgl. Co-Evaporation.

**Schmelzenthalpie:** s. Schmelzwärme.

**Schmelzentropie:** s. Entropie.

**Schmelzerstarrungsgranulat:** feste Arzneizubereitung, die entweder durch Schmelzen u. Schockerstarren, durch Ausgießen u. Zerkleinern od. durch Sprüherstarren in Sprühtürmen hergestellt wird; bevorzugte Hilfsstoffe sind Hartfette od. Wachse; Einsatzgebiete sind Retard- u. Depotarzneiformen. Vgl. Granulieren.

**Schmelzintervall:** s. Schmelzpunkt.

**Schmelzkegel:** s. Seger-Kegel.

**Schmelzpunkt:** Abk. Schmp.; Schmelztemperatur, Fusionspunkt (Abk. Fp., F.); diejenige vom Druck abhängige Temp., bei der ein Stoff in den flüssigen Aggregatzustand übergeht; vgl. Erstarrungspunkt; Angabe in Grad Celsius (°C) od. in Kelvin (K) bei atmosphär. Druck; anstelle des Schmp. sind häufig **Schmelzintervalle** (Temperaturbereich, innerhalb dessen die Substanz schmelzen muss) angegeben; unterhalb der angegebenen Grenze darf keine Tröpfchenbildung eintreten, oberhalb muss die Substanz völlig geschmolzen sein. **Bestimmung:** Konventionsmethode; die Ergebnisse sind von den experimentellen Bedingungen abhängig; **1. Heizmikroskop:** Diese Methode hat neben dem geringen Substanzverbrauch den Vorteil, dass unter dem Mikroskop jedes einzelne Kriställchen während des Schmelzens genau beobachtet werden kann. **2. Kapillarröhrchenmethode:** Ein unten zugeschmolzenes Kapillarröhrchen von ca. 1 mm lichter Weite, in dem sich die zu untersuchende Substanz befindet, taucht in ein Siliconöl-Bad (früher Schwefelsäurebad). Das Bad wird langsam erwärmt u. zum Temperaturausgleich intensiv gerührt. Die Temp., bei der die undurchsichtige Substanz durchsichtig wird u. zu klaren Tröpfchen zusammenfließt, ist als der Schmp. anzusehen. **3. Kofler-Heizbank:** Das von Ludwig Kofler (1891–1951) entwickelte Gerät besteht im Wesentl. aus einem langen, schmalen Metallkörper, auf dem durch eine entspr. gesteuerte elektr. Heizung ein Temperaturgefälle erzeugt wird. Auf der Heizbankoberfläche fällt die Temp. von 270 bis 50 °C annähernd linear ab. Zur Bestimmung eines Schmp. wird die Substanz unmittelbar auf die Oberfläche der Heizbank aufgebracht. Schon nach wenigen Sek. sieht man bei reinen Substanzen zw. der festen u. der flüssigen Phase eine scharfe Grenze, auf die der Zeiger der Ablesevorrichtung eingestellt wird. Die Schmelzpunktbestimmung auf der Heizbank erlaubt die unmittelbare Bestimmung eines Sofortschmelzpunktes u. gleichzeitig eine empfindl. Prüfung der Reinheit. Verunreinigte Substanzen erkennt man an einem mehr od. weniger breiten Intervall, in dem die Verb. vom festen in den flüssigen Zustand übergeht (Schmelzintervall).

**Schmelztemperatur:** s. Schmelzpunkt.

**Schmelztiegel:** s. Tiegel.

**Schmelzverfahren:** Verfahren zur Herst. von Suppositoria*; **Methoden: 1.** Herst. einer Klarschmelze (höhere Temp., leichter zu erreichen, aber weniger viskos, längere Abkühlphase); **2.** Herst. einer Cremeschmelze (schonender bei thermolabilen Arzneistoffen; 34.5 °C als wichtige Voraussetzung bei Verw. der polymorphen Grundlage Oleum Cacao). Zur Auswahl einer der Methoden wird die Möglichkeit einer unterschiedl. Verteilung des Arzneistoffes (Sedimentation in der klar geschmolzenen Zäpfchengrundmasse bei Suspensionszäpfchen, homogene Verteilung in Lösungszäpfchen) u. dessen Verhalten (z. B. Polymorphie*, chem. Stabilität) in der Grundmasse berücksichtigt.

**Schmelzwärme:** **1.** Schmelzenthalpie; diejenige Wärmemenge, die erforderl. ist, um eine feste Substanz zum Schmelzen zu bringen; die gleiche Wärmemenge wird beim Erstarren der flüssigen Substanz wieder frei u. wird dann als **Erstarrungswärme** bezeichnet. **2.** spezifische S.: die auf die Masse bezogene S.; SI*-Einheit J/kg. **3.** molare S.: die auf die Stoffmenge bezogene S.; SI*-Einheit J/mol.

**Schmerz:** Dolor; unangenehmes Sinnes- u. Gefühlserlebnis, das mit aktuellen od. potentiellen Gewebeschädigungen verknüpft ist od. mit Begriffen solcher Schädigungen beschrieben wird (Definition der International Association for the Study of Pain, IASP); komplexe Sinneswahrnehmung unterschiedl. Qualität (z. B. stechend, ziehend, brennend, drückend), die in chron. Form eigenständigen Krankheitswert erlangt (chron. Schmerzsyndrom); **Formen: 1.** Nozizeptorenschmerz: **a)** Entzündungsschmerzen: beruhen auf der Erregung von spezialisierten Schmerz*-Sensoren u. Weiterleitung der Impulse an das ZNS, wobei chem. Entzündungs- bzw. Schmerzmediatoren stark erregungsfördernd mitwirken; z. B. Schmerzen bei entzündl. Erkrankungen wie rheumatoider Arthritis*, Polyarthritis*, Appendizitis*, Pankreatitis*, Zahnschmerzen, Wundschmerz; **b)** spastische Sch.: beruhen auf der Erregung von Schmerz-Sensoren durch übermäßige Kontraktion der glatten Muskulatur innerer Organe; dabei können eine Vielzahl von Auslösemechanismen mitwirken, z. B. mechan. Irritation eines Hohlorgans (Kolik durch Gallenstein), tox. Substanzen (chron. Gastritis*), Ischämie* (ischäm. Kolitis*), Nahrungsmittelallergie, Infektion, übersteigerte Reflexe des enteralen Nervensystems (Reizdarmsyndrom); **2.** neuropathische Sch.: Nervenschmerzen, auch Neuralgie: beruhen auf Irritation od. Schädigung des peripheren od. zentralen Nervensystems ohne Beteiligung von Schmerz-Sensoren; z. B. Amputationsschmerzen (Phantomempfinden), Trigeminusneuralgie*, Schmerzen bei Engpasssyndromen wie Karpaltunnelsyndrom od. Bandscheibenvorfall, Schmerzen bei Polyneuropathien (Diabetes* mellitus), Schmerzen nach Rückenmarkverletzungen; **3.** Sch. inf. funktioneller Störungen: Fehlregulationsschmerzen; beruhen auf einer unangemessenen Funktion eines physiol. od. biochem. Regulationssystems, z. B. unangepasste motor. Steuerung der Skelettmuskulatur (Hartspann, Schmerzen bei Fehlhaltung), Fehlfunktion des sympath. Nervensystems (komplexe regionale Schmerzsyndrome, Ischämie durch Vasospasmus), Fehlregulation von Neurotransmitterwirkungen auf die Gehirngefäße (Migräne*); **4.** somatoforme Sch.: als körperl. Ausdrucksform unbewältigter psych. od. psychosozialer Probleme (z. B. Migräne nach psych. Belastung); beim Somatisierungsprozess können Mechanismen der Fehlregulation (z. B. psych. ausgelöste Muskelverspannung) mitwirken. Schmerzen können auch begünstigt werden, wenn durch die Schmerzäußerung soziale Vorteile zu erwarten sind (sekundärer Krankheitsgewinn i. S. einer operanten Konditionierung); z. B. kindl. Bauchschmerzen zur Sicherung der mütterl. Aufmerksamkeit od. durch ärztl. Zuwendung gestützte Schmerzen; **Ther.:** Schmerztherapie*; auch psychosoziale Einflüsse können schmerzverstärkend od. chronifizierend wirken u. sind zu berücksichtigen.

**Schmerz-Rezeptoren:** s. Schmerz-Sensoren.

**Schmerz-Sensoren:** Nozizeptoren; veraltet Schmerz-Rezeptoren; freie Nervenendigungen, deren Reizung zur Schmerzempfindung führt; durch eine (unimodale Sch.-S.) od. versch. (polymodale Sch.-S.) Qualitäten (z. B. thermische, mechanische bzw. chemische Reize) erregbare Sensoren* in Haut, Muskulatur, Bändern, Sehnen, Hohlorganen u. a., deren Aktivierung Signalcharakter i. S. des Einwirkens einer Noxe hat; die Reizschwelle der Sch.-S. liegt deutlich höher als bei Sensoren, die durch vergleichbare Reizqualitäten erregt werden (z. B. Mechanosensoren*). Sch.-S. adaptieren bei anhaltendem Reiz nicht od. nur langsam. Wichtige Mittler bei der Erregung der Sch.-S. sind Mediatorsubstanzen*, v. a. Prostaglandine*, Bradykinin* u. Serotonin*, die wie lokale Hypoxie, Absinken des pH-Werts od. Änderungen der Elektrolytkonzentrationen auch sensibilisierend wirken. Vgl. Nozizeption.

**Schmerzstoffe:** s. Schmerz.

**Schmerztherapie:** Sammelbez. für therap. Verfahren zur Beeinflussung akuter u. chron. Schmerzen* (Analgesie*); **Formen: 1.** kausal od. palliativ (nach exakter Diagnose des Schmerzes) mit dem Ziel der Schmerzaufhebung bzw. -reduktion; **2.** Beseitigung nervöser od. neurohumoraler Fehlregulationen, v. a. einer sympath. Fehlsteuerung mit Selbstunterhaltung chron. Schmerzen; **3.** symptomat.: **a)** Verringerung der Erregung von Schmerz*-Sensoren; **b)** Nervenblockade; **c)** Hemmung der zentralnervösen Verarbeitung der Schmerzinformation; **d)** Beeinflussung des Schmerzerlebnisses; **Verfahren:** in Kombination u. unter Dokumentation der subjektiven Wirksamkeit durch Führen eines Schmerztagebuchs durch den Patienten; u. a. **1.** (pharmak.) v. a. Analgetika* (z. B. enteral od. parenteral), auch Spasmolytika*, zentrale Muskelrelaxanzien*, Calcium*-Antagonisten, Beta*-Rezeptoren-Blocker, Antikonvulsiva* sowie Psychopharmaka* (bes. Antidepressiva*); **2.** (anästhet.) therap. Lokalanästhesie*, bes. zentrale Leitungsanästhesie*; **3.** neurochirurg. Verf.: z. B. Thermokoagulation, Hinterstrangstimulation; **4.** physik. bzw. radiologisch; **5.** Elektrostimulationsanalgesie (Nervenstimulation mit elektr. Strom); **6.** Akupunktur; **7.** (psychol.) z. B. Biofeedback, Verhaltenstherapie.

**Schmetterlingsblüte:** s. Blüte (Blütenformen).

**Schmetterlingsblütler:** s. Fabaceae.

**Schmidlin-Bergman-Wilsmore-Reaktion:** Bildung von Keten* aus Aceton* durch therm. Zers. bei 500–750 °C (s. Abb.); als weiteres Produkt entsteht Methan*. Die Reaktion verläuft nach einem radikal. Mechanismus.

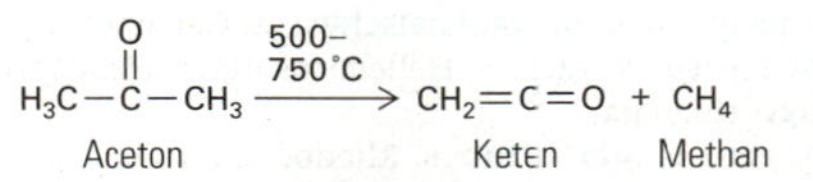


**Schmidlin-Bergman-Wilsmore-Reaktion**

**Schmidt-Reaktion:** Methode zur Synthese von Aminen*, Nitrilen* bzw. Carbonsäureamiden* durch Umsetzung von Carbonsäuren*, Aldehyden* bzw. Ketonen* mit Stickstoffwasserstoffsäure u. Schwefelsäure* als Katalysator (s. Abb.).

**Schmiermittel:** Lubricans; Antiadhäsionsmittel; erniedrigen die interpartikuläre Reibung u. setzen die Gleitreibung Metall/Metall u. Metall/Tablettiergut herab. Dadurch erleichtern sie auch das Ausstoßen der Tablette aus der Matrize. Die Schmierwirkung beruht auf einer bes. Materialstruktur, die unter Druck ein leichtes Verschieben der Schichten od. Ausbildung eines Films ermöglicht. Eingesetzt werden u. a. 2-wertige Metallseifen (z. B. Magnesiumstearat*), höhere Fettalkohole (bei beiden u. U. Behinderung des Zerfalls durch Hydrophobisierung), Talk, höhermolekulare Polyethylenglykole.

S

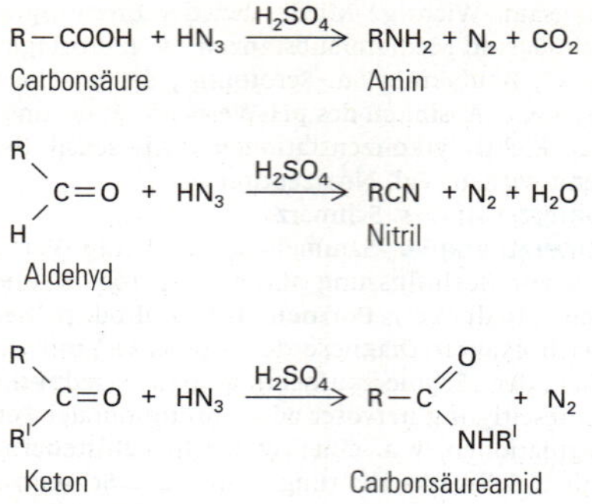


**Schmidt-Reaktion**

**Schmiermittel für Glasschliffe:** s. Schliffe.

**Schminkwurz:** s. Alkanna tuberculata.

**Schmirgel:** Lapis Smiridis; natürl. Aluminiumoxid*, Abart des Korund; nach dem Diamant das härteste Mineral; **Vork.:** Lagerstätten auf Naxos u. Samos sowie in Spanien, Portugal, Sachsen; **Anw.:** (techn.) Schleifmittel.

**Schmp.:** Abk. für **Schmelzpunkt***.

**Schmuckdrogen:** s. Schönungsmittel.

**Schneckensirup:** s. Arion empiricorum (Anw.).

**Schneckenvertilgungsmittel:** s. Molluskizide; Schädlingsbekämpfungsmittel.

**Schneeball:** **1.** Gemeiner Schneeball (s. Viburnum opulus); **2.** Amerikanischer Schneeball (s. Viburnum prunifolium).

**Schneeballbaumrinde, Amerikanische:** s. Viburnum prunifolium (Cortex Viburni prunifolii).

**Schneebeere:** s. Symphoricarpos albus.

**Schneebeerenbaum:** s. Chiococca alba.

**Schneebeerenwurzel:** s. Chiococca alba (Radix Caincae).

**Schneeflockenbaum, Virginischer:** s. Chionanthus virginicus.

**Schneeglöckchen:** s. Amaryllidaceae.

**Schneeglöckchen, Kaukasisches:** s. Galantamin.

**Schneerosenwurzel:** s. Helleborus niger (Hellebori nigri rhizoma).

**Schneerose, Sibirische:** s. Rhododendron chrysanthum.

**Schnullerthermometer:** s. Fieberthermometer.

**Schnupfen:** s. Rhinitis.

**Schnupfenmittel:** s. Rhinologika.

**Schnupftabak:** s. Niesmittel.

**Schnurbaum, Japanischer:** s. Sophora japonica.

**Schnurbaumknospen:** s. Sophora japonica (Flores Sophorae).

**Schnurbaumwurzel:** s. Sophora flavescens.

**Schock, anaphylaktischer:** distributiver Schock (Volumenverteilungsstörung durch generalisierte Vasodilatation) infolge (max.) Allergie* vom Typ I (IgE-vermittelt); **Pathogenese:** durch allergenspezif. IgE-Antikörper ausgelöste Freisetzung gefäßaktiver Mediatorsubstanzen* aus basophilen Granulozyten u. Mastzellen, dadurch Kapillardilatation, Venenspasmus u. arterielle Hypotonie*, Abnahme des Herzminutenvolumens, Bronchospasmus, Angioödem, Larynxödem, Konvulsionen, u. U. Herz-Kreislauf- u. Atemstillstand; **Ther.:** sofortige Beendigung der Allergenzufuhr sowie i. v. Applikation von Adrenalin* (ggf. zusätzl. inhalativ), Glucocorticoid* (Prednisolon*), Antihistaminika* (Histamin*-$H_1$- u. Histamin*-$H_2$-Rezeptoren-Blocker: meist Clemastin* u. Ranitidin*) u. ggf. Theophyllin* (evtl. Terbutalin*).

**Schöllkraut:** s. Chelidonium majus.

**Schöllkraut, frisches:** s. Chelidonium majus (Herba Chelidonii recens).

**Schöllkrautwurzel:** s. Chelidonium majus (Radix Chelidonii).

**Schöniger-Methode:** Verfahren zur Bestimmung von Schwefel* u. Halogenen* in org. Substanzen; **Anw.:** nach Ph.Eur.6 z. B. Bestimmung von Schwefel in Heparin-Calcium u. Heparin-Natrium u. zur Gehaltsbestimmung von Levothyroxin-Natrium; **Durchführung:** Die Substanz, die sich in einem geeigneten Filterpapier befindet, wird an einem Glasstopfen eines Erlenmeyerkolbens (500 mL) aus Borosilikatglas, der einen Substanzhalter trägt, befestigt. Anschließend wird der Kolben, der bereits Wasser od. eine geeignete Lsg. zur Absorption* der Reaktionsprodukte enthält, mit Sauerstoff befüllt. Das Filterpapier wird entzündet u. mit Hilfe des Glasstopfens in den Kolben eingebracht, der während der Verbrennung verschlossen zu halten ist. Die nach dem Aufschluss in der Absorptionslösung befindl. Halogenide od. der als Sulfat vorliegende Schwefel werden auf übl. Weise quantitativ bestimmt: z. B. **1.** Schwefel: durch Titration des entstandenen Sulfats mit Bariumperchlorat; **2.** Chlor: die Verbrennungsprodukte werden in 1 n NaOH-Lsg. absorbiert u. nach Zusatz von Salpetersäure, 0.1 n Silbernitrat-Lsg. u. Ammoniumeisen(III)sulfat in Gegenwart von 1 mL Nitrobenzol mit Ammoniumthiocyanat titriert; ähnl. Verfahren bei der Bestimmung von Brom.

**Schoenocaulon officinale** (Cham. et Schlechtend.) A. Gray**:** Veratrum officinale, Sabadilla officinarum, Sabadilla officinalis; Sabadilla; Fam. Melanthiaceae; nördl. Südamerika; Stpfl. von **Semen Sabadillae:** Sabadillsamen, Läusesamen; längl.-lanzettartige, unregelmäßig-kantige, braunschwarz glänzende Samen, 5–9 mm lang, bis 2 mm dick, Geschmack der geruchlosen Samen anhaltend scharf u. bitter; das braune Pulver löst Niesreize aus; **Inhaltsst.:** Steroidalkaloide (Veratrum*-Alkaloide, ca. 1–5 %); ferner Veratrumsäure*, Cevadinsäure sowie fettes Öl; **Anw.:** (volkstüml.) früher z. B. gegen Läuse (Acetum Sabadillae, Läuseessig DAB). **Hom.:** Schoenocaulon officinale (HAB), Sabadilla: reife Samen (mind. 3.5 % Cevadin); verordnet z. B. bei Heufieber, Fließschnupfen.

**Schönungsmittel:** Schmuckdrogen; Drogen mit geringen od. keinen Wirkstoffen, die als Best. einer Teemischung diese bunt erscheinen lassen, z. B. Kornblumen (s. Centaurea cyanus, Cyani flos) od. Gelbe Katzenpfötchen (Helichrysum* arenarium).

**Schöterich, Bleicher:** s. Erysimum crepidifolium.

**Schöterichkraut:** s. Erysimum crepidifolium (Herba Erysimi).

**Schokolade:** s. Theobroma cacao (Semen Cacao).

**Schopflavendel:** s. Lavandula stoechas.

**Schote:** s. Fruchtformen.

**Schotenpfeffer:** s. Capsicum annuum (Fructus Capsici).

**Schotten-Baumann-Reaktion:** Methode zur Herst. von Carbonsäureestern* aus Alkoholen*, Phenolen*, Aminen* od. Aminosäuren* mit Carbonsäurehalogeniden* in wässriger Natronlauge* (s. Abb.).

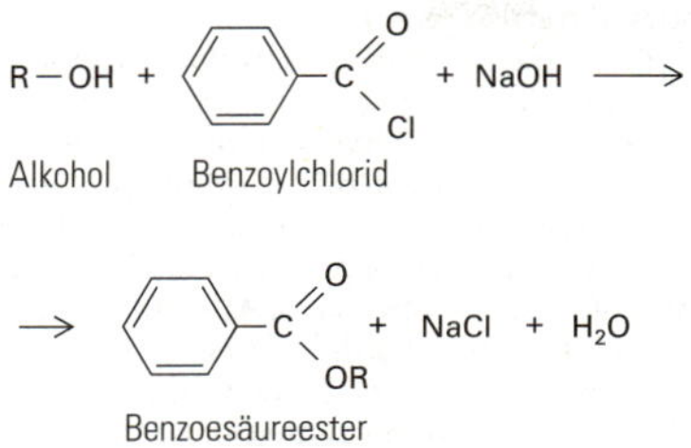


**Schotten-Baumann-Reaktion:** Bildung eines Benzoesäureesters als Beispiel

**Schraubel:** s. Blütenstand.

**schraubig:** s. Blattstellung.

**Schreckenklapperschlange, Südamerikanische:** s. Crotalus durissus terrificus.

**Schrittmacher:** s. Herzschrittmacher.

**Schrödinger-Gleichung:** fundamentale Gleichung der Quantenmechanik*, die grundlegend für die Theorie des Atombaus sowie für die elektron. Struktur von Molekülen* ist; hat für die Quantenmechanik die gleiche zentrale Bedeutung wie die Newton-Bewegungsgleichung in der klass. Mechanik. Die mathemat. Behandlung der Elektronenstruktur des Wasserstoffatoms erfolgte erstmals 1926 durch den Wiener Physiker Erwin Schrödinger (Nobelpreis 1933). Komplexere Systeme sind nicht mehr analyt. lösbar; Näherungslösungen hierfür zu finden ist Aufgabe der Quantenchemie*. Die nur von den Ortskoordinaten der Teilchen abhängige Wellenfunktion* ist Eigenfunktion der zeitunabhängigen Sch.-G.:
$H\Psi = E\Psi$ (Kurzform)
Die Anw. des Hamilton-Operators H auf die Wellenfunktion $\Psi$ liefert die Gesamtenergie E (potentielle u. kinet. Energie) multipliziert mit der Wellenfunktion eines betrachteten Systems. $\Psi$ kann als stehende Welle aufgefasst werden u. muss, um sinnvolle Lösungen zu ergeben, im Definitionsbereich endlich u. differenzierbar sein. Sie weist in Abhängigkeit ihres Schwingungszustandes Knotenebenen auf (s. Orbital).

**Schrumpffolie:** s. Recken.

**Schrumpfkapseln:** s. Polyvinylidenchlorid.

**Schrumpfleber:** s. Leberzirrhose.

**Schüttdichte:** s. Dichte von Pulvern.

**Schüttelmixtur:** s. Lotiones; Suspensionen.

**Schüttelpinselungen:** s. Suspensionen.

**Schüttvolumen:** s. Dichte von Pulvern.

**Schüttwinkel:** s. Böschungswinkel.

**Schulmedizin:** (engl.) *conventional medicine*; Bez. für die allg. anerkannte u. an den med. Hochschulen gelehrte Medizin* i. S. einer angewandten Naturwissenschaft; vgl. Komplementärmedizin.

**Schuppenborke:** s. Borke.

**Schuppenflechte:** s. Psoriasis.

**Schusserfruchtmark:** s. Gymnocladus dioica (Hom.).

**Schutzgase:** Gase, die eine Inertgasatmosphäre in od. über dem Arzneipräparat schaffen, um dieses vor oxidativen Vorgängen zu schützen (z. B. bei Schweineschmalz*); die am meisten verwendeten Inertgase für die Begasung von Lösungen sind Stickstoff u. Kohlenstoffdioxid*. $N_2$ löst sich nicht sehr gut im Wasser; dies erschwert die Verdrängung von Sauerstoff aus wässrigen Lösungen. Besser geeignet ist $CO_2$, dessen Verw. auf saure Lösungen beschränkt ist u. das schwer lösl. Carbonate bilden kann. $CO_2$ ist schwerer als Luft u. verbleibt deshalb länger in geöffneten Behältnissen. Weitere Schutzmöglichkeiten sind Zugabe von Antioxidanzien* od. Chelatbildnern* u. Aufbewahrung unter Lichtschutz.

**Schutzimpfung:** Erzeugung einer aktiven od. passiven Immunität* zur individuellen u. kollektiven Vorbeugung gegen Infektionskrankheiten; **Formen: 1.** aktive Immunisierung*; Einteilung der Impfstoffe (s. Vakzine) ist mögl. nach Art des applizierten Antigens, wie z. B. vermehrungsfähige Erreger (Lebend-Impfstoffe), abgetötete od. inaktivierte Erreger (Totimpfstoffe) bzw. entgiftete Toxine (Toxoide), od. nach den Formen der Applikation, wie lokale od. parenterale Anwendung. Beispiele: s. Vakzine; **2.** passive Immunisierung* durch Serum von aktiv immunisierten Tieren od. Humanseren od. Immunglobulin*; s. Immunserum; Serumtherapie.

**Schutzkolloide:** lyophile Kolloide als stabilisierender Zusatz für lyophobe Kolloide. Da lyophobe Kolloide nicht od. ungenügend solvatisiert sind u. sich nur durch ihre gleichsinnige elektr. Ladung stabilisieren, sind sie bereits gegenüber kleinen Elektrolytzusätzen empfindl. u. können dann koagulieren. Sie können durch Zusatz von lyophilen Makromolekülen geschützt werden, indem sie von diesen umhüllt werden u. dadurch eine Solvathülle erhalten, die gegen eine Entladung unempfindl. ist. Als Sch. werden Gelatine, lösl. Harze, Eiweißstoffe u. deren Abbauprodukte eingesetzt.

**Schwalbenwurzel:** s. Vincetoxicum hirundinaria (Rhizoma Vincetoxici).

**Schwalbenwurzel, Knollige:** s. Asclepias tuberosa.

**Schwalbenwurzel, Syrische:** s. Asclepias syriaca (Rhizoma Asclepiadis cornuti).

**Schwalbenwurzenzian:** s. Gentiana lutea (Gentianae radix).

**Schwamm:** s. Spongilla lacustris.

**Schwammkohle:** s. Carbo activatus.

**Schwammkürbis:** s. Luffa aegyptiaca.

**Schwammparenchym:** (bot.) lockeres, große Interzellularen* aufweisendes Gewebe im Mesophyll* des Blattes.

**Schwangerschaft:** Graviditas, Gravidität; Zustand der Frau von der Konzeption bis zum Eintritt der Geburt.

**Schwangerschaftserbrechen:** s. Erbrechen.

**Schwangerschaftserkrankungen, hypertensive:** Oberbegriff für hypertensive Erkrankungen, die i. R. einer Schwangerschaft auftreten; häufige geburtshilfl. Komplikation (bei ca. 10 % aller Schwangeren); **Formen: 1.** Gestationshypertonie: transitor. Hypertonie* (diastol. >90 mmHg) ohne

S

Proteinurie; ca. von 20. SSW bis 6 Wochen nach der Geburt; **2.** Präeklampsie: Hypertonie u. Proteinurie* mit od. ohne Ödeme*; **3.** schwere Präeklampsie mit Eklampsie* od. HELLP-Syndrom; **4.** chron. Hypertonie; schon vor 20. SSW nachweisbar; **5.** Pfropfgestose: chron. Hypertonie mit zusätzl. Präeklampsie; **6.** Hypertonie sonstiger Urs.; **Prädisposition:** Erstgebärende, höheres Lebensalter, familiäre Belastung, Präeklampsie in früherer Schwangerschaft, Mehrlingsschwangerschaft, chron. Hypertonie, Nierenerkrankungen, Diabetes* mellitus, Lupus* erythematodes; **Klinik:** bei Blutdruck >180/110 mmHg Gefahr vaskulärer Komplikationen, bei Präeklampsie Gefahr der Eklampsie, des Nierenversagens od. eines HELLP-Syndroms mit tödl. zerebralen Blutungen, Leberruptur u./od. schweren Gerinnungsstörungen (bes. bei vorzeitiger Lösung der Plazenta); beim Fetus Wachstumsretardierung, intrauteriner Fruchttod od. erhöhte perinatale Mortalität; **Ther.:** bes. Blutdrucksenkung; bei Proteinurie proteinreiche Ernährung, bei drohender Eklampsie antikonvulsive Ther., Überwachung des Fetus u. seines Reifegrades zur Beurteilung seiner Gefährdung; evtl. vorzeitige Beendigung der Schwangerschaft.

**Schwangerschaftstest:** immun. Verfahren zum Nachw. einer Schwangerschaft (Antigen*-Antikörper-Reaktionen); Zuverlässigkeit 95 %; **1.** Nachw. von Choriongonadotropin* (Abk. HCG) im Immunoassay, auch mit monoklonalen Antikörpern; bereits vor Ausbleiben der Menstruation positiv; Prinzip auch der käuflichen Sch.; **2.** früher Hämagglutination-Hemmtest (Nachw. mit Anti-HCG-Antikörpern u. HCG-beladenen Hammelerythrozyten) u. Latextest (HCG-beladene Latexpartikel); nicht mehr gebräuchlich.

**Schwanz-Schwanz-Kondensation:** s. Terpene (Biosynthese).

**Schwarzdornblüten:** s. Prunus spinosa (Pruni spinosae flos).

**Schwarzerle:** s. Alnus glutinosa.

**Schwarzfichte:** s. Picea mariana.

**Schwarzfichtenharz:** s. Picea mariana (Resina Abietis nigrae).

**Schwarzkümmel:** s. Nigella sativa.

**Schwarzkümmel, Damaszener:** s. Nigella damascena.

**Schwarzkümmelsamen:** s. Nigella sativa (Semen Nigellae sativae).

**Schwarzkümmel, Türkischer:** s. Nigella damascena.

**Schwarznessel:** s. Ballota nigra; Perilla frutescens var. crispa.

**Schwarznesselkraut:** s. Ballota nigra (Ballotae nigrae herba).

**Schwarzpappel:** s. Populus-Arten.

**Schwarzpulver:** Gemisch aus ca. 75 % Kaliumnitrat*, 15 % Kohlepulver u. 10 % Schwefel*; **Anw.:** (techn.) Zündschnüre, Feuerwerkskörper; als Sprengstoff nur noch selten verwendet.

**Schwarzwasserfieber:** Komplikation bei der Ther. von Malaria* tropica (häufig unter Proph. mit Chinin*); **Sympt.:** intravasale Hämolyse mit folgender Hämoglobinurie, häufig mit letalem Ausgang (Anurie, Koma, Acidose).

**Schwarzwurzel:** s. Symphytum officinale (Symphyti radix); Scorzonera hispanica (Radix Scorzonerae).

**Schwedenbitter:** ethanol. Auszug (Mazerat*), meistens mit Kornschnaps (mind. 40 % Ethanol), aus sog. Schwedenkräutern, einer Mischung vieler verschiedenartiger Drogen wie z. B. Aloe*, Myrrhe (s. Commiphora molmol), Safran (s. Crocus sativus), Sennesblättern (s. Cassia angustifolia, Cassia senna), Eberwurzel (s. Carlina acaulis), Angelikawurzel (s. Angelica archangelica), Campher (s. Cinnamomum camphora), Zitwerwurzel (s. Curcuma zedoaria), Tormentillwurzel (s. Potentilla erecta), Rhabarberwurzel (s. Rheum officinale), Enzianwurzel (s. Gentiana lutea), Lärchenschwamm (s. Fomes officinalis), Muskat (s. Myristica fragrans), Kalmuswurzel (s. Acorus calamus), Bibergeil (s. Castoreum) u. Diptam (s. Dictamnus albus); **Anw.:** (volkstüml.) verdauungsförderndes Mittel u. sog. Allheilmittel.

**Schwefel:** Sulfur, Sulphur; Symbol S; CAS-Nr. 7704-34-9; $A_r$ 32.064; OZ 16; 2-, 4- u. 6-wertiges, bereits im Altertum bekanntes Nichtmetall*; **Vork.:** natürl. in freiem u. in gebundenem Zustand; freier S findet sich hauptsächl. auf Sizilien, in Nordamerika (Louisiana, Texas) u. in Japan (Hokkaido) in mächtigen Lagern; gebunden in Form von Sulfiden, z. B. in Eisen- u. Kupferkies, Bleiglanz, Zinkblende, in Form von Sulfaten, u. a. Gips ($CaSO_4 \cdot 2\,H_2O$), Anhydrit ($CaSO_4$), Bittersalz ($MgSO_4 \cdot 7\,H_2O$), Kieserit ($MgSO_4 \cdot H_2O$), Schwerspat ($BaSO_4$), Glaubersalz ($Na_2SO_4 \cdot 10\,H_2O$); org. gebunden als Best. der Eiweißstoffe im Pflanzen- u. Tierreich sowie in Stein- u. Braunkohle. **Schwefelbakterien** (Thiobakterien) sind imstande, den bei der Eiweißfäulnis gebildeten Schwefelwasserstoff* ($H_2S$) zu oxidieren u. den gebildeten Sch. in ihrem Organismus abzulagern. **Gew.:** **1.** bergmännisch durch Abbau der riesigen Schwefellager (Solfatare auf Sizilien); **2.** Durch Ausschmelzen in Meilern u. Ringöfen (sog. calcaroni u. forni) u. anschließende Reinigung durch Destillation werden die **Schwefelblüte** (Sulfur sublimatum, Flores Sulfuris) u. der **Stangenschwefel** (Sulfur in baculis) gewonnen. **3.** Verfahren nach Frasch, in dem der Sch. durch Einleiten von überhitztem Wasserdampf in die Schwefellager geschmolzen u. durch Druckluft in eisernen Röhren hochgepresst wird (Verfahren in Louisiana u. Texas); **4.** Oxidation von $H_2S$ der Kokerei- u. Erdgase (Claus-Verfahren) od. von künstl. aus Erdalkalisulfaten hergestelltem $H_2S$; **5.** aus $SO_2$-haltigen Röstgasen durch Reduktion mit Koks; **Formen:** Sch. tritt in mehreren allotropen Modifikationen auf: **1. rhombischer** Sch.: α-Sch.; gewöhnlicher, natürl. Sch.; D. 2.06; nichtplanare, ringförmige $S_8$-Moleküle (Cyclooctaschwefel), die über dem Schmp. instabil sind; kommt in gelben Brocken od. Stangen in den Handel; verbrennt an der Luft mit blauer Flamme zu stechend riechendem Schwefeldioxid* ($SO_2$); schlechter Leiter für Wärme u. Elektrizität; wird beim Reiben mit Leder od. Wolle negativ elektr. geladen; leicht lösl. in Schwefelkohlenstoff* ($CS_2$), wenig lösl. in Ethanol, Benzol, unlösl. in Wasser; geht bei 95.6 °C in monoklinen Sch. über; **2. monokliner** Sch.: β-Sch.; nichtplanare, ringförmige

$S_8$-Moleküle (Cyclooctaschwefel), die über dem Schmp. instabil sind; schmilzt bei 119 °C zu einer leichtbewegl., hellgelben Flüss. (γ-Sch.), die oberhalb 160 °C dunkelgelb u. zähflüssig wird (μ-Sch.); oberhalb 250 °C nimmt die Viskosität wieder ab, die Schmelze färbt sich rot u. wird bei 400 °C wieder dünnflüssig; Sdp. 444.6 °C; leicht lösl. in $CS_2$; **3. plastischer, amorpher** Sch.: μ-Sch.; braungelbe Masse, entsteht beim Abschrecken (Eingießen von geschmolzenem Sch. in kaltes Wasser); unlösl. in $CS_2$; wandelt sich beim Stehenlassen wieder in α-Sch.; **Anw.: 1.** (techn.) Herst. von $SO_2$, Schwefelsäure* ($H_2SO_4$), $CS_2$, von Schwefelsalzen, Feuerwerkskörpern, Schießpulver, Zündhölzern, zum Bleichen, Vulkanisieren des Kautschuks*, Desinfizieren von Fässern (sog. Schwefeln), Vernichtung von Ungeziefer ($SO_2$-Dämpfe) sowie in großem Umfang zur Pflanzenschädlingsbekämpfung; **2.** (med.) obsolet; früher innerl. als Laxans (s. Pulvis Liquiritiae compositus), zur Reizkörpertherapie*, äußerl. bei Hauterkrankungen (Akne, Mykosen), Ekzemen, bes. Krätze (s. Unguentum contra scabiem); **Nachw.:** Schwefelverbindungen (Sulfite, Sulfate, Thiosulfate): **1.** Heparprobe: Probe mit etwas pulverisiertem Natriumcarbonat* (Soda) auf Kohle mit dem Bunsenbrenner schmelzen, nach dem Erkalten auf Silber* bringen u. einige Tr. Wasser hinzufügen; bei Vorhandensein von Sch. bildet sich ein brauner bis schwarzer Fleck von Silbersulfid ($Ag_2S$), mit Säuren entwickelt die Sodaschmelze $H_2S$. **2.** Fügt man zur alkal. Lsg. der Sodaschmelze Nitroprussidnatrium*-Lsg., entsteht eine blauviolette Färbung. **Sulfur ad usum externum:** Ph.Eur.6; Sch. zum äußerl. Gebrauch; Teilchengröße ca. 20 μm, max. 40 μm. **Sulfur (depuratum):** Sulfur lotum; (gereinigter) Sch., gewaschener Sch., gewaschene Schwefelblumen; feines, gelbes, geruch- u. geschmackloses Pulver; Schmp. 118–120 °C; verflüchtigt sich beim weiteren Erhitzen; unlösl. in Wasser u. org. Lösungsmitteln, etwas lösl. in $CS_2$; in Alkalihydroxid-Lsg. bilden sich unter Erwärmung Polysulfid* u. Thiosulfat*; **Off.:** DAB, ÖAB, Ph.Helv.. **Sulfur dispersissimum:** durch Mahlen erhaltener, feinverteilter Sch., Schwefelmilch, Lac sulfuris; Eigenschaften wie Sulfur praecipitatum. **Sulfur praecipitatum:** gefällter Sch.; Schmp. 118–120 °C; feines, gelbes, geruchloses u. geschmackloses Pulver, fast vollständig lösl. in $CS_2$; **Off.:** DAB, ÖAB. **Sulfur colloidale:** kolloidaler Sch., mit Eiweiß als Schutzkolloid; grauweißes Pulver, in Wasser zu einer milchähnl. Flüss. kolloid lösl.; **Sulfur griseum:** Sulfur caballinum; grauer Sch., Roßschwefel; erdehaltige Rückstände der Sublimate des Rohschwefels, die nur geringe Mengen Sch. enthalten. **Sulfur in baculis:** Sulfur fusum, Sulfur citrinum; Stangenschwefel; **Anw.:** (techn.) bes. zum Desinfizieren u. Bleichen (durch Anbrennen, Erzeugung von $SO_2$). **Sulfur in filis:** Schwefelfaden, Schwefelband; in geschmolzenen Sch. getauchte Fäden od. Bänder aus Hanf, Baumwolle, Seide od. feste Papierstreifen; **Anw.:** (techn.) Ausschwefeln von Bier- u. Weinfässern; Raumdesinfektion. **Sulfur sublimatum:** Sulfur crudum, Flores Sulfuris; sublimierter Sch., Schwefelblüte, Schwefelblumen; feines, amorphes, gelbes Pulver; **Off.:** DAB; **Anw.: 1.** Darst. des Sulfur depuratum (DAB), ansonsten wie Sulfur dispersissimum; zum Binden ausgetretenen Quecksilbers*, wenn keine Iodkohle* zur Verfügung steht; **2.** (veterin.) in Viehpulvern. **Hom.:** Sulfur (HAB), Sulfur sublimatum: Konstitutionsmittel*; verordnet z. B. bei chron. Hauterkrankungen, Darmerkrankungen; Reaktionsmittel, wenn eine homöopath. Ther. nicht anspricht.

**Schwefelalkohol:** s. Schwefelkohlenstoff.

**Schwefelammonium:** s. Ammoniumsulfid.

**Schwefelammoniumlösung:** s. Liquor Ammonii hydrosulfurati.

**Schwefelantimon, schwarzes:** s. Antimon(III)-sulfid.

**Schwefelarsen, gelbes:** s. Arsen(III)-sulfid.

**Schwefelarsen, rotes:** s. Arsendisulfid.

**Schwefelbakterien:** s. Schwefel.

**Schwefelbalsam:** s. Linum usitatissimum (Oleum Lini sulfuratum).

**Schwefelbarium:** s. Bariumsulfid.

**Schwefelblei:** s. Bleisulfid.

**Schwefelblüte:** s. Schwefel.

**Schwefelcadmium:** s. Cadmiumsulfid.

**Schwefelcalcium:** s. Calciumsulfid.

**Schwefelchlorür:** s. Dischwefelchlorid.

**Schwefelcyanammonium:** s. Ammoniumthiocyanat.

**Schwefelcyankalium:** s. Kaliumthiocyanat.

**Schwefelcyannatrium:** s. Natriumthiocyanat.

**Schwefeldioxid:** Schwefligsäureanhydrid; CAS-Nr. 7446-09-5; $SO_2$; $M_r$ 64.1; D. 2.211; Schmp. −75.8 °C; Sdp. −10 °C; farbloses, stechend riechendes, erstickend wirkendes, nicht brennbares, giftiges Gas (auch starkes Pflanzengift); leicht lösl. in Wasser u. Ethanol; **Vork.:** natürl. in Vulkangasen; **Darst.:** Reaktion von Alkalisulfiten mit Salzsäure*; **Herst.:** Verbrennen von Schwefel* od. Schwefelwasserstoff*; Rösten von sulfid. Erzen; **Anw.:** (techn.) Kälteerzeugung in Kühlmaschinen, Bleichen, Desinfektion, Entwesung*, Lebensmittelzusatzstoff* E 220, Lösungsmittel, Syntheseedukt; **Toxikol.:** $SO_2$ wirkt stark reizend u. entzündungserregend auf Schleimhäute (Augen, Atemwege); Geruchsschwelle 0.5–1 ppm, Erträglichkeitsgrenze ca. 10 ppm, jedoch ist Gewöhnung möglich. Hohe Konz. führen rasch zum Erstickungstod durch Stimmritzenkrampf. MAK: 2 ppm, MIK 1 ppm/30 min, 0.3 ppm/d, 0.1 ppm/Jahr; bei Smog kann ein Vielfaches der MIK auftreten. **Umwelttoxikologie:** Die $SO_2$-Immission in die Atmosphäre durch Verbrennung schwefelhaltiger fossiler Brennstoffe (v. a. Braunkohle u. Heizöl) in Kraftwerken u. Heizanlagen führt in den Industrieländern zu großen Umweltbelastungen (Schäden an histor. Steinbauwerken, Waldsterben, Smog in Städten). Durch Einbau von Entschwefelungsanlagen in Großkraftwerke versucht man, die Immission zu vermindern (Rauchgaswäsche mit Kalkmilch):

$$SO_2 + 1/2\,O_2 + Ca(OH)_2 \leftrightarrows CaSO_4 + H_2O$$

Kalkadditivverfahren: Bindung des $SO_2$ durch Zugabe von festem Calciumcarbonat*.

**Schwefeleisen:** s. Eisen(II)-sulfid.

**Schwefelether:** s. Ether.

**Schwefelharnstoff:** s. Thioharnstoff.

**Schwefelindigo:** s. Thioindigo.

S

**Schwefelkalklösung:** s. Solutio Calcii sulfurati.
**Schwefelkies:** s. Eisen(II)-sulfid (Eisen(II)-disulfid).
**Schwefelkohlenstoff:** Carboneum sulfuratum; Kohlenstoffdisulfid, Carbondisulfid, Alcohol sulfuris, Schwefelalkohol; $CS_2$; $M_r$ 76.1; Schmp. −111.6 °C; Sdp. 46–47 °C; D. 1.271; farblose, leicht bewegl., stark lichtbrechende Flüss. mit eigenartigem Geruch; leicht lösl. in Ethanol, Ether, Chloroform, Tetrachlorkohlenstoff, fetten u. äther. Ölen; leicht entzündl.; giftig; **Off.:** ÖAB; **Darst.:** durch Leiten von Schwefeldämpfen über glühende Kohlen; **Anw.:** (techn.) zum Extrahieren von Fetten, Ölen, Harzen; Lösungsmittel für z. B. Schwefel, Iod, Brom, Phosphor, Kautschuk, Wachse, Harze, Balsame; in der Kunstseidenindustrie; gegen Pflanzenschädlinge (Reblaus); **Toxikol.:** S. besitzt narkotisierende Eigenschaften. **Vergiftungssymptome: 1.** akut: Schädigung des Nerven- u. Gefäßsystems (Herzkranzgefäße); 5000 ppm rasch tödlich; lokal Gewebeschäden an Haut u. Augen möglich; **2.** chron.: stark wechselnd, z. B. Polyneuritis, Sehstörungen, Verdauungsstörungen, psych. Veränderungen, Parästhesien*; MAK: 10 mL/m$^3$ (ppm); **Nachw.:** rote Färbung mit Triethylphosphin ($(C_2H_5)_3P$). **Hom.:** Carboneum sulfuratum: verordnet z. B. bei Ischiassyndrom, Neuritis, Muskelschwäche.
**Schwefelleber:** s. Kaliumsulfid.
**Schwefellost:** s. Dichlordiethylsulfid.
**Schwefelmonochlorid:** s. Dischwefelchlorid.
**Schwefelnatrium:** s. Natriumsulfid.
**Schwefelsäure:** Acidum sulfuricum; CAS-Nr. 7664-93-9; $H_2SO_4$; $M_r$ 98.08; D. 1.836; Schmp. 10.36 °C; reine 100 %ige Sch. ist eine farblose, ölige Flüss., die bei Abkühlen auf 0 °C langsam zu Kristallen erstarrt; durch geringe Mengen Wasser wird der Schmp. stark erniedrigt (er beträgt z. B. für eine 98 %ige Sch. 3.0 °C); mit Wasser ist Sch. in jedem Verhältnis unter starker Wärmeentwicklung mischbar; viele org. Stoffe (u. a. Papier, Tücher, Kork, Holz, Zucker, Stärke) werden durch Sch. inf. des starken Wasserentzugs zerstört. **Nachw.:** Sch. gibt mit Bariumchloridlösung einen weißen Niederschlag von Bariumsulfat*, der in verd. Salzsäure* unlösl. ist. **Darst.:** Oxidation von Schwefeldioxid* ($SO_2$) zu Schwefeltrioxid* ($SO_3$), das dann mit Wasser in $H_2SO_4$ überführt wird; **Herst.:** (techn.) **1.** Kontaktverfahren, bei dem $SO_2$ mit Hilfe von Vanadium(V)*-oxid (früher Platinasbest) als Katalysator durch den Sauerstoff der Luft bei ca. 500 °C zu $SO_3$ oxidiert u. dieses dann in 98 %ige Sch. eingeleitet wird; durch Zufließen von Wasser wird die Konz. konstant erhalten. **2.** Bleikammerverfahren (veraltet), bei dem Stickstoffoxide als Sauerstoff-Überträger dienen; Sch. ist in versch. Konz. im Handel: **1. konzentrierte** Sch.: Acidum sulfuricum concentratum (gereinigt: Acidum sulfuricum purissimum); Gehalt 98 % $H_2SO_4$; **2. Kammersäure** (aus dem Gloverturm beim Bleikammerverfahren): Gehalt 60–70 % $H_2SO_4$; D. 1.5–1.62; wird zu konz. Sch. aufgereinigt; **3. englische** Sch.: Acidum sulfuricum crudum; **4. rauchende** Sch.: Oleum, Acidum sulfuricum fumans, Oleum Vitrioli (fumans); Nordhäuser Vitriolöl, Nordhäuser Sch., ölige Flüss., Mischung aus $H_2SO_4$, $SO_3$ u. Dischwefelsäure* ($H_2S_2O_7$); wirkt stark wasserentziehend u. oxidierend; **Off.: 1. Acidum sulfuricum:** Ph.Eur.6; Sch.; Gehalt ca. 94–98 % $H_2SO_4$; D. 1.829–1.834; farblose, ölige, stark hygroskop. Flüss.; entspricht Acidum sulfuricum concentratum; **2. Acidum sulfuricum concentratum:** ÖAB; konzentrierte Sch.; Gehalt 95.1–98.6 % $H_2SO_4$; **3. Acidum sulfuricum dilutum:** DAB, ÖAB; verdünnte Sch. (95 g Sch. u. 905 g gereinigtes Wasser); Gehalt 9.10–9.40 % $H_2SO_4$; D. 1.06–1.062; **4. Acidum sulfuricum crudum:** DAB; rohe Sch., engl. Sch.; Gehalt mind. 94 %; D. mind. 1.829; klare, farblose bis bräunl. ölige Flüss.; **5. Acidum sulfuricum fumans:** EB; rauchende Sch.; **6.** Reagenz Ph.Eur.6: Sch. 96 %, nitratfreie Sch. 96 %, ethanol. Sch. 35 %, ethanol. Sch. 25 %, Sch. 10 %, ethanol. Sch. 2.5 %; **7.** Reagenz DAB: Sch. 90 %; **Anw.: 1.** (pharmaz.) Hilfsstoff zur pH-Wert-Einstellung od. zur Bildung von wasserlösl. Salzen (z. B. Chininsulfat*); **2.** (lebensmitteltechn.) nur als Acidum sulfuricum dilutum, z. B. zu durstlöschenden Limonaden; Lebensmittelzusatzstoff* E 513; **3.** (techn.) z. B. Herst. von Kunstdüngern, Farbstoffen, Beizen, Explosivstoffen (s. Nitriersäure), Akku-Säuren, in der Analyse, Trocknen im Exsikkator; **cave:** Zur Verdünnung stets Säure langsam in Wasser gießen. **Hom.:** Acidum sulfuricum (HAB): konzentrierte Schwefelsäure; verordnet z. B. bei Asthma bronchiale, klimakter. Hitzewallungen, Gastritis.
**Schwefelsäureanhydrid:** s. Schwefeltrioxid.
**Schwefelsäurediamid:** s. Sulfamid.
**Schwefelsäuredimethylester:** s. Dimethylsulfat.
**Schwefelsalbe, zusammengesetzte:** s. Unguentum contra scabiem.
**Schwefel-Salicyl-Vaseline:** Zusammensetzung: NFA, 10.0 T. Salicylsäure*, 10.0 T. gefällter Schwefel*, gelbes Vaselin ad 100 T.; keratoplast. u. keratolytisch wirkende, gelbe Suspensionssalbe; **Anw.:** bei Ekzemen, Mykosen (Dermatophyten, bestimmte Hefepilze); **UAW:** in Einzelfällen Depigmentierung.
**Schwefeltrioxid:** Schwefelsäureanhydrid; CAS-Nr. 7446-11-9; $SO_3$; $M_r$ 80.1; D. 1.995; **1.** α-Form: Schmp. 62.5 °C (in geschlossener Kapillare); farblose Nadeln; **2.** β-Form: Schmp. 32.5 °C; weiße, seidige, verfilzte Nadeln; **3.** γ-Form: Schmp. 16.8 °C; farblose, durchscheinende, eisartige Kristalle; oberhalb 25 °C wandelt sich die γ-Form in die jeweils polymeren anderen Formen um; der Sdp. liegt für alle 3 Formen bei 44.8 °C, d. h. 17 °C unter dem Schmp. der α-Form. Das $SO_3$ des Handels ist ein Gemisch von α- u. β-Form (Schmp. ca. 40 °C); stark hygroskop., raucht an der Luft, vereinigt sich mit Wasser unter starker Wärmeentwicklung zu Schwefelsäure* ($H_2SO_4$); **Darst.:** aus Schwefeldioxid* ($SO_2$) u. $O_2$ bei 400–600 °C unter Zusatz von Katalysatoren bei der Schwefelsäure-Fabrikation (Kontaktverfahren), im Labor durch Erhitzen von Hydrogensulfaten od. von rauchender Schwefelsäure od. durch Erwärmen von konz. Schwefelsäure mit Phosphor(V)*-oxid (als wasserentziehendes Mittel); **Anw.:** (techn.) Gew. von Schwefelsäure, Fluor- u Chlorsulfonsäure u. Alkylsulfaten.
**Schwefelverbindungen, organische:** s. Thiole; Sulfide; Sulfoniumsalze; Sulfonamide.

S

**Schwefelwasserstoff:** Hydrogensulfid, Monosulfan, Hydrogenium sulfuratum; $H_2S$; $M_r$ 34.08; Schmp. −85.6 °C; Sdp. −60.8 °C; D. 1.538 g/L od. 1.19 relativ zu Luft; farbloses, widerlich riechendes, äußerst giftiges Gas; verbrennt mit blauer Flamme zu Schwefeldioxid ($SO_2$) u. Wasser; lösl. (bei 20 °C) in Ethanol (1 g/94 mL), Ether (1 g/49 mL) u. Wasser (1 g/242 mL); in wässriger Lsg. sehr schwache zweibas. Säure, die 2 Reihen von Salzen bildet: **Sulfide** u. **Hydrogensulfide** (saure Salze); **Vork.:** in vulkan. Gasen, in Mineralquellen, bei der Fäulnis org. Stoffe; **Darst.:** Einwirkung von Säuren auf Sulfide im Kipp*-Apparat; **Herst.:** (techn.) aus den Kokerei- u. Leuchtgasen; **Anw.:** in der qualitativen u. quantitativen Analyse von Metallen (Fällung als Sulfide); vgl. Aqua hydrosulfurata; **Toxikol.:** stark giftige Verb.; **Vergiftungssymptome: 1.** akut: Exposition führt bei Konz. über 100 ppm zu Reizerscheinungen an Augen-, Nasen- u. Rachenschleimhäuten, bei 150 ppm (für 30 Min.) zu Kopfschmerz, Schwindel u. Diarrhö, bei 300 ppm zu schweren, bei 500 ppm (für 30 Min.) zu tödl. Intoxikationen (der Intoxikation mit Blausäure* ähnlich: Hemmung der eisenhaltigen Atmungsenzyme, Auslösen einer Hypoxie). Das Einatmen von 1400 ppm ist durch zentrale Atemlähmung sofort tödl. (apoplektiforme Intoxikation). **2.** chron.: Schädigung der Hornhaut des Auges möglich; MAK 10 ppm (15 mg/m$^3$). Die Ther. der akuten Intoxikation ist nur symptomat. möglich; versuchsweise Dimethylaminophenol* (4-DMAP) als Antidot. Der Vergiftungsmechanismus u. ob Enzyme in vivo etwa durch Sulfidbildung an den zentralen Metallatomen od. durch SH-Blockade ausgeschaltet werden, ist nicht bekannt. Die Vergiftungssymptome sind durch Sauerstoffmangel inf. von Zellstoffwechselstörungen zu erklären. **Nachw.:** Bräunung bis Schwärzung von Bleiacetatpapier od. Silber; (Geruch). **Hinweis:** Die Geruchsschwelle liegt bei ca. 0.025 ppm; hohe Konz. können durch Betäubung der Geruchsrezeptoren nicht wahrgenommen werden.

**Schwefelwasserstoff-Lösung:** s. Aqua hydrosulfurata.

**Schwefelwasserstoffwasser:** s. Aqua hydrosulfurata.

**Schwefelzink:** s. Zinksulfid.

**Schweflige Säure:** Acidum sulfurosum, Acidum sulfurosum solutum; CAS-Nr. 7782-99-2; $H_2SO_3$; $M_r$ 82.02; D. 1.024–1.030; farblose, stechend riechende Flüss.; nur in wässrigen Lsg. beständig; **Darst.:** Lösen von Schwefeldioxid*, meist 5–6 % $SO_2$, in Wasser; **Anw.: 1.** (techn.) Konservierungs-, Reduktions- u. Bleichmittel; **2.** (med.) obsolet; früher äußerl. bei Hautkrankheiten.

**Schwefligsäureanhydrid:** s. Schwefeldioxid.

**Schwefligsäuredichlorid:** s. Thionylchlorid.

**Schweigrohr:** s. Dieffenbachia seguine.

**Schweinebandwurm:** s. Taenia.

**Schweinegrippe:** syn. Schweine-Influenza; Virusinfektion durch Influenza*-Viren, die bei Schweinen eine der menschl. Grippe* ähnelnde Erkrankung hervorruft; **Epidemiologie:** Influenza-Viren des Subtyps A/H1N1 wurden 1930 aus Schweinen isoliert u. zirkulieren seitdem; 1998 wurde erstmals der ursprüngl. vom Menschen übertragene Subtyp A/H3N2 bei Schweinen nachgewiesen; fast weltweite Verbreitung des Subtyps A/H1N1; **Übertragung:** in Tierbeständen durch engen Kontakt, evtl. auch durch kontaminierte Gegenstände; **Sympt.:** plötzlich auftretendes Fieber, Depression, Husten u. Niesen, Atembeschwerden, Augenrötung u. vermindertes Fressen; **Proph.:** inaktivierte Impfstoffe verfügbar; werden weithin eingesetzt u. schützen vor (schwerer) Erkrankung; **klin. Bedeutung für den Menschen:** sporadisch menschl. Infektionen mit bei Schweinen vorkommenden Influenza-Viren durch engen Kontakt (z. B. Stallarbeiter); Mensch-zu-Mensch-Übertragung selten; **Hinweis:** Die 2009 pandem. aufgetretene Neue* Grippe (Influenza A/H1N1) wird irreführend auch als Schweinegrippe bezeichnet. Das Virus vom Subtyp A/H1N1 weist Ähnlichkeiten mit bei Schweinen vorkommenden Influenza-Viren auf. Mit Ausnahme zweier von Menschen ausgehend infizierten Herden ist der Erreger jedoch bislang nicht bei Schweinen nachgewiesen worden.

**Schweineinsulin:** s. Insulin.

**Schweinepest:** Viruskrankheit der Schweine (anzeigepflichtig), die meist tödl. endet; **Formen:** europäische u. (sich schneller ausbreitende) afrikan. Schweinepest; **Sympt.:** schwere Störungen des Allgemeinbefindens der erkrankten Tiere; kann auch ohne äußerl. Symptome verlaufen. Vgl. Klassische-Schweinepest-Lebend-Impfstoff (gefriergetrocknet).

**Schweinepest-Impfstoff:** s. Klassische-Schweinepest-Lebend-Impfstoff (gefriergetrocknet).

**Schweinerotlauf:** s. Erysipeloid.

**Schweinerotlauf-Impfstoff (inaktiviert):** Vaccinum erysipelatis suillae inactivatum Ph.Eur.6; inaktivierte Zuber. aus einem od. mehreren Stämmen von Erysipelothrix rhusiopathiae (E. insidiosa); vgl. Erysipeloid.

**Schweinerotlauf-Serum:** Immunoserum erysipelatis suillae Ph.Eur.; Serum, das Globuline enthält, die virulente Kulturen von Erysipelothrix rhusiopathiae (E. insidiosa) spezif. neutralisieren; Gew. aus Pferdeserum; Wirksamkeit mind. 100 IE/mL.

S

**Schweineschmalz:** Adeps suillus, Axungia porci; nach DAB das zw. 75 u. 100 °C ausgeschmolzene, von Wasser u. Eiweiß befreite Fett, das vorwiegend aus dem frischen, ungesalzenen Gewebe des Netzes u. der Nierenumhüllung gesunder, nach den jeweils geltenden Fleischbeschauvorschriften für taugl. befundener Schweine gewonnen wird; weiße, weiche, fettige Masse von schwachem Geruch u. mildem Geschmack; Gel aus flüssigem Schmalzöl u. festem Schmalzstearin; dem menschl. Hautfett ähnl.; leicht lösl. in Ether, Chloroform, Benzin, wenig lösl. in Ethanol; gut streichbar; geringe Wasseraufnahmefähigkeit; Schmp. 31–46 °C; $n_D^{20\,°C}$ 1.458–1.461; IZ 46–66; VZ 194–197; SZ max. 1.0; POZ nicht größer als 5; UA max. 1 %; darf nicht ranzig riechen u. schmecken; Wassergehalt max. 0.3 %; leichte Verderblichkeit; Lagerung: vor Licht geschützt; nach ÖAB Aufbewahrung mit 0.01 % Gallussäurepropylester als Antioxidans u. Mengen über 500 g an einem kühlen Ort, in dem Verbrauch angemessenen, möglichst vollständig gefüllten Gefäßen od. unter

Inertgas. **Best.:** Fettsäureester der Myristin-, Stearin-, Palmitin-, Linol-, Ölsäure; **Off.:** DAB, ÖAB; **Anw.:** als Salbengrundlage.

**Schweinfurter Grün:** s. Kupferarsenit-acetat; Arsenintoxikation.

**Schweiß:** Sudor; hypotonisches (ca. 110 mmol/L) Sekret der Schweißdrüsen der Haut; **Best.:** Wasser u. Ionen ($Na^+$, $K^+$, $Cl^-$); außerdem Harnstoff, Immunglobuline, flüchtige Fettsäuren, Cholesterol u. bei schwerer Arbeit Milchsäure. Einige Fremdstoffe (z. B. Ivermectin, manche Zytostatika) werden über den Schweiß ausgeschieden. Schweißhemmende Mittel: s. Antihidrotika; schweißtreibende Mittel: s. Diaphoretika.

**Schweizer Blau:** Bleu Suisse; reines Berliner* Blau, in Oxalsäure* gelöst u. getrocknet.

**Schweizerisches Arzneibuch:** s. Arzneibuch.

**Schweizerisches Heilmittelinstitut:** s. Swissmedic.

**Schweizer-Reagenz:** Cuprum oxydatum ammoniatum; Tetramminkupfer(II)-hydroxid, Kupferoxidammoniak; $[Cu(NH_3)_4](OH)_2$; **Zuber.:** DAB: Einer Lsg. von 10 g Kupfer(II)*-sulfat in 100 mL Wasser wird Natronlauge* (6 mol/L) bis zur alkal. Reaktion zugesetzt. Der Niederschlag wird abfiltriert u. mit kaltem Wasser sulfatfrei gewaschen. Das noch feuchte Kupfer(II)-hydroxid wird unter Rühren mit Ammoniaklösung (6 mol/L) bis zur vollständigen Lsg. versetzt. **Anw.:** Prüfung von Verbandmull, Watte u. Zellwolle.

**Schwellkörper-Autoinjektionstherapie:** Abk. SKAT; Einspritzung gefäßwirksamer Arzneimittel in den Penisschwellkörper zur Auslösung der Erektion*; angewendet wird z. B. Alprostadil*. Vgl. Erektionsstörung; Impotenz.

**Schwerbenzin:** s. Benzin.

**Schwerebeschleunigung:** s. Fallbeschleunigung.

**Schwerkraft:** Anziehungskraft der Erde (Erdanziehung) od. anderer Himmelskörper (Gravitation); merkbar als Gewicht*, für die Erde gemessen als Fallbeschleunigung* g.

**Schwermetalle:** Metalle*, deren Dichte über 5 liegt (z. B. Eisen*, Kupfer*, Nickel*, Blei*, Gold*, Platin*, Uran*); Radium* mit einer Dichte von 5.00 wird bereits zu den Sch. gezählt. Die 15 Metalle, deren Dichte kleiner als 5 ist, heißen Leichtmetalle*. Die Dichte der Metalle variiert zw. 0.534 (Lithium*) u. 22.59 (Osmium*). Viele Sch. sind tox. u. können im Organismus kumulieren (z. B. Blei, Quecksilber*, Cadmium*, Thallium*).

S

**Schwerspat:** s. Bariumsulfat.

**Schwertbohne:** s. Canavalia ensiformis.

**Schwertlilie:** s. Iris germanica.

**Schwertlilie, Buntfarbige:** s. Iris versicolor.

**Schwertliliengewächse:** s. Iridaceae.

**Schwimmarzneiformen:** bes. Art der Retardarzneiformen; zur optimalen Nutzung der Resorptionsmöglichkeiten im GIT (Resorptionsfenster) werden eine längere Verweildauer der Arzneiform im Magen, eine höhere Arzneistofffreisetzung u. eine optimale Wirkstoffresorption angestrebt. Sch. enthalten Hydrokolloide, die bei Kontakt mit Magensaft quellen, ein spezif. Gewicht <1 aufweisen, die Wasserdiffusion in das Innere der Masse verlangsamen u. den Luftanteil des ursprüngl. Pulvers einschließen, so dass sie inf. ihres Auftriebs schwimmen. Die Wirkstoffe werden an der Oberfläche des Gels an den Mageninhalt abgegeben u. diffundieren im gequollenen äußeren Bereich langsam an die Oberfläche. Mit zunehmendem Abbau der Gelmasse wird der Wirkstoff tieferer Schichten freigelegt. Die Sicherung der Reproduzierbarkeit der Resorption scheint schwierig; große Schwankungen in der Magenverweildauer sind denkbar. Von Bedeutung kann z. B. sein, welche Körperlage der Patient einnimmt, die Art u. Menge der Nahrungsaufnahme sowie die Zusammensetzung der Intestinalflüssigkeiten.

**Schwindsucht:** s. Tuberkulose.

**Schwingmühlen:** s. Mühlen.

**Schwingung:** s. Frequenz.

**Schwingungsdauer:** s. Frequenz.

**Schwingungsspektroskopie:** Form der Spektroskopie*, bei der Energie zur Anregung von Molekülschwingungen aufgenommen od. Schwingungsenergie abgegeben wird; **Formen: 1.** Infrarotspektroskopie*; **2.** Raman*-Spektroskopie.

**Scillae bulbus:** s. Urginea maritima.

**Scillae pulvis normatus:** s. Urginea maritima.

**Scilla maritima:** s. Urginea maritima.

**Scillaren:** s. Urginea maritima (Scillae bulbus, Inhaltsst.).

**Scillarenin-rhamnosid:** s. Proscillaridin.

**Scillirosid:** s. Urginea maritima (Bulbus Scillae recens).

**Sclerotium Clavus:** s. Secale cornutum.

**Scoparin:** s. Cytisus scoparius (Flores Sarothamni scoparii, Inhaltst.).

**Scopin:** Alkoholkomponente von Scopolamin*; vgl. Tropanalkaloide.

**Scopolamin:** Hyoscin, Scopin-(*S*)-(–)-tropat, Scopinester der L-Tropasäure; $C_{17}H_{21}NO_4$; CAS-Nr. 51-34-3; $M_r$ 303.4; Schmp. 59 °C (Monohydrat); farblose Kristalle, leicht lösl. in Ethanol, Ether, Chloroform, wenig lösl. in Wasser; Alkaloid der Solanaceae*; durch alkal. od. saure Verseifung wird S. in Tropasäure* u. Scopolin* zerlegt, nur bei sehr schonender Hydrolyse wird Scopin* erhalten (Strukturformeln: s. Abb.); DL-Scopolamin wird als Atroscin* bezeichnet; **Vork.:** in Solanaceen, insbesondere in Hyoscyamus* niger, Datura* stramonium, Atropa* belladonna, Scopolia* carniolica, Mandragora* officinarum, Brugmansia* spec. sowie Duboisia-Arten, z. B. Duboisia* myoporoides; **Nachw.:** mittels Vitali*-Reaktion; **Wirk.:** parasympatholytisch; Mydriasis (Weitstellung der Pupille) u. Sekretionshemmung stärker, Spasmolyse (s. Spasmolytika) schwächer als bei L-Hyoscyamin* bzw. Atropin*, zusätzl. zentral lähmende Eigenschaften; **Darst.:** aus den Mutterlaugen (s. Laugen), die bei der Umkristallisation* des Hyoscyamins aus den Samen von Bilsenkraut (s. Hyoscyamus niger) u. Stechapfel (s. Datura stramonium) erhalten werden; **Anw.:** (med.) s. Scopolaminhydrobromid.

**Scopolamin-*N*-butylbromid:** s. Butylscopolaminiumbromid.

**Scopolaminhydrobromid:** Hyoscini hydrobromidum Ph.Eur., Hyoscyni hydrobromidum, Scopolamini hydrobromidum Ph.Eur., Scopolaminum hydrobromicum; Hyoscinhydrobromid, Hyoscinhydrobromid-Trihydrat; CAS-Nr. 6533-68-2;

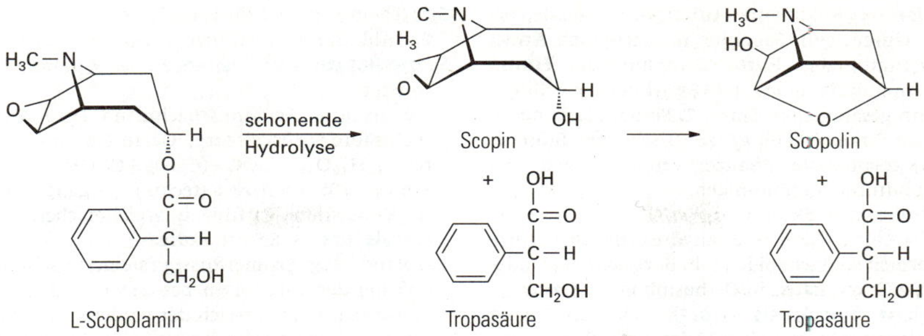


**Scopolamin:** L-Scopolamin

$C_{17}H_{21}NO_4 \cdot HBr \cdot 3\,H_2O$; $M_r$ 438.3; Schmp. ca. 90 °C (Trihydrat) bzw. Schmp. 195–198 °C (wasserfrei; unter Zers.); $[\alpha]_D^{20\,°C}$ –24° bis –26° (c=0.5 in Wasser); farblose Kristalle od. weißes, krist. Pulver; leicht lösl. in Wasser, lösl. in Ethanol (ca. 1:3), sehr schwer lösl. in Ether u. Chloroform; Lsg., die S. enthalten, dürfen nicht erhitzt werden. **Darst.:** eine Lsg. von Scopolamin* in verd. Bromwasserstoffsäure* auskristallisieren lassen; **Wirk.:** Mydriatikum* (wie Atropin*); die frühere Anw. als Parasympatholytikum* mit zentral dämpfender Wirk., Schlafmittel*, Antiemetikum* sowie in Verb. mit Morphinhydrochlorid* als Basisnarkotikum ist obsolet. **Toxikol.:** Die LD sind wenige mg; Antidot: Magenspülung, Emetika*, Pilocarpin*, Coffein*.

**Scopolaminhydrochlorid:** Hyoscinhydrochlorid; $C_{17}H_{21}NO_4 \cdot HCl \cdot 2\,H_2O$; $M_r$ 375.1; farblose Kristalle od. krist. Pulver, leicht lösl. in Wasser, lösl. in Ethanol, fast unlösl. in Ether; nicht mehr im Handel befindl. Mydriatikum* (s. Scopolaminhydrobromid); **Darst.:** Auflösen von Scopolamin* in verd. Salzsäure* u. auskristallisieren lassen.

**Scopolaminhydroiodid:** $C_{17}H_{21}NO_4 \cdot HI$; $M_r$ 431; farblose Kristalle, lösl. in Wasser u. Ethanol; nicht mehr im Handel befindl. Mydriatikum* (s. Scopolaminhydrobromid).

**Scopolamini hydrobromidum:** s. Scopolaminhydrobromid.

**Scopolaminum hydrobromicum:** s. Scopolaminhydrobromid.

**Scopoletin:** $\beta$-Methylaesculetin, 6-Methoxy-7-hydroxycumarin; $C_{10}H_8O_4$, Strukturformel: s. Cumarine (Abb. dort); $M_r$ 192.2; farblose Kristalle, lösl. in heißem Ethanol u. Eisessig; die alkohol. Lsg. fluoresziert blau (Schillerstoff); natürl. in vielen Solanaceae*, z. B. in Scopolia* carniolica u. Atropa* belladonna; das Mono-$\beta$-glucopyranosid heißt Scopolin (nicht zu verwechseln mit dem Abbauprodukt von Scopolamin*, das ebenfalls diese Bez. trägt).

**Scopoliablätter:** s. Scopolia carniolica (Folia Scopoliae carniolicae).

**Scopolia carniolica** Jacq.: Glockenbilsenkraut, Skopoliakraut, Krainer Tollkraut; Fam. Solanaceae; südöstl. Europa, Ostalpen, Karpaten; Stpfl. von **Radix Scopoliae carniolicae:** Rhizoma Scopoliae carniolicae; Scopoliawurzel; **Inhaltsst.:** ca. 0.4 % L-Hyoscyamin*, 0.03 % Atropin*, L-Scopolamin*, Atroscin* (Gesamtgehalt an Tropanalkaloiden* 0.4–0.8 %), Cuskhygrin*, ferner Scopoletin*, Betain* sowie Cholin*; **Anw.:** wie Radix Belladonnae (s. Atropa belladonna); **Folia Scopoliae carniolicae:** Scopoliablätter; **Inhaltsst.:** Alkaloide* wie in Rad. Scopoliae, jedoch nur 0.22–0.43 %; **Anw.:** wie Belladonnae folium (s. Atropa belladonna).

**Scopoliawurzel:** s. Scopolia carniolica (Radix Scopoliae carniolicae).

**Scopolin:** **1.** Glucosid von Scopoletin*; **2.** 3$\alpha$,6$\alpha$-Epoxy-7$\beta$-hydroxytropan; $C_8H_{13}NO_2$; $M_r$ 155.19; Schmp. 109 °C; Abbauprodukt von Scopolamin* (Abb. dort).

**Scorpio europaeus:** s. Euscorpius italicus.

**Scorpio italicus** Herbst: s. Euscorpius italicus.

**Scorzonera hispanica** L.: Schwarzwurzel; Fam. Cichoriaceae, Compositae; heim. u. kultiviert in Europa; Stpfl. von **Radix Scorzonerae:** Schwarzwurzel; **Inhaltsst.:** Milchsaft*, Inulin*, Coniferin*; **Anw.:** (volkstüml.) Stomachikum*; frisch als Gemüse.

**Scrapie:** sog. Traberkrankheit; bei Schafen u. Ziegen seit Jahrhunderten bekannte Prionkrankheit*; nicht auf den Menschen übertragbar, jedoch vermutl. durch Verfütterung unzureichend sterilisierten Tiermehls, das aus Kadavern erkrankter Schafe hergestellt wurde, auf Rinder übertragbar (s. BSE).

**Screening** (engl. to screen sieben): Siebtest, Suchtest, Vortest; einfachste, d. h. nicht optimierte Methode, eine große Anzahl von Objekten (z. B. Stoffe, Pflanzen, Tiere, Personen) auf bestimmte Merkmale hin zu untersuchen, um sie für weitere Untersuchungen od. Versuche auswählen zu können; meist wenig aufwändige u. kostengünstige Prüfverfahren zum Klassifizieren i. R. von Reihenuntersuchungen, z. B. von neusynthetisierten chem. Verb. in Hinblick auf mögl. pharmak. Wirkungen od. von Pflanzen in Hinblick auf bestimmte Inhaltsstoffe sowie zur Erfassung eines klin. symptomlosen od. prämorbiden Krankheitsstadiums (z. B. Reihenuntersuchung auf Mammakarzinom, Diabetes mellitus) od. als Neugeborenen-Screening.

**Scrophularia nodosa** L.: Braunwurz; Fam. Scrophulariaceae; Europa, selten in West-, häufig in Ostasien; Stpfl. von **Herba Scrophulariae:** Braunwurzkraut; **Inhaltsst.:** Saponine*, Flavonoide* (Diosmin*, Hesperidin* u. Hesperetin*), Iridoide* (z. B. Aucubin*, Harpagid*) sowie Zucker u. a.; **Anw.:** (volkstüml.) z. B. bei Ekzemen; **Radix Scro-**

S

**phulariae:** Braunwurz; **Inhaltsst.:** Iridoide, organ. Säuren, evtl. Saponine u. Stachyose*; **Anw.:** (volkstüml.) wie Herba Scrophulariae. **Hom.:** **1.** Scrophularia nodosa (HAB): frisches, vor Blütebeginn gesammeltes Kraut; **2.** Scrophularia nodosa spag. Kraus (HAB): ganze, frische, vor Blütebeginn gesammelte Pflanze; verordnet z. B. bei Lymphdrüsenentzündungen.

**Scrophulosis:** s. Skrofulose.

**Scutellarein:** 4′,5,6,7-Tetrahydroxyflavon; Strukturformel: s. Flavonoide (Tab. dort); ein Flavonderivat, z. B. enthalten in Orthosiphon* aristatus.

**Scutellaria baicalensis Georgi:** (chines.) Huang qin, (japan.) Ogon; Baikal-Helmkraut; Fam. Lamiaceae; China u. Russland; 25–60 cm hohe Staude; Stpfl. von **Scutellariae radix:** Wurzeldroge der TCM*; **Inhaltsst.:** in der Droge 15–21 % Flavonoide* (u. a. Baicalin, Baicalein, Calein, Wogonin, Wogonsid, Scutellarein), Flavon-C-Glykoside, Flavanone* u. Chalkone*; **Wirk.:** Wurzeldekokte antibakteriell; Baicalin u. Baicalein besitzen antiasthmat. Aktivität, weitere Flavonoide hemmen die Thrombozytenaggregation; **Anw.:** in der TCM bei Allergien, Entzündungen der Haut u. des Halses, Furunkeln, Hypertonie, Infektionen der Atemwege u. des Gastrointestinaltrakts.

**Scutellaria lateriflora L.:** Scutellaria laterifolia; Helmkraut; Fam. Lamiaceae (Labiatae); Nordamerika; ausdauernde, krautige Pflanze; **Inhaltsst.:** äther. Öl, Scutellarin* sowie Tannine*; **Anw.:** (volkstüml.) die Wurzel als Tonikum*; bei Fieber. **Hom.:** Scutellaria laterifolia: ganze, frische Pflanze; verordnet z. B. bei nervösen Beschwerden.

**Scutellarin:** Glucuronid* von Scutellarein*.

**Scutellum:** Keimblatt (s. Kotyledonen) des Grasembryos; dient der Resorption von Nährstoffen aus dem Endosperm*.

**Scyllitol:** s. Cyclitole.

**SD 8339:** s. Zytokinine.

**SDD:** Abk. für **s**elektive **D**arm**d**ekontamination*.

**Sdp.:** Abk. für **Sied**e**p**unkt*.

**SDS:** Abk. für (engl.) *sodium dodecyl sulfate*; s. Natriumdodecylsulfat.

S

**SDS-PAGE:** Abk. für (engl.) *sodium dodecylsulfate polyacrylamide gel electrophoresis;* Verfahren der Elektrophorese*, bei dem Proteine* in Gegenwart von SDS (s. Natriumdodecylsulfat) in Polyacrylamidgelen getrennt werden; Sonderform der Gelelektrophorese*; SDS bewirkt Dissoziation oligomerer Proteine in ihre Untereinheiten. Liegen Disulfidbrücken vor, ist zusätzl. reduzierendes Agens (z. B. Mercaptoethanol*) erforderlich. Die Polypeptidketten binden SDS u. werden durch die Sulfonsäuregruppe des SDS stark negativ geladen. Die entstehenden Komplexe erhalten eine nahezu einheitl. Dichte an negativen Ladungen, so dass die Auftrennung der Proteine im Wesentl. aufgrund der Molekülgröße erfolgt. Im diskontinuierl. System werden die Proteine zuerst in einem Sammelgel konzentriert u. gelangen anschließend als sehr schmale Bande in das Trenngel; vgl. Disk-Elektrophorese. **Anw.:** Proteinanalytik. Vgl. PAGE.

**SD-Verfahren:** Kurzbez. für **S**olvens-**D**etergens-Verfahren; s. Virusinaktivierungsverfahren.

**SDZ-ASM 981:** s. Pimecrolimus.

**Se:** (chem.) Symbol für Selen*.

**S.E.:** Abk. für **S**accharomyces*-**E**inheit.

**Searle-Rotationsviskosimeter:** s. Rotationsviskosimeter.

**Sebacinsäure:** Acidum sebacinicum, Decandisäure, Ipomsäure, Sebacylsäure; Octan-1,8-dicarbonsäure; $C_{10}H_{18}O_4$, $HOOC—(CH_2)_8—COOH$; $M_r$ 202.2; Schmp. 135 °C; **Anw.:** (techn.) Ausgangsmaterial für Kunststoffe, Parfüms u. Weichmacher.

**Sebacylsäure:** s. Sebacinsäure.

**Seborrhö:** sog. Schmerfluss; gesteigerte Sebumproduktion der Talgdrüsen bes. am behaarten Kopf, im Gesicht u. im Bereich der vorderen u. hinteren Schweißrinne; **Vork.:** häufiger bei Männern; Beginn in der Pubertät, meist Rückbildung im 3. Lebensjahrzehnt; **Urs:** idiopathisch od. erworben (z. B. bei Parkinson*-Syndrom, Akromegalie*, Hyperthyreose*, Phenylketonurie od. durch Arzneimittel wie Anabolika*, Corticotropin* u. Corticosteroide*); Auftreten auch i. R. von Acne* vulgaris u. seborrhoischem Ekzem; **Sympt.:** ölige Beschaffenheit der Haut bzw. kleieförmige, fettige Schuppung; **Ther.:** Isotretinoin* (geringe Dosis hochwirksam).

**Sebum:** Talg, Unschlitt; festes Fett der Tiere, z. B. Sebum* ovile (Hammeltalg); feste pflanzl. Fette wurden auch als Pflanzentalg bezeichnet.

**Sebum bovinum:** Sebum taurinum; Rindertalg.

**Sebum ovile:** Hammeltalg; durch Ausschmelzen des fetthaltigen Zellgewebes gesunder Schafe gewonnenes Fett; Schmp. 45–50 °C; IZ 33–42; SZ ≤5; weiße, feste, schwach eigenartig riechende Masse; **Best.:** Palmitin-, Stearin- u. Ölsäureglyceride; **Off.:** DAB; **Anw.:** in der Lederindustrie, (früher) zur Herst. von Seifen; Speisefett; selten Salbengrundlage.

**Sebum salicylatum:** Salicyltalg; Darst.: DAB, Lösen von 2 T. Salicylsäure* u. 1 T. Benzoesäure* in 97 T. geschmolzenem Hammeltalg; die frühere med. Anw. ist obsolet.

**Sebum taurinum:** s. Sebum bovinum.

**Secale-Alkaloide:** s. Ergotalkaloide.

**Secale cereale L.:** Roggen; Fam. Poaceae, Gramineae; Stpfl. von **Amylum Secalis:** Roggenstärke; Stärke aus den Früchten; vgl. Amylum (Abb. 1 dort).

**Secale cornutum:** Sclerotium Clavus, Fungus Secalis; Mutterkorn, Kriebelkorn; vom Pilz Claviceps purpurea (Fries) Tulasne, Fam. Clavicipitaceae (Ascomycota; s. Pilze), im Fruchtknoten von Secale* cereale u. a. Gramineen gebildetes Dauermyzel (s. Sklerotium); das Mutterkorn ist dunkelviolett bis schwarz, oft matt bereift, meist schwach halbmondförmig gekrümmt, stumpf, 3-kantig, ca. 10–35 mm lang u. 2.5–5 mm dick; es wird kurz vor der Fruchtreife des Roggens gesammelt. Hauptausfuhrländer: Russland, Ungarn, Polen, Spanien, Marokko, Rumänien u. Italien; **Inhaltsst.:** neben ca. 30 % fettem Öl u. pharmak. bedeutungslosen Farbstoffen hauptsächl. Melanine*, Anthrachinone* u. biogene Amine* (u. a. Tyramin*, Histamin*, Putrescin*) u. ca. 30 Indolalkaloide*, sog. Ergotalkaloide*. Man unterscheidet 2 Hauptgruppen, deren Grundstrukur Ergolin ist (s. Abb. 1): **1.** therap. wichtige **Lysergsäurealkaloide:** von Lysergsäure u. ihren Abkömmlingen existieren 2 Diastereome-

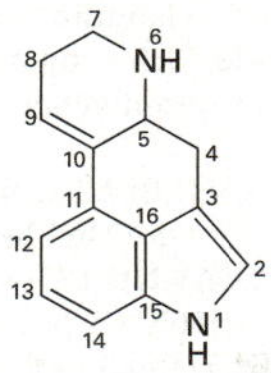

**Secale cornutum** Abb. 1: Ergolin

re, die linksdrehende (5*R*,8*R*)-D-Lysergsäure u. die rechtsdrehende (5*R*,8*S*)-D-Isolysergsäure; Isolysergsäurealkaloide sind pharmak. unwirksam u. werden durch Anhängen der Endung -in bezeichnet, z. B. Ergotaminin, Ergometrinin. Ergosterol (Provitamin $D_2$) wurde in Secale cornutum entdeckt, techn. Gew. überwiegend aus Hefe; chem. hergestelltes Derivat der Lysergsäure: Lysergsäuredimethylamid* (Abk. LSD); **2. Clavinalkaloide:** bei ihnen ist die Carboxylgruppe der Lysergsäure reduziert; spielen therap. keine Rolle; **Wirkstoffe:** Spezif. Wirkstoffe sind demnach nur die säureamidartigen Derivate der D-Lysergsäure, die man wiederum in die (einfachen) Säureamidalkaloide (s. Abb. 2) u. die Peptidalkaloide (Ergopeptine; s. Tab.) unterteilt: **1. Säureamidalkaloide:** wasserlösl. Fraktion; im Ergometrin* ist D-Lysergsäure mit L-(+)-2-Aminopropanol verknüpft; Ergometrin ist in der Droge in zu geringer Konz. vorhanden, daher partialsynthetische Herst.; Claviceps paspali liefert in Submerskulturen in guter Ausbeute Lysergsäure (od. die leicht in Lysergsäure überführbare Paspalsäure), Ausgangssubstanz für die Partialsynthese von Ergometrin; vgl. Ergin; **2. Peptidalkaloide:** schlecht wasserlösl.; gehören der Ergotamin-, Ergoxin- u. Ergotoxingruppe an; der Lysergylrest ist jeweils mit einem tricycl. Tripeptid verknüpft; **a)** Bei der Ergotamingruppe ist die 1. Aminosäure $\alpha$-Hydroxyalanin ($\alpha$-Hydroxy-$\alpha$-aminopropionsäure). **b)** Bei der Ergoxingruppe ist die 1. Aminosäure $\alpha$-Hydroxy-$\alpha$-aminobuttersäure. **c)** Bei der Ergotoxingruppe ist die 1. Aminosäure $\alpha$-Hydroxyvalin. Die 2. Aminosäure ist entweder Phenylalanin (Ergotamin, Ergostin, Ergocristin), Leucin (Ergosin, Ergoptin, $\alpha$-Ergocryptin), Isoleucin ($\beta$-Ergocryptin) od. Valin (Ergovalin, Ergonin, Ergocornin). Prolin als 3. Aminosäure ist immer Best. des Tripeptids. Die Alkaloide sind chem. wenig stabil. Im Sauren isomerisieren sie allmähl. zu sog. Aci-Alkaloiden. Unter dem Einfluss von Licht wird Wasser an die Doppelbindung zw. C-9 u. C-10 (s. Abb. 1) angelagert. Stabiler sind daher die partialsynthet. erzeugten 9,10-Dihydrolysergsäureverbindungen, z. B. Dihydroergotamin*, Dihydroergocristin* u. Dihydroergotoxin*, die auch weniger leicht epimerisieren (Enolform wird nicht mehr ausgebildet) u. die neben Ergotamin hauptsächl. verwendet werden; **Wirkstoffgehalt:** Nach ÖAB Gehalt an wasserunlösl. Alkaloiden mind. 0.22 % (berechnet als Ergotamin) u. an wasserlösl. Alkaloiden mind. 0.025 % (berechnet als Ergometrin), jeweils bezogen auf die entfettete Droge; **Biosynthese:** wie bei allen Indolalkaloiden* ausgehend von Tryptophan; **Wirk.:** Therap. genutzte Secale-Alkaloide haben eine spezif. Affinität zur glatten Muskulatur; sie verengen spas-

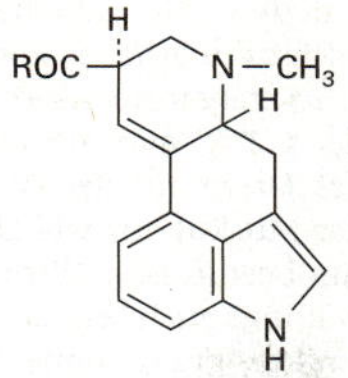

D-Lysergsäure: R = OH

Ergin: R = $NH_2$

Ergometrin: R = $NH-CH(CH_3)-CH_2OH$

**Secale cornutum** Abb. 2: Strukturformeln von Säureamidalkaloiden

**Secale cornutum**
Bau und Einteilung der Peptidalkaloide (Ergopeptine)

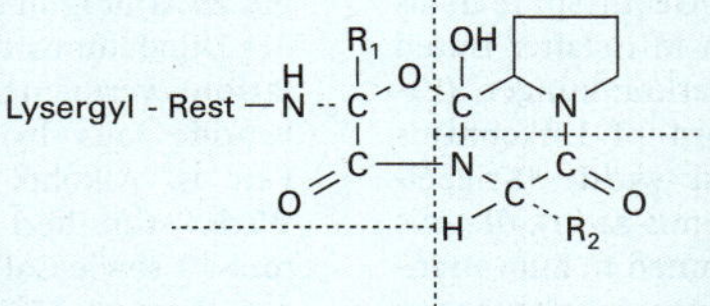


| $R_1$ / $R_2$ | $CH_3$ Ergotamingruppe | $C_2H_5$ Ergoxingruppe | $CH(CH_3)_2$ Ergotoxingruppe |
|---|---|---|---|
| $CH_2-C_6H_5$ | Ergotamin | Ergostin | Ergocristin |
| $CH_2-CH(CH_3)_2$ | Ergosin | Ergoptin | $\alpha$-Ergocryptin |
| $CH(CH_3)-C_2H_5$ | | | $\beta$-Ergocryptin |
| $CH(CH_3)_2$ | Ergovalin | Ergonin | Ergocornin |

S

tisch die kleinen Arterien (bes. die des Uterus) durch Erregung der Gefäßmuskulatur; es kommt zu einer gewissen Blutdrucksteigerung. Spezielle Wirk. einzelner Alkaloide: **1.** Ergometrin*: erregt die glatte Muskulatur des Uterus u. der Gefäße (andere Organe mit glatter Muskulatur wie Darm u. Bronchien werden kaum beeinflusst); Wirk. am Uterus tritt schnell ein u. klingt auch schnell wieder ab; auf den Sympathikus prakt. ohne Wirkung; das halbsynthet. aus Ergometrin hergestellte Methylergometrin* wird aufgrund der oxytocinartigen, die Gebärmutter kontrahierenden Wirkung (s. Gynäkologika) in niedriger Dos. in der Geburtshilfe verwendet. **2.** Ergotamin* u. die Alkaloide der Ergotoxingruppe wirken qualitativ gleich; sie sind Alpha-Sympatholytika, setzen also die Erregbarkeit des Sympathikus herab; an der Gefäßmuskulatur hat Ergotamin einen vasokonstriktor. Effekt; die Blutdrucksteigerung entsteht aufgrund der peripheren Gefäßverengung. **Off.:** ÖAB; **Zuber.:** Secale cornutum desoleatum titratum: entfettetes, eingestelltes Mutterkorn; nach ÖAB 0.2 % (±0.01 %) wasserunlösl. Alkaloide (berechnet als Ergotamin) u. mind. 0.022 % wasserlösl. Alkaloide (berechnet als Ergometrin); früher: Extractum Secalis cornuti fluidum, Tinctura Secalis cornuti; **Anw.:** (med.) Verwendet werden nur noch die Reinalkaloide (s. unter den einzelnen Verb.), z. B. bei Migräne; größtes u. wichtigstes Indikationsgebiet sind Gynäkologie u. Geburtshilfe. Weitere partialsynthet. abgewandelte Produkte: z. B. Methylergometrin* u. Bromocriptin*; **Toxikol. u. UAW:** Die starke gefäßkontrahierende Wirk. kann schon im Verlauf einer Ther. von wenigen Tagen zu Gangrän* (v. a. an den Zehen) führen. Aufgrund dieser tox. Gefäßwirkung Anw. von Ergotalkaloiden* über einen längeren Zeitraum nur unter Kontrolle der peripheren Gefäße (auf Taubheit, Kälte, Zyanose* der distalen Teile des Körpers); **Ergotismus** (Kriebelkrankheit, Mutterkornvergiftung): bei Zufuhr größerer Mengen von S.; Übelkeit, erhöhter Speichelfluss, Erbrechen, Diarrhö, Schweißausbrüche, Pulsverlangsamung, Augenflimmern u. Parästhesien; Muskelzuckungen u. ton. Muskelstarre können über Lähmungen zum Tod im Kollaps führen. **Nachw.:** auch quantitativ z. B. mit Van*-Urk-Reagenz; **Gesch.:** schon in der Antike als Mittel bei der Geburtshilfe u. als Abtreibungsmittel bekannt; im Mittelalter traten häufig epidemieartige Massenerkrankungen (Ergotismus) auf, da das Mutterkorn inf. Unkenntnis im Brotgetreide mitvermahlen wurde (Kriebelkrankheit, St. Antoniusfeuer, Ignis sacer), die mit feuriger Rötung der Haut begannen u. zum Brandigwerden u. Abfallen der schwarz gewordenen Glieder führten (Ergotismus gangraenosus); z. T. begann die Erkrankung mit Ameisenlaufen, sog. Kriebeln, Pelzigwerden der Finger u. Zehen, das sich dann über den ganzen Körper verbreitete, Durstgefühl, chron. Krämpfen sowie Kontrakturen in der Beugemuskulatur u. führte schließl. zu Dauerverkrüppelung, Erblindung, Demenz u. Tod (Ergotismus convulsivus). **Hom.:** Secale cornutum (HAB): das bei nicht mehr als 40 °C getrocknete Roggen-Mutterkorn (mind. 0.25 % Alkaloide, berechnet als Ergotamin); verordnet z. B. bei Durchblutungsstörungen, Gangrän, Migräne, arteriosklerot. Hypertonie, Schwangerschaftsproblemen (Wehenschwäche, Krampfwehen).

**Secalin:** s. Prolamine.

**Secbutabarbital** (INN): Butabarbital, 5-Ethyl-5-*sec*-butylbarbitursäure; 5-Ethyl-5-(1′-methyl-*n*-propyl)barbitursäure; CAS-Nr. 125-40-6; $C_{10}H_{16}N_2O_3$; $M_r$ 212.24; Schmp. 165 °C (polymorph); Barbiturat*; nicht mehr im Handel befindl. Sedativum* u. Schlafmittel*; unterliegt dem Betäubungsmittelgesetz* (Anlage II).

**Secobarbital** (INN): Acidum 5-allyl-5-(1′-methyl-*n*-butyl)barbituricum; Meballymal; 5-Allyl-5-(1-methylbutyl)barbitursäure; CAS-Nr. 76-73-3; $C_{12}H_{18}N_2O_3$; $M_r$ 238.28; sehr schwer lösl. in Wasser, lösl. in Chloroform, leicht lösl. in Ethanol, Ether, Lsg. von Alkalihydroxiden u. -carbonaten; pH der gesättigten wässrigen Lsg. ca. 5.6; Barbiturat*; nicht mehr im Handel befindl. Schlafmittel*; unterliegt dem Betäubungsmittelgesetz* (Anlage III). **Secobarbital-Natrium:** Secobarbitalum natricum Ph.Eur., Natrium allylmethylbutylbarbituricum; allylmethylbutylbarbitursaures Natrium; CAS-Nr. 309-43-3; $C_{12}H_{17}N_2NaO_3$; $M_r$ 260.3; weißes, geruchloses Pulver, bitterer Geschmack, hygroskop.; leicht lösl. in Wasser u. Ethanol, fast unlösl. in Ether u. Chloroform; **UAW:** Gefahr der Suchterzeugung, Missbrauch; LD ca. 5–10 g.

**Secoiridoide:** s. Iridoide.

**Secologanin:** s. Indolalkaloide.

**second messenger** (engl. zweiter Bote): sog. zweiter Botenstoff der Hormonwirkung; endogene Stoffe, die nach Bindung von Hormonen* od. Neurotransmittern* (first* messenger) an spezif. Rezeptoren der Zelloberflächen in den Intrazellularraum freigesetzt werden u. dort durch Aktivierung von Proteinkinasen* biol. Effekte in der Zelle auslösen; **Vertreter:** Bisher sind cAMP (am längsten bekannt; Sutherland, 1971; s. Adenosinphosphate), cGMP (s. Guanosin), Diacylglycerole, Inositoltrisphosphat (s. Inositolphosphate), $Ca^{2+}$ (im Komplex mit Calmodulin*) u. Arachidonsäure* bekannt.

**Secotriterpene:** s. Quassinoide.

**Secretin** (INN): **1.** Sekretin; (physiol.) gastrointestinales Gewebehormon* (Polypeptid aus 27 Aminosäureresten; $M_r$ 3050) mit hoher Sequenzhomologie zu Glucagon*, VIP* u. GIP*; wird in S-Zellen des Duodenums u. Jejunums synthetisiert; **Regulation:** vermehrte Sekretion durch sauren pH, Peptide (aus hydrolysiertem Nahrungsprotein), Fett u. Alkohol (nicht durch Kohlenhydrate); **Wirk.:** stimuliert Bildung u. Sekretion von Pankreassaft sowie Galle mit hohem Gehalt an Bicarbonat; hemmt HCl-Produktion des Magens. Vgl. Hormone, gastrointestinale. **2.** (pharmak.) CAS-Nr. 1393-25-5; lösl. in Wasser; **Anw.:** Diagnostikum; HWZ 6 min. Gebräuchl. ist auch Secretinhydrochlorid.

**secundam artem:** Abk. s. a.; (auf Rezepten) nach den Regeln der Kunst.

**Sedamin:** s. Sedum acre (Herba Sedi acri, Inhaltsst.).

**Sedativa:** sog. Beruhigungsmittel; Substanzen, die relativ unspezif. eine dämpfende Wirk. auf die sensor., vegetativen u. bes. die motor. Zentren haben; z. B. Tranquilizer* u. Schlafmittel*, die in niedriger Dos. sedierend wirken, sowie opioidhaltige Arzneimittel; als pflanzl. S. wird v. a. Valerianae radix (hochdosiert) eingesetzt, außerdem Hyperici herba, Piperis methystici rhizoma, Melissae folium, Lupuli glandula, Lavandulae flos, Passiflorae herba. **Ind.:** **1.** Behandlung von Unruhezuständen bei psych. Störungen; **2.** Sedierung bei diagnost. u. therap. Eingriffen; **cave:** bei Intoxikation Risiko von Atemdepression u. -stillstand; bei chron. Gebrauch Entwicklung von Substanzstörungen (Niedrig-Dosis-Abhängigkeit).

**Sediment:** Bodensatz (z. B. Harnsediment); **1.** Sedimentieren: absetzen lassen; **2.** Sedimentierkelch: Kelchglas zur Durchführung des Sedimentierens; **3.** Sedimentierzentrifuge: s. Zentrifuge.

**Sedimentationsanalyse:** Verfahren zur Korngrößenanalyse*, das die Sinkgeschwindigkeit von Feststoffteilchen im Schwerkraftfeld (Pipettanalyse, Sedimentationswaage, Photosedimentometer) od. im Zentrifugalfeld (Ultrazentrifuge; s. Zentrifuge) bestimmt; nach dem **Stokes-Gesetz** (gilt nur für glatte, kugelförmige Teilchen, die sich beim Sedimentieren gegenseitig nicht behindern, im spezif. leichteren u. nicht zu viskosen Dispersionsmittel unlösl. sind, sich darin chem. nicht verändern u. nicht aufquellen) ist die Sinkgeschwindigkeit v (Fallhöhe h/Fallzeit t der Teilchen) proportional dem Quadrat des Teilchendurchmessers (d) sowie der Dichtedifferenz von innerer Phase zu Dispersionsflüssigkeit $(\varrho - \varrho_0)$ u. umgekehrt proportional der Viskosität (η) der Dispersionsflüssigkeit (g: Erdbeschleunigung):

$$v = [d^2 \cdot (\varrho - \varrho_0) \cdot g]/9\eta$$

(vgl. Aufrahmen; an die Stelle der Sedimentation tritt Flotation). Der Teilchendurchmesser errechnet sich aus:

$$d = \sqrt{\frac{18\eta \cdot h}{g \cdot (\rho - \rho_0) \cdot t}}$$

Zur Erleichterung der Desagglomerierung beim Suspendieren u. der Vermeidung der Zusammenlagerung der Teilchen in der „Prüfsuspension“ werden Peptisatoren (z. B. $Na_4P_2O_7$) zugesetzt. **Methoden:** **1.** Die genaueste Methode der S. ist die **Pipettanalyse**, entsprechend DIN 51033. Die Andreasen-Pipette, ein graduierter Sedimentationszylinder mit einer eingesetzten, mit einem Zweiweghahn versehenen Spezialpipette (s. Abb.), wird mit der aufgeschlämmten Pulverprobe gefüllt, der Inhalt geschüttelt u. eine Nullprobe mit dem Feststoffanteil $m_0$ (enthält alle Korngrößen) über die Pipette entnommen. In Abhängigkeit von den gewählten Korngrößenbereichen (geeignet zw. 1 u. 40 μm) werden nach versch. berechneten Zeiten (t) weitere Proben mit konstantem Volumen aus dem erschütterungsfrei aufgestellten Zylinder entnommen. Durch die kontinuierl. unter die Pipettenspitze sedimentierenden gröberen Anteile wird der Feststoffgehalt m der Proben laufend kleiner. Der gesuchte Durchgang D in % wird berechnet:

$$D = m \cdot 100/m_0$$

D wird in Abhängigkeit vom Teilchendurchmesser graph. aufgetragen. **2.** Bei Verw. der **Sedimentationswaage** wird die Feststoffmenge, die sich auf einer Waagschale am unteren Ende eines temperierten Sedimentationszylinders absetzt, nach bestimmten Zeiten ermittelt. **3.** Das Messprinzip des **Photosedimentometers** beruht auf der mit der Zeit abnehmenden Schwächung der Intensität eines Lichtstrahls (nach dem Lambert-Beer-Gesetz), der durch eine mit Suspension gefüllte Küvette fällt. **4.** Mit Hilfe der Sedimentation im Fliehkraftfeld (**Ultrazentrifuge**) lassen sich noch sehr feine (unter 1 μm) Teilchen analysieren.

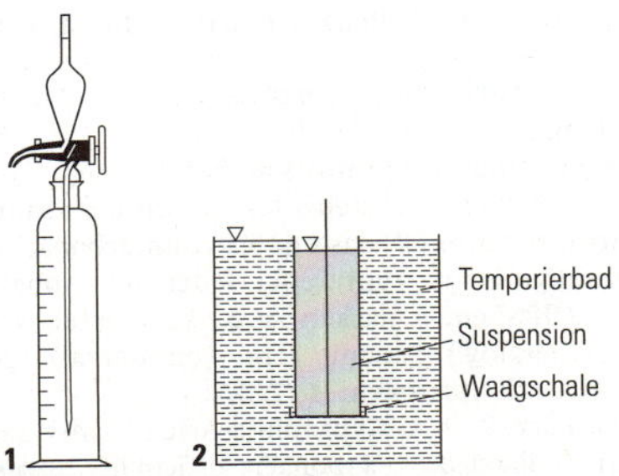


**Sedimentationsanalyse:** 1: Andreasen-Pipette; 2: Sedimentationswaage

**Sedimentationskonstante:** s. Svedberg-Einheit.

**Sedimentum lateritium:** s. Uroerythrin.

**Sedimentvolumen:** Gesamtvolumen des sedimentierten Feststoffanteils einschließl. der im Sediment enthaltenen Flüssigkeit; die Höhe des S. ist abhängig von Stabilisierungsmaßnahmen in der Suspension* u. teilweise vom Zeitpunkt der Bestimmung. Sie ergibt sich aus den gegenseitigen Berührungspunkten der Partikel (Aggregation, Kohärenz*, Flockung), von der geometr. Anordnung der Teilchen zueinander im Sediment. Der Zusatz eines Tensids* kann u. U. das S. herabsetzen (hohe Packungsdichte des Sediments). Lockere Sedimente mit großem Volumen werden angestrebt, weil sie meist leichter redispergierbar sind.

**Sedoheptulose:** $C_7H_{14}O_7$, Strukturformel: s. Abb.; $M_r$ 210.2; Schmp. 101 °C; Monosaccharid*; Ketoheptose, die ein wichtiges Zwischenprodukt im Kohlenhydratstoffwechsel der Photosynthese* darstellt.

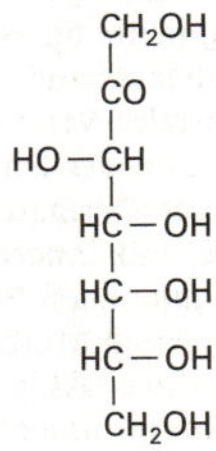


**Sedoheptulose**

**Sedum acre** L.: (Scharfer) Mauerpfeffer, Steinpfeffer; Fam. Crassulaceae; Europa, Asien, Nordamerika; Stpfl. von **Herba Sedi acri:** Mauerpfefferkraut; schmeckt nur frisch scharf; **Inhaltsst.:** Piperidinalkaloide*, z. B. Sedamin, Isopelletierin u. Sedinin, sowie Flavonoide*, Gerbstoffe*, Schleim,

Gummi u. a.; **Anw.:** (volkstüml.) z. B. als blutdrucksenkendes Mittel; äußerl. zur Wundbehandlung. **Hom.:** Sedum acre: frische, blühende Pflanze, verordnet z. B. bei blutenden Hämorrhoiden, Analfissuren; ferner hom. angewandt: Sedum repens (von Sedum alpestre Vill., Alpenfetthenne, Alpenseide) u. Sedum telephium L. (Knolliges Steinkraut, Große Fetthenne), von beiden frische, blühende Pflanze, verordnet z. B. bei Analfissuren.

**Sedum alpestre:** s. Sedum acre (Hom.).

**Sedum repens:** s. Sedum acre (Hom.).

**Sedum telephium:** s. Sedum acre (Hom.).

**Seekrankheit:** durch Schiffsbewegungen verursachte Übelkeit u. Erbrechen inf. Reizung des Nervus vestibularis; Arzneimittel gegen Seekrankheit: s. Antiemetika.

**Seerose, Weiße:** s. Nymphaea alba.

**Seesand:** Sand Ph.Eur.6; Reagenz; verschiedenfarbige, v. a. gelblich braune, feine Sandkörnchen von 0.1 (DAB) bzw. 0.15 (Ph.Eur.6) bis 0.3 mm Korngröße.

**Seesandmethode:** Modifikation bei der Bestimmung des Trocknungsverlustes im Trockenschrank für wasserhaltige halbfeste Arzneiformen; dazu werden 5 g der halbfesten Arzneiform mit 5 g getrocknetem Seesand* in einem tarierten 50 mL-Becherglas im Trockenschrank bei 105 °C bis zur Gewichtskonstanz erhitzt. Die S. dient dem leichteren Abdampfen eingeschlossenen Wassers u. beugt dem Verspritzen von Fettgrundlagen vor.

**Seestern, Gemeiner:** s. Asterias rubens.

**Seetang:** s. Fucus.

**Seger-Kegel** (Hermann Seger, Keramiker, 1839–1893): Abk. SK; Schmelzkegel; tetraedrische, ca. 5 cm hohe Körper aus versch. keram. Material (z. B. Silicate, Kaolin, Magnesiumoxid*), die auf die bei der Herst. keram. Materials erforderl. Hitzegrade geeicht sind (z. B. SK 17 = 1500 °C); der Schmp. eines Kegels ist dann erreicht, wenn sich die Spitze des Kegels bis zur Berührung der Unterlage geneigt hat. **Hinweis:** Der S.-K. ist heute abgelöst durch den Orton*-Kegel.

S

**Seggenwurzel:** s. Carex arenaria (Rhizoma Caricis (arenariae)).

**Segmentierungsgene:** für die korrekte Segmentierung eines Organismus verantwortl. Gene*; Mutationen der S. führen häufig zu Verlust od. Fehlbildung einzelner Segmente od. Segmentgruppen.

**Segmenttherapie:** Reizbehandlung innerer Organe über die Haut; **Prinzip:** Verschaltung von Innervationszonen der Haut, des Unterhautbindegewebes sowie des Periosts (Dermatome) u. der Skelettmuskeln (Myotome) mit inneren Organen (Viszerotome) auf den segmentalen Ebenen des Rückenmarks (vgl. Head-Zonen); **Methode:** Reflexzonenmassage (Bindegewebemassage, Periostmassage, Schröpfmassage), therm. u. elektrotherapeut. Reize, lokale Infiltrationen.

**Sehne:** Tendo; aus parallelfaserigem kollagenem Bindegewebe aufgebautes, makroskop. weißl. glänzendes Verbindungsstück zw. Muskel u. Knochen; überträgt die Zugwirkung des Muskels. **Sehnenentzündung:** s. Tendopathie.

**Sehpurpur:** s. Rhodopsin.

**sehr vorsichtig zu lagern:** Lagerungsvorschrift* nach Ph.Eur.6; Lagerung in einem bes. Schrank unter Verschluss; Beschriftung der Behältnisse mit weißer Schrift auf schwarzem Grund; s. Standgefäß. Gilt nicht für Fertigarzneimittel.

**Seidelbast:** s. Daphne mezereum.

**Seidelbastrinde:** s. Daphne mezereum (Cortex Mezerei).

**Seidenfaden:** s. Filum bombycis.

**Seidenfibroin:** zur Gruppe der $\beta$-Keratine gehörendes Skleroprotein*, $M_r$ 365 000; zus. mit einem zweiten, wasserlösl. Protein, dem Sericin (Seidenleim), ist S. Best. der Naturseide, die von der Seidenraupe (s. Bombyx mori) als Drüsensekret gebildet wird; das Faserprotein besteht aus 2 Untereinheiten, aufgebaut aus zwar ident., aber in entgegengesetzter Richtung orientierten Polypeptidketten. Die Aminosäurensequenz wiederholt sich über lange Strecken u. lautet für S. (Gly-Ser-Gly-Ala-Gly-Ala)$_n$. Schwache hydrophobe Wechselwirkungen u. Wasserstoffbrückenbindungen* führen zu einer Assoziation der Polypeptidpaare in einem 3-dimensionalen Proteinkomplex. S. bildet feine, lang gestreckte Fibrillen. Das Ergebnis der Bindungskräfte ist eine sehr widerstandsfähige, nur schwach elast. Faser mit großer Flexibilität.

**Seidenleim:** s. Seidenfibroin.

**Seidenpflanze, Indische:** s. Asclepias curassavica.

**Seidenpflanze, Syrische:** s. Asclepias syriaca.

**Seidenpflaster:** Verbandpflaster, dessen Trägerstoff aus weißer Kunstseide u. dessen Klebeschicht aus vollsynthet. Polyacrylat besteht.

**Seidenspinner, Echter:** s. Bombyx mori.

**Seidlitzpulver:** s. Pulvis aerophorus laxans.

**Seidschützer Salz:** s. Magnesiumsulfat-Heptahydrat.

**Seife:** s. Sapo.

**Seife, medizinische:** s. Sapo medicatus.

**Seifenbaumgewächse:** s. Sapindaceae.

**Seifengeist:** s. Spiritus saponatus.

**Seifenholz:** s. Quillaja saponaria (Quillajae cortex).

**Seifenkrautwurzel:** s. Saponaria officinalis (Saponariae rubrae radix).

**Seifenleim:** Rohprodukt der Seifenherstellung, besteht aus Seife, Wasser u. Glycerol, wird gereinigt, getrocknet (max. 30 °C) u. gepulvert; erstarrter Seifenleim wird als **Leimseife** bezeichnet, enthält bis zu 300 % Wasser; s. Sapo.

**Seifenliniment, flüssiges:** s. Linimentum saponato-ammoniatum.

**Seifenpflaster:** s. Emplastrum saponatum.

**Seifenrinde:** s. Quillaja saponaria (Quillajae cortex).

**Seifenrindentinktur, eingestellte:** s. Tinctura Quillajae.

**Seifenspiritus:** s. Spiritus saponatus.

**Seifenstein:** **1.** Sodastein; festes, brockenförmiges Natriumhydroxid*, das mit Natriumcarbonat* verunreinigt ist u. zum Seifensieden od. Abbeizen von Ölfarben, Öllacken u. a. verwendet wird; **2.** (mineralog.) Saponit (ein Tonmineral), gelegentl. auch Speckstein (s. Talk).

**Seifenwurzel:** **1.** s. Gypsophila-Arten (Radix Saponariae albae); **2.** s. Saponaria officinalis (Saponariae rubrae radix).

**Seifenzäpfchen:** s. Suppositoria Glyceroli.

**Seifenzahnputzpulver:** s. Pulvis dentifricius cum Sapone.
**Seife, überfettete:** s. Sapo medicatus.
**Seignettesalz:** s. Kaliumnatriumtartrat.
**Seitenwurzel:** s. Wurzel.
**Seitz-Entkeimungsfilter:** Filterschichten aus Cellulose-Asbest-Fasern mit Adsorptions- u. Absorptionseffekt; s. Tiefenfilter.
**Sekret** (lat. secretus abgesondert): **1.** Exkret; (med.) Absonderungsprodukt von Zellen, i. e. S. von Drüsen; **2.** (bot.) s. Exkretionsgewebe.
**Sekretase-Inhibitoren:** Wirkstoffe, die durch Hemmung der $\beta$-od. $\gamma$-Sekretase die Entstehung von Amyloidplaques bei der Alzheimer*-Krankheit reduzieren können; **$\gamma$-Sekretase-Modulatoren:** Wirkstoffe, die das Schnittmuster der $\gamma$-Sekretase verändern; aus Amyloid-Precursor-Protein (Abk. APP) wird vermehrt A$\beta$38 u. weniger A$\beta$42 gebildet, welches für die Entstehung der Amyloidplaques verantwortlich ist.
**$\gamma$-Sekretase-Modulatoren:** s. Sekretase-Inhibitoren.
**Sekretin:** s. Secretin.
**Sekretion, innere:** s. Hormone.
**Sekretolytika:** s. Expektoranzien.
**Sekretomotorika:** s. Expektoranzien.
**Sektion** (lat. sectio schneiden): Autopsie, Obduktion, Nekropsie, innere Leichenschau; Leichenöffnung; Durchführung **1.** zur Feststellung von Todesursachen u. Krankheitszusammenhängen, zur Qualitätssicherung von med. Behandlungspfaden, zur Überprüfung der ärztl. Behandlung, i. R. der Unfallversicherung zur Klärung des Zusammenhangs zw. Tod u. Unfallereignis od. zu Forschungszwecken; **2.** zur Feststellung der Todesursache bei Verdacht auf eine Straftat; **3.** im Rahmen von Lehre u. Ausbildung.
**Sekundärelement:** s. Akkumulator.
**Sekundärinfektion:** Infektion eines bereits von einem Erreger befallenen Organismus mit einem anderen Erreger als dem der Primärinfektion; vgl. Superinfektion; Reinfektion.
**Sekundärliteratur:** themenbezogene Zusammenfassung von Originalarbeiten in Form von Übersichten u. Monographien durch Experten; diese treffen eine Auswahl u. Interpretation der Primärliteratur*. Themenbereiche sollen für die Nutzer übersichtl. u. umfassend dargestellt werden; dabei besteht die Gefahr der Fehlinterpretation u. verzerrten Darst. (z. B. durch Auslassung relevanter Primärliteratur). Vgl. Faktendatenbanken; Tertiärliteratur.
**Sekundärpackmittel:** s. Behältnis.
**Sekundärstoffwechsel:** s. Metaboliten, sekundäre.
**Sekundärstruktur:** s. Proteine.
**Sekundärwand:** (bot.) innerste Schicht der Zellwand*, die bei einigen Zellen nach Beendigung des Streckungswachstums gebildet wird; besteht aus mehreren Einzelschichten mit unterschiedl. Textur der Cellulosefibrillen.
**Sekunde:** Symbol s; SI-Basiseinheit der Basisgröße Zeit; Definition: s. SI-Einheiten.
**Selbstbräunungsmittel:** s. Hautbräunungsmittel.
**Selbsternährung:** s. Autotrophie.
**Selbstinspektion:** nach der Arzneimittel*- und Wirkstoffherstellungsverordnung vorgeschriebene u. regelmäßig von sachkundigem Personal durchzuführende Maßnahme in den Bereichen personalbezogene Belange, Räumlichkeiten, Ausrüstung, Dokumentation, Produktion, Qualitätskontrolle, Vertrieb von pharmaz. Produkten, Vorkehrungen zur Behandlung von Beanstandungen u. Abwicklung von Rückrufen; über veranlasste Korrekturmaßnahmen im Betrieb sind Aufzeichnungen zu führen. Die Ergebnisse von S. müssen der Aufsichtsbehörde nicht mitgeteilt werden.
**Selbstmedikation:** Selbstbehandlung von Krankheiten u. Beschwerden od. deren Vorbeugung u. Verhütung ohne vorangegangene od. begleitende ärztl. Kontrolle mit nicht verschreibungspflichtigen Arzneimitteln.
**Selbstverdauung:** s. Autolyse.
**Selbstvergiftung:** s. Autointoxikation.
**Selegilin** (INN): *N*,$\alpha$-Dimethyl-*N*-2-propinylphenylethylamin; CAS-Nr. 14611-51-9; $C_{13}H_{17}N_2$, Strukturformel: s. Abb.; $M_r$ 187.3; **Wirk.:** Antiparkinsonmittel*, Hemmer der Monoaminoxidase B (s. Monoaminoxidase-Hemmer), die vorwiegend im Gehirn vorkommt, sowie der Wiederaufnahme von Dopamin* in Ganglien; **Ind.:** Parkinson-Syndrom (Mono- od. Kombinationstherapie mit Levodopa*); **UAW:** zentralnervöse Störungen (Müdigkeit, Benommenheit), Obstipation, Appetitlosigkeit; kein sog. Cheese*-Effekt; **Dos.:** p. o. Initialdosis 5–10 mg/d, max. Erhaltungsdosis 10 mg/d. **Selegilinhydrochlorid (INN):** Selegelini hydrochloridum Ph.Eur.; CAS-Nr. 2079-54-1; $C_{13}H_{18}ClN$; $M_r$ 223.7; Schmp. 143 °C; weißes krist. Pulver, leicht lösl. in Wasser.

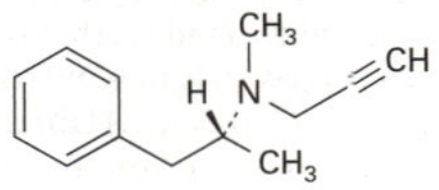

**Selegilin**

**Selektion:** Auslese; bevorzugtes Überleben u. die dadurch bevorzugte Vermehrung der in einer bestimmten Umwelt aufgrund genet. bedingter Ursachen geeigneteren Individuen einer Population; wurde von Charles Darwin postuliert. Die S. von Mikroorganismen* u. eukaryot. Zellen* in Zellkulturen aufgrund ihrer Antibiotikaresistenz (s. Resistenz) ist heute ein häufig angewendetes Verfahren in der Molekularbiologie u. Gentechnologie*, um Zellen mit bestimmten Eigenschaften zu selektieren.
**Selektionsbias:** s. Bias (Tab. dort).
**Selen:** Symbol Se; CAS-Nr. 7782-49-2; $A_r$ 78.96; OZ 34; 2-, 4- u. 6-wertiges Halbmetall*; **Vork.:** natürl. in Spuren in sulfid. Erzen; Anreicherung bei deren Abrösten im Flugstaub als Selendioxid ($SeO_2$); **Bedeutung:** (physiol.) Für Pflanzen, Tiere u. Menschen ist Se ein essentielles Spurenelement*; es ist Best. der Glutathionperoxidase*. Se ist ein intrazelluläres Antioxidans*. Vitamin-E-Mangelerscheinungen sollen durch Se z. T. ausgeglichen werden. Der Mensch benötigt wahrscheinl. 50 bis max. 250 µg Se/d. Pflanzen (v. a. Fabaceen), die auf selenhaltigem Boden wachsen, nehmen Se auf. In Aminosäuren* wird Schwefel* gegen Se ausgetauscht (Methylselenocystein, Selenomethionin).

S

Knoblauch, Kürbissamen, Reis, Hafer enthalten ca. 0.3 mg/kg Se, Fische die doppelte bis 3-fache Menge. Eine Selbstmedikation mit Se kann nicht empfohlen werden, da der tox. Bereich knapp über der optimalen Zufuhr liegt. Bei chron. Krankheiten (v.a. Tumorerkrankungen) besteht oft ein deutl. erhöhter Se-Bedarf. Die Se-Bestimmung ist nur aus dem Vollblut sinnvoll. **Herst.:** aus dem Anodenschlamm der elektrolyt. Kupfer- u. Nickel-Gewinnung; Reduktion von $SeO_2$ mit Schwefeldioxid* ($SO_2$); **Formen:** Wie Schwefel tritt auch Se in mehreren Formen (Modifikationen) auf: **1. amorphes** Se: **a)** glasartiges, schwarzes Se; D. 4.28; erweicht bei 50–60 °C, ab ca. 70 °C elast.; dunkelrotbraun bis blauschwarz; entsteht bei raschem Abkühlen von geschmolzenem Se; **b)** rotes, amorphes Se; D. 4.26; durch Kondensation von Se-Dampf od. Reduktion von Seleniger Säure ($H_2SeO_3$) in Wasser; **2. kristallines rotes** Se: α- u. β-Selen; dunkelrote monokline Kristalle; D. 4.74; Schmp. 144 °C; die roten Modifikationen von Se sind nichtmetall., metastabil u. leiten den elektr. Strom nicht. **3. graues, metallisches** Se: beständige Form, die beim Erhitzen u. langsamen Abkühlen des roten Se entsteht; D. 4.80; Schmp. 220 °C; unlösl. in Schwefelkohlenstoff; leitet den elektr. Strom im Dunkeln nur sehr wenig; beim Belichten steigt die Leitfähigkeit um das 1000-fache, daher Verw. in Photozellen; **Anw.:** (techn.) Legierungsbestandteil, Farbpigmente, Halbleitertechnik, Solarzellen, Reagenz zum Kjeldahl-Aufschluss; **Toxikol.:** Oral aufgenommenes Se ist kaum giftig, jedoch führt Einatmen von Dampf od. Staub zu schwerer Reizung der Atemwege, evtl. bis zum Lungenödem. Gefährl. sind Verb. des Se; chron. Intoxikationen zeigen sich in Kopfschmerz, Blässe, Depressionen, Müdigkeit, Hautaffekten, Verdauungsstörungen u. dem typ. Knoblauchgeruch (Dimethylselenid) der Ausatemluft (monatelang; vgl. Tellur). Das gegen Seborrhö u. Kopfschuppen angewandte Selen(IV)*-sulfid ($SeS_2$) enthält Se fest gebunden u. wird prakt. nicht resorbiert. Genuss der Affennuß (Frucht von Lecythis* ollaria, enthält Selen-Cystathionin) führt zum völligen Haarverlust. Durch Se wird die Kariesanfälligkeit der Zähne gesteigert. **Selenverbindungen:** entsprechen denen des Schwefels; Selensäure ($H_2SeO_4$) wirkt in wässriger Lsg. wie Schwefelsäure*; ihre Salze heißen Selenate. Selenhalogenide sind die Verb. von Se mit Chlor*, Fluor*, Brom* u. Iod*. Selenwasserstoff* entsteht bei Einwirkung von HCl auf Metallselenide. **Gesch.:** entdeckt 1818 von Jöns Jakob Berzelius (1779–1848). **Hom.:** Selenium: rotes Selen; verordnet z.B. bei Akne, Neurasthenie, Impotenz.

**Selena-:** s. a-Nomenklatur (Tab. dort).

**Selenate:** s. Selen.

**Selen-Cystathionin:** s. Selen.

**Selendisulfid:** s. Selen(IV)-sulfid.

**Selenhalogenide:** s. Selen.

**Selenicereus grandiflorus** (L.) Britt. et Rose: Cactus grandiflorus, Cereus grandiflorus; Königin der Nacht; Fam. Cactaceae; Mexiko, Antillen; **Inhaltsst.:** herzwirksame Substanzen wie Tyramin*, *N*-Methyltyramin u. *N*,*N*-Dimethyltyramin sowie Flavonglykoside; **Anw.:** (volkstüml.) als Herzmittel. **Hom.:** Cactus grandiflorus (HAB): im Juli gesammelte, junge Stängel u. Blüten; verordnet z.B. bei Angina* pectoris, Claudicatio* intermittens.

**Selenii disulfidum:** s. Selen(IV)-sulfid.

**Selenium sulfuratum:** s. Selen(IV)-sulfid.

**[$^{75}$Se]Seleno-L-methionin:** (*S*)-2-Amino-4-(methyl[$^{75}$Se]seleno)buttersäure; CAS-Nr. 1187-56-0; $C_5H_{11}NO_2Se$, Strukturformel: s. Abb.; $M_r$ 196.0; wurde als sterile, endotoxinfreie, durch Zusatz von Natriumchlorid isotonisierte Injektionslösung verwendet (Seleno-L-methionin[$^{75}$Se]-Injektionslösung, L-Selenomethionini[$^{75}$Se] solutio iniectabilis Ph.Eur.3, nicht mehr seit 1995); Selen-75, ein Radionuklid* des Selens*, hat eine HWZ von 118.5 d u. emittiert Gammastrahlen. [$^{75}$Se]Seleno-L-methionin wurde früher, vor Verfügbarkeit von Sonographie u. CT, zur nuklearmedizin. Pankreasszintigraphie angewendet; aufgrund der hohen Strahlenexposition nicht mehr von Bedeutung.

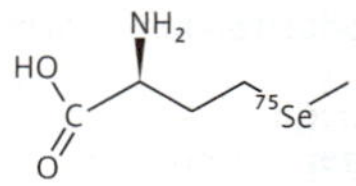


**[$^{75}$Se]Seleno-L-methionin**

**L-Selenomethionini[$^{75}$Se] solutio iniectabilis:** s. [$^{75}$Se]Seleno-L-methionin.

**Selensäure:** s. Selen.

**Selen(IV)-sulfid:** Selenii disulfidum, Selenium sulfuratum; Selendisulfid; CAS-Nr. 7488-56-4; $SeS_2$; orangerotes Pulver, bestehend aus Selensulfiden, Selen* u. Schwefel*; das Vorkommen eines homolog zusammengesetzten Selensulfids aus identischen $SeS_2$-Molekülen wurde nicht nachgewiesen; Gehalt 52.0–55.0 % Selen; unlösl. in Wasser u. Ether; **Darst.:** durch Zusammenschmelzen von Schwefel u. Selen; **Off.:** Ph.Eur.6; **Anw.:** (med.) als top. Therapeutikum in einer Konz. bis 2.5 Gewichtsprozente bei Pityriasis simplex capitis (Kopfschuppen), Psoriasis capitis (Kopfpsoriasis) sowie Pityriasis versicolor (kleieförmiger Schuppenflechte); nicht bei offenen Verletzungen od. akuten Entzündungen verwenden; nicht in Augen od. auf Schleimhäute bringen; während der Anw. (Kopfwäsche) Ringe u. Schmuck ablegen.

**Selenwasserstoff:** Monoselan; CAS-Nr. 7783-07-5; $H_2Se$; $M_r$ 80.98; Schmp. –65.73 °C; Sdp. –41.3 °C; krit. Druck: 92 bar, krit. Temp.: 138 °C; farbloses, stechend riechendes Gas, noch giftiger als Schwefelwasserstoff*; **Darst.:** Einwirkung von Salzsäure* auf Selenhalogenide od. Reaktion von Wasserstoff* u. Selen* bei 400 °C; **Anw.:** Dotierung von Halbleitern.

**self emulsifying waxes:** s. Emulgatoren.

**Selinan:** s. Eudesman.

**Seliwanoff-Reagenz:** 0.5 %ige Lsg. von Resorcin* in konz. Salzsäure* zum Nachw. von Ketosen (s. Monosaccharide); **Prinzip:** Beim Erwärmen entsteht ein Farbkomplex mit 5-Hydroxymethylfurfural, einem Dehydratisierungsprodukt von Hexosen*. **Hinweis:** Die Lsg. muss stets frisch bereitet werden. Vgl. Molisch-Reaktion.

**Sellerie:** s. Apium graveolens.

**Seltenerdmetalle:** Sammelbez. für die einander chem. und physik. ähnl., 3-wertigen Elemente

Scandium*, Yttrium*, Lanthan*, Actinium* u. die 14 Elemente mit den Ordnungszahlen 58–71 (Lanthanoide*); ihre Oxide sind sog. seltene Erden. Vgl. Periodensystem der Elemente.

**Sem.:** Abk. für **Sem**en; s. Samen.

**Semecarpus anacardium** L. f.: Anacardia orientalia; Ostindischer Tintenbaum; Fam. Anacardiaceae; heim. in Ostindien, kultiviert in den Tropen; Stpfl. von **Fructus Anacardii orientalis:** Anacardium; Ostindische Elefantenläuse; **Inhaltsst.:** phenol. Verb. wie Cardol*, Gerbstoffe*, Harz* u. Farbstoff; in den Samen ca. 47 % fettes Öl mit Anacardsäure*; **Anw.:** **1.** (volkstüml.) Hautreizmittel, gegen Warzen u. Hühneraugen; **2.** (techn.) früher zur Tintenherstellung. **Hom.:** Semecarpus anacardium (HAB), Anacardium: reife, getrocknete Früchte; verordnet z. B. bei Hautausschlägen, Ulcus duodeni, Psychosen.

**Semen:** s. Samen; Sperma.

**Semen Abelmoschi:** s. Abelmoschus moschatus.

**Semen Achiotti:** s. Bixa orellana (Orleana).

**Semen Acokantherae:** s. Acokanthera oppositifolia.

**Semen Agrostemmae:** s. Agrostemma githago.

**Semen Alceae moschata:** s. Abelmoschus moschatus (Semen Abelmoschi).

**Semen Amomi:** s. Pimenta dioica (Fructus Pimentae).

**Semen Amygdalae amarae:** s. Prunus dulcis.

**Semen Amygdalae dulce:** s. Prunus dulcis.

**Semen Anagyris:** s. Anagyris foetida.

**Semen Anisi:** s. Pimpinella anisum (Anisi fructus).

**Semen Apii graveolentis:** s. Apium graveolens (Fructus Apii graveolentis).

**Semen Aquilegiae:** s. Aquilegia vulgaris.

**Semen Arachidis:** s. Arachis hypogaea.

**Semen Arecae:** s. Areca catechu.

**Semen Avenae excorticatum:** s. Avena sativa (Fructus Avenae excorticatus).

**Semen Bonducellae:** s. Caesalpinia bonducella.

**Semen Cacao:** s. Theobroma cacao.

**Semen Calabar:** s. Physostigma venenosum.

**Semen Cannabis:** s. Cannabis sativa (Fructus Cannabis).

**Semen Cardamomi:** s. Elettaria cardamomum (Cardamomi fructus).

**Semen Cardui mariae:** s. Silybum marianum (Silybi mariani fructus).

**Semen Carobae:** s. Ceratonia siliqua (Semen Ceratoniae).

**Semen Carvi:** s. Carum carvi (Carvi fructus).

**Semen Castaneae equinae:** s. Aesculus hippocastanum (Hippocastani semen).

**Semen Cedronis:** s. Quassia cedron.

**Semen Ceratoniae:** s. Ceratonia siliqua.

**Semen Cicutae virosae:** s. Cicuta virosa.

**Semen Cocculi indici:** s. Anamirta cocculus (Fructus Cocculi).

**Semen Coffeae:** s. Coffea.

**Semen Colae:** s. Cola nitida (Colae semen).

**Semen Colchici:** s. Colchicum autumnale (Colchici semen).

**Semen Crotonis:** s. Croton tiglium.

**Semen Cucurbitae:** s. Cucurbita pepo (Cucurbitae semen).

**Semen Cydoniae:** s. Cydonia oblonga.

**Semen Cynosbati:** s. Rosa canina.

**Semen Cytisi laburnum:** s. Laburnum anagyroides.

**Semen Daturae:** s. Datura stramonium (Semen Stramonii).

**Semen Dauci:** s. Daucus carota (Fructus Dauci).

**Semen Erucae:** s. Sinapis alba (Erucae semen).

**Semen Foenugraeci:** s. Trigonella foenum-graecum (Trigonellae foenugraeci semen).

**Semen Foenugraeci ad usum veterinarium:** s. Trigonella foenum-graecum.

**Semen Harmalae:** s. Peganum harmala.

**Semen Helianthi annui:** s. Helianthus annuus (Fructus Helianthi annui).

**Semen Hippocastani:** s. Aesculus hippocastanum (Hippocastani semen).

**Semen Hordei decorticatum:** s. Hordeum vulgare (Fructus Hordei decorticatus).

**Semen Hyoscyami:** s. Hyoscyamus niger.

**Semen Ignatii:** s. Strychnos ignatii.

**Semen Jatrophae:** s. Jatropha curcas.

**Semen Jequiritii:** s. Abrus precatorius.

**Semen Lini:** s. Linum usitatissimum (Lini semen).

**Semen Milii solis:** s. Lithospermum officinale.

**Semen Moringae:** s. Moringa oleifera.

**Semen Myristicae:** s. Myristica fragrans.

**Semen Napi:** s. Brassica napus.

**Semen Nigellae damascenae:** s. Nigella damascena.

**Semen Nigellae (sativae):** s. Nigella sativa.

**Semen Nucistae:** s. Myristica fragrans (Semen Myristicae).

**Semen Nucis vomicae:** s. Strychnos nux vomica (Strychni semen).

**Semen Orleanae:** s. Bixa orellana (Orleana).

**Semen Paeoniae:** s. Paeonia officinalis.

**Semen Papaveris:** s. Papaver somniferum.

**Semen Paradisi:** s. Aframomum melegueta.

**Semen Pediculariae:** s. Delphinium staphisagria (Semen Staphisagriae).

**Semen Petroselini:** s. Petroselinum crispum ssp. crispum (Fructus Petroselini).

**Semen Physostigmatis:** s. Physostigma venenosum (Semen Calabar).

**Semen Pistaciae:** s. Pistacia vera.

**Semen Plantaginis ovatae:** s. Plantago ovata (Plantaginis ovatae semen).

**Semen Psyllii:** s. Plantago afra (Psyllii semen).

**Semen Quercus:** s. Quercus robur.

**Semen Quercus tostum:** s. Quercus robur.

**Semen Rapae:** s. Brassica napus (Semen Napi).

**Semen Ricini:** s. Ricinus communis.

**Semen Ricini majoris:** s. Jatropha curcas (Semen Jatrophae).

**Semen Rutae silvestris:** s. Peganum harmala (Semen Harmalae).

**Semen Sabadillae:** s. Schoenocaulon officinale.

**Semen Sesami:** s. Sesamum indicum.

**Semen Sinapis albae:** s. Sinapis alba (Erucae semen).

**Semen Sinapis (nigrae):** s. Brassica nigra (Sinapis nigrae semen).

**Semen Sinapis pulveratum exoleatum:** s. Brassica nigra.

**Semen Sojae:** s. Glycine max.

**Semen Staphisagriae:** s. Delphinium staphisagria.

S

**Semen Stramonii:** s. Datura stramonium.

**Semen Strophanthi (grati):** s. Strophanthus gratus.

**Semen Strophanthi kombe:** s. Strophanthus kombe.

**Semen Strychni:** s. Strychnos nux vomica (Strychni semen).

**Semen Synsepali dulciferi:** s. Synsepalum dulciferum.

**Semen Syzygii cumini:** s. Syzygium cumini.

**Semen Thevetiae:** s. Thevetia peruviana.

**Semen Tiglii:** s. Croton tiglium (Semen Crotonis).

**Semen Tonca:** s. Dipteryx odorata.

**Semen Trigonellae:** s. Trigonella foenum-graecum (Trigonellae foenugraeci semen).

**Semen Urticae:** s. Urtica-Arten (Fructus Urticae).

**semi-:** Wortteil mit der Bedeutung halb.

**Semicarbazid:** Aminoharnstoff, Carbaminsäurehydrazid; $H_2N—NH—C(O)—NH_2$, Strukturformel: s. Abb.; $M_r$ 75.1; Schmp. 96 °C; Hydrazinderivat der Kohlensäure, farblose Kristalle, leicht lösl. in Ethanol u. Wasser, unlösl. in Ether; bildet mit Säuren gut krist. Salze; **Darst.:** Einwirkung von Kaliumcyanat auf Hydrazinsulfat od. elektrolyt. Reduktion von Nitroharnstoff; **Anw.:** (chem.) nach Thiele zum Nachw. u. zur Abscheidung von Aldehyden u. Ketonen, die mit S. unter Wasseraustritt Semicarbazone bilden.

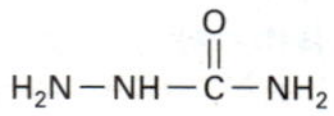

**Semicarbazid**

**Seminose:** s. Mannose.

**Semiologie:** s. Semiotik.

**Semiotik:** Semiologie, Symptomatologie; Lehre von den Krankheitszeichen.

**semipermeabel:** halbdurchlässig; **semipermeable Membran:** s. Osmose.

**Sempervirin:** 3,4,5,6,14,15,20,21-Octadehydroyohimbanium; CAS-Nr. 6882-99-1; Strukturformel: s. Gelsemium sempervirens (Abb. dort); $M_r$ 272.33; strychninartig wirkendes Indolalkaloid* vom Yohimbintyp.

**Sempervivum tectorum L. ssp. tectorum:** (Echte) Hauswurz; Fam. Crassulaceae; auf Dächern kultiviert; **Inhaltsst.:** Äpfelsäure* u. a. Carbonsäuren*, Gerbstoffe* u. Schleimstoffe*; **Anw.:** (volkstüml.) der Saft der frischen Blätter als Wundheilmittel. **Hom.:** Sempervivum tectorum ssp. tectorum (HAB), Sempervivum tectorum: frische, vor der Blüte gesammelte Blätter (der Blattrosette, Durchmesser 6–14 cm); verordnet z. B. bei Dysmenorrhö.

**Senecio:** Greiskraut, Kreuzkraut; größte Gattung der Fam. Asteraceae (Compositae); fast auf der ganzen Erde verbreitet; ca. 1300 Arten, sehr formenreich; **Inhaltsst.:** im Ggs. zu anderen Asteraceae keine Polyine* u. nur geringe Mengen Sesquiterpenlactone*; Pyrrolizidinalkaloide* (kanzerogene Lebergifte), z. B. Seneciphyllin, Senecionin, Jacobin u. Erucifolin; **Wirk. u. Anw.:** Von ihrer Anw. in der Heilkunde muss wegen der enthaltenen tox. Pyrrolizidinalkaloide grundsätzl. abgeraten werden; die den einzelnen Arten zugewiesene Wirksamkeit ist nicht belegt.

**Senecio-Alkaloide:** s. Pyrrolizidinalkaloide.

**Senecio aureus L.:** Goldenes Kreuzkraut; Fam. Asteraceae (Compositae); Nordamerika; enthält tox. Pyrrolizidinalkaloide*; s. Senecio. **Hom.:** Senecio aureus: frische, blühende Pflanze.

**Senecio hercynicus:** Senecio nemorensis; Hainkreuzkraut, Fuchskreuzkraut; Fam. Asteraceae (Compositae); Europa; enthält im Kraut 1,2-ungesättigte, tox. Pyrrolizidinalkaloide*; s. Senecio.

**Senecio jacobaea L.:** Jakobskraut; Fam. Asteraceae (Compositae); Europa, Asien; Stpfl. von **Herba Senecionis jacobaeae:** Jakobskraut; **Inhaltsst.:** Pyrrolizidinalkaloide* (kanzerogene Lebergifte) wie Senecionin ($C_{18}H_{25}NO_5$), Jacobin, Erucifolin u. äther. Öl; **Anw.:** s. Senecio. **Hom.:** Senecio jacobaea: frische Pflanze; verordnet z. B. bei Dysmenorrhö.

**Senecio nemorensis:** s. Senecio hercynicus.

**Senecio vulgaris L.:** Gewöhnliches Greiskraut, Grindkraut, Kreuzkraut; Fam. Asteraceae (Compositae); Europa, verbreitetes Wildkraut; Stpfl. von **Herba Senecionis vulgaris:** Folia Senecionis vulgaris; Grundkraut; **Inhaltsst.:** tox. Pyrrolizidinalkaloide*, z. B. Seneciphyllin u. Senecionin, äther. Öl sowie Flavonoide; **Anw.:** s. Senecio.

**Senega:** s. Polygala senega (Hom.).

**Senegal-Gummi:** s. Gummi arabicum.

**Senegasirup:** s. Sirupus Senegae.

**Senegatrockenextrakt, eingestellter:** s. Extractum Senegae siccum titratum.

**Senegawurzel:** s. Polygala senega (Polygalae radix).

**Senf:** **1.** Speisesenf, Mostrich: s. Mostardum; **2.** Schwarzer (Holländischer) Senf: s. Brassica nigra; **3.** Weißer Senf: s. Sinapis alba (Erucae semen).

**Senfbad:** s. Brassica nigra (Sinapis nigrae semen).

**Senfbaum:** s. Salvadora persica.

**Senfgas:** s. Dichlordiethylsulfid.

**Senfgeist:** s. Spiritus Sinapis.

**Senf, Holländischer:** s. Brassica nigra.

**Senfmehl:** s. Brassica nigra (Sinapis nigrae semen).

**Senfmehl, entöltes:** s. Brassica nigra (Semen Sinapis pulveratum exoleatum).

**Senföl:** **1.** äther. S.: s. Brassica nigra (Oleum Sinapis aethereum); **2.** fettes S.: s. Brassica nigra (Oleum Sinapis pingue); **3.** künstl. S.: s. Allylsenföl; **4.** Senföle: s. Isothiocyanate.

**Senfölglucoside:** s. Glucosinolate.

**Senfpapier:** s. Charta sinapisata.

**Senfsamen, schwarzer:** s. Brassica nigra (Sinapis nigrae semen).

**Senfsamen, Weißer:** s. Sinapis alba (Erucae semen).

**Senf, Schwarzer:** s. Brassica nigra.

**Senfspiritus:** s. Spiritus Sinapis.

**Senium:** das höhere Alter mit erhebl. körperlichem u. geistigem Abbau u. Einschränkung der Aktivitäten des tägl. Lebens; Beginn des S. in den Industrienationen jenseits des 70.–80. Lebensjahres.

**Senkirkin:** s. Tussilago farfara (Farfarae folium).

**Senkspindel:** s. Dichtebestimmungsmethoden.

**Senkungsreaktion:** s. Blutkörperchensenkung.

**Senna:** s. Cassia angustifolia (Hom.).

**Senna alexandrina:** **1.** s. Cassia angustifolia; **2.** s. Cassia senna.

**Sennae folii extractum siccum normatum** Ph.Eur.6: Extractum Sennae folii siccum normatum; eingestellter Sennesblättertrockenextrakt;

Ph.Eur.6, Extrakt aus Sennesblättern (s. Cassia angustifolia (Sennae folium)) mit einem Gehalt von mind. 5.5 % u. max. 8.0 % Anthraglykosiden*, berechnet als Sennosid B u. bezogen auf den Trockenextrakt, max. ±10 % von dem in der Beschriftung angegebenen Wert abweichend; **Anw.:** (med.) als Laxans*; meist im Aufguss od. als Mazerat (7 : 100 bis 10 : 100; nicht gekocht) sowie in zahlreichen galen. Präparaten; **Dos.:** 0.1 g Trockenextrakt; cave: Gaben über 1 g erzeugen Leibschmerzen.

**Sennae folium:** **1.** s. Cassia angustifolia; **2.** s. Cassia senna.

**Sennae fructus acutifoliae:** s. Cassia senna.

**Sennae fructus angustifoliae:** s. Cassia angustifolia.

**Sennalatwerge:** s. Electuarium Sennae.

**Sennasirup:** s. Sirupus Sennae.

**Sennesblätter:** **1.** s. Cassia angustifolia (Sennae folium); **2.** s. Cassia senna (Sennae folium).

**Sennesblättertrockenextrakt, eingestellter:** s. Sennae folii extractum siccum normatum.

**Sennesschoten:** **1.** s. Cassia angustifolia (Sennae fructus angustifoliae); **2.** s. Cassia senna (Sennae fructus acutifoliae).

**Sennoside:** s. Cassia angustifolia.

**sense-Strang:** codierender Strang, der die gleiche Basensequenz wie das RNA-Transkript besitzt mit der Ausnahme, dass Thymin* durch Uracil* ersetzt ist.

**Sensibilisierung:** **1.** durch Kontakt mit einem Antigen* induzierte (primäre), bei erneutem Antigenkontakt verstärkte (sekundäre) Immunantwort* od. Überempfindlichkeitsreaktion (Allergie*) eines Organismus; **2.** Beladung von Zellen mit gegen sie gerichteten Antikörpern* (z. B. von Erythrozyten mit Anti-Erythrozyten-Antikörpern), wodurch sie bei Einwirkung von Komplement* lysiert werden; vgl. Komplementbindungsreaktion.

**Sensoren:** komplexe zelluläre od. vielzellige Strukturen des Organismus mit Fühlereigenschaften zur Aufnahme äußerer u. innerer Reize; z. B. Mechanosensoren* (Tastempfinden) u. Pressosensoren* (Blutdruck), Thermosensoren* (Wärme- u. Kälteempfinden), Photosensoren (Zapfen* u. Stäbchen* in der Retina), Chemosensoren* (Riechen, Schmecken, Regulation von Körperfunktionen, z. B. Atmung) u. Osmosensoren* (Wasserhaushalt); **Bedeutung:** Orientierung, Kommunikation zw. Organismus u. Umwelt; Regulation des inneren Milieus. Vgl. Rezeptoren.

**Sensorium:** Bewusstsein.

**Sepala** *(pl Sepalen) f*: Kelchblatt; s. Blüte (Blütenteile).

**Separanda:** Separanda remedia; abgesondert aufzubewahrende, giftige (differente) Arzneimittel.

**Separator:** Gerät, um Feststoffe aus Flüss. durch erzeugte Zentrifugalkräfte abzuscheiden; die Qualität von Prozessflüssigkeiten wird dadurch erhöht u. wertvolle Anlagenkomponenten vor Verschleiß u. Verschmutzung geschützt. Die Feststoffe werden abgetrennt u. können, wenn erforderl., konzentriert weiterbehandelt werden. Vgl. Zentrifuge.

**Sepiaknochen:** s. Sepia officinalis (Ossa Sepiae).

**Sepia officinalis** L.: Tintenfisch; Fam. Sepiidae; Nordsee, Mittelmeer, Atlant. Ozean; Lieferant von **Ossa Sepiae:** Tegmina Sepiae; Sepiaknochen, Sepiaschalen, Weißes Fischbein; Rückenplatten des Tintenfisches; **Inhaltsst.:** ca. 80 % Calciumcarbonat, daneben geringe Mengen an Calciumphosphat, Natriumchlorid u. a.; **Anw.:** **1.** (techn.) Poliermittel; die braune Malerfarbe Sepia ist der eingetrocknete Saft des Tintenbeutels des Tintenfisches. **2.** (med.) früher als Zusatz zu Zahnpulver; **Hom.:** Sepia officinalis (HAB), Sepia: getrockneter Inhalt des Tintenbeutels; Konstitutionsmittel; verordnet z. B. bei Migräne, chron. Entzündungen, Verdauungsstörungen, klimakter. Syndrom, Depressionen.

**Sepiolith:** s. Meerschaum.

**Sepsis:** Septikämie; Blutvergiftung; komplexe system. Entzündungsreaktion auf eine Infektion mit Gefährdung von Vitalfunktionen; definiert durch das Vorliegen einer Bakteriämie* u. mind. 2 der folgenden Symptome: **1.** Körpertemperatur >38 °C od. <36 °C; **2.** Herzfrequenz >90/min; **3.** Atemfrequenz >20/min; **4.** Leukozytenzahl >12 000/µL od. <4000/µL od. >10 % unreife Formen; **Vork.:** v. a. Immunsuppression u. nosokomial; z. B. Ther. mit Immunsuppressiva* bzw. Zytostatika*, postoperativ, Fremdkörper (z. B. Implantate od. Verweilkatheter, z. B. in Harnblase od. Blutgefäß), Diabetes* mellitus, Malignom, Leberzirrhose*; **Pathogenese:** konstante od. period. Aussaat von Mikroorganismen (Erreger: meist Bakt., seltener Pilze, Viren od. Parasiten) u. deren Toxin von einem Herd (Fokus) aus in die Blutbahn (Bakteriämie, Fungämie, Virämie, Parasitämie u. Toxinämie); **1.** meist gramnegative Bakt.: Enterobacteriaceae: Escherichia* coli, Klebsiella*, Proteus*, Enterobacter*; Pseudomonas* aeruginosa u. a. Nonfermenter (metabolisch inaktive Bakt.); Neisseria* meningitidis; Bacteroides*; **2.** weniger häufig grampositive Bakt.: Staphylococcus* aureus, Enterococcus*, Streptococcus* pneumoniae u. a. Streptokokken; **3.** fakultativ pathogene Erreger bei Nosokomialinfektion: z. B. Serratia*, Hafnia u. Candida* albicans (Candidose* häufig bei Immunsuppression); multiresistente Erreger (häufig MRSA*, Acinetobacter baumanii od. Pseudomonas aeruginosa).

**Septicine:** stickstoffhaltige org. Verb., die aus faulenden Eiweißstoffen entstehen; vgl. Ptomaine.

**Septikämie:** s. Sepsis.

**septizid:** scheidewandspaltig; Form des Aufspringens von Spaltkapseln (s. Fruchtformen) an den Verwachsungsstellen der ehemaligen Fruchtblätter.

**Sequenz:** Aminosäurensequenz; Primärstruktur der Proteine*; Aufeinanderfolge u. Anzahl der kovalent miteinander verbundenen Aminosäuren* in einem Protein.

**Sequenzanalyse:** Verfahren zur Ermittlung der Primärstruktur von Biopolymeren*; eine wichtige S. von Peptiden* u. Proteinen* ist der Edman*-Abbau. Die Primärstruktur von Peptiden u. Proteinen kann auch nach Isolierung u. S. der betr. Gene* aus der Basensequenz der DNA* abgeleitet werden. Vgl. Dansylchlorid.

**Sequester** (lat. sequestrare absondern): Knochenstück ohne Durchblutung, das vom umgebenden gesunden Gewebe rundherum abgetrennt u. häufig sekundär infiziert ist; **Urs.:** posttraumat. od. hämatogene Ostitis* u. Osteomyelitis*, auch iatrogen (thermisch bedingt) bei Knochenbohrung; **Ther.:** operativ, Abtragung von nekrot. Gewebe u. Schmutzpartikeln, Stabilisierung des gesunden Knochens; lokale u. system. Antibiotikagabe.

**Sequoyitol:** s. Cyclitole.

**Ser:** Abk. für **Serin***.

**Serendipity-Beeren:** s. Dioscoreophyllum cumminsii.

**Serenoa repens** (Bartr.) **Small:** Sabal serrulata Roem. et Schult, Serenoa serrulata (Michx.) Nichols; Sägepalme; Fam. Arecaceae (Palmae); Südstaaten Nordamerikas; Stpfl. von **Sabalis serrulatae fructus:** Fructus Sabalis serrulatae, Sägepalmenfrüchte, Sabalfrüchte, Sabal; einsamige Beeren (ca. 2 cm groß); Monographie: WHO, Kommission E; **Off.:** Ph.Eur.6; **Inhaltsst.:** ca. 1.2 % äther. Öl u. ca. 27 % fettes Öl mit ca. 75 % Fettsäuren wie Capron*-, Caprin*-, Capryl*-, Laurin*-, Palmitin*- u. Ölsäure* sowie 25 % neutralem Fett; freies u. mit höheren Fettsäuren verestertes Sitosterol* u. $\beta$-Sitosterol-$\beta$-D-glucosid sowie -diglucosid; Flavonoide* wie Rhoifolin u. Isoquercitrin sowie Polysaccharide; **Gehalt:** nach Ph.Eur. mind. 11 % Gesamtfettsäuren, bezogen auf das Trockengewicht; **Wirk.:** lipophile Extrakte wirken antiandrogen (ohne estrogenen Effekt; s. Androgene), wässrige u. alkohol. Extrakte antiphlogistisch*; **Anw.:** **1.** (med.) Miktionsbeschwerden bei Reizblase u. benignem Prostatasyndrom* (Stadium I–II); **2.** (volkstüml.) z. B. äußerl. bei Entzündungen u. Ekzemen. **Hom.:** Serenoa repens (HAB), Sabal serrulatum: frische, reife Früchte; verordnet z. B. bei Entzündungen der Prostata u. Harnblase.

**Sericin:** s. Seidenfibroin.

**Serin:** Abk. Ser, S; Serinum; Ph.Eur.6; (*S*)-2-Amino-3-hydroxypropionsäure; L-$\alpha$-Amino-$\beta$-hydroxypropionsäure; $C_3H_7NO_3$, Strukturformel: s. Aminosäuren (Abb. dort); $M_r$ 105.1; Schmp. 223–228 °C; weißes Pulver, leicht lösl. in Wasser; opt. aktive, proteinogene, glucoplast. Aminosäure*; **Bedeutung:** wichtiger Best. der Seide (s. Seidenfibroin); das $\beta$-C-Atom von L-S. ist die wichtigste Quelle aktiver Einkohlenstoffkörper im Stoffwechsel. **Gesch.:** L-S. wurde 1865 von Cramer im Seidenleim, dem Sericin, entdeckt.

**Serinprotease:** s. Chymotrypsin; Kallikrein; Trypsin; Blutgerinnungsfaktor VII u. IX.

**Serinum:** s. Serin.

**SERM:** Abk. für **s**elektive **E**strogen-**R**ezeptor-**Modu**latoren; Substanzen mit gewebeabhängiger modulierender Wirk. auf Estrogen*-Rezeptoren; **Wirk.:** in Uterus u. Brust estrogenantagonist., im Knochen v. a. estrogenagonist.; gewebeabhängige Wirk. durch gewebespezif. Coaktivatoren u. Copressoren, deren Wechselwirkung mit dem Estrogen-Rezeptor durch SERM unterschiedl. moduliert wird; dies führt zur gewebespezif. Änderung der Expression estrogenabhängiger Gene. **Wirkstoffe:** Clomifen*, Raloxifen*, Tamoxifen*, Toremifen*; **Ind.:** Osteoporose* bei Frauen, Ovulationsauslösung, hormonabhängiges Mammakarzinom in der Postmenopause, Endometriumkarzinom. Vgl. Actaea racemosa.

**Sermorelin** (INN): Human-(1-29)-peptidamid; CAS-Nr. 86168-78-7; $C_{149}H_{246}N_{44}O_{42}S$; $M_r$ 3357.93; $[\alpha]_D^{20\,°C}$ −63.1 (c = 1 % (m/V) in 30 %iger Essigsäure); synthet. Analogon von Somatoliberin*; besteht aus den Aminosäuren 1–29 des Somatoliberins; **Ind.:** Diagnostik der Funktionsfähigkeit Somatropin* bildender Zellen im Hypophysenvorderlappen bei Verdacht auf Mangel an Somatropin; **Kontraind.:** Schwangerschaft u. Stillzeit; **WW:** Glucocorticoide vermindern die Wirksamkeit. **UAW:** lokale Reaktionen (Injektionsstelle), anaphylakt. Schock, Flush; **Dos.:** parenteral i. v. 1 µg/kg KG (Bolusinjektion, einmalige Gabe); HWZ 8–13 min. Gebräuchl. ist auch Sermorelinacetat (CAS-Nr. 114466-38-5).

**Serodiagnostik:** Untersuchungen zum Nachw. von Serum- od. Liquorbestandteilen, insbes. zur Bestimmung der Konz. von Antikörpern* im Blutserum mit Hilfe physik.-chem. (z. B. Elektrophorese) od. immun. Verfahren (Antigen*-Antikörper-Reaktion); **Anw.:** v. a. in der Diagnostik von Infektions- u. Autoimmunkrankheiten, auch zur Bestimmung von Blutgruppen u. z. B. bei Abstammungsbegutachtungen.

**Serokonversion:** **1.** erstmaliges Auftreten von erregerspezif. Antikörpern* im Serum nach Infektion od. Schutzimpfung*. **2.** Übergang von einer frühen (IgM) in eine späte (IgG) Immunantwort* im Verlauf einer Infektionskrankheit; vgl. Immunglobuline.

**Serologie** (lat. serum Molke, Blutwasser): Teilgebiet der Immunologie*, das sich mit den physiol. Eigenschaften u. pathol. Veränderungen von Best. des Blutserums (i. w. S. auch anderer Körperflüssigkeiten, z. B. Liquor cerebrospinalis) befasst, die mit Hilfe von Antigen*-Antikörper-Reaktionen in vitro nachgewiesen werden können; vgl. Serodiagnostik.

**Serotonin:** 5-Hydroxytryptamin (Abk. 5-HT), Enteramin, Thrombocytin, Thrombotonin; 3-(2-Aminoethyl)-1*H*-indol-5-ol; $C_{10}H_{12}N_2O$, Strukturformel: s. Abb.; $M_r$ 176.2; biogenes Amin*; Mediatorsubstanz* u. Neurotransmitter*; Vorläufer von Melatonin*; **Vork.:** in Pflanzen u. Tieren; beim Menschen in relativ hoher Konz. im ZNS (Hypothalamus, Raphe-Kerne), in Milz, Lunge u. Magenschleimhaut (in enterochromaffinen Zellen), im Blut (Normalwert 0.05–0.3 µg/mL) nur in inaktiver, gebundener Form, in Thrombozyten u. Mitochondrien; **Biosynthese:** aus L-Tryptophan* durch Hydroxylierung zu 5-Hydroxytryptophan u. weiter durch eine pyridoxalabhängige Decarboxylase zu Serotonin; **Abbau:** durch Monoaminoxidase* u. Aldehyddehydrogenase zum hauptsächl. Endprodukt 5-Hydroxyindolessigsäure, die im Harn ausgeschieden wird; **Wirk.:** Man unterscheidet 7 Rezeptorfamilien (5-$HT_1$- bis 5-$HT_7$-Rezeptoren) mit jeweiligen Subtypen (z. B. 5-$HT_{1A}$, 5-$HT_{1B}$, 5-$HT_{1B/1D}$). 5-$HT_1$-, 5-$HT_2$- u. 5-$HT_4$-Rezep-

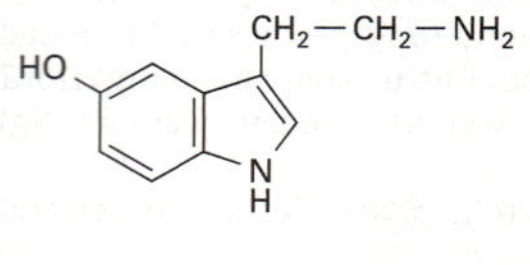

**Serotonin**

S

toren sind G-Protein-gekoppelt, während der 5-$HT_3$-Rezeptor ein ligandgesteuerter Ionenkanal ist. Je nach Angriffspunkt wirkt S. kontrahierend auf die kleinen Blutgefäße (z. B. in Lunge u. Niere) u. dilatierend auf die großen Gefäße (v. a. in der Skelettmuskulatur), positiv inotrop u. chronotrop am Herzen, tonisierend u. detonisierend an glatter Muskulatur von Gastrointestinaltrakt, Bronchien, Uterus (gering); im ZNS Einfluss auf Stimmung, Schlaf-Wach-Rhythmus, Nahrungsaufnahme, Schmerzwahrnehmung u. Körpertemperatur; **Pathophysiologie:** S. spielt wahrscheinl. eine entscheidende Rolle beim Zustandekommen von Migräne*. Es wird bei Karzinoid* vermehrt produziert u. freigesetzt. S.-Mangel wird als pathogenet. Faktor der Depression diskutiert.

**Serotonin/Noradrenalin-Wiederaufnahme-Hemmer:** s. Antidepressiva.

**Serotonin-Agonisten:** Substanzen, welche die Synthese od. die Wirk. von Serotonin* über eine Alpha-Rezeptoren-Blockade erhöhen, z. B. Sumatriptan*; **Ind.:** Erektionsstörungen, Migräneprophylaxe; **UAW:** Zunahme nächtl. Erektionen.

**Serotonin-Antagonisten:** 5-HT-Rezeptor-Antagonisten, 5-HT-Antagonisten, 5-Hydroxytryptamin-Antagonisten; Substanzen, welche die Synthese od. Ausschüttung von Serotonin* blockieren; **Ind.:** u. a. als Antiemetika* bei Übelkeit u. Erbrechen in der Strahlentherapie (5-$HT_3$-Antagonisten; Setrone); depressive Episoden; **Wirkstoffe:** u. a. Agomelatin*, Granisetron*, Ketotifen*, Lisurid*, Mianserin*, Ondansetron*, Palonosetron*.

**Serotonin-Reuptake-Hemmer:** s. Serotonin-Wiederaufnahme-Hemmer.

**Serotoninsyndrom:** selten auftretende, evtl. lebensgefährl. UAW serotonerg wirksamer Substanzen (Serotonin*-Wiederaufnahme-Hemmer, bes. in Kombination mit Monoaminoxidase*-Hemmern u. tricycl. Antidepressiva*) aufgrund einer exzessiven Stimulation der Serotonin-Rezeptoren; **Sympt.:** epilept. Anfälle, psychomotor. Unruhe, Bewusstseinsstörungen, Übelkeit, Erbrechen, Diarrhö, Schwitzen, Fieber, Tremor, Myoklonien; **Ther.:** Absetzen der Medikation; Kühlen, ggf. Muskelrelaxanzien*.

**Serotonin-Wiederaufnahme-Hemmer:** (engl.) *selective serotonin reuptake inhibitors (Abk. SSRI)*; syn. selektive Serotonin-Hemmer; Serotonin-Reuptake-Hemmer; Antidepressiva*, welche die Wiederaufnahme von (vorwiegend) Serotonin* aus dem synapt. Spalt in die Nervenzellen hemmen, wodurch die Serotoninkonzentration steigt; **Wirk.:** vorwiegend stimmungsaufhellend; **Wirkstoffe:** z. B. Citalopram*, Dapoxetin*, Escitalopram*, Fluoxetin*, Fluvoxamin*, Paroxetin*, Sertralin*, Trazodon*; **Kontraind.:** gleichzeitige Gabe von Monoaminoxidase*-Hemmern, Gefahr eines Serotoninsyndroms*. Vgl. Noradrenalin-Wiederaufnahme-Hemmer.

**Serotypen:** **1.** Serovare; (mikrobiol.) antigenet. unterschiedl. Entitäten innerhalb einer Species von Mikroorganismen; z. B. Einteilung der Salmonellen nach dem Kauffmann-White-Schema. **2.** Blutformel; (serol.) Gesamtheit der bei einem Individuum gefundenen erbl. Erythrozyten-, Plasmaprotein- u. Enzymeigenschaften.

**Serovakzination:** s. Simultanimpfung.

**Serovare:** s. Serotypen.

**Serpentin:** **1.** Alkaloid* aus Rauvolfia* serpentina (Rauvolfiae radix, Inhaltsst.);
**2.** $(Mg,Fe,Ni)_3Si_2O_5(OH)_4$ mit dominierendem Magnesiumanteil; das reine Magnesiummineral heißt **Lizardit**; D. 2.5–2.6; Härte 3–4 der Härteskala*; überwiegend olivgrünes, gelegentl. auch gelbes, braunes, rotes, graues, schwarzes od. weißes, gesteinsbildendes Mineral; trioktaedr., wasserhaltiges Phyllosilikat mit wechselnden Tetraeder-/Oktaeder-Schichten; der Name Serpentin ist von den bisweilen schlangenförmigen Zeichnungen abgeleitet; **Vork.:** weit verbreitet, z. B. Hohenstein-Ernstthal (Sachsen), Aostatal, Osttirol, Steiermark, Graubünden, Wallis, Ural, Taiwan, China, USA; **Anw.:** **1.** (chem.) zur Herst. von Magnesia u. Bittersalz (Magnesiumsulfat*-Heptahydrat); **2.** (techn.) Bildhauerei, Gefäße, Tischplatten, Verkleidungsplatten, Grabsteine u. Architekturteile. Vgl. Meerschaum.

**Serpylli herba:** s. Thymus serpyllum.

**Serpyllum:** s. Thymus serpyllum (Hom.).

**Serrapeptase** (INN): Serratiopeptidase; bakt. Protease*, die der aus dem Darm der Seidenraupe (Bombyx* mori) isolierte Mikroorganismus Serratia E15 (Fam. Enterobacteriaceae) in geeignetem Nährmedium produziert; **Wirk.:** Antiphlogistikum*; **Ind.:** Entzündungen nach Operationen u. Verletzungen, Sinusitis, Zystitis (Zusatzmedikation zur Antibiotikatherapie), Perikoronitis der Weisheitszähne bzw. Alveolarabszess, Brustschwellungen u. Laktationsbeschwerden post partum; **Dos.:** p. o. 3 × 5–10 mg/d (nach den Mahlzeiten) über 1–2 Wochen (max. 3 Monate).

**Serratia:** Gattung gramnegativer, peritrich begeißelter, fakultativ anaerober Stäbchenbakterien der Fam. Enterobacteriaceae*; med. relevante **Species:** S. marcescens, isoliert als wichtiger Erreger von Nosokomialinfektionen u. opportunist. Erreger bei Harnwegs-, Atemwegs- u. Wundinfektionen sowie bei Sepsis.

**Serratiopeptidase:** s. Serrapeptase.

S

**Sertaconazol** (INN): (±)-1-{2,4-Dichlor-β-[(7-chlorbenzo[*b*]thien-3-yl)methoxy]phenethyl}imidazol; CAS-Nr. 99592-32-2; $C_{20}H_{15}Cl_3N_2OS$, Strukturformel: s. Abb.; $M_r$ 437.77; **Wirk.:** Breitband-Antimykotikum*; Hemmung der Ergosterolbiosynthese in der Zellmembran der Pilzzelle; **Ind.:** Pilzinfektionen der Haut, verursacht durch Hefen od. Dermatophyten; Pityriasis versicolor (kleieförmige Schuppenflechte); **Kontraind.:** während der Stillzeit nicht im Brustbereich anwenden; **UAW:**

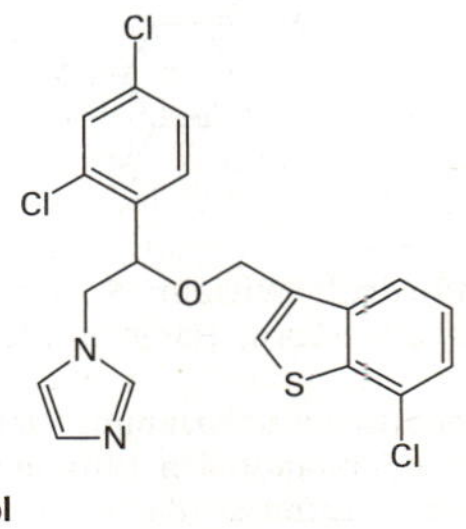


**Sertaconazol**

Hautreizungen u. Juckreiz; **Dos.:** topisch 2-mal tägl. 2 %ige Creme od. 2 Sprühstöße für max. 4 Wochen auf betroffene Hautpartien auftragen.

**Sertindol** (INN): 1-(2-(4-(5-chlor-1-(*p*-Fluorphenyl)indol-3-yl)piperidin)ethyl)-2-imidazolidinon; CAS-Nr. 106516-24-9; $C_{24}H_{26}ClFN_4O$, Strukturformel: s. Abb.; $M_r$ 440.95; Schmp. 154 °C; logP 4.6; $pK_S$ 9.1 (berechnet); schwer lösl. in Wasser; **Wirk.:** atyp. Neuroleptikum*, Dopamin*-Antagonist; Plasmaeiweißbindung 99 %; **Ind.:** Schizophrenie*; aufgrund der kardiovaskulären UAW nur bei Patienten, die mind. ein anderes Neuroleptikum nicht vertragen haben; **Kontraind.:** angeborenes Long-QT-Syndrom od. erworbene QT-Zeit-Verlängerung, klin. relevante Herz-Kreislauf-Erkrankungen, dekompensierte Herzinsuffizienz, Herzhypertrophie, Arrhythmien od. Bradykardie (<50 Schläge/min), gleichzeitige Gabe von signifikant die QT-Zeit verlängernden Arzneimitteln u. von CYP3A-Inhibitoren, unbehandelte Hypokali- od. Hypomagnesiämie, schwere Leberinsuffizienz; **UAW:** relativ gute Verträglichkeit, v. a. keine Sedierung; gelegentl. Rhinitis, Benommenheit, Mundtrockenheit, häufig QT-Zeit-Verlängerung; **Dos.:** Initialdosis 4 mg/d, alle 4–5 d um 4 mg erhöhen; Erhaltungsdosis 12–20 mg p. o., TMD 24 mg; HWZ ca. 3 d.

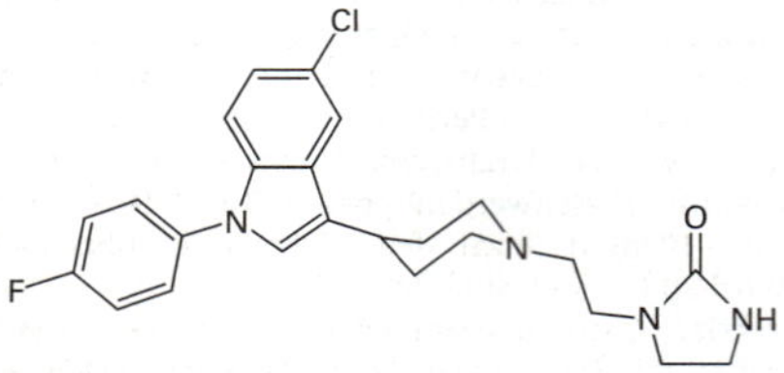


**Sertindol**

**Sertralin** (INN): (1*S*,4*S*)-4-(3,4-Dichlorphenyl)-1,2,3,4-tetrahydro-*N*-methyl-1-naphthylamin; CAS-Nr. 79617-96-2; $C_{17}H_{17}Cl_2N$, Strukturformel: s. Abb.; $M_r$ 306.23; **Wirk.:** Antidepressivum*; selektiver Serotonin*-Wiederaufnahme-Hemmer; **Ind.:** depressive Episode; **UAW:** häufig Übelkeit u. Diarrhö, Ejakulationsstörungen; **Dos.:** p. o. 1 × 50 mg/d (morgens od. abends), TMD 200 mg; HWZ 26 h bzw. 62–104 h (*N*-Desmethylsertralin als Metabolit). **Sertralinhydrochlorid:** CAS-Nr. 79559-97-0; Schmp. 243–245 °C.

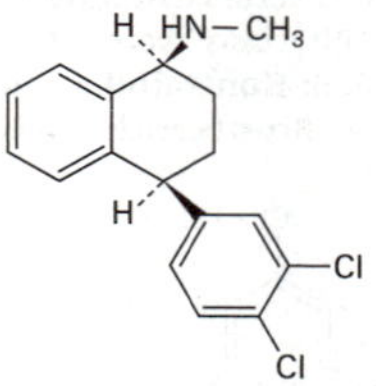


**Sertralin**

**Sertürner** (Friedrich Wilhelm S., Entdecker des Morphiums, Paderborn, Hameln, 1783–1841): s. Alkaloide.

**Serum:** **1.** der durch Blutgerinnung* von Fibrin* u. korpuskulären Bestandteilen (Blutkörperchen u. Thrombozyten) befreite (daher ungerinnbare), wässrige u. (v. a. durch Bilirubin u. vereinzelt hämolysierte Erythrozyten) leicht gelb gefärbte Best. des Blutes* (Blutserum), i. w. S. auch des Liquor* cerebrospinalis; **2.** Immunserum*.

**Serumalbumin:** s. Albumine.

**Serum, antitoxisches:** Immunserum*, das Antitoxine zur passiven Immunisierung* enthält; vgl. Serumprophylaxe.

**Serumgonadotropin** (INN): (engl.) *pregnant mare's serum gonadotropin (Abk. PMSG)*; syn. Serumgonadotrophin; Gonadotropinum sericum, gonadotropes Serumhormon; CAS-Nr. 9002-70-4; $M_r$ ca. 30 000; aus dem Serum trächtiger Stuten gewonnenes Gonadotropin*; lösl. in Wasser, unlösl. in Ethanol, Aceton, Ether; **Off.:** Gonadotropinum sericum equinum ad usum veterinarium Ph.Eur., S. für Tiere Ph.Eur.; **Ind.:** (veterin.) z. B. zur Brunsteinleitung; 1 mg Substanz soll der Aktivität von 1000 IE entsprechen. Vgl. Choriongonadotropin; Menotropin.

**Serumhormon, gonadotropes:** s. Serumgonadotropin.

**Serumkrankheit:** akute Immunkomplexkrankheit, die durch eine Überempfindlichkeitsreaktion (Typ III der Allergie*) v. a. gegenüber artfremden (Serum-)Proteinen, Arzneimitteln (z. B. Penicilline, Sulfonamide) u. a. antigenen Substanzen verursacht wird u. meist zw. dem 6.–12. Tag nach parenteraler Zufuhr insbes. hoher Antigendosen auftritt; **Sympt.:** u. a. Fieber, Lymphknotenschwellung, lokal Rötung, Ödem, Juckreiz, evtl. anaphylakt. Reaktionen, Rückbildung meist innerhalb einer Woche; **Ther.:** symptomat. Antihistaminika*, Glucocorticoide*; **Proph.:** sorgfältige Anamnese, möglichst Anw. von humanen Immunseren* bei Serumtherapie*.

**Serum Lactis:** s. Milch.

**Serumlipoproteine:** s. Lipoproteine.

**Serum, polyvalentes:** s. Antiserum.

**Serumprophylaxe:** Vorbeugung von Infektionskrankheiten durch Applikation eines spezif. antiviralen, antibakteriellen od. antitox. Immunserums* bei infektionsgefährdeten Menschen (passive Immunisierung*); wiederholte Injektionen von Serum derselben Tierart können Anaphylaxie* auslösen; heute werden möglichst nur noch menschl. Serumpräparate mit hohem Antikörpergehalt (Hyperimmunglobulin*) eingesetzt; s. Serumtherapie. Vgl. Schutzimpfung.

**Serumtherapie:** Behandlung infizierter od. vergifteter Patienten mit spezif. Immunserum* od. Hyperimmunglobulin* (passive Immunisierung*); im Vergleich zur aktiven Immunisierung (s. Schutzimpfung) beginnt die Schutzwirkung sofort, hält aber nur 2–4 Wochen an. Die klin. Anw. erfolgt häufig aus prophylakt. Gründen (Serumprophylaxe*). Vgl. Immunglobulinpräparate.

**Sesam:** s. Sesamum indicum.

**Sesamöl, Raffiniertes:** s. Sesamum indicum (Sesami oleum raffinatum).

**Sesamsamen:** s. Sesamum indicum (Semen Sesami).

**Sesamum indicum** L.: Sesamum orientale; Sesam; Fam. Pedaliaceae; heim. wahrscheinl. in Südafrika, kultiviert in Indien, Ostasien, Mittel- u. Vorderasien, trop. Afrika, Nordafrika, Griechenland,

S

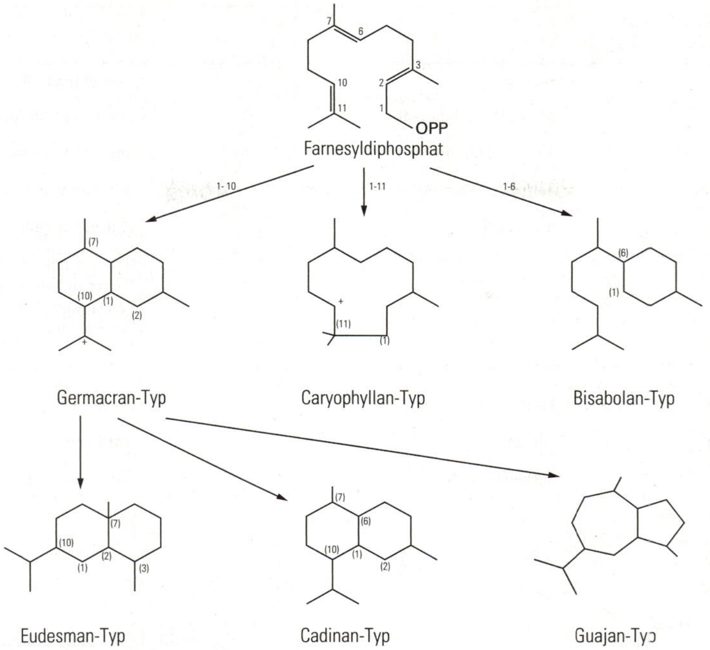


**Sesquiterpene:** Biosynthese u. wichtige Strukturtypen

Süd- u. Mittelamerika; eine der wichtigsten Ölpflanzen; Stpfl. von **Semen Sesami:** Sesamsamen; **Inhaltsst.:** 40–60 % fettes Öl, Vitamine*, Zucker u. Lignane*; **Sesami oleum raffinatum:** Oleum Sesami; Raffiniertes Sesamöl; hellgelbes, fast geruchloses Öl; D. 0.919; $n_D^{20\,°C}$ 1.470–1.476; SZ max. 0.6; Ep. −4 °C (butterartige Masse); POZ max. 10.0 (5.0 für Raffiniertes Sesamöl zur Herst. von Parenteralia*); UA max. 2.0 %; **Off.:** Ph.Eur.6; **Best.:** Glyceride, z. B. der Ölsäure* (35–50 %), der Linolsäure* (35–50 %, deshalb ein halbtrocknendes Öl), der Stearinsäure* (3.0–6.0 %), der Palmitinsäure* (7.0–12 %) u. der Arachinsäure* (max. 1.0 %); charakterist. Lignanderivate, z. B. Sesamin, ca. 0.1 % Lecithin u. ca. 1 % freie Säuren; **Nachw.:** durch Baudouin*-Reaktion; **Gew.:** aus den Samen, durch kaltes Auspressen od. Extraktion u. anschließende Raffination; **Anw.:** Speiseöl u. zu pharmaz. Zwecken als Arzneiträger; Voraussetzung für die parenterale Anw.: SZ max. 0.3, max. 0.05 % Wasser (bestimmt über Karl*-Fischer-Titration) sowie Sterilisation, z. B. im Trockenschrank bei 140 °C.

**Sesclin:** s. Pyranocumarine.

**Sesqui-:** Wortteil mit der Bedeutung anderthalbfach.

**Sesquihydrate:** kristalline Hydrate* mit 1.5 mol Kristallwasser.

**Sesquioxide:** veraltete Bez. für Verb., bei denen 2 Metallatome mit 3 Sauerstoffatomen verbunden sind, z. B. Chromsesquioxid ($Cr_2O_3$).

**Sesquiterpene:** aliphat. mono-, di- od. tricycl. Terpene*, bestehend aus 3 Isopreneinheiten ($C_{15}H_{24}$); bekannt sind ca. 100 Strukturtypen (s. Abb.); mit mehreren tausend natürl. Vertretern bilden S. die größte Gruppe der Terpene; allein von der Gruppe der nicht flüchtigen Sesquiterpenlactone* kennt man über 2000. **Vork.:** hauptsächl. in äther. Ölen von Pflanzen (z. B. Bisabolol*, Cadinen*, Zingiberen); die physiol. Bedeutung ist noch kaum bekannt; manchen S. kommt eine ökolog. Rolle zu, z. B. als Phytohormone* wie Abscisinsäure*, als Pheromone* wie Farnesol*, als Phytoalexine* wie Ipomoeamaron od. Sesqiterpenlactone* als Bitterstoffe.

**Sesquiterpenlactone:** umfangreiche Gruppe von Sesquiterpenderivaten (s. Sesquiterpene), die einen zum C-Atom 6 od. 8 geschlossenen $\gamma$-Lactonring aufweisen u. sich vorwiegend ableiten von Germacran, Eudesman, Guaian u. Pseudoguaian (hat im Ggs. zum Guaian* nicht am C-4, sondern am C-5 eine Methylgruppe, s. Abb.); S. sind krist., nicht flüchtig u. meist bitter schmeckend; **Vork.:** von den über 2000 bekannten S. kommen mehr als 90 % in Pflanzen der Fam. Asteraceae vor; vereinzelt findet man sie z. B. auch in den Fam. Apiaceae, Lamiaceae, Magnoliaceae, Lauraceae sowie in Lebermoosen. **Wirk.:** vielfältige biologische u. pharmak. Wirkungen (s. Tab.).

**Sesselform:** s. Konformation.

**Sesterpene:** selten vorkommende Terpene* (z. B. Cochliobolin), die formal aus 5 Isopreneinheiten ($C_{25}H_{40}$) bestehen.

**Setae Stizolobii:** s. Mucuna pruriens.

**Seuche:** histor. Bez. für die plötzl. Erkrankung zahlreicher Menschen an einer Infektionskrankheit; nach der Art der zeitl. u. örtl. Gebundenheit werden Endemie*, Epidemie* u. Pandemie* unterschieden.

S

**Sesquiterpenlactone**
Vorkommen und Wirkung

| Beispiel | Wirkung | Vorkommen (Beispiele) |
|---|---|---|
| Absinthin | sehr bitter schmeckend | Artemisia* absinthium |
| Alantolacton | antiparasitär, allergen | Inula* helenium |
| Arteannuin | antiprotozoisch (Antimalariamittel) | Artemisia* annua |
| Cnicin | Bitterstoff | Cnicus* benedictus |
| Costunolid | allergen | Laurus* nobilis, Liriodendron* tulipifera, Saussurea lappa (Kostuspflanze, Fam. Asteraceae) |
| Helenalin | antiphlogistisch, zytotoxisch, allergen | Arnica* montana |
| Picrotoxin | Krampfgift | Anamirta* cocculus |
| Parthenin | allergen | Parthenium-Arten |
| Santonin | anthelmintisch | Artemisia cina |

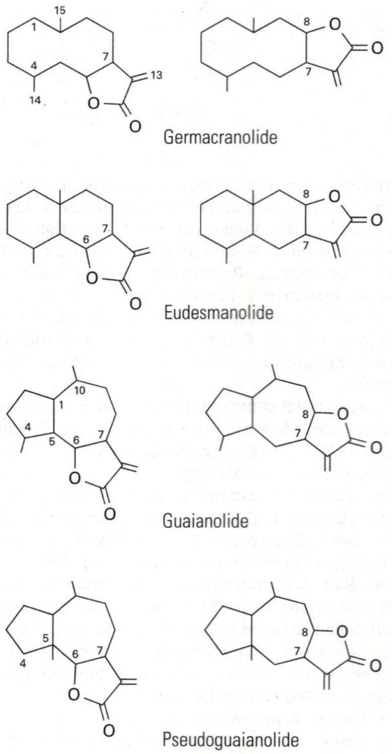


**Sesquiterpenlactone:** Grundgerüste der häufigsten Sesquiterpenlactone

**Sevelamer** (INN): Allylaminpolymer mit 1-Chloro-2,3-epoxypropan; CAS-Nr. 182683-00-7; $(C_3H_7N)_m(C_3H_5ClO)_n$, Strukturformel: s. Abb.; **Wirk.:** Phosphatbinder; **Ind.:** Hyperphosphatämie bei Hämodialyse- u. Peritonealdialysepatienten; chron. Niereninsuffizienz bei Serumphosphatspiegeln >1.78 mmol/L; **UAW:** u. a. Diarrhö, Übelkeit, Bauchschmerzen, Schwindel, Atembeschwerden; **Dos.:** p. o.; Initialdosis 2.4–4.8 g/d, Erhaltungsdosis 6 g/d (abhängig vom Serumphosphatspiegel), aufgeteilt in 3 ED zu den Mahlzeiten.

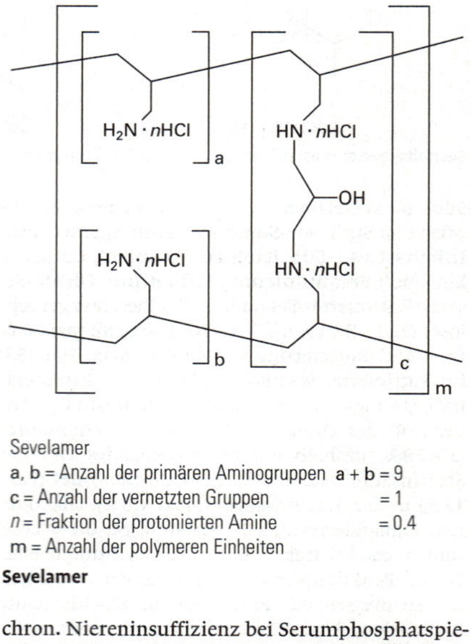


Sevelamer
a, b = Anzahl der primären Aminogruppen a + b = 9
c = Anzahl der vernetzten Gruppen = 1
*n* = Fraktion der protonierten Amine = 0.4
m = Anzahl der polymeren Einheiten

**Sevelamer**

**Sevenkraut:** s. Juniperus sabina (Summitates Sabinae).

**Sevikraut:** s. Juniperus sabina (Summitates Sabinae).

**Sevikraut für veterinärmedizinische Zwecke:** s. Juniperus sabina (Sabinae herba ad usum veterinarium).

**Sevofluran** (INN): Fluormethyl-[2,2,2-trifluor-1-(trifluormethyl)ethyl]ether; 1,1,1,3,3,3-Hexafluor-2-(fluormethoxy)-propan; CAS-Nr. 28523-86-6; $C_4H_3F_7O$, Strukturformel: s. Abb.; $M_r$ 200.05;

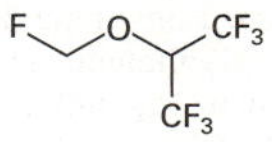

**Sevofluran**

**Wirk.:** Inhalationsnarkotikum (s. Narkotika); der niedrige Blut-Gas-Verteilungskoeffizient von 0.63–0.67 bei 37 °C ermöglicht ein rasches An- u. Abfluten; Metabolisierung zu Hexafluorisopropanol (5 %), Fluorid u. Kohlenstoffdioxid; **Kontraind.:** u. a. maligne Hyperthermie, Leberfunktionsstörungen; **WW:** Muskelrelaxanzien, MAO-Hemmer, Isoniazid; **UAW:** u. a. Hypotonie, Atemdepression, Fieber.

**Sexualhormone:** Geschlechtshormone; Steroidhormone*, welche die Fortpflanzung regulieren, die Ausbildung männl. u. weibl. Geschlechtsmerkmale bewirken u. allg. Stoffwechselwirkungen haben; **Einteilung: 1.** weibliche S.: Estrogene* u. Progesteron*, gebildet v. a. in Ovar u. Plazenta, in geringer Menge in Nebennierenrinde, Hoden u. von der fetoplazentaren Einheit; **2.** männliche S.: Androgene* (bes. Testosteron*), gebildet in Leydig-Zwischenzellen (Hoden), in geringer Menge auch in Ovar u. Nebennierenrinde; **3.** S. i. w. S.: Gonadotropine* u. Releasing*-Hormone; **Regulation:** Steuerung von Biosynthese u. Ausschüttung durch Rückkopplung im Hypothalamus-Hypophysen-System (s. Hypothalamus, Abb. dort).

**Seydlitzsalz:** s. Magnesiumsulfat-Heptahydrat.

**sezernieren:** absondern.

**SFC:** Abk. für (engl.) *supercritical fluid chromatography*; s. Fluidchromatographie, überkritische.

**Shampoos:** Sapo Capillorum, Flüssige Zubereitungen zur Anwendung auf der Kopfhaut Ph.Eur.6; Schampons; flüssige od. dickflüssige Zuber. zur Anw. auf der Kopfhaut, die anschließend mit Wasser ausgewaschen werden; enthalten üblicherweise oberflächenaktive Substanzen, evtl. Konservierungsmittel, Antioxidanzien, Verdickungsmittel, Stabilisatoren u. Farbstoffe.

**SH-Domänen:** hoch konservierte nicht katalyt. Proteindomänen, die in SH2- u. SH3-Domänen unterteilt werden; die Bez. leitet sich von den Src-Homologie-Regionen 2 u. 3 des Src-Proteins ab. Die SH2-Domänen enthalten ein Modul aus etwa 100 Aminosäureresten, das als ein immer wiederkehrendes Strukturmotiv eine Schlüsselfunktion bei der Steuerung von Protein-Protein-Interaktionen übernimmt.

**Sheabutter:** s. Vitellaria paradoxa.

**Shellolsäure:** s. Schellack (Best.).

**Sheminzyklus:** s. Succinat-Glycin-Zyklus.

**Shepherd-Linn-Einheit:** Wirkungswert von Vitamin-Fettsäure-Präparaten (vgl. Fettsäuren, essentielle).

**Shigella** (Kiyoshi Shiga, Bakteriologe, Tokio, 1870–1957): Shigellen; Gattung gramnegativer, aerober, unbewegl. Stäbchenbakterien der Fam. Enterobacteriaceae; Erreger der Shigellose*.

**Shigellose:** Dysenterie; Bakterienruhr; anzeigepflichtige Infektionskrankheit, die durch Bakt. der Gattung Shigella* verursacht wird u. hauptsächlich den Dickdarm befällt; **Übertragung:** fäkal-oral, durch direkten Kontakt von Mensch zu Mensch u. Aufnahme der Bakt. mit kontaminiertem Trinkwasser od. anderen Lebensmitteln; Inkubationszeit 12–96 Std.; **Pathogenese:** Erreger gelangen in den Darm, dringen in die Schleimhaut ein u. verursachen durch zytotox. Verotoxine katarrhalisch-ulzeröse Schleimhautveränderungen bis zu tiefer Geschwürbildung. Sog. toxische Shigella (Shigella dysenteriae Gruppe A) bilden ein Exotoxin (Shiga-Toxin 1), das zu schweren tox. Krankheitsbildern (Kreislaufinsuffizienz, zentralnervöse Intoxikation u. a.) führen kann. Die in Europa häufigeren Shigellen der Gruppen B, C u. D bilden das Shiga-Toxin 1 nicht, so dass die durch sie bedingten Erkrankungen weniger akut u. leichter verlaufen. **Ther:** Aufgrund der hohen Infektiosität wird eine Behandlung mit Antibiotika (z. B. Chinolone* od. Trimethoprim*-Sulfamethoxazol*) generell empfohlen; oraler od. parenteraler Flüssigkeits- u. Elektrolytersatz. Vgl. Amöbiasis.

**Shikimiatweg:** s. Aromatenbiosynthese.

**Shikimifrüchte:** s. Illicium anisatum.

**Shikimisäure:** s. Aromatenbiosynthese.

**Shikimisäure-Chorisminsäure-Weg:** s. Aromatenbiosynthese.

**Shilajit:** im Ayurveda* Bez. für ein bräunliches od. schwärzliches Exsudat, das in den steilen Felsen der Ausläufer des Himalayas auf Höhenlagen zw. 2000 u. 5000 Metern gefunden wird; bituminöse Substanz, die aus pflanzl. Materialien in gummiartiger Form besteht; geht vermutl. aus der Humifizierung der Pflanzen Styrax officinalis u./od. Euphorbia royleana hervor (Beispiel für ein Sattva*); **Anw.:** als Tonikum u. Aphrodisiakum.

**Shine-Dalgarno-Sequenz:** Sequenzelement der prokaryot. mRNA*, das aus 3–9 Purinnucleotiden besteht; seine Mitte liegt 8–13 Nucleotide* vom Start*-Codon entfernt u. dient als Bindungsstelle für Ribosomen*.

**Shinoda-Test:** Nachw. von Flavonoiden*; **Prinzip:** Wird der Rückstand eines methanol. Drogenextraktes mit ca. 10 mg Magnesiumspänen u. 1–2 mL Ethanol* versetzt, so kommt es bei Zugabe von einigen Tr. konz. Salzsäure* zu einer rotvioletten Färbung. Vgl. Wilson-Taubböck-Reaktion.

**Shogaole:** s. Zingiber officinale (Radix Zingiberis, Inhaltsst.).

**Shorea wiesneri** Schiffn.: Dammarabaum; Fam. Dipterocarpaceae; Sumatra; neben anderen Shorea- sowie Balanocarpus- u. Hopea-Arten Stpfl. von **Dammar:** Resina Dammar; Ostindisches Dammarharz; Terpenharz (s. Harze); gelbl. od. rötlich weiße, tropfsteinartige Stücke od. dicke Klumpen von schwach aromat. Geruch; leicht lösl. in Chloroform, Schwefelkohlenstoff, Terpentinöl; teilweise lösl. in Ether u. Ethanol; in Chloralhydrat quillt es auf, ohne sich zu lösen; **Off.:** ÖAB, DAB; **Inhaltsst.:** ca. 23 % Dammarolsäure, eine Harzsäure, sowie ca. 40 % $\alpha$-Dammaroresen (alkohollösl.) u. ca. 23 % $\beta$-Dammaroresen (alkoholunlösl.), ferner 0.5 % äther. Öl u. Bitterstoffe; **Anw.:** (pharmaz.) nur noch selten zur Herst. von Pflastern (DAB: Collemplastrum adhaesivum, Collemplastrum Zinci).

**Shore-Härte:** Härteprüfverfahren nach Shore; Eindringhärteprüfung nach DIN 53 505; die Eindringtiefe eines kegelstumpfförmigen Prüfkörpers in die Probe unter definierter Federkraft wird dabei nach festgelegten Zeiten ermittelt. Die Härteskala umfasst einen Bereich von 0–100, wobei 0 der kleinsten, 100 der größten Härte entspricht; s. Härte von Tabletten.

**Shuttle-Vektoren:** Pendelvektoren, Schaukelvektoren; spezif. Vektoren*, die in unterschiedl. Wirtssystemen vermehrbar sind; diese Eigenschaft beruht darauf, dass S.-V. versch. origins* of replication besitzen, die jeweils in einer unterschiedl. Species aktiv sind. So können S.-V., die einen bakteriellen origin of replication aus E. coli u. einen anderen aus Hefe (Saccharomyces cerevisiae) besitzen, in beiden Organismen stabil erhalten u. daher zw. ihnen durch gentechn. Verfahren ausgetauscht werden.

**Si:** **1.** (chem.) Symbol für Silicium*; **2.** s. Enantiotopie.

**SI:** Abk. für (franz.) **S**ystème **I**nternational d'Unités; Internationales Einheitensystem, dem die gesetzl. (Maß-)Einheiten entsprechen müssen; s. SI-Einheiten.

**Sialagoga:** s. Salivatia.

**Sialidase-Inhibitoren:** s. Neuraminidase-Inhibitoren.

**Sialidasen:** s. Neuraminidasen.

**Sialinsäuren:** s. Acylneuraminsäuren.

**Siambenzoe:** s. Benzoe tonkinensis.

**Siam-Benzoe-Tinktur:** s. Tinctura Benzoes.

**Sibutramin** (INN): (*RS*)-1-(4-Chlorophenyl)-*α*-isobutyl-*N*,*N*-dimethylcyclobutanmethylamin; CAS-Nr. 106650-56-0; $C_{17}H_{26}ClN$, Strukturformel: s. Abb.; $M_r$ 279.9; Schmp. 193 °C; logP 5.4; $pK_S$ 9.7 (berechnet); schwer lösl. in Wasser; **Wirk.:** Antiadipositum*; Verstärkung des Sättigungsgefühls durch Wiederaufnahmehemmung von Serotonin u. Noradrenalin (SNRI; s. Antidepressiva); **Ind.:** BMI ≥30 kg/m²; BMI ≥27 kg/m² bei adipositasbedingten Risikofaktoren (z. B. Diabetes* mellitus Typ 2 od. Dyslipoproteinämie*); **Kontraind.:** org. Urs. der Adipositas, schwerwiegende Essstörung in der Anamnese, psychiatr. Erkrankung; bei bipolarer Störung Auslösung manischer Episoden nicht auszuschließen; Tourette-Syndrom, gleichzeitige od. weniger als 2 Wochen zurückliegende Anw. von MAO-Hemmern sowie anderen zentral wirkenden Arzneimitteln zur Behandlung psych. Erkrankungen (z. B. Antidepressiva, Neuroleptika) od. zur Gewichtsreduktion od. von Tryptophan zur Behandlung von Schlafstörungen; koronare Herzkrankheit, Herzinsuffizienz, Tachykardie, periphere arterielle Verschlusskrankheit, Herzrhythmusstörungen, zerebrovaskuläre Erkrankungen (Schlaganfall od. transitorische ischäm. Attacke) in der Anamnese, unzureichend eingestellte Hypertonie (>145/90 mmHg), Hyperthyreose, schwere Leber- od. Nierenfunktionsstörungen, benignes Prostatasyndrom mit Restharnbildung, Phäochromozytom, Engwinkelglaukom, Drogen-, Arzneimittel- od. Alkoholabusus in der Anamnese, Anw. bei Kindern u. Jugendl. unter 18 Jahren u. Patienten über 65 Jahren; **WW:** Metabolisierung über CYP3A4; in seltenen Fällen bei gleichzeitiger Anw. mit SSRI, bestimmten Migränemitteln od. bestimmten Opioiden Serotoninsyndrom; Arzneimittel, die Blutdruck od. Herzfrequenz erhöhen können; zw. Absetzen von S. u. der Verabreichung von MAO-Hemmern sollten 2 Wochen liegen; **UAW:** Obstipation, Mundtrockenheit, Schlaflosigkeit; **Dos.:** 1 × 10(–15) mg/d p. o.; HWZ der aktiven Metaboliten 14 bzw. 16 h; **Hinweis:** Ruhen der Zulassung wegen schlechten Nutzen-Risiko-Verhältnisses.

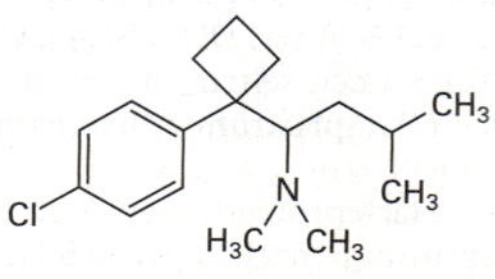


**Sibutramin**

**siccatus:** s. siccus.

**siccus** (lat.): f: sicca, n: siccum; trocken; **siccatus:** getrocknet.

**Sichelblätter:** s. Eucalyptus globulus (Eucalypti folium).

**Sichelzellenanämie:** Drepanozytose; autosomal-rezessiv erbl. Hämoglobinopathie; **Vork.:** fast ausschließl. bei Afrikanern u. Afroamerikanern, manifeste Erkrankung bei homozygoten od. doppelt heterozygoten Allelen; **Urs.:** Punktmutation*, die zum Austausch einer Aminosäure in Position 6 (Glu → Val) der Betakette von Hämoglobin* führt; **Sympt.:** chron. hämolyt. Anämie*, fieberhafte Schmerzkrisen nach Anstrengung u. Infektion, schwere abdominale kolikartige Schmerzen, Knochen- u. Gelenkschmerzen, Ulcus cruris, Niereninfarkte, Fibrosierung u. Verkalkung der Milz, neurolog. Ausfälle; **Ther.:** symptomat.: Folsäure (verhindert megaloblastäre Reifungsstörung der Hämatopoese*), intensive Schmerztherapie, Vermeidung von Sauerstoffmangel, Hydroxycarbamid* (induziert Synthese von fetalem Hämoglobin u. reduziert quantitativ Sichelzellenhämoglobin), Transfusion von Erythrozytenkonzentraten (vgl. Hämotherapie); operative Entfernung der Milz nach großen od. mehreren Milzsequestrationen, operative Entfernung der Gallenblase bei Gallensteinen; kurativ nur allogene HLA-ident. Knochenmarktransplantation (selten angewendet; vgl. HLA-System); **Prognose:** Homozygote u. doppelt heterozygote Patienten sterben unbehandelt im Kindesalter. Heterozygote haben fast normale Lebenserwartung u. den in Endemiegebieten relevanten Selektionsvorteil, dass sie relativ resistent gegen Malaria* tropica sind (leichter Krankheitsverlauf).

**Sicherheitsdatenblatt:** s. Gefahrstoffverordnung; Gefahrstoffverzeichnis.

**Sichtung:** Zerlegen eines Schüttgutes in einzelne Fraktionen (Klassieren) unter Ausnutzung der unterschiedl. Absetzgeschwindigkeiten der einzelnen Korngrößen im Schwerkraftfeld; **Formen:** Auftrennung im Luftstrom durch Steigrohr-Windsichter (s. Abb.), Auftrennung in strömenden Flüss. (Stromklassierung) od. im Fliehkraftfeld (Fliehkraftsichter). Beim Windsichten werden Teilchen gleicher Dichte durch strömende Gase nach Größe aufgetrennt. Beim Schwerkraftsichten werden die Teilchen durch von unten anströmende Luft in 2 Gruppen klassiert. Wenn die Fallgeschwindigkeit der Teilchen kleiner ist als die An-

S

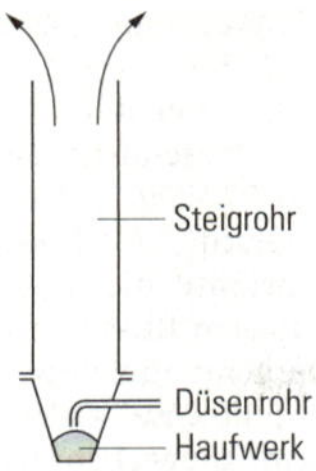


**Sichtung:** Prinzip des Steigrohr-Windsichters

strömgeschwindigkeit der Luft, werden sie nach oben abgeblasen u. gesammelt; im umgekehrten Fall werden sie unten gesammelt. Vgl. Korngrößenanalyse.

**Siderit:** s. Eisen(II)-carbonat.

**Sideritis hirsuta** L.: Gliedkraut; Fam. Lamiaceae (Labiatae); heim. im Mittelmeergebiet; Stpfl. von **Herba Sideritidis:** Eisenkraut, Berufskraut; als Ersatz u. zuweilen ebenfalls unter der Bez. Herba Sideritidis im Handel dienen Stachys* recta u. a. Sideritis-Arten, z. B. **Sideritis clandestina** (Chaub u. Bony) Hayek, sog. Griech. Bergtee, sowie **Sideritis scardiaca** Griseb., sog. Püringer Tee; **Inhaltsst.:** äther. Öl, Gerbstoffe* u. Bitterstoffe*; **Anw.:** (volkstüml.) als Tonikum*, Febrifugum.

**Siderophiline:** einkettige, Eisen* bindende Glykoproteine*, die kein Häm* enthalten; $M_r$ ca. 80 000; 6 % Kohlenhydratanteil; unterscheiden sich in ihren physik., chemischen u. immunolog. Eigenschaften, besitzen aber jeweils 2 Eisen(III) bindende Stellen; das Eisen wird jedoch weniger stark als im Ferritin* gebunden. **Einteilung:** nach ihrem Vork. in Transferrin (Wirbeltierblut), Lactoferrin (Laktoferrin; Muttermilch u. a. Körpersekrete) u. Conalbumin od. Ovotransferrin (Geflügeleiweiß); **Hinweis:** Da S. Eisen zu komplexieren vermögen, verhindern sie das Bakterienwachstum; diese Eigenschaft ist z. B. für die Haltbarkeit von Milch u. Eiern wichtig. **Transferrin:** am besten untersuchtes S.; Eisen bindendes Trägerprotein des Blutplasmas; wird in der Leber synthetisiert u. wandert elektrophoret. in der $\beta$-Globulin-Fraktion; wird an Rezeptoren der Proerythrozytenoberfläche gebunden, in die Zelle aufgenommen, gibt dort das Eisen ab u. geht als eisenfreies Apotransferrin ins Blut zurück. Von den ca. 7–15 g Transferrin im Körper sind nur ca. 30 % mit $Fe^{3+}$ komplexiert. Bei Eisenmangel u. während der Schwangerschaft ist die Transferrinkonzentration erhöht, bei Infektionen erniedrigt.

**Sidot-Blende:** leuchtendes Zinksulfid; krist. Zinksulfid* (ZnS), dem Spuren von Schwermetallen* (ca. 0.01 %) beigemischt sind; hat, wie die Sulfide der Erdalkalimetalle*, die Fähigkeit, nach Belichtung im Dunkeln weiterzuleuchten, ebenso nach Bestrahlung mit unsichtbaren Strahlen (Röntgenstrahlen*, radioaktive Strahlung*, Kathodenstrahlen*, UV-Licht); **Anw.:** (techn.) Sichtbarmachen von Röntgenstrahlen u. radioaktiven Zerfallsprozessen; für selbstleuchtende Zifferblätter benutzte man Zinksulfid, dem Spuren einer Radiumverbindung beigemischt waren (vgl. Leuchtfarben); früher als Leuchtschirm im Spinthariskop*.

**Siebanalyse:** Bestimmung der Partikelgrößenverteilung durch analytisches Sieben Ph.Eur.6; einfachste Methode zur Bestimmung der Korngrößenverteilung (s. Korngrößenanalyse); für eine aussagekräftige Korngrößenanalyse müssen die bei der S. auftretenden Siebkräfte in der Lage sein, die Körner aus dem Kornverband herauszulösen u. durch die entspr. Maschenweiten zu befördern. **Durchführung: 1.** Auf das oberste Sieb* (größte Maschenweite) eines Satzes übereinander angeordneter Prüfsiebe (Ph.Eur.) mit nach unten abnehmender Maschenweite wird eine Durchschnittsprobe des zu untersuchenden Materials aufgebracht. Der Siebsatz wird durch Schwingungen in horizontaler Richtung (Plansieb) od. durch Vibrationen (Wurfsieb, Vibrationssieb) bewegt, wobei sich das Siebgut auftrennt u. in Abhängigkeit von der Korngröße auf den einzelnen Siebböden liegen bleibt od. sich die feinsten Anteile (Durchgang aller Siebe) im Bodenteller ansammeln. Der Siebsatz wird solange bewegt, bis die einzelnen Fraktionen prakt. gewichtskonstant (≤5 %) sind. So kann bis auf ca. 40 µm herunterfraktioniert werden. **2.** Eine bessere Auftrennung (Trennschärfe; vgl. Fehlkorn) im feinen Bereich erhält man mit dem **Luftstrahlsieb.** Das Siebgut wird auf einem unbewegten Siebboden (beginnend mit dem feinsten Sieb) von unten durch einen rotierenden, scharfen Luftstrahl hochgewirbelt. Die Luft strömt wieder durch die Siebmaschen zurück u. reißt dabei das Feinkorn mit (s. Abb.). Den Vorgang wiederholt man jeweils mit dem nächstgröberen Sieb. Ein Verstopfen der Maschen tritt beim Luftstrahlsieb nicht ein. **3.** Feine, stark agglomerierende Pulver lassen sich manchmal mit einer **Nasssiebung** ausreichend fraktionieren, wenn die Flüssigkeit die Anforderungen erfüllt, wie sie an das Dispersionsmittel bei der Sedimentationsanalyse* gestellt werden. Unter dem Einfluss der Flüssigkeit verschwinden prakt. alle Haftkräfte der Feststoffteilchen, die das Auftrennen des Schüttgutes in die einzelnen Partikel beim Sieben behindern. **Klassierung** nach Ph.Eur.6: **1.** grobkörniges Pulver: mind. 95 % müssen das Sieb 1400 u. höchstens 40 % dürfen das Sieb 355 passieren; **2.** mittelfeines

S

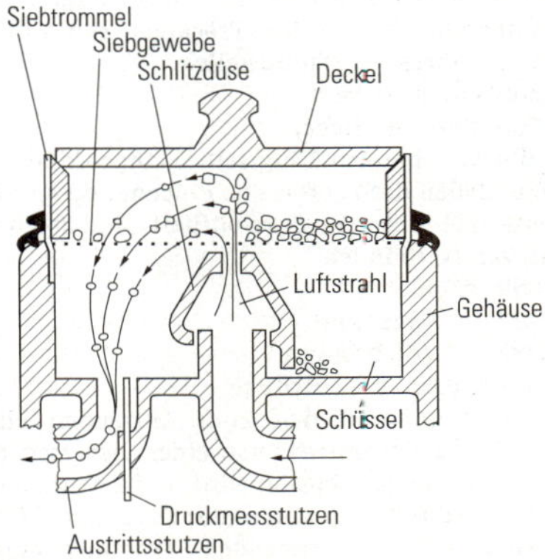


**Siebanalyse:** Querschnitt durch das Hosokawa/Alpine-Labor-Luftstrahlsieb®

Pulver: mind. 95 % müssen das Sieb 355 u. höchstens 40 % dürfen das Sieb 180 passieren; **3.** feines Pulver: mind. 95 % müssen das Sieb 180 u. höchstens 40 % dürfen das Sieb 125 passieren; **4.** sehr feines Pulver: mind. 95 % müssen das Sieb 125 u. höchstens 40 % dürfen das Sieb 90 passieren. Wenn ein Pulver durch eine einzige Siebnummer charakterisiert ist, müssen mindestens 97 % des Pulvers das Sieb mit dieser Nummer passieren, falls nichts anderes angegeben ist. An die Prüfsiebung, die eine Klassierung bis ca. 40 µm ermöglicht, schließt für die Untersuchung von Teilchen bis zu ca. 1 µm die Sedimentationsanalyse* an.

**Siebe:** Ph.Eur.6 schreibt die von der International Standards Organisation (Abk. ISO) empfohlenen 18 Siebgrößen vor, die mit den **Siebnummern** (entspr. der Maschenweite in µm) 11 200, 8000, 5600, 4000, 2800, 2000, 1400, 1000, 710, 500, 355, 250, 180, 125, 90, 63, 45 u. 38 gekennzeichnet sind; zusätzl. sind die Höchsttoleranz der Maschenweite, die Toleranz der mittleren Maschenweite u. die Zwischenraumtoleranz angegeben, außerdem die empfohlene nominelle Dimension des Drahtdurchmessers u. dessen zulässige Minimum-/Maximum-Grenzen. Die Siebnummer (geforderter Zerkleinerungsgrad) wird in Klammern hinter der Substanzbezeichnung angegeben. **Hinweis:** In den angelsächs. Ländern werden die Siebe anstelle der lichten Maschenweite in **Mesh** (präziser: mesh per inch, Maschen je Zoll) gekennzeichnet. 1 Zoll entspricht ca. 2.54 cm; ein 2 mm-Sieb entspricht nach USA-Standard einem 10-mesh-Sieb.

**Sieben:** Auftrennen eines Schüttguts in 2 Fraktionen mit unterschiedl. Korngrößenbereichen, in die gröbere Fraktion, den Siebrückstand, u. in die feinere Fraktion, den Siebdurchgang (vgl. Fehlkorn), mit Hilfe von Rosten, Lochblechen, Draht-, Textil- od. Kunststoffgeweben; neben der Trennsiebung (Siebanalyse* mit mehreren Sieben für mehrere Fraktionen mit entsprechend engen Bereichen) wird außerdem gesiebt, um z. B. Agglomerate* zu zerstören od. zu verkleinern (Sieben einer Vormischung zur Verbesserung der Mischgüte), zur Herst. von Abbaugranulaten auf feuchtem Weg (Granulieren*), zur Trennung zusammengeklebter, durch Feuchtgranulierung hergestellter Granulatkörner nach dem Trocknen, zum Entfernen von Abrieb u. Staubanteilen.

**Siebgrößen:** s. Siebe.

**Siebnummern:** s. Siebe.

**Siebröhren:** (bot.) in Längsreihen angeordnete lebende Zellen des Leptoms (s. Phloem), deren Zellquerwände siebartig durchlöchert sind (Siebzellen); vgl. Leitbündel.

**Siebteil:** s. Phloem.

**Siebtest:** s. Screening.

**Siebzellen:** s. Siebröhren.

**Siebzentrifuge:** s. Zentrifuge.

**Siebzentrifugen:** dienen zum Abtrennen eines flüss. Dispersionsmittels von einer dispersen festen Phase. Die Suspension wird in die Mitte einer am Rande durchlöcherten u. mit Filtermaterial bedeckten, schnell rotierenden Trommel eingebracht. Die Flüss. wird dabei durch das Filtermaterial u. die Trommelperforationen gepresst, gegen die innere Gehäusewand geschleudert u. läuft durch den Auslauf ab.

**Siedebarometer:** s. Barometer.

**Siedediagramm:** s. Phasendiagramm.

**Siedepunkt:** (engl.) *boiling point (Abk. Bp.)*; Abk. Sdp.; Siedetemperatur, Kochpunkt (Abk. Kp.); wichtige Stoffkonstante; diejenige Temp., bei welcher ein Stoff aus dem flüssigen in den gasförmigen Zustand übergeht; abhängig vom Druck (z. B. Luftdruck*); wird in Grad Celsius bei 101.3 kPa (760 mmHg, 1 atm) angegeben; nach Ph.Eur. wird daher die bei der Bestimmung des Sdp. abgelesene Temp. ($t_2$) beim Luftdruck b (in kPa) auf die korrigierte Temp. ($t_1$) umgerechnet:

$t_1 = t_2 + k\,(101.3 - b)$

Der Korrekturfaktor k beträgt (bei $t_2$) 0.30 (unter 100 °C), 0.34 (100–140 °C), 0.38 (140–190 °C), 0.41 (190–240 °C) bzw. 0.45 (über 240 °C).

**Siedepunkterhöhung:** s. Gefrierpunkterniedrigung.

**Siedesalz:** s. Natriumchlorid (Natrium chloratum crudum).

**Siedesteinchen:** erbsengroße Stücke von gebranntem Ton, Glasscherben od. Kieselsteinen; **Anw.:** Verhinderung von Siedeverzug*.

**Siedetemperatur:** s. Siedepunkt.

**Siedeverzug:** verzögertes Sieden oberhalb des Siedepunkts*; viele Flüss. können über ihren Siedepunkt erhitzt werden, ohne zu sieden. Die Dampfbildung tritt plötzl. u. stürmisch ein; sehr große Dampfblasen können Flüss. verspritzen u. sogar zum Umkippen des Gefäßes führen. S. wird vermieden, wenn man vor dem Erhitzen einige Siedesteinchen* in das Gefäß gibt, an denen sich Luftbläschen entwickeln können.

**Siegellack:** s. Schellack (Anw.).

**Siegwurz, Lange:** s. Allium victorialis.

**Siegwurz, Runde:** s. Gladiolus communis (Bulbus Victorialis rotundae).

**SI-Einheiten:** Kurzbez. für Einheiten nach dem **S**ystème **I**nternational d'Unités; das Gesetz über Einheiten im Messwesen (8. Auflage 2006) schreibt die Anw. der gesetzl. Einheiten im geschäftl. u. amtlichen Verkehr vor; der geschäftl. Verkehr schließt Beschreibung, Werbung, Angebot u. Verkauf eines Produktes ein; gleichfalls ist damit festgelegt, dass alle Schulen ihr Lehrangebot auf die gesetzl. Einheiten umstellen müssen; analoge Bestimmungen gelten in Österreich u. in der Schweiz. Die gesetzl. Einheiten entsprechen dem SI-System (s. SI); unterschieden werden **Basiseinheiten** (Einheiten von Basisgrößen, aus denen alle anderen Größen mit ihren zugehörigen Einheiten abgeleitet werden; s. Tab. 1) u. abgeleitete SI-Einheiten; Definition der SI-Basiseinheiten: **1. Meter:** Ursprüngl. (1790) wurde das Meter (m) definiert als der 40-millionste Teil eines Erdmeridians; seit 1875 durch den Strichabstand auf einem im Internationalen Büro für Gewichte u. Maße in Sèvres bei Paris aufbewahrten Platin-Iridium-Normalstab (Urmeter). Als genauere Definition des Meters hat eine internationale Kommission 1960 das 1 650 763.73-fache der Wellenlänge der von den Atomen des Kryptonisotops $^{86}_{36}Kr$ beim Übergang vom Zustand $5d_5$ zum Zustand $2p_{10}$ im Vakuum ausgesandten orangeroten Spektrallinie

| **SI-Einheiten** Basiseinheiten | | Tab. 1 |
|---|---|---|
| physikalische Größe | Name der SI-Einheit | Symbol für die SI-Einheit |
| Länge | Meter | m |
| Zeit | Sekunde | s |
| Masse | Kilogramm | kg |
| thermodynamische Temperatur | Kelvin | K |
| elektrische Stromstärke | Ampere | A |
| Lichtstärke | Candela | Cd |
| Stoffmenge | Mol | mol |

| **SI-Einheiten** SI-Präfixe (SI-Vorsätze) für dezimale Vielfache und Teile von SI-Einheiten | | Tab. 2 |
|---|---|---|
| Präfix | Symbol | Faktor, mit dem die Einheit multipliziert wird |
| **Vielfache** | | |
| Yotta | Y | $10^{24}$ |
| Zetta | Z | $10^{21}$ |
| Exa | E | $10^{18}$ |
| Peta | P | $10^{15}$ |
| Tera | T | $10^{12}$ |
| Giga | G | $10^{9}$ |
| Mega | M | $10^{6}$ |
| Kilo | k | $10^{3}$ |
| Hekto | h | $10^{2}$ |
| Deka | da | $10^{1}$ |
| **Teile** | | |
| Dezi | d | $10^{-1}$ |
| Zenti | c | $10^{-2}$ |
| Milli | m | $10^{-3}$ |
| Mikro | µ | $10^{-6}$ |
| Nano | n | $10^{-9}$ |
| Piko | p | $10^{-12}$ |
| Femto | f | $10^{-15}$ |
| Atto | a | $10^{-18}$ |
| Zepto | z | $10^{-21}$ |
| Yocto | y | $10^{-24}$ |

festgelegt. Seit 1983 ist das Meter definiert als die Weglänge, die Licht im Vakuum innerhalb eines Zeitintervalls des Sekundenbruchteils von 1/299 792 458 einer Sekunde durchläuft. **2. Sekunde:** Unter 1 Sekunde (s) verstand man früher die aus der Erdumdrehung gewonnene Weltzeitsekunde, die gleich dem 86 400-sten Teil des mittleren Sonnentages ist. Sie wurde dann, um sich von den Schwankungen der Erdumdrehung unabhängig zu machen, 1956 als der 31 556 925.974 7-te Teil eines (seinerseits genau definierten) trop. Sonnenjahres definiert. Seit 1967 definiert man 1 s als Dauer von 9 192 631 770 Perioden der Strahlung, die dem Übergang zw. den beiden Hyperfein-Niveaus des Grundzustandes des Caesium-133-Atoms entspricht (Atomsekunde). **3. Kilogramm:** 1 Kilogramm (kg) ist definiert als die Masse eines im Internationalen Büro für Gewichte u. Maße in Sèvres bei Paris aufbewahrten Platin-Iridium-Zylinders (Urkilogramm, Kilogrammprototyp) u. wurde ursprüngl. der Masse von 1 L reinem Wasser bei 4 °C gleichgesetzt. Weil das Volumen von 1 kg Wasser bei 4 °C in Wirklichkeit nicht 1000, sondern 1000.028 $cm^3$ beträgt, wird seit 1964 unter 1 L nicht mehr das Volumen von 1 kg Wasser bei 4 °C, sondern das Volumen von 1000 $cm^3$ verstanden. **4. Kelvin:** 1 Kelvin (K) ist der Bruchteil 1/273.16 der thermodynam. Temp. des Tripelpunktes von Wasser. Nach einer 1967 erfolgten internationalen Übereinkunft soll der bis dahin übl. Zusatz Grad vor der Einheit K entfallen. **5. Ampere:** Als 1 Ampere (A) wurde ursprüngl. (seit 1908) eine Stromstärke von 1 Coulomb/Sekunde bezeichnet. 1948 wurde diese Definition wie folgt präzisiert: 1 A ist der konstante elektr. Strom, der, wenn er in 2 parallelen geraden elektr. Leitern unendl. Länge u. zu vernachlässigender Kreisquerschnittsfläche im Abstand von einem Meter im Vakuum aufrechterhalten wird, eine Kraft von $2 \times 10^{-7}$ N pro Meter Länge zw. diesen Leitern produzieren würde. **6. Candela:** 1 Candela (Cd) war früher die Lichtstärke, mit der 1/600 000 $m^2$ der Oberfläche eines schwarzen Strahlers bei der Temp. des beim Druck von 101 325 Pa erstarrenden Platins senkrecht zu seiner Oberfläche leuchtet. Nach der Definition von 1979 ist die Candela gleich der Lichtstärke in einer gegebenen Richtung, die eine Lichtquelle mit monochromat. Strahlung der Frequenz $540 \times 10^{12}$ Hertz emittiert u. die eine Strahlungsintensität in dieser Richtung von 1/683 Watt pro Steradiant hat; s. Radiant. **7. Mol:** Unter 1 Mol (mol) eines Stoffes verstand man ursprüngl. eine numerische der relativen Molekülmasse dieses Stoffes entsprechende Grammmenge. Seit 1971 bedeutet 1 Mol die Stoffmenge eines Systems, die eben so viele Elementarteilchen (Atome, Moleküle, Ionen, Elektronen, andere Teilchen od. spezifizierte Gruppen solcher Teilchen, z. B. Protonen, Radikale, Formeleinheiten usw.) enthält, wie Atome in 0.012 kg von Kohlenstoff-12 sind. SI-Vorsätze für dezimale Vielfache u. Teile von SI-Einheiten: s. Tab. 2.

**Siemens** (Werner von S., deutscher Erfinder u. Unternehmer, 1816–1892): Symbol S; SI*-Einheit für elektrische Leitfähigkeit*; $1\,S = 1\,A/V = 1\,\Omega^{-1}$.

**Siemens-Verfahren:** s. Silicium.

**Sievert:** Symbol Sv; SI*-Einheit der Äquivalentdosis (s. Dosimetrie); ersetzt die Einheit rem*.

**Sigmafaktor:** Untereinheit der bakteriellen DNA-abhängigen RNA*-Polymerase, die den korrekten Start der Transkription* steuert.

**Sigma-minus-Plot:** Verfahren zur Linearisierung von Auflösungskurven od. Harnausscheidungskurven*; **Durchführung:** Auf der Ordinate wird der Logarithmus der Differenz aus der max. u. der zum Zeitpunkt gelösten bzw. ausgeschiedenen Substanz aufgetragen, auf der Abszisse die Zeit. Häufig wird dabei eine abfallende Gerade erhalten, bei biphas. Verläufen 2 Geraden mit unterschiedl. Anstieg mit einem mehr od. weniger scharfen Knick im Übergangsbereich. Vgl. Auflösungsgeschwindigkeit; Auflösungszeit, mittlere.

**SIGN:** Abk. für (engl.) *Scottish Intercollegiate Guidelines Network*; s. Empfehlungsgrad.

**Signaltransduktion:** Umwandlung eines extrazellulären Signals in eine intrazelluläre Antwort; eine Zelle kann auf sehr verschiedenartige äußere Reize wie Hormone*, Wachstumsfaktoren*, Neurotransmitter*, d. h. auf first* messengers, ebenso reagieren wie auf Licht, Temp. od. andere physik. Reize. Vgl. Upstream.

**Signatur** (lat. signa, signetur signiere, mache die Aufschrift): **1.** Abk. S.; Signatura; ärztl. Anweisung auf einem Rezept bzw. deren Wiederholung auf dem Arzneimittelbehältnis durch den Apotheker, z. B. „S. 3-mal tägl. 1 Tablette" od. „S. zum Auftragen auf die entzündete Haut"; **2.** Bez. für die Aufschrift auf Standgefäßen*; **3.** für die Beschriftung von Arzneimittelbehältnissen verwendeter Begriff.

**Signaturenlehre:** „Signatura plantarum (naturae, rerum)", eine auf Urzeiten zurückgehende Heilmittellehre, bei der versucht wurde, von Äußerlichkeiten der Pflanzen wie z. B. Farbe, Geruch, Geschmack, Form der Blätter, Blüten, Wurzeln auf deren Heilwirkung zu schließen; nach dieser von Paracelsus erneuerten Lehre sollen z. B. weiße Blüten auf das Gehirn, blaue Blüten auf die Augen, gelbe Blüten auf Galle u. Leber, Disteln gegen stechende Schmerzen wirken u. Johanniskraut wegen seines „Blutes" u. seiner „durchstochenen" Blätter gegen Stichwunden gebraucht werden. Knollen des Knabenkrautes dienen als Aphrodisiakum*. „Die Natur zeichnet ein jegliches Gewächs, so von ihr ausgeht, zu dem, dazu es gut ist" (Paracelsus). Die Volksmedizin macht heute noch teilweise von der Signaturenlehre Gebrauch.



**Signifikanz:** statist. Maß der Wahrscheinlichkeit; **signifikant:** statist. bedeutsam. Vgl. p-Wert.

**Sikkative:** Zusätze zu Firnis* u. Leinöl, um schnelleres Trocknen zu erreichen; z. B. Bleimanganat*, Cobalt(II)*-acetat, Mangan(II)*-acetat, Mangan(II)*-borat u. Mangandioxid* od. Cobalt-, Blei- od. Mangansalze der höheren Fettsäuren*.

**Sila-:** s. a-Nomenklatur (Tab. dort).

**Silane:** s. Silicium.

**Silanole:** Siliciumverbindungen mit OH-Gruppen; s. Silicone.

**Silber:** Argentum; Symbol Ag; CAS-Nr. 7440-22-4; $A_r$ 107.868; OZ 47; Schmp. 961 °C; Sdp. 2163 °C; D. 10.49; Härte 2.7 der Härteskala*; natürl. S. besteht aus 2 Isotopen (51.8 % $^{107}$Ag, 48.2 % $^{109}$Ag); 1-wertiges, selten 2- od. 3-wertiges Element; weißes, glänzendes, weiches u. nach Gold* dehnbarstes Schwermetall* mit der höchsten elektr. u. Wärmeleitfähigkeit aller Metalle*; lösl. in Salpetersäure u. konz. Schwefelsäure; schwärzt sich an der Luft durch Bildung von Silbersulfid; seit ältesten Zeiten bekannt. **Vork.:** natürl. gediegen in Körnern, Geflechten (Dendriten) od. großen, krist. Stücken, gebunden als Silbersulfid ($Ag_2S$) im Silberglanz, Silberkupfererz (Stromeyerit; CuAgS), Silberantimonglanz (Miargyrit; $AgSbS_2$), Rotgüldigerz (Pyrargyrit) u. Bleiglanz; wichtigste Vork. in Nord- u. Südamerika; frühere Abbaugebiete im Harz, Erzgebirge, Südschwarzwald, in Böhmen u. der Slowakei; **Gew.:** versch. Verfahren: Röstverfahren, Amalgamationsverfahren, Cyanidlaugerei mit 0.1 % NaCN-Lsg., Extraktionsverfahren (aus Bleierzen durch sog. Zinkentsilberung od. Parkesieren nach A. Parkes, 1842); aus Anodenschlamm der Kupfergewinnung (Elektrolyt- od. Feinsilber); um die Härte zu erhöhen, wird S. mit 10–20 % Kupfer* legiert. Unechtes Blattsilber (Rauschsilber) ist eine Legierung von Zink*, Zinn* u. Spuren von Kupfer. **Anw.:** **1.** (med.) Reines Ag wirkt schwach bakterizid u. wird daher in Form von kolloidalem Ag od. Nanosilber auf Wundauflagen aufgebracht od. in Medizinprodukte sowie in Filter zur Wasseraufbereitung (s. Katadyn-Verfahren) eingearbeitet. In Textilien verwobene Silberfäden sollen bakterienverursachte Körpergerüche reduzieren. Kolloidales Ag (0.25 % wässrige Lsg.) bei akuter u. subakuter Gastritis, akuter u. chron. Enteritis, Sommerdiarrhö, Reizmagen; der Dauergebrauch über mehrere Monate ist wegen Argyriegefahr (s. Toxikol.) nicht zu empfehlen. Früher benutzte man Silberfolien u. -pulver zur Wundbehandlung u. Silber-Aerosole (s. Aerosole) u. a. gegen Schnupfen, Keuchhusten, Acne vulgaris (obsolet). **2.** (techn.) Münz- u. Schmuckmetall; Versilbern; für Spiegel; in der Elektronik u. der Fotografie; **Toxikol.:** Durch häufigen Kontakt mit Silberstaub od. auch durch oftmalige innerl. Aufnahme von Silberverbindungen kommt es zur Ablagerung von Silberkörnchen in der Haut u. dadurch zu ihrer Blaugraufärbung (Argyrie*). Am Zahnfleisch kann sich ein dunkler Silbersaum ausbilden. Früher verwendete i. v. Injektionen von kolloidem S. verursachten Todesfälle. Die meisten Silbersalze sind sehr schwer lösl. u. daher wenig giftig. **Nachw.:** Silberverbindungen: **1.** HCl od. Chloride fällen weißes, käsiges Silber(I)*-chlorid (AgCl), lösl. in verd. Ammoniak, unlösl. in Säuren, am Licht schwarz werdend. **2.** Kaliumchromat* fällt aus neutraler Lsg. rotbraunes Silber(I)-chromat, lösl. in Säuren u. Ammoniak. **3.** Schwefelwasserstoff* fällt aus den Lsg. schwarzes $Ag_2S$, unlösl. in verd. Säuren. **4.** Reduktionsmittel wie Formaldehyd*, Hydrazinsulfat*, Glucose*, Ascorbinsäure, Eisen(II)*-sulfat od. unedlere Metalle wie Zink, Eisen*, Kupfer u. Quecksilber* fällen aus Silbersalzlösung fein verteiltes schwarzes metall. Ag, unlösl. in Salzsäure. **5.** Alle Silberverbindungen (mit Ausnahme des Iodids u. Sulfids) sind in konz. Ammoniak lösl. als komplexe Diamminsilber(I)-Verbindungen. **6.** *p*-Dimethylaminobenzyliden-rhodanin weist S. noch in außerordentlich großen Verd. durch Trübung nach. **7.** Die (Silber-)Probiersäure der Goldschmiede besteht aus gleichen Teilen Salpetersäure* u. Kaliumdichromat*; sie ergibt auf S. eine rote Färbung durch Bildung von Silberchromat. Der zu prüfende Gegenstand wird angefeilt u. mit der angefeilten Stelle auf den Probierstein (Kieselschiefer) ein Strich gezogen, der dann mit der Probiersäure betupft wird. Je nach der mehr od. weniger roten Färbung kann man ungefähr auf den Silbergehalt schließen. **8.** Gehaltsbestimmung: Silber(I)-salze werden mittels Fällungstitration nach Volhard mit Ammoniumthiocyanat-Maßlösung u. Ammoniumeisen(III)*-sulfat als Indikator bestimmt. **Hom.:** **1.** Argentum colloidale (HAB): mit lösl. Eiweiß als Schutzkolloid überzogenes Silberpräparat, das mind. 70.0 u. höchstens 75.0 % S. enthält; **2.** Argentum metallicum (HAB): Darst. durch Umsetzen von Silbersalzen mit Zink; verordnet z. B. bei Nephritis, Migräne, nervöser Gastritis.

**Silber(I)-acetat:** Argentum aceticum; essigsaures Silber; $CH_3COOAg$; $M_r$ 166.9; D. 3.26; weißes od. grauweißes Pulver, lösl. in heißem Wasser; **Herst.:** Auflösen von Silbercarbonat in heißer Essigsäure*; **Off.:** ÖAB; die frühere med. Anw. (s. Silber(I)-nitrat) ist obsolet.

**Silberacetat-Augentropfen:** Collyrium Argenti acetici; Zusammensetzung: ÖAB2010, 1 T. Silberacetat in 99 T. Wasser zur Injektion; in der Hitze gelöst (Lichtschutz erforderlich); **Anw.:** als Antiseptikum u. Adstringens. Vgl. Augentropfen.

**Silberazid:** Knallsilber; CAS-Nr. 13863-88-2; $AgN_3$; $M_r$ 149.89; **Darst.:** aus Silbernitrat- u. Natriumazidlösung; **Anw.:** (techn.) als Initialzünder.

**Silber(I)-bromid:** Argentum bromatum; Bromsilber; CAS-Nr. 7785-23-1; AgBr; $M_r$ 187.8; D. 6.473; Schmp. 434 °C; Sdp. 1300 °C; weißes bis grünl. gelbes Pulver; unlösl. in verd. Ammoniaklösung, sehr schwer lösl. in Wasser, lösl. in konz. Ammoniak, leicht lösl. in Thiosulfat- u. Cyanidlösung; **Darst.:** Zusammengießen von Silbernitrat- u. Natriumbromidlösung; **Anw.:** in großem Umfang zur Herst. von fotograf. Platten, Filmen u. Fotopapieren (AgBr ist leicht reduzierbar u. stark lichtempfindl.; es färbt sich dunkelviolett bis schwarz).

**Silber(I)-chlorid:** Argentum chloratum; Chlorsilber; CAS-Nr. 7783-90-6; AgCl; $M_r$ 5.56; Schmp. 450 °C; Sdp. 1553 °C; weißes bis grauweißes Pulver, lösl. in verd. Ammoniaklösung, Kaliumcyanidlösung, Natriumthiosulfatlösung u. konz. Salzsäure unter Bildung von Komplexsalzen, unlösl. in Wasser; **Darst.:** Zusammenbringen von Silbernitratlösung mit Natriumchloridlösung od. verd. Salzsäure; **Anw.:** **1.** (techn.) Versilberung, in der Fotografie wie Silber(I)*-bromid; Silber/Silberchlorid-Bezugselektroden; **2.** (med.) obsolet; früher innerl. bei Neurose, Chorea, Epilepsie, Keuchhusten.

**Silbercitrat:** Argentum citricum; Silberzitrat, citronensaures Silber, Silberol; $C_3H_4(OH)(COO)_3Ag_3$; $M_r$ 512.71; weißes Pulver, sehr schwer lösl. in Wasser; **Darst.:** Eintragen einer Silbernitratlösung in eine Lsg. von Citronensäure* u. Natriumhydrogencarbonat*. Die frühere med. Anw. (s. Silber(I)-nitrat) ist obsolet.

**Silber, citronensaures:** s. Silbercitrat.

**Silber(I)-cyanid:** Argentum cyanatum; Cyansilber, Zyansilber; CAS-Nr. 506-64-9; AgCN; $M_r$ 133.9; D. 3.95; Schmp. 350 °C; weißes Pulver, unlösl. in Wasser, lösl. in Kaliumcyanidlösung; **Anw.:** (techn.) galvan. Versilberung, Isonitrilsynthese.

**Silberdiamminnitrat-Lösung:** s. Silbernitrat-Lösung, ammoniakalische.

**Silberdiethyldithiocarbamat:** Silberdiethyldithiocarbaminat; CAS-Nr. 1470-61-7; $C_5H_{10}AgNS_2$; $M_r$ 256.1; Schmp. 172–175 °C; grüngelbes bis schwach graugelbes Pulver; lösl. in Pyridin, sehr schwer lösl. in Benzol u. Tetrakohlenstoff, unlösl. in Wasser; **Anw.:** Reagenz Ph.Eur.6; zur Grenzprüfung auf Arsen* in Glasbehältnissen.

**Silberdiethyldithiocarbaminat:** s. Silberdiethyldithiocarbamat.

**Silberdistel:** s. Carlina acaulis.

**Silbereiweiß:** s. Silberproteinat.

**Silbereiweiß-Acetyltannat:** Argenti albuminoacetylotannas, Argentum albumino-acetylotannicum, Argentum diacetylotannicum proteinicum; Diacetyltannin-Protein-Silber, Targesin; Gehalt 5.6–6.4 % org. gebundenes Silber*; dunkle, metall. glänzende, im durchfallenden Licht rotbraune Lamellen von metall. u. adstringierendem Geschmack; in Wasser kolloidal lösl.; trocken u. vor Licht geschützt aufbewahren; **Inkomp.:** Alkaloidsalze, Gerbstoffe, Aluminiumsalze, Schwermetallsalze, Chloride, sauer reagierende Stoffe; **Off.:** DAC, ÖAB; **Wirk.:** Antiseptikum*, Adstringens*; **Ind.:** Entzündung der Nasenschleimhaut mit Sekretbildung; **Dos.:** Nasentropfen 3 %, 6×2–5 Tr./d pro Nasenloch.

**Silbereiweiß-Nasentropfen 5 %:** s. Rhinoguttae.

**Silberelektrode:** s. Potentiometrie.

**Silber, essigsaures:** s. Silber(I)-acetat.

**Silberfärbung:** Nachweis- u. Färbemethode von Proteinen* u. Nucleinsäuren* in Gelen, die sehr sensitiv ist (bis 0.03 ng/mm²); **Prinzip:** Die Proteine werden zunächst im Gel fixiert u. in Silbernitratlösung eingelegt. Durch Komplexbildung werden die Silber-Ionen im Gel an die Proteine gebunden. Nicht komplexiertes Silber(I)*-nitrat wird durch einen Waschschritt entfernt. Durch Zugabe starker Reduktionsmittel zum Gel werden die gebundenen Silber-Ionen zu metallischem Silber* reduziert. Man kann die Proteine als Banden auf dem Gel erkennen. Die Färbereaktion wird durch eine schnelle pH-Wert-Änderung (<7) gestoppt; auf diese Weise kann die Intensität der Färbung gesteuert werden.

**Silber(I)-fluorid:** Argentum fluoratum; CAS-Nr. 7775-41-9; AgF; $M_r$ 126.87; Schmp. 435 °C; Sdp. 1150 °C; gelbe, krist. Masse, leicht zerfließl., sehr leicht lösl. in Wasser; **Darst.:** aus Silber(I)*-oxid u. Fluorwasserstoff*; **Anw.:** **1.** (med.) Antiseptikum*; **2.** (techn.) Synthese von Organofluorverbindungen, UV-Sensibilisator für Farbfilme.

**Silber(II)-fluorid:** Argentum bifluoratum; CAS-Nr. 7783-95-1; $AgF_2$; $M_r$ 145.87; D. 4.58; Schmp. 690 °C; weißes bis bräunl., hygroskop. Pulver; **Darst.:** Reaktion von Silber* mit Fluor*; **Anw.:** (techn.) im Labormaßstab Fluorierungs- u. Oxidationsmittel; Synthese von Xenondifluorid.

**Silberfulminat:** Knallsilber; CAS-Nr. 5610-59-3; AgONC; $M_r$ 149.89; Silbersalz der Knallsäure*; weiße Kristallnadeln, leicht lösl. in Wasser; **Darst.:** Reaktion von Silber* mit Salpetersäure* u. Ethanol* bzw. von Silber(I)*-nitrat u. Natriumnitrit* mit Malonsäure*; **Anw.:** Feuerwerkskörper (Knallerbsen); **cave:** äußerst explosiv, schon bei Berührung.

**Silberglätte:** s. Blei(II)-oxid.

**Silberglanz:** s. Argentit.

**Silberiodat:** Argentum iodicum; CAS-Nr. 7783-97-3; $AgIO_3$; $M_r$ 282.7; weißes, krist. Pulver, unlösl. in Wasser; **Anw.:** in der Maßanalyse.

**Silber(I)-iodid:** Argentum iodatum; Silberiodid; CAS-Nr. 7783-96-2; AgI; $M_r$ 234.78; D. 5.67; Schmp. 557 °C; Sdp. 1506 °C; gelbes, schweres Pulver, unlösl. in Wasser, lösl. in Kaliumcyanid- od. Thiosulfatlösungen; **Darst.:** Fällung mit Alkaliiodid aus Silbernitratlösung; **Anw.:** **1.** (techn.) in der Fotografie; als Impfkristalle zur künstl. Regenbildung; **2.** (med.) obsolet; früher Antisyphilitikum.

**Silberkerze:** s. Actaea racemosa.

**Silber, kolloides:** Argentum colloidale; Kollargol; fein verteiltes, metall. Silber* mit Eiweißstoffen als Schutzkolloid; Gehalt an Gesamtsilber mind. 70 %, an metall. Silber mind. 67 % (ÖAB); blauschwarze od. grünl. Blättchen; lösl. in Wasser; wird durch Säuren od. Salze aus der Lsg. gefällt; zur wässrigen Lsg. wird k. S. auf kaltes Wasser gestreut (vgl. Silberproteinat). **Herst.:** Reduktion von Silbernitrat mit Eisen(II)*-sulfat u. Natriumcitrat*, unter Zusatz von Eiweiß trocknen; **Off.:** DAB, ÖAB; **Anw.:** (med.) zur Wundbehandlung (Pflaster mit silberbedampften Auflagen); früher auch bei Sepsis, Erysipel, Pneumonie, Typhus u. Magengeschwüren (obsolet).

**Silberlactat:** Argentum lacticum; milchsaures Silber; $AgC_3H_5O_3 \cdot H_2O$; weißes bis gelbl. Pulver, lösl. in Wasser, wenig lösl. in Ethanol; die frühere med. Anw. als Wundantiseptikum ist obsolet.

**Silber, milchsaures:** s. Silberlactat.

**Silber(I)-nitrat:** Argenti nitras, Argentum nitricum; salpetersaures Silber, Silbersalpeter, Höllenstein, Lapis infernalis; CAS-Nr. 7761-88-8; $AgNO_3$; $M_r$ 169.9; D. 4.35; Schmp. 212 °C (Zers. bei ca. 444 °C); farblose, durchsichtige, tafelförmige Kristalle (Argentum nitricum cristallinum) od. in Stäbchen gegossen (Argentum nitricum fusum); lösl. in 0.5 T. Wasser u. 40 T. Ethanol; Eiweiß wird durch $AgNO_3$ unter Bildung von Silberalbuminat ausgeflockt; **Darst.:** Auflösen von metall. Silber* in Salpetersäure*; **Off.:** Ph.Eur.6; **Zuber.:** Stylus Argenti nitrici, Silbernitrat-Ätzstift (Gehalt nach ÖAB mind. 90.0 % $AgNO_3$); Stylus Argenti nitrici cum Kalio nitrico (s. Silber(I)-nitrat, salpeterhaltiges); **Anw.:** **1.** (med.) als Ätzmittel (Ätzstift) zur Warzenbehandlung; früher als Antiseptikum* u. Ätzmittel bei schlecht heilenden Wunden u. Geschwüren, bei Gonorrhö, prophylakt. gegen Blennorrhö der Neugeborenen (Credé-Prophylaxe; heute ausschließl. durch Antibiotikagabe), innerl. als Adstringens bei Ulcus ventriculi, Darmkrankheiten, Tabes (obsolet); **2.** (techn.) in der Fotografie, zur Herst. von Wäschetinte, als Reagenz, zum Halogenidnachweis, ammoniakalische Silbernitrat*-Lösung zum Nachw. von Aldehyden, zur galvan. Versilberung. **Hom.:** Argentum nitricum (HAB): Konstitutionsmittel*; verordnet z. B. bei nervöser Gastritis, Migräne, Angstzuständen.

**Silbernitrat-Kaliumnitrat-Ätzstift:** s. Silber(I)-nitrat, salpeterhaltiges.

**Silbernitrat-Lösung, ammoniakalische:** Silberdiamminnitrat-Lösung; Tollens-Reagenz; Reagenz der Ph.Eur.6; allg. zum Nachw. von reduzierenden Verbindungen (z. B. Aldehyde, Monosaccharide, Vitamin C, Hydrazide); Silberhydroxid liegt in ammoniakal. Lsg. als $Ag(NH_3)_2OH$ komplex gebunden vor u. reagiert zu elementarem Silber, z. B. mit Aldehyden:

$$R—CHO + 2\,Ag(NH_3)_2OH \rightarrow RCOO^- + NH_4^+ + 2\,Ag + H_2O + 3\,NH_3$$

Das Silber fällt als Silberspiegel od. grauer bis schwarzer Niederschlag aus. **Darst.:** Eine Lösung von 2.5 g Silbernitrat in 80 mL Wasser wird tropfenweise mit Ammoniak-Lsg. (c = 6 mol/L) versetzt, bis sich der Niederschlag gerade wieder löst, u. mit Wasser zu 100 mL verdünnt. **Cave:** Bei älteren Lösungen bilden sich Bodenkörper aus hochexplosiven Silbersalzen ($Ag_2NH$, $AgNH_2$, $AgN_3$; s. Silberazid). Vgl. Fehling-Reagenz.

**Silber(I)-nitrat, salpeterhaltiges:** Argentum nitricum cum Kalio nitrico, Stylus Argenti nitrici cum Kalio nitrico, Lapis infernalis mitigatus; Silbernitrat-Kaliumnitrat-Ätzstift; Gehalt 32.3–33.3 % $AgNO_3$ (ÖAB: 48.5–50.0 %); weiße od. grauweiße Stäbchen; **Herst.:** nach DAB, ÖAB durch Zusammenschmelzen von 1 T. Silber(I)-nitrat u. 2 T. (ÖAB 1 T.) Kaliumnitrat*; **Anw.:** wie Silber(I)*-nitrat, aber milder wirkend.

**Silberol:** s. Silbercitrat.

**Silber(I)-oxid:** Argentum oxydatum; CAS-Nr. 20667-12-3; $Ag_2O$; $M_r$ 231.74; D. 7.14; therm. Zers. ab 300 °C; schweres, bräunl. schwarzes Pulver, unlösl. in Wasser u. Ethanol, leicht lösl. in Salpetersäure u. Ammoniak; **Darst.:** Zusammenbringen von Silbernitratlösung u. Natron-* od. Kalilauge*; **Anw.:** Wärmeleitpaste z. B. für Mikroprozessoren.

**Silberpapier:** mit Silbernitratlösung getränktes Filterpapier*; **Anw.:** Nachw. u. a. von Arsenwasserstoff*, Arseniger* Säure, Phosphor*.

**Silberpappel:** s. Populus-Arten.

**Silberperchlorat:** Argentum perchloricum; CAS-Nr. 14242-05-8; $AgClO_4 \cdot H_2O$; $M_r$ 225.34; D. 2.8; Schmp. 486 °C (unter Zers.); weißes, krist. Pulver od. farblose, leicht zerfließl. Kristalle, sehr leicht lösl. in Wasser, lösl. in Ethanol, Ether, Glycerol, Toluol, unlösl. in Chloroform; **Anw.:** (techn.) Sprengstoffindustrie; Coinitiator bei der sog. Pfropfcopolymerisation.

**Silberphenolsulfonat:** Argentum sulfophenolicum; $C_6H_5AgO_4S$; weißes, krist. Pulver, leicht lösl. in Wasser, lösl. in Ethanol; die frühere med. Anw. als Adstringens* u. Antiseptikum* ist obsolet.

**Silberprobiersäure:** s. Silber.

**Silberproteinat:** Argentum proteinicum; Silbereiweiß, Albumosesilber, Proteinsilber, Protargol; CAS-Nr. 9015-51-4; Gehalt 8–8.3 % Silber*; gelbes bis braunes Pulver, leicht lösl. in Wasser, wenig lösl. in Glycerol, unlösl. in Ethanol u. Ether; die wässrigen Lsg. sind leicht zersetzl. u. müssen immer frisch in der Kälte hergestellt werden (Pulver auf Wasser aufstreuen u. untersinken lassen). S. wird durch Eiweiß u. Natriumchlorid nicht gefällt. **Off.:** DAC, ÖAB; die frühere med. Anw. als Schleimhautantiseptikum sowie äußerl. zum Aufstreuen auf Wunden, Ekzeme od. in Salben bei Furunkeln u. Panaritien, bei Nasen- u. Rachenkatarrhen sowie bei Magen- u. Darmerkrankungen ist obsolet.

**Silbersalpeter:** s. Silber(I)-nitrat.

S

**Silber, salpetersaures:** s. Silber(I)-nitrat.

**Silbersiegel:** s. Lithopone.

**Silber-Silberchlorid-Elektrode:** Elektrode 2. Art mit konstantem u. gut reproduzierbarem Potential, bestehend aus einem AgCl-überzogenen Ag-Draht in AgCl-gesättigter KCl-Lsg; **Prinzip:** Die Potential bestimmende $Ag^+$-Ionenaktivität in der Halbreaktion $Ag \rightarrow Ag^+ + e^-$ wird (im Ggs. zu einer Elektrode 1. Art) über das Löslichkeitsprodukt* von AgCl durch die $Cl^-$-Ionenaktivität bestimmt. Bei Elektroden 1. Art sind am Potential bestimmenden Vorgang 2 Phasen beteiligt, während Elektroden 2. Art aus 3 Phasen bestehen: Ein Metall taucht in eine Lsg., die Ionen des gleichen Metalls enthält, wobei diese Ionen ihrerseits mit einem Niederschlag eines schwerlösl. Salzes im Gleichgewicht stehen. **Anw.:** Bezugselektrode. Vgl. Potentiometrie.

**Silbertannenöl:** s. Abies alba (Oleum Abietis albae).

**Silberweide:** s. Salix-Arten.

**Silberzitrat:** s. Silbercitrat.

**Sildenafil** (INN): 1-[(3-(4,7-dihydro-1-methyl)-7-oxo-3-propyl-1*H*-pyrazolo[4,3-*d*]-pyrimidin-5-yl)-4-ethoxyphenyl]sufonyl-4-methylpiperazin; CAS-Nr. 139755-83-2; $C_{22}H_{30}N_6O_4S$, Strukturformel: s. Abb.; $M_r$ 474.6; Schmp. 187 °C; logP 2.3; $pK_S$ 9.4 (berechnet); schwer lösl. in Wasser; **Wirk.:** Vasodilatator*, Antihypertensivum*, Phosphodiesterase*-Hemmer (selektiver Hemmstoff der cGMP-spezif. Phosphodiesterase Typ 5, Abk. PDE 5); **Ind.:** erektile Dysfunktion, pulmonale arterielle Hypertonie; **Kontraind.:** gleichzeitige Gabe von Nitraten, Hypotonie, kürzl. Schlaganfall od. Herzinfarkt; **UAW:** Kopfschmerz, Flush; **Dos.:** p. o.; erektile Dysfunktion: 50(–100) mg ca. 1 Std. vor dem Geschlechtsverkehr; Hypertonie: 3 × 20 mg/d.

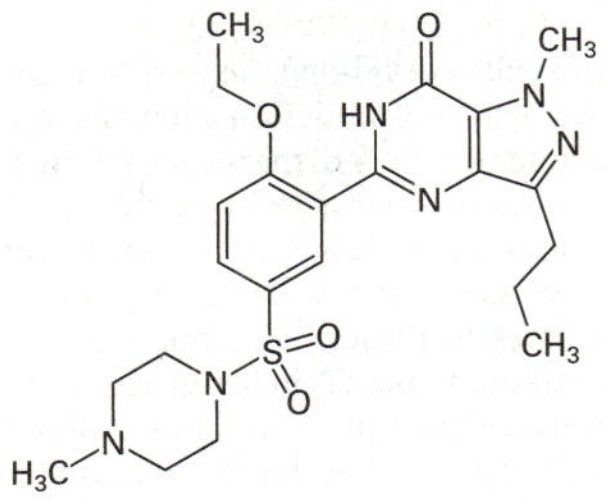


**Sildenafil**

**Silibinin** (INN): Silybin; 3,5,7-Trihydroxy-2-[3-(4-hydroxy-3-methoxyphenyl)-2-(hydroxymethyl)-1,4-benzodioxan-6-yl]-4-chromanon; CAS-Nr. 22888-70-6; $C_{25}H_{22}O_{10}$, Strukturformel: s. Abb.; $M_r$ 482.43; Best. von Silymarin, einem Gemisch von Flavanonollignanen* aus den Früchten der

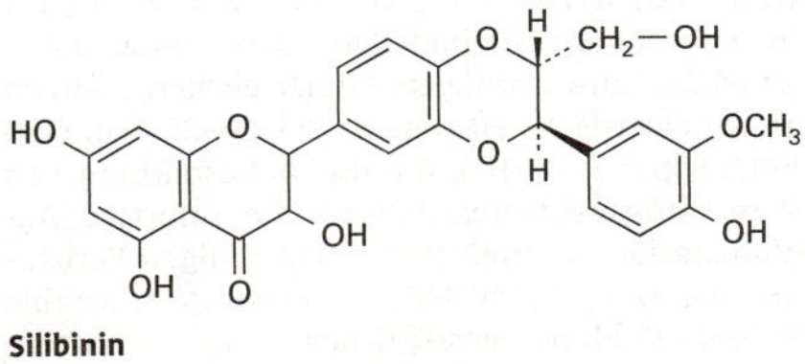


**Silibinin**

Mariendistel (s. Silybum marianum); **Anw.:** Lebertherapeutikum; z. B. bei Knollenblätterpilzvergiftungen (s. Amanita phalloides); **Dos.:** p. o. 3 × 0.07–0.14 g/d.

**Silica ad usum dentalem:** s. Siliciumdioxid zur dentalen Anwendung.

**Silica colloidalis anhydrica:** s. Siliciumdioxid, hochdisperses.

**Silicagel:** Kieselsäuregel, Kieselgel; aktive Kieselsäure (s. Silicium); Xerogel, besteht aus harten, kleinen Körpern von 1–6 mm Größe mit sehr großer innerer Oberfläche, die ein hohes Adsorptionsvermögen bedingt; wird in versch. Korn- u. Porengrößen hergestellt; **Anw.:** (techn.) Adsorptions- u. Trockenmittel; Trocknung von Gasen, Reinigung von Flüss., Wiedergewinnung von Lösungsmitteldämpfen, Gasmaskenfüllung, Katalysatorträger, chromatograph. Adsorptionsanalyse, Trockenhaltung (u. a. von Kochsalz, Lebensmitteln, Chemikalien); wassergesättigtes S. kann durch Erhitzen auf 120–150 °C wieder gebrauchsfähig gemacht werden. Vgl. Blaugel.

**Silica hydrophobica colloidalis anhydrica:** s. Siliciumdioxid, hochdisperses.

**Silicate:** s. Silicium.

**Silicea:** s. Siliciumdioxid.

**Silicia colloidalis hydrica:** s. Siliciumdioxid-Hydrat.

**Silicide:** s. Silicium.

**Silicii dioxidum praecipitatum:** s. Siliciumdioxid, gefälltes.

**Silicium** (lat. silex Kiesel): Silizium; Symbol Si; CAS-Nr. 7440-21-3; $A_r$ 28.086; OZ 14; D. 2.328; Schmp. 1410 °C; Sdp. 2477 °C; 4-wertiges Halbmetall*; Härte 7 der Härteskala*; unlösl. in Säuren, aufgrund von Oberflächenpassivierung auch in Flusssäure* (ausgenommen salpetersäurehaltige Flusssäure), leicht lösl. in heißen Laugen unter Wasserstoffentwicklung u. Bildung von Silicaten; mit Fluor* vereinigt es sich schon bei Raumtemperatur unter Feuererscheinung, mit den übrigen Halogenen* beim Erhitzen. Mit Metallen* reagiert Si bei hohen Temp. zu **Siliciden** (z. B. $Mg_2Si$, $Ca_2Si$). **Vork.:** natürl. nur gebunden in Form von Siliciumdioxid* od. von Silicaten, die zu den wichtigsten gesteinsbildenden Mineralien gehören; nach Sauerstoff das verbreitetste Element; bildet zu 25 % die Erdkruste (z. B. Sand, Quarz, Gneis, Glimmer, Bergkristall, Olivin, Feldspat, Achat); **Formen: 1. amorphes** S.: braunes bis graubraunes Pulver; **2. kristallines** S.: dunkelgraue, glänzende Oktaeder od. graue, graphitartige Blättchen; **Darst.:** Reduktion von Siliciumdioxid ($SiO_2$) mit Magnesium* od. Aluminium*; amorphes S. durch Umsetzung von Siliciumtetrafluorid* mit elementarem Natrium*; **Herst.:** (techn.) durch Reduktion von Quarz* mittels Kohle im elektr. Ofen; die weitere Aufreinigung für die Verw. in der Halbleitertechnik erfolgt durch Umsetzung des Rohsiliciums mit Chlorwasserstoffgas zu Siliciumchloroform*, das nach Destillation mit Wasserstoff* wieder zu S. reduziert wird (Siemens-Verfahren); durch Tiegelziehen (Czochralski-Verfahren) werden aus der Schmelze dieses Reinstsiliciums Einkristalle gezüchtet. **Anw.:** (techn.) Desoxidationsmittel bei der Stahlherstellung; für Legie-

S

rungen; hochreines Si ist das wichtigste Halbleitermaterial (Solarpaneele u. Wafer). **Nachw.:** Siliciumverbindungen: **1.** Beim Erhitzen siliciumhaltiger Substanzen mit Natriumfluorid* u. Schwefelsäure* im Bleitiegel entweicht Siliciumtetrafluorid, das in einem hängenden Wassertropfen aufgefangen zur Trübung durch hydrolyt. gebildete Kieselsäure führt (Wassertropfenprobe; Identitätsreaktion nach Ph.Eur.6). **2.** Mit Molybdänsäure bildet sich in salpetersaurer Lsg. gelbe Molybdokieselsäure. **3.** Schmilzt man Silicate od. $SiO_2$ mit Phosphorsalz am Platindraht, so lösen sich die gebundenen vorhandenen Metalle in dem entstandenen Metaphosphat auf, während $SiO_2$ als undurchsichtige Masse (Kieselskelett) ausgeschieden wird u. in der klaren Perle schwimmt. **Gesch.:** Amorphes Si wurde erstmals 1824 von Jöns Jakob Berzelius (1779–1848), krist. Si 1854 von Henri Etienne Sainte-Clairedéville hergestellt. **Silane:** Siliciumwasserstoffe; Wasserstoffverbindungen des Siliciums; Summenformel: $Si_nH_{2n+2}$; Monosilan ($SiH_4$) u. Disilan ($Si_2H_6$) sind Gase, Trisilan ($Si_3H_8$) u. Tetrasilan ($Si_4H_{10}$) sind Flüss.; Penta- u. Hexasilan sind ebenfalls flüssig, jedoch äußerst leicht zersetzl., denn die Beständigkeit nimmt mit steigender Anzahl der Si-Atome ab. **Anw.:** Mono- u. Disilan werden zur Abscheidung von Silicium-, Siliciumoxid- u. Siliciumnitridschichten v. a. in der Halbleiterfertigung od. bei der Herst. von Solarzellen eingesetzt. **Kieselsäuren:** Orthokieselsäure: $Si(OH)_4$; Darst.: durch Zers. von $SiCl_4$ mit Wasser; Orthokieselsäure ist nicht beständig, sondern geht sofort unter Abgabe von $H_2O$ in Metakieselsäure* od. Dikieselsäure ($H_6Si_2O_7$) über. Durch Zusammentritt meherer Moleküle der Orthokieselsäure bilden sich die Polykieselsäuren, die sich zu langen Ketten u. Ringen vereinigen, wobei immer 2 Si-Atome durch ein O-Atom verbunden sind (s. Silicone). **Silicate:** Silikate; Salze der Orthokieselsäure u. der versch. Polykieselsäuren; die einfachen Alkalisilicate sind wasserlöslich. Zu den Silicaten gehören Glas, Ton, Porzellan, Steingut, Ziegelstein, Zement, Fayence; s. Aluminiumsilicat; Natriumsilicat; Kaliumsilicat; Magnesiumsilicat. **Hom.:** Aqua silicata: gesättigte, wässrige Lsg. von Kieselsäurehydrat.

S

**Siliciumalkyle:** Siliciumverbindungen der allg. Formel $SiR_4$ od. $Si_2R_6$ (R: Alkylrest); Beispiel: Siliciumtetraethyl $(C_2H_5)_4Si$; **Darst.:** S. entstehen bei Einwirkung von Siliciumtetrachlorid* ($SiCl_4$) auf Alkylmagnesiumverbindungen (Grignard*-Verbindungen); vgl. Silicone.

**Siliciumcarbid:** Carborundum, Karborundum, Siliciumkohlenstoff; CAS-Nr. 409-21-2; SiC; $M_r$ 40.1; D. 3.2; Schmp. über 2700 °C; Härte 9–10 der Härteskala*; reines SiC ist farblos; techn. SiC bildet meist blaugrüne Kristalle od. eine graue krist. Masse; **Darst.:** Erhitzen von Quarzsand mit Koks u. Kochsalz im elektr. Ofen; **Anw.:** (techn.) Schleifmittel (härter als Korund; s. Aluminiumoxid), elektr. Widerstände, Halbleiter, Heizstäbe, feuerfeste Ziegel, Muffeln. Vgl. Carbide.

**Siliciumchlorid:** s. Siliciumtetrachlorid.

**Siliciumchloroform:** Trichlorsilan; CAS-Nr. 10025-78-2; $SiHCl_3$; $M_r$ 135.45; D. 1.35; Schmp. −134 °C; Sdp. 32 °C; farblose Flüss., an feuchter Luft rauchend, als Dampf selbstentzündlich, lösl. in Benzol, Schwefelkohlenstoff, Tetrachlorkohlenstoff, Chloroform; **Darst.:** Einwirkung von HCl-Gas auf Silicium* bei ca. 380 °C; **Anw.:** (techn.) zur Herst. von Solarzellensilicium.

**Siliciumdioxid:** Kieselsäureanhydrid; Kieselerde; CAS-Nr. 14808-60-7 (Quarz), CAS-Nr. 7631-86-9 (kolloidales S.), CAS-Nr. 60676-86-0 (glasartiges S.); $SiO_2$; Schmp. 1731 °C; **Vork.:** natürl. als Infusorienerde, Kieselgur*, Tripel*, Bergkristall, Quarz*, Opal; **Darst.:** amorph durch Verbrennen von amorphem Silicium* od. Glühen von Kieselsäuren; krist. durch Erhitzen von Kieselsäuren od. amorphem Si auf ca. 1000 °C; **Anw.:** Da $SiO_2$ nur von Flusssäure* gelöst wird, schwer schmelzbar ist u. einen außergewöhnl. niedrigen Ausdehnungskoeffizienten besitzt, wird es zur Herst. von Quarzgeräten für die chem. Analyse verwendet. **Hom.:** Silicea: reines, gefälltes, wasserhaltiges Siliciumdioxid (75–90 %); Konstitutionsmittel*; verordnet z. B. bei chron. Eiterungsprozessen, Wundheilungsstörungen, pathol. Narbenbildung, Bindegewebeschwäche, Entwicklungsstörungen der Knochen u. Zähne.

**Silicium dioxidatum hydricum:** s. Siliciumdioxid-Hydrat.

**Siliciumdioxid, gefälltes:** Silicii dioxidum praecipitatum, Acidum silicicum praecipitatum; gefällte Kieselsäure; $SiO_2$; $M_r$ 60.1; Gew. aus Alkalisilicat-Lsg. durch Umsetzung mit Säuren; weißes, feines, amorphes Pulver; unlösl. in Wasser u. Mineralsäuren (Ausnahme: Flusssäure), lösl. in Natriumhydroxid-Lsg.: **Inkomp.:** mizellbildende, kation. Arzneistoffe (Behinderung der Wirkstofffreigabe); **Off.:** DAB; **Anw.:** Trägersubstanz für Wirkstoffe; Hilfsmittel für die Herst. von Tabletten u. Dragees; Grundlage bei der Pasten- u. Salbenherstellung.

**Siliciumdioxid, hochdisperses:** Silica colloidalis anhydrica Ph.Eur.6, Silicium dioxydatum dispersum (colloidale); hochdisperse Kieselsäure, kolloide Kieselsäure, Aerosil®; CAS-Nr. 7631-86-9; chem. reines, amorphes $SiO_2$ ($M_r$ 60.1) mit unterschiedl. Wassergehalt (Silanolgruppen, s. Abb.; über Wasserstoffbrücken gebundenes Wasser); submikroskop. feines (Teilchengröße ca. 15 nm, $3 \cdot 10^{17}$ Primärteilchen pro Gramm; s. Kolloide), sehr leichtes (D. 2.3 g/mL; Stampfdichte: unverdichtete Qualität: ca. 50 g/L, verdichtete Qualität: ca. 120 g/L); bläul. weißes, nichtkristallines (röntgenamorphes), reines (über 99.8 % $SiO_2$), geruchloses Pulver mit großer spezif. Oberfläche (ca. 50–380 $m^2$/g nach BET-Methode; s. Adsorptionsmethode nach Brunauer, Emmet und Teller; handelsübl. Typen werden mit einer Zahl unterschieden, die der mittleren spezif. Oberfläche in $m^2$/g entspricht); $n_D^{20\,°C}$ 1.45; glasklare Gele* mit Glycerol; **Gew.:** durch Hydrolyse von Siliciumtetrachlorid in einer Knallgasflamme; die dabei anfallenden winzigen, kugelförmigen Primärteilchen besitzen an der Oberfläche Siloxan- (—Si—O—Si—) u. Silanolgruppen (—SiOH), die durch Ausbildung von Wasserstoffbrückenbindungen die sofortige Agglomeration zu größeren kettenförmigen Verbänden u. eine durch Hitzeeinwirkung reversible Wasseraufnahme ermöglichen. **Eigenschaften:**

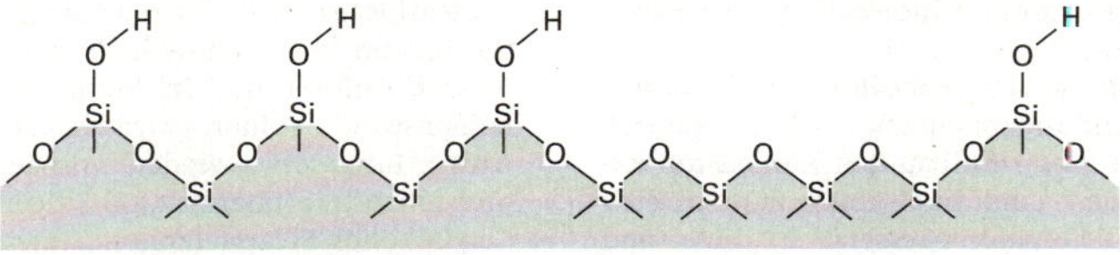

**Siliciumdioxid, hochdisperses:** Oberfläche mit Silanol- und Siloxangruppen

H. S. enthält 1.5–2 % Wasser, kann aber bis zu 40 % aufnehmen, ohne das Aussehen eines trockenen Pulvers zu verlieren. Es ist in allen Lösungsmitteln u. Flüssigkeiten mit Ausnahme von Flusssäure u. heißen starken Laugen unlösl., in Wasser unter Bildung negativ geladener Partikel u. daher saurer Reaktion (pH 3.5–5.5) kolloidal lösl. (150 mg/L) u. bildet in polaren u. unpolaren Medien thixotrope Gele (s. Thixotropie), die in polarem Medium deutl. weniger viskos u. stabil sind. 1 g Substanz ergibt mit 20 mL Tetrachlorkohlenstoff nach 3 min Schütteln ein durchsichtiges Gel. **Anw.:** **1.** für Flüssigkeiten, Salben, Cremes, Pasten, Gele, Suppositorien, Emulsionen u. Suspensionen zur temperaturunempfindl. Viskositätserhöhung u. Thixotropierung (in apolaren Medien Herst. von Oleogelen mit 5–8 % h. S.; in Wasser Verdickung mit 15–40 %, mit Zusätzen, die die elektrostat. Abstoßung der negativ geladenen Teilchen herabsetzen, bereits mit ca. 4 %), sowie zur Sedimentationsverzögerung u. Verhinderung von Separationserscheinungen (2–4 %); **2.** für pulverförmige Stoffe zur Umhüllung u. Auflockerung, um deren Fließverhalten zu verbessern (0.1–0.5 %, Fließregulierungsmittel); **3.** als Adsorbens zum Aufsaugen von Flüssigkeiten u. Schmelzen od. eutekt. Arzneistoffgemischen; zur Trockenhaltung hygroskop. Substanzen; vgl. Silicagel; **4.** zur Verbesserung des Zerfalls in 1–2 %iger Konz. (unterstützt durch Ansaugen von Wasser die Wirkung von Zerfallsbeschleunigern) u. oft auch der Härte von Tabletten; **5.** als Antistatikum bei Pudern u. Pulvern; durch teilweisen Ersatz der Wasserstoffatome der freien Silanolgruppen durch siliciumorgan. Reste wird ein **hydrophobisiertes, hochdisperses Siliciumdioxid** erhalten, das als Fließregulierungsmittel bei hygroskop. Substanzen verwendet werden kann. **Hydrophobes, hochdisperses Siliciumdioxid:** Silica hydrophobica colloidalis anhydrica Ph.Eur.6; CAS-Nr. 68611-44-9; durch Reaktion von h. S. mit Dimethyldichlorsilan; Eigenschaften wie h. S., jedoch durch Wasser nicht benetzbar; Nanoprimärpartikel (nicht so fein wie h. S.; geringere Oberfläche, nach BET-Methode).

**Siliciumdioxid-Hydrat:** Silicia colloidalis hydrica Ph.Eur.6, Silicium dioxidatum hydricum; CAS-Nr. 63231-67-4; weißes bis fast weißes, leichtes, feines, amorphes Pulver; prakt. unlösl. in Wasser u. Mineralsäuren, ausgenommen Flusssäure; lösl. in heißen Alkalihydroxid-Lsg.; Masseverlust von mind. 3 % nach 2 h langem Trocknen bei 100–105 °C; beim Verreiben von 5 g Substanz u. 5 mL tropfenweise zugesetztem Wasser in einem Mörser muss die Mischung pulverförmig bleiben. Feinheit u. Gelbildungsvermögen sind bei Weitem nicht vergleichbar mit denen des hochdispersen Siliciumdioxids*; **Verw.:** als Adsorbens, Träger für Farbstoffe. Vgl. Siliciumdioxid.

**Siliciumdioxid, hydrophobes, hochdisperses:** s. Siliciumdioxid, hochdisperses

**Siliciumdioxid zur dentalen Anwendung:** Silica ad usum dentalem Ph.Eur.6; amorphes Siliciumdioxid*; als Präzipitat, als Gel od. durch Flammenhydrolyse erhalten; enthält mind. 94.0 u. max. 100.5 % $SiO_2$ (berechnet auf die geglühte Substanz); weißes, leichtes, feines, amorphes Pulver; prakt. unlösl. in Wasser u. Mineralsäuren; lösl. in Flusssäure u. heißen Alkalihydroxid-Lösungen; **Verw.:** als abrasives Reinigungsmittel; Träger für äther. Öle; zur Viskositätseinstellung von Zahnpasten; für transparente Zahnpasten.

**Siliciumfluorid:** s. Siliciumtetrafluorid.

**Silicium-Fluorwasserstoffsäure:** s. Hexafluorokieselsäure.

**Siliciumhexachlorid:** Hexachlorsilan, Hexachlordisilan; CAS-Nr. 13465-77-5; $Si_2Cl_6$; $M_r$ 268.89; D. 1.58; Schmp. 2.5 °C; Sdp. 147 °C; farblose, an der Luft rauchende Flüss.; wird von $H_2O$ sehr leicht zersetzt; **Darst.:** Überleiten von Chlor* über geschmolzenes Silicium*; **Anw.:** org. Synthese.

**Siliciummonoxid:** Siliciumoxid; CAS-Nr. 10097-28-6; $(SiO)_x$; liegt in Form polymerer Ketten vor; schwarze bis braunschwarze Masse, sehr luft- u. feuchtigkeitsempfindl., stark reduzierende Eigenschaften; **Darst.:** entsteht beim Erhitzen von Siliciumdioxid* ($SiO_2$) mit Kohlenstoff* im Vakuum bei ca. 1500 °C; **Anw.:** (techn.) Malerfarbe (Monox); Herst. dünner $SiO_2$-Schichten durch Aufdampfen* im Hochvakuum, Oberflächenvergütung opt. Linsen.

**Siliciumoxid:** s. Siliciummonoxid.

**Siliciumtetrachlorid:** Siliciumchlorid, Tetrachlorsilan; CAS-Nr. 10026-04-7; $SiCl_4$; $M_r$ 169.9; D. 1.49; Schmp. –67.7 °C; Sdp. 56.7 °C; farblose, erstickend riechende, an der Luft rauchende Flüss.; **Darst.:** Erhitzen eines Gemischs von trockenem Quarz* mit Kohle im Chlorstrom; **Anw.:** (techn.) Nebelstoff (mit Ammoniak*), Herst. von Siliconen*, Zusatz von wetterfesten Farben.

**Siliciumtetrafluorid:** Siliciumfluorid; CAS-Nr. 7783-61-1; $SiF_4$; $M_r$ 104.1; D. 4.68; stechend riechendes, rauchendes Gas; mit Wasser zersetzt sich $SiF_4$ unter Abscheidung gallertartiger Metakieselsäure* u. Bildung von Hexafluorokieselsäure* ($H_2SiF_6$); **Darst.:** Einwirkung von Fluorwasserstoff* auf Siliciumdioxid* ($SiO_2$) od. Silicate od. Einwirkung von konz. Schwefelsäure* auf ein Gemisch von Quarz* u. Flussspat (s. Calciumfluorid); **Anw.:** (techn.) zur Erhöhung der Festigkeit von Beton. Vgl. Fluor.

**Siliciumwasserstoffe:** s. Silicium.

S

**Silicofluoride:** Hexafluorosilicate; Salze* der Hexafluorokieselsäure*.

**Silicone:** Organosiloxane, Polysiloxane; siliciumorganische Verbindungen; Polymere von Siloxanen*; sie gleichen in ihrem Aufbau den Kohlenstoffverbindungen, jedoch sind die C-Atome zum größten Teil durch Siliciumatome ersetzt u. diese sind durch eine Brücke von O-Atomen miteinander verknüpft (s. Abb.), während die Restvalenzen des Siliciums durch org. Gruppen (Phenyl-, Methyl-, Ethyl- usw.) abgesättigt sind; **Darst.**: Einwirkung von Siliciumtetrachlorid auf Alkylmagnesiumhalogenide (Grignard-Verbindungen) od. Umsetzung von Alkylhalogeniden nach der Rochow-Synthese bei höherer Temp. (300 °C) mit Silicium, wobei Kupfer od. Silber als Katalysator dienen. Anschließende Hydrolyse der gewonnenen Organosiliciumhalogenide zu Silanolen (RSiOH), Silandiolen ($R_2Si(OH)_2$) u. Silantriolen ($RSi(OH)_3$). Diese werden zu Polymerisationsprodukten von Ring-, Ketten- u. Blattstruktur kondensiert, die man beliebig abändern u. aufbauen kann u. die je nach ihrer Molekülgröße u. -struktur leicht flüssige, ölige, feste, harz- od. kautschukartige Substanzen darstellen, die techn. ausgedehnte Verw. finden, da sie thermisch u. chem. außerordentl. beständig, feuchtigkeitsabstoßend, elektrisch nichtleitend u. nicht gesundheitsschädlich sind. **Anw.**: Pharmaz. von Bedeutung sind neben Siliconelastomer* für Verschlüsse und Schläuche bes. die Siliconöle (vgl. Dimeticon; Simeticon; Siliconöl zur Verw. als Gleitmittel) u. Siliconfette. Dimethylpolysiloxane haben als pharmaz. Hilfsstoffe größere Bedeutung als die Methylphenylpolysiloxane. **Siliconöle:** klare, farblose Flüss., deren Viskositätsbereich außerordentl. groß u. wenig von der Temp. abhängig ist. Sie haben idealviskoses Fließverhalten; die Zahl in der Typenbezeichnung entspricht der ungefähren Viskosität in Centistokes bei 25 °C (1 cSt = 1 $mm^2/s$). Da die Dichte nahe 1 liegt (D. 0.940–0.980 ), entspricht dies auch etwa der absoluten Viskosität in mPa · s (s. Viskosität). Siliconöle sind meist Dimethylpolysiloxane mit versch. Kettenlängen. Sie sind wasserabstoßend, wärmebeständig, werden von verd. Säuren u. Basen nicht angegriffen, von konz. Säuren u. Basen jedoch in der Wärme allmähl. zersetzt. Flusssäure zerstört sie vollständig. Sie sind bis ca. 150 °C wärmebeständig, bei Luftabschluss bis 350–400 °C. Bes. temperaturbeständig sind die Methylsiliconöle. Flammpunkt 300–315 °C; Stockpunkt* −40 °C bis −60 °C; unlösl. in Wasser, Methanol, Glykol, Cyclohexanol, flüssigem Paraffin, mischbar mit Ethanol, Isopropanol*, Cetylalkohol, Butanol, Aceton, Laurin- u. Stearinsäure; die höheren Glieder mit Viskosität bis 500 $mm^2/s$ sind mischbar mit Ether, Benzin, Benzol, Chloroform, Trichlorethylen, Tetrachlorkohlenstoff, Toluol, Cyclohexan, Amylacetat. **Anw.**: Eingesetzt werden vorwiegend Siliconemulsionen*: **1.** (pharmaz.) **a)** Siliconöle geben mit Cetylalkohol, Stearylalkohol, Laurinsäure, Stearinsäure, Kakaoöl, Diglykolstearat, Glycerolmonostearat u. Wollfett gut haltbare Mischungen, sind mit Carbowachsen, Schmierseife u. Glycerol mit Hilfe von Sorbitanfettsäureestern u. Polysorbaten (s. Emulgatoren) emulgierbar, mit Pflanzenölen, flüssigem Paraffin u. anderen Alkoholen nicht mischbar. Penicillinbasen auf Silicongrundlage sind noch nach 6 Monaten zur Applikation geeignet. **b)** als Entschäumungsmittel, 0.001–0.01 %: z. B. bei der Penicillinherstellung u. beim Eindampfen stark schäumender Pflanzenextrakte, wie Extr. Liquiritiae u. Extr. Senegae; **c)** Gleit- u. Schmiermittel, z. B. bei der Tablettierung Einsatz von Talcum siliconisatum (Talkum mit Siliconöl überzogen); als Trennmittel, z. B. bei Herst. von Zäpfchen u. Gelatinekapseln, da sich diese leicht aus siliconisierten Matrizen lösen lassen (Siliconöl* zur Verwendung als Gleitmittel); **2.** (dermatolog.) weitgehende Verw., da Siliconöle leicht in die Haut eindringen, ohne fettend zu wirken, ein größeres Wärmeableitungsvermögen als Vaselin haben, nicht ranzig werden u. die Haut nicht entwässern. Eine pharmak. u. therapeutische Bedeutung als Arzneimittel kommt ihnen indessen nicht zu. S. sollten weder am Auge noch auf nässende Wunden u. Verbrennungen eingesetzt werden. Infolge ihrer Hydrophobie sind sie besonders dort angebracht, wo die Haut gegen wässrige Sekrete, Feuchtigkeit u. Ätzmittel geschützt werden soll (10–30 %iger Zusatz); in der Kosmetik zur Herst. von Hautcremes, Pomaden, Lippenstiften, Sonnenschutzsalben sowie zu wasserfesten Dauerwellpräparaten. **3.** Behandlung von Glas: Hydrophobierung von Büretten u. Pipetten (nicht für alkal. Lösungen geeignet), führt zu einem völlig ebenen Meniskus. Aus siliconisierten Gläsern u. Ampullen ist Entnahme bis zum letzten Tropfen möglich (Innenfläche mit einer 2 %igen xylol. Lösung benetzen, trocknen u. einbrennen). Bei radioaktiven Flüssigkeiten bleibt beim Ablaufen aus siliconisierten Gefäßen nichts an den Gefäßwänden zurück, so dass die Gefahr der Verseuchung stark vermindert wird. **4.** Hilfsmittel: In siliconisierten Nadeln u. Kanülen wird die Blutgerinnung stark verzögert. Man benutzt Siliconöle zur Sterilisation ärztl. Instrumente, da sich die Öle beim Erhitzen bis zu 250 °C nicht verändern; in der Dentalpraxis verwendet man S. zur Erzielung von Präzisionsgussstücken, zu Zahnwurzelfüllungen u. Erhärtungsmassen. **5.** (veterin.) Beseitigung der Schaumbildung im Pansen bei Trommelsucht. **6.** (techn.) Hydrophobierung von Baumaterialien (u. a. Dachziegeln), Elastisch- u. Gleitfähigmachen von Gummischläuchen (auch von Kathetern), für Windschutzscheiben, Schmier- u. Poliermittel.

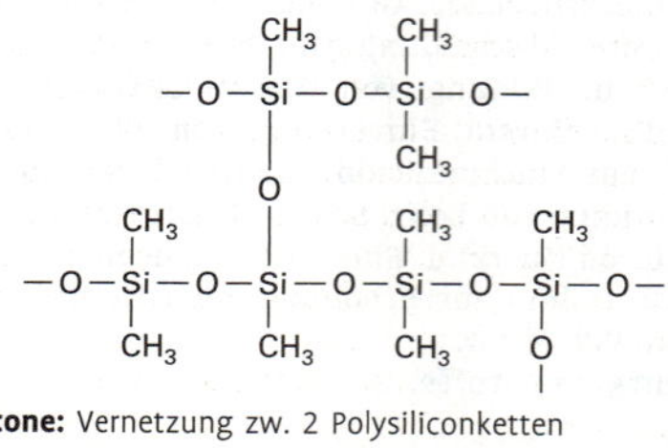

**Silicone:** Vernetzung zw. 2 Polysiliconketten

**Siliconelastomer für Verschlüsse und Schläuche:** DAB; Substanz, die durch Quervernetzung eines Polysiloxans hergestellt wird, das hauptsächl. aus Dimethylsiloxy-Einheiten mit geringen Anteilen

Methylvinylsiloxy-Gruppen besteht; unlösl. in org. Lösungsmitteln; mit chlorierten Kohlenwasserstoffen od. Hexan wird eine reversible Quellung hervorgerufen.

**Siliconemulsionen:** O/W-Emulsionen mit ca. 10–30 % Siliconöl (s. Silicone), meist mit nichtionogenen Emulgatoren* stabilisiert.

**Siliconfette:** Siliconpasten; durch Zusatz von Gelbildnern (z. B. Calciumstearat od. hochdispersem Siliciumdioxid*) zur Salben- od. Pastenkonsistenz verdickte Siliconöle (s. Silicone).

**Silicongummi:** kautschukartige, schwach vernetzte Dimethylpolysiloxane; vgl. Silicone.

**Siliconharze:** stark vernetzte Dimethyl- od. Methylphenylpolysiloxane; vgl. Silicone.

**Siliconöl zur Verwendung als Gleitmittel:** DAB; Polydimethylsiloxan mit einem Polykondensationsgrad n = 400–1200; kinemat. Viskosität 1000–30 000 $mm^2 \cdot s^{-1}$; s. Silicone.

**Siliconpasten:** s. Siliconfette.

**Silicontenside:** oberflächenaktive Copolymere von Silicon* z. B. mit Polyether; Polysiloxan-Polyether-Copolymere bilden nichtionogene Silicontenside, die im pH-Bereich 1–12 stabil sind. Der hydrophobe Anteil besteht anstelle des übl. Kohlenwasserstoffrestes aus einem Polymethylsiloxansegment. Polysiloxan-polyalkohol-polyether-Copolymer (INCI: Cetyl Dimethicone Copolyol) dient als W/O-Emulgator (s. Emulgatoren). Vgl. Tenside.

**Silicristin:** s. Silybum marianum.

**Silidianin:** s. Silybum marianum.

**Silikate:** s. Silicium.

**Silikose:** Quarzstaublunge; Form der progredienten, kollagenösen Pneumokoniosen* durch Inhalation von alveolengängigem, kieselsäureanhydridhaltigem Staub (kristallines $SiO_2$; Quarz-, Cristobalit- od. Tridymit-Partikel <5 µm; auch in silikat. Material wie Talk* enthalten); **Vork.:** v. a. bei Bergleuten, Steinmetzen, Porzellan- u. Glasarbeitern, Sandstrahlern, Gießereiarbeitern u. Industrieofenmaurern; **Sympt.:** Reizhusten mit Auswurf, später zunehmende Atemnot mit Brustschmerz, Sympt. einer Rechtsherzinsuffizienz.

**Siliqua** *(pl Siliquae) f*: Schote; Hülsenfrucht; vgl. Fruchtformen.

**Siliqua dulcis:** s. Ceratonia siliqua (Ceratoniae fructus).

**Siliqua hirsuta:** s. Mucuna pruriens (Fructus Stizolobii).

**Silizium:** s. Silicium.

**Silodosin:** 1-(3-hydroxypropyl)-5-[(2*R*)-({2-[2-[2-(2,2,2-trifluoroethoxy)phenoxy]ethyl}amino)propyl]indolin-7-carboxamid; CAS-Nr. 160970-54-7; $C_{25}H_{32}F_3N_3O_4$; $M_r$ 495.53; **Wirk.:** alpha-1-selektiver Alpha*-Rezeptoren-Blocker; hohe Selektivität für Rezeptor-Subtyp $\alpha_{1A}$ (s. Alpha-Rezeptoren), dadurch v. a. Relaxation der glatten Muskulatur von Blasenhals, Harnröhre u. Prostata; **Ind.:** benignes Prostatasyndrom*; **UAW:** sehr häufig retrograde Ejakulation, Anejakulation; häufig Schwindel, orthostat. Hypotonie, verstopfte Nase, Diarrhö; gelegentl. verminderte Libido, Übelkeit, Mundtrockenheit, erektile Dysfunktion; **Dos.:** p. o. 8 mg/d.

**Siloxane:** Wasserstoff-Sauerstoff-Verbindungen des Siliciums*; s. Silicone.

**Silybi mariani extractum siccum raffinatum et normatum** Ph.Eur.6: Extractum Silybi mariani siccum raffinatum et normatum; eingestellter gereinigter Mariendistelfrüchte-Trockenextrakt; Darst.: aus den Früchten von Silybum* marianum durch ein geeignetes Verfahren mit Ethylacetat, Aceton, einer Mischung aus Aceton u. Wasser, Ethanol, einer Ethanol-Wasser-Mischung, Methanol od. einer Methanol-Wasser-Mischung; Gehalt: 90–110 % des in der Beschriftung angegebenen nominellen Gehalts an Silymarin, berechnet als Silibinin; der Gehalt an Silymarin setzt sich zusammen aus der Summe der Gehalte an Silicristin u. Silidianin, an Silibinin A u. B sowie an Isosilibinin A u. B; **Anw.:** (med.) zur Prophylaxe u. Therapie tox.-metabol. Leberschäden (z. B. Alkohol, Intoxikation mit Knollenblätterpilzen), zur unterstützenden Behandlung bei chron.-entzündl. Lebererkrankungen u. Leberzirrhose.

**Silybi mariani fructus:** s. Silybum marianum.

**Silybum marianum** (L.) Gaertn.: Carduus marianus; Mariendistel, Frauendistel; Fam. Asteraceae (Compositae); heim. im Mittelmeergebiet, kultiviert in Deutschland; Stpfl. von **Silybi mariani fructus:** Cardui mariae fructus, Fructus Cardui Mariae, Fructus Silybi Mariae; Mariendistelfrüchte, Marienkörner, Stechkörner, fälschl. Semen Cardui Mariae; reife, vom Pappus* befreite Früchte; **Off.:** Ph.Eur.6; Monographie: ESCOP, WHO, Kommission E; **Inhaltsst.:** neben Eiweiß u. ca. 20–30 % fettem Öl (Glyceride der Linol- u. Ölsäure) nach Ph.Eur. mind. 1.5 % Silymarin, berechnet als Silibinin*; der Silymarinkomplex besteht neben Silibinin A u. B aus Isosilibinin A u. B, Silydianin (Silidianin INN) u. Silychristin (Silicristin INN); dabei handelt es sich um Flavanolignane (s. Flavanollignane), die formal durch unterschiedl. Verknüpfung von Taxifolin* u. Coniferylalkohol* entstehen; ferner andere Flavanoide wie Quercetin*; **Anw.:** (med.) bei dyspept. Beschwerden (s. Dyspepsie); **Zuber.:** Silybi* mariani extractum siccum raffinatum et normatum. **Hom.:** Silybum marianum (HAB), Silybum marianum ethanol. Decoctum (HAB), Carduus marianus: reife, vom Pappus befreite Früchte (mind. 1.0 % Silymarin); verordnet z. B. bei Leber- u. Gallenerkrankungen, Varizen.

**Silychristin:** s. Silybum marianum.

**Silydianin:** s. Silybum marianum.

**Silymarin:** s. Silybum marianum.

**Simaba cedron:** s. Quassia cedron.

**Simarouba amara:** s. Quassia simarouba.

**Simaroubaceae:** Bitterholzgewächse; Fam. der Ordnung Rutales; ca. 100 Arten; **Merkmale:** **1.** (biol.) trop. und subtropische Bäume u. Sträucher mit gefiederten od. einfachen Blättern* sowie mit kleinen radiären Blüten* (in zusammengesetzten Rispen od. Scheinähren) u. Steinfrüchten, z. T. aus geflügelten Teilfrüchten bestehend (s. Fruchtformen); **2.** (chem.) Bitterstoffe, sog. Quassinoide*; **Gattungen:** z. B. Ailanthus, Brucea, Picramnia, Picrasma u. Quassia.

**Simarouba cedron:** s. Quassia cedron.

**Simarouba glauca:** s. Quassia simarouba.

**Simarubawurzelrinde:** s. Quassia simarouba (Cortex Simaroubae radicis).

**Simethicon:** s. Simeticon.

**Simeticon:** Simeticonum Ph.Eur.6, Simethicone INCI, Simethicon; mit 4–7 % Siliciumdioxid modifiziertes bzw. aktiviertes Dimeticon* (30 min, 150 °C); CAS-Nr. 8050-81-5; enthält 90.5–99.0 % Polydimethylsiloxan (Polymerisationsgrad 20–400, vgl. Silicone); viskose Flüssigkeit; prakt. unlösl. in Wasser u. Methanol, sehr schwer lösl. bis prakt. unlösl. in wasserfreiem Ethanol, z. T. mischbar mit Dichlormethan, Ethylacetat, Ethylmethylketon u. Toluol; **Prüfung: 1.** schaumbrechende Wirk.: Schäumende Lösungen von Docusat*-Natrium u. S. in Ethylmethylketon werden geschüttelt u. die Zeit registriert (max. 15 s), die von der Beendigung des Schüttelvorgangs bis zum Auftreten eines ersten schaumfreien Anteils auf der Flüssigkeitsoberfläche vergeht. **2.** Mineralölanteil: Fluoreszenz im UV-Licht bei 365 nm; darf nicht stärker sein als die einer definierten Lösung von Chininsulfat* in Schwefelsäure; **Anw.:** als Antischaummittel, bei Blähungen, Meteorismus, Roemheld-Syndrom u. Aerophagie u. vor diagnost. Untersuchungen sowie nach operativen Eingriffen im Bauchraum (Vermeidung von Gasschatten bei Sonographie od. Röntgenaufnahmen); Antidot gegen die übermäßige Schaumbildung bei Intoxikation mit Tensiden*.

**Similia similibus curentur:** Grundsatz der Homöopathie*.

**Simmondsia californica (Link) Nutt.:** s. Simmondsia chinensis.

**Simmondsia chinensis (Link) Schneid.:** Simmondsia californica (Link) Nutt.; Jojobastrauch; Fam. Simmondsiaceae (früher Buxaceae); südwestl. Nordamerika; Stpfl. von **Simmondsiae cera liquida:** Flüssiges Jojobawachs, Jojobaöl; flüssiges Wachs; fast geruchlose, ölige, klare, gelbe Flüss., erstarrt unterhalb 10 °C zu einer körnigen, weichen Masse u. ist ähnl. dem Walratöl (s. Walrat); IZ 80–90; leicht lösl. in Aceton; mischbar mit Ether, fetten Ölen, flüssigen Paraffinen u. Petrolether; **Off.:** DAC; **Best.:** langkettige Wachsester ($C_{38}$–$C_{44}$); **Gew.:** durch kaltes Auspressen der reifen Samen u. ggf. durch Raffination; **Anw.:** mögl. Ersatz für das nicht mehr verfügbare Walratöl; in der Kosmetikindustrie.

**Simmondsiae cera liquida:** s. Simmondsia chinensis.

**Simmons-Smith-Reaktion:** Methode zur Herst. von Cyclopropanen* durch Umsetzung von Alkenen* mit Methyleniodid in Gegenwart einer Zink-Kupfer-Legierung; **Beispiel:** Aus Cyclohexen erhält man Norcaran (s. Abb.).

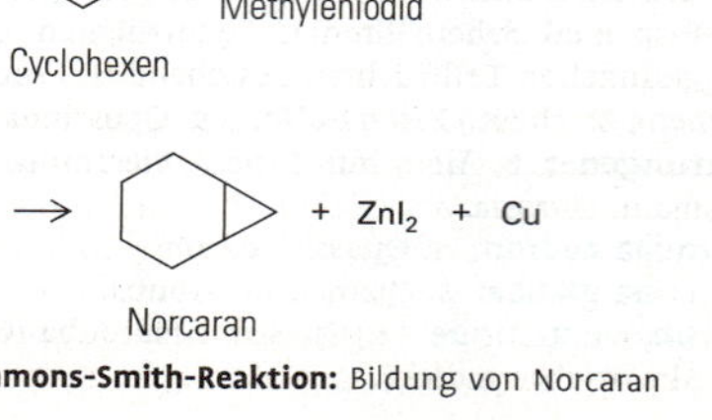


**Simmons-Smith-Reaktion:** Bildung von Norcaran

**simplex** (lat.): einfach.

**Simultanimpfung:** Serovakzination; Form der Schutzimpfung* als gleichzeitige Gabe von Antigenen u. Antikörpern (aktive bzw. passive Immunisierung) an versch. Körperstellen zur Überbrückung des schutzlosen Intervalls von der Infektion bis zur Antikörperproduktion; Verfahren wird z. B. bei Tetanus-, Tollwut- u. Hepatitis-B-Impfung angewendet.

**Simvastatin (INN):** Simvastatinum Ph.Eur., Synvinolin; {(1*S*,3*R*,7*S*,8*S*,8a*S*)-1,2,6,7,8,8a-Hexahydro-3,7-dimethyl-8-(2-[(4*R*,6*R*)-tetrahydro-4-hydroxy-2-oxo-2*H*-pyran-6-yl]ethyl)-1-naphthyl}-2,2-dimethylbutyrat; CAS-Nr. 79902-63-9; $C_{25}H_{38}O_5$, Strukturformel: s. Abb.; $M_r$ 418.6; Schmp. 135–138 °C; **Gew.:** partialsynthet. aus einem Fermentationsprodukt von Aspergillus terreus; **Wirk.:** Lipidsenker*, HMG*-CoA-Reduktase-Hemmer; **Ind.:** Hypercholesterolämie; **UAW:** gastrointestinale Beschwerden, Müdigkeit; Vorsicht bei gleichzeitiger Ther. mit Immunsuppressiva, z. B. Ciclosporin*; **Dos.:** 1 × 10–20(–40) mg/d zum Abendessen, TMD 80 mg.

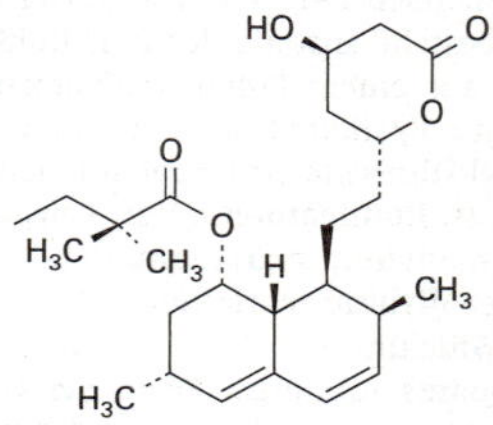

**Simvastatin**

**Sinalbin:** $C_{30}H_{42}N_2O_{15}S_2$, Strukturformel: s. Abb.; Senfölglucosid (s. Glucosinolate) aus Sinapis* alba, das in Gegenwart von Wasser durch das Enzym Myrosinase in Sinapinhydrogensulfat, *p*-Hydroxybenzylsenföl (nicht flüchtig, daher geruchlos, aber scharf schmeckend u. hautreizend) u. Glucose gespalten wird.

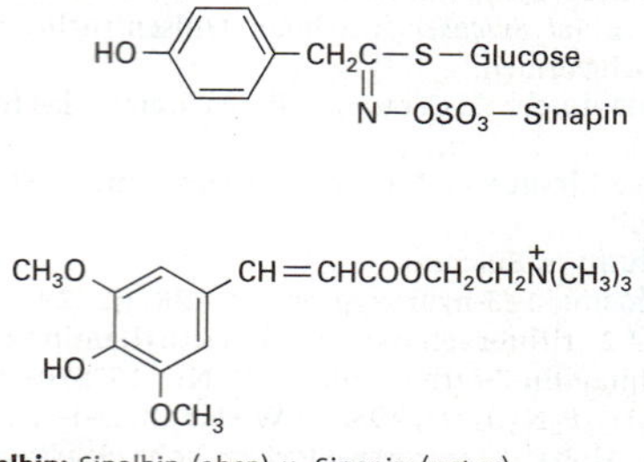

**Sinalbin:** Sinalbin (oben) u. Sinapin (unten)

**Sinapin:** Sinapinsäurecholinester; $C_{16}H_{24}NO_5$, Strukturformel: s. Sinalbin (Abb. dort); $M_r$ 310.38; das Hydrogensulfat, Bromid u. Iodid kristallisieren als Trihydrat.

**Sinapis alba L.:** Brassica alba; Weißer Senf; Fam. Brassicaceae (Cruciferae); heim. im südl. Europa u. südwestl. Asien, kultiviert in Mitteleuropa; Stpfl. von **Erucae semen:** Semen Erucae, Semen Sinapis albae; Weißer Senf, Weißer Senfsamen; **Off.:** DAC; **Inhaltsst.:** 2.5 % Sinalbin*, ca. 30 % fettes Öl u. a.;

**Anw.:** (volkstüml.) äußerl. z. B. bei Katarrhen der Atemwege u. bei Erkrankungen des rheumat. Formenkreises als Breiumschläge (4 EL Pulverdroge u. warmes Wasser, 5–15 min auf die Haut); innerl. bei Verdauungsstörungen; hauptsächl. als Gewürz u. zur Herst. von Speisesenf (s. Mostardum). **Hom.:** Sinapis alba: reife Samen; verordnet z. B. bei Verdauungsstörungen.

**Sinapis nigra:** s. Brassica nigra.

**Sinapis nigrae semen:** s. Brassica nigra.

**Sinau:** s. Alchemilla vulgaris.

**Sinensitin:** Flavonderivat, z. B. enthalten in Orthosiphon* aristatus; Strukturformel: s. Flavonoide (Tab. dort).

**Single Convention:** s. Betäubungsmittelrecht.

**single nucleotide polymorphism:** s. Punktmutation.

**Single-peak-Insuline:** s. Insulin.

**Single-Photon-Emissions-Computer-Tomographie:** s. SPECT.

**Single-species-Insulin:** Mono-species-Insulin; Insulinpräparat, das Insulin* einer einzigen Tierart enthält.

**Singulett-Sauerstoff:** s. Sauerstoff.

**Singultus:** Schluckauf; durch unwillkürl. Kontraktion des Zwerchfells verursachte tönende Inspiration mit nachfolgendem plötzl. u. geräuschvollem Glottisschluss; **Vork.:** meist vorübergehend u. ohne pathol. Bedeutung (z. B. ausgelöst durch große Mahlzeit od. hastiges Trinken); selten organisch; **Urs.:** (pathol.) Erkrankungen im Verlauf des Nervus phrenicus, im ZNS (z. B. Hirntumor, Enzephalitis*, Schädelhirntrauma) od. im Bereich des Zwerchfells (subphren. Abszess); **Ther.:** evtl. pharmak. (z. B. Chlorpromazin*, Metoclopramid*, Phenytoin*), Phrenikusblockade, ggf. chirurg. Sanierung eines subphren. Abszesses.

**Sinigrin:** myronsaures Kalium; $C_{10}H_{16}KNO_9S_2$, Strukturformel: s. Abb.; $M_r$ 397.48; Senfölglucosid (s. Glucosinolate) aus Sinapis nigrae semen (s. Brassica nigra), das durch das Enzym Myrosinase in Gegenwart von Wasser in D-Glucose*, Allylsenföl* u. Kaliumhydrogensulfat* gespalten wird.

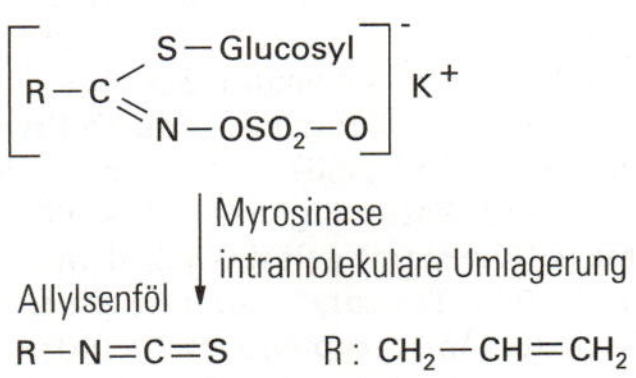


**Sinigrin**

**Sink-Bedingungen:** (engl.) *sink conditions*; von S.-B. spricht man bei Auflösungs- u. Resorptionsvorgängen dann, wenn der aufgelöste od. resorbierte Stoff ständig abtransportiert wird, so dass die Konz. im Akzeptorraum (s. Resorptionsmodelle) gering bleibt; **Voraussetzung: 1.** In vivo sind diese Bedingungen durch Verteilung in der system. Zirkulation u. anderen Verteilungsräumen (s. Kompartiment) gegeben. **2.** In vitro optimal verwirklicht sind S.-B. bei offenen Systemen; z. B. Durchflusszellen (s. Dissolutiontest). **3.** Bei geschlossenen Systemen kann näherungsweise von S.-B. ausgegangen werden, wenn die max. erreichte Konz. im Akzeptorraum nicht größer als 10 % der Sättigungslöslichkeit beträgt. Vgl. Resorption; Auflösung; Kompartimentmodelle.

**Sintergranulate:** s. Granulieren.

**Sinusknoten:** Sinuatrialknoten (Abk. SA-Knoten), Sinus-Zentrum; physiol. Erregungsbildungszentrum (Herzschrittmacher) inf. synchronisierter Entladung in den netzartig angeordneten Sinusknotenzellen im rechten Vorhof (s. Herz); Entstehungsort der normalen Kontraktionsreize.

**SIP:** Abk. für (engl.) *sterilisation in place*; Sterilisation von Apparaturen od. Maschinen ohne vorangegangene Demontage von Teilen.

**Sirolimus** (INN): Abk. SRL; Rapamycin; CAS-Nr. 53123-88-9; $C_{51}H_{79}NO_{13}$, Strukturformel: s. Abb.; $M_r$ 914.20; Schmp. 183–185 °C; Kristalle aus Ether; lösl. in Ether, Chloroform, Aceton, Methanol, Dimethylformamid, sehr wenig lösl. in Hexan, Petrolether, unlösl. in Wasser; Antibiotikum* aus Streptomyces hygroscopicum; **Wirk.:** selektives Immunsuppressivum*; hemmt die Aktivierung u. Proliferation von T-Lymphozyten, indem es an das Immunophilin FKBP-12 (FK binding protein-12) bindet; **Ind.:** Vermeidung von Organabstoßungen nach Nierentransplantation; **UAW:** Erhöhung der Blutfettwerte, Anämie, Thrombozytopenie, abdominale Beschwerden, Diarrhö, Arthralgie, Akne, Wundheilungsstörungen, Infektionen, Tachykardie; **Dos.:** Initialdosis 6 mg p. o., danach 1 × 2 mg/d.

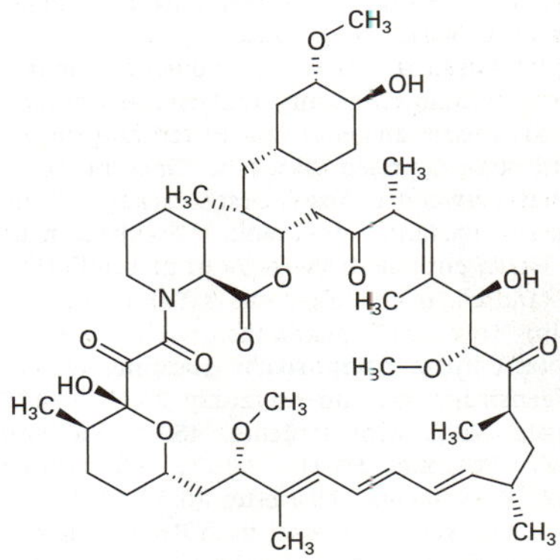

**Sirolimus**

**Sirup, einfacher:** s. Sirupus simplex.

**Sirupi:** Sirupe; konz. Lösungen süßschmeckender Mono- u. Disaccharide, die Arzneizusätze, Pflanzenauszüge od. Fruchtsäfte enthalten können; nach DAB2010 dickflüssige Zuber. zur inneren Anw.; **Best.: 1.** süß schmeckende Mono- u. Disaccharide; ÖAB: nur Saccharose*; Ph.Helv.: süße Polyole (z. B. Glycerol*, Sorbitol*, Xylitol*), aber auch zugelassene künstl. Süßstoffe erlaubt; Polysaccharide u. polysaccharidhaltige Zucker dürfen als Süßungsmittel für S. nicht verwendet werden. Ph.Eur.6: S. können Saccharose in einer Konz. von mind. 45 % (m/m) enthalten; keine Einschränkung hinsichtl. Süßungsmitteln; **2.** S. können Aromatisierungs-, Farb- u. Süßstoffe sowie Konservierungsmittel enthalten, die physiol. unbedenkl.

sein müssen (ÖAB: nur *p*-Hydroxybenzoesäureester erlaubt). **Darst.:** Im Allg. wird der Zucker im erwärmten gereinigten Wasser gelöst, die Lsg. kurz aufkocht, koliert od. filtriert u. mit siedendem gereinigtem Wasser auf das vorgeschriebene Gewicht ergänzt. Die zeitl. begrenzte Hitzeeinwirkung bei der Darst. bewirkt eine starke Reduktion der Keimzahl u. führt zu einer Koagulation kolloider Bestandteile (Klärung), ohne eine beträchtl. Invertierung von Disacchariden hervorzurufen. S. können auch durch direkte Bereitung (Lösen des Zuckers in Pflanzensäften od. -auszügen) od. durch Mischen von Wirkstoffen mit Sirupus* simplex hergestellt werden. Als physik. Kennzahlen dienen der Brechungsindex u. die Dichte. **Off.:** DAB, ÖAB, Ph.Eur., Ph.Helv.

**Sirupus Althaeae:** Althaeae sirupus; Eibischsirup; Zusammensetzung: **1.** ÖAB, 5 T. Eibischwurzel (s. Althaea officinalis, Althaeae radix), 110 T. gereinigtes Wasser, Saccharose n. B., 1.5 T. Ethanol, 0.18 T. *p*-Hydroxybenzoesäuremethylester, 0.09 T. *p*-Hydroxybenzoesäurepropylester; **2.** DAC, 20 T. Eibischwurzel werden mit 450 T. Wasser mazeriert; das Mazerat wird mit dem 1.78-fachen seines Gewichts an Saccharose versetzt u. heiß bereitet; Nipaester-Zusatz 0.1 %; **Anw.:** bei Bronchitis, Katarrhen.

**Sirupus Amyli hydrolysati:** s. Stärkesirup.

**Sirupus Aurantii amari:** Bitterorangensirup, Pomeranzensirup; Zusammensetzung: ÖAB, 5 T. Bitterorangenfluidextrakt, 10 T. Bitterorangentinktur, 85 T. Sirupus* simplex; **Anw.:** Aromatisierung. Vgl. Citrus aurantium.

**Sirupus Aurantii Flavedinis:** Pomeranzenschalensirup; Zusammensetzung: Ph.Helv., s. Sirupus Aurantii amari; anstelle von Bitterorangentinktur wird süße Orangentinktur (s. Tinctura Aurantii dulcis) verwendet; **Anw.:** Geschmackskorrigens.

**Sirupus Balsami tolutani:** Tolubalsamsirup; Ph.Helv., enthält die wasser- u. glycerollöslichen Bestandteile des Tolubalsams (s. Balsamum tolutanum); **Anw.:** als Expektorans.

S

**Sirupus Caricae compositus:** zusammengesetzter Feigensirup; Zusammensetzung: Ph.Helv., 120 T. Feigen, 70 T. Sennesfrüchte, 450 T. Saccharose, 60 T. Ethanol (96 %), 0.02 T. Pfefferminzöl, 0.023 T. Nelkenöl, Nipaester (0.7 T. Methyl- u. 0.3 T. Propylester), Wasser nach Bedarf; die frühere Anw. als Laxans* für Kinder ist obsolet.

**Sirupus Cerasi:** Kirschsirup; Zusammensetzung: DAB, 7 T. Kirschsaft, 13 T. Saccharose; **Anw.:** als Geschmackskorrigens; zur Herst. von durstlöschenden Getränken u. als Arzneimittelträger.

**Sirupus Cinnamomi:** Zimtsirup; Zusammensetzung: 2 T. fein zerschnittener Ceylonzimt, 1 T. Ethanol, 10 T. Wasser u. 12 T. Saccharose; vgl. Cinnamomum verum (Cinnamomi cortex).

**Sirupus Citri:** Limonis sirupus; Citronensirup; Darst.: Ph.Helv., 592 T. Saccharose werden durch Erwärmen in 350 T. Wasser gelöst; nach dem Erkalten werden der Lsg. 25 T. Citronensäure, 25 T. Wasser u. 25 T. Tinctura* Citri zugemischt u. mit Wasser auf 1000 T. ergänzt; **Anw.:** Geschmackskorrigens.

**Sirupus Codeinii phosphorici 0.25 %:** Codeiniumphosphatsirup 0.25 % Ph.Helv., Codeinphosphatsirup; Zusammensetzung: 2.5 g Codeinphosphat*, 11.5 g Wasser, 0.56 g Methylis* parahydroxybenzoas, 0.24 g Propylis* parahydroxybenzoas, 5 g Ethanol 94 %, 980 g Sirupus* simplex; **Anw.:** als Antitussivum*.

**Sirupus Ipecacuanhae:** Ipecacuanhasirup, Brechwurzelsirup; Zusammensetzung: DAB, 1 T. Brechwurzeltinktur (s. Tinctura Ipecacuanhae), 9 T. Zuckersirup; **Anw.:** selten als Emetikum*, früher auch als Expektorans*. Vgl. Cephaelis ipecacuanha.

**Sirupus Ipecacuanhae compositus:** Brustsirup; Zusammensetzung: Ph.Helv., eingestellter Ipecacuanhatrockenextrakt (s. Extractum Ipecacuanhae siccum normatum), Weinsäure, Magnesiumsulfat, 0.09 %ige Lsg. von Pomeranzenblütenöl in 70 %igem Ethanol, Nipaester, Saccharose; **Anw.:** selten als Emetikum*, früher auch als Expektorans*. Vgl. Cephaelis ipecacuanha.

**Sirupus Kalii sulfoguajacolici:** Sulfoguajakolsirup; Zusammensetzung: ÖAB, 6 T. Kaliumguajakolsulfonat (s. Sulfoguaiacol), 5 T. Bitterorangenfluidextrakt, 9 T. Bitterorangentinktur, 80 T. Zuckersirup; **Anw.:** als Expektorans*; **Dos.:** 1 TL.

**Sirupus limax:** s. Arion empiricorum (Anw.).

**Sirupus Liquiritiae:** Süßholzsirup; Zusammensetzung: DAB, 4 T. Süßholz (s. Glycyrrhiza glabra), 1 T. Ammoniaklösung, 20 T. Wasser, 2 T. Ethanol, Zuckersirup nach Bedarf; **Anw.:** als Expektorans*.

**Sirupus Mannae:** Mannasirup; Zusammensetzung: DAB, 10 T. Manna (s. Fraxinus ornus), 2 T. Ethanol, 33 T. Wasser, 55 T. Saccharose; **Anw.:** mildes Laxans* (bes. in der Pädiatrie); **Dos.:** TD Erwachsene: 20–30 g; TD Kinder: 2–16 g.

**Sirupus Menthae piperitae:** Pfefferminzsirup; Zusammensetzung: DAB, 2 T. Pfefferminzblätter (s. Mentha x piperita, Menthae piperitae folium), 1 T. Ethanol, 10 T. Wasser, 13 T. Saccharose; **Anw.:** früher bei einfachen Gastritiden u. kolikartigen Schmerzen; **Dos.:** ED 1 EL.

**Sirupus Piperazini 100 mg/mL:** Piperazinsirup 100 mg/mL; Darst.: Ph.Helv., 0.56 T. Methyl-4-hydroxybenzoat u. 0.24 T. Propyl-4-hydroxybenzoat werden durch leichtes Erwärmen in 50.0 T. Propylenglykol gelöst; dieser Lsg. werden anschließend 352.2 T. siedendheißes Wasser zugesetzt u. darin 500.0 T. Saccharose durch Erwärmen auf dem Wasserbad gelöst; nach dem Abkühlen (ca. 40 °C) wird Wasser ergänzt u. 104.0 T. Piperazincitrat (s. Piperazin) gelöst; nach dem Erkalten werden 20.0 T. Tinctura* Aurantii dulcis zugesetzt; Gehalt: 1 mL Sirup entspricht 100 mg Piperazin*-Hexahydrat; **Anw.:** als Anthelminthikum*; s. Piperazin.

**Sirupus Plantaginis:** Spitzwegerichsirup; Zusammensetzung: ÖAB, 10 T. Spitzwegerichblätter (s. Plantago lanceolata, Plantaginis lanceolatae folium), 110 T. gereinigtes Wasser, Saccharose (n. B.), 1.5 T. Ethanol, 0.18 T. *p*-Hydroxybenzoesäuremethylester, 0.09 T. *p*-Hydroxybenzoesäurepropylester; **Anw.:** als mildes Expektorans*; bei Bronchitis, Husten; v. a. in der Pädiatrie; **Dos.:** Erwachsene: 1–2 TL.

**Sirupus Primulae:** Primelsirup; Zusammensetzung: ÖAB, 1.5 T. Primelextrakt (s. Extractum Primulae), 20 T. gereinigtes Wasser, 10 T. Glycerol,

68.5 T. Zuckersirup; **Anw.:** als Expektorans*; **Dos.:** 1–2 TL. Vgl. Primula veris.

**Sirupus Rhamni catharticae:** Kreuzdornbeersirup; Zusammensetzung: DAB, 7 T. Kreuzdornbeerensaft u. 13 T. Saccharose; **Anw.:** als mildes Laxans*. Vgl. Rhamnus catharticus.

**Sirupus Rhei:** Rhabarbersirup; Darst.: DAB, 10 T. in Scheiben geschnittener Rhabarber (s. Rheum officinale), 1 T. Kaliumcarbonat, 80 T. Wasser, 20 T. Zimtwasser u. 120 T. Saccharose; **Anw.:** als Laxans*, auch in Kombination mit Sirupus* Mannae.

**Sirupus Rubi idaei:** Himbeersirup; Zusammensetzung: ÖAB, 12 T. frische Himbeeren (s. Rubus idaeus), Pektinase* u. Saccharose (n. B.); Ph.Helv., ebenfalls Sirup aus den frischen, reifen Früchten; 10 mL Sirup enthalten ca. 8 g Saccharose; **Inkomp.:** alkal. Stoffe (Verfärbungen); **Anw.:** Farb- u. Geschmackskorrigens; als Getränk.

**Sirupus Senegae:** Polygalae sirupus; Senegasirup; Zusammensetzung: **1.** ÖAB, 10 T. Senegawurzel (s. Polygala senega, Polygalae radix), 110 T. gereinigtes Wasser, Saccharose (n. B.), 1.5 T. Ethanol, 0.18 T. *p*-Hydroxybenzoesäuremethylester u. 0.09 T. *p*-Hydroxybenzoesäurepropylester; hämolyt. Index: 90–110; **2.** Ph.Helv., 15.0 T. Senegatrockenextrakt, 10.0 T. 96 %iges Ethanol, 349.0 T. gereinigtes Wasser, 48.0 T. 85 %iges Glycerol, 2.2 T. Ammoniaklösung* 10 %, 576 T. Saccharose; hämolyt. Wirksamkeit: 0.2–0.4 % Ph.Helv.-Einheiten/g; **Anw.:** als Expektorans*; **Dos.:** 1–2 TL.

**Sirupus Sennae:** Sennasirup; Zusammensetzung: DAB, 10 T. mittelfein zerschnittene Sennesblätter, 1 T. zerquetschter Fenchel, 5 T. Weingeist, 60 T. Wasser u. 65 T. Saccharose; **Anw.:** als Laxans*; **Dos.:** 1 EL. Vgl. Cassia angustifolia; Cassia senna; Cassia fistula.

**Sirupus simplex:** einfacher Sirup, Zuckersirup; Zusammensetzung: **1.** DAB2010, 64 T. Saccharose*, 36 T. Wasser; D. 1.302–1.326; **2.** ÖAB, 160 T. Rohrzucker, 100 T. gereinigtes Wasser, 1.5 T. Ethanol, 0.18 T. *p*-Hydroxybenzoesäuremethylester, 0.09 T. *p*-Hydroxybenzoesäurepropylester; D. 1.29–1.32; **3.** Ph.Helv., 64.0 T. Saccharose, 0.1 T. Methyl-4-hydroxybenzoat auf 100 T. gereinigtes Wasser; D. 1.29–1.32; **Darst.:** s. Sirupi; **Anw.:** als Geschmackskorrigens, Grundsirup für weitere Sirupe.

**Sirupus Thymi:** Thymiansirup; Zusammensetzung: ÖAB, 1 T. Thymianfluidextrakt (s. Extractum Thymi fluidum), 4 T. Sirupus* simplex; **Anw.:** als Expektorans*. Vgl. Thymus vulgaris.

**Sisalagave:** s. Agave sisalana.

**Sisalblätter:** s. Agave sisalana (Folia Agavae).

**Sisomicin** (INN): Rickamicin; *O*-2,6-Diamino-2,3,4,6-tetradesoxy-$\alpha$-D-glycero-4-hexenopyranosyl-(1→6)-*O*-[3-desoxy-4-C-methyl-3-methylamino-$\beta$-L-arabino-hexopyranosyl-(1→4)]-2-desoxy-D-streptamin; CAS-Nr. 32385-11-8; $C_{19}H_{37}N_5O_7$; $M_r$ 447.55; nicht mehr im Handel befindl. Aminoglykosid*-Antibiotikum; Breitband-Antibiotikum; früher angewendet v. a. zur Ther. schwerer Infektionen mit gramnegativen Problemkeimen (Harnwegsinfektionen, Endokarditis); Parallelpräparat zu Gentamicin*.

**Sisymbrium officinale** (L.) Scop.: Erysimum officinale; Wegrauke; Fam. Brassicaceae (Cruciferae); heim. in Osteuropa; Stpfl. von **Herba Erysimi:** Raukenkraut; **Inhaltsst.:** Glucosinolate* u. Cardenolide (s. Glykoside, herzwirksame); **Anw.:** (volkstüml.) z. B. bei Heiserkeit. **Hom.:** Sisymbrium officinale (HAB), Erysimum officinale: frische, oberird. Teile blühender Pflanzen.

**SI-System:** s. SI.

**SIT:** Abk. für spezifische Immuntherapie*.

**Sitagliptin:** (3*R*)-3-Amino-1-[3-(trifluormethyl)-6,8-dihydro-5*H*-[1,2,4]triazolo[3,4-*c*]pyrazin-7-yl]-4-(2,4,5-trifluorphenyl)butan-1-on; CAS-Nr. 486460-32-6; $C_{16}H_{15}F_6N_5O$, Strukturformel: s. Abb.; $M_r$ 407.3; logP 1.1 ± 1.2 (berechnet); weißes, kristallines, nicht hygroskop. Pulver; lösl. in Wasser, gering lösl. in Methanol, sehr gering lösl. in Ethanol, Aceton u. Acetonitril, unlösl. in Isopropanol; **Wirk.:** Antidiabetikum*, DPP*-4-Inhibitor; **Ind.:** Diabetes mellitus Typ 2; Monotherapie od. in Kombination mit Metformin* od. einem Glitazon, wenn der Blutglucosespiegel durch Diät u. Bewegung plus Monotherapie nicht ausreichend kontrolliert werden kann; zusätzl. zu Insulin, wenn Diät u. Bewegung sowie eine stabile Insulindosis den Blutglucosespiegel nicht ausreichend senken; **WW:** potente CYP3A4-Inhibitoren (z. B. Ketoconazol, Itraconazol, Ritonavir, Clarithromycin): Veränderung der Pharmakokinetik von S. bei schwerer od. dialysepflichtiger terminaler Niereninsuffizienz; Digoxin: erhöhte Plasma-AUC u. Plasma-$C_{max}$ (Überwachung von Risikopatienten für Digoxin-Toxizität); Probenecid: in vitro Hemmung des OAT-3-vermittelten Transports von S. (in vivo noch nicht untersucht); **UAW:** Übelkeit, Flatulenz, Obstipation, periphere Ödeme, Hypoglykämien; **Dos.:** p. o. 1 × 100 mg/d. Gebräuchl. ist das Monophosphatmonohydrat.

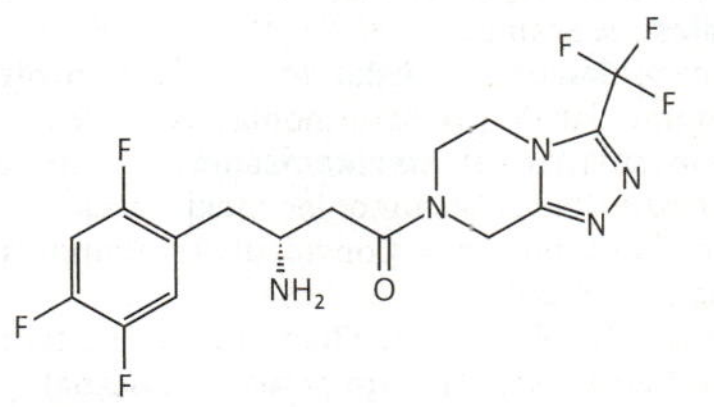

**Sitagliptin**

**Sitaxentan** (INN): *N*-(4-Chlor-3-methylisoxazol-5-yl)-2-(2-(6-methylbenzo[*d*][1,3]dioxol-5-yl)acetyl) thiophen-3-sulfonamid; CAS-Nr. 184036-34-8; $C_{18}H_{15}ClN_2O_6S_2$, Strukturformel: s. Abb.; $M_r$ 454.9; logP 2.8 ± 1.1 (berechnet); **Wirk.:** Antihypertensivum*; selektiver Endothelin-1-Rezeptor-Antagonist (ETA-Rezeptor glatter Muskelzellen; s. Endothelin-Antagonisten); **Ind.:** pulmonale arterielle Hypertonie; **Kontraind.:** Leberfunktionsstö-

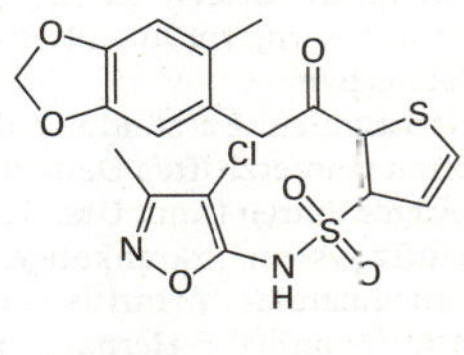

**Sitaxentan**

rungen (Child-Pugh A–C), erhöhte Aminotransferasewerte vor Therapiebeginn, gleichzeitige Gabe von Ciclosporin A; Frauen in gebärfähigem Alter ohne zuverlässige Kontrazeption; **WW:** erhöhte Wirk. von Vitamin-K-Antagonisten mögl.; Ausmaß der WW mit OATP-Inhibitoren (HMG-CoA-Reduktase-Hemmer, Protease-Inhibitoren, Antituberkulotika) unbekannt, daher Wirk. von S. überwachen; orale hormonale Kontrazeptiva: verstärkte Estrogenexposition; **UAW:** u. a. Kopfschmerz, peripheres Ödem; **Dos.:** p. o. 1 × 100 mg/d.

**Sitosterol:** 3*β*-Sitosterol; Sitosterin; Stigmast-5-en-3-ol; CAS-Nr. 83-46-5; $C_{29}H_{50}O$, Strukturformel: s. Abb.; $M_r$ 414.69; Phytosterol (s. Sterole); als pflanzl. Steroid dem Cholesterol* strukturell nahe verwandt; **Vork.:** sehr verbreitetes Phytosterol, z. B. in Getreidekeimen, Sojabohnen, Cucurbita-, Epilobium-, Urtica*-Arten, Serenoa* repens, Hypoxis* rooperi, Prunus* africana; **Wirk.:** vermindert die Resorption von Cholesterol aus dem Magen-Darm-Trakt; nicht mehr im Handel befindl. Lipidsenker*; früher auch als Prostatamittel (bei benignem Prostatasyndrom*) angewendet; Wirk. nicht sehr ausgeprägt; **UAW:** Völlegefühl, Blähungen, evtl. Diarrhö.

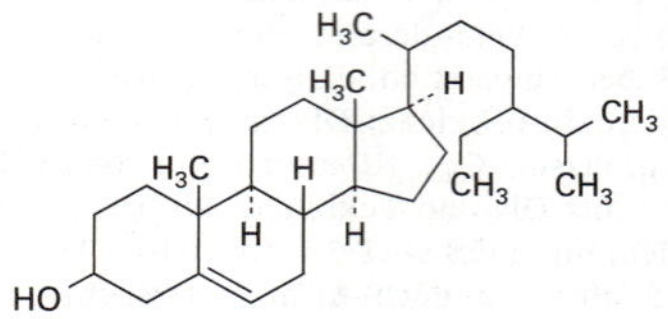


**Sitosterol**

**SI-Vorsätze:** s. SI-Einheiten.

**SK:** Abk. für **S**eger*-**K**egel.

**Skabies:** s. Scabies.

**Skammoniawurzel, Asiatische:** s. Convolvulus scammoniae (Radix Scammoniae asiaticae).

**Skammoniawurzel, Mexikanische:** s. Ipomoea orizabensis (Radix Scammoniae mexicanae).

**Skammoniumharz:** s. Convolvulus scammonia (Resina Scammoniae).

**Skammoniumharz, Mexikanisches:** s. Ipomoea orizabensis (Resina Scammoniae mexicana).

**SKAT:** Abk. für **S**chwell**k**örper*-**A**utoinjektions**t**herapie.

**Skatol:** *β*-Methylindol; $C_9H_9N$; $M_r$ 131.17; bakterielles Abbauprodukt der Proteine*, das im Darm aus Tryptophan* entsteht; **Vork.:** in Faeces (bedingt deren charakterist. Geruch), ferner im Zibet u. einigen Pflanzen.

**Sklera** (gr.): Lederhaut des Auges; hinterer, größerer u. lichtundurchlässiger Teil der Augapfelhülle aus kollagenem Bindegewebe; vgl. Skleritis.

**Sklerenchym:** (bot.) Festigungsgewebe* ausgewachsener Pflanzen, dessen Zellen, Steinzellen (Sklereiden) u. Fasern, tot u. allseitig verdickt sind; vgl. Kollenchym.

**Skleritis:** Scleritis; tiefe Entzündung der Sklera*, die zu schweren schmerzhaften Destruktionen mit Verlust des Auges führen kann; **Urs.:** v. a. bei beidseitiger S. häufig system. Erkrankungen, z. B. Kollagenosen, rheumatoide Arthritis*, Infektionen (Tuberkulose*, Syphilis*, Herpes), Sarkoidose, Gicht*; auch postoperativ nach Katarakt- u. Netzhautoperation; **Ther.:** Behandlung der Grunderkrankung, system. immunmodulierende Ther. (z. B. Corticosteroide*, Ciclosporin*, Methotrexat*, Cyclophosphamid*), lokale Ther. (Corticosteroide, NSAR) meist unwirksam, v. a. bei system. Erkrankungen.

**Skleroproteine:** Strukturproteine, Gerüsteiweiße, Faserproteine; Gruppe von Proteinen*, die unlösl. in Wasser sind, meist fibrilläre Strukturen ausbilden u. mechan. Funktionen ausüben; neben Proteoglykanen* Hauptkomponente der tier. extrazellulären Matrix (Knochenmatrix); werden von den meisten Proteasen* nicht abgebaut; **Aufbau:** **1.** *α*-Helixstruktur, z. B. in *α*-Keratinen* (z. B. in Haaren u. Hufen); **2.** *β*-Konfiguration (Faltblattstruktur; s. Proteine, Abb. dort), z. B. in *β*-Keratinen (z. B. Seidenfibroin*); **3.** Tripelhelixstruktur (Kollagen-Helix), z. B. in Kollagen*; **Hinweis:** Zu den bestuntersuchten S. gehören Kollagen, Elastin* u. die Keratine.

**Sklerose** (gr. hart, starr): Gewebeverhärtung inf. vermehrten Kollagengehalts; **Vork.:** z. B. **1.** regenerativ (s. Narbe); **2.** degenerativ-vaskulär (s. Arteriosklerose; Koronarsklerose); **3.** als Autoimmunkrankheit: **a)** systemisch i. R. von Kollagenosen; **b)** v. a. auf die Haut begrenzt.

**Sklerotium:** (bot.) ein Dauermyzel (s. Myzel), bestehend aus dem Plectenchym* eines Pilzes*, u. a. zum Zwecke der Überwinterung; z. B. ist das Mutterkorn (s. Secale cornutum) das Sklerotium von Claviceps purpurea.

**Skopoliakraut:** s. Scopolia carniolica.

**Skorbut:** Scharbock; durch Mangel an Vitamin* C hervorgerufene Störung der Bindegewebebildung; eine der am längsten bekannten Hypovitaminosen (s. Vitamine); **Sympt.:** Frühsymptome sind verminderte Leistungsfähigkeit, Müdigkeit, Reizbarkeit, Gelenk- u. Gliederschmerzen, Infektionsanfälligkeit, hypochrome mikrozytäre Anämie*, erhöhte Konz. von Tyrosin* in Blut u. Harn; inf. der gestörten Kollagensynthese (gestörte Bildung von Hydroxyprolin*) Brüchigkeit der Blutgefäße mit allg. Blutungen, Ausfallen der Zähne, Gingivitis* u. verzögerter Wundheilung; bei Säuglingen u. Kleinkindern außerdem Störungen des Knochenwachstums.

**Skorbutkraut:** s. Cochlearia officinalis (Herba Cochleariae).

**Skorpion, Europäischer:** s. Euscorpius italicus.

**Skorpiongift:** s. Euscorpius italicus.

**Skrofulose:** **1.** Tuberculosis cutis colliquativa; Skrofuloderm; Form der Tuberkulose der Haut mit blauroten, von den Lymphknoten ausgehenden, subkutanen Knoten, die einschmelzen, nach außen aufbrechen u. unter Narben- u. Fistelbildung abheilen; Vork. bes. an Hals u. Extremitäten bei jungen u. alten abwehrgeschwächten Patienten; Ther.: Antituberkulotika*; **2.** histor. Begriff, der ursprüngl. mit der (Disposition zur) Tuberkulose* in Zus. gebracht wurde.

**Skrotum:** Scrotum; Hodensack; Hautsack, der Hoden*, Nebenhoden u. Samenstrang* enthält.

**Skunk, Echter:** s. Mephitis putorius.

**SLN:** Abk. für (engl.) ***s**olid **l**ipid **n**anoparticles*; s. Lipidnanopartikel, feste.

S

**slope** (engl. Steigung): s. Ausgleichsrechnung.

**S-Lost:** s. Dichlordiethylsulfid.

**slow reacting substances:** Abk. SRS; auch slow reacting substances of anaphylaxis (Abk. SRS-A); s. Leukotriene.

**Slow-virus-Infektionen:** Abk. SVI; Sammelbez. für Viruserkrankungen, die durch monate- bis jahrelange Inkubationszeit, langsam voranschreitenden Krankheitsverlauf mit ungünstiger Prognose u. Beschränkung auf ein einzelnes Organsystem (meist das ZNS) gekennzeichnet sind; **Urs.:** besondere Wirt-Virus-WW; verringerte Immunabwehr des Wirtsorganismus; **Beispiel: 1.** subakute sklerosierende Panenzephalitis (Masern-Virus); **2.** progressive Rötelnpanenzephalitis (Röteln-Virus). Vgl. Prionkrankheiten.

**Sm:** (chem.) Symbol für Samarium*.

**small unilamellar vesicles:** s. Liposomen.

**Smalte:** s. Kaiserblau.

**Smaragd:** s. Beryllium.

**smektisch:** s. Flüssigkristalle.

**Smilagenin:** ein Steroidsapogenin; Strukturformel: s. Saponine (Tab. 2 dort).

**Smilax aristolochiaefolia:** s. Smilax regelii.

**Smilax china** L.: Chinawurzel; Fam. Smilacaceae; Südostasien; Stpfl. von **Rhizoma Chinae:** Radix Chinae, Radix Chinae ponderosae, Rhizoma Smilacis chinae, Tubera Chinae; Chinaknollen; **Inhaltsst.:** Saponine*, Harz* u. Stärke; **Anw.:** wie Sarsaparillae radix (s. Smilax regelii).

**Smilax medica:** s. Smilax regelii.

**Smilax regelii** Kill. et C.V. Morton: S. saluberrima Gilg, S. utilis Hemsl.; Honduras-Sarsaparille; Fam. Smilacaceae; Honduras, Mittelamerika; zus. mit **Smilax aristolochiaefolia** (Mexiko; früher S. medica; Mexiko- od. Verakruz-Sarsaparille) u. a. S.-Arten Stpfl. von **Sarsaparillae radix:** Radix Sarsaparillae, Radix Smilacis; Sarsaparille, Sarsaparillwurzel; **Off.:** DAB; **Inhaltsst.:** die Steroidsaponine (0.5–2 %) Parillin u. Sarsaponin (Aglykon Sarsasapogenin*), die Phytosterole Sitosterol* u. Stigmasterol*, ferner Stärke (>50 %), Zucker, Harz sowie Spuren äther. Öles; **Anw.: 1.** (med.) früher Antisyphilitikum* (obsolete Zuber. nach DAB: Decoctum Zittmannii, Decoctum Sarsaparillae compositum fortius u. mitius, Sarsaparillabkochung); **2.** (volkstüml.) z. B. bei Hauterkrankungen sowie zur Steigerung der Harn- u. Schweißbildung, bei rheumat. Beschwerden; Negativmonographie der Kommission E. **Hom.:** Sarsaparilla: getrocknete Wurzeln; verordnet z. B. bei juckenden, pustulösen Hautausschlägen, Milchschorf, Erkrankungen des rheumat. Formenkreises, Nierenerkrankungen.

**Smilax utilis:** s. Smilax regelii.

**SMON-Krankheit:** Kurzbez. für **s**ubakute **M**yelo**o**ptiko**n**europathie-Krankheit; v. a. in Japan nach hochdosierter Einnahme von halogenierten Hydroxychinolinen (z. B. Clioquinol* zur Ther. der Amöbiasis*) aufgetretene, akut bis subakut verlaufende Erkrankung; **Sympt.:** Abdominalkoliken u. Diarrhö, Polyneuropathie an den unteren Extremitäten, Sehstörungen u. evtl. Erblindung, Grünfärbung der Zungenschleimhaut, des Harns u. Stuhls.

**Sn:** (chem.) Symbol für Zinn*.

**Snap-Fit®:** s. Hartkapseln.

**SNP:** Abk. für (engl.) *single **n**ucleotide **p**olymorphism*; s. Punktmutation.

**$S_N$-Reaktionen:** s. Substitution, nucleophile.

**SNRI:** Abk. für (engl.) *serotonin/**n**oradrenaline **r**euptake **i**nhibitors*; s. Antidepressiva.

**SOAP-Schema:** Kurzbez. für (engl.) *subjective **o**bjective **a**ssessment **p**lan;* standardisiertes Vorgehen zur systemat. Überprüfung der Arzneimitteltherapie eines Patienten; die subjektiven Beschwerden des Patienten (z. B. Einschätzung des Befindens) werden den objektiven Problemen (Medikation, Befunde, Labordaten) gegenübergestellt. Das Assessment (Einschätzung) umfasst die Überprüfung u. Bewertung der gesammelten Informationen. Aus dieser Analyse heraus wird ggf. ein Plan zur Pharmazeutischen Betreuung* des Patienten erstellt. Dieser umfasst die Betreuungsziele u. einen Plan für das Therapie-Monitoring (s. Tab.).

**SOAP-Schema**
Beispiel für eine SOAP-Analyse

| |
|---|
| **subjektive Beschwerden** |
| seit 2 Wochen Müdigkeit, seit 1 Woche Verschwommensehen und Schwindel |
| **objektive Probleme** |
| Gewicht 57.5 kg; gingivale Hyperplasie; Nystagmus; Phenytoinplasmakonzentration: 49 µg/mL (therapeutischer Bereich: 10–20 µg/mL) |
| **Assessment (Einschätzung, Beurteilung und Bewertung)** |
| Die gleichzeitig verabreichte Chemotherapie könnte die Leberfunktion beeinträchtigt haben. Aufgrund der nichtlinearen Kinetik von Phenytoin steigt die Plasmakonzentration bei gesättigtem hepatischem Metabolismus rasch an. |
| **Plan (Empfehlung)** |
| vorläufiges Absetzen von Phenytoin, Messen der Plasmakonzentration jeden 2. Tag, bis sie auf 15 µg/mL abgesunken ist; dann Fortsetzen der Therapie mit geringerer Dosis Phenytoin, die anhand der gemessenen Plasmakonzentration und der daraus berechneten individuellen pharmakokinetischen Parameter angepasst wird. Da die Patientin lange Zeit anfallsfrei war, könnte auch ein Phenytoin-Auslassversuch durchgeführt werden. |

Die Patientin ist eine 41-jährige Epileptikerin, die seit 10 Jahren anfallsfrei ist. Sie nimmt täglich 300 mg Phenytoin. Einen Monat vor der momentanen Krankenhausaufnahme wurde sie wegen eines Adenokarzinoms des Kolons mit Fluorouracil therapiert. Akutes Problem ist eine vermutete Phenytointoxizität.

**SOD:** Abk. für **S**uper**o**xid**d**ismutasen*.

**Soda:** s. Natriumcarbonat.

**Sodaauszug:** Methode in der qualitativen anorg. Analyse, mit der sich vor der Bestimmung der enthaltenen Anionen die störenden Kationen aus der Substanzprobe abtrennen lassen; **Durchführung:**

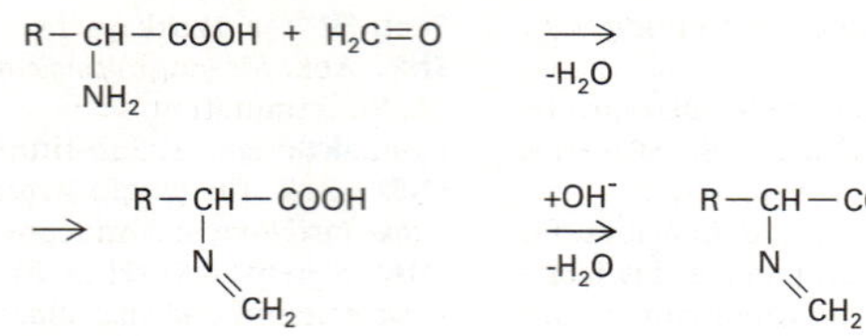


**Sörensen-Formolmethode**

Die Substanzprobe wird mit Soda (s. Natriumcarbonat) erhitzt, wodurch die Kationen (ausgenommen die der Alkalimetalle* u. das Ammonium-Ion) in schwer lösl. Carbonate* od. Hydroxide* übergeführt werden. Im Filtrat des S. können dann die Anionen nachgewiesen werden.

**Soda, calcinierte:** s. Natriumcarbonat (Natrium carbonicum crudum siccum).

**Soda, entwässerte:** s. Natriumcarbonat (Natrium carbonicum crudum siccum).

**Soda, kaustische:** s. Natriumhydroxid.

**Soda-Pottasche-Aufschluss:** Glühen od. Schmelzen von schwer lösl. Verb. in einem eutekt. Gemisch (s. Eutektikum) aus fein verriebenem Soda (s. Natriumcarbonat) u. Pottasche (s. Kaliumcarbonat); **Anw.:** Überführung von anorg. Substanzen, die weder in starken Säuren noch in Basen lösl. sind, in wasserlösl. Verbindungen.

**Sodastein:** s. Seifenstein.

**Sodbrennen:** Pyrosis; brennende Empfindung in der Magengegend, ausgelöst durch Rückfluss von Magenflüssigkeit in die Speiseröhre.

**Sodium:** engl. u. franz. Bez. für Natrium*.

**Sodium Carboxymethyl Starch:** s. Explotab®.

**Sodium Iodide [$^{131}$I] Capsules:** s. Natrium [$^{131}$I]iodid-Kapseln für therapeutische Zwecke.

**Sodium Stearate:** s. Natriumstearat.

**Sodoku:** s. Rattenbisskrankheit.

**Sörensen-Formolmethode:** Methode zur Titration der Carboxy-Gruppe —COOH einer Aminosäure*; **Prinzip:** Die Aminosäure-Lsg. wird mit Formaldehyd* (Formol) versetzt, wodurch die Aminogruppe zur Schiff*-Base reagiert. Die unveränderte Carboxy-Gruppe kann anschließend mit Alkalihydroxiden titriert werden (s. Abb.).

**Sörensen-Puffer:** Puffergemische aus 38.8 mL 1/15 M-Kaliumdihydrogenphosphat* ($KH_2PO_4$) u. 61.2 mL 1/15 M-Natriummonohydrogenphosphat* ($Na_2HPO_4$); bei 25 °C hat diese Lsg. einen pH von genau 7.0.

**Softisan®:** Handelsbez. für versch. Triglyceride* gesättigter Pflanzenfettsäuren; einige Softisane® enthalten zusätzl. Partialglyceride u. hautverträgl. nichtionische Emulgatoren*. **Anw.:** halbsynthet. Bestandteil von Cremes u. Salben od. gebrauchsfertige Salben- od. Emulsionsgrundlage.

**Sojabohne:** s. Glycine max.

**Sojae lecithinum desoleatum:** s. Glycine max.

**Sojae oleum ex parte hydrogenatum:** s. Glycine max.

**Sojae oleum hydrogenatum:** s. Glycine max.

**Sojalecithin:** s. Lecithine.

**Sojalecithin, entöltes:** s. Glycine max (Sojae lecithinum desoleatum).

**Sojaöl:** s. Glycine max (Sojae oleum).

**Sojaöl, hydriertes:** s. Glycine max (Sojae oleum hydrogenatum).

**Sojaöl, raffiniertes:** s. Glycine max (Sojae oleum raffinatum).

**Sokotra-Aloe:** s. Aloe (andere Aloe-Sorten).

**Sol:** **1.** Abk. für Solutio*; **2.** s. Kolloide.

**Solanaceae:** Nachtschattengewächse; Fam. der Ordnung Solanales; ca. 3000 Arten (ca. 50 in Europa); meist Kräuter od. Stauden; **Merkmale:** **1.** (biol.) Blätter* wechselständig, ungeteilt od. gefiedert; Blüten* radiär, Früchte Kapseln od. Beeren (s. Fruchtformen); **2.** (chem.) Tropanalkaloide*, Steroidalkaloide (Solanum*-Alkaloide), Nicotin* sowie Säureamide (in Capsicum); **Gattungen:** z. B. Atropa, Brunfelsia, Capsicum, Datura, Duboisia, Fabiana, Hyoscyamus, Lycium, Lycopersicon, Mandragora, Nicotiana, Physalis, Scopolia sowie Solanum*.

**Solanesol:** s. Polyprenole.

**Solani amylum:** s. Solanum tuberosum.

**Solanidin:** Solanid-5-en-3$\beta$-ol; $C_{27}H_{43}NO$; $M_r$ 397.65; Schmp. 218–219 °C; Aglykon* von Solanin*.

**Solanin:** $\alpha$-Solanin, Solatubin; $C_{45}H_{73}NO_{15}$, Strukturformel: s. Abb.; Schmp. 286 °C; farblose Kristallnadeln von bitterem Geschmack; sehr schwer lösl. in Wasser, lösl. in heißem Ethanol, Chloroform u. Eisessig; gehört zur Gruppe der Glykosteroidalkaloide (s. Solanum-Alkaloide), aufgebaut aus Solatriose (verzweigte Zuckerkette aus D-Galactose, D-Glucose u. Rhamnose) u. dem Aglykon Solanidin*; **Vork.:** in vielen Nachtschattengewächsen, u. zwar in allen Teilen der Pflanze, v. a. in Solanum-Arten wie Solanum* tuberosum, Solanum* dulcamara, Solanum* nigrum u. Solanum* lycopersicum; **Wirk. u. Toxikol.:** saponinähnl., Hämolyse der Erythrozyten; Protoplasmagift; lokal u. innerl. stark reizend (Kratzen im Mund u. Schlund); S. erregt das ZNS (Krämpfe, Muskelzittern, dann Lähmung mit Temperaturabfall u. Dyspnoe); Tod inf. Atemlähmung.

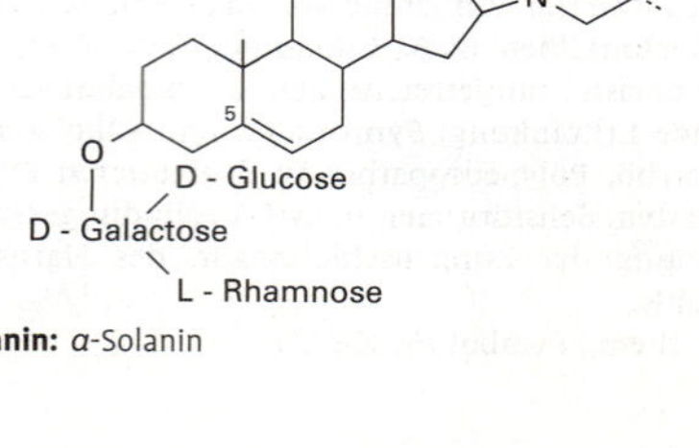


**Solanin:** $\alpha$-Solanin

**Solanum:** Nachtschatten; größte Gattung der Fam. Solanaceae; ca. 1500 Arten; **Merkmale:** (chem.) $C_{27}$-Steroidalkaloide (s. Solanum-Alkaloide).

**Solanum-Alkaloide:** Steroidalkaloide*, die hauptsächl. in Pflanzen der Solanaceen-Gattungen Solanum, Lycopersicon, Cymphomandra u. Cestrum sowie in geringerem Ausmaß bei den Fam. Buxaceae u. Melanthiaceae auftreten; die Grundstruktur stellt das Cholestan (s. Steroide). **Einteilung: 1. Spirosolan-Typ:** S. mit einer sekundären Aminogruppe, z. B. Tomatin*; **2. Solanidan-Typ:** S. mit einer tertiären Aminogruppe, z. B. Solanin*; S. liegen genuin als Glykoside vor, wirken daher saponinähnlich. **Anw.:** (techn.) zur Partialsynthese von Steroidhormonen.

**Solanum aviculare:** s. Solasonin.

**Solanum dulcamara** L.: Bittersüß, Bittersüßer Nachtschatten, Waldnachtschatten; Fam. Solanaceae; gemäßigtes Europa, Asien; Stpfl. von **Stipites Dulcamarae:** Dulcamarae stipes, Caules Dulcamarae; Bittersüßstengel, Bitterstiele; **Off.:** EB; **Inhaltsst.:** Steroidalkaloidglykoside, z. B. Solanin*, Soladulcidin, Solasonin* u. Solamarin (Aglykon Tomatidenol); versch. Steroidsaponine sowie Gerbstoffe; **Anw.: 1.** (med.) zur unterstützenden Behandlung bei chron. Ekzemen; **2.** (volkstüml.) z. B. bei Erkältungskrankheiten u. rheumat. Beschwerden. **Hom.:** Solanum dulcamara (HAB), Dulcamara: frische, vor der Blütezeit gesammelte Triebe; verordnet z. B. bei Erkrankungen des rheumat. Formenkreises, Dermatosen, Folgezuständen nach Unterkühlung, Nieren- u. Harnblasenentzündungen.

**Solanum lycopersicum** L.: Lycopersicon esculentum, Lycopersicon lycopersicum; Tomate, Paradiesapfel, Liebesapfel; Fam. Solanaceae; heim. in Peru, kultiviert in allen Erdteilen; **Inhaltsst.:** in allen Organen Solanin* (in der Frucht 0.004–0.007 %, in Samen Spuren); in der Frucht u. a. Lycopin*, Carotin*, Oxalsäure*, Äpfelsäure*, Vitamin* C, Tomatin*, Tomatidin*; die Solanum*-Alkaloide sind in der reifen Frucht nicht mehr enthalten.

**Solanum melongena** L.: Eierfrucht, Aubergine; Fam. Solanaceae; Afrika, Indien, Mittelmeergebiet; Früchte werden als Gemüse verwendet.

**Solanum nigrum** L.: Schwarzer Nachtschatten; Fam. Solanaceae; Europa, Asien, Amerika; Stpfl. von **Herba Solani nigri:** Nachtschattenkraut; **Inhaltsst.:** Steroidalkaloidglykoside wie Solanin*, Solasonin* u. Solamargin sowie andere Solanum*-Alkaloide; ferner Saponine* u. Gerbstoffe*; **Anw.:** (volkstüml.) v. a. bei zahlreichen Hautleiden; **Toxikol.:** Vergiftungserscheinungen v. a. durch den Genuss unreifer Beeren. **Hom.:** Solanum nigrum (HAB): frische, blühende, ganze Pflanze; verordnet z. B. bei zerebralen Erregungszuständen.

**Solanum pseudocapsicum** L.: Korallenstrauch, Korallenkirsche, Korallenbäumchen; Fam. Solanaceae; Südamerika, als Topfpflanze kultiviert; **Inhaltsst.:** Solanocapsine, bei denen im Ggs. zu den übrigen Solanum*-Alkaloiden am C-Atom 3 die OH-Gruppe durch eine $NH_2$-Gruppe ersetzt ist u. die nicht als Glykoside* auftreten.

**Solanum tuberosum** L.: Kartoffel; Fam. Solanaceae; heim. in Südamerika, Anden, kultiviert in allen Ländern der subtrop. u. gemäßigten Zone; **Inhaltsst. u. Toxikol.:** Kartoffelknollen mit ca. 0.002–0.01 % Solanin*; unreife grüne u. alte auskeimende Kartoffeln bis 0.06 % Solanin (frische Keime bis 0.5 %), sie können schwerste Vergiftungen hervorrufen: Kopfschmerz, Brechdurchfall, Kreislaufstörungen, Tachykardie, Dyspnoe, Schwindel u. leichte Krämpfe; grüne od. angekeimte Kartoffeln dick abschälen (das Alkaloid sammelt sich an der Oberfläche an), mit viel Wasser kochen, Kochwasser abgießen, Schalen u. Keime dürfen nicht verfüttert werden; im trockenen Kraut bis 0.5 % Solanin, in den Früchten ca. 1 %; das Kraut gilt als Nitratspeicher (bis 10 % im trockenen Kraut). Stpfl. von **Solani amylum:** Amylum Solani; Kartoffelstärke, Kartoffelmehl; Stärke aus den Knollen; vgl. Amylum (Abb. 1 dort); **Off.:** Ph.Eur.6; der durch Trocknen bei 100 °C festgestellte Wassergehalt soll nicht mehr als 20 % betragen. **Kartoffelpresssaft: Inhaltsst.:** Schleimstoffe, Vitamine u. Solanin*; **Anw.:** (volkstüml.) zur Behandlung von hyperaziden Magenleiden.

**Solarreflex:** s. Plexus.

**Solasodin:** s. Solasonin.

**Solasonin:** Steroidalkaloid* aus Solanum-Arten, z. B. aus Solanum aviculare G. Forst (Neuseeland); das Aglykon **Solasodin** mit der Grundstruktur des Spirosolans (s. Solanum-Alkaloide) ist über Galactose mit Rhamnose u. Glucose (verzweigtes Trisaccharid Solatriose) verbunden; vgl. Solanin; **Anw.:** (techn.) zur Partialsynthese von Steroidhormonen.

**Solatriose:** s. Solanin.

**Solatubin:** s. Solanin.

**Soldanellaharz:** s. Calystegia soldanella (Resina Soldanellae).

**Soldatenkraut:** s. Piper angustifolium (Folia Matico).

**Sole, hydrophile:** s. Kolloide.

**Sole, hydrophobe:** s. Kolloide.

**Sole, lyophile:** s. Kolloide.

**Sole, lyophobe:** s. Kolloide.

**Solidaginis herba:** s. Solidago gigantea.

**Solidaginis virgaureae herba:** s. Solidago virgaurea.

**Solidago canadensis:** s. Solidago gigantea.

**Solidago gigantea** Ait.: Riesengoldrute; Fam. Asteraceae, Compositae; heim. in Nordamerika, in Europa eingebürgert; zus. mit **Solidago canadensis** L. (Kanad. Goldrute) Stpfl. von **Solidaginis herba:** Herba Solidaginis giganteae; Goldrutenkraut; während der Blütezeit gesammelte getrocknete, ganze od. zerkleinerte oberird. Teile von S. gigantea od. S. canadensis, ihren Varietäten od. Hybriden u./od. Mischungen davon; **Off.:** Ph.Eur.6; Monographie: Kommission E; **Inhaltsst.:** Flavonoide (nach Ph.Eur. mind. 2.5 %, berechnet als Hyperosid*, bezogen auf das Trockengewicht), z. B. Rutosid*, Quercitrin, Isoquercitrin, Kämpferol* u. Astragalin*; ferner Triterpensaponine u. ca. 0.5 % äther. Öl; **Wirk. u. Anw.:** wie Solidaginis virgaureae herba (s. Solidago virgaurea).

**Solidago virgaurea** L.: (Echte) Goldrute, Heidnisch Wundkraut; Fam. Asteraceae (Compositae); Europa; Stpfl. von **Solidaginis virgaureae herba:** Herba Consolidae sarracenicae, Herba Solidaginis virgaureae, Herba Virgaureae; Goldrutenkraut; **Off.:** DAB; Monographie: HMPC, ESCOP, Kommission E; **Inhaltsst.:** Flavonoide wie Rutosid*, Quercitrin, Isoquercitrin u. Astragalin*; Triterpensaponine, Polygalasäure als Sapogenin; phenol. Glucoside wie Leiocarposid, ein Diglucosid des 2,4-Diydroxy-3-methoxy-benzoesäure-2′-hydroxybenzylesters (nach DAB mind. 0.1 %); ca. 0.5 % äther. Öl; **Wirk.:** diuretisch, antiphlogistisch u. schwach spasmolytisch; **Anw.:** **1.** (med.) zur Durchspülung bei entzündl. Erkrankungen der ableitenden Harnwege, Harnsteinen u. Nierengrieß; **2.** (volkstüml.) z. B. bei Gicht u. Erkrankungen des rheumat. Formenkreises; äußerl. bei Entzündungen im Mund- u. Rachenraum. **Hom.:** Solidago virgaurea (HAB): frische Blüten; verordnet z. B. bei Nierenentzündungen, benignem Prostatasyndrom*, Gicht.

**Solidensieren:** s. Sublimation.

**solidus** (lat.): f: solida, n: solidum; fest.

**Solifenacin:** [(8*R*)-1-azabicyclo[2.2.2]octan-8-yl](1*S*)-1-phenyl-3,4-dihydro-1*H*-isoquinolin-2-carboxylat; CAS-Nr. 242478-37-1; $C_{23}H_{26}N_2O_2$, Strukturformel: s. Abb.; $M_r$ 362.5; Tetrahydroisochinolin-Derivat; **Wirk.:** urolog. Spasmolytikum*, Anticholinergikum*; Muscarin-Rezeptor-Antagonist; **Ind.:** Dranginkontinenz, Pollakisurie, imperativer Harndrang (symptomat. Ther.); **Kontraind.:** Engwinkelglaukom, Harnverhalt, Myasthenia gravis pseudoparalytica, schwere Magen-Darm-Erkrankung, Hämodialyse, stark eingeschränkte Leberfunktion, gleichzeitige Ther. mit CYP3A4-Inhibitoren (z. B. Ketoconazol, Ritonavir) bei schwerer Niereninsuffizienz (Kreatinin-Clearance ≤30 mL/min) od. mäßig eingeschränkter Leberfunktion (Child-Pugh B); **WW:** Arzneimittel mit anticholinergen Eigenschaften: verstärkte Wirk. u. UAW; cholinerge Rezeptor-Agonisten: Wirk. von S. vermindert; die Motilität des GIT stimulierende Arzneimittel (z. B. Metoclopramid): verminderte Wirk.; S. wird von CYP3A4 metabolisiert, daher bei gleichzeitiger Anw. mit starken CYP3A4-Inhibitoren die Höchstdosierung von S. auf 5 mg begrenzen; pharmakokinet. WW mit anderen Substraten von CYP3A4 mit einer höheren Affinität u. mit CYP3A4-Induktoren mögl.; **UAW:** anticholinerg; Mundtrockenheit, Obstipation, verschwommenes Sehen; **Dos.:** p. o. 1 × 5(–10) mg/d. Vgl. Darifenacin.

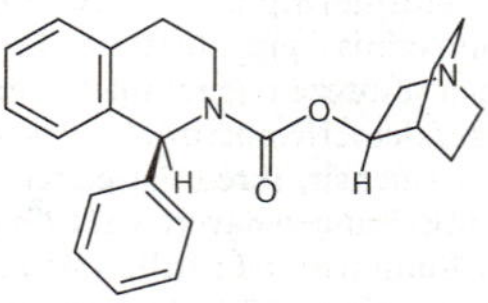


**Solifenacin**

S

**Solubilisation:** Solubilisierung; Löslichkeitsverbesserung durch oberflächenaktive Verbindungen; diese sind in der Lage, schlecht wasserlösliche od. wasserunlösl. Arzneistoffe in klare, höchstens opaleszierende wässrige Lösungen zu überführen, ohne die chem. Struktur der Arzneistoffe zu verändern. S. ist an die Anwesenheit eines kolloiden Systems (Assoziationskolloid; s. Kolloide) gebunden, dessen Moleküle einen amphiphilen (lyobipolaren) Charakter besitzen u. nach Ausbilden von Molekülaggregaten (Mizellen) den sonst unlösl. Stoff inkorporieren od. an ihrer Oberfläche adsorbieren (Affinität zw. Stoff u. lipophilem Anteil der Mizellen).

**Solutio** (*pl Solutiones*) *f*: Abk. Sol.; Lösung (Abk. Lsg.); flüssige homogene Zuber. als 1-Phasen-Gemisch versch. Stoffe, meist einer Flüss. (Lösungsmittel*, Solvens) u. eines Feststoffs (Solvendum), kann ggf. aber auch Flüssigkeiten od. Gase gelöst enthalten; die zu lösende Substanz kann nur bis zu einer temperaturabhängigen Maximalkonzentration (Sättigung*) vom Lösungsmittel aufgenommen werden; in Ph.Eur.6 den Flüssigen Zubereitungen zum Einnehmen u. Flüssigen Zubereitungen zur kutanen Anwendung zugeordnet; für die **Auswahl des Lösungsmittels** (Solvens) gilt die Regel, dass die Polarität des Lösungsmittels dem zu lösenden Stoff entsprechen sollte. Als Lösungsmittel werden v. a. Wasser u./od. Alkohole (Ethanol, Isopropanol) eingesetzt, gelegentl. auch Ether, Aceton, seltener fette Öle, flüssige Wachse od. flüssiges Paraffin für den externen Gebrauch. Liegen Lösungsmittel aus Alkohol-Wasser-Mischungen vor, werden zuerst die besser wasserlösl. Stoffe im reinen Wasser u. die besser alkohollösl. im Alkohol gelöst u. anschließend beide Lsg. vermischt. Ist bei Arzneibuchlösungen das Lösungsmittel nicht angegeben, ist die Lsg. eine wässrige Lösung. In vielen Fällen führt Wärmeeinwirkung zur **Verbesserung der Löslichkeit** (Vorsicht bei thermolabilen Wirkstoffen). Die Löslichkeit schwer lösl. Wirkstoffe kann in wässrigen Lösungsmitteln ggf. durch Zusatz von Lösungsvermittlern (z. B. Macrogol*-20-glycerolmonostearat) erhöht werden. Auf diese Weise sind bis zu 20 %ige wässrige Lsg. von äther. Ölen herstellbar. Grundsätzl. sind Wirkstoffe in Lsg. wesentl. anfälliger gegenüber Licht, bakteriellen, hydrolyt. u. oxidativen Einflüssen. Gelöste Wirkstoffe werden rascher resorbiert als ungelöste. **Formen: 1. echte Lösungen:** ionendisperse od. molekulardisperse Lsg., deren Teilchen kleiner als 1 nm sind; sie müssen klar sein. **2. kolloide Lösungen:** Teilchen zw. 1 µm u. 1 nm (Lyosole); **3. Mucilagines** (Schleime): viskose Lsg. von Quell- bzw. Schleimstoffen; **4.** Zu den Lsg. zählen auch Sirupi*, Arzneispiritus, Arzneiöle u. Aquae* aromaticae. Lsg. stellen häufig Zwischenstufen od. Endprodukte spezieller Arzneiformen* dar (u. a. Injektionslösungen, Infusionslösungen, Augentropfen*, radioaktive Lösungen).

**Solutio Acidi formicici spirituosa:** s. Spiritus Formicarum.

**Solutio ad desinfectionem:** Desinfektionslösung; Zusammensetzung: NRF, 45 g Isopropanol*, 30 g Propanol*, 0.5 g Isopropylmyristat*, 2.0 g 85 %iges Glycerol*, 22.5 g Wasser; **Anw.:** zur chirurg. u. hygien. Händedesinfektion. Vgl. Desinfektionsmittel.

**Solutio Adrenalini:** s. Adrenalin-Lösung.

**Solutio Adrenalini bitartarici:** s. Adrenalinhydrogentartratlösung.

**Solutio Allyli isorhodanati spirituosa:** s. Spiritus Sinapis.

**Solutio Aluminii acetico-tartarici:** s. Aluminiumacetat-tartrat-Lösung.
**Solutio Aluminii hexahydrici:** Aluminii chloridi hexahydrici solutio; Aluminiumchlorid-Hexahydrat-Lösung; Zusammensetzung: NRF, NFA, 20 g Aluminiumchlorid-Hexahydrat, 20 g Wasser, 60 g Isopropanol* (NRF) bzw. Ethanol (NFA); **Anw.:** als Antihidrotikum* bei Hyperhidrosis. Vgl. Mucilago contra hyperhidrosim.
**Solutio Ammoniae diluta:** s. Ammoniaklösung 10 %.
**Solutio Ammonii hydroxydati:** s. Ammoniaklösung 10 %.
**Solutio Ammonii hydroxydati concentrata:** s. Ammoniaklösung 26 %.
**Solutio Amyli hydrolysati:** s. Stärkesirup.
**Solutio antiseptica:** antiseptische Lösung; Zusammensetzung: NRF, 0.1 g Ethacridinlactat*, 20 g Ethanol 90 % (V/V), Wasser ad 100 g; **Anw.:** Desinfiziens bei lokalen Hauterkrankungen. Vgl. Solutio ad desinfectionem.
**Solutio Arning:** Arning solutio; Arning-Lösung; Zusammensetzung: **1.** NRF, 1.2 g Anthrarobin*, 2.4 g Ammoniumbituminosulfonat*, 2.4 g Propylenglykol*, 16.0 g Isopropanol*, Ether* n. B. (ca. 22 g); **2.** NFA, 6.0 g Ammoniumbituminosulfonat, 6.0 g 85 %iges Glycerol*, 3.0 g Anthrarobin, 40 g Ethanol, 45 g Ether; **Darst.:** **1.** NRF, Anthrarobin wird in einer Mischung von Propylenglykol, Isopropanol u. 20 g Ether ohne Erwärmen weitestgehend gelöst, Ammoniumbituminosulfonat hinzugefügt u. filtriert. Die erhaltene klare, dunkelbraune Lsg. wird mit Ether zu 40.0 g ergänzt. **2.** NFA, Anthrarobin wird mit Ethanol u. Ether geschüttelt u. 15 min stehengelassen. Anschließend wird filtriert u. mit dem mit Glycerol angeriebenen Ammoniumbituminosulfonat gemischt. **Anw.:** Pinselung bei hartnäckigen Ekzemen; Ausweichtherapeutikum bei Psoriasis; **UAW:** vereinzelt allerg. Reaktionen, Photosensibilisierung; **cave:** Nicht über längere Zeit anwenden, da karzinogene Effekte nicht auszuschließen sind; Kontakt mit Augen u. Mundschleimhaut vermeiden.
**Solutio Atropini sulfurici pro iniectione:** s. Atropinsulfat-Injektionslösung 0.1 %.
**Solutio Auri colloidalis:** s. Gold, kolloidales.
**Solutio Benzalkonii chlorati:** s. Benzalkoniumchloridlösung.
**Solutio Benzalkonii chloridi 0.1 % cum edetate:** s. Benzalkoniumchlorid-Stammlösung 0.1 %, edetathaltige.
**Solutio Bromhexini:** Bromhexini solutio; Bromhexin-Lösung; Zusammensetzung: NRF, 0.2 g Bromhexin*, 0.06 g Salzsäure 10 %, konserviertes Wasser ad 100.0 g; **Anw.:** als Expektorans*, oral od. zur Inhalation (als Aerosol) bei Bronchitiden.
**Solutio Calcii hydroxydati:** Aqua Calcariae, Calcium hydricum solutum; Calciumhydroxidlösung, Kalkwasser; Zusammensetzung: ÖAB, 1 T. Calciumhydroxid*, 104 T. gereinigtes Wasser; Gehalt 0.15–0.17 % $Ca(OH)_2$; die frühere Anw. zu Umschlägen bei Verbrennungen (Darst. von Linimentum* Calcariae), als Adstringens zur Entzündungshemmung sowie bei Hyperacidität des Magens ist wegen der starken Ätzwirkung des Calciumhydroxids obsolet.
**Solutio Calcii polysulfidi:** s. Solutio Calcii sulfurati.
**Solutio Calcii sulfurati:** Liquor Calcii sulfurati, Solutio Calcii polysulfidi, Calcium sulfuratum solutum, Calcium oxysulfuratum solutum, Calcii sulfidi solutio; Vlemingkx-Lösung, Schwefelkalklösung; Lsg. von Calciumpolysulfiden u. Calciumthiosulfat; Zusammensetzung: ÖAB, Ph.Helv., 1 T. Calciumoxid*, 2 T. gereinigter Schwefel*, 16 T. gereinigtes Wasser; Gehalt an Polysulfidschwefel: mind. 6 % (m/V); Umsetzung von Schwefel mit Calciumoxid:
$3\,CaO + 12\,S \rightarrow 2\,CaS_5 + CaS_2O_3$
Zersetzung unter dem Einfluss von $CO_2$ der Luft:
$CaS_5 + CO_2 + H_2O \rightarrow H_2S + 4\,S + CaCO_3$
Neben der Freisetzung von Schwefelwasserstoff werden Schwefel u. Calciumcarbonat abgeschieden. **Anw.:** **1.** (med.) bei Scabies* u. Hautkrankheiten, bes. Psoriasis; für Umschläge u. keratolyt. Schwefelbäder; **2.** (techn.) zur Bekämpfung des Mehltaues; **Dos.:** Bad 0.05–0.1%; Waschung 0.5–5 %.
**Solutio Camphorae oleosa:** Oleum camphoratum 10 aut 20 per centum, Oleum camphoratum forte ÖAB, starkes Campheröl DAC; ölige Campherlösung; Darst.: **1.** DAC, 20 T. Campher* werden in 80 T. mittelkettigen Triglyceriden unter Erwärmen gelöst; VZ 250–290; Gehalt: 19–21 % Campher; **2.** Ph.Helv., 10 % Campher in Erdnußöl gelöst; **3.** ÖAB, 20 % Campher in Olivenöl gelöst; mischbar mit fetten Ölen u. Fetten, flüssigem Paraffin u. Vaselin; **Anw.:** hyperämisierende Einreibungen.
**Solutio Camphorae spirituosa:** s. Spiritus camphoratus.
**Solutio Chlori:** s. Aqua chlorata.
**Solutio Cocamidopropylbetaini:** s. Cocamidopropylbetain-Lösungen.
**Solutio Cresoli saponata:** s. Sapo Cresoli.
**Solutio Cyanocobalamini[$^{57}$Co]:** s. [$^{57}$Co]Cyanocobalamin.
**Solutio Cyanocobalamini[$^{58}$Co]:** s. [$^{58}$Co]Cyanocobalamin.
**Solutio Dexpanthenoli:** s. Dexpanthenol-Lösung.
**Solutio etheris spirituosa:** s. Spiritus aethereus.
**Solutio Ferri aromatica:** Tinctura Ferri aromatica; aromatische Eisenlösung, Eisen-Elixier; Zusammensetzung: ÖAB, 10 T. Eisenzucker*, 55 T. gereinigtes Wasser, 18 T. Sirupus* simplex, 16.5 T. Ethanol, 0.1 T. Tinctura* aromatica, 0.2 T. Tinctura* Aurantii amari, 0.01 T. Vanillin; Eisengehalt: 0.28–0.32 %; braunrote Flüss., die aromat. riecht u. angenehm würzig u. süß schmeckt; **Anw.:** bei Eisenmangelanämien*; **Dos.:** 10 g.
**Solutio Ferri chlorati:** Liquor Ferri sesquichlorati; Eisen(III)-chlorid-Lösung, Ferrichloridlösung; Zusammensetzung: DAB, ÖAB, Ph.Helv., 1 T. Eisen(III)*-chlorid, 1 T. gereinigtes Wasser; Eisengehalt: 9.9–10.4 %; D. 1.277–1.287; klare, gelbbraune, geruchlose Flüss., die stark zusammenziehend schmeckt; **Anw.:** nur noch selten; äußerl. als Ätzmittel u. als Hämostatikum* (Nasenbluten) sowie zur Darst. von Gossypium* haemostaticum; früher als Styptikum bei inneren Blutungen.
**Solutio Formaldehydi:** s. Formaldehydlösung 35 %.

S

**Solutio Formaldehydi saponata:** Formaldehydi solutio saponata, Liquor Formaldehydi saponatus; Formaldehydseifenlösung; Mischung von Formaldehydlösung* 35 %, Ethanol u. Kaliseife (s. Sapo kalinus); **Zusammensetzung: 1.** EB, 78 T. KOH (50 %), 671 T. Formaldehydlösung, 200 T. Ölsäure, 50 T. Weingeist, 1 T. Lavendelöl; Gehalt: mind. 23 % Formaldehyd; **2.** ÖAB, Ph.Helv., 4 T. KOH, 5 T. Ethanol, 20 T. Rizinusöl, 58.5 T. Formaldehydlösung (Ph.Helv., 11.5 T.), 0.5 T. äther. Lavendelöl (Ph.Helv., 0.4 T.), gereinigtes Wasser ad 100 T.; Gehalt an Formaldehyd: 19–21 % (ÖAB), 3.9–4.5 % (Ph.Helv.); Gehalt an Fettsäuren: 18–20 %. Die frühere Anw. zu desinfizierenden Waschungen ist obsolet.

**Solutio Glycerolii trinitrici:** s. Solutio Nitroglyceroli spirituosa.

**Solutio hypoiodosa:** s. Iod-Iodatlösung.

**Solutio Iodi aquosa:** s. Iodlösung, wässrige.

**Solutio Iodi iodica:** s. Iod-Iodatlösung.

**Solutio Iodi spirituosa:** s. Iodlösung, alkoholische.

**Solutio Kalii acetici:** Liquor Kalii acetici; Kaliumacetatlösung; Zusammensetzung: DAB, ÖAB, 60 T. Essigsäure*, ca. 24 T. Kaliumcarbonat*, gereinigtes Wasser n. B.; Gehalt an Kaliumacetat*: 33–35 %; klare, farblose Flüss., die höchstens schwach nach Essigsäure riecht u. salzig schmeckt; die frühere Anw. als Diuretikum* ist obsolet.

**Solutio Kalii hydroxydati:** s. Kalilauge.

**Solutio Kalii hydroxydati diluta:** s. Kalilauge, verdünnte.

**Solutio Kalii lactici:** Kalii lactatis solutio; Kaliumlactatlösung; Kalisalz der Milchsäure*, gelöst in Wasser; D. 1.270–1.282; $n_D^{20\,°C}$ 1.402–1.405; Gehalt: 49.0–51.0 %; klare, farblose Flüss.; **Anw.:** zur Herst. der einmolaren Kaliumlactatlösung, s. Solutio Kalii lactici monomolaris.

**Solutio Kalii lactici monomolaris:** Kalii lactatis solutio monomolaris; einmolare Kaliumlactatlösung; Zusammensetzung: DAC, 66 g Kaliumhydroxid*, 100 g Milchsäure*, Aqua* ad iniectabilia ad 1000 mL; 0.98–1.02 mol (entsprechen 125.6–130.8 g Kaliumlactat pro Liter bzw. mind. 11.9–12.4 % (m/m) Kaliumlactat); Lsg. ist hyperton.; eine 1.97 %ige (m/V) Lsg. ist blutisotonisch. **Anw.:** zur Behandlung von Acidosen bei gleichzeitigem Kaliummangel; **Dos.:** individuell nach Schwere des Falles (Kontrolle des pH-Wertes des Blutes u. des Kaliumspiegels).

S

**Solutio Kalii silicici:** s. Kaliumsilicat (Liquor Kalii silicici).

**Solutio Lactulosi:** s. Lactulose-Lösung.

**Solutio Lugoli:** s. Iodlösung, wässrige.

**Solutio Natrii chlorati composita Ringer:** s. Ringer-Lösung.

**Solutio Natrii chlorati isotonica:** Solutio Natrii chlorati physiologica, Natrii chloridi solutio infundibilis 9 g/L, isotonische Natriumchloridlösung; blutisotonische Natriumchloridlösung, physiologische Kochsalzlösung; Zusammensetzung: DAC, ÖAB, Ph.Helv., 0.9 g Natriumchlorid*, Aqua* ad iniectabilia ad 100 mL; Gehalt an NaCl: 0.855–0.945 % (m/V); die Lsg. ist nur physik. isoton., nicht physiol., daher wurde die Lsg. verbessert: s. Ringer-Lösung. Physiol. Kochsalzlösung darf nur keimfrei, völlig klar und v. a. frei von Schwebstoffen (die meist aus dem Glas stammen) abgegeben werden. **Anw.:** Injektionen, Infusionen (i. v. od. s. c.), Klistiere; bei Kollaps, großen Flüssigkeitsverlusten (Cholera), Blutungen nach Operationen.

**Solutio Natrii chlorati physiologica:** s. Solutio Natrii chlorati isotonica.

**Solutio Natrii citrici composita:** zusammengesetzte Natriumcitratlösung; ÖAB: 0.47 g Citronensäure-Monohydrat, 1.3 g tertiäres Natriumcitrat, 2.5 g wasserfreie Glucose ad iniectabilia, Aqua ad iniectabilia ad 100 mL. **Anw.:** Stabilisatorlösung für Frischblut zur Hemmung der Blutgerinnung. Vgl. ACD-Stabilisatorlösung.

**Solutio Natrii hydroxydati concentrata:** s. Natronlauge, konzentrierte.

**Solutio Natrii hydroxydati diluta:** s. Natronlauge, verdünnte.

**Solutio Natrii iodohippuratici:** s. Natrium [$^{123}$I]iodhippurat.

**Solutio Natrii lactici:** s. Natriumlactatlösung.

**Solutio Natrii lactici composita:** s. Natriumlactatlösung, zusammengesetzte.

**Solutio Natrii lactici concentrata:** s. Natriumlactatlösung, konzentrierte.

**Solutio Natrii lactici isotonica:** s. Natriumlactatlösung, blutisotonische.

**Solutio Natrii lactici monomolaris:** s. Natriumlactatlösung, einmolare.

**Solutiones ad haemocolaturam haemodiacolaturamque:** s. Hämofiltrations- und Hämodiafiltrationslösung.

**Solutiones ad haemodialysim:** s. Hämodialyselösung.

**Solutiones ad peritonealem dialysim:** s. Peritonealdialyselösung.

**Solutiones anticoagulantes et sanguinem humanum conservantes:** s. Stabilisatoren.

**Solutiones ophthalmicae:** s. Augenwässer.

**Solutiones orales:** s. Mixturae.

**Solutiones pro lentibus ophthalmicis:** s. Kontaktlinsenpflegemittel.

**Solutio Nitroglycerini:** s. Solutio Nitroglyceroli spirituosa.

**Solutio Nitroglyceroli spirituosa:** Glyceroli trinitratis solutio spirituosa, Nitroglycerinum solutum, Solutio Nitroglycerini, Solutio Glycerolii trinitrici; alkoholische Nitroglycerinlösung, alkoholische Glyceroltrinitratlösung, Nitroglycerinspiritus, Glonoinum; DAC, 1 %ige (m/m) Lsg. von Glyceroltrinitrat* in Ethanol 90 %, (ÖAB, Ethanol 96%); Gehalt: 0.98–1.02 % Glycerolnitrat; klare, farblose, leicht entflammbare Flüss.; **Anw.:** bei Angina-pectoris-Anfällen u. arterieller Hypertonie (gefäßerweiternd u. blutdrucksenkend); **UAW:** häufig Kopfschmerz sowie vorübergehende Rötungen (Flush-Erscheinungen) an Hals u. Kopf; **Dos.:** Tropfen u. Gelatinekapseln; 0.05–0.10 g perlingual (1 g ca. 65 Tr.); EMD 0.1 g, TMD 0.4 g; **cave:** sehr vorsichtig lagern.

**Solutio Oxytocini concentrata:** s. Oxytocin-Lösung, konzentrierte.

**Solutio physiologica Ringer:** s. Ringer-Lösung.

**Solutio Picis Lithanthracis:** s. Liquor Carbonis detergens.

**Solutio Polyvidoni-Iodi:** Polyvidoni-Iodi-solutio, Solutio Polyvinylpyrrolidoni-Iodi; Polyvidon-Iod-Lösung; Zusammensetzung: DAC, NRF, 10 g Polyvidon-Iod (s. Povidon-Iod), 3.32 g Natriummonohydrogenphosphat-Dodecahydrat, 0.84 g wasserfreie Citronensäure, gereinigtes Wasser ad 100 g; Gehalt: 0.83–1.2 % verfügbares Iod sowie 0.41–0.66 % Iodid; Lagerung: max. 1 Jahr nach Herstellung; **Anw.:** unverdünnt zur Haut- u. Schleimhautdesinfektion, bei Hautverletzungen u. Verbrennungen. Vgl. Desinfektionsmittel.

**Solutio Polyvinylpyrrolidoni-Iodi:** s. Solutio Polyvidoni-Iodi.

**Solutio Saponis kalini spirituosa:** s. Spiritus Saponis kalini.

**Solutio Saponis spirituosa:** s. Spiritus saponatus.

**Solutio Theophyllini-Ethylendiamini pro iniectione:** s. Theophyllin-Ethylendiamin.

**Solutio zinco-cuprica composita:** Aqua zinco-cuprica; Kupferzink-Lösung; Darst.: Ph.Helv., 0.1 T. Kupfer(II)*-sulfat, 0.4 T. Zinksulfat*, 1.0 T. Kampferspiritus (s. Spiritus camphoratus), 98.5 T. Wasser; **Anw.:** als Dermatikum bei Ekzemen, Hautausschlägen.

**solutus** (lat.): f: soluta, n: solutum; gelöst.

**solv.:** Abk. für **solve***.

**Solvatation:** Solvation; Bez. für die Wechselwirkungen zw. polaren Lösungsmittelmolekülen u. den Teilchen (polare Moleküle od. Ionen) eines gelösten Stoffes, die dazu führen, dass die gelösten Teilchen unter Freiwerden von Energie u. unter Ausbildung von Ion-Dipol-Bindungen od. Wasserstoffbrücken von den Lösungsmittelmolekülen eingehüllt werden; geht in manchen Fällen mit einer Volumenkontraktion einher. Liegt als Lösungsmittel Wasser vor, spricht man von **Hydratation** (Hydration).

**Solvate, kristalline:** s. Kristallsolvate.

**Solvay-Verfahren:** s. Natriumcarbonat.

**solve** (lat.): Abk. solv.; (auf Rezepten) löse; **solvetur:** es werde gelöst.

**Solvendum:** Bez. für die Substanz, die in einer Flüss. (Menstruum) zur Lösung (Solutio*) gelangt; vgl. Lösungsmittel.

**Solvens:** s. Lösungsmittel.

**Solvens-Detergens-Verfahren:** s. Virusinaktivierungsverfahren.

**Solvent-disposition-Verfahren:** s. Nanosuspensionen.

**solvetur:** s. solve.

**Solvolyse:** Zers. eines gelösten Stoffes durch chem. Reaktion mit dem Lösungsmittel*.

**Soma** (gr.): Körper; **somatogen:** im Körper (neu) entstanden; **somatisch:** körperlich.

**Somali-Myrrhe:** s. Commiphora molmol (Myrrha).

**somatisch:** s. Soma.

**Somatogamie:** geschlechtl. Fortpflanzung, der weder die Ausbildung von Gametangien* noch von Gameten* vorausgeht, sondern die unter Verschmelzung von Körperzellen stattfindet; charakterist. für Basidiomycota (s. Pilze).

**somatogen:** s. Soma.

**Somatoliberin:** **1.** (engl.) *growth hormone releasing hormone (Abk. GHRH, GRH)*; Somatotropin-Releasing-Hormon (Abk. SRH); (physiol.) aus dem Hypothalamus* freigesetztes Releasing*-Hormon aus 44 Aminosäuren, das Biosynthese u. Sekretion von Somatropin* stimuliert; Gegenspieler: Somatostatin*. Vgl. Releasing-Hormone. **2.** (pharmak.) CAS-Nr. 83930-13-6; $C_{215}H_{358}N_{72}O_{66}S$; $M_r$ 5039.7; synthet. Somatoliberin; **Ind.:** Diagnostikum zur Überprüfung der somatotropen Partialfunktion des Hypophysenvorderlappens. Vgl. Sermorelin.

**Somatologie:** Lehre von den allg. Eigenschaften des menschl. Körpers.

**Somatomedine:** s. IGF.

**Somatostatin** (INN): **1.** (engl.) *somatropin release inhibiting factor (Abk. SRIF), growth inhibiting hormone (Abk. GIH)*; (physiol.) aus Hypothalamus*, D-Zellen der Langerhans*-Inseln u. Schleimhaut des Magens, Duodenums u. Jejunums freigesetztes Releasing*-Hormon; **Grundstruktur:** cycl. Peptid aus 28 (S-28) bzw. 14 Aminosäuren (S-14), das durch zellspezif. Prozessierung eines 10 kD-Vorläufer-S. mit 92 Aminosäuren entsteht; **Wirk.:** vermittelt über zellmembranäre G-Protein-gekoppelte S.-Rezeptorfamilie SSTR1–5; hemmt die Ausschüttung von Somatropin*, Glucagon*, Insulin*, Thyrotrophin*, Corticotropin*, Gastrin* u. Cholecystokinin*; Gegenspieler: Somatoliberin*; **2.** Somatostatinum Ph.Eur.6; (pharmak.) CAS-Nr. 38916-34-6; $C_{76}H_{104}N_{18}O_{19}S_2$ (s. Abb.); $M_r$ 1637.92; Hämostatikum*; **Ind.:** akute Blutung aus Ösophagusvarizen, schwere akute Gastroduodenalulkusblutung, Akromegalie*, Inselzelltumor; **WW:** Pentetrazol (verstärkt); Blutglucosekontrolle, evtl. Insulin geben; wiederholte Gaben innerhalb von 6 Monaten unterlassen (Sensibilisierung); **UAW:** initial passagerer Blutglucoseabfall, Blutglucoseanstieg nach 2–3 h; bei zu rascher Injektion Brechreiz u. Hitzegefühl; **Dos.:** Bolus 3.5 µg/kg KG in 1 mL NaCl-Lsg. langsam i. v., dann Infusion 3.5 µg/kg KG/h, Infusionsdauer 2–14 d; HWZ 1.1–3.0 min; Somatostatin-Analoga: Octreotid*, Lanreotid*. Gebräuchl. ist auch Somatostatinacetat.

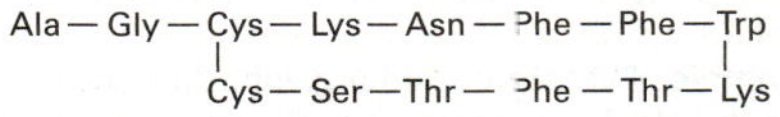


**Somatostatin**

**Somatotropin:** s. Somatropin.

**Somatropin** (INN): **1.** (engl.) *human growth hormone (Abk. HGH), growth hormone (Abk. GH)*; Somatotropin, Somatotrophin, somatotropes Hormon (Abk. STH); menschliches Wachstumshormon; im Hypophysenvorderlappen gebildetes artspezif. Proteohormon aus 191 Aminosäuren; Tagesproduktion des Erwachsenen ca. 4 mg; **Regulation:** Somatoliberin* stimuliert Synthese u. Abgabe von S.; Somatostatin* hemmt die Ausschüttung von S.; Steigerung der Freisetzung bei Hypoglykämie, erhöhtem Aminosäure- u. Glucagonspiegel sowie im Schlaf; Verminderung durch Glucose u. Hydrocortison*; **Wirk.:** Wirksamkeit ist streng artspezifisch; u. a. **a)** Steigerung der hepat. Synthese u. Sekretion von IGF*-I u. IGFBP-3 (Abk. für engl. insulin-like growth factor binding protein-3); **b)** Anregung der Proteinbiosynthese; **c)** Hemmung der Lipidsynthese; **d)** Ausschüttung von Glucagon, Erhöhung der Blutglucosekonzentration durch insulin-antagonist. Wirkung, Steigerung

S

der Gluconeogenese* in der Leber; **e)** Überproduktion (z. B. durch Hypophysenadenom) führt beim Heranwachsenden zum proportionierten Hochwuchs, beim Erwachsenen zu Akromegalie*; **f)** bei S.-Mangel proportionierter Kleinwuchs. Vgl. Wachstumsfaktoren. **2.** Somatropinum Ph.Eur.6; CAS-Nr. 12629-01-5; $C_{990}H_{1528}N_{262}O_{300}S_7$; $M_r$ 22 125; gentechn. hergestelltes, dem menschl. Wachstumshormon entspr. Protein, das den Arzneibuchvorschriften über DNA*-rekombinationstechnisch hergestellte Produkte entsprechen muss; lösl. in Wasser; **Ind.:** hypophysärer Kleinwuchs; **Kontraind.:** Diabetes mellitus, Akromegalie; **WW:** Glucocorticoide u. Mangel an Schilddrüsenhormonen vermindern die Wirk.; niedrige Plasmakonzentrationen von durch CYP3A4 metabolisierten Substanzen (z. B. Sexualsteroide, Corticosteroide, Antikonvulsiva, Ciclosporin); **UAW:** Wasserretention, lokale Reaktionen, Karpaltunnelsyndrom, Parästhesie, steife Extremitäten, Arthralgie, Myalgie, periphere Ödeme, selten Diabetes mellitus Typ 2; **Dos.:** parenteral i. m. 2–3 × 4 IE/7 d.

**Somatropin-Lösung zur Herstellung von Zubereitungen:** Somatropinum solutio ad praeparationem; Ph.Eur.4 (in Ph.Eur.6 nicht enthalten), Lsg. eines Proteins, das die Struktur von Somatropin* hat; kann Hilfsstoffe (z. B. Puffersubstanzen) enthalten; muss den Arzneibuchvorschriften über DNA*-rekombinationstechnisch hergestellte Produkte entsprechen. Vgl. Somatropin zur Injektion.

**Somatropinum solutio ad praeparationem:** s. Somatropin-Lösung zur Herstellung von Zubereitungen.

**Somatropin zur Injektion:** Somatropinum ad injectabilium; Ph.Eur.6; gefriergetrocknete, sterile Zuber. eines Proteins, das aus 191 Aminosäuren aufgebaut ist u. die Struktur des vom Menschen gebildeten Wachstumshormons (Somatropin*) besitzt; Lagerung bei 2–8 °C; muss den Arzneibuchvorschriften über Parenteralia u. DNA*-rekombinationstechnisch hergestellte Produkte entsprechen.

S

**Sommelet-Reaktion:** Bildung von Aldehyden* aus Arylalkylhalogeniden durch Erhitzen mit Hexamethylentetramin (Methenamin*) in wässrigem Alkohol* od. verd. Essigsäure*; die Reaktion verläuft über ein quartäres Ammoniumsalz*; z. B. entsteht aus Benzylchlorid Benzaldehyd* (s. Abb.).

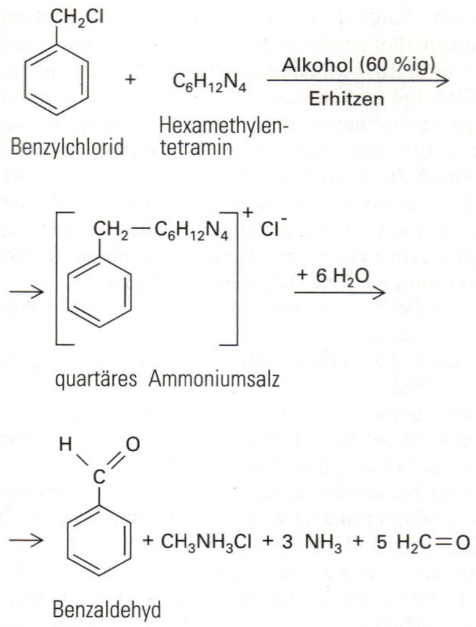


**Sommelet-Reaktion:** Bildung von Benzaldehyd als Beispiel

**Sommereiche:** s. Quercus robur.

**Sommerlinde:** s. Tilia cordata (T. platyphyllos).

**Sommersprossen:** s. Ephelides.

**Sommersprossenmittel:** depigmentierende Wirkstoffe enthaltende Mittel; **Wirkstoffe:** z. B. **1.** Hydrochinone* wie Monobenzon* (außer Handel); vermindern die Synthese von Melaninen*; normal pigmentierte Haut wird prakt. nicht beeinflusst; **2.** S. mit fragl. Wirkung: Peroxide*, Ascorbinsäure (Vitamin* C), Gurkenmilch.

**Somnifera:** s. Schlafmittel.

**Somnolenz:** Form der quantitativen Bewusstseinsstörung*; schläfriger Zustand, aus dem der Betroffene aber durch äußere Reize noch zu wecken ist; **Vork.:** bei akuten hirnorgan. Störungen.

**Sonde:** **1.** röhrenförmiges, starres od. flexibles Instrument aus Metall od. Kunststoff (Polyurethan, Kautschuk); **Anw.:** zum Einführen in Körperhohlräume zwecks Untersuchung, Ernährung od. Entleerung, mit kurzer od. langer Verweildauer (Verweilsonden); **Einteilung:** (nach Lage) **a)** nasogastrale S. (Magen-S., Gastroduodenal-S.); **b)** nasojejunale S.; **c)** perkutane endoskop. Gastrostomie-S. (Kurzbez. PEG-S., durch die Bauchdecke in den Magen); vgl. Ernährung, enterale; **d)** perkutane endoskop. Jejunostomie-S. (Dünndarmsonde). Außerdem werden Ösophaguskompressions-Sonden (dreilumige Doppelballonsonden) zur Blutstillung bei Ösophagus- od. Magenfundusvarizen eingesetzt. **2.** Molekül, das eingesetzt wird, um nach einem bestimmten Gen*, Genprodukt od. Protein* zu suchen; das radioaktiv od. chem. markierte Molekül bindet spezif. an eine bestimmte Nucleotidsequenz in der Ziel-DNA od. -RNA bzw. an ein charakterist. Strukturmerkmal des Zielproteins (s. DNA-Sonde). **3.** Molekül, das eingesetzt wird, um eine bestimmte zelluläre Umgebung anzuzeigen; S. dieser Klasse werden unterteilt in Elektronenspinresonanzsonden (Abk. ESR-Sonden) u. Fluoreszenzpolarisationssonden, die jeweils in biol. Membranen eingebaut werden, um ein Maß für deren Fluidität zu erhalten.

**Sonnenblume:** s. Helianthus annuus.

**Sonnenblume, Knollige:** s. Helianthus tuberosus.

**Sonnenblumenkerne:** s. Helianthus annuus (Fructus Helianthi annui).

**Sonnenblumenöl, raffiniertes:** s. Helianthus annuus (Helianthi annui oleum raffinatum).

**Sonnengeflecht:** s. Plexus.

**Sonnenhut, Bleicher:** s. Echinacea pallida.

**Sonnenhut, Roter:** s. Echinacea purpurea.

**Sonnenhut, Schmalblättriger:** s. Echinacea angustifolia.

**Sonnenhutwurzel, Rote:** s. Echinacea angustifolia (Echinaceae angustifoliae radix).

**Sonnenkraut:** s. Drosera rotundifolia (Droserae herba).

**Sonnenröschen, Kanadisches:** s. Helianthemum canadense.

**Sonnenschein-Reagenz:** s. Phosphormolybdänsäure.

**Sonnenschutzpräparate:** Mittel, welche die Haut vor der schädigenden Einwirkung intensiver Sonnenbestrahlung (Sonnenbrand) durch Reflexion od. Absorption von Strahlung schützen; **Zuber.**: Im Handel sind z. B. wässrige, alkohol., ölige Lösungen, Emulsionen u. Lotionen, Cremes, Fettstifte, Gele u. Aerosol-Schaumcremes. **Inhaltsst.**: absorbierende Lichtschutzsubstanzen* od. reflektierende anorgan. Substanzen wie Zinkoxid*, Titandioxid*, Calciumcarbonat; spezielle Zusätze: z. B. Duftstoffe, Repellents*, Gerbstoffe*, entzündungshemmende Stoffe u. Pflanzenauszüge, Vitamine (z. B. Vitamin E) u. Feuchthaltemittel*; die Wirksamkeit wird durch den Lichtschutzfaktor* angegeben u. hängt von der Art u. Konz. der enthaltenen Schutzstoffe, der Schichtdicke des aufgetragenen Präparats, der Art der galen. Zuber. und anderen Faktoren ab.

**Sonnenstich:** s. Insolation.

**Sonnentau:** **1.** Rundblättriger S.: s. Drosera rotundifolia; **2.** Afrikan. S.: s. Drosera ramentacea; **3.** Langblättriger S. (Drosera anglica Huds., Drosera longifolia L.), Mittlerer S. (Drosera intermedia Hayne, Drosera longifolia auct. non L.), Drosera burmannii Vahl., Drosera peltata Sm. in Willd.; s. Drosera rotundifolia (Hinweis).

**Sonnentaukraut:** **1.** s. Drosera rotundifolia (Droserae herba); **2.** s. Drosera ramentacea (Herba Droserae ramentaceae).

**Sonolumineszenz:** durch Ultraschall angeregte Leuchterscheinung; vgl. Lumineszenz.

**Soor:** Bez. für die Beläge (Pilzkolonien) auf der Haut u./od. auf den Schleimhäuten bei Candidose*.

**Soor-Gel:** Zusammensetzung: NFA, 0.002 T. Dequaliniumchlorid*, 0.60 T. Hydroxyethylcellulose*, destilliertes Wasser ad 20 T.; **Darst.**: Hydroxyethylcellulose wird in 17.4 g heißem destilliertem Wasser dispergiert. Anschließend werden 2.0 g einer Dequaliniumchlorid-Stammlösung (1 : 1000) zugefügt; bis zur vollständigen Quellung (mind. 3 Std.) stehenlassen. **Anw.**: bei Soor, Stomatitis aphtosa u. anderen Mund- u. Racheninfektionen; **Dos.**: Säuglinge 3–4 × tägl. ein erbsengroßes Stück auf den Sauger streichen; Erwachsene u. Kinder 3–4 × tägl. ca. 1 cm Gel (aus der Tube) im Mund gleichmäßig verteilen.

**SOP:** Abk. für (engl.) *standard **o**perating **p**rocedure;* dokumentierte Verfahrensanweisung; wesentl. Merkmale von SOPs sind die schriftl. Form, die Datierung u. die Genehmigung durch die entspr. leitende Einrichtung; s. Studie, klinische.

**Sophorae flavescentis radix:** s. Sophora flavescens.

**Sophora flavescens** Ait.: (chines.) Ku shen; Schnurbaumwurzel; Fam. Fabaceae (Leguminosae); Asien, China; Stpfl. von **Sophorae flavescentis radix:** Wurzeldroge der TCM*; **Inhaltsst.**: in der Droge Chinolizidinalkaloide*, u. a. Matrin, Oxymatrin u. Sophocarpin (nach Chines. Arzneibuch muss der Alkaloidgehalt mind. 2 % betragen); ferner Flavonoide*, z. B. Kushenol A–O, sowie Saponine*; **Wirk.**: Matrin wirkt antiulzerogen u. antiasthmat.; Matrin, Oxymatrin u. Sophocarpin zeigen zytostat. Wirk. bei bestimmten Tumorzelllinien (vgl. Zytostatika); **Anw.**: in der TCM als Diuretikum*, bei Diarrhö, gastrointestinalen Hämorrhagien u. Ekzemen.

**Sophora japonica** L.: Japanischer Schnurbaum; Fam. Fabaceae (Leguminosae); Ostasien; Stpfl. von **Flores Sophorae:** Gemmae Sophorae, Schnurbaumknospen, Pagodenbaumknospen, Natalkörner; **Inhaltsst.**: bis 30 % Rutosid*; in Blättern u. Stängeln bis 4.4 % Rutosid u. Chinolizidinalkaloide* wie Cytisin*; in den Früchten die Isoflavonglykoside Sophorabiosid (Genistein-4′-glucosidorhamosid), Sophoricosid (Genistein-4′-glucosid) u. Genistein*; **Anw.**: (techn.) industrielle Herst. von Rutosid*.

**Sophora pachycarpa** C.A. Mey: Fam. Fabaceae (Leguminosae); Mittelasien; **Inhaltsst.**: Chinolizidinalkaloide*, z. B. D-Spartein (Pachycarpin), Sophoramin, Aloperin; **Anw.**: **1.** (volkstüml.) bei Arterienentzündungen u. Muskelerkrankungen; **2.** (techn.) zur Gew. der Alkaloide*.

**Sophorin:** s. Cytisin.

**Sopor:** Form der quantitativen Bewusstseinsstörung*; schlafähnl. Zustand, aus dem der Betroffene durch äußere Reize nicht mehr voll erweckbar ist; nur stärkste Stimuli (z. B. Schmerzreize) können Reaktionen (z. B. Abwehrbewegungen) auslösen.

**Sorafenib** (INN): 4-[4-[[4-Chlor-3-(trifluormethyl)phenyl]carbamoylamino]phenoxy]-*N*-methylpyridin-2-carboxamid; CAS-Nr. 284461-73-0; $C_{21}H_{16}ClF_3N_4O_3$, Strukturformel: s. Abb.; $M_r$ 464.83; Schmp. 202–204 °C (Sorafenibtosylat); logP 5.2 ± 0.6 (berechnet); Multikinasen-Inhibitor; **Wirk.**: Tyrosinkinase*-Inhibitor, Angiogenese*-Inhibitor; hemmt das Tumorzellwachstum u. die Angiogenese u. blockiert die Rezeptoren versch. Wachstumsfaktoren: VEGF*, PDGF*, KIT (Stem cell factor), RET (Glia cell-line derived neutrophic factor) sowie die Serin/Threonin-Kinase RAF; **Ind.**: fortgeschrittenes Nierenkarzinom (nach Versagen von od. Nichteignung für Interferon-alfa- od. Interleukin-2-basierte Ther.); Leberzellkarzinom; **Kontraind.**: schwere Leberfunktionsstörung (Child-Pugh C); **WW**: u. a. Antacida, CYP3A4- u. VGT1A9-Induktoren; **UAW**: Hautreaktionen, Hypophosphatämie, Diarrhö, Übelkeit,

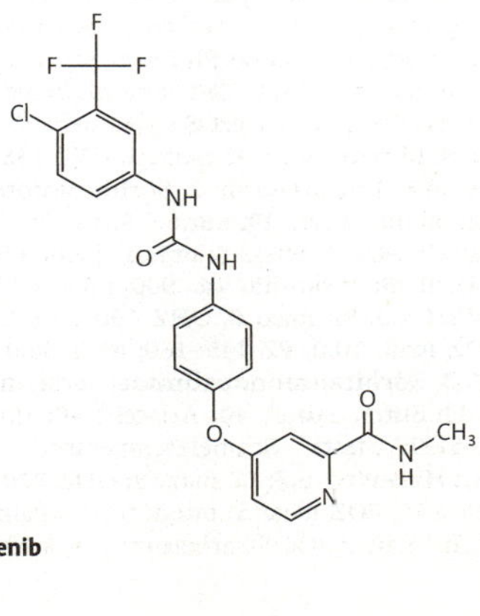


**Sorafenib**

S

Erbrechen, Exanthem, Alopezie, Hand-Fuß-Syndrom, Pruritus, Erythem, trockene Haut, arterielle Hypertonie, Müdigkeit, Ulzerationen u. ggf. Perforation der Speiseröhre u. des Magen-Darm-Trakts; **Dos.:** p. o. 2×400 mg/d. Gebräuchl. ist auch Sorafenibtosylat.

**Sorbens:** aufnehmender Stoff; Überbegriff für Adsorbens* u. Absorbens*.

**Sorbide:** Ether des Sorbitols* (Furanderivate).

**Sorbinsäure:** Acidum sorbicum Ph.Eur.6, Acidum sorbinicum; (2*E*,4*E*)-2,4-Hexadiensäure; CAS-Nr. 110-44-1; $C_6H_8O_2$, Strukturformel: s. Abb.; $M_r$ 112.12; $pK_S$ 4.76; $n_D^{20\,°C}$ 1.024; Schmp. 134.5 °C; weiße Kristalle; leicht lösl. in Ethanol u. Ether, lösl. in heißem Wasser, sehr schwer lösl. in kaltem Wasser; wasserdampfflüchtig; natürl. z. B. in Vogelbeeren (Sorbus* aucuparia); **Anw.:** Lebensmittelzusatzstoff* E 200; als Konservierungsmittel von Früchten, Margarine, Backwaren, Käse, Zuckerlösungen; optimaler pH-Wert liegt bei ca. 4.5, wirksam auch bei höheren pH-Werten bis 6.5; S. u. ihre K-Salze werden als physiol. unbedenkl. Konservierungsmittel (0.05–0.2 %) gegen Mikroorganismen (vorwiegend Schimmelpilze) in pharmaz. u. kosmet. Präparaten eingesetzt; vgl. Konservierung. Cave: nicht zur Konservierung von Augentropfen geeignet.

$$CH_3—CH{=}CH—CH{=}CH—COOH$$

**Sorbinsäure**

**Sorbit:** s. Sorbitol.

**Sorbitan:** s. Sorbitol; Sorbitanfettsäureester.

**Sorbitanfettsäureester:** Fettsäuresorbitanester, Span®, Arlacel®; Mischungen partieller Fettsäureester (Mono-, Sesqui- od. Triester) des Sorbitols* u. seiner Anhydride (Sorbitan u. Sorbid) mit einer je nach Sorte versch. Fettsäure; flüssig od. fest; in Wasser unlösl., in flüssigen Kohlenwasserstoffen u. fetten Ölen mehr od. weniger gut lösl.; **Inkomp.:** s. Wollwachs (Wollwachsalkohole); **Anw.:** gut verträgl., prakt. reizlose u. sehr wenig tox. Produkte für die kutane u. perorale Verwendung; nichtionogene Emulgatoren* (W/O); auch als lipophile Stabilisatoren in Komplexemulgatoren zur Herst. von O/W-Cremes; Netzmittel u. Solubilisatoren für hydrophile Arzneistoffe in lipophilen Systemen; bes. gereinigte Spans® sind die Arlacels®, die vor allem für perorale Zuber. als Emulgator* geeignet sind. **Vertreter: 1. Sorbitanmonolaurat:** Sorbitani lauras Ph.Eur.6, Span® 20, Arlacel® 20; CAS-Nr. 1338-39-2; bräunl. gelbe Flüssigkeit; D. 0.98; HLB-Wert 8.6; SZ max. 7, OHZ 330–358, IZ max. 10, POZ max. 5.0, VZ 158–170; 40.0–60.0 % Laurinsäure*; **2. Sorbitanmonooleat:** Sorbitani oleas Ph.Eur.6, Span® 80, Arlacel® 80; CAS-Nr. 1338-43-8; bräunl. gelbe Flüssigkeit; D. 0.99; Viskosität ca. 900 mPa · s (25 °C); HLB-Wert 4.3; SZ max. 8, OHZ 190–210, IZ 62–76, POZ max. 10.0, VZ 145–160; 65.0–88.0 % Ölsäure*; **3. Sorbitanmonopalmitat:** Sorbitani palmitas Ph.Eur.6, Span® 40, Arlacel® 40; CAS-Nr. 26266-57-9; fest; Schmelztemperatur 44.0–51.0 °C; HLB-Wert 6.7; SZ max. 8, OHZ 270–305, VZ 140–155, POZ max. 5; mind. 92.0 % Palmitinsäure* u. max. 6.0 % Stearinsäure*; **4. Sorbitanmonostearat:** Sorbitani stearas Ph.Eur.6, Span® 60, Arlacel® 60; CAS-Nr. 1338-41-6; fest; Schmelztemperatur 50–60 °C; HLB-Wert 4.7; SZ max. 10, OHZ 235–260, VZ 147–157, POZ max. 5; Typ I: hergestellt aus Stearinsäure 50, Typ II: aus Stearinsäure 70; **5. Sorbitantrioleat:** Sorbitani trioleas Ph.Eur.6, Span® 85, Arlacel® 85; CAS-Nr. 26266-58-0; flüssig (≥25 °C); D. 0.98; HLB-Wert 1.8, Viskosität bei 25 °C ca. 220 mPa · s; SZ max. 16, OHZ 55–75, IZ 76–90, VZ 170–190, POZ max. 10; 65.0–88.0 % Ölsäure; lösl. in Toluol, Testbenzin, Mineralöl, Erdnußöl u. Paraffinöl, in der Wärme lösl. in Ethanol, unlösl. in Wasser u. Ethylenglykol, in Wasser teilweise dispergierbar (200 ppm); evtl. Zusatz eines Antioxidans; **6. Sorbitantristearat:** Span® 65, Arlacel® 65; CAS-Nr. 26658-19-5; DAC; fest; HLB-Wert 2.1; SZ max. 15, OHZ 66–80, VZ 176–188; **7. Sorbitansesquioleat:** Sorbitani sesquioleas Ph.Eur.6; Sorbitanum sesquioleylatum, Arlacel® 83, Arlacel® C; Herst.: Veresterung von 2 Mol Sorbitol u./od. seiner Anhydride mit 3 Mol Ölsäure; evtl. Antioxidans-Zusatz; flüssig (≥25 °C); D. ca. 0.99; Viskosität (25 °C) 1000–1400 mP · s; Wassergehalt max. 1 %; Flammpunkt 150 °C; HLB-Wert 3.7; SZ max. 16, VZ 145–166, OHZ 180–215, IZ 70–95, POZ max. 10; 65.0–88.0 % Ölsäure.

**Sorbitol:** Sorbitolum Ph.Eur., D-Sorbitol, D-Sorbit, D-Glucitol, D-Glucit, L-Gulitol, L-Gulit; CAS-Nr. 50-70-4; $C_6H_{14}O_6$; $M_r$ 182.17; Schmp. 97–98 °C (Modifikation I; 4 weitere, tiefer schmelzende, unterschiedl. hygroskop. Modifikationen); D. 1.48 (Modifikation I), $[\alpha]_D^{20\,°C}$ +4.0°–7.0° (c = 10 in Wasser, mit einem Zusatz von 6.4 g Natriumtetraborat); bis zu 83 % in Wasser lösl.; lösl. in 90 %igem Ethanol in der Wärme, in Glycerol, Methanol u. Essigsäure; wenig lösl. in Chloroform, Aceton, Ether, kaltem Ethanol, Isopropanol, Butanol, Cyclohexanol u. Phenol; Viskosität einer 70 %igen Lsg.: 110 mPa · s (25 °C); hygroskop. Punkt 71.5 % (25 °C); Sorbitol nimmt bei 70 % relativer Luftfeuchtigkeit ca. 30 % Wasser auf u. verflüssigt sich bei 84 % relativer Luftfeuchtigkeit innerhalb von 24 h; weißes, krist., süß schmeckendes, hygroskop. Pulver, Süßungsgrad 0.5–0.6 (Saccharose: 1); $C_6$-Zuckeralkohol, isomer mit Mannitol; durch Zusatz flüssiger Macrogole* unter Rühren wird eine 70 %ige S.-Lösung zu einer wachsartigen wasserlösl. Masse (Schmp. 35–40 °C); wässrige Lsg. bei Abwesenheit von Katalysatoren gegenüber Luftsauerstoff stabil; in niedrigen Konz. Nährboden für Mikroorganismen; durch Erhitzen in Gegenwart saurer Katalysatoren kommt es unter intramolekularer Wasserabspaltung zur Bildung von inneren Ethern, von denen das 1,4-Sorbitan nach partieller Veresterung mit Fettsäuren u. Umsetzung mit Ethylenoxid als Lösungsvermittler u. Emulgator verwendet wird (s. Abb.); s. Polysorbate; Sorbitanfettsäureester; **Vork.:** im Pflanzenreich weit verbreitet; natürl. in vielen Früchten, bes. in Vogelbeeren (s. Sorbus aucuparia); **Wirk.:** in größeren Mengen laxierend; **Inkomp.:** mit Metall-Ionen, speziell im stark sauren u. stark alkal. Bereich (Komplexbildung); **Anw.: 1.** wegen seiner guten Verträglichkeit Süßmittel für Diabetiker; **2.** (chem.) Ausgangsprodukt für die Ascorbinsäu-

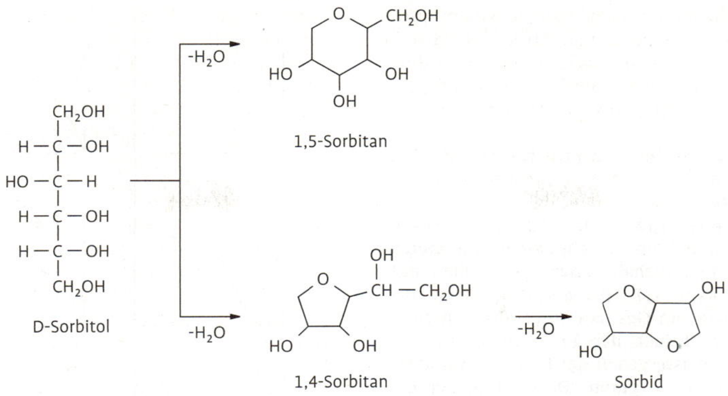


Anhydride des Sorbitols

**Sorbitol:** S. u. Derivate

resynthese (s. Sorbose); **3.** (lebensmitteltechn.) Lebensmittelzusatzstoff* E 420; Frischhaltemittel u. Weichmacher für Süßwaren; **4.** (pharmaz.) verhindert das Auskristallisieren von Zucker in Sirupen bei der Lagerung; für feste Arzneiformen Füll- u. Bindemittel speziell für Kautabletten, wegen der starken Hygroskopizität Verw. eingeschränkt; in Gelatinekapseln Weichmacher anstelle von Glycerol; für flüssige u. halbfeste Arzneiformen zur Erhöhung od. Abrundung des Geschmacks, als Süßstoff, Ersatz für Glycerol (in konz. Lsg.); Feuchthalter in pharmaz. u. kosmetischen Cremes; Vehikel für parenterale Lsg. (5.48 %ige Lsg. isoosmot. mit dem Serum); Lösungsvermittler z. B. für Steroidinjektionen. **Kristallisierende Sorbitollösung 70 %:** Sorbitolum liquidum cristallisabile (Ph.Eur.); wässrige Lsg. mit einem Gehalt von 68.0–72.0 %; farblos, klar u. sirupartig; mischbar mit Wasser. **Nicht kristallisierende Sorbitollösung 70 %:** Sorbitolum liquidum non cristallisabile (Ph.Eur.); wässrige Lsg. eines hydrierten, partiellen Hydrolysats von Stärke (s. Amylum) mit 68.0–72.0 % wasserfreier Substanz; farblos, klar u. sirupartig; mischbar mit Wasser. **Sorbitol-Infusionslösungen u. Sorbitol-Injektionslösung:** DAC; Sorbitoli solutiones infundibiles u. iniectabiles. **Sorbitolum liquidum partim deshydricum:** Lsg. von partiell dehydratisiertem Sorbitol.

**Sorbitollösung 70 %, kristallisierende:** s. Sorbitol.

**Sorbitollösung 70 %, nicht kristallisierende:** s. Sorbitol.

**Sorbitolum liquidum cristallisabile:** s. Sorbitol (kristallisierende Sorbitollösung 70 %).

**Sorbitolum liquidum non cristallisabile:** s. Sorbitol (nicht kristallisierende Sorbitollösung 70 %).

**Sorbitolum liquidum partim deshydricum:** s. Sorbitol.

**Sorbose:** L-Sorbose; $C_6H_{12}O_6$, Strukturformel: s. Abb.; $M_r$ 180.16; Schmp. 162 °C; $[\alpha]_D^{20\,°C}$ –42.9°; **Vork.:** natürl. in bestimmten Pflanzensäften, z. B. in Vogelbeeren (s. Sorbus aucuparia); ein Zwischenprodukt bei der Synthese von Ascorbinsäure (Vitamin* C): S. wird durch Gluconobacter oxydans

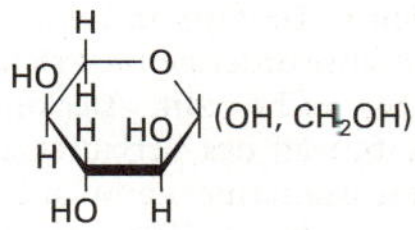


**Sorbose:** Sorbopyranose

regiospezifisch zu L-Sorbose dehydriert, die dann in Ascorbinsäure überführt wird.

**Sorbus aucuparia** L.: Pyrus aucuparia (L.) Gaertn.; Eberesche, Vogelbeerbaum; Fam. Rosaceae; Europa, kultiviert in Nordamerika; Subspecies: S. aucuparia ssp. aucuparia u. S. aucuparia ssp. moravia (Dipp.) A. Löve, Mährische (Süße) Vogelbeere (mit vielen Sorten); Stpfl. von **Fructus Sorbi aucupariae:** Baccae Sorbi, Fructus Sorborum, Sorbi fructus; Vogelbeeren, Drosselbeeren, Ebereschenbeeren; **Inhaltsst.:** in frischen Früchten ca. 0.04 % Parasorbinsäure (5-Hydroxy-hex-2-en-säure-lacton, $C_6H_8O_2$), die beim Trocknen od. Kochen zu Sorbinsäure* abgebaut wird u. genuin als Glykosid Parasorbid vorliegt; ferner Sorbitol*, Sorbose*, ca. 1 % Pektin*, der Farbstoff Sorbusin (Carotinoidgemisch), Äpfelsäure, Zucker, Gerbstoffe (Sorbitansäure), Vitamin* C (in der frischen Frucht 60–110 mg/100 g), im Samen etwas Amygdalin*; in den Früchten der Mährischen Vogelbeere höherer Gehalt an Zucker u. geringerer Gehalt an Sorbitol u. Parasorbinsäure; **Wirk.:** Parasorbinsäure wirkt lokal reizend u. leicht laxierend; **Anw.:** (volkstüml.) z. B. bei Nierenerkrankungen, rheumat. Beschwerden, Menstruationsbeschwerden sowie als Vitamin-C-Lieferant; eingekochtes Mus (enthält keine Parasorbinsäure mehr) bei Diarrhö; die frischen Früchte zur Herstellung von Marmelade u. ä.; zur Likörherstellung.

**Soredium** *(pl Soredien) n:* (bot.) Fortpflanzungseinheit von Flechten (s. Lichenes), besteht aus einigen Cyanobakterien- od. Grünalgenzellen, die von Pilzhyphen umgeben werden.

**Sorghum bicolor** (L.) Moench: Andropogon sorghum, Cymbopogon sorghum, Sorghum vulgare Pers.; Durrha-Durrha, Kaffernhirse, Mohrenhirse,

S

Milokorn, Negerkorn; Fam. Poaceae (Gramineae); heim. in Indien, kultiviert in Afrika, im Mittelmeergebiet; Hirseart, die im Nährwert etwa dem Mais entspricht (ca. 70 % Stärke, 10 % Eiweiß, 2–4 % Zucker, 3 % Fett); **Anw.:** Viehfutter u. Lebensmittel.

**Sorption:** übergeordneter Begriff für Adsorption*, Physisorption*, Absorption*, Chemisorption* u. Kapillarkondensation*.

**Sorptionsisostere:** graph. Darstellung der versch. Luftzustände, die im Gleichgewicht mit einem konstanten Wassergehalt in der Probe stehen; mit ihrer Hilfe kann z. B. die Sorptionswärme bestimmt werden. Im Ggs. zur Sorptionsisotherme* ist der Wassergehalt der Probe konstant, die Temp. u. der Wassergehalt der Luft sind variabel.

**Sorptionsisotherme:** graph. Darstellung der gegenseitigen Abhängigkeit der im Gleichgewicht ad- od. absorbierten Mengen u. des Partialdrucks der Komponenten (z. B. Wasser) in der Gasphase (bzw. der Gleichgewichtskonzentration der Substanz in der Lösung) bei konstanter Temperatur; zw. Absorption u. Desorption besteht eine Hysterese* (Adsorptionsisotherme lässt sich mit Desorptionsisotherme nicht zur Deckung bringen; s. Abb. 1). Aufgrund des Verlaufes einer Wasserdampfsorptionsisotherme kann auf die Art der Wassersorption (z. B. Kapillarkondensation*, Hydratbildung, Einschicht- od. Mehrschichtadsorption) rückgeschlossen werden (s. Abb. 2).

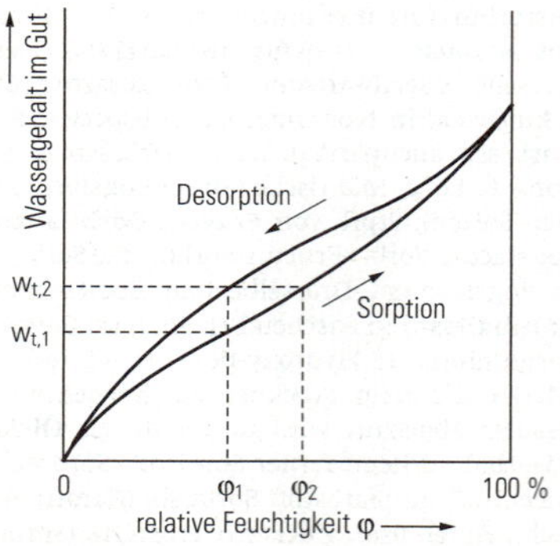


**Sorptionsisotherme** Abb. 1: Hysterese bei Wasserdampfsorptionsisothermen

**Sorptionsmittel:** s. Adsorbens.

**Sorptiv:** Stoff, der gebunden wird; nicht nur an der Oberfläche.

**Sorus** *(pl Sori) n*: Sporangienhäufchen der Farne; vgl. Sporangium.

**Sotalol** (INN): 4′-(1-Hydroxy-2-isopropylaminoethyl)methansulfonanilid; CAS-Nr. 3930-20-9; $C_{12}H_{20}N_2O_3S$, Strukturformel: s. Beta-Rezeptoren-Blocker (Abb. 2 dort); $M_r$ 272.36; **Wirk.:** Antiarrhythmikum* Klasse II u. III; nichtselektiver Beta*-Rezeptoren-Blocker; ähnl. Propranolol*; **Ind.:** tachykarde ventrikuläre u. supraventrikuläre Herzrhythmusstörungen; **Dos.:** p. o. 2×80 mg/d, langsam erhöhen bis zur optimalen Wirk.; HWZ 4.8 h. Gebräuchl. ist auch Sotalolhydrochlorid.

**Souchong:** s. Camellia sinensis (Schwarztee).

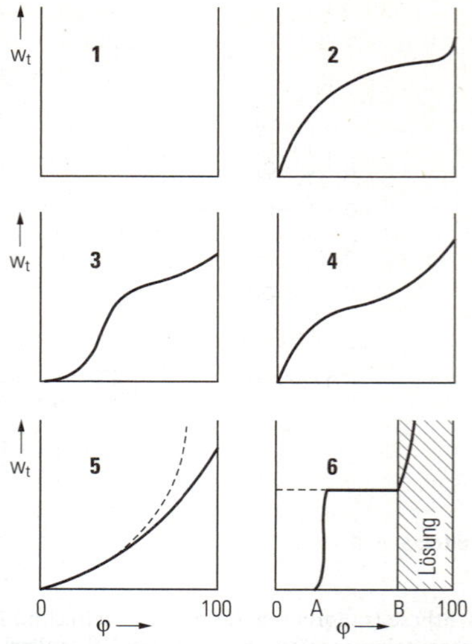


**Sorptionsisotherme** Abb. 2: versch. Typen von Wasserdampfsorptionsisothermen; φ: relative Feuchtigkeit; 1: nicht hygroskopische Stoffe; 2: Sorption erfolgt an bevorzugten Stellen; 3: reine Kapillarkondensation; 4: Überlagerung von 2 u. 3; 5: hydrophile Polymere; 6: hydratbildende, wasserlösliche Stoffe

**Southern-Blotting-Methode:** Methode für den Nachw. von DNA-Fragmenten; **Prinzip:** elektrophoret. Trennung von DNA* (s. Elektrophorese), anschließende Übertragung (Blotting; s. Blot) auf eine Matrix (z. B. Membran aus Cellulosenitrat*) u. nachfolgende Hybridisierung; **Anw.:** genom. Blots, Zoo-Blots, Phagenkartierungen; **Gesch.:** Die Methode wurde 1971 von E. Southern eingeführt.

**Soxhlet-Extraktionsapparat:** s. Extrahieren.

**Sozialpharmazie:** untersucht Beziehungen, die Arzt, Apotheker u. Patient untereinander u. zum Arzneimittel eingehen, u. ordnet sie in soziale u. ökonom. Zusammenhänge ein; z. B. wird i. R. der S. die Bevölkerung über einen verantwortl. Arzneimittelkonsum u. über Risiken bei der Anw. von Arzneimitteln aufgeklärt. Hierzu werden von Behörden u. Institutionen im Gesundheitsbereich Daten ermittelt, analysiert u. daraus resultierend z. B. gezielte Informationsveranstaltungen über Drogenmissbrauch an Schulen od. Schlafmittelgebrauch in Altenheimen durchgeführt.

**Sozialversicherung:** In Deutschland enthält das Sozialgesetzbuch die Bestimmungen zur Sozialversicherung, die aus 5 Versicherungszweigen besteht; **Krankenversicherung:** deckt im Krankheitsfall Risiken durch Übernahme von Behandlungskosten u. Verdienstausfall ab, ferner Regelleistungen, u. a. Früherkennungsuntersuchungen, Vorsorgeuntersuchungen, Mutterschaftshilfe, Familienhilfe, Schwangerschaftsabbruch sowie subsidiäre Leistungspflicht bei Rehabilitation. Versicherungspflichtig sind alle in der Ausbildung befindl. Personen (Auszubildende, Studenten), Arbeiter u. Angestellte (letztere, sofern ihr Jahreseinkommen unter der Beitragsbemessungsgrenze liegt) sowie Rentner, Arbeitslose, die Arbeitslosengeld od. -hilfe beziehen, u. bestimmte Gruppen selbständiger Unternehmer. Träger der Gesetzlichen Krankenversicherung sind die Allgemeinen Ortskrankenkassen (AOK), Betriebskrankenkassen, Innungskrankenkassen, Landwirtschaftlichen Krankenkassen, Seekrankenkasse, Bundesknappschaft sowie die Ersatzkassen. **Unfallversicherung:** wird von den Berufsgenossenschaften getragen. Sie übernimmt bei Arbeitsunfällen, Wegeunfällen u. Berufskrankheiten u. a. die Zahlung der Behandlungskosten, Rehabilitationskosten u. Renten. Die Beiträge zur S. werden mit Ausnahme der Unfallversicherung zu jeweils 50 % von Arbeitgebern u. Arbeitnehmern getragen. Die Beiträge zur Unfallversicherung gehen ausschließl. zu Lasten des Arbeitgebers. **Rentenversicherung:** Pflichtversicherung für alle Arbeiter, Angestellten u. Auszubildenden. Träger sind die Deutsche* Rentenversicherung Bund sowie die Landesversicherungsanstalten für die Arbeiterrentenversicherung. Die Rentenversicherung dient der finanziellen Absicherung bei verminderter Erwerbsfähigkeit u. im Alter. Für die Apotheker übernehmen die Versorgungswerke die Aufgaben der Deutschen Rentenversicherung Bund. **Arbeitslosenversicherung:** ist für die Deckung von mit der Arbeitslosigkeit verbundenen Kosten wie Arbeitsvermittlung, Zahlung von Arbeitslosengeld bzw. -hilfe, Kurzarbeitergeld etc. zuständig. Pflichtversichert sind alle Angestellten u. Arbeiter. Träger ist die Bundesagentur für Arbeit in Nürnberg. **Pflegeversicherung:** wurde 1995 zur Abdeckung der Kosten im Pflegefall geschaffen; jeder Bürger ist, ob gesetzl. od. privat krankenversichert, Mitglied der Pflegeversicherung; die Leistungen können sowohl bei häusl. als auch bei stationärer Pflege in Anspruch genommen werden; die rechtl. Regelung der Pflegeversicherung findet sich im Sozialgesetzbuch XI. Die Leistungen zu einer häusl. od. stationären Pflege werden nur auf Antrag gewährleistet. Begutachtet wird dieser durch den Medizinischen Dienst der Kassen (Abk. MDK). Dieser stellt die Pflegebedürftigkeit u. den speziellen Grad (3 Pflegestufen) fest; die Einordnung erfolgt gemessen an dem Hilfebedarf in 2 Bereichen: **1.** Hilfebedarf bei Verrichtungen in den Bereichen Körperpflege (Grundpflege: Waschen, Duschen, Baden, Zahnpflege, Kämmen, Rasieren, Hilfe bei Harnblasen- u. Darmentleerung, Ernährung u. Mobilität); **2.** Hilfebedarf in Bereichen der hauswirtschaftl. Versorgung muss in allen Pflegestufen mehrfach in der Woche erforderl. sein. **Pflegestufe I:** Erhebl. pflegebedürftig ist, wer wenigstens 2 Verrichtungen in einem dieser Bereiche mind. 1-mal tägl. benötigt. Hauswirtschaftl. Hilfe wird mehrfach in der Woche benötigt. Der Bedarf für die Grundpflege u. hauswirtschaftl. Versorgung muss pro Tag 1.5 Stunden betragen. Auf die Grundpflege müssen dabei mehr als 45 Minuten entfallen. **Pflegestufe II:** Schwerpflegebedürftig ist, wer mind. 3-mal tägl. Hilfe in den Bereichen Körperpflege, Ernährung u. Mobilität zu verschiedenen Tageszeiten benötigt. Auch in dieser Pflegestufe ist hauswirtschaftl. Hilfe mehrmals in der Woche nötig. Pro Tag beträgt die Versorgung in der Hauswirtschaft u. Grundpflege mind. 3 Stunden, wobei auf die Grundpflege 2 Stunden entfallen müssen. **Pflegestufe III:** Schwerstpflegebedürftig ist, wer tägl. rund um die Uhr u. auch nachts der Hilfe bedarf. Mehrfach in der Woche muss hauswirtschaftl. Hilfe geleistet werden. Mind. 5 Stunden betragen Grundpflege u. hauswirtschaftl. Versorgung; auf die Grundpflege entfallen hier mind. 4 Stunden. Die Pflegeversicherung zieht die häusl. Pflege der stationären Versorgung vor. Die Pflegebedürftigen erhalten dazu Sachleistungen od. Geldleistungen je nach Pflegestufe. Geldleistungen werden gezahlt, wenn der Pflegebedürftige die erforderl. Versorgung eigenverantwortl. sicherstellt. Angehörige od. Freunde können für ihre Dienste (z. B. Hilfe bei der Grundpflege od. gemeinsamer Einkauf) entlohnt werden. Sachleistungen dienen dazu, die häusl. Pflege durch einen Pflegedienst sicherzustellen. Geld- u. Sachleistungen können auch kombiniert werden. Seit dem Inkrafttreten der Pflegereform 2008 können auch Menschen mit Demenz, geistiger Behinderung od. psychischer Störung, die krankheitsbedingt einen erhöhten Betreuungsbedarf haben, Leistungen aus der Pflegeversicherung erhalten.

**Sozoiodol-Kalium:** s. Kalium, diiodparaphenolsulfonsaures.

**Sozoiodol-Quecksilber:** s. Quecksilberoxid, diiodparaphenolsulfonsaures.

**Sozoiodolsäure:** Acidum sozoiodolicum, Acidum diiodparaphenolsulfonicum; 3,5-Diiod-4-hydroxybenzolsulfonsäure; $C_6H_2I_2(OH)SO_3H \cdot 3\,H_2O$; $M_r$ 425.95; farblose, nadelförmige Kristalle; leicht lösl. in Wasser, Ethanol, Glycerol; die frühere med. Anw. als Antiseptikum* ist obsolet.

**Sozoiodolzink:** s. Zink, diiodparaphenolsulfonsaures.

**Sozolsäure:** Acidum phenolsulfonicum; *o*-Phenolsulfonsäure; CAS-Nr. 609-46-1; $C_6H_6O_4S$; $M_r$ 174.17; farblose Flüss.; die frühere med. Anw. (innerl. wie Salicylsäure*, äußerl. als Antiseptikum*) ist obsolet.

**Spacer** (engl. Abstandhalter): **1.** (biol.) DNA-Abschnitt zw. 2 ident. Genregionen; **2.** (chem.) Molekülbestandteil, der als Abstandhalter zw. 2 funktionellen Gruppen* od. Molekülbereichen dient; **Anw.:** Herst. von Säulen für Affinitätschromatographie*, um einen Liganden besser für den an ihn bindenden Molekülteil zugänglich zu machen. **3.** (technolog.) Hilfsmittel für treibgashaltige Dosierinhalatoren* zur besseren Koordination von Auslösung des Sprühstoßes u. Inhalation; Hohlkörper, der auf das Mundstück des Inhalators gesteckt wird u. zur zwischenzeitl. Aufnahme des durch den Sprühstoß freigesetzten Aerosols* (Vo-

S

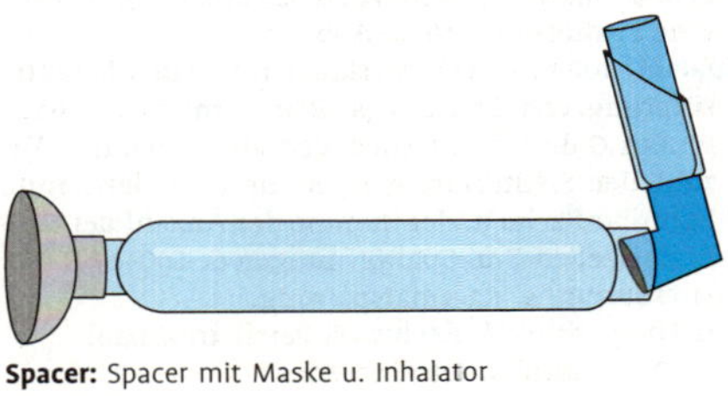

**Spacer:** Spacer mit Maske u. Inhalator

lumen von ca. 50–900 mL) dient (s. Abb.); das Aerosol wird anschließend über das Mundstück des Spacers mit od. ohne Maske inhaliert. **Nachteil:** die Größe; eine mögl. Wirkstoffablagerung im S. durch elektrostat. Einflüsse.

**Spadix:** kolbenartiger Blütenstand*, der bisweilen von einer Spatha*, einem gefärbten Hochblatt, umgeben ist; charakterist. für die Fam. Araceae*.

**Spätholz:** Herbstholz; im Laufe der Vegetationsperiode zuletzt gebildetes, also im äußeren Teil des Zuwachsrings gelegenes Holz; enthält kleine Zellen u. ist dichter als das Frühholz*.

**Spagluminsäure** (INN): *N*-(*N*-Acetyl-L-$\beta$-aspartyl)-L-glutaminsäure; CAS-Nr. 4910-46-7; $C_{11}H_{16}N_2O_8$; $M_r$ 304.25; Dipeptid; in Deutschland im Handel befindl. Antiallergikum*; in Österreich u. der Schweiz außer Handel; **Wirk.:** hemmt die Mastzellendegranulation durch Membranstabilisierung u. Hemmung der Komplementaktivierung; **Ind.:** Bindehautentzündung (lokale Anw.). Gebräuchlich ist das Magnesiumsalz.

**Spagyrik:** von Paracelsus eingeführter Begriff für eine alchemist. Arzneimittellehre; Wortkombination der gr. Vokabeln für trennen u. verbinden bzw. alchemistisch „löse u. fälle" (solve et coagula); das Wesentl. ist vom Unwesentl. mit Methoden wie Extraktion, Sublimation* u. Destillation* abzutrennen; das sog. Wesentliche soll so in Essenzen*, Spiritus u. Tinkturen enthalten sein. **Gesch.:** Die von der modernen Naturwissenschaft u. Schulmedizin nicht anerkannte S. wurde von Carl Friedrich Zimpel (1800–1878) als sog. spagyrisches Heilsystem sowie von Theodor Krauß (1864–1920) als sog. Isokomplex-Heilweise (Abk. IKH; spagyr. Zubereitungen) unter verstärkter Einbeziehung der Homöopathie* Hahnemanns weiterentwickelt.

**Spagyrika:** spagyrische Mittel; ursprüngl. Arzneimittel der Alchimisten; heute Bez. für Mittel, die auf der Basis der Spagyrik* zubereitet u. vielfach dann nach den Prinzipien der Homöopathie* weiterverarbeitet u. verordnet werden.

**Spaltbasen:** s. Racematspaltung.

**Spaltfrucht:** s. Fruchtformen.

**Spaltgas:** Gasgemisch aus Kohlenstoffmonoxid* (CO) u. Wasserstoff* ($H_2$); **Darst.:** entsteht aus Kohlenwasserstoffen (Erdgas, Erdöl) mit Wasserdampf in endothermer Reaktion. Vgl. Generatorgas; Wassergas.

**Spaltöffnungen:** Stomata; (bot.) in der Epidermis* des Blattes gelegene Öffnungen, die dem Gasaustausch dienen; gebildet durch 2 Schließzellen, die Chlorophyll enthalten; die angrenzenden Epidermiszellen, die sog. Nebenzellen, weisen für versch. Fam. charakterist. Formen u. Anordnungen auf, z. B. anomozyt., anisozyt., diazytische u. parazytische Spaltöffnungen (s. Abb.).

**Spaltöffnungsindex:** Merkmalswert zur Charakterisierung von Blättern (s. Blatt); entspricht nach Ph.Eur.6 dem 100-fachen Verhältnis zw. der Anzahl der Spaltöffnungen* S für eine bestimmte Blattoberfläche u. der Summe der Anzahl der Epidermiszellen E u. Spaltöffnungen S: $100 \cdot S/(E+S)$.

**Spaltsäuren:** s. Racematspaltung.

**Spaltung, thioklastische:** s. Fettsäureabbau.

**Span®:** s. Sorbitanfettsäureester.

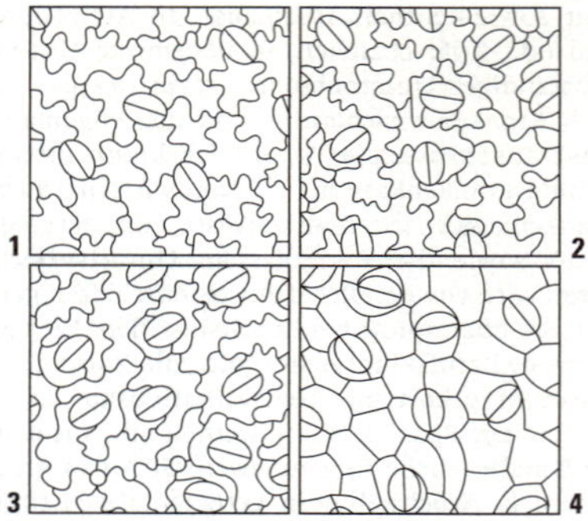


**Spaltöffnungen:** anomozytische (1), anisozytische (2), diazytische (3) u. parazytische (4) Spaltöffnungen

**Spannweite:** (engl.) *range*; (statist.) Differenz aus dem größten u. kleinsten Wert in einer Stichprobe*.

**Spansules:** mit Fett od. Wachs überzogene Pellets*.

**Sparfloxacin** (INN): *cis*-5-Amino-1-cyclopropyl-7-(3,5-dimethyl-1-piperazinyl)-6,8-difluor-1,4-dihydro-4-oxo-3-chinolincarbonsäure; CAS-Nr. 110871-86-8; $C_{19}H_{22}F_2N_4O_3$; $M_r$ 392.41; Schmp. 266–269 °C; nicht mehr im Handel befindl. Antibiotikum* (Chinolon*); **Wirk.:** insbes. gegen grampositive Erreger; früher u. a. bei Pneumonie angewendet.

**Spargel:** s. Asparagus officinalis.

**Spargelwurzel:** s. Asparagus officinalis (Rhizoma Asparagi).

**Spartein** (INN): Sparteinum, L-Spartein; Lupinidin; L-(−)-Perhydro-7,14-methanodipyrido[1,2-*a*:1′,2′-*e*][1,5]diazocin; CAS-Nr. 90-39-1; $C_{15}H_{26}N_2$, Strukturformel: s. Chinolizidinalkaloide (Abb. dort); $M_r$ 234.37; Sdp. 173 °C (1.07 kPa); wasserdampfflüchtig; $d_4^{20}$ 1.020; $n_D^{20\,°C}$ 1.5312; $\alpha_D^{21\,°C}$ −16.4° (10 g/100 mL absolutem Ethanol); $pK_{S,1}$ 2.24 (konjugierte Säure, 20 °C), $pK_{S,2}$ 9.46 (konjugierte Säure); lösl. in Wasser (1 g/325 mL), leicht lösl. in Ethanol, Chloroform, Ether; **Vork.:** natürl. z. B. in Cytisus* scoparius, Baptisia* tinctoria u. a. Fabaceae*; **Wirk.:** koronargefäßerweiternd, hemmt Erregungsbildung am Herzen, anregend auf ZNS, Atemzentrum, Darm- u. Uterusmuskulatur; **Anw.:** in der Homöopathie; früher auch allopath. bei Herzarrhythmie u. Herzinsuffizienz; HWZ 2 h. **L-Sparteinsulfat-Pentahydrat:** CAS-Nr. 6160-12-9; $C_{15}H_{28}N_2O_4S \cdot 5\,H_2O$; $M_r$ 422.5; Schmp. 136 °C (unter Zers.); Dehydratisierung bei 100 °C unter Braunwerden; pH einer Lsg. (0.05 mol/L) 3.3; lösl. in Wasser (1 g/1.1 mL), Ethanol (1 g/3 mL), fast unlösl. in Chloroform, Ether.

**D-Spartein:** s. Sophora pachycarpa.

**Spartium scoparium:** s. Cytisus scoparius (Hom.).

**Spartium tinctorium:** s. Genista tinctoria.

**Spasmolytika:** Antispasmodika; den Tonus der glatten Muskulatur (Magen-Darm-Kanal, Gefäße, Bronchien u. a.) herabsetzende Arzneimittel; **Einteilung: 1. neurotrope** S.: Parasympatholytika*; wirken durch kompetitive Verdrängung von Acetylcholin an Muscarin-Rezeptoren; verwendet werden v. a. Substanzen mit vorwiegend peripheren Wirk., z. B. *N*-Butylscopolaminiumchlorid*,

S

Trospiumchlorid*; 2. **muskulotrope** S.: papaverinartige S.; Erschlaffung der Muskulatur durch direkte Einwirkung auf die glatte Muskelzelle, z. B. Papaverin*, Moxaverin*; 3. **neurotrop-muskulotrope** S.: besitzen sowohl neurotrope (parasympatholyt.) als auch muskulotrope spasmolyt. Eigenschaften, z. B. Camylofin*; **Ind.:** Spasmen des Magen-Darm-Kanals, der Gallen- u. Harnwege u. im Bereich der weibl. Genitalorgane.

**Spasmus:** Krampf; unwillkürl. Kontraktion quergestreifter od. glatter Muskulatur; **spasmogen:** krampferzeugend; **spasmolytisch:** krampflösend. Vgl. Krämpfe.

**Spateisenstein:** s. Eisen.

**Spatha:** Blütenscheide; (bot.) Hochblatt, das einen Blütenstand* mehr od. weniger umhüllt u. meist auffallend gefärbt ist; vgl. Spadix.

**Spathum ponderosum:** s. Bariumsulfat.

**Spearmint-Öl:** s. Mentha crispa (Menthae crispae aetheroleum).

**Species:** 1. (pharmaz.) Teegemische; ÖAB, DAC, Ph.Helv., Gemenge von unzerkleinerten od. zerkleinerten Pflanzenteilen ohne od. mit Zusatz anderer Stoffe (Drogenextrakte, äther. Öle od. andere Arzneistoffe); nach DAB soll der Zerkleinerungsgrad geschnittener Drogen Siebgrößen zw. 2000 u. 4000 Maschenweite (Bez. minutim concisus, fein geschnitten) aufweisen; nach ÖAB ist der Zerkleinerungsgrad bei den Bereitungsvorschriften für die magistrale Herstellung angegeben. Feinanteile sind zu entfernen; Früchte u. Samen, die äther. Öl in Exkretbehältern im Inneren der Droge enthalten (z. B. Apiaceenfrüchte, Wacholderbeeren), sind gequetscht zu verwenden. Zusätze werden im Allg. in gelöster Form auf die Best. des Teegemisches aufgebracht (Imprägnierung) u. diese bei max. 40 °C getrocknet. Vgl. Tee. 2. s. Art.

**Species Althaeae:** Eibischtee; Zusammensetzung: ÖAB, 55 T. Eibischblätter, 25 T. Eibischwurzel, 15 T. Süßholzwurzel u. 5 T. Malvenblüten; **Anw.:** Behandlung der Mundhöhle u. des Rachenraumes; **Dos.:** ungezuckert zum Gurgeln, mehrmals tägl.; GED 1.5 g auf 1 Teetasse. Vgl. Althaea officinalis; Glycyrrhiza glabra.

**Species amaricantes:** Bittertee; Zusammensetzung: ÖAB, je 20 T. Wermutkraut, Tausendgüldenkraut u. Bitterorangenschale sowie je 10 T. Bitterkleeblätter, Kalmuswurzel, Enzianwurzel u. Ceylonzimtrinde; **Anw.:** als Amarum*; **Dos.:** GED 1.5 g auf 1 Teetasse. Vgl. Magentee; Species amaroaromaticae.

**Species amaro-aromaticae:** bitter-aromatischer Tee; Zusammensetzung: Ph.Helv.6, je 10 T. Zimtrinde, Eichenrinde, Pomeranzenschale, Pfefferminzblätter, Bitterkleeblätter, je 20 T. Wermutkraut, Kardobenediktenkraut, 10 T. Kalmuswurzel; **Anw.:** als Stomachikum*; **Dos.:** GED 2 g als Aufguss. Vgl. Magentee.

**Species anticystiticae:** Blasentee; Zusammensetzung: Ph.Helv., 25 T. Birkenblätter, 45 T. Bärentraubenblätter, 30 T. Süßholzwurzel; **Anw.:** leicht desinfizierend, spasmolyt. u. diuret.; **Dos.:** GED 3 g als Aufguss. Vgl. Species urologicae.

**Species aromaticae:** gewürzhafte Kräuter; Zusammensetzung: DAB, 2 T. fein zerschnittene Pfefferminzblätter, 2 T. fein zerschnittener Quendel, 2 T. fein zerschnittener Thymian, 2 T. fein zerschnittene Lavendelblüten, 1 T. fein zerschnittene Gewürznelken, 1 T. grob gepulverte Kubeben; **Anw.:** als Stomachikum*.

**Species carminativae:** 1. windtreibender Tee; Zusammensetzung: ÖAB, Pfefferminzblätter, Kamillenblüten, Kalmuswurzelstock u. zerstoßener Kümmel zu gleichen Teilen; **Anw.:** als Karminativum*; **Dos.:** 1.5 g auf 1 Teetasse. Vgl. Species deflatulentes. 2. blähungswidriger Tee; Zusammensetzung: Ph.Helv., 25 T. Kamillenblüten, 20 T. Pfefferminzblätter, 30 T. zerstoßener Kümmel, 15 T. Kalmuswurzel, 10 T. Baldrianwurzel; **Anw.:** als leichtes Sedativum, anregend auf Verdauungssaft-Sekretion; **Dos.:** GED 1.5 g auf 1 Teetasse. Vgl. Magen- u. Darmtee.

**Species cholagogae:** Gallentee; Zusammensetzung: ÖAB, 35 T. Löwenzahnwurzel, 25 T. Kamillenblüten, 20 T. Pfefferminzblätter, 20 T. Andornkraut; **Anw.:** als Choleretikum*; **Dos.:** GED 1.5 g auf 1 Teetasse.

**Species deflatulentes:** blähungstreibender Tee; Zusammensetzung: NRF, je 20 g Kamillenblüten, Pfefferminzblätter, Baldrianwurzel, Kümmel, Anis; bei Bedarf frisch herzustellen u. in Teebeutel abzufüllen; **Anw.:** als Karminativum*; **Dos.:** Infusum, 1 EL. Vgl. Species carminativae.

**Species diaphoreticae:** schweißtreibender Tee; Zusammensetzung: Ph.Helv., 20 T. Pfefferminzblätter, 30 T. Holunderblüten, 40 T. Lindenblüten u. 10 T. Jaborandiblätter; **Dos.:** GED 5 g als Aufguss.

**Species diureticae:** harntreibender Tee; Zusammensetzung: 1. ÖAB, grob zerschnittene Liebstöckelwurzel, Hauhechelwurzel, Süßholzwurzel u. zerstoßene Wacholderbeeren zu gleichen Teilen; 2. Ph.Helv., 10 T. Birkenblätter, 20 T. Orthosiphonblätter, 10 T. zerstoßener Anis, 25 T. Schachtelhalmkraut, 25 T. zerstoßene Wacholderbeeren, 10 T. Liebstöckelwurzel; **Dos.:** 1.5 g (ÖAB) bzw. 1.5–3 g (Ph.Helv.) auf 1 Teetasse.

**Species emollientes:** erweichende Kräuter; Zusammensetzung: DAB, Eibischblätter, Malvenblätter, Steinklee, Kamillen, Leinsamen zu gleichen Teilen; grob gepulvert; **Anw.:** zu Umschlägen u. Dampfbädern.

**Species fumales:** s. Pulvis fumalis.

**Species gelosae:** quellender Tee; Zusammensetzung: Ph.Helv., 30 T. irische Alge, 70 T. Flohsamen, 8 T. Ethanol, 2 T. Pfefferminzöl; 1 Jahr haltbar; **Anw.:** als mildes Laxans*; peristaltikanregend u. koterweichend.

**Species laxantes:** Species laxantes St. Germain; abführender Tee, Saint-Germain-Tee; Zusammensetzung: 1. DAB, 32 T. mittelfein zerschnittene Sennesblätter, 20 T. Holunderblüten, 10 T. zerquetschter Bitterer Fenchel, 10 T. zerquetschter Anis, 5 T. Kaliumtartrat, 3 T. Weinsäure, 13 T. gereinigtes Wasser; 2. ÖAB, 50 T. mittelfein zerschnittene Sennesblätter, 20 T. Holunderblüten, 5. T. Kamillenblüten, 15 T. zerquetschter Bitterer Fenchel, 6 T. Kaliumnatriumtartrat-Tetrahydrat, 4 T. Weinsäure, 8 T. gereinigtes Wasser; 3. Ph.Helv., 10 T. Holunderblüten, je 15 T. zerstoßener Anis u. Fenchel, 50 T. Sennesfrüchte, 10 T. Süßholzwurzeln; 4. NRF, 10.0 g Fenchel, 10.0 g Kamillenblüten, 20.0 g Pfefferminzblätter, 60.0 g

Sennesblätter; **Darst.:** Ein Teil der Sennesblätter wird zuerst mit der Tartratlösung u. später mit der Weinsäurelösung durchfeuchtet; nach dem Trocknen werden die restl. Sennesblätter u. die übrigen Bestandteile hinzugemischt. **Dos.:** GED 1.5–3 g als Aufguss; GED nach ÖAB 1.5 g auf 1 Teetasse. Vgl. Laxanzien; Laxanzienabusus; Cassia angustifolia.

**Species laxantes St. Germain:** s. Species laxantes.

**Species majales:** Maikurtee; Zusammensetzung: ÖAB, je 45 T. Faulbaumrinde u. Sennesblätter, 3 T. Kamillenblüten, 2 T. zerstoßener, bitterer Fenchel, je 5 T. Magnesiumsulfat*-Heptahydrat u. gereinigtes Wasser; **Anw.:** zur Förderung der Verdauung, wirkt abführend; **Dos.:** GED 1.5 g auf 1 Teetasse. Vgl. Rhamnus frangula; Cassia angustifolia.

**Species nervinae:** beruhigender Tee; Zusammensetzung: DAB, 4 T. Bitterklee, 3 T. Pfefferminzblätter, 3 T. Baldrian (s. Valeriana officinalis); grob zerschnitten.

**Species pectorales:** **1.** Brusttee; Zusammensetzung: ÖAB, 10 T. Malvenblüten, 10 T. Königskerzenblüten (s. Verbascum-Arten, Verbasci flos), 10 T. Thymianblätter, 20 T. Eibischblätter, 20 T. Eibischwurzeln, 25 T. Süßholzwurzeln, 5 T. zerstoßene Anisfrüchte; **Anw.:** sekretionsfördernd, sekretomotor. u. sekretolyt., hustenreizdämpfend bei Bronchialkatarrh; **Dos.:** 1.5 g auf 1 Teetasse. **2.** Zusammensetzung: Ph.Helv., 5 T. gelbes Katzenpfötchen (s. Helichrysum arenarium), je 10 T. Huflattichblüten, Thymian, Eibischwurzeln, Süßholz- u. Senegawurzeln, je 15 T. Königskerzenblüten, Malvenblüten u. zerstoßener Anis; **Dos.:** GED 2 g als Aufguss. Vgl. Brust- und Hustentee.

**Species pectorales cum Fructibus:** Brusttee mit Früchten; Zusammensetzung: EB, 200 T. zerquetschter Fenchel, 150 T. zerquetschter Kümmel, 100 T. grob zerschnittene Feigen, 550 T. Brusttee (s. Species pectorales).

**Species sedativae:** Nerventee, beruhigender Tee; Zusammensetzung: **1.** ÖAB, je 10 T. Melissenblätter, Pfefferminzblätter, Orangenblüten, Pomeranzenschalen, 60 T. Baldrianwurzel; **2.** Ph.Helv., 20 T. Orangenblüten, Passionsblumen, 10 T. Melissenblätter, Pfefferminzblätter, 15 T. zerstoßener Anis, 25 T. Baldrianwurzel; **Anw.:** bei Schlaflosigkeit u. leichten Erregungszuständen; **Dos.:** 1.5 g auf 1 Teetasse. Vgl. Valeriana officinalis; Passiflora incarnata.

**Species urologicae:** Blasen- u. Nierentee; Zusammensetzung: **1.** NRF, je 10 g Mateblätter, Orthosiphonblätter, je 20 g Bärentraubenblätter, Bohnenhülsen, Schachtelhalmkraut, Birkenblätter; **2.** ÖAB, je 35 T. Bärentraubenblätter u. Bruchkraut, 30 T. Birkenblätter; **Anw.:** bei leichten Harnwegsinfektionen; **Dos.:** 1.5 g auf 1 Teetasse. Vgl. Species anticystiticae.

**Specifica:** Heilmittel gegen eine bestimmte Krankheit.

**Speckstein:** s. Talk.

**SPECT:** Abk. für **S**ingle-**P**hoton-**E**missions-**C**omputer-**T**omographie; bildgebendes Verfahren der Nuklearmedizin* auf dem Prinzip der Tomographie* zur Beurteilung der von der jeweiligen Funktion abhängigen räuml. Aktivitätsverteilung in Organen od. Körperabschnitten; **Prinzip:** Dem Patienten verabreichte Tracer*, markiert mit Technetium*-99m, Iod*-123, Iod*-131, Indium*-111, senden Gammaquanten aus, die mittels rotierender od. ringförmig angeordneter Detektoren registriert u. zu 3-dimensionalen Bildern zusammengesetzt werden. Im Ggs. dazu werden bei PET* mit Koinzidenzschaltung der Detektoren die Gammaquantenpaare der Positronium-Vernichtungsstrahlung erfasst. SPECT hat ein prinzipiell schlechteres Auflösungsvermögen als PET u. eine Quantifizierung zur Bestimmung metabol. Umsatzraten ist in der Routineanwendung i. d. R. nicht möglich. **Ind.:** **1.** als eigenständige Untersuchung, z. B. zur Darstellung der Perfusion des Myokards (Myokardszintigraphie) od. des Gehirns (Hirnszintigraphie); **2.** als ergänzende Untersuchung zu einer planaren Szintigraphie (meist als regionale tomograph. Zusatzaufnahme) bei unklarem planarem Befund, z. B. in der Skelettszintigraphie.

**Spectinomycin** (INN): Actinospectacin, Aminocyclitol; 4a*β*,7*β*,9*α*-Trihydroxy-2*α*-methyl-6*β*,8*β*-bis(methylamino)-5a*β*,9a*α*,10a*β*-perhydropyrano[2,3-*b*][1,4]benzodioxin-4-on; CAS-Nr. 1695-77-8; $C_{14}H_{24}N_2O_7$, Strukturformel: s. Abb.; $M_r$ 332.35; Schmp. 184–194 °C; $[\alpha]_D^{25\,°C}$ −20°; lösl. in Wasser, Methanol, Ethanol, fast unlösl. in Aceton, org. Lösungsmitteln; $pK_S$ der konjugierten Säure 6.95, 8.70; als Tierarzneimittel im Handel befindl. Aminoglykosid*-Antibiotikum aus Kulturen von Streptomyces spectabilis; **Wirk.:** schwaches Breitband-Antibiotikum; hemmt die Proteinbiosynthese der Bakt.; früher auch als Humanarzneimittel angewendet bei Gonokokken-Infektionen.

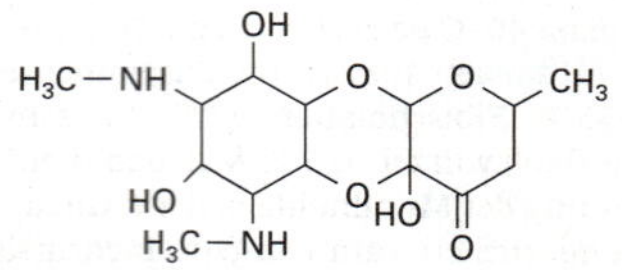


**Spectinomycin**

**Speed:** s. Amfetamin.

**Speichel** (lat. saliva): Sekret der Speicheldrüsen u. zahlreicher kleiner Drüsen in der Mundhöhle; Menge: 1–2 L/d; **Zusammensetzung:** **1.** Elektrolyte: $K^+$, $Na^+$, $Ca^{2+}$, $Cl^-$, $PO_4^{3-}$ $HCO_3^-$; **2.** Enzyme: Lysozym*, *α*-Amylase (s. Amylasen), Aprotinin*; **3.** Glykoproteine (Mucine*); **4.** Immunglobuline* (v. a. IgA); pH-Wert ca. 7; **Regulation:** erfolgt reflektorisch; Erregung des Parasympathikus* führt zu einer Sekretion von dünnflüssigem S., Erregung des Sympathikus* zur Sekretion von dickflüssigem Speichel. Mit der Speichelsekretion erfolgt die Exkretion von körpereigenen u. -fremden Stoffen, z. B. Arzneistoffe u. Viren.

**Speicheldrüsenviruskrankheit:** s. Zytomegalie.

**Speichel, künstlicher:** Zusammensetzung: NRF, 0.12 g Kaliumchlorid, 0.085 g Natriumchlorid, 0.25 g Natriummonohydrogenphosphat-Dodecahydrat, 0.015 g Calciumchlorid-Dihydrat, 0.005 g Magnesiumchlorid-Hexahydrat, 4.3 g Sorbitollösung 70 %, gereinigtes Wasser ad 100 g; evtl. auch aromatisiert; **Anw.:** zur Substitution bei Speichel-

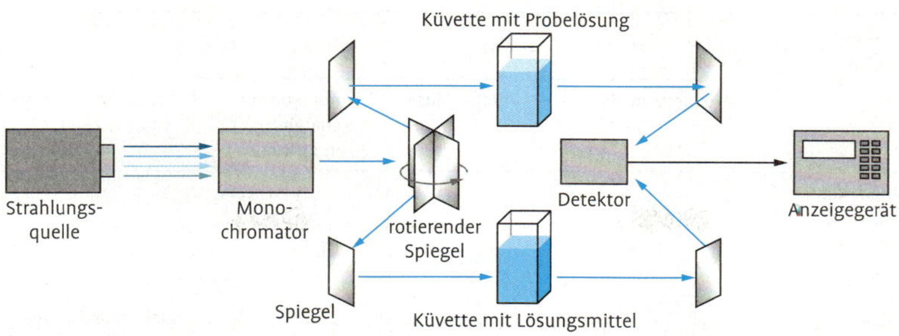


**Spektralphotometer:** Funktionsprinzip eines Zweistrahl-Spektralphotometers; rotierender Spiegel: lenkt das monochromatische Licht abwechselnd durch die Probenküvette (Küvette mit Probelösung) u. die Vergleichsküvette (Küvette mit Lösungsmittel); Detektor: registriert abwechselnd den Strahl aus der Probenküvette u. den aus der Vergleichsküvette

mangelzuständen u. zur Prüfung von sehr schnell zerfallenden Tabletten, evtl. auch Schmelztabletten.

**Speik, Echter:** s. Valeriana celtica.

**Speik, Großer:** s. Lavandula latifolia.

**Speisepilze:** s. Pilze.

**Speiseröhre:** s. Ösophagus.

**Speiseröhrenentzündung:** s. Ösophagitis.

**Speisesenf:** s. Mostardum.

**Speisesoda:** s. Natriumhydrogencarbonat.

**Speiteufel:** s. Russula emetica.

**Spektralanalyse:** einfache qualitative Form der Flammenphotometrie* mit Hilfe des Bunsenbrenners*; Messbereich auf sichtbares Licht beschränkt, da das menschl. Auge als Detektor dient. Vgl. Spektroskopie.

**Spektralphotometer:** Instrument zur Untersuchung der Absorption* von Strahlung bestimmter Wellenlänge (v. a. im UV-VIS-Bereich, Wellenlänge: 200–800 nm) durch eine Probensubstanz (Spektralphotometrie*); ermöglicht die Aufzeichnung der opt. Eigenschaften der Probe als Funktion der Wellenlänge des eingestrahlten Lichtes; **Aufbau:** Strahlungsquelle (Deuterium-Lampe für UV-Strahlung; Wolfram-Lampe für VIS-Strahlung), Monochromator (Prisma od. Gitter), Messzelle (Küvette; Quarz für UV- u. VIS-Strahlung, Glas für VIS-Strahlung; Schichtdicke 1 cm), Strahlungsdetektor (Photowiderstand, Photodiode, Photomultiplier), Registriereinrichtung (Anzeigegerät); Unterscheidung von Ein- u. Zweistrahl-Spektralphotometer; Vorteil der Zweistrahl-Spektralphotometer ist die automat. Kompensation der Absorption des Lösungsmittels. Die Strahlung wird in einen Mess- u. einen Vergleichsstrahl zerlegt u. durch Differenzbildung die Lösungsmittelabsorption kompensiert (s. Abb.). **Anw.:** Konzentrationsbestimmung einer Substanz in Lösung, Absorptionsmessungen zur Reinheitsprüfung u. Gehaltsbestimmung von Arzneistoffen. Vgl. Spektroskopie.

**Spektralphotometrie:** Messung der Strahlungsabsorption (s. Absorption) von Lsg. über einen bestimmten Spektralbereich mit Hilfe eines Spektralphotometers*; im Spektrum* der S. werden die erhaltenen Messwerte in Relation zur Wellenlänge darstellt. Vgl. Spektroskopie.

**Spektroskopie:** umfasst Methoden zur Untersuchung von Wechselwirkungen zw. elektromagnet. Strahlung u. Materie; dabei wird die Energieaufnahme od. -abgabe der Materiebausteine (Atome, Moleküle, Ionen) in Abhängigkeit von der Wellenlänge der Strahlung beobachtet u. in Form von Spektren* dokumentiert. **Grundlagen:** Elektromagnet. Strahlung breitet sich im Vakuum mit Lichtgeschwindigkeit* aus. Sie kann als sich ausbreitende Schwingung elektr. und magnet. Felder, aber auch als Strom von Teilchen (Photonen*) beschrieben werden. Entsprechend der Wellennatur dieser Strahlung kann sie durch die Frequenz $\nu$ od. die Wellenlänge $\lambda$ charakterisiert werden. Beide Größen sind mit der Lichtgeschwindigkeit c durch folgende Gleichung verknüpft:

$$c = \nu \cdot \lambda$$

Entsprechend der Teilchennatur kann man die Energie E eines Photons berechnen:

$$E = h \cdot \nu$$

$h$: Planck*-Wirkungsquantum. Bei Strahlungsabsorption können in Molekülen je nach Größe der Photonenenergie verschiedenartige Übergänge zw. Energieniveaus induziert werden (s. Tab.), deren Beobachtung durch spezielle spektroskop. Messtechniken möglich ist. **Einteilung:** Für analyt. Zwecke in Chemie u. Pharmazie wird elektromagnet. Strahlung im Frequenzbereich von $10^7$–$10^{15}$ Hz eingesetzt. Einteilung in Teilbereiche (Grenzen fließend); mit ansteigendem Energiebereich: **1.** Hochfrequenzspektroskopie: Sammelbez. für NMR*-Spektroskopie, Elektronenspinresonanz-Spektroskopie u. Mikrowellenspektroskopie; **2.** optische Spektroskopie: Sammelbez. für Infrarotspektroskopie* (Form der Schwingungsspektroskopie*), UV*-VIS-Spektroskopie inklusive chiroptische Methoden* (Form der Elektronenspektroskopie*); **3.** Gammaspektroskopie*, Röntgenspektroskopie*, Neutronenspektroskopie.

**Spektrum** (lat. spectrum Erscheinung): **1.** Intensitätsverteilung von Wellen- u. Korpuskularstrahlung in Abhängigkeit von charakterist. Eigenschaften (z. B. Wellenlänge, Frequenz, Energie, Masse); **Beispiel: a)** S. der elektromagnet. Wellen (opt. S. in der UV*-VIS-Spektroskopie, Spektralphotometrie* u. Infrarotspektroskopie*); **b)** Massenspektrum bei der Analyse einer Substanz (s. Massenspektrometrie); **c)** kontinuierl. Energiespektrum der von Radionukliden emittierten Elektronen. Vgl. Emissionsspektrum; Spektroskopie. **2.** Bereich, Auswahl; **Beispiel: a)** therapeut.

S

**Spektroskopie**
Elektromagnetisches Spektrum

| Bereich | Frequenz in Hz | Wellenlänge | Anregungsenergie in kJ/mol | Typ des Übergangs |
|---|---|---|---|---|
| γ-Strahlen, Röntgenstrahlen, kosmische Strahlen | $> 3 \cdot 10^{15}$ | $< 100$ nm | $> 1200$ | |
| Ultraviolettstrahlen (Abk. UV) | | | | |
| Vakuum-UV | $3 \cdot 10^{15} - 1.5 \cdot 10^{15}$ | 100 – 200 nm | 1200 – 600 | elektronische Übergänge |
| Quarz-UV | $1.5 \cdot 10^{15} - 8.6 \cdot 10^{15}$ | 200 – 350 nm | 600 – 343 | elektronische Übergänge |
| sichtbare Strahlen (Licht) | $8.6 \cdot 10^{15} - 3.7 \cdot 10^{14}$ | 350 – 800 nm | 343 – 50 | elektronische Übergänge |
| Infrarotstrahlen (Abk. IR) | | | | |
| nahes IR | $3.7 \cdot 10^{14} - 1.5 \cdot 10^{14}$ | 0.8 – 2.0 μm | 150 – 60 | Schwingungsübergänge (Oberschwingungen) |
| IR | $1.5 \cdot 10^{14} - 1.9 \cdot 10^{13}$ | 2 – 16 μm | 60 – 7.5 | Schwingungsübergänge |
| fernes IR | $1.9 \cdot 10^{13} - 1 \cdot 10^{11}$ | 16 – 300 μm | 7.5 – 0.4 | Schwingungsübergänge |
| Mikrowellen | $10^{10}$ | 1 cm | $4 \cdot 10^{-4}$ | Rotationsübergänge |
| Radiowellen | $10^{8}$ | cm – m | $10^{-6}$ | Elektronen- und Kernspinübergänge, gemessen als electron paramagnetic resonance (Abk. EPR) bzw. nuclear magnetic resonance (Abk. NMR) |

Wirkungsbreite; **b)** S. der diagnost. Möglichkeiten.

**Spekulum:** Spiegel; trichter-, rinnen-, spatel- od. röhrenförmiges Instrument aus Glas od. Metall zur Einführung in natürl. Körperöffnungen für med. Untersuchungen; z. B. Nasen-, Ohren-, Mund-, Scheiden-, Rektumspekulum.

**Spelzen:** (bot.) Hochblätter (s. Blatt) des Ährchens bei Gramineen (s. Poaceae); unterschieden werden Hüll-, Deck- u. Vorspelzen.

**Spelzweizen:** s. Triticum spelta.

**Spergularia rubra (L.) Pers.:** Arenaria rubra L.; Fam. Caryophyllaceae; Europa, Nordafrika, Teile Asiens, Indien, Nordamerika; Stpfl. von **Herba Arenariae rubrae:** Rotes Sandkraut; **Inhaltsst.:** Saponine* u. Harz*; **Anw.:** (volkstüml.) gegen Harnblasenkatarrh, Harn- u. Nierensteine.

**Sperma:** Semen; Samen, Samenflüssigkeit; Ejakulat des Mannes (2–6 mL), bestehend aus 20–150 Mio. Spermien* u. Sekreten von Bläschendrüse, Prostata u. Nebenhoden; D. 1.027–1.045 g/cm$^3$, pH 7–7.8; enthält u. a. Proteine, Enzyme (z. B. Pepsinogen C), anorgan. Salze, Fructose, versch. Hormone u. das Polyamin Spermin*, das sich als Zerfallsprodukt kristallin aus dem Sp. abscheidet; Hoden u. Sp. sind reich an Hyaluronidase*.

**Spermaceti:** s. Walrat.

**Spermacetöl:** s. Walrat (Oleum Cetacei).

**Spermatien:** unbewegl. männl. Keimzelle der Rotalgen* u. Rostpilze* (vgl. Pilze).

**Spermatitis:** Funikulitis; Entzündung des Samenstrangs*; **Vork.:** isoliert od. i. R. einer Orchitis* bzw. Epididymitis (Entzündung des Nebenhodens), oft als Folge einer gonorrhoischen Entzündung des Ductus deferrens (Fortsetzung des Nebenhodengangs); **Sympt.:** Schwellung u. Rötung des Samenstrangs, lokale u. in die betroffene Leiste ziehende Schmerzen, selten Begleitperitonitis; Komplikationen: Durchblutungsstörung u. Nekrose von Hoden u. Nebenhoden, Peritonitis*, Sepsis*; **Ther.:** Antibiotika i. v., bei Verdacht auf Abszedierung Freilegung des Samenstrangs in Leistengegend, Ruhigstellung, Kühlung.

**Spermatophytina:** Phanerogamen; Spermatophyten, Samenpflanzen; mit den Bryophytina* (Moospflanzen) u. den Pteridophyta* (Farnpflanzen) zu den Embryophyten gehörende Gruppe des Pflanzenreichs; zus. mit den Farnpflanzen bilden die Samenpflanzen die Gruppe der Kormophyten (Sprosspflanzen) bzw. Tracheophyten (Gefäßpflanzen). **Merkmale:** Heterosporie*, heteromorpher Generationswechsel* (großer Sporophyt, stark reduzierter Gametophyt), Blüte*, ferner Samen* als die bevorzugte Verbreitungseinheit, die aus der Samenanlage* nach der Befruchtung hervorgeht. Die Bedeutung des Samens (eine junge Pflanze im Ruhezustand) liegt im Überdauern ungünstiger Lebensbedingungen. Man unterscheidet zw. **Gymnospermen**, bei denen die Samenanlagen frei liegen u. unbedeckt sind, u. **Angiospermen**, bei denen die Samenanlagen von Fruchtblättern eingehüllt u. bedeckt sind u. die Früchte bilden.

**Spermatozoen:** s. Spermien.

**Spermatozoiden:** (bot.) männl., mit Geißeln* versehene Gameten*.
**Spermazelle:** Samenzelle; i. d. R. bewegliche männl. Keimzelle.
**Spermien:** Spermatozoen; Samenfäden; im keimbildenden Epithel der Hodenkanälchen entstehende männl. Samenzellen, die aus Kopf (Akrosom u. Zellkern), Hals, Mittelstück (mit Mitochondrien) u. Schwanz bestehen; Länge ca. 60 µm; 20 % der Sp. eines normalen Ejakulats (s. Sperma) sind unreif u. unbeweglich.
**Spermin:** Diaminopropylputrescin; $C_{10}H_{26}N_4$; Polyamin mit charakterist. Geruch, das in allen Geweben u. bes. reichl. im Sperma* enthalten ist; **Funktion:** Regulation der Zellproliferation, Stimulation der DNA- u. RNA-Synthese, Hemmung von Proteinkinasen*.
**Spermizide:** Spermien* abtötende od. deren Beweglichkeit einschränkende Substanzen; **Wirkstoffe:** z. B. Nonoxinol*; **Ind.:** allein od. zus. mit mechan. Methoden (z. B. Scheidendiaphragma) als Kontrazeptiva*. Vgl. Pearl-Index.
**Spermöl:** s. Walrat (Oleum Cetacei).
**Spermogonium** *(pl Spermogonien) n*: (bot.) krugförmiger, pustelartiger Myzelkörper (vgl. Myzel) der Rostpilze* (vgl. Pilze), der unter der Epidermis* der Blattoberseite entsteht, schließl. die Epidermis durchbricht u. in seinem Inneren Spermatien* bildet.
**Sperrbereich:** s. Strahlenschutzbereich.
**Sperrkraut:** s. Polemonium caeruleum.
**Spezialitätenverzeichnis:** s. Arzneispezialitätenverzeichnis.
**SPF:** Abk. für (engl.) ***s**un **p**rotecting **f**actor*; s. Lichtschutzfaktor.
**Sphärokolloidgerüst:** s. Gele.
**Sphärokristalle:** Partikel mit polykristalliner Struktur, die aber im Ggs. zu echten Kristallen nicht glatte, ebene Grenzflächen aufweisen, sondern eiförmige, kugelige Formen haben; Beispiel: Stärkekörner (s. Amylum).
**Sphärosomen:** rundl. Gebilde aus dem Zytoplasma (s. Protoplasma) von Pflanzenzellen mit granulärer Grundsubstanz, umgeben von einer Biomembran*; Durchmesser selten größer als 1 µm; enthalten Fett synthetisierende Enzyme* u. sind der Sitz der Lipidsynthese u. -akkumulation; können im Extremfall zu Lipidtröpfchen werden.
**Sphagnopsida:** s. Torfmoose.
**Sphagnum:** s. Torfmoose.
**S-Phase:** Kurzbez. für **S**ynthese-Phase; s. Zellzyklus.
**Spheroides rubripes:** s. Tetrodotoxin.
**Spheroidin:** s. Tetrodotoxin.
**Spheronizer®:** s. Granulieren.
**Sphingolipide:** Sphingosin* enthaltende Lipide*; **Vertreter: 1.** Sphingophospholipide (s. Phospholipide); **2.** Glykosphingolipide (s. Glykolipide).
**Sphingomyeline:** s. Phospholipide.
**Sphingophospholipide:** s. Phospholipide.
**Sphingosin:** 2-Amino-4-octadecen-1,3-diol; $M_r$ 299.48; Schmp. 67 °C; langkettiger Aminoalkohol; **Vork.:** Best. der Sphingophospholipide (s. Phospholipide) u. Glykolipide*; natürl. nicht in freier Form.
**Sphinkter:** Schließmuskel.
**Sphondin:** Pastinacin; 6-Methoxyangelicin; angulares Furanocumarin; Strukturformel: s. Furanocumarine (Abb. dort); **Vork.:** z. B. in Pastinaca* sativa u. Pimpinella* major.
**Spica:** s. Blütenstand.
**Spica celtica:** s. Valeriana celtica.
**Spiegel:** s. Augenspiegel; Spekulum.
**Spiegelbildisomere:** s. Enantiomere.
**Spiegelebene:** Symmetrieebene, σ-Ebene; jene Ebene, die ein Objekt in der Weise halbiert, dass dessen eine Hälfte mit der anderen deckungsgleich ist (s. Abb.); Symmetrieelement* 2. Klasse; in den meisten achiralen Verb. ist eine S. aufzufinden; wenn sie fehlt, ist eine Drehspiegelachse* od. ein Symmetriezentrum* vorhanden.

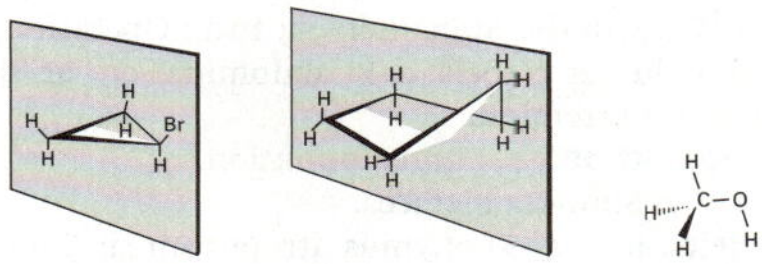

Bromcyclopropan σ-Ebene | Cyclopentan σ-Ebene | Methanol σ-Ebene

**Spiegelebene:** versch. Beispiele

**Spiegeleisen:** Roheisen (s. Eisen) mit 5–20 % Mangan*, 4–6 % Kohlenstoff* u. bis zu 1 % Silicium*.
**Spiegelglas:** s. Glas.
**Spiegelrinde:** s. Quercus robur (Quercus cortex).
**Spierblumen:** s. Filipendula ulmaria (Spiraeae flos).
**Spierkraut:** s. Filipendula ulmaria (Herba Spiraeae ulmariae).
**Spießglanzbutter:** s. Antimon(III)-chlorid (Liquor Stibii chlorati).
**Spießglanzmohr:** s. Aethiops antimonialis.
**Spigelein:** s. Spigelia anthelmia; Spigelia marilandica.
**Spigelia anthelmia** L.: Wurmkraut; Fam. Loganiaceae; Brasilien, Antillen; Stpfl. von **Herba Spigeliae:** Spigelienkraut; **Inhaltsst.:** Gerbstoffe, äther. Öl sowie das Alkaloid* Spigelein; **Anw.:** (volkstüml.) als Wurmmittel. **Hom.:** Spigelia anthelmia (HAB): getrocknetes Kraut; verordnet z. B. bei Gesichtsneuralgien u. Migräne, Herzerkrankungen.
**Spigelia marilandica** (L.) L.: Fam. Loganiaceae; südl. Nordamerika; Stpfl. von **Radix Spigeliae marilandicae:** Marylandische Spigelienwurzel; **Inhaltsst.:** das Alkaloid* Spigelein, äther. Öl, Gerbstoffe, Harz sowie Bitterstoffe; **Anw.:** (volkstüml.) als Wurmmittel.
**Spigelienkraut:** s. Spigelia anthelmia (Herba Spigeliae).
**Spiköl:** s. Lavandula latifolia (Oleum Spicae).
**Spilanthes oleracea** L.: (molekulargenet.) Acmella oleracea (L.) R.K. Jansn; Parakresse; Fam. Asteraceae (Compositae); heim. in Südamerika, kultiviert in Deutschland in Gärten; Stpfl. von **Herba Spilanthis oleraceae:** Parakressenkraut; **Inhaltsst.:** äther. Öl mit Spilanthen, Spilanthol (ein Isobutylamid, Scharfstoff, insektizid u. antimikrobiell; in Blütenköpfchen bis zu 1.2 %), Cholin*, Gerbsäuren sowie Harz; **Wirk. u. Anw.:** (med.) wegen adstringierender, antimikrobieller u. antiphlogist. Wirk. bei Zahnfleischerkrankungen.
**Spillbaum:** s. Euonymus atropurpurea.

S

**Spin:** Eigendrehimpuls von Elementarteilchen*; s. Spinquantenzahl.

**Spinacetin:** s. Flavonoide (Tab. dort).

**Spinacia oleracea** L.: Spinat (kultiviert); Fam. Amaranthaceae (früher Chenopodiaceae); Stpfl. von **Folia Spinaciae:** Spinatblätter; **Inhaltsst.:** Oxalsäure*, Saponine*, Betain* u. Vitamine; **Verw.:** als Gemüse.

**spinal** (lat. spina Dorn, Rückgrat): zur Wirbelsäule, zum Rückenmark gehörend.

**Spinalanästhesie:** veraltet Lumbalanästhesie; häufig durchgeführte Form der zentralen Leitungsanästhesie*, bei der nach Lumbalpunktion ein Lokalanästhetikum* in den spinalen Subarachnoidalraum injiziert wird; **Wirk.:** temporäre segmentale Blockade (sympathisch, sensorisch, motorisch) an den Wurzeln der Spinalnerven; **Ind.:** Operationen unterhalb des Nabels, z. B. abdominal od. an der unteren Extremität.

**Spinalpunktion:** s. Lumbalpunktion.

**Spinat:** s. Spinacia oleracea.

**Spindelbaum:** s. Euonymus atropurpurea; Euonymus europaea.

**Spindelfasern:** Gruppe von Mikrotubuli*, die sich von den Zentromeren* der Chromosomen* zu den Polen der Spindel od. von Pol zu Pol einer sich teilenden Zelle* erstrecken; vgl. Mitose.

**Spindelgifte:** s. Mitosehemmstoffe.

**Spinell:** s. Festkörperreaktionen.

**Spinhaler®:** Inhalationssystem für feinste wirkstoffhaltige Pulver ohne Verw. von Treibmitteln; **Prinzip:** Nach Einsetzen einer pulvergefüllten Kapsel (Spincaps®) in den Sp. wird diese perforiert (s. Abb.). Durch einen eingebauten Propeller, der durch den beim raschen Einatmen entstehenden Luftstrom schnell rotiert, wird das Pulver aufgewirbelt u. gelangt in der Folge in die tieferen Atemwege.

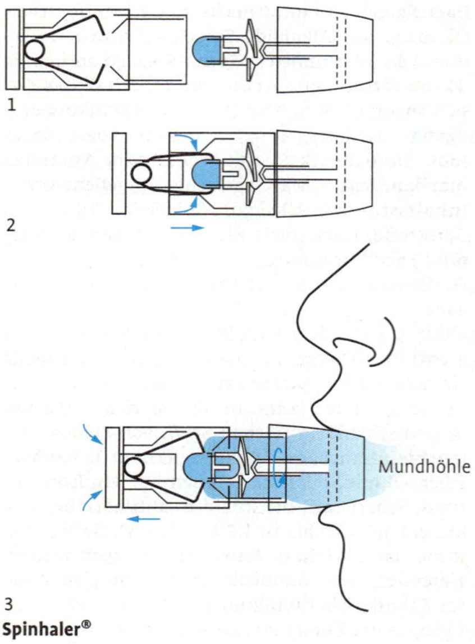


**Spinhaler®**

**Spinnen:** Araneae; zu den Arthropoden* gehörende, größte Ordnung der Spinnentiere (ca. 20 000 Arten); **Beispiel:** heilkundl. interessante Giftspinnen: Vogelspinne (s. Avicularia avicularia), Kreuzspinne (s. Araneus diadematus), Schwarze Witwe (s. Latrodectus mactans) u. Schwarze Nachtspinne (s. Araneus ixobolus); vgl. Spinnengifte.

**Spinnengifte:** ähnl. wie die Schlangengifte* zusammengesetzte Zootoxine*, denen jedoch Phospholipasen* u. hämolyt. sowie blutgerinnungshemmende Stoffe weitgehend fehlen u. die hauptsächl. als Neurotoxine* wirken; **Anw.:** v. a. in der Homöopathie*, in Form von Mazeraten*, die mit Ethanol aus den zerriebenen Tieren hergestellt werden.

**Spinochrome:** Farbstoffe der Stacheln des Seeigels.

**Spinquantenzahl:** Symbol s; erfasst den aus der Elektronenrotation resultierenden Eigendrehimpuls od. Spin; die Rotation des Elektrons* verleiht ihm die Eigenschaften eines kleinen Magneten. Dieser Magnet kann sich in einem Magnetfeld nur auf 2 Arten (parallel od. antiparallel) orientieren, d. h., die S. kann nur die Werte $\pm 1/2$ annehmen. Die Werte der S. symbolisiert man in der Kurzschreibweise durch Pfeile (↑ u. ↓), die nach den Symbolen der anderen Quantenzahlen geschrieben werden. Nach Pauli (1926) können in der Atomhülle Elektronen nicht in allen 4 Quantenzahlen (s. Orbitale) übereinstimmen; jedes Elektron muss sich von allen anderen mind. durch eine Quantenzahl unterscheiden. Im 1s-Orbital können sich 2 Elektronen befinden, die sich durch die S. unterscheiden. Da sich die magnet. Momente der beiden Elektronen kompensieren, resultiert insgesamt kein magnet. Moment. Die Spins der Elektronen sind gepaart; man spricht von Elektronenpaaren. Vgl. Hauptquantenzahl; Nebenquantenzahl; Orientierungsquantenzahl.

**Spin-Spin-Kopplung:** s. NMR-Spektroskopie.

**Spinthariskop** (gr. spinther Funke): Gerät zur Sichtbarmachung der Partikelstrahlung von radioaktiven Atomen; mit einer Vergrößerungslinse (50-fach) beobachtet man die Lichtblitze (Szintillationen*), die von auftreffenden α-Teilchen (Heliumkernen) auf einem Zinksulfid-Leuchtschirm (s. Sidot-Blende) hervorgerufen werden; mit dem S. kann man auch die Reichweite von α-Strahlen bestimmen sowie die Avogadro*-Konstante ermitteln.

**Spiraeae flos:** s. Filipendula ulmaria.

**Spiraea ulmaria:** s. Filipendula ulmaria.

**Spirale:** s. Pessar.

**Spiramycin** (INN): Spiramycinum Ph.Eur., Foromacidin; Gemisch von Makrolid*-Antibiotika aus Streptomyces ambofaciens, bestehend aus Spiramycin I (Foromacidin A; $C_{43}H_{74}N_2O_{14}$; $M_r$ 843.1; ca. 63 %), Spiramycin II (Foromacidin B; $C_{45}H_{76}N_2O_{15}$; $M_r$ 885.1; ca. 24 %) u. Spiramycin III (Foromacidin C; $C_{46}H_{78}N_2O_{15}$; $M_r$ 899.1; ca. 13%); CAS-Nr. 8025-81-8; weißes bis schwach gelbl. Pulver, schwach hygroskop.; lösl. in 50 T. Wasser, leicht lösl. in Ethanol u. Chloroform; **Wirk.:** Hemmung der Proteinsynthese der Bakt.; das Wirkungsspektrum ist mit dem des Erythromycins* vergleichbar, aber die Wirk. deutlich schwächer; 375 mg entsprechen 1.5 Mio. IE. **Ind.:** Staphylokokkeninfektionen, Infektionen des Rachens, der Mandeln, der Bronchien u. Lunge, wenn andere Antibiotika nicht anwendbar sind; akute Toxoplasmose, v. a. in der Frühschwangerschaft (Behandlungsbeginn vor der 20. SSW), sowie akute Toxoplasmose der Augen, wenn Pyrimethamin u./od. ein Sulfonamid nicht anwendbar sind; **Dos.:** p. o. 1.5(–3) g/d, verteilt auf 2–4 ED; Toxoplasmose: 2.25 g/d; HWZ 3–4 h.

**Spirane:** s. Spiroverbindungen.

**Spirapril** (INN): (8*S*)-7-{(2*S*)-2-[(1*S*)-1-Ethoxycarbonyl-3-phenylpropyl]amino-1-oxopropyl}-1,4-dithia-7-azaspiro[4,4]nonan-8-carbonsäure; CAS-Nr. 83647-97-6; $C_{22}H_{30}N_2O_5S_2$, Strukturformel: s. Abb.; $M_r$ 466.62; **Wirk.:** ACE*-Hemmer; **Ind.:** essentielle Hypertonie; **Dos.:** p. o. zu Beginn 3 mg morgens, nach frühestens 3 Wochen ggf. Dosiserhöhung auf 6 mg/d; HWZ ca. 40 h. **Spiraprilhydrochlorid:** CAS-Nr. 94841-17-5; bildet auch ein Monohydrat.

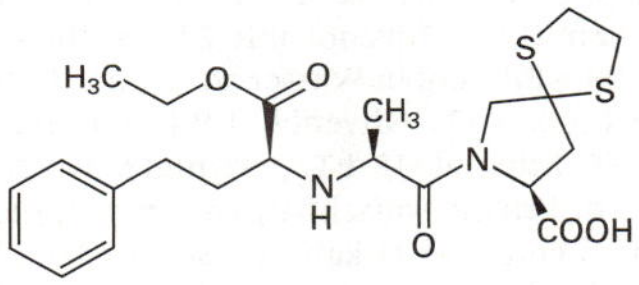

**Spirapril**

**Spirige Säure:** s. Salicylaldehyd.

**Spirillen:** Gattung gramnegativer, starrer, spiralförmiger Stäbchenbakterien (Spirillum; noch keiner Fam. zugeordnet); amphitrich begeißelt; Erreger der Spirillosen*; **Vork.:** in stagnierendem Frischwasser; Spirillum volutans nicht pathogen; Spirillum minus nicht sicher dieser Species zugeordnet.

**Spirillosen:** durch Spirillen* verursachte Krankheiten, z. B. Rattenbisskrankheit*.

**Spirituosa medicata:** arzneiliche Spirituosen; Lösungen von Arzneimitteln, die Ethanol als wesentl. Bestandteil enthalten; werden durch Mischen, Lösen od. Destillation hergestellt.

**Spirituose:** Bez. für ein alkohol. Getränk, das für den menschl. Verzehr bestimmt ist, bes. sensor. Eigenschaften aufweist u. über einen Alkoholgehalt von mind. 15 Vol% verfügt; z. B. Edelbrände, Schnäpse, Liköre sowie Rum, Brandy, Gin, Whiskey od. Wodka; Regeln für Begriffsbestimmung, Bez., Aufmachung u. Etikettierung von Sp. sowie zum Schutz geograph. Angaben für Sp. werden mit der Verordnung (EG) Nr. 110/2008 festgelegt. **Gew.:** **1.** unmittelbar durch Destillation, Mazeration od. Zusatz von Aromastoffen, Zucker, sonstigen landwirtschaftl. Erzeugnissen, Lebensmitteln zu Ethanol*, Destillaten od. Sp.; **2.** durch Mischen einer Sp. mit anderen Sp., Ethanol, Destillaten, anderen alkohol. Getränken od. anderen Getränken; Ethanol u. die Destillate sind landwirtschaftl. Ursprungs.

**Spiritus:** s. Ethanol (96 %).

**Spiritus aethereus:** Spiritus ethereus, Solutio etheris spirituosa, Spiritus sulfurico-ethereus, Aether spirituosus; Etherweingeist, Ätherweingeist, Etheralkohol, Hofmannsgeist, Hofmannstropfen; Zusammensetzung: DAC, 25.0 g Ether, 75.0 g Ethanol 90 % (V/V); enthält 66 % (V/V) Ethanol; D. 0.802–0.808; ÖAB, 1 T. Ether, 3 T. Ethanol; D. 0.785–0.790.; **Anw.:** bei Magenschmerzen; als Atemanaleptikum; **Dos.:** 30 Tropfen.

**Spiritus Ammonii:** s. Ammoniaklösung, weingeistige.

**Spiritus ammonii anisatus:** s. Ammoniaklösung, anisölhaltige.

**Spiritus Angelicae compositus:** zusammengesetzter Angelikaspiritus; Zusammensetzung: DAB, 3.2 T. Angelikaöl, 0.8 T. Baldrianöl, 1 T. Wacholderöl, 20 T. Campher, 250 T. Wasser, 725 T. Ethanol; die frühere Anw. bei Myalgien ist obsolet. Vgl. Juniperus communis; Angelica archangelica.

**Spiritus Anisi compositus:** s. Ammoniaklösung, anisölhaltige.

**Spiritus, antimykotischer:** Zusammensetzung: NFA, 3.0 T. Dichlorophen*, 1.0 T. Salicylsäure*, 1.0 T. Benzoesäure*, verd. Ethanol ad 100 T.; **Anw.:** bei Dermatomykosen, Juckreiz; **Hinweis:** gilt nach NRF als umstrittene Rezeptur; besser verträgl. Alternativen vorhanden.

**Spiritus aromatici:** aromatische Spiritus; ÖAB, Lsg. von äther. Ölen in Ethanol; vgl. Aetherolea.

**Spiritus aromaticus compositus:** s. Spiritus Melissae compositus.

**Spiritus camphoratus:** Camphorae solutio ethanolica, Solutio Camphorae spirituosa; Campherspiritus, Kampferspiritus, Camphergeist, alkoholische Campherlösung; Zusammensetzung: DAB, ÖAB, Ph.Helv., 1 T. Campher*, 7 T. Ethanol, 2 T. gereinigtes Wasser; **Darst.:** D-Campher od. racem. Campher wird in Ethanol gelöst u. das Wasser hinzugefügt. **Anw.:** antirheumat. Einreibung (hyperämisierend); früher als Analeptikum u. Kardiotonikum sowie als Antiseptikum in Gurgelwasser.

**Spiritus Citronellae compositus:** s. Spiritus Melissae compositus.

**Spiritus Cochleariae:** s. Cochlearia officinalis.

**Spiritus coloniensis:** Kölnisch Wasser, Kölnisches Wasser, Köln-Wasser; Zusammensetzung: EB, 5 T. Lavendelöl, 7 T. Orangenblütenöl, 10 T. Bergamottöl, 10 T. Citronenöl, 968 T. Ethanol.

**Spiritus contra acnem:** Akne-Spiritus; Zusammensetzung: NRF, 1.0 g Resorcin*, 1.0 g Salicylsäure*, 42 g Isopropanol*, Wasser ad 100 g; 1 Monat lang verwendbar; längere Haltbarkeit (6 Monate) durch Stabilisierung mit 0.05 % (m/V) Propylgallat* od. 0.01 % (m/V) Butylhydroxytoluol*; die frühere Anw. bei Acne vulgaris ist aufgrund der UAW von Resorcin obsolet. Alternativ kann Salicylsäure-Aknespiritus 5 %, 10 % verwendet werden. Vgl. Aknemittel.

**Spiritus denaturatus:** s. Ethanol (Sonderform).

**Spiritus dilutus:** Aethanolum dilutum; verdünnter Alkohol, verdünnter Weingeist; ÖAB, Gehalt an wasserfreiem Ethanol* 60–71 Vol%.

**Spiritus Dzondii:** s. Ammoniaklösung, weingeistige.

**Spiritus e Saccharo:** Rum; aus Zuckerrohrmelasse u. anderen Rückständen der Zuckerrohrfabrikation (Schaum, Skimmings) hauptsächl. auf Jamaica, Martinique u. Kuba gewonnener Trinkbranntwein; das Originaldestillat enthält 70–80 % Alkohol u. ist mit Zuckercouleur gefärbt. Rumverschnitt ist mit Weingeist u. Wasser vermischter Rum. Kunstrum ist eine Mischung von Weingeist,

Wasser u. Rumessenz (z. B. mit Buttersäureethylester*, Ameisensäureethylester*); Gehalt: mind. 38 % Ethanol. Vgl. Saccharose.

**Spiritus ethereus:** s. Spiritus aethereus.

**Spiritus e Vino:** Weinbrand; Herst.: ÖAB, Destillation aus vergorener Traubenmaische bzw. aus Wein; Gehalt: mind. 38 % (V/V) Ethanol.

**Spiritus Formicarum:** Solutio Acidi formicici spirituosa; Ameisenspiritus, Ameisengeist, alkoholische Ameisensäurelösung; Zusammensetzung: DAB, 1 T. Ameisensäure*, 14 T. Ethanol, 5 T. Wasser; Gehalt: ca. 1.25 % Ameisensäure; ÖAB, 1 T. Ameisensäure, 13 T. Ethanol, 6 T. gereinigtes Wasser; Gehalt: ca. 1.30 % Ameisensäure; **Anw.**: hyperämisierendes Mittel zum Einreiben.

**Spiritus Frumenti:** Getreidebranntwein; Whisky.

**Spiritus homoeopathicus:** 45 %iges Ethanol* (Prozent V/V).

**Spiritus Juniperi:** Spiritus Iuniperi; Wacholderspiritus; Zusammensetzung: **1.** DAB, 3 T. Wacholderöl (s. Juniperus communis, Juniperi aetheroleum), 747 T. Ethanol, 250 T. Wasser; D. 0.877–0.881; **2.** Ph.Helv., 0.5 g Wacholderöl, 66.3 g Ethanol mit Campher* 0.1 % u. 33.2 g gereinigtes Wasser; D. 0.880–0.886; **Anw.**: Einreibung bei Erkrankungen des rheumat. Formenkreises.

**Spiritus Lavandulae:** Lavendelspiritus; Zusammensetzung: DAB, 3 T. Lavendelöl (s. Lavandula angustifolia ssp. angustifolia, Lavandulae aetheroleum), 747 T. Ethanol, 250 T. Wasser; D. 0.877–0.881; **Anw.**: äußerl. unverdünnt für Waschungen, juckreizmildernd, als Einreibung bei rheumat. Erkankungen.

**Spiritus Melissae compositus:** Spiritus aromaticus compositus, Spiritus Citronellae compositus; zusammengesetzter aromatischer Spiritus, zusammengesetzter Citronellgeist, Karmelitergeist, Melissengeist; Zusammensetzung: **1.** DAB, je 5 Tr. Citronellöl u. äther. Muskatöl, je 2 Tr. Zimtöl u. Nelkenöl, 100 g Wasser, 300 g Ethanol; **2.** ÖAB, je 0.5 T. Citronellöl, äther. Muskatöl, Zimtöl, Nelkenöl, 298 T. gereinigtes Wasser, 700 T. Ethanol; **3.** Ph.Helv., je 0.5 T. Nelkenöl, Zimtöl, äther. Muskatöl, 1.0 T. Citronellöl, 2.0 T. Citronenöl, 700 T. Ethanol 96 %, gereinigtes Wasser ad 1000 T.; **Anw.**: bei dyspept. Beschwerden, Erkältungskrankheiten; **Dos.**: 1.0 g. Vgl. Cymbopogon winterianus.

S

**Spiritus Menthae piperitae:** Spiritus Menthae; Pfefferminzspiritus; Zusammensetzung: DAB, ÖAB, 1 T. Pfefferminzöl (s. Mentha x piperita, Menthae piperitae aetheroleum), 9 T. Ethanol; Ph.Helv., 3.0 T. Pfefferminzöl, 90 T. Ethanol 96 %, 7.0 T. gereinigtes Wasser; **Anw.**: bei kolikartigen Schmerzen im Magen-Darm-Bereich; **Dos.**: 0.5 g.

**Spiritus Mindereri:** s. Ammoniumacetatlösung.

**Spiritus Myrciae:** Bayrum; Zusammensetzung: EB, 8 T. Bayöl (s. Pimenta racemosa), 0.5 T. Orangenblütenöl, 0.5 T. Nelkenöl, 2 T. Ammoniumcarbonat, 565 T. Weingeist, 424 T. Wasser; Filtration; die frühere Anw. als Haarwasser ist obsolet.

**Spiritus Oryzae:** Arrak; Gew.: Destillation von vergorenem Reis od. Palmensaft (Palmwein), hauptsächl. auf Java u. in Ostindien; echter Arrak enthält ca. 50 % Ethanol.

**Spiritus Rosmarini:** Rosmarinspiritus; Zusammensetzung: EB, 3 T. Rosmarinöl (s. Rosmarinus officinalis, Rosmarini aetheroleum), 747 T. Ethanol, 250 T. Wasser; Filtration nach mehrtägigem Stehen; **Anw.**: antirheumat. Einreibung.

**Spiritus russicus:** russischer Spiritus; Zusammensetzung: DAB, 2 T. grob gepulverter Spanischer Pfeffer (s. Capsicum annuum, Fructus Capsici), 5 T. Ammoniaklösung, 75 T. Ethanol, 2 T. Campher*, 3 T. Terpentinöl (s. Terebinthina), 3 T. Ether, 2 T. Glycerol, 10 T. Wasser; die frühere Anw. zur antirheumat. Einreibung ist obsolet.

**Spiritus saponato-camphoratus:** flüssiger Opodeldok; Zusammensetzung: DAB, 60 T. Campherspiritus, 175 T. Seifenspiritus, 12 T. Ammoniaklösung, 1 T. Thymianöl, 2 T. Rosmarinöl; entspricht Linimentum* saponato-camphoratum liquidum Ph.Helv.; **Anw.**: antirheumat. Einreibung. Vgl. Linimentum saponato-camphoratum.

**Spiritus saponatus:** Solutio Saponis spirituosa; Seifenspiritus, Seifengeist; Darst.: DAC, Verseifung* von 100 g Olivenöl mit 21 g Kaliumhydroxid*, 500 g Ethanol u. Wasser ad 1000 g; D. 0.915–0.925; ÖAB, 10 T. Olivenöl, 1.9 T. Kaliumhydroxid, 45 T. Ethanol, 43.1 T. gereinigtes Wasser; mit Wasser u. Ethanol mischbar; **Inkomp.**: sauer reagierende Verb., Erdalkali- u. Schwermetallsalze; **Anw.**: als Hautreizmittel, Reinigungsmittel. Vgl. Sapo.

**Spiritus Saponis kalini:** Solutio Saponis kalini spirituosa; Kaliseifenspiritus, Kaliseifengeist; Zusammensetzung: DAB, ÖAB, je 1 T. Kaliseife (s. Sapo kalinus) u. Ethanol; **Anw.**: als Hautreizmittel; als Händedesinfektionsmittel.

**Spiritus Sinapis:** Solutio Allyli isorhodanati spirituosa; Senfspiritus, Senfgeist; Zusammensetzung: DAB, ÖAB, 1 T. Allylsenföl* u. 49 T. Ethanol; Gehalt: mind. 1.94 % Allylsenföl; D. 0.828–0.832; frisch zubereiten; **Anw.**: Einreibungen.

**Spiritus sulfurico-ethereus:** s. Spiritus aethereus.

**Spiritus Triamcinoloni dermalis:** Triamcinolonacetonid-Dermalspiritus; Zusammensetzung: NRF, 0.1 g Triamcinolonacetonid*, 0.025 g Benzalkoniumchlorid*, 1 g Salicylsäure* in 29.7 g 96 %igem Ethanol gelöst u. mit abgekochtem Wasser von Raumtemperatur auf 45 g ergänzt; **Anw.**: bei entzündl. u. allerg. Dermatosen, auch für behaarte Körperstellen.

**Spiritus Vini gallici:** Franzbranntwein; Zusammensetzung: DAC, 10 T. Urkörper für Franzbranntwein (auf der Basis von Trestern; s. Vinum; aromatisiert), 56 T. Ethanol*, 34 T. Wasser; gebräuchl. sind Franzbranntweine mit deklariertem Ethanolgehalt von 38.0–40.0 % bzw. 45.0 %. Zum äußerl. Gebrauch kann S. V. g. auch mit vergälltem Branntwein hergestellt werden; als Vergällungsmittel sind 0.5 % Campher od. Thymol zulässig. Als Zusätze für Farbe u. Aroma sind mögl.: Zuckercouleur (s. Saccharose), gerbstoffhaltige Tinkturen (z. B. Tinctura* Ratanhiae), zulässige Lebensmittelfarbstoffe, Ethylacetat, äther. Öle (z. B. Fichten- od. Kiefernnadelöl). **Anw.**: Einreibungen. Vgl. Franzbranntwein-Gel.

**Spiritus Vini gallici cum Mentholo 1 %:** Franzbranntwein (s. Spiritus Vini gallici) mit 1 % Menthol*.

**Spiritus Vini gallici salinus:** Franzbranntwein (s. Spiritus Vini gallici) mit 5 % Kochsalz (s. Natriumchlorid).
**Spiritus vini rectificatissimus:** s. Ethanol (96 %).
**Spiritus vini rectificatus:** s. Ethanol (96 %).
**Spiritus, zusammengesetzter aromatischer:** s. Spiritus Melissae compositus.
**Spiroalkane:** s. Spiroverbindungen.
**Spirochaetaceae:** Fam. flexibler Schraubenbakterien (keine starre, konstante Gestalt) mit ungewöhnl. Länge (5–250 mm); Fortbewegung durch Fibrillen bzw. Fibrillenbündel; 4 **Gattungen:** **1.** Borrelia*; **2.** Treponema*; **3.** Spirochaeta; **Vork.:** stagnierende Gewässer, Intestinaltrakt von Menschen u. Tieren.
**Spirochaetales** (gr. speira Windung; chaite langes Haar): Ordnung schlanker, spiralförmiger Bakt. mit den Fam. Leptospiraceae u. Spirochaetaceae*.
**Spirochaeta pallida:** s. Treponema pallidum.
**Spirochäten:** veraltete Sammelbez. für schraubenförmige Mikroorganismen der Ordnung Spirochaetales*.
**Spironolacton** (INN): Spironolactonum Ph.Eur.6; 7$\alpha$-Acetylthio-3-oxo-17$\alpha$-pregn-4-en-21,17$\beta$-carbolacton; CAS-Nr. 52-01-7; $C_{24}H_{32}O_4S$, Strukturformel: s. Abb.; $M_r$ 416.6; Schmp. 134–135 °C (aus Methanol; polymorph); $[\alpha]_D^{20\,°C}$ 33.5° (c = 1 % (m/V) in Chloroform); weißes Pulver, prakt. unlösl. in Wasser, lösl. in den meisten organ. Lösungsmitteln, 1 T. lösl. in 80 T. Ethanol, 3 T. Chloroform, 100 T. Ether, wenig lösl. in Methanol, festen Ölen; **Wirk.:** Diuretikum*, synthet. Aldosteron-Antagonist mit steroidaler Struktur u. Canrenon als wirksamem Metaboliten; **Ind.:** Ausschwemmung hepataler, kardialer u. renaler Ödeme, Hyperaldosteronismus*; **Kontraind.:** Hyperkaliämie, Hyponatriämie, schwere Nierenschäden; **WW:** Wirk. von Carbenoxolon wird abgeschwächt, Wirk. von Diuretika, Antihypertonika verstärkt; Kalium, ACE-Hemmer (Hyperkaliämie); nichtsteroidale Antirheumatika vermindern S.-Wirk.; **UAW:** Hyperkaliämie, Erhöhung des Kreatininspiegels, gastrointestinale Störungen, Diarrhö, selten Gynäkomastie, Impotenz, Menstruationsstörungen; **Dos.:** p. o. Initialdosis 2–4 × 0.05 g/d über 3–6 d; Erhaltungsdosis 1 × 0.05 g/d; Kinder: 0.0015 g/kg KG/d; HWZ 3 h od. 10–18 h (Metaboliten).

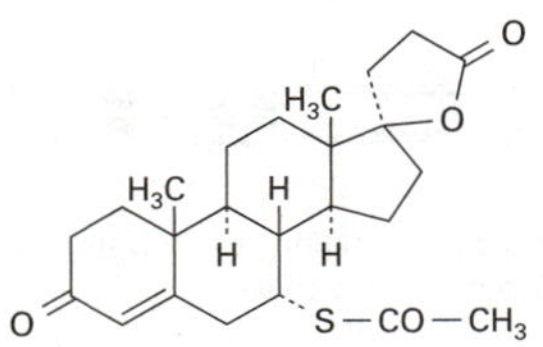

**Spironolacton**

**Spirosolan:** s. Solanum-Alkaloide.
**Spirostan:** sauerstoffhaltiger, hexacycl. Grundkörper der Steroidsaponine; s. Saponine; Steroide.
**Spiroverbindungen:** Spirane, Spiroalkane; cycl. Verb., deren Ringe über ein gemeinsames C-Atom (Spiroatom) verbunden sind; sind in einer Verb. mehrere Spiroatome enthalten, so wird das Molekül als Dispiro-, Trispiro-Verb. bezeichnet. **Nomenklatur:** Zw. Spiro- bzw. Dispiro- usw. u. dem

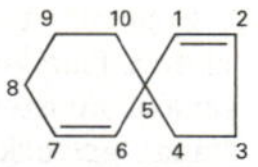

**Spiroverbindungen:** Spiro[4,5]deca-1,6-dien als Beispiel

Wortstamm, der sich aus der Anzahl der C-Atome ergibt, wird in eckige Klammern die Anzahl der C-Atome geschrieben, die den Ring bilden. Die Bezifferung beginnt am kleinsten Ring. Das Nachbaratom des Spiroatoms bekommt die Ziffer 1, z. B. Spiro[4,5]deca-1,6-dien (s. Abb.). Vgl. Chiralität.
**Spirre:** s. Blütenstand.
**Spirsäure:** s. Salicylsäure.
**Spissumextrakte:** s. Extracta.
**Spitzkolben:** s. Kolben.
**Spitzorchis:** s. Anacamptis pyramidalis.
**Spitzwegerichkraut:** s. Plantago lanceolata (Plantaginis lanceolatae herba).
**Spitzwegerichsirup:** s. Sirupus Plantaginis.
**Splanchnikus** (gr. splanchna Eingeweide): Kurzbez. für Nervus splanchnicus; Teil des Sympathikus*.
**Spleißen:** Umwandlung eines primären Transkripts (s. Transkription) in eine reife mRNA* in eukaryot. Zellen; eukaryot. Gene* u. ihre mRNA tragen neben codierenden (Exons*) häufig zahlreiche nicht codierende Sequenzen (Introns*), die bei der Reifung der mRNA in den Spleißosomen* enzymat. katalysiert herausgeschnitten werden. Die Enden der Exons werden nachfolgend miteinander verknüpft (verspleißt).
**Spleißosomen:** dynam. Aggregate aus snRNPs (Abk. für engl. small nuclear ribonucleoproteins) u. mRNA-Vorläufern im Zellkern* von Eukaryoten; **Bedeutung:** In den S. findet die Prozessierung der mRNA-Vorläufer, speziell das Entfernen der Introns* (Spleißen*) statt.
**Splintholz:** (bot.) äußerer, weicherer Teil eines Baumstamms, der noch Wasserleitfähigkeit besitzt; vgl. Kernholz; Holz.
**Spodium:** s. Beinschwarz.
**Spondylitis:** Wirbelentzündung; **Formen:** **1.** lokale Sonderform der akuten unspezif. Osteomyelitis* mit hämatogener, selten exogener (durch Eingriffe an der Wirbelsäule) Absiedelung von Eitererregern (meist Staphylococcus aureus); Vork. vorwiegend zw. 20. u. 30. Lebensjahr im Bereich der unteren Brust- u. Lendenwirbelsäule; **2.** spezif. Sp.: **a)** Sp. tuberculosa, häufigste Form der Knochentuberkulose; kann in allen Abschnitten der Wirbelsäule auftreten; **b)** Sp. brucellosa i. R. von Brucellosen*; **3.** Sp. bei entzündl.-rheumat. Erkrankungen (z. B. Spondylitis ankylosans), Psoriasis*, Malignomen, Leukämie (bei Kindern); **Ther.:** Ruhigstellung der gesamten Wirbelsäule (Gipsliegeschale), evtl. operativ durch Spondylodese (operative Versteifung von Wirbelsäulensegmenten), bei infektiöser Genese Antibiotika.
**Spongia marina:** s. Euspongia officinalis.
**Spongia usta:** s. Carbo activatus.
**spongiform:** schwammartig.
**Spongilla lacustris** L.: Spongilla fluviatilis; Geweihschwamm, Flussschwamm, Teichschwamm; Fam. Spongillidae; Mittel- u. Südeuropa, Asien, Nord- u. Südamerika; Süßwasserschwamm; die

S

aus S. lacustris u. Epyolati mülleri gewonnene Droge ist das getrocknete Tier; **Inhaltsst.:** bis 60 % Silicate, Proteine, versch. Zoosterole (s. Sterole) u. Brom. **Hom.:** Badiaga: getrockneter Schwamm; verordnet z. B. bei Hyperthyreose.

**sporadisch:** vereinzelt auftretend.

**Sporae Lycopodii:** s. Lycopodium clavatum (Lycopodium).

**Sporangium:** (bot.) Behälter, in dem Sporen* entstehen; **Formen: 1. Mikrosporangium:** Sporangium, in dem Mikrosporen* gebildet werden; **2. Makrosporangium:** Sporangium, in dem Megasporen gebildet werden.

**Sporen** (gr. sporos Samen): Dauerformen von Mikroorganismen; **Formen: 1.** bakt. Sp.: **a)** Endosporen bei Bakt. der Fam. Bacillaceae* (nach neuerer Nomenklatur: Clostridiaceae); zentrale od. terminale Bildung bei ungünstigen Lebensbedingungen; hohe Resistenz gegen physik. (v. a. Hitze) u. chem. Einflüsse; unter günstigen Bedingungen keimt die Spore aus u. teilt sich; Anw.: zur Sterilisationsprüfung (Bacillus-Sporen); **b)** Exosporen bei Aktinomyzeten: Vermehrungs- u. Dauerform; entstehen durch Zerfall od. Abschnürung; färben sich im Ggs. zu Endosporen mit Anilinfarben; **2.** Pilzsporen: im Sporangium* (haploid; sexuell) od. aus Hyphen (z. B. durch Abschnürung; asexuell) gebildet; im Ggs. zu bakt. Sp. nicht hitzeresistent; vgl. Pilze.

**Sporenbildner:** Bez. für die Bakteriengattungen Bacillus* (aerobe Sp.) u. Clostridium* (anaerobe Sp.) aufgrund der genet. verankerten Fähigkeit zur Bildung von Sporen*. Der Vorgang selbst wird endogen gesteuert u. v. a. von bestimmten Umweltbedingungen ausgelöst.

**Sporenpflanzen:** s. Kryptogamen.

**Sporentierchen:** s. Protozoen.

**Spornblume:** s. Centranthus ruber.

**Spornblumenwurzel:** s. Centranthus ruber (Radix Centranthi).

**Sporophylle:** (bot.) Sporangien* tragende Blätter der Farngewächse (s. Pteridophyta).

**Sporophyt** (gr. sporos Keim; phytos Pflanze): Sporen* bildende, diploide (2n) Generation im Entwicklungszyklus einer Pflanze mit Generationswechsel*.

**Sporopollenine:** s. Exine.

**Sporozoa:** s. Protozoen.

**Sporulation:** Bildung von Sporen*.

**Spray:** s. Aerosole.

**spray bandages:** s. Polyacrylharze (Polymethylmethacrylat).

**Spreitung:** Fähigkeit einer Salbe, sich auf der Haut auszubreiten; die Spreitbarkeit wird mit dem Extensometer bestimmt. Das Gerät besteht aus 2 durchsichtigen, kreisrunden Platten, zw. die eine definierte Menge einer Salbenprobe zentriert eingebracht wird. Die obere Platte wird steigend belastet u. die sich jeweils einstellende Ausbreitungsfläche (mm$^2$) der Salbe gegen die Belastung in ein Diagramm eingetragen.

**Spreitungswaage nach Langmuir:** Vorrichtung zur Messung der Filmstabilität u. des Filmdruckes monomolekularer Schichten auf Wasseroberflächen. Ermittlung des Platzbedarfs (Fläche) eines Filmbildners in Form einer monomolekularen Schicht auf Wasser.

**Sprekelia formosissima:** s. Amaryllidaceae.

**Sprenggelatine:** s. Cellulosenitrat.

**Sprengmittel:** s. Zerfallshilfsmittel für Tabletten.

**Springfrucht:** s. Fruchtformen.

**Springgurke:** s. Ecballium elaterium (Fructus Ecballii).

**Springkürbis:** s. Momordica balsamina.

**Spritzampullen:** Fertigspritzen; vorgefüllte Einmalspritzen mit od. ohne montierte Nadel, d. h., es handelt sich entweder um eine Zylinderampulle* od. die Behältnisse (Wegwerfspritzen, Einwegspritzen) sind gleichzeitig als Spritzengestell u. Nadelhalter ausgebildet u. sind nach Demontage des Nadelschutzes, der gleichzeitig als Verlängerung des Kolbens dient, od. nach dem Aufstecken der Nadel applikationsbereit; Sp. enthalten eine sterile, spritzfertige Injektionslösung als Einzeldosis; geeignet bes. für Notfallbehandlungen, aber auch für ölige Lsg., um das aufwändigere Reinigen zu umgehen; hergestellt meist aus Glas u. Kunststoff. **Doppelkammerspritzampullen:** ermöglichen bei instabilen Arzneistoffen eine getrennte Lagerung von 2 versch. Lösungen od. einer Trockensubstanz (Lyophilisat) u. deren Lösungsmittel. Ein solches System besteht z. B. aus einem Vial* (Durchstichflasche) mit der Trockensubstanz u. einer Sp. mit dem Lösungsmittel. Nach dem Einspritzen des Lösungsmittels in das Vial löst sich das Pulver auf; die Lösung wird in die Spritzampulle zurückgezogen u. injiziert (s. Abb.).

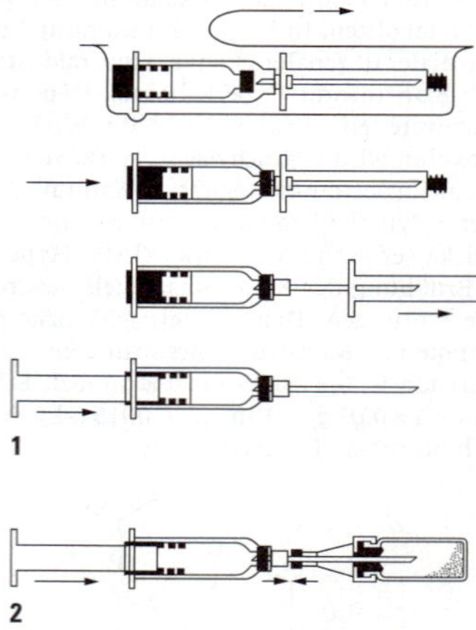


**Spritzampullen:** 1: Funktion der Spritzampulle; 2: Doppelkammerspritzampulle

**Spritze:** zylindr. Instrument mit Kanülenansatz u. bewegl. Kolben zum Einspritzen von Flüss. (2–50 mL) in Körpergewebe (Infusion*, Injektion*) od. zur Entnahme; **Formen:** graduierter Kunststoff- od. Glaszylinder; Kanülenansatz zentrisch (Rekordspritze) od. exzentrisch (Loeb-Spritze); Kolben aus Metall (Rekordspritze), Glas (Luer-Spritze) od. Kunststoff; i. d. R. als Einmalspritze aus Kunststoff (Ph.Eur.) zum Aufsetzen auf eine Einmalkanüle (s. Kanüle) od. als sterilisierbare, vollständig zerlegbare, wiederverwendbare Standardspritze aus Glas u. Metall (auch teilzerlegbare Rekordspritze, obsolet); je nach Anw. unterschiedl. Größen (z. B. 2 mL, 5 mL, 10 mL, 20 mL) u. Ausführungen (z. B. Insulinspritze: 1–2 mL, 1 mL entspricht 40 IE, mit IE-Skala; außerdem die sehr schmale Tuberkulinspritze*). Zur Injektion von Insulin od. Heparin werden aktuell auch Pens* benutzt; s. Insulinpen.

**Spritzenpumpe:** Gerät zum Einspannen einer Spritze, die mechan. befüllt od. entleert wird; **Anw.:** in der instrumentellen Analytik zur Dosierung von Flüss. od. Gasen. Vgl. Schlauchpumpe.

**Spritzgießen:** zählt wie das Spritzpressen u. das Spritzprägen (s. u.) zum Injektionsformen von Kunststoffen; die Formteile werden durch Injizieren eines vorplastifizierten Kunststoffs in ein mind. zweiteiliges geschlossenes Füllwerkzeug hergestellt, das je nach Art des Kunststoffs temperiert (bei Duroplasten beheizt u. bei Thermoplasten gekühlt) wird. Beim Sp. wird Kunststoffmasse (Pulver od. Granulat) für mehr als einen Spritzgießvorgang kontinuierl. unter Wärmeeinwirkung plast. erweicht u. fließt unter Druck durch eine Düse in den Hohlraum eines Werkzeuges ein (s. Abb.). Sp. wird vorzugsweise zur Herst. komplizierterer Formteile aus thermoplast. Kunststoff eingesetzt. Aber auch spezielle härtbare Formmassen, die bei 80–120 °C ca. 10–12 min im Schneckenzylinder der Spritzgießmaschine verweilen können, ohne durch Vernetzung ihre Fließfähigkeit zu verlieren, eignen sich zum Spritzgießen. In der Form sollen sie dann bei 140–180 °C rasch aushärten. Das Sp. läuft in 5 Arbeitsschritten ab: Düse anlegen, Schmelze einspritzen, Nachdrücken, Erstarren des Spritzlings unter Abkühlung, Entformen. Beim **Spritzpressen** (Transferpressen) ist nur die Masse (härtbare Formmasse) für einen einzigen Spritzvorgang vorhanden. Beim **Spritzprägen** wird die anfängl. geschlossene Form nach Einspritzen der warmplast. Formmasse (Injizieren) etwas geöffnet u. dann entsprechend dem Fortschreiten der Abkühlung (Volumenschwindung) wieder geschlossen (Komprimieren).

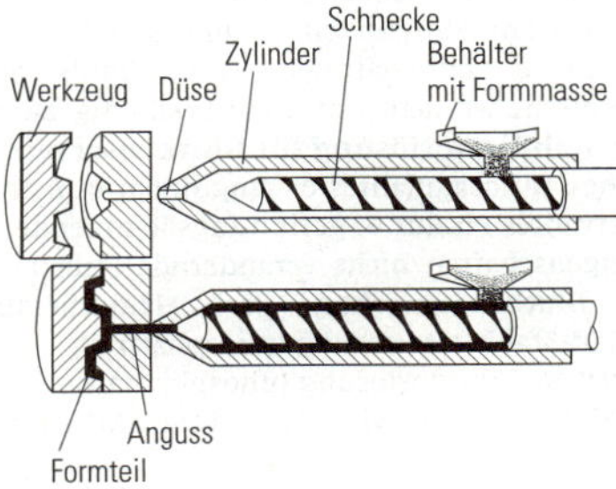


**Spritzgießen**

**Spritzgurke:** s. Ecballium elaterium.

**Spross:** i. d. R. oberirdisch wachsender Teil der Sprosspflanzen (Cormobionta), der sich in Sprossachse u. Blätter* gliedert; **Funktion:** Transportorgan, das die Wurzel* mit den Blättern verbindet, u. Speicherort für Wasser, Nährstoffe u. Assimilate. Vgl. Thallus; Thallophyten.

**Sprossknolle:** s. Knolle (Formen).

**Sprosspilze:** Hefepilze (s. Faex) u. hefeähnl. Pilze*; vermehren sich ungeschlechtl. durch Sprossung; med. relevante **Gattungen:** z. B. Sacharomyces*, Endomyces, Candida*, Blastomyces*, Cryptococcus*.

**Sprossrübe:** s. Rübe.

**Spruce-Tannennadelöl:** s. Tsuga canadensis (Oleum Tsugae americanae).

**Sprue, einheimische:** s. Zöliakie.

**Sprühdesinfektion:** Desinfektion* von Oberflächen durch Aufsprühen von Desinfektionsmitteln*; vgl. Desinfektionsverfahren.

**Sprüheinbettung:** Einbettung von Arzneistoffen durch Versprühen von Emulsionen* od. Suspensionen*, in denen ein oder mehrere Arzneistoffe die dispergierte Phase u. eine Lösung makromolekularer Stoffe (z. B. Gelatine, Galactomannan, Methylcellulose, Polyvinylpyrrolidon) das Dispersionsmittel darstellen. Durch Versprühen u. gleichzeitiges Trocknen (Sprühtrocknungsanlagen) erhält man im Ggs. zu den eigentl. Mikrokapseln eine feste Dispersion, ein Pulver mit unregelmäßig eingeschlossenen od. gelösten Wirkstoffen, die sich z. T. auch auf der Oberfläche befinden. Je nach der Löslichkeit der Hilfsstoffe resultiert eine gute Resorption des Arzneistoffes od. man erhält eine Retardform. Die Sp. dient der Stabilisierung der bei der Zerstäubungstrocknung anfallenden amorphen, meist besser lösl. Arzneistoffe (geringere Gefahr der Kristallisation).

**Sprüherstarrung:** Sprühverperlung; Einbettung pulverförmiger Arzneistoffe in Fette u. Wachse in einem für die Sprühtrocknung* geeigneten Gerät, indem eine versprühte Schmelze durch Einblasen von Kaltluft zum Erstarren gebracht wird. Die entstandenen Granulate* bilden bei der Herst. von Retardpräparaten* die Depotdosis.

**Sprüherstarrungsgranulierung:** s. Granulieren.

**Sprühkopf:** s. Druckgaspackungen.

**Sprühpflaster:** Sprühverband, Pflasterspray; flüssiges Verbandmaterial*, das durch Aufsprühen einen dünnen, elast. Film auf der Haut entstehen lässt; **Formen:** (nach Anw.) **1.** zur sekundären Wundversorgung u. Abdeckung in der Dekubitusprophylaxe; **2.** zur Fixierung von Verbänden; **3.** als Wundkleber.

**Sprühtrocknung:** Zerstäubungstrocknung mit Hilfe von rotierenden Sprühscheiben od. mit Düsen (s. Abb. 1 u. 2); durch Flüssigkeitsdruck (Airless*-System) od. Druckluft (Zweistoffverdüsung) werden flüssige bis pastenartige Lösungen zu feinen Tröpfchen versprüht u. dabei durch die starke Oberflächenvergrößerung in Bruchteilen einer Sekunde im Heißluftstrom zu einem feinen Pulver od. Granulat getrocknet (Instantisierung). Erwünscht ist ein möglichst amorphes Produkt. Die Sp. stellt ein schonendes Verfahren zum Eindampfen von Lsg. dar; außerdem ist die Korngröße regulierbar u. die anfallenden Partikel sind annähernd kugelförmig. Anisotrop kristallisierende Materialien bekommen durch die Sp. zum Teil isotrope Eigenschaften.

**Sprühverband:** s. Sprühpflaster.

**Spülkanne:** s. Irrigator.

**Spulwurm:** s. Askariden; Ascaris lumbricoides.

**Spunga-Verfahren:** s. Aetherolea (Gew.).

S

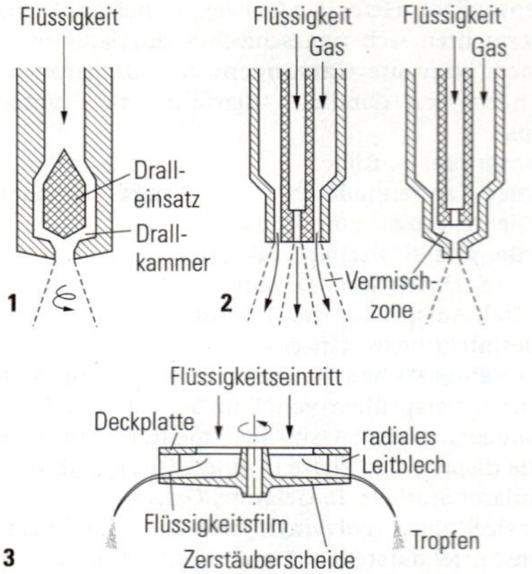


**Sprühtrocknung** Abb. 1: Sprühdüsen u. Sprühscheiben; 1: Prinzip einer Einstoffdüse; 2: Prinzip einer Zweistoffdüse, links äußere Vermischung, rechts innere Vermischung; 3: Prinzip einer Sprühscheibe

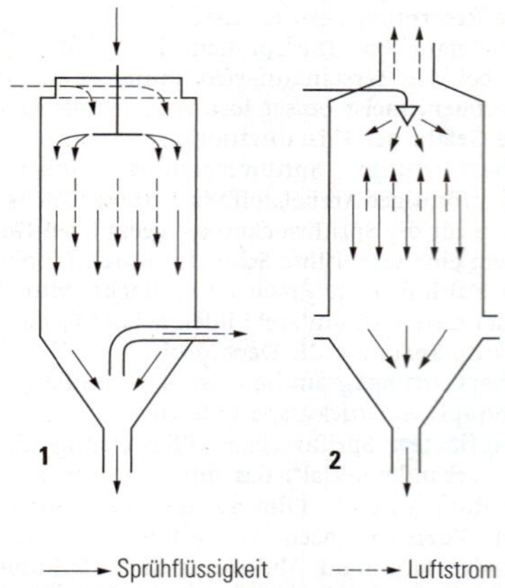


**Sprühtrocknung** Abb. 2: 1: mit Sprühscheibe, Gleichstromprinzip; 2: mit Sprühdüse, Gegenstromprinzip

**Spurenelemente:** Mikroelemente; diejenigen chem. Elemente, die von lebenden Organismen (im Ggs. zu den Makroelementen*) nur in relativ kleiner Menge benötigt werden; nach dieser Definition zählen Elemente wie Blei u. Cadmium, die keine physiol. Funktion besitzen od. sogar tox. wirken, nicht zu den Spurenelementen. Oft bezeichnet man alle in Organismen in kleiner Menge nachweisbaren Elemente als S. u. diejenigen, die eine biol. Funktion besitzen u. deren Fehlen demzufolge zu Mangelerscheinungen führt, als **essentielle** Spurenelemente. Als essentiell für Mensch u. Tier sind erkannt: Eisen*, Iod*, Kupfer*, Mangan*, Zink*, Cobalt*, Molybdän*, Selen*, Vanadium*, Nickel*, Chrom*, Zinn*, Fluor*, Silicium*. Einige Pflanzen benötigen auch Bor* u. Aluminium*.

**Sputum** (lat.): Auswurf; abgehustetes Sekret der Schleimhäute der Atemwege, das normalerweise Leukozyten, Epithelzellen, Staubteilchen, Rauchpartikel u. evtl. Mikroorganismen enthält; vermehrt u. makroskop. verändert bei Lungenkrankheiten, als weißl. schleimiges Sp. z. B. bei Keuchhusten*, rotbraunes Sp. u. a. bei Pneumonie*, Bronchialkarzinom, Lungeninfarkt u. Tuberkulose*, gelbl. grünes (eitriges) Sp. z. B. bei akuter Bronchitis*, Bronchopneumonie, Lungenabszess, Bronchiektasen (Erweiterungen der Bronchien); bei Asthma* bronchiale häufig mit sog. Ausgussanteilen.

**s. q.:** Abk. für (lat.) **s**ufficiens* **q**uantitas.

**Squalen:** 2,6,10,15,19,23-Hexamethyl-2,6,10,14,18,22-tetracocahexaen; $C_{30}H_{50}$; $M_r$ 410.7; Sdp. 208 °C; D. 0.859; farblose, unverseifbare ölige Flüss.; ungesättigter Kohlenwasserstoff, aliphat. Triterpen (Biosynthese: s. Terpene), Vorstufe von Cholesterol*; **Vork.:** in einigen Fischleberölen (Haifischleber), in pflanzl. Ölen (z. B. 0.5 % in Olivenöl, s. Olea europaea) u. in Hefe.

**squeeze bottle:** s. Arzneiflasche.

**sr:** (physik.) Symbol für Steradiant; s. Radiant.

**Sr:** (chem.) Symbol für Strontium*.

**SR:** Abk. für **S**tandard**r**ezepturen; s. NRF.

**SREBP:** Abk. für (engl.) *sterol regulatory element binding protein*; s. Transkriptionsfaktoren.

**SRIF:** Abk. für (engl.) *somatropin release inhibiting factor*; s. Somatostatin.

**SRL:** Abk. für **S**i**r**o**l**imus*.

**SRS:** SRS-A; Abk. für (engl.) *slow reacting substances*; s. Leukotriene.

**S-Sätze:** Sicherheitsratschläge, mit denen Gefahrstoffe gemäß Gefahrstoffverordnung* zu versehen sind (s. Tab.); die S-Sätze werden zum 1.12.2010 (mit Übergangsregelungen) durch die Sicherheitshinweise nach GHS-Kennzeichnung (s. Gefahrensymbole) abgelöst. Vgl. R-Sätze.

**ssp.:** Abk. für **S**ub**sp**ecies*.

**SSRI:** Abk. für (engl.) *selective serotonin reuptake inhibitors*; s. Serotonin-Wiederaufnahme-Hemmer.

**SSW:** Abk. für **S**chwanger**s**chafts**w**oche.

**St:** (physik.) Einheitenzeichen für Stokes*.

**Stabilisatoren:** Substanzen, die unbeständigen Materialien od. Zubereitungen (z. B. Emulsionen*) beigemischt werden, um diese beständig zu machen; **Stabilisatorlösung für Blutkonserven:** Solutiones anticoagulantes et sanguinem humanum conservantes Ph.Eur.6; gerinnungshemmende, die Bluteigenschaften nicht verändernde Substanzen zur Blutkonservierung (s. Hämotherapie); **1.** ACD*-Stabilisatorlösung (phosphatfrei); **2.** CPD*-Stabilisatorlösung (phosphathaltig); **3.** PAGGS*-M-Additivlösung; **4.** SAGM*-Additivlösung.

**Stabilitätsuntersuchungen:** s. Haltbarkeit.

**Stabsichtigkeit:** s. Astigmatismus.

**Stacheln:** **1.** (bot.) harte, spitze Emergenzen*, z. B. bei Rosen u. Brombeersträuchern, gebildet vom primären Rindengewebe (s. Rinde) u. Epidermisgewebe (s. Epidermis), daher leicht abzubrechen; vgl. Dornen; **2.** (zoolog.) stark entwickelte Haare, Schuppen, Hautzähne od. Anhänge des Hautskeletts; der Wehrstachel der Hautflügler ist ein um-

S

**S-Sätze**
Sicherheitsratschläge

| | |
|---|---|
| S 1 | unter Verschluss aufbewahren |
| S 2 | darf nicht in die Hände von Kindern gelangen |
| S 3 | kühl aufbewahren |
| S 4 | von Wohnplätzen fernhalten |
| S 5 | unter ... aufbewahren (geeignete Flüssigkeit vom Hersteller anzugeben) |
| S 6 | unter ... aufbewahren (inertes Gas vom Hersteller anzugeben) |
| S 7 | Behälter dicht geschlossen halten |
| S 8 | Behälter trocken halten |
| S 9 | Behälter an einem gut gelüfteten Ort aufbewahren |
| S 12 | Behälter nicht gasdicht verschließen |
| S 13 | von Nahrungsmitteln, Getränken und Futtermitteln fernhalten |
| S 14 | von ... fernhalten (inkompatible Substanzen vom Hersteller anzugeben) |
| S 15 | vor Hitze schützen |
| S 16 | von Zündquellen fernhalten — nicht rauchen |
| S 17 | von brennbaren Stoffen fernhalten |
| S 18 | Behälter mit Vorsicht öffnen und handhaben |
| S 20 | bei der Arbeit nicht essen und trinken |
| S 21 | bei der Arbeit nicht rauchen |
| S 22 | Staub nicht einatmen |
| S 23 | Gas/Rauch/Dampf/Aerosol nicht einatmen (geeignete Bezeichnung vom Hersteller anzugeben) |
| S 24 | Berührung mit der Haut vermeiden |
| S 25 | Berührung mit den Augen vermeiden |
| S 26 | bei Berührung mit den Augen gründlich mit Wasser abspülen und Arzt konsultieren |
| S 27 | beschmutzte, getränkte Kleidung sofort ausziehen |
| S 28 | bei Berührung mit der Haut sofort abwaschen mit viel ... (vom Hersteller anzugeben) |
| S 29 | nicht in die Kanalisation gelangen lassen |
| S 30 | niemals Wasser hinzugießen |
| S 33 | Maßnahmen gegen elektrostatische Aufladungen treffen |
| S 34 | Schlag und Reibung vermeiden |
| S 35 | Abfälle und Behälter müssen in gesicherter Weise beseitigt werden |
| S 36 | bei der Arbeit geeignete Schutzkleidung tragen |
| S 37 | geeignete Schutzhandschuhe tragen |
| S 38 | bei unzureichender Belüftung Atemschutzgerät anlegen |
| S 39 | Schutzbrille/Gesichtsschutz tragen |
| S 40 | Fußboden und verunreinigte Gegenstände mit ... reinigen (vom Hersteller anzugeben) |
| S 41 | Explosions- und Brandgase nicht einatmen |
| S 42 | beim Räuchern/Versprühen geeignetes Atemschutzgerät anlegen (geeignete Bezeichnung vom Hersteller anzugeben) |
| S 43 | zum Löschen ... (vom Hersteller anzugeben) verwenden (wenn Wasser die Gefahr erhöht, anfügen: kein Wasser verwenden) |
| S 45 | bei Unfall oder Unwohlsein sofort Arzt zuziehen (wenn möglich, dieses Etikett vorzeigen) |
| S 46 | bei Verschlucken sofort ärztlichen Rat einholen und Verpackung oder Etikett vorzeigen |
| S 47 | nicht bei Temperaturen über ... °C aufbewahren (vom Hersteller anzugeben) |
| S 48 | feucht halten mit ... (geeignetes Mittel vom Hersteller anzugeben) |
| S 49 | nur im Originalbehälter aufbewahren |
| S 50 | nicht mischen mit ... (vom Hersteller anzugeben) |
| S 51 | nur in gut gelüfteten Bereichen verwenden |
| S 52 | nicht großflächig für Wohn- und Aufenthaltsräume zu verwenden |
| S 53 | Exposition vermeiden — vor Gebrauch besondere Anweisungen einholen |
| S 53 a | von Frauen im gebärfähigen Alter nicht zu verwenden |
| S 56 | diesen Stoff und seinen Behälter der Problemabfallentsorgung zuführen |
| S 57 | zur Vermeidung einer Kontamination der Umwelt geeigneten Behälter verwenden |



*Fortsetzung nächste Seite*

Fortsetzung v. S. 1589

| **S-Sätze** Sicherheitsratschläge | |
|---|---|
| S 59 | Information zur Wiederverwendung/ Wiederverwertung beim Hersteller/ Lieferanten erfragen |
| S 60 | Dieser Stoff und sein Behälter sind als gefährlicher Abfall zu entsorgen. |
| S 61 | Freisetzung in die Umwelt vermeiden; besondere Anweisungen einholen/Sicherheitsdatenblatt zu Rate ziehen |
| S 62 | bei Verschlucken kein Erbrechen herbeiführen; sofort ärztlichen Rat einholen und Verpackung oder dieses Etikett vorzeigen |
| S 63 | bei Unfall durch Einatmen: Verunglückten an die frische Luft bringen und ruhigstellen |
| S 64 | bei Verschlucken Mund mit Wasser ausspülen (nur wenn Verunglückter bei Bewusstsein ist) |

gewandelter Teil des Legeapparats, der oft mit Giftdrüsen verbunden ist.

**Stachyose:** Schmp. 170 °C; $[\alpha]_D^{20\,°C}$ +149°; nicht reduzierendes Tetrasaccharid; die 4 Zuckerreste sind in der Reihenfolge D-Galactose*, D-Galactose, D-Glucose*, D-Fructose* verknüpft. **Vork.:** in Pflanzen, v. a. in Lamiaceae.

**Stachys officinalis** (L.) Trev.: Betonica officinalis, Stachys betonica; Betonie, Flohblume, Heilziest; Fam. Lamiaceae (Labiatae); Europa, Asien; Stpfl. von **Herba Betonicae:** Betonienkraut; **Inhaltsst.:** Betonicin, Stachydrin, Turicin, Cholin*, Bitterstoffe* sowie Gerbstoffe (bis 15 %); **Anw.:** (volkstüml.) z. B. gegen Erkältungskrankheiten, Gelbsucht, Blähungen u. Diarrhö. **Hom.:** Stachys officinalis (HAB): frisches, blühendes Kraut.

**Stachys recta** L.: Sideritis hirsuta Gouan; Gerader Ziest, Berufskraut; Fam. Lamiaceae (Labiatae); Europa; Stpfl. von **Herba Sideritidis:** Ziestkraut; **Inhaltsst.:** Gerbstoffe, Betonicin, Turicin, Cholin*, Trigonellin* u. äther. Öl; **Anw.:** (volkstüml.) z. B. als Febrifugum u. gegen Diarrhö; Ersatz für Herba Sideritidis (s. Sideritis hirsuta).

**Stadacain:** s. Butoxycainhydrochlorid.

**Stadtgas:** s. Leuchtgas.

**Stäbchen:** **1.** (anat.) schlanke Fortsätze (mit Innen- u. Außengliedern) der Nervenzellen* der Netzhaut, die das Dämmerungssehen vermitteln; die Außenglieder enthalten Rhodopsin*. Vgl. Zapfen. **2.** (pharmaz.) s. Bacilli; **3.** (mikrobiol.) s. Bakterien.

**Stäbchenbakterien:** s. Bakterien.

**Ständerpilze:** s. Pilze (Basidiomycota).

**Ständige Impfkommission:** s. STIKO.

**Stärke:** s. Amylum.

**Stärkegummi:** s. Dextrin.

**Stärkehydrolysatlösung:** s. Stärkesirup.

**Stärkekapseln:** s. Capsulae.

**Stärkekleister:** s. Amylum.

**Stärke, lösliche:** s. Amylum solubile.

**Stärkemehl:** s. Amylum.

**Stärkenachweis:** s. Amylum; Iodlösung, wässrige.

**Stärkesirup:** Glucosum liquidum Ph.Eur.6, Glucosesirup DAB, Amyli hydrolysati solutio Ph.Helv., Amyli hydrolysati sirupus, Solutio Amyli hydrolysati; Stärkehydrolysatlösung, Kapillärsirup; Gew. durch Teilhydrolyse aus Stärke (s. Amylum); Zusammensetzung: v. a. aus Glucose, Dextrinen, Maltose u. Wasser; mind. 70.0 % Trockensubstanz; Hydrolysegrad (ausgedrückt als Glucose*-Äquivalent) mind. 20 % u. höchstens 10 % Abweichung von dem in der Beschriftung angegebenen Wert; klar, farblos bis bräunl., süßer Geschmack; mischbar mit Wasser, schwer lösl. in Ethanol; $n_D^{20\,°C}$ mind. 1.490; Viskosität: mind. 25 mPa · s; mit Iodlösung rotviolette bis rotbraune Farbe; **Verw.:** als Weichmacher; im Andecksirup beim Dragieren; S. verhindert das Auskristallisieren von Saccharose*. Vgl. Sirupi.

**Stärke, tierische:** s. Glykogen.

**Stärke, vorverkleisterte:** s. Amylum pregelificatum.

**Stärkezucker:** Hydrolysat aus Stärke (s. Amylum), das hauptsächl. aus D-Glucose* besteht u. mittels Amylasen* gewonnen wird.

**Stäubling:** s. Lycoperdon bovista.

**Stahl:** s. Eisen.

**Stalagmometer:** Gerät zur Bestimmung der Oberflächen- u. Grenzflächenspannung* von Flüssigkeiten.

**Stalagmometermethode:** s. Grenzflächenspannung.

**Stamen:** (bot.) Staubblatt; s. Blüte.

**Staminodium:** (bot.) steriles Staubblatt; s. Blüte (Blütenteile).

**Stammhirnkonvulsiva:** s. Konvulsiva.

**Stammzellen:** undifferenzierte u. unbegrenzt teilungsfähige Zellen*, aus denen durch Teilung jeweils wiederum eine Stammzelle u. eine zur Differenzierung fähige Zelle entstehen; St. sind gewebespezifisch determiniert u. stellen das Ausgangsmaterial der embryonalen Organentwicklung u. aller regenerationsfähigen Gewebe des Erwachsenen (u. a. Haut, Schleimhäute, blutbildende Zellen des Knochenmarks) dar. **Formen:** **1.** Totipotente (omnipotente) St. können sich zu allen Zelltypen eines Organismus ausdifferenzieren u. sich zu einem kompletten Organismus entwickeln (z. B. befruchtete Eizelle). **2.** Pluripotente St. können versch. ausdifferenzierte Zellen eines Gewebes bilden. **3.** Monopotente St. bilden nur eine Zellart.

**Stampfdichte:** s. Dichte von Pulvern.

**Stampfer:** s. Mörser.

**Stampfvolumen:** s. Dichte von Pulvern.

**Stampfvolumeter:** s. Dichte von Pulvern.

**Standardabweichung:** s. Normalverteilung; Fehlerrechnung.

**Standardbedingungen:** Bedingungen mit definierter Standardtemperatur $T_s = 298.15$ K ($t_s = 25$ °C) u. definiertem Standarddruck $p_s = 101\,325$ Pa (nach DIN 1343) bzw. $p_s = 100\,000$ Pa (nach IUPAC); werden in unterschiedl. Werken unterschiedl. definiert; daher ist es sinnvoller, die erforderl. Parameter in Zahlen zu definieren, um Verwechslungen zu vermeiden. Vgl. Normzustand.

S

**Standardimpfung:** Impfung mit breiter Anw. u. erhebl. Wert für die Gesundheit der Bevölkerung; nach den aktuellen Empfehlungen der STIKO* u. a. Schutzimpfungen* gegen Tetanus, Diphtherie, Keuchhusten, Haemophilus influenzae B, Poliomyelitis, Hepatitis B, Parotitis epidemica (Mumps), Masern u. Röteln. Die Reihenfolge der Erstimpfung u. der Auffrischimpfungen ist im Impfkalender* festgelegt.

**Standardnormalverteilung:** s. Normalverteilung.

**Standardpotential:** das sich an einer Elektrode einstellende Gleichgewichtspotential unter Standardbedingungen*; alle an der Elektrodenreaktion beteiligten gelösten Stoffe haben die Äquivalentaktivität 1 mol/L, alle beteiligten festen Stoffe liegen rein, Gase bei Standarddruck vor; Messung: erfolgt gegen eine Standardwasserstoffelektrode*. Die Nernst*-Gleichung erlaubt die Berechnung des Potentials bei Nichtstandardbedingungen. Vgl. Normalpotential.

**Standardrezepturen:** s. NRF.

**Standardsaponin:** gereinigtes Saponin* als Referenzsubstanz (s. Gypsophila-Arten); **Anw.**: Bestimmung des hämolytischen Index*.

**Standardspritze:** s. Spritze.

**Standardwasserstoffelektrode:** Normalwasserstoffelektrode; eine Wasserstoffelektrode (s. Potentiometrie) bei Standardbedingungen* u. Standardzustand*; ihr Potential wird definitionsgemäß = 0 gesetzt.

**Standardzulassung:** nach § 36 Absatz 1 AMG wird das deutsche Bundesgesundheitsministerium ermächtigt, durch Rechtsverordnung mit Zustimmung des Bundesrates bestimmte Arzneimittel von der Zulassungspflicht nach § 21 AMG freizustellen; Sinn der Ermächtigung ist es, die Zulassungsbehörde zu entlasten u. die Übersichtlichkeit des Arzneimittelmarktes zu erhöhen. In der VO über Standardzulassungen vom 3.12.1982 wurden erstmals 28 Standardzulassungen monograph. beschrieben (u. a. Kamillenblüten, Leinsamen, Natriumsulfat, verdünnte Wasserstoffperoxid-Lsg., 2-Propanol 70 %). Die Monographien enthalten Vorschriften über Behältnisse, Haltbarkeit, Kennzeichnung (nach § 10 AMG unter Angabe der Standard-Zulassungsnummer) u. Packungsbeilage (nach § 11 AMG) der nach Standardzulassungsverfahren hergestellten Arzneimittel. Die VO über Standardzulassungen wurde mehrfach aktualisiert. Vgl. Arzneimittelzulassung; Nachzulassung.

**Standardzustand:** Zustand ohne festgelegte Standardtemperatur mit dem Standarddruck $p_s$ = 101 325 Pa (nach DIN 1343) bzw. $p_s$ = 100 000 Pa (nach IUPAC), einer reinen Phase* bzw. einer Aktivität von 1 mol/L. Vgl. Normzustand.

**Standgefäß:** Vorratsbehältnis für Arzneimittel in der Apotheke; **Formen:** (nach der Art des Arzneimittels) Enghalsstandgefäße für Flüss., Weithalsstandgefäße für feste Stoffe, Porzellangefäße für Salben, Dosen aus Metall für Drogen, Ballons für größere Flüssigkeitsmengen sowie Spezialgefäße wie Hohlstopfengefäße, Salzkottener; s. Gefäße. **1. Deutschland:** Die Behältnisse sowie ihre Verschlüsse müssen so beschaffen sein, dass ihr Inhalt weder verändert noch beeinflusst werden kann. S. sollten mit gut lesbaren u. dauerhaften Aufschriften (soweit im Arzneibuch nicht anders bestimmt) in schwarzer Schrift auf weißem Grund versehen sein; s. vorsichtig zu lagern; sehr vorsichtig zu lagern. Dabei ist eine gebräuchliche wissenschaftl. Bez. zu verwenden (altlatein. Nomenklatur, neulatein. Nomenklatur, deutsche Bezeichnung). Soweit für ein Arzneimittel größte Einzel- od. Tagesdosen (s. Maximaldosis) festgelegt sind, müssen diese auf dem S. angegeben werden. Die Vorschriften der Gefahrstoffverordnung* über die Lagerung u. Kennzeichnung gefährl. Stoffe sind ebenfalls zu beachten. Einige der Regelungen sind rechtl. nicht mehr zwingend, da z. B. das Europäische Arzneibuch farbl. Kennzeichnungsvorschriften für Standgefäße nicht vorschreibt. Aus pharmaz. Sicht sind sie dennoch empfehlenswert. **2. Österreich:** geregelt durch die Apothekenbetriebsordnung*; für die Beschriftung sind grundsätzl. die im Arzneibuch angeführten Bez. zu verwenden; **3. Schweiz:** für die Beschriftung gelten die Vorgaben im Arzneibuch (Ph.Helv.).

**Stangenschwefel:** s. Schwefel.

**Stannate:** Zinnsalze; s. Zinn.

**Stanni-Ammoniumchlorid:** s. Ammoniumhexachlorostannat(IV).

**Stannichlorid:** s. Zinn(IV)-chlorid.

**Stanni colloidalis et technetii[$^{99m}$Tc] solutio iniectabilis:** s. [$^{99m}$Tc]Technetium-Zinn-Kolloid-Injektionslösung.

**Stanniol:** auf 0.1 mm Dicke ausgewalzte Zinnfolie (s. Zinn) für Verpackungszwecke; lange Zeit umgangssprachl. Bez. für Aluminiumfolie* u. vielfach durch diese ersetzt.

**Stannioxid:** s. Zinn(IV)-oxid.

**Stanni pyrophosphatis et technetii[$^{99m}$Tc] solutio iniectabilis:** s. [$^{99m}$Tc]Technetium-Zinndiphosphat-Injektionslösung.

**Stanni-Verbindungen:** s. Zinn(IV)-chlorid; Zinn(IV)-oxid.

**Stannoacetat:** s. Zinn(II)-acetat.

**Stannobromid:** s. Zinn(II)-bromid.

**Stannochlorid:** s. Zinn(II)-chlorid.

**Stanno-Verbindungen:** Zinn(II)-Verbindungen.

**Stannum:** s. Zinn.

**Stannum aceticum oxydulatum:** s. Zinn(II)-acetat.

**Stannum-Ammonium chloratum:** s. Ammoniumhexachlorostannat(IV).

**Stannum bibromatum:** s. Zinn(II)-bromid.

**Stannum bichloratum:** s. Zinn(IV)-chlorid.

**Stannum bisulfuratum cristallisatum:** s. Zinn(IV)-sulfid.

**Stannum chloratum:** s. Zinn(II)-chlorid.

**Stannum limatum:** Stannum raspatum; Zinnfeilspäne.

**Stannum metallicum:** s. Zinn.

**Stannum oxydatum:** s. Zinn(IV)-oxid.

**Stannum raspatum:** s. Stannum limatum.

**Stannum tetrachloratum:** s. Zinn(IV)-chlorid.

**Stanolon:** s. Androstanolon.

**Stanozolol** (INN): Androstanazol, Stanozol; 17-Methyl-5$\alpha$-androstano[3,2-*c*]pyrazol-17$\beta$-ol; CAS-Nr. 10418-03-8; $C_{21}H_{32}N_2O$, Strukturformel: s. Abb.; $M_r$ 328.48; Schmp. 237–242 °C aus Ethanol (polymorph); $[\alpha]_D$ +35.7° (in Chloroform); $[\alpha]_D$ +48.6°

S

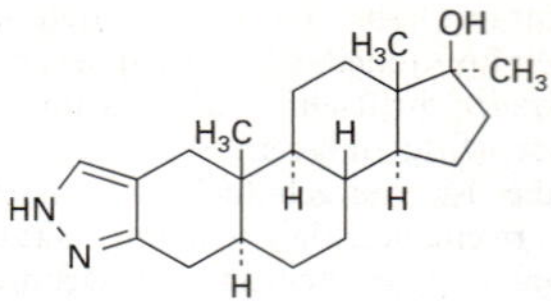

**Stanozolol**

(in Methanol); $UV_{max}$ 223 nm (ε 4740); unlösl. in Wasser, 1 T. lösl. in 40 T. Ethanol, 75 T. Chloroform, 370 T. Ether, in Dimethylformamid, schlecht lösl. in Aceton u. Ethylacetat; nicht mehr zugelassenes Anabolikum*; früher med. angewendet bei kataboler Stoffwechsellage, Kachexie, Osteoporose; missbräuchl. Anw. als Dopingmittel.

**Staphisagria:** s. Delphinium staphisagria (Hom.).

**Staphylitis** (gr. staphyle Traube): Entzündung des Gaumenzäpfchens.

**Staphylococcus:** Gattung grampositiver, unbewegl., trauben- od. haufenförmig gelagerter Kugelbakterien der Fam. Staphylococcaceae; bilden Katalase*; mehr als 30 Species u. Subspecies, med. relevant: St. aureus, St. epidermidis, St. saprophyticus, St. haemolyticus. Vgl. MRSA; Staphylotoxine.

**Staphylotoxine:** Sammelbez. für von Staphylococcus* aureus gebildete Toxine*; z. B. Enterotoxine A–E (sehr hitzeresistent; Urs. von Lebensmittelvergiftungen*).

**STARCH 1500®:** Spezialstärke zur Direkttablettierung*; Gew. aus Maisstärke durch mechan. Behandlung (Quetschen) der Stärkekörner unter Zusatz von Wasser mittels Walzen od. in einer Strangpresse in einem Temperaturbereich von 20–50 °C (sog. Brikettierung); die Pressstücke werden nach dem Trocknen zerkleinert. Enthält einen höheren Anteil an kaltwasserlösl. Best. als Maisstärke (max. 20 %); erhöhter Gehalt an deformierten Stärkekörnern u. deren Bruchstücken; das elast. Kompressionsverhalten der unbehandelten Stärke ist bei STARCH 1500® stark vermindert. **Anw.:** Füllmittel, Trockenbinde- u. Zerfallsbeschleuniger, als 10–20 %iger Zusatz; Verw. wie mikrokristalline Cellulose*. Vgl. Amylum.

**Star, grauer:** s. Katarakt.

**Star, grüner:** s. Glaukom.

**Starrkrampf:** s. Tetanus.

**Start-Codon:** Initiationscodon; Folge von 3 Nucleotiden* in der mRNA*, die vom Anticodon* der Formylmethionyl-tRNA (Prokaryoten) bzw. der Methionyl-tRNA (Eukaryoten) erkannt wird u. damit das Startzeichen zur Polypeptidbildung während der Proteinbiosynthese* gibt; hat die Sequenz 5′-AUG (Adenin-Uracil-Guanin).

**Starterpellets:** s. Zucker-Stärke-Pellets.

**Staßfurter Salz:** s. Abraumsalze.

**Statine:** **1.** s. HMG-CoA-Reduktase-Hemmer; **2.** s. Releasing-Hormone.

**Stationsapotheker:** Apotheker auf Station, Apotheker am Krankenbett; auf einer Krankenhausstation im interdisziplinären therap. Team tätiger Apotheker*, der für eine patientenbezogene Arzneimittelversorgung zuständig ist u. auf diese Weise einen Beitrag zur Verbesserung der Arzneimitteltherapiesicherheit* leistet; **Aufgabe:** Arzneimittelanamnese (u. a. Überprüfung von Indikation*, Dosis*, UAW, Arzneimittelinteraktionen*), Teilnahme an Visiten, Entw. eines Betreuungsplanes für den individuellen Patienten, Beratung des Patienten zu seiner Arzneiverordnung, Entlassungsgespräch, Patientenschulung, Arzneimittelinformation, therapeutisches Drugmonitoring*, Dosisindividualisierung*, Herst. individueller applikationsfertiger Arzneimittel (z. B. Zytostatikalösungen u. Mischbeutel zur parenteralen Ernährung). Vgl. Pharmazeutische Betreuung.

**Stativ:** Gerät zum stabilen Aufbau von Laborgeräten; mit Klemmen u. Muffen zum Halten von z. B. Büretten* u. Kühlern* sowie mit Eisenringen versch. Größen zum Aufstellen von z. B. Kolben* u. Tiegeln*.

**Status asthmaticus:** sehr häufige, akute, schwere od. lang anhaltende Anfälle von Asthma* bronchiale.

**Status epilepticus:** andauernder epilept. Zustand od. Wiederholung von Anfällen, bei denen für mehr als 20 min keine Unterbrechung der Symptomatik eintritt; grundsätzl. bei allen Anfallstypen möglich. Vgl. Epilepsie.

**Status nascendi:** in statu nascendi; im Entstehungszustand, z. B. im Augenblick des Freiwerdens eines Elements aus seiner Verb.; in diesem Zustand zeigt das Element eine gesteigerte chem. Wirkung.

**Staubaerosol:** s. Aerosole.

**Staubbeutel:** s. Blüte.

**Staubblatt:** besteht aus Staubfaden (Filament) u. Staubbeutel (Anthere); s. Blüte.

**Staublungenerkrankungen:** s. Pneumokoniosen.

**Stauden:** (bot.) ausdauernde, krautige Pflanzen mit wenig Holzgewebe in den oberird. Teilen, jedoch häufig stärker entwickelte unterird. Organe aufweisend; vgl. Pflanzen, perennierende.

**Staupe:** Viruserkrankung, die v. a. bei jungen Hunden (od. alten Hunden mit nachlassender Immunität), Nerzen, Frettchen u. Waschbären vorkommt; verursacht durch das Staupe-Virus, ein RNA-Virus der Paramyxoviridae*, das eng mit dem Masern-Virus verwandt ist. Vgl. Staupe-Lebend-Impfstoff für Hunde; Staupe-Lebend-Impfstoff für Frettchen und Nerze.

**Staupe-Lebend-Impfstoff für Frettchen und Nerze:** Vaccinum morbi Carrei vivum ad mustelidas Ph.Eur.6, Vaccinum vivum morbi Carrei pro mistelidas; Zuber. eines für Frettchen u. Nerze attenuierten Stammes des Staupe-Virus; vgl. Staupe.

**Staupe-Lebend-Impfstoff für Hunde:** Vaccinum morbi Carrei vivum ad canem Ph.Eur.6, Vaccinum vivum morbi Carrei pro cane; Virussuspension eines attenuierten Virusstammes aus Zellkulturen, stabilisiert, verdünnt u. gefriergetrocknet; vgl. Staupe.

**Stavudin** (INN): 2′,3′-Didehydro-3′-deoxythymidin; 1-(2,3-Didesoxy-β-D-glycero-pent-2-enfuranosyl)thymin; CAS-Nr. 3056-17-5; $C_{10}H_{12}N_2O_4$, Strukturformel: s. Abb.; $M_r$ 224.22; wie Zidovudin* ein Analogon von Thymidin*; **Wirk.:** Virostatikum*, nucleosidischer Reverse*-Transkriptase-Inhibitor; **Ind.:** HIV*-Erkrankung (Kombinationstherapie mit anderen antiretroviralen Arzneimit-

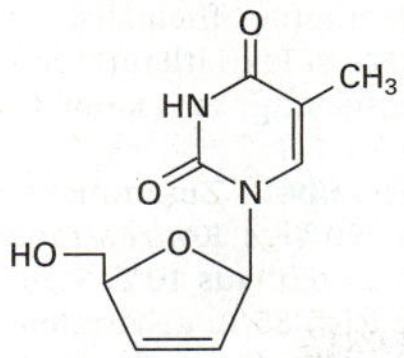

**Stavudin**

teln); **UAW:** u. a. periphere Neuropathie, Fieber, gastrointestinale Störungen, Thrombozytopenie; **Dos.:** p. o. mind. 1 h vor den Mahlzeiten; Erwachsene <60 kg KG 2×30 mg/d, ≥60 kg KG 2×40 mg/d; Kinder älter als 3 Monate, <30 kg KG 2×1 mg/kg KG/d; HWZ 3–3.5 h (Metaboliten).

**STD:** Abk. für (engl.) *sexually transmitted diseases;* von der WHO eingeführte Bez. für durch Sexualkontakt übertragene Krankheiten, verursacht von Bakterien, Viren, Protozoen u. Arthropoden; typ. Krankheitsbilder: **1.** HIV*-Erkrankung/AIDS*; **2.** Genitalulzera: Ulcus molle, Granuloma inguinale, Lymphogranuloma venereum, Syphilis*, Herpes genitalis (s. Herpes simplex); **3.** Urethritis* u. Zervizitis: Gonorrhö*, genitale Chlamydiose durch Chlamydia trachomatis; **4.** Kolpitis*: bakt. Vaginose, Trichomoniasis, vulvovaginale Candidose*; **5.** pelvic inflammatory disease: Entzündungen des oberen weibl. Genitaltrakts z. B. durch Gardnerella vaginalis, Haemophilus* influenzae, Streptococcus* agalactiae, Zytomegalie-Virus (s. Zytomegalie), Mycoplasma; **6.** Epididymitis (Nebenhodenentzündung): akut/chron. durch Neisseria* gonorrhoeae, Chlamydia trachomatis u. Darmbakterien; **7.** Infektion mit Humanem Papillomavirus* (Abk. HPV): genital, Condylomata acuminata, intraepitheliale zervikale od. vaginale Neoplasie; **8.** Virushepatitis: akute Hepatitis* A, B u. C; **9.** Proktitis*, Proktocolitis: u. a. durch Campylobacter*, Shigella*, Entamoeba* histolytica, Zytomegalie-Virus; **10.** Enteritis*: durch Giardia* lamblia; **11.** ektoparasitäre Infektion: Scabies*, Pedikulose (Pediculosis pubis u. Pediculosis corporis). Vgl. Geschlechtskrankheiten.

**steady state:** s. Fließgleichgewicht.

**Steaglat:** Steaglas; chem. Kurzbez. für Stearoylglykolat.

**Steal-Phänomen:** Steal-Effekt; Störung der Hämodynamik mit Umverteilung des Blutes, das einem Versorgungsgebiet zugunsten eines anderen Gefäßsystems entzogen wird; **Vork.:** z. B. als kollaterales St.-Ph. in einem Kollateralkreislauf bei arterieller Stenose*; auch iatrogen induziert durch intraarterielle Infusion vasoaktiver Substanzen od. nach Anlage eines Shunts zur Hämodialyse. Das Auftreten klin. Symptome infolge St.-Ph. wird als Steal-Syndrom (Entzugs- od. Anzapfsyndrom) bezeichnet.

**Steapsin:** s. Lipase.

**Stearatcreme:** s. Unguentum stearinicum.

**Stearate:** Salze od. Ester der Stearinsäure*; **Vork.:** als Glycerolester in tierischen u. pflanzl. Fetten; **Anw.:** in der pharmaz. Technologie als Emulgatoren*; z. B. Glycerolmonostearat* 40–55 %.

**Stearatsalbe:** s. Unguentum stearinicum.

**Stearin:** bei der Fettspaltung anfallendes Gemisch, u. a. von Palmitin*- u. Stearinsäure*; **Anw.:** (techn.) Rohstoff; s. Stearinsäure.

**Stearinalkohol:** s. Stearylalkohol.

**Stearinöl:** s. Ölsäure.

**Stearinsäure:** Acidum stearicum Ph.Eur.6, Acidum stearinicum, Acidum stearicum et palmiticum, Octadecansäure u. Hexadecansäure; Stearinpalmitinsäure, Talgsäure; CAS-Nr. 57-11-4; $C_{18}H_{36}O_2$; $M_r$ 284.5; Schmp. 52–70 °C; Ep. mind. 53 °C; D. 0.94; Gemisch hauptsächl. aus Palmitinsäure* u. Stearinsäure in unterschiedl. nominalen Mengen (3 Stearinsäure-Typen: 50, 70 u. 95); weiß, wachsartig; prakt. unlösl. in Wasser, schwer lösl. in Glycerol; lösl. in Ethanol, Petrolether u. beim Erwärmen in Alkalihydroxid-Lsg., leicht lösl. in Ether, Chloroform, heißem Ethanol; SZ 194–212; weitere Eigenschaften: s. Tab.; Carbonsäure*; **Gehalt:** **1. Stearinsäure 50:** 40.0–60.0 % St.; Summe der Gehalte an Stearin- u. Palmitinsäure mind. 90.0 %; **2. Stearinsäure 70:** 60.0–80.0 % St.; Summe der Gehalte an Stearin- u. Palmitinsäure mind. 90.0 %; **3. Stearinsäure 95:** mind. 90.0 % St.; Summe der Gehalte an Stearin- u. Palmitinsäure mind. 96.0 %; **Inkomp.:** bildet mit Alkalien emulgierende, mit Erdalkalien schwer lösl. Seifen; kann in festen Arzneiformen die Zers. mancher Wirkstoffe beschleunigen; **Anw.:** als Schmiermittel u. Formentrennmittel (1–3 %) bei der Tablettierung od. Kapselabfüllung; zur Einhüllung von bitteren Arzneistoffen (gemeinsam mit Schellack*); in Salben u. Pflastern als Verfestiger der Textur; in Mattcremes (engl. vanishing creams, Stearatcremes) wird St. mit Alkalien ($Na^+$, $K^+$, $NH_4^+$) od. Triethanolamin (s. Unguentum stearinicum) teilweise neutralisiert (Stearat/Stearinsäure-Komplexemulgator) u. bildet eine gelartige Masse, die um ihr 5- bis 15-faches Gewicht mit Wasser verdünnt werden kann, bevor sie flüssig wird. Stearatcremes reagieren alkalisch. Das Natriumsalz der St. ist ein anion., alkalisch reagierender O/W-Emulgator.

**Stearinsäure**

| Typ | Iodzahl | Erstarrungspunkt (°C) |
|---|---|---|
| 50 | ≤4.0 | 53–59 |
| 70 | ≤4.0 | 57–64 |
| 95 | ≤1.5 | 64–69 |

**Stearolum:** s. Cetylstearylalkohol.

**Stearolum emulsificans:** s. Cetylstearylalkohol, emulgierender.

**Stearoptene:** s. Rosa dasmascena (Oleum Rosae, Inhaltsst.).

**Stearoyl-:** Octadecanoyl-; Bez. für die Gruppe $CH_3$—$(CH_2)_{16}$—CO—.

**Stearyl-:** Octadecyl-; Bez. für die Gruppe $C_{18}$—$H_{37}$—; (früher) nicht korrekt auch für Stearoyl-* verwendet.

**Stearylalkohol:** Alcohol stearylicus Ph.Eur.6, Stearinalkohol, Octadecanol; Octadecylalkohol; Gemisch fester Alkohole, mind. 95 % Octadecan-1-ol; $CH_3$—$(CH_2)_{16}$—$CH_2OH$; $M_r$ 270.5; D. 0.812; Schmelztemperatur 57–60 °C; Sdp. 210.5 °C; weiße Blättchen; lösl. in Ethanol (96 %) u. Ether, unlösl. in Wasser; geschmolzen mischbar mit flüssigen Triglyceriden, Kohlenwasserstoffen, geschmolzenem Wollwachs; SZ max. 1.0; OHZ 197–217; IZ max. 2.0; VZ max. 2.0; **Anw.:** in Salben als Verfestigungsmittel, in Cremes als Emulsionsstabilisator; zu Waschmitteln, Schaumverhütungsmitteln; in der Textilindustrie sowie in der Kosmetik; **cave:** allergenes Potential wie andere höhere Alkohole; Alternativen: Sorbitanmonostearat u. Glycerolmonostearat.

**Steatorrhö:** erhöhte Stuhlfettausscheidung über 7 g/d als Folge eines Missverhältnisses zw. oraler Fettaufnahme u. Fettverdauung; tritt auf als Fettdurchfall (sog. Butterstuhl, Salbenstuhl, Ölstuhl, Pankreasstuhl), bei dem ungespaltenes Fett in großen Mengen als flüssige, beim Abkühlen erstarrende Masse abgeschieden wird; **Urs.:** Maldigestion*, Malabsorption*, gestörter enterozytärer Fettstoffwechsel, gestörter Lymphabfluss, Zöliakie*, gestörte Pankreasfunktion (exokrine Pankreasinsuffizienz, Pankreatitis*, Pankreaskarzinom, Obstruktion des Pankreasganges), gestörter Gallefluss.

**Stechampullen:** s. Vials.

**Stechapfel:** s. Datura stramonium.

**Stechapfelblätter:** s. Datura stramonium (Stramonii folium).

**Stechapfelblatt, Eingestelltes:** s. Datura stramonium (Stramonii pulvis normatus).

**Stechapfel, Großer:** s. Datura arborea.

**Stechapfelkraut:** s. Datura stramonium (Herba Stramonii recens).

**Stechapfelsamen:** s. Datura stramonium (Semen Stramonii).

**Stechbecken:** Bettpfanne od. -schüssel aus Metall od. Kunststoff mit einem Griff zum Auffangen von Ausscheidungen; vgl. Urinflasche.

**Stechginster:** s. Ulex europaeus.

**Stechkörner:** s. Silybum marianum (Silybi mariani fructus)

**Stechpalme:** s. Ilex aquifolium.

**Stechpalmenblätter:** s. Ilex aquifolium (Folia Aquifoliae).

**Steckkapseln:** s. Hartkapseln.

**Stehkolben:** s. Kolben.

**Steighöhenmethode:** s. Grenzflächenspannung.

**Steigrohr-Windsichter:** s. Sichtung.

**Steigschmelzpunkt:** Methode mit offener Kapillare Ph.Eur.6; Fließpunkt-Schmelztemperatur, bei der die Substanzsäule zu steigen beginnt, wenn die zu untersuchende Substanz mit einem Schmelzpunkt* unter 100 °C in eine beidseitig offene Kapillare* (ca. 1 cm Säule) eingebracht, die Kapillare an einem Thermometer* (in 0.5 °C graduiert) befestigt u. im Wasserbad erwärmt (1 K/min) wird; Prüfmethode für wichtige Hilfsstoffe.

**Steinblüte:** s. Lophophytum leandri.

**Steineiche:** s. Quercus petraea.

**Steiner, Rudolf:** s. Arzneimittel, anthroposophische.

**Steinfrucht:** s. Fruchtformen.

**Steinhirse:** s. Lithospermum officinale.

**Steinklee:** s. Melilotus officinalis.

**Steinkohlenteer:** s. Pix Lithanthracis.

**Steinkohlenteerlösung:** s. Liquor Carbonis detergens.

**Steinkohlenteersalbe:** Zusammensetzung: NRF, 2-, 5-, 10- u. 20 %ige Konzentrationsstufen; die 10 %ige Salbe besteht aus 10 T. Steinkohlenteer (s. Pix Lithanthracis), 85 T. gehärtetem Erdnußöl u. 5. T. Polysorbat 60; die niedrigeren Konzentrationsstufen enthalten zusätzl. 5 T. mittelkettige Triglyceride; **Darst.:** Die Best. (außer Steinkohlenteer) werden zuerst klar geschmolzen. Nach dem Erkalten (unter gelegentlichem Umrühren) wird der Steinkohlenteer eingerührt. Oliv-graue Salbe, die charakterist. riecht; **Anw.:** bei chron. Ekzemen u. Psoriasis; **cave:** Steinkohlenteer enthält kanzerogene Best.; Arbeitsschutzmaßnahmen beachten; therap. Anw. sollte nur in begründeten u. vom Arzt ständig kontrollierten Fällen erfolgen.

**Steinkraut, Knolliges:** s. Sedum acre (Hom.).

**Steinöl:** **1.** Erdöl; s. Oleum Petrae; **2.** Schieferöl*.

**Steinpfeffer:** s. Sedum acre.

**Steinsalz:** s. Natriumchlorid (Natrium chloratum crudum).

**Steinsamen:** s. Lithospermum officinale.

**Steinweichsel:** s. Prunus mahaleb.

**Steinzellen:** s. Sklerenchym.

**Stellaria media (L.) Vill.:** Alsine media; Vogelmiere; Fam. Caryophyllaceae; Kosmopolit; Stpfl. von **Herba Stellariae mediae:** Herba Alsines; **Inhaltsst.:** Ascorbinsäure (Vitamin* C), Fett, Rutosid* sowie in der Wurzel Stärke u. in den Samen fettes Öl; **Anw.:** (volkstüml.) gegen Hämorrhoiden. **Hom.:** Stellaria media: frisches, blühendes Kraut; verordnet z. B. bei Erkrankungen des rheumatischen Formenkreises.

**Stellungsisomerie:** s. Substitutionsisomerie; Strukturisomere.

**Stempel:** s. Blüte (Blütenteile).

**Stenokardie:** s. Angina pectoris.

**Stenose:** angeborene od. erworbene Verengung von Hohlorganen od. Gefäßen.

**Stenotrophomonas:** Gattung gramnegativer, aerober, begeißelter Stäbchenbakterien der Fam. Xanthomonadaceae; einige Species wurden früher der Gattung Xanthomonas* zugeordnet; **Vork.:** ubiquitär in Feuchtbiotopen; führen gelegentl. zu Wund- u. Harnwegsinfektionen, Septikämien; können unter Ther. mit Betalactam*-Antibiotika selektiert werden u. weisen häufig eine starke (Antibiotika-)Resistenz auf; reagieren empfindl. auf Co-trimoxazol; **St. maltophilia:** opportunist. Erreger, der Nosokomialinfektionen v. a. bei Immunsupprimierten verursachen kann.

**Stent:** **1.** Wallstent; (chirurg.) scherengitterartige, endoskopisch od. radiologisch platzierbare Endoprothese* aus versch. Materialien, die sich nach Implantation selbsttätig ausdehnt; **Anw.:** zur Überbrückung bzw. Erhaltung des Lumens bei tumorbedingten Stenosen u. Obstruktionen von Hohlorganen (z. B. Trachea, Ösophagus), bei arteriosklerotisch bedingten kurzstreckigen Gefäßstenosen. **2.** (zahnmedizin.) Bez. für einen thermoplastischen Werkstoff aus versch. Harzen, u. a. zur Abformung u. Kieferrelationsbestimmung.

**Stephania tetrandra** S. Moore: Fam. Menispermaceae; Ostasien; **Inhaltsst. u. Wirk.:** in Wurzelknollen u. Blättern (+)-Tetrandrin, ein Bisbenzylisochinolinalkaloid (mit 2 tertiären N-Atomen) mit gefäßerweiternder, blutdrucksenkender, entzündungshemmender u. antipyret. Wirk.; **Anw.:** in der TCM*.

**Stephanskörner:** s. Delphinium staphisagria (Semen Staphisagriae).

**Stephanskraut:** s. Delphinium staphisagria.

**Stephen-Reaktion:** Methode zur Synthese von Aldehyden* durch Reduktion aromat. Nitrile* mit wasserfreiem Zinn(II)*-chlorid in absolutem Ether*, der mit Chlorwasserstoff* gesättigt ist; das zunächst gebildete Immonium-Derivat der Hexachloro-zinn(IV)-säure wird zum Endprodukt hydrolysiert; z. B. entsteht aus Benzonitril Benzaldehyd* (s. Abb.).

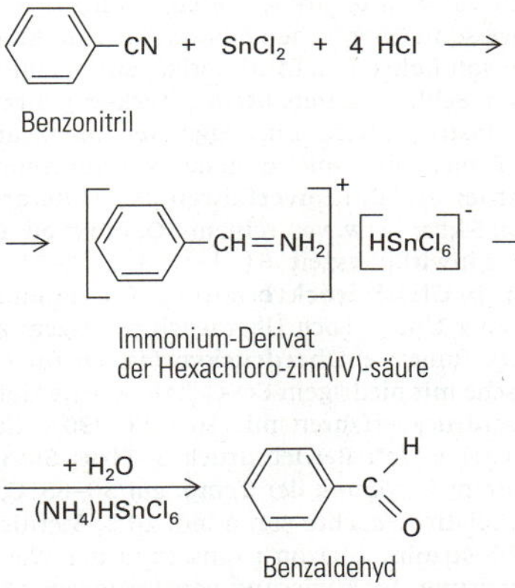


**Stephen-Reaktion:** Bildung von Benzaldehyd als Beispiel

**Steppenrautensamen:** s. Peganum harmala (Semen Harmalae).

**Steradiant:** s. Radiant.

**Sterane:** s. Steroide.

**Sterbekraut:** s. Erysimum crepidifolium.

**Sterblichkeit:** s. Mortalität.

**Stercobilin** (lat. stercus Kot; bilis Galle): $C_{33}H_{46}N_4O_6$; Farbstoff der Faeces, der zus. mit Urobilin* vorkommt u. durch Oxidation von Stercobilinogen entsteht (s. Gallenfarbstoffe).

**Sterculia-Gummi:** s. Sterculia urens (Gummi Tragacantha indica).

**Sterculiasäure:** 8-(2-*n*-Octyl-cycloprop-1-en)-octansäure; eine cyclopropenoide Fettsäure (vgl. Cyclopenten-Fettsäuren), charakterist. für Pflanzen der Malvaceae*, in deren Samenölen sie als Best. der Glyceride enthalten ist; ähnl. der Malvalsäure (Strukturformeln: s. Abb.); auf der Anwesenheit von Cyclopropenfettsäuren beruht die sog. Halphen*-Probe, durch die z. B. Baumwollsamenöl in anderen Ölen festgestellt werden kann.

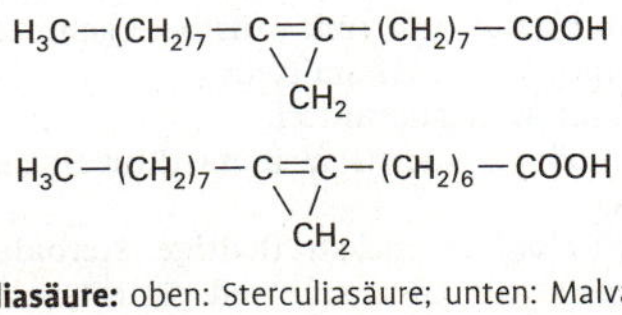


**Sterculiasäure:** oben: Sterculiasäure; unten: Malvalsäure

**Sterculia urens** Roxb.: Fam. Malvaceae (früher Sterculiaceae); Indien, Indonesien, Sri Lanka; zus. mit anderen Sterculia-Arten, z. B. **S. villosa** u. **S. tragacantha**, Stpfl. von **Gummi Tragacantha indica:** Indischer Tragant, Karaya-Gummi, Sterculia-Gummi; erstarrte pathol. Absonderung der Bäume, nach Essigsäure riechend; quillt schneller als Tragant (s. Astragalus-Arten); bildet schon in niedriger Konz. viskose, sauer reagierende Schleime; **Best.:** ca. 75 % Schleim (s. Mucilago) mit ca. 43 % D-Galacturonsäure*, ca. 15 % D-Galactose*, ca. 14–17 % L-Rhamnose*, ferner freie Essigsäure, weiterhin Mineralstoffe u. Gerbstoffe; **Anw.:** **1.** (med.) Laxans*; **2.** (techn.) Verdickungsmittel (Nahrungsmittelindustrie), Tablettierhilfsstoff, zur Verbesserung der Haftung von Prothesen u. a.; Ersatz für Tragant.

**Stercus diaboli:** s. Ferula assa-foetida (Gummiresina Asa foetida).

**Stereochemie:** Raumchemie; Teilgebiet der Chemie*, das sich mit der räuml. Lage von Atomen* od. Atomgruppen innerhalb eines Moleküls* befasst u. Aufschluss über das unterschiedl. physik., chem. u. biol. Verhalten chem. gleich zusammengesetzter Stoffe gibt; **Einteilung: 1. statische** S.: sammelt Daten über Bindungslängen, Valenzwinkel u. Wirkungsbereiche von Atomen (Konstitution*, Konfiguration*, Konformation*, Anzahl der mögl. Isomeren*); **2. dynamische** S.: befasst sich mit der unterschiedl. Reaktivität (Aktivität) der Isomeren in vitro u. in vivo; dies hat z. B. Bedeutung bei stereokontrollierten Synthesen (s. Stereoselektivität; Stereospezifität). Insbes. bei Rezeptorstudien kommt der S. eine große Bedeutung zu. Die stereochem. Gegebenheiten eines Pharmakons* sind oft für seine Wirkungsqualität u. -quantität ausschlaggebend.

**Stereoisomere:** Moleküle* mit gleicher Summenformel u. Sequenz in der Verknüpfung der Atome*, die sich aber in der Atomanordnung im 3-dimensionalen Raum unterscheiden (s. Konfiguration); **Formen:** Enantiomere*, Diastereomere*, Konformere (s. Konformation); 2 Stereoisomere können niemals gleichzeitig Enantiomere u. Diastereomere sein. 1 Molekül kann immer nur 1 Enantiomeres, aber durchaus mehrere Diastereomere haben.

**Stereoselektivität:** **1.** (chem.) Reaktion, bei der bevorzugt eines von mehreren mögl. Stereoisomeren* gebildet wird, unabhängig von den stereochem. Verhältnissen der Ausgangsverbindung u. vom Reaktionsweg; Grenzfall der S. ist Stereospezifität*. Vgl. Enantioselektivität. **2.** (pharmak.) s. Verhältnis, eudismisches.

**Stereospezifität:** Reaktion, die von einer bestimmten stereoisomeren Ausgangsverbindung ausschließl. zu einem bestimmten stereoisomeren Produkt führt, z. B. durch Walden*-Umkehr; mitunter wird von St. gesprochen, wenn ein bestimmtes Stereoisomer zu mehr als 95 % gegenüber dem anderen gebildet wird. St. ist oft ein charakterist. Merkmal enzymat. Reaktionen. Vgl. Stereoselektivität.

**Sterigmatocystin:** s. Mykotoxine (Tab. dort).

S

**steril:** 1. keimfrei, sterilisiert; vgl. Sterilisationsverfahren; 2. infertil, unfruchtbar; vgl. Sterilisation.

**Sterilfiltration:** s. Keimfiltration.

**sterilisable maize starch:** s. absorbable dusting powder.

**Sterilisation:** 1. (hygien.) Maßnahme, die eine völlige Keimfreiheit bezweckt; nach dem DAB heißt St. (Entkeimung): „Abtöten od. Entfernen aller lebensfähigen Vegetativ- u. Dauerformen von pathogenen u. apathogenen Mikroorganismen in Stoffen, Zuber. od. an Gegenständen". **Sterilität:** absoluter Begriff; das sterilisierte Gut muss danach frei von vermehrungsfähigen Keimen sein. Dies setzt voraus, dass das sterilisierte Gut rekontaminationssicher verpackt ist. Unter dieser Betrachtungsweise ist die Keimfiltration* (Sterilfiltration) nicht als Sterilisierungsmethode anzusehen, sondern den asept. Verfahren zuzuordnen, da das „Sterilfiltrat" unter asept. Bedingungen erst in den Endbehälter abgefüllt wird bzw. nicht jede Keimfiltration Viren zurückhält. Vgl. Sterilisationsverfahren. 2. (med.) Herbeiführung der Unfruchtbarkeit eines Menschen durch einen chirurg. Eingriff, bei dem die Ei- bzw. Samenleiter unterbrochen od. funktionsunfähig gemacht werden.

**sterilisation in place:** s. SIP.

**Sterilisationsverfahren:** Verfahren der Sterilisation*; richten sich nach dem zu sterilisierenden Gut, dem wirksamen Agens u. nach Art u. Umfang der mikrobiellen Kontamination*; **Sterilisation durch Hitze:** therm. Sterilisationsverfahren; **1. feuchte Hitze: a)** Standardverfahren: Sterilisation im Autoklaven* mit gespanntem, gesättigtem Wasserdampf (121 °C, 15–20 min); Einsatz für thermostabile Materialien u. Zubereitungen; bei porösen Materialien wie Verbandstoffen u. Wäsche ist die Sterilisation im Autoklaven mit einem Vakuumverfahren zur Verdrängung der Luft durchzuführen; **b)** Äquivalenzverfahren: entsprechend dem Standardverfahren (gleiche Letalität) mit variablen Temp. u. Zeiten (z. B. 134 °C, 3–5 min); **c)** Erhitzen mit Bakteriziden: Erhitzen unter Zusatz von Bakteriziden auf 100–105 °C für Injektionspräparate u. Augentropfen; **d)** Tyndallisieren: 2- bis 4-maliges fraktioniertes Erhitzen*, Anw. für thermolabile, vorfiltrierte Lsg.; **2. trockene Hitze:** geringes Durchdringungsvermögen im Ggs. zur feuchten Hitze; Einsatz zur Sterilisation von Geräten mit glatten Oberflächen aus Metall, Glas, Porzellan, in der pharmaz. Industrie v. a. für Leerampullen od. für Rohstoffe wie Talk, Bolus alba u. für wasserfreie Öle, Fette, Wachse, Paraffine u. Glycerol. **a)** Verbrennen; **b)** Ausglühen; **c)** Abflammen; **d)** Sterilisation im **Heißluftsterilisator:** Einsatz bei Oberflächensterilisation, Metall-, Glas- u. Porzellangeräten (glatte Oberflächen) u. pulverförmigen Rohstoffen, wasserfreien Ölen, Fetten, Wachsen, Glycerol u. Paraffin. In den einzelnen Pharmakopöen werden in der Mehrzahl Temp. von 160–180 °C vorgeschrieben; Richtwerte: 180 min bei 160 °C, 120 min bei 170 °C, 30 min bei 180 °C; die Anheizzeit wird nicht mitgerechnet, die Sterilisationszeit beginnt erst mit Erreichen der gewählten Temp.; bei dicht beschickten Heißluftsterilisatoren ist der Temperaturverlauf im Inneren des Sterilisationsgutes zu beachten u. entspr. Ausgleichszeiten zu wählen; das Material muss trocken sein (Verdunstungskälte); die Luft zum Kühlen muss über keimabscheidende Filter gesaugt werden; bei Sterilisation von Pudern, Ölen, Fetten u. a. muss wegen des Temperaturausgleiches die Anheizzeit u. Sterilisationszeit experimentell ermittelt werden; **e)** kontinuierl. arbeitender **Heißluft-Sterilisiertunnel:** v. a. in der pharmaz. Industrie verwendete, kontinuierl. arbeitende St. mit oft hohen Betriebstemperaturen von 240–320 °C; teils mit konventioneller Heizung, teils mit Laminar-Flow-Heißluftprinzip ausgestattet; **Sterilisation mit mikrobiziden Gasen:** Gassterilisation, Begasung; **1.** Ethylenoxid* (Abk. EO): Sterilisation wird beeinflusst durch Temp., Feuchte, Druck, Einwirkungszeit u. Verpackungsmaterial; nach Beendigung der Sterilisation Sterilisationsgut gut belüften (desorbieren), da EO sich vorzugsweise an Oberflächen bindet; Anw. zur Sterilisation von Rohstoffen (Antibiotika, Sulfonamiden, Drogen, Schleimstoffen, Stärke, Zuckern), hitzelabilen Instrumenten, Einweggeräten aus Kunststoff, Papierflies, Papier u. in der Nahrungsmittelindustrie; **a) Vakuumverfahren** bei Unterdruck von ca. 5 kPa; Verw. von reinem EO, Etox* od. Etoxiat*; Einwirkungszeit 6 h bei 25 °C, 2–3 h bei 50 °C; **b) Gleichdruckverfahren** für Produkte, die weder Unter- noch Überdruck vertragen; z. B. mit Oxyfume*; **c) Überdruckverfahren** für Gasgemische mit niedrigem EO-Gehalt: konventionelle Überdruckverfahren mit 10 % EO (90 % $CO_2$), z. B. Carboxide*; Betriebsdruck 3–7 bar; Sterivit-Verfahren: Erhöhung der Temp. auf 30–65 °C, 3–7 bar, relative Feuchte von mind. 10 %, Sterilisierzeit 20–40 min; **2.** Ozon*: Einsatz in der Wasseraufbereitung, Inaktivierung von Pyrogenen; **3.** $\beta$-Propiolacton: derzeit zur Sterilisation nicht mehr eingesetzt. **Sterilisation durch Bestrahlung:** Strahlensterilisation; **1.** Sterilisation mit ionisierenden Strahlen: Elekronenstrahlen (β-Strahlen) u. γ-Strahlen; Anw. z. B. für Einweggeräte aus Kunststoff u. Verbandstoffe. Der Einsatz bei pharmaz. Produkten u. Lebensmitteln hängt von den jeweiligen Länderverordnungen ab; **2.** UV-Strahlen: als Sterilisationsverfahren nicht anerkannt. Vgl. $F_0$-Wert.

**Sterine:** s. Sterole.

**Sterlet:** s. Acipenser huso (Ichthyocolla).

**Sternanis:** s. Illicium verum (Anisi stellati fructus).

**Sternanisfrüchte:** s. Illicium verum (Anisi stellati fructus).

**Sternanis, Japanischer:** s. Illicium anisatum.

**Sternanisöl:** s. Illicium verum (Oleum Anisi stellati).

**Sternkraut:** s. Paris quadrifolia.

**Sternparenchym:** (bot.) Schwammparenchym*, dessen Zellen sternförmig verzweigt sind.

**Sternum:** Brustbein; vorderer Bestandteil des Brustkorbs; **sternal:** zum Brustbein gehörend.

**Sternutamenta:** s. Niesmittel.

**Sternutatoria:** s. Niesmittel.

**Sternwurzel:** s. Aletris farinosa (Rhizoma Aletris farinosae).

**Steroidalkaloide:** stickstoffhaltige Steroide*, die vorwiegend als Glykoside* od. Ester* vorliegen;

S

**Steroide**
Grundtypen der Steroide

| Name (alte Bezeichnung) | N[1] | $R_1$ | $R_2$ | $R_3$ |
|---|---|---|---|---|
| 5α-Gonan (Steran) | 17 | H | H | H |
| 5β-Gonan | | | | |
| 5α-Estran | 18 | H | $CH_3$ | H |
| 5β-Estran | | | | |
| 5α-Androstan (Testan) | 19 | $CH_3$ | $CH_3$ | H |
| 5β-Androstan (Etiocholan) | | | | |
| 5α-Pregnan (Allopregnan) | 21 | $CH_3$ | $CH_3$ | $C_2H_5$ |
| 5β-Pregnan | | | | |
| 5α-Cholan (veraltet Allocholan) | 24 | $CH_3$ | $CH_3$ | $CH(CH_3)CH_2CH_2CH_3$ |
| 5β-Cholan | | | | |
| 5α-Cholestan | 27 | $CH_3$ | $CH_3$ | $CH(CH_3)CH_2CH_2CH_2CH(CH_3)_2$ |
| 5β-Cholestan (Coprostan) | | | | |
| 5α-Ergostan | 28 | $CH_3$ | $CH_3$ | $CH(CH_3)CH_2CH_2CH(CH_3)CH(CH_3)_2$ |
| 5β-Ergostan | | | | |
| 5α-Stigmastan | 29 | $CH_3$ | $CH_3$ | $CH(CH_3)CH_2CH_2CH(C_2H_5)CH(CH_3)_2$ |
| 5β-Stigmastan | | | | |

[1] Anzahl C-Atome

bekannt sind die Veratrum*-Alkaloide, Solanum*-Alkaloide sowie Amphibien-Alkaloide, z. B. aus dem Feuersalamander; weitere St. finden sich z. B. bei Buxus* sempervirens; vgl. Alkaloide.

**Steroid-Antibiotika:** s. Antibiotika.

**Steroide:** große Gruppe von Triterpenen*, zu der viele biol. wichtige Verb. wie Sterole*, Steroidhormone*, Gallensäuren*, herzwirksame Glykoside*, Steroidalkaloide*, Steroidsaponine (s. Saponine) u. die Vitamine der D-Gruppe (s. Vitamin D) zählen; synthet. S. sind u. a. als Antirheumatika*, Antiphlogistika*, Ovulations*-Hemmer od. Anabolika* von pharmak. Bedeutung; von den mehr als 100 000 bekannten S. sind ca. 2 % von med. Interesse. **Struktur:** S. sind Derivate des Cyclopentanoperhydrophenanthrens, bestehend aus einem Fünfring u. 3 Sechsringen mit 6 asymmetr. C-Atomen (C-5, C-8, C-9, C-10, C-13, C-14; s. Abb.). Von den 64 theoret. mögl. Stereoisomeren* sind nur wenige bekannt. Nomenklatur des Vierringsystems u. Nummerierung der Kohlenstoffatome: s. Tabelle. Aus insbes. thermodynam. Stabilitätsgründen sind die Cyclohexanringe B/C u. C/D in den meisten natürl. Steroiden *trans*-verknüpft, was die flache Form des Moleküls bedingt. Ausnahmen sind z. B. die herzwirksamen Glykoside u. Gallensäuren* mit *cis*-verbundenen A/B-Ringen (*cis-trans-trans*); *cis*-verbundene C/D-Ringe haben zusätzl. die herzwirksamen Glykoside (*cis-trans-cis*). Alle über der Molekülebene liegenden Substituenten werden mit β, unter der Molekülebene liegende mit α bezeichnet. In graph. Darst. werden die Bindungen zw. β-ständigen u. Ringkohlenstoffatomen als durchgehende Linien, Bindungen zu α-Gruppen od. -Atomen als gestrichelte Linien

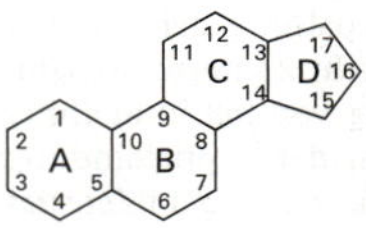


Gonan, Cyclopentanoperhydrophenanthren

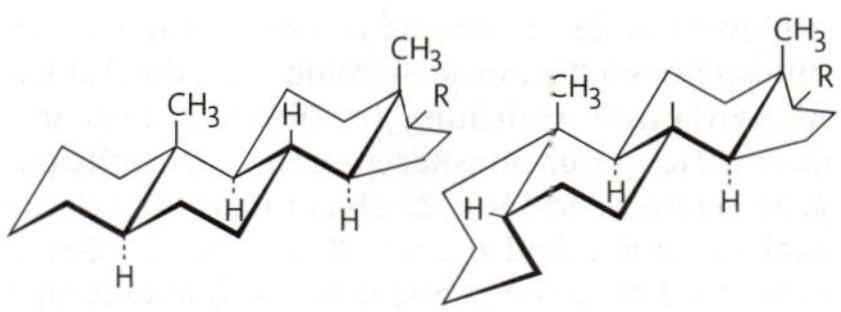


5 α-Steroid (A/B-*trans*) 5 β-Steroid (A/B-*cis*)

Konformation der Steroidmoleküle
**Steroide**

u. solche mit unbekannter Konfiguration (Buchstabenbezeichnung ξ) als Wellenlinien gezeichnet. Die Konfiguration am C-5 hängt von der Verknüpfung der Ringe A u. B ab; 5α-Steroide sind A/B-*trans*-, 5β-Steroide A/B-*cis*-konfiguriert. Entspr. den Substituenten an den C-Atomen 10, 13 u. 17 lässt sich eine Einteilung in einige Grundtypen treffen. Die einfachsten Vertreter mit einem Grundgerüst aus 17 C-Atomen sind die **Gonane** (früher als Sterane bezeichnet). Durch Substitution am C-13 entstehen die **Estrane** (18 C-Atome, Grundstruktur der Estrogene*), durch weitere Einführung einer Methylgruppe am C-10 die **Androstane** (19 C-Atome, Grundstruktur aller natürl. Androgene*); 21 Kohlenstoffatome enthalten die S. des **Pregnantyps,** zu denen die Corticosteroide*

S

gehören; vom **Cholantyp** mit 24 C-Atomen leiten sich z. B. die Gallensäuren u. Solanum*-Alkaloide ab; viele Sterole* sind als S. vom **Cholestantyp** (27 C-Atome) einzuordnen; bei vielen Sapogeninen (s. Saponine) bildet **Spirostan** (ebenfalls 27 C-Atome) den Grundkörper. St. mit 30 C-Atomen werden meist zu den Terpenen* gezählt. Die große Vielfalt der S. ist durch ihren Grundtyp, Anzahl, Position u. Konfiguration der Substituenten u. durch die Anzahl u. Lage der Doppelbindungen bedingt. Substituenten mit Sauerstoff sind durch die Nachsilben -ol od. -on, Doppelbindungen durch -en, Ringverkleinerung durch die Vorsilbe Nor-, Ringerweiterung durch Homo- u. Ringöffnung durch Seco- (lat. ich schneide) im Namen des Grundtyps gekennzeichnet. Die in Pflanzen vorkommenden S. können frei, als Ester od. wie herzwirksame Glykoside u. Steroidsaponine als Glykoside* auftreten; im tier. Organismus liegen z. B. die Steroidhormone* als Ester, Glucuronide* od. als Konjugate mit Proteinen* vor. **Biosynthese:** Ausgehend vom offenkettigen Squalen* (30 C-Atome; Biosynthese: s. Terpene) erfolgt nach Oxidation zu 2,3-Epoxysqualen u. Protonierung zum Kation des 3-Hydroxysqualens die stereospezif. Ringbildung zum Cyclopentanoperhydrophenanthren-Ringsystem. Als Endprodukt einer Hydrid- u. Methyl-Verschiebung u. der Abspaltung eines Protons entsteht Lanosterol od. Cycloartenol (9,10-Cyclopropanring; zentraler Metabolit der Sterolbiosynthese in Pflanzen, die kein od. wenig Cholesterol enthalten). Durch stufenweise Abspaltung der C-14- u. C-4-Methylgruppen (es entsteht Zymosterol), Umlagerung der Doppelbindung von 9,8 in Stellung 5,6 (Desmosterol) u. Sättigung der Doppelbindung zw. C-24 u. C-25 wird Cholesterol* gebildet, das Ausgangsprodukt für eine breite Palette weiterer Steroide.

**Steroidhormone:** Hormone*, deren Struktur sich von 5$\alpha$-Gonan (Steran; s. Steroide, Tab. dort) ableitet; Wirkungsvermittlung an Zielzellen über intrazelluläre Hormon-Rezeptoren; **Einteilung:** 1. Mineralocorticoide*; 2. Glucocorticoide*; 3. Sexualhormone* (Androgene*, Estrogene* u. Gestagene*); 4. Ecdysone*; **Abbau:** hepat. Inaktivierung u. Biotransformation (s. Metabolismus) in wasserlösl. Form; Ausscheidung renal (30–60 %), intestinal (10 %) u. über enterohepatischen Kreislauf*; **Herst.:** Partialsynthese, meist aus pflanzl. Steroiden, v. a. Steroidsapogeninen (s. Diosgenin, Abb. dort). Diosgenin liefert ca. 70 % (700 t) der jährl. Weltproduktion (1994) an Steroidhormonen. Der Rest stammt von den Diosgenin-Epimeren Gentrogenin u. Correlogenin sowie von Hecogenin (Strukturformeln: s. Saponine, Tab. 2 dort). Ca. 90 % aller Rohstoffe werden zu Corticosteroiden, der Rest zu Sexualhormonen u. Gestagenen* verarbeitet.



**Steroidsapogenine:** s. Saponine.

**Sterole:** Sterine; Gruppe von natürl. vorkommenden Steroiden, die eine 3$\beta$-Hydroxylgruppe u. eine 17$\beta$-ständige aliphat. Seitenkette aufweisen; Grundstruktur: s. Steroide; Best. des Protoplasmas* in allen lebenden Zellen; haben fettähnl. Charakter, sind jedoch unverseifbar; **Einteilung:** 1. **Zoosterole:** S. tier. Herkunft, z. B. Cholesterol*; 2. **Phytosterole:** S. pflanzl. Herkunft, z. B. Stigmasterol* u. Sitosterol*; 3. **Mykosterole:** Pilzsterole, z. B. Ergosterol (s. Vitamin D, Provitamin $D_2$).

**Stevia rebaudiana** (Bertoni) Hemsl.: Süßstoffpflanze; Fam. Asteraceae (Compositae); Paraguay, Brasilien; Stpfl. von **Folium Steviae rebaudianae:** Stevia-rebaudia-Blätter; Blätter mit ausgesprochen süßem Geschmack; **Inhaltsst.:** 5–10 % Steviosid*, äther. Öl u. Flavonoide*; **Anw.:** (volkstüml.) z. B. bei Diabetes mellitus u. Hypertonie; von der einheim. Bevölkerung werden die Blätter als Süßmittel verwendet.

**Steviol:** $M_r$ 318; Schmp. 215 °C; Aglykon* von Steviosid*.

**Steviosid:** Strukturformel: s. Abb.; $M_r$ 804; Schmp. 196–198 °C; glykosid. Diterpen vom Kaurantyp aus Stevia* rebaudiana; Süßstoff mit ca. 300-facher Süßkraft von Saccharose*; u. a. in Japan, Paraguay u. Brasilien als Süßungsmittel zugelassen.

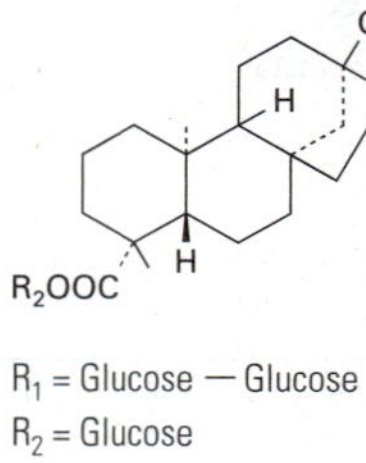


**Steviosid**

**STH:** Abk. für **s**omato**t**ropes **H**ormon; s. Somatropin.

**Stibii sulfidi colloidalis et technetii[$^{99m}$Tc] solutio iniectabilis:** s. [$^{99m}$Tc]Technetium-Antimonsulfid-Injektionslösung, kolloidale.

**Stibin:** s. Antimon.

**Stibium:** s. Antimon.

**Stibium arsenicosum:** s. Antimonium arsenicosum.

**Stibium chloratum:** s. Antimon(III)-chlorid.

**Stibium metallicum:** s. Antimon.

**Stibium oxydatum:** s. Antimon(III)-oxid.

**Stibium oxydatum album diaphoreticum:** s. Antimonoxid, schweißtreibendes.

**Stibium perchloratum:** s. Antimon(V)-chlorid.

**Stibium sulfuratum aurantiacum:** s. Antimon(V)-sulfid.

**Stibium sulfuratum nigrum:** s. Antimon(III)-sulfid.

**Stibium sulfuratum rubrum:** s. Mineralkermes.

**Stibogluconat** (INN): 2,4:2′,4′-*O*-(Oxydistibylidyn)-bis[D-Gluconsäure]-*Sb,Sb′*-dioxid; CAS-Nr. 100817-46-7; $C_{12}H_{20}O_{17}Sb_2$; $M_r$ 679.78; cycl. D-Gluconsäure-Ester mit Antimonsäure ($H_8Sb_2O_9$) im Verhältnis 2 : 1; nicht mehr im Handel befindl. Antiprotozoenmittel*; früher angewendet bei Leishmaniasen*. **Stibogluconat-Natrium:** CAS-Nr. 16037-91-5; $C_{12}H_{18}Na_2O_{17}Sb_2$; $M_r$ 723.74; weißes, amorphes Pulver; fast unlösl. in Ethanol u. Ether; Lsg. sind unter Lichtschutz aufzubewahren.

**Stibophen:** Natrium-Stibium-bis-brenzcatechin-disulfonicum; antimon-bisbrenzcatechin-disulfonsaures Natrium; Pentanatrium-(bis-brenzcatechin-

3,5-disulfonyl)-antimonat(III); $C_{12}H_4Na_5O_{16}S_4Sb \cdot 7\,H_2O$; $M_r$ 895.2; weißes, krist., geruchloses Pulver von schwach salzigem Geschmack; leicht lösl. in Wasser, unlösl. in Ethanol, Ether, Chloroform, Aceton; Gehalt 13.0–13.8 % Antimon*; nicht mehr im Handel befindl. Anthelminthikum*; früher angewendet bei trop. Wurminfektionen (z. B. Bilharziose, Filariose) sowie Trichinose.

**Stichprobe:** (statist.) eine endl. Anzahl von Messungen, die aus der unendl. (od. auch endl.) Anzahl aller mögl. Messwerte, der Grundgesamtheit, entnommen wird; s. Normalverteilung; Fehlerrechnung.

**Stickgas:** s. Stickstoff.

**Stickhusten:** s. Keuchhusten.

**Stickoxid:** s. Stickstoffmonoxid.

**Stickoxydul:** s. Lachgas.

**Stickstoff:** Nitrogenium; Stickgas; Symbol N; CAS-Nr. 7727-37-9; $A_r$ 14.0067; OZ 7; Schmp. –209.99 °C; Sdp. –195.8 °C; krit. Temp. –146.95 °C, krit. Druck 33.98 bar, krit. D. 0.311; elementar $N_2$; 1 L reiner $N_2$ wiegt bei 0 °C u. 101.325 kPa 1.2405 g, ist also leichter als Luft; 1 L Luftstickstoff wiegt 1.2567 g, da hierin noch Edelgase* enthalten sind; farb-, geruch- u. geschmackloses, äußerst reaktionsträges, nicht brennbares Gas; bei 20 °C u. 101.3 kPa ist 1 Volumenteil $N_2$ in ca. 62 Volumenteilen Wasser u. ca. 10 Volumenteilen Ethanol löslich; Oxidationszahlen –3 bis +5; **Vork.:** natürl. frei als Best. der Luft (78.1 % [V/V] bzw. 75.5 % [m/m]), in manchen Quellen u. Vulkangasen; gebunden in Nitraten, z. B. Chilesalpeter ($NaNO_3$), Ammoniak* ($NH_3$) u. vielen org. Verb., v. a. den Eiweißstoffen u. Alkaloiden*; **Darst.:** bei Normaltemperatur aus Luft mittels Sauerstoff/$CO_2$-Absorber; durch Erhitzen einer wässrigen Ammoniumnitritlösung od. indem man Luft über glühendes Kupfer* leitet; **Herst.:** (techn.) fraktionierte Destillation von flüssiger Luft od. aus Generatorgas*; **Off.:** Ph.Eur.6; **Anw.:** **1.** (med.) zur Verdünnung von reinem Sauerstoff* u. anderen aktiven Gasen; flüssiger St. als Kryo-Therapeutikum zum Entfernen von Warzen; **2.** inertes Schutz- u. Trägergas; verflüssigt als Kühlmittel; Herst. von Ammoniak; **Gesch.:** entdeckt 1772 von Daniel Rutherford (1749–1819) u. davon unabhängig von Henry Cavendish (1731–1810).

**Stickstoff-13:** Symbol $^{13}N$; Radionuklid mit einer HWZ von 9.97 min, zerfällt unter $\beta^+$-Emission (s. Betazerfall) zu stabilem Kohlenstoff*-13; **Herst.:** am Zyklotron (s. Teilchenbeschleuniger) durch Bestrahlung von Sauerstoff*-16 mit Protonen; Kernreaktion: $^{16}O(p,\alpha)^{13}N$; **Anw.:** in der PET* als [$^{13}N$]-Ammonium zur Bestimmung der Myokard-Perfusion.

**Stickstoffbakterien:** stickstofffixierende Bakterien; Bakterien*, z. B. Azotobacter, die am Stickstoffkreislauf der Natur beteiligt sind: **1.** durch Assimilation von freiem Luftstickstoff (Reduktion des Luftstickstoffs mit einem Multienzymsystem zu Ammonium, $NH_4^+$); **2.** durch Mineralisierung von org. gebundenem Stickstoff (Aminogruppen der Proteine) aus toter org. Substanz zu Nitriten* u. Nitraten*; vgl. Nitrifikation.

**Stickstoff-Bestimmung:** s. Kjeldahl-Bestimmung.

**Stickstoffdioxid:** CAS-Nr. 10102-44-0; $NO_2$; $M_r$ 46.006; Schmp. –11.2 °C; Sdp. 22.4 °C; braunrotes, sehr giftiges Gas, das unterhalb 150 °C mit seinem Dimeren Distickstofftetroxid ($N_2O_4$) im Gleichgewicht steht; starkes Oxidationsmittel; **Darst.:** durch Erhitzen von Schwermetallnitraten; **Herst.:** (techn.) durch Luftoxidation; **Anw.:** zur Herst. von Salpetersäure*; Distickstofftetroxid als Oxidationsmittel in der Raketentechnik; **Toxikol.:** $NO_2$ ist ein typ. Reizgas. Initial führt es zu Hustenreiz, Schwindel, Kopfschmerz. Nach einem symptomfreien Intervall von 8–10 Std. kann es zum Lungenödem kommen. Einatmen sehr hoher Konz. kann sehr schnell zum Glottisödem u. Tod führen. Die chron. Intoxikation äußert sich in Kopfschmerz, Schlaflosigkeit, Schleimhautgeschwüren, chron. Bronchitis, Abmagerung, Konjunktivitis, Anämie. MAK: 5 ppm; MIK: 0.2 ppm (0.5 h), 0.1 ppm (1 d). Vgl. Nitrosegase.

**Stickstofflost:** **1.** *N*-Lost; Trichlormethin INN; Trichlortriethylamin; Tris(2-chlorethyl)-amin; $C_6H_{12}Cl_3N$; $M_r$ 204.5; gelbes, tox. Öl; **2.** Chlormethin INN; Mechlorethamin; *N*-Methyl-di-(2-chlorethyl)-amin; $C_5H_{11}Cl_2N$, Strukturformel: s. Abb.; $M_r$ 156.07; Schmp. –60 °C; **Anw.:** ursprüngl. wie Lost (Dichlordiethylsulfid*) als chem. Kampfstoffe entwickelt; **Stickstofflost-Derivate:** durch Herabsetzung der Basizität weniger tox.; **Anw.:** alkylierende Zytostatika*, z. B. Stickstoffoxidlost* (obsolet), Melphalan* u. Chlorambucil* sowie Oxazaphosphorine*.

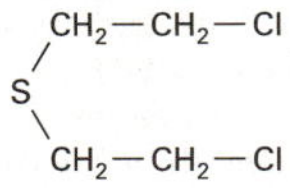

Lost

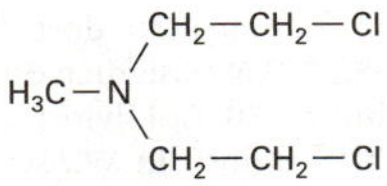

Chlormethin

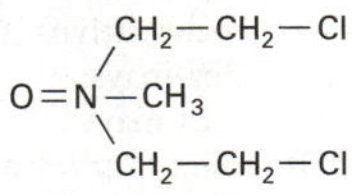

Stickstoffoxidlost

**Stickstofflost:** Stickstofflostderivate im Vergleich zu Lost (Dichlordiethylsulfid)

**Stickstofflostoxid:** s. Stickstoffoxidlost.

**Stickstoffmonoxid:** Stickstoff(II)-oxid, Stickoxid; CAS-Nr. 10102-43-9; NO; $M_r$ 30.006; Schmp. –164 °C; Sdp. –151.8 °C; farbloses, in Wasser schwer lösl. Gas, das an der Luft sofort unter Bildung braunroter Dämpfe in Stickstoffdioxid* ($NO_2$) übergeht; mit Metallsalzen gibt es gefärbte Additionsverbindungen; biochem. identisch mit EDRF*; NO liegt im dynam. Gleichgewicht mit seinem Dimeren Distickstoffdioxid ($N_2O_2$) vor. **Wirk.:** s. Nitrate, organische; **Darst.:** durch Reduktion von Salpetersäure* mit metall. Kupfer*, Quecksilber* od. Eisen(II)*-sulfat; bes. reines St. erhält man durch Reduktion schwefelsaurer Nitritlösungen mit Iodid od. Eisen(II)-Salzen. **Off.:** Ph.Eur.6; **Anw.:** (med.) inhalativ bei versch. Formen von pulmonaler Hypertonie, Atemnot-Syndrom einschließlich der persistierenden primären pulmonalen Hypertonie bei Neugeborenen; **Dos.:** 20 (selten 40–80) ppm in der Atemluft; **Toxikol.:** Reines NO ist giftig, besitzt jedoch keine Reizwirkung auf Haut od. Schleimhäute. Nach Resorption führt es zur Bildung von MetHb (s. Methämoglobinbildner). Ferner besitzt es Wirk. auf das ZNS. Vgl. Nitrosegase.

**Stickstoff(II)-oxid:** s. Stickstoffmonoxid.

**Stickstoff(V)-oxid:** s. Distickstoffpentoxid.

**Stickstoffoxide:** **1.** $N_2O$: s. Lachgas; **2.** NO: s. Stickstoffmonoxid; **3.** $NO_2$ u. $N_2O_4$: s. Stickstoffdioxid; **4.** $N_2O_5$: s. Distickstoffpentoxid.

**Stickstoffoxidlost:** Stickstofflostoxid, *N*-Oxidlost, Mechlorethaminoxid; Methyl-bis($\beta$-chlorethyl) aminoxid; *N*-Methyl-di-(2-chlorethyl)-amin-*N*-oxid; $C_5H_{11}Cl_2NO$, Strukturformel: s. Stickstofflost (Abb. dort); $M_r$ 172.1; die frühere med. Anw. als Zytostatikum* ist obsolet.

**Stickstoffoxydul:** s. Lachgas.

**Stickstoffpentoxid:** s. Distickstoffpentoxid.

**Stickstofftriiodid:** s. Iodstickstoff.

**Sticta pulmonaria:** s. Lobaria pulmonaria (Lichen pulmonarius).

**Stiefmütterchen:** s. Viola tricolor.

**Stiefmütterchenkraut:** s. Viola tricolor (Violae herba cum floris).

**Stieleiche:** s. Quercus robur.

**Stigma:** **1.** (bot.) Narbe des Fruchtblatts; s. Blüte; **2.** (zoolog.) Atemöffnung der Insekten an den Seiten der Körpersegmente; **3.** (mikrobiol.) s. Augenfleck.

**Stigma Croci:** s. Crocus sativus (Crocus).

**Stigmastane:** s. Steroide (Tab. dort).

**Stigmasterol:** 5,22-Stigmastadien-3$\beta$-ol; $C_{29}H_{48}O$; $M_r$ 412.67; Schmp. 170 °C; Phytosterol (s. Sterole); farblose Kristalle, unlösl. in Wasser, lösl. in org. Lösungsmitteln; **Gew.:** ursprüngl. aus den Kalabarbohnen (s. Physostigma venenosum); heute aus Sojabohnen (s. Glycine max).

S

**Stigmata Croci:** s. Crocus sativus (Crocus).

**Stigmata Maidis:** s. Zea mays.

**Stigmata Maydis:** s. Zea mays.

**STIKO:** Abk. für **St**ändige **I**mpf**ko**mmission; Expertenkommission am Robert* Koch-Institut, die in regelmäßigen Abständen Empfehlungen zu Schutzimpfungen* (einschließlich Impfkalender*, Tab. dort) sowohl für Kinder als auch für Erwachsene herausgibt.

**Stilböstroldipropionat:** s. Diethylstilbestroldipropionat.

**Stilboestrolum dimethylatum:** s. Diethylstilbestrol (Diethylstilbestroldimethylether).

**Stilboestrolum dipropionylatum:** s. Diethylstilbestroldipropionat.

**Stillingia silvatica L.:** Stillingie; Fam. Euphorbiaceae; Amerika; ausdauernde, krautige Pflanze; Stpfl. von **Radix Stillingiae:** Stillingiawurzel; **Inhaltsst.:** Diterpenester, evtl. das Alkaloid Stillingin, außerdem äther. Öl, Harz, fettes Öl u. Stärke; **Anw.:** (med.) Laxans* u. Emetikum*. **Hom.:** Stillingia silvatica: getrocknete Wurzel; verordnet z. B. bei Knochen- u. Knochenhautentzündung.

**Stilus:** s. Blüte (Blütenteile).

**Stimmungsstabilisierer:** s. Phasenprophylaktika.

**Stimulanzien:** anregende Mittel; s. Immunstimulanzien; Ovulations-Stimulanzien; Psychostimulanzien.

**Stinkasant:** s. Ferula assa-foetida (Gummiresina Asa foetida).

**Stinkeschenfrüchte:** s. Evodia rutaecarpa.

**Stinknase:** s. Ozäna.

**Stinkstrauch:** s. Anagyris foetida.

**Stinktier, Nordamerikanisches:** s. Mephitis putorius.

**Stipites:** als Heilmittel genutzte Sprossstücke von Pflanzen; auch künstl. stielförmig zugeschnittene andere Teile von Drogen.

**Stipites Cerasorum:** s. Prunus cerasus (Stipites Cerasi acidi).

**Stipites Dulcamarae:** s. Solanum dulcamara.

**Stipites (Festucae) Caryophyllorum:** s. Syzygium aromaticum.

**Stipites Jalapae:** s. Ipomoea orizabensis (Radix Scammoniae mexicanae).

**Stipites Laminariae:** s. Laminaria.

**Stiripentol:** 4,4-Dimethyl-1-[(3,4-methylen-dioxy)phenyl]-1-penten-3-ol; CAS-Nr. 49763-96-4; $C_{14}H_{18}O_3$, Strukturformel: s. Abb.; $M_r$ 234.30; Schmp. 73–74 °C; logP 3.1 ± 0.3 (berechnet); **Wirk.:** Antiepileptikum*; genauer Mechanismus ist unbekannt; vermutl. Erhöhung der Konz. des hemmend wirkenden Neurotransmitters GABA*; **Ind.:** in Kombination mit Clobazam* u. Valproinsäure* als Zusatztherapie bei refraktären generalisierten tonisch-klonischen Anfällen bei schwerer myoklon. Epilepsie im Kindesalter (Dravet-Syndrom) mit unzureichendem Therapieerfolg durch Clobazam u. Valproinsäure; Orphan* Drug; **Kontraind.:** Überempfindlichkeit gegen S. od. einen der sonstigen Best.; Psychosen in Form deliranter Anfälle in der Anamnese; **WW:** Metabolisierung u. a. durch CYP1A2, CYP2C19 u. CYP3A4, daher WW mit entspr. Enzym-Inhibitoren od. -Induktoren mögl.; in therap. Konz. hemmt S. signifikant mehrere CYP-450-Isoenzyme (z. B. CYP2C19, CYP2D6 u. CYP3A4); **UAW:** Appetit- u. Gewichtsverlust, Schlafstörungen, Benommenheit, Reizbarkeit, Ataxie, Hypotonie; **Dos.:** einschleichend; Erhaltungsdosis 50 mg/kg KG/d p. o., verteilt auf 2–3 ED.

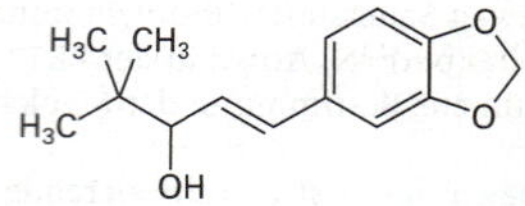


**Stiripentol**

**Stirn:** Frons; stirnwärts: frontal.

**Stirnthermometer:** s. Fieberthermometer.

**Stizolobium pruriens:** s. Mucuna pruriens.

**Stobbe-Kondensation:** Methode zur Herst. von $\beta,\gamma$-ungesättigten Carbonylverbindungen durch Kondensation von Aldehyden* od. Ketonen* mit Bernsteinsäureestern in Gegenwart von starken

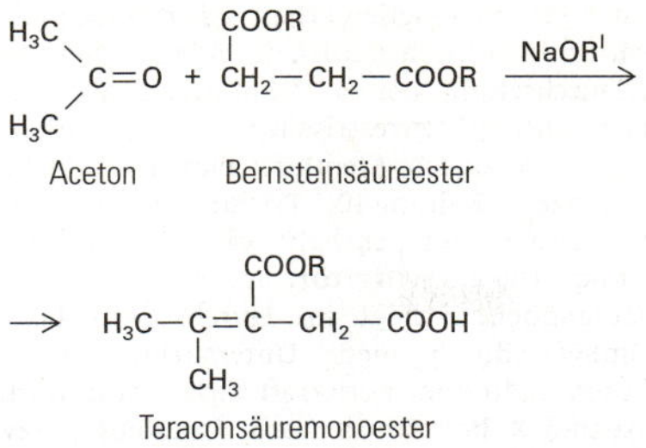


**Stobbe-Kondensation:** Bildung von Teraconsäuremonoester als Beispiel

Basen; **Beispiel:** Aus Aceton* entsteht Teraconsäuremonoester (s. Abb.).

**stochastisch** (gr. scharfsinnig): zufallsabhängig; st. ist ein Zusammenhang zwischen 2 Ereignissen, wenn die Wahrscheinlichkeit, dass diese eintreten, für beide gleich groß ist. Ist das nicht der Fall, besteht kein stochastischer, sondern ein funktionaler Zusammenhang. Vgl. Funktion.

**Stocklack:** s. Schellack (Gew.).

**Stockpunkt:** Temperatur, bei der ein Öl allein aufgrund der Schwerkraft nicht mehr merklich fließt; die Prüfung des St. erfolgt durch langsame Abkühlung. Man gibt in ein ca. 4 cm breites Reagenzglas mittels Pipette das zu prüfende Öl (ca. 4 cm hoch), schließt das Reagenzglas mit einem Korken, durch den ein Thermometer geführt ist, das in das Öl eintaucht, u. stellt das Ganze in eine Kältemischung. Von Zeit zu Zeit (etwa nach je 2 K Abkühlung) nimmt man das Reagenzglas heraus u. prüft, ob bei leichtem Neigen des Glases das Öl keine sichtbare Bewegung mehr zeigt (keinen Wulst bildet). Diese Temp. gilt als der Stockpunkt des Öles. Die Prüfung wird hauptsächl. bei Schmierölen angewandt.

**Stockrose:** s. Alcea rosea.

**Stockrosenblüten:** s. Alcea rosae (Malvae arboreae flos).

**Stoechados flos:** s. Helichrysum arenarium (Helichrysi flos).

**Stöchiometrie** (gr. stoicheion Buchstabe, Grundstoff, Element, Elementarbestandteil u. Maß): Lehre von den Gesetzmäßigkeiten, nach denen chem. Vorgänge hinsichtl. ihrer mengenmäßigen Verhältnisse erfolgen, u. deren Anw. zu Berechnungen (z. B. Aufstellung der Bruttoformeln, Berechnung von Ausbeuten).

**stöchiometrisch:** nach den in der Chemie geltenden quantitativen Gesetzen reagierend.

**Stör:** s. Acipenser huso (Ichthyocolla).

**Stößel:** s. Mörser.

**Stoffe, amphiphile:** s. Tenside.

**Stoffe, amphotere:** chem. Verb., die sich je nach pH-Wert wie schwache Basen* od. Säuren* verhalten, z. B. $Al(OH)_3$; **amphotere Elektrolyte:** Ampholyte; Elektrolyte*, die sowohl $H^+$- als auch $OH^-$-Ionen abspalten können.

**Stoffe, fiebererzeugende:** s. Pyrogene.

**Stoffe, grenzflächenaktive:** s. Tenside.

**Stoffe, kanzerogene:** s. Kanzerogene.

**Stoffe, lipotrope:** Substanzen, die durch Beschleunigung der Lipolyse* einer Leberverfettung (im Tierversuch) entgegenwirken; alipotrope Faktoren haben entgegengesetzte Wirkung.

**Stoffe, lyobipolare:** s. Tenside.

**Stoffe, phototoxische:** s. Photosensibilisatoren.

**Stoffliste:** **1.** s. Pharmazeutische Stoffliste. **2.** s. Austria-Codex-Fachinformation.

**Stoffmenge:** Symbol n; die St. n(X) gibt die Quantität eines Stoffsystems auf der Grundlage der Anzahl der darin enthaltenen Teilchen X an (m: Masse in g, M(X): molare Masse in g/mol): $n(X) = m/M(X)$; SI*-Einheit: Mol* (Symbol mol); mit der St. muss angegeben werden, auf welches Teilchen sie bezogen ist; z. B. kann sich die St. einer bestimmten Masse Sauerstoffs entweder auf O-Atome od. $O_2$-Moleküle beziehen: $n(O) = 2 \cdot n(O_2)$.

**Stoffmengenanteil:** veraltet Molenbruch, Molfraktion; Symbol x; Verhältnisgröße (Dimension 1), die den Gehalt* einer Mischung (Lsg.) an einem Best. i als Stoffmenge* $n_i$ auf die Gesamtstoffmenge (Summe der Molzahlen aller Komponenten) bezieht: $x_i = n_i/(n_1 + n_2...)$; die Summe der St. aller Komponenten ist 1 bzw. 100, wenn die Angabe in Prozent erfolgt (Molprozent).

**Stoffmengenkonzentration:** Konzentration; Quotient aus der Stoffmenge* n des gelösten Stoffes X u. dem Volumen* V der Lsg.: $c(X) = n(X)/V$; SI*-Einheit: $mol \cdot m^{-3}$, übl. Einheit: mol/L; der Begriff St. soll anstelle des Begriffs Molarität* verwendet werden. Vgl. Konzentrationsangaben.

**Stoffwechsel:** Gesamtheit der chem. Aufbau- (Anabolismus) u. Abbaureaktionen (Katabolismus) in lebenden Organismen, z. B. bei der Verdauung, Atmung, Muskelkontraktion; s. Assimilation; Dissimilation; Primärstoffwechsel.

**Stoffwechsel, oxidativer:** s. Atmung.

**Stokes** (Sir Georg Gabriel St., brit. Physiker u. Mathematiker, 1819–1903): Symbol St; nicht mehr zugelassene Einheit der kinematischen Viskosität*; 1 St = 100 Centistokes (cSt).

**Stokes-Einstein-Gleichung:** s. Diffusion.

**Stokes-Gesetz:** s. Sedimentationsanalyse.

**Stolon:** s. Ausläufer.

**Stoma** (*pl Stomata*) *f*: **1.** (med.) operativ hergestellte Öffnung eines Hohlorgans nach außen, z. B. Anus praeternaturalis (Darm), Tracheostoma (Luftröhre); **2.** (zoolog.) Mund, Rachen; **3.** (bot.) s. Spaltöffnungen.

**Stomachika:** Magenmittel; Arzneimittel gegen Magenbeschwerden; umfassen z. B. Amara*, Acida*, Antacida*, Karminativa*; v. a. für appetit- u. verdauungsanregende Mittel gebräuchlich.

**Stomachus:** Magen.

**Stomatitis:** Entzündung der Mundschleimhaut, häufig in Verbindung mit Gingivitis* auftretend; **Urs.:** u. a. mangelnde Mundhygiene, reduzierter Allgemeinzustand, Immunsuppression, Infektion.

**Stomatologika:** zur lokalen Anwendung im Mundbereich bestimmte Arzneimittel; vgl. Mund- u. Rachentherapeutika.

**Stop-Codon:** Terminationscodon, Punktcodon; Folge von 3 Nucleotiden* in der mRNA*, die während der Proteinbiosynthese* die Beendigung der Polypeptidsynthese u. die Freisetzung des Polypeptids aus den Ribosomen* signalisiert; als St.-C. wirken die Sequenzen 5'-UAA, 5'-UAG u. 5'-UGA.

**Storax:** s. Liquidambar orientalis (Styrax).

**Storchenschnabel, Gefleckter:** s. Geranium maculatum.

**Strahlblüten:** s. Zungenblüten.

**Strahlen:** s. Strahlung.

**Strahlenabschirmung:** s. Strahlenschutz.

**Strahlenbelastung:** s. Strahlenexposition.

**Strahlenbiologie:** Forschungsgebiet, das sich mit der Wirkung v. a. ionisierender Strahlen* auf lebende Organismen befasst; die Reaktion des Säugetierorganismus auf Strahleneinwirkung ist abhängig von: **1.** Art der Strahlung (Alpha-, Beta-, Gamma-, Röntgen-, Neutronenstrahlung; vgl. Wirksamkeit, relative biologische); **2.** Energie, Dosis, Dosisleistung (Dosis pro Zeiteinheit) sowie lokaler Dosisverteilung (Ganzkörper- od. Teilbestrahlung); **3.** betroffener Zellart, Teilungsaktivität, Erholungsfähigkeit, Durchblutung der Gewebe u. Stoffwechselzustand; **4.** Species, Alter u. Geschlecht. **Strahlenempfindlichkeit** der menschl. Gewebe: am strahlenempfindlichsten sind das lymphat. Gewebe (Lymphozyten, Lymphknoten, Milz, Thymus) u. das blutbildende Knochenmark sowie embryonales Gewebe u. hochgradig proliferierende Zellen maligner Tumoren. Es folgen die Keimdrüsen, die Haut u. die Scheimhäute (bes. empfindl. das Dünndarmepithel). Eine mittelgradige Empfindlichkeit zeigen parenchymatöse Gewebe (Leber, Nieren, Lungen). Weniger strahlensensibel sind Nerven-, Binde-, Fett-, Muskel- u. Knochengewebe. In Teilung befindl. Zellen zeigen schon bei Dosen von ca. 1 Gy (100 rad) erste Zeichen der Schädigung. Bei strahlenresistenten, nicht proliferierenden Zellen lassen sich Strahlenschäden* erst über ca. 10 Gy (1000 rad) erkennen. Die Strahlenschäden im chromosomalen Bereich können der nachfolgenden Zellgeneration weitergegeben werden u. so zu somat. (Krebsentstehung) od. genet. (Erbschäden) Mutationen führen. Die **biol. Strahlenwirkung** kommt durch Ionisation von Atomen u. Molekülgruppen der Zellen zustande. Diese Eintreffer- od. Mehrtreffereignisse führen zur Inaktivierung od. zum Tod der Zelle (direkte Strahlenwirkung, Treffertheorie). Diese Ereignisse werden eher von dicht ionisierenden Strahlen wie Alphateilchen od. Neutronen verursacht, weniger von Gamma- od. Röntgenstrahlen. Wird die Zellstruktur nicht getroffen, entsteht keine Veränderung. Nicht alle Strahlenreaktionen lassen sich durch die Treffertheorie zufriedenstellend erklären (z. B. die Zunahme der Strahlenreaktion bei Sauerstoffzufuhr im Gewebe). Man macht daher neben der direkten auch indirekte Strahlenwirkungen für die Schädigungen verantwortlich. Durch Radiolyse des Wassers entstehen OH-Radikale, die mit lebenswichtigen Molekülen wie Enzymen, Nucleinsäuren u. a. reagieren. In Gegenwart von Sauerstoff entstehen im Gewebe während der Radiolyse $HO_2$-Radikale u. $H_2O_2$, also wieder hoch reaktive Stoffe. Es wird eine Übertragung der absorbierten Energie vom Auffangbereich in die Umgebung angenommen (Diffusionstheorie).

**Strahlenerythem:** s. Strahlenschäden.

**Strahlenexposition:** Strahlenbelastung; Bez. für die Aussetzung gegenüber ionisierenden Strahlen*; i. e. S. diejenige Dosis, die ein Mensch durch versch. Strahlenquellen erhält; **Einteilung: 1. natürl.** St.: St. durch natürl. Strahlenquellen; liegt im Durchschnitt bei ca. 2.4 mSv/a durch kosmische Strahlung*, terrestrische Strahlung*, inkorporierte (auch durch Atemluft) natürl. radioaktive Substanzen (Kalium-40, Tritium, Radium u. a.; ein Erwachsener enthält ca. 4.5 kBq $^{40}K$ u. 3.2 kBq $^{14}C$); **2. zivilisator.** St.: St. durch künstl. Strahlenquellen; liegt im Durchschnitt bei ca. 1.6 mSv/a durch med. Untersuchungen, Forschung, Industrie, Kernkraftwerke, Atomwaffenversuche; **3. berufl.** St.: laut Strahlenschutzverordnung u. Röntgenverordnung dann, wenn Personen bei der Berufsausübung od. -ausbildung einer Strahlung ausgesetzt sind, bei der bestimmte Dosisgrenzwerte überschritten werden können; erfordert Dokumentation, med. Kontrolluntersuchungen u. versch. Verfahren zur Überwachung. **Bestimmung:** Die St. an einer bestimmten Stelle der Körperoberfläche in einem bestimmten Zeitraum wird als Personendosis angegeben; vgl. Dosimetrie. Vgl. Strahlenschutz.

**Strahlengriffel, Chinesischer:** s. Actinidia chinensis.

**Strahlen, ionisierende:** Strahlen, die durch direkten od. indirekten Stoß zur Ionisation von Atomen od. Molekülen führen können (Stoßionisation); **1. direkt** i. St.: Alphastrahlen*, Betastrahlen, Protonen*, Deuteronen*; **2. indirekt** i. St.: bestehen aus ungeladenen Teilchen (z. B. Neutronen*) od. Photonen* (Gamma-, Röntgenstrahlen*); vermögen Energie auf geladene Teilchen zu übertragen, die ihrerseits wieder Stoßionisation bewirken können.

**Strahlenkater:** s. Strahlenschäden.

**Strahlenkonservierung:** s. Konservierung.

**Strahlenmessgeräte:** Messgeräte, die das Vermögen radioaktiver Strahlung* zur Ionisation neutraler Moleküle nutzen; **Formen: 1. gasgefüllte Zählrohre: a) Ionisationskammer:** Zw. 2 Elektroden wird durch Anlegen einer Spannung ein elektr. Feld erzeugt. Das Füllgas verhält sich wie ein Dielektrikum u. verhindert einen Stromfluss. Fallen ionisierende Strahlen* ein, so werden Ionen u. Elektronen gebildet, die als Ladungsträger zur Anode bzw. Kathode wandern. Dort kann man sie als Ladung, Strom od. Spannungsabfall messen. Die Anzahl der primär gebildeten Ionen ist streng proportional zur Energie der einfallenden Strahlung. Ionisationskammern sind empfindl. Nachweisgeräte. Sie werden speziell bei hohen Teilchenflussdichten u. zum Nachw. schwerer Ionen verwendet; vgl. Ionometer. **b) Proportionalzählrohr:** arbeitet im Prinzip ähnl. wie die Ionisationskammer; durch Erhöhung der Spannung zw. Anode u. Kathode werden hier aber die primär gebildeten Elektronen so beschleunigt, dass sie wieder Ionisationsprozesse bewirken. Dadurch kommt es zu einer lawinenartigen Vermehrung der Ladungsträger. Die Anzahl der sekundär entstehenden Elektronen ist streng proportional zur Energie der einfallenden Strahlung. Proportionalzählrohre können im Gasdurchfluss (kontinuierl. Spülung mit Gas) betrieben werden. Zum Ausmessen großer Strahlungsfelder (Kontamination*) werden sie großflächig gebaut. **c) Geiger-Müller-**

S

**Zählrohr** (Auslösezählrohr): Wird die Spannung am Zählrohr weiter erhöht (1–3 kV), so gleichen sich die Impulsamplituden, die man für stark u. schwach ionisierende Teilchen erhält, immer mehr an, bis sie von einer bestimmten Spannung an (Einsatzspannung des Geiger-Müller-Bereiches) annähernd gleiche Größe haben. Der Ladungstransport wird also unabhängig von der Art u. Energie der einfallenden Strahlung. Die durch die ionisierende Strahlung erzeugten Primärelektronen setzen im starken elektr. Feld durch Stoßionisation lawinenartig (Multiplikationsfaktor bis ca. $10^6$) Sekundärelektronen frei. Dieser Stromimpuls wird registriert. **2. Szintillationszähler***; **3. Halbleiterdetektoren:** Wird ein Halbleiterkristall (Germanium*, Silicium*) als Diode in Sperrrichtung geschaltet, so fließt erst dann Strom, wenn durch ionisierende Strahlen Ladungsträger erzeugt werden, die zur Anode u. Kathode abfließen. Da sich der Ladungsimpuls streng proportional zur Energie des einfallenden Teilchens verhält, eignen sich die H. gut zur Energiespektroskopie aller ionisierenden Strahlen (Alpha-, Beta-, Gamma-, Röntgenstrahlen). Halbleiterdetektoren besitzen ein hohes Auflösungsvermögen, weil schon sehr geringe Energien zur Ionenbildung führen. **4. Neutronendetektoren:** Die (elektr. ungeladenen) Neutronen lassen sich indirekt dadurch nachweisen, dass sie mit Atomkernen Kernreaktionen* eingehen. Dabei entstehen ionisierende Teilchen wie Protonen od. Alphateilchen, die sich registrieren lassen. In der Praxis wird in den Messgeräten Bor* verwendet; über die $^{10}B(n,\alpha)^{7}Li$-Reaktion können die erzeugten Alphateilchen im Proportionalzählrohr gemessen werden. **Anw.:** s. Dosimeter; Dosimetrie.

**Strahlenpilze:** s. Actinomycetales.

**Strahlenpilzkrankheit:** s. Aktinomykose.

**Strahlenprotektoren:** s. Strahlenschutzmittel.

**Strahlenschäden:** Summe der pathol. Reaktionen des Körpers auf die Einwirkung von ionisierenden Strahlen*; **Einteilung: 1. lokale Schäden:** Qualität u. Energie der Strahlen sind für die Durchdringungsfähigkeit von Bedeutung; es resultieren Hautschäden od. Schädigung tiefer liegender Gewebe; akut: feine Hautschuppung (Dermatitis sicca), Entzündung der Haarfollikel u. Schweißdrüsen, Rötung der Haut (Strahlenerythem), Blasenbildung; an den Schleimhäuten zuerst Ödem, Irritation der Speicheldrüsen, schließl. Abstoßung der obersten Epithelschichten; diese Schäden heilen wieder glatt aus. Röntgenstrahlung kann zur Dermatitis (sog. Röntgendermatitis) führen. Bes. empfindl. ist die Augenlinse (Linsentrübung). Spätschäden treten erst Monate bis Jahre nach Bestrahlung der Haut als Pigmentveränderungen, Gefäßerweiterungen (Teleangiektasien), Atrophien, narbige Verhärtungen u. Schrumpfungen u. evtl. Geschwürbildung od. Hautkrebs in Erscheinung. **2. Allgemeinschäden:** Nach Ganzkörperbestrahlung kann es zur Strahlenkrankheit kommen, die akut durch Veränderungen des Blutes u. der blutbildenden Organe, Blutgerinnungsstörungen, Störungen im Magen-Darm-Kanal, vermehrte Infektanfälligkeit sowie Störungen des Hormonstoffwechsels u. des vegetativen Nervensystems gekennzeichnet ist. Charakterist. ist ein rascher Abfall der Lymphozyten- u. Granulozytenzahl (bei letzteren oft initialer Anstieg am 1. Tag) ab ca. 2–4 Gy, weiterhin eine Anämie als Zeichen der Knochenmarkinsuffizienz. Das Frühstadium mit Einschränkung des Wohlbefindens, Schwindelgefühl, Kopfschmerzen, Übelkeit, Erbrechen wird auch als **Strahlenkater** bezeichnet. Ihm folgt ein symptomarmes Intervall von einigen Tagen bis 3 Wochen, worauf die 2. Krankheitsperiode einsetzt. Die Schädigung der Dünndarmschleimhaut (ab ca. 4–6 Gy) kann nach höheren Strahlendosen zu choleraartiger Diarrhö u. zum Tod führen (Tod bei Ganzkörperbestrahlung >10 Gy wird allg. als intestinaler Tod angesehen). Durch Strahlenexposition des ZNS u. der Sinnesorgane (>10 Gy) treten neurolog. (Kopfschmerz, Schwindel, unstillbares Erbrechen, Krämpfe als Folge von Hirnödem) sowie ophthalmolog. Störungen auf. Die Strahlenkrankheit kann entweder nach einigen Wochen abklingen od. unter fortschreitendem Kräfteverlust nach Monaten zum Tod od. noch nach Jahren zu Spätschäden an Organen u. erhöhter Krebshäufigkeit führen. Als Spätschäden sind Veränderungen der Gefäßwände u. des Bindegewebes bekannt (Lungenfibrosen, Funktionseinschränkung der Nieren, Gewebeschrumpfungen u. Stenosen der Harnblase u. im Darmbereich u. a.). Das vermehrte Auftreten von Leukämien u. Karzinomen (Brust, Schilddrüse, Lungen u. a.) kann als Ursache Strahlenexposition haben (Hiroshima u. Nagasaki, ca. 1 Gy). Als tödl. Dosis werden heute ca. 6–10 Gy angesehen. Vgl. Strahlenbiologie.

**Strahlenschutz:** Schutz von Personen, Sachgütern u. Umwelt vor schädigender Einwirkung radioaktiver Stoffe u. ionisierender Strahlen*; umfasst i. e. S. Maßnahmen u. Voraussetzungen zur Verhinderung von Strahlenschäden* am menschl. Körper durch biol. hochwirksame Strahlen (Alpha-, Beta-, Gamma-, Röntgen-, Neutronen-, Teilchenbeschleunigerstrahlen). In der Strahlenschutzverordnung (Abk. StrSchV) hat der Gesetzgeber Grenzwerte für die Personendosis (s. Dosimetrie) festgelegt. Zur Überwachung dienen Dosimeter*. Als Faustregel gilt die **4A-Regel:** **A**ktivität möglichst gering, **A**ufenthalt möglichst kurz, **A**bschirmung möglichst dick, **A**bstand möglichst groß. Die zu verwendende **Strahlenabschirmung** richtet sich nach Reichweite u. Energie der Strahlen: Alphastrahlen werden bereits durch eine dünne Folie (Blatt Papier) od. einige Zentimeter Luft abgeschirmt. Zur Abschirmung von Betastrahlen verwendet man Material aus Elementen mit einer niedrigen Ordnungszahl, um den Anteil der Bremsstrahlung (Röntgenstrahlung) möglichst gering zu halten. 1 cm Material (z. B. Plastik) reicht für Betateilchen mit einer Energie von bis zu 2.5 MeV. Gamma- u. Röntgenstrahlen erfordern Abschirmmaterial von hoher Dichte (Schwerbeton, Blei, Wolfram). Hochenerget. Neutronen zeigen als ungeladene Teilchen geringe WW mit Materie. Ihre Reichweite kann beträchtl. sein. Durch Abbremsen an leichten Elementen (z. B. Wasserstoff u. Kohlenstoff in Paraffin, Graphit) werden sie zu langsamen Neutronen, die von Neutronen-Absorbern (Bor, Cadmium u. a.) schon mit Schichtdicken von 1 mm prakt. vollständig aufgenommen werden. Ein effizienter Schutz vor Strahlung wird durch entspr. Entfernung von der Strahlungsquelle erreicht. Nach dem **quadratischen Abstandsgesetz** nimmt die Strahlenintensität D mit dem Quadrat der Entfernung d ab:

$D = K \cdot A/d^2$

K: Dosisleistungskonstante, abhängig von Strahlenart u. -energie; A: Radioaktivität. Die **med. Anw.** ionisierender Strahlung muss therap. gerechtfertigt sein u. erfolgt nach dem Minimierungsprinzip: Die verwendete Dosis ist so gering wie mögl. zu halten bzw. bei gleichwertigen Maßnahmen ist der weniger belastenden der Vorzug zu geben.

**Strahlenschutzbereich:** gesetzl. festgelegter Bereich um eine Strahlenquelle od. Laborbereich zur Handhabung von radioaktiven Stoffen, die eine Strahlenexposition* bewirken; Ziel der Festlegung: Eingrenzung u. Kontrolle der Strahlenexposition; **Einteilung:** Sperrbereich (sehr große Strahlenexposition), Kontroll- u. Überwachungsbereich (mit geringer Strahlenexposition). Vgl. Strahlenschutz.

**Strahlenschutzmittel:** Strahlenprotektoren, Radioprotektoren; Stoffe, welche die enzymschädigenden Radikale* binden können, die bei der Einwirkung ionisierender Strahlen* im Organismus entstehen; **Wirkstoffe:** z. B. Histamin*, Serotonin*, Tiopronin*, Glutathion* u. Superoxiddismutasen*; **Hinweis:** Ein effizienter Strahlenschutz* besteht in der Vermeidung hoher Strahlenbelastung; in der Strahlentherapie* können method. bedingt S. eingesetzt werden.

**Strahlenschutzverordnung:** s. Strahlenschutz.

**Strahlensterilisation:** s. Sterilisationsverfahren (Sterilisation durch Bestrahlung).

**Strahlentherapie:** **1.** Anw. ionisierender Strahlen* zur Ther. maligner (selten auch benigner) Tumoren, ggf. in Kombination mit chirurg. od. chemotherap. Maßnahmen; verwendet werden: **a)** energiereiche elektromagnetische Strahlung* wie UV-, Röntgen- u. Gammastrahlen; die Tiefenwirkung nimmt mit zunehmender Energie (abnehmender Wellenlänge) zu; so kann durch ultraharte Röntgenstrahlung die Dosis an einem tief liegenden Krankheitsherd erhöht werden, ohne dass die Haut zu stark belastet wird. **b)** Korpuskularstrahlen* wie Heliumkerne (Alphastrahlen), Elektronen (Betastrahlen), Protonen, Neutronen od. Ionen; die Reichweite hängt sowohl von der kinet. Energie als auch von der Größe der Teilchen ab. **Formen:** **a)** perkutane St.: von außen durch die Haut (z. B. mit Röntgenstrahlen, $^{60}$Co in der Cobaltbombe); **b)** Einbringen geschlossener radioaktiver Substanzen (Radium, Thorium, Strontium u. a.), z. B. als interstitielle St. (Implantation von radionuklidhaltigen Nadeln od. Körnern in das Gewebe, z. B. $^{125}$I-Iod-Seeds od. Gold* Seeds) od. intrakavitäre St. (Bestrahlung durch in Körperhöhlen eingebrachte Radionuklide); **c)** nuklearmedizin. Verabreichung offener radioaktiver Nuklide (z. B. Radioiodtherapie*); **2.** i. w. S. jede Anw. elektromagnet. Wellen zu therap. Zwecken (z. B. Mikrowellen, Infrarotstrahlung, sichtbares Licht).

S

**Strahlung:** Erscheinungsform der Energie*; **Einteilung:** **1.** elektromagnetische Strahlung*: z. B. Radiowellen, Mikrowellen, Licht (sichtbares Licht, Ultraviolettstrahlung*, Infrarotstrahlung*), Röntgenstrahlen*, Gammastrahlen (s. Radioaktivität); **2.** Korpuskularstrahlung: Alphastrahlen*, Beta- u. Neutronenstrahlung; **3.** materiegebundene Strahlung: Schallstrahlung (Druckwellen in Materie); vgl. Ultraschall.

**Strahlung, elektromagnetische:** materiefreie Form von Strahlung*; tritt u. a. in Form von Radiowellen, Wärmestrahlen, Licht, Röntgenstrahlen* u. Gammastrahlen auf (s. Tab.); besteht aus elektr. u. magnet. Feldanteilen, die senkrecht aufeinanderstehen u. in Phase* mit der Frequenz der Strahlung oszillieren; elektromagnet. Strahlen lassen sich durch ihre Energie E, Wellenlänge $\lambda$ od. Frequenz $\nu$ charakterisieren: $E = h \cdot \nu$, $\nu = c/\lambda$ (h: Planck*-Wirkungsquantum; c: Lichtgeschwindigkeit*). Die Wellenzahl, in der Spektroskopie häufig verwendet, ist die reziproke Wellenlänge (Einheit: $cm^{-1}$). E. St. hat einerseits Wellennatur, zeigt aber je nach Experiment auch die Charakteristika einer korpuskulären Strahlung. Die Energie wird in Quanten (Energiepakete, Photonen*) transportiert, wobei ein Photon (Energiequant) die Energie $E = h \cdot \nu$ hat.

**Strahlung, kosmische:** Höhenstrahlung (Korpuskularstrahlung) aus dem Weltraum; besteht vor dem Eintritt in die Erdatmosphäre aus schnellen Protonen, Neutronen, Neutrinos, Alphateilchen, kleineren Anteilen schwerer Atomkerne sowie aus Röntgen- u. Gammastrahlen (Primärstrahlung). Beim Zusammentreffen mit Luft (Erdatmosphäre) entstehen wieder energiereiche Teilchen (Protonen, Neutronen, Alphateilchen, Mesonen, Elektronen, Positronen). Diese Sekundärstrahlung führt zu weiteren Kernreaktionen, Ionisationen, zum Entstehen von Gamma- u. Röntgenstrahlen (Tertiärstrahlung). Diese lässt sich im Ozean noch in 1300 m Tiefe nachweisen. Auf Meereshöhe beträgt die Belastung durch k. St. ca. 0.3 mSv/a, in 8000 m Höhe ca. 20 mSv/a, bei einem 4-stündigen Flug in 12.000 m Höhe ca. 0.02 mSv. Der Ursprung der k. St. ist noch nicht ganz geklärt. **Gesch.:** entdeckt 1911 von Victor Franz Heß (1883–1964). Vgl. Strahlenexposition; Strahlenschutz.

**Strahlung, radioaktive:** Strahlung, die beim Zerfall von Radionukliden* entsteht; s. Radioaktivität.

**Strahlungsquanten:** s. Strahlung, elektromagnetische.

**Strahlung, terrestrische:** Erdstrahlung; durch den natürl. Gehalt aller mineral. Naturstoffe an radioaktiven Nukliden (Thorium*, Uran*, Actinium* u. a.) zustande kommende Strahlung*; besteht aus Alpha-, Beta- u. Gammastrahlung; Sedimentgesteine wie Kalke, Tone, Sande, Schotter u. a. emittieren 5–10 C/kg u. Jahr; in diesem Bereich liegt auch die Strahlung der übl. Baumaterialien (Beton enthält gut messbar radioaktives Kalium-41). Vgl. Strahlenexposition.

**Stramentum Avenae:** s. Avena sativa (Fructus Avenae excorticatus, Anw.).

**Stramentum Papaveris:** s. Papaver somniferum.

**Stramonii folium:** s. Datura stramonium.

**Strahlung, elektromagnetische**
Hauptbereiche des Spektrums

| Wellenlänge l in m | Quantenenergie ε in 1.24 eV | Frequenz n in 3 Hz | Bezeichnung | Bereich | Anwendung |
|---|---|---|---|---|---|
| $\geq 10^5$ | $\leq 10^{-11}$ | $\leq 10^3$ | | Niederfrequenz | |
| $10^4$ | $10^{-10}$ | $10^4$ | Langwellen (LW) | | |
| $10^3$ | $10^{-9}$ | $10^5$ | Mittelwellen (MW) | | |
| $10^2$ | $10^{-8}$ | $10^6$ | Kurzwellen (KW) | Hochfrequenz | Rundfunk, Fernsehen, Magnetresonanztherapie |
| $10^1$ | $10^{-7}$ | $10^7$ | Ultrakurzwellen (UKW) | | |
| $10^0$ | $10^{-6}$ | $10^8$ | Dezimeterwellen | | |
| $10^{-1}$ | $10^{-5}$ | $10^9$ | | Mikrowellenbereich | Radar |
| $10^{-2}$ | $10^{-4}$ | $10^{10}$ | | | |
| $10^{-3}$ | $10^{-3}$ | $10^{11}$ | | | |
| $10^{-4}$ | $10^{-2}$ | $10^{12}$ | | Infrarot | Thermographie |
| $10^{-5}$ | $10^{-1}$ | $10^{13}$ | | | |
| $10^{-6}$ | $10^0$ | $10^{14}$ | | sichtbares Licht | |
| $10^{-7}$ | $10^1$ | $10^{15}$ | | Ultraviolett | |
| $10^{-8}$ | $10^2$ | $10^{16}$ | | | |
| $10^{-9}$ | $10^3$ | $10^{17}$ | | | |
| $10^{-10}$ | $10^4$ | $10^{18}$ | | | |
| $10^{-11}$ | $10^5$ | $10^{19}$ | | Röntgenstrahlung | Röntgendiagnostik, Strahlentherapie, Nuklearmedizin |
| $10^{-12}$ | $10^6$ | $10^{20}$ | | | |
| $10^{-13}$ | $10^7$ | $10^{21}$ | | | |
| $\leq 10^{-14}$ | $\geq 10^8$ | $\geq 10^{22}$ | | Gammastrahlung | |

**Stramonii pulvis normatus:** s. Datura stramonium.

**Stramoniumblätter:** s. Datura stramonium (Stramonii folium).

**Stramoniumpulver, Eingestelltes:** s. Datura stramonium (Stramonii pulvis normatus).

**Strangpressen:** s. Extrudieren.

**Strangurie:** schmerzhafte, nicht zu unterdrückende Miktion; **Vork.:** v. a. bei Zystitis* u. Urethritis*.

**Strasburgerzellen:** s. Eiweißzellen.

**Straßburger Terpentin:** s. Terebinthina.

**Stratosphäre:** s. Erdatmosphäre.

**Strauchwegerich:** s. Plantago afra.

**Strecker-Synthese:** Synthese von $\alpha$-Aminosäuren* aus Aldehyden*; **Prinzip:** Mit wässriger Blausäure* u. Ammoniak* bilden sich Aminonitrile, die zu $\alpha$-Aminosäuren hydrolysiert werden (s. Abb.).

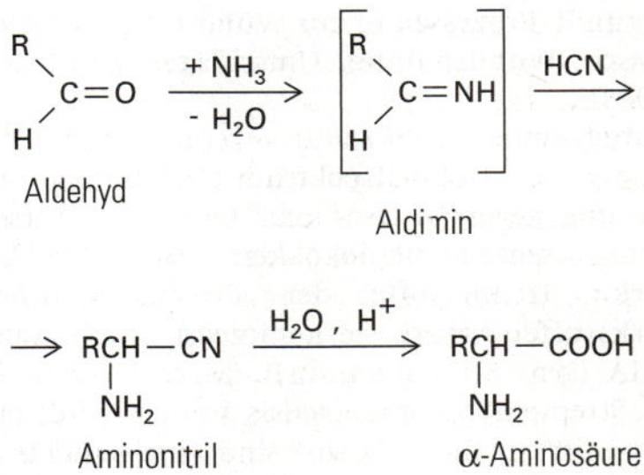


**Strecker-Synthese**

**Streichkraut:** s. Datisca cannabina.

**Streifenpackung:** Einzeldosen (z. B. Tabletten, Dragees, Suppositorien) werden zw. 2 Streifen aus Kunststofffolie od. innen heißsiegelfähig beschichteter Aluminiumverbundfolie eingesiegelt. Die Versiegelung erfolgt nur in der Randzone um die Einzeldosis der Arzneiform. Das Öffnen erfolgt durch Aufreißen der einzelnen Abschnitte (Erleichterung durch Randeinschnitte).

**Streptobiosamin:** s. L-Streptose.

**Streptococcus:** Gattung grampositiver, unbewegl. Kugelbakterien der Fam. Streptococcaceae; **Einteilung: 1.** in vergrünende (Alphahämolyse), hämolysierende (Betahämolyse) u. nichthämolysierende

S

(Gammahämolyse) Streptokokken; **2.** aufgrund gruppen- u. typenspezif. Zellwand- bzw. Oberflächenantigene in Sero-Gruppen A–Q (nach Lancefield): **a)** **Gruppe A** (St. pyogenes): Kettenkokken; Betahämolyse; Bildung von Hämolysinen (s. Streptolysine), Enzymen (z. B. Streptokinase*) u. von erythrogenen Exotoxinen; verursachen akute Infektionen des oberen Respirationstrakts (z. B. Scharlach*) u. der Haut (z. B. Erysipel*), Folgeerkrankungen: akutes rheumat. Fieber, akute Poststreptokokkennephritis; sensitiv gegenüber Penicillin G od. V, Cephalosporinen u. Makrolid-Antibiotika; **b)** **Gruppe B** (St. agalactiae): Infektionen des Urogenitaltrakts, der Mund- u. Rachenhöhle, Meningitis, Wund- u. Neugeboreneninfektionen; sensitiv gegenüber kombinierter Anw. von Penicillin G u. Gentamicin; **c)** **Gruppe C** (St. equisimilis): Betahämolyse; isoliert bei Pharyngitis u. Wundinfektionen; sept. Infektionen bei abwehrgeschwächten Patienten; vgl. Sepsis; **d)** **Gruppe D:** med. relevant ist die früher zu den Streptokokken gerechnete Gattung Enterococcus* der Fam. Streptococcaceae; Nachw. bei Harnwegsinfektionen, Endokarditiden u. Wundinfektionen; hohe Resistenz gegenüber Antibiotika, chem. u. physik. Einflüssen; sensitiv gegenüber kombinierter Anw. von Ampicillin u. Gentamicin; **e)** **Gruppe F u. G:** St. anginosus kann Infektionen des Respirationstrakts verursachen; **f)** **Streptokokken ohne Gruppenantigen:** vergrünend (alte Bez. Viridansgruppe) od. nichthämolysierend (St. pneumoniae); natürl. Standort: Mundhöhle; sind an der Pathogenese von Karies* beteiligt u. Urs. von ca. 40 % aller Endokarditiden; sensitiv gegenüber Kombination von Penicillin u. Gentamicin.

**Streptodornase** (INN): CAS-Nr. 73340-82-2; zu den Desoxyribonucleasen (Typ I) gehörende Nuclease*, welche die großen Moleküle von Desoxyribonucleinsäure (s. DNA) u. Desoxyribonucleoproteinen (Hauptbestandteile nekrot. Gewebe; s. Nucleoproteine) abbaut; **Gew.:** aus versch. Stämmen betahämolyt. Streptokokken; **Anw.:** (med.) zus. mit Streptokinase* zur lokalen Fibrinolyse* bei entzündl. Prozessen u. zur Wundreinigung; **Dos.:** topisch (Wundspülung, Umschläge, Instillation): 5000 IE.

**Streptogramin-Antibiotika:** Streptogramine, Pristinamycine; (Schmalspektrum-)Antibiotika* mit Wirkung gegen Enterococcus faecium u. versch., hochresistente Staphylokokken u. Streptokokken; **Wirk.:** Hemmstoffe der Proteinbiosynthese; **Wirkstoffe:** natürl. vorkommend ist Pristamycin IA (syn. Streptogramin B, Mikamycin B), das aus Streptomyces mitakaensis isoliert wird; Quinupristin* u. Dalfopristin* sind eine handelsübl. Kombination aus 2 semisynthet. gewonnenen St.-A.; **Ind.:** Infektionen mit Vancomycin-resistentem Enterococcus faecium u. hochresistentem Staphylococcus aureus u. Streptokokkenstämmen; parenterale Anw.; **UAW:** lokale Reizungen während der Infusion; hohes Interaktionspotential mit anderen Arzneistoffen (Quinupristin u. Dalfopristin sind potente Hemmstoffe der CYP3A4).

**Streptokinase** (INN): CAS-Nr. 9002-01-1; Coenzym ohne eigene enzymat. Aktivität; wasserlösl., chem. einheitliches Protein aus 415 Aminosäuren; weiße, brüchige, hygroskop. Masse; leicht lösl. in Wasser u. NaCl-Lsg.; pH 6.8–7.5 (Lsg. mit 5000 IE/mL Wasser, frisch zubereitet); **Gew.:** zus. mit Streptodornase*, Streptolysin* u. Hyaluronidase* aus versch. Stämmen betahämolyt. Streptokokken; **Wirk.:** Plasminogenaktivator*; **Anw.:** (med.) Fibrinolytikum* zur system. Fibrinolyse*; zus. mit Streptodornase zur lokalen Fibrinolyse u. zur Wundreinigung; **Dos.:** topisch (Wundspülung, Umschläge, Instillation): 20 000 IE; parenteral i. v.: 100 000 IE (Erhaltungsdosis bei Langzeitlyse); HWZ 1.4 h.

**Streptolysine:** von Bakt. der Gattung Streptococcus* gebildete Hämolysine; s. Hämolyse; **1.** Streptolysin-O: bewirkt als Vollantigen unter Bildung spezifischer O-Antistreptolysine eine Schädigung von Erythrozyten- (Hämolyse) u. a. Zellmembranen; **2.** Streptolysin-S: nicht antigen wirksam; führt zur Schädigung von Zellmembranen.

**Streptomyces** (gr. streptos gewunden; mykes Pilz): Streptomyzeten; Gattung grampositiver, aerober, zur Verzweigung neigender Bakt. der Fam. Streptomycetaceae (Ordnung Actinomycetales*); Myzelbildung ohne Zerfall in Stäbchen; Luftsporen durch Abschnürung; **Vork.:** ubiquitär in Erde, Staub, Getreide; über 460 Species; Bildung wichtiger Antibiotika* (s. Tab.).

**Streptomyces**
Einige Streptomyces-Arten und von ihnen gebildete Antibiotika (Beispiele)

| Art | Antibiotikum |
|---|---|
| St. aureofaciens | Chlortetracyclin*, Tetracyclin* |
| St. erythreus | Erythromycin* |
| St. fradii | Neomycin* |
| St. fragilis | L-Azaserin* |
| St. griseus | Streptomycin* |
| St. mediterranei | Rifamycine* |
| St. noursei | Nystatin* |
| St. orchidaceus | D-Cycloserin* |
| St. rimosus | Oxytetracyclin* |
| St. venezuelae | Chloramphenicol* |

**Streptomycin** (INN): 4-*O*-[2-*O*-(2-Desoxy-2-methylamino-α-L-glucopyranosyl)-5-desoxy-3-*C*-formyl-α-L-lyxofuranosyl]-*N*,*N*-di(aminoiminomethyl)-D-streptamin; CAS-Nr. 57-92-1; $C_{21}H_{39}N_7O_{12}$, Strukturformel: s. Aminoglykosid-Antibiotika (Abb. dort); $M_r$ 581.6; Antibiotikum* aus Streptomyces griseus; **Wirk.:** Aminoglykosid*-Antibiotikum, Antituberkulotikum*; bakterizid durch Hemmung der Proteinbiosynthese v. a. gegen Tuberkelbakterien u. gramnegative Keime wie E. coli, Klebsiellen, Enterobacter, Neisseria; **Ind.:** Tuberkulose (in Kombinationen mit Isoniazid*, Ethambutol* u. a.), Endokarditis, Peritonitis, Brucellose (meist mit einem 2. Antibiotikum kombiniert); **UAW:** oto-, neuro- u. nephrotox., Blutbildschäden u. allerg. Hautreaktionen; **Dos.:** bei Tuberkulose zur Initialbehandlung parenteral i. m. 0.75–1 g/d; Kinder 20–30 mg/kg KG/d, max. 10 d lang; Säuglinge 10 mg/kg KG/d; Patienten >40 Jahre: TD max. 0.75 g, Patienten >60 Jahre: TD max. 0.5 g; Applikation als ED; bei anderen Infektionen: 1 g/d, max. 10 d lang, unter Berücksichtigung eingeschränkter Leber- u. Nierenfunktion; HWZ 2.8 h; **Gesch.:** als erstes Aminoglykosid-Antibiotikum 1943 von Waksman et al. entdeckt (USA). **Streptomycinsulfat:** Streptomycini sulfas Ph.Eur., Streptomycinum sulfuricum; CAS-Nr. 3810-74-0; $C_{42}H_{84}N_{14}O_{36}S_3$; $M_r$ 1457; weißes, hygroskop. Pulver; leicht lösl. in Wasser, unlösl. in Ethanol, Aceton, Chloroform u. Ether; Lsg. sind längere Zeit haltbar, bei Zusatz von Stabilisatoren (z. B. *p*-Hydroxybenzoesäureester) jahrelang; **Inkomp.:** Säuren u. Laugen.

**Streptomyzeten:** s. Streptomyces.

**Streptonivicin:** s. Novobiocin.

**L-Streptose:** 5-Desoxy-3-formyl-xylose; $M_r$ 162.14; ein Monosaccharid* mit verzweigter Kohlenstoffkette, bildet mit 2-Desoxy-2-methylamino-L-glucose Streptobiosamin, die Disaccharid-Komponente in Streptomycin; bei Hitze entsteht aus L-Streptose Maltol*.

**Stress** (engl. Druck, Belastung, Spannung): Reaktionen des Organismus (u. a. erhöhte Aktivität des Sympathikus*, vermehrte Ausschüttung von Stresshormonen, u. a. Glucocorticoide*, Catecholamine*, Glucagon*) auf versch. Stressfaktoren (z. B. Krankheit, Verletzung, Umwelteinflüsse, emotionale Belastung); **Formen: 1. Eustress:** kurzdauernde physiol. Anpassung an alltägl. Anforderungen, die (geistig u. körperl.) anregend u. leistungssteigernd wirkt; Energiebereitstellung durch Gluconeogenese*; **2. Disstress:** Entstehung durch ungenügende Adaptation des Körpers an Belastungen od. inf. Diskrepanz zw. Anforderungen u. subjektivem Bewältigungsverhalten (bes. bei psych. St.); bei andauerndem St. z. B. Mesenchymhemmung, Verringerung der Abwehrkräfte u. Allgemeinreaktionen i. S. eines allg. Anpassungssyndroms.

**Stresstest:** s. Haltbarkeit; Arrhenius-Gleichung.

**Streukügelchen:** s. Homöopathie.

**Streulichtverfahren:** s. Korngrößenanalyse.

**Strichcode:** Balkencode, Barcode; Verschlüsselung binärer Daten, die als Balken mit unterschiedl. Breite u. Abständen dargestellt wird, z. B. zur Kennzeichnung auf Verpackungen von Arzneimitteln.

**Strictosidin:** s. Indolalkaloide (I., iridoide, Biosynthese).

**Stridor** (lat. Zischen, Pfeifen): pfeifendes Atemgeräusch inf. partieller Verengung od. Verlegung der Atemwege; **Formen: 1.** inspirator. St. bei Beteiligung von Larynx, Trachea, Hauptbronchien; Vork. z. B. bei Epiglottitis, Krupp*, Pseudokrupp*, Trachealstenose od. als Stridor congenitus; **2.** exspirator. St. bei Beteiligung der Bronchien; Vork. z. B. bei Asthma* bronchiale.

**Strobuli Lupuli:** s. Humulus lupulus (Lupuli flos).

**Strobuli Pini:** s. Pinus sylvestris (Turiones Pini).

**Strobulus:** (bot.) Zapfen.

**Strömung, laminare:** Strömungsart von Gasen u. Flüssigkeiten bei geringer Strömungsgeschwindigkeit; laminar strömende Gase od. Flüssigkeiten bewegen sich z. B. in einem Rohr streng parallel zur Wandung, ohne Wirbel auszubilden (im Ggs. zur turbulenten Strömung). Die Strömungsgeschwindigkeit direkt an der Wandung ist gleich Null u. erreicht in der Rohrachse den größten Wert. Die Geschwindigkeitsverteilung über den Rohrquerschnitt gleicht einer Parabel.

**Strohblume:** s. Helichrysum arenarium.

**Stroma** (*pl Stromata*) *f*: **1.** (biochem.) Matrix; farblose, lichtmikroskop. homogene Grundsubstanz von Zellorganellen* (z. B. in Chloroplasten* od. Mitochondrien*); **2.** (med.) Grundgewebe von Drüsen u. Geschwüren, Stützgewebe eines Organs; **3.** (bot.) Sammelfruchtkörper (Fruchtlager) von manchen Pilzen, z. B. Claviceps purpurea; aus mehreren Perithecien (s. Ascokarp) aufgebaut.

**Stromklassierung:** s. Sichtung.

**Strontianit:** s. Strontium.

**Strontium:** Symbol Sr; CAS-Nr. 7440-24-6; $A_r$ 87.62; OZ 38; D. 2.6; Schmp. 771 °C; Sdp. 1385 °C; Härte 0.8 der Härteskala*; silberweißes, weiches, dem Calcium* ähnl., 2-wertiges, zu den Erdalkalimetallen* gehörendes Leichtmetall*; **Vork.:** natürl. im Coelestin ($SrSO_4$), Strontianit ($SrCO_3$), auch in einigen Mineralwässern (Kreuznach); **Darst.:** Elektrolyse des geschmolzenen Chlorids; **Anw.:** Strontiumsalze färben die Flamme karmesinrot u. werden in der Pyrotechnik (Rotfeuer) verwendet; im Leuchtstoff von Fernsehbildschirmen, in Aluminium-Silicium-Legierungen; **Gesch.:** 1793 von Martin Heinrich Klaproth (1743–1817) entdeckt. **Strontium-90:** Symbol $^{90}Sr$; das Isotop ist ein gefährl. Nebenprodukt der Kernspaltung (s. Abb.). Es wird im Organismus teilweise mit Calcium in die Knochenmasse eingebaut u. hat wegen seiner Halbwertzeit* von 27.7 Jahren u. der $\beta^-$-Strahlung für das Knochenmark eine bes. schädigende Wirkung. Antidot: 1,2,3-Propantricarbonsäure*.

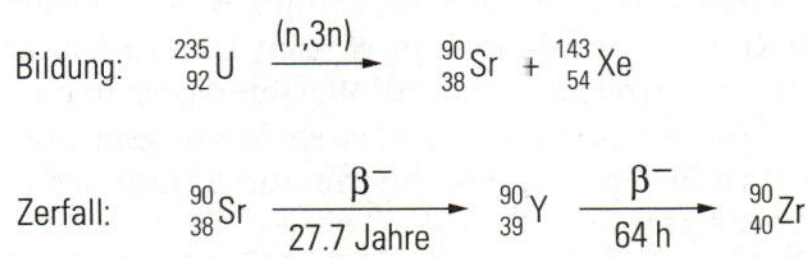


**Strontium:** Bildung u. Zerfall von Strontium-90

**Strontium bromatum:** s. Strontiumbromid.

**Strontiumbromid:** Strontium bromatum; CAS-Nr. 7787-46-4; $SrBr_2 \cdot 6\,H_2O$; $M_r$ 355.6; D. 2.35; farblose, sehr hygroskop. Kristalle, leicht lösl. in Wasser u. Ethanol, unlösl. in Ether; **Darst.:** Neutralisieren von verd. Bromwasserstoffsäure* mit Strontiumcarbonat* u. Eindampfen zur Kristallisation. Die frühere med. Anw. als Sedativum, bei Hyperacidität sowie als Röntgenkontrastmittel ist obsolet.

**Strontiumcarbonat:** Strontium carbonicum; kohlensaures Strontium; CAS-Nr. 1633-05-2; $SrCO_3$; $M_r$ 147.6; D. 3.7; Schmp. 1497 °C; weißes Pulver, sehr schwer lösl. in Wasser, lösl. in $CO_2$-haltigem Wasser unter Hydrogencarbonatbildung u. in Säuren; **Vork.:** natürl. als Strontianit; **Anw.:** **1.** (techn.) für Ferritmagnete, als Röntgenabsorber in Fernsehbildröhren, in der Pyrotechnik; **2.** (med.) obsolet; früher Antacidum. **Hom.:** Strontium carbonicum (HAB): verordnet z. B. bei Zerebralsklerose, Knochenerkrankungen, Arthrose, Osteoporose.

**Strontiumcarbonat, gefälltes:** Strontium carbonicum praecipitatum; weißes Pulver, unlösl. in Wasser, leicht lösl. in verd. Säuren; **Darst.:** Fällen von Strontiumchloridlösung mit Natriumcarbonatlösung; **Anw.:** (techn.) Pyrotechnik (Rotfeuer).

**Strontium carbonicum:** s. Strontiumcarbonat.

**Strontium carbonicum praecipitatum:** s. Strontiumcarbonat, gefälltes.

**Strontiumchlorat:** Strontium chloricum; $Sr(ClO_3)_2$; $M_r$ 254.52; weißes, krist. Pulver, sehr leicht lösl. in Wasser, wenig lösl. in Ethanol; **Anw.:** (techn.) Pyrotechnik (Rotfeuer); **cave:** darf nicht mit oxidierbaren Substanzen zusammenkommen.

**Strontium chloratum:** s. Strontiumchlorid.

**Strontium chloricum:** s. Strontiumchlorat.

**Strontiumchlorid:** Strontium chloratum; CAS-Nr. 10025-70-4; $SrCl_2 \cdot 6\,H_2O$; $M_r$ 266.7; D. 1.93; Schmp. 61 °C; Sdp. 1252 °C; farblose, nadelförmige Kristalle, leicht lösl. in Wasser u. Ethanol; **Darst.:** Auflösen von Strontiumcarbonat* in Salzsäure* u. Eindampfen zur Kristallisation; **Off.:** Ph.Eur.6: [$^{89}$Sr]Strontiumchlorid*-Injektionslösung zur Radiotherapie; **Anw.:** (med.) Radiotherapie zur Linderung von Schmerzen bei Knochenkrebs; in Zahnpasten gegen Überempfindlichkeit der Zahnhälse; früher bei Hunger-Osteopathien (Knochenerkrankungen) od. als Röntgenkontrastmittel (obsolet).

**[$^{89}$Sr]Strontiumchlorid-Injektionslösung** Ph.Eur.6: Strontii[$^{89}$Sr]chloridi solutio iniectabilis; sterile Injektionslösung von [$^{89}$Sr]Strontiumchlorid*; **Herst.:** Bestrahlung von Strontium*-88 mit Neutronen führt zum reinen $\beta^-$-Strahler Strontium-89 (HWZ 50.5 d); **Anw.:** palliative Schmerztherapie.

S

**Strontiumhydroxid:** Strontium oxydatum hydricum; Strontiumoxidhydrat; CAS-Nr. 1311-10-0; $Sr(OH)_2 \cdot 8\,H_2O$; $M_r$ 265.76; Schmp. 375 °C; farblose Kristalle, wenig lösl. in Wasser; **Darst.:** Umsetzen von Strontiumoxid mit Wasser; **Anw.:** (techn.) zur pH-Regulierung in Haarentfernungsmitteln; früher in der Zuckerindustrie zur Entzuckerung der Melasse.

**Strontium iodatum:** s. Strontiumiodid.

**Strontiumiodid:** Strontium iodatum; $SrI_2 \cdot 6\,H_2O$; $M_r$ 341.4; leicht lösl. in Wasser u. Ethanol; **Darst.:** Neutralisieren von verd. Iodwasserstoffsäure* mit Strontiumcarbonat*; die frühere med. Anw. zur Iodsubstitutionstherapie ist obsolet.

**Strontium, kohlensaures:** s. Strontiumcarbonat.

**Strontiumnitrat:** Strontium nitricum; salpetersaures Strontium; CAS-Nr. 10042-76-9; $Sr(NO_3)_2$; $M_r$ 211.5; D. 3.0; Schmp. 570 °C; farblose Kristalle, sehr leicht lösl. in Wasser, lösl. in Ethanol; **Darst.:** Auflösen von Strontiumcarbonat* in verd. Salpetersäure*; **Anw.:** (techn.) Pyrotechnik (Rotfeuer).

**Strontium nitricum:** s. Strontiumnitrat.

**Strontiumoxidhydrat:** s. Strontiumhydroxid.

**Strontium oxydatum hydricum:** s. Strontiumhydroxid.

**Strontiumranelat:** nicht mehr im Handel befindl. Di-Strontiumsalz der Ranelicsäure ($C_{12}H_{10}N_2O_8S$); **Wirk.:** hemmt den Knochenabbau (antiresorptiv; s. Bisphosphonate) u. wirkt osteoanabol (s. Teriparatid); früher angewendet bei postmenopausaler Osteoporose; **UAW:** Übelkeit, Diarrhö, Kopfschmerz, Dermatitis.

**Strontiumsalicylat:** Strontium salicylicum; salicylsaures Strontium; $[C_6H_4(OH)COO]_2Sr \cdot 2\,H_2O$; weißes, krist. Pulver, lösl. in Wasser, wenig lösl. in Ethanol; **Darst.:** Erhitzen von Salicylsäure* mit Wasser u. Strontiumcarbonat*. Die frühere med. Anw. als Darmantiseptikum ist obsolet.

**Strontium salicylicum:** s. Strontiumsalicylat.

**Strontium, salicylsaures:** s. Strontiumsalicylat.

**Strontium, salpetersaures:** s. Strontiumnitrat.

**Strontiumsulfid:** Strontium sulfuratum; SrS; $M_r$ 119.7; D. 3.7; gelbl. od. fleischfarbenes Pulver, das mit Säuren Schwefelwasserstoff* ($H_2S$) entwickelt; **Anw.:** **1.** (techn.) Leuchtfarben*; **2.** (med.) obsolet; früher Enthaarungsmittel.

**Strontium sulfuratum:** s. Strontiumsulfid.

**g-Strophanthidin:** Oubagenin; das Aglykon* von g-Strophanthin*; g-Strophanthidin unterscheidet sich von k-Strophanthidin durch 2 zusätzl. Hydroxylgruppen (am C-1- u. am C-11-Atom des Steroidgerüsts); Strukturformel: s. Glykoside, herzwirksame (Tab. 2 dort).

**k-Strophanthidin:** Cymarigenin, Apocynamarin; Aglykon* von k-Strophanthin*-$\gamma$, k-Strophanthin*-$\beta$, k-Strophanthin*-$\alpha$, Erysimosid* (Glucohelveticosid, k-Strophanthidin-digitoxosyl-glucosid) u. Helveticosid*; Strukturformel: s. Glykoside, herzwirksame (Tab. 2 dort).

**k-Strophanthidin-digitoxosid:** s. Helveticosid.

**Strophanthidol:** Cardenolid-Aglykon; Strukturformel: s. Glykoside, herzwirksame (Tab. 2 dort).

**Strophanthin:** Strophanthus-Glykosid; **Formen:** **1.** g-Strophanthin* aus Strophanthus* gratus; **2.** k-Strophanthin* aus Strophanthus* kombe; **3.** h-Strophanthin aus Strophanthus* hispidus; **Anw.:** (med.) Verwendet werden nur k- u. g-Strophanthin (s. Glykoside, herzwirksame); in der Ph.Eur. ist nur g-Strophanthin (Ouabain) off., in anderen Pharmakopöen (z. B. ÖAB) auch k-Strophanthin; gegen akute u. chron. Herzinsuffizienz; die Anw. wird heute aufgrund der ungünstigen pharmakokinet. Eigenschaften als veraltet angesehen.

**g-Strophanthin:** Ouabain, Ouabainum Strophanthinum, g-Strophanthidinrhamnosid; 1$\beta$,5,11$\alpha$,14,19-Pentahydroxy-3$\beta$-($\alpha$-L-rhamnopyranosyloxy)-5$\beta$,14$\beta$-card-20-(22)enolid; $C_{29}H_{44}O_{12} \cdot 8\,H_2O$, Strukturformel: s. Glykoside, herzwirksame (Tab. 2 dort); $M_r$ 728.80; Schmp. 190 °C (wasserfreie Form; unter Zers.); Verlust des Kristallwassers ab ca. 120 °C; $[\alpha]_D^{20\,°C}$ −30° bis −33.0° (c = 1 in Wasser); farblose, glänzende Kristalle od. weißes, krist. Pulver von bitterem Geschmack; lösl. in Wasser (1 : 100) u. in Ethanol (1 : 30); Glykosid aus den Samen (bis zu 8 %) von Strophanthus* gratus u. dem Holz (zu ca. 0.3 %) von Acokanthera ouabaio; **Off.:** Ph.Eur.; **Anw.:** s. Strophanthin; **Gesch.:** Der Name Ouabain für g-St. stammt vom ostafrikan. Acokanthera ouabaio-

an, wo die Substanz 1898 entdeckt wurde; g-St. u. andere Cardenolide (s. Glykoside, herzwirksame) sind im Holz u. den Samen versch. Acocanthera-Arten (Fam. Apocynaceae) enthalten, die zur Bereitung von Pfeilgiften verwendet wurden; vgl. Strophanthus-Arten.

**k-Strophanthin:** Kombe-Strophanthin; Glykosidgemisch aus den Samen von Strophanthus* kombe (Semen Strophanthi kombe); umfasst im Wesentl. die Stoffe k-Strophanthin*-$\alpha$ (Cymarin), k-Strophanthin*-$\beta$ u. k-Strophanthin*-$\gamma$ (k-Strophanthosid); dabei handelt es sich um herzwirksame Glykoside* mit dem Aglykon* k-Strophanthidin*, die sich nur durch die Zuckerkomponenten unterscheiden; lösl. in Wasser, Ethanol, sehr schwer lösl. in Chloroform, fast unlösl. in Ether u. Leichtpetroleum; **Off.:** ÖAB; **Anw.:** s. Strophanthin; HWZ 12–19 h.

**k-Strophanthin-α:** Cymarin, Apocymarin; k-Strophanthidin-3-cymarosid, 3$\beta$-($\beta$-*D*-Cymaropyranosyloxy)-5,14-dihydroxy-19-oxo-5$\beta$,14$\beta$-card-20(22)-enolid; CAS-Nr. 508-77-0; $C_{30}H_{44}O_9$, Strukturformel: s. Glykoside, herzwirksame (Tab. 2 dort); $M_r$ 548.65; **Anw.:** s. Strophanthin.

**k-Strophanthin-β:** k-Strophanthidin-cymarosylglucosid; Strukturformel: s. Glykoside, herzwirksame (Tab. 2 dort); s. k-Strophanthin.

**k-Strophanthin-γ:** k-Strophanthosid; k-Strophanthidin-cymarosyl-gluco-glucosid; Strukturformel: s. Glykoside, herzwirksame (Tab. 2 dort); genuines Strophanthidinglykosid von Strophanthus* kombe, Apocynum* cannabinum u. a. Apocynaceae*.

**Strophanthus-Arten** (gr. strephein drehen, wenden; in der Knospe sind die Zipfel der Blumenkrone seilartig gedreht): Fam. Apocynaceae; ca. 40 bekannte Arten; **Anw.:** Herst. von (afrikan.) Pfeilgiften, die im Ggs. zu Curare* auch oral zur Wirk. gelangen.

**Strophanthus gratus** (Wall. et Hook ex Benth.) Baill.: Fam. Apocynaceae; trop. Westafrika, in den Wäldern an der Küste von Sierra Leone bis zur Kongomündung; Stpfl. von **Semen Strophanthi (grati):** Strophanthussamen; reifer, von seinem federbuschartigen Fortsatz (Granne) befreiter, unbehaarter, gelber Samen; **Off.:** DAB; **Inhaltsst.:** 3–8 % (mind. 5 %) g-Strophanthin* u. weitere Cardenolide, z. B. Sarmentoside (Nebenglykoside), ca. 35 % fettes Öl, Saponine*, Trigonellin* u. Harz*; **Anw.:** Gew. von g-Strophanthin; s. Strophanthus-Arten. **Hom.:** Strophanthus gratus (HAB): reifer, getrockneter, von der Granne befreiter Samen (mind. 4 % g-Strophanthin); verordnet z. B. bei Herzerkrankungen.

**Strophanthus hispidus** DC.: Fam. Apocynaceae; Senegal u. Sudan bis Kongo; **Inhaltsst.:** das weniger verwendete h-Strophanthin (s. Strophanthin); Erysimol*, Erysimosid*; **Anw.:** s. Strophanthus-Arten.

**Strophanthus kombe** Oliv.: Fam. Apocynaceae; trop. Ostafrika; Stpfl. von **Semen Strophanthi kombe:** Strophanthi kombe semen; Kombe-Strophanthussamen; von den Grannen befreiter, behaarter, reifer Samen; **Inhaltsst.:** 8–10 % k-Strophanthin*; das genuine Hauptglykosid ist k-Strophanthin*-$\gamma$ (ca. 3/4 des Glykosidgehalts der Droge); Erysimol*, Erysimosid*; **Anw.:** s. Strophanthin; Strophanthus-Arten.

**Strophanthussamen:** s. Strophanthus gratus (Semen Strophanthi grati).

**Strophanthus sarmentosus** DC.: Fam. Apocynaceae; Afrika; **Inhaltsst.:** in den Samen Sarmentogenin*; **Anw.:** s. Strophanthus-Arten.

**Strukturformel:** Konstitutionsformel; chem. Formel, die ein Bild der gegenseitigen Bindungsverhältnisse der Atome* vermittelt, im Ggs. zur empirischen Formel*, die ledigl. die atomistische Zusammensetzung eines Moleküls* wiedergibt (s. Abb.).

**Strukturformel:** empir. Formel (links) u. Strukturformel (rechts)

**Strukturgene:** Gene* eines Operons*, die für die Bildung von spezif. Proteinen* verantwortl. sind.

**Strukturisomere:** Konstitutionsisomere; Moleküle* mit gleicher Summenformel, aber unterschiedl. Verknüpfung der Atome* (s. Abb.).

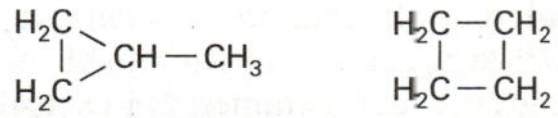


**Strukturisomere:** Methylcyclopropan (links) u. Cyclobutan (rechts) als Beispiel für Strukturisomere

**Strukturproteine:** s. Skleroproteine.

**Strukturwasser:** Wassermoleküle, die Lücken der Kristallgitterstruktur besetzen od., wie bei manchen Gasen (z. B. Chlor*, Ammoniak*, Edelgase*), ein Strukturgerüst bilden, so dass Clathrate entstehen (s. Einschlussverbindungen); St. kann stöchiometr. od. unstöchiometr. gebunden werden.

**Struktur-Wirkungs-Beziehung, quantitative:** s. QSAR.

**Struma** (lat. Drüsenschwellung): Kropf; Bez. für jede Vergrößerung der gesamten Schilddrüse; Vork. in Deutschland endemisch (Iodmangel); Prävalenz insgesamt mind. 30 % (zunehmend mit Lebensjahren); **Urs.:** **1.** alimentär: v. a. Iodmangel (90 % aller St.), sehr selten Selen- od. Zinkmangel od. alimentäre strumigene Substanzen (z. B. Thiocyanat, Nitrat, Perchlorat); **2.** entzündl.: v. a. Basedow-Krankheit, Hashimoto-Thyroiditis, Thyroiditis de Quervain; s. Thyroiditis; **3.** endokrinolog.: v. a. thyroidale Autonomie; selten vermehrte Produktion von Thyrotrophin* (TSH) bzw. Substanzen mit TSH-ähnl. Wirkungen, i. R. einer Akromegalie* od. bei Schilddrüsenhormonresistenz; **4.** neoplastisch: bei Schilddrüsentumoren; **5.** pharmak.: z. B. bei Ther. mit Lithium* od. Thyreostatika*; **6.** Blutung od. hämorrhag. Zystenbildung nach Trauma u. a.; **7.** endogener Iodmangel (selten), z. B. bei angeborenem Enzymdefekt; **8.** system. Erkrankung, z. B. Amyloidose (selten); **9.** autoimmunolog. bedingter relativer Iodmangel in der Schwangerschaft; **Ther.:** **1.** bei benigner euthyreoter St. primär pharmak. (Kaliumiodid* u./od. Levothyroxin*-Natrium) zur Volumenverkleinerung (ca. 30 %) u. Proph. gegen Knotenbildung u. Autonomie; **2.** bei benigner St. Grad III od. maligner St. primär ope-

S

rativ durch subtotale Schilddrüsenresektion; alternativ Radioiodtherapie.

**Strychnin:** Strychninum; Strychnidin-10-on; $C_{21}H_{22}N_2O_2$, Strukturformel: s. Abb.; CAS-Nr. 57-24-9; $M_r$ 334.4; Schmp. 268–290 °C; $\alpha_D^{20\,°C}$ −104 °C (c = 0.5, Ethanol absolut), $pK_{S,1}$ 2.3, $pK_{S,2}$ 8.0 (Salz, 25 °C); farblose, außerordentl. bitter schmeckende Kristalle, lösl. in Ethanol, schwer lösl. in Ether, sehr schwer lösl. in Wasser; monoterpenoides Indolalkaloid; **Vork.** : Samen von Strychnos* nux vomica (Strychni semen) u. Strychnos* ignatii (Semen Ignatii); Rinde von Strychnos* gaultheriana; **Biosynthese:** ausgehend von Tryptophan u. Secologanin; vgl. Indolalkaloide; **Nachw.:** mittels Otto*-Reaktion od. mit Scheibler-Reagenz (s. Wolframsäure); **Gew.:** Extraktion der Samen mit schwefelsäurehaltigem Wasser u. Ausfällen des Alkaloids mit Kalk; **Wirk.:** S. antagonisiert die Glycinwirkung im ZNS u. lähmt dadurch die synapt. Hemmung im Rückenmark; Rückenmarkskrampfgift (vgl. Konvulsiva). S. wird schnell resorbiert u. (im Ggs. zum Tetanustoxin*, ebenfalls ein Rückenmarkkonvulsivum) relativ rasch (zu 80 %) metabolisiert; **Anw.:** **1.** (med.) früher zur Tonisierung, heute obsolet (aufgrund der geringen Spanne zwischen analept. u. konvulsiver Wirkung u. ihrer zu kurzen Wirkungsdauer); missbräuchl. verwendet als Dopingmittel der Stemmer; **2.** in Schädlingsbekämpfungsmitteln; **Toxikol.:** LD 30–300 mg bzw. 5 mg (Kleinkind); Tod erfolgt bei vollem Bewusstsein durch Atemlähmung; **Antidot:** Aktivkohle (Carbo* activatus) u. Benzodiazepine*; **Gesch.:** 1818 von Pierre-Joseph Pelletier (1788–1842) u. Joseph Bienaimé Caventou (1795–1877) isoliert; als Heilmittel 1821 von Francois Magendie (1783–1855) empfohlen; Totalsynthese 1954 durch Robert Burns Woodward (1917–1979).

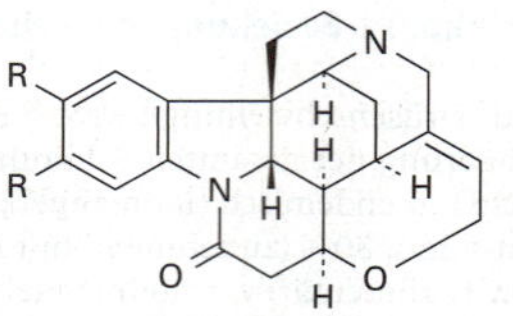


Brucin: R = $OCH_3$
Strychnin: R = H

**Strychnin**

**Strychnini nitras:** s. Strychninnitrat.

**Strychninnitrat:** Strychnini nitras, Strychninum nitricum; salpetersaures Strychnin; CAS-Nr. 66-32-0; $C_{21}H_{23}N_3O_5$; $M_r$ 397.4; $[\alpha]_D^{20\,°C}$ −27° bis −31° (c = 1 in Wasser); farblose, sehr bitter schmeckende Kristalle (noch in Verd. 1 : 670 000); lösl. in 90 T. Wasser u. 3 T. siedendem Wasser, in 70 T. Ethanol u. 5 T. siedendem Ethanol, fast unlösl. in Ether, Chloroform, Schwefelkohlenstoff; **Darst.:** Erhitzen von Strychnin* mit Salpetersäure*; **Off.:** DAC, ÖAB, Ph.Helv.; die frühere med. Anw. als Tonikum* u. Analeptikum* ist obsolet (Gefahr der Kumulation). **Hom.:** Strychninum nitricum: verordnet z. B. bei allen Ind. von Nux vomica (s. Strychnos nux vomica), bes. bei nervösen Erschöpfungszuständen.

**Strychnin-*N*-oxid:** CAS-Nr. 7248-28-4; $C_{21}H_{23}ClN_2O_3$; $M_r$ 350.4; die frühere med. Anw. als Analeptikum* ist obsolet.

**Strychnin, salpetersaures:** s. Strychninnitrat.

**Strychnin, schwefelsaures:** s. Strychninsulfat.

**Strychninsulfat:** Strychninum sulfuricum; schwefelsaures Strychnin; $C_{21}H_{22}N_2O_2 \cdot H_2SO_4 \cdot 5\,H_2O$; farblose Kristalle; lösl. in Wasser, wenig lösl. in Ethanol; die frühere med. Anw. (s. Strychninnitrat) ist obsolet. **Hom.:** Strychninsulfat: verordnet z. B. bei Nervenschwäche, Muskelkrämpfen.

**Strychninum nitricum:** s. Strychninnitrat.

**Strychninum sulfuricum:** s. Strychninsulfat.

**Strychni semen:** s. Strychnos nux vomica.

**Strychnos gaultheriana Pierre:** Strychnos malaccensis Benth.; Fam. Loganiaceae; Hinterindien; **Inhaltsst.:** in der Rinde u. a. Strychnin* u. Brucin*; Gesamtalkaloidgehalt ca. 3 %; **Anw.:** Herst. des Pfeilgifts Hoang Nau aus der Rinde.

**Strychnos ignatii Bergius:** Fam. Loganiaceae; heim. auf den Philippinen; Kletterstrauch; Stpfl. von **Semen Ignatii:** Faba Sancti Ignatii, Faba febrifuga; Ignatiusbohne; **Inhaltsst.:** u. a. Strychnin*, Brucin* sowie Kaffeesäure*, Chlorogensäure* u. fettes Öl; **Anw.:** (volkstüml.) als Tonikum* u. Amarum* wie Strychni semen (s. Strychnos nux vomica). **Hom.:** Strychnos ignatii (HAB), Ignatia: reife, getrocknete Samen (mind. 2.0 % Gesamtalkaloide, davon mind. 55 % Strychnin); verordnet z. B. bei phys. u. psych. Labilität, Migräne, Gastritis, Dysmenorrhö.

**Strychnos nux vomica L.:** Brechnuß; niedriger Baum der Fam. Loganiaceae; Vorderindien, Sri Lanka, Kotschinchina, Malaiischer Archipel, nördl. Australien; Stpfl. von **Strychni semen:** Semen Strychni, Semen Nucis vomicae, Nux vomica; Brechnuß, Krähenauge; getrocknete Samen; **Off.:** DAB, ÖAB, Ph.Helv.; **Inhaltsst.:** die monoterpenoiden Indolalkaloide Strychnin* (ca. 1 %), Brucin* (ca. 1.5 %), Pseudostrychnin, Vomicin u. Colubrin (Gesamtalkaloidgehalt ca. 3–5 %, mind. 2.5 %, berechnet als äquimolares Gemisch von Strychnin u. Brucin); Loganin*, Chlorogensäure*, fettes Öl, Phytosterole (s. Sterole), ca. 11 % Eiweiß u. Zucker; **Wirk.:** s. Strychnin; **Anw.:** (volkstüml.) z. B. als Tonikum* u. Amarum*, anregendes Mittel bei Schwächezuständen. **Hom.:** Strychnos nux-vomica (HAB), Nux vomica: reife, getrocknete Samen (mind. 2.2 % Gesamtalkaloide, davon mind. 43 u. max. 55 % Strychnin); Konstitutionsmittel; verordnet z. B. bei Muskelverspannungen, Dyspepsie mit Obstipation, Gastritis, unerwünschten Arzneimittelwirkungen.

**Strychnos toxifera R. Schomb. ex Benth:** Fam. Loganiaceae; Südamerika; **Anw.:** wie andere Strychnos-Arten zur Herst. des Pfeilgiftes Calebassencurare (s. Curare).

**Stuart-Briegleb-Modell:** s. Molekülmodelle.

**Stuart-Prower-Faktor:** Faktor X der Blutgerinnung*.

**Studentenblume:** s. Calendula officinalis.

**Studentenblumenblüten:** s. Calendula officinalis (Calendulae flos).

**Studentverteilung:** t-Verteilung; (statist.) wichtige Verteilung zum Vergleich von Mittelwerten versch. Stichproben; sind die Messwerte in der

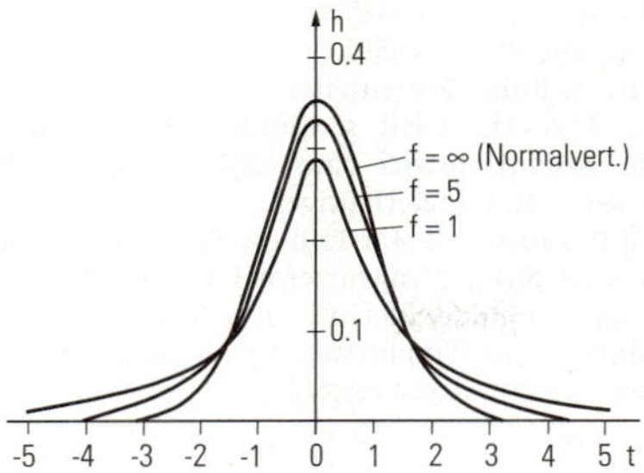


**Studentverteilung:** Funktionsbilder der t-Verteilung für versch. Freiheitsgrade f

Grundgesamtheit normalverteilt, dann gilt das für die Stichprobe nur angenähert u. zwar umso weniger, je kleiner die Stichprobe ist; dieser Unsicherheit wird bei gegebener statist. Sicherheit P durch erweiterte Schranken des Vertrauensbereichs Rechnung getragen; die St. hängt nicht wie die Normalverteilung* vom Mittelwert μ u. der Standardabweichung σ, sondern nur von der Anzahl der Freiheitsgrade* f ab. Wenn f gegen unendl. strebt, nähert sich auch die St. der Normalverteilung. Für eine gegebene Wahrscheinlichkeit (Fläche unter der t-Verteilung) liegen die Schranken t (s. Abb.) umso weiter auseinander, je kleiner f ist. Die t-Werte, die man z. B. aus Tabellen entnehmen kann (s. Fehlerrechnung), benötigt man für die Berechnung von Vertrauensbereichen u. den Vergleich von Mittelwerten (zumindest annähernd) normalverteilter Daten. **Beispiel:** Der NaCl-Gehalt einer physiol. Kochsalzlösung wurde mehrfach bestimmt. Da die Werte leicht streuen, ist z. B. eine Fragestellung, in welchem Intervall (z. B. mit 99.9 % Sicherheit) der wahre Wert der Konzentration liegen wird.

**Studie, klinische:** Therapiestudie; Untersuchungen zur Wirksamkeit, Sicherheit u. Unbedenklichkeit von Wirkstoffen u. Arzneiformen*, die an Versuchspersonen* (i. d. R. im Krankenhaus) durchgeführt werden; dabei werden pharmakokinet., pharmakodynam. u. klin. Parameter nach Applikation* eines Testarzneimittels sowie (bei kontrollierten Studien) eines Vergleichsarzneimittels u./od. eines Placebos* ausgewertet. **Grundlage:** Der rechtl. u. ethische Rahmen klinischer Prüfungen* am Menschen ist durch das Arzneimittelgesetz*, die Arzneimittelprüfrichtlinien*, die Richtlinien für Good Clinical Practice (Abk. GCP*) u. die Deklaration von Helsinki festgelegt. Erst nach Einholung eines positiven Votums durch die zuständige Ethik-Kommission u. Genehmigung durch die zuständige Bundesoberbehörde (s. Bundesinstitut für Arzneimittel und Medizinprodukte) u. der Meldung bei den zuständigen Kontrollbehörden kann eine k. S. erfolgen. Jede k. S. braucht einen Leiter u. einen Prüfplan*. **Durchführung:** Vor einer k. S. müssen in Laborexperimenten (zumeist in Tierstudien) umfangreiche sicherheitspharmakolog., toxikol. u. pharmakokinetische Tests durchgeführt werden. Die Durchführung der k. S. muss unter standardisierten Bedingungen erfolgen, die in **SOPs*** festgelegt werden. In Prüfbögen (sog. **case report forms**; Abk. CRF) werden die erhobenen Informationen dokumentiert. Wichtige Dokumente zur Studie (z. B. das Votum der Ethik-Kommission u. Informationen zur Studienmedikation) werden im **trial master file** (Abk. TMF) aufbewahrt. Um die wissenschaftl. Aussagekraft zu gewährleisten, ist eine biometr. Planung erforderlich (u. a. Festlegung der Zielgrößen, Fallzahlplanung*, Auswahl statist. Methoden). Zur Bewertung werden statist. Tests herangezogen (s. Tab.). **Formen:** Neben der Auswahl der Versuchspersonen u. Standardisierung der Applikationsbedingungen ist das Studiendesign entscheidend. **1.** Bei **Cross*-over-Studien** erhalten alle Probanden nacheinander Test- u. Referenz- bzw. Placebopräparat, jeweils im zeitl. Wechsel. **2.** Beim **Parallelgruppendesign*** erhält eine Probandengruppe das Test-, die andere ein Referenz- od. Placebopräparat (weniger Zeitaufwand, jedoch breitere Streuung). **3.** Von **Verblindung*** spricht man, wenn die Versuchsperson u. ggf. auch Studienärzte, Pflegepersonal u. Auswerter nicht erfahren, wann Test- od. Referenz- bzw. Placebopräparat verabreicht werden. **4. Randomisierung** bedeutet statist. Zufallszuteilung von Test- u. Referenz- bzw. Placebopräparat; s. Studie, randomisierte kontrollierte. **Bedeutung:** K. S. spielen eine wichtige Rolle bei der klinischen Prüfung* neuer Arzneimittel sowie zur Feststellung der Bioäquivalenz*. Als wissenschaftl. aussagekräftig werden randomisierte kontrollierte Studien* angesehen. Vgl. Bias; Confounder; Contract Research Organisation; Populationspharmakokinetik; Pharmakoepidemiologie.

**Studie, klinische**
Statistische Tests

| Anzahl der Datensätze (Stichproben) | parametrische Daten (normalverteilte Intervalldaten) | nicht-parametrische Daten (Ordinaldaten, nicht normalverteilte Intervalldaten) | Nominaldaten |
|---|---|---|---|
| 2, unverbunden | Student-t-Test | Mann-Whitney-U-Test oder Wilcoxon-Rangsummen-Test | Chi-Quadrat-Test; bei kleinen Gruppen: exakter Fisher-Test |
| 2, verbunden | gepaarter Student-t-Test | Wilcoxon-Rangsummen-Test | McNemar-Test |
| >2, unverbunden | ANOVA | Kruskal-Wallis-Test | Chi-Quadrat-Test |
| >2, verbunden | ANOVA | Friedman-Test | Cochran-Q-Test |

**Studienprotokoll:** s. Prüfplan.

**Studie, prospektive:** Studie, bei der die Prüfgrößen vor Beginn der Untersuchung festgelegt werden; in die Zukunft gerichtete Studie; während der Studie können die Prüfgrößen u. begleitende Faktoren gemessen bzw. erfasst werden. Zu den prospektiven Studien gehört die randomisierte kontrollierte Studie*. Vgl. Studie, retrospektive; Studie, klinische.

**Studie, randomisierte kontrollierte:** (engl.) *randomised controlled trial (Abk. RCT)*; klinische Studie*, bei der die Studienteilnehmer nach einem Zufallsverfahren (mit verdeckter Zuordnung) gleichmäßig auf 2 od. mehr versch. Therapieoptionen verteilt werden (Randomisierung); vgl. Intention-to-Treat-Analyse; Per-protocol-Analyse.

**Studie, retrospektive:** Studie, in der nachträgl. Rückschlüsse aus vorhandenem Datenmaterial (bereits durchgeführte Studien od. Behandlungsunterlagen) gezogen werden; zu den r. S. gehören u. a. Fall-Kontroll-Studien (s. Pharmakoepidemiologie). Vgl. Studie, prospektive; Studie, klinische.

**Stützgewebe:** s. Festigungsgewebe.

**Stützstrumpf:** feingewebter Textilstrumpf od. -strumpfhose mit hochelast. Textilfasern; **Anw.:** zur Varizenprophylaxe; ungeeignet für Therapiezwecke. Vgl. Kompressionsstrumpf.

**Stufenplan:** allg. Verwaltungsvorschrift zur Beobachtung, Sammlung u. Auswertung von Arzneimittelrisiken nach § 63 AMG vom 9.2.2005; regelt die Erfassung von Arzneimittelrisiken (UAW, WW, Gegenanzeigen, Resistenzbildung, Missbrauch, Fehlgebrauch, Abhängigkeit, Qualitätsmängel, Verfälschungen, nicht ausreichende Wartezeit bei Tierarzneimitteln u. Risiken für die Umwelt aufgrund der Anw. von Tierarzneimitteln) durch das Bundesinstitut* für Arzneimittel und Medizinprodukte, die Zusammenarbeit der beteiligten Behörden u. Stellen bei der Durchführung der erforderl. Abhilfemaßnahmen sowie die Einschaltung des pharmaz. Unternehmers u. die Informationswege; s. Arzneimittelkommission der Deutschen Apotheker.



**Stufenplanbeauftragter:** jeder pharmaz. Unternehmer (außer insbes. Apotheken u. andere Einzelhandelsgeschäfte), der zulassungspflichtige Arzneimittel in den Verkehr bringt, muss einen Stufenplanbeauftragten benennen u. ihn seiner Behörde mitteilen. Dieser benötigt eine gesetzl. definierte Sachkenntnis u. muss bekannt gewordene Meldungen über Arzneimittelrisiken* sammeln, bewerten u. die notwendigen Maßnahmen koordinieren. Er ist auch für die entsprechenden Anzeigepflichten* verantwortlich.

**Stuhl:** s. Kot.

**Stuhluntersuchung auf Blut:** s. Benzidinprobe.

**Stuhlverstopfung:** s. Obstipation.

**Stupor** (lat. stupere starr sein): Zustand der Reglosigkeit ohne äußerl. erkennbare psych. u. körperl. Aktivität mit Akinese, Amimie, Mutismus bei wachem Bewusstsein u. u. U. extremer innerer Anspannung; **Vork.:** z. B. bei Katatonie, psychot. Depression, Dissoziation, Epilepsie* od. Intoxikationen; **Ther.:** Versuch der Beziehungsaufnahme, Neuroleptika*, u. U. kurzfristig Benzodiazepine*.

**Sturmhut:** s. Aconitum napellus ssp. napellus.

**Styli caustici:** s. Ätzstifte.

**Styli medicati:** s. Bacilli.

**Stylus:** s. Blüte (Blütenteile).

**Stylus Argenti nitrici:** s. Silber(I)-nitrat (Zuber.).

**Stylus Argenti nitrici cum Kalio nitrico:** s. Silber(I)-nitrat, salpeterhaltiges.

**Styphninsäure:** 2,4,6-Trinitro-1,3-dihydroxybenzol; $C_6H_3N_3O_8$, Strukturformel: s. Abb.; $M_r$ 245.1; Schmp. 175 °C; bildet mit org. Basen Additionsverbindungen (Styphnate); **Anw.:** (techn.) Bleisalz der S. als Initialsprengstoff.

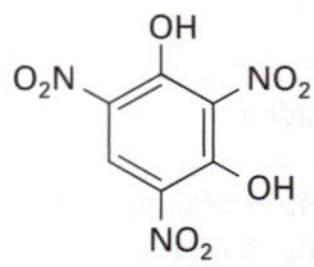


**Styphninsäure**

**Styrax:** s. Liquidambar orientalis; Benzoe.

**Styrax benzoin Dryander:** s. Benzoe sumatranus.

**Styrol:** Vinylbenzol, Phenylethen; $C_6H_5—CH=CH_2$; D. 0.9; Sdp. 146 °C; farblose, angenehm riechende Flüssigkeit; entzündl., Flammpunkt ca. 31 °C; mit Ethanol u. Ether mischbar, sehr schwer lösl. in Wasser; den aromat. Kohlenwasserstoffen zugeordnet; Best. des Styrax (s. Liquidambar orientalis) u. im Steinkohlenteer (s. Pix Lithanthracis); entsteht auch durch trockene Destillation von Zimtsäure; techn. aus Ethylbenzol; **Anw.:** in der Riechstoffindustrie; leicht polymerisierbar zu Polystyrol*; **Toxikol.:** S. ist gesundheitsschädigend, wird primär über die Atmungsorgane aufgenommen, führt zu Konzentrationsschwäche, Müdigkeit, Übelkeit, Schwindel, Kopfschmerz u. Erregungszuständen; reizt die Atemwege, Haut, Augen u. Schleimhäute; ototoxisch; lagert sich hauptsächlich in Leber, Niere, Gehirn u. im Fettgewebe ab; ist fruchtschädigend u. steht im Verdacht, krebserregend zu sein; MAK 20 mL/m$^3$.

**Styrol-Divinylbenzol-Copolymer:** poröse, harte Kügelchen aus quervernetztem Polymer*; im Handel sind versch. Arten mit unterschiedl. Größe der Kügelchen; **Anw.:** Reagenz Ph.Eur.6; in der Chromatographie.

**Styron:** s. Zimtalkohol.

**Styrylalkohol:** s. Zimtalkohol.

**Sub-:** Wortteil mit der Bedeutung unter, unterhalb.

**Subacidität:** Subazidität, Hypacidität, Hypazidität; verminderter Gehalt des Magensafts* an (freier) Salzsäure.

**subakut:** weniger heftig verlaufend.

**Suber:** s. Quercus suber.

**Subera:** Korkstopfen.

**Suberin:** Korksubstanz; Ester* u. Lactone* hochpolymerer, gesättigter u. ungesättigter $C_{16}$- bis $C_{22}$-Polyhydroxy(di)carbonsäuren, die in den Zellwänden des Korkgewebes (s. Phellem; Borke) u. in den Caspary*-Streifen der Endodermis* vorkommen; **Funktion:** schützt die unterird. pflanzl. Organe; macht die Wände des Korkgewebes wasserundurchlässig.

**Suberinsäure:** Korksäure, Octandisäure; 1,6-Hexandicarbonsäure; $HOOC—(CH_2)_6—COOH$;

Schmp. 144 °C; Carbonsäure*; **Gew.:** Einwirkung von Salpetersäure* auf Kork*.

**Suber quercinum:** s. Quercus suber.

**subkutan:** Abk. s. c.; unter die Haut; unter der Haut (liegend).

**Sublimat:** s. Quecksilber(II)-chlorid.

**Sublimation:** Überführung eines flüchtigen festen Stoffes (z. B. Ammoniumchlorid*, Campher*, Iod*) in den Dampfzustand unter Umgehung der flüssigen Phase; die Sublimationsgeschwindigkeit lässt sich durch Verminderung des Druckes wesentl. erhöhen, insbes. im Vakuum. Als **spezifische Sublimationswärme** (SI*-Einheit: J/kg) bezeichnet man die Wärmemenge in Joule, die zur S. von 1 kg eines Stoffes nötig ist. Die Überführung eines Dampfes in den festen Stoff unter Umgehung der flüssigen Phase heißt **Solidensieren**. Im allg. Sprachgebrauch versteht man unter S. den kombinierten Vorgang des Sublimierens u. Solidensierens.

**Sublimationstrocknung:** s. Gefriertrocknung.

**Sublimationswärme, spezifische:** s. Sublimation.

**sublingual:** unter der Zunge liegend.

**Sublingualtabletten:** Arzneiform zur Applikation labiler Arzneistoffe (z. B. Hormone, gefäßerweiternde Mittel), die im Magen-Darm-Trakt zerstört od. inaktiviert werden u. daher über die Schleimhäute der Mundhöhle (unter der Zunge) resorbiert werden müssen; S. sind meist klein u. linsenförmig; sollten in den Zerfallseigenschaften an die jeweiligen Resorptionsverhältnisse der inkorporierten Arzneistoffe angepasst sein; in Ph.Eur.6 unter Zubereitungen* zur Anwendung in der Mundhöhle mit den Buccaltabletten angeführt u. zu prüfen auf Friabilität, Bruchfestigkeit u. Wirkstofffreisetzung. **Buccaltabletten:** Arzneiform zur Applikation in der Backentasche; beinhalten Arzneimittel, die über die Schleimhäute des Mundes aufgenommen werden sollen. Vgl. Oraltabletten; Compressi.

**Submerskultur:** Wachstum der Mikroorganismen im gesamten flüssigen Substrat; vgl. Oberflächenkultur; Gewebekultur.

**Submersverfahren:** Fermentation* innerhalb einer Flüssigkeit od. in einer Dispersion (Tieftank- od. Untertauchverfahren); Prinzip vieler biotechnolog. Verfahren, u. a. zur Herst. der Penicilline*.

**Sub-Mikron-Emulsionen:** s. Nanoemulsionen.

**Submikronen:** s. Kolloide.

**Subscriptio** (lat. subscribere darunterschreiben): Anweisung für die Zuber., Abgabe od. Anw. eines Arzneimittels auf Rezepten.

**Subspecies:** Abk. ssp.; Unterart in der biol. Systematik*; vgl. Art.

**Substanzen, grenzflächenaktive:** s. Emulgatoren; Tenside; vgl. Amphiphilie.

**Substanzen, psychotrope:** veraltet Rauschmittel; alle pflanzl., halbsynthetischen od. synthetischen Substanzen, welche die Psyche des Menschen über zentralnervöse Prozesse im Hinblick auf Wahrnehmungen, Denken, Fühlen u. Handeln beeinflussen u. insbes. bei höherer Dosierung akute Intoxikationen* auslösen sowie z. T. lebensgefährl. Auswirkungen haben (z. B. Atemstillstand, Kreislaufversagen, Selbst- u. Fremdgefährdung); die Substanzen sind teilweise nicht verkehrsfähig (Betäubungsmittelgesetz*, Anlage I) u. werden illegal erworben, teilweise als Fertigarzneimittel entweder verschreibungspflichtig (s. Arzneimittelgesetz) od. unterliegen den Bestimmungen des Betäubungsmittelgesetzes (Anlage III). Alkohol (s. Ethanol) ist in vielen Industrienationen die wichtigste legale psychotrope Substanz. Vgl. Halluzinogene.

**Substanzen, pyrogene:** s. Pyrogene.

**Substanz P:** Arg-Pro-Lys-Pro-Gln-Gln-Phe-Phe-Gly-Leu-Met-$NH_2$; $C_{63}H_{98}N_{18}O_{13}S$; $M_r$ 1347.7; aus Dünndarmmuskulatur u. Gehirn von Säugetieren isolierbarer Neurotransmitter* aus 11 Aminosäuren (Undecapeptid); **Wirk.:** **1.** typ. Kinin-Wirk. (s. Kinine) wie Stimulation der glatten Muskulatur (z. B. im GIT), Blutdrucksenkung durch Vasodilatation, Erhöhung der Kapillarpermeabilität, zudem Speichelfluss anregend; **2.** auch in einigen Bereichen des peripheren u. zentralen Nervensystems bedeutsam; **3.** kann aus peripheren Terminalen von Schmerz*-Sensoren freigesetzt werden; an der Schmerzentstehung beteiligt.

**Substituent:** Bez. für ein Atom* od. eine funktionelle Gruppe*, die durch Substitution ein H-Atom im Grundgerüst der Stammverbindung ersetzt; vgl. Synthese.

**Substitution bei opiatabhängigen Patienten:** **1. Deutschland:** Substitution i. S. der Betäubungsmittel-Verschreibungsverordnung (s. Betäubungsmittelgesetz) ist die Anw. eines ärztl. verschriebenen Betäubungsmittels (Substitutionsmittel) bei einem opiatabhängigen Patienten zur: **a)** Behandlung der Opiatabhängigkeit mit dem Ziel der schrittweisen Wiederherstellung der Betäubungsmittelabstinenz einschließl. der Besserung u. Stabilisierung des Gesundheitszustandes; **b)** Unterstützung der Behandlung einer neben der Opiatabhängigkeit bestehenden schweren Erkrankung; **c)** Verringerung der Risiken einer Opiatabhängigkeit während einer Schwangerschaft u. nach einer Geburt; die Verschreibung über ein Substitutionsmittel ist mit dem Buchstaben S zu kennzeichnen. Als Substitutionsmittel darf der Arzt nur Zuber. von Levomethadon*, Methadon, Levacetylmethadol*, Buprenorphin* od. ein zur Substitution zugelassenes Arzneimittel od. in begründeten Ausnahmefällen Codein* od. Dihydrocodein* verschreiben. Die verschriebene Arzneiform darf nicht zur parenteralen Anw. bestimmt sein. Für die Auswahl des Substitutionsmittels ist der allg. anerkannte Stand der med. Wissenschaft maßgebend. Jeder Arzt, der ein Substitutionsmittel für einen Patienten verschreibt, hat dem Bundesinstitut unverzügl. schriftl. od. kryptiert auf elektron. Wege folgende Angaben zu melden: **a)** Patientencode (1. u. 2. Stelle: 1. u. 2. Buchstabe des 1. Vornamens; 3. u. 4. Stelle: 1. u. 2. Buchstabe des Familiennamens; 5. Stelle: Geschlecht (F für weibl., M für männl.; 6. bis 8. Stelle: jeweils letzte Ziffer von Geburtstag, -monat u. -jahr.); **b)** Datum der 1. Verschreibung; **c)** verschriebene Substitutionsmittel; **d)** Datum der letzten Verschreibung; **e)** Name u. Adresse des verschreibenden Arztes; **f)** im Falle des Verschreibens nach § 5 Absatz 3 BtMVV Name u. Anschrift des Konsiliarius. Es ist unzulässig, dem Bundesinstitut Patientendaten uncodiert zu melden. Der Arzt muss die Angaben zur Person durch Vergleich mit dem Personalausweis od. Reisepass des Patienten überprüfen. **2. Österreich:** geregelt durch das Suchtmittelgesetz (BGBl. I Nr. 112/1997 in der Fassung 2008) u. die Suchtgiftverordnung (BGBl. II Nr. 374/1997 in der Fassung 2008).

**Substitution, chemische:** s. Synthese.

**Substitution, elektrophile:** Substitutionsreaktion an einem System mit hoher Elektronendichte, z. B. aromat. Verbindungen*; das angreifende Agens (positives Ion* od. Dipol*) verdrängt eine andere Gruppe, die als Abgangsgruppe bezeichnet wird. Bei aromat. Systemen bildet sich intermediär das Arenium-Ion, ein durch Mesomerie* stabilisiertes, positives Ion. Vgl. Addition, elektrophile; Substitution, nucleophile.

**Substitution, nucleophile:** Abk. $S_N$; Substitutionsreaktion mit als nucleophile (kernliebende) Reagenzien fungierenden Gruppen od. Verb. mit Elektronenüberschuss (z. B. Wasser, Alkohole*, Amine*, Acetat-Ion), die eine an Kohlenstoff gebundene Gruppe, die Abgangsgruppe, verdrängen (s. Abb.); **Formen: 1. $S_N$1:** monomolekulare Reaktion; **a)** Abspaltung der Abgangsgruppe u. Bildung des Carbo*-Kations; **b)** Anlagerung des Nucleophils*; dies kann von 2 Seiten geschehen, wodurch es zur Bildung von Racematen* kommen kann. **2. $S_N$2:** bimolekulare Reaktion; Anlagerung u. Abspaltung verlaufen gleichzeitig; das Nucleophil greift von der der Abgangsgruppe gegenüberliegenden Seite an (Walden*-Umkehr).

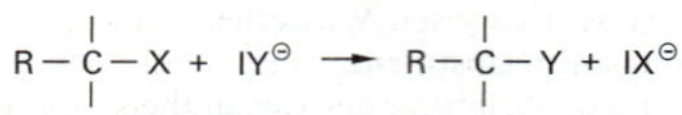


**Substitution, nucleophile**

**Substitutionsgrad, mittlerer:** Abk. MS; durchschnittl. Anzahl der pro verknüpfter Glucoseeinheit (Anhydroglucose) umgesetzten (veretherten) Hydroxylgruppen des Cellulosemoleküls od. des Stärkemoleküls; werden in jeder Anhydroglucoseeinheit alle 3 reaktionsfähigen OH-Gruppen verethert, so erhält man als max. Substitutionsgrad den Wert 3.0. MS wird auch syn. für durchschnittl. Substitutionsgrad gebraucht (engl. degree of substitution, Abk. DS).

**Substitutionsisomerie:** unterschiedl. Stellung von Substituenten* an einer Stammverbindung; **Beispiel:** 1,2-, 1,3- u. 1,4-Positionen am Benzolring.

**Substitutionsmischkristalle:** s. Mischkristalle.

**Substitutionsregister:** **1. Deutschland:** Register mit Daten über das Verschreiben von Substitutionsmitteln, das vom Bundesinstitut* für Arzneimittel und Medizinprodukte als vom Bund entliehenes Organ für die Länder geführt wird; die Daten des S. dürfen nur verwendet werden, um: **a)** das Verschreiben eines Substitutionsmittels durch mehrere Ärzte für denselben Patienten u. denselben Zeitraum frühestmögl. zu verhindern; **b)** die Erfüllung der Mindestanforderungen der Ärztekammern zur suchttherapeut. Qualifikation des verschreibenden Arztes zu gewährleisten; **c)** das Verschreiben von Substitutionsmitteln entspr. den Vorgaben des Betäubungsmittelgesetzes* statist. auszuwerten. **2. Österreich:** geregelt durch das Suchtmittelgesetz (BGBl. I Nr. 112/1997 in der Fassung 2008) u. die Suchtgiftverordnung (BGBl. II Nr. 374/1997 in der Fassung 2008).

**Substitutionstherapie:** **1.** Behandlung einer Erkrankung durch Verabreichung von fehlenden, normalerweise im Organismus vorkommenden Substanzen, z. B. Verdauungsenzymen*, bestimmten Hormonen*. **2.** Einsatz von Drogenersatzstoffen zur Substitution* bei opiatabhängigen Patienten (z. B. Levomethadon*).

**Substrat:** **1.** (allg.) Grundlage; **2.** (bakteriolog.) Nährboden für Bakt. u. Pilze; **3.** (biochem.) bei Enzymen* diejenige Substanz, auf die sie spezif. wirken; **4.** s. Adsorbens.

**Substrathemmung:** s. Enzyminhibition.

**Substratphosphorylierung:** z. B. Bildung von Adenosintriphosphat (Abk. ATP; s. Adenosinphosphate) auf nicht photosynthetischem, nicht oxidativem Weg in der Atmungskette*; erfolgt in der Glykolyse* u. bei der oxidativen Decarboxylierung* von 2-Ketoglutarat im Tricarbonsäurezyklus*. Der Feinmechanismus der S. ist am besten bekannt von den glykolyt. Enzymen Glycerolaldehyd-3-phosphat-Dehydrogenase u. 3-Phosphoglycerat-Kinase. Kennzeichnend ist die intermediäre Bildung von energiereichen Zwischenverbindungen. So wird bei der oxidativen Decarboxylierung von $\alpha$-Ketoglutarsäure* im Tricarbonsäurezyklus als Zwischenprodukt ein Thioester gebildet (Succinyl*-Coenzym A).

**subtilis** (lat.): fein, z. B. Pulvis subtilis.

**Succade:** s. Citrus medica (Citronat).

**Succinatdehydrogenase:** zu den Dehydrogenasen* gehörende Oxidoreduktase (s. Enzyme); oligomeres Flavinenzym* des Tricarbonsäurezyklus*, das die Oxidation von Succinat zu Fumarat katalysiert; Coenzym* der S. ist FAD, das den frei werdenden Wasserstoff direkt ohne Mitwirkung von NAD od. NADP aufnimmt u. auf Ubichinon* od. Cytochrom* b der Atmungskette* od. (in vitro) auf Redoxfarbstoffe (z. B. Methylenblau*) überträgt. **Vork.:** nur in den Mitochondrien*, dort in enger Verb. mit der Atmungskette; **Bedeutung:** regulator. Rolle im Tricarbonsäurezyklus.

**Succinate:** Anionen bzw. Salze* der Bernsteinsäure*.

**Succinat-Glycin-Zyklus:** Glycin-Succinat-Zyklus, Sheminzyklus; Nebenweg des Tricarbonsäurezyklus*, der bes. Bedeutung für den Stoffwechsel der Erythrozyten* hat; dient der Synthese von Porphyrinen*; Ausgangsprodukte sind Succinat u. Glycin*. Vgl. Succinyl-Coenzym A.

**Succinit:** s. Bernstein.

**Succinum:** s. Bernstein.

**Succinylcholinchlorid:** s. Suxamethoniumchlorid.

**Succinyl-Coenzym A:** energiereicher Thioester zw. Bernsteinsäure* u. Coenzym* A; Ausgangspunkt für die Synthese der Porphyrine* Hämoglobin*, Chlorophyll*, Vitamin* $B_{12}$ u. a. aus Zwischenprodukten des Succinat*-Glycin-Zyklus.

**Succinylsulfathiazol** (INN): Succinylsulfathiazolum Ph.Eur.; CAS-Nr. 116-43-8; $C_{13}H_{13}N_3O_5S_2 \cdot H_2O$; $M_r$ 373.4; Schmp. ca. 190 °C bzw. 205 °C (unter Zers., wasserfreie Formen); $pK_{S,1}$ (Carboxylgruppe) 4.5, $pK_{S,2}$ (Sulfonamidgruppe) ca. 6.9; weißes bis gelbl. weißes, krist. Pulver; wenig lösl. in Wasser (1 : 5000), Ethanol, Aceton; lösl. in Alkalihydroxid- u. Alkalicarbonat-Lösungen; 6 wasserfreie, mind. 3 wasserhaltige Kristallformen u. eine Reihe von Lösungsmittelsolvaten sind bekannt; nicht mehr im Handel befindl. Sulfonamid*; früher angewendet bei Infektionen des Darmtrakts; **UAW:** Beeinträchtigung der Darmflora, allerg. Reaktionen.

**Succisa pratensis** Moench: Scabiosa succisa L., Morsus diaboli; Teufelsabbiss; Fam. Dipsacaceae; Europa; Stpfl. von **Radix Morsus diaboli:** Radix Scabiosae, Radix Succisae pratensis; Teufelsabbisswurzel; **Inhaltsst.:** Saponine*, Bitterstoffe*, Gerbstoffe* u. a.; **Anw.:** (volkstüml.) z. B. bei Husten, als sog. Blutreinigungsmittel, gegen Würmer; äußerl. bei Hautkrankheiten, Schleimhautentzündungen.

**Succus** *(pl Succi) m:* Presssaft; durch Auspressen frischer Pflanzenteile (meist Früchte) u. anschließende Filtration erhaltene Flüss.; dient u. a. der Herst. von Fruchtsirup; kann mit geeigneten Konservierungsmitteln versetzt u. durch Pektinasen* von Pektin befreit werden.

**Succus Aloes inspissatus:** s. Aloe.

**Succus Citri:** s. Citrus limon.

**Succus Juniperi inspissatus:** s. Juniperus communis.

**Succus Liquiritiae:** s. Glycyrrhiza glabra.

**Succus Liquiritiae deglycyrrhizinatus:** s. Glycyrrhiza glabra.

**Sucht** (althochdeutsch Suht Krankheit): s. Arzneimittelabhängigkeit.

**Suchttest:** s. Screening.

**Suchtgift:** **1.** Suchtmittel; in Österreich für den Begriff Betäubungsmittel* verwendet. **2.** umgangssprachliche Bez. für Droge*, psychotrope Substanz*, Rauschdroge*.

**Suchtgiftkontrollorgane:** s. Betäubungsmittelrecht.

**Suchtgiftrecht:** s. Betäubungsmittelrecht.

**Suchtkraut:** s. Galega officinalis.

**Suchtmittel:** s. Suchtgift.

**Suchtmittelgesetz:** Abk. SMG; s. Betäubungsmittelgesetz.

**Suchtpotential:** s. Arzneimittelabhängigkeit.

**Suchtstoffe:** s. Betäubungsmittelrecht.

**Suchtstoffkommission:** s. Betäubungsmittelrecht.

**Suchtstoffkontrollbehörde:** s. INCB; Betäubungsmittelrecht.

**Suchtstoffrecht:** s. Betäubungsmittelrecht.

**Sucralfat** (INN): 1′,2,3,3′,4,4′,6,6′-Octa-*O*-sulfo-*β*-D-fructofuranosyl-*α*-D-glucopyranosid-Aluminiumhydroxid-Hydrat; CAS-Nr. 54182-58-0; $C_{12}H_{54}Al_{16}O_{75}S_8$, Strukturformel: s. Abb.; $M_r$ 2086.74; $pK_S$ 0.43–1.19; basisches Aluminiumsalz von Saccharosehydrogensulfat, lösl. in verd. Salzsäure, verd. Natronlauge, fast unlösl. in Wasser, Ethanol, Chloroform u. den meisten org. Lösungsmitteln; **Wirk.:** Ulkustherapeutikum*, schleimhautschützendes Mittel; **Ind.:** Ulcus ventriculi u. duodeni, Refluxösophagitis; **Dos.:** p. o. 4 × 1 g/d.

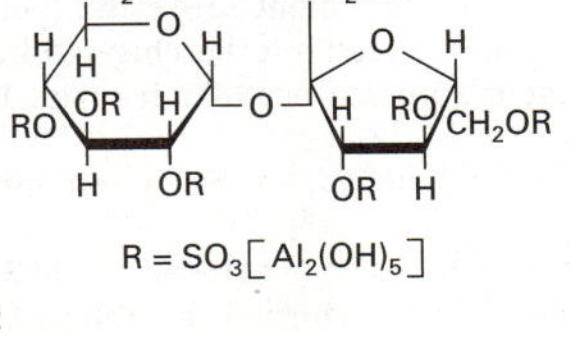


**Sucralfat**

**Sucrase:** Bez. für eine Gruppe von Enzymen* im Dünndarm, die Saccharose* u. andere Mehrfachzucker (z. B. Maltose*) spalten; Saccharose wird durch S. in Glucose* u. Fructose* gespalten. Fehlen von S. führt zu Unverträglichkeit u. Malabsorption* der Zucker.

**sucrose:** s. Saccharose.

**Sudan III:** Sudanrot, Ceresinrot; 1-(4-Phenylazophenylazo)-2-naphthol, Aminoazobenzol-azo-*β*-naphthol; CAS-Nr. 85-86-9; $C_{22}H_{16}N_4O$; $M_r$ 352.4; Schmp. 198–200 °C; rötl. braunes Pulver, leicht lösl. in Ether, Aceton, Dichlormethan, wenig lösl. in Ethanol, unlösl. in Wasser; **Anw.:** **1.** (techn.) zum Färben von Wachsen, Ölen u. Spirituslacken; in der Mikroskopie (s. Sudanglycerol), zur Vitalfärbung*; **2.** (med.) obsolet; früher als Epithel bildendes Mittel zur Wundbehandlung. Vgl. Sudanfarbstoffe.

**Sudan IV:** Bistolazonaphtholum rubrum, Rubrum scarlatinum; Scharlachrot; 5-*o*-Tolylazo-2-*β*-hydroxynaphthylazo-toluol; $C_{24}H_{20}N_4O$; $M_r$ 380.5; dunkel rotbraunes Pulver, unlösl. in Wasser, schwer lösl. in Ethanol, Aceton, lösl. in fetten Ölen; **Off.:** ÖAB (bis 1996); **Anw.:** s. Sudan III; vgl. Sudanfarbstoffe.

**Sudanfarbstoffe:** wasserunlösl. Azofarbstoffe*, lösl. in Ölen, Fetten, Wachsen, Harzen, Kohlenwasserstoffen, Alkoholen; **Beispiel:** Sudan* III, Sudan* IV, Sudangelb*, Sudanrot* G; **Anw.:** (techn.) zum Färben von Kerzen, Wachsen, Lacken, Ölen, Schuhpflegemitteln sowie in der Mikroskopie.

**Sudangelb:** Sudangelb 3 G; 3-Methyl-1-phenylazo-5(4*H*)-pyrazolon, 2,4-Dihydro-5-methyl-2-phenyl-4-(2-phenyldiazenyl)-3*H*-pyrazol-3-on; CAS-Nr. 4314-14-1; $C_{16}H_{14}N_4O$; $M_r$ 278.3; Schmp. ca. 160 °C; gelbes, krist. Pulver; leicht lösl. in Ethanol, lösl. in Aceton, wenig lösl. in Toluol u. Xylol; Sudanfarbstoff*; **Anw.:** Reagenz Ph.Eur.3, in Ph.Eur.6 nicht mehr enthalten; zur Aktivitätsbestimmung von Aluminiumoxid, zur Chromatographie.

S

**Sudanglycerol:** Sudan-III-Glycerol; Nachweis-Reagenz auf Suberin*, Cutin*, fettes u. äther. Öl; **Durchführung:** mehrmalige schwache Erwärmung des Drogenpräparats mit Sudanglycerol; nach 30 min sind verkorkte Zellwände, kutinisierte Schichten u. Öle orangerot gefärbt; **Herst.:** Erhitzen von 0.50 g Sudan* III mit 50 mL 96 %igem Ethanol unter Rückfluss zum Sieden u. anschließend Verd. des Filtrats mit Glycerol* zu 100 mL.

**Sudanrot:** s. Sudan III.

**Sudanrot G:** 1-(2-Methoxyphenylazo)-2-naphthol; CAS-Nr. 1229-25-6; $C_{17}H_{14}N_2O_2$; $M_r$ 278.3; Schmp. 134.5 °C; rötl. braunes Pulver, prakt. unlösl. in Wasser, lösl. in Dichlormethan; Sudanfarbstoff*; **Anw.:** Reagenz Ph.Eur.6; Referenzsubstanz für die Dünnschichtchromatographie*.

**Sudantee:** s. Hibiscus sabdariffa (Hibisci sabdariffae flos).

**Sudor:** s. Schweiß.

**Sudorifera:** s. Diaphoretika.

**Süßdolde:** s. Myrrhis odorata.

**Süßgräser:** s. Poaceae.
**Süßholz:** s. Glycyrrhiza glabra (Liquiritiae radix).
**Süßholz, Asiatisches:** s. Glycyrrhiza uralensis.
**Süßholzextrakt:** s. Extractum Liquiritiae.
**Süßholzfluidextrakt:** s. Extractum Liquiritiae fluidum.
**Süßholzfluidextrakt, eingestellter:** s. Extractum Liquiritiae fluidum normatum.
**Süßholzliquidextrakt:** s. Extractum Liquiritiae fluidum.
**Süßholzsaft:** s. Glycyrrhiza glabra (Succus Liquiritiae).
**Süßholzsirup:** s. Sirupus Liquiritiae.
**Süßholztrockenextrakt:** s. Extractum Liquiritiae.
**Süßholzwurzel:** s. Glycyrrhiza glabra (Liquiritiae radix).
**Süßkartoffel:** s. Ipomoea batatas.
**Süßkirsche:** s. Prunus avium var. avium.
**Süßmittel:** Stoffe, die zum Süßen von Lebensmitteln verwendet werden können (s. Tab.); wichtige S. sind: **1. Zucker:** Saccharose*, Glucose* (bes. der durch enzymat. Hydrolyse von Maisstärke hergestellte Glucosesirup), Fructose* sowie aus Glucosesirup enzymat. hergestellte Glucose-Fructose-Mischungen; **2. Zuckeraustauschstoffe:** v. a. Sorbitol* u. a. zuckerähnl. Polyole wie Mannitol*, Xylitol* u. Maltitol*; diese werden zum Süßen von diätet. Lebensmitteln für Diabetiker verwendet; für Schlankheitskost nicht geeignet, da ihr physiol. Brennwert mit dem von Saccharose vergleichbar ist; **3. Süßstoffe***: z. B. Saccharin* u. Natriumcyclamat*; **4. Geschmackswandler:** z. B. Miraculin (s. Synsepalum dulciferum).

**Süßmittel**
Süßkraft einiger Süßmittel (bezogen auf Saccharose)

| Süßmittel | Süßkraft |
|---|---|
| Lactose* | 0.2 |
| Mannitol* | 0.4 |
| Isomalt* | 0.45 |
| Glucose* | 0.5 |
| Sorbitol* | 0.6 |
| Maltitol* | 0.9 |
| Saccharose* | 1.0 |
| Xylitol* | 1.0 |
| Fructose* | 1.7 |
| Natriumcyclamat* | 30 |
| Glycyrrhizin* | 150 |
| Aspartam* | 180 |
| Acesulfam*-K | 200 |
| Steviosid* | 300 |
| Saccharin* | 500 |
| Neohesperidindihydrochalkon* | 1000 |
| Perillartin* | 2000 |
| Monellin (s. Dioscoreophyllum cumminsii, Serendipity-Beeren) | 2000 |
| Osladin (s. Polypodium vulgare) | 3000 |
| Thaumatin* | 3500 |

S

**Süßorangenschalenöl:** s. Citrus sinensis (Aurantii dulcis aetheroleum).
**Süßstoffe:** künstl. hergestellte Süßmittel* mit höherer Süßkraft als Saccharose* u. ohne nennenswerten physiologischen Brennwert* (Kalorien); geeignet für diätet. Lebensmittel, z. B. bei Diabetes mellitus u. Übergewicht; wichtige S. sind Saccharin* u. Natriumcyclamat* sowie bes. eine Mischung von beiden im Massenverhältnis 1 : 10; ferner Acesulfam*-K u. Aspartam*.
**Süßstoffpflanze:** s. Stevia rebaudiana.
**Sufentanil** (INN): Sufentanilum Ph.Eur.; *N*-[4-(Methoxymethyl)-1-(2-thiophen-2-ylethyl)piperidin-4-yl]-*N*-phenylpropanamid; CAS-Nr. 56030-54-7; $C_{22}H_{30}N_2O_2S$; $M_r$ 386.5; Schmp. 96.5 °C; **Wirk.:** Opioid-Analgetikum (s. Analgetika); 5- bis 7-mal wirksamer als Fentanyl*; HWZ ca. 2.5 h; unterliegt dem Betäubungsmittelgesetz* (Anlage III). **Sufentanilcitrat:** Sufentanili citras Ph.Eur.; CAS-Nr. 60561-17-3; $C_{22}H_{38}N_2O_9S$; $M_r$ 578.7; leicht lösl. in Wasser; **Hinweis:** Hautkontakt u. Einatmen vermeiden.
**sufficiens quantitas** (lat.): Abk. s. q.; (auf Rezepten) genügende Menge.
**Suffimenta** (lat. fumare rauchen): Räuchermittel.
**Suffix:** in der org. Nomenklatur* an den Stoff- bzw. Gruppennamen angehängte Nachsilbe; **Beispiel:** -ol, -al, -thiol.
**Sugammadex:** Cyclooctakis-(1→4)-[6-*S*-(2-carboxyethyl)-6-thio-alpha-D-glucopyranosyl]; CAS-Nr. 343306-71-8; $C_{72}H_{112}O_{48}S_8$; $M_r$ 2002.2; modifiziertes $\gamma$-Cyclodextrin; Ring aus 6 Glucosemolekülen mit je einem Carboxyethylrest, verbunden über ein Schwefelatom; **Wirk.:** Muskelrelaxans-Reversor; Einschluss der Muskelrelaxanzien* Rocuronium* u. Vecuroniumbromid*, die bei Operationen eingesetzt werden, um die Muskulatur u. die Atmung zu entspannen; verhindert so deren Bindung an nicotinerge Rezeptoren; **Ind.:** Aufhebung der neuromuskulären Blockade nach Operationen; **Kontraind.:** relativ: schwer eingeschränkte Nieren- od. Leberfunktion, verlängerte Kreislaufzeit; **WW:** Verzögerung der Wirk. durch Toremifen, Flucloxacillin u. Fusidinsäure; Abschwächung der Wirk. hormonaler Kontrazeptiva; **UAW:** Störungen des Geschmacksempfindens (Dysgeusie), metallischer, bitterer Geschmack; **Dos.:** i. v. als Bolus; Dos. abhängig von der Tiefe der Blockade, meist 2–4 mg/kg KG.
**Suizid:** Selbstmord.
**Sukkulente** (lat. sukkulent saftreich): (bot.) Pflanzen trockener Gebiete; mit fleischig-saftigen (nicht schleimigen) Sprossen od. Blättern (vgl. Blattsukkulente).
**Sukzinyldicholinchlorid:** s. Suxamethoniumchlorid.
**Sulbactam** (INN): CAS-Nr. 68373-14-8; $C_8H_{11}NO_5S$, Strukturformel: s. Abb.; $M_r$ 233.24;

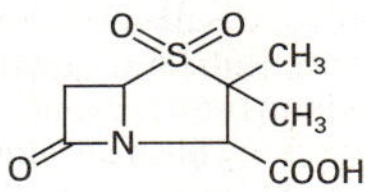


**Sulbactam**

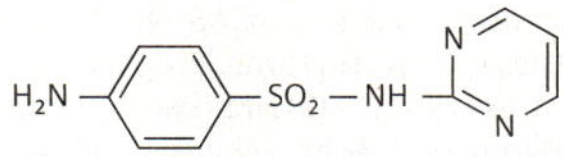


**Sulfadiazin**

**Wirk.:** Hemmstoff der Betalactamase*; wird in Kombination mit Ampicillin* im Verhältnis 1:2 verwendet (s. Sultamicillin), wirkt nicht bakterizid; Serumhalbwertzeit 1 h; wird bei oraler Gabe nicht resorbiert.

**Sulbentin** (INN): Dibenzthion; 3,5-Dibenzyl-[1,3,5]-thiadiazinan-2-thion; CAS-Nr. 350-12-9; $C_{17}H_{18}N_2S_2$; $M_r$ 314.48; Schmp. 101–102 °C (kristallisiert aus Aceton od. Methanol); fast unlösl. in Wasser, leicht lösl. in Aceton, Chloroform, sehr schwer lösl. in Ethanol; nicht mehr im Handel befindl. Antimykotikum* mit antibakteriellem Effekt; früher angewendet bei dermatophyten- u. hefebedingten Hauterkrankungen.

**Sulfabenzamid** (INN): *N*-Sulfanilylbenzamid; CAS-Nr. 127-71-9; $C_{13}H_{12}N_2O_3S$; $M_r$ 276.3; Schmp. 250–252 °C (unter Zers.); nicht mehr im Handel befindl. Sulfonamid*; früher angewendet als lokales Chemotherapeutikum*.

**Sulfabenzamin:** s. Mafenid.

**Sulfacarbamid** (INN): Sulfaurea, Sulfanilylurea, Sulfanilharnstoff; *N*-(4-Aminobenzolsulfoxyl)harnstoff; CAS-Nr. 547-44-4; $C_7H_9N_3O_3S$; $M_r$ 215.23; Schmp. 146–148 °C (unter schwacher Zers., kristallisiert aus Wasser); lösl. in Wasser (0.811 g/100 mL bei 37 °C), in Basen; aufgrund hoher Resistenzquoten u. zahlreicher UAW nicht mehr im Handel befindl. Sulfonamid*.

**Sulfacetamid** (INN): Sulfanilacetamid; *N*-Sulfanilylacetamid; CAS-Nr. 144-80-9; $C_8H_{10}N_2O_3S$, Strukturformel: s. Abb.; $M_r$ 214.24; Schmp. 182–184 °C; sehr schwer lösl. in Chloroform, schwer lösl. in Ether, lösl. 1:150 in Wasser (20 °C), 1:15 in Ethanol, 1:7 in Aceton, in Mineralsäuren, Alkalihydroxid- u. -carbonat-Lösungen; **Off.:** ÖAB (bis 1996), DAC; **Wirk.:** Sulfonamid* mit kurzer Wirkungsdauer (Kombipräparat mit Prednisolon*); **Ind.:** oberflächl. Augeninfektion durch empfindl. Erreger; **Dos.:** 3–4-mal tägl. u. 1–2-mal nachts einen Salbenstrang von 0.5 cm Länge in den Bindehautsack einbringen. **Sulfacetamid-Natrium:** Sulfacetamidum natricum Ph.Eur., Sulfacetamidum solubile, Sulfanilacetamidum-Natrium; CAS-Nr. 6209-17-2; $C_8H_9N_2NaO_3S \cdot H_2O$; $M_r$ 254.2; weißes, krist. Pulver; leicht lösl. in Wasser, schwer lösl. in Ethanol, fast unlösl. in Chloroform u. Ether.

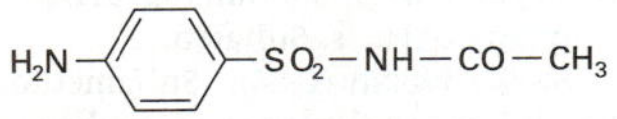


**Sulfacetamid**

**Sulfacetamidum solubile:** s. Sulfacetamid (Sulfacetamid-Natrium).

**Sulfadiazin** (INN): Sulfadiazinum Ph.Eur., Sulfapyrimidin; *N*-(Pyrimidin-2-yl)-sulfanilamid; CAS-Nr. 68-35-9; $C_{10}H_{10}N_4O_2S$, Strukturformel: s. Abb.; $M_r$ 250.3; Schmp. 255 °C; krist. Pulver, weiß, gelbl. weiß od. rötl. weiß; schwer lösl. in Wasser, Ethanol, Chloroform, lösl. in Alkalihydroxid-Lsg. u. verd. Mineralsäuren; **Wirk.:** Sulfonamid* mit mittlerer Wirkungsdauer; **Ind.:** Toxoplasmose in Kombination mit Pyrimethamin*; **Dos.:** Erwachsene: p.o. initial 2–4 g, dann 2–4 g/d in 3(–6) ED; Kinder: p.o. initial 75 mg/kg KG, dann 150 mg/kg KG/d in 4(–6) ED; HWZ 13–24 h. Gebräuchl. sind auch Sulfadiazin*-Silbersalz u. Sulfadiazin-Natrium (ÖAB).

**Sulfadiazin-Silbersalz:** CAS-Nr. 22199-08-2; $C_{10}H_9AgN_4O_2S$; Sulfonamid*; **Wirk.:** Dermatikum*; **Ind.:** Infektionsprophylaxe u.a. bei Verbrennung, Verletzung (lokale Anw.).

**Sulfadicramid** (INN): $N^1$-(3,3-Dimethylacryloyl)sulfanilamid; CAS-Nr. 115-68-4; $C_{11}H_{14}N_2O_3S$; $M_r$ 254.30; Schmp. 176–180 °C (kristallisiert aus Ethanol; polymorph); schwer lösl. in Wasser, Ether, leicht lösl. in Ethanol, Aceton; nicht mehr im Handel befindl. Sulfonamid*; früher lokal angewendet als Augensalbe.

**Sulfadimethoxin** (INN): $N^1$-(2,6-Dimethoxy-4-pyrimidinyl)sulfanilamid; 4-Amino-*N*-(2,6-dimethoxy-4-pyrimidinyl)benzolsulfonamid; CAS-Nr. 122-11-2; $C_{12}H_{14}N_4O_4S$; $M_r$ 310.33; Schmp. 201–203 °C; lösl. in verd. Salzsäure, wässriger $Na_2CO_3$-Lsg., in Wasser bei 37 °C (4.6 mg/100 mL bei pH 4.10, 29.5 mg/100 mL bei pH 6.7, 58 mg/100 mL bei pH 7.06, 5.17 g/100 mL bei pH 8.71), 1:200 in Ethanol, 1:800 in Chloroform, 1:2000 in Ether, in verd. Mineralsäuren, Alkalihydroxid- u. Alkalicarbonat-Lösungen; **Wirk.:** Sulfonamid* mit langer Wirkungsdauer; **Anw.:** (veterin.) als Antibiotikum; in der Humanmedizin obsolet. Gebräuchl. ist auch Sulfadimethoxin-Natrium.

**Sulfadimethyloxazol:** s. Sulfamoxol.

**Sulfadimidin** (INN): Sulfadimidinum Ph.Eur., Sulfamethazin; CAS-Nr. 57-68-1; $C_{12}H_{14}N_4O_2S$; $M_r$ 278.3; Schmp. 197–200 °C (polymorph); weiße Kristalle; schwer lösl. in Wasser, Ethanol, Ether, lösl. in Aceton, Mineralsäuren, Alkalihydroxid- u. Alkalicarbonat-Lösungen; **Wirk.:** Sulfonamid* mit kurzer Wirkungsdauer; **Anw.:** (veterin.) als Antibiotikum; in der Humanmedizin obsolet; **UAW:** Übelkeit, Brechreiz. Gebräuchl. ist auch Sulfadimidin-Natrium (ÖAB).

**Sulfadoxin** (INN): Sulfadoxinum Ph.Eur.6, Sulformetoxin, $N^1$-(5,6-Dimethoxy-4-pyrimidinyl)sulfanilamid; 4-Amino-*N*-(5,6-dimethoxy-4-pyrimidi-

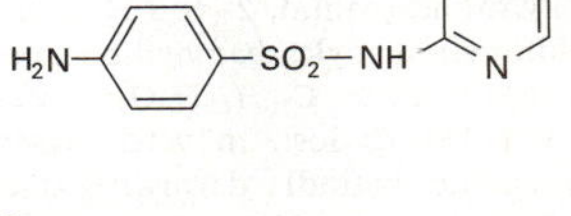


**Sulfadoxin**

nyl)benzolsulfonamid; CAS-Nr. 2447-57-6; $C_{12}H_{14}N_4O_4S$, Strukturformel: s. Abb.; $M_r$ 310.34; Schmp. 194–198 °C (kristallisiert aus Ethanol 50 %; polymorph); sehr schwer lösl. in Wasser; schwer lösl. in Ethanol, Methanol; fast unlösl. in Ether; als Tierarzneimittel (Antibiotikum*) im Handel befindl. Sulfonamid* mit langer Wirkungsdauer; früher auch als Humanarzneimittel (Antimalariamittel*) angewendet bei Malaria tropica in Kombination mit Pyrimethamin*.

**Sulfaethidol** (INN): Ethazol; $N^1$-(5-Ethyl-1,3,4-thiadiazol-2-yl)sulfanilamid; CAS-Nr. 94-19-9; $C_{10}H_{12}N_4O_4S_2$; $M_r$ 284.36; Schmp. 188 °C bzw. Schmp. 181 °C (polymorph); lösl. in Wasser (1 g/4 L), Methanol (1 g/40 g), Ethanol (1 g/30 g), Aceton (1 g/10 g), Ether (1 g/1350 g), Chloroform (1 g/2800 g), Benzol (1 g/20 kg); eine 1 %ige Suspension in Wasser hat einen pH-Wert von 4.4–4.9; nicht mehr im Handel befindl. Kurzzeit-Sulfonamid*.

**Sulfafurazol:** Sulfafurazolum Ph.Eur., Sulfisoxazol; *N*-(3,4-Dimethylisoxazol-5-yl)sulfanilamid; CAS-Nr. 127-69-5; $C_{11}H_{13}N_3O_3S$; $M_r$ 267.3; Schmp. 190–195 °C (polymorph); lösl. in 7700 T. Wasser, 50 T. Ethanol; nicht mehr im Handel befindl. Sulfonamid* mit kurzer Wirkungsdauer.

**Sulfaguanidin** (INN): Sulfaguanidinum Ph.Eur., Sulfanilguanidinum; 2-Sulfanilyl-guanidin; CAS-Nr. 57-67-0; Schmp. 188–190 °C (polymorph); nicht mehr im Handel befindl., nicht resorbierbares Sulfonamid*; früher angewendet bei gastrointestinalen Infektionen. **Sulfaguanidin-Monohydrat:** Sulfaguanidinum monohydricum; CAS-Nr. 6190-55-2; $C_7H_{10}N_4O_2S \cdot H_2O$; $M_r$ 232.3; weißes bis fast weißes, krist. Pulver von schwach bitterem Geschmack; lösl. in ca. 10 T. Wasser von 100 °C, in verd. Salzsäure unter Salzbildung, wenig lösl. in Ether, Aceton, sehr schwer lösl. in Wasser von 20 °C, fast unlösl. in Alkalilaugen; **Off.:** DAB, ÖAB, Ph.Helv.

**Sulfaguanol** (INN): $N^1$-[(4,5-Dimethyl-2-oxazolyl)amidino]sulfanilamid; 4-Amino-*N*-[(4,5-dimethyl-2-oxazolyl)amidino]benzolsulfonamid; CAS-Nr. 27031-08-9; $C_{12}H_{15}N_5O_3S$; $M_r$ 309.35; Schmp. 233–236 °C (kristallisiert aus Aceton/Wasser, 9 : 1), Schmp. 228–230 °C (kristallisiert aus Methanol/Wasser); $pK_S$ 7.76; fast unlösl. in Wasser, lösl. in verd. NaOH-Lösungen, in Salzsäure; nicht mehr im Handel befindl., darmwirksames, nicht resorbierbares Sulfonamid*.

**Sulfalen** (INN): Sulfamethoxypyrazin, Sulfapyrazin, $N^1$-(3-Methoxy-2-pyrazinyl)sulfanilamid; 4-Amino-*N*-(3-methoxy-2-pyrazinyl)benzolsulfonamid; CAS-Nr. 152-47-6; $C_{11}H_{12}N_4O_3S$; $M_r$ 280.32; Schmp. 180–182 °C (kristallisiert aus Ethanol; polymorph); fast unlösl. in Wasser, schwer lösl. in Ethanol, Chloroform, Ethylacetat, leicht lösl. in Aceton, verd. Mineralsäuren, Alkalihydroxid-Lösungen; nicht mehr im Handel befindl. Sulfonamid* mit langer Wirkungsdauer; **Off.:** DAC.

**Sulfaloxinsäure** (INN): Acidum sulfaloxicum, Formophthalylsulfacarbamid; 2-[4-(3-Hydroxymethylureidosulfonyl)-phenylcarbamoyl]-benzoesäure; CAS-Nr. 14376-16-0; $C_{16}H_{15}N_3O_7S$; $M_r$ 393.39; Schmp. 160–165 °C; lösl. in verd. Basen; nicht mehr im Handel befindl., darmwirksames, nicht resorbierbares Sulfonamid*.

**Sulfamerazin** (INN): Sulfamerazinum Ph.Eur.6, Sulfamethyldiazin, Sulfamethylpyrimidin, $N^1$-(4-Methyl-2-pyrimidinyl)sulfanilamid; 4-Amino-*N*-(4-methyl-2-pyrimidinyl)benzolsulfonamid; CAS-Nr. 127-79-7; $C_{11}H_{12}N_4O_2S$; $M_r$ 264.30; Schmp. 234–238 °C (polymorph); weiße bis gelbl. weiße od. rosaweiße Kristalle; schnell lösl. in verd. Mineralsäuren, Ammoniak-, Kalium- u. Natriumhydroxid-Lsg., lösl. in Wasser bei 37 °C (350 mg/L bei pH 5.5, 1700 mg/L bei pH 7.5), wenig lösl. in Aceton, schwer lösl. in Ethanol, sehr schwer lösl. in Ether, Chloroform; als Tierarzneimittel (Antibiotikum*) im Handel befindl. Sulfonamid*.

**Sulfameter:** s. Sulfametoxydiazin.

**Sulfamethazin:** s. Sulfadimidin.

**Sulfamethizol** (INN): Sulfamethizolum Ph.Eur., $N^1$-(5-Methyl-1,3,4-thiadiazol-2-yl)sulfanilamid; 4-Amino-*N*-(5-methyl-1,3,4-thiadiazol)-2-yl)benzolsulfonamid; CAS-Nr. 144-82-1; $C_9H_{10}N_4O_2S_2$; $M_r$ 270.33; Schmp. 209 °C (kristallisiert aus Wasser; polymorph); weiße bis gelbl. weiße Substanz; lösl. in Wasser (1 g/4 L bei pH 6.5, 1 g/5 mL bei pH 7.5), Methanol (1 g/40 g), Ethanol (1 g/30 g), Aceton (1 g/10 g), Ether (1 g/1370 g), Chloroform (1 g/2800 g), 1 : 60 in kochendem Wasser, 1 : 25 in Ethanol, 1 : 13 bis 1 : 15 in Aceton, 1 : 1900 in Chloroform, in Ether, Alkalihydroxid-Lsg., verd. Mineralsäuren, fast unlösl. in Benzol; $pK_{S,1}$ (konjugierte Säure) 2.0, $pK_{S,2}$ (Säure) 5.45 (25 °C); nicht mehr im Handel befindl. Sulfonamid* mit kurzer Wirkungsdauer; früher angewendet bei Harnwegsinfektion.

**Sulfamethoxazol** (INN): Sulfamethoxazolum Ph.Eur., Sulfisomezol, 3-Sulfanilamido-5-methylisoxazol, $N^1$-(5-Methyl-3-isoxazolyl)sulfanilamid; 4-Amino-*N*-(5-methyl-3-isoxazolyl)benzolsulfonamid; CAS-Nr. 723-46-6; $C_{10}H_{11}N_3O_3S$, Strukturformel: s. Abb.; $M_r$ 253.31; Schmp. 169 °C (kristallisiert aus verd. Ethanol; polymorph); $pK_{S,2}$ 5.6; bildet auch ein Semihydrat; weißes, krist. Pulver; sehr schwer lösl. in Wasser, lösl. 1 : 50 in Ethanol, 1 : 3 in Aceton, 1 : 2 in Schwefelkohlenstoff, in Alkalihydroxid-Lösungen, fast unlösl. in Chloroform, Ether; **Wirk.:** Sulfonamid* mit mittlerer Wirkungsdauer; **Ind.:** Harnwegsinfektion; verwendet wird ausschließl. die Kombination mit 20 % Trimethoprim* (s. Co-trimoxazol); HWZ 9–11 h.

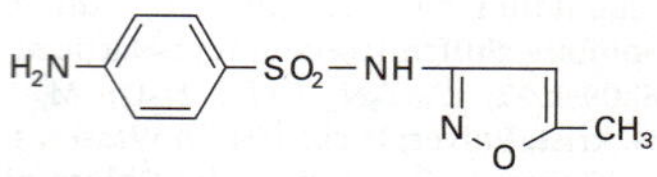


**Sulfamethoxazol**

**Sulfamethoxydiazin:** s. Sulfametoxydiazin.

**Sulfamethoxypyrazin:** s. Sulfalen.

**Sulfamethoxypyridazin** (INN): Sulfamethoxypyridazinum Ph.Eur.6; 4-Amino-*N*-(6-methoxy-3-pyridazinyl)benzolsulfonamid; CAS-Nr. 80-35-3; $C_{11}H_{12}N_4O_3S$; $M_r$ 280.32; Schmp. 182–183 °C (kristallisiert aus Wasser; polymorph); $pK_S$ 6.7; leicht lösl. in wässrigen Alkalihydroxid-Lösungen, lösl. in Wasser bei 37 °C (1100 mg/L bei pH 5, 1200 mg/L bei pH 6, 1470 mg/L bei pH 6.5), DMF (1 g/mL), schwer lösl. in Methanol, Ethanol (ca. 1 : 200); besser lösl. in Aceton (1 : 50), als Tierarzneimittel (Antibiotikum*) im Handel befindl. Sulfonamid* mit langer Wirkungsdauer.

**Sulfamethyldiazin:** s. Sulfamerazin.

**Sulfamethylpyrimidin:** s. Sulfamerazin.

**Sulfametinum:** s. Sulfametoxydiazin.

**Sulfametoxydiazin** (INN): Sulfameter, Sulfametinum, $N^1$-(5-Methoxy-2-pyrimidinyl)sulfanilamid; Sulfamethoxydiazin; 4-Amino-*N*-(5-methoxy-2-pyrimidinyl)benzolsulfonamid; CAS-Nr. 651-06-9; $C_{11}H_{12}N_4O_3S$; $M_r$ 280.32; Schmp. 214–216 °C; 8 polymorphe u. mehrere solvatisierte Kristallformen sind bekannt; sehr wenig lösl. in Wasser, Ethanol, Ether, lösl. in verd. Säuren u. Basen; nicht mehr im Handel befindl. Sulfonamid* mit langer Wirkungsdauer.

**Sulfametrol** (INN): 4-Amino-*N*-(5-methoxy-2,1,3-thiadiazol-4-yl)benzolsulfonamid; CAS-Nr. 32909-92-5; $C_9H_{10}N_4O_3S_2$; $M_r$ 286.32; Schmp. 150 °C (kristallisiert aus verd. Essigsäure); weißes Pulver; bildet auch ein Semihydrat; $pK_{S,1}$ 1.6, $pK_{S,2}$ 4.96 (20 °C); in Österreich im Handel befindl. Sulfonamid* mit mittlerer Wirkungsdauer; in Deutschland u. der Schweiz außer Handel; **Anw.**: in Diaminopyrimidin*-Sulfonamid-Kombination (mit Trimethoprim*). Gebräuchl. ist auch Sulfametrol-Natrium.

**Sulfamid:** Schwefelsäurediamid; CAS-Nr. 7803-58-9; $(NH_2)_2SO_2$, Strukturformel: s. Abb.; $M_r$ 96.11; Schmp. 92 °C; farblose Kristalle; **Darst.**: Ammonolyse von Sulfurylchlorid in Chloroform*; **Toxikol.**: nur schwach giftig, bildet aber mit Formaldehyd* stark tox. Verbindungen.

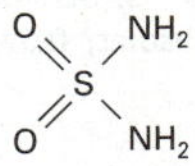


**Sulfamid**

**Sulfaminsäure:** Amidoschwefelsäure, Amidosulfonsäure; Monoamid der Schwefelsäure*; CAS-Nr. 5329-14-6; $H_3NO_3S$, $H_2N—SO_3H$, Strukturformel: s. Abb.; $M_r$ 97.0; Schmp. ca. 205 °C (unter Zers.); D. 2.126; farblose Kristalle; leicht lösl. in Wasser (Lsg. reagiert stark sauer), wenig lösl. in Aceton, Ethanol, Methanol, prakt. unlösl. in Ether; **Darst.**: Umsetzung von Harnstoff od. Ammoniak mit Chlorsulfonsäure; **Anw.**: **1.** Reagenz Ph.Eur.6; zur Entfernung von überschüssigem Nitrit* bei Diazotierungsreaktionen; **2.** (techn.) z. B. zur Kesselsteinentfernung, Metallbeizerei, Galvanotechnik, Gerberei, in Feuerlöschmitteln, als Flammschutzmittel, als Säureträger z. B. bei Schaumbädern u. Badesalzen.

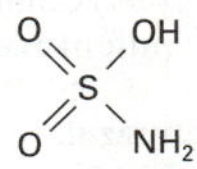


**Sulfaminsäure**

**Sulfamoxol** (INN): Sulfadimethyloxazol, $N^1$-(4,5-Dimethyl-2-oxazolyl)sulfanilamid; 4-Amino-*N*-(4,5-dimethyl-2-oxazolyl)benzolsulfonamid; CAS-Nr. 729-99-7; $C_{11}H_{13}N_3O_3S$; $M_r$ 267.31; Schmp. 193–194 °C; mehrere Kristallformen, darunter ein Monohydrat, sind bekannt; lösl. bei 25 °C in Wasser (850 mg/L), 0.01 mol/L Salzsäure (1630 mg/L), 0.01 mol/L Natronlauge (1960 mg/L), Methanol (23.15 g/L), Chloroform (2400 mg/L); nicht mehr im Handel befindl. Sulfonamid* mit mittlerer Wirkungsdauer.

**4-Sulfamoylbenzoesäure:** s. Carzenid.

**Sulfanilacetamid:** s. Sulfacetamid.

**Sulfanilacetamidum-Natrium:** s. Sulfacetamid (Sulfacetamid-Natrium).

**Sulfanilacetamidum phthalylatum:** s. Phthalylsulfacetamid.

**Sulfanilamid** (INN): Sulfanilamidum Ph.Eur., Sulfanilylamin, Prontalbin, Prontosil album; CAS-Nr. 63-74-1; $C_6H_8N_2O_2S$; $M_r$ 172.2; Schmp. 163–167 °C; 3 polymorphe Modifikationen u. ein Monohydrat; farblose Kristalle od. fast weißes, körniges od. krist., schwach bitter schmeckendes Pulver mit süßl. Nachgeschmack; lösl. in ca. 200 T. Wasser von 20 °C, 2 T. Wasser von 100 °C, ca. 4 T. Aceton, ca. 30 T. Ethanol, lösl. in verd. Salzsäure, verd. Alkalilaugen unter Salzbildung, sehr schwer lösl. in Ether, Chloroform; **Wirk.**: Sulfonamid* mit mittlerer Wirkungsdauer; **Anw.**: (veterin.) als Antibiotikum; **Off.**: ÖAB.

**Sulfanilamide:** s. Sulfonamide.

**Sulfanilguanidinum:** s. Sulfaguanidin.

**Sulfanilharnstoff:** s. Sulfacarbamid.

**Sulfanilsäure:** Acidum sulfanilicum, Anilinsulfonsäure, Paraanilinsulfonsäure; 4-Aminobenzolsulfonsäure; $C_6H_4(NH_2)SO_3H$, Strukturformel: s. Back-Verfahren (Abb. dort); $M_r$ 173.2; weißes bis fast weißes Pulver, wenig lösl. in Wasser (20 °C), lösl. in 15 T. siedendem Wasser, prakt. unlösl. in Ethanol, Ether, Benzol; **Herst.**: s. Back-Verfahren; **Anw.**: (chem.) Reagenz Ph.Eur., z. B. zur Herst. der Diazobenzolsulfonsäure-Lsg., Nitrit-Reagenz.

**Sulfanilthiocarbamidum:** s. Sulfathiourea.

**Sulfanilthioharnstoff:** s. Sulfathiourea.

**Sulfanilylacetamid:** s. Sulfacetamid.

**Sulfanilylamin:** s. Sulfanilamid.

**Sulfanilylaminothiazol:** s. Sulfathiazol.

**4-Sulfanilylanilinoessigsäure:** s. Acediasulfon.

**Sulfanilylurea:** s. Sulfacarbamid.

**Sulfaperin** (INN): Methylsulfadiazin; $N^1$-(5-Methyl-2-pyrimidinyl)sulfanilamid; CAS-Nr. 599-88-2; $C_{11}H_{12}N_4O_2S$; $M_r$ 264.30; Schmp. 262–263 °C; sehr wenig lösl. in Wasser (ca. 400 mg/L bei pH 5.5), Ethanol, lösl. in wässrigen Säure- u. Alkalilösungen; nicht mehr im Handel befindl. Sulfonamid* mit langer Wirkungsdauer.

**Sulfa-Präparate:** s. Sulfonamide.

**Sulfapyrazin:** s. Sulfalen.

**Sulfapyridin:** $N^1$-(2-Pyridyl)sulfanilamid; CAS-Nr. 144-83-2; $C_{11}H_{11}N_3O_3S$; $M_r$ 249.3; Schmp. 190–193 °C (polymorph); nicht mehr im Handel befindl. Sulfonamid* mit mittellanger Wirkungsdauer.

**Sulfapyrimidin:** s. Sulfadiazin.

**Sulfasalazin:** s. Salazosulfapyridin.

**Sulfasomidin:** s. Sulfisomidin.

**Sulfatasche:** Grenzprüfung der Ph.Eur.6; in Massenprozent angegebene nichtflüchtige Anteile, die beim Verkohlen u. anschließenden Glühen einer mit konz. Schwefelsäure* versetzten org. Substanz zurückbleiben; besteht hauptsächlich aus nicht flüchtigen Alkali- u. Erdalkalisulfaten.

**Sulfatasen:** zu den Esterasen* gehörende Hydrolasen (s. Enzyme), die Ester sowohl von Schwefelsäure* als auch von Phenolcarbon-*, Chondroitin- od. Indoxylschwefelsäure spalten; **Formen:** je nach Substrat* Einteilung in Aryl-, Steroid-, Glyko-, Cholin- u. Myrosulfatasen; **Vork.:** u. a. in Pilzen u. Bakt., bei höheren Tieren v. a. in den Nieren; **Vertreter:** Arylsulfatase A bis F, *N*-Acetylgalactosamin-6-sulfatase, *N*-Acetylglucosamin-6-sulfatase, Iduronatsulfatase, Sulfoglucosamin-Sulfamidase.

**Sulfate:** Sulfuricus, Sulfuricum, Sulfurica; Salze* der Schwefelsäure*; z. B. Calciumsulfat*, Kaliumsulfat*, Natriumsulfat*.

**Sulfathärte:** s. Aqua.

**Sulfathiazol** (INN): Sulfathiazolum Ph.Eur.6; 2-(Sulfanilylamino)-thiazol; CAS-Nr. 72-14-0; $C_6H_9N_3O_2S_2$; $M_r$ 255.3; Schmp. 202 °C (Modifikation I) bzw. 175 °C (Modifikation III, die bei RT stabile Modifikation); pseudopolymorphe u. insgesamt 4 polymorphe Modifikationen; weißes bis schwach gelbl. Pulver; fast unlösl. in Chloroform, Ether, sehr schwer lösl. in Wasser von 20 °C, lösl. in ca. 40 T. Wasser von 100 °C, ca. 50 T. Aceton, ca. 100 T. Ethanol, in verd. Salzsäure, verd. Alkalilaugen, Alkalicarbonatlaugen; als Tierarzneimittel (Antibiotikum*) im Handel befindl. Sulfonamid* mit kurzer Wirkungsdauer.

**Sulfathiourea** (INN): Sulfanilthiocarbamidum; Sulfanilylthioharnstoff; CAS-Nr. 515-49-1; $C_7H_9N_3O_2S_2$; $M_r$ 231.3; Schmp. 175–178 °C; einige polymorphe Modifikationen u. ein Monohydrat; weißes, krist. Pulver; leicht lösl. in Aceton, lösl. in verd. Salzsäure, verd. Alkalilaugen, schwer lösl. in Ethanol, sehr schwer lösl. in Wasser; nicht mehr im Handel befindl. Sulfonamid* mit kurzer Wirkungsdauer; früher topisch verwendet.

**Sulfatide:** s. Glykolipide.

**Sulfatierung:** s. Metabolismus.

**Sulfatolamid** (INN): Sulfathiourea* als Salz mit Mafenid*; CAS-Nr. 1161-88-2; $C_{14}H_{19}N_5O_4S_3$, $C_7H_9N_3O_2S_2 \cdot C_7H_{10}N_2O_2S$; $M_r$ 417.54; Schmp. 179–181 °C; leicht lösl. in verd. Salzsäure, lösl. in verd. Natriumhydroxid- u. Ammoniak-Lsg., schwer lösl. in Wasser (bis 0.78 %) mit neutraler Reaktion, in Ethanol u. Aceton, fast unlösl. in Ether; nicht mehr im Handel befindl. topisches Sulfonamid*; früher angewendet als Wundpressling.

**Sulfatverfahren:** s. Zellstoff.

**Sulfaurea:** s. Sulfacarbamid.

**Sulfhydrate:** s. Hydrogensulfide.

**Sulfhydryl-:** veralteter Name für die Thiolgruppe —SH; s. Thiole.

**Sulfhydrylessigsäure:** s. Thioglykolsäure.

**Sulfide:** **1.** Sulfuratus, Sulfuratum, Sulfurata; anion. Salze des Schwefelwasserstoffs*; **2.** Thioether; die Benennung der S. u. Disulfide erfolgt ähnl. der der Ether* u. Peroxide* (s. Abb.). Ihre Reaktionsfähigkeit hängt von der Nucleophilie des freien Elektronenpaares am S-Atom ab. S. sind schwache Lewis-Basen (s. Säure-Base-Definition) u. leicht zu Sulfoxiden* u. Sulfonen oxidierbar. Disulfide werden leicht durch milde Oxidation von Thiolen* dargestellt.

**Sulfinpyrazon** (INN): Sulfinpyrazonum Ph.Eur.; 1,2-Diphenyl-4-(2-phenylsulfinylethyl)-3,5-pyrazolidindion; CAS-Nr. 57-96-5; $C_{23}H_{20}N_2O_3S$; $M_r$ 404.48; Schmp. 136–137 °C (kristallisiert aus Chloroform/Heptan; DL-Form), Schmp. 130–133 °C (kristallisiert aus Ethanol; D- u. L-Form); $[\alpha]_D^{22\,°C}$ +67.1° (c = 2.04 in Ethanol, D-Form); $[\alpha]_D^{25\,°C}$ +109.3° (c = 0.5 in Chloroform, D-Form); $[\alpha]_D^{23\,°C}$ −64.2° (c = 2.14 in Ethanol, L-Form); $[\alpha]_D^{26\,°C}$ −104.5° (c = 0.5 in Chloroform, L-Form); $pK_S$ 2.8; fast unlösl. in Wasser, Leichtpetroleum, wenig lösl. in wässrigen Alkalihydroxid-Lösungen, lösl. 1 : 40 in Ethanol, ca. 1 : 10 in Aceton, 1 : 2 in Chloroform, 1 : 750 in Ether; nicht mehr im Handel befindl. Gichttherapeutikum* (Urikosurikum) u. Thrombozytenaggregations*-Hemmer; **UAW:** gastrointestinale Störungen.

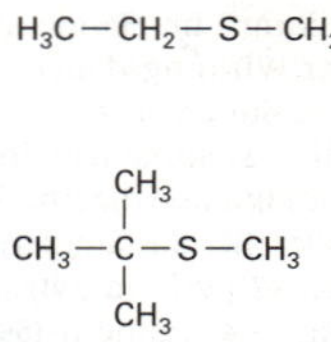


**Sulfide:** Diethylsulfid (oben) u. *tert*-Butylmethyldisulfid (unten) als Beispiele

**Sulfiram:** Monosulfiram; Tetraethylthiurammonosulfid; CAS-Nr. 95-05-6; $C_{10}H_{20}N_2S_3$, Strukturformel: s. Abb.; $M_r$ 264.5; Schmp. 30–33 °C; gelbes, krist. Pulver; schwer lösl. in Wasser, lösl. in 3 T. Ethanol, 6 T. verd. Ethanol, sehr leicht lösl. in Ether, Chloroform; **Off.:** ÖAB (bis 1996); **Anw.:** **1.** (techn.) Fungizid* (s. Schädlingsbekämpfungsmittel); **2.** (med.) obsolet; früher angewendet bei Scabies*.

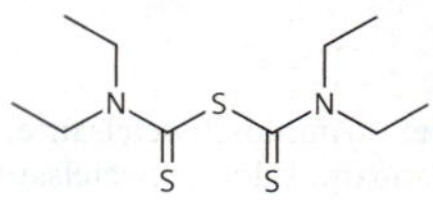


**Sulfiram**

**Sulfisomezol:** s. Sulfamethoxazol.

**Sulfisomidin** (INN): Sulfisomidinum Ph.Eur., Sulfasomidin, 6-Sulfanilamido-2,4-dimethylpyrimidin; 2,4-Dimethyl-6-(sulfanilyl-amino)-pyrimidin; CAS-Nr. 515-64-0; $C_{12}H_{14}N_4O_2S$; $M_r$ 278.3; Schmp. ca. 239 °C; weißes bis gelbl. weißes, krist., schwach bitter schmeckendes Pulver mit süßl. Nachgeschmack; lösl. in ca. 60 T. Wasser von 100 °C, in verd. Salzsäure, verd. Alkalilaugen, Ammoniak-Lsg. unter Salzbildung, schwer lösl. in Wasser von 20 °C, wenig lösl. in Ethanol, Aceton, sehr schwer lösl. in Ether, Chloroform; nicht mehr im Handel befindl. Sulfonamid* mit kurzer Wirkungsdauer.

**Sulfisoxazol:** s. Sulfafurazol.

**Sulfite:** Salze* der Schwefligen* Säure; z. B. Calciumsulfit*, Kaliumdisulfit*, Magnesiumsulfit*; **Nachw.:** **1.** Entfärbung von Iod- od. Kaliumpermanganat-Lsg.; **2.** Gehaltsbestimmung: Iodometrie*, Rücktitration von im Überschuss zugesetzter Iodmaßlösung mit Natriumthiosulfat-Maßlösung.

**Sulfitverfahren:** s. Zellstoff.

**Sulfocarbamid:** s. Thioharnstoff.

**Sulfocyanate:** s. Thiocyanate.

S

**Sulfoguaiacol** (INN): Sulfaguajacol; Gemisch der Monokaliumsalze von 4-Hydroxy-3-methoxybenzolsulfonsäure u. 3-Hydroxy-4-methoxybenzolsulfonsäure; CAS-Nr. 1321-14-8; $C_7H_7KO_5S$; $M_r$ 242.29; lösl. 1 : 7.5 in Wasser, fast unlösl. in Ethanol, unlösl. in Ether; nicht mehr im Handel befindl. Expektorans*.

**Sulfoguajakolsirup:** s. Sirupus Kalii sulfoguajacolici.

**Sulfohämoglobin:** s. Hämoglobin (Hämoglobinderivate).

**Sulfoharnstoff:** s. Thioharnstoff.

**Sulfonamid-Chemotherapeutika:** s. Sulfonamide.

**Sulfonamide:** Sulfanilamide; Sammelbez. für Amide der Sulfonsäuren (Sulfanilsäure*), die durch die Sulfanilamid-Konfiguration (*p*-Aminobenzolsulfonamid) gekennzeichnet sind; werden v. a. als antibakterielle Chemotherapeutika*, orale Antidiabetika* (Sulfonylharnstoffe*), Antiglaukomatosa* (Carboanhydrase*-Hemmer; früher auch als Diuretika*) therap. eingesetzt. **Sulfonamid-Chemotherapeutika:** S. i. e. S.; auch Sulfa-Präparate; die Wirk. der S. ist an die Sulfonamidgruppe u. eine in Para-Stellung dazu befindl. Aminogruppe gebunden, jedoch nicht zwingend; auch sulfonamidartige Wirk. bei anderem Aufbau (z. B. fehlende Amidgruppe) vorhanden; die Aminogruppe des Sulfonamidrestes kann durch andere Gruppen ersetzt sein; auf diese Weise ist mit Hilfe aromat. u. heterocycl. Reste eine große Anzahl ähnl. wirkender Sulfonamide gewonnen worden. **Wirk.:** Folsäure*-Antagonisten; wirken bakteriostat. durch kompetitive Verdrängung der *p*-Aminobenzoesäure* bei der Folsäurebiosynthese der Mikroorganismen u. hemmen die Zellatmung der Mikroorganismen; für Menschen relativ ungefährl., da diese nicht zur Folsäuresynthese befähigt sind, sondern Folsäure mit der Nahrung aufnehmen; Wirkungsspektrum: gut wirksam gegen Pneumo-, Strepto- (außer Entero-) u. Meningokokken, Escherichia coli, Haemophilus influenzae u. Neisserien; **Pharmakokinetik:** allg. gute Resorption nach p. o. Gabe; entsprechend den unterschiedl. HWZ werden kurz-, mittel- u. langwirksame S. unterschieden; Elimination v. a. durch die Niere in Form von Acetylderivaten u. Glucuroniden; schwer resorbierbare S. werden zu 90 % über die Fäzes ausgeschieden. **Wirkstoffe:** Von der früher großen Anzahl an S. werden im Wesentl. nur noch Sulfacetamid*, Sulfadiazin* u. Sulfamethoxazol* verwendet. Sie gehören zu den wichtigsten Chemotherapeutika zur Bekämpfung bakt. Infektionen, auch wenn sich die Bedeutung durch die Einführung einer großen Anzahl neuer Antibiotika* reduziert hat. **Ind.:** Harnwegs- u. Gallenwegsinfektionen (v. a. Kombinationen mit Trimethoprim*), Meningitis, Tonsillitis, gastrointestinale Infektionen, lokal bei Augeninfektionen, als Mittel der Wahl bei Nocardiose; gegen Toxoplasmose u. chloroquinresistente Malaria in Kombination mit Pyrimethamin*; kontraindiziert bei viralen Infekten; **WW:** Hemmung der Wirk. bei gleichzeitiger Gabe von Lokalanästhetika*, die sich von der *p*-Aminobenzoesäure ableiten; Sulfonylharnstoffe (hypoglykäm. Schock), vgl. Parastoffe; Indometacin* setzt Sulfonamid aus Eiweißbindungen frei, so dass tox. Plasmakonzentrationen erreicht werden können. **UAW:** Nierenschäden infolge Auskristallisierens von schwer lösl. Metaboliten im sauren Harn, v. a. bei älteren Präparaten (große Flüssigkeitszufuhr), allerg. Reaktionen, gastrointestinale Störungen; Stevens-Johnson-Syndrom (durch Infektion od. arzneimittelallerg. bedingte Hauterkrankung); Hyperbilirubinämie mit Kernikterus bei Früh- u. Neugeborenen, da die Bildung von Glucuroniden* u. damit die Ausscheidung des Bilirubins durch die Sulfonamid-Metabolisierung behindert ist; außerdem wird Bilirubin aus Albuminbindungen verdrängt u. freigesetzt; Blutbildveränderungen durch Knochenmarkschäden, die bis zur Agranulozytose u. aplast. Anämie führen können, sind selten u. treten nur bei langer Behandlungsdauer auf. **Resistenz:** zunehmend, v. a. bei Enterokokken; Kreuzresistenz innerhalb der Sulfonamide.

**Sulfonisierung:** s. Sulfonsäuren.

**Sulfoniumsalze:** den Ammonium- u. Phosphoniumsalzen analoge Schwefelverbindungen; sind in ihrer Konfiguration* so stabil, dass auch die Diastereomere* isoliert werden können. Benennung nach Standardregeln für Salze*; z. B. Trimethylsulfonium-iodid (s. Abb.).

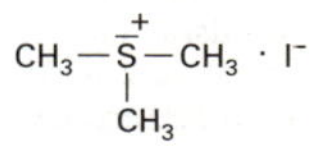

**Sulfoniumsalze:** Trimethylsulfonium-iodid

**Sulfonsäuren:** org. Verb., die eine od. mehrere $SO_3H$-Gruppen enthalten; meist farblose, krist., hygroskop. u. in Wasser leicht lösl. Substanzen; **Darst.:** Die direkte Sulfurierung (Sulfonisierung) mit konzentrierter Schwefelsäure ist nur bei aromat. Kohlenwasserstoffen möglich. **Benzolsulfonsäuren:** Derivate der Benzolsulfonsäure $C_6H_5$—$SO_3H$. Vgl. Alkylsulfonate; Alkalischmelze.

**4,4′-Sulfonyldianilin:** s. Dapson.

**Sulfonyldimethan:** s. Dimethylsulfon.

**Sulfonylharnstoffe:** orale Antidiabetika*, die durch Hemmung von $K_{ATP}$-Kanälen an Langerhans*-Inseln zur verbesserten Insulinfreisetzung bei vorhandener Restsekretion (Diabetes* mellitus Typ 2) führen; **Wirkstoffe:** im Handel sind S. der 2. Generation: u. a. Glibenclamid*, Glimepirid*, Gliquidon*. UAW u. WW sind relativ gesehen ident. mit denen der 1. Generation (z. B. Tolbutamid*), absolut aber bei der 2. Generation wesentl. geringer, da diese 100–1000-fach niedriger dosiert werden. **Kontraind.:** Schwangerschaft; **WW:** blutglucosesenkende Wirk. wird **1.** verstärkt durch Ethanol* (akut), Sulfonamide*, Salicylate*, Cumarine* u. Sympatholytika*; **2.** abgeschwächt durch Ethanol (chron.), Barbiturate*, Glucocorticoide*, Kontrazeptiva*, Phenothiazinderivate* u. Sympathomimetika*; **UAW:** Hypoglykämie*, selten allerg. Hautreaktionen, Agranulozytose*, aplast. Anämie*, unterschiedl. Hepatotoxizität, reduzierte Schilddrüsenfunktion.

**Sulforaphen:** s. Raphanus sativus (Raphani sativi radix, Inhaltsst.).

**Sulforicinat:** s. Türkischrotöl.

**Sulforidazin** (INN): 2-Methylsulfonyl-10-[2-(1-methyl-2-piperidyl)ethyl]phenothiazin; CAS-Nr.

14759-06-9; $C_{21}H_{26}N_2O_2S_2$; $M_r$ 402.57; Schmp. 121–123 °C (kristallisiert aus Aceton); nicht mehr im Handel befindl. Neuroleptikum*; früher angewendet bei starken schizophrenen, manischen od. depressiven Erregungszuständen.

**Sulformetoxin:** s. Sulfadoxin.

**Sulfosalicylprobe:** s. 5-Sulfosalicylsäure.

**5-Sulfosalicylsäure:** Acidum sulfosalicylicum, Salicylsulfonsäure; 2-Hydroxy-5-sulfo-benzoesäure; $C_7H_6O_6S \cdot 2\,H_2O$; $M_r$ 254.2; weißes, krist. Pulver, sehr leicht lösl. in Wasser, Ethanol, Ether; **Anw.:** (analyt.) zur photometr. Bestimmung von 3-wertigem Eisen u. Titan; früher in der Harnanalyse zum Eiweißnachweis (Sulfosalicylprobe).

**Sulfoxide:** allg. Formel: RR′S=O; Verbindungsklasse, die durch Oxidation* aus den entspr. Sulfiden* hergestellt wird; da S. konfigurationsstabil sind, können durch Oxidation geeigneter Sulfide* Konfigurationsisomere (s. Konfiguration) erhalten werden.

**Sulfur:** s. Schwefel.

**Sulfuratus:** s. Sulfide.

**Sulfur chloratum:** s. Dischwefelchlorid.

**Sulfuricus:** s. Sulfate.

**Sulfurierung:** s. Sulfonsäuren.

**Sulfur in baculis:** s. Schwefel.

**Sulfur iodatum:** s. Iodschwefel.

**Sulfuris colloidalis et technetii[$^{99m}$Tc] solutio iniectabilis:** s. [$^{99m}$Tc]Technetium-Schwefelkolloid.

**Sulfur sublimatum:** s. Schwefel.

**Sulfuryl-:** Bez. für die funktionelle Gruppe* —$SO_2$— in Schwefeldihalogeniddioxiden ($X_1$—$SO_2$—$X_2$); s. Säurereste.

**Sulindac** (INN): Sulindacum Ph.Eur.6; (*Z*)-5-Fluor-2-methyl-1-[4-(methylsulfinyl)benzyliden]-1*H*-inden-3-yl-essigsäure; CAS-Nr. 38194-50-2; $C_{20}H_{17}FO_3S$; $M_r$ 356.42; Schmp. 182–185 °C (unter Zers., kristallisiert aus Ethylacetat); fast unlösl. in Wasser (ca. 0.01 mg/mL) u. in Leichtpetroleum, sehr schwer lösl. in Isopropanol, schwer lösl. in Ethanol, Aceton, Chloroform, Methanol, neutralen od. alkal. wässrigen Lsg.; $pK_S$ 4.7 (25 °C); nicht mehr im Handel befindl. Analgetikum*, Antiphlogistikum* u. Antirheumatikum*; **UAW:** s. Indometacin.



**Sulphur:** s. Schwefel.

**Sulpirid** (INN): Sulpiridum Ph.Eur., *N*-(1-Ethyl-2-pyrrolidinyl)methyl-2-methoxy-5-sulfamoylbenzamid; *N*-(1-Ethyl-2-pyrrolidinyl)methyl-5-sulfamoyl-2-anisamid; CAS-Nr. 15676-16-1; $C_{15}H_{23}N_3O_4S$, Strukturformel: s. Abb.; $M_r$ 341.43; Schmp. 177–179 °C (unter Zers.; polymorph); wenig lösl. in Methanol, fast unlösl. in Wasser, Ether, Chloroform, Benzol; **Wirk.:** Neuroleptikum*; Dopamin*-Antagonist; eng verwandt mit Remoxiprid*; **Ind.:** Schizophrenie, Depression (Second-line-Antidepressivum, d. h. wenn Behandlung mit einem anderen Antidepressivum* erfolglos), Schwindel (z. B. Menière-Krankheit); **Kontraind.:** junge Frauen mit Zyklusstörungen, Herzinsuffizienz, Angina pectoris, Niereninsuffizienz, Thrombosen; **WW:** zentral dämpfende Arzneimittel, Appetitzügler, Antiasthmatika, Antihypertensiva, Alkohol; **UAW:** geringes Risiko für extrapyramidale Sympt.; deutliche Prolactinerhöhung, die zu Galaktorrhö, Brustschmerzen, Dysmenorrhö führt (daher Einsatz bei Schizophrenie u. depressivem Syndrom kritisch), Abnahme der Libido u. Potenz, Müdigkeit, Gewichtszunahme, Senkung der Krampfschwelle, Verlängerung der QT-Zeit; **Dos.:** p. o.; Schwindel, Depression: Initialdosis 3×50–100 mg/d, Erhaltungsdosis 150–300 mg/d; Schizophrenie: Initialdosis 300 mg/d, Erhaltungsdosis 400–800 mg/d, jeweils auf 2–4 ED verteilt; HWZ 7.9 h.

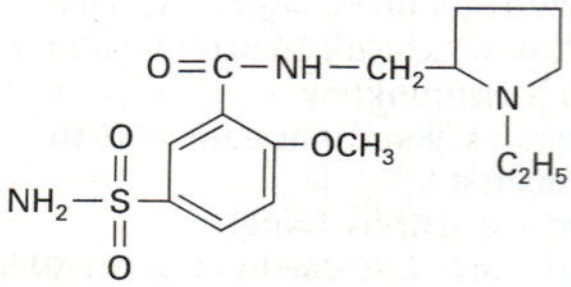

**Sulpirid**

**Sulproston** (INN): *N*-Methansulfonyl-16-phenoxy-17,18,19,20-tetranorprostaglandin-$E_2$-amid; (5*Z*,8*R*,11*R*,12*R*,13*E*,15*R*)-11,15-Dihydroxy-*N*-methylsulfonyl-9-oxo-16-phenoxy-17,18,19,20-tetranorprostanamid; CAS-Nr. 60325-46-4; $C_{23}H_{31}NO_7S$, Strukturformel: s. Abb.; $M_r$ 465.57; synthet. Derivat des Prostaglandins* $E_2$; Oxytozikum*; HWZ 1–2 h; **Ind.:** therap. Aborteinleitung, postpartale aton. Blutungen; **Kontraind.:** Asthma bronchiale, spast. Bronchitis, Lungenödem, vorgeschädigtes Herz, schwere Hypertonie, schwere Leber- od. Nierenfunktionsstörungen, dekompensierter Diabetes mellitus, zerebrale Krampfleiden, Glaukom, Hyperthyreose, akute gynäkolog. Infektionen, Colitis ulcerosa, akutes Ulcus ventriculi, Sichelzellenanämie, Thalassämie; **WW:** Oxytocin (Überstimulation des Uterus), Wirkungsabschwächung durch NSAR; **UAW:** Übelkeit, Erbrechen, Spasmen im Ober- u. Mittelbauch, Diarrhö, Benommenheit, Bronchokonstriktion, pulmonaler Druckanstieg (bis Lungenödem), Myokardischämien.

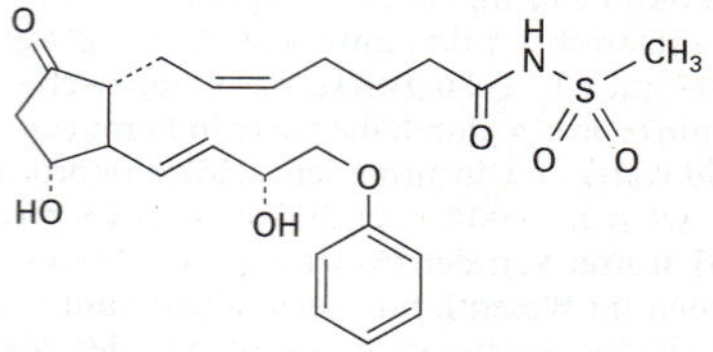

**Sulproston**

**Sultamicillin** (INN): Gemisch von Sulbactam*-Natrium u. Ampicillin*-Natrium im Verhältnis 1:2; **Wirk.:** Durch die Kombination eines Betalactamase*-Inhibitors mit einem Betalactam*-Antibiotikum wird das Wirkungsspektrum erweitert. **Ind.:** u. a. Infektionen der oberen u. unteren Atemwege, der Nieren u. ableitenden Harnwege, der Haut u. der Weichteilgewebe, unkomplizierte Gonorrhö; **Kontraind.:** Penicillin-Überempfindlichkeit, Mononucleosis infectiosa, lymphat. Leukämie, schwere Magen-Darm-Störungen mit Erbrechen u. Diarrhö; **Dos.:** 2×375–750 mg/d; Kinder <30 kg KG 50 mg/kg KG/d, aufgeteilt in 2 ED; unkomplizierte Gonorrhö: ED von 2.25 g (zusammen mit 1 g Probenecid*).

**Sultaninen:** s. Vitis vinifera (Passulae majores).

**Sultankaffee:** s. Coffea (Kaffee-Ersatz- u. Zusatzmittel).

**Sultiam** (INN): 2-(4-Sulfamoylphenyl)-1,2-thiazixan-1,1-dioxid; CAS-Nr. 61-56-3; $C_{10}H_{14}N_2O_4S_2$, Strukturformel: s. Abb.; $M_r$ 290.37; Schmp. 185–188 °C; lösl. 1:2000 in Wasser, 1:350 in Ethanol, 1:700 in Chloroform, 1:500 in Ether, sofort lösl. in alkal. Lsg.; **Wirk.:** Antiepileptikum*, Carboanhydrase*-Hemmer; **Ind.:** Alternativbehandlung der Rolando-Epilepsie; **Kontraind.:** Porphyrie, Hyperthyreose, arterielle Hypertonie, Nierenfunktionsstörungen; **UAW:** Appetitlosigkeit, Ataxie, Parästhesien an Gesicht u. Extremitäten, Dyspnoe, Schlaflosigkeit, Leukopenie, psych. Veränderungen; **Dos.:** p. o.; einschleichender Aufbau einer Erhaltungsdosis von 5–10 mg/kg KG/d, verteilt auf 3 ED; HWZ 3–30 h.

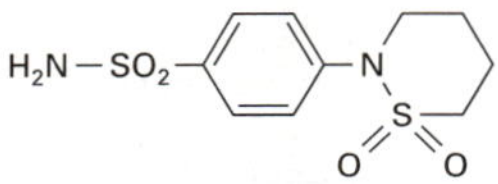


**Sultiam**

**Sultiame:** s. Antiepileptika.

**Sumach, Amerikanischer:** s. Rhus typhina.

**Sumach, Aromatischer:** s. Rhus aromatica.

**Sumach, Chinesischer:** s. Ailanthus altissima.

**Sumachgewächse:** s. Anacardiaceae.

**Sumatrabenzoe:** s. Benzoe sumatranus.

**Sumatra-Benzoe-Tinktur:** s. Tinctura Benzoes.

**Sumatracampher:** s. Dryobalanops aromatica (Borneocampher).

**Sumatriptan** (INN): 3-[2-Dimethylamino)ethyl]-*N*-methyl-1*H*-indol-5-methansulfonamid; CAS-Nr. 103628-46-2; $C_{14}H_{21}N_3O_2S$, Strukturformel: s. Abb.; $M_r$ 295.40; Schmp. 169–171 °C; Serotonin*-Agonist; **Wirk.:** Migränetherapeutikum*; Triptan*; selektiver 5-$HT_1$-Rezeptor-Agonist; **Ind.:** Migräneanfälle mit od. ohne Aura, Clusterkopfschmerz (Injektion); **Kontraind.:** u. a. ischäm. Herzkrankheit, Herzinfarkt, koronare Vasospasmen, Hypertonie; **UAW:** u. a. Erbrechen, Hitze- u. Kribbelgefühl, Schläfrigkeit; **Dos.:** p. o. 1×50–100 mg, TMD 300 mg; Clusterkopfschmerz: parenteral s. c. 1×6 mg, TMD 12 mg; HWZ 2 h. **Sumatriptanhydrogensuccinat:** CAS-Nr. 103628-47-3; $C_{18}H_{27}N_3O_6S$; $M_r$ 413.49; Schmp. 165–166 °C; $pK_{S,1}$ 5.67 (Hydrogensuccinat), $pK_{S,2}$ 9.6 (tertiäres Amin).

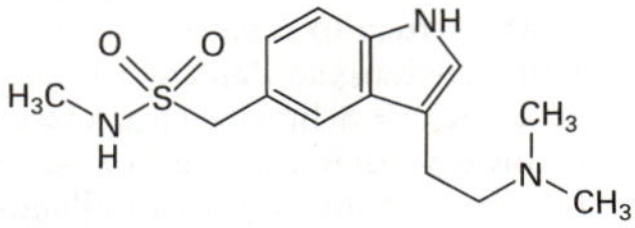


**Sumatriptan**

**Sumbulus moschatus:** s. Ferula moschata.

**Sumbulwurzel:** s. Ferula moschata (Radix Sumbuli).

**Summenformel:** s. Formel, empirische.

**Summenhäufigkeit:** s. Normalverteilung.

**Summenverteilungskurve:** s. Korngrößenanalyse.

**Summitates:** Zweigspitzen.

**Summitates Cannabis:** s. Cannabis sativa (Herba Cannabis indicae).

**Summitates Fabianae:** s. Fabiana imbricata (Herba Fabianae imbricatae).

**Summitates Sabinae:** s. Juniperus sabina.

**Summitates Thujae:** s. Thuja occidentalis (Thujae summitates).

**Sumpfdotterblume:** s. Caltha palustris.

**Sumpffieber:** Bez. für durch Fieber* gekennzeichnete Erkrankungen, deren Erreger od. Überträger v. a. in Sümpfen zu finden sind; z. B. Malaria* (Plasmodien*), Gelbfieber* (Viren), Leptospirosen* (Spirochaetales*).

**Sumpfgas:** s. Methan.

**Sumpfklee:** s. Menyanthes trifoliata.

**Sumpfporst:** s. Ledum palustre.

**Sumpfschachtelhalm:** s. Equisetum palustre.

**Sunitinib** (INN): *N*-(2-Diethylaminoethyl)-5-[(*Z*)-(5-fluor-2-oxo-1*H*-indol-3-yliden)methyl]-2,4-dimethyl-1*H*-pyrrol-3-carboxamid; CAS-Nr. 557795-19-4; $C_{22}H_{27}FN_4O_2$, Strukturformel: s. Abb.; $M_r$ 398.5; Tyrosinkinase*-Inhibitor zur oralen Anw.; **Wirk.:** **1.** antiangiogenet. durch Hemmung versch. Tyrosinkinase*-Rezeptoren, u. a. für VEGF* u. PDGF* an Endothelzellen u. Perizyten der Blutgefäße (Angiogenese*-Inhibitor); **2.** antiproliferativ durch Blockade der PDGF- u. KIT-Rezeptoren der Tumorzellen; **Ind.:** **1.** fortgeschrittenes u./od. metastasiertes Nierenkarzinom (bei Versagen von od. Nichteignung für Interferon-alfa- od. Interleukin-2-basierte Ther.); **2.** nichtresezierbare u./od. metastasierte gastrointestinale Stromatumoren (bei Versagen od. Unverträglichkeit von Imatinib*); **WW:** CYP3A4-Inhibitoren erhöhen S.-Konz., CYP3A4-Induktoren vermindern S.-Konz.; **UAW:** u. a. Anämie, Appetitlosigkeit, Beeinträchtigung des Geschmackssinns, Kopfschmerz, Hypertonie, Diarrhö, Übelkeit, Stomatitis, Oberbauchbeschwerden, Erbrechen, Verfärbung der Haut, Hand-Fuß-Syndrom, Hautausschlag, Erschöpfung, Schleimhautentzündung, Neutro- u. Thrombozytopenie; veränderte Schilddrüsenfunktion; **Dos.:** p. o. 50 mg/d.

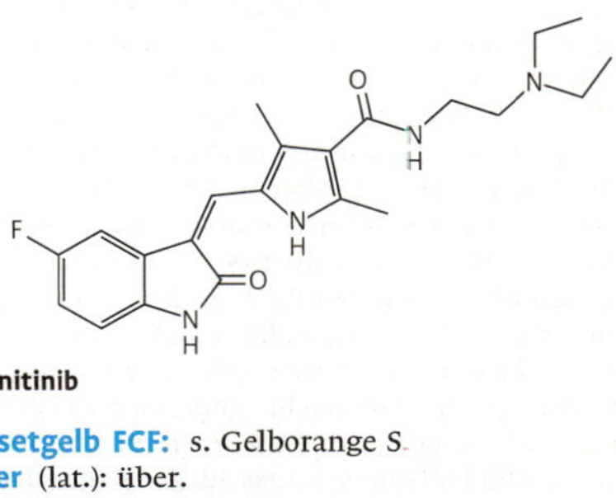


**Sunitinib**

**Sunsetgelb FCF:** s. Gelborange S.

**super** (lat.): über.

**Superbioverfügbarkeit:** eine im Vergleich zu eingeführten Referenzprodukten signifikant höhere Bioverfügbarkeit* eines Wirkstoffes, die bei Arzneimittelsubstitution u. U. zu einer Gefährdung der behandelten Patienten führen kann.

**Supercilium:** Augenbraue; **superciliaris:** zur Augenbraue gehörend.

**super coil** (engl. Superspirale, Superknäuel): s. DNA.

**Superhelix:** s. DNA.

**Superinfektion:** **1.** bei noch bestehender viraler Primärinfektion u. unvollständiger Immunität erneute Co-Infektion mit einem anderen Stamm des gleichen Virus od. einem anderen Virus; **2.** (meist bakt.) Infektion, während der Patient unter einer anderen (meist viralen) Infektion leidet; vgl. Sekundärinfektion; Reinfektion.

**Superoxid:** s. Hyperoxid; Peroxide.

**Superoxiddismutasen:** Abk. SOD; nomenklator. korrekt Hyperoxiddismutasen; zink- u. kupferhaltige od. eisen- u. manganhaltige Oxidoreduktasen (s. Enzyme), welche die Disproportionierung des giftigen Hyperoxid-Anionenradikals $O_2^-$ (auch Superoxidradikal; s. Hyperoxid) zu Wasserstoffperoxid* u. Sauerstoff katalysieren; Wasserstoffperoxid ist wie das Hyperoxid ein Zellgift (greift die ungesättigten Fettsäuren* der Membranlipide an) u. wirkt mit Hilfe von Peroxidasen* bzw. Katalase* gegenüber versch. Substanzen als Oxidationsmittel. **Bedeutung:** **1.** (physiol.) Reduzierung tox. Sauerstoffspezies wie z. B. Hyperoxide; **2.** (pharmak.) als Arzneimittel gegen Einwirkungen ionisierender Strahlung (s. Strahlenschutzmittel; vgl. Strahlenbiologie) od. bei Krankheiten, die wie Entzündungen (z. B. Arthritis) mit einer Erhöhung der $O_2^-$-Bildung einhergehen.

**Superphosphat:** Phosphatdünger aus ca. gleichen Teilen Calciumphosphat* u. Calciumsulfat*.

**Suppositoria:** Suppositorien, Zäpfchen; feste, einzeldosierte Arzneizubereitungen, deren Form, Volumen u. Konsistenz für eine Anw. im Rektum angepasst sind u. die einen od. mehrere Wirkstoffe enthalten, die eine lokale Wirk. haben, absorbiert werden u. eine system. Wirkung zeigen od. diagnost. Zwecken dienen; Gewicht: normalerweise 1–2 g; die Wirkstoffe werden, falls notwendig, vor der Herstellung der S. zerkleinert u. gesiebt, in der Suppositorienmasse gleichmäßig verteilt od. gelöst. Die Grundmasse der Zäpfchen ist entweder in Wasser lösl. od. dispergierbar od. schmilzt bei Körpertemperatur. Hilfsstoffe, z. B. Verdünnungsmittel, Adsorbens, oberflächenaktive Substanzen, Schmiermittel, Konservierungsmittel u. Farbstoffe dürfen zugesetzt werden. **Herst.:** S. werden entweder durch Ausgießen der durch unterschiedl. starkes Erwärmen geschmolzenen Grundmasse (s. Schmelzverfahren) mit den eingearbeiteten Wirkstoffen in geeigneten Formen od. nach dem Direktgießverfahren in Kunststoff- od. kunststoffbeschichtete Aluminiumfolien (s. Abb.) hergestellt; durch Abkühlen werden die S. fest. In geeigneten Fällen kann das Pressverfahren angewendet werden. Zur Herst. sind Hartfett* (Standardgrundlage für die Rezeptur, falls nichts anderes vorgeschrieben), Kakaobutter (nach Ph.Eur. erlaubt u. neben anderen Möglichkeiten vorgeschlagen; eigentl. obsolet aufgrund der ungesättigten Fettsäuren u. der ausgeprägten Polymorphie), Macrogole* (versch. Mischungen zw. 400–3000), versch. Gelatinemassen (Mischung aus Gelatine, Glycerol u. Wasser) u. Glycerolseifengele geeignet. Formen der Herstellung: **1.** Dosierung nach Gewicht: Zur Erzielung einer hohen Dosiergenauigkeit ist es bei den gewichtsmäßig dosierten Suspensionszäpfchen empfehlenswert, neben der Ermittlung des Eichfaktors

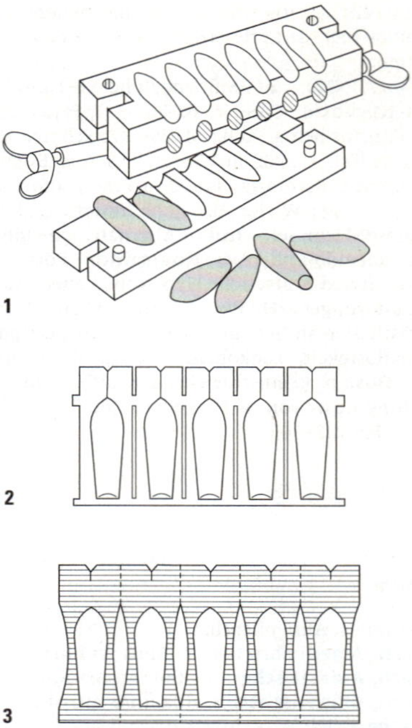


**Suppositoria:** 1: Gießform für Rezepturzwecke; 2 u. 3: nach dem Direktgießverfahren hergestellte Suppositorien in Kunststofffolie (2) u. in kunststoffbeschichteter Aluminiumfolie (3)

(E) der verwendeten Gießform auch die **Verdrängungsfaktoren** (Verhältnis der Dichte der Grundmasse zur Dichte des Wirkstoffs; meist 0.7) der verwendeten Wirkstoffe bei der Berechnung der Grundmasse zu berücksichtigen (DAC). Die erforderl. Menge Grundlage in Gramm (M) unter der Annahme eines durchschnittl. Verdrängungsfaktors von 0.7 u. Verlusten von 10 % an Grundlage u. Wirkstoffen errechnet sich aus:

$M = n \cdot (1.1\,E - 0.77\,A)$

n: Anzahl der herzustellenden Zäpfchen; E: Eichfaktor der Gießform (Fassungsvermögen der Gießform für ein Zäpfchen aus reiner Grundlage in g); A: Wirkstoffgehalt pro Zäpfchen in g. **2.** Dosierung nach Volumen: Die Kenntnis von Eich- u. Verdrängungsfaktor ist nicht erforderlich. Man unterscheidet: **a) Gießverfahren nach Münzel:** Die Wirkstoffe werden in etwas weniger Grundlage als für die gewünschte Zäpfchenanzahl benötigt eingearbeitet. Die Schmelze wird ausgegossen u. die noch nicht vollständig gefüllten Bohrungen der Gießform werden mit reiner Grundlage aufgefüllt, nach dem Erstarren alle Zäpfchen entnommen, diese nochmals aufgeschmolzen, homogenisiert u. wiederum ausgegossen. **b)** Der **Gießbecher nach König** ist ein graduierter Becher mit Thermostatenmantel u. wird zuerst mit reiner Grundlage auf das Volumen der Suppositorien geeicht (Anbringen einer Markierung). Die Wirkstoffe werden mit der Grundlage vermischt, bis zur Markierung aufgefüllt, die Mischung homogenisiert u. ausgegossen. Herst. von Rektalkapseln: s. Weichkapseln; **Off.**: in Ph.Eur.6 unter Zubereitungen* zur rektalen Anwendung; **Prüfung:** Ph.Eur.6; **1.** Bestimmung der Zerfallszeit mit der Apparatur für Suppositorien u. Vaginalzäpfchen, wenn keine modifizierte Wirkstofffreigabe od. keine länger anhaltende lokale Wirk. beabsichtigt ist; bei aus einer Fettmasse hergestellten S. ist nach 30 min zu prüfen, bei aus wasserlösl. Massen hergestellten S. nach 60 min (s. Zerfallsprüfung); **2.** Prüfung der Gleichförmigkeit* einzeldosierter Arzneiformen od. in begründeten u. zugelassenen Fällen Prüfung der Gleichförmigkeit* des Gehalts einzeldosierter Arzneiformen u./od. Prüfung der Gleichförmigkeit* der Masse einzeldosierter Arzneiformen; **3.** Bestimmung der Erweichungszeit von lipophilen Suppositorien u./od. der Bruchfestigkeit von Suppositorien in geeigneten Prüfgeräten; **4.** Bestimmung der Wirkstofffreisetzung kann ggf. durchgeführt werden; dann entfällt die Bestimmung der Zerfallszeit.

**Suppositoria analgetica fortia:** starke schmerzlindernde Suppositorien; Zusammensetzung: NRF, 0.02 g Codeinphosphat*, 0.5 g Paracetamol*, Hartfett* nach Bedarf; **Anw.**: als Analgetikum*, bei starken Schmerzen; **Dos.**: 1- bis 3-mal/d ein Suppositorium.

**Suppositoria Diazepami:** Diazepam-Suppositorien; Zusammensetzung: NRF, Lösungszäpfchen aus Hartfett* u. 2 mg, 5 mg od. 10 mg Diazepam* pro ED; **Anw.**: als Tranquilizer*; **Dos.**: 2-mal/d 1 Suppositorium.

**Suppositoria Dimenhydrinati:** Dimenhydrinat-Suppositorien; Zusammensetzung: NRF, Suspensionszäpfchen mit 40, 70 od. 150 mg Dimenhydrinat* in Hartfett*; **Anw.**: s. Dimenhydrinat; **Dos.**: 40 mg für 1- bis 6-Jährige, 70 mg für 7- bis 12-Jährige, darüber 150 mg.

**Suppositoria Glyceroli:** Glycerol-Suppositorien, Seifenzäpfchen; Glycerinzäpfchen; Gehalt an wasserfreiem Glycerol*: 78–83 % (ÖAB) bzw. 56–62 % (Ph.Helv.); **Darst.**: **1.** ÖAB, Umsatz von 4 T. Natriumcarbonat mit 7 T. Stearinsäure in Wärme in 100 T. 85 %igem Glycerol; nach vollständiger Klärung werden durch Ausgießen 3 g-Zäpfchen hergestellt. **2.** Ph.Helv., 10.0 T. Gelatine werden 1 Std. in 14.0 T. gereinigtem Wasser quellen gelassen. 7 T. Natriumstearat werden in 69 T. 85 %igem Glycerol in Hitze gelöst. Die heiße Lsg. wird unter vorsichtigem Rühren zur Gelatine gegeben. Die Masse wird in Formen ausgegossen u. erstarrt zu einem Glycerol*-Seifen-Gel (sog. festes Glycerol). **3.** NRF (Ansatzmenge für 10 Suppositorien von ca. 2.5 g), 0.75 g Natriumstearat, 3.0 g Macrogol 300, 26.25 g 85 %iges Glycerol, gereinigtes Wasser auf 30.0 g; die Bestandteile werden in einem Becherglas geschmolzen. Verdunstungsverluste der Lsg. werden durch die Zugabe von gereinigtem Wasser ersetzt. Die flüssige Suppositorienmasse wird bei einer Temp. von 80–100 °C in die auf 70–100 °C vorgewärmten Formen gefüllt. **Anw.**: als Laxans*, stark hygroskopisch.

**Suppositoria haemorrhoidalia:** Hämorrhoidal-Suppositorien; Zusammensetzung: **1.** NRF, 0.02 g Butoxycainhydrochlorid*, 0.1 g basisches Bismutgallat*, 0.2 g Zinkoxid*, 0.05 g Rizinusöl (ggf. 0.1 g Perubalsam) u. Hartfett* n. B.; **2.** NFA, 0.20 T. Zinkoxid, 0.05 T. Polidocanol*, 0.20 T. Ammoniumbituminosulfonat*, Hartfett n. B.; **Anw.**: bei Hämorrhoiden, Juckreiz; **Dos.**: 1- bis 3-mal/d ein Suppositorium. Vgl. Hämorrhoidenmittel.

**Suppositoria laxantia:** abführende Suppositorien; Zusammensetzung: NRF, 0.01 g Bisacodyl*, Hartfett* nach Bedarf; **Dos.**: GED: 1 Suppositorium einführen. Vgl. Suppositoria Glyceroli.

**Suppositoria Paracetamoli:** Suppositorien mit 125, 250, 500 od. 1000 mg Paracetamol*; **Zusammensetzung:** NRF, 0.125, 0.25, 0.5 od. 1.0 g Paracetamol, 0.000125, 0.00025, 0.0005 od. 0.001 g hochdisperses Siliciumdioxid, 0.003, 0.006, 0.012 od. 0.024 g Lecithin, Hartfett nach Bedarf (für Gießformen zu 1 bzw. 2 g); **Anw.**: bei Fieber u. Schmerzen.

**Suppositoria vaginalia:** s. Globuli vaginales.

**Suppositorien:** s. Suppositoria.

**Suppositorien, abführende:** s. Suppositoria laxantia.

**Suppositorien, starke schmerzlindernde:** s. Suppositoria analgetica fortia.

**Suppressorzellen:** T-Lymphozyten mit Rezeptoren für Histokompatibilitätsantigene der Klasse I (s. HLA-System); **Funktion**: Unterdrückung der Immunantwort anderer T- u. B-Lymphozyten (s. Leukozyten), entweder über direkten Zellkontakt od., nach Stimulation durch ein Antigen, über Sekretion von Lymphokinen (sog. Suppressorfaktoren); möglicherweise Bedeutung für die immun. Kontrolle der HIV-Infektion.

**Suppuranzien:** s. Hautreizmittel.

**Suppuration** (lat. suppurare forteitern): Eiterung.

**supra** (lat.): oben, oberhalb, darüber.

**Supramoleküle:** s. Chemie, supramolekulare.

**suprarenal:** über der Niere gelegen; die Nebenniere betreffend.

**Suprarenin:** s. Adrenalin.

**Suprareninum bitartaricum:** s. Adrenalinhydrogentartrat.

**Suprareninum hydrochloricum:** s. Adrenalin.

**Supravitalfärbung:** Anfärbung von nach Lösung aus dem Zellverband noch lebenden Zellen.

**Sura** (lat.): Wade.

**Suramin-Natrium** (INN): Suraminum natricum; symmetr. Harnstoffderivat des Natriumsalzes von 8-(3-Benzamido-4-methylbenzamido)naphthalen-1,3,5-trisulfonsäure; $C_{51}H_{34}N_6Na_6O_{23}S_6$; $M_r$ 1429.2; weißgelbes, geruchloses Pulver, leicht lösl. in Wasser, Ethanol, fast unlösl. in Chloroform u. Ether; in Deutschland zugelassenes Antiprotozoenmittel*; **Ind.**: Mittel der Wahl für das hämolymphat. Stadium der afrikan. Schlafkrankheit (Trypanosoma gambiense u. T. rhodesiense); **UAW:** gastrointestinale Störungen, Fieber, Kopf- u. Gliederschmerzen, Kreislaufkollaps.

**Surditas:** s. Taubheit.

**surface plasmon resonance:** Abk. SPR; Oberflächenplasmonenresonanz; Phänomen, das auftritt, wenn Licht von dünnen Metallfilmen reflektiert wird; **Prinzip:** Ein Teil des Laserlichts, das unter einem bestimmten Winkel einfällt, geht Wechselwirkungen mit den delokalisierten Elektronen des Metalls, den Plasmonen*, ein. Dies führt durch Änderung des Brechungsindexes zur Schwächung der Reflexionsintensität. Geringe Veränderungen auf der Rückseite des dünnen Metallfilms können sehr empfindl. detektiert werden. **Anw.:** Biosensoren für die Untersuchung von Eigenschaften u. Vorgängen, z. B. Brechungsindex*, Dissoziation von Antigen* u. Antikörpern*, Dickemessung von dünnen Isolatorschichten, Detektion von kleinen Molekülen, Protein-Ligand-Bindungen.

**Surfactant:** **1.** (chem.) aus (engl.) **surf**ace **act**ive age**nt** (oberflächenaktive Substanz) zusammengesetzter Begriff; s. Tenside; **2.** (biochem.) Gemisch aus Phospholipiden, neutralen Lipiden u. Proteinen, das die Innenfläche der Lunge belegt u. die Oberflächenspannung des Flüssigkeitsfilms herabsetzt, die sonst bei ausgeatmeter Lunge zum Kollaps (Zusammenkleben) der Alveolen führen würde; erleichtert zusätzl. den Austausch von Sauerstoff u. Kohlenstoffdioxid* in den Alveolen.

**Surfactant, pulmonales:** Surfactant* (Phospholipidfraktion) aus der Lunge, bovin (vom Rind) od. porcin (vom Schwein); nicht mehr im Handel; früher angewendet zur Verhinderung des akuten Atemnotsyndroms bei Frühgeborenen (s. Colfoscerilpalmitat); **UAW:** tracheale bzw. broncheale Obstruktion.

**Surinam-Bitterholz:** s. Quassia amara (Lignum Quassiae surinamense).

**Surinam-Quassiaholz:** s. Quassia amara (Lignum Quassiae surinamense).

**Surrogat-Endpunkt:** s. Endpunkt, klinischer.

**Surukuru:** s. Lachesis muta.

**Suspensionen:** Suspensiones; disperse Systeme, deren disperse Phase aus festen Partikeln (Feststoffanteil 0.5–40 %) mit einer Teilchengröße von über 1 µm bis max. 100 µm besteht u. deren kontinuierl. Phase i. e. S. ein flüssiges Dispersionsmittel ist; **Grundlagen:** Um Fehldosierungen zu vermeiden, gehören zu den grundlegenden Eigenschaften von S. eine langsame Sedimentation der Teilchen u. eine leichte Aufschüttelbarkeit des Sediments. Bei schlechter bzw. fehlender Redispergierbarkeit spricht man von Kuchenbildung (**caking**). Die Löslichkeit der dispersen Phase sollte im Dispersionsmittel möglichst gering sein (ansonsten Kristallwachstum). Da die Probleme der Herst. u. der physik. Stabilität disperser Formen wesentl. größer sind als bei Lsg., ist die Verabreichung von Wirkstoffen in Suspensionsform auf Fälle beschränkt, bei denen die Herst. einer Lsg. wegen einer zu geringen Löslichkeit, eines zu schlechten Geschmacks od. zu geringer chem. Stabilität nicht mögl. ist; vgl. Problemarzneiformen, biopharmazeutische. Die Suspensionsform dient u. U. einer Verzögerung der Wirkstofffreigabe. Der Dispersitätsgrad wird von der Partikelgröße u. der Benetzbarkeit* der Teilchen durch die Flüssigkeit bestimmt. Je kleiner die Teilchen, desto kleiner ist deren Sedimentationsgeschwindigkeit (Stokes-Gesetz; s. Sedimentationsanalyse) u. desto größer ist die Grenzflächenenergie, so dass die Teilchen wiederum bestrebt sind, durch Zusammenlagerung (Agglomerieren) ihre Grenzflächenenergie zu verringern. Bei Vorliegen einer schlechten Benetzbarkeit kann sich keine Solvathülle ausbilden, Pulveragglomerate bleiben erhalten, Luft wird u. U. adhäriert u. dies führt teilweise zu Flotation* der Teilchen, ähnl. dem Aufrahmen bei Emulsionen. Die Ausbildung feindisperser S. wird durch die Ausbildung einer Solvathülle, meist kombiniert mit der Adsorption von Ionen (erzeugen Coulomb-Abstoßungskraft), gewährleistet. Dies kann in geeigneter Konz. durch Suspensionsstabilisatoren (grenzflächenaktive, aber auch viskositätserhöhende Zusätze u. Elektrolyten; s. Peptisatoren) erreicht werden. **Einteilung: 1.** S. zur innerl. Anw.: **Mixturen** sind meist innerl. Suspensionen. Die Ph.Helv. führt eine Monographie (**Suspensiones orales**). **2.** S. zur äußerl. Anw.: äußerl. S. mit vorwiegend wässrigem Dispersionsmittel werden häufig als **Lotionen** (Lotiones*, Schüttelpinselungen, Schüttelmixturen, Trockenpinselungen, flüssige Puder) bezeichnet; vgl. Lotio alba aquosa; **Sonderform: Trockensuspensionen*** werden erst unmittelbar vor der Anw. mit Wasser vermischt. Vgl. Zubereitungen zur kutanen Anwendung, halbfeste; Suppositoria; Pasta; Pilulae.

**Suspensionskultur:** s. Gewebekultur.

**Suspensionsmethode:** s. Emulsionen (Herst.).

**Suspensionssalben:** s. Zubereitungen zur kutanen Anwendung, halbfeste.

**Suspensorium:** Tragevorrichtung aus einem Körpergurt mit unterschiedl. großem Leinenbeutel (Größe 1–10) für den Hodensack; **Anw:** zum Schutz der Hoden beim Sport, zur Hochlagerung bei Hernie*.

**sustained release:** s. Retardpräparate.

**Suszeptibilität:** **1.** (physik.) dimensionslose, temperaturabhängige stoffspezif. Kenngröße, die den Einfluss äußerer Felder auf Materiebereiche charakterisiert; **Formen: 1. magnetische S.:** dimensionslose Stoffkonstante, welche die Magnetisierbarkeit einer Substanz in einem magnet. Feld quantitativ beschreibt; paramagnet. Stoffe werden in das Magnetfeld hineingezogen (magnet. Suszeptibilität >0); diamagnet. Stoffe werden durch das Magnetfeld abgestoßen (magnet. Suszeptibilität <0); vgl. Magnetwaage. **2. dielektrische S.:** dimensionslose Stoffkonstante, welche die elektr. Polarisation eines Stoffes unter dem Einfluss eines elektr. Feldes quantitativ beschreibt. **2.** (med.) Empfindlichkeit, Beeinflussbarkeit, Zugänglichkeit; z. B. Empfindlichkeit eines Organismus für einen bestimmten Erreger, Zugänglichkeit für eine bestimmte Therapie.

**Suturamenta chirurgica irresorbilia:** s. Fila non resorbilia sterilia.

**Suturamenta chirurgica resorbilia:** s. Chorda resorbilis sterilis.

**Suturamenta medicinalia:** s. Nahtmaterial, chirurgisches.

**Suture Strips:** s. Wundschnellverband.

**SUV:** Abk. für (engl.) *small unilamellar vesicles*; s. Liposomen.

**Suxamethoniumchlorid** (INN): Suxamethonii chloridum Ph.Eur., Suxamethonium chloratum; Succinylcholinchlorid, Sukzinyldicholinchlorid; 3,8-Dioxa-4,7-dioxodecan-1,10-bis(trimethylammonium)dichlorid; CAS-Nr. 71-27-2; $C_{14}H_{30}Cl_2N_2O_4 \cdot 2\,H_2O$, Strukturformel: s. Abb.; $M_r$ 397.30; Schmp. ca. 160 °C bzw. Schmp. ca. 190 °C (wasserfreie Form); weißes, krist. Pulver; leicht lösl. in Wasser, schwer lösl. in Ethanol;

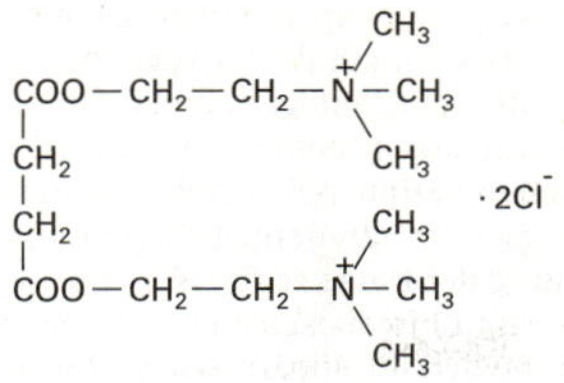


**Suxamethoniumchlorid**

**Wirk.:** peripheres Muskelrelaxans*; verhindert durch langanhaltende Depolarisation der motor. Endplatte die Erregungsübertragung; **Ind.:** zur Muskelrelaxation i. R. der Allgemeinanästhesie; **Kontraind.:** Fehlen von Cholinesterase* (Atemlähmung), schwere Leberfunktionsstörungen, Lungenödem, Ther. mit herzwirksamen Glykosiden; **UAW:** Bradykardie, Herzarrhythmien, Hauterscheinungen durch Histaminfreisetzung, Muskelschmerzen ähnl. einem Muskelkater ca. 24 h nach Anw. durch initiale fibrilläre Muskelzuckungen; **Dos.:** i. v. bei allen Altersgruppen 1.0–1.5 mg/kg KG; bei Kindern auch i. m. 2–3 mg/kg KG mögl.; HWZ 2–4 min.

**Suxibuzon** (INN): Suxibuzonum Ph.Eur.6; 4-Butyl-4-hydroxymethyl-1,2-diphenylpyrazolidin-3,5-dionhydrogensuccinat; CAS-Nr. 27470-51-5; $C_{24}H_{26}N_2O_6$, Strukturformel: s. Abb.; $M_r$ 438.48; Schmp. 126–127 °C; lösl. in den meisten org. Lösungsmitteln, unlösl. in Wasser; in der Schweiz als Tierarzneimittel im Handel befindl. Antiphlogistikum* u. Antirheumatikum*; in Deutschland u. Österreich außer Handel.

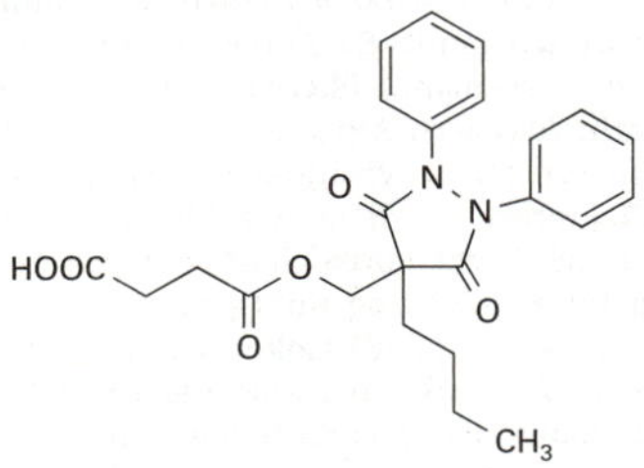


**Suxibuzon**

**Suzuki-Reaktion:** Suzuki-Kupplung; C—C-Verknüpfungsreaktion; Umsetzung eines Bromderivats (R—Br) mit einer Boronsäure* (R′—$B(OH)_2$) unter Palladiumkatalyse; **Prinzip:** Im 1. Schritt wird das Bromderivat oxidativ an das Palladium*(0) addiert u. das Bromid anschließend durch ein Hydroxid ersetzt. Durch Transmetallierung u. Abspaltung von Tetrahydroxyborat erhält man Palladium(II), verknüpft mit den beiden org. Resten. Das Palladium wird im letzten Schritt reduktiv eliminiert u. die Reste kuppeln zu R—R′.

**Sv:** (physik.) Einheitenzeichen für Sievert*.

**Svedberg-Einheit:** S-Wert; Symbol S; $1\,S = 10^{-13}\,s$; gibt die Wanderungsgeschwindigkeit von Teilchen im Beschleunigungsfeld der Ultrazentrifuge (s. Zentrifuge) an; nicht gesetzl. Einheit für die Sedimentationskonstante: $S = v_s/a$ ($v_s$: Sedimentationsgeschwindigkeit; a: Zentrifugalbeschleunigung); vgl. Antikörper.

**SVI:** Abk. für **S**low*-virus-**I**nfektionen.

**Swarasam** (Sanskrit Swa das Selbst, die Seele; Rasa Saft, Geschmack, Essenz): im Ayurveda* Bez. für einen Frischpflanzensaft; gilt als die wirksamste Zubereitung; **Anw.:** innerl. (Dosierung: i. d. R. mehrmals tägl. einen TL bis EL in Abhängigkeit von Pflanzenart, Erkrankung u. Natur des Patienten) u. äußerl. als Breiauflage od. Paste mit Wasser u. a. Substanzen, z. B. Gelbwurz, Ghee (Butterreinfett) od. Milch z. B. bei Hautkrankheiten, Schwellungen, Entzündungen od. zur Linderung von Magen-Darm-Beschwerden.

**Swerosid:** Dihydrogentiopikrin; das hydrierte Derivat von Gentiopikrin*, ein Bitterstoff in Gentianaceae* u. Menyanthes* trifoliata.

**S-Wert:** s. Svedberg-Einheit.

**Swertia chirata** Buch.-Ham.: Ophelia chirata; Chirettakraut; Fam. Gentianaceae; Vorder- u. Hinterindien; Stpfl. von **Herba Chirettae indicae:** Chirettakraut; **Inhaltsst.:** Bitterstoffe wie Chiratin u. Swertiamarin*; Opheliasäure, Gerbstoffe, Zucker sowie Wachs; **Anw.:** (volkstüml.) z. B. bei Fieber; als Bittermittel in der Likörfabrikation. **Hom.:** Chirata indica: getrocknetes Kraut.

**Swertiamarin:** CAS-Nr. 17388-39-5; $C_{16}H_{22}O_{10}$, Strukturformel: s. Abb.; $M_r$ 374.34; Schmp. 113–114 °C; Secoiridoid-Bitterstoff; Hydroxyswerosid (vgl. Swerosid) bzw. Hydratoderivat von Gentiopikrin*; **Vork.:** z. B. in Swertia japonica Makino, Swertia* chirata, Gentiana* lutea u. Centaurium* erythraea.

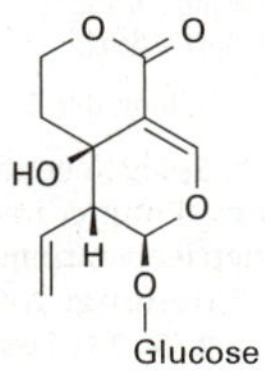


**Swertiamarin**

**Swissmedic:** Schweizerisches Heilmittelinstitut; seit 2002 mit der Inkraftsetzung des Heilmittelgesetzes* zum Eidgenöss. Departement des Innern gehörende öffentl.-rechtl. Anstalt der Schweiz mit eigener Rechtspersönlichkeit; entstand durch den Zusammenschluss der Interkantonalen Kontrollstelle für Heilmittel (Abk. IKS) mit der Facheinheit Heilmittel des Bundesamtes* für Gesundheit (Abk. BAG). Dadurch ging die Kompetenz zur Heilmittelkontrolle in wesentl. Bereichen von den Kantonen an den Bund über. Dies betrifft insbes. die Zuständigkeit für die Zulassung u. die Marktüberwachung von Arzneimitteln (einschließl. Impfstoffe, Blut, Blutprodukte u. legale Betäubungsmittel), die Bewilligung von Herstellungs- u. Großhandelsbetrieben sowie die Marktüberwachung von Medizinprodukten (einschließl. In-vitro-Diagnostika).

**Sydnone:** in Sydney entdeckte Klasse von Verb. (mesoionale Heterocyclen), die bei der Umsetzung von Essigsäureanhydrid* mit *N*-Nitrosoglycin-Derivaten erhalten werden (s. Abb.).

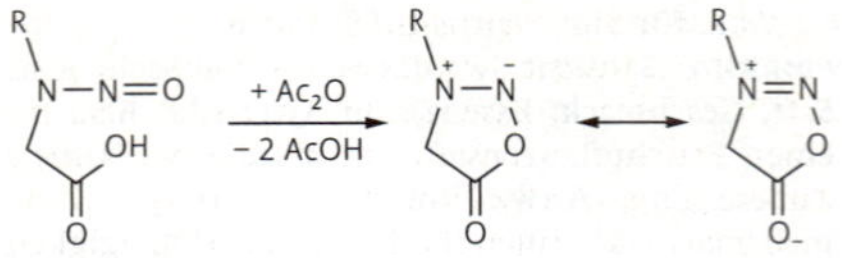


*N*-Nitrosoglycerin-Derivat

**Sydnone:** Bildungsreaktion

**Sylvestren:** *m*-Mentha-6,8-dien; $C_{10}H_{16}$; abweichend gebautes, monocycl. Monoterpen* aus Pinus- u. Zypressen-Arten.

**Symbionten:** s. Symbiose.

**Symbiose** (gr. syn mit, zusammen; bios Leben): Zusammenleben artverschiedener Organismen zu gegenseitigem Nutzen; z. B. Mensch u. Darmflora (Nahrung bereitstellen gegen Synthese von Vitamin K); vgl. Kommensalismus; Parasiten. **Symbionten:** Lebewesen, die in S. miteinander leben.

**Symbole, chemische:** s. Elemente, chemische.

**Symmetrieachse:** Drehachse; Symbol $C_n$; Symmetrieelement* 1. Klasse; jene Achse, die ein Objekt so durchstößt, dass eine Drehung um 360°/n den Gegenstand in sich selbst überführt; jedes Molekül hat unendl. viele $C_1$-Achsen, da eine Drehung um 360° es in seine ursprüngl. Lage zurückbringt (2-zählige Achse $C_2$; s. Abb.).

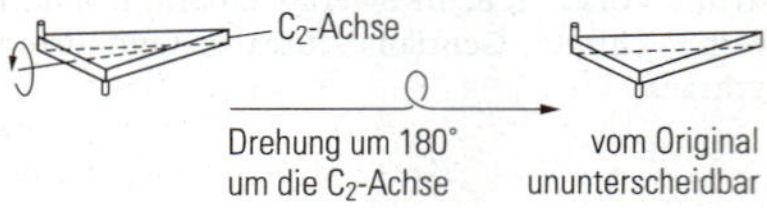


**Symmetrieachse:** Darstellung der $C_2$-Achse

**Symmetrieebene:** s. Spiegelebene.

**Symmetrieelemente:** Punkte, Ebenen od. Achsen, an denen Symmetrieoperationen durchgeführt werden können; **Einteilung: 1.** S. 1. Klasse: Symmetrieachsen* ($C_n$); **2.** S. 2. Klasse: Spiegelebene*, Drehspiegelachse*, Symmetriezentrum*; **Hinweis:** Eine Verb. ist dann chiral, wenn sie kein S. 2. Klasse besitzt. Vgl. Chiralität.

**Symmetriezentrum:** Inversionszentrum; Symbol i; Symmetrieelement* 2. Klasse; Zentrum eines Moleküls, durch das man von jedem Atom eine Gerade ziehen kann, die im gleichen Abstand vom Zentrum wieder ein äquivalentes Atom trifft (s. Abb.).

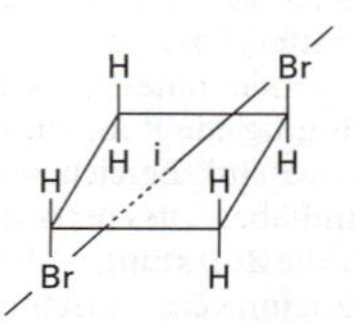

**Symmetriezentrum:** *trans*-1,3-Dibromcyclobutan als Beispiel

**Sympathikolytika:** s. Sympatholytika.

**Sympathikotonie:** Ergotropie; klin. Bezeichnung für das Überwiegen od. eine erhöhte Erregbarkeit des Sympathikus*; führt u. a. zu Tachykardie, Mydriasis, Hyperhidrose bzw. Verringerung der Peristaltik; vgl. Vagotonie.

**Sympathikus** (gr. sympathein mitleiden, mitempfinden): Pars sympathica des vegetativen Nervensystems*, die morpholog. aus dem Truncus sympathicus mit den zugehörigen sympath. Nerven, Geflechten u. peripheren Ganglien besteht; **Wirk.:** Vermittlung über adrenerge Rezeptoren; Schmerzempfindung der Eingeweide (afferente viszerosensible Fasern); Blutdruckanstieg, Tachykardie*, Tachypnoe, Mydriasis, Piloarrektion, Hyperhidrose*, Herabsetzung der Motilität des Magen-Darm-Trakts u. Sekretion innerer Drüsen; **pharmak. Wirk. auf den Sympathikus: 1.** erregend: u. a. Adrenalin*, Noradrenalin*, Ephedrin*; s. Sympathomimetika; **2.** hemmend: u. a. Ergotoxin*, Ergotamin*, Yohimbin* (Nicotin*); s. Sympatholytika. Vgl. Parasympathikus.

**Sympatholytika:** Adrenozeptor-Antagonisten, Adrenolytika, veraltet Sympathikolytika; Pharmaka, welche durch Blockade adrenerger Rezeptoren die Erregungsübertragung von den sympath. Nervenendigungen zu den sympath. Effektorzellen hemmen; **Einteilung: 1.** Alpha*-Rezeptoren-Blocker; **2.** Beta*-Rezeptoren-Blocker. Vgl. Antisympathotonika.

**Sympathomimetika** (gr. sympathein mitempfinden, in Wechselwirkung stehen mit; mimema Nachahmung): Adrenergika (Nachahmer einer physiol. Sympathikuserregung), adrenerge Substanzen, Adrenomimetika, veraltet Sympathikomimetika; Pharmaka, die an den synapt. Erfolgsorganen Wirkungen hervorbringen, wie sie einer Sympathikuserregung entsprechen (vgl. Nervensystem, vegetatives); chem. sind S. fast ausschließl. Betaphenylethylamine; man unterscheidet zw. direkt u. indirekt wirkenden Sympathomimetika: **1. direkt wirkende S.:** Adrenozeptor-Agonisten; erregen (postsynapt.) überwiegend entweder die sympath. Alpha-1-, Alpha-2-, Beta-1- od. Beta-2-Rezeptoren (die wichtigsten Rezeptorsubtypen) der Effektorzellen. Alpha- u. beta-adrenerg (an Alpha*- u. Beta-Rezeptoren gleichzeitig) wirken z. B. Adrenalin* u. Noradrenalin* (system. bei kardiogenem Schock, lokal zur Vasokonstriktion als Zusatz zu Lokalanästhetika, bei Blutungen von Haut u. Schleimhaut); zusätzl. auch dopaminerg wirken z. B. Dopamin* u. Dobutamin* (bei akutem Herzinfarkt, kardiogenem Schock). **a) Alpha-Sympathomimetika:** syn. Alpha-Adrenozeptor-Agonisten; bewirken überwiegend eine Stimulierung der postsynapt. Alpha-1- od. Alpha-2-Rezeptoren, womit eine Kontraktion der glatten Muskulatur der Gefäße, der Haut, der Eingeweide u. der Skelettmuskulatur, des Uterus, der Bronchien, Kontraktion der Längsmuskulatur u. der Sphinkteren im Magen-Darm-Trakt, Kontraktion des Musculus dilatator pupillae (daher Pupillenerweiterung), Steigerung der Glykogenolyse in der Leber u. a. verbunden sind. Zu dieser Gruppe der S. zählt man z. B. Norfenefrin*, Phenylephrin*, Etilefrin*, die als kreislaufstützende Mittel, bei niedrigem Blutdruck eingesetzt werden; Alpha-Sympathomimetika dienen als Rhinologika* (lokale Anw. zur Schleimhautabschwellung). Alpha-2-Sympathomimetika wie Clonidin* u. Guanfacin* bewirken durch Stimulierung zentraler postsynapt. Alpha-2-Rezeptoren in bestimmten Gehirnzentren eine

Senkung des peripheren Sympathikotonus u. damit des Blutdrucks (vgl. Antihypertensiva; Imidazolin-Rezeptor-Agonisten); **b) Beta-Sympathomimetika:** syn. Beta-Adrenozeptor-Agonisten; (überwiegende) Stimulierung der Beta-1-Rezeptoren bewirkt u. a. eine Steigerung der Frequenz u. der Kontraktionskraft des Herzens sowie eine vermehrte Reninfreisetzung in der Niere. Stimulierung der Beta-2-Rezeptoren hat u. a. eine Erschlaffung der glatten Muskulatur der Gefäße, des Uterus, der Bronchien, der Magen-Darm-Muskulatur, eine vermehrte Glykogenolyse in Leber u. Skelettmuskulatur, eine gesteigerte Lipolyse in der Leber u. eine vermehrte Insulinfreisetzung zur Folge. Ein sowohl Beta-1- als auch Beta-2-wirksames S. ist z. B. Orciprenalin* (Anw. als Bronchospasmolytikum, Wehenhemmer u. bei Überleitungsstörungen am Herzen; s. Antiarrhythmika). Bevorzugt Beta-2-wirksame S. u. daher mit weniger kardialen UAW behaftete Vertreter sind z. B. Terbutalin*, Salbutamol*, Fenoterol*, Pirbuterol (Bronchospasmolytika, Wehenhemmer, bei Durchblutungsstörungen der Arme u. Beine). Wichtigste Ind. der Beta-2-S. ist die Ther. des Asthma bronchiale, wobei die unerwünschte Beta-1-Wirkung am Herzen gering, die erwünschte Beta-2-Wirkung in der Lunge aber stark sein soll; missbräuchl. verwendet als Anabolikum*, z. B. Clenbuterol*; **2. indirekt wirkende S.:** setzen präsynapt. Noradrenalin aus den Speichervesikeln frei, das dann mit den sympath. Rezeptoren reagiert; weisen gleichzeitig zentrale Wirkungen auf (können die Blut-Liquor-Schranke passieren u. zu euphor. Zuständen, gesteigerter Leistungsfähigkeit, Appetitlosigkeit führen), die ihre Indikationen begründen u. gleichzeitig z. T. sehr einschränken (Gefahr der Entwicklung einer Abhängigkeit). Dazu gehören u. a. die sog. Weckamine* (z. B. Amfetamin*, Methamfetamin) u. Appetitzügler* sowie Ephedrin*; Einsatz z. B. als Mydriatika*.

**sympetal:** s. Blüte (Blütenteile).

**Symphoricarpos albus** (L.) S.F. Blake: Symphoricarpos racemosus Michx.; Schneebeere; Fam. Caprifoliaceae; Nordamerika, Zierstrauch in Europa; **Toxikol.:** die Beeren sind giftig. **Hom.:** Symphoricarpos racemosus: Wurzeln od. Beeren; verordnet z. B. bei Schwangerschaftserbrechen u. Kinetosen (Reisekrankheit).

**Symphyti herba:** s. Symphytum officinale.

**Symphyti radix:** s. Symphytum officinale.

**Symphytum officinale** L.: Beinwell, Schwarzwurz, Wallwurz, Beinheil, Comfrey; Fam. Boraginaceae; Europa; Stpfl. von **Symphyti herba:** Herba Symphyti; Herba Consolidae, Beinwellkraut; **Inhaltsst.:** Pyrrolizidinalkaloide* (in den Blättern bis zu fast 0.2 %) wie Echimidin, ferner Symphyto-Cynoglossin, Symphytin u. das Glykoalkaloid Consolidin (in geringen Mengen), Spuren äther. Öles, Schleim, Gerbstoffe u. Cholin*; Monographie: Kommission E; **Anw.:** **1.** (med.) äußerl. bei Prellungen, Zerrungen, Verstauchungen; **2.** (volkstüml.) gegen Lungenleiden; **Symphyti radix:** Radix Symphyti, Radix Consolidae; Schwarzwurzel, Beinwellwurzel; **Inhaltsst.:** 0.6–0.8 % Allantoin*, ca. 0.3–0.4 % Pyrrolizidinalkaloide*, Asparagin*, Schleimstoffe*, Gerbstoffe u. Fructose; Monographie: Kommission E; **Anw.:** **1.** (med.) äußerl. bei Prellungen, Zerrungen, Verstauchungen; **2.** (volkstüml.) bei schlecht heilenden Wunden (s. Allantoin), Krampfadern u. Sehnenscheidenentzündungen; innerl. bei Blutungen, blutigen Diarrhöen sowie bei Husten; **Toxikol.:** Wegen der hepatotox. u. kanzerogenen Pyrrolizidinalkaloide* sollte auf die innerl. Anw. von S. verzichtet werden. **Hom.:** **1.** Symphytum: frische, vor Beginn der Blüte gesammelte Wurzel (dunkelrote Essenz, zur innerl. Anw.); verordnet z. B. bei stumpfen Verletzungen, Thrombophlebitis, Knochenbrüchen; **2.** Symphytum ad usum externum: frische, blühende Pflanze (grünl. gelbe Essenz, zur äußerl. Anw.).

**Symplast** (gr. syn zusammen, gemeinschaftlich; plastos geformt, gebildet): zusammenhängende, lebende Einheit aller über Plasmodesmen* verbundenen Protoplasten* einer Pflanze; den Transport gelöster Substanzen über den Symplasten, d. h. von Protoplast zu Protoplast über die Plasmodesmen, bezeichnet man als symplast. Transport; vgl. Apoplast.

**Symplex:** s. Coenzyme.

**Symplocarpus foetidus** (L.) Salisb.: Dracontium feotidum; Drachenkraut, Kugelkolben; Fam. Araceae; Ostasien, Nordamerika; **Inhaltsst.:** äther. Öl, Hydroxytryptamin; **Anw.:** (volkstüml.) z. B. als krampflösendes Mittel; Volksheilmittel der nordamerikan. Indianer. **Hom.:** Dracontium foetidum: frische, bei Blütebeginn gesammelte Pflanze.

**sympodial:** (bot.) die Mutterachse bleibt gegenüber den Seitenzweigen in der Entwicklung zurück; beim **Sympodium** ist im Ggs. zum Monopodium die Entwicklung der Seitenverzweigungen gegenüber der Hauptachse bevorzugt.

**Symport:** Form des sekundären aktiven Transports* (Cotransport); trägergekoppelter Transportprozess von 2 unterschiedl. Verbindungen od. Ionen in gleicher Richtung durch Membranen; **Vork.:** bei Bakt., Algen, Pilzen u. höheren Pflanzen sowie in tier. Zellen; Gegenteil: Antiport*.

**Synärese:** Alterung (Reifung) von manchen Gelen* während der Lagerung, die durch Verdichtung des Gelgerüsts unter teilweiser Abgabe der mechan. od. kapillar festgehaltenen Flüssigkeit auftritt, z. B. bei Joghurt, Vaselinum* (sog. Bluten).

**Synapse:** Umschaltstelle für diskontinuierl. Erregungsübertragung von einer Nervenzelle* auf eine zweite Nervenzelle od. auf das Erfolgsorgan (s. Abb.); die Erregungsübertragung erfolgt mittels chem. Stoffe, den Neurotransmittern*.

**Synapsis:** Paarung homologer Chromosomen* zu Beginn der ersten Reifeteilung (s. Meiose); während der S. findet das Crossing*-over statt.

**synchron** (gr.): gleichzeitig.

**Synchronreaktionen:** s. Reaktionen, konzertierte.

**Synchrotron:** s. Teilchenbeschleuniger.

**Synchrotronstrahlung:** s. Kristallstrukturanalyse.

**Synchrozyklotron:** s. Teilchenbeschleuniger.

**Syndets:** Kurzbez. für **syn**thetische **Det**ergenzien; reine Syntheseprodukte, die wie Seifen (s. Sapo) eine große Schaumwirkung haben, jedoch beim Waschvorgang den Säuremantel der Haut nicht vorübergehend entfernen.

S

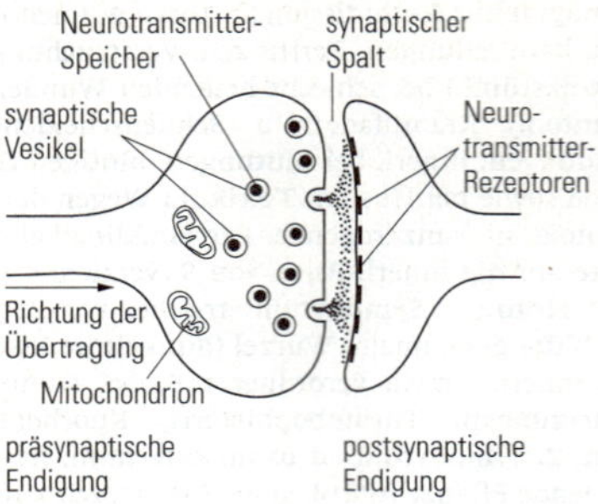


**Synapse**

**Syndrom** (gr. syndromos mitlaufend, begleitend): Gruppe von Krankheitszeichen, die für ein bestimmtes Krankheitsbild (Phänotypus) mit meist einheitl. Ätiologie*, aber unbekannter Pathogenese charakterist. sind.

**Syndrom der unruhigen Beine:** s. Restless-Legs-Syndrom.

**Synephrintartrat:** Synephrini tartras, Oxedrini tartras, Oxedrintartrat, Oxyphenyl-methylaminoaethanolum tartaricum, *p*-Hydroxyphenylmethylaminoaethanolum tartaricum; *p*-Hydroxyphenylmethylaminoethanoltartrat, DL-1-(4′-Hydroxyphenyl)-2-methylaminoethanol(1)-D-tartrat; Bis[(*RS*)-1-(4-hydroxyphenyl)-2-(methylamino) ethanol]-(2*R*,3*R*)-tartrat; $(C_9H_{13}NO_2)_2 \cdot C_4H_6O_6$; $M_r$ 484.5; Schmp. 185 °C (unter Zers.); $[\alpha]_D^{20\,°C}$ +11° bis + 15° (c=5 in Wasser); weißes, krist. Pulver von bitterem Geschmack, lösl. in ca. 2 T. Wasser, wenig lösl. in Ethanol; nicht mehr im Handel befindl. Alpha-Sympathomimetikum (s. Sympathomimetika); früher angewendet als Kreislaufmittel bei akuter Kreislaufschwäche u. hypotonen Zuständen.

**Synergiden:** (bot.) 2 auch als Gehilfinnen bezeichnete Zellen, die zus. mit der Eizelle im oberen Teil des Embryosacks* den sog. Eiapparat bilden; s. Samenbildung (Abb. 2 dort).

S

**Synergismus:** **1.** Synergie; (pharmak.) gegenseitige Beeinflussung mehrerer Wirkstoffe* (od. Gifte*) i. S. einer additiven od. potenzierten Wirkung; vgl. Potenzierung; Arzneimittelinteraktion. **2.** (physiol.) Zusammenwirken von Zellen od. Organen; vgl. Antagonismus.

**Synestrol:** s. Hexestrol.

**Syngamie:** s. Befruchtung; Samenbildung.

**synkarp:** (bot.) miteinander verwachsene Fruchtblätter; s. Blüte (Blütenteile).

**Synkope:** Ohnmacht; kurzzeitige Bewusstlosigkeit (Sek. bis Min.); **Urs.: 1. kardial:** z. B. Herzrhythmusstörung*, Herzinsuffizienz*, Herzinfarkt*, Herzfehler, Herztumor; **2. reflektor.** (vegetatives Nervensystem): z. B. Karotissinus-Syndrom, pressor.-postpressor. S. (Husten, Lachen, Niesen, Pressen bei der Defäkation u. Miktion, Heben schwerer Gewichte) insbes. bei Vorliegen eines Lungenemphysems; **3. hypoton:** orthostat. u. konstitutionelle arterielle Hypotonie*; **4. zerebrovaskulär:** z. B. transitor. ischäm. Attacke (Abk. TIA) bei Schlaganfall*, arterio-arterielle Mikroembolien, Stenosen u. Aneurysmen von Arteria carotis, A. vertebralis, A. basilaris; **5. zerebral:** Epilepsie*, Narkolepsie*, Eklampsie*.

**Synonym-Verzeichnis:** Verzeichnis der gebräuchl. Bez. für Arzneimittel u. deren Ausgangsstoffe; enthält die deutschen sowie die neuen u. alten lat. Bez. der aktuellen deutschsprachigen Arzneibücher u. Ergänzungswerke mit den Synonymen der Ph.Eur.5 (bis Nachtrag 5.6), des DAB2006, des HAB2006, des ÖAB u. der Ph.Helv.10, des DAC2006, Bezeichnungen älterer Ausgaben des deutschen u. des homöopath. Arzneibuchs sowie häufig vorkommende Namen wichtiger Formelsammlungen u. Handbücher. Damit soll die Arzneimittelsicherheit durch Vermeidung von Arzneimittelverwechslungen erhöht werden. Das S.-V. gehört gemäß § 5 ApBetrO zu den Hilfsmitteln, die in einer Apotheke vorhanden sein müssen.

**Synovialitis:** Synovitis; Entzündung der Synovialmembran (Gelenkinnenhaut) durch Freisetzung von Zytokinen* (v. a. TNF*-$\alpha$) aus neutrophilen Leukozyten*, die zu tumorartiger Proliferation der Synoviozyten führen; vgl. Arthritis, rheumatoide.

**Synproportionierung:** Komproportionierung; Redox-Vorgang (s. Redoxsystem), bei dem Verb. eines Elements in einer höheren u. einer niedrigeren Oxidationsstufe* miteinander unter Bildung einer mittleren Oxidationsstufe reagieren; Gegenteil von Disproportionierung*;
**Beispiel:** $Fe + 2\,Fe^{3+} \rightarrow 3\,Fe^{2+}$.

**synsepal:** verwachsene Kelchblätter; s. Blüte (Blütenteile).

**Synsepalum dulciferum** (Schum.) Daniell.: Fam. Sapotaceae; Afrika, Puerto Rico, Florida; Stpfl. von **Semen Synsepali dulciferi: Inhaltsst. u. Wirk.:** Miraculin, ein Glykoprotein* ($M_r$ 44 000) mit geschmacksverändernden Eigenschaften (Geschmackswandler); saurer Geschmack erscheint süß. Auch die Früchte (Miracle Fruit, Wunderbeeren, Miraculinbeeren) werden verwendet.

**Synstigminbromid-Augentropfen 3 %:** Zusammensetzung: NFA (entfallen), 0.60 T. Synstigminbromid (s. Neostigminbromid), 0.40 T. Borsäure, 0.04 T. Natriumtetraborat, 0.0004 T. Phenylmercuriacetat, Wasser für Injektionszwecke ad 20 T.; früher angewendet als Miotikum zur Senkung des Augeninnendrucks bei Glaukom. Vgl. Augentropfen.

**Synstigminium bromatum:** s. Neostigminbromid.

**Synstigminium methylsulfuricum:** s. Neostigminmethylsulfat.

**Syntane:** s. Gerbstoffe, synthetische.

**syntepal:** verwachsene Perigonblätter; s. Blüte (Blütenteile).

**Synthasen:** s. Enzyme.

**Synthese:** chem. Aufbau zusammengesetzter Stoffe aus einfacheren Stoffen, entweder durch chem. Substitution (d. h. Ersatz von Atomen* u. Atomgruppen im Molekül* durch andere Substituenten*), durch Kondensation* od. durch Polymerisation*.

**Synthese, asymmetrische:** s. Enantioselektivität.

**Synthese, enantioselektive:** s. Enantioselektivität.

**Synthesegas:** $CO/H_2$-Gemische sowie auch $N_2/H_2$-Gemische; für einige $CO/H_2$-Gemische existieren auch andere Bez., z. B. Wassergas* für $CO/H_2$ aus der Kohlevergasung u. Spaltgas* für $CO/H_2$ aus der chem. Kohlenwasserstoffspaltung. **Anw.:** (techn.) Rohstoffbasis zur Gew. von Wasserstoff*, Kohlenstoffmonoxid* sowie einigen großtechn. Basisprodukten wie Ammoniak* (aus $N_2/H_2$), Methanol*, Oxoalkoholen u. Kohlenwasserstoffen*.

**Synthesevorläufer:** (engl.) *precursor*; Präkursor; Substanzen, in die ein Radionuklid* eingebaut wird; dies kann direkt mit dem Nuklid geschehen (z. B. Fluor*-18) od. das Nuklid ist bereits in einem Molekül gebunden u. wird mit dem S. umgesetzt. Als Zwischenstufe werden kleine Moleküle mit einem Radionuklid zur Synthese von Radiopharmaka* verwendet (Beispiele: $[^{11}C]CO_2$, $[^{11}C]CH_3I$, $[^{18}F]H_3CCOOF$, $[^{99m}Tc]TcO_4^-$). Bei Metallen wird das Nuklid mit einem Komplexbildner umgesetzt u. damit an einen S. gebunden (z. B. Markierung von Peptiden mit radioaktiven Metallen). Angestrebt wird stets die direkte Umsetzung des Nuklids mit dem S., der den Komplexbildner enthält. Häufig enthalten die S. Schutzgruppen, um regioselektive Markierungen zu gewährleisten od. um Reaktionen in aprot. Lösungsmitteln zu ermöglichen.

**Synthetasen:** s. Enzyme.

**Synvinolin:** s. Simvastatin.

**Syphilis** (Name geprägt von Girolamo Fracastoro, 1478–1553, Verona): Lues (venerea); harter Schanker, sog. Lustseuche; durch Treponema* pallidum hervorgerufene u. i. d. R. beim Geschlechtsverkehr (nur ausnahmsweise indirekt) übertragene meldepflichtige Geschlechtskrankheit*; **Formen: 1.** angeborene S.: S. connata; **2.** erworbene S.: S. acquisita; **3.** Spätstadium: Tabes* dorsalis; **Ther.:** Antibiotika* (Penicilline, Tetracycline, Cephalosporine); früher Antisyphilitika*.

**Syringaaldehyd:** Oxidationsprodukt von Syringin; Strukturformel: s. Abb.; vgl. Syringa vulgaris.

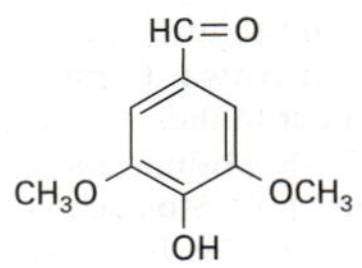


**Syringaaldehyd**

**Syringa vulgaris L.:** (Gewöhnlicher) Flieder; Fam. Oleaceae; heim. in Südosteuropa; **Inhaltsst.:** Syringin (4-(3-Hydroxypropenyl)-2,6-dimethoxyphenyl-D-glucosid; Strukturformel: s. Abb.); in den Blättern der Bitterstoff Syringopicrin; in den Blüten äther. Öl (mit Farnesol*); **Anw.:** (volkstüml.) Tonikum* u. gegen Fieber. **Hom.:** Syringa vulgaris: frische Blüten.

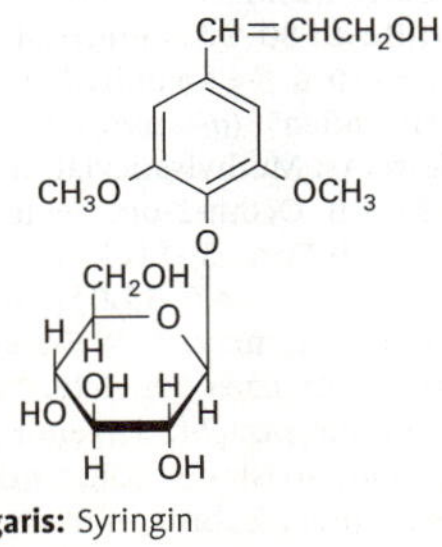


**Syringa vulgaris:** Syringin

**Syringin:** s. Syringa vulgaris (Abb. dort).

**Systematik:** Wissenschaft von der Beschreibung u. Benennung der Organismen, ihrer Zusammenfassung zu natürl. Gruppen aufgrund ihrer verwandtschaftl. Beziehungen u. ihrer Einordnung in ein System; vgl. Taxonomie; Nomenklatur, binäre.

**Systeme, intrauterine und intravaginale therapeutische:** Arzneiformen zur intrauterinen od. intravaginalen Anw. mit modifizierter Wirkstofffreisetzung; **Anw.:** zur Kontrazeption; z. B. **1.** als wirkstoffhaltiges Intrauterinpessar (s. Pessar); z. B. Levonorgestrel* freisetzende Hormonspirale; **2.** als vaginal applizierter Ring, der in einem Siliconpolymer z. B. Etonogestrel* (Gestagen) u. Ethinylestradiol* (Estrogen) enthält. Mit einer Kinetik 0. Ordnung (s. Reaktionsordnung) werden beide Wirkstoffe, jedoch mit unterschiedl. Liberationsrate, freigesetzt.

**Systeme, oculare therapeutische:** Abk. OTS; Applikationssysteme, welche die präcorneale Verweildauer von Arzneistoffen verlängern u. deren Penetration in das Auge verbessern; Vertreter: z. B. Augeninserte* (z. B. Ocusert®); andere Systeme erhöhen die Bioverfügbarkeit, z. B. gelbildende Systeme durch Verabreichung von Wirkstofflösungen in Polymeren, die entweder durch Wärmeeinfluss (Poloxamere*), durch physiol. pH-Wert der Tränenflüssigkeit (Celluloseacetatphthalat*) od. durch die $Na^+$-Konz. im Tränenfilm nach der Applikation am Auge Hydrogele zur längeren Verweildauer ausbilden. Kolloidale Freigabesysteme (Nanosuspensionen, Mikroemulsionen, Liposomen) sind in Erprobung.

**Systeme, therapeutische:** Abk. TS; Vorrichtung od. Darreichungsform zur kontinuierl. Abgabe eines od. mehrerer Arzneistoffe in vorausbestimmter u. gleichbleibender Geschwindigkeit über einen festgelegten Zeitraum an einen festgelegten Anwendungsort; **Beispiel:** orale osmotische therapeutische Systeme (s. OROS®), transdermale therapeutische Systeme*, oculare therapeutische Systeme*, intrauterine u. intravaginale therapeutische Systeme*, therapeutisches System* zur Infusionstherapie; **Anw.:** Antikoagulation, antibiot. Therapie bei chron. Infektionen, zytostat. Therapie; Insulinverabreichung; dabei führt die Insulinpumpe dem Diabetiker über einen Katheter (Infusionsset) kontinuierl. u. rund um die Uhr eine individuell vorprogrammierte Menge von rasch wirkendem Insulin* zu, die weitgehend dem tageszeitlich schwankenden Grundbedarf angepasst ist.

**Systeme, transdermale therapeutische:** Abk. TTS; Emplastra transcutanea, Transdermale Pflaster Ph.Eur.6, Wirkstoffhaltige Pflaster Ph.Eur.6; transdermale Systeme (Abk. TDS); pflasterähnl. flexible Darreichungsformen für hochwirksame, nach Passage der Hautbarriere system. wirkende, amphiphile Arzneistoffe; eine Veränderung der Arzneistoffe, wie sie bei p. o. Applikation eintreten kann, wird durch die transdermale Verabreichung vermieden; vgl. First-pass-Effekt. **Beschriftung:** Dosis/Zeitintervall, Freisetzungsoberfläche; **Prinzip:** Das TTS wird vom Patienten selbst z. B. hin-

S

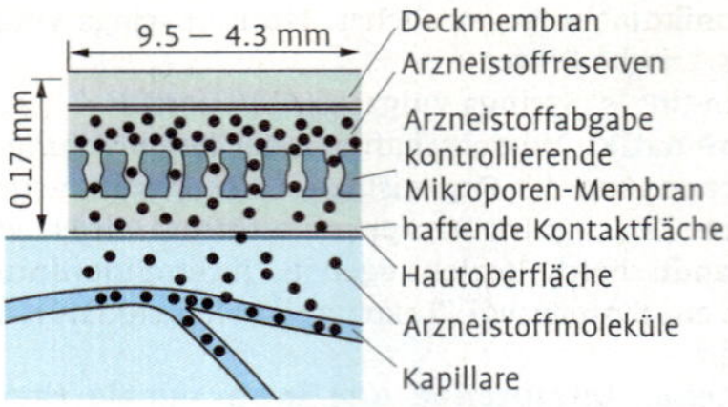


**Systeme, transdermale therapeutische:** Funktionsprinzip eines TTS

ter dem Ohr od. auf der Brust aufgebracht. In der Folge diffundiert der Arzneistoff aus dem System (d. h. aus einem Reservoir) z. B. durch eine die Freigabe kontrollierende Mikroporenmembran hindurch od. es kommen andere Freisetzungsmechanismen (Matrix) zum Einsatz. Der Arzneistoff diffundiert weiter mit gleichbleibender Geschwindigkeit (solange noch Arzneistoff im Reservoir vorhanden ist; 3–7 Tage) durch die intakte Haut u. gelangt über die Kapillaren in den Blutkreislauf (s. Abb.). **Wirkstoffe:** z. B. Glyceroltrinitrat*, Estradiol*, Testosteron*, Clonidin*, Rotigotin*, Rivastigmin*, Buprenorphin*, Fentanyl* u. Nicotin* (zur Raucherentwöhnung); **Prüfung:** Gleichförmigkeit* einzeldosierter Arzneiformen od. in begründeten u. zugelassenen Fällen Gleichförmigkeit* des Gehalts einzeldosierter Arzneiformen u. Wirkstofffreisetzung aus TTS (s. Dissolutiontest; Liberationsmodelle), um die erforderl. Freisetzung des Wirkstoffs nachzuweisen. Je nach Zusammensetzung, Dimensionen u. Form des Pflasters können nach Ph.Eur.6 in der Blattrührer-Apparatur die Freisetzungsscheibe, die Extraktionszelle od. der rotierende Zylinder zur Prüfung ausgewählt werden.

**System, extrapyramidales:** Bez. für alle motor. Kerngebiete in kortikalen u. subkortikalen Bereichen des ZNS mit den zugehörigen Leitungsbahnen, die nicht der Pyramidenbahn* angehören; **Funktion:** Regulierung des Muskeltonus, der unwillkürl. u. Koordinationsbewegungen, der Körperhaltung, der Ausdrucks- u. Abwehrbewegungen u. des Gleichgewichts.



**System, implantierbares therapeutisches:** s. Implantate.

**System, lysosomales:** spezifizierte Vakuolen*, die eine Vielzahl von abbauenden Enzymen* (sog. lysosomale Enzyme) enthalten; diese katalysieren den Abbau org. Substanz.

**System, mononukleäres phagozytäres:** Abk. MPS; s. Monozyten-Makrophagen-System.

**System, orales osmotisches therapeutisches:** s. OROS®.

**System, retikuloendotheliales:** Abk. RES; s. Monozyten-Makrophagen-System.

**System, retikulohistiozytäres:** Abk. RHS; s. Monozyten-Makrophagen-System.

**System, tesserales:** reguläres Kristallsystem; s. Kristalle.

**System zur Infusionstherapie, therapeutisches:** Infusionsgerät zur kontinuierl. Arzneistoffzufuhr über einen längeren Zeitraum; das System wird vom Patienten am Ober- od. Unterarm getragen. Die Infusion erfolgt aus einer unter Druck stehenden Arzneistoffpatrone (Reservoir; max. 60 mL) durch ein 0.2 µm-Filter u. ein Dosiergerät. Die Abgabe erfolgt z. B. vorprogrammiert kontinuierl. über 24 h intravenös über ein Schlauchsystem. **Verw.:** zur Antikoagulationsbehandlung, antibiot. Therapie chron. Infektionen, zytostat. Therapie, Insulinverabreichung. Vgl. therapeutische Systeme.

**Systole:** Kontraktion eines muskulären Hohlorgans; i. e. S. die nach der Diastole* erfolgende Kontraktion der Herzkammern (sog. hämodynamische S.); die Vorhofsystole fällt zeitl. in die Füllungsphase der Kammerdiastole. **Einteilung: 1.** Anspannungsphase: isovolumetr. Kontraktion; Dauer vom Schluss der Segelklappen bis zur Öffnung der Taschenklappen (0.06–0.1 s); **2.** Austreibungsphase: Auswurf des Schlagvolumens; Dauer von der Öffnung der Taschenklappen bis zu deren Schluss (0.2–0.3 s). Vgl. Herz.

**Syzygium aromaticum** (L.) Merr. et L. M. Perry: Caryophyllus aromaticus, Jambosa caryophyllus, Eugenia caryophyllus (C. Spreng) Bull. et Harr.; Gewürznelkenbaum; Fam. Myrtaceae; heim. auf den Molukken (wie Muskatnuß; s. Myristica fragrans; daher der Name Gewürzinseln); kultiviert in fast allen trop. Ländern, bes. an der Ostküste Afrikas wie Sansibar, Pemba, Madagaskar, Mauritius, Reunion; Stpfl. von **Caryophylli flos:** Flores Caryophylli; Gewürznelken, Nägelein, Nelken; getrocknete Blütenknospen, auf den Molukken hellbraun, sonst dunkelbraun; **Off.:** Ph.Eur.6; Monographie: WHO, Kommission E; **Inhaltsst.:** 12–25 %, nach Ph.Eur. mind. 15 % äther. Öl (Caryophylli floris aetheroleum, s. unten), ca. 3 % Oleanolsäure* (Caryophyllin, ein Triterpensapogenin), 10–20 % Gerbstoffe (Phlobaphene*), 6–12 % fettes Öl sowie Spuren von Vanillin*; **Wirk.:** antisept., antibakteriell, antifungal, antiviral, lokalanästhet., spasmolyt.; **Anw.: 1.** (med.) bei entzündl. Veränderungen der Mund- u. Rachenschleimhaut; zur lokalen Schmerzstillung in der Zahnheilkunde; **2.** (volkstüml.) als Stomachikum*, zu Mundwässern; als Gewürz (Fisch, Braten, Soßen, Kraut; Punsch, Glühwein); **Anthophylli:** Fructus Caryophylli; Mutternelken, Königsnelken; nicht völlig reife Früchte; diese enthalten etwas weniger äther. Öl (kein Aceteugenol) als die Gewürznelken u. dienen ebenfalls als Gewürz; **Caryophylli floris aetheroleum:** Oleum Caryophylli; Nelkenöl; D. 1.030–1.063; $\alpha_D^{20\,°C}$ 0° bis −2°; $n_D^{20\,°C}$ 1.528–1.537; weißes bis gelbl., stark würzig riechendes äther. Öl der Blütenknospen (ÖAB), Blütenstiele u. Laubblätter (Ph.Eur.6, Ph.Helv.), das sich allmähl. bräunl. färbt; **Best.:** 80–90 % Eugenol* u. 10–15 % Aceteugenol, 5–10 % $\beta$-Caryophyllen, Caryophyllenepoxid, Humulen* ($\alpha$-Caryophyllen), Salicylsäuremethylester (s. Methylsalicylat) u. a. Ester sowie Heptan-2-on u. Octan-2-on, beide für Geruch wichtig (nach Ph.Eur. 5–14 % $\beta$-Caryophyllen, 75.0–88.0 % Eugenol, 4.0–15.0 % Aceteugenol; nach ÖAB mind. 84 u. max. 96 % Eugenol u. Aceteugenol zusammen; nach Ph.Helv.7 mind. 85 % Phenole*, davon hauptsächl. Eugenol); **Wirk.:** lokalanästhesierend, spasmolytisch, antimikrobiell; **Anw.: 1.** (med.) in der Zahnheilkunde zur lokalen

Schmerzstillung u. als Antiseptikum; bei entzündl. Veränderungen der Mund- u. Rachenschleimhaut; **2.** (techn.) in der Kosmetik; **3.** als Gewürz; **Zuber.**: Spiritus* Melissae compositus. **Stipites (Festucae) Caryophyllorum:** Nelkenstiele; Blüten- u. Blütenstandsstiele; **Anw.**: (techn.) ebenfalls (zusätzl.) zur Gewinnung des äther. Öles, ferner auch zur Verfälschung des Nelkenpulvers. **Hom.**: Syzygium aromaticum (HAB): reife, getrocknete Blütenknospen (mind. 15 % äther. Öl).

**Syzygium cumini** (L.) Skeels: Syzygium jambolana (Lam.) DC.; Jambolanapflaume; Fam. Myrtaceae; Vorderindien, Südostasien; Stpfl. von **Cortex Syzygii cumini:** Cortex Syzygii jambolani; Jambulrinde, Syzygiumrinde; **Inhaltsst.**: Gerbstoffe, Triterpene u. Flavonoide; **Wirk.**: adstringierend, im Tierversuch hypoglykäm.; **Anw.**: (volkstüml.) bei Diarrhö, Entzündungen der Mund- u. Rachenschleimhaut, angebl. auch als Aphrodisiakum sowie bei Diabetes mellitus; **Semen Syzygii cumini:** Semen Syzygii jambolani; Syzygiumsamen, Jambulsamen; getrocknete Samenkerne; **Inhaltsst.**: Gerbstoffe, fettes Öl u. Flavonoide; **Wirk.**: im Tierversuch hypoglykäm. (am Menschen zweifelhaft); **Anw.**: (volkstüml.) bei Magen-Darm-Beschwerden, Diabetes mellitus. **Hom.**: **1.** Syzygium cumini (HAB), Syzygium jambolanum: getrocknete Samen; verordnet z. B. unterstützend bei Diabetes mellitus; **2.** Syzygium cumini e cortice (HAB), Syzygium jambolanum e cortice: getrocknete Stammrinde.

**Syzygium jambolanum:** s. Syzygium jambos (Hom.).

**Syzygium jambos** (L.) Alston: Eugenia jambos L., Jambosa vulgaris DC; Jambulbaum, Rosenapfel; Fam. Myrtaceae; Indien; Stpfl. von **Cortex Syzygii jambolani:** Syzygiumrinde, Jambulrinde; vgl. Syzygium cumini; **Inhaltsst.**: Harz, Gerbstoffe u. Gallussäure; **Anw.**: **1.** (volkstüml.) als Adstringens; **2.** (techn.) als Gerbmittel; **Fructus Syzygii jambolani:** Jambulfrüchte, Jambusen, Rosenäpfel; **Inhaltsst.**: äther. Öl, fettes Öl u. Gerbstoffe; **Anw.**: Obst. **Hom.**: Eugenia jambosa, Syzygium jambos: frische Samen.

**SZ:** Abk. für Säurezahl*.

**Szechuan-Pfeffer:** s. Zanthoxylum piperitum (Zanthoxyli pericarpium).

**Szilard-Chalmers-Effekt** (Leo S., 1898–1964; Thomas Ch.): chem. Effekt von Kernreaktionen*; die prakt. Bedeutung besteht darin, dass das gebildete Radionuklid* als Isotop desselben Elements der Ausgangsverbindung trotz gleicher chem. Eigenschaften abtrennbar ist; dadurch können z. T. sehr hohe spezifische Aktivitäten* erreicht werden.

**Szintigraphie:** diagnost. Verfahren der Nuklearmedizin* zur Funktionsdiagnostik (z. B. Transportfunktion, Stoffwechsel, Perfusion) mittels radioaktiver Stoffe; **Prinzip:** oral od. i. v. verabreichte Radionuklide* werden in bestimmten Organen od. Geweben angereichert; die abgegebene Gammastrahlung wird von außen mit Hilfe von Szintillationsdetektoren in einer Gamma-Kamera od. SPECT* registriert. **Anw.**: in der Tumordiagnostik, Bestimmung der Form u. Aktivität von Organen (z. B. Schilddrüse).

**Szintillation:** Aussendung winziger Lichtblitze beim Auftreffen energiereicher geladener Teilchen od. Gammaquanten auf einen Szintillator*; die dabei emittierte Lichtmenge ist meist proportional dem Energieverlust des Teilchens od. Quants im Szintillator; vgl. Szintillationszähler.

**Szintillationszähler:** Nachweis- u. Messgerät für ionisierende Strahlen*; ermöglicht die Messung der Radioaktivitätsmenge u. z. T. die Bestimmung der Energie schneller Elementarteilchen* u. Gammaquanten; **Prinzip:** Elementarteilchen u. Gammaquanten lösen in einem Szintillator* Lichtblitze aus (Szintillation*), die mittels Photozelle bzw. Photomultiplier (Sekundärelektronenvervielfacher) elektr. registriert werden können. Im Flüssigkeitsszintillationszähler werden radioaktiv markierte Substanzen direkt mit dem flüssigen od. gelösten Szintillator gemischt. Von der Anzahl der Lichtblitze pro Zeiteinheit kann auf die Menge des enthaltenen radioaktiven Stoffes geschlossen werden; vgl. Strahlenmessgerät. Das ermöglicht mit hoher Empfindlichkeit die quantifizierende Messung von Nukliden auch mit schwacher $\beta^-$-Strahlung (Tritium). Bei Verw. von Festkörperszintillationszählern ist die Nachweisempfindlichkeit deutl. niedriger. Für die Registrierung von Gammaquanten werden fast ausschließl. NaI(Tl)-Szintillationskristalle benutzt; die in der Szintillation erzeugten Lichtblitze werden über einen direkt am Kristall befestigten Photomultiplier zu Stromimpulsen verstärkt. Im Gamma Counter kann mit dieser Messmethode automatisiert eine Vielzahl von Proben gemessen werden. **Anw.**: v. a. in der Nuklearmedizin (u. a. zur Szintigraphie*, SPECT*, PET*).

**Szintillatoren:** Substanzen, in denen energiereiche, geladene Teilchen (Alpha-, Betateilchen, Protonen) od. Gammastrahlung Szintillationen* hervorrufen, die im Szintillationszähler* einen messbaren Sekundärelektronenstrom erzeugen; als S. dienen je nach Art der einfallenden Strahlung anorg. od. org., feste od. flüssige (gelöste) Substanzen: **1.** für Gammastrahlen u. schwere geladene Teilchen: z. B. mit Tl-Spuren aktivierte NaI-, CsI-, LiI-Einkristalle, mit Ag- od. Cu-Spuren aktiviertes ZnS, auch Anthracen, Stilben; **2.** für Elektronen u. schnelle Neutronen: Lsg. von Oxazolen (PPO, POPOP), Naphthalin, Anthracen, *p*-Terphenyl, *p*-Quaterphenyl, *trans*-Stilben in Toluol, *p*-Xylol, *p*-Dioxan u. a. Lösungsmitteln; in wässrigen Systemen können Lösungsvermittler zugesetzt werden. Für spezielle Anw. gibt es Festkörperszintillatoren (Vorteil: prakt. Handhabung; Nachteil: deutl. niedrigere Empfindlichkeit).

S

# T

**t:** **1.** Einheitenzeichen für Tonne; 1 t = 1000 kg; **2.** (physik.) Symbol für Temperatur* (in °C); **3.** (physik.) Symbol für Zeit.

**T:** **1.** (chem.) Symbol für Tritium*; **2.** (chem.) Abk. für **T**hreonin*; **3.** (biochem.) Abk. für **T**hymin*; **4.** (physik.) Symbol für absolute Temperatur*; **5.** (physik.) Symbol für Transmission*; **6.** Vorsatzzeichen für Tera-*.

**$T_3$:** Abk. für 3′,3,5-Triiodthyronin; s. Liothyronin; Schilddrüsenhormone.

**$T_4$:** Abk. für 3′,5′,3,5-Tetraiodthyronin; s. Schilddrüsenhormone; Levothyroxin-Natrium.

**2,4,5-T:** Abk. für **2,4,5-T**richlorphenoxyessigsäure*.

**Ta:** (chem.) Symbol für Tantal*.

**Tabacum:** s. Nicotiana tabacum (Hom.).

**Tabacum e seminibus:** s. Nicotiana tabacum (Hom.).

**Tabakblätter:** s. Nicotiana tabacum (Folia Nicotianae).

**Tabakentwöhnungsmittel:** s. Entwöhnungsmittel.

**Tabak, Indianischer:** s. Lobelia inflata (Herba Lobeliae).

**Tabak-Mosaik-Virus:** Abk. TMV; weltweit verbreitetes helikales Virus* mit einem stäbchenförmigen Virion*; sein Kapsid* besteht aus 2130 Peptidketten mit jeweils $M_r$ 17 500. Das TMV wird leicht auf mechan. Weg übertragen, wobei es primär kultivierte Vertreter der Solanaceen angreift, v. a. Tabak, Tomaten u. Paprika. TMV wurde in niedrigen Konz. auch in Obstbäumen u. Weinstöcken gefunden. Es gibt zahlreiche Virusstämme, die ein Mosaik aus hellem u. dunklem Grün od. Gelb u. markante Blattverformungen hervorrufen. Eine TMV-Infektion führt z. T. zu Krüppelwuchs. Normalerweise breitet sich das Virus in der gesamten Pflanze aus, nur das Meristem bleibt virusfrei. TMV ist extrem infektiös u. sehr resistent gegen Austrocknung, Erhitzen u. zahlreiche Chemikalien. TMV dient als Modell für RNA-Viren.

**Tabak, Ungarischer:** s. Nicotiana tabacum.

**Tabebuia impetiginosa** (Martius ex DC.) Standley: Tabebuia avellanedae Lorentz ex Griseb., Tecoma avellanedae (Lorentz ex Griseb.) Speg.; Fam. Bignoniaceae; trop. Regenwälder Südamerikas; Stpfl. von **Cortex Tabebuiae:** Tabebuia-Rinde, Lapacho; vgl. Tecoma lapacho (Cortex Lapacho); **Inhaltsst.:** Gerbstoffe*, Vanillin* u. a. phenol. Substanzen, Cumarine*, Flavonoide*, Saponine*, wenig Lapachol* (<0.001 %, im Kernholz* hingegen >3 %) u. a. Naphthochinone; **Anw.:** (volkstüml.) z. B. gegen Tumoren, Magenschmerzen, Fieber, Hautkrankheiten (Psoriasis); die Verw. der Droge geht auf die Ureinwohner Perus, Paraguays u. Boliviens zurück.

**Tabebuia lapacho:** s. Tecoma lapacho.

**Tabebuia-Rinde:** s. Tabebuia impetiginosa (Cortex Tabebuiae).

**Tabernanthe iboga:** s. Ibogain.

**Tabes** (lat. Auszehrung, Schwinden): s. Tuberkulose.

**Tabes dorsalis:** sog. Rückenmarkschwindsucht; parenchymatöse Form der Neurosyphilis im Spätstadium der Syphilis* mit Degeneration der Hinterstränge des Rückenmarks u. granulomatöser Entzündung der Wurzeln der Rückenmarknerven sowie Degeneration von Hirnnerven; Auftreten in ca. 2–3 % mit einer Latenzzeit von ca. 8–20 Jahren; **Sympt.:** Pupillenstörungen, Augenmuskellähmungen, Optikusatrophie, Sensibilitätsstörungen, Parästhesien, anfallartig auftretende, plötzlich einschießende, sog. lanzinierende Schmerzen, Areflexie, Hypotonie der Muskulatur, tabische Arthropathie, Ataxie u. Gangstörungen, Harnblasen- u. Rektumstörungen, Erektionsstörung; **Ther.:** s. Syphilis.

**Tabletten:** s. Compressi.

**Tablettenformen:** s. Compressi (Abb. dort).

**Tablettenhärteprüfer:** s. Bruchfestigkeit (von Tabletten).

**Tabletten, magensaftresistente:** s. Arzneiformen, magensaftresistente.

**Tablettenpressen:** s. Exzenterpresse; Rundläuferpresse.

**Tabletten, überzogene:** s. Compressi obducti.

**Tabletten zur Herstellung einer Lösung zum Einnehmen:** s. Trinktabletten.

**Tabulettae:** s. Compressi.

**Tabulettae obductae:** s. Compressi obducti.

**Tacalcitol** (INN): (+)-(5*Z*,7*E*,24*R*)-9,10-Secocholesta-5,7,10(19)-trien-1$\alpha$,3$\beta$,24-triol; CAS-Nr. 57333-96-7; $C_{27}H_{44}O_3$, Strukturformel: s. Abb.; $M_r$ 416.65; bildet auch ein Monohydrat; Vitamin-$D_3$-Analogon (s. Vitamin D) wie Calcipotriol*; **Wirk.:** hemmt die epidermale Hyperproliferation u. fördert die normale Keratinisierung; **Ind.:** Psoriasis vom Plaque-Typ; **Kontraind.:** schwere Leber-, Nieren- od. Herzerkrankungen; Veränderungen des Calciumstoffwechsels, Schwangerschaft u. Stillzeit, Anw. bei Kindern u. Anw. auf mehr als 15–20 % der Gesamthautfläche; gleichzeitige Anw. mit Salicylaten; **UAW:** Juckreiz, Brennen; **Dos.:** topisch 1 × tägl. dünn auftragen (abends), TMD 5 g

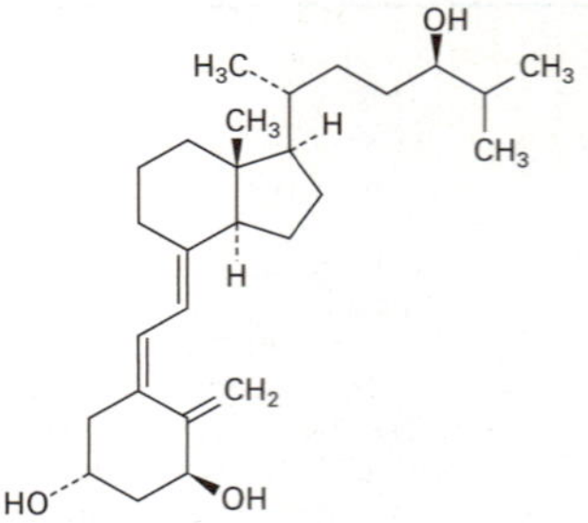

**Tacalcitol**

Salbe (4 µg T. pro 1 g Salbe), nicht länger als 8 Wochen anwenden.

**Tacamahaca:** s. Calophyllum inophyllum.

**Tachhydrit:** s. Magnesiumchlorid-Hexahydrat.

**Tachykardie** (gr. tachys schnell; kardia Herz): tachykarde Herzrhythmusstörung* mit einem Anstieg der Herzfrequenz auf über 100/min; führt zu verkürzter Diastolendauer mit erniedrigtem Schlagvolumen; **Sympt.:** unterschiedlich je nach Form der T., Herzfrequenz u. Vorerkrankung (z. B. evtl. Auslösen einer Angina* pectoris); asymptomat. od. Herzrasen, bei hämodynam. Wirksamkeit Schwindel, Dyspnoe, Schwäche, Synkope, kardiogener Schock bis Herz-Kreislauf-Stillstand; **Ther.:** Akuttherapie bei hämodynam. Instabilität: Kardioversion bzw. Defibrillation (s. Defibrillator); bei hämodynam. stabiler T. (je nach Form) z. B.: **1.** bei T. mit regelmäßigen schmalen QRS-Komplexen primäre Vagusreizung u. ggf. Adenosin*; bei T. mit unregelmäßigen QRS-Komplexen primäre Frequenzkontrolle durch negativ dromotrope Substanzen: Calcium*-Antagonisten vom Nicht-Dihydropyridintyp, Beta*-Rezeptoren-Blocker, herzwirksame Glykoside* od. Kardioversion; **2.** bei ventrikulärer T. (T. mit breiten regelmäßigen QRS-Komplexen) Antiarrhythmika*. Vgl. Bradykardie.

**Tachyphylaxie:** rasch (in Min. bis Std.) einsetzende Wirkungsminderung eines Pharmakons i. S. einer Toleranz* bei mehrfacher Applikation in kurzen Zeitabständen; reversibel; **Beispiel:** Gabe von indirekt wirkenden Sympathomimetika* (z. B. Ephedrinhydrochlorid*) durch Verringerung der Noradrenalinkonzentration in den Speichervesikeln der Nervenendigungen; Therapie mit organischen Nitraten*.

**Tachysterol:** s. Vitamin D (Provitamin $D_2$).

**Tacrin** (INN): 1,2,3,4-Tetrahydro-9-acridinamin; CAS-Nr. 321-64-2; $C_{13}H_{14}N_2$, Strukturformel: s. Abb.; $M_r$ 198.27; Schmp. 183–184 °C (kristallisiert aus stark verd. Ethanol); in Deutschland im Handel befindl. Cholinesterase-Inhibitor (vorwiegend zentral); in Österreich u. der Schweiz außer Handel; **Ind.:** symptomat. Behandlung der Alzheimer*-Krankheit; **Kontraind.:** hepat. Erkrankungen, Anw. bei gebährfähigen Frauen u. bei Kindern, in der Schwangerschaft; unbehandelte Magen- od. Darmulzera; **UAW:** Anstieg der Transaminasen, der alkal. Phosphatase u. der Bilirubinwerte, evtl. klin. Ikterus; Erbrechen, Anorexie; **Dos.:** p. o. 1. bis 6. Woche 4 × 10 mg/d, 7. bis 12. Woche 4 × 20 mg/d, 13. bis 18. Woche 4 × 30 mg, 19. bis 24. Woche 4 × 40 mg/d; HWZ 2–4 h. **Tacrinhydrochlorid:** CAS-Nr. 1684-40-8; $C_{13}H_{14}N_2 \cdot HCl$; $M_r$ 234.73; Schmp. 283–284 °C (kristallisiert aus konz. Salzsäure); gelbes, krist. Pulver, leicht lösl. in Wasser; pH-Wert einer 1.5 %igen Lsg. 4.5–6.

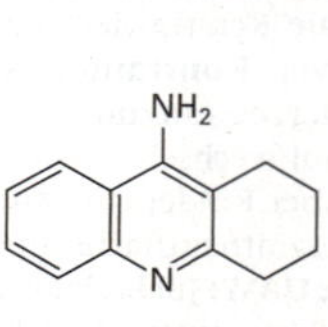

**Tacrin**

**Tacrolimus** (INN): (–)-(3*S*,4*R*,5*S*,8*R*,9*E*,12*S*,14*S*,15*R*,16*S*,18*R*,19*R*,26a*S*)-8-Allyl-5,6,8,11,12,13,14,15,16,17,18,19,24,25,26,26a-hexadecahydro-5,19-dihydroxy-3-{(*E*)-2-[(1*R*,3*R*,4*R*)-4-hydroxy-3-methoxycyclohexyl]-1-methylvinyl}-14,16,-dimethoxy-4,10,12,18-tetramethyl-15,19-epoxy-3*H*-pyrido[2,1-*c*][1,4]oxaazacyclotricosin-1,7,20,21-(4*H*,23*H*)-tetron; CAS-Nr. 104987-11-3; $C_{44}H_{69}NO_{12}$, Strukturformel: s. Abb.; $M_r$ 804.03; Makrolid aus Streptomyces tsukubaensis; **Wirk.:** starkes Immunsuppressivum*, hemmt die Bildung von zytotox. T-Lymphozyten, Interleukin*-2, -3 u. $\gamma$-Interferon*; **Ind.:** Prophylaxe u. Behandlung der Leber- u. der manifesten Nierentransplantationsabstoßung; mittelschweres u. schweres atop. Ekzem, wenn herkömml. Ther. nicht ausreichend sind od. nicht vertragen werden; **Kontraind.:** chron. Abstoßungsreaktionen mit ausgeprägter irreversibler Reduktion der Gallengänge; Schwangerschaft u. Stillzeit; **WW:** Inhibitoren od. Induktoren von CYP3A4; Arzneimittel mit nephrotox. od. neurotox. Wirkung: kumulative Toxizität mögl.; hohe Kaliumzufuhr od. Verw. kaliumsparender Diuretika vermeiden, da eine potentiell unter T. auftretende Hyperkaliämie verstärkt werden kann; Ansprechen auf Impfungen kann beeinträchtigt werden, Anw. von Lebendimpfstoffen vermeiden; T. wird in hohem Maß an Plasmaproteine gebunden, daher WW mit Arzneimitteln mögl., die hohe Plasmaproteinbindung aufweisen; **UAW:** betreffen Nervensystem, Stoffwechsel, Elektrolyte; **Dos.:** **1.** parenteral; ab 12 Jahren: bei Lebertransplantation: 0.1–0.2 mg/kg KG/d, max. 0.4 mg/kg KG/d; bei

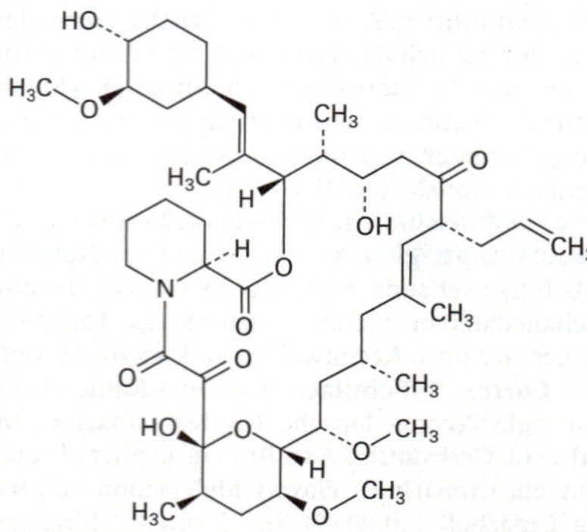

**Tacrolimus**

Nierentransplantationsabstoßung: 0.15–0.3 mg/kg KG/d, jeweils in 2 ED (morgens u. abends). Bei Jugendl. unter 12 Jahren u. Kindern ist die Dos. 1.5- bis 2-mal höher. **2.** atopisches Ekzem: ab 16 Jahren: initial 0.1 %ige Salbe 2×/d für bis zu 3 Wochen, danach auf 0.03 %ige Salbe 2×/d reduzieren. **Tacrolimus-Monohydrat:** CAS-Nr. 109581-93-3; $C_{44}H_{69}NO_{12} \cdot H_2O$; $M_r$ 822.05.

**Tadalafil** (INN): (6*R*,12a*R*)-2,3,6,7,12,12a-Hexahydro-2-methyl-6-(3,4-methylenedioxyphenyl)pyrazino(1′,2′:1,6)pyrido(3,4-b)indol-1,4-dion; CAS-Nr. 171596-29-5; $C_{22}H_{19}N_3O_4$, Strukturformel: s. Abb.; $M_r$ 389.41; **Wirk.:** Vasodilatator*, Phosphodiesterase*-Hemmer (selektiver Hemmstoff der cGMP-spezif. Phosphodiesterase Typ 5, Abk. PDE 5, mit längerer Halbwertzeit, durchschnittlich 17.5 h, u. damit längerer Wirkungsdauer als Sildenafil* u. Vardenafil*); **Ind.:** erektile Dysfunktion; **Kontraind.:** gleichzeitige Einnahme org. Nitrate od. anderer NO-Donatoren, schwere Herz-Kreislauf-Erkrankungen (z. B. instabile Angina pectoris, schwere Herzinsuffizienz, kürzl. erlittener Herzinfarkt od. Schlaganfall), Hypotonie, unkontrollierte Arrhythmien u. arterielle Hypertonie; **UAW:** Kopfschmerz, Dyspepsie, Schwindel, verstopfte Nase, Rücken- od. Muskelschmerzen, selten Flush; **Dos.:** p. o. 10–20 mg 30 min bis 12 h vor dem Geschlechtsverkehr.

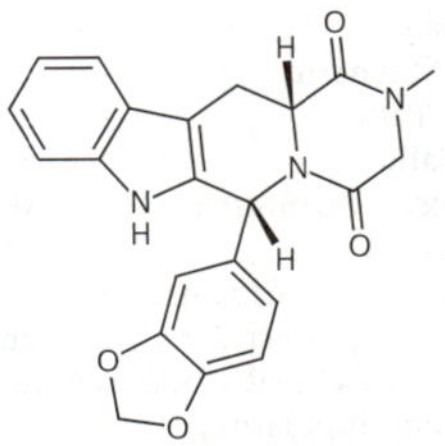


**Tadalafil**

**Tadeonal:** s. Polygonum hydropiper (Herba Polygoni hydropiperis, Inhaltsst.).

**TÄHAV:** Abk. für **V**erordnung über **t**ierärztliche **H**ausapotheken; s. Hausapotheke.

**Taenia** (gr. Bandwurm): Gattung der Cestodes*; Darmparasiten von Säugetieren; med. relevante Arten: T. saginata (Rinderbandwurm) u. T. solium (Schweinebandwurm); Infektion durch Verzehr von rohem, finnenhaltigem Fleisch (s. Taeniasis); Finnen nur in Säugetieren; Vork. kosmopolit.; v. a. T. solium in der Bundesrepublik Deutschland durch gesetzl. Fleischbeschau u. Hygiene selten geworden.

**Taeniasis:** Bandwurmbefall; Befall des Menschen durch den Rinderbandwurm Taenia* saginata od. den Schweinebandwurm Taenia solium; der Mensch ist einziger Endwirt; Übertragung: Infektion durch Verzehr rohen, finnenhaltigen Fleischs; die Finne entwickelt sich im menschl. Darm zum adulten Wurm. **Sympt.:** fehlen meist; ggf. Bauchschmerz, Gewichtsverlust, Schwäche, Abgang aktiver Proglottiden; **Ther.:** Niclosamid*, Praziquantel*; **Proph.:** Fleischbeschau, Vermeidung des Verzehrs von rohem Fleisch.

**Taenifuga:** s. Anthelminthika.

**Täschelkraut:** s. Capsella bursa-pastoris (Bursae pastoris herba).

**Tätigkeiten, pharmazeutische:** s. Personal, pharmazeutisches.

**Täubling, Giftiger:** s. Russula emetica.

**Tafelglas:** s. Glas.

**Tafelsenf:** s. Mostardum.

**Tafelwaage:** s. Waagen.

**Tafelwasser:** Wasser, das aus Trinkwasser, natürl. Mineralwasser od. Quellwasser unter Verw. einer od. mehrerer Zutaten hergestellt wird; **Herst.:** Zutaten: **1.** Sole od. durch Wasserentzug im Gehalt an Salzen angereichertes natürl. Mineralwasser; **2.** Salze bzw. Salzlösungen (Natriumchlorid, Kaliumchlorid, Calciumchlorid; Natriumcarbonat, Natriumhydrogencarbonat (Natriumbicarbonat), Kaliumcarbonat, Kaliumhydrogencarbonat (Kaliumbicarbonat), Calciumcarbonat, Magnesiumcarbonat; Calciumsulfat, Magnesiumsulfat); **3.** Kohlensäure (Kohlenstoffdioxid); bei T. mit einem Mindestgehalt von 4 g/L Kohlensäure kann die Sachbezeichnung „Sodawasser" lauten; Herstellung u. Abfüllung darf außerhalb des Quellortes an jedem beliebigen Ort erfolgen. Im Gegensatz zum Mineralwasser (s. Aquae minerales) handelt es sich nicht um Wasser von ursprüngl. Reinheit; es bedarf keiner amtl. Anerkennung. Tafelwasser darf in seinem Namen weder den Begriff „natürlich" enthalten, noch einen Brunnen- od. Quellnamen tragen.

**TAFI:** Abk. für **T**hrombin-**a**ktivierter **F**ibrinolyse-**I**nhibitor; vom vaskulären Endothel freigesetztes Plasmaprotein ($M_r$ 60 kDa, Plasmakonzentration 60 µg/L); Proenzym der Carboxydase B, aktiviert durch den Thrombin-Thrombomodulin-Komplex in der 2. Phase (Verstärkungsphase) der Thrombinbildung; **Wirk.:** hemmt die Bindung von Plasminogen* u. Gewebeplasminogenaktivator* an Fibrin* u. dadurch die Fibrinolyse*; **Nachw.:** ELISA*. Vgl. Blutgerinnung.

**Tafluprost:** [(3,3-Difluor-4-phenoxy-1-buten-1-yl)-3,5-dihydroxycyclopentyl]-5-heptensäure-isopropylester; CAS-Nr. 209860-87-7; $C_{25}H_{34}F_2O_5$, Strukturformel: s. Abb.; $M_r$ 452.53; logP 4.3 ± 0.5 (berechnet); **Wirk.:** Antiglaukomatosum*; fluoriertes Prostaglandin-F2$_\alpha$-Analogon; verbessert durch Bindung an den Prostaglandin-F-Rezeptor (Kurzbez. FP-Rezeptor) den Abfluss des Kammerwassers; **Ind.:** erhöhter Augeninnendruck bei Offenwinkelglaukom od. okulärer Hypertension; **Kontraind.:** Überempfindlichkeit gegen T. u. sonstige Best.; **UAW:** Augenbeschwerden wie Jucken, Reizungen, Tränenfluss, verschwommenes Sehen, Dunkelfärbung des Augenlids, Irispigmentierung, vermehrtes Wimpernwachstum; **Dos.:**

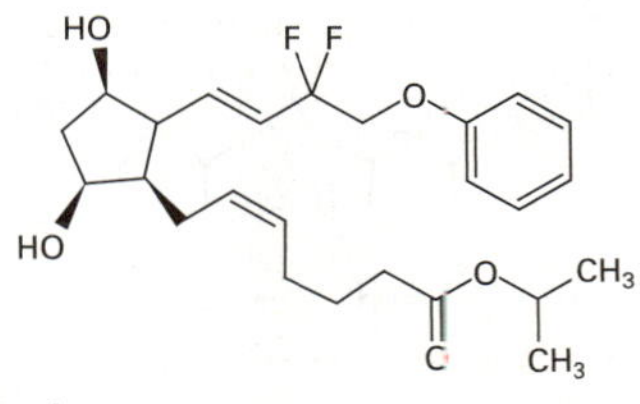


**Tafluprost**

15 µg/mL; 1×1 Tr./d abends in den Bindehautsack eintropfen.

**Tagesmaximaldosis:** s. Dosis.

**Tagesrhythmus:** s. Rhythmus, zirkadianer.

**Taigawurzel:** s. Eleutherococcus senticosus (Eleutherococci radix).

**Tailas:** im Ayurveda* Bez. für pflanzliche Öle zur externen u. internen Anwendung u. für Klistiere*; Grundlage (Basisöl bzw. -substanz) ist häufig Sesamöl (in klass. Ayurveda-Schriften ebenfalls als Taila bezeichnet), z. T. auch Kokosöl, Mandelöl, Olivenöl, Niemöl, Rizinusöl od. Milch (je nach Therapieabsicht u. Hauttyp), in diese werden häufig Heilpflanzen u. ihre Drogen in aufwändigen Herstellungsprozessen eingearbeitet.

**Taille-Hüft-Quotient:** (engl.) *waist hip ratio (Abk. WHR)*; Umfangsmessung in Taillenhöhe sowie in Höhe der seitl. Knochenhügel der Oberschenkel in cm; der Quotient aus Taillen- u. Hüftumfang ergibt ein Maß für die Art der Fettverteilung im Körper. Vgl. Taillenumfang.

**Taillenumfang:** mit flexiblem Maßband am stehenden Patienten horizontal in Höhe der natürl. Taille od. an der Mitte zw. Unterrand des Rippenbogens u. Beckenkamm bei frontaler Ansicht gemessener Wert; anthropometr. Maß für intraabdominales Fettdepot (Beurteilung der Fettverteilung u. Schätzung der viszeralen Fettmasse; vgl. Adipositas). Vgl. Taille-Hüft-Quotient.

**Talcum:** s. Talk.

**Talcum siliconisatum:** s. Silicone.

**Talg:** s. Sebum.

**Talgmuskatnußbaum:** s. Virola sebifera.

**Talgsäure:** s. Stearinsäure.

**Talk:** Talkum, Talcum Ph.Eur.6; Speckstein (Talkstein, Seifenstein), Magnesiumhydroxid-polysilicat; CAS-Nr. 14807-96-6; $Mg_3Si_4O_{10}(OH)_2$; $M_r$ 379.3; D. 2.2–2.8; pulverisiertes, hydratisiertes, natürl. Magnesiumsilicat*; sehr feines, weiches, sich fettig anzufühlendes, schweres Pulver; Kristallaufbau: s. Abb.; spezif. Oberfläche: 1.8–6.3 m²/g; unlösl. in Wasser (wasserlösl. Substanzen max. 0.2 %) u. org. Lösungsmitteln; sehr schwer lösl. in kalten Säuren u. verd. Basen; Keimzahl nach Ph.Eur.: **1.** max. $10^2$ koloniebildende, aerobe Bakterien u. Pilze je Gramm, wenn die Substanz zur kutanen Anw. bestimmt ist; **2.** max. $10^3$ koloniebildende, aerobe Bakterien u. höchstens $10^2$ Pilze je Gramm, wenn die Substanz zur oralen Anw. bestimmt ist (Beschriftung); **Best.:** unterschiedl. Mengen von in Schwefelsäure (10 %ig) unlösl. hydratisierten Aluminium- u. Magnesiumsilicaten, Calcium- u. Magnesiumcarbonat, geringe Mengen an Calciumsilicat; Aluminium max. 2.0 %, Blei max. 1.0 %, Calcium max. 0.9 %, Eisen max. 0.25 %, Magnesium mind. 17.0 %, max. 19.5 %; der Hersteller muss nachweisen (IR-spektroskop. od. röntgendiffraktometrisch), dass die Substanz frei von Asbest* ist. **Inkomp.:** Desinfektionsmittel, bes. quartäre Ammoniumverbindungen (adsorptive Bindung); **Anw.:** bei Tablettierung, Dragierung, Lackierung als Schmiermittel; Zusatz zu Dragiersirupen, verhindert Kleben von Lacklösungen; in Pudern als Grundlage (macht die Haut gleitend ohne sie zu fetten); in Pasten u. Lotionen als Best. der Feststoffphase; da T. stark mit Bakterien kontaminiert sein kann, sollte er sterilisiert werden (z. B. 1 h bei mind. 160 °C). **Cave:** als Grundlage zur Herst. von Wundpudern od. -pulvern wegen Einkapselung durch lebende Gewebe ungeeignet (Granulombildung).

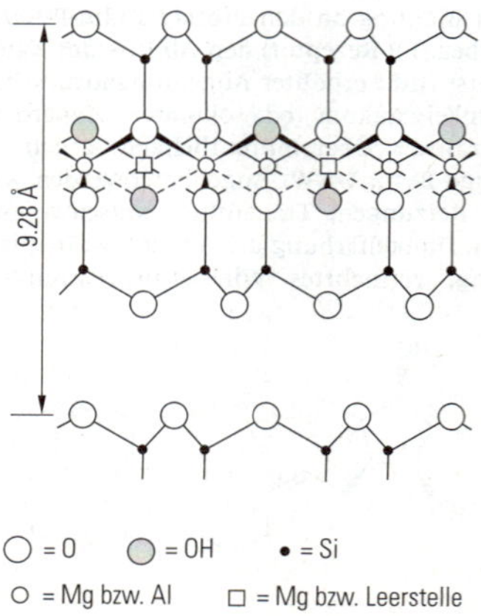


**Talk:** Kristallaufbau [15]

**Talkdiastase:** Amylase* des Schimmelpilzes Aspergillus oryzae.

**Talkspat:** s. Magnesit.

**Talkstein:** s. Talk.

**Talkum:** s. Talk.

**Talose:** Hexose*; Strukturformel: s. Monosaccharide (Abb. 1 dort).

**Talpa europaea** L.: Europäischer Maulwurf; Fam. Talpidae (zu den Insectivora, Insektenfressern, einer evolutionsgeschichtl. frühen Gruppe von Säugetieren, gehörend); **Hom.:** Talpa europaea (HAB), Pel talpae: getrocknetes Fell des Tieres (ca. 10×15 cm, mit ca. 0.5–1 cm langen Haaren).

**Tamarinde:** s. Tamarindus indica.

**Tamarindenmus:** s. Tamarindus indica (Tamarindorum pulpa cruda).

**Tamarindenmus, gereinigtes:** s. Tamarindus indica (Pulpa Tamarindorum depurata).

**Tamarindorum pulpa cruda:** s. Tamarindus indica.

**Tamarindus indica** L.: Tamarinde; Fam. Fabaceae (Leguminosae); heim. im trop. Afrika, in den Tropen überall kultiviert; Stpfl. von **Tamarindorum pulpa cruda:** Pulpa Tamarindorum (cruda), Fructus Tamarindi; Tamarindenmus; musartiges Fruchtfleisch; **Inhaltsst.:** 12–15 % freie Säuren, hauptsächl. Weinsäure*, Citronen*- u. Äpfelsäure*, ca. 8 % Kaliumhydrogentartrat*, 25–30 % Invertzucker* u. Pektin*; **Pulpa Tamarindorum depurata:** gereinigtes Tamarindenmus; **Inhaltsst.:** wie Pulpa Tamarindorum cruda (s. o.); **Gew.:** rohes Tamarindenmus mit heißem Wasser anrühren, durch ein Sieb pressen u. auf dem Wasserbad zu einem dicken Extrakt eindampfen; je 5 T. des noch warmen Muses mit 1 T. mittelfein gepulvertem Zucker vermischen; gereinigtes Tamarindenmus muss schwarzbraun sein, muss sauer, darf aber nicht brenzlig schmecken; **Anw.:** (volkstüml.) als mildes Laxans*; vgl. Electuarium Sennae.

**Tamoxifen** (INN): (*Z*)-2-[4-(1,2-Diphenyl-1-butenyl)phenoxy]-*N,N*-dimethylethylamin; CAS-Nr. 10540-29-1; $C_{26}H_{29}NO$, Strukturformel: s. Abb.; $M_r$ 371.53; Schmp. 96–98 °C (kristallisiert aus Petrolether); synthet. nichtsteroidales Antiestrogen* mit estrogenen Partialwirkungen; Zytostatikum*; **Ind.:** Mammakarzinom in der Postmenopause; **Kontraind.:** schwere Thrombopenie, Leukopenie, Hyperkalzämie; **WW:** Wirkungsverstärkung von Antikoagulanzien; Wirkungsverminderung estrogenhaltiger Hormonpräparate; Thrombozytenaggregations*-Hemmer; **UAW:** Ödeme, vaginale Blutungen, vorübergehende Thrombozytopenie u. Leukopenie, Depressionen; **Dos.:** p. o. 2 × 10 mg/d; HWZ 168–240 h. **Tamoxifencitrat:** Tamoxifeni citras Ph.Eur.6; CAS-Nr. 54965-24-1; $C_{32}H_{37}NO_8$; $M_r$ 563.6; Schmp. 140–142 °C (polymorph); weißes krist. Pulver, schwer lösl. in Wasser u. Aceton.

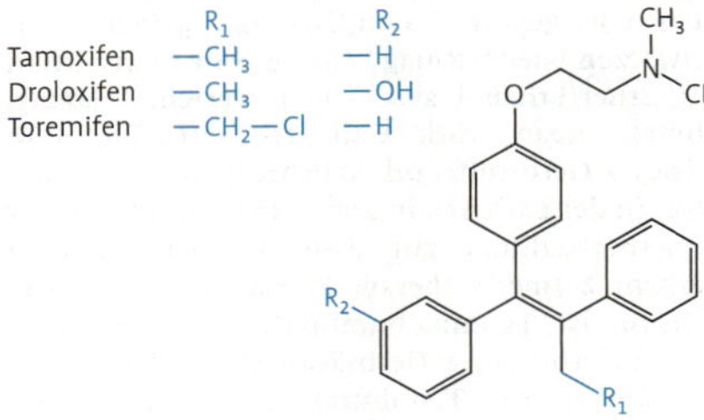


**Tamoxifen:** T. und Derivate

**Tampon:** Wattepressling, evtl. mit Mull- od. Netzumhüllung; **Anw.:** zum Einlegen in Körper- u. Wundhöhlen (s. Tamponade) od. mit Zugfaden zur weibl. Monatshygiene; auch zur vaginalen (s. Vaginaltampon) od. analen (s. Rektaltampon) Applikation von Arzneimitteln. **Wirkstoffhaltige Tampons:** Tamponae medicatae Ph.Eur.6; nach Ph.Eur. als feste, einzeldosierte Zubereitungen definiert, welche dazu bestimmt sind, in Körperhöhlen für einen begrenzten Zeitraum eingeführt zu werden; wirkstoffimprägnierte Basismaterialien: z. B. Cellulose (Baumwolle, Viskose), Kollagen (v. a. zur Wundversorgung) od. Silicon; Beispiele für Wirkstoffe in Wund-T.: Desinfektionsmittel (Iodoform*, Clioquinol*); die Imprägnierung mit z. B. Eiweißen wie Albumin od. T. aus Kollagen od. Gelatine fördern die Wundheilung u. werden zur Blutstillung u. Gewebeklebung verwendet. Die mikrobiolog. Qualität ist zu gewährleisten. Vgl. Zubereitungen zur rektalen Anwendung; Zubereitungen zur vaginalen Anwendung; Zubereitungen zur Anwendung am Ohr.

**Tamponade:** dichte Gaze- od. Verbandfüllung von Körperhohlräumen, Hohlorganen, Wundhöhlen od. Wundkanälen, z. B. zur Blutstillung od. offenen Wundbehandlung (u. a. durch Tamponadebinden*, Tamponadestreifen* od. Tampons*) bei sekundärer Wundheilung.

**Tamponadebinde:** (lat.) Obturamenta; schmale 22- od. 24-fädige Baumwollmullbinde (Obturamenta Gossypii absorbentia) mit Webkante zum Einlegen in Wundhöhlen (s. Tamponade); früher auch aus Baumwollviskose (Obturamenta Gossypii et cellulosi regeneranti absorbentia).

**Tamponadestreifen:** 4-fach gelegter Baumwollmullstreifen zum Einlegen in Wundhöhlen; vgl. Tamponade.

**Tamponae medicatae:** s. Tampon.

**Tampons, wirkstoffhaltige:** s. Tampon.

**Tampositorien®:** speziell geformte Suppositorien (s. Suppositoria), die der Länge nach einen Tampon* aus Schlauchmull enthalten; vgl. Rektaltampon.

**Tamsulosin** (INN): (–)-(*R*)-5-{2-[2-(2-Ethoxyphenoxy)ethyl]amino-propyl}-2-methoxybenzolsulfonamid; CAS-Nr. 106133-20-4; $C_{20}H_{28}N_2O_5S$, Strukturformel: s. Abb.; $M_r$ 408.51; **Wirk.:** selektiver Alpha-1-Rezeptoren-Blocker (s. Alpha-Rezeptoren-Blocker); **Ind.:** Behandlung funktioneller Symptome (z. B. Harndrang, Harnblasenentleerungsstörungen) bei benignem Prostatasyndrom*; **Kontraind.:** z. B. orthostat. Dysregulation, schwere Leberinsuffizienz; **UAW:** z. B. Schwindel, Hypotonie; **Dos.:** p. o. 1 × 0.4 g Tamsulosinhydrochlorid (entspricht 0.367 g T.)/d, nach dem Frühstück; HWZ 10–13 h. **Tamsulosinhydrochlorid:** CAS-Nr. 106463-17-6; $C_{20}H_{28}N_2O_5S \cdot HCl$; $M_r$ 444.97.

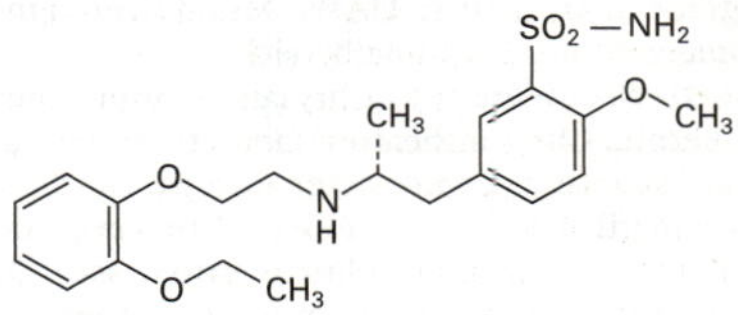


**Tamsulosin**

**Tanaceti aetheroleum:** s. Tanacetum vulgare (Oleum Tanaceti).

**Tanacetum cinerariifolium** (Trev.) Schultz Bip.: Chrysanthemum cinerariifolium (Trev.) Vis., Pyrethrum cinerariifolium Trev.; Dalmatinische Insektenblume; Fam. Asteraceae (Compositae); heim. u. kultiviert in Dalmatien, Italien, Kaukasus, Nordafrika; Hauptanbaugebiete heute in vielen trop. u. subtrop. Gebieten, v. a. Kenia; zus. mit Tanacetum* coccineum Stpfl. von **Pyrethri flos:** Flores Chrysanthemi cinerariifolii, Flos Pyrethri (Dalmatini), Flores Pyrethri; (Dalmatinische) Insektenblüten, Pyrethrumblüten; getrocknete, max. halb geöffnete Blütenkörbchen; **Off.:** ÖAB (bis 1996); **Inhaltsst.:** 0.3–8 % Pyrethrine* (Monoterpene*), bestehend aus Pyrethrin I–II, Cinerin I–II, Jasmolin I–II (Strukturformeln: s. Pyrethrine, Abb. dort), Sesquiterpenlactonen (z. B. Pyrethrosin); Chrysanin, Flavonoide, Lignane, Thiophene; **Gehalt:** nach ÖAB mind. 1.0 % Pyrethrine, davon mind. die Hälfte Pyrethrin I; **Wirk.:** insektizid, molluskizid, antimikrobiell; **Anw. u. Gew.: 1.** (med.) äußerl. als Insektizide bei Kopf-, Filz- u. Kleiderläusen, bes. in Form der Petroleumauszüge; **2.** (techn.) zur Anw. u. Gew. der insektiziden Wirkstoffe s. Pyrethrine; die getrockneten Blütenköpfchen werden entweder gemahlen u. liefern Pulvis Florum Chrysanthemi (Pulvis Florum Pyrethri, Pulvis insectorum, Insektenpulver) od. sie werden durch Kombination polarer u. unpolarer Lösungsmittel extrahiert u. auf ca. 25 % Wirkstoffgehalt eingestellt. Die so erhaltenen Stäube od.

Extrakte werden v. a. auf dem Hygienesektor, im Haushalt u. im biol. Landbau verwendet.

**Tanacetum coccineum** (Willd.) Grierson: Chrysanthemum coccineum Willd., Chrysanthemum roseum, Pyrethrum carneum; Kaukasische Insektenblume, Persische Insektenblume; Fam. Asteraceae (Compositae); **Stpfl. von Pyrethri flos** (s. Tanacetum cinerariifolium).

**Tanacetum parthenium** (L.) Schultz Bip.: Matricaria parthenium L., Chrysanthemum parthenium (L.) Bernh.; Mutterkraut; Fam. Asteraceae (Compositae); Balkanländer; Stpfl. von **Tanaceti parthenii herba:** Herba Matricariae, Herba Parthenii, Mutterkraut; getrocknete, ganze oder geschnittene, oberirdische Teile der Pflanze; **Off.:** Ph.Eur.6; **Inhaltsst.:** ca. 0.2 % äther. Öl mit L-Campher*, L-Borneol*, Flavonoide, Sesquiterpenlactone* wie Parthenolid (nach Ph.Eur. enthält die Droge mind. 0.2 % Parthenolid, bezogen auf das Trockengewicht); **Wirk.:** Extraktzubereitungen wirken entzündungshemmend, spasmolyt., antimikrobiell, prophylakt. bei Migräne u. Arthritis; Hemmung der Thrombozytenaggregation u. der Prostaglandinsynthese; **Anw.:** (med.) in Großbritannien bei Migräne u. Arthritis; **UAW:** Mundulzerationen, Schmerzen im Abdominalbereich.

**Tanacetum vulgare** L.: Chrysanthemum vulgare (L.) Bernh., Chrysanthemum tanacetum; Rainfarn; Fam. Asteraceae (Compositae); Europa, Nordasien, Nordamerika; Stpfl. von **Flores Tanaceti:** Rainfarnblüten, Wurmkrautblüten; **Inhaltsst.:** 0.2–1.5 % äther. Öl (s. u.), Sesquiterpenlactone (z. B. Pyrethrosin), Flavonoide*, Cumarine*, Säuren, Wachs, Harz; **Anw.:** (volkstüml.) früher als Anthelminthikum, bei Neuralgien u. Migräne, bes. veterin.; traditionell auch als Stomachikum (Vorsicht, da auch abortiv wirkend); **Herba Tanaceti:** Rainfarnkraut, Wurmkraut; **Inhaltsst.:** 0.2–0.8 % äther. Öl, sonst wie Flores Tanaceti; **Anw.:** (volkstüml.) wie Flores Tanaceti; **Oleum Tanaceti:** Tanaceti aetheroleum; Rainfarnöl; D. 0.918–0.950; **Inhaltsst.:** $\beta$-Thujon* (Tanaceton), $\alpha$-Thujon, Thymol*, Chamazulen, L-Campher*, Borneol*, Terpen*; es gibt chem. versch. Rassen mit unterschiedl. Zusammensetzung des äther. Öles; die jeweiligen Hauptbestandteile sind zu 70–80 % enthalten u. man spricht dann z. B. vom $\alpha$-Thujon-, $\beta$-Thujon-, Campher-Typ; als weitere Stoffe wurden Polyine*, Polyene* u. Bitterstoffe* gefunden; **Wirk.:** antimikrobiell, Repellentwirkung gegen Insekten; **Anw.:** (med.) früher als Anthelminthikum (aus toxikol. Sicht heute nicht mehr vertretbar); missbräuchl. als Abortivum; äußerl. als Hautreizmittel bei Erkrankungen des rheumat. Formenkreises. **Hom.:** Chrysanthemum vulgare (HAB), Tanacetum vulgare: frische, oberird. Teile ohne Stängel.

**Tang:** s. Fucus; Braunalgen; Fucus vesiculosus (Fucus vel Ascophyllum).

**Tannalbin:** s. Tanninalbuminat.

**Tannalbin pro usu veterinario:** s. Tanninalbuminat.

**Tannate:** Salze* der Gerbsäure (Tannin*).

**Tannenbärlapp:** s. Huperzia selago.

**Tannenklee:** s. Anthyllis vulneraria.

**Tanne, Sibirische:** s. Abies sibirica.

**Tannigen:** Acetannin; Gemisch von Diacetyl- u. Triacetyltannin (DAB); grauweißes od. gelbl. weißes, geruch- u. geschmackloses Pulver, wenig lösl. in Wasser, lösl. in Ethanol, leicht lösl. in Natronlauge u. Natriumcarbonatlösung; die frühere med. Anw. als Darmadstringens bei Diarrhö ist obsolet.

**Tannin:** Tanninum Ph.Eur.6, Acidum tannicum, Acidum gallotannicum; Gallusgerbsäure, Gerbsäure; CAS-Nr. 1401-55-4; hydrolysierbare pflanzl. Gerbstoffe*, ein Gemisch aus Estern der D-Glucose mit Gallussäure*, 3-Galloylgallussäure, meist als Octagalloylglucose vorliegend; gelbl. weißes bis bräunl. Pulver, glänzende Schuppen od. Nadeln, schwacher Geruch u. adstringierender Geschmack; sehr leicht lösl. in Wasser, leicht lösl. in 85 %igem Glycerol, Ethanol u. Aceton, prakt. unlösl. in Dichlormethan; die wässrige Lsg. dreht die Ebene des polarisierten Lichts nach rechts; aus wässriger Lsg. wird T. durch Eiweiß, Alkaloide, Leim, Brechweinstein gefällt; Eisen(III)-Salze geben blauschwarzen Niederschlag (Tinte); **Gew.:** Extraktion mit Ether/Ethanol aus Gallen* versch. Pflanzen (chines., japan., türk. Galläpfel); **Off.:** Ph.Eur.6; **Wirk.:** s. Gerbstoffe, pflanzliche; **Anw.:** **1.** (techn.) Beize in der Färberei, in der Textilindustrie, in der Papierherstellung, zur Tintenfabrikation, zum Gerben; **2.** (med.) therap. Nutzung obsolet. Gebräuchl. ist Tanninalbuminat*, eine Gerbsäure-Eiweiß-Verbindung (Gerbsäuregehalt 50 %).

**Tanninalbuminat:** Tanninum albuminatum, Albumini tannas; Tannalbin, Tannin-Eiweiß; DAC, ÖAB, Eiweiß-Gerbsäure-Verb., die nach Erhitzen auf 110–120 °C für den Magensaft schwer lösl. ist; bräunl., amorphes, geruch- u. geschmackloses Pulver; sehr schwer lösl. in Wasser u. Ethanol; Gehalt an Tannin* ca. 50 %; **Anw.:** als Darmadstringens (die Gerbsäure wird langsam u. auch nur in den unteren Abschnitten des Darmes freigesetzt) zur unterstützenden symptomat. Ther. akuter Diarrhö; vgl. Antidiarrhoika; **Dos.:** 0.5–1 g mehrmals täglich. **Tannalbin pro usu veterinario:** Tannalbin für den tierärztl. Gebrauch; wird aus techn. Eiweiß u. Tannin hergestellt.

**Tannin-Eiweiß:** s. Tanninalbuminat.

**Tannoform:** Methylen-Ditannin; Schmp. ca. 230 °C (unter Zers.); leichtes, etwas rötl. braunes, geruch- u. geschmackloses Pulver, lösl. in absolutem Ethanol, unlösl. in Wasser; **Darst.:** nach DAB durch Einwirkung von Formaldehyd* auf Tannin*; **Anw.:** (med.) obsolet; früher innerl. als Darmadstringens, äußerl. als Antiseptikum* in Streupulvern.

**Tantal:** Tantalum; Symbol Ta; CAS-Nr. 7440-25-7; $A_r$ 180.95; OZ 73; D. 16.6; Schmp. 3017 °C; Sdp. ca. 5458 °C; Härte 6.5 der Härteskala*; 2-, 3-, 4- u. 5-wertiges, hellgraues, glänzendes, sehr hartes Metall*, das gegen Säuren u. Basen widerstandsfähig ist; **Vork.:** seltenes Element, mit einem Anteil von 1.7 ppm in der Erdkruste etwa so häufig wie Arsen*; meist vergesellschaftet mit Niob*, z. B. in Columbit, Tantalit (Kurzbez. Coltan) od. Tapiolith ($(Mn,Fe^{2+})(Nb,Ta)_2O_6$), od. als geringe Beimengungen in zahlreichen anderen Mineralien; Lagerstätten in Australien, Kanada, Demokrat. Republik Kongo, Äthiopien, Mosambik; **Darst.:** Mit einem Flusssäure/Schwefelsäure-Gemisch wird T. in

T

Heptafluorotantalat ($[TaF_7]^{2-}$) überführt, das aus dem Erz gewaschen u. aus der Waschflüssigkeit mit Ethylmethylketon* extrahiert wird. Die Reduktion von daraus gefälltem $K_2[TaF_7]$ mit Natrium* führt zu reinem Tantal. **Anw.:** (techn.) zahnärztl. u. chirurg. Instrumente, Knochenimplantate, chem. Geräte, Kondensatoren, Mikroelektronik; Legierungsbestandteil für hochbelastbare Bauteile in der Turbinen- u. Flugzeugtriebwerk-Produktion; Tantal(V)-oxid für hoch lichtbrechende Gläser, Tantal(IV)-carbid (Abk. TaC) als hochtemperaturbeständige Beschichtung in Triebwerken u. Schneidwerkzeugen; **Gesch.:** entdeckt 1802 von Anders Gustav Ekeberg (1767–1813).

**Tantalum:** s. Tantal.

**Tapetum:** (bot.) Nährgewebe in einem Sporangium* zur Ernährung der Sporen*; v. a. im Pollensack.

**Tape-Verband** (engl. tape Band): Stützverband aus klebenden Binden u. Pflastern zur selektiven Teilruhigstellung von Extremitäten bei Erhalt anderer Bewegungsfunktionen; durch die Wickelrichtung des T.-V. kann die immobilisierende od. redressierende Wirkung variiert werden; **Anw.:** frühfunktionelle Ther. von Prellungen, Verstauchungen (z. B. im Hand-, Knie-, oberen Sprunggelenk) od. Muskelfaserriss; bei Sportlern ggf. prophylakt. vor Belastungsexposition.

**Tapiokastärke:** s. Manihot esculenta (Amylum Manihot).

**TAQ-Polymerase:** aus dem extrem thermophilen Bakterium **T**hermiphilus **aq**uaticus isolierbare DNA*-Polymerase; Aktivitätsoptimum bei 80 °C; kurzzeitige Temperaturerhöhungen auf ca. 95 °C werden toleriert. **Anw.:** als klonierte TAQ-P. bei molekularbiolog. Arbeiten, v. a. für die Polymerase*-Kettenreaktion od. für bestimmte Arten der Sequenzierung od. Markierung von DNA-Molekülen.

**Taraktogenos kurzii:** s. Hydnocarpus kurzii.

**Tarantel:** s. Lycosa.

**Tarantula hispanica:** s. Lycosa (Hom.).

**Tarawein:** s. Actinidia chinensis (Kiwifrucht, Anw.).

**Taraxaci folium:** s. Taraxacum officinale.

**Taraxaci herba:** s. Taraxacum officinale (Taraxaci folium).

**Taraxaci radix:** s. Taraxacum officinale.

**Taraxaci radix cum herba:** s. Taraxacum officinale.

**Taraxacum kok-saghyz** Rodin: s. Kautschuk (Vork.).

**Taraxacum officinale** Weber ex Wiggers s.l.: Kuhblume, Löwenzahn; Fam. Asteraceae (Compositae); nördl. Halbkugel; Stpfl. von **Taraxaci folium:** Herba Taraxaci, Folia Taraxaci, Taraxaci herba; Löwenzahnkraut, Löwenzahnblätter; Monographie: HMPC, ESCOP; **Inhaltsst.:** Sesquiterpenlactone* mit Eudesman- u. Germacranstruktur als Bitterstoffe (zusammengefasst bezeichnet als Taraxin), Triterpene wie z. B. Taraxasterol, phenol. Verb. wie z. B. Taraxacosid u. Flavonglykoside; in Blättern u. Blüten Xanthophylle* u. Carotinoide*, in frischen Blättern ca. 0.1 % Vitamin* C; **Anw.:** **1.** (med.) Appetitlosigkeit, dyspept. Beschwerden wie Völlegefühl u. Blähungen; Störungen des Galleflusses; Anregung der Diurese; **2.** (volkstüml.) Blutreinigungsmittel; **Taraxaci radix:** Radix Taraxaci; Löwenzahnwurzel; im Herbst gesammelte u. getrocknete Wurzel (mit dem kurzen Wurzelkopf); **Off.:** ÖAB; Monographie: ESCOP; **Inhaltsst.:** im Milchsaft* wie oben genannt, außerdem Inulin* (Gehalt an Inulin stark schwankend: im Herbst bis zu 40 %, im Frühjahr nur 1–2 %); **Zuber.:** Species* cholagogae; **Anw.:** (med. u. volkstüml.) wie Herba Taraxaci; außerdem als Kaffee-Ersatz; **Taraxaci radix cum herba:** Radix Taraxaci cum herba; Löwenzahn; getrocknete, im Frühjahr vor der Blüte gesammelte, ganze Pflanze; **Off.:** DAC; Monographie: HMPC, WHO, Kommission E; **Inhaltsst. u. Anw.:** s. o. **Hom.:** Taraxacum officinale Rh. (HAB): ganze, frische, blühende Pflanze; verordnet z. B. bei Verdauungsstörungen, Lebererkrankungen.

**Targesin:** s. Silbereiweiß-Acetyltannat.

**Target:** **1.** feste (auf Trägermaterialien fixiert od. als Folie), flüssige od. gasförmige Substanz, die mit Teilchenstrahlen (z. B. Protonen, Deuteronen) bestrahlt wird, um Radionuklide* zu erzeugen; in einer gekühlten T.-Kammer wird das T. im Teilchenstrahl positioniert. Nach der Bestrahlung muss das T. meist aufgearbeitet, d. h. die Radionuklide müssen isoliert werden. **Beispiel:** Bestrahlung von flüssigem $[^{18}O]$Wasser mit Protonen zur Gew. von $[^{18}]$Fluorid($^{18}O(p,n)^{18}F$; s. Fluor-18). **2.** i. e. S. wird auch die gesamte Targetanordnung als T. u. das eigentl. T. als Targetmaterial bezeichnet.

**Tarichatoxin:** s. Tetrodotoxin.

**Tarsus** (lat.): **1.** Bindegewebeplatte des Augenlids. **2.** Fußwurzel.

**Tartarus ammoniatus:** s. Kaliumammoniumtartrat.

**Tartarus boraxatus:** s. Boraxweinstein.

**Tartarus depuratus:** s. Kaliumhydrogentartrat.

**Tartarus emeticus:** s. Antimonyl-Kaliumtartrat.

**Tartarus natronatus:** s. Kaliumnatriumtartrat.

**Tartarus stibiatus:** s. Antimonyl-Kaliumtartrat.

**Tartarus tartarisatus:** s. Kaliumtartrat.

**Tartrate:** Salze* der Weinsäure*.

**Tartrazin:** Hydrazingelb, E 102; Trinatrium-Salz der [5-Hydroxy-1-(4-sulfophenyl)-4-(4-sulfophenylazo)-1*H*-pyrazol-3-carbonsäure; CAS-Nr. 1934-21-0; $C_{16}H_9N_4Na_3O_9S_2$; $M_r$ 534.4; künstl., gelber Azofarbstoff; gut lösl. in Wasser, schlecht lösl. in Ethanol, unlösl. in pflanzl. Ölen; **Anw.:** zum Färben von Lebens- u. Arzneimitteln (Drageehüllen), auch für kosmet. Mittel; als Indikator (farblos-gelb) für die Absorptionstitration von Silber mit Halogeniden; **Hinweis:** kann wegen seiner chem. Struktur (Pyrazolonderivat) bei entspr. veranlagten Menschen (pseudo-)allerg. Reaktionen auslösen; es gibt Hinweise, dass T. Hyperaktivität u. Aufmerksamkeitsdefizite bei Kindern fördern könnte.

**TAS:** Abk. für **T**hermomikro-**A**btrenn-, Transfer- u. Auftrageverfahren nach **S**tahl; bes. Verfahren zur Dünnschichtchromatographie* (Abk. DC) von flüchtigen Substanzen, bei dem ein spezielles Auftragegerät (sog. TAS-Ofen) benutzt wird; **Durchführung:** Die gepulverte Droge wird in eine konisch verjüngte Glaspatrone gegeben, die vorne mit Glaswolle u. am hinteren Ende mit einer Siliconmembran u. Klammer dicht verschlossen wird. Diese Patrone wird in den Heizblock bestimmter

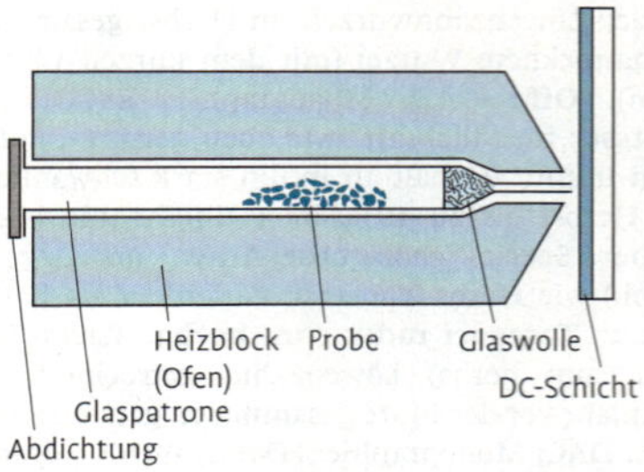


**TAS:** Längsschnitt durch einen TAS-Ofen mit davorgehaltener DC-Platte

Temperatur gesteckt. Flüchtige Substanzen verdampfen meist innerhalb von 60 s u. treten durch die kapillare Öffnung der Patrone als Dampfstrahl aus. Das flüchtige Gemisch kondensiert als Startpunkt auf einer DC-Platte, die 1 mm vor der Austrittsöffnung des Ofens angebracht ist (s. Abb.). Durch zusätzl. Verw. eines Treibmittels, z. B. Wasser od. Ammoniumcarbonat ($[NH_4]_2CO_3$), können auch schwerer flüchtige Substanzen aus dem Untersuchungsmaterial (Drogenpulver, pharmaz. Zubereitungen, Kaugummi etc.) ausgetrieben u. auf die Sorptionsschicht gebracht werden.

**Tashiro-Indikator:** s. Methylorange-Mischindikator-Lösung.

**Tasonermin** (INN): rekombinanter TNF*-α1a; CAS-Nr. 0094948-59-1; $C_{778}H_{1225}N_{215}O_{231}S_2$; $M_r$ 17 353.3; in Deutschland im Handel befindl. Zytostatikum*; in Österreich u. der Schweiz außer Handel; **Ind.**: in Kombination mit Melphalan* zur Behandlung von nicht resezierbaren Weichteilsarkomen der Extremitäten, um eine Amputation zu vermeiden od. hinauszuzögern; ferner zur palliativen Behandlung; **UAW:** Fieber, Übelkeit, Herzrhythmusstörungen; **Dos.**: obere Extremität: Gesamtdosis 3 mg, untere Extremität: 4 mg; HWZ 15–30 min.

**TATA-Box:** Heptanucleotid aus Adenin- u. Thymin-Resten (5′-TATAAAA-3′), dessen Zentrum bei –25 in Relation zum Transkriptionsstart liegt; oftmals von GC-reichen Sequenzen flankiert; **Vork.**: häufig in Promotoren* eukaryot. Gene*; **Bedeutung:** reguliert die korrekte Positionierung des Transkriptionsstarts u. spielt bei der Regulation der Aktivität von Promotoren eine Rolle; für die Initiation der Transkription* ist die Erkennung der T.-B. durch das TATA-Bindungsprotein von wesentlicher Bedeutung.

T

**Tatajuba:** s. Chlorophora tinctoria.

**Taubenkraut:** s. Verbena officinalis (Herba Verbenae).

**Taubheit:** **1.** (neurolog.) Sensibilitätsstörung i. S. einer Hyp- od. Anästhesie; **2.** Kophosis, Surditas, Anakusis; (otolog.) fehlendes Hörvermögen (absolute T.) od. Sprachverständnis bei Wahrnehmung einzelner Töne od. Geräusche (praktische T.); **Urs.**: Ausfall der Sinneszellen im Corti-Organ der Schnecke od. Teilen der aufsteigenden Hörbahn; **Formen: 1. erworbene** T.: pränatal (z. B. durch Rötelninfektion der Mutter, Arzneimittel mit Ototoxizität, Syphilis* connata, Toxoplasmose*), perinatal (z. B. durch Hypoxie, mechan. Geburtsschaden, Kernikterus) od. postnatal (z. B. durch Meningitis*, in das Innenohr übergehende Infektion, Masern*, Parotitis* epidemica); bei Erwachsenen durch unsachgemäßen Gebrauch von Aminoglykosid*-Antibiotika, Diuretika* (Furosemid*), Zytostatika* (Bleomycin*, Cisplatin*), Schädelbasisfraktur od. vaskulären Schaden; **2. erbl.** T.: sporadisch bei der Geburt od. dominant bei progredienter Schwerhörigkeit (Manifestation nach dem Kindesalter; häufig in Kombination mit anderen Fehlbildungen); **Ther.**: Hörgerät, Cochlear Implant.

**Taubnessel, Weiße:** s. Lamium album.

**Tauböcktest:** Test auf Verfälschung bzw. Verunreinigung von Faulbaumrinde (s. Rhamnus frangula) durch Rinde* von Rhamnus* alpinus ssp. fallax (Fallaxrinde) nach DAB.

**Tauchrohrverfahren:** s. Dragieren.

**Tauchschwertverfahren:** s. Dragieren.

**Tauchverfahren:** ältestes Verfahren zur Herst. von Weichkapseln* in kleinem Maßstab; nur noch gelegentl. in der Apothekenrezeptur verwendet; **Durchführung:** Metallkörper (sog. Docken; s. Weichkapseln, Abb. dort) in der gewünschten Form der Kapselhüllen, an Stangen auf Metallplatten aufgereiht, werden mit Formentrennmittel (Öl) bestrichen u. in die geschmolzene Gelatinemasse getaucht. Nach dem Herausziehen der Docken erstarrt der Gelatinefilm u. kann durch wiederholtes Tauchen verdickt werden. Am Übergang Stange–Metallkörper werden die elast. Gelatinehüllen abgeschnitten u. abgezogen, mit geeigneten Vorrichtungen (z. B. Spritzen, Büretten) gefüllt u. mit geschmolzener Gelatinemasse verschlossen.

**Taukurve:** s. Mollier-h,x-Diagramm.

**Taumellolch:** s. Lolium temulentum.

**Taupunkt:** Temp., bei der der Wasserdampfpartialdruck gleich dem Sättigungsdampfdruck der Luft ist. Wird diese Temp. unterschritten, scheidet sich Wasser ab. Für jeden vorgegebenen Luftzustand gibt es eine Temp., bei der gerade Sättigung besteht; s. Mollier-h,x-Diagramm.

**Taupunktmessung:** s. Hygrometer.

**Tauri fel:** s. Fel Tauri.

**Taurin:** Aminoethansulfonsäure; $H_2N—CH_2—CH_2—SO_3H$; $M_r$ 125.14; farblose Kristalle, lösl. in Wasser, unlösl. in Ethanol u. Ether; Abbauprodukt von Cystein*; **Vork.**: mit Cholsäure* verbunden als Taurocholsäure* in Säugetiergalle, Lunge u. Fleischextrakt von Ochsen; **Anw.**: **1.** (med.) Cholagogum*, Antidot bei Digitalisintoxikation; **2.** Nährbodenzusatz. Vgl. Gallensäuren.

**Taurocholsäure** (gr. tayros Stier, Ochse; chole Galle): $C_{26}H_{45}NO_7S$, Strukturformel: s. Gallensäuren (Abb. dort); $M_r$ 515.60; in der Säugetiergalle vorkommende Verb. von Taurin* u. Cholsäure*.

**Taurolidin** (INN): 4,4-Methylenbis(perhydro-1,2,4-thiadiazin-1,1-dioxid); CAS-Nr. 19388-87-5; $C_7H_{16}N_4O_4S_2$, Strukturformel: s. Abb.; $M_r$ 284.4; **Wirk.**: Antibiotikum*; frei werdende Methylol-

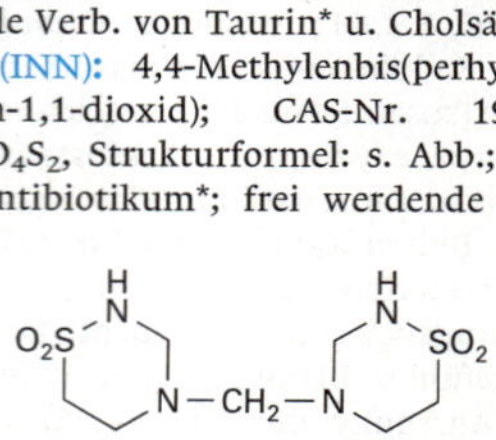

**Taurolidin**

gruppen werden irreversibel an Bakterienzellwände bzw. Endo- u. Exotoxine gebunden; **Ind.:** Peritonitis, Weichteil- u. Knochenverletzungen (einmalige intraoperative Instillation bzw. Spülung); **UAW:** lokale Reizerscheinungen, Blutdruckabfall.

**Tausendgüldenkraut:** s. Centaurium erythraea.

**Tausendgüldenkrautextrakt:** s. Extractum Centaurii.

**Tausendkorn:** s. Herniaria-Arten (Herniariae Herba).

**Tautomerie:** Spezialfall der Strukturisomerie (s. Strukturisomere); die Tautomeren einer Verb. sind 2 im Gleichgewicht stehende Moleküle mit versch. chemischen u. physik. Eigenschaften, die sich meist durch die versch. Anordnung eines H-Atoms im Molekül unterscheiden; unter normalen Bedingungen können tautomere Formen (Tautomere) meist leicht ineinander übergehen. Tautomere sind zu unterscheiden von den Resonanzformen einer Verb., die realiter nicht nebeneinander existieren (s. Mesomerie). Die Darst. erfolgt durch 2 entgegengerichtete Pfeile; die Lage des Gleichgewichts kann durch unterschiedl. Länge der Pfeile symbolisiert werden. **Formen: 1. Keto-Enol-Tautomerie:** bes. häufige Form der T.; das Keto-Enol-Gleichgewicht hängt sowohl von Strukturelementen der Verb. als auch von den äußeren Bedingungen ab. Beispiele dafür sind Aceton* (weniger als 0.1 % als Enol), Acetessigsäureethylester* (7.5 % als Enol) u. Acetylaceton* (80 % Enol). Während z. B. die Keto- u. die Enol-Form des Cyclohexanons* als Tautomere bekannt sind (schnelle Umwandlung der Enol- in die Keto-Form), existieren unter normalen Bedingungen Methylencyclohexan u. 1-Methylcyclohexen unabhängig voneinander. Sie sind Strukturisomere* u. keine Tautomere (s. Abb.). Der Unterschied zw. Tautomeren u. Strukturisomeren ist gradueller, nicht aber prinzipieller Natur. **2. Oxo-Cyclo-Tautomerie:** tritt bes. bei Kohlenhydraten* auf u. beschreibt das Gleichgewicht zw. der offenen Oxoform (Aldehyd* od. Keton*) u. der cycl. Halbacetalform (s. Monosaccharide). **3. Amid-Imid-Tautomerie:** tritt nicht nur bei Carbonsäureamiden*, sondern auch bei Sulfonamiden* auf:

$R{-}CO{-}NH_2 \rightleftarrows R{-}C(OH){=}NH$

Amid ⇄ Imid.

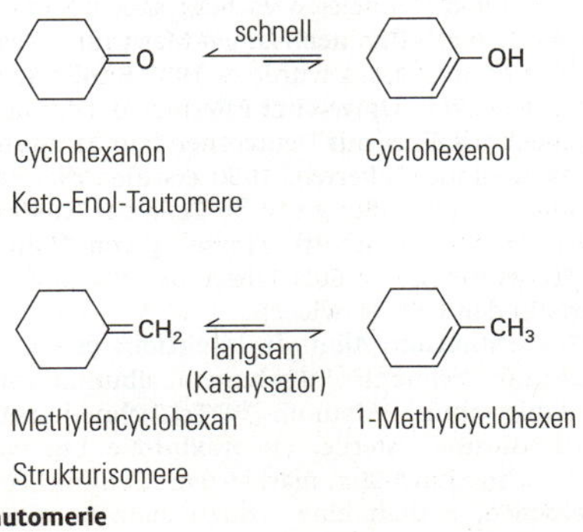


**Tautomerie**

**Taxa:** s. Taxon.

**Taxacine:** s. Taxin.

**Taxieren:** Ermittlung des Verkaufspreises eines Arzneimittels.

**Taxifolin:** 2,3-Dihydroquercetin (s. Quercetin); durch versch. Anknüpfungen von Coniferylalkohol* entsteht der Wirkstoffkomplex Silymarin (s. Silybum marianum).

**Taxin:** Gemisch aus giftigen Esteralkaloiden, z. B. Taxin A u. B, in allen Organen von Taxus* baccata (außer im Arillus*), bestehend aus bas. wirkenden Polyhydroxyditerpenen, verestert mit $\beta$-Dimethylamino-$\beta$-phenylpropionsäure u. Essigsäure; **Formen: 1. Taxin A:** $C_{35}H_{47}NO_{10}$; Schmp. 204–206 °C; gelbl. Kristalle, lösl. in Ethanol, Ether u. Schwefelkohlenstoff, sehr schwer lösl. in Wasser; **2. Taxin B:** beeinträchtigt die Herztätigkeit. **Taxacine:** acylfreie Polyole*.

**Taxiphyllin:** s. Cyanglykoside (Tab. dort).

**Taxol:** s. Paclitaxel.

**Taxon** *(pl Taxa) n:* jede beliebige systemat. Kategorie, z. B. Art* (species), Gattung (genus*), Familie* (familia), Ordnung* (ordo), Klasse* (classis) od. Abteilung (divisio), die zur Klassifizierung der Lebewesen dient.

**Taxonomie:** Systematik der Biologie zur Beschreibung des phylogenet. Systems u. der Verwandtschaftsbeziehungen innerhalb der lebenden Natur; davon begrifflich zu trennen ist die **Klassifikation** als formale, subjektive u. auf Konventionen beruhende Zuweisung von Kategorien (Gattung, Familie, Stamm u. a.), die für prakt. Zwecke nach phänotypischen, zunehmend auch genotypischen Merkmalen vorgenommen wird u. nicht notwendigerweise die phylogenet. Verwandtschaft widerspiegelt. Vgl. Nomenklatur, binäre; Systematik.

**Taxus baccata** L.: Eibe; Fam. Taxaceae; Mittel- u. Südeuropa, Algerien, Kleinasien, Nordpersien; **Inhaltsst.:** in den Blättern 0.7–2.0 % Taxin* sowie andere N-haltige (z. B. Paclitaxel*) u. N-freie Diterpene*; Bisflavonoide*, cyanogene Glykoside u. a.; in den Samen ebenso giftige Diterpene, nicht aber im Arillus*, dessen Inhaltsst. als Lycopin*, Zeaxanthin* u. $\beta$-Carotin* angegeben werden; **Anw.: 1.** (volkstüml.) z. B. als Wurmmittel, Antiparasitikum bei Vieh; **2.** (techn.) zur Gewinnung von Vorstufen für die Partialsynthese von Paclitaxel, Docetaxel; **Toxikol.:** stark giftig; Tod durch Atemlähmung im diastol. Herzstillstand. **Hom.:** Taxus baccata (HAB): frische Zweigspitzen.

**Taxus brevifolia** Nutt.: Pazifische Eibe; Fam. Taxaceae; südwestl. Kanada; **Inhaltsst.:** in der Rinde ca. 0.01 % Paclitaxel* u. weitere Taxane; **Anw.:** (techn.) früher zur Gewinnung von Paclitaxel.

**Tazaroten:** Ethyl-6-[2-(4,4-dimethylthiochroman-6-yl)ethinyl]nicotinat; 6-[(3,4-Dihydro-4,4-dimethyl-2*H*-1-benzothiopyran-6-yl)ethinyl]-3-pyridinecarbonsäure-ethylester; CAS-Nr. 118292-40-3; $C_{21}H_{21}NO_2S$, Strukturformel: s. Abb.; $M_r$ 351.47; in Deutschland im Handel befindl. rezeptorselektives, topisches Retinoid*; in Österreich u. der Schweiz außer Handel; **Ind.:** leichte bis mittelschwere Psoriasis.

**Tazobactam** (INN): (2*S*,3*S*,5*R*)-3-Methyl-7-oxo-3-(1*H*-1,2,3-triazol-1-ylmethyl)-4-thia-1-azabicyclo

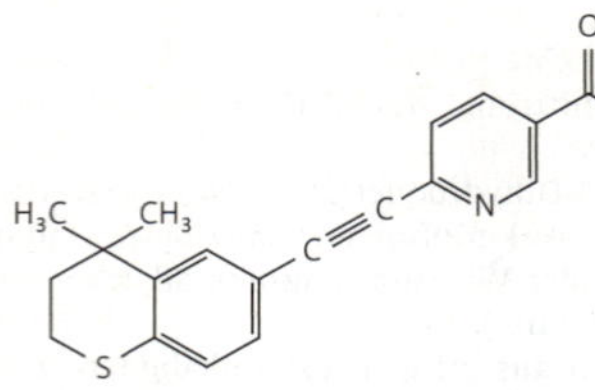

**Tazaroten**

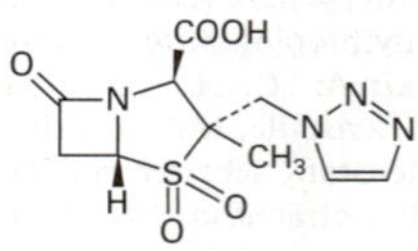

**Tazobactam**

[3.2.0]-heptan-2-carbonsäure-4,4-dioxid; CAS-Nr. 89786-04-9; $C_{10}H_{12}N_4O_5S$, Strukturformel: s. Abb.; $M_r$ 300.29; **Wirk.:** irreversibler Betalactamase*-Inhibitor; **Ind.:** Pneumonie, Haut- u. Weichteil-, komplizierte Harnwegs- u. intraabdominale Infektionen (nur als Kombipräparat mit Piperacillin*); **Kontraind.:** Schwangerschaft u. Stillzeit; **UAW:** u. a. Fieber, anaphylakt. Schock, Blutbildveränderungen, gastrointestinale Störungen; **Dos.:** parenteral ab 13 Jahren 3×0.5 g T. u. 4 g Piperacillin/d; Kinder von 2–12 Jahren (<40 kg KG) 3×12.5 mg T. u. 100 mg Piperacillin/kg KG/d; 0.5 g T. entsprechen 0.5366 g T.-Natrium. **Tazobactam-Natrium:** CAS-Nr. 89785-84-2; $C_{10}H_{11}N_4NaO_5S$; $M_r$ 322.27.

**Tb:** (chem.) Symbol für Terbium*.

**TbB:** Abk. für **Tu**berkel**b**akterien*.

**Tbc:** Abk. für Tuberkulose* .

**TBG:** Abk. für (engl.) ***t**hyroxin **b**inding **g**lobuline*; s. Schilddrüsenhormone.

**TBP:** Abk. für **Tr**i**b**utyl**p**hosphat.

**Tc:** (chem.) Symbol für Technetium*.

**TCDD:** Abk. für 2,3,7,8-**T**etra**c**hlor**d**ibenzo-1,4-**d**ioxin; Dioxin; $C_{12}H_4Cl_4O_2$, Strukturformel: s. Abb.; $M_r$ 32.96; hochgiftige Verb., die u. a. bei der Herst. von 2,4,5-Trichlorphenol* u. des Herbizids 2,4,5-Trichlorphenoxyessigsäure* entsteht; **Toxikol.:** akute Vergiftungssymptome: sog. **Chlorakne** mit Knotenbildung an Gesicht u. Stamm, Gewichtsverlust, Schwindel, Schlaflosigkeit, weiterhin Leberschäden u. psych. Störungen; sehr therapieresistent (z. T. noch nach 20 Jahren schwere Hautschäden); sehr wahrscheinl. teratogen u. karzinogen; $LD_{50}$ im Tierversuch 22–100 µg/kg Ratte (0.5–2 µg/kg Meerschweinchen); **Gesch.:** Das im Vietnamkrieg unter dem militär. Codenamen **„Agent Orange"** in großer Menge als Entlaubungsmittel verwendete Herbizid war dioxinhaltig. Beim Giftunfall in der italien. Stadt Seveso am 10. Juli 1976 wurden ca. 2 kg TCDD frei.

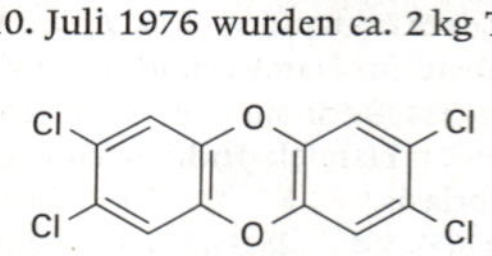

**TCDD**

**TCM:** Abk. für **t**raditionelle **c**hinesische **M**edizin; in philosoph. Weltbilder eingebettetes, über Jahrtausende entwickeltes chines. Medizinsystem, das auf einem Gesundheits- u. Krankheitsverständnis beruht, in dem Wechselwirkungen zw. Mensch u. Umwelt, Makro- u. Mikrokosmos sowie die Polarität zw. Yin u. Yang eine zentrale Rolle spielen.

**Tct.:** Abk. für **T**in**ct**urae*.

**TDE:** s. Clofenotan.

**TDM:** Abk. für **t**herapeutisches **D**rug**m**onitoring*.

**Te:** (chem.) Symbol für Tellur*.

**TEA:** Abk. für **T**etra**e**thyl**a**mmonium-Salze.

**Tebutat:** Tebutas; chem. Kurzbez. für *tert*-Butylacetat*.

**Technetii[$^{99m}$Tc] et etifenini solutio iniectabilis:** s. [$^{99m}$Tc]Technetium-Etifenin-Injektionslösung.

**Technetii[$^{99m}$Tc] gluconati solutio iniectabilis:** s. [$^{99m}$Tc]Technetium-Gluconat-Injektionslösung.

**Technetii[$^{99m}$Tc] humani albumini solutio iniectabilis:** s. [$^{99m}$Tc]Technetium-Albumin-Injektionslösung.

**Technetii[$^{99m}$Tc] macrosalbi suspensio iniectabilis:** s. [$^{99m}$Tc]Technetium-Macrosalb-Injektionslösung.

**Technetii[$^{99m}$Tc] medronati solutio iniectabilis:** s. [$^{99m}$Tc]Technetium-Medronat-Injektionslösung.

**Technetii[$^{99m}$Tc] mertiatidi solutio iniectabilis:** s. [$^{99m}$Tc]Technetium-Mertiatid-Injektionslösung.

**Technetii[$^{99m}$Tc] microsphaerium suspensio iniectabilis:** s. [$^{99m}$Tc]Technetium-Mikrosphären-Injektionslösung.

**Technetii[$^{99m}$Tc] pentetatis solutio iniectabilis:** s. [$^{99m}$Tc]Technetium-Pentetat-Injektionslösung.

**Technetii[$^{99m}$Tc] succimeri solutio iniectabilis:** s. [$^{99m}$Tc]Technetium-Succimer-Injektionslösung.

**Technetium:** veraltet Masurium; Symbol Tc; CAS-Nr. 7440-26-8; $A_r$ 98.91; OZ 43; D. 11.49; Schmp. 2172 °C; Sdp. 4877 °C; radioaktives, natürl. nicht vorkommendes Metall*; mind. 25 Isotope mit den Massenzahlen 88–112; **Gew.:** Bestrahlung von Molybdän* mit Deuteronen od. durch Urankernspaltung; **Off.:** Ph.Eur.6 nennt insgesamt 17 [$^{99m}$Tc]Technetium-Zubereitungen zur parenteralen Applikation; **Anw.:** (med.) komplex gebundenes $^{99m}$Tc zur radiodiagnost. Darst. von Intravasalräumen, v. a. zur Bestimmung der Durchblutungsrate u. zur Nieren- u. Leberfunktionsprüfung sowie zur Knochenszintigraphie; **Gesch.:** Die deutschen Chemiker Walter Noddack, Ida Tacke u. Otto Berg berichteten 1925 von der Entdeckung des 1871 von Mendelejew vorhergesagten Elementes 43 u. gaben ihm den Namen Masurium. Zweifelsfrei nachgewiesen wurde es 1937 Emilio Segrè u. Carlo Perrier (Universität Palermo), die das neue Element aus einer mit Deuteronen bombardierten Molybdänfolie isolierten. 1960 erschien die erste Studie zur Anwendung von $^{99m}$Tc in der Nuklearmedizin. Die wirtschaftl. Trennung von $^{99}$Mo u. $^{99m}$Tc wurde in den 60er Jahren des 20. Jahrhunderts in den USA entwickelt.

**[$^{99m}$Tc]Technetium-Albumin-Injektionslösung**

Ph.Eur.6: Technetii[$^{99m}$Tc] humani albumini solutio iniectabilis; Albumin-[$^{99m}$Tc]Technetium-Injektionslösung; sterile, endotoxinfreie Lsg. von mit Technetium*-99m markiertem Albumin* vom Menschen; enthält eine reduzierende Substanz,

z. B. Zinnsalz, in einer Menge von max. 1 mg Sn/mL; kann einen geeigneten Puffer u. eine antimikrobiell wirksame Substanz enthalten. Das verwendete Albumin muss den Anforderungen der Albuminlösung* vom Menschen entsprechen. **Herst.:** aus Natrium[$^{99m}$Tc]pertechnetat-Injektionslösung (s. Natrium[$^{99m}$Tc]pertechnetat) unter Verw. geeigneter steriler u. endotoxinfreier Substanzen; **Anw.:** in der Nuklearmedizin zur szintigraph. Erfassung von Blutverteilungsraum (engl. bloodpool), Blutungsquellen u. kardiodynam. Parametern.

**[$^{99m}$Tc]Technetium-Antimonsulfid-Injektionslösung, kolloidale:** Stibii sulfidi colloidalis et technetii[$^{99m}$Tc] solutio iniectabilis Ph.Eur.3; mit Povidon* stabilisierte, sterile u. endotoxinfreie Injektionslösung; in Ph.Eur.6 nicht mehr enthalten; früher angewendet zur stat. Leber-, Milz- od. Knochenmarkszintigraphie; kolloidale Dispersion von Antimonsulfidteilchen, welche mit Technetium*-99m (emittiert Gammastrahlen, HWZ 6.02 h) markiert sind ([$^{99m}$Tc]Technetium-Antimonsulfid); **Herst.:** aus Natrium-[$^{99m}$Tc]pertechnetat-Injektionslösung (s. Natrium[$^{99m}$Tc]pertechnetat). Der pH-Wert kann durch Zusatz eines geeigneten Puffers, z. B. einer Citrat-Pufferlösung, eingestellt werden. Die Teilchen haben im Allg. einen Durchmesser von 3–50 nm.

**[$^{99m}$Tc]Technetium-Etifenin-Injektionslösung** Ph.Eur.6: Technetii[$^{99m}$Tc] et etifenini solutio iniectabilis; sterile Lsg., die durch Mischen von Natrium[$^{99m}$Tc]pertechnetat-Injektionslösung aus Kernspaltprodukten od. nicht aus Kernspaltprodukten (s. Natrium[$^{99m}$Tc]pertechnetat) mit Lösungen von Etifenin* u. Zinn(II)*-chlorid-Lösung (dient zur Reduktion des Pertechnetats) hergestellt werden kann; **Anw.:** Szintigraphie* der Leber u. der Gallenwege.

**[$^{99m}$Tc]Technetium-Gluconat-Injektionslösung** Ph.Eur.6: Technetii[$^{99m}$Tc] gluconati solutio iniectabilis; sterile Lsg., die durch Mischen einer Calciumgluconat*-Lsg. mit einem Zinn(II)-salz u. einer Natrium[$^{99m}$Tc]pertechnetat-Injektionslösung (aus Kernspaltprodukten od. nicht aus Kernspaltprodukten; s. Natrium[$^{99m}$Tc]pertechnetat) hergestellt werden kann; kann antimikrobiell wirksame Substanzen, Antioxidanzien, Stabilisatoren u. Puffer enthalten.

**Technetium-99m:** Symbol $^{99m}$Tc; Radionuklid*, das beim Zerfall von Molybdän*-99 ($^{99}$Mo, HWZ 2.8 d) entsteht, wobei Beta- u. Gammastrahlung emittiert wird; $^{99}$Mo ist ein Radionuklid des Molybdäns, das entweder aus Uranspaltprodukten abgetrennt od. durch Neutronenbestrahlung von Molybdän hergestellt wird. Das metastabile $^{99m}$Tc besitzt eine HWZ von 6.02 h u. emittiert Gammastrahlen, wobei es in das langlebige Technetium-99 (HWZ $2.1 \cdot 10^5$ Jahre) übergeht. **Anw.:** $^{99m}$Tc wird in der Nuklearmedizin zur Herstellung von $^{99m}$Tc markierten Diagnostika verwendet (s. Radiopharmaka, Tab. dort); das Radionuklid zeichnet sich durch eine energet. günstige Gammastrahlung (140 keV) u. eine für die Routineanwendung gut geeignete HWZ aus. Als im Radionuklidgenerator* gewonnenes Nuklid ist $^{99m}$Tc gut verfügbar u. kostengünstig.

**[$^{99m}$Tc]Technetium-Macrosalb-Injektionslösung:** Technetii[$^{99m}$Tc] macrosalbi suspensio iniectabilis; sterile, endotoxinfreie Suspension von Humanalbumin in Form unregelmäßiger unlösl. Teilchen (Durchmesser 10–100 µm), die durch Denaturierung von Humanalbumin in wässriger Lsg. erhalten werden u. mit Technetium*-99m markiert sind; kann reduzierende Substanzen, z. B. Zinnsalze, einen geeigneten Puffer, z. B. einen Acetat-, Citrat- od. Phosphat-Puffer, ein Konservierungsmittel, wie Benzylalkohol, aber auch nicht denaturiertes Humanalbumin enthalten; **Herst.:** s. Natrium[$^{99m}$Tc]pertechnetat; **Anw.:** Lungenperfusionsszintigraphie.

**[$^{99m}$Tc]Technetium-Medronat-Injektionslösung** Ph.Eur.6: Technetii[$^{99m}$Tc] medronati solutio iniectabilis; sterile Lsg., die durch Mischen einer Natriummethylendiphosphonat-Lsg. mit einem Zinn(II)-salz u. einer Natrium[$^{99m}$Tc]pertechnetat-Injektionslösung (s. Natrium[$^{99m}$Tc]pertechnetat) hergestellt werden kann; Gehalt an Zinn* max. 3 mg/mL; kann antimikrobiell wirksame Substanzen, Antioxidanzien, Stabilisatoren u. Puffer enthalten.

**[$^{99m}$Tc]Technetium-Mertiatid-Injektionslösung** Ph.Eur.6: Technetii[$^{99m}$Tc] mertiatidi solutio iniectabilis; sterile Lsg. aus *S*-Benzoylmercaptoacetyltriglycin (Betiatid) od. Mercaptoacetyltriglycin (Mertiatid) u. Natrium[$^{99m}$Tc]pertechnetat-Injektionslösung (Natrium[$^{99m}$Tc]pertechnetat*); Zusatz von Stabilisatoren u. Puffer ist erlaubt; **Anw.:** Nierenfunktionsdiagnostik.

**[$^{99m}$Tc]Technetium-Mikrosphären-Injektionslösung** Ph.Eur.6: [$^{99m}$Tc]Technetium-Mikrosphären-Injektionssuspension, Technetii[$^{99m}$Tc] microsphaerium suspensio iniectabilis; sterile, endotoxinfreie Suspension von (Human-)Albumin*, das unter Bildung kugelförmiger, unlösl. Teilchen (Durchmesser 10–50 µm) denaturiert wurde; die Teilchen sind mit Technetium*-99m markiert; kann reduzierende Substanzen (z. B. Zinnsalze), einen geeigneten Puffer wie einen Acetat-, Citrat- od. Phosphat-Puffer, ein Konservierungsmittel wie Benzylalkohol, aber auch nicht denaturiertes Humanalbumin enthalten; **Herst.:** s. Natrium[$^{99m}$Tc]pertechnetat; **Anw.:** Lungenszintigraphie.

T

**[$^{99m}$Tc]Technetium-Mikrosphären-Injektionssuspension:** s. [$^{99m}$Tc]Technetium-Mikrosphären-Injektionslösung.

**[$^{99m}$Tc]Technetium-Pentetat-Injektionslösung** Ph.Eur.6: Technetii[$^{99m}$Tc] pentetatis solutio iniectabilis; sterile Lsg., die durch Mischen einer Lsg. des Natrium- od. Calcium-trinatrium-Salzes von Pentetsäure* mit einem Zinn(II)-salz u. einer Natrium[$^{99m}$Tc]pertechnetat-Lsg. (s. Natrium[$^{99m}$Tc]pertechnetat) hergestellt werden kann; Gehalt an Zinn max. 1 mg/mL; kann antimikrobiell wirksame Substanzen, Antioxidanzien, Stabilisatoren u. Puffer enthalten; **Anw.:** Perfusionsstudien, Hirnszintigraphie, Nierenfunktionsdiagnostik, als Aerosol zur Lungenperfusion.

**[$^{99m}$Tc]Technetium-Rheniumsulfid:** s. [$^{99m}$Tc]Technetium-Rheniumsulfid-Kolloid-Injektionslösung.

**[$^{99m}$Tc]Technetium-Rheniumsulfid-Kolloid-Injektionslösung** Ph.Eur.6: Rhenii sulfidi colloidales et technetii[$^{99m}$Tc] solutio iniectabilis; kolloidale Rheniumsulfid-[$^{99m}$Tc]Technetium-Injektionslösung; sterile, mit Gelatine stabilisierte, endotoxinfreie Injektionslösung; kolloidale Dispersion von Rheniumsulfidteilchen, die mit Technetium*-99m markiert sind ([$^{99m}$Tc]Technetium-Rheniumsulfid); **Herst.:** s. Natrium[$^{99m}$Tc]pertechnetat; der pH-Wert lässt sich durch Zusatz eines geeigneten Puffers, z. B. einer Citratpufferlösung, einstellen; **Anw.:** s. [$^{99m}$Tc]Technetium-Schwefelkolloid.

**[$^{99m}$Tc]Technetium-Schwefelkolloid:** kolloidale Dispersion von Schwefelmizellen, die mit Technetium*-99m markiert sind; verwendet wird eine sterile, endotoxinfreie Injektionslösung ([$^{99m}$Tc]Technetium-Schwefelkolloid-Injektionslösung Ph.Eur.6, Sulfuris colloidalis et technetii[$^{99m}$Tc] solutio iniectabilis), die entweder aus Natrium-[$^{99m}$Tc]pertechnetat-Injektionslösung aus Kernspaltprodukten od. nicht aus Kernspaltprodukten (s. Natrium[$^{99m}$Tc]pertechnetat) hergestellt wird. Das Kolloid kann mit Gelatine od. einer anderen geeigneten Substanz auf Gelatinebasis stabilisiert, der pH-Wert durch Zusatz eines geeigneten Puffers, z. B. Acetat-, Citrat- od. Phosphatpufferlösung, eingestellt werden. **Anw.:** früher zur Leberszintigraphie, bedeutungslos durch Einsatz von CT u. MRT.

**[$^{99m}$Tc]Technetium-Schwefel-Kolloid-Injektionslösung:** s. [$^{99m}$Tc]Technetium-Schwefelkolloid.

**[$^{99m}$Tc]Technetium-Succimer-Injektionslösung** Ph.Eur.6: Technetii[$^{99m}$Tc] succimeri solutio iniectabilis; sterile Lsg. von *meso*-2,3-Dimercaptobernsteinsäure, die mit Technetium*-99m markiert ist, u. einer reduzierenden Substanz wie einem Zinn(II)-salz; Gehalt an Zinn* max. 1 mg/mL; kann Stabilisatoren, Antioxidanzien wie Ascorbinsäure u. inerte Zusatzstoffe enthalten; **Anw.:** in der nuklearmedizin. Nierenszintigraphie.

**[$^{99m}$Tc]Technetium-Zinndiphosphat-Injektionslösung** Ph.Eur.6: Stanni pyrophosphatis et technetii[$^{99m}$Tc] solutio iniectabilis; sterile, endotoxinfreie Lösung; **Herst.:** Mischen von Natriumdiphosphat*-Lsg. u. Zinn(II)*-chlorid-Lsg. (dient zur Reduktion des Pertechnetats) mit Natrium[$^{99m}$Tc]pertechnetat-Injektionslösung (s. Natrium[$^{99m}$Tc]pertechnetat); **Anw.:** z. B. Szintigraphie des Skeletts, Herzinfarktdiagnostik.

T

**[$^{99m}$Tc]Technetium-Zinn-Kolloid-Injektionslösung** Ph.Eur.6: Stanni colloidalis et technetii[$^{99m}$Tc] solutio iniectabilis; kolloidale Zinn-[$^{99m}$Tc]Technetium-Injektionslösung; sterile, kolloidale Injektionslösung von Zinn*, das mit Technetium*-99m markiert ist; enthält Fluorid-Ionen u. Zinn-Salze in unterschiedl. Mengen, Zinngehalt jedoch max. 1 mg/mL; kann zudem einen endotoxinfreien Kolloidstabilisator u. einen geeigneten Puffer enthalten; **Herst.:** aus Natrium [$^{99m}$Tc]pertechnetat-Injektionslösung (s. Natrium [$^{99m}$Tc]pertechnetat); **Anw.:** s. [$^{99m}$Tc]Technetium-Schwefelkolloid.

**Teclu-Brenner:** s. Bunsenbrenner.

**Tecoma avellanedae:** s. Tabebuia impetiginosa.

**Tecoma lapacho** K. Schum.: Tabebuia lapacho; Fam. Bignoniaceae; Südamerika, Anden; Stpfl. von **Cortex Lapacho:** Lapachorinde, Lapachotee, Inkatee; vgl. Tabebuia impetiginosa (Cortex Tabebuiae); **Inhaltsst.:** prenylierte Naphthochinone, z. B. Lapachol* u. Derivate; **Wirk.:** wahrscheinl. v. a. auf Lapachol u. Derivate zurückzuführen; **Anw.:** (volkstüml.) bei Ureinwohnern Südamerikas gegen Tumoren, als Immunstimulans.

**Tedelparin 4-6, Natrium-Salz** (INNv): Heparinfragment; mittlere $M_r$ 4000–6000; nicht mehr im Handel befindl. Antikoagulans*; vgl. Heparin.

**Tedge:** s. Catha edulis (Khat-Tee).

**Tee:** **1.** (volkstüml.) Bez. für Species* (Teegemisch) od. eine Einzeldroge; **2.** mit (meist) heißem Wasser aus einer Species* od. einer Einzeldroge hergestellte wässrige Zuber. zum unmittelbaren Gebrauch; **Abessinischer T.:** s. Catha edulis; **abführender T.:** Abführtee; s. Species laxantes; **beruhigender T.:** Beruhigungstee; s. Species nervinae; Species sedativae; **bitter-aromatischer T.:** s. Species amaro-aromaticae; **Bittertee:** s. Species amaricantes; **Blasentee:** s. Species anticystiticae; **Blasen- u. Nierentee:** s. Species urologicae; **blähungstreibender T.:** s. Species deflatulentes; **blähungswidriger T.:** s. Species carminativae; **Broken T.:** s. Camellia sinensis; **Brusttee:** s. Species pectorales; **Brusttee mit Früchten:** s. Species pectorales cum Fructibus; **Brust*- und Hustentee; Chinesischer T.:** s. Camellia sinensis; **Eibischtee:** s. Species Althaeae; **erweichende Kräuter:** s. Species emollientes; **Gallentee:** s. Species cholagogae; **gewürzhafte Kräuter:** s. Species aromaticae; **griechischer Bergtee:** s. Sideritis hirsuta; **grüner T.:** Thea viridis; s. Camellia sinensis; **harntreibender T.:** s. Species diureticae; **Haustee*; Inkatee:** s. Tecoma lapacho; **Jesuitentee:** s. Chenopodium ambrosioides var. ambrosioides, Ilex paraguariensis; **Kanadischer T.:** s. Gaultheria procumbens; **Karthäusertee:** s. Chenopodium ambrosioides var. ambrosioides; **Lapachotee:** s. Tecoma lapacho; **Maikurtee:** s. Species majales; **Magentee*; Magen*- und Darmtee; Massaitee:** s. Aspalathus linearis; **Missionstee:** s. Ilex paraguariensis; **Nerventee:** s. Species sedativae; **Oolong-T.:** s. Camellia sinensis; **Paraguaytee:** Paranatee; s. Ilex paraguariensis; **Pu*-Erh-Tee; Püringer T.:** s. Sideritis hirsuta; **quellender T.:** s. Species gelosae; **Rooibos-T.:** Roiboos T., s. Aspalathus linearis; **Rotbusch-T.:** roter Busch-T.; s. Aspalathus linearis; **Russischer T.:** s. Camellia sinensis; **schwarzer T.:** Schwarztee; s. Camellia sinensis; **schweißtreibender T.:** s. Species diaphoreticae; **tschagorischer T.:** s. Bergenia crassifolia; **weißer Tee:** s. Camellia sinensis; **windtreibender T.:** s. Species carminativae; **Ziegeltee:** s. Camellia sinensis.

**Teebaum:** s. Melaleuca alternifolia.

**Teebaumöl:** s. Melaleuca alternifolia (Melaleucae aetheroleum).

**Teebaumöl, Neuseeländisches:** s. Leptospermum scoparium (Manukaöl).

**Teegemische:** s. Species.

**Teekraut, Mexikanisches:** s. Chenopodium ambrosioides var. ambrosioides.

**Teelöffel:** s. Volumenangaben, empirische.

**Teer:** s. Pix; Pix Lithanthracis; Pix Pinacearum.

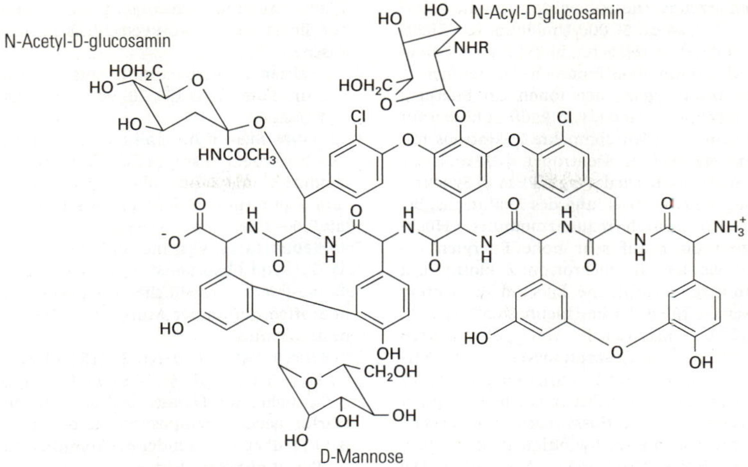


**Teicoplanin:** R = Decansäure(n) u. -Derivate

**Teerfarbstoffe:** veraltet Anilinfarbstoffe; aus Steinkohlenteer (Pix* Lithanthracis) gewonnene Farbstoffe, z. B. Azofarbstoffe*.

**Teestrauch:** s. Camellia sinensis.

**Teetasse:** s. Volumenangaben, empirische.

**Teflon®:** s. Polytetrafluorethylen.

**TEG:** Abk. für **Triethylenglykol***.

**Tegafur** (INN): 5-Fluor-1-(2-tetrahydrofuryl)uracil; 5-Fluor-1-(tetrahydro-2-furyl)-2,4(1*H*,3*H*)-pyrimidindion; CAS-Nr. 17902-23-7; $C_8H_9FN_2O_3$, Strukturformel: s. Abb.; $M_r$ 200.16; Schmp. 164–165 °C (kristallisiert aus Ethanol); logP –0.6; $pK_S$ 8.7 (berechnet); leicht lösl. in heißem Wasser, Ethanol, DMF, fast unlösl. in Ether; **Wirk.:** Zytostatikum*, Antimetabolit*; **Ind.:** metastasiertes kolorektales Karzinom (in Kombination mit Uracil* u. Calciumfolinat*); **Kontraind.:** Schwangerschaft, Stillzeit, Jugendliche u. Kinder, eingeschränkte Leberfunktion; **UAW:** Diarrhö, Übelkeit, Erbrechen; **Dos.:** p. o. 300 mg/m² KOF/d T. bzw. 672 mg/m² KOF/d Uracil mit 90 mg/d Calciumfolinat, verteilt auf 3 ED im Abstand von 8 h über 28 d, danach 7 d Pause; HWZ von (*S*)-Tegafur 10.3 h; HWZ von (*R*)-Tegafur 2.4 h.

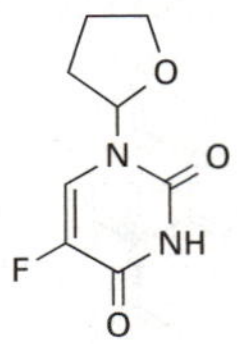

**Tegafur**

**Tegg:** s. Catha edulis (Khat-Tee).

**Tegmina Sepiae:** s. Sepia officinalis (Ossa Sepiae).

**Teichmann-Häminprobe:** s. Hämin.

**Teichomycin:** s. Teicoplanin.

**Teichonsäuren:** Best. der Bakterienzellwand; über Phosphodiesterbindungen sind Ribitol* od. Glycerol* zu Polymeren verbunden, an den freien Hydroxylgruppen dieser Alkohole sind *N*-Acetylglucosamin (glykosidisch) u. D-Alanin* (esterartig) gebunden.

**Teichrose, Gelbe:** s. Nuphar lutea.

**Teicoplanin** (INN): Teichomycin; CAS-Nr. 61036-64-4; $C_{88}H_{99}Cl_2N_9O_{33}$, Strukturformel: s. Abb.; $M_r$ 1880.0; Schmp. 260 °C (unter Zers.); Glykopeptidkomplex aus Actinoplanes teichomyceticus, strukturverwandt mit Vancomycin*; weißes amorphes Pulver, lösl. in Wasser, unlösl. in Mineralsäuren u. unpolaren Lösungsmitteln; **Wirk.:** Glykopeptid*-Antibiotikum gegen grampositive Erreger; hemmt die Biosynthese der Bakterienzellwand; gut kombinierbar mit anderen Antibiotika; **Ind.:** Infektionen des Herzens, der Knochen u. Gelenke, der Atemwege, der Haut u. des Weichteilgewebes, der Niere u. der ableitenden Harnwege u. des Magen-Darm-Trakts; Sepsis, Septikämie; **UAW:** Hautreaktionen, evtl. anaphylakt. Reaktionen; **Dos.:** i. v. 1 × 400 mg/d.

**Teilchenbeschleuniger:** Geräte zur Herst. radioaktiver Isotope*; **Prinzip:** elektr. geladene Teilchen wie Protonen, Elektronen u. Ionen werden durch rasch wechselnde elektr. Felder innerhalb eines Magnetfeldes auf hohe kinet. Energie beschleunigt, nach Erreichen der erforderl. Energie werden die Teilchen auf die Atome einer Zielsubstanz (Target*) geschossen, wo sie durch Kernreaktionen* eine Kernumwandlung* in ein anderes radioaktives Nuklid bewirken. **Formen: 1. Linearbeschleuniger:** Die Teilchen durchlaufen in einem geraden, evakuierten Beschleunigungsrohr hochfrequenzgesteuerte elektr. Felder. **2. Zirkularbeschleuniger:** auch Kreisbeschleuniger; die Beschleunigung der Teilchen erfolgt auf einer Kreis- bzw. Spiralbahn; **a)** Betatron: Sonderform, bei der Elektronen (Betateilchen) nicht durch elektr. Felder, sondern nach dem Transformatorprinzip beschleunigt werden. Elektronen werden in eine Hochvakuum-Ringröhre mit einer Energie von einigen 10 000 eV tangential eingeschossen. Durch ein sich änderndes magnet. Erregungsfeld wird ein elektr. Beschleunigungsfeld mit kreisförmigen

Feldlinien erzeugt. Dieses bewirkt, dass die Elektronen schon nach ca. 50 000 Umläufen fast Lichtgeschwindigkeit erreichen. **b**) Zyklotron: dient zur Beschleunigung von Protonen, Deuteronen u. schweren, positiv geladenen Ionen auf Energien bis zu 100 MeV; zur Herst. von Radionukliden für die med. Anw. werden kompakte Zyklotrons mit Protonen (<18 MeV) u. Deutronen (<9 MeV) verwendet; s. Radiopharmaka; vgl. PET; **c**) Synchrozyklotron: Weiterentwicklung des Zyklotrons, bei der die Teilchen durch frequenzmodulierte Hochfrequenzspannung auf sehr hohe Energien beschleunigt werden; **d**) Synchrotron: Zyklotron mit variablem magnet. Feld, ebenfalls zur Erreichung sehr hoher Energien der beschleunigten Teilchen.

**Teilchengröße:** Eigenschaft von pulverisierten Stoffen, die u. a. für Adsorptionsvermögen, Wärmeleitfähigkeit, Flüssigkeitsaufnahme, Haftkraft an fremden Feststoffoberflächen u. Rieselfähigkeit entscheidend ist; beeinflusst auch biopharmaz. Aspekte wie Lösungsgeschwindigkeit schwerlösl. Wirkstoffe, Wirkstofffreigabe u. Resorption. Die T. ist für Pulver u. Puder, aber auch für Stoffe zur Weiterverarbeitung zu Tabletten, Granulaten, Salben, Zäpfchen, Emulsionen wichtig u. wird durch die Korngrößenanalyse* bestimmt.

**Teilchenzahl, molare:** s. Avogadro-Konstante.

**Teilmengen der Fläche unter der Kurve:** Einteilung der Fläche unter der Kurve (s. AUC) für perorale Applikation* in 4 Teilflächen (s. Abb.); **1.** Transit: Menge des Wirkstoffs, die resorbiert u. irreversibel eliminiert ist; **2.** Occupancy: Menge des Wirkstoffs, die resorbiert u. noch nicht eliminiert ist; ist im zentralen Kompartiment vorhanden; **3.** Availment: Menge des Wirkstoffs, die noch nicht resorbiert ist, aber der Resorption zur Verfügung steht; **4.** Transfer: Menge des Wirkstoffs, die durch das Blut durchgeht; setzt sich zusammen aus Transit u. Occupancy.

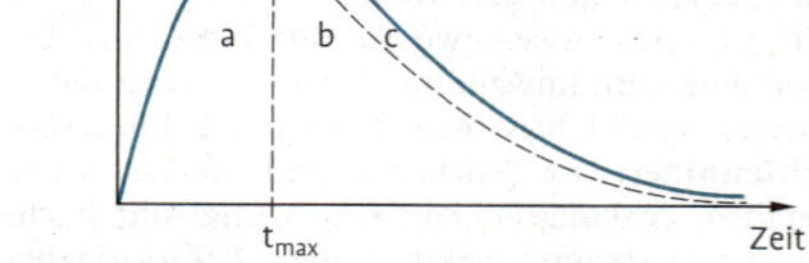


**Teilmengen der Fläche unter der Kurve:** für p. o. Applikation (i. v. Kurve als Referenzkurve); a: Transit; b: Occupancy; c: Availment; a + b: Transfer; $c_{max}$: max. Konz. im Blut; $t_{max}$: Zeitpunkt des Maximums der Plasmakonzentration; $c_0$: fiktive Anfangskonzentration nach i. v. Applikation

**Teilpipette:** s. Pipette.

**Teilung, mitotische:** s. Mitose.

**Teilungsgewebe:** s. Meristem.

**Tektur:** mit Faden befestigte, gefaltete Papierkappe zur Sicherung des Korkverschlusses einer Arzneiflasche.

**Tela Cellulosi:** Verbandmull* aus Zellwolle; **Off.:** Ph.Eur.; kommt als 17-, 20- od. 24-fädiger Mull in den Handel.

**Tela cum Bismutylo gallico:** Bismutgallatmull; mit basischem Bismutgallat* imprägnierter Verbandmull* aus Baumwolle od. Zellwolle (Cellulosum depuratum); Gehalt an basischem Bismutgallat: 9.0–11.0 % bzw. 18.0–22.0 %.

**Tela depurata:** s. Verbandmull.

**Tela Gossypii absorbens:** s. Verbandmull.

**Tela medicata:** arzneiliche Verbandstoffe; mit Arzneistoffen getränkter Mull*, z. B. Tela* cum Bismutylo gallico.

**Telavancin** (INN): CAS-Nr. 372151-71-8; $C_{80}H_{106}Cl_2N_{11}O_{27}P$; $M_r$ 1755.64; Lipoglykopeptid; nicht mehr im Handel befindl. Antibiotikum*; **Wirk.:** gegen grampositive aerobe u. anaerobe Bakt.; früher angewendet bei komplizierten Haut- u. Weichteilinfektionen.

**Telbivudin** (INN): 1-[(2*S*,4*R*,5*S*)-4-Hydroxy-5-(hydroxymethyl)oxolan-2-yl]-5-methylpyrimidin-2,4-dion; CAS-Nr. 3424-98-4; $C_{10}H_{14}N_2O_5$, Strukturformel: s. Abb.; $M_r$ 242.23; Schmp. 188–190 °C; logP −1.2 ± 0.5 (berechnet); synthet. Thymidin-Analogon; **Wirk.:** Virostatikum*, Nucleosid*-Analogon, nucleosidischer Reverse*-Transkriptase-Inhibitor; wird in vivo durch zelluläre Kinasen* zur Wirkungsform phosphoryliert, die statt des natürl. Substrats Thymidin-Triphosphat in die Virus-DNA eingebaut wird, zur Hemmung der DNA*-Polymerase des Hepatitis-B-Virus u. zu einem Kettenabbruch führt u. somit die Virusreplikation hemmt; **Ind.:** chronische Hepatitis* B mit kompensierter Lebererkrankung; **Kontraind.:** dekompensierte Leberzirrhose; **WW:** die Nierenfunktion beeinflussende Arzneimittel (z. B. Aminoglykoside, Schleifendiuretika, Platinverbindungen, Vancomycin, Amphotericin B): Plasmakonzentration von T. u./od. diesen Arzneimitteln beeinflusst; pegyliertes Interferon alfa-2a: erhöhtes Risiko einer peripheren Neuropathie; **UAW:** Übelkeit, Diarrhö, Dyspepsie, Kopfschmerz, Schwindel, Husten, Anstieg der Kreatininkinase, der Amylase u. Lipase im Blut, Hautausschlag, sehr selten Myopathie u. Myalgie; **Dos.:** p. o. 1 × 600 mg/d.

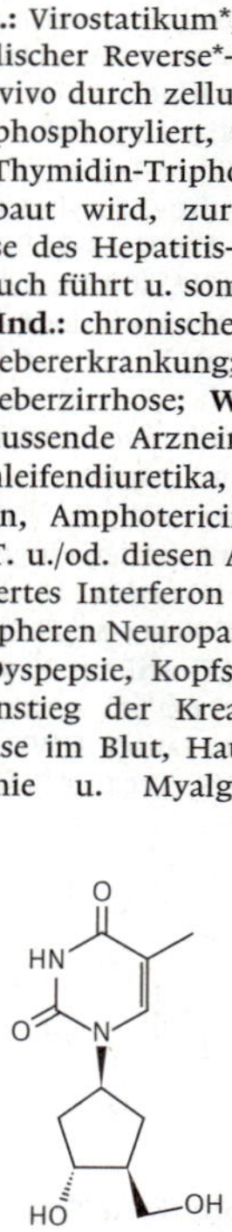

**Telbivudin**

**Telencephalon:** Cerebrum; Endhirn; größter u. am weitesten differenzierter Teil des Gehirns; besteht aus den beiden Hemisphären (Großhirn), deren Oberfläche von der Großhirnrinde bedeckt u. durch Furchen u. Windungen geprägt wird; in der

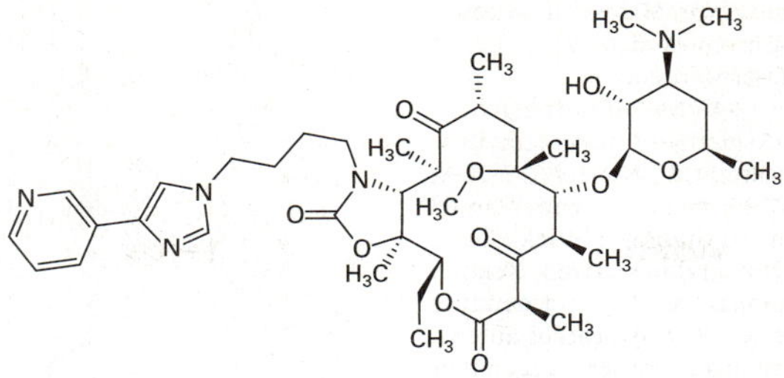

**Telithromycin**

Tiefe liegen die beiden Seitenventrikel sowie Endhirnkerne.

**Teleutospore:** Überwinterungsspore; dickwandige, gegen Kälte u. Trockenheit resistente Spore* der Rostpilze* (s. Pilze, Basidiomycota), die an einem Paarkernmyzel (s. Myzel) entsteht u. in der Karyogamie* stattfindet; keimt unter Meiose* (zur Basidie*) aus.

**Telithromycin** (INN): (3a*S*,4*R*,7*R*,9*R*,10*R*,11*R*,13*R*,15*R*,15a*R*)-10-[3-(Dimethylamino)-3,4,6-tridesoxy-*β*-D-xylo-hexapyranosyloxy]-4-ethyl-11-methoxy-3a,7,9,11,13,15-hexamethyl-1-{4-[4-(3-pyridyl)-1*H*-imidazol-1-yl]butyl}octahydro-2*H*-oxacyclotetradecino[4,3-*d*]oxazol-2,6,8,14(1*H*,7*H*,9*H*)-tetraon; CAS-Nr. 173838-31-8; $C_{43}H_{65}N_5O_{10}$, Strukturformel: s. Abb.; $M_r$ 812.03; Schmp. 187–188 °C; logP 5.1; $pK_S$ 10.9 (berechnet); geruchloses, weißes bis gelbl. weißes krist., bitteres Pulver; in Wasser sehr leicht lösl. (0.6 mg/mL), in den meisten org. Lösungsmitteln löslich; Erythromycin*-Derivat; **Wirk.:** säurestabiles Ketolid*-Antibiotikum; Hemmung der Proteinbiosynthese durch Bindung an 50S-Untereinheit der Ribosomen; auch bei bestehenden Resistenz gegenüber Makrolid*-Antibiotika nach bisherigen Daten noch wirksam; Wirkungsspektrum: grampositive u. atyp. Erreger, z. B. Streptokokken, Staphylococcus aureus, Legionellen, Chlamydien, Mycoplasma pneumoniae; **Ind.:** Pneumonie, Bronchitis, Sinusitis, Tonsillitis, Pharyngitis; **UAW:** Diarrhö, Übelkeit, Erbrechen, abdominale Beschwerden, Anstieg der Leberenzyme; **WW:** zahlreiche WW durch Enzyminhibition* von Cytochrom-P-450 3A4 möglich; **Dos.:** p. o. 1 × 800 mg/d; terminale HWZ 10 h.

**Tellergranulierung:** s. Granulieren.

**Tellur:** Tellurium, Aurum paradoxum; Symbol Te; CAS-Nr. 13494-80-9; $A_r$ 127.60; OZ 52; D. 6.2; Schmp. 449.8 °C; Sdp. 990 °C; Härte 2.5 der Härteskala*; silberweißes, 2-, 4- u. 6-wertiges, metall. glänzendes krist. Halbmetall*; guter Elektrizitäts- u. Wärmeleiter; an der Luft verbrennt Te mit blauer, grün gesäumter Flamme zu Tellurdioxid ($TeO_2$); **Vork.:** seltenes Element mit einem Anteil von 0.01 ppm in der Erdkruste; natürl. gediegen u. in Verb. mit Blei*, Silber*, Gold*; Hauptfundorte in Siebenbürgen, Kalifornien, Brasilien; **Herst.:** Nebenprodukt der Nickel/Kupfer-Gew.; Lösen der Legierungen in Säuren u. Reduktion mit Schwefeldioxid* ($SO_2$) in wässriger Lsg.; **Anw.:** (techn.) selten als Legierungsbestandteil; Cadmiumtellurid in Solar- u. Photozellen; Germanium- u. Antimontellurid in CD-RW-Beschichtungen; Bismuttellurid in Pelltier-Elementen; **Toxikol.:** Intoxikationen mit Te sind selten; tox. wirken v. a. Tellurverbindungen (Tellurwasserstoff, Telluride, Tellursäure). MAK: 0.1 ppm; schon nach Aufnahme sehr kleiner Mengen (5 µg $TeO_2$) kommt es durch Bildung von Dimethyltellurid zum Auftreten von Knoblauchgeruch, der über viele Wochen bestehen bleibt; vgl. Selen. **Gesch.:** entdeckt 1782 von Franz Josef Müller von Reichenstein (1740–1825), 1798 von Martin Heinrich von Klaproth als Element identifiziert.

**Tellurium:** s. Tellur.

**Telmisartan** (INN): 4′-[{(4-Methyl-6-(1-methylbenzimidazol-2-yl)-2-propylbenzimidazol-1-yl}methyl]biphenyl-2-carboxylsäure; CAS-Nr. 144701-48-4; $C_{33}H_{30}N_4O_2$, Strukturformel: s. Abb.; $M_r$ 514.6; Schmp. 261 °C; logP 7.8; $pK_S$ 3.8 (berechnet); schwer lösl. in Wasser; **Wirk.:** Antihypertensivum*; nichtkompetitiver $AT_1$*-Rezeptor-Antagonist mit guter Wirksamkeit u. Verträglichkeit; **Ind.:** essentielle Hypertonie; Reduktion der kardiovaskulären Morbidität bei manifester atherothrombot. kardiovaskulärer Erkrankung (koronare Herzkrankheit, Schlaganfall od. periphere arterielle Verschlusserkrankung in der Anamnese) od. bei Diabetes mellitus Typ 2 mit dokumentiertem Endorganschaden; **UAW:** gelegentl. gastrointestinal, jedoch gering u. vorübergehend; **Dos.:** 1 × 40 mg/d p. o., TMD 80 mg; HWZ >20 h.

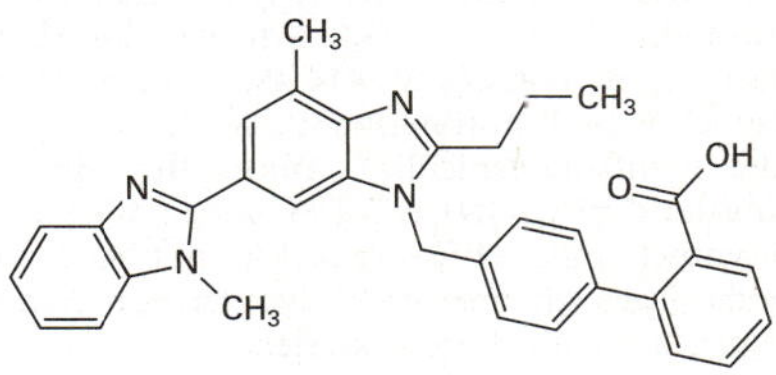

**Telmisartan**

**Telomerase:** matrizenhaltige reverse Transkriptase*, welche die Enden der Chromosomen* (Telomere*) repliziert.

**Telomere:** DNA-Sequenzen an den Enden eukaryot. Chromosomen*, die aus bis zu 1000-fachen Wiederholungen einer einfachen, speciesabhängigen, G-reichen Sequenz am 3′-Ende eines DNA-Stranges bestehen; dieser G-reiche Strang wird von der Telomerase* synthetisiert. **Bedeutung:** T. wirken der Verkürzung des Chromosoms bei jedem Replikationszyklus entgegen u. stabilisieren die Chromosomenenden.

**Telophase:** letztes Stadium von Meiose* u. Mitose*, während dessen die Chromosomen* zu 2 neuen Kernen zusammengefasst werden.

**Temafloxazin** (INN): (±)-1-(2,4-Difluorphenyl)-6-fluor-1,4-dihydro-7-(3-methyl-1-piperazinyl)-4-oxochinolin-3-carbonsäure; CAS-Nr. 108319-06-8; $C_{21}H_{18}F_3N_3O_3$; $M_r$ 417.39; nicht mehr im Handel befindl. Antibiotikum* (Chinolon*); **Wirk.**: hohe Wirksamkeit gegenüber gramnegativen Keimen (einschließl. Pseudomonas ssp.) u. gegenüber grampositiven Keimen wie Staphylococcus aureus, Streptococcus pneumoniae, ferner gegenüber Chlamydia trachomatis, Mycoplasma hominis, Ureaplasma urealyticum u. Anaerobier (Bacteroides fragilis, Clostridium perfringens u. Peptostreptokokken); früher angewendet bei Infektionen der unteren Atemwege, der Haut u. des Weichteilgewebes; **UAW:** u. a. gastrointestinale Störungen, Übelkeit, Blutbildveränderungen. **Temafloxazinhydrochlorid:** CAS-Nr. 105784-61-0; $C_{21}H_{18}F_3N_3O_3 \cdot HCl$; $M_r$ 453.85.

**Temazepam** (INN): Temazepamum Ph.Eur., 3-Hydroxydiazepam; 7-Chlor-2,3-dihydro-3-hydroxy-1-methyl-5-phenyl-1*H*-1,4-benzodiazepin-2-on; CAS-Nr. 846-50-4; $C_{16}H_{13}ClN_2O_2$, Strukturformel: s. Abb.; $M_r$ 300.74; Schmp. 157–160 °C; Benzodiazepin*; **Wirk.**: Tranquilizer*, Schlafmittel*, Sedativum*; unterliegt dem Betäubungsmittelgesetz* (Anlage III; mit Ausnahmen); HWZ 5.3 h.

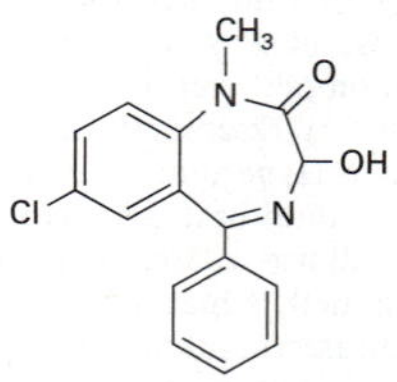


**Temazepam**

**Temocillin** (INN): 6-[2-Carboxy-2-(3-thienyl)acetamido]-6-methoxypenicillansäure; (6*S*)-6-(Carboxy-3-thienylacetyl)amino-6-methoxy-3,3-dimethyl-7-oxo-4-thia-1-oxabicyclo[3.2.1]-heptan-2-carbonsäure; $C_{16}H_{18}N_2O_7S_2$; $M_r$ 414.45; nicht mehr im Handel befindl. Antibiotikum*; betalactamasestabiles Breitband-Penicillin*. **Temocillin-Dinatriumsalz:** $C_{16}H_{16}N_2Na_2O_7S_2$; $M_r$ 460.5; **Wirk.**: semisynthet., injizierbares Penicillin* mit hoher Aktivität gegen gramnegative, aber geringer Aktivität gegen grampositive Bakterien.

**Temoe lawak:** s. Curcuma xanthorrhiza (Curcumae xanthorrhizae rhizoma).

**Temoporfin** (INN): 3,3′,3″,3‴-(7,8-Dihydroporphyrin-5,10,15,20-tetrayl)tetraphenol; CAS-Nr. 122341-38-2; $C_{44}H_{32}N_4O_4$, Strukturformel: s. Abb.; $M_r$ 680.75; logP 9.4 (berechnet); Porphyrin*; **Wirk.**: Zytostatikum*, Photosensibilisator*; **Ind.**: photodynam., palliative Behandlung von Patienten mit Plattenepithelkarzinomen im Kopf- u. Halsbereich nach Versagen vorangegangener Ther.; **UAW:** Schmerzen am Injektionsort, Blutungen, evtl. Narbenbildung; **Dos.**: 0.15 mg/kg KG, langsame i. v. Einzelinjektion in das betroffene Gewebe; HWZ 65 h.

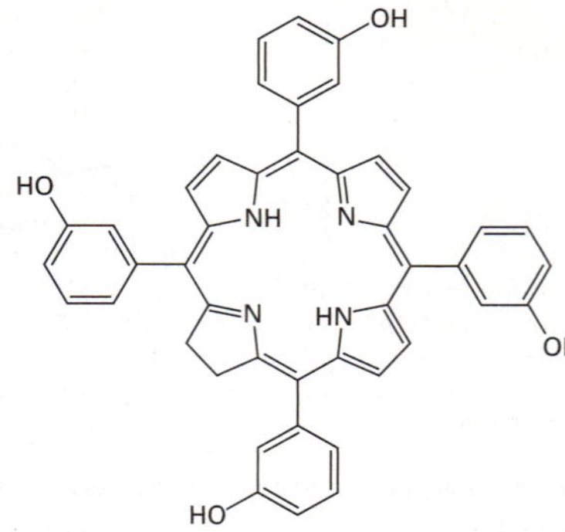


**Temoporfin**

**Temozolomid** (INN): 4-Methyl-5-oxo-2,3,4,6,8-pentazabicyclo[4.3.0]nona-2,7,9-trien-9-carboxamid; CAS-Nr. 85622-93-1; $C_6H_6N_6O_2$, Strukturformel: s. Abb.; $M_r$ 194.2; Schmp. 212 °C; logP −1.3 (berechnet); **Wirk.**: Zytostatikum*, Alkylans; Bioverfügbakeit nahezu 100 %, bevorzugte Anreicherung in Hirntumoren; **Ind.**: Behandlung des Glioblastoms begleitend zur Radiotherapie u. anschließend als Monotherapie; **UAW:** sehr häufig Übelkeit, Erbrechen (zusätzl. antiemetische Ther. erforderlich), Thrombozytopenie; **Dos.**: p. o. od. i. v.; Begleittherapie: 75 mg/m² KOF, Monotherapie: 1. Zyklus: 150 mg/m² KOF, 2. Zyklus: 200 mg/m² KOF, jeweils einmal täglich.

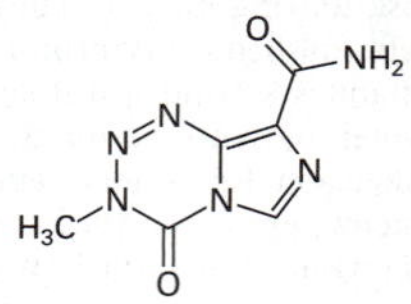


**Temozolomid**

**Temperatur:** Symbol t, ϑ; Maß für die mittlere kinet. Energie der Materieteilchen (Moleküle u. Atome), abhängig von Zu- od. Abfuhr von Wärmeenergie; vgl. Arbeit; Energie; Wärme; Angabe der Temp. in Kelvin (K); s. SI-Einheiten; Temperatur, absolute; für den prakt. Gebrauch u. die Angabe von Temperaturdifferenzen ist das Grad Celsius (°C) als vom Kelvin abgeleitete Einheit zulässig; Kelvin- u. Celsius*-Skala unterscheiden sich nur in der Festlegung des Nullpunktes (vgl. Nullpunkt, absoluter); im angelsächs. Raum gebräuchl. od. histor. bedeutsame Temperaturskalen: Fahrenheit*-Skala (°F), Reaumur-Skala (°R); Umrechnungen:

$t[°C] = 5/9 \cdot (t[°F] - 32) = 5/4 \cdot t[°R] = t[K] - 273.15$

$t[K] = t[°C] + 273.15$

Zur Messung der Temp.: s. Thermometer.

**Temperatur, absolute:** thermodynamische Temperatur; Symbol T; Einheit Kelvin (K); auf den absoluten Nullpunkt* bezogene Temperaturskala. Bei der a. Temp. sind nur positive Temperaturwerte möglich. Sie wird auch thermodynam. Temp. genannt, da die therm. Energie von Atomen u. Molekülen ein Maß für die a. Temp. ist; s. SI-Einheiten.

**Temperatur, kritische:** s. Größen, kritische.

**Temperatur, thermodynamische:** s. Temperatur, absolute.

**Templinöl:** s. Abies alba (Oleum Templini).

**temporal** (lat. tempus Lebenszeit, Schläfe): schläfenwärts; zu den Schläfen gehörend.

**Temsirolimus** (INN): (1*R*,9*S*,12*S*,15*R*,16*E*,18*R*,19*R*,21*R*,23*S*,24*E*,26*E*,28*E*,30*S*,35*R*)-1,18-Dihydroxy-12-(2-{4(*R*)-[3-hydroxy-2-(hydroxymethyl)-2-methylpropionyloxy]-3(*R*)-methoxycyclohex-1(*R*)-yl}-1(*R*)-methylethyl)-19,30-dimethoxy-15,17,21,23,29,35-hexamethyl-11,36-dioxa-4-azatricyclo[30.3.1.04,9]hexatriaconta-16,24,26,28-tetraen-2,3,10,14,20-pentaon; CAS-Nr. 162635-04-03; $C_{56}H_{87}NO_{16}$; Proteinkinase-Inhibitor; **Wirk.:** selektiver Inhibitor von mTOR (Abk. für engl. mammalian target of rapamycin), bindet an ein intrazelluläres Protein (FKBP-12), führt zu einer Wachstumshemmung in der G1-Phase bei behandelten Tumorzellen; **Ind.:** Erstlinien-Therapie des fortgeschrittenen Nierenzellkarzinoms bei Vorliegen von mind. 3 von 6 prognost. Risikofaktoren; rezidivierendes u./od. refraktäres Mantelzelllymphom (Abk. MCL); **Kontraind.:** mäßiggradige od. schwere Leberfunktionsstörung; **WW:** CYP3A4/5-Induktoren: verminderte gemeinsame Wirk. von T. u. Sirolimus, daher gleichzeitige Anw. über 5–7 d hinaus bzw. bei MCL-Ther. ganz vermeiden; starke CYP3A4-Inhibitoren (z. B. Protease-Inhibitoren, Antimykotika, Nefazodon): erhöhte Blutkonzentration von T., daher gleichzeitige Anw. vermeiden; mäßige CYP3A4-Inhibitoren (z. B. Amiodaron, Aprepitant, Clarithromycin, Erythromycin, Fluconazol, Diltiazem, Verapamil, Grapefruitsaft): gleichzeitige Gabe bei 25 mg T. nur mit Vorsicht, bei >25 mg T. vermeiden; P-Glykoprotein-Substrate: in vitro Hemmung des Transports; amphiphile Arzneimittel (z. B. Amiodaron, HMG-CoA-Reduktase-Hemmer): erhöhtes Risiko für amphiphile Lungentoxizität; Interferon alfa: Katarakte; ACE-Hemmer: Reaktion wie bei angioneurot. Ödem; Lebendimpfstoff: geringere Wirksamkeit; Sunitinib: dosislimitierende Toxizität; **UAW:** Überempfindlichkeitsreaktionen, Anämie, Ödeme, Hyperglykämie, interstitielle Lungenerkrankung, akutes Nierenversagen*, Wundheilungsstörungen; **Dos.:** Nierenzellkarzinom: 25 mg i. v. 1×/Woche; MCL: 75 mg i. v. (u. ggf. mehr) 1×/Woche.

**Temulin:** s. Lolium temulentum (Fructus Lolii, Inhaltsst.).

**Tenakel:** s. Kolieren.

**Tendinitis:** s. Tendopathie.

**Tendinose:** s. Tendopathie.

**Tendo** (lat. tendere spannen, ausdehnen): syn. Tenon; Sehne.

**Tendopathie:** Sammelbez. für abakterielle Entzündungen der Sehnen (Tendinitis) bzw. Sehnenscheiden (Tendovaginitis) in Ansatznähe od. degenerative Veränderungen an Sehnenursprüngen u. -ansätzen (Tendinose), oft kombiniert mit Epikondylitis; **Urs.:** chron. Überlastung, Mikrotraumen, Stoffwechsel- od. Durchblutungsstörungen; **Ther.:** physik. (Wärme- od. Kälte-)Anwendungen, Antiphlogistika, ggf. Injektion (auch Glucocorticoid), evtl. Ruhigstellung im Gips, ggf. operativ.

**Tendovaginitis:** s. Tendopathie.

**Tenecteplase** (INN): 103-L-Asparagin-117-L-glutamin-296-L-alanin-297-L-alanin-298-L-alanin-299-L-alanin-alteplase; CAS-Nr. 191588-94-0; $C_{2558}H_{3872}N_{738}O_{781}S_{40}$; rekombinanter fibrinspezif. Gewebeplasminogenaktivator*; **Wirk.:** Antikoagulans*; **Ind.:** Thrombolyse bei akutem Herzinfarkt; **UAW:** Blutungen, Hypotonie, Herzfrequenz- u. Herzrhythmusstörungen; **Dos.:** möglichst schnell nach Symptombeginn max. 50 mg als i. v. Einfachbolus; HWZ ca. 2 h.

**Tenesmus:** anhaltender schmerzhafter Stuhl- (T. ani) od. Harndrang (T. vesicae) bei geringer od. fehlender Entleerung; **Urs.:** **1.** T. ani: u. a. Krampf der Verschlussmuskeln bei entzündl. Reizung, Harnblasenkatarrh, Proktitis*, Shigellose*, Amöbiasis*; **2.** T. vesicae: Krampf der Harnblasenmuskulatur, z. B. bei Zystitis* od. Fremdkörper in der Harnblase.

**Teniposid** (INN): 4′-Desmethyl-epipodophyllotoxin-9-(4,6-*O*-2-thenyliden-*β*-D-glucopyranosid); CAS-Nr. 29767-20-2; $C_{32}H_{32}O_{13}S$, Strukturformel: s. Abb.; $M_r$ 656.67; Schmp. 242–246 °C (kristallisiert aus absolutem Ethanol); $[\alpha]_D^{20\,°C}$ −107° (Chloroform/Methanol 9 : 1); fast unlösl. in Wasser; partialsynthet. Derivat von Podophyllotoxin (s. Podophyllin); in Österreich im Handel befindl. Zytostatikum* (Mitosegift; Topoisomerase-II-Inhibitor); in Deutschland u. der Schweiz außer Handel; **Ind.:** u. a. maligne Lymphome, Hodgkin-Lymphom, Lymphosarkom; **Dos.:** i. v. in Zyklen mit individuellem Behandlungsschema.

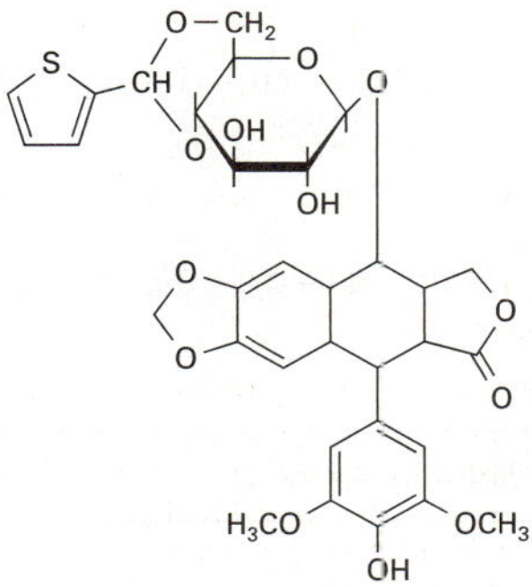


**Teniposid**

**Tenofovir** (INN): (*R*)-[2-(6-Amino-9*H*-purin-9-yl)-1-methylethoxy]-methylphosphonsäure; CAS-Nr. 147127-20-6; $C_9H_{14}N_5O_4P$, Strukturformel: s. Abb.; $M_r$ 287.2; Schmp. 279 °C; logP −1.8; $pK_S$ 1.6 (berechnet); leicht lösl. in Wasser; **Wirk.:** Virostatikum*, nucleotidischer Reverse*-Transkriptase-Inhibitor; **Ind.:** HIV-Infektion (Kombinations- u. Monotherapie); Hepatitis B (Monotherapie); **UAW:** Diarrhö, Übelkeit, Erbrechen; Nierentoxizität nicht ausgeschlossen; **Dos.:** 1×245 mg/d p. o.; HWZ 12–18 h. Gebräuchl. ist

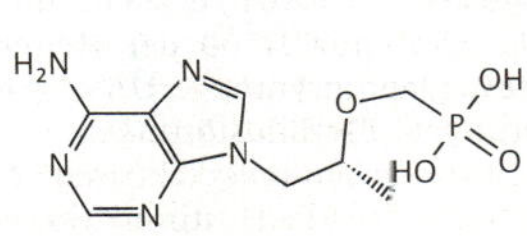


**Tenofovir**

**Tenside**
Übersicht

| Typ | hydrophiler Rest | bestimmendes Element | | Name |
|---|---|---|---|---|
| Aniontenside | $-COO^-$ | $CH_3-(CH_2)_a-COO^-$ | $Na^+$ | Seifen, Na-Salze von Fettsäuren |
| | $-O-SO_2-O^-$ | $CH_3-(CH_2)_a-O-SO_2-O^-$ | $Na^+$ | Fettalkoholsulfate |
| | $-SO_2-O^-$ | $CH_3-(CH_2)_a-SO_2-O^-$ | $Na^+$ | Alkylsulfonate |
| | | 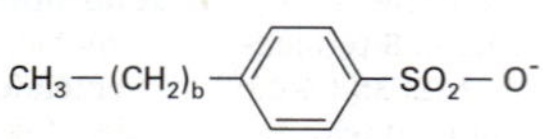 | $Na^+$ | Alkylbenzolsulfonate |
| | $-CO-\underset{R}{\underset{\mid}{N}}-(CH_2)_2-SO_2-O^-$ | $CH_3-(CH_2)_a-CO-\underset{R}{\underset{\mid}{N}}-(CH_2)_2-SO_2-O^-$ | $Na^+$ | fettsäureacylierte Aminoethylsulfonate |
| Kationtenside | $-\overset{CH_3}{\overset{\mid}{\underset{CH_3}{\underset{\mid}{N^+}}}}-CH_3$ | $CH_3-(CH_2)_a-\overset{CH_3}{\overset{\mid}{\underset{CH_3}{\underset{\mid}{N^+}}}}-CH_3$ | $Cl^-$ | Tetraalkylammoniumchlorid (Invertseifen) |
| Amphotenside, zwitterionisch | $-\overset{CH_3}{\overset{\mid}{\underset{CH_3}{\underset{\mid}{N^+}}}}-CH_2-CO-O^-$ | $CH_3-(CH_2)_a-\overset{CH_3}{\overset{\mid}{\underset{CH_3}{\underset{\mid}{N^+}}}}-CH_2-CO-O^-$ | | N-Alkylbetain |
| nichtionogene Tenside (Nonionics) | $-O-(CH_2-CH_2-O)_c-H$ | $CH_3-(CH_2)_a-O-(CH_2-CH_2-O)_c-H$ | | Alkoholethoxylate |
| | | 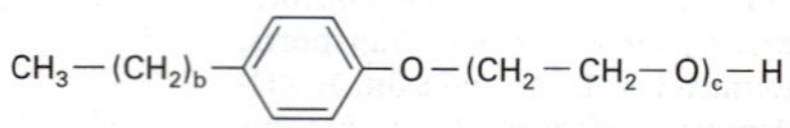 | | Alkylphenolethoxylate |
| (Wasserstoffbrückenaktivität) | $-CO-NH-CH_2-CH_2-OH$ | $CH_3-(CH_2)_a-CO-NH-CH_2-CH_2-OH$ | | Fettsäureethanolamid |

a = 10...20; b = 8...16; c = 3...5.

**Tenside**

Tenofovirdisoproxil (Prodrug, wird nach Absorption zu T. hydrolysiert).

**Tenorit:** s. Kupfer(II)-oxid.

**Tenoxicam** (INN): Tenoxicamum Ph.Eur.6; 4-Hydroxy-2-methyl-*N*-(pyridin-2-yl)-2*H*-thieno-[2,3-*e*]-1,2-thiazin-3-carboxamid-1,1-dioxid; CAS-Nr. 59804-37-4; $C_{13}H_{11}N_3O_4S_2$; $M_r$ 337.37; Schmp. 209–213 °C (unter Zers.; polymorph); gelbes, krist. Pulver; sehr schwer lösl. in Wasser, Ethanol u. Hexan, lösl. in Dichlormethan; nicht mehr im Handel befindl. Antirheumatikum der Oxicam-Reihe (s. Analgetika); **Wirk.:** antiphlogist. Aktivität wird durch lange HWZ (70–90 h) erreicht; im Vergleich zu Indometacin* nur 1/100 der Hemmwirkung auf die Prostaglandinsynthese; **UAW:** gastrointestinale Störungen, Blutbildstörungen.

**TENS:** Abk. für **t**ranskutane **e**lektrische **N**erven**s**timulation; Form der Elektrostimulationsanalgesie; mit Elektroden über die intakte Haut verabreichter Reizstrom; die Kathode wird im Schmerzgebiet bzw. in Head-Zonen platziert; durch die schwachen elektr. Reize wird die Übertragung der Schmerzimpulse durch Stimulation sensibler Nerven blockiert; **Anw.:** in der Schmerztherapie (s. Schmerz), zur Muskelstimulation.

**TENS-Gerät:** Kurzbez. für **t**ranskutanes **e**lektrisches **N**erven**s**timulations-Gerät; Schmerztherapiegerät zur Anw. der TENS*; **Formen: 1.** Einkanalgeräte mit 2–4 Elektroden (20–150 Hz); **2.** Zweikanalgeräte mit je 2 Elektroden/Kanal (1–150 Hz). Heute werden wegen der geringeren Gewöhnungsgefahr häufig Geräte mit wechselnder Frequenz eingesetzt.

**Tenside:** lyobipolare Stoffe, amphiphile Stoffe, Detergenzien; Oberbegriff für grenzflächenaktive Stoffe, der Emulgatoren*, Antischaummittel*, Netzmittel*, Lösungsvermittler u. Waschmittel* umfasst; Moleküle u. Ionen mit einer gewissen Affinität sowohl zu polaren als auch zu unpolaren Lösungsmitteln (Amphiphilie*), die daher an Grenzflächen adsorbiert werden; vgl. Grenzflächenspannung; **Formen:** Je nach Anzahl u. Art der polaren u. unpolaren Gruppen im Molekül haben T. vorwiegend hydrophilen, lipophilen od. auch einen dazwischen liegenden Charakter (s. Abb.): **1. Anionentenside:** z. B. Seifen (Alkalisalze der Fettsäuren), Sulfonate, Salze der Fettalkoholschwefelsäureester (Na-cetylsulfat); **2. Kationentenside:** z. B. quartäre Ammoniumverbindungen* (sog. Invertseifen); **3. Amphotenside:** z. B. Phospholipide (Lecithine*), Ampholytseifen*, manche Eiweiße; **4. nichtionogene T.:** z. B. Sorbitanderivate (Sorbitanfettsäureester*, Polysorbate*), Polyoxyethylenfettalkoholether*.

**Tensidgel:** Gel aus lyotropen Flüssigkristallen mit hohem Tensidgehalt. T. bilden sich mit polaren Tensiden, z. B. ethoxylierte Fettalkohole, die gut hydratisierte Mizellen erzeugen. Sie sind opt. transparent u. hoch elast. bei mechan. Beanspruchung. Aufgrund des Resonanzeffekts im hörbaren Bereich werden sie auch als Brummgele bezeichnet. **Anw.:** top. für Antirheumatika u. Antimykotika mit Tiefenwirkung. Der hohe Tensidgehalt beeinflusst die Struktur der Hautlipide u. erhöht deshalb die Permeabilität durch das Stratum corneum, kann aber zu Hautreizungen führen.

**Tensiometermethode nach Lecompte du Noüy:** s. Grenzflächenspannung.

**Tension des Wasserdampfes:** Sättigungsdampfdruck von Wasser; vgl. Mollier-h,x-Diagramm.

**Tentamen** (lat.): Versuch. T. suicidii: Selbstmordversuch.

**tenuis** (lat.): dünn, zart.

**Teonanacatl:** s. Psilocybe mexicana.

**TEP:** Abk. für **T**otal**e**ndo**p**rothese; s. Endoprothese.

**Tepala:** s. Blüte (Blütenteile).

**Tephrosia-Arten:** s. Rotenon.

**Teprosilas:** s. Teprosilat.

**Teprosilat:** Teprosilas; chem. Kurzbez. für 1,2,3,6-Tetrahydro-1,3-dimethyl-2,6-dioxopurin-7-propansulfonat.

**Tequila:** s. Agave americana; Agave sisalana.

**Ter-:** s. Bi-.

**Tera-:** Symbol T; gesetzl. Vorsatz für das $10^{12}$-fache einer Grundeinheit; vgl. SI-Einheiten; 1 TW (Terawatt) = $10^{12}$ W = 1 Mrd. ($10^9$) kW.

**teratogen** (gr. terata Missbildung): Fehlbildungen erzeugend; vgl. Reproduktionstoxizität.

**Teratogenität** (gr. terata Missbildung): Fähigkeit eines Agens bzw. einer Noxe, eine strukturelle (aber auch funktionelle) Abnormität auszulösen, wobei der Schweregrad der induzierten Anomalie vom Zeitpunkt der Einwirkung auf das Entwicklungsfeld abhängt, nicht von der Dosis; vgl. Reproduktionstoxizität.

**Terazosinhydrochlorid** (INN): 1-(4-Amino-6,7-dimethoxychinazolin-2-yl)-4-(tetrahydro-2-furoyl) piperazinhydrochlorid-Dihydrat; CAS-Nr. 70024-40-7; $C_{19}H_{25}N_5O_4 \cdot HCl \cdot 2\,H_2O$; $M_r$ 459.9; **Wirk.:** spezif. Alpha-1-Rezeptoren-Blocker (s. Alpha-Rezeptoren-Blocker). **Ind.:** Ther. der durch das benigne Prostatasyndrom* bedingten Sympt., Harnblasenentleerungsstörungen; **Kontraind.:** Miktionssynkopen in der Anamnese; **WW:** Antihypertensiva: verstärkte blutdrucksenkende Wirk.; selektive Phosphodiesterase-Hemmer (PDE 5; z. B. Sildenafil, Tadalafil, Vardenafil): symptomat. Hypotonie mögl.; **UAW:** Wahrnehmungs- u. Stimmungsbeeinträchtigungen, orthostat. Dysregulation, Brustschmerzen, Palpitationen, Übelkeit, Potenzstörungen, Schwindel, Müdigkeit. Vgl. Alfuzosin.

**Terbinafin** (INN): (*E*)-*N*-(6,6-Dimethyl-2-hepten-4-inyl)-*N*-methyl-1-naphthylmethylamin; CAS-Nr. 91161-71-6; $C_{21}H_{25}N$, Strukturformel: s. Abb.; $M_r$ 291.44; $pK_S$ 7.10; **Wirk.:** Antimykotikum*, Hemmstoff der Squalenepoxidase (wie Naftifin* u. Tolnaftat*); **Ind.:** schwere therapieresistente Pilzinfektionen durch Dermatophyten; **Kontraind.:** Schwangerschaft u. Stillzeit, Anw. bei Kindern; **UAW:** allerg. Hautreaktionen, Kopfschmerz, gastrointestinale Beschwerden; **Dos.:** p. o. 1 × 250 mg/d (entspricht 281.3 mg Terbinafinhydrochlorid) über 4–6 Wochen; topisch als Lsg., Creme 1 %, 1- bis 2-mal/d; HWZ 17 h. **Terbinafinhydrochlorid:** CAS-Nr. 78628-80-5; $C_{21}H_{25}N \cdot HCl$; $M_r$ 327.90; Schmp. 195–198 °C (kristallisiert aus Isopropanol/Diethylether; polymorph, Umwandlung bei ca. 150 °C).

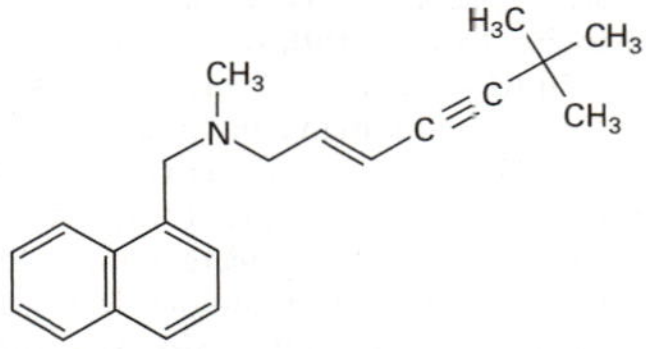


**Terbinafin**

**Terbium** (Ytterbia, Ort in Schweden): Symbol Tb; CAS-Nr. 7440-27-9; $A_r$ 158.93; OZ 65; D. 8.229; Schmp. 1357 °C; Sdp. 3219 °C; silbrig weißes, duktiles, schmiedbares, 3- u. 4-wertiges, zu den Lanthanoiden* gehörendes Metall*; reagiert mit Wasser u. ist in Säuren leicht löslich; **Vork.:** im Monazit, Xenotin u. Euxenit; **Herst.:** Überführen von Terbiumoxid in das Fluorid; Reduktion von Terbium(III)-fluorid ($TbF_3$) mit Calcium*; Aufbewahrung unter Inertgas; **Anw.:** (techn.) Halbleitertechnik, Natriumterbiumborat-Laser; **Gesch.:** 1843 von Carl Gustav Mosander (1797–1858) als Oxid aus der Yttererde* gewonnen.

**Terbutalin** (INN): α-(*tert*-Butylamino)methyl-3,5-dihydroxybenzylalkohol; 2-*tert*-Butylamino-1-(3,5-dihydroxyphenyl)ethanol; CAS-Nr. 23031-25-6; $C_{12}H_{19}NO_3$, Strukturformel: s. Abb.; $M_r$ 225.29; Schmp. 119–122 °C (kristallisiert aus absolutem Ether); **Wirk.:** Broncholytikum*, Beta-2-Sympathomimetikum (s. Sympathomimetika); **Ind.:** Prophylaxe u. Ther. obstruktiver Atemwegserkrankungen, Akutbehandlung von Atemnotzuständen inf. reversibler Verengung der Atemwege; **Kontra-**

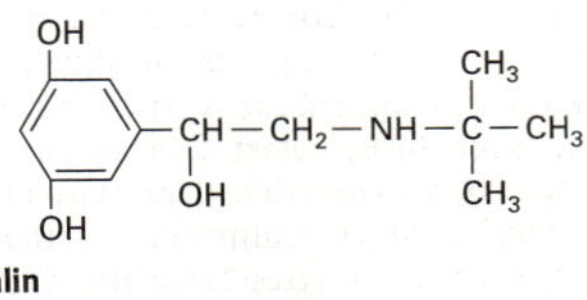


**Terbutalin**

T

**ind.:** Hyperthyreose, Hypertonie, tachykarde Herzrhythmusstörungen, akute Koronarerkrankungen; während der Schwangerschaft möglichst zurückhaltend anwenden; **UAW:** feiner Fingertremor, Unruhe, Schweißausbruch, Anstieg der Blutglucose u. der freien Fettsäuren; **Dos.:** p.o. 2–3×2.5–5 mg/d, Kinder 7–14 Jahre 2×2.5 mg/d, Kinder 3–6 Jahre 2×1.25 mg/d; parenteral s.c. bis 4×0.25 g/d; Dosieraerosol bis 3×0.5 mg/d; HWZ 3.5 h. **Terbutalinsulfat:** Terbutalini sulfas Ph.Eur.; CAS-Nr. 23031-32-5; $C_{24}H_{40}N_2O_{10}S$; $M_r$ 548.6; weißes, krist. Pulver; leicht lösl. in Wasser, schwer lösl. in Ethanol, fast unlösl. in Chloroform u. Ether.

**Terconazol** (INN): Terconazolum Ph.Eur.; 1-(4-[*cis*–2-(2,4-Dichlorphenyl)-2-(1*H*-1,2,4-triazol-1-ylmethyl)-1,3-dioxolan-4-yl]methoxy-phenyl)-4-isopropylpiperazin; CAS-Nr. 67915-31-5; $C_{26}H_{31}Cl_2N_5O_3$; $M_r$ 532.5; Schmp. 125–127 °C (polymorph); nicht mehr im Handel befindl. Antimykotikum*; vgl. Econazol.

**Terebinthina:** Balsamum Terebinthinae, Balsamum Pini; Kiefernharz, Terpentin; dickflüssiges, trübes Sekret von eigenartigem Geruch; unlösl. in Wasser, lösl. in Ethanol, Ether, Aceton, Benzol, Chloroform, Eisessig, Petroleumether, Schwefelkohlenstoff u. Toluol; Stpfl. sind versch. Arten der Gattung Pinus (Kiefer): **1. Pinus* sylvestris** L.: hauptsächl. in Deutschland u. Russland genutzt; **2. P. nigra** Arnold: Schwarzkiefer Österreich; **3. P. pinaster** Aiton: P. maritima Lam. non Mill., Strandkiefer westl. Mittelmeergebiet, Südwest-Frankreich, bis 1991 Lieferant der franz. Droge (Terebinthina gallica); **4. P. palustris** Mill.: P. australis Michx. f., Pitch-pine-Kiefer, Sumpfkiefer Nordamerika; **5.** ferner **P. caribaea** Morelet u. **P. taeda** L.: Lieferanten von nordamerikan. Terebinthina; **Best.:** 70–85 % Harz*, hauptsächl. aus Abietinsäure* u. Pimarsäure* bestehend, u. 15–30 % Terpentinöl (s.u.); **Gew.:** T. entsteht teils in der Rinde, teils im jungen Holz (Splintholz*), aus dem v.a. nach Verwundung der Balsam* austropft u. aufgefangen wird; **Zuber.:** Emplastrum Lithargyri compositum, Unguentum basilicum; **Anw.:** (med.) zu hautreizenden Pflastern u. Salben. **Terebinthinae aetheroleum:** Oleum Terebinthinae (aethereum), Balsamterpentinöl, Terpentinöl; D. 0.855–0.872; $\alpha_D^{20\,°C}$ +15° bis −40°; durch Wasserdampfdestillation aus T. gewonnenes äther. Öl; je nach Herkunft links- (z.B. franz. Terpentinöl) od. rechtsdrehend (z.B. amerikan. Terpentinöl); farblose bis gelbl. Flüss.; **Off.:** DAB; **Best.:** 65–70 % (−)- u. (+)-$\alpha$-Pinen* (je nach Herkunft in unterschiedl. Mengen, bestimmt den Drehwert) u. 30–33 % (−)- u. (+)-$\beta$-Pinen sowie andere Monoterpene wie Dipenten (DL-Limonen*), Terpinolen* u. je nach Herkunft $\Delta^3$-Caren (in Ölen von Pinus* sylvestris überwiegend, anstelle der Pinene, sonst fehlend), Limonen*, Camphen*, Linalool*, Bornylacetat*, Cymol* u. Cadinen*; **Anw.: 1.** (med.) früher zu Einreibungen bei Erkrankungen des rheumat. Formenkreises (s. Spiritus russicus), zu Inhalationen gegen Bronchitis; gelöst, z.B. in Olivenöl (s. Olea europaea), als Injektion (i.m.) zur unspezif. Reiztherapie; wird Terebinthinae aetheroleum verordnet, so ist Gereinigtes Terpentinöl (s.u.) abzugeben; **2.** (techn.) zur Herst. von Lacken u. Firnissen. **Terebinthinae aetheroleum e pino pinastro:** Terpentinöl vom Strandkiefer-Typ, durch Wasserdampfdestillation und anschließende Rektifikation (bei einer Temperatur unter 180 °C) des durch Anzapfen von Pinus pinaster Aiton erhaltenen Harzes gewonnenes äther. Öl; **Off.:** Ph.Eur.6; **Best.:** (gaschromatograph. Profil nach Ph.Eur.) 70–85 % $\alpha$-Pinen, 0.5–1.5 % Camphen, 11–20 % $\beta$-Pinen, höchstens 1 % $\Delta^3$-Caren, 0.4–1.5 % $\beta$-Myrcen, 1–7 % Limonen, 0.2–2.5 % Longifolen, $\beta$-Caryophyllen, höchstens 1 % Caryphyllenoxid. **Terebinthinae aetheroleum rectificatum:** Oleum Terebinthinae rectificatum, Terebinthinae aetheroleum medicinale, Oleum Terebinthinae medicinale, Gereinigtes Terpentinöl, Gereinigtes ätherisches Terpentinöl, Medizinal-Terpentinöl; D. 0.856–0.867; $n_D^{20\,°C}$ 1.467–1.478; farblose Flüss., mischbar mit wasserfreiem Ethanol u. apolaren Lösungsmitteln, verhältnismäßig gut lösl. in Lsg. von Alkalisalzen org. Säuren; nach Ph.Helv. ist das Öl mit einem geeigneten Antioxidans konserviert; **Herst.:** Terpentinöl wird entsäuert (z.B. mit der 3-fachen Menge erwärmten Kalkwassers kräftig durchgeschüttelt) u. dann destilliert; **Off.:** ÖAB, Ph.Helv., DAC; **Inkomp.:** Oxidationsmittel; **Anw.: 1.** (med.) äußerl. zu antirheumat. Einreibungen; innerl. u. äußerl. bei Erkrankungen der Bronchien; **2.** (volkstüml.) als Best. von Furunkelsalben sowie bei Hautverletzungen; früher parenteral zur unspezif. Reizkörpertherapie; zur Inhalation bei Bronchitis wird Terpentinöl meistens durch Pini pumilionis aetheroleum (s. Pinus mugo) od. durch Eucalypti aetheroleum ersetzt. **Resina Pini burgundica:** Resina alba; Rückstand bei der Terpentinöldestillation wird als Burgunderharz, das ist noch wasserhaltiges Colophonium*, bezeichnet. **Resina Pini (Galipot):** Galipot, Barras; beim Verdunsten des Terpentinöls an den Bäumen als Krusten zurückbleibendes Harz; früher auch von Picea* abies (Picea excelsa) gewonnen (Fichtenharz); lösl. in Ethanol, Ether, Aceton, schmilzt bei ca. 100 °C zu klarer Flüss.; **Anw.: 1.** (pharmaz.) für pharmaz. Zwecke durch Schmelzen u. Durchseihen gereinigt; **2.** (techn.) wie Terpentin zur Herst. von Pflastern. **Terebinthina laricina:** T. veneta, Lärchenterpentin, Venezianisches Terpentin; durch Anbohren der Stämme von **Larix decidua**, Fam. Pinaceae (Alpen), gewonnener, dicker, gelber bis bräunl., nicht körniger Balsam; lösl. in Ethanol 96 %, Ether, Chloroform, Benzol, Aceton, Toluol, 98 %iger Essigsäure u. Benzin; muss sich mit 2 Volumen-T. 80 %igem Ethanol (V/V) klar mischen; **Off.:** Ph.Helv.; **Best.:** 10–25 % Terpentinöl u. 75–90 % Harz, das hauptsächl. Laricinolsäure enthält; **Anw.: 1.** wie Terpentin; **2.** (techn.) bes. für Klebemittel. **Holzterpentinöl:** (engl.) pine oil, Oleum Terebinthinae e ligno, Wurzelterpentinöl; in den USA durch Destillation u. Extraktion des Kernholzes* von überwiegend **Pinus palustris** gewonnenes Öl; **Best.:** u.a. $\alpha$- u. $\beta$-Pinen sowie Dipenten; **Anw.:** ähnl. Terpentinöl. **Kienöl:** Oleum Pini; durch trockene Destillation aus Wurzeln u. Ästen der Kiefern gewonnenes Öl; **Anw.:** (techn.) Herst. von Lacken u. Firnissen; Reinigungsmittel für Lettern; vielfach zur

Verfälschung des Terpentinöls. **Straßburger Terpentin:** Terebinthina argentoratensis; eine in den Vogesen gewonnene Terpentinsorte, stammt von Abies* alba. **Hom.:** **1.** Terebinthina, Oleum Terebinthina: äther. Öl aus dem Harz versch. Pinusarten; verordnet z. B. bei Bronchitis, Nieren- u. Gallenkoliken; **2.** Terebinthina laricina (HAB), Resina Laricis: äther. Öl aus dem Harz von Larix decidua; verordnet wie Terebinthina.

**Terebinthina argentoratensis:** s. Terebinthina (Straßburger Terpentin).

**Terebinthina canadensis:** s. Balsamum canadense.

**Terebinthinae aetheroleum:** s. Terebinthina.

**Terebinthinae aetheroleum e pino pinastro:** s. Terebinthina.

**Terebinthinae aetheroleum medicinale:** s. Terebinthina (Terebinthinae aetheroleum rectificatum).

**Terebinthinae aetheroleum rectificatum:** s. Terebinthina.

**Terebinthinae resina:** s. Colophonium.

**Terebinthina laricina:** s. Terebinthina.

**Terebinthina veneta:** s. Terebinthina (Terebinthina laricina).

**Terephthalsäure:** Benzol-1,4-dicarbonsäure; $C_8H_6O_4$; $M_r$ 166.1; Schmp. ca. 300 °C (Sublimation); schwer lösl. in Wasser, Diethylether u. Chloroform; **Anw.:** (techn.) Zwischenprodukt in der Kunststoffherstellung.

**Terfenadin** (INN): Terfenadinum Ph.Eur.; 1-(4-*tert*-Butylphenyl)-4-[4-(α-hydroxybenzhydryl)piperidino]butanol; CAS-Nr. 50679-08-8; $C_{32}H_{41}NO_2$, Strukturformel: s. Abb.; $M_r$ 471.69; Schmp. 146.5–148.5 °C (kristallisiert aus Aceton, polymorph); sehr schwer lösl. in Wasser; **Wirk.:** Antihistaminikum*, Histamin*-$H_1$-Rezeptoren-Blocker; **Ind.:** z. B. Heuschnupfen, allerg. Konjunktivitis od. allerg. Hautreaktionen; vgl. Fexofenadin (Metabolit); **Kontraind.:** Schwangerschaft; **WW:** z. B. mit Makrolid-Antibiotika od. Imidazol-Antimykotika (z. B. Ketoconazol); kann schwere Herzrhythmusstörungen (inf. Verlangsamung des Abbaus von T.) hervorrufen. **UAW:** Verdauungsstörungen, Kopfschmerz. HWZ 4–6 h.

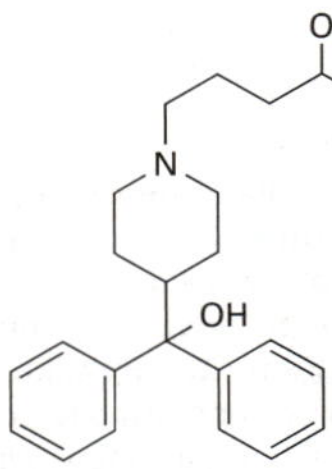


**Terfenadin**

**Teriparatid:** rekombinantes humanes Parathormon* (1–34), Abk. rhPTH(1–34); CAS-Nr. 52232-67-4; $C_{181}H_{291}N_{55}O_{51}S_2$; **Wirk.:** Osteoporose-Therapeutikum; osteoanabol; **Ind.:** Osteoporose bei postmenopausalen Frauen u. bei Männern mit einem hohen Frakturrisiko; **Kontraind.:** Hyperkalzämie, schwere Niereninsuffizienz, metabol. Knochenerkrankungen, Schwangerschaft u. Stillzeit; **UAW:** Übelkeit, Gliederschmerzen, Kopfschmerz, Schwindel; **Dos.:** s. c. 1 × 20 µg/d.

**Terizidon** (INN): 4,4-[4-Phenylen-bis(methylenamino)]-bis(1,2-oxazolan-3-on); CAS-Nr. 25683-71-0; $C_{14}H_{14}N_4O_4$, Strukturformel: s. Abb.; $M_r$ 302.28; Cycloserin-Derivat, aus dem im Körper das wirksame D-Cycloserin* freigesetzt wird; **Wirk.:** Antibiotikum*, Antituberkulotikum*; wirkt bakteriostat. durch kompetitive Hemmung des Einbaus von D-Alanin in die Bakterienzellwand; hemmt v. a. Tuberkelbakterien, z. T. auch andere Mycobacteria*; **Ind.:** Hauptindikation: Tuberkulose bei Resistenz gegen Antituberkulotika 1. Wahl; **UAW:** reversible zentralnervöse Störungen;
**Dos.:** p. o. 3–4 × 250 mg/d.

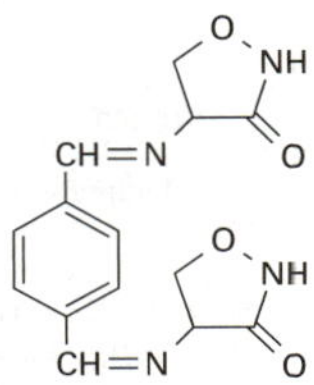


**Terizidon**

**Terlipressin** (INN): *N*α-Triglycyl-8-lysin-vasopressin; *N*-[*N*-(*N*-Glycylglycyl)glycyl]-8-L-lysin-vasopressin; CAS-Nr. 14636-12-5; $C_{52}H_{74}N_{16}O_{15}S_2$; $M_r$ 1227.39; ADH*-Analogon; **Wirk.:** Vasokonstriktor; Hämostatikum*; **Ind.:** Ösophagusvarizenblutung; **Kontraind.:** Asthma bronchiale, Schwangerschaft; **WW:** Vasokonstriktoren (Blutdrucksteigerung), Antihypertensiva, Diuretika (Wirkungsabschwächung); **UAW:** Gesichts- u. Körperblässe, gesteigerte Darmperistaltik, verminderte Herzfrequenz, Uteruskontraktion; **Dos.:** 20 µg/kg KG i. v.; in der Folge 1–2 mg i. v. als Einzelinjektion alle 4 Std. bis zum Stillstand der Blutung. Gebräuchl. ist auch Terlipressinacetat-Pentahydrat.

**terminal:** am Ende stehend.

**Terminalia chebula** Retz.: Fam. Combretaceae; Ostindien; zus. mit anderen Arten Stpfl. von **Fructus Myrobalani:** Fructus Terminaliae; Myrobalanen; **Inhaltsst.:** bis 45 % Gerbstoffe, bis ca. 40% fettes Öl, Ellagsäure*, Gallussäure* u. Chebulinsäure; **Anw.:** **1.** (volkstüml.) als Adstringens; **2.** (techn.) zum Gerben.

**Terminationscodon:** s. Stop-Codon.

**Terminator:** Sequenzabschnitt auf einem DNA-Molekül, der das Ende eines Transkriptionsvorgangs (s. Transkription) signalisiert; in der ringförmigen DNA* von Prokaryoten* signalisiert er außerdem das Ende der Replikation*.

**Termitin:** s. Carnitin.

**Termone:** Stoffe, die das Geschlecht bei niederen Lebewesen bestimmen, d. h. die primären Geschlechtsmerkmale festlegen (Gynotermone u. Androtermone); entdeckt bei der Grünalge Chlamydomonas eugametos.

**Terpenalkaloide:** Alkaloide* mit Terpenstruktur (10–30 C-Atome); **Formen:** **1.** Monoterpenalkaloide: z. B. bei Gentiana- u. Valeriana-Arten; leiten sich biogenet. von Secoiridoiden (s. Iridoide) ab; **2.** Sesquiterpenakaloide: bei Nuphara- u. Dendrobium-Arten; **3.** Diterpenalkaloide: bei Aconitum-

T

**Terpene**
Einteilung

| Gruppe | Anzahl der $C_5$-Einheiten | Mindestzahl Verknüpfungen[1] K-S | S-S | Beispiele |
|---|---|---|---|---|
| Hemiterpene | 1 | 0 | 0 | „aktives Isopren" |
| Monoterpene | 2 | 1 | 0 | Citral, Iridoide, Campher |
| Sesquiterpene | 3 | 2 | 0 | Abscisinsäure, Proazulene |
| Diterpene | 4 | 3 | 0 | Gibberelline, Harzsäuren |
| Sesterpene | 5 | 4 | 0 | Cochliobolin |
| Triterpene | 6 | 4 | 1 | Steroide, Sterole |
| Tetraterpene | 8 | 6 | 1 | Carotinoide |
| Polyterpene | ≤10 000 | 9 | 0 | Kautschuk, Gutta, Poyprenole |

[1] K-S: Kopf-Schwanz-Verknüpfung (C-1-C-4); S-S: Schwanz-Schwanz-Verknüpfung (C-1-C-1)

u. Erythrophleum-Arten; **4.** Triterpenalkaloide: u. a. bei Solanum-, Veratrum-, Funtumia-, Hollarrhena- u. Buxus-Arten; werden auch als Steroidalkaloide* bezeichnet; **Biosynthese:** über Mevalonsäure*. Vgl. Terpene.

**Terpene:** Terpenoide, Isoprene, Isoprenoide; umfangreiche Gruppe von Naturstoffen, die aus Isopreneinheiten (2-Methylbutadien) zusammengesetzt sind (Isoprenregel); **Struktur:** Nach der Anzahl der zum Aufbau verwendeten $C_5$-Bausteine unterscheidet man z. B. Hemiterpene*, Monoterpene*, Sesquiterpene*, Diterpene*, Sesterpene*, Triterpene*, Tetraterpene* u. Polyterpene* (s. Tab.). Innerhalb dieser Gruppen treten viele versch. Strukturtypen auf, die aus einer ungewöhnl. Verknüpfung von $C_5$-Vorstufen, z. B. Kopf-Kopf-Verknüpfung, resultieren sowie z. B. aus Cyclisierung, unterschiedl. Faltung großer, offenkettiger Vorstufen vor der Cyclisierung, Einführung funktioneller Gruppen (Alkohole, Aldehyde, Ketone, Carbonsäuren, Lactone), Bildung von Epoxiden, Einführung von Heteroatomen (z. B. Terpenalkaloide* mit Stickstoff), Spaltung cycl. Verbindungen u. Umlagerungen. Einigen Terpenen (z. B. Steroiden*) fehlen bestimmte C-Atome, andere dagegen (z. B. die Juvenilhormone*) enthalten zusätzl. C-Atome. Isoprenbausteine od. niedere T. können auch mit anderen Strukturen verknüpft sein, z. B. in Lysergsäure*, Humulon*, Indolalkaloiden*, Chlorophyll*, Vitamin* E u. Vitamin* K u. Ubichinonen*; **Vork. u. Bedeutung: 1.** (biol.) mehr als 5000 natürl. vorkommende T. sind in ihrer Struktur aufgeklärt. Sie kommen sowohl bei Pflanzen als auch bei Tieren vor, aber nur von wenigen ist die biol. Funktion bekannt. Carotinoide* haben Bedeutung als akzessor. photosynthet. Pigmente* u. mehrere Gruppen von T. dienen als Hormone* für Pflanzen (vgl. Phytohormone), Insekten u. höhere Tiere; **2.** (med.) einige T. haben Bedeutung in der Medizin; **3.** (techn.) als Rohmaterial in der Lebensmittel-, Parfüm-, Lack- u. Gummiindustrie; **Biosynthese:** die Vorstufen der T. werden aus Acetyl*-Coenzym A nach dem in der Abb. gezeigten Reaktionsschema synthetisiert (Acetat-Mevalonat-Weg). Geschwindigkeitsbestimmender Schritt: Reduktion des 3-Hydroxy-3-methylglutaryl-CoA (HMG-CoA) zur Mevalonsäure, katalysiert durch die HMG-CoA-Reduktase; Mevalonsäure wird in Gegenwart von ATP in Isopentenylpyrophosphat (Abk. IPP; Isopentenyldiphosphat, aktives Isopren) umgewandelt. IPP steht im Gleichgewicht mit Dimethylallylpyrophosphat (Abk. DMAPP; Dimethylallyldiphosphat), dem Starter für die Polykondensationsreaktionen. DMAPP u. IPP bilden Geranylpyrophosphat*, die Stammverbindung der Monoterpene*. Durch Kopf-Schwanz-Kondensation mit weiteren Molekülen IPP entstehen Farnesylpyrophosphat (Vorstufe der Sesquiterpene*), dann Geranylgeranylpyrophosphat (Geranylgeranyldiphosphat), die Vorstufe der Diterpene*. 2 Moleküle Farnesylpyrophosphat treten durch Schwanz-Schwanz-Kondensation (Verknüpfung von 2 C-4-Enden) zu Triterpenen* zusammen, während 2 Moleküle Geranylgeranylpyrophosphat zu Tetraterpenen* (Abb. dort) reagieren. Polyterpene* entstehen durch Kopf-Schwanz-Kondensation einer Vielzahl von IPP-Einheiten.

**Terpenharze:** s. Harze.

**Terpenoide:** s. Terpene.

**Terpentin:** s. Terebinthina.

**Terpentin, Kanadisches:** s. Balsamum canadense.

**Terpentinliniment, zusammengesetztes:** s. Linimentum Terebinthinae compositum.

**Terpentinöl: 1.** Balsamterpentinöl; s. Terebinthina (Terebinthinae aetheroleum); **2.** Gereinigtes Terpentinöl; s. Terebinthina (Terebinthinae aetheroleum rectificatum); **3.** Holzterpentinöl; s. Terebinthina.

**Terpentinöl-Ersatz:** Verwendung finden Schwerbenzine, z. B. Sangajol, od. hydrierte Naphthaline* wie Tetralin* u. Decalin* u. a. organ. Lösungsmittel.

**Terpentinöl, peroxidhaltiges:** DAB, durch Stehen an der Luft verharztes Terpentinöl (s. Terebinthina); **Anw.:** Reagenz zum Nachw. von Blut im Harn; s. Guajakprobe.

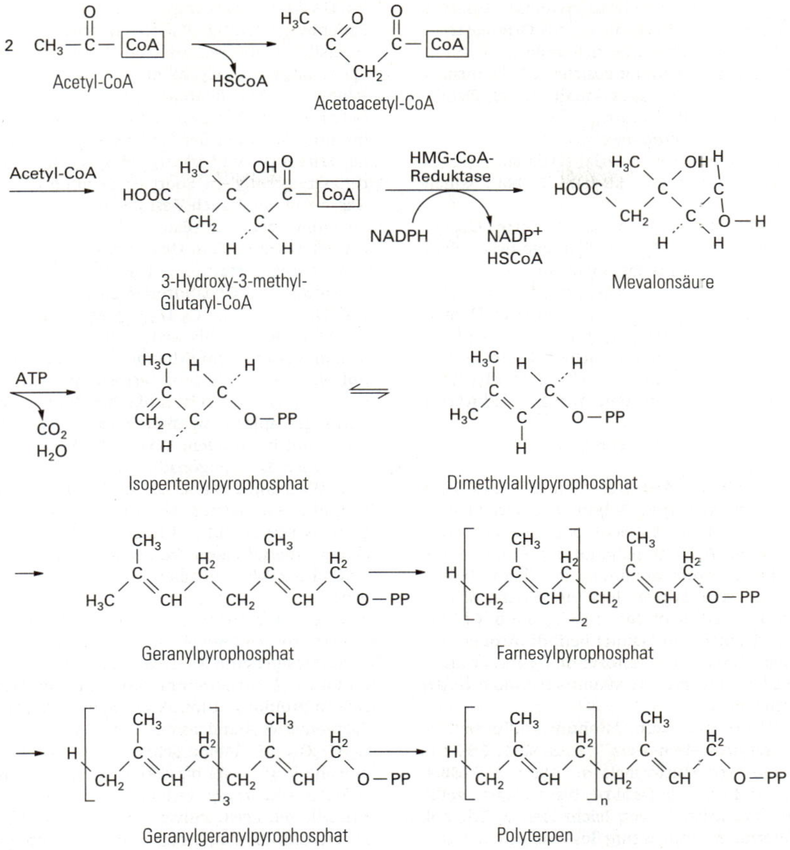


**Terpene:** Biosynthese der Terpene aus Acetyl-CoA

**Terpentin, Venezianisches:** s. Terebinthina (Terebinthina laricina).

**Terpinen-4-ol:** Monoterpenalkohol, z. B. in Juniperus* communis (Juniperi aetheroleum, Inhaltsst.).

**Terpineol:** Gemisch der isomeren Verb. $\alpha$-, $\beta$- u. $\gamma$-Terpineol u. a. Hydroxymenthene; farblose, dicke, ölige Flüss. mit fliederartigem Geruch; **Anw.:** (techn.) in der Parfümerie.

**Terpinhydrat:** Terpini hydras, Terpinum hydratum; *cis-p*-Menthan-1,8-diol-Monohydrat; CAS-Nr. 2451-01-6; $C_{10}H_{20}O_2 \cdot H_2O$; $M_r$ 190.2; Schmp. 116 °C; farblose, glänzende, geruchlose Kristalle von schwach würzig-bitterem Geschmack, lösl. in Ethanol, leicht lösl. in siedendem Ethanol, schwer lösl. in Wasser, Chloroform u. Ether, sehr leicht lösl. in siedender Essigsäure; **Darst.:** Anlagerung von Wasser an Pinen* durch Einwirken von Wasser auf Terpentinöl in Gegenwart von Säuren u. Ethanol; **Off.:** DAC, Ph.Helv.; **Anw.:** Expektorans* bei Brochitis, in Deutschland nicht im Handel.

**Terpini hydras:** s. Terpinhydrat.

**Terpinolen:** *p*-Mentha-1,4(8)-dien; $C_{10}H_{16}$; D. 0.834; Sdp. 183–185 °C; farblose Flüss., opt. inaktiv; lösl. in Ethanol u. Ether, unlösl. in Wasser; **Anw.:** (techn.) Parfümierung, z. B. von Schuhcremes u. Bohnerwachs.

**Terpinolum:** D. 0.870–0.896; Sdp. 160–190 °C; $\alpha_D^{20\,°C}$ 0°–15°; Gemisch aus Terpineol*, Dipenten (s. Limonen), Terpinen u. Terpinolen*; farblose bis schwach gelbl., ölige Flüss., lösl. in Ethanol, unlösl. in Wasser; **Darst.:** durch Kochen von Terpinhydrat mit verd. Schwefelsäure; früher med. angewendet gegen Katarrhe.

**Terpinum hydratum:** s. Terpinhydrat.

**Terra japonica:** s. Uncaria gambir (Gambir).

**Terra orellana:** s. Bixa orellana (Orleana).

**Terra silicea:** s. Kieselgur.

**Tertatolol** (INN): (±)-1-[(3,4-Dihydro-2*H*-1-benzothiopyran-8-yl)oxy]-3-(1,1-dimethyl)amino-2-propanol; CAS-Nr. 34784-64-0; $C_{16}H_{25}NO_2S$; $M_r$ 295.44; Schmp. 70–72 °C; nicht mehr im Handel befindl. stark wirksamer, nichtselektiver Beta*-Rezeptoren-Blocker; früher angewendet bei arterieller Hypertonie; **UAW:** Müdigkeit, Kopfschmerz, Schlafstörungen u. gastrointestinale Störungen. **Tertatololhydrochlorid:** CAS-Nr. 33580-30-2; Schmp. 180–183 °C.

T

**Tertiärliteratur:** kompakte u. systemat. Aufarbeitung u. Darst. von Ergebnissen aus Originalarbeiten in Form von Lehrbüchern, Standard- od. Nachschlagewerken; beschreibt gesicherte Erkenntnisse unabhängig von der Tagesaktualität. Vgl. Primärliteratur; Sekundärliteratur.

**Tertiärstruktur:** s. Proteine.

**Tertiana:** Kurzbez. für Malaria* tertiana.

**Testa** *(pl Testae) f*: **1.** (allg.) Schale; **2.** (bot.) Samenschale.

**Testae Cacao:** s. Theobroma cacao (Cortex Cacao).

**Testa Plantaginis ovatae:** s. Plantago ovata (Plantaginis ovatae seminis tegumentum).

**Test-Blutkörperchen:** Erythrozyten* zum Nachw. u. zur Titration regulärer u. irregulärer Hämagglutinine (s. Hämagglutination) im menschl. Serum; **Anw.:** zur Antikörpersuche bei serolog. Vorsorgeuntersuchungen in der Schwangerschaft; zur Bestimmung von Anti-A u. Anti-B (s. Blutgruppen).

**Testes siccati:** s. Organtherapeutika.

**Testis:** s. Hoden.

**Testolacton** (INN): $\delta^1$-Testolacton; 17α-Oxa-D-homo-1,4-androstadien-3,17-dion; CAS-Nr. 968-93-4; $C_{19}H_{24}O_3$; $M_r$ 300.38; Schmp. 206–210 °C (kristallisiert aus Aceton; polymorph); $[\alpha]_D^{23\,°C}$ –45.6° (c = 1.24 in Chloroform); unlösl. in Ether u. Leichtpetroleum, sehr schwer lösl. in Wasser, schwer lösl. in Benzylalkohol, lösl. in Ethanol u. Chloroform; nicht mehr im Handel befindl. Aromatase*-Hemmer (Derivat des Testosterons*); früher angewendet bei inoperablem Mammakarzinom in der Postmenopause.

**Testosteron** (INN): Testosteronum Ph.Eur.6; 17β-Hydroxyandrost-4-en-3-on; CAS-Nr. 58-22-0; $C_{19}H_{28}O_2$, Strukturformel: s. Abb.; $M_r$ 288.4; Schmp. 152–157 °C; farblose bis schwach gelbl. Kristalle od. krist. Pulver; leicht lösl. in Ethanol, Chloroform, Aceton, wenig lösl. in Ether, fetten Ölen, fast unlösl. in Wasser; stärkstes der natürl. männl. Sexualhormone* (Androgen*); HWZ ca. 10–100 min; therap. Anw. systemisch (p. o., i. m.) od. topisch; **Ind.:** Substitutionstherapie bei männl. Hypogonadismus (primär od. sekundär) u. Eunuchismus, Oligozoospermie, Pubertas tarda; die Behandlung einer Infertilität mit T. ist nur sinnvoll, wenn sie auf sexueller Unterentwicklung beruht (impotentia coeundi); reduzierter Allgemeinzustand, z. B. Leberzirrhose, aplast. Anämie, palliative Ther. metastasierender Mammakarzinome in der Postmenopause, weibl. Genitalkarzinome; **Kontraind.:** androgenabhängiges Karzinom der Prostata u. der Brustdrüse beim Mann, Hyperkalzämie bei malignen Tumoren, vorausgegangene od. bestehende Lebertumoren; **WW:** Steigerung des Testosteronabbaus durch Phenobarbital; Wirkungsverstärkung oraler Antikoagulanzien durch T.; **UAW:** Virilisierungserscheinungen bei weibl. Patienten, vorzeitige Pubertätszeichen bei Jungen, reversible Unterbrechung od. Verminderung der Spermatogenese, Gynäkomastie, bei Kindern beschleunigte Knochenreifung; bei Langzeittherapie Retention von Elektrolyten u. Wasser mit Ödembildung, Abnahme der Hodengröße, Übelkeit, Akne; **Hinweis:** wird häufig missbräuchl. zur Leistungssteigerung im Sport (s. Doping) eingesetzt. Gebräuchl. sind auch Testosteronenantat* u. Testosteronundecanoat (Ester des T.; wird durch Serumesterasen in T. u. Undecansäure gespalten).

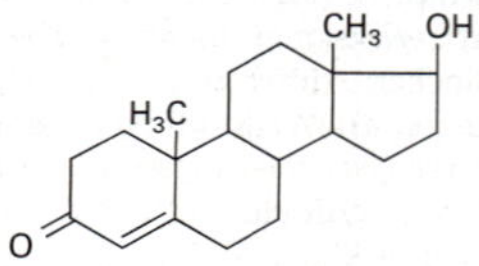


Testosteron

**Testosteronenantat:** Testosteroni enantas Ph.Eur.6; 3-Oxoandrost-4-en-17β-ylheptanoat; CAS-Nr. 315-37-7; $C_{26}H_{40}O_3$; $M_r$ 400.6; Schmp. 34–39 °C; weißes bis gelbl., krist. Pulver; leicht lösl. in wasserfreiem Ethanol u. fetten Ölen, prakt. unlösl. in Wasser; Depot-Testosteron; **Ind.:** Hypogonadismus, Pubertas tarda bei Jungen, chron. Form der aplast. Anämie, übermäßiges Längenwachstum bei Jungen; **WW u. UAW:** s. Testosteron; **Dos.:** **1.** Hypogonadismus: 250 mg i. m. alle 2–3 Wochen; **2.** Pubertas tarda: 250 mg/Monat i. m. über 3 Monate; **3.** Anämie: 250–1000 mg/Woche i. m. verteilt auf 2–3 Injektionen; **4.** Unterdrückung übermäßigen Längenwachstums: 500 mg i. m. alle 2 Wochen über 1–2 Jahre. Vgl. Androgene.

**Testosteroni enantas:** s. Testosteronenantat.

**Testosteroni propionas:** s. Testosteronpropionat.

**Testosteronpropionat:** Testosteroni propionas Ph.Eur.6, Testosteronum propionicum, Testosteronum propionylatum, Propionyltestosteron; 17β-Propionyloxy-4-androsten-3-on; CAS-Nr. 57-85-2; $C_{22}H_{32}O_3$; $M_r$ 344.5; Schmp. 118–122 °C (polymorph); $[\alpha]_D^{20\,°C}$ +83 bis +90° (c = 1 % (m/V) in wasserfreiem Ethanol); farblose bis schwach gelbl. Kristalle od. krist. Pulver; leicht lösl. in Ethanol, Ether, Chloroform, Aceton, lösl. in fetten Ölen, fast unlösl. in Wasser; nicht mehr zugelassen; früher angewendet bei Hypogonadismus, reduziertem Allgemeinzustand, aplast. Anämie, metastasierendem Mammakarzinom in der Postmenopause, weibl. Genitalkarzinomen. Vgl. Testosteron; Androgene.

**Testserum:** Antiserum* mit bekanntem Gehalt (Titer) an spezif. Antikörpern*; **Anw.:** bei serolog. (z. B. Blutgruppenbestimmung), immunolog. (z. B. Gewebetypisierung mit Antilymphozytenserum), bakt. und virolog. Untersuchungen (z. B. Komplementbindungsreaktion*).

**Teststärke:** s. Power.

**Tetanie** (gr. tetanos Spannung, Krampf): anfallartige Störung der Motorik u. Sensibilität als Zeichen einer neuromuskulären Übererregbarkeit; **Einteilung:** **1.** pathogenet. nach der Gesamtkonzentration von Calcium* im Blut: **a)** **hypokalzämische** T.: z. B. bei Hypoparathyroidismus, Rachitis*, chron. Niereninsuffizienz*, Calciumresorptionsstörung, Malabsorptionssyndrom, Oxalat- od. Citratinjektion, Pankreatitis*; **b)** **normokalzämische** T.: z. B. bei Magnesium-Mangelsyndrom, Hyperventilationstetanie, Hypochloridämie, Erbrechen, Schädelhirntrauma, Hirntumor; **2.** nach Formen: **a)** **manifeste** T.: schmerzhafte tonische Krämpfe der Muskulatur, Parästhesien* insbes. im Bereich der

Arme, evtl. Sensibilitätsstörungen; **b) latente** T.: uncharakterist. psych. Störungen, Antriebsstörung (Minderung), evtl. Parästhesien u. Sensibilitätsstörungen; **c) chronische** T.: zusätzl. zu den Sympt. der manifesten T. z. B. Katarakt*, Migräne*, Konjunktivitis* u. Lichtscheu, Candidose* der Haut; **Ther.**: im akuten Anfall bei Hypokalzämie i. v. Injektion einer Calciumlösung (cave: bei digitalisierten Patienten kontraindiziert). Vgl. Antitetanika.

**Tetanus** (gr. tetanos Spannung, Krampf): Wundstarrkrampf, Starrkrampf; akute schwere Infektionskrankheit, die durch das Toxin von Clostridium* tetani (Tetanustoxin*) verursacht wird, welches meist mit verunreinigter Erde in die Wunden gelangt; **Sympt.**: ton. Krampf zunächst der Kiefer-, Zungen- (Trismus, Risus sardonicus) u. Nacken-, dann auch der Rücken- (Opisthotonus) u. Bauchmuskeln mit schmerzhaften klon. Muskelkrämpfen; Extremitäten bleiben meist unbeteiligt; **Ther.**: Impfprophylaxe bei Verletzung, Tetanus*-Serum u. ggf. Simultanimpfung*, chirurg. Sanierung der Eintrittspforte; Antibiotika zur Bekämpfung von Sekundärinfektionen; **Proph.**: aktive Immunisierung mit Tetanus*-Adsorbat-Impfstoff schon im Kindesalter (Immunschutz für 5–10 Jahre; vgl. Impfkalender).

**Tetanus-Adsorbat-Impfstoff:** Vaccinum tetani adsorbatum Ph.Eur.6, Vaccinum tetanicum adsorbatum; Toxoidimpfstoff; mit Formaldehyd inaktiviertes Toxin von Clostridium* tetani (Tetanus-Formoltoxoid) an ein mineral. Adjuvans (Aluminiumphosphat, Aluminiumhydroxid od. Calciumphosphat) adsorbiert, in 0.9 %iger NaCl-Lsg. od. blutisoton. Lsg. ohne phenol. Konservierungsstoffe; verwendet werden auch Tetanus-Kombinationsimpfstoffe, z. B. Diphtherie*-Tetanus-Pertussis-Adsorbat-Impfstoff.

**Tetanus-Antitoxin:** s. Tetanus-Serum.

**Tetanus-Immunglobulin vom Menschen:** s. Tetanus-Serum.

**Tetanus-Impfstoff für Tiere:** Vaccinum tetani ad usum veterinarium Ph.Eur.6; wird aus einer flüssigen Kultur eines geeigneten Stammes von Clostridium* tetani hergestellt; **Herst.**: s. Tetanus-Adsorbat-Impfstoff. Die Verträglichkeit für die Tierart, für die der Impfstoff vorgesehen ist, muss sichergestellt sein.

**Tetanus-Serum:** **1.** Immunoglobulinum humanum tetanicum Ph.Eur.6, Immunoglobulinum humanum antitetanicum; Tetanus-Immunglobulin vom Menschen; Immunglobulinpräparat*; flüssige od. gefriergetrocknete Zuber. mit antitox. Antikörpern aus Plasma od. Serum von gegen Tetanus* immunisierten Personen; **2.** Immunoserum tetanicum ad usum humanum Ph.Eur.6, Immunoserum antitetanicum; Tetanus-Antitoxin für Menschen; Immunserum*; enthält antitox. Globuline, die das von Clostridium tetani gebildete Toxin spezif. neutralisieren; **Gew.**: durch Reinigung aus dem Serum von Pferden, Rindern od. Schafen, die gegen Tetanus immunisiert wurden. **3.** Immunoserum tetanicum ad usum veterinarium Ph.Eur.6; Tetanus-Antitoxin für Tiere; Immunserum*; enthält antitox. Globuline, die das von Clostridium tetani gebildete Toxin spezif. neutralisieren.

**Tetanustoxin:** $M_r$ 150 000; tox. Protein (Exotoxin) von Clostridium* tetani, das ähnl. wie Strychnin* als Rückenmarkkonvulsivum (s. Konvulsiva) wirkt; vgl. Tetanus.

**Tetra** (gr. vier): s. Tetrachlorkohlenstoff.

**Tetra-:** s. Di-.

**Tetraalkylammoniumsalze:** s. Ammoniumverbindungen, quartäre.

**Tetrabenazin:** 9,10-Dimethoxy-3-(2-methylpropyl)-1,3,4,6,7,11*b*-hexahydropyrido[2,1-*a*]isochinolin-2-on; CAS-Nr. 58-46-8; $C_{19}H_{27}NO_3$, Strukturformel: s. Abb.; $M_r$ 317.43; Schmp. 128 °C; logP 3.5 ± 0.5 (berechnet); **Wirk.**: Antihyperkinetikum; hemmt reversibel den vesikulären Monoamin-Transporter 2 (Abk. VMAT2); der resultierende Dopaminmangel in den präsynapt. Vesikeln führt zu einer Verminderung der nachfolgenden Erregungsleitung; **Ind.**: hyperkinet. Bewegungsstörungen bei Chorea Huntington; mittelschwere bis schwere Spätdyskinesien, die auf andere Ther. nicht angesprochen haben; **Kontraind.**: prolactinabhängige Tumoren, Phäochromozytom, depressive Verstimmungszustände, gleichzeitige Anw. mit MAO-Hemmern; **WW:** Levodopa: abgeschwächte Wirksamkeit; MAO-Hemmer: Risiko schwerer UAW; Alkohol u. andere zentraldämpfende Arzneimittel (z. B. Neuroleptika, Schlafmittel u. Opioide): verstärkte Wirk.; Neuroleptika (z. B. Haloperidol, Chlorpromazin, Metoclopramid): signifikante Dopaminentleerung nicht auszuschließen; **UAW:** Depression, Erregung, Verwirrung, Angstgefühl, Schlaflosigkeit, Benommenheit, Parkinson-Symptome wie Gleichgewichtsstörungen, Zittern od. vermehrter Speichelfluss; **Dos.**: Initialdosis 1–3 × 12.5–25 mg/d, alle 3–4 d Steigerung um 12.5–25 mg möglich; TMD 200 mg.

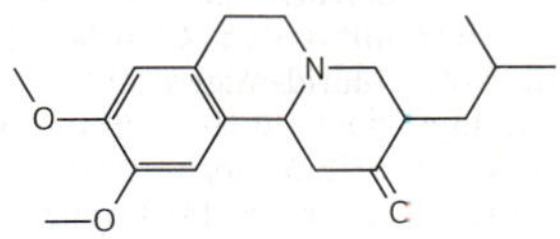


**Tetrabenazin**

**Tetraboran:** s. Borane.

**Tetrabrombrenzcatechinbismut:** s. Bibrocathol.

**Tetrabrom-*m*-cresolsulfonphthalein:** s. Bromkresolgrün.

**Tetrabromfluorescein-Natrium:** s. Eosin.

**Tetrabromkohlenstoff:** Kohlenstofftetrabromid; $CBr_4$; $M_r$ 331.7; Schmp. 48 °C ($\alpha$-Modifikation), Schmp. 90 °C ($\beta$-Modifikation); Sdp. 190 °C; farblose Kristalle, wenig lösl. in Wasser, lösl. in Ethanol u. Chloroform.

**Tetrabromphenolsulfonphthalein:** s. Bromphenolblau.

**Tetracain** (INN): 2-Dimethylaminoethyl-4-butylaminobenzoat; CAS-Nr. 94-24-6; $C_{15}H_{24}N_2O_2$, Strukturformel: s. Lokalanästhetika (Abb. 1 dort); $M_r$ 264.37; Schmp. 41–46 °C (polymorph); sehr schwer lösl. in Wasser, lösl. 1 : 5 in Ethanol, 1 : 2 in Chloroform, in Ether; **Wirk.**: Lokalanästhetikum*. Gebräuchl. ist auch Tetracainhydrochlorid*.

**Tetracainhydrochlorid:** Tetracaini hydrochloridum Ph.Eur., Tetracainii chloridum, Tetracainum hydrochloricum; Amethocainhydrochlorid, Butylaminobenzoyl-dimethyl-amino-ethanol-hydrochlorid; 4-Butylaminobenzoesäure-(2′-dimethyl-amino-ethyl)-ester-hydrochlorid; CAS-Nr. 136-47-0; $C_{15}H_{25}ClN_2O_2$; $M_r$ 300.8; Schmp. 148 °C (polymorph); weißes, krist. Pulver von schwach bitterem Geschmack, das auf der Zunge vorübergehend Unempfindlichkeit hervorruft; lösl. in 7 T. Wasser, in Ethanol, in ca. 30 T. Chloroform; **Inkomp.**: basisch reagierende od. oxidierende Substanzen, Bromide, Iodide, Gerbsäure, Borax, Blei-, Silber- u. Quecksilbersalze; **Wirk.**: Lokalanästhetikum*; **Ind.**: v. a. Oberflächenanästhesie; **UAW**: Schwindel, Herzrhythmusstörungen; **Dos.**: Infiltrationsanästhesie 0.1 % (max.), Leitungsanästhesie 0.2 %; Schleimhautpinselung 0.5 % (max.); in der Augenheilkunde 0.2–1.0 %ige Lsg. mit Adrenalin (vgl. Tetracainhydrochlorid-Augentropfen); in der Urologie (intraurethral) in 0.1–0.2 %igen Lsg. mit Adrenalin; EMD 20 mg, TMD 40 mg.

**Tetracainhydrochlorid-Augentropfen:** **1.** Tetracaini hydrochloridi oculoguttae; DAC, NRF, Tetracainhydrochlorid-Augentropfen 0.5 %, 1 %, pH 6.5, Zusammensetzung: 0.50 g Tetracainhydrochlorid* (od. entspr. der Gehaltsangabe), 1.6 g Borsäure (Menge abhängig von der eingesetzten Menge Wirkstoff), Chlorhexidinacetat, Wasser für Injektionszwecke ad 100.0 g; Gehalt: 0.45–0.55 % Tetracainhydrochlorid (od. ±10 % des deklarierten Gehalts); **Darst.**: Die festen Bestandteile mit Ausnahme des Wirkstoffs werden im Großteil des Wassers unter Erwärmen gelöst. Nach dem Erkalten wird der Wirkstoff gelöst, mit Wasser ergänzt u. die fertige Lsg. unter asept. Bedingungen in geeignete sterilisierte Behältnisse keimfiltriert. Frisch zubereiten; geforderte Eigenschaften: 250–300 mOsmol/1000 g Wasser, klar u. farblos, pH 4.0–5.0; Beschriftung: Nach Anbruch nur 4 Wochen verwendbar. Konserviert mit 0.01% Chlorhexidinacetat. **2.** Tetracainhydrochlorid-Augentropfen 1 %; Zusammensetzung: NFA, 0.20 T. Tetracainhydrochlorid, 0.14 T. Natriumchlorid, 0.004 T. Benzalkoniumchlorid, Wasser für Injektionszwecke ad 20 T.; **Anw.**: Lokalanästhetikum; cave: eine länger dauernde Anw. ist zu vermeiden; **Kontraind**: Behandlung mit Sulfonamiden. Vgl. Augentropfen.

T

**Tetracaini hydrochloridi oculoguttae:** s. Tetracainhydrochlorid-Augentropfen.

**Tetracaini hydrochloridum:** s. Tetracainhydrochlorid.

**Tetracainnitrat:** Pantocain nitricum; $M_r$ 327.2; Schmp. 132–133 °C; farblose Kristalle, lösl. in 100 T. Wasser, in Glycerol, leicht lösl. in Ethanol; nicht mehr im Handel befindl. Lokalanästhetikum*; vgl. Tetracain.

**Tetracainum hydrochloricum:** s. Tetracainhydrochlorid.

**Tetracen:** s. Naphthacen.

**2,3,7,8-Tetrachlordibenzo-1,4-dioxin:** s. TCDD.

**1,1,2,2-Tetrachlorethan:** CAS-Nr. 79-34-5; $C_2H_2Cl_4$, $Cl_2CH{-}CHCl_2$; $M_r$ 167.9; $d_{20}^{20}$ ca. 1.59; $n_D^{20\,°C}$ ca. 1.495; Destillationsbereich: mind. 95 % zw. 145–147 °C; klare, farblose Flüss.; schwer lösl. in Wasser, mischbar mit Ethanol u. Ether; **Anw.**: Reagenz Ph.Eur.6.

**Tetrachlorethylen:** Ethylentetrachlorid, Perchlorethylen (Abk. Per); Tetrachlorethen; $CCl_2{=}CCl_2$; $M_r$ 165.82; Schmp. −22 °C; Sdp. 120.8 °C; D. 1.624; farblose, ether. riechende, nicht entflammbare Flüss., leicht lösl. in Ethanol u. Ether, unlösl. in Wasser; **Anw.**: **1.** (techn.) heute nur noch als Lösungsmittel, z. B. zur chem. Reinigung (daher ubiquitär vorkommend); **2.** (med.) obsolet; früher als Anthelminthikum*; **Toxikol.**: MAK-Wert 50 mL/m³ bzw. 345 mg/m³; wird als begründet krebsverdächtig eingestuft.

**Tetrachlorhydrochinon:** 2,3,5,6-Tetrachlor-1,4-dihydroxybenzol; $C_6H_2Cl_4O_2$; $M_r$ 247.9; Schmp. 232 °C; lösl. in Ethanol, unlösl. in Wasser; gemeinsamer Metabolit beim Abbau von Pentachlorphenol* u. Hexachlorbenzol*, wird für die tierexperimentell beobachtete kanzerogene Wirkung verantwortl. gemacht; **Anw.**: Fungizid*.

**Tetrachloridogold(III)-säure:** s. Tetrachlorogold(III)-säure.

**Tetrachlorkohlenstoff:** Carboneum tetrachloratum, Tetrachlormethan, Perchlormethan, Carboneum chloratum; Kohlenstofftetrachlorid, umgangssprachl. Tetra; $CCl_4$; $M_r$ 153.8; Sdp. 76–77 °C; D. 1.592–1.595; $n_D^{20\,°C}$ 1.460–1.461; farblose, schwere, nicht brennbare Flüss.; mischbar mit Ethanol, Ether, Chloroform, Benzol, fetten u. äther. Ölen, sehr schwer lösl. in Wasser; **Darst.**: Einwirkung von Chlor* auf Chloroform*; Chlorierung von Methan*; **Anw.**: **1.** (med.) früher innerl. als Anthelminthikum*; **2.** (techn.) Lösungsmittel für z. B. Fette, Harze, Kautschuk; in der Schädlingsbekämpfung*; Reinigungsmittel (Benzinoform); **Toxikol.**: narkotisierende Eigenschaften; kann Leber- u. Nierenschädigungen hervorrufen; kanzerogen (Kategorie 3 nach GefStoffV); oral tödl. Dosis ca. 20–30 mL; MAK: 10 ppm.

**Tetrachlormethan:** s. Tetrachlorkohlenstoff.

**Tetrachlorogold(III)-säure:** Aurum chloratum acidum; Tetrachloridogold(III)-säure, Gold(III)-chlorid-chlorwasserstoffsäure; CAS-Nr. 16961-25-4; $H(AuCl_4)\cdot 3\,H_2O$; $M_r$ 393.86; D. 3.9; Schmp. ca. 30 °C; hellgelbe, leicht zerfließl. Kristallnadeln, leicht lösl. in Wasser u. Ethanol (Goldtinktur) sowie in Ether (Goldäther); die wässrige Lsg. färbt die Haut unter Blasenbildung purpurviolett; **Anw.**: (techn.) galvan. Vergoldung, Fotografie (Goldtonbäder), Ausgangssubstanz zur Darst. anderer Goldverbindungen.

**Tetrachlorphthalsäure:** 2,3,5,6-Tetrachlorbenzol-1,2-dicarbonsäure; $C_8H_2Cl_4O_4$; $M_r$ 303.8; Schmp. 249 °C; **Anw.**: (techn.) Synthesezwischenprodukt für Fungizide, Weichmacher, Harze.

**Tetrachlorsilan:** s. Siliciumtetrachlorid.

**Tetraclinis articulata (Vahl) Mast.:** Callitris quadrivalvis Vent., Thuja articulata Vahl; Gliederzypresse, Sandarakbaum; Fam. Cupressaceae; Nordwestafrika; Stpfl. von **Resina Sandaracae:** Sandaraca, Sandarakharz, Afrikanischer Sandarak; an der Luft erhärteter, aus der Rinde des Stammes u. der Äste ausgetretener Harzsaft; walzen- od. tränenförmige, weingelbe, durchsichtige, meist staubbedeckte Stücke; leicht lösl. in Isopropanol, Pentanol, Aceton, heißem Leinöl, teilweise lösl. in Ether, Chloroform, Methanol, Schwefelkohlenstoff u. Terpentinöl; **Best.**: bis 95 % Harz* mit freien Harzsäuren, z. B. Sandaracol-, Callitrol- u. Pimarsäure (ca. 80 %); äther. Öl u. Bitterstoffe; **Anw.**:

**1.** (med.) zu Pflastern; **2.** (techn.) zu Lacken, Räuchermitteln u. Zahnkitt.

**Tetracosactid** (INN): Tetracosactidum Ph.Eur.6, Tetracosactrin, Cosyntropin, $\beta^{1-24}$-Corticotropin; L-Seryl-L-tyrosyl-L-seryl-L-methionyl-L-glutamyl-L-histidyl-L-phenylalanyl-L-arginyl-L-tryptophyl-L-glycyl-L-lysyl-L-lysyl-L-arginyl-L-arginyl-L-prolyl-L-valyl-L-tyrosyl-L-prolin; CAS-Nr. 16960-16-0; $C_{136}H_{210}N_{40}O_{31}S$; $M_r$ 2933.57; aus den ersten 24 Aminosäuren bestehendes synthet. Corticotropin* mit gleichen Eigenschaften; **Ind.**: Multiple Sklerose, infantile myoklon. Enzephalopathie, Erkrankungen des rheumat. Formenkreises, Hauterkrankungen, Colitis ulcerosa, Enteritis regionalis Crohn, Adjuvans bei Karzinompatienten, Funktionsdiagnostik der Nebennierenrinde (ACTH-Stimulationstest); **Kontraind.**: Psychosen, Infektionskrankheiten, Magen-/Duodenalulcera, Herzinsuffizienz, Cushing-Syndrom, NNR-Insuffizienz, adrenogenitales Syndrom, Asthma; **UAW**: Gewichtszunahme, Cushing-Syndrom; **Dos.**: parenteral i. v. 0.25 mg innerhalb 4–8 h; i. m. (Depot) 1 mg, initial alle 12 h, dann alle 2–3 d; HWZ 0.30–3 h. Hingewiesen sei auch auf Tetracosactidhexaacetat*. Vgl. Tosactid.

**Tetracosactidhexaacetat:** Tetracosactrinacetat; CAS-Nr. 22633-88-1; weißes bis gelbes amorphes Pulver, zusammengesetzt aus mind. 76 % Peptiden, 8–13 % Essigsäure u. 5–16 % Wasser; 1 T. lösl. in 70 T. Wasser; synthet. Corticotropin*; 1 mg T. entspricht 100 IE Corticotropin. **Ind., Kontraind. u. UAW:** s. Tetracosactid.

**Tetracyclin** (INN): Tetracyclinum Ph.Eur.; (4*S*,4a*S*,5a*S*,6*S*,12a*S*)-4-Dimethylamino-1,4,4a,5,5a,6,11,12a-octahydro-3,6,10,12,12a-pentahydroxy-6-methyl-1,11-dioxo-naphthacen-2-carboxamid; CAS-Nr. 60-54-8; $C_{22}H_{24}N_2O_8$, Strukturformel: s. Tetracycline (Abb. dort); $M_r$ 444.4; Schmp. 170–175 °C (unter Zers.); $[\alpha]_D^{20\,°C}$ –260° bis –280° (c=5 in Salzsäure 0.1 mol/L); kristallisiert als Trihydrat (CAS-Nr. 6416-04-2); gelbes, bitter schmeckendes Pulver; mit unterschiedl. Mengen Wasser; schwer lösl. in Wasser, lösl. in 50 T. Ethanol, leicht lösl. in Säuren; instabil in wässriger Lsg. (Epimerisierug); pH-Wert einer 1 %igen Suspension von T. in Wasser 3.5–6; von Streptomyces-aureofaciens-Stämmen gebildetes Antibiotikum*; **Wirk.**: Tetracyclin* mit breitem Wirkungsspektrum; **Ind.**: Mischinfektionen des GIT u. der oberen Atemwege, chron. Bronchitiden, Pneumonien; Akne (top. Anw.); **Kontraind.**: Kindern bis 6 Jahren sollte T. wegen der Gefahr der irreversiblen Einlagerung in Knochen u. Zähnen nicht gegeben werden. **Dos.**: p. o. 4×250–500 mg/d, 1 h vor od. 2 h nach dem Essen; Salbe 3 %, 1–3×/d dünn auftragen; HWZ 6–12 h. **Tetracyclinhydrochlorid:** Tetracyclini hydrochloridum Ph.Eur., Tetracyclinum hydrochloricum; CAS-Nr. 64-75-5; $C_{22}H_{25}ClN_2O_8$; $M_r$ 480.9; $pK_{S,1}$ 3.30 (enol. OH-Gruppe am C-3), $pK_{S,2}$ 7.68 (phenol. $\beta$-Diketonsystem, C-10 bis C-12), $pK_{S,3}$ 9.69 (Dimethylammoniumgruppe am C-4); gelbes, krist. Pulver, das z. T. auch amorph vorliegen kann; lösl. in 10 T. Wasser, in 100 T. Ethanol, fast unlösl. in Ether u. Chloroform; cave: wässrige Lsg. können sich in wenigen Stunden zersetzen (Epimerisierung am C-4).

**Tetracyclin-Antibiotika:** s. Tetracycline.

**Tetracycline:** Tetracyclin-Antibiotika; Antibiotika* mit einem Naphthacen-Grundgerüst (s. Abb.) u. breitem Wirkungsspektrum; sie reagieren amphoter; als erstes T. wurde Chlortetracyclin (Aureomycin) aus Streptomyces-Stämmen isoliert u. 1948 in die Ther. eingeführt. Die modernen Tetracycline werden halbsynthet., z. B. aus Chlortetracyclin, gewonnen. Sie unterscheiden sich nicht in Wirkungsweise u. Wirkungsspektrum, sondern in Wirkungsintensität u. Pharmakokinetik. **Wirk.**: T. hemmen die Proteinbiosynthese der Bakterien durch Störung der Translation* in den Ribosomen u. wirken bei der therap. erreichbaren Konz. bakteriostatisch. Die Wirkungsintensität ist stark abhängig vom jeweiligen Medium. Das Wirkungsspektrum umfasst Strepto-, Gono-, Pneumo- u. Staphylokokken, Haemophilus influenzae, Actinomyceten, Brucellen, Listerien, Pasteurellen, Pseudomonas mallei u. pseudomallei, Vibrio cholerae, Campylobacter fetus, Leptospiren u. Bordetellen, außerdem Mycoplasmen, Chlamydien u. Rickettsien; **Pharmakokinetik:** die Resorption der T. aus dem Gastrointestinaltrakt ist ebenso wie die Elimination für die einzelnen Wirkstoffe unterschiedlich. Sie kann durch gleichzeitige Gabe von Milchprodukten sowie Aluminium-, Magnesium-, Kalium- u. Natriumsalzen erhebl. gestört werden. **Wirkstoffe: 1.** Tetracyclin*, Oxytetracyclin* u. Chlortetracyclin* (1. Generation); **2.** Demeclocyclin* (2. Generation); **3.** Minocyclin* u. Doxycyclin* (3. Generation); **Ind.**: Mischinfektionen des Gastrointestinaltraktes, der oberen Atemwege u. der Harnwege, sowie chron. Bronchitiden u. Infektionen durch empfindl. gramnegative Keime; **Kontraind.**: Schwangerschaft, Stillzeit, Alter <8 Jahre, Leberschaden, Niereninsuffizienz; **UAW:** Leberschäden durch Überdosierung od. Kumulation bei Niereninsuffizienz, Allergien, Photosensibilisierungen, Nierenschädigungen, gastrointestinale Störungen, reversible Leukozytopenie durch Knochenmarkschädigung, irreversible Einlagerung eines gelben Tetracyclin-Calciumphosphat-Komplexes in Knochen, Zähne u. Nägel bei Feten u. Kleinkindern; **Resistenz:** evtl. sekundäre Resistenzentwicklung unter der Ther.; Kreuzresistenzen gegenüber versch. T. sind möglich.

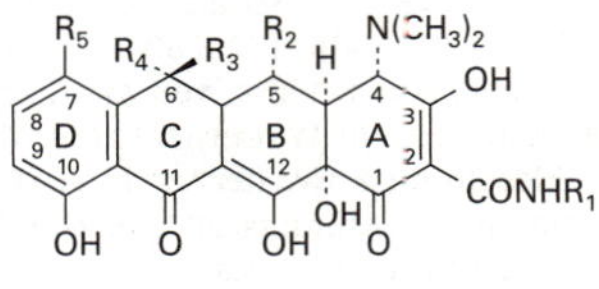


| | $R_1$ | $R_2$ | $R_3$ | $R_4$ | $R_5$ |
|---|---|---|---|---|---|
| Chlortetracyclin | H | H | OH | $CH_3$ | Cl |
| Oxytetracyclin | H | OH | OH | $CH_3$ | H |
| Tetracyclin | H | H | OH | $CH_3$ | H |
| Doxycyclin | H | OH | H | $CH_3$ | H |

**Tetracycline:** Strukturen der wichtigsten Tetracycline

**Tetradecan:** $C_{14}H_{30}$; $M_r$ 198.4; Schmp. –6 °C; Sdp. 253 °C; unverzweigter Kohlenwasserstoff; **Vork.:**

Best. des Erdöls (s. Oleum Petrae); **Anw.:** (chem.) Reagenz Ph.Eur..

**Tetradecan-1-ol:** s. Myristylalkohol.

**Tetradecansäure:** s. Myristinsäure.

**Tetraethylammoniumbase:** quartäre Ammoniumbase; nicht mehr im Handel befindl. Ganglien*-Blocker; früher angewendet bei peripheren Durchblutungsstörungen u. Hypertonie.

**Tetraethylammoniumiodid:** $[(C_2H_5)_4N]^+I^-$; D. 1.566; Schmp. 200 °C; weißes, krist. Pulver; lösl. in Ethanol u. Wasser, unlösl. in Ether; lichtempfindlich; **Anw.:** Leitsalz bei der Polarographie*.

**Tetraethylblei:** s. Bleitetraethyl.

**Tetraethylthiuramdisulfid:** s. Disulfiram.

**Tetraethylthiurammonosulfid:** s. Sulfiram.

**Tetrafluorethan:** s. Hydrofluoralkane.

**Tetrafluorethylen:** Perfluorethylen; $C_2F_4$, $F_2C{=}CF_2$; $M_r$ 100.0; Sdp. –76 °C; reaktionsträges Gas; **Anw.:** (chem.) kann zu Polytetrafluorethylen* (Teflon®), einem chem. inerten Kunststoff, polymerisiert werden.

**Tetrafluorosilicat:** s. Hexafluorokieselsäure.

**Tetraheptylammoniumbromid:** CAS-Nr. 4368-51-8; $C_{28}H_{60}BrN$; $M_r$ 490.7; Schmp. 89–90 °C; weißes bis schwach gelb gefärbtes krist. Pulver; **Anw.:** Reagenz Ph.Eur.6; Ionenpaar-Reagenz in der HPLC*.

**Tetrahydroberberin:** s. Hydrastis canadensis (Hydrastidis rhizoma).

**Tetrahydrobiopterin:** s. Biopterin; Sapropterin.

**Tetrahydrocannabinol:** s. Cannabis sativa (Herba Cannabis, Inhaltsst.).

**Tetrahydrofolsäure:** s. Vitamin B (Folsäure).

**Tetrahydrofuran:** Abk. THF; Diethylenoxid, Tetramethylenoxid; CAS-Nr. 109-99-9; $C_4H_8O$, Strukturformel: s. Abb.; $M_r$ 72.1; Sdp. 66 °C; $d_{20}^{20}$ ca. 0.89; klare, farblose, entflammbare Flüss.; mischbar mit Wasser, Ethanol, Diethylether u. Kohlenwasserstoffen; **Anw.:** Reagenz Ph.Eur.6; Lösungsmittel, v. a. für Polymere u. in der Chromatographie.

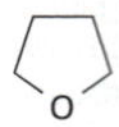


**Tetrahydrofuran**

**Tetrahydrofurfurylalkohol:** Abk. THFA; Alcohol tetrahydrofurfurylicus; 2-Hydroxymethyltetrahydrofuran; $C_5H_{10}O_2$, Strukturformel: s. Abb.; $M_r$ 102.13; D. 1.064; Sdp. 177–180 °C; klare, farblose, viskose, hygroskop. Flüss. von süßl. aromat. Geruch; leicht lösl. in Wasser, Ethanol, Ether, Aceton, Chloroform; **Anw.:** (techn.) in der Papierchromatographie als Elutions- u. Steigflüssigkeit, Lösungsmittel für Celluloseester*, Chlorkautschuk.

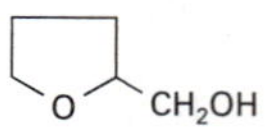


**Tetrahydrofurfurylalkohol**

**1,2,3,4-Tetrahydronaphthalin:** s. Tetralin.

**Tetrahydropyran:** Pentamethylenoxid; $C_5H_{10}O$, Strukturformel: s. Abb.; $M_r$ 86.1; Schmp. –49 °C; Sdp. 88 °C; mischbar mit Wasser, Ethanol, Diethylether; **Anw.:** (chem.) für Synthesen.

**Tetrahydroserpentin:** s. Raubasin.

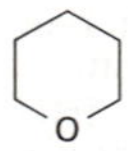


**Tetrahydropyran**

**Tetrahydroxybenzochinon:** s. Tetrahydroxychinon.

**Tetrahydroxybutan:** s. *meso*-Erythrit.

**Tetrahydroxychinon:** Tetraoxychinon, Tetrahydroxybenzochinon; 2,5-(2,3,5,6-Tetrahydroxy)-cyclohexadien-1,4-dion; CAS-Nr. 319-89-1; $C_6H_4O_6$; $M_r$ 172.09; blauschwarze, in auffallendem Licht gelb erscheinende Kristalle, lösl. in heißem Wasser u. Ethanol, wenig lösl. in kaltem Wasser; **Anw.:** (techn.) Sprühreagenz zum Kationennachweis in der Papierchromatographie; T.-Dinatriumsalz als Indikator* für die maßanalyt. Sulfatbestimmung.

**1,3,4,5-Tetrahydroxy-cyclohexancarbonsäure:** s. Chinasäure.

**Tetrakis-:** s. Bis-.

**Tetralin:** 1,2,3,4-Tetrahydronaphthalin; $C_{10}H_{12}$; $M_r$ 132.2; D. 0.973–0.977; Schmp. –31 °C; Sdp. 206 °C; Flammpunkt 78 °C; farblose Flüss. von eigenartigem, intensivem Geruch, lösl. in Benzin, Benzol, Pentanol, Ether, Terpentinöl, unlösl. in Wasser; sehr großes Lösungsvermögen für Wachse, Fette, Öle, Kautschuk, Iod, Schwefel, Campher, Harze; **Anw.:** (techn.) in der Lack-, Schuhcreme-, Bohnerwachsfabrikation als Lösungsmittel (Terpentinölersatz*); als Treibstoffzusatz. **Cave:** Dämpfe bilden mit Luft explosive Gemische.

**Tetramethrin:** s. Pyrethroide.

**Tetramethylammoniumbromid:** $C_4H_{12}NBr$; $M_r$ 154.06; weißes, krist. Pulver; lösl. in Wasser u. Ethanol, unlösl. in Ether, Chloroform u. Benzol; **Anw.:** Leitsalz bei der Polarographie* von Alkalimetallen* u. Erdalkalimetallen*.

**Tetramethylbase:** s. Arnold-Base.

**Tetramethyldiarsan:** s. Kakodyl.

**Tetramethylenoxid:** s. Tetrahydrofuran.

**Tetramethylethylendiamin:** *N,N,N′,N′*-Tetramethylethylendiamin; CAS-Nr. 110-18-9; $C_6H_{16}N_2$; $M_r$ 116.2; Sdp. ca. 121 °C; $d_{20}^{20}$ ca. 0.78; $n_D^{20\,°C}$ ca. 1.418; farblose Flüss.; mischbar mit Wasser, Ethanol u. Ether; **Anw.:** Reagenz Ph.Eur.6; zur Reinheitsprüfung von Insulin*.

**Tetramethylolmethan:** s. Pentaerythrit.

**Tetramethylsilan:** Abk. TMS; CAS-Nr. 75-76-3; $C_4H_{12}Si$; $M_r$ 88.2; Schmp. –99 °C; Sdp. ca. 26 °C; $d_{20}^{20}$ ca. 0.64; $n_D^{20\,°C}$ ca. 1.358; klare, farblose Flüss.; sehr schwer lösl. in Wasser, lösl. in Aceton, Dichlormethan u. Ethanol; **Anw.:** Reagenz Ph.Eur.6, dient als interner Standard bei der NMR*-Spektroskopie.

**Tetramethylthioninchlorid:** s. Methylenblau.

**Tetramethylthiuramdisulfid:** s. Thiram.

**L-Tetramisolhydrochlorid:** s. Levamisol.

**Tetramminkupfer(II)-hydroxid:** s. Schweizer-Reagenz.

**Tetramminkupfer(II)-sulfat:** Cuprum sulfuricum ammoniatum; Kupfer(II)-ammoniumsulfat, Kupfer(II)-sulfat-Ammoniak, schwefelsaures Kupferoxid-Ammoniak; CAS-Nr. 10380-29-7; $[Cu(NH_3)_4]SO_4 \cdot H_2O$, $M_r$ 245.8; therm. Zers. ab 150 °C; blaues, krist. Pulver, verwitternd, lösl. in

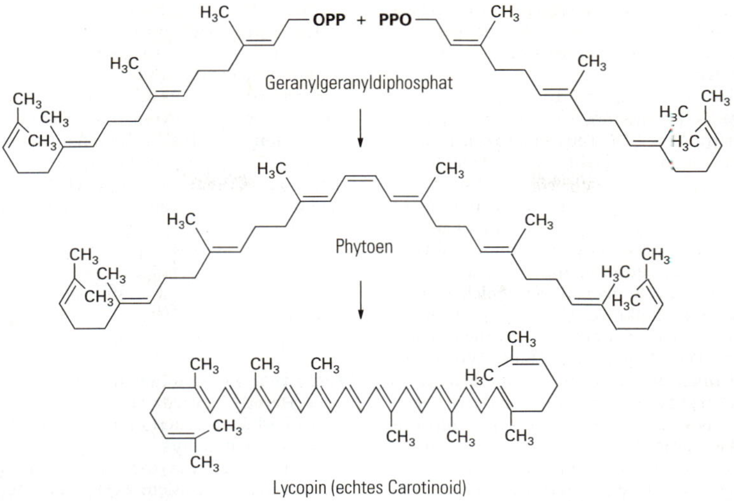


**Tetraterpene:** Biosynthese von Lycopin

Wasser, unlösl. in Ethanol; **Darst.:** Versetzen einer Kupfer(II)-sulfat-Lsg. mit Ammoniak*. Die frühere med. Anw. als Antispasmodikum, Antiseptikum u. Adstringens bei Trigeminusneuralgie, Epilepsie, Hysterie sowie äußerl. gegen Hornhautflecke u. Geschwüre ist obsolet.

**Tetranatriumdiphosphat:** s. Natriumdiphosphat.

**Tetrandrin:** s. Stephania tetrandra (Inhaltsst. u. Wirk.).

**Tetraodontoxin:** s. Tetrodotoxin.

**Tetraoxychinon:** s. Tetrahydroxychinon.

**Tetraploidie:** s. Polyploidie.

**Tetrasilan:** s. Silicium (Silane).

**Tetraterpene:** aus 8 Isopreneinheiten aufgebaute Terpene* mit 40 C-Atomen; natürl. vorkommende T. sind fast ausschließl. Carotinoide* (z. B. Lycopin, Biosynthese u. Strukturformel: s. Abb.), polycycl. Verbindungen fehlen.

**Tetrazepam** (INN): Tetrazepamum Ph.Eur.; 7-Chlor-5-(1-cyclohexenyl)-1-methyl-1*H*-1,4-benzodiazepin-2(3*H*)-on; CAS-Nr. 10379-14-3; $C_{16}H_{17}ClN_2O$, Strukturformel: s. Abb.; $M_r$ 288.78; Schmp. 144 °C (kristallisiert aus Ethylacetat); Benzodiazepin*; **Wirk.:** Muskelrelaxans*; unterliegt dem Betäubungsmittelgesetz* (Anlage III; mit Ausnahmen); **Ind.:** v. a. schmerzreflektor. Muskelverspannung (insbes. als Folge von Erkrankungen der Wirbelsäule u. der achsennahen Gelenke) u. spast. Syndrome aufgrund krankhaft gesteigerter Muskelspannung; **UAW:** Müdigkeit,

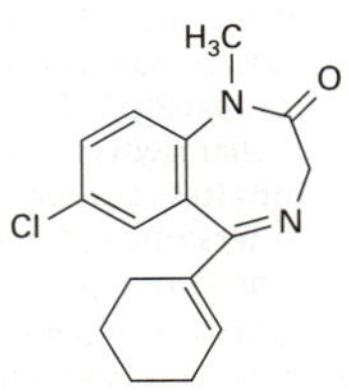

**Tetrazepam**

verlangsamte Reaktion, Gangunsicherheit; **Dos.:** p. o. Initialdosis 50 mg/d, anschließend ggf. steigern um 25 mg/d; HWZ 18 h.

**Tetrazine:** aromat. 6-Ring-Verb., die 4 Stickstoffatome im Ring enthalten; vgl. Verbindungen, aromatische.

**Tetrazol:** $CH_2N_4$, Strukturformel: s. Abb.; $M_r$ 70.1; Schmp. 156 °C (Sublimation); gut lösl. in Wasser, Ethanol, wenig lösl. in Diethylether.

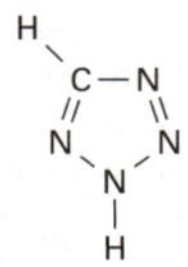

**Tetrazol**

**Tetrazolblau:** 3,3′-(3,3′-Dimethoxy-4,4′-biphenyldiyl)-bis(2,5-diphenyltetrazolium)-dichlorid; CAS-Nr. 1871-22-3; $C_{40}H_{32}Cl_2N_8O_2$; $M_r$ 728.0; Schmp. ca. 245 °C (unter Zers.); gelbe Kristalle; leicht lösl. in Ethanol u. Methanol, schwer lösl. in Wasser, fast unlösl. in Aceton u. Ether; **Anw.:** Reagenz Ph.Eur.6; zur Reinheitsprüfung von Ergocalciferol auf reduzierende Substanzen; allg. zur photometr. Steroidbestimmung; in der Mikroskopie; Dünnschichtchromatographie-Detektion reduzierender Substanzen; analog zur Reaktion mit 2,3,5-Triphenyl*-2*H*-tetrazoliumchlorid wird das mit gelber Farbe gelöste T. dabei zum dunkelblauen Diformazan reduziert.

**Tetrazolpurpur:** Neotetrazoliumchlorid (Abk. NTC); 2,2′-*p*-Diphenylen-3,3′,5′-tetraphenylditetrazoliumchlorid; $C_{38}H_{28}Cl_2N_8$; $M_r$ 667.62; hellgelbes, feinkrist. Pulver, lösl. in Wasser u. Ethanol, unlösl. in Chloroform; **Anw.:** (analyt.) für histolog., bakteriolog., mikrobiol. Untersuchungen: Muskeln, Epithelgewebe, Nieren, bestimmte Teile der Hirnsubstanz u. maligner Tumoren werden intensiv gefärbt, gekochte Zellen u. Zellkerne dagegen nicht. Der gelbe Farbstoff wird durch Reduktionsmittel (Reduktionsenzyme) in das purpurne bis schwarze, in Wasser unlösl. Formazon umgewandelt.

**Tetrazyklika:** s. Antidepressiva.

**Tetrinsäure:** s. Edetinsäure.

**Tetrodotoxin:** Abk. TTX; Tetraodontoxin, Tarichatoxin, Spheroidin, Fugu-Gift, Maculotoxin; Strukturformel: s. Abb.; $M_r$ 319.28; äußerst giftiges, tautomeres Guanidinderivat aus Ovarien u. Leber mehrerer Arten der Fischfamilie Tetrodontidae, v. a. des japan. Speisefisches Spheroides rubripes (Fugu, Kugelfisch, Pufferfisch); Vork. auch bei anderen Tierarten, z. B. bei kaliforn. Molchen (Taricha torosa), Blauringkraken (Hapolochlaena maculosa) sowie einigen Seestern- u. marinen Schneckenarten; LD ca. 10 µg/kg KG (Maus); **Wirkungsmechanismus:** Blockade von Natriumkanälen in Nervenzellmembranen, dadurch selektive Hemmung des Natrium-Ionen-Transports in die Zellen; die Depolarisation u. damit eine Fortleitung des Aktionspotentials werden verhindert. **Wirk.:** Intoxikationen sind gekennzeichnet durch Lähmungen u. Krämpfe; Tod nach 6–24 h durch Atemlähmung; **Anw.:** als Antidot* bei Intoxikation mit Batrachotoxin*; **Antidot:** Aconitin*, Veratrin* (als Antagonisten).

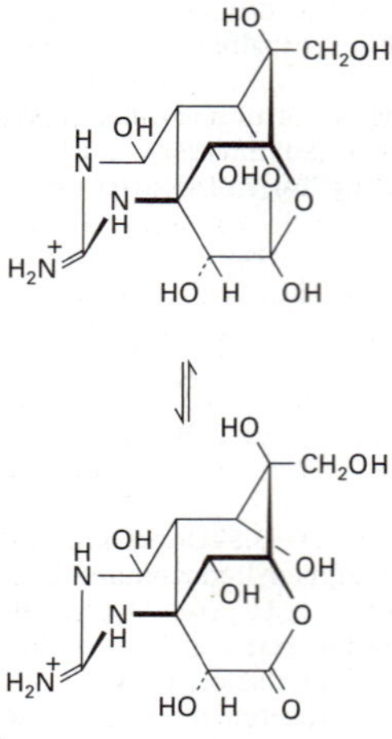

**Tetrodotoxin**

**Tetrosen:** aus 4 C-Atomen aufgebaute Aldosen (s. Monosaccharide); **Vertreter:** z. B. Threose*, Erythrose*; T. treten als Zwischenprodukte beim Kohlenhydratstoffwechsel* in Form ihrer Phosphate auf; **Hinweis:** Die den Aldotetrosen entspr. Ketotetrosen werden als **Tetrulosen** (z. B. Erythrulose) bezeichnet.

**Tetroxoprim** (INN): 2,4-Diamino-5-[3,5-dimethoxy-4-(2-methoxyethoxy)benzyl]pyrimidin; CAS-Nr. 53808-87-0; $C_{16}H_{22}N_4O_4$; $M_r$ 334.39; Schmp. 153–156 °C bzw. 160.1 °C (kristallisiert aus Wasser); lösl. bei 30 °C in Wasser 2.65 mg/mL, in Chloroform 69 mg/mL, in *n*-Octanol 1.61 mg/mL; nicht mehr im Handel befindl. Antibiotikum*; früher angewendet bei Harn- u. Atemwegsinfektionen, auch in Diaminopyrimidin*-Sulfonamid-Kombination (mit Sulfadiazin*).

**Tetryzolin** (INN): 2-(1,2,3,4-Tetrahydro-1-naphthyl)-2-imidazolin; CAS-Nr. 84-22-0; $C_{13}H_{16}N_2$, Strukturformel: s. Abb.; $M_r$ 200.27; **Wirk.:** Vasokonstriktor, Alpha-Sympathomimetikum (s. Sympathomimetika); **Ind.:** Schnupfen, Heuschnupfen, Nasennebenhöhlenentzündung, Reizungen u. allerg. Erkrankungen am Auge; **UAW:** s. Oxymetazolin. Gebräuchl. ist auch Tetryzolinhydrochlorid.

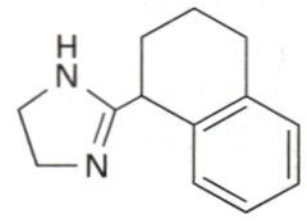

**Tetryzolin**

**Teucrii chamaedryos herba:** s. Teucrium chamaedrys (Herba Chamaedrys).

**Teucrii herba:** s. Teucrium marum (Herba Teucri).

**Teucrium chamaedrys** L.: Edelgamander, Gamander; Fam. Lamiaceae (Labiatae); Südeuropa, Nordwestafrika, Mittelasien; Stpfl. von **Herba Chamaedrys:** Herba Teucrii chamaedryos, Teucrii chamaedryos herba; Edelgamanderkraut; **Inhaltsst.:** äther. Öl, z. T. bitter schmeckende Diterpene*, Phenylpropane u. Flavonoide*; **Anw.:** (volkstüml.) z. B. bei Verdauungsbeschwerden u. zur Durchspülungstherapie bei Gicht; Negativmonographie Kommission E.

**Teucrium marum** L.: Amberkraut, Katzengamander, Katzenkraut, Mastichkraut; Fam. Lamiaceae (Labiatae); Südeuropa; zus. mit Teucrium* montanum u. Teucrium* polium ssp. polium Stpfl. von **Herba Teucrii:** Herba Mari veri, Mari veri herba, Teucrii herba; Gamanderkraut; **Off.:** ÖAB; **Inhaltsst.:** äther. Öl mit dem lipophilen Iridoid* Teucriumlacton C, Bitterstoffe (Diterpene*), Flavonoide* u. Triterpensäuren; **Anw.:** (volkstüml.) z. B. als krampflösendes Mittel bei Magen-, Nieren-, Gallen- u. Blasenleiden; bei Husten. **Hom.:** Teucrium marum (HAB), Marum verum: frisches Kraut; verordnet z. B. bei Nasenpolypen, Bronchialkatarrhen.

**Teucrium montanum** L.: Berggamander; Fam. Lamiaceae (Labiatae); südeuropäische Gebirge, Kleinasien; Stpfl. von **Herba Teucrii:** Gamanderkraut; s. Teucrium marum; **Inhaltsst.:** Flavonoide*, Diterpene*, Saponine* u. äther. Öl; **Anw.:** s. Teucrium marum.

**Teucrium polium** L. **ssp. polium:** Marienkraut, Poleigamander; Fam. Lamiaceae (Labiatae); Südwesteuropa; Stpfl. von **Herba Teucrii:** s. Teucrium marum; **Inhaltsst.:** diterpenoide Bitterstoffe*, Flavonoide*, Phenylpropane u. äther. Öl; **Anw.:** s. Teucrium marum.

**Teucrium scordium** L.: Knoblauchgamander, Lachenknoblauch, Wassergamander; Fam. Lamiaceae (Labiatae); Mitteleuropa; Stpfl. von **Herba Scordii vulgaris:** Herba Chamaedrys aquaticae; Knoblauchgamander; **Inhaltsst.:** äther. Öl, Gerbstoffe* u. diterpenoide Bitterstoffe*; **Anw.:** (volkstüml.) z. B. gegen Hämorrhoiden u. Würmer.

**Teucrium scorodonia** L.: Waldgamander, Salbeigamander; Fam. Lamiaceae (Labiatae); Europa; Stpfl. von **Herba Teucrii scorodoniae:** Herba Scorodoniae; **Inhaltsst.:** äther. Öl, Iridoide*, diterpenoide Bitterstoffe*, Phenylpropane u. Flavonoide*; **Anw.:** (volkstüml.) z. B. bei Bronchitis. **Hom.:** Teucrium scorodonia (HAB): frisches, blühendes Kraut.

**Teufelsabbiss:** s. Succisa pratensis.

**Teufelsauge:** s. Adonis vernalis.

**Teufelsbisswurzel:** s. Chamaelirium luteum (Radix Heloniadis dioicae).

**Teufelsbusch:** s. Eleutherococcus senticosus.

**Teufelsdreck:** s. Ferula assa-foetida (Gummiresina Asa foetida).

**Teufelskirschen:** s. Physalis alkekengi (Fructus Alkekengi).

**Teufelsklaue:** s. Dryopteris filix-mas (Rhizoma Filicis).

**Teufelskralle:** **1.** s. Harpagophytum procumbens; **2.** s. Harpagophytum zeyheri.

**Teufelskrallenwurzeltrockenextrakt:** s. Extractum Harpagophyti siccum normatum.

**Teufelskreis:** s. Circulus vitiosus.

**Teufelswurzel:** s. Aconitum napellus ssp. napellus (Aconiti tuber).

**Teufelszwirn:** **1.** s. Cuscuta europaea; **2.** s. Lycium barbarum.

**TEX-System:** Symbol tex; Einheit, die gemäß der Internationalen Normenorganisation der Charakterisierung der Feinheit eines Fadens od. Garns dient, z. B. auch von Verbandmull; 1 Tex entspricht der Masse von 1000 m Faden in Gramm (1 tex = 1 g/km).

**Textur:** s. Gele.

**TFPI:** Abk. für (engl.) *tissue factor pathway inhibitor;* in Endothelzellen synthetisiertes Plasmaprotein ($M_r$ 40–60 kDa, 60–180 µg/L); wichtiger Inhibitor der Blutgerinnung*; bindet reversibel an Blutgerinnungsfaktor Xa; der Xa-TFPI-Komplex inhibiert in der Folge den Faktor VIIa-TF(Gerinnungsfaktoren)-Komplex; erhöhte TFPI-Plasmakonzentrationen nach Heparin-Injektion; **Nachw.:** ELISA*.

**T-Gas:** Mischung aus 90 % (V/V) Ethylenoxid* u. 10 % (V/V) Kohlenstoffdioxid* zur Entkeimung in geschlossenen, explosionsgeschützten Geräten, die mit Normal-, Unter- od. Überdruck betrieben werden.

**TGF:** Abk. für (engl.) *transforming growth factor;* zu den Zytokinen* zählende Superfamilie von transformierenden Wachstumsfaktoren*; **Formen:** **1. TGF-$\alpha$:** Polypeptid aus 50 Aminosäuren mit 40 %iger Homologie zu EGF*; wird v. a. in Tumorzellen autokrin sezerniert; Wirk.: stimuliert Zellproliferation u. Neovaskularisierung; wirkt in vielen Zelltypen als Mitogen* u. kann bei Vorliegen entspr. genet. Veränderungen die maligne Transformation von Zellen auslösen. Die zellulären Effekte werden durch den EGF-Rezeptor vermittelt. Antikörper wie Cetuximab*, die den EGF-Rezeptor blockieren, werden bei der Ther. von EGF-Rezeptor-positiven Tumoren angewendet. **2. TGF-$\beta$:** Überbegriff für eine Gruppe naher verwandter Wachstumsfaktoren, die als Homodimere unterschiedl. Peptidketten in zahlreichen Geweben (v. a. Thrombozyten* u. T-Helferzellen) vorkommen; greifen an Rezeptor-Serin-Threoninkinasen TGFbR-I u. TGFbR-II an; werden in Thrombozyten in Vesikeln gespeichert u. bei der Thrombozytenaktivierung freigesetzt; Wirk.: modulieren Zellwachstum u.- phänotyp sowie Immunantwort; verstärken Bindegewebeneubildung u. Wachstum neoplast. Zellen; Wirk. von Zielzelle, deren Differenzierungszustand u. der Anwesenheit weiterer Zytokine abhängig: in mesenchymalen Zellen als Wachstumsfaktor, in epithelialen Zellen u. zahlreichen anderen Zelltypen wachstumshemmend; wichtige Rolle bei Knochenumbau u. -reparatur sowie bei Wundheilung; überexprimiert bei Hodgkin-Lymphom, Glioblastom, T-Zell-Leukämie, AIDS, chron. Polyarthritis u. progressiver system. Sklerose; **a)** TGF-$\beta$1: Homodimer der aus 112 Aminosäuren bestehenden $\beta$1-Untereinheit; **b)** TGF-$\beta$2: Homodimer der aus 112 Aminosäuren bestehenden $\beta$2-Untereinheit (zu 72 % zu TGF-$\beta$1 homolog); Vork. in höheren Konz. im Knochen; **c)** TGF-$\beta$3: Homodimer der aus 112 Aminosäuren bestehenden $\beta$3-Untereinheit; **3. BMP:** Abk. für engl. bone morphic proteins; morphogenet. Knochenproteine; Untergruppe der TGF-$\beta$-Familie; wichtig für Embyonalentwicklung u. Organogenese.

**Th:** (chem.) Symbol für Thorium*.

**Thalamus:** Sehhügel; größte graue Kernmasse des Zwischenhirns, durch Marklamellen in vordere, mediale u. laterale Kerngruppen unterteilbar; steht über entspr. Fasersysteme mit anderen Teilen des ZNS, v. a. Großhirnrinde, extrapyramidalem System, Kleinhirn u. Rückenmark, in Verbindung u. dient als Umschaltstation für opt. u. akust. Bahnen.

**Thalassotherapie:** s. Balneotherapie.

**Thalictrum:** s. Ranunculaceae (Merkmale).

**Thalidomid:** 2-(2,6-Dioxo-3-piperidinyl)-1*H*-isoindol-1,3(2*H*)-dion; CAS-Nr. 50-35-1; $C_{13}H_{10}N_2O_4$, Strukturformel: s. Abb.; $M_r$ 258.2; Schmp. 269–271 °C; Löslichkeit in Wasser: <0.1 g/100 mL (22 °C); Glutaminsäurederivat ($\alpha$-Phthalimidoglutarimid) zur Anw. p. o.; **Wirk.:** entzündungshemmend, immunmodulator., antiangiogenet. (s. Angiogenese-Inhibitoren), zentral dämpfend (hypnot.; frühere Anw. als Schlafmittel, Contergan®; wegen teratogener Wirk. verboten); bei multiplem Myelom Apoptose klonaler Plasmazellen; **Ind.:** (in Kombination mit Melphalan* u. Prednison*) unbehandeltes multiples Myelom (sog. Erstlinientherapie) bei Lebensalter ≥65 Jahre u. kontraindizierter hochdosierter Zytostatika-Therapie; therap. Anw. i. R. eines individuellen Heilversuchs* u. a. bei Lepra (Leprareaktion Typ 2) od. (rezidiviertem) Glioblastom; **Kontraind.:** Schwangerschaft, gebärfähige Frauen ohne Kontrazeption (einschließl. 4 Wochen vor u. nach Ther.), fehlende Einhaltung definierter Anforderungen zur Schwangerschaftsprävention (männl. u. weibl. Patienten); **WW:** Anxiolytika, Schlafmittel, Neuroleptika, Histamin-$H_1$-

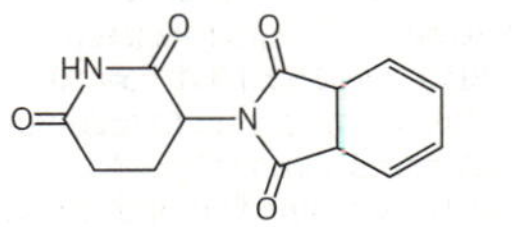

**Thalidomid**

Rezeptoren-Blocker, Opiatderivate, Barbiturate, Alkohol: Verstärkung der Sedierung; aufgrund des bradykarden Potentials von Th. Vorsicht bei Anw. von Arzneimitteln mit gleicher pharmakodynam. Wirk. (z. B. Wirkstoffe, die Torsade-de-pointes-Tachykardien verursachen, Beta-Rezeptoren-Blocker od. Cholinesterase-Inhibitoren); Vorsicht bei Anw. von Arzneimitteln, die mit dem Auftreten einer peripheren Neuropathie in Verb. gebracht werden (z. B. Vincristin u. Bortezomib); kombinierte hormonale Kontrazeptiva: erhöhtes Risiko für venöse thromboembol. Ereignisse (Anw. nicht empfohlen); **UAW:** hochgradig teratogen, Obstipation, periphere Ödeme, neurol. (Somnolenz, periphere Neuropathie, Tremor, Parästhesie u. a.), Blutbildveränderungen (z. B. Neutropenie, Leukopenie, Anämie), Thromboembolie, Hautreaktion, Bradykardie, Synkope u. a.; **Dos.:** p. o. 200 mg/d, vorzugsweise in 1 ED vor dem Schlafengehen; **Hinweis:** Die Verschreibung darf nur auf einem Sonderrezept, dem sog. T-Rezept zur Verschreibung teratogener Arzneimittel, erfolgen.

**Thalleiochinreaktion:** Nachweisreaktion auf Chinin*; **Prinzip:** Der alkaloidhaltige Rohextrakt wird zuerst tropfenweise bis zur schwachen Gelbfärbung mit Aqua bromata versetzt. Nach Zusatz von konzentrierter Ammoniaklösung* entsteht bei Anwesenheit von Chinin eine blaugrüne Färbung.

**Thallium** (gr. grünes Laub): Symbol Tl; CAS-Nr. 7440-28-0; $A_r$ 204.37; OZ 81; D. 11.8; Schmp. 302.5 °C; Sdp. 1453 °C; weiches, bleiähnl., 1- u. 3-wertiges Schwermetall*; lösl. in Salpetersäure u. Schwefelsäure, unlösl. in Salzsäure; oxidiert leicht an feuchter Luft; **Vork.:** natürl. in sehr geringen Mengen in Kiesen u. Glimmern, als Begleitelement in sulfidisches Kupfer, Blei- u. Zink-Erzen; höhere Gehalte in Crookesit (Russland, Schweden) u. Lorandit (USA); **Nachw.:** Tl zeigt im Spektroskop eine intensiv grüne Linie; auch die Gasflamme wird grün gefärbt. **Darst.:** Elektrolyse von Thalliumsalzlösung; **Anw.:** (techn.) für niedrigschmelzende, infrarotdurchlässige Gläser, Photozellen, Gammadetektoren, Hochtemperatursupraleiter ($Hg_{0,8}Tl_{0,2}Ba_2Ca_2Cu_2O_8$); zur Schädlingsbekämpfung, insbes. mit Thallium(III)-sulfat ($Tl_2(SO_4)_3$, ca. 2–3 %), Thallium(I)*-sulfat u. Thallium(I)*-acetat; Thalliumpräparate sind auch für Menschen u. Haustiere giftig u. müssen blau gefärbt sein. **Toxikol.:** Thalliumverbindungen sind sehr giftig. Für den Erwachsenen ist ca. 1 g Tl tödlich. MAK: 0.1 mg/m³. Tl ist ein Epithel- u. Nervengift. Im Körper entsteht die eigentl. tox. einwertige Form. Die akute Intoxikation zeigt sich nach einer Latenz von 1–4 Tagen mit Magen- u. Darmblutungen, Diarrhö, Krämpfen. Es folgt eine Polyneuropathie mit Sensibilitätsstörungen, psych. Veränderungen u. peripheren Lähmungen. Charakterist. ist der Ausfall des Kopfhaares am 13. Tag nach Intoxikation; die Haare wachsen meist wieder nach. Ferner kann es zum Erblinden kommen. **Antidot:** Eisen(III)-hexacyanoferrat(II), s. Berliner Blau; **Gesch.:** 1861 von William Crookes (1832–1919) u. 1862 von Claude Auguste Lamy (1820–1878) entdeckt.

**Thallium-201:** Symbol $^{201}$Tl; OZ 81; Radionuklid* des Thalliums*, das durch Zerfall von Blei*-201 gebildet wird; HWZ 3.05 d; emittiert Gamma- u. Röntgenstrahlen; **Herst.:** Das Radionuklid Blei-201 lässt sich aus Thallium* (kann mit Thallium-203 angereichert sein) nach Bestrahlung mit Protonen geeigneter Energie gewinnen. Das Zerfallsprodukt Thallium-201 lässt sich auf einer mit einem Ionenaustauscherharz gefüllten Säule von Blei-201 trennen. **Anw.:** s. [$^{201}$Tl]Thalliumchlorid-Injektionslösung.

**Thallium(I)-acetat:** Thallium aceticum (oxydulatum); CAS-Nr. 7440-28-0; $CH_3COOTl$; $M_r$ 263.4; Schmp. 131 °C; weiße Nadeln; leicht lösl. in Wasser u. Ethanol; **Anw.:** **1.** (techn.) Rodentizid*; **2.** (med.) obsolet; früher zur Syphilisbehandlung u. als Enthaarungsmittel; **Toxikol.:** giftig (s. Thallium); LD 10–15 mg/kg KG. **Hom.:** Thallium aceticum oxydulatum (HAB), Thallium aceticum: verordnet z. B. bei chron. Nierenentzündungen, Haarausfall.

**Thallium aceticum:** s. Thallium(I)-acetat.

**Thalliumalaun:** s. Thallium(I)-sulfat.

**[$^{201}$Tl]Thalliumchlorid-Injektionslösung** Ph.Eur.6: Thallosi[$^{201}$Tl] chloridi solutio iniectabilis; Thallium-201-chlorid-Injektionslösung; sterile Lsg. von Thallium*-201 in Form von [$^{201}$Tl]Thallium(I)-chlorid; kann durch Zugabe von Natriumchlorid isoton. gemacht werden u. ein geeignetes Konservierungsmittel wie Benzylalkohol enthalten; mind. 97.0 % der Gesamtradioaktivität entspricht Thallium-201; mind. 95.0 % der Gesamtradioaktivität muss in Form des Thallium(I)-Ions vorliegen; spezif. Radioaktivität: mind. 3.7 GBq je mg Thallium; **Anw.:** Myokard-(Herzmuskel-)Szintigraphie*.

**Thallium(I)-sulfat:** Thallium sulfuricum (oxydulatum); CAS-Nr. 7446-18-6; $Tl_2SO_4$; $M_r$ 504.8; D. 6.71; Schmp. 632 °C; weiße, kristalline, geruchlose Substanz, schwer lösl. in Wasser (4.87 g/100 mL); bildet mit Sulfaten Doppelsalze, z. B. Thalliumalaun ($TlAl(SO_4) \cdot 12\,H_2O$); **Anw.:** **1.** (chem.) im Labor als Ausgangssubstanz zur Darst. anderer Thallium(I)-Verbindungen; in Form von Einkristallen in der Röntgen-Spektroskopie; **2.** (techn.) früher als Rodentizid*, heute nicht mehr zugelassen; Einsatz nur in begründeten Ausnahmefällen zur Ratten- u. Mäusevertilgung in geschlossenen Räumen mit spezieller Genehmigung der Bundesbehörde; **3.** (med.) obsolet; **Toxikol.:** giftig (s. Thallium); kann über die Haut (Kontaktgift) aufgenommen werden. **Hom.:** Thallium sulfuricum (oxydulatum): s. Thallium(I)-acetat.

**Thallium(III)-sulfat:** s. Thallium.

**Thallium sulfuricum:** s. Thallium(I)-sulfat.

**Thallophyten:** Thallobionta; Lagerpflanzen; Pflanzen, die nur aus einem Thallus* bestehen, die also im Ggs. zu den Cormobionta, den Sprosspflanzen, nicht in Wurzel* u. Spross (Sprossachse u. Blätter*) gegliedert sind. Dazu gehören Phycophyta (Algen*), Pilze*, Lichenes* (Flechten) u. teilweise Bryophytina* (Moospflanzen), näml. die Hepaticae (Lebermoose).

**Thallosi[$^{201}$Tl] chloridi solutio iniectabilis:** s. [$^{201}$Tl]Thalliumchlorid-Injektionslösung.

**Thallus:** Pflanzenkörper, der nicht in Wurzel* u. Spross (Kormus*) gegliedert ist; bei Pilzen* z. B. der gesamte Pilzkörper, der das vegetative Myzel*

u. die Fruktifikationsorgane (Fruchtkörper*) umfasst.

**Thaumatin:** CAS-Nr. 53850-34-3; $M_r$ ca. 22 000; hitzeempfindl. Protein aus 207 Aminosäuren; **Vork.:** in Thaumatococcus* daniellii; **Anw.:** als Süßstoff*, vgl. Süßmittel (Tab. dort); das Gen für Thaumatin kann in andere Früchte mittels Gentechnologie* eingeschleust werden.

**Thaumatococcus daniellii** Benth.: Katemfe; Fam. Marantaceae; Westafrika; **Inhaltsst.:** die Arilli* (Samenmäntel) enthalten versch., süß schmeckende Peptide, z. B. Thaumatin*.

**THC:** Abk. für **T**etra**h**ydro**c**annabinol, s. Cannabis sativa (Herba Cannabis, Inhaltsst.).

**Theae nigrae folium:** s. Camellia sinensis (Schwarztee).

**Theae viridis folium:** s. Camellia sinensis (Grüner Tee).

**Theaflagalline:** s. Camellia sinensis (Weißer Tee, Inhaltsst.).

**Theaflavine:** s. Camellia sinensis (Weißer Tee, Inhaltsst.).

**Theanin:** s. Camellia sinensis (Weißer Tee, Inhaltsst.).

**Thea sinensis:** s. Camellia sinensis.

**Thebacon** (INN): Acetyldihydrocodeinon, Thebacetyl; (5*R*,9*R*,13*S*,14*R*)-4,5-Epoxy-3-methoxy-9a-methyl-6-morphinen-6-ylacetat; CAS-Nr. 466-90-0; $C_{20}H_{23}NO_4$; $M_r$ 341.39; Schmp. 154 °C (kristallisiert aus Methanol); fast unlösl. in Wasser, lösl. in den meisten org. Lösungsmitteln; nicht mehr im Handel befindl. starkes Analgetikum* u. Antitussivum*; unterliegt dem Betäubungsmittelgesetz* (Anlage II). **Thebaconhydrochlorid:** Schmp. 230–250 °C (polymorph).

**Thebaicum:** s. Opium.

**Thebain:** Paramorphin; 4,5α-Epoxy-3,6-dimethoxy-17-methyl-6,8-morphinadien; $C_{19}H_{21}NO_3$, Strukturformel: s. Opium (Abb. dort); $M_r$ 311.4; Schmp. 193 °C; glänzende, weiße Kristalle, lösl. in Ethanol, leicht lösl. in Ether u. Chloroform, unlösl. in Wasser; Best. des Opiums* zu 0.2–0.5 %.

**Thein:** s. Coffein.

**Theka** (*pl Theken*) *f*: **1.** Theca; (allg.) Kapsel, Hülle; z. B. Theca folliculi, die Bindegewebekapsel des Graaf-Follikels; **2.** (bot.) s. Blüte (Blütenteile).

**T-Helferzellen:** s. Leukozyten.

**Thenalidin** (INN): Thenaldin; 1-Methyl-*N*-phenyl-*N*-(2-thienyl-methyl)-4-piperidinamin; CAS-Nr. 86-12-4; $C_{17}H_{22}N_2S$; $M_r$ 286.46; Schmp. 95–97 °C; nicht mehr im Handel befindl. Histamin*-$H_1$-Rezeptoren-Blocker; früher angewendet als Antipruriginosum*; zusätzl. anticholinerge u. lokalanästhet. Wirkungskomponenten. **Thenalidintartrat:** CAS-Nr. 2784-55-6; Schmp. 170–172 °C.

**Thenard-Blau:** Aluminium-cobaltoxid, Cobaltoaluminat, Cobaltblau, Cobaltultramarin, Coelestinblau, Leydener Blau; CAS-Nr. 1345-16-0; $CoAl_2O_4$; $M_r$ 176.89; ein Spinell (s. Festkörperreaktionen) der allg. Zusammensetzung $Me^{II}Me_2^{III}O_4$; **Anw.:** (techn.) Farbpigment, Glas- u. Porzellanfärbung; s. Aluminium (Nachw.).

**Thenyldiamin** (INN): *N,N*-Dimethyl-*N'*-(2-pyridyl)-*N'*-(3-thenyl)-ethylendiamin; 2-{[2-(Dimethylamino)ethyl]-3-thenylamino}pyridin; CAS-Nr. 91-79-2; $C_{14}H_{19}N_3S$; $M_r$ 261.36; Sdp. 169–172 °C (133 Pa, freie Base); $n_D^{20\,°C}$ 1.5915 (freie Base); nicht mehr im Handel befindl. Antihistaminikum* u. Lokalanästhetikum*; **Thenyldiaminhydrochlorid:** $C_{14}H_{20}ClN_3S$; Schmp. 170 °C; lösl. in Wasser bis 20 %; pH einer 1 %igen Lsg. in Wasser 6.5.

**Theobroma cacao** L. (gr.-lat. Theobroma Götterspeise): Kakaobaum; Fam. Malvaceae (früher Sterculiaceae); heim. im trop. Zentral- u. Südamerika, kultiviert in allen trop. Ländern; bis zu 5 m hoher Baum; Stpfl. von **Semen Cacao:** Kakaosamen, Kakaobohnen; die Kakaofrucht ist eine ca. 20 cm lange u. 10–12 cm breite gurkenartige Frucht, in deren breiartigem Fruchtfleisch 40–60 weiße, bitter schmeckende Samen eingebettet sind. Die Samen werden einer mehrtägigen Fermentation unterworfen, wobei sie ihre Bitterkeit verlieren u. die bekannte braune Farbe sowie das charakterist. Aroma annehmen; **Inhaltsst.:** ca. 40–50 % Fett (Kakaobutter, s. u.), 15 % Eiweiß, 8 % Stärke, 1–4 % Theobromin*, 0.05–0.40 % Coffein*, 7 % Gerbstoffe, ca. 2 % Kakaorot (gerbstoffhaltiger Farbstoff), ca. 2 % Zucker sowie Spuren äther. Öles mit Pentanolestern; **Anw.:** (techn.) zur Herst. von Schokolade, eine Mischung fetthaltiger Kakaomasse mit Zucker; **Zuber.:** Pasta Cacao, Kakaomasse, hergestellt durch Mahlen der gerösteten u. geschälten Samen bei Wärme; **Cacao oleum:** Oleum cacao, Butyrum Cacao, Adeps Cacao; Kakaobutter, Kakaofett; aus den gerösteten, geschälten u. zerkleinerten Samenkernen (Embryonen) in der Wärme ausgepresstes, gereinigtes, gelbl. weißes Fett; CAS-Nr. 8002-31-1; D. 0.970–0.998 (15 °C); $n_D^{40\,°C}$ 1.456–1.459; SZ max. 3.0; IZ 33–42; VZ 192–198; UA max. 0.4 %; POZ max. 3; Schmp. 31–35 °C, jedoch polymorph: metastabil sind die γ- (Schmp. 18 °C), die α-(Schmp. 22 °C) u. die β'-Form (Schmp. 31 °C), stabil ist die β-Form (Schmp. 34.5 °C); erwärmt man bis zur klaren Schmelze (>40 °C) u. kühlt ab, liegt der Erstarrungspunkt unterhalb der Raumtemperatur (metastabile Modifikation); bei Raumtemperatur ist Kakaobutter fest u. spröde (keine Butter, kein Öl); sehr leicht lösl. in Ether, Chloroform u. Petrolether; lösl. in heißem absolutem Ethanol; wenig lösl. in absolutem Ethanol; geprüft wird auf Kakaoschalenfett u. auf Verdorbenheit, Kakaofett darf nicht ranzig riechen u. schmecken; **Off.:** DAB, ÖAB; **Best.:** Gemisch von Triglyceriden, Fettsäurefraktion: 30–38 % Ölsäure*, 24–32 % Palmitinsäure*, 31–38 % Stearinsäure* u. 1.4–4.2 % Linolsäure*; **Anw.:** (technolog.) Suppositoriengrundlage (s. Suppositoria), für Arzneistäbchen u. Vaginalkugeln, reizlos, mit guter Arzneistoffabgabe, jedoch heute wegen technolog. Nachteile weitgehend durch Triglyceride* verdrängt; **Nachteil:** Kakaofett als relativ einheitl. gemischtes Triglycerid schmilzt zwar in einem engen Temperaturbereich, zeigt aber Polymorphie (s. o.). Vorsichtiges Erwärmen auf 34–35 °C gibt nach dem Ausgießen Suppositorien mit max. Festigkeit. Eine Schmelzpunktserniedrigung durch Arzneistoffe kann auch mit härtenden Zusätzen kaum behoben werden. Da Kakaofett beim Abkühlen kaum kontrahiert, müssen Gießformen mit Trennmitteln (z. B. flüssiges Paraffin u. Siliconöl) vorbehandelt werden. Die Aufnahmefähigkeit gegenüber hydrophilen Flüss., z. B. Wasser, Fluidextrakten u. Ichthyol, ist gering. Durch den beträchtl. Anteil an ungesättigten Fettsäuren im Triglycerid (s. Iodzahl) ist Cacao oleum bes. im geraspelten Zustand u. als wasserhaltige Zuber. leicht verderblich. Auch in Ceraten, Salben u. Kosmetika, z. B. zum Überfetten von Feinseifen, wird Kakaobutter immer weniger verwendet; **Cortex Cacao:** Testae Cacao, Kakaoschalen; Samenschalen der Kakaobohnen; **Inhaltsst.:** Theobromin*, Coffein*, Gerbstoffe* u. Fett; **Anw.:** **1.** (volkstüml.) z. B. zur Erhöhung der Harnmenge, zur Erhöhung der Milchsekretion während der Laktation; Negativmonographie Kommission E; **2.** (techn.) zur Gewinnung von Theobromin.

**Theobromin:** Theobrominum Ph.Eur., 3,7-Dimethylxanthin; 3,7-Dihydro-3,7-dimethyl-1*H*-purin-2,6-dion; CAS-Nr. 83-67-0; $C_7H_8N_4O_2$, Strukturformel: s. Methylxanthine (Tab. 1 dort); $M_r$ 180.2; sublimiert bei 295 °C; weißes, geruchloses, krist., bitter schmeckendes Pulver; fast unlösl. in Ether, sehr schwer lösl. in Wasser u. Ethanol, wenig lösl. in Ammoniaklösung u. in verd. Mineralsäuren, leicht lösl. in Alkalihydroxid-Lsg.; **Vork.:** natürl. bis 4 % in den Kakaobohnen (s. Theobroma cacao); **Wirk.:** schwach diuret., schwach muskelrelaxierend, nicht zentral erregend; früher angewendet bei pectanginösen Störungen sowie als Adjuvans in der Ther. mit herzwirksamen Glykosiden.

**Theobromin-Calciumsalicylat:** Theobromini-calcii salicylas, Theobromini Calcium-Calcium salicylicum; besteht aus annähernd äquimolaren Mengen Theobromincalcium ($C_{14}H_{14}CaN_8O_4$; $M_r$ 398.4) u. Calciumsalicylat* ($C_{14}H_{10}CaO_6$; $M_r$ 314.3); Gehalt 45.3–48.6 % Theobromin* u. 10.1–10.8 % Calcium*; weißes Pulver; lösl. in 150 T. $CO_2$-freiem Wasser, unlösl. in Ethanol; nicht mehr im Handel; vgl. Theobromin.

**Theobromin-Natriumacetat:** Theobromino-natrium aceticum; CAS-Nr. 8002-88-8; annähernd äquimolares Gemisch aus Natriumtheobrominat ($C_7H_7N_4NaO_2$) u. Natriumacetat* ($C_2H_3NaO_2$); weißes, krist. Pulver; leicht lösl. in Wasser; Gehalt: mind. 60 % Theobromin*; nicht mehr im Handel.

**Theobromin-Natriumbenzoat:** Theobromino-natrium benzoicum; Gehalt: ca. 47 % Theobromin*; weißes Pulver; sehr leicht lösl. in Wasser; wird therap. nicht eingesetzt.

T

**Theobromin-Natriumsalicylat:** Theobromino-natrium salicylicum, Theobromini-natrii salicylas, Theobromini Natrium-Natrium salicylicum, Theobrominnatrium-Natriumsalicylat; CAS-Nr. 8048-31-5; besteht aus annähernd äquimolaren Mengen Natriumtheobrominat ($C_7H_7N_4NaO_2$) u. Natriumsalicylat*; Gehalt 45.0–50.0 % Theobromin*, entsprechen 50.5–56.1 % Natriumtheobrominat (bezogen auf die getrocknete Substanz); weißes, fast geruchloses Pulver von süßl., dann schwach bitterem Geschmack; leicht lösl. in Wasser, wenig lösl. in Ethanol; nicht mehr im Handel.

**Theobrominum:** s. Theobromin.

**Theocin:** s. Theophyllin.

**Theoclat:** chem. Kurzbez. für 8-Chlorotheophyllinat.

**theocodine:** s. Oxycodon.

**Theodrenalin** (INN): 7-[2-(3,4,$\beta$-Trihydroxyphenethylamino)ethyl]theophyllin; CAS-Nr. 13460-98-5; $C_{17}H_{21}N_5O_5$, Strukturformel: s. Abb.; **Wirk.:** Kreislaufanaleptikum, Antihypotonikum*; **Ind.:** primäre u. sekundäre Hypotonie, orthostat. Kreislaufregulationsstörungen (nur als Kombipräparat mit Cafedrin). Gebräuchl. ist Theodrenalinhydrochlorid.

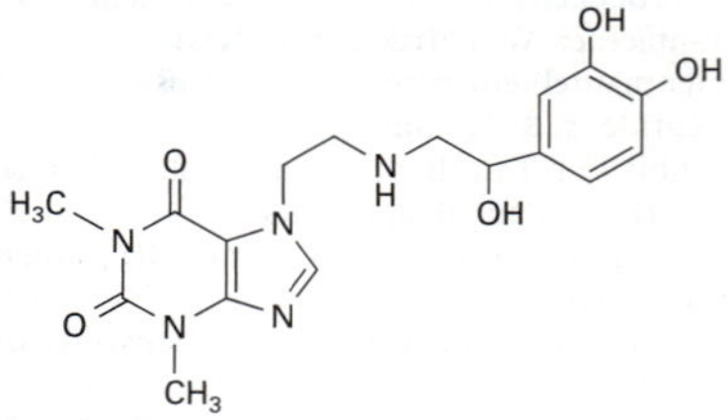

**Theodrenalin**

**Theophyllin:** Theophyllinum Ph.Eur., Theophyllinum anhydricum, Theocin, 1,3-Dimethylxanthin, 3,7-Dihydro-1,3-dimethyl,1*H*-purin-2,6-dion; 1,3-Dimethyl-2,6-dioxo-1,2,3,6-tetrahydropurin; CAS-Nr. 58-55-9; $C_7H_8N_4O_2$, Strukturformel: s. Methylxanthine (Tab. 1 dort); $M_r$ 180.17; Schmp. 270–274 °C; weißes, geruchloses, krist. Pulver, bitterer Geschmack; sehr schwer lösl. in Ether, schwer lösl. in Wasser, wasserfreiem Ethanol, Chloroform, lösl. in Mineralsäuren, leicht lösl. in Alkalihydroxid- u. Ammoniaklösungen; **Vork.:** natürl. zu ca. 0.03 % in Schwarztee (s. Camellia sinensis); **Wirk.:** Kardiakum*, Koronartherapeutikum*, Broncholytikum*; positiv inotrop, erweitert die Herzkranz- sowie die peripheren Gefäße, broncholyt., kaum diuret., schwächer zentral erregend als Coffein*; **Pharmakokinetik:** HWZ 5–10 h; schmale therapeutische Breite*, große intra- u. interindividuelle Unterschiede zw. applizierter Dos. u. Plasmakonzentration; der Serumspiegel sollte 8–15 mg/L betragen. **Ind.:** Ther. u. Prophylaxe von Atemnotzuständen aufgrund von Bronchokonstriktion bei Asthma bronchiale u. chron. obstruktiven Atemwegserkrankungen; **Dos.:** p. o. 3–4 × 0.2 g/d; oral retard 1–3 × 0.4 g/d; Anw. wegen der schlechten Magenverträglichkeit u. geringen Wasserlöslichkeit in Form von versch. Molekülverbindungen u. Derivaten, z. B. Theophyllin*-Ethylendiamin, Etofyllin*, Proxyphyllin*. Gebräuchl. ist auch Theophyllin*-Monohydrat.

**7-Theophyllinessigsäure:** s. Acefyllin.

**Theophyllin-Ethylendiamin:** Theophyllinum et ethylendiaminum Ph.Eur.; Aminophyllin; CAS-Nr. 317-34-0; $C_{16}H_{24}N_{10}O_4$; $M_r$ 420.4; Schmp. 270–274 °C; haltbares Gemisch od. eine haltbare Verb. von Theophyllin* u. Ethylendiamin*, enthält 84.0–87.4 % wasserfreies Theophyllin u. 13.5–15.0 % Ethylendiamin; weißes od. schwach gelbl., manchmal körniges Pulver; schwacher, dem Ammoniak ähnl. Geruch u. bitterer Geschmack; leicht lösl. in Wasser, die Lsg. trübt sich durch Absorption von $CO_2$; fast unlösl. in wasserfreiem Ethanol u. Ether; **Ind.:** s. Theophyllin; **Dos.:** Erhaltungsdosis: p. o. 11–13 mg/kg KG/d; HWZ 5–10 h. **Theophyllin-Ethylendiamin-Hydrat:** Theophyllinum et ethylendiaminum hydricum Ph.Eur.,

Aminophyllinum hydratum; $(C_7H_8N_4O_2)_2 \cdot C_2H_4(NH_2)_2 \cdot 2\,H_2O$; enthält nach Ph.Eur. 3.0–8.0 % Wasser. **Theophyllin-Ethylendiamin-Injektionslösung:** Theophyllini et ethylendiamini solutio iniectabilis, Solutio Theophyllini-Ethylendiamini pro iniectione; **Off.:** DAC, Ph.Helv.; Konz.: 240 mg/mL (nach Ph.Helv.) bzw. 2.5 % (nach DAC); Zusammensetzung: 20.8 g Theophyllin, 5.7 g Ethylendiamin-Monohydrat, Aqua* ad iniectabilia ad 100 mL.

**Theophyllini natrii acetas:** s. Theophyllin-Natriumacetat.

**Theophyllini Natrium-Natrium aceticum:** s. Theophyllin-Natriumacetat.

**Theophyllin-Monohydrat:** Theophyllinum monohydricum Ph.Eur.6; CAS-Nr. 5967-84-0; $C_7H_8N_4O_2 \cdot H_2O$; $M_r$ 198.2; in Deutschland im Handel, in Österreich u. der Schweiz außer Handel; **Wirk.:** s. Theophyllin.

**Theophyllin-Natriumacetat:** Theophyllini natrii acetas, Theophyllini Natrium-Natrium aceticum; annähernd äquimolares Gemisch von Theophyllinnatrium ($C_7H_7N_4NaO_2$; $M_r$ 202.1) u. Natriumacetat* ($C_2H_3NaO_2$; $M_r$ 82.0); Gehalt 54.5–60.2 % wasserfreies Theophyllin*; weißes, krist. Pulver; lösl. in 25 T. Wasser, sehr schwer lösl. in Ethanol; nicht mehr im Handel. Vgl. Theophyllin.

**Theophyllin-Natriumglycinat:** CAS-Nr. 8000-10-0; Gemisch von Theophyllinnatrium u. Glycin*; **Wirk.:** Broncholytikum*; **Ind.:** Akutbehandlung von Atemnotzuständen aufgrund von Bronchokonstriktion bei Asthma bronchiale u. anderen obstruktiven Atemwegserkrankungen. Vgl. Theophyllin.

**Theophyllinum anhydricum:** s. Theophyllin.

**Theophyllinum et ethylendiaminum:** s. Theophyllin-Ethylendiamin.

**Theophyllinum monohydricum:** s. Theophyllin-Monohydrat.

**Theorem von Bayes:** s. Bayes-Methode.

**therapeutisch:** die Behandlung betreffend; Behandlungs-.

**Therapie** (gr. therapeia Pflege, Heilung): Behandlung von Krankheiten, Heilverfahren; umfasst alle med. Maßnahmen (z. B. allg. Th., Pharmakotherapie, chir. Th., Physiotherapie, Psychotherapie), die geeignet sind, Symptome zu lindern u./od. Krankheiten zu heilen.

**Therapie, antihormonale:** Behandlung von Frauen mit Androgenen* od. Antiestrogenen* bzw. von Männern mit Estrogenen*, Gestagenen* od. Antiandrogenen*; **Ind.:** hormonsensibler maligner Tumor (meist als zusätzl. od. palliative Ther.), Transsexualität, sog. hormonale Kastration von Straftätern.

**Therapie, antiretrovirale:** Behandlungsweise mit Wirkstoffen, die als Target die reverse Transkriptase* haben, welche die virale RNA in DNA umschreibt; **Wirkstoffe:** nucleosidische Reverse*-Transkriptase-Inhibitoren, nichtnucleosidische Reverse*-Transkriptase-Inhibitoren; **Anw.:** bei HIV*-Erkrankung.

**Therapiemonitoring:** s. Monitoring.

**Therapiestudie:** s. Studie, klinische.

**Theriak:** Electuarium theriacale, Electuarium theriaca, Mithridaticum; wichtiges Arzneimittel des Mittelalters, dessen Erfindung dem König Mithridates VI. Pontus (132–63 v. Chr.) zugeschrieben wird (verbessert von Andromachus, dem Leibarzt Neros); bestand zunächst aus 64 versch. Ingredienzien, denen man im Laufe der Jahrhunderte noch zahlreiche weitere hinzufügte. Die Herst. erfolgte unter behördl. Aufsicht in den Apotheken, zuletzt in der Kugel-Apotheke zu Nürnberg 1754. Th. war noch mit 12 Best. in der Pharmacopoea Germanica von 1882 u. im EB6 verzeichnet (Gehalt 1 % Opium), hatte jedoch keinerlei med. Bedeutung mehr.

**Thermit:** s. Aluminium.

**Thermoanalyse:** thermische Analyse; Verfahren, bei dem physik.-chem. Eigenschaften von Stoffen in Abhängigkeit von der Temp. gemessen werden; entweder Messung des Wärmeumsatzes od. Registrierung bestimmter Stoffeigenschaften bei Zu- od. Abfuhr von Wärme (z. B. Kristallinität od. elektr., mechan., opt. Eigenschaften); **Formen:** In der Pharmazie am wichtigsten sind Kalorimetrie*, Thermomikroskopie*, Thermogravimetrie* u. thermometr. Titration (s. Maßanalyse). Vgl. Differentialthermoanalyse.

**Thermocap-Verfahren:** s. Hartkapseln.

**Thermochemie** (gr. thermos warm, heiß): Lehre von den Zusammenhängen zw. Wärme* u. chem. Energie* bzw. von den Wärmetönungen der Reaktionen (s. endotherm; exotherm).

**Thermodynamik:** Teilgebiet der Physik, das mit Hilfe von Zustandsfunktionen* (u. a. Energie*, Entropie*, Enthalpie*) u. den Zustandsgrößen Druck*, Temperatur* u. Volumen* makroskop. Systeme beschreibt, in denen Wärme (Energie) umgesetzt wird. Die Th. beschreibt Gleichgewichtszustände u. unter welchen Voraussetzungen diese erreicht werden (können); sie macht jedoch keine Aussagen darüber, wie schnell ein Gleichgewicht erreicht wird, da in ihr die Zeit als Variable nicht vorkommt. Vgl. Kinetik; Hauptsätze der Thermodynamik.

**Thermoelement:** Instrument zur Temperaturmessung, bestehend aus 3 Drähten von 2 versch. Metallen od. Legierungen, die so zusammengelötet sind, dass 2 Kontaktstellen entstehen, an denen sich temperaturabhängige Thermospannungen bilden (s. Abb.); sind beide Kontaktstellen auf gleicher Temp., dann sind die beiden Kontaktspannungen von gleichem, aber entgegengesetztem Betrag, so dass sie sich gegenseitig aufheben. Im

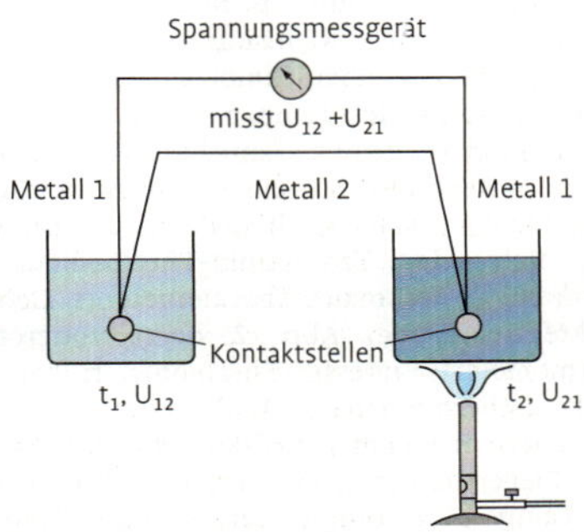


**Thermoelement**

Stromkreis existiert keine resultierende Spannung. Werden beide Lötstellen jedoch auf unterschiedl. Temp. gebracht, dann ist die Summe der beiden Spannungen von 0 verschieden u. die Summenspannung (Thermospannung) wird durch das Messgerät angezeigt. Zur Temperaturmessung hält man eine der beiden Lötstellen auf konstanter Temp. (z. B. auf 0 °C durch Eintauchen in schmelzendes Eis). Die andere Lötstelle wird an die Stelle gebracht, deren Temp. zu messen ist. Die Empfindlichkeit gebräuchl. Th. liegt bei ca. $10^{-5}$ V/K, die von Eisen-Konstantan-Elementen (Kennbuchstabe J; vgl. Konstantan) bei $5 \cdot 10^{-5}$ V/K. Weitere Metallkombinationen sind Bismut-Antimon, Konstantan-Kupfer (Kennbuchstabe T, $4.23 \cdot 10^{-5}$ V/K ) u. Platin-Platinrhodium (Kennbuchstabe S, $0.638 \cdot 10^{-5}$ V/K). Die Vorzüge von Th. sind ihre große Empfindlichkeit, kleine Wärmekapazität u. damit schnelle Anzeige u. ihr großer Anwendungsbereich (–270 bis 2000 °C). Th. müssen sorgfältig kalibriert werden, da ihre Empfindlichkeit stark temperaturabhängig ist. Die Umkehrung des Thermoeffekts ist der Peltier*-Effekt.

**Thermogravimetrie:** Form der Thermoanalyse* mit Bestimmung der Temperaturabhängigkeit der Masse einer Substanzportion mit einer Thermowaage; **Anw.:** z. B. Beobachtung des Verlaufs der Entwässerung von kristallwasserhaltigen Stoffen od. der Oxidation u. Reduktion von Metallen.

**Thermoindikator:** Teststreifen zur Kontrolle der Temp. bei therm. Sterilisationsverfahren*; vgl. Bioindikatoren.

**thermolabil:** nicht wärmebeständig.

**Thermolumineszenz-Dosimeter:** Abk. TLD; s. Dosimeter.

**Thermometer:** Instrument zum Messen der Temperatur*; bei den übl. Flüssigkeitsthermometern wird die Temp. aufgrund der Ausdehung einer in einer luftleer gemachten Glasröhre eingeschlossenen Flüss. gemessen, die meist aus Quecksilber, gefärbtem Ethanol od. Toluol besteht. Da Quecksilber bei –39 °C erstarrt u. bei 356 °C siedet, benutzt man zur Messung von Temp. unter –39 °C Th., die mit Ethanol gefüllt sind, u. zum Messen von Temp. über 356 °C Th. aus Quarzglas, die über dem Quecksilber mit komprimiertem Gas (Stickstoff od. Kohlensäure) gefüllt sind u. bis 750 °C benutzt werden können. Beim Maximum-Th. behält der Quecksilberfaden den höchsten Stand bei, bis er durch Schütteln zurückgeschlagen wird. Das Minimum-Th. enthält eine Alkoholfüllung u. auf dem Meniskus schwimmend ein Glasstäbchen mit eingeschmolzenem Eisendrahtstück. Bei sinkender Temp. wird es mitgezogen, während bei steigender Temp. der Alkohol über dieses hinwegfließt. Mit einem Magnet kann das Glasstäbchen wieder nach oben geschoben werden. **Beispiele:** Tropfpunkt-Thermometer (s. Tropfpunkt); Beckmann-Thermometer (s. Gefrierpunkterniedrigung, Abb. 2 dort); rotierendes Thermometer*; Bimetall*-Thermometer; Platinwiderstandsthermometer (s. Widerstandsthermometer); Thermoelement*; medizinisch angewendete Th.: Fieberthermometer*, Frauenthermometer*. Vgl. Temperatur; Temperatur, absolute; Kryoskopie.

**Thermometer, rotierendes:** Spezialthermometer mit Halbgradeinteilung u. olivenförmigem Quecksilbergefäß, das zur Bestimmung des Erstarrungspunktes* (z. B. von Salbengrundlagen; ÖAB, als 2. Methode) dient; hierzu wird es kurze Zeit in die geschmolzene Substanz getaucht u. dann langsam in horizontaler Lage um seine Längsachse gedreht. Diejenige Temp., bei der sich die Substanz mitdreht, wird als Erstarrungstemperatur bezeichnet. Vgl. Thermometer.

**Thermomikroskopie:** Abk. TM; Mikrothermoanalyse (Abk. MTA); mikroskop. Verfahren, bei dem die Probe (ca. 0.1 mg) mit Hilfe eines Thermomikroskops unter od. über Raumtemperatur beobachtet werden kann; es können versch. Proben untersucht werden wie z. B. biol. Proben (Zellen), feste Stoffe (Polymere, Kristalle), Flüss. u. Schmelzen; **Anw.:** v. a. in der Pharmazie zur Ermittlung von physik. Kennwerten u. Stoffeigenschaften von Ein- u. Mehrstoffsystemen (z. B. Polymorphie* u. Pseudopolymorphie, Schmelzpunkt* u. Brechungsindex*); die Ergebnisse dienen z. B. der Identifizierung u. der chem. u. physikalischen Reinheitsbestimmung von Arzneistoffen. Die Th. wird nach Ph.Eur.6 als Methode zur Bestimmung von Phasenübergängen genannt.

**Thermonatrit:** s. Natriumcarbonat (Natriumcarbonat-Monohydrat).

**thermophil:** Bez. für Organismen, deren Temperaturoptimum des Wachstums oberhalb 45 °C liegt.

**Thermophor** (gr. Wärmeträger): warme Kompresse*, Wärmflasche.

**Thermoplaste:** s. Plastomere.

**Thermorezeptoren:** s. Thermosensoren.

**Thermosensoren:** veraltet Thermorezeptoren; Sensoren*, welche die Temp. bzw. Temperaturänderungen (Wärme, Kälte) registrieren; z. B. freie Nervenendigungen in der Haut sowie Neuronen im Hypothalamus* zur Überwachung der Bluttemperatur.

**Thermosphäre:** s. Erdatmosphäre.

**thermostabil:** wärmebeständig.

**Thermostat:** elektr. beheiztes Gerät, mit dem die Temp. exakt konstant gehalten werden kann; Regelung der zugeführten Heiz- od. Kühlleistung mit Hilfe eines Kontaktthermometers (s. Abb.); **Formen:** Einhänge-, Bad-, Umwälz-/Bad- u. Kühlthermostaten (sog. Kryostaten); versch. Badflüssigkeiten: Wasser, Paraffin od. Siliconöle; für tiefere Temp. Alkohole od. Kohlenwasserstoffe.

**thermotrop:** sich unter Temperaturänderung verändernd (Stoffeigenschaft). Beispiel: temperaturabhängige Farbänderung von Flüssigkristallen.

**Thevetia peruviana** (Pers.) K. Schum.: Thevetia neriifolia Juss. ex Steud.; Gelber Oleander, Schellenbaum; Fam. Apocynaceae; Westindien u. Südamerika; Stpfl. von **Semen Thevetiae:** Thevetiasamen, Gelbe Oleandersamen; **Inhaltsst.:** ca. 10 % herzwirksame Glykoside*, z. B. Peruvosid*, Thevetin* A u. B sowie Neriifolin; **Anw.:** zur Gewinnung der herzwirksamen Glykoside*; als Schädlingsbekämpfungsmittel, z. B. gegen Insekten, bes. in Indien.

**Thevetiasamen:** s. Thevetia peruviana (Semen Thevetiae).

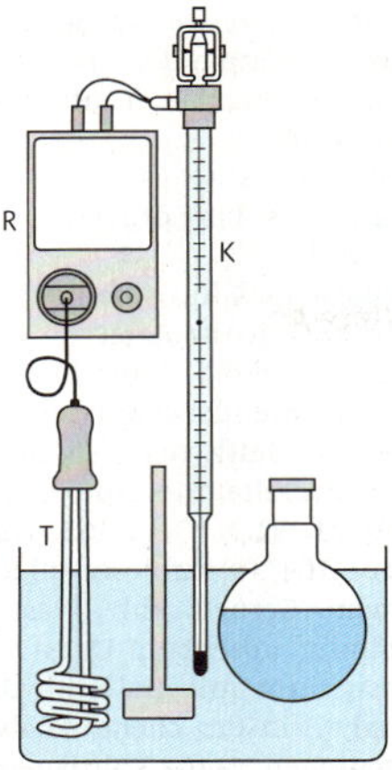


**Thermostat:** K: Kontaktthermometer; R: Relaisschalter; T: Tauchsieder; dazu Wasserbad, Metallrührer u. 500-mL-Kolben

**Thevetin A:** Gentiobiosid (vgl. Gentiobiose) von Peruvosid*, Trisaccharid von Cannogenin*, $C_{42}H_{64}O_{19}$, Strukturformel: s. Glykoside, herzwirksame (Tab. 2 dort); Schmp. 208–210 °C; farblose, hygroskop. Kristallplättchen, lösl. in Wasser u. Ethanol; **Vork.:** in den Samen von Thevetia (s. Thevetia peruviana); **Wirk.:** strophanthinähnl. (s. Glykoside, herzwirksame); **Anw.:** **1.** (med.) früher p. o. und i. v. bei Herzinsuffizienz mäßigen Grades; **2.** (techn.) zur Herst. des wirksameren Peruvosids* (durch Abspaltung der endständigen Gentiobiose).

**Thevetose:** 6-Desoxy-3-*O*-methylglucose; $C_7H_{14}O_5$; Schmp. 128–130 °C (L-Form).

**THF:** **1.** Abk. für **T**etra**h**ydro**f**uran*; **2.** Abk. für **Ti**an **H**ua **F**en, s. Trichosanthes kirilowii (Radix Trichosanthidis).

**THFA:** Abk. für **T**etra**h**ydro**f**urfuryl**a**lkohol*.

**Thia-:** s. a-Nomenklatur (Tab. dort).

**Thiabendazol:** s. Tiabendazol.

**Thiabutazid:** s. Butizid.

**Thialbarbital-Natrium:** Thialbarbitalum natricum, Natrium cyclohexenylallylthiobarbituricum, cyclohexenylallylthiobarbitursaures Natrium; CAS-Nr. 3546-29-0; $C_{13}H_{15}N_2NaO_2S$; $M_r$ 286.3; gelbl. weißes, krist., hygroskop. Pulver, schwach lauchartiger Geruch; leicht lösl. in Wasser u. Ethanol; wässrige Lsg. zersetzen sich allmähl. bei Raumtemperatur; durch Einwirkung von $CO_2$ scheidet sich die freie Säure ab; nicht mehr im Handel befindl. Injektionsnarkotikum (s. Narkotika).

**Thiamazol** (INN): Thiamazolum Ph.Eur.6, Methimazol, 1-Methyl-2-mercaptoimidazol; 1-Methyl-2-imidazolthiol; CAS-Nr. 60-56-0; $C_4H_6N_2S$, Strukturformel: s. Abb.; $M_r$ 114.17; Schmp. 146–148 °C

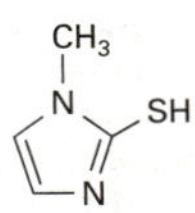

**Thiamazol**

(kristallisiert aus Ethanol); Sdp. 280 °C (101 kPa, unter partieller Zers.); leicht lösl. in Wasser, lösl. in Ethanol, Chloroform, wenig lösl. in Ether, Petrolether, Benzol; **Wirk.:** Thyreostatikum* der Thioharnstoffgruppe; **Ind.:** Hyperthyreose*; **Kontraind.:** retrosternale Struma, tracheale Obstruktion, Cholestase, Granulopenie, Euthyreose, Schwangerschaft; **WW:** Wirkungsabschwächung durch Iodbehandlung; **UAW:** Übelkeit, Hautveränderungen, Agranulozytose; **Dos.:** **1.** p. o. 2–3 × 20 mg/d (für kurze Zeit 200 mg/d), Erhaltungsdosis 2–3 × 10 mg/d; **2.** parenteral i. m., i. v. 3–4 × 40 mg/d; HWZ 3–4 h.

**Thiamin** (INN): s. Vitamin B (Vitamin $B_1$).

**Thiaminchloridhydrochlorid:** s. Vitamin B.

**Thiamindiphosphat:** s. Vitamin B (Vitamin $B_1$).

**Thiamini hydrochloridum:** s. Vitamin B (Thiaminchloridhydrochlorid).

**Thiaminii chloridum:** s. Vitamin B (Thiaminchloridhydrochlorid).

**Thiamini nitras:** s. Vitamin B (Thiaminnitrat).

**Thiaminnitrat** (INN): s. Vitamin B.

**Thiamin-Tabletten:** s. Compressi Thiamini.

**Thiamintetrahydrofurfuryldisulfid:** s. Fursultiamin.

**Thiamphenicol** (INN): Thiamphenicolum Ph.Eur., Dextrosulfenidol; D-(+)-*threo*-2,2-Dichloracetamino-1-(4-methylsulfonylphenyl)propan-1,3-diol; CAS-Nr. 15318-45-3; $C_{12}H_{15}Cl_2NO_5S$; $M_r$ 356.23; Schmp. 163–165 °C (polymorph); $[\alpha]_D^{20\,°C}$ +12.9° (Ethanol), $[\alpha]_D^{20\,°C}$ –21° bis –24° (c = 5 in DMF); feines, weißes, krist. Pulver; schwer lösl. in Wasser, Ether, Ethylacetat, lösl. in Methanol, wenig lösl. in Ethanol, Aceton, sehr leicht lösl. in DMF, Acetonitril; pH 5.8–7.5 (gesättigte, wässrige Lsg.); nicht mehr im Handel befindl. Chloramphenicol*-Antibiotikum; ähnl. Wirkungsspektrum wie Chloramphenicol*; wirkt bakteriostat. auf grampositive u. gramnegative Bakt.; **UAW:** stärker hämatotox. als Chloramphenicol.

**Thiantholum:** s. Mesulfen.

**Thiazide:** s. Diuretika.

**Thiazinamiummetilsulfat** (INN): Methylpromethazinmethylsulfat; CAS-Nr. 58-34-4; $C_{19}H_{26}N_2O_4S_2$; $M_r$ 410.6; Schmp. 206–210 °C; nicht mehr im Handel befindl. Histamin*-$H_1$-Rezeptoren-Blocker.

**Thiazinfarbstoffe:** Farbstoffe, die sich von Thiazin (meist Phenothiazin*, Thiodiphenylamin) ableiten; Strukturformel von Thiazin: s. Abb.; vgl. Methylenblau.

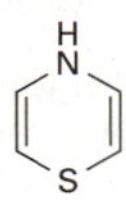

**Thiazinfarbstoffe:** Thiazin

**Thiazol:** $C_3H_3NS$, Strukturformel: s. Abb.; $M_r$ 85.13; Sdp. 117 °C; Flüss. von pyridinartigem Ge-

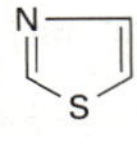

**Thiazol**

T

ruch, mit Wasser, Ethanol, Ether mischbar; reagiert neutral u. bildet mit Säuren beständige Salze, die inf. hydrolyt. Spaltung sauer reagieren; **Vork.:** Grundgerüst vieler Naturstoffe; Vitamin* $B_1$ ist ein Thiazolderivat.

**Thiazolgelb:** s. Titangelb.

**Thiazolidindione:** s. Antidiabetika.

**Thiethylperazin** (INN): 2-Ethylthio-10-[3-(4-methyl-1-piperazinyl)propyl]phenothiazin; CAS-Nr. 1420-55-9; $C_{22}H_{29}N_3S_2$; $M_r$ 399.62; Schmp. 62–64 °C (kristallisiert aus Aceton); Sdp. 227 °C (1.33 Pa); nicht mehr im Handel befindl. Antiemetikum*; früher angewendet bei Schwindel u. Übelkeit; **UAW:** s. Neuroleptika; beeinflusst das Reaktionsvermögen.

**Thimerosal:** s. Thiomersal.

**Thio-** (gr. theios Schwefel): Silbe im Namen von Verb., in denen Sauerstoff- durch Schwefelatome substituiert sind, z. B. Thioacetamid*, Thioschwefelsäure*, Thioharnstoff*.

**Thioacetale:** s. Thiole.

**Thioacetamid:** $C_2H_5NS$, $H_3C—C(S)—NH_2$; $M_r$ 75.13; Schmp. 110–115 °C; fast weiße Kristalle mit nur schwachem Eigengeruch, leicht lösl. in Wasser u. 96 %igem Ethanol; **Anw.:** (chem.) anstelle von gasförmigem $H_2S$ zur qualitativen u. quantitativen Bestimmung von Schwermetallen über Sulfidfällungen: dabei entsteht $H_2S$ durch Hydrolyse erst während der Fällung, so dass der $H_2S$-Geruch nur wenig hervortritt; die Niederschläge sind gut filtrierbar; die Fällungen werden in der Wärme erzeugt. **Toxikol.:** kanzerogen. **Thioacetamid-Reagenz:** Ph.Eur.; 0.20 mL Thioacetamid-Lsg. (4.0 g/100 mL) u. 1.0 mL einer Mischung von 5.0 mL Wasser, 15 mL 1-molarer Natriumhydroxid-Lsg. u. 20.0 mL 85 %igem Glycerol werden im Wasserbad 20 s lang erhitzt (bei Bedarf frisch herzustellen).

**Thioalkohole:** s. Thiole.

**Thiobakterien:** s. Schwefel.

**Thiobarbitursäure:** Dihydro-2-thioxo-4,6(1*H*,5*H*)-pyrimidindion; CAS-Nr. 504-17-6; $C_4H_4N_2O_2S$; $M_r$ 144.15; Schmp. ca. 235 °C (unter Zers.); weiße Blättchen od. Kristalle, schwer lösl. in kaltem Wasser, lösl. in Ethanol u. Alkalihydroxid-Lsg.; **Anw.:** (analyt.) Reagenz Ph.Eur.6 auf Sorbinsäure*.

**Thiobutabarbital:** 5-*sec*-Butyl-5-ethyl-thiobarbitursäure; CAS-Nr. 2095-57-0; $C_{10}H_{16}N_2O_2S$; $M_r$ 228.32; nicht mehr im Handel befindl. Injektionsnarkotikum (s. Narkotika); früher angewendet für Kurznarkosen, zur Narkoseeinleitung u. bei Kombinationsnarkosen; **UAW:** Blutdrucksenkung, parasympathotone Reaktionen, Flacherwerden der Atmung.

**Thiocarbamid:** s. Thioharnstoff.

**Thiocarbonyl-:** Bez. für die Gruppe —C(=S)— in org. Verbindungen.

**Thioctsäure:** s. $\alpha$-Liponsäure.

**Thiocyanate:** Verb. der Thiocyansäure*; **Beispiel:** Rhodanide, Rhodanate, Sulfocyanate.

**Thiocyansäure:** Thiocyanwasserstoffsäure, Rhodanwasserstoffsäure; H—S—C≡N; farblose, stechend riechende, ölige Flüss., nur in wässriger Lsg. beständig; wichtigste Salze: Ammoniumthiocyanat* ($NH_4SCN$), Eisen(III)*-thiocyanat ($Fe(SCN)_3$); **Anw.:** Rhodanide wirken bakterizid; sie werden in Schädlingsbekämpfungsmitteln* u. auch in Zahnpasten verwendet sowie in Färberei, Drucktechnik u. Fotografie. **Isothiocyansäure:** H—N=C=S; Tautomer (s. Tautomerie) der Th.; **Vork.:** in Allylsenföl*.

**Thiocyanwasserstoffsäure:** s. Thiocyansäure.

**Thiodiphenylamin:** s. Phenothiazin.

**Thioether:** s. Sulfide.

**$\beta$-Thioglucosidase:** s. Glucosinolate.

**Thioglucoside:** s. Glucosinolate.

**Thioglykolat-Nährboden:** Nährboden* zur Züchtung anaerob wachsender Bakterien.

**Thioglykolsäure:** Sulfhydrylessigsäure, Acidum thioglycolicum; veraltet Mercaptoessigsäure; $HS—CH_2—COOH$; $M_r$ 92.1; D. 1.265–1.275; Schmp. −16.3 °C; Sdp. 104 °C; farblose, ölige Flüss. von unangenehmem Geruch; mit Wasser, Ethanol, Ether vollständig mischbar; **Darst.:** Umsetzung von Chloressigsäure mit Kaliumhydrogensulfid; **Anw.:** **1.** (analyt.) in der chem. Analyse zur Prüfung auf Eisenionen; **2.** für Kaltdauerwellen.

**Thioguanin:** s. Tioguanin.

**Thioharnstoff:** Schwefelharnstoff, Sulfocarbamid, Sulfoharnstoff, Thiourea; veraltet Thiocarbamid; $CH_4N_2S$, $H_2N—C(S)—NH_2$, Strukturformel: s. Abb.; $M_r$ 76.12; D. 1.4; Schmp. 174–180 °C; weiße Kristalle, leicht lösl. in Wasser, lösl. in Ethanol u. Ether, leicht lösl. in heißem Ethanol; **Wirk.:** T. hemmt wie Thiouracil* die Bildung von Thyroxin (s. Schilddrüsenhormone) in der Schilddrüse, vgl. Thyreostatika; **Darst.:** Schmelzen von Ammoniumthiocyanat* bei ca. 160 °C; **Herst.:** Einleiten von $H_2S$ in eine wässrige Aufschlämmung von Kalkstickstoff bei Gegenwart von Katalysatoren u. Ausfällung des Kalks mit $CO_2$; **Anw.:** **1.** (analyt.) Reagenz Ph.Eur. zum allg. Nachw. von Bismut*; **2.** (techn.) zur Herst. von Kunststoffen, Lichtpauspapieren, Imprägnierungsmitteln, in der Fotografie, zu Tonbändern, zu Kaltdauerwellenpräparaten; **Toxikol.:** potentiell kanzerogen.

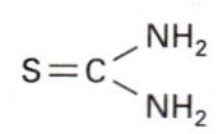

**Thioharnstoff**

**Thioindigo:** Thioindigorot B, Schwefelindigo; $C_{16}H_8O_2S_2$, Strukturformel: s. Abb.; $M_r$ 296.3; Schmp. 280 °C (Sublimation); dem Indigo* verwandter, gegen Licht, Wasser u. Chemikalien relativ beständiger roter, synthet. Farbstoff.

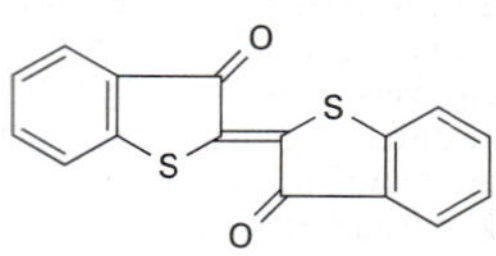

**Thioindigo**

**Thioketale:** s. Thiole.

**-thiol:** s. Thiole.

**Thiole:** Thioalkohole; veraltet Mercaptane; R—SH; Schwefelanaloga der Alkohole*; Verb. von meist widerl. Geruch (im Harn, z. B. nach Spargelgenuss; in den Darmgasen); **IUPAC:** Anhängen der Silbe -thiol bzw. -dithiol, -trithiol an den Kohlenwasserstoffnamen; bei der früher übl. Bez. „Mercaptane" hängte man die Gruppenbezeichnung

$HS-CH_2-CH_2-OH$

**Thiole:** 2-Mercaptoethanol als Beispiel

-mercaptan an den Namen des betreffenden Alkyl-Restes. Sind mehrere funktionelle Gruppen* im Molekül, wird für die SH-Gruppe das Präfix Mercapto- verwendet, z. B. 2-Mercaptoethanol (s. Abb.). **Salze:** Th. bilden mit Basen* u. Metalloxiden Thiolate (veraltet Mercaptide), mit Aldehyden* Thioacetale (veraltet Mercaptale) u. mit Ketonen* Thioketale (veraltet Mercaptole).

**Thiomere:** polymere Hilfsstoffe* mit Thiolteilstrukturen; **Herst.:** erfolgt durch kovalente Bindung von Verb. mit einer freien Thiolgruppe (z. B. Cystein*) an natürl. oder synthet. Polymere* (z. B. Carbomere*); **Wirk.:** Th. beschleunigen die Permeation* von hydrophilen Wirkstoffen durch Schleimhäute (z. B. die Dünndarmmukosa), hemmen den Abbau von Protein- und Peptidwirkstoffen durch Endopeptidasen, bewirken verbesserte Mukoadhäsion (s. Bioadhäsion) u. Kohäsion von entspr. Arzneiformen.

**Thiomersal:** Thiomersalum Ph.Eur.6, Mercurothiolatum; Thimerosal; Natrium[2-(ethylmercuriothio)benzoat]; CAS-Nr. 54-64-8; $C_9H_9HgNaO_2S$, Strukturformel: s. Abb.; $M_r$ 404.8; Schmp. 225–245 °C; in Wasser sehr leicht u. in Ethanol leicht lösl.; in Dichlormethan, Ether, Toluol unlöslich; Lagerung unter Lichtschutz; **Inkomp.:** Halogenide (Protolyse), Sulfid, Thiosulfat, Nitrate, Phosphinate; sauer reagierende Stoffe (Fällung), oxidierende u. reduzierende Stoffe, Schwermetallionen (Zersetzungen); Ammoniak u. Ammoniumsalze (biol. Inkomp.); Kautschuk (Absorption); Arabisches Gummi, PVC, Polyethylen, anionenaktive Substanzen, Komplexbildner; **Anw.:** zur Konservierung von Augentropfen (0.002–0.01 %), Augensalben, Blutplasma u. anderen biol. Produkten (0.01–0.02 %); als bakteriostat. u. fungistat. wirkendes Antiseptikum, das durch Proteine, Körperflüssigkeiten u. Seifen nicht inaktiviert wird; zur Haut- u. Wunddesinfektion (0.1 %); weitgehend unwirksam gegen Sporen; **UAW:** häufig Überempfindlichkeitsreaktionen am Auge u. auf der Haut.

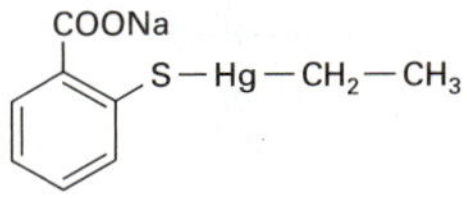


**Thiomersal**

**Thiomersal-Stammlösung 0.02 %:** Zusammensetzung: NRF, 0.020 g Thiomersal*, Wasser für Injektionszwecke ad 100.0 g; Thiomersal wird ohne Erwärmen vollständig gelöst; Haltbarkeit: 3 Monate. **Anw.:** Konservierung wässriger Ophthalmika. Vgl. Zubereitungen zur Anwendung am Auge.

**Thionaphthen:** s. Benzo[*b*]thiophen.

**Thionin:** Lauth-Violett; CAS-Nr. 581-64-4; $C_{12}H_{10}ClN_3S$, Strukturformel: s. Abb.; $M_r$ 263.74; dunkelgrünes Pulver, lösl. in Ethanol, wenig lösl. in Wasser; **Darst.:** Oxidation von *p*-Phenylendiamin mit Schwefel* u. Eisen(III)*-chlorid in sauer Lsg. (Lauth, 1876); **Anw.: 1.** (med.) Antidot* bei Intoxikationen mit Kohlenstoffmonoxid*; die nach der Applikation gebildete Leukoverbindung ist ein Reduktionsmittel für Methämoglobin u. bewirkt die Rückbildung zu Hämoglobin*. **2.** (chem.) Redoxindikator in 0.05 %iger Lsg. in 60 %igem Ethanol (bei pH 1.5–1.7 Farbumschlag von violett nach farblos).

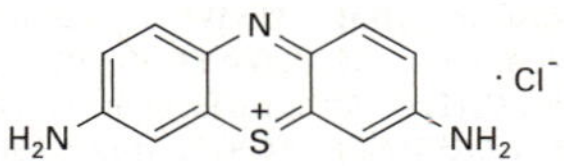


**Thionin**

**Thionylchlorid:** Schwefligsäuredichlorid; CAS-Nr. 7719-09-07; $SOCl_2$; $M_r$ 119.0; D 1.638; Schmp. −99.5 °C; Sdp. 75.7 °C; farblose, an feuchter Luft rauchende, erstickend riechende, Haut u. Schleimhäute reizende, stark Licht brechende Flüss.; zerfällt bei höherer Temp. in Schwefeldioxid, Chlor u. Schwefeldichlorid; reagiert mit Wasser heftig unter Bildung von $SO_2$ u. HCl; auch mit Alkoholen, Säuren u. Basen tritt Zers. ein; **Herst.:** aus $SO_2$ od. $SO_3$ u. $Cl_2$ mit $SCl_2$ od. $S_2Cl_2$; z. B. $SO_2 + Cl_2 \rightarrow 2\,SOCl_2$; **Anw:** Chlorierungsmittel, z. B. bei der Darst. org. Zwischenprodukte, von Pflanzenschutz- u. Schädlingsbekämpfungsmitteln sowie bei der Synthese von Pharmaka, Farbstoffen u. a.; als nicht wässriger Elekrolyt in Lithium-Batterien, zum Trocknen wasserhaltiger Metallchloride u. zur Darst. wasserfreier Chloride aus Metalloxiden.

**Thiooxazolidone:** s. Glucosinolate.

**Thiopental-Natrium** (INN): Penthiobarbital-Natrium; Mononatriumsalz der (*RS*)-5-Ethyl-5-(1-methylbutyl)-2-thiobarbitursäure (Strukturformel: s. Abb.); CAS-Nr. 71-73-8; $C_{11}H_{17}N_2NaO_2S$; $M_r$ 264.33; in Ph.Eur. ist, wie auch in anderen Arzneibüchern, unter Th.-N. ein Gemisch mit Natriumcarbonat* beschrieben: **Thiopentalum natricum et natrii carbonas Ph.Eur.:** Natrium ethyl-methylbutyl-thiobarbituricum cum Natrio carbonico, Thiopentalum solubile; ethyl-methylbutyl-thiobarbitursaures Natrium mit Natriumcarbonat; der Zusatz von Natriumcarbonat soll die Freisetzung der Ethyl-methylbutyl-barbitursäure verhindern. Die Mischung besteht aus 100 T. reinem Th.-N. u. 6 T. wasserfreiem Natriumcarbonat, was einem Gehalt an Thiopental (Natrium) von 84.0–87.0 % (11.2–10.2 %) entspricht. Gelbl. weißes, stark hygroskop. Pulver mit schwachem Geruch nach Knoblauch; fast unlösl. in Benzol u. Ether, teilweise lösl. in wasserfreiem Ethanol, 1 T. lösl. in 5 T. Wasser; die alkal. Lsg. zersetzen sich im Laufe der Zeit. Injektionslösungen sind erst kurz vor Anw. herzustellen. **Wirk.:** Injektionsnarkotikum (s. Narkotika); **Ind.:** Kurz- u. Kombinationsnarkosen

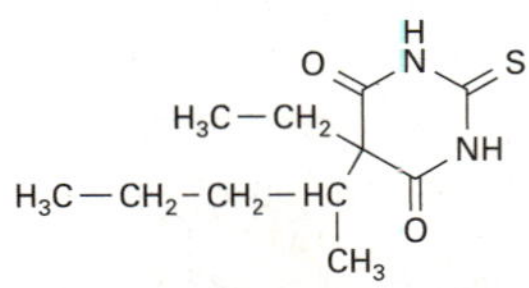


**Thiopental-Natrium:** 5-Ethyl-5-(1-methylbutyl)-2-thiobarbitursäure

T

u. Narkoseeinleitung; **UAW:** s. Methohexital; **Dos.:** parenteral i. v. 5 mg/kg KG; HWZ 11.6 ± 6 h.

**Thiophen:** $C_4H_4S$, Strukturformel: s. Abb.; $M_r$ 84.14; D. 1.0658; Sdp. 84 °C; farblose Flüss., unlösl. in Wasser, leicht lösl. in Ethanol, Ether, Chloroform, Benzol; **Eigenschaften:** T. weist physik. u. chem. große Ähnlichkeit mit Benzol* auf. Es lässt sich leicht sulfurieren, chlorieren u. nitrieren. Mit Isatin* bildet sich in konzentrierter Schwefelsäure das blaue Indophenin; diese Reaktion dient auch als Nachw. für Benzol, das mit Th. verunreinigt ist. **Vork.:** zu 0.15 % im Teerbenzol; in Naturstoffen ist die Thiophenstruktur selten zu finden. Eine Ausnahme ist Biotin (s. Vitamin B). **Darst.:** **1.** Überleiten von Acetylen über Pyrit; **2.** Umsetzen von Butan mit Schwefel bei 700 °C; **3.** aus Natriumsuccinat u. Phosphortrisulfid.

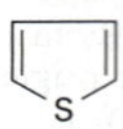


**Thiophen**

**Thiophenol:** Phenylmercaptan, Benzolthiol; $C_6H_6S$; $M_r$ 110.2; Sdp. 168 °C; farblose, stechend riechende Flüss. mit tox., übelriechenden Dämpfen; unlösl. in Wasser, lösl. in Ethanol; **Anw.:** (techn.) Synthesebaustein für Arzneimittel u. Farbstoffe.

**Thiopropionaldehyd-S-oxid:** s. Allium cepa var. cepa.

**Thiopurinol:** s. Tisopurin.

**Thioridazin** (INN): Thioridazinum Ph.Eur.; 10-[2-(1-Methyl-2-piperidyl)ethyl]-2-methylthio-phenothiazin; CAS-Nr. 50-52-2; $C_{21}H_{26}N_2S_2$, Strukturformel: s. Abb.; $M_r$ 370.56; Schmp. 72–74 °C (kristallisiert aus Aceton); Sdp. 230 °C (2.7 Pa); fast unlösl. in Wasser, lösl. 1 : 6 in Ethanol, 1 : 0.8 in Chloroform, 1 : 3 in Ether; Phenothiazinderivat*; **Off.:** Ph.Helv.; **Wirk.:** Neuroleptikum*; **Ind.:** chron. Formen schizophrener u. anderer Psychosen, bei denen psychomotor. Unruhe u. Erregungszustände im Vordergrund stehen, v. a. wenn andere Standardtherapeutika nicht ausreichend wirksam sind; **Kontraind.:** schwere Herzerkrankungen, starke zentrale Dämpfung; **UAW:** s. Neuroleptika; **Dos.:** p. o., TMD stationär 600 mg/d, ambulant 200 mg/d; HWZ 30 h. **Thioridazinhydrochlorid:** Thioridazini hydrochloridum Ph.Eur. (Racemat); CAS-Nr. 130-61-0; $C_{21}H_{26}N_2S_2 \cdot HCl$; $M_r$ 407.0; Schmp. 158–160 °C (kristallisiert aus Aceton); weißes, krist. Pulver, lösl. in Wasser, Ethanol. **Thioridazinfumarat:** $C_{21}H_{26}N_2S_2 \cdot C_4H_4O_4$; Schmp. 158–161 °C. **Thioridazintartrat-Monohydrat:** $C_{21}H_{26}N_2S_2 \cdot C_4H_6O_6 \cdot H_2O$.

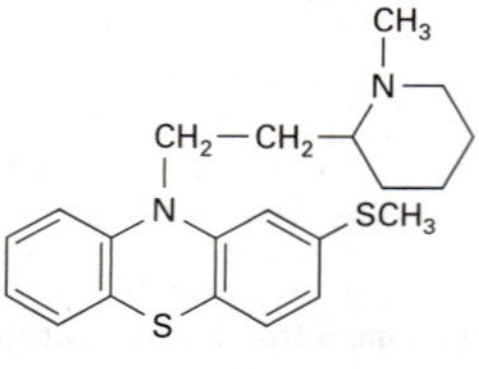


**Thioridazin**

T

**Thiosäuren:** Sauerstoffsäuren, in denen die Sauerstoffatome durch 2-wertige Schwefelatome ersetzt sind.

**Thiosalicylsäure:** 2-Mercaptobenzoesäure; 2-Sulfhydryl-benzolcarbonsäure; $C_7H_6O_2S$; $M_r$ 154.2; Schmp. 165 °C (Sublimation); gelbe Blättchen, lösl. in Ethanol; **Anw.:** (chem.) Nachweisreagenz für Eisen, Synthesebaustein für Thioindigo*-Farbstoffe.

**Thiosalze:** Salze* der Thiosäuren*.

**Thioschwefelsäure:** Hydroschweflige Säure, Unterschweflige Säure; CAS-Nr. 13686-28-7; $H_2S_2O_3$; $M_r$ 117.18; nur in ihren Salzen, den Thiosulfaten, bekannt (s. Natriumthiosulfat); wässrige Lsg. der Thiosulfate zersetzen sich mit Säuren unter Abscheidung von Schwefel* u. Schwefeldioxid*. **Darst.:** Darst. der wasserfreien Säure durch Umsetzung von Schwefelwasserstoff* ($H_2S$) mit Schwefeltrioxid* ($SO_3$) nur in Ether u. bei −20 °C; ab einer Temp. von −10 °C zerfällt Th. wieder in $H_2S$ u. $SO_3$. Die Thiosulfate können durch Kochen von Sulfitlösungen mit Schwefel hergestellt werden.

**Thiosemicarbazone:** Aldehydderivate des Thiosemicarbazids, $H_2N—NH—CS—NH_2$; **Wirk.:** z. T. Antituberkulotika*.

**Thiosinamin:** s. Tiosinamin.

**Thiosulfate:** Salze* der Thioschwefelsäure*; z. B. Natriumthiosulfat*.

**Thiotepa** (INN): Tris(1-aziridinyl)phosphinsulfid; *N,N′,N″*-Triethylen-thiophosphorsäuretriamid; CAS-Nr. 52-24-4; $C_6H_{12}N_3PS$, Strukturformel: s. Abb.; $M_r$ 189.23; Schmp. 51.5 °C (kristallisiert aus Pentan od. Ether); lösl. in Wasser bei 25 °C (190 g/L), in Benzol, 1 : 2 in Ethanol u. in Chloroform, 1 : 8 in Ether; **Wirk.:** Zytostatikum*, Alkylans; **Ind.:** system. Anw.: Mamma- u. Ovarialkarzinom, chron. Leukämie, Hodgkin-Lymphom; lokale Anw.: Harnblasenpapillom, oberflächl. Harnblasenkarzinom, Kondylom, malignes Exsudat (Pleura-, Peritonealerguss); **Dos.:** parenteral i. v. 1 × 5–60 mg/Woche; lokal 15–60 mg/Woche (als Harnblaseninstillation, äußerl. oder intrakavitär); HWZ 4 h.

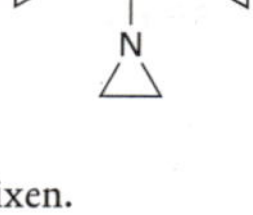


**Thiotepa**

**Thiotixen:** s. Tiotixen.

**Thiouracil:** cycl. Thioharnstoff; Strukturformel: s. Abb.; Derivate werden als Thyreostatika* verwendet (s. Methylthiouracil; Propylthiouracil); **Wirk.:** Th. hemmt wie Thioharnstoff* die Bildung von Thyroxin (s. Schilddrüsenhormone) in der Schilddrüse; die Schilddrüse ist nicht mehr imstande, Iod org. zu binden, der Iodgehalt sinkt ab,

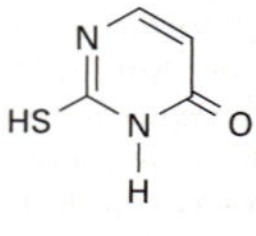


**Thiouracil**

der Grundumsatz normalisiert sich, wobei sich die Schilddrüse gutartig vergrößert.

**Thiourea:** s. Thioharnstoff.

**Thiram** (INN): Tetramethylthiuramdisulfid (Abk. TMTD); CAS-Nr. 137-26-8; $C_6H_{12}N_2S_4$; $M_r$ 240.44; Schmp. 155–156 °C (kristallisiert aus Chloroform/Ethanol); unlösl. in Wasser, verd. Alkalilösungen, Gasolin, lösl. in Ether u. in Ethanol zu weniger als 0.2 %, in Aceton zu 1.2 %, in Benzol zu 2.5 %, in Chloroform; nicht mehr im Handel befindl. Antiseptikum*; früher angewendet zur Wundabdeckung sowie bei Verbrennungen.

**Thixocap-Verfahren:** s. Hartkapseln.

**Thixotropie:** Eigenschaft mancher Gele* (vgl. Kolloide) sich beim Schütteln zu verflüssigen u. bei Ruhigstellung wieder zu erstarren (s. Rheologie), sich bei erneutem Schütteln wieder zu verflüssigen, um schließl. bei Zugabe weiterer Elektrolyte völlig zu erstarren (Gel-Sol-Gel-Umwandlung); thixotrope Erscheinungen zeigen halbfeste Zubereitungen wie Salben, manche Hydrogele aus Kieselsäure, Kolloide, Gelatine, Bentonite (abhängig von der Konz. thixotropes od. rheopexes Verhalten), Aluminiumoxidhydrat, Eisenhydroxid, Vanadiumpentoxid.

**Thlaspi bursa pastoris:** s. Capsella bursa-pastoris (Hom.).

**Tholbachit:** s. Kupfer(II)-chlorid.

**Thomashilfe:** Greifhilfe, Halterungshilfe; Griffverdicker u. -verlängerer aus Kunststoff od. Gummi; **Anw.:** zur Erleichterung der eigenständigen tägl. Körperpflege u. Nahrungsaufnahme.

**Thomasmehl** (Sidney Th., 1850–1885): bei der Eisenerzeugung anfallende, gemahlene Thomasschlacke mit hohem Phosphorgehalt (10–25 %); **Anw.:** (techn.) Düngemittel von nur noch geringer Bedeutung, v. a. durch den Ersatz des Thomasverfahrens in der Stahlherstellung.

**Thorium:** Symbol Th; $A_r$ 232.0381; OZ 90; D. 11.7; Schmp. 1755 °C; Sdp. 4800 °C; radioaktives, hauptsächl. 4-wertiges Element; reines Th ist in Säuren kaum lösl., in Basen völlig unlösl.; fein verteilt entzündet es sich von selbst an der Luft; bekannt sind 25 Thorium-Isotope der Massenzahlen 212–236; längstlebiges Isotop: $^{230}_{90}Th$ (HWZ $1.4 \cdot 10^{10}$ Jahre); **Vork.:** natürl. nur gebunden, hauptsächl. im Monazitsand, aus dem es als Thoroxalat gefällt u. mittels Ammoniumoxalat von den Seltenerdmetallen abgetrennt wird; **Anw.:** (techn.) Thoriumnitrat zur Herst. von Gasglühstrümpfen (Auerlicht); **Gesch.:** entdeckt 1829 von Jöns Jakob Berzelius (1779–1848).

**Thoron:** Symbol Tn; veraltete Bez. für Radon*-220.

**Thr:** Abk. für **Thr**eonin*.

***threo-*:** s. Konfiguration, *erythro-/threo-*.

**Threonin:** Abk. Thr, T; Threoninum Ph.Eur.6, natürl. als L-Threonin; L-*threo*-$\alpha$-Amino-$\beta$-hydroxybuttersäure; (2*S*,3*R*)-2-Aminohydroxybuttersäure; $C_4H_9NO_3$, Strukturformel: s. Aminosäuren (Abb. dort); $M_r$ 119.1; Schmp. 253 °C (Zers.); opt. aktive, polare, proteinogene, essentielle Aminosäure* mit 2 asymmetr. C-Atomen; die ernährungsphysiolog. Sonderstellung von L-Th. hängt damit zusammen, dass die enzymat. Hydrolyse* von Peptidbindungen* in Proteinen*, an denen L-Th. beteiligt ist, bes. schwierig ist.

**Threose:** *threo*-2,3,4-Trihydroxybutanal; $C_4H_8O_4$, Strukturformel: s. Monosaccharide (Abb. 1 dort); $M_r$ 120.1; Monosaccharid*; Tetrose* (Aldotetrose); D-Form (Nadeln): Schmp. 126–132 °C; L-Form (sirupartig); zeigt Mutarotation*; vgl. Erythrose.

**Thrombin:** Blutgerinnungsfaktor IIa; CAS-Nr. 9002-04-4; $M_r$ ca. 33 580; aus Prothrombin* im Blutplasma durch Prothrombinaktivator* entstehende Endopeptidase (s. Proteasen), die lösl. Fibrinogen* in Fibrin* überführt (s. Blutgerinnung); löst Thrombozytenaggregation u. Freisetzung von Plättchenfaktoren* aus; **Anw.:** **1.** Reagenz Ph.Eur.6 (Thrombin vom Menschen); **2.** (med.) Hämostatikum* zur lokalen Blutstillung, z. B. bei Flächen- u. Sickerblutungen bei Operationen, Nachblutungen aus Extraktionswunden, nach kieferchirurg. Eingriffen, äußeren Blutungen inf. Ther. mit Antikoagulanzien* od. bei Hämophilie*; cave: darf nicht injiziert werden.

**Thrombin-Inhibitoren:** Substanzen, welche die Bildung bzw. Wirk. von Thrombin* im Blutplasma hemmen; **Formen:** **1.** (physiol.) Antithrombine*; **2.** (pathol.) Proteoglykane* bei Myelom od. akuter Monoblastenleukämie, IgG bei Leberzirrhose*; **3.** (therap.) direkte (unabhängig von Antithrombin III wirksame) Th.-I.; Vertreter: Hirudin*, Argatroban*, Dabigatranetexilat*.

**Thrombinzeit:** Abk. TZ; syn. Plasmathrombinzeit (Abk. PTZ); Blutgerinnungstest, der die Bildung von Fibrin* aus Fibrinogen* nach Zugabe von Thrombin* zu Citratplasma misst; Zeit ist abhängig von der Plasmakonzentration an Fibrinogen, Antithrombin* III u. Heparin*; **Anw.:** zur Überwachung einer Heparin- od. Fibrinolytikatherapie od. Erfassung von Fibrinsynthese- u. Fibrinpolymerisationsstörungen; **Referenzbereich:** 18–22 s. Vgl. Thromboplastinzeit.

**Thrombocytin:** s. Serotonin.

**Thrombogen:** s. Prothrombin.

**Thrombokinase:** s. Prothrombinaktivator.

**Thrombolytika:** s. Fibrinolytika.

**Thrombomodulin:** spezif. Thrombin-Rezeptor am Gefäßendothel; aktiviert als Cofaktor* im Thrombin-Thrombomodulin-Komplex in Gegenwart von $Ca^{2+}$ u. Phospholipiden Protein* C zu aktiviertem Protein C (Abk. APC); gleichzeitig wird Thrombin* inaktiviert. Vgl. Fibrinolyse-Inhibitoren.

**Thrombophlebitis:** akute Thrombose* oberflächl. Venen mit entzündl. Reaktion der Gefäßwand, häufig im Bereich variköser Veränderungen (Varikophlebitis).

**Thromboplastin:** Sammelbez. für versch. Intermediärprodukte während der Blutgerinnung*; **1.** Gewebefaktor*; **2.** Plasmathromboplastin: Komplex aus den Blutgerinnungsfaktoren VIIIa, IXa, $Ca^{2+}$ u. Plättchenfaktor 3; aktiviert im endogenen System Blutgerinnungsfaktor X zu Xa; vgl. Thromboplastinzeit; **3.** partielles Th.: prokoagulator. wirkendes Phospholipid aus Thrombozyten u. a. Zellen, die auf der Zellmembran große Komplexe bilden, an die sich Blutgerinnungsfaktoren anlagern können.

**Thromboplastinzeit:** Abk. TPZ; Prothrombinzeit; Parameter zum Nachw. von Störungen im exogenen System der Blutgerinnung* (Blutgerinnungsfaktoren II, V, VII, X); **Bestimmung:** Messung der

Zeit bis zur Fibrinbildung (Gerinnungszeit) nach Inkubation von Citratplasma mit Gewebefaktor* u. Calcium-Ionen (sog. Quick-Test; s. Quick-Wert-Messgerät); **1.** TPZ: Angabe in Sek.; **2.** Quick-Wert: Angabe in Prozent der Norm (Verdünnungsreihe eines Normalplasmapools); entspricht der Gerinnungsaktivität der erfassten Blutgerinnungsfaktoren; **3.** Prothrombin-time-Ratio (Abk. PR): Angabe in Relation zur TPZ eines Normalplasmapools; **4.** INR (Abk. für engl. international normalized ratio): PR korrigiert durch ISI (Abk. für engl. international sensitivity index), ein anhand WHO-Referenzthromboplastin ermittelter, geräteabhängiger, chargenspezif. Korrekturfaktor; **Referenzbereich:** TPZ: 12 s, Quick-Wert 70–125 % (bei Cumarintherapie 13–35 %), INR ca. 1 (bei Cumarintherapie 2.0–4.0); **Anw.:** zur Überwachung einer Ther. mit Cumarinen*, bei Leberparenchymschaden, Vitamin-K-Mangel od. -Resorptionsstörung, Hypofibrinogenämie. Vgl. Thrombinzeit.

**Thrombopoetin:** Abk. TPO; thrombozytopoesestimulierender Faktor (Abk. TSF); im Blut zirkulierendes Glykoprotein*, das überwiegend in der Leber synthetisiert wird u. gemeinsam mit anderen Wachstumsfaktoren* (Interleukin-3 u. -6, GM-CSF) die Bildung u. Reifung von Megakaryozyten u. frühen hämatopoet. Vorläuferzellen fördert.

**Thrombose:** vollständiger od. partieller Verschluss von Arterien, Venen od. Herzhöhlen durch intravasale Blutgerinnung* mit Bildung von Blutkoageln aus Thrombozytenaggregaten u. Fibrin*; **Ätiologie:** (Virchow-Trias) **1.** Gefäßwandschaden (durch Entzündung, Arteriosklerose, Trauma); **2.** herabgesetzte Blutströmungsgeschwindigkeit (Stase u. verminderte Zirkulation, z. B. bei Varizen, Operation, Herzinsuffizienz); **3.** veränderte Blutzusammensetzung (Hyperkoagulabilität*, verstärkte Thrombozytenaggregation); **Lokalisation:** meist im Bereich der unteren Extremitäten, auch in Armvenen, perianal, zerebral, kardial, viszeral; **Ther.:** **1.** bei arterieller Th.: Heparinisierung, evtl. Fibrinolyse*, elektive Thrombendarteriektomie od. Bypass-Operation; bei kompletter Ischämie* sofortige Operation; **2.** bei venöser Th.: bei Thrombophlebitis* kühlende Umschläge mit Alkohol u. niedermolekulares Heparin*, bei Th. der Extremität Kompressionsverband, bei tiefer Venenthrombose Antikoagulation initial mit (hoch- od. niedermolekularem) Heparin, dann Cumarine*; u. U. Thrombolyse od. Thrombektomie.

T

**Thrombotest:** modifizierte Bestimmung der Thromboplastinzeit* unter Verw. von speziell aufbereitetem Thromboplastin*; zusätzl. Erfassung von Faktor IX der Blutgerinnung* u. einem ggf. vorhandenen gerinnungsinaktiven Prothrombinkomplex; Durchführung häufig mit Kapillarblut; **Anw.:** bei Antikoagulanzientherapie mit Cumarinen*; **Referenzbereich:** 70–130 % (bei Cumarintherapie 5–12 %).

**Thrombotonin:** s. Serotonin.

**Thromboxane:** Abk. TX; cycl. Derivate der Prostaglandine*; Strukturformel: s. Eicosanoide (Abb. dort); werden v. a. in Thrombozyten*, aber auch in Mastzellen gebildet; **Formen:** **1.** TX $A_2$: kurzlebig, hochwirksam; **2.** TX $B_2$: entsteht aus (dem wirksameren) TX $A_2$; **Wirk.:** Thrombozytenaggregation; Kontraktion glatter Muskelzellen; TX $A_2$: Hemmung (als physiol. Antagonist von Prostacyclinen*) des Anstiegs der cAMP-Konz. in Thrombozyten; **WW:** (pharmak.) Hemmung der Synthese von TX $A_2$ durch nichtsteroidale Antiphlogistika (s. Analgetika; Cyclooxygenase-Inhibitoren; Thrombozytenaggregations-Hemmer).

**Thrombozyten:** Blutplättchen; im Knochenmark gebildete kernlose, scheibchenförmige Blutkörperchen (Durchmesser: 2–3.5 μm, Dicke: 0.5–0.75 μm); enthalten Enzyme der Glykolyse*, des Pentosephoshatzyklus*, des Tricarbonsäurezyklus* u. der Atmungskette* sowie mehrere ATPasen u. biogene Amine* (z. B. Serotonin*) u. sind zur Phagozytose von kolloidalen Partikeln befähigt. Die Plättchenfaktoren* 1 u. 3 befinden sich membrangebunden in der zentralen Granulomerfraktion, 2 u. 4 im umgebenden Hyalomer. **Funktion:** Hauptfunktion: Hämostase*; durch Einwirkung versch. Substanzen (u. a. Kollagen*, Thrombin*, Serotonin*, Thromboxan* $A_2$, Immunkomplexe) kommt es zur **Thrombozytenaggregation:** **1.** reversible Thrombozytenaggregation: Aneinanderlagerung von Th. ohne Funktions- u. Strukturänderung; **2.** irreversible Aggregation: Zusammenballen der Th. bei partieller Membranverschmelzung u. Austritt gerinnungsaktiver Substanzen (Degranulation); Abbau der Th. in der Milz; Lebensdauer 7–12 Tage. Vgl. Blutgerinnung.

**Thrombozytenaggregation:** s. Thrombozyten.

**Thrombozytenaggregations-Hemmer:** Hemmstoffe der irreversiblen Thrombozytenaggregation (s. Thrombozyten); durchblutungsfördernde Mittel*; **Einteilung:** **1.** (physiol.) Heparin*, Prostacycline*; **2.** (therap.) **a)** Hemmstoffe der Cyclooxygenase*: Acetylsalicylsäure*, die aufgrund der Cyclooxygenase-Hemmung die Bildung von Thromboxan* $A_2$ hemmt; **b)** Adenosindiphosphat*-Rezeptor-Antagonisten: z. B. Clopidogrel*, Ticlopidin*; **c)** GP*-IIb/IIIa-Inhibitoren: verhindern die Aktivierung von Thrombozyten durch Thrombin*, ADP od. Noradrenalin* durch entspr. Rezeptorblockade; z. B. Abciximab*, Eptifibatid*, Tirofiban*; **d)** Dipyridamol*: verstärkt u. a. die aggregationshemmende Wirkung von Adenosin* u. Prostaglandin* $E_2$ u. wirkt außerdem durch Hemmung der Phosphodiesterase* der Thrombozyten; meist in Kombination mit Antikoagulanzien* od. Acetylsalicylsäure; **e)** Iloprost*, p. o. einsetzbares Prostaglandin; **Anw.:** Verhinderung von Thrombosen* u. Embolien*, z. B. postoperativ, bei Thrombophlebitis; zur Herzinfarktprophylaxe u. Verminderung der Sterblichkeit bei Reinfarkt.

**Thrombozytenfaktoren:** s. Plättchenfaktoren.

**Thrombozytenkonzentrat:** s. Hämotherapie (Tab. dort).

**Thryallis glauca (Poir.) O. Kuntze:** Galphimia glauca (Poir.) Cav.; Fam. Malpighiaceae (Ordnung Rutales); Mexiko bis Panama; **Anw.:** (volkstüml.) in der mexikan. Volksmedizin werden die Blätter als Wundheilmittel u. die Wurzel bei Erkrankungen der Harnwege angewendet. **Hom.:** Thryallis glauca (HAB), Galphimia glauca: getrocknete Blätter u. Blütenstände; verordnet z. B. bei allerg. Haut- u. Schleimhauterkrankungen (Pollinosis).

**Thuja articulata Vahl:** s. Tetraclinis articulata.

**Thujae summitates:** s. Thuja occidentalis.

**Thujan:** Grundgerüst einiger bicycl. Monoterpene*, z. B. Thujon*.

**Thuja occidentalis** L.: (Abendländischer) Lebensbaum; Fam. Cupressaceae; heim. in Nordamerika, in Europa häufig kultiviert; Stpfl. von **Thujae summitates:** Summitates Thujae, Herba Thujae occidentalis, Folia Thujae; Frondes Thujae, Lebensbaumspitzen, Lebenskraut; **Inhaltsst.:** äther. Öl (0.4–1 %, Oleum Thujae, s. u.), Flavonoide u. Gerbstoffe, sowie Polysaccharide; **Wirk.:** antiviral, immunstimulierend; **Anw.:** (volkstüml.) äußerl. zu Einreibungen bei Rheuma u. Gicht, zur Behandlung von Warzen; innerl. z. B. bei Nieren- u. Blasenleiden sowie zur Stärkung der Immunabwehr (nur als Fertigarzneimittel); **Oleum Thujae:** Thujaöl; äther. Öl der Zweige; **Best.:** $\alpha$-Thujon* u. $\beta$-Thujon, $\alpha$-Pinen* u. weitere Mono- u. Sesquiterpene. **Hom.:** Thuja occidentalis (HAB), Thuja: frische, beblätterte, einjährige Zweige; Konstitutionsmittel; verordnet z. B. bei Warzen, Bartflechte, Entzündungen der Geschlechtsorgane.

**Thujaöl:** s. Thuja occidentalis (Oleum Thujae).

**Thujon:** ein Monoterpen*, $C_{10}H_{16}O$, Strukturformel: s. Abb.; $\alpha$-Thujon ist links- u. $\beta$-Thujon rechtsdrehend; **Vork.:** Best. vieler äther. Öle, z. B. von Salvia* officinalis (Salviae officinalis aetheroleum), Thuja* occidentalis (Oleum Thujae), Tanacetum* vulgare (Oleum Tanaceti) u. von Artemisia* absinthium (Oleum Absinthii); **Toxikol.:** neurotox., wirkt in hoher Konz. als Krampfgift; äußerl. stark reizend.

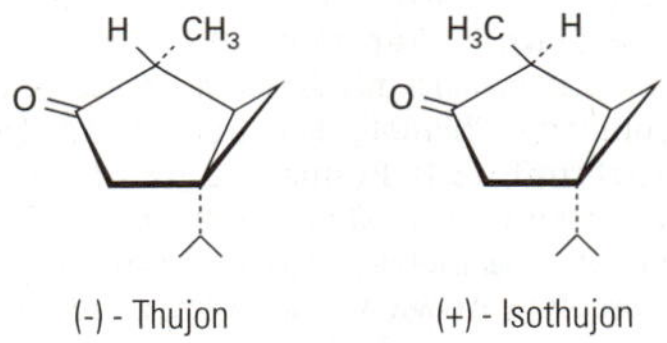


**Thujon**

**Thulium** (lat. Thule das nördl. Land): Symbol Tm; CAS-Nr. 7440-30-4; $A_r$ 168.93421; OZ 69; D. 9.321; Schmp. 1545 °C; Sdp. 1944 °C; hartes, silbriges, 2- u. 3-wertiges, zu den Lanthanoiden* gehörendes Metall*; duktil u. schmiedbar; lösl. in Säuren; in Gegenwart von Fluorid verringert sich die Löslichkeit durch Ausbildung einer Fluoridschicht; bis ca. 100 °C oxidiert Tm nur langsam; auch bei 1000 °C ist die Oxidationsgeschwindigkeit durch Ausbildung einer dunklen Oxidationsschicht nur gering. **Vork.:** in der Yttererde*, im Monazit (s. Lanthanoide) u. Gadolinit; **Darst.:** Nach aufwändiger Abtrennung der anderen Thuliumbegleiter wird das Oxid mit Lanthan* zum metall. Th. reduziert u. anschließend absublimiert. Alternativ erfolgt die Umsetzung des Oxids zum Thuliumfluorid ($TmF_3$) u. anschließend Reduktion mit Calcium*. **Anw.:** (techn.) aufgrund der Seltenheit wenige Spezialanwendungen, z. B. in der Röntgentechnik; **Gesch.:** 1879 von Per Theodor Cleve (1840–1905) als Oxid aus der Yttererde* isoliert.

**Thy:** Abk. für **Thymin***.

**Thylakoide:** Membranstruktur der Chloroplasten*; erscheinen unter dem Elektronenmikroskop als scheibenförmige, abgeflachte Blasen (Durchmesser ca. 600 nm). **Granathylakoide** sind zu Stapeln zusammengelagert u. bilden die im Lichtmikroskop sichtbaren Grana. Einzelne Th. aus solchen Stapeln durchziehen das Stroma wie Querbalken (**Stromathylakoide**). Th. bestehen aus einem Lipoproteingerüst, in das Chlorophyll- u. Carotinoidmoleküle od. andere Photosynthesepigmente eingelagert sind (s. Photosynthese, Abb. 1 dort).

**Thyllen:** (bot.) v. a. im Kernholz* auftretende Vorstülpungen der Wände von Gefäßen*, wodurch diese verstopft werden u. nicht mehr an der Wasserleitung beteiligt sind.

**Thymeretika:** veraltete Sammelbez. für Antidepressiva* mit antriebssteigernden Eigenschaften.

**Thymi aetheroleum:** s. Thymus vulgaris.

**Thymian:** **1.** Gartenthymian, s. Thymus vulgaris; **2.** Feldthymian, s. Thymus serpyllum; **3.** Spanischer Thymian, s. Thymus zygis; **4.** Marokkanischer Thymian, s. Thymus satureioides.

**Thymianfluidextrakt:** s. Extractum Thymi fluidum.

**Thymian, Gemeiner:** s. Thymus vulgaris.

**Thymian-Hustentropfen:** s. Guttae pectorales Thymi.

**Thymiankampfer:** s. Thymol.

**Thymianliquidextrakt, eingestellter:** s. Extractum Thymi fluidum normatum.

**Thymianöl:** s. Thymus vulgaris (Thymi aetheroleum).

**Thymiansäure:** s. Thymol.

**Thymiansirup:** s. Sirupus Thymi.

**Thymian, Wilder:** s. Thymus serpyllum.

**Thymidin:** Thymin-2′-desoxyribosid, Desoxythymidin (Abk. dThd, dT); 1-(2-Desoxy-$\beta$-D-ribofuranosyl)-5-methyluracil; $C_{10}H_{14}N_2O_5$; $M_r$ 242.23; Schmp. 188 °C; Verb. aus Thymin* u. Desoxyribose; Nucleosid*; farblose Kristallnadeln; lösl. in Wasser, Ethanol u. Ether; **Bedeutung:** Best. des Zellkerns*; wichtig z. B. für die Bildung der Erythrozyten*.

**Thymi extractum fluidum:** s. Extractum Thymi fluidum.

**Thymi extractum liquidum normatum:** s. Extractum Thymi fluidum normatum.

**Thymi folium:** s. Thymus vulgaris (Folia Thymi).

**Thymi guttae pectorales:** s. Guttae pectorales Thymi.

**Thymi herba:** s. Thymus vulgaris.

**Thymin:** Abk. Thy, T; 5-Methyluracil; 5-Methyl-2,4(1*H*,3*H*)-pyrimidindion; 2,4-Dihydroxy-5-methyl-pyrimidin; $C_5H_6N_2O_2$, Strukturformel: s. Pyrimidinbasen (Abb. dort); $M_r$ 126.1; Schmp. 321–326 °C; als Pyrimidinbase Best. der DNA*; dimerisiert photochem. zu einer tricycl. Verb. (auch in DNA); Umkehr der Reaktion durch Photolyse* möglich (Photoreaktivierung).

**Thymindesoxyribosid:** s. Thymidin.

**Thymochinon:** 2-Isopropyl-6-methyl-*p*-benzochinon; CAS-Nr. 490-91-5; $C_{12}H_{10}O_2$; $M_r$ 164.20; Schmp. 46 °C; Sdp. 231 °C; **Vork.:** Best. äther. Öle, z. B. von Nigella* sativa od. Monarda fistulosa (Fam. Lamiaceae); **Toxikol.:** hautreizend.

**Thymol:** Thymolum Ph.Eur.6, Acidum thymicum; Thymiankampfer, Thymiansäure; 2-Isopropyl-5-methyl-phenol; CAS-Nr. 89-83-8; $C_{10}H_{14}O$; $M_r$

T

150.2; Schmp. 50–52 °C; Sdp. 233.4 °C; farblose, nach Thymian riechende Kristalle, leicht lösl. in Ethanol, Ether, Chloroform, flüssigen Paraffinen, fetten Ölen u. lösl. in Wasser (1:1100); **Vork.:** Best. des äther. Öles von Thymus* vulgaris (Thymi aetheroleum) u. a. Thymian*-Arten; **Gew.:** (früher) hauptsächl. aus Ajowanöl, s. Trachyspermum ammi (Fructus Ajowan, Anw.); **Wirk.:** antisept.; **Anw.:** in Zahnpasten.

**Thymolblau:** Thymolsulfonphthalein; $C_{27}H_{30}O_5S$; $M_r$ 466.58; dunkelviolettes Pulver; lösl. in Ethanol, wenig lösl. in Wasser; **Anw.:** (analyt.) dient in 0.04 %iger alkohol. od. wässriger (Natriumsalz-)Lösung als Indikator*; Umschlagsbereiche: pH 1.2 (rot) bis pH 2.8 (gelb) u. pH 8 (gelb) bis pH 9.6 (blau).

**Thymoleptika:** veraltete Sammelbez. für Antidepressiva* mit vorwiegend stimmungsaufhellenden Eigenschaften.

**Thymolpalmitat:** (2-Isopropyl-5-methylphenyl) palmitat; nicht mehr im Handel befindl. Anthelminthikum*; vgl. Thymol.

**Thymolphthalein:** 5′,5″-Diisopropyl-2′,2″-dimethylphenolphthalein; $C_{28}H_{30}O_4$; $M_r$ 430.52; Schmp. 253 °C; weißes od. gelbl. weißes Pulver; unlösl. in Wasser, lösl. in Ethanol, Aceton, verd. Alkalihydroxid-Lösung mit blauer Farbe; **Anw.:** (analyt.) als Indikator*, Umschlagsbereich: pH 9.3 (farblos) bis pH 10.5 (blau).

**Thymolsulfonphthalein:** s. Thymolblau.

**Thymopentin** (INN)**:** Thymopoietin 32–36; CAS-Nr. 69558-55-0; $C_{30}H_{49}N_9O_9$; $M_r$ 679.78; Pentapeptid; Aminosäurensequenz 32–36 von Thymopoietin (s. Thymus); nicht mehr im Handel befindl. Immunstimulans*; **UAW:** allerg. Hautreaktionen.

**Thymopoietin:** s. Thymus.

**Thymosin:** s. Thymus.

**Thymostimulin** (INN)**:** Polypeptid aus der Thymusdrüse von Säugetieren; nicht mehr im Handel befindl. Umstimmungsmittel u. Immunstimulans*; **UAW:** allerg. Reaktionen.

**Thymoxamin:** s. Moxisylyt.

**Thymozyten:** im Thymus* vorkommende, von pluripotenten Stammzellen des Knochenmarks abstammende lymphoide Zellen (Prothymozyten, funktionell unreife Th.), die sich unter dem Einfluss von Thymusfaktoren (z. B. Thymopoietin I u. II, Thymosin) auf dem Weg von Thymusrinde zu Thymusmark zu immunkompetenten Subpopulationen der T-Lymphozyten (s. Leukozyten) differenzieren.

T

**Thymus:** Bries; lymphoepitheliales Organ aus 2 versch. geformten Lappen; im vorderen Mediastinum hinter dem Brustbein gelegen; entsteht am Ende des 1. Embryonalmonats aus dem Epithel der 2. u. 3. Kiemenspalte (Entoderm); Wachstum im Kindesalter u. der Pubertät bis zum Eintritt der Geschlechtsreife, dann Rückbildung u. teilweise Umwandlung in Fettgewebe; in der Rindenzone befinden sich zahlreiche kleine, dicht gedrängt eingelagerte Lymphozyten (Thymozyten*), in der Markzone neben wenigen Lymphozyten auch eosinophile Granulozyten u. Mastzellen; **Funktion:** als ein primäres Organ des lymphat. Systems von grundlegender Bedeutung für immun. Prägung der für die zellvermittelte Immunität* verantwortl. (thymusabhängigen) T-Lymphozyten, u. a. durch endokrine Bildung von Thymusfaktoren (sog. Thymushormone; Polypeptide, z. B. Thymopoietin I u. II, Thymosin).

**Thymusdrüse, getrocknete:** Glandulae Thymi siccatae; s. Organtherapeutika.

**Thymusfaktoren:** s. Thymus.

**Thymushormone:** s. Thymus.

**Thymus mastichina** L.**:** Mastixthymian; Fam. Lamiaceae (Labiatae); Spanien; die Blätter sind im Ggs. zu denen von Thymus* vulgaris fast äquifazial* u. nicht nach unten eingerollt; **Inhaltsst.:** im äther. Öl bis zu 70 % 1,8-Cineol*; **Anw.:** (volkstüml.) zur Wunddesinfektion.

**Thymusnucleinsäure:** s. DNA.

**Thymus pulegoides** L.**:** Quendel; Fam. Lamiaceae (Labiatae); Europa bis zum Kaukasus; s. Thymus serpyllum.

**Thymus satureioides** Coss. et Bal.**:** Satureithymian, Marokkanischer Thymian; Fam. Lamiaceae (Labiatae); Marokko; die Blätter sind im Ggs. zu denen von Thymus* vulgaris äquifazial*, nicht nach unten eingerollt u. haben keinen nach unten deutl. hervortretenden Mittelnerv.

**Thymus serpyllum** L.**:** Feldthymian, Quendel, Sandthymian, Wilder Thymian, Feldkümmel; Fam. Lamiaceae (Labiatae); Europa, Mittelasien, Nordamerika; wie Thymus* pulegoides sehr formenreiche Art; beide sind Stpfl. von **Serpylli herba:** Herba Serpylli; Quendelkraut; zur Blütezeit gesammelte oberird. Sprosse; **Off.:** Ph.Eur.6; Monographie: Kommission E; **Inhaltsst.:** 0.2–0.6 % äther. Öl (nach Ph.Eur. mind. 0.3 %, bezogen auf das Trockengewicht) mit 20–40 % Carvacrol*, 1.5–2 % isomerem Thymol*; Flavonoide*, 3 % Lamiaceen-Gerbstoffe (z. B. Rosmarinsäure*) u. Triterpene wie Ursolsäure* u. Oleanolsäure*; **Wirk.:** antimikrobiell, spasmolyt., sekretomotorisch, bronchospasmolyt.; **Anw.:** **1.** (med.) Katarrhe der oberen Atemwege; **2.** (volkstüml.) bei Keuchhusten u. Bronchitis sowie bei dyspept. Beschwerden; schwächer wirksam als Thymi herba (s. Thymus vulgaris); **Zuber.:** Species* aromaticae; **Oleum Serpylli:** Quendelöl; durch Destillation gewonnenes äther. Öl; **Best.:** sehr versch. zusammengesetzt; v. a. Carvacrol*, ferner Borneol*, 1,8-Cineol*, Linalool*, Thymol* u. a.; **Anw.:** wie Serpylli herba. **Hom.:** Thymus serpyllum (HAB), Serpyllum: frisches, blühendes Kraut.

**Thymus vulgaris** L.**:** (Gemeiner) Thymian, Römischer Quendel, Gartenthymian; Fam. Lamiaceae (Labiatae); heim. im Mittelmeergebiet, häufig kultiviert; man unterscheidet zwischen dem Französischen od. Sommer- u. dem Deutschen od. Winterthymian (mit meist weniger äther. Öl); zus. mit Thymus* zygis Stpfl. von **Thymi herba:** Herba Thymi; Römischer Quendel, Thymian; Blätter u. Blüten von T. vulgaris od. T. zygis od. von beiden Arten; **Off.:** Ph.Eur.6; Monographie: HMPC, ESCOP, WHO, Kommission E; **Inhaltsst.:** 1–2.5 % äther. Öl (nach Ph.Eur. mind. 1.2 % mit mind. 40 % Thymol* u. Carvacrol*), ferner Lamiaceen-Gerbstoffe, Triterpene*, Flavonoide* (z. B. Thymonin, 8-Methoxycirsilineol) u. Kohlenhydrate; **Wirk.:** antimikrobiell, antiviral, bronchospasmolyt., expektorierend, Anregung der Magensaftsekretion; **Anw.:** **1.** (med.) krampfartiger Husten bei Bronchitis u. Keuchhusten, Katarrhe der Atemwege; **2.** (volkstüml.) bei dyspept. Beschwerden sowie zu Kräuterbädern u. Spülungen; **3.** als Gewürz; **Zuber.:** Species* aromaticae, Extractum* Thymi fluidum, Sirupus* Thymi; **Verfälschungen:** selten durch Thymus* satureioides od. Thymus* mastichina; **Folia Thymi:** Thymi folium; Thymian; getrocknete Laubblätter von T. vulgaris; **Inhaltsst. u. Anw.:** vgl. Thymi herba; Gehalt an äther. Öl mind. 1.5 %; **Off.:** ÖAB; **Thymi aetheroleum:** Oleum Thymi; Thymianöl; D. 0.915–0.935; durch Wasserdampfdestillation aus dem frischen, blühenden Kraut von T. vulgaris (ÖAB) bzw. T. vulgaris od. T. zygis (Ph.Eur.6, Ph.Helv.) gewonnenes äther. Öl.; klare, gelbe bis sehr dunkel rötl. braune Flüss. mit charakterist. Geruch (an Thymol erinnernd); **Off.:** Ph.Eur.6, Ph.Helv., ÖAB; Monographie: HMPC; **Best.:** nach Ph.Eur. (gaschromatograph. Profil) 1.0–3.0 % $\beta$-Myrcen*, 5.0–10.0 % $\gamma$-Terpinen, 15.0–28.0 % $p$-Cymol*, 4.0–6.5 % Linalool*, 0.2–2.5 % Terpinen*-4-ol, 36.0–55.0 % Thymol*, 1.0–4.0 % Carvacrol*; **Wirk.:** antimikrobiell, spasmolyt.; **Anw.:** **1.** (med.) äußerl. in Bädern zur unterstützenden Behandlung bei Erkrankungen der Atemwege; **2.** (volkstüml.) innerl. wie Thymi herba; **Zuber.:** Linimentum* saponato-camphoratum, Gallerta* saponata camphorata, Spiritus* saponato-camphoratus, Linimentum* saponato-camphoratum liquidum, Sirupus Thymi compositus. **Hom.:** Thymus vulgaris (HAB): frische, blühende Pflanze; verordnet z. B. bei Bronchialerkrankungen.

**Thymus zygis** L.**:** Spanischer Thymian; Fam. Lamiaceae (Labiatae); Spanien, Portugal; neben Thymus* vulgaris **Stpfl. von Thymi herba u. Thymi aetheroleum.**

**Thyreocalcitonin:** s. Calcitonin.

**thyreogen:** durch Schilddrüsentätigkeit (s. Schilddrüse) bedingt.

**Thyreoglobulin:** von Epithelzellen der Schilddrüse* synthetisiertes u. sezerniertes dimeres Glykoprotein* ($M_r$ 660 000), aus dem die Schilddrüsenhormone* u. biol. inaktive Iodthyronine durch Proteolyse frei werden u. ins Blut gelangen.

**Thyreoidea siccata:** Thyreoidinum siccum, Glandulae Thyreoideae siccatae; Getrocknete Schilddrüsen; aus den Schilddrüsen von Rindern u. Schafen gewonnenes, im frischen Zustand gemahlenes, rasch getrocknetes (bei 50 °C, Vakuum) gelbbraunes, mittelfeines Pulver; **Off.:** DAB, ÖAB; **Inhaltsst.:** Thyroxin u. Triiodthyronin (s. Schilddrüsenhormone); frühere Anw. als Organtherapeutikum* zur Substitution bei Hypothyreose (Schilddrüsenunterfunktion) ist obsolet. Vgl. Levothyroxin-Natrium.

**Thyreostatika:** Substanzen, die Biosynthese u. -sekretion von Schilddrüsenhormonen* bzw. Iodidoxidation od. Iodeinbau in biosynthet. Zwischenprodukte hemmen; **Einteilung:** **1. Thioharnstoffderivate** (syn. Thioamide): Carbimazol*, Propylthiouracil*, Thiamazol*; hemmen kompetitiv die Schilddrüsenperoxidase (s. Peroxidasen) u. verhindern damit die Oxidation von Iodid zu Iod (sog. **Iodisations-Hemmer**), den Einbau von Iod in Tyrosin* u. die Verknüpfung von 2 Molekülen iodierten Tyrosins zu Thyronin* u. Thyroxin; Ind.: Hyperthyreose* (z. B. Basedow-Krankheit), vor u. nach Radioiodtherapie*, präoperativ bei Hyperthyreose, thyreotoxischer Krise; UAW: u. a. Überempfindlichkeitsreaktionen (Urticaria, Fieber, selten Agranulozytose*), Struma*, Hypothyreose*; **2. Iodide** (Natrium- od. Kaliumiodid): hemmen in hohen Dosen (>6 mg Iod/d) vorübergehend die Hormonsekretion aufgrund kurzfristiger Hemmung der Proteasen, die aus Thyreoglobulin* Hormone freisetzen; Ind.: nur präoperativ in Kombination mit Thioharnstoffderivaten; Lithium gehört nicht zu den Th., kann aber die Iodaufnahme hemmen u. wird daher bei thyreotox. Krise inf. Iodintoxikation eingesetzt; **3. Natriumperchlorat:** hemmt kompetitiv den Iodidtransport in die Schilddrüse* (sog. **Iodinations-Hemmer**); geringe therap. Breite; Ind.: Iodidblockade der Schilddrüse bei szintigraph. Untersuchungen anderer Organe.

**Thyreotoxikose:** s. Hyperthyreose.

**Thyreotropin:** s. Thyrotrophin.

**Thyroidea:** Kurzbez. für Glandula thyroidea; s. Schilddrüse.

**Thyroiditis:** Schilddrüsenentzündung; **Einteilung:** entspr. klin. Verlauf (Dauer) u. Pathogenese (Autoimmunthyroiditis, Th. nichtautoimmuner Genese); **I. akut** (Tage bis Wochen): nichtautoimmun bedingte eitrige od. nichteitrige Th.; Urs.: u. a. Infektion, Trauma, Strahlenexposition (auch iatrogen, z. B. nach Radioiodtherapie*); **II. subakut** (Wochen bis Monate): **1.** (meist) **nichtautoimmun:** Th. de Quervain (syn. granulomatöse Th.); wahrscheinl. viral bedingte Th.; Sympt.: Fieber, Halsschmerzen, Abgeschlagenheit, initial Zeichen der Hyperthyreose*; nach Abklingen der Entzündung hypothyreote Phase, Spontanremission nach einigen Wochen; Ther.: rein symptomatisch, z. B. mit Acetylsalicylsäure*, in schweren Fällen Glucocorticoide*; Prognose: häufig Rezidive; **2. Autoimmunthyroiditis:** **a)** Post-partum-Th. (syn. postpartale Th.); organspezif. Autoimmunkrankheit mit lymphozytärer Infiltration der Schilddrüse (Autoimmunthyroiditis) bei Frauen im ersten Jahr nach Entbindung; Klin.: häufig passagere milde (subklin.) Hyper- u./od. Hypothyreose*; **b)** Silent-Thyroiditis (syn. subakute lymphozytäre Th.); passagere autoimmune Schilddrüsenfunktionsstörung wie bei postpartaler Th., aber ohne Assoziation zu einer Schwangerschaft; **c)** (iatrogen) pharmak. induzierte autoimmune Th. (z. B. Amiodaron*, Lithium*, Interferon*); **III. chronisch** (Monate bis Jahre); **1. Autoimmunthyroiditis:** **a)** Struma lymphomatosa Hashimoto (syn. hypertrophe Hashimoto-Th., Strumitis Hashimoto, chron. lymphozytäre Th.): häufigste Form der Autoimmunthyroiditis; Vork.: häufig in Kombination mit anderen Autoimmunkrankheiten*; Klin.: mehr od. minder ausgeprägte Hypothyreose*, häufig nach (i. d. R. unerkannter) passagerer Hyperthyreose; Ther.: Substitutionsbehandlung mit Schilddrüsenhormonen*; **b)** Basedow-Krankheit (syn. Basedow-Hyperthyreose, Morbus Basedow, Immunhyperthyreose): Autoimmunthyroiditis mit klin. Zeichen der Hyperthyreose bei unterschiedl. ausgeprägter Struma* diffusa parenchymatosa, häufig in Kombination mit endokriner Ophthalmopathie u. Tachykardie* (sog. Merseburger Trias); neigt bei chron. Verlauf zu Spontanremissionen u. häufigen Rezidiven (Langzeitremissionen bis zu 50 %); Vork.: häufig Assoziation mit anderen Autoimmunkrankheiten; Ther.: Thyreostatika*, bei Rezidiv ggf. operative Ther. od. Radioiodtherapie*; **c)** atrophische Th. (Verkleinerung der Schilddrüse); häufig terminale (sog. ausgebrannte) Hashimoto-Th. mit Hypothyreose (z. T. ohne Schilddrüsenantikörper); **2. nichtautoimmun: a)** invasiv-sklerosierende Th. (syn. chron.-fibrosierende Th., Riedel-Struma, eisenharte Struma): über die Schilddrüse hinausgehende (schmerzlose) destruierende Fibrosierung, einschließl. umliegender Muskeln u. a. Gewebe (perithyroidale Th.), unklarer Ätiol.; Klin.: Euthyreose, progredient in Hypothyreose übergehend; u. U. Hypoparathyroidismus; Ther.: operativ; **b)** spezifische Th., z. B. bei Tuberkulose* od. Sarkoidose.

**Thyronin:** (S)-2-Amino-3-[4-(4-hydroxyphenoxy) phenyl]-propionsäure, *O*-(4-Hydroxyphenyl)-L-tyrosin; $C_{15}H_{15}NO_4$; $M_r$ 273.29; Schmp. 255–260 °C (Zers.); iodfreie Grundstruktur der Schilddrüsenhormone* Levothyroxin ($T_4$) u. Liothyronin ($T_3$); als biogenet. Vorstufe ist Tyrosin* anzusehen.

**Thyrotrophin** (INN): Thyreotropin, Thyroidea stimulierendes Hormon (Abk. TSH), thyreotropes Hormon (Abk. TTH); von den basophilen Betazellen des Hypophysenvorderlappens sezerniertes Glykoproteinhormon; CAS-Nr. 9002-71-5; artspezif. Glykoproteid aus einer unspezif. $\alpha$-Untereinheit ($M_r$ 13 600, ident. zu der von Choriongonadotropin*, LH* u. FSH*) mit 92 Aminosäuren, 5 Disulfidbrücken u. 2 Kohlenhydrat-Einheiten u. einer spezif. $\beta$-Untereinheit ($M_r$ 14 700) mit 112 Aminosäuren, 6 Disulfidbrücken u. einer Kohlenhydrat-Einheit; **Regulation:** negative Rückkopplung durch freie Schilddrüsenhormone*; vermehrte Sekretion durch TRH (s. Protirelin), verminderte Sekretion durch Somatostatin*; **Wirk.:** Stimulation der Biosynthese von Schilddrüsenhormonen (mit Erhöhung von Iodination, Iodisation u. Iodeinbau in Thyreoglobuline sowie Hormonsekretion u. damit der Konz. von Schilddrüsenhormonen im Blut) u. des Follikelwachstums in der Schilddrüse (thyreotroph); **Anw.:** für diagnost. Zwecke; rekombinantes humanes TSH (Abk. rhTSH) i. R. der Radioiodtherapie* (erhöht die Aufnahme von $^{131}I$ in Schilddrüsenkarzinomgewebe); **Dos.:** parenteral s. c., i. m. 1 × 2.5 IE/d über 2–3 d, dann Test. Vgl. Hormone.

**Thyrotrophin-Releasing-Hormon:** s. Protirelin.

**Thyroxin:** Thyroxinum, DL-Thyroxin; s. Schilddrüsenhormone.

**thyroxin binding globuline:** s. Schilddrüsenhormone.

**D-Thyroxin-Natrium:** s. Dextrothyroxin-Natrium.

**L-Thyroxin-Natrium:** s. Levothyroxin-Natrium.

**Ti:** (chem.) Symbol für Titan*.

**Tiabendazol** (INN): Tiabendazolum Ph.Eur.6; Thiabendazol; 2-(4-Thiazolyl)benzimidazol; CAS-Nr. 148-79-8; $C_{10}H_7N_3S$, Strukturformel: s. Abb.; $M_r$ 201.26; Schmp. 304–305 °C; lösl. in Wasser (pH 2.2) 3.84 %, in DMF, schwer lösl. in Alkoholen,

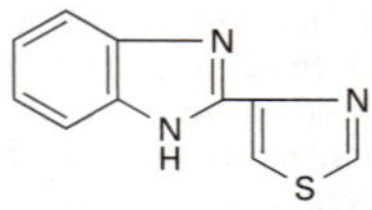


**Tiabendazol**

Estern, chlorierten Kohlenwasserstoffen; nicht mehr im Handel befindl. Anthelminthikum*; **Wirk.:** Hemmung der Fumarat-Reduktase (wurmspezif.); rasche Resorption, vollständige Metabolisierung; **Anw.: 1.** (lebensmitteltechn.) Konservierungsmittel bei Citrusfrüchten (Fungizid*); **2.** (med.) obsolet; früher angewendet bei Nematodeninfektionen, auch Mischinfektionen, z. B. mit Dracunculus medinensis, Strongyloides stercoralis, Trichinella spiralis; **UAW:** häufig Übelkeit u. Erbrechen, selten Hypotonie, Leberfunktionsstörungen, Leukopenien.

**Tiagabin** (INN): (–)-(R)-1-[4,4-Bis(3-methyl-2-thienyl)but-3-enyl]piperidin-3-carbonsäure; CAS-Nr. 115103-54-3; $C_{20}H_{25}NO_2S_2$, Strukturformel: s. Abb.; $M_r$ 375.6; Schmp. 192 °C; logP 6.5; $pK_S$ 6.5; schwer lösl. in Wasser; **Wirk.:** Antiepileptikum*; spezif. GABA*-Wiederaufnahmehemmer durch Bindung an den GABA-Transporter; **Ind.:** Zusatzbehandlung bei partiellen Anfällen mit u. ohne sekundäre Generalisierung, wenn andere Antiepileptika nicht ausreichend wirksam sind; **UAW:** Schwindel, Asthenie, Somnolenz; **Dos.:** p. o.; Initialdosis 5–10 mg/d, ggf. aufgeteilt in 2 ED; Erhaltungsdosis 15–30 mg/d, bei gleichzeitiger Gabe von CYP450-Induktoren 30–50 mg/d; HWZ 7–9 h.

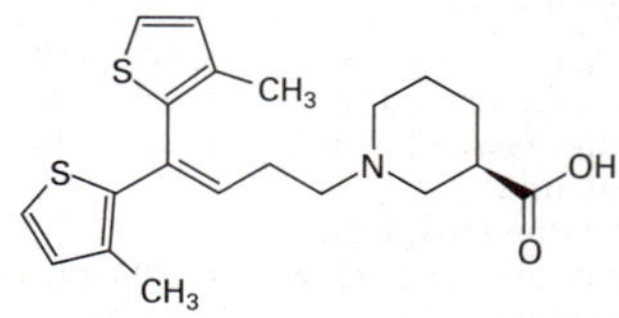


**Tiagabin**

**Tiamenidinhydrochlorid** (INN): 2-(2-Chlor-4-methyl-3-thienyl)amino-2-imidazolin-hydrochlorid; 2-Chloro-4-methyl-3-(2′-imidazolin-2′-ylamino) thiophen-hydrochlorid; CAS-Nr. 31428-61-2; $C_8H_{11}Cl_2N_3S$; $M_r$ 252.2; Schmp. 228–229 °C; nicht mehr im Handel befindl. Antihypertensivum*; **Wirk.:** bewirkt Erregung zentraler postsynapt. Alpha-2-Adrenorezeptoren (s. Sympathomimetika; vgl. Clonidin); **UAW:** Mundtrockenheit, Müdigkeit, Verwirrtheit.

**Tiamulin:** 5-Hydroxy-4,6,9,10-tetramethyl-1-oxo-6-vinyl-3a,9-propano-perhydrocyclopentacycloocten-8-yl[2-(diethylamino)ethylthio]-acetat; CAS-Nr. 55297-95-5; $C_{28}H_{47}NO_4S$, Strukturformel: s.

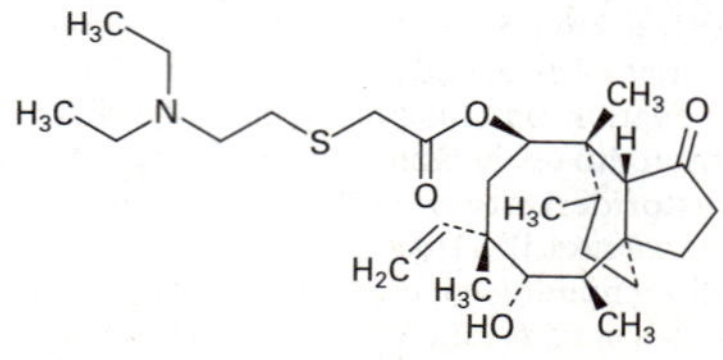


**Tiamulin**

Abb.; $M_r$ 493.76; synthet. Derivat von Pleuromutilin, einem diterpenoiden Antibiotikum* aus Pleurotus mutilis (Basidiomycetae); **Anw.:** (veterin.) Antibiotikum, z. B. gegen Mykoplasmen*. **Tiamulinhydrogenfumarat:** Tiamutin; Schmp. 147–148 °C.

**Tiamutin:** s. Tiamulin.

**Tian Hua Fen:** s. Trichosanthes kirilowii (Radix Trichosanthidis).

**Tiaprid** (INN): Mesulpridum; *N*-(2-Diethylaminoethyl)-5-methylsulfonyl-2-methoxybenzamid; CAS-Nr. 51012-32-9; $C_{15}H_{24}N_2O_4S$, Strukturformel: s. Abb.; $M_r$ 328.42; **Wirk.:** Antihyperkinetikum; **Ind.:** durch Neuroleptika* induzierte Spätdyskinesien; Bewegungsanomalien, v. a. bei Chorea Huntington. Gebräuchl. ist auch Tiapridhydrochlorid.

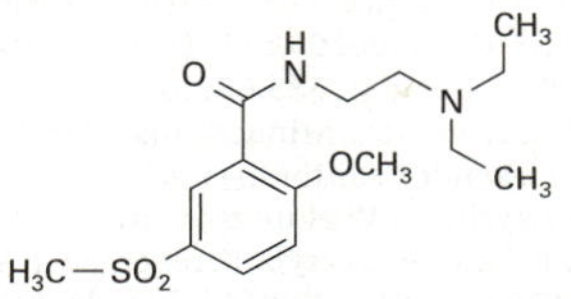


**Tiaprid**

**Tiaprofensäure** (INN): Acidum tiaprofenicum Ph.Eur.; 2-(5-Benzoyl-2-thienyl)propionsäure; CAS-Nr. 33005-95-7; $C_{14}H_{12}O_3S$, Strukturformel: s. Abb.; $M_r$ 260.31; Schmp. 94–96 °C (stabile Modifikation I), Schmp. 90–92 °C (Modifikation II), Schmp. 84–85 °C (Modifikation III); $pK_S$ 3.44 (20 °C), $pK_S$ 3.56 (38 °C); lösl. in Ethanol u. Chloroform, in Wasser (pH 1.5, Modifikation I) 72 mg/L (20 °C) bzw. 200 mg/L (38 °C); **Wirk.:** nichtsteroidales Antirheumatikum (s. Analgetika); Antiphlogistikum*; **Dos.:** p. o. 2×300 g/d.

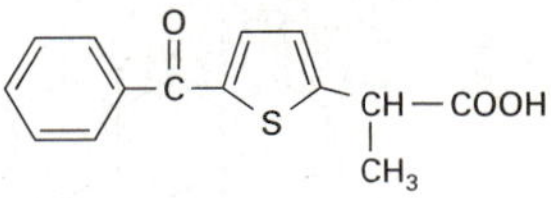


**Tiaprofensäure**

**Tibia:** Schienbein; stärkerer der beiden Unterschenkelknochen. Vgl. Fibula.

**Tibolon** (INN): 17-Hydroxy-7*α*-methyl-19-nor-17*α*-pregn-5(10)-en-20-in-3-on; CAS-Nr. 5630-53-5; $C_{21}H_{28}O_2$, Strukturformel: s. Abb.; $M_r$ 312.4; Schmp. 165 °C; logP 4.0; $pK_S$ 13.1 (berechnet); schwer lösl. in Wasser; synthet. Steroidhormon*; **Wirk.:** schwache estrogene, gestagene u. androgene Partialwirkung; **Ind.:** Estrogenmangelsymptome bei postmenopausalen Frauen; **UAW:** uterine Blutungen, Bauchschmerzen, Spannungsgefühl in der Brust; **Dos.:** p. o. 2.5 mg/d abends.

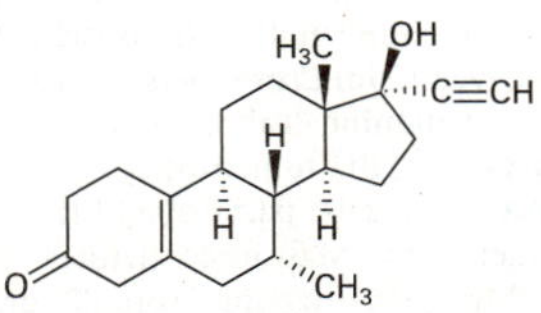


**Tibolon**

**Ticarcillin** (INN): *α*-Carboxy-3-thienylmethyl-penicillin; (2*S*,5*R*,6*R*)-6-[[(2*R*)-3-Hydroxy-3-oxo-2-thiophen-3-ylpropanoyl]amino]-3,3-dimethyl-7-oxo-4-thia-1-azabicyclo[3.2.0]heptan-2-säure; CAS-Nr. 34787-01-4; $C_{15}H_{16}N_2O_6S_2$; $M_r$ 384.43; das Natrium-Salz ist gut wasserlösl.; die farblose bis leicht gelbl. Lsg. ist leicht instabil; nicht mehr im Handel befindl. Antibiotikum*; früher angewendet bei schweren Pseudomonasinfektionen; **Wirk.:** Breitband-Penicillin*; Oralpenicillin mit erweitertem Wirkungsspektrum; stark wirksam gegen Pseudomonas aeruginosa; wirksam gegen Proteus-Arten u. E. coli; keine Resorption bei oraler Gabe; Elimination renal; **UAW:** Penicillinallergie, Blutbildschäden. **Ticarcillin-Dinatrium:** Ticarcillinium natricum Ph.Eur.; $C_{15}H_{14}N_2O_6S_2$; $M_r$ 428.4; weißes, hygroskop. Pulver; leicht lösl. in Wasser.

**Ticlopidin** (INN): 5-(2-Chlorbenzyl)-4,5,6,7-tetrahydrothieno[3,2-*c*]pyridin; CAS-Nr. 55142-85-3; $C_{14}H_{14}ClNS$, Strukturformel: s. Abb.; $M_r$ 263.78; **Wirk.:** Adenosindiphosphat*-Rezeptor-Antagonist zur Thrombozytenaggregations-Hemmung, v. a. bei Unverträglichkeit gegenüber Acetylsalicylsäure*; **Kontraind.:** Schwangerschaft, Stillzeit, Blutungsneigung; **UAW:** Blutbildveränderungen, Magen-Darm-Störungen, Hautrötungen, Schwindel, Ikterus*, Transaminasenerhöhung. **Ticlopidinhydrochlorid:** Ticlopidini hydrochloridum Ph.Eur.6; CAS-Nr. 53885-35-1; $C_{14}H_{15}Cl_2NS$; $M_r$ 300.2; Schmp. 195–215 °C (polymorph); weißes, krist. Pulver; schwer lösl. in Wasser u. Ethanol.

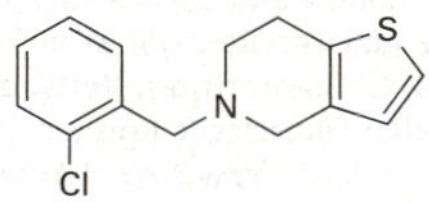


**Ticlopidin**

**Tiefenfilter:** bakterienundurchlässige Filter zur Keimfiltration* von Flüssigkeiten od. Gasen, die aus faserigen od. körnigen mit Kunstharz fixierten Materialien bestehen u. erhebl. dickere Filtrationsschichten als reine Oberflächenfilter (s. Membranfilter) aufweisen; an der Gerüststruktur der Filterschicht werden Bakterien u. a. Teilchen zurückgehalten; als Scheibenfilter (s. Scheibenfiltergeräte) od. Filterkerzen* ausgebildet; **Einteilung: 1.** T. mit Adsorptionseffekt: **a)** s. Seitz-Entkeimungsfilter (Asbest); **b)** asbestfreie Filter: Filterschichten aus Zellstoff od. Nylon* u. Kieselgur, Aluminiumoxid; **c)** Keramikfilter, Chamberland*-Filterkerzen (Porzellanerde u. Quarzsand); **d)** Berkefeld*-Filter (Kieselgur); **2.** T. ohne Adsorptionseffekt: Glassinterfilter*.

**tiefgekühlt lagern:** Lagerungsvorschrift* nach Ph.Eur.6; Lagerung unterhalb von −15 °C.

**Tiefpotenzen:** s. Homöopathie.

**Tiefziehen:** Verfahren zur Verformung von Platten, dickeren Folien od. Halbzeug aus thermoplast. Kunststoffen; durch Infrarotstrahlen (120–180 °C) wird der Kunststoff in den thermoplast. Zustand überführt. Anschließend werden die Platten entweder auf Negativ- od. auf Positivwerkzeugen mechan. u./od. unter Einsatz von Blas- od. Saugluft (Vakuumtiefziehen) geformt. Für tiefere Behälter muss der Kunststoff vorgestreckt werden.

**Tiegel**
Tiegelmaterialien

| Reagenzien | Aufschluss von | Tiegelmaterial |
|---|---|---|
| Alkalicarbonate | Silikaten | Pt, (Ni) |
| Natriumperoxid | Sulfiden; Cr- und Sn-Erzen | Ni, besser Ag |
| Natrium-Kalium-Hydroxid | Sb-, Cr-, Sn-Erzen | Fe, Ni, Ag |
| Schwefel und Natriumcarbonat | Sn, Sb, As, Cu, Pb-Verbindungen | Porzellan |
| Kaliumpyrosulfat | Metalloxiden; Mo-, W-Legierungen | Quarz, Porzellan, (Pt) |

**Tiegel:** Gefäß, z. B. aus Glas*, Porzellan*, Graphit*, Quarz* od. Platin*, zum Trocknen, Schmelzen, Rösten, Veraschen od. Glühen chem. Substanzen; **Formen: 1.** T. zum Veraschen u. Glühen: v. a. Platintiegel* od. Porzellantiegel, aber auch T. aus Fe, Ni u. Ag; in der gravimetr. Analyse v. a. Porzellantiegel (vertragen Temp. bis 1400 °C); **2. Filtertiegel:** T. aus Glas od. Porzellan, selten aus Platin; zur Filtration von Lsg., die Papier angreifen, od. für präparative Zwecke; Glassintertiegel haben einen porösen Boden aus gesinterten Glasteilchen mit einer der gewünschten Filterwirkung entspr. Porengröße, s. Glassinterfilter. Verw. gewöhnl. bis 120 °C; Porzellanfiltertiegel können bis zur Rotglut erhitzt werden. **Verw.:** zum Aufschluss* von z. B. Mineralien, Erzen, Legierungen; das Tiegelmaterial richtet sich dabei nach den verwendeten Reagenzien (s. Tab.). Vgl. Tiegelofen.

**Tiegelofen:** Ofen für Glüh- u. Veraschungsprozesse (in der Analysentechnik), Aschegehaltsbestimmungen* u. Wärmebehandlungen (in der Metallbranche); Temp. bis 1000 °C mögl.; mit Schamotte* ausgelegt. Vgl. Tiegel.

**Tiemann-Katheter:** s. Katheter.

**Tiemoniumiodid** (INN): Tiemonii iodidum, 4-[3-Hydroxy-3-phenyl-3-(2-thienyl)propyl]-4-methylmorpholiniumiodid; 1-Phenyl-1-(2-thienyl)-3-(N-methyl-morpholinio)-propanoliodid; CAS-Nr. 144-12-7; $C_{18}H_{24}INO_2S$; $M_r$ 445.38; Schmp. 189–191 °C; nicht mehr im Handel befindl. Parasympatholytikum* mit den peripheren Wirk. des Atropins*; früher angewendet als Spasmolytikum* bei Magen-Darm-Ulzera u. viszeralen Spasmen.

**Tierärztliche Hausapotheken:** s. Hausapotheken.

**Tierärztliche Untersuchungsämter:** staatliche Veterinäruntersuchungsanstalten; Landesoberbehörden der unteren Verwaltungsstufe in Deutschland; vgl. Gesundheitswesen. T. U. sind in erster Linie zuständig für die Untersuchungen von Lebensmitteln tier. Herkunft, die Tierseuchenbekämpfung, Tiergesundheit, Schlachttierbeschau u. Tollwutbekämpfung.

**Tierkohle:** s. Carbo activatus.

**Tierversuch:** experimenteller Einsatz von lebenden Tieren (z. B. Vivisektion: operativer Eingriff am lebenden Tier) in pharmak., physiol. u. a. Disziplinen; **1.** zur Prüfung von Wirksamkeit u. Sicherheit neuer Arzneimittel; **2.** zur Diagnose bestimmter Infektionskrankheiten; **3.** zur Produktion diagnost. u. therapeut. Seren; **4.** zur Darst. physiol. u. pathol. Vorgänge (Grundlagenforschung); **5.** für biochem. Zwecke (z. B. zur Analyse von Stoffwechselwegen). T. sind nur bei fehlender Alternative (Ersatzmethoden zur Reduktion der Anzahl bzw. zum vollständigen Ersatz von T.; Problem: Übertragbarkeit der Ergebnisse) sowie unter Beachtung der Vorschriften des Tierschutzgesetzes (Österreich: des Tierversuchsgesetzes, BGBl. Nr. 501/1989 in der Fassung 2005) zulässig.

**Tigecyclin** (INN): *N*-[(5a*R*,6a*S*,7*S*,9*Z*,10a*S*)-9-(amino-hydroxymethyliden)-4,7-bis(dimethylamino)-1,10a,12-trihydroxy-8,10,11-trioxo-5a,6,6a,7-tetrahydro-5*H*-tetracen-2-yl]-2-(tert-butylamino)acetamid; CAS-Nr. 220620-09-7; $C_{29}H_{39}N_5O_8$, Strukturformel: s. Abb.; $M_r$ 585.65; logP –0.5 ± 1.0 (berechnet); Derivat des Minocyclins*; **Wirk.:** bakteriostat. wirkendes Antibiotikum* aus der Gruppe der Glycylcycline*; Wirkungsspektrum: grampositive, gramnegative u. atyp. Erreger, auch wirksam gegen MRSA*, VRE*, ESBL*-bildende Klebsiellen u. Acinetobacter spp.; Wirkungslücke bei Pseudomonas aeruginosa; **Ind.:** komplizierte Haut- u. Weichgewebeinfektionen, komplizierte intraabdominale Infektionen; **WW:** Warfarin u. andere Antikoagulanzien: Abnahme der Clearance u. Anstieg der AUC von Warfarin, Verlängerung der Prothrombinzeit u. aktivierte partielle Thromboplastinzeit mögl.; orale Kontrazeptiva: Wirkungsbeeinträchtigung mögl.; **UAW:** Übelkeit, Erbrechen, Diarrhö; cave: Dosisanpassung bei schwerer Leberfunktionsstörung (Child-Pugh C) nötig; **Dos.:** 100 mg i. v. (initial), dann 50 mg i. v. alle 12 h.

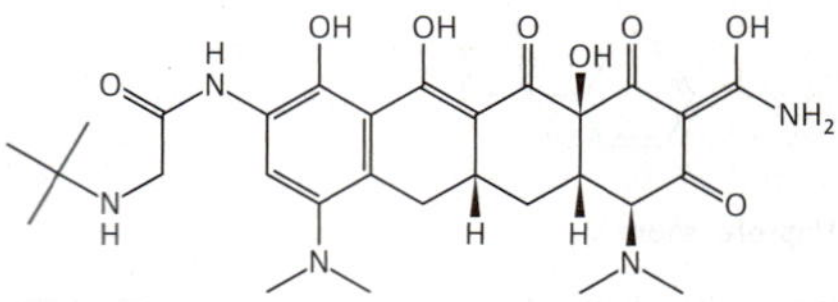


**Tigecyclin**

**Tigerlilie:** s. Lilium lancifolium.

**Tiglinsäure:** *trans*-2-Methylcrotonsäure, *trans*-2,3-Dimethylacrylsäure; (*E*)-2-Methyl-2-butensäure; CAS-Nr. 80-59-1; $C_5H_8O_2$; $M_r$ 100.11; Schmp. 64 °C; Sdp. 198.5 °C; p$K_S$ 5.02 (25 °C); wasserdampfflüchtig; schlecht lösl. in kaltem Wasser, gut löslich in heißem Wasser, Ethanol u. Ether; **Vork.:** T. ist das stabile Isomer der Angelicasäure* (Strukturformel: s. Angelicasäure, Abb. dort); natürl. zumeist verestert, z. B. mit Geraniol* in Geraniumöl (das äther. Öl von Pelargonium-Arten*), zus. mit Angelicasäure als Butylester im äther. Öl von Chamaemelum* nobile (Römische Kamille), ferner als Glycerid im Crotonöl (s. Croton tiglium).

**Tigogenin:** s. Saponine (Tab. 2 dort).

**Tilia argentea:** s. Tilia tomentosa.

**Tilia cordata** Mill.: Tilia parvifolia Ehrh. ex Hoffm; Winterlinde; Fam. Malvaceae (früher Tiliaceae); zus. mit **Tilia platyphyllos** Scop. (T. grandifolia Ehrh. ex W. D. J. Koch, Sommerlinde) u. deren

Hybriden **Tilia x vulgaris** Heyne in fast ganz Europa verbreitet; Stpfl. von **Tiliae flos:** Flores Tiliae; Lindenblüten; getrocknete Blütenstände, häufig verfälscht mit anderen Tilia-Arten; **Off.:** Ph.Eur.6; Monographie: Kommission E; **Inhaltsst.:** äther. Öl (ca. 0.02–0.1 %) mit u. a. Linalool*, 1,8-Cineol*, Carvon* u. Campher*; ca. 1 % Flavonoide wie Hyperosid*, Isoquercitrin (Quercetin-3-glucosid), Quercitrin (Quercetin-3-rhamnosid), Astragalin* u. a. Kämpferolglykoside, ferner freie sowie mit Flavonolglykosiden veresterte Phenolcarbonsäuren, z. B. Tilirosid (ein *p*-Cumarsäureester von Astragalin), dimere Procyanidine, Zucker, 1–3 % Gerbstoffe, ca. 10 % Schleimstoffe (v. a. Arabinogalactane); QZ mind. 32 (DAB) bzw. mind. 15 (Ph.Helv.); **Wirk.:** antimikrobiell, diaphoret., entzündungshemmend; **Anw.: 1.** (med.) bei Erkältungskrankheiten u. damit verbundenem Husten; **2.** (volkstüml.) als schweißtreibendes u. krampflösendes Mittel, z. B. bei fieberhaften Erkrankungen, Magenbeschwerden, Unruhezuständen; **Lignum Tiliae:** Lindenholz, Lindensplint; **Anw.:** (volkstüml.) z. B. bei Gicht u. Erkrankungen des rheumat. Formenkreises.

**Tiliae flos:** s. Tilia cordata.

**Tilia tomentosa** Moench: Tilia alba Ait., Tilia argentea Desf.; Silberlinde; Fam. Malvaceae (Tiliaceae); Südosteuropa, Kleinasien; die Blüten dieser Art u. ihrer zahlreichen Hybride* sollen sich u. a. durch ein unangenehmes Aroma auszeichnen; sie treten z. T. als Verfälschung von Tiliae flos (s. Tilia cordata) auf.

**Tilidin** (INN): 2-(Dimethylamino)-1-phenyl-3-cyclohexen-1-carboxylsäure-ethylester; CAS-Nr. 20380-58-9; $C_{17}H_{23}NO_2$, Strukturformel: s. Abb.; $M_r$ 273.38; *cis*- bzw. *trans*-Tilidin unterliegen dem Betäubungsmittelgesetz (Anlage II bzw. III mit Ausnahmen); **DL-*trans,trans*-Tilidinhydrochlorid:** CAS-Nr. 27107-79-5; $C_{17}H_{24}ClNO_2$; $M_r$ 309.9; Schmp. 159–162 °C (polymorph); auch als Hemihydrat; leicht lösl. in Wasser; **Wirk.:** starkes Analgetikum*; Betäubungsmittel*, daher zur Verhinderung des Missbrauchs mit Naloxon* kombiniert; **Ind.:** starke u. sehr starke Schmerzen; HWZ 3 h.

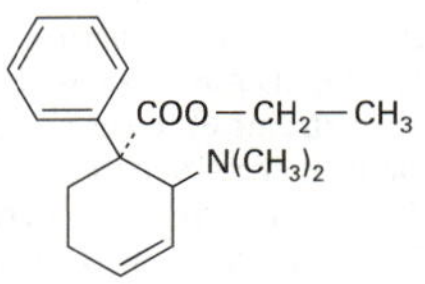


**Tilidin**

**Tilirosid:** s. Tilia cordata (Tiliae flos, Inhaltsst.).

**Tillman-Reagenz:** s. 2,6-Dichlorphenolindophenol-Natrium.

**Tiludronsäure** (INN): [(*p*-Chlorophenyl)thio]methylen-diphosphonsäure; CAS-Nr. 89987-06-4; $C_7H_9ClO_6P_2S$, Strukturformel: s. Bisphosphonate (Abb. dort); $M_r$ 318.60; **Wirk.:** Bisphosphonat*; **Ind.:** Ostitis deformans Paget; **Kontraind.:** schwere Niereninsuffizienz, Schwangerschaft u. Stillzeit, juvenile Ostitis deformans Paget; **WW:** gleichzeitige Gabe von $Ca^{2+}$-Präparaten od. Nahrungsmitteln mit einem hohem $Ca^{2+}$-Gehalt; Antacida; **UAW:** gastrointestinale Störungen, Schwindel, Kopfschmerz, allerg. Hautreaktionen; **Dos.:** p. o. 1 × 0.4 g (entspricht 0.48 g T.-Dinatriumhemihydrat); 2 h vor od. nach einer Mahlzeit, über einen Zeitraum von 3 Monaten. Gebräuchl. ist Tiludronsäure-Dinatriumhemihydrat.

**Time-Trade-Off:** Abk. TTO; direkte Methode zur Erhebung des Nutzwertes*, bei der Versuchspersonen befragt u. aufgefordert werden zu entscheiden, wie viele ihrer restl. Lebensjahre, die sie mit einer bestimmten Erkrankung verbringen müssten, sie für einen perfekten Gesundheitszustand eintauschen würden (s. Abb.); **Beispiel:** „Sie sind eine 40 Jahre alte Person, leiden an Diabetes mellitus Typ 1 u. haben eine Restlebenserwartung von 40 Jahren. Wie viele Jahre ihrer restl. Lebenszeit wären Sie bereit, für eine Heilung zu opfern?“

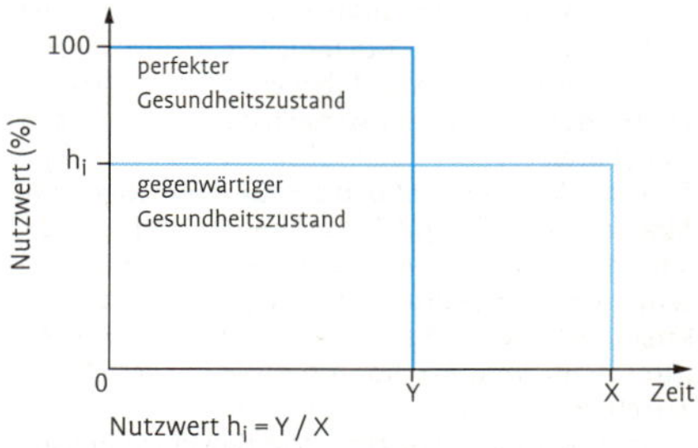


**Time-Trade-Off:** bei chronischer Erkrankung

**Timolol** (INN): (*S*)-1-*tert*-Butylamino-3-(4-morpholino-1,2,5-thiadiazol-3-yl-oxy)-2-propanol; CAS-Nr. 26839-75-8; $C_{13}H_{24}N_4O_3S$, Strukturformel: s. Beta-Rezeptoren-Blocker (Abb. 2 dort); $M_r$ 316.42; Schmp. 71.5–72.5 °C (kristallisiert aus Isopropylether); **Wirk.:** Beta*-Rezeptoren-Blocker; eine Gefäßverengung bewirkt die Reduktion der Kammerwasserproduktion u. eine Senkung des Augeninnendrucks; **Ind.:** okuläre Hypertonie, Glaukom; **UAW:** geringe system. Symptome; vgl. Beta-Rezeptoren-Blocker; HWZ 4 h. **Timololhydrogenmaleat:** Timololi maleas Ph.Eur.; CAS-Nr. 26921-17-3; $C_{17}H_{28}N_4O_7S$; $M_r$ 432.5; Schmp. ca. 199 °C (unter Zers.); lösl. in Wasser; fast unlösl. in Ether.

**Timoniac** (INN): Thiazolidin-4-carbonsäure; CAS-Nr. 444-27-9; $C_4H_7NO_2S$; $M_r$ 133.2; Schmp. 195 °C; leicht lösl. in Wasser; nicht mehr im Handel befindl. Lebertherapeutikum.

**Tinctura Absinthii:** Absinthii tinctura; Wermuttinktur; Zusammensetzung: DAB, 1 T. Wermutkraut (s. Artemisia absinthium, Absinthii herba), 5 T. verd. Ethanol; Farbe grünl. braun; **Anw.:** als Amarum*, Stomachikum; früher bei subazider Gastritis, Anorexie, Dyskinesien der Gallenwege; **Dos.:** 10–20 Tr. mit etwas Wasser.

**Tinctura Absinthii composita:** Absinthii tinctura composita; zusammengesetzte Wermuttinktur; Darst.: ÖAB, Mazeration* von 10 T. Wermutkraut (s. Artemisia absinthium, Absinthii herba), 5 T. Bitterorangenschale, 2 T. Kalmuswurzel, 2 T. Enzianwurzel, 1 T. Ceylonzimtrinde, 100 T. verd. Ethanol; Farbe grünl. braun; Bitterwert mind. 1000; **Anw.:** s. Tinctura Absinthii.

T

**Tinctura Aconiti:** Eisenhuttinktur; Zusammensetzung: EB, 1 T. Eisenhutknollen (s. Aconitum napellus ssp. napellus, Aconiti tuber), 10 T. verd. Ethanol; Farbe braungelb; Gehalt: 0.045–0.055 % Alkaloide (berechnet als Aconitin*); **Darst.:** Ph.Helv., Eisenhutknollen werden mit 63 %igem Ethanol (mit Salzsäure angesäuert auf pH 3) perkoliert, mit Menstruum eingestellt; **Anw.:** heute in homöopathischen Zuber. enthalten; früher bei Erkältungskrankheiten, Grippe, Neuralgien, Myalgien, Rheuma; **Dos.:** EMD 0.2 g, TMD 0.6 g. **Hom.:** Aconitum: nur in potenzierter Form, vorwiegend in Potenzen ab D30.

**Tinctura Allii sativi:** Knoblauchtinktur; Zusammensetzung: EB, 1 T. frische Knoblauchzwiebeln (s. Allium sativum, Allii sativi bulbus), 2 T. Ethanol; Farbe hellgelb; **Anw.:** bei Gärungs- u. Fäulnisdyspepsien; **Dos.:** 5.0 g.

**Tinctura Aloes:** Aloetinktur; Zusammensetzung: DAB, 1 T. Aloe*, 5 T. Ethanol; Farbe dunkelgrünbraun; **Anw.:** als Laxans* (bei chron. Obstipation); kontraindiziert bei Schwangerschaft. Vgl. Laxanzienabusus.

**Tinctura Aloes composita:** zusammengesetzte Aloetinktur, Elixir ad longam vitam; Zusammensetzung: DAB, 6 T. Aloe*, je 1 T. Rhabarber, Enzianwurzel, Zitwerwurzel, Safran, 200 T. verd. Ethanol; Farbe rotbraun; **Anw.:** als Laxans* (bei chron. Obstipation); kontraindiziert bei Schwangerschaft.

**Tinctura amara:** Tinctura Gentianae composita, Tinctura stomachica; bittere Tinktur, Bittertropfen, Galltropfen; Zusammensetzung: **1.** DAB, 3 T. Enzianwurzel, 3 T. Tausendgüldenkraut, 2 T. Pomeranzenschalen, 1 T. unreife Pomeranzen, 1 T. Zitwerwurzel, 50 T. verd. Ethanol; keine Angaben zum Bitterwert; **2.** NRF (bis 2007), 1.0 g Wermuttinktur, 1.0 g Ingwertinktur, 5.0 g Pomeranzentinktur, 13.0 g Enziantinktur; **3.** ÖAB, je 5 T. Bitterkleeblatt, Tausendgüldenkraut, Bitterorangenschale, Enzianwurzel u. 100 T. verd. Ethanol; Mazerationsverfahren; Bitterwert mind. 2000; Farbe bräunl.; **Anw.:** Stomachikum, Amarum*, bei Dyspepsien, appetitanregendes Mittel; **Dos.:** 3-mal/d 15 Tr. vor dem Essen.

T

**Tinctura Arnicae:** Arnicae tinctura; Arnikatinktur; Ph.Eur.6, Gehalt: 0.04 % Sesquiterpenlactone*; Zusammensetzung: 1 T. Arnikablüte (s. Arnica montana, Arnicae flos), 10 T. verd. Ethanol; Farbe gelbbraun; **Darst.:** DAB, Ph.Helv., Perkolation*; ÖAB, Mazeration*; **Anw.:** bei Muskelzerrung u. -prellung, Quetschungen, Hämatomen, Verstauchungen, Neuralgien; innerl.: früher als Expektorans u. Psychostimulans* bei Fieber, Herzschwäche; **UAW:** bei äußerl. Anw. einer unverdünnten Tinktur kann es zu Hautrötung mit Blasenbildung kommen (daher Verdünnung 1:3); die Einnahme größerer Mengen unverdünnter Tinktur kann zu Übelkeit, Erbrechen, Gastroenteritis, Atem- u. Herzstörungen, Krämpfen führen; **Antidot:** Magenspülung, salin. Laxans, Tierkohle u. Kreislaufmittel.

**Tinctura Arning:** Arning-Tinktur; Zusammensetzung: RF, 4 T. Ammoniumbituminosulfonat, 1 T. Anthrarobinum (s. Anthrarobin), 10 T. Ether, 15 T. Tinctura* Benzoes; die frühere Anw. bei Furunkulose als Pinselung ist obsolet.

**Tinctura aromatica:** aromatische Tinktur; Zusammensetzung: **1.** ÖAB, 12 T. Ceylonzimtrinde, 6 T. Ingwerwurzel, 2 T. Gewürznelke, 100 T. verd. Ethanol; Mazeration*; Farbe rotbraun; **2.** Ph.Helv., 2.0 T. Gewürznelke, 10.0 T. Ceylonzimtrinde, 3.0 T. Galgantwurzel, 5.0 T. Ingwerwurzel; Perkolation* mit Ethanol 70 %; **Anw.:** als Karminativum u. Stomachikum, bei Gastritiden, Meteorismus; **Dos.:** 0.5–1.0 g.

**Tinctura aromatica acida:** saure aromatische Tinktur; Zusammensetzung: EB, 10 T. Ceylonzimtrinde, 4 T. Ingwerwurzel, 2 T. Galgantwurzel, 2 T. Gewürznelken, 2 T. Malabar-Kardamomen, 100 T. verd. Ethanol, 4 T. Salzsäure; Farbe rotbraun; **Anw.:** als appetitanregendes Mittel. Vgl. Tinctura aromatica.

**Tinctura Aurantii amari:** Aurantii tinctura, Aurantii amari epicarpii et mesocarpii tinctura; Bitterorangenschalentinktur, Bitterorangentinktur, Pomeranzentinktur; Darst.: Ph.Eur.6, Perkolation*; ÖAB, Mazeration*, 1 T. Pomeranzenschale, 5 T. verd. Ethanol; Bitterwert: mind. 200 (Ph.Eur.6) bzw. mind. 100 (ÖAB); Farbe rötl. braun; **Anw.:** als Stomachikum, Aromatikum; **Dos.:** 0.5–1.0 g. Vgl. Citrus aurantium.

**Tinctura Aurantii dulcis:** Aurantii dulcis tinctura; süße Orangentinktur; Darst.: Ph.Helv., durch Mazeration* von 100 g frischen, süßen Orangenschalen (s. Citrus sinensis, Aurantii dulcis flavedo recens) mit 200 g Ethanol 70 %; **Anw.:** als Geschmacks- u. Geruchskorrigens.

**Tinctura Belladonnae:** Belladonnae tinctura; Belladonnatinktur, Tollkirschentinktur; Darst.: DAB, ÖAB, durch Perkolation*, 1 T. gepulverte Belladonnablätter u. 8–10 T. Ethanol 70 % (V/V); Farbe braungrün; Gehalt an Alkaloiden: 0.02–0.03 % (ÖAB: 0.028–0.032 %), berechnet als Hyoscyamin*; vorsichtig zu lagern; **Inkomp.:** alkal. reagierende Stoffe, Gerbstoffe; die frühere med. Anw. als Parasympatholytikum*, v. a. bei Spasmen u. Koliken des Gastrointestinaltrakts, ist obsolet. Vgl. Atropa belladonna.

**Tinctura Belladonnae titrata:** s. Belladonnae folii tinctura normata.

**Tinctura Benzoes:** Benzoes tinctura; Benzoetinktur; Gehalt: **1.** Benzois tonkinensis tinctura, Siam-Benzoe-Tinktur (Ph.Eur.6), Gehalt: mind. 5 % Gesamtsäuren, berechnet als Benzoesäure*; **2.** Benzois sumatrani tinctura, Sumatra-Benzoe-Tinktur (Ph.Eur.6), Gehalt: mind. 4 % Gesamtsäuren, berechnet als Benzoesäure; **Darst.:** DAC, ÖAB, Ph.Helv., durch Mazeration* von 1 T. Benzoe* (Siambenzoe) mit 5 T. Ethanol; Farbe gelb-rotbraun; **Anw.:** als mildes Desinfiziens; früher äußerl. bei Ekzemen u. Dermatomykosen, Mundspülungen. Vgl. Benzoe sumatranus; Benzoe tonkinensis.

**Tinctura Calami:** Kalmustinktur; Zusammensetzung: ÖAB, Mazeration*, 1 T. Kalmuswurzel (s. Acorus calamus), 5 T. verd. Ethanol; Farbe bräunl. gelb; **Anw.:** als Stomachikum; **Dos.:** 1.0 g.

**Tinctura Capsici:** Capsici acris tinctura; Cayennepfefferfluidextrakt, Cayennepfeffertinktur, Paprikatinktur; Zusammensetzung: 1 T. Paprika bzw.

Cayennepfeffer (s. Capsicum frutescens), 10 T. verd. Ethanol (ÖAB) bzw. 90 % Ethanol (DAC); Perkolation*; Farbe gelbl. braunrot; Gehalt an Capsaicinoiden: mind. 0.025 %, berechnet als Capsaicin* (ÖAB); **Anw.:** früher bei Verdauungsschwäche, antirheumat. Einreibung; **UAW:** bei Anw. zu hoher Dosen: (innerl.) Gastroenteritis; (äußerl.) Hautentzündungen bis zur Blasenbildung.

**Tinctura Capsici titrata:** Capsici tinctura normata; eingestellte Cayennepfeffertinktur Ph.Eur.6; Darst.: **1.** Ph.Eur.6, s. Capsicum frutescens (Capsici tinctura normata); **2.** Ph.Helv., 2.5 g Cayennepfefferliquidextrakt (s. Extractum Capsici fluidum titratum) werden in einer Mischung von 88.2 g 96 %igem Ethanol u. 9.3 g Wasser gelöst; Gehalt: 0.04 %–0.06 % Capsaicinoide (berechnet als Capsaicin*); **Anw.:** s. Tinctura Capsici.

**Tinctura Carbonis detergens:** s. Liquor Carbonis detergens.

**Tinctura carminativa:** blähungstreibende Tinktur; Zusammensetzung: EB, 80 T. Zitwerwurzel, 40 T. Kalmus, 40 T. Galgant, 20 T. Röm. Kamille, 20 T. Kümmel, 20 T. Anis, 15 T. Lorbeeren, 15 T. Gewürznelken, 10 T. Muskatblüte u. 5 T. Pomeranzenschalen (grob gepulvert), 500 T. Ethanol, 500 T. Aqua Menthae; Farbe braun; bei der Abgabe waren 9 T. dieser Tinktur 1 T. versüßter Salpetergeist (Spiritus Etheris nitrosi DAB) hinzuzufügen. Die med. Anw. ist obsolet.

**Tinctura Chamomillae:** Kamillentinktur; Darst.: ÖAB, Mazeration*, 1 T. Kamillenblüte (s. Matricaria recutita, Matricariae flos), 5 T. verd. Ethanol; Farbe grünl. braun; **Anw.:** als Badezusatz; zum Inhalieren, Gurgeln u. Spülen der Schleimhäute; **Dos.:** 2 EL auf 1/8 L Wasser. Vgl. Gargarisma adstringens.

**Tinctura Chinae:** Chinatinktur; Zusammensetzung: DAC, 20 T. gepulverte Chinarinde (s. Cinchona pubescens, Cinchonae cortex), verd. Ethanol n. B.; Gehalt: 0.8–0.9 % Alkaloide, berechnet als Chinin*; Farbe rotbraun; **Anw.:** als Stomachikum; cave: aufgrund des allergenen Potentials der Alkaloide nicht mehr empfehlenswert.

**Tinctura Chinae composita:** Cinchonae tinctura composita; zusammengesetzte Chinatinktur; Zusammensetzung: 10 T. Chinarinde (s. Cinchona pubescens, Cinchonae cortex), 4 T. Pomeranzenschale, 4 T. Enzianwurzel, 2 T. Zimtrinde, 100 T. 70 %iges Ethanol; Perkolation* (DAB), Mazeration* (ÖAB); Bitterwert: mind. 300 (DAB) bzw. mind. 1000 (ÖAB); **Anw.:** nur noch als Amarum*, Stomachikum; cave: aufgrund des allergenen Potentials der Alkaloide nicht mehr empfehlenswert.

**Tinctura Cinchonae:** Darst.: Ph.Helv., durch Auflösen von Extractum* cinchonae siccum titratum in Ethanol-Wasser (25:70); Alkaloidgehalt 1 %, berechnet als äquimolares Gemisch aus Chinin* u. Cinchonin*; **Anw.:** s. Tinctura Chinae.

**Tinctura Cinnamomi:** Cinnamomi corticis tinctura, Zimtrindentinktur Ph.Eur.6; Zimttinktur; Darst.: **1.** Ph.Eur.6, 1 T. Zimtrinde, 5 T. 70 %iges Ethanol, geeignetes Verfahren; **2.** DAB, ÖAB, Mazeration*, 1 T. Ceylonzimt (s. Cinnamomum verum), 5 T. verd. Ethanol; **3.** Ph.Helv., Perkolation* mit Ethanol 70 %; Farbe rotbraun; **Anw.:** als Stomachikum, Styptikum bei Menorrhagien.

**Tinctura Citri:** Limonis tinctura; Citronentinktur; Darst.: Ph.Helv., Mazeration* von 1 T. frischen Citronenschalen (s. Citrus limon, Limonis flavedo recens) mit 2 T. 96 %igem Ethanol; **Anw.:** als Geschmackskorrigens; vgl. Sirupus Citri.

**Tinctura Colae:** Kolatinktur; Zusammensetzung: EB, 1 T. Kolasamen (s. Cola nitida, Colae semen), 5 T. verd. Ethanol; Gehalt: mind. 0.25 % Coffein* u. Theobromin*; Farbe braunrot; **Anw.:** als Tonikum u. Stimulans; bei Appetitlosigkeit.

**Tinctura Convallariae:** Maiglöckchentinktur; Darst.: ÖAB: Perkolation, 22 T. Convallariae herba (s. Convallaria majalis) u. 100 T. verd. Ethanol; Einstellung des biol. Wirkungswertes von 1 mL Tinktur auf jenen von 0.20 g der Standarddroge; Aufbewahrung nicht länger als 1 Jahr; **Anw.:** s. Convallaria majalis; **Dos.:** ED 0.3–0.5 g; EMD 1.0 g, TMD 3.0 g; **cave:** Aufgrund des unsicheren pharmakokinet. Verhaltens der Convallariaglykoside u. der daraus resultierenden therap. Unsicherheiten sind Convallariazubereitungen nicht empfehlenswert.

**Tinctura Digitalis lanatae:** Fingerhuttinktur; Tinktur aus wolligem Fingerhut, sog. Digitalistinktur; Darst.: ÖAB, Perkolation*, 11 T. Fingerhutblätter (s. Digitalis lanata, Digitalis lanatae folium) u. 100 T. verd. Ethanol; Einstellung des biol. Wirkungswertes von 1 mL Tinktur auf jenen von 0.1 g der Standarddroge; Aufbewahrung nicht länger als 1 Jahr; ohne nähere Bez. war Tinctura Digitalis purpureae abzugeben. Die frühere Anw. bei Herzinsuffizienz ist obsolet.

**Tinctura Digitalis purpureae:** Tinktur aus rotem Fingerhut; Darst.: ÖAB, s. Tinctura Digitalis lanatae.

**Tincturae** (lat. tingere benetzen, eintauchen, färben): Abk. Tct.; Tinkturen; Auszüge aus Drogen od. tier. Material, die mit Ethanol* geeigneter Konz. (meist 70 % V/V), ggf. mit bestimmten Zusätzen, durch Mazeration*, Perkolation* sowie durch Lösen od. Verdünnen von Extrakten (s. Extracta) hergestellt u. filtriert werden; T., deren Ausgangsdrogen „vorsichtig zu lagern" sind, werden im Allg. im Verhältnis 1:10 hergestellt, sonst wird meist das Verhältnis 1:5 eingehalten. Die Konz. der Extraktionsflüssigkeit ist anzugeben. Für eingestellte T. ist das Verhältnis Droge/Extraktionsmittel innerhalb festgelegter Grenzen variabel. Zur Herst. dürfen nur Apparaturen (Beispiel s.



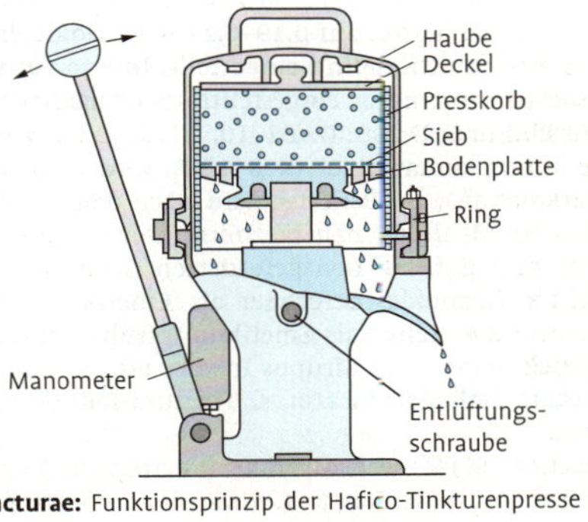


**Tincturae:** Funktionsprinzip der Hafico-Tinkturenpresse

Abb.) verwendet werden, deren Material gegen das Lösungsmittel u. die Drogeninhaltsstoffe beständig ist. Die Lagerzeit sollte wegen zahlreicher chem. Veränderungen an den gelösten Inhaltsstoffen auf 1 Jahr begrenzt werden. **Off.:** Ph.Eur.6 (unter Extracta*); **Prüfung:** Bestimmung (ggf. unter Berücksichtigung aller verwendeten Hilfsstoffe) der relativen Dichte, des Ethanolgehaltes (durch Destillation u. Dichtebestimmung des Destillats) u. des Trockenrückstandes (bestimmt nach Eindampfen u. 2-stündigem Trocknen bei 105 °C); Prüfung auf Methanol u. Isopropanol.

**Tinctura Ferri aromatica:** s. Solutio Ferri aromatica.

**Tinctura Gallae:** Tinctura Gallarum; Gallapfeltinktur; Darst.: ÖAB, 20 T. Gallapfel (s. Gallen) werden mit 100 T. verd. Ethanol 2-fach mazeriert; **Anw.:** s. Gallen; **Dos.:** Mundspülung 1 %ig in Wasser.

**Tinctura Gentianae:** Gentianae tinctura Ph.Eur.6; Enziantinktur; Darst.: **1.** Ph.Eur.6, nach einem geeigneten Verfahren; **2.** DAB, ÖAB, 1 T. gepulverte Enzianwurzel (s. Gentiana lutea, Gentianae radix), 5 T. Ethanol 70 % (V/V), Perkolation* (DAB), Mazeration* (ÖAB); Farbe rötl. braun; Bitterwert mind. 1000; **Anw.:** als Amarum u. Tonikum; bei Appetitlosigkeit, Dyspepsien; **Dos.:** 0.5–1.0 g.

**Tinctura Gentianae composita:** s. Tinctura amara.

**Tinctura Gentianae titrata:** Gentianae tinctura normata; eingestellte Enziantinktur; Darst.: Ph.Helv., durch Auflösen von 7.5 T. Extractum* Gentianae siccum normatum in 92.5 T. verd. Ethanol; auf Bitterwert von 30–40 Ph.Helv.-Einheiten eingestellt; **Anw.:** s. Tinctura Gentianae. Vgl. Gentiana lutea.

**Tinctura Guajaci:** Guajaktinktur; Darst.: Ph.Eur.4 (in Ph.Eur.6 nicht enthalten), Mazeration* von Guajakharz (s. Guaiacum officinale, Resina Guajaci) mit 80 %igem Ethanol; **Anw.:** Reagenz zur Prüfung von Gummi* arabicum. Vgl. Guajakharzlösung 2 %.

**Tinctura Iodi:** s. Iodlösung, alkoholische.

**Tinctura Iodi decolorata:** Tinctura Jodi decolorata; farblose Iodtinktur; Darst.: EB, 85 T. Iod*, 85 T. Natriumthiosulfat*, 290 T. Wasser, 125 T. weingeistige Ammoniaklösung*, 415 T. Ethanol; **Anw.:** Pinselung od. Einreibung, unverdünnt; Vorsicht bei Iodallergie.

T

**Tinctura Ipecacuanhae:** Ipecacuanhatinktur, Brechwurzeltinktur; Darst.: ÖAB, 11 T. Brechwurzel (s. Cephaelis ipecacuanha, Ipecacuanhae radix) werden mit 100 T. verd. Ethanol u. 1 T. Ameisensäure perkoliert u. auf 0.19–0.21 % Alkaloidgehalt (berechnet als Emetin*) eingestellt; **Ipecacuanhae tinctura normata:** eingestellte Ipecacuanhatinktur Ph.Eur.6; Darst.: DAB2010, 1 T. grob gepulverte Ipecacuanhawurzel u. 8–12 T. verd. Ethanol, Perkolation*; im Perkolat wird nach dem Filtrieren der Alkaloidgehalt bestimmt; mit verd. Ethanol wird ggf. auf den geforderten Gehalt (0.19–0.21 % Alkaloide, berechnet als Emetin*) eingestellt; **Anw.:** selten als Emetikum*, früher auch als Expektorans*. Vgl. Sirupus Ipecacuanhae.

**Tinctura Jodi decolorata:** s. Tinctura Iodi decolorata.

**Tinctura Myrrhae:** Myrrhae tinctura Ph.Eur.6; Myrrhentinktur; Darst.: **1.** Ph.Eur.6, mit 90 %igem Ethanol (V/V) durch ein geeignetes Verfahren; **2.** DAB, ÖAB, 1 T. pulverisierte Myrrhe (s. Commiphora molmol, Myrrha) wird mit der gleichen Menge Seesand vermischt, Mazeration* mit 5 T. 96 %igem Ethanol; **3.** Ph.Helv., Myrrhe wird mit gleichen Teilen Quarzsand gemischt, Mazeration mit einer Mischung aus 96 %igem Ethanol u. gereinigtem Wasser (116 : 9); Farbe gelbrot bis gelbbraun; **Anw.:** äußerl. zur Behandlung von Stomatitis u. Gingivitis. Vgl. Adstringens Ratanhia-Myrrhe; Adstringens Tormentill-Myrrhe.

**Tinctura Opii:** Opii tinctura normata, Tinctura Opii titrata, Tinctura Opii simplex, Laudanum liquidum, eingestellte Opiumtinktur Ph.Eur.6; Opiumtinktur; Darst.: Ph.Eur.6, DAB, Ph.Helv.: 1 T. Opium*, Mischung aus gleichen Volumenteilen 70 %igem Ethanol u. Wasser n. B.; Mazeration*; im Mazerat wird nach dem Filtrieren der Alkaloidgehalt bestimmt u. mit dem Ethanol-Wasser-Gemisch auf den vorgeschriebenen Gehalt eingestellt; Gehalt: **1.** Ph.Eur.6, DAB, 0.95–1.05 % Morphin*, mind. 0.2 % Codein* (0.1 % Codein, Ph.Eur.6), max. 0.3 % Thebain*; **2.** Ph.Helv., 0.95–1.05 % Morphin; Farbe rotbraun; aus 1 T. Droge werden 8–10 T. Tinktur enthalten. **Anw.:** selten noch bei starker Diarrhö; früher bei Spasmen im Magen-Darm-Trakt, s. Opium; **Dos.:** ED 0.2–1.0 g; EMD 1.5 g, TMD 5.0 g. Vgl. Papaver somniferum.

**Tinctura Opii benzoica:** Elixir Paregoricum; benzoesäurehaltige Opiumtinktur; Zusammensetzung: DAB, 1 T. Anisöl, 2 T. Campher*, 4 T. Benzoesäure*, 10 T. Opiumtinktur (s. Tinctura Opii), 183 T. verd. Ethanol; Gehalt: 0.05 % Morphin*; Farbe gelbbraun; die frühere Anw. als Expektorans ist obsolet.

**Tinctura Opii crocata:** Laudanum liquidum Sydenhami; safranhaltige Opiumtinktur; Zusammensetzung: DAB, 15 T. Opium*, 5 T. Safran (s. Crocus sativus), 1 T. Gewürznelken, 1 T. Ceylonzimt, 70 T. verd. Ethanol, 70 T. Wasser; Farbe gelbrot; die Anw. als Antidiarrhoikum* ist obsolet.

**Tinctura Opii simplex:** s. Tinctura Opii.

**Tinctura Opii titrata:** s. Tinctura Opii.

**Tinctura Pimpinellae:** Bibernelltinktur; Zusammensetzung: DAB, 1 T. Bibernellwurzel (s. Pimpinella major, Pimpinellae radix), 5 T. verd. Ethanol; Farbe gelbbraun; **Anw.:** als mildes Expektorans*; Gurgelmittel bei entzündl. Erkrankungen des Mund- u. Rachenraumes.

**Tinctura Primulae:** Primeltinktur; Zusammensetzung: ÖAB, 1 T. Primelwurzel (s. Primula veris, Primulae radix), 5 T. verd. Ethanol; Farbe bräunl.; hämolyt. Index 490–600; **Anw.:** bei Bronchitis, Reiz- u. Krampfhusten; **Dos.:** 0.5–1.0 g.

**Tinctura Quillajae:** Quillajae tinctura normata; eingestellte Seifenrindentinktur; Darst.: Ph.Helv., 1 T. Seifenrinde (s. Quillaja saponaria, Quillajae cortex) wird mit ca. 5 T. verd. Ethanol perkoliert u. auf eine hämolyt. Wirksamkeit von 1.5–2.5 Ph.Helv.-Einheiten (s. Index, hämolytischer) eingestellt; **Anw.:** Lösungsvermittler in Liquor* carbonis detergens.

**Tinctura Ratanhiae:** Ratanhiae tinctura; Ratanhiatinktur Ph.Eur.6; Darst.: Perkolation* (DAB), 2-fache Mazeration* (ÖAB), 1 T. Ratanhiawurzel (s. Krameria triandra, Ratanhiae radix), 5 T. verd.

Ethanol; Gehalt: DAB, mind. 2 % Gerbstoffe; Farbe rotbraun; **Anw.:** äußerl. Adstringens für Mundspülungen, Zahnfleischpinselungen; Vorbeugung bei Parodontopathien. Vgl. Adstringens Ratanhia-Myrrhe; Gargarisma adstringens.

**Tinctura Ratanhiae titrata:** Ratanhiae tinctura normata; eingestellte Ratanhiatinktur; Darst.: Ph.Helv., Auflösen von 10 g Trockenextrakt in 90 g verd. Ethanol; Gehalt: mind. 1.8–2.2 % Gerbstoffe; **Anw.:** s. Tinctura Ratanhiae.

**Tinctura Rhei:** Rhabarbertinktur; Darst.: Ph.Helv., Auflösen von Trockenextrakt (s. Extractum Rhei siccum) in einer Ethanol/Wasser-Mischung, Zimtöl als Korrigens; **Inkomp.:** alkal. reagierende Stoffe; **Anw.:** Stomachikum*; **Dos.:** ED 2.5 g. Vgl. Rheum officinale.

**Tinctura Rhei aquosa:** wässrige Rhabarbertinktur; Zusammensetzung: DAB, 10 T. Rhabarber (s. Rheum officinale), 1 T. Borax, 1 T. Kaliumcarbonat, 90 T. Wasser, 15 T. Zimtwasser, 9 T. Ethanol; Farbe dunkelrotbraun; früher angewendet als Stomachikum mit sehr milder abführender Wirkung.

**Tinctura Rhei vinosa:** weinige Rhabarbertinktur; Zusammensetzung: DAB, 8 T. Rhabarber (s. Rheum officinale), 2 T. Pomeranzenschalen, 1 T. Malabar-Kardamomen, 100 T. Xereswein*, Zucker n. B.; Farbe gelbbraun; früher angewendet wie Tinctura* Rhei aquosa.

**Tinctura Salviae:** Salviae tinctura Ph.Eur.6; Salbeitinktur; Darst.: **1.** DAB, Perkolation*, 1 T. Salbeiblätter (s. Salvia officinalis, Salviae officinalis folium), 10 T. 70 %iges Ethanol; Gehalt: mind. 0.1 % thujonreiches äther. Öl (s. Thujon); **2.** ÖAB, Mazeration*, 1 T. Salbeiblätter, 5 T. verd. Ethanol; Farbe grünbraun; Gehalt Ph.Eur.6: mind. 1 % äther. Öl; **Anw.:** Spülen, Gurgeln, Pinselungen der Mundhöhle u. des Zahnfleisches; innerl.: als Antihidrotikum; **Dos.:** Spülen des Mundes: ca. 5 g in 100 mL Wasser; Pinselung unverdünnt; innerl.: ca. 20–30 Tr. 3-mal täglich. Vgl. Gargarisma adstringens.

**Tinctura stomachica:** s. Tinctura amara.

**Tinctura Tormentillae:** Tormentillae tinctura Ph.Eur.6; Tormentilltinktur; Zusammensetzung: DAB, ÖAB: 1 T. Tormentillwurzel (s. Potentilla erecta), 5 T. verd. Ethanol; Gehalt: Ph.Eur.6, mind. 1.5 % Gerbstoffe; DAB, mind. 2.0 % Gerbstoffe; Farbe rotbraun; **Darst.:** Perkolation* (DAB), 2-fache Mazeration* (ÖAB); **Anw.:** Pinselungen u. Spülungen bei Schleimhautaffektionen des Mund- u. Rachenraums; **Dos.:** 5 g/100 mL Wasser. Vgl. Adstringens Tormentill-Myrrhe.

**Tinctura Valerianae:** Valerianae tinctura Ph.Eur.6; Baldriantinktur; Darst.: Perkolation* (DAB, mind. 3 % Trockenrückstand; Ph.Helv., mit einer Mischung ethanolgereinigten Wassers im Verhältnis 3 : 1) bzw. Mazeration* (ÖAB); 1 T. Baldrianwurzel (s. Valeriana officinalis, Valerianae radix), 5 T. Ethanol 70 % (V/V); Gehalt: Ph.Eur.6, mind. 0.015 % Sesquiterpensäuren; Farbe dunkelbraun; **Inkomp.:** Eisensalze; **Anw.:** Nervenberuhigungsmittel, leichte Schlafstörungen, nervöse Erschöpfung, Unruhe; **Dos.:** 5 mL (1–2 TL).

**Tinctura Valerianae aetherea:** ätherische Baldriantinktur, Krampftropfen; Darst.: DAB, ÖAB, Mazeration*, 1 T. Baldrianwurzel (s. Valeriana officinalis, Valerianae radix), 5 T. Spiritus* aethereus; Farbe rötl. braun; **Anw.:** s. Tinctura Valerianae; **Dos.:** 0.5–1.0 g.

**Tinctura Valerianae composita:** zusammengesetzte Baldriantinktur, Berliner Tropfen; Zusammensetzung: Tintcura* Valerianae, Spiritus* aethereus, Spiritus* Menthae piperitae zu gleichen Teilen; früher angewendet bei kolikartigen Schmerzen im Magen-Darm-Bereich.

**Tinctura Zingiberis:** Ingwertinktur; Zusammensetzung: DAB, 1 T. Ingwer (s. Zingiber officinale), 5 T. verd. Ethanol; Farbe gelbbraun; **Anw.:** als Stomachikum.

**Tinea:** i. e. S. durch Dermatophyten verursachte oberflächl., d. h. auf die Epidermis beschränkte, Dermatomykose* u. Onychomykose; Benennung unter zusätzl. Angabe der jeweiligen Körperregion (z. B. Tinea capitis, T. inguinalis, T. pedis); i. w. S. auch Bez. für Hefe- u. Schimmelpilz-Mykosen*.

**Tine-Test:** s. Tuberkulintest.

**Tingieren:** s. Tinktion.

**Tinidazol** (INN)**:** Tinidazolum Ph.Eur.; (Ethylsulfonyl)ethyl-2-methyl-5-nitroimidazol; CAS-Nr. 19387-91-8; $C_8H_{13}N_3O_4S$; $M_r$ 247.3; Schmp. 126 °C (polymorph); nicht mehr im Handel befindl. Nitroimidazol*; früher angewendet bei Trichomoniasis, Amöbiasis; wirksam gegen Anaerobier (Bacteroides, Fusobakterien) u. Protozoen (Trichomonas vaginalis, Entamoeba histolytica).

**Tinkal:** s. Natriumtetraborat.

**Tinktion:** Färbung. **Tingieren:** färben.

**Tinktur, aromatische:** s. Tinctura aromatica.

**Tinktur aus rotem Fingerhut:** s. Tinctura Digitalis purpureae.

**Tinktur aus wolligem Fingerhut:** s. Tinctura Digitalis lanatae.

**Tinktur, bittere:** s. Tinctura amara.

**Tinktur, blähungstreibende:** s. Tinctura carminativa.

**Tinkturen:** s. Tincturae.

**Tinktur, saure aromatische:** s. Tinctura aromatica acida.

**Tinnevelly-Senna:** s. Cassia angustifolia.

**Tinnevelly-Sennesfrüchte:** s. Cassia angustifolia (Sennae fructus angustifoliae).

**Tintenbaum, Ostindischer:** s. Semecarpus anacardium.

**Tintenbeere:** s. Ligustrum vulgare.

**Tintenfisch:** s. Sepia officinalis.

**Tinzaparin-Natrium:** Tinzaparinum natricum Ph.Eur.; CAS-Nr. 10046-08; mittlere $M_r$ ca. 4500; niedermolekulares Heparin*; **Gew.:** aus Schweinedarmmukosa durch enzymat. Spaltung mit Heparinase (aus Flavobacterium heparinum); **Wirk.:** Antikoagulans; **Ind.:** postoperative Primärprophylaxe tiefer Venenthrombosen; **Kontraind.:** Operationen am ZNS, Lumbalpunktionen, Spinalanästhesie; **UAW:** Blutungen, leichte Thrombozytopenie; Anstieg von Leberenzymwerten; **Dos.:** parenteral 42.2 mg s. c. 2 h vor der Operation; ab dem 1. postoperativen Tag 1 × 42.2 mg/d über 7–10 d (entsprechen 20.83 mg Anti-Xa-Aktivität des 1. Internationalen Standards für Heparin niedriger Molekülmasse); HWZ 80 min.

**Tiocarlid** (INN)**:** 4,4′-Bis(isopentyloxy)-thiocarbanilid; CAS-Nr. 910-86-1; $C_{23}H_{32}N_2O_2S$; $M_r$ 400.6;

T

Schmp. 140–142 °C (polymorph); nicht mehr im Handel befindl. Antituberkulotikum*.

**Tioconazol** (INN): Tioconazolum Ph.Eur.; CAS-Nr. 65899-73-2; $C_{16}H_{13}Cl_3N_2OS$; $M_r$ 387.7; Schmp. 78–81 °C (polymorph); 1*H*-Imidazolderivat (s. Imidazol); **Wirk.:** Breitband-Antimykotikum*; Hemmung der Ergosterolsynthese der Pilzmembranen; **Ind.:** Pilzinfektionen der Haut u. Schleimhäute durch Dermatophyten, Hefen u. Schimmelpilze, Pityriasis, Erythrasma.

**Tioguanin** (INN): Thioguanin; 2-Aminopurin-6-thiol; CAS-Nr. 154-42-7; $C_5H_5N_5S$, Strukturformel: s. Abb.; $M_r$ 167.21; Schmp. >360 °C (kristallisiert aus Wasser); fast unlösl. in Wasser, Chloroform, Ethanol, sehr leicht lösl. in verd. Alkalihydroxid-Lsg.; **Wirk.:** Zytostatikum*, Antimetabolit*; **Ind.:** akute myeloische u. lymphat. Leukämie; HWZ 1.4 h i. v. bzw. 30 h (Metaboliten). Gebräuchl. ist auch Tioguanin-Hydrat.

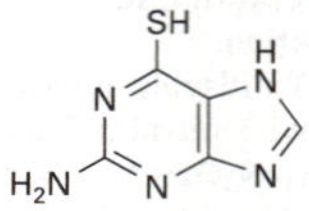

**Tioguanin**

**Tiomesteron** (INN): 1*α*,7*α*-Bis(acetylthio)-17*α*-methyltestosteron; CAS-Nr. 2205-73-4; $C_{24}H_{34}O_4S_2$; $M_r$ 450.7; Schmp. 206 °C; nicht mehr zugelassenes orales Anabolikum*.

**Tiopronin** (INN): *N*-(2-Mercapto-1-oxopropionyl)glycin; CAS-Nr. 1953-02-2; $C_5H_9NO_3S$, Strukturformel: s. Abb.; $M_r$ 163.2; Schmp. 95–97 °C; **Wirk.:** Urolithiasismittel; Antidot*, Chelatbildner*; **Ind.:** Cystinurie, Cystinurolithiasis; Schwermetallintoxikation, insbes. Quecksilber*, Kupfer*, Eisen*, Hämosiderose (Eisenüberladung), Wilson-Krankheit (Kupferüberladung).

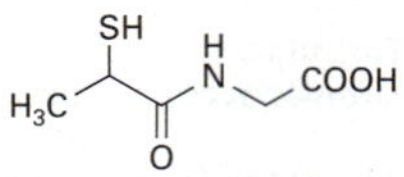

**Tiopronin**



**Tiosinamin** (INN): Thiosinamin, Allylthiourea; 1-Allyl-2-thioharnstoff; CAS-Nr. 109-57-9; $C_4H_8N_2S$, $H_2C{=}CH{-}CH_2{-}NH{-}CS{-}NH_2$; $M_r$ 116.19; D. 1.22; Schmp. 78 °C; weiße, schwach knoblauchartig riechende Kristalle; lösl. 1 : 30 in Wasser, lösl. in Ethanol u. Glycerol, schwer lösl. in Ether, unlösl. in Benzol; nicht mehr im Handel; früher angewendet zur (iodometr.) Gehaltsbestimmung von Allylsenföl sowie zur Gewebeerweichung (z. B. von Narben, gegen Keloide).

**Tiotixen** (INN): Thiotixen; *N,N*-Dimethyl-9-[3-(4-methyl-1-piperazinyl)propyliden]thioxanthen-2-sulfonamid; CAS-Nr. 3313-26-6; $C_{23}H_{29}N_3O_2S_2$; $M_r$ 443.63; Schmp. 114–118 °C (*cis/trans*-Isomeren-Mischung), 147.5–149 °C (*cis*-Isomer), 123–124.5 °C (*trans*-Isomer); fast unlösl. in Wasser, schwer lösl. in Aceton, Methanol, lösl. 1 : 110 in absolutem Ethanol, 1 : 2 in Chloroform, 1 : 120 in Ether; nicht mehr im Handel befindl. Neuroleptikum*; früher angewendet bei Schizophrenie, Alters- u. Alkoholpsychosen; **UAW:** s. Neuroleptika; vermindertes Reaktionsvermögen.

**Tiotropiumbromid** (INN): 3*β*-Di(2-thienyl)hydroxyacetoxy-6*β*,7*β*-epoxy-8-methyl-1*αH*,5*αH*-tropaniumbromid; CAS-Nr. 139404-48-1; $C_{19}H_{22}BrNO_4S_2$, Strukturformel: s. Abb.; $M_r$ 472.4; Schmp. 218 °C; **Wirk.:** Anticholinergikum*, Broncholytikum*; die Bronchodilatation hält durch langsame Dissoziation vom M3-Rezeptor über 24 h an; **Ind.:** Dauerbehandlung chron.-obstruktiver Lungenerkrankungen; **UAW:** Mundtrockenheit; **Dos.:** 1 × 18 µg/d als Pulverinhalation; HWZ 5–6 d.

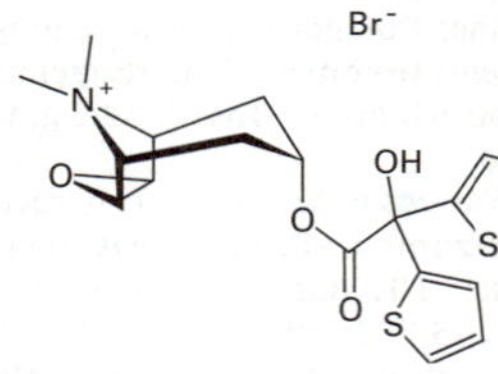

**Tiotropiumbromid**

**Tioxolon** (INN): 6-Hydroxy-1,3-benzoxathiol-2-on; CAS-Nr. 4991-65-5; $C_7H_4O_3S$; $M_r$ 168.18; Schmp. 160 °C (kristallisiert aus Wasser); fast unlösl. in Wasser, lösl. in Ethanol, Isopropanol, Propylenglykol, Ether, Benzol, Toluol; nicht mehr im Handel befindl. Bakteriostatikum, Rubefaziens* u. Keratolytikum*; früher auch angewendet bei Acne vulgaris; **UAW:** evtl. Sensibilisierung.

**Tipranavir:** Abk. TPV; *N*-[3-[(1*R*)-1-[(6*R*)-2-hydroxy-4-oxo-6-(2-phenylethyl)-6-propyl-5*H*-pyran-3-yl]propyl]phenyl]-5-(trifluormethyl)pyridin-2-sulfonamid; CAS-Nr. 174484-41-4; $C_{31}H_{33}F_3N_2O_5S$, Strukturformel: s. Abb.; $M_r$ 602.7; Schmp. 86–89 °C; logP 7.5 ± 0.6 (berechnet); **Wirk.:** Virostatikum*, nichtpeptid. HIV*-Protease-Inhibitor; hemmt die Virusreplikation, indem es die Reifung der viralen Partikel verhindert; **Ind.:** HIV*-Erkrankung mehrfach vorbehandelter Erwachsener zur antiviralen Kombinationstherapie* mit niedrig dosiertem Ritonavir* (erhöht die Plasmakonzentration von T.), wenn gegen mehrere andere HIV*-Protease-Inhibitoren Resistenzen aufgetreten sind; **Kontraind.:** mittelgradige od. schwere Leberfunktionsstörungen, Behandlung mit Substanzen, die eine geringe therapeutische Breite* besitzen u. Substrate der Cytochrom-P-450-Isoenzyme Typ 3A4 od. 2D6 der Leber sind; **WW:** vielfältige WW mit anderen Substanzen aufgrund der Beein-

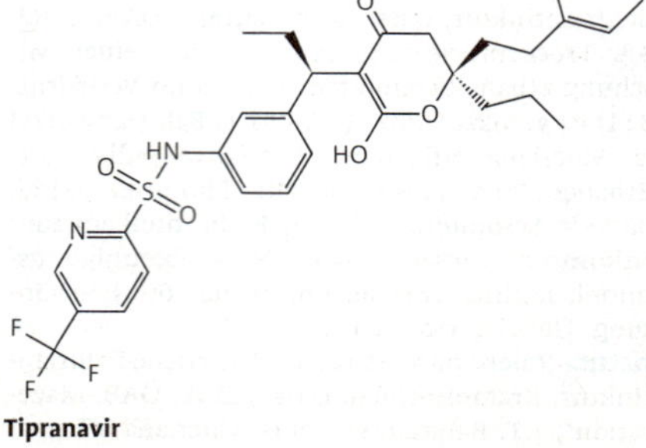

**Tipranavir**

flussung des Leberstoffwechsels; **UAW:** Diarrhö, Übelkeit, Müdigkeit, Kopfschmerz, z. T. schwerwiegende Leberfunktionsstörungen, erhöhtes Risiko für Blutungen, Hypertriglyceridämie, Umverteilung des Körperfetts, Kreatinkinase-Erhöhung, Myalgie, Myositis, Rhabdomyolyse (selten); **Dos.:** p. o. 2×500 mg/d in Kombination mit Ritonavir 2×200 mg/d.

**Tirofiban:** *N*-(Butylsulfonyl)-*O*-[4-(4-piperidyl)butyl]-L-tyrosin; CAS-Nr. 144494-65-5; $C_{22}H_{36}N_2O_5S$; $M_r$ 440.6; **Wirk.:** nichtpept. Thrombozytenaggregations*-Hemmer; bindet spezif. an die Glykoprotein-IIb/IIIa-Rezeptoren der Thrombozyten; **Ind.:** Prävention des Herzinfarkts bei instabiler Angina pectoris od. Nicht-ST-Hebungs-Infarkt; **Kontraind.:** Thrombopenie bei früherer Anw. von Glykoprotein-IIb/IIIa-Rezeptor-Antagonisten, intrakranielle Erkrankungen, maligne Hypertonie; **UAW:** Blutungen, Übelkeit, Fieber, Kopfschmerz.

**Tiropramid** (INN): (±)-2-Benzamido-3-[4-(2-diethylaminoethoxy)phenyl]-*N,N*-dipropylpropionamid; CAS-Nr. 55837-29-1; $C_{28}H_{41}N_3O_3$; $M_r$ 467.65; Schmp. 65–67 °C (kristallisiert aus Petrolbenzin); nicht mehr im Handel befindl. Spasmolytikum*; **Wirk.:** hemmt die intrazelluläre Phosphodiesterase-Aktivität u. erhöht die cAMP-Konz.; früher angewendet bei Gallen-, Nieren-, Harnleiter- u. abdominalen Koliken; **UAW:** u. a. Mundtrockenheit, Erbrechen, Obstipation. **Tiropramidhydrochlorid:** CAS-Nr. 57227-16-4; $C_{28}H_{41}N_3O_3 \cdot HCl$; $M_r$ 504.12.

**Tisane** *(pl Tisanes) f*: Ptisana; in Frankreich gebräuchl. Arzneiform, die im wesentl. einem Aufguss* entspricht, meist durch Sirup, Honig od. Zucker gesüßt.

**Tisopurin** (INN): Thiopurinol; CAS-Nr. 5334-23-6; $C_5H_4N_4S$, Strukturformel: s. Abb.; $M_r$ 152.17; in Österreich im Handel befindl. Urikostatikum (s. Gichttherapeutika); in Deutschland u. der Schweiz außer Handel; **UAW:** gastrointestinale Beschwerden, Hautreaktionen.

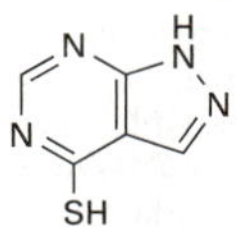


**Tisopurin**

**Titan:** Titanum; Symbol Ti; CAS-Nr. 7440-32-6; $A_r$ 47.88; OZ 22; D. 4.5; Schmp. 1677 °C; Sdp. 3262 °C; Härte 6 der Härteskala*; duktiles, silberglänzendes, sehr korrosionsbeständiges, 2-, 3-, 4-wertiges Leichtmetall*; unlösl. in Salpetersäure u. Königswasser*; **Vork.:** 0.56 % in der Erdkruste; natürl. im Titaneisenerz, z. B. Ilmenit ($FeTiO_3$), ferner als Titandioxid* im Rutil*, als Silikat in Titanit; **Darst.:** Reduktion von Titantetrachlorid (aus Titandioxid u. Chlor*) mit Magnesium* od. Natrium*; **Anw.: 1.** (med.) Implantate; **2.** (techn.) Herst. von **Titanstahl:** wegen seiner hohen Festigkeit u. bes. Härte bei gleichzeitig geringer Dichte als Werkstoff u. a. in der Luft- u. Raumfahrttechnik, im Rad- u. Autorennsport; Titan-Saphir-Laser, Supraleiter; **Nachw.:** z. B. Titan(IV)-Verbindungen als fluoreszierender Morin-Farblack; **Gesch.:** unabhängig voneinander 1791 von William Gregor (1761–1817) u. 1792 von Martin Heinrich Klaproth (1743–1817) entdeckt.

**Titandioxid:** Titanii dioxidum Ph.Eur.6, Titanium dioxydatum; Titan(IV)-oxid, Titansäureanhydrid, Titanweiß; CAS-Nr. 13463-67-7; $TiO_2$; $M_r$ 79.9; D. 4.27 g/cm$^3$; Schmp. 1855 °C; weißes bis fast weißes Pulver; prakt. unlösl. in Wasser, verd. Säuren u. Laugen, langsam lösl. in heißer konz. Schwefelsäure u. geschmolzenem Natriumhydrogensulfat; kommt amorph u. in 3 polymorphen Modifikationen (Kristallformen) vor: **1. Rutil*:** tetragonal; am häufigsten vorkommend; weißes, in der Hitze gelbes Pulver; **2. Anatas:** tetragonal; weißes Pulver; D. 3.9 g/cm$^3$; **3. Brookit:** rhombisch; dient nicht als Weißpigment*; **Darst.:** aus dem Eisentitanerz (Ilmenit), $FeTiO_3$; **Inkomp.:** Sulfonamide in Schüttelmixturen (ergibt große Kristalle); **Anw.: 1.** (techn.) Malerfarbe (meist in Mischung mit Bariumsulfat* u. Zinkweiß); Titanweiß übertrifft durch seinen hohen Brechungsindex von 2.8 an Deck- u. Färbekraft alle anderen weißen Farben u. ist unempfindl. gegen Säuren, Basen, Meerwasser, Gase. Ferner findet es Anw. in der Kunststoff-, Papier-, Linoleumindustrie sowie in der Kosmetik zur Herst. von z. B. Schminken, Puder, Cremes, Zahnpasten; Lebensmittelzusatzstoff* E 171; Dielektrikum in Keramikkondensatoren; Katalysatorbestandteil im SCR-Verfahren (Abk. für engl. selective catalytic reduction) zur Rauchgasentstickung; $TiO_2$-Nanopartikel in photokatalyt. selbstreinigenden Oberflächen; **2.** (pharmaz.) Es wird meist Anatas verwendet ($TiO_2$-Gehalt mind. 99.0 %): als Pigment zum Färben von Dragees u. Gelatinekapseln (Weißpigmente*); als Best. von Lotiones*; **Nachw.: 1.** mit Zink/Salzsäure Reduktion zu rotviolettem Hexaaquotitan(III); **2.** Durch Zugabe von Schwefelsäure* erzeugtes Titanoxidsulfat ($TiO(SO_4)$) wird durch Wasserstoffperoxid* in orangegelbes Titanperoxidsulfat ($TiO_2(SO_4)$) übergeführt. **3.** T. zeigt wie Zinkoxid* bei Erhitzen eine reversible Gelbfärbung (Thermochromie). **Hochdisperses Titandioxid:** Titanii dioxidum colloidale; gewonnen durch Pyrolyse von Titantetrachlorid in der Knallgasflamme; sehr feines, lockeres Pulver; **Anw.:** in Zinkoxid- u. Titandioxid-Schüttelmixturen als 3–5 %iger stabilisierender Zusatz; zum Aufziehen von lösl. Farbstoffen; in nanonisierter Form als UV-reflektierender Best. von Sonnenschutzpräparaten*; eignet sich wegen der geringen Teilchengröße nicht als Pigment zum Weißfärben von Dragees u. Gelatinekapseln.

**Titangelb:** Thiazolgelb; $C_{28}H_{19}N_5Na_2O_6S_4$; $M_r$ 695.7; gelbbraunes Pulver, leicht lösl. in Ethanol u. Wasser; **Anw.:** (analyt.) Reagenz auf Magnesium, Chloride u. Bromide.

**Titanii dioxidum:** s. Titandioxid.

**Titanii dioxidum colloidale:** s. Titandioxid (hochdisperses Titandioxid).

**Titanium dioxydatum:** s. Titandioxid.

**Titanometrie:** Verfahren der Maßanalyse*, bei dem mit Titan(III)-Maßlösung titriert wird; dabei wird Ti(III) zu Ti(IV) oxidiert. **Anw.:** Bestimmung von Eisen*, Nitrat*, Peroxodisulfat*, Perborat* u. von org. Nitro-, Nitroso- u. Azo-Verbindungen.

**Titan(IV)-oxid:** s. Titandioxid.
**Titansäureanhydrid:** s. Titandioxid.
**Titanum:** s. Titan.
**Titanweiß:** s. Titandioxid.
**Titer:** **1.** (chem.) Faktor einer Maßlösung*; **2.** (immun.) Maß für die Stärke einer Antikörperreaktion; Serumverdünnung, bei der noch eine eindeutige Reaktion (z. B. Agglutination* eines Antikörpers* mit dem korrespondierenden Antigen*) erkennbar ist; wird angegeben als Verdünnungsstufe (z. B. 1 : 4, 1 : 8).
**Tithymalus cyparissias:** s. Euphorbia cyparissias.
**Titrand:** s. Maßanalyse.
**Titrans:** s. Maßlösung.
**Titrant:** s. Maßlösung.
**Titration:** Durchführung einer Maßanalyse*.
**Titration, bipotentiometrische:** s. Voltametrie.
**Titrationsgrad:** Symbol τ; in der Maßanalyse* Quotient aus bereits zugesetztem Volumen an Maßlösung* u. dem zum Erreichen des Endpunkts erforderl. Volumen; der Endpunkt ist das feststellbare Ende der chem. Reaktion zw. Titrator (Maßlösung*) u. Titrand. Zu Beginn einer Titration ist demnach τ = 0 u. am Endpunkt τ = 1 (s. Titrationskurve).
**Titrationskurve:** graph. Auftragung einer geeigneten, vom Titrationsgrad* der Probelösung abhängigen physik. Größe bei der Maßanalyse*; geeignete Messgrößen sind z. B. bei der Redoxtitration* das Redoxpotential u. bei der Säure*-Base-Titration die elektr. Leitfähigkeit od. der pH-Wert (s. Abb.).

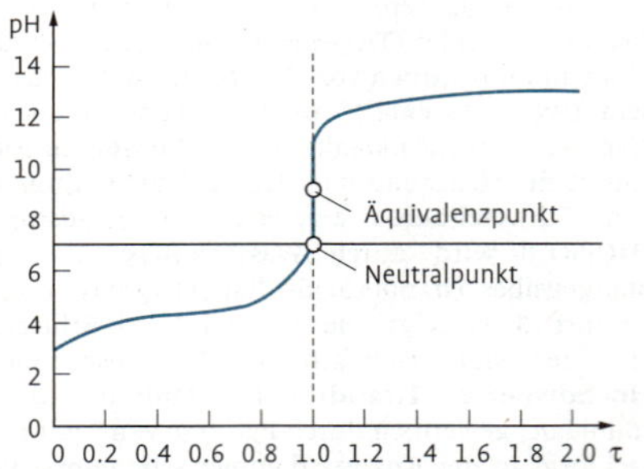


**Titrationskurve:** Beispiel: Titration von 0.1 mol/L Essigsäure mit 10 mol/L Natronlauge; τ: Titrationsgrad; Neutralpunkt: pH 7; Äquivalenzpunkt: vollständige Neutralisation [9]

**Titrator:** **1.** Maßlösung*; **2.** Gerät, das die Maßlösung dem Titranden (s. Maßanalyse) kontinuierl. zuführt u. dabei die Titrationskurve* aufzeichnet.
**Titrieren:** Durchführen einer Maßanalyse*.
**Titrimetrie:** s. Maßanalyse.
**Titriplex®:** komplexbildende Substanzen zur titrimetr. Bestimmung (s. Komplexbildungstitration) von Metallionen u. zur Gesamthärtebestimmung von Wasser (s. Aqua); **1.** Titriplex® I: Nitrilotriessigsäure; **2.** Titriplex® II: Ethylendiamintetraessigsäure (s. Edetinsäure); **3.** Titriplex® III: Natriumedetat*. Vgl. Chelate; Maßanalyse.
**Tixocortol** (INN): 13,17-Dihydroxy-21-mercaptopregn-4-en-3,20-dion; CAS-Nr. 61951-99-3; $C_{21}H_{30}O_4S$, Strukturformel: s. Abb.; $M_r$ 378.53; in der Schweiz im Handel befindl. Glucocorticoid*;

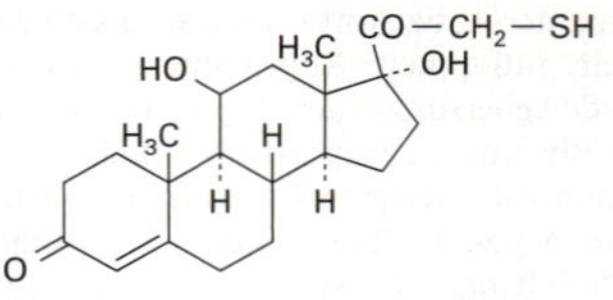


**Tixocortol**

in Deutschland u. Österreich außer Handel; **Ind.:** zur lokalen Anw. bei Rhinitis allergica; **UAW:** Nasenkribbeln u. Schleimhautaustrocknung; wegen der raschen Metabolisierung in der Leber kaum system. UAW.
**Tizanidin** (INN): 5-Chlor-*N*-(2-imidazolin-2-yl)-2,1,3-benzothiadiazol-4-ylamin; CAS-Nr. 51322-75-9; $C_9H_8ClN_5S$, Strukturformel: s. Abb.; $M_r$ 253.7; **Wirk.:** Muskelrelaxans*; **Ind.:** neurogene Muskelspasmen u. Spastizität inf. multipler Sklerose, Schädigungen des Rückenmarks durch degenerative, entzündl. od. traumatische Prozesse, Schädigungen des Gehirns durch Gefäßprozesse, Hirntraumen od. infantile Zerebralparese; peripher bedingte schmerzhafte Muskelspasmen bei Zervikal-, Thorakal- u. Lumbalsyndrom, nach Operation (z. B. wegen Bandscheibenvorfall od. Coxarthrose); **Dos.:** peripher bedingte schmerzhafte Muskelspasmen: 3 × 2–4 mg/d; neurogene spast. Zustände: Initialdosis 3 × 2 mg/d, Erhöhung der Tagesdosis um 2–4 mg in halb- od. einwöchigen Abständen mögl.; optimale Tagesdosis 12–24 mg, TMD 36 mg.

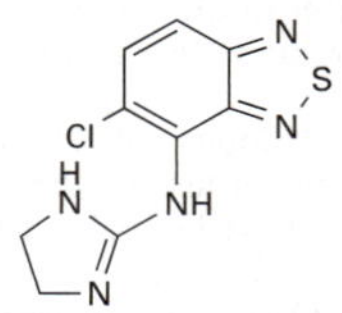


**Tizanidin**

**TKI:** Abk. für (engl.) ***t****yrosin****k****inase* ***i****nhibitors*; s. Tyrosinkinase-Inhibitoren.
**TKP:** Abk. für **Tri****k**resyl**p**hosphat*.
**Tl:** (chem.) Symbol für Thallium*.
**T-Lymphozyten:** s. Leukozyten.
**Tm:** (chem.) Symbol für Thulium*.
**TM:** **1.** Abk. für **T**hermo**m**ikroskopie*; **2.** (hom.) Symbol für Urtinktur; s. Homöopathie.
**TMB-4:** Abk. für 1,1′-**T**ri**m**ethylen-**b**is[**4**-(hydroxyiminomethyl)-pyridinium-hydroxid]; Trimedoximbromid; nicht mehr gebräuchl. Antidot* bei Intoxikationen mit org. Phosphorverbindungen (z. B. Parathion*; s. Schädlingsbekämpfungsmittel), Alkylphosphaten u. -thiophosphaten; reaktiviert die blockierte Acetylcholinesterase (s. Cholinesterase). Vgl. Obidoxim; Pralidoximiodid.
**TMD:** Abk. für **T**ages**m**aximal**d**osis; s. Dosis.
**TMDSC:** Abk. für (engl.) ***t****emperature* ***m****odulated* ***d****if-ferential* ***s****canning* ***c****alorimetry*; s. DSC.
**TMF:** Abk. für (engl.) ***t****rial* ***m****aster* ***f****ile*; s. Studie, klinische.
**TMS:** **1.** Abk. für **T**etra**m**ethyl**s**ilan*; **2.** Abk. für **T**ri**m**ethyl**s**ilyl; Trimethylsilylether werden als

leicht abspaltbare Schutzgruppen für Hydroxylgruppen in der Synthesechemie verwendet.

**TMTD:** Abk. für **T**etra**m**ethyl**t**hiuram**d**isulfid; s. Thiram.

**TMV:** Abk. für **T**abak*-**M**osaik-**V**irus.

**Tn:** **1.** (chem.) Symbol für Thoron*; **2.** (biochem.) Abk. für **T**roponi**n***.

**TNBP:** Abk. für **T**ri(**n**-**b**utyl)**p**hosphat; Lösungsmittel, das bei Virusinaktivierungsverfahren* eingesetzt wird.

**TNF:** Abk. für Tumor-Nekrose-Faktor; körpereigener od. gentechn. produzierter (rekombinanter humaner TNF, Abk. rhu TNF) Wachstumsfaktor*; **Formen: 1. TNF-*α*** (veraltet Kachektin, Cachectin): Makrophagen/Monozyten, Lymphozyten u. Mastzellen sezernieren TNF als ein 233 Aminosäuren langes Protein, das membrangebunden als Homotrimer vorliegt; daraus wird durch das TNF-*α*-converting-Enzym (Abk. TACE) das aktive lösliche trimere sTNF (157 Aminosäuren) gebildet, ein proinflammator. Zytokin* mit Einfluss auf Entzündung, Sepsis, Lipid-, Kohlenhydrat- u. Proteinstoffwechsel, Blutbildung, Angiogenese, Wundheilung u. Immunabwehr sowie zytolyt. bzw. zytostat. Wirkung auf Tumorzellen; Anw.: aufgrund kurzer HWZ keine therap. Anw.; Hemmstoffe von TNF-*α* bei Erkrankungen des rheumat. Formenkreises: Infliximab*, Adalimumab*, Etanercept*; s. TNF-Blocker. **2. TNF-*β*** (syn. Lymphotoxin-*α*, Abk. LTA): homotrimeres Glykoprotein mit großer Ähnlichkeit zu TNF-*α*; wird von aktivierten Lymphozyten sezerniert; antigenunabhängiges Lymphokin* ($M_r$ ca. 60 000–70 000); wichtig in der Lymphfollikelreaktion, wirkt zytotox. auf einige Tumorzelllinien.

**TNF-Blocker:** Kurzbez. für **T**umor-**N**ekrose-**F**aktor-Blocker; Bez. für rekombinant hergestellte Eiweißmoleküle: **1.** lösl. Rezeptor von TNF*-*α* (Etanercept*); **2.** Anti-TNF-*α*-Antikörper: chimär monoklonal (Infliximab*) u. human monoklonal (Adalimumab*, Golimumab*); **UAW:** erhöhte Infektneigung (Ausschluss einer latenten Tuberkulose vor Therapiebeginn), Induktion antinukleärer Antikörper, allerg. Reaktionen, Lupus-ähnl. Syndrom.

**TNT:** Abk. für **T**ri**n**itro**t**oluol*.

**Tobramycin** (INN): Tobramycinum Ph.Eur.6, Nebramycin-Faktor 6; *O*-3-Amino-3-desoxy-*α*-D-glucopyranosyl-(1→4)-*O*-[2,6-diamino-2,3,6-tridesoxy-*α*-D-ribo-hexopyranosyl-(1→6)]-2-desoxystreptamin; CAS-Nr. 32986-56-4; $C_{18}H_{37}N_5O_9$, Strukturformel: s. Abb.; $M_r$ 467.54; Schmp. 178 °C; $[\alpha]_D^{20\,°C}$ 128° (in Wasser); lösl. 1:1.5 in Wasser, 1:2000 in Ethanol, fast unlösl. in Chloroform, Ether; pH einer 10 %igen wässrigen Lsg. 9–11; **Wirk.:** Aminoglykosid*-Antibiotikum, Breitband-Antibiotikum; Wirkungsspektrum ähnl. Gentamicin*; **Ind.:** Infektionen der Nieren u. Harnwege, inhalativ u. i. v. bei mit zyst. Fibrose assoziierter Pseudomonas-aeruginosa-Besiedelung der Atemwege, Infektionen der unteren Atemwege einschließl. nosokomialer Pneumonien (ambulant nicht Mittel der 1. Wahl), intraabdominale Infektionen, nosokomiale Sepsis, Endokarditis, Meningitis durch gramnegative Erreger, Osteomyelitis, eitrige Arthritis, Infektion od. drohende Infektionsgefahr bei immunsupprimierten Patienten; **WW:** oto- u./od. nephrotox. Arzneimittel (z. B. Amphotericin B, Colistin, Ciclosporin, Cisplatin, Schleifendiuretika): Oto- u./od. Nephrotoxizität verstärkt; Methoxyfluran: verstärkte nierenschädigende Wirk.; Halothan, curareartige Muskelrelaxanzien: verstärkte neuromuskuläre Blockade; **UAW:** Stimmveränderungen, Tinnitus; **Dos.:** bei mit zyst. Fibrose assoziierter Pseudomonas-aeruginosa-Besiedelung der Atemwege: inhalativ 2×80 mg/d, max. 2×300 mg/d; i. m. und i. v. Kurzinfusion: initial bei schweren Infektionen 1.5–2 mg/kg KG, Richtdosis: 3–5 mg/kg KG/d in gleichmäßigen Teilgaben alle 8 h i. m. (od. i. v.); eine Einmaldosis der Tagesdosis ist mögl.; bei unkomplizierten Harnwegsinfektionen 2–3 mg/kg KG/d i. m. als ED, bei zyst. Fibrose ggf. 8–10 mg/kg KG/d; HWZ 2–2.2 h. Gebräuchl. ist Tobramycinsulfat.

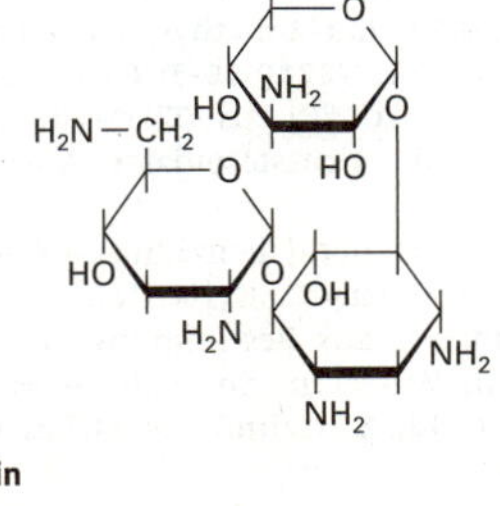


**Tobramycin**

**Tocainid** (INN): 2-Amino-*N*-(2,6-dimethylphenyl)propionamid; CAS-Nr. 41708-72-9; $C_{11}H_{16}N_2O$, Strukturformel: s. Abb.; $M_r$ 192.26; in Deutschland im Handel befindl. Antiarrhythmikum*; in Österreich u. der Schweiz außer Handel; **Ind.:** ventrikuläre Ektopien; **UAW:** ZNS-spezif. Tremor, Schwindel, Gedächtnisstörungen, Parästhesien, Krämpfe; HWZ 12 h. Gebräuchl. ist Tocainidhydrochlorid.

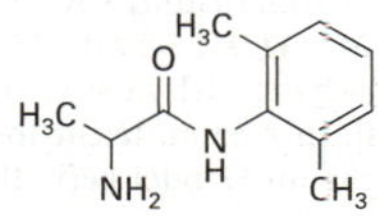


**Tocainid**

**Tocilizumab** (INN): CAS-Nr. 375823-41-9; $C_{6428}H_{9976}H_{1720}O_{2018}S_{42}$; rekombinanter, humanisierter monoklonaler Antikörper* gegen den IL-6-Rezeptor; **Wirk.:** Immunsuppressivum*; spezif. Bindung an lösl. od. membrangebundene IL-6-Rezeptoren; dadurch Hemmung der entzündungsfördernden Wirk. von IL-6; **Ind.:** (als Monotherapie od. in Kombination mit Methotrexat*) bei mäßiger bis schwerer rheumatoider Arthritis nach Basistherapeutika od. TNF-Blockern; **Kontraind.:** aktive Infektion (bei Beginn der Gabe); **WW:** T. normalisiert die CYP1A2-, CYP2C9-, CYP2C19- u. CYP3A4-Enzymexpression; diese Wirk. kann mehrere Wochen nach Ende der Ther. persistieren u. somit ggf. Dosiserhöhungen, z. B. von Atorvastatin, Calcium-Antagonisten, Theophyllin, Warfarin, Phenytoin, Ciclosporin od. Benzodiazepinen, erforderl. machen. **UAW:** häufig Infektion des oberen Respirationstrakts, Nasopharyngitis, Kopfschmerz, Hypertonie; erhöhte Leberwerte; cave: bei Leber- u. Herz-Kreislauf-Erkrankung, Tuberkulose; **Dos.:** 8 mg/kg KG i. v. alle 4 Wochen.

**Tocofersolan** (INN): *α*-Tocopheryl-poly(oxyethylen)succinat; CAS-Nr. 30999-06-5; $C_{33}H_{54}O_5(C_2H_4O)_n$; wasserlösl. Vitamin-E-Derivat (s. Vitamin E); **Anw.:** **1.** (med.) zur Behandlung von Vitamin-E-Mangelzuständen bei digestiver Malabsorption; **2.** (techn.) als Antioxidans in Arzneimitteln u. Kosmetika.

**Tocopherol:** s. Vitamin E.

**α-Tocopherolacetat:** s. Vitamin E.

**α-Tocopherolacetat-Trockenkonzentrat:** s. Vitamin E.

**α-Tocopheroli acetatis pulvis:** s. Vitamin E (*α*-Tocopherolacetat-Trockenkonzentrat).

**Tocopherolnicotinat:** 2,5,7,8-Tetramethyl-2-(4,8,12-trimethylethyltridecyl)-6-chromanylnicotinat; nicht mehr im Handel; früher angewendet als durchblutungsförderndes Mittel. Vgl. Vitamin E.

**Toepfer-Reagenz:** Dimethylaminoazobenzol (Buttergelb*) in alkohol. Lsg. zur titrimetr. Bestimmung freier Salzsäure* im Magensaft; die Lsg. ist gelbrot u. schlägt bei Zusatz von HCl (schon bei 0.02 %) in Lachsrosa um; beim Erwärmen wird die Lsg. lilablau.

**Togaviridae:** Fam. kubischer RNA*-Viren mit Hüllmembran u. einsträngiger RNA; **Genera:** Alpha- u. Rubivirus (einziger Vertreter: Röteln*-Virus); verursachen weltweit fiebrige Infekte, z. T. mit Exanthem, Polyarthritis, Enzephalitis u. hämorrhag. Fieber; **Übertragung:** Rubivirus durch Tröpfcheninfektion; Alphavirus durch Arthropoden* (Mücken, Zecken), aber auch nosokomial u. über Blutkontakt von Mensch zu Mensch.

**Toilette-Essig:** s. Essig.

**Tokolytika:** s. Gynäkologika.

**Tolazamid** (INN): 1-(Hexahydroazepin-1-yl)-3-(*p*-tolylsulfonyl)harnstoff; 3-(1-Azepanyl)-1-(4-methylphenylsulfonyl)harnstoff; CAS-Nr. 1156-19-0; $C_{14}H_{21}N_3O_3S$; $M_r$ 311.41; Schmp. 161–169 °C (unter Zers.); sehr schwer lösl. in Wasser, schwer lösl. in Ethanol, lösl. in Aceton, leicht lösl. in Chloroform; nicht mehr im Handel befindl. orales Antidiabetikum*.

T

**Tolazolin** (INN): Benzazolin, 2-Benzylimidazolin; 2-Benzyl-4,5-dihydroimidazol; CAS-Nr. 59-98-3; $C_{10}H_{12}N_2$, Strukturformel: s. Abb.; $M_r$ 160.21; in der Schweiz als Einschlaf- u. Beruhigungsmittel (in Kombination mit Drofenin* u. Diphenhydramin*) im Handel befindl. Alpha*-Rezeptoren-Blocker mit direkter Wirk. auf die Gefäße; in Deutschland u. Österreich außer Handel; **Tolazolinhydrochlorid:** Benzylimidazolinum hydrochloricum; $C_{10}H_{13}ClN_2$; $M_r$ 196.7; Schmp. 172–175 °C; weißes, krist. Pulver; sehr leicht lösl. in Wasser, lösl. in 3 T. Ethanol, 3.5 T. Chloroform.

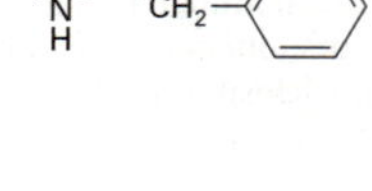


**Tolazolin**

**Tolbutamid** (INN): Tolbutamidum Ph.Eur., 1-Butyl-3-(*p*-tolylsulfonyl)harnstoff; *N*-(Butylamino)carbonyl-4-methylbenzylsulfonamid; CAS-Nr. 64-77-7; $C_{12}H_{18}N_2O_3S$; $M_r$ 270.4; Schmp. 128–130 °C (polymorph); weißes, fast geruchloses, krist. Pulver; fast unlösl. in Wasser, lösl. in Aceton u. Ethanol, lösl. in verd. Alkalihydroxid-Lsg.; Sulfonylharnstoff* der 1. Generation; nicht mehr im Handel befindl. orales Antidiabetikum*; **Wirk.:** steigert die Insulinsekretion; **UAW:** Hypoglykämie, hypoglykäm. Schock; s. Sulfonylharnstoffe.

**Tolcapon** (INN): 3,4-Dihydroxy-4′-methyl-5-nitrobenzophenon; CAS-Nr. 134308-13-7; $C_{14}H_{11}NO_5$, Strukturformel: s. Abb.; $M_r$ 273.2; Schmp. 143 °C; logP 4.2; $pK_S$ 4.8 (berechnet); schwer lösl. in Wasser; **Wirk.:** Antiparkinsonmittel*, COMT*-Hemmer; **Ind.:** als Zusatzbehandlung zur Levodopa*-/Carbidopa*- bzw. Benserazid*-Ther. bei Parkinson-Syndrom; **UAW:** Dyskinesien, Übelkeit, Schlafstörungen; **Dos.:** p. o. 3 × 0.1 g/d; HWZ 2 h bzw. 30 h (aktiver Metabolit).

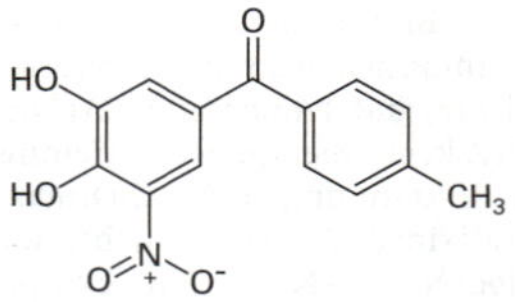


**Tolcapon**

**Tolciclat** (INN): 1,2,3,4-Tetrahydro-1,4-methano-6-naphthyl-*N*,3-dimethylthiocarbanilat; CAS-Nr. 50838-36-3; $C_{20}H_{21}NOS$; $M_r$ 323.46; weißes, krist. Pulver; fast unlösl. in Wasser, lösl. in vielen org. Lösungsmitteln; nicht mehr im Handel befindl. Antimykotikum*.

**Toleranz:** **1.** (med.) Widerstandsfähigkeit eines Organismus gegenüber äußeren schädlichen Einflüssen (z. B. Giften*); **2.** (pharmak.) Gewöhnung des Organismus an ein Pharmakon* bei regelmäßiger Zufuhr, was sich in einer abgeschwächten Wirk. bei gleicher Dos. äußert; **Urs.:** beschleunigter metabol. Abbau inf. Enzyminduktion* (z. B. bei Barbituraten*); herabgesetzte Ansprechbarkeit des Erfolgsorgans, z. B. durch Down*-Regulation der entspr. Rezeptoren; Up*-Regulation entspr. Rezeptoren bei Ther. mit Inhibitoren; Abnahme der Empfindlichkeit des Rezeptors (vgl. Morphin); Entw. einer Resistenz*; eine bestehende T. ist grundsätzl. reversibel, d. h. nach einem ausreichend langen einnahmefreien Intervall kehrt die ursprüngl. Empfindlichkeit zurück. Vgl. Tachyphylaxie.

**Tolfenaminsäure** (INN): Acidum tolfenamicum Ph.Eur.6; 2-[(3-Chlor-2-methylphenyl)amino]benzoesäure; CAS-Nr. 13710-19-5; $C_{14}H_{12}ClNO_2$; $M_r$ 261.7; Schmp. 207 °C; als Tierarzneimittel im Handel befindl. nichtsteroidales Antiphlogistikum*.

**o-Tolidin:** 3,3′-Dimethylbenzidin; 4,4′-Diamino-3,3′-dimethylbiphenyl; $C_{14}H_{16}N_2$; $M_r$ 212.28; **Anw.:** **1.** (analyt.) zur Bestimmung von Chlor u. Sauerstoff in Wasser u. zur kolorimetr. Bestimmung von Gold; **2.** (techn.) zur Herst. von Azofarbstoffen*.

**Toliprolol:** 1-Isopropylamino-3-(3-tolyloxy)-2-propanol; CAS-Nr. 2933-94-0; $C_{13}H_{21}NO_2$; $M_r$ 223.32; Schmp. 75–76 °C (kristallisiert aus Ethylacetat/Petrolether; manchmal angegeben mit 79 °C); $pK_S$ der konjugierten Säure 8.57; nicht mehr im Handel befindl. Beta*-Rezeptoren-Blocker.

**Tollens-Furfuralbestimmung:** Verfahren zur quantitativen Bestimmung von Furfural* bzw. Pentosen*; **Prinzip:** Pentosen wandeln sich beim Erhitzen mit verd. Salzsäure* in Furfural um, das mit Phloroglucin* ein schwarzgrünes unlösl. Kondensationsprodukt liefert.

**Tollens-Reagenz:** s. Silbernitrat-Lösung, ammoniakalische.

**Tollkirsche:** s. Atropa belladonna.

**Tollkirschenblätter:** s. Atropa belladonna (Belladonnae folium).

**Tollkirschenextrakt:** s. Extractum Belladonnae.

**Tollkirschentinktur:** s. Tinctura Belladonnae.

**Tollkraut:** s. Hyoscyamus niger.

**Tollkraut, Krainer:** s. Scopolia carniolica.

**Tollrübe:** s. Bryonia alba (Radix Bryoniae).

**Tollwut:** Lyssa, Rabies; durch Hundebiss (urbane T.), selten durch Biss von u. a. Fuchs (silvatische T.), Wolf od. Katze übertragene Infektionskrankheit; meldepflichtige Krankheit bei Krankheitsverdacht, Erkrankung od. Tod; **Erreger:** Tollwut*-Virus; Inkubationszeit 3–8 Wochen, selten bis zu einem Jahr; **Sympt.:** Beginn mit Rötung der Bissnarbe (lokale Virusvermehrung), Kopfschmerz; dann ton. Krämpfe der Schlund-, Kehlkopf- u. Atemmuskulatur mit Erstickungsgefühl, Atemnot, starkem Speichelfluss bei qualvollem Durst, ohne schlucken zu können (Wasserscheu); Herzlähmung; **Proph.:** Schutzimpfung: s. Tollwut-Impfstoff aus Zellkulturen für Menschen; postexpositionelle Proph.: simultane Gabe von Tollwut*-Immunglobulin vom Menschen u. Schutzimpfung.

**Tollwut-Antiserum, Fluorescein konjugiertes:** Immunglobulin-Fraktion (mit Fluoresceinisothiocyanat konjugiert), die einen hohen Gehalt an Tollwut-Antikörpern besitzt, hergestellt aus dem Serum geeigneter Tiere, die mit inaktiviertem Tollwut*-Virus immunisiert wurden; **Anw.:** Reagenz Ph.Eur.6; zur Wirksamkeitsprüfung von Tollwut*-Immunoglobulin vom Menschen.

**Tollwut-Immunglobulin vom Menschen:** Immunoglobulinum humanum rabicum Ph.Eur.6; Zuber., die spezif. Antikörper enthält, die das Tollwut-Virus neutralisieren; Immunglobulinpräparat*; **Gew.:** aus Plasma od. Serum von Spendern, die gegen Tollwut* immunisiert sind; **Anw.:** postexpositionelle Tollwutprophylaxe in Kombination mit Tollwut-Impfung; vgl. Tollwut-Impfstoff aus Zellkulturen für Menschen.

**Tollwut-Impfstoff aus Zellkulturen für Menschen:** Vaccinum rabiei ex cellulis ad usum humanum Ph.Eur.6, Tollwut-Impfstoff; Totimpfstoff; inaktive Vakzine aus humaner diploider Zellkultur (HDC-Impfstoff) od. aus Hühnerembryozellen; **Anw.:** Tollwutprophylaxe für Personen mit hohem permanenten Expositionsrisiko, Prophylaxe nach Biss od. intensivem Kontakt mit tollwutverdächtigem bzw. tollwütigem Tier, u. U. in Kombination mit Tollwut*-Immunglobulin vom Menschen. Früher als Lebend-Impfstoff aus Rückenmark infizierter Kaninchen od. aus Gehirn infizierter Schafe gewonnen, wegen Gehalt an Gehirnbestandteilen u. schweren Impfkomplikationen obsolet.

**Tollwut-Impfstoff (inaktiviert) für Tiere:** Vaccinum rabiei inactivatum ad usum veterinarium Ph.Eur.6; flüssige od. gefriergetrocknete Zuber. von inaktiviertem „Tollwutvirus fixe"; kann geeignetes Adjuvans od. Konservierungsmittel enthalten.

**Tollwut-Lebend-Impfstoff (oral) für Füchse:** Vaccinum rabiei perorale vivum ad vulpem Ph.Eur.6; flüssige od. gefriergetrocknete Zuber. eines immunogenen Stammes des attenuierten Tollwut*-Virus; der Impfstoff wird in Fraßköder eingebracht, welche weiträumig in den von Füchsen besiedelten Gebieten ausgelegt werden.

**Tollwut-Schutzimpfung:** **1.** (med.) Schutzimpfung* gegen Tollwut*; eingesetzt wird fast ausschließl. ein gereinigter Impfstoff auf der Basis von humanen diploiden Zellkulturen (HDC-Impfstoff; s. Tollwut-Impfstoff aus Zellkulturen für Menschen), der frei von enzephalitogenen Komponenten ist; z. T. wird international noch ein vergleichbarer Impfstoff auf der Basis von Hühnerembryozellen od. Verozellen verwendet. **Gesch.:** Die T.-Sch. wurde 1885 von Pasteur in Paris eingeführt (Pasteur-Impfung). Der eingesetzte Impfstoff war eine Lebendvakzine, die durch Kaninchenpassagen gewonnen worden war. **2.** (veterinärmed.) s. Tollwut-Impfstoff (inaktiviert) für Tiere; Tollwut-Lebend-Impfstoff (oral) für Füchse.

**Tollwut-Virus:** Rabies-Virus; zur Gruppe der Rhabdoviren gehörendes DNA-Virus; Erreger der Tollwut*; Erregerreservoir v. a. Carnivoren (hundeartige Tiere); empfängl. für das T.-V. sind alle gleichwarmen Tiere u. der Mensch.

**Tolmetin** (INN): 1-(Methyl-5-(4-methylbenzoyl)-2-pyrrolessigsäure; CAS-Nr. 26171-23-3; $C_{15}H_{15}NO_3$; $M_r$ 257.30; Schmp. 155–157 °C (unter Zers., kristallisiert aus Acetonitril); nicht mehr im Handel befindl. Antirheumatikum*.

**Tolnaftat** (INN): Tolnaftatum Ph.Eur.; *O*-(2-Naphthyl)-*N*-methyl-*N*-(3-tolyl)-thiocarbamat; CAS-Nr. 2398-96-1; $C_{19}H_{17}NOS$, Strukturformel: s. Abb.; $M_r$ 307.43; Schmp. 110.5–111.5 °C (kristallisiert aus Ethanol); weißes bis cremefarbenes, krist. Pulver; unlösl. in Wasser, wenig lösl. in Methanol, lösl. 1:4000 in Ethanol, 1:9 in Aceton, 1:3 in Chloroform, 1:55 in Ether, in Polyethylenglykol 400; **Off.:** DAC; **Wirk.:** Antimykotikum*; **Ind.:** Dermatomykosen, die durch Hautpilze der Gattungen Trichophyton, Microsporum od. Epidermophyton hervorgerufen werden; Pityriasis versicolor; **UAW:** Hautreizung, Hautjucken; **Dos.:** topisch als Creme, Lösung 1 %.

**Tolomanstärke:** s. Canna edulis (Amylum Cannae).

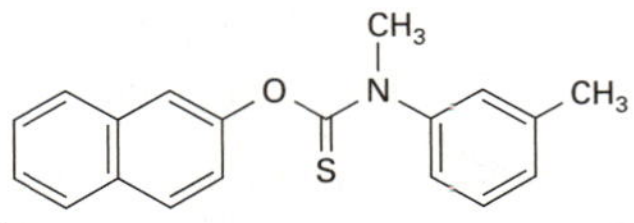


**Tolnaftat**

**Toloniumchlorid** (INN): Tolonii chloridum, Toluidinblau; 3-Amino-7-dimethylamino-2-methylphenothiazinylium-chlorid; CAS-Nr. 92-31-9; $C_{15}H_{16}ClN_3S$, Strukturformel: s. Abb.; $M_r$ 305.83; lösl. in Wasser (38.2 g/L) unter Bildung einer violetten Lsg., in Ethanol (5.7 g/L) unter Bildung einer blauen Lsg.; sehr schwer lösl. in Chloroform, fast unlösl. in Ether; **Anw.**: (med.) Antidot* bei Intoxikationen mit Methämoglobinbildnern* (Methämoglobinämie*); früher auch als orales Antimenorrhagikum (obsolet); **UAW:** Blaufärbung der Haut, der Schleimhäute u. des Harns; Hinweise auf mögl. schwerwiegende Kreislaufreaktionen bei i. v. Gabe.

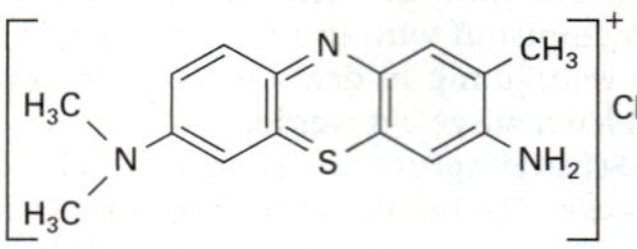

**Toloniumchlorid**

**Tolperison** (INN): 2,4′-Dimethyl-3-piperidinopropiophenon; CAS-Nr. 728-88-1; $C_{16}H_{23}NO$, Strukturformel: s. Abb.; $M_r$ 245.35; **Wirk.**: Muskelrelaxans*; **Ind.**: schmerzhafte Muskelverspannungen, insbes. als Folge von Erkrankungen der Wirbelsäule u. der achsennahen Gelenke; Spastizität bei neurolog. Erkrankungen; **UAW:** bei Überdosierung Spannungsgefühl im Kopf, Benommenheit, rasche psych. u. phys. Ermüdbarkeit; Vorsicht bei Patienten mit Nierenfunktionsstörungen; **Dos.**: p. o. 3 × 50–150 mg/d (Tolperisonhydrochlorid).

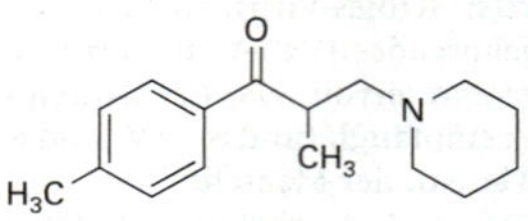

**Tolperison**

**Tolpropamin** (INN): *N,N*-Dimethyl-3-phenyl-3-(4-tolyl)propylamin; CAS-Nr. 5632-44-0; $C_{18}H_{23}N$; $M_r$ 253.37; nicht mehr im Handel befindl. Antihistaminikum*, Antiallergikum* u. Antipruriginosum*; **UAW:** Sedierung, Hautreaktionen. **Tolpropaminhydrochlorid:** Schmp. 183–186 °C (polymorph).

T

**Tolterodin** (INN): (+)-(*R*)-2-{α-[2-(Diisopropylamino)ethyl]benzyl}-4-methylphenol; CAS-Nr. 124937-51-5; $C_{22}H_{31}NO$, Strukturformel: s. Abb.; $M_r$ 325.5; Schmp. 209 °C; logP 5.8; pK$_S$ 10.0 (berechnet); schwer lösl. in Wasser; **Wirk.**: Spasmolytikum*, kompetitiver Muscarin-Rezeptor-Antagonist (Parasympatholytikum*); **Ind.**: Drang-Inkontinenz, Pollakisurie, imperativer Harndrang; **UAW:** Mundtrockenheit, Dyspepsie (anticholinerg); **Dos.**: p. o. 2 × 2 mg/d; HWZ 2–3 h.

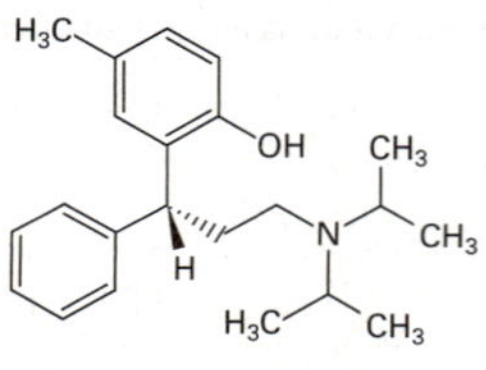

**Tolterodin**

**Tolubalsam:** s. Balsamum tolutanum.

**Tolubalsamsirup:** s. Sirupus Balsami tolutani.

**Toluen:** s. Toluol.

**Toluidin:** Aminotoluol; $H_3C—C_6H_4—NH_2$; *o*- u. *m*-Toluidin sind gelbl. Flüss., *p*-Toluidin ist fest; **Anw.**: **1.** (techn.) zu Farbstoffsynthesen u. in der Textilindustrie; **2.** (analyt.) als Reagenzien auf Lignin, Phloroglucin u. Nitrit.

**Toluidinblau:** s. Toloniumchlorid.

**Toluol:** Toluen, Toluolum; Methylbenzol; $C_6H_5—CH_3$; $M_r$ 92.14; D. 0.864–0.867; Sdp. 109–112 °C; $n_D^{20\,°C}$ 1.495–1.497; klare, farblose, flüchtige Flüss.; leicht entzündlich, brennt mit stark rußender Flamme; mischbar mit 96 %igem Ethanol, Ether, Aceton, Chloroform; unlösl. in Wasser; mit einem Drittel seines Volumens Ethanol ergibt es eine trübe Mischung, die sich auf Zusatz von weiterem Ethanol klärt; **Vork. u. Gew.**: im Steinkohlenteer (s. Pix Lithanthracis), in Erdölen (s. Oleum Petrae) u. in den Kokereigasen, aus denen T. hauptsächl. gewonnen wird; **Anw.**: (techn.) Lösungsmittel, ferner zur Herst. von Saccharin*, Benzoesäure*, Benzaldehyd*, Nitrotoluol, Codein*, Fuchsin*; **Toxikol.**: MAK-Wert 200 mL/m$^3$ Luft; **Gesch.**: 1844 aus Tolubalsam (s. Balsamum* tolutanum) isoliert.

**Toluolsulfonamid:** 2-Methylbenzolsulfonamid; CAS-Nr. 88-19-7; $C_7H_9NO_2S$; $M_r$ 171.2; Schmp. ca. 156 °C; weißes krist. Pulver; schwer lösl. in Wasser u. Ether, lösl. in Ethanol u. Alkalihydroxid-Lsg.; **Anw.**: Reagenz Ph.Eur.6; zur Reinheitsprüfung von Saccharin* u. Saccharin-Natrium; auch 4-Toluolsulfonamid (CAS-Nr. 70-55-3) dient als Reagenz (Ph.Eur.6) zur Reinheitsprüfung von Saccharin(-Natrium) u. Tolbutamid*.

***p*-Toluolsulfonchloramidnatrium:** s. Tosylchloramid-Natrium.

**4-Toluolsulfonsäure:** 4-Methylbenzolsulfonsäure-Monohydrat (mind. 87.0 % $C_7H_8O_3S$); CAS-Nr. 6192-52-5; $C_7H_8O_3S \cdot H_2O$; $M_r$ 190.2; Schmp. 56 °C; Sdp. (27 hPa) 140 °C; Kristalle od. weißes, krist. Pulver; leicht lösl. in Wasser, lösl. in Ethanol u. Ether; **Anw.**: Reagenz Ph.Eur.6; zur DC-Detektion u. Herst. von Propionsäureanhydrid-Reagenz R.

**Tolvaptan:** *N*-[4-{[(5*R*)-7-Chlor-5-hydroxy-2,3,4,5-tetrahydro-1*H*-benzazepin-1-yl]carbonyl}-3-methylphenyl]-2-methylbenzamid; CAS-Nr. 150683-30-0; $C_{26}H_{25}ClN_2O_3$, Strukturformel: s. Abb.; $M_r$ 448.95; Schmp. 226–227.5 °C (kristallisiert aus Methanol/Wasser 4 : 1); logP 4.3 ± 0.5 (berechnet); IR-Spektrum 3221, 2926, 1657 cm$^{-1}$; **Wirk.**: Vasopressin-V$_2$-Rezeptor-Antagonist; selektive Hem-

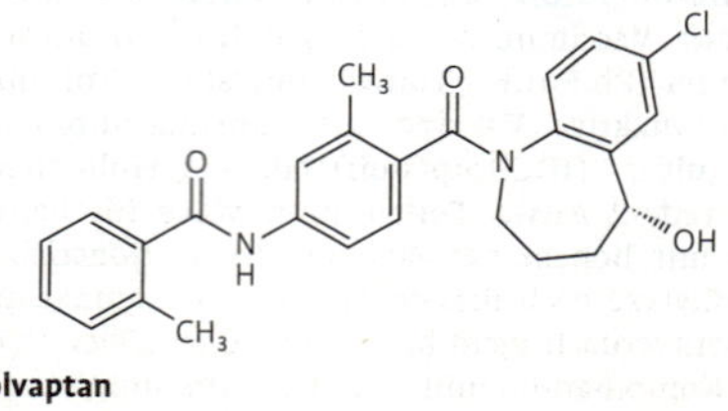

**Tolvaptan**

mung der durch Vasopressin* gesteuerten Rückresorption von Wasser über Aquaporine aus dem Sammelrohr der Niere; Steigerung der Diurese, ohne den Elektrolythaushalt zu beeinflussen; **Ind.:** Hyponatriämie als sekundäre Folge des Syndroms der inadäquaten Vasopressinsekretion; **Kontraind.:** Anurie, Volumendepletion, hypovoläm. Hyponatriämie, Hypernatriämie, Anw. bei Patienten ohne Durstgefühl; **WW:** Anstieg der Plasmakonzentration bei gleichzeitiger Gabe von CYP3A4-Inhibitoren; Vorsicht bei gleichzeitiger Gabe von CYP3A4-Induktoren; **UAW:** Mundtrockenheit, Durst, Übelkeit; **Dos.:** p. o. Initialdosis 1 × 15 mg/d, Erhaltungsdosis max. 60 mg/d.

**Tolycain** (INN): 3-Methyl-2-(diethylamino-acetylamino)benzoesäuremethylester; CAS-Nr. 3686-58-6; $C_{15}H_{22}N_2O_3$; $M_r$ 278.34; Sdp. 190–192 °C (666 Pa); nicht mehr im Handel befindl. Lokalanästhetikum*; **Tolycainhydrochlorid:** $C_{15}H_{23}ClN_2O_3$; Schmp. 139–140.5 °C.

**Tomate:** s. Solanum lycopersicum.

**Tomatidin:** $C_{27}H_{45}NO_2$; $M_r$ 415.64; Steroidalkaloid*; Aglykon* von Tomatin*; **Vork.:** in den Blättern u. Wurzeln von Solanum* lycopersicum.

**Tomatin:** Lycopersicin; $C_{50}H_{83}NO_{21}$, Strukturformel: s. Abb.; $M_r$ 1034.22; Glykosid* des Steroidalkaloids* Tomatidin*, ein Spirosolan (s. Solanum-Alkaloide); **Vork.:** in den unreifen Früchten von Solanum* lycopersicum; **Wirk.:** antimykotisch.

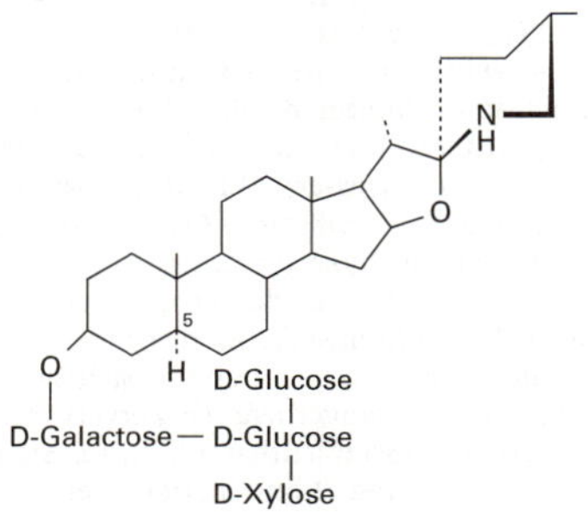


**Tomatin**

**Tombak:** Sammelbez. für Kupfer-Zink-Legierungen mit versch. Cu-Gehalt (72–95 %); vgl. Blattgold.

**Tomographie:** Verfahren in der diagnost. Bildgebung (CT*, MRT*, SPECT*, PET*) zur dreidimensionalen Darst. von Organen od. Körperfunktionen; **Prinzip:** der Patient wird vollständig od. abschnittweise mit einem System von kreisförmig angeordneten Detektoren od. rotierenden Detektorblöcken gemessen. In dieser Weise werden Signale in räuml. versch. Winkeln u. Schichten aufgenommen, aus denen mittels mathemat. Rekonstruktionsverfahren dreidimensionale Bilder in Form einer Vielzahl von Schichten (Tomogrammen) berechnet werden.

**Tomoxetin:** s. Atomoxetin.

**Ton:** s. Aluminiumsilicat.

**Ton, armenischer:** s. Ton, roter.

**Tonephin:** s. Vasopressin.

**Tonerde:** Aluminium oxydatum, Alumina; Aluminiumoxid*; **Formen:** **1.** T., essigsaure: s. Aluminiumacetat; **2.** T., essig-weinsaure: s. Aluminiumacetat-tartrat; **3.** T., salpetersaure: s. Aluminiumnitrat; **4.** T., schwefelsaure: s. Aluminiumsulfat.

**Tonerdehydrat:** s. Aluminiumhydroxid.

**Tonerdelösung, essigsaure:** s. Aluminiumacetat.

**Tonerdelösung, essig-weinsaure:** s. Aluminiumacetat-tartrat-Lösung.

**Tonicwater:** s. Chinin.

**Tonika:** syn. Roboranzien; tonisierende, kräftigende Mittel; dienen zur Kräftigung des Patienten bei Erschöpfungszuständen od. in der Rekonvaleszenz; die therapeut. Wirksamkeit vieler Präparate ist umstritten; **Wirkstoffe:** z. B. Vitamine, Spurenelemente, Amara*, Glutaminsäure, Lecithin.

**Tonizität:** physiol.-klinischer Begriff für den in einer Lösung aufrechterhaltenen osmot. Druckzustand; wenn semipermeable Membranen vorliegen (z. B. am Auge), ist T. syn. für osmotischen Druck*.

**Tonkabohne:** s. Dipteryx odorata (Semen Tonca).

**Tonkabohnenkampfer:** s. Cumarinum.

**Tonoplast:** s. Vakuole.

**Ton, roter:** Argilla rubra, Bolus rubra, Bolus Armenia; armenischer Ton, Rötel; mit Eisen(III)*-oxid gefärbter, natürl. vorkommender Ton; vgl. Aluminiumsilicat; **Anw.:** (techn.) Malerfarbe, zur Herst. u. a. von Kitten.

**Tonsilla** (lat.): Tonsille, Mandel; lymphoretikuläres Gewebe im Übergangsbereich von Mund- u. Nasenhöhle in den Pharynx*; T. pharyngica: Rachenmandel; T. palatina: Gaumenmandel; T. lingualis: Zungenmandel.

**Tonsillitis:** Angina tonsillaris, Tonsillopharyngitis; Mandelentzündung; Entzündung der Gewebe des lymphat. Rachenrings; **Formen:** **1.** T. acuta meist durch Viren (ca. 80 %) od. betahämolysierende Streptokokken der Gruppe A (s. Streptococcus); plötzl. Beginn mit hohem Fieber, Halsschmerzen, häufig Beläge (sog. Stippchen) auf den Mandeln; **2.** T. chronica durch bakt. Mischinfektionen; Komplikationen: Ausgangserkrankung für Sekundärkrankheiten, z. B. rheumat. Fieber, Glomerulonephritis, Endokarditis; **Ther.:** Bettruhe, Analgetika u. bei Streptokokkennachweis system. Antibiotika* bei akuter T.; ggf. operative Entfernung bei chron. Tonsillitis.

**Ton, weißer:** Kaolinum ponderosum Ph.Eur.6, Argilla alba, Bolus alba; Kaolin, Porzellanerde; natürl., krist., wasserhaltiges Aluminiumsilicat* von wechselnder Zusammensetzung; $H_2Al_2Si_2O_8 \cdot H_2O$; fast weißes bis schwach grauweißes, feines, fettig anzufühlendes Pulver, das mit wenig Wasser angerührt eine plast. Masse ergibt; prakt. unlösl. in Wasser u. org. Lösungsmitteln, unlösl. in Säuren u. Laugen; chem. indifferent; gutes Haftvermögen, hohe Saugfähigkeit für Wasser, Saugvermögen für Öl befriedigend; **Gew.:** aus Rohkaolin (Kaolinit), einem Schichtsilicat (vgl. Bentonit), durch Reinigung, Sieben, Schlämmen; **Prüfung:** Ph.Eur.6; auf das (auf einem Kationenaustausch beruhende) Adsorptionsvermögen (Entfärbung einer Methylenblau-Lsg.), Quellungsvermögen mit Wasser (2 g w. T. ergeben mit 2 mL Wasser eine bildsame Masse, die nicht auseinanderfließen darf), mikrobielle Verunreinigung (max. $10^3$ aerobe Keime/g) u. Schwermetalle (unterschiedl. Tests je nach Anw.); **Anw.:** **1.** (pharmaz.) vielfach ver-

T

wendeter Hilfsstoff, z. B. als Füllstoff für med. u. kosmetische Puder; zeichnet sich durch hohes Deckvermögen, gutes Haftvermögen u. leichte Abwaschbarkeit aus u. bindet die von der Haut abgesonderten Fettsäuren u. Amide; **2.** (techn.) als Malerfarbe, Poliermittel, Dispergierhilfsmittel für Suspensionen; zur Herst. von Kitten; **3.** (med.) früher innerl. wie Aktivkohle bei Darmerkrankungen.

**Topf-Curare:** s. Curare.

**Tophus** (gr. tophion Tuffstein): Knoten; T. arthriticus: Gichtknoten infolge Einlagerung harnsaurer Salze; vgl. Gicht.

**Topinambur:** s. Helianthus tuberosus.

**Topiramat** (INN): 2,3:4,5-Di-*O*-(1-methylethyliden)-*β*-D-fructopyranosesulfamat; CAS-Nr. 97240-79-4; $C_{12}H_{21}NO_8S$, Strukturformel: s. Abb.; $M_r$ 339.37; Schmp. 125 °C; logP 2.2; $pK_S$ 12.4 (berechnet); schwer lösl. in Wasser; **Wirk.:** Antiepileptikum*, Natrium-Kanal-Blocker; **Ind.:** neu diagnostizierte Epilepsie bei Erwachsenen u. Kindern ab 2 Jahren (Monotherapie) od. zur Umstellung auf eine Monotherapie; Zusatztherapie bei fokalen epilept. Anfällen, primär generalisierten ton.-klon. Anfällen u. epilept. Anfällen beim Lennox-Gastaut-Syndrom; Prophylaxe von Migräne, wenn eine Ther. mit Beta*-Rezeptoren-Blockern nicht erfolgreich war od. nicht vertragen wurde; **UAW:** Müdigkeit, Schwindel, Ataxie, Gewichtsverlust; HWZ 21 h.

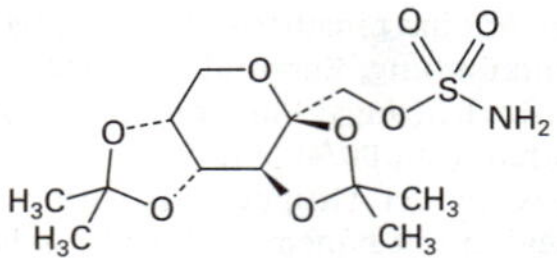

**Topiramat**

**topisch** (gr. topos Ort): örtlich; äußerlich, lokal.

**TopiTec®:** s. Rührsysteme, geschlossene.

**Topogranulator:** s. Granulieren.

**Topoisomerase-I-Inhibitoren:** von Camptothecin (Alkaloid aus Camptotheca* acuminata; Strukturformel: s. Abb.) abgeleitete Hemmer der Topoisomerase I (s. Topoisomerasen); **Wirkstoffe:** z. B. Irinotecan*, Topotecan*; **Anw.:** als Zytostatika*.

**Topoisomerase-II-Inhibitoren:** s. Chinolone.

**Topoisomerasen:** DNA-Topoisomerasen; zu den Isomerasen gehörende Enzyme*, die durch vorübergehendes Spalten u. Wiederzusammenfügen der doppelhelikalen Stränge ringförmiger DNA* das Ausmaß der Superhelixbildung regulieren; **Formen: 1.** Topoisomerase I: schneidet einen Einzelstrang der DNA-Doppelhelix auf (engl. nicking); **2.** Topoisomerase II: in Bakt. als Gyrase* bezeichnet; schneidet beide DNA-Stränge auf; **Bedeutung: 1.** (physiol.) wichtige Enzyme bei der DNA-Replikation, -Transkription, -Rekombination u. -Reparatur; **2.** (pharmak.) **a)** T. in Pro- u. Eukaryoten unterscheiden sich. Darauf beruht die selektive Wirk. der Chinolone*. **b)** Topoisomerase*-I-Inhibitoren (z. B. Irinotecan*, Topotecan*) u. Hemmstoffe der humanen Topoisomerase II (z. B. Etoposid*, Teniposid*) werden als Zytostatika* eingesetzt.

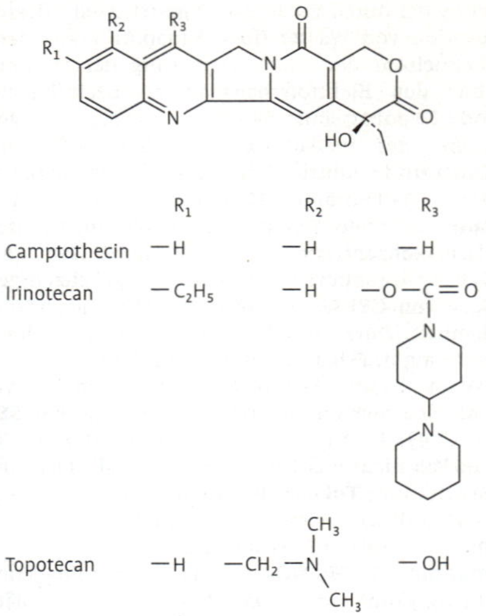


**Topoisomerase-I-Inhibitoren**

**Topoisomere:** s. DNA.

**Topologie:** Lehre von der Lage u. Anordnung von (geometr.) Gebilden im Raum.

**Topotecan** (INN): (*S*)-10-(Dimethylaminomethyl)-4-ethyl-4,9-dihydroxy-1*H*-pyrano[3′,4′:6,7]indolizino[1,2-*b*]chinolin-3,14-(4*H*,12*H*)-dion; CAS-Nr. 123948-87-8; $C_{23}H_{23}N_3O_5$, Strukturformel: s. Topoisomerase-I-Inhibitoren (Abb. dort); $M_r$ 421.45; Schmp. 213 °C; logP 0.8; $pK_S$ 7.2 (berechnet); schwer lösl. in Wasser; **Wirk.:** Zytostatikum* (Topoisomerase*-I-Inhibitor); **Ind.:** rezidiviertes kleinzelliges Lungenkarzinom, wenn eine Wiederbehandlung mit dem in der Primärtherapie verwendeten Behandlungsschema nicht geeignet ist; metastasierendes Ovarialkarzinom nach Versagen einer Primär- od. Folgetherapie; Zervixkarzinom im Rezidiv nach Strahlentherapie u. im Stadium IVB der Erkrankung (Kombinationstherapie mit Cisplatin); **UAW:** Neutro-, Thrombozytopenie, Anämie, sehr häufig Übelkeit u. Erbrechen; HWZ 2–3 h.

**Torasemid** (INN): *N*-[(1-Methylethyl)amino]carbonyl-4-(3-methylphenyl)amino-3-pyridin-sulfonamid; CAS-Nr. 56211-40-6; $C_{16}H_{20}N_4O_3S$, Strukturformel: s. Abb.; $M_r$ 348.43; Schmp. ca. 158 °C (unter Zers.; polymorph); $pK_S$ 6.44; **Wirk.:** Schleifendiuretikum (s. Diuretika) mit gegenüber Furosemid* verlängerter Wirkungsdauer (HWZ ca. 5 h), Antihypertensivum*; **Ind.:** Ödeme inf. Herzinsuffizienz, essentielle Hypertonie, chron. Nierenin-

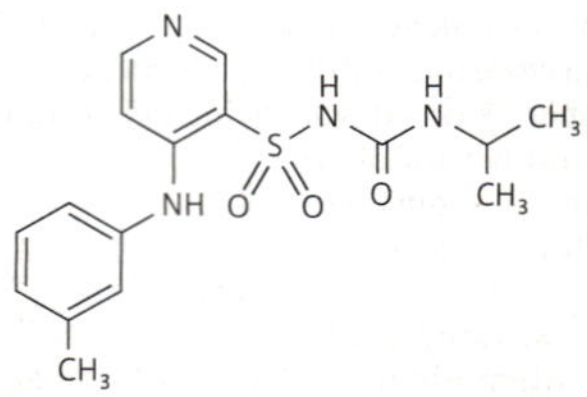

**Torasemid**

suffizienz mit Flüssigkeitsretention; **UAW:** Störung des Elektrolytgleichgewichts, Kopfschmerz, Diarrhö.

**Toremifen** (INN): (Z)-2-[4-(4-Chlor-1,2-diphenyl-1-butenyl)phenoxy]-N,N-dimethylethylamin; CAS-Nr. 89778-26-7; $C_{26}H_{28}ClNO$, Strukturformel: s. Tamoxifen (Abb. dort); $M_r$ 405.97; Schmp. 108–110 °C; **Wirk.:** Zytostatikum*, Antiestrogen*; SERM*; **Ind.:** hormonabhängiges metastasierendes Mammakarzinom bei postmenopausalen Frauen; **Kontraind.:** **1.** absolut: Langzeittherapie bei vorbestehender Gebärmutterschleimhautverdickung; schwere Leberinsuffizienz; **2.** relativ: Herzerkrankungen (einschließl. Angina pectoris), Knochenerkrankungen, Diabetes mellitus, schlechter Allgemeinzustand, Thromboembolien; gleichzeitige Anw. mit warfarinartigen Antikoagulanzien; Leberfunktionsstörungen; Patienten mit zusätzl. Risikofaktoren für Endometriumkarzinom (z. B. Hypertonie, Diabetes mellitus, BMI >30 $kg/m^2$, Hormonbehandlung in der Anamnese) sorgfältig überwachen; **UAW:** häufig Hitzewallungen, Übelkeit, Erbrechen; **Dos.:** p. o. 1×60 mg/d; HWZ 2–10 d. Gebräuchl. ist Toremifencitrat. **Hinweis:** Falls während der Ther. Sympt. einer Herzrhythmusstörung auftreten, sollte die Behandlung abgebrochen u. ein EKG durchgeführt werden.

**Torfbad:** s. Moorbad.

**Torfmoose:** Sphagnopsida; über 200 Arten der Gattung Sphagnum (Fam. Sphagnaceae), aus der Unterabteilung der Laubmoose (s. Bryophytina); **Merkmale:** **1.** (biol.) verbreitet an sumpfigen, meist kalkarmen Standorten mit oft niederem pH-Wert; T. bilden große Polster, die an der Oberfläche fortlaufend weiterwachsen, während die unteren Schichten absterben u. schließlich in Torf übergehen; **2.** (chem.) wesentl. Best. des Torfs sind die Huminsäuren*; **Anw.:** (volkstüml.) z. B. Packungen u. Breibäder (vgl. Moorbad).

**Tormentilla:** s. Potentilla erecta (Hom.).

**Tormentilla erecta:** s. Potentilla erecta.

**Tormentillae rhizoma:** s. Potentilla erecta.

**Tormentill-Myrrhe-Adstringens:** s. Adstringens Tormentill-Myrrhe.

**Tormentillsäure:** s. Saponine (Tab. 1 dort).

**Tormentilltinktur:** s. Tinctura Tormentillae.

**Tormentillwurzelstock:** s. Potentilla erecta (Tormentillae rhizoma).

**Tormentosid:** Tormentol; ein für viele Rosaceae* charakterist. Esterglucosid der Tormentillsäure (Strukturformel: s. Saponine, Tab. 1 dort).

**Torr** (Evangelista Torricelli, italien. Physiker, 1608–1647): außerhalb des SI* festgelegte Einheit für den Druck*; gebräuchl., aber im geschäftl. Verkehr nicht mehr zugelassen; 1 Torr ist der Druck einer Quecksilbersäule von 1 mm Höhe (Millimeter*-Quecksilbersäule): 1 Torr = 1 mmHg = 133.322 Pa; das Jahresmittel des Drucks der Erdatmosphäre auf Meeresniveau beträgt 760 Torr = 1013 hPa. Die SI*-Einheit für den Druck ist Pascal*.

**Torsionswaage:** s. Waagen.

**Torulahefe:** Faex torula; Wuchshefe aus Torula utilis, Fam. Dematiaceae; gezüchtet auf Sulfitablaugen der Zellstofffabriken; **Inhaltsst.:** s. Faex; hinsichtl. des Eiweiß- u. Vitamingehalts der Bierhefe gleichwertig; **Anw.:** in der Nährmittel- u. pharmaz. Industrie; auch zur Herst. von Trockenhefe.

**Torulin:** s. Vitamin B (Vitamin $B_1$).

**Torus** (*pl Tori*) *m*: zentraler, verdickter Teil der Tüpfelhaut von Hoftüpfeln* der Coniferopsida u. einiger anderer Gymnospermae*.

**Torutilin:** s. Carnitin.

**Tosactid:** Octacosactid, Octacosactrin; CAS-Nr. 47931-80-6; $C_{150}H_{230}N_{44}O_{38}S$; $M_r$ 3289.8; aus den ersten 28 Aminosäuren bestehendes synthet. Corticotropin* mit gleichen Eigenschaften u. früher gleichen Ind.; nicht mehr zugelassen; 1 mg T. entspricht ca. 100 IE Corticotropin. Vgl. Tetracosactid.

**Tosilat:** s. Tosylat.

**Tosylat:** Tosilat, Tosilas; chem. Kurzbez. für *p*-Toluensulfonat.

**Tosylchloramid-Natrium** (INN): Chloraminum Ph.Eur., Tosylchloramidum natricum, *p*-Toluolsulfonchloramidnatrium, Natrium sulfamidochloratum; Chloramin-T, Chloramin 30, Clorina; Natrium-toluol-4-sulfonylchloramid; CAS-Nr. 127-65-1; $C_7H_7ClNNaO_2S \cdot 3\,H_2O$, Strukturformel: s. Abb.; $M_r$ 281.7; weißes, krist. Pulver; leicht lösl. in Wasser, lösl. in Ethanol, fast unlösl. in Chloroform u. Ether; **Wirk.:** Desinfektionsmittel*; **Anw.:** (med.) zur Händedesinfektion.

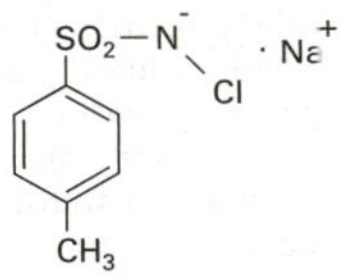


**Tosylchloramid-Natrium**

**Totimpfstoff:** Impfstoffe, die abgetötete Bakt. od. inaktivierte Viren enthalten; s. Vakzine.

**Toxämie:** **1.** Toxikämie, Toxinämie; Auftreten von bakt. Toxinen* im Blut (z. B. bei Diphtherie*; s. Bakteriämie); **2.** tox. bedingte Blutbildveränderungen.

**Toxalbumine:** nicht einheitl. gebrauchter Begriff für giftige Proteine; meistens werden darunter pflanzl. Proteine mit auffallend starken physiol. Wirk. verstanden; s. Lektine.

**Toxicodendron folium:** s. Rhus radicans.

**Toxicodendron quercifolium** (Michx.) Greene: s. Rhus radicans.

**Toxicodendron succedaneum** (L.) O. Kuntze: s. Rhus succedanea.

**Toxicodendron vernix:** s. Rhus vernix.

**Toxiferin I** (isoliert 1941 von Wieland u. Pistor aus Calebassen-Curare): C-Toxiferin I; $[C_{40}H_{46}N_4O_2]^{2+}$, Strukturformel: s. Abb.; $M_r$ 614.8; Alkaloid aus Strychnos-Arten, s. Curare.

**toxigen:** Giftstoffe erzeugend; durch eine Intoxikation* entstanden.

**Toxika:** s. Gifte.

**Toxikologie** (gr. toxon Pfeilgift): Lehre von den Giften, d. h. die Lehre von den schädl. Wirkungen chem. Substanzen auf lebende Organismen; vgl. Intoxikation; Toxikose.

**Toxikose:** durch exogene od. endogen gebildete tox. Substanzen (s. Gifte) verursachte Erkrankung i. S. einer Intoxikation* od. Autointoxikation*;

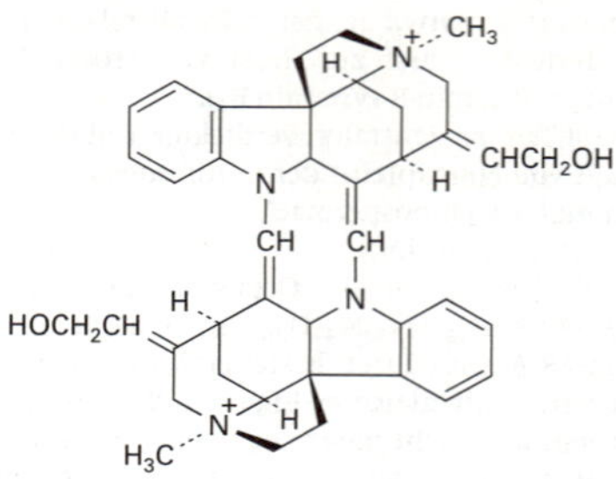


**Toxiferin I**

**Beispiel:** hypertensive Schwangerschaftserkrankungen* (Schwangerschaftstoxikose), Neurotoxikose*, Hyperthyreose* (Thyreotoxikose).

**Toxine:** Giftstoffe von Mikroorganismen, Pflanzen od. Tieren mit nach unterschiedl. Inkubationszeiten auftretender spezif. Wirkung; **Einteilung:** Bei Bakterien unterscheidet man: **1. Exotoxine:** Ektotoxine; meist komplexe thermolabile Polypeptide od. Proteine*, die von lebenden Bakt. sezerniert werden u. durch Wärme- od. Formalineinwirkung bei erhaltener Immunogenität in Toxoide* überführt werden können; **Enterotoxine:** auf den Darm wirkende Exotoxine von Bakt. versch. Gattungen (z. B. Staphylococcus*, Vibrio*, Shigella*, Pseudomonas*, Escherichia*); **2. Endotoxine:** thermostabile Lipopolysaccharide aus der äußeren Zellmembran gramnegativer Bakt., die beim Absterben der Bakt. freigesetzt werden; vgl. Pyrogene. Vgl. Antitoxine; Gifte.

**Toxine, marine:** Giftstoffe (Toxine*) von im Meer lebenden, räuber. Tieren mit komplexen chem. Strukturen; zu ihnen gehören Amine*, Peptide* (z. B. Conotoxine), Proteine*, polycycl. Ether (z. B. Brevetoxin, Ciguatoxin), Terpene*, Steroide* u. Alkaloide*. **Wirk.:** reagieren hochspezif. mit bestimmten Zielstrukturen (z. B. ligandengesteuerten od. spannungsabhängigen Ionenkanälen*) u. blockieren deren physiol. Funktion im Beutetier. **Anw.:** in der pharmak. Forschung als Modellsubstanzen zur Entwicklung neuer hochpotenter Arzneistoffe, z. B. in der Neurologie. Vgl. Lebensmittelvergiftung.



**toxisch:** giftig.

**Toxizität:** Giftigkeit.

**Toxoide:** veraltet Anatoxine; durch Formaldehyd* (Formoltoxoide) u. Erwärmung entgiftete Exotoxine mit erhaltenen immunisierenden Eigenschaften; **Anw.:** z. B. an ein Adjuvans* (z. B. Aluminiumhydroxid) adsorbiert bei der aktiven Schutzimpfung* gegen Diphtherie* u. Tetanus*. Vgl. Toxine.

**Toxoplasma gondii:** s. Toxoplasmose; Protozoen.

**Toxoplasmose:** durch Infektion mit Toxoplasma gondii (vgl. Protozoen) verursachte Zoonose; eine hochgradige Durchseuchung der Bevölkerung mit starken regionalen Schwankungen ist serolog. nachgewiesen; die angeborene Form ist meldepflichtig. **Sympt.:** Die Mehrzahl der Infektionen verläuft asymptomat.; bei akutem u. subakutem Verlauf Lymphknotenschwellung u. Lymphadenitis, bes. am Hals; uncharakterist. Fieber, Tonsillitis*, grippeähnl. Sympt.; bei schweren Fällen Kopfschmerz, Meningismus u. Meningoenzephalitis; bei chron. Verlauf (sehr selten) Fieber (schubweise), evtl. mit Gelenkbeschwerden u. Kopfschmerz; psych. Alteration, Organmanifestation in Lymphknoten, Leber, Milz, Auge, ZNS. Bei Erstinfektion während der Schwangerschaft kommt es zur Schädigung des Fetus (z. B. Hydrozephalus*, Verkalkungen im Gehirn). **Proph.:** Aufnahme von rohem od. ungenügend gekochtem Fleisch (Vorsicht auch bei der Zubereitung) u. Umgang mit Katzen, v. a. Katzenkot, vermeiden. **Ther.:** Antiprotozoenmittel*.

**t-PA:** Abk. für (engl.) *tissue plasminogen activator*; s. Gewebeplasminogenaktivator.

**TPE:** Abk. für **t**otale **p**arenterale **E**rnährung; s. TPN.

**TPE-Gruppe:** Kurzbez. für **T**yphus-, **P**aratyphus- u. **E**nteritiserreger-Gruppe; s. Salmonella.

**TPN:** **1.** Abk. für **T**ri**p**hosphopyridin**n**ucleotid; s. NADP; **2.** Abk. für (engl.) *total parental nutrition*; totale parenterale Nahrung, totale parenterale Ernährung (Abk. TPE); komplette Mischungen aus Kohlenhydraten*, Fetten*, Aminosäuren*, Elektrolyten*, Spurenelementen*, Vitaminen* u. einer ausreichenden Flüssigkeitsmenge werden als TPN-Mischungen, TPN-Regime od. AIO-Regime (Abk. für engl. all in one) bezeichnet; **Vorteile:** TPN stellen gegenüber dem Mehrflaschensystem ein geschlossenes System dar, bieten eine hohe mikrobielle Sicherheit u. führen zu einer Entlastung des Krankenhauspersonals. Da sämtl. Bestandteile in einer parenteral applizierbaren Form verfügbar sind, ist jede benötigte Mischlösung realisierbar. Im Allg. reicht eine standardisierte Ernährung aus. **Hinweis:** Bei der Herst. der Mischlösungen sind neben einer physik. Instabilität bes. der parenteralen Fettemulsion auch chem. Vorgänge wie die Maillard*-Reaktion od. die Auskristallisation von Calciumphosphat (höhere Konz. im Bereich der Pädiatrie) zu beachten. Vgl. Ernährung, parenterale.

**TPO:** Abk. für **T**hrombo**po**etin*.

**TPV:** Abk. für **Tip**ranavir*.

**TPZ:** Abk. für **T**hrombo**p**lastin**z**eit*.

**Trabectedin** (INN): (1′*R*,6*R*,6a*R*,7*R*,13*S*,14*S*,16*R*)-6′,8,14-Trihydroxy-7′,9-dimethoxy-4,10,23-trimethyl-19-oxo-3′,4′,6,7,12,14,16-octahydrospiro[6,16-(epithiopropanooxymethano)-7,13-imino-6a*H*-1,3-dioxolo[7,8]isochino[3,2-*b*]benzazocin-20,1′(2′*H*)-isochinolin]-5-ylacetat; CAS-Nr. 114899-77-3; $C_{39}H_{43}N_3O_{11}S$; $M_r$ 761.84; **Wirk.:** Zytostatikum*; bewirkt durch Bindung an die sog. kleine Furche (engl. minor groove) der DNA Störungen des Zellzyklus; **Ind.:** fortgeschrittenes Weichteilsarkom bei Versagen von Anthracyclinen* u. Ifosfamid*; platinsensitives Ovarialkarzinom (Kombination mit pegyliertem liposomalem Doxorubicin*); **UAW:** Neutropenie, Erhöhung der Leberwerte, Venenreizung; **Dos.:** Weichteilsarkom: 1.5 mg/m$^2$ KOF i. v. (24-Stunden-Infusion) alle 3 Wochen; Ovarialkarzinom: 1.1 mg/m$^2$ KOF i. v. (3-Stunden-Infusion) alle 3 Wochen.

**Traberkrankheit:** s. Scrapie.

**Tracer:** veraltet Radioindikator, radioaktiver Indikator; radioaktiv markierte Substanz zur Untersuchung von Stoffwechselprozessen; bei dem eingesetzten Substrat wird entweder ein Atom durch ein Radionuklid* ersetzt od. ein radioaktiver Komplex angelagert, wobei sich die metabol. Eigenschaften nicht od. nur in genau definierter Weise verändern (vgl. blocked metabolism). Je nach Anw. werden unterschiedl. Isotope eingesetzt: **1.** Anw. in vitro: möglichst langlebige $\beta^-$-Strahler, z. B. Tritium*, Kohlenstoff*-14, Phosphor*-32; **2.** Anw. in vivo: aus Gründen des Strahlenschutzes kurzlebige $\gamma$-Strahler, z. B. Technetium*-99m, Iod*-123, Iod*-131 u. die PET*-Nuklide Kohlenstoff*-11, Stickstoff*-13, Sauerstoff*-15 u. Fluor*-18; **Anw.:** Die Emission radioaktiver Strahlung wird genutzt, um das Verhalten der Substanz mittels Radiodetektoren von außerhalb des Körpers verfolgen zu können (s. Tracer-Methode).

**Tracer-Methode:** Methode zur Aufklärung biochem. Prozesse durch Verw. geeigneter Tracer*; die biochem. Prozesse können in vitro anhand einer nachfolgenden Analyse der markierten Produkte bestimmt werden. Mit $\gamma$-emittierenden Radionukliden* markierte Tracer ermögl. die Untersuchung direkt im lebenden Organismus; vgl. PET. Grundsätzl. Voraussetzung ist die eindeutige Zuordnung der in vivo gemessenen Daten zu den untersuchten biochem. Prozessen. Als wichtigstes radiopharmazeut. Konzept wird dazu das des blocked* metabolism verwendet; ermöglicht die Zuordnung des physikal. PET-Signals zu dem untersuchten Stoffwechsel im Körper. Die Verfügbarkeit von Tier-PET-Scannern erschließt eine breite Anw. der T.-M. in der lebenswissenschaftl. Forschung. **Gesch.:** Die T.-M. wurde erstmals von György von Hevesy (Nobelpreis 1943) zur Untersuchung von Zellen beschrieben.

**Trachea** (gr. tracheia rau, uneben, zottig): Luftröhre; 10–12 cm langer Abschnitt der Atemwege, beginnt unterhalb des Ringknorpels u. endet mit der Aufzweigung in die beiden Stammbronchien.

**Tracheen:** (bot.) tote Wasserleitzellen (s. Gefäße), deren Querwände aufgelöst sind; vgl. Xylem.

**Tracheiden:** (bot.) tote, faserartige Wasserleitzellen (s. Gefäße), deren Querwände nicht aufgelöst sind, sondern stark getüpfelt (s. Tüpfel) u. denen somit zusätzl. eine Stützfunktion zukommt; vgl. Xylem.

**Tracheostoma:** durch Eröffnung der Luftröhre u. ggf. Vernähen mit der Halshaut angelegte Öffnung der Luftröhre, i. d. R. zum Einlegen einer Trachealkanüle.

**Trachom** (gr. trachys rau): Conjunktivitis (granulosa) trachomatosa, trachomatöse Einschlusskonjunktivitis; Körnerkrankheit; durch Chlamydia trachomatis (Serotyp A–C; s. Chlamydien) verursachte chron. Keratokonjunktivitis; **Vork.:** weltweit in Entwicklungsländern, insbes. in Afrika, Asien, Süd- u. Mittelamerika; ca. 84 Mio. Infizierte, davon ca. 8 Mio. mit Sehstörungen; mit 3 % an der globalen Erblindungsrate beteiligt; **Sympt.:** sehr langsamer Verlauf; chron. Entzündung von Binde- u. Hornhaut des Auges, spätere Vernarbung; im Endstadium Erblindung; **Ther.:** Tetracycline*, Azithromycin* u. Sulfonamid* topisch od. systemisch; ggf. chirurg. Ther.; **Progn.:** bei Frühbehandlung gut; **Proph.:** Verbesserung der hygien. Verhältnisse.

**Trachylobium verrucosum** (Gaertn.) Oliv.: s. Copal.

**Trachyspermum ammi** (L.) Sprague: Trachyspermum copticum (L.) Link, Carum ajowan Benth. et Hook., Ptychotis coptica, Ptychotis ajowan; Fam. Apiaceae (Umbelliferae); Ostindien, Iran; Stpfl. von **Fructus Ajowan:** Ajowanfrüchte; **Inhaltsst.:** 3–4 % äther. Öl, das hauptsächlich aus Thymol* besteht; **Anw.:** **1.** (volkstüml.) Karminativum*; **2.** vorwiegend in der indischen Küche als Gewürz verwendet, z. B. zum Würzen von Kartoffeln oder Hülsenfrüchten; die Verdauung wird dadurch verbessert; **3.** (techn.) früher zur Gew. von Thymol; **Oleum Ajowan:** äther. Öl der Ajowanfrüchte; **Best.:** 45–57 % Thymol*, *p*-Cymol*, Pinen*, Dipenten, $\gamma$-Terpinen u. Carvacron; **Anw.:** wie Fructus Ajowan.

**Tractus corticospinalis:** s. Pyramidenbahn.

**traditional use:** s. HMPC.

**Träger:** (engl.) *carrier*, syn. Carrier; in der Radiochemie der Anteil der nicht radioaktiv markierten Moleküle einer Substanz, deren radioaktiver Anteil als Tracer* bezeichnet wird; kann ggf. absichtl. zugesetzt werden: **carrier added** (Abk. c. a., z. B. bringt eine Kunststoffkapillare eine hohe Trägermenge an $CO_2$ aus der Umgebungsluft in das am Zyklotron erzeugte $^{11}C\text{-}CO_2$); **no carrier added** (Abk. n. c. a.) bedeutet demgegenüber, dass absichtl. kein T. zugesetzt wurde (z. B., um das Produkt über die Radiochromatographie u. anschließend über die Massenspektrometrie zu bestimmen), der frühere Begriff carrier-free ist international verworfen worden; ein T. ist immer vorhanden; es muss immer die spezifische Aktivität* (u. damit die Menge an T.) bestimmt werden.

**Trägerelektrophorese:** s. Elektrophorese.

**Tränenflüssigkeit, künstliche:** s. Augenarzneiträger, viskoser.

**Tränengase:** flüchtige Verb., die schon in geringsten Konz. (1/1000–1/10 000 mg/L Luft) zu Augenreizung mit Tränenfluss, Brennen u. Lidkrampf führen; gebräuchl. sind Chloroacetophenon (Abk. CN), 2-Chlorbenzyliden-malonsäuredinitril (Abk. CS) u. Dibenzoxazepin (Abk. CR); zu den T. gehören auch Chlorpikrin*, Brombenzylcyanid, Bromacetophenon*, Bromessigester, Xylylbromid, Akrolein*. **Toxikol.:** Höhere Konz. führen zu Schädigung der Atemwege u. der Haut durch Verätzungen. **Maßnahmen** nach Exposition: **1.** Augen: bei kleineren Mengen ist die Tränenbildung ausreichend; in schweren Fällen das Auge mit Wasser od. Natriumhydrogencarbonat (2 %) über längere Zeit spülen. Anw. eines Lokalanästhetikums bei bestehenden Schmerzen; **2.** Lunge: Husten; nach symptomfreiem Intervall von bis zu einem Tag Gefahr der Bildung eines tox. Lungenödems (Zyanose*, bräunl. Schaum in Mund u. Nase, Tachykardie); Sofortmaßnahme: inhalativ Glucocorticoide*, Ruhe, Wärme.

**Tränenkiefer:** s. Pinus wallichiana.

**Tragacantha:** s. Astragalus-Arten.

**Tragacanthin:** $M_r$ >10 000; hochpolymeres, wasserlösl. Kohlenhydrat; zus. mit Bassorin* Best. von Tragant (s. Astragalus-Arten, Tragacantha); aufgebaut aus Tragacanthsäure, die u. a. aus Galacturonsäure* u. Xylose* besteht, u. einem Arabinogalactan.

**Tragant:** s. Astragalus-Arten (Tragacantha).

**Tragant, Indischer:** s. Sterculia urens (Gummi Tragacantha indica).

**Tralles-Prozent:** s. Alkoholmeter.

**Tramadol** (INN): (±)-*trans*-2-(Dimethylaminomethyl)-1-(3-methoxyphenyl)cyclohexanol; CAS-Nr. 27203-92-5; $C_{16}H_{25}NO_2$, Strukturformel: s. Abb.; $M_r$ 263.39; **Wirk.:** Opioid*-Agonist, starkes Analgetikum*; auch antitussiv, geringes Abhängigkeitspotential; **Ind.:** mäßig starke bis starke Schmerzen; HWZ 6 h bzw. 6–9 h (Metaboliten). **Tramadolhydrochlorid:** Tramadoli hydrochloridum Ph.Eur.; CAS-Nr. 36282-47-0; $C_{16}H_{26}ClNO_2$; $M_r$ 299.9; Schmp. 180–181 °C.

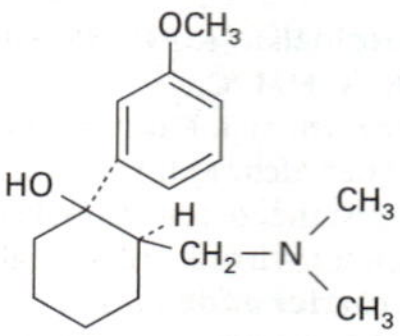


**Tramadol**

**Tramazolin** (INN): 2-(1,2,3,4-Tetrahydro-5-naphthylamino)-2-imidazolin; CAS-Nr. 1082-57-1; $C_{13}H_{17}N_3$, Strukturformel: s. Abb.; $M_r$ 215.29; Schmp. 142–143 °C (kristallisiert aus Isopropanol); **Wirk.:** Vasokonstriktor, Alpha-Sympathomimetikum (s. Sympathomimetika); **Ind.:** Schleimhautabschwellung bei Schnupfen od. Heuschnupfen, Reizungen u. allerg. Erkrankungen am Auge; **UAW:** s. Oxymetazolin; **Dos.:** Augentropfen 0.05 %; intranasal Spray, Tropfen 0.12 %. Gebräuchl. sind auch Tramazolinhydrochlorid-Monohydrat u. Tramazolinhydrochlorid.

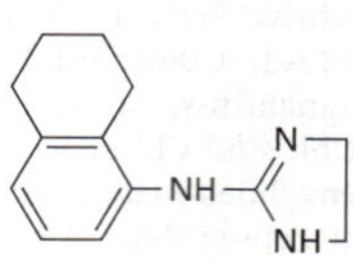


**Tramazolin**

**Trandolapril** (INN): (2*S*,3a*R*,7a*S*)-1-{(*S*)-*N*-[(*S*)-1-Ethoxycarbonyl-3-phenylpropyl]-L-alanyl}-2-hexahydroindolincarbonsäure; CAS-Nr. 87679-37-6; $C_{24}H_{34}N_2O_5$, Strukturformel: s. Abb.; $M_r$ 430.55; $pK_S$ 5.6; **Wirk.:** ACE*-Hemmer, Antihypertensivum*; **Ind.:** essentielle Hypertonie, linksventrikuläre Dysfunktion nach Herzinfarkt; **Kontraind.:** Nierenarterienstenose, Leberfunktionsstörungen, dekompensierte Herzinsuffizienz, Anw. bei Kindern; **UAW:** u. a. Hypotonie, Nierenfunktionsstörungen, Bronchitis; **Dos.:** Hypertonie: p. o. Initialdosis 1 mg/d, Erhaltungsdosis 2(–4) mg/d; linksventrikuläre Dysfunktion: Initialdosis 0.5 mg/d, Erhaltungsdosis max. 4 mg/d; jeweils als ED vor, während od. nach dem Frühstück; HWZ 16–24 h (Metaboliten).

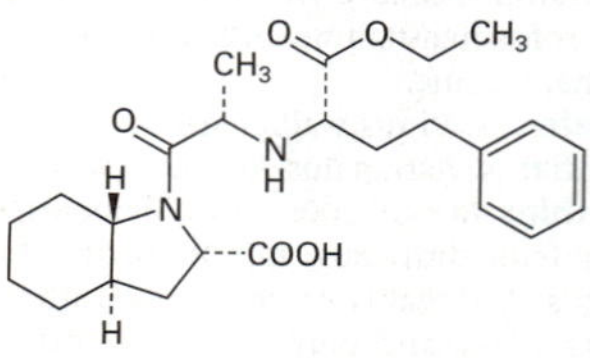


**Trandolapril**

**Tranexamsäure** (INN): Acidum tranexamicum Ph.Eur.; *trans*-4-Aminomethylcyclohexancarbonsäure; CAS-Nr. 1197-18-8; $C_8H_{15}NO_2$, Strukturformel: s. Abb.; $M_r$ 157.21; Schmp. 270–280 °C (Erweichung), Schmp. 386–392 °C (unter Zers.); lösl. in Wasser (1 g/6 mL), sehr schwer lösl. in Ethanol, Ether, fast unlösl. in den meisten org. Lösungsmitteln; **Wirk.:** Fibrinolyse*-Inhibitor, Hämostatikum*; **Ind.:** Blutungen inf. überhöhter Fibrinolyse od. Fibrinogenolyse; **Dos.:** p. o. 2–3 × 1.0–1.5 g/d; parenteral i. v. 2–3 × 0.5–1 g/d; HWZ 7 h.

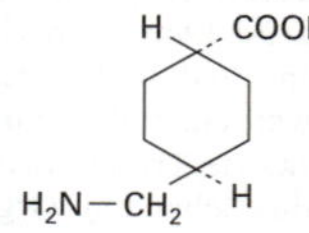


**Tranexamsäure**

**Tranquilizer:** (engl.) *minor tranquilizers*; Tranquillanzien, Anxiolytika; veraltet Ataraktika; chem. heterogene Gruppe von Substanzen, die vorwiegend dämpfende Wirk. auf die Psyche besitzen, Angst-, Spannungs- u. Erregungszustände aufheben u. deren psychosomat. Begleiterscheinungen (z. B. Schlaflosigkeit) beseitigen; **Wirk.:** je nach Wirkstoff od. Dos. beruhigend, anxiolyt., schlaffördernd, zentral muskelrelaxierend od. antikonvulsiv; bei echten Psychosen* wirkungslos; **Wirkstoffe:** v. a. Benzodiazepine*, niedrigpotente od. niedrigdosierte Neuroleptika* (z. B. Chlorprothixen*, Melperon*, Promethazin*, Fluspirilen*), Antidepressiva* (z. B. Opipramol*), Buspiron*, seltener Diphenylmethanderivate (z. B. Hydroxyzin*); **Ind.:** Angst- u. Spannungszustände (zeitl. begrenzt u. möglichst unter begleitender Bearbeitung der zugrunde liegenden psych. Störungen od. um die Grundlage für einen psychotherapeut. Zugang zum Patienten herzustellen); symptomat. Anxiolyse u. Sedierung in psychiatr. od. internist. Notfallsituationen (z. B. Herzinfarkt), Schlafstörung, Delir, zur Atar*-Analgesie; **WW:** Verstärkung der Wirk. von Alkohol, Schlafmitteln, Psychostimulanzien, Analgetika u. a.; **UAW:** Gefahr der Entwicklung von Toleranz* u. Arzneimittelabhängigkeit*.

**Tranquillanzien:** s. Tranquilizer.

***trans*-:** s. Konfiguration.

**Transaminasen:** Aminotransferasen; zu den Transferasen gehörende Enzyme*, welche die reversible Übertragung von Aminogruppen einer spezif. Aminosäure* (α-Aminosäure) auf eine spezif. Ketosäure* (α-Ketosäure, z. B. Oxalessigsäure, α-Ketoglutarsäure*) katalysieren, so dass eine neue Aminosäure u. eine neue Ketosäure entstehen (Transaminierung); enthalten als prosthet. Gruppe Pyridoxalphosphat (s. Vitamin B, Vitamin $B_6$); **Vork.:** hohe Konz. v. a. in Leber u. Herzmuskel; **Bedeutung: 1.** (physiol.) im Proteinstoffwechsel; **2.** (diagnost.) Die Konz. im Serum ist normalerweise gering, steigt aber bei bestimmten Erkrankungen (z. B. Lebererkrankungen, Infarkten) inf. von Zellzerstörungen stark an u. kann zur Diagnose solcher Erkrankungen herangezogen werden (s. Enzymdiagnostik), z. B. Glutamat-Oxalacetat-T. (Abk. GOT), Aspartat-Aminotransferase (Abk. AST), Glutamat-Pyruvat-T. (Abk. GPT). **3.** (pharmak.) Arzneimittel wie Antibiotika*, Antikonvulsiva* u. Zytostatika* können zu einem erhöhten Serumtransaminasespiegel führen.

**Transaminierung:** s. Transaminasen.

**Transclomifen:** s. Clomifen.

**transdermal:** durch die Haut hindurch; vgl. Systeme, transdermale therapeutische.

**Transduktion:** **1.** (genet.) Übertragung von genet. Material von einer Bakterienzelle in eine andere mittels Bakteriophagen*; das transduzierte Fragment wird durch genet. Rekombination* in das genet. Material der Empfängerzelle eingebaut, was zum Gewinn einer neuen Eigenschaft führen kann. **2.** (physiol.) Umwandlung eines aufgenommenen Reizes in eine Erregung (Aktionspotential*) od. Übermittlung eines chem. Signals (Zell-Zell-Kommunikation, z. B. Bindung eines Liganden an einen Rezeptor u. Weiterleitung des Signals durch versch. Proteine od. Kinasen (s. second messenger).

**Transfektion:** Infektion von Bakt. mit isolierter Phagen-DNA; vgl. Bakteriophagen.

**Transferasen:** s. Enzyme.

**Transferrin:** s. Siderophiline.

**Transfer-RNA:** s. tRNA.

**Transformation:** **1.** (mathemat.) Umwandlung von Originalwerten (Messwerten), z. B. Logarithmierung, Umkehrung in reziproke Werte, um die nummerische (statist.) od. graph. Bearbeitung u. Darstellung von (Mess-)Werten zu ermöglichen od. deren (v. a. graph.) Darstellung zu erleichtern; damit kann eine annähernde Normalverteilung* der Messwerte od. eine Linearisierung erreicht werden, d. h. eine lineare Abhängigkeit der abhängigen Variablen von der od. den unabhängigen Variablen (s. Funktion). **2.** (gentechnolog.) genet. Veränderung, hervorgerufen durch den Einbau von freier, lösl. DNA* einer Spenderzelle in eine Empfängerzelle; Übertragung gereinigter, auch rekombinanter DNA auf Bakterien- od. auch höhere Zellen (s. Gentechnologie); **3.** (immun.) Umwandlung ruhender Lymphozyten (s. Leukozyten) zu Lymphoblasten unter Freisetzung u. a. von Lymphokinen*; **4.** (pathol.) maligne Entartung von eukaryot. Zellen (in vitro u. in vivo) mit unkontrolliertem Wachstum, Entdifferenzierung, Ablösen aus dem Zellverband bzw. Untergrund u. Eindringen in andere Gewebe durch Kanzerogene*.

**Transgen:** s. Organismus, transgener.

**Transit:** s. Teilmengen der Fläche unter der Kurve.

**Transketolase:** zu den Transferasen gehörendes Enzym* des Pentosephosphatzyklus* (Abb. 2 dort) u. des Calvin*-Zyklus, das eine $C_2$-Einheit von einer Ketose abspaltet u. auf die Aldehydgruppe einer Aldose überträgt; enthält Thiamindiphosphat als Coenzym u. benötigt $Mg^{2+}$-Ionen.

**Transkript:** s. Transkription.

**Transkriptase, reverse:** RNA-abhängige DNA-Polymerase, reverse DNA-Polymerase, Revertase; zu den Transferasen gehörendes Enzym* der Retroviridae* für die reverse Transkription* viraler RNA* in ein komplementäres DNA-Provirus, das in die DNA* der Wirtszelle integriert wird; vgl. HIV-Erkrankung; Reverse-Transkriptase-Inhibitoren, nucleosidische; Reverse-Transkriptase-Inhibitoren, nichtnucleosidische.

**Transkription:** Übertragung der in der DNA* gespeicherten genet. Information in RNA*, die von an den Promotor* gebundener DNA-abhängiger RNA*-Polymerase katalysiert wird; die Basensequenz der DNA wird in eine komplementäre Basenfolge der RNA (primäres Transkript; mRNA*) übertragen. Die wachsende mRNA-Kette wird von der Matrize freigesetzt, so dass sich der Prozess sofort wiederholen kann. Das Ende der T. wird durch eine DNA-Sequenz, den Terminator*, eingeleitet. Bei der **reversen Transkription** (in Retroviridae*) wird mit reverser Transkriptase* eine DNA-Kopie der RNA (cDNA) synthetisiert. Die T. in der Zelle ist ein regulierter Prozess, d. h. die Information einzelner Gene wird nicht ständig, sondern in Abhängigkeit von den Erfordernissen der Zelle unter dem Einfluss unterschiedl. Signale abgerufen. Vgl. Modifikation, posttranskriptionale; Translation.

**Transkriptionseinheit:** DNA-Abschnitt, der nicht nur Exons* u. Introns*, sondern auch alle für die Genexpression* wichtigen Kontrollelemente umfasst.

**Transkriptionsfaktoren:** Abk. TF; Proteine* (selten RNA*), die durch Interaktion mit Regulatorsequenzen (z. B. Promotor*, Enhancer*) die Transkription* beeinflussen u. somit die differentielle Genaktivität steuern; **1.** allg. TF regulieren den Zellzyklus*; **2.** spezif. TF werden i. R. der Signalübertragung phosphoryliert u. damit in ihrer Aktivität verändert; z. B. NFκB* od. das sterol regulatory element binding protein (Abk. SREBP), das die intrazelluläre Cholesterolkonzentration reguliert.

**transkutan:** s. perkutan.

**Translation:** Übersetzung der durch Transkription* in mRNA* umgeschriebenen genet. Information der DNA* in die Aminosäurensequenz des Proteins*; Synthese eines Proteinmoleküls mit einer mRNA als Matrize u. tRNA* als Aminosäure-Überträger; dabei erfolgt an den Polyribosomen* eine Übersetzung der aus 4 Basen bestehenden Schrift der RNA in die aus 20 Aminosäuren bestehende Schrift der Proteine. **Bedeutung:** (pharmak.) Das Wirkprinzip einiger Antibiotika (u. a. Tetracycline*, Makrolid*-Antibiotika, Ketolid*-Antibiotika, Chloramphenicol*, Aminoglykosid*-Antibiotika, Streptogramin*-Antibiotika) beruht auf der Inhibition der prokaryot. u. teilweise der eukaryot. Translation. Vgl. Modifikation, posttranslationale; Prozessierung, posttranslationale.

**translation inhibitory protein:** s. Interferone.

**Translokation:** **1.** (bot.) Langstreckentransport von Wasser, Nährelementen od. Assimilaten in Pflanzen; meist zur Bez. des Assimilattransports in Siebröhren* verwendet; **2.** (genet.) Austausch von Chromosomensegmenten zw. nicht homologen Chromosomen*; vgl. Chromosomenaberrationen; **3.** (zellbiol.) Bewegung von zellulären Proteinen* zw. Zellkompartimenten (z. B. vom Zellkern* ins Zytosol*) bei regulator. Vorgängen in einer Zelle.

**Transmission:** syn. Durchlässigkeit; Symbol T; meist in Prozent ausgedrückter Wert, der das Verhältnis der Intensitäten von eingestrahltem ($I_0$) u. durchgelassenem Licht (I) beim Durchgang durch Materie angibt: $T = I/I_0$; den negativen dekad. Logarithmus der T. bezeichnet man als (dekad.) Absorption* A:

$$A = -\log T = \log (I_0/I)$$

vgl. Absorptionskoeffizient; Photometrie; Spektroskopie.

**Transmitter:** s. Neurotransmitter.

**Transparenz** (lat. parere erscheinen): (physik.) Verhältnis der durchgelassenen zur einfallenden Lichtmenge (analog Transmission*); Bez. wird bei Druckmedien u. fotograf. Schichten verwendet; reziproker Wert der Opazität*. Vgl. Dichte, optische.

**Transpiration:** Perspiratio; Abgabe von Wasserdampf über Körperoberflächen; **Formen: 1. Perspiratio sensibilis:** Diaphorese; von cholinergen Fasern des Sympathikus* gesteuerte Absonderung von Schweiß* aus merokrinen Drüsen; **a)** thermisches Schwitzen zur Wärmeregulation, das bei Überschreitung der Indifferenztemperatur durch vermehrte Wärmeproduktion bei körperl. Arbeit od. ungenügende Wärmeabgabe bei zu hoher Umgebungstemperatur, zu hoher Luftfeuchtigkeit u. a. einsetzt; **b)** emotionales Schwitzen bei psych. Anspannung (Angstschweiß). Perspiratio sensibilis ist ohne körperl. Anstrengung in neutraler od. kühler Umgebung vernachlässigbar; mit zunehmender körperl. Aktivität u. zunehmender Körperkerntemperatur steigt sie an u. kann bei schwerster körperl. Arbeit Werte von über 1 L/h erreichen. **2. Perspiratio insensibilis:** unmerkl., weitestgehend temperaturunabhängige Wasserabgabe über die Haut u. Schleimhaut (Atmung) durch Diffusion u. Verdunstung ohne sichtbare Schweißbildung; ca. 0.5 ml/h pro kg KG (500–1000 mL/d).

**Transplantation:** Übertragung von Zellen, Geweben od. Organen auf ein anderes Individuum od. an eine andere Körperstelle zu therap. Zwecken; z. B. Bluttransfusion*, T. von Cornea, Gefäßen, Haut, Niere, Leber, Knochenmark, Herz, Lunge, endokrinen Organen (z. B. Inselzell- od. Pankreastransplantation), Knochen, Thymus, Dünndarm.

T

**Transport:** Stoffverteilung bei der Resorption*, Distribution* u. Elimination*, die die Überwindung von Barrieren (v. a. Biomembranen*) erfordert; Transportmechanismen: s. Diffusion; Diffusion, erleichterte; Diffusion, passive; Transport, aktiver; Resorption. Vgl. Carrier.

**Transport, aktiver:** Transportmechanismus von Molekülen od. Ionen durch eine Biomembran* gegen das Konzentrationsgefälle mit Hilfe von spezif. Carriern*; typ. Beispiel: Ionenpumpen*; **Prinzip:** Die hierfür erforderl. Energie wird z. B. durch Hydrolyse von ATP (s. Adenosinphosphate) bereitgestellt (membranständige ATPasen; s. Adenosintriphosphatase). Bei Kopplung an einen anderen Energie liefernden Prozess spricht man von sekundärem aktivem Transport (z. B. Kopplung an einen Ionenkanal*, Ausnutzung eines Konzentrationsgefälles). Das Transportsystem zeigt Sättigungsverhalten bei steigender Substratkonzentration u. ist hemmbar (Inhibition). **Formen:** Uniport*, Antiport*, Symport*; **Bedeutung:** ermöglicht selektiven Transport von Substanzen durch biol. Membranen, z. B. bei der Resorption*. Vgl. ABC-Transporter; Diffusion, erleichterte.

**Transposon:** springendes Gen; DNA-Abschnitt eines Chromosoms* von charakterist. Länge, der enzymat. herausgelöst u. an anderer Stelle in das Genom eingefügt werden kann; kann auch auf Plasmide* (z. B. R*-Faktor), Phagengenome u. a. übergehen u. zu entspr. (teils auch pathogenen) Mutationen führen. Es handelt sich um ein od. mehrere Gene*, Episomen* u. a., die beiderseits von einer kleineren, gegenläufig ident., nicht informativen Nucleotidsequenz (Insertionselement, -segment, Insertosom; Abk. IS) begrenzt sind. T. sind u. a. bei Bakt. für die Anpassung (z. B. Resistenzausbreitung) von Bedeutung. Vgl. Retrotransposon.

**Transsudat** (lat. sudare schwitzen): nicht entzündl. Erguss in Körperhöhlen u. Gewebe, der aufgrund allg. od. lokaler Stauungen inf. abnormer Durchlässigkeit der Kapillaren od. pathol. Zusammensetzung des Bluts u. der Körperkolloide entsteht; zeichnet sich durch Zellarmut u. geringen Eiweißgehalt (<3 %) aus u. ist meist serös, selten bluthaltig; Ggs.: Exsudat*.

**Transurane:** alle Elemente, die im Periodensystem* der Elemente jenseits (trans) des Urans* stehen (OZ 93–102, s. Actinoide); z. B. Neptunium*, Plutonium*, Americium*, Curium*, Berkelium*, Californium*, Einsteinium*, Fermium*, Mendelevium*, Nobelium* mit mehr als 60 Radionukliden*. Alle T. sind instabile Nuklide u. radioaktiv.

**transurethral:** durch die Harnröhre.

**Transzytose:** Vesikulartransport, veraltet Cytopempsis; rezeptorvermittelte Aufnahme von extrazellulären gelösten Stoffen (Phagosomen*) in Vesikel (s. Endozytose) u. Transport dieser Stoffe durch die Zelle hindurch (z. B. durch Kapillarendothel, Schilddrüsenepithel) mit nachfolgender Abgabe an die Zellbasis; vgl. Exozytose.

**Tranylcypromin** (INN): (±)-*trans*-2-Phenylcyclopropylamin; CAS-Nr. 155-09-9; $C_9H_{11}N$, Strukturformel: s. Abb.; $M_r$ 133.19; Sdp. 79–80 °C (200–213 Pa); $pK_S$ der konjugierten Säure 8.2; **Wirk.:** Antidepressivum*, nichtselektiver Monoaminoxidase*-Hemmer; **Ind.:** depressive Syndrome; **Kontraind.:** Kombination mit anderen Antidepressiva u. Sympathomimetika (cave: hypertensive Krisen, Serotoninsyndrom*, Krampfanfälle); gleichzeitiger Verzehr tyraminhaltiger Nahrungsmittel (z. B. Rotwein u. manche Käsesorten; s. Cheese-Effekt); **WW:** Kombination mit serotonergen Substanzen (Serotonin*-Wiederaufnahme-Hemmer, Clomipramin*, s. Serotoninsyndrom); **UAW:** s. Antidepressiva; HWZ 1.2–1.8 h. **Tranylcyprominsulfat:** $C_{18}H_{24}N_2O_4S$; sehr leicht lösl. in Ethanol, Ether,

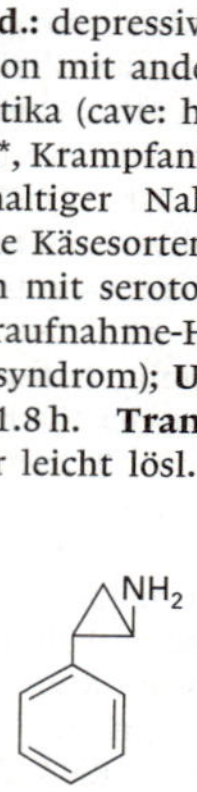


**Tranylcypromin**

lösl. in Wasser, fast unlösl. in Chloroform. **Tranylcyprominhydrochlorid:** $C_9H_{11}N \cdot HCl$; Schmp. 164–166 °C.

**Trapezregel:** Trapezoidregel; Methode, um die AUC* näherungsweise zu bestimmen; **Durchführung:** Die Fläche unter der Plasmakonzentrationskurve* wird in trapezförmige Teilflächen zw. den jeweiligen Messzeiten sowie je ein rechtwinkliges Dreieck am Anfang und Ende eingeteilt (s. Abb.). **Berechnung:** Die AUC ergibt sich dann nach der Gleichung:

$$\mathrm{AUC} = \frac{1}{2} \cdot c_1 \cdot t_1 + \frac{1}{2} \cdot (c_1 + c_2) \cdot (t_2 + t_1) + \ldots + \frac{1}{2} \cdot (c_{n-1} + c_n) \cdot (t_n - t_{n-1}) + \frac{c_n}{\beta}$$

$c_1$–$c_n$: Plasmakonzentration zum jeweiligen Messzeitpunkt; $t_1$–$t_n$: Messzeitpunkte (Blutentnahmezeiten); $c_n$: gemessene Konz. der letzten Probe zur Zeit $t_n$; β: terminaler Anstieg der Plasmakonzentrationskurve im halblogarithm. Maßstab. **Hinweis:** Die ermittelte Fläche kommt der AUC umso näher, je mehr Messzeitpunkte vorliegen.

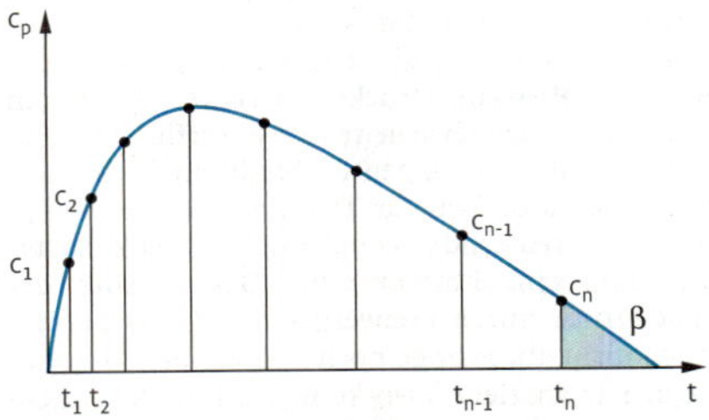


**Trapezregel:** $c_P$: Plasmakonzentration; $c_1$–$c_n$: Plasmakonzentration zum jeweiligen Messzeitpunkt; $t_1$–$t_n$: Messzeitpunkte (Blutentnahmezeiten); $c_n$: gemessene Konz. der letzten Probe zur Zeit $t_n$; β: terminaler Anstieg der Plasmakonzentrationskurve im halblogarithm. Maßstab

**Trapidil** (INN): Trapidilum Ph.Eur.; *N*,*N*-Diethyl-5-methyl-[1,2,4]-triazolo-[1,5-*a*]-pyrimidin-7-amin; CAS-Nr. 15421-84-8; $C_{10}H_{15}N_5$, Strukturformel: s. Abb.; $M_r$ 205.27; Schmp. 102–104 °C (kristallisiert aus Heptan); gelbl., geruchloses, bitteres, krist. Pulver; leicht lösl. in Wasser, verd. Schwefelsäure, 10 %iger Ammoniaklösung, lösl. in Methanol, 2-Propanol, *n*-Butanol, Chloroform, wenig. lösl. in Diethylether, schlecht lösl. in Hexan; $pK_S$ 2.79; **Wirk.:** Vasodilatator*; selektive Phosphorylierung zellulärer Proteine durch Aktivierung der Proteinkinase A; in höheren Konz. vasodilatierende, positive inotrope u. chronotrope Effekte u. Hemmung der Thrombozytenaggregation (nichtselektiver Phosphodiesterase*-Hemmer); spasmolyt.; **Ind.:** ischäm. Herzkrankheit; **Kontraind.:** akutes Kreislaufversagen, starke Hypotonie, Schwangerschaft (1. Trimenon); **UAW:** u. a. gastrointestinale Beschwerden, Schwindel, allerg. Hautreaktionen; **Dos.:** p. o. 2–3 × 200 mg/d; HWZ 1–3 h.

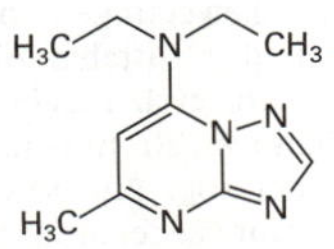


**Trapidil**

**Trastuzumab** (INN): CAS-Nr. 180288-69-1; humanisierter monoklonaler Antikörper* (IgG1) gegen den menschl. epidermalen Wachstumsfaktorrezeptor HER2*; **Wirk.:** Zytostatikum*; **Ind.:** metastasiertes Mammakarzinom bei HER2-positivem Tumor; als Monotherapie od. in Kombination mit Paclitaxel*; **Kontraind.:** Herzinsuffizienz, schwere Ruhedyspnoe; **UAW:** kardiotox. Wirk., Schüttelfrost, Fieber, lokale Reizungen; **Dos.:** initial 4 mg/kg KG i. v.; als Erhaltungdosis 2 mg/kg KG i. v./Woche.

**Traube:** s. Blütenstand.

**Traubenholunder:** s. Sambucus racemosa.

**Traubenkernöl:** Weintraubenkernöl, veraltet Drusenöl; aus Weintraubenkernen (Samen von Vitis* vinifera, Ölgehalt 6–20 %) durch Pressen od. Extraktion gewonnenes Öl; D. 0.912–0.930; Schmp. −10 °C; VZ 176–195; IZ 130–160; grünl. goldgelbes Öl von süßl.-bitterem Geschmack; **Best.:** Palmitin-, Stearin-, Linol-, Ölsäure; **Verw.:** Speiseöl, Zusatz in Seifen u. kosmet. Mitteln (pflegende Kosmetika).

**Traubenkirsche:** s. Prunus padus.

**Traubenkirsche, Virginische:** s. Prunus serotina.

**Traubenkraut:** s. Chenopodium ambrosioides var. ambrosioides.

**Traubenkraut, Hohes:** s. Ambrosia artemisiifolia.

**Traubenkraut, Mexikanisches:** s. Chenopodium ambrosioides var. ambrosioides.

**Traubensäure:** s. Weinsäure.

**Traubensilberkerze:** s. Actaea racemosa.

**Traubensilberkerzen-Wurzelstock:** s. Actaea racemosa (Cimicifugae rhizoma).

**Traubenzucker:** s. Glucose.

**Trauma** (gr.): **1.** Verletzung; akut durch äußere Einflüsse (mechanisch, thermisch, chemisch, strahlenbedingt) entstandener körperl. Schaden mit Zerstörung von Gewebestrukturen od. Funktionsstörung; z. B. Wunde*, Polytrauma; **2.** psychisches T. bei erhebl. seel. Belastung u./od. unzureichender Bewältigungsmöglichkeit.

**Traumanase:** s. Bromelaine.

**Traumatin:** Traumatinsäure; 2-Dodecendisäure; eine zweibasige, ungesättigte Fettsäure; pflanzl. Wundhormon.

**Travoprost** (INN): (*Z*)-Isopropyl-7-[(1*R*,2*R*,3*R*,5*S*)-3,5-dihydroxy-2-{(1*E*,3*R*)-3-hydroxy-4-[3-(trifluormethyl)phenoxy]but-1-enyl}cyclopentyl]hept-5-enoat; CAS-Nr. 157283-68-6; $C_{26}H_{35}F_3O_6$, Strukturformel: s. Abb.; $M_r$ 500.6; logP 4.1; $pK_S$ 13.5 (berechnet); schwer lösl. in Wasser; **Wirk.:** Antiglau-

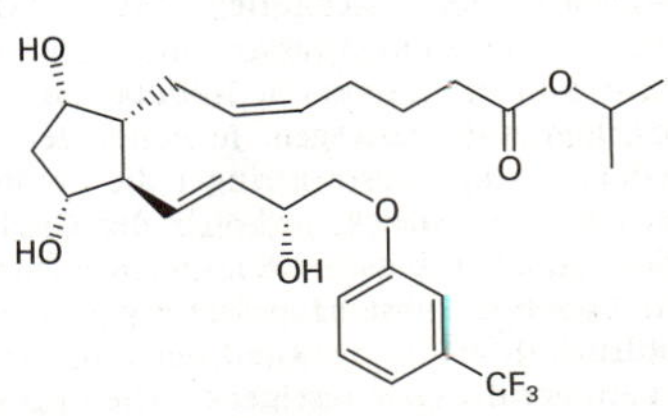


**Travoprost**

T

komatosum*, Prostaglandin* $F_{2\alpha}$-Analogon; **Ind.:** Offenwinkelglaukom, oculäre Hypertonie; **UAW:** oculäre Hyperämie, Augenjucken bzw. -schmerzen; **Dos.:** 40 µg/mL Lsg.; 1 Tr./d zum Eintropfen in den Bindehautsack.

**Trazodon** (INN): 2-{3-[4-(3-Chlorphenyl)-1-piperazinyl]propyl}[1,2,4]triazolo[4,3-*a*]pyridin-3(2*H*)-on; CAS-Nr. 19794-93-5; $C_{19}H_{22}ClN_5O$, Strukturformel: s. Abb.; $M_r$ 371.88; Schmp. 86–87 °C; $pK_S$ 6.14 (50 %iges Ethanol); **Wirk.:** Antidepressivum*; T. beeinflusst als Serotonin*-Wiederaufnahme-Hemmer den zentralen Turnover von Serotonin* u. Dopamin*, jedoch nicht den von Noradrenalin. **Ind.:** depressive Erkrankungen; **UAW:** Sedierung, Schwindel, Kopfschmerz, Übelkeit, Erbrechen, Diarrhö, Schwäche, Gewichtsschwankungen, Brady- od. Tachykardie, Ruhe- u. Schlaflosigkeit, allerg. Hautreaktionen, vermindertes Reaktionsvermögen; **Dos.:** p. o. Initialdosis 100 mg/d, 2. Woche 200 mg/d, Steigerung auf max. 400 mg/d (stationär 600 mg/d); HWZ 4 h bzw. 10–12 h (Metaboliten). Gebräuchl. ist auch Trazodonhydrochlorid.

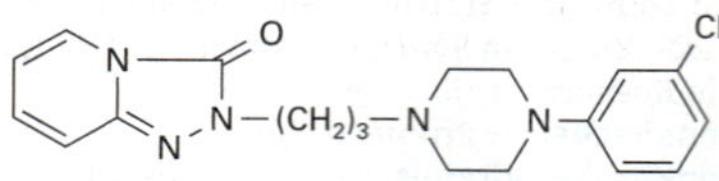

**Trazodon**

**Treffertheorie:** s. Strahlenbiologie.

**Trehala-Manna:** s. Trehalose.

**Trehalose:** Mykose, Mutterkornzucker; $M_r$ 342.30; nicht reduzierendes Disaccharid* aus 2 Glucopyranosidresten; rechtsdrehend; je nach Art der glykosid. Bindung unterscheidet man 3 Formen (Anomere). T. wird durch viele Pilzenzyme gespalten u. durch einzelne Hefearten vergoren. **Vork.:** in Algen, Bakt., zahlreichen niederen u. höheren Pilzen (z. B. Secale* cornutum, Hefepilze) sowie vereinzelt in photosynthet. inaktiven Pflanzengeweben; Blutzucker einer in Syrien u. Persien heim. Rüsselkäferart (Trehala-Manna).

**Treibgase:** Treibmittel zur Zerstäubung, Vernebelung u. Verschäumung von Suspensionen, Lösungen u. Emulsionen aus Druckgaspackungen*; **Eigenschaften:** T. müssen auf Haut od. Schleimhaut bzw. beim Einatmen physiol. unbedenklich u. chem. indifferent gegenüber Arzneistoffen u. Behälter- u. Ventilmaterialien sein. T. sollen weder brennbar noch explosiv sein u. für eine gute Versprühbarkeit u. einen konstanten Doseninnendruck eine gewisse Löslichkeit im Lösungsmittel des Arzneistoffes aufweisen. Am ehesten erfüllen druckverflüssigte T. (Gase mit niedrigem Sdp.) u. davon Mischungen aus versch. niedermolekularen Fluor-Chlor-Kohlenwasserstoffen (Abk. FCKW, syn. Chlor-Fluor-Kohlenwasserstoffe, Abk. CFC) bzw. mit Propan*, Butan* u. Isobutan die oben aufgezählten Anforderungen. Je höher der Grad der Halogenierung, desto geringer die Brennbarkeit u. der Dampfdruck. Je höher der Grad der Chlorierung, desto besser die Lösungseigenschaften für lipophile Substanzen, desto geringer der Dampfdruck. Je höher der Grad der Fluorierung, desto geringer die Lösungseigenschaften für lipophile Substanzen u. desto höher der Dampfdruck. Durch Mischen versch. Typen von T. können die erforderl. Eigenschaften optimal auf das jeweilige Aerosol* eingestellt werden. Eine Mischung, z. B. aus gleichen Teilen Trichlormonofluormethan (Druck mit 0.89 bar bei 20 °C zu tief; sehr gute Lösungseigenschaften, aber quellende Wirk. auf Dichtungen) u. Dichlordifluormethan (Druck mit 5.67 bar bei 20 °C zu hoch; schlechte Lösungseigenschaften, entquellende Wirk. auf Dichtungen) ergibt ein T., das bei 20 °C einen funktionsgerechten Druck von 3.28 bar u. ausreichende Lösungseigenschaften aufweist u. sich gegenüber Dichtungen indifferent verhält. **Umweltaspekt:** Trotz aller Vorteile werden die fluorierten Chlorkohlenwasserstoffe jedoch aufgrund ihrer zerstörenden Wirkung auf die Ozonschicht* der Erde in der EU seit 31.12.1995 (Ausnahmeregelungen) durch andere Gase (Propan, Butan, Stickstoff, Kohlenstoffdioxid* etc.) u. durch Fluorkohlenwasserstoffe od. Hydrofluoralkane* (Abk. HFA) ersetzt. Die HFA tragen nicht zum Abbau der Ozonschicht bei, leisten aber einen Beitrag zum Treibhauseffekt. Unter den HFA konnte mit dem Typ 134a die anfangs größeren techn. Umstellungsprobleme am besten gemeistert werden. Eine andere Alternative besteht in der Verwendung von Pumpaerosolen, s. Aerosole. **Prinzip:** Druckverflüssigte Gase liegen in einem Gleichgewicht teilweise verflüssigt, teilweise gasförmig (eigentl. Treibmittel) in den Druckgaspackungen vor. Der über dem verflüssigten Gas herrschende Dampfdruck ist bei konstanter Temp. eine Stoffkonstante. Deshalb sinkt der Innendruck durch Freiwerden des Gases bei der Anw. nicht ab, solange noch verflüssigtes Gas vorliegt. Für spezielle Zwecke werden druckverdichtete T., v. a. $N_2$, $CO_2$ u. $N_2O$ verwendet. Mit Ausnahme von $N_2$ (für Salben u. Pasten) lösen sie sich im flüssigen Inhalt der Druckgaspackungen. Als Treibmittel für Zweikammer-Druckgaspackungen dient neben $N_2$ auch komprimierte Luft.

**Trematodes:** Saugwürmer; blattförmige Würmer mit 2 Saugnäpfen; Fortpflanzung über Generationswechsel, Endwirte: Mensch, Säugetiere u. Vögel; med. relevante **Gattungen:** Fasciola hepatica (großer Leberegel), Dicrocoelium dentriticum (kleiner Leberegel), Paragonimus (Lungenegel), Schistosoma (Pärchenegel, s. Schistosomiasis).

**Tremor:** Zittern; unwillkürl. auftretende, weitgehend rhythmisch aufeinander folgende Kontraktionen antagonist. wirkender Muskeln, bezogen auf die Amplitude des Ausschlags als grob-, mittel- od. feinschlägiger T.; **Formen: 1. physiol.** T.: normalerweise nicht sichtbarer u. nur in der Elektromyographie nachweisbarer T., der jede Willkürbewegung begleitet (Frequenz altersabhängig abnehmend, 5–15/s); **2. pathol.** T.: u. a. **a) Ruhetremor:** häufigster extrapyramidaler T. mit einer Frequenz von 4–6/s, der kurzfristig willkürl. unterdrückt werden u. bei aktiver Innervation od. Intentionsbewegungen abnehmen kann; Beginn i. d. R. an den distalen Abschnitten der oberen Extremitäten, evtl. Ausdehnung auf Gesichts-, Hals-, Schluck-, Rumpf- u. Beinmuskulatur; typisch ist der sog. Pillendrehertremor od. Münzenzählertremor (T. der antagonist. Beuge- u. Streckmuskeln von Daumen u. Zeigefinger); Vork.

v. a. bei Parkinson*-Syndrom; **b)** seniler, im Alter auftretender T., meist als Ruhetremor, evtl. kombiniert mit Halte- od. Intentionstremor, v. a. an Kopf- (sog. „Ja"- od. „Nein"-T.) u. Gesichtsmuskulatur; **c) Haltetremor** bei ton. Innervation der betroffenen Muskeln (z. B. bei vorgehaltenen Händen), verschwindet bei völliger Entspannung der Muskulatur; als orthostat. T. (Frequenz: 13–18/s) auf die unteren Extremitäten beschränkt u. nur im Stand auftretend mit der Folge ausgeprägter Standunsicherheit u. häufiger Stürze; Vork. als verstärkter physiol. T. (Angst- od. Ermüdungszittern), bei Intoxikationen*, Hyperthyreose*, Alkoholkrankheit, als UAW von Neuroleptika*, bei zerebellaren Erkrankungen, als seniler T. u. a.; **d) Aktionstremor:** tritt bei allg., nicht gezielten Bewegungen auf; Vork. z. B. bei Parkinson-Syndrom od. in Zusammenhang mit zerebellaren Sympt.; **e) Intentionstremor:** tritt v. a. bei Zielbewegungen mit der größten Amplitude unmittelbar vor dem Ziel auf u. ist typisch für Erkrankungen des zerebellaren Systems; **f)** beschäftigungsabhängiger T., z. B. als Schreib- od. Stimmtremor; **g)** psychogener T.: Vork. in versch. Formen, z. B. als gesteigerter physiol. T. od. bei Simulation.

**Trenbolon** (INN): 17*β*-Hydroxyestra-4,9,11-trien-3-on; CAS-Nr. 10161-33-8; $C_{18}H_{22}O$; $M_r$ 270.4; nicht mehr zugelassenes Anabolikum* mit stark muskelaufbauender Wirk.; wird missbräuchlich zur Leistungssteigerung im Sport (s. Doping) u. unzulässigerweise in der Tiermast eingesetzt.

**Trennemulsionen:** Fett- od. Siliconemulsionen* u. a., mit denen z. B. Backformen, Suppositorienformen, in der Industrie Pressformen von Kunststoffen eingestrichen werden, um ein leichtes Herauslösen der Formlinge zu ermöglichen.

**Trennrohrverfahren:** Verfahren zur Trennung von Isotopen*; **Prinzip:** Das Verfahren beruht auf der Thermodiffusion, der zufolge sich in einem Gasgemisch mit versch. Temperaturbereichen (das Clusiustrennrohr wird an einem Ende erhitzt, am anderen abgekühlt) die leichteren Moleküle im warmen, die schweren Moleküle im kälteren Bereich ansammeln. Je größer die Temperaturunterschiede im Gasgemisch, umso größer ist der Effekt der therm. Diffusion. **Gesch.:** erfunden 1938 von Klaus Clusius (1903–1963) u. Gerhard Dickel.

**Trennschärfe, statistische:** s. Power.

**Trennungsgewebe:** (bot.) Gewebe aus kleinen Parenchymzellen (s. Parenchym) mit wenigen Interzellularen* an der Basis von Blatt-, Frucht- u. Blütenstielen, das am Blatt-, Blüten- u. Fruchtfall (der sog. Abszission) beteiligt ist. Das bereits früh angelegte T. differenziert erst unter geeigneten Bedingungen vollständig aus, was schließl. z. B. zum Blattfall führt.

**Treosulfan** (INN): Dihydroxybusulfan; L-*threo*-2,3-Dihydroxytetramethylen-bis(methansulfonat); CAS-Nr. 299-75-2; $C_6H_{14}O_8S_2$, Strukturformel: s. Abb.; $M_r$ 278.3; Schmp. ca. 102 °C; weißes, geruchloses, krist. Pulver; **Wirk.:** Zytostatikum*, Alkylans nach Metabolisierung über das Monoepoxid zu L-Diepoxybutan; **Ind.:** palliative Ther. (Monotherapie od. in Kombination mit anderen Zytostatika) des fortgeschrittenen Ovarialkarzinoms nach Versagen platinhaltiger Standardtherapie;

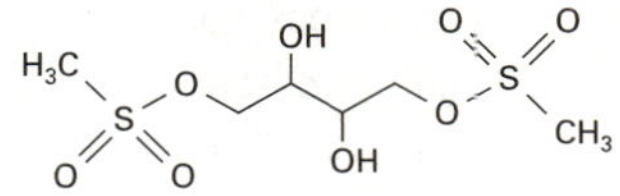

**Treosulfan**

**Kontraind.:** Leukopenie, Thrombopenie, schwere Schädigung des Knochenmarks; **UAW:** Erbrechen, Übelkeit, Alopezie, bronzefarbene Pigmentierung der Haut; Myelosuppression (Neutropenie, Thrombopenie, Anämie), abdominale Beschwerden; HWZ 2.2 h.

**Treponema:** Gattung gramnegativer, spiralförmiger, anaerober Stäbchenbakterien der Fam. Spirochaetaceae*; **Vork.:** im Oral-, Intestinal- u. Genitaltrakt von Mensch u. Tier; med. relevante **Species:** T.* pallidum, T. pertenue, T. carateum.

**Treponema pallidum:** veraltet Spirochaeta pallida; Erreger der Syphilis*; s. Treponema; vgl. Bakterien.

**Tretamin** (INN): Tretaminum, Triethylenmelamin; 2,4,6-Triethylen-imino-1,3,5-triazin; nicht mehr im Handel befindl. Zytostatikum*; früher angewendet zur Behandlung von Leukämien u. neoplast. Erkrankungen.

**Tretinoin** (INN): Tretinoinum Ph.Eur.6; Vitamin-A-Säure, all-*trans*-Retinsäure; all-*trans*-3,7-Dimethyl-9-(2,6,6-trimethyl-1-cyclohexenyl)-2,4,6,8-nonatetraensäure; CAS-Nr. 302-79-4; $C_{20}H_{28}O_2$, Strukturformel: s. Abb.; $M_r$ 300.42; Schmp. 180–182 °C (unter Zers.; kristallisiert aus Ethanol); fast unlösl. in Wasser, lösl. in Ether, schwer lösl. in Ethanol, Chloroform; Dermatotherapeutikum; **Ind.:** Akne u. Psoriasis (top. Anw.), akute promyeloische Leukämie (system. Anw.); **Kontraind.:** akute Hautausschläge; darf nicht mit Schleimhäuten u. Augen in Kontakt kommen; Schwangerschaft; Anw. bei Frauen im gebärfähigen Alter ohne ausreichende Kontrazeption; **UAW:** Hautreizungen; vgl. Retinoide; **Dos.:** **1.** topisch als Salbe, Gel 0.05 %; **2.** systemisch: empfohlene Tagesdosierung 45 mg/m² KOF; entspricht einer Erwachsenendosis von ca. 80 mg. Vgl. Isotretinoin; Vitamin A.

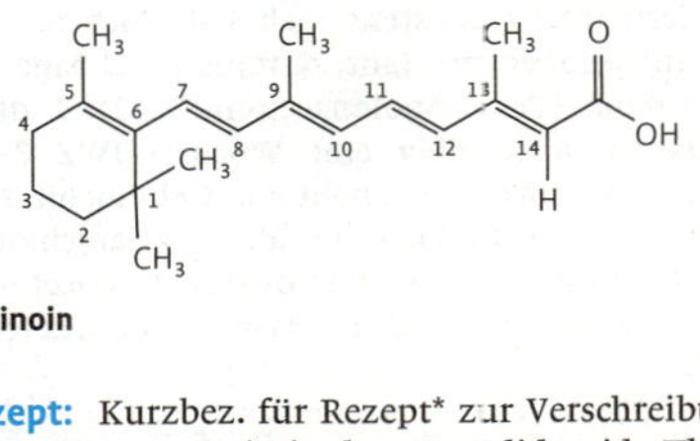

**Tretinoin**

**T-Rezept:** Kurzbez. für Rezept* zur Verschreibung teratogener Arzneimittel; s. Lenalidomid; Thalidomid.

**TRH:** Abk. für Thyrotrophin-releasing-Hormon; s. Protirelin.

**Tri:** s. Trichlorethylen.

**Tri-** (gr. drei): s. Di-.

**Triacetin:** Triacetinum Ph.Eur.6, Glyceroli triacetas, Glyceroltriacetat (Abk. GTA), Glyceryltriacetat, (Propan-1,2,3-triyl)triacetat; 1,2,3-Triacetoxypropan; CAS-Nr. 102-76-1; $C_9H_{14}O_6$,

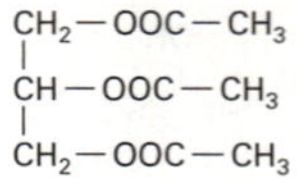


**Triacetin**

$CH_3COOCH(CH_2OCOCH_3)_2$, Strukturformel: s. Abb.; $M_r$ 218.21; D. 1.159–1.164; Schmp. –78 °C; Sdp. ca. 260 °C (101.32 kPa), 172 °C (5.33 kPa); $n_D^{20\,°C}$ 1.429–1.432; klare, farblose od. schwach gelbl. Flüssigkeit, lösl. in Wasser 1 : 14, in Wasser bei 15 °C (6.85–7.17 %); schwer lösl. in Schwefelkohlenstoff; mischbar mit Ethanol, Ether, Chloroform, Benzol; Oberflächenspannung (20 °C) 37.5 mN/m; **Inkomp.:** mit Basen, Metallbehältnissen; **Anw.:** Lösungsmittel, Weichmacher, Salbenbestandteil; in der Aromenindustrie zugelassen.

**Triacetyloleandomycin:** s. Troleandomycin.

**1-Triacontanol:** s. Myricylalkohol.

**Triacylglyceride:** s. Fette.

**Triacylglycerolbiosynthese:** s. Fettbiosynthese.

**Triacylglycerole, mittelkettige:** s. Triglyceride, mittelkettige.

**Triaden:** Anordnung chem. verwandter Elemente in Dreiergruppen; Vorläufer der Gruppen des Periodensystems* der Elemente.

**trial master file:** s. Studie, klinische.

**Triamcinolon** (INN): Triamcinolonum Ph.Eur.6, 9-Fluor-16*α*-hydroxyprednisolon; 9-Fluor-11*α*,16*β*,17,21-tetrahydroxypregna-1,4-dien-3,20-dion; CAS-Nr. 124-94-7; $C_{21}H_{27}FO_6$, Strukturformel: s. Abb.; $M_r$ 394.45; Schmp. 269–271 °C; $[\alpha]_D^{25\,°C}$ +75° (in Aceton); 1 T. lösl. in 500 T. Wasser, 240 T. Ethanol, schwer lösl. in Methanol, sehr schwer lösl. in Chloroform, Ether; synthet. fluoriertes Glucocorticoid* (s. Corticosteroide, Tab. dort); **Ind.:** Erkrankungen des rheumat. Formenkreises, Allergien, Haut-, Blut-, Lungen-, Nierenerkrankungen (system. Glucocorticoidtherapie); **Kontraind., WW u. UAW:** s. Glucocorticoide; **Dos.:** **1.** p. o. Initialdosis 16–32 mg, Erhaltungsdosis 2–3 × 4 mg/d; **2.** parenteral i. m. (Depot) 40 mg alle 1–4 Wochen od. 80 mg alle 3–8 Wochen; **3.** intraartikulär, periartikulär 5–40 mg Triamcinolon-16*α*,21-diacetat (abhängig von der Gelenkgröße); Wiederholung frühestens nach 3–4 Wochen, max. 3–4 Injektionen pro Jahr; **4.** topisch 0.1 %ige Salbe, Creme (Triamcinolonacetonid*), 2 ×/d dünn auftragen, max. über eine Woche; HWZ 3–5 h bzw. 3 Wochen (Metaboliten). Gebräuchl. sind auch Triamcinolonacetonid, Triamcinolon-16*α*,21-diacetat, Triamcinolon-16*α*,17*α*-acetonid-21-dihydrogenphosphat u. Triamcinolonhexacetonid*.

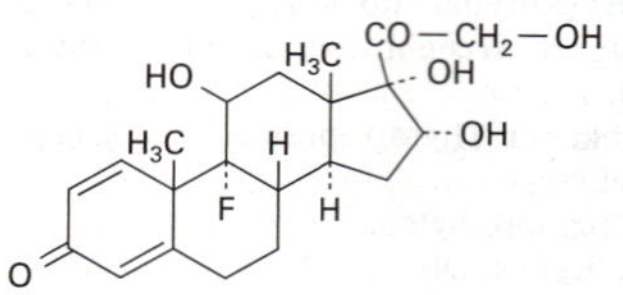


**Triamcinolon**

**Triamcinolonacetonid:** Triamcinoloni acetonidum Ph.Eur.6, Triamcinolonum acetonatum; 9-Fluor-11*β*,21-dihydroxy-16*α*,17-(1-methylethylidendioxy)pregna-1,4-dien-3,20-dion; CAS-Nr. 76-25-5; $C_{24}H_{31}FO_6$; $M_r$ 434.5; Schmp. 292–294 °C; $[\alpha]_D^{20\,°C}$ +100° bis +107° (c = 1 % (m/V) in Dioxan); weißes, krist. Pulver; fast unlösl. in Wasser, wenig lösl. in Chloroform u. Ethanol, sehr schwer lösl. in Ether; fluoriertes Glucocorticoid*; **Ind., Kontraind., WW u. UAW:** s. Triamcinolon. Vgl. Triamcinolonhexacetonid.

**Triamcinolonacetonid-Creme 0.1 %:** s. Cremor Triamcinoloni 0.1 per centum.

**Triamcinolonacetonid-Dermalspiritus:** s. Spiritus Triamcinoloni dermalis.

**Triamcinolonhexacetonid** (INN): Triamcinoloni hexacetonidum Ph.Eur.6; 9-Fluor-11*β*,21-dihydroxy-16*α*,17-(1-methylethylidendioxy)pregna-1,4-dien-3,20-dion-21-(3,3-dimethylbutanoat); CAS-Nr. 5611-51-8; $C_{30}H_{41}FO_7$; $M_r$ 532.66; Schmp. 295–296 °C (unter Zers.), nach anderer Angabe Schmp. 271–272 °C (unter Zers.); $[\alpha]_D^{25\,°C}$ +90 bis +96° (c = 1 % (m/V) in Chloroform); lösl. bei 25 °C in Chloroform u. Dimethylacetamid (>5 g/100 mL), Ethylacetat (0.77 g/100 mL), Methanol (0.59 g/100 mL), Diethylcarbonat (50 mg/100 mL), Glycerol (0.42 g/100 mL), Propylenglykol (0.13 g/100 mL), absolutem Ethanol (30 mg/100 mL), Wasser (0.4 mg/100 mL); fluoriertes Glucocorticoid*; **Ind., Kontraind., WW u. UAW:** s. Triamcinolon; **Dos.:** intraartikulär: große Gelenke 10–20 mg, mittlere Gelenke 5–10 mg, kleine Gelenke 2–5 mg; ggf. nach 3–4 Wochen wiederholen. Vgl. Triamcinolonacetonid.

**Triammoniumphosphat:** s. Ammoniumphosphat.

**Triamteren** (INN): Triamterenum Ph.Eur., 2,4,7-Triamino-6-phenylpteridin; 2,4,7-Triamino-6-phenyl-pyrazino[2,3-*d*]pyrimidin; CAS-Nr. 396-01-0; $C_{12}H_{11}N_7$, Strukturformel: s. Abb.; $M_r$ 253.26; Schmp. 316 °C (kristallisiert aus Butanol), Schmp. 327 °C (aus DMF); gelbes, krist., geruchloses Pulver; lösl. 1 : 1000 in Wasser, 1 : 3000 in Ethanol, 1 : 4000 in Chloroform, 1 : 30 in Ameisensäure, 1 : 85 in 2-Methoxyethanol, sehr schwer lösl. in Essigsäure u. verd. Mineralsäuren, fast unlösl. in Ether u. verd. Alkalihydroxid-Lsg.; p$K_S$ der konjugierten Säure 6.2; **Wirk.:** Kalium retinierendes Diuretikum*; **Ind.:** Hypertonie, Ödeme (nur als Kombipräparat); **UAW:** Verdauungsstörungen, Hyperkaliämie, Kopfschmerz, Übelkeit; Blutbild, insbes. Folsäuremangel u. Megaloblastose, beachten.

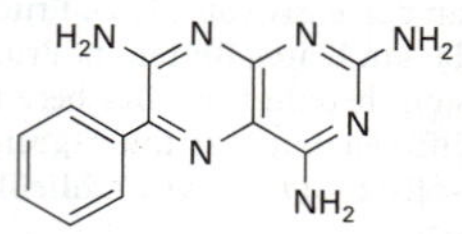


**Triamteren**

**Triarylmethanfarbstoffe:** s. Triphenylmethanfarbstoffe.

**Triazine:** $C_3H_3N_3$; $M_r$ 81.08; aromat. Sechsringverbindungen, die 3 Stickstoffatome im Ring enthalten; **Formen:** 3 Stellungsisomere: 1,2,3-Triazin (vicinales Triazin), 1,2,4-Triazin (asymmetr. Triazin) u. 1,3,5-Triazin (symmetr. Triazin).

**Triaziquon** (INN): Tris-(1-aziridinyl)-*p*-benzochinon; CAS-Nr. 68-76-8; $C_{12}H_{13}N_3O_2$; $M_r$ 231.2;

Schmp. 163 °C; wenig lösl. in kaltem Wasser, lösl. in Aceton u. Xylol; nicht mehr im Handel befindl. Zytostatikum*; **Wirk.:** bes. Wirksamkeit gegen Entamoeba histolytica.

**Triazolam** (INN): Chlorazolam; 8-Chlor-6-(2-chlorphenyl)-1-methyl-4*H*-1,2,4-triazolo[4,3-*a*][1,4]benzodiazepin; CAS-Nr. 28911-01-5; $C_{17}H_{12}Cl_2N_4$, Strukturformel: s. Abb.; $M_r$ 343.22; Schmp. 233–235 °C (kristallisiert aus 2-Propanol); wenig lösl. in Wasser; lösl. in Ethanol; Benzodiazepin*; **Wirk.:** Sedativum*, Schlafmittel*; unterliegt dem Betäubungsmittelgesetz* (Anlage III; mit Ausnahmen); **Dos.:** 0.25–0.5 mg; HWZ 2.3 h bzw. 4 h (Metaboliten).

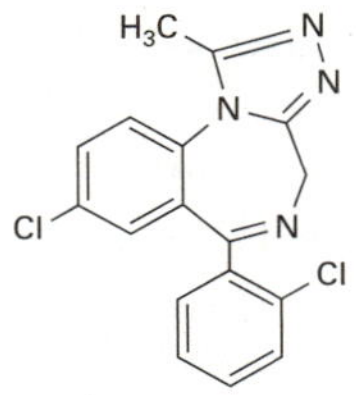


**Triazolam**

**Triazole:** $C_2H_3N_3$; $M_r$ 69.1; aromat. Fünfringverbindungen, die 3 Stickstoffatome im Ring enthalten; **Formen:** 2 Stellungsisomere: 1,2,3-Triazol (Osotriazol) u. 1,2,4-Triazol (Pyrrodiazol).

**Tribenosid** (INN): Tribenosidum Ph.Eur.6; Ethyl-3,5,6-tri-*O*-benzyl-D-glucofuranosid; CAS-Nr. 10310-32-4; $C_{29}H_{34}O_6$; $M_r$ 478.56; Sdp. 270–280 °C (160 Pa); $[\alpha]_D^{26\,°C}$ +8° (in Chloroform); in der Schweiz im Handel, in Deutschland u. Österreich außer Handel; **Ind.:** venöse Zirkulationsstörungen (Hämorrhoidalbeschwerden).

**Tribolumineszenz:** durch Reibung hervorgerufene Leuchterscheinung (nicht therm. Leuchten oder Glühen); vgl. Lumineszenz.

**Tribrommethan:** s. Bromoform.

**Tribromphenol:** Phenolum tribromatum; $C_6H_2Br_3OH$; farblose Kristalle od. krist. Pulver, leicht lösl. in Ethanol, Ether, Chloroform, Glycerol, fetten u. äther. Ölen, fast unlösl. in Wasser; nicht mehr im Handel befindl. Antiseptikum* u. Ätzmittel.

**Tribromphenolbismut:** Bismutum tribromphenylicum; Formel etwa $(C_6H_2Br_3O)_2BiOH \cdot Bi_2O_3$; Gehalt mind. 44.9 % Bismut*; zitronen- bis orangegelbes, feines, schweres Pulver, unlösl. in Wasser, Ethanol, Ether; **Darst.:** Umsetzen einer Lsg. von Bismutnitrat in Essigsäure mit einer Lsg. von Tribromphenolnatrium; **Off.:** DAB; die frühere med. Anw. (innerl. bei Darmkatarrhen, z. B. bei der Choleraepidemie in Hamburg 1893, ferner bei Darmtuberkulose; äußerl. wie Iodoform*) ist obsolet.

**Tributylacetylcitrat:** Tributylis acetylcitras Ph.Eur.6; Tributyl[2-(acetoxy)propan-1,2,3-tricarboxylat]; CAS-Nr. 77-90-7; $C_{20}H_{34}O_8$, Strukturformel: s. Abb.; $M_r$ 402.5; farblose, ölige Flüssigkeit; Sdp. 172–174 °C; Viskosität 42.7 mPa · s (25 °C); mischbar mit Dichlormethan, Aceton, Ethanol u. Chloroform, unlösl. in Wasser; **Anw.:** als Weichmacher*, Geschmackskorrigenz*; physiol. unbedenkl., für Tablettenfilmüberzüge u. äußerl. anzuwendende Präparate.

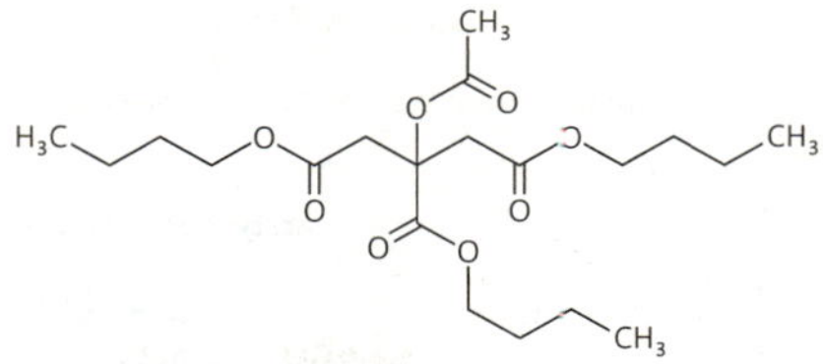


**Tributylacetylcitrat**

**Tributylphosphat:** Abk. TBP; Tri-*n*-butylphosphat; Celluphos 4; Phosphorsäure-tri-*n*-butylester; CAS-Nr. 126-73-8; $C_{12}H_{27}PO_4$; $M_r$ 266.3; Schmp. −79 °C; Sdp. 293 °C (unter Zers.); farblose Flüss., schwer lösl. in Wasser, mischbar mit org. Lösungsmitteln; **Darst.:** aus Phosphoroxidchlorid* u. Butanol; **Anw.:** (techn.) Weichmacher für Kunststoffe, Extraktionsmittel bei der Seltenerdmetall- u. Kernbrennelement-Aufbereitung.

**Tricalcii phosphas:** s. Calciumphosphat.

**Tricalciumdiorthophosphat:** s. Calciumphosphat.

**Tricalciumphosphat:** s. Calciumphosphat.

**Tricarballylsäure:** s. 1,2,3-Propantricarbonsäure.

**Tricarbonsäurezyklus:** Citratzyklus, Citronensäurezyklus, Krebs-Zyklus (nach Hans A. Krebs, Oxford, Nobelpreis 1953); wichtigste zykl. Reaktionsfolge für den oxidativen Endabbau der Kohlenhydrate*, Fette* u. Proteine* (s. Abb. 1); $CO_2$ entsteht durch oxidative Decarboxylierung* von Ketosäuren*. In Verb. mit der Atmungskette* kommt es zur Synthese der energiereichen Verb. ATP. Neben Energie liefert der T. Zwischenprodukte für Biosynthesen. Aus Zwischenprodukten des T. können zahlreiche Substanzgruppen entstehen u. versch. Stoffwechselzyklen treten in Wechselbeziehungen (s. Abb. 2). **Lokalisation:** Der T. läuft bei Eukaryoten* in den Mitochondrien* ab, in enger struktureller Beziehung zur Atmungskette u. zum Fettsäureabbau*. Bei den Prokaryoten* ist der T. im Zytoplasma lokalisiert. **Ablauf:** Die biol. Bedeutung des T. liegt in der Oxidation u. Spaltung der Acetylgruppe des Acetyl*-Coenzyms A in 2 Moleküle $CO_2$. Dabei entstehen 4-mal 2 Wasserstoffatome, die auf $NAD^+$ od. FAD übertragen werden. Die Regeneration dieser Coenzyme erfolgt über die Atmungskette, wobei die Wasserstoffatome zu Wasser oxidiert werden. Die Oxidationen im T. erfolgen durch Wasseranlagerung u. anschließende Dehydrierung; Sauerstoff spielt keine direkte Rolle:

$CH_3CO{\sim}SCoA + 3\,H_2O \rightarrow 2\,CO_2 + 8\,[H] + HSCoA$

Initialreaktion des T. ist die Kondensation des Acetyl-Coenzyms A mit Oxalacetat, die durch die Citratsynthase katalysiert wird. Unter Wasseraufnahme entstehen Citrat u. freies Coenzym A. Aus dem Citrat wird über 7 weitere enzymat. katalysierte Reaktionsschritte das Oxalacetat regeneriert. Reaktionen 3 u. 4 sind mit Decarboxylierungen verbunden. **Energiebilanz:** 900 kJ (215 kcal) chem. Energie, davon 810 kJ (193.4 kcal) über die Atmungskette. Ein Teil dieser Energie wird zur Synthese von 12 Molekülen ATP verbraucht, was ca. 40 % der gesamten freien Energie entspricht.

T

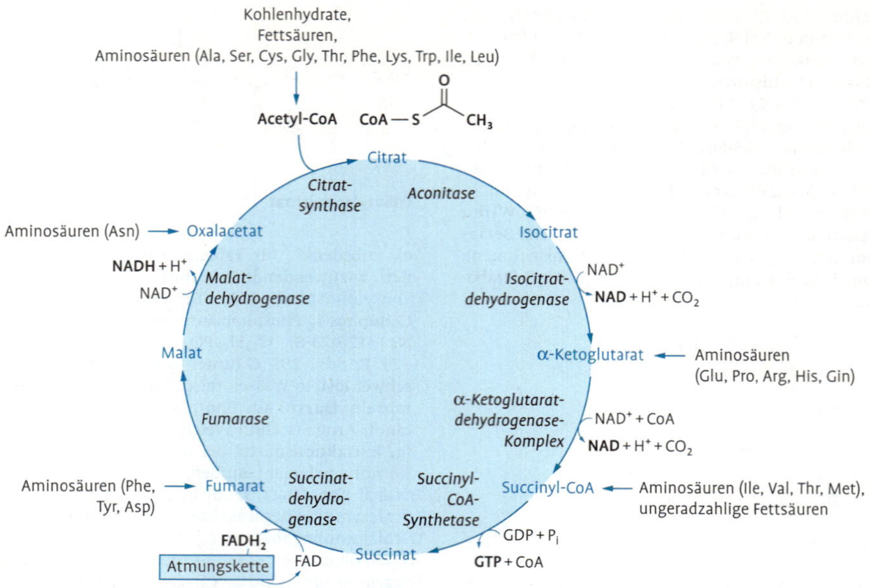


**Tricarbonsäurezyklus** Abb. 1: Übersichtsdarstellung [12]

**Bedeutung:** Der T. steht über Oxalacetat mit der Gluconeogenese* in Verbindung. Er ist ferner Ausgangspunkt für die Synthese mehrerer Aminosäuren*, bes. Asparaginsäure* u. Glutaminsäure*. Succinyl*-Coenzym A ist eine Ausgangsverbindung für die Biosynthese der Porphyrine* (z. B. Häm*, Chlorophyll* u. Vitamin $B_{12}$). Unter Einbeziehung weiterer Zwischenprodukte kann der T. abgewandelt werden. Solche Nebenwege des T. sind der Gamma*-Aminobutyrat-Weg, der Glyoxylatzyklus* u. der Succinat*-Glycin-Zyklus. Bei den dem T. analogen Reaktionen werden Schritte des T. für die Biosynthese anderer wichtiger Verb. (z. B. Leucin*, Lysin*) genutzt. **Regulation:** Das Verhältnis ADP/ATP u. $NAD^+$/NADH + $H^+$ hat regulator. Einfluss auf den T., wobei bes. die Regulation der Isocitratdehydrogenase* von Bedeutung ist. Das Enzym wird durch ADP aktiviert; ATP u. NADH wirken als Hemmstoffe. Weitere Angriffspunkte einer Regulation sind die Acetyl-Coenzym A-, Oxalacetat- u. Citratsynthese. Oxalacetat fungiert als Katalysator bei der Oxidation von Acetyl-Coenzym A zu $CO_2$ u. wirkt als Hemmstoff der Succinatdehydrogenase* u. der Malatdehydrogenase*. Der Oxalacetatspiegel wird durch Carboxylierung* von Pyruvat* wieder aufgefüllt. Da der T. nur in Verbindung mit der Atmungskette abläuft, wird seine Aktivität auch vom Sauerstoffangebot reguliert.

**Trichinella spiralis:** Trichine; parasitärer Fadenwurm (s. Nematodes); Befall des Menschen führt zur Trichinose*; **Vork.:** ubiquitär; durch obligate Trichinenbeschau des Fleisches zurückgehend; **Entw.:** über Wirts- u. Organwechsel, Darmtrichine u. Muskeltrichine.

**Trichinose:** Trichinellose, Trichinelliasis; Trichinenbefall, Wurmerkrankung des Menschen; **Erreger:** Trichinella* spiralis; Erreger (als Larven oral aufgenommen) entwickeln sich in der Dünndarmschleimhaut zu Adultwürmern; deren Larven wandern in die Muskelgewebe; Infektion durch Verzehr von nicht ausreichend erhitztem, Larven enthaltendem (Schweine-)Fleisch; **Sympt.:** anfangs allerg. Sympt. (die ggf. zu schweren Verläufen mit Herz-Kreislauf- u. Nebenniereninsuffizienz führen können), gefolgt von Ödemen, hohem Fieber, Muskelverhärtung, -schmerzen u. -schwellungen; hohe Letalität bei Befall der Interkostal- u. Zwerchfellmuskulatur, Myokarditis*; **Ther.:** Albendazol* u. Mebendazol* als Anthelminthika* in den ersten Tagen nach Infektion schwächen den weiteren Verlauf ab. **Proph.:** Kochen bzw. Durchbraten des Fleisches, Fleischbeschau.

**1,2,3-Trichlorbenzol:** vicinales Trichlorbenzol; $C_6H_3Cl_3$; $M_r$ 181.5; Schmp. 53 °C; Sdp. 219 °C; **Anw.:** (techn.) Termitengift, Lösungsmittel.

**Trichlor-*tert*-butylalkohol:** s. Chlorobutanol.

**Trichloressigsäure:** Acidum trichloraceticum; CAS-Nr. 76-03-9; $CCl_3COOH$; $M_r$ 163.4; Schmp. 55–61 °C; Sdp. ca. 196 °C; farblose, leicht zerfließl. Kristalle, von schwach stechendem Geruch; ätzend; sehr leicht lösl. in Wasser, 96 %igem Ethanol, Ether, Chloroform; **Darst.:** Oxidation von Chloralhydrat mit rauchender Salpetersäure; **Off.:** ÖAB, DAC; **Anw.:** (med.) äußerl. als Ätzmittel (50 %) bei Warzen u. Hornhaut; in der Harn- u. Blutanalyse als eiweißfällendes Mittel.

**Trichlorethylen:** Aethylenum trichloratum, Ethylentrichlorid, Trichlorethylenum Ph.Eur.; Tri; CAS-Nr. 79-01-6; $ClHC{=}CCl_2$; $C_2HCl_3$, Strukturformel: s. Abb.; $M_r$ 131.4; Schmp. –86 °C; Sdp. 86–88 °C; D. 1.464–1.470; klare, farblose, nicht brennbare, an Licht leicht zersetzl. Flüss., von chloroformartigem Geruch; wenig lösl. in Wasser, leicht lösl. in Ethanol u. Ether; **Darst.:** Erhitzen von Ace-

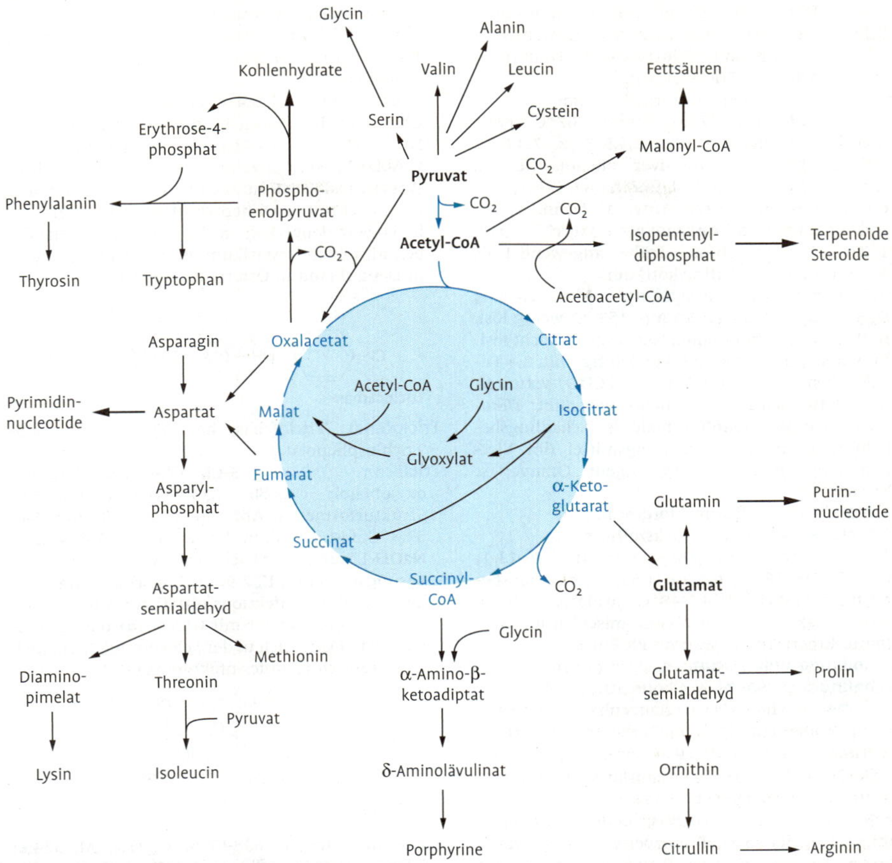


**Tricarbonsäurezyklus** Abb. 2: vereinfachtes Schema der biosynthet. Funktionen [12]

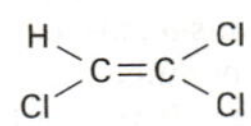

**Trichlorethylen**

tylentetrachlorid mit Calciumhydroxid; **Hinweis:** Längeres Erhitzen ist zu vermeiden. Als Konservierungsmittel dient Ammoniumcarbonat, max. 20 mg auf 100 mL, od. 10–15 mg Thymol auf 100 mL. **Anw.: 1.** (techn.) Lösungs-, Extraktions- u. Reinigungsmittel für Fette, Öle, Harze, Lacke, Kautschuk; **2.** (med.) obsolet; früher Inhalationsnarkotikum, 10-mal wirksamer als Chloroform*, aber geringe therapeutische Breite*. **Trichlorethylenintoxikation:** Trichlorethylenvergiftung; Intoxikation durch Einatmen von Trichlorethylen; **Sympt.: 1.** bei **akuter T.:** (sog. Trisucht) Rausch, Narkose, Tod durch Atemlähmung; **2.** bei **chron. T.:** Kopfschmerz, ggf. Lähmung des untersten Astes des Nervus* trigeminus, Benommenheit, Alkoholintoleranz, tox. Herz-, Leber-, Nierenschäden u. Enzephalopathie, kanzerogene Wirkung; **Ther.:** nach Inhalation Sauerstoffbeatmung; nach peroraler Aufnahme Magenspülung, Natriumsulfat, Aktivkohle; Hämodialyse, Austauschtransfusion, Hyperventilation. **Berufl. T.:** Berufskrankheit Nr. 1302

**Trichlorethylenintoxikation:** s. Trichlorethylen.

**Trichlorfon:** s. Metrifonat.

**Trichlorisobutylalkohol:** s. Chlorobutanol.

**Trichlormethan:** s. Chloroform.

**Trichlormethiazid** (INN): 6-Chlor-3-(dichlormethyl)-3,4-dihydro-2*H*-1,2,4-benzothiadiazin-7-sulfonamid-1,1-dioxid; CAS-Nr. 133-67-5; $C_8H_8Cl_3N_3O_4S_2$, Strukturformel: s. Abb.; $M_r$ 380.67; Schmp. 266–273 °C (kristallisiert aus Methanol/Aceton/Wasser unter Zers.; andere Angabe: Schmp. 248–250 °C); leicht lösl. in Aceton, lösl. bei 25 °C in Wasser (0.8 mg/mL), in Ethanol (21 mg/mL), in Methanol (60 mg/mL), 1:9 in Dioxan, ca.

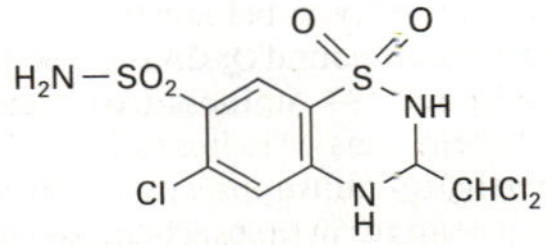

**Trichlormethiazid**

1:5 in DMF, sehr schwer lösl. in Chloroform, Ether; Benzothiadiazinderivat; als Tierarzneimittel im Handel befindl. Saluretikum (s. Diuretika).

**Trichlormethin:** s. Stickstofflost.

**Trichlorphenol:** Phenolum trichloratum; $C_6H_2(OH)Cl_3$; $M_r$ 197.46; Schmp. 67 °C (polymorph); verwendet werden 2,4,5-T. u. 2,4,6-T.; farblose Kristalle, intensiver phenol. Geruch; schwache Säure; leicht lösl. in Ethanol, Ether, Glycerol, unlösl. in Wasser; **Anw.:** **1.** (techn.) Herst. von 2,4,5-Trichlorphenoxyessigsäure* (vgl. TCDD); **2.** (med.) obsolet; früher angewendet als Antiseptikum* u. Antimykotikum*.

**2,4,5-Trichlorphenoxyessigsäure:** Abk. 2,4,5-T; $C_8H_5Cl_3O_3$; $M_r$ 255.49; Schmp. 153 °C; wenig lösl. in Wasser, lösl. in Ethanol; Natriumsalz leicht lösl. in Wasser; Handelsprodukte häufig mit 2,4-Dichlorphenoxyessigsäure* u. mit TCDD* verunreinigt; **Anw.:** selektives Herbizid* gegenüber Dikotyledonen; Wuchsstoffherbizid (s. Schädlingsbekämpfungsmittel); Entlaubungsmittel (im Vietnamkrieg eingesetzt; sog. Agent Orange; s. TCDD).

**Trichlorsilan:** s. Siliciumchloroform.

**Trichlortriethylamin:** s. Stickstofflost.

**1,1,2-Trichlortrifluorethan:** CAS-Nr. 76-13-1; $C_2Cl_3F_3$; $M_r$ 187.4; $d_{20}^{20}$ ca. 1.58; Destillationsbereich mind. 98 % zw. 47–48 °C; farblose, flüchtige Flüss.; prakt. unlösl. in Wasser, mischbar mit Aceton u. Ether; **Anw.:** Reagenz Ph.Eur.6.

**Trichoderma polysporum:** s. Ciclosporin.

**Tricholinum citricum:** s. Cholincitrat.

**Trichome** (gr. thrix Haar): Pflanzenhaare; (bot.) Anhangsgebilde der Epidermis*, die aus Epidermis-Meristemoiden hervorgehen; ein- u. mehrzellig, z. B. Drüsenhaare (s. Exkretionsgewebe), Wurzelhaare (s. Rhizodermis) u. Borstenhaare.

**Trichomonas:** Gattung mehrgeißeliger, birnenförmiger Flagellaten (s. Protozoen); med. relevante **Species:** T. vaginalis (syn. T. urogenitalis), Erreger der Trichomoniasis; Ther. mit Antiprotozoenmitteln*.

**Trichomycin:** s. Hachimycin.

**Trichophytie:** Infektionskrankheit der Haut durch Pilze der Gattung Trichophyton*; **Formen:** **1.** oberflächl. T.: kann überall am Körper, insbes. auf der vellusbehaarten Haut auftreten; es bilden sich ringförmige entzündl. Herde; **2.** tiefe T.: kommt vorwiegend auf dem behaarten Kopf u. im Bartbereich (Tinea barbae) vor u. führt zu Knoten u. Abszessen. Vgl. Antimykotika.

**Trichophyton:** Gattung von Fungi imperfecti (s. Pilze), die mit den Ascomycota verwandt ist; häufigster Erreger der Dermatophytose; befällt v. a. Haut, Haare, Nägel; vgl. Trichophytie.

**Trichosanthes kirilowii** Maxim: Schlangenkürbis; Fam. Cucurbitaceae; Ostasien; Stpfl. von **Radix Trichosanthidis:** Tian Hua Fen (Abk. THF); **Inhaltsst.:** Saponine* u. Trichosanthin*; **Anw.:** (med.) in der TCM*, v. a. bei Husten.

**Trichosanthin:** Compound Q; CAS-Nr. 60318-52-7; $M_r$ ca. 26 000; aus 234 Aminosäuren bestehendes, lineares Protein aus Trichosanthes* kirilowii; **Wirk.:** abortiv, immunsuppressiv u. antiviral; zytostat. bei bestimmten Krebszellen; keine therap. Anwendung.

**Trichterwinde:** s. Rivea corymbosa.

**Trichuris trichiura:** Peitschenwurm; häufig in den Tropen vorkommender Wurm, Darmparasit; vgl. Nematodes.

**Triclocarban** (INN): 3,4,4′-Trichlorcarbanilid; 1-(4-Chlorphenyl)-3-(3,4-dichlorphenyl)harnstoff; CAS-Nr. 101-20-2; $C_{13}H_9Cl_3N_2O$, Strukturformel: s. Abb.; $M_r$ 315.59; Schmp. 256 °C; fast unlösl. in Wasser, lösl. 1:25 in Aceton, 1:100 in Propylenglykol, 1:100 in Dimethylphthalat, 1:10 bis 1:4 in Polyethylenglykol; in der Schweiz im Handel befindl. Bakteriostatikum u. Hautantiseptikum; in Deutschland u. Österreich außer Handel.

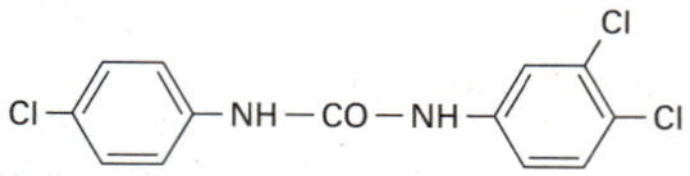

Triclocarban

**Triclofenat:** Triclofenas; chem. Kurzbez. für 2,4,5-Trichlorphenolat.

**Triclosan** (INN): 5-Chlor-2-(2,4-dichlorphenoxy)phenol; CAS-Nr. 3380-34-5; $C_{12}H_7Cl_3O_2$, Strukturformel: s. Abb.; $M_r$ 289.53; Schmp. 54–57.3 °C; fast unlösl. in Wasser, lösl. 1:3 in 4 %iger NaOH-Lösung, sehr leicht lösl. in den meisten org. Lösungsmitteln; $pK_S$ 7.9; in Deutschland im Handel befindl. Desinfektionsmittel* zur Anw. auf der Haut (Kombipräparat mit Glucocorticoid od. Propanol); in Österreich u. der Schweiz außer Handel; **Dos.:** topisch Hautdesinfektion 0.1–2 %.

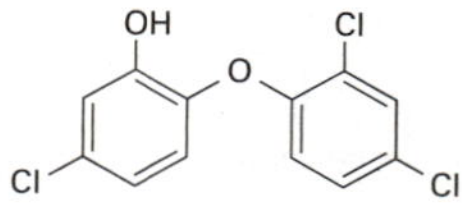

Triclosan

**Tricosan:** CAS-Nr. 638-67-5; $C_{23}H_{48}$; $M_r$ 324.6; Schmp. ca. 48 °C; $n_D^{20\,°C}$ ca. 1.447; weiße Kristalle; prakt. unlösl. in Wasser, lösl. in Ether u. Hexan; **Anw.:** Reagenz Ph.Eur.6.

**Tricresol:** Gemisch aus *o*-, *m*-, u. *p*-Cresol*.

**Tridesmoside:** s. Saponine.

**Triethanolamin:** Trihydroxytriethylamin; $C_6H_{15}NO_3$; $M_r$ 149.19; D. 1.124; farbloses bis gelbl., nach Fisch riechende, ölige Flüssigkeit von glycerolartiger Konsistenz, an der Luft dunkler werdend u. Wasserdampf u. Kohlensäure anziehend; lösl. in Aceton u. Chloroform, wenig lösl. in Ether, Benzin u. Benzol; mischbar mit Wasser, Ethanol, Glycerol, Glykol; starke Base; bildet mit Fettsäuren seifenartige Salze, die nicht nur in Wasser, sondern auch in Mineralölen u. Petroleum leicht lösl. sind; **Off.:** Ph.Eur.6 (als Reagenz), früher in DAC, ÖAB, Ph.Helv.; **Anw.:** **1.** T. u. Triethanolamin-Seifen in der Waschmittel- u. pharmaz. Industrie: als Emulgatoren* u. Salbengrundlagen, zur Herst. von Waschmitteln u. kosmet. Präparaten (Rasiercremes, Hautcremes, Haarwaschmittel, Brillantine, Dauerwellenpräparate); **2.** in der Textil-, Leder- u. Linoleumindustrie u. z. B. als Polier-, Appretur-, Schmiermittel, zu Abbeizmitteln, Schädlingsbekämpfungsmitteln; T. wird ferner zur Absorption von $CO_2$ aus Industriegasen verwendet (Regeneration erfolgt durch einfaches Erwärmen der Lösung). **Hinweis:** Wegen der Möglichkeit der Bildung von Nitrosaminen* zur Herst. von Arzneimitteln kaum noch verwendet.

**Triethanolaminstearat:** O/W-Emulgator. Inkomp.: kationische Stoffe (Bildung eines schwer lösl. Salzes, kann zum Brechen des Emulsionssystems führen).

**Triethylamin:** Triethylazan; *N,N*-Diethylethylamin; CAS-Nr. 121-44-8; $C_6H_{15}N$; $M_r$ 101.2; Schmp. ca. –115 °C; Sdp. ca. 90 °C; $d_{20}^{20}$ ca. 1.40; $n_D^{20\,°C}$ ca. 0.727; farblose Flüss. mit starkem, ammoniakartigem Geruch; schwer lösl. in Wasser unter 19 °C, mischbar mit Ethanol u. Ether; **Anw.:** Reagenz Ph.Eur.6; z. B. bei der Gehaltsbestimmung von Isopropylmyristat*.

**Triethylazan:** s. Triethylamin.

**Triethylcitrat:** Triethylis citras Ph.Eur.6, Triethyl Citrate (INCI); CAS-Nr. 77-93-0; $C_{12}H_{20}O_7$, Strukturformel: s. Abb.; $M_r$ 276.3; Sdp. 127 °C; $n_D^{20\,°C}$ 1.440–1.446; farblose, ölige Flüssigkeit mit esterartigem Geruch; hygroskop.; mischbar mit Ether, Ethanol, schwer lösl. in fetten Ölen; **Verw.:** als physiol. unbedenkl. Weichmacher*; für die Herst. topischer Präparate u. Trägerstoff für in Druckgaspackungen abgefüllte Antitranspirante (Zusatz ca. 6 %); das fertige Präparat hinterlässt auf Textilien prakt. keine Flecken.

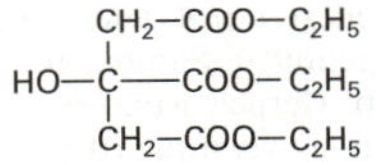


**Triethylcitrat**

**Triethylendiamin:** 1,4-Diazabicyclo[2,2,2]octan (Abk. DABCO); CAS-Nr. 280-57-9; $C_6H_{12}N_2$; $M_r$ 112.2; Schmp. ca. 155–158 °C; Sdp. ca. 174–176 °C; sehr hygroskop. Kristalle, bereits bei Raumtemperatur leicht sublimierend; leicht lösl. in Wasser, Aceton u. wasserfreiem Ethanol; **Anw.:** Reagenz Ph.Eur.6; Dünnschichtchromatographie-Reinheitsprüfung offizineller Piperazine*.

**Triethylenglykol:** Abk. TEG; Triglykol; $C_6H_{14}O_4$, $HO{-}(CH_2)_2{-}O{-}(CH_2)_2{-}O{-}(CH_2)_2{-}OH$; $M_r$ 150.17; D. 1.138; Schmp. –5 °C; Sdp. 291 °C; farb- u. geruchlose Flüss., lösl. in Wasser u. Ethanol; **Anw.:** (techn.) zur Desinfektion u. Entkeimung von Räumen (T. soll noch in der Verd. 1 : 200 Mio. wirksam sein), als Zerstäubungsmittel, ferner als Lösungsmittel von Cellusolseestern u. Harzen, als Heizbadflüssigkeit.

**Triethylenmelamin:** s. Tretamin.

**Trifluoperazin** (INN): 10-[3-(4-Methyl-1-piperazinyl)propyl]-2-trifluormethylphenothiazin; CAS-Nr. 117-89-5; $C_{21}H_{24}F_3N_3S$; $M_r$ 407.49; Sdp. 202–210 °C (80 Pa); nicht mehr im Handel befindl. Neuroleptikum*, Antihistaminikum* u. Tranquilizer*; **UAW:** s. Chlorpromazin; extrapyramidale Störungen häufiger als andere UAW. **Trifluoperazindihydrochlorid:** Trifluoperazini hydrochloridum Ph.Eur., Trifluoperazinum hydrochloricum; CAS-Nr. 440-17-5; $C_{21}H_{26}Cl_2F_3N_3S$; $M_r$ 480.4; Schmp. 242–243 °C; blassgelbes, feines, hygroskop. Pulver; leicht lösl. in Wasser, lösl. in Ethanol, unlösl. in verd. Basen, Ether, Benzol; $pK_{S,1}$ 3.9, $pK_{S,2}$ 8.1.

**Trifluperidol** (INN): 4′-Fluor-4-[4-hydroxy-4-(3-trifluormethylphenyl)piperidino]butyrophenon; CAS-Nr. 749-13-3; $C_{22}H_{23}F_4NO_2$; $M_r$ 409.43; Schmp. 93–95 °C; nicht mehr im Handel befindl. Neuroleptikum*; **Trifluperidolhydrochlorid:** Trifluperidoli hydrochloridum; CAS-Nr. 2062-77-3; $C_{22}H_{24}ClF_4NO_2$; $M_r$ 445.9; weißes, krist. Pulver; schwer lösl. in Wasser, lösl. in Ethanol, leicht lösl. in Methanol.

**Triflupromazin** (INN): Trifluormethylpromazin; 10-(3-Dimethylaminopropyl)-2-trifluormethylphenothiazin; CAS-Nr. 146-54-3; $C_{18}H_{19}F_3N_2S$; $M_r$ 352.44; Sdp. 176 °C (93.3 Pa), Sdp. 162–164 °C (53.3 Pa); $n_D^{23\,°C}$ 1.5780; fast unlösl. in Wasser; nicht mehr im Handel befindl. Antiemetikum*, Neuroleptikum* u. Tranquilizer*; **UAW:** s. Neuroleptika. **Triflupromazinhydrochlorid:** $C_{18}H_{20}ClF_3N_2S$; Schmp. 174–176 °C (unter Zers.; polymorph); lösl. in Wasser, Ethanol, Aceton; pH-Wert einer 2 %igen Lsg. in Wasser: 4.1.

**Trifluridin** (INN): 2′-Desoxy-5-trifluormethyluridin; 1-(2-Desoxy-*β*-D-ribofuranosyl)-5-trifluormethyluracil; CAS-Nr. 70-00-8; $C_{10}H_{11}F_3N_2O_5$, Strukturformel: s. Abb.; $M_r$ 296.21; Schmp. 186–189 °C (kristallisiert aus Ethylacetat); **Wirk.:** Virostatikum* zur Anw. am Auge; **Ind.:** durch Herpes-simplex-Viren ausgelöste Keratis; **Dos.:** 10 mg/mL Lsg.; 3-stündl. 1 Tropfen.

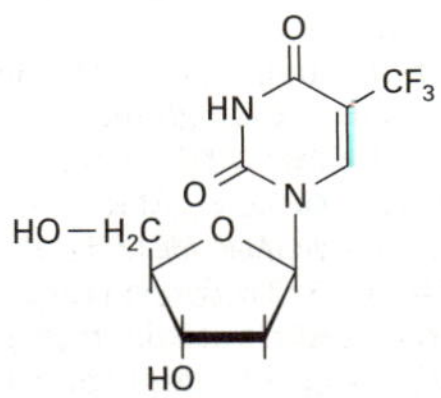


**Trifluridin**

**Trifolium pratense** L.: Wiesenklee, Rotklee; Fam. Fabaceae (Leguminosae); Europa u. Mittelasien, eingebürgert in Nordamerika; **Inhaltsst.:** Isoflavone u. org. Säuren wie Ascorbinsäure (Vitamin* C), in den Blüten aromat. Best. wie Methylsalicylat*, Benzylalkohol* u. a. sowie Cyanidin (s. Anthocyanidine); **Anw.:** (volkstüml.) die Blüten bei Husten; äußerl. bei Hautkrankheiten; Rotklee-Extrakt bei Beschwerden im Klimakterium*, vgl. Phytoestrogene (bisher ohne Wirksamkeitsnachweis). **Hom.:** Trifolium pratense: verordnet z. B. bei Husten.

**Trigeminusneuralgie:** anfallartig, meist einseitig auftretende Schmerzen im Versorgungsgebiet des Nervus trigeminus; evtl. mit Kontraktionen der mim. Muskulatur, Rötung des Gesichts, Tränen- u. Schweißsekretion; **Formen: 1. klassische** T.: meist nach dem 50. Lebensjahr, bes. bei Frauen; Sympt.: spontan auftretende sekundenlange Schmerzattacken; Auslösung durch versch. Reize (Kälte, Sprechen, Niesen, Berührung bestimmter Hautareale, sog. Trigger-Zonen); schmerzfreie Intervalle zw. den Anfällen; evtl. Hyperästhesie*, Druckschmerzhaftigkeit der Nervenaustrittspunkte; Urs.: meist Kompression des Nervus trigeminus an der Wurzeleintrittszone, i. d. R. durch arte-

T

rielles, selten venöses Gefäß; **2. symptomatische** T.: Auftreten meist vor dem 40. Lebensjahr bei Erkrankungen der Augen (z. B. Glaukom*) od. Zähne, Entzündung der Nasennebenhöhlen, Kollagenosen, Stoffwechselkrankheiten, Intoxikationen*, bei mechan. Schädigung des Nervs durch Fraktur, Kompression, Hirntumoren, i. R. von Infektionen; möglicherweise in Zusammenhang mit vaskulären Erkrankungen u. Multipler* Sklerose; Sympt.: Schmerzanfälle u. U. beidseitig u. v. a. auch im Bereich des Nervus ophthalmicus; meist Dauerschmerz nach deren Abklingen; evtl. Sensibilitätsstörungen u. neurolog. Ausfälle; **Ther.: 1.** konservativ: meist Antiepileptika*, v. a. Carbamazepin*, auch Oxcarbazepin*, Pregabalin*, Lamotrigin*, Gabapentin* od. Phenytoin* u. a. Pharmaka (Baclofen*, evtl. Analgetika* od. Psychopharmaka*, bei Multipler Sklerose Misoprostol*); **2.** operativ (bei Versagen der konservativen Ther.); Radiochirurgie.

**Triglycerida mediocatenalia:** s. Triglyceride, mittelkettige.

**Triglycerida saturata media:** s. Triglyceride, mittelkettige.

**Triglyceride:** Neutralfette; Verb. von Glycerol*, in denen die 3 OH-Gruppen mit Fettsäuren* verestert sind; die natürl. Fette* u. Öle bestehen v. a. aus Gemischen von Triglyceriden.

**Triglyceride, langkettige:** (engl.) *long chain triglycerides (Abk. LCT)*; natürl. Fette u. Öle, s. Triglyceride; Unterscheidung von den mittelkettigen Triglyceriden* durch die Kettenlänge der Fettsäuren* ($C_{14}$–$C_{24}$), die mit Glycerol* verestert sind.

**Triglyceride, mittelkettige:** Abk. MKT; (engl.) *medium chain triglyceride (Abk. MCT)*; Triglycerida saturata media Ph.Eur.6, Triglycerida mediocatenalia, Oleum neutrale DAC; mittelkettige Triacylglycerole, Neutralöl, Miglyol®, Myritol®; halbsynthet. Fette (Öle); bestehen zu mind. 95 % aus Triglyceriden gesättigter Fettsäuren ($C_8$ bis $C_{10}$); hauptsächl. Caprylsäure- ($C_8$, 50–80 %) u. Caprinsäureester ($C_{10}$; 20–50 %), max. 2 % Carponsäure-, 1 % Myristinsäure- u. max. 3 % Laurinsäureester; geschmackl. u. geruchl. neutrale, farblose, ölige Flüssigkeit; unlösl. in Wasser, mischbar mit Dichlormethan, Chloroform, Ether, Petrolether, fetten Ölen, lösl. in Ethanol (99 % u. 96 %); D. 0.93–0.96; $n_D^{20\,°C}$ 1.440–1.452; Viskosität: 25–33 mPa · s; Trübungspunkt: 10 °C; SZ max. 0.2; IZ max. 1.0; POZ max. 1.0 (Methode A); OHZ max. 10 (Methode A); VZ 310–360; UA max. 0.5 %, Wasser max. 0.2 %; **Herst.:** aus dem festen u. getrockneten Teil des Endosperms von Cocos* nucifera od. Elaeis* guineensis; **Inkomp.:** Polystyrolverpackungen (Versprödung); **Anw.:** Träger für Arzneiformen (z. B. Suspensionen, Säfte, Tropfen, Weichkapseln*; für wasserempfindl. Antibiotika); Best. von Salben, Cremes u. Emulsionen (spreitungsfördernd, permeationsfördernd); Lösungsvermittler für äther. Öle; als Zusatz zu Suppositorien (2–5 %); Antiklebemittel bei Tablettierung u. Dragierung. Das Öl zeichnet sich durch bes. gute Hautverträglichkeit, ausgezeichnete Stabilität u. hohes Lösungsvermögen für zahlreiche Arzneistoffe aus u. eignet sich auch für die parenterale Ernährung. Lagerung: vor Licht geschützt, in möglichst vollständig gefüllten, dem Verbrauch angemessenen Behältnissen.

**Triglyceroldiisostearat:** Triglyceroli diisostearas Ph.Eur.6, Triglycerolum diisostearinicum; CAS-Nr. 90431-25-7; Ester, überwiegend aus Diisostearaten des Triglycerols; SZ max. 3.0, OHZ 180–230 (Methode A), IZ max. 3.0 (Methode B), POZ max. 6.0 (Methode B), VZ 128–160; gelbl., opake, dickflüssige Substanz; mischbar mit Ethanol (96 %) u. fetten Ölen, lösl. in Ether; Lagerung dicht verschlossen u. lichtgeschützt; **Anw.:** als nichtionischer Emulgator* (5 %ig) für W/O-Cremes (HLB-Wert 4.9).

**Triglykol:** s. Triethylenglykol.

**Trigonella foenum-graecum L.:** Bockshornklee; Fam. Fabaceae (Leguminosae); heim. im westl. Asien, kultiviert in Deutschland, Mittelmeergebiet, Indien, China; Stpfl. von **Trigonellae foenugraeci semen:** Semen Foenugraeci, Semen Trigonellae; Bockshornsamen, Hornkleesamen, Griechischer Heusamen, Kuhhornkleesamen; getrocknete, reife Samen; **Off.:** Ph.Eur.6, ÖAB, Ph.Helv.; Monographie: ESCOP, WHO, Kommission E; **Inhaltsst.:** ca. 25–45 % Schleim (Mannogalactane, s. Leguminosenschleim, vgl. Schleimstoffe), ca. 8 % fettes Öl, ca. 27 % Eiweiß, Flavonoide* (u. a. Vitexin*), fast 0.5 % Trigonellin*, freie od. veresterte Sterole*; ca. 1.5 % Steroidsaponine sowie Steroidsaponin-Peptidester (z. B. Foenugraecin), Aglyka sind z. B. Diosgenin* u. Yamogenin; 0.01 % äther. Öl (für den typ. Geruch ist 3-Hydroxy-4,5-dimethyl-2(*5H*)-furanon verantwortl.); QZ mind. 6; **Wirk.:** in Tierexperimenten konnten sowohl antidiabetische als auch Cholesterol senkende Wirkungen nachgewiesen werden; **Anw.: 1.** (med.) äußerl. bei lokalen Entzündungen, in Form heißer Breiumschläge bei Furunkeln und Karbunkeln; innerl. bei Appetitlosigkeit; **2.** (volkstüml.) bei Katarrhen der oberen Atemwege sowie bei Diabetes zur Senkung des Blutglucosespiegels; **3.** als Gewürz (auch Best. von Curry); **Semen Foenugraeci ad usum veterinarium:** Bockshornkleesamen für veterin. Zwecke; **Anw.:** zu Fress- u. Mastpulvern. **Hom.:** Trigonella foenum-graecum (HAB), Foenum graecum: reife, getrocknete Samen.

**Trigonellin:** Nicotinsäuremethylbetain; $C_7H_7NO_2$; farblose Kristalle, leicht lösl. in Wasser, lösl. in Ethanol, unlösl. in Ether; eines der einfachsten Alkaloide*, ein Pyridinalkaloid*, ohne physiol. Wirkung; **Vork.:** natürl. weit verbreitet, z. B. in Bockshornsamen (s. Trigonella foenum-graecum), Hafer (s. Avena sativa), Erbsen (s. Pisum sativum), Hanf (s. Cannabis sativa), Sojabohnen (s. Glycine max.), Strophanthus-Samen (s. Strophanthus gratus), Kartoffeln (s. Solanum tuberosum), Dahlienknollen u. geröstetem Kaffee (s. Coffea).

**Trihexyphenidyl (INN):** 1-Cyclohexyl-1-phenyl-3-piperidino-1-propanol; CAS-Nr. 144-11-6; $C_{20}H_{31}NO$, Strukturformel: s. Abb.; **Wirk.:** Parasympatholytikum*, Antiparkinsonmittel* mit überwiegend zentraler anticholinerger Wirk.; **Ind.:** Parkinson-Syndrom, durch Arzneimittel bedingte extrapyramidale Sympt.; **Dos.:** p. o.; Parkinson-Syndrom: Initialdosis 1 × 1 mg/d, Erhaltungsdosis langsam erhöhen um 1 mg/d auf 6–16 mg/d, auf 3–4 ED verteilt, TMD 16 mg/d; phar-

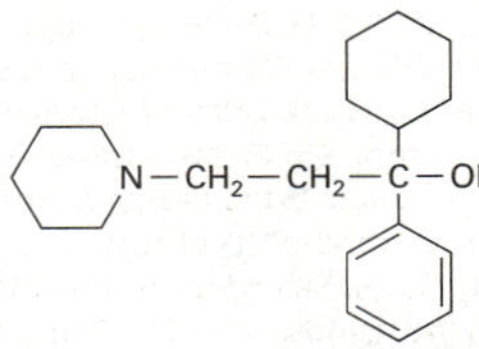

**Trihexyphenidyl**

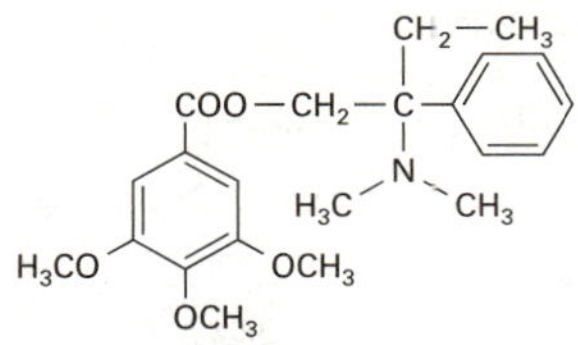

**Trimebutin**

mak. bedingte extrapyramidale Sympt.: 2–16 mg/d, auf 1–4 ED verteilt. **Trihexyphenidylhydrochlorid:** Trihexyphenidyli hydrochloridum Ph.Eur.; CAS-Nr. 52-49-3; $C_{20}H_{32}ClNO$; $M_r$ 337.9; Schmp. 247–253 °C (unter Zers.; polymorph); gelbl. weißes, krist. Pulver; lösl. in 150 T. Wasser, 10 T. Methanol, 25 T. Ethanol, 30 T. Chloroform; **Off.:** DAC.

**Trihydroxy-:** Trioxy-; Bez. für chem. Verb., die 3 OH-Gruppen enthalten.

**Trihydroxybenzoesäure:** s. Gallussäure.

**Trihydroxybenzol:** s. Pyrogallol; Phloroglucin.

**Trihydroxypropan:** s. Glycerol.

**2,6,8-Trihydroxy-purin:** s. Harnsäure.

**Trihydroxytriethylamin:** s. Triethanolamin.

**Triiodmethan:** s. Iodoform.

**Triiodthyronin:** s. Schilddrüsenhormone; Liothyronin.

**Trikalium-Bismut(III)-dicitrat:** s. Bismutdicitrat, basisches.

**Trikaliumcitrat:** s. Kaliumcitrat.

**Trikaliumphosphat:** s. Kaliumphosphat.

**Triketohydrindenhydrat:** s. Ninhydrin.

**Trikresylphosphat:** Abk. TKP; Phosphorsäuretritoluylester; Isomerengemisch; $C_{21}H_{21}O_4P$, ($H_3C—C_6H_4—O—)_3P{=}O$; $M_r$ 368.4; D. 1.16; Schmp. −33 °C; Sdp. 241–255 °C; geruch- u. farblose, ölige Flüss., lösl. in Ethanol, Ether, Chloroform, Benzol, Eisessig, Lipoiden, fast unlösl. in Wasser; **Anw.:** (techn.) Weichmacher u. Schmiermittel in der techn. Industrie; **Toxikol.:** *o*-T. kann sowohl äußerl. (z. B. nach Kontakt mit einem *o*-T.-behandelten Werkstoff) als auch innerl. (z. B. als Ölersatz in Likören) zu Intoxikationen führen (Cholinesterase-Inhibitor). *m*- u. *p*-T. sind ungiftig.

**Trillium erectum** L.: Trillium pendulum Willd.; Waldlilie; Fam. Melanthiaceae; Kanada, USA; ca. 5 cm hohe Waldpflanze; Stpfl. von **Radix Trillii erecti:** Rhizoma Trillii erecti; **Inhaltsst.:** Saponine* u. Gerbstoffe*; **Anw.:** (volkstüml.) z. B. bei Husten. **Hom.:** Trillium pendulum: frischer Wurzelstock mit Wurzeln; verordnet z. B. bei diffusen Blutungen.

**Trimazosin** (INN): (2-Hydroxy-2-methylpropyl)-4-(4-amino-6,7,8-trimethoxy-2-chinazolinyl)-1-piperazincarbonsäure; CAS-Nr. 35795-16-5; $C_{20}H_{29}N_5O_6$; $M_r$ 435.5; Schmp. 158–159 °C; nicht mehr im Handel befindl. Alpha-1-Rezeptoren-Blocker (s. Alpha-Rezeptoren-Blocker); früher angewendet als Antihypertensivum*; **UAW:** gastrointestinale Beschwerden, Benommenheit, Kopfschmerz. **Trimazosinhydrochlorid:** $C_{20}H_{30}ClN_5O_6$; Schmp. 166–169 °C.

**Trimebutin** (INN): 3,4,5-Trimethoxybenzoesäure-2-(dimethylamino)-2-phenylbutylester; CAS-Nr. 39133-31-8; $C_{22}H_{29}NO_5$, Strukturformel: s. Abb.; $M_r$ 387.48; in der Schweiz im Handel befindl. Spasmolytikum* mit lokalanästhet. Wirk. auf die glatte Muskulatur; in Deutschland u. Österreich außer Handel; **UAW:** Müdigkeit, gastrointestinale Beschwerden, trockener Mund. **Trimebutinmaleat:** CAS-Nr. 34140-59-5; **Dos.:** 3 × 100 mg/d.

**Trimecain** (INN): Diethylaminoacet-2,4,6-trimethylanilid; CAS-Nr. 616-68-2; $C_{15}H_{24}N_2O$; $M_r$ 248.4; Schmp. 44 °C; nicht mehr im Handel befindl. Lokalanästhetikum*; **Trimecainhydrochlorid:** Schmp. 140 °C.

**Trimedoximbromid:** s. TMB-4.

**Trimellitsäureanhydrid:** cycl. Anhydrid der Benzol-1,2,4-carbonsäure; $C_9H_4O_5$, Strukturformel: s. Abb.; $M_r$ 192.1; Schmp. 163 °C; **Anw.:** (techn.) Herst. von Harzen, Klebstoffen u. wasserverdünnbaren Lacken.

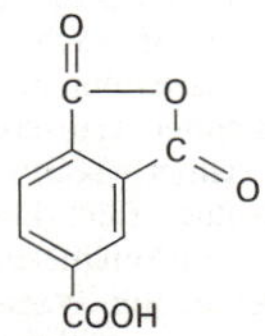

**Trimellitsäureanhydrid**

**Trimenon** (gr. men Monat): Zeitraum von 3 Monaten; die **Schwangerschaftsdauer** wird in 1.–3. Trimenon eingeteilt: 1.–13. SSW, 14.–26. SSW, 27.–39./40. SSW.

**Trimeprazine:** s. Alimemazin.

**Trimer:** Verb., die aus 3 ident. Molekülen* zusammengesetzt ist (Trimerisation).

**Trimethadion** (INN): Trimethadionum Ph.Eur.; 3,5,5-Trimethyl-2,4-oxazolidindion; CAS-Nr. 127-48-0; $C_6H_9NO_3$; $M_r$ 143.14; Schmp. 46–46.5 °C; Sdp. 78–80 °C (0.67 kPa); farblose Kristalle, schwacher campherartiger Geruch; leicht lösl. in Ethanol, Benzol, Chloroform, Ether, lösl. in Wasser ca. 5 %, fast unlösl. in Petrolether; pH einer 5 %igen Lsg. ca. 6.0; nicht mehr im Handel befindl. Antiepileptikum*; früher angewendet bei Petit mal; **UAW:** sehr tox.; gastrointestinale Störungen, Photophobie, Störung des Farbsehens, Sedierung, Blutbildungsstörungen, Allergien, Hauterscheinungen, Nierenschäden.

**Trimethoprim** (INN): Trimethoprimum Ph.Eur.; 2,4-Diamino-5-(3,4,5-trimethoxybenzyl)pyrimidin; CAS-Nr. 738-70-5; $C_{14}H_{18}N_4O_3$, Strukturformel: s. Abb.; $M_r$ 290.32; Schmp. 199–201 °C (polymorph); weißes, geruchloses Pulver; mehrere Kristallformen sind bekannt; lösl. bei 25 °C in *N,N*-Dimethylacetamid (138.6 g/L), in Benzylalkohol (72.9 g/L), Propylenglykol (25.7 g/L), Chloroform (18.2 g/L), Methanol (12.1 g/L), Wasser (0.4 g/L),

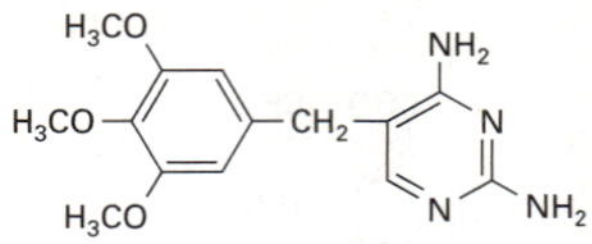

**Trimethoprim**

Ether (30 mg/L), Benzol (20 mg/L); p$K_S$ der konjugierten Säure 7.0 (20 °C), 6.6 (38 °C); **Wirk.:** Folsäure*-Antagonist, Hemmung der Folsäurebiosynthese durch Inaktivierung der Dihydrofolsäurereduktase; bakteriostat. Antibiotikum* gegen ein breites Spektrum von Mikroorganismen einschließl. E. coli, Klebsiellen u. Proteus; Hauptverwendung in Diaminopyrimidin*-Sulfonamid-Kombinationen mit Sulfonamiden* (z. B. Co*-trimoxazol); **Ind.:** akute Harnwegsinfektion; **UAW:** bei Langzeitbehandlungen; **Dos.:** p. o. 2 × 160 mg/d; HWZ 10–11 h.

**2,4,5-Trimethoxybenzoesäure:** s. Asaronsäure.

**Trimethoxymethan:** s. Trimethylorthoformiat.

**Trimethylamin:** tertiäres Amin; $N(CH_3)_3$; $M_r$ 59.1; bei Raumtemperatur farbloses Gas von durchdringend fischartigem, ammoniakal. Geruch; in Wasser sehr leicht lösl.; bei niederer Temp. farblose Flüss.; **Vork.:** Best. der Heringslake, auch in der Melasseschlempe, aus der es durch Destillation gewonnen wird, sowie im Scheidensekret u. in versch. Chenopodium-Arten (z. B. Chenopodium vulvaria L., Stinkender Gänsefuß). **Trimethylamin solutum:** Trimethylamin-Lsg., Gehalt ca. 9.5–10.45 % T.; farblose, flüchtige Flüss., die nach Heringslake riecht, bei Annäherung von Salzsäure weiße Nebel bildet u. mit Wasser u. Ethanol in jedem Verhältnis mischbar ist; **Anw.:** **1.** (techn.) zur Herst. von Cholin*, Insektiziden, Desinfektionsmitteln; **2.** (med.) obsolet; früher bei Erkrankungen des rheumat. Formenkreises u. bei akuter Pneumonie*.

**Trimethylammoniumacetat:** s. Betain.

**Trimethylammonium-acethydrazidchlorid:** s. Girard-Reagenz P (Girard-Reagenz T).

**2,2,3-Trimethylbutan:** s. Triptan.

**Trimethylen:** s. Cyclopropan.

T

**Trimethylenglykol:** 1,3-Propandiol; $C_3H_8O_2$; $M_r$ 76.1; Sdp. 216 °C; süß schmeckende Flüss.; mit Wasser u. Alkohol mischbar; **Anw.:** (techn.) zu Kunststoffsynthesen.

**Trimethylenoxid:** s. Oxetan.

**Trimethylglycin:** s. Betain.

**Trimethylglykokoll:** s. Betain.

**Trimethylorthoformiat:** Orthoameisensäuremethylester, Methylorthoformiat; Trimethoxymethan; $C_4H_{10}O_3$; $M_r$ 106.1; Sdp. 104 °C; **Anw.:** (pharmaz.) Synthesebaustein für diverse Arzneimittel, z. B. B-Vitamine (s. Vitamin B) u. Purine.

**2,2,4-Trimethylpentan:** s. Isooctan.

**Trimethylpyridine:** s. Pyridin.

**Trimethylxanthin:** s. Coffein.

**Trimetozin** (INN): 4-(3,4,5-Trimethoxybenzoyl)morpholin; CAS-Nr. 635-41-6; $C_{14}H_{19}NO_5$; $M_r$ 281.30; Schmp. 120–122 °C; schwer lösl. in Wasser, Ethanol, leicht lösl. in Chloroform, Methanol; nicht mehr im Handel befindl. Tranquilizer*.

**Trimipramin** (INN): 5-(3-Dimethylamino-2-methylpropyl)-10,11-dihydro-5*H*-dibenz[*b,f*]azepin; CAS-Nr. 739-71-9; $C_{20}H_{26}N_2$, Strukturformel: s. Abb.; $M_r$ 294.42; Schmp. 45 °C; fast unlösl. in Wasser, gut lösl. in Ethanol; **Wirk.:** tricycl. Antidepressivum* vom Amitriptylin*-Typ; **Ind.:** depressive Erkrankungen, chron. Schmerzzustände; **Dos.:** p. o.; Depression: Initialdosis 1 × 25–50 mg/d, Erhaltungsdosis n. B. steigern bis 100–150 mg/d (mittelgradige Depression) bzw. 300–400 mg/d (schwere Depression); chron. Schmerzzustände: Initialdosis 1 × 50 mg/d, langsame Erhöhung auf max. 150 mg/d; HWZ 23 h. **Trimipraminhydrogenmaleat:** Trimipramini maleas Ph.Eur., Trimipraminum maleicum, Trimipraminum hydrogenomaleinicum; CAS-Nr. 521-78-8; $C_{24}H_{30}N_2O_4$; $M_r$ 410.5; weißes, krist. Pulver; leicht lösl. in Chloroform, schwer lösl. in Wasser u. Ethanol, fast unlösl. in Ether. Hingewiesen sei auch auf Trimipraminmesilat.

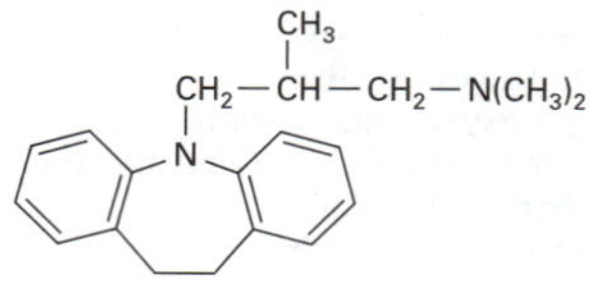

**Trimipramin**

**Trinatriumorthophosphat:** s. Natriumphosphat.

**Trinatrium-Phosphonoformat:** s. Foscarnet-Natrium.

**Trinitrin:** s. Glyceroltrinitrat.

**1,3,5-Trinitrobenzol:** $C_6H_3(NO_2)_3$; $M_r$ 213.1; farblose Kristalle, leicht lösl. in Ethanol, Ether, Benzol; **Darst.:** Erhitzen von 1,3-Dinitrobenzol* mit rauchender Salpetersäure*.

**Trinitrocresol:** 2,4,6-Trinitro-*m*-cresol; Trinitrokresol; $C_6H(CH_3)(NO_2)_3OH$; $M_r$ 243.1; D. 1.465; Schmp. 109.5 °C; gelbe Kristallnadeln, leicht lösl. in Ethanol, Ether, Benzol; **Darst.:** Nitrierung von *m*-Cresol*; **Anw.:** (techn.) Sprengstoff (Cresylit).

**Trinitroglycerol:** s. Glyceroltrinitrat.

**2,4,6-Trinitrophenol:** s. Pikrinsäure.

**Trinitrotoluol:** Abk. TNT; Trotyl; $C_6H_2(CH_3)(NO_2)_3$; $M_r$ 227.1; D. 1.645; Schmp. 80.8 °C; gelbl. Kristallnadeln od. weiße bis gelbl. krist. Masse; **Anw.:** (techn.) meistverwendeter Sprengstoff, z. T. mit Ammonium- od. Natriumnitrat gemischt.

**Trinkampullen:** Doppelspießampullen (s. Ampullen) zur Gabe flüssiger Peroralia; beide gegenüberliegenden Ampullenhälse müssen abgebrochen werden, damit der Inhalt auslaufen kann.

**Trinktabletten:** Tabletten zur Herstellung einer Lösung zum Einnehmen; (Sonder-)Form der Lösungstabletten* (ähnl. den Brausetabletten*, jedoch mit anderem Auflösungsmechanismus); nicht überzogene Tabletten (s. Compressi) od. Filmtabletten*, die vor der Anw. in Wasser aufgelöst werden; die Lsg. kann durch Hilfsstoffe, die bei der Herst. der Tabletten eingesetzt werden, schwach getrübt sein. Nach Ph.Eur.6 müssen Trinktabletten in Wasser von einer Temp. zw. 15 °C–25 °C innerhalb von 3 Minuten zerfallen.

**Trinkwasser:** s. Aqua.

**Trinor-:** s. Nor-.
**-triol:** s. Alkohole.
**Triolein:** Olein, Ölsäuretriglycerid; $C_3H_5(C_{17}H_{33}COO)_3$; $M_r$ 885.4; D. 0.915; Schmp. −5 °C; Sdp. 238 °C; IZ 86; Ölsäureglycerolester (vgl. Fette); gelbl. Öl, leicht lösl. in Ether u. Chloroform, lösl. in Ethanol, unlösl. in Wasser.
**Triosen:** aus 3 C-Atomen aufgebaute Aldosen (s. Monosaccharide); **Vertreter:** u. a. D-Glycerolaldehyd u. Dihydroxyaceton*; ihre Phosphate sind wichtige Intermediärprodukte des Kohlenhydratstoffwechsels*.
**Triosephosphate:** D-Glycerolaldehyd-3-phosphat u. Dihydroxyacetonphosphat sind wichtige Zwischenprodukte der Glykolyse* u. der alkohol. Gärung*; beide stehen über die gemeinsame Endiolform im Gleichgewicht. Die Reaktion wird durch Triosephosphat-Isomerase katalysiert. T. nehmen eine Schlüsselposition im Kohlenhydratstoffwechsel* ein; sie sind Zwischenprodukte der Gluconeogenese* u. bei der photosynthet. $CO_2$-Fixierung (s. Calvin-Zyklus).
**3,7,12-Trioxocholansäure:** s. Dehydrocholsäure.
**Trioxy-:** s. Trihydroxy-.
**1,3,5-Trioxybenzol:** s. Phloroglucin.
**Trioxygen:** s. Ozon.
**Trioxypropan:** s. Glycerol.
**Trioxypurin:** s. Harnsäure.
**Tripalmitin:** Glyceroltripalmitat, Palmitin, Palmitinsäureglycerolester, Tripalmitoylglycerol; $C_{51}H_{98}O_6$; $M_r$ 807.3; Schmp. 65 °C; Glyceroltriester der Palmitinsäure*; Best. natürl. Fette* (z. B. Palmöl).
**Tripalmitoylglycerol:** s. Tripalmitin.
**Tripel:** Tripolit; Mineral, hauptsächl. aus Kieselgur* (Siliciumdioxid*) bestehend, mit etwas Ton u. Eisenoxid; der Name ist abgeleitet von der Stadt Tripolis. **Anw.:** (techn.) Poliermittel, u. a. für Glas u. Stein.
**Tripelennamin** (INN): Pyribenzamin (Abk. PBZ); *N*-Benzyl-*N*-2-pyridyl-*N*′,*N*′-dimethylethylendiamin; CAS-Nr. 91-81-6; $C_{16}H_{21}N_3$, Strukturformel: s. Abb.; $M_r$ 255.35; Sdp. 167–172 °C (13.3 Pa), Sdp. 185–190 °C (0.23 kPa); $n_D^{25\,°C}$ 1.5742; mischbar mit Wasser; $pK_S$ der konjugierten Säure 9.07; **Wirk.:** Antiallergikum*, Histamin*-$H_1$-Rezeptoren-Blocker; **Ind.:** Juckreiz nach Insektenstichen od. -bissen u. nach Kontakt mit Quallen od. Brennnesseln; **Kontraind.:** Überempfindlichkeit gegen antiallerg. wirkende Stoffe, Entzündungen an der juckenden Hautstelle; **WW:** nicht bekannt; **UAW:** Überempfindlichkeitsreaktionen (Hautreaktionen), Kontaktdermatitis, photoallerg. Exanthem; **Dos.:** 115 mg/Stift (5.75 g); 1×/d auftragen, nicht länger als 7 d. **Tripelennaminhydrochlorid:** $C_{16}H_{22}ClN_3$; Schmp. 191 °C (polymorph); lösl. in Wasser (1 g/77 mL), Ethanol (1 g/6 mL), Chloroform (1 g/6 mL), Aceton (1 g/350 mL), fast unlösl. in Benzol, Ether, Ethylacetat.

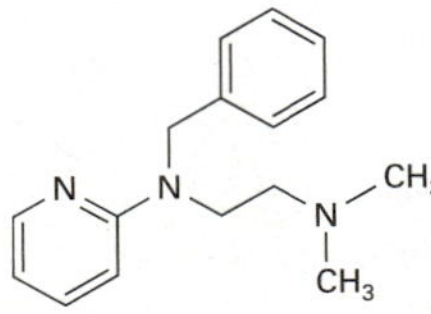

**Tripelennamin**

**Tripelhelix:** s. Proteine.
**Tripelphosphat:** s. Ammoniummagnesiumphosphat.
**Tripelpunkt:** Temp., bei der die feste, flüssige u. gasförmige Phase* einer Substanz im Gleichgewicht stehen; entspricht dem Schmp. der Substanz bei ihrem eigenen Dampfdruck*, der gewöhnl. sehr nahe dem Schmp. bei Atmosphärendruck liegt; **Beispiel:** T. des Wassers 0.01 °C; vgl. Phasendiagramm.
**Tripeptidasen:** s. Proteasen.
**Tripeptide:** Peptide*, die aus 3 Aminosäuren* aufgebaut sind (z. B. Glutathion*).
**Triphenylmethan:** Tritan; $(C_6H_5)_3CH$; $M_r$ 244.32; D. 1.014; Schmp. 93 °C; Sdp. 359 °C; farblose Kristallblättchen, leicht lösl. in heißem Ethanol, Ether, Chloroform, unlösl. in Wasser; **Anw.:** (techn.) Grundsubstanz der Triphenylmethanfarbstoffe*.
**Triphenylmethanfarbstoffe:** Triarylmethanfarbstoffe; Gruppe org. Farbstoffe, die sich formal vom Triphenylmethan* ableiten; **Beispiel:** Fuchsin*, Methylviolett*, Malachitgrün*; **Anw.:** **1.** (med.) Antimykotika*; **2.** (techn.) Desinfektionsmittel.
**Triphenylphosphat:** Phosphorsäuretriphenylester; $C_{18}H_{15}PO_4$, $(C_6H_5O)_3P{=}O$; $M_r$ 326.3; Schmp. 50 °C; Sdp. 245 °C; **Anw.:** (techn.) Weichmacher für Filme u. Lacke.
**2,3,5-Triphenyl-2*H*-tetrazoliumchlorid:** Abk. TTC; $C_{19}H_{15}ClN_4$, Strukturformel: s. Abb.; $M_r$ 334.82; Schmp. 243–244 °C (unter Zers.); farblose Kristalle od. krist. Pulver, lösl. in Wasser, Ethanol, Aceton, unlösl. in Ether; lichtempfindlich; **Wirk.:** das farblose, wasserlösl. TTC wird vom lebenden Gewebe zu intensiv rotem, unlösl. Triphenylformazan reduziert; z. B. färben sich lebende Getreidekeimlinge innerhalb von 8 Std. karminrot; **Anw.:** (analyt.) Indikator* für die Sichtbarmachung von Reduktionsprozessen reduzierender Zucker od. reduzierend wirkender Gewebe, z. B. der Schilddrüse; ferner zur Feststellung der Keimfähigkeit von Getreidekörnern, der Wirk. von Antibiotika* auf Kleinlebewesen sowie von Permeabilitätsstörungen in Zellwänden.

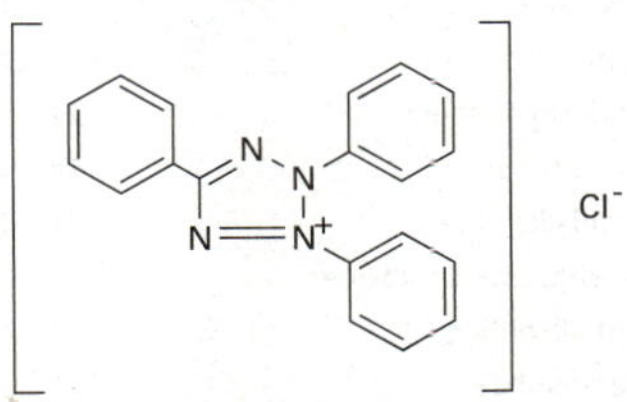

**2,3,5-Triphenyl-2*H*-tetrazoliumchlorid**

**Triphosphopyridinnucleotid:** s. NADP.
**Triple-Therapie:** s. Gastritis.
**Triplett-Sauerstoff:** s. Sauerstoff.
**Tripolit:** s. Tripel.
**Tripper:** s. Gonorrhö.
**Triprolidin** (INN): *trans*-2-[3-(1-Pyrrolidinyl)-1-(4-tolyl)-propenyl]-pyridin; CAS-Nr. 486-12-4; $C_{19}H_{22}N_2$, Strukturformel: s. Abb.; $M_r$ 278.4; Schmp. 59–61 °C; **Wirk.:** Histamin*-$H_1$-Rezepto-

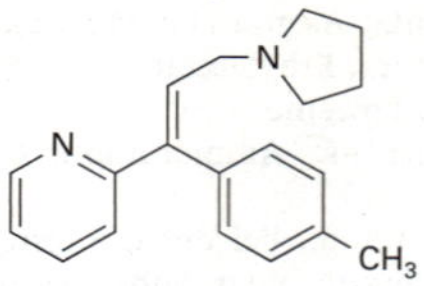

**Triprolidin**

ren-Blocker; **Ind.:** akute, allerg. u. vasomotor. Rhinitis; **Dos.:** 3×2.5 mg/d (nur als Kombipräparat mit Pseudoephedrin*).

**Triptan:** 2,2,3-Trimethylbutan; $C_7H_{16}$; $M_r$ 100.2; Schmp. −25 °C; Sdp. 81 °C; **Anw.:** (techn.) sehr klopffester Spezialkraftstoff, der mit 120 eine der höchsten bekannten Octanzahlen* aufweist.

**Triptane:** Überbegriff für Agonisten an 5-$HT_{1B/1D}$-Rezeptoren, die zur Therapie des akuten Migräneanfalls eingesetzt werden. T. führen zu einer Konstriktion der beim Migräneanfall erweiterten Gefässe u. zu einer Hemmung der Neuropeptidfreisetzung aus aktivierten Trigeminusnervenendigungen. **Vertreter:** Sumatriptan*, Zolmitriptan*, Rizatriptan*, Naratriptan*, Eletriptan*; unterscheiden sich v. a. in ihren pharmakokinet. Eigenschaften; vgl. Migränetherapeutika.

**Triptorelin:** Gonadorelin[6-D-Trp]; 5-Oxo-L-prolyl-L-histidyl-L-tryptophyl-L-seryl-L-tyrosyl-D-tryptophyl-L-leucyl-L-arginyl-L-prolylglycinamid; CAS-Nr. 57773-63-4; $C_{64}H_{82}N_{18}O_{13}$; $M_r$ 1311.5; GnRH*-Agonist (sog. Superagonist); ca. 40-fach höhere Affinität gegenüber spezif. Rezeptoren als das natürl. vorkommende Gonadorelin*; HWZ unter 10 Min.; **Ind.:** fortgeschrittenes, hormonabhängiges Prostatakarzinom; **Kontraind.:** hormonunabhängiges Prostatakarzinom, nach chirurg. Kastration; **WW:** initial zusätzl. Antiandrogen* geben; keine estrogenhaltigen Präparate; **UAW:** initiale Verstärkung der Karzinombeschwerden, Libido- u. Potenzminderung, Gynäkomastie, Enzymanstiege, Gesichtsrötung; **Dos.:** s. c. 0.1–0.5 mg/d; i. m. 3.75 mg/Monat od. 11.25 mg alle 12 Wochen.

**Tris:** s. Tris(hydroxymethyl)aminomethan.

**Tris-:** s. Bis-.

**Trisaccharide:** s. Oligosaccharide.

**Trisauerstoff:** s. Ozon.

**Tris(hydroxymethyl)aminomethan:** Tris; $C_4H_{11}NO_3$; $M_r$ 121.1; **Anw.:** (biochem.) in der Biochemie häufig verwendete Puffer*-Substanz zur Einstellung physiol. pH-Werte.

**Trisilan:** s. Silicium (Silane).

**Tritan:** s. Triphenylmethan.

**Triterpenalkaloide:** s. Terpenalkaloide.

**Triterpene:** umfangreiche Gruppe von Terpenen*, die formal aus 6 Isopreneinheiten aufgebaut sind (s. Tab.); **Struktur:** außer dem acycl. Squalen* fast nur tetra- oder pentacycl. hydroaromat. Verb. (nur Gossypol* ist eine aromat. Verb.); zu den T. gehören auch die terpenoiden Naturstoffe, die weniger

**Triterpene**
Einteilung

| Substanzklasse | C-Atome | typische Vertreter |
|---|---|---|
| Cucurbitane | 30 | Cucurbitacin D |
| Triterpensapogenine | 30 | Gypsogenin, Hederagenin, Aescigenin |
| aromatische Triterpene | 30 | Gossypole |
| Steroide | | |
| Sterole | | |
| Phytosterole | 29, 30 | Sitosterol |
| Zoosterole | 27, 28, 30 | Cholesterol |
| Mykosterole | 27, 28 | Ergosterol |
| Vitamin D | 27, 28 | Ergocalciferol (Vitamin $D_2$) |
| Steroidsapogenine | 27 | Digitogenin, Diosgenin, Sarsasapogenin |
| Gallensäuren | 24, 27 | Cholsäure |
| Steroidalkaloide | 21, 27 | Tomatidin, Protoverin, Jervin |
| herzwirksame Glykoside | | |
| Bufadienolide | 24 | Bufalin, Scillarenin, Hellebrigenin (Aglyka) |
| Cardenolide | 23 | Digitoxigenin, Oleandrigenin (Aglyka) |
| Steroidhormone | | |
| Häutungshormone | 27 | β-Ecdyson |
| Nebennierenrindenhormone (Corticosteroide) | 21 | Corticosteron |
| Sexualhormone | | |
| Gestagene | 21 | Progesteron |
| Androgene | 19 | Androsteron |
| Estrogene | 18 | Estradiol |

als 30 C-Atome haben, deren Biosynthese aber auf $C_{30}$-Zwischenprodukte zurückgeht (s. Steroide); ebenso ist der Einbau von Heteroatomen mögl., z. B. bei den Steroidalkaloiden*; **Funktion:** viele T. haben eine hohe biol. Aktivität, v. a. die Steroidhormone* wie Estrogene*, Androgene*, Gestagene* u. Nebennierenrindenhormone, aber auch herzwirksame Glykoside* wie Digitoxin* sowie Steroidalkaloide, Gallensäuren*, Saponine*, Vitamin* D u. Sterole* wie Mykosterole, Zoosterole u. Phytosterole; **Biosynthese:** Schwanz-Schwanz-Kondensation von 2 Molekülen Farnesylpyrophosphat (s. Terpene) führt zum offenkettigen Squalen, das als Vorstufe für cycl. T. dient; die Vielzahl der mögl. Typen cycl. T. hängt von der Faltung der Squalenkette u. der Wanderung von Gruppen innerhalb des Moleküls ab.

**Triterpensapogenine:** s. Saponine.

**Triterpensaponine:** s. Saponine.

**Trithion:** Trivialname für Derivate des 1,2-Dithiol-3-thions; $C_3H_2S_3$, Strukturformel: s. Abb.; $M_r$ 134.2; Baustein der Trithionnaturstoffe, die in Pflanzen der Gattung Brassica (z. B. Rosenkohl, Wirsing, Kohlrabi) gefunden wurden; **Hinweis:** nicht zu verwechseln mit einem gleichnamigen Handelspräparat, das ein Schädlingsbekämpfungsmittel* auf Thiophosphorsäureester-Basis ist.

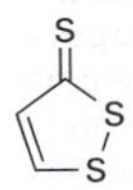

**Trithion**

**Tritici aestivi oleum raffinatum:** s. Triticum aestivum.

**Tritici aestivi oleum virginale:** s. Triticum aestivum.

**Tritici amylum:** s. Triticum aestivum.

**Triticin:** s. Fructane.

**Triticum aestivum** L. emend. Fiori et Paol.: Triticum sativum, Triticum vulgare; Weizen; Fam. Poaceae (Graminae); Hauptanbaugebiete in Europa, Nordamerika, Asien; **Stpfl. von Weizenkeimöl (s. Getreidekeimöl)**; ebenfalls Stpfl. von **Tritici amylum:** Amylum Tritici; Weizenstärke; Stärke aus dem Endosperm der Früchte; vgl. Amylum (Abb. 1 dort); **Off.:** Ph.Eur.6; **Tritici aestivi oleum virginale:** Natives Weizenkeimöl; D. ca. 0.925; $n_D^{20\,°C}$ ca. 1.475; SZ max. 20.0; POZ max. 15.0; UA max. 5.0 %; aus den Keimen der Samen von T. aestivum durch Kaltpressung od. mit Hilfe anderer geeigneter mechan. Verfahren gewonnenes fettes Öl; gelbe Flüss., prakt. unlösl. in Wasser u. Ethanol, mischbar mit Petrolether; **Off.:** Ph.Eur.6; **Best.:** nach Ph.Eur. 14.0–19.0 % Palmitinsäure*, max. 2.0 % Stearinsäure*, 12.0–23.0 % Ölsäure*, 52.0–59.0 % Linolsäure*, 3.0–10.0 % Linolensäure*, max. 2.0 % Eicosensäure; **Hinweis:** Lichtschutz, in dicht verschlossenen, dem Verbrauch angemessenen, mögl. vollständig gefüllten Behältnissen aufbewahren; **Tritici aestivi oleum raffinatum:** Raffiniertes Weizenkeimöl; SZ max. 0.5 (zur Herst. von Parenteralia* max. 0.3); POZ max. 10.0 (zur Herst. von Parenteralia max. 5.0); UA max. 5.0 %; gewonnen aus Tritici aestivi oleum virginale mit anschließender Raffination; Eigenschaften s. o.; **Off:** Ph.Eur.6; **Best.:** s. o.; ein geeignetes Antioxidans* kann zugesetzt werden.

**Triticum repens:** s. Agropyrum repens.

**Triticum spelta** L.: Spelzweizen, Dinkel, Dinkelweizen; Fam. Poaceae; **Anw.:** aus den unreifen Körnern dieser Weizenart wird durch Rösten Grünkern hergestellt, der sich durch einen eigenen, würzigen Geschmack auszeichnet.

**Triticum venenatum:** s. Avena venenata.

**Tritiiertes-[$^3$H]Wasser-Injektionslösung** Ph.Eur.6: Aquae tritiatae[$^3$H] solutio iniectabilis; Wasser für Injektionszwecke (s. Aqua ad iniectabilia), in dem ein Teil der Wassermoleküle Tritium*-Atome anstelle von $^1$H-Atomen enthält; **Herst.:** [$^3$H]Tritium kann durch Neutronenbestrahlung von Lithium* erhalten werden, die Injektionslösung lässt sich durch Zusatz von Natriumchlorid isotonisieren; früher angewendet zur Bestimmung des Gesamtkörperwassers, nicht mehr gebräuchlich.

**Tritium:** schweres Deuterium, überschwerer Wasserstoff; Symbol T, $^3$H; $A_r$ 3.017; künstl., radioaktives Wasserstoff*-Isotop; HWZ 12.3 Jahre; emittiert Betastrahlen; **Herst.:** Beschuss von Lithium*-6 mit Neutronen; **Anw.:** Markierungsmittel in der Biochemie; vgl. Tritiiertes-[$^3$H]Wasser-Injektionslösung.

**Triton X-100:** Octoxinol 9 (INN); *tert*-Octylphenylpolyoxyethylen, Octylphenylpolyethylenglykolether; nichtion. Tensid*; **Anw.:** zum Herauslösen von Membranproteinen unter Erhaltung der nativen Konformation; vgl. Virusinaktivierungsverfahren. Vgl. Histaminliberatoren; Octoxinol.

**Tritoqualin** (INN): 4,5,6-Triethoxy-7-amino-3-(8-methoxy-2-methyl-6,7-methylendioxy-1,2,3,4-tetrahydro-1-isochinolinyl)phthalid; CAS-Nr. 14504-73-5; $C_{26}H_{32}N_2O_8$; $M_r$ 500.57; Schmp. 183 °C; nicht mehr im Handel befindl. Antihistaminikum*.

**Trituration:** Trituratio; Verreibung, Pulververreibung; nicht abgeteiltes Pulver, das mit einem indifferenten Hilfsstoff verdünnt ist; durch intensives Verreiben mit diesem Hilfsstoff erhält der Arzneistoff in Abhängigkeit von der Verarbeitungsdauer eine hohe Dispersität; Lactoseverreibungen: s. Homöopathie; Saccharoseverreibungen mit einem äther. Öl werden als Ölzucker (Elaeosaccharum*) bezeichnet.

**Trivialnamen:** unwissenschaftl., populäre Bez., z. B. Bittersalz (Magnesiumsulfat*-Heptahydrat), Natron (Natriumhydrogencarbonat*), Toluol*; vgl. Nomenklatur.

**Trizyklika:** s. Antidepressiva.

**TRK:** Abk. für technische Richtkonzentration; nach altem Gefahrstoffrecht Grenzwert für die in der Luft am Arbeitsplatz nach dem aktuellen Stand der Technik erreichbare Konz. eines kanzerogenen Arbeitsstoffes (als Gas, Dampf od. Schwebstoff), der im Arbeitsprozess (noch) nicht durch einen weniger gesundheitsschädl. Stoff ersetzbar ist; wurde mit der Novellierung der Gefahrstoffverordnung* 2005 durch AGW* abgelöst. Vgl. MAK; BAT.

**tRNA:** Abk. für (engl.) *transfer ribonucleic acid*; Transfer-RNA; RNA*-Species mit geringem $M_r$

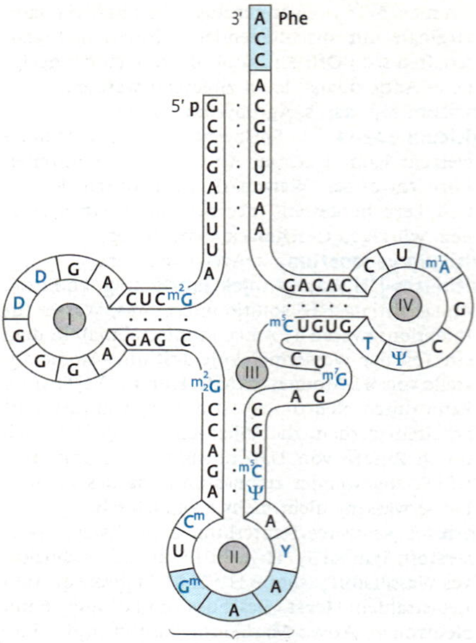


**tRNA:** Kleeblattstruktur der Phenylalanin-spezifischen tRNA aus Hefe; seltene Nucleoside sind durch blaue Symbole bezeichnet.

23 000–30 000 (speciesabhängig 73–85 Nucleotide*), hohem Anteil an seltenen Nucleinsäurebestandteilen u. kleeblattförmiger Sekundärstruktur (s. Abb.); in der Proteinbiosynthese* gibt es für jede der 20 proteinogenen Aminosäuren* 1–6 spezif. tRNAs. Die Aminosäure wird am freien 3′-OH-Ende der tRNA an Adenosin* gebunden; diese Reaktion wird (unabhängig von der Proteinbiosynthese) von einer aminosäurespezif. Aminoacyl-tRNA-Synthetase (tRNA-Ligase) katalysiert. Die 3 Basen des Anticodons* der tRNA sind bei der Translation* die Leseeinheit für das Codon* der mRNA*.

**Trochisci:** s. Pastillen.

**Trockenampullen:** Ampullen* mit pulverförmigem Inhalt.

**Trockenbindemittel:** s. Direkttablettierung.

**Trockendragierung:** s. Manteltabletten.

**Trockeneis:** s. Kohlenstoffdioxid.

**Trockenemulsionen:** s. Emulsionen.

**Trockenextrakte:** s. Extracta.

**Trockengele:** s. Gele.

**Trockenglucosesirup:** s. Glucosesirup, sprühgetrockneter.

**Trockenhefe:** s. Torulahefe.

**Trockennährboden:** industriell hergestelltes Nährsubstrat, das durch Auflösen in Wasser gebrauchsfertig wird; vgl. Fertignährboden.

**Trockenofen:** s. Trocknen.

**Trockenpinselungen:** s. Lotiones; Suspensionen.

**Trockenpistole:** Glasgerät zum Trocknen* geringer Substanzmengen; Voraussetzung: das Trockengut muss auch bei höherer Temp. stabil sein. **Aufbau:** s. Abb.; die Substanz befindet sich im Trockenraum (Pistolenlauf), der erwärmt wird (z. B. durch Verdampfen einer Flüss., deren Siedepunkt dann die Trocknungstemperatur bestimmt). Mit dem Trockenraum verbunden ist ein Kolben (Pistolengriff), der das Trocknungsmittel enthält. **Anw.:** z. B. zur Bestimmung des Trocknungsverlusts (s. Wassergehaltsbestimmung). Vgl. Exsikkator.

**Trockenrohr:** Glasrohr, das zum Binden von Feuchtigkeit mit Trocknungsmittel* gefüllt ist; s. Kühler (Abb. dort).

**Trockensäfte:** vom Patienten sofort herstellbare Lösungen durch Versetzen von Instantgranulaten (s. Sprühtrocknung) mit Wasser; vgl. Trockensuspensionen.

**Trockenschrank:** schrankförmiges, im Allg. elektr. beheiztes Laborgerät zum Trocknen* von Chemikalien, pflanzl. Material u. Laborgeräten; im Inneren meist mehrere etagenweise übereinander liegende durchlochte Blechböden; Temperaturbereich bis ca. 250 °C; Temperaturregelung über einen Thermostat*; Temperaturkontrolle über ein Thermometer; Abluftöffnung oben am Schrank; **Sonderformen: 1.** Umlufttrockenschränke: besonders effizient; **2.** Vakuumtrockenschränke: zur Trocknung von wärmeempfindl. Substanzen bei niedrigen Temp. u. unter vermindertem Druck.

**Trockenstärkesirup:** s. Glucosesirup, sprühgetrockneter.

**Trockensuspensionen:** trockene pulverförmige Zubereitungen, aus denen erst kurz vor der Anwendung durch Zugabe von Wasser Suspensionen* hergestellt werden. Dadurch wird eine ungenügende Haltbarkeit von Arzneistoffen in Wasser u. die Ausbildung schwer aufschüttelbarer Sedimente vermieden.

**Trocknen:** Entfernen von Flüssigkeit aus dem zu trocknenden Gut; zu den therm. Trocknungsverfahren zählt das Verdunsten, Verdampfen od. Sublimieren (nach vorherigem Einfrieren) der Flüssigkeit. Getrocknet wird entweder im Trockenschrank, durch Infrarotstrahlung, im Vakuumtro-

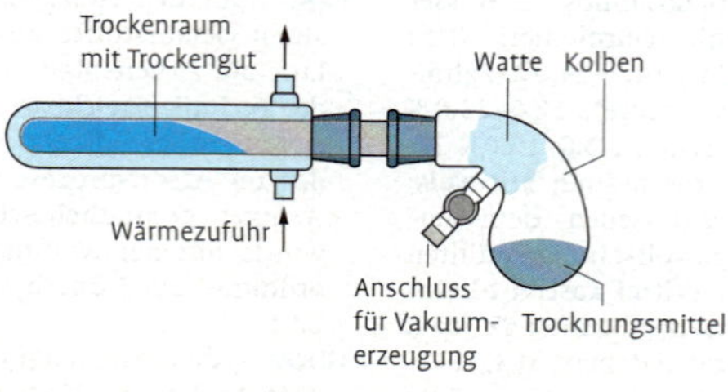


**Trockenpistole**

ckenschrank, auf beheizten Walzen, im Wirbelbett* od. mit Hilfe der Sprühtrocknung od. Gefriertrocknung*. Spezielle Trocknungsöfen od. für kleine Mengen eine Trockenpistole* gestatten mühelose Beobachtung einer Substanz während des Trocknungsvorganges. Ein solcher Ofen ist auf ein Steuergerät aufgebaute u. besteht aus 2 Glasrohren, wovon das innere auf seiner Außenseite mit einer elektr. leitfähigen Schicht versehen ist. Diese über die gesamte Ofenlänge aufgedampfte Heizschicht ist völlig transparent u. beheizt direkt, also ohne flüssiges Übertragungsmedium, den Ofenraum. Dadurch ist sowohl eine große Betriebssicherheit als auch ein rasches Wechseln der Temp. gewährleistet. Die Temp. kann im Allg. stufenlos von 20–250 °C eingestellt werden. Als Temperaturfühler dient ein auf der Heizschicht angebrachtes Thermoelement*.

**Trocknungsmittel:** Stoffe mit relativ hohem (chem. od. physik.) Bindungsvermögen zu Wasser; dienen zum Trocknen von Lösungsmitteln*, Gasen, feuchten Feststoffen (im Exsikkator*) u. zum Schutz vor Feuchtigkeit, z. B. bei feuchtigkeitsempfindl. Arzneimitteln. **Vertreter:** Gebräuchl. T. sind Phosphor(V)*-oxid, Calciumoxid*, wasserfreies Natriumsulfat*, konzentrierte Schwefelsäure*, Calciumchlorid*, Silicagel* (s. Blaugel) u. Molekülsiebe*.

**Trocknungsverlust:** s. Wassergehaltsbestimmung.

**Tröpfchen-Gegenstromchromatographie:** s. DCCC.

**Tröpfcheninfektion:** s. Infektion, aerogene.

**Trofosfamid** (INN): 3-(2-Chlorethyl)-2-[bis(2-chlorethyl)amino]-perhydro-1,3,2-oxazaphosphinan-2-oxid; CAS-Nr. 22089-22-1; $C_9H_{18}Cl_3N_2O_2P$, Strukturformel: s. Abb.; $M_r$ 323.56; Schmp. 50–51 °C (kristallisiert aus Ether); $[\alpha]_D^{25\,°C}$ −28.6° (c = 2 in Methanol); schwer lösl. in Wasser, lösl. in Ether, sehr gut lösl. in Chloroform, Methanol; **Wirk.:** Zytostatikum* (Alkylans); **Ind.:** Non-Hodgkin-Lymphome nach Versagen der Standardtherapie; **Dos.:** p. o. Initialdosis 3–4 × 100 mg/d, Erhaltungsdosis 1 × 50–150 mg/d; HWZ 3 h.

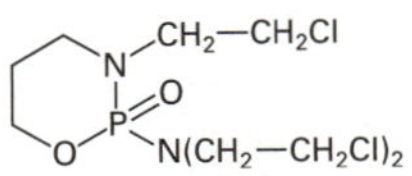

**Trofosfamid**

**Trolamin:** Trolaminum; chem. Kurzbez. für Triethanolamin*.

**Troleandomycin:** Triacetyloleandomycin, Oleandomycinacetylester; CAS-Nr. 2751-09-9; $C_{41}H_{67}NO_{15}$; $M_r$ 813.97; Schmp. 176 °C (unter Zers.); $[\alpha]_D^{25\,°C}$ −23° (in Methanol); $pK_S$ 6.6; sehr schwer lösl. in Wasser, leicht lösl. in Säuren u. im Magensaft; nicht mehr im Handel befindl. Makrolid*-Antibiotikum; **Wirk.:** s. Oleandomycin.

**Trolnitrat** (INN): 2,2′,2″-Nitrilotriethylnitrat; Triethanolamintrisalpetersäureester; CAS-Nr. 7077-34-1; $C_6H_{12}N_4O_9$; nicht mehr im Handel; früher angewendet bei Angina pectoris. Vgl. Nitrate, organische.

**Tromantadin** (INN): N-(1-Adamantyl)-2-(2-dimethylaminoethoxy)acetamid; CAS-Nr. 53783-83-8; $C_{16}H_{28}N_2O_2$, Strukturformel: s. Abb.; $M_r$ 280.41;

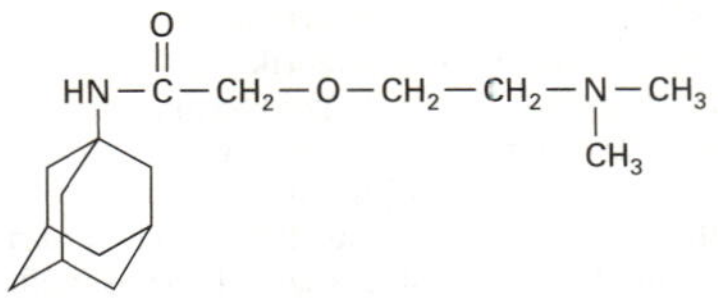

**Tromantadin**

**Wirk.:** Virostatikum*; **Ind.:** Linderung der Anfangserscheinungen von rezidivierendem Herpes simplex, insbes. von Schmerzen u. Juckreiz, jedoch nur vor Stadium der Bläschenbildung; **Dos.:** topisch als Salbe 1 %, 3–5 ×/d auftragen, bis Bläschen auftreten. **Tromantadinhydrochlorid:** Schmp. 153–157 °C (polymorph).

**Trometamol** (INN): Trometamolum Ph.Eur.; 2-Amino-2-(hydroxymethyl)-1,3-propandiol; CAS-Nr. 77-86-1; $C_4H_{11}NO_3$, Strukturformel: s. Abb.; $M_r$ 121.14; Schmp. 171 °C (polymorph); Sdp. 219–220 °C (13.3 Pa); lösl. bei 25 °C in Wasser (550 mg/mL), Ethylglykol (79.1 mg/mL), Methanol (26 mg/mL), wasserfreiem Ethanol (14.6 mg/mL), 95 %igem Ethanol (22.0 mg/mL), DMF (14 mg/mL), Aceton (2.0 mg/mL), Ethylacetat (0.5 mg/mL), Olivenöl (0.4 mg/mL), Cyclohexan (0.1 mg/mL), Chloroform (0.05 mg/mL), Tetrachlorkohlenstoff (<0.05 mg/mL); pH einer 0.1 mol/L wässrigen Lsg. 10.4; pH einer 5 %igen wässrigen Lsg. 10–11.5; **Wirk.:** Acidosetherapeutikum*; **Ind.:** nicht respirator. Acidose, insbes. bei Hypernatriämie; Alkalisierung des Harns bei Intoxikationen (z. B. durch Barbiturate*, Acetylsalicylsäure*); **Kontraind.:** Alkalose, Niereninsuffizienz; **UAW:** Atemdepression, Nekrosen. Gebräuchl. ist auch Trometamolhydrochlorid. Hingewiesen sei auch auf Desglugastrin-Trometamol. Vgl. Ketorolac.

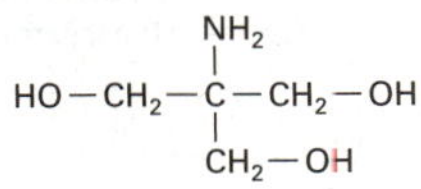

**Trometamol**

**Trompetenbaumgewächse:** s. Bignoniaceae.

**Tropacocain:** Benzoesäureester von Pseudotropin (Strukturformel: s. Tropanalkaloide, Abb. 1 dort); **Vork.:** Inhaltsst. der Cocablätter (s. Erythroxylum coca).

**Tropacocainhydrochlorid:** Tropacocain hydrochloricum, Benzoyl-pseudotropein-hydrochlorid; $C_{15}H_{19}O_2N \cdot HCl$; $M_r$ 281.8; farblose Kristalle od. weißes, krist. Pulver, sehr leicht lösl. in Wasser, wenig lösl. in kaltem Ethanol; nicht mehr im Handel; früher angewendet zur Lokal-, Infiltrations- u. Lumbalanästhesie. Vgl. Tropacocain.

**Tropaeoli herba:** s. Tropaeolum majus.

**Tropäoline:** Indikatorfarbstoffe (s. Indikator); **Formen: 1.** Tropäolin O (Resorcingelb): Umschlagsbereich: pH 11.1 (gelb) bis pH 12.5 (rotbraun); **2.** Tropäolin OO (Bleichromat*): Umschlagsbereich: pH 1.3 (rot) bis pH 3.2 (gelb/orange); **3.** Tropäolin D (Methylorange*): Umschlagsbereich: pH 3.1 (rot) bis pH 4.4 (gelb); **4.** Tropäolin G (Metanilgelb*): Umschlagsbereich: pH 1.2 (rotviolett) bis pH 2.3 (gelb).

**Tropaeolum majus** L.: Kapuzinerkresse; Fam. Tropaeolaceae; heim. in Südamerika, kultiviert in Europa; Zierpflanze; Stpfl. von **Tropaeoli herba:** Herba Tropaeoli; Kapuzinerkressenkraut; **Inhaltsst.:** Glucotropaeolin, ein Glucosinolat* (Senfölglucosid), hieraus entsteht durch enzymat. Spaltung Benzylisothiocyanat* (Benzylsenföl, ca. 0.03 %); **Wirk.:** antibakteriell, antimykotisch, virustatisch und hyperämisierend; unspezifische Reizkörperwirkung; **Anw.:** (med.) zur unterstützenden Behandlung bei Harnwegsinfektionen sowie Katarrhen der Atemwege; fast ausschließl. in Arzneispezialitäten eingesetzt; diese enthalten, wie die Meerrettichpräparate (s. Armoracia rusticana), z. T. noch die genuin vorliegenden Glucosinolate; die Senföle werden erst nach der Applikation im Magen-Darm-Trakt freigesetzt.

**Tropalpin:** 2-Dimethylaminoethyl-benzilat; Benzilsäure-2-dimethylaminoethylester; CAS-Nr. 968-46-7; $C_{18}H_{21}NO_3$; $M_r$ 299.36; nicht mehr im Handel befindl. Parasympatholytikum*, Spasmolytikum* u. Rhinologikum*

**Tropan:** 2,3-Dihydro-8-methylnortropidin, *N*-Methyl-8-azabicyclo-[3,2,1]-octan; $C_8H_{15}N$; $M_r$ 125.2; Grundgerüst der Tropanalkaloide*.

**Tropanalkaloide:** Tropaalkaloide; Grundstruktur ist ein Aminoalkohol, abgeleitet vom Tropan* (s. Abb. 1), z. B. Tropin*, Pseudotropin, Scopin* (6,7-Epoxytropin), Nortropin, Ecgonin*, der mit Tropasäure*, Benzoesäure* od. Phenylessigsäure verestert wird; der nicht opt. aktive Tropandoppelring führt erst durch Einführung der OH-Gruppe beim C-3 zu 2 Isomeren, nämlich Tropan-3$\alpha$-ol (Tropin*) mit axial konfigurierter Hydroxygruppe u. das äquatorial konfigurierte Tropan-3$\beta$-ol ($\psi$-Tropin, Pseudotropin). Vom Tropin leitet sich das Atropin* u. vom Pseudotropin das Ecgonin* u. damit das Cocain* ab; **Vork.:** hauptsächl. in Fam. Solanaceae (Atropa-, Hyoscyamus-, Datura-,

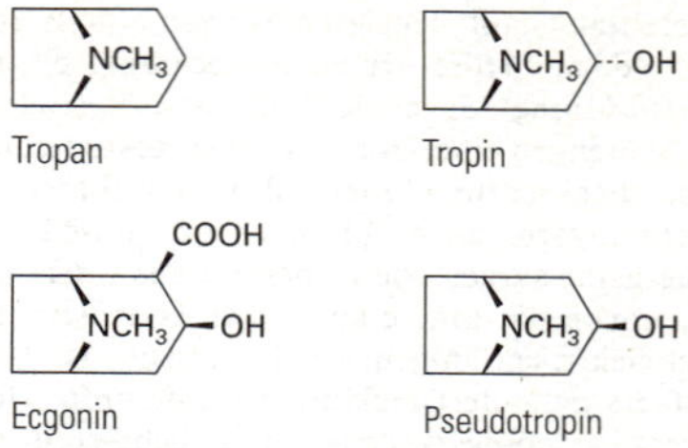


**Tropanalkaloide** Abb. 1: Aminoalkoholkomponenten, abgeleitet vom Tropan

Duboisia- u. Scopolia-Arten; s. Atropin, Atroscin, Scopolamin), Erythroxylaceae (Cocaalkaloide, s. Cocain) u. Convolvulaceae; **Biogenese:** über Ornithin u. Acetat (s. Abb. 2); **Nachw.:** die T. der Fam. Solanaceae können mit Hilfe der Vilsmeier*-Reaktion nachgewiesen werden.

**Tropasäure:** $\alpha$-Phenyl-$\beta$-hydroxypropionsäure; Strukturformel: s. Abb.; farblose Kristalle, leicht lösl. in heißem Wasser, lösl. in Ethanol u. Ether; als D- od. L-Tropasäureester Best. versch. Tropanalkaloide* (Hyoscyamine*, Scopolamine*); Wasserabspaltung führt zu Atropasäure*.

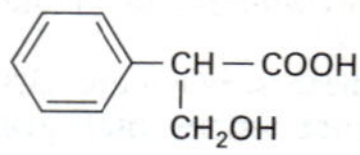


**Tropasäure**

**Tropeine:** synthet. Ester des Tropins*, z. B. Homatropin* (Mandelsäuretropinester).

**Tropenkrankheiten:** Krankheiten, deren Erreger od. Überträger an bestimmte trop. od. subtrop. Klimabedingungen bzw. an Umwelt- od. sozioökonom. Bedingungen gebunden sind, die charakterist. für trop., industriell nicht entwickelte Län-

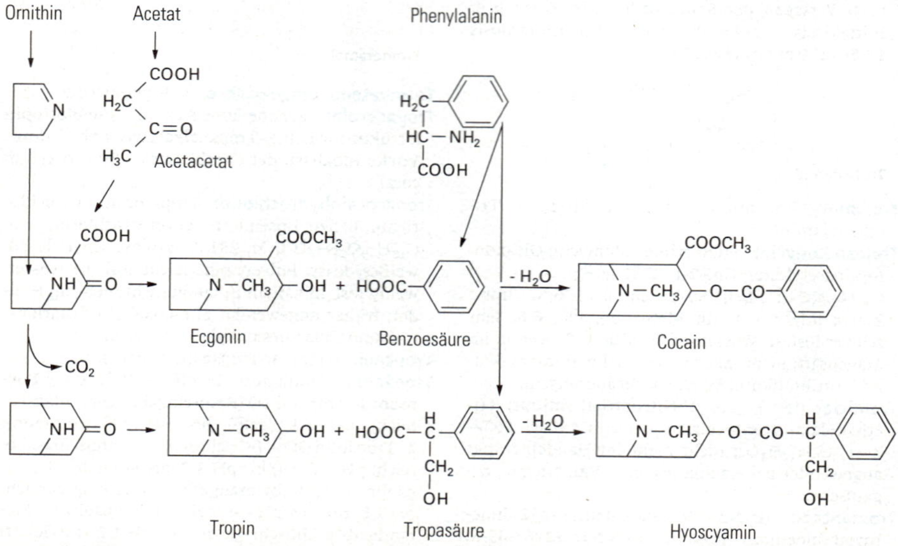


**Tropanalkaloide** Abb. 2: einige Tropanalkaloide u. ihre Biosynthese

T

der sind; **Beispiel:** Trypanosomiasis*, Leishmaniasen*, Onchozerkose*, Filariosen*, Schistosomiasis*. Einige der heute als T. bezeichneten Erkrankungen kamen früher auch in Europa od. kosmopolit. vor (z. B. Pest, Cholera, Lepra, Malaria). Für einen großen Teil der Morbidität u. Frühmortalität in trop. Ländern sind Lebensbedingungen u. Erkrankungen verantwortl., die in gemäßigten, industriell entwickelten Zonen seltener sind (Mangelernährung, Kinderkrankheiten, Tuberkulose, bestimmte Atemwegserkrankungen, Poliomyelitis, Virushepatitis, HIV-Erkrankung).

**Tropfeinsatz:** s. Arzneiflasche.

**Tropfflasche:** s. Vitrum.

**Tropf- oder Blasverfahren:** Globex-Verfahren; Verfahren zur vollautomat. Herst. nahtloser, kugelförmiger Weichkapseln* aus öligen Wirkstofflösungen u. warmer flüssiger Gelatinemasse durch pulsierendes Einpumpen über eine konzentr. Doppelkapillare u. einen verstellbaren Düsenkopf (s. Abb.) in ein Fällbad mit gekühltem Paraffinöl; aufgrund der Grenzflächenspannung zw. den 2 nicht mischbaren Flüssigkeiten (Paraffinöl u. Gelatinelösung) nimmt bei annähernd gleicher Dichte die innere Phase Kugelgestalt an. Da die Dichte der Kühlflüssigkeit etwas geringer ist als die der Tropfen, sinken diese in Form von blasenfreien Kugeln ab u. erstarren. Die Kapseln werden anschließend gewaschen u. getrocknet. **Vorteile:** keine kostspieligen Formwalzen (s. Scherer-Verfahren), Kapselgröße in einem weiten Bereich einstellbar, Gelatineverlust gering; bes. geeignet zur Verkapselung von fetten u. äther. Ölen, von mit Wasser nicht mischbaren Lösungsmitteln u. von Suspensionen in diesen Flüssigkeiten.

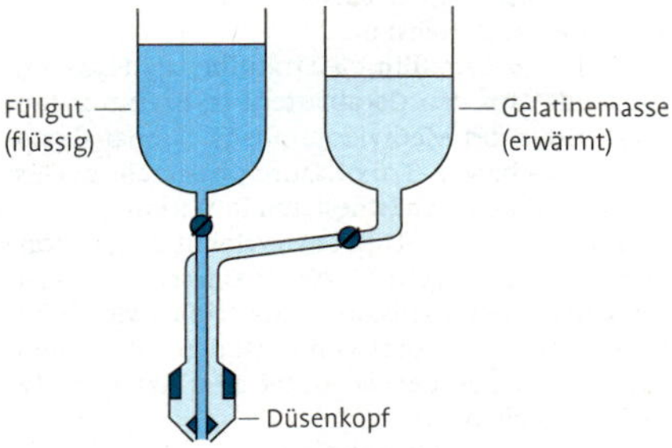


**Tropf- oder Blasverfahren**

**Tropfpunkt** Ph.Eur.6: Abk. Tp.; Charakteristikum für die Schmelzbarkeit von z. B. festen Fetten, Salbengrundlagen, Vaseline; **Methoden:** Messung des T. nach: **1.** Methode A: mit demTropfpunkt-Thermometer nach Ubbelohde, ein Spezialthermometer, dessen Quecksilbergefäß von einer Metallhülse umgeben ist. In der Metallhülse wird ein zweiseitig offenes Probegefäß mit der zur prüfenden Substanz (z. B. Salbengrundlage) so befestigt, dass das Quecksilbergefäß allseitig von der Substanz umgeben ist. Dann wird die an der unteren, kleineren Öffnung herausgepresste Substanz glattgestrichen u. das Thermometer in einem Luftbad vorsichtig erwärmt. Als T. wird diejenige Temp. angesehen, bei der sich der erste Tropfen vom Probegefäß ablöst. **2.** Methode B (automat. Bestimmung): mit autom. Temperaturregelung; der erste fallende Tropfen wird automat. durch eine Lichtschranke erfasst.

**Tropftrichter:** spezieller Trichter, welcher in der chem. Synthese die langsamen Zugabe eines Reaktionspartners zum Reaktionsgemisch ermöglicht; im Hahn des T. befindet sich eine dünne Ausnehmung, die ein langsames, regelbares Abfließen des Reaktionspartners erlaubt.

**Trophik:** Ernährungszustand eines Gewebes od. Organs; Stoffwechselzustand.

**Trophologie** (gr. trophe Ernährung): Ernährungswissenschaft; vgl. Bromatologie.

**trophotrop:** auf die Ernährung (Nahrung) gerichtet, wirkend.

**Tropica:** Kurzbez. für Malaria* tropica.

**Tropicamid** (INN): Tropicamidum Ph.Eur., *N*-Ethyl-*N*-(4-pyridylmethyl)tropamid; *N*-Ethyl-2-phenyl-*N*-(4-pyridylmethyl)hydracrylamid; CAS-Nr. 1508-75-4; $C_{17}H_{20}N_2O_2$, Strukturformel: s. Abb.; $M_r$ 284.35; Schmp. 96–97 °C; lösl. 1:160 in Wasser, 1:3.5 in Ethanol, 1:2 in Chloroform, leicht lösl. in starken Säuren; **Off.:** DAC; **Wirk.:** Mydriatikum*, Parasympatholytikum* mit kurzer Wirkungsdauer (ca. 30–60 min); **Ind.:** diagnost. Pupillenerweiterung u. objektive Refraktionsbestimmung; **Dos.:** Augentropfen 0.5 %.

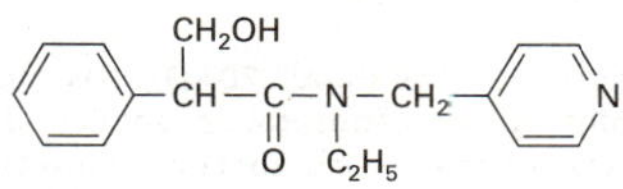

**Tropicamid**

**Tropin:** Tropan-3$\alpha$-ol; $C_8H_{15}NO$, Strukturformel: s. Tropanalkaloide (Abb. 1 dort); $M_r$ 141.21; entsteht neben Tropasäure* bei der Hydrolyse des Atropins*; **Pseudotropin** ($\psi$-Tropin) ist Tropan-3$\beta$-ol.

**Tropinbenzilat:** Benzilsäuretropinester (Abk. BETE); 1$\alpha$*H*,5$\alpha$*H*-Tropan-3$\alpha$-ol-benzilat; CAS-Nr. 3736-36-5; $C_{22}H_{25}NO_3$; $M_r$ 351.43; Schmp. 152–153 °C (kristallisiert aus Ether od. Benzol); nicht mehr im Handel befindl. Parasympatholytikum*; früher als Spasmolytikum* angewendet bei Spasmen im Magen-Darm-Trakt u. der Gallenblase, Gastritis, Bronchospasmus, Magen-Darm-Ulzera sowie bei Säuglingen bei Erbrechen; **UAW:** s. Atropin (Toxikol.).

**Tropisetron** (INN): 1$\alpha$,5$\alpha$*H*-Tropan-3$\alpha$-yl-3-indolcarboxylat; CAS-Nr. 89565-68-4; $C_{17}H_{20}N_2O_2$, Strukturformel: s. Abb.; $M_r$ 284.36; $pK_S$ 9.5; **Wirk.:** Antiemetikum* (5-$HT_3$-Antagonist); **Ind.:** Übelkeit, Brechreiz u. Erbrechen bei Zytostatikatherapie od. nach Operationen; **UAW:** u. a. Kopfschmerz, Obstipation, gastrointestinale Beschwerden; **Dos.:** bei Zytostatikatherapie: 5 mg i. v. vor der Gabe des Zytostatikums, dann p. o. 1×5 mg/d

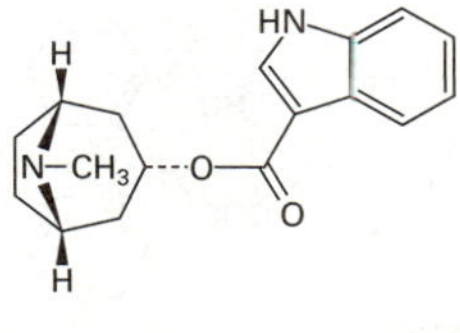

**Tropisetron**

über 5 d; vor Operationen: unmittelbar vor Narkoseeinleitung 2 mg i. v.; HWZ 8 h bzw. 40–42 h bei langsamem Metabolisieren (Metabolismus erfolgt via Cytochrom-P-450; in der Bevölkerung gibt es sog. langsame u. schnelle Metabolisierer im Verhältnis 1:12). **Tropisetronhydrochlorid:** CAS-Nr. 105826-92-4; $C_{17}H_{20}N_2O_2 \cdot HCl$; $M_r$ 320.82.

**Tropismus:** (bot.) Krümmungsbewegung bei Pflanzen, hervorgerufen durch einen äußeren Reiz, wobei die Krümmungsrichtung bei Einwirkung zweier gleichartiger Reize durch den stärksten Reiz bestimmt wird; es gibt sowohl positive (auf die Reizquelle zu) als auch negative (von der Reizquelle weg) Tropismen; nach der Reizursache, näml. Licht, Erdanziehung, Schatten, chem. Substanzen u. Berührung, unterscheidet man Photo-, Geo-, Skoto-, Chemo- u. Thigmotropismus.

**Tropokollagen:** s. Kollagen.

**Tropolon:** Cycloheptatrienolon; $C_7H_6O_2$, Strukturformel: s. Abb.; $M_r$ 122.1; Schmp. 50 °C; Teil des Grundgerüsts von Colchicin*.

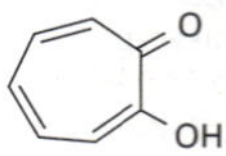


**Tropolon**

**Tropomyosin:** Protein* (ca. 70 kD), das zus. mit Troponin* als Regulatorprotein an der Muskelkontraktion beteiligt ist; in Nicht-Muskelzellen wahrscheinlich verantwortl. für die Stabilisierung des Zytoskeletts*, außerdem Beeinflussung der Genexpression.

**Troponin:** Abk. Tn; regulator. Muskelprotein ($M_r$ 80 000) der quergestreiften Muskulatur; besteht aus 3 funktionell versch. Komponenten (Tn-C, Tn-I u. Tn-T) u. bindet an Tropomyosin*; Tn-C ($M_r$ 18 000) bindet $Ca^{2+}$-Ionen u. leitet die Muskelkontraktion ein, indem es durch Konfigurationsänderung die von Tropomyosin blockierte Bindungsstelle von Myosin* an Aktin* freigibt. **Bedeutung:** (diagnost.) Tn-I u. Tn-T: laborchem. Frühdiagnose des Herzinfarkts*.

T

**Troposphäre:** s. Erdatmosphäre.

**Trospiumchlorid** (INN): 3$\alpha$-Benziloyloxynortropan-8-spiro-1′-pyrolidiniumchlorid; $C_{25}H_{30}ClNO_3$, Strukturformel: s. Abb.; $M_r$ 428.0; **Wirk.:** neurotropes Spasmolytikum*, Parasympatholytikum*; **Ind.:** Detrusor-Überaktivität mit den Sympt. Pollakisurie, imperativer Harndrang u. Dranginkontinenz; Untersuchungen des GIT; **Dos.:** Detrusor-Überaktivität: p. o. 3 × 10–15 mg/d; vor Untersuchungen des GIT langsam i. v. 1.2–2 mg.

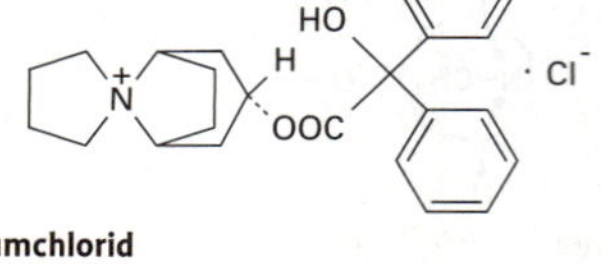


**Trospiumchlorid**

**Trotyl:** s. Trinitrotoluol.

**Trovafloxacin** (INN): 7-[(1*R*,5*S*,6*S*)-6-Amino-3-azabicyclo[3.1.0]hex-3-yl-1-(2,4-difluorphenyl)-6-fluor-1,4-dihydro-4-oxo-1,8-naphthyridin-3-carboxylsäure; CAS-Nr. 147059-72-1; $C_{20}H_{15}F_3N_4O_3$; $M_r$ 416.4; logP 1.6; p$K_S$ 0.6 (berechnet); schwer lösl. in Wasser; nicht mehr im Handel befindl. Antibiotikum*; **Trovafloxacinmesilat:** CAS-Nr. 147059-75-4; $C_{21}H_{19}F_3N_4O_6S$; $M_r$ 512.5; **Wirk.:** Chinolon* der Fluorchinolon-Gruppe mit verbesserter Aktivität gegen grampositive u. atyp. Erreger sowie Anaerobier*; **UAW:** Benommenheit, Schwindel; WW mit Antacida möglich.

**Troxerutin** (INN): 7,3′,4′-Tris-[*O*-(2-hydroxyethyl)]rutin; CAS-Nr. 7085-55-4; $C_{33}H_{42}O_{19}$; $M_r$ 742.70; Schmp. 181 °C; lösl. in Wasser, Methanol, Glycerol, Propylenglykol, fast unlösl. in kaltem Ethanol, Ether, Benzol, Chloroform; pH einer 10 %igen wässrigen Lsg. 4.4–5; **Wirk.:** Hämostatikum*; **Ind.:** Kapillar- u. Venenschwäche, Netzhautschädigungen; **Dos.:** p. o. 1 × 300 mg/d; Augentropfen 50 mg/mL, 3 × 1 Tr/d. Hingewiesen sei auch auf *O*-($\beta$-Hydroxyethyl)-rutosid u. Monoxerutin.

**Troxundat:** chem. Kurzbez. für 3,6,9-Trioxaundecanoat.

**Trp:** Abk. für **Tryptophan***.

**Trübung:** subjektiver opt. Eindruck, der durch kleine Partikel in transparenten Festkörpern, in Flüss. oder Gasen entsteht, die eine vom Trägerstoff abweichende Brechzahl besitzen od. eine Absorption* verursachen; keine physik. Größe; **Bestimmung:** s. Turbidimetrie; nach Ph.Eur.6: Durchführung der Prüfungen auf Klarheit, Opaleszenz, Fluoreszenz u. Färbung*.

**Trübungsmessung:** s. Turbidimetrie.

**Trugdolde:** s. Blütenstand.

**Truxilline:** $\alpha$-Truxillin, $\beta$-Truxillin; $C_{33}H_{48}N_2O_8$; Alkaloide* aus den Cocablättern (s. Erythroxylum coca), Ester des Methylecgonins (s. Tropanalkaloide) mit $\alpha$- bzw. $\beta$-Truxillsäure*, besitzen im Ggs. zu Cocain* keine anästhesierende Wirkung.

**$\alpha$-Truxillsäure:** 2,4-Diphenylcyclobutan-1,3-dicarbonsäure.; $C_{18}H_{16}O_4$; $M_r$ 296.3; **Darst.:** T. u. **Truxinsäure** ($\beta$-Truxillsäure, 3,4-Diphenylcyclobutan-1,2-dicarbonsäure) sind Dimere der *trans*-Zimtsäure*, aus der sie unter Einfluss von UV-Licht entstehen.

**Truxinsäure:** s. $\alpha$-Truxillsäure.

**Trypanblau:** Naphthylaminblau, Benzolblau; Natriumsalz der Tolidindiazo-bis-1-amino-8-naphthol-3,6-disulfonsäure; blaugraues Pulver, lösl. in Wasser, sehr schwer lösl. in Ethanol, unlösl. in Ether u. Chloroform; **Anw.: 1.** (techn.) in der Mikroskopie zur Vitalfärbung*; **2.** (veterin.) bei den durch Piroplasma-Protozoen hervorgerufenen Erkrankungen der Rinder, Pferde, Hunde (Texasfieber, Küstenfieber); **Toxikol.:** kanzerogene Wirkung.

**Trypanosoma:** Gattung schlanker eingeißeliger Flagellaten; Größe 2–3 × 15–30 mm (s. Protozoen); med. relevante Vertreter: T. gambiense, T. rhodesiense, Erreger der Schlafkrankheit; T. cruzi, Erreger der Chagas-Krankheit; s. Trypanosomiasis.

**Trypanosomiasis: 1. afrikan.** T.: afrikan. Schlafkrankheit; von Trypanosomen (Trypanosoma* brucei rhodiense bzw. gambiense) verursachte u. durch Glossina-Arten (z. B. Tsetsefliegen) übertragene Schlafkrankheit; Erregerreservoir sind Wild- u. Haustiere, bei Trypanosoma gambiense der Mensch; **Ther.:** möglichst stationär in einer tropenmedizin. Einrichtung; im hämolymphat. Stadium Suramin*-Natrium u./od. Pentamidin*, im meningoenzephalit. Stadium Melarsoprol*, bei Infektion mit Trypanosoma brucei gambiense auch Eflornithin* (Arzneimittel können über die WHO bezogen werden); vgl. Antiprotozoenmittel; **Proph.:** individuell Stechfliegenschutz mit körperbedeckender Bekleidung u. Insect Repellents; pharmak. Prophylaxe wird nicht mehr empfohlen. **2. südamerikan.** T.: Chagas-Krankheit; durch Trypanosoma* cruzi hervorgerufene chron. Infektionskrankheit; Vork. bes. in ländl. Regionen Südamerikas, v. a. bei Kindern; Übertragung durch Raubwanzen; **Ther.:** Nifurtimox, Benznidazol* (Verabreichung beider Arzneimittel auch im chron. Stadium, Wirkungseintritt nur im akuten Stadium); **Proph.:** Raubwanzenbekämpfung, Verbesserung der Wohnverhältnisse.

**Trypsin:** Trypsinum Ph.Eur.6; Tryptase; CAS-Nr. 9002-07-7; $M_r$ 23 300; fast weißes, krist. od. amorphes (dann hygroskop.) Pulver; wenig lösl. in Wasser; Verdauungsenzym (Polypeptid; Serinprotease), das im Saft des Pankreas* (s. Pankreatin) zus. mit Chymotrypsin* u. einer Carboxypeptidase* vorkommt; bisweilen werden alle 3 als Eiweiß spaltendes Enzymsystem mit T. bezeichnet. T. wird zunächst in inaktiver Form als **Trypsinogen** sezerniert u. im Dünndarm in Gegenwart von Calcium-Ionen durch die Enteropeptidase* durch Abspaltung eines Hexapeptids aktiviert. T. ist eine Endopeptidase (s. Proteasen), die Polypeptide in Oligopeptide spaltet, u. zwar nach Arginin* u. Lysin*; max. Aktivität bei pH 7–9; bei pH 3 ist das Enzym am stabilsten, die Aktivität aber reversibel gehemmt. **Gew.:** durch Aktivierung des Trypsinogens, das aus Pankreas von Säugetieren extrahiert wurde; die Enzymaktivität* beträgt mind. 0.5 µkat/mg. **Anw.:** **1.** (med.) zur Substitution (mehrmals/d 0.5–3 g in magensaftresistenten Kapseln); äußerl. zu Pinselungen von Geschwüren, zur Behandlung von verschorften Wunden; **2.** (techn.) in Waschmitteln; **3.** (zellbiol.) zum Ablösen adhärenter Zellen von Kulturgefäßen; **4.** in Proteomics* (Massenspektrometrie-Analytik). Vgl. Plasmin.

**Trypsin-Inhibitoren:** Hemmstoffe von Trypsin* (z. B. Aprotinin*), die vor dessen proteolyt. Wirk. schützen; **Vork.:** bei Tieren in zahlreichen Organen (z. B. im Pankreas*), auch in Pflanzen (z. B. Sojabohne). Vgl. Protease-Inhibitoren.

**Trypsinogen:** s. Trypsin.

**Tryptamin:** 2-(3-Indolyl)-ethylamin, 3-(2-Aminoethyl)-indol, 3-$\beta$-Aminoethyl-indol; $C_{10}H_{12}N_2$, Strukturformel: s. Abb.; $M_r$ 160.2; Schmp. 113–120 °C; aus L-Tryptophan* durch Decarboxylierung* gebildetes biogenes Amin* mit blutdrucksteigernder u. uteruskontrahierender Wirk. (Stimulierung der Kontraktion glatter Muskulatur); natürl. Derivate des T. sind u. a. Serotonin* u. Melatonin*. Methylierte Tryptamin-Verb. wirken halluzinogen u. kommen in versch. Pflanzen vor (z. B. in Piptadenia* peregrina, Virola* calophylloidea, Banisteriopsis* caapi); vgl. Bufotenin.

**Tryptase:** s. Trypsin.

**Tryptophan:** Abk. Trp, W; Tryptophanum Ph.Eur., $\alpha$-Amino-$\beta$-indolylpropionsäure; natürl. L-Tryptophan; (*S*)-2-Amino-3-(3-indolyl)propionsäure; CAS-Nr. 73-22-3; $C_{11}H_{12}N_2O_2$, Strukturformel: s. Aminosäuren (Abb. dort); $M_r$ 204.22; Schmp. 289 °C (bei schnellem Aufheizen unter Zers.; kristallisiert aus verd. Ethanol); $[\alpha]_D^{23\,°C}$ −31.5° (c = 1 in Wasser), $[\alpha]_D^{20\,°C}$ +2.4° (0.5 mol/L Salzsäure), $[\alpha]_D^{20\,°C}$ +0.15° (c = 2.43 in 0.5 mol/L Natronlauge); sehr schwer lösl. in Ethanol, unlösl. in Chloroform, Ether, lösl. in verd. Säuren, Alkalihydroxiden, in Wasser (0.23 g/L bei 0 °C, 11.4 g/L bei 25 °C, 17.1 g/L bei 50 °C, 27.95 g/L bei 75 °C, 49.9 g/L bei 100 °C); $pK_{S,1}$ 2.38, $pK_{S,2}$ 9.39; pH der 1 %igen wässrigen Lsg. 5.5–7; aromat., essentielle Aminosäure*; **Nachw.:** T. gibt die Xanthoproteinreaktion* u. Tryptophanreaktion: bei Zusatz von Glyoxylsäure* u. konz. Schwefelsäure tritt Blauviolettfärbung ein. **Vork.:** L-T. kommt in Proteinen in relativ geringer Menge vor, ist jedoch ernährungsphysiolog. sehr wichtig. **Bedeutung:** (physiol.) L-T. bildet mehrere stoffwechselphysiolog. wichtige Metabolite. Durch Öffnung des Pyrrolringes von L-T. u. Oxidation wird Formylkynurenin gebildet, das über Kynurenin*, Hydroxykynurenin, 3-Hydroxyanthranilsäure u. Chinolinsäure zu Nicotinsäure* bzw. NAD metabolisiert wird. Aus L-T. werden außerdem gebildet: **1.** Tryptamin* durch Decarboxylierung*; **2.** das Pflanzenhormon Indol-3-essigsäure (Abk. IES); **3.** Serotonin*; **4.** Melatonin* (*N*-Acetyl-5-methoxyserotonin). L-T. ist eine Vorstufe in der Biosynthese der Indolalkaloide*. Abbauprodukt von L-T. bei der Eiweißverdauung durch Darmbakterien: Harn-Indican (s. Indican); **UAW:** Verwirrtheit, Kopfschmerz, Appetitlosigkeit; bei Überdosierung (vermutl. durch herstellungsbedingte Verunreinigungen): Eosinophilie-Myalgie-Syndrom, mit Veränderungen des Blutbildes, Hautreaktionen, Atemnot, Muskel- u. Gelenkschmerzen; HWZ 16 h.

**Tryptophanreaktion:** s. Tryptophan.

**TS:** Abk. für therapeutische Systeme*.

**Tschitschibabin-Reaktion:** Bildung von 2-Aminopyridin* aus Pyridin* durch Erhitzen mit Natriumamid* (s. Abb.).

**Tschugaeff-Reagenz:** s. Dimethylglyoxim.

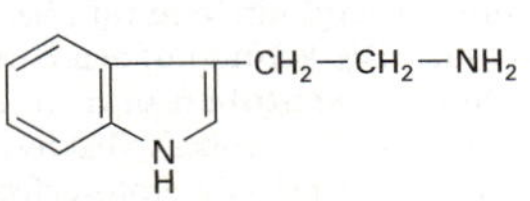

**Tryptamin**

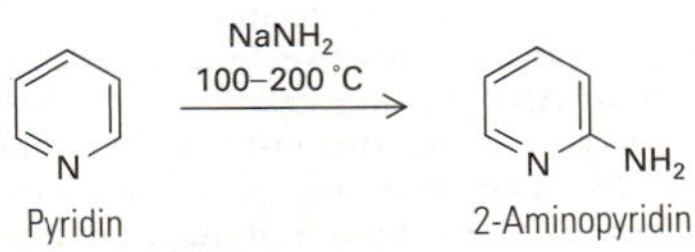

**Tschitschibabin-Reaktion**

T

**Tsetsefliege:** Glossina; Überträger der Schlafkrankheit (s. Trypanosomiasis); vgl. Fliegen.

**TSF:** Abk. für **t**hrombozytopoese**s**timulierender **F**aktor; s. Thrombopoetin.

**TSH:** Abk. für **T**hyroidea **s**timulierendes **H**ormon; s. Thyrotrophin.

**TSPP:** Abk. für (engl.) *tetrasodium pyrophosphate*; s. Natriumdiphosphat.

**Tsuga canadensis (L.) Carr.:** Abies canadensis (L.) Michx., Picea canadensis (L.) Link.; (Kanadische) Helmlocktanne, Schierlingstanne; Fam. Pinaceae; atlant. Nordamerika; Stpfl. von **Oleum Tsugae americanae:** Helmlocktannennadelöl, Spruce-Tannennadelöl; äther. Öl aus den Zweigspitzen; vgl. Balsamum canadense; **Cortex Tsugae:** Helmlockrinde; **Inhaltsst.:** ca. 10–25 % Öl in Stamm- bzw. Wurzelrinde, Gerbstoffe u. Bitterstoffe; **Anw.:** (techn.) Gerbmaterial. **Hom.:** Tsuga: frische Rinde u. junge Triebe.

**Tswett-Chromatographie:** ursprüngl. Form der drucklosen Säulenchromatographie* im Glasrohr; s. Chromatographie (Gesch.).

**TTC:** Abk. für 2,3,5-**T**riphenyl-2*H*-**t**etrazolium**c**hlorid*.

**TTH:** Abk. für **t**hyreo**t**ropes **H**ormon; s. Thyrotrophin.

**TTO:** Abk. für (engl.) *Time*-Trade-Off*.

**TTS:** Abk. für **t**ransdermale **t**herapeutische **S**ysteme*.

**TTX:** Abk. für **T**etrodo**t**o**x**in*.

**Tuaminoheptan (INN):** Heptadrin, 1-Methylhexylamin, DL-2-Aminoheptan; (*RS*)-2-Heptylamin; CAS-Nr. 123-82-0; $C_7H_{17}N$, Strukturformel: s. Abb.; $M_r$ 115.21; Sdp. 142–144 °C (101 kPa); $n_D^{25\,°C}$ 1.4150–1.4200; lösl. 1:100 in Wasser, 1:25 in Ethanol, 1:20 in Chloroform; pH einer 1 %igen wässrigen Lsg. 11.45; in der Schweiz im Handel befindl. Sympathomimetikum*; in Deutschland u. Österreich außer Handel; **Ind.:** lokale Gefäßkonstriktion; in Sprays zur gelegentl. Erleichterung bei Schnupfen u. Nebenhöhlenentzündung. **Tuaminoheptanhydrochlorid:** $C_7H_{17}N \cdot HCl$; Schmp. 133 °C; lösl. in Wasser. **Tuaminoheptansulfat:** $(C_7H_{17}NH_2)_2 \cdot H_2SO_4$.

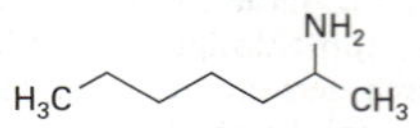


**Tuaminoheptan**

**Tubag®-Rolliersystem:** s. Rührsysteme, geschlossene.

**Tubawurzel:** s. Paraderris elliptica (Radix Derridis).

**Tuben:** Behältnisse für halbfeste Arzneimittel zum äußereren Gebrauch, die aus Aluminium mit eingebranntem Epoxid-Innenschutzlack (s. Epoxidharze), aus Kunststoffen od. aus Laminat (meist Aluminium mit beidseitiger Kunststoffbeschichtung) bestehen. T. aus Aluminium werden nahtlos aus einem Stück mittels Kaltverformung hergestellt. Der auf der Innenseite aufgesprühte Kunstharzlack dient als Korrosionsschutz. Häufig ist der Gewindeaufsatz aus Kunststoff. Einen absolut dichten Verschluss bis zum erstmaligen Gebrauch bieten die Membrantuben (Gewindeansatz u. Membran aus Aluminium). T. werden am dem Gewindeansatz gegenüberliegenden Ende befüllt u. durch Einfalzen direkt auf der Abfüllmaschine verschlossen. T. aus Kunststoff werden entweder durch Spritzen des gesamten Tubenkörpers (kleinere Tuben) od. durch Spritzen des Kopfteiles u. Verschweißen mit dem im Extrusionsverfahren hergestellten Tubenkörper fabriziert. Auf T. können entweder bes. Applikatoren aufgesteckt werden od. die Tubenöffnung ist bereits mit einer Kanüle ausgestattet.

**Tuber(a):** (bot.) Wurzel- od. Sprossknolle; zur Knolle* gewordene Wurzel- od. Sprossteile.

**Tubera Aconiti:** s. Aconitum napellus ssp. napellus (Aconiti tuber).

**Tubera Aconiti japonici:** s. Aconitum napellus ssp. napellus (Herba Aconiti; andere Eisenhutarten).

**Tubera Ari:** s. Arum maculatum (Rhizoma Ari).

**Tubera Chinae:** s. Smilax china (Rhizoma Chinae).

**Tubera Colchici:** s. Colchicum autumnale (Bulbus Colchici).

**Tubera Gloriosae:** s. Gloriosa superba.

**Tubera Hypoxidis:** s. Hypoxis rooperi (Radix Hypoxidis).

**Tubera Jalapae:** s. Ipomoea purga.

**Tubera Salep:** s. Orchis morio.

**Tuberculini aviarii derivatum proteinosum purificatum:** s. Tuberkuline.

**Tuberculini bovini derivatum proteinosum purificatum:** s. Tuberkuline.

**Tuberculini derivatum proteinosum purificatum ad usum humanum:** s. Tuberkuline.

**Tuberculinum crudum:** s. Tuberkuline.

**Tuberculinum pristinum ad usum humanum:** s. Tuberkuline.

**Tuberkelbakterien:** Abk. TbB; veraltet Bacterium tuberculosis; Mycobacterium* tuberculosis; Erreger der Tuberkulose*; **Gesch.:** entdeckt 1882 von Robert Koch (1843–1910).

**Tuberkuline:** gelöste Proteine aus der Zellwand von Mycobacterium* tuberculosis; enthalten keine Tuberkelbakterien, sondern Zerfalls- u. Stoffwechselprodukte (Wachstums- u. Lysisprodukte); T. sind Haptene. Es ist eine große Anzahl T. im Handel, die alle auf das Alttuberkulin von Robert Koch (1890) zurückgehen. **Formen: 1. Alttuberkulin:** Abk. AT; Tuberkulin-Original-Alt (Abk. TOA); Tuberculinum pristinum ad usum humanum Ph.Eur.; Tuberculinum crudum; Originaltuberkulin von Robert Koch: Stoffwechselprodukte u. lösl. Extrakte von Tuberkelbakterien; das hitzekonzentrierte Filtrat eines flüssigen Nährmediums, in dem ein humaner od. boviner Stamm von Mycobacterium tuberculosis gezüchtet wurde. Die Kulturen werden durch Autoklavieren od. durch Erhitzen (für mind. 1 h) im strömenden Wasserdampf bei 100 °C inaktiviert. Es kann 0.5 % (m/V) Phenol od. ein anderes geeignetes Konservierungsmittel enthalten. Die Wertbestimmung erfolgt gegenüber dem internationalen Standardpräparat (Konz. eines Kulturfiltrates von Mycobacterium tuberculosis var. hominis in einer 50 %igen Lsg. von Glycerol). AT wird nur verdünnt beim Patienten angewendet. Die Verdünnungen enthalten 1–100 IE je Dosis. **2. Neutuberkulin:** in einer Kugelmühle pulverisierte Tuberkelbakterien, 3 mg Bakterienpulver in 1 mL Glycerol-Kochsalzlösung aufgeschwemmt. **3. Gereinigtes Tuberkulin:**

Abk. GT, Tuberculini derivatum proteinosum purificatum ad usum humanum Ph.Eur.; engl. purified protein derivates (Abk. PPD); Proteinfraktion, die durch Ausfällung mit Trichloressigsäure od. Ammoniumsulfat aus einem synthet. Medium gewonnen wird, in dem Mycobacterium tuberculosis gezüchtet wurde. GT ist eine farblose bis blassgelbe sterile Flüssigkeit. Verdünnte Zuber. können gefriergetrocknet werden, dürfen aber keinen Phenolzusatz enthalten. Prüfung der Wirksamkeit wie beim Alttuberkulin. Anw. beim Patienten nur verdünnt. **4. Gereinigtes aviäres Tuberkulin:** Tuberculini aviarii derivatum proteinosum purificatum Ph.Eur.; besteht aus wasserlösl., hitzebehandelten Fraktionen der auf synthet. Nährmedien gewachsenen Kulturen von Mycobacterium avium. Ein Konservierungsmittel wie Phenol darf zugesetzt werden. Das Tuberkulin kann auch gefriergetrocknet werden. **5. Gereinigtes bovines Tuberkulin:** Tuberculini bovini derivatum proteinosum purificatum Ph.Eur.; gewonnen aus den hitzebehandelten, wasserlösl. Fraktionen von Mycobacterium bovis. Die Kulturen werden in einem flüssigen, synthet. Nährmedium angelegt. Ein Konservierungsmittel wie Phenol darf zugesetzt werden. Das Tuberkulin kann auch gefriergetrocknet werden. **Anw.:** Tuberkulintest*.

**Tuberkulinreaktion:** Hautreaktion (Schwellung u. Verhärtung), evtl. mit Allgemeinreaktion (Krankheitsgefühl u. Fieber), u. U. Herdreaktion (Reaktivierung bzw. Verstärkung einer lokalen tuberkulösen Infektion), als Form der zellvermittelten Überempfindlichkeitsreaktion vom verzögerten Typ (Typ IV der Allergie*); tritt bei spezif. sensibilisierten (BCG-geimpften od. an Tuberkulose erkrankten) Personen ca. 24 h nach s. c. Injektion von Tuberkulinen* auf u. ist 48–72 h nach Tuberkulinapplikation max. ausgeprägt; vgl. Tuberkulintest.

**Tuberkulinspritze:** syn. Mantoux-Spritze; lange, dünne 1 mL-Spritze* mit 100 Teilstrichen zur Tuberkulinprüfung (s. Tuberkulintest).

**Tuberkulintest:** Hautreaktion nach Applikation von Tuberkulinen*, beruht auf einer zellulären Immunität gegenüber Tuberkelproteinen; **Formen:** 1. streng intrakutane Injektion (Mendel-Mantoux-Tuberkulintest, in Deutschland als Applikationsart empfohlen) von 2 Tuberculin Units (Abk. TU) am Unterarm; Bestimmung des größten Querdurchmessers der Induration nach 48 h bis 7 d; Beurteilung der Infektionswahrscheinlichkeit unter Berücksichtigung individueller Risikofaktoren u. des BCG-Impfstatus; nach engem Kontakt zu offener Lungentuberkulose gilt bei BCG-ungeimpften Personen eine Induration >5 mm in Deutschland als positives Testergebnis i. S. einer wahrscheinl. Infektion mit Tuberkulosebakterien (s. Tuberkulinreaktion). 2. intrakutan mit Multipunkturstempel (Tine-Test); Standardwirkungsdosis von 5 IE gereinigtem Tuberkulin; 3. kutane Einbohrung (Pirquet-Reaktion); 4. perkutane Einreibung (Moro-Reaktion); 5. Auftragung mit Pflaster (Hamburger-Phänomen); **Anw.:** Diagn. einer Infektion mit Tuberkulosebakterien; **Bewertung:** Nach Tuberkuloseschutzimpfung ist in 90 % mit einem positiven T. zu rechnen, der in 3–5 Jahren allmähl. negativ wird. Tbc-Infektionsverdacht bei sehr starker Testreaktion (z. B. über 13 mm), bei Testkonversion u. bei nicht geimpften Kindern <5 Jahre mit positivem Test.

**Tuberkulose** (lat. tuberculum Knötchen): Abk. Tb, Tbc, Tbk; veraltet Schwindsucht, Tabes; chron. verlaufende bakt. Infektionskrankheit, die v. a. in den Atemorganen lokalisiert ist, jedoch grundsätzlich alle Organe befallen kann; weltweit eine der häufigsten bakt. Infektionskrankheiten; jährlich erkranken >9 Mio. Menschen neu an T. u. sterben ca. 1.7 Mio. Menschen an den Folgen (WHO); Häufigkeit wesentl. von sozialen Faktoren abhängig; meldepflichtige Krankheit bei Erkrankung od. Tod; **Erreger:** Mycobacterium*-tuberculosis-Komplex; Übertragung: meist aerogen (Tröpfcheninfektion; sog. offene T.); **Formen:** pathogenet. Einteilung; **1. Primär-Tbc:** häufigste Form im Kindesalter; Lokalisation in ca. 90 % pulmonal (Lungentuberkulose), seltener extrapulmonal in Halslymphknoten, Darm od. Haut; Beginn mit Primärkomplex (Primärherd, Lymphbahn u. regionärer Lymphknoten); Verlauf symptomarm mit u. a. über 3–4 Wochen bestehenden subfebrilen Temp., Ermüdbarkeit, Appetitlosigkeit, Gewichtsabnahme, Schwitzneigung; **2. postprimäre Tbc:** durch Streuung von Tuberkelbakterien im Organismus aus frischem Primärkomplex od. älterem Herd; **a)** Frühformen: z. B. Miliartuberkulose, tuberkulöse Meningitis*, Pleuritis*, Peritonitis*; **b)** Spätformen (z. T. Jahre zw. Erstinfektion u. Spätmanifestation): Knochentuberkulose, Arthritis tuberculosa, Genitaltuberkulose, Nierentuberkulose u. a. Organtuberkulosen; **Komplikation:** zunehmende Resistenzentwicklung der Erreger; **1.** MDR-T. (Abk. für engl. multidrug resistant tuberculosis); Resistenz mind. gegenüber Isoniazid* u. Rifampicin*; **2.** XDR-T. (Abk. für engl. extensively drug resistant tuberculosis); Resistenz gegenüber Isoniazid, Rifampicin u. mind. 3 der 6 Antituberkulotika* der 2. Wahl; Ther. nur in Ausnahmefällen mögl.; **Ther.:** Kombination von Antituberkulotika*, Dauer: i. d. R. 6 Monate, bei Unverträglichkeit, Komplikation, Begleiterkrankung od. Resistenz 8, 12 od. ggf. 24 Monate; **Prävention:** Expositionsprophylaxe durch Vermeidung von Kontakt mögl. Infektionsquellen; Dispositionsprophylaxe durch hygien. Lebensbedingungen u. Förderung der allg. Abwehrlage (Ernährung); Chemoprophylaxe mit Isoniazid* über mind. 3 Monate bei Kindern, die noch nicht infiziert, jedoch einer Infektion ausgesetzt sind, od. bei Personen mit Tuberkulinkonversion ohne eigentl. Erkrankung; cave: Schutzimpfung mit BCG wegen begrenzter Wirksamkeit u. Häufigkeit von Impfkomplikationen nicht mehr empfohlen.

**Tuberkulose-Impfstoff:** s. BCG-Impfstoff (gefriergetrocknet).

**Tuberkulostatika:** s. Antituberkulotika.

**Tubo-Curare:** s. Curare.

**Tubocurarinchlorid** (INN): Tubocurarini chloridum Ph.Eur., Tubocurarinum hydrochloricum, Tubocurarinium chloratum; D-Tubocurarinchlorid; dimeres Benzylisochinolinalkaloid* aus Curare*; CAS-Nr. 57-94-3; $C_{37}H_{42}Cl_2N_2O_6 \cdot 5\,H_2O$, Strukturformel: s. Abb.; $M_r$ 772; Schmp. 274 °C

T

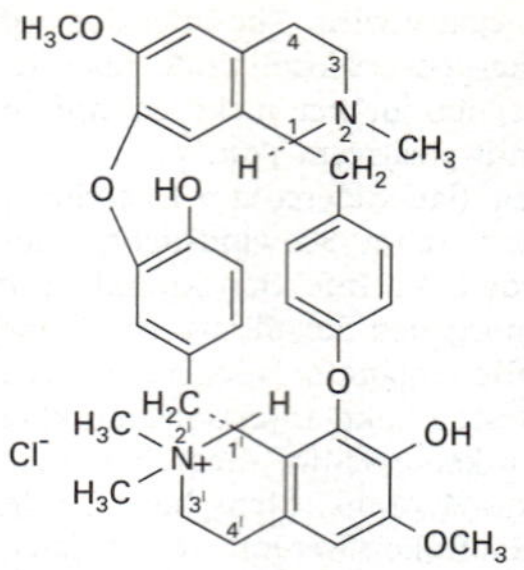

**Tubocurarinchlorid:** (+)-Form

(unter Zers.; D-Form); $[\alpha]_D^{20\,°C}$ +210° bis +222° (c= 1 in Wasser); weißes, krist. Pulver; lösl. in Wasser (ca. 1 g/40 mL), Ethanol (ca. 1 g/75 mL); Zusatz von 1.0 mol/L Salzsäure vermindert die Löslichkeit um ca. 1/3; lösl. in Methanol, unlösl. in Pyridin, Chloroform, Benzol, Aceton; **Wirk.:** hemmt kompetitiv die Acetylcholin*-Rezeptoren an der motor. Endplatte; Reihenfolge der Muskellähmung: Augen- u. mimische Gesichtsmuskulatur, Extremitäten, Bauchmuskulatur u. zuletzt Atemmuskulatur; Wirkungsdauer 30–40 min; Antagonisten sind Hemmer des Acetylcholin-Abbaus (indirekte Sympathomimetika*) durch Erhöhung der Acetylcholin-Konzentration im Rezeptorbereich wie Physostigmin* u. Prostigmin. Die frühere med. Anw. als peripheres, stabilisierendes Muskelrelaxans* bei Operationen im Bauch- u. Thoraxraum, zum Einrichten von Frakturen u. Luxationen sowie bei Elektroschock u. Tetanus ist obsolet (s. Alcuroniumchlorid). **UAW:** durch Ganglienblockade u. Histaminfreisetzung kann es zu starkem Blutdruckabfall, reflektor. Tachykardie, Bronchospasmen, Hauterythemen u. vermehrter Speichel- u. Magensaftproduktion kommen.

**Tubuliflorae:** s. Asteraceae.

**Tubulin:** s. Mikrotubuli.

**Tubus:** **1.** (anästhesiologisch) anatomisch angepasstes, flexibles (Beatmungs-)Rohr zum Einführen in Nase, Mund od. Tracheostoma*; **Formen:** Pharyngealtubus, Endotrachealtubus, Endobronchialtubus, Doppellumentubus, Trachealkanüle; **Anw.:** zum Freimachen u. -halten der Atemwege, z. B. bei der Beatmung. **2.** (chirurg.) besonders in der Speiseröhre verwendete, endoskopisch platzierte Endoprothese* aus Kunststoff zur Überbrückung von Tumoren u. Fisteln.

T

**Tüpfel:** (bot.) kleine, unverdickte Stellen der Sekundärwand* pflanzl. Zellen, die den Wasserdurchtritt bzw. Stoffaustausch ermögl.; unterschiedl. Formen; vgl. Hoftüpfel.

**Tüpfelfarn:** s. Polypodium vulgare.

**Tüpfelhartheu:** s. Hypericum perforatum.

**Tüpfelmethode:** analyt. Verfahren, bei dem die Untersuchungslösung mit der Reagenzlösung tropfenweise zusammengebracht u. die betr. Farb- od. Niederschlagsreaktion ausgewertet wird; **Durchführung:** entweder auf saugfähigem Filterpapier (sog. Tüpfelpapier) od. auf Tüpfelplatten mit näpfchenförmigen Vertiefungen. **Anw.:** schnelle Identitätsnachweise (nasschem. Reaktionen); Nachw. von äußerst geringen Substanzmengen, z. T. auch quantitativ (in Verd. von 1 : 1 bis ca. 1 : 3 Mio. möglich); Beispiel: Fluoreszenznachweis mit Morin*.

**Tüpfelplatte:** s. Tüpfelmethode.

**Türkenblut:** s. Daemonorops draco (Resina Draconis).

**Türkenbundlilie, Große:** s. Lilium lancifolium.

**Türkis:** s. Phosphor.

**Türkischrotöl:** sulforicinolsaures Natrium, Sulforicinat; bräunl. klares, ölartiges Gemisch von Rizinusölsäure-Schwefelsäureester, Lactonen u. Anhydriden der Rizinusölfettsäure; lösl. in Wasser; **Herst.:** behandeln von Rizinusöl mit konzentrierter Schwefelsäure u. nachfolgender Neutralisation mit Natronlauge od. Ammoniaklösung; **Anw.:** (techn.) in der Färberei als Beize (Neurotverfahren) u. Appreturmittel.

**Türkisgrün:** s. Rinman-Grün.

**Tularämie** (Tulare, Landschaft in Kalifornien): Hasenpest; Nagetierseuche, die auch beim Menschen auftreten kann; meldepflichtige Erkrankung; **Erreger:** Francisella* tularensis; **Vork.:** bes. bei Kaninchenjägern in Russland u. Nordamerika; kann auch von infizierten Hauskatzen übertragen werden; endem. Herde in der Bundesrepublik Deutschland; **Formen:** **1.** äußere Formen: Eintritt der Erreger durch Haut- u. Schleimhautläsionen mit anschließender Lymphknotenschwellung od. -vereiterung; ggf. mit kutaner Geschwür- u. Knotenbildung, evtl. Fieber, Konjunktivitis, aphthenähnlicher Hautbeteiligung; **2.** innere Formen: hämatogene Streuung od. Inhalation der Erreger; abdominale, typhusähnl. Form od. thorakale (pulmonale) Form; **Ther.:** Streptomycin*, Gentamicin*, Tetracycline*.

**Tulobuterol** (INN): 2-*tert*-Butylamino-1-(2-chlorphenyl)ethanol; 2-Chlor-*α*-[(1,1-dimethylethyl)-amino]methyl-benzoylmethanol; CAS-Nr. 41570-61-0; $C_{12}H_{18}ClNO$, Strukturformel: s. Abb.; $M_r$ 227.7; Schmp. 89–91 °C; **Wirk.:** Broncholytikum*, Beta-2-Sympathomimetikum (s. Sympathomimetika); **Ind.:** Atemnot bei Asthma bronchiale, chron.-obstruktiver Bronchitis, bronchopulmonalen Erkrankungen mit bronchospast. Zuständen (z. B. Lungenemphysem); **Kontraind.:** frischer Herzinfarkt, Tachykardie; **Dos.:** 2×2 mg/d p. o.; HWZ 2.1–4.1 h. Gebräuchl. ist Tulobuterolhydrochlorid.

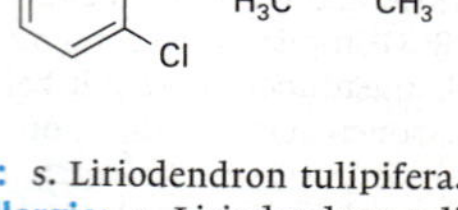

**Tulobuterol**

**Tulpenbaum:** s. Liriodendron tulipifera.

**Tulpenholzallergie:** s. Liriodendron tulipifera (Toxikol.).

**Tumenol-Ammonium:** s. Ammoniumsulfobitol.

**Tumor** (lat.): Geschwulst; örtl. umschriebene Zunahme des Gewebevolumens; **1.** i. w. S. jede lokalisierte Raumforderung, z. B. Schwellung durch Ödem* bzw. Entzündung* (auch eines gesamten Organs, z. B. als sog. Milztumor palpable Splenitis) od. aneurysmat. Erweiterung (pulsierender T.); **2.** i. e. S. gewebl. Neubildung (Gewächs, Blastom*,

Neoplasie*) in Form eines spontanen, verschiedengradig enthemmten, autonomen u. irreversiblen Überschusswachstums von körpereigenem Gewebe, das i. d. R. mit unterschiedl. ausgeprägtem Verlust spezif. Zell- u. Gewebefunktionen verbunden ist. Vgl. Zytostatika; Tumortherapie.

**Tumor-Nekrose-Faktor:** s. TNF.

**Tumor-Nekrose-Faktor-Blocker:** s. TNF-Blocker.

**Tumorpromotoren:** Cokanzerogene; Substanzen, die selbst nicht kanzerogen sind, aber die Wirk. eines Kanzerogens* erhöhen od. beschleunigen; im Tiermodell erhöhen sie die Anzahl der Tumoren pro Tier bzw. sie verkürzen die Latenzzeit der Karzinogenese. Häufig handelt es sich um Substanzen, die den Stoffwechsel od. die Ausscheidung von Kanzerogenen beeinflussen od. die Zellteilung verstärken, z. B. Phorbolester* wie das aus Crotonöl isolierte 12-O-Tetradecanoylphorbol-13-acetat (Abk. TPA); Wirk. beruht auf der Aktivierung der Proteinkinase* C. **Beispiel:** Ol. Crotonis (s. Croton tiglium), Phenole, Mezerein (s. Daphne mezereum) sowie Hormone (als wichtige T. in endokrin gesteuerten Geweben u. den endokrinen Drüsen).

**Tumortherapie:** Ther. von Tumoren* versch. Art; **Einteilung: 1.** operative Entfernung; **2.** radiolog. Behandlung (Strahlentherapie*); **3.** Chemotherapie (s. Zytostatika); **4.** Immuntherapie*. Diese Therapieformen ergänzen sich u. werden kombiniert od. sequentiell eingesetzt.

**Tungsten** (schwed. harter Stein): vom schwed. Chemiker Cronstedt geprägter Name für Wolfram*, heute noch in manchen Ländern (England, Spanien, Frankreich) gebräuchlich.

**Tunica mucosa:** s. Schleimhaut.

**Tupeloholz:** s. Nyssa sylvatica (Lignum Tupelo).

**Tupeloquellholz:** s. Nyssa sylvatica (Lignum Tupelo).

**Tupfer:** gefaltete, gebauschte Erzeugnisse aus Mull*, die nicht ausfransen, da die Schnittkanten innen liegen; **Formen: 1.** Krüllgaze-T.: 20-fädig, pflaumengroß, locker; **2.** Schlinggaze-T.: 20-fädig, Zipfel verschlungen, fester, in 5 Größen; **3.** Präparier-T.: 24-fädig, sehr fest; **4.** Spitz-T. (Gehörgang-T.): 17-fädig, klein, ohrangepasste Form.

**Turbidimetrie:** Trübungsmessung; opt. Messverfahren, bei dem die Absorption* von Licht (ähnl. der Photometrie*) durch eine Suspension eines Niederschlags während einer Titration (s. Maßanalyse) mit einem Photometer (meist bei 334 od. 340 nm) gemessen wird; die Trübung (T) wird (prakt. unabhängig von der Intensität der Lichtquelle) durch den dekad. Logarithmus des Verhältnisses von einfallender ($I_0$) zu durchgelassener Lichtintensität (I) definiert:

$$T = \log (I_0/I)$$

Die Reaktionsmischung wird während der Titration bis zum Äquivalenzpunkt immer trüber u. verändert sich danach nicht mehr, da kein weiterer Niederschlag gebildet wird. **Anw.:** für die Bestimmung der Lipase-Aktivität. Turbidimetr. Titrationen sind nicht sehr präzise, da die Endpunktbestimmung von der anfallenden Teilchengröße abhängt. Vgl. Nephelometrie.

**Turbitwurzel:** s. Operculina turpethum (Radix Turpethi).

**Turboextraktion:** Wirbelextraktion; beschleunigte Extraktion von Drogen durch den Einsatz hochtouriger, mit Schlagmessern versehener Mischgeräte od. mit Rotor u. Stator ausgerüsteter Mischköpfe (Ultra-Turrax), die zu einem intensiven Aufwirbeln der Droge im Extraktionsmittel führen, zu einer mehr od. minder starken Zerkleinerung der Droge u. damit verbunden zu einer Temperaturerhöhung der Extraktionsflüssigkeit. Dadurch werden Lösungs- u. Diffusionsvorgänge extrem beschleunigt. Die Temp. darf 40 °C nicht überschreiten, damit nicht in größerem Ausmaß unerwünschte Inhaltsstoffe in den Auszug gelangen u. Verdunstungsverluste zu hoch werden. Durch T. gewonnene Auszüge sind den nach Mazerations- od. Perkolationsverfahren hergestellten Auszügen häufig gleichwertig.

**Turgeszenz:** Anschwellung, Spannung der Gewebe inf. reichl. Gehalts an Flüssigkeit; vgl. Turgor.

**Turgor:** (bot.) durch Osmose* bedingter, vom Inneren der Zelle auf deren Wand ausgeübter Druck; Ursache für die Festigkeit von Pflanzen(teilen), z. B. Kräutern, ohne mechan. Stützgewebe (Fasern, Holz*); sinkt der Turgor, erschlafft das Gewebe, die Pflanze welkt; vgl. Festigungsgewebe.

**Turiones Pini:** s. Pinus sylvestris.

**Turiones Populi:** s. Populus-Arten (Gemmae Populi).

**Turiones Sabinae:** s. Juniperus sabina (Summitates Sabinae).

**Turmeron:** s. Curcuma longa (Abb. 1 dort).

**Turnbull-Blau:** s. Berliner Blau.

**Turnera diffusa** Willd. **var. aphrodisiaca** (L. F. Ward) Urb.: Fam. Turneraceae; Mexiko, Brasilien, Antillen; Stpfl. von **Folia Damianae:** Damianablätter; **Inhaltsst.:** u. a. äther. Öl (mit Mono*- u. Sesquiterpenen*, Bitterstoffe u. Gerbstoffe; **Anw.: 1.** (volkstüml.) früher z. B. als Tonikum*, Aphrodisiakum* sowie bei Erkrankungen der ableitenden Harnwege; **2.** in Mexiko als Tee. **Hom.:** Turnera diffusa (HAB), Damiana: getrocknete, während der Blütezeit gesammelte Blätter; verordnet z. B. als Aphrodisiakum.

**Turnover** *m*: (biol.) Umsatz pro Zeiteinheit im dynam. Gleichgewicht zw. Synthese u. Abbau von Biomolekülen in Lebewesen; vgl. Primärstoffwechsel.

**Turpethum minerale:** s. Quecksilber(II)-sulfat, basisches.

**Turpethwurzel:** s. Operculina turpethum (Radix Turpethi).

**Tusche:** Pigmentaufschwemmung od. Farbstofflösung zum Zeichnen u. Schreiben; **Herst.:** Vermischung von z. B. Lampenruß, unlösl. Körperfarbe od. Anilinfarbstoffen mit einer wässrigen Lsg. von Gummi* arabicum od. Schellack*, zur Konservierung mit Zusatz von Formaldehyd od. Konservierungsmitteln. **Tusche-Aufschwemmung:** 20 mL Tusche + 80 mL Wasser; zum Schleimnachweis bei der Drogenuntersuchung.

**Tussilago farfara** L.: Huflattich, Brustlattich; Fam. Asteraceae (Compositae); Europa, nördl. Afrika, Asien, nach Amerika eingeschleppt; Stpfl. von **Farfarae folium:** Folia Tussilaginis, Folia Farfarae, Herba Tussilaginis; Huflattichblätter; **Off.:** DAB u. ÖAB; Monographie: Kommission E; **In-**

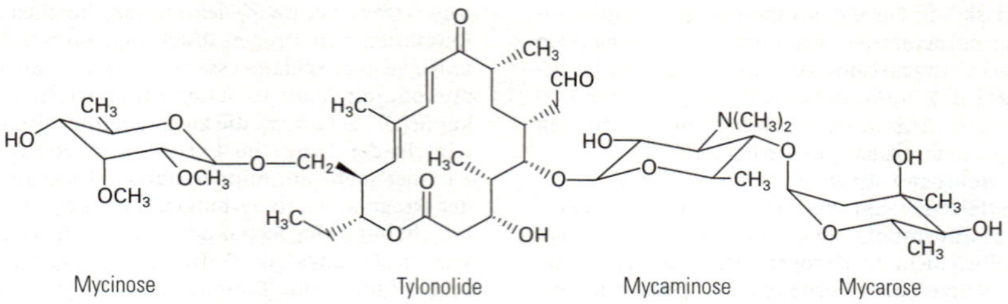


**Tylosin**

haltsst.: 7–8 % saurer Schleim mit den Bausteinen Fructose, Glucose, Galactose, Arabinose u. Galacturonsäure; ferner Inulin*, 0.05 % Bitterstoffe, Gerbstoffe, Gallussäure*, äther. Öl, Flavonglykoside, relativ viel Kaliumnitrat u. geringe Mengen hepatotox. Pyrrolizidinalkaloide*, z. B. Senecionin u. Senkirkin; QZ mind. 9; **Anw.:** (med.) Katarrhe der Atemwege mit Husten u. Heiserkeit, zur Milderung eines trockenen Hustenreizes, bei leichten Entzündungen der Mund- u. Rachenschleimhaut zur Reizlinderung; keine Daueranwendung (s. Pyrrolizidinalkaloide); die Tagesdosis von 4.5–6.0 g darf max. 10 µg Pyrrolizidinalkaloide mit 1,2–ungesättigtem Necingerüst enthalten (max. 1 µg bei Extrakten); **Hinweis:** In Österreich ist die Abgabe von Huflattich nur unter der Auflage erlaubt, dass die Droge keine Pyrrolizidinalkaloide enthält (vgl. Brust- u. Hustentee). **Dos.:** ED 1.5 g pro Teetasse; **Flores Farfarae:** Farfarae flos; Huflattichblüten; **Inhaltsst.:** Schleimstoffe*, Xanthophyll*, Gerbstoffe*, Spuren von äther. Öl; **Off.:** EB; **Anw.:** (volkstüml.) wie Farfarae folium. **Hom.:** Farfara: frische Blätter; verordnet z. B. bei Bronchitis.

**Tussilago petasites:** s. Petasites hybridus.

**Tussis:** s. Husten.

**Tutia, graue:** s. Zinkcarbonat, basisches (Tutia grisea).

**Tutia grisea:** s. Zinkcarbonat, basisches.

**t-Verteilung:** s. Studentverteilung.

**T-Vitamin:** s. Carnitin.

T

**Tylosin** (INN): Tylosinum ad usum veterinarium Ph.Eur.6; Tylosin für Tiere; CAS-Nr. 1401-69-0; $C_{46}H_{77}NO_{17}$, Strukturformel: s. Abb.; $M_r$ 916.1; als Tierarzneimittel im Handel befindl. Gemisch der Makrolid*-Antibiotika Tylosin A ($C_{46}H_{77}NO_{17}$), Tylosin B ($C_{45}H_{75}NO_{17}$), Tylosin C ($C_{46}H_{79}NO_{17}$) u. Tylosin D ($C_{39}H_{65}NO_{17}$); weißes Pulver, wenig lösl. in Wasser, lösl. in verd. Lsg. von Mineralsäuren; **Gew.:** u. a. von einem Streptomyces fradiae-Stamm. **Tylosintartrat INN für Tiere:** Tylosini tartras ad usum veterinarium Ph.Eur.6; CAS-Nr. 1405-54-5; $(C_{46}H_{77}NO_{17})_2C_4H_6O_6$; $M_r$ 1982.3; weißes, hygroskop. Pulver; leicht lösl. in Wasser.

**Tyloxapol** (INN): 4-Isooctylpolyoxyethylenphenol-formaldehyd-Polymer; CAS-Nr. 25301-02-4; leicht lösl. in Wasser, lösl. in Benzol, Toluol, Chloroform, Tetrachlorkohlenstoff, Schwefelkohlenstoff, Essigsäure; langsam, aber leicht mischbar mit Wasser; pH einer 5 %igen wässrigen Lsg. 4–7; **Anw.:** Hilfsstoff (Emulgator, Netzmittel).

**Tympanum** (gr.): Cavitas tympani, Tympanon; Paukenhöhle des Ohres; spaltförmiger, von Schleimhaut ausgekleideter lufthaltiger Raum im Schläfenbein zw. Trommelfell u. Labyrinth, Teil des Mittelohrs; schließt die Gehörknöchelchen ein.

**Tyndallisieren:** s. Erhitzen, fraktioniertes.

**Tyndallometrie:** s. Nephelometrie.

**Typhlitis:** Entzündung des Blinddarms mit Druckgefühl u. Schmerz in der rechten Ileozäkalgegend; häufig in Kombination mit Appendizitis*.

**Typhus abdominalis** (gr. typhos Dunst, Schwindel; lat. abdomen Bauch, Leib): Unterleibtyphus; zykl. Infektionskrankheit mit Generalisationsstadium (Bakteriämie*) u. Organmanifestationen (insbes. charakterist. Veränderungen am lymphat. Apparat des Dünndarms); **Erreger:** Salmonella* enterica Serovar Typhi; **Übertragung:** orale Aufnahme der Erreger u. a. mit Nahrungsmitteln, Wasser od. Milch, v. a. in Ländern der Dritten Welt; **Inkubationszeit:** 3–60 (durchschnittl. 10) Tage, u. a. abhängig von der Infektionsdosis; **Sympt.:** Beginn mit Mattigkeit, Kopfschmerz; langsamer treppenförmiger Fieberanstieg, nach ca. 8 Tagen Continua (s. Fieber), die bis zu 3 Wochen anhalten kann (40–41 °C), dabei starke Beeinträchtigung des Sensoriums; sog. Typhuszunge (grau-gelb belegt), relative Bradykardie*, Roseolen (hellrote, nicht-juckende, 2–4 mm große Hauteffloreszenzen) auf der Bauchhaut, Milzschwellung, anfangs evtl. Obstipation, später häufig erbsenbreiartige Diarrhö; nach morgendl. Fieberremissionen stufenweise Entfieberung, lange dauernde Rekonvaleszenz; das Krankheitsbild verläuft seit der Einführung des Chloramphenicols* in der Typhustherapie oft atyp. (z. B. Fehlen der Roseolen, der Milzschwellung, der relativen Bradykardie od. der Febris continua); außerdem kommen bei Patienten mit Impfschutz sehr leichte Verlaufsformen vor. **Ther.:** **1.** symptomat., u. a. Herz- u. Kreislaufstützung, Flüssigkeits- u. Elektrolytersatz, Corticosteroide* bei tox. Verlaufsformen, Diät, gute Lagerung, Hautpflege; **2.** Chemotherapie: Chinolone* gelten aktuell als wirksamste Substanzen; alternativ evtl. Cephalosporine* (z. B. Ceftriaxon*); Kontrolle der Chemotherapie (Resistenzentwicklung während Behandlung, UAW) erforderl.; **Proph.:** Expositionsprophylaxe, Schutzimpfung (s. Typhus-Impfstoff); Erkrankungsverdächtige u. Erkrankte müssen im Krankenhaus isoliert werden, Quarantäne ist jedoch nicht erforderlich.

**Typhus exanthematicus:** Flecktyphus; s. Fleckfieber.

**Typhus-Impfstoff:** Vaccinum febris typhoidis Ph.Eur.6; Totimpfstoff; Vakzine* aus gereinigtem Vi-Kapselpolysaccharid von Salmonella typhi

(Stamm Ty 2) zur aktiven Immunisierung gegen Typhus ab dem vollendeten 2. Lebensjahr; **Anw.:** Proph. des Typhus* abdominalis vor Reisen in Länder mit hoher Gefährdung; wird einmalig mit 0.5 mL s. c. oder i. m. verabreicht; Schutzrate: 50–70 % bei Personen > 5 Jahre; Booster nach 3 Jahren. Proph. des Typhus abdominalis heute meist durch orale Impfung mit attenuierten Lebendvakzinen; s. Typhus-Lebend-Impfstoff, oral (Stamm Ty 21a).

**Typhus-Impfstoff (gefriergetrocknet):** Vaccinum febris typhoidis cryodesiccatum Ph.Eur.6; Vaccinum typhoidi cryodesiccatum; Totimpfstoff; entspricht nach dem Suspendieren Typhus*-Impfstoff; Phenol darf nicht zugesetzt werden.

**Typhus-Lebend-Impfstoff, oral (Stamm Ty 21a):** Vaccinum febris typhoidis vivum perorale (Stirpe Ty 21a) Ph.Eur.6; Lebend-Impfstoff; gefriergetrocknete Zuber. aus mind. $10^{11}$ vermehrungsfähigen Einheiten/g Salmonella-typhi-Bakt., Stamm Ty 21a, gezüchtet in einem geeignetem Medium; wird als Bulk gefriergetrockneter Ernten hergestellt, mit einem geeigneten sterilen Trägermaterial gemischt u. asept. in magensaftresistente Kapseln (od. geeignete Behältnisse) gefüllt. Die vermehrungsfähigen Einheiten müssen $4 \cdot 10^9$ pro Dosis betragen. **Anw.:** Proph. des Typhus* abdominalis vor Reisen in Länder mit hoher Gefährdung; **Dos.:** an den Tagen 1, 3 u. 5 jeweils eine Kapsel (altersunabhängig, ab dem 4. Lebensmonat möglich).

**Tyr:** Abk. für **Tyrosin***.

**Tyramin:** *p*-Hydroxyphenylethylamin; 4-(2-Aminoethyl)-phenol; Strukturformel: s. Abb.; Schmp. 164 °C; farblose, bitter schmeckende Kristalle; wenig lösl. in Wasser, leicht lösl. in siedendem Ethanol; biogenes Amin*, das durch Decarboxylierung* von L-Tyrosin* im menschl. Körper od. durch Einwirkung von Bakt. auf Tyrosin gebildet wird; **Vork.:** (natürl.) in faulendem Eiweiß, Mutterkorn u. Viscum* album; in Wein, Schokolade u. Käse; auch synthet. darstellbar; **Wirk.:** kontrahierend auf Uterus u. periphere Blutgefäße; **Hinweis:** T.-Anstieg bei Einnahme von Monoaminoxidase*-Hemmern kann zu Hypertonie führen. Vgl. Cheese-Effekt; Hordenin.

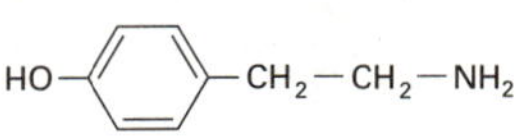


**Tyramin**

**Tyramin-Effekt:** s. Cheese-Effekt.

**Tyrocidin:** Polypeptid*-Antibiotikum; neben Gramicidin* Best. des Tyrothricins*.

**Tyrode-Lösung** (Maurice Vejux T., Pharmakologe, Cambridge, Massachusetts, USA, 1878–1930): blutisoton. Lösung zur Hämotherapie* sowie zur Gewebezüchtung u. Konservierung; **Zusammensetzung:** 0.8 g NaCl, 0.02 g KCl, 0.02 g $CaCl_2$, 0.01 g $MgCl_2$, 0.005 g $NaH_2PO_4$, 0.1 g $NaHCO_3$, 0.1 g Glucose werden in 100 mL Aqua destillata gelöst.

**Tyrosin** Ph.Eur.6: Abk. Tyr, Y; 3-(4-Hydroxyphenyl)alanin; (*S*)-2-Amino-3-(4-hydroxyphenyl)-propionsäure, L-$\alpha$-Amino-$\beta$-(*p*-hydroxyphenyl)-propionsäure; $C_9H_{11}NO_3$, Strukturformel: s. Aminosäuren (Abb. dort); $M_r$ 181.2; Schmp. 342–344 °C (unter Zers.); opt. aktive, aromat., proteinogene u. ketoplast. Aminosäure; nicht essentiell, da es im Menschen aus L-Phenylalanin* aufgebaut werden kann; aus L-Tyrosin können über Dioxyphenylalanin* (Abk. DOPA) Melanin* sowie über Dopamin* Noradrenalin* u. Adrenalin* gebildet werden. Schilddrüsenhormone* werden ebenfalls aus T. gebildet. **Nachw.:** Xanthoproteinreaktion*, Millon*-Reagenz, Pauly*-Diazoreaktion; **Anw.:** (med.) zur parenteralen Ernährung.

**Tyrosinase:** zu den Oxidasen* gehörende Phenoloxidase*, die Tyrosin* über Dioxyphenylalanin* (Abk. DOPA), Orthochinon u. Dihydroindol zu Melanin* oxidiert; **Vork.:** in tier. u. pflanzl. Geweben; **Hinweis:** Auch die Verfärbung von Herbar-Pflanzen beruht auf der Wirk. von Tyrosinase.

**Tyrosinhydroxylase:** Tyrosin-3-Monooxygenase; zu den Oxygenasen* gehörendes Schlüsselenzym bei der Synthese von Catecholaminen*, das L-Tyrosin* durch Hydroxylierung des aromat. Ringes in 3-Stellung in Levodopa* (Abk. L-Dopa) überführt.

**Tyrosinhydroxylase-Hemmer:** Substanzen, die durch Hemmung der Tyrosinhydroxylase* die Umwandlung des Tyrosins* in Dopamin* verhindern u. somit die Biosynthese von Catecholaminen* unterbinden; **Wirk.:** indirekt sympatholyt., u. a. blutdrucksenkend; die frühere med. Anw. bei Phäochromozytom* ist obsolet.

**Tyrosinkinase-Inhibitoren:** (engl.) *tyrosinkinase inhibitors (Abk. TKI)*; Sammelbez. für Wirkstoffe, die mit Adenosintriphosphat (Abk. ATP) an den intrazellulären ATP-Bindungsstellen von spezif. Protein- bzw. Rezeptor-Tyrosinkinasen (s. Tyrosinkinase-Rezeptoren) konkurrieren; **Wirk.:** TKI blockieren kompetitiv die ATP-Bindungsstelle, verhindern dadurch die Übertragung einer Phosphatgruppe des ATP auf das Substrat (i. d. R. ein Protein) u. somit die Signalweitergabe. Rezeptor-Tyrosinkinasen sind meist Rezeptoren für Wachstumsfaktoren (z. B. EGF*, VEGF*); eine Hemmung dieser wirkt antiproliferativ. **Wirkstoffe:** z. B. Dasatinib*, Erlotinib*, Gefitinib*, Imatinib*, Lapatinib*, Nilotinib*, Sorafenib*, Sunitinib*; **Ind.:** Zytostatika*, bei Leukämie, Lungen-, Leberzell-, Mamma-, Nierenzellkarzinom.

**Tyrosinkinase-Rezeptoren:** Sammelbez. für integrale Membranproteine mit zytosol. Tyrosinkinase-Domäne (Rezeptor-Tyrosinkinase; Abk. RTK), die ligandenaktiviert die Autophosphorylierung rezeptorspezif. Tyrosinreste des T.-R. katalysiert u. damit Best. der Signaltransduktionskaskade der Zellproliferation u. -differenzierung ist; zu den T.-R. gehören v. a. Wachstumsfaktoren* (z. B. PDGF*, EGF*, EGFR, TGF*-$\beta$, FGF*, IGF*-I) u. der Insulin-Rezeptor. **Bedeutung:** (klin.) maligne Erkrankung; **1.** Pathologie: Aktivierung von T.-R. durch Mutation des T.-R. (eine Vielzahl von Onkogenen* codiert für mutierte T.-R., z. B. BCR-ABL-Onkogen) bzw. Überexpression des spezif. T.-R.-aktivierenden Liganden; **2.** Ther.: Anw. von Tyrosinkinase*-Inhibitoren als Zytostatika* (i. w. S.).

**Tyrothricin** (INN): Tyrothricinum Ph.Eur.; Gemisch antibakterieller Polypeptide aus Bacillus brevis: 20–25 % Gramicidin*, 60–80 % Tyrocidin* u. a.; CAS-Nr. 1404-88-2; weißes bis bräunl. weißes Pulver; fast unlösl. in Wasser, lösl. in ca. 15 T. Ethanol; in einer Aceton/Ether-Mischung löst sich das Gramicidin, während Tyrocidin zurückbleibt; **Off.:** Ph.Helv.; **Wirk.:** stark tox. Polypeptid*-Antibiotikum gegen grampositive Keime; **Ind.:** kleinflächige, oberflächl., wenig nässende Wunden mit bakterieller Superinfektion; Halsentzündungen u. -schmerzen mit Schluckbeschwerden, Rachen- u. Kehlkopfentzündungen, Entzündungen der Mundschleimhaut u. des Zahnfleisches (nur als Kombipräparat mit Benzalkoniumchlorid* u. Benzocain*); **Dos.:** Wunden: Gel, Puder 0.1 %, 1–3 ×/d auftragen; Halsentzündungen: p. o. (Lutschtabletten) 0.5–1 mg alle 2–3 h.

**TZ:** Abk. für Thrombinzeit*.

T

# U

**u:** (physik.) Einheitenzeichen für Atommasseneinheit*.

**U:** **1.** Abk. für **U**nit; Einheit für die Enzymmenge, welche die Umwandlung von 1 µmol Substrat in 1 min katalysiert; wird heute meistens durch die internationale katalyt. Einheit Katal (Symbol kat) für die Enzymaktivität* ersetzt. **2.** (chem.) Symbol für Uran*; **3.** (chem.) Abk. für **U**ridin*; **4.** (chem.) Abk. für **U**racil*.

**UA:** Abk. für **u**nverseifbare **A**nteile*.

**UAE:** Abk. für **u**nerwünschtes **A**rzneimittel**e**reignis*.

**u. a. f.:** Abk. für (lat.) **u**t* **a**liquid **f**iat.

**UAW:** Abk. für **u**nerwünschte **A**rzneimittel**w**irkung; (engl.) *adverse drug reaction*; Arzneimittelnebenwirkung, Nebenwirkung; therap. unerwünschte Wirkung eines Arzneimittels, die je nach Eigenschaft des Wirkstoffs schon bei therap. Dosen od. erst durch Überdosierung auftreten kann (s. Breite, therapeutische); weitere Ursachen sind individuell unterschiedl. Toleranz* (z. B. infolge genet. od. altersbedingter Variationen des Enzymmusters), verminderte Nierenfunktion, durch Arzneimittel freigesetzte Bakterienendotoxine (s. Toxine), arzneimittelbedingte Störungen der normalen Bakterienflora, Allergien* auf Wirk- od. Hilfsstoffe u. Arzneimittelinteraktionen*. UAW können rasch nach Applikation eines Arzneimittels od. erst nach einer Latenzzeit* auftreten. Ihre Erscheinungsformen sind sehr vielfältig.

**Ubbelohde-Viskosimeter:** s. Kapillarviskosimeter.

**Ubichinone:** Benzochinon-Derivate (s. Chinone) mit langer terpenoider Seitenkette; farblose bis gelb-orange Kristalle; löslich in org. Lösungsmitteln u. Fetten; **Bedeutung:** (physiol.) **1.** Ubichinonhaltige Verb. haben als mitochondriale Lipide (Coenzyme Q, Q10, Mitochinone) Elektronen u. Protonen übertragende Redox-Funktion (Ubihydrochinon) in der Atmungskette*. Ubihydrochinon ist dort Bindeglied zw. Flavinenzymen* u. Cytochrom* c. **2.** Das Ubichinon-Redoxsystem dient als natürl. Antioxidans* beim Schutz der mitochondrialen Membran vor Sauerstoffradikalen, die zur Lipidperoxidation führen. **Anw.:** als Nahrungsergänzungsmittel (Fitness), in der Kosmetik.

**ubiquitär** (lat.): überall verbreitet; z. B. ubiquitäre Keime.

**Ubiquitin:** zelluläres Polypeptid (s. Peptide) aus 78 Aminosäuren* ($M_r$ ca. 8500), dessen Aminosäurensequenz im Laufe der Evolution nahezu unverändert geblieben, d. h. bei verschiedensten Organismen kaum unterschiedl. ist; **Bedeutung:** bindet zelluläre Proteine zur Markierung für den intrazellulären Abbau (s. Proteasom).

**UDP-Glucose:** Kurzbez. für **U**ridin**d**i**p**hosphatglucose; s. Nucleosiddiphosphatzucker.

**UDP-Glucuronyltransferase:** s. Glucuronyltransferase.

**Übelkeit:** Nausea; Übelkeitsgefühl mit Brechreiz, häufig verbunden mit Zunahme der Speichelproduktion, Würgereiz, Blässe, Schwitzen, evtl. auch allg. Krankheitsgefühl; **Urs.:** **1.** Drucksteigerung in Magen, Dünndarm od. Speiseröhre; **2.** Erkrankungen von Magen u. Darm (akute u. chron. Gastritis*, Ulcus ventriculi u. duodeni, Ileus*, Appendizitis*); **3.** Stoffwechselstörungen (Urämie*, Diabetes* mellitus, Erbrechen in der Schwangerschaft); **4.** Erkrankungen des ZNS (Kopfverletzungen, Tumoren, Meningitis*, Migräne*, Reisekrankheit); **5.** Intoxikationen (Alkohol, Drogen, Arzneimittel, Lebensmittelvergiftung); **6.** Kreislaufstörungen; **7.** psychogen (Angst, Schmerz, unangenehmer Geruch od. Geschmack, Bulimia* nervosa); **8.** UAW von Arzneimitteln (z. B. Zytostatika*, Antibiotika*, Narkotika*); **Ther.:** symptomat. Gabe von Antiemetika*; weitere Maßnahmen (z. B. Nahrungskarenz, Diät, Entgiftung) sind von der Urs. abhängig.

**über Blaugel:** obsolete Lagerungsvorschrift* versch. Arzneibücher; dabei ist zusätzl. zur Vorschrift „dicht* verschlossen“ Blaugel* od. ein anderes geeignetes Trocknungsmittel* getrennt vom Inhalt zu verwenden; neuere Vorschrift: „vor* Feuchtigkeit geschützt“ (Ph.Eur.6).

**Überchlorsäure:** s. Perchlorsäure.

**Übereinkommen über Psychotrope Stoffe:** s. Betäubungsmittelrecht.

**Überempfindlichkeit:** s. Idiosynkrasie.

**Überführungszahl:** Anteil des Stromflusses durch einen Elektrolyten, der von einer Ionenart übernommen wird:

$$t_+ = \frac{\text{Kationenstrom}}{\text{Gesamtstrom}}$$

$$t_- = \frac{\text{Anionenstrom}}{\text{Gesamtstrom}}$$

Summe aller Anteile: $t_+ + t_- = 1$; **Beispiel:** Die Ü. für $H^+$ u. $Cl^-$ von wässriger Salzsäure beträgt 0.821 bzw. 0.179, d. h., über 80 % des Stromflusses wird von den wesentl. kleineren u. beweglicheren $H^+$-Ionen getragen.

**Übergang, isomerer:** s. Isomerenübergang.

**Übergangselemente:** s. Periodensystem der Elemente.
**Übergangsmilch:** s. Muttermilch.
**Überhangeffekt:** s. Carry-over-Effekt.
**Überkorn:** s. Fehlkorn.
**Überlaufinkontinenz:** s. Harninkontinenz.
**Überlebenszeitanalyse:** (engl.) *survival analysis*; Oberbegriff für statist. Verfahren, mit denen Merkmale untersucht werden können, die wie eine Überlebenszeit durch ein Anfangs- u. ein Enddatum charakterisiert sind (z. B. Tod nach Erstdiagnose, Auftreten eines Herzinfarkts nach Beginn einer Arzneimitteltherapie, Rückfall nach erfolgreicher Nicotinentwöhnung); berücksichtigt, dass manche Personen vor Eintritt des Ereignisses aus der Stichprobe ausscheiden (z. B. weil sie nicht mehr teilnehmen möchten od. das Ereignis zum Zeitpunkt der Auswertung noch nicht eingetreten ist). Die Daten dieser Patienten werden dann nur bis zu diesem Zeitpunkt in die Auswertung einbezogen (sog. zensierte Überlebenszeit). **Formen:** **1. Schätzverfahren nach Kaplan u. Meier** (s. Abb.): Verfahren, um z. B. abzuschätzen, wie hoch die Wahrscheinlichkeit ist, eine bestimmte Zeit nach Therapiebeginn noch am Leben zu sein, od. wie lange ein bestimmter Anteil (meist 50 %) der untersuchten Patienten überlebt; **2. Lifetable-Analyse:** analysiert, welcher Prozentsatz von Personen nach sinnvollen, vorgegebenen u. gleichförmigen Zeitabschnitten (z. B. nach jeweils einem Kalenderjahr) noch überlebt, d. h. sich noch im Ursprungszustand zu Beginn der Studie befindet; wird zur Präzisierung von Prognosen verwendet. **3. Cox-Modell** (engl. Cox proportional hazards model): Regressionsmodell, mit dem z. B. Überlebensdaten od. Daten zum Auftreten von Krankheiten od. Störungen über die Zeit (z. B. Therapiezeitraum) analysiert werden können; Modellvoraussetzung ist, dass das relative Risiko (hier sog. Hazard*-Ratio) beim Vergleich zweier Bedingungen über die Zeit konstant ist (sog. proportional hazards assumption). Unter dieser Bedingung hängt das Verfahren nicht von der Verteilung der Überlebenswahrscheinlichkeiten über die Zeit ab (daher auch als semiparametrisch bezeichnet).

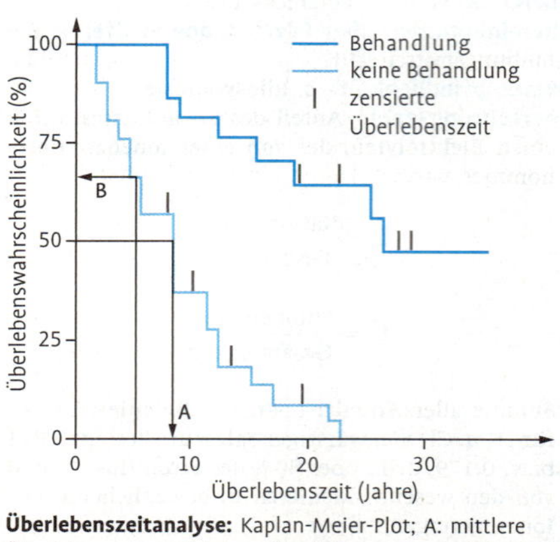


**Überlebenszeitanalyse:** Kaplan-Meier-Plot; A: mittlere Überlebenszeit; B: 5-Jahres-Überlebenswahrscheinlichkeit

**Übersichtigkeit:** s. Hypermetropie.
**Übersichtsarbeit, systematische:** (engl.) *systematic review*; systematisches Review; zusammenfassende Darst. aller verfügbaren Originalarbeiten zu einer klar formulierten Frage; die Primärstudien werden nach definierten, nachvollziehbaren Methoden identifiziert, ausgewählt u. bewertet. Die Ergebnisse werden extrahiert u. können entweder deskriptiv od. mit statist. Methoden quantitativ (Metaanalyse*) dargestellt werden, z. B. in einem Forest*-Plot (mit od. ohne Metaanalyse). Dabei kann ein Publikationsbias (s. Bias, Tab. dort) auftreten u. zu Verzerrungen der Ergebnisse führen. Eine s. Ü. randomisierter kontrollierter Studien* weist i. R. der evidenzbasierten Medizin* den höchsten Evidenzgrad* auf.
**Überwachungsbereich:** s. Strahlenschutzbereich.
**Überzüge:** Umhüllung von Tabletten, Granulaten od. Pellets für die gewünschten Eigenschaften durch Zuckerdragierung (s. Dragieren) od. Befilmung; **Materialien** für die Befilmung: **1.** schnell zerfallende od. im Magen lösl. Filmbildner: z. B. Methylcellulose, Hydroxyethylcellulose, Carboxymethylcellulose-Natrium, Eudragit® E, Polyvinylpyrrolidon, Poly(vinylacetat); **2.** magensaftresistente Filmbildner: Carboxymethylethylcellulose, Celluloseacetatphthalat, Hydroxypropylmethylcellulosephthalat, Eudragit® L100, S100, L100-55, Polyvinylacetatphthalat, Schellack; **3.** unlösliche, quellbare, permeable Ü.: Ethylcellulose, Eudragit® RS, N30D, L, S. **Wirk.:** **1.** Verdecken eines unangenehmen Geschmacks, Geruchs od. farbl. nicht einheitl. Aussehens (lösl. Ü.); **2.** Schutz der Wirkstoffe gegen Luftsauerstoff, -feuchtigkeit, vor Inaktivierung od. Zerstörung durch Magensäure (lösl. od. magensaftresistente Ü.); **3.** Schutz gegen mechan. Beanspruchung (alle Ü., abhängig von Material u. Schichtdicke); **4.** Schutz des Patienten vor Wirkstoffen, die Mund- od. Magenschleimhaut reizen (lösl. od. magensaftresistente Ü.); **5.** Erleichterung des Schluckvorganges durch glatte runde Oberflächen (alle Ü.); **6.** Beeinflussung von Farbe, Glanz u. Form aus ästhet. Gründen u. zur Identifizierung (alle Ü.); **7.** Steuerung der Wirkstoffabgabe (verzögert od. abgestuft, unlösl., pH-abhängig lösl.): **a)** Retardierung: Zur Verlängerung der Wirkung von Arzneistoffen werden häufig hochpolymere Lacksubstanzen (Benzylamino-, Diethylaminomethylcellulose, substituierte Polystyrene, Eudragit®*) mit beschränkter Löslichkeit in den Verdauungssäften herangezogen. Derartige Ü. bewirken eine langsame Diffusion des Wirkstoffs aus der überzogenen Arzneiform u. erzielen damit eine verzögerte Freigabe, die sich durch Einsatz unterschiedl. lösl. Lacke od. durch die Dicke des Überzugs steuern lässt. **b)** verzögerte Wirkstofffreisetzung* durch Wirkstoffumhüllung*; **c)** Magensaftresistenz: s. Arzneiformen, magensaftresistente; **d)** Ü. mit wässrigen Kunststoffdispersionen: s. Latices. Vgl. Filmtabletten; Compressi obducti; Retardpräparate.
**Überzüge, magensaftresistente:** s. Arzneiformen, magensaftresistente; Überzüge.
**Ulcus cruris:** s. Unterschenkelgeschwür.
**Ule:** s. Narbe.

**Ulex europaeus** L.: Stechginster; Fam. Fabaceae (Leguminosae); Europa, nördl. USA; Giftpflanze, die in den Samen ca. 1 % Cytisin* enthält.

**Ulexin:** s. Cytisin.

**Ulipristalacetat:** (8*S*,11*S*,13*S*,14*R*,17*R*)-17-Acetoxy-11-[4-(dimethylamino)phenyl]-19-norpregna-4,9-dien-3,20-dion; CAS-Nr. 126784-99-4; $C_{30}H_{37}NO_4$, Strukturformel: s. Abb.; $M_r$ 475.63; Schmp. 183–185 °C; logP 4.6 ± 0.4 (berechnet); **Wirk.:** Notfallkontrazeptivum; synthet. selektiver Progesteron-Rezeptor-Modulator mit antagonist. u. partiell agonist. Eigenschaften; Hemmung od. Verzögerung der Ovulation, Beeinflussung des Endometriums; **Ind.:** Notfallkontrazeption innerhalb von 120 h (5 d) nach ungeschütztem Geschlechtsverkehr bzw. Versagen der Kontrazeption; **Kontraind.:** Schwangerschaft; **WW:** in vitro Metabolisierung durch CYP3A4; CYP3A4-Induktoren u. Arzneimittel, die den pH-Wert im Magen erhöhen: verminderte Plasmakonzentration von U.; starke CYP3A4-Inhibitoren: erhöhte Plasmakonzentration von U.; U. wird mit hoher Affinität an den Progesteron-Rezeptor gebunden, daher ggf. Wirkungsbeeinträchtigung gestagenhaltiger Arzneimittel; **UAW:** Bauchschmerzen, Menstruationsstörungen, Übelkeit, Kopfschmerz; **Dos.:** p. o. 1 × 30 mg baldmöglichst nach ungeschütztem Geschlechtsverkehr (nicht später als 120 h danach).

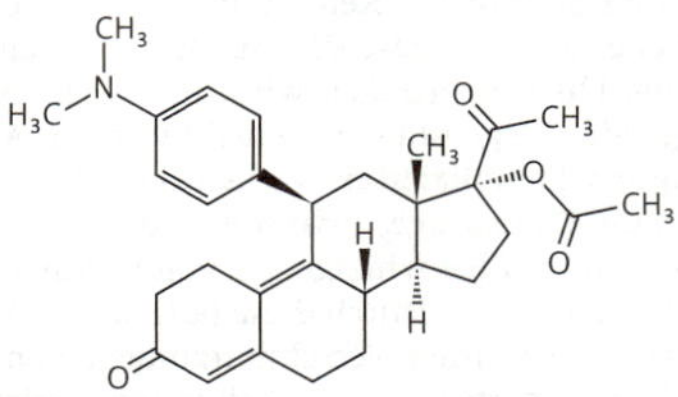


**Ulipristalacetat**

**Ulkus:** Geschwür; Substanzdefekt der Haut od. Schleimhaut (u. darüber hinausgehender Schichten); meist schlecht heilend u. mit intensiver Entzündungsreaktion verbunden; **Formen:** **1.** Ulcus cruris (Unterschenkelgeschwür*); **2.** Ulcus duodeni (Zwölffingerdarmgeschwür); **3.** Ulcus ventriculi (Magengeschwür); Arzneimittel gegen U. ventriculi: s. Ulkustherapeutika.

**Ulkustherapeutika:** Antiulkusmittel; Pharmaka zur Ther. von pept. Ulzera wie Refluxösophagitis, Magen- od. Zwölffingerdarmgeschwüren; U. wirken über: **1.** Hemmung aggressiver Mechanismen durch Protonenbindung u. Protonensekretionshemmung; **2.** Förderung der defensiven Mechanismen der Magenschleimhaut, z. B. Schleimproduktion; **3.** Helicobacter-pylori-Eradikation; **Wirkstoffe:** **1.** Antacida*: fangen direkt die gebildeten Säureäquivalente im Magen ab; **2.** Protonenpumpen*-Hemmer: blockieren selektiv u. irreversibel die ATPase in den Belegzellen u. senken somit die Säureproduktion; **3.** Histamin*-$H_2$-Rezeptoren-Blocker: blockieren die histaminbedingte Säure- u. Pepsinproduktion; **4.** Sucralfat*; **5.** Anticholinergika*: senken u. a. die Magensaftsekretion, z. B. der $M_1$-Antagonist Pirenzepin*; **6.** Hormone*: hemmen die Magensaftsekretion, v. a. Prostaglandine* (z. B. Misoprostol*); **7.** Antibiotika mit Wirksamkeit gegen Helicobacter* pylori, z. B. Amoxicillin* u. Metronidazol* in Kombination; vgl. Gastritis; **8.** Bismutpräparate: bakterizide Wirk. gegen Helicobacter pylori; s. Bismutnitrat, basisches; **9.** Succus Liquiritiae (s. Glycyrrhiza glabra) zur Steigerung der Schleimhautbildung, keine Hemmung der Säureproduktion; **10.** pflanzl., entzündungshemmende Mittel, z. B. Kamillenextrakte; **11.** diverse: Capsaicin*, Haferschleim. Zusätzl. sind diätet. Therapiemaßnahmen zu empfehlen.

**Ullmann-Reaktion:** Methode zur Synthese von Diarylen durch Einwirkung von Kupfer* auf aromat. Halogenide*; **Beispiel:** Aus Iodbenzol entsteht beim Erhitzen Biphenyl* (s. Abb.). Alkaliphenolate setzen sich mit aromat. Halogeniden in Gegenwart von Kupfer beim Erwärmen zu Diarylethern um.

**Ulmenrinde:** s. Ulmus minor (Cortex Ulmi).

**Ulmus minor** Mull. emend. Richens: Ulmus campestris auct. non L., Ulmus caprinifolia Ruppius ex Suckow; Feldrüster, Ulme; Fam. Ulmaceae; Europa; Stpfl. von **Cortex Ulmi:** Ulmenrinde, Rüsterrinde, Elmenrinde; **Inhaltsst.:** Schleimstoffe*, Gerbstoffe*, Phlobaphene* u. Phytosterole (s. Sterole); **Anw.:** (volkstüml.) innerl. z. B. bei Diarrhö; äußerl. zu erweichenden Umschlägen. **Hom.:** Ulmus campestris: frische, innere Rinde der jungen Zweige.

**Ultrabas®:** Wasser-in-Öl-Emulsionsgrundlage (s. Zubereitungen zur kutanen Anwendung, halbfeste); lipophile Creme; **Zusammensetzung:** Kohlenwasserstoffe (Vaselinum* album, Paraffinum* liquidum); W/O-Emulgatoren; als Konsistenzverbesserer: Wachsester (Bienenwachs), höhermolekulare Fettalkohole u. als Wollwachsalkoholersatz Dehymuls® E (Dioctadecylcitrat-Pentaerythritdicocosfettsäureester-Bienenwachs-Aluminiumstearat-Gemisch); Crematest (Geruchsstoff); demineralisiertes

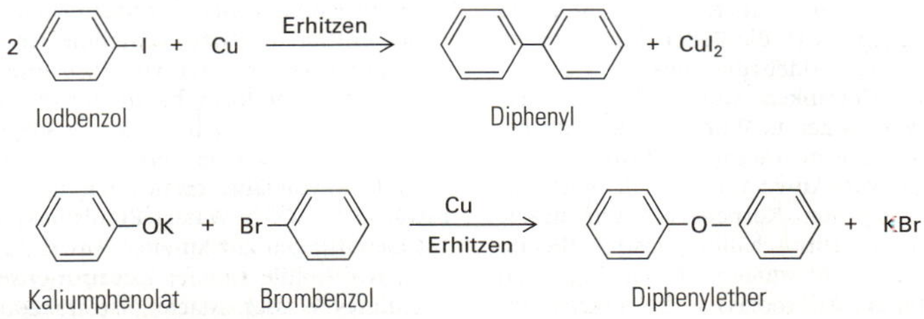


**Ullmann-Reaktion:** Bildung von Diphenyl u. Diphenylether

siertes Wasser (30 %); keine Konservierungsmittel (aufgrund der extrem feindispersen inneren Phase selbstkonservierend); **Anw.:** als Salbengrundlage; auch zum Verdünnen der Ultralan®-Salbe (Corticosteroid-Salbe).

**Ultrafilter:** Filter mit sehr kleinem Porendurchmesser (Porengröße 0.05–0.01 µm) zur Abscheidung von Viren*, Pyrogenen* u. kleinen Enzymen; **Formen:** **1.** U. mit Membranfilterstruktur (s. Membranfilter); als Scheibenfilter (s. Scheibenfiltergeräte) od. in Hülsenform; Abscheideleistungen: $M_r$ 10 000–160 000; **2.** asymmetr. U.: Celluloseacetat u. Cellulosetriacetat werden trocken geliefert; die Porengröße nimmt innerhalb der Schicht z. B. von 10 auf 0.1 µm ab, so dass sich größere Partikel im oberen Bereich absetzen u. die feineren Poren so nicht verstopft werden (Steigerung der Durchflussleistung); Einsatz als Scheibenfilter od. in Modulen; Abscheideleistungen: $M_r$ 10 000–20 000.

**Ultrahochtemperatur-Verfahren:** s. Uperisation.

**Ultramarin** (ultra mare, jenseits des Meeres): Ultramarinblau, Waschblau; $Na_6Al_6Si_6O_{24} \cdot Na_2S_2$; (mikrokristallines) schwefelhaltiges Natriumaluminiumsilicat; U. ist lichtecht u. wird von Luft, Hitze u. Basen nicht angegriffen, von Säuren jedoch leicht zersetzt; **Herst.:** Glühen einer Mischung aus Kaolin (weißer Ton*), Quarz*, Soda (Natriumcarbonat*), Holzkohle (s. Carbo activatus) u. Schwefel. Es kommt in versch. Formen in den Handel: als reines U.-Pulver; mit Wasser, Öl od. Wasserglas angerührt; mit Kalk od. Casein vermischt; **Anw.:** (techn.) in der Kosmetik z. B. als Lidschatten-Best., als Malerfarbe, zum Färben von Kunststoffen, zum Bedrucken von Papier; als Waschblau: gelbl. Färbungen in Geweben (Wäsche), Papier od. Zucker werden durch eine Spur der Komplementärfarbe U. beseitigt; **Gesch.:** im Altertum u. Mittelalter aus dem Lasurstein (Lapislazuli) gewonnen, der hauptsächl. in China, Tibet u. Sibirien (daher der Name „jenseits des Meeres“) vorkommt.

**Ultramaringelb:** s. Bariumchromat.

**Ultrarotstrahlung:** s. Infrarotstrahlung.

**Ultraschall:** Schallwellen mit einer Frequenz* von 20 kHz bis 10 GHz (oberhalb der menschl. Hörgrenze); zur Erzeugung benutzt man resonanzfähige, mechan. od. magnet. angeregte Schwinger od. Quarzplatten (piezoelektr. Prinzip); **Wirk.:** bedeutende physik., chem. u. biol. Wirkungen: erzeugt Temperaturanstieg, durch Erschütterungen werden flüssige Mischungen u. Emulsionen homogenisiert, Schwebstoffe in Flüss. verteilt; Zerkleinerung der Fettkügelchen der Milch, so dass sich kein Rahm mehr bildet; Entkeimung von Flüss., z. B. Milch, da U. die Zellen der Bakterien sprengt; Abbau von Aldehyden, Fuselölen u. Säuren in alkohol. Getränken (künstl. Altern); Ultrabeschallung von Samen u. Wurzelspitzen ruft bei Pflanzen Wachstumshemmung u. Chromosomenänderungen hervor; **Anw.:** **1.** (med.) diagnost. zur Sichtbarmachung von Körperstrukturen unterschiedl. Dichte (s. Ultraschalldiagnostik); therap. verwendet man hochfrequente U.-Schwingungen (175–800 kHz) zur Mikromassage bei Erkrankungen des rheumatischen Formenkreises sowie bei Gelenkentzündungen (Arthritis deformans), Neuralgien, Nervenentzündungen, bei bestimmten Hautleiden, Gefäßerkrankungen, Durchblutungsstörungen; **2.** (med.-techn.) Reinigen von Oberflächen (z. B. Ampullenreinigung; s. Ultraschallreinigung); Extrahieren, Herst. von Suspensionen, Emulsionen (W/O-Emulsionen durch hohe Frequenz, O/W-Emulsionen durch niedrigere Frequenz); s. Ultraschallextraktion.

**Ultraschalldiagnostik:** diagnost. Verfahren mit Anwendung von Ultraschall*; ersetzt zunehmend röntgendiagnost. Verfahren; nach Art der Erzeugung des Ultraschalls unterscheidet man Impulsecho- (Sonographie) u. Dauerschallverfahren (s. Doppler-Effekt). Vgl. Ultraschallkontrastmittel.

**Ultraschallextraktion:** rasche Herst. (5–15 min) von hochwertigen Drogenauszügen mit Ultraschallwellen von bis zu 1 GHz; cave: hydrolyse- u. oxidationsempfindl. Stoffe können sich dabei erhebl. zersetzen.

**Ultraschallkontaktgel:** s. Mucilago ad sonographiam.

**Ultraschallkontrastmittel:** bei Ultraschalldiagnostik* angewendete Kontrastmittel*; gasgefüllte (Luft od. lipophile Gase wie Schwefelhexafluorid od. Perflutren*) Mikrobläschen mit harter (D-Galactose, Albumin) od. weicher (Phospholipide) Hülle zur i. v. Applikation; vgl. Röntgenkontrastmittel; MRT-Kontrastmittel.

**Ultraschallreinigung:** Reinigung, bei der Ultraschallenergie (s. Ultraschall) mit hoher Intensität auf eine Flüss. übertragen wird, in welche die zu reinigenden Gegenstände getaucht werden; **Anw.:** Reinigung komplizierter Werkstücke od. Geräteteile ohne Demontage; **Prinzip:** In der Flüss. bilden sich unzählige winzige Vakuumbläschen, die sofort implodieren. Durch diese pulsierende Wirk. (Kavitation*) werden Verschmutzungen von Gegenständen entfernt. Der Reinigungseffekt erreicht alle Oberflächen (auch sonst schwer zugängl. Stellen), die mit der Reinigungsflüssigkeit in Kontakt kommen.

**Ultraschallvernebler:** Freisetzung feinster Flüssigkeitströpfchen durch ein Piezokristall, das durch eine hochfrequente Wechselspannung zu Schwingungen im Megaherz-Bereich angeregt wird u. diese auf eine Flüssigkeit überträgt; moderne Geräte (z. B. Omron U1®) zerstäuben durch eine Ultraschall-Pumptechnologie mit niedriger frequenten Schwingungen im Kiloherz-Bereich (67 kHz). Durch die Schwingungen eines Pumphorns entsteht ein Unterdruck, der die Arzneistofflösung aufsteigen lässt. Diese prallt mit hoher Geschwindigkeit auf ein Keramiknetz mit Löchern von 4.5 µm Durchmesser u. zerstäubt zu einer Wolke mit mittlerem Partikeldurchmesser von 7.1 µm (lungengängiger Anteil von 28 % unter 5 µm). Solche Geräte sind klein, handl. u. haben einen geringen Energieverbrauch. Wegen Verstopfung des Keramiknetzes ist eine Verneblung von Suspensionen (z. B. von Glucocorticoiden) nicht möglich.

**Ultrasicc®:** Öl-in-Wasser-Emulsionsgrundlage (s. Zubereitungen zur kutanen Anwendung, halbfeste); hydrophile Creme; **Zusammensetzung:** gereinigtes Wasser, Macrogolstearat 2000 (Emulgator), Natriumedetat (Chelatbildner* für mehrwertige Metallionen, Schutzfunktion), dickflüssiges Paraffin, Natriumpolyacrylat (ionischer Hydrogelbildner), Stearylalkohol (Konsistenzgeber, Stabilisator für Emulgator), weißes Vaselin, Methyl-4-hydroxybenzoat u. Propyl-4-hydroxybenzoat (Konservierungsmittel), Parfümöl; **Inkomp.:** kation. Wirk- u. Hilfsstoffe; phenol. Verbindungen; **Anw.:** als Salbengrundlage.

**Ultra-Turrax®:** Hochleistungsdispergiergerät für die Bearbeitung von flüssig-flüssigen, fest-flüssigen u. gasförmig-flüssigen Stoffsystemen (s. Dispersion); **Anw.:** Homogenisation disperser Phasen mit einem hohen Verteilungsgrad; Herst. von echten u. kolloidalen Lsg.; Aufschließen; Zerfasern; Wirbelextraktionen.

**Ultraviolettstrahlung:** Kurzbez. UV-Strahlung; auf violettes Licht folgender unsichtbarer, kürzerwelliger Teil der elektromagnetischen Strahlung*; **Einteilung:** s. Tab.; **Bedeutung:** (physiol.) Pigmentbildung in der Haut sowie Erzeugung von Vitamin* D aus dem Ergosterol der Haut; **Anw.:** **1.** (med.) Strahlungstherapie mit Leuchtstofflampen; die Verw. der Höhensonne ist obsolet. **2.** (analyt.) Verwendung einer UV*-Analysenlampe (Ph.Eur.6) zur Beobachtung im ultravioletten Licht (z. B. zum Sichtbarmachen von Proben); **3.** (techn.) Trinkwasseraufbereitung; Keimzahlverminderung der Raumluft u. auf glatten Oberflächen (geringe Eindringtiefe).

**Ultraviolettstrahlung**
Wellenlängenbereiche und Wirkungen

| Wellenlängenbereich in nm | Bezeichnung | Wirkung |
|---|---|---|
| 400–315 | UV-A | durchdringt Glas, sog. Bräunungsstrahlung |
| 315–280 | UV-B | Dorno-Strahlung, erythemerzeugend, bewirkt Photosynthese von Vitamin D |
| 280–200[1] | UV-C | mikrobizid |
| 200–100 | | Ozonbildung |

[1] Das Optimum des mikrobiziden Bereichs liegt bei 253.7 nm.

**Ultraviolglas:** s. Glas.

**ultravisibel:** unsichtbar, über die Sichtbarkeitsleistung eines gewöhnl. Mikroskops hinausgehend.

**Ultrazentrifuge:** s. Zentrifuge.

**Ulzeration:** Geschwürbildung; s. Ulkus.

**Umbauernährung:** s. Heterotrophie.

**Umbella:** (bot.) Dolde; s. Blütenstand.

**Umbelliferen:** s. Apiaceae.

**Umbelliferon:** 7-Hydroxycumarin; $C_9H_6O_3$, Strukturformel: s. Cumarine (Abb. dort); $M_r$ 162.14; Schmp. 228 °C; farblose Kristalle, leicht lösl. in siedendem Wasser, Ethanol u. Basen, wenig lösl. in kaltem Wasser; **Vork.:** natürl. frei z. B. in der Rinde von Daphne* mezereum (Cortex Mezerei); in glykosidierter Form im Pflanzenreich weit verbreitet; **Gew.:** durch trockene Destillation aus Harzen der Fam. Apiaceae*; **Anw.:** in Sonnenschutzsalben, da es ultraviolette Strahlen absorbiert.

**Umbilicus:** s. Nabel.

**UMDNS:** Abk. für (engl.) *Universal Medical Device Nomenclature System*; vom DIMDI* herausgegebene Sammlung der Nomenklatur von Medizinprodukten.

**Umfällen:** s. Umkristallisation.

**Umfüllen:** im arzneimittelrechtl. Sinn das Verbringen von Arzneimitteln von einem Behältnis in ein anderes, sofern die Behältnisse nicht zur Abgabe an den Verbraucher bestimmt sind.

**Umkehrosmose:** reverse Osmose, umgekehrte Osmose, Hyperfiltration; Verfahren zur Reinigung elektrolythaltiger Lsg. (z. B. Reinwasserherstellung); **Prinzip:** Wird eine elektrolythaltige Lösung unter einen höheren Druck gesetzt als ihr osmotischer Druck*, so wandert das Lösungsmittel (meist Wasser) durch eine semipermeable Membran von der Seite höherer Elektrolytkonzentration auf die Seite geringerer Elektrolytkonzentration; vgl. Osmose. Aufgrund der in Elektrolytlösungen bedingten osmot. Druckverhältnisse ist der Anwendungsbereich der Umkehrosmose auf bis zu 5 %ige Lsg. eingeschränkt.

**Umkehrphasenchromatographie:** s. Adsorptionschromatographie.

**Umkristallisation:** Reinigungsmethode für krist. Substanzen; **Prinzip:** Die Kristalle* werden (wiederholt) in einem geeigneten Lösungsmittel* bei erhöhter Temp. aufgelöst. Nach dem Abkühlen der (evtl. heiß filtrierten) Lsg. werden die angefallenen Kristalle abfiltriert. Verunreinigungen sollten in der Lsg. (Mutterlauge; s. Laugen) verbleiben. Theoret. Grundlage der U. ist die niedrigere Löslichkeit bei tieferen Temperaturen. Eine ähnl. Reinigungsmethode ist das **Umfällen.** Hierbei wird die gelöste Substanz z. B. durch Zugabe eines zweiten Lösungsmittels, in dem die Substanz nicht od. schlecht lösl. ist, ausgefällt.

**Umschlagpasten:** Ph.Eur.6, hydrophile, hitzespeichernde Grundlagen, in die feste od. flüssige Wirkstoffe dispergiert sind; werden üblicherweise in dicker Schicht auf ein Tuch aufgestrichen u. vor dem Auflegen auf die Haut erhitzt; in der Ph.Eur.6 den halbfesten Zubereitungen zur kutanen Anwendung zugeordnet. Vgl. Pasta.



**Umstimmungstherapie:** therap. Prinzip der Erfahrungsheilkunde* u. Komplementärmedizin*, das durch orale od. parenterale Zufuhr von Stoffen (v. a. von Proteinen) zu einer Änderung der vegetativen Reaktionslage od. Anregung der Immunität* führen soll; zur Anw. kommen z. B. Milchpräparate, pflanzl. Eiweiße, Suspensionen abgetöteter Bakt., Schwefelsuspensionen in Öl od. Gelatine sowie Eigenblutinjektionen. Vgl. Reizkörpertherapie; Reiztherapie.

**Umwandlung:** s. Phasenumwandlung; vgl. Polymorphie.

**Umwandlungspunkt:** s. Polymorphie.

**Uncaria elliptica R. Br. ex G. Don.:** Katzenkralle; Fam. Rubiaceae; heim. in Südasien; im Anbau strauchig gehaltene Liane; **Stpfl. von Gambir**; s. Uncaria gambir.

**Uncaria gambir** (Hunter) Roxb.: Ouruparia gambir, Nauclea gambir; Fam. Rubiaceae; heim. in Südasien, kultiviert auf den Sundainseln, Malakka, Sri Lanka sowie im östl. Afrika, Madagaskar u. in Amerika; zus. mit Uncaria* elliptica Stpfl. von **Gambir:** (malaiisch bitter) Gambir-Catechu, Pale-Katechu, Gelbes Katechu, Catechu pallidum, Terra japonica; Extrakt aus den Blättern u. jungen Trieben; leicht brüchige, außen rotbraune, innen gelbe Würfel od. auch durch u. durch braune Massen von mattem, muscheligem Bruch; **Inhaltsst.:** 75 % Catechine*, hauptsächl. D-Catechin (Cianidanol) u. Catechingerbstoffe, Quercetin*, ferner Fluorescin*, wodurch sich Gambir-Catechu von Catechu (s. Acacia catechu) unterscheidet; **Anw.:** **1.** (volkstüml.) wie Catechu (s. Acacia catechu) innerl. bei gastrointestinalen Störungen, z. B. bei Diarrhö; als Zusatz zum Betelbissen (s. Piper betle); **2.** (techn.) in der Ledergerberei.

**Uncaria tomentosa** (Willd.) DC.: Fam. Rubiaceae; nördl. Südamerika, Peru; Stpfl. von **Radix Uncariae tomentosae:** Krallendornwurzel; **Inhaltsst.:** in der Wurzelrinde Oxindolalkaloide* wie Pteropodin; **Anw.:** (volkstüml.) zur Stärkung des Immunsystems.

**uncoating:** Freisetzung der viralen Nucleinsäure*, bei Pockenviren unter Auflösung des Proteinmantels des Virus beim Eindringen durch die Zellmembran* mit Hilfe von Zellenzymen; dabei geht die Möglichkeit zum Virusnachweis verloren. **Bedeutung:** (pharmak.) Angriffspunkt antiviraler Arzneimittel (z. B. Amantadin*).

**Undecan:** $C_{11}H_{24}$; $M_r$ 156.3; D. 0.74; Schmp. –26.5 °C; Sdp. 194.8 °C; farblose, brennbare Flüss.; **Vork.:** Best. des Erdöls (s. Oleum Petrae).

**Undecanol:** Undecylalkohol; 1-Undecanol; $C_{11}H_{23}OH$; D. 0.833; Schmp. 19 °C; Sdp. 131 °C; farblose Flüss., lösl. in 70 %igem Ethanol; **Anw.:** (techn.) in der Parfümerie (Veilchen-, Akazien- u. Rosenduft).

**Undecaprenol:** s. Polyprenole.

**Undecen:** $C_{11}H_{22}$; $M_r$ 154.3; ungesättigter aliphat. Kohlenwasserstoff; **Vork.:** Best. des Erdöls (s. Oleum Petrae).

**Undecylalkohol:** s. Undecanol.

U

**Undecylensäure:** Acidum undecylenicum Ph.Eur.6; 10-Undecensäure; CAS-Nr. 112-38-9; $C_{11}H_{20}O_2$, $H_2C{=}CH(CH_2)_8COOH$; $M_r$ 184.3; D. 0.91; Sdp. 275 °C (unter Zers.); Ep. 24.5 °C; $n_D^{20\,°C}$ 1.447–1.450; schweißartig riechende, farblose Flüss. od. krist. Masse; lösl. in Ethanol, Ether, Benzol, Chloroform, unlösl. in Wasser; ungesättigte Fettsäure*, die aus Rizinusöl bei Vakuum-Destillation entsteht; **Anw.:** **1.** zum Vertreiben von Mücken; **2.** in der Parfümerie zu Jasmin- u. Rosenkompositionen; **3.** (med.) nahezu obsolet (Ausnahme: therapieresistente Mykosen); früher als Antimykotikum* (s. Zinkundecylenat) u. Antihidrotikum* sowie bei Psoriasis. Als fungizide Substanz wird auch Undecylensäuremonoethanolamid zum Imprägnieren, als Spray u. zu Waschungen verwendet. **Zuber.:** antimykotische Creme*. **Undecylensäureethylester:** Aethylum undecylenicum, Ethylis undecylenas; Ethylundecylenoat; CAS-Nr. 692-86-4; $C_{13}H_{24}O_2$; $M_r$ 212.3; Sdp. 257–261 °C; $n_D^{20\,°C}$ 1.437–1.441; farblose Flüss. von charakterist. Geruch; fast unlösl. in Wasser, in jedem Verhältnis mischbar mit Ethanol, Ether, fetten Ölen.

**Undecylensäuremonoethanolamid:** s. Undecylensäure.

**Under-the-cup-Füllverfahren:** s. Druckgaspackungen.

**Unfallversicherung:** s. Sozialversicherung.

**Unguator®:** s. Rührsysteme, geschlossene.

**Unguenta:** s. Zubereitungen zur kutanen Anwendung, halbfeste.

**Unguenta ophthalmica:** s. Augensalben.

**Unguentum Acidi benzoici compositum:** s. Whitfield-Salbe.

**Unguentum Acidi borici:** Acidi borici unguentum; Borsalbe; Zusammensetzung: **1.** DAB, 3 T. Borsäure* (sehr fein gepulvert, Sieb 90), 97 T. weißes Vaselin; Gehalt: 2.7–3.3 % Borsäure; **2.** ÖAB, 10 T. Borsäure, 90 T. weißes Vaselin; Gehalt: 9.5–10.5 % Borsäure; **3.** Ph.Helv., 5.0 g Borsäure, 95.0 g weißes Vaselin; Gehalt: 4.7–5.3 % Borsäure; **Anw.:** schwach antisept.; nur noch für tierärztl. Zwecke; **Toxikol.:** s. Borsäure.

**Unguentum Alcoholum Lanae:** Lanae alcoholum unguentum, Unguentum Lanalcoli, Lanolimentum; Wollwachsalkoholsalbe; Absorptionsgrundlage* (W/O); Zusammensetzung u. Darst.: **1.** DAB, 6 T. Wollwachsalkohole (s. Wollwachs), 0.5 T. Cetylstearylalkohol* u. 93.5 T. weißes Vaselin (s. Vaselinum album) werden auf dem Wasserbad geschmolzen u. bis zum Erkalten gerührt; bis zu 12 T. des Vaselins können durch dickflüssiges Paraffin (s. Paraffinum liquidum) ersetzt werden; auch andere Herstellungsmethoden sind mögl., wenn die gleiche Qualität erzielt wird; **2.** ÖAB, 6 T. Wollwachsalkohole, 50 T. weißes Vaselin, 12 T. Hartparaffin u. 32 T. flüssiges Paraffin; Ep. 38–56 °C (rotierendes Thermometer); gelbl. weiße, weiche Salbe von schwachem Geruch; **3.** Ph.Eur.6 (unter wasseraufnehmenden Salben angeführt), wasseraufnehmende hydrophobe Salbe; enthält Wollwachsalkohole, Cetylstearylalkohol u. Vaselinum album, kein Wasser; W/O-Absorptionsgrundlage; als Salbengrundlage für rezepturmäßige Darst. empfohlen; SZ <1, VZ <1.5; Schmp. 49–52 °C; Viskosität bei 90 °C ca. 7 mPa · s; Wasseraufnahmevermögen: 10.0 g Salbe, mit 20.0 mL Wasser zu einer salbenartigen Emulsion verarbeitet, dürfen während 24 Std. kein Wasser abscheiden; **Inkomp.:** Phenol, Teere, Schiefersulfonate bis zu gewissen Konz. in Gegenwart von Wasser.

**Unguentum Alcoholum Lanae aquosum:** Lanae alcoholum unguentum aquosum, Unguentum Lanalcoli aquosum; wasserhaltige Wollwachsalkoholsalbe; Zusammensetzung: DAB, ÖAB: 50 T. Wollwachsalkoholsalbe (s. Unguentum Alcoholum Lanae) u. 50 T. gereinigtes Wasser; weiße, bei Raumtemperatur weiche, lipophile Creme mit schwachem Geruch; **Darst.:** Das frisch aufgekochte u. auf 60 °C wieder abgekühlte Wasser wird in die auf die gleiche Temp. erwärmte Wollwachsalkoholsalbe eingearbeitet. Die Salbe wird bis zum Erkalten gerührt. **Inkomp.:** Ichthyol, Salicylsäure, Teere u. Teerlösung, Tetracyclin-HCl, Polidocanol

(Thesit); **Hinweis:** Nach DAB sind auch andere Herstellungsmethoden mögl., wenn die gleiche Qualität erzielt wird.

**Unguentum Ammonii bituminosulfonici:** Ammonii bituminosulfonatis unguentum; Ammoniumbituminosulfonatsalbe 10, 20 od. 50 %; Gehalt: bis zu 50 % (m/m) Ammoniumbituminosulfonat*; **Darst.:** nach DAC, NRF: **1.** Ammoniumbituminosulfonatsalbe 10 %: 5.0 g Ammoniumbituminosulfonat, 4.5 g Wasser; **2.** Ammoniumbituminosulfonatsalbe 20 %: 10 g Ammoniumbituminosulfonat, 4 g Wasser; **3.** Ammoniumbituminosulfonatsalbe 50 %: 25 g Ammoniumbituminosulfonat, 2.5 g Wasser; bei allen Zuber.: Wollwachsalkoholsalbe ad 50 g. Salbe u. Wasser werden emulgiert u. mit der vorgeschriebenen Menge Ammoniumbituminosulfat verrieben. **Anw.:** bei Abszessen, chron. Hauterkrankungen u. Gelenkentzündungen; **Hinweis:** Wenn eine Konzentrationsangabe fehlt, ist eine 10 %ige Zuber. abzugeben. Vgl. Zugsalbe; Schieferöl.

**Unguentum aromaticum:** aromatische Salbe, Windsalbe; Zusammensetzung: ÖAB, 36 T. Erdnußöl, 36 T. gehärtetes Erdnußöl, 15 T. gelbes Wachs, 10 T. Lorbeeröl, 1 T. äther. Lavendelöl, 1 T. äther. Rosmarinöl, 1 T. äther. Wacholderöl; Gehalt: mind. 3 % äther. Öle; gelbl. grüne Salbe, die sehr aromat. riecht; **Anw.:** bei Blähungen (Einmassieren am Bauch des Säuglings).

**Unguentum basale:** s. Basiscreme.

**Unguentum Camphorae 10 %:** Camphersalbe 10 %; Zusammensetzung: Ph.Helv., 1 T. Campher*, 20.0 T. weißes Vaselin, 70 T. gehärtetes Erdnußöl; **Anw.:** hyperämisierend u. leicht reizend bei Erkältungskrankheiten u. Erkrankungen des rheumat. Formenkreises.

**Unguentum camphoratum:** Camphersalbe 20 %; Zusammensetzung: EB, 20 T. Campher*, 54 T. Wollfett, 26 T. gelbes Vaselin; **Anw.:** zur Förderung der Durchblutung.

**Unguentum camphoratum vaselinatum:** Camphersalbe 10 % mit Vaselin; Zusammensetzung: EB, 10 T. fein zerriebener Campher*, 90 T. gelbes Vaselin; **Anw.:** zur Förderung der Durchblutung.

**Unguentum Capsici compositum:** Capsici unguentum compositum; Cayennepfeffersalbe; Zusammensetzung: Ph.Helv., 2.5 T. Cayennepfefferliquidextrakt, 3 T. Eukalyptusöl, 5 T. Campher, 10 T. Medizinal-Terpentinöl, 10 T. weißes Bienenwachs, 69.5 T. Cetylsalbe; **Anw.:** bei Neuralgien u. rheumat. Affektionen; **cave:** reizt bereits in geringen Mengen die Schleimhäute (Augen) sehr stark.

**Unguentum cereum:** Wachssalbe; Zusammensetzung: DAB, 7 T. Erdnußöl (s. Arachis hypogaea, Arachidis oleum raffinatum), 3 T. gelbes Wachs (Cera flava, s. Wachse); **Anw.:** als Salbengrundlage. Vgl. Zubereitungen zur kutanen Anwendung, halbfeste.

**Unguentum cereum compositum:** zusammengesetzte Wachssalbe; Zusammensetzung: EB, 150 T. weißes Wachs (s. Wachse), 150 T. Walrat*, 700 T. Mandelöl; die Anw. als Salbengrundlage ist nicht mehr gebräuchlich.

**Unguentum cetylicum:** Cetylsalbe; Zusammensetzung: Ph.Helv., 4 T. Cetanolum (s. Cetylalkohol), 10 T. Adeps lanae (s. Wollwachs), 86 T. Vaselinum* album; WZ 117; wird im Trockenschrank bei 140 °C antimikrobiell behandelt; **Anw.:** als hydrophile Grundmasse zur Herst. von W/O-Emulsionssalben (emulgierend wirken Cetanolum u. Wollwachs).

**Unguentum cetylicum cum Aqua:** wasserhaltige Cetylsalbe; W/O-Emulsionssalbe (s. Zubereitungen zur kutanen Anwendung, halbfeste); Zusammensetzung: Ph.Helv., 60 T. Cetylsalbe (s. Unguentum cetylicum) u. 40 T. Wasser; eine Übersättigung der Wasserphase ist zu vermeiden. **Anw.:** zur Verarbeitung wasserlösl. Wirkstoffe.

**Unguentum contra decubitum:** Salbe gegen Aufliegen; Zusammensetzung: EB, 5 T. Zinksulfat, 10 T. Bleiacetat, 2 T. Myrrhentinktur, 83 T. weiche Salbe; die Anw. ist obsolet. Vgl. Dekubitus.

**Unguentum contra scabiem:** Unguentum sulfuratum compositum ÖAB; zusammengesetzte Schwefelsalbe ÖAB, Krätzesalbe; Zusammensetzung: **1.** DAB, 1 T. sublimierter Schwefel, 1 T. Birkenteer (s. Betula pendula, Pix Betulae), 2 T. Schweineschmalz, 2 T. Kaliseife; **2.** ÖAB, 25 T. Schweineschmalz, 7 T. gelbes Wachs, 32 T. Kaliseife, 10 T. gefälltes Calciumcarbonat, 14 T. gereinigter Schwefel, 12 T. Buchenteer (s. Fagus sylvatica, Oleum Fagi empyreumaticum); braune Salbe, die deutl. nach Buchenteer riecht; **Anw. u. Wirk.:** bei Scabies*; beim Auftragen auf die Haut entwickeln sich Spuren von $H_2S$, welche die Krätzemilben abtöten.

**Unguentum contra tussim:** Hustensalbe; Zusammensetzung: NRF, 8.0 g Campher, 2.0 g Menthol, 8.0 g Eukalyptusöl, 10.0 g Kiefernnadelöl, 2.0 g gereinigtes Terpentinöl, 21.0 g Ceresin (mikrokristallines Paraffin), 49.0 g weißes Vaselin; **Anw.:** als Einreibung; zur Inhalation mit heißem Wasser; **cave:** nicht bei Säuglingen u. Kleinkindern anwenden.

**Unguentum contra tussim mite:** milde Hustensalbe; Zusammensetzung: NRF, 8.0 g Eukalyptusöl, 10.0 g Kiefernnadelöl, 2.0 g gereinigtes Terpentinöl, 24.0 g Ceresin, 56.0 g weißes Vaselin; **Anw.:** als Einreibemittel (ggf. zur Inhalation mit heißem Wasser); für Säuglinge u. Kleinkinder. Vgl. Unguentum contra tussim.

**Unguentum contra verrucas:** Warzensalbe; Zusammensetzung: NRF, 0.2 g Dithranol*, 10 g Salicylsäure-Verreibung 50 % (s. Salicylsäure-Stammverreibung 50 %), 1 g dickflüssiges Paraffin, weißes Vaselin ad 20 g; schwachgelbe, zähe Salbe; **Anw.:** zur Warzenentfernung; Warze 2 Tage mit Salicylpflaster (Emplastrum* saponatum salicylatum) unter Okklusion* abdecken, anschließend Hornschicht entfernen u. Warzensalbe auftragen; Umgebung der Warzen mit Zinkpaste (s. Pasta Zinci) schützen; Behandlung tägl., bis Horn ausgebildet ist, das durch Salicylpflaster zu entfernen ist; Behandlungsdauer: ca. 6–12 Wochen.

**Unguentum contra vulnera:** Wund- u. Heilsalbe; Zusammensetzung: NRF, 20 g Zinkoxid*, 10 g Weizenstärke, 10 g mittelkettige Triglyceride, 0.1 g Ölsäure, 30 g Wollwachs, 29.9 g weißes Vaselin; **Anw.:** zur Behandlung u. Vorbeugung von Wundsein.

**UNGUENTUM CORDES®:** wasserfreie, ambiphile, hypoallergene Salbengrundlage (Komplexemulgatorsalbe) mit hohem Wasser- u. Fettaufnahmevermögen; emulgierbare Fettsalbe; **Zusammensetzung:** nichtionisches Emulgatorengemisch: Macrogolstearat 400 (O/W- Komponente des Komplexemulgators), Glycerolmonostearat 40–55 u. Sorbitanmonostearat (beide als W/O- Komponente des Komplexemulgators); weißes Vaselin, dickflüssiges Paraffin; frei von Wollwachs, Wollwachsalkohol, Konservierungsmitteln u. Parfümstoffen; **Anw.:** Salbengrundlage zur Rezeptur; u. a. bei Psoriasis, chron. Ekzemen, Fissuren, Ichtyosis; Indikationen der versch. Rezepturen mit U. C. ergeben sich aus dem Anwendungsbereich der zugesetzten Wirkstoffe. Durch Zusatz von bis zu 30 % Wasser erhält man eine W/O-Emulsion, durch Zugabe von 50–60 % Wasser eine O/W-Emulsion mit kühlenden Eigenschaften. Der Bereich um 40 % Wasser sollte wegen der Phasenumkehr gemieden werden. Eine „Auffettung" mit verbesserter Streichfähigkeit ist durch Einarbeiten von bis zu 20 % Öl (z. B. Mandelöl, Avocadoöl, Nachtkerzensamenöl) erreichbar. Der feuchtigkeitsspendende Effekt einer O/W-Creme kann durch die Zugabe von bis zu 10 % Harnstoff*, Natriumchlorid* u./od. Glycerol* erhöht werden. Durch Einbringen von je 10 % Zinkoxid* u. Maisstärke entsteht eine wasseraufnehmende Paste. Ersatz für nichtionische hydrophile Salbe DAC, da frei von höheren Alkoholen.

**Unguentum Dexpantothenoli:** Dexpantothenoli unguentum; Pantothenylalkoholsalbe; Zusammensetzung: **1.** NRF, **a) hydrophile Dexpanthenol-Creme 5 %:** 5.0 T. Dexpanthenol*, 0.03 T. wasserfreie Citronensäure, 5.0 T. gereinigtes Wasser, Basiscreme* (DAC) ad 100.0 T.; **b) hydrophobe Dexpanthenol-Creme 5 %:** 5.0 T. Dexpanthenol, 30 T. gereinigtes Wasser, 7.0 T. mittelkettige Triglyceride, 58.0 T. Wollwachsalkoholsalbe (s. Unguentum Alcoholum Lanae); **2.** NFA, 5.0 T. Pantothenylalkohol, 5.0 T. flüssiges Wachs (s. Cera liquida), 3.0 T. destilliertes Wasser, wasserhaltige Wollwachsalkoholsalbe ad 100 T.; **Anw.:** zur Förderung der Epithelisierung einfacher Hautverletzungen.

**Unguentum emulsificans:** Hydrophile Salbe, emulgierende Salbe; hydrophile Absorptionsgrundlage; Zusammensetzung: **1.** DAB, 30 T. emulgierender Cetylstearylalkohol* (Typ A), 35 T. dickflüssiges Paraffin, 35 T. weißes Vaselin; **2.** ÖAB, 30 T. emulgierender Cetylstearylalkohol, 20 T. flüssiges Paraffin u. 50 T. weißes Vaselin; weiche, durchscheinende, weiße Salbe von schwachem, charakterist. Geruch; Hydroxylzahl: 57–69; Struktur: s. Abb.; **Darst.:** Die Best. werden auf dem Wasserbad geschmolzen u. bis zum Erkalten gerührt. Dickflüssiges Paraffin u. weißes Vaselin können n. B. bis zu 10 % gegeneinander ausgetauscht werden, falls keine gut streichbare Salbe erhalten wird. Vgl. Unguentum emulsificans aquosum.

**Unguentum emulsificans aquosum:** anionische hydrophile Creme, wasserhaltige emulgierende Salbe, wasserhaltige hydrophile Salbe; Darst.: **1.** DAB, ÖAB, 30 T. Unguentum* emulsificans u. 70 T. gereinigtes Wasser; Unguentum emulsificans wird auf dem Wasserbad bei ca. 70 °C geschmolzen u. die Schmelze mit dem auf etwa gleiche Temp. erwärmten Wasser in kleinen Anteilen versetzt, bis zum Erkalten gerührt u. das verdampfte Wasser ersetzt; der Zusatz von insgesamt 0.1 % Sorbinsäure od. 0.1 % *p*-Hydroxybenzoesäureestern ist gestattet; **2.** anionische hydrophile Creme SR DAC, NRF, 50 g Isooctyllaurat/-myristat, 105 g emulgierender Cetylstearylalkohol* (Typ A), 25 g 85 %iges Glycerol, 0.7 g Kaliumsorbat, 0.35 g wasserfreie Citronensäure, gereinigtes Wasser ad 500 g; unkonservierte Salbe frisch zubereiten; weiße, bei Raumtemperatur weiche Salbe von schwachem, charakterist. Geruch; Emulsionstyp: Öl in Wasser; Struktur: s. Abb.; Aufbewahrung: kühl u. vor Licht geschützt; **Inkomp.:** Antihistamine, Alkaloide, Farbstoffkationen.

**Unguentum emulsificans nonionicum:** s. Unguentum hydrophilicum nonionicum.

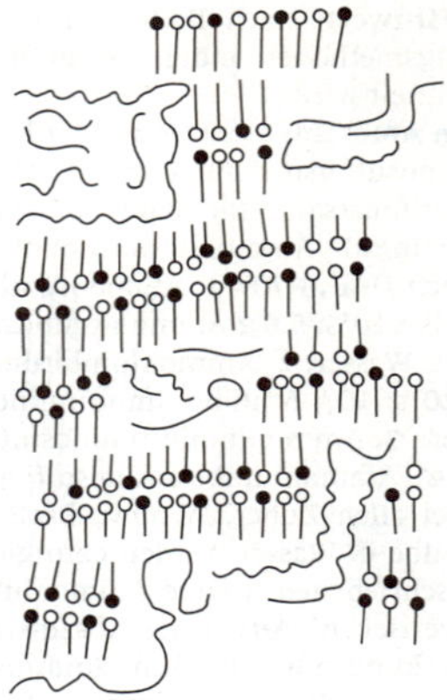


**Unguentum emulsificans:** schemat. Darstellung des Aufbaus von Unguentum emulsificans

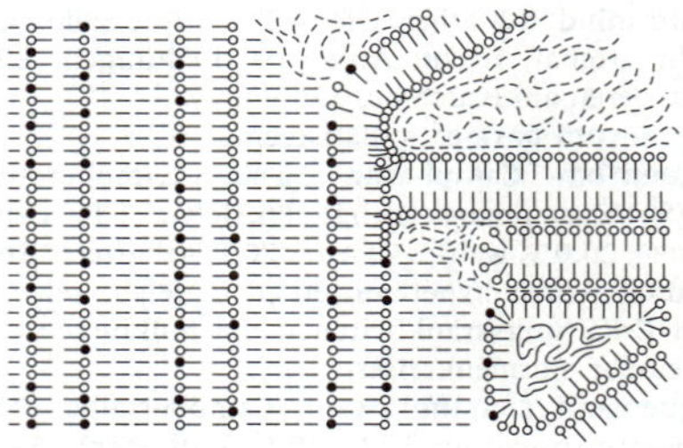


**Unguentum emulsificans aquosum:** schemat. Darstellung des Aufbaus von Unguentum emulsificans aquosum

**Unguentum emulsificans nonionicum aquosum:** Cremor hydrophilicus nonionicus; nichtionische hydrophile Creme, nichtionogene hydrophile Creme, Hydrophile Creme; Zusammensetzung: **1.** DAB, 5 T. Polysorbat-60, 10 T. Cetylstearylalkohol*, 10 T. Glycerol (85 %), 25 T. weißes Vaselin, 50 T. Wasser (frisch aufgekocht); Konservierungsmittel: 0.1 % Sorbinsäure, evtl. auch eine Kombination von 0.1 % Nipagin® mit 0.04 % Nipasol®; **2.** NFA, 8.0 T. Cetylstearylalkohol, 4.0 T. Polysorbat-60, 8.0 T. Propylenglykol, 6.0 T. Paraffinöl, 14.0 T. weißes Vaselin ad 100 T. destilliertes Wasser; weiße Creme-Grundlage vom Typ O/W, kühlend, nicht fettend, abwaschbar; kann durch Zusatz von Wasser je n. B. zu einer Milch verdünnt werden; immer frisch zubereiten; **3.** NRF, 50 g Isooctyllaurat/-myristat, 105 g Macrogolcetylstearylether, 25 g Glycerol (85 %), 0.7 g Kaliumsorbat, 0.35 g wasserfreie Citronensäure, gereinigtes Wasser ad 500 g; **4.** nichtionische hydrophile Creme SR DAC, Cremor nonionicus hydrophilicus SR, 21 T. nichtionische emulgierende Alkohole, 10 T. 2-Ethylhexyllauromyristat, 5 T. Glycerol 85 %, 0.14 T. Kaliumsorbat, 0.07 T. wasserfreie Citronensäure, 63.79 T. gereinigtes Wasser; **Anw.:** Grundlage für top. Zubereitungen. Vgl. Unguentum hydrophilicum nonionicum aquosum.

**Unguentum Glycerini:** Glycerinsalbe; Zusammensetzung: DAB, 10 T. Weizenstärke, 15 T. Wasser, 100 T. Glycerol, 5 T. Ethanol, 2 T. fein gepulvertes Tragant.

**Unguentum Glyceroli:** Glycerolsalbe; Hydrogel-Salbe aus Glycerol (85 %) u. gequollener Weizenstärke; **Darst.:** Ph.Helv., 10 T. Weizenstärke werden mit mind. 50 T. Wasser auf dem siedenden Wasserbad verkleistert, 90 T. heißes Glycerol (85 %) mit den darin gelösten Nipaestern (0.1 T. Methyl- u. 0.03 T. Propylester) zugesetzt u. weiter auf dem Wasserbad erhitzt, bis 100 T. fertige Salbe erhalten werden; Aufbewahrung am besten in Tuben; etwas hygroskop.; **Inkomp.:** Oxidationsmittel, Sulfanilamid, Bismutverbindungen, Iodchloroxychinolin; **Anw.:** Salbengrundmasse; reizmildernder Verband bei entzündl. Geschwüren u. Dermatosen. Vgl. Glycerolgel.

**Unguentum haemorrhoidale:** Hämorrhoidalsalbe; Zusammensetzung: **1.** NFA, 10.0 T. Zinkoxid*, 5.0 T. Polidocanol*, 5.0 T. Ammoniumbituminosulfonat*, Wollwachsalkoholsalbe (s. Unguentum Alcoholum Lanae) ad 100 T.; braune Salbe; **2.** NRF (bis 2001), 0.50 g Butoxycainhydrochlorid* (Sieb 180), 1.25 g basisches Bismutgallat* (Sieb 180), 2.5 g Zinkoxid (Sieb 180), 2.0 g dickflüssiges Paraffin, Wollwachsalkoholsalbe ad 50 g; Hinweis: entfallene Zuber. aus NRF 2001 aufgrund mangelnder Praxisrelevanz u. da Butoxycainhydrochlorid nicht mehr erhältl. ist; **Anw.:** bei Hämorrhoiden, Juckreiz; **Dos.:** 1- bis 3-mal/d dünn auftragen.

**Unguentum Hydrocortisoni acetici 0.5 aut 1.0 per centum:** Hydrocortisoni acetati unguentum 0.5 aut 1.0 per centum; Hydrocortisonacetat-Creme 0.5 od. 1 %; Zusammensetzung: NRF, 0.15 g (0.5 %) bzw. 0.3 g (1.0 %) mikrofeines Hydrocortisonacetat (s. Hydrocortison), nichtion. hydrophile Creme (s. Unguentum emulsificans nonionicum aquosum) ad 30 g; Konservierung mit Sorbinsäure*; **Anw.:** bei entzündl., allerg. u. pruriginösen Dermatosen; **Hinweis:** Enthält die Verschreibung keine Angaben zur Wirkstoffkonzentration, ist 0.5 %ige Creme herzustellen.

**Unguentum hydrophilicum anionicum:** anionaktive hydrophile Salbe; Darst.: Ph.Helv., 30 T. gehärtetes Erdnußöl werden mit 5 T. emulgierendem Cetylstearylalkohol* bei 80 °C zusammengeschmolzen; in diese Mischung wird die auf 80 °C erwärmte Mischung von 20 T. Propylenglykol u. 45 T. Wasser unter Rühren in Anteilen zugefügt, kaltgerührt u. das verdunstete Wasser ergänzt; Aufbewahrung in Tuben od. dicht verschlossenen Behältern; **Inkomp.:** kationaktive Substanzen (Veränderung der Konsistenz), Phenole (Verfärbung); **Anw.:** als Öl/Wasser-Salbengrundlage.

**Unguentum hydrophilicum nonionicum:** Unguentum emulsificans nonionicum; nichtionische hydrophile Salbe; Darst.: DAC, 10 g Polyoxyethylenglycerolmonostearat, 15 g flüssiges Paraffin, 20 g Cetylstearylalkohol, 20 g 85 %iges Glycerol u. 35 g weißes Vaselin werden auf dem Wasserbad geschmolzen u. bis zum Erkalten gerührt; weiße, fast geruchlose Salbe; **Inkomp.:** Gerbstoffe, Phenole; Antibiotika; **Anw.:** als Öl/Wasser-Salbengrundlage. Vgl. Unguentum hydrophilicum nonionicum aquosum.

**Unguentum hydrophilicum nonionicum aquosum:** wasserhaltige nichtionische hydrophile Salbe; Zusammensetzung: DAC, 50 g Unguentum* hydrophilicum nonionicum, 50 g Aqua destillata; weiße, fast geruchlose, weiche, mit Wasser von der Haut abwaschbare Salbe; kann durch Zusatz von 0.15 % (m/m) Sorbinsäure konserviert werden; **Inkomp.:** Ethacridinlactat, Dithranol, Kaliumiodid, Pix Lithanthracis, Procainhydrochlorid, Quecksilber(II)-salze, Resorcinol, Silbernitrat, Tannin; **Anw.:** O/W-Emulsion zur Darst. von Zuber., welche die in der Tab. angegebenen Wirkstoffe enthalten können. Das Überschreiten der angegebenen Konz. od. Kombinationen mehrerer Wirkstoffe können die Stabilität beeinträchtigen. Vgl. Zubereitungen zur kutanen Anwendung, halbfeste.

**Unguentum hydrophilicum non ionogenicum:** nichtionogene hydrophile Salbe; Darst.: Ph.Helv., 10 T. Cetylalkohol* u. 20 T. gehärtetes Erdnußöl werden bei 80 °C zusammengeschmolzen; dieser Schmelze wird die auf 80 °C erwärmte Lsg. aus 5 T. Polysorbat 60, 20 T. Propylenglykol u. 45 T. Wasser unter Rühren in Anteilen zugefügt, kaltgerührt u. das verdunstete Wasser ergänzt; Aufbewahrung in Tuben od. dicht verschlossenen Behältnissen; **Inkomp.:** Phenol, Resorcinol, Tannin (Phasentrennung od. Verflüssigung); **Anw.:** als Öl/Wasser-Salbengrundlage. Vgl. Unguentum hydrophilicum anionicum.

**Unguentum hyperaemicum:** Methylsalicylat-Salbe mit Campher und Menthol, hyperämisierende Salbe (bis 1985); Zusammensetzung: NRF, 1 g Menthol*, 5 g racem. Campher*, 5 g Methylsalicylat*, 10 g mikrokistallines Paraffin (90 °C), 29 g Wollwachsalkoholsalbe; weiße, weiche Salbe von starkem, aromat. Geruch; **Anw.:** bei rheumat. Beschwerden, Gelenk- u. Muskelschmerzen; **Dos.:** 2-

| **Unguentum hydrophilicum nonionicum aquosum** Zubereitungen mit folgenden Wirkstoffen möglich, die dabei keine Veränderungen zeigen | |
|---|---|
| Wirkstoff | möglicher Prozentanteil |
| 4-Aminobenzoesäureethylester | 10 |
| Allantoin | 5 |
| Ammonium bituminosulfonat | 10 |
| Anthrarobin | 1 |
| Bacitracin | 1 |
| Borsäure | 3 |
| Campher | 5 |
| Chloramphenicol | 1 |
| Diphenhydraminhydrochlorid | 2 |
| Fluocinolonacetonid | 0.1 |
| Fomocainhydrochlorid | 1 |
| Hydrocortison | 0.2 |
| Hydrocortisonacetat | 1 |
| 4-Hydroxybenzoesäureester | 0.1 |
| Milchsäure | 2 |
| Neomycinsulfat | 0.5 |
| Perubalsam | 10 |
| Polymyxin B | 0.2 |
| Prednisolon | 0.5 |
| Pheniraminhydrochlorid | 1.5 |
| Salicylsäure | 10 |
| Steinkohlenteerlösung | 10 |
| Sulfathiazol | 20 |
| Tetracainhydrochlorid | 1 |
| Tetracyclinhydrochlorid | 3 |

bis 3-mal/d auf die schmerzenden Körperstellen auftragen u. einmassieren.

**Unguentum Lanalcoli:** s. Unguentum Alcoholum Lanae.

**Unguentum Lanalcoli aquosum:** s. Unguentum Alcoholum Lanae aquosum.

**Unguentum Lanalcoli aquosum pH 5:** Lanae alcoholum unguentum aquosum pH 5; wasserhaltige Wollwachsalkoholsalbe pH 5; Zusammensetzung: **1.** NRF, 0.75 g Citronensäure, 0.9 g Ammoniaklösung* 10 %, 5 g mittelkettige Triglyceride, 40 g Unguentum* Alcoholum Lanae (DAB), 53.35 g Wasser; **2.** NFA, 0.75 T. Citronensäure, 0.90 T. Ammoniak (10 %), 10.00 T. flüssiges Wachs (s. Cera liquida), 48.35 T. Wollwachsalkoholsalbe, destilliertes Wasser ad 100 T.; **Darst.:** Die Wollwachsalkoholsalbe u. das flüssige Wachs werden erwärmt, mit der warmen Mischung von Ammoniak, Citronensäure u. destilliertem Wasser vereinigt u. kaltgerührt. **Anw.:** als Hautschutzmittel; Intervallbehandlung mit wirkstoffhaltigen Dermatika u. Nachbehandlung von Hauterkrankungen.

**Unguentum leniens:** (engl.) *cold cream*; Kühlsalbe, lindernde Salbe; Salbengrundlage mit schwach kühlender u. entspannender Wirkung; **Darst.:** **1.** DAB, in das auf ca. 60 °C erwärmte Gemisch von 7 T. gelbem Wachs, 8 T. Cetylpalmitat u. 60 T. Erdnußöl, dem ein geeignetes Antioxidans (ist anzugeben) zugesetzt werden kann, wird das auf gleiche Temp. abgekühlte, frisch aufgekochte Wasser (25 T.) eingearbeitet. Die Salbe wird bis zum Erkalten gerührt. Gelbl. weiße, bei Raumtemperatur weiche Salbe von schwachem Bienenwachsgeruch, die beim Auftragen auf die Haut Wasser freigibt u. eine Kühlwirkung verursacht. SZ max. 2.4; VZ 120–143; POZ max. 6, kein ranziger Geruch; **2.** Ph.Helv., ÖAB, 8 T. weißes Wachs, 17 T. gehärtetes Erdnußöl (ÖAB: 20 T.), 50 T. Erdnußöl (ÖAB: 47 T.) u. 0.1 T. Natriumlaurylsulfat (nur Ph.Helv.) werden auf dem Wasserbad geschmolzen; nach dem Abkühlen der Schmelze auf 50 °C werden 20 T. warmes gereinigtes Wasser einemulgiert, das verdunstete Wasser ersetzt, kaltgerührt u. 5 T. Rizinusöl eingearbeitet (im ÖAB ist Rizinusöl bereits Bestandteil der geschmolzenen lipohilen Phase); W/O-Emulsionssalbe mit 20 % Wasser; IZ 57–68; VZ 140–150; SZ 1.3–3.6; POZ max. 20; möglichst frisch zu bereiten; ohne Antioxidans max. 3 Monate lagerfähig (vor Licht, Wärme u. Wasserverlust geschützt); **Anw.:** als Salbengrundlage; wirkt bei Ekzemen u. Erythemen besser als Fettsalben; angezeigt bei trockener Haut u. bei subakuten, mazerierenden Prozessen.

**Unguentum Majoranae:** Majoransalbe; Zusammensetzung: EB, 20 T. grob gepulverter Majoran (s. Origanum majorana), 1 T. Ammoniakflüssigkeit, 10 T. Weingeist, 100 T. weißes Vaselin; **Darst.:** Der Majoran wird mit dem Weingeist u. der Ammoniakflüssigkeit befeuchtet u. einige Stunden in einer gut bedeckten Schale stehengelassen. Das weiße Vaselin wird hinzugefügt u. das Gemisch unter häufigem Umrühren im Wasserbad erhitzt, bis der Weingeist u. die Ammoniakflüssigkeit verflüchtigt sind. Anschließend wird das Kraut ausgepresst u. die Salbe filtriert. Die frühere Anw. als Wundsalbe ist obsolet.

**Unguentum molle:** weiche Salbe; Zusammensetzung: **1.** DAC, 10 T. gereinigtes Wasser, 7.5 T. dickflüssiges Paraffin, 32.5 T. Wollwachs*, 50 T. gelbes Vaselin; **2.** DAB, gelbes Vaselin (s. Vaselinum flavum) u. Lanolin* zu gleichen Teilen; **Anw.:** hydrophobe Creme als Salbengrundlage für Salicylsäure od. Harnstoffzusätze.

**Unguentum ophthalmicum emulsificans:** s. Augensalbe, emulgierende.

**Unguentum ophthalmicum simplex:** s. Augensalbe, einfache.

**Unguentum Polyethylenglycoli:** Polyaethylenglycoli unguentum, Macrogoli unguentum DAC; Macrogolsalbe, Polyethylenglykolsalbe, PEG-Salbe, Macrogolgel; Darst.: **1.** DAC, 1 T. Polyethylenglykol 300, 1 T. Polyethylenglykol 1500 (s. Macrogole) werden unter Erwärmen auf dem Wasserbad gemischt u. bis zum Erkalten gerührt; falls keine gut streichbare Salbe erhalten wird, können die Polyethylenglykole bis zu 10 % gegeneinander ausgetauscht werden; OHZ 200–250; Wasser max. 2 %; weiße Salbe; sehr leicht lösl. in Wasser, Aceton, Ethanol, Chloroform; unlösl. in Ether, Fetten, fetten Ölen u. flüssigen Paraffinen; **2.** ÖAB: 60 T. PEG 400 u. 40 T. PEG 4000 werden bei 65 °C zusammengeschmolzen u. kaltgerührt; beide PEG können aus Konsistenzgründen bis zu 10 % gegeneinander ausgetauscht werden; OHZ 170–190; Viskosität der 50 %igen Lsg. (25 °C): 34–115 mPa · s; **3.** Ph.Helv.: 5 T. PEG 4000, 20 T. PEG 1540, 70 T. PEG 400 u. zusätzl. 5 T. Cetanolum (Konsistenzverbesserer; s. Cetylalkohol) werden zusammengeschmolzen u. kaltgerührt; das Einarbeiten wässriger Lsg. ist nur in beschränktem Maße (bis ca. 15 %) mögl. (Verflüssigung); Konservierung ist nicht erforderlich. **Inkomp.:** Anthrazol, Natriumsulfamidochlorid, gelbes Quecksilberoxid, Resorcinol, Sulfonamide, Tannin, Bismutoxyiodidgallat (Verfärbung), Bacitracin u. Penicillin (Inaktivierung), Silbersalze (Reduktion), Terpinhydrat (Verflüssigung); **Anw.:** als hydrophile (abwaschbare) Salbengrundmasse für Suspensions- u. Lösungssalben; vgl. Zubereitungen zur kutanen Anwendung, halbfeste; aufgrund ihrer Wasserlöslichkeit häufig an behaarten Hautflächen eingesetzt; **Nachteile: 1.** stark okklusive Wirk.; Wasser wird aus der Epidermis aufgenommen; es bildet sich eine dünne Schicht einer wässrigen PEG-Lsg., auf der die PEG-Grundlage schwimmt; **2.** WW mit vielen Wirkstoffen unter Verfärbung u./od. Zersetzung durch die stark komplexbildende Wirk. der regelmäßig angeordneten Ethersauerstoffatome; **3.** Oxidationsempfindlichkeit an den Methylengruppen in Nachbarschaft zu den Etherbrücken, führt zur Bildung von Hydroperoxiden; **Hinweis:** PEG-Salben vermögen viele Wirkstoffe gut zu lösen; u. U. so gut, dass die Verfügbarkeit durch Abgabe an die Haut dadurch in Frage gestellt ist. Eine Aufnahme der Grundlage durch das Stratum corneum findet nicht statt. Vgl. Gele.

**Unguentum Polyvidoni-Iodi:** s. Unguentum Polyvinylpyrrolidoni-Iodi.

**Unguentum Polyvinylpyrrolidoni-Iodi:** Unguentum Polyvidoni-Iodi, Povidoni-Iodi-Unguentum; Povidon-Iod-Salbe, Polyvidoni-Iodi-Unguentum, Polyvidon-Iod-Salbe; Zusammensetzung: DAC, NRF, 10 g Povidon*-Iod, 60 g Polyethylenglykol 400 u. 25 g Polyethylenglykol 4000 (s. Macrogole), gereinigtes Wasser ad 100 g; Gehalt: 0.83–1.2 % verfügbares Iod*, 0.41–0.66 % Iodid; PEG 400 u. PEG 4000 dürfen bis zu jeweils 5 g ausgetauscht werden; rötl. braune, abwaschbare Salbe; **Darst.:** PEG 400 u. 5 g Wasser werden auf 70 °C erwärmt, in kleinen Teilen mit Polyvidon-Iod versetzt u. bis zur Lsg. gerührt. Diesem Ansatz wird PEG 4000 (70 °C) zugesetzt, bis zum Erkalten gerührt u. mit Wasser ad 100 g ergänzt. **Anw.:** bei Hautinfektionen, Hautverletzungen, Schürfwunden, Dekubitus. Vgl. Polyvidon-Iod-Zucker-Salbe.

**Unguentum resinosum:** Harzsalbe; Darst.: Ph.Helv., 9 T. Colophonium*, 9 T. Lärchenterpentin (s. Terebinthina, Terebinthina laricina), 17 T. gelbes Wachs u. 65 T. Olivenöl werden zusammengeschmolzen u. kaltgerührt; SZ 22–28; VZ 162–170; **Anw.:** als hautreizende Salbe.

**Unguentum salicylicum:** s. Salicylsäure-Salbe 2 %, 3 % od. 5 %.

**Unguentum salicylicum compositum:** zusammengesetzte Salicylsalbe; Darst.: Ph.Helv., 10 T. Salicylsäure*, 10 T. med. Terpentinöl, 10 T. Wollwachs u. 70 T. gehärtetes Erdnußöl werden zu einer Salbe verarbeitet; **Inkomp.:** Eisen(III)-salze (Verfärbung); **Anw.:** bei Erkrankungen des rheumat. Formenkreises; zum Einreiben bei akuten Gelenkaffektionen.

**Unguentum stearinicum:** Stearatsalbe, Stearatcreme, Verseifungssalbe; Abwaschbare Hydrogelsalbe (O/W); Darst.: Ph.Helv., 13.5 T. Propylenglykol*, 1.2 T. Triethanolamin*, 0.2 T. *p*-Hydroxybenzoesäuremethylester u. 0.1 T. *p*-Hydroxybenzoesäurepropylester werden bei 80 °C in 61 T. Wasser gelöst; dieser Lsg. werden in Anteilen unter Rühren 24 T. Stearinsäure* (erwärmt auf 80 °C) zugesetzt; Bildung der Seife, löst sich in der Wasserphase; Rühren bis zum Erkalten; das verdunstete Wasser ersetzen; Wassergehalt: 58–62 %; **Inkomp.:** sauer reagierende Stoffe, quartäre Ammoniumverbindungen; **Anw.:** als abwaschbare Decksalbe; zur Verarbeitung wasserlösl. Wirkstoffe.

**Unguentum sulfuratum compositum:** s. Unguentum contra scabiem.

**Unguentum Zinci:** Unguentum Zinci oxydati, Zinci unguentum, Unguentum Zinci oxydati 10 %; Zinksalbe, Zinkoxidsalbe; Darst.: **1.** DAB, ÖAB, 10 T. Zinkoxid*, 90 T. Wollwachsalkoholsalbe (s. Unguentum Alcoholum Lanae); Gehalt: 9.5–10.5 % ZnO; das feingepulverte ZnO wird mit ca. 10 T. geschmolzener Wollwachsalkoholsalbe angerieben u. dann mit dem Rest der Grundlage verdünnt; gelbl. weiße Suspensionssalbe (s. Zubereitungen zur kutanen Anwendung, halbfeste); **2.** Ph.Helv., 1 T. Zinkoxid, 9 T. weißes Vaselin; **Anw.:** als Decksalbe mit kühlender, austrocknender u. schmerzlindernder Wirk.; bei Ekzemen.

**Unguentum Zinci oxydati:** s. Unguentum Zinci.

**Unguis** (lat.): Nagel; vgl. Onychomykose.

**unifazial:** (bot.) Entwicklung der gesamten Spreitenfläche (s. Blattspreite) des Blattes* aus der Unterseite der Blattanlage, z. B. Rundblätter von Allium, Flachblätter von Iris.

**Uniject®:** Injektionssystem für Zylinderampullen; besteht aus Spritzengestell (Kolbenstange mit Führungsring u. Fingerauflage) u. Zylinderampullen-Halter, verbunden durch lösbare Bajonettverriegelung.

**Uniport:** Form des aktiven Transports*, bei der nur eine Molekülart transportiert wird.

**Unit:** (engl.) Einheit für die Enzymaktivität*; Symbol U.

**unitegmisch:** s. Samenanlage.

**Unithiol:** s. DMPS.

**unit membrane:** s. Biomembran.

**Universalindikatorpapiere:** mit Indikatormischlösung getränkte Papierstreifen zur pH-Bestimmung; vgl. Indikator.

**Universal-Zentrifuge:** s. Zentrifuge.

**Unktion** (lat. unctio): Einreibung, Einsalbung.

U

**Unschlitt:** s. Sebum.
**Unterchlorige Säure:** s. Hypochlorige Säure.
**Unterdischwefelsäure:** s. Dithionsäure.
**Untereinheit:** **1.** in der Proteinchemie die kleinste Protein- od. Polypeptidketteneinheit, die von einem oligomeren Protein* ohne Trennung kovalenter Bindungen separiert werden kann; nach ihrer Größe u. Zusammensetzung unterscheidet man zwischen ident. (**homomeren**) u. nicht ident. (**heteromeren**) Untereinheiten. Letztere lassen sich bei alloster. Enzymen* in regulator. u. katalytische U. weiter unterteilen. **2.** zwei ungleich große Subpartikel der Protein synthetisierenden Ribosomen* der Zelle*, die nach ihrer Desaggregation bei Prokaryoten* mit einer Sedimentationskonstante von 30 S (kleine U.) od. 50 S (große U.) sedimentieren, bei Eukaryoten* mit 40 S od. 60 S.
**Untergrundstrahlung:** s. Halo.
**Unterkorn:** s. Fehlkorn.
**Unterkühlung:** **1.** (chem.-physik.) vorsichtige Abkühlung einer Flüss. unter den Erstarrungspunkt*, ohne dass Erstarrung eintritt; **2.** (med.) Hypothermie*.
**Unternehmer, pharmazeutischer:** derjenige, unter dessen Namen ein Arzneimittel in den Verkehr kommt; bei zulassungs- od. registrierungspflichtigen Arzneimitteln Inhaber der Arzneimittelzulassung* od. Registrierung*; muss seinen Sitz innerhalb der EU od. eines EWR*-Vertragsstaates haben. Jedes Arzneimittel muss durch die Angabe von Firma u. Anschrift (meist genügt die Ortsangabe) des p. U. gekennzeichnet sein.
**Unterphosphorige Säure:** s. Phosphinsäure.
**Untersalpetrige Säure:** s. Hyposalpetrige Säure.
**Unterschenkelgeschwür:** Ulcus cruris; Substanzdefekt der Haut, meist am distalen Unterschenkel; **Urs.:** v. a. chron.-venöse Insuffizienz, selten periphere arterielle Verschlusskrankheiten, exulzerierende Tumoren, Pyodermien*; **Ther.:** Sanierung der Grunderkrankung; lokale Stimulierung der Granulation, mechan. durch Wundexzision, lokale stadiengerechte Wundversorgung, Vakuumversiegelung, ggf. Faszienspaltung zur Stauungsentlastung, plast. Deckung; biologisch (Fliegenmaden).
**Unterschweflige Säure:** s. Thioschwefelsäure.
**Unterstützungskasse:** Wohlfahrtseinrichtung der Apothekerkammern* in Deutschland, die Apothekern sowie ihren Ehegatten u. minderjährigen Kindern in wirtschaftl. Notlagen Unterstützungen od. Beihilfen gewährt.

U

**Untersuchungsämter:** s. Medizinaluntersuchungsämter; Tierärztliche Untersuchungsämter.
**Untersuchungsmethoden, bakteriologische:** Verfahren zur Bestimmung von Bakterien*; **1.** Mikroskopie (Licht-, Phasenkontrast-, Elektronenmikroskopie; vgl. Mikroskop); **2.** Kulturverfahren* (z. B. Nährboden, Zellkultur); **3.** Antigen- u. Toxinnachweis (Agglutination*, Präzipitation*, ELISA*, Western*-Blotting-Methode); **4.** Nachw. erregerspezif. Nucleinsäuren (Gensonden, PCR, Ligase-Kettenreaktion, Klonierung mikrobieller DNA, DNA-/RNA-Sequenzierung); **5.** Serologie*: Nachw. von Antikörpern, z. B. durch Präzipitations-, Flockungs- u. Agglutinationsreaktionen, Komplementbindungsreaktion, Hämagglutination-Hemmtest, ELISA u. a.; **6.** Tierversuch*, z. B. Toxinnachweis bei Tetanus, Botulismus; Xenodiagnose; **7.** andere: z. B. spezielle Methoden zum Nachw. bestimmter Parasiten.
**Untersuchungsmethoden, mykologische:** Verfahren zum Nachw. von Pilzinfektionen u. zur Bestimmung der Erreger von Mykosen*; **1.** Morphologie: mikroskop. Untersuchungen (s. Mikroskop) des Nativ- u. des Farbpräparates; **2.** Züchtbarkeit: Kulturen auf Bakterien- u. speziellen Pilznährböden; vgl. Kulturverfahren; **3.** serologische Tests; vgl. Serodiagnostik; **4.** Tierversuch: Präzipitations-, Agglutinations- u. Komplementbindungsreaktion*.
**Untertemperatur:** s. Hypothermie.
**untranslated region** (engl. nicht-translatierter Bereich): Abk. UTR; Sequenzbereich einer mRNA* zw. 5′-Ende u. Start*-Codon bzw. Stop*-Codon u. 3′-Ende, die nicht für ein Protein codiert u. nicht translatiert wird; z. T. mit Stabilisierungseffekt auf mRNA. Vgl. open reading frame.
**Unverträglichkeit:** s. Inkompatibilität.
**Unze:** altes deutsches (preuß.) Apothekergewicht*: 1 Unze = 8 Drachmen = 29.232 g; in England u. Amerika heute noch gebräuchl.: 1 ounce = 8 drachmes = 28.3495 g; 16 ounces ergeben 1 Pfund (lb). Die Schmuckunze entspricht 31.103 g.
**Uperisation:** Ultrahochtemperatur-Verfahren; asept. Verfahren in der Nahrungsmittelindustrie mit Temp. von 130–150 °C bei wenigen Sekunden Einwirkungszeit; vgl. Pasteurisieren.
**Upjohn-Verfahren:** diskontinuierl. Stanzverfahren zur Herst. von Weichkapseln*; **Prinzip:** sehr ähnl. dem Colton*-Verfahren; anstelle der erwärmten Formplatten werden Formplatten mit porösem Boden verwendet (s. Abb.), um die erste Gelatinefolie in die Formen einzusaugen.

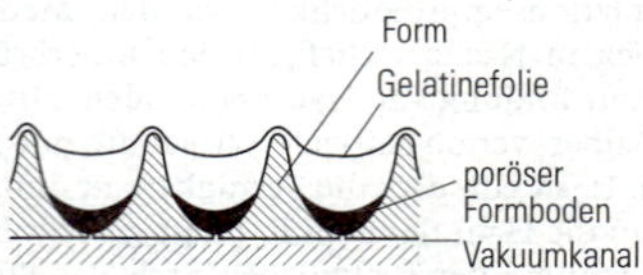


**Upjohn-Verfahren:** schemat. Darstellung

**Up-Regulation:** Erhöhung der Anzahl von Rezeptoren* einer Zelle bei länger dauernder Ther. mit Antagonisten* dieses Rezeptors, z. B. Ther. mit Beta*-Rezeptoren-Blockern; damit verbunden ist oft eine überschießende Reaktion des Organismus nach Absetzen des Pharmakons (s. Rebound-Phänomen). Vgl. Down-Regulation; Toleranz.
**Upstream:** **1.** Teil des codierenden Stranges einer doppelsträngigen DNA*, der auf der 5′-Seite der Transkriptionsstartstelle (s. Promotor) liegt; das Nucleotid* an der Startstelle wird mit +1 bezeichnet u. die Nucleotide in 5′-Richtung erhalten negative Ziffern. **2.** relative Lage der Nucleotide in 5′-Richtung von einer gegebenen Position aus; **3.** Beschreibung des zeitlichen u. mechanist. Ablaufs der Signaltransduktion*, z. B. zwischen Rezeptor u. weiteren Proteinen bzw. Kinasen; Gegenteil: Downstream; **4.** in der Bioverfahrenstechnik Beschreibung der biol. Prozesse.
**Ura:** Abk. für **Uracil***.

**Uracil:** Abk. Ura, U; 2,4-Dihydroxypyrimidin; 1*H*-Pyrimidin-2,4-dion; CAS-Nr. 66-22-8; $C_4H_4O_2N_2$, Strukturformel: s. Abb.; $M_r$ 112.09; Schmp. 335 °C (unter teilweiser Zers.); weiße Kristallnadeln od. weißes, geruchloses Pulver; lösl. in heißem Wasser sowie in Ammoniaklösung u. Alkalilaugen, wenig lösl. in kaltem Wasser, fast unlösl. in Ethanol u. Ether; als Pyrimidinbase* Best. der RNA*.

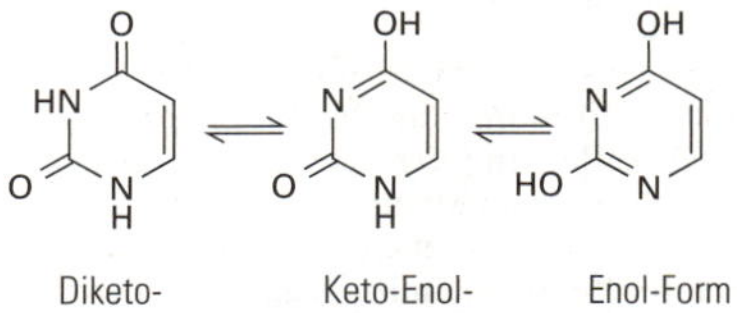


**Uracil:** Tautomerie

**Uracil-6-carbonsäure:** s. Orotsäure.
**Uradal:** s. Carbromal.
**Urämie:** terminale Niereninsuffizienz, Harnvergiftung; klin. Syndrom, das sämtliche Sympt. der fortgeschrittenen Niereninsuffizienz* umfasst; **Formen: 1.** akute U.: entsteht 5–10 Tage nach akutem Nierenversagen*; **2.** chron. U.: Endzustand nach u. U. jahrelangen präurämischen Phasen bei chron. progredienter Nierenerkrankung; **Pathologie:** v. a. **1.** Retention von Natrium, Wasser u. a. harnpflichtigen Substanzen (z. T. tox. Auswirkungen); **2.** Störung der renalen endokrinolog. Funktionen (s. Epoetin; Calcitriol); **Ther.:** Dialysebehandlung*; Diät mit strenger Bilanzierung von Wasser, $Na^+$, $K^+$, $Cl^-$, Phosphat u. Gabe von Ketoanaloga einiger Aminosäuren, Calcitriol u. Epoetin; evtl. Nierentransplantation.
**Uragoga granatensis:** s. Cephaelis acuminata.
**Uragoga ipecacuanha:** s. Cephaelis ipecacuanha.
**Uran:** Symbol U; CAS-Nr. 7440-61-1; $A_r$ 238.03; OZ 92; D. 18.685; Schmp. 1132 °C; 3-, 4-, 5-, 6-wertiges, schweres, sprödes, verhältnismäßig weiches, radioaktives Schwermetall* aus der Reihe der Actinoide*; äußerl. dem Eisen* ähnl.; kommt in 3 Modifikationen vor: α-Uran bei Temp. <688 °C, β-Uran bei Temp. von 688–776 °C u. γ-Uran bei Temp. von 776–1132 °C; beim Erhitzen an der Luft verbrennt U. zu Triuranoctoxid ($U_3O_8$). **Vork.:** natürl. in Uranpecherz (Pechblende*) sowie in vielen anderen Mineralien, u. a. in Brannerit u. Uraninit (Oxide), Torbernit, Heinrichit u. Carnotit (Phosphate, Arsenate u. Vanadate) sowie Coffinit u. Uranophan (Silicate); Hauptvorkommen in USA, Niger, Australien, Kasachstan, Namibia, Südafrika, Kanada, Brasilien, Russland, Ukraine u. Usbekistan; 3 natürl. Isotope: 238 (99.27 %), 235 (0.72 %), 234 (0.006 %); seit der Entdeckung der Kernspaltung* das meistgesuchte Metall auf der Erde; **Darst.:** Reduktion von Uranhalogeniden od. Urandioxid mit Alkali- od. Erdalkalimetallen; Elektrolyse von $KUF_5$ od. Urantetrafluorid ($UF_4$) in geschmolzenem Calciumchlorid/Natriumchlorid; **Anw.:** (techn.) **1.** große wirtschaftl. u. militär. Bedeutung als Brennstoff in Kernreaktoren u. als Kernsprengstoff in Nuklearwaffen; die dabei in vielen Fällen notwendige Anreicherung des spaltbaren Isotops $^{235}U$ erfolgt durch Gasdiffusion von Uranhexafluorid ($UF_6$) od. durch Ultrazentrifugation. Das Isotop $^{238}U$ dient in Brutreaktoren zur Erzeugung von $^{239}Pu$. **2.** in der Porzellan- u. Emaillemalerei, zur Fabrikation fluoreszierender Gläser; **3.** als abgereichertes Uran (engl. depleted uranium; Abk. DU) in panzerbrechenden Urangeschossen; **Toxikol.:** Uran u. alle seine Verb. sind starke Gifte, die auch kumulativ wirken. **Nachw.:** Uranverbindungen: **1.** Ammoniumsulfid* fällt schwarzbraunes Uranoxidsulfid ($UO_2S$), lösl. in verd. Säuren. **2.** Kaliumhexacyanoferrat(II)* fällt rotbraunes Kalium-Uranylhexacyanoferrat(II), $K_2(UO_2)[Fe(CN)_6]$. **3.** Uran(VI)-Ionen bilden bei pH 4.6 mit Glyoxal-bis-(2-hydroxyanil) einen violetten Komplex; selektiver Nachw., kann zur photometr. Gehaltsbestimmung genutzt werden. **Gesch.:** 1789 von Martin Heinrich Klaproth (1743–1817) in der Pechblende entdeckt. Vgl. Transurane.
**Uranacetat:** s. Uranylacetat.
**Uranate:** s. Uran(VI)-oxid.
**Uranblei:** Radium G, Radioblei; Blei*-106; Endprodukt der Uran*-Zerfallsreihe.
**Urangelb:** Natrium uranicum; Natriumdiuranat, Natriumuranat; CAS-Nr. 13721-34-1; $Na_2U_2O_7$; $M_r$ 634.03; D. 3.93; gelborange-farbenes Pulver, leicht lösl. in Säuren, wenig lösl. in Wasser; **Herst.:** Zwischenprodukt bei der Abscheidung von Uran* aus Uranerzlösungen (fällt bei Zugabe von Natriumhydroxid* aus) u. zus. mit Ammoniumdiuranat bei der Produktion von Yellowcake (pulverförmiges Gemisch von Uranverbindungen); **Anw.:** (techn.) Farbstoff für Gläser (Uranglas) u. Emaillen; bis 1987 war es erlaubt, U. keram. Zahnersatz zuzusetzen, da es unter UV-Licht weißblau leuchtet.
**Uranhexafluorid:** $UF_6$; $M_r$ 352.1; bei Raumtemperatur gasförmige Verb., in die Uran* zur Anreicherung des für die Kernspaltung* benötigten Isotops $^{235}U$ übergeführt wird.
**Uraniagrün:** s. Kupferarsenit-acetat.
**Uranin:** s. Fluoresceinnatrium.
**Uraninit:** s. Pechblende.
**Uranium aceticum:** s. Uranylacetat.
**Uranium nitricum:** s. Uranylnitrat.
**Urannitrat:** s. Uranylnitrat.
**Uran(VI)-oxid:** Urantrioxid; CAS-Nr. 1344-58-7; $UO_3$; $M_r$ 286.3; gelbe od. orangefarbene Kristalle; D. 7.3; tritt in 7 krist. Modifikationen auf; amphoter: bildet in sauren Lsg. Uranyl-Ionen ($UO_2^{2+}$), in bas. Milieu Oxouranate; zerfällt bei 700–900 °C in Triuranoctoxid ($U_3O_8$). **Darst.:** Erhitzen von Uranylverbindungen wie Uranylnitrat-Hexahydrat in einer Sauerstoffatmosphäre bei 600 °C; **Anw.:** (techn.) Ausgangsstoff für die Urandioxid-Produktion.
**Uranoxid, essigsaures:** s. Uranylacetat.
**Uranoxid, salpetersaures:** s. Uranylnitrat.
**Uranpecherz:** s. Uran.
**Urantrioxid:** s. Uran(VI)-oxid.
**Uranylacetat:** Uranium aceticum; Uranacetat, essigsaures Uranoxid; CAS-Nr. 6159-44-0; $(CH_3COO)_2UO_2 \cdot 2\,H_2O$; $M_r$ 424.15; D. 2.89; Kristallwasser entweicht ab 110 °C; therm. Zers. zu Uran(VI)*-oxid ($UO_3$) ab 275 °C; gelbe Kristalle, lösl. in Wasser; **Darst.:** Auflösen von Uran(VI)-oxid in Essigsäure*; **Anw.:** (techn.) Reagenz zur Bestim-

mung der Phosphorsäure*, Negativkontrastierung in der Elektronenmikroskopie.

**Uranylnitrat:** Uranium nitricum; Urannitrat, salpetersaures Uranoxid; CAS-Nr. 13520-83-7; $UO_2(NO_3)_2 \cdot 6\,H_2O$; $M_r$ 502.13; Schmp. 100 °C (unter Zers.); grünl. gelbe, fluoreszierende Prismen; leicht lösl. in Wasser, Ethanol u. Ether, unlösl. in Toluol u. Chloroform; **Anw.:** (techn.) Kontrastmittel in der Elektronenmikroskopie. **Hom.:** Uranium nitricum: verordnet z. B. bei Nierenentzündungen, Ulcus ventriculi, unterstützend bei Diabetes mellitus.

**Uranylsalze:** s. Uran(VI)-oxid.

**Urapidil** (INN): 6-{3-[4-(2-Methoxyphenyl)-1-piperazinyl]propylamino}-1,3-dimethyl-2,4(1*H*,3*H*)-pyrimidindion; CAS-Nr. 34661-75-1; $C_{20}H_{29}N_5O_4$, Strukturformel: s. Abb.; $M_r$ 387.49; Schmp. 160–163 °C (kristallisiert aus Wasser; polymorph); $pK_S$ 7.10; **Wirk.:** Antihypertensivum*; Alpha*-Rezeptoren-Blocker (Alpha-1-Rezeptoren-Blocker mit prä- u. postsynapt. alpha-2-synapt. Wirk.); antihypertensive Wirk. durch zentrale Hemmung sympath. Aktivitäten u. periphere Hemmung der Noradrenalinfreisetzung; nachhaltige periphere Vasodilatation; **Ind.:** Hypertonie, hypertensive Krise; HWZ 2–3 h. Gebräuchl. ist auch Urapidilhydrochlorid.

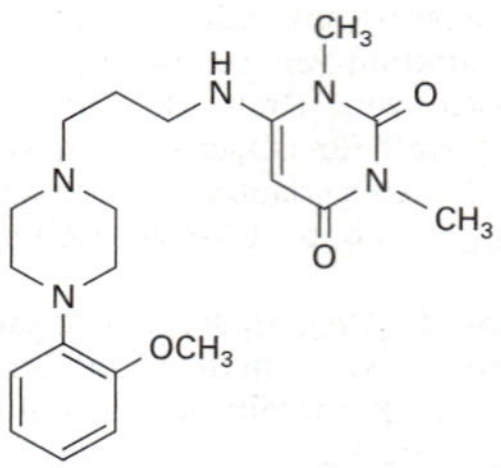


**Urapidil**

**Urari:** s. Curare.

**Urate:** Salze der Harnsäure*.

**Uratoxidase:** s. Uricase.

**Urea nitrica:** s. Carbamidnitrat.

**Urea pura:** s. Harnstoff.

**Urease:** Harnstoff-Amidohydrolase; zu den Hydrolasen gehörendes Enzym*, das Harnstoff* in Ammoniak u. Kohlenstoffdioxid* spaltet; **Vork.:** (natürl.) in Bakt., Pilzen, Sojabohne u. amerikan. Jackbohne; nicht in tier. Organismen; **Bedeutung:** Durch die Spaltung des Harnstoffs u. Freisetzung des gebundenen Stickstoffs als Ammoniak (Stickstoff wird damit für die Pflanzen wieder assimilierbar) ist U. bzw. die Ureasespaltung von großer Bedeutung für den Stickstoffkreislauf. **Anw.:** (analyt.) Schnelltest auf Helicobacter* pylori; Harnstoffbestimmung; **Gesch.:** erstes kristallisiert gewonnenes Enzym.

**Uredinales:** s. Rostpilze.

**Uredosporen:** (bot.) rötl., paarkernige Sommersporen (s. Sporen) der Rostpilze* (vgl. Pilze).

**Ureide:** Harnstoff*-Derivate, in denen H-Atome der $NH_2$-Gruppe durch org. Säurereste* (Acyl-Gruppen) ersetzt sind; **Anw.:** (med.) viele Schlafmittel sind U., z. B. die Barbiturate*; vgl. Carbromal.

**Ureter:** Harnleiter; ca. 4 mm dicker u. ca. 30 cm langer muskulöser Schlauch zw. Nierenbecken u. Harnblase*.

**Urethan:** Ethylurethan, Urethanum; Carbaminsäureethylester; $H_2N{-}CO{-}OC_2H_5$; $M_r$ 89.09; Schmp. 48–50 °C; Sdp. 184 °C; D. 1.048; farblose Kristalle, leicht lösl. in Wasser, Ethanol, Ether, Chloroform, Glycerol; **Darst.:** Erhitzen von Harnstoffnitrat mit Ethanol. Die frühere med. Anw. als Zytostatikum* ist obsolet.

**Urethane:** Ester* der Carbaminsäure*.

**Urethra:** Harnröhre; Ausscheidungsweg des Harns* bei der Entleerung der Harnblase*; bei der Frau ca. 2.5–5 cm, beim Mann ca. 24 cm lang.

**Urethritis:** Harnröhrenentzündung; Entzündung der Harnröhrenschleimhaut, ggf. auch der tieferen Schichten (Periurethritis, Kavernitis); **Einteilung:** **1.** nach Erreger; **a)** nichtgonorrhoische Urethritis (sog. unspezif. U.); **b)** gonorrhoische (sog. spezif.) U.: s. Gonorrhö; **2.** nach betroffenem Harnröhrenabschnitt; **a)** U. anterior (auf die vorderen Abschnitte begrenzt) mit Dysurie u. meist unkompliziertem Verlauf; **b)** U. posterior (v. a. die hinteren Abschnitte betreffend) mit urethraler Blutung (v. a. bei Kindern u. Jugendlichen) u. evtl. Harnverhalt, Vork. z. B. bei Prostatitis*, Gonorrhö.

**Ureum:** s. Harnstoff.

**Urginea maritima** (L.) Bak.: Scilla maritima L., Urginea scilla Steinh.; Meerzwiebel; Fam. Hyacinthaceae; heim. in Mittelmeerländern; unterschieden werden eine weiße u. eine rote Varietät (Rattenzwiebel); erstere ist Stpfl. von **Scillae bulbus:** Bulbus Pancratii veri, Bulbus rusticus, Bulbus Scillae, Bulbus Urgineae; Meerzwiebel; die in Streifen geschnittenen, getrockneten, mittleren, fleischigen Blätter der bald nach der Blüte gesammelten Zwiebel der weißzwiebeligen Rasse (Varietät mit weißen Schuppen); **Off.:** DAB; Monographie: Kommission E; **Inhaltsst.:** ca. 0.1–4.0 % herzwirksame Glykoside* der Bufadienolid-Reihe; Aglykon ist Scillarenin; Hauptglykoside sind Scillaren A, Proscillaridin*, das durch enzymat. Hydrolyse entsteht (Strukturformeln: s. Abb.), u. Gammabufotalinrhamnosid; ferner z. B. neben einigen anderen herzwirksamen Glykosiden wie Glucoscillaren A v. a. Schleimstoffe (Glucogalactane) u. Polyfructosane; **Wirk.:** s. Glykoside, herzwirksame. Die Anw.

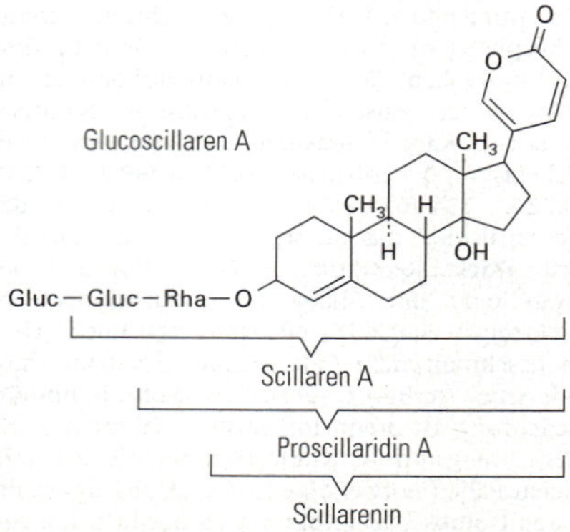


**Urginea maritima:** Strukturformel von Glucoscillaren A

U

der Droge ist obsolet; therap. von Bedeutung ist nur Proscillaridin*; die Droge wurde früher med. angewendet bei leichteren Formen der Herzinsuffizienz sowie volkstüml. bei katarrhal. Erkrankungen der Atemwege u. zur Förderung der Harnausscheidung. **Scillae pulvis normatus:** Pulvis scillae normatus; Eingestelltes Meerzwiebelpulver; der Wirkwert des Pulvers soll nach DAB einem Gehalt von 0.2 % Proscillaridin entsprechen; **Bulbus Scillae recens:** frische Meerzwiebel; **Inhaltsst. u. Anw.:** dient als Rodentizid*; hierfür wird hauptsächl. die rote Varietät verwendet, da diese das für Ratten giftige Glykosid Scillirosid in größerer Menge enthält; Aglykon Scillirosidin ist 6-Acetoxy-8-hydroxy-scillarenin; **Toxikol.:** Die weibl. Ratten sind gegen dieses Gift empfindlicher als die männl.; neben Herzwirkung auch Wirk. auf das ZNS. **Hom.: 1.** Urginea maritima var. alba (HAB): ethanol. Digestiv der frischen, fleischigen Zwiebelschuppen; verordnet z. B. bei Kreislaufschwäche; **2.** Urginea maritima var. rubra (HAB): frische, rote Zwiebel; verordnet z. B. bei Kreislaufschwäche.

**Uricase:** Uricooxidase, Uratoxidase; zu den Oxidoreduktasen gehörende uricolyt. Oxidase*, die Harnsäure* in Wasserstoffperoxid u. Allantoin* umwandelt, das Endprodukt des Stickstoff-Stoffwechsels der meisten Säugetiere; nur der Mensch u. die Menschenaffen bilden Harnstoff*, da diesen U. fehlt. **Verw.:** (analyt.) Harnsäurebestimmung im Blut.

**Uricooxidase:** s. Uricase.

**Uridin:** Abk. U; 1-*β*-D-Ribofuranosyluracil, 1-*β*-D-Ribofuranosyl-2,4(1*H*,3*H*)-pyrimidindion; CAS-Nr. 58-96-8; $C_9H_{12}N_2O_6$; $M_r$ 244.2; Schmp. ca. 165 °C; Nucleosid* aus Uracil* u. (D-)Ribose*; weißes bis fast weißes, kristallines Pulver; löslich in Wasser; **Bedeutung:** Die Phosphate spielen im Stoffwechsel der RNA* eine wichtige Rolle. **Anw.:** Reagenz Ph.Eur.6; Derivate als Antimetaboliten*.

**Uridindiphosphatglucose:** s. Nucleosiddiphosphatzucker.

**Urikämie:** erhöhte Harnsäurekonzentration im Blut (bei Frauen >400 µmol/L, bei Männern >440 µmol/L) mit gehäuftem Auftreten in Industrienationen; prädisponierend für Gicht*; **Urs.: 1.** Harnsäureüberproduktion: **a)** primär bei Enzymopathie, autosomal-dominant erbl. familiärer Nephropathie u. a. versch. Formen der angeborenen Gicht od. idiopathisch; **b)** sekundär bei exzessiver Purinaufnahme, gesteigertem Nucleotidabbau (myeloproliferative, lymphoproliferative od. hämolyt. Erkrankung, Psoriasis*), Glykogenose Typ I, III, V u. VII sowie extremer Muskelarbeit; **2.** verringerte Harnsäureausscheidung: z. B. bei chron. Niereninsuffizienz*, verminderter tubulärer Uratausscheidung (z. B. bei Ketoacidose*, Lactatacidose), verstärkter Uratreabsorption (z. B. Dehydratation*, Einnahme von Diuretika*) sowie bei arterieller Hypertonie*, Hyperparathyroidismus, Bleinephropathie, Einnahme von Arzneimitteln (z. B. Ciclosporin*, Pyrazinamid*, Ethambutol*, Salicylate); **Ther.:** persistierende H.: **1.** diätetisch durch purinarme Kost, Gewichtsreduktion, Alkoholverzicht; **2.** Urikostatika (Allopurinol*) od. Urikosurika (Probenecid*), Vermeidung von Acetylsalicylsäure* u. Thiaziddiuretika; **3.** zu Beginn der Ther. NSAR od. Colchicin*, um das erhöhte Gichtanfallrisiko bei Mobilisierung von Harnsäure* im Gewebe zu minimieren.

**Urikopathie:** s. Gicht.

**Urikostatika:** s. Gichttherapeutika.

**Urikosurika:** s. Gichttherapeutika.

**Urin:** s. Harn.

**Urinal:** Urinauffangsystem aus Latex od. Gummi, bestehend aus einem Urinalkondom* bei Männern od. einem Urindeflektor (Tamponurinal) bei Frauen sowie einem Kunststoffschlauch zur Ableitung in den am Bein befestigten Urinbeutel; **Anw.:** Harninkontinenz*.

**Urinalkondom:** Rolltrichter; Präservativ* aus Latex od. Gummi mit einem Abflussschlauch, der zu einem Urinbeutel führt; **Anw.:** Harninkontinenz*; s. Urinal.

**Urinflasche:** sog. Ente; Gefäß aus Glas, Polyethylen, Polypropylen od. Celluloseacetat zum Auffangen von Harn* mit od. ohne Skalierung zur Feststellung der Harnmenge; geschlechtsspezif. unterschiedl. Formen (für Frauen mit einer breiteren u. flacheren Öffnung).

**Urobilin:** $C_{33}H_{42}O_6N_4$; $M_r$ 590.72; rotbrauner Gallenfarbstoff* (Abbauprodukt von Bilirubin), der im Darm aus Urobilinogen durch Dehydrierung entsteht u. in Harn u. Kot ausgeschieden wird; **Nachw.:** mit ethanolischer Zinkacetatlösung*.

**Urobilinogen:** Vorstufe des Urobilins*; s. Gallenfarbstoffe.

**Urobilinogenurie:** Ausscheidung von Urobilinogen* mit dem Harn; **Nachw.: 1.** Umsetzung mit Diazoniumsalz zu Azofarbstoff; **2.** Ehrlich*-Reagenz. Vgl. Urobilin.

**Urobilinurie:** Ausscheidung von Urobilin* mit dem Harn.

**Urocaninsäure:** s. Urocansäure.

**Urocansäure:** Urocaninsäure, 4-Imidazolacrylsäure; 3-(1*H*-Imidazol-4-yl)acrylsäure; $C_6H_6N_2O_2$; $M_r$ 138.12; Abbauprodukt von Histidin*; kommt im Schweiß vor u. hat UV-Strahlen absorbierende Eigenschaften; **Hinweis:** Das Gift der Purpurschnecke Murex* cornutus (Murexin) ist Urocanylcholin.

**Urodesinfizienzien:** s. Harnantiseptika.

**Urodilatin:** s. Peptide, kardiale natriuretische.

**Uroerythrin:** roter Harnfarbstoff, der hauptsächl. bei Fieber aus dem Abbau von Hämoglobin* entsteht; Ziegelmehlsediment (Sedimentum lateritium) besteht aus Uratkristallen, die U. binden u. ihm die rote Farbe verleihen.

**Urofollitropin:** Urofollitropinum Ph.Eur.6; CAS-Nr. 97048-13-0; aus dem Harn postmenopausaler Frauen extrahiertes, biol. (nicht chem.) reines FSH* ($M_r$ ca. 35 000); Herst. über Menotropin*; Aktivität der Substanz mind. 90 IE FSH/mg; Verhältnis LH* zu FSH max. 1 IE zu 60 IE; **Ind.:** Infertilität durch Follikelreifungsstörungen; **Kontraind.:** Hypophysen-/Hypothalamustumoren, Ovarial-, Uterus-, Mammakarzinom; **WW:** Clomifen wirkt verstärkend auf das follikuläre Ansprechen. **UAW:** Kopfschmerz, Übelkeit, Bauchschmerzen u. -krämpfe, Vaginalblutungen; vgl. Follitropin alpha; Follitropin beta.

**urogenital:** die Harn- u. Geschlechtsteile betreffend.

**Urogonadotropin:** s. Menotropin.

**Urokinase** (INN): Urokinasum Ph.Eur.; CAS-Nr. 9039-53-6; in der Niere gebildetes, erstmals aus menschl. Harn, heute aus Zellkulturen (Nierenzellkulturen des Menschen) gewonnenes od. gentechnolog. hergestelltes Enzym; lösl. in Wasser; **Wirk.:** direkter Aktivator der Umwandlung von Plasminogen* in Plasmin*; HWZ 9–20 min; **Anw.:** (med.) lokale u. system. Fibrinolyse*; vgl. Fibrinolytika; **Kontraind.:** Blutungen u. erhöhte Blutungsneigung, Hypertonie*, Leberzirrhose*, Diabetes* mellitus; **UAW:** anaphylakt. Reaktionen, Blutungen, Kopf- u. Rückenschmerzen, vorübergehende Temperaturerhöhung.

**Urolith:** Harnstein; Nieren-, Harnleiter- od. Blasenstein*, der in ca. 70 % der Fälle aus Calciumsalzen, in ca. 15 % aus Harnsäure besteht u. infolge von Stoffwechselstörungen auftritt; U. können z. T. mit Urolitholytika* aufgelöst werden. Vgl. Urolitholyse; Lithotripsie.

**Urolithiasis:** Harnsteinleiden; vgl. Urolith.

**Urolitholyse:** Auflösung von Harnsteinen (Urolithen*); **1.** orale U.: durch Einnahme von Urolitholytika*; **2.** perkutane U.: durch Dauerspülung nach perkutaner Nephrostomie können Calciumphosphat-, Magnesiumammoniumphosphat- od. Cystinsteine chem. gelöst werden (selten angewendet). Vgl. Lithotripsie.

**Urolitholytika:** Arzneimittel (z. B. Citrate, Ascorbinsäure), die eine Harnalkalisierung bewirken u. dadurch innerhalb von 5–12 Wochen zur Urolitholyse* (v. a. von Harnsäuresteinen) führen können; **Ind.:** kleine, gut umflossene Steine. Vgl. Urolith.

**Urologie:** med. Fachgebiet, das sich mit Erforschung, Diagnose u. Ther. von Fehl- u. Steinbildungen, Harntransportstörungen, Tumoren, Verletzungen u. Entzündungen von Nieren u. ableitenden Harnwegen sowie mit Anomalien u. Erkrankungen des männl. Genitale befasst; Spezialgebiete: Andrologie, Kinder- u. Neurourologie, Nierentransplantationsmedizin.

**Urologika:** Mittel zur Behandlung von Harnorganerkrankungen; **1.** Harnblasenatoniemittel: z. B. Distigminbromid* u. a. Parasympathomimetika wie Terodilin; **2.** Harnwegsinfektionstherapeutika: z. B. Species* urologicae, Nitrofurantoin*, Sulfonamide*, Methenamin*, Enoxacin*; **3.** Mittel zur Behandlung von Miktionsbeschwerden: v. a. Spasmolytika*; **4.** Prostatamittel: z. B. Antiandrogene* u. Estrogene* bei Prostatakarzinom, Spasmolytika* u. Antibiotika* bei Prostatitis; bei benignem Prostatasyndrom* werden neben selektiven Alpha-1-Rezeptoren-Blockern (s. Alpha-Rezeptoren-Blocker) wie Alfuzosin*, Tamsulosin*, Doxazosinmesilat*, 5α-Reduktase-Hemmern (Finasterid*, 17α-Estradiol*) u. Sitosterol* auch rein pflanzl. Mittel angewendet (empirisch), die z. B. von Epilobium-* u. Urtica*-Arten sowie von Cucurbita* pepo, Serenoa* repens, Hypoxis* rooperi, Prunus* africana u. aus Gräserpollen stammen; **5.** Mittel zur Behandlung von Nieren- u. Blasensteinen*: z. B. Allopurinol* bei Urolithen* od. Analgetika* u. Spasmolytika* bei Koliken.

U

**Urometer:** Senkspindel; vgl. Dichtebestimmungsmethoden.

**Uronsäuren:** zu den Zuckersäuren gehörende, aus Aldosen durch Oxidation der endständigen primären Alkoholgruppe entstandene Aldehydcarbonsäuren, die durch Anfügen der Endung -uron an den Stamm des betr. Monosaccharids* bezeichnet werden; Strukturformel: s. Monosaccharide (Abb. 5 dort); **Vertreter:** u. a. D-Glucuronsäure*, D-Galacturonsäure* u. D-Mannuronsäure*; als Best. von Glykosiden*, Polyuroniden*, Polysacchariden* u. Mukopolysacchariden* weit verbreitet.

**Uroporphyrin:** s. Porphyrine.

**Urosepsis:** septisches Harnfieber, Harnsepsis; von den Harnwegen ausgehende Sepsis*; **Erreger:** häufig E. coli; **Urs.:** Harnabflussbehinderung mit sekundärer Harnwegsinfektion u. urogener od. hämatogener bakt. Infektion des Nierenparenchyms (z. B. abszedierende Pyelonephritis*), auch bei Harnwegsverletzung (z. B. nach instrumentellem Eingriff) u. bei intrarenalem Reflux mit akuter Harnwegsinfektion.

**Urothion:** $C_{11}H_{11}N_5O_3S_2$, Strukturformel: s. Abb.; $M_r$ 325.4; schwefelhaltiges Pteridinderivat, das im menschl. Harn in einer Konz. von 40–80 µg/L ausgeschieden wird; Abbauprodukt des Molybdän-Cofaktors der Xanthinoxidase*.

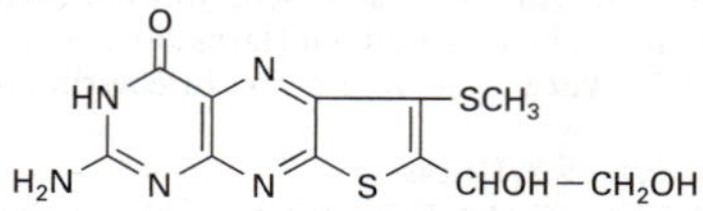


**Urothion**

**Urotropin:** s. Methenamin.

**Ursan:** Grundgerüst von Triterpensapogeninen; Strukturformel: s. Saponine (Tab. 1 dort).

**5-α-Ursan:** s. Amyrin.

**Ursin:** s. Arbutin.

**Ursodesoxycholsäure:** Acidum ursodeoxycholicum Ph.Eur., Ursodeoxycholsäure (INN); 3α,7β-Dihydroxy-5β-cholan-24-säure; CAS-Nr. 128-13-2; $C_{24}H_{40}O_4$; $M_r$ 392.56; in Bezug auf die Hydroxylgruppe am C-7 epimer mit Chenodesoxycholsäure*; Schmp. 203 °C (kristallisiert aus Ethanol); $[\alpha]_D^{20\,°C}$ +57° (c = 2 in absolutem Ethanol); leicht lösl. in Ethanol, Eisessig, wenig lösl. in Ether, schwer lösl. in Chloroform, fast unlösl. in Wasser; Gallensäure*; **Anw.:** (med.) als Cholelitholytikum*; zur Behandlung von dyspept. Beschwerden, verursacht durch Cholesterolgallensteine od. Störungen des Galleflusses; **Kontraind.:** Leber- u. Gallenerkrankungen; **UAW:** Diarrhö. HWZ 3.5–5.8 d.

**Ursolsäure:** Triterpensapogenin; Strukturformel: s. Saponine (Tab. 1 dort).

**Urtica ad usum externum:** s. Urtica-Arten (Hom.).

**Urtica-Arten:** Brennnessel; Fam. Urticaceae; Europa, Nordamerika, Asien, Nordafrika; die beiden Arten **Urtica dioica L.** (Zweihäusige Brennnessel, Große Brennnessel) u. **Urtica urens L.** (Kleine Brennnessel) sowie deren Hybride* sind Stpfl. von **Urticae folium:** Folia Urticae; Brennnesselblätter; getrocknete, ganze oder geschnittene Blätter; **Off.:** Ph.Eur.6; Monographie: HMPC, ESCOP, Kommission E; **Inhaltsst.:** im sauren Sekret der

Brennhaare außer dem Nesselgiftstoff Acetylcholin* auch Histamin*, sehr wenig Serotonin*, Spuren von Ameisen-*, Essig-* u. Buttersäure* sowie von anderen org. Säuren; im Blatt bis zu 2 % Flavonoide, Phenolcarbonsäuren, Scopoletin*, β-Carotin*, viel Chlorophyll* u. Xanthophyll*, Triterpene* u. Sterole* sowie in jungen, frischen Pflanzen ca. 0.6 % Vitamin* C; hoher Gehalt an Mineralien (Kieselsäure, Kaliumsalze) u. Nitrat (vom Boden abhängig); **Gehalt:** nach Ph.Eur. mind. 0.3 % für die Summe von Caffeoyläpfelsäure u. Chlorogensäure, berechnet als Chlorogensäure, bezogen auf das Trockengewicht; **Anw.:** **1.** (med.) zur unterstützenden Ther. bei rheumat. Beschwerden, Durchspülungstherapie bei entzündl. Erkrankungen der ableitenden Harnwege, bei Nierengrieß; **2.** (volkstüml.) z. B. bei Gicht, Nieren- u. Leberbeschwerden, als sog. Blutreinigungstee sowie als Mittel zur Förderung der Milchabsonderung bei Wöchnerinnen; äußerl. bei Hautreizungen (Urtikationen), zu Umschlägen auf Wunden u. Geschwüren; **3.** (kosmet.) zu Haarwässern; **Urticae herba:** Herba Urticae; Brennnesselkraut, Nesselkraut; während der Blütezeit gesammelte, oberird. Teile der beiden oben genannten Arten u. deren Bastarden (s. Hybrid); **Off.:** DAC, Ph.Helv.; Monographie: HMPC, ESCOP, Kommission E; **Inhaltsst. u. Anw.:** **1.** wie Urticae folium (s. o.); v. a. auch als Frischpflanzensaft; **2.** (techn.) zur Gew. von Chlorophyll* u. Faserstoffen; **Urticae radix:** Radix Urticae; Brennnesselwurzel; **Off.:** DAB; Monographie: HMPC, ESCOP, WHO, Kommission E; **Inhaltsst.:** Sitosterol* u. -glucosid sowie andere Sterole*, Scopoletin*, Lignane*, Gerbstoffe*, Lektine* u. Polysaccharide; **Anw.:** **1.** (med.) Miktionsbeschwerden bei benignem Prostatasyndrom* (Stadium I–II); **2.** (volkstüml.) wie Urticae folium (s. o.); **Fructus Urticae:** Brennnesselfrüchte, fälschl. Semen Urticae, Brennnesselsamen; **Inhaltsst.:** ca. 30 % fettes Öl (bestehend aus ca. 80 % *cis*-Linolsäure*, 1 % Linolensäure*, Tocopherol u. Carotinoiden*), Peptide u. Mineralstoffe. **Hom.:** **1.** Urtica, Urtica urens: frische, blühende Pflanze; **2.** Urtica ad usum externum: frische, blühende Pflanze von Urtica urens; **3.** Urtica dioica (HAB): ganze, frische, blühende Pflanze; verordnet z. B. bei Hautausschlägen, Urticaria, Gicht, Verbrennungen.

**Urticae radix:** s. Urtica-Arten.

**Urticaria:** Exanthem, Nesselausschlag; **Urtica:** Quaddel; zu den primären Effloreszenzen* gehörendes akutes, meist flüchtiges Ödem* im Bereich der Dermis inf. Änderung der Kapillarpermeabilität mit umgebendem reflektor. Erythem* (durch Axonreflex u. Substanz* P vermittelt); **Sympt.:** juckende zentrale Schwellung der Haut mit umgebendem Erythem von unterschiedl. Größe, selten blasig (U. bullosa; nur Säuglinge u. Kleinkinder). Die typ. Quaddel verschwindet innerhalb von Min. bis wenigen Stunden.

**Urtierchen:** s. Protozoen.

**Urtinktur:** s. Homöopathie.

**Urtinkturen, spagyrische:** s. Spagyrik; Homöopathie.

**Urtitersubstanz:** chem. reiner Stoff, der unmittelbar zur Herst. einer Maßlösung* verwendet wird od. mit dessen Hilfe der Gehalt einer Maßlösung bestimmt wird; Anforderungen an eine U.: unbegrenzt haltbar, nicht hygroskop., eindeutige u. schnelle Reaktion mit dem Wirkstoff einer Maßlösung; **Beispiel:** Der Gehalt einer Säurelösung kann durch Titration* einer Probe von Natriumcarbonat* genau bekannter Masse ermittelt werden.

**Urushiol:** s. Rhus radicans (Toxicodendron folium).

**USAN:** Abk. für (engl.) ***U****nited* ***S****tates* ***A****dopted* ***N****ames*; s. Freiname.

**Uscharidin:** s. Calotropis gigantea (Cortex Calotropidis radicis).

**Usnea-Arten:** Bartflechten; auf Rinden* lebende Flechten (s. Lichenes) der Fam. Usneaceae; über die ganze Erde verbreitet, bes. in Nebelzonen; **Usnea florida** (L.) Fries enthält bis zu 4 % Usninsäure* u. wie andere Flechten Lichenin*.

**Usninsäure:** CAS-Nr. 6159-66-6; $C_{18}H_{16}O_7$, Strukturformel: s. Abb.; $M_r$ 344.31; Schmp. ca. 200 °C; antibakterielle Flechtensäure* (Dibenzofuranderivat); gelbe Kristalle, in Wasser fast unlösl. (die Salze sind in Wasser lösl., aber nicht haltbar), lösl. in Fetten u. Ölen; **Vork.:** in zahlreichen Flechten (z. B. Usnea*-Arten, Cetraria* islandica). Die frühere med. Anw. in Form von Salben, Pudern od. Sprays gegen Haut- u. Schleimhauterkrankungen u. bei Mykosen ist obsolet.

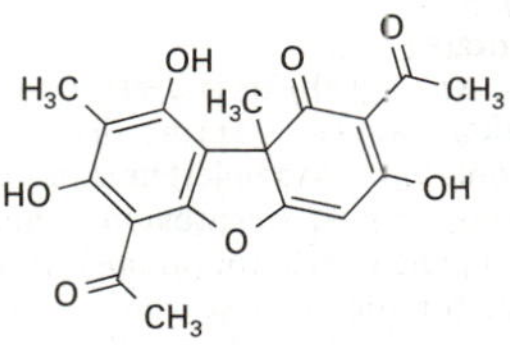


**Usninsäure**

**USP:** **1.** Abk. für **U**nited **S**tates **P**harmacopeia; Arzneibuch der Vereinigten Staaten von Amerika; seit 1985 mit NF (National Formulary) vereinigt. **2.** Bez. für amerikan. Patent.

**Ustekinumab** (INN): CAS-Nr. 815610-63-0; $M_r$ 145.64 kDa; rekombinanter, humaner monoklonaler Antikörper* vom Typ $IgG1_\kappa$ mit hoher Affinität u. Spezifität für die p40-Protein-Untereinheit von IL-12 u. IL-23; **Wirk.:** selektives Immunsuppressivum*; bindet an freies IL-12 u. IL-23, verhindert deren Bindung an den Ziel-Rezeptor auf T-Zellen; dadurch Reduktion der Überproliferation u. Differenzierung zu TH1 u. TH17-Zellen auf Normalmaß; **Ind.:** mittelschwere bis schwere Plaque-Psoriasis, wenn andere systemische Ther. (z. B. Ciclosporin*, Methotrexat*, PUVA*) nicht ansprechen od. kontraindiziert sind; **Kontraind.:** gleichzeitige Gabe von Lebend-Impfstoffen; **UAW:** häufig Infektion der oberen Atemwege, Entzündung von Nase u. Rachen; Depression, Schwindel, Kopfschmerz, Diarrhö, Juckreiz, Rücken- u. Muskelschmerz, Müdigkeit; Reaktionen an der Injektionsstelle; cave: erhöhtes Risiko maligner Tumorerkrankungen; **Dos.:** 45 mg s. c. in Woche 0 u. 4, dann alle 12 Wochen.

**Ustilago zeae:** Ustilago maydis; Maisbrand; Nordamerika, Europa; ein Brandpilz*, Ordnung Ustilaginales (vgl. Pilze), der mit seinem Myzel* in den

U

Halmen, Blättern, Blüten u. Körnern von Mais (s. Zea mays) lebt; **Inhaltsst.:** Fettsäuren, v. a. Linolensäure*, Carbonsäuren*, Imidazolderivate (s. Imidazol) u. Ustinsäure; **Anw.:** (volkstüml.) früher bei Uterus- u. Ovarialleiden; zur Blutstillung. **Hom.:** Ustilago zeae (HAB), Ustilago maydis: getrocknete Sporen des Pilzes; verordnet z. B. bei Uterusblutungen.

**ut aliquid fiat:** Abk. u. a. f.; (auf Rezepten) damit etwas geschehe; indifferente Verordnung bei abwartender Therapie.

**Uterus** (lat.): Gebärmutter; zum inneren weibl. Genitale gehörendes, muskelstarkes, birnenförmiges Organ zw. Harnblase u. Rektum; in nicht gravidem Zustand max. 7–9 cm lang.

**UTR:** Abk. für (engl.) *untranslated* region*.

**UV:** Abk. für **u**ltra**v**iolett; s. Ultraviolettstrahlung.

**Uvae ursi folium:** s. Arctostaphylos uva-ursi.

**UV-Analysenlampe:** Quarzlampe mit Quecksilberdampf u. geeignetem Filter für die Prüfung bei einer Wellenlänge von 254 od. 365 nm (nach Ph.Eur.6); Prüfung der Intensität des UV-Lichtes: Ein Natriumsalicylat-Fleck von ca. 5 mm ∅ muss auf einer Schicht Kieselgel G sicher zu erkennen sein; bei 254 nm wird eine 0.04 %ige, bei 365 nm eine 0.2 %ige ethanol. Lsg. von Natriumsalicylat* verwendet. Vgl. Ultraviolettstrahlung.

**Uvaol:** s. Arctostaphylos uva-ursi (Uvae ursi folium, Inhaltsst.).

**Uvari:** s. Curare.

**Uva ursi:** s. Arctostaphylos uva-ursi (Hom.).

**UV-VIS-Spektroskopie:** Form der Elektronenspektroskopie* im ultravioletten (Abk. UV; s. Ultraviolettstrahlung) u. sichtbaren (engl. visible; Abk. VIS) Bereich; Absorptionsspektroskopie; geeignet v. a. für die Analyse von Molekülen; Absorptionsspektren: Bereich der UV-Spektren: 50 bis ca. 400 nm; Bereich der VIS-Spektren: 400–900 nm; Elektronenspektren von Molekülen haben im Ggs. zu denen von Atomen keine Absorptionslinien, sondern Absorptionsbanden. Diese stellen die Summe der Absorptionsenergien aus Elektronen-, Schwingungs- u. Rotationsübergang dar. **Anw.:** Identifizierung u. Prüfung der Reinheit von org. Substanzen; **Durchführung:** Einbringen einer Küvette* mit der gelösten Substanz in den Strahlengang des Photometers; die Küvette wird im gesamten interessierenden Wellenlängenbereich mit monochromat. Licht bestrahlt u. die Absorption* relativ zur eingestrahlten Lichtmenge gemessen (s. Abb.). Nach dem Lambert-Beer-Gesetz stehen die Konz. des gelösten Stoffes u. die Absorption A des Lichtes in folgendem Zusammenhang:

$A = \log(I_0/I) = \varepsilon \cdot c \cdot d$

I: nach dem Durchgang durch die Probe gemessene Lichtintensität; $I_0$: Intensität des eingestrahlten Lichtes; ε: molarer Absorptionskoeffizient*; c: Konz. des zu untersuchenden Stoffes in der Probenlösung; d: Schichtdicke der Lösung im Strahlengang. **Hinweis:** Messungen von 50–190 nm (Vakuum-UV-Bereich) müssen im Vakuum durchgeführt werden, da Luft unterhalb von 190 nm absorbiert. Vgl. Atomabsorptionsspektroskopie.

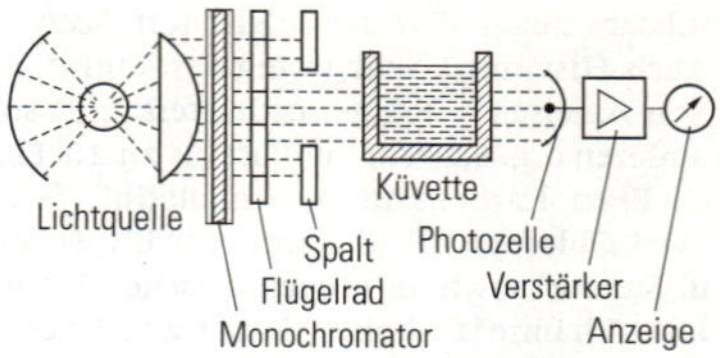


**UV-VIS-Spektroskopie:** Aufbau eines einfachen UV-VIS-Photometers [9]

**Uzarawurzel:** s. Xysmalobium undulatum (Radix Uzarae).

**Uzarin:** $C_{33}H_{44}O_{44}$, Strukturformel: s. Abb.; Glykosid* (Steroid*) aus den Wurzeln von Xysmalobium* undulatum (Radix Uzarae); lösl. in 95 %igem Ethanol, sehr schwer lösl. in Wasser; **Wirk.:** (med.) Hemmung der Darmtätigkeit, spasmolytisch, nur geringe Herzwirkung; **Anw.:** s. Xysmalobium undulatum.

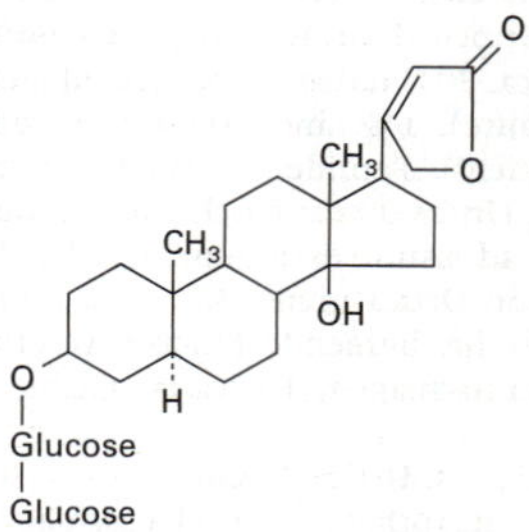


**Uzarin**

# V

**V:** **1.** (anat.) Abk. für **V**ena; **2.** (ophthalmolog.) Abk. für **V**isus; Sehschärfe; **3.** (chem.) Symbol für Vanadium*; **4.** (chem.) Abk. für **V**alin*; **5.** (physik.) Einheitenzeichen für Volt*; **6.** (physik.) Symbol für Volumen*; **7.** röm. Zahl für 5.

**v. a.:** Abk. für **V**itrum **a**lbum; s. Vitrum.

**VA:** (physik.) Einheitenzeichen für Voltampere*.

**Vaccina:** **1.** Kuhpockenlymphe; **2.** allgemeine Bez. für Vakzine*.

**Vacciniavirus** (lat. vacca Kuh): Poxvirus officinalis; Virus, das bis 1979 zur Impfung gegen Pocken* verwendet wurde, mit dem Kuhpocken*-Virus nahe verwandt ist u. gegenüber dem Pockenvirus eine gekreuzte postinfektiöse Immunität hinterlässt; das V. geht auf das Kuhpocken-Virus (Poxvirus bovis) des 19. Jahrhunderts zurück.

**Vacciniin:** 6-Benzoyl-D-glucose, $\beta$-D-Glucopyranose-6-benzoat; $C_{13}H_{16}O_7$; $M_r$ 284.26; Schmp. 120–123 °C; bitter schmeckender Inhaltsst. in Vaccinium-Arten u. a. Ericaceae*.

**Vaccinium myrtillus L.:** Heidelbeere, Blaubeere, Bickbeere, Schwarzbeere; Fam. Ericaceae; Mitteleuropa; Stpfl. von **Myrtilli folium:** Folia Myrtilli; Heidelbeerblätter, Bickbeerenblätter; **Off.:** DAC; **Inhaltsst.:** 1–7 % Gerbstoffe (Catechine*), wenig Flavonoide u. Iridoide*, Kaffeesäure*, Chinasäure*, Chlorogensäure* u. a. org. Säuren sowie Triterpene* wie Ursolsäure*; die Chinolizidinalkaloide* Myrtin u. Epimyrtin; ferner ca. 0.5 % Mangan*; **Anw.:** (volkstüml.) z. B. zu Spülungen bei Entzündungen der Mundschleimhaut; innerl. bei Beschwerden im Bereich des Magen-Darm-Trakts, zur Anregung des Stoffwechsels, auch bei Diabetes mellitus; innerl. Anw. nicht empfehlenswert; Negativmonographie Kommission E; **Myrtilli fructus siccus u. Myrtilli fructus recens:** Fructus Myrtilli (recens), Getrocknete bzw. Frische Heidelbeeren, Schwarze Besinge, Bickbeeren, Blaubeeren; reife getrocknete bzw. frische od. tiefgefrorene Beeren; **Off.:** Ph.Eur.6, ÖAB, Ph.Helv.; Monographie: ESCOP, Kommission E; **Inhaltsst.:** 5–12 % (hauptsächl.) Catechingerbstoffe (nach Ph.Eur. für die getrocknete Droge mind. 1 % Gerbstoffe, berechnet als Pyrogallol*), Flavonoide, ca. 0.5 % Anthocyane* (Glykoside von Delphinidin* u. Cyanidin; s. Anthocyanidine; nach Ph.Eur. für die frische Droge mind. 0.3 % Anthocyane, berechnet als Cyanidin-3-glucosid-chlorid u. bezogen auf die getrocknete Droge); ca. 5 % Invertzucker, Inositol, ca. 1–2 % Fruchtsäuren, Pektine, ferner Triterpene wie Ursolsäure*; **Anw.:** (med.) unspezif. Diarrhö (s. Antidiarrhoika); äußerl. bei Entzündungen der Mund- u. Rachenschleimhaut. **Hom.:** Vaccinium myrtillus (HAB), Myrtillus: frische, reife Früchte.

**Vaccinium vitis-idaea L.:** Preiselbeere; Fam. Ericaceae; nördl. Europa, Asien, Nordamerika; Stpfl. von **Vitis idaeae folium:** Folia Vitis-idaei; Preiselbeerblätter; **Off.:** ÖAB, DAC; **Inhaltsst.:** ca. 3–7 % (mind. 3 %) Arbutin*, Acetylarbutin (Pyrusid), Hydrochinon*, ca. 10 % Gerbstoffe, Flavonolglykoside (z. B. Hyperosid*), org. Säuren (z. B. Kaffeesäure*) u. Triterpene (z. B. Ursolsäure*); **Anw.:** (volkstüml.) Entzündungen der Harn- u. Gallenwege, Gicht, Erkrankungen des rheumat. Formenkreises; Ersatz für Uvae ursi folium (s. Arctostaphylos uva-ursi). **Fructus Vitis-idaeae:** Preiselbeeren, Kronsbeeren; **Off.:** EB; **Inhaltsst.:** Proanthocyanidine*, ca. 0.2 % Anthocyane*, Flavonoide, org. Säuren wie z. B. Benzoesäure, ferner Vacciniin* sowie versch. flüchtige Verb. wie Benzylalkohol, Hexanol u. a., die das Aroma bestimmen, außerdem Zucker; **Anw.:** **1.** (volkstüml.) bei Diarrhö*; **2.** hauptsächl. zu Marmelade.

**Vaccinum:** nach Ph.Eur.6 lat. Bez. für Vakzine*.

**Vagina:** Scheide; i. e. S. Teil des inneren weibl. Genitales; 8–10 cm langer, ventrodorsal abgeplatteter, dehnbarer muskulös-bindegewebiger Schlauch; **Funktion:** Schutzorgan für die höher gelegenen Genitalorgane, Begattungsorgan, Geburtskanal.

**vaginal:** zur Scheide (Vagina*) gehörend.

**Vaginalapplikator:** applikationsgerechte Verpackung (Mehrfach- od. Einzeldosisapplikator) zum Einbringen von verdickten Arzneilösungen (Gele), Cremes od. Vaginaltabletten in die Vagina; meist röhrenförmiger Behälter mit angebrachtem Vorratsbehälter (z. B. Faltenbalg) u. Schutzkappe.

**Vaginalia:** s. Zubereitungen zur vaginalen Anwendung.

**Vaginalkapseln:** s. Zubereitungen zur vaginalen Anwendung; Weichkapseln.

**Vaginalkugeln:** s. Globuli vaginales.

**Vaginalringe:** therapeutische Systeme* zum Einlegen in die Vagina; Beispiel: Ein Estradiol*-Vaginalring besteht aus einem Silicon-Elastomer-Ring (Durchmesser 55 mm), aus dem ca. 2–3 d nach Applikation 3 Monate lang Wirkstoff (7.5 µg/d) freigegeben wird; die Wirk. erfolgt hauptsächl. lokal.

**Vaginaltabletten:** gepresste Vaginalkugeln (s. Globuli vaginales) od. zungenförmige Presslinge mit lokal wirksamen antimikrobiellen od. kontrazeptiven Arzneistoffen; ist eine langsame Auflösung erwünscht, entspricht die Arzneiformulierung den Lutschtabletten*. V., die die Wirkstoffe rasch freigeben sollen, benötigen wegen der nur geringen Flüssigkeitsmenge am Applikationsort zerfallsbeschleunigende (aufbrausende) Hilfsstoffzusätze (Hydrogencarbonat u. Säure). Die Zusammensetzung dieser V. entspricht daher den Brausetabletten*. Der saure pH-Wert in der Vagina (ca. 4–5) wird durch einen Überschuss an Säure (Wein-, Citronen-, Algin- od. Borsäure) erhalten. Borsäure* eignet sich auch als Gleitmittel. Unter den Füll- u. Bindemitteln ist die Lactose* als natürl. Substrat der Vaginalflora am besten geeignet. Durch schaumbildende Zusätze (Alginsäure, Tenside) verteilt sich die aufgelöste Tablettenmasse gleichmäßig. Mit Ausnahme von Form u. Masse entsprechen die V. in ihren Eigenschaften im Allg. den nichtüberzogenen Tabletten od. Filmtabletten; vgl. Compressi. **Prüfung:** V. müssen nach Ph.Eur.6 der Prüfung auf Zerfallszeit (30 min, s. Zerfallsprüfung) von Suppositorien u. Vaginalzäpfchen entsprechen, es sei denn, eine modifizierte Wirkstofffreigabe od. eine länger anhaltende lokale Wirk. ist beabsichtigt. Feste einzeldosierte V. müssen der Prüfung auf Gleichförmigkeit* einzeldosierter Arzneiformen od. ggf. auf Gleichförmigkeit* des Gehalts einzeldosierter Arzneiformen u./od. auf Gleichförmigkeit* der Masse einzeldosierter Arzneiformen entsprechen.

**Vaginaltampon:** zylinderförmiges Gebilde aus saugfähigem, mit Arzneistoffen imprägniertem Material (Watte, Zellstoff, Gaze), versehen mit einem Rückholband; **Anw.:** Tampon* zur Behandlung von vaginalen Entzündungen u. Infektionen. **Wirkstoffhaltige Vaginaltampons:** Ph.Eur.6, einzeldosierte Zuber., müssen den Anforderungen der Monographie Wirkstoffhaltige Tampons (Tamponae medicatae) entsprechen.

**Vaginalzäpfchen:** s. Globuli vaginales.

**Vaginitis:** s. Kolpitis.

**Vagitoria:** s. Globuli vaginales.

**Vagotonie:** Parasympathikotonie; klin. Bezeichnung für das Überwiegen od. eine erhöhte Erregbarkeit des Parasympathikus*, führt u. a. zu Bradykardie, Hypotonie mit kleiner Blutdruckamplitude, Bronchokonstriktion, Zunahme der Darmperistaltik; vgl. Sympathikotonie.

**Vagus:** Nervus vagus; Kurzbez. für den 10. Hirnnerv; Hauptvertreter des parasympath. Nervensystems; s. Parasympathikus; vgl. Nervensystem, vegetatives.



**Vajikarana:** Bez. in der ayurvedischen Medizin für Aphrodisiaka*, die in der ganzheitl. Betrachtung u. Therapie des Ayurveda* nicht nur als die Potenz anregende Arzneimittel betrachtet werden, sondern denen man eine umfassende Wirkung auf Körper, Geist u. Seele zuschreibt.

**Vakuole:** **1.** bläschenartiger Hohlraum in der Pflanzenzelle, der von einer 3-schichtigen Membran (Tonoplast) umgeben ist u. zahlreiche Substanzen in gelöstem Zustand (u. a. Zucker, anorg. Salze, Alkaloide* u. Enzyme*) enthält; als osmot. System wichtig für die Aufrechterhaltung des Turgors*. Vgl. System, lysosomales. **2.** bei Phagozyten* u. Einzellern kleine sackartige Bläschen, die der Nahrungsaufnahme u. Verdauung dienen (s. Endozytose).

**Vakuum** (lat. vacuus leer): annähernd gasleerer (materiefreier) Raum; je nach verbleibendem Restdruck unterscheidet man Grobvakuum (bis $10^{-3}$ bar), Feinvakuum ($10^{-3}$ bis $10^{-6}$ bar), Hochvakuum ($10^{-6}$ bis $10^{-9}$ bar) u. Ultrahochvakuum (weniger als $10^{-9}$ bar).

**Vakuumapparat:** Apparat zum Eindampfen* von Flüss. unter vermindertem Druck; **Anw.:** bes. zur Extraktherstellung sowie zum Trocknen leicht zersetzl. od. leicht schmelzbarer Substanzen.

**Vakuumdestillation:** s. Destillation.

**Vakuumdialyse:** s. Dialyse.

**Vakuumfiltergeräte:** Geräte zur Filtration mit Unterdruck (<1 bar); geeignet für mikrobiol. Aufgaben im Laborbetrieb.

**Vakuumpumpen:** Geräte zur Erzeugung von Vakuum*; **Einteilung:** **1.** nach dem Funktionsprinzip: **a)** Speicherpumpen: binden ein Gas durch Kondensations- (Kühlfalle; Kryopumpe) od. Sorptionsprozesse (Ionenzerstäuberpumpe); **b)** Transportpumpen: fördern ein Gas von einer Niederdruck- auf eine Hochdruckseite, z. B. Verdrängerpumpen (Kolbenpumpen), Treibmittelpumpen (Wasserstrahlpumpen*, Quecksilberpumpen), Molekularpumpen u. Turbomolekularpumpen; **2.** nach dem erzielbaren Enddruck: Grob-, Fein-, Hoch- u. Ultrahochvakuumpumpen. Für die Erzeugung von Hoch- u. Ultrahochvakuum werden Kombinationen aus mehreren V. verwendet.

**Vakzination:** ursprüngl. Bez. für Kuhpockenimpfung; seit Pasteur (1881) Bez. für Impfung mit lebenden od. inaktivierten Erregern, Toxoiden od. Teilstücken der Oberflächenstruktur von Erregern (sog. Subunit-Impfstoffe); s. Schutzimpfung.

**Vakzine:** Vaccina; Impfstoff aus lebenden, attenuierten (d. h. in ihrer Virulenz abgeschwächten) bzw. inaktivierten Krankheitserregern od. aus inaktivierten (entgifteten) Toxinen bzw. Toxoiden von Erregern od. Teilstücken der Oberflächenstruktur von Erregern; erzeugt durch ein- od. mehrmalige Zufuhr bei einem vielzelligen Organismus (Tier, Mensch) einen spezif. Schutz (Immunität*); Zusatz von Adjuvanzien* (z. B. Aluminiumverbindungen, Mineralöl, inaktivierte Mykobakterien) ist mögl.; **Einteilung:** **A.** nach Herkunft: **I.** bakt. Impfstoffe: Herst. aus auf Nährmedien gezüchteten Bakt.; **1.** Totimpfstoffe: die Bakt. werden chem. od. physik. abgetötet; die antigene Eigenschaft muss erhalten bleiben; **2.** Lebend*-Impfstoffe: werden aus Stämmen hergestellt, die keine pathogenen, jedoch dieselben antigenen Eigenschaften wie die Krankheitserreger aufweisen; s. Attenuierung; **3.** Impfstoffe mit bakt. Toxoiden: werden aus den tox. Stoffwechselprodukten der Bakt. hergestellt; ihre Toxizität wird auf physik. od. chem. Weg verringert od. beseitigt, ohne die antigenen Eigenschaften zu zerstören; **II.** Virus-Impfstoffe: Zuber. von in geeigneten Zell- u. Gewebekulturen gezüchteten Viren; **1.** Totimpfstoffe: die Viren werden mit chem. u. physik. Verfahren inaktiviert; **2.** Lebend-Impfstoffe: werden aus attenuierten Stämmen hergestellt; **B.** nach Anwendungsgebiet: in der Ph.Eur.6 werden 2 getrennte Artikel aufgeführt: **I. Vaccina ad usum humanum**, Impfstoffe für den Menschen: s. Tab. 1; **1.** vermehrungsfähige Erreger: **a)** Bakt.:

**Vakzine** Tab. 1

Lateinische und deutsche Bezeichnungen der Impfstoffe für Menschen nach Ph.Eur.6

| Vaccinum | deutsche Bezeichnung |
|---|---|
| anthracis adsorbatum ad colato culturarum ad usum humanum | Milzbrand-Adsorbat-Impfstoff für Menschen |
| cholerae | Cholera*-Impfstoff |
| cholerae cryodesiccatum | Cholera*-Impfstoff (gefriergetrocknet) |
| cholerae perorale inactivatum | Cholera-Impfstoff (inaktiviert, oral) |
| diphtheriae adsorbatum | Diphtherie*-Adsorbat-Impfstoff |
| diphtheriae, antigeniis minutum, adsorbatum | Diphtherie*-Adsorbat-Impfstoff (reduzierter Antigengehalt) |
| diphtheriae et tetani adsorbatum | Diphtherie*-Tetanus-Adsorbat-Impfstoff |
| diphtheriae et tetani, antigeni-o (-is) minutum, adsorbatum | Diphtherie*-Tetanus-Adsorbat-Impfstoff (reduzierter Antigengehalt) |
| diphtheriae, tetani et hepatitidis B (ADNr) adsorbatum | Diphtherie-Tetanus-Hepatitis B (rDNA)-Adsorbat-Impfstoff |
| diphtheriae, tetani et pertussis adsorbatum | Diphtherie*-Tetanus-Pertussis-Adsorbat-Impfstoff |
| diphtheriae, tetani et poliomyelitidis inactivatum, antigeni-o (-is) minutum, adsorbatum | Diphtherie-Tetanus-Poliomyelitis-Adsorbat-Impfstoff (reduzierter Antigengehalt) |
| diphtheriae, tetani, pertussis et poliomyelitidis inactivatum adsorbatum | Diphtherie-Tetanus-Pertussis-Poliomyelitis-Adsorbat-Impfstoff |
| diphtheriae, tetani, pertussis et poliomyelitidis inactivatum et haemophili stirpe b coniugatum adsorbatum | Diphtherie-Tetanus-Pertussis-Poliomyelitis (inaktiviert)-Hämophilus-Typ B (konjugiert)-Adsorbat-Impfstoff |
| diphtheriae, tetani, pertussis sine cellulis ex elementis praeparatum adsorbatum | Diphtherie-Tetanus-Pertussis (azellulär, aus Komponenten)-Adsorbat-Impfstoff |
| diphtheriae, tetani, pertussis sine cellulis ex elementis praeparatum et haemophili stirpe b coniugatum adsorbatum | Diphtherie-Tetanus-Pertussis (azellulär, aus Komponenten)-Hämophilus-Typ B (konjugiert)-Adsorbat-Impfstoff |
| diphtheriae, tetani, pertussis sine cellulis ex elementis praeparatum et hepatitidis B (ADNr) adsorbatum | Diphtherie-Tetanus-Pertussis (azellulär, aus Komponenten)-Hepatitis B (rDNA)-Adsorbat-Impfstoff |
| diphtheriae, tetani, pertussis sine cellulis ex elementis praeparatum et poliomyelitidis inactivatum adsorbatum | Diphtherie-Tetanus-Pertussis (azellulär, aus Komponenten)-Poliomyelitis (inaktiviert)-Adsorbat-Impfstoff |
| diphtheriae, tetani, pertussis sine cellulis ex elementis praeparatum et poliomyelitidis inactivatum, antigeni-o (-is) minutum, adsorbatum | Diphtherie-Tetanus-Pertussis (azellulär, aus Komponenten)-Poliomyelitis (inaktiviert)-Adsorbat-Impfstoff (reduzierter Antigengehalt) |
| diphtheriae, tetani, pertussis sine cellulis ex elementis praeparatum, hepatitidis B (ADNr) et poliomyelitidis inactivatum et haemophili stirpe b coniugatum adsorbatum | Diphtherie-Tetanus-Pertussis (azellulär, aus Komponenten)-Hepatitis B (rDNA)-Poliomyelitis (inaktiviert)-Hämophilus-Typ B (konjugiert)-Adsorbat-Impfstoff |
| diphtheriae, tetani, pertussis sine cellulis ex elementis praeparatum poliomyelitidis inactivatum et haemophili stirpe b coniugatum adsorbatum | Diphtherie-Tetanus-Pertussis (azellulär, aus Komponenten)-Poliomyelitis (inaktiviert)-Hämophilus-Typ B (konjugiert)-Adsorbat-Impfstoff |
| encephalitidis ixodibus advectae inactivatum | FSME-Impfstoff (inaktiviert) |
| febris flavae vivum | Gelbfieber*-Lebend-Impfstoff |
| febris typhoidis | Typhus*-Impfstoff |
| febris typhoidis cryodesiccatum | Typhus*-Impfstoff (gefriergetrocknet) |
| febris typhoidis polysaccharidicum | Typhus-Polysaccharid-Impfstoff |
| febris typhoidis vivum perorale (Stirpe Ty 21a) | Typhus*-Lebend-Impfstoff, oral (Stamm Ty 21a) |
| haemophili stirpe b coniugatum | Haemophilus*-Typ-B-Impfstoff (konjugiert) |
| hepatitidis A inactivatum adsorbatum | Hepatitis-A-Adsorbat-Impfstoff (inaktiviert) |
| hepatitidis A inactivatum et hepatitidis B (ADNr) adsorbatum | Hepatitis-A (inaktiviert)-Hepatitis B (rDNA)-Adsorbat-Impfstoff |
| hepatitidis A inactivatum virosomale | Hepatitis-A-Impfstoff (inaktiviert, virosom) |

*Fortsetzung nächste Seite*

V

Fortsetzung v. S. 1751

**Vakzine**
Lateinische und deutsche Bezeichnungen der Impfstoffe für Menschen nach Ph.Eur.6

| Vaccinum | deutsche Bezeichnung |
|---|---|
| hepatitidis B (ADNr) | Hepatitis*-B-Impfstoff |
| influenzae ex viris integris praeparatum inactivatum | Influenza-Impfstoff (inaktiviert) (s. Grippe-Schutzimpfung) |
| influenzae inactivatum ex corticis antigeniis praeparatum | Influenza-Spaltimpfstoff aus Oberflächenantigenen (inaktiviert) (s. Grippe-Schutzimpfung) |
| influenzae inactivatum ex virorum fragmentis praeparatum | Influenza-Spaltimpfstoff (inaktiviert) (s. Grippe-Schutzimpfung) |
| meningococcale classis C coniugatum | Meningokokken-Gruppe C-Impfstoff (konjugiert) |
| meningococcale polysaccharidicum | Meningokokken*-Polysaccharid-Impfstoff |
| morbillorum vivum | Masern*-Lebend-Impfstoff |
| parotitidis vivum | Mumps*-Lebend-Impfstoff |
| pertussis adsorbatum | Pertussis*-Adsorbat-Impfstoff |
| pertussis sine cellulis ex elementis praeparatum adsorbatum | Pertussis (azellulär, aus Komponenten)-Adsorbat-Impfstoff |
| pneumococcale polysaccharidicum | Pneumokokken*-Polysaccharid-Impfstoff |
| pneumococcale polysaccharidicum coniugatum adsorbatum | Pneumokokken-Polysaccharid-Adsorbat-Impfstoff (konjugiert) |
| poliomyelitidis inactivatum | Poliomyelitis*-Impfstoff (inaktiviert) |
| poliomyelitidis perorale | Poliomyelitis*-Impfstoff (oral) |
| rabiei ex cellulis ad usum humanum | Tollwut*-Impfstoff aus Zellkulturen für Menschen |
| rubellae vivum | Röteln*-Lebend-Impfstoff |
| tetani adsorbatum | Tetanus*-Adsorbat-Impfstoff |
| tuberculosis (BCG) cryodesiccatum | BCG*-Impfstoff (gefriergetrocknet) |
| varicellae vivum | Varizellen*-Lebend-Impfstoff |
| variolae cryodesiccatum dermicum | Pocken*-Lebend-Impfstoff (gefriergetrocknet) |

Tuberkulose*, Typhus; **b)** Viren: Kinderlähmung (s. Poliomyelitis; Poliomyelitis-Impfstoff (oral)), Gelbfieber*, Masern*, Parotitis* epidemica, Röteln*; **2.** abgetötete Erreger: **a)** Bakt.: Ruhr, Typhus u. Paratyphus, Cholera*, Fleckfieber, Keuchhusten*; **b)** Viren: Grippe* (Influenza), Kinderlähmung (Poliomyelitis nach Salk), Tollwut, Virushepatitis B, Frühsommer-Meningoenzephalitis; **c)** entgiftete Bakterientoxine (Toxoide): Diphtherie*, Tetanus*; **II. Vaccina ad usum veterinarium**, Impfstoffe für Tiere: s. Tab. 2; **C.** Adsorbat-Impfstoffe: alle Impfstoffe, bei denen die Erreger od. Toxoide an geeignete Adsorbenzien adsorbiert sind, z. B. Aluminiumhydroxid, Aluminiumphosphat, Calciumphosphat; **Anw.:** zum Erreichen od. zur Auffrischung einer spezif., aktiven Immunität gegen eine spezielle od. mehrere Krankheiten (Kombinationsimpfstoffe); s. Schutzimpfung. Meist erfolgen eine Grundimmunisierung u. Auffrischungsimpfungen in festgelegten Zeitabständen; vgl. Impfkalender.

**Val:** **1.** Symbol val; nicht mehr zulässige, aber noch vielfach verwendete Einheit für Stoffmenge*; je nach Reaktion kann 1 Val für dieselbe Substanz unterschiedl. Stoffmengen bedeuten. 1 val = 1 mol/wirksame Wertigkeit, d. h. 1 Val = 1 Grammäquivalent (die dem Äquivalentgewicht* nummerisch entspr. Grammmenge); 1 Millival (mval) = 1/1000 Val; **2.** Abk. für **Valin***.

**Valaciclovir** (INN): Valacyclovir; L-Valin-2-[(2-amino-1,6-dihydro-6-oxo-9*H*-purin-9-yl)methoxy]ethylester; CAS-Nr. 124832-26-4; $C_{13}H_{20}N_6O_4$, Strukturformel: s. Abb.; $M_r$ 324.34; **Wirk.:** Virostatikum*; V. weist als Valylester eine bessere Bioverfügbarkeit als seine Vorstufe Aciclovir* auf. **Ind.:** Zoster u. Herpes genitalis; **Dos.:** p. o. bei Herpes genitalis 2 × 500 mg/d; bei Zoster 3 × 1000 mg/d.

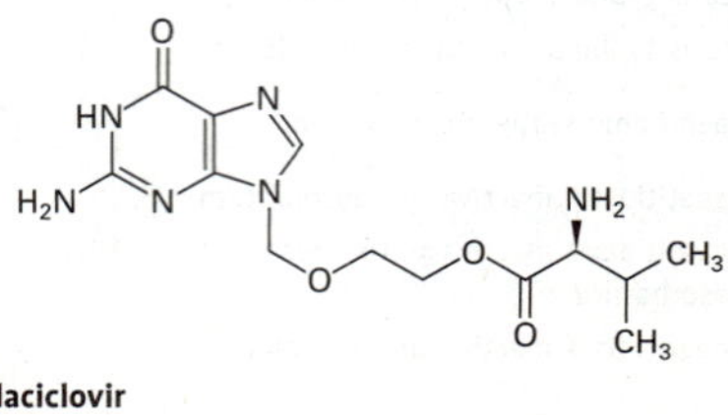

**Valaciclovir**

V

**Vakzine** Tab. 2

Lateinische und deutsche Bezeichnungen der Impfstoffe für Tiere nach Ph.Eur.6

| Vaccinum | deutsche Bezeichnung |
|---|---|
| actinobacillosidis inactivatum ad suem | Aktinobazillose-Impfstoff (inaktiviert) für Schweine |
| adenovirosidis caninae inactivatum | Adenovirose-Impfstoff (inaktiviert) für Hunde |
| adenovirosidis caninae vivum | Adenovirose-Lebend-Impfstoff für Hunde |
| anaemiae infectivae pulli vivum | Infektiöse-Anämie-Lebend-Impfstoff für Hühner |
| anthracis vivum ad usum veterinarium | Milzbrandsporen*-Lebend-Impfstoff für Tiere |
| aphtharum epizooticarium inactivatum ad ruminantes | Maul*- und Klauenseuche-Impfstoff (inaktiviert) für Wiederkäuer |
| bronchitidis infectivae aviariae inactivatum | Infektiöse-Bronchitis-Impfstoff (inaktiviert) für Geflügel |
| bronchitidis infectivae aviariae vivum | Infektiöse*-Bronchitis-Lebend-Impfstoff für Geflügel |
| brucellosis (Brucella melitensis stirpe Rev.1) vivum ad usum veterinarium | Brucellose*-Lebend-Impfstoff für Tiere |
| bursitidis infectivae aviariae inactivatum | Infektiöse-Bursitis-Impfstoff (inaktiviert) für Geflügel |
| bursitidis infectivae aviariae vivum | Infektiöse*-Bursitis-Lebend-Impfstoff für Geflügel |
| calicivirosis felinae inactivatum | Calicivirosis-Impfstoff (inaktiviert) für Katzen |
| calicivirosis felinae vivum | Calicivirosis-Lebend-Impfstoff für Katzen |
| chlamydiosidis felinae inactivatum | Chlamydien-Impfstoff (inaktiviert) für Katzen |
| cholerae aviariae inactivatum | Cholera-Impfstoff (inaktiviert) für Geflügel |
| clostridii botulini ad usum veterinarium | Botulismus*-Impfstoff für Tiere |
| clostridii chauvoei ad usum veterinarium | Clostridium*-chauvoei-Impfstoff für Tiere |
| clostridii novyi B ad usum veterinarium | Clostridium*-novyi-(Typ B)-Impfstoff für Tiere |
| clostridii perfringentis ad usum veterinarium | Clostridium*-perfringens-Impfstoff für Tiere |
| clostridii septici ad usum veterinarium | Clostridium*-septicum-Impfstoff für Tiere |
| colibacillosis fetus a partu recentis inactivatum ad ruminantes | Colibacillosis-Impfstoff (inaktiviert) für neugeborene Wiederkäuer |
| colibacillosis fetus a partu recentis inactivatum ad suem | Colibacillosis-Impfstoff (inaktiviert) für neugeborene Ferkel |
| diarrhoeae viralis bovinae inactivatum | Infektiöse-Virusdiarrhö-Impfstoff (inaktiviert) für Rinder |
| encephalomyelitidis infectivae aviariae vivum | Infektiöse*-Aviäre-Enzephalomyelitis-Lebend-Impfstoff für Geflügel |
| erysipelatis suillae inactivatum | Schweinerotlauf*-Impfstoff (inaktiviert) |
| furunculosidis ad salmonidas inactivatum cum adiuvatione oleosa ad iniectionem | Furunkelose-Impfstoff (inaktiviert, injizierbar, mit öligem Adjuvans) für Salmoniden |
| hepatitidis viralis anatis stirpe I vivum | Hepatitis-Typ-I-Lebend-Impfstoff für Enten |
| herpesviris equini inactivatum | Herpes-Impfstoff (inaktiviert) für Pferde |
| inactivatum diarrhoeae vituli coronaviro illatae | Coronavirusdiarrhö-Impfstoff (inaktiviert) für Kälber |
| inactivatum diarrhoeae vituli rotaviro illatae | Rotavirusdiarrhö-Impfstoff (inaktiviert) für Kälber |
| influenzae equi inactivatum | Influenza*-Impfstoff (inaktiviert) für Pferde |
| influenzae inactivatum ad suem | Influenza-Impfstoff (inaktiviert) für Schweine |
| laryngotracheitidis infectivae aviariae vivum | Infektiöse-Aviäre-Laryngotracheitis-Lebend-Impfstoff |

V

Fortsetzung nächste Seite

Fortsetzung v. S. 1753

**Vakzine**
Lateinische und deutsche Bezeichnungen der Impfstoffe für Tiere nach Ph.Eur.6

| Vaccinum | deutsche Bezeichnung |
|---|---|
| leptospirosis ad usum veterinarium | Leptospirose*-Impfstoff für Tiere |
| leptospirosis bovinae inactivatum | Leptospirose-Impfstoff (inaktiviert) für Rinder |
| leptospirosis caninae inactivatum | Leptospirose-Impfstoff (inaktiviert) für Hunde |
| leucosis felinae inactivatum | Leukose-Impfstoff (inaktiviert) für Katzen |
| mannheimiae inactivatum ad bovinas | Mannheimia-Impfstoff (inaktiviert) für Rinder |
| mannheimiae inactivatum ad ovem | Mannheimia-Impfstoff (inaktiviert) für Schafe |
| morbi Aujeszkyi ad suem inactivatum | Aujeszkysche*-Krankheit-Impfstoff (inaktiviert) für Schweine |
| morbi Aujeszkyi ad suem vivum ad usum parenteralem | Aujeszkysche*-Krankheit-Lebend-Impfstoff zur parenteralen Anwendung für Schweine |
| morbi Carrei vivum ad canem | Staupe*-Lebend-Impfstoff für Hunde |
| morbi Carrei vivum ad mustelidas | Staupe*-Lebend-Impfstoff für Frettchen und Nerze |
| morbi haemorrhagici cuniculi inactivatum | Hämorrhagische-Krankheit-Impfstoff (inaktiviert) für Kaninchen |
| morbi Marek vivum | Mareksche*-Krankheit-Lebend-Impfstoff |
| morbi partus diminutionis MCMLXXVI inactivatum ad pullum | Egg*-Drop-Syndrom-'76-Impfstoff (inaktiviert) |
| mycoplasmatis galliseptici inactivatum | Mycoplasma-gallisepticum-Impfstoff (inaktiviert) |
| myxomatosidis vivum ad cuniculum | Myxomatose-Lebend-Impfstoff für Kaninchen |
| panleucopeniae felinae infectivae inactivatum | Panleukopenie*-Impfstoff (inaktiviert) für Katzen |
| panleucopeniae felinae infectivae vivum | Panleukopenie-Lebendimpfstoff für Katzen |
| parainfluenzae viri canini vivum | Parainfluenza-Virus-Lebend-Impfstoff für Hunde |
| paramyxoviris 3 aviarii inactivatum | Aviäres-Paramyxovirus-3-Impfstoff (inaktiviert) |
| parvovirosis caninae inactivatum | Parvovirose*-Impfstoff (inaktiviert) für Hunde |
| parvovirosis caninae vivum | Parvovirose-Lebend-Impfstoff für Hunde |
| parvovirosis inactivatum ad suem | Parvovirose-Impfstoff (inaktiviert) für Schweine |
| pasteurellae inactivatum ad ovem | Pasteurella-Impfstoff (inaktiviert) für Schafe |
| pestis anatis vivum | Entenpest-Lebend-Impfstoff |
| pestis classicae suillae vivum cryodesiccatum | Klassische*-Schweinepest-Lebend-Impfstoff (gefriergetrocknet) |
| pseudopestis aviariae inactivatum | Newcastle-Krankheit-Impfstoff (inaktiviert) |
| pseudopestis aviariae vivum | Newcastle-Krankheit-Lebend-Impfstoff |
| rabiei inactivatum ad usum veterinarium | Tollwut*-Impfstoff (inaktiviert) für Tiere |
| rabiei perorale vivum ad vulpem | Tollwut*-Lebend-Impfstoff (oral) für Füchse |
| rhinitis atrophicantis ingravescentis suillae inactivatum | Progressive-Rhinitis-atrophicans-Impfstoff (inaktiviert) für Schweine |
| rhinotracheitidis infectivae bovinae vivum | Infektiöse*-Bovine-Rhinotracheitis-Lebend-Impfstoff für Rinder |
| rhinotracheitidis viralis felinae inactivatum | Rhinotracheitis-Virus-Impfstoff (inaktiviert) für Katzen |
| rhinotracheitidis viralis felinae vivum | Rhinotracheitis-Virus-Lebend-Impfstoff für Katzen |
| salmonellae enteritidis inactivatum ad pullum | Salmonella-Enteritidis-Impfstoff (inaktiviert) für Hühner |

**Vakzine**
Lateinische und deutsche Bezeichnungen der Impfstoffe für Tiere nach Ph.Eur.6

| Vaccinum | deutsche Bezeichnung |
|---|---|
| salmonellae typhimurium inactivatum ad pullum | Salmonella-Typhimurium-Impfstoff (inaktiviert) für Hühner |
| tenosynovitidis viralis aviariae vivum | Tenosynovitis-Virus-Lebend-Impfstoff für Geflügel |
| tetani ad usum veterinarium | Tetanus*-Impfstoff für Tiere |
| variolae gallinaceae vivum | Geflügelpocken*-Lebend-Impfstoff |
| vibriosidis ad salmonidas inactivatum | Vibriose-Impfstoff (inaktiviert) für Salmoniden |
| vibriosidis aquae frigidae inactivatum ad salmonidas | Kaltwasser-Vibriose-Impfstoff (inaktiviert) für Salmoniden |
| viri parainfluenzae bovini vivum | Parainfluenza-Virus-Lebend-Impfstoff für Rinder |
| viri syncytialis meatus spiritus bovini vivum | Respiratorisches-Syncytial-Virus-Lebend-Impfstoff für Rinder |

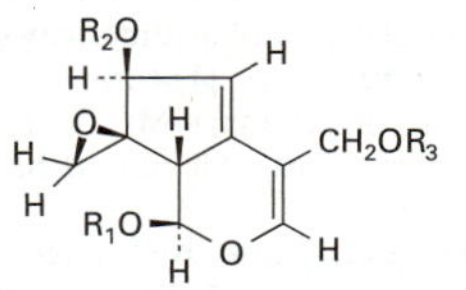

| | $R_1$ | $R_2$ | $R_3$ |
|---|---|---|---|
| Valtrat | Is | Is | Ac |
| Homovaltrat | Is | Ic | Ac |
| Isovaltrat | Is | Ac | Is |
| Acevaltrat | Is | IsAc | Ac |
| Homoace-valtrat | IsAc | Ic | Ac |

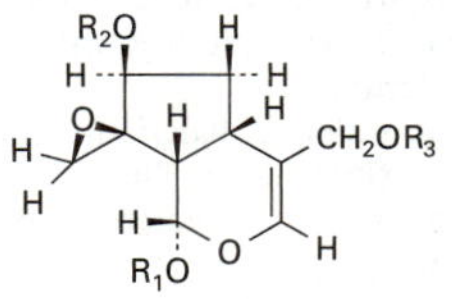

| | $R_1$ | $R_2$ | $R_3$ |
|---|---|---|---|
| Didrovaltrat | Is | Ac | Is |
| Homodidro-valtrat | Ic | Ac | Is |
| Isodidro-valtrat | Is | Is | Ac |

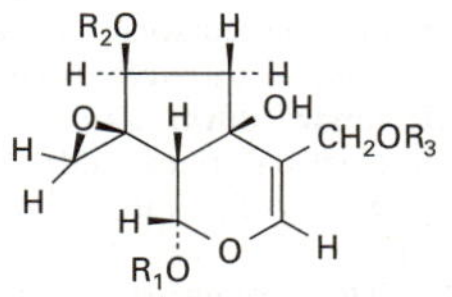

| | $R_1$ | $R_2$ | $R_3$ |
|---|---|---|---|
| Isovaleroxy-hydroxydidro-valtrat (IVHD-Valtrat) | Is | Ac | IsIs |

**Valepotriate** Abb. 1: Struktur der wichtigsten Valepotriate; Ac: Essigsäurerest; Is: Isovaleriansäurerest; Ic: Isocapronsäurerest; IsAc: β-Acetoxy-isovaleriansäurerest; IsIs: Isovaleroxyisovaleriansäurerest

**Valdecoxib** (INN): 4-(5-Methyl-3-phenylisoxazol-4-yl)benzosulfonamid; CAS-Nr. 181695-72-7; $C_{16}H_{15}N_2O_3S$; $M_r$ 507; logP 1.4; $pK_S$ 9.8 (berechnet); schwer lösl. in Wasser; wegen kardiovaskulärer UAW europaweit nicht mehr im Handel befindl. selektiver COX-2-Hemmer (s. Cyclooxygenase-Inhibitoren); früher angewendet als Analgetikum* bei rheumatoider Arthritis, Arthrose u. Schmerzen bei primärer Dysmenorrhö; **UAW:** Mundtrockenheit, Hypertonie, periphere Ödeme.

**Valenz:** Wertigkeit; Anzahl von H-Atomen od. anderen einwertigen Atomen* (z. B. Na, Cl), mit denen sich ein Atom eines chemischen Elements* zu einem Molekül* verbindet.

**Valenzelektronen:** s. Valenzschale.

**Valenzisomerisierung:** s. Reaktionen, konzertierte.

**Valenzkraftkonstante:** s. Kraftkonstante.

**Valenzschale:** äußerste Schale mit den Elektronen* der größten Hauptquantenzahl*; **Valenzelektronen:** Elektronen der Valenzschale; bestimmen das chem. Verhalten der Elemente.

**Valenzzahl:** s. Oxidationsstufe.

**Valepotriate:** Triester von frei nicht stabilen, iridoiden Polyalkoholen mit versch. aliphat. Carbonsäuren, mit Epoxidring (Valeriana-epoxy-triester: Val-epo-triate); charakterist. Inhaltsst. einiger Valerianaceen-Gattungen wie Valeriana (z. B. Valeriana* officinalis) u. Centranthus (z. B. Centranthus*

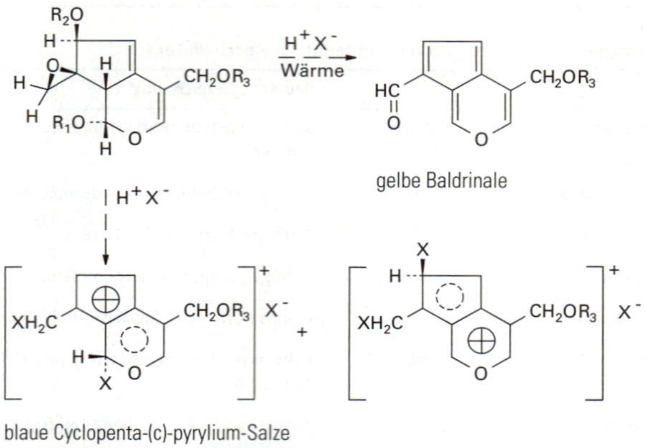


**Valepotriate** Abb. 2: säurekatalysierte Abbaureaktionen von konjugierten Dienen

ruber) sowie, in geringerem Ausmaß, Valerianella (Feldsalat) u. Fedia (Afrikanischer Baldrian); vgl. Iridoide; **Strukturtypen:** Eine Einteilung der V. ergibt sich aus der Anzahl der Doppelbindungen im Iridoidgerüst (s. Abb. 1). Man unterscheidet Diene u. Monoene; zudem gibt es hydrierte V. u. ferner die sog. Valtrathydrine mit dem geöffneten Epoxidring. **Charakterist. Reaktionen:** V. sind äußerst instabile Verb.; sehr rasche therm. Zersetzung bei Temp. >40 °C; über Zwischenstufen Bildung u. a. von gelben Sekundärprodukten, sog. Baldrinalen; bei Raumtemperatur tritt diese Abbaureaktion ebenfalls ein, wenn auch langsamer. Bei Versetzen mit Halogenwasserstoffsäuren hingegen laufen, entspr. dem unterschiedl. Bau der V., versch. Abbaureaktionen ab: **1.** bei V. mit konjugierter Dienstruktur: Farbreaktion, bei der relativ beständige, blaue Cyclopenta-(c)-pyrylium-Salze gebildet werden; daneben entstehen u. a. die gelben Baldrinale (s. Abb. 2); nach der alten Bez. der V. wurde diese Farbreaktion als **Halazuchromreaktion** bezeichnet; **2.** bei nicht konjugierten Hydroxydidrovaltraten (Monoenen mit zur Doppelbindung $\alpha$-ständiger Hydroxygruppe): Hier ist die gleiche Reaktion zu beobachten, da durch den Säureangriff die $\alpha$-Hydroxygruppe abgespalten wird u. so eine konjugierte Diengruppe entsteht. **3.** bei nicht konjugierten Dienen sowie Monoenen: unter den gleichen Reaktionsbedingungen Bildung von unspezif. braun gefärbten Cyclopenta-(c)-furanen.

**Valeranon:** s. Valeriana officinalis (Valerianae radix, Inhaltsst.).

**Valerensäure:** s. Valeriana officinalis (Valerianae radix, Inhaltsst.).

**Valeriana-Alkaloide:** s. Valeriana officinalis (Inhaltsst.).

**Valeriana celtica** L.: Nardus celtica, Spica celtica; Echter Speik; Fam. Valerianaceae; unterschieden werden 2 Unterarten, **V. celtica ssp. norica** Vierh. (Westalpen) u. **V. celtica ssp. celtica** (Ostalpen); **Inhaltsst.:** ca. 0.1–2 % äther. Öl mit Sesquiterpenen* u. Valepotriaten* (u. a. ca. 0.2–0.5 % Valtrat, 0.05–0.08 % IVHD-Valtrat; s. Valepotriate, Abb. 1 dort); **Anw.:** Ersatz der Echten Narde (s. Nardostachys jatamensi), zu Parfümeriezwecken.

**Valeriana edulis ssp. procera** (H.B.K) F. G. Meyer: Valeriana mexicana; Mexikanischer Baldrian; Fam. Valerianaceae; Mexiko; **Inhaltsst.:** bis zu 9 % Valepotriate*.

**Valerianae extractum hydroalcoholicum siccum** Ph.Eur.6: Extractum Valerianae hydroalcoholicum siccum normatum; mit wässrig-alkoholischen Mischungen hergestellter Baldriantrockenextrakt; Ph.Eur.6, aus Valerianae radix (s. Valeriana officinalis); Gehalt: mind. 0.25 % Sesquiterpensäuren.

**Valerianae extractum siccum:** s. Extractum Valerianae siccum.

**Valerianae radix:** s. Valeriana officinalis.

**Valerianae tinctura:** s. Tinctura Valerianae.

**Valeriana fauriei:** s. Valeriana officinalis var. angustifolia.

**Valeriana jatamansi** Jones: s. Valeriana wallichii.

**Valeriana officinalis** L. s. l.: Baldrian, Großer Baldrian; Fam. Valerianaceae; Europa, gemäßigtes Asien bis Japan, kultiviert in Deutschland; Stpfl. von **Valerianae radix:** Radix Valerianae, Rhizoma Valerianae; Baldrian, Baldrianwurzel, Katzenwurzel; die Wurzeln* mit Rhizomen* u. Ausläufern; **Off.:** Ph.Eur.6; Monographie: HMPC, ESCOP, WHO, Kommission E; **Inhaltsst.:** **1.** Valepotriate*: ca. 1.0–1.5 %, mit dem Hauptbestandteil Valtrat; sie sind nicht wasserdampfflüchtig u. werden bei nicht schonender Trocknung der Droge, auch in Tinkturen u. Extrakten, partiell od. völlig zu Baldrinalen u. den freien Säuren abgebaut (s. Valepotriate, charakterist. Reaktionen); **2.** Monoterpenalkaloide*: Actinidin, Chatinidin, Valerianin u. a., mit einem Pyridinring u. dem gleichen iridoiden C-Skelett wie die Valepotriate, insgesamt ca. 0.01–0.05 % (Strukturformeln: s. Abb. 1); **3.** äther. Öl: 0.1–1.7 % (nach Ph.Eur. mind. 0.4 % in der Ganzdroge u. mind. 0.3 % in der geschnittenen Droge), in der Ölhypodermis von Wurzeln u. Rhizomen lokalisiert, Monoterpene (z. B. Pinen*, Camphen*, Fenchen, Myrcen* u. Limonen*) u. Ester des Borneols* (mit Isovaleriansäure*, Butter- u. Essigsäure; Isovaleriansäure u.

V

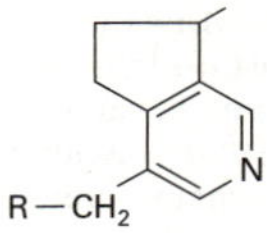

Actinidin: R = H

Valerianin: R = $OCH_3$

**Valeriana officinalis** Abb. 1: Valeriana-Alkaloide

deren Bornylester bedingen den charakterist. Geruch der getrockneten Droge); ferner Sesquiterpene* u. Sesquiterpenderivate (0.08–0.3 %) wie Caryophyllen*, Cadinen*, Valeranon sowie die irregulär aufgebauten Cyclopentan-Sesquiterpene wie Valerensäure, Hydroxy- u. Acetoxyvalerensäure (Strukturformeln: s. Abb. 2; nach Ph.Eur. mind. 0.17 % Sesquiterpensäuren, berechnet als Valerensäure); diese sind von spasmolyt., papaverinähnl. Wirk. (s. Papaverin) u. sind offensichtl. nur in Drogen enthalten, die von Valeriana officinalis L. stammen (Leitsubstanzen), nicht hingegen in Drogenverfälschungen (andere Valeriana-Arten, die Valepotriate führen, wie z. B. Valeriana* edulis, Valeriana* wallichii); **4.** Lignane*: versch. Mono- u. Diepoxylignane wurden aus der Baldrianwurzel isoliert, z. B. Pinoresinol-4-*o*-*β*-D-glucosid, 8-Hydroxypinoresinol-4-*o*-*β*-D-glucosid, Olivil; **Wirk.:** spasmolytisch u. sedierend; neuere Untersuchungen lassen vermuten, dass die Lignanfraktion, insbes. Olivil bzw. Olivilderivate, z. T. für die sedierende Wirk. von Baldrianpräparaten verantwortl. sind; sie binden an den Adenosin-Rezeptor $A_1$ u. verdrängen Coffein*; **Zuber.:** Extractum* Valerianae siccum (DAB), Valerianae* extractum hydroalcoholicum siccum (Ph.Eur.6), Valerianae tinctura (Ph.Eur.6; s. Tinctura Valerianae), Tinctura* Valerianae aetherea, Species* sedativae; **Anw.:** (med.) Unruhezustände, nervös bedingte Einschlafstörungen; z. B. bei Schlafstörungen (Schlaflosigkeit) leichten u. mittleren Grades, bedingt durch nervöse Erschöpfung u. geistige Überarbeitung; bei motor. Unruhe, Angst- u. Erregungszuständen, neurovegetativen Störungen; als Nervenberuhigungsmittel; bei Witterungsempfindlichkeit, nervösen Beschwerden des Alltags, vegetativer Dysregulation, Nervosität u. psych. Erregbarkeit. **Oleum Valerianae:** Baldrianöl, Baldrianwurzelöl; ätherisches Öl der Baldrianwurzel; Monographie: Kommission E; in sog. Baldrianbädern enthalten, die muskelentspannend u. leicht sedativ wirken; **Anw.:** bei nervösen Beschwerden wie Schlafstörungen u. allg. Unruhe. **Hom.:** Valeriana officinalis (HAB): die nicht über 40 °C getrocknete Wurzel; verordnet z. B. bei Schlaflosigkeit, Nervosität, Hysterie.

**Valeriana officinalis var. angustifolia** Mig.: Valeriana fauriei Briquet, Valeriana angustifolia Tausch., Valeriana officinalis ssp. tenuifolia Vahl.; Japanischer Baldrian; Fam. Valerianaceae; kultiviert in Japan, Polen; Stpfl. von **Radix Valerianae japonicae:** Kessowurzel; **Inhaltsst.:** 5–8 % äther. Öl, (wenig) Valepotriate* u. Alkaloide (s. Valeriana officinalis); **Anw.: 1.** (volkstüml.) in Japan ähnl. wie Valeriana radix (s. Valeriana officinalis);

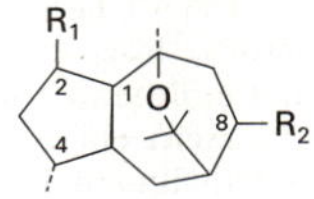

| | $R_1$ | $R_2$ |
|---|---|---|
| | H | H |
| α-Kessylalkohol | OH | H |
| Kessanol | H | OH |
| Kessoglykol | OH | OH |

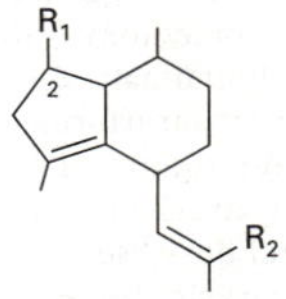

| | $R_1$ | $R_2$ |
|---|---|---|
| Valerenal | H | CHO |
| Valerensäure | H | COOH |
| Valerenolsäure | OH | COOH |

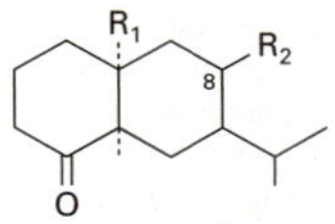

| | $R_1$ | $R_2$ |
|---|---|---|
| Valeranon | $CH_3$ | H |
| Fauronol | $CH_3$ | OH |
| Kanokonol | $CH_2OH$ | H |

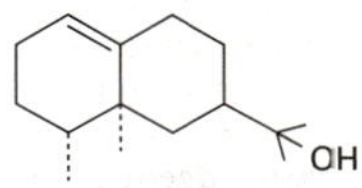

Valerianol

**Valeriana officinalis** Abb. 2: Azulogene u. nichtazulogene Sesquiterpene aus dem ätherischen Öl

**2.** (techn.) zur Gewinnung des äther. Öles; **Oleum Valerianae:** Baldrianöl; **Best.:** azulenogene Sesquiterpene (z. B. Kessylalkohol u. Kessylacetat; Strukturformeln: s. Valeriana officinalis, Abb. 2 dort) von campherartigem Geruch, daneben die Ölbestandteile von V. officinalis.

**Valeriana rubra:** s. Centranthus ruber.

**Valeriana wallichii** DC.: Valeriana jatamansi Jones; Indischer Baldrian; Fam. Valerianaceae; Pakistan, Indien; **Inhaltsst.:** äther. Öl u. 3.5–4.2 % Valepotriate* (je nach Überwiegen der versch. Valepotriate unterscheidet man zw. einer Acevaltrat- u. einer Didrovaltrat-Rasse).

**Valerianella:** s. Valepotriate.

**Valeriansäure:** Acidum valerianicum; Butan-1-carbonsäure, Baldriansäure; *n*-Pentansäure; $C_5H_{10}O_2$, $H_3C—(CH_2)_3—COOH$; $M_r$ 102.08; D. 0.928–0.932;

Schmp. –34 °C; Sdp. 186 °C; farblose Flüss. von baldrianartigem Geruch, lösl. in 30 T. Wasser, leicht lösl. in Ethanol u. Ether; Carbonsäure*; die übl. Handelssäure ist meist ein Gemisch von V., Isovaleriansäure (3-Methylbutansäure) u. Methylethylessigsäure (2-Methylbutansäure). **Anw.:** **1.** (techn.) zur Herst. baldriansaurer Salze; in der Parfümerie; vgl. Isovaleriansäure; **2.** (med.) obsolet; früher als krampfstillendes Mittel.

**Valeriansäure-Guajakolester:** s. Guajakolvalerianat.

**Valeryl-:** veraltete Bez. für die Gruppe Pentanoyl $C_4H_9CO—$.

**Valganciclovir** (INN): (*RS*)-2-(2-Amino-6-oxo-1,6-dihydro-9*H*-purin-9-yl)methoxy-3-hydroxypropyl-(*S*)-2-amino-3-methylbutanoat; CAS-Nr. 175865-60-8; $C_{14}H_{22}N_6O_5$, Strukturformel: s. Abb.; $M_r$ 354.37; **Wirk.:** Virostatikum*; Prodrug des Nucleosid*-Analogons Ganciclovir*; durch die Veresterung mit Valin sind die Absorptionsquote u. die absolute Bioverfügbarkeit des Wirkstoffs erhebl. gesteigert (von ca. 5 % bei Ganciclovir auf ca. 60 %); **Ind.:** Zytomegalie*-Retinitis bei HIV-Erkrankung; **UAW:** Neutropenie, Diarrhö, Anämie, Dermatitis, Leberfunktionsstörungen; vgl. Ganciclovir; **Dos.:** Initialdosis 2 × 900 mg/d p. o. über 21 d; Erhaltungsdosis 1 × 900 mg/d.

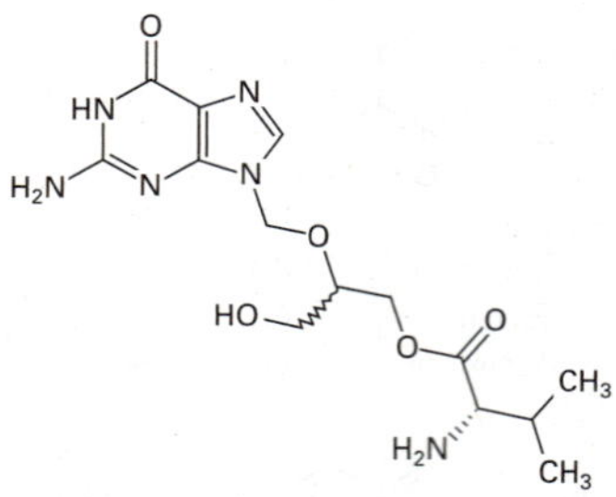


**Valganciclovir**

**Validierung:** Nachweis, dass eine Methode zuverlässig innerhalb festgelegter Grenzen zum erwarteten Ergebnis führt; wichtiges Element der GMP* u. zur Gewährleistung der Arzneimittelsicherheit. Die Validierung im Sinne der Richtlinien für die gute Validierungspraxis (erarbeitet von der Fédération Internationale Pharmaceutique) umfasst die systemat. u. vollständig kontrollierte Überprüfung der wesentl. Arbeitsschritte u. Einrichtungen in Entwicklung u. Produktion einschließl. der Kontrolle von pharmaz. Produkten. Ziel ist es, sicherzustellen, dass die hergestellten Produkte bei Einhaltung der festgelegten Produktions- u. Kontrollverfahren zuverlässig u. reproduzierbar in der gewünschten Qualität hergestellt werden können.

**Valin:** Abk. Val, V; Valinum Ph.Eur.6; natürl. als L-Valin; (*S*)-2-Amino-3-methylbuttersäure; L-$\alpha$-Aminoisovaleriansäure; CAS-Nr. 72-18-4; $C_5H_{11}NO_2$, Strukturformel: s. Aminosäuren (Abb. dort); $M_r$ 117.1; Schmp. 315 °C; weißes, krist. Pulver, lösl. in Wasser, sehr schwer lösl. in Ethanol; opt. aktive, aliphat., neutrale, proteinogene Aminosäure*, die essentiell u. glucoplast. ist; L-Valin wird intakt in Penicillin eingebaut. **Anw.:** (med.) in Infusionslösungen. **Norvalin** ist $\alpha$-Amino-*n*-valeriansäure.

**Valproat-Seminatrium:** s. Valproinsäure.

**Valproinsäure** (INN): Acidum valproicum Ph.Eur.6; 2-Propylpentansäure; CAS-Nr. 99-66-1; $C_8H_{16}O_2$, Strukturformel: s. Abb.; $M_r$ 144.21; Sdp. 120–121 °C (1.9 kPa), Sdp. 128–130 °C (2.7 kPa); $n_D^{24.5\,°C}$ 1.425; $pK_S$ 4.6; sehr schwer lösl. in Wasser; **Wirk.:** Antiepileptikum*, Neuroleptikum*; vermutl. Erhöhung der GABA-mediierten Inhibition durch einen präsynapt. Effekt auf den GABA-Metabolismus u. direkte postsynapt. Wirk. auf Ionenkanäle der neuronalen Membran; **Ind.:** alle Formen der Epilepsie; akute Manien, Prophylaxe bipolarer Störungen; **Kontraind.:** Lebererkrankungen in der eigenen od. Familienanamnese, manifeste schwerwiegende Leber- u. Pankreasfunktionsstörungen, Leberfunktionsstörungen mit tödl. Ausgang während einer V.-Ther. bei Geschwistern, Porphyrie, Blutgerinnungsstörungen; **WW:** enzyminduzierende Antiepileptika, Felbamat, Mefloquin, Carbapeneme, Cimetidin, Erythromycin u. Fluoxetin; Antikoagulanzien: erhöhte Blutungsneigung; Phenobarbital, Phenytoin, Carbamazepin, einige Benzodiazepine u. Codein; Verstärkung der zentral dämpfenden Wirk. einiger Arzneimittel; Verstärkung der Lebertoxizität durch andere lebertox. Arzneimittel; V. erhöht möglicherweise Serumkonzentration von Zidovudin. **UAW:** gastrointestinale Störungen, Appetitlosigkeit, Erbrechen, reversibler Haarausfall, mäßige Sedation, Blutgerinnungsstörungen, Leber- u. Pankreasschäden; zahlreiche WW; HWZ 6–19 h. **Natriumvalproat:** Natrii valproas Ph.Eur.; CAS-Nr. 1069-66-5; $C_8H_{15}NaO_2$; $M_r$ 166.2; lösl. in Wasser, Ethanol; hygroskopisch. Gebräuchl. ist auch Natriumhydrogenvalproat (Valproat-Seminatrium; $C_{16}H_{31}NaO_4$).

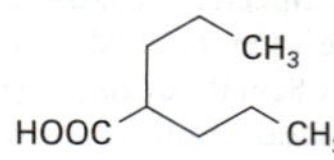


**Valproinsäure**

**Valsartan** (INN): N-[*p*-(*o*-1*H*-Tetrazol-5-ylphenyl)benzyl]-*N*-valeryl-L-valin; CAS-Nr. 137862-53-4; $C_{24}H_{29}N_5O_3$, Strukturformel: s. Abb.; $M_r$ 435.53; Schmp. 116–117 °C; **Wirk.:** Antihypertensivum*; $AT_1$*-Rezeptor-Antagonist; **Ind.:** essentielle Hypertonie, symptomat. Herzinsuffizienz; **Kontraind.:** schwere Leberinsuffizienz, Gallenwegsobstruktion, Anw. bei Kindern; Schwangerschaft u. Stillzeit; **WW:** gleichzeitige Gabe von ka-

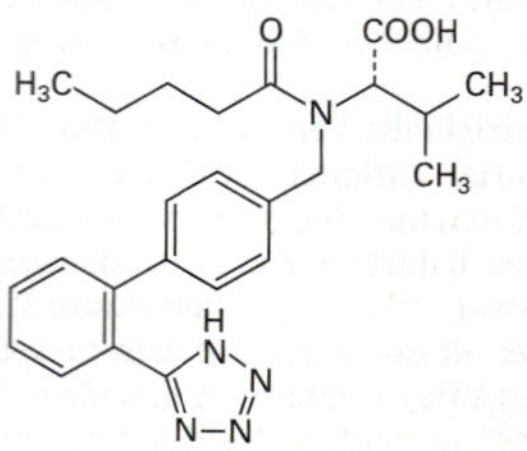


**Valsartan**

liumsparenden Diuretika u. Kaliumpräparaten; **UAW:** u. a. Kopfschmerz, Husten, Diarrhö; **Dos.:** Hypertonie: p. o. 1×80 mg/d; Herzinsuffizienz: initial p. o. 2×40 mg/d über mind. 2 Wochen, bis auf 2×80 mg/d u. 2×160 mg/d steigern; HWZ 9 h.

**Valtrat:** s. Valepotriate.

**Valtrathydrine:** s. Valepotriate (Strukturtypen).

**Vanadate:** s. Vanadium.

**Vanadin:** s. Vanadium.

**Vanadin(V)-oxid:** s. Vanadium(V)-oxid.

**Vanadinpentoxid:** s. Vanadium(V)-oxid.

**Vanadinsäureanhydrid:** s. Vanadium(V)-oxid.

**Vanadin-Schwefelsäure:** Darst.: Ph.Eur., 0.20 g Vanadium(V)*-oxid werden in 4.0 mL 96 %iger Schwefelsäure gelöst; die Lsg. wird mit Wasser zu 100 mL verdünnt; **Anw.:** Reagenz Ph.Eur.6, u. a. zum Nachw. von Peroxiden* in Gelatine*; Prüfung von Tetrahydrofuran* auf Peroxide.

**Vanadium:** Vanadin; Symbol V; CAS-Nr. 7440-62-2; $A_r$ 50.9414; OZ 23; D. 6.092; Schmp. 1919 °C; Sdp. 3400 °C; Härte 7 der Härteskala*; stahlgraues, sehr hartes, beständiges, leicht legierbares, 2- bis 5-wertiges Metall*; widerstandsfähig gegen Säuren, Basen, Luftsauerstoff; wird von Flusssäure u. Salpetersäure angegriffen; **Vork.:** zu 120 ppm in der Erdkruste; natürl. nur gebunden, aber sehr verbreitet als Vanadate in Eisen-, Chrom-, Blei-, Zink-, Kupfererzen; Hauptfundstätten: Carnotit in USA (Utah u. Rocky Mountains), Patronit in Peru, Südwestafrika; in Spuren auch in pflanzl. Aschen; V-reich sind Kohle u. Erdöl; manche, nicht als Nahrungsmittel verwendete Meerestiere u. Pflanzen reichern V an (z. B. Fliegenpilz: bis zu ca. 170 mg/kg Trockengewicht). **Bedeutung:** (physiol.) wahrscheinl. essentielles Spurenelement* für den Menschen; V kann durch Hemmung (ATPasen, Phosphatasen*, Kinasen*) od. Aktivierung (Monoaminoxidase*, Adenylylcyclase*) von Enzymen zahlreiche Stoffwechselprozesse beeinflussen. **Darst.:** aus den Oxiden mit Aluminium* im Thermitverfahren, analog mit Calcium* od. Ferrosilicium; **Anw.:** (techn.) Herst. von bes. hartem Spezialstahl (Vanadiumstahl), Herst. von Schutzgläsern (Vanadium(V)*-oxid im Glasfluss bewirkt Absorption der UV-Strahlen durch das Glas); **Toxikol.:** Einatmen von Vanadiumverbindungen (z. B. Vanadium(V)*-oxid, $V_2O_5$) führt mit einer Latenz von ca. 0.5 Std. zur Reizung der Atemwege, chron. Bronchitis, Lungenentzündung, evtl. zum Lungenödem; MAK: 0.1 mg/m$^3$ ($V_2O_5$-Rauch), 0.5 mg/m$^3$ ($V_2O_5$-Staub); **Nachw.:** Gehaltsbestimmung: Vanadium(V)-Verbindungen werden mit einem Überschuss Eisen(II)*-sulfat zu Vanadium(VI) reduziert. Anschließend wird unter potentiometr. Endpunktanzeige mit Kaliumpermanganat* zurücktitriert. **Gesch.:** vermutl. entdeckt 1801 von Andrés Manuel Del Rio (1765–1849), definitiv jedoch erst 1830 von Nils Gabriel Seftström (1787–1845).

**Vanadium(V)-oxid:** Vanadiumpentoxid, Vanadin(V)-oxid, Vanadinpentoxid, Vanadinsäureanhydrid; CAS-Nr. 1314-62-1; $V_2O_5$; $M_r$ 181.88; D. 3.36; Schmp. 690 °C; Sdp. 1750 °C (unter Zers.); beständigste Vanadiumverbindung; braunes Pulver, unlösl. in Wasser, lösl. in Alkalihydroxid-Lsg. unter Bildung farbloser Vanadat(V)-Ionen; bei schrittweise erfolgendem Ansäuern bilden sich daraus zunächst gelbe Di- u. Tetravanadat(V)-Ionen, dann orangegelbe Decavanadat(V)-Ionen; in stark saurer Lsg. entsteht das hellgelbe Dioxovanadium(V)-Kation ($VO^{2+}$), z. B. in Vanadin*-Schwefelsäure; **Darst.:** durch Glühen von Ammoniumvanadat*; **Herst.:** Verbrennung von Vanadiumstaub im Sauerstoffüberschuss; **Anw.:** **1.** (techn.) Katalysator, Herst. von Ferrovanadium, Gelbgrün-Färbung von Gläsern, Beize in der Färberei; **2.** Reagenz Ph.Eur.6: Herst. der Vanadin-Schwefelsäure; Nachw. von Peroxidverbindungen, u. a. in Ether, Tetrahydrofuran, Gelatine; **3.** (med.) obsolet; früher Antiseptikum.

**Vanadiumpentoxid:** s. Vanadium(V)-oxid.

**Vancomycin** (INN): CAS-Nr. 1404-90-6; hochmolekulares Glykopeptid*-Antibiotikum, produziert von Streptomyces-(Amycolatopsis-)orientalis-Stämmen; vgl. Teicoplanin. **Vancomycinhydrochlorid:** Vancomycin hydrochloridum Ph.Eur.; $C_{66}H_{76}Cl_3N_9O_{24}$; $M_r$ 1486; weißes, hygroskop. Pulver; lösl. in 10 T. Wasser, in 700 T. Ethanol; **Wirk.:** wirkt bakterizid auf proliferierende Keime durch Hemmung des Aufbaus der Zellwand; Wirkungsspektrum: umfasst v. a. grampositive Keime wie Strepto-, Pneumo-, Staphylokokken, Clostridien u. Diphtheriebakterien; alle gramnegativen Keime sind resistent; **Ind.:** schwere Staphylokokkeninfektion (als Alternativpräparat); **UAW:** Allergien u. Thrombophlebitiden; bei Kumulation od. Überdosierung ototoxisch; **Dos.:** p. o. oder i. v. Dauerinfusion 1–2 g/d über 7–10 d; Kinder 20–40 mg/kg KG/d; niedrigere Dos. bei älteren Patienten; aufgrund der Kumulationsgefahr Reduktion der Dos. nach einer Woche; HWZ 5–6 h.

**Vancomycin-resistente Enterokokken:** s. VRE.

**Van-der-Waals-Gleichung:** s. Gasgesetze, reale.

**Van-der-Waals-Kräfte:** s. Bindungskräfte, intermolekulare.

**Vanilla planifolia** G. Jacks.: Vanilla fragrans (Salisb.) Ames; Fam. Orchidaceae; heim. in Mexiko u. Zentralamerika, dort auch kultiviert, ferner kultiviert auf Réunion, Madagaskar, Tahiti, den Seychellen, Java, Sri Lanka u. a. trop. Gebieten; hoch in die Bäume steigende immergrüne Liane; die Bestäubung erfolgt in den Heimatgebieten durch Insekten u. Kolibris, in anderen Ländern muss die Befruchtung künstl. durchgeführt werden; Stpfl. von **Fructus Vanillae:** Vanille, Vanillefrüchte, Vanilleschoten; vor der Reife gesammelte u. fermentierte Früchte; 16–25 cm lang, von intensivem Duft; die kugeligen, schwarzen Samen sind max. 0.25 mm dick; **Inhaltsst.:** Vanillin*, ein Aldehyd, der erst durch die Fermentierung entsteht; in der frischen Frucht ist Vanillin nur in Form eines geruchlosen Vanillin-$\beta$-glucosids (Vanillosid) enthalten; ferner Vanillinsäure, Äpfel-, Wein-, Citronen- u. Benzoesäure, Gerbsäure, Fett, Harz u. Gummi; der Vanillingehalt ist je nach Herkunft verschieden: Bourbon-(Réunion-)V. ca. 0.75–2.9 %, Mexiko-V. 1.3–1.8 %, Java-V. 1.5–2.7 %; als beste Sorte gilt Mexiko-V., in Deutschland wird jedoch fast ausschließl. Bourbon-V. verwendet; **Anw.:** Aromatikum u. Gewürz; heute weitgehend durch synthet. Vanillin ersetzt.

**Vanilla saccharata:** s. Vanillin.

**Vanille:** s. Vanilla planifolia (Fructus Vanillae).

**Vanillezucker:** s. Vanillin.

**Vanillin:** Vanillinum saccharatum, Vanillinum Ph.Eur.; 4-Hydroxy-3-methoxy-benzaldehyd; CAS-Nr. 121-33-5; $C_8H_8O_3$, Strukturformel: s. Abb.; $M_r$ 152.2; Schmp. 81–83 °C; Sdp. 285 °C; Monomethylether des Protocatechualdehyds; feine, weiße bis schwach gelbl. Nadeln von vanilleartigem Geruch; lösl. in ca. 100 T. Wasser (20 °C), leichter lösl. in heißem Wasser, sehr leicht lösl. in Ethanol, Ether, Chloroform sowie in Kali- od. Natronlauge; mit Eisen(III)-chlorid-Lsg. gibt V. eine blauviolette Färbung; **Darst.:** früher aus Vanille (s. Vanilla planifolia) u. halbsynthet. aus Coniferin* (aus dem Kambialsaft der Coniferopsida), heute ausschließl. aus Eugenol* od. Guajakol*; **Anw.:** **1.** (med.) zum Nachw. freier Salzsäure im Magensaft (zus. mit Phloroglucin* als Günzburg-Reagenz); **2.** (analyt.) DAB: Vanillin-Lsg. (1 g/100 mL Ethanol 90 %), zum Nachw. von pflanzlichen Gerbstoffen* bei der mikroskop. Untersuchung von Drogen; **3.** ferner in der Parfümerie sowie als Aromatikum u. Gewürz. **Vanillezucker:** Vanilla saccharata EB, Saccharum Vanillae; soll mind. 1 % V. enthalten.

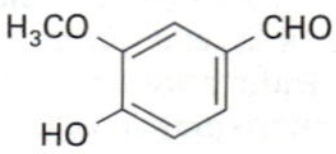


**Vanillin**

**Vanillinsäure:** 4-Hydroxy-3-methoxy-benzoesäure; $C_8H_8O_4$; $M_r$ 168.1; Oxidationsprodukt des Vanillins*; vgl. Phenolcarbonsäuren.

**Vanillinum (saccharatum):** s. Vanillin.

**Vanillylaceton:** s. Zingeron.

***N*-Vanillylnonamid:** s. Nonivamid.

**vanishing creams:** s. Stearinsäure.

**Van't-Hoff-Gleichung:** wichtige Beziehung der chem. Thermodynamik, die die Abhängigkeit der Gleichgewichtskonstante K (s. Massenwirkungsgesetz) u. damit die Gleichgewichtslage einer chem. Reaktion in Abhängigkeit von der Temp. T angibt:
$d\,\mathit{ln}K/dT = \Delta H/(R \cdot T^2)$
ΔH: Reaktionsenthalpie, R: allgemeine Gaskonstante*. Die Integration mit der (in kleinen Temperaturintervallen angenähert gültigen) Annahme ΔH = konstant ergibt:
$\mathit{ln}K = -\Delta H/(R \cdot T) + \text{konstant}$
Die graph. Auftragung von *ln* K gegen 1/T liefert daher eine Gerade mit der Steigung –ΔH/R (s. Abb.). Damit ergibt sich z. B. die Möglichkeit der Bestimmung von Reaktionsenthalpien aller Art, z. B. auch Lösungsenthalpien; vgl. Arrhenius-Gleichung. **Beispiel:** bestimmt man die Lage des Gleichgewichts der Wassergasreaktion:
$H_2 + CO_2 \leftrightarrows H_2O + CO$
bei versch. Temperaturen im Bereich 500–1200 K, so kann man aus der Steigung der Geraden die Reaktionsenthalpie zu –38.1 kJ/mol berechnen.

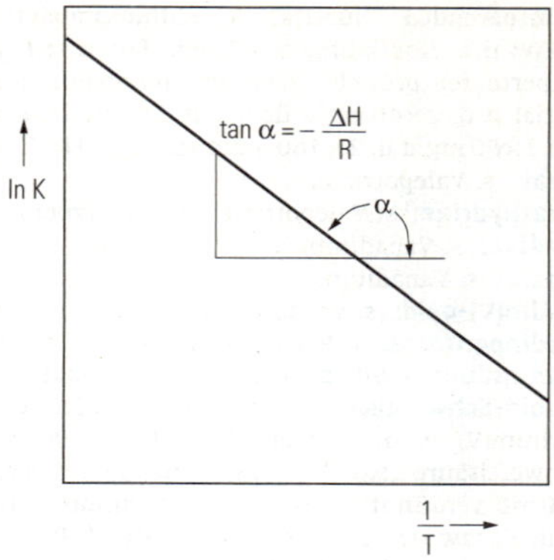


**Van't-Hoff-Gleichung:** ΔH: Reaktionsenthalpie; R: allg. Gaskonstante; K: Gleichgewichtskonstante; T: absolute Temperatur

**Vantocil IB:** s. Polihexanid.

**Van-Urk-Reagenz:** Reagenz zum Nachw. u. zur kolorimetr. Bestimmung von Secale-Alkaloiden (Ergotalkaloide*; s. Secale cornutum) u. 3-substituierten Indolderivaten durch Blaufärbung des Reagenz; **Zuber.:** 0.125 g 4-Dimethylaminobenzaldehyd* werden in einer Mischung von 35 mL Wasser u. 65 mL konz. Schwefelsäure gelöst, danach Zugabe von 0.03 mL einer 10 %igen Eisen(III)-chlorid-Lösung (s. Solutio Ferri chlorati). Die Lösung entspricht der Dimethylaminobenzaldehyd-Lösung R 6 der Ph.Eur.6, die minimal abweichend 0.1 mL 5 %ige Eisen(III)-chlorid-Lösung in 100 mL enthält; **Anw.:** Identitätsprüfung auf Tryptophan.

**Vardenafil:** 1-{[3-(3,4-Dihydro-5-methyl-4-oxo-7-propylimidazo[5,1-*f*][1,2,4]triazin-2-yl)-4-ethoxyphenyl]sulfonyl}-4-ethylpiperazin; CAS-Nr. 224785-90-4; $C_{23}H_{32}N_6O_4S$, Strukturformel: s. Abb.; **Wirk.:** Vasodilatator*, Phosphodiesterase*-Hemmer (selektiver Hemmstoff der cGMP-spezif. Phosphodiesterase Typ 5, Abk. PDE 5); **Ind.:** erektile Dysfunktion; **Kontraind.:** s. Sildenafil, zusätzl. terminale dialysepflichtige Niereninsuffizienz; **UAW:** Kopfschmerz, Dyspepsie, Schwindel, Flush, verstopfte Nase, Farbsehstörungen (selten u. reversibel); **Dos.:** 5–10 mg (max. 20 mg) p. o. ca. 25–60 min vor dem Geschlechtsverkehr. Vgl. Tadalafil.

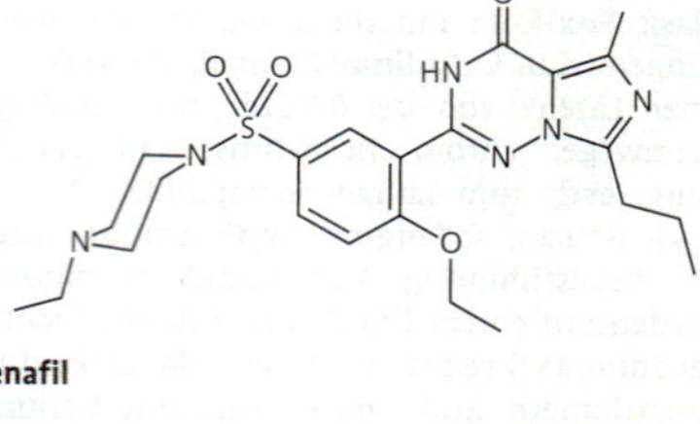


**Vardenafil**

**Varec(h):** s. Kelp.

**Vareniclin:** 7,8,9,10-Tetrahydro-6,10-methano-6*H*-pyrazino[2,3-*h*]-[3]benzazepin; CAS-Nr. 249296-44-4; $C_{13}H_{13}N_3$, Strukturformel: s. Abb.; $M_r$ 211.3; Schmp. 138–140 °C; logP 0.7 ± 0.4 (berechnet);

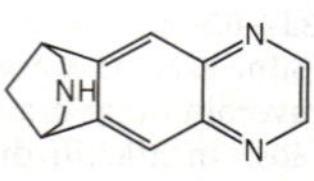


**Vareniclin**

Wirkstoff zur Behandlung der Nicotinabhängigkeit; **Wirk.**: Partialagonist des Nicotins* am nicotinergen $\alpha_4\beta_2$-Acetylcholin*-Rezeptor, der für die suchterzeugende Wirk. des Nicotins mitverantwortlich zu sein scheint; soll die Entzugssymptome minimieren u. hemmt die Effekte extern zugefügten Nicotins. **Ind.**: Raucherentwöhnung bei Erwachsenen; **Kontraind.**: psych. Erkrankung in der Anamnese, Epilepsie, Anw. bei Kindern u. Jugendl.; **WW**: Cimetidin: Erhöhung der system. Exposition von V. um 29 %, bei schwerer Einschränkung der Nierenfunktion keine gleichzeitige Gabe; Warfarin: Raucherentwöhnung kann zur Veränderung der Pharmakokinetik führen; bei gleichzeitiger transdermaler Nicotin-Ersatztherapie (Abk. NET) über 12 d statist. signifikante Abnahme des mittleren systol. Blutdrucks (durchschnittl. 2.6 mmHg); Übelkeit, Kopfschmerz, Erbrechen, Schwindel, Dyspepsie u. Müdigkeit häufiger als unter NET allein; **UAW**: Übelkeit, Kopfschmerz, Schlaflosigkeit, abnorme Träume; nach Markteinführung wurden Fälle von Herzinfarkt, Halluzinationen, Depressionen u. Suizidgedanken sowie Überempfindlichkeitsreaktionen (z. B. Angioödem, Gesichtsschwellung) beobachtet. **Dos.**: Behandlung sollte 1–2 Wochen vor Beendigung des Rauchens beginnen; p. o.; Tag 1–3: 1×0.5 mg/d, Tag 4–7: 2×0.5 mg/d, Tag 8 bis Behandlungsende: 2×1 mg/d; Behandlungsdauer 12 (ggf. 24) Wochen.

**Variabilitätskoeffizient:** relative Standardabweichung; s. Fehlerrechnung.

**Variable:** syn. Veränderliche; s. Funktion.

**Varianz:** (statist.) Quadrat der Standardabweichung; s. Normalverteilung; Fehlerrechnung.

**Varicella-Zoster-Virus:** s. Herpes-Viren.

**Varietät:** systemat. Kategorie zur Untergliederung von Unterarten; vgl. Systematik; Nomenklatur, binäre.

**varikös:** im Zusammenhang mit Krampfadern stehend.

**Variola:** s. Pocken.

**Variola vaccina:** s. Kuhpocken.

**Variolavirus:** Orthopoxvirus variola aus der Fam. der Pockenviridae*; Erreger der Pocken*.

**Variotin:** s. Pecilocin.

**Varizellen:** Windpocken; Infektionskrankheit durch Erstinfektion mit Varicella-Zoster-Virus (s. Herpes-Viren); Kinderkrankheit, selten auch Erstinfektion im Erwachsenenalter; **Übertragung:** Tröpfchen- u. Schmierinfektion; hohe Kontagiosität 2 Tage vor bis 5 Tage nach Auftreten des Exanthems; **Sympt.**: mäßiges Fieber u. schubweise auftretendes, juckendes Exanthem; Verbreitung im Gesicht, an Kopfhaut u. Rumpf; Schleimhäute regelmäßig beteiligt, Hände u. Füße nicht betroffen; polymorphes Bild: stecknadelkopfgroße Flecken werden innerhalb von Stunden zu Papeln u. Bläschen, später zu Pusteln mit gelbl. braunen, fest an der Haut haftenden u. nach 2–3 Wochen abfallenden Krusten; **Ther.**: symptomat., Juckreizlinderung; bei Immunsuppression Aciclovir*, Valaciclovir*, Famciclovir*; **Proph.**: bei Schwangeren u. abwehrgeschwächten Patienten mit Exposition zu an V. Erkrankten Varizella-Zoster-Immunglobulin; s. Varizellen-Immunglobulin vom Menschen; bei gefährdeten Neugeborenen zusätzl. Aciclovir; aktive Immunisierung: s. Impfkalender (Tab. dort). Vgl. Zoster.

**Varizellen-Immunglobulin vom Menschen:** Immunoglobulinum humanum varicellae Ph.Eur.6; Zuber., gewonnen aus Plasma od. Serum von Spendern, die Antikörper gegen das Varicella-zoster-Virus (s. Herpes-Viren) besitzen; **Anw.**: Prophylaxe u. Ther. bei Varicella-Zoster-Erkrankungen (s. Varizellen; Zoster), v. a. bei abwehrgeschwächten Patienten.

**Varizellen-Lebend-Impfstoff:** Vaccinum varicellae vivum Ph.Eur.6; Lebend-Impfstoff; gefriergetrocknete Zuber. aus einem attenuierten Stamm des Varicella-Zoster-Virus (s. Herpes-Viren); wird unter Verw. eines Saatvirussystems hergestellt; ein geeigneter Stabilisator wird dem geklärten Impfstoff zugesetzt, der dann gefriergetrocknet wird; enthält keine Konservierungsmittel.

**Varizen** (lat. varix Krampfader): Krampfadern; unregelmäßig schlauchförmig od. ampullär-knotenförmig erweiterte u. geschlängelte (oberflächl.) Venen; **Urs.**: Venenwandschwäche bzw. intravasale Druckerhöhung od. Venenklappeninsuffizienz; angeboren (primär) od. sekundär z. B. nach Thrombose* od. bei Volumenüberlastung inf. Beteiligung an einem Kollateralkreislauf; **Lokalisation: 1.** untere Extremität (v. a. multipel als Varikose); **2.** Verdauungstrakt: z. B. Ösophagus-, Duodenal-, Choledochus- u. Rektumvarizen; **3.** Bauchdecke; **4.** Zunge; **Ther.**: s. Antivarikosa. Vgl. Hämorrhoiden.

**Varroatose:** Milbenkrankheit der Bienen, die v. a. die Bienenbrut schädigt; der Befall eines Honigbienenvolks mit der Brutmilbe Varroa destructor bewirkt eine erhöhte Disposition für andere Brutkrankheiten u. Fehlbildungen der Jungbienen; hochgradiger Varroa-Befall kann ggf. zum Eingehen des Volkes führen; derzeit weltweit größte Bedrohung für die Imkerei; **Ther.**: Behandlung der Bienen z. B. mit Coumafos*.

**Vas:** Gefäß.

**Vaselin:** s. Vaselinum.

**Vaselinöl, gelbes:** Oleum Vaselini flavum; ungereinigtes, ungebleichtes Paraffinöl (s. Paraffinum liquidum); pharmaz. Anw. obsolet.

**Vaselinöl, weißes:** Oleum Vaselini album; ungereinigtes, aber gebleichtes Paraffinöl (s. Paraffinum liquidum); pharmaz. Anw. obsolet.

**Vaselinum:** Vaselin, Petrolatum, Axungia mineralis; Gemisch gereinigter, vorwiegend gesättigter fester u. flüssiger Kohlenwasserstoffe (Abk. KW); besteht aus 5–20 % *n*-Paraffinen, in der Hauptmenge aus verzweigten Paraffinen (Isoparaffine), wenig cycl. KW u. 0.3–1.5 % ungesättigten, jedoch nicht aromat. KW. Die mittlere Länge der KW-Ketten liegt zw. 35 u. 50 C-Atomen; die niedrigsten Kettenlängen betragen ca. 15 C-Atome, die großmolekularen KW enthalten weit über 100 C-Atome. Etwa 20–50 % der Paraffine liegen kristallin od. mikrokristallin vor. Sie bilden ein lockeres, 3-dimensionales kristalloides Gerüst (Trichitstruktur), in das die flüssigen KW als zusammenhängende „Ölphase“ eingelagert sind. Dieses Gerüst bewirkt zusammen mit den cycl. Anteilen die Zügigkeit* von Vaselinum. Die rheolog. Eigenschaften von V. sind jedoch abhängig von der Vorbehandlung (s. Thixotropie). In Abhängigkeit von der Gew. unterscheidet man: **1. Naturvaselin:** Dunkle, halbfeste Rückstände der Erdöldestillation (bzw. Ozokerit*) werden mit Schwefelsäure raffiniert (Entfernung der Aromaten) u. mit Bleicherden unterschiedlich stark entfärbt (s. Vaselinum album; Vaselinum flavum). **2. Gatschvaselin:** Petrolatvaselin; am häufigsten hergestellt; wachsartige bis feste Destillationsrückstände (Gatsche) werden mit rohen Paraffinölfraktionen zu streichfähigen Produkten abgemischt, die dann durch Hochdruckhydrierung, Schwefelsäure- u. Bleicherdebehandlung raffiniert werden (s. Vaselinum album; Vaselinum flavum). **3. Kunstvaselin:** wird durch Zusammenschmelzen raffinierter, fester (Paraffin, Ceresin aus Ozokerit u. a.) u. flüssiger Paraffine (meist 1 : 3), evtl. unter Zusatz von mikrokristallinen Wachsen*, erhalten (V. album). Zur Verbesserung der Zügigkeit von V. werden oft 0.05–0.5 % Polyisobutylene zugesetzt. Sog. Augenvaselinen (fürAugensalben*) sind hochweiße Qualitäten, die zusätzl. mit Paraffinöl verschnitten sind. V. besitzt ein minimales Wasseraufnahmevermögen, wobei nur sehr geringe Mengen als Pseudoemulsion (s. Quasiemulsion) aufgenommen werden. V. ist chem. weitgehend indifferent u. prakt. unbegrenzt haltbar. Bluten (s. Synärese) kann ggf. auftreten. Wird Vaselin (ohne nähere Angabe) verordnet, kann V. album od. flavum verwendet werden, für Zubereitungen* zur Anwendung am Auge jedoch nur V. album.

**Vaselinum album:** weißes Vaselin Ph.Eur.6; CAS-Nr. 8009-03-8; Naturvaselin (s. Vaselinum); weiße bis grünl. weiße durchscheinende Masse von zäher salbenartiger Konsistenz, die auf dem Wasserbad bei max. 61 °C zu einer klaren Flüssigkeit schmilzt (im Tageslicht meist schwach bläul. fluoreszierend); leicht lösl. in Ether, Dichlormethan, Petrolether, äther. Ölen od. warmen fetten Ölen; prakt. unlösl. in Wasser, Ethanol, Glycerol; Tp. 35–70 °C; Angaben zur Absorption im Referenzspektrum der Ph.Eur.; Konsistenz 60–300 (Blutungszahl ungeschert: 4–34 %, geschert: 10–64 %); kann ein Antioxidans enthalten; ferner wird der Gehalt an aromat., polycycl. Kohlenwasserstoffen geprüft; **Inkomp.:** Liegen peroxidische Verunreinigungen vor (verhindert durch Lichtschutz), sind Auswirkungen auf Wirkstoffe möglich; **Anw.:** haltbare Salbengrundlage od. Salbengrundstoff; aufgrund seiner hydrophoben Eigenschaften auch für Hautschutzsalben; cave: nicht zum Einnehmen. Vgl. Vaselinum flavum.

**Vaselinum flavum:** gelbes Vaselin Ph.Eur.6; Naturvaselin (s. Vaselinum); gelbe, durchschimmernde, salbenartige Masse, die im Tageslicht in geschmolzenem Zustand schwach fluoresziert; prakt. unlösl. in Wasser, Ethanol u. Glycerol, lösl. in Dichlormethan; Tp. -60 °C, Konsistenz 100–300; entspricht in der Zusammensetzung u. Anw. Vaselinum* album, ist aber weniger gebleicht u. enthält mehr aromat., polycycl. Kohlenwasserstoffe; kann ein geeignetes Antioxidans enthalten; Lagerung unter Lichtschutz; **Anw.:** Salbengrundlage (s. Vaselinum album); gilt als etwas besser hautverträgl. als weißes Vaselin. **Toxikol.:** Wird Vaselin verordnet, so kann, wenn aus der Verordnung nichts Anderes hervorgeht, auch Vaselinum album verwendet werden. Kanzerogene Benzpyrene konnten weder in der weißen noch in der gelben Sorte nachgewiesen werden.

**Vasicablätter:** s. Adhatoda vasica (Folia Adhatodae).

**Vasicin:** Peganin; CAS-Nr. 6159-55-3; $C_{11}H_{12}N_2O$, Strukturformel: s. Abb.; $M_r$ 188.22; Schmp. 210 °C (Racemat*); ein Chinazolinalkaloid*; **Vork.:** Adhatoda* vasica, Peganum* harmala u. Galega* officinalis.

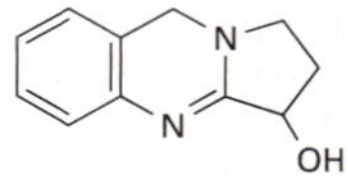


**Vasicin**

**Vasodilatatoren:** Vasodilatanzien; heterogene Gruppe von Arzneistoffen, die infolge einer Erschlaffung der Gefäßmuskulatur zu einer Gefäßerweiterung u. damit zu einer Blutdrucksenkung führen; **Wirk.:** V. greifen direkt am Gefäßmuskel an, ein genauer Wirkungsmechanismus ist nicht bekannt. Durch die Vasodilatation soll gleichzeitig eine stärkere Durchblutung minder durchbluteter Regionen erreicht werden (s. Steal-Phänomen; vgl. Mittel, durchblutungsfördernde). **Wirkstoffe:** **1.** Hydralazin*, Dihydralazin*, Diazoxid* u. Minoxidil*; **2.** Vasodilatatorisch wirken außerdem Alpha*-Rezeptoren-Blocker, Calcium*-Antagonisten, Prostaglandine*, organische Nitrate*, Nitroprussidnatrium* u. geeignete Extrakte aus Ginkgo* biloba. Vgl. Vasomotoren.

**Vasokonstriktoren:** Vasokonstringenzien; gefäßverengende Arzneimittel; s. Sympathomimetika; vgl. Vasomotoren.

**Vasolimentum:** nach EB ein Gemisch aus 300 T. gereinigter Ölsäure, 600 T. gelbem Vaselinöl u. 100 T. weingeistiger Ammoniakflüssigkeit; **Anw.:** Einreibung, z. B. auch mit Zusätzen von Salicylsäure, Ichthyol, Chloroform, Ethyliodid, Iod od. Kreosot.

**Vasomotoren** (lat. motor Beweger): Gefäßnerven; Nerven des vegetativen Nervensystems*, die eine Verengung (Vasokonstriktoren) od. Erweiterung (Vasodilatatoren) der Gefäße vermitteln u. damit den Blutdruck beeinflussen.

**Vasopeptidase-Hemmer:** Hemmstoffe, die sowohl das Angiotensin-converting-Enzym (s. ACE-Hemmer) als auch die neutrale Endopeptidase hemmen; durch die Hemmung der Endopeptidase wird der Abbau von Peptiden des natriuret. Peptidsystems gehemmt, was zur Vasodilatation u. folgl. zur Blutdrucksenkung führt.

**Vasopressin:** antidiuretisches Hormon (Abk. ADH), Adiuretin; veraltet Tonephin; CAS-Nr. 11000-17-2; Strukturformel: s. Abb.; im Hypothalamus gebildetes u. im Hypophysenhinterlappen gespeichertes Nonapeptidhormon (beim Menschen 8-Arginin-Vasopressin); **Regulation:** Förderung der Sekretion durch Erhöhung des effektiven osmot. Drucks, Verminderung des extrazellulären Flüssigkeitsvolumens, Durst, bestimmte Arzneimittel (z. B. Barbiturate) u. emotionale Einflüsse; Verrin-

V

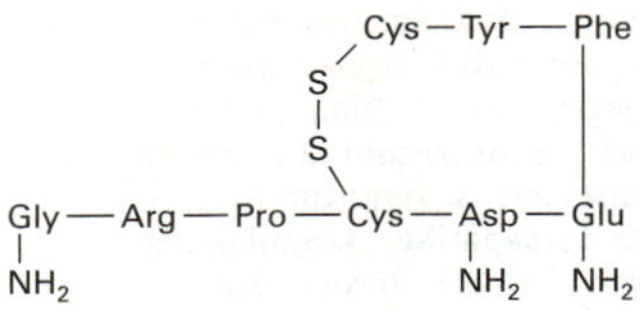


**Vasopressin**

gerung durch niedrigen effektiven osmot. Druck, erhöhtes extrazelluläres Flüssigkeitsvolumen u. Alkohol; **Wirk.:** **1.** Wasserretention u. Harnkonzentrierung durch Permeabilitätssteigerung bes. an distalen Tubuli u. Sammelrohren der Niere inf. Translokation von Aquaporin-2 aus intrazellulären Vesikeln in die Zellmembran u. verstärkte Aquaporin-2-Expression nach Bindung von V. an $V_2$-Rezeptoren (heterotrimerer G-Protein-gekoppelter Rezeptor; Signaltransduktion: $G_{\alpha s}$-vermittelte Aktivierung der Adenylylcyclase*); **2.** $V_1$-Rezeptor-vermittelte Vasokonstriktion; **3.** gesteigerte Synthese u. Sekretion von Blutgerinnungsfaktor* VIII; **4.** bei Vasopressinmangel Diabetes* insipidus; **Ind.:** **1.** (diagnost.) ADH-Test (Methode zur Differentialdiagnose zw. zentralem u. renalem Diabetes insipidus; **2.** (therap.) s. Desmopressin; Terlipressin; Felypressin.

**Vata:** eines der 3 Doshas* im Geist-Körper-Modell des Ayurveda*; Krankheiten als Ausdruck von übermäßiger Anregung des Vata: z. B. psychische u./od. körperliche Unruhe, Nervosität, Schlafstörungen, Verspannungen, Gelenkschmerzen, Trockenheit von Haut u. Schleimhäuten, Obstipation.

**Vati:** im Ayurveda* Bez. für maschinell gepresste Tabletten als Arzneiform; enthalten neben den Pflanzenextrakten u./od. Mineralstoffen auch Bindemittel (z. B. Stärke), Gummi* arabicum u. Magnesiumstearat* u. meist keine weiteren Zusatzstoffe (wie Farb- u. Konservierungsstoffe); Einnahme häufig zusammen mit einem speziellen Transportmedium (Anupanam).

**Vecuroniumbromid** (INN): 1-(3$\alpha$,17$\beta$-Diacetoxy-2$\beta$-piperidino-5$\alpha$-androstan-16$\beta$-yl)-1-methyl-piperidiniumbromid; CAS-Nr. 50700-72-6; $C_{34}H_{57}BrN_2O_4$; $M_r$ 637.83; Schmp. 227–229 °C; **Wirk.:** stabilisierendes, peripheres Muskelrelaxans*; **Ind.:** endotracheale Intubation sowie Relaxation der Skelettmuskulatur bei Allgemeinnarkosen.

**Veegum®:** besonders reine Sorte des Bentonit*.

**Veganismus:** s. Vegetarismus.

**Vegetabilien:** Pflanzen bzw. Kräuter; **vegetabilisch:** zu Pflanzen gehörend, aus Pflanzen bereitet.

**Vegetarismus:** Ernährung mit Lebensmitteln ausschließlich od. vorwiegend pflanzl. Ursprungs, die einen weitestgehenden Verzicht auf tier. Lebensmittel beinhaltet; **Formen:** **1.** Ovo-Lakto-Vegetarismus: Verzicht auf Fleisch u. Fisch, aber Verzehr von Ei u. Eiprodukten, Milch u. Milchprodukten; s. Vollkost, ovolaktovegetabile. **2.** Lakto-Vegetarismus: Verzicht auf Fleisch, Fisch u. Eier, aber Verzehr von Milch u. Milchprodukten; **3.** Ovo-Vegetarismus: Verzicht auf Fleisch, Fisch u. Milch, aber Verzehr von Eiern; **4.** Veganismus: Verzicht auf alle tier. Produkte; Veganer nehmen weder Fleisch, Fleischprodukte, Fisch, Eier, Milch, Milchprodukte noch Honig zu sich; z. T. verwenden sie auch keine Gebrauchsartikel tier. Herkunft; Rohköstler vermeiden zusätzl. gekochte Nahrung. In der Praxis wird vegetar. Kost in 4 Lebensmittelgruppen eingeteilt: **1.** Getreide u. Cerealien; **2.** Hülsenfrüchte; **3.** Nüsse u. Samen; **4.** Gemüse u. Obst. Bei einer ausgewogenen Mischung von Lebensmitteln der 4 Gruppen treten keine Mangelerscheinungen auf. Mangelzustände (v. a. Vitamin $B_{12}$, Eisen, Iod, Vitamin D u. Calcium betreffend) entstehen nur durch einseitige Ernährung.

**Vegetation:** Pflanzenwelt u -wuchs.

**vegetativ** (lat. vegetare beleben, anreizen): die Funktion des vegetativen Nervensystems* betreffend.

**VEGF:** Abk. für (engl.) *vascular endothelial growth factor;* vaskulärer Wachstumsfaktor*; Familie von Polypeptiden (VEGF-A, -B, -C, -D, -E, -F u. placental growth factor, Abk. PlGF); **Wirk.:** durch Bindung an VEGF-Rezeptoren (Tyrosinkinase-Rezeptoren) u. Aktivierung der Signaltransduktionskette mitogene Wirk. auf Endothel (Angiogenese); pharmakotherapeut. Ziel der antiangiogenet. wirksamen u. damit das Tumorwachstum hemmenden Wirkstoffe Bevacizumab*, Ranibizumab*, Sunitinib* u. Sorafenib*.

**Vehikel:** **1.** Konstituens, Constituens; (pharmaz.-technolog.) formgebender Hilfsstoff* eines Arzneimittels, der die Verabreichung eines Wirkstoffs auf einem bestimmten Applikationsweg (s. Applikation) ermöglicht; bei Flüssigkeiten das indifferente Lösungsmittel; **2.** (dermat.) Grundlage top. Formulierungen (v. a. Salben, Cremes, Gele, Pasten, Emulsionen); **Bedeutung:** besitzt häufig eine Eigenwirkung an der Haut u. beeinflusst die Wirkstofffreigabe* wesentlich; meist ist die Penetration* aus solchen V. besser, in denen der Wirkstoff schlechter lösl. ist. **Sonderformen:** Moderne Vehikelsysteme, z. B. Liposomen*, Mikroemulsionen* od. Nanopartikel*.

**Veilchenblüten:** s. Viola odorata (Flores Violae odoratae).

**Veilchenblütenöl:** s. Viola odorata (Flores Violae odoratae).

**Veilchen, Wohlriechendes:** s. Viola odorata.

**Veilchenwurzel:** s. Iris germanica (Rhizoma Iridis).

**Veilchenwurzel, Echte:** s. Viola odorata (Violae odoratae rhizome).

**Veilchenwurzelöl:** s. Iris germanica (Oleum Iridis).

**Veitstanz:** s. Chorea.

**Vektor** (Träger, Fahrer): **1.** mathemat. od. physik. Größe wie Geschwindigkeit, die durch einen Pfeil dargestellt wird u. durch Angriffspunkt, Richtung u. Betrag festgelegt ist; **2.** Klonierungsvektor; (genet.) Empfänger-DNA-Molekül für fremde DNA*, meist ein Plasmid* od. Phagen-DNA-Molekül (s. Gentechnologie); trägt einen origin* of replication sowie genet. Marker, die seine Anwesenheit in den Wirtszellen erkennbar machen; **3.** (biol.) aktiver Krankheitsüberträger*.

**venale** (lat.): käuflich.

**Venen** (lat. venae): Blutadern; Blutgefäße mit zum Herzen führender Strömungsrichtung des Blutes.

**Venena:** s. Gifte.

**Venenentzündung:** s. Thrombophlebitis.

V

**Venenmittel:** Arzneimittel, die zur Behandlung von Krampfadern (Varizen*), chronischer Veneninsuffizienz u. Hämorrhoiden (s. Hämorrhoidenmittel) dienen; verwendet werden: **1.** Ödemprotektika wie Aescin* od. Extrakte aus Aesculus* hippocastanum, Ruscus* aculeatus od. Centella asiatica u. die die Kapillarpermeabilität herabsetzenden Mittel Tribenosid* u. Calciumdobesilat* wie auch Flavonoide (Quercetin, Kämpferol, Rutosid, Hesperidin, Diosmin); **2.** venentonisierende Mittel wie Dihydroergotamin*; **3.** Diuretika* zur kurzzeitigen Ödembeseitigung (Benzothiazine); **4.** Antikoagulanzien* u. Fibrinolytika* zur Thromboseprophylaxe (z. B. Heparin, Acetylsalicylsäure, Dipyridamol u. a.). Zur Unterstützung der Ther. werden Stützstrümpfe od. Kompressionsverbände verwendet. Andere Maßnahmen sind die Venensklerosierung mit Venenverödungsmitteln* sowie die chirurg. Entfernung varikös veränderter Venen.

**venenosus:** giftig.

**Venenpunktionskanüle:** s. Kanüle.

**Venenverödungsmittel:** zur Sklerosierung von Venen u. Varizen bestimmte, injizierbare Pharmaka; **Zuber.:** z. B. Lösungen von Polidocanol*, Chinin* (5–20 %ige Lösungen); früher Lsg. von Natriummorrhuat*, hyperton. Kochsalz- u. Zuckerlösungen.

**Venenverweilkanüle:** Kanüle*, die nach der Punktion in der Vene verbleibt u. wiederholte Injektionen*, Infusionen* u. Blutentnahmen ermöglicht; z. B. in Form einer Metallkanüle mit Kunststoffflügeln (s. Flügelkanüle) od. einer Plastikkanüle mit einem Mandrin* aus Metall, der nach der Venenpunktion entfernt wird.

**Venlafaxin** (INN): (±)-1-[2-(Dimethylamino)-1-(4-methoxyphenyl)ethyl]cyclohexanol; CAS-Nr. 93413-69-5; $C_{17}H_{27}NO_2$, Strukturformel: s. Abb.; $M_r$ 277.41; **Wirk.:** Antidepressivum*; selektive Hemmung der neuronalen Wiederaufnahme von Serotonin, Noradrenalin u. Dopamin (SNRI); **Ind.:** Depression, Angststörung; **Kontraind.:** geichzeitige Verabreichung von MAO-Hemmern bzw. innerhalb von 14 d danach; Schwangerschaft u. Stillzeit, Anw. bei Jugendl. unter 18 Jahren; **WW:** ZNS-aktive u. Herz-Kreislauf-Präparate; **UAW:** u. a. Anorexia, Kopf-, Bauchschmerzen, Diarrhö, Tachykardie; **Dos.:** p. o. ambulante Behandlung zu Beginn 2×37.5 mg/d; stationär 150 mg/d in 3 ED; Steigerung n. B.; Einnahme mit reichl. Flüss. zu den Mahlzeiten (37.5 mg V. entsprechen 42.42 mg Venlafaxinhydrochlorid); HWZ 5–11 h (Metaboliten). **Venlafaxinhydrochlorid:** CAS-Nr. 99300-78-4; $C_{17}H_{27}NO_2 \cdot HCl$; $M_r$ 313.87.

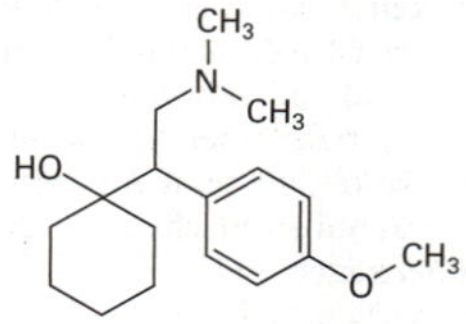


**Venlafaxin**

**ventral** (lat. venter Bauch): bauchwärts; nach vorn gelegen; zum Bauch gehörend; Ggs.: dorsal*.

**Ventriculus:** **1.** kleiner Magen; **2.** Kammer; z. B. Ventriculus cordis: Herzkammer.

**Venusfliegenfalle:** s. Dionaea muscipula.

**Venushaar:** s. Adiantum capillus-veneris.

**Veracevinester:** s. Veratrum-Alkaloide.

**Verakruz-Sarsaparille:** s. Smilax regelii.

**Verapamil** (INN): Iproveratril; 2-Isopropyl-2,8-bis(3,4-dimethoxyphenyl)-6-methyl-6-azaoctannitril; CAS-Nr. 52-53-9; $C_{27}H_{38}N_2O_4$, Strukturformel: s. Abb.; $M_r$ 454.59; Sdp. 243–245 °C (1.33 Pa); $n_D^{25\,°C}$ 1.5448; fast unlösl. in Wasser, wenig lösl. in Hexan, lösl. in Benzol, Ether, leicht lösl. in niederen Alkoholen, Aceton, Ethylacetat, Chloroform; **Wirk.:** Koronartherapeutikum*, Calcium*-Antagonist; V. unterliegt einem sehr schnellen Leberabbau, so dass es p. o. 10-mal höher als i. v. dosiert werden muss; auch Antiarrhythmikum* (Klasse IV), da es die atrioventrikuläre Überleitungszeit verlängert. **Verapamilhydrochlorid:** Verapamili hydrochloridum Ph.Eur.6 (Racemat); $C_{27}H_{39}ClN_2O_4$; $M_r$ 491.1; Schmp. ca. 144 °C; wenig lösl. in Chloroform, lösl. in Wasser (7 g/100 g), Ethanol, Isopropanol, Aceton, Ethylacetat, leicht lösl. in Methanol; pH einer 0.1 %igen Lsg. in Wasser 5.25; **Ind.:** Hypertonie*, koronare Herzkrankheit* (chron. stabile, instabile, vasospast. Angina* pectoris), paroxysmale supraventrikuläre Tachykardien, Vorhofflimmern/-flattern mit hoher Kammerfrequenz, Angina pectoris nach Herzinfarkt, hypertensive Krise; **Kontraind.:** Herz-Kreislauf-Schock, akuter Herzinfarkt mit Komplikationen (Bradykardie, Hypotonie, Linksherzinsuffizienz), ausgeprägte Erregungsleitungsstörungen (z. B. sinuatrialer bzw. AV-Block II. u. III. Grades), Sinusknotensyndrom, Vorhofflimmern/-flattern mit gleichzeitigem Vorliegen eines WPW-Syndroms (Risiko einer Kammertachykardie); bei p. o. Anw. zusätzl. gleichzeitige i. v. Anw. von Beta-Rezeptoren-Blockern (Ausnahme: Intensivmedizin); bei i. v. Anw. zusätzl. gleichzeitige Ther. mit Beta-Rezeptoren-Blockern (Ausnahme: Intensivmedizin); **WW:** Antiarrhythmika, Beta-Rezeptoren-Blocker, Inhalationsanästhetika, Antihypertensiva, Diuretika, Vasodilatatoren, Digoxin, Digitoxin, Chinidin, Carbamazepin, Lithium, Muskelrelaxanzien, Acetylsalicylsäure, Alkohol, Simvastatin u. einige Induktoren, Inhibitoren u. Substrate von CYP3A4; **UAW:** Flush, Hautrötung, Wärmegefühl, allerg. Reaktionen, Müdigkeit, Nervosität,

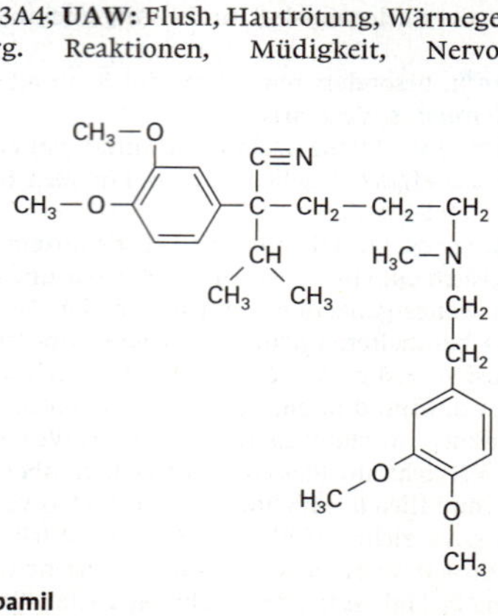


**Verapamil**

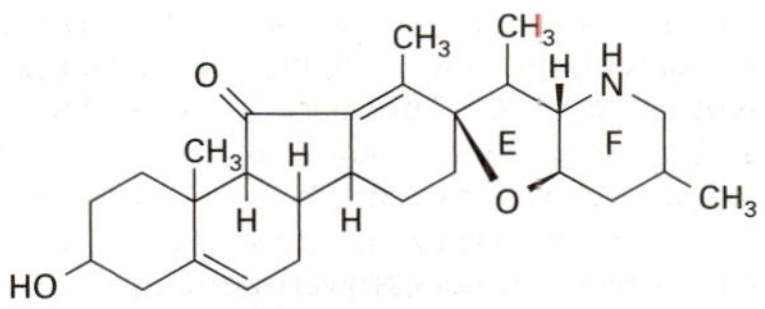


**Veratrum-Alkaloide** Abb. 1: Jervin als Beispiel für Jerveratrum-Alkaloide

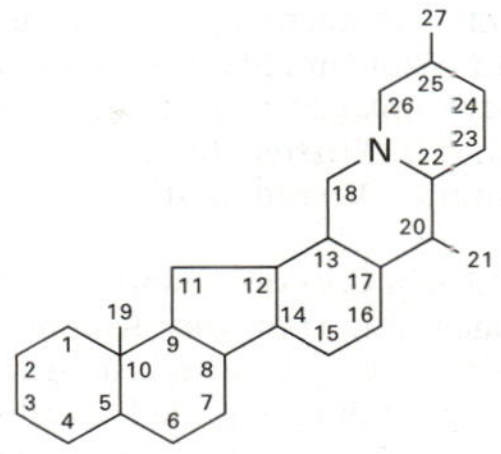

Cevan

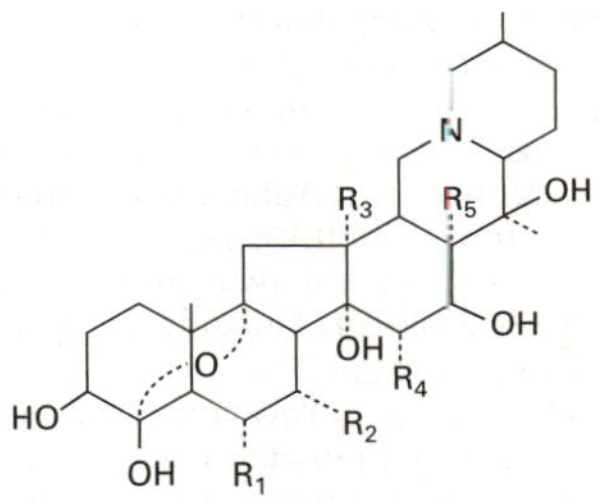


Protoverin: $R_1 = R_2 = R_4 = OH$, $R_3 = R_5 = H$

Veracevin: $R_1 = R_2 = R_4 = H$, $R_3 = R_5 = OH$

**Veratrum-Alkaloide** Abb. 2: Ceveratrum-Alkaloide

Schwindel, Benommenheit, Parästhesien, Neuropathie, Tremor, Kopfschmerz, Übelkeit, Völlegefühl, Obstipation, Entstehung einer Herzinsuffizienz bzw. Verschlimmerung einer vorbestehenden Herzinsuffizienz, übermäßiger Blutdruckabfall u./od. orthostat. Regulationsstörungen, Sinusbradykardie, AV-Block I. Grades, Knöchelödeme; HWZ 3–7 h bzw. 24 h (Metaboliten).

**Veraschen:** s. Muffelofen.

**Veratridin:** s. Veratrin.

**Veratrin:** Veratrinum; Gemisch der (in der Gattung Veratrum nicht enthaltenen) Alkaloide **Cevadin** ($C_{32}H_{49}O_9N$, ca. 70 %), **Veratridin** ($C_{36}H_{51}NO_{11}$, ca. 25 %) u. **Sabadin** aus den Sabadillsamen (s. Schoenocaulon officinale); weißes, lockeres Pulver od. weiße, amorphe Masse; V. ist amorph, da das nicht kristallisierende Veratridin die Kristallisation von Cevadin verhindert; leicht lösl. in Ethanol, Chloroform, Ether, Benzol u. Pentanol, in Wasser nur in Spuren lösl.; erregt beim Zerstäuben heftiges Niesen; **Wirk.:** (stark) auf das ZNS u. Gefäßzentrum, lähmt die peripheren, motor. u. sensorischen Nerven; **Off.:** DAB; **Anw. u. Toxikol.:** stark giftig; Anw. daher obsolet; früher äußerl. z. B. bei rheumat. Schmerzen u. Zahnschmerzen (Wirk. inf. lokaler Betäubung); auch in 0.5 %iger Lsg. als Insektizid (Kontaktgift); Antagonist bei Tetrodotoxin*-Intoxikation.

**Veratrin, kristallisiertes:** s. Veratrin.

**Veratrol:** 1,2-Dimethoxybenzol; $C_8H_{10}O_2$; $M_r$ 138.7; D. 1.08; Schmp. 22.5 °C; Dimethylether des Brenzcatechins; farblose Kristalle; lösl. in Ethanol u. Ether, wenig lösl. in Wasser; **Darst.:** trockene Destillation von Veratrumsäure* mit $BaOH_2$ od. Methylierung von Guajakol*.

**Veratrum album L.:** Weiße Nieswurz, Germer; Fam. Melanthiaceae; Europa, Nordasien; Stpfl. von **Rhizoma Veratri:** Weiße Nieswurz, Germerwurzel; getrockneter Wurzelstock mit Wurzeln; **Inhaltsst. u. Wirk.:** Hauptwirkstoffe sind die stark giftigen Veratrum*-Alkaloide wie Protoveratrin A u. B, Germerin u. a. (Gesamtgehalt an Alkaloiden* ca. 1.0–1.6 %); **Off.:** Ph.Helv., DAB; **Zuber.:** Tinctura Veratri (obsolet); **Anw.:** (volkstüml.) früher z. B. bei Herzrhythmusstörungen, als Erbrechen auslösendes Mittel, bei Neuralgien u. Erkrankungen des rheumat. Formenkreises; die Verw. der Droge ist angesichts der Risiken nicht vertretbar; in der Veterinärmedizin früher als Krätz- u. Läusemittel; die Verw. als Zusatz zu Niespulvern (sog. Schneeberger Schnupftabak) ist nicht mehr gestattet. **Hom.:** Veratrum: getrockneter Wurzelstock; verordnet z. B. bei Kollapszuständen, Cholera, Dysmenorrhö, Psychosen.

**Veratrum-Alkaloide:** Steroidalkaloide* in Veratrum-, Schoenocaulon- u. Fritillaria-Arten; Unterteilung in 2 Gruppen: **1. Jerveratrum-Alkaloide:** enthalten meistens nur 2–3 Sauerstoffatome u. treten frei od. an Glucose gebunden auf (Glucoalkaloide); die Ringe E u. F weisen eine Furanopiperidinstruktur auf (Strukturformel: s. Abb. 1); diese Naturstoffe (z. B. Jervin u. Isorubijervin aus Veratrum-Arten) sind teratogen; **2. Ceveratrum-Alkaloide:** mit dem Grundgerüst Cevan (Strukturformel: s. Abb. 2), haben meistens 7 (Veracevin-Gruppe) od. 8 (Protoverin-Gruppe) freie od. (bevorzugt mit Essigsäure, Angelicasäure* u. Veratrumsäure*) veresterte Hydroxygruppen u. werden daher auch als Esterglykoside bezeichnet; die beiden wichtigsten Protoverin-Ester sind Protoveratrin A u. B (in Veratrum-Arten) u. die 2 wichtigsten Veracevin-Ester (in Schoenocaulon* officinale) sind Cevadin u. Veratridin (ein Cevantriol ist das Verticin aus Fritillaria-Arten, das Aglykon von Peiminosid); **Wirk. u. Anw.:** Ceveratrum-Alkaloide haben eine positive inotrope* Wirk. u. bewirken eine Blutdrucksenkung; sie erhöhen die Permeabilität von Natriumkanälen u. beeinflussen so die Erregungsleitung. V. werden heute nicht mehr verwendet u. dienen ausschließl. als Modellsubstanzen in der experimentellen Pharmakologie.

**Veratrum officinale:** s. Schoenocaulon officinale.

**Veratrumsäure:** 3,4-Dimethoxybenzoesäure; $C_9H_{10}O_4$; $M_r$ 182.17; vgl. Veratrum-Alkaloide.

**Veratrum viride Ait.:** Amerikanische Nieswurz; Fam. Melanthiaceae; Nordamerika, von Kanada bis Carolina; Stpfl. von **Rhizoma Veratri viridis:** Amerikanische Nieswurzel; **Inhaltsst.:** wie bei Rhizoma Veratri (s. Veratrum album), jedoch höherer Gesamtalkaloidgehalt (mind. das Doppelte); **Anw.:** wie bei Rhizoma Veratri. **Hom.:** Veratrum viride: getrockneter Wurzelstock mit anhängenden Wurzeln; verordnet z. B. bei Fieberzuständen.

**Verband angestellter Apotheker Österreichs:** gegründet 1891; früher: Pharmazeutischer Reichsverband; nach vereinsrechtl. Vorschriften errichtete Interessenvertretung der angestellten Apotheker in Österreich; kollektivvertragsfähig; vgl. Österreichischer Apothekerverband.

**Verbandbatist:** s. Mosetig-Batist.

**Verband Forschender Arzneimittelhersteller:** s. VFA.

**Verbandmaterial:** synthet. od. organische Stoffe zur Auflage auf Wunden*, Fixation von Wundauflagen* sowie zur Anlage von Stütz- u. Kompressionsverbänden; z. B. Pflaster, Binden, Sprühpflaster*, Verbandwatte*, Verbandmull*, Wundschnellverband*.

**Verbandmull:** Thela Gossypii absorbens, Tela depurata, Linamentum; DAB, aus Baumwolle od. Viskose hergestelltes, gebleichtes u. gereinigtes Gewebe in Leinwandbindung, evtl. sterilisiert; 9 Typen, die sich in Fadenzahl u. Quadratzentimeter unterscheiden; in Zickzack-Lagen, gerollt od. gelegt, elast. od. imprägniert.

**Verbandstoffe, arzneiliche:** s. Tela medicata.

**Verbandtuch:** Brandwundenverbandtuch; sterile Wundauflage* aus Baumwolle (ggf. mit Aluminiumbeschichtung) zur keimarmen, druckfreien Auflage für großflächige Verletzungen (DIN 13152); erhältlich in den Größen 40 × 60 cm, 60 × 80 cm, 80 × 120 cm; Bestandteil des KFZ-Verbandkastens.

**Verbandwatte:** Saug- u. Polstermaterial aus unterschiedl. Stoffen zum Einsatz in der Wundbehandlung u. Hygiene; **Formen: 1.** aus Baumwolle (Lanugo Gossypii absorbens et sterilis Ph.Eur.6): gereinigte, entfettete u. gebleichte Haare; Kämmlinge versch. Gossypium*-Arten ohne Blattreste, Frucht- od. Samenschalen; Faserlänge mind. 10 cm; nimmt pro Gramm mind. 23 g Wasser auf; **2.** aus Viskosefasern*, Zellwolle* (Lanugo Cellulosi absorbens et sterilis Ph.Eur.6, Cellulosum depuratum, Cellulosum ligni regeneratum): frische, gebleichte, mit od. ohne Titandioxid regenerierte Cellulosefasern; einheitl. Länge; weniger stabil als Baumwolle; nimmt pro Gramm mind. 18 g Wasser auf; **3.** aus Baumwolle u. Viskose*, Mischverbandwatte (Lanugo Gossypii et cellulosi absorbens DAB, ÖAB, Ph.Helv., Gossypium depuratum et Cellulosum depuratum, Gossypium depuratum mixtura); gleiche Teile Baumwolle u. Viskose; nimmt pro Gramm mind. 20 g Wasser auf; **4.** Zellstoffwatte: aus natürl. Zellwolle od. Viskosefasern in einem Verbundverfahren hergestellte Watte, die als Füllmaterial für z. B. Inkontinenzunterlagen benutzt wird; in keinem Arzneibuch aufgeführt. Sterilisation* führt bei allen V. zu Gelbfärbung.

**Verbandzellstoff, hochgebleichter:** Cellulosum, Cellulosum foliatum, Cellulosum ligni depuratum, Zellstoffverbandwatte; von Lignin* u. anderen Begleitstoffen befreite, hochgebleichte, miteinander verfilzte Cellulosefasern in Form mehrerer übereinander liegender, gekreppter Einzellagen; weich u. weiß, ohne Geruch u. Geschmack; Flächenmasse: max. 25.0 g/m²; Absinkdauer: max. 10 s; **Off.:** DAB, ÖAB. **Cellulosum ligni depuratum sterile:** steriler, hochgebleichter Verbandzellstoff (DAB).

**Verbasci flos:** s. Verbascum-Arten.

**Verbascosid:** s. Phenolcarbonsäuren.

**Verbascum-Arten:** Königskerzen, Wollblumen, Wollkrautblumen; Fam. Scrophulariaceae; Europa; z. B. **1.** V. phlomoides L. (Filzige Königskerze); **2.** V. densiflorum Bertol. (V. thapsiforme Schrad., Großblütige Königskerze); **3.** V. thapsus L. (Echte Königskerze, Kleinblütige Königskerze); diese Arten sind Stpfl. von **Verbasci flos:** Flores Verbasci; Wollblumen, Königskerzenblüten; getrocknete, auf die Blütenblätter mit angewachsenen Staubblättern reduzierte Blüten*; **Off.:** Ph.Eur.6, ÖAB, Ph.Helv.; Monographie: HMPC, Kommission E; **Inhaltsst.:** bis ca. 4 % Flavonoide* (mit Rutin, s. Rutosid, u. Hesperidin*), Iridoide* (Aucubin* u. Catalpol*), wenig Triterpensaponine, Phenolcarbonsäuren (z. B. Kaffeesäure*), bis ca. 10 % Invertzucker, ca. 3 % Schleimstoffe, Spuren äther. Öles; QZ mind. 12 (Ph.Helv.) bzw. mind. 9 (Ph.Eur.); **Zuber.:** Species* pectorales; **Anw.: 1.** (med.) Katarrhe der Atemwege; Halsschmerz, verbunden mit trockenem Husten u. Erkältung; **2.** (volkstüml.) bei Erkältungskrankheiten als schweißtreibendes Mittel, gegen Husten sowie Harnblasen- u. Nierenerkrankungen; **Folia Verbasci:** Herba Verbasci; Wollkrautblätter, Königskerzenblätter; **Inhaltsst.:** Iridoide, Flavonoide, Saponine u. Schleimstoffe; **Anw.:** (volkstüml.) wie Verbasci flos. **Hom.: 1.** Verbascum thapsiforme (HAB): frisches, bei Blütebeginn gesammeltes Kraut; verordnet z. B. bei Neuralgien (Trigeminus), Bronchialkatarrhen, Heiserkeit; **2.** Verbascum ad usum externum: frisches, bei Blütebeginn gesammeltes Kraut; verordnet z. B. bei Neuralgien.

**Verbascum thapsiforme:** s. Verbascum-Arten (Hom.).

**Verbenae citriodoratae folium:** s. Aloysia citrodora.

**Verbenae herba:** s. Verbena officinalis.

**Verbena officinalis L.:** Eisenkraut; Fam. Verbenaceae; Europa, Asien, Nordamerika; Stpfl. von **Verbenae herba:** Herba Verbenae, Herba Columbariae, Herba Sanguinalis; Eisenkraut, Katzenblutkraut, Sagenkraut, Taubenkraut; zur Blütezeit gesammelte Laubblätter u. obere Stängelabschnitte; **Off.:** Ph.Eur.6; **Inhaltsst.:** die Iridoidglykoside Verbenalin (Cornin) u. Hastatosid, Flavonoide, Verbascosid, Gerbstoffe, Schleim u. äther. Öl; **Gehalt:** nach Ph.Eur. mind. 1.5 % Verbenalin, bezogen auf das Trockengewicht; **Anw.:** (volkstüml.) z. B. bei Magen-Darm-Beschwerden, bei Erkrankungen der Niere u. der ableitenden Harnwege, bei Krampfzuständen, Keuchhusten u. Fieber; als Mittel zur Förderung der Milchabsonderung bei Wöchnerinnen. **Hom.:** Verbena officinalis: frisches, blühendes Kraut; verordnet z. B. bei geistiger Erschöpfung, Epilepsie.

**Verbena triphylla:** s. Aloysia citrodora.

**Verbenenkraut, Echtes:** s. Aloysia citrodora (Verbenae citriodoratae folium).

**Verbenenöl, Echtes:** s. Aloysia citrodora (Verbenae citriodoratae folium).

**Verbindungen, acyclische:** s. Kohlenwasserstoffe.

**Verbindungen, alicyclische:** s. Kohlenwasserstoffe.

V

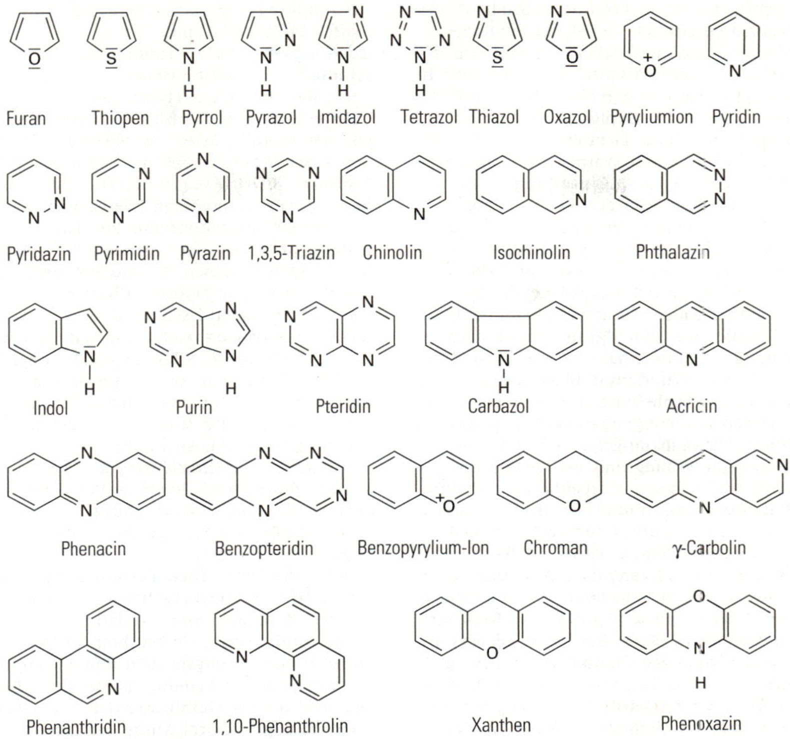


**Verbindungen, heterocyclische:** Grundstrukturen

**Verbindungen, aliphatische:** s. Kohlenwasserstoffe.

**Verbindungen, aromatische:** Aromaten; aromatische Kohlenwasserstoffe* u. deren Derivate (z. B. Nitrobenzol* od. Anilin*) sowie bestimmte heterocyclische Verbindungen* (z. B. Pyridin* u. Pyrrol*) u. deren Derivate; allen a. V. ist die Delokalisierung (Mesomerie*) der π-Elektronen der Doppelbindungen* im Ring gemeinsam; Anzahl der π-Elektronen: s. Hückel-Regel. Vgl. Kohlenwasserstoffe, polycyclische aromatische.

**Verbindungen, bicyclische:** Verb., die 2 über mind. 2 Atome* verknüpfte Ringe enthalten; **Vertreter:** z. B. Naphthalin*.

**Verbindungen, carbocyclische:** cycl. Verb. wie Benzol* od. Cyclohexan*, die ausschließl. C-Atome im Ring enthalten.

**Verbindungen, cyclische:** s. Kohlenwasserstoffe.

**Verbindungen, heterocyclische:** Heterocyclen; org. Ringsysteme, die Heteroatome* enthalten, v. a. Schwefel*, Stickstoff* u. Sauerstoff* (s. Abb.); werden meist mit Trivialnamen bezeichnet, die bei Substitution den Wortstamm bilden (z. B. 2-Ethylthiophen); zur Bez. des Radikals* wird meist die Silbe -yl angehängt.

**Verbindungen, hydroaromatische:** teilweise hydrierte aromatische Verbindungen*.

**Verbindungen, isocyclische:** cycl. Verb. mit Ringatomen nur eines Elements; vgl. Kohlenwasserstoffe; Ringverbindungen.

**Verbindungen, magnesiumorganische:** s. Grignard-Verbindungen.

**Verbindungen, makrocyclische:** Makrocyclen; cycl. Verb. mit großen Ringen von mehr als 12 Ringgliedern; vgl. Krone; Kryptanden; Kryptate.

**Verbindungen, monocyclische:** Ringverbindungen*, die im Ggs. zu polycycl. Verb. nur einen Ring enthalten; **Vertreter:** z. B. Benzol*.

**Verbindungen, nichtstöchiometrische:** Verb., bei denen das Verhältnis der beteiligten Atome* keinen ganzzahligen Wert hat wie bei $H_2O$, sondern innerhalb gewisser Grenzen schwanken kann, z. B. Eisen(II)-oxid $Fe_{1-x}O$ mit $x = 0.05...0.1$; oft kristalline Verb. mit Einlagerungen (z. B. Zwischengitteratomen); viele intermetall. Verb. (Verb. aus 2 od. mehr Metallen*) sind dieser Gruppe zuzurechnen.

**Verbindungen, racemische:** s. Racemat.

**Verbindungen, siliciumorganische:** s. Silicone.

**Verblindung:** Blindversuch, Blindstudie; Geheimhaltung der Gruppenzuordnung (Intervention od. Kontrolle) vor Patienten, Studienärzten, Pflegepersonal u./od. Auswertern, die an einer Studie teilnehmen; beugt unbewusster (u. bewusster) Einflussnahme auf das Studienergebnis vor. **Formen: 1.** Einfachverblindung: Die Patienten kennen ihre Gruppenzuordnung nicht. **2.** Doppelverblindung: Auch der Prüfarzt kennt die Zuordnung nicht, um psycholog. Beeinflussung der Patienten auszuschließen. **3.** Dreifachverblindung: Zusätzlich ist auch dem statist. Auswerter die Zuordnung unbekannt. Nicht verblindete Studien werden als offen bezeichnet. Vgl. Studie, klinische.

**Verbrennung:** Combustio; therm. Gewebeschädigung; **Urs.:** Hitzeeinwirkung durch Flüssigkeit bzw. Dampf (Verbrühung; meist <100 °C), direkte Flamme (ca. 900 °C), Explosion, Elektrounfall, Strahlung (z. B. akute Lichtdermatose* od. als therm. Strahlenwirkung), Wärmeleitung über Metall od. Chemikalien u. a.; **Einteilung: 1.** entspr. der Tiefenausdehnung in der Haut in Grad 1–4: **a) Grad 1:** Schädigung der Epidermis; Rötung, Schwellung, Schmerz, Wundgrund trocken; narbenlose Heilung (meist innerhalb 1 Woche); **b) Grad 2:** wie 1; zusätzl. Schädigung der Dermis; Grad 2a: oberflächlich; zusätzl. Epidermolysis u. subepidermale Bulla, Wundgrund feucht; narbenlose Heilung (meist innerhalb 2 Wochen); Grad 2b: tief; wie 2a, aber Wundgrund blass (Koagulation, Thrombose); Narbenheilung (meist nach ≥3 Wochen); **c) Grad 3:** Schädigung der kompletten Haut (einschließl. Hautanhangsgebilde); Sympt. wie 2b, aber schmerzlos, Wundgrund weiß-braun (Koagulationsnekrose, Schorf); Narbenheilung, häufig Keloidbildung u. Kontraktur; **d) Grad 4:** zusätzl. Schädigung von Subkutis, Knochen, Sehnen, Muskeln, Gelenken; Karbonisation (Verkohlung); **2.** entspr. der Ausdehnung der betroffenen KOF; **3.** in Schweregrade in Abhängigkeit vom Grad der V. u. der betroffenen KOF sowie von Begleiterkrankungen; **Ther.:** neben Beseitigen der Urs. u. primärer Sicherung der Vitalfunktionen bzw. ggf. Reanimation: **1.** lokale Erstmaßnahmen: Entfernen von Kleidung, schnellstmögl. Kühlen mit fließendem Wasser (18 °C) für max. 10 min, Abdecken offener Wundflächen steril u. trocken; **2.** system.: **1.** Analgetika* bzw. Analgosedierung; **2.** Volumenersatz zur Proph. u. Ther. eines Schocks bei großflächiger V.; anfangs v. a. Ringer-Lactat-Lösung (s. Ringer-Lösung) bzw. balancierte kristalloide Infusionslösung (Vollelektrolytlösung) mit Acetat u. ggf. zusätzl. Malat, evtl. auch kolloidale (Gelatine*; s. Hämotherapie, Plasmaersatzstoffe), u. U. hyperosmolare NaCl-Lösung; später (nach ca. 24 h): Humanalbumin (20 %ig); **3.** chirurg. Wundversorgung bei Grad ≥2b; **4.** Tetanusprophylaxe.

**Verbrennungswerte der Nahrungsstoffe:** s. Brennwert, physiologischer.

**Verbundfolien:** Kombinationsfolien; zwei- od. mehrschichtige Folien bes. für Verpackungen; durch den Verbund ergänzen sich die positiven Eigenschaften der Folienmaterialien; so lassen sich z. B. Festigkeit u. Undurchlässigkeit kombinieren od. die Folien heißsiegelfähig machen. Polyethylen wird z. B. mit anderen Kunststoffen wie Polyterephthalsäureester u. Zellglas* kombiniert, wobei das Polyethylen als Schmelze aufgebracht wird. Auch Aluminiumfolien* od. Papier können mit Kunststoffen verbunden werden (s. Aluminiumverbundfolie).

**Verdampfung:** vollständige Überführung einer Flüss. in den dampfförmigen Zustand durch Erwärmen (Kochen, Sieden). **Spezifische Verdampfungswärme:** Wärmemenge in J, die nötig ist, um 1 kg eines Stoffes vollständig zu verdampfen; SI-Einheit: J/kg. **Molare Verdampfungswärme:** Verdampfungswärme bezogen auf 1 Mol eines Stoffes; SI-Einheit: J/mol.

**Verdauungsenzyme:** Enzyme*, die Nahrungsbestandteile in resorptionsfähige niedermolekulare Verb. überführen; v. a. Hydrolasen wie Proteasen*, Lipasen* u. Glykosidasen*; katalysieren die Hydrolyse der Peptid-*, Ester- od. glykosid. Bindungen der Nährstoffe u. ermöglichen somit dem tier. Organismus, die Nahrungsmittel abzubauen u. diese in Form von Aminosäuren*, Fettsäuren* u. Monosacchariden* resorptionsfähig zu machen. **Einteilung: 1.** Kohlenhydrate* spaltende V.: $\alpha$-Amylase* in den Speicheldrüsen; **2.** Proteine* spaltende V.: Pepsin* im Magen; Trypsin*, Chymotrypsin*, Elastase*, Carboxypeptidasen* A u. E; **3.** Fette* spaltende V.: Phospholipase* A, Lipasen*; **4.** Nucleinsäuren* spaltende V.: Ribonuclease, Desoxyribonuclease (s. Nucleasen) im Pankreas; **5.** außerdem Aminopeptidasen*, Carbohydrasen, Sucrase*, Lactase*, Maltase*, Dextrinase*, $\gamma$-Amylase in der Dünndarm-Mukosa; **Anw.:** (therap.) Zur (teilweise umstrittenen) Substitutionstherapie bei Pankreasstörungen dienen v. a. Pankreas-Pulver (meist vom Schwein; s. Pankreatin) u. pflanzl. Proteasen wie Bromelaine* sowie Aspergillus- u. andere Pilz-Enzyme.

**Verdickungsmittel:** Dickungsmittel; lösl., makromolekulare Stoffe (z. B. Celluloseether, Polysaccharide wie Xanthangummi*, Gelatine*, hochdisperses Siliciumdioxid*), die bei ihrer Auflösung (kolloidal) in den Lösungsmitteln infolge einer Erhöhung der inneren Reibung höherviskose Flüssigkeiten od. als sog. **Gelbildner** Gele* entstehen lassen; V. sind grundsätzl. Stoffe, die festen od. flüssigen Zuber. während der Herstellung od. auch Verarbeitung (z. B. bei der Herstellung von Lebensmitteln; s. Lebensmittelzusatzstoffe, Tab. dort) zugesetzt werden, um eine gewünschte Konsistenz u./od. Viskosität herzustellen u. zu erhalten. Unter Umständen können hydriertes Rizinusöl, Cetylpalmitat od. hochdisperses Siliciumdioxid in lipophilem Milieu eingesetzt werden. V. werden primär zur Viskositätserhöhung eingesetzt, ohne dabei ein Gel auszubilden (z. B. Gummi arabicum, Tragant); manche V. können bei weiterer Konzentrationserhöhung ein Gel ausbilden (z. B. hochdisperses Siliciumdioxid); die Gelbildner erzeugen ein Gel meist schon in geringerer Konz. (z. B. Acrylatgele).

**Verdrängungsfaktor:** s. Suppositoria.

**Verdünnungsmethode:** s. Emulsionen (Bestimmung des Emulsionstyps).

**Verdünnungstest:** s. Antibiogramm.

**Verdunstung:** Verdampfung* einer Flüss. unterhalb ihres Siedepunkts*, d. h. ohne dass sie siedet. **Verdunstungskälte:** bei der Verdunstung verbrauchte, der Flüss. bzw. der Umgebung entzogene Wärmemenge; **Anw.:** Kühl- u. Eismaschinen. **Verdunstungszahl:** Verhältniszahl der Verdunstungsgeschwindigkeit von Lösungsmitteln*; gibt an, wievielmal langsamer ein Lösungsmittel verdunstet als Diethylether (s. Ether), dessen Verdunstungsgeschwindigkeit per Definition = 1 gesetzt wurde; **Bestimmung:** 0.5 mL der zu untersuchenden Flüss. werden auf eine Stelle eines Filterpapiers gegeben. An einem zugfreien Ort u. gegen das Licht wird die Zeit bestimmt, bis der Fleck verschwunden ist. **Beispiel:** Chloroform*: 2.5; Benzol*: 3; Methanol*: 6.3; Pentanol*: 72; Benzylalkohol*: 1676.

**Verdunstungskälte:** s. Verdunstung.

**Verdunstungszahl:** s. Verdunstung.

**Vererbungslehre:** s. Genetik.

**Verfahren, aseptische:** aufeinander abgestimmte Verfahrensschritte zur Verminderung der Keimanzahl mit dem Endziel, ein steriles Produkt zu erhalten; **Beispiel:** Entkeimungsfiltration, Keimfiltration*, Sterilfiltration, Desinfektion*, Sterilisation*.

**Verfalldatum:** s. Haltbarkeit.

**Vergällen:** s. Denaturieren.

**Vergiftung:** s. Intoxikation.

**Verhältnis, eudismisches:** Stereoisomeren*-Verhältnis eines stärker wirksamen Eutomers zum schwächer wirksamen Distomer als Maß für die Stereoselektivität der pharmak. Wirkung.

**Verhältniszahl:** Quotient aus Ester-* u. Säurezahl*.

**Verkleisterungstemperatur:** s. Amylum (Eigenschaften).

**Vermehrung, vegetative:** **1.** (bot.) bei Samenpflanzen (s. Spermatophytina) eine Vermehrungsform, die nicht über Samen verläuft, sondern z. B. durch Ausläufer, Rhizomäste, Sprossknollen od. Brutknospen; s. Apomixis; **2.** (allg.) Vermehrung z. B. durch Abschnüren einzelner Zellen, Fragmentation, Teilung od. Ausbildung von Brutknospen (z. B. bei Nesseltieren); wenn keine Mutation stattfindet, ist jede vegetativ gebildete Tochterzelle genetisch identisch mit ihrem Elternteil.

**Vermiculit** (lat. vermiculus Würmchen): Mineral mit der ungefähren Zusammensetzung $(Mg,Al,Fe(III))_3[(Si,Al)_4O_{10}(OH)_2]Mg_x(H_2O)_n$ (x = 0.6–0.9); D. ca. 2.3–2.7; Härte ca. 1.5–2 der Härteskala*; quellfähiges, glimmerartiges, bronzefarbenes bis farbloses Silicat, dessen Kationen leicht gegen andere Kationen od. org. Verb. (z. B. Anilin*) ausgetauscht werden können; bläht sich bis zum 30-fachen seines Volumens auf, wenn es schnell auf ca. 850 °C erhitzt wird, weil das Zwischenschichtwasser nicht schnell genug entweichen kann u. plötzl. verdampft; dabei entstehen z. T. würmchenartige Gebilde (expandierter V.). **Vork.:** z. B. Südafrika, Montana (USA), Kenia; **Anw.:** (techn.) Schall- u. Wärmeisolierung, Brandschutz, Flüssigkeit saugendes Verpackungsmittel (Glasbruch), Katzenstreu, Kationenaustauscher.

**Vermifuga:** s. Anthelminthika.

**Vermis:** Wurm; s. Helminthes.

**Vermizida:** s. Anthelminthika.

**Vernalisation:** Blühinduktion durch Kältebehandlung; wirksame Temperaturen i. d. R. zwischen 0 u. 15 °C.

**Vernebler:** s. Inhalator.

**Vernichtungsstrahlung:** beim Zusammentreffen von Materie u. Antimaterie frei werdende elektromagnetische Strahlung* durch Umwandlung von Masse in Energie; von bes. Bedeutung ist die Bildung eines Positroniums* aus einem Elektron* u. einem Positron* u. die nachfolgende Zerstrahlung in Form von 2 Gammaquanten mit einer Energie von je 511 keV in einem Winkel von 180°; s. PET.

**Vernisium:** Vernix; Firnis; **Vernisium dermalium:** Hautfirnis; meist Lsg. von Casein od. Eiweiß od. dünne Anreibungen von Amylum mit Arzneizusätzen.

**Vernix:** **1.** (pharmaz.) s. Vernisium; **2.** Vernix caseosa; Käseschmiere; (physiol.) Schmiere auf der Haut des Neugeborenen aus Talgdrüsensekret, Epithelzellen, Vellushaaren u. Cholesterol, die das Gleiten unter der Geburt erleichtert u. vor Wärmeverlust schützt; Fehlen der V. c. spricht für Übertragung.

**Vernolsäure:** s. Fettsäuren.

**Veronica:** s. Veronica officinalis (Hom.).

**Veronica beccabunga L.:** Bachbungenkraut; Fam. Plantaginaceae (früher Scrophulariaceae); fast ganz Europa, West- u. Nordasien bis Japan u. zum Himalaja, Nordafrika; Stpfl. von **Herba Beccabungae:** Bachbungenkraut; **Inhaltsst.:** u. a. Aucubin*; **Anw.:** (volkstüml.) z. B. bei ungenügender Harnausscheidung, als sog. Blutreinigungsmittel. **Hom.:** Veronica beccabunga: frische, blühende Pflanze.

**Veronicae herba:** s. Veronica officinalis.

**Veronica officinalis L.:** Ehrenpreis; Fam. Plantaginaceae (früher Scrophulariaceae); Europa, Nordamerika; Stpfl. von **Veronicae herba:** Herba Veronicae; Ehrenpreiskraut; **Off.:** DAC; **Inhaltsst.:** 0.5–1.0 % Iridoidglykoside, z. B. Catalpol* u. Derivate (Veronicosid, Verprosid), Flavonoide*, v. a. Glykoside* des Luteolins*, Phenolcarbonsäuren wie Chlorogensäure u. Kaffeesäure, Triterpensaponine u. Gerbstoffe; **Anw.:** (volkstüml.) bei Erkrankungen im Bereich der Atemwege, auch bei Harnblasenleiden, Gelbsucht, Gicht u. Erkrankungen des rheumat. Formenkreises. **Hom.:** **1.** Veronica officinalis, ethanol. Decoct. (HAB): blühendes, getrocknetes Kraut; **2.** Veronica officinalis (HAB), Veronica: frische, oberird. Teile blühender Pflanzen.

**Veronica virginica L.:** Leptandra virginica; Virginianischer Ehrenpreis; Fam. Plantaginaceae (früher Scrophulariaceae); Nordamerika, Sibirien; Stpfl. von **Rhizoma Leptandrae virginicae:** Leptandra-Wurzelstock; **Inhaltsst.:** äther. Öl, Zimtsäure*-Derivate, Bitterstoffe*, Gerbstoffe* u. Harz*; **Anw.:** (volkstüml.) bei Obstipation. **Hom.:** Veronica virginica (HAB), Leptandra: frische, unterird. Teile zweijähriger Pflanzen; verordnet z. B. bei Lebererkrankungen mit Diarrhö.

**Verordnung über apothekenpflichtige und freiverkäufliche Arzneimittel:** s. Apothekenpflicht.

**Verordnung über verschreibungspflichtige Arzneimittel:** Abk. VerschrV; s. Verschreibungspflicht.

**Verpackung:** Arzneimittelverpackung; Oberbegriff für die Gesamtheit der Packmittel*; unentbehrl. Bestandteil einer jeden Arzneispezialität; erst durch die V. entstehen aus Wirkstoffen od. daraus hergestellten galen. Zubereitungsformen (Arzneiformen*) gebrauchsfertige Arzneimittel. Die V. dient der Aufnahme, dem Zusammenhalt u. Schutz des Inhalts gegen äußere Einflüsse. Die Umhüllung besteht z. B. aus Papier, Pappe (beide auch mit Kunststoffimprägnierung fett- u. wasserfest), Kunststoffen, Holz, Textilien, Metallfolien, Blech, Glas (für Flaschen, Tiegel, Ampullen). Sie ist zur Kennzeichnung des Inhalts bedruckt od. mit bedrucktem Papier beklebt od. überzogen;

vgl. Behältnis. **Formen:** Die häufigsten V.-Formen sind: Beutel-, Einschlag-, Schachtel-, Dosen-, Tuben-, Flaschenverpackungen. **Sonderform:** meist hergestellt aus thermoplast. Kunststoffen (v. a. Polyethylen, Polyvinylchlorid, Zellglas, Polystyrol u. Polypropylen); **1.** Folien, Folienbeutel mit der Möglichkeit des Aufkaschierens auf Papier, des Verklebens, Verschweißens, Heißsiegelns*, der Bedruckbarkeit im Mehrfarbendruck, als Schrumpffolien u. a.; **2.** Hohlkörper u. Tuben; **3.** Schaumkunststoffe in Form von Schaumfolien u. als Hartschäume v. a. für Spezialverpackungen für stoßempfindl. Gut; **4.** Schalen, Becher, Dosen; **5.** Verschlüsse; **6.** Verpackungshilfsmittel wie z. B. Klebebänder, synthet. Klebstoffe, Klebeetiketten, synthet. Bindegarn, Bändchen. Eine Vakuumverpackung erhöht u. U. die Haltbarkeit des Inhalts.

**Verpackungsmaschinen:** Geräte, die angepasst an Ware u. Verpackungsart das Füllgut in ein od. mehreren Schritten in abgabefertige u. transportfähige Verpackungen einbringen; es gibt z. B. V. für dünnflüssige, pastose, teigige u. zähe Flüssigkeiten sowie für schüttbare Güter. Zuerst entstehen aus Papier-, Metall- od. Kunststofffolienbändern durch Kleben, Schweißen u. Umformen Beutel, Näpfe, Röhrchen u. a.; Ampullen werden sterilisiert, Flaschen gereinigt, Faltschachteln gestanzt u. vorbereitet. In der Folge muss das Füllgut durch Abfüllmaschinen dosiert u. eingebracht werden. Danach wird die Verpackung ihrem Füllgut u. Verpackungsmaterial entsprechend verschlossen (durch Falzen, Leimen, Schweißen, Stecken od. Aufbringen eines Verschlusses in natürl. Atmosphäre, im Vakuum od. in Schutzgasumgebung). An den ersten Verpackungsvorgang schließt sich häufig ein zweiter an, z. B. die Umhüllung des verpackten Gutes mit Benutzungsvorschriften u. einer Faltschachtel, die Beilage eines Beipackzettels, die Zusammenfassung zu größeren Gebinden, die wiederum zu transportgerechten Einheiten zusammengefasst werden. In engem Zusammenhang mit dem Verpacken stehen z. B. das Bedrucken von Verpackungsmaterial, das Anbringen von Kontrollstempeln, Datumsangaben, Etiketten, ferner Kontrollfunktionen, Transport- u. Sortieraufgaben.

**Verprosid:** s. Catalpol.

**Verreibung:** s. Trituration.

**Verreibungen, homöopathische:** s. Homöopathie.

**Verrenkung:** s. Luxation.

**Verruca:** Warze; benigne infektiöse Epithelhyperplasie; Erreger sind versch. Typen des humanen Papillomavirus*. Vgl. Kondylome.

**Versandhandel:** **1.** Zustellung von apothekenpflichtigen Arzneimitteln* durch eine Apotheke*, auch wenn der Kunde die Apotheke nicht persönl. aufgesucht hat; **a) Deutschland:** Seit 1.1.2004 ist zum V. durch Apotheken eine Erlaubnis von der für das Apothekenrecht zuständigen Behörde erforderlich. Hierfür muss eine schriftl. Versicherung eingereicht werden, die bestimmte Anforderungen gewährleistet. So darf ein Versand nur zusätzl. zum übl. Apothekenbetrieb erfolgen, ein Qualitätssicherungssystem muss etabliert sein, es müssen sämtl. Arzneimittel im Angebot sein u. der Versand muss innerhalb von 2 Arbeitstagen nach Eingang der Bestellung bundesweit erfolgen. Auch Apotheken eines Mitgliedstaates der EU od. des EWR dürfen Arzneimittel an Endverbraucher versenden, wenn dies nach ihrem nationalen Recht, soweit es dem deutschen Apothekenrecht im Hinblick auf die Vorschriften zum Versandhandel entspricht, erlaubt ist. Das Bundesministerium ist verpflichtet, in regelmäßigen Abständen eine aktualisierte Übersicht über die Mitgliedstaaten der EU u. die anderen EWR-Staaten zu veröffentlichen, in denen für den Versandhandel u. den elektron. Handel mit Arzneimitteln dem deutschen Recht vergleichbare Sicherheitsstandards bestehen. **b) Österreich:** V. von Arzneimitteln ist grundsätzlich verboten. **2.** Zustellung von apothekenfreien Arzneimitteln*; auch außerhalb von Apotheken möglich; **a) Deutschland:** Eine sachkundige Person nach § 50 AMG ist dazu erforderlich. **b) Österreich:** Das Zustellen von Arzneimitteln durch apothekeneigene Zustelleinrichtungen ist i. R. der Bestimmungen des Apothekengesetzes u. der Apothekenbetriebsordnung erlaubt.

**Verschiebung, chemische:** Symbol δ; Maß für die Lage der Resonanzsignale bei der NMR*-Spektroskopie einer Kernsorte relativ zum Standardsignal; dimensionslos; wird in ppm bezogen auf die Betriebsfrequenz des NMR-Spektrometers (Einheit: Hz od. MHz) angegeben; als Standard wird Tetramethylsilan* für die Kerne $^{1}H$ u. $^{13}C$ verwendet. **Berechnung:** Frequenzdifferenz zw. Resonanzsignal u. Standardsignal in Hz dividiert durch die Betriebsfrequenz des Spektrometers (200–800 MHz); für $^{1}H$ sind die wichtigsten Einflüsse auf δ der diamagnet. Einfluss der Elektronenhülle u. der Einfluss benachbarter Atomgruppen.

**Verschiebungspolarisation:** s. Hochfrequenztitration.

**Verschiedensporigkeit:** s. Heterosporie.

**Verschreibung:** s. Rezept.

**Verschreibungspflicht:** Rezeptpflicht; Regelung, nach der bestimmte Arzneimittel, die in eine erhöhte Sicherungsstufe eingeordnet sind, nur nach Vorlage einer ärztl., zahnärztl. od. tierärztl. Verschreibung (Rezept*) ausschließl. in Apotheken (s. Apothekenpflicht) abgegeben werden dürfen; **1. Deutschland:** geregelt durch die VO über die Verschreibungspflicht von Arzneimitteln (Abk. AMVV) nach § 48 AMG; die AMVV bildet die maßgebende Rechtsgrundlage für die Abgrenzung der verschreibungspflichtigen Stoffe u. Zuber., die in einem der AMVV als Anhang angeschlossenen Verzeichnis aufgeführt sind. **2. Österreich:** gesetzl. geregelt durch Rezeptpflichtgesetz (BGBl. Nr. 413/1972 in der Fassung von 2008) u. die jeweils geltende Rezeptpflichtverordnung. **3. Schweiz:** geregelt durch die VO über die Arzneimittel (Arzneimittelverordnung, Abk. VAM, SR 812.212.21).

**Verseifung:** (chem.) hydrolyt. Spaltung (s. Hydrolyse) eines Säureesters, der dabei in Säure u. Alkohol zerfällt; insbes. die Spaltung von Fetten durch Basen.

**Verseifungssalbe:** s. Unguentum stearinicum.

**Verseifungszahl** Ph.Eur.6: Abk. VZ; Fettkennzahl*, welche die Menge Kaliumhydroxid* in mg angibt, die zur Bindung der in 1 g Fett, Öl, Wachs od. Balsam enthaltenen freien Säure u. zur Verseifung der Ester von 1 g Substanz nötig ist; man verseift mit überschüssiger ethanol. KOH-Lösung u. titriert das nicht verbrauchte Alkali zurück.

**Versensäure:** s. Edetinsäure.

**Versorgungsforschung:** (engl.) *health services research*; interdisziplinäres Forschungsgebiet, das sich mit Zielen, Strukturen, Prozessen u. Ergebnissen moderner Gesundheitssysteme befasst; dazu gehören u. a. Bedarfsforschung, Evaluation von Versorgungsleistungen, Technologiebewertung u. Qualitätssicherung. Es werden Entwicklung, Finanzierung, Bedarfsgerechtigkeit u. Qualität des Gesundheitssystems untersucht u. die Versorgungsprozesse von Patienten im Gesundheitssystem analysiert. I. w. S. gehört dazu auch die Arzneimittelanwendungsforschung*. Vgl. Pharmakoepidemiologie.

**Versorgungszentrum, medizinisches:** Abk. MVZ; fachübergreifende, ärztl. geleitete Einrichtung nach § 95 SGB V, in der im Arztregister eingetragene Ärzte als Angestellte od. Vertragsärzte tätig sind; **Formen:** **1.** Gemeinschaftspraxis aus Vertrags- u. angestellten Ärzten unterschiedl. Fachrichtungen; **2.** Kapitalgesellschaft mit angestellten Ärzten; **3.** Kombination von 1. u. 2.

**Verstopfung:** s. Obstipation.

**Versuchspersonen:** **1. Probanden**; gesunde V. zur Prüfung von neuen Arzneimitteln, vornehml. zur Gew. von Daten zur Pharmakokinetik* od. zur Bioverfügbarkeit*; Einsatz in Phase-I-Studien der klinischen Prüfung*; Auswahlkriterien: Geschlecht, Alter, Gewicht, Gewohnheiten (z. B. Rauchen, Alkohol, Kaffee), Erfahrungsgrad bei humanpharmakolog. Untersuchungen. **2. Patienten**; V. für die Erprobung eines therap. Effektes eines Arzneimittels bei einer bestimmten Krankheit; Einsatz in allen Phasen der klinischen Prüfung*; für zusätzl. pathophysiol. Fakten; allg. bei klinischen Studien*.

**Vertebra** (lat. Wirbel): knöcherner Grundbaustein der Wirbelsäule.

**Vertebrata:** Vertebraten; (zoolog.) Wirbeltiere.

**Verteilung:** **1.** (pharmakokinet.) s. Distribution; **2.** (statist.) s. Häufigkeitsverteilung.

**Verteilungschromatographie:** Form der Chromatographie*, die auf Verteilungsvorgängen beruht; flüssige stationäre Phase: mit einer bestimmten Flüssigkeitsmenge (z. B. Wasser) durchtränktes Trägermaterial (z. B. Silicagel*) od. freie Tröpfchen; mobile Phase: org. Lösungsmittel (z. B. Butanol, Petrolether od. Chloroform); **Anw.:** Trennung von acetylierten u. freien Aminosäuren*, Glykosiden*, Alkaloiden*, Steroiden* u. Fettsäuren*; **Sonderform:** DCCC* für die V. von nicht mischbaren Flüssigkeiten; **Gesch.:** 1941–1943 von Martin, Gordon u. Synge entwickelt. Vgl. Papierchromatographie; Dünnschichtchromatographie.

**Verteilungsgleichgewicht:** Einstellung des chem. Gleichgewichts* unterschiedl. Konz. eines Stoffes in 2 aneinandergrenzende Phasen* (z. B. Öl/Wasser); bei einer bestimmten Temp. ist das Verhältnis der Konz. in beiden Phasen konstant (Nernst*-Verteilungsgesetz); ein Maß ist der Verteilungskoeffizient*.

**Verteilungskoeffizient:** (engl.) *partition coefficient*; Partitionskoeffizient; Symbol $V_k$ od. p; Maß für das Verteilungsgleichgewicht*; **Bedeutung:** z. B. bei der passiven Diffusion*; erlaubt Rückschlüsse auf die Lipophilie* eines Stoffes u. damit auf sein Verhalten im Körper (z. B. Passieren der Blut*-Hirn-Schranke); **Bestimmung:** v. a. als Quotient der Sättigungskonzentrationen c im Zweiphasensystem *n*-Octanol/Wasser (bzw. Pufferlösung):

$V_k = p_{O/W} = c_{lipophile\ Phase}/c_{hydrophile\ Phase}$

häufig in der logarithmierten Form (logP). Vgl. Nernst-Verteilungsgesetz; Fünferregel.

**Verteilungsmodelle:** s. Resorptionsmodelle.

**Verteilungsvolumen:** Symbol $V_d$; fiktives Volumen, in dem die gesamte Menge des applizierten Wirkstoffs mit gleicher Konz. wie im Plasma vorläge; kein anatom. abgrenzbarer Flüssigkeitsraum, sondern eine theoret. Rechengröße, die Dosis u. Plasmakonzentration* miteinander ins Verhältnis setzt u. damit charakterist. für jeden Wirkstoff dessen Verteilung im Körper beschreibt:

$V_d = D/C_0$

D: Dosis, $C_0$: Konz. zum Zeitpunkt 0. Bei Annahme von Mehrkompartimentmodellen (s. Kompartimentmodelle) ändert sich das Verteilungsvolumen als Funktion der Zeit. In der Praxis wird oft das V. in der terminalen Eliminationsphase $V_z$ verwendet:

$V_z = CL/\lambda_z$

CL: Gesamtclearance, $\lambda_z$= terminale Eliminationsgeschwindigkeitskonstante. Vgl. Clearance; Elimination.

**Verteporfin** (INN): 1 : 1-Gemisch der beiden Regioisomere 9-Methyl-(BPD-MAC) u. 13-Methyl-*trans*-(+/–)-18-ethenyl-4,4a-dihydro-3,4-bis(methoxycarbonyl)-4a,8,14,19-tetramethyl-23*H*,25*H*-benzo[*b*]porphin-9,13-dipropionat (BPD-MAD; Strukturformel: s. Abb.); CAS-Nr. 129497-78-5; $C_{41}H_{42}N_4O_8$; $M_r$ 718.9; **Wirk.:** Photosensibilisator*; **Ind.:** altersbedingte Makuladegeneration, subfoveale chorioidale Neovaskularisationen inf. pathol. Myopie; **UAW:** Sehstörungen, Gesichtsfelddefekte; **Dos.:** 6 mg/m² KOF, i. v. Infusion; anschließend Lichtaktivierung.

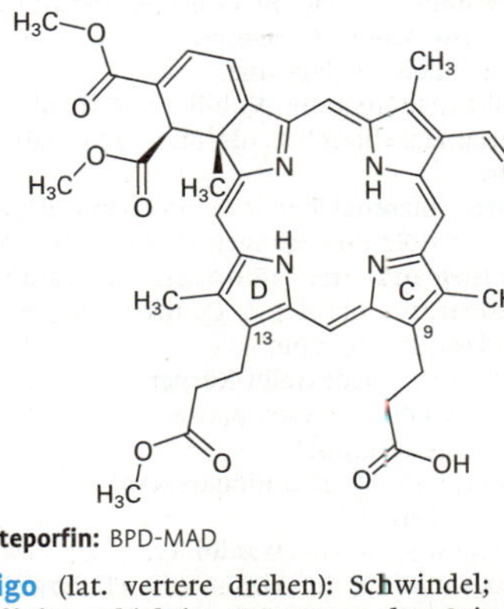

**Verteporfin:** BPD-MAD

**Vertigo** (lat. vertere drehen): Schwindel; Oberbegriff für subjektive Störungen der Orientierung des Körpers im Raum; **Einteilung:** **1.** nach der subjektiven Wahrnehmung: z. B. Dreh-, Schwank-, Lift- u. Benommenheitsschwindel; **2.** nach dem Auslösungsmechanismus: Lagerungsschwindel, orthostat. Schwindel bei raschem Aufrichten,

Reiz-, phobischer u. a. psychogener Schwindel; **3.** nach Dauer der Beschwerden: Attacken- (z. B. benigner paroxysmaler Lagerungsschwindel) u. Dauerschwindel; **4.** nach dem Ort der Störung: **a)** vestibulärer Schwindel bei Vestibularisschädigung (einschließl. Menière-Krankheit); **b)** ocularer Schwindel bei Erkrankungen des visuellen Systems (z. B. Augenmuskellähmung) od. bei Erkrankungen somatosensibler Nervenbahnen (Polyneuropathie, Rückenmarkerkrankung). Vgl. Antivertiginosa.

**Vertrauensarzt:** Arzt eines personalärztl. od. medizinischen Dienstes, der auf Ersuchen des Sozialversicherungsträgers od. Arbeitgebers die Arbeitsfähigkeit eines Versicherten begutachtet od. Versicherungsleistungen überprüft.

**Vertrauensbereich:** s. Fehlerrechnung.

**Vertreterversammlung:** s. Apothekerkammern.

**Verweildauer, mittlere:** (engl.) *mean residence time (Abk. MRT), gravity duration (Abk. GD)*; sog. Schwerpunktsdauer, da die MRT das geometr. Mittel (Schwerpunkt) der Plasmakonzentrationskurve* darstellt; arithmet. Mittel der Verweildauern der einzelnen Wirkstoffmoleküle im Organismus (s. mean times, Momentanalyse); **Bestimmung:** über Daten aus der Plasmakonzentrationskurve* od. aus der Harnausscheidungskurve* nach:

$$\mathrm{MRT} = \frac{\mathrm{AUMC}}{\mathrm{AUC}} \quad \text{bzw.} \quad \mathrm{MRT} = \frac{\mathrm{ABC}}{\mathrm{U}_{\infty}}$$

AUMC: area under the moment curve; AUC: area under the curve; ABC: area between the curves; Fläche zw. der Harnausscheidungskurve (Beispiel), deren Asymptote (entsprechend $U_{\infty}$) u. der Ordinate; $U_{\infty}$: max. in den Harn ausgeschiedene Wirkstoffmenge.

**Verweilkanüle:** s. Flügelkanüle; Venenverweilkanüle.

**Verwesung:** nach dem Tod eintretender Zerfall der komplex gebauten Stoffe des Tier- u. Pflanzenkörpers; zum größten Teil bakt. bedingter (s. Saprophyten) Abbau in einfachste chem. Verb. (v. a. durch Oxidation u. Nitrifikation); vgl. Fäulnis.

**Verzögerungsinsulin:** s. Insulin.

**Verzögerungszeit:** s. lag-time.

**Vesica:** Blase; **1.** (anatom.) V. biliaris: Gallenblase*; V. urinaria: Harnblase*; **2.** (dermatolog.) Blase auf der Haut.

**Vesikanzien:** blasenziehende Hautreizmittel*; z. B. Senf- od. Senfölzubereitungen (s. Brassica nigra), Spanischfliegenpflaster (Emplastrum Cantharidum ordinarium, obsolet; s. Canthariden); **Anw.:** in der Reizkörpertherapie*.

**Vesikel:** s. Liposomen; Golgi-Körper.

**Vesikulartransport:** s. Transzytose.

**Vestalium:** s. Cadmium.

**Veteranenkrankheit:** s. Legionärskrankheit.

**Veterinär:** Tierarzt.

**Vetivergras:** s. Vetiveria zizanioides.

**Vetiveria zizanioides (L.) Nash:** (molekulargenet.) Chrysopogon zizanioides (L.) Roberty, Andropogon muricatus Retz., Andropogon squarrosus Hack.; Vetivergras; Fam. Poaceae (Gramineae); trop. Asien, z. B. Indien u. Burma, durch Kultivierung weit verbreitet, auch im trop. Amerika; Stpfl. von **Radix Vetiveriae:** Radix Ivarancusae; Vetiverwurzel, Ivarancusawurzel, Mottenwurzel; **Inhaltsst.:** äther. Öl, Bitterstoffe, Vetiverin (ein Pyridinalkaloid) u. Harz; **Anw.:** (techn.) in der Parfümerie, als Mottenmittel; zur Gewinnung des Vetiveröls (s. u.); **Oleum Vetiveriae:** Oleum Ivarancusae; Vetiveröl, Ivarancusaöl; D. 1.015–1.040; durch Destillation aus den Wurzeln gewonnenes äther. Öl; dickflüssig, dunkelgelb u. von myrrheartigem Geruch, lösl. in 80 %igem Ethanol; **Best.:** u. a. Sesquiterpene* wie Vetivon (ein Keton*, bestehend aus einem Fünfer- u. einem Siebenerring) u. ähnl. Verbindungen, auch Alkohole, Benzoesäure* u. Palmitinsäure*; **Anw.:** (techn.) in der Parfümerie. **Hom.:** Vetiveria zizanioides: getrockneter Wurzelstock mit Wurzeln.

**Vetiveröl:** s. Vetiveria zizanioides (Oleum Vetiveriae).

**Vetiverwurzel:** s. Vetiveria zizanioides (Radix Vetiveriae).

**Vetrabutin (INN):** Refatrin; *N*-[1-(3,4-Dimethoxyphenyl)-4-phenylbutyl]-*N*,*N*-dimethylamin; CAS-Nr. 3735-45-3; $C_{20}H_{27}NO_2$; $M_r$ 313.45; nicht mehr im Handel befindl. Spasmolytikum* u. Uterusrelaxans.

**VFA:** Abk. für **V**erband **F**orschender **A**rzneimittelhersteller; Wirtschaftsverband der forschenden Arzneimittelhersteller in Deutschland; vertritt die Interessen von weltweit führenden forschenden Arzneimittelherstellern u. deren Tochter- u. Schwesterfirmen in der Gesundheits-, Forschungs- u. Wirtschaftspolitik. Die Mitglieder des VFA repräsentieren mehr als zwei Drittel des gesamten deutschen Arzneimittelmarktes.

**Vials:** Durchstichflaschen, Stechampullen, Injektionsfläschchen, Capsolutflaschen, Ampullenflaschen; Mehrdosenbehältnisse mit Durchstechverschlüssen aus Gummi od. künstl. Polymeren zur portionsweisen Entnahme unter möglichst keimarmen Bedingungen; die V. werden mit einem durchstechbaren gummielastomeren Stopfen (Durchstechstopfen) u. einer darüber befestigten (aufgebördelten) Aluminiumkappe mit Abreißdeckel od. -lasche verschlossen (Capsolutverschluss).

**Vibratormühlen:** s. Mühlen.

**Vibrio:** Gattung gramnegativer, bewegl., gerader od. gekrümmter Stäbchenbakterien der Fam. Vibrionaceae; **Vork.:** Saprophyten in Küstengewässern od. im Oberflächenwasser des Binnenlands; nur fakultativ pathogen; med. wichtigster pathogener Vertreter: V. cholerae als Erreger der Cholera*.

**Viburni prunifolii cortex:** s. Viburnum prunifolium (Cortex Viburni prunifolii).

**Viburnum opulus L.:** Gemeiner Schneeball; Fam. Adoxaceae; Europa; Stpfl. von **Cortex Viburni opuli:** Schneeballbaumrinde; **Inhaltsst.:** der Bitterstoff* Viburnin (Glucosid der Baldriansäure; s. Valeriansäure), phenol. Glykoside, Fettsäuren, Cumarine*, Alkaloide* u. Catechingerbstoffe (s. pflanzliche Gerbstoffe*); **Anw.:** (volkstüml.) z. B. bei schmerzhaften Menstruationsstörungen. **Hom.:** Viburnum opulus (HAB): frische, im Herbst gesammelte Rinde der Zweige u. jungen Stämme; verordnet z. B. bei Dysmenorrhö.

**Viburnum prunifolium L.:** Schneeballbaum, Amerikanischer Schneeball; Fam. Adoxaceae; Nordamerika; Stpfl. von **Cortex Viburni prunifolii:** Viburni prunifolii cortex; Amerikanische Schneeballbaumrinde, Viburnumrinde; getrocknete Rinde der Stämme u. Zweige; **Inhaltsst.:** Amentoflavon (s. Bisflavonoide) u. a. Flavonoide, ca. 0.5 % Arbutin*, $\alpha$- u. $\beta$-Amyrin* u. andere z. T. mit Essigsäure veresterte Triterpene wie Oleanolsäure* u. Ursolsäure*, ferner Scopoletin*, Scopolin* u. Aesculetin* sowie versch. Säuren wie Chlorogen*- u. Salicylsäuren* u. Gerbstoffe; **Anw.:** (volkstüml.) bei Menstruationsschmerzen, Koliken, Krämpfen, meist in Form des Fluidextrakts (Extractum Viburni prunifolii fluidum). **Hom.:** Viburnum prunifolium: frische Früchte.

**vic-** (lat. vicinus Nachbar): Abk. für **vicinal**; Präfix in der org. Nomenklatur* zur Bez. zweier Substituenten an benachbarten Kohlenstoffatomen (s. Halogenalkane); vgl. *gem-*.

**Vichysalz:** s. Sal alcalinum compositum.

**Vicia faba** L.: Dicke Bohne, Puffbohne, Pferdebohne, Saubohne; Fam. Fabaceae (Leguminosae); in zahlreichen Gebieten kultiviert; **Inhaltsst.:** Lektine* mit einem spezif. Bindungsvermögen zu Glucose u. Mannose.

**Vicianose:** 6-($\alpha$-L-Arabinosido)-D-glucose; $C_{11}H_{20}O_{10}$; reduzierendes Disaccharid; Zuckerkomponente versch. Glykoside, die z. B. in Vicia-, Geum- u. Viola-Arten vorkommen.

**Vidarabin** (INN): Adeninarabinosid; 9-$\beta$-D-Arabinofuranosyladenin-Monohydrat; CAS-Nr. 5536-17-4 (Anhydrat), CAS-Nr. 24356-66-9 (Monohydrat); $C_{10}H_{13}N_5O_4 \cdot H_2O$; $M_r$ 285.2; Schmp. 269–279 °C; schwer lösl. in Wasser; nicht mehr im Handel befindl. Virostatikum* (Nucleosid*-Analogon); früher angewendet bei Herpes simplex u. Zoster.

**Viehsalz:** s. Natriumchlorid.

**Vigabatrin** (INN): Gamma-Vinyl-GABA; ($\pm$)-4-Amino-5-hexensäure; CAS-Nr. 60643-86-9; $C_6H_{11}NO_2$, Strukturformel: s. Abb.; $M_r$ 129.16; Schmp. 209 °C (kristallisiert aus Aceton/Wasser); $pK_{s,1}$ 4.02 (COOH-Gruppe), $pK_{s,2}$ 9.72 ($NH_2$-Gruppe); leicht lösl. in Wasser; Analogon der Gamma-Aminobuttersäure (GABA*); **Wirk.:** Antiepileptikum*; spezif., irreversible Hemmung der GABA-Aminotransferase, führt zu einer erhöhten GABA-Konz. im Gehirn; **Ind.:** Epilepsie (in Kombination mit anderen Antiepileptika), West-Syndrom (Monotherapie); **Kontraind.:** Schwangerschaft u. Stillzeit; **UAW:** bei Erwachsenen Müdigkeit u. Schläfrigkeit, bei Kindern Erregung u. Aggressivität; gastrointestinale Beschwerden; **Dos.:** Epilepsie: Initialdosis 1 g (wöchentl. Steigerung um 0.5 g bis max. 3 g); Kinder 40 mg/kg KG/d; West-Syndrom: Initialdosis 50 mg/kg KG/d; Dosissteigerung bis max. 150 mg/kg KG/d; HWZ 5–8 h.

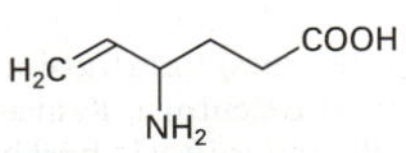


**Vigabatrin**

**Vigna unguiculata** (L.) Walp.: Dolichos biflorus L.; Fam. Fabaceae (Leguminosae); weltweit kultiviert; es existieren versch. Unterarten, von denen **V. unguiculata** (L.) WALP. **ssp. unguiculata** (Kurzbohne, Augenbohne) die wichtigste ist; **Anw.:** Futter- u. Nahrungspflanze.

**Viktoriagelb O:** s. Metanilgelb.

**Viktoriagrün:** s. Malachitgrün.

**Vildagliptin:** 1-[2-[(3-Hydroxy-1-adamantyl)amino]acetyl]pyrrolidin-2-carbonitril; CAS-Nr. 274901-16-5; $C_{17}H_{25}N_3O_2$, Strukturformel: s. Abb.; $M_r$ 303.41; Schmp. 150 °C; logP –0.1 ± 0.5 (berechnet); $[\alpha]_D^{25\,°C}$ –85° (c = 9.73 % in Methanol); **Wirk.:** Antidiabetikum*, DPP*-4-Inhibitor; **Ind.:** Diabetes* mellitus Typ 2, in Kombination mit Metformin*, einem Sulfonylharnstoff* od. einem Glitazon; **Kontraind.:** Diabetes mellitus Typ 1, diabet. Ketoacidose; **WW:** u. a. Thiazide, Corticosteroide, Schilddrüsentherapeutika u. Sympathomimetika: verringerte blutglucosesenkende Wirk. von V.; **UAW:** Tremor, Kopfschmerz, Schwindel, Asthenie; **Dos.:** p. o. 2 × 50 mg/d in Kombination mit Metformin od. einem Glitazon, 1 × 50 mg/d in Kombination mit einem Sulfonylharnstoff.

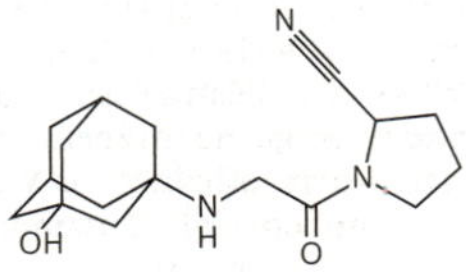


**Vildagliptin**

**Viloxazin** (INN): 2-(2-Ethoxyphenoxymethyl)morpholin; CAS-Nr. 46817-91-8; $C_{13}H_{19}NO_3$; $M_r$ 237.30; nicht mehr im Handel befindl. Antidepressivum* vom Imipramin-Typ; **UAW:** häufig Übelkeit, seltener Erbrechen u. Kopfschmerz; Verstärkung von Angstzuständen, Agitiertheit, Ataxie, Schlaflosigkeit, Tremor, Parästhesien, Krämpfe.

**Vilsmeier-Reaktion:** Verfahren zur Synthese von Aldehyden* durch Formylierung aktivierter aromatischer Verbindungen* mit Hilfe von disubstituierten Formamiden u. Phosphoroxidchlorid*; **Beispiel:** Aus *N,N*-Dimethylanilin u. Dimethylformamid* entsteht 4-Dimethylaminobenzaldehyd* (s. Abb.).

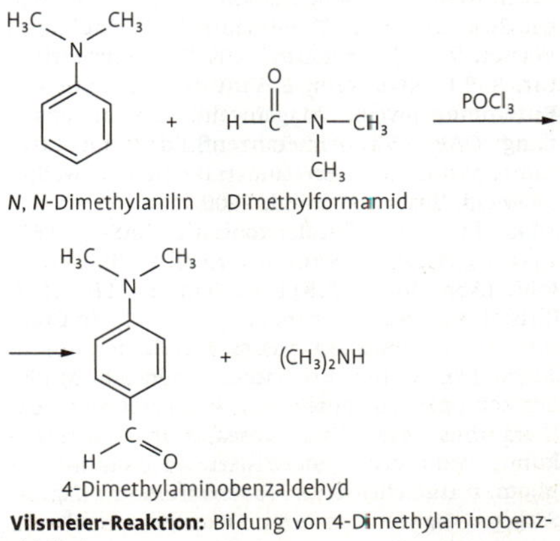


**Vilsmeier-Reaktion:** Bildung von 4-Dimethylaminobenzaldehyd

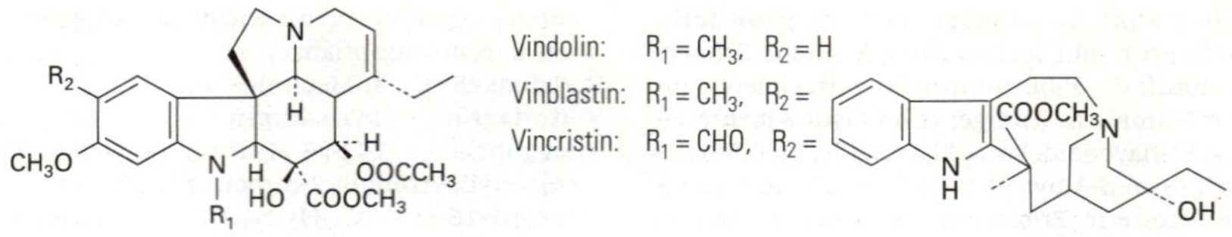


**Vinca-Alkaloide**

**Vimentin:** zu den Intermediärfilamenten* gehörendes Protein ($M_r$ 53 000) des Zytoskeletts* von Bindegewebe- u. Muskelzellen.

**Vina medicata:** Vina medicinalia; medizinische Weine DAB, Arzneiweine ÖAB; Arzneizubereitung, die durch Lösen od. Mischen von Drogenauszügen od. Arzneimitteln mit Wein (s. Vinum) hergestellt werden; **Herst.:** meist in derselben Weise wie die Herst. der Tincturae*; falls alkaloid- od. glykosidhaltige Drogen od. entspr. Fluidextrakte verwendet werden, müssen die Weine vorher von Tannin* befreit werden, was am besten durch Zusatz von weißer Gelatine* geschieht (10 mL einer 10 %igen Gelatinelösung auf 1000 mL Wein). **Formen:** Folgende Arzneiweine sind in versch. Arzneibüchern offizinell: **1. Vinum camphoratum:** Campherwein; Zusammensetzung: DAB, 1 T. Campher, 1 T. Ethanol, 3 T. Gummischleim, 45 T. Weißwein; **2. Vinum Chinae:** Vinum Cinchonae; Chinawein; Zusammensetzung: **a)** ÖAB, 5 T. Chinafluidextrakt, 5 T. Bitterorangentinktur (Pomeranzentinktur), 90 T. südl. Süßwein (Vinum meridianum dulce; s. Vinum); Bitterwert mind. 300; **b)** DAB, 5 T. Chinafluidextrakt, 1 T. Pomeranzentinktur, 15 T. Zucker, 0.1 T. Citronensäure, 80 T. Xereswein*; Anw.: Stomachikum; **3. Vinum Chinae ferratum:** China-Eisenwein; Zusammensetzung: ÖAB, 0.5 T. Chinin-Eisencitrat, 2 T. gereinigtes Wasser, 97.5 T. südl. Süßwein; **4. Vinum Condurango:** Kondurangowein; Zusammensetzung: **a)** ÖAB, 10 T. Kondurangofluidextrakt, 90 T. weißer Süßwein (Vinum dulce; s. Vinum); **b)** Ph.Helv., 10 T. Kondurangofluidextrakt, 90 T. südl. Süßwein; **c)** DAB, 10 T. Kondurangofluidextrakt, 1 T. aromat. Tinktur, 9 T. Zucker, 80 T. Xereswein; **5. Vinum Pepsini:** Pepsinwein; Zusammensetzung: DAB, 24 T. Pepsin, 20 T. Glycerol, 3 T. Salzsäure, 20 T. gereinigtes Wasser, 92 T. Zuckersirup, 2 T. Pomeranzentinktur, 839 T. Xereswein; **6. Vinum stomachicum:** Bitterorangenwein, Magenwein; Zusammensetzung: ÖAB, 15 T. Pomeranzenfluidextrakt, 20 T. Zimttinktur, 5 T. Enzianextrakt, 60 T. weißer Süßwein; Bitterwert mind. 2500.

V

**Vinblastin** (INN): Vincaleukoblastin; CAS-Nr. 865-21-4; $C_{46}H_{58}N_4O_9$, Strukturformel: s. Vinca-Alkaloide (Abb. dort); $M_r$ 811.00; Schmp. 211–216 °C (kristallisiert aus Methanol); $[\alpha]_D^{26\,°C}$ +42° (in Chloroform); fast unlösl. in Wasser, Petrolether, lösl. in Alkoholen, Aceton, Ethylacetat, Chloroform; $pK_S$ der konjugierten Säure 5.4, 7.4; Alkaloid* aus Catharanthus* roseus (Vinca rosea); **Wirk.:** Zytostatikum*; **Ind.:** u. a. generalisiertes Hodgkin-Lymphom, fortgeschrittenes Hodenkarzinom, Kaposi-Sarkom, Chorionkarzinom; **Dos.:** parenteral i. v., Initialdosis 3.7 mg/m² KOF/7 d, steigern bis 5.5–7.5 mg/m² KOF/7 d; Kinder: Initialdosis 2.5 mg/m² KOF, steigerbar bis auf 7.5 mg/m² KOF innerhalb von 5 Wochen; HWZ ca. 25 h. Gebräuchl. sind auch Vinblastinsulfat-Monohydrat u. Vinblastinsulfat. Vgl. Vincristin.

**Vinca-Alkaloide:** ca. 60 iridoide Indolalkaloide*, häufig Bisindolalkaloide bzw. Carbazolalkaloide, aus Catharanthus* roseus (Vinca rosea), Vinca* minor u. a. Catharanthus- u. Vinca-Arten; **Beispiel:** wichtige Vertreter sind: **1.** Vinblastin* u. Vincristin*: dimere Alkaloide mit zytostat. Eigenschaften (Mitosehemmstoffe*; verhindern den Aufbau funktionsfähiger Mikrotubuli*; Strukturformeln: s. Abb.; Strukturformel des Präkursors Catharanthin: s. Catharanthus roseus, Abb. dort); **2.** Vincamin*: pentacycl. mit Carbolinstruktur (Strukturformel: s. Alkaloide, Abb. dort); **3.** Vindolin: antidiabet. (Strukturformel: s. Abb.). Halbsynt. V.-A.: z. B. Vinflunin*, Vinorelbin*.

**Vincae minoris herba:** s. Vinca minor.

**Vincaleukoblastin:** s. Vinblastin.

**Vincamin** (INN): Vincaminsäuremethylester; Methyl-14,15-dihydro-14$\beta$-hydroxy-3$\alpha$,16$\alpha$-eburnamenin-14-carboxylat; CAS-Nr. 1617-90-9; $C_{21}H_{26}N_2O_3$, Strukturformel: s. Abb.; $M_r$ 354.43; Schmp. 232–233 °C (kristallisiert aus Aceton od. Methanol); $[\alpha]_D^{23\,°C}$ +41° (in Pyridin); Carbolinalkaloid aus Vinca* minor; in der Schweiz im Handel, in Deutschland u. Österreich außer Handel; **Off.:** DAC; **Wirk.:** blutdrucksenkend, erhöht die Sauerstoffaufnahme u. Glucosevermehrung im Gehirn; **Ind.:** zerebrovaskuläre Erkrankungen, auch in der Geriatrie; **Dos.:** p. o. 3 × 20 mg/d; Dauertherapie 20 mg morgens, 10 mg mittags u. abends; oral retard 30 mg/12 h; parenteral i. m. 1–2 × 15 mg/d, Infusion i. v. 15 mg; HWZ 0.9 h bzw. 1.97 h (Metaboliten). Gebräuchl. sind auch Vincaminhydrochlorid u. Vincaminhydrogentartrat.

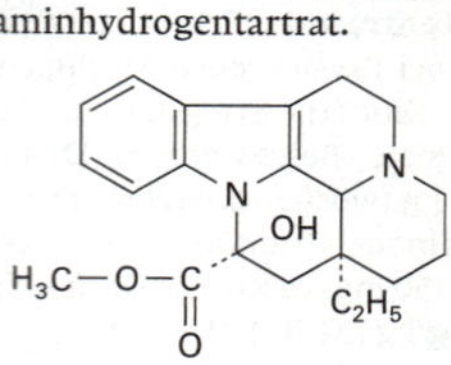


**Vincamin**

**Vinca minor** L.: (Kleines) Immergrün; Fam. Apocynaceae; Süd- u. Mitteleuropa, Kaukasus, Kleinasien; Stpfl. von **Vincae minoris herba:** Herba Vincae (pervincae); Immergrünkraut; **Inhaltsst.:** 0.3–1.0 % Indolalkaloide*, Hauptalkaloid ist das Vincamin*, ferner Flavonoide, Phenolcarbonsäuren u. Terpene; **Anw.:** **1.** (volkstüml.) bei Durchblutungsstörungen, v. a. zur Besserung der Gehirndurchblutung, weiterhin bei erhöhtem Blutdruck, erhöhter Blutglucose, Magen-Darm-Beschwerden; äußerl. zur Blutstillung; aufgrund bestehender Risiken ist eine arzneil. Verw. der Droge u. ihrer Zuber. nicht vertretbar; Negativmonographie Kommission E; **2.** (techn.) zur Gewinnung von Vincamin*. **Hom.:** Vinca minor (HAB): frisches, blühendes Kraut mit anhängenden faserigen Wurzeln; verordnet z. B. bei nässenden Ekzemen.

**Vincaminsäuremethylester:** s. Vincamin.

**Vinca rosea** L.: s. Catharanthus roseus.

**Vincetoxicum hirundinaria** Medik.: Vincetoxicum officinale Moench, Cynanchum vincetoxicum (L.) Pers.; Schwalbenwurz; Fam. Apocynaceae (früher Asclepiadaceae); Europa bis Himalaja; Stpfl. von **Rhizoma Vincetoxici:** Radix Vincetoxici, Radix Hirundinariae; Schwalbenwurzel, Sankt-Lorenz-Wurzel; gilt als Verfälschung von Primulae radix (s. Primula veris); **Inhaltsst.:** Steroidsaponine (15-Oxasteroidglykoside), deren Gemisch auch als Vincetoxin bezeichnet wird, mit den Aglyka Hirundigenin u. Anhydrohirundigenin sowie u. a. den Zuckern D-Cymarose, L-Thevetose, L-Diginose, D-Digitoxose u. D-Oleandrose; ferner Sterole*, Indolizidinalkaloide (z. B. Tylophorin), phenol. Verbindungen u. Bitterstoffe; **Anw.: 1.** (volkstüml.) früher z. B. zur Erregung von Brechreiz, Steigerung der Harnmenge; heute obsolet; **2.** (veterin.) selten verwendet. **Hom.:** Vincetoxicum hirundinaria (HAB), Vincetoxicum: frische Blätter.

**Vincristin** (INN): Leucocristin; CAS-Nr. 57-22-7; $C_{46}H_{56}N_4O_{10}$, Strukturformel: s. Vinca-Alkaloide (Abb. dort); $M_r$ 824.94; iridoides Bis-Indolalkaloid aus Catharanthus* roseus; Schmp. 218–220 °C (kristallisiert aus Methanol); $[\alpha]_D^{25\,°C}$ +26.2° (in Ethylenchlorid); $pK_S$ der konjugierten Säure 5.0, 7.4 (DMF 33 %); **Wirk.:** Zytostatikum*; **Ind.:** Leukämie, Hodgkin-Lymphom, Bronchialkarzinom; **Dos.:** parenteral i. v. Infusion 1×1.4 mg/m² KOF od. 0.05 mg/kg KG/7 d, steigerbar bis max. 0.15 mg/kg KG/7 d; HWZ ca. 85 h. Gebräuchl. ist auch Vincristinsulfat. Vgl. Vinblastin.

**Vindesin** (INN): 3-Carbamoyl-4-desacetyl-3-des(methoxycarbonyl)vincaleukoblastin; CAS-Nr. 53643-48-4; $C_{43}H_{55}N_5O_7$; $M_r$ 753.95; partialsynthet. Derivat von Vinblastin*; Schmp. 230–232 °C (kristallisiert aus Ethanol-Methanol); $[\alpha]_D^{25\,°C}$ +39.4° (c = 1.0 in Methanol); $pK_S$ der konjugierten Säure 5.39, 7.36 (DMF 66 %); $pK_S$ 6.04, 7.67 (Wasser); **Wirk.:** Zytostatikum*; **Ind.:** akute lymphat. Leukämie, Blasenschub bei chron. myeloischer Leukämie, maligne Lymphome, maligne Melanome, nichtkleinzelliges Bronchialkarzinom; **Dos.:** parenteral 3 mg/m² KOF i. v. Injektion od. i. v. Infusion; HWZ ca. 25 h. **Vindesinsulfat (INN):** Vindesini sulfas Ph.Eur.; CAS-Nr. 59917-39-4; $C_{43}H_{57}N_5O_{11}S$; $M_r$ 852.0; weiß, hygroskop., leicht lösl. in Wasser.

**Vindolin:** s. Vinca-Alkaloide; Catharanthus roseus.

**Vinflunin:** CAS-Nr. 162652-95-1; halbsynthet. Vinca*-Alkaloid; **Wirk.:** Zytostatikum*, Mitosehemmstoff* (Spindelgift); bindet an das Zellprotein Tubulin, verhindert somit dessen Polymerisation zu Mikrotubuli* u. damit den Aufbau des Spindelapparats u. der Zellteilung u. führt so zur Apoptose* der Zelle; **Ind.:** fortgeschrittenes od. metastasierendes Übergangszellkarzinom des Urothels nach Versagen einer Ther. mit Cisplatin*; **Kontraind.:** Überempfindlichkeit gegen andere Vinca-Alkaloide; kürzl. aufgetretene (in den letzten 2 Wochen) od. akute schwere Infektionen; absoluter Neutrophilen-Wert (Ausgangswert) <1500/mm³ od. Thrombozyten-Ausgangswert <100 000/mm³; **WW:** nicht mit starken CYP3A4-Inhibitoren od. -Induktoren kombinieren; Kombination mit anderen QT-Zeit verlängernden Wirkstoffen vermeiden; Kombination mit pegyliertem/liposomalem Doxorubicin nur unter großer Vorsicht; mögl. WW mit Paclitaxel u. Docetaxel (CYP3-Substrat); gleichzeitige Anw. von Opiaten: ggf. Erhöhung des Risikos einer Obstipation; **UAW:** Neutro- u. Leukopenie, Anämie, Thrombozytopenie, gastrointestinale Störungen wie Obstipation, Übelkeit u. Erbrechen, Asthenie; **Dos.:** 320 mg/m² KOF i. v. (über 20 min) alle 3 Wochen.

**Vinorelbin** (INN): Noranhydrovinoblastin, 3′,4′-Didehydro-4′-deoxy-8′-norvincaleukoblastin; CAS-Nr. 71486-22-1; $C_{45}H_{54}N_4O_8$, Strukturformel: s. Abb.; $M_r$ 778.95; halbsynthet. Vinca*-Alkaloid; **Wirk.:** Zytostatikum* (Mitosehemmstoff*, Spindelgift); hemmt wie Vinblastin*, Vincristin* u. Vindesin* die Polymerisation von Tubulindimeren zu Mikrotubuli; wirkt spezif. auf mitot. Mikrotubuli u. weniger stark auf axonale od. andere Mikrotubuliklassen, daher geringere Neurotoxizität als bei den anderen Vinca*-Alkaloiden; **Ind.:** Bronchial- u. Mammakarzinom; **Kontraind.:** Schwangerschaft u. Stillzeit, Leberinsuffizienz, Neutropenie, Thrombozytopenie; **WW:** Kombination von Fluorouracil* mit Folinsäure (Mukosatoxizität wird verstärkt); **UAW:** u. a. Neutropenie, gelegentl. Infektionen, Anämie; **Dos.:** parenteral 30 mg/m² KOF/7 d; HWZ 40 h. **Vinorelbintartrat:** CAS-Nr. 125317-39-7; $C_{45}H_{54}N_4O_8 \cdot 2\,C_4H_6O_6$; $M_r$ 1079.12; 10 mg V. entsprechen 13.85 mg Vinorelbintartrat.

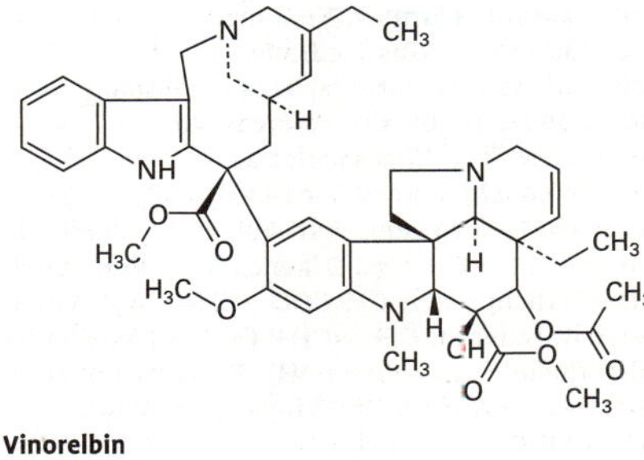


**Vinorelbin**

**Vinpocetin** (INN): Ethyl-apovincamin-22-oat; (3α,16α)-Eburnamenin-14-carbonsäureethylester; CAS-Nr. 42971-09-5; $C_{22}H_{26}N_2O_2$; $M_r$ 350.46; Schmp. 147–153 °C (unter Zers.; kristallisiert aus Benzol); $[\alpha]_D^{20\,°C}$ +114° (c = 1 in Pyridin); nicht mehr im Handel befindl. Derivat von Vincamin*; **Wirk.:** V. soll sich günstig auf den zerebralen Energiestoffwechel auswirken: erhöhte Aufnahme von Sauerstoff, Glucose, erhöhter ATP-Gehalt, verminderter Lactatspiegel; früher angewendet als Nootropikum*; **UAW:** Tensionsverminderungen, Tachykardie, Extrasystolen, Hautjucken.

**Vinum:** Wein; durch alkohol. Gärung aus dem Saft der Weintraube (s. Vitis vinifera) hergestelltes Getränk; z. B. Tafelwein, Qualitätswein, Prädikatswein, Dessert- od. Likörwein, aromatisierter Wein (Wermutwein); zur Herst. med. Weine (Arzneiweine, Vina* medicata) verwendet; die Bez. variieren in den einzelnen Ländern entspr. den einschlägigen gesetzl. Bestimmungen. Die **Untersuchung** des Weins dient zur allg. Kontrolle u. zur Aufdeckung von Verfälschungen. Für arzneil. verwendete Weine erstreckt sich die Untersuchung hauptsächl. auf Alkoholgehalt, Extraktgehalt, Asche, Phosphorsäure (bei Dessertweinen), Schwefel, Gesamtsäuregehalt, Glycerol, Zucker, fremde Farbstoffe, Konservierungsmittel sowie auf eventuellen Gehalt an Klärmitteln (z. B. Kaliumhexacyanoferrat(II), Blauschönung) u. Schädlingsbekämpfungsmitteln (v. a. Fungizide). **Best.:** Ethanol, Zucker, Weinsäure, Äpfelsäure, Essigsäure, Bernsteinsäure sowie deren Salze, ferner Extraktstoffe (Glycerol u. a.), Duftstoffe (Bukett), Farbstoffe, Gerbstoffe, Mineralstoffe (Natrium-, Calcium- u. Magnesiumsalze), Stickstoffverbindungen. Die Pressrückstände der Weinkelterung heißen Trester. Tresterwein (Lauer, Hansel, Glauern) ist ein durch Vergären von Zuckerwasser über Trestern unter Zusatz von Weinsäure hergestelltes weinähnl. Getränk (Herst. gewerbsmäßig verboten, nur als Haustrunk gestattet). **Verfälschungen** erfolgen hauptsächl. durch Überzuckerung, durch Zusatz von Tresterwein, Frucht- u. Rosinenweinen sowie durch Zusätze nicht erlaubter Chemikalien (z. B. Methanol, Glycerol, Diethylenglykol, Farbstoffe, Natriumazid, Alaun). **Weinähnliche Getränke:** Hierzu gehören die Obst-, Beeren- u. Malzweine, die durch alkohol. Gärung aus dem Saft der jeweiligen Obstart hergestellt werden. **Weinhaltige Getränke:** mit Wein zubereitete Getränke, z. B. Maiwein, Weinpunsch sowie die Arzneiweine.

**Vinum camphoratum:** s. Vina medicata.

**Vinum Chinae:** s. Vina medicata.

**Vinum Chinae ferratum:** s. Vina medicata.

**Vinum Condurango:** s. Vina medicata.

**Vinum Pepsini:** s. Vina medicata.

**Vinum stomachicum:** s. Vina medicata.

**Vinyl-:** Präfix für chem. Verb. mit der einwertigen Gruppe $CH_2{=}CH—$ (s. Alkene); **Beispiel:** Vinylacetat (Ethenylester; $CH_3COO—CH{=}CH_2$), Vinylacetylen (Butenin; $CH_2{=}CH—C{\equiv}CH$), Vinylalkohol (Ethenol; $CH_2{=}CH—OH$), Vinylether ($CH_2{=}CH—OR$; R = Alkyl*). Vgl. Vinylogie-Prinzip.

**Vinylalkohol:** s. Ethenol.

**Vinylbenzol:** s. Styrol.

**Vinylbital** (INN): Butylvinal; 5-(1-Methylbutyl)-5-vinylbarbitursäure; CAS-Nr. 2430-49-1; $C_{11}H_{16}N_2O_3$; $M_r$ 224.25; Schmp. 90–91.5 °C; weißes, krist. Pulver; schwer lösl. in Wasser, leicht lösl. in verd. Alkalihydroxid-Lsg., sehr leicht lösl. in Ethanol; nicht mehr im Handel befindl. mittellangwirksames Barbiturat*; unterliegt dem Betäubungsmittelgesetz* (Anlage II); früher angewendet als Schlafmittel*.

**Vinylchlorid:** Chlorethen; CAS-Nr. 75-01-4; $C_2H_3Cl$; $M_r$ 62.5; farbloses Gas; schwer lösl. in org. Lösungsmitteln; **Anw.:** Reagenz Ph.Eur.6; vgl. Polyvinylchlorid; **Toxikol.:** giftig, nur im Abzug verwenden.

**Vinylcyanid:** s. Acrylnitril.

**Vinylidenchlorid:** s. Polyvinylidenchlorid.

**Vinylogie-Prinzip:** Prinzip vinyloger Verb., d. h. Verb., die sich durch das Vorhandensein einer od. mehrerer Vinyl-Gruppen (s. Vinyl-) in einer Kette voneinander unterscheiden u. ähnl. chem. Verhalten zeigen; **Beispiel:** Crotonaldehyd ist ein vinyloger Acetaldehyd* (s. Abb.). Die Methylgruppe im Crotonaldehyd ist in Kondensationsreaktionen gleich reaktiv wie die Methylgruppe im Acetaldehyd.

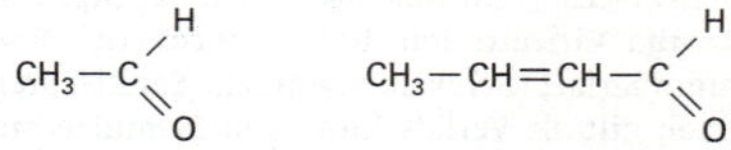

Acetaldehyd

Crotonaldehyd = vinyloger Acetaldehyd

**Vinylogie-Prinzip:** Crotonaldehyd als vinyloger Acetaldehyd

**Violae herba cum floris:** s. Viola tricolor.

**Violae odoratae rhizome:** s. Viola odorata.

**Violanthron:** Indanthrendunkelblau, Dibenzanthron; $C_{34}H_{16}O_2$, Strukturformel: s. Abb.; $M_r$ 456.5; gegen Licht u. Chemikalien bes. beständiger, sehr waschechter synthet. Farbstoff.

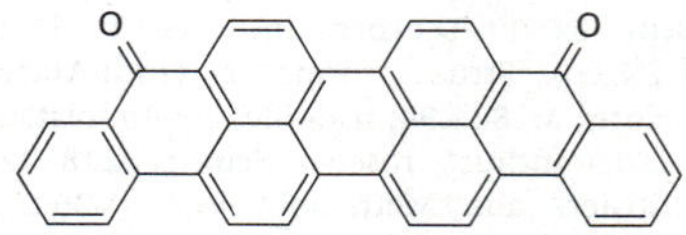

**Violanthron**

**Viola odorata** L.: Wohlriechendes Veilchen; Fam. Violaceae; Europa; Stpfl. von **Violae odoratae rhizome:** Rhizoma Violae, Radix Violae odoratae; Märzveilchenwurzelstock, Echte Veilchenwurzel; nicht zu verwechseln mit der Veilchenwurzel (s. Iris germanica, Rhizoma Iridis); **Inhaltsst.:** 0.04 % äther. Öl, das Methylsalicylat* enthält (vgl. Viola tricolor), u. Saponine*; **Anw.: 1.** (med.) bei leichtem, unspezif. Husten; **2.** (volkstüml.) als Ersatz für Ipecacuanhae radix (s. Cephaelis ipecacuanha); **Flores Violae odoratae:** Flores Violarum; Veilchenblüten; **Inhaltsst.:** Saponine, Anthocyane*, 0.003 % äther. Öl mit Methylsalicylat, die Ketone* $\alpha$- u. $\beta$-Iron*, $\alpha$- u. $\beta$-Jonon* (Träger des Veilchenduftes), Schleim u. Zucker; **Anw.:** (volkstüml.) Katarrhe der Atemwege; aus frischen Blüten wird mit dem Pomadeverfahren äther. Öl, das **Veilchenblütenöl**, gewonnen, z. B. in Grasse, Frankreich; es erscheint geruchlos; erst in einer Verdünnung von ca. 1 : 5000 (bis 10 000) tritt der Veilchengeruch auf; **Herba Violae odoratae:** Veilchenkraut; **Inhaltsst.:** Saponine u. Spuren äther. Öles; **Anw.:** (volkstüml.) schweißtreibendes Mittel.

**Viola tricolor** L.: Stiefmütterchen, Dreifaltigkeitskraut, Freisamkraut; Fam. Violaceae; nördl. Hemisphäre; zus. mit Viola arvensis Stpfl. von **Violae herba cum floris:** Herba Violae tricoloris, Herba Jaceae; Wildes Stiefmütterchen mit Blüten, Stiefmütterchenkraut; zur Blütezeit gesammelte oberird. Teile der Pflanze; **Off.:** Ph.Eur.6, ÖAB; Mono-

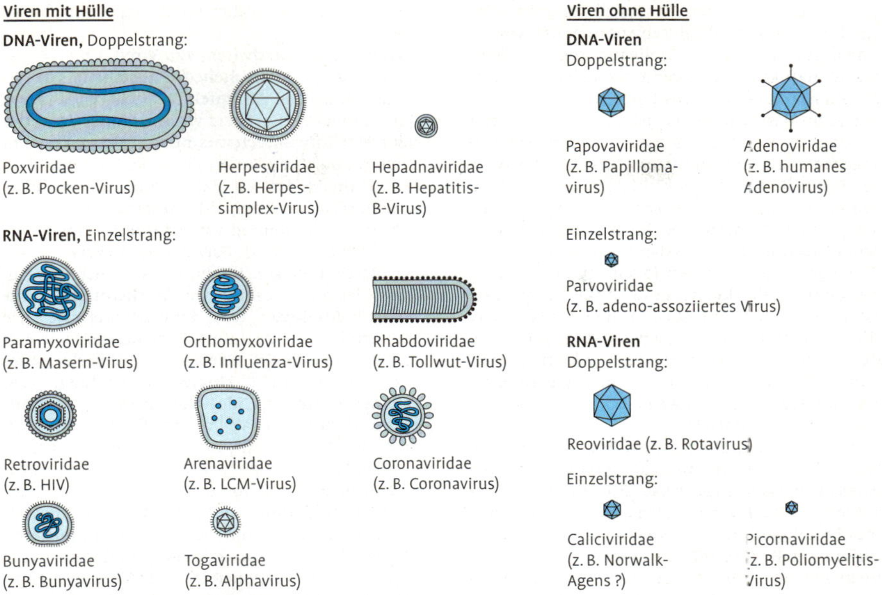


**Viren:** schematische Darstellung einiger tier- u. humanpathogener Viren [15]

graphie: Kommission E; **Inhaltsst.:** Flavonoide* (nach Ph.Eur. mind. 1.5 %, berechnet als Violanthin), Vitexin*, Anthocyane*, Anthocyanidine* (z. B. Paeonidin), Phenolcarbonsäuren*, Carotinoide*, v. a. Violaxanthin*, Spuren äther. Öles (v. a. Salicylsäuremethylester), das Glykosid Violutosid (Violutin), bei dem Methylsalicylat mit dem Disaccharid Vicianose* verbunden ist (vgl. Gaultherin), ferner Gerbstoffe, Schleim, Zucker u. hämolyt. aktive Peptide; **Anw.:** **1.** (med.) leichte seborrhoische Hauterkrankungen, Milchschorf bei Kindern; **2.** (volkstüml.) innerl. bei Obstipation, bei Katarrhen der Atemwege, als sog. Blutreinigungsmittel. **Hom.:** Viola tricolor (HAB): frisches, blühendes Kraut; verordnet z. B. bei Hautausschlägen.

**Violaxanthin:** Diepoxid (s. Epoxide) von Zeaxanthin*; eines der wichtigsten pflanzl. Carotinoide*, das als orangefarbener od. braungelber Farbstoff in grünen Blättern u. vor allem in Blüten u. Früchten vorkommt.

**Violursäure:** 5-Isonitrosobarbitursäure, Acidum 5-isonitrosobarbituricum, Acidum violuricum, Alloxan-5-oxim; $C_4H_3N_3O_4$, Strukturformel: s. Abb.; Schmp. 247 °C (unter Zers.); gelbl. krist. Pulver; lösl. in Wasser u. Ethanol, kaum lösl. in org. Lösungsmitteln; **Anw.:** (techn.) in der Papierchromatographie zum Nachw. von Metallkationen.

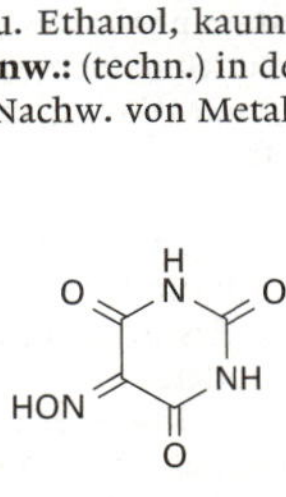

**Violursäure**

**VIP:** Abk. für vasoaktives intestinales Polypeptid; gastrointestinales Gewebehormon* (Neuropeptid*), das in Dünndarm u. exokrinem Pankreas von den Zellen des disseminierten neuroendokrinen Systems gebildet wird; **Wirk.:** Relaxation der glatten Gefäßmuskulatur, Hemmung der Magensaft- u. HCl-Sekretion sowie der Magen-Darm-Motilität, Stimulation des Galleflusses u. der Hydrogencarbonatsekretion des exokrinen Pankreas. Vgl. Hormone, gastrointestinale.

**Vipera berus** L.: Kreuzotter; Fam. Viperidae; Nord- u. Mitteleuropa, in Heide- u. Moorgebieten; Giftschlange*, deren Gift hämolyt. wirkt (s. Schlangengifte). **Hom.:** Vipera berus: frisches Gift zur Verreibung; verordnet z. B. bei Kreislaufschwäche, Thrombosen, Lähmungen.

**Viquidil** (INN): Chinotoxin; 1-(6-Methoxy-4-chinolyl)-3-(3-vinyl-4-piperidyl)-1-propanon; CAS-Nr. 84-55-9; $C_{20}H_{24}N_2O_2$; $M_r$ 324.41; $[\alpha]_D^{15\,°C}$ +44°; schwer lösl. in Wasser, leicht lösl. in Ethanol, Chloroform, Ether; Abbauprodukt von Chinin*; nicht mehr im Handel befindl. zerebraler Vasodilatator*.

**Virämie:** Vorhandensein von Viren* im Blut*; vgl. Sepsis.

**Viren:** Sammelbez. für biol. Strukturen (meist Krankheitserreger), die als genet. Information nur entweder DNA od. RNA enthalten u. nicht über die für Wachstum u. Teilung erforderl. Enzyme verfügen, sondern dazu Wirtszellen benötigen, auf die sie häufig pathogen wirken; von Pasteur erstmals 1881 gebrauchte Sammelbez. für „infektiöse Einheiten“, die im Ggs. zu Bakterien*, Pilzen* u. Protozoen* keine Zellstrukturen aufweisen (s. Abb.). V. haben eine formbestimmende (Lipo-)Proteinhülle, das Kapsid*, u. werden von le-

V

benden Zellen repliziert, indem sie ihr genet. Material in die Wirtszelle einschleusen u. den gesamten Stoffwechsel der Wirtszelle umprogrammieren zur Reproduktion des kompletten infektionstaugl. Viruspartikels (Virion). Als Folge einer Virusinfektion kann das Virusgenom u. a. zu ungehemmter Teilung der Wirtszelle führen (Expression von Onkogenen*, sog. Transformation*); vgl. Kanzerogene. Wegen ihrer geringen Größe (20–300 nm) können V. die meisten bakteriendichten Filter passieren u. im Lichtmikroskop nicht dargestellt werden. **Einteilung:** s. Virusklassifikation; neben den V. werden sog. unkonventionelle V. beschrieben, die meist erhebl. kleiner sind u. über deren Biozyklus wenig bekannt ist (s. Viroide). Die den sog. Slow*-virus-Infektionen zugrundeliegenden Mechanismen sind bisher nur z. T. geklärt. Histor. bedingt werden auch Prionen* in das Fachgebiet der Virologie* eingeschlossen.

**Viride nitens:** s. Malachitgrün.

**Virilisierung:** Maskulinisierung; Bez. für das nicht physiol. Auftreten männl. sekundärer Geschlechtsmerkmale inf. verstärkter Wirk. von Androgenen*; **Vork.:** bei versch., z. T. angeborenen endokrinolog. Störungen sowie als Arzneimittelwirkung (z. B. Anabolika*); **Sympt.:** **1.** bei weibl. Neugeborenen Störung der Geschlechtsentwicklung (z. B. Klitorishypertrophie), später Hirsutismus*, Seborrhö*, Akne*, androgenbedingte Alopezie*, Muskelhypertrophie, männl. Klangfarbe in der Sprech- u. Singstimme, männl. Gesichtszüge, männl. Habitus; **2.** bei Männern als prämature V. bei vorzeitiger Geschlechtsentwicklung mit Zeichen der sexuellen Reife durch Auftreten von sekundären Geschlechtsmerkmalen.

**Virion:** vollständiges, aus Nucleokapsid u. ggf. Virushülle bestehendes, für die jeweilige Wirtszelle infektiöses Virus*.

**Viroide:** Pflanzenpathogene, die nur aus einer ringförmigen RNA* bestehen (ca. 200–400 Nucleotide*) u. im Unterschied zu Viren* keine Eiweißhülle besitzen; infektiöse, in der Natur vagabundierende RNA-Partikel, die sich nur im Zellkern* bestimmter Wirtszellen sehr langsam vermehren; ca. 100-mal kleiner als bekannte Viren; einige durch V. induzierte Pflanzenkrankheiten sind bekannt.

**Virola calophylloidea** Markgraf: Fam. Myristicaceae; nördl. Südamerika; zus. mit anderen Virola-Arten Stpfl. von **Yakée:** Paricà, Epóna; pulverisierte Rinde (Rindenharz); **Inhaltsst.:** Tryptamin*-Verbindung wie in Yopo (s. Piptadenia peregrina); **Wirk. u. Anw.:** (volkstüml.) wie Yopo als halluzinogenes Schnupfmittel.

V

**Virolafett:** s. Virola sebifera.

**Virola sebifera** Aubl.: Myristica sebifera Aubl.; Talgmuskatnußbaum; Fam. Myristicaceae; Westindien, Brasilien; Stpfl. von **Virolafett:** talgartiges Fett der Samen; **Inhaltsst.:** Myristinsäure*, Ölsäure* sowie weitere freie Fettsäuren; **Anw.:** **1.** (volkstüml.) gegen rheumat. Beschwerden (in Brasilien); die Blätter werden bei Dyspepsie als Tee getrunken; die Rindenabkochung wird zum Waschen von Wunden verwendet; **2.** (techn.) zur Seifen- u. Kerzenfabrikation. **Hom.:** Myristica sebifera: frischer Saft der verletzten Baumrinde; verordnet z. B. bei Eiterungen, Abszessen.

**Virologie:** Lehre von den Viren*; vgl. Mikrobiologie.

**Virosen:** Viruskrankheiten; vgl. Viren.

**Virostatika** (gr. stasis Stehen, Stillstehen): syn. Virustatika; zu den Antiinfektiva* gehörende chem. Verbindungen zur Ther. virusbedingter Infektionen; **Wirkungsmechanismus:** **1.** Penetration u. Freisetzung der Nucleinsäure verhindern, z. B. durch Amantadin* od. Enfuvirtid*; **2.** Virusreplikation (Genom bzw. Hüllproteine) verhindern, z. B. durch Hemmung von erforderl. viruscodierten Enzymen (DNA-Polymerase, reverse Transkriptase*, Protease, Integrase); **3.** Virusreifung u. Ausschleusung verhindern; **Wirkstoffe:** **1. Nucleosid*-Analoga**, z. B. Pyrimidinderivate wie Idoxuridin* u. Zidovudin*, Purinderivate wie Aciclovir*, Famciclovir*, Ganciclovir*, Penciclovir* sowie Trifluridin*; **2. Nucleotid*-Analoga**, z. B. Adefovirdipivoxil*, Cidovir*; **3. Protease*-Inhibitoren** inklusive HIV*-Protease-Inhibitoren, z. B. Darunavir*, Indinavir*, Nelfinavir*, Ritonavir*, Saquinavir*, Tipranavir*; **4. Reverse-Transkriptase-Inhibitoren:** **a)** nucleosidische Reverse*-Transkriptase-Inhibitoren, z. B. Abacavir*, Didanosin*, Entecavir*, Lamivudin*, Zidovudin*; **b)** nucleotidische Reverse*-Transkriptase-Inhibitoren, z. B. Tenofovir*; **c)** nichtnucleosidische Reverse*-Transkriptase-Inhibitoren, z. B. Efavirenz*, Nevirapin*; **5. Entry-Inhibitoren:** Sammelbez. für V. zur Behandlung der HIV-Infektion, die den Eintritt von HIV in die Zielzellen verhindern; vgl. HIV-Erkrankung (Tab. dort); **a)** Fusions-Inhibitoren, Enfuvirtid*; **b)** CCR5-Antagonisten, Maraviroc*; **6. Integrase-Inhibitoren**, z. B. Raltegravir*; **7. Neuraminidase*-Inhibitoren**, z. B. Oseltamivir*, Zanamivir*; **8. Penetrations-Inhibitoren**, z. B. Amantadin*, Tromantadin*; **9. Pyrophosphat-Analoga**, z. B. Foscarnet*-Natrium; **10. Zytokine**, z. B. Interferone* (IFN-$\alpha$) od. TNF*; **11.** diverse, z. B. Benzimidazole, Amidine, Dihydroisochinoline, Naturstoffe (z. B. Rifamycine*). **Hinweis:** Der Großteil der in vitro aktiven V. kann wegen ihrer Toxizität nicht therap. genutzt werden u. eine Chemotherapie* von Virusinfektionen ist nur vereinzelt möglich. Sicherster Schutz vor Virusinfektionen ist aus diesem Grund die passive Immunisierung*. Ferner werden bei Viruserkrankungen antibakterielle Stoffe zur Verhütung von bakteriell bedingten Begleitinfektionen u. Arzneimittel zur Symptomlinderung (z. B. Antiphlogistika*) angewendet. Da Viren über keinen eigenen Stoffwechsel verfügen u. sich nur in lebenden Wirtszellen vermehren können, ist die kausale Behandlung von Viruserkrankungen außerordentl. schwierig.

**Virotoxine:** s. Amanita phalloides (Inhaltsst.).

**Virulenz:** Giftigkeit; Grad der Aggressivität von Mikroorganismen im Makroorganismus als quantitative Eigenschaft.

**Virus:** s. Viren.

**Virusabreicherungsverfahren:** Verfahren zur Reduktion der Virusbelastung von Blutprodukten (s. Hämotherapie) i. R. des Arzneimittelherstellungsverfahrens; **Methoden:** **1.** Alkohol-Fraktionierung nach Oncley od. Kistler-Nitschmann; **2.** Bildung von Präzipitaten mit Ammoniumsulfat; **3.** chromatograph. Verfahren (s. Chromatographie); **4.** Nanofiltration: das vorgereinigte Material wird durch ein System von Hohlfasern mit Poren von durchschnittl. 15 nm Durchmesser gepumpt, wobei evtl. vorhandene Viren* herausgefiltert werden. Vgl. Virusinaktivierungsverfahren.

**Virusgrippe:** s. Grippe.

**Virusinaktivierungsverfahren:** Verfahren zur Zerstörung von Viren*; **Methoden:** allgemein anerkannte Verfahren nach den Vorgaben des Paul*-Ehrlich-Instituts: **1.** Pasteurisieren*: z. B. Erhitzen des Produkts über 10 h bei 60 °C; thermolabile Viren werden abgetötet; **2.** Solvens-Detergens-Verfahren: Kurzbez. SD-Verfahren; das Produkt wird mind. 3 h mit 0.3 % TNBP* (Lösungsmittel) u. 1 % Triton* X-100 (Detergens) behandelt; dabei wird sehr schnell die überlebenswichtige Lipidhülle umhüllter Viren entfernt. Vgl. Virusabreicherungsverfahren.

**Viruskapsid:** s. Kapsid.

**Virusklassifikation:** Einteilung von Viren* nach versch. Gesichtspunkten; z. B. nach **1.** Aufbau: **a)** kubisch; **b)** helikal; **c)** komplex; **d)** Viren mit Hülle (envelope); **2.** Wirtszelle: **a)** tier. u. human; **b)** pflanzlich; **c)** bakteriell (s. Bakteriophagen); **3.** Nucleinsäure: **a)** RNA*-Viren; **b)** DNA-Viren; **4.** Affinität zu Organsystemen: z. B. neurotrop, pneumotrop, enterotrop. Die heutige Klassifikation nach einheitl. Regeln (internationale Bez., Virus-Familie mit Endung -idae als Gruppierung von Genera mit ähnl. Aufbau, Genus mit Endung -virus usw.) gelang mit Hilfe exakter chem.-physik. u. genet. Analysen (s. Tab.).

**Virustatika:** s. Virostatika.

**Viruzidie:** Fähigkeit einer chem. Substanz (Viruzid), Viren* abzutöten. Vgl. Bakterizidie.

**Visammin:** s. Khellin.

**Viscera:** Eingeweide; **visceral:** die Eingeweide betreffend.

**Visci albi herba:** s. Viscum album.

**Viscin:** Viscinum; stark klebendes, kautschukartiges Weichharz (Schleim) grüner Farbe auf der Rinde u. in den Beeren der Mistel (s. Viscum album); **Anw.:** (techn.) früher wie das V. aus japan. Ilex-Arten als Vogelleim; gereinigtes V. diente zur Herst. von stark klebenden Pflastern.

**Viscotoxine:** Sammelbez. für bas. Peptide aus Viscum* album mit zytotox. Effekt; **Wirk.:** bei parenteraler Applikation im Tierversuch blutdrucksenkend; heftig reizend u. nekrotisierend. Vgl. Lektine.

**Viscum album** L.: (Weiße) Mistel, Hexenbesen; Fam. Santalaceae (früher Loranthaceae/Viscaceae); Süd- u. Mitteleuropa, russ. Asien, Westpersien; immergrüner Halbparasit auf versch. Laub- u. Nadelbäumen; man unterscheidet versch. Unterarten, z. B. **Viscum album ssp. album**, Laubholzmistel (auf Malus domestica od. Betula-Arten), **Viscum album ssp. abietis** (Wiesb.), Tannenmistel (auf Abies alba), u. **Viscum album ssp. austriacum** (Wiesb.), Kiefernmistel (auf Pinus* silvestris u. P. nigra); diese sind Stpfl. von **Visci albi herba:** Herba Visci (albi); Mistelkraut; getrocknete jüngere, grüne bis gelbgrüne Zweige mit Blättern, Blüten u. vereinzelten Früchten; **Off.:** DAB; Monographie: Kommission E; **Inhaltsst.:** (z. T. von Wirtspflanze abhängig) in den Blättern u. Stängeln (nicht in den weißen, saftigen Früchten) Viscotoxine*, Lektine* (Mistellektine, ML I, II, III); Polysaccharide*, Flavonoide*, biogene Amine* (u. a. Tyramin*), freie Aminosäuren, Phenylpropanderivate* wie Syringin, Lignane*, Triterpene* u. a.; in den Früchten Viscin*; **Wirk.:** zytotoxisch (Mistellektine, Antitumorwirkung durch Apoptose*-Auslösung; Viscotoxine wirken nekrotisierend), immunmodulierend (Mistellektine), blutdrucksenkend (vermutl. durch Viscotoxine); **Anw.:** **1.** (med.) Segmenttherapie bei entzündl. Gelenkerkrankungen; Palliativtherapie i. S. einer unspezif. Reiztherapie bei malignen Tumoren; **2.** (volkstüml.) z. B. als blutdrucksenkendes Mittel u. Herzmittel; die Mistel spielt eine wichtige Rolle in der Anthroposophie; ihr Einsatz in der Tumortherapie ist umstritten. **Hom.:** Viscum album (HAB): frische, im Herbst geerntete, beblätterte Sprosse u. Früchte; verordnet z. B. bei Hypertonie, peripheren Durchblutungsstörungen, Arteriosklerose.

**Visfatin:** zu den Adipokinen* gehörendes Proteinhormon, das wahrscheinlich v. a. im viszeralen Fettgewebe synthetisiert wird.

**Viskose:** Bez. für eine wässrige, viskose Lösung von Cellulosexanthogenat*, aus der durch Säurefällung z. B. Folien od. Fasern aus (regenerierter) Cellulose erhalten werden (Viskoseverfahren).

**Viskosefasern:** Fasern aus Cellulose*, die erzeugt werden, indem Viskose* durch Düsen in ein Säurebad gepresst wird; die zunächst erhaltenen endlosen Fäden (Viskoseseide) werden als Reyon (auch Rayon) u. die auf die gewünschte Stapellänge geschnittenen Fäden meist als Zellwolle* bezeichnet. Durch Zusätze bei der Spinnlösung (z. B. Pigmente) können dem Verwendungszweck angepasste Fasern hergestellt werden. Titandioxid (max. 1.5 %) verleiht der V. ein baumwollähnl. Aussehen (mattierte Viskosefaser).

**Viskoseseide:** s. Viskosefasern.

**Viskoseverfahren:** s. Viskose.

**Viskosimeter:** Messgerät zur Bestimmung der Viskosität*; z. B. Kapillarviskosimeter*, Rotationsviskosimeter*, Kugelfallviskosimeter*, Viskowaage*; vgl. Rheologie.

**Viskosität** Ph.Eur.: Zähigkeit, Faktor der inneren Reibung; wichtige Größe zur Beschreibung der Fließeigenschaften von Stoffen; man versteht unter V. die „innere" Reibung od. den Widerstand, den die Moleküle od. kolloide Teilchen eines Stoffes ausüben, wenn sie gegeneinander verschoben werden od. wenn ein Körper in einer Flüssigkeit bewegt wird; die V. nimmt i. d. R. mit steigender Temp. ab u. bei steigendem Druck zu. **Berechnung:** Ist unter isothermen Bedingungen eine Kraft F von 1 Newton (N) erforderlich, um eine Flüssigkeitsschicht gegenüber einer zweiten mit den Flächen A von 1 $m^2$ im Abstand x von 1 m mit der Geschwindigkeit v von 1 m/s in Richtung der Krafteinwirkung zu verschieben (laminare Strömung; s. Abb.), beträgt die **dynamische Viskosität** (syn. Viskositätskoeffizient, absolute V.) $\eta$ dieser Flüssigkeit 1 $N \cdot s \cdot m^{-2}$ bzw. 1 $Pa \cdot s$ (Pascalsekunde) bzw. 10 Poise* (ältere Einheit). Die dazwischenliegenden Flüssigkeitsschichten bewegen sich mit abnehmender Geschwindigkeit.

$$F = \eta \cdot A \cdot dv/dx$$

V

**Virusklassifikation**
Auswahl wichtiger menschen- und tierpathogener Viren

| Familie | Größe des Virions (nm) | äußere Hülle | Genus | medizinisch wichtige Vertreter |
|---|---|---|---|---|
| **DNA-Viren** | | | | |
| Papovaviridae | 45 – 55 | fehlt | Papillomavirus | Warzen-Virus |
| | | | Miopapovavirus | SV40,BK,JC-Virus |
| Parvoviridae | 18 – 26 | fehlt | Parvovirus | humanes Parvovirus B19 |
| Adenoviridae | 60 – 90 | fehlt | Mastadenovirus | Adenoviren |
| Herpesviridae | 100 – 200 | ja | α,β,γ-Herpes-Viren | Herpes-simplex-Virus |
| | | | | Varizella-Zoster-Virus |
| | | | | Epstein-Barr-Virus |
| | | | | Zytomegalie-Virus |
| | | | | HHV6, HHV7, HHV8 |
| Poxviridae | 230 – 300 | komplex | Orthopoxvirus | Vacciniavirus |
| | | | | Variolavirus |
| | | | | Kuhpocken-Virus |
| Hepadnaviridae | 42 – 45 | ja | ortho-Hepadnavirus | Hepatitis-B-Virus (HBV) |
| **RNA-Viren** | | | | |
| Picornaviridae | 20 – 40 | fehlt | Enterovirus | Hepatitis-A-Virus |
| | | | | Poliomyelitis-Viren |
| | | | | Coxsackie-Viren |
| | | | Rhinovirus | Rhinoviren |
| | | | Aphtovirus | Maul- und Klauenseuche-Virus |
| Caliciviridae | 30 – 40 | fehlt | Calicivirus | Hepatitis-E-Virus |
| | | | | Norwalk-Virus |
| Reoviridae | 60 – 80 | fehlt | Reovirus | Reovirus |
| | | | Orbivirus | verschiedene Arboviren |
| | | | Rotavirus | Rotavirus |
| Togaviridae | 40 – 70 | ja | Alphavirus | Pferdeenzephalitis-Virus |
| | | | Flavivirus | Gelbfieber-Virus |
| | | | | Dengue-Virus |
| | | | | FSME-Virus |
| | | | Rubivirus | Röteln-Virus |
| Retroviridae | 100 | ja | Oncornavirus | Leukose- und Sarkom-Virus (HTLV I, II) |
| | | | Lentivirus | Slow-Viren bei Tieren |
| | | | | HTLV III (HIV1, HIV2) |
| Orthomyxoviridae | 80 – 100 | ja | Influenzavirus | Influenza-Virus A, B, C |
| Paramyxoviridae | 100 – 300 | ja | Paramyxovirus | Mumps-Virus |
| | | | Morbillivirus | Masern-Virus |
| | | | | Staupe-Virus |
| | | | | Rinderpest-Virus |
| | | | Pneumovirus | Respiratory-syncytial-Virus (RS-Virus) |
| Rhabdoviridae | 70 – 230 | ja | Lyssavirus | Tollwut-Virus |
| Filoviridae | 70 – 700 (bis 10 µm) | ja | Marburg-Virus | |
| | | | Ebola-Virus | |

V

$F/A = \eta \cdot dv/dx$

Der Quotient aus der Tangentialkraft pro Flächeneinheit F/A wird als Schubspannung od. Scherkraft τ (SI-Einheit: $N \cdot m^{-2}$) bezeichnet, der Differentialquotient (Geschwindigkeitsgradient) $dv/dh$ als Schergeschwindigkeit (syn. Schergefälle, Defor-

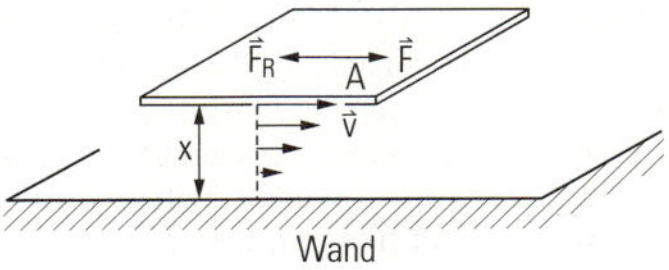


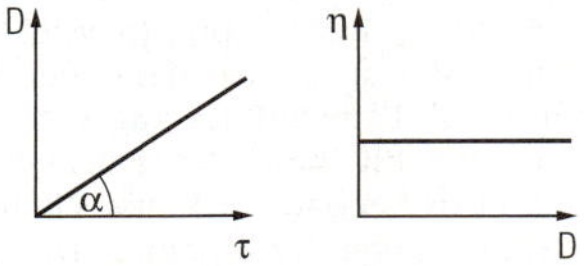


**Viskosität:** Darstellung der wirkenden Kräfte (oben) u. des Fließverhaltens von Newton-Körpern (unten)

mationsgeschwindigkeit) D (SI-Einheit: $s^{-1}$). Dabei gilt die Gleichung nach Newton: $\tau = \eta \cdot D$ bzw. $\eta = \tau/D$. Die **relative Viskosität** ist das Verhältnis der V. einer Lösung zur V. des Lösungsmittels. Die **kinematische Viskosität** ν ergibt sich aus dem Quotienten $\eta/\varrho$, wobei ϱ die Dichte der Flüssigkeit ist. Die SI-Einheit ist $m^2/s$ (meist in $mm^2/s$ angegeben); ältere Einheit: cSt (Centistokes), $1\,cSt = 10^{-6}\,m^2/s$. Besonderheiten ergeben sich für **1. idealviskose Körper:** Newton-Körper, Newton-Flüssigkeiten; Stoffe, bei denen die dynam. V. η von der Schergeschwindigkeit unabhängig ist, so dass η eine Materialkonstante ist u. man im D/τ-Diagramm (D = f(τ), Rheogramm, Fließkurve; s. Abb.) eine Gerade erhält, die durch den Nullpunkt verläuft. Der Anstieg der Geraden ist konstant u. ein Maß der Viskosität ($\tau/D = \eta$ = Anstieg). **2. strukturviskose Körper:** Nicht-Newton-Körper; Stoffe mit einer Fließkurve, die eine nichtlineare Proportionalität aufweist; unterschieden werden pseudoplastische, plastische (idealplastische Körper, z. B. Bingham*-Körper, u. nichtidealplastische Körper, z. B. Casson*-Körper) sowie dilatante Körper (s. Rheologie). Man spricht dann von Quasiviskosität od. **scheinbarer Viskosität.** Diese ist nur dann aussagekräftig, wenn die Schubspannung od. die Schergeschwindigkeit bzw. bei Viskosimetern, die dies nicht ermöglichen (z. B. Kugelfallviskosimeter), die genauen Messbedingungen mit angegeben sind. Auf die gleiche Weise, wie bei Newton-Flüssigkeiten die V. aus der Neigung der Fließgeraden zur τ-Achse berechnet wird, kann die Viskosität von plastischen od. pseudoplastischen Stoffen erfasst werden: Man berechnet den Cotangens des Winkels, den die Verlängerung des geraden Stückes der Fließkurve mit der τ-Achse bildet. Die auf diese Weise erhaltene Größe für den Fließwiderstand in dem Zustand, in dem das Verhältnis von Schubspannung u. Geschwindigkeitsgefälle wieder dem Proportionalitätsgesetz gehorcht, wird als **plastische Viskosität** bezeichnet. V. einiger idealviskoser Substanzen bei 20 °C: **a)** Luft: $1.8 \cdot 10^{-2}$ mPa · s; **b)** Wasser: 1.008 mPa · s; **c)** Ethanol: 1.25 mPa · s; **d)** Ether: 0.255 mPa · s; **e)** Glycerol (wasserfrei): 1490 mPa · s; **f)** Rizinusöl: 969 mPa · s; **Bestimmung:** Bevorzugte Viskosimeter für idealviskose Flüssigkeiten sind das Kapillarviskosimeter* nach Ubbelohde (verbesserte Version des Ostwald-Viskosimeters), das Kugelfallviskosimeter* nach Höppler u. die Viskowaage*. Das am häufigsten verwendete Rotationsviskosimeter* ermöglicht es, auch die rheolog. Eigenschaften von strukturviskosen Körpern zu charakterisieren (vgl. Rheologie). In der Ph.Eur.6 werden sowohl das Kapillarviskosimeter als auch das Rotationsviskosimeter (absolute Viskosimeter: in der Version konzentr. Zylinder-Viskosimeter u. Kegel-Platte-Viskosimeter; relatives Viskosimeter: Spindelviskosimeter) beschrieben.

**Viskosität, dynamische:** s. Viskosität.

**Viskosität, plastische:** s. Bingham-Körper; Viskosität.

**Viskowaage:** Messgerät zur Untersuchung des Fließverhaltens auch strukturviskoser Flüssigkeiten (s. Abb.); anstelle des freien Falles einer Kugel in einem mit der Messflüssigkeit gefüllten Rohr (s. Kugelfallviskosimeter) wird eine Kugel, die durch einen Stab mit der einen Seite eines Waagebalkens verbunden ist u. sich ebenso in einem thermostatisierten, mit der Prüfflüssigkeit gefüllten, kalibrierten Rohr befindet, in Abhängigkeit von der Höhe des aufgebrachten Gewichts auf der anderen Seite des Waagebalkens mit unterschiedl. Geschwindigkeit nach oben bewegt. Dabei durchströmt die Flüss. laminar den Spalt zwischen Kugel u. Rohr. Die Viskosität η in mP · s berechnet sich aus:

$\eta = K \cdot F \cdot t$

K: Kugelfaktor, F: Auflagegewicht in g, t: Messzeit zw. 0 u. der Stellmarke in Sekunden. Vgl. Rheologie.

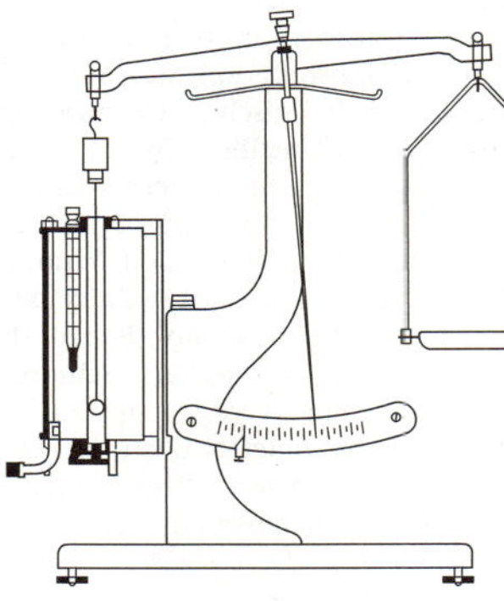

**Viskowaage**

V

**Visnadin** (INN): 3′-(α-Methyl-butyryloxy)-4′-acetoxy-3′,4′-dihydroseselin; 9,10-Dihydro-8,8-dimethyl-2-oxo-2*H*,8*H*-benzo[1,2-*b*:3,4-*b*′]dipyran-9,10-diyl-10-acetat-9-(2-methylbutyrat); CAS-Nr. 477-32-7; $C_{21}H_{24}O_7$, Strukturformel: s. Abb.; $M_r$

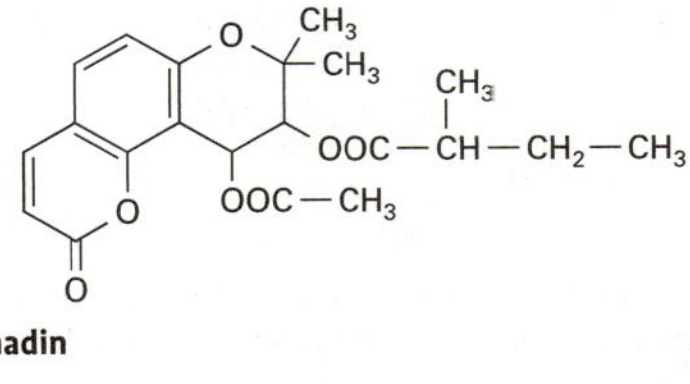

**Visnadin**

388.40; Schmp. 85–88 °C (kristallisiert aus Leichtpetroleum od. Ether/Hexan); $[\alpha]_D^{30\,°C}$ +42.5° (c = 2 in Dioxan); schwer lösl. in Wasser, gut lösl. in Ethanol, Methanol, sehr leicht lösl. in Chloroform, Aceton, Ether, Benzol, DMF; Pyranocumarinester aus den Früchten von Ammi* visnaga; nicht mehr im Handel befindl. Kardiakum*; früher angewendet zur Vorbeugung, Behandlung u. Nachbehandlung des Herzinfarkts.

**Visnagin:** 5-Methoxy-2-methylfuranochromon; CAS-Nr. 82-57-5; $C_{13}H_{10}O_4$, Strukturformel: s. Khellin (Abb. dort); $M_r$ 230.21; Schmp. 142–145 °C; Kristallnadeln; fast unlösl. in Wasser, wenig lösl. in 95 %igem Ethanol bei 25 °C, lösl. in Chloroform, Ether u. verd. Mineralsäuren; **Vork.:** in den Früchten von Ammi* visnaga (Ammeos visnagae fructus).

**VIS-Spektroskopie:** s. UV-VIS-Spektroskopie.

**Vitalfärbung:** Anfärbung von lebenden Zellen (z. B. Zellkulturen) od. Geweben (tierexperimentell) mit Farbstoffen*, die die Vitalprozesse nicht schädigen; z. B. mit Evans-Blau.

**Vitali-Reaktion:** Nachweisverfahren für die Alkaloide* Atropin*, Hyoscyamin* u. Scopolamin*; **Prinzip:** Der alkaloidhaltige Rohextrakt wird mit 3–5 Tr. rauchender Salpetersäure* eingedampft. Sind die Alkaloide enthalten, kommt es nach Zusatz von einigen Tr. alkohol. Kalilauge* (0.5 mol/L) u. 5 mL Aceton* im erkalteten Rückstand zu einer rotvioletten Färbung.

**Vitalstoffe:** Sammelbez. für alle lebensnotwendigen Nähr- u. Wirkstoffe wie Enzyme*, Hormone*, Vitamine*, Mineralstoffe*, Spurenelemente* u. essentielle Fett-* u. Aminosäuren*.

**Vitamin A:** Vitaminum A Ph.Eur.6; Retinol (INN), Axerophthol, Xerophthol, Epithelschutzvitamin, veraltet antixerophthalmisches Vitamin, antiinfektiöses Vitamin; Sammelbez. für eine Gruppe von fettlösl. Vitaminen* mit Polyterpenstruktur (s. Terpene); bekannteste u. biol. wirksamste Verb. ist der Alkohol all-*trans*-Retinol (s. Abb.). **Vitamin $A_1$:** all-*trans*-Retinol; $C_{20}H_{30}O$; $M_r$ 286.5; gelbe Prismen; lösl. in fetten Ölen, Ethanol, Benzol, Ether, Chloroform, Aceton, Petrolether; Schmp. 62–64 °C; gegen Erhitzen wenig empfindl., wird durch Sauerstoff, ultraviolettes Licht, oxidierende Substanzen u. Säuren zerstört. **Vitamin $A_2$:** 3-Dehydroretinol; Verb. mit einer zusätzl. konjugierten Doppelbindung zw. C-3 u. C-4; **Vork.:** in tier. Organismen als freier Alkohol, hauptsächl. aber mit höhermolekularen Fettsäuren* verestert; in bes. hoher Konz. im Heilbuttleberöl u. a. Fischleberölen (s. Lebertran) sowie in Milch, Butter, Eigelb. Die in grünen Pflanzen, Gemüse u. Früchten vorkommenden Carotine* (v. a. *β*-Carotin) werden in Darmschleimhaut u. Leber zu Vitamin A umgewandelt u. in der Leber gespeichert. **Nachw.:** Carr*-Price-Reaktion; **Bedeutung:** (physiol.) Vitamin-A-Aldehyde sind am Aufbau des Rhodopsins*, dem lichtempfindl. Farbstoff des Auges, beteiligt. Dieses Chromoprotein* besteht aus dem Protein Opsin u. aus 11-*cis*-Retinal, einer zum Vitamin-A-Aldehyd stereoisomeren Verbindung. Durch Belichtung kommt es zu einer Stereoisomerisierung des 11-*cis*- zum all-*trans*-Retinal, wodurch sich die Konformation* des Opsins ändert u. Retinal abgespalten wird. Eine daraus resultierende Veränderung des Membranpotentials wird als Nervenimpuls weitergegeben u. damit ein Sehreiz ausgelöst. Außerdem wird Vitamin A in Form der Vitamin-A-Säure (s. Tretinoin) für die Funktion u. Teilung epithelialer Zellen, die Entw. von Plazenta u. Fetus sowie für die Synthese von Testosteron* u. a. Stoffwechselvorgänge benötigt. **Einheit:** Eine Internationale Einheit (Abk. IE) od. 1 USP-Einheit entspricht ca. 0.3 µg Vitamin-A-Alkohol bzw. ca. 0.344 µg Vitamin-A-Acetat. 1 g Vitamin A sind 3.33 Mio. IE. Die internationale Provitamin-A-Einheit entspricht der Wirksamkeit von 0.6 µg *β*-Carotin. **Tägl. Bedarf des Menschen:** Kinder 2700 IE (0.8 mg), Erwachsene 2700–3300 IE (0.8–1 mg); in Schwangerschaft u. Stillzeit besteht erhöhter Bedarf. **Mangelerscheinungen:** Nachtblindheit*, Xerophthalmie*, Keratomalazie (Hornhauterweichung), Hauterkrankungen (Hyper- u. Parakeratosen), Veränderungen an den Schleimhäuten der Atemwege sowie Wachstumsstörungen; **Ind.:** Mangelerscheinungen, bestimmte Stoffwechselstörungen, Hyperthyreose*, u. a. auch zur Appetitsteigerung, zur Erhöhung der Resistenz gegen Infektionen; **Dos.:** Therap. Dosen betragen ein Vielfaches des Tagesbedarfs; prophylakt. 0.7–1.5 mg/d, therap. 7.5–60 mg/d; **Toxikol.:** akute Überdosierung eher selten (Kopfschmerz, Übelkeit, Erbrechen); bei länger dauernder Behandlung mit hohen Dosen können tox. Erscheinungen wie Schlafstörungen, Appetitlosigkeit, Haut- u. Schleimhautveränderungen sowie Schwellungen der Extremitätenknochen auftreten. Bei Kindern kann das Längenwachstum inf. vorzeitigen Epiphysenschlusses gehemmt werden. **Zuber.:** Gebräuchl. sind v. a. Ester des synthet. Vitamins A (Acetat, Propionat od. Palmitat) sowie Vitamin A als Konzentrat in öliger Form, in wasserdispergierbarer Form u. als Trockenpulver; vgl. Retinoide. **Ölige Lösung von Vitamin A:** Vitaminum A densatum oleosum Ph.Eur.6; Gehalt mind. 500 000 IE/g Lsg.; gelbe bis orangegelbe ölige Flüss., aus der sich die Vitamin-A-Ester (v. a. Vitamin-A-Acetat) bei Raumtemperatur ausscheiden können. Durch Erwärmen u. Umschütteln des ungeöffneten Gefäßes im Wasserbad bei ca. 60 °C wird eine homogene Lsg. wiederhergestellt. Das Konzentrat kann geeignete Stabilisatoren (z. B.

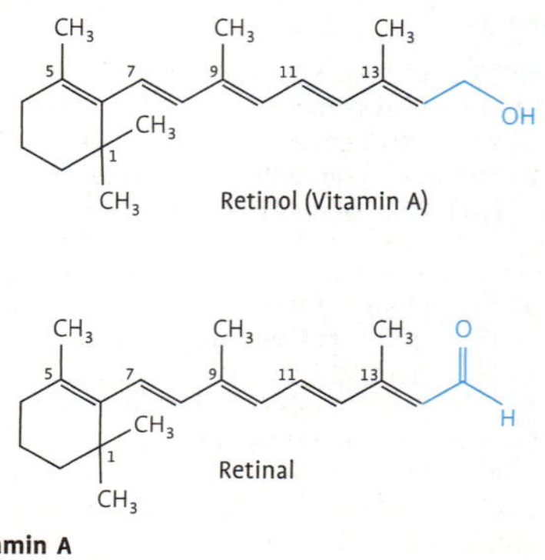


**Vitamin A**

Antioxidanzien) enthalten. Aufbewahrung bei 8–15 °C, gut verschlossen u. vor Licht geschützt. Konz. Lsg. (mit Ausnahme der zur unmittelbaren Abgabe an den Patienten bestimmten) sind unter Inertgas aufzubewahren. **Vitamin A Pulver:** Vitamini A pulvis Ph.Eur.6; Dispersion eines Retinolesters od. einer Mischung der Ester (Acetat, Propionat u. Palmitat) in einer Matrix von Gelatine*, Gummi* arabicum od. einer anderen geeigneten Substanz; Gehalt mind. 250 000 IE/g; gelbl. Pulver mit einheitl. Partikelgröße. **Wasserdispergierbares Vitamin A:** Vitaminum A in aqua dispergibile Ph.Eur.6; Gehalt mind. 100 000 IE/g; gelbe, zähe Flüssigkeit mit charakterist. Geruch; konz. Lsg. können bei tiefen Temperaturen trübe werden od. bei Raumtemperatur ein Gel bilden.

**Vitamin, antidystrophisches:** s. Vitamin E.

**Vitamin, antihämorrhagisches:** s. Vitamin K.

**Vitamin, antiinfektiöses:** s. Vitamin A.

**Vitamin, antineuritisches:** s. Vitamin B (Vitamin $B_1$).

**Vitamin, antirachitisches:** s. Vitamin D.

**Vitamin, antiseborrhoisches:** s. Vitamin B (Biotin).

**Vitamin, antiskorbutisches:** s. Vitamin C.

**Vitamin, antixerophthalmisches:** s. Vitamin A.

**Vitamin-A-Säure:** s. Tretinoin; Isotretinoin.

**Vitamin B:** Sammelbez. für eine Gruppe schwer voneinander trennbarer Vitamine*, die durch an den Buchstaben B angehängte Zahlen gekennzeichnet werden; **Vitamin-B-Gruppe:** umfasst Vitamin $B_1$ (Thiamin), $B_2$ (Riboflavin), $B_6$ (Pyridoxin), $B_{12}$ (Cobalamin), Biotin, Nicotinamid, Folsäure, Inositol (s. *myo*-Inositol) u. Pantothensäure; B-Vitamine werden i. d. R. durch aktive Transporter aus dem Dünndarm absorbiert. **Gesch.:** Das zuerst entdeckte klass. Vitamin erhielt nach der Entdeckung weiterer Vitamine die Bez. Antiberiberi-Vitamin od. Beriberischutzstoff, als die Vitamine mit Buchstaben bezeichnet wurden, den Buchstaben B. **Vitamin $B_1$:** Thiamin (INN), Aneurin, Torulin; veraltet antineurit. Vitamin, Antiberiberi-Vitamin; 3-(4-Amino-2-methyl-5-pyrimidinylmethyl)-5-(2-hydroxyethyl)-4-methylthiazol; CAS-Nr. 59-43-8; $C_{12}H_{17}N_4OS$, Strukturformel: s. Abb. 1; $M_r$ 265.36; wasserlösl., hitzeempfindl., gegenüber Luftsauerstoff beständig; durch Oxidationsmittel u. Basen leicht zerstörbar; **Vork.:** Vitamin $B_1$ ist in pflanzl. u. tier. Material vorhanden, in hoher Konz. in Hefe, im Silberhäutchen des Reiskorns, in Weizen-, Roggen-, Gerstenkeimlingen, Eigelb, Milch, Leber, Niere, grünem Gemüse, Nüssen, in geringer Menge u. a. auch in Fleisch, Gehirn, Fisch, Kartoffeln; **Bedeutung:** (physiol.) Vitamin $B_1$ spielt eine wichtige Rolle im Zellstoffwechsel, v. a. in der aktiven Coenzymform als Thiamindiphosphat (früher auch als Cocarboxylase bezeichnet) u. ist Best. der Coenzyme* von Decarboxylasen* u. Aldehydtransferasen. **Einheit:** 1 IE entspricht 3 µg reinem Vitamin $B_1$, d. h. 1 mg

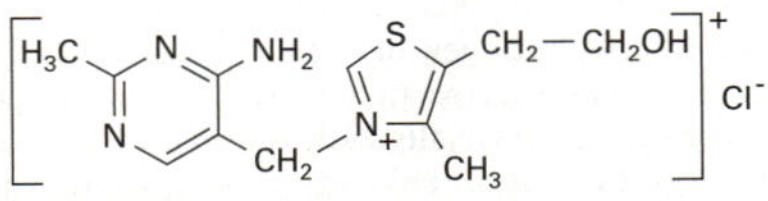


**Vitamin B** Abb. 1: Vitamin $B_1$

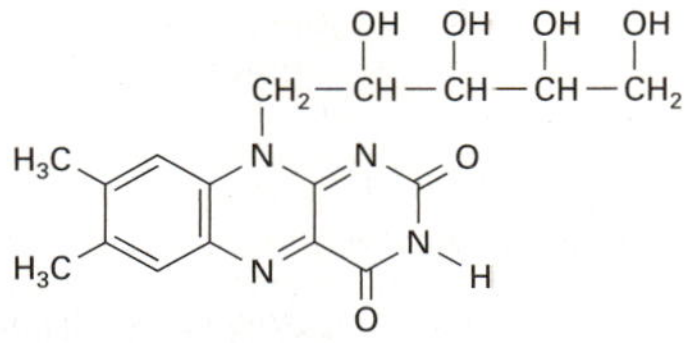


**Vitamin B** Abb. 2: Vitamin $B_2$

Vitamin-$B_1$-Hydrochlorid entspricht 333 IE. **Tägl. Bedarf des Menschen:** weitgehend abhängig von der Intensität der Stoffwechselvorgänge; Zufuhr von Kohlenhydraten* u. Proteinen* erhöht den Verbrauch von Vitamin $B_1$, Fette vermindern ihn. Vermutl. ist eine Mindestzufuhr von 1.1–1.4 mg/d nötig. **Mangelerscheinungen:** Inf. der maßgebl. Beteiligung des Vitamins $B_1$ am intermediären Stoffwechsel stehen bei Vitamin-$B_1$-Mangel v. a. Störungen des Kohlenhydrat- u. Wasserstoffwechsels im Vordergrund sowie Störungen der Funktionen des Nerven- u. Muskelgewebes, v. a. des Herzmuskels. **Ind.:** v. a. Beriberi*, Depressionen, Schlaflosigkeit, Magen- u. Darmerkrankungen, Neuralgie*, Neuritis*, alkohol. u. tox. Polyneuritis; **Dos.:** bei Vitamin-$B_1$-armer Ernährung od. zur Prophylaxe 1–2 mg/d u. mehr, zur Behandlung von Vitamin-$B_1$-Hypovitaminose 20–300 mg/d p. o. od. 100 mg i. v.; **Zuber.:** gebräuchl. als Salze, da diese hitzebeständiger sind als die freie Base. **Thiaminchloridhydrochlorid:** Thiamini hydrochloridum Ph.Eur.6, Thiaminii chloridum, Aneurinum hydrochloricum; Aneurinchloridhydrochlorid; CAS-Nr. 67-03-8; $C_{12}H_{18}Cl_2N_4OS$; $M_r$ 337.3; farblose Kristalle od. weißes bis schwach gelbl., krist. Pulver von hefeartigem Geruch, leicht lösl. in Wasser (1:1), wenig lösl. in Ethanol (1:100), unlösl. in Ether, Benzol, fetten Ölen; Schmp. 245–248 °C. **Thiaminnitrat:** Thiamini nitras Ph.Eur.6, Aneurinum nitricum; Aneurinnitrat, Vitamin-$B_1$-Nitrat; CAS-Nr. 532-43-4; $C_{12}H_{17}N_5O_4S$, $M_r$ 327.4; weißes, krist. Pulver od. kleine farblose Kristalle, wenig lösl. in Wasser, leicht lösl. in siedendem Wasser, schwer lösl. in Ethanol; im Gemisch mit anderen Substanzen stabiler als das Chlorid; wird zur Darst. von Multivitaminkapseln u. -tabletten empfohlen. Vgl. Acetiamin; Benfotiamin; Fursultiamin; Octotiamin. **Vitamin-$B_2$-Komplex:** Sammelbez. für die wasserlösl. Vitamine Riboflavin, Folsäure, Nicotinsäure*, Nicotinamid u. Pantothensäure. **Vitamin $B_2$:** Riboflavin (INN) Ph.Eur.6, Lactoflavin; veraltet Vitamin G; 7,8-Dimethyl-10-(1'-D-ribityl)-isoalloxazin; CAS-Nr. 83-88-5; $C_{17}H_{20}N_4O_6$, Strukturformel: s. Abb. 2; $M_r$ 376; gehört zur Gruppe der Flavine*; orangegelbe, nadelförmige Kristalle, in Wasser wenig lösl., praktisch unlösl. in Ethanol, in isoton. Natriumchlorid-Lsg. besser lösl. als in Wasser, lösl. in Natronlauge unter Salzbildung; in Wasser gelbgrüne Fluoreszenz; zersetzt sich schnell bei Lichteinwirkung unter Übergang in Lumichrom od. Lumiflavin; hitzebeständig; Schmp. 275–282 °C (Zers.); Inkomp.: stark reduzierende Substanzen; **Vork.:** in Corpus luteum, Hefe, Milch, Eiern, Leber, Niere, Herzmuskel, Gehirn, Fischrogen, Getreidekeimlingen u. einigen

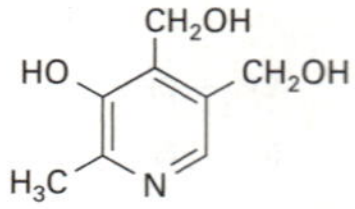


**Vitamin B** Abb. 3: Vitamin $B_6$

Kohlarten; Vitamin $B_1$ u. Vitamin $B_2$ kommen nicht, wie vielfach angenommen, stets gemeinsam vor. **Bedeutung:** (physiol.) als Flavinmononucleotid (Abk. FMN) u. Flavinadenindinucleotid (Abk. FAD*) Best. der Flavinenzyme*, die den oxidativen Stoffwechsel in jeder Zelle des Pflanzen- u. Tierreichs regulieren; **Einheit:** 1 Ratteneinheit (R.E.) entspricht 4 µg Vitamin $B_2$. 1 Sherman-Bourquin-Einheit entspricht 0.02 mg Vitamin $B_2$. **Tägl. Bedarf des Menschen:** mind. 1.2–1.6 mg/d; **Mangelerscheinungen:** u. a. selten Wachstumsstörungen, entzündl. Veränderungen der Schleimhäute; **Ind.:** echte Ariboflavinose, die sich durch Bildung von Schrunden u. gelbl. Borken an der Lippenschleimhaut der Mundwinkel u. durch Rötung u. Schuppung der Lippen zeigt, sowie Dermatosen*, Muskel- u. Wadenkrämpfe, Konjunktivitis*, Trübung der Cornea u. Wachstumsstörungen des Säuglings; **Dos.:** bei Vitaminmangel meist in Form von Vitamin-B-Komplex-Präparaten; prophylakt. bei erhöhtem Bedarf (Schwangerschaft, Magen-Darm-Störungen) 5–10 mg/d p. o. od. parenteral. **Vitamin $B_6$:** Pyridoxin, Adermin; veraltet Antidermatitis-Faktor; 2-Methyl-3-hydroxy-4,5-bis(hydroxymethyl)-pyridin; $C_8H_{11}NO_3$, Strukturformel: s. Abb. 3; $M_r$ 169.18; weiße Kristalle, wasserlösl., hitze-, alkali-, säurebeständig, empfindl. gegenüber Sauerstoff; nicht beständig gegenüber UV-Licht; Schmp. 160 °C; kommt in 3 Formen u. deren 5′-Phosphorsäureestern vor: **1.** als Pyridoxol (mit $CH_2OH$-Gruppe), das ein Provitamin* darstellt; **2.** als Pyridoxal (mit CHO-Gruppe); **3.** als Pyridoxamin (mit $CH_2NH_2$-Gruppe); **Vork.:** in Hefe, Getreidekeimlingen, Reiskleie, Melonen, Rübenmelasse, Fleisch, Leber, Eigelb, Fisch u. grünem Gemüse; **Bedeutung:** (physiol.) Pyridoxal ist in phosphorylierter Form (Pyridoxalphosphat; Abk. PALP) die prosthet. Gruppe zahlreicher Enzyme* (z. B. von Transaminasen* u. Aminosäuredecarboxylasen). Von bes. Bedeutung ist seine Beteiligung am Abbau des Tryptophans* zu Nicotinsäure*; wichtig für den Gewebestoffwechsel, speziell der Leber, des Nervensystems u. der Haut; **Einheit:** 1 Ratteneinheit (R.E.) entspricht 7.5 µg Vitamin $B_6$. **Tägl. Bedarf des Menschen:** ca. 1.2–1.6 mg/d, abhängig vom Proteinumsatz; in der Schwangerschaft erhöht, bei Kindern niedriger; **Mangelerscheinungen:** u. a. Dermatitis*, Entzündungen im Mundbereich, nervöse Störungen, Anämie* u. Krämpfe im Säuglingsalter; **Ind.:** Chorea minor, Parkinson*-Syndrom, Epilepsie* sowie neurolog. Sympt. der Pellagra* u. Beriberi*, Neurasthenie, Hyperemesis* gravidarum, Seekrankheit*, Strahlenkater (s. Strahlenschäden); **Dos.:** prophylakt. in Form von Vitamin-B-Komplex-Präparaten 5–10 mg/d; therap. bei neurolog. Erkrankungen, Seekrankheit u. a. ca. 50–300 mg/d p. o., parenteral od. rektal. **Pyridoxinhydrochlorid:** Pyridoxini hydrochloridum Ph.Eur.6, Pyridoxinii chloridum, Pyridoxolum hydrochloricum, Pyridoxinum hydrochloricum, Pyridoxinium chloratum; Vitamin-$B_6$-hydrochlorid; 2-Methyl-3-hydroxy-4,5-bis(hydroxymethyl)-pyridin-hydrochlorid; CAS-Nr. 58-56-0; $C_8H_{12}ClNO_3$; $M_r$ 205.6; weißes, krist. Pulver, leicht lösl. in Wasser, wenig lösl. in 90 %igem Ethanol, wenig lösl. in Methanol; Schmp. ca. 205 °C. **Vitamin $B_{12}$:** Cobalamin; Antiperniziosa-Faktor, Extrinsic-Faktor, Animal-Protein-Faktor (Abk. APF), Erythrotin; veraltet Corrinoide; Sammelbez. für eine Gruppe wasserlösl. Vitamine mit sehr hoher biol. Aktivität; gemeinsames Strukturmerkmal ist das Corrin-Ringsystem mit 3-wertigem Cobalt als Zentralatom (s. Abb. 4). Beim Cyanocobalamin ist der Cobalt-Ligand eine Cyano-Gruppe, die aber auch durch —OH, —Cl, —$NO_2$ od. —CNS ersetzt sein kann. Die biol. Bestimmung von Vitamin $B_{12}$ erfolgt durch Wachstumstests mit Euglena gracilis (s. Euglena-Test) od. Ochromonas malhamensis. **Cyanocobalamin:** Cyanocobalaminum Ph.Eur.6; CAS-Nr. 68-19-9; $C_{63}H_{88}CoN_{14}O_{14}P$; $M_r$ 1355; tiefrote, nadelförmige Kristalle, wenig lösl. in Wasser, Ethanol u. Methanol, unlösl. in Aceton, Chloroform, Ether; lichtempfindl., hygroskop. (wasserfreies Cyanocobalamin kann an der Luft bis ca. 12 % Wasser aufnehmen); enthält ca. 4.5 % Cobalt*; $UV_{max}$ 278 nm, 361 nm u. 547 nm; in wässriger Lsg. linksdrehend; Zers. durch Schwermetallsalze, Oxidations- u. Reduktionsmittel (Ascorbinsäure) sowie durch UV-Licht; in stark saurem u. stark alkal. Milieu Aktivitätsverlust, bei pH 4.5 in Lsg. wärme- u. lichtstabil; **Vork.:** v. a. in Leber (1948 erstmals aus der Leber isoliert), Darminhalt u. a. Organen von Mensch u. Tier; in Pflanzen bisher nicht nachgewiesen; zur Synthese sind nur bestimmte Mikroorganismen (v. a. Actinomyceten) in der Lage. **Bedeutung:** (physiol.) Cobalamine wirken im Organismus als Coenzyme (z. B. als Desoxyadenosylcobalamin) bei versch. Reaktionen. Vitamin-$B_{12}$-haltige Enzyme katalysieren intramolekulare Umlagerungen, Methylierungen u. die Reduktion von Ribonucleotiden zu Desoxyribonucleotiden (s. Nucleotide). Vitamin $B_{12}$ ist für eine normale Reifung u. Entw. der Erythrozyten* nötig. Mangelerscheinungen (z. B. perniziöse Anämie*) sind nicht nur auf einen Mangel in der Nahrung zurückzuführen, sondern auf das Unvermögen, Vitamin $B_{12}$ aus dem Nahrungsbrei aufzunehmen. Dies beruht auf dem Fehlen eines spezif. Glykoproteins* im Magensaft, dem Intrinsic*-Faktor, der ein Molekül Vitamin $B_{12}$ bindet u. in die Darmzellen transportiert, von wo aus es gebunden an andere Proteine (sog. Transcobalamine) die peripheren Gewebe erreicht. **Tägl. Bedarf des Menschen:** Vitamin $B_{12}$ wird nur in Spuren für die Blutbildung benötigt; normales menschl. Blut enthält nur 0.0002 µg/mL. Der Tagesbedarf wird auf ca. 3 µg geschätzt, in der Schwangerschaft u. Stillzeit ca. 4 µg/d. **Mangelerscheinungen:** perniziöse Anämie, Resorptionsstörungen (durch Mangel an Intrinsic-Faktor), epitheliale Veränderungen der Mukosa des Gastrointestinaltrakts; **Ind.:** perniziöse Anämie u. andere Anämieformen sowie allg. Schwächezustände, Rekonvaleszenz, Strahlenkater, Leberparenchymschäden, hypertensive Schwangerschaftserkran-

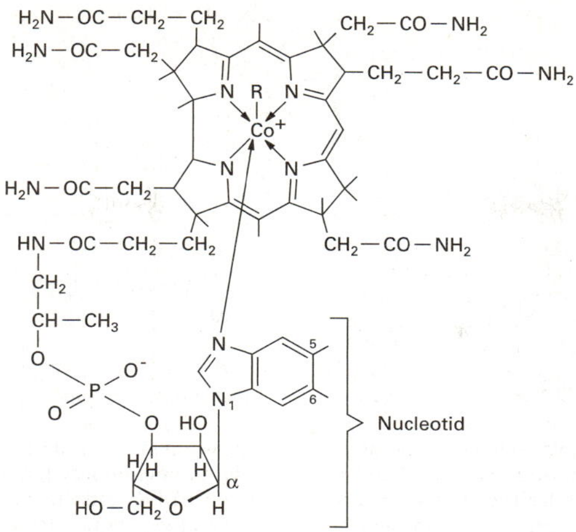


**Vitamin B** Abb. 4: Vitamin $B_{12}$

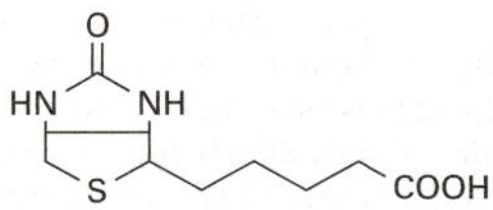

**Vitamin B** Abb. 5: Biotin

kungen*, Wachstumsstörungen u. Konzentrationsschwäche bei Schulkindern; Wirk. bei einigen Ind. nicht nachgewiesen; Antidot* bei Cyanid-Intoxikation; **Dos.:** Abhängig vom KG bewirkt schon die Zufuhr weniger Mikrogramm eine Besserung bei perniziöser Anämie; im Allg. 15–30 µg 1- bis 2-mal wöchentl. od. 5–10 µg/d. Als Erhaltungsdosis genügt 1 µg/d. Vitamin $B_{12}$ ist nur bei parenteraler Verabreichung voll wirksam. Peroral muss es in sehr hohen Dosen (mind. 300 µg/d) gegeben werden (gleichzeitige Verabreichung gesunden menschl. Magensafts mit Intrinsic-Faktor, da das Vitamin sonst nicht resorbiert werden kann). Vitamin $B_{12}$ wird auch mit Folsäure kombiniert angewendet. **Zuber.:** Therap. verwendet werden auch **Hydroxocobalamin*** u. **Aquacobalamin,** die inf. verstärkter Bindung an das Serum- u. Gewebeprotein sowie geringerer u. verzögerter Ausscheidung mit dem Harn Depotwirkung besitzen. **Vitamin $B_{15}$:** s. Pangamsäure. **Biotin:** Vitamin H, Biowuchsstoff, Bios IIb, Coenzym R; Hautschutzvitamin, Hautfaktor; veraltet antiseborrhoisches Vitamin; 2′-Keto-3,4-imidazolin-2-tetrahydrothiophen-*n*-valeriansäure; $C_{10}H_{16}N_2O_3S$, Strukturformel: s. Abb. 5; $M_r$ 244.31; Schmp. 232–233 °C; lange farblose Nadeln, wenig lösl. in kaltem, besser in heißem Wasser, lösl. in Ethanol, unlösl. in Ether, Chloroform u. verd. Alkalilaugen; thermostabil, aber empfindl. gegen Sauerstoff u. UV-Licht; cycl. Harnstoffderivat; **Off.:** Ph.Eur.6, DAC, Ph.Helv.; **Vork.:** v. a. in Eidotter, Milch, Leber, Niere, Hefe, Reiskleie, Zuckermelasse; auch in Kompost u. Jauche; das im Hühnereiweiß enthaltene Protein Avidin hebt die Biotinwirkung auf, wird durch Kochen aber inaktiviert. Biotinmangel tritt beim Verzehr von größeren Mengen roher Eier auf. **Bedeutung:** (physiol.) Biotin ist im Stoffwechsel als prosthet. Gruppe von Enzymen an Carboxylierungen beteiligt; es ist dabei an die prosthet. Gruppe des jeweiligen carboxylierenden Enzyms kovalent gebunden u. wird dann als Biocytin bezeichnet. **Tägl. Bedarf des Menschen:** Kinder 75 µg, Erwachsene 30–100 µg; der Bedarf ist abhängig von der Eiweißzufuhr. **Mangelerscheinungen:** Biotinmangel ruft im Tierversuch Hauterkrankungen (Seborrhö*) u. Haarausfall hervor. **Ind.:** Seborrhö, Akne*, Furunkulose. **Folsäure:** Acidum folicum Ph.Eur.6, Acidum pteroylglutaminicum, Pteroylglutaminsäure; Eluatfaktor aus Leber, Lactobacillus-casein-Faktor; N-[4-(2′-Amino-4′-hydroxypteridyl-6′-methyl)-aminobenzoyl]-L-glutaminsäure; CAS-Nr. 59-30-3; $C_{19}H_{19}N_7O_6$, Strukturformel: s. Abb. 6; $M_r$ 441.4; orangegelbes, krist., geruch- u. geschmackloses Pulver; prakt. unlösl. in Wasser u. den meisten org. Lösungsmitteln, lösl. in Alkalilaugen, Natriumcarbonat-Lsg. u. verd. Säuren unter Salzbildung; wurde früher zum $B_2$-Komplex gerechnet; **Vork.:** in außerordentl. geringer Konz. in jeder lebenden Zelle, hauptsächl. sog. Pteroylglutaminsäure-Konjugate mit mehreren Glutaminsäuregruppen, die in der Leber in die biol. aktive Form Tetrahydrofolsäure übergeführt werden; **Bedeutung:** (physiol.) Tetrahydrofolsäure ist als Coenzym (z. B. als 5-Formyltetrahydrofolsäure; Folinsäure; früher auch Citrovorum-Faktor; vgl. Calciumfolinat) an der Übertragung von $C_1$-Gruppen u. der Synthese von Nucleinsäuren* beteiligt. **Tägl. Bedarf des Menschen:** 150 µg/d freie Folsäure (entspricht 300 µg bioverfügbarer Folsäure, die mit der Nahrung aufgenommen wird); in der Schwangerschaft erhöht; **Mangelerscheinungen:** Störungen der Blutbildung, Schleimhautveränderungen, Diarrhö, neurolog. Veränderungen, Fehlbildungen des Fetus sowie Frühgeburten; bes. gefährdet sind Veganer, Schwangere u. Stillende sowie Säuglinge; **Ind.:** perniziöse Anämie sowie makrozytäre Anämien, trop. Sprue, Pellagra, Schwangerschaft; Antidot bei Methanol-Intoxikation; **Dos.:** 5–15 mg p. o. od. 1–5 mg parenteral,

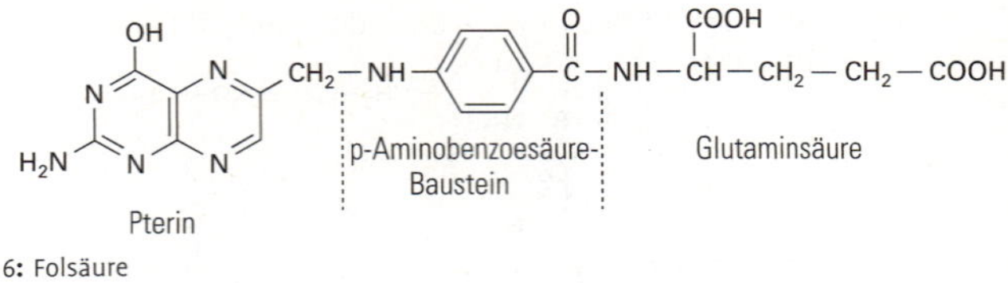


**Vitamin B** Abb. 6: Folsäure

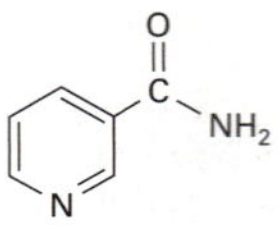

**Vitamin B** Abb. 7: Nicotinamid

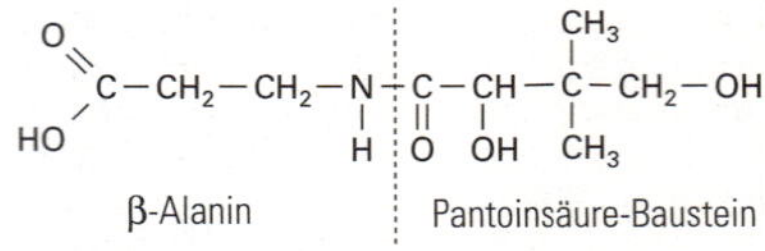


**Vitamin B** Abb. 8: Pantothensäure

meist in Kombination mit anderen B-Vitaminen; **Hinweis: 1.** Die Folsäure*-Antagonisten Pemetrexed* u. Methotrexat* werden therap. als Zytostatika* eingesetzt. **2.** Sulfonamide* sind Antimetaboliten* der *p*-Aminobenzoesäure* u. wirken als Hemmstoffe der bakteriellen Folsäuresynthese. **Niacin:** Sammelbez. für Derivate der Pyridin-3-carbonsäure mit Antipellagrawirkung, zu denen Nicotinsäure*, Nicotinamid u. Pyridinnucleotid-Coenzyme zählen. **Nicotinamid (INN):** Nicotinamidum Ph.Eur.6, Nicotinylamidum, Nicotinsäureamid, Niacinamid, Pyridin-3-carbonsäureamid, Pyridin-3-carboxamid, Pyridin-*β*-carbonsäureamid, Pyridinum aminocarbonicum; veraltet Antipellagra-Vitamin, Pellagraschutzstoff; in der amerikan. Literatur pellagra preventive factor (Abk. PP-Faktor); CAS-Nr. 98-92-0; $C_6H_6N_2O$, Strukturformel: s. Abb. 7; $M_r$ 122.12; Schmp. 128–131 °C; farbloses, krist. Pulver mit charakterist. Geruch, lösl. in Wasser 1 g/1 mL, Ethanol 1 g/1.5 mL, Glycerol 1 g/10 mL, schwer lösl. in Chloroform, Ether; pH 6–8 (5 %ige Lsg.); unempfindl. gegen Erhitzen u. gegen Oxidationsmittel, jedoch empfindl. gegenüber Basen, Silbersalzen u. konz. Salzsäure; wird zu den Vitaminen gerechnet, obwohl es kein Vitamin i. e. S. ist, da es im Organismus aus Tryptophan synthetisiert werden kann. **Vork.:** in eiweißreichen Lebensmitteln, v. a. Fleisch, Fisch (bes. Leber), Voll- u. Buttermilch, Hefe, grünen Erbsen, Wirsing, Tomaten, Weizenkeimlingen, Erdnußmehl; außerdem Synthese durch Darmbakterien; **Bedeutung:** (physiol.) Best. von NAD* u. NADP*, die als Coenzyme von Oxidoreduktasen an zahlreichen biochem. Redoxprozessen (z. B. Atmung, Wasserstoffübertragung) beteiligt sind; menschl. Blut enthält 2.6–9 µg/mL. **Tägl. Bedarf des Menschen:** ca. 15–20 mg/d, in der Schwangerschaft erhöht; **Mangelerscheinungen:** Pellagra bei Mangel- od. Fehlernährung (z. B. durch einseitigen Verzehr tryptophanarmer Maisprodukte); **Ind.:** Pellagra od. alkoholbedingter Nicotinamidmangel; **Dos.:** prophylakt. 15–30 mg/d p. o.; therap. 50–250 mg/d; parenteral, i. v. 50–250 mg/d. **Pantothensäure:** Filtrat-Faktor, Anti-Graue-Haare-Faktor, Bios IIa; veraltet Küken-Antidermatitis-Vitamin; D-(+)-*N*-(*α*,*γ*-Dihydroxy-*β*,*β*-dimethyl-butyryl)-*β*-alanin, *N*-Pantoinyl-*β*-alanin; $C_9H_{17}NO_5$, Strukturformel: s. Abb. 8; $M_r$ 219.24; hellgelbes, viskoses Öl, leicht lösl. in Wasser, Ethanol, Eisessig, wenig lösl. in Ether, unlösl. in Benzol u. Chloroform; unempfindl. gegenüber Sauerstoff, hitze- u. alkalilabil; entsteht durch Oxidation aus dem Provitamin Dexpanthenol*; biol. von Bedeutung ist die rechtsdrehende Form ($[\alpha]_D^{25\,°C}$ +37.5°). **Vork.:** in Hefe, Eigelb, Vollkornprodukten, Leber, Niere, Herz, Reiskleie, Melasse, ferner in Algen, Schimmelpilzen, Austern; **Bedeutung:** (physiol.) Best. des Coenzyms* A u. der Fettsäurebiosynthese*, wo es die zentrale SH-Gruppe liefert; **Einheit:** Eine Hefewachstumseinheit entspricht 0.08 µg pantothensaurem Calcium. Eine Hühncheneinheit entspricht 14 µg Pantothensäure. **Tägl. Bedarf des Menschen:** nicht genau bekannt, ca. 6 mg/d (in Schwangerschaft u. Stillzeit erhöht); **Mangelerscheinungen:** nicht bekannt; Fehlen ruft bei Mikroorganismen Stillstand der Vermehrung, bei Tieren Wachstumsstörungen u. Wachstumsstillstand, bei Hühnern Hauterkrankungen u. bei schwarzhaarigen Tieren Ergrauen der Haare hervor. **Ind.:** Stoffwechselstörungen, spezif. Störungen der Leberfunktion, Entzündungen des Gastrointestinaltrakts sowie der Mundschleimhaut u. der Atemwege (Bronchialkatarrh), Allergien (Heuschnupfen), Haarerkrankungen, zur Heilung von Brand, Schürf- u. infizierten Wunden, Dekubitus*, Analfissuren; **Dos.:** 50–100 mg/d p. o., in schweren Fällen 200–500 mg/d, lokal in 5 %iger Salbe od. Lsg.; **Zuber.:** Verwendet werden auch der Alkohol der Pantothensäure (s. Dexpanthenol-Lösung), Natriumpantothenat* u. Calcium*-D-pantothenat.

**Vitamin-$B_{12}$-Mangelanämie:** s. Anämie, perniziöse.

**Vitamin $B_{12}$, markiertes:** s. [$^{57}$Co]Cyanocobalamin; [$^{58}$Co]Cyanocobalamin; vgl. Vitamin B (Vitamin $B_{12}$).

**Vitamin BT:** s. Levocarnitin.

**Vitamin C:** Acidum ascorbicum Ph.Eur.6, Ascorbinsäure (INN); veraltet antiskorbutisches Vitamin; (5*R*)-5-[(*S*)-1,2-Dihydroxyethyl]-3,4-dihydroxy-2(5*H*)-furanon; CAS-Nr. 50-81-7; $C_6H_8O_6$, Strukturformel: s. Abb.; $M_r$ 176.1; Schmp. 192–195 °C (unter Zers.); $[\alpha]_D^{20\,°C}$ +20.5–21.5° (c = 5 in Wasser); weißes, krist. Pulver, leicht lösl. in Wasser mit stark saurer Reaktion, lösl. in Methanol, Ethanol, wenig lösl. in Aceton; natürl. in der Enolform des 3-Oxo-L-gulonsäure-*γ*-lactons, aber auch in oxidierter Form als Dehydro-L-ascorbinsäure, die

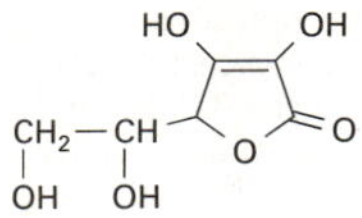

**Vitamin C:** Vitamin C

ebenfalls physiol. aktiv ist u. leicht in Ascorbinsäure zurückverwandelt werden kann; **Eigenschaften:** außerordentl. empfindl. gegen Oxidationsmittel, relativ beständig in saurer Lsg. (pH 5–6), unbeständig in neutralen u. alkal. Lsg.; wird durch Einleiten von Luft in neutrale od. schwach saure Lsg. schnell zerstört (Konserven!); besitzt sehr starkes Reduktionsvermögen. Beim Arbeiten mit Vitamin C sind Gefäße aus Kupfer, Kupferlegierungen u. Eisen zu vermeiden (Oxidation). **Vork.:** in allen lebenden Zellen, v. a. in Früchten wie Zitronen, Orangen, Hagebutten, Sanddorn, bes. hoher Gehalt in Acerolakirschen (s. Malpighia punicifolia); auch in Gemüse wie Spinat, Kartoffeln, grünen Erbsen, in Kräutern sowie in frischen Tannen- u. Kiefernnadeln; in tier. Organen, bes. in Gehirn, Pankreas, Milz, Niere, Lunge, Herz, Thymus sowie in Glaskörper, Kammerwasser u. Linse des Auges. Die meisten Tiere können Vitamin C synthetisieren (Ausnahmen: Menschen, Affen u. Meerschweinchen). **Nachw.:** titrimetr. Gehaltsbestimmung mit 2,6-Dichlorphenolindophenol*-Natrium (beruht auf der leichten Oxidierbarkeit); **Bedeutung:** (physiol.) Beteiligung bei enzymat. Hydroxylierungen im Stoffwechsel (z. B. bei der Hydroxylierung von Prolin* im Kollagen*), Mitwirkung bei der Synthese von Interzellularsubstanz in Bindegewebe, Knorpel, Knochen u. Zähnen; **Einheit:** 1 IE entspricht 0.5 mg L-Ascorbinsäure. **Tägl. Bedarf des Menschen:** Erwachsene ca. 100 mg/d; Bedarf ist variabel, da z. B. bei Infektionskrankheiten, in Schwangerschaft u. Stillzeit, während des Wachstums u. im Greisenalter erhebl. größere Mengen verbraucht werden (ca. 150 mg/d); hohe Dosen sind unschädlich. Vitamin C beeinflusst sowohl die Wirk. von Hormonen* als auch die anderer Vitamine u. Enzyme*. **Mangelerscheinungen:** Skorbut*; **Ind.:** Skorbut, Hämophilie*, Infektionskrankheiten, schlecht heilende Haut- u. Knochenverletzungen, Zahnkaries; **Dos.:** p. o. 0.5–1.0 g/d; **Gesch.:** Vitamin C wurde 1928 von Szent-Györgyi aus Rindernebennieren isoliert u. zunächst als Hexuronsäure bezeichnet. 1933 wurde die Strukturformel ermittelt (von Karrer, Haworth, Hirst); fast gleichzeitig erfolgte auch die erstmals mögliche Synthese eines Vitamins, 1934 die erste fabrikmäßige Herst. durch Hoffmann-La-Roche. Heute wird Ascorbinsäure in großen Mengen synthet. aus D-Glucose* hergestellt.

**Vitamin D:** Calciferol; veraltet antirachitisches Vitamin; Sammelbez. für eine Gruppe fettlösl. Vitamine*, die den Calcium- u. Phosphathaushalt regulieren; die steroidähnlichen Wirkstoffe unterscheiden sich nur durch die Struktur der Seitenketten u. entstehen aus $\Delta^{5,7}$-ungesättigten Sterolen* (Provitamine), die nach Resorption aus dem Darm teilweise in der Haut gespeichert werden u. durch Sonnenbestrahlung in Vitamine der D-Gruppe übergehen. **Vork.:** Während die eigentl.

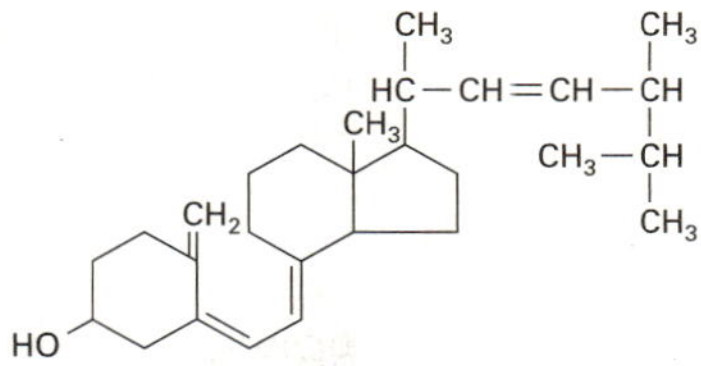

**Vitamin D** Abb. 1: Vitamin $D_2$

D-Vitamine in der Nahrung nur in minimalen Mengen enthalten sind, sind die **Provitamine D** im Tier- u. Pflanzenreich außerordentl. verbreitet. Aus dem hauptsächl. im Pflanzenreich verbreiteten Ergosterol (Provitamin $D_2$) entsteht Ergocalciferol (Vitamin $D_2$), aus dem in tier. Geweben vorkommenden 7-Dehydrocholesterol (Provitamin $D_3$) Colecalciferol (Vitamin $D_3$). Man nimmt an, dass die Vitamin-$D_3$-Reihe etwa die doppelte Wirksamkeit besitzt wie die $D_2$-Vitamine. **Nachw.:** Brockmann*-Chen-Reaktion; **Bedeutung:** (physiol.) Vitamin $D_3$ hat eine wichtige Funktion im Calciumstoffwechsel. Es fördert Calciumresorption u. Mineralisation der Knochen u. induziert die Reifung von Zellen wie Leukozyten* u. Keratinozyten. **Mangelerscheinungen:** Rachitis*; durch unzureichende Calciumresorption kommt es zu mangelnder Mineralisierung der Knochen, was zu Deformationen führt. Sonnenbestrahlung u. die Gabe von Vitamin D können Rachitis verhindern od. heilen. **Vitamin $D_1$:** kein natürl. Vork.; Molekülverbindung von Ergocalciferol u. Lumisterol (Stereoisomer von Ergosterol; unwirksames Nebenprodukt der Vitamin $D_2$-Synthese). **Vitamin $D_2$:** Ergocalciferol (INN) Ph.Eur.6, Calciferol, bestrahltes Ergosterol; 9,10-Seco-5,7,10(19),22-ergostatetraen-3$\beta$-ol; CAS-Nr. 50-14-6; $C_{28}H_{44}O$, Strukturformel: s. Abb. 1; $M_r$ 396.7; Schmp. 113–118 °C; farblose Prismen, leicht lösl. in Ether, Chloroform, Aceton, lösl. in 90 %igem Ethanol, in fetten Ölen, prakt. unlösl. in Wasser; luft-, hitze- u. lichtempfindlich; 1 mg Ergocalciferol entspricht in seiner antirachit. Wirksamkeit bei Ratten 40 000 IE Vitamin D. **Vork.:** frei nur in sehr geringer Konz., v. a. in Form von Provitamin $D_2$; tägl. Bedarf, Ind., Dos. u. Toxikol.: s. Vitamin $D_3$. **Provitamin $D_2$:** Ergosterol, Ergosterin, Ergosta-5,7,22-trien-3$\beta$-ol; $C_{28}H_{44}O$; $M_r$ 396.66; Schmp. 165 °C; bei Bestrahlung mit UV-Licht entstehen weitere Umwandlungsprodukte des Ergosterols, die nicht die Rachitis, jedoch den Calcium- u. Phosphatstoffwechsel beeinflussen. Die Umwandlung des Ergosterols bei Bestrahlung geht in folgender Reihenfolge vor sich: Ergosterol → Prägcalciferol → Calciferol → Toxisterol → Suprasterole. Als Nebenprodukte entstehen Lumisterol u. Tachysterol. **Vork.:** in höheren Pilzen, Kohl, Spinat, Muscheln, Austern, Hefe, Mutterkorn, Skopoliawurzel, Baumwollsaatöl u. Hühnerei. **Vitamin $D_3$:** Colecalciferol (INN), Cholecalciferolum Ph.Eur.6; 9,10-Seco-5,7,10(19)-cholestatrien-3$\beta$-ol; CAS-Nr. 67-97-0; $C_{27}H_{44}O$, Strukturformel: s. Abb. 2; $M_r$ 384.62; Schmp. 84–88 °C; weißes, krist. Pulver; unlösl. in Wasser, lösl. in Ethanol, Aceton, Chloroform, Ether, fetten Ölen; 1 mg entspricht in seiner

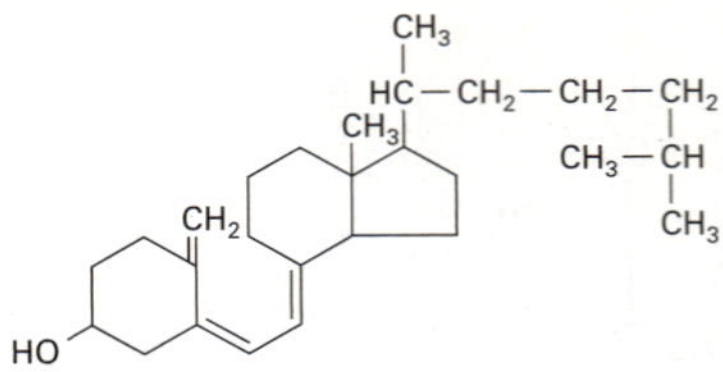


**Vitamin D** Abb. 2: Vitamin $D_3$

antirachit. Wirksamkeit bei Ratten 40 000 IE Vitamin D. **Vork.:** v. a. in Fischleberölen (s. Lebertran), in geringen Mengen auch in anderen tier. Fetten wie Milch, Butter u. in den Fettgeweben; in der Leber od. Niere wird Vitamin $D_3$ enzymat. über 25-Hydroxycolecalciferol zum hochwirksamen 1,25-Dihydroxycolecalciferol (1$\alpha$,25-Dihydroxyvitamin $D_3$, Calcitriol*) hydroxyliert, das die eigentl. Wirkungsform im menschl. Organismus darstellt u. Hormoncharakter hat. **Gew.:** synthet. durch UV-Bestrahlung von 7-Dehydrocholesterol (Provitamin $D_3$); **Einheit:** Internationaler Vitamin-D-Standard ist eine 0.01 %ige Lsg. von bestrahltem Ergosterol in Olivenöl. 1 IE entspricht der Menge des Vitamins, welche die antirachit. Kraft von 1 mg dieser Standardlösung besitzt (= 0.025 μg reines krist. Vitamin $D_3$). 1 mg Vitamin $D_3$ sind 40 000 IE; 1 klin. Einheit entspricht 100 IE. **Tägl. Bedarf des Menschen:** Kinder 10 μg/d, Erwachsene 5 μg/d, in Schwangerschaft u. Stillzeit erhöht (berechnet als Calcitriol); **Ind.:** Rachitis (Ther. u. Prophylaxe beim Säugling u. Kleinkind), ferner Osteomalazie*, Osteoporose*, Störungen der Zahn- u. Zahnschmelzbildung, evtl. schlecht heilende Knochenbrüche; **Dos.:** Rachitisprophylaxe 0.1 mg/d; die therap. Stoßtherapie beträgt 1 × 5–10 mg p. o. od. i. m. (Colecalciferol). Bei Rachitis 5000–10 000 IE (0.25 mg); Calcitriol aufgrund der höheren Wirksamkeit 0.25-0.5 μg; **Toxikol.:** Überdosierung führt zu einer Hypervitaminose mit gestörtem Calcium- u. Phosphatstoffwechsel u. Entzug von Calcium aus den Knochen. Das überschüssige Calcium wird teilweise in der Niere u. den Gefäßen abgelagert. Die Folge sind arterielle Hypertonie u. eine Hemmung der Nierenfunktion, die zum Tod führen kann. **Zuber.:** ölige Lösungen von Colecalciferol*, wasserdispergierbares Colecalciferol*-Konzentrat, orale Colecalciferol*-Tropfenflüssigkeit, Colecalciferol*-Trockenkonzentrat; die Verb. Colecalciferol*-Cholesterol weist eine höhere Stabilität auf. Vgl. Calcifediol; Calcitriol (INN); Alfacalcidol (INN). **Provitamin $D_3$:** 7-Dehydro-cholesterol; $C_{27}H_{44}O$; $M_r$ 384.65; wird v. a. in den äußeren Hautpartien gespeichert u. ist dadurch der aktivierenden Bestrahlung durch das Sonnenlicht leicht zugänglich; **Vork.:** als Begleiter des Cholesterols* in tier. Geweben weit verbreitet; nachgewiesen z. B. in Schweineschwarte, Enteneiern u. in der Wellhornschnecke; **Gew.:** synthet. durch Dehydrieren von Cholesterol. **Vitamin $D_4$:** entsteht durch UV-Bestrahlung aus 22-Dihydroergosterol (Provitamin $D_4$). **Vitamin $D_5$:** entsteht durch UV-Bestrahlung aus 7-Dehydrositosterol.



**Vitamine:** veraltet Kompletine, Nutramine; org. Verbindungen, die der Körper für lebenswichtige Funktionen benötigt, die aber von ihm selbst nicht od. nicht ausreichend biosynthetisiert werden können u. regelmäßig mit der Nahrung zugeführt werden müssen; sind bereits in Spuren wirksam; neben ihrer spezif. Funktion häufig Best. von Coenzymen* des Zellstoffwechsels; gehören versch. chem. Gruppen (z. B. Kohlenhydraten*, Purinen*, Sterolen*) an; neben der Nomenklatur anhand von Buchstaben sind heute auch die chem. Substanznamen gebräuchlich. **Einteilung:** **1.** nach Löslichkeit: **a) fettlösliche** V.: Vitamin* A, Vitamin* D, Vitamin* E, Vitamin* K; **b) wasserlösliche** V.: Vitamin $B_1$, Vitamin $B_2$, Vitamin $B_6$, Vitamin $B_{12}$, Nicotinsäure*, Pantothensäure, Biotin, Folsäure (s. Vitamin B), Vitamin* C, *myo*-Inositol*; **2.** nach Funktion: u. a. **a)** Antioxidanzien*: Vitamin E u. Vitamin C; **b)** Cofaktoren* von Enzymen* (z. B. Pyruvatdehydrogenase, zahlreiche Decarboxylasen*): zahlreiche wasserlösl. Vitamine; **c)** Hormone*: Retinsäure (Vitamin-A-Säure; s. Tretinoin) u. 1$\alpha$,25-Dihydroxyvitamin $D_3$ (aktive Form des Vitamins D); **d)** Retinal ist als 11-*cis*-Retinal Best. des Rhodopsins*; **Physiologie:** Die Aufnahme von V. erfolgt v. a. mit Nahrungsmitteln; synthetisiert werden V. von Pflanzen u. Mikroorganismen (z. B. im Darm). Mit der Nahrung zugeführte **Provitamine** müssen im menschl. u. tier. Organismus in aktive V. übergeführt werden, z. B. Carotine* in Darmschleimhaut u. Leber zu Vitamin A (Ausnahme: Katze u. Hund) u. Cholesterol* durch UV-Bestrahlung der Haut in Vitamin D. Geringe Molekülveränderungen führen zu Vitamin-Antagonisten (syn. **Antivitamine**), die aufgrund ihrer strukturellen Ähnlichkeit V. von ihrem Wirkungsort in der Zelle verdrängen können (kompetitiv). Krankheitserscheinungen, die durch das Fehlen bestimmter V. hervorgerufen werden, werden als **Avitaminosen** (Vitamin-Mangelkrankheiten), die durch ungenügende Zufuhr ausgelösten als **Hypovitaminosen** u. die durch Überdosierung bedingten als **Hypervitaminosen** bezeichnet. Letztere sind nur bei den fettlösl. Vitaminen A, D, E u. K festgestellt worden, da diese im Ggs. zu den wasserlösl. V. im Körper gespeichert werden. **Gesch.:** Die Namen Vitamine (lat. vita Leben) u. Amine prägte 1912 Casimir Funk für das von ihm entdeckte Thiamin (Vitamin $B_1$), das er als lebensnotwendig erkannte. Der Begriff wurde auf später entdeckte Verb. mit ähnl. Funktion ausgedehnt.

**Vitamin E:** Tocopherol; veraltet Antisterilitätsvitamin, Fruchtbarkeitsvitamin, antidystrophisches Vitamin, Fertilitätsvitamin; Sammelbez. für eine Gruppe von Verb., die aus einem Chromankern (s. Chromen) mit einer Isoprenoidseitenkette bestehen; bisher sind 8 vitaminwirksame Verb. der Vitamin-E-Gruppe in der Natur bekannt ($\alpha$-, $\beta$-, $\gamma$-Tocopherol u. a.), die sich durch Anzahl u. Stellung der Methylgruppen am Chromanring unterscheiden. Die ölartigen Substanzen lösen sich leicht in fetten Ölen u. org. Lösungsmitteln, sind thermostabil, aber leicht oxidierbar. **Verw.:** (techn.) als Antioxidanzien*, um das Ranzigwerden von Ölen u. öligen Zuber. zu verhindern (z. B. Zusatz von bis zu 0.03 % $\alpha$-Tocopherol), v. a. bei Salben sowie bei Vitamin-A- u. Carotin-Präparaten. ***α*-Tocopherol:** $\alpha$-Tocopherolum Ph.Eur.6,

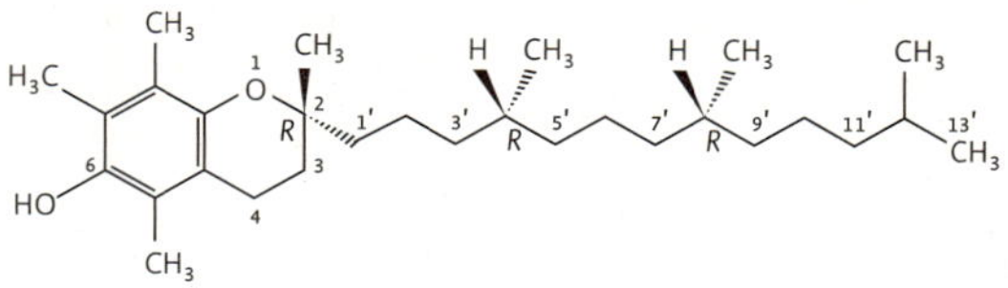


**Vitamin E:** *R,R,R-α*-Tocopherol

5,7,8-Trimethyltocol; CAS-Nr. 10191-41-0; $C_{29}H_{50}O_2$, Strukturformel: s. Abb.; $M_r$ 430.72; blassgelbes, bei 0 °C erstarrendes Öl (D. 0.953); leicht lösl. in Ether, Chloroform, Aceton, lösl. in 90 %igem Ethanol u. in Methanol, prakt. unlösl. in Wasser; opt. schwach rechtsdrehend; natürl. *α*-Tocopherol ist (2*R*,4′*R*,8′*R*)-*α*-Tocopherol, synthet. ein Gemisch aus allen 8 mögl. Stereoisomeren; biol. wichtigstes Vitamin E; **Vork.:** Bes. reich an Vitamin E sind Getreidekeimlinge, v. a. das Weizenkeim- u. Baumwollsamenöl; auch enthalten in den meisten Gemüsen, fetten Ölen, Schweinefett, Milch u. Butter; im menschl. Körper v. a. in Muskulatur, Plazenta, Muttermilch u. Hypophyse; **Bedeutung:** (physiol.) Die biol. Wirk. ist noch weitgehend ungeklärt. Im Tierexperiment äußert sich Vitamin-E-Mangel in Unfruchtbarkeit bei männl. u. weibl. Ratten u. in einer Reihe anderer Sympt., z. B. Degeneration der Nieren, Ablagerung eines braunen Pigments an Stellen der Lipidspeicherung, Lebernekrose u. Dystrophie der Skelettmuskulatur. Beim Menschen ist kein sicheres Vitamin-E-Mangelsymptom bekannt. Gesichert ist die Funktion als Oxidationsschutz; eine der biol. Funktionen des Tocopherols scheint darin zu bestehen, mehrfach ungesättigte Fettsäuren* in den Lipiden* von Biomembranen* vor dem zerstörerischen Einfluss reaktiver Sauerstoffspecies zu schützen. Das natürl. vorkommende *α*-Tocopherol vermag besser als jedes andere Antioxidans Peroxylradikale einzufangen. **Einheit:** 1 IE entspricht 1 mg DL-*α*-Tocopherolacetat. **Tägl. Bedarf des Menschen:** Kinder ca. 8 mg/d, Erwachsene ca. 12–17 mg/d; **Ind.:** **1.** (med.) habitueller u. drohender Abort, Neigung zu Tot- u. Frühgeburten, weibl. Sterilität, männl. Sterilität (durch Azoospermie bedingt), außerdem Muskeldystrophie u. Durchblutungsstörungen; **2.** (veterin.) symptomlose Sterilität, seuchenhaftes Verwerfen sowie in der Geflügel- u. Pelztierzucht; **Dos.:** 10–30 mg/d. p. o. bei Fertilitätsstörungen, sonst wesentl. höhere Dosen bis 300 mg p. o. od. i. m. ***α*-Tocopherolacetat:** *α*-Tocopheroli acetas Ph.Eur.6, *α*-Tocopherolum acetylatum; Alphatocopherolacetat; CAS-Nr. 58-95-7; $C_{31}H_{52}O_3$; $M_r$ 472.7; klare, schwach grünl. gelbe, viskose, ölige Flüss.; prakt. unlösl. in Wasser, leicht lösl. in Aceton, Chloroform, wasserfreiem Ethanol, fetten Ölen. ***α*-Tocopherolacetat-Trockenkonzentrat:** *α*-Tocopheroli acetatis pulvis Ph.Eur.6; Pulvis *α*-Tocopheroli acetici; **Zuber.:** Dispersion von *α*-Tocopherolacetat wird in einer geeigneten Gerüstsubstanz (z. B. Gelatine*, Gummi* arabicum, Kohlenhydrate*, Milchproteine) od. durch Adsorption von *α*-Tocopherolacetat an Kieselsäure geeigneter Qualität erzeugt; Gehalt an *α*-Tocopherolacetat mind. 25 g je 100 g Pulver; fast weiße, gelbl. od. hellbraune kleine Partikel, die je nach ihrer Zusammensetzung in Wasser prakt. unlösl. od. quellbar sind od. eine Dispersion bilden können. Ebenfalls verwendet werden *α*-Tocopherolsuccinat u. Tocofersolan*.

**Vitamin F:** s. Fettsäuren, essentielle.

**Vitamin G:** s. Vitamin B (Vitamin $B_2$).

**Vitamin H:** s. Vitamin B (Biotin).

**Vitamin H′:** s. *p*-Aminobenzoesäure.

**Vitamin $H_3$:** s. Procain.

**Vitamini A pulvis:** s. Vitamin A (Vitamin A Pulver).

**Vitamin K:** Phyllochinone; antihämorrhagisches Vitamin, veraltet Koagulationsvitamin; Sammelbez. für fettlösl. Derivate des *α*-Naphthochinons* mit unterschiedl. langer Isoprenoidseitenkette; bisher sind 2 natürl. vorkommende K-Vitamine bekannt: Phyllochinon u. Menachinon; synthet. Substanzen: Menadion u. Menadion-Hydroxychinon. **Vitamin $K_1$:** Phytomenadion (INN), *α*-Phyllochinon; 2-Methyl-3-phytyl-1,4-naphthochinon; CAS-Nr. 84-80-0; $C_{31}H_{46}O_2$, Strukturformel: s. Abb.; $M_r$ 450.68; gelbes, in der Kälte erstarrendes Öl; Schmp. ca. 20 °C; $[\alpha]_D^{20\,°C}$ 0.28° (Dioxan, *trans*-Form); $n_D^{20\,°C}$ 1.5263 (*trans*-Form); unlösl. in Wasser, lösl. in Ethanol, Aceton, Benzol, Petrolether, Hexan, Dioxan, Chloroform, Ether, anderen Fett-Solvenzien, Pflanzenölen (*trans*-Form); empfindl. gegen Licht, Basen, starke Säuren u. Oxidationsmittel; **Vork.:** v. a. in Luzerne, Spinat, Kohl, Brennnesseln, Alfalfakraut, Roßkastanien sowie in Tomaten, Erdbeeren, Hagebutten, in geringen Mengen in der Leber. **Vitamin $K_2$:** Menachinon, *β*-Phyllochinon, Farnochinon; 2-Methyl-3-difarnesyl-1,4-naphthochinon; $C_{41}H_{56}O_2$, Strukturformel: s. Abb.; $M_r$ 580.90; Schmp. ca. 54 °C; gelbe Kristalle; Löslichkeit wie Vitamin $K_1$; **Vork.:** v. a. in Bakt. (Tuberkel- u. Kolibakterien) des Darmes, in faulendem Fischmehl. **Vitamin $K_3$:** Menadion Ph.Eur.6; 2-Methyl-1,4-naphthochinon; CAS-Nr. 58-27-5; $C_{11}H_8O_2$, Strukturformel: s. Abb.; $M_r$ 172.2; Schmp. 105–108 °C; hellgelbes, krist. Pulver von schwachem, charakterist. Geruch; reizt Atmungsorgane u. Haut; leicht lösl. in Chloroform, Aceton, lösl. in Ether, wenig lösl. in Ethanol, Methanol, prakt. unlösl. in Wasser; zersetzt sich unter Lichteinwirkung. **Bedeutung:** **1.** (physiol.) Vitamin K ist für die Biosynthese von Prothrombin* u. versch. anderen Blutgerinnungsfaktoren essentiell. Vitamin K ist ein Cofaktor des Enzymsystems, das die *γ*-Carboxylierung von 10 aminoterminalen Glutamatresten des Prothrombins katalysiert. Die gebildeten *γ*-Carboxyglutamatreste im Prothrombin bilden eine Calciumbindungsstelle aus u. ermöglichen die Calcium-abhängige Verankerung des Prothrombins an Phospholipidmembranen. Vitamin-K-Mangel führt zu einer verrin-

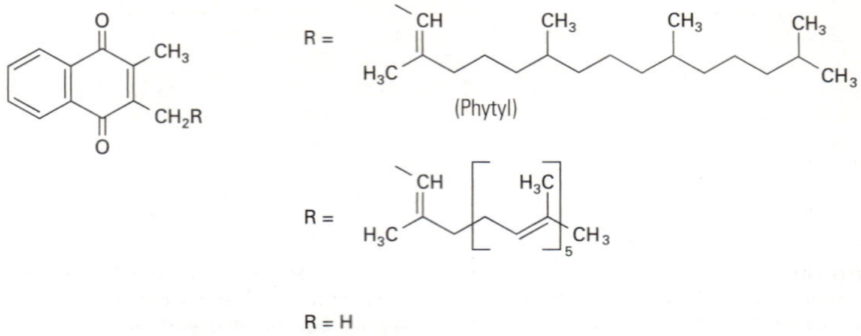


**Vitamin K:** oben: Vitamin $K_1$; Mitte: Vitamin $K_2$ (30 C-Atome); unten: Vitamin $K_3$

gerten Bildung von Prothrombin u. in der Folge zu Blutungen u. Blutgerinnungsstörungen. **2.** (pharmak.) Vitamin-K-Antagonisten (Cumarinderivate, z. B. Dicumarol*) verdrängen Vitamin K vom Wirkungsort u. führen zu einer verminderten Synthese von Blutgerinnungsfaktoren. Dadurch kommt es zu einer Verlängerung der Gerinnungszeit (s. Antikoagulanzien). Dies wird therap. eingesetzt zur Thrombose- u. Infarktprophylaxe. **Einheit:** 1 Dam-Einheit entspricht 0.04 μg Vitamin $K_3$ od. 0.08 μg Vitamin $K_1$ od. 0.14 μg Vitamin $K_2$; 1 Almquist-Einheit entspricht 0.16 μg Vitamin $K_1$ od. 4.2 μg Vitamin $K_3$. **Tägl. Bedarf des Menschen:** nur schwer festzustellen, da die Vitamin-K-Produktion der Darmbakterien im Allg. genügt, um den Bedarf des Menschen zu decken; angegeben werden 60–80 μg. Im Ggs. zu Vitamin $K_1$ erfolgt die Resorption wasserlösl. Vitamin-K-Derivate aus dem Dünndarm auch ohne Gallensäuren* u. Pankreaslipase. **Ind.:** Störungen der Blutgerinnung* (nur bei intakter Prothrombinsynthese in der Leber); bei schweren Leberschäden, Leberzirrhose*, Leberatrophie od. Hämophilie* ist eine Vitamin-K-Therapie ohne Erfolg. Die Vitamin-K-Zufuhr ist wichtig vor Operationen, falls durch Gallenleiden die Resorption von Vitamin K aus dem Darm gestört u. die Gerinnungsfähigkeit des Blutes somit stark herabgesetzt ist. Weitere Ind.: hämorrhag. Diathese des Neugeborenen, Blutungsneigung bei Leber-, Magen- u. Darm-Erkrankungen, choläm. Blutungen, Stauungsikterus u. Gallenfistel, gynäkolog. Blutungen sowie zur Leberschutztherapie, auch zur Beeinflussung der Darmflora, wenn diese z. B. durch längere Antibiotikagabe gestört ist, als Antidot bei Überdosierung von Cumarinderivaten. Die Verw. der synthet. Vitamin-K-Derivate ist aufgrund der Nutzen-Risiko-Abschätzung umstritten. **Dos.:** bei leichteren Blutungen 1–5 mg Vitamin $K_1$ p. o.; bei schweren Blutungen 10–20 mg Vitamin $K_1$ i. v.; bei Vitamin-K-Hypovitaminosen inf. von Darm- u. Gallenerkrankungen 10–30 mg/d p. o. od. i. v.; **Hinweis:** Gebräuchl. sind außerdem **Vitamin $K_4$** (Menadiol, 2-Methyl-1,4-naphthohydrochinon), Menadiol-diacetat u. -diphosphat sowie das leicht wasserlösl. Menadion*-Natriumbisulfit (Additionsverbindung von $NaHSO_3$ an Menadion).

**Vitaminoide:** vitaminähnliche Wirkstoffe, die essentiell für Zellstruktur u. -funktion sind, jedoch keine Coenzymfunktion besitzen: Carnitin*, essentielle Fettsäuren*, myo-Inositol*, Flavonoide* u. *p*-Aminobenzoesäure*.

**Vitamin P:** s. Flavonoide.

**Vitamin T:** s. Carnitin.

**Vitamin U:** s. Methioninmethylsulfoniumhydrochlorid.

**Vitaminum A:** s. Vitamin A.

**Vitaminum A densatum oleosum:** s. Vitamin A (ölige Lösung von Vitamin A).

**Vitaminum A in aqua dispergibile:** s. Vitamin A (wasserdispergierbares Vitamin A).

**Vitellaria paradoxa** Gaertn. f.**:** Butyrospermum parkii (G. Don) Kotschy, Butyrospermum paradoxum (Gaertn. f.) Hepper; Butterbaum; Fam. Sapotaceae; trop. Afrika; Stpfl. von **Sheabutter:** Galambutter, Karitéfett; aromat. schmeckendes Fett der Samen (Fettgehalt 30 bis >50 %); Schmp. 23–32 °C; **Best.:** Glyceride fester Fettsäuren (ca. 40 %), z. B. Stearinsäure*, u. flüssige Fettsäuren (ca. 50–60 %), z. B. Ölsäure*; **Anw.:** **1.** u. a. als Speisefett (Afrika); **2.** (techn.) zur Margarineproduktion (Europa), zur Herst. von Salbengrundlagen; als Ersatz für Kakaobutter nicht zulässig.

**Vitelline:** Lipophosphoproteine, die Phosphorsäure direkt an das Eiweiß gebunden enthalten (ähnl. wie Casein*); **Vork.:** bes. im Eidotter.

**Vitellum Ovi:** s. Ei.

**Vitellus:** s. Ei.

**Vitex agnus-castus** L.**:** Keuschlamm, Mönchspfeffer; (molekulargenet.) Fam. Lamiaceae (früher Verbenaceae); Mittelmeergebiet; Stpfl. von **Agnicasti fructus:** Fructus Agni casti; Keuschlammfrüchte, Mönchspfefferfrüchte; ganze, reife, getrocknete Früchte; **Off.:** Ph.Eur.6; Monographie: HMPC, ESCOP, Kommission E; **Inhaltsst.:** Casticin (5,3′-Hydroxy-3,6,7,4′-methoxyflavon), iridoide Verb. wie Aucubin* u. Agnusid (ein Aucubin-*p*-hydroxybenzoesäureester), 0.5 % äther. Öl (mit 1,8-Cineol*, Pinen* u. a.) sowie fettes Öl; **Gehalt:** nach Ph.Eur. mind. 0.08 % Casticin, bezogen auf das Trockengewicht; **Wirk.:** die Drogeninhaltsstoffe wirken auf den Hypophysenvorderlappen, indem z. B. die Ausschüttung der Gonadotropine* LH*, ICSH* u. LTH (s. Prolactin) angeregt wird; Hemmung der Prolactinsekretion; **Anw.:** **1.** (med.) Regeltempoanomalien, prämenstruelles Syndrom, Mastodynie; **2.** (volkstüml.) zur Förderung des Milchflusses, als Anaphrodisiakum* (daher Keuschlamm). **Hom.:** Vitex agnus-castus (HAB), Agnus castus: reife, getrocknete Früchte (mind.

0.4 % äther. Öl); verordnet z. B. bei Impotenz, Hypogalaktie (Milchmangel stillender Mütter), Depressionen.

**Vitexin:** 8-C-Glucosyl-apigenin; ein C-Flavonglykosid (Glykosil); **Vork.:** z. B. in Crataegus*-Arten, Passiflora* incarnata, Trigonella* foenum-graecum u. Viola* tricolor.

**Vitiligo:** Scheckhaut, Weißfleckenkrankheit; weiße, pigmentfreie Flecke der Haut (fehlende Melanozyten) in typ. Verteilung; **Urs.:** Untergang der Melanozyten i. R. einer Autoimmunreaktion; **Vork.:** familiär gehäuft in ca. 30 %; bei Autoimmunkrankheiten (z. B. Diabetes* mellitus, Lupus* erythematodes, Hyperthyreose*, Hypothyreose*, Hypoparathyroidismus); Beginn meist in der 1. Lebenshälfte; **Sympt.:** depigmentierte, symmetr. verteilte Flecke unterschiedl. Größe, bes. um Körperöffnungen u. an häufig traumatisierten Körperstellen (z. B. Fingerspitzen); evtl. zusätzl. Befall u. a. der Haare, Augen, Schleimhäute; variabler, schleichender Verlauf; beschleunigter Verlauf durch provozierende Faktoren, z. B. UV-Licht, Stress; **Ther.:** lokal Glucocorticoide*; PUVA*, UV-B-Licht; evtl. autologe Epidermis- od. Melanozytentransplantation; kosmet. Abdeckung.

**Vitis idaeae folium:** s. Vaccinium vitis-idaea.

**Vitis vinifera L. ssp. vinifera:** Wein, Weinstock, Weinrebe; Fam. Vitaceae; Kulturpflanze; Stpfl. von **Folia Vitis viniferae:** Weinblätter; **Inhaltsst.:** Flavonoide*, v. a. Isoquercitrin u. Quercetin*, in den roten Blättern Anthocyane*, Catechingerbstoffe (s. Gerbstoffe, pflanzliche), ferner Tartrate*, Weinsäure*, Äpfelsäure*, Bernsteinsäure* u. ca. 2 % Zucker; **Anw.:** (volkstüml.) z. B. zur vermehrten Wasserausscheidung bei Milz- u. Leberleiden, bei Obstipation; Roter Weinlaubextrakt bei chron. venöser Insuffizienz; **Passulae majores:** Rosinen, Sultaninen, Zibeben; Mittelmeergebiet; **Passulae minores:** Korinthen (Griechenland); vgl. Traubenkernöl. **Hom.:** Vitis vinifera: frische Blätter.

**Vitium:** Fehler; V. cordis: Herzfehler.

**vitr. all.:** Abk. für **V**itrum **all**atum; s. Vitrum.

**Vitriol** (lat. vitrum glasartig): **1.** blauer V.: s. Kupfer(II)-sulfat; **2.** grüner V.: s. Eisen(II)-sulfat (Ferrum sulfuricum crudum); **3.** weißer V.: s. Zinksulfat.

**Vitriolöl:** s. Schwefelsäure.

**Vitriolöl, Nordhäuser:** s. Schwefelsäure.

**Vitriolum album:** s. Zinksulfat.

**Vitrum:** Glas, Arzneiflasche; **Formen: 1. V. album:** Abk. v. a.; weißes Glas; **2. V. allatum:** mitgebrachte Arzneiflasche (auf Rezepten: Abk. vitr. all.); **3. V. amplum:** Weithalsglas; **4. V. nigrum:** dunkelfarbiges Glas; **5. V. patentatum:** V. guttatorium, V. rostratum; Tropfflasche.

**Viva:** Kunststoffbügel in 2 Größen, der in die Harnröhre eingeführt wird, Harnverlust verhindert u. die Harnblasenmuskulatur stimuliert; **Anw.:** Stressinkontinenz bei Frauen (s. Harninkontinenz).

**Viverra civetta:** s. Zibet.

**Vivianit:** s. Phosphor.

**Vivisektion:** s. Tierversuch.

**VLDL:** Abk. für (engl.) *very low density lipoproteins*; s. Lipoproteine.

**Vlemingkx-Lösung:** s. Solutio Calcii sulfurati.

**Vliesstoff:** nicht gewebte, flexible Verbundstoffe aus natürl. od. synthet. Fasern, die durch eigene Haftung zusammenhalten; **Anw.:** z. B. (Alkohol-)Tupfer*, Wundauflagen*, Einlagen, (Wund-)Kompressen*.

**VNO:** Abk. für **v**omero**n**asales **O**rgan*.

**Vogelbeeren:** s. Sorbus aucuparia (Fructus Sorbi aucupariae).

**Vogelgrippe:** aviäre Influenza, Influenza A/H5N1; schwere, oftmals tödl. Tierseuche durch Virusinfektion von Vögeln mit versch. Subtypen von Influenza*-Viren Typ A; **Übertragung:** natürl. Reservoir aviärer Influenza-Viren: versch. Species von Wild-, insbes. Wasservögeln; oft erkranken diese selbst nicht, sind aber Infektionsquelle. Infizierte Tiere scheiden das Virus in großer Menge aus; bereits der Kontakt mit kotverschmierten Materialien kann die Infektion in weitere Geflügelbestände übertragen. **Klin. Bedeutung für den Menschen:** Seit einigen Jahren sind direkt durch aviäre Influenza-Virusstämme der Typen H5N1, H7N7, H7N3 u. H9N2 ausgelöste Infektionen beim Menschen bekannt; Voraussetzung: enger Kontakt zu erkranktem Geflügel. Eine Mensch-zu-Mensch-Übertragbarkeit des aktuell aufgetretenen H5N1-Stammes ist im Einzelfall mögl.; Voraussetzung: sehr enger Kontakt zu einem Infizierten; anhaltende Infektketten konnten ausgeschlossen werden. Todesfälle sind fast ausschließl. mit dem hochvirulenten Subtyp A/H5N1 assoziiert (schwerste Form der V., der klassischen Geflügelpest). Eine wichtige Rolle spielt die V. als mögl. Quelle für Pandemien humanpathogener Influenza-Viren. **Sympt.:** erstes Symptom meist hohes Fieber, begleitet od. gefolgt von respirator. Sympt. wie Husten u. Atemnot; häufig auch gastrointestinale Sympt. wie Übelkeit, Erbrechen u. insbes. Diarrhö; Hals-, Kopf- u. Muskelschmerzen sind nicht regelmäßig ausgeprägt; im weiteren Verlauf oft Pneumonie, Magen- u. Darmbeschwerden; **Maßnahmen: 1.** (veterinärhygien.) Keulen befallener Bestände unter Einhaltung der von der WHO empfohlenen Schutzmaßnahmen; **2.** strenge Überwachung u. Meldepflicht; **3.** ggf. prophylakt. od. rechtzeitige therap. Anw. von Neuraminidase*-Inhibitoren; **Proph.: 1.** Geflügelhaltungen u. -märkte in von V. betroffenen Ländern u. Gebieten meiden; **2.** Impfung: Für Tiere gibt es seit 2005 mehrere Lebend-Impfstoffe, deren Anw. in Deutschland allerdings nur in Ausnahmefällen erlaubt ist. Seit 2007 gibt es einen humanen Impfstoff auf Basis des Virusstamms A/Vietnam/1194/2004 (H5N1), der im Pandemiefall (Phase 6) angewendet werden darf; ein präpandem. Impfstoff ist seit Mai 2008 erhältlich; **3.** zusätzl. Impfung mit dem aktuellen Grippe-Impfstoff (s. Grippe-Schutzimpfung) für die Saison (schützt nicht vor Infektion mit einem H5N1-Virus, verringert aber die Chance einer gleichzeitigen Infektion mit einem aviären u. einem aktuell zirkulierenden humanen Virus); **4.** keine Chemoprophylaxe mit antiviralen Mitteln!

**Vogelkirsche:** s. Prunus avium var. avium.

**Vogelknöterich:** s. Polygonum aviculare.

**Vogelmiere:** s. Stellaria media.

**Vogelspinne:** s. Avicularia avicularia.

**Vogesensäure:** s. Weinsäure (DL-Weinsäure).

**volatilis** (lat.): flüchtig.

**Vollapotheke, öffentliche:** s. Apotheke (Deutschland).

**Vollkost, ovolaktovegetabile:** Ernährung frei von Fleisch, Fleischwaren, Fisch u. Fischwaren; der Eiweißanteil wird aus Vegetabilien*, Ei, Milch u. Milchprodukten gedeckt. Diese Kost gilt als purin- u. fettarm.

**Vollpipette:** s. Pipette.

**Volt** (Alessandro Guiseppe Antonio Anastasio Graf Volta, italien. Physiker, 1745–1827): Symbol V; abgeleitete SI*-Einheit für das elektr. Potential* bzw. die elektr. Spannung; $1\,V = 1\,J/C = 1\,A \cdot \Omega$.

**Voltameter:** Coulombmeter, Coulometer; Instrument zur Messung von Elektrizitätsmengen aufgrund des Volumens des von einem Strom in einer bestimmten Zeit abgeschiedenen Gases od. der Masse von abgeschiedenen Metallen; nicht zu verwechseln mit Voltmeter*.

**Voltametrie:** Analysemethode, bei welcher die Zellspannung einer voltammetrischen Zelle gemessen wird, der ein konstanter Stromfluss aufgezwungen wird (im Ggs. zur Potentiometrie*); die graph. Darstellung der dafür nötigen Spannung, z. B. im Verlauf einer Titration, ergibt eine voltametrische (Titrations-)Kurve; Endpunkterkennung über die Detektion der relativen Änderung der Zellspannung. **Voltametrie mit zwei Indikatorelektroden:** Bivoltametrie; Bipotentiometrie; bipotentiometrische Titration; die Bezugselektrode der voltammetrischen Zelle ist durch eine (zweite) polarisierbare Elektrode ersetzt. Vgl. Voltammetrie.

**Voltammetrie:** Kurzbez. für Voltamperometrie; Verfolgung von chem. Reaktionen an Elektroden über die Messung der Stromstärke in Abhängigkeit von einer zeitl. variierten Spannung; die aus den Strom-Spannungs-Kurven erhältl. Kenngrößen erlauben die qualitative u. quantitative Bestimmung der an den Elektroden umgesetzten Stoffe; **Prinzip:** In einer Elektrolysezelle mit einer sog. **Arbeitselektrode** u. einer potentialkonstanten zweiten Elektrode wird die Spannung variabel vorgegeben u. der daraus resultierende Stromfluss gemessen (im Ggs. zur Voltametrie*, bei der die Strom-Spannungs-Beziehung durch Erzwingen eines bestimmten Stromflusses ausgewertet wird). Substanzen in der Messlösung, die an der Arbeitselektrode oxidiert od. reduziert werden können, werden ab einer bestimmten Spannung (charakterist. für die jeweilige elektroaktive Substanz) an der Arbeitselektrode umgesetzt. Dies führt zu den sog. Faraday-Strömen u. damit zu Stromfluss. Gleichzeitig wird durch Entladung an der Oberfläche der Arbeitselektrode die Konz. der elektroaktiven Substanz gleich null. Durch Diffusion aus der (trotz Rühren) an der Elektrodenoberfläche haftenden Nernst-Diffusionsschicht wandern weitere Teilchen an die Elektrode; geschwindigkeitsbestimmender Prozess für die elektrochem. Reaktion. Durch weitere Erhöhung der Spannung kann die Stromdichte daher nicht mehr gesteigert werden. Dieser **Diffusionsgrenzstrom** ist mit der Konz. des Analyten korreliert. Die daraus resultierende Strom-Spannungs-Kurve (sog. **Voltammogramm**) zeigt in der Ordinate die Stromdichte u.



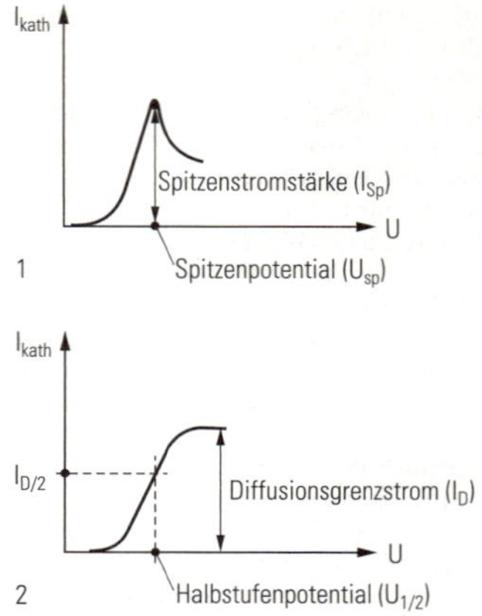


**Voltammetrie** Abb. 1: idealisierte voltammetrische Strom-Spannungs-Kurven; 1: an stationären Elektroden; Kenngrößen: $U_{sp}$: Spitzenpotential; $I_{sp}$: voltammetrische Spitzenstromstärke; 2: an der Hg-Tropfelektrode; Kenngrößen: $I_D$: polarographische Stufe (Diffusionsgrenzstromdichte); $U_{1/2}$: Halbstufenpotential [15]

als Abszisse die Spannung zw. Arbeitselektrode u. Bezugselektrode. **Aufbau:** Elektroden meist stift- od. scheibenförmig, aus Edelmetallen od. Graphit, die ruhend, rotierend od. schwingend betrieben werden; voltammetr. Arbeitselektroden: Silber, Platin, Gold, Kohle, stationäre Hg-Elektrode u. Hg-Tropfelektrode (bei polarograph. Methoden); voltammetr. Bezugselektroden: Silber*-Silberchlorid-Elektrode, Kalomel-Elektrode, $Hg/HgSO_4$-Elektrode; oft als Drei-Elektrodenanordnung (s. Polarographie); **Einteilung: 1.** V. an stationären Elektroden: Spitzenpotential ($U_{sp}$) u. voltammetrische Spitzenstromstärke ($I_{sp}$) als Kenngrößen; s. Abb. 1; **2.** V. an nichtstationärer Elektrode (Quecksilbertropfelektrode): Polarographie*; Sonderform der V.; Diffusionsgrenzstromdichte ($I_D$: polarographische Stufe) u. Halbstufenpotential ($U_{1/2}$) als Kenngrößen (s. Abb. 1). Diese Grundverfahren können vielfältig variiert werden. Dadurch entstehen versch. Formen der voltammetr. Messtechnik (s. Tab.). **Formen: 1. Pulsverfahren in der V.:** Die Messung des Faraday-Stroms wird durch den bei einer Spannungsänderung unvermeidl. auftretenden kapazitativen Ladungsstrom (der dadurch entsteht, dass die Elektrode mit ihrer Doppelschichtkapazität auch als Kondensator wirkt) gestört. Nach Anlegen eines Spannungsimpulses klingt der kapazitative Ladungsstrom schneller ab als der Faraday-Strom. Daher wird bei pulsvoltammetr. Methoden erst nach einer Wartezeit nach Anlegen des Spannungsimpulses der Stromfluss gemessen (entspricht praktisch dem Faraday-Strom). Bei der Hg-Tropfelektrode wird der Puls kurz vor dem Tropfenabfall angelegt. Bei der normalen Pulspolarographie erhält man eine polarograph. Stufe als Meßkurve; bei der differentiellen Pulspolarographie die 1. Ableitung der polarograph. Stufe. Auch bei stationären Elektroden lassen sich Pulsverfahren verwenden. **2. alternating current V.:** Abk. AC; Wechselspannungsvol-

| **Voltammetrie**<br>Elektroanalytische Methoden, die auf Messung von Faraday-Strömen beruhen | | |
|---|---|---|
| vorgegebener Parameter | Anzahl der polarisierbaren Elektroden | Bezeichnung der Methode |
| Stromstärke I | | |
| konstant | 1 | Voltametrie |
| konstant | 2 | Bivoltametrie |
| Gleichspannung U | | |
| konstant | 1 | Amperometrie |
| konstant | 2 | Biamperometrie, Dead-Stop-Titration |
| langsam variiert | 1 | Polarographie (Voltammetrie mit Hg-Tropfelektrode) |
| langsam variiert; zusätzlich angelegte Wechselspannung | 1 | Wechselspannungsvoltammetrie, AC-Voltammetrie |
| langsam variiert; zusätzlich angelegte Spannungsimpulse | 1 | Pulspolarographie |
| langsam variiert, nach Anreicherung durch Vorelektrolyse | 1 | inverse Voltammetrie |
| langsam in wechselnder Richtung variiert | 1 | cyclische Voltammetrie |

tammetrie; bei dieser Methode wird der langsamen Änderung der Gleichstromspannung eine kleine Wechselspannung (im mV-Bereich) mit der Frequenz von einigen hundert Hz aufmoduliert. Die mit der Frequenz schwankende Zellspannung induziert entspr. Wechselstromschwankungen des Faraday-Stroms, die an der steilen Flanke der polarograph. Stufe verstärkt werden u. daher sehr genau gemessen werden können; Polarogramm in Form der 1. Ableitung der polarograph. Stufe. **3. cyclische V.:** Die Spannung U wird mit der Zeit t abwechselnd gleichförmig erhöht u. erniedrigt, d. h., die U/t-Kurve ist zickzackförmig. Die Reaktionsprodukte befinden sich nach der Spannungserhöhung noch in der Elektrodenumgebung u. werden bei der Umkehrung des Spannungsvorschubs wieder reoxidiert (od. reduziert). Im Diagramm entsteht eine inverse Spitze; Gesamtdiagramm: cy-

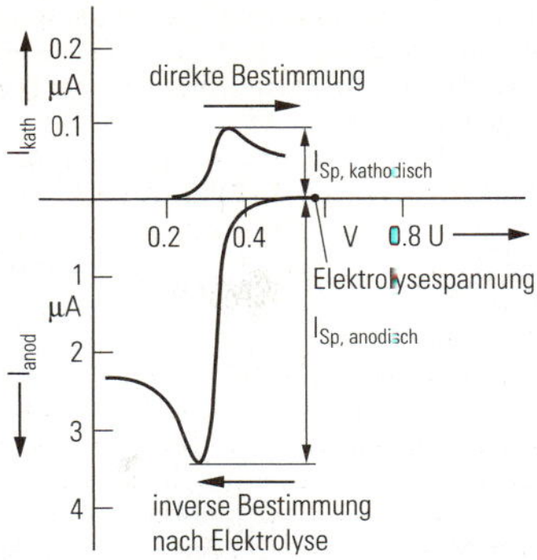


**Voltammetrie** Abb. 2: Prinzip der inversen Voltammetrie (unten; hier: anodic stripping); Vergleich mit der direkten voltammetrischen Bestimmung (oben); $I_{Sp}$ anodisch: bei der Auflösung der angereicherten Spezies fließender Strom, Messparameter [11]

clisches Voltammogramm. Bei reversiblen Elektrodenreaktionen sind der anod. Spitzenstrom $I_{pa}$ u. der kathod. Spitzenstrom $I_{pk}$ entgegengesetzt, aber gleich groß. Die Differenz der entspr. Spitzenpotentiale $U_{pa}$ u. $U_{pk}$ ist konstant u. mit der Anzahl der bei der Redoxreaktion ausgetauschten Elektronen verknüpft. **4. inverse V.:** an stationären Elektroden; **a)** anodic stripping voltammetry (Abk. ASV): Dabei wird zur Anreicherung des zu bestimmenden Stoffes an der Kathode für wenige Min. eine Vorelektrolyse durchgeführt u. danach durch Umkehrung der Spannungsrichtung die umgekehrte elektrochem. Reaktion erzwungen. Die Auflösung des angereicherten Stoffes ergibt einen der angereicherten Stoffmenge proportionalen anod. Strompeak (s. Abb. 2), der detektiert wird. Durch Kombination mit den Pulsverfahren ist extreme Empfindlichkeit (Subnanogramm-Bereich) möglich. **b)** cathodic stripping voltammetry (Abk. CSV): Durch anod. Oxidation des Elektrodenmetalls (z. B. Silber, Quecksilber) lassen sich Anionen (z. B. Cyanide, Halogenide, Sulfid) als Niederschläge an der Elektrode anreichern u. durch kathod. inverse V. bestimmen. **Anw.: 1.** Untersuchung der Mechanismen von Elektrodenreaktionen; **2.** Identitäts-, Reinheits-, Gehaltsbestimmungen, Analysen im Spurenbereich (Grenzkonzentration $10^{-2}$ bis $10^{-8}$ mol/L); auch Bestimmung organ. Verb. mit oxidierbaren od. reduzierbaren funktionellen Gruppen, z. B. Phenole*, Amine*, Anilide*, Disulfide (s. Sulfide), Thiole*, Heterocyclen, Alkohole* u. Carbonsäuren*.

**Voltammogramm:** s. Voltammetrie.

**Voltampere:** Symbol VA; häufig anstelle der SI*-Einheit Watt* für die Angabe elektr. Leistungen benutzte, zusammengesetzte Einheit: 1 Volt · 1 Ampere = 1 Watt.

**Voltamperometrie:** s. Voltammetrie.

**Voltmeter:** Instrument zur Messung der elektr. Spannung.

**Volumen** *(pl Volumina) n*: Symbol V; Rauminhalt fester, flüssiger od. gasförmiger Körper; SI-Einheit: $m^3$ (Kubikmeter), davon abgeleitet $dm^3$ (Kubikdezimeter; entspricht 1 L) u. $cm^3$ (Kubikzentimeter;

entspricht 1 mL); Messung: z. B. mit Bürette*, Messkolben*, Messzylinder*, Pipette*. **Spezifisches V.:** das auf die Masse eines Körpers bezogene V., die reziproke Dichte* D, also 1/D.

**Volumenangaben, empirische:** entsprechen vielfach übl. Dosisangaben (s. Tab.).

**Volumenangaben, empirische**

| Volumenangabe | entspricht ca. |
|---|---|
| 1 Teetasse | 150 mL |
| 1 Esslöffel | 15 mL |
| 1 Kinderlöffel | 10 mL |
| 1 Tee- oder Kaffeelöffel | 5 mL |

**Volumen, scheinbares:** s. Porosität.

**Volumen, wahres:** s. Porosität.

**Volumetrie:** s. Maßanalyse.

**Vomitiva:** s. Emetika.

**Vomitus:** s. Erbrechen.

**Von-Braun-Reaktion:** Umsetzung tertiärer Amine* mit Bromcyan zu Dialkylcyanamiden (s. Abb.); Hydrolyse der Dialkylcyanamide führt zur Bildung sekundärer Amine.

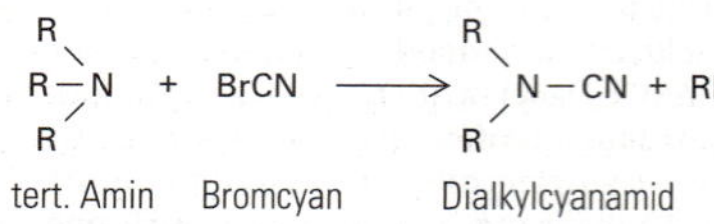


**Von-Braun-Reaktion**

**Vorexaminierter:** s. Apothekerassistent.

**vor Feuchtigkeit geschützt:** Lagerungsvorschrift* nach Ph.Eur.6; Lagerung in einem dicht verschlossenen Behältnis unter Zusatz eines Trocknungsmittels*; jeder Kontakt zw. Trocknungsmittel u. Arzneimittel muss vermieden werden.

**Voriconazol** (INN): (*αR,βS*)-*α*-(2,4-Difluorphenyl)-5-fluor-*β*-methyl-*α*-(1,2,4-triazol-1-ylmethyl)pyrimidin-4-ethanol; CAS-Nr. 137234-62-9; $C_{16}H_{14}F_3N_5O$, Strukturformel: s. Abb.; $M_r$ 349.32; Schmp. 127 °C; logP 0.7; $pK_S$ 12.0 (berechnet); schwer lösl. in Wasser; **Wirk.:** Antimykotikum* vom Triazol*-Typ; hemmt die Ergosterol-Biosynthese; für Sprosspilze (eher) fungistatisch u. für Aspergillus-Species (eher) fungizid; **Ind.:** Fluconazol-resistente, schwere invasive Candida- u. Aspergillus-Infektion; **UAW:** passagere Sehstörungen u. Hautausschläge; zahlreiche WW durch Inhibition von Cytochrom P450 3A4, 2C9, 2C19 mögl.; **Dos.:** Initialdosis (1. Tag): p. o. 2×400 mg/d, i. v. 2×6 mg/kg KG/d; Erhaltungsdosis: p. o. 2×200 mg/d, i. v. 2×4 mg/kg KG/d.

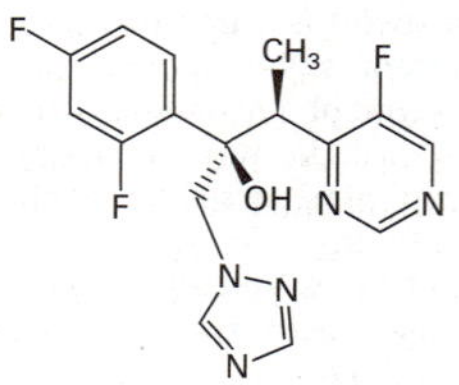

**Voriconazol**

**Vorkeim:** s. Prothallium.

**Vorlast:** (engl.) *preload*; mechan. Vorbelastung des Herzens, d. h. Dehnungszustand od. Länge der Herzmuskelfasern des linken Ventrikels unmittelbar vor Beginn der Ventrikelkontraktion (Systole*); vgl. Nachlast.

**vor Licht geschützt:** Lagerungsvorschrift* nach Ph.Eur.6; Lagerung in dunkelbraunen od. dunkelroten Flaschen od. in lichtundurchlässigen Behältnissen; diese Forderung wird auch erfüllt, wenn die Behältnisse lichtundurchlässig umhüllt werden od. die Lagerung an einem dunklen Ort erfolgt.

**Vormischungen:** s. Arzneimittel-Vormischungen zur veterinärmedizinischen Anwendung.

**Vorratsschutz:** s. Schädlingsbekämpfung.

**vorsichtig zu lagern:** Lagerungsvorschrift* nach Ph.Eur.6; Lagerung getrennt von den übrigen Arzneimitteln; Beschriftung der Behältnisse mit roter Schrift auf weißem Grund; s. Standgefäß; gilt nicht für Fertigarzneimittel.

**Vorsorgeuntersuchungen:** der Verhütung u. Früherkennung von Krankheiten dienende Untersuchungen, die Maßnahmen gegen Krankheitserreger u. -ursachen, Erkrankungen u. Krankheitsverschlimmerungen einleiten; zu den V. der gesetzl. Krankenversicherung (s. Sozialversicherung) gehören die Schwangerenvorsorge sowie Früherkennungsuntersuchungen zur möglichst frühzeitigen Erkennung vorhandener Krankheiten od. Entwicklungsstörungen (z. B. Kinderfrüherkennungsuntersuchungen, Krebserkennungsuntersuchungen). Arbeitgeber sind grundsätzl. zur Ermöglichung arbeitsmedizin. V. verpflichtet. Daneben sind für bestimmte berufliche Risikogruppen arbeitsmedizin. V. (nach Gefahrstoffverordnung, Druckluftverordnung, Strahlenschutzverordnung, Arbeitszeitgesetz u. a.) u. für jugendl. Arbeitnehmer ärztl. V. (nach Jugendarbeitsschutzgesetz) gesetzlich vorgeschrieben.

**Vorsteherdrüse:** s. Prostata.

**Vortest:** s. Screening.

**VRE:** Abk. für **V**ancomycin-**r**esistente **E**nterokokken; zu den bedeutendsten multiresistenten Infektionserregern zählende Stämme v. a. der Species Enterococcus faecium u. Enterococcus faecalis mit einer Resistenz* gegen Vancomycin* u. a. Glykopeptid*-Antibiotika (insbes. Teicoplanin).

**Vulnus** *(pl Vulnera) m*: s. Wunde.

**Vulva:** äußere weibl. Geschlechtsteile; bestehen aus Schamhügel, großen u. kleinen Schamlippen, Kitzler, Scheidenvorhof u. Bartholin-Drüsen; **Vulvitis:** entzündl. Veränderung der Vulva.

**vulvovaginal:** die äußeren weibl. Geschlechtsteile u. die Scheide betreffend.

**Vulvovaginitis:** s. Kolpitis.

**VZ:** Abk. für **V**erseifungs**z**ahl*.

# W

**W:** **1.** (chem.) Symbol für Wolfram*; **2.** (biochem.) Symbol für Tryptophan*; **3.** (physik.) Einheitenzeichen für Watt*; **4.** (physik.) Symbol für (engl.) *work*; s. Arbeit.

**Waage, elektrische:** s. Waagen.

**Waage, elektromagnetische:** s. Waagen.

**Waage, elektromechanische:** s. Waagen.

**Waage, hydrostatische:** Waage* zur Bestimmung der Dichte fester Körper; s. Dichtebestimmungsmethoden; Dichte.

**Waage, magnetische:** s. Magnetwaage.

**Waagen:** Geräte zur Bestimmung der Masse* von Substanzportionen; v. a. spezifiziert durch: **1.** die Empfindlichkeit (E) einer Waage: $E = \Delta W/\Delta m$; $\Delta W$: Änderung des Wägewerts; $\Delta m$: Belastungsänderung; **2.** Ablesbarkeit (d): kleinste ablesbare Differenz zweier Gewichtwerte; bei Digitalanzeige: kleinster Ziffernschritt (1 d = 1 Digit); **3.** Auflösung (A): $A = W/d$; W: Wägebereich; d: Ablesbarkeit; Analysen- u. Präzisionswaagen besitzen eine Ablesbarkeit von >100 000 Digits über den Wägebereich. **Einteilung: A.** nach dem Messprinzip; **I.** W., bei denen ein direkter Massen- bzw. Drehmomentvergleich durchgeführt wird: Hebelwaage od. Balkenwaage, z. B. gleicharmige Balkenwaage; Vergleich der zu bestimmenden Massen mit bekannten Massen (Gewichten) durch den Ausgleich der Hebeldrehmomente; **II.** W., die Kraftwirkungen (Gewichtskraft) vergleichen; es gilt: Masse (kg) = Gewichtskraft ($kg \cdot m \cdot s^{-2}$)/Erdbeschleunigung ($m \cdot s^{-2}$). Da die Erdbeschleunigung ortsabhängig ist, müssen diese W. bei Ortsveränderung nachjustiert werden. **1.** Federwaage, Torsionswaage (s. u.); **2.** elektromechan. Waage (s. u.); **3.** hydraul. u. pneumat. Waagen, bei denen der Druck einer abgeschlossenen Flüssigkeits- od. Gasportion durch die Kraftwirkung der Last messbar verändert wird; **III.** W., die den hydrostat. Auftrieb eines Körpers in einer Flüssigkeit nutzen: hydrostat. W. zur Bestimmung der Dichte (Aräometer; s. Dichtebestimmungsmethoden); **B.** nach dem Konstruktionsprinzip: **I.** mechanische Waagen: **1.** Hebelwaagen (s. Abb.): **a)** gleicharmige Balkenwaage (s. o.); Tafelwaage (besitzt mind. 2 Hebel u. senkrecht angeordnete Parallelogrammlenker); Analysenwaage, Präzisionswaage; **b)** Dezimalwaage*, Brückenwaage; **c)** Hebelwaage mit Laufgewichteinrichtung (Laufgewichtwaage, röm. Waage): unterschiedl. lange Hebelarme; Befestigung der Last am kurzen Arm; Drehmomentausgleich durch Verschieben eines konstanten Gewichts am anderen Hebelarm; z. B. Prinzip bei mechan. Küchenwaagen; **d)** Hebelwaage mit Schaltgewichteinrichtung: zum Erreichen des Gleichgewichts werden fix montierte Gewichtstücke mit einer Bedienungseinrichtung von außen aufgelegt od. abgehoben. **e)** Hebelwaage mit Neigungsgewichteinrichtung: Drehmomentausgleich durch Drehen u. gleichzeitige Änderung der wirksamen Hebellänge des Neigungsgewichts, z. B. Prinzip der Briefwaage; Abwandlungen dieses Konstruktionsprinzips ist die Tafelwaage mit Neigungsgewichteinrichtung. **2.** Feder- od. Torsionswaagen: **a)** Federwaage: Messglied ist eine Schraubenfeder, deren Längenänderung in gewissen Grenzen der Last proportional ist; z. B. Prinzip von Haushaltswaagen; **b)** Torsionswaage: Messparameter ist die Verdrillung eines Drahtes od. Metallbands; hohe Empfindlichkeit bei geringer Verdrillung; geringe Höchstlasten; **II.** elektromechan. Waage (elektr. W.): Umwandlung des durch die Gewichtskraft veränderten mechan. Messparameters in ein geeignetes elektr. Signal mit **a)** Dehnungsmessstreifen, deren durch die Gewichtskraft hervorgerufene Längenänderung eine messbare elektr. Widerstandsänderung bewirkt; **b)** Kompensation des Drehmoments, das durch das Gewicht hervorgerufen wird, durch ein elektromagnet. Drehmoment (elektromagnet. W.; hohe Empfindlichkeit); **c)** Kreiselwaagen: Prinzip: ein kardanisch aufgehängter Kreisel, der auf Belastung durch eine vertikale Kraft mit einer Präzessionsbewegung um die vertikale Systemachse reagiert; Messparameter ist die Geschwindigkeit der Präzession, die direkt proportional der einwirkenden Gewichtskraft ist

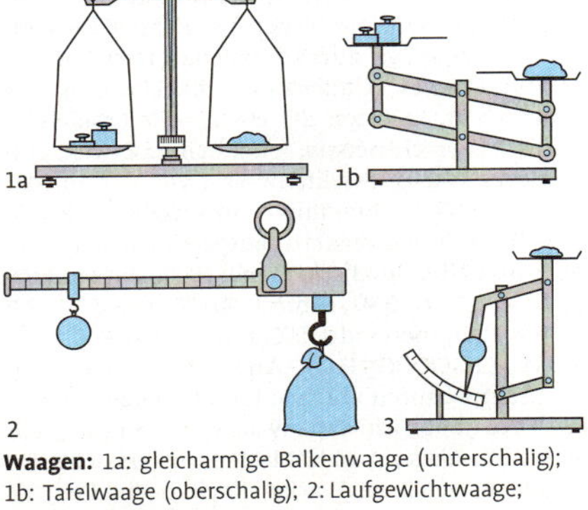


**Waagen:** 1a: gleicharmige Balkenwaage (unterschalig); 1b: Tafelwaage (oberschalig); 2: Laufgewichtwaage; 3: Prinzip der Briefwaage

u. sehr genau gemessen werden kann. Anw.: für schwere Wägegüter, die aus Kosten- od. Sicherheitsgründen extrem genau gewogen werden müssen (z. B. angereicherte Kernbrennstoffe od. Gold); **III.** W., die durch spezif. Konstruktion an den jeweiligen Bedarf angepasst sind, z. B. Personenwaage, Zählwaage (zur Bestimmung der Anzahl von Wägegutstücken gleichen Gewichts), Bandwaage (zur kontinuierl. Verwiegung von Schüttgütern in techn. Prozessen); **Sonderformen: 1.** Thermowaage (s. Thermogravimetrie); **2.** Gasdichtewaage; **3.** Vakuumwaage für Wägungen im Vakuum. **Eichung von Waagen:** nach EU-Richtlinie müssen Waagen amtl. geeicht sein, wenn sie Verw. finden: **1.** in Apotheken zur Darst. von Arzneimitteln, bei Analysen im med. u. pharmaz. Labor; **2.** allg. im Geschäftsverkehr, um den Preis einer Ware zu bestimmen; **3.** bei der Herst. von Fertigpackungen; **4.** zur Ermittlung von Gebühren, Zöllen u. Strafen im Amtsweg, bei Sachverständigen-Gutachten vor Gericht.

**Wabenhonig:** s. Mel.

**Wacholderbeeren:** s. Juniperus communis (Juniperi pseudofructus).

**Wacholderbeeröl:** s. Juniperus communis (Juniperi aetheroleum).

**Wacholderholz:** s. Juniperus communis (Lignum Juniperi).

**Wacholderholzöl:** s. Juniperus communis (Oleum Juniperi e Ligno).

**Wacholdermus:** s. Juniperus communis (Succus Juniperi inspissatus).

**Wacholderöl:** s. Juniperus communis (Juniperi aetheroleum).

**Wacholderspiritus:** s. Spiritus Juniperi.

**Wacholderteer:** s. Juniperus oxycedrus (Pix Juniperi).

**Wacholder, Virginischer:** s. Juniperus virginiana.

**Wachs, chinesisches:** s. Wachse (Cera chinensis).

**Wachse:** technolog. Sammelbezeichnung für eine Reihe natürl. (pflanzl., tierischer od. mineralischer Herkunft; vgl. Montanwachs; Ozokerit) od. künstl. gewonnener Stoffe, die im Allg. bei Raumtemperatur knetbar fest od. brüchig hart, grob- bis feinkristallin, durchscheinend bis opak, jedoch nicht glasartig sind u. oberhalb 40 °C ohne Zers. schmelzen, ohne Fäden zu ziehen; meist versteht man unter Wachsen Gemische von Estern höherer linearer Fettsäuren mit höheren (meist gleich langen 1-wertigen) Alkoholen; freie Fettsäuren u. Fettalkohole, Kohlenwasserstoffe, Sterole u. a. sind in den natürl. Wachsen zusätzl. enthalten. Zu den Wachsen werden auch feste Kohlenwasserstoffe gezählt, die den oben erwähnten physikal. Eigenschaften entsprechen. **Cera alba:** gebleichtes Wachs Ph.Eur.6; White Wax USP; weiches Wachs; mit Bleichmitteln (Peroxide, Chromsäure) od. Adsorbenzien (Kohle) behandeltes Bienenwachs (s. u. Cera flava); gelbl. weiße feste Stücke mit feinkörnigem, nicht kristallinem Bruch, bei Handwärme weich u. formbar; unlösl. in Wasser; beim Erwärmen leicht lösl. in siedendem Ether, Chloroform, fetten u. äther. Ölen u. geschmolzenem Vaselin; wenig lösl. in Ethanol, besser nach Erwärmen; D. ca. 0.960; Tp. 61–66 °C; $n_D^{75\,°C}$ 1.438–1.445; Verhältnis EZ/SZ 3.3–4.3; SZ 17–24; VZ 87–104; EZ 70–80 (Buchner-Zahl: max. 6.3); darf nicht ranzig riechen u. schmecken (POZ max. 10). **Best.:** Cera alba besteht zu 35–75 % aus Myricin (Estergemisch, meist Myricylpalmitat). Dieses enthält ca. 8 % $C_{26}$-, 30 % $C_{28}$-, 52 % $C_{30}$- u. 7 % $C_{32}$-Alkohole, verestert mit Palmitin-, Hydroxypalmitin-, *α,β*-Dehydropalmitin- u. Cerotinsäure ($C_{26}$). Daneben sind freie Fettsäuren (ca. 15 %), Kohlenwasserstoffe (ca. 10–15 %, meist Heptacosan $C_{27}H_{56}$), wenig Sterolester (ca. 1 % *β*-Sitosterol) u. freie Fettalkohole (2 % Cerylalkohol) enthalten. **Inkomp.:** Oxidationsmittel (Peroxidbildung, Ranzidität auch durch Einwirkung von Licht u. Luft); **Anw.:** Best. von Salben u. Cremes zur Erhöhung der Konsistenz; Pseudoemulgator (Stabilisator) in Kühlsalben (W/O-Quasiemulsionen); zum Polieren von Zuckerdragees; nicht geeignet zur Verbesserung der Tropfenfestigkeit von Suppositorien. **Cera flava:** gelbes Wachs Ph.Eur.6, Yellow Wax USP; Bienenwachs; durch die Wachsdrüse der Honigbiene (Apis mellifera) ausgeschieden; Gew. durch Ausschmelzen der Honigwaben mit heißem Wasser u. anschließendes Waschen u. Filtrieren mit engmaschigen Sieben; dunkelgelbe bis bräunl. Stücke mit körnigem, nicht kristallinem Bruch; Eigenschaften u. Kennzahlen prakt. ident. mit denen von Cera alba; SZ 17–22, VZ 87–102, POZ max. 5. Frisches Bienenwachs ist weiß (Jungfernwachs). Später nimmt es eine dunkle Färbung an. **Cera carnauba:** (engl.) brazil wax; Carnaubawachs Ph.Eur.6; Cera Carnaubae, Cera Coperniciae, Cera Palmarum, Karnaubawachs; CAS-Nr. 8015-86-9; Ausscheidungsprodukt der Blätter der Wachspalme (Copernicia* prunifera); D. ca. 0.97; Schmp. 80–88 °C; SZ 2–7; VZ 78–95; unter Erwärmen lösl. in Ethylacetat, Xylol, Petrolether, Toluol, Terpentinöl, Schwefelkohlenstoff, sehr schwer lösl. in Wasser u. Ethanol (96 %); härtestes Naturwachs; harte, gelbl. Massen, Flocken od. Pulver; Lagerung unter Lichtschutz; **Best.:** 80 % versch. Ester, davon 40 % Cerotinsäuremyricyl- u. -melissylester, 12–14 % aliphat. Ester mit *ω*-Hydroxygruppen, 25–30 % langkettige Ester zweiwertiger Alkanole (an der 2. OH-Gruppe meist mit *p*-Hydroxyzimtsäure verestert), 10–15 % längerkettige Alkanole, 3–5 % freie Fettsäuren u. 2–3 % Kohlenwasserstoffe; **Anw.: 1.** (techn.) Rohstoff zur industriellen Herst. von z. B. Polituren, Bohnermitteln, Schuhcremes, Elektroisolatoren, Kohlepapier, wasserdichten Papiererzeugnissen, zur Seifen- u. Kerzenfabrikation; **2.** (technolog.) zur Konsistenzversteifung für Salben, Cremes, Lippenstifte, als Überzug von Tabletten u. Dragees; als Ersatz gilt Candelillawachs*. **Cera chinensis:** (engl.) chinese wax; chinesisches Wachs, Insektenwachs; von der auf der chines. Esche (Fraxinus chinensis) lebenden Schildlaus Coccus ceriferus ausgeschiedene Masse; weiß bis gelbl. durchscheinend, hart, von talgartigem Geruch; D. 0.97; Schmp. 80–83 °C; VZ 81–93; IZ 1.4; Hauptbestandteil: Cerylcerotinat ($C_{25}H_{51}CH_2OOCC_{25}H_{51}$); **Anw.:** Kerzenfabrikation, Lederpolituren u. a. wie Imprägnieren von Seide. **Cera japonica:** Japanwachs, Japantalg; weiß bis gelbl., harte, spröde Massen von muschelförmigem Bruch; kein Wachs, sondern ein Fett; D. 0.99–1.0; Schmp. 50–54 °C; VZ 217–237.5; IZ 5–

15; Gew. durch Auspressen aus den Früchten versch. Sumacharten wie Toxicodendron succedaneum (L.) O. Kuntze (Rhus succedanea L.; Talgsumach), Toxicodendron verniciflua (Stokes) Barkl. (Rhus verniciflua Stokes; Lacksumach); **Best.:** hauptsächl. Palmitinsäureglycerolester, ferner Palmitinsäure, Japansäure, Spuren äther. Öle u. Stearinsäure; **Anw.:** (techn.) Kerzen- u. Schuhcremefabrikation. **Cera mineralis:** s. Paraffinum solidum; Cetylpalmitat. **Mikrokristallines Wachs:** s. Paraffina microcristallina. **Flüssiges Wachs:** z. B. Isopropylmyristat*, Isopropylpalmitat*, Cetiole (z. B. Cera* liquida), Ethyloleat*; s. Wollwachs, Wollwachsalkohole.

**Wachs E:** s. Montanglykolwachs.

**Wachs, flüssiges:** s. Cera liquida.

**Wachs, gelbes:** s. Wachse.

**Wachs, Grünes:** s. Myrica pensylvanica (Myricawachs).

**Wachskapseln:** s. Chartae ceratae.

**Wachs, mikrokristallines:** s. Paraffina microcristallina.

**Wachsmyrte:** s. Myrica pensylvanica.

**Wachspalme:** s. Copernicia prunifera.

**Wachspapierkapseln:** s. Chartae ceratae.

**Wachssalbe:** s. Unguentum cereum.

**Wachssalben:** Cerate; Gemische mit flüssigem Paraffin (s. Paraffinum liquidum), Ölsäureoleylestern*, fetten Ölen (s. Fette) od. Walrat*; **Beispiel:** Unguentum* cereum, Unguentum* cereum compositum.

**Wachssalbe, zusammengesetzte:** s. Unguentum cereum compositum.

**Wachstumsfaktoren:** (engl.) *growth factors (Abk. GF)*; körpereigene Peptide od. Proteine, die die Zellproliferation stimulieren; **Formen:** z. B. Hormone (Somatropin*), mitogene Polypeptide (z. B. EGF*, IGF*, KGF*, PDGF*, VEGF*) u. a. Proteine (z. B. CSF*, Lymphokine*, Nervenwachstumsfaktor*, TGF*, TNF*); **Wirk.:** Bindung an spezif. membranständige Rezeptoren führt über versch. Signalkaskaden zur Aktivierung od. Abschaltung bestimmter Gene; Beispiel: Aktivierung des VEGF-Rezeptors durch VEGF führt zur Gefäßneubildung (Angiogenese). Durch bestimmte Zytostatika* i. w. S. (z. B. Cetuximab*) u. Angiogenese*-Inhibitoren wird die Signaltransduktion unterbrochen u. damit die Wirk. gehemmt. **Hinweis:** z. T. missbräuchl. zur Leistungssteigerung im Sport eingesetzt (s. Doping).

**Wachstumsfaktor, epidermaler:** s. EGF.

**Wachstumsfaktor, transformierender:** s. TGF.

**Wachstumshormon, menschliches:** s. Somatropin.

**Wachstumshormon, pflanzliches:** s. Phytohormone.

**Wachs, weißes:** s. Wachse (Cera alba).

**Wachszylinder:** s. Harnzylinder.

**Wägebürette:** s. Bürette.

**Wägeform:** s. Gravimetrie.

**Wägetitration:** s. Bürette.

**Wärme:** physik. Wämeenergie; Form der Energie*, die bei Zu- od. Abfuhr z. B. eine Veränderung der Temperatur* od./u. der Phase* bewirkt.

**Wärmeeinheit:** s. Joule.

**Wärmekapazität:** massenbezogene Wärmekapazität, umgangssprachl. spezifische Wärme; Symbol C; diejenige Wärmemenge, die nötig ist, um die Temp. von 1 kg eines Stoffes um 1 K zu erhöhen; SI-Einheit: $J \cdot kg^{-1} \cdot K^{-1}$; ist von der Temp. abhängig; so beträgt z. B. die W. von Eisen bei –200 °C 134, bei 20 °C 452 u. bei 500 °C 678 $J \cdot kg^{-1} \cdot K^{-1}$; **Beispiel:** (in $J \cdot kg^{-1} \cdot K^{-1}$): Gold 129, Graphit 708, Diamant 502, Kupfer 382, Luft 1005 (jeweils bei 20 °C) u. Wasser 4187 (bei 14.5 °C). **Molare Wärmekapazität:** Molwärme; Symbol $C_m$; diejenige Wärmemenge, die nötig ist, um die Temp. von 1 Mol eines Stoffes um 1 K zu erhöhen; SI-Einheit: $J \cdot mol^{-1} \cdot K^{-1}$. Unterschieden werden $C_p$ bzw. $C_{mp}$ (bei konstantem Druck; vgl. Enthalpie, freie, Abb. dort) u. $C_v$ bzw. $C_{mv}$ (bei konstantem Volumen).

**Wärmelehre:** Teilgebiet der Thermodynamik*.

**Wärme, spezifische:** s. Wärmekapazität.

**Wärmetönung:** s. endotherm; exotherm.

**Wärmezentren:** insbes. im vorderen Hypothalamus* lokalisierte Areale, deren Aufgabe die Koordination der Wärmeregulation ist; beeinflussen nicht nur Wärmebildung u. -abgabe, sondern auch alle Verhaltensweisen, die für den Energiehaushalt relevant sein können (z. B. Nahrungsaufnahme, Körperhaltung). Vgl. Fieber.

**Wäschedesinfektion:** Anwendung therm. u. chem. Verfahren zur Desinfektion* waschbarer Textilien; **Methoden: 1. thermische** W. für kochfeste Wäsche: Auskochen, Dampfdesinfektion, chemotherm. Desinfektionsverfahren (Waschverfahren mit Zusatz von Desinfektionsmitteln*); **2. chemische** W. für nicht kochfeste Wäsche: Einlegen in 0.5–4 %ige Lsg., Einwirkdauer 12 h; Wirkstoffe: **a)** Phenole* od. Phenolderivate, 0.5–2 %, Wirkungsbereich A (s. Desinfektionsmittel, Tab. 2 dort); **b)** Chlorabspalter, 1.5–2 %, Wirkungsbereich AB; **c)** Formaldehyd* u. andere Aldehyde, 1.5–3 %, Wirkungsbereich AB; **d)** Ampholytseifen*, 2 %, Wirkungsbereich A; **e)** Kaliumperoxodisulfat*, 4 %; vgl. Desinfektionsverfahren.

**Wässer, aromatische:** s. Aquae aromaticae.

**Wagner-Meerwein-Umlagerung:** Bildung eines Carbenium*-Ions als Zwischenstufe unter saurer Katalyse in polaren Lösungsmitteln, das sich durch Wanderung eines Alkyl- (Aryl-)Anions in einer nucleophilen 1,2-Umlagerung stabilisiert; für viele Gerüstumlagerungen bei Terpenen* verantwortl. Reaktion; wurde ursprüngl. bei Terpenalkoholen u. -halogeniden beobachtet; **Beispiel:** Aus

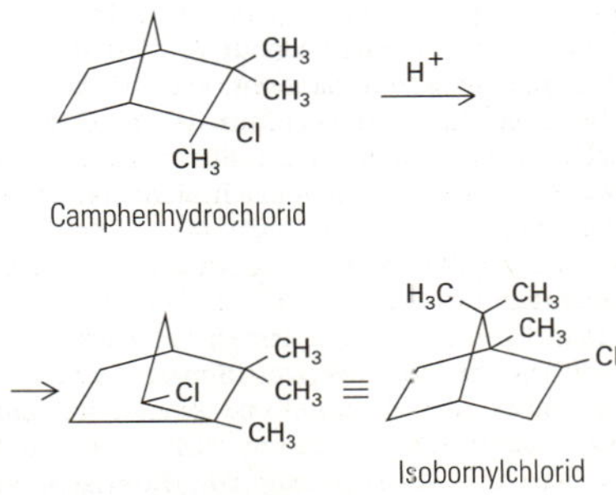


**Wagner-Meerwein-Umlagerung**

W

Camphenhydrochlorid entsteht Isobornylchlorid (s. Abb.).

**Wagner-Nelson-Methode:** s. Resorption; In-vitro/In-vivo-Korrelation.

**Wahnsinn:** Insania; veraltete Bez. für psych. Störungen, die mit Störungen der kognitiven u. affektiven Funktionen, Wahn u./od. Halluzinationen einhergehen.

**Wahrscheinlichkeitsnetz:** s. Normalverteilung.

**Waldameise, Rote:** s. Formica rufa.

**Waldbingelkraut:** s. Mercurialis annua.

**Walden-Umkehr:** Inversion der Konfiguration* am asymmetrischen Kohlenstoffatom* bei einer $S_N2$-Reaktion (s. Substitution, nucleophile); **Beispiel:** Die Reaktion von (*S*)-(–)-Maleinsäure* mit Phosphor(V)-chlorid führt zu (*R*)-(+)-Chlorbernsteinsäure.

**Walderdbeere:** s. Fragaria vesca.

**Walderdbeerwurzel:** s. Fragaria vesca (Rhizoma Fragariae).

**Waldgamander:** s. Teucrium scorodonia.

**Waldhaselstrauch:** s. Corylus avellana.

**Waldhonig:** s. Mel.

**Waldhyazinthe, Weiße:** s. Platanthera bifolia.

**Waldklapperschlange, Nordamerikanische:** s. Crotalus horridus.

**Waldlilie:** s. Trillium erectum.

**Waldmeister:** s. Galium odoratum.

**Waldnachtschatten:** **1.** s. Atropa belladonna; **2.** s. Solanum dulcamara.

**Waldrebe, Aufrechte:** s. Clematis recta.

**Waldrebe, Echte:** s. Clematis vitalba.

**Waldrebe, Gemeine:** s. Clematis vitalba.

**Waldrebenkraut:** **1.** s. Clematis recta (Herba Clematidis); **2.** s. Clematis vitalba (Herba Clematidis).

**Waldrebe, Steife:** s. Clematis recta.

**Waldschnecke:** s. Arion empiricorum.

**Wallach-Reaktion:** s. Favorskii-Umlagerung.

**Wallstent:** s. Stent.

**Wallwurz:** s. Symphytum officinale.

**Walnußbaum:** s. Juglans regia.

**Walnuß, Graue:** s. Juglans cinerea.

**Walrat** (lat. cetus Wal): Cetaceum, Spermaceti; weißer Amber; D. ca. 0.9; VZ 118–129 (statt 30 min wird in diesem Fall 2 h lang erhitzt); IZ max. 0.5; SZ max. 1.0; POZ max. 8; Tp. 43–48 °C, Ep. 45–50 °C; $n_D^{75\,°C}$ 1.430–1.435; UA 45–52 %; weiße, glänzende, sich fettig anfühlende Schuppen od. Stücke von schwachem, eigenartigem Geruch u. fadem Geschmack; leicht lösl. in Ether, Chloroform, Benzin, Schwefelkohlenstoff sowie in erwärmten fetten Ölen; wenig lösl. in Ethanol, unlösl. in Wasser, lösl. in siedendem Ethanol zu 2 % (zur Feststellung unerlaubten Paraffinzusatzes); wachsartige Masse, die sich aus den Schädelhöhlen, Rückgratknochen u. dem Speck des Pottwals (Physeter* macrocephalus) nach dem Töten des Tieres abscheidet; **Off.:** DAB, ÖAB (bis 1996); **Best.:** hauptsächl. Ester der Palmitinsäure* u. Myristinsäure* mit Cetylalkohol* (als Cetin bezeichnet man Palmitinsäurecetylester; vgl. Cetylpalmitat); außerdem Ester der Laurinsäure* u. Stearinsäure* mit Stearylalkohol u. Myristylalkohol; **Herst.:** heute zum größten Teil synthetisch; **Anw.:** (techn.) Verbesserung von Konsistenz u. Aussehen von Salben (Perlmuttglanz); wie Bienenwachs vorwiegend zur Herst. von Cerata*; enthalten in der Kühlsalbe (Unguentum* leniens); ferner Zusatz z. B. zu Seifen, Pomaden, Kerzen, Pudern u. Appreturmitteln; **Oleum Cetacei:** Walratöl, Spermacetöl, Spermöl; D. 0.875–0.884; bei der Gewinnung von W. herausgepresstes bzw. zurückbleibendes Öl aus den Knochenhöhlen des Wals; hellgelbes Öl, das zu 70–80 % aus einfachen Estern der Laurin-, Myristicin- u. Palmitinsäure sowie zu ca. 20–30 % aus deren Glyceriden besteht; lösl. in Ether, Chloroform u. Benzol; unlösl. in Wasser u. Ethanol; **Anw.:** (techn.) Schmiermittel; da heute kaum noch verfügbar, vielfach durch Jojobaöl ersetzt (s. Simmondsia chinensis). Vgl. Ambra.

**Walrat, künstlicher:** s. Cetylpalmitat.

**Walratöl:** s. Walrat (Oleum Cetacei).

**Waltran:** durch Auskochen von Walspeck gewonnenes Öl.

**Walzenmühlen:** s. Mühlen.

**Wannenform:** s. Konformation.

**Wanzen:** Insekten (s. Arthropoden) mit stechend-saugenden Mundwerkzeugen, von denen einige Arten Parasiten* des Menschen, z. T. Krankheitsüberträger*, sind; **Einteilung: 1.** Bettwanzen (Cimicidae): bis 5 mm lange, flügellose Insekten; evtl. Überträger des Hepatitis-B-Virus; vgl. Hepatitis, akute; **2.** Raubwanzen (Reduviidae): 2–4 cm lange, geflügelte Insekten; Blutsauger bei Mensch u. Tier in Amerika; Überträger von Trypanosoma cruzi; vgl. Trypanosomiasis.

**Wanzendill:** s. Coriandrum sativum.

**Wanzenkraut:** s. Actaea racemosa.

**WaR:** Abk. für **Wa**ssermann*-**R**eaktion.

**Warburg-Atmungsferment:** s. Cytochromoxidase.

**Warburg-Dickens-Horecker-Schema:** s. Pentosephosphatzyklus.

**Waren, apothekenübliche:** **1.** Medizinprodukte, auch soweit sie nicht der Apothekenpflicht unterliegen; **2.** Mittel sowie Gegenstände u. Informationsträger, die der Gesundheit von Menschen u. Tieren mittelbar od. unmittelbar dienen od. diese fördern; **3.** Prüfmittel, Chemikalien, Reagenzien, Laborbedarf; **4.** Schädlingsbekämpfungs- u. Pflanzenschutzmittel; **5.** Mittel zur Aufzucht von Tieren. Die a. W. dürfen neben Arzneimitteln u. apothekenpflichtigen Medizinprodukten nur in einem Umfang angeboten od. feilgehalten werden, der den ordnungsgemäßen Betrieb der Apotheke u. den Vorrang des Arzneimittelversorgungsauftrages nicht beeinträchtigt.

**Warfarin** (INN): 3-(α-Acetonylbenzyl)-4-hydroxycumarin; CAS-Nr. 81-81-2; $C_{19}H_{16}O_4$, Strukturformel: s. Abb.; $M_r$ 308.22; Schmp. 161 °C (aus Ethanol); $pK_S$ 5.0 (20 °C); lösl. in Aceton, Dioxan, mäßig lösl. in Methanol, Ethanol, Isopropanol, eini-

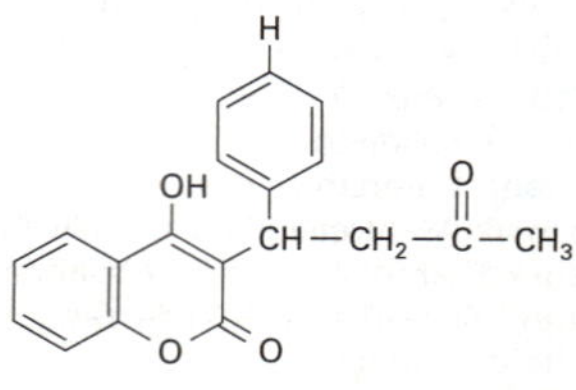


**Warfarin**

W

gen Ölen, leicht lösl. in wässrigen Alkali-Lsg., prakt. unlösl. in Wasser, Benzol, Cyclohexan; **Wirk.:** Cumarinderivat, das chem. mit Vitamin* K verwandt ist u. Vitamin K (Cofaktor zur Synthese der Gerinnungsfaktoren II, VII, IX u. X) antagonisiert; dadurch verminderte Gerinnungsfähigkeit des Blutes; steigert die Kapillardurchlässigkeit; **Anw.:** **1.** (med.) Antikoagulans; Ind., UAW, Kontraind. wie Acenocoumarol* u. Phenprocoumon*; HWZ 37–50 h; **2.** auch als Rodentizid* (gegen Ratten) in Verw.; **Dos.:** (Antikoagulans) oral am 1. Tag 3–4 × 5 mg, am 2. Tag Dos. reduzieren. **Warfarin-Natrium:** Warfarinum natricum Ph.Eur.6; CAS-Nr. 12906-06-6; $C_{19}H_{15}NaO_4$; $M_r$ 330.3; hygroskop., weißes Pulver; sehr leicht lösl. in Wasser, leicht lösl. in Ethanol. **Warfarin-Natrium-Clathrat:** Warfarinum natricum clathratum Ph.Eur.6; Mischung in Form des Clathrats von Warfarin-Natrium u. 2-Propanol im Molverhältnis 2 : 1, enthält mind. 8.0 u. max. 8.5 % 2-Propanol; weißes Pulver; sehr leicht lösl. in Wasser, leicht lösl. in Ethanol; gebräuchl. ist auch Warfarin-Kalium.

**Warnhinweis:** von der Arzneimittel-Warnhinweisverordnung (Abk. AMWarnHV) geforderte Angaben auf dem Arzneimittel u. auf der Packungsbeilage*, falls diese Ethanol* od. Tartrazin* in den dort genannten Arzneiformen u. Konz. enthalten; z. B. „Enthält ... Vol.% Alkohol", „Enthält ... Vol.% Alkohol, Packungsbeilage beachten!" od. „Enthält Tartrazin, Packungsbeilage beachten!".

**Warze:** s. Verruca.

**Warzenkraut:** s. Chelidonium majus.

**Warzenmittel:** zur Entfernung von Verrucae* dienende Substanzen; **Wirkstoffe:** je nach Art u. Lokalisation: Keratolytika* (z. B. Salicylsäure*), Retinoide* (z. B. Tretinoin*), Zytostatika* wie 5-Fluorouracil*, Bleomycin* od. Mitosehemmstoffe* (z. B. Podophyllin*).

**Warzensalbe:** s. Unguentum contra verrucas.

**Warzen-Virus:** s. Papillomavirus.

**Waschblau:** s. Ultramarin.

**Waschholz:** s. Quillaja saponaria (Quillajae cortex).

**Waschmittel:** enthalten als wirksame Bestandteile meist Alkylsulfate u. Alkylsulfonate (Tenside*). Der Zusatz von Polyphosphaten enthärtet das Wasser u. verstärkt die Waschwirkung. Da Polyphosphate aber die Umwelt belasten, versucht man sie sukzessiv durch geeignete Silicate zu ersetzen. Weiter enthalten W. meist Perborate (bleichend), opt. Aufheller, Schaumstabilisatoren u. Hilfsstoffe für die Herst. (z. B. $Na_2SO_4$).

**Waschrinde:** s. Quillaja saponaria (Quillajae cortex).

**Washingtoner Artenschutzübereinkommen:** Gesetz zum Washingtoner Artenschutzübereinkommen vom 22.5.1975, geändert durch die VO EWG Nr. 2727 der Kommission vom 27.11.1995; regelt den internationalen Handel mit gefährdeten Arten freilebender Tiere u. Pflanzen.

**Wash-out-Phase** (engl. auswaschen): Auswaschphase; behandlungsfreie Phase, die in Cross*-over-Studien zw. den Behandlungsperioden eingehalten wird, damit die Wirk. der vorangegangenen Behandlung abklingen kann; vgl. Carry-over-Effekt.

**Wasser:** s. Aqua.

**[$^{15}$O]Wasser:** [$^{15}$O]$H_2O$; radioaktiv markiertes Wasser als isoton. Kochsalzlösung; **Herst.:** katalyt. Reduktion von Sauerstoff*-15 mit Wasserstoff*; **Anw.:** qualitative u. quantitative Untersuchung der Perfusion z. B. in Hirn, Leber, Lunge mittels PET*.

**Wasserandorn:** s. Lycopus europaeus.

**Wasserbad:** nach Ph.Eur.6 ein Bad mit siedendem Wasser; auch eine andere Heizquelle ist erlaubt, wenn die Temp. von 100 °C nicht überschritten wird.

**Wasser, blähungtreibendes:** s. Aqua carminativa.

**Wasserblei:** s. Graphit.

**Wasserbruch:** s. Hydrozele.

**Wasserdampf:** s. Dampf.

**Wasserdampfdestillation:** Verfahren zur schonenden Destillation* therm. empfindl. Stoffe, deren Siedepunkt weit über 100 °C liegt; dabei wird in den Destillationskolben einer normalen Destillationsapparatur Wasserdampf eingeleitet, der in einem separaten Dampferzeuger produziert wird (z. B. in einem Rundkolben mit Steigrohr). Die im Destillationskolben befindl., nicht mit Wasser mischbare Substanz destilliert gemeinsam mit dem Wasserdampf bei derjenigen Temp., bei der die Summe der Partialdrücke der Einzelkomponenten (Wasser u. Substanz) gleich dem Außendruck ist. Bei Normaldruck liegt diese Temp. immer unterhalb 100 °C, dem Siedepunkt des reinen Wassers. Die molare Zusammensetzung ergibt sich aus dem Verhältnis der Dampfdrücke der Einzelkomponenten: $A/B = P_A/P_B$.

**Wasserdampfdruck:** s. Mollier-h,x-Diagramm.

**Wasserdampfpartialdruck:** s. Mollier-h,x-Diagramm.

**Wasserdampfsorptionsisotherme:** s. Sorptionsisotherme.

**Wasser, deionisiertes:** s. Aqua purificata.

**Wasser, demineralisiertes:** s. Aqua purificata.

**Wasser, destilliertes:** s. Aqua purificata.

**Wasserdost:** **1.** s. Eupatorium cannabinum; **2.** s. Eupatorium perfoliatum; **3.** s. Eupatorium purpureum.

**Wasserdostenkraut:** s. Eupatorium perfoliatum (Herba Eupatorii perfoliati).

**Wasser, entmineralisiertes:** s. Aqua purificata.

**Wasser, entpyrogenisiertes:** Wasser, das frei von Pyrogenen* ist; **Gew.:** Destillation*, adsorptive Filtration (Aktivkohle od. Asbestfilter; s. Keimfiltration), Umkehrosmose*, Ultrafiltration (s. Ultrafilter) u. Behandlung mit Ozon*; vgl. Aqua.

**Wasserfenchelfrüchte:** s. Oenanthe aquatica (Fructus Phellandrii).

**Wasser für Injektionszwecke:** s. Aqua ad iniectabilia.

**Wassergamander:** s. Teucrium scordium.

**Wassergas:** geruchloses, giftiges Gasgemisch aus ca. 50 % Wasserstoff*, 40 % Kohlenstoffmonoxid*, 5 % Kohlenstoffdioxid*, 4–5 % Stickstoff* u. wenig Methan*; **Herst.:** Wasserdampf wird über stark erhitzten Koks geleitet. **Anw.:** (techn.) Synthesegas* (wie Generatorgas* u. Spaltgas*), Heiz- u. Kraftgas, Rohstoffbasis für großtechn. Synthesen.

**Wassergehalt, maximaler:** s. Wasserzahl.

**Wassergehaltsbestimmung:** Aquametrie; Messung des Wasseranteils in einer Probe; **Formen:**

**1. direkte** W.: a) **Trocknungsverlust:** eher unspezif.; Bestimmung des Wassergehalts durch Austreiben von Wasser (z. B. mit Infrarotlampe, Trockenschrank*, Trockenpistole* u. Exsikkator*) u. anschließende Differenzwägung; auch Absorption an ein Trocknungsmittel mögl. u. Bestimmung der Gewichtszunahme des Trocknungsmittels; b) **Azeotropdestillation:** Destillation des zu untersuchenden Gutes mit einem mit Wasser nicht mischbaren Lösungsmittel (z. B. Toluol od. Chloroform) u. Bestimmung des ausgetriebenen Wassers mit einem graduierten Messrohr; nur bei größeren Wassergehalten (z. B. bei pflanzlichen Drogen); vgl. Azeotrop; c) **Calciumcarbidmethode:** chem. Methode, bei welcher der Druck bestimmt wird, der bei konstanter Temp. bei der Umsetzung von Calciumcarbid* u. Wasser zu Acetylen* erzeugt wird; d) **Karl*-Fischer-Titration;** **2. indirekte** W.: Gleichsetzung einer gemessenen Größe mit dem Wassergehalt der Probe; erfordert die Aufstellung stoffspezif. Eichgeraden; a) **Infrarot-W.:** Die bei der Wellenlänge von 19 300 nm gemessene Absorption wird auf den Wassergehalt der Probe bezogen. Gleichzeitig wird die Absorption bei einer Wellenlänge gemessen, bei der Wasser nicht absorbiert (Leerwert). b) **Mikrowellenabsorption:** basiert auf dem gleichen Prinzip wie die Infrarot-W.; die verwendete Strahlung hat jedoch eine Wellenlänge im Zentimeterbereich. c) **dielektr. W.:** Die gemessene Größe ist die Dielektrizitätskonstante*; bei feuchten Nichtleitern ist der Wert dieser Konstante höher als bei trockenen. d) **elektr. Leitfähigkeit:** nutzt die starke Zunahme der Leitfähigkeit feuchter Nichtleiter gegenüber trockenen aus; ungeeignet bei sehr niedrigen u. sehr hohen Wassergehalten.

**Wasser, gereinigtes:** s. Aqua purificata.

**Wasserglas:** s. Natriumsilicat; Kaliumsilicat.

**Wasserhärte:** s. Aqua.

**Wasserhaltevermögen:** s. Absinkdauer.

**Wasserhanf:** **1.** s. Eupatorium cannabinum; **2.** s. Nasturtium officinale.

**Wasserhanfkraut:** s. Eupatorium cannabinum (Herba Eupatorii cannabini).

**Wasserharnruhr:** s. Diabetes insipidus.

**Wasser, hochgereinigtes:** s. Aqua valde purificata.

**Wasserhyazinthe:** s. Eichhornia crassipes.

**[$^3$H]Wasser-Injektionslösung, Tritiiertes-:** s. Tritiiertes-[$^3$H]Wasser-Injektionslösung.

**Wasser-in-Öl-Emulsionen:** s. Emulsionen.

**Wasserknöterich:** s. Polygonum amphibium.

**Wasser, konserviertes:** s. Aqua conservata.

**Wasserkopf:** s. Hydrozephalus.

**Wasserkresse:** s. Nasturtium officinale.

**Wasserkümmel:** s. Oenanthe aquatica.

**Wasserlinse, Kleine:** s. Lemna minor.

**Wassermann-Reaktion:** Abk. WaR; indirekter Nachw. der Syphilis*, heute weitgehend durch spezif. Verfahren ersetzt.

**Wassermelone:** s. Citrullus vulgaris.

**Wasserminze:** s. Mentha aquatica var. aquatica.

**Wassernabel, Asiatischer:** s. Centella asiatica.

**Wassernabelkraut, Asiatisches:** s. Centella asiatica (Centellae asiaticae herba).

**Wasserpfeffer:** s. Polygonum hydropiper.

**Wasserrohr:** s. Arundo donax.

**Wasserscheu:** s. Hydrophobie.

**Wasserschierling, Giftiger:** s. Cicuta virosa.

**Wasserschierlingskraut:** s. Cicuta virosa (Herba Cicutae virosae).

**Wasserschierlingssamen:** s. Cicuta virosa (Semen Cicutae virosae).

**Wasserschierlingswurzel:** s. Cicuta virosa (Radix Cicutae virosae).

**Wasser, schweres:** s. Deuterium (Deuteriumoxid).

**Wasserspalten:** Hydathoden; (bot.) Öffnungen in der Epidermis*, die sich jedoch nicht schließen können (den Spaltöffnungen* ähnl.); sie dienen der Ausscheidung von Wasser.

**Wasserstoff:** (engl.) *hydrogen*; Hydrogenium; Symbol H; CAS-Nr. 1333-74-0; $A_r$ 1.00797; OZ 1; D. 0.0700 (flüssig); D. 0.0763 (fest); krit. D. 0.031; krit. Temp. −239 °C; krit. Druck 13.10 bar; Schmp. −259.5 °C; Sdp. −252.8 °C; 1-wertiges, farb-, geruch- u. geschmackloses, ungiftiges Gas; 1 Liter $H_2$-Gas wiegt bei 0 °C u. 101.325 kPa 0.08995 g, ist somit das leichteste Gas u. 14.38-mal leichter als Luft. $H_2$ verbrennt an der Luft mit fahler, bläul. Flamme zu Wasser; mit Sauerstoff gemischt ergibt er Knallgas. In Wasser ist $H_2$ nur sehr wenig lösl. (2 L in 100 L Wasser bei Raumtemperatur), in Ethanol etwas mehr. Dagegen löst er sich außerordentl. gut in einigen Metallen; so vermag z. B. Palladiumschwamm das 850-fache seines eigenen Volumens an $H_2$ aufzunehmen. Wasserstoff-Isotope: Protium*, Deuterium*, Tritium*. **Vork.:** in der Erdkruste zu 2.9 %; natürl. frei in Vulkangasen, Erdölquellen, in den Gasen der Fixsterne u. des Sonnenkerns; gebunden als $H_2O$ u. in org. Material; **Darst.:** Einwirkung von verd. Schwefelsäure* auf Zink* od. Eisen* im Kipp*-Apparat; **Herst.:** Elektrolyse des Wassers, aus Wassergas*, Erdöl od. Erdgas u. a. durch Dampf- od. autotherme Reformierung; **Anw.:** (techn.) Industrie (Knallgasgebläse bis 2700 °C); Reduktionsprozesse u. Hydrierungen aller Art, Ammoniaksynthese, Hydrierung von Kohle, Erdöl, Teer zu Benzinen u. a., zur Fetthärtung; als Heizgas (s. Leuchtgas); **Gesch.:** entdeckt 1766 von Henry Cavendish (1731–1810).

**Wasserstoffakzeptoren:** Stoffe, die Wasserstoff* aufnehmen können; **Vertreter:** Sauerstoff*, Methylenblau*.

**Wasserstoffbindung:** s. Wasserstoffbrückenbindung.

**Wasserstoffbrückenbindung:** gerichtete Bindung, die mit 20–30 kJ/mol viel schwächer ist als die kovalente Bindung (100–400 kJ/mol; s. Bindung, chemische); W. können sich intermolekular od. intramolekular ausbilden u. Moleküle (z. B. Proteine* u. Nucleinsäuren*; s. Abb.) in einer spezif. geometr. Anordnung fixieren. Im Eis ist jedes Sauerstoffatom tetraedrisch von 4 Wasserstoffatomen umgeben: 2 Atome sind kovalent u. 2 über W. gebunden. Die W. sind als besonders starke zwischenmolekulare Anziehungskräfte für die außergewöhnl. hohen Schmelz- u. Siedepunkte der Hydride* Ammoniak ($NH_3$), Wasser ($H_2O$) u. Fluorwasserstoff (HF) verantwortlich. Da in Methan ($CH_4$) kein nichtbindendes Elektronenpaar vorhanden ist, bildet es keine Wasserstoffbrückenbindungen. Vgl. Bindungskräfte, intermolekulare.

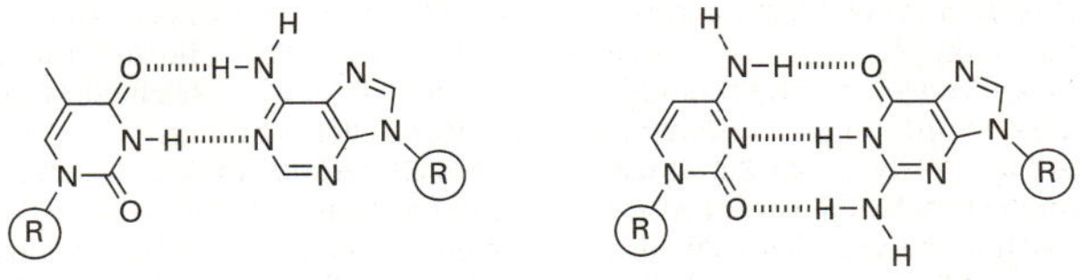

Thymin Adenin Cytosin Guanin

**Wasserstoffbrückenbindung:** DNA-Basenpaarung als Beispiel

**Wasserstoffdonatoren:** Stoffe, die Wasserstoff* abgeben können, z. B. Leukofarbstoffe.

**Wasserstoffelektrode:** s. Potentiometrie.

**Wasserstoffionen-Exponent:** s. pH-Wert.

**Wasserstoffoxid:** s. Aqua.

**Wasserstoffperoxid:** Hydrogenium peroxidatum; Wasserstoffsuperoxid; CAS-Nr. 7722-84-1; $H_2O_2$; $M_r$ 34.02; D. 1.465; Schmp. –0.89 °C; Sdp. 157.8 °C; farblose, instabile, oxidierende Flüss.; kann bei Erwärmung u. Schwermetallkontakt explosionsartig in Wasser u. Sauerstoff zerfallen: $2\,H_2O_2 \rightarrow 2\,H_2O + O_2$; Handelsprodukt stabilisiert mit Schwefelsäure, Phosphorsäure, Natriumdiphosphat; **Vork.:** natürl. in den Zellen, wo es bei der Reduktion von Sauerstoff über Hyperoxid* unter dem Einfluss der Superoxiddismutase* entsteht; die weitere Umsetzung zu Wasser u. $O_2$ erfolgt mit Hilfe der Katalase*. Unter dem Einfluss von Peroxidasen* wirkt W. oxidierend. **Nachw.:** Gehaltsbestimmung: **1.** iodometr.: im Überschuss zugesetztes Iodid (z. B. aus Kaliumiodid*) wird zu Iod* oxidiert, das mit Thiosulfatlösung titriert wird; **2.** permanganometr. in schwefelsaurer Lsg.; **Darst.:** Versetzen von Bariumperoxid* mit Schwefelsäure*; **Herst.:** 2-Alkylanthrahydrochinon wird durch Luftsauerstoff zu 2-Alkylanthrachinon u. $H_2O_2$ oxidiert u. nach Abtrennen des $H_2O_2$ durch katalyt. Hydrierung wieder zurückgebildet (Kreisprozess). Andere Verfahren, z. B. die Schwefelsäure-Elektrolyse über $H_2S_2O_8$ od. $(NH_4)_2S_2O_8$, sind stark rückläufig. **Off.:** Ph.Eur.6: 30 %ige u. 3 %ige Lsg.; **Anw.:** **1.** (med.) in Form von verd. Lsg. als Desinfektionsmittel, z. B. für Mundwässer, zur Wunddesinfektion, Wurzelkanaldesinfektion bei Zahnbehandlungen; die Wirk. beruht u. a. auf der Zytotoxizität des W.; **2.** (techn.) Lsg. als Oxidationsmittel (Bleichmittel); Darst. von Persäuren für die org. Synthese.

**Wasserstoffperoxid-Lösung 3 %:** Hydrogenii peroxidum 3 per centum Ph.Eur.6, Hydrogenium peroxidatum dilutum, Solutio Hydrogenii peroxydati 3 per centum; verdünnte Wasserstoffperoxidlösung; wässrige Lsg.; Gehalt: 2.5–3.5 % (m/m) Wasserstoffperoxid*, entspricht ca. 10 Volumenteilen verfügbarem Sauerstoff; farblose, fast geruchlose Flüss.; verdünnt zersetzt sie sich bei Kontakt mit oxidierbaren, organ. Substanzen u. Metallen sowie in alkal. Lösungen. Nicht über einen längeren Zeitraum aufbewahren (unter 15 °C od. mit geeignetem Stabilisator) u. nur in Gefäßen aus Polyethylen od. alkaliarmem Glas. **Dos.:** Spülungen, 10 mL auf 100 mL Wasser.

**Wasserstoffperoxid-Lösung 30 %:** Hydrogenii peroxidum 30 per centum Ph.Eur.6, Hydrogenium peroxidatum concentratum, Solutio Hydrogenii peroxydati 30 per centum, Perhydrol; wässrige Lsg.; Gehalt: 29–31 % (m/m) Wasserstoffperoxid*, entspricht ca. 100 Volumenteilen Sauerstoff; farblose, fast geruchlose Flüssigkeit; D. 1.11; die konz. Lsg. zersetzt sich bei Kontakt mit oxidierbaren, organ. Substanzen u. Metallen sowie in alkal. Lösung. Aufbewahrung: unter 15 °C od. mit geeignetem Stabilisator.

**Wasserstoffperoxidlösung, verdünnte:** s. Wasserstoffperoxid-Lösung 3 %.

**Wasserstoff, schwerer:** s. Deuterium.

**Wasserstoffsuperoxid:** s. Wasserstoffperoxid.

**Wasserstoff, überschwerer:** s. Tritium.

**Wasserstrahlpumpe:** meist aus Glas od. Kunststoff bestehende Vorrichtung zur Erzeugung eines luftverdünnten Raumes (Vakuum; s. Abb.); kann an jede Wasserleitung angeschlossen werden, zweckmäßig unter Zwischenschaltung einer Woulfe*-Flasche. Mit der W. kann ein Vakuum von ca. 1.6 kPa (12 mm Hg; normaler Luftdruck: ca. 101 kPa) erzeugt werden. **Prinzip:** beruht auf dem Umstand, dass eine in einem Rohr fließende Flüss. umso schneller fließt, je geringer der Querschnitt des Rohres ist. Je höher die Strömungsgeschwindigkeit ist, desto geringer ist der aus Außendruck u. Schweredruck zusammengesetzte Druck. Im Falle der W. ist bei genügend hoher Austrittsgeschwindigkeit des Wassers der Druck des aus der engen Öffnung fließenden Wassers geringer als der Luftdruck, was das Ansaugen von Luft bewirkt.

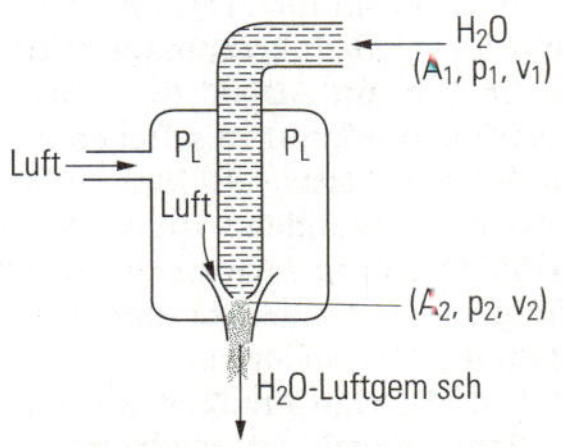


**Wasserstrahlpumpe:** $A_1$ u. $A_2$: Eintritts- u. Austrittsöffnung mit den Drücken $p_1$ u. $p_2$ sowie den Strömungsgeschwindigkeiten $v_1$ u. $v_2$; $P_L$: Luftdruck

**Wassersucht:** s. Hydrops; Ödem.

**Wassertropfenprobe:** s. Silicium.

**Wasserwegerich:** s. Alisma plantago-aquatica.

**Wasserzahl** ÖAB: Abk. WZ; Höchstmenge an Wasser in g, die von 100 g einer wasserfreien Salbengrundlage bei 20 °C langfristig festgehalten wird; es wird auch der Begriff des max. Wassergehaltes (WG) in % der Gesamtmenge der wasserhaltigen

W

Salbe verwendet. WZ = (100 · WG)/(100 – WG) u. WG = (100 · WZ)/(100 + WZ).

**Wasser zum Verdünnen konzentrierter Hämodialyselösungen:** Aqua ad dilutionem solutionum concentratarum ad haemodialysim Ph.Eur.6; wird aus Trinkwasser durch Destillation, Umkehrosmose, unter Verw. von Ionenaustauschern od. nach einem geeigneten Verfahren hergestellt; falls Wasser nicht zur Verfügung steht, das mit einer vorstehenden Methode gewonnen wurde, kann auch Trinkwasser verwendet werden. Analysenmethoden zur Überwachung der Qualität des Wassers, Bestimmung der chem. Zusammensetzung u. zum Nachw. mögl. Verunreinigungen sind der Ph.Eur.6 zu entnehmen.

**Watson-Crick-Modell:** s. DNA.

**Watt** (James W., brit. Ingenieur u. Maschinenbauer, 1736–1819): Symbol W; SI*-Einheit der Leistung*; 1 W = 1 Joule/s = $10^{-7}$ erg/s = 1 Volt · 1 Ampere; 1 kW (Kilowatt) = 1000 W = 1.36 PS.

**Watte:** s. Verbandwatte.

**Watte, blutstillende:** s. Gossypium haemostaticum; Clauden® Watte.

**Wawellit:** s. Phosphor.

**$WD_{50}$:** Abk. für **W**irk**d**osis; s. Dosis.

**Weber-Deen-Probe:** s. Guajakprobe.

**Wechselfeld-Gelelektrophorese:** s. Pulsed-field-Gelelektrophorese.

**Wechselfieber:** s. Malaria.

**wechselständig:** s. Blattstellung.

**Wechselwirkung:** **1.** (pharmak.) s. Arzneimittelinteraktion. **2.** (physik.) s. Kraft.

**Weckamine:** Gruppe indirekt sympathomimet. wirkender Substanzen mit ausgeprägten zentralen Wirk., die sich chem. von Phenylethylamin ableiten, v. a. Phenylaminopropane; **Wirk.:** Psychostimulanzien*; indirekt wirkende Sympathomimetika*; peripher wie Noradrenalin*, zentral mit gesteigerter Aktivität, verminderter Müdigkeit, erhöhter Leistungsfähigkeit, Schlaflosigkeit, Euphorie, Anregung des Atemzentrums, Hemmung des Appetitzentrums (rasche Toleranzentwicklung); **Wirkstoffe:** z. B. Methylphenidat*; nicht mehr im Handel befindl. sind Amfetamin* (Phenylaminopropan), Metamfetaminhydrochlorid* u. Amfetaminil*; unterliegen dem Betäubungsmittelgesetz*; **Ind.:** bei Kindern mit ADHS* (v. a. Methylphenidat), bei Narkolepsie*; nur in seltenen Ausnahmefällen als Appetitzügler*, als Kreislaufanaleptika bei hypotonen Zuständen; **UAW:** Suchtgefahr; v. a. bei Überdosierung Erregungszustände, paradoxe Müdigkeit, Verschlechterung der geistigen Leistungfähigkeit, Dysphorien.

**Wegerich:** **1.** s. Plantago afra; **2.** s. Plantago lanceolata; **3.** s. Plantago major; **4.** s. Plantago media.

**Wegerich-Froschlöffel:** s. Alisma plantago-aquatica.

**Wegerich, Indischer:** s. Plantago afra.

**Wegerich, Mittlerer:** s. Plantago media.

**Wegmalve:** s. Malva neglecta.

**Wegrauke:** s. Sisymbrium officinale.

**Wegschnecke:** s. Arion empiricorum.

**Wegwarte:** s. Cichorium intybus.

**Weichbast:** s. Bast.

**Weichcopal:** s. Copal.

**Weichgelatinekapseln:** s. Weichkapseln.

**Weichkapseln** Ph.Eur.6: (engl.) *soft capsules*; Kapseln (s. Capsulae), die nur aus einer einteiligen Hülle bestehen u. Weichmacherzusätze (Glycerol, Sorbitol, Polyethylenglykol; z. B. 60 % Gelatine u. 40 % Glycerol) enthalten, deren Art u. Menge u. a. Elastizität u. Geschmeidigkeit bestimmen; in einem Arbeitsgang einteilig geformte, mit flüssigen od. halbfesten Massen gefüllte u. hermet. verschlossene Kapseln von vielgestaltiger Form (rund, oval, oblong, in suppositorien- od. tubenähnl. Gestalt) u. Größe; alternative Wandmaterialien aus Kartoffelstärke sind möglich. Die Kapselhüllen sind dicker als bei Hartkapseln* u. können einen Wirkstoff enthalten. Flüssige Wirkstoffe können direkt verkapselt werden. Feststoffe werden in flüssigen od. halbfesten Grundlagen (z. B. Fetten, Ölen, hydrierten Fetten, Wachsmischungen od. Polyethylenglykolen, evtl. in Kombination mit Emulgatoren) gelöst od. suspendiert. Durch den engen Kontakt des flüssigen Inhalts mit der Kapselhülle kann je nach Substanz eine teilweise Migration in die od. aus der Hülle erfolgen. **Herst.:** W. werden beinahe ausnahmslos entweder vollautomatisch nach dem Scherer*-Verfahren, Accogel*-Verfahren, Norton*-Verkapselungsprozess, Tropf*- od. Blasverfahren od. mit halbautomat. Plattenstanzverfahren (Colton*-Verfahren u. Upjohn*-Verfahren) hergestellt. Formung der Hülle, Abfüllung des Inhalts u. Versiegelung erfolgen in einem Arbeitsgang. Zur Aufbereitung der Gelatinelösung u. zur Herstellung von **Kapseln mit modifizierter Wirkstofffreisetzung** u. **magensaftresistenten Kapseln**: s. Hartkapseln. Eine rezepturmäßige Herst. (Füllen u. Verschließen) ist mit nach dem Tauchverfahren* (s. Abb.) vorgefertigten Kapselhüllen möglich. **Prüfung:** s. Capsulae; **Sonderform:** Zu den besonderen einzeldosierten Applikationsformen der W. zählen Lutschkapseln (hohl, Wirkstoffe in der Hülle zur oralen Resorption), Kau- u. Beißkapseln* (zur raschen oralen Resorption), Salbenkapseln (geben Salbe nach Aufschneiden frei) u. Rektal- u. Vaginalkapseln. Die längl. geformten **Rektalkapseln** (vgl. Zubereitungen zur rektalen Anwendung) entsprechen im Allg. Weichkapseln; zusätzl. besitzen sie gleitende Überzüge. Wenn keine modifizierte Wirkstofffreisetzung od. keine länger anhaltende lokale Wirk. beabsichtigt ist, müssen sie der Prüfung auf Zerfallszeit von Suppositorien u. Vaginalkugeln entsprechen (s. Zerfallsprüfung; der Zustand der Rektalkapseln wird nach 30 min geprüft). **Vaginalkapseln** (vgl. Zubereitungen zur vaginalen Anwendung) sind meist eiförmige Weichkapseln. Die Prüfung auf Zerfall u. die geforderten Limits entsprechen denen der Rektalkapseln.

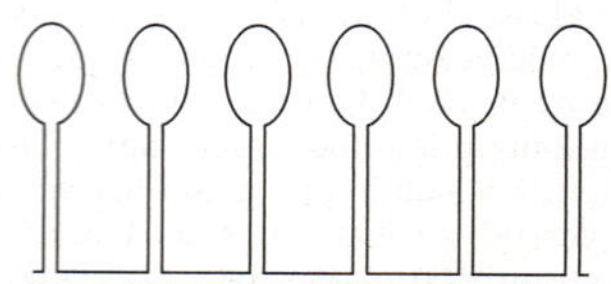

**Weichkapseln:** Formen (Docken) zur Darstellung von Weichkapseln nach dem Tauchverfahren

**Weichmacher:** flüssige od. feste org. Stoffe mit geringem Dampfdruck (meist niedermolekulare, hochsiedende Flüss.), die zur Erhöhung der Flexibilität u. Verringerung der Sprödigkeit als Zusatzstoffe u. Verarbeitungshilfsmittel für Kunststoffe, Kautschuk u. a. dienen; **Wirkungsmechanismus:** W. wirken auf hochpolymere Stoffe durch Herabsetzung der Einfriertemperatur infolge physik. Wechselwirkung, v. a. durch Solvatation, d. h. über zwischenmolekulare Bindungskräfte. Die Weichmacher lagern sich zw. den Polymerketten des Filmbildners ein. Dadurch können die Polymere nicht mehr so stark miteinander in WW treten, die Beweglichkeit der Polymerketten wird erhöht u. bestimmte physik. Kenngrößen des Polymers ändern sich. Eine sehr wichtige charakterist. Kenngröße der filmbildenden Polymere ist die Glasübergangstemperatur $T_g$. Unterhalb $T_g$ liegen amorphe Körper in einer glasähnl. Struktur vor; somit ist $T_g$ in etwa dem Schmelzpunkt bei kristallisierenden Stoffen vergleichbar. Durch die Zugabe von Weichmachern kann $T_g$ auf Raumtemperatur gesenkt werden. **Eigenschaften:** W. sollen mit den weichzumachenden Stoffen gut verträglich, kälte- u. wärmebeständig u. möglichst geruch- u. farblos sein. Bei der Verw. von W. kann im Lauf der Zeit der Weichmachereffekt durch Verdampfungsverluste od. durch Ausdiffundieren an die Oberfläche (Ausschwitzen) nachlassen. Auch können W. aus weichgemachten Stoffen in eng anliegende andere Materialien diffundieren (W.-Wanderung, Migration). **Vertreter:** u. a. Citronensäureester, Tributylcitrat (Abk. TBC), Triethylcitrat (Abk. TEC), Acetyltriethylcitrat (Abk. ATEC), Acetyltri-*n*-butylcitrat (Abk. ATBC), Phthalsäureester, Dimethylphthalat, Diethylphthalat (Abk. DEP), Dibutylphthalat (Abk. DBP), weitere Ester org. Polyalkohole, Dibutylsebacat (Abk. DBS), Triacetin, Rizinusöl, acetylierte Fettsäureglyceride, Polyalkohole, Glycerol, Propylenglykol. Eine große Rolle spielen W. für Polyvinylchlorid* (Weich-PVC) u. Cellulosekunststoffe. In Weichkapseln* dienen hygroskop. Substanzen wie Glycerol u. Sorbitol als Weichmacher.

**Weich-PE:** Kurzbez. für Weich-**Poly**ethylen; s. Polyolefine.

**Weichselkirsche:** s. Prunus cerasus.

**Weichsel, Türkische:** s. Prunus mahaleb.

**Weide:** s. Salix-Arten.

**Weidenrinde:** s. Salix-Arten (Salicis cortex).

**Weidenröschen:** s. Epilobium-Arten.

**Weidenröschenkraut:** s. Epilobium-Arten (Herba Epilobii).

**Weigert-Lösung:** mikroskop. Färbemittel zum Färben von elast. Fasern; **Darst.:** 2 g Fuchsin* u. 4 g Resorcin* werden in 200 mL Wasser gelöst u. zum Sieden erhitzt, dann 25 mL Eisenchlorid-Lösung zugefügt u. 5 Min. am Sieden erhalten. Der entstandene Niederschlag wird mit 200 mL Ethanol gekocht, dem Filtrat nach dem Erkalten 4 mL Salzsäure zugefügt u. mit Ethanol auf 200 mL ergänzt.

**Weihrauch:** s. Boswellia bhaw-dajiana (Olibanum).

**Wein:** s. Vinum.

**Weinblätter:** s. Vitis vinifera ssp. vinifera (Folia Vitis viniferae).

**Weinbrand:** s. Spiritus e vino.

**Weine, medizinische:** s. Vina medicata.

**Weinessig, echter:** s. Essig.

**Weingeist:** s. Ethanol.

**Weingeist, verdünnter:** s. Spiritus dilutus.

**Weinrautenblätter:** s. Ruta graveolens (Folia Rutae u. Herba Rutae).

**Weinsäure:** **1.** (engl.) *tartaric acid*; Acidum tartaricum Ph.Eur.6; 2,3-Dioxybernsteinsäure, Traubensäure, Weinsteinsäure, Threarsäure, veraltet 2,3-Dihydroxybernsteinsäure; **L-(+)-Weinsäure:** (2*R*,3*R*)-Dihydroxybutandisäure; CAS-Nr. 87-69-4; $C_4H_6O_6$, Strukturformel: s. Abb.; $M_r$ 150.1; Schmp. 170 °C (verkohlt bei weiterem Erhitzen unter Aufblähen u. Entwicklung von Karamelgeruch); $[\alpha]_D^{20\,°C}$ +12.0° bis +12.8° (c = 20 % (m/V) in Wasser); farblose Kristalle od. weißes, krist. Pulver von saurem Geschmack; sehr leicht lösl. in Wasser, leicht lösl. in Ethanol; besitzt wie die D-Form *threo*-Konfiguration (s. Konfiguration, *erythro-/threo-*); **Vork.:** in vielen Früchten, teils frei, teils als Salze (Tartrate), bes. in Weinbeeren, Vogelbeeren (s. Sorbus aucuparia), Weichselkirschen (s. Prunus cerasus), ferner im Löwenzahn (s. Taraxacum officinale), Weißdorn (s. Crataegus-Arten); **Nachw.:** W. reduziert ammoniakal. Silbernitratlösung; **Gew.:** aus den Weintrestern, Weinhefe od. rohem Weinstein durch Zusatz von Calciumcarbonat u. Calciumchlorid u. Zerlegung des gebildeten Calciumtartrats mit Schwefelsäure; **Darst.:** Behandeln von Maleinsäureanhydrid mit Wasserstoffperoxid u. Wolframsäure 0.5 % als Katalysator; **Anw.:** **1.** (med.) durstlöschende Limonaden, Laxans; hauptsächl. in Brausepulvern u. Brausetabletten (Pulvis* effervescens, Pulvis* aerophorus mixtus, Pulvis* aerophorus laxans); zur Stabilisierung der essigsauren Tonerdelösung; **2.** (techn.) zu Backpulvern u. in der Färberei; **3.** (chem.) zur Racematspaltung*; **Inkomp.:** Ca-Salze bilden schwer lösl. Tartrate, Ammonium- u. K-Salze bilden schwer lösl. Bitartrate; **Gesch.:** 1769 von Carl Wilhelm Scheele (1742–1786) aus Weinstein gewonnen. **2. D-(–)-Weinsäure:** (2*S*,3*S*)-Dihydroxybutandisäure; CAS-Nr. 147-71-7; natürl. sehr selten. **3. Mesoweinsäure:** CAS-Nr. 147-73-9; Antiweinsäure; opt. inaktives Stereoisomer mit *erythro*-Konfiguration. **4. DL-Weinsäure:** CAS-Nr. 133-37-9; Acidum uvicum; Traubensäure, Vogesensäure; racem. W., opt. inaktiv, durch Racematspaltung* in die opt. aktiven Antipoden trennbar.

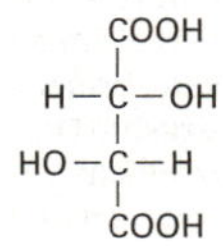


**Weinsäure:** L-Form der Weinsäure

**Weinstein, gereinigter:** s. Kaliumhydrogentartrat.

**Weinsteinsäure:** s. Weinsäure.

**Weinsteinsalmiak:** s. Kaliumammoniumtartrat.

**Weintraubenkernöl:** s. Traubenkernöl.

**Weiselfuttersaft:** s. Gelée royale.

**Weißblech:** mit Zinn überzogenes u. deshalb korrosionsgeschütztes Eisenblech. Von der Herst. her unterscheidet man feuerverzinntes u. elektrolyt. verzinntes Weißblech.

**Weißbleierz:** s. Blei.
**Weißdorn:** s. Crataegus-Arten.
**Weißdornbeeren:** s. Crataegus-Arten (Crataegi fructus).
**Weißdornblätter:** s. Crataegus-Arten (Folia Crataegi).
**Weißdornblätter mit Blüten:** s. Crataegus-Arten (Crataegi folium cum flore).
**Weißdornblätter-mit-Blüten-Fluidextrakt, quantifizierter:** s. Crataegi folii cum flore extractum fluidum quantificatum.
**Weißdornblätter-mit-Blüten-Trockenextrakt:** s. Crataegi folii cum flore extractum siccum.
**Weißdornblüten:** s. Crataegus-Arten (Crataegi flos).
**Weißdornfluidextrakt:** s. Extractum Crataegi fluidum.
**Weißdornfrüchte:** s. Crataegus-Arten (Crataegi fructus).
**Weißdorntrockenextrakt, eingestellter:** s. Extractum Crataegi siccum normatum.
**Weißesche:** s. Fraxinus americana.
**Weißfluss:** s. Leukorrhö.
**Weißnickelerz:** s. Nickel.
**Weißpigmente:** Zusatz zu Farbpigmenten zur Farbaufhellung u. Erhöhung der Farbdeckkraft; zum Dragieren* werden hauptsächl. Titandioxid* u. Calciumcarbonat* eingesetzt.
**Weißtanne:** s. Abies alba.
**Weißtannenöl:** s. Abies alba (Oleum Abietis albae).
**Weiterbildung:** **1. Deutschland:** freiwillige W. zur Spezialisierung auf einem pharmaz. Teilgebiet nach Abschluss der Berufsausbildung; mögl. in den Gebieten Offizinpharmazie, Klinische* Pharmazie, Pharmazeutische* Technologie, Arzneimittelinformation, Toxikologie* u. Ökologie*, pharmazeutische Analytik, klinische Chemie*, öffentliches Gesundheitswesen*; weitere (z. B. Ernährungs- od. Gesundheitsberatung) sind je nach Bundesland möglich; die Durchführung der W. fällt in die Zuständigkeit der Apothekerkammern* u. wird in Weiterbildungsordnungen geregelt; Inhalt, Dauer u. Ablauf der W. richten sich nach den Bestimmungen der Anlagen zu den Weiterbildungsordnungen. Soweit die Apothekerkammern weiterbildungsbegleitende Seminare für die einzelnen Gebiete durchführen, ist die Teilnahme daran verpflichtend. W. kann nur unter der Leitung eines zur W. in dem entspr. Gebiet ermächtigten Apothekers durchgeführt werden. Die Apothekerkammern führen Verzeichnisse der zur W. ermächtigten Apotheker, aus denen auch die Weiterbildungsstätte hervorgeht. Die W. wird mit einer mündl. Prüfung vor einem von der zuständigen Apothekerkammer gebildeten Prüfungsausschuss abgeschlossen. Nach erfolgreichem Abschluss kann bei der entspr. Kammer die Anerkennung zum Führen der Bez. „Fachapotheker für..." beantragt werden. Über die Anerkennung erteilt die zuständige Apothekerkammer eine Urkunde. **Fortbildung**, zu der der Apotheker bis zum Ausscheiden aus dem Berufsleben verpflichtet ist, verfolgt dagegen den Zweck, das während der Ausbildung erworbene Fachwissen dem jeweils aktuellen Stand der Wissenschaft anzupassen. **2. Österreich:** Seit 2004 ist bei der Österreichischen Apothekerkammer eine postgraduelle Weiterbildung eingerichtet, deren erfolgreicher Abschluss zum Führen des Titels Fachapothekerin/Fachapotheker für Krankenhauspharmazie (aHPh) berechtigt; i. R. einer 3-jährigen Tätigkeit in einer Krankenhausapotheke sind Weiterbildungsveranstaltungen im Gesamtausmaß von 240 Unterrichtseinheiten (klinische Pharmazie, Herstellung, Management) zu besuchen; eine Fachbereichsarbeit ist anzufertigen u. eine Prüfung abzulegen. **3. Schweiz:** s. Apotheker.
**Weitsichtigkeit:** **1.** Übersichtigkeit (Hypermetropie*). **2.** altersbedingte W. infolge physiol. Elastizitätsverlusts der Linse (Presbyopie*).
**Weizenkeimöl:** s. Getreidekeimöl.
**Weizenkeimöl, Natives:** s. Triticum aestivum (Tritici aestivi oleum virginale).
**Weizenkeimöl, Raffiniertes:** s. Triticum aestivum (Tritici aestivi oleum raffinatum).
**Weizenstärke:** s. Triticum aestivum (Tritici amylum).
**Well-Counter:** Gerät zur Bestimmung der Radioaktivität* über Messung der Gammastrahlung; es lassen sich i. d. R. große Probenanzahlen automat. messen. Die Proben befinden sich in Reagenzgläsern od. verschließbaren Gefäßen u. werden nacheinander für einen vorgegebenen Zeitraum gemessen. Als Detektoren kommen Szintillationszähler* zum Einsatz. Gemessen werden Impulse pro Sekunde od. Minute. Nach entspr. Kalibrierung kann die Aktivität der Probe (in Bq) angegeben werden. Messfenster können so gelegt werden, dass mehrere Isotope nebeneinander bestimmt werden können. Aufgrund der hohen Empfindlichkeit der Detektoren ist der W.-C. zur Bestimmung geringer Aktivitätsmengen geeignet.
**Wellenfunktion:** Symbol $\Psi$; mathemat. Funktion zur Beschreibung eines quantenmechan. Systems (s. Quantentheorie); die W. eines Atoms*, abhängig von den Koordinaten des Ortes u. des Spins* sowie evtl. von der Zeit, kann im Allg. nur näherungsweise durch Lösung der Schrödinger*-Gleichung erhalten werden.
**Wellenzahl:** s. Strahlung, elektromagnetische.
**well established use:** s. WEU.
**Wellpappe:** Pappe aus einer od. mehreren Wellenbahnen, die mit Wasserglas auf eine Bahn od. zw. mehrere Bahnen eines Deckenpapiers geklebt sind. Wellen- u. Deckenpapier können aus Zellstoff od. Altpapier hergestellt sein. W. hat dank seiner Schutzwirkung als Verpackungsmaterial u. der Rezirkulierbarkeit als Rohstoff (Altpapier) andere Materialien stark verdrängt.
**Weltgesundheitsorganisation:** s. WHO.
**Werkbank, reine:** s. Laminarflow-Bank.
**Wermut:** s. Artemisia absinthium.
**Wermutextrakt:** s. Extractum Absinthii.
**Wermutkraut:** s. Artemisia absinthium (Absinthii herba).
**Wermuttinktur:** s. Tinctura Absinthii.
**Wermuttinktur, zusammengesetzte:** s. Tinctura Absinthii composita.
**Wertbestimmung, biologische:** s. Glykoside, herzwirksame.
**Wertigkeit:** s. Valenz.
**Wertigkeit, elektrochemische:** s. Oxidationsstufe.

**Western-Blotting-Methode:** Immunoblot; Protein-Blotting (s. Blot) mit anschließender Immunodetektion; **Prinzip:** Proteine* werden mittels Gelelektrophorese* aufgetrennt, durch Kapillartransfer od. Elektrotransfer auf einen Träger (z. B. Membran aus Cellulosenitrat*) übertragen, dort immobilisiert u. anschließend immunodetektiert. **Gesch.:** Die Methode wurde 1979 von Tombin u. Renard eingeführt.

**Westphal-Waage:** s. Dichtebestimmungsmethoden.

**Wetterdistel:** s. Carlina acaulis.

**Wetzsteinkristalle:** Harnsäurekristalle im Harnsediment* von saurem u. auf Raumtemperatur abgekühltem Harn.

**WEU:** Abk. für (engl.) ***w**ell **e**stablished **u**se*; well established medicinal use; Bez. für allgemein medizinisch verwendet(e Arzneimittel); bezugnehmend auf die europäische Richtlinie 1999/83/EG können bestimmte Arzneimittel*, deren allg. med. Verw. in der EU gut dokumentiert ist, ein vereinfachtes Zulassungsverfahren bei der EMA* durchlaufen. Sog. bibliograph. Verweise auf andere Informationsquellen können eigene klinische Prüfungen* ersetzen u. als Nachweis für die Wirksamkeit u. Sicherheit eines Arzneimittels gelten. Zu berücksichtigende Faktoren bei der Feststellung, ob ein Bestandteil eines Arzneimittels „allgemein medizinisch verwendet“ wird: **1.** Zeitraum der systemat. u. dokumentierten Verw. des Stoffes als Arzneimittel in der EU (mind. 10 Jahre); **2.** quantitative Aspekte der Verw.; **3.** Grad des wissenschaftl. Interesses an der Verwendung. Entsprechende Monographien werden z. B. vom Herbal Medicinal Products Committee (Abk. HMPC*), das der EMA angehört, erarbeitet.

**WG:** Abk. für max. **W**asser**g**ehalt; s. Wasserzahl.

**WGO:** Abk. für **W**elt**g**esundheits**o**rganisation; s. WHO.

**Whitfield-Salbe:** Unguentum Acidi benzoici compositum; Zusammensetzung: 6 g Benzoesäure* u. 3 g Salicylsäure* in emulsionsfähiger Salbengrundlage (nach USP Polyethylenglykolsalbe) ad 100 g; **Anw.:** als Keratolytikum*.

**WHO:** Abk. für **W**orld **H**ealth **O**rganization; Weltgesundheitsorganisation mit Sitz in Genf; Sonderorganisation der UNO, die am 7.4.1948 in New York zur Zusammenarbeit auf dem Gebiet des Gesundheitswesens (v. a. Prävention u. Bekämpfung von Volkskrankheiten u. Seuchen, Impfstoffherstellung) gegründet wurde. Sie unterhält 6 Regionalbüros (u. a. Europe Office in Kopenhagen) u. hat über 4000 Beschäftigte. Ihre Organe sind die Vollversammlung (Entscheidungsorgan), der Exekutivrat u. das Sekretariat. Die WHO ist auch für die INN* od. die GMP* zuständig. Bei der WHO existiert eine Abteilung „Traditional Medicine — Department of Essential Drugs and Medicines Policy“. Die Auswahl der bisher bearbeiteten u. veröffentlichten WHO-Monographien (Arzneipflanzenmonographien) basiert auf Arzneipflanzen, die weltweit in traditionellen Medizinsystemen bei häufig auftretenden Erkrankungen (z. B. Verdauungsbeschwerden, Schlafstörungen od. Atemwegserkrankungen) zum Einsatz kommen. Die Monographien sollen v. a. Entwicklungsländern helfen, nationale Rezepturen zu entwickeln, u. ihnen bei der Regulation der pflanzl. Arzneimittelmärkte Hilfestellung leisten. Es ist keine Zulassungs- od. Registrierungsbehörde. Vgl. HMPC; ESCOP; Kommission E.

**WHO-Zertifikatssystem:** revidierte Leitlinien der WHO* über die Qualität pharmaz. Produkte im internationalen Handel; durch ein Zertifikat der zuständigen Behörde wird bestätigt, dass ein Produkt im Herkunftsland verkehrsfähig ist u. der Herstellerbetrieb die Anforderungen der guten Herstellungspraxis u. der Qualitätskontrolle (s. GMP) gemäß den Empfehlungen der WHO erfüllt. Antragsberechtigt sind nach dem AMG pharmaz. Unternehmer od. die zuständigen Behörden des Bestimmungslandes. Vorgesehen sind folgende **Zertifikate:** Zertifikat für ein pharmazeutisches Produkt (Certificate of a Pharmaceutical Product), Erklärung des Zulassungsstatus eines pharmazeutisches Produkts (Statement of Licensing of Pharmaceutical Products) u. herstellereigenes/offizielles Chargen-Zertifikat für ein pharmazeutisches Produkt (Manufacturer's/Official Batch Certificate of a Pharmaceutical Product).

**Wichte:** s. Gewicht, spezifisches.

**Wickel:** s. Blütenstand.

**Wickelwurz:** s. Bergenia crassifolia (Radix Bergeniae).

**Widerstandsthermometer:** Thermometer, bei dem bei geeigneter Eichung der elektr. Widerstand ein Maß für die Temp. ist; **Prinzip:** basiert auf der Änderung des elektr. Widerstands R eines elektr. Leiters mit der Temperatur. Bei hohen Ansprüchen an die Messgenauigkeit bedient man sich zumeist der Wheatstone-Messbrücke (4 Widerstände, die zu einem geschlossenen Ring od. Quadrat zusammengeschaltet sind); ermöglicht die Erfassung kleiner Änderungen des Ohm-Widerstands. **Formen: 1. Platin-W.:** häufig verwendet; ermöglicht sehr genaue Messungen bis zu $10^{-4}$ K; **2. Kohle-W.:** bei tiefen Temp. (bis 1 K); **Anw.:** Festlegung der Temperaturskala zw. −183.97 °C (Sauerstoff-Sdp.) u. 630.5 °C (Antimon-Ep.).

**Widerton, Goldener:** s. Polytrichum commune.

**Widmark-Methode:** s. Ethanol.

**Wiener Kalk:** gemahlener Dolomit (Calciummagnesiumcarbonat), meist gebrannt; in reiner Form weiß, vielfach jedoch Fe- u. Mn-haltig (graubräunl.) mit Beimischung von 25 % Kaolinit; **Anw.:** (techn.) Poliermittel.

**Wiener Rot:** s. Bleichromat.

**Wiesenarnika:** s. Arnica chamissonis.

**Wiesenbärenklau:** s. Heracleum sphondylium.

**Wiesenbertram:** s. Achillea ptarmica.

**Wiesenklee:** s. Trifolium pratense.

**Wiesenknöterich:** s. Polygonum bistorta.

**Wiesenknopf, Großer:** s. Sanguisorba officinalis.

**Wiesenkuhschelle:** s. Pulsatilla pratensis (Pulsatilla vulgaris).

**Wiesner-Reagenz:** Reagenz zum Nachw. von Lignin*, mit Lignin inkrustierten Zellwänden* u. Phenylpropanderivaten* mit OH- u. $CH_3O$-Gruppen; **Prinzip:** Schnitte bzw. das Pulver von Drogen werden mit 2 Tr. einer 5 %igen Phloroglucin-Lsg. in Isopropanol* befeuchtet. Nach kurzer Zeit, wenn das Phloroglucin* am Rand auszukristalli-

W

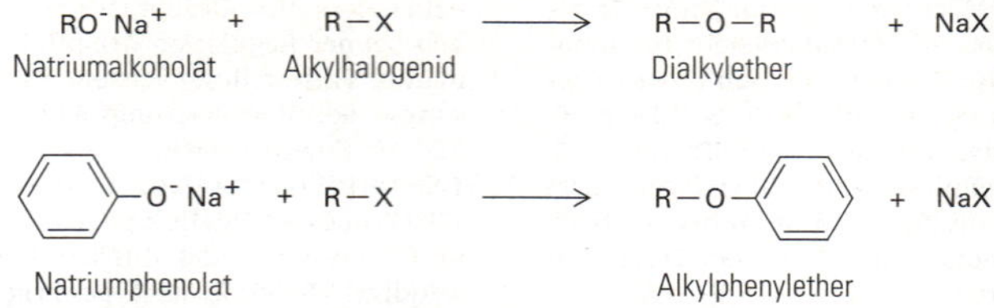


**Williamson-Ether-Synthese:** Bildung eines Dialkyl- u. Alkylphenylethers als Beispiel

sieren beginnt, wird 1 Tr. Salzsäure* zugegeben, das Deckglas aufgelegt u. die Rotfärbung beobachtet, die relativ rasch wieder vergeht.

**Wild Yam Root:** s. Dioscorea villosa (Rhizoma Dioscoreae villosae).

**Wilkinit:** s. Bentonit.

**Williamson-Ether-Synthese:** Verfahren zur Herst. von Ethern* durch Reaktion von Natriumalkoholat od. Natriumphenolat mit Alkylhalogeniden od. Dialkylsulfaten in Dimethylsulfoxid* als Lösungsmittel (s. Abb.).

**willingness to pay:** s. Zahlungsbereitschaft.

**Willstätter-Methode:** Verfahren zur titrimetr. Bestimmung von Aminosäuren* in absolutem Ethanol* mit Lauge* u. Phenolphthalein* als Indikator.

**Wilson-Kammer:** Nebelkammer; Gerät zur Sichtbarmachung der Bahnen einzelner Elektronen, Alphateilchen, Protonen, Röntgenstrahlenquanten; **Gesch.:** erfunden 1912 von Charles T. R. Wilson (1869–1959).

**Wilson-Tauböck-Reaktion:** Reaktion zum Nachw. von Flavonoiden*; **Prinzip:** Wird der Rückstand eines methanol. Drogenextrakts mit 10–20 mg Oxalsäure* u. Borsäure* erhitzt u. anschließend mit Ether* extrahiert, tritt bereits bei Tageslicht eine gelbgrüne Fluoreszenz* auf. Vgl. Shinoda-Test.

**Wimpern:** s. Zilien.

**Wimperntierchen:** s. Protozoen.

**Winde:** s. Convolvulaceae.

**Windengewächse:** s. Convolvulaceae.

**Windpocken:** s. Varizellen.

**Windsalbe:** s. Unguentum aromaticum.

**Windsichtung:** s. Sichtung.

**Windwasser:** s. Aqua carminativa.

**Windwasser, rotes:** s. Aqua carminativae regia.

**Winterana canella:** s. Canella winterana.

**Wintereiche:** s. Quercus petraea.

**Wintergras:** s. Cymbopogon winterianus.

**Wintergrünblätter:** s. Gaultheria procumbens (Folia Gaultheriae).



**Wintergrün, Doldiges:** s. Chimaphila umbellata.

**Wintergrünkraut, Doldiges:** s. Chimaphila umbellata (Chimaphilae herba).

**Wintergrünliniment:** s. Linimentum Gaultheriae compositum.

**Wintergrünöl:** s. Gaultheria procumbens (Oleum Gaultheriae).

**Wintergrünöl, künstliches:** s. Methylsalicylat.

**Winterisieren** Ph.Eur.: Entfernen von Feststoffen u. Wachsen aus fetten Ölen durch Filtration bei tiefen Temperaturen.

**Winterlieb, Doldiges:** s. Chimaphila umbellata.

**Winterlinde:** s. Tilia cordata.

**Winterrettich:** s. Raphanus sativus.

**Winterrinde, Echte:** s. Drimys winteri (Cortex Winteranus verus).

**Winterschachtelhalm:** s. Equisetum hyemale.

**Wirbel:** s. Vertebra.

**Wirbelbett:** Begriff der Trocknungstechnik, wobei ein feuchtes Schüttgut (Pulver, Granulat) in einem zylindr. Behälter durch einen Warmluftstrom hochgewirbelt u. in Schwebe gehalten wird; vgl. Granulieren; Dragieren.

**Wirbelextraktion:** s. Turboextraktion.

**Wirbelschichtmischer:** s. Airmix-Verfahren.

**Wirbeltiere:** Vertebraten; Unterstamm der Chordata mit ca. 54 000 Arten (Fische, Amphibien, Reptilien, Vögel, Säugetiere).

**Wirksamkeit, relative biologische:** Abk. RBW; experimentell ermittelte Größe zur Beschreibung der Wirkung ionisierender Strahlung* in biol. Systemen; hängt ab von Art u. Energie der absorbierten Strahlung, von allen weiteren Bedingungen der jeweils beobachteten Bestrahlung (äußere od. innere Bestrahlung, bestrahlte Organe u. Gewebe, Zeitdauer der Bestrahlung usw.) u. gilt nur für den jeweils untersuchten biol. Effekt. Sie ist definiert als Quotient aus den Energiedosen einer Vergleichsstrahlung ($D_0$) u. der zu charakterisierenden ionisierenden Strahlung (D), bei denen es unter sonst gleichen Versuchsbedingungen zu den gleichen biol. Wirkungen kommt. Als Vergleichsstrahlung dient meist Cobalt-60-Gammastrahlung, gelegentl. auch 200 kV-Röntgenstrahlung. Dicht ionisierende Strahlung (Alphastrahlung, Neutronenstrahlung) besitzt eine höhere RBW als locker ionisierende Strahlung (Photonenstrahlung, Betastrahlung). **Hinweis:** Für Strahlenschutzzwecke ist die RBW ungeeignet. Man verwendet dort den Qualitätsfaktor f. Vgl. Radioaktivität; Strahlenbiologie.

**Wirkstoff:** syn. Arzneistoff; Definition nach Arzneimittelgesetz*: ein W. ist ein Stoff, der dazu bestimmt ist, bei der Herst. von Arzneimitteln* als arzneil. wirksamer Bestandteil verwendet zu werden od. bei seiner Verw. in der Arzneimittelherstellung zu einem arzneil. wirksamen Bestandteil des Arzneimittels zu werden; vgl. Pharmakon.

**Wirkstoffe, depigmentierende:** s. Sommersprossenmittel.

**Wirkstoffeinbettung:** homogene Verteilung des Wirkstoffes in einem Träger (z. B. Fette, Wachse, Hydrogelbildner) mit Hilfe der Sprühtrocknung* u. der Sprüherstarrung (s. Granulieren); W. kann abhängig vom Träger zur verzögerten Wirkstofffreisetzung* führen.

**Wirkstofffreisetzung:** Liberation, Wirkstoffliberation, Arzneistofffreisetzung; Freisetzung; bei festen (u. halbfesten) Arzneiformen* Summe all jener

Vorgänge, die erforderl. sind, damit der Wirkstoff in gelöster Form am Resorptionsort vorliegen kann; i. d. R. muss eine Desaggregation der Arzneiform erfolgen (s. Zerfall); gleichzeitig u. verstärkt danach beginnt die Auflösung*. Mit der Arzneiform kann man die Geschwindigkeit der W. entscheidend beeinflussen (s. Retardpräparate). **Prüfung:** Ph.Eur.6 unterscheidet zw.: **1.** W. aus festen Arzneiformen: Prüfapparaturen mit Drehkörbchen, Blattrührer, eintauchendem Zylinder u. Durchflusszelle; s. Dissolutiontest; **2.** W. aus lipophilen festen Arzneiformen (z. B. Suppositoria*, Weichkapseln*): geeignete Durchflusszelle im offenen System; vgl. Sink-Bedingungen; **3.** W. aus transdermalen therapeutischen Systemen*; **4.** Wirkstofffreisetzung* aus wirkstoffhaltigen Kaugummis. Vgl. Liberationsmodelle; LADME.

**Wirkstofffreisetzung aus Transdermalen Pflastern:** s. Systeme, transdermale therapeutische.

**Wirkstofffreisetzung aus wirkstoffhaltigen Kaugummis** Ph.Eur.: qualitätssichernde Prüfung, bei der die Menge des Wirkstoffs (in %) ermittelt wird, die durch mechan. mit Pressluft erzeugtes Kneten (im Allg. 60-mal/min) eines Kaugummistücks in der festgelegten Zeiteinheit freigesetzt wird (simulierter Kauvorgang); das Kaugummi (s. Kaugummis, wirkstoffhaltige) befindet sich dabei in einer kleinen zylindr. sog. Kaukammer bei 37 °C, die ein bekanntes Volumen an Pufferlösung (meist 20 mL Phosphatpufferlösung, pH 6.0) enthält.

**Wirkstoffliberation:** s. Wirkstofffreisetzung.

**Wirkstoffumhüllung:** Überzug* für verzögerte Wirkstofffreisetzung*; Sonderform der Retardierung, bei der direkt der Wirkstoff umhüllt wird; Hüllmaterialien für die Wirkstoffkristalle sind Fette, synthetische u. halbsynthet. Filmbildner. Sie werden entweder im Dragierkessel aufgebracht (gesprüht) od. mit Hilfe des Wurster-Verfahrens (s. Dragieren) od. durch Koazervation*. Vgl. Retardpräparate.

**Wirkung, additive:** gegenseitige Verstärkung der Wirkung zweier Wirkstoffe i. S. einer einfachen algebraischen Summation; vgl. Synergismus; Potenzierung.

**Wirkung, lokale:** Wirkung eines Pharmakons* am Ort der Applikation*.

**Wirkung, oligodynamische:** Hemmung des Wachstums von Bakt. durch kleinste Mengen von Metallen; **Anw.:** Wasserentkeimung; vgl. Katadynverfahren.

**Wirkung, potenzierte:** s. Potenzierung.

**Wirkungsdauer:** Zeitspanne vom Beginn bis zum Ende der Wirk. eines Pharmakons*; vgl. Konzentrations-Wirkungs-Kurve.

**Wirkungsmechanismus:** Erklärung der biochem. u. biophysikalischen Vorgänge, die Pharmaka* auf zellulärer od. molekularer Ebene bewirken.

**Wirkungsqualität:** Art der vom Pharmakon* ausgelösten Wirkungen.

**Wirkungsquerschnitt:** Symbol $\sigma$; Maß für die Wahrscheinlichkeit, dass eine bestimmte Kernreaktion* mit einem Teilchen od. Photon abläuft; Funktion der Energie des Teilchens:

$dN_B/dt = \sigma \cdot \varphi \cdot N_A$

$N_A$: Anzahl der Ausgangskerne (Ausgangsnuklid); $N_B$: Anzahl der umgewandelten Kerne (Zielnuklid). Die Dimension des W. ist $m^2$ od. barn (b; 1 b entspricht $10^{-28}\,m^2$). Bei Kenntnis des W. u. der Flussdichte $\varphi$ kann die Radionuklid*-Ausbeute einer Kernreaktion berechnet werden. Der W. bezieht sich immer auf eine definierte Kernreaktion mit bestimmtem Ausgangsnuklid A u. Zielnuklid B ($^{xx}A(p,n)^{xx}B$). Experimentell wird der W. durch Messung der Ausbeute als Funktion der Energie der Geschosse bestimmt.

**Wirkungsspektrum, antimikrobielles:** Wirkungsbereich von Substanzen gegen Mikroorganismen, die als Chemotherapeutika*, Antibiotika*, Desinfektionsmittel*, Konservierungsmittel, Aseptika u. a. verwendet werden.

**Wirkungsstärke:** Ausmaß der Wirkung eines Pharmakons*; vgl. Konzentrations-Wirkungs-Kurve.

**Wirkungsstärke, neuroleptische:** s. Potenz, neuroleptische.

**Wirkung, systemische:** Wirkung eines Pharmakons* nach Resorption* u. Distribution* im Organismus.

**Wismut:** s. Bismut.

**Wismutmilch:** s. Lac Bismuthi.

**Witherit:** s. Bariumcarbonat.

**Wittig-Reaktion:** Methode zur Synthese von Alkenen* (Carbonylolefinierung); **Durchführung:** Triphenylphosphin wird mit Alkylbromid zum Alkyltriphenylphosphoniumbromid umgesetzt, das mit Phenyllithium Triphenylphosphinalkylen u. seine mesomere Grenzform Triphenylphosphoniumalkylid liefert (s. Abb.). Diese Verb. ist äußerst reaktiv u. bildet mit Ketonen* ein Betain, das in das Alken u. Triphenylphosphinoxid übergeht.

**Wittig-Umlagerung:** Umlagerung von Benzylethern in Alkohole* bei Einwirkung von Phenyllithium; **Beispiel:** Aus Benzyl-methyl-ether entsteht $\alpha$-Phenylethylalkohol* (s. Abb.).

**Witwenrecht:** s. Apothekenwesen.

**Witwe, Schwarze:** s. Latrodectus mactans.

**Wochenbett:** s. Puerperium.

**Wochenfluss:** s. Lochien.

**W/O-Emulgatoren:** s. Emulgatoren.

**Wohlfahrtseinrichtungen:** s. Familien- und Gehaltsausgleichskasse; Unterstützungskasse.

**Wohlverleih:** s. Arnica montana.

**Wohl-Ziegler-Reaktion:** Methode zur Allylbromierung ungesättigter Verb. (z. B. aliphat. u. alicycl. Alkene*, Steroide*, Polyene*) durch Erhitzen mit N-Brom-succinimid unter UV-Licht bzw. Peroxid-Katalyse; **Beispiel:** Aus Crotonsäure* entsteht $\gamma$-Brom-crotonsäure (s. Abb.).

**Wojahn-Methode:** Verfahren zur quantitativen Bestimmung von Sulfonamiden* in schwefelsaurer Lsg. mit Kaliumbromat*/Kaliumbromid*; **Prinzip:** Das freigesetzte Brom* reagiert mit dem Sulfonamid u. der Bromüberschuss wird iodometr. bestimmt (s. Iodometrie).

**Wolf:** s. Intertrigo.

**Wolferlei:** s. Arnica montana.

**Wolff-Kishner-Reduktion:** Methode zur Herst. von Kohlenwasserstoffen* durch Reduktion von Aldehyden* od. Ketonen* durch Erhitzen mit Hydrazin* in Gegenwart einer starken Base*; **Prinzip:** Das zunächst entstehende Aldehyd- bzw. Ke-

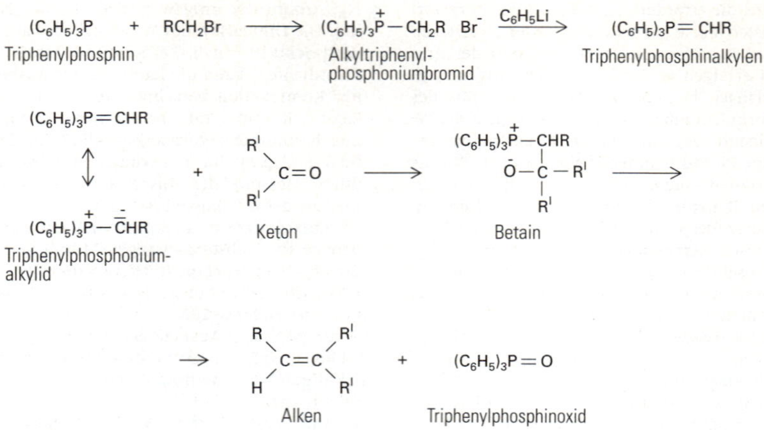


**Wittig-Reaktion**

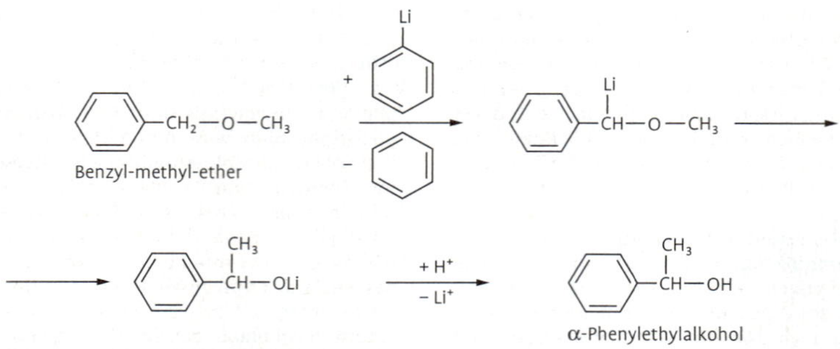


**Wittig-Umlagerung:** Bildung von α-Phenylethylalkohol

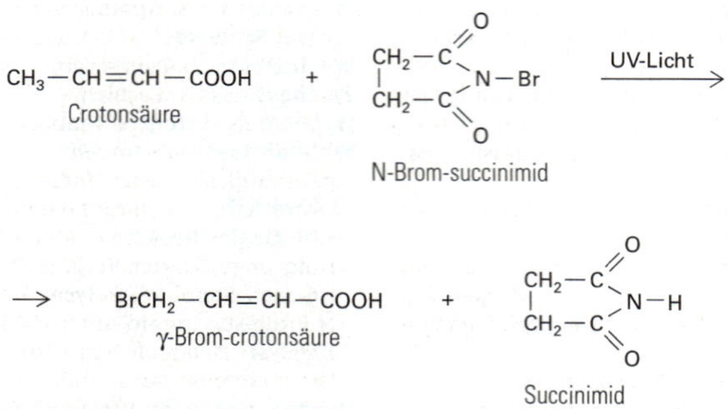




**Wohl-Ziegler-Reaktion:** Bildung von γ-Brom-crotonsäure

ton-hydrazon zersetzt sich durch Einwirkung des Kaliumhydroxids* (s. Abb.). Die Isolierung des Hydrazons* ist nicht erforderl., wenn in einem hochsiedenden Alkohol wie Diethylenglykol* erhitzt wird (Methode nach Huang-Minlon).

**Wolfram:** (engl.) *tungsten*; Wolframium; Symbol W; CAS-Nr. 7440-33-7; $A_r$ 183.85; OZ 74; D. 19.26; Schmp. 3422 °C; Sdp. 5660 °C; Härte 7.5 der Härteskala*; silberweißes, hartes, sprödes, 2-, 3-, 4-, 5-, 6-wertiges Metall*; sehr beständig, fast unlösl. in Säuren, lösl. in einem Gemisch aus Salpeter- u. Flusssäure; natürl. Radionuklide*: 180 (0.135 %), 182 (26.4 %), 183 (14.4 %), 184 (30.6 %), 186 (28.4 %); künstl. Radionuklide: 173–179, 181, 185, 187–189; **Vork.:** natürl. nur gebunden; Scheelit ($CaWO_4$), Scheelbleierz ($PbWO_4$), Wolframit ((Mn, Fe)$WO_4$); Hauptfundstätten: China, Korea, Nordamerika, Erzgebirge; **Darst.:** Rösten der Erze mit Natriumcarbonat*, Extrahieren der gebildeten wasserlösl. Natriumwolframate, Ansäuern der Lsg., wobei Wolfram(VI)-oxid ($WO_3$) ausfällt, das dann durch Erhitzen mit Kohle im Wasserstoff-

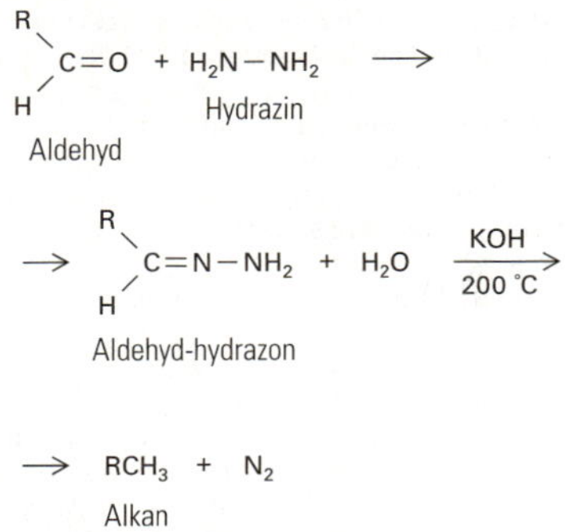


**Wolff-Kishner-Reduktion**

strom zu pulverförmigem W reduziert wird. Das Pulver wird gepresst, elektr. gesintert u. zu festem Metall gehämmert. **Anw.:** (techn.) Legierungsbestandteil, z. B. in Wolframstahl u. Glühlampendraht; Mikroelektroden für neurophysiolog. Untersuchungen; Targetmaterial in der Röntgendiagnostik; hochbelastbare Werkzeuge u. Schmuck aus Wolframcarbid; **Gesch.:** 1783 von dem Brüderpaar Fausto (1755–1833) u. Juan José de Elhúyar (1754–1796) erstmals in metall. Form dargestellt.

**Wolframate:** s. Wolframsäure.

**Wolframatophosphorsäure:** Acidum phosphowolframicum; Phosphorwolframsäure; CAS-Nr. 12501-23-4; $H_3[P(W_{12}O_{40})]$; $H_3[P(W_3O_{10})_4]$; $M_r$ 2880.16 (wasserfrei); therm. Zers. ab 107 °C; Heteropolysäure; weiße bis gelbl. grüne Kristalle, leicht lösl. in Wasser; **Darst.:** 10 g Natriumwolframat* werden mit 8 mL Phosphorsäure* 85 % u. 75 mL Wasser 3 Std. unter Rückfluss erhitzt. Nach dem Erkalten wird auf 100 mL verdünnt. **Anw.:** Lsg. ist Reagenz Ph.Eur.6; z. B. für Alkaloide*, Eiweißstoffe, Peptone*, Aminosäuren*, Harnsäure*, Gerbstoffe* (vgl. Hautpulvermethode).

**Wolframblau:** makromolekulare blaue Wolframoxide ($WO_2 \cdot n\,WO_3$); **Darst.:** Reduktion von Wolframatophosphorsäure* z. B. mit Zinn(II)*-chlorid ($SnCl_2$) od. Zink/HCl.

**Wolframit:** s. Wolfram.

**Wolframium:** s. Wolfram.

**Wolframsäure:** Acidum wolframicum; Scheelsäure; CAS-Nr. 7783-03-1; $WO_3 \cdot H_2O$; $H_2WO_4$; $M_r$ 249.88; D. 5.5; prakt. unlösl. in Wasser u. Säuren, lösl. in Basen; die Salze der W. heißen Wolframate. **Anw.:** (techn.) Wolframfarben, Fluoreszenzstoffe. **Scheibler-Reagenz:** 10 g Natriumwolframat* ($Na_2WO_4$) werden in 30 mL Wasser gelöst u. 5 g Phosphorsäure* (25 %ig) hinzugefügt. **Anw.:** gibt mit Alkaloiden* einen flockigen Niederschlag, mit Strychnin* noch bei 1 : 200 000, mit Chinin* bei 1 : 100 000.

**Wolfsbeere:** s. Paris quadrifolia.

**Wolfseisenhut:** s. Aconitum napellus ssp. napellus (Herba Aconiti; andere Eisenhutarten).

**Wolfsfuß, Virginischer:** s. Lycopus virginicus.

**Wolfsmilch:** s. Euphorbia cyparissias; vgl. Euphorbiaceae.

**Wolfsmilchgewächse:** s. Euphorbiaceae.

**Wolfsspinnen:** s. Lycosa.

**Wolfstrapp:** **1.** Gemeiner W., Ufer-W.: s. Lycopus europaeus; **2.** Virginischer W.: s. Lycopus virginicus; **3.** s. Leonurus cardiaca; **4.** s. Leonurus lanatus.

**Wollblumen:** s. Verbascum-Arten.

**Wollfett:** s. Wollwachs.

**Wollkrautblätter:** s. Verbascum-Arten (Folia Verbasci).

**Wollnarzisse:** s. Lachnanthes tinctoria.

**Wollwachs:** Adeps lanae Ph.Eur.6, Lanolin USP, Wool Fat BP, Cera Lanae, Lanae cera, Adeps lanae anhydricus, Lanolinum anhydricum; veraltet Wollfett; die bei der Aufbereitung der Schafwolle gewonnene, gereinigte, wachsartige, wasserfreie Masse; **Eigenschaften:** hellgelbe, zähe Masse von schwachem, charakterist. Geruch; leicht lösl. in Ether, Chloroform, Benzin (Lsg. in Petrolether opalesziert), wenig lösl. in siedendem absolutem Ethanol, prakt. unlösl. in Wasser; Tp. 38–44 °C; VZ 90–105; SZ max. 1.0; Paraffine max. 1.0 %; Verdorbenheit: W. darf nicht ranzig od. stechend riechen. POZ (Methode A) max. 20; Summe aller Pestizide max. 1 ppm; Wasseraufnahmevermögen: für 10 g W. mind. 20 g Wasser; W. kann 200–300 % Wasser in Form einer W/O-Emulsion aufnehmen. **Lagerung:** vor Licht geschützt, <25 °C, in dem Verbrauch angepassten Behältnissen, möglichst vollständig gefüllt mit geschmolzenem Wollwachs; W. unterschiedl. Alters dürfen nicht vermischt gelagert werden. **Zusammensetzung:** Die komplizierte Zusammensetzung von W. ist noch nicht vollständig geklärt. W. ist chem. kein Fett, sondern ein Wachs, denn es besteht zu 95–96 % aus Estern höherer Fettsäuren (*n*-Fettsäuren von $C_{10}$ bis $C_{26}$, $\alpha$-Hydroxyfettsäuren $C_{14}$ u. $C_{16}$, Isopropylfettsäuren von $C_{10}$ bis $C_{28}$, *iso*-(Isopropyl)fettsäuren u. *anteiso*-(Isobutyl)fettsäuren von $C_9$ bis $C_{31}$) mit aliphat. Alkoholen (1-wertige *n*-Alkohole von $C_{18}$ bis $C_{30}$, 1,2-Diole von $C_{16}$ bis $C_{24}$, Isoalkohole von $C_{16}$ bis $C_{26}$) u. cycl. Alkoholen (Cholesterol u. anderen Cholestanderivaten, Lanosterol u. anderen Lanostanderivaten). Den Hauptanteil bilden Cholesterol-Fettsäureester. Daneben sind 2–2.5 % freies Cholesterol, 0.5–1 % andere freie Alkohole u. 1–2 % Kohlenwasserstoffe u. freie Fettsäuren enthalten. Der Zusatz von geeigneten Stabilisatoren ist wegen der bei längerer Lagerung auftretenden autoxidativen Veränderungen gestattet; Ph.Eur.6: max. 200 ppm Butylhydroxytoluol (Autoxidationsprozess verzögert). **Gew.:** Die durch Ausschleudern aus dem Wollwaschwasser erhaltene schmutzig braune, übelriechende Masse (enthält neben 7–15 % W. noch Fette, Fettsäuren, Kalisalze u. Seifen) wird ausgewaschen u. mit Alkalilauge emulgiert od. mit Cyclohexanol* entfettet u. erneut ausgeschleudert. Das sich dabei abscheidende W. wird mit Calciumchlorid behandelt, um noch vorhandene Seifenanteile in Kalkseifen überzuführen. Das unverseifte W. wird mit Aceton extrahiert, nach dem Verdampfen des Acetons mit Kaliumpermanganatlösung erwärmt, um den Geruch zu beseitigen, u. durch Filtrieren mit Kohle gereinigt. **Cera (Adeps) Lanae crudus:** rohes W. aus dem Wollwaschwasser, das ledigl. mit Wasser ausgekocht u. filtriert wurde; braune, widerlich riechende Masse; auch als Oesipus (Oesypus) bezeichnet; **Zuber.:** z. B. Lanolin* (DAB), Unguentum* molle (DAC); **Anw.:** (med.) hautaffine wasseraufnehmende Salbengrundlage (bis zu 200–300 % Wasser in Form einer W/O-Emulsion); ferner als Emulgator (durch die vorhandenen Wollwachsalkohole), Überfettungsmittel u. in Fettpudern; Weichmacher in Heftpflastern; allein als Salbengrundlage wegen seiner Klebrigkeit u. Zähigkeit weniger geeignet; zus. mit flüssigen u. festen Kohlenwasserstoffen, Isopropylmyristat, Ölsäureoleylester u. a. entsteht eine gut spreitende u. wasseraufnahmefähige Grundlage. **Hydriertes Wollwachs:** Adeps lanae hydrogenatus Ph.Eur.6; Mischung von Sterolen u. höheren aliphat. Alkoholen, die durch katalyt. Hydrierung von Wollwachs bei hohem Druck u. hoher Temp. erhalten wird; dabei sollen die Ester u. Säuren zu den entspr. Alkoholen reduziert werden; weiße bis blassgelbe, salbenartige Substanz; prakt. unlösl. in Wasser, lösl. in siedendem Ethanol u. in Petrolether; kann Butylhydroxytoluol enthalten; Steigschmelzpunkt 45–55 °C; SZ max 1.0; OHZ 140–180 (Methode A); VZ max. 8.0; Trocknungsverlust max. 3.0 %. **Wasserhaltiges Wollwachs:** Adeps lanae cum aqua Ph.Eur.6 (nicht zu verwechseln mit Cera Lanae cum Aqua composita ÖAB, für welches das Syn. Lanolinum verwendet wird u. das auch in seiner Zusammensetzung dem Lanolin* DAB ähnl. ist); Mischung aus 75 % Wollwachs u. 25 % Wasser; Herst. durch portionsweises Zusetzen von Wasser zum geschmolzenen Wachs; blassgelbe Substanz von salbenartiger Konsistenz; Gehalt an Butylhydroxytoluol max. 150 ppm; Tp. 38–44 °C; SZ max. 0.8, POZ max. 15 (Methode A); VZ 67–79; Paraffine max. 1.0 %; Wasseraufnahmevermögen von 10 g mind. 20 mL; Lagerung unterhalb 25 °C. **Wollwachsalkohole:** Alcoholes adipis lanae Ph.Eur.6, Lanae alcoholes, Lanalcolum; Gemisch von Sterolen (mind. 30 % Cholesterol) u. höheren aliphat. Alkoholen aus dem Wollwachs (ein Zusatz von bis zu 200 ppm Butylhydroxytoluol als Stabilisator ist erlaubt); hellgelbe bis bräunl. gelbe, wachsartige Masse (Feststoff) von schwachem Geruch; die Substanz erweicht beim Erwärmen u. zeigt nach längerer Lagerung eine glatte, glänzende Oberfläche; lösl. in Ether, Chloroform, Dichlormethan, siedendem absolutem Ethanol, wenig lösl. in Ethanol (90 %), in Wasser prakt. unlösl.; Schmelztemperatur mind. 58 °C, SZ max. 2; VZ max. 12; OHZ 120–180 (Methode A); POZ max. 15 (Methode A); **Gew.:** durch Verseifung (ergibt Arzneibuchqualitäten) od. durch Hydrierung (ergibt schlechteres Wasseraufnahmevermögen) von Wollwachs; Wasseraufnahmevermögen: 0.6 g Wollwachsalkohole werden mit 9.4 g weißem Vaselin geschmolzen u. nach dem Erkalten 20 mL Wasser eingearbeitet; innerhalb 24 h darf kein Wasser austreten. Lagerung: wie bei W. angegeben; **Inkomp.:** wollwachshaltige Emulsionen, Methylcellulose, Tragant, Phenole, Teerprodukte, hydrophile Tenside u. grenzflächenaktive Arzneistoffe; **Anw.:** Zusatz zu lipophilen Grundstoffen (z. B. Vaselin, Paraffine) in Konz. von ca. 3–6 % als W/O-Emulgator.

**Wollwachsalkohole:** s. Wollwachs.

**Wollwachsalkoholsalbe:** s. Unguentum Alcoholum Lanae.



**Wollwachsalkoholsalbe pH 5, wasserhaltige:** s. Unguentum Lanalcoli aquosum pH 5.

**Wollwachsalkoholsalbe, wasserhaltige:** s. Unguentum Alcoholum Lanae aquosum.

**Wollwachs, wasserhaltiges:** **1.** Adeps lanae cum aqua Ph.Eur.6; s. Wollwachs; **2.** Cera Lanae cum Aqua composita ÖAB; s. Lanolin.

**Wood-Metall:** s. Bismut.

**Wood-Werkmann-Reaktion:** s. Carboxylierung.

**Woorari:** s. Curare.

**World Health Organization:** s. WHO.

**Woulfe-Flasche:** starkwandige, zylindr. Glasflasche mit 2–3 Hälsen (Zuleitungsrohr, Ableitungsrohr, ggf. Sicherheitsrohr), die als Gasentwicklungsflasche, Absorptionsgefäß od. Vorschaltflasche beim Arbeiten im Vakuum verwendet wird.

**Wrangenwurzel:** s. Helleborus viridis (Hellebori viridis rhizoma).

**WTP:** Abk. für (engl.) ***w**illingness **t**o **p**ay*; s. Zahlungsbereitschaft.

**Wuchsstoffe:** s. Phytohormone.

**Würmer:** s. Helminthes.

**Wüstentabak:** s. Cannabis sativa (Herba Cannabis indicae).

**Wundauflage:** Wundabdeckung aus textilem od. nichttextilem Material zur differenzierten Behandlung von Wunden*; **Formen:** inaktive (Kompressen aus Mull* od. Vliesstoff*) u. interaktive W. (Alginate*, Hydrogele*, Hydrokolloide); s. Tabelle. Vgl. Wundbehandlungsmittel.

**Wundbalsam:** s. Balsamum peruvianum.

**Wundbehandlungsmittel:** äußerl. anzuwendende Mittel zur Behandlung von Wunden aller Art, z. B. Schürf-, Schnitt-, Quetsch-, Biss- u. Brandwunden, Erfrierungen, Ulcus cruris (Unterschenkelgeschwüre), Dekubitus*; W. dienen u. a. zur Desinfektion, Beschleunigung der Wundheilung u. Verminderung der Narbenbildung; sie können bei falscher Anw. die Wundheilung hinauszögern. Auswahl eines geeigneten W. richtet sich nach Art, Lokalisation, Beschaffenheit, Alter u. Infektionszustand der Wunde; neben den Wirkstoffen spielen bei der Wundbehandlung die Arzneiform u. die physikal. Maßnahmen eine bedeutende Rolle. **Einteilung: 1. Wundreinigungs- u. Wunddesinfektionsmittel:** meist Desinfizienzienbäder (z. B. Kaliumpermanganat*, 8-Hydroxychinolinsulfat*-Kaliumsulfat), lokal anzuwendende Antibiotika (z. B. Bacitracin*), proteolyt. Enzyme zur Hydrolyse denaturierten Kollagens (Kollagenasen, Trypsin*) od. zum Abbau von Fibrin, Blutgerinnseln (z. B. Streptokinase) u. Eiter sowie Zinkpasten od. -salbe zum Aufsaugen von Sekret; **2. Wundheilmittel:** granulationsfördernde u. epithelisierende Stoffe wie z. B. Dexpanthenol*, Allantoin*, pflanzliche Gerbstoffe* sowie geeignete, z. T. auch desinfizierend wirkende Drogen u. ihre Zubereitungen, z. B. Centella* asiatica, Calendula* officinalis, Echinacea-Arten, Matricaria* recutita; **3. Narbenbehandlungsmittel:** Zuber. zur Auflockerung harter Narben; enthalten z. B. Allantoin*, Harnstoff*, Antikoagulanzien* vom Heparintyp, erweichende Öle wie Olivenöl od. pflanzl. Auszüge wie Johanniskrautöl u. Arnikatinktur.

**Wundbenzin:** s. Benzin, pharmazeutisches.

**Wundauflage**

| Typ | Eigenschaften |
|---|---|
| **inaktive Wundauflage** | |
| textile Mull- oder Vlieskompressen | |
| reine Kompresse* | austrocknend, verklebend |
| beschichtete Kompresse, z. B. mit Aluminium (Verbandtuch*) oder Paraffin, sog. imprägnierte Gaze, Salbenverband | hydrophob |
| mit Synthesefasern | hydrophob |
| Folienverband (s. Inzisionsfolie) | durchsichtig, semipermeabel |
| Schaumstoffkompresse aus Polyurethan | wasserdampf- und luftdurchlässig, ohne Saugvermögen |
| **interaktive Wundauflage** | |
| Alginate | nehmen Sekret auf, halten feucht |
| Hydrogele | hoher Wasseranteil, geben Feuchtigkeit ab |
| Hydrokolloide | hohes, schnelles Saugvermögen; relativ lange Verweildauer möglich |

**Wunde:** Vulnus; Unterbrechung des Zusammenhangs von Körpergeweben mit od. ohne Substanzverlust; **Formen: 1. akute** W.: **a)** mechan. W. durch äußere Gewalt, v. a. als Schnitt- u. Stichwunde (scharf schneidend bzw. spitz), Quetschwunde, Platz-, Riss- u. Schürfwunde (stumpf), Kratz- u. Bisswunde (kombiniert scharf-stumpf) u. als Schusswunde; **b)** therm. W. durch Hitze (Verbrennung*) od. Kälte (Erfrierung); **c)** strahlenbedingte W. durch Ultraviolettstrahlung od. ionisierende Strahlung; **d)** chem. W., v. a. durch Verätzung; **2. chron.** W.: **a)** periphere arterielle Verschlusskrankheit im Stadium IV: durch Ischämie* bedingte W. u. a. mit Gangrän*; **b)** Dekubitus; **c)** Unterschenkelgeschwür*; **d)** tiefe Geschwüre bes. an Ferse u. Zehenballen u. a. bei neurolog. Störungen i. R. von Diabetes* mellitus, Lepra*, Tabes* dorsalis, Alkoholmissbrauch. Vgl. Wundbehandlungsmittel.

**Wunderbeeren:** s. Synsepalum dulciferum.

**Wundklee:** s. Anthyllis vulneraria.

**Wundkraut, Heidnisch:** s. Solidago virgaurea.

**Wundrose:** s. Erysipel.

**Wundschnellverband:** umgangssprachl. Pflaster; Wundauflage* aus z. B. Gewebe od. Vliesstoff*, evtl. aluminiumbedampft, auf klebendem Träger wie z. B. Polyacrylat, Zinkoxid-Kautschuk; auch in wasserdichter Form mit Kunststoff-Folienüberzug od. als sterile Wundverschluss-Streifen (sog. Suture Strips) mit elastischer Haftfähigkeit zur raschen Wundheilung ohne Narben- u. Pigmentbildung.

**Wundschwamm:** s. Fomes fomentarius.

**Wundstäbchen:** s. Bacilli.

**Wundstarrkrampf:** s. Tetanus.

**Wund- und Heilsalbe:** s. Unguentum contra vulnera.

**Wund- und Heilsalbe mit Lebertran:** Zusammensetzung: NFA, 10.0 T. Lebertran*, 10.0 T. Zinkoxid*, Unguentum* Alcoholum Lanae ad 100 T.; **Anw.:** als Wund- u. Heilsalbe. Vgl. Pasta Zinci cum Oleo Iecoris Aselli.

**Wurali:** s. Curare.

**Wurmerkrankung:** Helminthiasis; durch parasitäre Würmer (s. Helminthes) verursachte Erkrankung; **Formen:** z. B. Askariasis, Echinokokkose*, Enterobiasis, Filariosen*, Onchozerkose*, Taeniasis* u. Trichinose*; **Ther.:** s. Anthelminthika.

**Wurmfarnextrakt:** s. Extractum Filicis maris.

**Wurmfarnwurzel:** s. Dryopteris filix-mas (Rhizoma Filicis).

**Wurmkraut:** **1.** s. Artemisia cina; **2.** s. Tanacetum vulgare (Herba Tanaceti); **3.** s. Chenopodium ambrosioides var. anthelminticum; **4.** s. Spigelia anthelmia.

**Wurmkraut, Amerikanisches:** s. Chenopodium ambrosioides var. anthelminticum

**Wurmkrautblüten:** s. Tanacetum vulgare (Flores Tanaceti).

**Wurmkrautsamenöl:** s. Chenopodium ambrosioides var. anthelminticum (Oleum Chenopodii anthelmintici).

**Wurmmittel:** s. Anthelminthika.

**Wurmmoos, Korsikanisches:** s. Alsidium helminthochorton.

**Wurmsamen:** **1.** s. Chenopodium ambrosioides var. anthelminticum; **2.** fälschl. für Cinae flos (s. Artemisia cina).

**Wurmsamenöl, Amerikanisches:** s. Chenopodium ambrosioides var. anthelminticum (Oleum Chenopodii anthelmintici).

**Wurmtang:** s. Alsidium helminthochorton.

**Wurster-Salz:** *N,N,N',N'*-Tetramethyl-*p*-phenylendiamin-hydrobromid; Reagenz zum Nachw. von Osazonen*; entsteht durch Oxidation von Tetramethyl-*p*-phenylendiamin mit Brom* in saurer Lsg.; enthält ein rot gefärbtes, durch Resonanz (s. Mesomerie) stabilisiertes, radikal. Kation (s. Abb.).

**Wurster-Verfahren:** s. Mikrokapseln; Dragieren; Granulieren.

**Wurtz-Fittig-Reaktion:** Methode zur Herst. alkylierter aromatischer Kohlenwasserstoffe* durch Umsetzung von Arylhalogeniden* mit Alkylhalogeniden in Gegenwart von Natrium*; **Beispiel:** *p*-Xylol* bildet sich aus 1,4-Dibrom-benzol (s. Abb.).

W

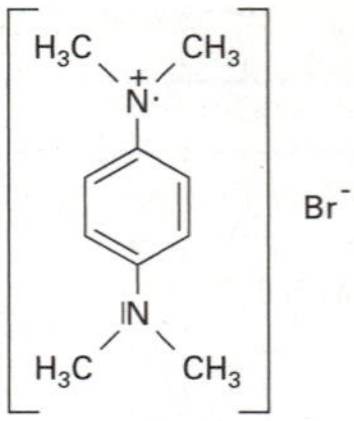

**Wurster-Salz**

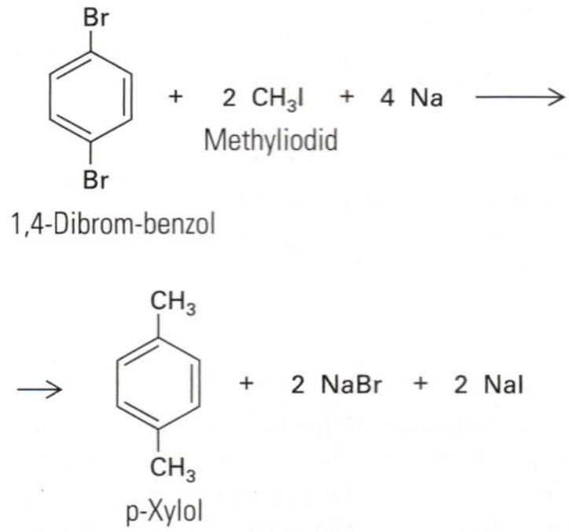


**Wurtz-Fittig-Reaktion:** Bildung von *p*-Xylol

**Wurtz-Reaktion:** Methode zur Synthese symmetr. Kohlenwasserstoffe* aus Alkylbromiden od. -iodiden mit Natrium* od. anderen reduzierenden Metallen; **Beispiel:** Aus Methyliodid entsteht Ethan* (s. Abb.).

$$\underset{\text{Methyliodid}}{2\ CH_3I} + 2\ Na \longrightarrow \underset{\text{Ethan}}{H_3C{-}CH_3} + 2\ NaI$$

**Wurtz-Reaktion:** Bildung von Ethan als Beispiel

**Wurzel:** Radix (Abk. Rad.); bei den echten Wurzeln unterscheidet man **Hauptwurzel** (wenn kräftig: Pfahlwurzel) u. **Nebenwurzeln** (Seitenwurzeln); ferner kennt man Erdwurzeln (nur diese sind von pharmaz. Interesse), Wasserwurzeln, Luftwurzeln u. Schmarotzerwurzeln (Haustorien*); **I. primärer Bau der W.: 1. Rinde:** besteht aus parenchymat. Speichergewebe, wird begrenzt von folgendem Abschlussgewebe: a) Rhizodermis*: meist nur kurze Zeit erhalten, mit Wurzelhaaren, keine Kutikula*; b) Exodermis (Metaderm*): ersetzt die Rhizodermis, geht aus den subrhizoidalen Zellschichten hervor; es werden Suberinlamellen an die Cellulosewände der Zellwände angelagert. c) Endodermis*: innerste Schicht, fungiert als physiol. Scheide, die den Übertritt des Wassers u. der darin gelösten Salze in den Zentralzylinder kontrolliert; einzelne Zellen, die sog. Durchlasszellen*, sind unverdickt. **2. Zentralzylinder:** ein zentrales, radiäres Leitbündel*; nach der Anzahl der im Bündel vorhandenen Xylemstränge (s. Xylem) wird es als di-, tri-, tetr-, pent-, hex-, hept-, okt- bzw. oligo- od. polyarch bezeichnet. Die Xylemstränge stoßen in der Mitte des Bündels entweder zusammen od. es liegt hier Parenchym*, Sklerenchym* od. beides vor. Die äußerste Schicht des Zentralzylinders, direkt unter der Endodermis, ist der 1–2 Zellen breite Perizykel*; a) **W. dikotyler Pflanzen** (s. Dikotyledoneae): oligoarche Leitbündel; Endodermis nur mit Caspary*-Streifen; mehr od. weniger deutl. sekundäres Dickenwachstum*; b) **W. monokotyler Pflanzen** (s. Monokotyledonae): polyarche Bündel, Endodermis verdickt sich; kein sekundäres Dickenwachstum; **II. sekundärer Bau der W.:** Nach sekundärem Dickenwachstum* ist der Unterschied zw. Wurzel u. Spross nur noch gering, da jetzt das inzwischen kreisförmige Kambium* nach innen sekundäres Xylem (Holz*) u. nach außen sekundäres Phloem* (Rinde*) bildet. Vom Kambium werden vor den primären Xylemstrahlen erste Holzstrahlen (parenchymat. Gewebe) angelegt. Echte Markstrahlen* gibt es in der Wurzel nicht. Das Periderm* entsteht bei der W. meist aus dem Perizykel, so dass kein primäres Rindengewebe, also auch keine Endodermis mehr erhalten ist. **Nebenwurzeln:** entstehen bei den Gymnospermae* u. Angiospermae* aus dem Perizykel* entweder über den Xylemstrahlen od. über den Parenchymplatten, die Xylem u. Phloem voneinander trennen (daher immer so viele Nebenwurzeln wie Xylemstrahlen od. doppelt so viele). Da die Nebenwurzeln im Ggs. zu den Seitensprossen also endogen entstehen, müssen sie die Rinde durchbrechen, indem sie das Rindengewebe mechan. zur Seite schieben. **Rüben:** W. können in Form von Rüben* auch als Speicherorgane für Zucker*, Stärke (Amylum*) od. Inulin* fungieren; sie bilden sich nur dort, wo eine Primärwurzel sich in ein Speicherorgan umwandelt (nur bei den Dikotyledonae). Vgl. Rhizom; Radicula; Knolle; Zwiebel.

**Wurzelfüßer:** s. Protozoen.

**Wurzelhaare:** s. Rhizodermis.

**Wurzelhaube:** Kalyptra; Ansammlung von Parenchymzellen (s. Parenchym), die fingerhutartig das Wurzelmeristem (s. Kambium) bedecken u. es beim Vordringen der Wurzelspitze ins Erdreich schützen.

**Wurzelknöllchen:** lokale, knöllchenartige Wucherungen des Rindengewebes an den Wurzeln versch. Pflanzen, hervorgerufen durch die Symbiose mit $N_2$-fixierenden Bakt. (Knöllchenbakterien); die Bakt. reduzieren Luftstickstoff mittels des Enzyms Nitrogenase zu Ammoniak*, wodurch die Pflanzen von der Zufuhr gebundenen Stickstoffs aus dem Boden unabhängig werden. W. bilden z. B. Erlen mit den Streptomyceten Frankia alni, weitere 140 Arten aus 9 Pflanzenfamilien mit Actinomyceten (z. B. Alnus-Arten). Landwirtschaftl. von Bedeutung sind die W. der Fabales*, die von Bakterien der nahe verwandten Gattungen Rhizobium, Bradyrhyzobium, Azorhizobium, Mesorhizobium u. Sinorhizobium gebildet werden. Die symbiot. $N_2$-Fixierung ist außerordentl. leistungsfähig, z. B. bei Alnus-W. 50–200 kg $N_2$ pro Hektar u. Jahr.

**Wurzelknolle:** s. Knolle (Formen).

**Wurzelpetersilie:** s. Petroselinum crispum (Petroselinum crispum ssp. tuberosum).

**Wurzelrübe:** s. Rübe.

**Wurzelstock:** s. Rhizom.

**Wurzelsystem, allorrhizes:** Wurzelsystem, das aus einer Pfahlwurzel*, die aus der Primärwurzel entstanden ist, sowie Nebenwurzeln besteht; meist mit sekundärem Dickenwachstum*. Vgl. Wurzelsystem, homorrhizes.

**Wurzelsystem, homorrhizes:** Wurzelsystem, das ganz od. überwiegend aus gleichrangigen, nicht od. nur mäßig verzweigten Wurzeln* aufgebaut ist; alle Farnpflanzen weisen ein h. W. auf. Da ihnen als Sporenpflanzen eine Radicula* fehlt, sind bei ihnen alle Wurzeln grundsätzlich sprossbürtig (**primäre Homorrhizie**). Bei Samenpflanzen, die einen bipolaren Embryo mit Wurzelpol aufweisen, gibt es keine primäre, sondern eine **sekundäre Homorrhizie**. Bei monokotylen Pflanzen (z. B. Mais) wachsen aus den unteren Sprossknoten zahlreiche gleichrangige Wurzeln, die i. d. R. das schwach entwickelte primäre Wurzelsystem der Pflanzen ergänzen. Sprossbürtige Wurzeln (**Adventivwurzeln**) finden sich auch bei Eudikotyledonen, z. B. bei allen Rhizompflanzen. Vgl. Wurzelsystem, allorrhizes.

**Wurzelterpentinöl:** s. Terebinthina (Holzterpentinöl).

**Wurzelzichorie:** s. Cichorium intybus.

**Wu zhu yu:** s. Evodia rutaecarpa.

**WZ:** Abk. für Wasserzahl*.

# X

**x:** (physik.) Symbol für Stoffmengenanteil*.

**X:** röm. Zahl für 10 (decimus).

**Xamoterol** (INN): 1-(4-Hydroxyphenoxy)-3-[2-(4-morpholinocarboxamido)-ethylamino]-2-propanol; CAS-Nr. 81801-12-9; $C_{16}H_{25}N_3O_5$; $M_r$ 339.4; Schmp. 168–169 °C (unter Zers.; Hemifumarat); nicht mehr im Handel befindl. partielles Beta-1-Sympathomimetikum*; früher angewendet als Kardiakum* zur Behandlung leichter bis mittelschwerer Herzinsuffizienz; positiv inotrope u. chronotrope Wirk.; **UAW:** Verschlechterung der Atemfunktion, Übelkeit, Erbrechen.

**Xanthangummi:** Xanthani gummi Ph.Eur.6, Xanthan (Gum), Gummi Xanthani; $M_r$ 2–15 Mio.; von Xanthomonas* campestris aus Glucose gebildetes, hydrophiles Heteropolysaccharid aus einer Kette aus $\beta$-1,4-verknüpfter D-Glucose (vgl. Cellulose), deren Seitenketten aus teilweise acetylierter od. mit Pyruvat verknüpfter Glucose sowie Mannose u. Glucuronsäure bestehen; z. T. als Ca-, K- od-Na-Salz; Viskosität (0.6 %) mind. 600 mPa · s bei 24 °C; Trocknungsverlust max. 15 %; max. $10^3$ Bakterien u. $10^2$ Pilze/g, frei von Escherichia coli; **Anw.:** als Verdickungsmittel in der Nahrungsmittelindustrie; als Stabilisatoren in pharmaz. u. kosmet. Präparaten.

**Xanthate:** s. Xanthogensäure.

**Xanthen:** Dibenzo-$\gamma$-pyran; $C_{13}H_{10}O$; $M_r$ 182.32; Schmp. 100.5 °C; Sdp. 315 °C; farblose bis gelbl. Kristallblättchen; lösl. in Ethanol, Chloroform, Benzol, sehr schwer lösl. in Wasser; **Vork.:** Grundkörper der Xanthenfarbstoffe (Rhodamine*, Fluoresceine*, Gallamine).

**9-Xanthenol:** s. Xanthydrol.

**Xanthin:** *7H*-Purin-2,6-diol; 3,7-Dihydro-1*H*-purin-2,6-dion; CAS-Nr. 69-89-6; $C_5H_4N_4O_2$, Strukturformel: s. Methylxanthine (Tab. 1 dort); $M_r$ 152.11; farblose Kristalle, lösl. in Ethanol u. Essigsäureethylester, sehr schwer lösl. in Wasser; zeigt Tautomerie*; **Vork.:** natürl. in Blut, Muskeln, Leber, Harn, in vielen Pflanzen (Kaffeebohnen, Teeblättern, Kartoffeln); **Bedeutung:** (physiol.) Zwischenprodukt im Purinstoffwechsel (s. Purinbasen, Abb. 2 dort), entsteht aus Guanin* durch Desaminierung* u. aus Hypoxanthin* durch Oxidation u. wird weiter zu Harnsäure* metabolisiert (s. Xanthinoxidase). Einige Xanthinderivate sind von physiol. Bedeutung wie Methylxanthine* od. Xanthinnucleotide.

**Xanthinoxidase:** Abk. XOD; Schardinger-Enzym; $M_r$ 275 000; pH-Optimum 4.7; isoelektr. Punkt 5.35; zu den Oxidasen* gehörende dimere Oxidoreduktase (s. Enzyme) des aeroben Purinabbaus, welche die Oxidation von Hypoxanthin* zu Xanthin* u. von Xanthin zu Harnsäure* katalysiert; Flavinenzym*; enthält 2 FAD, 2 Molybdän, 8 Fe (Enzym aus Milch) u. als Cofaktor* ein noch nicht eindeutig charakterisiertes Pteridin* (Molybdopterin). Geringe Substratspezifität; katalysiert auch die Oxidation anderer Purine*, aliphat. u. aromat. Aldehyde, Pyrimidine*, Pteridine* u. anderer heterocycl. Verbindungen. **Vork.:** natürl. in Leber u. Niere sowie in Milch; **Anw.:** **1.** (lebensmittelchem.) Nachw. von X. zur Unterscheidung von frischer u. gekochter Milch*; in Biosensoren zur Frischebestimmung von Fisch u. Fleisch; **2.** (therap.) Inhibition der X. durch Allopurinol* wird in der Ther. der Gicht* ausgenutzt (s. Xanthinoxidase-Hemmer).

**Xanthinoxidase-Hemmer:** Gichttherapeutika*, die durch Hemmung der Xanthinoxidase* die oxidative Umwandlung von Hypoxanthin* über Xanthin* zu Harnsäure* verhindern; **Wirk.:** Urikostatika (s. Gichttherapeutika); führen zur Absenkung der Harnsäurekonzentration im Blut; **Ind.:** chron. Gicht*; **Wirkstoffe:** Allopurinol*.

**Xanthinribosid:** s. Xanthosin.

**Xanthinurie:** vermehrte Ausscheidung von Xanthin* u. Hypoxanthin* im Harn; **Urs.:** **1.** angeborener Xanthinoxidasemangel; **2.** Hemmung der Xanthinoxidase* durch Allopurinol*.

**Xanthogenate:** s. Xanthogensäure.

**Xanthogensäure** (gr. xanthos gelb): ROC(S)SH; Sauerstoffester der Dithiokohlensäure; farbloses, unbeständiges Öl; **Xanthogenate:** Xanthate; Salze* u. Ester* der X.; beständig u. in Wasser leicht löslich; **Anw.:** (techn.) Schädlingsbekämpfungsmittel; Flotationsmittel bei der Erzaufbereitung; Cellulosexanthogenat ist das Ausgangsprodukt der Fabrikation von Viskosefasern*.

**Xanthommatin:** $C_{20}H_{13}N_3O_8$, Strukturformel: s. Abb.; $M_r$ 423.1; aus dem Tryptophanmetaboliten

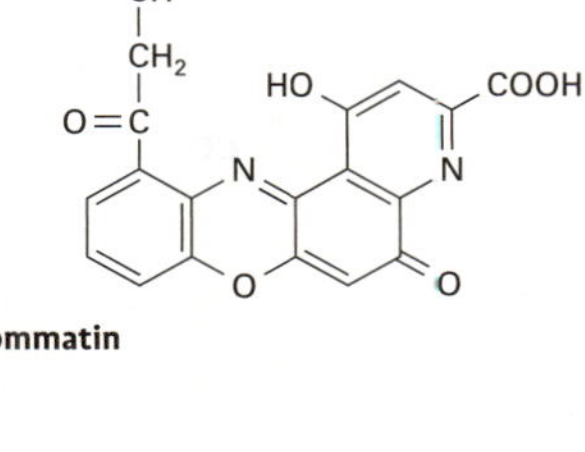


**Xanthommatin**

3-Hydroxykynurenin (s. Tryptophan) gebildeter Phenoxazonfarbstoff; **Vork.:** im Schlupfsekret des Schmetterlings Vanessa urticae (Kleiner Fuchs). Vgl. Ommochrome.

**Xanthomonas:** Gattung gramnegativer, aerober, begeißelter, pflanzenpathogener Stäbchenbakterien der Fam. Xanthomonadaceae; einige Species sind jetzt der Gattung Stenotrophomonas* zugeordnet; ubiquitär vorkommend; Erreger von Nosokomialinfektionen, bes. bei Patienten mit malignen Neubildungen; **Anw.:** (techn.) Herst. von Xanthangummi*.

**Xanthone:** Dibenzo-$\gamma$-pyronderivate wie Gentisin* (z. B. in Gentiana* lutea) od. Mangiferin (z. B. in Mangifera* indica); gelbe Verb., als Glykoside in Pflanzen weit verbreitet; auch Best. von Harzen*, v. a. Benzharzen.

**Xanthophyll:** Lutein; $\beta,\varepsilon$-Caroten-3,3′-diol; $C_{40}H_{56}O_2$; $M_r$ 568.85; eines der am weitesten verbreiteten natürl. Carotinoide*; gelb; besitzt keine Provitamin-A-Eigenschaften (s. Carotine); **Vork.:** Begleiter des Chlorophylls* in grünen Pflanzen (Laubfärbung), in Blütenblättern, Früchten, Algen u. Bakt., auch im Eidotter, in Getreidekörnern, als Dipalmitat in der Netzhaut des Auges.

**Xanthoproteinreaktion:** Eiweißreaktion zum Nachw. von Eiweißstoffen, die Tyrosin*, Phenylalanin* od. Tryptophan* enthalten; **Prinzip:** Beim Aufkochen mit konz. Salpetersäure tritt Gelbfärbung (Nitrierung der aromat. Aminosäurereste) auf, die bei Zusatz von Ammoniaklösung orange wird. **Hinweis:** Mit Gelbfärbung reagiert auch die menschl. Haut auf Betupfen mit Salpetersäure.

**Xanthopsie** (gr. xanthos gelb): Gelbsehen; Form der Chromopsie (Sehstörung, bei der Objekte in einer bestimmten Farbe erscheinen); **Vork.:** bei Ikterus*, Digitalisüberdosierung, Intoxikation mit Phenacetin, Santonin*, Chromsäure u. Schlangengiften*.

**Xanthopterin:** 2-Amino-4,6-dihydroxypteridin; $C_6H_5N_5O_2$; $M_r$ 179.14; gelbe Kristalle; s. Pterine.

**Xanthorhamnin:** s. Rhamnus alpinus ssp. fallax (Fallaxrinde).

**Xanthorrhizol:** s. Curcuma longa (Abb. 1 dort).

**Xanthosin:** Xanthinribosid; Nucleosid* des Xanthins*.

**Xanthotoxin:** s. Ammoidin.

**Xanthotoxol:** ein lineares Furanocumarin; Strukturformel: s. Furanocumarine (Abb. dort).

**Xanthoxylum:** **1.** s. Zanthoxylum fraxineum (Cortex Zanthoxyli); **2.** s. Zanthoxylum piperitum.

**Xanthurensäure:** Xanthursäure; 4,8-Dihydroxychinolin-2-carbonsäure; $C_{10}H_7NO_4$, Strukturformel: s. Abb.; $M_r$ 205.2; Abbauprodukt von Tryptophan*, das v. a. bei Pyridoxinmangel (s. Vitamin B, Vitamin $B_6$) vermehrt im Harn ausgeschieden wird.

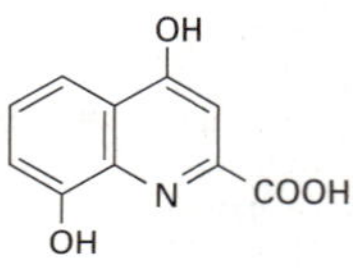


**Xanthurensäure**



**Xanthursäure:** s. Xanthurensäure.

**Xanthydrol:** 9-Xanthenol; CAS-Nr. 90-46-0; $C_{13}H_{10}O_2$; $M_r$ 198.2; Schmp. ca. 123 °C; weißes bis schwach gelbes Pulver; sehr schwer lösl. in Wasser, lösl. in Dichlormethan, Essigsäure 98 %, Ethanol u. Ether; **Anw.:** Reagenz Ph.Eur.6; z. B. zur Identitätsprüfung von Erythromycin*.

**Xanthyletin:** s. Pyranocumarine.

**Xantinolnicotinat** (INN): Xantinoli nicotinas; 7-{2-Hydroxy-3-[(2-hydroxyethyl)methylamino]propyl}theophyllin-nicotinat; CAS-Nr. 437-74-1; $C_{19}H_{26}N_6O_6$, $C_{13}H_{21}N_5O_4 \cdot C_6H_5NO_2$; $M_r$ 434.45; Schmp. 180 °C; lösl. in Wasser; **Wirk.:** Lipidsenker*; **Ind.:** primäre u. sekundäre Hyperlipoproteinämie; **Kontraind., WW u. UAW:** s. Inositolnicotinat; **Dos.:** p. o. 3 × 1 g/d, Dauertherapie: 2 × 1 g/d.

**Xe:** (chem.) Symbol für Xenon*.

**Xenoantikörper:** s. Heteroantikörper.

**Xenobiotika** (gr. xenos fremd; bios Leben): körperfremde Stoffe jeder Art.

**Xenon** (gr. xenos fremd): Symbol Xe; CAS-Nr. 7440-63-3; $A_r$ 131.29; OZ 54; D. $5.8971 \cdot 10^{-3}$ (bei 273 K); Schmp. −111.9 °C; Sdp. −108.1 °C; geruch-, farb- u. geschmackloses Edelgas*, das zu $9 \cdot 10^{-6}$ Vol% in der Luft enthalten ist; einziges Edelgas, das mit Sauerstoff Verb. eingeht. **Gew.:** fraktionierte Destillation von flüssiger Luft; **Off.:** Ph.Eur.6; [$^{133}$Xe]-Xenon-Injektionslösung zur Untersuchung der Gewebeperfusion; **Anw.:** **1.** (med.) Inhalationsnarkotikum; 2005 in Deutschland sowie 2007 in 11 weiteren europäischen Ländern zur Anw. in der Anästhesie zugelassen, für den allg. Einsatz jedoch zu teuer; lipidgebundenes Xe als i. v. Narkotikum* wird geprüft. **2.** (techn.) Füllung von Glühlampen; Hochdruck-Xe-Lampen geben ein dem Tageslicht ähnl. Licht (Autoscheinwerfer). **Gesch.:** 1898 von William Ramsay (1852–1916) spektroskop. nachgewiesen.

**Xenon-133:** Symbol $^{133}$Xe; OZ 54; Radionuklid* des Xenons*, HWZ 5.29 d; emittiert Beta-, Gamma- u. Röntgenstrahlen; **Herst.:** Abtrennung von den anderen Produkten der Uranspaltung; **Anw.:** sterile u. durch Zusatz von Natriumchlorid isotonisierte Injektionslösung ([$^{133}$Xe]Xenon-Injektionslösung Ph.Eur.6, Xenoni[$^{133}$Xe] solutio iniectabilis).

**[$^{133}$Xe]Xenon-Injektionslösung:** s. Xenon-133.

**Xenoni[$^{133}$Xe] solutio iniectabilis:** s. Xenon-133.

**Xenytropiumbromid** (INN): Phenylbenzylatropiniumbromid; *endo*-(±)-8-(1,1′-Biphenyl-4-ylmethyl)-3-(3-hydroxy-1-oxo-2-phenylpropoxy)-8-methyl-8-methyl-8-azoniabicyclo[3.2.1]octanhydroxid; CAS-Nr. 511-55-7; $C_{30}H_{35}NO_4$; $M_r$ 473.61; nicht mehr im Handel befindl. Parasympatholytikum*, neurotropes Spasmolytikum*; früher angewendet bei Gallenbeschwerden.

**Xereswein:** Jerezwein, Sherry; ein gespriteter Süßwein, der in der Umgebung der span. Stadt Jerez de la Frontera (Andalusien) erzeugt wird; zur Herst. von Arzneiweinen (s. Vina medicata).

**Xeroemulsionen:** s. Emulsionen.

**Xerogele** (gr. xeros trocken): s. Gele.

**Xerophthalmie:** durch Vitamin-A-Mangel verursachte Augenveränderungen; **Urs.:** Störung der Regeneration von Rhodopsin* u. Untergang von Photosensoren, Epithelstörungen an Bindehaut u.

Hornhaut; **Vork.:** v. a. bei Kindern bis zum 6. Lebensjahr mit Protein-Energie-Mangelsyndromen, in allen Altersstufen bei Resorptionsstörungen (z. B. Zöliakie*, zystische Fibrose*, alkohol. Leberzirrhose*); **Sympt.:** Nachtblindheit*, verdickte u. trockene Bindehaut, später oberflächl. Epithelläsionen, Hornhautgeschwüre, u. U. mit Einschmelzung bei fast reaktionslosem Auge; **Ther.:** Zufuhr von Vitamin* A, auch lokal als Augensalbe.

**Xerophthol:** s. Vitamin A.

**Xerophyten:** Pflanzen, die an trockene (aride) Standorte angepasst sind.

**Ximelagatran:** s. Melagatran.

**Xinafoat:** chem. Kurzbez. für 1-Hydroxy-2-naphthoat.

**Xipamid** (INN): 4-Chlor-2′,6′-dimethyl-5-sulfamoylsalicylanilid; CAS-Nr. 14293-44-8; $C_{15}H_{15}ClN_2O_4S$, Strukturformel: s. Diuretika (Abb. dort); $M_r$ 354.81; Schmp. ca. 260 °C (unter Zers.); fast unlösl. in Wasser, schwer lösl. in Chloroform, Ether, lösl. in Ethanol, sehr leicht lösl. in Aceton; **Wirk.:** Saluretikum (s. Diuretika), Antihypertensivum*; **Ind.:** Hypertonie, Ödeme; **Kontraind., WW u. UAW:** s. Bendroflumethiazid; **Dos.:** p. o. bei Ödemen 1 × 40 mg/d, Erhaltungsdosis bei Hypertonie 1 × 10–20 mg/d; HWZ 5.2–7 h.

**XOD:** Abk. für **X**anthin**o**xi**d**ase*.

**XRD:** Abk. für (engl.) ***X**-**R**ay **d**iffraction*; s. Kristallstrukturanalyse.

**X-Strahlen:** s. Röntgenstrahlen.

**Xylane:** aus D-Xylose* aufgebaute hochmolekulare Polysaccharide*; die Xylosereste liegen in Pyranoseform vor; die Verknüpfung erfolgt im Allg. β-1,4-glykosidisch. **Vork.:** gehören neben Cellulose* zu den am weitesten verbreiteten Pflanzenstoffen; Hauptbestandteile der Hemicellulosen*.

**Xylem:** Holzteil; (bot.) zus. mit dem Phloem* ein Teil der Leitbündel*, in dem Wasser u. Mineralstoffe von der Wurzel in die anderen Organe des pflanzl. Organismus befördert werden; besteht aus Hadrom (Gefäße* u. Holzparenchymzellen) u. Holzfasern (Libriform, Xylemfasern); beim sekundären Dickenwachstum* bildet das Kambium* nach innen sekundäres Xylem, das Holz*.

**Xylen:** s. Xylol.

**Xylenole:** Dimethylphenole; $C_6H_3(CH_3)_2O$; $M_r$ 122.16; 6 Isomere, die im Steinkohlenteer vorkommen; farblose Kristalle; lösl. in Ethanol, wenig lösl. in Wasser; giftiger als Cresole*; wirken 15-mal stärker bakterizid als Phenol*; **Anw.:** Desinfektionsmittel*, zur Schädlingsbekämpfung u. für antisept. Seifen.

**Xylidine:** Dimethylbenzolamine, Dimethylaniline; $(CH_3)_2C_6H_3—NH_2$; $M_r$ 121.18; **Herst.:** die 6 Isomere* entstehen bei der Reduktion von Nitroxylolen; **Anw.:** (techn.) *m*- u. *p*-Xylidine dienen zur Herst. von Azofarbstoffen*.

**Xylit:** s. Xylitol.

**Xylitol:** Xylitolum Ph.Eur.6; Xylit; *xylo*-1,2,3,4,5-Pentanpentol; CAS-Nr. 87-99-0; $C_5H_{12}O_5$; $M_r$ 152.1; Schmp. 94.5 °C; opt. inaktiver $C_5$-Zuckeralkohol*, abgeleitet von Xylose*; Nebenprodukt der Holzverzuckerung; kann aber auch durch katalyt. Hydrierung von Xylose dargestellt werden; **Anw.:** Lebensmittelzusatzstoff* E 967; X. wird vom menschl. Organismus vollständig verwertet, daher als Zuckerersatz für Diabetiker; als Süßmittel* mit Antikarieswirkung; in Infusionslösungen.

**Xylol:** Xylen, Xylolum; Dimethylbenzol; $C_8H_{10}$; $M_r$ 106.2; D. 0.862–0.865; Sdp. 137–142 °C; $n_D^{20\,°C}$ 1.496–1.497; Gemisch der 3 Isomere mit vorwiegendem Gehalt an *m*-Xylol nebst geringen Mengen sonstiger Kohlenwasserstoffe; klare, farblose Flüss., die beim Entzünden mit leuchtender, stark rußender Flamme brennt; in jedem Verhältnis mischbar mit absolutem Ethanol, Ether, Schwefelkohlenstoff, fetten u. vielen äther. Ölen, prakt. unlösl. in Wasser; **Vork.:** Best. des Rohbenzols (s. Benzol) u. Erdöls (s. Oleum Petrae); **Off.:** ÖAB; **Anw.:** **1.** (techn.) als Lösungsmittel (vgl. Neo-Clevenger-Apparatur); in der Mikroskopie als Aufhellungsmittel; mit Türkischrotöl* od. mit Seife emulgiertes X. wird zur Vernichtung von Stechmückenbrut in stehenden Gewässern verwendet (Verd. 1 : 20 000); **2.** (med.) obsolet; früher äußerl. gegen parasitäre Hauterkrankungen, zur Herst. von Solutio Masticis composita.

**Xylolmoschus:** 1,3-Dimethyl-5-*tert*-butyl-2,4,6-trinitrobenzol; $C_{12}H_{15}N_3O_6$, Strukturformel: s. Abb.; $M_r$ 297.3; Schmp. 113 °C; **Anw.:** (techn.) in der Parfümerie verwendeter synthet. Ersatzstoff für den natürl. vorkommenden Moschus*.

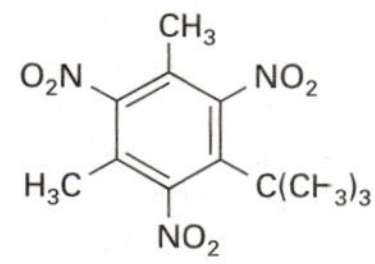


**Xylolmoschus**

**Xylometazolin** (INN): 2-(4-*tert*-Butyl-2,6-dimethylbenzyl)-2-imidazolin; CAS-Nr. 526-36-3; $C_{16}H_{24}N_2$, Strukturformel: s. Abb.; $M_r$ 244.37; Schmp. 131–133 °C. **Xylometazolinhydrochlorid:** Xylometazolini hydrochloridum Ph.Eur.; CAS-Nr. 1218-35-5; $C_{16}H_{25}ClN_2$; $M_r$ 280.8; Schmp. 337 °C; lösl. in 35 T. Wasser, leicht lösl. in Ethanol, schwer lösl. in Chloroform; **Off.:** DAC; **Wirk.:** (lokal) Vasokonstriktor, Alpha-Sympathomimetikum (s. Sympathomimetika); **Ind.:** Schleimhautabschwellung bei Schnupfen, Heuschnupfen, Nasennebenhöhlenentzündung; Augenbindehautentzündung; **UAW:** s. Oxymetazolin; **Dos.:** intranasal Tropfen, Spray 0.1 %.

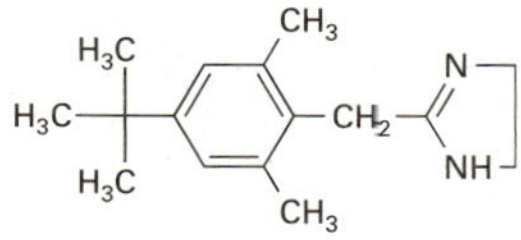


**Xylometazolin**

**Xylometazolinhydrochlorid-Nasengel:** Zusammensetzung: NRF (bis 2005), 0.1 T. Xylometazolinhydrochlorid (s. Xylometazolin), 0.25 T. Natriumdihydrogenphosphat-Dihydrat, 0.25 T. Natriummonohydrogenphosphat-Dodecahydrat, 0.4 T. Natriumchlorid, 3.0 T. 70 %ige Sorbitol-Lösung, 4.5 T. Hydroxyethylcellulose 400, 10.0 T. edetathaltige Benzalkoniumchlorid*-Stammlösung 0.1 %, gereinigtes Wasser ad 100 T.; **Anw.:** zur Abschwelllung der Nasenschleimhaut; durch Fertigarzneimittel ersetzt. Vgl. Rhinoguttae; Zubereitungen zur nasalen Anwendung.

**Xylopia aethiopica** (Dun.) A. Rich.: Fam. Annonaceae; trop. Afrika; Stpfl. von **Fructus Xylopiae:** Kanipfeffer, Mohrenpfeffer; **Anw.:** Gewürz.

**Xylose:** Xylosum Ph.Eur.6, D-(+)-Xylose; Holzzucker; $\alpha$-D-Xylopyranose; CAS-Nr. 58-86-6; $CH_2OH(CHOH)_3CHO$, Strukturformel: s. Monosaccharide (Abb. 1 dort); $M_r$ 150.13; Schmp. 153 °C; $[\alpha]_D^{20\,°C}$ +94° → +19° (c = 10 in Wasser); Monosaccharid*; Pentose*, mit Hefe nicht vergärbar; weiße Kristalle von sehr süßem Geschmack; wichtiger Nahrungsbestandteil für Pflanzenfresser, bes. für Wiederkäuer; **Off.:** DAC; **Herst.:** saure Hydrolyse von Xylanen* (Holzgummi), die sich u. a. in Holz, Stroh, Kleie u. Schalen von Aprikosenkernen finden; **Anw.:** Diagnostikum bei Malabsorption; **Dos.:** 25 g.

**Xysmalobium undulatum** (L.) R.Br.: Fam. Apocynaceae (früher Asclepiadaceae); Südafrika; Stpfl. von **Radix Uzarae:** Uzarawurzel; **Inhaltsst.:** die Cardenolidglykoside Uzarin*, Uzarosid, Urezin (3′-epi-Uzarigenin-diglucosid) u. Xysmalorin; die Aglyka (Uzarigenin u. Xysmalogenin) haben am C-17 zwar einen ungesättigten $\gamma$-Lactonring, die Herzwirksamkeit ist jedoch sehr gering, da die Ringe A u. B nicht *cis*-verknüpft sind (s. Glykoside, herzwirksame); **Anw.:** (volkstüml.) z. B. bei Verdauungsbeschwerden u. unspezif., akuten Durchfallerkrankungen.

# Y

**y:** Vorsatzzeichen für Yocto-*.

**Y:** **1.** (chem.) Symbol für Yttrium*; **2.** (chem.) Symbol für Tyrosin*; **3.** Vorsatzzeichen für Yotta-*.

**Yaborandiblätter:** s. Pilocarpus-Arten (Folia Jaborandi).

**YAC:** Abk. für (engl.) *yeast **a**rtificial **c**hromosome;* künstlich hergestellte Vektoren* mit Kapazität zur Aufnahme größerer DNA-Fragmente (s. Gentechnologie).

**Yage:** s. Banisteriopsis caapi (Lignum Banisteriae).

**Yagein:** s. Harmin.

**Yage-Trank:** s. Harmin (Anw.).

**Yaje:** s. Banisteriopsis caapi (Lignum Banisteriae).

**Yakée:** s. Virola calophylloidea.

**Yamaka Dravya:** im Ayurveda* Bez. für eine Lipidphase (z. B. Sesamöl od. Ghee), die dazu dienen soll, die Wirksubstanzen der Hauptinhaltsstoffe eines Arzneimittels in lipophilen Organen u. Geweben verfügbar zu machen; Inhaltsstoff eines ayurvedischen Komplexmittels*.

**Yamswurzel:** s. Dioscorea villosa (Rhizoma Dioscoreae villosae).

**Yangonine:** s. Piper methysticum (Piperis methystici rhizoma, Inhaltsst.).

**Yb:** (chem.) Symbol für Ytterbium*.

**yeast:** s. Faex.

**Yersinia:** Gattung gramnegativer Stäbchenbakterien der Fam. Enterobacteriaceae; Erreger von Yersiniosen; 11 **Species,** darunter **1.** Y. pestis (sog. Pestbakterien): Erreger der Pest*; **2.** Y. pseudotuberculosis: Erreger enteraler Infektionen mit Beteiligung mediastinaler Lymphknoten; **3.** Y. enterocolitica: Erreger akuter fieberhafter Enteritiden od. Enterokolitiden; u. U. mit Folgeerscheinungen wie Arthritis, Erythema nodosum od. Reiter-Krankheit; Y. ist sensitiv gegenüber Tetracyclinen, Co*-trimoxazol, Chinolonen u. Cephalosporinen der 3. Generation.

**Yi mu cao:** s. Leonorus heterophyllus.

**-yl:** s. Säurereste.

**Ylang-Ylang-Öl:** s. Cananga odorata (Oleum Canangae).

**Ylid:** inneres Salz*, das bei der Abspaltung eines Protons von einer an einem positiv geladenen Heteroatom* (sog. Onium-Atom) befindl. CH-Gruppe entsteht; vgl. Wittig-Reaktion.

**Yocto-:** Symbol y; gesetzl. Vorsatz für das $10^{-24}$-fache einer Einheit; vgl. SI-Einheiten.

**Yoga Vahi:** im Ayurveda* Bez. für Wirkungsverstärker von Arzneimitteln; i. d. R. Nahrungsmittel (häufig Milch, Ghee u. Honig), die als Zusatz zum ayurved. Arzneimittel eingenommen werden u. nach Ansicht der ayurved. Medizin dessen Wirkungen u. Wirksamkeit verstärken.

**Yohimban:** Strukturformel: s. Abb.; Grundgerüst einer Reihe von $\beta$-Carbolinalkaloiden*, die z. B. in Rauvolfia-Arten od. in Pausinystalia* johimbe vorkommen.

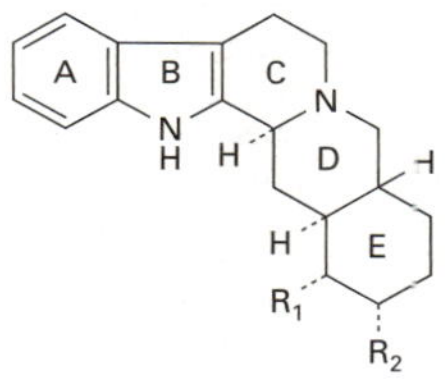


Yohimban: $R_1 = R_2 = H$

Yohimbin: $R_1 = CH_3OOC$; $R_2 = OH$

**Yohimban**

**Yohimberinde:** s. Pausinystalia johimbe (Cortex Yohimbehe).

**Yohimbin:** Yohimbinum; Yohimbinsäuremethylester, Johimbin, Quebrachin, Aphrodin; Methyl-17$\alpha$-hydroxy-16$\alpha$-yohimbancarboxylat; CAS-Nr. 146-48-5; $C_{21}H_{26}N_2O_3$, Strukturformel: s. Yohimban (Abb. dort); $M_r$ 354.43; Schmp. 235–237 °C; $[\alpha]_D^{20\,°C}$ +50.9 bis +62.2° (in Ethanol), $[\alpha]_D^{20\,°C}$ +108° (in Pyridin); weiße, seidenglänzende Kristalle od. lockeres Pulver von bitterem Geschmack; wenig lösl. in Wasser, mäßig lösl. in Ether, lösl. in Ethanol, Chloroform, heißem Benzol; $UV_{max}$ (Methanol) 226, 280, 291 nm (log $\varepsilon$ 4.56, 3.88, 3.80); **Vork.:** Hauptalkaloid der Yohimberinde (s. Pausinystalia johimbe, Cortex Yohimbehe), auch in Rauvolfia-Arten; **Wirk.:** Alpha-2-Rezeptoren-Blocker (s. Alpha-Rezeptoren-Blocker); **Ind.:** Erektionsstörungen* (erektile Dysfunktion), insbes. bei Psychogenese; **Kontraind.:** relativ: vorgeschädigtes Herz (insbes. koronare Herzkrankheit u. tachykarde Herzrhythmusstörungen), Hypertonie, Ulkuserkrankung des Magens od. Darms, Glaukom, psych. Erkrankungen (insbes. affektive Störungen u. Angstzustände); **WW:** Clonidin: gegenseitige Wirkungsaufhebung; Wirkungsverstärkung von Antidepressiva; antagonisierende Wirk. auf Antihypertensiva; **UAW:** Steigerung von Blutdruck u. Herzfrequenz, Palpitationen, verminderter Harndrang, Nervosität, innere Unruhe, Reizbarkeit, Schwindelgefühl, Schlaflosigkeit, Schwitzen, Tremor, Kopfschmerz, Hautrötung, Dysurie u. Schmerzen im Genitalbereich; selten gastrointestinale Störungen wie Übelkeit od. Erbrechen, Appetitlosigkeit, Magenbeschwerden u. Diarrhö; vereinzelt hypotone Kreislaufreaktionen. **Yohimbinhydrochlorid:** Yohimbinum hydrochloricum, Yohimbinium chloratum, Yohimbini hydrochloridum, Yohimbinii chloridum; CAS-Nr. 65-19-0; $C_{21}H_{27}ClN_2O_3$; $M_r$ 390.89; Schmp. 302 °C (unter Zers.); $[\alpha]_D^{22\,°C}$ +105° (in Wasser); weißes, krist. Pulver; lösl. in 100 T. Wasser, 20 T. siedendem Wasser, 500 T. Ethanol; **Off.:** Ph.Eur.6.

**δ-Yohimbin:** s. Raubasin.

**Yohimbinsäure** (INN): Acidum yohimbicum; 17α-Hydroxy-16α-yohimbancarbonsäure; CAS-Nr. 522-87-2; $C_{20}H_{24}N_2O_3$; $M_r$ 340.41; nicht mehr im Handel befindl. Sympatholytikum*; vgl. Yohimbin.

**Yohimbinsäuremethylester:** s. Yohimbin.

**Yohimbinum hydrochloricum:** s. Yohimbin.

**Yopo:** s. Piptadenia peregrina.

**Yotta-:** Symbol Y; gesetzl. Vorsatz für das $10^{24}$-fache einer Einheit; vgl. SI-Einheiten.

**Young-Gleichung:** s. Benetzbarkeit.

**Yperit:** s. Dichlordiethylsulfid.

**Ysop:** s. Hyssopus officinalis.

**Y-Stück:** s. Bifurkationsprothese.

**Ytterbium** (Ytterby, Ort in Schweden): Symbol Yb; CAS-Nr. 7440-64-4; $A_r$ 173.04; OZ 70; D. 6.965; Schmp. 824 °C; Sdp. 1192 °C; hell silbrig glänzendes, weiches, duktiles, schmiedbares, 2- u. 3-wertiges, zu den Lanthanoiden* gehörendes Metall*; wird von Wasser langsam angegriffen u. von Säuren rasch gelöst; **Vork.:** zu 2.77 ppm in der Erdkruste; im Monazit u. Euxenit; **Gew.:** Nach aufwändiger Abtrennung der Begleitmetalle wird das Oxid mit Lanthan* zum metall. Yb reduziert, das anschließend abdestilliert wird; Aufbewahrung unter Inertgas. **Anw.:** (techn.) Stahllegierungen, Ytterbium(III)-fluorid ($YbF_3$) in Zahninlayzement, zur Dotierung in der Lasertechnik.

**Yttererde:** natürl. Gemisch von Mineralien der Seltenerdmetalle*; vgl. Lanthanoide.

**Yttrium** (Ytterby, schwed. Fundort des Minerals Gadolinit): Symbol Y; $A_r$ 88.90585; OZ 39; D. 4.469; Schmp. ca. 1526 °C; Sdp. 3334 °C; dem Aluminium* ähnl., 3-wertiges, silbriges Leichtmetall* aus der Gruppe der Lanthanoide*, das an der Luft eine Oxidschicht bildet u. bei Temp. über 450 °C leicht verbrennt; lösl. in Wasser u. Säuren, unlösl. in Fluorwasserstoff; **Herst.:** Reduktion von Yttrium(III)-fluorid ($YF_3$) mit Calcium; **Gesch.:** 1794 als Oxidgemisch von Johan Gadolin (1760–1852) entdeckt.

**Yttrium-86:** Symbol $^{86}Y$; OZ 39; Radionuklid, HWZ 14.7 h; zerfällt unter Positronenzerfall (25 %) u. Emission von Gammastrahlen; **Herst.:** z. B. Protonenbestrahlung von Strontium*-86 am Zyklotron; **Anw.:** gewinnt an Bedeutung bei PET*-Untersuchungen, zur Dosimetrie für die Ther. mit Yttrium*-90 markierten Substanzen.

**Yttrium-90:** Symbol $^{90}Y$; Radionuklid*, das beim Zerfall von Strontium*-90 (HWZ 64.1 Jahre) entsteht; emittiert ausschließl. Elektronenstrahlung; **Gew.:** mittels Radionuklidgenerator*; **Anw.:** in der Nuklearmedizin zur Radioimmuntherapie*, da es eine günstige Strahlungsenergie ($\beta^-$, 2.28 MeV) u. HWZ (2.67 d) aufweist.

**Yucca filamentosa** L.: Palmlilie, Bajonettbaum; Fam. Agavaceae; heim. im südl. Nordamerika u. Mittelamerika; **Inhaltsst.:** Steroidsaponine; **Anw.:** (techn.) als Faserpflanze; zur Partialsynthese von Steroidhormonen. **Hom.:** Yucca filamentosa: frische Pflanze; verordnet z. B. bei Lebererkrankungen, Kopfschmerzen.

**Yuccagenin:** s. Saponine (Tab. 2 dort).

# Z

**ζ** (gr. Kleinbuchstabe zeta): (physik.) Symbol für Zeta*-Potential.

**z:** Vorsatzzeichen für Zepto-*.

**Z:** **1.** Symbol für Ordnungszahl*; **2.** Vorsatzzeichen für Zetta-*; **3.** Abk. für **z**usammen; Symbol für die Zuordnung von Doppelbindungsisomeren; s. *E/Z*-Nomenklatur.

**Zähigkeit:** s. Viskosität.

**Zählkammer:** Laborgerät zur mikroskop. Zählung zellulärer Elemente in Flüss. (z. B. Blut u. Liquor) sowie zur Bestimmung der Phasenverteilung in Emulsionen u. zur Untersuchung von Pulverdrogen; besteht aus einer starken Glasplatte von Objektträgergröße, in deren Mitte sich zw. 2 tiefen Querrillen Zählnetze befinden (s. Abb.); die heute gebräuchlichste Netzteilung ist die nach Neubauer. Die Zählung von Erythrozyten u. Leukozyten in Blutproben erfolgt heute im klin.-chem. Labor elektron. u. automatisiert; s. Coulter-Counter-Verfahren; Verw. der Z. bei der Auszählung von Zellen im Liquor cerebrospinalis u. Harn.

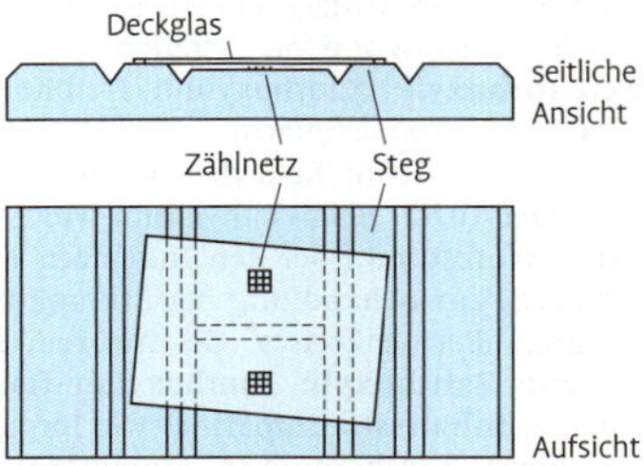


**Zählkammer:** schemat. Darst. in seitl. Ansicht u. in Aufsicht mit aufgesetzem Deckglas [15]

**Zählrohrdiffraktometer:** s. Kristallstrukturanalyse.

**Zählrohre:** s. Strahlenmessgeräte.

**Zählwaage:** s. Waagen.

**Zäpfchen:** s. Suppositoria.

**ZAEU:** Abk. für **Z**usammenschluss der **A**potheker der **EU**; europäische Vertretung der nationalen Apothekerverbände mit Sitz in Brüssel; deutsche Bez. der Pharmaceutical Group of the European Union (Abk. PGEU); Aufgaben: Interessenvertretung der europäischen Apotheker gegenüber den europäischen Entscheidungsträgern des Gesundheitswesens, Kontaktpflege zu anderen Organisationen wie Verbraucherschutzorganisationen.

**Zafirlukast:** {3-[2-Methoxy-4-[[(2-methylphenyl)sulfonyl-amino]carbonyl]phenyl]methyl-1-methyl-1*H*-indol-5-yl}carbaminsäure; CAS-Nr. 107753-78-6; $C_{31}H_{33}N_3O_6S$, Strukturformel: s. Abb.; $M_r$ 575.69; Schmp. 138–140 °C; in der Schweiz im Handel befindl. Leukotrien*-Rezeptor-Antagonist; in Deutschland u. Österreich außer Handel; **Ind.:** als Antiasthmatikum*; **Dos.:** p. o. 2 × 20 mg/d.

**Zahlungsbereitschaft:** (engl.) *willingness to pay (Abk. WTP)*; maximaler Geldbetrag, den ein Individuum für ein Gut zu zahlen bereit ist; Maß für die Wertschätzung eines Gutes aus Sicht des Individuums; **Zahlungsbereitschaftsmessung** ist eine wissenschaftl. Methode zur Erfassung der Zahlungsbereitschaft von Individuen z. B. für die Reduktion von Mortalität* u. Morbidität*; unterschieden werden: **1.** direkte Methode: Individuen werden nach ihrer Zahlungsbereitschaft gefragt; **2.** indirekter Ansatz: Ableitung der Zahlungsbereitschaft aus dem Verhalten der Individuen (Revealed-preferences-Ansatz); Beispiel: Aus dem Aufpreis für Airbags kann die Zahlungsbereitschaft der Autokäufer für eine Reduktion der Mortalität berechnet werden.

**Zahnbein:** s. Dentin.

**Zahnbelag:** s. Zahnplaque.

**Zahnbürstenbaum:** s. Salvadora persica.

**Zahnfleischentzündung:** s. Gingivitis.

**Zahnfüllstoff:** Füllungswerkstoff zum vorübergehenden od. dauerhaften Verschluss von Zahndefekten i. R. restaurativ-therap. Maßnahmen z. B. bei Karies*; **Formen: 1. plastischer** Z. (Komposit): **a)** Verbundwerkstoffe aus org. Kunststoffen u. anorg. Füllstoffen (feinstes Glas, Quarzpulver) als Zweikomponentensysteme, selbstverbindend od. über Lichtpolymerisation härtend; **b)** Amalgame*;

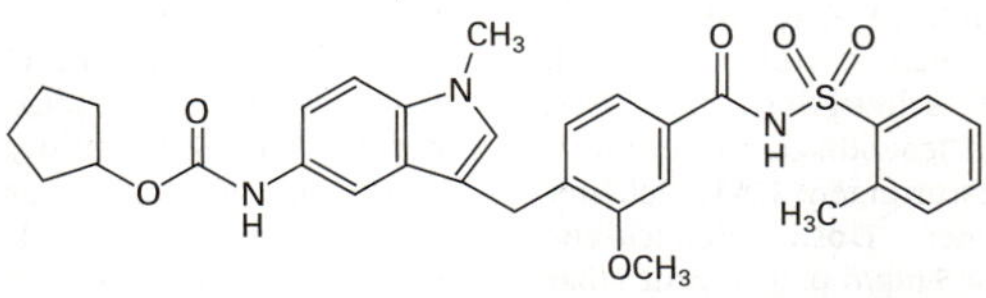


**Zafirlukast**

c) Zemente: zum vorübergehenden Verschluss, z. B. Phosphatzement (Zinkoxid + Phosphorsäure), Glasionomerzement (Aluminiumsilicat + Polyacrylat); d) Guttapercha* (Naturharz): für den Wurzelkanal; **2. nichtplastischer** Z.: a) Metalle: Goldlegierungen, Palladiumverbindungen, Nichtedelmetalle, z. B. Titan; b) Keramik, Feldspat, Quarz.

**Zahnkraut:** s. Plumbago europaea (Herba Plumbaginis).

**Zahnplaque:** vorwiegend aus Bakt. bestehender Zahnbelag (bakt. Plaque); Hauptursache infektiöser Erkrankungen des Zahnhalteapparats (s. Parodontalerkrankungen); kann durch Einlagerung von Mineralien zu Zahnstein verkalken; Substanzen gegen Z.: s. Antiplaquemittel. Vgl. Karies.

**Zahnplaque-Indikatoren:** Plaque-Indikatoren; Substanzen, die in Form von Farbstofflösungen od. Kautabletten zur Sichtbarmachung von Zahnplaque eingesetzt werden; als Farbstoffe werden z. B. Erythrosin*-Natrium (in Kautabletten od. als 8 %ige Lsg.) u. Triphenylmethanfarbstoffe* verwendet. Vgl. Antiplaquemittel.

**Zahnplaque-Inhibitoren:** s. Antiplaquemittel.

**Zahnputzpulver:** s. Pulvis dentifricius; Pulvis dentifricius cum Sapone.

**Zahnstein:** s. Zahnplaque.

**Zahnstocherkraut:** s. Ammi visnaga.

**Zahnwehholz:** s. Zanthoxylum fraxineum.

**Zahnwurzel:** s. Iris germanica (Rhizoma Iridis).

**Zalcitabin** (INN): 2′,3′-Didesoxycytidin; CAS-Nr. 7481-89-2; $C_9H_{13}N_3O_3$, Strukturformel: s. Abb.; $M_r$ 211.22; strukturell mit Zidovudin* verwandt; Analogon von 2′-Desoxycytidin; in Deutschland im Handel befindl. Virostatikum*; in Österreich u. der Schweiz außer Handel; **Wirk.:** Z. wird in der Zelle zu Didesoxycytidin-5′-triphosphat umgewandelt, hemmt die durch die reverse Transkriptase* vermittelte provirale DNA; **Ind.:** fortgeschrittene HIV*-Erkrankung Erwachsener (s. AIDS) bei Zidovudinintoleranz od. -versagen; **Kontraind.:** u. a. Kardiomyopathie, Herzinsuffizienz, Neuropathie, Pankreatitis; **UAW:** u. a. Neuropathie, Pankreatitis, Gewichtsverlust, Fieber, gastrointestinale Beschwerden; **Dos.:** p. o. 0.75 mg/8 h od. 5 μg/kg KG/4 h; HWZ 1–3 h.

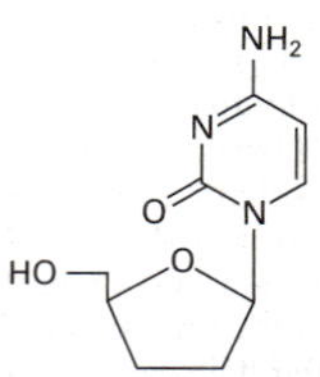


Zalcitabin

**Zaleplon** (INN): 3′-(3-Cyanopyrazolo[1,5-*a*]pyrimidin-7-yl)-*N*-ethylacetanilid; CAS-Nr. 151319-13-5; $C_{17}H_{15}N_5O$, Strukturformel: s. Abb.; $M_r$ 305.3; Schmp. 184 °C; logP 1.0; schwer lösl. in Wasser; **Wirk.:** Schlafmittel*; Benzodiazepin-Rezeptor-Agonist; **Ind.:** Einschlafstörungen; **UAW:** leichter Kopfschmerz, Schwäche; **Dos.:** Erwachsene 10 mg/d, ältere Patienten 5 mg/d p. o., unmittelbar vor od. nach dem Zubettgehen; HWZ 1 h.

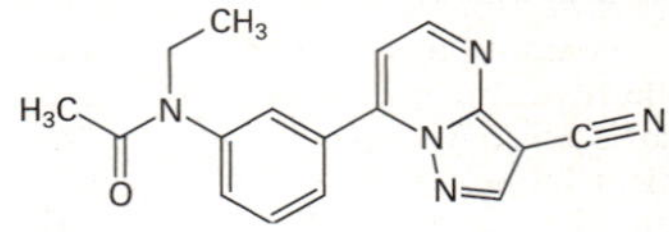


Zaleplon

**Zanamivir** (INN): Zanamivirum, GG 167, GR 121167; 5-Acetamido-2,6-anhydro-3,4,5-tridesoxy-4-guanidino-D-glycero-D-galacto-non-2-enonsäure; CAS-Nr. 139110-80-8; $C_{12}H_{20}N_4O_7$, Strukturformel: s. Abb.; $M_r$ 332.32; Schmp. 256 °C (unter Zers.); logP −3.8; $pK_S$ 3.9 (berechnet); leicht lösl. in Wasser; **Wirk.:** Neuraminidase*-Inhibitor; Virostatikum*; die Krankheitsdauer wird bei Anw. innerhalb 48 h nach Symptombeginn um ca. 1.5 Tage verkürzt. **Ind.:** typ. Influenza-Sympt., wenn Influenza in der Region zirkuliert; **Dos.:** als Inhalation 2 × 5 mg/d über 5 Tage, max. 20 mg/d.

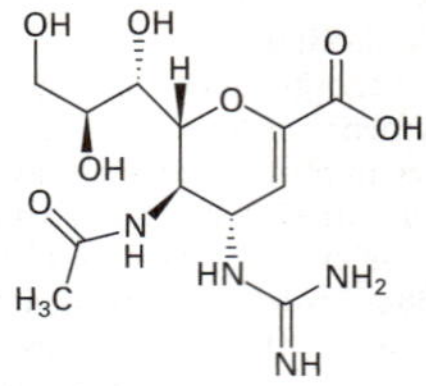


Zanamivir

**Zanthoxyli pericarpium:** s. Zanthoxylum piperitum.

**Zanthoxylum fraxineum** Willd.: Zanthoxylum americanum Mill., Xanthoxylum fraxinifolium; Zahnwehholz; Fam. Rutaceae; östl. Nordamerika; bis zu 6 m hoher Baum od. Strauch; Stpfl. von **Cortex Zanthoxyli:** Xanthoxylum, Gelbholzrinde; **Inhaltsst.:** Pyranocumarine* wie Alloxanthoxyletin, Xanthoxyletin; Benzylisochinolinalkaloide wie Chelerythrin; Phenylethylamin wie Candicin; **Anw.:** (volkstüml.) bei den Indianern Nordamerikas z. B. zur Behandlung bei Erkrankungen des rheumat. Formenkreises, Geschwüren, Diarrhö; **Fructus Zanthoxyli:** Zanthoxylum-fraxineum-Früchte; **Inhaltsst.:** Cumarine* wie Imperatorin*, Psoralen*, Xanthotoxin (s. Ammoidin) u. a.; **Anw.:** (volkstüml.) z. B. als Tinktur bei Magen-Darm-Infektionen; von den Menomini-Indianern wurde ein Dekokt zur Wundbehandlung u. gegen Erkältungskrankheiten eingesetzt. **Hom.:** Xanthoxylum fraxineum: verordnet z. B. bei Dysmenorrhö, Lähmungen.

**Zanthoxylum piperitum** (L.) DC.: Fragaria piperita L.; Japanischer Pfeffer; Fam. Rutaceae; Korea, China; Stpfl. von **Zanthoxyli pericarpium:** (engl.) *Zanthoxylum fruit*; Zanthoxylum-piperitum-Perikarp; Szechuan-Pfeffer; Fruchtwand der reifen Früchte; **Inhaltsst.:** ca. 2 % äther. Öl (**Japanisches Pfefferöl**) mit Citral*, Citronellal*, 1,8-Cineol*, Dipenten (s. Limonen), Geraniol* u. Linalool*, ferner 0.3–0.4 % Säureamide, wie z. B. $\alpha$-Sanshoöl, $\gamma$-Sanshoöl, Hydroxy-$\alpha$-Sanshoöl; **Anw.:** (volkstüml.) in Südostasien z. B. bei Wurmbefall, Diarrhö, Magen-Darm-Infektionen, dyspept. Beschwerden.

**Zanzibar-Aloe:** s. Aloe (andere Aloe-Sorten).

**Zapfen:** (anat.) flaschenförmige Fortsätze der Zapfenzellen der Netzhaut (Neuroepithelschicht), die das Farbensehen u. Tagessehen vermitteln; stehen bes. dicht im gelben Fleck der Netzhaut u. nehmen an Zahl zur Peripherie der Netzhaut hin ab. Vgl. Stäbchen.

**Zaponlack:** Kollodiumlack; physik. trocknender Klar- od. Transparentlack, der geringe Anteile an Bindemittel aufweist; **Beispiel:** Nitrocellulose in Aceton u. Ethanol; **Anw.:** (techn.) zum Lackieren u. a. von Holz, Glas.

**ZAPP:** Abk. für **Z**entrum für **A**rzneimittelinformationen und **P**harmazeutische **P**raxis; s. ABDA.

**Zauberhasel:** s. Hamamelis virginiana.

**Zaubernuß, Virginische:** s. Hamamelis virginiana.

**Zauberstrauch, Virginischer:** s. Hamamelis virginiana.

**Zauneidechse:** s. Lacerta agilis.

**Zaunrübe:** **1.** Rotbeerige Z.: s. Bryonia cretica ssp. dioica; **2.** Weiße Z.: s. Bryonia alba.

**Zaunwinde:** s. Calystegia sepium.

**Zea mays L.:** Mais, türk. Kukurut(z); Fam. Poaceae (Gramineae); heim. in Mexiko (als **ssp. mays** nur in Kultur bekannt), weltweit häufig angebaut, bes. in Nordamerika; Stpfl. von **Maydis amylum:** Amylum Maydis; Maisstärke; Stärke aus dem Endosperm der Früchte; vgl. Amylum (Abb. 1 dort); **Off.:** Ph.Eur.6; **Stigmata Maydis:** Maisgriffel, Maishaar; getrocknete Griffel der weibl. Blüte*; **Inhaltsst.:** 2–3 % Saponine*, bis 13 % Gerbstoffe*, fettes u. äther. Öl (mit ca. 18 % Carvacrol*), Harz*, Bitterstoffe*, gummiartige Stoffe, hoher Kaliumgehalt (aktuelle Untersuchungen zu den Inhaltsstoffen fehlen); **Anw.:** (volkstüml.) als harntreibendes Mittel, bei rheumat. Beschwerden, Gicht; **Maydis oleum raffinatum:** Maidis embryonis oleum, Oleum Maydis embryonis, Oleum Zeae; Maiskeimöl, raffiniertes Maisöl; D. ca. 0.920; SZ max. 0.5 (max. 0.3 für Parenteralia); POX max. 10.0 (max. 5.0 für Parenteralia); UA max. 2.8 %; getrocknete Maiskeime enthalten 30–50 % fettes Öl; **Off.:** Ph.Eur.6; **Best.:** ca. 93 % Glyceride der Linolsäure* (39–65 %), Ölsäure* (20–42 %), Palmitinsäure* (6.0–16.5 %) u. Stearinsäure* (max. 3.3 %), ferner u. a. Vitamin* E; **Anw.:** **1.** Speiseöl, Fetterzeugung; **2.** (pharmaz.) schwach trocknendes Öl. **Hom.:** Stigmata Maydis: Narben u. Griffel von Zea mays; verordnet z. B. bei Nieren- u. Harnblasenerkrankungen, als Diuretikum, unterstützend als Antidiabetikum.

**Zeanin:** s. Gluteline.

**Zearalenon:** s. Fusarium; s. Mykotoxine (Tab. dort).

**Zeatin:** Phytohormon*; natürl. Zytokinin* aus Zea* mays.

**Zeaxanthin:** 3,3′-Dihydroxy-$\beta$-carotin; $C_{40}H_{56}O_2$; $M_r$ 568.85; Schmp. 215.5 °C; gelbe Kristalle, lösl. in Chloroform, Ethanol, Pyridin, Schwefelkohlenstoff, unlösl. in Wasser; zu den Carotinoiden* gehörender gelber Farbstoff, isomer mit Blatt-Xanthophyll*; Farbstoff des Eidotters u. des Maiskorns (s. Zea mays), auch in anderen Früchten u. Blüten; vgl. Violaxanthin.

**Zecken:** Spinnentiere der Ordnung Acari (Milben; s. Arthropoden) mit Chitinskelett, Stechapparat u. Saugrüssel; Blut saugende Parasiten u. wichtige Krankheitsüberträger* bei gleichwarmen Tieren u. dem Menschen (meist aktive Übertragung beim Stich, selten passiv durch Zeckenkot u. Koxaldrüsensekret). Vgl. Zeckenborreliosen; FSME.

**Zeckenborreliosen:** Sammelbez. für durch Zecken übertragene Borreliosen*; s. Lyme-Borreliose; Rückfallfieber.

**Zeckenrückfallfieber:** s. Rückfallfieber.

**Zedernholz:** s. Juniperus virginiana (Lignum Cedri).

**Zedernholzöl:** s. Juniperus virginiana (Oleum Ligni Cedri).

**Zeder, Virginische:** s. Juniperus virginiana.

**Zedoariae radix:** s. Curcuma zedoaria (Rhizoma Zedoariae).

**Zedoarie:** s. Curcuma zedoaria.

**Zeemann-AAS:** Kurzbez. für Zeemann-**A**tom**a**b**s**orptionsspektroskopie; s. Atomabsorptionsspektroskopie.

**Zeemann-Effekt:** Phänomen der Aufspaltung von Spektrallinien, wenn die Lichtquelle in ein Magnetfeld gebracht wird; vgl. Atomabsorptionsspektroskopie.

**Zehrwurz:** s. Plumbago europaea (Herba Plumbaginis).

**Zehrwurzel:** **1.** s. Arum maculatum (Rhizoma Ari); **2.** s. Arisaema triphyllum.

**Zein:** $M_r$ ca. 38 000; Eiweiß aus den Früchten von Zea* mays; weißes bis gelbl. Pulver, lösl. in 70 %igem Ethanol, unlösl. in Wasser; gehört zur Gruppe der Prolamine*; **Zusammensetzung:** ca. 35 % Glutaminsäure, ca. 22 % Leucin u. Isoleucin u. ca. 10 % Prolin u. Hydroxyprolin; enthält kein Lysin u. Tryptophan; **Anw.:** 1. (techn.) u. a. zu Klebstoffen sowie zum Überziehen von Papier, Dragees (schwer lösl. in Magensaft); **2.** in Lebensmitteln.

**Zeisel-Vieböck-Methode:** Verfahren zur Bestimmung von Methoxygruppen in Ethern*; **Prinzip:** Die Alkylgruppe wird mit kochender Iodwasserstoffsäure* als Alkyliodid abgespalten; dieses wird in einer Lsg. von Brom* u. Kaliumacetat* in Eisessig aufgefangen u. das entstandene Iodat nach Reduktion von überschüssigem Brom iodometr. bestimmt (s. Iodometrie).

**Zeitlosensamen:** s. Colchicum autumnale (Colchici semen).

**Zellatmung:** s. Atmung.

**Zelle:** kleinste lebende vermehrungsfähige Einheit eines Organismus; **Einteilung:** Alle lebenden Organismen werden gemäß ihrem Zelltyp eingeteilt in Prokaryoten* u. Eukaryoten*: **1. prokaryotische** Z.: Bakt. u. Blaualgen, die für diesen Zelltyp charakterist. ringförmige, histonfreie DNA* besitzen, die mit Proteinen verbunden ist. Die DNA liegt frei, d. h. nicht durch Membranen abgetrennt, im Zytoplasma (s. Protoplasma) vor. Weiterhin zeichnen sich prokaryot. Z. durch spezielle Ribosomen*, einen speziellen RNA- u. Proteinbiosyntheseapparat u. durch fehlende Mitose* aus. Auch fehlt die für Eukaryoten typ. Kompartimentierung in Zellorganellen, obgleich eine funktionelle Zellgliederung erkennbar ist (im Auftreten der als Kernäquivalente geltenden Nucleotide*, der Mesosomen* u. der Photosynthesemembran autotropher Formen). Als Strukturen der Photosynthese* fungieren die Thylakoide* u. die Chromatophoren*. In den Mukopeptiden der Zellwand ist Muraminsäure* ein charakterist. Bestandteil. Prokaryoten sind morpholog. primitiv, biochem. aber außerordentl. anpassungsfähig. **2. eukaryotische** Z.: alle übrigen Lebewesen; dazu zählen einzellige Urpflanzen u. Urtiere (z. B. einzellige Geißelalgen u. Wimpertierchen) sowie alle vielzelligen Pilze, Pflanzen u. Tiere; deren morpholog.-funktionale Höherentwicklung ist an eukaryot. Z. mit ihrem größeren genet. Informationsbestand gebunden. Charakterist. für eukaryot. Z. ist v. a. ein echter Zellkern* mit Chromosomen* u. damit die Fähigkeit zur Zellteilung durch Mitose* u. Meiose* sowie die Kompartimentierung durch Zellorganellen* (u. a. Mitochondrien*, Ribosomen*, Lysosomen*, Golgi*-Körper, endoplasmatisches Retikulum* u. bei Pflanzen Plastiden* u. Vakuolen*). In den Mukopeptiden eukaryot. Zellen ist Sialsäure u. nicht Muraminsäure enthalten. Die eukaryot. Z. wird von einer Zellmembran* umgeben, pflanzl. Z. zusätzl. von einer Zellwand*. Das gesamte Zellmaterial einschließl. des Zellkerns heißt Protoplasma*. Der außerhalb des Zellkerns befindl. Raum wird Zytoplasma genannt.

**Zelle, generative:** **1.** (bot.) bei Gymnospermae*: Während der Entw. des männl. Gametophyten* entstehen bei den Pinaceae u. Ginkgo durch inäquale Teilungen der Pollenzelle 2 Prothalliumzellen u. eine Antheridiumzelle; letztere teilt sich in die Pollenschlauchzelle u. die g. Z.; aus der g. Z. entstehen die Stielzelle u. die spermatogene Zelle. Somit ist der männl. Gametophyt 5-zellig. Aus der spermatogenen Zelle entstehen schließlich 2 Spermatozoide od. 2 Spermazellen (je nach Taxon). Dieses Muster wird vielfach variiert. **2.** (bot.) bei Angiospermae*: die Zelle des männl. Gametophyten, die sich in 2 Spermazellen* teilt; bei den Angiospermae wird im Laufe der Entw. des männl. Gametophyten keine Stielzelle ausgebildet.

**Zellen, galvanische:** s. Elemente, galvanische.

**Zellen, immunkompetente:** s. Immunzellen.

**Zellenlehre:** s. Zytologie.

**Zellen, somatische:** Körperzellen; differenzierte, meist diploide (2 n) Zellen*, aus denen sich Gewebe vielzelliger Pflanzen u. Tiere zusammensetzen; alle Zellen eines höheren Organismus, die nicht Geschlechtszellen (s. Gameten) sind.

**Zellglas:** Cellophan®; glasklare, halb- od. tiefmatte, farblose od. gefärbte Folien aus Hydratcellulose*, hergestellt nach dem Viskose- od. Kupferverfahren (mit Glycerol als Weichmacher); Z. besitzt eine geringe Wasseraufnahmefähigkeit u. eine gute Reißfestigkeit. Unbeschichtet hat Z. eine hohe Gasdurchlässigkeit. **Verw.:** für Membranen, Membranfilter*, Dialysierschläuche; mit Polyvinylidenchlorid beschichtet, d. h. mit extrem niedriger Wasserdampfdurchlässigkeit, geeignet zum Verpacken von Tabletten, Suppositorien u. für Vakuumverpackungen; Z. wird auch zu Verbundfolien* verarbeitet.

**Zellhorn:** s. Celluloid.

**Zellkern:** Nucleus; länglicher bis runder Körper in eukaryot. Zellen*, der das genet. Material in Form von DNA* speichert; besteht aus Karyoplasma (s. Protoplasma), Chromatin* u. einem od. mehreren Nucleoli* sowie der Kernmembran in Form einer Lipid-Doppelschicht mit eingelagerten Proteinmolekülen (s. fluid mosaic model). Die Kernmembran grenzt den Kern vom umgebenden Protoplasma ab; sie enthält viele Kernporen, die einen Stoffaustausch durch die Membran hindurch ermöglichen. Die Kernlamina (Lamina fibrosa nuclei) bestehen aus Laminen (Lamin A, B u. C), stützen als Intermediärfilamente* den Z. u. trennen die innere Membran vom Chromatin* des Zellkerns. Im Z. finden Replikation* u. Transkription* statt.

**Zellklon:** s. Klon.

**Zellkultur:** s. Gewebekultur.

**Zelllinie:** aus einer geklonten Zellkultur (s. Klon) hervorgegangene Nachkommen, die stets unter definierten Bedingungen weitergezüchtet werden.

**Zellmembran:** die Zelle* umgebende Biomembran* aus polaren Lipiden in Form einer Doppelschicht (engl. phospholipid bilayer) mit integralen u. peripheren Proteinen (s. fluid mosaic model, Abb. dort); vgl. Plasmamembran.

**Zellobiose:** s. Cellobiose.

**Zellorganellen:** im Zytoplasma der Zelle* gelegene Körperchen versch. Größe u. Gestalt, die von Membranen umgeben sind u. bestimmte Funktionen haben, z. B. Zellkern*, Mitochondrien*, Chloroplasten*, endoplasmatisches Retikulum*, Golgi*-Körper, Lysosomen*, Peroxisomen*, i. w. S. auch die Zellmembran*; daneben können auch nichtmembranöse Zellpartikel zu den Z. gezählt werden (Ribosomen*, Zentriol*, Mikrotubuli*, Zilien*, Filamente).

**Zellplasma:** s. Protoplasma.

**Zellplatte:** Struktur, die in der frühen Telophase* in der Äquatorialebene der Spindel sich teilender Pflanzenzellen u. einiger Grünalgen entsteht; Vorläufer der Mittellamelle.

**Zellpräparate:** s. Organtherapeutika.

**Zellspannung, reversible:** s. Kraft, elektromotorische.

**Zellstoff:** Produkt, das aus feinen Fasern von $\alpha$-Cellulose* besteht u. aus Holz od. anderen cellulosehaltigen Pflanzenteilen wie Stroh, Schilf od. anderen Gräsern gewonnen wird; **Herst.: 1. Sulfitverfahren:** Das Ausgangsmaterial wird unter Überdruck mit Calciumhydrogensulfitlösung behandelt, wodurch Lignin* in Ligninsulfonsäure umgewandelt wird. **2. Sulfatverfahren:** Das Pflanzenmaterial wird mit Natronlauge, Natriumsulfid, Natriumcarbonat u. Natriumsulfat unter Überdruck einige Std. gekocht. **Anw.:** zur Herst. versch. Produkte wie hochgebleichtem Verbandzellstoff*, Papiertaschentüchern; Ausgangsprodukt für die Herst. von Cellulosepulver*, mikrokristalliner Cellulose* u. der gereinigten, regenerierten Cellulose in Form von Viskosefasern*, Zellwolle* u. Cellulosederivaten; dient ferner zur Herst. von Papier, Textilien, Kunstseide*, in der Sprengstoffindustrie, aber auch zur Futtermittelproduktion.

**Zellstoffverbandwatte:** s. Verbandzellstoff, hochgebleichter.

**Zellstoffwatte:** s. Verbandwatte.

**Zellteilung:** Zytokinese; in der späten Phase der Mitose* stattfindende Teilung des Protoplasten* in

2 gleiche Teile; **1.** Prokaryot. Zellen* teilen sich zentripetal durch Einwachsen der Zellwand* vom Rand her u. Durchschnürung der Plasmamembran*. Die Spindelfasern werden durchteilt. **2.** Bei den höheren Pflanzen wird eine Zellplatte* ausgebildet, die zentrifugal nach außen wächst. **3.** Bei tier. Zellen erfolgt die Z. durch Bildung eines kontraktilen Ringes; die Zellmembran* wird zw. den beiden Tochterzellen nach innen gezogen.

**Zellteilungsgifte:** s. Mitosehemmstoffe.

**Zelltherapeutika:** s. Organtherapeutika.

**Zelltod, programmierter:** s. Apoptose.

**Zellulasen:** s. Cellulasen.

**Zelluloid:** s. Celluloid.

**Zellulose-:** s. a. Cellulose-.

**Zellulose:** s. Cellulose.

**Zellwand:** für Pflanzenzellen typ., außen der Zellmembran* anliegende, reißfeste Schale; besteht hauptsächl. aus Cellulose* (bei Pilzen aus Chitin*), die mit anderen Polysacchariden*, Lignin* od. anderen Substanzen (z. B. Kieselsäure) fest verbunden ist. Die Z. der Bakterien* besteht meist aus Polysacchariden, die aus N-Acetyl-D-glucosamin u. N-Acetylmuraminsäure aufgebaut sind. Vgl. Primärwand.

**Zellwolle:** Viskosefasern* od. Cellulosefasern (Fasern aus regenerierter Cellulose*), meist nach dem Viskoseverfahren (s. Viskose) aus Zellstoff* hergestellt; von unterschiedl. Feinheit u. Länge (Stapellänge): Für Verbandwatten* bestimmte Fasern sind zw. 30 u. 48 mm lang u. haben eine Feinheit von 0.16–0.21 tex (Baumwolltyp) bzw. von 0.28–0.68 tex (Wolltyp); **Anw.:** **1.** (med.) z. B. als Verbandwatte* (Lanugo cellulosi absorbens); **2.** (techn.) zur Herst. von Verbandmull*, Gaze* u. Tamponadebinden*.

**Zellwollwatte:** s. Verbandwatte.

**Zellzyklus:** Lebensablauf einer Zelle*; ein Zyklus reicht von Mitose* (M-Phase) über $G_1$-Phase, S-Phase u. $G_2$-Phase bis zur nächsten Mitose; in den beiden G-Phasen erfolgen Synthese u. Translation* der mRNA*, d. h. Proteinbiosynthese*, während in der S- (Synthese-)Phase die gesamte Zell-DNA* repliziert wird.

**Zenti-:** Symbol c; gesetzl. Vorsatz für das $10^{-2}$-fache einer Einheit; vgl. SI-Einheiten.

**Zentifolie:** s. Rosa centifolia.

**Zentrallaboratorium Deutscher Apotheker:** Abk. ZL; auf Initiative der Apotheker in Deutschland 1971 als unabhängiges Arzneimittelprüfungsinstitut mit Sitz in Eschborn/Taunus gegründet; führt sowohl Prüfungen von Arzneimitteln u. Ausgangsstoffen auf Identität, Reinheit u. Gehalt als auch Untersuchungen von Fertigarzneimitteln* u. apothekenüblichen Waren*, die von Apotheken gegenüber der Arzneimittelkommission* der Deutschen Apotheker beanstandet worden sind, durch. Geprüfte Substanzen erhalten ein ZL-Siegel, das bestätigt, dass die Analysedaten, die auf einem Prüfzertifikat angegeben sind, durch das ZL stichprobenweise untersucht worden sind. Weitere Aufgaben des ZL sind die Untersuchung von in Apotheken hergestellten Arzneimitteln, die Erarbeitung von Monographien für den Deutschen* Arzneimittel-Codex u. Bioäquivalenzuntersuchungen sowie vergleichende Untersuchungen von Ausgangsstoffen einschließl. Primärpackmitteln u. Fertigarzneimitteln.

**Zentralnervensystem:** Abk. ZNS; Gehirn u. Rückenmark.

**Zentralwert:** s. Median.

**zentrifugal:** vom Zentrum (Mittelpunkt) fortgehend.

**Zentrifuge:** Gerät zur Trennung von Niederschlag u. Flüss. (Zentrifugieren, Abschleudern) durch Ausnutzung der Massenträgheit; durch die Rotation der Z. wandern Medien mit höherer Dichte aufgrund ihrer höheren Trägheit weiter nach außen als solche mit geringerer Dichte. **Formen:** **1. Siebzentrifuge:** Flüss. wird durch eine siebartig durchlöcherte Trommel nach außen in einen die Trommel umgebenden Mantel geschleudert. **2. Laborzentrifuge:** besteht aus mit Zentrifugengläsern versehenen Metallhülsen, die sich bei der Drehung horizontal stellen, wodurch der Niederschlag nach außen geschleudert wird u. sich am Boden der Zentrifugengläser festsetzt (s. Abb.). Die überstehende Flüss. wird anschließend abgegossen od. abpipettiert (abgehebert). Anw.: z. B. Gew. des Sediments bei der Harnanalyse; Trennung von Emulsionen; **3. Ultrazentrifuge:** extrem hohe Drehzahlen zur Sedimentation von kleinsten Teilchen einer Dispersion in einer wesentl. kürzeren Zeit als unter dem Einfluss der natürl. Sinkzeit (Gravitation); bei Umdrehungszahlen von >100 000/min erhöhen sich die Zentrifugalkräfte bis in den Bereich des 600 000-fachen der Erdanziehung. Die Absetzzeiten kleinster Partikel reduzieren sich hierdurch auf 20–200 min. Die Sedimentation ist streng proportional der Schwere der Teilchen u. kann opt. registriert werden (s. Sedimentationsanalyse). **4. Universal-Zentrifuge:** für Labor u. Betrieb; möglichst vielseitiges Gerät mit versch. Aufsätzen (z. B. Becherschleuder zur Durchführung von Sedimentationstests, Klär- u. Trenntrommel zum Nassreinigen), das sich ggf. auch zur schnellen Bestimmung des Fettstoffgehalts von Flüss. (z. B. von Öl-Wasser-Gemischen) eignet u. eine Kammertrommel zur Klärung von Drogenextrakten, Impfstoffen, biochemisch-pharmaz. u. chem. Produkten aufweist.

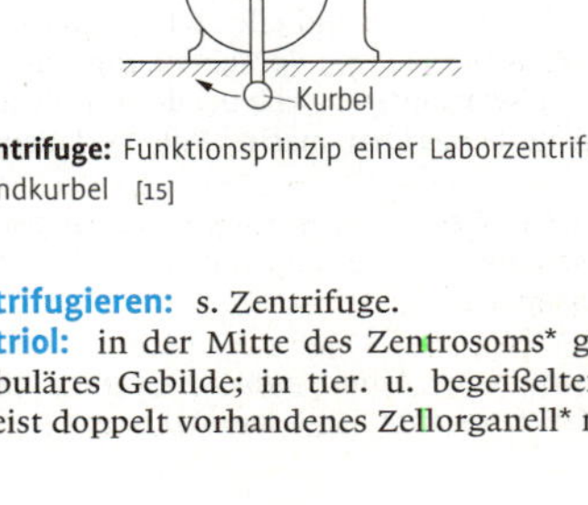


**Zentrifuge:** Funktionsprinzip einer Laborzentrifuge mit Handkurbel [15]



**Zentrifugieren:** s. Zentrifuge.

**Zentriol:** in der Mitte des Zentrosoms* gelegenes tubuläres Gebilde; in tier. u. begeißelten Zellen meist doppelt vorhandenes Zellorganell* mit steuernder Funktion für die Zellteilung* u. die Ausbildung von Kinozilien (bewegl. Zellfortsätze); Hohlzylinder aus 9 Bündeln von je 3 schräg gestellten Mikrotubuli*, der sich in der Interphase des Zellzyklus* verdoppelt; in der anschließenden Mitose* wandern die beiden Z. (bzw. Zentriolenpaare) zu den 2 entgegengesetzten Zellpolen u. sind dort an der Bildung des MTOC (Abk. für engl. microtubuli organising center) beteiligt, das während der Zellteilung (Mitose u. Meiose*) die polaren Mikrotubuli des Spindelapparats (Spindelfasern) ausbildet. In Pflanzenzellen sind Z. nicht vorhanden. Vgl. Basalkörper.

**zentripetal:** zum Zentrum hinführend.

**Zentrochiralität:** s. Chiralität.

**Zentromer** (gr. kentros Stachel, Mittelpunkt, Zirkel): Kinetochor; Teil des Chromosoms*, an dem die Spindelfasern befestigt werden; nimmt auf jedem Chromosom eine charakterist. Stelle ein u. teilt es in 2 Arme unterschiedl. Länge.

**Zentrosom:** tubuläres Gebilde, das stets in tier. Zellen* u. begeißelten Zellen anderer Organismengruppen vorkommt (i. d. R. außerhalb der Kernhülle); besteht aus 2 Zentriolen* u. diese umgebendem Zentroplasma.

**Zeolithe:** allg. Formel: $Me_{2/z}O \cdot Al_2O_3 \cdot x\,SiO_2 \cdot y\,H_2O$ (Me: Metall; z: Wertigkeit; x: ≥2; y: 0–8); natürl. wasserhaltige Alkali- od. Erdalkalialuminiumsilicate, die imstande sind, die in der Erde vorhandenen Alkalisalze (bes. Kaliumsalze) zu binden, so dass sie nicht vom Wasser fortgeschwemmt werden u. der Pflanzenernährung erhalten bleiben; **Anw.:** (techn.) künstl. Z. (Permutite*) zur Wasserenthärtung, die durch Natriumchloridlösung wieder regenerierbar sind (s. Ionenaustauscher); Molekülsiebe*, Waschmittelherstellung, Wärmespeicher, Katalysatoren, Asphaltzumischungen im Straßenbau.

**Zepto-:** Symbol z; gesetzl. Vorsatz für das $10^{-21}$-fache einer Einheit; vgl. SI-Einheiten.

**Zeranol** (INN): [3*S*-(3*R*,7*S*)]-3,4,5,6,7,8,9,10,11,12-Decahydro-7,14,16-trihydroxy-3-methyl-1*H*-2-benzoxacyclotetradecin-1-on; CAS-Nr. 26538-44-3; $C_{18}H_{26}O_5$; $M_r$ 322.4; $\mu$-Lacton der Undecylsäure; nicht mehr zugelassener nichtsteroidaler Estrogen-Agonist; Anabolikum*; wird missbräuchlich zur Leistungssteigerung im Sport (s. Doping) u. unzulässigerweise in der Tiermast eingesetzt.

**Zerbeißkapsel:** s. Beißkapsel.

**Zerebr-:** Wortteil mit der Bedeutung Gehirn; von lat. cerebrum.

**zerebrospinalis:** Gehirn u. Rückenmark betreffend.

**Zeresin:** s. Paraffinum solidum.

**Zerfall:** Desintegration, Desaggregation; (pharmaz.) Zerfall von festen Arzneiformen* (z. B. Tabletten) in die Einzelbestandteile (z. B. Pulverpartikel); **Bedeutung:** häufig Voraussetzung für die Wirkstofffreisetzung*, was sich bei der Auflösung* als lag*-time bemerkbar macht. Vgl. Zerfallsprüfung.

Z

**Zerfallsgesetz:** Gesetz zur Beschreibung des radioaktiven Zerfalls; dieser erfolgt statist. analog einer monomolekularen Reaktion:

$$N_t = N_0 \cdot e^{-\lambda \cdot t}$$

$N_t$, $N_0$: Anzahl der Atome zum Zeitpunkt t bzw. 0; $\lambda$: Zerfallskonstante*. Vgl. Radioaktivität.

**Zerfallshilfsmittel für Tabletten:** Sprengmittel; Stoffe, die den Zusammenhalt in der Tablette (Feststoffbrücken u. a.; vgl. Bindungskräfte, intermolekulare) in Wasser od. den Verdauungssäften schwächen u. so eine kurze Zerfallszeit sicherstellen, um Wirkstoffe aus Tabletten möglichst rasch freizusetzen; **Eigenschaften:** Eingesetzt werden Substanzen, die **1.** die Kapillarität erhöhen, Feuchtigkeit absorbieren u. quellen (am besten begrenzt quellbare Stoffe, ohne Schleimbildung, mit hohem Quellungsdruck, die in den Tabletten ein gut benetzbares Porensystem ausbilden, in 2.5–10 %igem Zusatz), z. B. Stärken, mikrokristalline Cellulose, quervernetztes Polyvinylpyrrolidon, vernetzte Carboxymethylcellulose, Formaldehydgelatine, Formaldehydcasein, Austauscherharze (s. Ionenaustauscher) u. a. (die meisten Z. weisen diese Eigenschaften auf); **2.** bei Einwirkung von Feuchtigkeit unter Gasentwicklung aufbrausen (s. Brausetabletten); **3.** die Benetzbarkeit der Tabletten erhöhen (Hydrophilierungsmittel), z. B. Tenside, hochdisperses Siliciumdioxid.

**Zerfallskonstante:** Symbol $\lambda$; Maß für die Wahrscheinlichkeit des radioaktiven Zerfalls (s. Zerfallsgesetz); die Dimension der Z. ist $s^{-1}$. Anstelle der Z. wird bevorzugt die Halbwertzeit* $t_{1/2}$ verwendet; Zusammenhang zw. HWZ u. Z.: $t_{1/2} = \ln 2/\lambda$.

**Zerfallskorrektur:** Normierung einer Radioaktivitätsmenge zur Zeit t auf einen bestimmten Zeitpunkt $t_0$ in der Vergangenheit od. Zukunft unter Verw. des Zerfallsgesetzes*; vgl. Radioaktivität.

**Zerfallsprüfung:** Qualitätskontrolle von festen Arzneiformen*, bei der die Zerfallszeit nach Vorschriften des Arzneibuchs (Ph.Eur.6) bestimmt wird; **Durchführung:** Für alle Verfahren gelten die Anforderungen als erfüllt, wenn alle Prüflinge innerhalb der vorgeschriebenen Zeit zerfallen sind (Spezifikation entspr. den Zulassungsunterlagen od. den allg. Mindestanforderungen in den Monographien der Arzneiformen im Arzneibuch). **1. Zerfallszeit von Tabletten u. Kapseln:** Die Apparatur (s. Abb. 1) besteht aus einem zylinderförmigen Gefäß, das mit Prüfflüssigkeit gefüllt ist

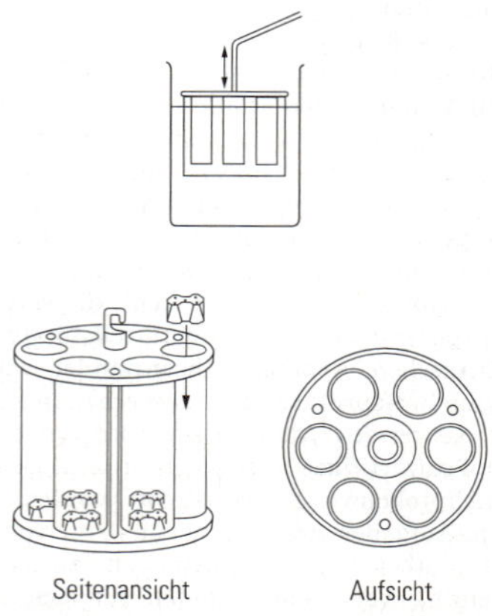


**Zerfallsprüfung** Abb. 1: Apparatur zur Bestimmung der Zerfallszeit von Tabletten u. Kapseln

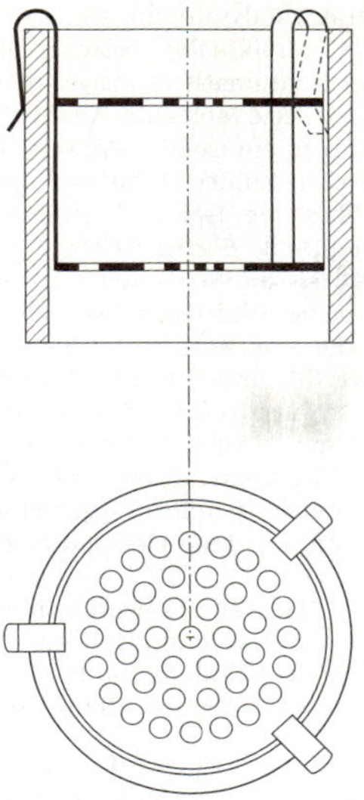

**Zerfallsprüfung** Abb. 2: Apparatur zur Bestimmung der Zerfallszeit von Suppositorien u. Vaginalzäpfchen [3]

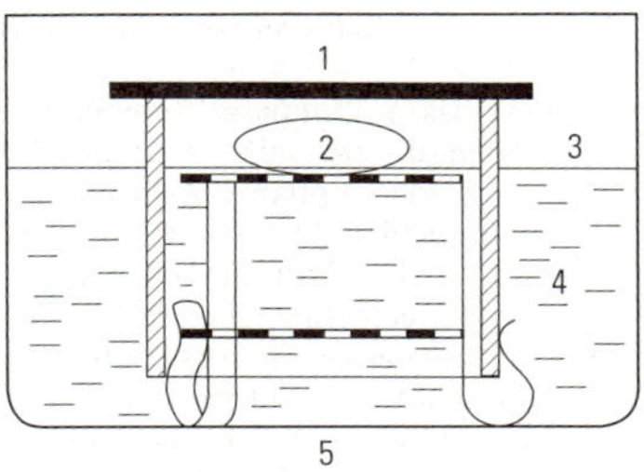


**Zerfallsprüfung** Abb. 3: Apparatur zur Bestimmung der Zerfallszeit von Vaginaltabletten; 1: Glasplatte; 2: Vaginaltablette; 3: Wasseroberfläche; 4: Wasser; 5: Becherglas od. Kristallisierschale [3]

(wässriger Puffer; 37 °C), sowie einer Halterung mit 6 Prüfröhrchen (24 mm Durchmesser, bei größeren Tabletten u. Kapseln 3 breitere Prüfröhrchen mit 33 mm Durchmesser) mit Siebboden, in welche die Arzneiformen sowie je ein Schwimmkörper eingebracht werden. Die Prüfröhrchen werden in der Prüfflüssigkeit 30-mal pro Min. auf u. ab bewegt. Es wird die Zeit ermittelt, bis die Arzneiformen zerfallen sind (d. h. bis die Einzelbestandteile so klein sind, dass sie durch den Siebboden fallen); die Detektion kann auch automat. erfolgen. **2. Zerfallszeit von Suppositorien u. Vaginalzäpfchen:** Das Prüfgerät (s. Abb. 2) besteht aus einem durchsichtigen Zylinder, in den ein Metalleinsatz mit 2 in einem bestimmten Abstand voneinander fixierten Lochplatten (39 Löcher von je 4 mm Durchmesser) eingehängt wird. Die Z. wird mit 3 Geräten, von denen jedes einen Prüfling zwischen den Lochplatten enthält, in je 4 L Wasser (37 °C) durchgeführt. Die Geräte werden alle 10 min im Wasser um 180 ° gedreht. **3. Zerfallszeit von Vaginaltabletten:** Die unter 2. beschriebene Apparatur wird umgekehrt in eine mit Wasser (37 °C) bis zur Höhe der ursprüngl. unteren Lochplatte gefüllte Kristallisierschale gestellt. 3 Prüflinge werden auf die gerade bedeckte Lochplatte gelegt u. der zylindr. Mantel mit einer Glasplatte abgedeckt (s. Abb. 3).

**Zerfallsreihe:** s. Radioaktivität.

**Zerium:** s. Cer.

**Zerkleinerungsgrad:** s. Siebe.

**Zerstäuber:** s. Druckgaspackungen.

**Zerstäubungstrocknung:** s. Sprühtrocknung.

**Zerstreuung des Lichtes:** s. Dispersion.

**Zerumen:** s. Cerumen.

**Zerumenolytika:** s. Cerumenolytika.

**Zervix** (lat. cervix): Hals(teil), i. e. S. der Gebärmutterhals (Cervix uteri).

**Zestoden:** s. Cestodes.

**Zetaplus-Filter:** Spezialfilter, der negativ geladene Endotoxine aus Lösungen entfernt; Z. verfügen über ein positives elektr. Potential. Kombination aus mechan. Siebeffekt an der Filteroberfläche u. der Adsorption* negativ geladener Mikroorganismen u. bakt. Endotoxine (s. Toxine) beim Durchgang durch die Filtermatrix bis zur Erschöpfung des Filtermaterials).

**Zeta-Potential:** ζ-Potential, elektrokinetisches Potential; Symbol ζ; Potentialdifferenz zw. der Oberfläche der fest gebundenen elektr. Doppelschicht, die sich z. B. an kolloid gelösten Feststoffteilchen bildet, u. dem Inneren der Lösung; unterschreitet das Z.-P. in Kolloidlösungen einen bestimmten Wert, wird das System instabil u. der kolloid gelöste Stoff flockt aus. Das Z.-P. ist eine wichtige Größe bei der Elektrophorese. Für ein als kugelförmig betrachtetes Teilchen mit dem Radius r u. der Ladung Q in einem Medium mit der Dielektrizitätskonstante ε gilt:

$$\zeta = Q/\varepsilon \cdot r$$

Mit der elektrophoret. Beweglichkeit u ist ζ über die Beziehung

$$u = \varepsilon \cdot \zeta / 6\pi \cdot \eta$$

verknüpft (η: Viskosität).

**Zetrimid:** s. Cetrimid.

**Zetta-:** Symbol Z; gesetzl. Vorsatz für das $10^{21}$-fache einer Einheit; vgl. SI-Einheiten.

**Zeylonzimt:** s. Cinnamomum verum (Cinnamomi cortex).

**Zeylon-Zimtbaum:** s. Cinnamomum verum.

**Zeylon-Zimtöl:** s. Cinnamomum verum (Cinnamomi zeylanici corticis aetheroleum).

**Zibeben:** s. Vitis vinifera ssp. vinifera (Passulae majores).

**Zibet:** Zibethum; Drüsensekret der nordafrikan. Zibetkatze (Civette, Viverra civetta); salbenartige, dunkelbraune Masse von eigenartigem, etwas an Moschus erinnerndem Geruch; lösl. in Ether, Benzol, Chloroform u. Petrolether, weniger lösl. in Ethanol, Methanol u. Aceton, unlösl. in Wasser, Säuren u. Basen; **Best.:** äther. Öl, Fett, Skatol*, Indol*; **Off.:** EB; **Anw.:** in der Parfümerie.



**Zichorie:** s. Cichorium intybus.

**Zichorienwurzel:** s. Cichorium intybus (Radix Cichorii).

**Ziconotid** (INN): synthet. Analogon des ω-Conopeptids MVIIA aus 25 Aminosäuren; **Wirk.:** Calcium*-Antagonist (N-Typ-Calcium-Kanal-Blocker, Abk. NCCB), Nichtopioid-Analgetikum (s. Analgetika) zur intrathekalen Applikation; **Ind.:** starke chron. Schmerzen bei Patienten, die eine intrathekale Analgesie benötigen; **UAW:** häufig, v. a. Verwirrung, Schwindel, Nystagmus, Kopfschmerz, Gedächtnis-, Seh- u. Gangstörungen, Übelkeit, Erbrechen, Asthenie; **cave:** keine Kombination mit intrathekaler Chemotherapie, Vorsicht bei Kombination mit system. Chemotherapie.

**Zidovudin** (INN): Zidovudinum Ph.Eur., Azidothymidin (Abk. AZT); 3′-Azido-3′-desoxythymidin; CAS-Nr. 30516-87-1; $C_{10}H_{13}N_5O_4$, Strukturformel: s. Abb.; $M_r$ 267.24; Schmp. 124–126 °C (polymorph); geruchloses, weißes bis beigefarbenes, krist., lichtempfindl. Pulver; lösl. in Wasser (20.4 mg/mL bei 25 °C, zw. pH 3 u. 8 vom pH-Wert unabhängig), Polyethylenglykol 400 (97 mg/mL), Propylenglykol (85.2 mg/mL), Ethanol (7.3 mg/mL); $pK_S$ 9.68 (Pyridiniumsalz); Nucleosid*-Analogon aus Thymidin* u. 3′-Azido-2′-desoxyribose; **Wirk.:** Virostatikum*; nucleosidischer Reverse*-Transkriptase-Inhibitor; **Ind.:** HIV-Infektion (i. d. R. Teil einer antiviralen Kombinationstherapie); **WW:** Verstärkung der UAW durch Stoffe, die ebenso durch Glucuronierung od. Lebermikrosomen abgebaut werden (z. B. Acetylsalicylsäure, Morphin, Oxazepam, Clofibrat, Cimethidin), sowie durch andere knochenmarkschädigende Stoffe (u. a. Sulfonamide, Interferon, Zytostatika); **UAW:** Anämie, Neutropenie, Leukopenie (daher Blutbildkontrolle erforderl.), ferner gastrointestinale Beschwerden, Fieber, Kopfschmerz, Parästhesien u. Hautausschlag; **Dos.:** i. v. 1–2 mg/kg KG/4 h, Kinder 80–160 mg/m² KOF alle 6 h; p. o. 500–600 mg/d, aufgeteilt in 2–3 ED, Kinder 360–480 mg/m² KOF/d, aufgeteilt in 3–4 ED; **Pharmakokinetik:** oral bis 64 % bioverfügbar; biol. HWZ ca. 1 h; Plasmahalbwertzeit 30 min, 35 % proteingebunden; Ausscheidung zu 80 % über die Nieren.

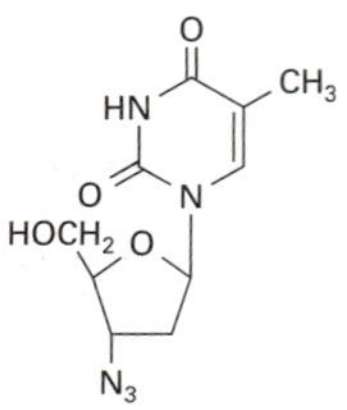


**Zidovudin**

**Ziegelmehlsediment:** s. Uroerythrin.

**Ziegeltee:** s. Camellia sinensis (Schwarztee).

**Ziegenmilch:** s. Milch.

**Ziegenmilchanämie:** bei ausschließl. mit Ziegenmilch ernährten Säuglingen auftretende megaloblast. Anämie* (wahrscheinl. durch Mangel an Cobalamin u. Folsäure; s. Vitamin B); häufig in Kombination mit Vergrößerung der Milz; **Ther.:** Umstellung auf Kuhmilchernährung, orale Zufuhr von Cobalamin, Folsäure u. evtl. Vitamin* C.

**Ziegenpeter:** s. Parotitis epidemica.

**Ziegler-Natta-Polymerisation:** Polymerisation* von Vinyl-Monomeren (s. Vinyl-) bei niedrigem Druck mit Hilfe der Ziegler-Natta-Katalysatoren (Koordinationskatalysatoren), die aus Titantetrachlorid u. Aluminiumalkyl bestehen; die Polymerisation mit Koordinationskatalysatoren liefert linear polymerisierte Moleküle. Aus Styrol* od. Propen* erhält man ein isotakt. Produkt, in dem alle asymmetrischen Kohlenstoffatome* dieselbe Konfiguration* besitzen. Isotakt. Polymere haben sehr vorteilhafte physik. Eigenschaften.

**Ziehl-Neelsen-Karbolfuchsinlösung:** Färbemittel; **Darst.:** 1 T. einer gesättigten Lsg. von Fuchsin* in absolutem Ethanol wird mit 9 T. einer 5 %igen Lsg. von verflüssigtem Phenol* versetzt. **Anw.:** **1.** zur Darst. der verdünnten Karbolfuchsinlösung* zur Gram*-Färbung; **2.** zur Färbung säurefester Bakt. (Differentialfärbung für Mykobakterien, die wegen ihrer lipidreichen Zellwand nicht nach Gram od. mit Methylenblau angefärbt werden können).

**Ziestkraut:** s. Stachys recta (Herba Sideritidis).

**Zigeunerkraut:** s. Hyoscyamus niger.

**Zigeunerlauch:** s. Allium ursinum.

**Zigeunersamen:** s. Datura stramonium (Semen Stramonii).

**Zileuton** (INN): *N*-(1-Benzo[*b*]thien-2-ylethyl)-*N*-hydroxyharnstoff; CAS-Nr. 111406-87-2; $C_{11}H_{12}N_2O_2S$; $M_r$ 236.29; Schmp. 157–158 °C; nicht mehr im Handel befindl. Antiasthmatikum*; **Wirk.:** Hemmstoff der Leukotriensynthese über Blockierung der 5-Lipoxygenase (s. Leukotriene, Abb. dort).

**Zilien:** Flimmerhaare, Wimpern, Kinocilien; haarähnl. Organellen, die sich auf der Oberfläche von vielen tier. od. niederen pflanzl. Zellen* befinden, z. B. auf der Bronchialschleimhaut; dienen dazu, Flüssigkeit od. Partikel über die Zelloberfläche zu transportieren od. einzelne Zellen durch ein flüssiges Medium zu bewegen; sind relativ kurz u. kommen in großer Anzahl auf einer einzigen Zelle vor; ihr Schlag ist peitschenartig. Vgl. Dynein.

**Zimmertemperatur:** s. Raumtemperatur.

**Zimpel, Carl Friedrich:** s. Spagyrik.

**Zimtaldehyd:** Cinnamaldehyd, γ-Phenylakrolein; $C_6H_5—CH=CH—CHO$; $M_r$ 132.1; D. 1.050–1.054; Schmp. −7.5 °C; Sdp. 250–252 °C; hellgelbe, ölige, zimtartig riechende Flüss., unlösl. in Wasser, mischbar mit Ethanol, Ether, Chloroform, Ölen; wird an der Luft zu Zimtsäure* oxidiert; **Vork.:** Best. des Zimtöls (s. Cinnamomum aromaticum u. Cinnamomum* verum); **Herst.:** aus Benzaldehyd, Acetaldehyd u. NaOH; **Anw.:** (techn.) Geruchs- u. Geschmackskorrigens, zum Parfümieren von Seifen, in der Dünnschicht- u. Papierchromatographie in ethanol. Salzsäure als Anfärbereagenz für Indolderivate, in Essigsäureanhydrid-Schwefelsäure für Steroidsapogenine.

**Zimtalkohol:** Alcohol cinnamylicus, Styrylalkohol, Styron; $C_6H_5—CH=CH—CH_2OH$; $M_r$ 134; Schmp. ca. 33 °C; weiße Kristallnadeln, Geruch nach Hyazinthen, sehr schwer lösl. in Wasser (1:250), wenig lösl. in 30 %igem Ethanol; als Zimtsäureester Hauptbestandteil des Styrax (s. Liquidambar orientalis) u. a. Harze* u. Balsame*; **Darst.:** Verseifung von Styrax od. Reduktion von Zimtaldehyd*; **Anw.:** in der Parfümerie.

**Zimtbaum, Chinesischer:** s. Cinnamomum aromaticum.

**Zimtblätteröl:** s. Cinnamomum verum (Cinnamomi zeylanici folii aetheroleum).
**Zimtblüten:** s. Cinnamomum aromaticum (Flores Cassiae).
**Zimt, Chinesischer:** s. Cinnamomum aromaticum (Cortex Cinnamomi cassiae).
**Zimt, Echter:** s. Cinnamomum verum (Cinnamomi cortex).
**Zimtkassia:** s. Cinnamomum aromaticum (Cortex Cinnamomi cassiae).
**Zimt, Magalhaesischer:** s. Drimys winteri (Cortex Winteranus verus).
**Zimt, Magellanischer:** s. Drimys winteri (Cortex Winteranus verus).
**Zimtöl:** s. Cinnamomum verum (Cinnamomi zeylanici corticis aetheroleum).
**Zimtöl, Chinesisches:** s. Cinnamomum aromaticum (Cinnamomi cassiae aetheroleum).
**Zimtrinde:** s. Cinnamomum verum (Cinnamomi cortex).
**Zimtrinde, Chinesische:** s. Cinnamomum aromaticum (Cortex Cinnamomi cassiae).
**Zimtrindentinktur:** s. Cinnamomum verum (Cinnamomi corticis tinctura).
**Zimtrose:** s. Rosa.
**Zimtsäure:** Acidum cinnamylicum; 3-Phenyl-2-propensäure; $C_6H_5$—CH=CH—COOH; $M_r$ 148.1; D. 1.247; Schmp. 135 °C (polymorph); Sdp. 300 °C; 2 stereoisomere Formen: ***cis*-Zimtsäure** u. die natürl. vorkommende ***trans*-Zimtsäure**; farbloses, krist. Pulver od. feine Kristallnadeln von schwachem, zimtähnl. Geruch; sehr schwer lösl. in kaltem Wasser, leicht lösl. in Ethanol, Aceton, Ether, Chloroform, Schwefelkohlenstoff u. fetten Ölen; dimerisiert unter Einfluss von UV-Licht zu Truxillsäure*; **Vork.:** natürl. frei od. verestert, in Balsamen*, Harzen*, äther. Ölen, z. B. Perubalsam (s. Balsamum peruvianum), Tolubalsam (s. Balsamum tolutanum), Styrax (s. Liquidambar orientalis), Kassiaöl (s. Cinnamomum aromaticum); **Darst.:** mittels Perkin*-Reaktion od. durch Oxidation von Benzylaceton mit Chlorkalk; **Anw.:** **1.** (techn.) in der Parfümerie u. als Konservierungsmittel; **2.** (med.) obsolet; früher bei Tuberkulose*. **Zimtsäureester:** angenehm balsam. od. fruchtartig riechende feste od. flüssige Substanzen, die in vielen äther. Ölen enthalten sind; **Anw.:** (techn.) in der Parfümerie.
**Zimtsäurebenzylester:** Benzylum cinnamylicum, Benzylcinnamat; $C_{16}H_{14}O_2$; $M_r$ 238.29; D. 1.106; weiße, aromat. riechende Kristalle, leicht lösl. in Ethanol, Ether, fetten Ölen u. flüssigem Paraffin, prakt. unlösl. in Wasser; **Vork.:** in Perubalsam (s. Balsamum peruvianum), Tolubalsam (s. Balsamum tolutanum), Styraxöl; **Anw.:** Reagenz Ph.Eur.; Fixiermittel in der Parfümerie. Vgl. Cinnamein.
**Zimtsäureester:** s. Zimtsäure.
**Zimtsirup:** s. Sirupus Cinnamomi.
**Zimttinktur:** s. Tinctura Cinnamomi.
**Zimtwasser:** s. Aqua Cinnamomi.
**Zimt, Weißer:** s. Canella winterana (Cortex Canellae albae).
**Zinci acetas dihydricus:** s. Zinkacetat.
**Zinci acexamas:** s. Zinkacexamat.
**Zinci chloridum:** s. Zinkchlorid.
**Zinci gelatina:** s. Zinkleim.
**Zinci gelatina dura:** s. Zinkleim, harter.
**Zinci orotas dihydricus:** s. Zinkorotat.
**Zinci oxidi lotio:** s. Lotio alba aquosa.
**Zinci oxidi lotio cum Ammoniumsulfobitolo:** s. Lotio alba aquosa cum Ammoniumsulfobitolo.
**Zinci oxidi lotio spirituosa:** s. Lotio alba spirituosa.
**Zinci oxidi lotio spirituosa cum Ammoniumsulfobitolo:** s. Lotio alba spirituosa cum Ammoniumsulfobitolo.
**Zinci oxidi lotio spirituosa cum Chlorcresolo et Lithanthracis Picis Liquore:** s. Lotio alba spirituosa cum Chlorcresolo et Liquore Picis Lithanthracis.
**Zinci oxidi oleum:** s. Oleum Zinci.
**Zinci oxidi pasta mollis:** s. Pasta Zinci mollis.
**Zinci oxidi pasta mollis cum Chlorcresolo et Sulfure praecipitato:** s. Pasta Zinci oxydati mollis cum Chlorcresolo et Sulfure praecipitato.
**Zinci oxidi pasta mollis cum Ethacridino lactate:** s. Pasta Zinci oxydati mollis cum Ethacridino lactico.
**Zinci oxidum:** s. Zinkoxid.
**Zinci pasta:** s. Pasta Zinci.
**Zinci pasta mollis:** s. Pasta Zinci mollis.
**Zinci stearas:** s. Zinkstearat.
**Zinci sulfas heptahydricus:** s. Zinksulfat.
**Zinci sulfatis oculoguttae:** s. Zinksulfat-Augentropfen.
**Zinci undecylenas:** s. Zinkundecylenat.
**Zinci unguentum:** s. Unguentum Zinci.
**Zincum:** s. Zink.
**Zincum aceticum dihydricum:** s. Zinkacetat.
**Zincum carbonicum:** s. Zinkcarbonat, basisches.
**Zincum chloratum:** s. Zinkchlorid.
**Zincum cyanatum:** s. Zinkcyanid.
**Zincum diiodparaphenolsulfonicum:** s. Zink, diiodparaphenolsulfonsaures.
**Zincum fluoratum:** s. Zinkfluorid.
**Zincum iodatum:** s. Zinkiodid.
**Zincum isovalerianicum:** s. Zinkvalerianat.
**Zincum lacticum:** s. Zinklactat.
**Zincum oroticum dihydricum:** s. Zinkorotat.
**Zincum oxydatum:** s. Zinkoxid.
**Zincum oxydatum crudum:** s. Zinkoxid, rohes.
**Zincum permanganicum:** s. Zinkpermanganat.
**Zincum peroxydatum:** s. Zinkperoxid.
**Zincum *p*-phenolsulfonicum:** s. Zinkphenolsulfonat.
**Zincum phosphoratum:** s. Zinkphosphid.
**Zincum phosphoricum:** s. Zinkphosphat.
**Zincum salicylicum:** s. Zinksalicylat.
**Zincum sozoiodolicum:** s. Zink, diiodparaphenolsulfonsaures.
**Zincum stearicum:** s. Zinkstearat.
**Zincum subcarbonicum:** s. Zinkcarbonat, basisches.
**Zincum sulfophenolicum:** s. Zinkphenolsulfonat.
**Zincum sulfuratum:** s. Zinksulfid.
**Zincum sulfuricum:** s. Zinksulfat.
**Zincum sulfuricum siccatum:** s. Zinksulfat (getrocknetes Zinksulfat).
**Zincum sulfurosum:** s. Zinksulfit.
**Zincum undecylenicum:** s. Zinkundecylenat.
**Zincum valerianicum:** s. Zinkvalerianat.

**Zineb:** s. Dithiocarbamate.

**Zineol:** s. 1,8-Cineol.

**Zingeron:** Zingiberon, Vanillylaceton; 4-(3′-Methoxy-4′-hydroxy)phenyl-butan-2-on; $C_{11}H_{14}O_3$; $M_r$ 194.2; Schmp. 40 °C; scharf schmeckender Best. des Ingweröls (s. Zingiber officinale).

**Zingiberaceae:** Ingwergewächse; Fam. der Ordnung Zingiberales; ca. 1400 Arten; **Merkmale:** **1.** (biol.) trop. u. subtropische Stauden* mit kräftigen, häufig knotig verdickten Rhizomen*; die Blätter* sind groß, ganzrandig, bilden Scheinstängel; auffällig gefärbte Blütenhülle; die Blüten* sind zwittrig, zygomorph gebaut; 2 verwachsene Staminodien* bilden 2- bis 3-zipfelige Lippen, nur 1 fruchtbares Staubblatt*; der Fruchtknoten ist unterständig, die Früchte sind meist auffällig gefärbt, manchmal fleischig; vgl. Fruchtformen; **2.** (chem.) in Exkretzellen äther. Öl (Borneol, Cineol u. Zingiberen), Phenylpropanderivate (z. B. Curcumin) u. Scharfstoffe (z. B. Gingerole); **Gattungen:** z. B. Aframomum, Alpinia, Curcuma, Elettaria u. Zingiber.

**Zingiberis rhizoma:** s. Zingiber officinale.

**Zingiber officinale** Rosc.: Amomum zingiber L., Ingwer; Fam. Zingiberaceae; wahrscheinl. im trop. Asien heim., kultiviert in fast allen Tropenländern, v. a. Westindien; ausdauernde Staude*; Stpfl. von **Zingiberis rhizoma:** (engl.) *ginger*; Radix Zingiberis; Ingwerwurzelstock, Ingwer; nur an den breiten Seiten (d. h. teilweise) geschälter od. ganz vom Kork befreiter, getrockneter Wurzelstock; nicht od. nicht vollständig geschälte Sorten sind als **Bedeckter Ingwer** od. **Schwarzer Ingwer** im Handel; als beste Sorte gilt der **Bengalische Ingwer** (nur an den Seiten geschält); ferner sind noch im Handel: **Kotschinchina-Ingwer** (ganz geschält u. meist gekalkt), **Jamaika-Ingwer** (oft ganz geschält, von bes. feinem Aroma) u. **Afrikanischer Ingwer** (halb geschält); **Off.:** Ph.Eur.6, ÖAB, Ph.Helv.; Monographie: ESCOP, WHO, Kommission E; **Inhaltsst.:** 1–3 % äther. Öl (nach ÖAB u. Ph.Eur. mind. 1.5 %, nach Ph.Helv. mind. 1.7 %; auch von der Sorte abhängig; Best. s. u.); ferner als nicht wasserdampfflüchtige Scharfstoffe (s. Scharfstoffdrogen) Phenylalkanone u. Phenylalkanole (mit unterschiedl. Kettenlänge), die als Gingerole (mit Ketolgruppe) bzw. Shogaole (mit Enongruppe in der Seitenkette) bezeichnet werden (Strukturformel: s. Abb.); bis zu 50 % Stärke, Hydroxyzimtsäuren, Anthocyanidine*, Zingeron* (entsteht durch Zersetzung aus Gingerolen) u. Zucker; **Zuber.:** Zingiberis tinctura DAC, Tinctura* aromatica u. Tinctura* Zingiberis; **Wirk.:** antibakteriell, antimykotisch, molluskizid, nematozid, antientzündlich, spasmolytisch, hepatoprotektiv, choleretisch, antiemetisch; **Anw.:** **1.** (med.) bei dyspept. Beschwerden, zur Verhütung der Symptome der Reisekrankheit; **2.** vielfach als Gewürz u. Genussmittel (Confectio Zingiberis, eingekochter od. kandierter Ingwer) u. zur Herst. von Ginger Ale; **Oleum Zingiberis:** (engl.) *ginger oil*; Ingweröl; D. 0.88; durch Destillation aus dem getrockneten Wurzelstock gewonnenes äther. Öl; grünl. gelbes, dickl. Öl, opt. linksdrehend, lösl. in Ethanol u. Ether, unlösl. in Wasser; **Inhaltsst.:** ca. 60 % Zingiberen (Strukturformel: s. Abb.) u. ähnl. mono-

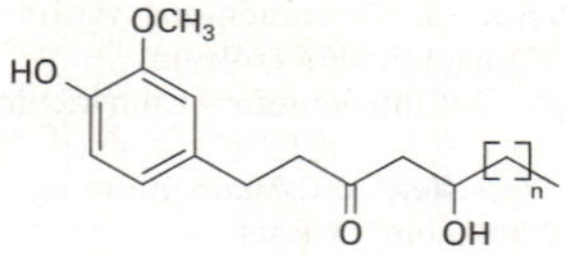


Gingerole: n = 4, 6, 8

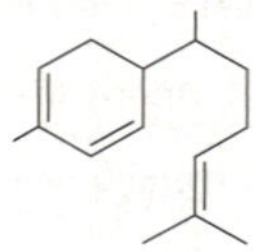

Zingiberen

**Zingiber officinale:** Gingerole u. Zingiberen als Beispiele für Inhaltsstoffe

cycl. Sesquiterpene* ((–)-Sesquiphellandren, (+)-ar-Curcumen), die für den Geruch hauptverantwortl. sind, ferner 10–15 % $\beta$-Bisabolen*, Zingiberol (bicycl. Sesquiterpen), Zingeron* sowie die Monoterpene Citral*, Borneol*, $\alpha$-Terpineol*, Cineol (u. Ester), D-Camphen* u. D-Phellandren (s. $\alpha$-Phellandren); **Anw.:** zur Likörfabrikation. **Hom.:** Zingiber officinale (HAB), Zingiber: vom Kork befreiter, getrockneter Wurzelstock (mind. 1.5 % äther. Öl); verordnet z. B. bei Asthma bronchiale, Gastritis, Diarrhö.

**Zink:** Zincum; Symbol Zn; CAS-Nr. 7440-66-6; $A_r$ 65.38; OZ 30; D. 7.14; Schmp. 419 °C; Sdp. 908.5 °C; Härte 2.5 der Härteskala*; bläul. weißes, sprödes, beständiges, 2-wertiges Metall*, das bei 100–150 °C weich u. walzbar, oberhalb 200 °C wieder spröde u. pulverisierbar wird; verbrennt an der Luft erhitzt mit bläul. weißer Flamme zu Zinkoxid*; überzieht sich an feuchter Luft mit einer fest anhaftenden Schicht von basischem Zinkcarbonat* bzw. Zinkoxid, wodurch das Metall vor weiterer Oxidation geschützt wird; wird von Säuren (auch org.) unter Wasserstoffentwicklung zersetzt; **Vork.:** zu 76 ppm in der Erdkruste; natürl. nur gebunden als Zinkblende (ZnS), Sphalerit, Wurtzit, Zinkspat (edler Galmei; $Zn_2SiO_4 \cdot H_2O$), ferner u. a. als Zinkblüte, Spinell, Zinkvitriol; **Darst.:** Brennen bzw. Rösten im Luftstrom zu Zinkoxid, anschließend Reduktion mit Kohle od. Elektrolyse von Zinksulfatlösung; **Bedeutung:** (physiol.) essentielles Spurenelement* für Wachstum u. Stoffwechselregulation; wirkt auch bei der Funktion der Geschmacks- u. Geruchsrezeptoren im Mund- u. Nasenraum mit; Best. bzw. Aktivator von ca. 100 Enzymen (u. a. von Dehydrogenasen*, Uricase*, DNA*-Polymerase). Insulin* wird im Körper als Zn-Komplex gespeichert. Der menschl. Körper enthält 2–4 g Zn; tägl. Bedarf 10–15 mg. Bei nachgewiesenem Zinkmangel erfolgt Substitution bevorzugt mittels Zinkorotat* od. -aspartat; die Resorption soll ca. 90 % betragen; aus Zinksulfat* wird nur ca. 10 % resorbiert. **Anw.:** (techn.) Verzinken von Stahlblech, Legierungen (Messing*, Tombak*, Alfenide*); Verkleidungsbleche im Baubereich, Anodenmaterial in Batterien, Reduktionsmittel in der Synthese u. Analytik; **Toxikol.:** Zinkintoxikationen äußern sich in schmerzhaften Entzündungen der Verdauungsorgane, Erbrechen; äußerl. rufen konz. Zinksalzlösungen (z. B. Zinkchlorid*) heftige u. schmerzhafte Entzündungen hervor. LD ca. 3 g; **Nachw.:** Zinkverbindungen: **1.** Ammoniumsulfidlösung fällt weißes Zinksulfid*, unlösl. in Wasser u. Essigsäure, lösl. in verd. Mineralsäuren unter Entw. von Schwefelwasserstoff* ($H_2S$). **2.** Natriumhydroxidlösung fällt weißes Zinkhydroxid ($Zn(OH)_2$), das sich im Überschuss des Fällungsmittels wieder löst. Diese Lsg. bleibt nach Zusatz von Ammoniumchloridlösung klar. Anschließend zugegebene Natriumsulfidlösung fällt flockiges, weißes Zinksulfid (Identitätsreaktion nach Ph.Eur.6). **3.** Kaliumhexacyanoferrat(II)* fällt aus salzsaurer Lsg. weißes Zinkhexacyanoferrat(II), unlösl. in Salzsäure u. Ammoniaklösung, lösl. in Kalilauge. **4.** Nachw. als farbiger Komplex mit Diphenylthiocarbazon* od. Natriumdiethyldithiocarbamat*; **5.** Mit Natriumcarbonat* auf Kohle geglüht, ergibt Zn weißes Zinkoxid, das sich in der Hitze gelb färbt. Beim Glühen mit Cobalt(II)-Salzen auf Kohle bildet sich grünes Zinkcobaltat(III) (Rinman*-Grün). **Hom.:** Zincum metallicum (HAB): elektrolyt. gewonnenes, mit Wasser, Ethanol, Ether gewaschenes Metall; Konstitutionsmittel*; verordnet z. B. bei Unruhezuständen, Beschwerden durch unterdrückte Hautausschläge, Hyperaktivität der Kinder, neuralg. Kopf- u. Zahnschmerz, Zervikalsyndrom.

**Zinkacetat:** Zinci acetas dihydricus Ph.Eur.6, Zincum aceticum dihydricum; Zinkacetat-Dihydrat, essigsaures Zink; CAS-Nr. 5970-45-6; $(CH_3COO)_2Zn \cdot 2\,H_2O$; $M_r$ 219.5; D. 1.735; Schmp. 242 °C; weiße, glänzende, sich fettig anfühlende Blättchen; leicht lösl. in Wasser, wenig lösl. in Ethanol; **Anw.:** **1.** (med.) bei Wilson-Krankheit; früher innerl. als Emetikum u. Adstringens, äußerl. zu Augenwässern, Injektionen u. gegen Hautkrankheiten; vgl. Zinkoxid; **2.** (techn.) als Beizmittel u. zur Holzkonservierung. **Hom.:** Zincum aceticum (HAB): verordnet z. B. bei Delirium tremens.

**Zinkacetatlösung, ethanolische:** Schlesinger-Reagenz; Darst.: 1 g gepulvertes Zinkacetat* wird mit 9 g absolutem Ethanol angerieben; vor Gebrauch schütteln; **Anw.:** zur Fluoreszenzprobe zum Nachw. von Urobilin* in Harn u. Stuhl.

**Zinkacetatlösung, weingeistige gesättigte:** Reagenz DAB; **Zuber.:** Bei Bedarf ist zerriebenes Zinkacetat* mit Ethanol bis zur Sättigung zu schütteln u. das Gemisch zu filtrieren.

**Zinkacexamat** (INN): Zinci acexamas Ph.Eur.6; CAS-Nr. 70020-71-2; $C_{16}H_{28}N_2O_6Zn$; $M_r$ 409.8; Schmp. 198 °C; weißes, krist. Pulver, lösl. in Wasser; nicht mehr im Handel befindl. Ulkustherapeutikum*; früher angewendet bei Ulcus ventriculi.

**Zinkalium:** Aluminiumlegierung mit 0.8–8.3 % Zink* u. 0.8–8 % Magnesium*.

**Zinkate:** Hydroxokomplexsalze, die beim Versetzen von Zinksalzlösung mit Alkalilaugen entstehen.

**Zink, baldriansaures:** s. Zinkvalerianat.

**Zinkblende:** s. Zink.

**Zinkblumen:** s. Zinkoxid, rohes.

**Zinkcarbonat, basisches:** Zincum carbonicum, Zincum subcarbonicum; $2\,ZnCO_3 \cdot 3\,Zn(OH)_2$; weißes Pulver, unlösl. in Wasser; **Vork.:** natürl. als Zinkblüte; **Darst.:** Fällung einer Zinksalzlösung mit Alkalicarbonat; **Anw.:** (chem.) Darst. von Zinksalzen. **Lapis Calaminaris:** EB; Calamina; Galmei; gemahlenes Galmeierz; gelbl., rötl. od. bräunl. Pulver, lösl. in Salzsäure u. Kalilauge; **Best.:** hauptsächl. b. Z. u. Zinksilicat; **Anw.:** (traditionell u. veterin.) Wundpulver, Salben. **Tutia grisea:** grauer Galmei, graue Tutia, Cadmia, Nihilum griseum; graues Pulver od. graue Stücke; **Best.:** Zinkoxid*, b. Z. u. Zinkstaub; **Herst.:** Nebenprodukt der Zinkhütten; **Anw.:** **1.** (techn.) als Sulfidfänger in der Gummiproduktion, in Spüllösungen bei Tiefenbohrungen; **2.** (med.) obsolet; wurde von Bergleuten als Wundantiseptikum genutzt.

**Zinkchlorid:** Zinci chloridum, Zincum chloratum, Butyrum Zinci; Chlorzink; CAS-Nr. 7646-85-7; $ZnCl_2$; $M_r$ 136.29; D. 2.91; Schmp. 318 °C; Sdp. 732 °C; weißes, krist. Pulver od. weiße Stangen; zerfließt an der Luft; leicht lösl. in Wasser u. Ethanol, lösl. in Ether, Aceton, Glycerol; **Darst.:** durch Lösen von Zink* in Salzsäure*; **Herst.:** durch Umsetzen von metall. Zink mit Chlorwasserstoff* bei 700 °C (hochrein), durch Zersetzen von Zinkamalgam mit Salzsäure (spektroskop. rein) od. durch Auslaugen von Zinkoxiden od. zinkhaltigen Abfällen mit Salzsäure (techn. rein); **Off.:** Ph.Eur.6; **Anw.:** **1.** (med.) Antiseptikum* u. Ätzmittel, nur noch selten in Form von Stiften, Pasten u. Lsg. lokal appliziert; Zahnfüllstoff*; **2.** (techn.) Holzkonservierung, Pergamentherstellung, Lötwasser, ferner Verzinken, Herst. von Vulkanfiber, Zeugdruck; in der org. Chemie als Katalysator (Lewis-Säure; s. Friedel-Crafts-Alkylierung); Ölraffination.

**Zinkcobaltat(III):** s. Rinman-Grün.

**Zinkcyanid:** Zincum cyanatum; Zinkzyanid, Cyanzink, Zyanzink; CAS-Nr. 557-21-1; $Zn(CN)_2$; $M_r$ 117.4; D. 1.85; therm. Zers. ab 800 °C; weißes, amorphes Pulver, unlösl. in Wasser u. Ethanol, lösl. in Mineralsäuren unter Entw. von tox. Cyanwasserstoff, leicht lösl. in Alkalicyanidlösungen unter Bildung von Cyanozinkaten; wird von verd. org. Säuren nicht zersetzt; **Darst.:** Fällung einer Zinksulfatlösung mit Kaliumcyanid*; **Anw.:** (techn.) galvanotechn. Abscheidung von Zink* u. Messing*; **Toxikol.:** Z. ist ebenso giftig wie Blausäure*. **Hom.:** Zincum cyanatum (HAB): verordnet z. B. unterstützend bei Meningitis.

**Zink, diiodparaphenolsulfonsaures:** Zincum diiodparaphenolsulfonicum, Zincum sozoiodolicum, Sozoiodolzink; $(C_6H_2I_2OHSO_3)_2Zn \cdot 6\,H_2O$; $M_r$ 1023.3; farblose Nadeln od. krist. Pulver, lösl. in Wasser, leicht lösl. in Ethanol; die frühere med. Anw. zu Injektionen gegen Gonorrhö sowie als Schnupfpulver gegen Schnupfen ist obsolet.

**Zink, essigsaures:** s. Zinkacetat.

**Zinkfluorid:** Zincum fluoratum; CAS-Nr. 7783-49-5; $ZnF_2$; $M_r$ 103.37; D. 4.95; Schmp. 872 °C; Sdp. 1500 °C; farblose Kristalle, sehr schwer lösl. in Wasser, leicht lösl. in Ammoniaklösung; **Darst.:** Erhitzen von Zinkoxid* u. Fluor* zur Rotglut od. Lösen von basischem Zinkcarbonat* in Flussäure*; **Anw.:** (techn.) Galvanotechnik, Porzellanindustrie, Holzkonservierung, Flussmittel, Fluorierungsmittel in der org. Synthese.

**Zinkgranalien:** unregelmäßig geformte, silberglänzende Körner aus Zink*; **Anw.:** Erzeugung von nascierendem Wasserstoff*.

**Zinkiodid:** Zincum iodatum; Iodzink; CAS-Nr. 10139-47-6; $ZnI_2$; $M_r$ 319.18; D. 4.74; Schmp. 446 °C; Sdp. 625 °C; weiße, körnige, sehr hygroskop. Masse od. Kristalle, leicht lösl. in Wasser u. Ethanol; **Darst.:** Eindampfen einer Mischung von Zink*, Iod* u. Wasser; **Anw.:** **1.** Reagenz; vgl. Iodzinkstärkelösung; **2.** (techn.) Röntgenkontrastmittel in der Werkstoffprüfung.

**Zinkiodid-Stärke-Lösung:** s. Iodzinkstärkelösung.

**Zinkiodid-Stärke-Papier:** s. Iodzinkstärkepapier.

**Zinkisovalerianat:** s. Zinkvalerianat.

**Zinklactat:** Zincum lacticum; milchsaures Zink; CAS-Nr. 16039-53-5; $Zn(C_3H_5O_3)_2$; $M_r$ 243.5 (Dihydrat: $M_r$ 279.57); weiße, glänzende, nadelförmige Kristalle, meist zu Krusten vereinigt, od. weißes Pulver, lösl. in Wasser, unlösl. in Ethanol; verkohlt beim Erhitzen über 100 °C unter Entw. brauner, rauchartig riechender Dämpfe; **Darst.:** Eintragen von Zinkoxid* in erwärmte verd. Milchsäure* u. Eindampfen; **Anw.:** **1.** als belaghemmende Substanz in Zahncremes, in Kosmetika; **2.** (med.) obsolet; früher innerl. bisweilen bei Epilepsie, äußerl. zu Augenwässern u. Injektionen.

**Zinklegierungen:** s. Zink.

**Zinkleim:** Zinci gelatina, Gelatina Zinci; Zusammensetzung: DAB, NRF, ÖAB, 10 T. Zinkoxid* (ZnO), 15 T. Gelatine*, 40 T. 85 %iges Glycerol*, 35 T. gereinigtes Wasser; Gehalt: 9–11 % ZnO; 34–40 % Glycerol; **Darst.:** ZnO wird mit Glycerol (ÖAB 0.1 %iger Nipaesterzusatz) angerieben. Die Gelatine wird in frisch ausgekochtem u. wieder abgekühltem Wasser quellen gelassen, unter Erwärmen im Wasserbad gelöst u. gleichmäßig mit der ZnO-Anreibung vermischt. Mit warmem Wasser wird auf 100 T. ergänzt u. der noch warme Leim in geeignete weithalsige Behältnisse ausgegossen, in denen er während des Abkühlens erstarrt; Verfestigungstemperatur 34–36 °C; die weiße, festelast. Gallerte verflüssigt sich wieder beim Erwärmen (zur Applikation). **Anw.:** Zinkleimbinden* zur Behandlung des varikösen Symptomenkomplexes; Deckmittel bei Hautkrankheiten; Z. wird warm aufgetragen u. bildet nach dem Erstarren luftdichte Verbände. 1 Monat verwendbar.

**Zinkleimbinde:** Mullbinde od. elast. Binde, die mit Zinkleim* beschichtet ist; gebrauchsfertige Z. sind im Handel. Die Herst. eines **Zinkleimverbandes** kann auch durch abwechselndes Auftragen von auf 40 °C erwärmtem Zinkleim u. Binden erfolgen. **Anw.:** Herst. von Kompressionsverbänden bei Venenthrombosen; Nachbehandlung von Frakturen.

**Zinkleim, harter:** Zinci gelatina dura; Zusammensetzung: Ph.Helv., 10 T. Zinkoxid*, 30 T. Gelatine*, 30 T. 85 %iges Glycerol*, *p*-Hydroxybenzoesäuremethylester, Wasser ad 100 T.; **Darst. u. Anw.:** s. Zinkleim.

Z

**Zink, milchsaures:** s. Zinklactat.

**Zinkoctadecanoat:** s. Zinkstearat.

**Zinköl:** s. Oleum Zinci.

**Zinkorotat:** Zinci orotas dihydricus, Zincum oroticum dihydricum; Zinkorotat-Dihydrat, orotsaures Zink; Zinksalz der Orotsäure*; CAS-Nr. 60388-02-5; $C_{10}H_6N_4O_8Zn \cdot 2\,H_2O$; $M_r$ 411.6; weißes Pulver, sehr schwer lösl. in Wasser, fast unlösl. in Ethanol; **Off.:** DAC; **Ind.:** s. Zink; Orotsäure.

**Zink, orotsaures:** s. Zinkorotat.

**Zinkoxid:** Zinci oxidum, Zincum oxydatum; reines Zinkoxid; CAS-Nr. 1314-13-2; ZnO; $M_r$ 81.37; D. 5.68; Schmp. 1975 °C; weißes od. gelbl. weißes, lockeres, amorphes Pulver, das beim Erhitzen gelb u. beim Erkalten wieder weiß wird (Thermochromie); unlösl. in Wasser, leicht lösl. in verd. Säuren unter Salzbildung; **Darst.:** Erhitzen von scharf getrocknetem, gefälltem basischem Zinkcarbonat*; **Herst.:** (techn.) Oxidation von Zink* in der Dampfphase; **Off.:** Ph.Eur.6; **Anw.:** **1.** (med.) Z. bildet mit Wund- u. Hautsekreten lösl. Zinksalze, die mild adstringierend u. antiseptisch wirken, ohne die Haut zu reizen; als Konstituens in Pudern, Salben, Pasten, z. B. Pasta* Zinci, Pasta* Zinci mollis, Pasta* Zinci salicylata, Unguentum* Zinci, Gelatina Zinci (s. Zinkleim), Oleum* Zinci; früher innerl. als Sedativum u. krampflösendes Mittel (obsolet); **2.** (techn.) Weißpigment (Zinkweiß, Chinesischweiß, Pigmentweiß 4), Luminophor in Leuchtstoffröhren; Halbleiter, Leuchtdioden, TFT-Bildschirme. **Hom.:** Zincum oxydatum: verordnet z. B. bei Krämpfen.

**Zinkoxidlotion, wässrige:** s. Lotio alba aquosa.

**Zinkoxidöl:** s. Oleum Zinci.

**Zinkoxidpaste 25 %:** s. Pasta Zinci.

**Zinkoxidpaste mit Chlorcresol und feinverteiltem Schwefel, weiche:** s. Pasta Zinci oxydati mollis cum Chlorcresolo et Sulfure praecipitato.

**Zinkoxidpaste mit Ethacridinlactat, weiche:** s. Pasta Zinci oxydati mollis cum Ethacridino lactico.

**Zinkoxid-Pinselung, stabilisierte:** Zusammensetzung: NFA, 3.0 T. Cetylstearylalkohol*, 18.0 T. Zinkoxid*, 18.0 T. Talk, 18.0 T. verd. Ethanol, 18.0 T. 85 %iges Glycerol, destilliertes Wasser ad 100 T.; **Herst.:** Cetylstearylalkohol, Glycerol u. destilliertes Wasser werden zusammen auf dem Wasserbad geschmolzen. Zinkoxid u. Talk werden durch Sieb V (ÖAB) gesiebt u. in die Mischung eingearbeitet. Zuletzt wird das verd. Ethanol zugesetzt. Stabile, pastöse, weiße Schüttelpinselung; vgl. Lotiones; **Anw.:** bei allerg. Kontaktekzem, Exanthemen, Urticaria, Herpes zoster, Juckreiz; cave: nicht in Augennähe anwenden. Vgl. Lotio alba spirituosa.

**Zinkoxid, reines:** s. Zinkoxid.

**Zinkoxid, rohes:** Zincum oxydatum crudum, Flores Zinci, Lana philosophica; Zinkweiß, Zinkblumen; ZnO; vgl. Zinkoxid; **Darst.:** in Zinkhütten durch Verbrennen von Zinkdampf an der Luft. Die frühere med. Anw. äußerl. in Pudern, Salben u. Pasten (z. B. nach EB Pasta* Zinci oleosa „Lassar“, Pasta Zinci sulfurata Unna) ist obsolet.

**Zinkoxidsalbe:** s. Unguentum Zinci.

**Zinkoxidschüttelmixtur:** s. Lotio alba aquosa.

**Zinkoxidschüttelmixtur, ethanolische:** s. Lotio alba spirituosa.

**Zinkoxidschüttelmixtur mit Ammoniumsulfobitol:** s. Lotio alba aquosa cum Ammoniumsulfobitolo.

**Zinkoxidschüttelmixtur mit Ammoniumsulfobitol, ethanolische:** s. Lotio alba spirituosa cum Ammoniumsulfobitolo.

**Zinkoxidschüttelmixtur mit Chlorocresol und Steinkohlenteerlösung, ethanolische:** s. Lotio alba spirituosa cum Chlorcresolo et Liquore Picis Lithanthracis.

**Zinkoxidschüttelpinselung:** s. Lotio alba spirituosa.

**Zinkparaphenolsulfonat:** s. Zinkphenolsulfonat.

**Zinkpaste:** s. Pasta Zinci.

**Zinkpaste, weiche:** s. Pasta Zinci mollis.

**Zinkperhydrol:** s. Zinkperoxid.

**Zinkpermanganat:** Zincum permanganicum; übermangansaures Zink; CAS-Nr. 23414-72-4; $Zn(MnO_4)_2$; $M_r$ 303.3; D. 2.45; Schmelzbereich: 90–105 °C (unter Zers.); dunkelrote, dem Kaliumpermanganat* ähnl., sehr hygroskop. Kristalle, sehr leicht lösl. in Wasser; **Darst.:** Fällung einer Zinksulfatlösung mit Bariumpermanganatlösung u. Eindampfen des Filtrats. Die frühere med. Anw. als Antiseptikum* u. Adstringens* sowie zu Injektionen bei Urethritis ist obsolet.

**Zinkperoxid:** Zincum peroxydatum; Zinksuperoxid, Zinkperhydrol; CAS-Nr. 1314-22-3; $ZnO_2$; $M_r$ 97.38; D. 0.6–0.8; therm. Zers. ab 150 °C; Gemisch von Z. u. Zinkoxid* (1:1); weißes, schwach gelbstichiges, amorphes Pulver, unlösl. in Wasser, leicht lösl. in verd. Säuren unter Bildung von Wasserstoffperoxid* ($H_2O_2$); **Darst.:** Einwirkung von Wasserstoffperoxidlösung auf Zinkoxid; **Anw.:** **1.** (techn.) Gummivulkanisation, Treibmittel zur Schaumstoffproduktion, Bleichmittel; **2.** (med.) obsolet; früher angewendet als reizloses Antiseptikum*, Adstringens* u. Desodorans in Form von Streupulvern od. Salben; vgl. Zinkoxid.

**Zinkphenolsulfonat:** Zincum sulfophenolicum, Zincum *p*-phenolsulfonicum; Zinkparaphenolsulfonat; $C_{12}H_{10}O_8S_2Zn$; $M_r$ 411.7 bzw. $M_r$ 537.8 (Heptahydrat); farblose od. schwach rötl., an der Luft verwitternde Kristalle, leicht lösl. in Wasser u. Ethanol; die frühere med. Anw. als Antiseptikum*, zu Urethralinjektionen od. zu Verbandwässern ist obsolet. Vgl. Zinkoxid.

**Zinkphosphat:** tertiäres Zinkphosphat; $Zn_3(PO_4)_2$; $M_r$ 386.05; D. 3.998; Schmp. 900 °C; weißes, krist. Pulver; unlösl. in Wasser u. Ethanol, lösl. in Säuren u. Ammoniaklösung; **Anw.:** **1.** (med.) als Zahnzement; früher bei Psychose (obsolet); **2.** (techn.) Rostprimer-Zusatz. **Hom.:** Zincum phosphoricum (HAB): verordnet z. B. bei Neurasthenie.

**Zinkphosphat, tertiäres:** s. Zinkphosphat.

**Zinkphosphid:** Zincum phosphoratum; Zinkphosphor, Phosphorzink; CAS-Nr. 1314-84-7; $Zn_3P_2$; $M_r$ 258.1; D. 4.95; Schmp. über 420 °C; dunkelgraue Kristalle od. Pulver, schwach nach Phosphor riechend u. schmeckend; giftig; unlösl. in Wasser, lösl. in Salzsäure od. verd. Schwefelsäure; **Anw.:** von der Biol. Bundesanstalt für Land- u. Forstwirtschaft zugelassen als Ködergift, z. B. in Giftweizen zur Vergiftung von Ratten, Feld- u. Wühlmäusen; **Toxikol.:** $LD_{50}$ (Ratte, oral): 45 mg/kg KG; Giftwirkung durch bei Kontakt mit Feuchtigkeit od. Magensäure freiwerdendes Monophosphan (s. Phosphine); Sympt. einer Intoxikation: u. a. Ohrensausen, Angst, Übelkeit, Erregung, Erbrechen, Schwindel, Koliken, Diarrhö u. Brustschmerzen, nach Inhalation ggf. auch tox. Lungenödem; Tod durch Hirnödem, zentrale Atemlähmung, Lungenödem od. Kreislaufversagen; nach überstandener Intoxikation ggf. Nieren- u. Leberschäden sowie Herzerkrankungen.

**Zinkphosphor:** s. Zinkphosphid.

**Zink-Protamin-Insuline:** s. Insulin (Zuber.).

**Zinksalbe:** s. Unguentum Zinci.

**Zinksalicylat:** Zincum salicylicum; salicylsaures Zink; $C_{14}H_{10}O_6Zn$; $M_r$ 339.6 bzw. $M_r$ 393.5 (Trihydrat); farblose, glänzende Nadeln, lösl. in Wasser u. Ether, leicht lösl. in Ethanol; **Darst.:** Erhitzen einer Zinksulfatlösung mit Natriumsalicylatlösung u. auskristallisieren lassen; **Anw.:** (med.) Antiseptikum* u. Adstringens*; in Pudern u. Salben gegen Hauterkrankungen.

**Zinksalicylsäurepaste:** s. Pasta Zinci salicylata.

**Zink, salicylsaures:** s. Zinksalicylat.

**Zink, schwefelsaures:** s. Zinksulfat.

**Zink, schwefligsaures:** s. Zinksulfit.

**Zinkspat:** s. Zink.

**Zinkstaub:** Reagenz Ph.Eur.6; fein pulverisiertes Zink*, lösl. in 7 %iger Salzsäure.

**Zinkstearat:** Zinci stearas Ph.Eur.6, Zincum stearicum, Zincum stearinicum; stearinsaures Zink; Zinkoctadecanoat; CAS-Nr. 557-05-1; Gemisch vorwiegend aus Zinkstearat ($C_{36}H_{70}O_4Zn$; $M_r$ 632), Zinkpalmitat ($C_{32}H_{62}O_4Zn$; $M_r$ 576.2) u. Zinkoleat ($C_{36}H_{66}O_4Zn$; $M_r$ 628); weißes, amorphes, leichtes Pulver; prakt. unlösl. in Wasser, wasserfreiem Ethanol u. Ether; **Inkomp.:** Säuren, Eisensalze; **Darst.:** Umsetzen von Zinksulfat* mit Alkalistearat in wässrigen Lsg.; **Anw.:** (med.) in Pudern u. Salben; als mildes Adstringens u. Antiseptikum sowie als wasserabstoßendes, austrocknendes Mittel bei Ekzemen, Impetigo, Ulcus cruris, Pruritus u. Psoriasis; **cave:** Z. sollte bei Kindern nicht verwendet werden (DAC) wegen aufgetretener Intoxikationen mit Kinderpudern.

**Zink, stearinsaures:** s. Zinkstearat.

**Zinksulfat:** Zinci sulfas heptahydricus, Zincum sulfuricum, Nihilum album, Vitriolum album; Zinksulfat-Heptahydrat, schwefelsaures Zink, Zinkvitriol, weißer Vitriol, weißer Galitzenstein, weißer Kupferrauch, Augennichts; CAS-Nr. 7446-20-0; $ZnSO_4 \cdot 7\,H_2O$; $M_r$ 287.5; D. 1.97, D. 3.74 (wasserfrei); Schmp. 100 °C (Abgabe von 6 Mol Kristallwasser); vollständige Entwässerung ab 240 °C; therm. Zers. ab 740 °C; farblose, an trockener Luft verwitternde Kristalle; leicht lösl. in Wasser, lösl. in Glycerol, unlösl. in Ethanol; **Darst.:** Rösten von Zinkblende u. Ausziehen des Röstprodukts mit Wasser od. Auflösen von Zink* od. Zinkoxid* in verd. Schwefelsäure*; **Off.:** Ph.Eur.6 neben Zinksulfat-Hexahydrat u. Zinksulfat-Monohydrat; **Anw.:** **1.** (med.) zur Ther. klin. gesicherter Zinkmangelzustände, wenn durch Ernährung nicht zu beheben; als Adstringens* zur Frühbehandlung von Herpeserkrankungen der Lippe u. der angrenzenden Hautbezirke; früher auch als Antiseptikum* bei Bindehautentzündung, Urethritis* u. Kolpitis* sowie als Emetikum (obsolet); **2.** (techn.) Beize in der Kattunfärberei, Holzimprägnierungsmittel, Desinfektionsmittel, zur galvan. Verzinkung. **Getrocknetes Zinksulfat:** Zincum sulfuricum siccatum; entspricht Zinksulfat-Monohydrat; CAS-Nr. 7446-19-7; $ZnSO_4 \cdot H_2O$; $M_r$ 179.4; weißes, mittelfeines, lockeres Pulver; 1 g getrocknetes Z. darf beim Trocknen im Trockenschrank bei 100 °C max. 10 mg an Gewicht verlieren. **Anw.:** (med.) s. oben. **Hom.:** Zincum sulfuricum (HAB): verordnet z. B. bei Verdauungsstörungen.

**Zinksulfat-Augentropfen:** **1.** Zinci sulfatis oculoguttae, Oculoguttae Zinci sulfurici, Collyrium Zinci; Zusammensetzung: **a)** DAC, NRF, 0.25 g Zinksulfat* ($ZnSO_4$), 1.78 g Borsäure, 0.002 g Thiomersal*, Wasser für Injektionszwecke ad 100.0 g; **b)** ÖAB, 0.05 g $ZnSO_4$, 0.02 g Ammoniumchlorid* ($NH_4Cl$), 0.02 g Campher*, 1.0 g Ethanol 70 %, Wasser für Injektionszwecke ad 100.0 g; **Darst.:** Die festen Best. ohne $ZnSO_4$ werden unter Erwärmen im Großteil des Wassers gelöst. Nach dem Erkalten wird $ZnSO_4$ gelöst u. das restl. Wasser ergänzt. Die Lsg. wird unter asept. Bedingungen in geeignete sterilisierte Behältnisse keimfiltriert. Geforderte Eingenschaften: 250–300 mOsmol/1000 g Wasser, klar u. farblos, pH 4.5–6.0; Beschriftung: Nach Anbruch nur 4 Wochen verwendbar. Konserviert mit 0.002 % Thiomersal. **2.** Zinksulfat-Augentropfen 0.25 %; Zusammensetzung: NFA, 0.05 T. Zinksulfat, 0.325 T. Borsäure, 0.008 T. Natriumtetraborat, 0.004 T. Benzalkoniumchlorid, Wasser für Injektionszwecke ad 20 T.; **Anw.:** als Adstringens bei Bindehautentzündungen. Vgl. Augentropfen.

**Zinksulfat-Gel:** Darst.: NFA, 3 T. Hydroxyethylcellulose* werden in 90 T. heißem, destilliertem Wasser dispergiert; anschließend wird eine Lsg. aus 1 T. Zinksulfat* u. 0.01 T. Benzalkoniumchlorid* in 5.99 T. destilliertem Wasser zugefügt u. bis zur vollständigen Quellung (mind. 3 Stunden) stehengelassen; **Anw.:** bei Herpes simplex; **UAW:** Irritationen u. Austrocknen der behandelten Hautstellen möglich; **Dos.:** bei ersten Anzeichen der beginnenden Infektion stündl. auf die betroffenen Stellen auftragen.

**Zinksulfid:** Zincum sulfuratum; Schwefelzink; CAS-Nr. 1314-98-3; ZnS; $M_r$ 97.46; D. 4.01; Schmp. 1185 °C (α-ZnS); natürl. Zinkblende (β-ZnS) wandelt sich bei 1020 °C in α-ZnS um; weißes Pulver, prakt. unlösl. in Wasser, leicht lösl. in verd. Säuren; **Vork.:** natürl. als Zinkblende u. Wurtzit; **Darst.:** Umsetzung von Zinksalzlösung u. Ammoniumsulfidlösung; **Herst.:** Oxidation von Zink* mit Schwefel*; **Anw.:** (techn.) Weißpigment, Linoleum- u. Kunstlederherstellung, Glasfabrikation (Milchglas); Aluminium- u. Kupfer-dotiertes Z. hat luminophore Eigenschaften (s. Sidot-Blende).

Z

**Zinksulfid, leuchtendes:** s. Sidot-Blende.

**Zinksulfit:** Zincum sulfurosum; schwefligsaures Zink; CAS-Nr. 13597-44-9; $ZnSO_3 \cdot 2\,H_2O$; $M_r$ 181.49; weißes, krist. Pulver, sehr schwer lösl. in Wasser; wird durch Mineralsäuren zerlegt unter Austritt von Schwefeldioxid* ($SO_2$); **Anw.:** **1.** (techn.) Färberbeize; **2.** (med.) obsolet; früher Antiseptikum für Verbandstoffe.

**Zinksuperoxid:** s. Zinkperoxid.

**Zink, übermangansaures:** s. Zinkpermanganat.

**Zinkundecylenat:** Zinci undecylenas Ph.Eur.6, Zincum undecylenicum; CAS-Nr. 557-08-4; $C_{22}H_{38}O_4Zn$; $M_r$ 431.9; Schmp. 116–121 °C; weißes, feines Pulver, unlösl. in Wasser u. Ethanol; in Österreich im Handel befindl. Antimykotikum*; in Deutschland u. der Schweiz außer Handel; vgl. Undecylensäure.

**Zinkvalerianat:** Zincum valerianicum, Zincum isovalerianicum; Zinkisovalerianat, baldriansaures Zink; Zinksalz der Isovaleriansäure*; $(C_5H_9O_2)_2Zn \cdot 2\,H_2O$; $M_r$ 303.67; Schmp. ca. 110 °C; kleine, weiße, glänzende, etwas fettig anzufühlende Kristalle, die schwach nach Valeriansäure* riechen; lösl. in 90 T. Wasser u. 40 T. Ethanol; **Darst.:** Vermischen einer Anreibung von Zinkoxid* u. Ethanol mit Isovaleriansäure*, Auflösen des gebildeten Z. in verd. Ethanol u. auskristallisieren lassen. Die frühere med. Anw. als Antineuralgikum* sowie u. a. bei Epilepsie ist obsolet. **Hom.:** Zincum isovalerianicum (HAB), Zincum valerianicum: verordnet z. B. bei Restless-Legs-Syndrom, Neuralgie.

**Zinkvitriol:** s. Zinksulfat.

**Zinkweiß:** s. Zinkoxid; Zinkoxid, rohes.

**Zinkzyanid:** s. Zinkcyanid.

**Zinn:** Stannum; Symbol Sn; CAS-Nr. 7440-31-5; $A_r$ 118.69; OZ 50; D. 7.28; Schmp. 231.91 °C; Sdp. 2687 °C; Härte 1.8 der Härteskala*; silberweißes, glänzendes, 2- u. 4-wertiges Metall*; weich, dehnbar u. zu dünnen Folien (Stanniol*) auswalzbar; lösl. in starken Säuren u. Basen; gegen Luft u. Wasser beständig; wird von schwachen Säuren (z. B. Fruchtsäfte u. Fischkonserven) nicht angegriffen; das metall. β-Sn wandelt sich unterhalb 13.2 °C in das halbleitende α-Sn mit Diamantstruktur um. Gegenstände aus Sn zerfallen dabei zu einem grauen Pulver (Zinnpest). Beim Biegen von Sn vernimmt man ein eigentüml. Knirschen (Zinngeschrei). Mit Halogenen* verbindet sich Sn zu Tetrahalogeniden, z. B. zu Zinn(IV)*-chlorid ($SnCl_4$), mit Schwefel* beim Erhitzen zu Zinnsulfiden, mit Phosphor* zu Zinnphosphid ($Sn_4P_3$); bei starkem Erhitzen (ca. 1500 °C) verbrennt Zinn mit weißer Flamme zu Zinn(IV)*-oxid ($SnO_2$). **Vork.:** zu 35 ppm in der Erdkruste, natürl. als Zinnstein (Kassiterit, $SnO_2$) u. Zinnkies ($Cu_2FeSnS_4$); **Bedeutung:** für den Menschen ein essentielles Spurenelement*, das für die Knochenbildung von Bedeutung ist; **Gew.:** aus Zinnstein durch Rösten u. Erhitzen mit Koks u. darauffolgendes Ausseigern zwecks Abtrennung des Eisens* u. anderer metall. Verunreinigungen sowie Rückgewinnung aus Weißblech* durch elektrolyt. Auflösung u. Wiederabscheidung des Sn; **Anw.:** (techn.) Überziehen anderer Metalle sowie für Legierungen (z. B. Bronze*), Britannia-Metall (88–90 % Sn, 8–10 % Antimon*, 2 % Kupfer*), Weichlot (40–70 % Sn, 30–60 % Blei*); Legierungsmetall für Orgelpfeifen; Fungizid- u. Pigmentherstellung; wegen seiner Beständigkeit an feuchter Luft sowie gegen schwache Säuren u. Basen fand Sn bzw. verzinntes Eisenblech (Weißblech) ausgedehnte Anw. in der

Nahrungsmittelindustrie, wird aber jetzt vielfach durch Aluminium* u. a. Stoffe ersetzt. **Zinnverbindungen:** Schmilzt man Zinn(IV)*-oxid ($SnO_2$) mit NaOH, so erhält man Natriumstannat ($Na_2SnO_3$). Aus konz. wässriger Lsg. dieses Salzes kristallisiert ein leicht lösl. Salz ($Na_2[Sn(OH)_6]$, Natriumhexahydroxostannat), das als sog. Präpariersalz* zum Beizen in der Färberei verwendet wird. Die diesem Salz entspr. Zinnsäure ($H_2[Sn(OH)_6]$) ist frei nicht bekannt. Beim Ansäuern von Alkalistannatlösung entstehen weiße, voluminöse, gelartige Niederschläge von $SnO_2 \cdot H_2O$, die beim Stehen od. beim Erwärmen unter Wasserabspaltung in Orthozinnsäure, Metazinnsäure, Metadizinnsäure u. schließlich in Zinn(IV)-oxid übergehen. Die frischen, in Säuren lösl. Niederschläge bezeichnete man früher als α- od. a-Zinnsäure, die gealterten, nicht mehr lösl. Niederschläge als β- od. b-Zinnsäure. **Nachw.:** Zinnverbindungen: **1.** Mit Natriumcarbonat* auf Kohle geschmolzen ergeben sich weiche Metallkörner. **2.** Schwefelwasserstoff* ($H_2S$) fällt aus Zinn(II)-Salzlösungen braunes Zinn(II)-sulfid, aus Zinn(IV)-Salzlösungen gelbes Zinn(IV)*-sulfid, beide lösl. in Ammoniumsulfidlösung. **3.** Zinn(II)-Salze fällen aus Quecksilber(II)-chlorid-Lsg. weißes Quecksilber(I)*-chlorid, im Überschuss feinverteiltes metall. Quecksilber*. **4.** Aus Zinn(II)-chlorid-Lsg. fällt Goldlösung den Cassius*-Goldpurpur (s. Gold). **5.** spezif. mittels Leuchtprobe nach Zink/HCl-Reduktion zu Stannan; **6.** fluoreszierender Komplex mit Morin*; **7.** Gehaltsbestimmung: Zinn(II)-Verbindungen: Iodometrie*, Titration in Hydrogencarbonatlösung mit Zusatz von Kaliumnatriumtartrat* als Hilfskomplexbildner. **Hom.:** Stannum metallicum (HAB): verordnet z. B. bei chron. Bronchitis, ergänzend bei Tuberkulose.

**Zinn(II)-acetat:** Stannum aceticum oxydulatum; Stannoacetat; CAS-Nr. 638-39-1; $Sn(CH_3COO)_2$; $M_r$ 236.79; Schmp. 183 °C; weißes, krist. Pulver, unlösl. in Wasser, lösl. in verd. Essigsäure u. in verd. Salzsäure; **Anw.:** (techn.) Beize in der Färberei.

**Zinn(IV)-ammoniumchlorid:** s. Ammoniumhexachlorostannat(IV).

**Zinnasche:** s. Zinn(IV)-oxid.

**Zinn(II)-bromid:** Stannum bibromatum; Stannobromid, Zinnbromür; CAS-Nr. 10031-24-0; $SnBr_2$; $M_r$ 278.5; D. 5.12; Schmp. 232 °C; Sdp. 620 °C; blassgelbes, lichtempfindl., an feuchter Luft leicht rauchendes Pulver von stechendem Geruch; sehr leicht lösl. in Wasser; **Darst.:** Umsetzung von fein pulverisiertem, in einem Kohlenwasserstoff (z. B. Hexan) suspendiertem Zinn* mit Bromwasserstoff* bei Temp. unter −20 °C; überschüssiger Bromwasserstoff wird mit flüssigem Stickstoff* ausgefroren u. von der Lsg. des Z. in der org. Phase abgetrennt. Nach Verdampfen des Lösungsmittels im Vakuum verbleibt wasserfreies Z. als Rückstand. **Anw.:** (chem.) als Zinnquelle in der Synthese von Organometallen.

**Zinnbromür:** s. Zinn(II)-bromid.

**Zinnbronze:** s. Zinn(IV)-sulfid.

**Zinnbutter:** s. Zinn(IV)-chlorid.

**Zinnchlorid:** s. Zinn(IV)-chlorid.

**Zinn(II)-chlorid:** Stannum chloratum; Stannochlorid, Zinnchlorür, Zinnsalz; CAS-Nr. 7772-99-8; $SnCl_2 \cdot 2H_2O$; $M_r$ 225.64; D. 2.71; Schmp. 40.5 °C; Sdp. 624 °C; farblose Kristalle, lösl. in Wasser, Ethanol u. Salzsäure, als wasserfreie Substanz in vielen org. Lösungsmitteln; **Darst.:** Lösen von Zinnspänen in konz. Salzsäure* u. Eindampfen; **Herst.:** durch Reduktion von Zinn(IV)*-chlorid mit geschmolzenem Zinn* od. durch direkte Chlorierung von Zinn; **Off.:** Ph.Eur.6; **Anw.:** **1.** (techn.) in der Analyse, Reduktionsmittel (vgl. Bettendorf-Reagenz), in der Färberei, Herst. des Cassius*-Goldpurpurs, galvan. Verzinnung, Reagenz Ph.Eur.6; **2.** (med.) obsolet; früher äußerl. gegen Ekzeme.

**Zinn(IV)-chlorid:** Stannum tetrachloratum, Stannum bichloratum (fumans); Stannichlorid, Zinntetrachlorid, Zinnchlorid; CAS-Nr. 7646-78-8; $SnCl_4$; $M_r$ 260.54; D. 2.229; Schmp. −36.2 °C; Sdp. 114.1 °C; farblose, stark rauchende Flüss., lösl. in vielen org. Lösungsmitteln; erstarrt zu 3 T. mit 1 T. Wasser vermischt od. beim Stehenlassen an feuchter Luft zu einer weichen, krist. Masse, der sog. Zinnbutter (Butyrum Stanni; $SnCl_4 \cdot 5H_2O$; Schmp. 60 °C); **Darst.:** Zinn(II)-chlorid-Lsg. wird bei 60 °C mit Salzsäure* versetzt u. bei 40 °C durch Salpetersäure* oxidiert. Die Flüss. erstarrt dann beim Erkalten zu $SnCl_4$ mit 5 Molekülen Kristallwasser. **Anw.:** **1.** Katalysator für Chlorierungen u. Kondensationsreaktionen; gutes Lösungsmittel u. a. für Brom*, Iod*, Phosphor*, Schwefel*; **2.** (techn.) Beize in der Färberei (Rosiersalz), Seidebeschwerung, Flammschutzmittel, Endvergütung von Glasoberflächen.

**Zinnchlorür:** s. Zinn(II)-chlorid.

**Zinndioxid:** s. Zinn(IV)-oxid.

**Zinner-Reaktion:** Nachw. von Nicotinsäure*; **Prinzip:** Nach Zers. der Nicotinsäure mit Phosphoroxidchlorid* in alkal. Medium wird mit einer alkohol. Phloroglucin*-Lsg. behandelt. Beim Ansäuern entsteht ein blauer Farbstoff.

**Zinngeschrei:** s. Zinn.

**Zinnkies:** s. Zinn.

**Zinnkraut:** s. Equisetum arvense (Equiseti herba).

**Zinnober:** s. Quecksilber(II)-sulfid, rotes.

**Zinnober, grüner:** Chromgrün; Mischpigment aus Bleichromat* ($PbCrO_4$) u. Berliner* Blau.

**Zinn(IV)-oxid:** Stannum oxydatum; Stannioxid, Zinndioxid, Zinnsäureanhydrid, Zinnasche; CAS-Nr. 18282-10-5; $SnO_2$; $M_r$ 150.7; D. 6.95; Sublimation ab 1500 °C; gelbl. weißes Pulver, unlösl. in Wasser, verd. Säuren u. Basen, lösl. in konz. Salz- u. Salpetersäure; **Vork.:** natürl. als Zinnstein (Kassiterit); **Darst.:** Erhitzen von geschmolzenem Zinn* an der Luft; Überleiten von Zinn(IV)*-chlorid u. Wasserdampf durch glühende Porzellanröhren; **Anw.:** (techn.) Poliermittel für Glas, Marmor, Stahl; Herst. von Milchglas u. Email, Trägermaterial für Katalysatoren.

**Zinnpest:** s. Zinn.

**Zinnphosphid:** s. Zinn.

**Zinnsäure:** s. Zinn.

**Zinnsäureanhydrid:** s. Zinn(IV)-oxid.

**Zinnsalz:** s. Zinn(II)-chlorid.

**Zinnstein:** s. Zinn.

**Zinn(IV)-sulfid:** Stannum bisulfuratum cristallisatum, Aurum musivum; kristallisiertes Zinnsulfid, Musivgold, Zinnbronze; CAS-Nr. 1315-01-1; $SnS_2$; $M_r$ 182.84; therm. Zers. ab 600 °C; goldgelbe, fettige kleine Schuppen; **Darst.:** durch Erhitzen von Zinn* u. Schwefel* in Gegenwart von Ammoniumchlorid*; **Anw.:** (techn.) Malerfarbe.

**Zinnsulfid, kristallisiertes:** s. Zinn(IV)-sulfid.

**Zinn-[$^{99m}$Tc]Technetium-Injektionslösung, kolloidale:** s. [$^{99m}$Tc]Technetium-Zinn-Kolloid-Injektionslösung.

**Zinntetrachlorid:** s. Zinn(IV)-chlorid.

**Ziprasidon** (INN): 5-{2-[4-(1,2-Benzisothiazol-3-yl)piperazino]ethyl}-6-chlor-1,3-dihydro-2*H*-indol-2-on; CAS-Nr. 146939-27-7; $C_{21}H_{21}ClN_4OS$, Strukturformel: s. Abb.; $M_r$ 413.0; Schmp. 300 °C; logP 4.0; $pK_S$ 13.3 (berechnet); schwer lösl. in Wasser; **Wirk.:** atyp. Neuroleptikum*, Dopamin-$D_2$-Antagonist; **Ind.:** Schizophrenie, manische od. gemischte Episoden bei bipolarer Störung; **UAW:** leichter ausgeprägt als bei den meisten Neuroleptika; Benommenheit, Asthenie, Agitiertheit; **Dos.:** p. o. Akutbehandlung 2 × 40–80 mg/d, Erhaltungsdosis 2 × 20 mg/d; i. m. 10 mg alle 2 h (max. 40 mg/d); HWZ 6.6 h.

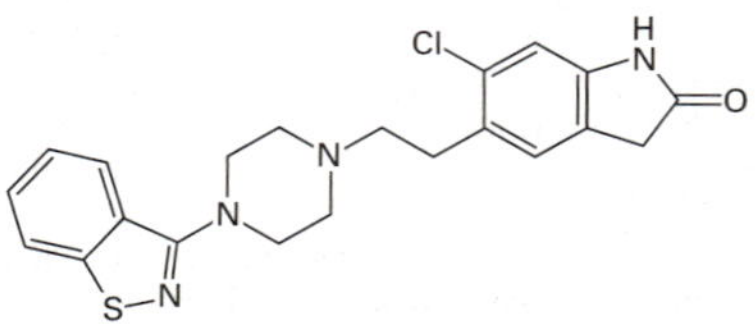


**Ziprasidon**

**Zirbeldrüse:** s. Epiphyse.

**Zircon:** s. Zirconium.

**Zirconium:** Zirkonium, Zircon, Zirkon; Symbol Zr; CAS-Nr. 7440-67-7; $A_r$ 91.22; OZ 40; D. 6.508; Schmp. 2128 °C; Sdp. 3578 °C; Härte 5 der Härteskala*; stahlartig glänzendes, weiches, biegsames, hämmerbares, 2-, 3- u. 4-wertiges Metall*; lösl. in Königswasser* u. Flusssäure*; wird von anderen Säuren kaum angegriffen; verbrennt im Sauerstoffstrom bei Weißglut zu Zirconiumdioxid* ($ZrO_2$) u. erreicht dabei die für Metalle höchste Temp. von ca. 4650–4750 °C; **Vork.:** natürl. nur gebunden, hauptsächl. als Zirkon ($ZrSiO_4$) u. Baddeleyit ($ZrO_2$) sowie als seltenerer roter Eudialyt ($Na_4(CaCeFeMn)_2ZrSi_6O_{17}(OHCl)_2$); **Nachw.:** Farblacke mit Morin* od. Alizarinsulfonsäure*-(3), Natriumsalz; **Darst.:** Erhitzen von Calciumhexafluorozirconat ($CaZrF_6$) mit Kalium* od. Natrium*; das zunächst gebildete schwarze, amorphe Zr-Pulver geht beim Schmelzen in grauweiße, krist. Massen über. **Anw.:** **1.** (techn.) Herst. feuerfester Gefäße, Schmelztiegel u. Zusatz zum Quarzglas (Zirkonglas); Umhüllung von Uranbrennelementen, Gettermaterial in Glühlampen u. Vakuumapparaturen, supraleitende Magnete, in der Pyrotechnik zur Erzeugung von Funkenregen; früher zur Herst. von Nernst-Lampen (Zirkonlicht; beim Erhitzen strahlt $ZrO_2$ ein blendend weißes Licht aus); **2.** (med.) obsolet; früher als Röntgenkontrastmittel; **Gesch.:** 1789 von Martin Heinrich Klaproth (1743–1817) entdeckt.

**Zirconiumdioxid:** Zirkonoxid, Zirkonia; CAS-Nr. 1314-23-4; $ZrO_2$; $M_r$ 123.2; Schmp. 2680 °C; Sdp. >5000 °C; weißes, amorphes, schweres Pulver od. monokline Kristalle; prakt. unlösl. in Wasser, leicht lösl. in verd. Salzsäure; **Darst.:** Calcinieren von Zirconiumsilicat; **Anw.:** **1.** (med.) Knochenimplantate; **2.** (techn.) Pigment, in der Glas- u. Emailherstellung; Sauerstoffpartialdruckmessung in Lambda-Sonden; feuerfeste Keramik; früher Herst. von Nernst-Lampen (s. Zirconium).

**zirkadian:** tagesrhythmisch; den biol. (24-Stunden-)Rhythmus betreffend; vgl. Rhythmus, zirkadianer.

**Zirkon:** s. Zirconium.

**Zirkonglas:** s. Zirconium.

**Zirkonia:** s. Zirconiumdioxid.

**Zirkonium:** s. Zirconium.

**Zirkonlicht:** s. Zirconium.

**Zirkonoxid:** s. Zirconiumdioxid.

**Zirkularbeschleuniger:** s. Teilchenbeschleuniger.

**Zirkulardichroismus:** (engl.) *circular dichroism (Abk. CD)*; Circulardichroismus; beschreibt die unterschiedl. starke Absorption von links- u. rechtszirkular polarisiertem Licht in einem opt. aktiven Stoff im Bereich einer Absorptionsbande; führt dazu, dass eingestrahltes linear polarisiertes Licht, das aus links- u. rechtszirkular polarisiertem Licht jeweils gleicher Intensität besteht, beim Austritt ellipt. polarisiert ist (s. Elliptizität); immer mit anomaler ORD* gekoppelt; Berechnung von ORD u. CD indirekt durch Bestimmung des jeweils anderen Effekts möglich (i. d. R. Bestimmung über den leichter zu interpretierenden CD). **Bestimmung:** period. Umwandlung linear polarisierten Lichts in links- u. rechtszirkular polarisiertes Licht u. Bestimmung der Differenz der Lichtintensität nach Durchtritt durch die opt. aktive Substanz; je nach Gerätetyp Messung als Elliptizität* $\theta$ od. als Absorptionsdifferenz $\Delta E$; **Anw.:** **1.** in der CD*-Spektroskopie, einer chiroptischen Methode* zur Ermittlung der relativen u. absoluten Konfiguration* opt. aktiver Verb.; **2.** Konformationsanalyse; **3.** Bestimmung der Sekundär- u. Tertiärstruktur von Proteinen*.

**Zirkulation des Protoplasmas:** (bot.) Plasmaströmungen in versch. Richtungen innerhalb des wandständigen Endoplasmas (s. Protoplasma) od. innerhalb der Plasmafäden einer Zelle*; vgl. Rotation des Protoplasmas.

**Zirrhose:** Cirrhosis; Umwandlung von Gewebe mit Verhärtung u. Aufhebung der normalen Struktur des Organs; kann zur Atrophie führen; pathol.-anatom. 3 Teilvorgänge: **1.** chron. interstitielle Entzündung* od. Nekrose*; **2.** Bindegewebewucherung; **3.** nachfolgende narbige Schrumpfung. Vgl. Leberzirrhose.

**Zitronat:** s. Citrus medica (Citronat).

**Zitrone:** s. Citrus limon (Fructus Citri).

**Zitronellgras:** **1.** s. Cymbopogon iwarancusa; **2.** s. Cymbopogon winterianus.

**Zitronellöl:** s. Cymbopogon iwarancusa; Cymbopogon winterianus (Citronellae aetheroleum).

**Zitronenbaum:** s. Citrus limon.

**Zitronengeranium:** s. Pelargonium odoratissimum.

**Zitronenholz:** s. Chlorophora tinctoria (Lignum citrinum).
**Zitronenkraut:** s. Melissa officinalis (Melissae folium).
**Zitronenmelisse:** s. Melissa officinalis.
**Zitronenöl:** s. Citrus limon (Limonis aetheroleum).
**Zitronensäure:** s. Citronensäure.
**Zitronensaft:** s. Citrus limon (Succus Citri).
**Zitronenschale:** s. Citrus limon (Pericarpium Citri).
**Zitronenschale, Frische:** s. Citrus limon (Limonis flavedo recens).
**Zitronenstrauch:** s. Aloysia citrodora.
**Zitronenstrauchkraut:** s. Aloysia citrodora (Verbenae citriodorata folium).
**Zitronenverbenenblätter:** s. Aloysia citrodora (Verbenae citriodoratae folium).
**Zitterpappel:** s. Populus-Arten.
**Zitwer:** **1.** s. Curcuma zedoaria; **2.** s. Artemisia cina.
**Zitwerblüten:** s. Artemisia cina (Cinae flos).
**Zitwerwurzel:** s. Curcuma zedoaria (Rhizoma Zedoariae).
**Zitwerwurzelöl:** s. Curcuma zedoaria (Oleum Zedoariae).
**Ziziphus jujuba** Mill.: Zizyphus vulgaris Lam.; Fam. Rhamnaceae; östl. Mittelmeergebiet, bis Indien u. Japan; häufig kultiviert; Stpfl. von **Fructus Jujubae:** Rote Brustbeeren, Jujuben; **Inhaltsst.:** Zucker, Schleim, äpfelsaure u. weinsaure Salze; **Anw.:** (volkstüml.) als Mucilaginosum* bei Erkrankungen der Atemwege (in gleicher Weise werden auch die Früchte von **Ziziphus lotus** (L.) Lam., Mittelmeergebiet, verwendet).
**Ziziphus lotus:** s. Ziziphus jujuba.
**Zizyphus vulgaris:** s. Ziziphus jujuba.
**ZKID$_{50\,\%}$:** s. Dosis infectiosa.
**Z-Konfiguration:** s. *E/Z*-Nomenklatur.
**ZL:** Abk. für **Z**entral**l**aboratorium* Deutscher Apotheker.
**ZLG:** Abk. für **Z**entralstelle der **L**änder für **G**esundheitsschutz; nach Staatsvertrag eingerichtete Koordinierungsstelle der Bundesländer im Human- u. Tierarzneimittelbereich mit Sitz in Bonn. Im Bereich des Medizinprodukterechts ist die ZLG mit der Akkreditierung benannter Stellen betraut.
**Zn:** (chem.) Symbol für Zink*.
**ZNS:** Abk. für **Z**entral**n**erven**s**ystem*.
**Zöliakie:** Heubner-Herter-Krankheit; durch Gluten* induzierte bzw. glutensensitive Enteropathie (chron. immun. Erkrankung der Dünndarmschleimhaut); **Vork.:** im Säuglings- u. Kindesalter (meist frühes Kleinkindalter; selten Manifestation im Erwachsenenalter, dann ursprüngl. als einheimische Sprue bezeichnet) mit genet. u. autoimmuner Disposition (Assoziation u. a. mit IgA-Mangel, Diabetes* mellitus Typ 1, Down-Syndrom, rheumatoider Arthritis*, primärer biliärer Zirrhose); **Häufigkeit:** Prävalenz in Europa mind. 0.5–1 %; in Deutschland geschätzt 1:200; **Pathogenese:** Prolamine* (Gliadine*, Hordein*, Secalin) des Glutens induzieren T-Zell-vermittelte autoimmune Schädigung der Dünndarmschleimhaut mit Malabsorption* in der Folge. **Sympt.: 1.** klass. Z.: Manifestation mit Beginn der Zufütterung von Beikost aus Getreide (2. Lebenshalbjahr); chron.-rezidivierende Diarrhö* mit Steatorrhö*, Dystrophie*, Vitamin- u. Eisenmangel; Trommelbauch aufgrund massiv gefüllter Darmschlingen (sog. Pseudoaszites); psychomotor. Entwicklungs- u. Wachstumsrückstand mit Verlust bereits erworbener Fähigkeiten u. psych. Labilität; **2.** (häufig) nicht-klass. Z.: mono- od. oligosymptomat. Z. mit milder Symptomatik (z. B. durch langfristige Stillperioden u. späte Einführung glutenhaltiger Beikost) bzw. atyp. Z. (v. a. nicht gastrointestinale Sympt. der Z.); **Ther.:** Ernährungsberatung u. lebenslange glutenfreie Diät (Kartoffeln, Reis, Mais, Hirse, Buchweizen, Amaranth, Quinoa, Soja).
**Zofenopril:** (2*S*,4*S*)-1-[(2*S*)-3-(Benzoyl-thio)-2-methylpropanoyl]-4-(phenylthio)-pyrrolidin-2-carbonsäure; CAS-Nr. 81872-10-8; $C_{22}H_{23}NO_4S_2$, Strukturformel: s. Abb.; $M_r$ 429.54; Schmp. 129–131.5 °C; logP 3.8 ± 0.6 (berechnet); **Wirk.:** ACE*-Hemmer; führt zur Unterbrechung des u. a. vasokonstriktorisch wirkenden Renin*-Angiotensin-Aldosteron-Systems; **Ind.:** leichte bis mittelschwere essentielle Hypertonie* u. akuter Herzinfarkt*; **UAW:** Husten, akuter Blutdruckabfall, gastrointestinale Beschwerden, Hyperkaliämie.

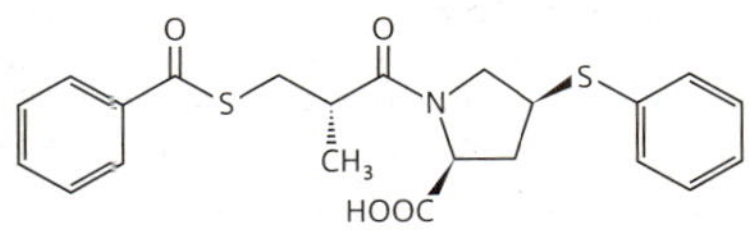

**Zofenopri**

**Zoledronsäure** (INN): (1-Hydroxy-2-imidazol-1-yl-ethyliden)-diphosphonsäure; CAS-Nr. 118072-93-8; $C_5H_{10}N_2O_7P_2$, Strukturformel: s. Abb.; $M_r$ 272.1; **Wirk.:** Bisphosphonat*; **Ind.:** Osteoporose bei postmenopausalen Frauen u. bei Männern mit einem erhöhten Risiko für Frakturen, Paget-Krankheit, tumorinduzierte Hyperkalzämie; **Kontraind.:** Schwangerschaft, Stillzeit; relativ: schwere Niereninsuffizienz (Kreatinin-Clearance <35 mL/min); **WW:** keine Studien zu Arzneimittelinteraktionen; Elimination der Z. durch renale Ausscheidung, daher Vorsicht bei gleichzeitiger Gabe von die Nierenfunktion beeinflussenden Arzneimitteln (z. B. Aminoglykosid*-Antibiotika od. Diuretika, die eine Dehydratation bewirken können). **UAW:** grippeähnl. Sympt. mit erhöhter Körpertemperatur; **Dos.:** Osteoporose: 5 mg i. v. 1-mal pro Jahr, Einnahme von Vitamin D u. Calcium empfohlen; niedrig-traumat. Hüftfraktur: 5 mg i. v. 2 od. mehr Wochen nach operativer Versorgung, initial p. o. od. i. m. 50 000–125 000 IE Vitamin D vor der 1. Infusion von Z. u. nachfolgend ausreichende Einnahme von Calcium u. Vitamin D empfohlen; Paget-Krankheit: 5 mg i. v., ausreichende Einnahme von Vitamin D u. Calcium über 10 d nach der Infusion empfohlen.

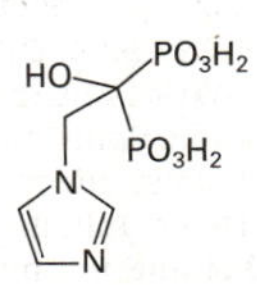

**Zoledronsäure**

**Zolmitriptan** (INN): (*S*)-4-[3-[2-(Dimethylamino)ethyl]indol-5-ylmethyl]-2-oxazolidinon; CAS-Nr. 139264-17-8; $C_{16}H_{21}N_3O_2$, Strukturformel: s. Abb.; $M_r$ 287.4; Schmp. 139 °C; logP 1.6; $pK_S$ 12.6 (berechnet); lösl. in Wasser; **Wirk.:** Migränetherapeutikum*; $5\text{-}HT_1$-Agonist mit raschem Wirkungseintritt u. guter Verträglichkeit; **Ind.:** Migräne mit od. ohne Aura; Cluster-Kopfschmerz (nur Nasenspray); **UAW:** gelegentl. Übelkeit, Mundtrockenheit, Asthenie; **Dos.:** Migräne: p. o. 2.5–5 mg n. B.; Cluster-Kopfschmerz: nasal 5–10 mg n. B.; TMD 10 mg; HWZ 2.5–3 h.

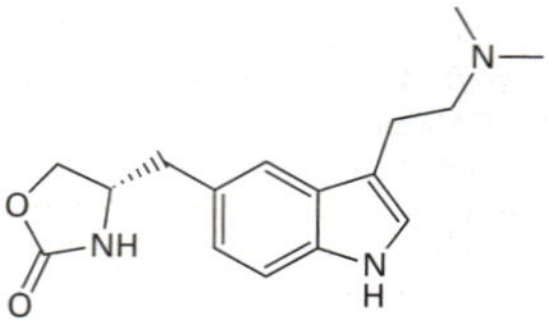


**Zolmitriptan**

**Zolpidem** (INN): *N,N*,6-Trimethyl-2-*p*-tolylimidazo[1,2-*a*]pyridin-3-acetamid; CAS-Nr. 82626-48-0; $C_{19}H_{21}N_3O$, Strukturformel: s. Abb.; $M_r$ 307.40; Schmp. 196 °C; $pK_S$ 6.2; **Wirk.:** Schlafmittel*; agonist. am $\omega_1$-Benzodiazepin*-Rezeptor (trotz Fehlens einer Benzodiazepinstruktur): die Chloridkänale werden offengehalten u. durch die Hyperpolarisierung der Membran die Erregbarkeit unterdrückt. Z. verkürzt die Einschlafzeit u. verlängert die Schlafzeit; der REM-Schlaf wird nicht signifikant vermindert, dessen Eintritt aber verzögert; das Verhältnis von REM- zu Non-REM-Schlaf (s. Schlaf) wird nicht signifikant verändert. Z. unterliegt dem Betäubungsmittelgesetz* (Anlage III; mit Ausnahmen). **Ind.:** Kurzzeitbehandlung von Schlafstörungen; **Kontraind.:** Myasthenia gravis pseudoparalytica, Schwangerschaft u. Stillzeit, Anw. bei Kindern unter 15 Jahren; **UAW:** Tagesmüdigkeit, Schwindel, selten Erregung, Alpträume, Obstipation, Harninkontinenz; **Dos.:** p. o. 1 × 10 mg Zolpidemtartrat (entspricht 8.03 mg Z.) vor dem Schlafengehen; HWZ 0.7–3.5 h. **Zolpidemhemitartrat:** $C_{19}H_{21}N_3O_2 \cdot 0.5\,C_4H_6O_6$; $M_r$ 382.4; leicht lösl. in Wasser (23 g/L). **Zolpidemtartrat:** Zolpidemi tartras Ph.Eur.; CAS-Nr. 99294-93-6; $C_{42}H_{48}N_6O_8$; $M_r$ 764.9; weißes, krist., hygroskop. Pulver, lösl. in Wasser.

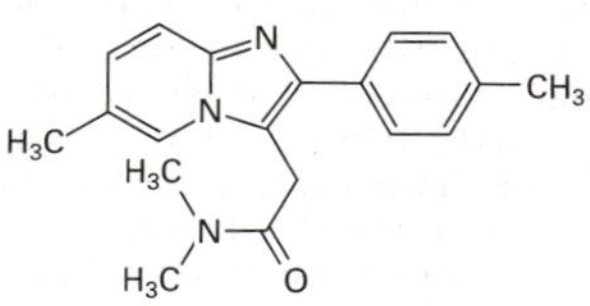


**Zolpidem**

**Zonisamid** (INN): 1,2-Benzisoxazol-3-methansulfonamid; CAS-Nr. 68291-97-4; $C_8H_8N_2O_3S$, Strukturformel: s. Abb.; **Wirk.:** Antiepileptikum*; Benzisoxazol-Derivat; **Ind.:** Epilepsie (Zusatztherapie partieller epilept. Anfälle mit u. ohne sekundäre Generalisierung); **Dos.:** Initialdosis 2 × 25 mg/d p. o., wöchentl. Erhöhung um bis zu 100 mg, Erhaltungsdosis 300–500 mg/d.

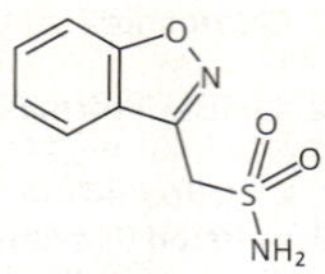


**Zonisamid**

**Zooecdysone:** s. Ecdysone.

**Zoogamie:** s. Bestäubung.

**Zoohormone:** im Tierkörper gebildete Hormone*.

**Zoonosen:** Krankheiten u. Infektionen, die natürlicherweise bei Wirbeltieren vorkommen, aber auf den Menschen übertragen werden können; die in Mitteleuropa zurzeit wichtigsten Z. sind u. a. Brucellosen*, (Enteritis-)Salmonellosen*, Leptospirosen*, Milzbrand*, Tollwut*, Toxoplasmose* u. Yersiniosen.

**Zoosporen:** s. Pilze.

**Zoosterole:** s. Sterole.

**Zootoxine:** tier. Gifte; **Beispiel:** Schlangengifte*, Spinnengifte*, Krötengifte (s. Bufo bufo), Bienengift (s. Apisin), Tetrodotoxin*.

**Zopiclon** (INN): Zopiclonum Ph.Eur.; (*RS*)-[6-(5-Chlor-2-pyridinyl)-6,7-dihydro-7-oxo-5*H*-pyrrolo[3,4-*b*]pyrazin-5-yl]4-methyl-1-piperazin-carboxylat; CAS-Nr. 43200-80-2; $C_{17}H_{17}ClN_6O_3$, Strukturformel: s. Abb.; $M_r$ 388.8; Schmp. 177 °C (unter Zers.); weißes Pulver; fast unlösl. in Wasser u. Ethanol, leicht lösl. in Aceton; **Wirk.:** Schlafmittel* (Cyclopyrrolon), wirkt anxiolyt., muskelrelaxierend, bindet am Benzodiazepin*-Rezeptor; **Ind.:** Kurzzeitbehandlung von Schlafstörungen; **Dos.:** TMD p. o. 7.5 mg/d.

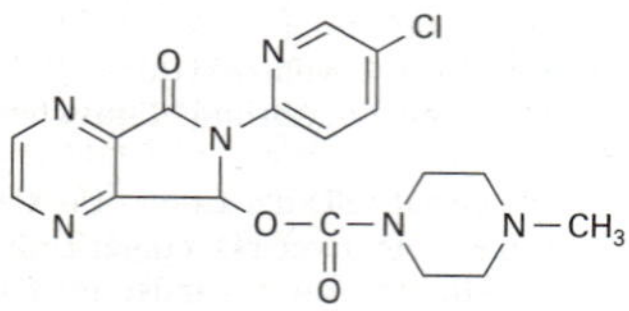


**Zopiclon**

**Zorubicin** (INN): Benzoylhydrazon-Derivat von Daunorubicin*; CAS-Nr. 54083-22-6; $C_{34}H_{35}N_3O_{10}$; $M_r$ 645.67; nicht mehr im Handel befindl. Anthracyclin*-Antibiotikum; früher angewendet als Zytostatikum* bei versch. Leukämieformen; **UAW:** Haarausfall (reversibel), Hautausschläge, teratogen.

**Zoster** (gr. Gürtel): veraltet Herpes zoster, Gürtelrose; neurotrope Viruskrankheit durch endogene Reaktivierung des in den Gliazellen der Spinalganglien persistierenden Varicella*-Zoster-Virus (s. Herpes-Viren; i. d. R. nach Infektion in der Kindheit mit Krankheitsbild der Varizellen*) bei Resistenzminderung des Organismus, z. B. durch örtl. Provokation, Röntgen- u. UV-Strahlung, tox. Substanzen (Kohlenstoffmonoxid*, Arsen* u. a.), Infektion od. Abwehrschwäche (z. B. HIV*-Erkrankung, immunsuppressive Ther.); Altersgipfel zw. 60. u. 70. Lebensjahr; **Sympt.:** nach Abgeschlagenheit u. leichtem Fieber akutes Auftreten eines i. d. R. halbseitig, selten bilateral lokalisierten, bandförmigen Exanthems* im Innervationsgebiet eines od. mehrerer sensor. Spinalganglien bzw. deren Homologen im Kopfbereich. Die z. T. sehr heftigen, brennenden Schmerzen können den Hautveränderungen vorausgehen, sie begleiten od. längere Zeit überdauern (postzoster. Neuralgie). Die regionalen Lymphknoten sind regelmäßig beteiligt. In etwa der Hälfte der Fälle sind thorakale Segmente betroffen. Treten keine Blutungen, Ulzerationen od. Nekrosen auf, heilt der Z. innerhalb von 2–3 Wochen ab. I. d. R. lebenslange Immunität; Rezidive kommen jedoch vor. **Ther.**: austrocknende, desinfizierende Lokalbehandlung; Analgetika*; ggf. system. zu Beginn Virostatika* (z. B. Aciclovir*, Famciclovir*); **Proph.**: Varizellen*-Immunglobulin vom Menschen.

**Zotepin** (INN): 2-[(8-Chlordibenzo[*b,f*]thiepin-10-yl)oxy]-*N,N*-dimethylethylamin; CAS-Nr. 26615-21-4; $C_{18}H_{18}ClNOS$, Strukturformel: s. Abb.; $M_r$ 331.86; Schmp. 90–91 °C; **Wirk.**: tricycl. Neuroleptikum* mit breitem Wirkungsspektrum; geringe Bioverfügbarkeit (ca. 10 %); **Ind.**: Psychosen aus dem schizophrenen Formenkreis; **UAW**: Müdigkeit, Herzrhythmusstörungen, Kreislauflabilität, Obstipation; **Dos.**: 75–150 mg/d p. o. in mehreren ED; TMD 450 mg.

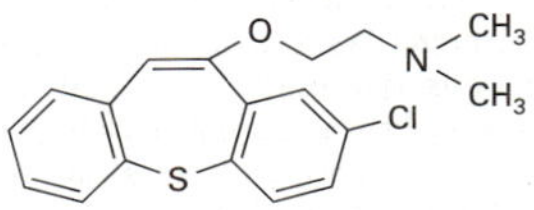


**Zotepin**

**Zr:** (chem.) Symbol für Zirconium*.

**Zsigmondy-Filter:** s. Membranfilter.

**Z-Stoff:** s. Calciumpermanganat.

**Zubereitungen:** Ph.Eur.; Unterteilung in Zuber. **1.** aus pflanzlichen Drogen; **2.** in Druckbehältnissen; s. Aerosole; **3.** flüssige Zubereitungen* zum Einnehmen; **4.** zum Spülen; **5.** Zubereitungen* zur Anwendung am Auge; **6.** Zubereitungen* zur Anwendung am Ohr; **7.** Zubereitungen* zur Anwendung in der Mundhöhle; **8.** Zubereitungen* zur Inhalation; **9.** zur kutanen Anw.: **a)** flüssige Zubereitungen* zur kutanen Anwendung; **b)** halbfeste Zubereitungen* zur kutanen Anwendung; **10.** Zubereitungen* zur nasalen Anwendung; **11.** Zubereitungen* zur rektalen Anwendung; **12.** Zubereitungen* zur vaginalen Anwendung.

**Zubereitungen, homöopathische:** s. Homöopathie.

**Zubereitungen in Druckbehältnissen:** s. Aerosole.

**Zubereitungen zu Anwendung in der Mundhöhle** Ph.Eur.6: Praeparationes buccales; feste, halbfeste oder flüssige Zubereitungen, deren Wirkstoff(e) eine lokale od. system. Wirkung erzielen soll(en); vgl. Sublingualtabletten; Applikation, orale.

**Zubereitungen zum Einnehmen, flüssige:** Praeparationes liquidae peroraliae Ph.Eur.6, Liquida peroralia; orale Flüssigkeiten; flüssige Arzneiformen mit einem od. mehreren Arzneistoffen, die nach Prozent (m/V) hergestellt od. verdünnt u. als abgemessene Volumina od. tropfenweise eingenommen werden (im Ausnahmefall liegt ein flüssiger Wirkstoff vor); bes. Bedeutung in der Pädiatrie u. Geriatrie. Ausgangsmaterialien sind entweder konz. flüssige Zuber., Pulver od. Granulate. Weitere Hilfsstoffe wie Konservierungsmittel, Antioxidanzien u. Mittel zum Benetzen, Dispergieren, Emulgieren, Puffern, Suspendieren od. Verdicken sowie Lösungsvermittler, Stabilisatoren, Geschmackskorrigenzien, Süßungsmittel u. zugelassene Farbmittel können enthalten sein. Emulsionen u. Suspensionen können Phasentrennung zeigen, die durch Schütteln leicht wieder aufgehoben werden kann. Die aufgeschüttelte Suspension muss genügend lange stabil bleiben, um die Entnahme der genauen Dosis aus dem Behältnis zu gewährleisten. **Formen: 1.** Lösungen zum Einnehmen; **2.** Emulsionen zum Einnehmen; **3.** Suspensionen zum Einnehmen; **4.** Pulver u. Granulate zur Herstellung von Lösungen u. Suspensionen zum Einnehmen; **5.** Tropfen zum Einnehmen; **6.** Pulver zur Herstellung von Tropfen zum Einnehmen; **7.** Sirupe; **8.** Pulver u. Granulate zur Herstellung von Sirupen. **Prüfung: 1.** Lösungen, Suspensionen u. Emulsionen in Einzeldosisbehältnissen müssen die Prüfung auf Gleichförmigkeit* einzeldosierter Arzneiformen erfüllen od. in begründeten u. zugelassenen Fällen die Prüfung auf Gleichförmigkeit* des Gehalts einzeldosierter Arzneiformen (Suspensionen Prüfung B) u./od. die Prüfung auf Gleichförmigkeit* der Masse einzeldosierter Arzneiformen (Lösungen u. Emulsionen: Der Inhalt von 20 Behältnissen, die möglichst vollständig entleert wurden, wird einzeln gewogen u. deren Durchschnittsmasse errechnet; höchstens 2 Einzelmassen dürfen um mehr als 10 % u. keine Einzelmasse darf um mehr als 20 % von der Durchschnittsmasse abweichen). **2.** Tropfen zum Einnehmen: müssen Dosierung u. Gleichförmigkeit der Dosierung nachweisen: In einen geeigneten Messzylinder wird mit der beigefügten Dosiervorrichtung die üblicherweise für eine Dosis vorgeschriebene Menge Tropfen od. Flüssigkeit gegeben. Die Tropfgeschwindigkeit darf 2 Tropfen pro Sekunde nicht überschreiten. Die Flüssigkeit wird gewogen, die Zugabe der Tropfen wiederholt, von Neuem gewogen u. so lange fortgefahren, bis insgesamt 10-mal die Masse einer Dosis gewogen wurde. Die Masse keiner Dosis darf um mehr als 10 % vom Mittelwert der 10 Dosen abweichen. Die errechnete Masse aus 10 Dosen darf um höchstens 15 % von der angegebenen Masse von 10 Dosen abweichen. Falls erforderl., wird das Gesamtvolumen der 10 Dosen gemessen. Dieses darf um höchstens 15 % vom angegebenen Volumen von 10 Dosen abweichen. **3.** Flüssigkeiten in Mehrdosenbehältnissen müssen der Prüfung auf Gleichförmigkeit* der Masse der abgegebenen Dosen aus Mehrdosenbehältnissen entsprechen.

**Zubereitungen zur Anwendung am Auge** Ph.Eur.6: Ophthalmica; Ophthalmologika, Augenarzneien, Augenheilmittel; Wirkstoffe u. Zuber. zur lokalen od. system. Behandlung von Augenkrankheiten u. -verletzungen sowie als Hilfsmittel; **Anw.: 1.** z. B. bei Erkrankungen u. Verletzungen des äußeren Auges od. der Augenlider wie infektiösen od. allerg. Bindehautentzündungen u. infektiösen Entzündungen der Cornea; **2.** bei Glaukom u. bei Katarakt; **3.** als Hilfsmittel in der Diagnostik; **4.** prophylakt. bei chirurg. Eingriffen;

**5.** zur Lagerung u. Applikation von Kontaktlinsen*. Die meisten Zuber. werden mit Hilfe eines Behälters mit konischem Ansatz im unteren Bindehautsack appliziert, ohne das Auge zu berühren, u. manchmal auf den Lidrand aufgetragen. **Wirkstoffgruppen:** z.B. Mydriatika*, Antiglaukomatosa*, Antiinfektiva*, Adstringenzien*, Corticosteroide*, Lokalanästhetika*; **Zuber.:** Augentropfen*, Augensalben* (halbfeste Zubereitungen zur Anwendung am Auge), Augenbäder u. Augenwässer*, Pulver für Augentropfen bzw. Augenbäder (bei instabilen Wirkstoffen), Augeninserte*, Augensprays*, Augentabletten*, Lidsalben*; nach den in der Ph.Eur. beschriebenen Richtlinien werden auch Kontaktlinsenpflegemittel* bereitet. Vgl. Augenduschflasche.

**Zubereitungen zur Anwendung am Auge, halbfeste:** s. Augensalben.

**Zubereitungen zur Anwendung am Ohr** Ph.Eur.6: Auricularia; Ohrenarzneimittel; Pulver, halbfeste od. flüssige Zuber. für den äußeren Gehörgang; **Formen:** Ohrentropfen* u. Ohrensprays, Ohrensalben (müssen den Vorschriften für halbfeste Zubereitungen* zur kutanen Anwendung entsprechen), Ohrenpulver (müssen den Vorschriften für Pulveres* ad usum dermicum entsprechen), Ohrenspülungen (zur Reinigung des äußeren Gehörganges) u. Ohrentampons (s. Tampon); Zuber. am verletzten Ohr (bes. im Falle von Trommelfell-Perforationen od. vor einem chirurg. Eingriff) müssen steril, frei von Konservierungsmitteln u. in Einzeldosisbehältnissen mit Sicherheitsverschluss abgefüllt sein. **Prüfung:** Zuber. in Einzeldosisbehältnissen müssen die Prüfung auf Gleichförmigkeit* einzeldosierter Arzneiformen od. in begründeten u. zugelassenen Fällen die Ersatzprüfung auf Gleichförmigkeit* des Gehalts einzeldosierter Arzneiformen u./od. die Ersatz-Prüfung auf Gleichförmigkeit* der Masse einzeldosierter Arzneiformen erfüllen; ggf. Sterilitätstest. Vgl. Otologika.

**Zubereitungen zur Inhalation:** Inhalanda Ph.Eur.6; umfassen flüssige Zuber. (s. Inhalate) u. Pulver zur Inhalation*; sie entfalten ihre Wirk. in Form von Aerosolen* (Nebel- od. Staubaerosole) beim Eindringen mit der Atemluft entweder lokal in den unteren Atemwegen od. system. nach Absorption der Wirkstoffe. Zur Trockenzerstäubung (s. DPI) werden isobarisch verpresste Tabletten, von deren Oberfläche eine genau dosierte Menge in einer bestimmten Teilchengröße abgenommen wird, als Wirkstoffreservoir eingesetzt. Einteilung der flüssigen Zuber. zur Inhalation: s. Inhalate. **Prüfung:** Aerodynam. Beurteilung feiner Teilchen Ph.Eur.6: Die Prüfung dient dazu, den Feinanteil der Teilchen in Aerosolen* zu bestimmen, die aus Zubereitungen zur Inhalation erzeugt werden. Eines von 4 Geräten wird mit der entspr. Prüfvorschrift angewendet. **1.** Gerät A: Inhalationsprüfgerät aus Glas, eingesetzt bei Inhalatoren mit Verneblern, Druckgas-Inhalatoren, Pulver-Inhalatoren; **2.** Gerät C: mehrstufiger Flüssigkeitsimpaktor; **3.** Gerät D: Andersen-Kaskadenimpaktor; **4.** Gerät E: Kaskadenimpaktor mit 7 Stufen u. einem endständigen Mikroöffnungskollektor. Für die Geräte D u. E wird i.d.R. jede Abscheideplatte mit Glycerin, Siliconöl od. einer Flüssigkeit ähnl. Viskosität überzogen. Die Gesamtmasse des Wirkstoffs darf nicht $<75\,\%$ u. nicht $>125\,\%$ der durchschnittl. abgegebenen Dosis betragen, bestimmt mit der Prüfung auf Gleichförmigkeit* der abgegebenen Dosis von Inhalanda. Die Geräte C, D u. E dienen der Bestimmung des Anteils feiner Teilchen u. der Teilchengrößenverteilung bei Druckgas- u. Pulver-Inhalatoren.

**Zubereitungen zur Inhalation, flüssige:** s. Inhalate.

**Zubereitungen zur intramammären Anwendung für Tiere:** Praeparationes intramammariae ad usum veterinarium; Ph.Eur.6; sterile Zuber. zur Einführung in die Milchdrüse durch den Zitzenkanal bei milchgebenden Tieren; **Einteilung:** in 2 Hauptgruppen: **1.** Zuber. zur Anw. bei milchgebenden Tieren u. Zuber. zur Anw. bei Tieren am Ende der Laktation; **2.** Zuber. zur Anw. bei nicht milchgebenden Tieren zur Behandlung od. Verhinderung von Infektionen.

**Zubereitungen zur kutanen Anwendung, flüssige:** Praeparationes liquidae ad usum dermicum Ph.Eur.6; Liquida ad usum dermicum Ph.Eur.1997; unterschiedl. viskose Flüssigkeiten zur lokalen od. transdermalen Anw. auf der Haut (Kopfhaut, Nägel); als Lösungen, Emulsionen od. Suspensionen mit od. ohne Wirkstoff (mit lokaler od. transdermaler Wirk.); weitere Zusätze können geeignete Konservierungsmittel (Beurteilung der Notwendigkeit, Prüfung auf ausreichende Konservierung), Antioxidanzien u. Stabilisatoren, Emulgatoren u. Verdickungsmittel sein. Emulsionen u. Suspensionen können Phasentrennung zeigen, die durch Schütteln leicht wieder aufgehoben werden kann. Die aufgeschüttelte Suspension muss genügend lange stabil bleiben, um die Verabreichung einer homogenen Zuber. zu gewährleisten (Dosiergenauigkeit). Zuber., die zur Anw. auf schwer geschädigter Haut bestimmt sind, müssen steril sein. **Formen:** **1.** Shampoos: flüssige, meist dickflüssige Zubereitungen zur Anw. auf der Kopfhaut u. zum anschließenden Auswaschen mit Wasser; enthalten üblicherweise oberflächenaktive Substanzen. Beim Verreiben mit Wasser bilden die Zubereitungen i.d.R. einen Schaum. Shampoos sind Emulsionen, Suspensionen od. Lösungen. **2.** Schäume zur kutanen Anw.: müssen den Anforderungen der Monographie Wirkstoffhaltige Schäume (Musci medicati) entsprechen. Zuber. in Einzeldosisbehältnissen müssen der Prüfung der entnehmbaren Masse oder des entnehmbaren Volumens entsprechen. Im Laufe der Entwicklung flüssiger Zuber. zur kutanen Anw. in Einzeldosisbehältnissen muss nachgewiesen werden, dass das Nennvolumen aus dem Behältnis entnommen werden kann. Zuber. in Druckbehältnissen müssen der Monographie entsprechen (s. Aerosole).

**Zubereitungen zur kutanen Anwendung, halbfeste** Ph.Eur.6: (engl.) *ointments*; Praeparationes molles ad usum dermicum Ph.Eur.6, Unguenta; Salben; topische, halbfeste u. homogen aussehende Arzneizubereitungen zur lokalen od. transdermalen Wirkstofffreisetzung (z.B. Penetrationssalben) od. zur erweichenden u. schützenden Wirk. (Decksalben, Schutzsalben); sind zur Anw. auf der Haut u. den Schleimhäuten bestimmt. Die Grundlagen bestehen aus natürl. od. synthet. Stoffen u. können einphasige od. mehrphasige Systeme sein. Die Wirkstoffe können gelöst (Lösungssalben) od. dispergiert (Emulsions- u. Suspensionssysteme) vorliegen. Die Wirkung u. die Wirkstofffreisetzung werden durch die Zusammensetzung der Grundlagen beeinflusst. Je nach Zusammensetzung resultieren hydrophile od. hydrophobe Eigenschaften. Die Zuber. können geeignete Hilfsstoffe wie Konservierungsmittel, Antioxidanzien, Stabilisatoren, Emulgatoren, Verdickungsmittel u. Penetrationsbeschleuniger enthalten. Dienen die Zuber. speziell zur Anw. auf großen offenen Wunden u. stark geschädigter Haut, müssen sie steril sein. **Einteilung: 1.** gemäß Ph.Eur.6: **a) Salben** (Grundlagen: s. u.); Salben i. e. S. bestehen aus einer einphasigen Grundlage, in der Feststoffe od. Flüss. verteilt sein können. **b) Cremes*** (Grundlagen: hydrophob od. hydrophil); **c) Gele*** (Grundlagen: hydrophob od. hydrophil); **d) Pasta***; **e) Umschlagpasten***; **f)** wirkstoffhaltige Pflaster*. Je nach Struktur sind Salben, Cremes u. Gele im Allg. viskoelastisch u. zeigen Nicht-Newton-Fließverhalten. So fließen plastische, pseudoplastische od. thixotrope Typen bei hohen Schergefällen, Pasten verhalten sich häufig dilatant. **2.** Einteilung der Salben nach der Wasseraufnahmefähigkeit: **a) hydrophobe Salben** (lipophile Salben): haben nur eine geringe Wasseraufnahmefähigkeit; verwendet werden v. a. flüssiges Paraffin, Hartparaffin, Vaselin, pflanzl. Öle (u. gehärtetes Erdnußöl), tier. Fette (Schweineschmalz), synthet. Glyceride (Ölsäureoleylester), Wachse (Isopropylmyristat) u. flüssige Polyalkylsiloxane; **b) wasseraufnehmende Salben:** s. Absorptionsgrundlagen; **c) hydrophile Salben**: bestehen aus Grundlagen (Bentonit, Stärke, Cellulosederivate, Polyacrylsäure, Polyethylenglykole), die mit Wasser mischbar sind; gewöhnl. bestehen sie aus einer Mischung von (erstarrter Schmelze aus) flüssigen u. festen Polyethylenglykolen (Macrogolen). Sie können geeignete Mengen Wasser enthalten. **Darst.:** Für die rezepturmäßige Darst. der Salben wird üblicherweise Wollwachsalkoholsalbe (s. Unguentum Alcoholum Lanae) verwendet. Das Verdünnen von halbfesten Fertigarzneimitteln mit wirkstofffreien Grundlagen muss im Allg. mit einer geeigneten Grundlage vom gleichen Typ erfolgen. In der Grundlage unlösliche od. schwer lösl. feste Substanzen werden möglichst fein gepulvert u. mit wenig Grundlage od. einem flüssigen Bestandteil der Grundlage möglichst ohne Erwärmen angerieben. Die disperse Phase von Emulsions- u. Suspensionssystemen soll so fein verteilt sein, dass die Salbe ein homogenes Aussehen aufweist. Enthalten die halbfesten Zuber. Wasser od. andere flüchtige Stoffe, müssen die Behältnisse dicht verschlossen sein (am besten flexible Metalltuben). Behältnisse zur Applikation in Körperöffnungen (Nase, Ohren, Vagina, Rektum) müssen geeignet geformt bzw. mit einem Applikator versehen werden. **Prüfung:** evtl. auf Gleichförmigkeit* einzeldosierter Arzneiformen, auf Wasseraufnahmefähigkeit (s. Wasserzahl), Wassergehalt, Konsistenz (s. Penetrometer; Viskowaage; Konsistometer), scheinbare Viskosität, Spreitung*, Thermoresistenz, Teilchengröße, Wirkstofffreisetzung, ausreichende Konservierung, mikrobiolog. Qualität von nicht sterilen pharmaz. Zuber. u. Substanzen zur pharmaz. Verwendung; als steril bezeichnete Zuber. müssen der Prüfung* auf Sterilität entsprechen. Vgl. Zubereitungen zur Anwendung am Auge; Zubereitungen zur Anwendung am Ohr; Zubereitungen zur nasalen Anwendung; Zubereitungen zur rektalen Anwendung; Zubereitungen zur vaginalen Anwendung.

**Zubereitungen zur nasalen Anwendung** Ph.Eur.6: Nasalia, Nasenpräparate, Nasenarzneimittel; flüssige, halbfeste u. feste Arzneiformen, die in die Nasenhöhlen appliziert werden u. zur lokalen od. system. Wirkung bestimmt sind; enthalten meist einen od. mehrere Wirk- bzw. Hilfsstoffe u. werden in Einzeldosis- od. Mehrdosisbehältnissen (u. U. mit geeignetem Applikator) abgefüllt. **Voraussetzung:** keine Beeinflussung der Funktion der Zilien durch die Wirk- u. Hilfsstoffe; wässrige Präparate sollen isokryoskopisch* sein; pH-Wert 6.5–8.5; als Pufferlösungen eignen sich Citrat-, Phosphat- od. Tris-Puffer (s. Tris(hydroxymethyl)-aminomethan); u. U. Zusätze zur Erhöhung der Viskosität. Schutz vor mikrobieller Kontamination (bei wässrigen Zuber.; Angabe über Menge u. Art des Konservierungsmittels); **Einteilung: 1.** Nasentropfen: s. Rhinoguttae; **2.** Nasentropfen in Einzeldosisbehältnissen: für eine system. Wirk. vorgesehene Einzeldosen (Wirkstoffe z. B. Calcitonin*, Oxytocin*, Nafarelinacetat; s. Nafarelin); müssen den Ph.Eur.-Prüfungen auf Gleichförmigkeit* einzeldosierter Arzneiformen od. in begründeten u. zugelassenen Fällen auf Gleichförmigkeit* der Masse einzeldosierter Arzneiformen (mit 10 Behältnissen, max. 2 ± 10 % Abweichung von der Durchschnittsmasse) u./od. Gleichförmigkeit* des Gehalts einzeldosierter Arzneiformen (Prüfung B) entsprechen. Wässrige Einzeldosen müssen der Prüfung* auf Sterilität entsprechen. **3.** flüssige Nasensprays: flüssige Nasenpräparate zur Zerstäubung; Lösungen, leicht dispergierbare u. ausreichend stabile Emulsionen* od. Suspensionen*; werden entweder in Behältnissen mit Sprühvorrichtung (Dosierpumpenzerstäuber) od. in Druckbehältnissen (Praeparationes pharmaceuticae in vasis cum pressu; s. Aerosol) in den Verkehr gebracht, die mit geeigneten Applikatoren (ohne/od. mit Dosierventil) versehen sind; die Teilchengröße der versprühten Zubereitungen muss so beschaffen sein, dass ihre Ablagerung lokal in den Nasenhöhlen erfolgt. **4.** Dosier-Nasensprays: müssen der Prüfung auf Gleichförmigkeit* einzeldosierter Arzneiformen od. in begründeten u. zugelassenen Fällen auf Gleichförmigkeit* der Masse einzeldosierter Arzneiformen u. bei Suspensionen od. Emulsionen auf Gleichförmigkeit der abgegebenen Dosis entsprechen. **5.** Nasenpulver: in Form von Pulveraerosolen durch Insufflation (Einblasen) verabreicht, wobei die festen Partikel in den Nasenhöhlen haften müssen; Anforderungen: s. Pulveres ad usum dermicum (Ph.Eur.6); die Teilchengröße wird bestimmt; **6.** halbfeste Zubereitungen zur nasalen Anwendung, Nasensalben (vgl. Zubereitungen zur kutanen Anwendung, halbfeste): hydrophile (Hydrogele u. O/W-Emulsionssalben) od. hydrophobe Salben (sollen mögl. keine flüssigen Paraffine od. Vaselin enthalten, Behältnisse mit Applikator); Beispiel: Xylometazolinhydrochlorid-Nasengel; **7.** Nasenspülungen: wässrige Lsg., die meist keine Wirkstoffe enthalten; pH-Wert 7.0–8.0; Gefrierpunkterniedrigung* mind. 0.56 K (s. Isotonie); bei Verletzungen u. vor chirurg. Eingriffen müssen sie steril sein. Nachweis des verfügbaren Volumens gegenüber dem Nennvolumen; **8.** Nasenstifte: s. Bacilli.

**Zubereitungen zur rektalen Anwendung** Ph.Eur.6: Rectalia; Sammelbez. für Suppositoria*, Rektalkapseln (s. Weichkapseln), Rektallösungen, -emulsionen u. -suspensionen (Klysmen, Klistiere), Pulver u. Tabletten zur Herst. von Rektallösungen od. -suspensionen, halbfeste Zuber. zur rektalen Anwendung, Rektalschäume u. Rektaltampons*, die eine lokale od. system. Wirkung ausüben od. diagnost. Zwecken dienen; **Prüfung: 1.** Flüssige u. halbfeste Zubereitungen zur rektalen Anw. in Einzeldosisbehältnissen müssen der Prüfung hinsichtl. Gleichförmigkeit* einzeldosierter Arzneiformen u. der Prüfung auf entnehmbare Masse od. entnehmbares Volumen entsprechen. **2.** Feste Zubereitungen zur rektalen Anw. in Einzeldosisbehältnissen müssen der Prüfung auf Gleichförmigkeit* einzeldosierter Arzneiformen od. in begründeten u. zugelassenen Fällen der Prüfung auf Gleichförmigkeit* des Gehalts einzeldosierter Arzneiformen, Prüfung A (Tabletten) od. Prüfung B (Suppositorien, Rektalkapseln) u./od. der Prüfung auf Gleichförmigkeit* der Masse einzeldosierter Arzneiformen entsprechen. Bei festen Zuber. in Einzeldosisbehältnissen kann eine der Prüfungen unter Wirkstofffreisetzung aus lipophilen, festen Arzneiformen (s. Liberationsmodelle) durchgeführt werden. Die Bestimmung der Erweichungszeit wird bei lipophilen Suppositorien durchgeführt. **Hinweis:** Für enthaltene Konservierungsmittel ist deren Notwendigkeit zu dokumentieren u. außerdem die Prüfung auf ausreichende Konservierung durchzuführen. Vgl. Zerfallsprüfung.

**Zubereitungen zur vaginalen Anwendung** Ph.Eur.6: Vaginalia; flüssige, halbfeste od. feste Zuber. zur vaginalen Anw., die i. d. R. eine lokale Wirk. ausüben u. einen od. mehrere Wirkstoffe in einer geeigneten Grundlage enthalten; **Formen:** Vaginalzäpfchen (Globuli* vaginales), Vaginaltabletten*, Vaginalkapseln (s. Weichkapseln), -lösungen, -emulsionen u. -suspensionen (sowie Tabletten zu deren Herstellung), halbfeste Zuber. zur vaginalen Anwendung, Vaginalschäume, Vaginaltampons* u. -inserte; **Prüfung: 1.** Zuber. in Einzeldosisbehältnissen müssen nach Ph.Eur.6 der Prüfung auf Gleichförmigkeit* einzeldosierter Arzneiformen entsprechen od. u. U. der Prüfung auf Gleichförmigkeit* des Gehalts einzeldosierter Arzneiformen (Teil A für Vaginaltabletten od. Teil B für Vaginalzäpfchen, Vaginalkapseln) u./od. der Prüfung auf Gleichförmigkeit* der Masse einzeldosierter Arzneiformen. **2.** Bei festen Zuber. in Einzeldosisbehältnissen kann anstelle der Zerfallsprüfung eine geeignete Wirkstofffreisetzungsprüfung (Wirkstofffreisetzung* aus festen od. aus lipophilen festen Arzneiformen) durchgeführt werden. Unter diesen Umständen wird die Prüfung auf Zerfallszeit nicht verlangt.

**Zucker:** i. e. S. handelsübl. Saccharose*; i. w. S. Kohlenhydrate*, v. a. Mono-* u. Oligosaccharide*.

**Zuckerahorn:** s. Acer saccharum; Saccharose (Gew.).

**Zuckeralkohole:** mehrwertige Alkohole*, die durch Reduktion von Monosacchariden* (Aldosen, Ketosen) entstehen; meist farblose, krist., wasserlösl. Substanzen mit nur geringer opt. Aktivität; zur Bezeichnung wird die Endung -ose des entspr. Monosaccharids durch -itol od. -it (ältere Bez.) ersetzt. So werden Tetrosen zu Tetritolen u. Pentosen zu Pentitolen reduziert. Cycl. Z. werden als Cyclitole* bezeichnet. Z. werden von Hefen nicht vergoren u. reagieren nicht mit Fehling*-Reagenz od. Phenylhydrazin*. **Biosynthese:** durch Reduktion der entspr. Monosaccharide mit NADH od. NADPH; **Vork.:** z. T. natürl., z. B. Hexitole*, D-Sorbitol* (in Vogelbeeren), D-Mannitol* (in Manna, Pilzen, Sellerie, Oliven, Algen u. a.), Dulcitol* (in Manna), Xylitol*, Ribitol*, Glycerol* u. Erythrol.

**Zuckeraustauschstoffe:** s. Süßmittel.

**Zuckerbirke:** s. Betula lenta.

**Zuckercouleur:** s. Saccharose.

**Zuckerdragees:** Form der Compressi* obducti, die man durch Überziehen von stark gewölbten (bikonvexen) Tabletten mit zahlreichen Zuckerschichten in rotierenden Kesseln erhält; vgl. Überzüge.

**Zuckerharnruhr:** s. Diabetes mellitus.

**Zuckerkalk:** s. Calcaria saccharata.

**Zuckerkrankheit:** s. Diabetes mellitus.

**Zuckermelone:** s. Cucumis melo.

**Zuckerrohr:** s. Saccharum officinarum; Saccharose (Gew.).

**Zuckerrübe:** s. Beta vulgaris ssp. vulgaris var. altissima; Saccharose (Gew.).

**Zuckersäuren:** s. Aldarsäuren; Aldonsäuren; Uronsäuren; Oxalsäure.

**Zuckersirup:** s. Sirupus simplex.

**Zuckerspiegel:** s. Blutzucker.

**Zucker-Stärke-Pellets:** Sacchari spheri Ph.Eur.6; Pellets mit einem Durchmesser von 200–2000 µm, die max. 92 % Saccharose* enthalten, berechnet auf die getrocknete Substanz; der Rest besteht aus Maisstärke, u. U. Stärkehydrolysat u. Farbmittel; Höchst- u. Mindestgröße sind in der Beschriftung angegeben; mind. 90 % (m/m) der Pellets müssen eine Größe aufweisen, die zw. der in der Beschriftung angegebenen unteren u. oberen Größe liegt; Trocknungsverlust max. 5.0 % (4 h im Trockenschrank bei 105 °C); max. $10^3$ Bakterien u. $10^2$ Pilze/g, frei von Escherichia coli u. Salmonellen; **Anw.:** als sog. neutrale Pellets (sugar spheres, microspheres, sugar beads, microgranules, nonpareil seeds); als wirkstofffreie Kerne (Starterpellets), auf die sukzessive Wirkstoffschichten aufgezogen werden können, z. B. für eine retardierte perorale Arzneiform mit niedrigem Wirkstoffgehalt (gewünschte Eigenschaften: eine ideale kugelige Form u. hohe mechan. Stabilität; vgl. Granulieren); als Träger für homöopath. Zuber. bei bes. Anw., nach Hahnemanns Rezept mit Saccharose u. Stärke (Globuli velati; s. Homöopathie).

**Zuckertang:** s. Laminaria (Laminaria, Anw.).
**Zuclomifen (INN):** s. Clomifen.
**Zuclopenthixol (INN):** (*Z*)-{4-[3-(2-Chlor-9*H*-thioxanthen-9-yliden)propyl]-1-piperazinyl} ethanol; CAS-Nr. 982-24-1; $C_{22}H_{25}ClN_2OS$; $M_r$ 400.97; **Wirk.:** antipsychot. wirkendes Neuroleptikum*; *cis*-Isomer des Clopenthixols* (größere Wirksamkeit bei gleicher Dos.); **Ind.:** psychomotor. Erregungszustände u. aggressive Verhaltensweisen bei Demenz; Schizophrenie, Manie, psychomotor. Erregungszustände bei geistiger Behinderung; **Dos.:** psychomotor. Erregungszustände: 2–40 mg/d; Schizophrenie, Manie: 20–75 mg/d; HWZ 20.4 ± 5.3 h.
**Zügigkeit:** Duktilität; erwünschte fadenziehende Eigenschaft z. B. des Vaselinums*; zurückzuführen auf den mikrokristallinen Isoparaffin- u. Ringparaffinanteil. Eine geeignete Z. (Qualitätsmerkmal) fehlt beim sog. kurzen Vaselin, das einen hohen Anteil an grobkristallinen Paraffinen enthält.
**Zufallsmischung:** randomisierte Mischung, Mischung mit stochastischer Homogenität; völlig zufällige Verteilung der Einzelpartikel in einer Mischung körniger Stoffe; die Wahrscheinlichkeit für das Vorhandensein an einem bestimmten Ort in der Mischung ist für jeden Einzelpartikel gleich groß, d. h., es liegt ein max. ungeordneter Zustand vor. Die Güte der Z. wird als bestmögl. Ergebnis für eine bestimmte Mischung angesehen. Diese optimal erreichbare Mischgüte kann mit statist. Methoden berechnet werden. Sie ist abhängig von der Teilchenanzahl (Feinheit u. Mischungsverhältnis) der einzelnen Komponenten der Mischung (z. B. des Wirkstoffs).
**Zugfestigkeitstester für Schüttgüter:** Apparatur zur indirekten Ermittlung des Fließverhaltens schlecht rieselfähiger Pulver; der Tester besteht aus 2 aneinandergelegten horizontalen Platten, von denen eine fest, die andere auf Kugellagern bewegl. montiert ist. Auf den Platten wird ein Pulverbett aufgebracht u. unter Druck bis zu einem möglichst genau bekannten Zustand verdichtet. Durch Neigung gegen die Waagerechte od. durch eine an der bewegl. Platte horizontal angreifende Zugkraft wird durch Überwindung der Kohäsionskräfte an der Grenze zw. beiden Platten das Abreißen der Pulverschicht bewirkt; aus den erhaltenen Daten können die Zugfestigkeit in $g/cm^2$ u. damit die Kohäsion berechnet werden. Die Zugfestigkeit wird von der Porosität, den Partikeldurchmessern, der Anzahl der Berührungspunkte u. der Haftkraft pro Berührungspunkt bestimmt.
**Zugsalbe:** Salbe mit hyperämisierender u. damit eingrenzender (zusammenziehender) Wirk. auf entzündete u. eitrige Hautstellen, z. B. Furunkel; als Wirkstoffe dienen z. B. sulfonierte Schieferöle in Unguentum* Ammonii bituminosulfonici. Z. mit Blei bzw. Bleiverbindungen (Unguentum Plumbi oxydati) od. Terpenen (Unguentum basilicum) sind obsolet.
**Zulassung:** s. Arzneimittelzulassung.
**Zulassung, fiktive:** Status eines Arzneimittels, das der Zulassungspflicht unterliegt, von der Zulassungsbehörde noch nicht zugelassen wurde u. aufgrund von Überleitungsvorschriften des deutschen AMG 1976 als zugelassen gilt, da es erstmalig schon vor Inkrafttreten dieses Gesetzes in den Handel gekommen ist; fiktiv zugelassene Arzneimittel haben daher noch keine Zulassungsnummer. Ein Antrag auf Nachzulassung muss jedoch rechtzeitig gestellt worden sein.
**Zunderschwamm, Echter:** s. Fomes fomentarius.
**Zungenblüten:** zygomorphe Blüten der köpfchenförmigen Blütenstände* (Blütenköpfchen) der Asteraceae* (Abb. dort); die Randblüten des Blütenköpfchens nennt man auch Zungenblüten. Vgl. Röhrenblüten.
**Zusatzstoffe:** s. Lebensmittelzusatzstoffe.
**Zusatzstoff-Zulassungsverordnung:** s. Lebensmittelzusatzstoffe.
**Zustandsdiagramm:** s. Phasendiagramm.
**Zustandsfunktionen:** thermodynam. Funktionen, die sich von den (einfachen) **Zustandsgrößen** (Druck*, Temperatur*, Volumen*) ableiten lassen, u. a. Energie*, Entropie*, Enthalpie*; hängen nur vom Zustand des Systems ab, nicht von der Art, wie dieser Zustand erreicht wurde.
**Zustandsgrößen:** s. Zustandsfunktionen.
**Zweigapotheke:** Sonderform der Apotheke* in Deutschland, geregelt in § 16 Apothekengesetz*; tritt infolge Fehlens einer Apotheke ein Notstand in der Arzneimittelversorgung ein, so kann die zuständige Behörde dem Inhaber einer nahegelegenen Apotheke auf Antrag die Erlaubnis zum Betrieb einer Z. erteilen, wenn dieser die dafür vorgeschriebenen Räume (Offizin, Lagerraum, Nachtdienstzimmer; geregelt in § 4 ApBetrO) nachweist. Zweigapotheken müssen von einem Apotheker verwaltet werden. Die Erlaubnis gilt für 5 Jahre u. kann erneuert werden. Vgl. Filialapotheken.
**zweihäusig:** s. Blüte (Blütenformen).
**Zweikammer-Druckgaspackung:** s. Druckgaspackungen; Aerosole.
**Zweikammersystem:** s. OROS®.
**Zweikompartimentsystem:** s. Kompartimentmodelle.
**Zweiphasen-Aerosole:** s. Aerosole.
**Zweischichttabletten:** s. Schichttabletten.
**Zweistoffverdüsung:** s. Airless-System.
**Zweitparteien-Audits:** s. Audit.
**Zweitprobe:** amtl. Probe des zweiten Exemplars eines für die Probenahme nicht teilbaren Arzneimittels; für die Zweitprobe gelten dieselben Vorschriften wie für die Gegenprobe*.
**Zwerchfell:** s. Diaphragma.
**Zwergbohne:** s. Phaseolus vulgaris var. nanus.
**Zwergholunderwurzel:** s. Sambucus ebulus (Radix Ebuli).
**Z-Wert:** keim- u. verfahrensspezif. Temperaturkoeffizient; Temp. in K, die erforderl. ist, um den D*-Wert um den Faktor 10 zu verändern; dient zur Beschreibung der Temperaturabhängigkeit des Abtötungsprozesses einer Mikroorganismenpopulation im Sterilisationsverfahren*. Z-Wert u. D-Wert gehen in die Berechnung des F*-Wertes ein u. ermöglichen es, die Wirksamkeit (Effektivität, Letalität) von Sterilisationsverfahren zu beurteilen.
**Zwetschge:** s. Prunus domestica.
**Zwiebel:** **1.** Bulbus; meist ein unterird., stark verkürzter Spross (Zwiebelscheibe, Zwiebelkuchen), der an der Oberseite die fleischig verdickten Zwie-

belblätter (Zwiebelschuppen, Niederblätter mit Stomata; s. Spaltöffnung) u. an der Unterseite die Wurzeln* trägt; der stark verkürzte Stamm verlängert sich dann zum Blüten tragenden Stängel; **2.** s. Allium cepa var. cepa.

**Zwiebelfenchel:** s. Foeniculum vulgare ssp. vulgare var. azoricum.

**Zwiebelkuchen:** s. Zwiebel.

**Zwikker-Bodendorf-Reaktion:** Farbreaktion zur Identifizierung von Barbituraten*, Hydantoin*, Sulfonamiden*, Pyridin* u. Purin*; **Prinzip:** Die wässrigen Substanzlösungen bilden nach Zugabe von Kupfersulfat- od. Cobaltchloridlösung u. alkalisierenden Zusätzen (z. B. Pyridin) gefärbte Komplexe.

**Zwillingszellen:** s. Hybridzellen.

**Zwischenwirt:** Lebewesen (Tiere, Menschen), die bestimmte Jugendstadien von Parasiten* beherbergen u. ohne die der Entwicklungszyklus der Parasiten nicht ablaufen kann; **Einteilung: 1.** aktive Z.: Krankheitsüberträger*; blutsaugende Arthropoden*, auf den Endwirt* übertragende Parasiten; **2.** passive Z.: Säugetiere, Fische, Schnecken, Krebse; infizieren den Endwirt, wenn dieser den Z. od. Teile dessen verzehrt.

**Zwitterbildung:** s. Hermaphroditismus.

**Zwitterblüten:** (bot.) Blüten, die Staub- u. Fruchtblätter enthalten; s. Blüte (Blütenformen).

**Zwitter-Ionen:** Verb., in deren Molekülen sowohl positive als auch negative Ladungen auftreten u. die daher amphotere Elektrolyte (s. Stoffe, amphotere) sind; **Vertreter:** z. B. Aminosäuren*, Ampholytseifen* u. Sydnone*. Vgl. Punkt, isoelektrischer; Betaine.

**Zwölffingerdarm** (Bez. stammt von Herophilos, ca. 300 v. Chr. in Alexandria): Intestinum duodenum, Duodenum; oberster, an den Pylorus* anschließender Dünndarmabschnitt mit Einmündung des Gallen- u. Pankreasgangs; Länge entspricht ungefähr der Breite von 12 Fingern: 25–30 cm.

**Zyan-:** s. a. Cyan-.

**Zyankalium:** s. Kaliumcyanid.

**Zyanose:** Cyanosis; Cyanose, sog. Blausucht; blaurote Färbung von Haut u. Schleimhäuten (bes. gut an Lippen u. Fingernägeln zu sehen) inf. Abnahme des Sauerstoffgehalts im Blut od. bei erhöhtem Methämoglobingehalt; vgl. Methämoglobinbildner.

**Zyanquecksilber:** s. Quecksilber(II)-cyanid.

**Zyansilber:** s. Silber(I)-cyanid.

**Zyanwasserstoffsäure:** s. Blausäure.

**Zyanzink:** s. Zinkcyanid.

**zygomorph:** dorsiventral, monosymmetrisch; s. Blüte (Blütenformen).

**Zygomycota:** s. Pilze.

**Zygospore:** (bot.) dickwandige Dauerspore (vgl. Sporen), die aus einer Zygote* hervorgeht (nach der Fusion von 2 gleichgroßen, begeißelten, höchstens physiol. als + u. – zu unterscheidenden Gameten*, sog. Isogameten).

Z

**Zygote:** diploide (2n) Zelle, die durch Verschmelzung männl. u. weibl. Gameten* entsteht (vgl. Diploidie).

**Zyklotron:** s. Teilchenbeschleuniger.

**Zykluscomputer:** elektron. Mini-Computer mit Thermofühler zur vaginalen Messung der Basaltemperatur* zur Bestimmung der fruchtbaren u. unfruchtbaren Tage der Frau als Methode der natürl. Kontrazeption; heute zur Erhöhung der Sicherheit als Double-check-Methode od. symptothermale Methode mit zusätzlicher Hormonmessung (LH* u. Estrogen-3-Glucuronid; s. Estrogene) im Harn. Vgl. Kontrazeptiva.

**Zylinderampulle:** Injektionsröhrchen, Carpule®; Ampulle zur Verw. in einer speziellen Spritzhalterung (Karpulenspritze); die Injektionsflüssigkeit befindet sich in einem Glaszylinder u. ist auf der einen Seite durch einen Gummi- od. Kunststoffstopfen, der als Kolben dient, auf der anderen Seite durch eine dünne Gummi- od. Kunststoffmembran eingeschlossen. Die dünne Membran wird bei der Anw. in der Spritzhalterung durch den Druck auf den Stopfen vom hinteren Ende einer Injektionsnadel durchstochen (s. Spritzampullen); häufig in der zahnärztl. Praxis.

**Zylinder, eintauchender:** s. Dissolutiontest.

**Zylinder im Harn:** s. Harnzylinder.

**Zymase:** ältere Bez. für ein aus Hefen durch Extraktion isolierbares Gemisch von Enzymen* (u. a. Hexokinase*, Phosphofructokinase*, Phosphoglyceratkinase, Phosphoglyceratmutase, Enolase*), das die alkohol. Gärung* katalysiert; das Gesamtsystem von Enzymen u. Coenzymen* (z. B. NAD, Hexosediphosphat, Magnesium-Ionen) wurde als **Holozymase** bezeichnet.

**zymös:** s. Blütenstand.

**Zymogen:** inaktive Vorstufe eines Enzyms*, z. B. Pepsinogen (s. Pepsin) od. Trypsinogen (s. Trypsin).

**Zypresse:** s. Cupressus sempervirens.

**Zypressengewächse:** s. Cupressaceae.

**Zypressenöl:** s. Cupressus sempervirens (Oleum Cupressi).

**Zypressenwolfsmilch:** s. Euphorbia cyparissias.

**Zystitis:** Cystitis; Blasenkatarrh, Harnblasenentzündung; Entzündung der Harnblasenschleimhaut od. der ganzen Harnblasenwand; **Urs.: 1.** infektiös; **a)** unspezif. Z.: prädisponierende Faktoren: weibl. Geschlecht (Keimaszension durch kurze Harnröhre; bei älteren Patientinnen postmenopausal sinkende Estrogenkonzentration u. Urethraostium-Insuffizienz), Schwangerschaft, Diabetes* mellitus, Katheterisierung, Geschlechtsverkehr (sog. Honeymoon-Z.); meist aszendierende Infektion, v. a. gramnegative Stäbchen (E. coli in 80 % der Fälle), auch grampositive Kokken, Mykoplasmen*, Ureaplasmen, Hefen, Chlamydien*, Viren (meist i. R. systemischer Infektion), seltener deszendierend von Nieren u. oberen ableitenden Harnwegen (z. B. bei Pyelonephritis*); **b)** spezif. Z.: bei Tuberkulose* (i. R. einer Nierentuberkulose), Schistosomiasis*, Syphilis*, Gonorrhö* u. Mykosen*; **2.** radioaktive Strahlung (sog. Strahlenzystitis); **3.** Zytostatika* (z. B. Cyclophosphamid*); **4.** chron. Fremdkörperreiz (Katheter); **5.** unklare Genese bei interstitieller Z. (wahrscheinlich Autoimmunerkrankung); **Sympt.:** Pollakisurie*, Dysurie, Nykturie*, Strangurie*, Harninkontinenz, retropub. Druckschmerz; evtl. Fieber, Makrohämaturie; **Ther.:** vermehrte Flüssigkeitszufuhr, bei bakt. Z. Antibiotika (Co*-trimoxazol, Amoxicillin*, Chinolone*); bei rezidivierenden Z. (≥4 pro

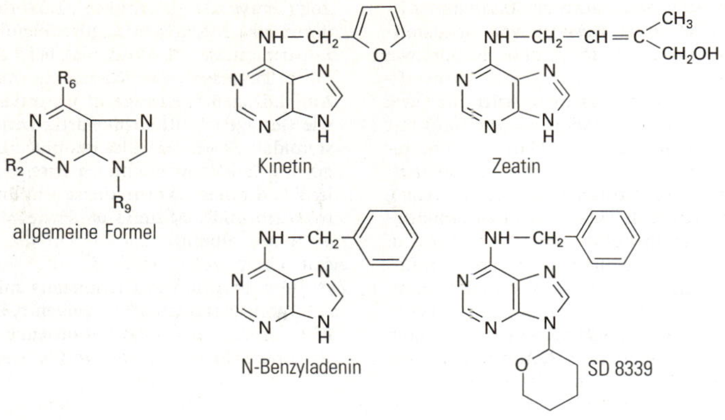


**Zytokinine**

Jahr) pharmak. Langzeitprophylaxe (z.B. mit Nitrofurantoin*) od. Immunkonditionierung mit abgetöteten, standardisierten E.-coli-Fragmenten.

**Zystolithen:** s. Cystolithen.

**Zyt-:** s. Cyt-.

**Zytoadhäsion:** Bioadhäsion* mit höherer Spezifität für das eigentl. Zielsubstrat, z.B. Epithelzellen von Blutgefäßen, Thrombozyten.

**Zytochemie:** Wissenschaft, die sich mit dem chem. Aufbau u. dem Stoffwechsel von Zellen* befasst.

**Zytokine** (gr. kytos Zelle; kinein bewegen): Cytokine; Sammelbez. für zahlreiche körpereigene Substanzen (Peptide*), die von aktivierten T-Zellen od. anderen Zellen während der natürl. u. spezifischen Immunantwort freigesetzt werden; **Bedeutung:** vielfältige Funktionen, v.a. proinflammatorisch, immunregulierend u. Steuerung der Hämatopoese*; wirken auf viele Zellen als Wachstumsfaktoren*; **Vertreter:** u.a. Interleukine*, Interferone*, Lymphokine*, Wachstumsfaktoren für das Knochenmark (z.B. GM-CSF, G-CSF, Epoetin*, Thrombopoetin*), TGF*, TNF* u. FGF*.

**Zytokinese:** s. Mitose.

**Zytokinine:** Phytokinine, Kinine; Gruppe von Phytohormonen*, die v.a. die Zellteilung fördern u. allg. den Pflanzenstoffwechsel stimulieren, bes. RNA- u. Proteinbiosynthese*; vorwiegend *N*-substituierte Derivate der Purinverbindung Adenin* (s. Abb.); regulieren in Verb. mit anderen pflanzl. Hormonen (Gibberelline*, Auxine*) u. bestimmten Umweltfaktoren (z.B. Licht) Wachstums-, Differenzierungs- u. Entwicklungsprozesse der Pflanzen. **Vertreter:** Die wichtigsten natürl. Vertreter sind Kinetin*, Zeatin* u. Dihydrozeatin. Die synthet. Z. *N*-Benzyladenin (*C*-Benzylaminopurin) u. SD 8339 weisen auch eine hohe Aktivität auf.

**Zytologie:** Zellenlehre; Lehre vom Aufbau u. von den Funktionen der Zellen*.

**Zytolysin:** s. Perforin.

**Zytomegalie:** Speicheldrüsenviruskrankheit, Einschlusskörperchenkrankheit; Infektion mit dem Zytomegalie-Virus (Abk. CMV; s. Herpes-Viren); häufigste prä- u. perinatale Virusinfektion; **Verlauf:** bei Immunkompetenz im Allg. unauffällig; bei Neugeborenen u. abwehrgeschwächten Personen (z.B. mit HIV*-Erkrankung) können schwere (z.T. letale) generalisierte Krankheitsverläufe auftreten (v.a. Pneumonie*, Hepatitis, Enterokolitis, Retinitis*, Beteiligung des ZNS); **Ther.:** ggf. Abschwächung des klin. Verlaufs u. Reduzierung der Mortalität durch hochdosierte spezif. Immunglobuline*; bei Knochenmarktransplantation prophylakt. Gabe von Ganciclovir*; bei Retinitis od. gastrointestinaler Manifestation Ganciclovir, Cidofovir* od. Foscarnet*-Natrium; Resistenztestung bei Langzeittherapie mit Virostatika.

**Zytoplasma:** s. Protoplasma.

**Zytoprotektiva:** Wirkstoffe, die gesunde Zellen vor Strahlung od. anderen Wirkstoffen wie Zytostatika* schützen; z.B. Amifostin*, Dexrazoxan* u. Mesna*.

**Zytoskelett:** unlösl. Fasergeflecht, das der Zelle* ihre Form u. Bewegungsfähigkeit verleiht; besteht aus 3 Faserarten: Mikrotubuli*, Mikrofilamenten* u. Intermediärfilamenten*.

**Zytosol:** Hyaloplasma; flüssiger Teil des Zytoplasmas (s. Protoplasma) mit allen darin gelösten Stoffen; sehr proteinreich; Zusammensetzung kann je nach Region der Zelle stark schwanken.

**Zytostatika** (gr. statikos stehend): Karzinostatika; chem. heterogene Gruppe zytotox. Substanzen, die die Zellteilung funktionell aktiver Zellen durch unterschiedl. Beeinflussung ihres Stoffwechsels verhindern od. erhebl. verzögern; **Wirk.:** Z. können nur an proliferierenden Zellen, nicht an Zellen, die sich in der Ruhephase befinden, wirksam werden. Die therap. Anw. von Z. in der Tumortherapie* basiert darauf, dass sich Tumorzellen im Ggs. zu normalen Körperzellen in einer gesteigerten, der physiol. Wachstumskontrolle entzogenen Zellteilungsrate befinden. Wegen ihrer immunsuppressiven Wirk. werden einige Z. auch zur Immunsuppression bei bestimmten chron. verlaufenden, nicht malignen Krankheiten (vgl. Gichttherapeutika) u. zur Unterdrückung von Abstoßungsreaktionen nach Transplantation von Organen eingesetzt. **Einteilung:** nach **Wirkungsmechanismus:** 1. Alkylanzien: alkylierende Verb.; bewirken durch Alkylierung von Nucleinsäuren die Vernetzung von DNA-Strängen, was mit der Wirk. ionisierender Strahlung vergleichbar ist. Sie werden daher auch als Radiomimetika bezeichnet. Wirkstoffe: Derivate von Stickstofflost* (z. B. Chlorambucil*, Oxazaphosphorine* wie Cyclophosphamid*), Busulfan*, Nitrosoharnstoffverbindungen wie Fotemustin*, Aziridine* wie Thiotepa*; eine Bindung (keine Alkylierung) mit den DNA-Strängen bilden die Platin-Verbindungen Cisplatin* u. Carboplatin*. **2.** Antimetabolite*: z. B. Folsäure*-Antagonisten (Methotrexat* u. a.), Nucleosid*-Analoga; **3.** Topoisomerase-I-Inhibitoren*; **4.** Mitosehemmstoffe*: Vinca*-Alkaloide u. deren Derivate (Colchicin*, Vinorelbin*, Vinflunin* u. a.), Taxane (Paclitaxel*, Docetaxel* u. a.) u. Lignane wie Podophyllotoxinderivate (s. Podophyllin), die mit der Topoisomerase II interagieren u. Strangbrüche induzieren; **5.** Antibiotika* mit hemmender Wirk. auf die DNA-abhängige RNA*-Polymerase: z. B. Bleomycin*, Doxorubicin*, Daunorubicin*, Mitomycin* C, Idarubicin*; **6.** Enzyme: L-Asparaginase*; **7.** Hormone* bei hormonabhängigen Tumoren*: Corticosteroide, Androgene* u. Antiandrogene*, Estrogene* u. Antiestrogene* sowie Gestagene* od. hormonartig wirkende, nichtsteroidale Stoffe wie Bicalutamid* als Antiandrogen; **8.** TNF*: zur selektiven Lyse von Tumorzellen; **9.** diverse: Tyrosinkinase*-Inhibitoren, Hydroxycarbamid*, Miltefosin* sowie Mistelextrakte (s. Viscum album).

**zytotoxisch:** zellschädigend.

**Zytotyp:** bestimmter Organismus mit einem bestimmten Ploidiegrad*; so zeigen z. B. bestimmte Pflanzen (z. B. Symphytum* officinale) Subspecies mit unterschiedl. Anzahl von Chromosomen*.

# Anhang

# Intoxikationen

## Spezifische Intoxikationstherapie

**Erstmaßnahmen**

- Ruhe bewahren, Vitalfunktionen prüfen und ggf. sichern
- kein Erbrechen auslösen, keine Milch verabreichen
- bei oraler Aufnahme eines toxischen Agens und voll erhaltenem Bewusstsein ein Glas (Kinder: eine Tasse) Wasser oder Tee trinken lassen
- Giftinformationszentrum kontaktieren

**Intoxikation**
Giftinformationszentren

*Berliner Betrieb für Zentrale Gesundheitliche Aufgaben (BBGes)*
*Institut für Toxikologie – Giftnotruf Berlin*
Oranienburger Str. 285
13437 Berlin
**Tel.:** 030 19240
**Fax:** 030 30686721
**E-Mail:** mail@giftnotruf.de
**Homepage:** http://www.giftnotruf.de

*Informationszentrale gegen Vergiftungen des Landes Nordrhein-Westfalen*
*Zentrum für Kinderheilkunde der Universität Bonn*
Adenauerallee 119
53113 Bonn
**Tel.:** 0228 19240
**Fax:** 0228 2873314
**E-Mail:** gizbn@mailer.meb.uni-bonn.de
**Homepage:** http://www.meb.uni-bonn.de/giftzentrale

*Giftinformationszentrum der Länder Mecklenburg-Vorpommern, Sachsen, Sachsen-Anhalt und Thüringen*
Nordhäuser Str. 74
99089 Erfurt
**Tel.:** 0361 730730
**Fax:** 0361 7307317
**E-Mail:** info@ggiz-erfurt.de
**Homepage:** www.ggiz-erfurt.de

*Vergiftungs-Informations-Zentrale Freiburg*
Mathildenstr. 1
79106 Freiburg
**Tel.:** 0761 19240
**Fax:** 0761 2704457
**E-Mail:** giftinfo@uniklinik-freiburg.de
**Homepage:** http://www.giftberatung.de

*GIZ-Nord*
*Giftinformationszentrum-Nord der Länder Bremen, Hamburg, Niedersachsen und Schleswig-Holstein*
*Pharmakologisch-toxikologisches Servicezentrum (PTS)*
Universitätsmedizin Göttingen
Robert-Koch-Str. 40
37075 Göttingen
**Tel.:** 0551 19240 (Notruf), 0551 383180 (für medizinisches Fachpersonal)
**Fax:** 0551 3831881
**E-Mail:** anfragen@giz-nord.de
**Homepage:** http://www.giz-nord.de

*Informations- und Behandlungszentrum für Vergiftungen des Saarlandes*
*Klinik für Allgemeine Pädiatrie und Neonatologie*
*Universitätsklinikum des Saarlandes*
Kirrberger Straße
Gebäude 9
66421 Homburg/Saar
**Tel.:** 06841 19240
**Fax:** 06841 1628438
**E-Mail:** giftberatung@uniklinikum-saarland.de
**Homepage:** http://www.uniklinikum-saarland.de/de/einrichtungen/andere/giftzentrale

*Giftnotruf Mainz*
*Giftinformationszentrum der Länder Rheinland-Pfalz und Hessen*
*Klinische Toxikologie der II. Medizinischen Klinik der Johannes Gutenberg Universität Mainz*
Langenbeckstr. 1
55131 Mainz
**Tel.:** 06131 19240
**E-Mail:** mail@giftinfo.uni-mainz.de
**Homepage:** http://www.giftinfo.uni-mainz.de

*Giftnotruf München*
*Toxikologische Abteilung*
*II. Med. Klinik der Technischen Universität München*
Ismaninger Str. 22
81675 München
**Tel.:** 089 19240, 089 41402466
**Fax:** 089 41402467
**E-Mail:** tox@lrz.tum.de
**Homepage:** http://www.toxinfo.org/about/giz.html

*Giftinformationszentrale Nürnberg*
*Medizinische Klinik 2 des Klinikums Nürnberg Nord*
Prof.-Ernst-Nathan-Str. 1
90340 Nürnberg
**Tel.:** 0911 3982451, 0911 3982665
**Fax:** 0911 3982192
**E-Mail:** muehlberg@klinikum-nuernberg.de
**Homepage:** http://www.giftinformation.de

*Fortsetzung nächste Seite*

Fortsetzung v. S. 1849

**Intoxikation**
Giftinformationszentren

*Vergiftungsinformationszentrale Wien*
*Allgemeines Krankenhaus Wien*
Währinger Gürtel 18–20
A-1090 Wien
**Tel.:** +43 1 4064343 (Notruf),
+43 1 404002222 (allg. Beratung)
**E-Mail:** viz@meduniwien.ac.at
**Homepage:** http://www.meduniwien.ac.at/viz/

*Schweizerisches Toxikologisches Informationszentrum*
Freiestrasse 16
CH-8032 Zürich
**Tel.:** +41 44 2515151 (Notruf),
+41 44 2516666 (allg. Beratung),
145 (24 h-Notfallnummer für die Schweiz)
**Fax:** +41 44 2528833
**E-Mail:** info@toxi.ch
**Homepage:** http://www.toxi.ch

**Diagnostik**
Viele Intoxikationen entwickeln sich mit mehrstündiger Latenz, oft besteht zu Beginn nur ein unbestimmter Vergiftungsverdacht. Der genauen Identifizierung der toxischen Noxe und der aufgenommenen Dosis kommt bei der Risikobewertung eines Vergiftungsverdachtsfalls der Entscheidung für die Therapie eine wichtige Bedeutung zu. Verdächtige Noxe und Dosis sollten daher sehr genau dokumentiert werden.

**Spezifische Therapie**
Früher galt die Giftentfernung als bedeutendste Maßnahme bei der Behandlung fast jeder Intoxikation. In den vergangenen 20 Jahren wurde deutlich, dass alle Methoden der Giftentfernung nur wenig wirksam und z. T. stark risikobehaftet sind. Daher hat die Giftentfernung heute nur noch in wenigen Ausnahmefällen eine Bedeutung. Die Indikation ist grundsätzlich streng zu stellen.

1. Resorptionsverminderung nach oraler Aufnahme (Primäre Giftentfernung)

**Gabe von Aktivkohle (unspezifische Adsorbens)**
*Indikation:*
- orale Aufnahme toxischer Dosen von Giften, die ausreichend gut an Kohle binden, innerhalb der letzten 60 Minuten. In der Regel nicht bei ätzenden Agenzien, um eine Beurteilung der Schleimhaut bei endoskopischer Untersuchung zu ermöglichen.

*absolute Kontraindikationen:*
- nicht intubierte Patienten mit Bewusstseinseinschränkungen oder gestörten Schutzreflexen

*Durchführung:*
- wässrige Suspension, 0.5–1.0 g/kg KG bei Kindern, 25–100 g bei Erwachsenen

**Induziertes Erbrechen**
*Indikation:*
- orale Aufnahme toxischer Dosen von Giften innerhalb der letzten 60 Minuten
- Patient wach und kooperativ

*absolute Kontraindikationen:*
- Bewusstsein oder Schutzreflexe bereits eingeschränkt oder Einschränkung zu erwarten
- Ingestion von ätzenden oder stark reizenden Agenzien (z. B. Säuren oder Laugen), schaumbildenden Noxen, Petroleum oder Lampenöl

*Durchführung:*
Gabe von Ipecacuanha-Sirup:
- Säuglinge ab 6 Monate: 5–10 mL Sirup plus 120–240 mL Wasser
- Kinder 1–12 Jahre: 15 mL plus 120–240 mL Wasser
- über 12 Jahre: 15–30 mL, plus 240 mL Wasser
- Wiederholung bei fehlendem Therapieerfolg innerhalb von 30 Minuten empfohlen.
- 60 Minuten später: ggf. Instillation von Aktivkohle

**Magenspülung**
*Indikation:*
- orale Giftaufnahme letaler Dosen von Giften innerhalb der letzten 60 Minuten

*Kontraindikationen:*
- nicht intubierte Patienten mit Bewusstseinseinschränkungen oder gestörten Schutzreflexen
- Ingestion von Säuren oder Laugen, Schaumbildnern, organischen Lösungsmitteln
- erhöhtes Risiko für gastrointestinale Blutung oder Perforation

**Forcierte Diarrhö**
*Indikation:*
Begleittherapie bei wiederholter Applikation von Aktivkohle zur Giftadsorption nach oraler Ingestion weniger definierter Substanzen, z. B. Carbamazepin, Dapson, Phenobarbital, Chinin oder Theophyllin
*Durchführung:*
0.5 g/kg KG Natriumsulfat (Glaubersalz) in Wasser auflösen und (einmalig) trinken lassen

2. Eliminationsbeschleunigung (Sekundäre Giftentfernung)

Die Methoden der Eliminationsbeschleunigung sind z. T. hoch risikobehaftet und haben nur Bedeutung für die Behandlung weniger definierter Vergiftungen.

**Harnalkalisierung**
*Indikation:*
Barbiturate, Salicylate, Fluoride, Methotrexat oder Chlorphenoxycarbonsäuren in toxischer Dosis
*Durchführung:*
- i. v. Infusion von 3 mmol Natriumhydrogencarbonatlösung pro kg KG
- Zieleinstellung: Harn-pH-Wert 7.5–8.5

**Hämodialyse***
*Indikation:*
Methanol, Ethylenglykol, Diethylenglykol, Valproat, Barbiturate und Salicylate in hochtoxischer Dosis.

**Hämoperfusion***
*Indikation:*
Carbamazepin, Barbiturate und Salicylate in hochtoxischer Dosis

Zur Anwendung von Hämofiltration* oder anderen Blutreinigungsverfahren bei Intoxikationen besteht bisher nur wenig dokumentierte Erfahrung.

3. Verminderung der Giftwirkung durch Antidottherapie

*Indikation:*
Aufnahme einer toxischen Dosis eines Giftes, für das ein spezifisch wirkendes Antidot* (s. Tabelle dort) zur Verfügung steht

*cave:*
- Einsatz i. d. R. nur bei gesicherter Gifteinnahme, da manche Antidote beim nicht vergifteten Patienten schwere Vergiftungen verursachen können (z. B. 4-DMAP, Atropin)
- die Wirkdauer mancher Antidote ist kürzer als die Wirkdauer des Giftes
- es besteht die Gefahr der Auslösung einer Entzugssymptomatik (bei Opioid- oder Benzodiazepinantidoten)

Weitergehende Informationen bei spezifischen Vergiftungen durch die 24 Stunden täglich erreichbaren Giftinformationszentren (s. o.)

# Physiologische Referenzbereiche

**Physiologische Referenzbereiche**
Parameter (Auswahl) im Blut eines Erwachsenen

| Parameter | Untersuchungsmaterial | SI-Einheit | | konventionelle Einheit | |
|---|---|---|---|---|---|
| **Klinische Chemie** | | | | | |
| Ammoniak | P (EDTA, gekühlt) | 16 – 53 | μmol/L | 27 – 90 | μg/dL |
| Bilirubin | S, P | | | | |
| gesamt | | 2 – 21 | μmol/L | 0.1 – 1.2 | mg/dL |
| direkt (konjugiert) | | <5 | μmol/L | <0.3 | mg/dL |
| Cobalamin (Vitamin $B_{12}$) | S | 156 – 672 | pmol/L | 211 – 911 | ng/L |
| Calcium | S, P | 2.20 – 2.6 | mmol/L | 8.8 – 10.4 | mg/dL |
| ionisiert | | 1.16 – 1.32 | mmol/L | 4.6 – 5.3 | mg/dL |
| Chlorid | S, P | 95 – 105 | mmol/L | | |
| Eisen | S, P | | | | |
| Männer | | 10 – 28 | μmol/L | 55 – 156 | μg/dL |
| Frauen | | 6 – 26 | μmol/L | 33 – 145 | μg/dL |
| Folsäure | S | 4 – 20 | nmol/L | 1.8 – 9 | μg/L |
| Glucose (nüchtern) | S, P | 3.6 – 5.6 | mmol/L | 65 – 100 | mg/dL |
| | VB | 3.3 – 5.0 | mmol/L | 60 – 90 | mg/dL |
| Hämoglobin-$A_{1c}$ | VB | 4 – 6 | % (des Gesamthämoglobins) | | |
| Harnsäure | S, P | 180 – 420 | μmol/L | 3 – 7 | mg/dL |
| Harnstoff | S, P | 2.8 – 7.2 | mmol/L | 17 – 43 | mg/dL |
| Homocystein | P | 5 – 12 | μmol/L | | |
| Kreatinin | S, P | 50 – 93 | μmol/L | 0.57 – 1.05 | mg/dL |
| Kupfer | S, P | 11 – 24 | μmol/L | 70 – 155 | μg/dL |
| Kalium | P, S | 3.6 – 4.8 | mmol/L | | |
| Lactat | VB (venös) | <2.2 | mmol/L | <20 | mg/dL |
| | VB (arteriell) | <1.8 | mmol/L | <16 | mg/dL |
| Magnesium | S, P | 0.75 – 1.1 | mmol/L | 1.7 – 2.7 | mg/dL |
| Natrium | S, P | 135 – 145 | mmol/L | | |
| Phosphat | S, P | 0.84 – 1.45 | mmol/L | 2.6 – 4.5 | mg/dL |
| Proteine (gesamt) | S, P | 66 – 83 | g/L | 6.6 – 8.3 | g/L |
| Albumine | | 35 – 53 | g/L | 3.5 – 5.3 | g/dL |
| Alpha-1-Antitrypsin | | 0.9 – 1.8 | g/L | 90 – 180 | mg/dL |
| Alpha-2-Makroglobulin | | 1.3 – 3.0 | g/L | 130 – 300 | mg/dL |
| Apolipoprotein-$A_I$ | | | | | |
| Männer | | 1.05 – 1.75 | g/L | 105 – 175 | mg/dL |
| Frauen | | 1.02 – 2.05 | g/L | 102 – 205 | mg/dL |
| Apolipoprotein-B | | | | | |
| Männer | | 0.6 – 1.4 | g/L | 60 – 140 | mg/dL |
| Frauen | | 0.55 – 1.3 | g/L | 55 – 130 | mg/dL |
| Beta-2-Mikroglobulin | | 0.8 – 2.4 | mg/L | | |
| BNP, proBNP | | | | | |
| Männer | | ≤100 | mg/L | | |
| Frauen | | ≤150 | mg/L | | |
| C-reaktives Protein (CRP) | | <5 | mg/L | <0.5 | mg/dL |

**Physiologische Referenzbereiche**
Parameter (Auswahl) im Blut eines Erwachsenen

| Parameter | Untersuchungsmaterial | SI-Einheit | | konventionelle Einheit | |
|---|---|---|---|---|---|
| Caeruloplasmin | | | | | |
| Männer | | 0.22 – 0.4 | g/L | 22 – 40 | mg/dL |
| Frauen | | 25 – 60 | g/L | 25 – 60 | mg/dL |
| Cystatin C | | 0.7 – 1.2 | mg/L | | |
| Ferritin | | | | | |
| Männer | | 30 – 300 | μg/L | 30 – 300 | ng/mL |
| Frauen | | 10 – 200 | μg/L | 10 – 200 | ng/mL |
| Haptoglobin | | 0.3 – 2.0 | g/L | 30 – 200 | mg/dL |
| Immunglobuline | | | | | |
| IgA | | 0.7 – 5.0 | g/L | 70 – 500 | mg/dL |
| IgG | | 7 – 16 | g/L | 700 – 1600 | mg/dL |
| IgE | | 100 – 300 | μg/L | 10 – 120 | U/mL |
| IgM | | 0.4 – 2.8 | g/L | 40 – 280 | mg/dL |
| Transferrin | | 2.0 – 3.6 | g/L | 200 – 360 | mg/dL |
| Transferrinsättigung | | 0.15 – 0.45 | | 15 – 45 | % |
| Troponin I (methodenabhängig) | | <0.1 | μg/L | | |
| Troponin T | | <0.04 | μg/L | | |
| Lipidprofil | S, P | | | | |
| Cholesterol | | <5.2 | mmol/L | <200 | mg/dL |
| HDL-Cholesterol | | >0.9 | mmol/L | >35 | mg/dL |
| LDL-Cholesterol | | <2.6 | mmol/L | <100 | mg/dL |
| Gesamtlipide | | 450 | | 1000 | |
| Fettsäuren | | 240 | | 440 | |
| Triglyceride | | <1.7 | mmol/L | <150 | mg/dL |
| Lipoprotein (a) | | <0.3 | g/L | <300 | mg/L |
| **organspezifische Enzyme** (37 °C) | S, P | | | | |
| alkalische Phosphatase (AP) | | | | | |
| Männer | | 40 – 130 | U/L | 0.65 – 2.20 | μkatal/L |
| Frauen | | 35 – 105 | U/L | 0.60 – 1.75 | μkatal/L |
| Alaninaminotransferase (ALT) | | | | | |
| Männer | | <50 | U/L | <0.85 | μkatal/L |
| Frauen | | <35 | U/L | <0.60 | μkatal/L |
| Aspartataminotransferase (AST) | | | | | |
| Männer | | <50 | U/L | <0.85 | μkatal/L |
| Frauen | | <35 | U/L | <0.60 | μkatal/L |
| α-Amylase | | <110 | U/L | <1.85 | μkatal/L |
| Cholinesterase | | 4 – 13 | U/mL | | |
| Glutamatdehydrogenase (GLDH) | | | | | |
| Männer | | <7 | U/L | <0.12 | μkatal/L |
| Frauen | | <5 | U/L | <0.08 | μkatal/L |
| γ-Glutamyltransferase (GGT) | | | | | |
| Männer | | <60 | U/L | <1.00 | μkatal/L |
| Frauen | | <40 | U/L | <0.65 | μkatal/L |
| Kreatinkinase (CK) | | | | | |
| Männer | | <190 | U/L | <3.20 | μkatal/L |
| Frauen | | <170 | U/L | <2.85 | μkatal/L |
| CK-MB | | <25 | U/L | <0.42 | μkatal/L |
| Lactatdehydrogenase (LDH) | | <250 | U/L | <4.20 | μkatal/L |
| Lipase | | <60 | U/L | <1 | μkatal/L |

S: Blutserum; P: Blutplasma; VB: Vollblut

# Abkürzungen auf Rezepten

| | | |
|---|---|---|
| a. | ante | vor, bevor |
| a. | auris | Ohr |
| aa, āā, a͡a | ana partes aequales | zu gleichen Teilen |
| āā, ad | ana partes aequales ad | zu gleichen Teilen auffüllen auf |
| abs., absol. | absolutus | absolut, ganz rein |
| a. c. | ante cenam (ante cibum) | vor der Mahlzeit |
| ad(d). | adde, addetur, addentur | füge hinzu!, fülle auf! |
| ad baln. | ad balneum | zum (für das) Bad |
| ad caps. amyl. | ad capsulam amylaceam | in Oblatenkapsel |
| ad caps. gelat. | ad capsulam gelantinosam | in Gelatinekapsel |
| ad chart. | ad chartam | in Papierbeutel |
| ad chart. cer. | ad chartam ceratam | in Wachskapsel |
| add. | adde, addetur, addentur | füge hinzu!, fülle auf! |
| ad lib., ad l. | ad libitum | nach Belieben |
| adm. | admove | füge hinzu! |
| ad man. med. | ad manus medici | zu Händen des Arztes |
| ad oll. alb. | ad ollam albam | in weißer Kruke |
| ad oll. all. | ad ollam allatam | in mit- (zurück-)gebrachter Kruke |
| ad oll. gris. | ad ollam griseam | in grauer Kruke |
| ad oll. rel(at). | ad ollam relatam | in zurückgebrachter Kruke |
| ad rat. | ad rationem | auf Rechnung |
| ad sacc. pap. | ad sacculum papyraceum | in Papierbeutel |
| ad scat. | ad scatulam | in (eine) Schachtel |
| ad us. ext. | ad usum externum | zum äußeren Gebrauch |
| ad us. int(ern). | ad usum internum | zum inneren Gebrauch |
| ad us. med. | ad usum medicinalem | zum arzneilichen Gebrauch |
| ad us. propr. | ad usum proprium | zum eigenen Gebrauch |
| ad us. vet. | ad usum veterinarium | zum tierärztlichen Gebrauch |
| ad vitr. | ad vitrum | in Flasche |
| ad vitr. all. | ad vitrum allatum | in mit- (zurück-)gebrachter Flasche |
| ad vitr. ampl. | ad vitrum amplum | in Weithalsflasche |
| ad vitr. c. epist. vitr. | ad vitrum cum epistomeo vitreo | in Flasche mit Glasstöpsel |
| ad vitr. gutt. | ad vitrum guttatorium | in Tropfflasche (Tropfglas) |
| ad vitr. nigr. | ad vitrum nigrum | in dunkle Flasche |
| ad vitr. pat. | ad vitrum patentatum | in Tropfflasche (Tropfglas) |
| ad vitr. rost. | ad vitrum rostratum | in Tropfflasche (Tropfglas) |
| aeq., aequal. | aequalis | gleich |

| | | |
|---|---|---|
| agit. | agita | schüttele!, bewege! |
| alb. | albus | weiß |
| albiss. | albissimus | sehr weiß, rein weiß |
| alc(oh). | alcoholus | Alkohol |
| alcoh. dep. | alcohole depuratus | durch Alkohol gereinigt |
| alt. hor. | alternis horis | jede zweite Stunde |
| A. M., a. m. | ante meridiem | vormittags |
| amer. | americanus | amerikanisch |
| Amp. | Ampulla | Ampulle |
| anhydr. | anhydricus | wasserfrei |
| appl(icand). | applicandus | ist anzuwenden |
| Aq. | Aqua | Wasser |
| Aq. bull. | Aqua bulliens | kochendes Wasser |
| Aq. com(m). | Aqua communis | Trinkwasser |
| Aq. dem(in). | Aqua demineralisata | entmineralisiertes Wasser |
| Aq. dest. | Aqua destillata | destilliertes Wasser |
| Aq. ferv. | Aqua fervida | heißes Wasser |
| Aq. font. | Aqua fontana | Trinkwasser (Brunnenwasser) |
| Aq. frig. | Aqua frigida | kaltes Wasser |
| aquos. | aquosus | wässrig |
| aur. | auris | Ohr |
| aut idem | aut idem | oder gleiches (s. alphabet. Teil) |
| aut simil. | aut simile (similia) | oder ähnliche(s) |
| Ax. | Axungia | Fett |
| | | |
| b. | bis | zweimal (doppelt) |
| Bac. | Bacillus, Baculus | Stäbchen, Stab |
| bib. | bibe | trinke! |
| b. i. d. | bis in die | zweimal täglich |
| bidest. | bidestillatus | doppelt destilliert |
| bisdep. | bisdepuratus | doppelt gereinigt |
| bisrect(if). | bisrectificatus | doppelt rektifiziert |
| Bol. | Bolus | Bissen |
| bull. | bulliens | kochend |
| | | |
| C | centum | 100 |
| C | – | hom. Centesimalpotenz (z. B. *C4*) |
| c. | cum | mit |
| caerul. | caeruleus | blau |
| calc. | calcinatus | kalziniert, geglüht |
| cap. | capiat | lasse den Patienten nehmen |
| Caps. | Capsula | Kapsel |

| | | |
|---|---|---|
| Caps. amyl. | Capsula amylacea | Stärkekapsel, Oblate |
| Caps. cer(at). | Capsula cerata | Wachskapsel |
| Caps. gelat. | Capsula gelatinosa | Gelatinekapsel |
| Caps. pap(yr). | Capsula papyracea | Papierkapsel |
| cave | – | Vorsicht! Hüte dich! |
| c. bract. | cum bracteis | mit Deckblättern |
| cc. | concisus | zerschnitten, geschnitten |
| c. calicib. | cum calicibus | mit Kelchen (Blütenkelchen) |
| cerat. | ceratum | gewachst |
| Cerat. | Ceratum | Wachssalbe |
| c. f. | cum formula | mit Rezeptformel auf Signatur |
| c. flor. | cum floribus | mit Blüten |
| Chart. cerat. | Charta cerata | Wachspapier (Kapsel) |
| Ch. c. | Charta cerata | Wachspapier (Kapsel) |
| chem. (pur.) | chemice (purus) | chemisch (rein), auf chemische Weise |
| chord. chir. | chorda chirurgicalis | chirurgisches Nähmaterial |
| c. instill. | cum instillatore | mit Tropfpipette (Tropfer) |
| cito (subito) | – | schnell! (sofortige Anfertigung) |
| c. n. | cum nomine | mit Name (Rezeptformel) auf der Signatur |
| coch. amp. | cochleare amplum | ein voller Esslöffel (ein Esslöffel voll) |
| coch. mag. | cochleare magnum | ein voller Esslöffel |
| coch. mod. | cochleare modicum | ein Dessertlöffel voll |
| coch. parv. | cochleare parvum | ein Kaffee- (Tee-)Löffel voll |
| coct. | coctus | gekocht |
| col. | cola | koliere! |
| coll. | collutorium | Mundwasser |
| collun. | collunarium | Nasenspülung |
| Collyr. | Collyrium | Augenspülung, Augenwäsche, Augenwasser |
| comm. | communis | gewöhnlich, üblich |
| comp., cp. | compositus | zusammengesetzt |
| Compr. | Compressi | Tabletten |
| compr. | compressus | zusammengepresst |
| conc. | concentratus | konzentriert |
| conc, concis., cc. | concissus | geschnitten, zerschnitten |
| conc(is). gross. | concissus grosse | grob zerschnitten |
| consp. | consperge | bestreue! |
| Const. | Constituentia | Arzneiträger, Vehikel (Bestandteile) |
| cont. | contunde | zerstoße!, zerdrücke! |
| cont. | contusus | zerstoßen, zerdrückt |
| coq. | coque, coquatur | koche!, es werde gekocht! |

| | | |
|---|---|---|
| coq. s. a. | coque secundum artem | koche kunstgerecht (fachgerecht) |
| corros. | corrosivus | ätzend |
| Cort. | Cortex | Rinde |
| cp. | compositus | zusammengesetzt |
| crd. | crudus | roh |
| crist. | cristallisatus | kristallisiert |
| crud. | crudus | roh |
| ctr. | contra | gegen |
| cyath. | cyathus | Weinglas |

| | | |
|---|---|---|
| D | quingenti | 500 |
| D | – | hom. Dezimalpotenz (z. B. D2) |
| d. (s. a. div.) | da, detur, dentur | gib!, es werde(n) gegeben! |
| d. | dexter | rechts |
| d. | dies | ein Tag |
| d. | dosis | eine Dosis, eine Gabe |
| d. c. f. | detur cum formula | es werde mit Rezeptformel auf der Signatur abgegeben! |
| Dct. | Decoctum | Abkochung |
| Dec. | Decoctum | Abkochung |
| Decoct. | Decoctum | Abkochung |
| dent. | dentur | man gebe! |
| dep. | depuratus | gereinigt |
| dieb. alt. | diebus alternis | einen Tag um den anderen, jeden 2.Tag |
| dieb. secund. | diebus secundis | einen Tag um den anderen, jeden 2.Tag |
| digest. | digestivus | verdauend |
| Dil., Dilut. | dilutio | Verdünnung, Dilution |
| dil. | dilutus | verdünnt |
| D. in 2plo | detur in duplo | es werde doppelt gegeben! |
| disp. | dispensetur | es werde verabfolgt! |
| d(iv.) | divide | teile! |
| div. i. part. aeq. | divide in partes aequales | teile in gleiche Teile! |
| Dl., D. L., D. l. | Dosis letalis | tödliche Dosis |
| dos. | dosis, doses | Gabe, Gaben |
| Dos. let. | Dosis letalis | tödliche Dosis |
| Dr., Drag. | – | Dragée(s) |
| DRF | – | Deutsche Rezeptformeln |
| d.s. | da, signa | gib und bezeichne! |
| d. sub. sig. | da sub sigillo | gib versiegelt ab! |
| d. t. d. | dentur tales doses | solche Einzelgaben sollen gegeben werden |

| | | |
|---|---|---|
| Elect. | Electuarium | Latwerge, Mus |
| elect. | electus | ausgelesen, ausgesucht |
| e. m. p. | ex modo prescripto | nach Vorschrift |
| Empl. | Emplastrum | Pflaster |
| Emuls. | Emulsio | Emulsion |
| e paulo aq. | – | in etwas Wasser |
| Ess. | Essentia | Essenz |
| examar. | Examaratus | entbittert |
| Excip. | Excipientia (Excipientes) | Arzneiträger, Vehikel |
| excort., decort. | excorticatus (decorticatus) | entrindet, ausgeschält |
| express. | expressus | ausgepresst |
| exsicc. | exsiccatus | ausgetrocknet |
| Extr. | Extractum | Extrakt |

| | | |
|---|---|---|
| f. | fiat, fiant | es werde(n) gemacht |
| F. a. o. | folio argenti obscurando | zu versilbern |
| fact(it). | factitius | künstlich |
| ferv(id). | fervidus | siedend |
| f. h. | fiat haustus | es werde ein Getränk zubereitet |
| filtr. | filtra | filtriere! |
| fiss. | fissus | gespalten |
| f. l. a. | fiat lege artis | es werde nach den Regeln der Kunst gemacht |
| flav. | flavus | gelb |
| flext. | fluidextractum | Extractum fluidum, Fluidextrakt |
| Flor. | Flores | Blüten |
| fluid. | fluidus | flüssig |
| FMB | – | Formulae Magistrales Berolinenses |
| FMG | – | Formulae Magistrales Germaniae |
| fort. | fortis, forte | stark, starkwirkend |
| frig. par. | frigide paratus | kalt hergestellt |
| Fruct., Frct. | Fructus | Früchte |
| ft. | fiat | es werde gemacht!, mache! |
| fus. | fusus | gegossen |

| | | |
|---|---|---|
| garg. | gargarisma | Gurgelmittel |
| Glob. vag(in). | Globuli vaginales | Vaginalkugeln |
| Gm. | gramma | Gramm |
| gr. | grosse | grob (z. B. gepulvert) |
| Gran. | Granulum | Körnchen |
| gran., granul. | granulatus | gekörnt, granuliert |
| gr. mod. pulv. (plv.) | grosso modo pulveratus | grob gepulvert |

| | | |
|---|---|---|
| gross. | grosso | grob |
| gr. plv. | grosso pulveratus | grob gepulvert |
| gtt(s) | guttas (guttae) | Tropfen |

| | | |
|---|---|---|
| H., h. | hora | Stunde |
| Hb., Herb. | Herba | Kraut |
| h. n. | hac nocte | heute Abend |
| hor. un. spat. | horae unius spatio | stündlich |
| h. s. | hora somni | beim (vor dem) Schlafengehen |

| | | |
|---|---|---|
| i. bacill. | in bacillis | in Stäbchen |
| i. bacul. | in baculis | in Stangen |
| i. c. | inter cibos | zwischen den Mahlzeiten, während der Mahlzeit |
| i. fasc. | in fascibus (fasciculis) | in Bündeln (Bündelchen) |
| i. fol. | in foliis | in Blättern |
| i. g. | intra (musculum) glutaeum | intraglutäal, in den Gesäßmuskel |
| i. glob. | in globulis | in Kugeln |
| i. gran. | in granis | in Körnern |
| i. lacr. | in lacrimis | in Tränen |
| i. lam. | in lamellis | in Blättchen |
| i. m. | intra musculum | intramuskulär, in den Muskel |
| inc(is). | incisus | eingeschnitten |
| Inf. | Infusum | Aufguss, Injektion |
| inf. | infunde | gieße auf! |
| Inj. | Iniectio | Einspritzung, Infusion |
| inspiss. | inspissatus | eingedickt |
| i. p. | ipse paratus | selbst bereitet |
| i. p. | – | intraperitoneal |
| i. sort. | in sortibus | naturell, nicht ausgelesen(e Ware) |
| it. | iteretur | darf erneut abgegeben werden |
| i. tabul. | in tabulis | in Tafeln |
| i. v. | intra venam | intravenös, in die Vene |

| | | |
|---|---|---|
| K. P. | – | Kassenpackung |

| | | |
|---|---|---|
| L | quinquaginta | 50 |
| l. a. | lege artis | vorschriftsmäßig, kunstgerecht |
| laevig. | laevigatus | geschlämmt |
| lb. | libra | Pfund |

| | | |
|---|---|---|
| leviss. | levissimus | sehr leicht |
| Lign. | Lignum | Holz |
| Lin., Linim. | Linimentum | Liniment |
| Liq. | Liquor | Flüssigkeit, Liquor |
| liq., liquid. | liquidus | flüssig |
| liquef. | liquefactus | verflüssigt, flüssig gemacht |
| liquid. | liquidus | flüssig |
| M | mille | 1000 |
| m. | mane | morgens |
| m. | misce, misceatur | mische!, es werde gemischt! |
| m. | mitte | schicke, sende, gib |
| mac. | macera | mazeriere! |
| mane pr. | mane primo | früh am Morgen |
| Mass. | Massa | Grundmasse |
| max(im). | maximus | größte (Sorte u. a.) |
| m. dict. | more dicto | wie angegeben |
| M. D. S., m. d. s. | misce, da, signa | mische, gib, bezeichne! |
| m. d. u. | more dictu utendum | nach Vorschrift zu gebrauchen |
| med. | medius | mittlere (Sorte u. a.) |
| m. et v., m. & v. | mane et vespere | morgens und abends |
| M. F., m. f. | misce (ut) fia(n)t | mische, damit werde, entstehe |
| min. conc., min. cc. | minutim concisus | fein geschnitten |
| mist. | mistura | Mixtur |
| mit. | mitis | mild, mild wirkend |
| Mixt. | Mixtura | Mixtur, Mischung |
| M. m. | Morphinum muriaticum | Morphinhydrochlorid |
| m. p. | modo praescripto | wie vorgeschrieben |
| M. pil. (q. s.) | Massa pilularum (quantum satis) | Pillenmasse (genügend) |
| m. t. d. | mitte tales doses | gib solche Dosen, Mengen |
| Muc. | Mucilago | Schleim |
| mund. | mundatus | geschält, gereinigt |
| mur. | muriaticus | salzsauer |
| n. | noctu | nachts |
| nat. | naturalis, naturale | natürlich |
| Nebul. | Nebulae | Spray |
| ne reit. (repet.) | ne reiteretur (repetatur) | darf nicht wiederholt werden! |
| n. et m. | nocte maneque | nachts und morgens |
| nigr. | niger | schwarz |
| noctu | – | nachts (im Nachtdienst anzufertigen, angefertigt) |

| | | |
|---|---|---|
| non rep. | non repetatur | nicht zu wiederholen |
| norm. | normatus | genormt |
| Nr., No, N° | numero | in der Anzahl (Menge) von ... |
| obd. | obduce | überziehe! |
| o. d., o. l. | oculus dexter, oculus laevus | rechtes bzw. linkes Auge |
| Ol. | Oleum | Öl |
| oll. alb. (gris). | olla alba (grisea) | weiße (graue) Kruke, d. h. Porzellan- bzw. Tonkruke |
| omn. hor. | omni hora | alle Stunden, stündlich |
| omn. man. | omni mane | jeden Morgen |
| O. P., OP | – | Originalpackung |
| ope | – | mit Hilfe |
| opt. | optimus | beste (Sorte u. a.) |
| o. s. | oculus sinister | linkes Auge |
| o. u. | oculi uterque | beide Augen |
| p. | pulveratus, pulvis | gepulvert, Pulver |
| p. a. | pro analysi | für die Analyse (d. h. chemisch bes. rein) |
| p. ae. | partes aequales | gleiche Teile, zu gleichen Teilen |
| part. affect. | partem affectam | (auf den) leidenden Teil |
| parv. | parvus | klein |
| Past. | Pasta | Paste |
| p. c. | post cenam (cibum, cibos) | nach der Mahlzeit (dem Essen) |
| pct. | praecipitatus | gefällt |
| p. d. | pro die | täglich, pro Tag |
| penic. | penicillus | Pinsel, Haarpinsel |
| P-Glas | – | Pipettenglas |
| p. gross. | pulvis grossus | grobes Pulver |
| phial. | Phiala | Flasche |
| Pil. | Pilulae | Pillen |
| plan. sol. | plane solubilis | vollständig löslich |
| plv. | Pulvis | Pulver |
| plv. subt. | Pulvis subtilis | feines Pulver (feingepulvert) |
| P. M., p. m. | post meridiem | nachmittags |
| p. o. | per os | durch den Mund, oral |
| pond. | ponderosus | schwer |
| Pot. | Potio | Trank, Getränk |
| ppt. | praecipitatus | gefällt |
| praec. | praecipitatus | gefällt |
| p. r. n. | pro re nata | bei Bedarf |

| | | |
|---|---|---|
| pro baln. | pro balneo | für das Bad |
| pro d. | pro die | täglich, pro (für den) Tag |
| pro d(os). | pro dosi | für die Einzelgabe, pro Gabe |
| pro inf(ant). | pro infantibus | für die Kinder |
| pro inf(us). | pro infusione | zur Infusion |
| pro inject. | pro injectione (iniectione) | zur Injektion, Einspritzung |
| pro med. | pro medico | für den Arzt |
| pro ord. | pro ordinatione | für die Arztpraxis |
| pro rect. | pro recto | rektal |
| pro stat. | pro statione | für die ärztliche Station, für die Arztpraxis |
| pro us. ext. | pro usu externo | zum äußeren Gebrauch |
| pro us. int. | pro usu interno | zum inneren Gebrauch |
| pro us. med. | pro usu medicinali | zu arzneilichem Gebrauch |
| pro us. vet. | pro usu veterinario | zu tierarzneilichem Gebrauch |
| pt. | perstetur | kann fortgesetzt (wiederholt) werden |
| pulv. | pulvis, pulveratus | Pulver, gepulvert |
| pulv. subt. | pulvis subtilis | feines Pulver |
| pur., p. | purus | rein |
| puriss. | purissimus | ganz rein, reinst |
| | | |
| q., qq. | quodque, quaque | jeder, jede, jedes |
| q. i. d. | quater in die | viermal täglich |
| q. l. | quantum libet | genügend viel |
| q. pl. | quantum placet | genügend viel, soviel beliebt |
| q. q. h. | quaque quarta hora | alle vier Stunden |
| qq. hor., Q. R. | quaque hora | jede Stunde, stündlich |
| Q. R. | quantum rectum | die Menge ist richtig, richtige Menge |
| q. s. | quantum satis | soviel ist nötig |
| quot. op. sit. | quoties opus sit | so oft als nötig, erforderlich |
| q. v. | quod vide | siehe dies |
| q. v. | quantum voleris | so viel man braucht, wünscht |
| | | |
| Rad. | Radix | Wurzel |
| raff. | raffinatus | gereinigt, raffiniert |
| rasp. | raspatus | geraspelt |
| Rec. | recipe | nimm! |
| rec. | recens | frisch |
| rec. par(at). | recenter paratus | frisch bereitet |
| recrist. | recristallisatus | umkristallisiert |
| rect(if). | rectificatus | gereinigt, rektifiziert |
| rectfss. | rectificatissimus | höchst gereinigt |

| | | |
|---|---|---|
| reit. | reiteretur | darf wiederholt werden! |
| Remed. | Remedium | Mittel, Heilmittel |
| ren. sem. | renovetur semel | einmal zu wiederholen |
| rep. | repetatur | darf wiederholt werden! |
| Rhiz. | Rhizoma | Wurzelstock, Rhizom |
| Rot. | Rotula | Plätzchen, Kügelchen |
| Rp. | recipe | nimm! |
| rubr. | ruber, rubra, -um | rot |
| S., s. | signa | bezeichne! |
| s. | sine bzw. sive (seu) | ohne bzw. oder |
| s. a. | secundum artem | kunstgerecht, fachgerecht |
| s. c. | sub cutem | subkutan, unter die Haut |
| scat. | scatula | Schachtel |
| scat. orig. | scatula originalis | Originalpackung |
| sedens | – | „sitzend", d. h., Patient wartet auf die Zubereitung einer Arznei |
| Sem. | Semen | Samen |
| s. f. | sub formula | mit Rezeptformel auf Signatur (abzugeben) |
| sicc. | siccus, siccatus | trocken, getrocknet |
| sign., sig. | signa, signetur | schreibe, es soll beschrieben werden (als Anleitung für den Patienten) |
| simil. | similis, simile | ähnlich |
| sine calic. | sine calicibus | ohne Hüllkelche (der Blüte) |
| sine conf. | sine confectione | ohne (Original-)Verpackung |
| sine cop. | sine copia | ohne Rezeptabschrift |
| Sir. | Sirupus | Sirup |
| s. n. | sub nomine | mit Rezeptformel auf Signatur (abzugeben) |
| s. n. | secundum naturam | nach der Eigenart (Natur), der Natur entsprechend |
| s. o. | sine olla | ohne Kruke (zu berechnen) |
| sol. | solubilis | löslich |
| Sol., sol. | Solutio | Lösung |
| sol(ut). | solutus | gelöst |
| solv. | solve | löse! |
| solv. len. cal. | solve leni calore | löse bei milder Wärme! |
| s. o. s. | si opus sit | wenn erforderlich |
| Spec. | Species | Teemischung |
| Spir., Spirit. | Spiritus | Weingeist, Zubereitung mit Wein |
| spirit. | spirituosus | weingeisthaltig |
| spiss. | spissus | eingedickt |

| | | |
|---|---|---|
| s. pret. | sine pretio | ohne Preis (Berechnung) |
| s. q. | sufficiens quantitas | in ausreichender Menge |
| ss. | semis | halb, eine Hälfte |
| s. s. n. | sub suo nomine | mit Rezeptformel auf Signatur (abzugeben) |
| s. s. ven(en)., sub sign. ven. | sub signo veneni | mit der Signatur „Gift" abzugeben |
| stat., statim. | statim | sofort, unmittelbar |
| subl. | sublimatus | sublimiert |
| sub sig. | sub sigillo | versiegelt, verschlossen |
| subt. | subtilis, subtile | fein |
| subti(li)ss. pulv. | subtilissime pulveratus | feinst gepulvert |
| subt. pulv. (plv.) | subtiliter pulveratus | fein gepulvert |
| sum. | sumat, sumatur | zu nehmen |
| Supp. | Suppositorium | Zäpfchen |
| s. v. | sine vitro | ohne Glas, Flasche (zu berechnen) |
| S. V. R. | Spiritus Vini rectificatus | gereinigter Weingeist |
| S. V. T. | Spiritus Vini tenuior | verdünnter Weingeist (engl. Proof Spirit) |
| Syr. | Syrupus | Sirup |
| | | |
| Tabl. | Tabulettae | Tabletten |
| tal. dos., t. d. | tales doses | solche Einzelgaben |
| Tct., Tinct. | Tinctura | Tinktur |
| t. d. | tales doses | solche Einzelgaben |
| t. d. s. | ter die sumendum | 3-mal täglich zu nehmen |
| ter. | tere | reibe |
| t. i. d. | ter in die | 3-mal täglich |
| Tinct. | Tinctura | Tinktur |
| titr. | titratus | eingestellt (standardisiert) |
| tost. | tostus | geröstet |
| tot. | totus | ganz |
| Tr. | – | Tropfen |
| Tr. | tinctura | Tinktur |
| Trit. | trituratio | Verreibung, Trituration |
| Tub. | Tubera | Wurzelknollen |
| | | |
| u. a. f. | ut aliquid fiat | „damit (irgendetwas) geschehe" (Bez. für indifferente Verordnung) |
| Ugt., Ungt. | Unguentum | Salbe |
| ult. | ultime | höchstens |
| Ungt. ophthalm. | Unguentum ophthalmicum | Augensalbe |
| us. | usus | Gebrauch |

| | | |
|---|---|---|
| ust. | ustus | gebrannt |
| ut dict. | ut dictum | wie angegeben |
| ut f. | ut fiat | damit geschehe, werde |
| | | |
| v. | vitrum | Flasche |
| v. | vel | oder |
| v. ampl. | vitrum amplum | Weithalsflasche |
| v(ap). p(ar). | vapore paratus | mittels (in) Dampf bereitet |
| v. c. epist. vitr. | vitrum cum epistomeo vitreo | Flasche mit Glasstöpsel |
| venal. | venalis | handelsüblich |
| v. epist. vitr. claus. | vitrum epistomeo vitreo clausum | Flasche mit Glasstöpsel |
| ver. | verus | echt, wahr |
| verte | – | wende (um)! |
| vesp. | vesper | abends |
| veterin. | veterinarius | für Tiere bestimmt |
| v. gutt. | vitrum guttatorium | Tropfglas |
| v. hom. | vitrum homoeopathicum | homöopathisches Glas |
| v. h. p. | via humida paratus | auf feuchtem Wege bereitet |
| vir. | viridis | grün |
| v. nigr. | vitrum nigrum | dunkle Flasche |
| vol. | volatilis, -e | flüchtig |
| v. p. | vapore paratus | mittels Dampf bereitet |
| v. pat(ent). | vitrum patentatum | Tropfglas |
| v. pip. | vitrum pipettatum | Pipettenglas |
| v. rost. | vitrum rostratum | Tropfglas |
| v. s. | vitrum simplex | einfaches Glas, Flasche |
| v. tect. | vitrum tectum | Flasche mit Glasstöpsel |
| vulg. | vulgaris | gewöhnlich |
| | | |
| z. H. d. A. | – | zu Händen des Arztes |

# Quellen der Abbildungen


[1] nach Buddecke, E.: Grundriß der Biochemie. 9. Aufl. Berlin, New York: de Gruyter, 1994

[2] nach Deutsches Arzneibuch, 1999 (DAB1999). Stuttgart: Deutscher Apotheker Verlag, Frankfurt: Govi-Verlag, 1999

[3] nach Deutsches Arzneibuch, 10. Ausgabe 1991 (DAB10). Stuttgart: Deutscher Apotheker Verlag, Frankfurt: Govi-Verlag, 1991

[4] Glatt GmbH, Binzen

[5] nach Hummel, D. O. (Hrsg.): Aufgaben zur Physikalischen Chemie. 2. Aufl., Berlin, New York: de Gruyter, 1989

[6] nach Kloft, C; Jaehde, U.: Dosisindividualisierung. In: Jaehde, U.; Radziwill, R.; Kloft, C. (Hrsg.). Lehrbuch der Klinischen Pharmazie. 3. Aufl., Stuttgart: Wissenschaftliche Verlagsgesellschaft, 2010

[7] nach Moore, W. J.: Physikalische Chemie. 4. Aufl., Berlin, New York: de Gruyter, 1986

[8] nach Bergmann-Schaefer: Lehrbuch der Experimentalphysik. Bd. 1: Mechanik, Relativität, Wärme. 11. Aufl. Berlin, New York: de Gruyter, 1998

[9] nach Jander-Jahr: Maßanalyse. Bearb. von G. Schulze u. J. Simon. 16. Aufl., Berlin, New York: de Gruyter, 2003

[10] nach Raven, P. H.; Evert, R. F.; Eichhorn, S. E.: Biologie der Pflanzen. 4. Aufl., Berlin, New York: de Gruyter, 2006

[11] nach Rücker, G.; Neugebauer, M.; Willems, G. G.: Instrumentelle pharmazeutische Analytik. 4. Aufl. Stuttgart: Wissenschaftliche Verlagsgesellschaft, 2008.

[12] nach Scott, Th. A.; Mercer, E. I. (Hrsg.): Concise Encyclopedia of Biochemistry and Molecular Biology. 3. Aufl., Berlin, New York: de Gruyter, 1997

[13] nach Siemens-Katalog MP 42, 1989

[14] URSAPHARM Arzneimittel GmbH & Co. KG, Saarbrücken

[15] nach Wiberg, N.: Lehrbuch der anorganischen Chemie. 102. Aufl., Berlin, New York: de Gruyter, 2007

| Griechisches Alphabet | | | |
|---|---|---|---|
| Buchstabe | | Name | Transkription |
| Α | α | Alpha | a |
| Β | β | Beta | b |
| Γ | γ | Gamma | g |
| Δ | δ | Delta | d |
| Ε | ε | Epsilon | e |
| Ζ | ζ | Zeta | z |
| Η | η | Eta | e |
| Θ | θ, ϑ | Theta | th |
| Ι | ι | Jota | i |
| Κ | κ | Kappa | k |
| Λ | λ | Lambda | l |
| Μ | μ | My | m |
| Ν | ν | Ny | n |
| Ξ | ξ | Xi | x |
| Ο | ο | Omikron | o |
| Π | π | Pi | p |
| Ρ | ϱ | Rho | r |
| Σ | σ, ς | Sigma | s |
| Τ | τ | Tau | t |
| Υ | υ | Ypsilon | y |
| Φ | ϕ, φ | Phi | ph |
| Χ | χ | Chi | ch |
| Ψ | ψ | Psi | ps |
| Ω | ω | Omega | o |

| Lateinische Grundzahlen von 1–2000 | | | | | |
|---|---|---|---|---|---|
| 1 | I | unus, -a, -um | 30 | XXX | triginta |
| 2 | II | duo, -ae, -o | 40 | XL | quadraginta |
| 3 | III | tres, tres, tria | 50 | L | quinquaginta |
| 4 | IV | quattuor | 60 | LX | sexaginta |
| 5 | V | quinque | 70 | LXX | septuaginta |
| 6 | VI | sex | 80 | LXXX | octoginta |
| 7 | VII | septem | 90 | XC | nonaginta |
| 8 | VIII | octo | 91 | XCI | nonaginta unus |
| 9 | IX | novem | 99 | IC | undecentum |
| 10 | X | decem | 100 | C | centum |
| 11 | XI | undecim | 101 | CI | centum unus |
| 12 | XII | duodecim | 200 | CC | ducenti, -ae, -a |
| 13 | XIII | tredecim | 300 | CCC | trecenti |
| 14 | XIV | quattuordecim | 400 | CD | quadringenti |
| 15 | XV | quindecim | 500 | D | quingenti |
| 16 | XVI | sedecim | 600 | DC | sescenti |
| 17 | XVII | septendecim | 700 | DCC | septingenti |
| 18 | XVIII | duodeviginti | 800 | DCCC | octingenti |
| 19 | XIX | undeviginti | 900 | CM | nongenti |
| 20 | XX | viginti | 1000 | M | mille, milia |
| 21 | XXI | viginti unus | 2000 | MM | duo milia |
| 22 | XXII | viginti duo | | | |
| 28 | XXVIII | duodetriginta | | | |
| 29 | XXIX | undetriginta | | | |

# Periodensystem

**Legende:**

| | | |
|---|---|---|
| Protonenzahl (Ordnungszahl) | 25 | |
| | 54,94 | Relative Atommasse[1] |
| Elektronegativität (nach Allred u. Rochow) | 1,6 | |
| Siedetemperatur in °C | 2032 | |
| Schmelztemperatur in °C | 1244 | |
| | **Mn** | Symbol[2] |
| | Mangan | Name |
| | $[Ar]3d^5 4s^2$ | Elektronenkonfiguration |

## Hauptgruppen / Nebengruppen

| 1 | 2 | 3 | 4 | 5 | 6 | 7 | 8 | 9 |
|---|---|---|---|---|---|---|---|---|
| 1 · 1,008<br>2,2<br>- 252,9<br>- 259,1<br>**H**<br>Wasserstoff<br>$1s^1$ | | | | | | | | |
| 3 · 6,941<br>1,0<br>1347<br>180,5<br>**Li**<br>Lithium<br>$[He]2s^1$ | 4 · 9,012<br>1,5<br>2970<br>1278<br>**Be**<br>Beryllium<br>$[He]2s^2$ | | | | | | | |
| 11 · 22,990<br>1,0<br>883<br>97,8<br>**Na**<br>Natrium<br>$[Ne]3s^1$ | 12 · 24,305<br>1,2<br>1107<br>651<br>**Mg**<br>Magnesium<br>$[Ne]3s^2$ | | | | | | | |
| 19 · 39,10<br>0,9<br>774<br>63,7<br>**K**<br>Kalium<br>$[Ar]4s^1$ | 20 · 40,08<br>1,0<br>1487<br>≈ 845<br>**Ca**<br>Calcium<br>$[Ar]4s^2$ | 21 · 44,96<br>1,2<br>2832<br>1539<br>**Sc**<br>Scandium<br>$[Ar]3d^1 4s^2$ | 22 · 47,87<br>1,3<br>3260<br>1675<br>**Ti**<br>Titan<br>$[Ar]3d^2 4s^2$ | 23 · 50,94<br>1,5<br>3380<br>1890<br>**V**<br>Vanadium<br>$[Ar]3d^3 4s^2$ | 24 · 52,00<br>1,6<br>2672<br>1857<br>**Cr**<br>Chrom<br>$[Ar]3d^5 4s^1$ | 25 · 54,94<br>1,6<br>2032<br>1244<br>**Mn**<br>Mangan<br>$[Ar]3d^5 4s^2$ | 26 · 55,85<br>1,6<br>2750<br>1535<br>**Fe**<br>Eisen<br>$[Ar]3d^6 4s^2$ | 27 · 58,93<br>1,7<br>2870<br>1495<br>**Co**<br>Cobalt<br>$[Ar]3d^7 4s^2$ |
| 37 · 85,47<br>0,9<br>688<br>38,9<br>**Rb**<br>Rubidium<br>$[Kr]5s^1$ | 38 · 87,62<br>1,0<br>1384<br>769<br>**Sr**<br>Strontium<br>$[Kr]5s^2$ | 39 · 88,91<br>1,1<br>3337<br>1523<br>**Y**<br>Yttrium<br>$[Kr]4d^1 5s^2$ | 40 · 91,22<br>1,2<br>4377<br>1852<br>**Zr**<br>Zirconium<br>$[Kr]4d^2 5s^2$ | 41 · 92,91<br>1,2<br>4927<br>2468<br>**Nb**<br>Niob<br>$[Kr]4d^4 5s^1$ | 42 · 95,96<br>1,3<br>4825<br>2610<br>**Mo**<br>Molybdän<br>$[Kr]4d^5 5s^1$ | 43 · (98)<br>1,4<br>4880<br>2200<br>**Tc**<br>Technetium<br>$[Kr]4d^6 5s^1$ | 44 · 101,07<br>1,4<br>3900<br>2310<br>**Ru**<br>Ruthenium<br>$[Kr]4d^7 5s^1$ | 45 · 102,91<br>1,5<br>≈ 3730<br>1966<br>**Rh**<br>Rhodium<br>$[Kr]4d^8 5s^1$ |
| 55 · 132,91<br>0,9<br>678<br>28,5<br>**Cs**<br>Caesium<br>$[Xe]6s^1$ | 56 · 137,33<br>1,0<br>1640<br>725<br>**Ba**<br>Barium<br>$[Xe]6s^2$ | 57 · 138,91<br>1,1<br>3454<br>920<br>**La** *<br>Lanthan<br>$[Xe]5d^1 6s^2$ | 72 · 178,49<br>1,2<br>5200<br>2230<br>**Hf**<br>Hafnium<br>$[Xe]4f^{14} 5d^2 6s^2$ | 73 · 180,95<br>1,3<br>≈ 5430<br>2996<br>**Ta**<br>Tantal<br>$[Xe]4f^{14} 5d^3 6s^2$ | 74 · 183,84<br>1,4<br>5657<br>3410<br>**W**<br>Wolfram<br>$[Xe]4f^{14} 5d^4 6s^2$ | 75 · 186,21<br>1,5<br>≈ 5630<br>3180<br>**Re**<br>Rhenium<br>$[Xe]4f^{14} 5d^5 6s^2$ | 76 · 190,23<br>1,5<br>≈ 5030<br>3045<br>**Os**<br>Osmium<br>$[Xe]4f^{14} 5d^6 6s^2$ | 77 · 192,22<br>1,6<br>4130<br>2410<br>**Ir**<br>Iridium<br>$[Xe]4f^{14} 5d^9$ |
| 87 · (223)<br>0,9<br>677<br>26,8<br>**Fr**<br>Francium<br>$[Rn]7s^1$ | 88 · (226)<br>1,0<br>1140<br>700<br>**Ra**<br>Radium<br>$[Rn]7s^2$ | 89 · (227)<br>1,0<br>3200<br>1050<br>**Ac** **<br>Actinium<br>$[Rn]6d^1 7s^2$ | 104 · (267)<br>**Rf**<br>Rutherfordium | 105 · (268)<br>**Db**<br>Dubnium | 106 · (271)<br>**Sg**<br>Seaborgium | 107 · (272)<br>**Bh**<br>Bohrium | 108 · (277)<br>**Hs**<br>Hassium | 109 · (276)<br>**Mt**<br>Meitnerium |

| | | | | | |
|---|---|---|---|---|---|
| * **Lanthanoide** | 58 · 140,12<br>1,1<br>3257<br>798<br>**Ce**<br>Cer<br>$[Xe]4f^2 6s^2$ | 59 · 140,91<br>1,1<br>3512<br>931<br>**Pr**<br>Praseodym<br>$[Xe]4f^3 6s^2$ | 60 · 144,24<br>1,1<br>3127<br>1010<br>**Nd**<br>Neodym<br>$[Xe]4f^4 6s^2$ | 61 · (145)<br>1,1<br>2700<br>1170<br>**Pm**<br>Promethium<br>$[Xe]4f^5 6s^2$ | 62 · 150,36<br>1,1<br>1778<br>1072<br>**Sm**<br>Samarium<br>$[Xe]4f^6 6s^2$ |
| ** **Actinoide** | 90 · 232,038<br>1,1<br>4790<br>1750<br>**Th**<br>Thorium<br>$[Rn]6d^2 7s^2$ | 91 · 231,036<br>1,1<br>4030<br>1840<br>**Pa**<br>Protactinium<br>$[Rn]5f^2 6d^1 7s^2$ | 92 · 238,029<br>1,2<br>3818<br>1132<br>**U**<br>Uran<br>$[Rn]5f^3 6d^1 7s^2$ | 93 · (237)<br>1,2<br>3902<br>640<br>**Np**<br>Neptunium<br>$[Rn]5f^4 6d^1 7s^2$ | 94 · (244)<br>1,2<br>3200<br>641<br>**Pu**<br>Plutonium<br>$[Rn]5f^6 7s^2$ |

Walter de Gruyter GmbH & Co. KG, Genthiner Straße 13, 10785 Berlin, Tel.: 030 / 2 60 05 - 0,

# der Elemente

**Hauptgruppen**

[1] Der eingeklammerte Wert bei radioaktiven Elementen ist die Nukleonenzahl (Massenzahl) des Isotops mit der längsten Halbwertszeit

[2] rot : gasförmig; grün : flüssig; schwarz: fest (bei STP ≙ 0 °C und 1.0 bar); licht : alle Isotope radioaktiv

| 10 | 11 | 12 | 13 | 14 | 15 | 16 | 17 | 18 |
|---|---|---|---|---|---|---|---|---|
| | | | | | | | | 2 4,003<br>–<br>- 268,9<br>- 272,2<br>**He**<br>Helium<br>$1s^2$ |
| | | | 5 10,811<br>2,0<br>3660<br>2300<br>**B**<br>Bor<br>$[He]2s^2p^1$ | 6 12,011<br>2,5<br>4827<br>3550<br>**C**<br>Kohlenstoff<br>$[He]2s^2p^2$ | 7 14,007<br>3,1<br>- 195,8<br>- 209,9<br>**N**<br>Stickstoff<br>$[He]2s^2p^3$ | 8 15,999<br>3,5<br>- 183,0<br>- 218,4<br>**O**<br>Sauerstoff<br>$[He]2s^2p^4$ | 9 18,998<br>4,1<br>- 188,1<br>- 219,6<br>**F**<br>Fluor<br>$[He]2s^2p^5$ | 10 20,180<br>–<br>- 246,1<br>- 248,7<br>**Ne**<br>Neon<br>$[He]2s^2p^6$ |
| | | | 13 26,982<br>1,5<br>2467<br>660,4<br>**Al**<br>Aluminium<br>$[Ne]3s^2p^1$ | 14 28,086<br>1,7<br>2355<br>1410<br>**Si**<br>Silicium<br>$[Ne]3s^2p^2$ | 15 30,974<br>2,1<br>280(P4)<br>44(P4)<br>**P**<br>Phosphor<br>$[Ne]3s^2p^3$ | 16 32,065<br>2,4<br>444<br>114,6<br>**S**<br>Schwefel<br>$[Ne]3s^2p^4$ | 17 35,453<br>2,8<br>- 34,6<br>- 101,0<br>**Cl**<br>Chlor<br>$[Ne]3s^2p^5$ | 18 39,948<br>–<br>- 185,7<br>- 189,2<br>**Ar**<br>Argon<br>$[Ne]3s^2p^6$ |
| 28 58,69<br>1,8<br>2732<br>1453<br>**Ni**<br>Nickel<br>$[Ar]3d^84s^2$ | 29 63,55<br>1,8<br>2595<br>1083<br>**Cu**<br>Kupfer<br>$[Ar]3d^{10}4s^1$ | 30 65,38<br>1,7<br>907<br>419,6<br>**Zn**<br>Zink<br>$[Ar]3d^{10}4s^2$ | 31 69,72<br>1,8<br>2403<br>29,8<br>**Ga**<br>Gallium<br>$[Ar]3d^{10}4s^2p^1$ | 32 72,64<br>2,0<br>2830<br>937,4<br>**Ge**<br>Germanium<br>$[Ar]3d^{10}4s^2p^2$ | 33 74,92<br>2,2<br>subl.<br>**As**<br>Arsen<br>$[Ar]3d^{10}4s^2p^3$ | 34 78,96<br>2,5<br>685<br>217<br>**Se**<br>Selen<br>$[Ar]3d^{10}4s^2p^4$ | 35 79,90<br>2,7<br>58,8<br>- 7,2<br>**Br**<br>Brom<br>$[Ar]3d^{10}4s^2p^5$ | 36 83,80<br>–<br>- 152,3<br>- 156,6<br>**Kr**<br>Krypton<br>$[Ar]3d^{10}4s^2p^6$ |
| 46 106,42<br>1,4<br>3140<br>1552<br>**Pd**<br>Palladium<br>$[Kr]4d^{10}$ | 47 107,87<br>1,4<br>2212<br>962<br>**Ag**<br>Silber<br>$[Kr]4d^{10}5s^1$ | 48 112,41<br>1,5<br>765<br>320,9<br>**Cd**<br>Cadmium<br>$[Kr]4d^{10}5s^2$ | 49 114,82<br>1,5<br>2080<br>156,6<br>**In**<br>Indium<br>$[Kr]4d^{10}5s^2p^1$ | 50 118,71<br>1,7<br>2270<br>231,9<br>**Sn**<br>Zinn<br>$[Kr]4d^{10}5s^2p^2$ | 51 121,76<br>1,8<br>1635<br>630,7<br>**Sb**<br>Antimon<br>$[Kr]4d^{10}5s^2p^3$ | 52 127,60<br>2,0<br>990<br>449,5<br>**Te**<br>Tellur<br>$[Kr]4d^{10}5s^2p^4$ | 53 126,90<br>2,2<br>184,4<br>113,5<br>**I**<br>Iod<br>$[Kr]4d^{10}5s^2p^5$ | 54 131,29<br>–<br>- 107<br>- 111,9<br>**Xe**<br>Xenon<br>$[Kr]4d^{10}5s^2p^6$ |
| 78 195,08<br>1,4<br>≈ 3830<br>1772<br>**Pt**<br>Platin<br>$[Xe]4f^{14}5d^96s^1$ | 79 196,97<br>1,4<br>2810<br>1064<br>**Au**<br>Gold<br>$[Xe]4f^{14}5d^{10}6s^1$ | 80 200,59<br>1,4<br>356,6<br>- 38,9<br>**Hg**<br>Quecksilber<br>$[Xe]4f^{14}5d^{10}6s^2$ | 81 204,38<br>1,4<br>1457<br>303,5<br>**Tl**<br>Thallium<br>$[Xe]4f^{14}5d^{10}6s^2p^1$ | 82 207,2<br>1,6<br>1740<br>327,5<br>**Pb**<br>Blei<br>$[Xe]4f^{14}5d^{10}6s^2p^2$ | 83 208,98<br>1,7<br>1560<br>271,3<br>**Bi**<br>Bismut<br>$[Xe]4f^{14}5d^{10}6s^2p^3$ | 84 (209)<br>1,8<br>962<br>254<br>**Po**<br>Polonium<br>$[Xe]4f^{14}5d^{10}6s^2p^4$ | 85 (210)<br>2,0<br>340<br>300<br>**At**<br>Astat<br>$[Xe]4f^{14}5d^{10}6s^2p^5$ | 86 (222)<br>–<br>- 61,8<br>- 71,2<br>**Rn**<br>Radon<br>$[Xe]4f^{14}5d^{10}6s^2p^6$ |
| 110 (281)<br>**Ds**<br>Darmstadtium | 111 (280)<br>**RG**<br>Röntgenium | 112 (285)<br>**Cn**<br>Copernicium | 113 (284) | 114 (289) | 115 (288) | 116 (293) | | 118 (294) |

Für die ab 1996 synthetisierten Elemente 112-116 und 118 gibt es noch keine Namen und Symbole.

| | | | | | | | | |
|---|---|---|---|---|---|---|---|---|
| 63 151,96<br>1,0<br>1597<br>822<br>**Eu**<br>Europium<br>$[Xe]4f^76s^2$ | 64 157,25<br>1,1<br>3233<br>1312<br>**Gd**<br>Gadolinium<br>$[Xe]4f^75d^16s^2$ | 65 158,93<br>1,1<br>3041<br>1360<br>**Tb**<br>Terbium<br>$[Xe]4f^96s^2$ | 66 162,50<br>1,1<br>2335<br>1409<br>**Dy**<br>Dysprosium<br>$[Xe]4f^{10}6s^2$ | 67 164,93<br>1,1<br>2720<br>1470<br>**Ho**<br>Holmium<br>$[Xe]4f^{11}6s^2$ | 68 167,26<br>1,1<br>2510<br>1522<br>**Er**<br>Erbium<br>$[Xe]4f^{12}6s^2$ | 69 168,93<br>1,1<br>1727<br>1545<br>**Tm**<br>Thulium<br>$[Xe]4f^{13}6s^2$ | 70 173,05<br>1,1<br>1193<br>824<br>**Yb**<br>Ytterbium<br>$[Xe]4f^{14}6s^2$ | 71 174,97<br>1,1<br>3315<br>1656<br>**Lu**<br>Lutetium<br>$[Xe]4f^{14}5d^16s^2$ |
| 95 (243)<br>≈ 1,2<br>2610<br>1000<br>**Am**<br>Americium<br>$[Rn]5f^77s^2$ | 96 (247)<br>≈ 1,2<br>–<br>≈ 1340<br>**Cm**<br>Curium<br>$[Rn]5f^76d^17s^2$ | 97 (247)<br>≈ 1,2<br>–<br>990<br>**Bk**<br>Berkelium<br>$[Rn]5f^97s^2$ | 98 (251)<br>≈ 1,2<br>–<br>900<br>**Cf**<br>Californium<br>$[Rn]5f^{10}7s^2$ | 99 (252)<br>≈ 1,2<br>–<br>–<br>**Es**<br>Einsteinium<br>$[Rn]5f^{11}7s^2$ | 100 (257)<br>≈ 1,2<br>–<br>–<br>**Fm**<br>Fermium<br>$[Rn]5f^{12}7s^2$ | 101 (258)<br>≈ 1,2<br>–<br>–<br>**Md**<br>Mendelevium<br>$[Rn]5f^{13}7s^2$ | 102 (259)<br>–<br>–<br>–<br>**No**<br>Nobelium<br>$[Rn]5f^{14}7s^2$ | 103 (262)<br>–<br>–<br>–<br>**Lr**<br>Lawrencium<br>$[Rn]5f^{14}6d^17s^2$ |

Fax: 030 / 2 60 05 - 222, E-Mail: wdg-info@deGruyter.com, Internet: www.degruyter-chemie.de (4/2010)